汉日医学大词典

漢日
医学大辞典

汉英、汉法、汉德、汉日、汉俄医学大词典编纂委员会

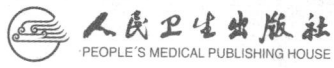
人民卫生出版社
PEOPLE'S MEDICAL PUBLISHING HOUSE

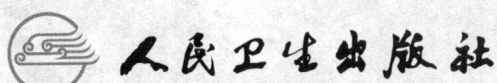

PMPH PEOPLE'S MEDICAL PUBLISHING HOUSE

www.pmph.com

Book Title: 漢日医学大辞典
汉日医学大词典

Contact address: Bldg 3, 3 Qu, Fang Qun Yuan, Fang Zhuang, Beijing 100078, P. R. China, Phone / fax: 86 10 6761 7315, E-mail: pmph@pmph. com

ISBN:7-117-08049-3/R·8050

Library of Congress Cataloguing in Publication Data:
A catalog record for this book is available from the
Library of Congress.

Project Editor:Tian Minghua & Yi Hong

Cover Designer:Li Xi

ISBN 7-117-08049-3

Printed in P. R. China

汉英、汉法、汉德、汉日、汉俄医学大词典编纂委员会

《汉日医学大词典》编纂委员会

主　　编	苏正身
副 主 编	剑述贤　徐效勉　张敦义
委　　员	（以姓氏笔画为序） 才　越　王有生　王兆安　毕燿宸　刘景祥　苏正身 范维岚　剑述贤　张敦义　徐效勉　常汝芹　鞠兴富
审　　校	贾同彤
参加其他工作人员	（以姓氏笔画为序） 于洪昭　孙贵范　孙良琦　闫绍兰　闫启昌　刘振宇 苏兴仁　苏　明　张心雨　武振安　郑俊民　周润亚 夏荣家　郝素彬　姚庆祥　徐　明　船木弘　郭允珍 黄道初　韩隆光　路振富
编　　辑	田明华　伊　红

前 言

《汉日医学大词典》是汉语与日语对照的大型医学词典。为汉英、汉法、汉德、汉日、汉俄五部系列医学大词典中的一部。

这部词典是在汉英、汉法、汉德、汉日、汉俄大词典编纂委员会的领导下，在《汉日医学大词典》编委会直接参与下，由中国医科大学和沈阳药学院编纂的。

本词典以汉语词条开头，按汉语拼音排序。每词条除有日语对应词外，且标注日语读音。中医词条还另有汉、日语解释。范围包括基础医学、社会医学、临床医学、康复医学、医疗器械、祖国医学以及中西药学等五十余学科，载词达十四万余条。选词力求全面系统，对应词及解释力求准确、无误。本词典主要供医药卫生人员、医学院校师生、科研人员、外国留学生、翻译人员等参阅。

在编写过程中，为了保证质量，特请有关专家王树岐、胡尚一、李宇权、许国瑄、于润江、吴素英、赫明昌、姚承禹、吴国宝进行审阅，同时得到人民卫生出版社的大力支持，谨致谢忱。

希望本词典的出版有助于我国卫生事业的发展，并有利于国内外科技的交流。

由于本书涉及面广，且编译人员知识有限、经验不足，因此可能存在疏漏、不当之处，敬请海内外读者指正。

汉日医学大词典编纂委员会

一九九〇年十月

目 录

凡　　例

一、本词典分西医和中医两部分。

二、本词典按汉语拼音排序。词条首字同音异声的按四声顺序排列，同音同声字按笔画多少排列，同音同声同笔画的按起笔排列。多字词条如第一字相同，则由第二字按上述方法排列；第一、二字相同则按第三字排列，以下类推。

三、汉语词条中出现的外文字母、数字、化学符号不参加排序。如，6-氨基嘌呤磷酸盐、γ-球蛋白，可按氨基嘌呤磷酸盐、球蛋白条查到。

四、冠以人名、地名的词条，在该词条的译名处可以查到，也可在其主词（如病、征、综合征、法、反射、试验等）条下查到。如：

试验　　　　　　　　　　試驗　　　　　　　　　　しけん
　狄克氏试验　　　　　　ディック試驗　　　　　　Dick しけん
　范登伯格氏试验　　　　ファン　デン　ベルヒ試驗　van den Bergh しけん
反射　　　　　　　　　　反射　　　　　　　　　　はんしゃ
　巴彬斯奇氏反射　　　　バビンスキ―反射　　　　Babinski はんしゃ
　霍夫曼氏反射　　　　　ホフマン反射　　　　　　Hoffmann　はんしゃ

五、每一词条分三个部分，第一部分是汉语词条，第二部分是日语对应词，第三部分是日语对应词的读音。如：

鼻切迹　鼻切痕　はなせっこん

六、日语主要以日本医学会医学用语委员会编纂的《医学用語辞典》为范本，并参考《ステッドマン医学大辞典》（日本ステッドマン医学大辞典编集委员会）和《医学英和大辞典》（加藤勝治）。

七、日语引用欧美某些化学结构名称、药品名称、医学术语和欧美人名时，其读音颇不一致，故本词典亦未作统一。

八、日语有些汉字读法不统一，本词典单词若有两种读音的则一并列出，复合词则采用习用者。如：

細胞（さいぼう，さいほう），發疹（ほっしん，はっしん）
弛緩（しかん，ちかん），發作（ほっさ，はっさ）
臍帶（さいたい，せいたい），譫妄（せんもう，せんぼう）
肉芽（にくが，にくげ），口腔（こうこう，こうくう）
咽下（えんげ，えんか）

九、有些日语医学名词的汉字笔画繁多，《医学用語辞典》已将其废弃，改用平假名，本词典也采用平假名。如：

てんかん（癲癇）、らい（癩）、びらん（糜爛）等。

十、对含有外来语的日语译文，在外来语读音的相应部位写出其外来语的原文（包括英、拉、德等语种）。如：

阿米巴病　アメ―バ症　ameba しょう（ameba 是アメ―バ的原文）
葡萄糖醛酸　グルクロン酸　glucuron さん
（glucuron 是グルクロン的原文）

十一、外来语、动植物等拉丁学名的日语对应词以片假名写出。

十二、符号的用法：

　1. 方括号〔〕内的字表示可以省略的字。如：
血〔液〕标本　血液標本　けつえきひょうほん
　2. 圆括号（）内的字：
（1）表示可以互相替换的字。如：

心扩张（大）　心臓擴張　しんぞうかくちょう

胆甾（固）醇　コレステリン　cholesterin

（2）表示注释。如：

趾短屈肌　短指屈筋（足の）　たんしくっきん

3. 逗号 "," 用于并列的日语对应词和读音。如：

附睾　精巣上体，副睾丸　せいそうじょうたい，ふくこうがん

4. 圆点 "·" 用于以片假名写出的两个外国人名之间。如：

别-孟二氏反射　ベヒテーレフ・メンデル反射　Bechterew-Mendel はんしゃ

5. 同一汉字词条如有多种含义，则在日语中加①、②、③等数码以示区别。

汉 语 拼 音 检 字 表

西医词目页码（1—1259）为正体
中医词目页码（1261—1527）为斜体

A		敖	*1262*	班	21	鲍	30	鼻	38	萹	49	丙	58
		熬	*1262*	斑	21	暴	31		*1270*		*1271*	秉	*1273*
[ā]		鳌	11		*1266*	爆	31	[bǐ]		[biàn]		柄	59
吖	1	[ào]		瘢	22		*1267*	比	43	苄	49	饼	59
阿	1	奥	11	[bǎn]		爆	31	吡	44	变	50		*1273*
	1261	懊	*1262*	板	22	[bēi]		彼	44		*1271*	屏	59
锕	3	澳	12		*1267*	杯	31	笔	44	便	53	[bìng]	
[āi]		**B**		[bàn]		背	*1268*		*1270*		*1272*	并	60
埃	4			半	22	悲	*1268*	俾	44	遍	*1272*		*1273*
镲	4	[bā]			*1267*	[běi]		[bì]		辨	53	病	60
[ái]		八	12	伴	26	北	31	必	44		*1272*		*1273*
癌	4		*1262*	绊	26		*1269*	毕	44	辩	53	[bō]	
	1261	巴	12		*1267*	[bèi]		闭	44	[biāo]		波	65
[ǎi]			*1263*	瓣	26	贝	31		*1270*	标	53	拨	*1274*
矮	5	芭	15	[bāng]		备	32	荜	46		*1272*	玻	66
	1265		*1263*	邦	26		*1269*		*1270*	瘭	54		*1274*
[ài]		疤	15	[bǎng]		背	32	荜	*1271*		*1272*	剥	68
艾	5	[bá]		绑	27		*1269*	哔	46	[biǎo]			*1274*
	1261	拔	15	榜	*1267*	钡	33	铋	46	表	54	钵	68
砹	6	菝	15	[bàng]		倍	33	秘	46		*1272*	菠	68
爱	6		*1263*	棒	27	悖	33	蓖	46	[biào]		播	68
碍	*1261*	[bǎ]		磅	27	被	33		*1271*	鳔	56	[bó]	
嗳	6	把	15	傍	*1267*	焙	34	睥	*1271*	[biē]		伯	69
	1261	钯	15	[bāo]		焙	34	痹	*1271*	鳖	56	泊	69
[ān]		靶	15	包	27		*1269*	碧	*1271*		*1273*	帛	*1274*
安	6	[bǎi]			*1267*	[bēn]		蔽	46	[bié]		柏	69
	1262	掰	*1263*	苞	28	奔	34		*1271*	别	56	勃	69
桉	7	[bái]		孢	28		*1269*	薜	*1271*		*1273*	铂	69
氨	7	白	15	胞	28	贲	34	壁	46	[bīn]		博	69
鞍	9		*1263*		*1267*		*1269*	避	46	宾	56	搏	70
[ǎn]		百	20	[báo]		[běn]			*1271*	滨	57	箔	70
铵	9		*1266*	薄	29	本	34	臂	46	濒	57	膊	*1274*
[àn]		柏	20	[bǎo]			*1269*		*1271*		*1273*	薄	70
按	9		*1266*	饱	29	苯	35	髀	*1271*	[bìn]			*1274*
	1262	柏	69	保	29	[bēng]		襞	47	髌	57	[bǒ]	
胺	10	摆	20		*1268*	崩	38	[biān]			*1273*	跛	71
暗	10	[bài]		[bào]			*1270*	边	47	鬓	*1273*	[bò]	
	1262	败	20	报	30	绷	38	砭	*1271*	[bīng]		薄	71
[āng]			*1266*		*1268*	[bèng]		编	47	冰	57		*1274*
肮	10	拜	20	抱	30	泵	38	蝙	47		*1273*	[bǔ]	
[áng]		[bān]			*1268*	[bī]		鞭	48	兵	58	卜	71
昂	10	扳	21	豹	30	逼	38	[biǎn]		槟	58	叶	71
[āo]			*1266*		*1268*	[bí]		扁	48		*1273*	补	71
凹	10					荸	38			[bǐng]			*1274*

曲	774		[rán]	柔	801	撒	813		1413	少	836		1425
	1399	然	1402		1407		[sà]	纱	827		1418	[shēng]
驱	775	燃	784	莱	802	膝	813	砂	828	[shào]	升	857
	1399		[rǎn]	揉	802	萨	813		1413	少	837		1425
屈	775	染	784		1407		[sāi]	莎	828		1418	生	858
胠	1399		1402	鞣	802	腮	814	痧	1413	绍	837		1425
祛	776		[ráng]		[ròu]		1409	鲨	828	哨	837	声	864
	1399	瀼	1402	肉	802	塞	814		[shǎ]		[shē]		1426
蛆	776		[ràng]		1407		1409	傻	828	奢	837	[shéng]
		让	787		[rú]	噻	815		[shà]		[shé]	绳	865
躯	776		[ráo]	如	1407	鳃	815	煞	828	舌	837	[shèng]
趋	776	饶	787	铷	803		[sài]		[shāi]		1419	圣	865
	[qú]	桡	787	儒	803	赛	815	筛	828	蛇	839	胜	1426
瞿	1400		[rǎo]		1407		[sān]		[shài]		1420	剩	865
	[qǔ]	扰	788	濡	1407	三	815	晒	828		[shě]		[shī]
取	776	绕	788	蠕	803		1410		[shān]	舍	840	尸	866
	1400		[rě]		[rǔ]		[sǎn]	山	828		1421		1426
苣	1400	惹	788	乳	804	伞	822		1413		[shè]	失	866
龋	777		[rè]		1407	散	822	屾	829	社	840		1426
	[qù]	热	788		[rù]		1411	杉	1413	射	840	诗	867
去	777		1402	入	810		[sàn]	钐	829		1421	虱	867
	1400		[rén]		1408	散	823	珊	829	摄	841	狮	867
	[quān]	人	791		1408		1412		1414	麝	841	施	867
圈	779		1405	蓐	810		[sāng]	栅	829		1421	湿	867
	[quán]	壬	794	褥	810	桑	823		[shǎn]		[shēn]		1426
全	779		[rěn]		1408		1412	闪	829	申	841	蓍	1428
	1401	忍	794		[ruǎn]		[sǎng]		1414		1421		[shí]
泉	781		1406	阮	810	嗓	823		[shàn]	伸	841	十	868
拳	781		[rèn]	软	810		[sāo]	疝	830		1421		1428
	1401	刃	794		1408	搔	823	扇	830	身	841	石	870
痊	781	认	794		[ruǐ]		1412	善	830		1421		1429
蜷	781	任	795	蕊	812	扇	830		1414	呻	842	时	872
醛	781		1406	蕤		骚	823	膳	830	参	1421		1430
鬈	782	韧	795	蚋	812	缫	823	鳝	1414	砷	842	识	872
颧	782	妊	795	锐	812		[sǎo]		[shāng]	钟	842	实	872
	1401		1406		1408	扫	823	伤	830	娠	842		1431
	[quǎn]		[rì]	瑞	812		[sào]		1414	深	842	拾	873
犬	782	日	797	闰	813	瘙	823	商	831		1421	食	873
	1401		1406	润	813	色	824		1416		[shén]		1431
	[quē]		[róng]		1408		[sè]	熵	831	神	843	蚀	877
炔	782	茸	798		[ruò]	涩	825		[shàng]		1421		[shǐ]
缺	783	荣	798	若	813		1412	上	831		[shěn]	史	877
	1401		1406	弱	813	铯	825		1416	沈	1422	矢	877
	[què]	狨	798		1409	瑟	825	尚	1417	审	849		1432
雀	784	绒	798	焫	1409	塞	1413		[shāo]		1422	豕	878
	1401	容	798				[sēn]	烧	836		[shèn]	使	878
确	784	溶	799		**S**	森	825		1418	肾	849		1432
	1401	榕	801		[sā]		[sēng]		[sháo]		1422	始	878
鹊	1401	熔	801	撒	813	僧	825	芍	836	甚	1425		[shì]
阙	1401	蝾	801		[sǎ]		[shā]		1418	胂	856	士	878
	[qún]	融	801	撒	813	杀	826	杓	836		1425	氏	878
群	784		[róu]	洒	1409		1413		[shǎo]	渗	857	市	878
	R					沙	827					

Column 1

[tòng]
痛 947 *1452*
[tōu]
偷 948 *1452*
[tóu]
头 948 *1452*
投 950 *1453*
骰 950
[tòu]
透 950 *1453*
[tū]
凸 951
秃 951 *1454*
突 951
[tú]
图 952
涂 952
途 952
徒 952 *1454*
屠 952
[tǔ]
土 952 *1454*
吐 953 *1454*
钍 953
[tù]
吐 953 *1454*
兔 953
菟 953 *1454*
[tuān]
湍 953
[tuán]
团 953
[tuī]
推 953 *1454*
[tuǐ]
腿 953 *1455*
[tuì]
退 953 *1455*

Column 2

蜕 954 *1455*
[tūn]
吞 954 *1455*
[tún]
豚 954 *1455*
钝 954
臀 954 *1455*
[tuō]
托 955 *1455*
脱 955 *1455*
[tuó]
陀 959
驼 959
[tuǒ]
妥 959
椭 959
[tuò]
拓 959
唾 959 *1456*

W

[wā]
挖 960
哇 960 *1456*
蛙 960
[wá]
娃 960
[wǎ]
瓦 960 *1456*
[wà]
腽 *1456*
[wāi]
歪 960
喎 *1456*
[wài]
外 960 *1456*
[wān]
弯 968 *1457*
剜 968
蜿 968
豌 968

Column 3

[wán]
丸 968 *1457*
完 968 *1457*
玩 969
顽 969 *1457*
烷 969
[wǎn]
晚 969 *1457*
[wàn]
万 970 *1457*
腕 970 *1457*
蔓 971
[wāng]
汪 *1458*
[wáng]
亡 *1458*
王 971 *1458*
[wǎng]
网 971
往 972 *1458*
[wàng]
妄 972
望 972 *1458*
[wēi]
危 972 *1459*
威 972 *1459*
微 972 *1459*
煨 *1459*
[wéi]
韦 976
违 977
围 977
维 977 *1459*
[wěi]
伪 978
苇 *1459*
尾 978 *1459*
纬 979

Column 4

委 979 *1459*
萎 979 *1459*
痿 *1459*
猥 986
痿 *1459*
[wèi]
卫 979 *1459*
未 980 *1460*
位 980
味 981 *1460*
畏 981 *1460*
胃 981
喂 986
猬 986
蔚 986
慰 986 *1461*
魏 986 *1461*
[wēn]
温 986 *1462*
瘟 *1464*
[wén]
文 987 *1464*
纹 988
蚊 988 *1464*
闻 *1464*
[wěn]
刎 988
吻 988
紊 988
稳 988
[wèn]
问 988 *1464*
[wēng]
翁 988 *1464*
[wèng]
齆 *1464*
[wō]

Column 5

莴 988 *1464*
倭 988
涡 988
窝 988
蜗 989 *1464*
踒 *1464*
[wò]
肟 989
沃 989
卧 989 *1464*
握 989
[wū]
乌 989 *1464*
污 990
巫 *1465*
屋 *1465*
钨 990
[wú]
无 990 *1465*
芜 995
吴 995 *1465*
梧 995
蜈 995 *1465*
[wǔ]
五 995 *1466*
午 995
伍 995
武 995 *1469*
舞 995
[wù]
兀 995 *1470*
戊 996
芴 996
物 996 *1469*
误 997 *1469*
恶 *1469*
雾 997 *1469*
鹜 *1469*

X

[xī]

Column 6

西 997 *1469*
吸 998 *1469*
希 1000
析 1000
昔 1000
矽 1000
息 1001 *1469*
硒 1001
烯 1001
稀 1001
犀 1002 *1470*
锡 1002
溪 1002 *1470*
豨 *1470*
熄 *1470*
蜥 1002
膝 1002 *1470*
觿 *1470*
巂 1003
[xí]
习 1003
席 1003 *1470*
檄 1003
[xǐ]
洗 1003 *1470*
徙 1004
喜 1004 *1470*
[xì]
系 1004 *1470*
郄 *1470*
细 1004 *1470*
隙 1010
[xiā]
虾 *1470*
[xiá]
匣 1010
侠 *1471*
峡 1010
狭 1010
辖 1010
[xià]
下 1010

Column 7

1471
夏 1014 *1472*
[xiān]
仙 1014 *1472*
先 1014 *1472*
纤 1022
氙 1025
酰 1025
鲜 1025 *1472*
暹 1025
[xián]
弦 1025 *1472*
咸 1025 *1472*
挦 *1472*
涎 1025 *1472*
痫 *1472*
嫌 1026
[xiǎn]
显 1026
险 1028
藓 1028
[xiàn]
苋 1028 *1472*
岘 1028
县 1028
现 1028
限 1028
线 1029 *1470*
陷 1031 *1472*
献 1031
腺 1031
霰 1033
[xiāng]
相 1033 *1472*
香 1034 *1473*
箱 1034
镶 1034
[xiǎng]
响 1034
想 1034
[xiàng]
向 1034 *1473*

1513	枝 1201	*1518*	[zhóu]	*1522*	[zhuō]	纵 1250
砧 1191	知 1201	致 1214	轴 1226	驻 1231	卓 1234	[zǒu]
甄 1191	*1516*	秩 *1518*	[zhǒu]	柱 1231	萃 1234	走 1251
[zhěn]	肢 1201	窒 1215	肘 1226	*1522*	*1523*	*1525*
诊 1191	*1516*	痔 1215	*1521*	祝 *1522*	[zhuó]	[zú]
1514	指 1201	*1518*	[zhòu]	疰 *1522*	灼 1234	足 1251
枕 1191	栀 1202	蛭 1215	昼 1227	著 *1522*	*1523*	*1526*
疹 1192	*1516*	*1518*	皱 1227	蛀 *1523*	浊 1235	族 1252
1514	脂 1202	智 1215	*1521*	筑 *1523*	*1523*	[zǔ]
[zhèn]	*1516*	痣 1216	骤 1227	铸 1231	着 1235	阻 1252
阵 1192	蜘 1204	滞 1216	[zhū]	[zhuā]	*1523*	组 1253
振 1193	[zhí]	*1518*	朱 1227	抓 1231	[zī]	祖 1255
1514	执 *1516*	置 1216	*1521*	[zhuān]	姿 1235	*1526*
震 1193	直 1204	狾 *1518*	侏 1227	专 1231	嗞 *1524*	[zuān]
1514	*1516*	稚 1216	珠 1227	[zhuǎn]	滋 1235	钻 1255
镇 1194	职 1208	瘈 1216	株 1227	转 1231	*1524*	*1526*
1514	植 1209	[zhōng]	诸 *1522*	*1523*	孳 1235	[zuàn]
[zhēng]	*1516*	中 1216	猪 1227	[zhuàn]	[zǐ]	钻 1255
争 1194	跖 1210	*1519*	*1522*	转 1232	子 1235	[zuǐ]
怔 *1515*	*1517*	忪 *1520*	蛛 1227	[zhuāng]	*1524*	嘴 1255
征 1194	[zhǐ]	终 1221	*1522*	桩 1232	籽 1241	[zuì]
睁 1194	止 1210	钟 1222	潴 1227	装 1232	紫 1241	最 1255
1515	*1517*	[zhǒng]	[zhú]	[zhuàng]	*1525*	罪 1256
蒸 1194	纸 1211	肿 1222	术 *1522*	壮 1233	[zì]	晬 *1526*
1515	*1517*	*1520*	竹 1228	*1523*	自 1242	醉 1256
癥 *1515*	枳 *1517*	种 1222	*1522*	状 1233	*1525*	*1526*
[zhěng]	指 1211	踵 *1520*	逐 1228	*1523*	字 1247	[zǔn]
整 1195	*1517*	[zhòng]	*1522*	撞 1233	眦 1247	撙 *1527*
1515	趾 1212	中 1223	烛 1228	*1523*	*1525*	[zuō]
[zhèng]	*1517*	*1520*	[zhǔ]	[zhuǐ]	[zōng]	撮 *1527*
正 1195	酯 1212	仲 1224	主 1228	追 1233	宗 *1525*	[zuò]
1515	[zhì]	众 1224	*1522*	椎 1233	综 1247	左 1256
证 1198	至 1213	种 1224	煮 1230	锥 1234	棕 1249	*1527*
1516	*1517*	重 1224	*1522*	[zhuì]	*1525*	佐 1258
郑 *1516*	志 1213	*1521*	[zhù]	坠 1234	腙 1249	*1527*
症 1198	*1518*	[zhōu]	助 1230	*1523*	鬃 1249	[zuò]
[zhī]	制 1213	舟 1225	*1522*	赘 1234	[zǒng]	作 1258
支 1198	*1518*	*1521*	住 1230	[zhǔn]	总 1249	坐 1258
1516	炙 *1518*	周 1225	贮 1230	准 1234	*1525*	*1527*
汁 1201	质 1213	*1521*	注 1230	*1523*	[zòng]	唑 1259
芝 1201	治 1213	粥 1226				

笔 画 检 字 表

说明：(1)本检字表所列汉字按笔画多少排列。同笔画的字分横(一)、竖(丨)、撇(丿)、点(、)、折(一)五类，看所查字的第一笔属于哪一类，按此顺序先后查找。(2)同笔画的单字多的按第一二笔的笔形(一丨丿→)的顺序归类。(3)画数和笔形相同的字，按字形结构排列，先左右形字，再上下形字，后整体字。(4)单字后面注明所在页码。(5)西医西药词汇词目页码(1—1259)用正体，中医中药词汇页码(1261—1527)用斜体。

一画	*1454*	女 703	*1458*	*1332*	〔、〕	扑 734
一 1126	下 1010	*1381*	五 995	从 117	计 430	*1388*
1497	*1471*	刃 794	*1466*	*1287*	认 794	艾 5
乙 1134	大 122	小 1039	牙 1097	乏 218	六 597	*1261*
1498	*1288*	*1474*	*1491*	气 741	*1366*	节 470
二画	万 970	飞 234	车 94	*1390*	文 987	*1343*
〔一〕	*1457*	*1303*	1229	今 481	*1464*	平 730
二 207	兀 *1469*	叉 84	丰 255	介 480	方 227	*1387*
1301	才 79	习 1003	*1306*	仓 81	*1303*	灭 654
十 868	〔丨〕	马 621	韦 976	*1277*	亢 *1354*	丙 58
1428	上 831	*1369*	友 1161	公 307	户 376	正 1195
丁 172	*1416*	子 1235	太 925	*1318*	*1332*	*1515*
1296	口 537	*1525*	*1442*	分 248	火 402	玉 1168
七 739	*1355*	孑 470	犬 782	*1306*	*1336*	*1506*
1388	山 828	*1413*	*1401*	父 265	斗 *1297*	示 878
〔丨〕	*1413*	四画	尤 1159	壬 794	心 1048	古 314
卜 71	巾 481	〔一〕	*1505*	手 888	1748	*1319*
〔丿〕	*1344*	比 43	廿 687	*1433*	闩 900	去 777
八 12	〔丿〕	切 761	戈 300	毛 634	〔一〕	*1400*
1262	千 747	*1395*	*1395*	*1372*	邓 147	末 657
人 791	*1393*	支 1198	历 *1362*	夭 *1495*	双 900	未 980
1405	川 107	*1516*	厄 199	午 995	*1436*	*1460*
入 810	*1284*	艺 1138	区 774	牛 699	以 *1497*	术 898
1408	个 303	云 1176	匹 726	*1380*	引 1151	本 34
儿 203	义 1138	*1508*	巨 508	升 857	*1503*	*1269*
1301	久 503	元 1169	*1352*	*1425*	孔 536	击 404
几 425	*1351*	*1507*	〔丨〕	长 87	*1355*	*1338*
九 503	凡 220	无 990	止 1210	1249	幻 389	世 878
1350	丸 968	*1465*	*1517*	片 728	允 1176	*1432*
〔一〕	*1457*	天 938	少 836	反 221	尺 100	甘 278
刀 143	〔、〕	*1448*	837	*1302*	*1281*	*1313*
1293	广 337	专 1231	*1418*	氏 878	丑 103	东 176
力 567	*1322*	开 518	中 1216	乌 989	巴 12	厉 567
了 *1364*	亡 *1458*	*1354*	*1520*	*1464*	*1263*	布 76
三画	门 642	井 494	内 673	勾 1176	水 904	*1276*
〔一〕	丫 *1491*	*1350*	*1377*	凶 1066	*1436*	石 870
三 815	〔一〕	不 72	冈 288	丹 129	书 893	*1429*
1410	尸 866	*1276*	贝 31	*1291*	五画	右 1164
干 *1313*	*1426*	木 659	*1269*	月 1175	〔一〕	*1505*
276	已 425	*1375*	见 455	*1508*	巧 761	左 1256
288	巳 1138	日 797	〔丿〕	风 255	功 307	*1527*
工 306	弓 306	互 375	仆 *1388*	*1306*	*1318*	龙 598
士 878	卫 979	瓦 960	化 378	凤 257	打 122	*1366*
土 952	*1459*	王 991	*1310*	*1310*	*1288*	戊 996

字	页	字	页	字	页	字	页	字	页	字	页	字	页
可	530	丛	117	闪	829	芎	1398		1494	竹	1228		1473
〔丨〕			1287		1414	吉	416	邪	1047		1522	凶	1061
旧	504	乍	1185	〔→〕			1338		1477	牝	1387		1482
归	337		1511	加	433	老	553	划	377	钆	275	〔丿〕	
	1322	禾	348		1340		1358	轨	338	钇	1138	行	1063
北	31		1327	对	187	考	527	毕	44	舌	837		1482
	1269	矢	877		1298	西	997	过	340		1419	后	368
叶	1124		1432	奶	662		1469		1323	先	1014		1331
	1496	失	866		1376	亚	1102	臣	1271		1472	舟	1225
卟	71		1426	奴	703		1491	至	1231	氕	143		1521
叩	539	生	858	纠	503	再	1179		1517	氖	662	〔丿、〕	
	1356		1425	幼	1165		1509	〔丨、〕		迁	747	创	110
叹	927	丘	771		1505	耳	204	尘	95	廷	942	全	779
卢	599		1398	台	925		1300	尖	449		1450		1401
占	1185	白	15	圣	865	共	312	劣	578	乔	761	会	397
卡	516		1263		1426	〔一丿〕			1364	年	683		1335
号	348	瓜	328	丝	909	列	578	当	143	朱	1227	合	348
另	1365		1321		1438		1364		1293		1521		1327
出	103	包	27	矛	637	夸	541	光	333	〔丿丨〕		伞	822
目	660		1267	民	654	夺	197		1322	传	108	杀	826
田	939	鸟	687	弗	258		1299	〔丨→〕			1285		1413
由	1505	处	106	皮	718	压	1096	吐	953	休	1072	〔丿→〕	
申	841		1248		1384		1491		1454		1483	兆	1187
	1421	用	1159	发	219	厌	1115	屾	829	伍	995	肌	406
甲	437	乐	555		1302	有	1161	吃	99	伏	260		1338
	1340	〔、〕		尼	681		1505	吸	998		1310	肋	557
电	162	冯	256	尻	1354	灰	394		1469	优	1159		1359
	1295		1309	司	909		1335	吓	1	伛	1506	刎	988
皿	654	让	787	边	47	在	1180	吗	623	伐	218	杂	1178
四	911	训	1096	母	658	存	120	帆	220		1302		1509
	1438	记	430		1374		1287	刚	289	仲	1224	朵	197
凸	951	汁	1201	**六画**		达	121		1317	任	795	名	654
凹	10	汇	397	〔一一〕			1288	岂	1390		1406		1374
史	877	汉	346	邦	26	迈	623	吕	603	伤	830	各	303
〔丿〕			1327	刑	1063	成	96	吊	171		1414	多	191
代	127	立	567	动	176		1280		1295	价	449		1298
	1291		1362		1297	百	20	早	1181	仰	1118	负	265
仙	1014	玄	1076	式	878		1266		1510	仿	228	争	1194
仪	1129		1486	〔一丨〕		死	911	网	971	伪	978	危	972
他	922	主	1228	协	1046		1438	同	943	伊	1127		1459
犰	772		1522		1477	〔一、〕			1452		1497	色	824
犯	226	市	878	巩	310	夹	435	因	1145	似	914		1412
外	960	兰	551	地	154		1340		1499		878	〔、一〕	
	1456		1357		1294	〔一→〕		团	953	华	377	刘	1365
印	1153	写	1048	场	92	扣	539	回	395		1332	齐	739
	1504	宁	1380	朽	1072	托	955		1335	延	1107		1389
饥	404	穴	1079		1483		1455	曲	774		1491	充	102
	1338		1487	机	404	执	1516		1399	自	1242	妄	972
尔	204	永	1158	苟	836	扩	547	虫	102		1525	交	461
孕	1176	必	44		1418	扪	643		1282	血	1079		1342
	1508	头	948	芒	633		1372	肉	802		1487	衣	1128
冬	176		1452		1371	扫	823		1407	白	505	产	85
	1296	半	22	芝	1201	扬	1117	〔丿一〕		向	1034		1278

字	页	字	页	字	页	字	页	字	页	字	页	字	页
亥	345	异	1138		1455	芸	1176	〔一→〕		呗	1472		1454
庆	771		1498	戒	480		1508	扶	260	听	941	氕	1025
〔丶丨〕		导	143		1344	苣	1400		1310		1450	氘	107
闭	44		1293	进	483	芽	1101	技	431	吩	253	〔丿丨〕	
	1270	寻	1095		1347	苋	1028	扰	788	吻	988	估	314
问	988		1490	远	1174	花	376	扼	199	吹	110	体	935
	1464	〔→丨〕			1508		1332	拒	510		1285		1448
〔丶丿〕		阵	1192	违	977	芹	764		1352	吲	1151	何	349
灯	146	阳	1116	运	1177	芥	480	抄	92	吮	908		1328
	1294		1492		1508		1344	折	1188	吼	1331	佐	1527
〔丶丶〕		阶	469	〔一丨〕		芬	253		1512	时	872		1258
冲	102	阴	1145	攻	308	苍	81	抓	1231		1430	但	1292
	1282		1499		1318		1277	扳	21	助	1230	伸	841
次	115	防	228	坏	382	苈	1389		1266		1522	作	1258
	1286		1303		1333	苁	996	抢	757	别	56	伯	69
决	512	收	888	坎	519	芡	1394	抑	1142		1273	低	148
	1353		1433		1354	苄	49		1498	虬	1398	佝	313
冰	57	迅	1096	均	514	芳	227	抛	713	吴	995	住	1230
	1273	〔→丿〕		坑	534		1303	投	1453		1465		1522
汗	347	如	1407	块	541	芦	599		950	呆	127	位	980
	1327	妇	265		1356		1367	抗	520		1291	伴	26
污	990		1311	杆	285	芭	15		1354	足	1251	伺	914
江	459	好	348	杠	290	苏	915	抖	1297		1526	伽	435
	1342	〔→丶〕			1317		1440	护	376	员	1507	兵	58
池	99	观	331	杜	185	苊	537	扭	700	岗	290	皂	1182
汤	929		1322		1298		1355		1380		1317	身	841
	1447	欢	383	杖	1512	劳	553	把	15	岑	83		1421
壮	1233	羽	1168	材	79		1358	报	30	旱	347	〔丿丿〕	
	1523	买	623	杉	1413	走	1251		1268		1327	彷	710
宇	1167		1370	构	836		1525	拟	682	男	663	近	485
安	6	〔→→〕		极	416	赤	101	连	570	县	1028		1347
	1262	孙	919		1338		1281		1362	围	977	返	226
字	1247		1441	杧	633	杏	1064	匣	1010	困	547	〔丿丶〕	
并	60	驯	1095	杞	741	李	566	医	1128	囫	374	邻	579
	1273	红	359		1390		1360		1497	里	566		1364
关	329		1329	杨	1117	严	1108	〔丨一〕			1361	余	1167
	1321	纤	1022		1494		1491	步	78	串	109		1506
羊	1116	约	1175	权	84	巫	1465		1276		1285	含	345
	1492		1508	豆	181	两	576	卤	602	〔丿一〕			1324
兴	1062	巡	1095	丽	568		1364	〔丨丨〕		牡	659	谷	315
米	646	七画			1362	束	899	坚	450		1374		1319
	1372	〔一一〕		克	532		1436		1340	针	1189	妥	959
〔丶→〕		玛	623	汞	311	更	305	〔丨丶〕			1513	希	1000
讷	673		1370	壳	529	〔一丿〕		肖	1036	钉	173	坐	1527
许	1075	形	1063	志	1213	矶	411	〔丨→〕		钋	732		1528
论	616		1482		1518	否	257	映	258	钌	578	〔丿→〕	
访	229	韧	795	声	864	还	382	吃	1142	利	568	鸠	1350
军	514	弄	1380		1426		1280	吠	240		1362	狂	543
农	701	麦	624	芙	1310	豕	878	呃	199	私	910		1357
	1380		1370	芫	1169	〔一丶〕			1299	乱	615	狄	152
〔→一〕		寿	892		1507	来	550	吡	44	每	641	饭	226
弛	99		1434	芜	995			呕	706	告	300		1303
那	661	吞	954	苇	1459				1381	秃	951	饮	1151

				译	1142		1338		1440	奇	739	齿	100
	1503		1341										
肝	279	闷	1372	社	840	〔→一〕		枪	756		1389		1281
	1313	〔、丿〕		补	71	驱	775	枫	256	奋	254	卓	1234
肟	989	灶	1182		1274		1399		1309	厕	82	虎	375
肛	289		1510	初	105	纬	979	构	314	〔一一〕			1331
	1317	灼	1234	启		纯	112	杭	347	顶	174	房	1367
肚	186		1523				1286	枕	1191	抹	657	〔丨丨〕	
肘	1226	〔、、〕		良			827	耵	173		1374	肾	849
	1521	冻	181		1363	纳	661		1296	拓	959		1422
肠	88		1297	〔→一〕			1376	耶	1124	拔	15	非	234
	1279	冷	562	张	1186	纵	1250	取	776		1263		1303
卵	610		1359		1511	纸	1211		1400	担	135	〔丨、〕	
	1368	汪	1458	改	275		1517	刺	116		1292	尚	1417
系	1004	沐	660	即	417	纹	988		1286	押	1491	〔丨一〕	
	1470	沥	569	灵	589		1464	直	1204	抽	103	味	981
角	466		1362		1365	纺	229		1516		1283		1460
	1343	沙	827	忌	431	纽	701	茉	658	拐	329	咕	314
龟	337		1413		1339	**八画**		苦	540	拍	707	呵	348
	1322	汽	745	层	83	〔一一〕			1356	拆	84	咔	518
免	649	沃	989	尾	726	玩	969	苯	35	拥	1158	咀	507
条	939	泛	226	尾	978	环	384	苛	527	抵	152	呻	842
	1450		1303		1459		1333	若	813		1294	呼	371
灸	1351	沟	313	局	505	现	1028	苹	731	拘	505		1331
甸	1295	没	657		1352	玫	637	苜	660		1352	鸣	655
迎	1504		1374	尿	688		1372	苗	653	抱	30	呢	682
岛	144	沉	95		1379	规	337		1373		1268	咖	516
〔、一〕			1280	君	514	盂	1167	英	1153	拉	548	岬	445
言	1108	沈	1422		1353	青	764	茼	1398		1357	帕	707
	1491	状	1233	迟	99		1395	苓	1365	招	1187	败	20
亨	357		1523		1281	责	1183	茚	1153	披	718		1266
	1329	判	709	〔→丨〕		表	54	苞	28		1383	贮	1230
辛	1058	羌	756	陆	603		1272	范	226	拨	1274	明	654
	1481		1394	阿	1	武	127	茄	762	抬	925		1374
育	1333	兑	1298		1261	武	995	茎	486	拇	659	凯	519
床	110	完	968	陈	95		1469	苔	925		1375	岩	1108
库	541		1457		1280	〔一丨〕		茅	637	转	1231		1491
	1356	宋	951	阻	1252	柑	285		1372		1523	昆	546
应	1156		1440	附	266	坪	731	昔	1000	轭	199		1357
	1504	宏	363		1311	垃	548	幸	1066	斩	1185	易	1143
序	1075	牢	553	陀	959	坡	732	杰	471	轮	616	昂	10
疗	173		1358	坠	1234	林	580	枣	1182	软	810	呆	1350
疖	469	灾	1179		1523	枝	1201		1510		1408	罗	616
疗	578	〔、一〕		〔→丿〕		杯	31	或	403	欧	705		1368
〔、丨〕		证	1198	妙	1373	枢	893	事	880	卧	989	具	510
怀	382		1516	妊	795	柜	338	〔一丿〕			1464	典	159
	1333	诃	1327		1406	枇	724	矸	1000	鸢	1169	迪	152
忧	1159	评	731	妖	1120		1384	矾	220	势	880	国	339
	1505	识	872	妒	1298	杵	106	矿	543		1433	固	326
松	1520	诈	1185	忍	794	析	1000	郁	1168	〔丨一〕			1321
快	542	诉	916		1406	板	22		1507	歧	739	图	952
	1356	诊	1191	努	703		1267	奈	662		1389	果	339
闰	813		1514	〔→、〕		枞	116	奔	34	叔	893	〔丿一〕	
间	450	词	114	鸡	411	松	914		1269	肯	534	牧	660

物	996		*1374*		*1521*	河	350	郎	552	孟	643	柿	883
钍	953	舍	840	〔丶一〕			*1328*		*1358*	甾	1179		*1433*
钐	829		*1421*	放	229	沾	1185	庚	*1362*	贯	333	柠	697
钒	220	念	687		*1303*	泪	558	肩	450		*1322*	柽	*1280*
钌	643	金	481	剂	431		*1359*		*1340*	承	98	树	899
钋	704		*1344*		*1339*	油	1159	房	228		*1280*	故	328
钙	623	采	79	刻	534		*1505*		*1280*	函	346	胡	374
和	350	受	892	京	1347		*1303*		*1303*				*1331*
	1328		*1434*	夜	1125	泊	69	〔一一〕		**九画**		封	256
知	1201	〔丿一〕			*1496*		*732*	弧	374	〔一一〕			*1309*
	1516	颀	1399	卒	*1287*	沿	1109	弥	643	珐	220	酊	174
刮	328	狐	374	育	1168		*1491*	弦	1025	玳	*1291*	荆	488
	1321		*1331*		*1507*	泡	713		*1472*	珀	732		*1349*
制	1213	狗	314	变	50		*1383*	刷	900	珊	829	勃	69
	1518		*1319*		*1271*	注	1230	录	603		*1414*	郝	348
委	979	饱	29	盲	633		*1522*	居	505	玻	66	南	664
	1459	饲	914		*1371*	泣	*1393*		*1352*		*1274*		*1376*
季	431	饴	1129	庞	710	泻	1048	屈	775	毒	183	茸	798
	1339		*1498*	府	1311		*1477*	建	458		*1297*	茜	755
乖	328	胖	494	底	152	泌	647		*1341*	春	112		*1394*
垂	110	肤	258	庚	305		*1373*	〔丶丨〕			*1285*	荚	436
	1285		*1310*	废	247	泥	682	降	461	契	745	荜	46
秉	*1273*	肮	810	疟	704		*1379*		*1342*	型	1064		*1270*
〔丿丨〕		肺	240		*1381*	沸	247	限	1028	〔一丨〕		草	81
供	308		*1304*	疠	567	波	65	〔一丿〕		项	1035		*1277*
使	878	肢	1201		*1362*	泼	*732*	姑	314		*1473*	茧	1341
	1432		*1516*	疝	830	泽	1183	姐	479	城	98	茵	1150
侠	1471	肱	926		*1414*		*1571*	姓	1066	垢	314		*1503*
侧	82	肫	308	疡	*1494*	泾	1347	始	878	标	53	茴	397
	1277		*1319*	〔丶丨〕		治	1213	姆	659		*1272*	荞	761
侏	1227	胗	*1373*	怔	*1515*		*1518*	弩	703	柑	285	茯	1310
佩	715	肿	1222	怯	*1395*	郑	*1516*	虱	867	枯	540	茶	84
	1383		*1520*	怵	*1284*	单	129	〔一丶〕			*1356*		*1277*
依	1129	胀	1187	性	1064		*1291*	参	80	柯	527	荒	390
帛	*1274*		*1512*		*1482*	宗	*1525*		*1277*		*1355*	芜	102
迫	732	股	316	怪	329	定	174	〔一一〕		柄	59		*1282*
〔丿丿〕			*1320*	闸	1185		*1296*	孤	314	相	1035	芗	892
征	1194	肮	10	〔丶丿〕		审	849		*1319*		*1473*	茨	114
往	972	肥	239	炒	*1279*		*1422*	孢	28	柚	1166	荨	748
	1458		*1303*	炉	599	官	331	驻	1231		*1506*		*1394*
彼	44	服	260		*1367*	实	872	驼	959	枳	1201	荫	*1503*
径	498	胁	*1477*	快	782		*1431*	线	1029		*1517*	荔	569
爬	707	兔	953	炎	1109	空	534	绀	288	柏	20		*1362*
	1382		*1454*	〔丶丶〕			*537*	练	573		*69*	荘	364
欣	1058	鱼	1167	净	498	穹	771		*1363*		*1266*	药	1122
质	1213		*1506*		*1350*	学	1079	组	1253	栀	1202		*1496*
〔丿丶〕		备	32	沫	658	卷	512	细	1004		*1516*	荣	798
郄	1470		*1269*	浅	755		*1352*		*1470*	枸	507		*1406*
乳	804	昏	398		*1394*	〔丶一〕		终	1221		*314*	荧	1155
	1407		*1336*	法	218	试	878	绊	26		*1319*	荥	*1504*
贪	926	忽	1331		*1302*		*1433*		*1267*	栅	829	革	300
贫	729	炙	*1518*	泄	1048	诗	867	绍	837	柳	597		*1317*
命	655	周	1225		*1478*	视	880	经	486	柱	1231	带	128
						衬	96		*1347*		*1522*		

第一栏

字	页码
查	84
贲	34
	1269
要	1124
赵	1512
甚	1425
〔一丿〕	
残	80
研	1109
	1491
砒	718
	1383
砂	828
	1413
砭	1271
砜	256
耐	662
奎	545
牵	747
	1394
歪	960
泵	38
厘	564
	1360
厚	371
	1331
咸	1025
	1472
威	972
	1459
面	652
	1373
〔一→〕	
拭	883
挂	328
	1321
持	99
	1281
拮	471
挟	1477
挡	143
	1293
挺	942
	1451
括	548
拾	873
指	1211
	1517
挑	1450
挤	425
	1339
拼	729

第二栏

字	页码
	1291
挖	960
按	9
	1262
挥	395
挦	1472
轴	1226
轻	766
	1396
鸦	1095
	1491
垫	170
	1295
〔丨一〕	
战	1186
	1511
点	159
	1295
背	32
	1269
虐	705
〔丨丨〕	
临	581
	1364
竖	899
韭	503
〔丨→〕	
哇	960
哑	1102
	1491
哒	122
哔	46
哕	1508
响	1034
哌	709
哈	342
咯	518
哆	197
咬	1122
	1496
咳	529
	1355
咪	643
帧	1010
峡	1010
映	1157
贴	940
	1450
贻	1129
眨	1185
虹	364
虾	1470
蚁	1138
虻	643

第三栏

字	页码
	1372
蚂	623
品	729
炭	927
是	1433
	1482
冒	1372
贵	339
畏	981
	1460
胃	981
	1460
界	480
思	910
	1438
骨	317
	1320
幽	1159
	1505
〔丿一〕	
拜	20
秒	653
种	1222
秋	772
	1398
科	528
矩	508
钙	275
钚	78
钛	926
钝	190
	1298
钟	1222
钢	290
钠	661
钡	33
钨	990
钩	313
钫	228
钪	527
钦	403
钯	15
钮	701
	1380
复	267
	1312
香	1034
	1473
看	519
氡	176

第四栏

字	页码
氟	260
氢	767
选	1078
	1486
适	883
重	1224
	1521
〔丿丨〕	
便	53
	1272
修	1072
保	29
	1268
促	117
	1287
俄	197
俗	916
俘	260
信	1061
	1482
侵	762
	1395
顺	908
段	187
皇	390
	1333
匍	734
	1388
逃	931
〔丶一〕	
施	867
亮	577
音	1150
	1503
〔丿丿〕	
待	129
徇	1490
衍	1111
律	604
须	1075
盾	190
〔丿→〕	
叙	1075
剑	458
盆	716
俞	1506
食	873
	1431
〔丿→〕	
狨	798
狭	1010
狮	867
独	184
	1298
饶	787
蚀	877

第五栏

字	页码
饼	59
	1273
肽	1399
胚	714
胲	884
胨	181
胪	518
胆	135
	1292
胂	856
	1425
胍	328
胞	28
	1267
胖	1383
脉	625
	1370
胫	498
	1350
胎	922
	1442
急	417
〔丶一〕	
亲	763
弯	968
	1457
李	610
	1368
度	186
庭	1450
疣	1160
	1505
疥	480
疮	110
	1285
疯	256
	1309
疫	1143
疤	15
〔丶丨〕	
恒	358
恢	390
	1335

第六栏

字	页码
恍	394
	1335
恫	181
恰	746
恽	1509
闻	1464
阀	218
〔丶丿〕	
炼	573
炸	1185
炮	714
	1383
烂	552
	1358
烃	942
〔丶丶〕	
洁	471
	1343
洪	365
	1330
洒	1409
浊	1235
	1523
洞	181
	1297
测	83
洗	1003
	1470
活	400
	1336
涎	1025
	1472
派	709
洛	618
济	1339
洋	1117
	1494
浑	399
	1336
浓	701
	1380
津	1345
籽	1241
剃	937
前	748
	1394
首	892
	1434
总	1249
	1525
养	1118
	1495
举	508

第七栏

字	页码
	1352
觉	512
室	884
	1433
宫	309
	1319
客	534
	1355
突	951
窃	762
穿	107
	1284
姿	1235
染	784
	1402
差	84
	1278
美	641
姜	459
	1342
类	559
	1359
娄	598
送	1440
迷	645
逆	682
	1379
〔丶→〕	
语	1168
	1506
误	997
	1469
诱	1166
说	909
诵	915
祛	776
	1399
祖	1255
	1526
神	843
	1421
祝	1522
冠	331
扁	48
〔→一〕	
既	431
费	247
屋	1465
屏	59
	732
昼	1227
退	953
	1455

〔一丨〕		泰	926	莰	197	损	919	哭	540	乘	98	脉	813
陡	181		1445		1299		1441	圆	1174	〔丿丨〕		脆	120
除	106	〔一丨〕		莓	1372	挫	121		1508	倾	769		1287
	1284	埋	623	荷	350	换	389	〔丿一〕		倒	144	脂	1202
险	1028		1370		1328	捣	1293	特	931		145		1516
院	1175	埃	4	获	403	顿	190	钱	754		1293	胸	1066
眉	638	框	544	莎	828		1298		1394	候	371		1483
	1372	桂	339	莨	553	狯	353	钳	754	倭	988	胳	300
〔一丿〕			1322		1358	致	1214	钴	325		1331	脏	1181
娃	960	桔	507	恚	398	热	788	钵	68	俾	44		1509
怒	703	栖	739		1336		1402	钜	732	俯	264	脐	739
	1381	梳	787	盐	1109	匿	683	钻	1255		1311		1389
〔一、〕		桐	946		1491	〔丨一〕			1526	倍	33	胶	463
蚤	1182	株	1227	哥	300	柴	84	钽	927	倦	512		1342
柔	810	栝	328	恐	536		1278	钼	660	健	458	脑	666
	1407		1321		1355	〔丨丨〕		钾	445		1341		1377
癸	338	桥	761	恶	199	紧	483	钟	842	倔	513	胲	345
〔一一〕		桦	382		1469		1346	铀	1160	虾	1383	胼	728
孩	343	栓	900	栗	569	监	451	铁	940	蚰	1381	胖	677
	1321	格	300		1362	〔丨、〕			1450	射	840	胺	10
绑	27		1317	贾	445	党	1293	铂	69		1421	脒	701
绒	798	桃	931	速	916	逍	1037	铃	589	臭	103		1380
结	471		1447	翅	101		1474		1365		1283	皱	1227
	1343	桩	1232	起	741	〔丨→〕		铅	748	息	1001		1521
绕	788	校	1045		1390	哮	1036		1394		1469	留	590
绘	398	核	350	栽	1179		1473	铈	885	〔丿丿〕			1365
给	425		1328	载	1180	哺	72	铊	922	徒	952	〔丶一〕	
	304	样	1120		1276		1276	铋	46		1454	旅	604
绛	461	桉	7	〔一丿〕		哨	837	铌	682	徐	1075	颀	1327
	1342	根	304	顾	328	喁	1456	铍	724		1485	站	1186
络	618	耻	101	砝	219	唑	1259		1384	殷	1503		1511
	1368	酊	285	砭	6	唧	412	积	416	舰	458	效	1046
绝	512	配	715	砸	1179	峨	197		1338	航	347	剖	733
	1353		1383	砧	1191	峰	256	秩	1518	〔丿、〕		部	78
绞	468	酏	1138	砷	842	峻	516	称	96	豹	30	郭	339
	1343	都	183	破	732		1353	秘	648		1268	高	291
统	947	鬲	1318		1387	贼	1511		46	釜	1311		1317
骆	618	真	1189	套	931	晒	828		1373	爱	6	衰	900
骈	728		1513	烈	578	眩	1078	缺	783	拿	661		1436
十画		索	921	唇	113		1486		1401		1376	离	564
〔一一〕		壶	374		1286	眠	648	敌	152	脊	426		1360
珠	1227	埳	519	夏	1014	鸭	1097	舐	385		1339	旁	710
班	21	莘	38		1472		1491	笔	44	途	952	紊	988
顽	968	莽	634	原	1169	蚘	1335		1270	〔丿→〕		竞	499
	1457	莱	80		1507	蚋	812	笑	1045	狼	553	畜	1075
耗	348		550	逐	1128	蚝	348		1477		1358		1284
敖	1262		1357		1228	蚊	988	氙	1105	饿	201	挛	610
素	916		1440		1522		1464	氨	345	胯	541		1368
	1440	莲	572	〔一→〕		蚓	1152	氧	1118		1356	恋	573
蚕	81		1362	振	1193	剔	934	氦	7	胰	1129		1363
	1276	莫	658		1514	晕	1178	造	1182	胱	337	席	1003
秦	764	萵	988	捕	72		1176	透	950	胭	1107		1470
	1395		1464	捏	695	恩	203		1453		1491	座	1258

本页为笔画检字表，按列（从左至右、各列自上而下）排列，字后为页码：

第一列

唐 929 / *1447* / 症 1198 / 疳 1316 / 病 60 / *1273* / 疸 1352 / 疸 1292 / 疾 423 / *1339* / 痄 1511 / 疹 1192 / *1514* / 痈 1158 / *1505* / 疼 934 / 痤 1522 / 疰 1486 / 痫 435 / *1340* / 疲 724 / 痉 499 / *1350* / 〔、丨〕 / 悖 33 / 阅 1176 / 〔、丿〕 / 烤 527 / 烘 359 / *1329* / 烦 1302 / 烧 836 / *1418* / 烛 1128 / 烟 1107 / 烙 555 / *1359* / 烊 1495 / 〔、、〕 / 凌 589 / *1365* / 准 1234 / *1523* / 凉 576 / *1363* / 浦 737 / 酒 503 / *1351* / 浙 1189 / 消 1038 / *1306* / *1474* / 涅 695

第二列

涡 988 / 海 343 / *1324* / 涂 952 / 浴 1168 / 浮 261 / *1311* / 涤 152 / *1294* / 流 590 / *1365* / 润 813 / *1408* / 涕 1448 / 浸 480 / *485* / *1347* / 涩 825 / *1412* / 涌 1505 / 瓶 732 / 粉 254 / *1306* / 剜 968 / 益 1142 / *1498* / 兼 451 / *1341* / 恙 1120 / 害 345 / 宽 542 / *1356* / 家 435 / 宾 56 / 窍 1395 / 容 798 / 拳 781 / *1401* / 浆 459 / 瓷 114 / 烫 931 / *1447* / 娑 1441 / 羞 1072 / *1483* / 递 155 / 〔、→〕 / 诸 1522 / 诺 705 / 读 184 / 调 171 / *940* / *1450*

第三列

袖 1072 / 祥 710 / 被 33 / 朗 553 / 冤 1507 / 扇 830 / 〔→一〕 / 弱 813 / *1409* / 剥 68 / *1274* / 剧 510 / *1352* / 展 1185 / 〔→丨〕 / 陶 931 / *1448* / 陷 1031 / *1472* / 陪 715 / 〔→丿〕 / 娠 842 / 娱 1167 / 娩 651 / *1373* / 〔→、〕 / 难 664 / *1376* / 预 1168 / 能 680 / *1379* / 桑 823 / *1412* / 通 942 / *1451* / 〔→→〕 / 验 1115 / *1492* / 绣 1072 / *1483* / 绦 931 / 继 431 / **十一画** / 〔一一〕 / 球 773 / *1399* / 理 566 / *1361* / 麸 258 / 彗 398 / 〔一丨〕 / 堵 184 / 堆 187

第四列

1298 / 培 715 / *1383* / 梗 306 / 梧 995 / 梾 550 / 梅 638 / *1372* / 检 451 / 梳 893 / 梿 1339 / 梯 934 / 桶 947 / 梭 920 / 职 1208 / 豉 1281 / 酞 926 / 酗 1075 / 酚 258 / *253* / 捞 653 / 捂 1376 / 勒 555 / *556* / 副 269 / 著 1522 / 菱 589 / 萘 662 / 菝 15 / *1263* / 菲 239 / 萆 1234 / *1523* / 菖 87 / 萌 643 / 菇 940 / 萝 617 / *1368* / 菌 515 / 菱 979 / *1459* / 萆 1271 / 菜 80 / 菀 953 / *1454* / 菊 507 / *1352* / 萃 120 / 菠 68 / 萨 813 / 营 1156 / *1504* / 黄 390 / *1333* / 董 483

第五列

基 412 / 梦 643 / *1372* / 〔一丿〕 / 硅 338 / 硒 1001 / 硇 1377 / 匏 1382 / 奢 837 / 聋 598 / *1367* / 龚 1319 / 盔 545 / 厩 505 / 爽 904 / 〔一、丿〕 / 雪 1079 / *1487* / 〔一、→〕 / 描 653 / 捺 1376 / 掩 1112 / 捷 478 / 掉 1295 / 排 707 / *1382* / 推 953 / *1454* / 授 893 / 捻 687 / *1379* / 掐 1393 / 掠 615 / 接 469 / *1343* / 控 537 / *1355* / 掖 578 / *1364* / 探 927 / *1447* / 掘 513 / 掺 84 / *1278* / 辄 1512 / 辅 264 / *1311* / 救 505 / *1351* / 〔丨一〕 / 颅 599 / *1367* / 虚 1075

第六列

1483 / 〔丨、〕 / 雀 284 / *1401* / 常 91 / *1278* / 〔丨丿〕 / 啦 695 / *1380* / 啰 617 / 唾 959 / *1456* / 啤 724 / 啘 1456 / 晚 969 / *1457* / 眶 544 / 眦 1247 / *1525* / 眴 1486 / 眵 1281 / 睁 1194 / *1515* / 眯 1373 / 眼 1112 / *1492* / 蛎 569 / 蚌 732 / 蛆 776 / 蚯 772 / *1398* / 蛀 1523 / 蛇 839 / *1420* / 蚴 1166 / 野 1124 / *1496* / 趼 1109 / *1341* / 距 510 / 趾 1212 / *1517* / 跃 1176 / 崖 1102 / 崩 38 / *1270* / 晨 95 / *1280* / 曼 627 / *1371* / 累 556 / 蛊 1320 / 悬 1077

第七列

1486 / 患 389 / 婴 1153 / *1504* / 逻 617 / 匙 100 / 圈 512 / *779* / 〔丿一〕 / 牦 633 / 铒 207 / 铑 555 / 铝 604 / 铜 946 / *1452* / 铟 1150 / 铠 519 / 铡 1185 / 铥 176 / 铪 343 / 铬 303 / 铯 825 / 铱 1129 / 铲 87 / 铵 9 / 银 1150 / 铷 803 / 秒 398 / *1336* / 移 1132 / *1498* / 矫 468 / *1343* / 甜 939 / *1449* / 敏 654 / 笼 598 / 笛 152 / 符 261 / 第 155 / 梨 565 / 犁 565 / 氪 534 / 〔丿丨〕 / 偎 1492 / 偕 1047 / 偶 706 / *1382* / 偷 948 / *1452* / 停 942 / *1450* / 偻 1367

偏 726	1486	1336	屠 952	椅 1138	菜 802	1407
1386	毫 348	渊 1507	〔一丨〕	椒 466	喜 1004	雅 1102
假 446	烹 717	淫 1151	随 918	1342	1470	蛰 1188
1340	商 831	1503	1441	椎 1233	粟 916	暂 1180
躯 776	1416	淘 931	隅 1167	棉 648	1441	〔丨一〕
775	章 1186	淳 1286	隆 598	1373	焚 254	龄 1478
1399	望 972	液 1125	1367	楷 34	惑 403	紫 1241
袋 129	庸 1158	1497	隐 1152	棕 1249	惠 398	1525
〔丿丿〕	康 519	淬 1287	1504	1525	煮 1230	〔丨丨〕
徙 1004	鹿 603	淀 170	蛋 141	楗 1342	1522	凿 1181
得 1294	1367	深 842	堕 197	椭 959	森 825	斐 240
船 109	麻 619	1421	1299	联 572	裁 79	悲 1268
盘 709	1369	渗 857	〔→丿〕	棘 424	逼 38	〔丨、〕
1382	痔 1215	1425	婚 398	酣 345	越 1176	辉 395
〔丿、〕	1518	羚 590	窝 1381	酢 118	1508	掌 1187
领 590	痛 1459	1365	〔→、〕	酥 916	趋 776	1512
鸽 300	疵 1286	羟 757	颈 495	散 822	超 92	〔丨→〕
斜 1047	痊 781	粘 683	1350	823	〔一丿〕	喷 716
1477	痍 1343	1379	翌 1143	1411	硬 1157	喇 549
敛 1363	痒 1120	粗 117	〔丶→→〕	款 543	硝 1037	喹 545
欲 1169	1495	粕 733	骑 740	1357	确 784	喱 565
1507	痕 357	粒 569	1390	韩 1324	1401	喂 986
彩 80	1329	断 187	绪 1075	朝 94	硫 592	喘 109
凫 519	痈 1503	1298	续 1075	1279	1366	1285
〔丿一〕	〔、丨〕	剪 452	1485	期 739	雄 1071	喉 365
猜 79	情 769	兽 893	绳 865	1389	1483	1330
猪 1227	1398	1434	维 977	斯 910	裂 578	喻 1507
1522	惧 510	着 1235	1459	彭 717	1364	啼 935
猎 578	悸 1339	1187	绵 648	葫 375	厥 1353	嗟 1524
猫 634	惊 488	1512	1373	1331	〔一、〕	喀 516
1371	1349	盖 276	绷 38	惹 788	颊 436	1354
猝 118	惯 333	寇 540	综 1247	葺 519	1340	喙 398
猕 646	阈 1169	1356	绿 604	募 1376	〔一一〕	幅 262
1372	阉 1107	寄 431	1368	葛 301	搭 1288	帽 637
猛 1372	1491	宿 916	巢 1279	1318	搂 84	晬 1526
脚 468	〔、丿〕	1441	**十二画**	尊 201	1278	睑 452
1343	焖 1409	密 648	〔一一〕	葆 605	提 934	1341
脯 264	烯 1001	1373	琥 375	葡 734	1448	赋 271
豚 954	焓 346	窒 1215	1332	1388	揣 1284	蛙 960
1455	烷 969	盗 145	琼 771	葱 117	撤 1395	蛲 666
脸 573	〔、一〕	1293	斑 21	1287	揪 1350	1377
脬 1383	减 452	〔、→〕	1266	葶 942	插 1277	蛭 1215
脱 955	清 769	谋 658	替 937	1451	搜 1440	1518
1455	1396	谎 394	〔一丨〕	蒂 158	搁 300	蛔 397
脘 934	添 939	谐 1047	博 69	1295	搓 121	1335
脉 695	淋 582	鞍 516	塔 922	萎 599	1288	蛛 1227
象 1035	1394	1353	棒 27	蒎 709	搂 599	1522
匐 261	渐 458	〔→一〕	椰 1124	落 619	搅 468	蛞 548
逸 1143	淌 1447	弹 926	楮 1284	1368	握 989	1357
1499	混 399	1445	棱 562	萱 1076	搔 1357	蛤 301
〔卜一〕		142	棋 741	蒿 49	搔 823	1318
族 1252			1445	1271	1412	蛴 1390
旋 1076			植 1209		揉 802	践 458
			1516			
			葵 545			

字	页	字	页	字	页	字	页	字	页	字	页	字	页
	1342	鎚(锤)	112	猴	368	〔丶丶〕		〔一丨〕		靶	15	摆	20
跹	1210	程	98		*1330*	港	290	隔	301	甄	1191	携	1047
	1517		*1281*	飧	1441	滞	1216		*1318*	鼓	325	摇	1121
跌	171	稀	1001	腈	490		*1518*	隙	1010		*1320*		*1496*
	1295	短	186	腊	549	湮	1107	疏	894	献	1031	搐	106
跗	258		*1298*	腓	240		*1491*		*1434*	蒡	1408		*1284*
	1310	鹅	197	腘	239	湿	867	〔一丿〕		蒜	918	辐	263
跑	713		*1299*		*1323*		*1426*	媒	639	薯	1428	输	894
跋	71	剩	865	腙	1350	温	986	絮	1076	蓝	552		*1436*
踟	659	毳	120	脾	724		*1462*		*1485*		*1358*	颐	1498
骭	1317	等	146		*1384*	渴	532	〔一、〕		墓	660	蚕	1188
嵌	755		*1294*	腋	1126		*1355*	琉	774	幕	661		*1512*
最	1255	筑	1523		*1497*	溃	546	鹜	1469	蒽	203	〔丨一〕	
暑	898	策	83	腑	1311		*1357*	登	146	蓖	46	频	729
	1435	筛	828	腙	1249	湍	953		*1294*		*1271*		*1387*
量	576	简	947	腔	756	滑	377	骚	823	蓬	717	督	1297
	577	筋	482	腕	970		*1332*	缄	451	蒿	347	虞	1506
晶	488		*1346*		*1457*	溲	1440	缓	388		*1327*	〔丨丨〕	
景	498	智	1215	腱	458	游	1160	缔	158	蒺	425	鉴	459
	1350	氰	770	钝	954		*1505*	编	47		*1339*		*1342*
鼎	1296	氮	142	然	1402	滋	1235	缙	654	蓄	1076	〔丨丿〕	
黑	355	氯	605	鲁	603		*1524*	缘	1174		*1485*	嗉	916
	1329	〔丿丨〕		〔、一〕		滁	1284	十三画		蒴	909	嗜	885
遏	201	傅	271	颏	528	颍	1299	〔一一〕		蒲	736		*1433*
	1300		*1312*		*1355*	割	300	瑞	812		*1388*	嗯	199
遗	1132	傍	1267	就	505		*1317*	瑶	673	蒸	1194	嗅	1074
	1498	储	106	童	946	搴	1235	魂	1336		*1515*		*1483*
〔丿一〕		集	425		*1452*	普	737	瑟	825	蒙	643	嗳	6
掰	1263	焦	465	痣	1216		*1388*	〔一丨〕		禁	486		*1261*
牺	1298		*1342*	痨	553	善	830	填	939		*1347*	嗤	1499
犍	1341	奥	11		*1358*		*1414*		*1449*	想	1034	嗓	823
铸	1231	〔丿丿〕		痘	182	寒	346	碍	1261	〔一丿〕		嶂	425
锗	553	街	470		*1297*		*1324*	碘	160	碑	1261	喝	1496
铼	550	御	1169	痢	570	富	271	楔	1046		*1383*	暖	704
铽	934		*1507*		*1362*	窝	988	椿	1286	碎	919		*1381*
链	573	循	1095	痤	121	窗	1285	榄	552		*1441*	暗	10
	1363		*1490*		*1288*	粪	254	楞	562	碰	718		*1262*
销	1039	〔丿、〕		痛	1472		*1306*	楸	772	感	285	睛	1349
锁	921	颌	353	痧	1413	装	1232	椴	187		*1316*	睫	478
	1442		*1328*	痛	947	道	145	槐	382		*1333*		*1344*
锂	567	釉	1166		*1452*	〔、一〕			*1333*	〔一、〕		睡	908
锆	300	释	885	痪	1441	谢	1048	榆	1167	雷	556		*1438*
锈	1072	舒	893	〔、丨〕		禅	1278		*1506*		*1359*	睢	1441
锇	198		*1434*	慌	390	禄	1368	概	276	零	590	睥	1271
锉	121	禽	764	惰	197	遍	1272	赖	550	雾	997	畸	414
锋	1309	番	220	阑	551	〔一一〕		酮	946		*1469*		*1338*
锌	1058		*1302*		*1358*	强	756	酰	1025	〔一丿〕		蜈	995
铳	597	逾	1167	阔	548		*761*	酯	1212	摄	841		*1465*
铜	519	〔丿一〕		〔、丿〕		粥	1226	酪	655		*1421*	蜂	256
锐	812	猢	375	焖	1481	犀	1002	酩	555	摸	655		*1309*
	1408		*1331*	焰	1116		*1470*	鹊	1401		*1374*	蜗	989
锑	934	猩	1062	焙	34	属	898	靴	1079				*1464*
锔	507	猥	986		*1269*	屡	604					蛾	198

字	页	字	页	字	页	字	页	字	页	字	页	字	页
蜕	954	〔丿、〕			1506		1512		1352	镉	640	遮	1188
蛹	1158	颔	353	痰	927	〔→丿〕		截	479	稳	988	〔、丨〕	
跨	541		347		1445	嫌	1026		1344	箕	1338	慢	628
跻	1395		1327	瘅	1293	嫁	449	〔一丿〕		箍	314		1371
路	603	愈	1169	〔、丿〕		〔→、〕		碟	171		1319	〔、丿〕	
	1368	遥	1121	煤	639	叠	171	碱	454	算	918	熄	1470
跳	940	〔丿一〕		煨	1459	〔→→〕		碳	928	箔	70	熔	801
跟	305	猿	1174	煅	187	缚	275	碲	158	管	332	〔、、〕	
	1318	腻	1379		1298	缝	257	磁	114	舞	995	漆	739
歇	1046	膆	1287	煌	393	缠	·85		1286	熏	1095		1389
骰	950	腩	1306	〔、、〕			1278	稀	1470		1490	漱	900
置	1216	腰	1120	满	627	缢	1144	〔一、〕		〔丿丨〕			1436
罨	1112		1495		1371	**十四画**		需	1075	僧	825	漂	728
罩	1188	腽	1456	漠	658	〔一一〕		〔一→〕		魄	1388		1387
罪	1256	腥	1063	源	1174	璃	565	摘	1185	鼻	38	漫	633
蜀	898		1482	滤	609	静	500	撇	729		1270	潴	1227
	1436	腮	814	滥	552		1350	辗	1185	睾	298	滴	151
照	1512		1409	溻	1442	碧	1271		1511		1317		1294
	1188	腭	201	溴	1072	赘	1234	〔丨一〕		〔丿→〕		演	1115
愚	1167	腹	271	溪	1002	熬	1262	雌	115	獐	1186	潇	599
〔丿一〕			1312		1312	〔一丨〕			1286	膜	655		1367
矮	5	腺	1031	滚	339	墙	757	龈	1151	膑	1279	精	490
	1265	腧	1436		1323	境	503		1503	膊	1274		1349
稚	1233	腾	934	溏	929	榿	1304	〔一一〕		膈	302	赛	815
	1216	腿	953		1447	模	655	蜚	240		1318	寡	328
稠	103		1455	溢	1142		658	〔丨→〕		腨	1284	察	84
锗	1188	触	106		1449	榜	1267	嘈	1277	孵	258		1278
错	121		1284	滨	57	槟	58	嗽	915	疑	1134	蜜	648
	1288	解	479	溶	799		1273		1440	鲑	338		1373
锘	705		1344	溺	683	榕	801	嘌	728	鲛	466	〔、一〕	
锝	145	颖	1156		1379	赫	354	嘧	648	鲜	1025	谱	738
锡	1002	鲇	687	羰	920	酵	469	蜡	549		1472	褐	355
锤	112	鲍	30	数	899	酶	640		1357	〔、一〕		〔一卜〕	
锥	1234	煞	828		1436	酿	680	蜥	1002	旗	741	隧	919
锦	483	詹	1185	煎	451		687	蝇	1156	端	186	〔→、〕	
	1347	〔、一〕			1341	酸	916	蜘	1204		1298	翠	120
锭	176	新	1058	塞	814		1441	辣	550	辣	550	瞀	1372
	1296		1481		1409	歌	300	裹	340	裹	340	熊	1072
键	459	意	1143	窥	545	暮	661		1323		1323		1483
锯	511		1499	窦	182	慕	661	蜿	968	豪	348	〔→→〕	
锰	643	廓	548	鲎	371	蔓	971	蛆	1340	膏	299	缩	920
简	454	廉	1363	塑	916		628	颗	528		1317		1441
	1341	痱	248	梁	1364		1371	甂	153	臂	1368	缪	1373
〔丿丨〕			1306	酱	461	蔡	80	曙	1154	腐	264	缫	823
催	119	痹	1271	〔、→〕		蔗	1189		1504	瘦	1216	**十五画**	
	1287	病	1318	福	262	薄	1327	〔丿一〕		瘟	1464	〔一一〕	
傻	828	瘤	328		1311	蔽	46	锶	911	瘩	1357	璇	1486
毁	397		1321	裸	618		1271	锻	187	瘦	893	耦	706
鼠	898	痴	99		1368	蔚	986	镍	4	瘊	368	〔一丨〕	
	1436		1281	〔→一〕		蓼	578	镀	186	瘩	1503	增	1184
〔丿丿〕		瘘	1459	群	784		1364	镁	642	瘘	599		1511
微	972	症	1515	〔→丨〕		綦	1390	镂	248	瘕	1340	横	358
	1459	瘀	1167	障	1187	聚	511			瘙	823	槽	1277

笔画检字表（十五画至十八画）

第一列

字	页
槭	739
樱	1155
	1504
橡	1035
槲	375
樟	1186
	1512
橄	288
暿	1451
赭	1188
豌	968
醋	118
醌	547
醇	113
醉	1256
	1526
鞍	9
飘	728
敷	258
	1310
覃	1096
蕨	514
蕹	1408
蕃	1302
蕲	1390
〔一丿〕	
磕	1355
磅	27
碾	687
磡	1354
魇	1492
〔一、〕	
震	1193
	1514
霉	640
	1372
〔一一〕	
撕	911
撒	813
撅	1353
撩	578
撮	1527
播	68
撞	1233
	1523
撙	1527
辘	1368
〔｜一〕	
喷	1496
噁	199
嘶	911
	1438
嗽	512

第二列

字	页
噙	1395
瞎	529
瞑	1374
蝶	171
蝴	375
蝲	550
蛰	545
蝎	1046
蝮	275
	1312
蚰	529
蝼	1367
蝙	47
踝	382
	1333
跨	1464
踩	1276
踏	922
	1442
髅	368
衙	1329
骸	343
	1324
影	1156
暴	31
	1268
墨	658
	1374
遛	1025
颚	203
〔丿一〕	
锇	695
镇	1194
	1514
镉	303
镍	695
锋	661
镐	988
	1464
镓	436
稽	414
稻	145
	1293
箱	1034
箭	459
	1342
黎	565
〔丿｜〕	
僵	460
	1342
〔丿丿〕	
德	145

第三列

字	页
〔丿一〕	
獠	578
膝	1002
	1410
鲠	1318
鲤	567
〔、一〕	
颜	1111
	1492
熟	898
	1435
摩	656
	1374
瘛	1216
	1282
瘢	22
瘤	597
	1366
瘫	926
〔、｜〕	
憔	761
懊	1262
憎	1183
	1511
〔、丿〕	
熵	831
〔、、〕	
潜	754
	1394
潮	94
	1279
澳	12
潘	709
潼	1452
澄	99
羰	929
糊	375
额	198
	1299
鲨	828
〔、一〕	
谵	1499
谵	1185
	1511
鹤	1328
褥	810
	1408
〔一一〕	
熨	1509
〔一一〕	
缬	1047
十六画	

第四列

字	页
靛	171
鳌	10
〔一｜〕	
橙	99
橘	1352
醛	781
醒	1064
	1482
醚	646
醑	1075
鞘	761
颞	695
	1380
颠	158
融	801
薯	898
	1436
薛	1079
	1487
蕙	1144
薄	71
	29
	70
薛	1271
燕	1116
整	1195
	1515
瘰	54
	1272
〔一丿〕	
磺	393
〔一、〕	
霍	403
	1336
操	81
	1277
〔｜一〕	
餐	80
〔｜｜〕	
噤	1347
嘴	1255
噪	1183
噎	887
噫	1499
噻	815
螨	627
蟒	634
螃	713
踵	1520
蹄	935
蹉	1288
鹦	1155
默	658

第五列

字	页
器	745
〔丿一〕	
镜	503
	1350
镝	152
穆	661
篮	552
赞	1180
	1509
憩	746
〔丿｜〕	
儒	803
	1407
翱	1399
〔丿一〕	
膨	717
膳	830
膦	589
雕	171
鲭	769
鲱	239
鲵	682
鲸	494
〔、一〕	
辨	53
	1272
鹬	1189
磨	657
瘭	54
	1272
癀	618
	1368
癍	1156
	1504
瘴	1187
	1512
癃	1367
瘾	1153
〔、丿〕	
燔	1302
燃	784
〔、、〕	
凝	697
	1380
	57
	1273
激	414
	1338
澹	1293
糙	81
糖	929
	1447
寰	388

第六列

字	页
盟	333
十七画	
〔一｜〕	
橱	1003
檀	927
	1447
鞠	505
藏	1181
	1277
薛	1028
薰	1317
螯	888
戴	129
〔一丿〕	
磷	585
〔一一〕	
擤	1482
擦	79
	1276
翳	1144
	1499
〔｜一〕	
龋	777
〔｜→〕	
嚏	938
曙	898
瞬	909
瞳	947
	1452
螳	1447
螺	617
	1368
蟑	1186
蹒	709
蹊	529
髀	1271
〔丿一〕	
橹	603
镧	552
镨	738
镫	147
魏	986
	1461
簇	119

第七列

字	页
繁	220
〔丿｜〕	
舡	345
	1324
〔丿、〕	
豁	1470
爵	514
	1353
〔丿一〕	
滕	643
膻	927
	1447
臁	1363
臆	1144
鳃	815
鳄	203
鳅	1398
〔、一〕	
蠡	1513
膺	1504
糜	646
	1372
癌	4
	1261
〔、丿〕	
燥	1183
	1510
〔、、〕	
濡	1407
糠	519
〔、、〕	
豁	1337
塞	1341
〔→一〕	
臀	954
	1455
臂	46
	1271
〔→、〕	
翼	1144
〔→一〕	
骤	1227
十八画	
〔一｜〕	
鞭	48
鞣	802
藕	1382
藜	566
藤	934
	1448
覆	275
	1312
瞽	1320

〔一丿〕		〔丿、〕		藦	657	〔丿丨〕		〔丿丨〕		瀼	1402	襄	664
礁	1372	翻	220	藻	1182	鼩	1330		1273	糯	705		1377
〔丨一〕			1302	警	498	〔丿、〕		〔一一〕			1381	矗	1379
鬓	782	〔丿一〕		〔一一〕		攀	709	矍	46	魔	675	〔丿〕	
鬈	1249	臑	1377	攒	1509		1382	二十画		癥	1515	镶	1034
〔丨一〕		鳍	741	〔丨一〕		〔丨一〕		〔一〕		二十一画		镜	1278
蟛	718	鳎	713	曝	738	鳔	56	霰	1033	〔一〕		二十三画	
蟠	709	〔、一〕		蟓	643	鳕	1079	〔丨〕		露	603	〔一〕	
	1382	鹰	1155	蟾	85	鳗	627	嚼	466		1368	颧	782
	1328	癞	551		1278	蟹	1048	蠕	803	〔丨〕			1401
髅	1506		1357	蹶	1353		1478	躁	1183	髓	918	〔丿〕	
髑	1382	癫	1455	蹼	738	〔、一〕		髎	1364		1441	罐	333
髂	746	癔	1144	蹲	190	瓣	26	鬓	1273	〔、〕		羉	1115
	1393	癖	726	髋	542	颤	87	馨	1483	麝	841	纞	1003
瞿	1400		1386		1357		1279	〔丿〕			1421	〔、〕	
〔丿一〕		〔、、〕		髌	57	癣	1078	獾	383	癫	158	蠲	1352
镭	556	瀑	738		1273	〔、丿〕		鳝	1414		1295	二十四画	
镰	573	十九画		巅	158	爆	31	鳞	588	〔一〕		〔一〕	
	1363	〔一丨〕			1295	〔、、〕		鳌	1360	蠹	1360	蠹	1298
镱	1144	霍	404	〔丿一〕		羹	306	〔、〕		二十二画		〔丿〕	
舔	1277		1337	鳖	654	鳌	56	灌	333	〔一〕		麤	1464
											1322		

一、西医西药词汇

A

A 吖阿锕

ā 吖阿锕

吖丁啶 アゼチジン azetidine

吖啶 アクリジン acridine

吖啶橙 アクリジン オレンジ acridine orange

吖啶橙染色〔法〕 アクリジン オレンジ染色〔法〕 acridine orange せんしょく〔ほう〕

吖啶橙荧光染色〔法〕 アクリジン オレンジ蛍光染色〔法〕 acridine orangeけいこうせんしょく〔ほう〕

吖啶红 アクリジン レッド acridine red

吖啶黄 アクリジン エロー,アクリフラビン acridine yellow, acriflavine

吖啶基 アクリジニル基 acridinylき

吖啶色素 アクリジン色素 acridineしきそ

吖啶系染料 アクリジン系染料 acridine けいせんりょう

吖庚因 アゼピン azepine

吖糖 アクロース acrose

阿巴迪氏征 アベデ(ジ)ー徴候 Abadieちょうこう

阿-巴二氏病 アリベール・バザン病 Alibert-Bazinびょう

阿贝林氏反应 アベリン反応 Abelinはんのう

阿-贝氏热量计 アトウォーター・ベネディクト熱量計 Atwater-Benedict ねつりょうけい

阿贝氏折射计 アッベ屈折計 Abbeくっせつけい

阿波巴比妥 アプロバルビタール aprobarbital

阿波利托氏连续缝合术 アッポリト連続縫合術 Appolitoれんぞくほうごうじゅつ

阿波特氏分类 アボット分類 Abbott ぶんるい

阿伯克龙比氏变性 アベアクロンビー変性 Abercrombie へんせい

阿伯农 アンベノニウム ambenonium

阿布德豪登氏反应 アブデルハルデン反応 Abderhalden はんのう

阿布哥尔计分 アプガール スコア Apgar score

阿布拉哈姆氏征 アブラハムス徴候 Abrahams ちょうこう

阿布莱氏法 アブレル法 Aburel ほう

阿布勒米氏病 アブラミ病 Abrami びょう

阿布里科索夫氏瘤 アブリコソフ腫瘍 Abrikosov しゅよう

阿达林 アダリン adalin

阿当凯维奇氏反应 アダムキーウィツ反応 Adamkiewicz はんのう

阿德森氏试验 アドソン試験 Adoson しけん

阿德森氏综合征 アドソン症候群 Adosonしょうこうぐん

阿狄森氏病 アジソン病 Addison びょう

阿狄森氏贫血 アジソン貧血 Addison ひんけつ

阿狄森氏危象 アジソン病発症 Addison びょうはっしょう

阿狄森氏综合征 アジソン症候群 Addison しょうこうぐん

阿的平 アテブリン atebrine

阿的平〔中毒性〕精神病 アテブリン〔中毒性〕精神病 ate-

brine〔ちゅうどくせい〕せいしんびょう

阿-杜二氏病 アラン・デュシェンヌ病 Aran-Duchenne びょう

阿尔巴兰氏方法 アルバラン法 Albarran ほう

阿尔比氏手术法 アルビー手術法 Albee しゅじゅつほう

阿尔波特氏综合征 アルポート症候群 Alport しょうこうぐん

阿尔伯特氏白喉杆菌染色法 アルベールト ジフテリア菌染色法 Albert diphtheria きんせんしょくほう

阿尔伯特氏病 アルベールト病 Albert びょう

阿尔伯特氏肠缝合〔术〕 アルベールト縫合〔術〕 Albertほうごう〔じゅつ〕

阿尔伯特氏染剂 アルベールト染料 Albert せんりょう

阿尔茨海默氏病 アルツハイマー病 Alzheimerびょう

阿尔茨海默氏痴呆 アルツハイマー痴呆 Alzheimerちほう

阿尔茨海默氏细胞 アルツハイマー細胞 Alzheimer さいぼう

阿尔德林 アルドリン aldrin

阿尔费尔德氏征 アールフェルド徴候 Ahlfeld ちょうこう

阿尔科克氏管 アルコック管 Alcock かん

阿尔梅达氏病 アルマイダ病 Almeida びょう

阿方那特 アルフォナド arfonad

阿非德氏征 アーフェルト徴候 Ahlfeld ちょうこう

阿费利斯氏麻痹 アベリス麻痺 Avellis まひ

阿费利斯氏综合征 アベリス症候群 Avellis しょうこうぐん

阿弗他 アフタ aphtha

阿弗他口炎 アフタ性口内炎 aphtha せいこうないえん

阿佛丁 アベルチン avertin

阿佛丁麻醉法 アベルチン麻酔法 avertin ますいほう

阿伏伽德罗常数 アボガドロ定数 Avogadroていすう

阿伏伽德罗定律 アボガドロ法則 Avogadro ほうそく

阿伏伽德罗假说 アボガドロ仮説 Avogadro かせつ

阿伏伽德罗数 アボガドロ数 Avogadro すう

阿格纽氏夹 アグニュー スプリント(副木) Agnew splint (ふくぼく)

阿各雷斯德法 アコレスト法 Acholestほう

阿根廷出血热 アルゼンチン出血熱 Argentin しゅっけつねつ

阿洪病 アイューム ainhum

阿基米德原理 アルキメデス原理 Archimedes げんり

阿加康宁 アジャコニン ajaconine

阿加新 アジャシン ajacine

α-阿柯糖 α-アクロース α-acrose

阿科斯塔氏病 アコスタ病 Acosta びょう

阿克拉霉素 アクラシノマイシン aclacinomycin

阿克隆德氏隔板 アッケルンド遮光装置 Akerlund しゃこうそうち

阿克罗宁 アルクロニウム alcuronium

阿拉伯半乳聚糖 アラボガラクタン arabogalactan

阿拉伯吡喃糖　アラボピラノース　arabopyranose
阿拉伯呋喃糖　アラビノフラノース　arabinofuranose
阿拉伯胶浆　アカシア漿剤,アラビヤゴム粘滑薬　acacia しょうざい,arabia gum ねんかつやく
阿拉伯胶属　アカシア属　acacia ぞく
阿〔拉伯〕聚糖　アラバン　araban
阿拉伯聚糖酶　アラバナーゼ　arabanase
阿拉伯木聚糖　アラボキシラン　araboxylan
阿拉伯〔树〕胶　アラビア ゴム　arabia gum
阿拉伯酸　アラビン酸　arabin さん
阿拉伯糖　アラビノース　arabinose
阿拉伯糖胞嘧啶　アラビノシルシトシン　arabinocylcytosine
阿〔拉伯〕醇　アラビトール　arabitol
阿〔拉伯〕糖酸　アラボン酸　arabon さん
阿拉伯糖酸-γ-内酯　アラボン酸-γ-ラクトン　arabon さん-γ-lactone
阿拉伯糖型抗坏血酸　アラボアスコルビン酸　araboascorbin さん
阿拉伯酮糖　アラビヌロース　arabinulose
阿拉明　アラミン　aramine
阿兰氏试验　アレン試験　Allen しけん
阿朗希乌斯氏静脉导管　アランチウス静脈管　Arantius じょうみゃっかん
阿朗希乌斯氏韧带　アランチウス靭帯　Arantius じんたい
阿朗希乌斯氏体　アランチウス体　Arantius たい
阿朗希乌斯氏小结　アランチウス小〔結〕節　Arantius しょう〔けっ〕せつ
阿累尼乌斯电解质解离学说　アレーニウス電離説　Arrhenius でんりせつ
阿累尼乌斯〔反应速率〕方程式　アレーニウス式　Arrhenius しき
阿累氏点　アレー点　Halle てん
阿里辛　アリシン　aricin
阿利贝尔氏瘢痕瘤　アリベール ケロイド　Alibert keloid
阿利贝尔氏病　アリベール病　Alibert びょう
阿-利二氏杆菌　アーベル・レーウェンベルグ菌　Abel-Loewenberg きん
阿林讷姆氏溃疡　アリンガム潰瘍　Allingham かいよう
阿龙森氏培养基　アロンソン培地　Aronson ばいち
阿隆氏征　アーロン徴候　Aaron ちょうこう
阿-罗二氏瞳孔　アーガイル・ロバートソン瞳孔　Argyll-Robertson どうこう
阿-罗二氏瞳孔反射　アーガイル・ロバートソン瞳孔反射　Argyll-Robertson どうこうはんしゃ
阿-罗二氏细菌　アーベル・レーウェンベルグ菌　Abel-Loewenberg きん
阿-罗二氏现象　アーガイル・ロバートソン現象　Argyll-Robertson げんしょう
阿罗约氏征　アロイオー徴候　Aroyo ちょうこう
阿洛索 MA　エアロゾール MA　aerosol MA
阿洛索 OT　エアロゾール OT　aerosol OT
阿洛糖　アロース　allose
阿洛糖酸　アロン酸　allon さん
阿洛酮糖　プシコース,アルロース　psicose,allulose
阿洛酮糖磷酸途径　アルロース リン酸経路　allulose リンさんけいろ
阿马里克氏综合征　アマルリク症候群　Amalric しょうこう

ぐん
阿马里新　アジマリシン　ajmalicine
阿马林　アジマリン　ajmaline
阿-麦-斯三氏综合征　アルブライト・マック キュネ・シュテルンベルグ症候群　Albright-McCune-sternberg しょうこうぐん
阿霉素　アドリアマイシン　adriamycin
阿米巴　アメーバ　ameba
阿米巴包囊　アメーバ嚢胞　ameba のうほう
阿米巴病　アメーバ症　ameba しょう
阿米巴病肠穿孔　アメーバ性腸穿孔　ameba せいちょうせんこう
阿米巴淀粉酶　アメーバ アミラーゼ　ameba amylase
阿米巴瘤　アメーバ〔性肉芽〕腫　ameba〔せいにくが〕しゅ
阿米巴目　アメーバ目　ameba もく
阿米巴尿　アメーバ尿〔症〕　ameba にょう〔しょう〕
阿米巴属　アメーバ属　ameba ぞく
阿米巴〔性〕肺脓肿　アメーバ性肺膿瘍　ameba せいはいのうよう
阿米巴〔性〕肝脓肿　アメーバ性肝膿瘍　ameba せいかんのうよう
阿米巴〔性〕肝炎　アメーバ性肝炎　ameba せいかんえん
阿米巴〔性〕结肠炎　アメーバ性大腸炎　ameba せいだいちょうえん
阿米巴性结肠炎急性穿孔　アメーバ性大腸炎急性穿孔　ameba せいだいちょうえんきゅうせいせんこう
阿米巴〔性〕阑尾炎　アメーバ性虫垂炎　ameba せいちゅうすいえん
阿米巴〔性〕痢疾　アメーバ性赤痢　ameba せいせきり
阿米巴〔性〕脑膜炎　アメーバ性髄膜炎　ameba せいずいまくえん
阿米巴〔性〕脑脓肿　アメーバ性脳膿瘍　ameba せいのうのうよう
阿米巴〔性〕脓胸　アメーバ性膿胸　ameba せいのうきょう
阿米巴〔性〕肉芽肿　アメーバ性肉芽腫　ameba せいにくがしゅ
阿米巴〔性〕心包炎　アメーバ性心膜炎　ameba せいしんまくえん
阿米巴〔性〕胸膜渗液　アメーバ性胸膜滲出液　ameba せいきょうまくしんしゅつえき
阿米巴〔性〕阴道炎　アメーバ性膣炎　ameba せいちつえん
阿米巴样〔神经〕胶质细胞　アメーバ様神経膠細胞　ameba ようしんけいこうさいぼう
阿米巴样细胞　アメーバ様細胞　ameba ようさいぼう
阿米巴样运动　アメーバ様運動　ameba よううんどう
阿米巴原虫　アメーバ原虫　ameba げんちゅう
阿米多　アミドール　amidol
阿米契氏盘　アミーチ円板　Amici えんばん
阿米替林　アミトリプチリン　amitriptyline
阿米酮　アミドン　amidon
阿米妥　アミタール　amytal
阿米妥钠　アモバルビタール ナトリウム　amobarbital natrium
阿摩尼亚　アンモニア　ammonia
阿摩树脂醇　アンモレシノール　ammoresinol
阿摩西林　アモキシシリン　amoxicillin
阿那巴辛　アナバシン　anabasine
阿那度〔尔〕　アナドール　anadol

阿奈西辛　アネステジン　anesthesin

阿内特氏分类法　アルネット法　Arneth ほう

阿内特氏计数　アルネット計算　Arneth けいさん

阿尼林　アニリン　aniline

阿尼奇科夫氏肌细胞　アニチコフ心筋細胞　Anitschkow しんきんさいぼう

阿脲　アロキサン　alloxan

阿脲糖尿病　アロキサン糖尿病　alloxan とうにょうびょう

阿诺德氏流通蒸汽灭菌法　アルノルド通流蒸気滅菌法　Arnold つうりゅうじょうきめっきんほう

阿诺德氏灭菌器　アルノルド滅菌器　Arnold めっきんき

阿诺德氏神经　アルノルド神経　Arnold しんけい

阿诺德氏神经节　アルノルド神経節　Arnold しんけいせつ

阿诺氏病　アノー病　Hanot びょう

阿诺氏肝硬变　アノー肝硬変　Hanot かんこうへん

阿诺氏征　アルヌー徴候　Arnoux ちょうこう

阿诺特氏扩张器　アルノット拡張器　Arnott かくちょうき

阿诺特氏水褥　アルノット水床　Arnott すいしょう

阿-欧二氏变性　アルマンニ・エルリッヒ変性　Armanni -Ehrlich へんせい

阿佩尔氏病　アペール病　Apert びょう

阿佩尔氏综合征　アペール症候群　Apert しょうこうぐん

阿佩托染色　アルベルト染色　Albert せんしょく

阿片　アヘン,オピウム　opium

阿片酊　アヘンチンキ　アヘンtincture

阿片粉　アヘン散剤　アヘンさんざい

阿片类中毒　アヘン類中毒　アヘンるいちゅうどく

阿片全碱　アヘン アルカロイド　アヘンalkaloid

阿片受体　アヘン受容体　アヘンじゅようたい

阿片癖　アヘン嗜癖,アヘン中毒　アヘンしへき,アヘンちゅうどく

阿片制剂　アヘン製剤　アヘンせいざい

阿朴芬　アプロフェン　aprofene,aprophine

阿朴吗啡　アポモルフィン,アポモルヒネ　apomorphine

阿朴铁蛋白　アポフェリチン　apoferritin

阿朴脂蛋白　アポリポプロテイン　apolipoprotein

阿普伽氏评分　アプガー スコア,アプガー評点　Apgar score,Apgarひょうてん

阿普拉霉素　アプラマイシン　apramycin

阿丘卡罗氏染剂　アキュカロ染料　Achucarro せんりょう

阿萨姆热　アッサム熱,カラ アザール　Assamねつ, kala-azar

阿散酸　アルサニル酸　arsanil さん

阿-尚二氏病　アルベース・シェンベルグ病　Albers-Schönberg びょう

阿施内氏反射　アシュナー反射　Aschner はんしゃ

阿施内氏试验　アシュナー試験　Aschner しけん

阿-舒二氏定律　ハーディ・シュルツェ法則　Hardy-Schulze ほうそく

阿司匹林　アスピリン,アセチルサリチル酸　aspirin,acetylsalicylさん

阿司匹林-非那西丁-咖啡因　アスピリン・フェナセチン・カフェイン,APC　aspirin -phenacetin -caffeine

阿司匹林铝　アスピリン アルミニウム　asprin aluminium

阿司匹林耐量试验　アスピリン負荷試験　aspirinふかしけん

阿司匹林试验　アスピリン試験　aspirinしけん

阿司匹林药疹　アスピリン疹　aspirin しん

阿司匹林中毒　アスピリン中毒　aspirinちゅうどく

阿司维林　アスベリン　asverin

阿-斯二氏综合征　アダムス・ストークス症候群　Adams-Stokesしょうこうぐん

阿斯科勒氏热沉淀反应　アスコリ熱沈降反応　Ascoliねつちんこうはんのう

阿斯科利氏反应　アスコリ反応　Ascoliはんのう

阿斯科利氏试验　アスコリ試験　Ascoliしけん

阿-宋二氏试验　アッシュハイム・ツォンデック試験　Aschhiem -Zondekしけん

阿糖胞苷(貳)　シタラビン　cytarabine

阿糖苯腙　アラビノース フェニルヒドラゾン　arabinose phenylhydrazone

阿糖腺苷(貳)　アラビノース アデノシン　arabinose adenosine

阿-提二氏综合征　アシャール・ティエール症候群　Achard -Thiersしょうこうぐん

阿-田二氏结节　アショフ・田原結節　Aschoff-たわらけっせつ

阿图斯氏反应　アルツス反応　Arthusはんのう

阿图斯氏现象　アルツス現象　Arthusげんしょう

阿托方　アトファン　atophan

阿托密　アトロミド-S　atromid-S

阿托品　アトロピン　atropine

阿托品化　アトロピン化　atropineか

阿托品结膜炎　アトロピン結膜炎　atropineけつまくえん

阿托品休克疗法　アトロピン ショック療法　Atropine shock りょうほう

阿托品中毒　アトロピン中毒　atropinちゅうどく

阿魏　アギ

阿-魏二氏法　アルバレズ・ワィト法　Alverez-wightほう

阿魏酸　フェルラ酸,アギ酸　ferula さん,アギさん

阿蚊属　ヤブカ属　ヤブカぞく

阿希尔氏综合征　アッシャー症候群　Usherしょうこうぐん

阿-希二氏畸形　アルノルド・キアーリ奇形　Arnold -Chiari きけい

阿-希二氏综合征　アルノルド・キアーリ症候群　Arnold -Chiari しょうこうぐん

阿喜尔姆氏杆菌　アシャルメ菌　Achalme きん

阿-肖二氏综合征　アノー・ショーファール症候群　Hanot -Chauffardしょうこうぐん

阿孝夫氏结　アショフ結節　Aschoffけっせつ

阿孝夫氏小结　アショフ小結節　Aschoffしょうけっせつ

阿孝夫氏小体　アショフ小体　Aschoffしょうたい

阿杨氏病　アイエム病　Hayemびょう

阿杨氏溶液　アイエム液　Hayemえき

阿耶萨氏病　アイエルザ病　Ayerzaびょう

阿耶萨氏综合征　アイエルザ症候群　Ayerzaしょうこうぐん

阿卓糖　アルトロース　altrose

阿卓糖酸　アルトロン酸　altronさん

锕　アクチニウム,Ac　actinium

锕类　アクチニド　actinide

锕射气　アクチニウム エマネーション　actinium emanation

锕系　アクチニウム系列　actiniumけいれつ

锕系元素　アクチニド元素　actinideげんそ

AI　埃锿癌矮艾砹爱嗳

āi　埃锿

埃　オングストローム，Å　angstrom

埃-巴二氏病毒　エプスタイン・バー ウイルス　Epstein-Barr virus

埃-波二氏试验食　エワルド・ボアス試験食　Ewald-Boas しけんしょく

埃波拉病　エボラ病　Ebolaびょう

埃伯内氏腺　エブナー腺　Ebnerせん

埃布斯坦氏病　エプスタイン病　Ebsteinびょう

埃布斯坦氏肥胖病饮食　エブスタイン肥満症食　Ebstein ひまんしょうしょく

埃布斯坦氏脱脂肪疗法　エブスタイン脱脂療法　Ebstein だっしりょうほう

埃布斯坦氏异常　エプスタイン異常　Ebsteinいじょう

埃布斯坦氏征　エプスタイン徴候　Ebsteinちょうこう

埃-当二氏综合征　エーラース・ダンロス症候群　Ehlens-Danlos しょうこうぐん

埃德曼氏贫血　エデルマン貧血　Edelmannひんけつ

埃德塞尔氏病　エドサル病　Edsallびょう

埃丁格氏消耗说　エディンゲル消耗説　Edinger しょうもうせつ

埃突斯氏病　エッドウズ病　Eddowesびょう

埃尔本氏反射　エルベン反射　Erbenはんしゃ

埃尔德海姆氏瘤　エルドハイム腫瘍　Erdheimしゅよう

埃尔德曼氏试剂　エルドマン試薬　Erdmannしやく

埃尔顿氏环试验　エルトン輪試験　Eltonりんしけん

埃尔曼氏试验　エールマン試験　Ehrmannしけん

埃尔曼氏胰腺机能试验　エールマン膵機能試験　Ehrmann すいきのうしけん

埃尔尼氏征　エルニ徴候　Erniちょうこう

埃尔氏钠酪蛋白培养基　エア ヌトロース培地　Eyre nu-troseばいち

埃尔氏钠酪蛋白琼脂培养基　エア ヌトロース寒天培地　Eyre nutrose かんてんばいち

埃尔兹霍兹氏合剂　エルツホルツ合剤　Elzholzごうざい

埃费林氏征　エーフェライン徴候　Oefeleinちょうこう

埃格尔氏综合征　イーグル症候群　Eagleしょうこうぐん

埃格斯顿氏法　エグレストン〔ジギタリス投与〕法　Eggle-ston〔digitalisとうよ〕ほう

埃及肠吸虫　エジプト腸吸虫　Egyptちょうきゅうちゅう

埃及杆菌　エジプト杆菌　Egyptかんきん

埃及决明子　エジプト決明子　Egyptけつめいし

埃及璃眼蜱　エジプト イボマダニ　Egyptイボマダニ

埃及裂体吸虫　エジプト 住血吸虫　Egyptじゅうけつきゅうちゅう

埃及水蛭　エジプト ヒル　Egyptヒル

埃及萎黄病　エジプト萎黄病　Egyptいおうびょう

埃及血吸虫　エジプト住血吸虫　Egyptじゅうけつきゅうちゅう

埃及血吸虫病　エジプト住血吸虫症　Egyptじゅうけつきゅうちゅうしょう

埃及伊蚊　エジプトヤブカ　Egyptヤブカ

埃科诺莫氏病　エコノモ型脳炎　Economoがたのうえん

埃可病毒　エコー ウイルス　Echo virus

埃克尔氏裂　エッケル溝　Eckerこう

埃克氏瘘　エック瘻　Eckろう

埃克氏瘘综合征　エック瘻症候群　Eckろうしょうこうぐん

埃里克森氏病　エリクセン病　Erichsenびょう

埃里克森氏征　エリクセン徴候　Erichsenちょうこう

埃利奥特氏手术　エリオット手術　Elliotしゅじゅつ

埃利奥特氏征　エリオット徴候　Elliotちょうこう

埃伦里特氏神经节　エーレンリッテル神経節　Ehrenritter しんけいせつ

埃-罗二氏葡萄糖耐量试验　エクストン・ローズ ブドウ糖負荷試験　Exton-Roseブドウとうふかしけん

埃梅特氏缝合术　エンメット縫合術　Emmetほうごうじゅつ

埃舍利希氏反射　エシェリッヒ反射　Escherichはんしゃ

埃舍利希氏杆菌属　エシェリヒア属　Escherichiaぞく

埃舍利希氏征　エシェリッヒ徴候　Escherichちょうこう

埃-朔二氏血清　エンメリッヒ・ショール血清　Emmerich-Schollけっせい

埃斯巴赫氏蛋白定量器　エスバッハ蛋白計　Esbachたんぱくけい

埃斯巴赫氏蛋白尿检查〔法〕　エスバッハ蛋白尿検査〔法〕　Esbachたんぱくにょうけんさ〔ほう〕

埃斯巴赫氏〔蛋白质定量〕试验　エスバッハ試験　Esbachしけん

埃斯巴赫氏试剂　エスバッハ試薬　Esbachしやく

埃斯马赫氏培养　エスマルヒ培養　Esmarchばいよう

埃斯马赫氏驱血带　エスマルヒ駆血帯　Esmarchくけつたい

埃斯马赫氏手法　エスマルヒ手技　Esmarchしぎ

埃斯特兰德氏胸廓成形术　エストランデル胸郭形成術　Estlanderきょうかくけいせいじゅつ

埃斯提斯氏手术　エステイズ手術　Estesしゅじゅつ

埃瓦尔特三征候　エワルド三主徴　Ewaldさんしゅちょう

埃希氏杆菌属　エシェリヒア杆菌属　Escherichiaかんきんぞく

埃亚拉氏残余系数　アヤラ残遺指数　Ayalaざんいしすう

锿　アインスタイニウム，Es　einsteinium

癌　癌〔腫〕　がん〔しゅ〕

癌变　腫瘍化　しゅようか

癌病　癌腫症　がんしゅしょう

癌巢　癌巣　がんそう

癌得平(命)　ナイトロミン　nitromin

癌得星　エンドキサン　endoxan

癌发生　発癌〔現象〕　はつがん〔げんしょう〕

癌发生图　発癌図表　はつがんずひょう

癌结节　癌結節　がんけっせつ

癌霉素　カルシノマイシン　carcinomycin

癌宁　トリエチレン メラミン，TEM　triethylene melamine

癌胚抗原　癌胎児性抗原　がんたいじせいこうげん

癌前皮炎　前癌性皮膚炎　ぜんがんせいひふえん

癌前〔期〕病变　前癌性病変　ぜんがんせいびょうへん

癌前期纤维上皮瘤　前癌期線維上皮腫　ぜんがんきせんいじょうひしゅ

癌前驱病　前癌状態　ぜんがんじょうたい

癌切除术　癌切除術　がんせつじょじゅつ

癌肉瘤　癌肉腫　がんにくしゅ

癌乳〔汁〕　癌乳液　がんにゅうえき

癌死亡率　癌死亡率　がんしぼうりつ

癌素　マリグノリピン　malignolipin

癌体质　癌腫体質　がんしゅたいしつ

癌细胞　癌細胞　がんさいぼう

癌细胞巢　癌細胞巣　がんさいぼうそう

癌细胞浸润　癌細胞浸潤　がんさいぼうしんじゅん
癌细胞溶解　癌細胞破壊　がんさいぼうはかい
癌〔细胞〕栓〔子〕　癌細胞塞栓　がんさいぼうそくせん
癌〔小〕体　癌小体　がんしょうたい
癌性肠梗阻　癌性イレウス　がんせいileus
癌性恶病质　癌性悪液質　がんせいあくえきしつ
癌性腹膜炎　癌性腹膜炎　がんせいふくまくえん
癌性肌病　癌性ミオパシー　がんせいmyopathy
癌性肌无力综合征　癌性筋無力症候群　がんせいきんむりょくしょうこうぐん
癌性浸润　癌性浸潤　がんせいしんじゅん
癌性静脉炎　癌性静脈炎　がんせいじょうみゃくえん
癌性龛影　癌性ニッシェ　がんせいniche
癌性空洞　癌性空洞　がんせいくうどう
癌性溃疡　癌性潰瘍　がんせいかいよう
癌性淋巴管炎　癌性リンパ管炎　がんせいlymphかんえん
癌性乳腺炎　癌性乳腺炎　がんせいにゅうせんえん
癌性息肉　癌性ポリープ　がんせいpolyp
癌性心包炎　癌性心膜炎　がんせいしんまくえん
癌性胸膜炎　癌性胸膜炎　がんせいきょうまくえん
癌性硬化　癌性硬変　がんせいこうへん
癌学　癌学　がんがく
癌学家　癌学者　がんがくしゃ
癌血清　癌血清　がんけっせい
癌血症　癌性悪液質　がんせいあくえきしつ
癌样粘液细胞性纤维肉癌　癌様粘液細胞性繊維肉腫　がんようねんえきさいぼうせいせんいにくしゅ
癌样小体　癌様小体　がんようしょうたい
癌样血管瘤　癌様血管腫　がんようけっかんしゅ
癌抑散　エチレンイミン キノン　ethylenimin quinone
癌原性神经病　癌性ニューロパシー　がんせいneuropathy
癌症恐怖　癌恐怖症　がんきょうふしょう
癌珠　癌真珠　がんしんじゅ
癌转移　癌転移　がんてんい

ǎi　矮

矮茶素　ベルゲニン　bergenin
矮地茶　矮地茶　ワイチチャ
矮怪病　妖精症　ようせいしょう
矮胖型　肥満型　ひまんがた
矮小病　小人症　こびとしょう
矮小发育　矮小発育　わいしょうはついく
矮小骨盆　小人骨盤　こびとこつばん
矮小畸形　侏儒〔症〕,小人症〔奇形〕　しゅじゅ〔しょう〕,こびとしょう〔きけい〕
矮小体型　小体症型　しょうたいしょうがた
矮小综合征　小人症候群　こびとしょうこうぐん
矮子　小人　こびと

ài　艾砹爱嗳

艾伯克龙比氏综合征　アバークロンビー症候群　Abercrombieしょうこうぐん
艾伯内西氏筋膜　アバーネシー筋膜　Abernethyきんまく
艾布勒姆斯氏肺反射　エーブラムズ肺反射　Abramsはいはんしゃ
艾布勒姆斯氏心反射　エーブラムズ心臓反射　Abramsしんぞうはんしゃ
艾-达二氏曲线　エリス・ダモアソウ曲線　Ellis-Damoiseauきょくせん

艾-道二氏激素　アレン・ドイジー ホルモン　Allen-Doisy hormone
艾-道二氏试验　アレン・ドイジー試験　Allen-Doisyしけん
艾德力安定律　エドリアン法則　Adrianほうそく
艾迪氏瞳孔　アジー瞳孔　Adieどうこう
艾迪氏综合征　アジー症候群　Adieしょうこうぐん
艾迪斯氏法　アジス法　Addisほう
艾迪斯氏计数　アジス計算　Addisけいさん
艾杜糖　イドーズ　idose
艾杜糖醛酸　イズロン酸　iduronさん
艾杜糖酸　イドン酸　idonさん
艾尔氏试验　アイエル試験　Ayerしけん
艾尔托弧菌　エルトール菌,エルトール ビブリオ　El Torきん,El Tor-vibrio
艾-范二氏综合征　エリス・ファン クレベルド症候群　Ellis-van Creveldしょうこうぐん
艾-豪二氏试验　エルスウォース・ホワード試験　Ellsworth-Howardしけん
艾基利斯氏腱　アキレス腱　Achillesけん
艾基利斯氏腱反射　アキレス腱反射　Achillesけんはんしゃ
艾-加二氏线　エリス・ガランド線　Ellis-Garlandせん
〔艾〕灸术　灸療法　きゅうりょうほう
艾菊　艾菊　ヨモギギク
艾菊素　タナセチン　tanacetin
艾菊酮　タナセトン　tanacetone
艾菊性狂犬病　艾菊性狂犬病　ヨモギギクせいきょうけんびょう
艾克霍斯特氏病　アイヒホルスト間質性神経炎　Eichhorstかんしつせいしんけいえん
艾克斯特德氏病　アイヒステッド病　Eichstedtびょう
艾苦素　アブシンチン　absinthin
艾利氏试验　エリー試験　Elyしけん
艾利斯氏钳〔子〕　アリス〔有鈎〕鉗子　Allis〔ゆうこう〕かんし
艾利斯氏征　アリス徴候　Allisちょうこう
艾美虫科　アイメリア科　Eimeriaか
艾美虫属　アイメリア属　Eimeriaぞく
艾伦氏疗法　アレン療法　Allenりょうほう
艾伦氏试验　アレン試験　Allenしけん
艾伦氏征　アーロン徴候　Aaronちょうこう
艾罗约氏征　アロヨ徴候　arroyoちょうこう
艾塞尔思伯格氏幽门旷置术　アイゼルスベルグ幽門空置術　Eiselsbergゆうもんくうちじゅつ
艾森洛尔复合症状　アイゼンロール複合症状　Eisenlohrふくごうしょうじょう
艾森门格尔氏综合征　アイゼンメンゲル症候群　Eisenmengerしょうこうぐん
艾生洛氏综合征　アイゼンロール症候群　Eisenlohrしょうこうぐん
艾氏剂　アルドリン　aldrin
艾氏同杆线虫　ラブディアス杆線虫　Rhabdiasかんせんちゅう
艾斯苦臣五反应　エスクーヘン五反応　Eskuchenごはんのう
艾叶　艾葉　がいよう
艾因霍恩氏病　アインホルン病　Einhornびょう
艾恩托文氏电流计　アイントーベン弦電流計　Einthovenげんでんりゅうけい

艾因托文氏三角　アイントーベン三角　Einthovenさんかく

艾滋病　エイズ病　AIDSびょう

砹　アスタチン,At　astatine

爱-巴二氏病毒　エプスタイン・バー ウイルス　Epstein-Barr virus

爱表斯　エビオス　ebios

爱草脑〔醚〕　エスドラゴール　esdragole

爱道美　アルドメット　aldomet

爱德华氏菌属　エドワード菌属　Edwardきんぞく

爱德华综合征　エドワード症候群　Edwardしょうこうぐん

爱尔托弧菌　エル トール ビブリオ菌　EL Tor vibrioきん

爱尔托生物型霍乱弧菌　エル トール生物型コレラビブリオ菌　EL Torせいぶつがたcholerae vibrioきん

爱国卫生运动　愛国衛生運動　あいこくえいせいうんどう

爱国卫生运动委员会　愛国衛生運動委員会　あいこくえいせいうんどういいんかい

爱克氏瘘管　エック瘻　Eckろう

爱伦美氏烧瓶　エルレンマイヤー フラスコ　Erlenmeyer flask

爱猫癖　愛猫症　あいびょうしょう

爱庞妥　エポントール　epontol

爱泼斯坦氏病　エプスタイン病　Epsteinびょう

爱泼斯坦氏法　エプスタイン法　Epsteinほう

爱泼斯坦氏症状　エプスタイン症状　Epsteinしょうじょう

爱泼斯坦氏综合征　エプスタイン症候群　Epsteinしょうこうぐん

爱斯基摩〔化脓性〕皮炎　膿疱性皮膚炎　のうほうせいひふえん

爱童癖　ペドフィリー,小児〔性〕愛　pedophilia　しょうに〔せい〕あい

爱妥马戴　エトミデート　etomidate

爱因霍恩氏小球试验法　アインホルン小球試験法　Einhornしょうきゅうしけんほう

嗳气　げっぷ,おくび

嗳酸　呑酸　どんさん

AN 安桉氨鞍铵按胺暗

ān 安桉氨鞍

安艾苦素　アナブシンチン　anabsinthin

安贝尔氏征　エンヌベール徴候　Hennebert ちょうこう

安伯格氏线　アンバーグ線　Ambergせん

安瓿　アンプル　ampule

安瓿封口机　アンプル シャッター　ampule shutter

安瓿割开器　アンプル カッター　ampule cutter

安瓿灌〔注〕液器　アンプル注入器　ampuleちゅうにゅうき

安瓿盒　アンプル箱　ampuleばこ

安瓿洗涤机　アンプル洗浄機　ampuleせんじょうき

安瓿印字机　アンプル印字装置　ampuleいんじそうち

安瓿自动割圆机　アンプル自動円形切断機　ampuleじどうえんけいせつだんき

安达曼热　アンダマン熱　Andamanねつ

安达血平　アデルセルピン　adelserpine

安道生　エンドキサン　endoxan

安得静　ダイハイドロエルゴッド アルカロイド,ヒデルギン　dihydroergot alkaloid hydergine

安德鲁斯氏病　アンドルース病　Andrewsびょう

安德森氏病　アンダーソン病　Andersenびょう

安德森氏综合征　アンダーソン症候群　Andersenしょうこうぐん

うぐん

安德施氏神经　アンデルシュ神経　Anderschしんけい

安德施氏神经节　アンデルシュ神経節　Anderschしんけいせつ

安德斯氏病　アンダース病　Andersびょう

安德伍德氏病　アンダーウッド病　Underwoodびょう

女〔德逊〕氏革蜱　アンダーソンカクマダニ　Andersonカクマダニ

安第斯山地病　アンデース山脈病　Andesさんみゃくびょう

安定　ジアゼパム　diazepam

安定核素　安定核種　あんていかくしゅ

安定性　安定性　あんていせい

安定药〔剂〕　精神安定剤,トランキライザー　せいしんあんていざい,tranquilizer

安定药中毒　精神安定剤中毒　せいしんあんていざいちゅうどく

安东尼氏荚膜染色法　アンソニー莢膜染色法　Anthonyきょうまくせんしょくほう

安尔眠　アナルミン　analmin

安非他明　アンフェタミン　amphetamine

安氟醚　エンフルラン　enflurane

安格氏分类法　アングル分類法　Angleぶんるいほう

安格尔氏夹　アングル スプリント,アングル副子　Anglesplint,Angleふくし

安宫黄体酮　酢酸メドロキシプロゲステロン　さくさんmedroxyprogesterone

安杰利斯库氏征　アンゲレスキュ徴候　Anghelescuちょうこう

安杰路西氏综合征　アンゲルッチ症候群　Angelucciしょうこうぐん

安静呼气水平　安静呼気レベル　あんせいこきlevel

安静呼吸水平　安静呼吸レベル　あんせいこきゅうlevel

安静氧吸收量　安静酸素吸収量　あんせいさんそきゅうしゅうりょう

安静值　安静値　あんせいち

安静状态　安静状態　あんせいじょうたい

安痨息　エソクサイド　aethoxide

安乐神　アトラキシン　atraxin

安痢平　フアンキノン　phanquinone

安痢生　キニオフォン　chiniofon

安络血　アドレノシン　adrenosin

安眠朋　エビパン　evipan

安眠酮　メタカロン　methaqualone

安眠药　催眠薬　さいみんやく

安那度　アナドール　anadol

安那里丁　アニレリジン　anileridine

安那他品　アナタビン　anatabine

安纳吉碱　アナジリン　anagyrine

安纳晶　アナルゲン　analgene

安乃近　アナルギン,スルピリン　analgin,sulpyrine

安宁　メプロバメート　meprobamate

安依痛　アルファプロジン　α-prodine

安〔培〕　アンペア,A　ampere

安培计　電流計　でんりゅうけい

安培匝　アンペア回数　ampereかいすう

安其敏　ブクリジン　buclizine

安全玻璃　安全ガラス　あんぜんglass

安全操作　安全操作　あんぜんそうさ

安全操作规程　安全操作規制　あんぜんそうさきせい
安全灯　安全灯　あんぜんとう
安全调查　安全性サーベイ　あんぜんせいsurvey
安全阀　安全弁　あんぜんべん
安全范围　安全範囲　あんぜんはんい
安全管　安全管　あんぜんかん
安全管理人员　安全管理者　あんぜんかんりしゃ
安全技术　安全技術　あんぜんぎじゅつ
安全〔剂〕量　安全〔投与〕量　あんぜん〔とうよ〕りょう
安全距离　安全距離　あんぜんきょり
安全开颅圆锯　小円錐穿頭器　しょうえんすいせんとうき
安全控制　安全制御　あんぜんせいぎょ
安全漏斗　安全漏斗　あんぜんろうと
安全率　安全率　あんぜんりつ
安全浓度　安全濃度　あんぜんのうど
安全曝光水平　安全曝光レベル　あんぜんろこうlevel
安全期　安全期　あんぜんき
安全期避孕〔法〕　安全期避妊〔法〕　あんぜんきひにん〔ほう〕
安全烧瓶　安全フラスコ　あんぜんflask
安全示踪剂量　安全トレーサ用量　あんぜんtracerようりょう
安全试验　安全試験　あんぜんしけん
安全套管针　安全トロカール　あんぜんtrocar
安全吸管　安全ピペット　あんぜん pipette
安全系数　安全係数　あんぜんけいすう
安全植皮刀　安全採皮刀,安全デルマートム　あんぜんさいひとう　あんぜんdermatome
安全装置　安全装置　あんぜんそうち
安神止痛〔法〕　精神安定鎮痛〔法〕　せいしんあんていちんつう〔ほう〕
安-舒二氏定律　アルント・シュルツ法則　Arndt-Schulzほうそく
安斯巴赫尔氏单位　アンスバッヘル単位　Ansbacherたんい
安斯提氏极限　アンスチー極限　Anstieきょくげん
安死术　安楽死　あんらくし
安嗽定　ビチオジン　bithiodine
安嗽灵　アスベリン　asverin
安他(泰)乐　アタラックス　atarax
安他心　アンチスチン,アンタゾリン　antistine,antazoline
安塔布司　アンタブース　antabuse
安塔唑啉　アンタゾリン　antazoline
安塔唑啉盐酸盐　塩酸アンタゾリン　えんさんantazoline
安泰酮　アルファジオン　alphadione
安坦　アーテン　artane
安特布格尔氏试验　ウンテルベルガー試験　Unterbergerしけん
安特诺新　アドレノシン　adrenosin
安体舒通　アンチステローン,アルダクトンA　antisterone,aldactone A
安体舒通试验　アンチステローン試験　antisteroneしけん
安替比林　アンチピリン　antipyrine
安替佛民　アンチフォルミン　Antiformin
安替佛民试验　アンチフォルミン試験　Antiforminしけん
安替斯丁　アンチスチン,アンタゾリン　antistine,antazoline
安通氏症状　アントン徴候　Antonちょうこう
安-托二氏征　アンドレ・トマス徴候　Andre-Thomasちょう

こう
安托努齐试验　アントヌッチ試験　Antonucciしけん
安妥　アンツー　antu
安妥碘　エントドン　entodon
安妥根　アンテルガン　antergan
安妥明　クロフィブレート,アトロミド-S　clofibrate,atromid-S
安妥明丙二醇酯　シンフィブレート　simfibrate
安妥明铝　アルフィブラート　alufibrate
安妥中毒　アンツー中毒　antuちゅうどく
安胃灵　アントレニル　antrenyl
安慰剂　プラシーボ　placebo
安息香　ベンゾイン,安息香　benzoin,アンソクコウ
安息香醇　スチラシトール　styracitol
安息香酊　ベンゾイン チンキ　benzoin tincture
安息香科　エゴのき科　エゴのきか
安息香醛　ベンズアルデヒド　benzaldehyde
安息香试验　ベンゾイン試験　benzoinしけん
安息香树　安息香の木　アンソクコウのき
安息香酸　安息香酸　アンソクコウさん
安息香酸苯甲酯　安息香酸ベンジル　アンソクコウさんbenzyl
安息香酸钠　安息香酸ナトリウム　アンソクコウさんnatrium
安息香肟　ベンゾイン オキシム　benzoin oxime
安血定　酒石酸水素ペントリニウム　しゅせきさんすいそpentolinium
桉树脑(油醇,油精)　オイカリプトール　eucalyptol
桉叶素　チネオール　cineol
桉〔叶油〕醇　オイデスモール　eudesmol
氨　アンモニア　ammonia
氨苯蝶啶　トリアムテレン　triamterene
氨苯砜　ジアミノジフェニル スルホン,DDS　diaminodiphenyl sulfone
氨苯磺胺　スルファニラミド,SN　sulfanilamide
氨比色计　アンモニア比色計　ammoniaひしょくけい
氨必西林　アンピシリン　ampicillin
氨苄青霉素　アンピシリン　ampicillin
氨苄青霉素-邻氯青霉素合剂　アンピクロックス　ampiclox
氨苄青霉素戊酰氧基甲酯　ピバンピシリン　pivampicillin
氨茶碱　アミノフィリン　aminophylline
氨蛋白酶　アミノプロテアーゼ　aminoprotease
氨氮　アンモニア窒素　ammoniaちっそ
氨丁卡霉素　アミカシン　amikacin
氨酚喹　アモジアキン　amodiaquine
氨合物　アンモニア化物　ammoniaかぶつ
氨化硝酸银　アンモニア化硝酸銀　ammoniaかしょうさんぎん
氨化〔作用〕　アンモニア化　ammoniaか
氨环己青霉素　シクラシリン　cyclacillin
氨茴霉素　アントラマイシン　anthramycin
氨茴酸　アントラニル酸　anthranilさん
氨基　アミノ基　aminoき
9-氨基吖啶　9-アミノアクリジン　9-aminoacridine
氨基半乳糖　コンドロサミン,ガラクトサミン　chondrosamine,galactosamine
氨基半乳糖酸　コンドロサミン酸　chondrosaminさん
氨基苯　アミノベンゼン　amino-benzene

氨基苯并噻唑　アミノベンゾチアゾール　aminobenzothiazole

氨基苯酚　アミノフェノール　aminophenol

氨基苯磺酸　アミノベンゼンスルホン酸,スルファニル酸　aminobenzenesulfonさん,sulfanilさん

氨基苯磺酸锌　スルファニル酸亜鉛　sulfanilさんあえん

氨〔基〕苯甲酸　アミノ安息香酸　aminoアンソクコウさん

氨〔基〕苯甲酸乙酯　アミノ安息香酸エチル　aminoアンソクコウさんethyl

氨基苯砷酸钠　アトキシール　atoxyl

氨基比林　アミノピリン,ピラミドン　aminopyrine,pyramidon

氨基比林试验　アミノピリン試験,ピラミドン試験　aminopyrineしけん　pyramidonしけん

氨基比林中毒　ピラミドン中毒症　pyramidonちゅうどくしょう

氨基吡啶　アミノピリジン　aminopyridine

氨基丙酸　アラニン　alanine

氨基丙酮　アミノアセトン　aminoacetone

氨基醇　アミノアルコール　aminoalcohol

氨基氮　アミノ窒素　aminoちっそ

氨基氮杂苯　アミノピリジン　aminopyridine

氨〔基〕蝶呤　アミノプテリン　aminopterin

氨基丁三醇　トロメタモール　trometamol

氨基丁酸　アミノ酪酸　aminoらくさん

γ-氨基丁酸　γ-アミノ酪酸　γ-aminoらくさん

氨基多肽酶　アミノポリペプチダーゼ　aminopolypeptidase

氨基酚　アミノフェノール　amino-phenol

氨基苷（甙）〔类〕抗生物质　アミノグリコシド抗生物質　aminoglycosideこうせいぶっしつ

氨基胍　アミノグアニジン　aminoguanidine

氨基〔化〕钡　バリウム アミド　barium amide

氨基化合物　アミノ化合物　aminoかごうぶつ

氨基〔化〕钾　カリウム アミド　kalium amide

氨基〔化〕锂　リチウム アミド　lithium amide

氨基〔化〕钠　ナトリウム アミド　natrium amide

氨基〔化〕氰　シアナミド　cyanamide

氨基〔化〕锌　亜鉛アミド　あえんamide

氨基〔化〕银　銀アミド　ぎんamide

氨基磺酸　サルファミン酸　sulfaminさん

氨基磺酸铵　サルファミン酸アンモニウム　sulfaminさんammonium

氨基己酸　アミノカプロン酸　aminocapronさん

6-氨基己酸　6-アミノカプロン酸,EACA　6-aminocapronさん

ε-氨基己酸　イプシロン-アミノカプロン酸　ε-aminocapronさん

氨基己糖　アミノヘキソース　aminohexose

氨基甲苯　アミノトルエン　aminotoluene

氨基甲酸　カルバミン酸　carbamineさん

氨基甲酸铵　カルバミン酸アンモニウム　carbaminさんammonium

氨基甲酸叔己酯　エミルカメト　emylcamate

氨基甲酸乙酯　カルバミン酸エチル　carbamineさんethyl

氨基甲酸酯　カルバミン酸エステル　carbamineさんester

氨基甲酸酯剂中毒　カーバメト剤中毒　carbamateざいちゅうどく

氨基甲酸酯类农药　カルバミン酸エステル農薬　carbamineさんesterのうやく

氨〔基〕甲酰合成酶 II　カルバミル シンセターゼ II　carbamyl synthetaseII

氨〔基〕甲酰磷酸　カルバミル ホスフェート　carbamyl phosphate

氨〔基〕甲酰磷酸合成酶　カルバミル ホスフェートシンセターゼ　carbamyl phosphate synthetase

氨〔基〕甲酰天冬氨酸　カルバミル アスパラギン酸　carbamyl asparagineさん

氨〔基〕甲酰血红蛋白　カルバミノヘモグロビン　carbaminohemoglobin

氨基喹啉　アミノキノリン　aminoquinoline

氨基联苯　アミノビフェニル　aminobiphenyl

氨基硫脲　チオセミカルバジド　thiosemicarbazide

5-氨基咪唑核苷（甙）酸　5-アミノ イミダゾール リボチド　5-aminoimidazole ribotide

氨基萘　ナフチルアミン　naphthylamine

氨基萘酚　アミノナフトール　aminonaphthol

氨基尿嘧啶　アミノウラシル　amino-uracil

氨基脲　セミカルバジド　semicarbazide

氨基偶氮苯　アミノアゾベンゼン　aminoazobenzene

氨基偶氮化合物　アミノアゾ化合物　aminoazoかごうぶつ

氨基嘌呤　アミノプリン　aminopurine

6-氨基嘌呤　6-アミノプリン　6-aminopurine

6-氨基嘌呤磷酸盐　アデニン ホスフェート　adenine phosphate

2-氨基嘌呤-6-硫醇　2-アミノプリン-6-チオル　2-aminopurine-6-thiol

氨基葡糖苷（甙）　グルコサミニド　glucosaminide

氨基葡糖苷（甙）酶　グルコサミニダーゼ　glucosaminidase

氨基葡萄糖　アミノグルコース,グルコサミン　aminoglucose,glucosamine

氨基羟基酸　アミノヒドロキシ酸　aminohydroxyさん

6-氨基青霉素烷酸　6-アミノペニシラン酸　6-aminopenicillanさん

氨基氰　シアナミド　cyanamide

氨基去氧卡那霉素　アミノデオキシカナマイシン　aminodeoxykanamycin

氨基醛　アミノアルデヒド　aminoaldehyde

氨基噻吩　アミノチオフェン　aminothiophene

氨基噻唑　アミノチアゾール　aminothiazole

氨基三环癸烷　アマンタジン　amantadine

氨基三唑　アミノトリアゾール　aminotriazole

氨基杀菌素　アミノシジン　aminosidin

氨基水解酶　アミドヒドロラーゼ　amidohydrolase

氨基酸　アミノ酸　aminoさん

氨基酸残基　アミノ酸残基　aminoさんざんき

氨基酸〔代谢〕库　アミノ酸プール　aminoさんpool

氨基酸代谢紊乱　アミノ酸代謝障害　aminoさんたいしゃしょうがい

氨基酸氮　アミノ酸窒素　aminoさんちっそ

氨基酸氮测定器　アミノ酸窒素測定器　aminoさんちっそそくていき

氨基酸分解代谢障碍　アミノ酸異化〔作用〕障害　aminoさんいか〔さよう〕しょうがい

氨基酸分析器　アミノ酸分析器　aminoさんぶんせきき

氨基酸核糖核酸连接酶　アミノ酸リボヌクレイン酸リガーゼ　aminoさんribonucleinさんligase

氨基酸活化　アミノ酸活性化　aminoさんかっせいか

氨基酸活化酶 アミノ酸活性化酵素 aminoさんかっせいかこうそ

氨基酸解析 アミノ酸分解 aminoさんぶんかい

氨基酸聚合体抗原 アミノ酸重合体抗原 aminoさんじゅうごうたいこうげん

氨基酸利用率 アミノ酸利用率 aminoさんりようりつ

氨基酸耐量试验 アミノ酸耐性試験 aminoさんたいせいしけん

氨基酸尿〔症〕 アミノ酸尿〔症〕 aminoさんにょう〔しょう〕

氨基酸〔缺陷〕病 アミノ酸〔欠陥〕症 aminoさん〔けっかん〕しょう

氨基酸试剂 アミノ酸試薬 aminoさんしやく

氨基酸输液法 アミノ酸注入法 aminoさんちゅうにゅうほう

氨基酸顺序 アミノ酸配列 aminoさんはいれつ

氨基酸脱羧酶 アミノ酸デカルボキシラーゼ aminoさんdecarboxylase

氨基酸血 アミノ酸血〔症〕 aminoさんけつ〔しょう〕

氨基酸氧化酶 アミ酸酸化酵素,アミノ酸オキシダーゼ aminoさんさんかこうそ,aminoさんoxidase

氨基酸运输障碍 アミノ酸輸送障害 aminoさんゆそうしょうがい

氨基酸转运载体 アミノ酸キャリアー,アミノ酸担体 aminoさんcarrier,aminoさんたんたい

氨〔基〕肽酶 アミノペプチダーゼ aminopeptidase

氨基糖 アミノ糖 aminoとう

氨基糖苷（甙） アミノグリコシド aminoglycoside

氨基酮 アミノケトン aminoketone

7-氨基头孢烷酸 7-アミノセファロスポリン酸 7-aminocephalosporinさん

氨基戊二酸 アミノグルタル酸 aminoglutarさん

氨基芴 アミノフルオレン aminofluorene

D-氨基氧化酶 D-アミノ酸化酵素 D-aminoさんかこうそ

氨基移转（转移）酶 アミノトランスフェラーゼ,トランスアミナーゼ,アミノ転移酵素 aminotransferase,transaminase,aminoてんいこうそ

氨基乙胺 エチルアミン ethylamine

氨基乙苯 アミノエチルベンゼン aminoethylbenzene

氨基乙醇 アミノエチル アルコール aminoethyl alcohol

氨基乙磺酸 タウリン taurine

氨基乙硫醇 アミノエチルメルカプタン aminoethyl mercaptan

氨基乙酰丙酸 アミノレブリン酸 aminolevulinさん

δ-氨基乙酰丙酸脱水酶 デルターアミノレブリン酸デヒドラターゼ δ-aminolevulinさんdehydratase

氨基乙酰肼 アミノアセトヒドラジド aminoacethydrazide

氨基异丙苯 アミノクーメン amino-cumene

α-氨基异丙醇 α-アミノイソプロピルアルコール α-aminoisopropyl alcohol

β-氨基异丁酸 β-アミノイソ酪酸 β-aminoisoらくさん

β-氨基异丁酸尿〔症〕 β-アミノイソ酪酸尿〔症〕 β-aminoisoらくさんにょう〔しょう〕

氨基转移〔作用〕 アミノ基転移,トランスアミネーション aminoきてんい,transamination

氨甲丙二酯 メプロバメード meprobamate

氨甲蝶呤 アメトプテリン,メソトレキセート amethopterin, methotrexate

氨甲庚醇 ヘプタミノール heptaminol

氨甲基 アミノメチル aminomethyl

氨甲基化〔作〕用 アミノメチル化〔作用〕 aminomethylか〔さよう〕

氨甲酰胆碱 カルバコリン,カルバコール carbacholine, carbachol

氨甲酰合成酶 カルバミル合成酵素 carbamylごうせいこうそ

氨甲酰鸟氨酸 カルバミル オルニチン carbamyl ornithine

氨甲酰天冬氨酸脱氢酶 カルバミル アスパラギン酸脱水素酵素 carbamyl asparagineさんだっすいそこうそ

氨碱法 アンモニア ソーダ法 ammonia sodaほう

氨解〔作用〕 アミノ分解〔作用〕 aminoぶんかい〔さよう〕

γ-氨酪酸 γ-アミノブチル酸 γ-aminobutylさん

氨硫脲 チオアセタゾン thioacetazone

氨氯吡咪 アミロライド amiloride

氨络钴 コバルトアンミン cobaltammine

氨络物 アンミン錯塩 ammineさくえん

氨气 遊離アンモニア ゆうりammonia

氨溶液 アンモニア溶液 ammoniaようえき

氨水 アンモニア水 ammoniaすい

氨水中毒 アンモニア水中毒 ammoniaすいちゅうどく

氨羧丁青霉素 ペニシリン N penicillin N

氨羧络合剂 アミノカルボキシル キレート剤 aminocarboxyl chelateざい

氨肽酶 アミノペプチダーゼ aminopeptidase

氨酰基腺苷（甙）酸 アミノアシルアデニル酸 aminoacyladenylさん

氨酰转移核糖核酸合成酶 アミノアシルtRNA合成酵素 aminoacyl-tRNAごうせいこうそ

氨形成 アンモニア産生 ammoniaさんせい

氨性尿 アンモニア性尿 ammoniaせいにょう

氨血〔症〕 アンモニア血〔症〕 ammoniaけつ〔しょう〕

氨氧化 アンモニア酸化 ammoniaさんか

氨中毒 アンモニア中毒 ammoniaちゅうどく

鞍 鞍 あん,くら

鞍背 鞍背 あんはい

鞍背〔后〕突 後床突起 こうしょうとっき

鞍背状脊柱 鞍背状脊柱 あんはいじょうせきちゅう

鞍隔 鞍隔膜 あんかくまく

鞍结节 鞍結節 あんけっせつ

鞍骑性栓子 騎乗栓子 きじょうせんし

鞍中突 中床突起 ちゅうしょうとっき

鞍〔状〕鼻 鞍鼻 あんび

鞍状关节 鞍関節 あんかんせつ

鞍状脊髓麻醉 サドル脊髄麻酔 saddleせきずいますい

鞍状温度曲线 サドル温度曲線 saddleおんどきょくせん

鞍状〔阻滞〕麻醉 サドル〔ブロック〕麻酔 saddle〔block〕ますい

ǎn 铵

铵 アンモニウム ammonium

铵离子 アンモニウム イオン ammonium ion

铵明矾 アンモニア明礬 ammoniaミョウバン

铵盐 アンモニウム塩 ammoniumえん

铵银液 アンモニア銀溶液 ammoniaぎんようえき

àn 按胺暗

按比例 プロ ラタ pro rata

按程序起搏器 プログラマブル ペースメーカ programmable pacemaker

按程序心房起搏器 プログラマブル心房ペースメーカ programmableしんぼうpacemaker

按程序心室起搏器 プログラマブル心室ペースメーカ programmableしんしつpacemaker

按骨术医士 整骨医 せいこつい

按脉 脈拍触診 みゃくはくしょくしん

按摩〔法〕 マッサージ〔法〕,按摩〔法〕 massage〔ほう〕,あんま〔ほう〕

按摩疗法 マッサージ療法 massageりょうほう

按摩器 按摩器 あんまき

按摩生热法 按摩発熱法 あんまはつねつほう

按摩〔医〕师 マッサージ師 massageし

按摩员 マッサージ士 massageし

按蚊属 アノフェレス〔属〕,ハマダラカ〔属〕 Anophelesぞく,ハマダラカ〔ぞく〕

按需〔型〕心脏起搏器 デマンド型ペースメーカ demandがた pacemaker

按压标本 捺印標本 なついんひょうほん

按压法 圧迫法 あっぱくほう

胺 アミン amine

胺苯硫脲 チオアセタゾン thioacetazone

胺泵 アミン ポンプ amine pump

胺黑 アミド黒 amidoくろ

胺化剂 アミノ化薬 aminoかやく

胺化〔作用〕 アミノ化〔作用〕 aminoか〔さよう〕

胺尿 アミン尿 aminにょう

胺盐 アミノ塩 aminoえん

胺氧化酶 アミン オキシダーゼ amine oxidase

胺荧 フルオレスカミン fluorescamine

暗带(板) 暗帯,A帯 あんたい,Aたい

暗点 暗点 あんてん

布耶鲁姆氏暗点 ビェルム暗点 Bjerrumあんてん

塞德尔氏暗点 ザイデル暗点 Seidelあんてん

暗点测量法 暗点〔視野〕測定法 あんてん〔しや〕そくていほう

暗点发生 暗点発生 あんてんはっせい

暗点计 暗点視野計 あんてんしやけい

暗点描记器 暗点〔視野〕描画器 あんてん〔しや〕びょうがき

暗点性眩晕 暗点性眩暈,失神性眩暈 あんてんせいげんうん,しっしんせいげんうん

暗电流 暗電流 あんでんりゅう

暗反应 暗反応 あんはんのう

暗房 暗室 あんしつ

暗复活化 暗再活性化 あんさいかっせいか

暗光眼球震颤 暗所眼球振戦 あんしょがんきゅうしんせん

暗盒 カセット,X-線暗箱 cassette,X-せんあんばこ

暗黑现象 エクリプス eclipse

暗红色 暗紅色 あんこうしょく

暗霉素 ネブラマイシン neburamycin

暗敏度 暗所敏鋭度 あんしょびんえいど

暗区 暗域 あんいき

克鲁克斯暗区 クルックス暗域,クルックス空間 Crookesあんいき,Crookesくうかん

暗色 暗色 あんしょく

暗色孢属 デマチゥム属 Dematiumぞく

暗示 暗示 あんじ

暗示感受性 暗示感応性,被暗示性 あんじかんのうせい,ひあんじせい

暗示感受性增高 暗示感応性上昇,被暗示性上昇 あんじかんのうせいじょうしょう,ひあんじせいじょうしょう

暗示疗法 暗示療法 あんじりょうほう

暗示治疗家 暗示治療医 あんじちりょうい

暗视〔觉〕 暗所視 あんしょし

暗视野 暗視野 あんしや

暗视野光阑 暗視野しぼり あんしやしぼり

暗视野镜检查术 暗視野顕微鏡法 あんしやけんびきょうほう

暗视野聚光镜 暗視野コンデンサ あんしやcondenser

暗视野配件 暗視野エレメント あんしやelement

暗视野显微镜 暗視野顕微鏡 あんしやけんびきょう

暗视野〔显微〕镜检〔查〕 暗視野顕微鏡検査 あんしやけんびきょうけんさ

暗视野映光法 暗視野照明法 あんしやしょうめいほう

暗〔视〕野照明 暗視野照明 あんしやしょうめい

暗室 暗室 あんしつ

暗室安全灯 暗室安全灯 あんしつあんぜんとう

暗室检眼灯 暗室検眼灯 あんしつけんがんとう

暗室试验 暗室試験 あんしつしけん

暗室照明灯 暗室照明灯,暗室ランプ あんしつしょうめいとう,あんしつlamp

暗适应 暗順応 あんじゅんのう

暗适应计 暗順応計 あんじゅんのうけい

暗适应试验 暗順応試験 あんじゅんのうしけん

暗适应视网膜 暗順応網膜 あんじゅんのうもうまく

暗匣 カセット,取枠 cassette,とりわく

暗纤维 暗線維 あんせんい

暗箱 暗箱 あんばこ

暗蝎 サソリ

暗影恐怖 暗所恐怖症 あんしょきょうふしょう

暗影试验 検影法 けんえいほう

ANG 肮昂

āng 肮

肮脏病 不潔病 ふけつびょう

áng 昂

昂白氏病 ロンベルグ病 Rombergびょう

昂白氏征 ロンベルグ徴候 Rombergちょうこう

昂德腊尔氏卧位 アンドラル臥位 Andralがい

昂德腊尔氏征 アンドラル徴候 Andralちょうこう

昂-郝二氏征 ロンベルグ・ハウシップ徴候 Romberg-Howshipちょうこう

昂杰路契氏综合征 アンジェルッチ症候群 Angelucciしょうこうぐん

昂-皮二氏综合征 ロンベルグ・ペースレル症候群 Romberg-Paessler しょうこうぐん

AO 凹鳌奥澳

āo 凹

凹甲 スプーン状爪 spoonじょうつめ

凹间韧带 窩間韌帯 かかんじんたい

凹面 凹面 おうめん

凹面〔反光〕镜 凹面鏡 おうめんきょう

凹入　陷凹形成　かんおうけいせい
凹透镜　凹レンズ　おうlens
凹陷骨折　圧入(陷没)骨折　あつにゅう(かんぼつ)こっせつ
凹陷型　陷凹型　かんおうがた
凹陷性浮(水)肿　陷凹浮腫　かんおうふしゅ
凹陷性颅骨骨折　頭蓋骨陥没(圧入)骨折　ずがいこつかんぼつ(あつにゅう)こっせつ
凹陷胸　漏斗胸　ろうときょう
凹载玻片　凹面スライド ガラス　おうめんslide glass

āo　鳌

鳌合　キレート　chelate
鳌合测定法　キレート測定法　chelateそくていほう
鳌合估测〔法〕　キレート見積り〔法〕　chelateみつもり〔ほう〕
鳌合剂　キレート〔化〕剤,錯化剤　chelate〔か〕ざい,さっかざい
鳌合物　キレート化合物　chelateかごうぶつ
鳌合物形成　キレート形成　chelateけいせい
鳌合指示剂　キレート指示剤　chelateしじざい
鳌合作用　キレート作用,キレーション　chelateさよう,chelation
鳌形化合物　キレート形化合物　chelateけいかごうぶつ
鳌〔形〕环　キレート環　chelateかん
鳌肢　鋏角　きょうかく
鳌肢杆　鋏角杆　きょうかくかん
鳌肢基节　鋏角基底分節　きょうかくきていぶんせつ
鳌肢鞘　鋏角鞘　きょうかくしょう

ào　奥澳

奥贝恩氏括约肌　オーバーン括約筋　O'Beirneかつやくきん
奥本海姆氏病　オッペンハイム病　Oppenheimびょう
奥本海姆氏反射　オッペンハイム反射　Oppenheimはんしゃ
奥本海姆氏现象　オッペンハイム現象　Oppenheimげんしょう
奥本海姆氏征　オッペンハイム徴候　Oppenheimちょうこう
奥本海姆氏综合征　オッペンハイム症候群　Oppenheimしょうこうぐん
奥波尔泽氏征　オッポルツァー徴候　Oppolzerちょうこう
奥伯梅尔氏试验　オベルマイエル試験　Obermayerしけん
奥伯氏试验　オーバー試験　Oberしけん
奥伯氏征　オーバー徴候　Oberちょうこう
奥伯斯特传导麻醉法　オベルスト伝達麻酔法　Oberstでんたつますいほう
奥布尔赖特氏综合征　アルブライト症候群　Albrightしょうこうぐん
奥狄氏括约肌　オッディ括約筋　Oddiかつやくきん
奥狄氏括约肌成形术　オッデイ括約筋形成術　Oddiかつやくきんけいせいじゅつ
奥狄氏括约肌阻塞　オッデイ括約筋閉鎖　Oddiかつやくきんへいさ
奥迪厄内氏征　オデイエネー徴候　Odienetちょうこう
奥杜安氏孢菌　オードアン小胞子菌　Audouinしょうほうしきん
奥厄巴赫氏神经丛　アウエルバッハ神経叢　Auerbachしんけいそう
奥恩布鲁格氏征　アウエンブルッゲル徴候　Auenbruggerちょうこう

奥尔德里奇氏合剂　オルドリッチ合剤　Aldrichごうざい
奥尔德里奇氏综合征　オルドリッチ症候群　Aldrichしょうこうぐん
奥尔顿齿冠　オルトン冠　Ortonかん
奥尔干尼丁　オルガニジン　organidin
奥尔塞佛氏溶液　アルセベバー溶液　Alseverようえき
奥尔氏体　アウエル小体　Auerしょうたい
奥尔特氏溶液　オルト溶液　Orthようえき
奥夫雷希特氏病　アウフレヒト病　Aufrechtびょう
奥-弗氏综合征　オストラム・フルスト症候群　Ostrum-Furstしょうこうぐん
奥-格氏法　オルシ・グロッコ法　Orsi-Groccoほう
奥古斯特湿度计　アウグスト湿度計　Augustしつどけい
奥黄　オーラミン　auramine
奥吉尔维氏综合征　オギルビー症候群　Ogilvieしょうこうぐん
奥-卡氏征　オリバー・カルダレリ徴候　Oliver-Cardarelliちょうこう
奥肯氏体　オーケン小体　Okenしょうたい
奥利埃氏病　オリエー病　Ollierびょう
奥利佛氏征　オリバー徴候　Oliverちょうこう
奥利斯基氏法　オリスキー法　Oleeskyほう
奥隆　オーロン　orlon
奥罗波希病毒　オロポシェ ウイルス　oropouche virus
奥伦氏病　オーレン病　Owrenびょう
奥-麦-斯三氏综合征　オルブライト・マッキュネ・シュテルンベルク症候群　Albright-McCune-Sternbergしょうこうぐん
奥木斯克出血热　オムスク出血熱　Omskしゅっけつねつ
奥纳诺夫氏征　オナノッフ徴候　Onanoffちょうこう
奥-瑙二氏规律　荻野・クナウス法則　おぎの-Knausほうそく
奥尼赖病　オニアライ病　Onyalaiびょう
奥皮氏奇异现象　オピー逆説　Opieぎゃくせつ
奥普托欣　オプトキン　optochin
奥绒绒病毒　オニオン・ニヨンウイルス　O'nyong-nyong virus
奥赛氏动物　ハウセー動物　Houssayどうぶつ
奥赛氏现象　ハウセー現象　Houssayげんしょう
奥-施二氏病　オスグット・シュラッター病　Osegood-Schlatterびょう
奥斯华德氏吸管　オストワルド ピペット　Ostwald pipette
奥斯勒氏病　オスラー病　Oslerびょう
奥斯勒氏结　オスラー結節　Oslerけっせつ
奥斯勒氏征　オスラー徴候　Oslerちょうこう
奥〔斯皮茨〕氏皮病　アウスピッツ皮膚症　Auspitzひふしょう
奥斯特　エルステッド　oersted
奥斯汀-弗林特二氏呼吸音　オースチン・フリント呼吸音　Austin-Flintこきゅうおん
奥斯汀-弗林特二氏杂音　オースチン・フリント雑音　Austin-Flintざつおん
奥斯托惠尔粘度计　オストワルド粘度計　Ostwaldねんどけい
奥斯托惠尔氏稀释律　オストワルド希釈律　Ostwaldきしゃくりつ
奥索克新　オルソキシン　orthoxine
奥-特二氏法　オリエー・ティエルシュ植皮術　Ollier-Thier-

sch　しょくひじゅつ

奥特氏病　オット病　Ottoびょう

奥特氏征　オット徴候　Ottoちょうこう

奥托氏骨盆　オット骨盤　Ottoこつばん

奥-瓦二氏病　オスラー・バケー病　Osler-Vaquezびょう

奥-乌二氏病　オッペンハイム・ウルバッハ病　Oppenheim-Urbachびょう

奥西安德氏征　オシアンダー徴候　Osianderちょうこう

奥耶斯基氏病　アウジェスキー病　Aujeskyびょう

奥〔扎尔德〕氏曼森线虫　マンソネラオザルディ線虫　Mansonella ozzardiせんちゅう

澳白檀醇　ランシオール　lanceol

澳大利亚抗原　オーストラリア抗原　Australiaこうげん

澳大利亚X型脑炎　オーストラリアX型脳炎　Australia X がたのうえん

澳大利亚血清性肝炎　オーストラリア血清性肝炎　Australiaけっせいせいかんえん

澳洲大蠊　ワモンゴキブリ

澳洲茄胺　ソラソジン　solasodine

澳洲茄次碱　ソラソジン　solasodine

澳洲茄碱　ソラソニン　solasonine

澳洲胶　オーストラリア ゴム　Australia gum

澳洲墨莱溪谷脑炎　オーストラリア マーレ溪谷脳炎　Australia Marrayけいこくのうえん

澳洲牛蜱　オーストウリア ウシダニ　Australiaウシダニ

澳洲Q热　オーストラリア Q熱　Australia Qねつ

澳洲水蛭　オーストラリア ヒル　Australiaヒル

澳洲檀香油　オーストラリア 白檀油　Australiaビャクダンゆ

B

BA　八巴芭疤拔菝把钯靶

bā　八巴芭疤

八倍体　八倍体　はちばいたい

八倍性　八倍性　はちばいせい

八鞭毛科　八鞭毛虫科　はちべんもうちゅうか

八导程记录纸　8-チャンネル記録紙　8-channelきろくし

八叠球菌　八連球菌　はちれんきゅうきん

八叠球菌黄素　サルシネン　sarcinene

八叠球菌尿　八連球菌尿　はちれんきゅうきんにょう

八叠球菌属　八連球菌属　はちれんきゅうきん

八价　八価　はっか

八价元素　八価元素　はっかげんそ

八角枫碱　アランギン　alangine

八角枫科　ウリノキ科　ウリノキか

八角枫属　ウリノキ属　ウリノキぞく

八角茴香科　ダイウイキョウ属　ダイウイキョウぞく

八角茴香油　ダイウイキョウ油　タイウイキョウゆ

八角莲　八角蓮　ハッカクレン

八进制　八進法　はっしんほう

八聚淀粉糖　オクタミローゼ　octamylose

八厘麻毒素　ロードトキシン　rhodotoxin

八氯化甲撑茚　クロルダン　chlordane

八面晶体　八面結晶体　はちめんけっしょうたい

八面体　八面体　はちめんたい

八目鳗　八ツ目鰻　ヤツメウナギ

八目鳗中毒　八ツ目鰻中毒　ヤツメウナギちゅうどく

八氢化萘　オクタリン　octalin

八肽　オクタペプチド　octapeptide

八仙花　アジサイ

八仙花甙　ヒドランギン　hydrangin

八仙花酚　ヒドランゲノール　hydrangenol

八仙花属　アジサイ属　アジサイぞく

八隅〔电子〕学说　オクテット説　octetせつ

八隅体　オクテット　octet

八丈霉素　ハチマイシン, トリコマイシン　hachimycin, trichomycin

巴巴多芦荟　バルバド蘆薈　barbadoろかい

巴巴可鱼毒草　バルバスコ　barbasco

巴贝虫病　バビシア症　Babesiaしょう

巴贝虫属　バビシア属　Babesiaぞく

巴贝斯氏结节　バベース結節　Babesけっせつ

巴贝斯氏疗法　バベース療法　Babesりょうほう

巴贝斯氏征　バベース徴候　Babesちょうこう

巴比阿尼氏核(体)　バルビアニ核　Balbianiかく

巴-比二氏综合征　バルデ・ビイドル症候群　Bardet-Biedl しょうこうぐん

巴比土酸　バルビツール酸　barbiturさん

巴比土酸钠　バルビツール酸ナトリウム　barbitur さん sodium

巴比土酸盐　バルビツール酸塩, バルビツレート　barbitur さんえん, barbiturate

巴比妥　バルビタール　barbital

巴比妥缓冲液试剂　バルビトン緩衝試薬　barbitoneかんしょうしやく

巴比妥类解毒剂　バルビツール解毒剤　barbiturげどくざい

巴比妥钠　バルビタール ナトリウム　barbital natrium

巴比妥酸盐型药癖　バルビツール酸塩薬物嗜癖　barbitur さんえんやくぶつしへき

巴比妥制剂　バルビツール剤　barbiturざい

巴比妥中毒　バルビタール中毒〔症〕　barbitalちゅうどく〔しょう〕

巴彬斯奇氏反射　バビンスキー反射　Babinskiはんしゃ

巴彬斯奇氏联合运动　バビンスキー連合運動　Babinski れんごううんどう

巴彬斯奇氏现象　バビンスキー現象　Babinskiげんしょう

巴彬斯奇氏征　バビンスキー徴候　Babinskiちょうこう

巴彬斯奇氏综合征　バビンスキー症候群　Babinskiしょうこうぐん

巴伯里欧氏试验　バルベリオ試験　Barberioしけん
巴博氏沙浴　バボ砂浴　Baboさよく
巴布科克氏试验　バブコック試験　Babcockしけん
巴布科克氏手术　バブコック手術　Babcockしゅじゅつ
巴达宅氏征　バルズッチ徴候　Balduzziちょうこう
巴丹　パダン　padan
巴德氏病　バッド病　Buddびょう
巴德氏肝硬化　バッド肝硬変　Buddかんこうへん
巴德氏黄疸　バッド黄疸　Buddおうだん
巴登霍伊厄氏牵伸术　バルドンホール牽引法　Bardenheuer
けんいんほう
巴蒂杆菌　バーテー杆菌　Batteyかんきん
巴豆醇　クロチル アルコール　crotyl alcohol
巴豆毒蛋白　クロトナリン　crotonallin
巴豆毒球蛋白　クロトングロブリン　crotonglobulin
巴豆毒素　クロチン　crotin
巴豆苷〔貳〕　クロトノシド　crotonoside
巴豆腈　ハズニトリル　ハズnitrile
巴豆醛　クロトンアルデヒド　crotonaldehyde
巴豆〔属〕　巴豆〔属〕　ハズ〔ぞく〕
巴豆酸　クロトン酸　crotonさん
巴豆酸酐　無水クロトン酸,クロトン アンヒドリッド　む
すいcroton さん,croton anhydride
巴豆酸酯　クロトン酸エステル　crotonさんester
巴豆油　巴豆油　ハズゆ
巴豆油醇　クロトノール　crotonol
巴豆油火棉胶　巴豆油コロジオン　ハズゆcollodion
巴豆〔油〕酸　巴豆油酸　ハズゆさん
巴豆脂　クロトナリン　crotonarin
巴豆中毒　ハズ中毒　ハズちゅうどく
巴顿氏产钳　バルトン産科鉗子　Bartonさんかかんし
巴多林氏管　バルトリン管　Bartholinかん
巴多林氏管口　バルトリン管口　Bartholinかんこう
巴〔多林〕氏腺　バルトリン腺　Bartholinせん
巴〔多林〕氏腺癌　バルトリン腺癌　Bartholinせんがん
巴-恩二氏小体　バベース・エルンスト小体　Babes-Ernst
しょうたい
巴恩斯氏袋　バーンズ拡張器　Barnesかくちょうき
巴尔贝利奥氏试剂　バルベリオ試薬　Barberioしやく
巴尔达赫氏试验　バルダッハ試験　Bardachしけん
巴尔迪氏手术　バルディ手術　Baldyしゅじゅつ
巴尔杜齐氏反射　バルズッジ反射　Balduzziはんしゃ
巴尔弗氏病　バルフォア病　Balfourびょう
巴尔弗氏粒　バルフォア顆粒　Balfourかりゅう
巴尔弗氏试验　バルフォア試験　Balfourしけん
巴尔干夹板　バルカン副木　Balkanふくぼく
巴尔干流感　バルカン流行性感冒,バルカン インフルエン
ザ　Balkanりゅうこうせいかんぼう，Balkan influenza
巴尔干肾炎　バルカン腎炎　Balkanじんえん
巴尔科夫氏韧带　バルコウ靭帯　Barkowじんたい
巴尔库病　バルクー病　Barcooびょう
巴尔库呕吐　バルクー嘔吐　Barcooおうと
巴尔氏切口　バー切開　Barせっかい
巴尔氏小体　バール小体　Barrしょうたい
巴尔氏征　バルド徴候　Bardちょうこう
巴尔通氏绷带　バートン包帯　Bartonほうたい
巴尔通氏产钳　バートン産科鉗子　Bartonさんかかんし
巴尔通氏骨折　バートン骨折　Bartonこっせつ

巴尔通氏体病　バルトネラ症　Bartonellaしょう
巴尔通氏体科　バルトネラ科　Bartonellaか
巴尔通氏体属　バルトネラ属　Bartonellaぞく
巴尔通氏体性贫血　バルトネラ性貧血　Bartorellaせいひん
けつ
巴尔泽氏脂肪坏死　バルゼル脂肪壊死　Balserしぼうえし
巴伐利亚夹　バファリヤ副子　Bavariaふくし
巴法纯　パパトリン　pavatrine
巴费德氏试剂　バルフェド試薬　Barfoedしやく
巴费德氏试验　バルフェド試験　Barfoedしけん
巴甫洛夫高级神经活动学说　パブロフ高級神経活動説
Pavlovこうきゅうしんけいかつどうせつ
巴甫洛夫氏法　パブロフ法　Pavlovほう
巴甫洛夫〔氏〕反射　パブロフ反射　Pavlovはんしゃ
巴甫洛夫〔氏〕合剂　パブロフ合剤　Pavlovごうざい
巴甫洛夫氏小胃　パブロフ小胃,パブロフ嚢　Pavlovしょう
い,Pavlovのう
巴甫洛夫学派　パブロフ学派　Pavlovがくは
巴甫洛夫学说　パブロブ説　Pavlovせつ
巴-格二氏综合征　バレ・ギラン症候群　Barre-Guillain
しょうこうぐん
巴格罗夫特氏犬脾实验　バークロフト犬脾実験　Barcroft
けんひじっけん
巴根氏疗法　バルゲン療法　Bargenりょうほう
巴根氏血清　バルゲン血清　Bargenけっせい
巴吉林　パルギリン　pargyline
巴杰斯氏嵌体固定器　バージェス インレー固定装置
Burgess inlayこていそうち
巴〔克莱〕氏库蠓　バックレー沼蚊　Buckleyぬまか
巴克兰氏烧灼器　パクレン焼灼器　Paquelinしょうしゃくき
巴克曼氏反射　バークマン反射　Barkmanはんしゃ
巴克曼氏试验　バックマン試験　Bachmanしけん
巴克氏点　バーカー点　Barkerてん
巴克泰劳氏征　バッハチアロ徴候　Bachtiarowちょうこう
巴克逊氏〔妇产科〕挤压综合征　パクソン〔産婦人科〕圧壊症
候群　Paxson〔さんふじんか〕あっかいしょうこうぐん
巴拉圭茶　パラグァイ茶　Paraguayちゃ
巴拉圭茶碱　イエルビン　yerbine
巴腊尼氏试验　バラニー試験　Baranyしけん
巴腊尼氏征　バラニー徴候　Baranyちょうこう
巴兰斯氏征　バランス徴候　Ballanceちょうこう
巴勒魁尔氏病　バラケル病　Barraquerびょう
巴勒魁尔氏手术　バラケル手術　Barraquerしゅじゅつ
巴-雷二氏试验　バブコック・レーベー試験　Babcock-Levy
しけん
巴雷季氏试验　バレッギ試験　Bareggiしけん
巴雷锥体征　バレー錐体徴候　Barreすいたいちょうこう
巴雷氏征　バレー徴候　Barreちょうこう
巴累氏病　バレー病　Balletびょう
巴累氏缝合术　バレー縫合術　Pareほうごうじゅつ
巴累氏征　バレー徴候　Balletちょうこう
巴累提氏法　バレティ法　Baretyほう
巴黎黑　パリ ブラック　Paris black
巴黎黄　パリ エロー　Paris yellow
巴黎解剖学名词　パリ解剖学用語　Parisかいぼうがくよう
ご
巴黎蓝　パリ ブルー　Paris blue
巴黎绿　パリ グリーン　Paris green

巴黎紫　パリ バイオレット　Paris violet

巴里尔氏液泡　バリエ空胞　Barrierくうほう

巴里氏支持带　バリー支帯　Barryしたい

巴林格尔氏病　バリンガール病　Ballingallびょう

巴龙霉素　パロモマイシン　paromomycin

巴龙霉素硫酸盐　パロモマイシン硫酸塩　paromomycinりゅうさんえん

巴娄氏病　バロー病　Baloびょう

巴芦库氏征　バールック徴候　Baruchちょうこう

巴伦氏征　バロン徴候　Baronちょうこう

巴洛氏病　バーロー病　Barlowびょう

巴洛氏综合征　バーロー症候群　Barlowしょうこうぐん

巴-梅二氏病　バッテン・メーオー病　Batten-Mayouびょう

巴姆氏咳　バーム咳　Balmeせき

巴拿马白蛉　パナマ サシチョウバエ　Panamaサシチョウバエ

巴拿马恶性疟疾　パナマ熱　Panamaねつ

巴拿马回归热螺旋体　パナマ回帰熱スピロヘータ　Panamaかいきねつspirochaeta

巴拿马热　パナマ熱　Panamaねつ

巴-纳二氏综合征　バビンスキー・ナジョット症候群　Babinski－Nageottoしょうこうぐん

巴奈氏点　バーニー点　Barneyてん

巴诺斯通　パーノストン　pernoston

巴-皮二氏综合征　バルド ピック症候群　Bard-Picしょうこうぐん

巴切利氏征　バッチェリ徴候　Baccelliちょうこう

巴瑞特氏滴定管　バレット ビュレット　Barret burette

巴塞多氏病　バセドウ病,甲状腺機能亢進症　Basedowびょう,こうじょうせんきのうこうしんしょう

巴塞多氏病性精神病　バセドウ病性精神病　Basedowびょうせいせいしんびょう

巴塞多氏甲状腺肿　バセドウ甲状腺腫　Basedowこうじょうせんしゅ

巴塞多氏假截瘫　バセドウ偽性対麻痺　Basedowぎせいついまひ

巴塞多氏三征　バセドウ三徴　Basedowさんちょう

巴塞尔解剖学名词　バーゼル解剖学用語　Baselかいぼうがくようご

巴赛利氏征　バッツェリ徴候　Baccelliちょうこう

巴氏白蛉　パパタシサシチョウバエ　Papataciサシチョウバエ

巴氏杆菌　パスツレラ　Pasteurella

巴氏厉螨　パブロフ棘蟎　Pavlovトゲダニ

巴氏染色法　パパニコラウ膣スミア法　Papanicolaouちつsmearほう

巴氏胎儿水肿　バルト胎児水腫　Bartたいじすいしゅ

巴氏腺囊性扩张　バルトリン腺嚢胞性拡張　Bartholinせんのうほうせいかくちょう

巴氏诊断法　パパニコラウ診断法　Papanicolaouしんだんほう

巴斯德氏法　パスツール法　Pasteurほう

巴斯德氏菌病　パスツレラ症　Pasteurellaしょう

巴斯德氏菌科　パスツレラ科　Pasteurellaか

巴斯德氏菌属　パスツレラ属　Pasteurellaぞく

巴〔斯德〕氏灭菌法　パスツール滅菌法,低温殺菌法　Pasteurめっきんほう,ていおんさっきん〔ほう〕

巴斯德氏培养瓶　パスツール フラスコ　Pasteur flask

巴斯德氏乳杆菌　パスツール乳酸杆菌　Pasteurにゅうさんかんきん

巴斯德氏细球菌　パスツール小球菌　Pasteurしょうきゅうきん

巴〔斯德〕氏消毒〔法〕　パスツール消毒〔法〕　Pasteurしょうどく〔ほう〕

巴〔斯德〕氏消毒牛乳　パスツール滅菌牛乳　Pasteurめっきんぎゅうにゅう

巴〔斯德〕氏消毒器　パスツール殺菌器　Pasteurさっきんき

巴〔斯德〕氏效应　パスツール効果　Pasteurこうか

巴斯德氏学说　パスツール説　Pasteurせつ

巴〔斯德〕氏芽胞杆菌　パスツール〔芽胞〕杆菌　Pasteur〔がほう〕かんきん

巴斯德氏液　パスツール液　Pasteurえき

巴斯蒂阿内利氏法　バスチアネリ法　Bastianelliほう

巴斯蒂安氏法则　バスチアン法則　Bastianほうそく

巴斯蒂安氏失语症　バスチアン失語症　Bastianしつごしょう

巴斯勒氏征　バスラー徴候　Basslerちょうこう

巴斯特窦氏征　バスティード一徴候　Bastedoちょうこう

巴斯特鲁普病　バストラップ病　Bastrupびょう

巴斯维茨氏肿瘤　バセウイッツ腫瘍　Bassewitzしゅよう

巴素兰　バソラン　bassoran

巴太累米氏病　バルテレミー病　Barthelemyびょう

巴特尔氏切口　バットル切開〔法〕　Battleせっかい〔ほう〕

巴特〔尔〕氏征　バットル徴候　Battleちょうこう

巴特利氏镇静剂　バットレー鎮静剤　Battleyちんせいざい

巴特氏癌症　バター癌　Butterがん

巴特氏综合征　バーター症候群　Bartterしょうこうぐん

巴-外二氏试验　ババンスキー・ワイル試験　Babinski-Wellしけん

巴-韦二氏手术　ボールディー・ウェブスター手術　Baldy-Websterしゅじゅつ

巴西钩〔口线〕虫　ブラジル鉤虫　Brazilこうちゅう

巴西果蛋白　エキセルシン　excelsin

巴西具窍蝮蛇　ブラジル産響尾蛇　Brazilさんきょうびじゃ

巴西可可　ブラジルココア　Brazil cocoa

巴西客蚤　ブラジル鼠蚤　Brazilネズミノミ

巴西类球孢子菌　ブラジルパラコクシジオイデス　Brazil paracoccidioides

巴西立克次氏体　ブラジル リケッチア　Brazil rickettsia

巴西利什曼病　ブラジル リーシュマニア症　Brazil leishmaniaしょう

巴西利什曼〔原〕虫　ブラジル リーシュマニア　Brazil leishmania

巴西脑炎　ブラジル型脳炎,イリュウス脳炎　Brazilがたのうえん,ileusのうえん

巴西尼氏手术　バッシーニ手術　Bassiniしゅじゅつ

巴西奴卡氏菌　ブラジル ノカルジァ　Brazil nocardia

巴西疟原虫　ブラジル マラリア原虫　Brazil malariaげんちゅう

巴西热　ブラジル熱　Brazilねつ

巴西肉豆蔻　ブラジルにくずく　Brazilにくずく

巴西水蛭　ブラジル産水蛭　Brazilさんミズヒル

巴西苏木素　ブラジリン　brasilin

巴西天疱疮　ブラジル天疱瘡　Brazilてんぽうそう

巴西吐根　ブラジル吐根　Brazilトコン

巴西香脂　ブラジル バルサム　Brazil balsam

巴西芽生菌　ブラジル　パラコクシジオイデス　Brazil paracoccidioides

巴西芽生菌病　ブラジル　パラコクシジオイデス症　Brazil paracoccidioidesしょう

巴西锥虫病　ブラジル　トリパノソーマ症　Brazil trypanosomaしょう

巴西棕榈　カルナウバ　carnauba

巴西棕榈醇　カルナウバノール　carnaubanol

巴西棕榈酸　カルナウバ酸　carnaubaさん

巴雅尔氏瘀斑　バイヤール出血斑　Bayardしゅっけつはん

巴扎德氏反射　バザード反射　Buzzardはんしゃ

巴赞氏病　バザン病　Bazinびょう

巴赞氏硬节性红斑　バザン硬結性紅斑　Bazinこうけつせいこうはん

巴赞氏综合征　バザン症候群　Bazinしょうこうぐん

巴泽特氏公式　バゼット公式　Bazettこうしき

芭蕉科　芭蕉科　バショウか

芭蕉属　芭蕉属　バショウぞく

疤痕　瘢痕　はんこん

疤痕疙瘩　ケロイド,蟹足腫　keloid,かいそくしゅ

疤痕瘤　ケロイド　keloid

疤痕挛(收)缩　ケロイド〔性〕拘縮　keloid〔せい〕こうしゅく

疤痕切除术　瘢痕切除術　はんこんせつじょじゅつ

疤痕性畸形　瘢痕性奇形　はんこんせいきけい

疤痕性睑内翻　瘢痕性眼瞼内反　はんこんせいがんけんないはん

疤痕性睑外翻　瘢痕性眼瞼外反　はんこんせいがんけんがいはん

疤痕性幽门梗阻　瘢痕性幽門閉塞〔症〕　はんこんせいゆうもんへいそく〔しょう〕

疤痕性幽门狭窄　瘢痕性幽門狭窄〔症〕　はんこんせいゆうもんきょうさく〔しょう〕

疤痕组织　瘢痕組織　はんこんそしき

bá　拔菝

拔出器　抜去器　ばっきょき

拔除倒睫手术　睫毛乱生係蹄手術　しょうもうらんせいけいていしゅじゅつ

拔除(出)〔术〕　抜去〔術〕　ばっきょ〔じゅつ〕

拔根器　歯根除去器　しこんじょきょき

拔管　抜管〔法〕　ばっかん〔ほう〕

拔管困难　抜管困難　ばっかんこんなん

拔罐疗法　吸角療法,吸い玉療法　きゅうかくりょうほう,すいだまりょうほう

拔甲术　抜爪術　ばっそうじゅつ

〔拔〕睫镊　睫毛ピンセット　まつげpincette

拔毛〔发〕癖(狂)　抜毛癖,トリコチロマニ　ばつもうへき,trichotillomania

拔毛〔发〕术　抜毛術　ばつもう〔じゅつ〕

拔毛镊　抜毛ピンセット　ばつもうpincette

拔髓　抜髄〔法〕　ばつずい〔ほう〕

拔髓针　抜髄針　ばつずいしん

拔牙　抜歯　ばっし

拔牙创〔口〕　抜歯創　ばっしそう

拔牙后出血　抜歯後出血　ばっしごしゅっけつ

拔牙后感染　抜歯後感染　ばっしごかんせん

拔牙后上颌窦瘘　抜歯後上顎洞フィステル　ばっしごじょうがくどうFistel

拔牙器械　抜歯器械　ばっしきかい

拔牙钳　抜歯鉗子　ばっしかんし

拔牙钳柄部　抜歯鉗子ハンドル　ばっしかんしhandle

拔牙钳关节　抜歯鉗子関節　ばっしかんしかんせつ

拔牙钳喙部　抜歯鉗子喙,抜歯鉗子ビーク　ばっしかんしくちばし,ばっしかんしbeak

拔牙术　抜歯術　ばっしじゅつ

拔牙学　抜歯学　ばっしがく

拔指甲钳　抜爪鉗子　ばっそうかんし

菝葜皂苷(甙)　スミラシン　smilacin

菝葜皂苷(甙)元　スミラゲニン　smilagenin

菝葜属　サルトリイバラ属　サルトリイバラぞく

bǎ　把钯靶

把持钳　把持鉗子　はじかんし

钯　パラジウム,Pd　palladium

钯黑　パラジウム　ブラック　palladium black

靶　ターゲット,標的　target,ひょうてき

靶〔恩〕　バーン　barn

靶核　ターゲット核　targetかく

靶理论　ターゲット説　targetせつ

靶酶　ターゲット酵素　targetこうそ

靶皮肤间距离　焦点皮膚間距離　しょうてんひふかんきょり

靶器〔官〕　ターゲット器官,標的器官　targetきかん,ひょうてききかん

靶器官障碍　ターゲット器官障害　targetきかんしょうがい

靶细胞　標的の細胞　ひょうてきさいぼう

靶腺　ターゲット腺　targetせん

靶形红细胞　標的状赤血球　ひょうてきじょうせっけっきゅう

靶状细胞性贫血　標的状細胞貧血　ひょうてきじょうさいぼうひんけつ

BAI　白百柏摆败拜

bái　白

白氨酸　ロイシン　leucine

白百浪多息　スルファニラミド　sulfanilamide

白斑　白斑　はくはん

　塞尔萨斯氏白斑　ケルスス白斑　Celsusはくはん

白斑病　白斑症　はくはんしょう

白斑病〔性〕外阴炎　外陰白斑症　がいいんはくはんしょう

白斑病样梅毒疹　梅毒性白斑　ばいどくせいはくはん

白斑痣　白斑性母斑　はくはんせいぼはん

白-鲍-谢三氏病　ベスニエ・ベック・シャウマン病　Besnier-Boeck-Schaumanndびょう

白扁豆　ハクヘンズ

白变　白変　はくへん

白病毒　ロイコウイルス　leukovirus

白薄荷　白薄荷　シロハッカ

白菖蒲　ビャクショウブ

白常山　白常山　ハクジョウザン

白痴　白痴　はくち

白痴者　白痴　はくち

白炽灯　白熱灯,白熱電球　はくねつとう,はくねつでんきゅう

白达玛脂　グマニン　gumanin

白带　〔白〕帯下　〔はく〕たいげ,こしけ

白带过多　〔白〕帯下過多　〔はく〕たいげかた

白胆汁　無色胆汁,白色胆汁　むしょくたんじゅう,はくしょ

くたんじゅう

白蛋白　アルブミン　albumin

白蛋白A　A-アルブミン　A-albumin

白蛋白X　X-アルブミン　X-albumin

白蛋白X₁　X₁-アルブミン　X₁-albumin

白蛋白铋　ビズムトース, アルブミン酸ビスマス　bismutose, albuminさんbismuth

白蛋白碘仿　ヨードホルム アルブミネート　iodoform albuminate

白蛋白定量法　アルブミン測定法　albuminそくていほう

白蛋白定量器　アルブミン計　albuminけい

白蛋白胨　アルブミノン　albuminone

白蛋白反应　アルブミン反応　albuminはんのう

白蛋白分解　アルブミン溶解　albuminようかい

白蛋白〔过多〕血〔症〕　高アルブミン血〔症〕,〔血漿〕アルブミン過多〔症〕　こうalbuminけつ〔しょう〕,〔けっしょう〕albuminかた〔しょう〕

白蛋白过少血〔症〕　低アルブミン血症　ていalbuminけっしょう

白蛋白晶体　アルブミン結晶体, アルブミン結晶　albuminけっしょうたい, albuminけっしょう

白蛋白廓清(清除)率　アルブミンクリアランス　albumin clearance

白蛋白粒　アルブミン性顆粒　albuminせいかりゅう

白蛋白球蛋白比率　アルブミン グロブリン比〔A/Gr〕　albumin globulinひ

白蛋白商　アルブミン商　albuminしょう

白蛋白A试验　A-アルブミン試験　A-albuminしけん

白蛋白痰症　アルブミン喀痰症　albuminかくたんしょう

白蛋白铁　アルブミン鉄　albuminてつ

〔白〕蛋白细胞　アルブミン分泌〔性〕細胞　albuminぶんぴつ〔せい〕さいぼう

白蛋白腺　アルブミン〔性〕腺　albumin〔せい〕せん

〔白〕蛋白性肿胀　アルブミン性腫脹　albuminせいしゅちょう

白点病　白点病　はくてんびょう

白点状慢性结膜炎　平原結膜炎　へいげんけつまくえん

白点状视网膜炎　白点状網膜炎　はくてんじょうもうまくえん

白淀(降)汞　白降汞　はくこうこう

白癜风　白斑　はくはん

白垩　白亜　はくあ

白垩粉　白亜粉剤　はくあふんざい

白垩合剂　白亜合剤　はくあごうざい

白垩纪　白亜紀　はくあき

白恶露　白色悪露　はくしょくおろ

白发〔症〕　しらが〔症〕　しらが〔しょう〕

白凡士林　白色ワセリン　はくしょくvaseline

白放线菌素　アクチノマイセチン　actinomycetin

白肺　白色肺炎　はくしょくはいえん

白痱　白色汗疹　はくしょくかんしん

白〔蜂〕蜡　白蠟　はくろう

白梗塞　白色梗塞,貧血性梗塞　はくしょくこうそく,ひんけつせいこうそく

白光环质　コロニウム　coronium

白桂皮　白桂皮　ハクケイヒ

白果　銀杏　ギンナン,イチョウ

白果醇　ギンノール　ginnol

白果酚　ビロボール　bilobol

白果黄素　ビロベチン　bilobetin

白果酸　ギンゴール酸　ginkgolさん

白果中毒　銀杏中毒　ギンナンちゅうどく

白合金焊　白合金熔接　はくごうきんようせつ

白合金片　白合金板　はくごうきんばん

白核　白核　はっかく

白喉　ジフテリア　diphtheria

白喉百日咳疫苗　ジフテリア百日咳ワクチン　diphtheria ひゃくにちぜきvaccine

白喉〔棒状〕杆菌　ジフテリア杆菌,ジフテリアバチルス　diphtheriaかんきん, diphtheria bacillus

白喉棒状杆菌噬菌体　ジフテリア菌バクテリオファージ　diphtheria きんbacteriophage

白喉带菌者　ジフテリア菌保菌者　diphtheriaきんほきんしゃ

白喉毒素　ジフテリア毒素　diphtheriaどくそ

白喉〔杆菌〕毒素试验　シック試験　schickしけん

白喉后麻痹　ジフテリア後麻痺　diphtheriaごまひ

白喉假膜　ジフテリア偽膜　diphtheriaぎまく

白喉菌素　ジフテリア毒素　diphtheriaどくそ

白喉抗毒素　ジフテリア抗毒素　diphtheriaこうどくそ

白喉抗毒素单位　ジフテリア抗毒素単位　diphtheriaこうどくそたんい

白喉溃疡　ジフテリア性潰瘍　diphtheriaせいかいよう

白喉类毒素　ジフテリアトキソイド,ジフテリア類毒素　diphtheria toxoid,diphtheriaるいどくそ

白喉类毒素敏感性试验　アナトキシン反応,マロネー試験　anatoxinはんのう, Maloneyしけん

白喉膜　ジフテリア膜　diphtheriaまく

白喉破伤风类毒素　ジフテリア破傷風トキソイド　diphtheriaはしょうふうtoxoid

白喉破伤风类毒素百日咳疫苗〔混合制剂〕　ジフテリア破傷風トキソイド百日咳ワクチン　diphtheriaはしょうふうtoxoidひゃくにちぜきvaccine

白喉噬菌体　ジフテリアバクテリオファージ　diphtheria bacteriophage

白喉性多〔发性〕神经炎　ジフテリア性多発〔性〕神経炎　diphtheriaせいたはつ〔せい〕しんけいえん

白喉性耳炎　ジフテリア耳炎,偽膜性中耳炎　diphtheriaじえん,ぎまくせいちゅうじえん

白喉性共济失调　ジフテリア性運動失調　diphtheriaせいうんどうしっちょう

白喉性坏死　ジフテリア性壊死　diphtheriaせいえし

白喉性急性结膜炎　ジフテリア性急性結膜炎　diphtheriaせいきゅうせいけつまくえん

白喉性膀胱炎　ジフテリア性膀胱炎,クループ性膀胱炎　diphtheriaせいぼうこうえん, croupせいぼうこうえん

白喉性神经炎　ジフテリア性神経炎　diphtheriaせいしんけいえん

白喉性瘫痪　ジフテリア性麻痺　diphtheriaせいまひ

白喉性心肌炎　ジフテリア性心筋炎　diphtheriaせいしんきんえん

白喉性炎〔症〕　ジフテリア性炎〔症〕　diphtheriaせいえん〔しょう〕

白喉性阴道炎　ジフテリア性膣炎　diphtheriaせいちつえん

白喉性子宫内膜炎　ジフテリア性子宮内膜炎　diphtheriaせいしきゅうないまくえん

白喉血清　抗ジフテリア血清　こうdiphtheriaけっせい
白喉咽峡炎　ジフテリア アンギナ　diphtheria angina
白胡椒　白胡椒　ハクコショウ
白花败酱　オトコエシ
白花菜科　フウチョウソウ科　フウチョウソウか
白花丹素(精)　プルムバギン　plumbagin
白花曼陀罗　ケチョウセンアサガオ,シロバナチョウセンアサガオ
白花母菊　カモミレ　c〔h〕amomile
白花前胡　白花前胡　ハッカゼンコ
白花罂粟　白花罂粟　ハッカケシ
白化　漂白化　ひょうはっか
白化病　白子症,白皮症　しらこしょう,はくひしょう
白化病眼底　白子症眼底　しらこしょうがんてい
白化体(人)　白子　しらこ
白桦　シラカバ
白桦脂醇　ベツリン　betulin
白桦脂酸　ベチル酸　betilさん
白环发　環状白毛症　かんじょうはくもうしょう
白芨胶浆剂　サレップ漿剤　salepしょうざい
白肌　白〔色〕筋　はく〔しょく〕きん
白肌纤维　白〔色〕筋線維　はく〔しょく〕きんせんい
白甲病　爪甲白斑症　そうこうはくはんしょう
白僵菌　白僵蚕病菌　ハクキョウザンびょうきん
白降汞软膏　白降汞軟膏　はくこうこうなんこう
白交通支　白交通枝　はくこうつうし
白接骨　白接骨　はくせっこつ
白芥　白ガラシ,白芥　シロガラシ,はっかい
白芥子　白芥子　はっかいし
白芥子苷(甙)　シナルビン　sinalbin
白芥子碱　シナピン　sinapine
白金电极　白金電極　はっきんでんきょく
白金耳(环)　白金耳,ワイヤループ　はっきんじ, wireloop
白金耳样损害　ワイヤループ状病変　wireloopじょうびょうへん
白金坩埚　白金るつぼ　はっきんるつぼ
白金针　白金針　はっきんしん
白糠疹　白色ひこう疹　はくしょくひこうしん
白蜡病　白ろう病　はくろうびょう
白蜡树苷(甙)　フラキシン　fraxin
白蜡树内酯　フラキセチン　fraxetin
白狼毒　ヒロハダイゲキ
白乐君　パルドリン,プロブアニル　paludrine,probuanil
白藜芦　シロバイケイソウ
白藜芦胺　ベラトラミン　veratramine
白藜芦醇　レスベラトロール　resveratrol
白藜芦碱　ジェルビン　jervine
白里奇氏综合征　ペリッチ症候群　pellizziしょうこうぐん
白痢　白色下痢　はくしょくげり
白联珠菌　ロイコニッド　Leukonid
白联珠菌属　ロイコノストック属　leukonostocぞく
白蔹　ビャクレン
白蔹素　アンペロプシン　anpelopsin
白磷　白リン　はくリン
白蛉　サシチョウバエ
　巴〔帕塔西〕氏白蛉　パパタシ サシチョウバエ　papataci サシチョウバエ
　司〔京特〕氏白蛉　セルゲント サシチョウバエ　sergent サシチョウバエ
　孙氏白蛉　孫氏サシチョウバエ　そんしサシチョウバエ
　许氏白蛉　許氏サシチョウバエ　きょしサシチョウバエ
白蛉热　サシチョウバエ熱　サシチョウバエねつ
白蛉热病毒　サシチョウバエ熱ウイルス　サシチョウバエねつ virus
白蛉属　サシチョウバエ属　サシチョウバエぞく
白蛉亚科　スナバエ亜科,サシチョウバエ亜科　スナバエあか,サシチョウバエあか
白毛夏枯草　白毛夏枯草　ハクモウカコソウ
白茅属　チガヤ属　チガヤぞく
白霉菌病　ムコール菌症　mucorきんしょう
白霉〔菌〕属　ムコール属,ケカビ属　mucorぞく ,ケカビぞく
白霉素　アルボマイシン　albomycin
白绵马精　アルボパンニン　albopannin
白绵马素　アルバスピジン　albaspidin
〔白〕明胶　ゼラチン　gelatin
〔白〕明胶酶　ゼラチナーゼ　gelatinase
〔白〕明胶胨　ゲラトース　gelatose
白膜　白膜　はくまく
白膜炎　白膜炎　はくまくえん
白木耳素　アガリシン　agaricin
〔白〕内障　白内障　はくないしょう
〔白〕内障刀　白内障刀　はくないしょうとう
〔白〕内障钩　白内障ホック　はくないしょうhook
白内障冷冻摘出术　白内障冷凍摘出術　はくないしょうれいとうてきしゅつじゅつ
〔白〕内障囊内摘出术　白内障囊内摘出術　はくないしょうのうないてきしゅつじゅつ
白内障囊外摘出术　白内障囊外摘出術　はくないしょうのうがいてきしゅつじゅつ
白内障〔摘出〕匙　白内障スプーン　はくないしょうspoon
白内障针　白内障針　はくないしょうしん
白内障针拨术　白内障圧下法　はくないしょうあっかほう
白内障针吸术　白内障吸引術　はくないしょうきゅういんじゅつ
白尿　白色尿,乳糜尿,アルビジューリア　はくしょくにょう,にゅうびにょう, albiduria
白砒　白ひ　はくひ
白千层　白千層　はくせんそう
白屈菜红碱　ケレリトリン　chelerythrine
白屈菜黄素　ケリドキサンチン　chelidoxanthin
白屈菜碱　ケリドニン　chelidonine
白屈菜属　クサノオウ属,セランジン属　クサノオウぞく,Celandineぞく
白屈菜酸　クサノオウ酸　クサノオウさん
白屈菜中毒　クサノオウ中毒　クサノオウちゅうどく
白曲菌素　カンジズリン　condidulin
白日护理　ディケア　day care
白日护理中心　昼間患者管理中心,ディケア センター　ひるまかんじゃかんりちゅうしん, day care center
白日梦　白昼夢　はくちゅうむ
白乳菇　ツチカブリ
白瑞香属　チンチョウゲ属　チンチョウゲぞく
白瑞香苷(甙)　ダフニン　daphnin
白瑞香素　ダフネチン　daphnetin
白瑞香中毒　ダフニーズム,チンチョウゲ中毒　daphnism

チンチョウゲちゅうどく

白塞氏病　ベーチェット病　Behcetびょう

白塞氏综合征　ベーチェット症候群　Behcetしょうこうぐん

白色毒气　白色毒ガス　はくしょくどくgas

白色放线菌　白色放線菌　はくしょくほうせんきん

白色肺炎　白色肺炎　はくしょくはいえん

白色杆菌　白色杆菌　はくしょくかんきん

白色海绵痣　白色海綿母斑,白色スポンジ母斑　はくしょくかいめんぼはん,はくしょくspongeぼはん

白色合剂　白色合剤　はくしょくごうざい

白色化脓性葡萄球菌　白色化膿性ブドウ球菌　はくしょくかのうせいブドウきゅうきん

白色划纹征　デルモグラフィー アルバ,白色皮膚描記徴候　dermographia alba　はくしょくひふびょうきちょうこう

白色坏疽　白色壊疽　はくしょくえそ

白色肌瘤　脂肪筋腫　しほうきんしゅ

白色假丝酵母　鵝口瘡カンジダ　がこうそうcandida

白色金环蛇　普通の雨傘蛇　ふつうのアマガサヘビ

白色糠疹　白色粃糠疹　はくしょくひこうしん

白色链霉菌　白色ストレプトマイセス　はくしょくstreptomyces

白色链球菌　白色連鎖球菌　はくしょくれんさきゅうきん

白色链丝菌　白色ストレプトトリクス　はくしょくstreptothrix

白色念珠菌　白色カンジダ　はくしょくCandida

白色念珠菌病　白色カンジダ症　はくしょくCandidaしょう

白色念珠菌肺炎　白色カンジダ肺炎　はくしょくcandidaはいえん

白色念珠菌性关节炎　白色カンジタ性関節炎　はくしょくcandidaせいかんせつえん

白色尿胆素　無色ウロビリン,ロイコ ウロビリン　むしょくurobilin,leuko urobilin

白色葡萄球菌　白色ブドウ球菌　はくしょくブドウきゅうきん

白色人种　白色人種　はくしょくじんしゅ

白色乳杆菌　白色乳酸杆菌　はくしょくにゅうさんかんきん

白色软化　白色軟化　はくしょくなんか

白色体　白色体　はくしょくたい

白色萎缩　白色萎縮　はくしょくいしゅく

白色洗液　白色ローション剤　はくしょくlotionざい

白色细球菌　白色小球菌　はくしょくしょうきゅうきん

白色线状瘢痕　白色線状瘢痕　はくしょくせんじょうはんこん

白色泻　白色下痢　はくしょくげり

白〔色〕血栓　白色血栓　はくしょくけっせん

白色衍生物　白色誘導体　はくしょくゆうどうたい

白色氧化镁板　白色酸化マグネシウム板　はくしょくさんかmagnesiumばん

白色足霉菌属　インディエラ属　indiellaぞく

白蛇根　白蛇根　ハクジャコン

白蛇根毒素　ツレメートール　tremetol

白蛇根中毒　白蛇根中毒　ハクジャコンちゅうどく

白砷　白ヒ〔素〕　はくヒ〔そ〕

白矢车菊苷(甙)元　白シアニジン　しろcyanidin

白首乌　白首烏　ハクシュウ

白鼠　白鼠　シロネズミ

白丝菌素　アルボマイセチン　albomycetin

白粟疹　白色汗疹　はくしょくかんしん

白髓　白色脾髄　はくしょくひずい

白苔藓　白色苔藓　はくしょくたいせん

白檀　ビャクダン

白檀油　ビャクダン油　ビャクダンゆ

白檀油醇　アミロール　amyrol

白檀油烯醇　サンタロール　santalol

白陶土　白土,カオリン　はくど，kaolin

白陶土部分凝血活酶时间　カオリン活性化部分トロンボプラスチン時間　kaolinかっせいかぶぶんthromboplastinじかん

白陶土〔肺〕沉着病　カオリン肺塵症　kaolinはいじんしょう

白陶土泥罨剂　カオリンパップ剤　kaolinパップざい

白体　白体　はくたい

白-天二氏病　ベスニェー・テンネソン病　Besnier-Tennesonびょう

白田道夫氏法　ベッテンドルフ法　Bettendorffほう

白田道夫氏试剂　ベッテンドルフ試剤　Bettenderffしざい

白头翁素　アネモニン　anemonin

白头翁中毒　白頭翁中毒　ハクトウオウちゅうどく

白吐根　白吐根　ハクトコン

白网状结构　白色網様体　はくしょくもうようたい

白网状质　白色網様質　はくしょくもうようしつ

白薇　ビャクビ,フナバラソウ

白纹　白色線条　はくしょくせんじょう

白纹伊蚊　セスジシマカ

白细胞　白血球　はっけっきゅう

白细胞包涵体　白血球封入体　はっけっきゅうふうにゅうたい

白细胞补体　白血球補体　はっけっきゅうほたい

白细胞层　白血球層　はっけっきゅうそう

白细胞除去法　白血球搬出法　はっけっきゅうはんしゅつほう

白细胞蛋白酶　ロイコプロテアーゼ　leukoprotease

白细胞动态学　白血球動態学　はっけっきゅうどうたいがく

白细胞毒害性　白血球毒害性　はっけっきゅうどくがいせい

白细胞毒剂　白血球毒薬　はっけっきゅうどくやく

白细胞毒素　白血球毒〔素〕　ロイコシトキシン　はっけっきゅうどく〔そ〕，leukocytoxin

白细胞反应　白血球反応　はっけっきゅうはんのう

白细胞分核计数　分葉核-非分葉核計算　ぶんようかく－ひぶんようかくけいさん

白细胞分类〔法〕　白血球分類〔法〕　はっけっきゅうぶんるい〔ほう〕

白细胞分类计数　白血球百分比　はっけっきゅうひゃくぶんひ

白细胞管型　白血球円柱　はっけっきゅうえんちゅう

〔白细胞〕核分析　有核白血球分析〔法〕　ゆうかくはっけっきゅうぶんせき〔ほう〕

白细胞核素　ロイコヌクレイン　leukonuclein

白细胞计数　白血球計数　はっけっきゅうけいすう

白细胞计数器　白血球計算板　はっけっきゅうけいさんばん

白细胞〔计数用〕吸管　白血球計算用ピペット　はっけっきゅうけいさんようpipette

白细胞减少性白血病　白血球減少性白血病　はっけっきゅうげんしょうせいはっけつびょう

白细胞减少因子　白血球減少因子　はっけっきゅうげんしょういんし

白细胞减少〔症〕 白血球減少〔症〕 はっけっきゅうげんしょう〔しょう〕

白细胞减少指数 白血球減少指数 はっけっきゅうげんしょうしすう

白细胞碱性磷酸酶 白血球アルカリ性ホスファターゼ はっけっきゅうalkali せいphosphatase

白细胞浸润 白血球浸潤 はっけっきゅうしんじゅん

白细胞晶体 白血球結晶 はっけっきゅうけっしょう

白细胞抗体 白血球抗体 はっけっきゅうこうたい

白细胞抗原 白血球抗原 はっけっきゅうこうげん

白细胞抗原沉淀素 白血球抗原沈降素 はっけっきゅうこうげんちんこうそ

白细胞抗原系统 白血球抗原系 はっけっきゅうこうげんけい

白细胞颗粒 白血球顆粒 はっけっきゅうかりゅう

白细胞疗法 白血球療法 はっけっきゅうりょうほう

白细胞瘤 白血球腫 はっけっきゅうしゅ

白细胞免疫 白血球免疫 はっけっきゅうめんえき

白细胞内溶素 白血球エンドリシン はっけっきゅうendolysin

白细胞粘附抑制试验 白血球付着抑制試験 はっけっきゅうふちゃくよくせいしけん

白细胞尿 白血球尿〔症〕 はっけっきゅうにょう〔しょう〕

白细胞凝集 白血球凝集 はっけっきゅうぎょうしゅう

白细胞凝集反应 白血球凝集反応 はっけっきゅうぎょうしゅうはんのう

白细胞凝集素 白血球凝集素 はっけっきゅうぎょうしゅうそ

白细胞凝血酶 ロイコトロンビン leukothrombin

白细胞趋化因子 白血球走化因子 はっけっきゅうそうかいんし

白细胞趋〔向〕性 白血球走性 はっけっきゅうそうせい

白细胞缺乏症 アロイキア aleucia

白细胞溶解 白血球溶解 はっけっきゅうようかい

白细胞〔溶〕酶 白血球〔溶解〕酵素 はっけっきゅう〔ようかい〕こうそ

白细胞溶素 白血球溶解素 はっけっきゅうようかいそ

白细胞渗出 白血球滲出 はっけっきゅうしんしゅつ

白细胞生(形)成 白血球生成 はっけっきゅうせいせい

白细胞生成不足 白血球形成欠乏 はっけっきゅうけいせいけつぼう

白细胞衰老期 白血球老人期 はっけっきゅうろうじんき

白细胞素 ロイキン leukin

白细胞稀释液 白血球希釈液 はっけっきゅうきしゃくえき

白细胞系 ロイコン leukon

白细胞像 白血球像 はっけっきゅうぞう

白细胞悬液 白血球懸濁液 はっけっきゅうけんだくえき

白细胞血小板减少 白血球血小板減少 はっけっきゅうけっしょうばんげんしょう

白细胞移动(游走)抑制试验 白血球移動(遊走)抑制試験 はっけっきゅういどう(ゆうそう)よくせいしけん

白细胞移动(游走)抑制因子 白血球移動(遊走)抑制因子 はっけっきゅういどう(ゆうそう)よくせいいんし

白细胞游出 白血球遊出 はっけっきゅうゆうしゅつ

白细胞游出学说 白血球遊出説 はっけっきゅうゆうしゅつせつ

白细胞原虫 ロイコ(リューコ)シトゾーン leukocytozoon

白细胞增多性关节炎 白血球増加性関節炎 はっけっきゅうぞうかせいかんせつえん

白细胞增多因子 白血球増加促進因子 はっけっきゅうぞうかそくしんいんし

白细胞增多症 白血球増加症 はっけっきゅうぞうかしょう

白细胞诊断法 白血球診断法 はっけっきゅうしんだんほう

白细胞组织增生 白芽球症 はくがきゅうしょう

白细胞左移 好中球の〔核〕左方移動 こうちゅうきゅうの〔かく〕さほういどう

白纤维 白繊維 はくせんい

白纤维组织 白色繊維組織 はくしょくせんいそしき

白藓碱 ジクタムニン dictamnine

白线 白線 はくせん

　希尔顿氏白线 ヒルトン白線 Hiltonはくせん

白线疝 白線ヘルニア はくせんhernia

白消安 ブスルファン busulfan

白星状闪辉症 白色閃輝症 はくしょくせんきしょう

白癣 白癬,輪癬 はくせん,りんせん

白血病 白血病 はっけつびょう

白血病病毒 ロイコウイルス leukovirus

白血病口炎 白血病口内炎 はっけつびょうこうないえん

白血病前期 白血病前期 はっけつびょうぜんき

白血病前期贫血 白血病前期貧血 はっけつびょうぜんきひんけつ

白血病前期综合征 白血病前期症候群 はっけつびょうぜんきしょうこうぐん

白血病肾损害 白血病性腎障害 はっけっびょうせいじんしょうがい

白血病细胞浸润 白血病細胞浸潤 はっけつびょうさいぼうしんじゅん

白血病相关抗原 白血病連合抗原 はっけつびょうれんごうこうげん

白血病性骨髓组织增生 白血病性ミエロージス はっけつびょうせいmyelosis

白血病性红细胞增多 白血病性赤血球増加〔症〕 はっけつびょうせいせっけっきゅうぞうか〔しょう〕

白血病性裂隙 白血病性裂孔 はっけつびょうせいれっこう

白血病性淋巴腺增生病 白血病性腺肥大症 はっけつびょうせいせんひだいしょう

白血病性贫血 白血病性貧血 はっけつびょうせいひんけつ

白血病性肉瘤〔病〕 白〔血〕肉腫〔症〕 はっ〔けつ〕にくしゅ〔しょう〕

白血病性视网膜病 白血病性網膜症 はっけつびょうせいもうまくしょう

白血病性视网膜炎 白血病性網膜炎 はっけつびょうせいもうまくえん

白血病性网状内皮组织增殖 白血病性細網〔内皮〕症 はっけつびょうせいさいもう〔ないひ〕しょう

白血病性心包炎 白血病性心膜炎 はっけつびょうせいしんまくえん

白血病样反应 白血病様反応 はっけつびょうようはんのう

白血病疹 白血病皮疹 はっけつびょうひしん

白血宁 アミノプテリン aminopterin

白血球 白血球 はっけっきゅう

白血生 ペントキシール pentoxyl

白眼 白眼 はくがん

白杨梅苷(甙) アルバミリセチン albamyricetin

白移植物反应　白移植片反应　はくいしょくへんはんのう

白荧光素　リューコフルオレスセイン　leukofluorescein

白硬斑病　白色限局性強皮症　はくしょくげんきょくせいきょうひしょう

白羽扇豆碱　ルパニン　lupanine

白云母　白雲母　はくうんも

白云石　白雲石　はくうんせき

白芷内酯　アンゲリコン　angelicone

白芷属　アンゲリカ属　Angelicaぞく

白芷素　アンゲリシン　angelicin

白质　白質　はくしつ

白质板　白質板　はくしつばん

白质后连合　白質後交連　はくしつこうこうれん

白质灰质层　白質灰白質層　はくしつかいはくしつそう

白质连合　白質交連　はくしつこうれん

白质脑炎　白質脳炎　はくしつのうえん

白质前连合　白質前交連　はくしつぜんこうれん

白质切断术　白質切断術,ロイコトミー,白質切り術　はくしつせつたんじゅつ,leukotomy,はくしつきりじゅつ

白质营养不良　白質萎縮症　はくしついしゅくしょう

白肿　白腫　はくしゅ

白昼视觉　明所視　めいしょし

bǎi　百柏摆

百部次碱　ステニン　stenine

百部定碱　ステモニジン　stemonidine

百部碱　ステモニン　stemonine

百部科　ビャクブ科　ビャクブか

百部属　ビャクブ属　ビャクブぞく

百部糖浆　百部シロップ剤　ビャクブsyrupざい

百部中毒　百部中毒　ビャクブちゅうどく

百草枯　パラクアット　paraquat

百分单位　百分単位　ひゃくぶんたんい

百分度　百分度　ひゃくぶんど

百分度热量单位　百分度熱量単位　ひゃくぶんどねつりょうたんい

百分精密度　百分率精密度　ひゃくぶんりつせいみつど

百分率(比)　百分率,パーセント　ひゃくぶんりつ,percent

百分浓度　百分率濃度　ひゃくぶんりつのうど

百分偏差　百分率偏差　ひゃくぶんりつへんさ

百分湿度　百分率湿度　ひゃくぶんりつしつど

百分温〔度〕标　ゼ氏目盛り　ぜめもり

百分温度计　百分温度計　ひゃくぶんおんどけい

百分误差　百分率誤差　ひゃくぶんりつごさ

百分吸收系数　百分率吸収係数　ひゃくぶんりつきゅうしゅうけいすう

百分相对湿度　百分率相対湿度　ひゃくぶんりつそうたいしつど

百分圆图　百分率円形チャート　ひゃくぶんりつえんけいchart

百分之一当量　0.01規定,百分の1規定　れいてんれいいちきてい,ひゃくぶんのいちきてい

百分之一当量溶液　百分の1規定液　ひゃくぶんのいちきていえき

百合花疹　ユリ疹　ユリしん

百合科　ユリ科　ユリか

百合属　ユリ属　ユリぞく

百合皂贰元　リラゲニン　lilagenin

百赖特灵　パランドレン　perandren

百浪多息　プロントジル　prontosil

百乐君　パルドリン　paludrine

百里靛酚　チモール　インドフェノール　thymol indophenol

百里酚　チモール　thymol

百里酚磺酞　チモール　スルホンフタレイン　thymol sulfon phthalein

百里酚蓝　チモール　ブルー　thymol blue

百里酚酞　チモール　フタレイン　thymol phthalein

百里酚紫　チモール　バイオレット　thymol violet

百里光　百里光　ひゃくりこう

百里香属　ジャコーソウ属　ジャコーソウぞく

百日咳　百日咳　ひゃくにちぜき

百〔日咳〕白〔喉〕二联混合苗　百日咳-ジフテリア二種混合ワクチン　ひゃくにちぜきdiphtheriaにしゅこんごうvaccine

百〔日咳〕白〔喉〕破〔伤风〕三联疫苗　百日咳-ジフテリア-破傷風三種混合ワクシン　ひゃくにちぜき-diphtheria-はしょうふうさんしゅこんごうvaccine

百日咳肺炎　百日咳肺炎　ひゃくにちぜきはいえん

百日咳脑病　百日咳性脳症　ひゃくにちぜきせいのうしょう

百日咳〔嗜血〕杆菌　百日咳杆菌　ひゃくにちぜきかんきん

百日咳血清　抗百日咳血清　こうひゃくにちぜきけっせい

百日咳样咳嗽　百日咳様咳　ひゃくにちぜきようせき

百日咳疫苗　百日咳ワクチン　ひゃくにちぜきvaccine

百日咳综合征　百日咳症候群　ひゃくにちぜきしょうこうぐん

百哲特氏病　ページェット病,変形性骨炎　Pagetびょう,へんけいせいこつえん

百哲特氏乳头病　ページェット乳癌,乳房ベーシェット病　Pagetにゅうがん,にゅうぼうPagetびょう

柏户氏食盐定量法　柏戸食塩定量法　かしわどしょくえんていりょうほう

柏科　ヒノキ科　ヒノキか

柏〔累斯〕氏器　ベルレーズ器官　Berleseきかん

柏〔亚尔惹〕氏内线　バイラルジェー内線　Baillargerないせん

柏〔亚尔惹〕氏外线　バイラルジェー外線　Baillargerがいせん

柏油癌　タール癌　tarがん

柏油样粪(便)　タール〔状〕便　tar〔じょう〕べん

柏油样囊肿　タール〔状〕嚢胞　tar〔じょう〕のうほう

摆动幻视　動揺視　どうようし

摆动心　振子〔様〕心　ふりこ〔よう〕しん

摆动性眼球震颤　水平性眼振　すいへいせいがんしん

摆动旋转试验　振動回転試験　しんどうかいてんしけん

bài　败拜

败酱　ハイショウ,オミナエシ

败酱科　オミナエシ科　オミナエシか

败那明　ボナミン　Bonamine

败血病性脑膜炎　敗血症性髄膜炎　はいけっしょうせいずいまくえん

败血病性鼠疫　敗血症性ペスト　はいけっしょうせいpest

败血病〔症〕　敗血症　はいけっしょう

败血〔梭状芽胞〕杆菌　セプチックス菌　septicsきん

败血症性炭疽　敗血症性炭疽　はいけっしょうせいたんそ

败液　膿漿〔液〕　のうしょう〔えき〕

拜厄林克氏反应　ベーエリンク反応　Beyerinckはんのう

拜尔氏腱移位术　バイヤ腱移行術　Baeyerけんいこうじゅつ

拜格尔氏病　バイゲル病　Beigelびょう

拜-海-欧三氏三重染剂　ビオンデイ・ハイデンハイン・エールリヒ染色液　Biondi-Heidenhain-Ehrlich　せんしょくえき

拜沃特氏综合征　バイウォター症候群，圧挫症候群　Bywaterしょうこうぐん，あっざしょうこうぐん

BAN　扳班斑瘢板半伴绊瓣

bān　扳班斑瘢

扳机点　引き金点　ひきがねてん

扳机〔状〕指　引金〔状〕指　ひきがね〔じょう〕し

扳手　レンチ　wrench

班伯格氏病　バンベルガー病　Bambergerびょう

班伯格氏颈静脉球脉搏　バンベルガー球部脈拍　Bambergerきゅうぶみゃくはく

班伯格氏征　バンベルガー徴候　Bambergerちょうこう

班布里季氏反射　ベーンブリッジ反射　Bainbridgeはんしゃ

班德尔氏沟　バンドル溝　Bandlこう

班德尔氏环　バンドル輪　Bandlりん

班格氏病　バング病　Bangびょう

班格氏法　バング法　Bangほう

班格氏菌　バング菌　Bangきん

班〔克罗夫特〕氏丝虫　バンクロフト糸状虫　Bancroftしじょうちゅう

班〔克罗夫特〕氏丝虫病　バンクロフト糸状虫症　Bancroftしじょうちゅうしょう

班-马二氏病　バンベルゲル・マリ病　Banberger-Marieびょう

班尼斯特氏病　バンニスター病　Banisterびょう

班欧氏病　ボルンホーム病　Bornholmびょう

班氏尿糖定量法　ベネディクトブドウ糖定量法　Benedictブドウとうていりょうほう

班氏试剂　ベネディクト試薬　Benedictしやく

班氏试液　ベネディクト〔溶〕液　Benedict〔よう〕えき

班氏糖定量试剂　ベネディクト糖定量試薬　Benedictとうていりょうしやく

班氏〔糖〕定性试验　ベネディクト糖定性試験　Benedictとうていせいしけん

班替氏病　バンテイ病　Bantiびょう

班替氏综合征　バンテイ症候群　Bantiしょうこうぐん

班廷氏疗法　バンチング療法　Bantingりょうほう

斑病密螺旋体　ピンタトレポネマ　pintatreponema

斑驳病　白斑，皮膚白斑病　はくはん，ひふはくはんびょう

斑〔点〕　斑，斑点　はん，はんてん

　比托氏斑〔点〕　ビドー斑〔点〕　Bitotはん〔てん〕

　德摩根氏斑〔点〕　ド モーガン斑〔点〕　De Morganはん〔てん〕

　费〔拉托夫〕氏斑　フィラートフ斑〔点〕　Filatovはん〔てん〕

　郝奏生氏斑　ハッチンソン斑〔点〕　Hutchinsonはん〔てん〕

　科〔泼力克〕氏斑　コプリック斑〔点〕　Koplikはん〔てん〕

　惹克米埃氏斑　ジャックミエ斑〔点〕　Jacquemierはん〔てん〕

　嗒雕氏斑　タルデュ斑〔点〕　Tardieuはん〔てん〕

斑点法　斑点法　はんてんほう

斑点反应　斑点反応　はんてんはんのう

斑点抗核因子　斑点抗核因子　はんてんこうかくいんし

斑点再浓集现象　斑点再集中現象　はんてんさいしゅうちゅうげんしょう

斑点状脾　斑状脾　はんじょうひ

斑点状瘙痒　斑点状瘙痒症（かゆみ症）　はんてんじょうそうようしょう（かゆみしょう）

斑点状痛　皮斑性疼痛　ひはんせいとうつう

斑鸠菊素　ベルノニン　vernonin

斑块　斑，プラク　はん，plaque

斑块状光照性皮炎　斑状光線皮膚炎　はんじょうこうせんひふえん

斑块状类牛皮癣　斑状類乾癬　はんじょうるいかんせん

斑块状银屑病　斑状乾癬　はんじょうかんせん

斑蝥虫病　甲虫性寄生病　こうちゅうせいきせいびょう

斑蝥属　カンタリス〔属〕，ハンミョウ〔属〕　Cantharis〔ぞく〕，ハンミョウ〔ぞく〕

斑蝥水疱　ハエ水疱　ハエすいほう

斑蝥素　カンタリジン　cantharidin

斑蝥酸钠　カンタリジン酸ナトリウム　cantharidinさんnatrium

斑蝥酸盐　カンタリジン酸塩　cantharidinさんえん

斑蝥中毒　カンタリジン中毒　cantharidinちゅうどく

斑虻属　メクラアブ属　メクラアブぞく

　范〔德伍培〕氏斑虻　バンデルウォピ盲虻　Van der wulpメクラアブ

斑片试验　貼付試験　ちょうふしけん

斑丘疹　斑丘疹，斑点状丘疹　はんきゅうしん，はんてんじょうきゅうしん

斑丘疹状红皮病　斑丘疹性紅皮症　はんきゅうしんせいこうひしょう

斑丘疹性梅毒疹　斑丘疹性梅毒疹　はんきゅうしんせいばいどくしん

斑区　黄斑領域　おうはんりょういき

斑色胎　道化胎児　どうけたいじ

斑贴试验　貼布剤試験　ちょうふざいしけん

斑秃　円形脱毛〔症〕　えんけいだつもう〔しょう〕

斑纹　縞，線条　しま，せんじょう

斑纹心　虎斑心　こはんしん

斑形脱发　円形脱毛〔症〕　えんけいだつもう〔しょう〕

斑性荨麻疹　斑状じんま疹　はんじょうじんましん

斑牙　斑状歯　はんじょうし

斑叶兰　ハンヨウラン

斑翳　角膜斑，角膜白濁　かくまくはん，かくまくはくだく

斑釉〔齿〕　斑状歯　はんじょうし

斑疹　斑疹　はんしん

斑疹狼疮　丘疹状狼瘡　きゅうしんじょうろうそう

斑疹热　斑点熱　はんてんねつ

　落基山斑疹热　ローキー山斑点熱　Rockyさんはんてんねつ

斑疹伤寒　発疹チフス　ほっしんtyphus

斑疹伤寒肺炎　発疹チフス肺炎　ほっしんtyphusはいえん

斑疹伤寒结节　発疹チフス結節　ほっしんtyphusけっせつ

斑疹伤寒性口溃疡　発疹チフス性口内炎　ほっしんtyphusせいこうないえん

斑疹伤寒血清　抗チフス血清　こうtyphusけっせい

斑疹伤寒血清凝集反应　ワイル・フェリックス反応　weil-felixはんのう

斑疹伤寒疫苗　発疹チフス ワクチン　ほっしんtyphus vaccine

斑疹性红斑　丘疹状紅斑　きゅうしんじょうこうはん

斑痣　扁平母斑　へんぺいぼはん

斑状结核瘤　斑状結核腫　はんじょうけっかくしゅ

斑状皮萎缩　斑状皮膚萎縮〔症〕　はんじょうひふいしゅく〔しょう〕

斑状特发性皮肤萎缩（症）　斑状特発性皮膚萎縮〔症〕　はんじょうとくはつせいひふいしゅく〔しょう〕

斑状萎缩　斑状萎縮〔症〕　はんじょういしゅく〔しょう〕

斑〔状阴〕影　斑点形成　はんてんけいせい

瘢痕　瘢痕　はんこん

瘢痕癌　瘢痕癌　はんこんがん

瘢痕成形术　瘢痕形成術　はんこんけいせいじゅつ

瘢痕恶性变　瘢痕悪性変化　はんこんあくせいへんか

瘢痕疙瘩　ケロイド，蟹足腫 keloid ，かいそくしゅ

瘢痕角　ケロイド〔性〕角 keloid〔せい〕かく

瘢痕瘤〔病〕　ケロイド〔症〕 keloid〔しょう〕

瘢痕瘤切除术　ケロイド切除術 keloidせつじょじゅつ

瘢痕瘤性痤疮　ケロイド痤瘡 keloidざそう

瘢痕瘤性狼疮　ケロイド〔性〕狼瘡 keloid〔せい〕ろうそう

瘢痕瘤性毛囊炎　ケロイド性毛包炎 keloidせいもうほうえん

瘢痕瘤性须疮　イチゴ腫状毛瘡，ケロイド毛瘡 イチゴしゅじょうもうそう，keloidもうそう

瘢痕瘤性芽生菌病　ケロイド ブラストミセス症 keloid blastomycesしょう

瘢痕挛缩　瘢痕拘縮　はんこんこうしゅく

瘢痕期　瘢痕期　はんこんき

瘢痕切除术　瘢痕切除術　はんこんせつじょじゅつ

瘢痕切开术　瘢痕切開術　はんこんせっかいじゅつ

瘢痕肾　瘢痕腎　はんこんじん

瘢痕收缩　瘢痕収縮　はんこんしゅうしゅく

瘢痕松解"Z"成形术　瘢痕リーシス"Z"形成術　はんこんlysis"Z"けいせいじゅつ

瘢痕体质　瘢痕素質　はんこんそしつ

瘢痕形成　瘢痕形成　はんこんけいせい

瘢痕性肠炎　瘢痕性腸炎　はんこんせいちょうえん

瘢痕性肥大　瘢痕性肥大　はんこんせいひだい

瘢痕性改变　瘢痕性変　はんこんせいへん

瘢痕性红斑　瘢痕性紅斑〔症〕　はんこんせいこうはん〔しょう〕

瘢痕性喉狭窄　瘢痕性喉頭狭窄　はんこんせいこうとうきょうさく

瘢痕性畸形　瘢痕性奇形　はんこんせいきけい

瘢痕性脊柱侧凸　瘢痕性〔脊柱〕側彎〔症〕　はんこんせい〔せきちゅう〕そくわん〔しょう〕

瘢痕性睑内翻　瘢痕性眼瞼内反　はんこんせいがんけんないはん

瘢痕性睑外翻　瘢痕性眼瞼外反　はんこんせいがんけんがいはん

瘢痕性睑外翻矫正术　瘢痕性眼瞼外反矯正術　はんこんせいがんけんがいはんきょうせいじゅつ

瘢痕性毛囊炎　瘢痕性毛包炎　はんこんせいもうほうえん

瘢痕性脑回　瘢痕性脳回　はんこんせいのうかい

瘢痕性沙眼　瘢痕性トラコーマ　はんこんせいtrachoma

瘢痕性天疱疮　瘢痕性天疱瘡　はんこんせいてんぽうそう

瘢痕性秃（脱）发　瘢痕性秃頭〔症〕，瘢痕性脱毛〔症〕　はんこんせいとくとう〔しょう〕，はんこんせいだつもう〔しょう〕

瘢痕〔性〕狭窄　瘢痕性狭窄　はんこんせいきょうさく

瘢痕性纤维瘤病　瘢痕性繊維腫症　はんこんせいせんいしゅしょう

瘢痕性幽门梗阻　瘢痕性幽門閉鎖〔症〕　はんこんせいゆうもんへいさ〔しょう〕

瘢痕性幽门狭窄　瘢痕性幽門狭窄　はんこんせいゆうもんきょうさく

瘢痕〔性〕粘连　瘢痕性愈着　はんこんせいゆちゃく

瘢痕翼状胬肉　瘢痕翼状片　はんこんよくじょうへん

瘢痕组织　瘢痕組織　はんこんそしき

bǎn 板

板层巩膜重叠术　層板強膜折り重ね術　そうばんきょうまくおりかさねじゅつ

板层巩膜切除术　層板強膜切除術　そうばんきょうまくせつじょじゅつ

板〔层〕骨　層板骨　そうばんこつ

板层骨组织　層板骨組織　そうばんこつそしき

板层间〔白〕内障　層板〔性〕白内障　そうばん〔せい〕はくないしょう

板层角膜切除术　層板角膜切除術　そうばんかくまくせつじょじゅつ

板层角膜移植术　層板角膜移植術　そうばんかくまくいしょくじゅつ

板层颗粒　層板顆粒　そうばんかりゅう

板层纤维结缔组织　層板線維結合組織　そうばんせんいけつごうそしき

板层小体　層板小体　そうばんしょうたい

板层状鱼鳞病　層板魚鱗癬　そうじょうぎょりんせん

板股后韧带　後半月大腿靱帯　こうはんげつだいたいじんたい

板股前韧带　前半月大腿靱帯　ぜんはんげつだいたいじんたい

板后部　後板部　こうはんぶ

板锯　板のこ〔ぎり〕　いたのこ〔ぎり〕

板口线虫病　アメリカ鉤虫症 Americaこうちゅうしょう

板口线虫属　鉤虫属　コウチュウぞく

板叩诊〔法〕　打診板打診法　だしんばんだしんほう

板蓝根　板藍根　バンランコン

板内部　髄板内部　ずいばんないぶ

板内核　髄板内核　ずいばんないかく

板前部　髄板前部　ずいばんぜんぶ

板式〔蒸馏〕塔　プレート塔 plateとう

板样甲状腺炎　木様甲状腺炎　もくようこうじょうせんえん

板缘鼓唇　板縁鼓室唇　はんえんこしつしん

板缘前庭唇　板縁前庭唇　はんえんぜんていしん

板障　板間層　はんかんそう

板障管　板間層管　はんかんそうかん

板障静脉　板間層静脈　はんかんそうじょうみゃく

板障型　板間層型　はんかんそうがた

板状电极　板状電極　はんじょうでんきょく

板状蜂窝织炎　木様蜂巣織炎　もくようほうそうしきえん

板状腹　腹部硬直　ふくぶこうちょく

板状构造　層板構造　そうばんこうぞう

bàn 半伴绊瓣

半孢子　半胞子，はんほうし

半孢子菌　半胞子菌,ヘミスポラ　はんほうしきん,hemispora

半孢子菌病　ヘミスポラ病　hemisporaびょう

半保存(留)〔性〕复制　半保存的複製　はんほぞんてきふくせい

半边莲属　半辺蓮属　ハンベンレンぞく

半变态　不全変態,半変態　ふぜんへんたい,はんへんたい

半波电势〔位〕　半波電位　はんぱでんい

半波动电路　半波脈動回路　はんぱみゃくどうかいろ

半波整流　半波整流　はんぱせいりゅう

半波整流式X线机　半波整流型X線装置　はんぱせいりゅうがたXせんそうち

半侧收缩　片側(半側)収縮　へんそく(はんそく)しゅく

半侧瞳反应　半盲症性瞳孔反応　はんもうしょうせいどうこうはんのう

半侧椎〔骨〕体　半椎体　はんついたい

半齿止血钳　半鋸歯状止血鉗子　はんきょしじょうしけつかんし

半翅目　半翅目　はんしもく

半胆红素　ヘミビリルビン　hemibilirubin

半〔蛋白〕胨　ヘミペプトン　hemipeptone

半蛋白质　ヘミプロテイン,半蛋白〔質〕　hemiprotein　はんたんぱく〔しつ〕

半当量〔浓度〕　半規定〔濃度〕　はんきてい〔のうど〕

半当量溶液　半規定液　はんきていえき

半导体　半導体　はんどうたい

半导体冰冻切片机　半導体氷結ミクロトーム　はんどうたいひょうけつmicrotome

半导体冰箱　半導体フリィーザ　はんどうたいfreezer

半导体存储器　半導体記憶装置　はんどうたいきおくそうち

半导体点温计　半導体ポイント温度計　はんどうたいpointおんどけい

半导体激光　半導体レーザー　はんどうたいlaser

半导体激光器　半導体レーザー　はんどうたいlaser

半导体计数器　半導体計数器　はんどうたいけいすうき

半导体剂量计　半導体線量計　はんどうたいせんりょうけい

半导体冷冻〔白〕内障吸出器　半導体白内障氷結抽出器　はんどうたいはくないしょうひょうけつちゅうしゅっき

半导体扫描机　半導体スキャ〔ン〕ナ　はんどうたいscanner

半导体探测器　半導体検出器　はんどうたいけんしゅっき

半导体照相机　半導体カメラ　はんどうたいcamera

半电池　半電池　はんでんち

半电池反应　半電池反応　はんでんちはんのう

半定量技术　半定量的技術　はんていりょうてきぎじゅつ

半毒素　毒性半減毒素　どくせいはんげんどくそ

半对数表　半対数表　はんたいすうひょう

半对数横坐标　半対数横座標　はんたいすうおうざひょう

半对数线图　半対数線図表　はんたいすうせんずひょう

半对数纸　半対数紙　はんたいすうし

半对数坐标　半対数座標　はんたいすうざひょう

半对数坐标纸　半対数座標紙　はんたいすうざひょうし

半恶性　半悪性　はんあくせい

半纺锤丝　半紡錘線維　はんぼうすいせんい

半分钟体温计　半分間体温計　はんぶんかんたいおんけい

半俯卧位　半腹臥位　はんふくがい

半腐生　半腐生　はんふせい

半腐生〔植〕物　半腐生植物　はんふせいしょくぶつ

半复粒　半化合細粒子　はんかごうさいりゅうし

半复消色差物镜　セミアポクロマート対物レンズ　semiapochromatたいぶつlens

半肝切除术　半肝切除術　はんかんせつじょじゅつ

半沟　半溝　はんこう

半骨盆切除术　半骨盤切除術　はんこつばんせつじょじゅつ

半固定桥　半固定橋　はんこていきょう

半固体　半固体　はんこたい

半固体免疫扩散试验　半固体免疫拡散試験　はんこたいめんえきかくさんしけん

半固体培养基　半固体培地　はんこたいばいち

半关节强直症　仮性軟骨結合　かせいなんこつけつごう

半管　半管　はんかん

半胱氨酸　システイン　cysteine

半胱〔氨酸〕甲酯　アクドリル　acdrile

半胱氨酸脱硫酶　ジサルフラーゼ　disulfurase

半胱氨酸盐酸盐　システイン塩酸塩　cysteineえんさんえん

半胱胺　システアミン　cysteamine

半胱酰甘氨酸　システイニル グリシン　cysteinyl glycine

半胱亚磺酸　システイン スルフィン酸　cysteine sulfinさん

半规管　半規管　はんきかん

半规管固有膜　半規管固有膜　はんきかんこゆうまく

半规管基底膜　半規管基底膜　はんきかんきていまく

半规管开窗术　半規管開窓術　はんきかんかいそうじゅつ

半规管瘘　半規管瘻〔孔〕　はんきかんろう〔こう〕

半规管迷路切开术　半規管迷路切開術　はんきかんめいろせっかいじゅつ

半规管轻瘫　半規管不全麻痺　はんきかんふぜんまひ

半合成　半合成　はんごうせい

半合成雌激素　半合成エストロゲン　はんごうせいestrogen

半合成青霉素　半合成ペニシリン　はんごうせいpenicillin

半合子　半接合体,ヘミ接合体　はんせつごうたい,hemiせつごうたい

半合子状态　半接合　はんせつごう

半喉切除术　片側喉頭切除術　へんそくこうとうせつじょじゅつ

半环线　半輪線,弓状線　はんりんせん,きゅうじょうせん

半昏迷〔状态〕　半昏睡　はんこんすい

半饥饿　半飢餓　はんきが

半奇静脉　半奇静脈　はんきじょうみゃく

半畸形　軽度奇形　けいどきけい

半极性键　半極性結合　はんきょくせいけつごう

半极性溶媒　半極性溶媒　はんきょくせいようばい

半棘肌　半棘筋　はんきょくきん

半脊椎畸形　半椎骨奇形　はんついこつきけい

半计量资料　半計量データ　はんけいりょうdata

半寄生物(菌)　半寄生体　はんきせいたい

半加器　半加算機　はんかさんき

半价层　半価層　はんかそう

半价期　半価期　はんかき

半间日疟　不全三日熱マラリア　ふぜんみっかねつmalaria

半减期　半減期　はんげんき

半腱肌　半腱様筋　はんけんようきん

半腱肌断裂　半腱様筋断裂　はんけんようきんだんれつ

半交叉　半交叉　はんこうさ

半胶体　半膠質,半コロイド　はんこうしつ,はんcolloid

半结肠切除术　半〔側〕結腸切除術　はん〔そく〕けっちょうせつじょじゅつ

半经验质量公式　半経験質量公式　はんけいけんしつりょうこうしき

半径　半径　はんけい

半径比率　半径比率　はんけいひりつ

半绝育　半生殖不能　はんせいしょくふのう

半开放式麻醉　半開放式麻酔〔法〕　はんかいほうしきますい〔ほう〕

半抗原　ハプテン,半抗原　hapten,はんこうげん

半抗原放射免疫分析　ハプテン ラジオイムノアッセイ hapten radioimmunoassay

半宽度　半値幅　はんちはば

半窥镜　セミスペクルム　semispeculum

半醌　セミキノン　semiquinone

半醌型　セミキノイド　semiquinoid

半醌游离基　セミキノン フリー ラジカル　semiquinone free radical

半联胺　セミジン　semidine

半流体(质)　半流体　はんりゅうたい

半流质饮食　半流体食　はんりゅうたいしょく

半聋　半難聴　はんなんちょう

半绿脓菌蓝(青)素　ヘミパイオサイアニン　hemipyocyanin

半卵圆中心　半卵円中心　はんらんえんちゅうしん

半卵圆铸造蜡条　半卵円形彫蠟　はんらんえんけいちょうろう

半裸茧型蛹　半裸蛹　はんらよう(さなぎ)

半麻醉　半麻酔　はんますい

半脉症　半脈拍〔症〕　はんみゃくはく〔しょう〕

半慢胰岛素　半レンテ インスリン　はんlente insulin

半盲〔症〕　半失明,半盲〔症〕　はんしつめい,はんもう〔しょう〕

半面晶形　〔結晶〕半面像　〔けっしょう〕はんめんぞう

半面痉挛　片側顔面痙攣　へんそくがんめんけいれん

半面萎缩　顔面片側萎縮〔症〕　がんめんへんそくいしゅく〔しょう〕

半梦行〔症〕　不全夢遊症　ふぜんむゆうしょう

半明胶蛋白　セミグルチン　semiglutin

半膜肌　半膜様筋　はんまくようきん

半膜肌断裂　半膜様筋断裂　はんまくようきんだんれつ

半膜肌囊　半膜様筋嚢　はんまくようきんのう

半囊胚　半胞胚　はんほうはい

半脑畸胎　半頭体　はんとうたい

半排出期　半排出期　はんはいしゅつき

半桥粒　ヘミデスモソーム　hemidesmosome

半清醒　半意識　はんいしき

半穹窿　半円蓋　はんえんがい

半球　半球　はんきゅう

半球沟　脳半球溝　のうはんきゅうこう

半球间裂　大脳半球間裂溝,大脳縦裂　だいのうはんきゅうかんれっこう,だいのうじゅうれつ

半球形菌落　半球形集落,頭状集落　はんきゅうけいしゅうらく,とうじょうしゅうらく

半屈　半屈〔位〕　はんくつ〔い〕

半躯干畸胎　片体奇形児　へんたいきけいじ

半缺鼻畸形　半無鼻症　はんむびしょう

半染色体　半染色体　はんせんしょくたい

半日花素　ヘリアンチン　helianthine

半乳聚糖　ガラクタン　galactan

半乳糖　ガラクトース　galactose

半乳糖胺　ガラクトサミン,アミノガラクトース　galactosamine, aminogalactose

半乳糖苷(貮)　ガラクトシド　galactoside

半乳糖苷果糖　ラクツロース　lactulose

半乳糖苷酶　ガラクトシダーゼ　galactosidase

半乳糖基转移酶　ガラクトシル トランスフェラーゼ galactosyl transferase

半乳糖激酶　ガラクトキナーゼ　galactokinase

半乳糖激酶缺乏　ガラクトキナーゼ欠乏〔症〕　galactokinaseけつぼう〔しょう〕

半乳糖耐量试验　ガラクトース負荷試験　galactoseふかしけん

半乳糖尿　ガラクトース尿　galactoseにょう

半乳糖醛酸　ガラクツロン酸　galacturonさん

半乳糖酸　ガラクトン酸　galactonさん

半乳糖透酶　ガラクトペルメアーゼ　galactopermease

半乳糖脱氢酶　ガラクトース デヒドロゲナーゼ　galactose dehydrogenase

半乳糖血〔症〕　ガラクトース血〔症〕　galactoseけつ〔しょう〕

半乳糖血〔症〕性低血糖　ガラクトース血症性低血糖〔症〕 galactoseけっしょうせいていけっとう〔しょう〕

半乳糖原　ガラクトゲン　galactogen

半乳糖脂　ガラクトリピド　galactolipid

半桑葚体　半桑実胚　はんそうじつはい

半舌切除术　半舌切除術　はんぜつせつじょじゅつ

半身不遂　片麻痺　へんまひ

半身不遂后偏瘫　片麻痺後麻痺　へんまひごまひ

半身颤搐　片側バリズム　へんそくballism

半身出汗　半身発汗　はんしんはっかん

半身感觉迟钝　片側知覚減退　へんそくちかくげんたい

半身共济运动失调　片側〔運動〕失調〔症〕　へんそく〔うんどう〕しっちょう〔しょう〕

半身浴　半身浴　はんしんよく

半〔渗〕透性　半透過性　はんとうかせい

半食　半食　はんしょく

半脉　ヘミアルブモーゼ　hemialbumose

半脉尿　ヘミアルブモーゼ尿〔症〕　hemialbumoseにょう〔しょう〕

半数动物麻痹量　50%動物麻痺量　50%どうぶつまひりょう

半数感染量　50%感染量　50%かんせんりょう

半数溶血〔剂〕量　50%溶血量　50%ようけつりょう

半数耐受量　50%耐量　50%たいりょう

半数有效〔剂〕量　50%有効量　50%ゆうこうりょう

半数治愈量　50%治癒量　50%ちゆりょう

半数致死量　50%致死量　50%ちしりょう

半数致死浓度　50%致死濃度　50%ちしのうど

半数致死时间　50%致死時間　50%ちしじかん

半数中毒量　50%中毒量　50%ちゅうどくりょう

半数组织感染量　50%組織感染量　50%そしきかんせんりょう

半数组织培养感染量　50％組織培養感染量　50％そしきば
　いようかんせんりょう
半数组织培养量　50％組織培養量　50％そしきばいよう
　りょう
半衰(寿)期　半衰期,半減期　はんすいき,はんげんき
半睡　半睡状態　はんすいじょうたい
半睡期　熟睡前駆半睡状態期　じゅくすいぜんくはんすい
　じょうたいき
半缩醛　ヘミアセタール　hemiacetal
半缩醛式　ヘミアセタール式　hemiacetalしき
半缩酮　ヘミケタール　hemiketal
半胎盘　半胎盤　はんたいばん
半弹性硬蛋白　ヘミエラスチン　hemielastin
半体切除术　半体切除術　はんたいせつじょじゅつ
半萜　ヘミテルペン　hemiterpene
半同胞婚配　半同胞配偶　はんどうほうはいぐう
半透(薄)膜　半透膜　はんとうまく
半透明物质　半透明物質　はんとうめいぶっしつ
半透明性　半透明性　はんとうめいせい
半透性　半透過性　はんとうかせい
半脱位　半脱臼,不全脱臼　はんだっきゅう,ふぜんだっきゅ
　う
半弯型缝合针　半曲型縫合針　はんきょくがたほうごうし
　ん
半微量　半微量　はんびりょう
半微量苯胺点滴试验　半微量アニリン点試験　はんびりょ
　うalinineてんしけん
半微量法　半微量法　はんびりょうほう
半微量分析　半微量分析　はんびりょうぶんせき
半微量分析天平　半微量分析天秤　はんびりょうぶんせき
　てんびん
半微量化学　半微量化学　はんびりょうかがく
半微量天平　半微量はかり,半微量天秤　はんびりょうはか
　り,はんびりょうてんびん
半微量有机合成　半微量有機合成　はんびりょうゆうきご
　うせい
半胃切除术　半胃切除術　はんいせつじょじゅつ
半卧位　半臥位　はんがい
半无脑(畸形)　半頭症　はんとうしょう
半无头畸胎　半頭体　はんとうたい
半无心畸胎　半無心体　はんむしんたい
半下颌畸形　半顎症　はんがくしょう
半夏中毒　半夏中毒　ハンゲちゅうどく
半纤维素　ヘミセルロース　hemicellulose
半纤维素酶　ヘミセルラーゼ　hemicellulase
半显性　半優性　はんゆうせい
半消色差(接)目镜　半色消し接眼鏡(接眼レンズ)　はんい
　ろけしせつがんきょう(せつかんlens)
半心畸形　半心臓症　はんしんぞうしょう
半醒状态　半睡状態　はんすいじょうたい
半旋后位　半回外位　はんかいがいい
半旋前位　半回内位　はんかいないい
半仰卧位　半仰臥位　はんぎょうがい
半液相过程　半液体相過程　はんえきたいそうかてい
半椅式　半椅子式　はんいすしき
半意识　半意識　はんいしき
半阴阳　半陰陽,雌雄同位体　はんいんよう,しゆうどうい
　たい

半阴阳人　半陰陽者　はんいんようしゃ
半音　半音　はんおん
半影　半影　はんえい
半羽肌　半羽状筋　はんうじょうきん
半月　半月〔体〕　はんげつ〔たい〕
半月板　半月〔軟骨〕,メニスカス,半月板　はんげつ〔なん
　こつ〕,meniscus,　はんげつばん
半月板刀　半月板切除刀　はんげつばんせつじょとう
半月板钩　半月板切除レトラクタ　はんげつばんせつじょ
　retractor
半月板囊肿　半月板囊胞　はんげつばんのうほう
半月板破裂　半月板破裂　はんげつばんはれつ
半月板切(摘)除术　〔膝関節〕半月板切除術　〔しつかんせ
　つ〕はんげつばんせつじょじゅつ
半月板切开术　半月板切開術　はんげつばんせっかいじゅ
　つ
半月板损伤　半月板損傷　はんげつばんそんしょう
半月板紊乱　半月板障害　はんげつばんしょうがい
半月板炎　〔膝関節〕半月軟骨炎　〔しつかんせつ〕はんげつ
　なんこつえん
半月板移位检查法　フィッシャー試験　Fischerしけん
半月瓣　半月弁　はんげつべん
半月瓣闭合　半月弁閉鎖　はんげつべんへいさ
半月瓣弧缘　半月弁半月　はんげつべんはんげつ
半月瓣结　半月弁結節　はんげつべんけっせつ
半月核　半月核　はんげつかく
半月回　半月回　はんげつかい
半月裂孔　半月裂孔　はんげつれっこう
半月切迹　半月切痕　はんげつせっこん
半月〔神经〕节　半月神経節,ガッサー神経節　はんげつしん
　けいせつ,Gasserしんけいせつ
半月〔神经〕节刀　半月神経節刀　はんげつしんけいせつと
　う
半月〔神经〕节封闭术　半月神経節遮断術　はんげつしんけ
　いせつしゃだんじゅつ
半月神经节钩　ガッサー神経節鉤　Gasserしんけいせつこ
　う
半月神经节后根切开术　ガッサー神経節後根切開術
　Gasserしんけいせつこうこんせっかいじゅつ
半月神经节减压法　ガッサー神経節減圧術　Gasserしんけ
　いせつげんあつじゅつ
半月神经节切除术　ガッサー神経節切除術　Gasserしんけ
　いせつせつじょじゅつ
半月神经节手术器械包　ガッサー神経節切除〔術〕器械セッ
　ト　Gasserしんけいせつせつじょ〔じゅつ〕きかいset
半月神经节手术用头罩　ガッサー神経節切除用頭部支架
　Gasserしんけいせつせつじょようとうぶしか
半月体　半月小体　はんげつしょうたい
半月线　半月線　はんげつせん
半月线疝　半月線ヘルニア　はんげつせんhernia
半月形　半月状　はんげつじょう
半月形处女膜　半月状処女膜　はんげつじょうしょじょまく
半月形双球菌　半月状双球菌　はんげつじょうそうきゅう
　きん
半月形体　半月状体　はんげつじょうたい
半月〔形〕征〔象〕　半月状徴候　はんげつじょうちょうこう
半月叶　半月小葉　はんげつしょうよう
半月〔皱〕襞　半月ひだ　はんげつひだ

半月状隙　半月腔（隙）　はんげつこう（げき）
半晕厥　半失神　はんしっしん
半再生障碍性贫血　半形成不全〔性〕貧血　はんけいせいふぜん〔せい〕ひんけつ
半支阻滞　ヘミブロック　hemiblock
半知菌纲　不完全菌類　ふかんぜんきんるい
半肢畸胎　不全肢奇形体　ふぜんしきけいたい
半肢畸形　半肢症　はんししょう
半值层　半価層，HVL　はんかそう
半跖行　半蹠行　はんせきこう
半致死突变〔体〕　半致死突然変異〔体〕　はんちしとつぜんへんい〔たい〕
半自动安瓿喷射洗净机　半自動アンプル噴霧洗浄機　はんじどうampuleふんむせんじょうき
半自动测听计（器）　半自動オージオメーター，半自動聴力計　はんじとうaudiometer，はんじとうちょうりょくけい
半周期　半周期　はんしゅうき
半坐位　半坐位　はんざい
伴发病　随伴性疾患　ずいはんせいしっかん
伴发感觉　随伴感覚　ずいはんかんかく
伴发性阑尾炎　随伴性虫垂炎　ずいはんせいちゅうすいえん
伴发（随）症状　随伴症状　ずいはんしょうじょう
伴随免疫　随伴免疫　ずいはんめんえき
伴随运动　随伴運動，連想運動　ずいはんうんどう，れんそううんどう
伴〔细胞〕　伴細胞，随伴細胞　はんさいぼう，ずいはんさいぼう
伴X显性遗传　伴X優性遺伝　はんXゆうせいいでん
伴行静脉　伴行静脈　はんこうじょうみゃく
伴性不完全显性遗传　伴性不全優性遺伝　はんせいふぜんゆうせいいでん
伴性低丙球蛋白血症　伴性低ガンマグロブリン血症　はんせいていgammaglobulinけっしょう
伴性基因　伴性遺伝子　はんせいいでんし
伴性特性　伴性特性　はんせいとくせい
伴性遗传　伴性遺伝　はんせいいでん
伴性隐性　伴性潜在性，伴性劣性　はんせいせんざいせい，はんせいれっせい
伴性隐性遗传　伴性潜在性遺伝，伴性劣性遺伝　はんせいせんざいせいいでん，はんせいれっせいいでん
伴X隐性遗传　伴X潜在性遺伝，伴X劣性遺伝　はんXせんざいせいいでん，はんXれっせいいでん
绊创膏　絆創膏　ばんそうこう
瓣〔膜〕　弁，弁膜　べん，べんまく
鲍安氏瓣　ボアン弁　Bauhinべん
格拉赫氏瓣　ゲルラッハ弁　Gerlachべん
海斯特氏瓣　ハイスター弁　Heisterべん
休斯顿氏瓣　ヒューストン弁　Houstonべん
瓣闭锁不全　弁不全症　べんふぜんしょう
瓣窦　弁洞　べんどう
瓣环成形术　弁輪状形成術　べんりんじょうけいせいじゅつ
瓣环扩大　弁状輪拡張　べんじょうりんかくちょう
瓣环折叠术　弁状輪ひだ形成術　べんじょうりんひだけいせいじゅつ
瓣口狭窄　弁口狭窄〔症〕　べんこうきょうさく〔しょう〕

瓣膜闭锁不全　弁不全症　べんふぜんしょう
瓣膜闭锁缘　心〔臓〕弁閉鎖縁　しん〔ぞう〕べんへいさえん
瓣膜成（整）形术　弁形成術　べんけいせいじゅつ
瓣膜刀　弁〔膜〕切開刀　べん〔まく〕せっかいとう
瓣膜分离术　弁交連切開術　べんこうれんせっかいじゅつ
瓣膜关闭不全　弁閉鎖不全〔症〕　べんへいさふぜん〔しょう〕
瓣膜基底部　弁膜基底部　べんまくきていぶ
瓣膜剪　弁膜鋏　べんまくはさみ
瓣膜交界　弁膜交連　べんまくこうれん
瓣膜口　弁口　べんこう
瓣膜粘液样变性　弁膜粘液様変性　べんまくねんえきようへんせい
瓣膜切开刀　弁切開刀　べんせっかいとう
瓣膜切开术　弁切開術　べんせっかいじゅつ
瓣膜区　弁野，弁区　べんや，べんく
瓣膜试验　弁膜試験　べんまくしけん
瓣膜替换术　弁膜置換術　べんまくおきかえじゅつ（べんまくちかんじゅつ）
瓣膜听诊区　弁膜聴診区　べんまくちょうしんく
瓣膜位置　弁膜位置　べんまくいち
瓣膜狭窄　弁膜狭窄〔症〕　べんまくきょうさく〔しょう〕
瓣膜纤维化　弁膜繊維化　べんまくせんいか
瓣膜小叶　弁小葉　べんしょうよう
瓣膜型肺动脉狭窄　弁膜性肺動脈狭窄〔症〕　べんまくせいはいどうみゃくきょうさく〔しょう〕
瓣膜型主动脉口狭窄　弁膜性大動脈口狭窄〔症〕　べんまくせいだいどうみゃくこうきょうさく〔しょう〕
瓣膜性回流　弁〔性〕逆流　べん〔せい〕ぎゃくりゅう
瓣膜严重钙化　弁膜重症カルシウム沈着　べんまくじゅうしょうcalciumちんちゃく
瓣〔膜〕炎　〔心〕弁膜炎　〔しん〕べんまくえん
瓣膜粘连　弁膜癒着　べんまくゆちゃく
瓣切开术　弁切開術　べんせっかいじゅつ
瓣上型主动脉口狭窄　弁上大動脈〔口〕狭窄　べんじょうだいどうみゃく〔こう〕きょうさく
瓣下型主动脉口狭窄　弁下大動脈〔口〕狭窄　べんかだいどうみゃく〔こう〕きょうさく
瓣性心内膜炎　弁膜心内膜炎　べんまくしんないまくえん
瓣性杂音　弁性雑音　べんせいざつおん
瓣转移术　〔皮膚〕弁転移術　〔ひふ〕べんてんいじゅつ
瓣状切断术　弁状切断術　べんじょうせつだんじゅつ
瓣状切开　弁状切開〔術〕　べんじょうせっかい〔じゅつ〕
瓣状手术　弁状手術　べんじょうしゅじゅつ
瓣状摘出术　弁状摘出術　べんじょうてきしゅつじゅつ

BANG　邦绑棒磅

bǎng　邦
邦德氏夹　ボンド スプリント　Bond splint
邦菲斯氏病　ボンフィルス病　Bonfilsびょう
邦内氏囊　ボンネー囊　Bonnetのう
邦内氏征　ボンネー徴候　Bonnetちょうこう
邦尼埃氏综合征　ボンニエー症候群　Bonnierしょうこうぐん
邦妥卡因　ポントカイン，テトラカイン　pontocaine, tetracaine
邦扎顿氏征　ベンザドン徴候　Benzadonちょうこう
bǎng　绑

绑扎法　バンド掛け法　バンドかけほう

bàng　**棒磅**

棒节　棍棒節　こんぼうせつ
棒球指　野球指　やきゅうし
棒曲霉　アスペルギルス クラバトス　Aspergillus clavatus
棒曲霉素　パツリン　patulin
棒状病毒〔属〕　杆状ウイルス〔属〕　かんじょうvirus〔ぞく〕
棒状杆菌　コリネバクテリウム　Corynebacterium
棒状杆菌科　コリネバクテリウム科　Corynebacteriumか
棒状杆菌噬菌体　β-コリネファージ　β-corynephage
棒状杆菌属　コリネバクテリウム属　Corynebacteriumぞく
棒状色谱图　棒状クロマトグラム　ぼうじょうchromatogram
棒状小体　アウエル小体　Auerしょうたい
棒状帚菌素　ミコイン　mycoin
磅　ポンド　pound
磅秤　台ばかり　だいばかり
磅达　パウンダル　poundal

BAO　包苞孢胞薄饱保报抱豹鲍暴爆

bāo　**包苞孢胞**

包被　コーチング,被覆物　coating,ひふくぶつ
包被细胞　被膜細胞　ひまくさいぼう
包被性瘤　被嚢腫　ひのうしゅ
包虫　包虫　ほうちゅう
包虫病　包虫症　ほうちゅうしょう
包虫抗原皮内试验　包虫抗原皮内試験　ほうちゅうこうげんひないしけん
包虫囊　包虫嚢　ほうちゅうのう
包虫囊沙　包虫砂　ほうちゅうさ
包虫囊疹　包虫疹　ほうちゅうしん
包虫囊震颤　包虫嚢振顫　ほうちゅうのうしんせん
包虫囊肿　包虫嚢胞　ほうちゅうのうほう
包虫蚴　被嚢幼虫　ひのうようちゅう
包登氏试验　ブールドン試験　Bourdonしけん
包底衣　下がけ　したがけ
包封抗原　膜包抗原　まくほうこうげん
包革氏征　ボッグ徴候　Boggちょうこう
〔包〕裹法　パック法　packほう
包裹性腹水　被包性腹水〔症〕　ひほうせいふくすい〔しょう〕
包裹性积脓　被包性蓄膿〔症〕　ひほうせいちくのう〔しょう〕
包裹性积液　被包性液　ひほうせいえき
包裹性脓胸　被包性膿胸　ひほうせいのうきょう
包裹性气水腹　被包性気腹水症　ひほうせいきふくすいしょう
包裹性心包积液　被包性心膜水腫　ひほうせいしんまくすいしゅ
包裹性胸膜炎　被包性胸膜炎　ひほうせいきょうまくえん
包裹性胸腔积液　被包性水胸〔症〕　ひほうせいすいきょう〔しょう〕
包裹性液气腹　被包性水気腹〔症〕　ひほうせいすいきふく〔しょう〕
包裹性液气胸　被包性水気胸〔症〕　ひほうせいすいききょう〔しょう〕
包涵　封(包)入　ふう(ほう)にゅう
包涵囊肿　封入嚢胞　ふうにゅうのうほう

包涵体(物)　封入体　ふうにゅうたい
　窦勒氏包涵体　デーレ封入体　Döhleふうにゅうたい
包涵体病　封入体病　ふうにゅうたいびょう
包涵体结膜炎　封入体〔性〕結膜炎　ふうにゅうたい〔せい〕けつまくえん
包涵体结膜炎病毒　封入体〔性〕結膜炎ウイルス　ふうにゅうたい〔せい〕けつまくえんvirus
包涵体脓溢　封入体〔性〕膿漏　ふうにゅうたい〔せい〕のうろう
包涵体生成试验　封入体生成試験　ふうにゅうたいせいせいしけん
〔包涵〕小体　細胞封入体　さいぼうふうにゅうたい
包茎　包茎　ほうけい
包茎扩张器　包茎拡張器　ほうけいかくちょうき
包茎钳　包茎鉗子　ほうけいかんし
包壳　外皮,介壳　がいひ,かいがら
包埋　包埋　ほうまい
包埋材料　包埋材料　ほうまいざいりょう
包埋法　包埋法　ほうまいほう
包埋料液　包埋液　ほうまいえき
包埋牙　包埋歯　ほうまいし
包膜　被膜　ひまく
包膜病毒　膜包ウイルス　まくほうvirus
包膜抗原　膜包抗原　まくほうこうげん
包膜炎　被膜炎　ひまくえん
包囊　嚢胞,嚢子　のうほう,のうし
包囊虫　包虫,嚢虫　ほうちゅう,のうちゅう
包囊虫病　包虫症,嚢虫症　ほうちゅうしょう,のうちゅうしょう
包囊虫肿物　包虫嚢胞　ほうちゅうのうほう
包囊内增殖　嚢内繁殖　のうないはんしょく
包囊浓集法　嚢胞濃縮法　のうほうのうしゅくほう
包囊性脓肿　被包性膿瘍　ひほうせいのうよう
包皮　包皮　ほうひ
包皮背侧切开〔术〕　包皮背側切開〔術〕　ほうひはいそくせっかい〔じゅつ〕
包皮成形术　包皮形成術　ほうひけいせいじゅつ
包皮垢　スメグマ,恥垢　Smegma,ちこう
包皮垢〔分支〕杆菌　恥垢菌　ちこうきん
包皮垢石　包皮石　ほうひせき
包皮过长　過長包皮　かちょうほうひ
包皮过敏性水肿　包皮アレルギー性水腫　ほうひAllergieせいすいしゅ
包皮环　包皮輪　ほうひりん
包皮环切刀　包皮輪切刀　ほうひりんせつとう
包皮环切〔术〕　包皮輪切〔術〕　ほうひりんせつ〔じゅつ〕
包皮畸形　包皮奇形　ほうひきけい
包皮间隙　包皮間腔　ほうひかんこう
包皮结石　包皮結石　ほうひけっせき
包皮溃疡　包皮潰瘍　ほうひかいよう
包皮疱疹　包皮ヘルペス　ほうひherpes
包皮嵌顿　嵌頓包茎　かんとんほうけい
包皮嵌顿解除〔术〕　嵌頓包茎整復〔術〕　かんとんほうけいせいふく〔じゅつ〕
包皮腔　包皮腔　ほうひこう
包皮切开术　包皮切開術　ほうひせっかいじゅつ
包皮系带　包皮繫帯,包皮小帯　ほうひけいたい,ほうひしょうたい

〔包皮〕系带旁腺 包皮小带旁腺 ほうひしようたいぼうせん

包皮腺 包皮腺,タイソン腺 ほうひせん,Tysonせん

包皮腺炎 タイソン腺炎,包皮恥垢腺炎 Tysonせんえん,ほうひちこうせんえん

包皮炎 包皮炎 ほうひえん

包皮粘连 包皮癒着 ほうひゆちゃく

包绕性腹股沟疝 被囊ヘルニア,ヘイ ヘルニア ひのうhernia,Hey hernia

包柔氏蓝 ボレル ブルー Borrel blue

包柔氏螺旋体属 ボレリア属 Borreliaぞく

包胎盘 被包脱落膜胎盤 ひほうだつらくまくたいばん

包特金氏病 ボトキン病 Botkinびょう

包特金氏流行性肝炎 ボトキン流行性肝炎 Botkinりゅうこうせいかんえん

包蜕膜 被包脱落膜 ひほうだつらくまく

包围性脓胸 被包性膿胸 ひほうせいのうきょう

包围性突触 細胞体周辺シナプス さいぼうたいしゅうへんsynapse

包衣 コーチング coating

包衣药片 コーチング錠 coatingじょう

包衣机 コーチング機 coatingき

包衣塑料 コーチングプラスチク coatingplastic

包音氏液 ブワン液 Bouin えき

包蚴 スポロシスト sporocyst

包扎法 包帯法 ほうたいほう

包装细胞 被包細胞 ひほうさいぼう

苞片 小包葉,小苞 しょうほうよう,しょうほう

孢粉学 花粉学 かふんがく

孢叶球 ストロビラ strobila

孢原组织 胞原組織 ほうげんそしき

孢子 胞子 ほうし

孢子虫 胞子虫 ほうしちゅう

孢子虫病 胞子虫症 ほうしちゅうしょう

孢子发生 胞子形成 ほうしけいせい

孢子虫纲 胞子虫綱 ほうしちゅうこう

孢子浆 胞子漿 ほうししょう

孢子母细胞 胞子母細胞 ほうしぼさいぼう

孢子囊 スポロシスト,胞子嚢 sporocyst,ほうしのう

孢子囊孢子 胞子嚢胞子 ほうしのうほうし

孢子囊柄 胞子嚢柄 ほうしのうへい

孢子球 胞子球 ほうしきゅう

孢子生成不能 無胞子生殖,アポスポリー むほうしせいしょく,apospory

孢子生殖 スポロゴニー sporogony

孢子生殖周期 胞子形成周期 ほうしけいせいしゅうき

孢子丝 胞子原線維 ほうしげんせんい

孢子丝菌病 スポロトリコーシス,シエンク病 sporotrichosis,Schenckびょう

孢子丝菌属 スポロトリクム属 sporothrichumぞく

孢子丝菌素皮肤试验 スポロトリキン皮膚試験 sporotrichinひふしけん

孢子体 胞子体 ほうしたい

孢子形成 胞子形成 ほうしけいせい

孢子增殖 胞子増殖 ほうしぞうしょく

胞壁酸 ムラミン酸 muraminさん

胞壁质 ムレイン murein

胞滴虫属 ボド属 Bodoぞく

胞顶小泡 先端小水疱 せんたんしょうすいほう

胞二磷胆碱 シチコリン citicoline

胞苷 シチジン cytidine

胞苷二磷酸 シチジン ジフオ〔ホ〕スフアト,CDP cytidine diphosphate

胞苷二磷酸胆碱 シチジン ジホスファト コリン cytidine diphosphate choline

胞苷二磷酸乙醇胺 シチジン ジフオスファト エタノールアミン cytidine diphosphate ethanolamine

胞苷一磷酸 シチジン・一リン酸,CMP cytidine いちリンさん

胞苷酸 シチジン酸 cytidine さん

胞肛 細胞肛門 さいぼうこうもん

胞管系 栄養脈管組織 えいようみゃっかんそしき

胞核 細胞核 さいぼうかく

胞核脱氧核糖核蛋白 クロモシン chromosin

胞基质 細胞基質 さいぼうきしつ

胞间层 細胞間層 さいぼうかんそう

胞间连丝 プラスモデスマ plasmodesma

胞间桥 細胞間橋 さいぼうかんきょう

胞间物质 細胞間物質 さいぼうかんぶっしつ

胞间隙 細胞間隙 さいぼうかんげき

胞浆(质) 細胞形質,サイトプラズム さいぼうけいしつ,cytoplasm

胞浆蛋白 プラスモシン plasmosin

胞浆核酸 リボ核酸,プラスモ核酸 riboかくさん,plasmoかくさん

胞浆基质 細胞形質基質 さいぼうけいしつきしつ

胞浆膜 細胞形質膜 さいぼうけいしつまく

胞浆内包涵体 細胞形質内封入体 さいぼうけいしつないふうにゅうたい

胞浆内小管 細胞形質内管,ホルムグレン・ゴルジ管 さいぼうけいしつないかん,Holmgren-Golgiかん

胞浆膨出 細胞形質突出 さいぼうけいしつとっしゅつ

胞浆溶解〔作用〕 原形質崩壊 げんけいしつほうかい

胞浆受体 細胞形質受容体 さいぼうけいしつじゅようたい

胞浆素 プラスミン plasmin

胞浆素酸 プラスミン酸 plasminさん

胞口 口器 こうき

胞裂外排 エキソサイトーシス exocytosis

胞嘧啶 シトシン cytosine

胞嘧啶阿拉伯糖苷(甙) シタラビン cytarabin

胞〔嘧啶核〕苷(甙) シチジン cytidine

胞〔嘧啶核〕苷酸 シチジル酸 cytidylさん

胞嘧啶核苷脱氢酶 シチジン脱水素酵素 cytidineだっすいそこうそ

胞嘧啶脱氧核苷酸 デオキシシチジール酸 deoxycytidylさん

胞膜 形質膜 けいしつまく

胞膜受体 細胞膜受容体 さいぼうまくじゅようたい

胞膜小泡 細胞膜小胞 さいぼうまくしょうほう

胞囊 細胞囊胞 さいぼうのうほう

胞内寄生菌 細胞内寄生菌 さいぼうないきせいきん

胞内酶 細胞内酵素 さいぼうないこうそ

胞内小管 細胞内小管 さいぼうないしょうかん

胞溶酶体 シトリソーム cytolysome

胞色细胞 シトクロム細胞 cytochromeさいぼう

胞噬作用　細胞食作用　さいぼうしょくさよう
胞体分裂　細胞〔質〕分裂　さいぼう〔しつ〕ぶんれつ
〔胞〕体染色細胞　ソマトクロム細胞　somatochromeさいぼう
胞体樹突　チトデンドリト　cytodendrite
胞鉄〔色〕素　チトシデリン　cytosiderin
胞突　細胞質突起　さいぼうしつとっき
胞吐分泌　エキソサイトーシス分泌　exocytosisぶんぴつ
胞吐作用　エキソサイトーシス　exocytosis
胞呑作用　エンドサイトーシス　endocytosis
胞外酶　細胞外酵素　さいぼうがいこうそ
胞外作用　細胞外作用　さいぼうがいさよう
胞咽　細胞咽頭　さいぼういんとう
胞液质　シ（サイト）ソル　cytosol
胞衣　後産　あとざん
胞飲〔小〕泡　飲作用小胞　いんさようしょうほう
胞飲小体　ピノゾーム，飲作用胞　pinosome,いんさようほう
胞飲作用　細胞ののみこみ作用　さいぼうののみこみさよう
胞蚴　スポロシスト　sporocyst
胞质（浆）　細胞質,原形質,形質　さいぼうしつ,げんけいしつ,けいしつ
胞质传递说　細胞質遺伝説　さいぼうしついでんせつ
胞质岛　細胞質島　さいぼうしつとう
胞质分离剂　原形質分離剤　げんけいしつぶんりざい
胞质分裂　細胞質分裂　さいぼうしつぶんれつ
胞质环流　細胞質環流　さいぼうしつかんりゅう
胞质基因　プラスマジーン　plasmagene
胞质接合　細胞質接合　さいぼうしつせつごう
胞质粒　細胞質顆粒　さいぼうしつかりゅう
胞质膜　細胞質膜　さいぼうしつまく
胞质内鞭毛　細胞質内鞭毛　さいぼうしつないべんもう
胞质〔内生活〕环　細胞質内生活環　さいぼうしつないせいかつかん
胞质破裂　細胞質崩壊　さいぼうしつほうかい
胞质桥　細胞質間橋　さいぼうしつかんきょう
胞质染剂　細胞質染色剤　さいぼうしつせんしょくざい
胞质溶解　細胞質溶解　さいぼうしつようかい
胞质融合　プラスモガミー　plasmogamy
胞质丝　細胞質細糸　さいぼうしつさいし
胞质素　サイトプラスチン　cytoplastin
胞质体　サイトソーム　cytosome
胞质团　プラスモン　plasmone
胞质网　細胞網状織　さいぼうもうじょうしき
胞质小管　細胞質細管　さいぼうしつさいかん
胞质小体　アポソーム　aposome
胞质液　サイトソル　cytosol
胞质液化　形質融解,細胞原形質液化　けいしつゆうかい,さいぼうげんけいしつえきか
胞质逸出　原形質吐出　げんけいしつとしゅつ
胞质运动　細胞質運動　さいぼうしつうんどう
胞质皱缩　プラスモリシ〔ー〕ス　plasmolysis

báo 薄
薄膜　薄膜　はくまく

bǎo 饱保
饱餐　飽食　ほうしょく
饱餐试验　飽食試験　ほうしょくしけん

饱腹感　満腹感〔覚〕　まんぷくかん〔かく〕
饱腹中枢　満腹中枢　まんぷくちゅうすう
饱和　飽和　ほうわ
饱和程度试验　飽和試験　ほうわしけん
饱和醇　飽和アルコール　ほうわalcohol
饱和点　飽和点　ほうわてん
饱和电流　飽和電流　ほうわでんりゅう
饱和电流区　飽和電流区　ほうわでんりゅうく
饱和电位　飽和電位　ほうわでんい
饱和度　飽和度　ほうわど
饱和分析〔法〕　飽和分析〔法〕　ほうわぶんせき〔ほう〕
饱和甘汞电极　飽和甘汞電極　ほうわかんこうでんきょく
饱和化合物　飽和化合物　ほうわかごうぶつ
饱和剂　飽和剤　ほうわざい
饱和链烃　飽和非環式炭化水素　ほうわひかんしきたんかすいそ
饱和量　飽和量　ほうわりょう
饱和汽　飽和蒸気　ほうわじょうき
饱和器　飽和器　ほうわき
饱和染液　飽和染色液　ほうわせんしょくえき
饱和〔溶〕液　飽和溶液　ほうわようえき
饱和色　飽和色　ほうわしょく
饱和湿度　飽和湿度　ほうわしつど
饱和水蒸气张力　飽和蒸気張力　ほうわじょうきちょうりょく
饱和酸　飽和酸　ほうわさん
饱和碳环　飽和炭素輪　ほうわたんそりん
饱和烃　飽和炭化水素　ほうわたんかすいそ
饱和温度　飽和温度　ほうわおんど
饱和限度　飽和限度　ほうわげんど
饱和性　飽和性　ほうわせい
饱和溴水　飽和臭素水　ほうわしゅうそすい
饱和压　飽和圧　ほうわあつ
饱和盐水浮集法　飽和塩水浮上法　ほうわえんすいふじょうほう
饱和样品　飽和標本　ほうわひょうほん
饱和蒸汽　飽和蒸気　ほうわじょうき
饱和蒸汽压　飽和蒸気圧　ほうわじょうきあつ
饱和脂肪酸　飽和脂肪酸　ほうわしぼうさん
饱和脂肪烃　飽和脂肪族炭化水素　ほうわしぼうぞくたんかすいそ
饱和值　飽和値　ほうわち
饱和指数　飽和指数　ほうわしすう
饱和〔作用〕　飽和〔作用〕　ほうわ〔さよう〕
饱满感　飽満感　ほうまんかん
饱食　飽食　ほうしょく
饱食幼虫　飽食幼虫　ほうしょくようちゅう
饱胀感　脹満感〔覚〕　ちょうまんかん〔かく〕
保安剃毛刀　安全かみそり　あんぜんかみそり
保-邦二氏试验　ポール・バンネル反応　Paul-Bunnellはんのう
保藏　保存　ほぞん
保藏食品　保存食品　ほぞんしょくひん
保持器　維持装置　いじそうち
保虫宿主　保有宿主　ほゆうしゅくしゅ
保存反射　保存反射　ほぞんはんしゃ
保存液　保存液　ほぞんえき
保护绷带　保護包帯　ほごほうたい

保护比　保護比率　ほごひりつ
保护措施　保護措置　ほごそち
保护蛋白　保護蛋白　ほごたんぱく
保护电极　保護電極　ほごでんきょく
保护发酵　保護発酵　ほごはっこう
保护会阴　会陰保護　えいんほご
保护基〔团〕　保護基　ほごき
保护剂　保護剤　ほござい
保护胶体　保護コロイド　ほごcolloid
保护角　保護角　ほごかく
保护疗法　保護療法　ほごりょうほう
保护率　保護率　ほごりつ
保护毛　保護毛　ほごもう
保护酶　保護酵素　ほごこうそ
保护膜　保護膜　ほごまく
保护器　保護器，プロテクター　ほごき，protecter
保护色　保護色　ほごしょく
保护上皮　保護上皮　ほごじょうひ
保护试验　保護試験　ほごしけん
保护性反应　保護性反応　ほごせいはんのう
保护〔性〕抗体　〔感染〕防御抗体　〔かんせん〕ぼうぎょこうたい
保护〔性〕抗原　〔感染〕防御抗原　〔かんせん〕ぼうぎょこうげん
保护〔性〕免疫　防御免疫　ぼうぎょめんえき
保护性乳剂　保護性乳剤　ほごせいにゅうざい
保护性适应　保護性適応　ほごせいてきおう
保护性牙周膜　保護性歯根膜　ほごせいしこんまく
保护性医疗制度　保護性治療制度　ほごせいちりょうせいど
保护〔性〕抑制　保護性抑制　ほごせいよくせい
保护性饮食　保護食　ほごしょく
保护组织　保護組織　ほごそしき
保护作用　保護作用　ほごさよう
保健按摩　保健マッサージ　ほけんmassage
保健部　保健部　ほけんぶ
保健操　保健体操　ほけんたいそう
保健措施　保健処置　ほけんしょち
保健法　保健法　ほけんほう
保健费　保健手当　ほけんてあて
保健护士　保健看護婦　ほけんかんごふ
保健机构(组织)　保健機構　ほけんきこう
保健监测　保健監視　ほけんかんし
保健镊　保健ピンセット　ほけんpincette
保健食品　保健食品　ほけんしょくひん
保健事业　保健事業　ほけんじぎょう
保健所　保健所　ほけんしょ
保健网　保健網，健康保護網　ほけんもう，けんこうほごもう
保健箱　衛生箱　えいせいばこ
保健牙刷　保健はブラシ　ほけんはbrush
保健医师　保健医　ほけんい
保健医学　保健医学　ほけんいがく
保健员　保健士　ほけんし
保健员用牙刮器　保健士用スケーラー　ほけんしようscaler
保健站　保健ステーション　ほけんstation
保健专家　サニタリアン　sanitarian

保洁车　ごみ捨てぐるま　ごみすてぐるま
保洁箱　くずもの入れ　くずものいれ
保利氏〔不相容〕原理　ポウリ排他（禁制）原理　Pauliはいた（きんせい）げんり
保利氏点　ポウリ点　Paulyてん
保留灌肠　留置浣腸，保留浣腸　りゅうちかんちょう，ほりゅうかんちょう
保留时间　保留時間　ほりゅうじかん
保留特性　保留特徴　ほりゅうとくちょう
保留体积　保留体積　ほりゅうたいせき
保留温度　保留温度　ほりゅうおんど
保留牙根　保留歯根　ほりゅうしこん
保留指数　保留指数　ほりゅうしすう
保罗氏反应　パウル反応　Paulはんのう
保罗氏管　パウル管　Paulかん
保罗氏试验　パウル試験　Paulしけん
保罗氏征　パウル徴候　Paulちょうこう
保女荣　プロギノン　progynon
保守疗法　保存療法　ほぞんりょうほう
保守外科疗法　保存的外科療法　ほぞんてきげかりょうほう
保守性肌瘤切除术　姑息的筋腫摘出術　こそくてききんしゅてきしゅつじゅつ
保守性手术　姑息的手術　こそくてきしゅじゅつ
保泰松　フェニルブタゾン，ブタゾリジン　phenylbutazone，butazolidin
保温　保温　ほおん
保温电炉　電気保温器　でんきほおんき
保温滤器　保温濾過器　ほおんろかき
保温瓶　魔法瓶　まほうびん
保温箱　保温器　ほおんき
保险费　保険料　ほけんりょう
保育园　保育園　ほいくえん

bào　　报抱豹鲍暴爆

报春花黄素　プリメチン　primetin
报春花科　サクラソウ科　サクラソウか
报春花类植物　サクラソウ類植物　サクラソウるいしょくぶつ
报春花属　サクラソウ属　サクラソウぞく
报春花糖　プリマベロース　primaverose
抱雌沟　交接管　こうせっかん
抱合　抱合　ほうごう
抱接　抱接　ほうせつ
抱握器　捕握器　ほあくき
豹纹状视网膜　豹紋状網膜　ひょうもんじょうもうまく
豹纹状眼底　豹紋状眼底　ひょうもんじょうがんてい
鲍安氏瓣　ボウヒン〔結腸〕弁　Bauhin〔けっちょう〕べん
鲍勃斯氏手术　ボッボス手術　Bobbsしゅじゅつ
鲍德温氏试验　ボルドウイン試験　Baldwinしけん
鲍尔氏电路　バウエル回路　Bouerかいろ
鲍尔氏手术　ボール手術　Ballしゅじゅつ
鲍曼氏层　ボーマン層　Bowmanそう
鲍曼氏根　ボーマン根　Bowmanこん
鲍曼氏肌　ボーマン筋　Bowmanきん
鲍曼氏肌盘　ボーマン円板　Bowmanえんばん
鲍曼氏膜　ボーマン膜　Bowmanまく
鲍〔曼〕氏囊　ボーマン嚢　Bowmanのう
鲍曼氏囊性肾炎　ボーマン嚢性腎炎　Bowmanのうせいじ

んえん
鲍曼氏腺　ボーマン腺　Bowmanせん
鲍曼氏学说　ボーマン説　Bowmanせつ
鲍曼氏饮食　ボーマン食　Bowmanしょく
鲍文氏病　ボーエン病　Bowenびょう
鲍辛氏固定液　ボシン固定液　Bousinこていえき
暴病　急性発病，激〔劇〕症　きゅうせいはつびょう，げきしょう
暴发型　激症型　げきしょうがた
暴发型斑疹伤寒　激症性発疹チフス　げきしょうせいほっしんtyphus
暴发型肝炎　激症性肝炎　げきしょうせいかんえん
暴发型痢疾　激症性赤痢　げきしょうせいせきり
暴发型伤寒　激症性腸チフス　げきしょうせいちょうtyphus
暴发性病毒性肝炎　激症性ウイルス性肝炎　げきしょうせいvirusせいかんえん
暴发性肝炎样综合征　激症性肝炎様症候群　げきしょうせいかんえんようしょうこうぐん
暴发性坏疽　激症性壊疽　げきしょうせいえそ
暴发性霍乱　激症性コレラ　げきしょうせいcholera
暴发性流行　電撃性流行　でんげきせいりゅうこう
暴发性鼠疫　電撃ペスト，重症ペスト　でんげきpest,じゅうしょうpest
暴狂发作　ラプタス　raptus
暴力死　暴力死亡　ぼうりょくしぼう
暴露疗法　暴露療法　ばくろりょうほう
暴露癖　露出症，露出癖　ろしゅつしょう,ろしゅつへき
暴露性角膜炎　暴露性角膜炎　ばくろせいかくまくえん
暴螨〔属〕　棘螨〔属〕　トゲダニ〔ぞく〕
暴怒　暴怒　ぼうど
暴怒性躁狂　重躁病　じゅうそうびょう
暴饮暴食　暴飲暴食　ぼういんぼうしょく
爆裂声　爆裂音　ばくれつおん
爆破事故　爆破事故　ばくはじこ
爆炸裂变　爆発分裂　ばくはつぶんれつ
爆炸气浪　爆風　ばくふう
爆〔炸〕声　爆音　ばくおん
爆炸式语言　爆発性言語　ばくはつせいげんご
爆炸性肺震荡　爆風胸　ばくふうきょう
爆炸性精神异常　彈振盪,炮彈ショック　だんしんとう,ほうだんshock
爆炸性神经机能病　爆発性ノイローゼ　ばくはつせいNeurose
爆炸性损伤　爆風損傷　ばくふうそんしょう
爆炸震伤　爆傷　ばくしょう

BEI　杯北贝备背钡倍悖被焙焙

bēi　杯
杯苞菊〔属〕　ポリムニア〔属〕　polymnia〔ぞく〕
杯口状凹陷　噴火口状陥凹　ふんかこうじょうかんおう
杯口状充盈缺损　噴火口状充満欠損　ふんかこうじょうじゅうまんけっそん
杯伞菌素　クライトサイビン　clytocybine
杯式比重瓶　コップ型ピクノメータ　cupがた pycnometer
杯〔式〕关节成形术　コップ〔型〕関節形成術　cup〔がた〕かんせつけいせいじゅつ
杯苋甾酮　シアステロン　cyasterone
杯形细胞　杯〔状〕細胞　はい〔じょう〕さいぼう
杯型洁齿刷　コップ型歯ブラシ　cupがたはbrush
杯缘　眼杯縁　がんはいえん
杯状凹陷　杯状陥凹　はいじょうかんおう
杯状器官　杯状器官　はいじょうきかん
杯状细胞　杯状細胞　はいじょうさいぼう
杯状子宫托　杯状ペッサリー　はいじょうpessary

bēi　北
北-埃二氏连结音　ペツォルド・エーデルマン連続音列　Bezold-Edelmann れんぞくおんれつ
北非吸血蝇属　アチサーヌス　Athysanus
北极癔症　北極ヒステリー　ほっきょくHysteria
北里霉素　キタサマイシン　kitasamycin
北里氏杆菌　北里杆菌　きたさとかんきん
北里氏滤器　北里濾過器　きたさとろかき
北里氏血清　北里血清　きたさとけっせい
北美草本威灵仙　クワガタソウ
北美黄连　ヒドラスチス　hydrastis
北美黄连次碱　ヒドラスチニン　hydrastinine
北美黄连碱　ヒドラスチン　hydrastine
北美金缕梅　ハマメリス　hamamelis
北美圣草　エリオディクチオン　eriodictyon
北美芽生菌病　北アメリカ ブラストミセス症　きたAmerica blastomycesしょう
北美洲抗蛇毒血清　北アメリカ抗蛇毒血清　きたAmerica こうじゃどくけっせい
北五加皮甙G　ペリプロシン　periplocin
北五加皮中毒　ペリプロカ中毒　Periplocaちゅうどく
北亚蜱媒斑疹伤寒　北アジア チックチフス　きたAsia tick typhus

bèi　贝备背钡倍悖被焙焙
贝昂　ベヘン　behen
贝昂油　ベヘン油　behenゆ
贝-伯-肖三氏病　ベスニエー・ベック・シセウマン病　Besnier-Boeck-Schaumannびょう
贝茨氏细胞　ベッツ細胞　Betzさいぼう
贝茨氏细胞区　ベッツ細胞野　Betz さいぼうや
贝德纳尔氏口疮　ベドナール アフタ　Bednar aphtha
贝登氏括约肌　ボイデン括約筋　Boyden かつやくきん
贝尔茨氏病　ベルツ病　Baelzびょう
贝尔-马让迪氏定律　ベル・マジャンデイ法則　Bell-Magendieほうそく
贝尔热隆氏病　ベルジェロン病　Bergeronびょう
贝尔氏刀　ベール刀　Beerとう
贝尔氏缝术　ベル縫合術　Bellほうごうじゅつ
贝尔氏假说　ベール仮説　Bail かせつ
贝尔氏痉挛　ベル痙攣　Bell けいれん
贝尔氏麻痹　ベル麻痺　Bellまひ
贝尔氏神经　ベル神経　Bellしんけい
贝尔氏现象　ベル現象　Bellげんしょう
贝〔耳〕　ベル　bel
贝格比病　ベグビー病　Begbieびょう
贝格尔氏感觉异常　ベルゲル知覚異常　Berger ちかくいじょう
贝格尔氏征　ベルゲル徴候　Bergerちょうこう
贝格曼氏胶质细胞　ベルグマン グリア細胞　Bergmann gliaさいぼう
贝格曼氏切口　ベルグマン切開　Bergmannせっかい

贝赫尔氏反射　ベッヘル反射　Becherはんしゃ

贝赫尔-小泽氏机能数测定　ベッヘル・小沢の機能数測定　Becher おざわのきのうすうそくてい

贝卡里亚氏征　ベッカーリア徴候　Beccariaちょうこう

贝壳蛋白　コンキオリン　conchiolin

贝壳断口　介殻様破損　かいがらようはそん

贝壳松脂　カウリ樹脂　Kauriじゅし

贝克尔氏迟缓型进行性肌营养不良　ベッカー型慢性進行性筋異栄養症　Becker がたまんせいしんこうせいきんいえいようしょう

贝克尔氏征　ベッカー徴候　Becker ちょうこう

贝〔克斐尔德〕氏细菌滤过器　ベルケフェルド濾過器　Berkefeld ろかき

贝克勒尔　ベックレル,Bq　Becquerel

贝克曼氏重排　ベックマン転位　Beckmannてんい

贝克曼氏温度计　ベックマン温度計　Beckmannおんどけい

贝克曼氏仪器　ベックマン装置　Beckmannそうち

贝克氏病　ベック病　Beckびょう

贝克氏骨穿刺法　ベック骨穿孔法　Beckこつせんこうほう

贝克氏手术　ベック手術　Beckしゅじゅつ

贝拉氏体　ベーラ小体　Behlaしょうたい

贝里氏立体视力表　ベリー視標　Berryしひょう

贝利尼氏管　ベリーニ管　Belliniかん

贝利尼氏韧带　ベリーニ韧帯　Belliniじんたい

贝利斯-斯塔林氏肠运动定律　ベイレス・スターリング腸運動法則　Bayliss-Starlingちょううんどうほうそく

贝林格氏定律　ベーリング法則　Behringほうそく

贝林格氏结核菌素　ベーリング ツベルクリン　Behring tuberculin

贝洛克氏填塞　ベロック タンポン　Bellocqu tampon

贝洛纳尔　ベロナール　veronal

贝-马二氏定律　ベル・マジャンディ法則　Bell-Magendieほうそく

贝美格　ベメグリド　bemegride

贝米丁　ペミジン　peimidine

贝米芬　ペミフィン　peimiphine

贝米新(素)　ペミシン　peimisine

贝母花　貝母花　バイモカ

贝母碱　ベルチシン　verticine

贝母碱苷(貳)　ペミノサイド　peiminoside

贝母属　貝母属　バイモぞく

贝〔纳特〕氏立克次体　Q熱リケッチア　Qねつrickettsia

贝奈特氏骨折　ベネット骨折　Bennettこっせつ

贝尼埃氏冻疮样狼疮　ベスニエー凍傷状狼瘡　Besnierとうしょうじょうろうそう

贝切特氏病　ベーチェット病　Behcet びょう

贝切特氏综合征　ベーチェット症候群　Behcetしょうこうぐん

贝斯尼埃氏痒疹　ベスニエー痒疹　Besnietようしん

贝斯帕洛夫氏征　ベスパロフ徴候　Bespaloff ちょうこう

贝斯特氏病　ベスト病　Bestびょう

贝斯特氏手术　ベスト手術　Bestしゅじゅつ

贝担氏韧带　ベルタン韧帯　Bertinじんたい

贝坦氏柱　ベルタン柱　Bertin ちゅう

贝-特二氏定律　ベルゴニエ・トリボンドー法則　Bergonie-Tribondeauほうそく

贝特朗氏法　ベルトラン法　Bertrandほう

贝特曼氏病　ベートマン病　Batemanびょう

贝腾多夫氏试验　ベッテンドルフ試験　Bettendorffしけん

贝提氏染色法　ベーテ染色法　Betheせんしょくほう

贝托洛蒂氏综合征　ベルトロッティ症候群　Bertolottiしょうこうぐん

贝-雅二氏反射　ベツォルド・ヤリッシ反射　Bezold-Jarischはんしゃ

贝亚尔惹氏征　バイラルジエー徴候　Baillargerちょうこう

贝耶其氏染色法　バエッキー染色法　Baecchiせんしょくほう

贝叶斯定理　バエス理論　Bayesりろん

贝叶斯检测　バエス試験　Bayesしけん

贝-伊二氏切线　ベルグマン・イスラエル切開線　Bergmann-Israelせっかいせん

贝佐尔德氏脓肿　ベツォルド膿瘍　Bezoldのうよう

贝佐尔德氏乳突炎　ベツォルド乳様突起炎　Bezoldにゅうようとっきえん

贝佐尔德氏三征　ベツォルド三主徴　Bezold さんしゅちょう

备解素　プロペルジン　properdin

备解素试剂　プロペルジン試薬　properdinしやく

背板　背板　はいばん

背部损伤　背部損傷　はいぶそんしょう

背部压痛点　パウリ点,背点　Paulyてん,はいてん

背侧层　背側層　はいそくそう

背侧副橄榄核　背側副オリーブ核　はいそくふくoliveかく

背侧根　背側根,後根　はいそくこん,こうこん

背侧固有束　背側固有束　はいそくこゆうそく

背侧脊髓小脑束　背側脊髄小脳路　はいそくせきずいしょうのうろ

背侧结节　背側結節　はいそくけっせつ

背侧连合　背側交連　はいそくこうれん

背侧面　背側面　はいそくめん

背侧旁正中核　背側正中傍核　はいそくせいちゅうぼうかく

背侧丘脑　背側視床　はいそくししょう

背〔侧〕屈　背屈　はいくつ

背侧三角　背側三角　はいそくさんかく

背侧外弓状纤维　背外弓状線維　はいがいきゅうじょうせんい

背侧缘　背側縁　はいそくえん

背侧正中隔　背側正中隔　はいそくせいちゅうかく

背侧正中沟　背側正中溝　はいそくせいちゅうこう

背侧支　背側枝　はいそくし

背侧中间沟　背側中間溝　はいそくちゅうかんこう

背侧纵束　背側縦束　はいそくじゅうそく

背侧纵柱　背側縦柱　はいそくじゅうちゅう

背侧组　背側群　はいそくぐん

背唇　背唇　はいしん

背段肺静脉　背側区肺静脈　はいそくくはいじょうみゃく

背反射　背筋反射,腰部反射　はいきんはんしゃ,ようぶはんしゃ

背缝〔线〕　背側縫合　はいそくほうごう

背腹沟　背腹溝　はいふくこう

背腹轴　背腹軸　はいふくじく

背核　背核　はいかく

背灰柱　背灰白柱　はいかいはくちゅう

背肌　背部の筋　はいぶのきん

背肌痉挛　頚椎背筋痙攣　けいついはいきんけいれん

背肌力　背筋力　はいきんりょく

背肌力计　背筋力計　はいきんりょくけい
背肌切开术　背筋切開術　はいきんせっかいじゅつ
背夹　背副子　はいふくし
背甲　脊柱コルセット,脊柱ブレス　せきちゅうcorset,せきちゅうbrace
背角细胞　後角細胞　こうかくさいぼう
背靠　バックレスト　back rest
背阔肌　広背筋　こうはいきん
背阔肌腱下囊　広背筋腱下囊　こうはいきんけんかのう
背力　背筋力　はいきんりょく
背力计　背筋力計　はいきんりょくけい
背裂　背側裂　はいそくれつ
背毛　背側剛毛　はいそくごうもう
背内侧核　背内側核　はいないそくかく
背鳍　背鰭　はいびれ,せびれ
背前胎位　背前位　はいぜんい
背浅肌　背表筋　はいひょうきん
背屈　背屈　はいくつ
背日性　背日性　はいじつせい
背深肌　背深筋　はいしんきん
背体节　背原体節　はいげんたいせつ
背痛　背痛　はいつう
背外侧沟　背外側溝　はいがいそくこう
背外侧核　背外側核　はいがいそくかく
背外侧后核　後背外側核　こうはいがいそくかく
背外侧裂　背外側裂〔溝〕　はいがいそくれつ〔こう〕
背外侧束　背外側束　はいがいそくそく
背胃系膜　背側胃間膜　はいそくいかんまく
背卧位　背〔臥〕位　はい〔が〕い
背系膜　背側腸間膜　はいそくちょうかんまく
背线　背線　はいせん
背心系膜　背側心間膜　はいそくしんかんまく
背血管　背側血管　はいそくけっかん
背胰　背側膵　はいそくすい
背胰管　背側膵管　はいそくすいかん
背针　背側スタイレット　はいそくstylet
背正中隔　背側正中隔　はいそくせいちゅうかく
背正中沟　背側正中溝　はいそくせいちゅうこう
背中线　背中線　はいちゅうせん
背主动脉　背部大動脈　はいぶだいどうみゃく
背最长肌　背最長筋　はいさいちょうきん
钡　バリウム　Ba　barium
钡斑　バリウム斑　bariumはん
钡餐　バリウム粥　bariumがゆ
钡餐检查　バリウム〔造影〕検査　barium〔ぞうえい〕けんさ
钡尘沉着病　バリウム症　barium しょう
钡尘肺　バリウム肺〔塵症〕　bariumはい〔じんしょう〕
钡石灰　バラライム　baralyme
钡灌肠检查　バリウム注(浣)腸検査　bariumちゅう(かん)ちょうけんさ
钡灌肠结肠检查　結腸バリウム浣腸検査　けっちょうbariumかんちょうけんさ
钡灌肠用混悬液　バリウム浣腸用懸濁液　bariumかんちょうようけんだくえき
钡剂胆管逆行造影　バリウム逆行〔性〕胆管造影〔法〕　bariumぎゃっこう〔せい〕たんかんぞうえい〔ほう〕
钡〔剂〕灌肠　バリウム浣腸　bariumかんちょう
钡剂灌肠肠套叠复位　バリウム浣腸重積症整復　bariumか

んちょうじゅうせきしょうせいふく
钡剂灌肠器　バリウム浣腸器　bariumかんちょうき
钡剂双重对比造影　バリウム二重対比造影〔法〕　barium にじゅうたいひぞうえい〔ほう〕
钡剂休克　バリウムショック　barium shock
钡〔胶〕浆　バリウム膠質懸濁液　bariumこうしつけんだくえき
钡气双重造影　バリウム空気二重撮影〔法〕　bariumくうきにじゅうさつえい〔ほう〕
钡吞咽检查　バリウム嚥下検査　bariumえんげけんさ
钡中毒　バリウム中毒　bariumちゅうどく
倍半硫化物　セスキ硫化物　sesquiりゅうかぶつ
倍半硫酸盐　セスキ硫酸塩　sesquiりゅうさんえん
倍半萜　セスキテルペン　sesquiterpene
倍半萜烯　セスキテルペン　sesquiterpene
倍半盐　セスキ塩　sesquiえん
倍半氧化物　セスキ酸化物　sesquiさんかぶつ
倍比〔定〕律　倍数比例法則　ばいすうひれいほうそく
倍加剂量　倍加線(用)量　ばいかせん(よう)りょう
倍减器　倍減器　ばいげんき
倍硫磷　フェンチオン　fenthion
倍数核　倍数核　ばいすうかく
倍他米松　ベタメタゾン　betamethasone
倍他米松气雾剂　ベタメタゾン エアロゾル剤　betamethasone aerosolざい
倍性　倍数性　ばいすうせい
倍压器　倍圧器　ばいあっき
倍增器　倍率器,増倍器　ばいりつき,ぞうばいき
倍增器电极　ダイノード　dynode
倍增因数　増倍係数,増倍率　ぞうばいけいすう,ぞうばいりつ
悖德精神病　背徳症,悖徳狂,犯罪精神病　はいとくしょう,はいとくきょう,はんざいせいしんびょう
悖德狂　悖徳狂　はいとくきょう
被包围物　包入物　ほうにゅうぶつ
被剥原子　裸の原子　はだかのげんし
被触恐怖　〔他人〕接触恐怖〔症〕　〔たにん〕せっしょくきょうふ〔しょう〕
被动按摩　受動マッサージ　じゅどうmassage
被动操练　受動運動,他動運動　じゅどううんどう,たどううんどう
被动充血　受動性充血　じゅどうせいじゅうけつ
被动错觉　受動錯覚　じゅどうさっかく
被动带菌者　受動保菌者　じゅどうほきんしゃ
被动反向血凝法　逆受身〔赤〕血球凝集法　ぎゃくうけみ〔せっ〕けっきゅうぎょうしゅうほう
被动分泌　受動分泌　じゅどうぶんぴつ
被动感　受動感,受動〔性〕感覚　じゅどうかん,じゅどう〔せい〕かんかく
被动过敏反应　受動アナフィラキシー反応　じゅどうAnaphylaxie はんのう
被动过敏性　受動アナフィラキシー　じゅどうAnaphylaxie
被动回吸收　受動再吸収　じゅどうさいきゅうしゅう
被动获得性免疫　受動獲得免疫　じゅどうかくとくめんえき
被动抗过敏性　受動抗アナフィラキシー　じゅどうこうAnaphylaxie
被动扩散　受動拡散　じゅどうかくさん

被动免疫　受身免疫,受動免疫　うけみめんえき,じゅどう めんえき
被动免疫法　受動免疫法　じゅどうめんえきほう
被动免疫接种　受動免疫接種　じゅどうめんえきせっしゅ
被动免疫疗法　受動免疫療法　じゅどうめんえきりょうほ
被动皮肤过敏症　受動皮膚アナフィラキシー　じゅどうひ ふAnaphylaxie
被动溶血　受動溶血　じゅどうようけつ
被动睡眠　受動睡眠　じゅどうすいみん
被动体位　受動体位　じゅどうたいい
被动体验　受動体験　じゅどうたいけん
被动妄想　受動妄想　じゅどうもうそう
被动违拗〔症〕　受動拒絶〔症〕　じゅどうきょぜつ〔しょう〕
被动萎缩　受動萎縮　じゅどういしゅく
被动吸收　受動吸収　じゅどうきゅうしゅう
被动血细胞凝集　受動血球凝集　じゅどうけっきゅうぎょう しゅう
被动运动　受動運動　じゅどううんどう
被动运输　受動輸送　じゅどうゆそう
被动再吸收　受動再吸収　じゅどうさいきゅうしゅう
被动注意　受動注意　じゅどうちゅうい
被动转移　受動伝達　じゅどうでんたつ
被动转移皮肤过敏反应　プラウスニッツ・キュストナー反応 Prausnitz-Küstner はんのう
被动转移试验　受動伝達試験　じゅどうでんたつしけん
被动转运　受動輸送　じゅどうゆそう
被焚妄想　火焔妄想　かえんもうそう
被覆　被覆　ひふく
被覆粘膜　被覆粘膜　ひふくねんまく
被盖　被蓋　ひがい
被盖辐射线　被蓋放線　ひがいほうせん
被盖橄榄束　被蓋オリーブ路　ひがいoliveろ
被盖核　被蓋核　ひがいかく
被盖脊髓束　被蓋脊髄路　ひがいせきずいろ
被盖交叉　被蓋交叉　ひがいこうさ
被盖区　被蓋部　ひがいぶ
被盖束　被蓋束　ひがいそく
被盖细胞　被蓋細胞　ひがいさいぼう
被盖中部　被蓋中央部　ひがいちゅうおうぶ
被盖中央束　中心被蓋路　ちゅうしんひがいろ
被害者　被害者　ひがいしゃ
被膜　被膜　ひまく
被膜剥离术　被膜剥離術　ひまくはくりじゅつ
被膜抗原　エンベロープ抗原,K抗原　envelopeこうげん,K こうげん
被膜下窦　被膜下洞　ひまくかどう
被膜炎　被膜炎　ひまくえん
被囊类　被嚢類　ひのうるい
被囊外生骨疣　嚢状外骨腫〔症〕　のうじょうがいこつしゅ 〔しょう〕
被囊细胞　被膜細胞　ひまくさいぼう
被囊下上皮　被膜下上皮　ひまくかじょうひ
被迫害妄想　被害妄想　ひがいもうそう
被窃妄想　被盗妄想　ひとうもうそう
被子植物　被子植物　ひししょくぶつ
被子植物素　アンギオスペルミン　angiospermin
被子植物亚门　被子植物亜門　ひししょくぶつあもん

棓花青　ガロシアニン　gallocyanine
棓因　ガレイン　gallein
焙烧　焙焼　ばいしょう

BEN 奔贲本苯

bēn 奔贲
奔结　走核　そうかく
奔马律　奔馬〔性〕律〔動〕　ほんば〔せい〕りつ〔どう〕
奔马型　奔馬型　ほんばがた
奔逸脉　連続脈　れんぞくみゃく
奔走步态　変行性歩行　へんこうせいほこう
贲门　噴門　ふんもん
贲门癌　噴門癌　ふんもんがん
贲门部　噴門部　ふんもんぶ
贲门测位器　噴門計　ふんもんけい
贲门成形术　噴門形成術　ふんもんけいせいじゅつ
贲门弛缓　噴門弛緩　ふんもんしかん
贲门弛缓不能　噴門無弛緩〔症〕　ふんもんむしかん〔しょ う〕
贲门梗阻　噴門閉塞　ふんもんへいそく
贲门肌〔层〕切开术　噴門筋切開術　ふんもんきんせっかい じゅつ
贲门痉挛　噴門痙攣　ふんもんけいれん
贲门口　噴門口　ふんもんこう
贲门溃疡　噴門潰瘍　ふんもんかいよう
贲门扩张器　噴門拡張器　ふんもんかくちょうき
贲门扩张术　噴門拡張術　ふんもんかくちょうじゅつ
贲门括约肌　噴門括約筋　ふんもんかつやくきん
贲门括约肌关闭不全　噴門括約筋閉鎖不全　ふんもんかつ やくきんへいさふぜん
贲门括约肌切开术　噴門括約筋切開術　ふんもんかつやく きんせっかいじゅつ
贲门淋巴环　噴門リンパ輪　ふんもんlymphりん
贲门淋巴结　噴門リンパ節　ふんもんlymphせつ
贲门切除术　噴門切除術　ふんもんせつじょじゅつ
贲门食管松弛　噴門食道弛緩　ふんもんしょくどうしかん
贲门松弛　噴門弛緩　ふんもんしかん
贲门腺　噴門腺　ふんもんせん
贲门周围静脉结扎术　噴門周囲静脈結紮術　ふんもんしゅ ういじょうみゃくけっさつじゅつ

běn 本苯
本草书　本草書,薬草書　ほんぞうしょ,やくそうしょ
本川氏电闪光反应　本川電気閃光反応　もとかわでんきせ んこうはんのう
本胆烷醇酮　エチオコラノロン　etiocholanolone
本德氏试验　ベンダー試験　Benderしけん
本底　バック グラウンド　back ground
本底测定　バック グラウンド測定　back groundそくてい
本底调查　バック グラウンド調査　back groundちょうさ
本底辐射　バック グラウンド輻射　back groundふくしゃ
本底计数　バック グラウンド計数　back groundけいすう
本地疟　自発性マラリア　じはつせいmalaria
本旬氏试验　ベンデーン試験　Bendienしけん
本多生酸　パントテン酸　pantothen さん
本霍尔德氏试验　ベンホルド試験　Bennholdしけん
本-罗二氏定律　ブンゼン・ロスコー法則　Bunsen-Roscoeほ うそく
本-默二氏试验　ベネディクト・マルリン試験　Benedict-

Murlinしけん

本能反射　本能反射　ほんのうはんしゃ

本能活動　本能活動　ほんのうかつどう

本能行动　本能行動　ほんのうこうどう

本能行为　本能行為　ほんのうこうい

本能行为障碍　本能行動障害　ほんのうこうどうしょうがい

本尼迪特氏病　ベネディクト病　Benedictびょう

本尼迪特氏定量试验　ベネディクト定量試験　Benedictていりょうしけん

本尼迪特氏法　ベネディクト〔検査〕法　Benedict〔けんさ〕ほう

本尼迪特氏试剂　ベネディクト試薬　Benedictしやく

本尼迪特氏糖定性试验　ベネディクトブドウ糖定性試験　Benedictブドウとうていせいしけん

本尼迪特氏糖尿定性检查　ベネディクト尿糖定性測定法　Benedictにょうとうていせいそくていほう

本尼迪特氏综合征　ベネディクト症候群　Benedictしょうこうぐん

本尼米德　ベネミド,プロベネシド　benemid,probenecid

本身分化　自己分化　じこぶんか

本生灯　ブンゼン バーナー　Bunsen burner

本生电池　ブンゼン電池　Bunsenでんち

本生氏元素　ブンゼン元素　Bunsenげんそ

本斯莱氏小粒　ベンスレー特異顆粒　Bensleyとくいかりゅう

本斯莱氏中性龙胆紫橙黄G染剂　ベンスレー中性ゲンチアナ オランジG 染色剤　Bensleyちゅうせいgentian orange Gせんしょくざい

本斯-琼斯氏蛋白〔体〕　ベンス・ジョーンズ蛋白　Bence-Jonesたんぱく

本斯-琼斯氏蛋白试验　ベンス・ジョーンズ蛋白試験　Bence Jonesたんぱくしけん

本斯-琼斯氏反应　ベンス・ジョーンズ反応　Bence- Jonesはんのう

本斯-琼斯氏腺尿　ベンス・ジョーンズ アルブモーゼ尿〔症〕　Bence- Jones albumoseにょう〔しょう〕

本斯-琼斯氏体　ベンス・ジョーンズ　Bence- Jonesたい

本斯-琼斯氏圆柱体　ベンス・ジョーンズ円柱　Bence- Jonesえんちゅう

本体感觉　固有受容感覚　こゆうじゅようかんかく

本体感觉传导道　固有受容感覚経路　こゆうじゅようかんかくけいろ

本体感觉丧失　固有受容感覚喪失　こゆうじゅようかんかくそうしつ

本体感受反射　固有受容反射　こゆうじゅようはんしゃ

本体感受器　固有受容器　こゆうじゅようき

本体感受性　固有受容性　こゆうじゅようせい

本逊氏病　ベンスン病　Benson びょう

本征轨道　固有関数軌道　こゆうかんすうきどう

本征函数　固有函数(関数)　こゆうかんすう

本征值　固有値　こゆうち

本质　本質,本態　ほんしつ,ほんたい

本质性高血压　本態性高血圧　ほんたいせいこうけつあつ

苯　ベンゼン　benzen

苯胺　アニリン　aniline

苯胺癌　アニリン癌　anilineがん

苯胺橙　アニリン オレンジ　aniline orange

苯胺氮芥　アニリン カラシ　aniline カラシ

苯胺黑　アニリン ブラック　aniline black

苯胺红　アニリン レッド　aniline red

苯胺黄　アニリン エロー　aniline yellow

苯胺一甲醛树脂　アニリン フオルムアルデヒド樹脂　aniline-formaldehydeじゅし

苯胺蓝　アニリン ブルー　aniline blue

苯胺瘤　アニリン腫瘍　anilineしゅよう

苯胺龙胆紫　アニリン ゲンチアナ バイオレット,AG-V　aniline gentian violet

苯胺染剂　アニリン染料　anilineせんりょう

苯胺色素　アニリン色素　anilineしきそ

苯胺试验　アニリン試験　anilineしけん

苯胺水溶液　アニリン水溶液　aniline すいようえき

苯胺油　アニリン油　anilineゆ

苯胺疹　アニリン皮疹　anilineひしん

苯胺中毒　アニリン中毒　anilineちゅうどく

苯胺紫　モーベイン　mauvein

苯胺棕　アニリン褐　anilineかつ

苯巴比妥　フェノバルビタール　phenobarbital

苯巴比妥钠　フェノバルビタール ナトリウム　phenobarbital natrium

苯巴比妥片　フェノバルビタール錠　phenbarbitalじょう

苯吡胺　フェニラミン　pheniramine

苯苄胺　ジベンジリン　dibenzyline

苯苄拉明　フェニルトロキサミン　phenyltoloxamine

苯丙氨酸　フェニルアラニン　phenylalanine

苯丙氨酸羟化酶　フェニルアラニン ヒドロキシラーゼ　phenylalanine hydroxylase

苯丙胺　ベンゼドリン,アンフェタミン　benzedrine,amphetamine

苯丙胺类依赖　アンフェタミン依存症　amphetamineいぞんしょう

苯丙胺性精神病　アンフェタミン精神病　amphetamineせいしんびょう

苯丙苯哌酯　フェノペリジン　phenoperidine

苯丙醇　フェニルプロパノール　phenylpropanol

苯丙二酮　アセチルベンゾイル メチルフェニルジケトン　acetyl benzoyl methylphenyl diketone

苯丙砜　スルフェトロン　sulphetrone

苯丙基　フェニルプロピル基　phenyl propylき

苯丙酸诺龙　ナンドロロン フェニルプロピオネト　nandrolone phenyl propionate

苯丙酸去甲睾酮　ナンドロロン フェニルプロピオネト　nandrolone phenylpropionate

苯丙酮尿〔症〕　フェニルケトン尿〔症〕　phenylketonにょう〔しょう〕

苯丙酮酸　フェニルピルビン酸　phenylpyruvinさん

苯丙酮酸性精神幼稚病　フェニルピルビン酸性白痴　phenylpyruvinさんせいはくち

苯丙西林　プロピシリン　propicillin

苯丙烯　アリル ベンゼン　allyl benzene

苯丙烯醇　シンナミル アルコール　cinnamyl alcohol

苯丙烯醛　シンナムアルデヒド　cinnamaldehyde

苯并芘　ベンツピレン　benzpyrene

苯并芘污染　ベンツピレン污染　benzopyreneおせん

苯〔并〕吡啶　ベンゾピリジン　benzopyridine

苯〔并〕吡咯　ベンゾピロール　benzopyrrole

苯〔并〕噁嗪酮　ベンゾキサシノン　benzoxazinone
苯〔并〕噁唑啉酮　ベンゾキサゾリノン　benzoxazolinone
苯〔并〕蒽　ベンズアントラセン　benzanthracene
苯〔并〕二噁烷　ベンズジオキサン　benzdioxan
苯〔并〕呋喃　ベンゾフラン，クマロン　benzofuran, coumarone
苯〔并〕红紫　ベンゾプルプリン　benzopurpurine
苯〔并〕咪唑　ベンズイミダゾール　benzimidazole
苯〔并〕噻吩　ベンゾチオフェン　benzothiophene
苯〔并〕噻唑　ベンゾチアゾール　benzothiazole
苯〔并〕三唑　ベンゾトリアゾール　benzotriazole
苯〔并〕芴　ベンゾフルオレン　benzofluorene
苯〔并〕异喹啉　ベンゾイソキノリン　benzoisoquinoline
苯丁胺　フェンテルミン　phentermine
苯丁酸氮芥　クロラムブチル，ロイケラン　chlorambucil, leukeran
苯丁唑啉(酮)　フェニルブタゾン　phenylbutazone
苯二胺　フェニレンジアミン　phenylenediamine
苯二酚葡糖甙(苷)　アルブチン　arbutin
苯二磺酸　ベンゼンジスルホン酸　benzene disulfonさん
苯二甲酸　ベンゼンジカルボキシル酸，フタール酸　benzene dicarboxylさん，phthalさん
苯二甲酸醋酸纤维素　フタール酸酢酸セルロース　phthalさんさくさんcellulose
苯二甲酸氢钾　フタール酸水素カリウム　phthalさんすいそkalium
苯酚　フェノール，石炭酸　phenol, せきたんさん
苯酚靛酚　フェノール　インドフェノール　phenol indophenol
苯酚磺酸　フェノールスルホン酸　phenol sulfonさん
苯酚磺酞　フェノールスルホンフタレイン　phenol sulfonphthalein
苯酚钠　石炭酸ナトリウム　せきたんさんnatrium
苯酚软膏　石炭酸軟膏　せきたんさんなんこう
苯氟拉明　フェンフルラミン　fenfluramine
苯福林　フェニルエフリン　phenylephrine
苯海拉明　ベナドリル，ジフェンヒドラミン　benadryl, diphenhydramine
苯海拉明中毒　ジフェンヒドラミン中毒　diphenhydramineちゅうどく
苯海索　ベンツヘキソール，塩酸トリヘキシフェニジル　benzhexol, えんさんtrihexyphenidyl
苯胲　フェニルヒドロキシルアミン　phenyl hydroxylamine
苯红紫4B　ベンゾ プルプリン4B　benzo purpurine 4B
苯琥胺　フェンサクシミド　phensuximide
苯化合物　ベンゼン化合物　benzene かごうぶつ
苯环　ベンゼン環　benzeneかん
苯磺酸　ベンゼンスルホン酸　benzene sulfonさん
苯磺酸盐　ベンゼン スルホン酸塩　benzensulfonさんえん
苯磺酸酯　ベンゼン スルホン酸エステル　benzenesulfonさんester
苯磺酰胺　ベンゼン スルフォンアミド　benzene sulfonamide
苯磺酰肼　ベンゼン スルホニルヒドラジド　benzene sulfonyl hydrazide
苯磺酰氯　塩化ベンゼンスルホン　えんかbenzenesulfon
苯磺唑酮　スルフィンピラゾン　sulfinpyrazone
苯基　フェニル基　phenylき

苯基丙氨酸　フェニルアラニン　phenylalanine
苯基丙氨酸氮芥　フェニルアラニンマスタード　phenylalanine mustard
苯基丙氨酸酶　フェニルアラニナーゼ　phenylalaninase
苯基丙基甲酮　フェニルプロピルケトン　phenyl propyl ketone
苯基丙酸　フェニルプロピオン酸　phenylpropionさん
苯基汞化溴　臭化フェニル〔第二〕水銀，しゅうかphenyl〔だいに〕すいぎん
苯基海硫因　フェニルチオヒダントイン　phenylthiohydantion
苯基化剂　フェニル化剤　phenylかざい
苯基化〔作用〕　フェニル化作用　phenylかさよう
1-苯基环戊烷羧酸二乙氨基乙酯　カラミフェン　caramiphen
苯〔基〕脒　ベンゼンカルボンアミジン　benzene carbon amidine
苯基-1-萘胺偶氮邻苯甲酸　フェニル-1-ナフチルアミンアゾベンゼン-O-カルボキシル酸　phenyl-1-naphthylamine azobenzene-0-carboxylさん
苯基羟胺　フェニルヒドロキシルアミン　phenyl hydroxylamine
苯基乳酸　フェニル乳酸　phenyl にゅうさん
2-苯基色〔原〕酮　2-フェニル-γ-クロモン　2-phenyl-γ-chromone
苯基硝酸灵　フェニルニトロン　phenylnitrone
苯甲醇　ベンジル アルコール　benzyl alcohol
苯甲二氮䓬　ジアゼパム　diazepam
苯甲吗啉　フェンメトラジン　phenmetrazine
苯甲醚　アニソール，茴香エーテル　anisol,ウイキョウether
苯甲醛　ベンズアルデヒド　benzaldehyde
苯甲醛缩苯胺　ベンズアルアニリン　benzalaniline
苯〔甲〕醛肟　ベンズアルドキシム　benzaldoxime
苯甲酸　安息香酸，ベンゾイク酸　アンソクコウさん，benzoicさん
苯甲酸安替比林　安息香酸アンチピリン　アンソクコウさんantipyrine
苯甲酸铵　安息香酸アンモニウム　アンソクコウさんammonium
苯甲酸苯酯　安息香酸フェニル　アンソクコウさんphenyl
苯甲酸铋　安息香酸蒼鉛，安息香酸ビスマス　アンソクコウさんそうえん，アンソクコウさんbismuth
苯甲酸苄酯　安息香酸ベンジル　アンソクコウさんbenzyl
苯甲酸苄酯洗剂　安息香酸ベンジル洗淨剤　アンソクコウさんbenzylせんじょうざい
苯甲酸丙烯酯　安息香酸アリル　アンソクコウさんallyl
苯甲酸雌(素)二醇　安息香酸エストラジオール　アンソクコウさんestradiol
苯甲酸雌(素)二醇注射液　安息香酸エストラジオール注射液　アンソクコウさんestradiolちゅうしゃえき
苯〔甲〕酸酐　無水安息香酸　むすいアンソクコウさん
苯甲酸甲酯　安息香酸メチル　アンソクコウさんmethyl
苯甲酸钠　安息香酸ナトリウム　アンソクコウさんnatrium
苯甲酸钠咖啡因　安息香酸ナトリウム カフェイン　アンソクコウさんnatrium caffeine
苯甲酸萘　ベンゾナフタリン　benzonaphthalene
苯甲酸萘酚　ベンゾナフトール　benzonaphthol
苯甲酸松柏酯　安息香酸コニフェリル　アンソクコウさん

coniferyl

苯〔甲〕酸盐　安息香酸塩　アンソクコウさんえん

苯甲烃铵　ベンザルコニウム　benzalkonium

苯甲酰爱康宁　ベンゾイルエクゴニン　benzoyl ecgonine

苯甲酰胺　ベンズアミド　benzamide

苯甲酰氟　弗化ベンゾイル　ふっかbenzoyl

苯甲酰化　ベンゾイル化　benzoylか

苯甲酰化剂　ベンゾイル化剤　benzoylかざい

苯〔甲〕酰化作用　ベンゾイル化作用　benzoylかさよう

苯甲酰磺胺　スルフベンズアミド　sulfbenzamide

苯甲酰〔基〕　ベンゾイル基　benzoylき

苯〔甲〕酰肼　ベンゾイルヒドラジン　benzoyl hydrazine

苯甲酰氯　塩化ベンゾイル　えんかbenzoyl

苯甲酰-β-葡〔萄〕糖醛酸酯　ベンゾイル-β-グルクロン酸エステル　benzoyl-β-glucuronさんester

苯甲酰乌头原碱　ベンゾイルアコニン　benzoylaconine

苯甲酰溴　ベンゾイル臭化物　benzoylしゅうかぶつ

苯甲异噁唑青霉素　メチルフェニル イソキザゾリル ペニシリン,オキサシリン　methylphenyl isoxazolyl penicillin,oxacillin

苯甲异噁唑青霉素钠胶囊　メチルフェニル イソキザゾリル ペニシリンナトリウム カプセル　methylphenylisoxazolyl penicillin natrium capsule

苯甲异噁唑青霉素钠　オキサシリン ナトリウム プロスタフリン　oxacillin natrium, prostaphlin

苯甲异噁唑青霉素钠注射液　オキサシリン ナトリウム注射液　oxacillin natriumちゅうしゃえき

苯精　ベンジン　benzine

苯肼　フェニルヒドラジン　phenylhydrazine

苯肼对磺酸　フェニルヒドラジン-P-スルフォン酸　phenyl-hydrazine-P-sulfonさん

苯肼中毒　フェニルヒドラジン中毒　phenylhydrazineちゅうどく

苯胅　フェニルイソシアン化物　phenylisocyanかぶつ

苯醌　キノーン　quinone

苯醌单肟　キノーンモノオキシーム　quinone monooxime

苯赖加压素　フェリプレシン　felypressin

苯疗法　ベンゾ療法　benzoりょうほう

苯硫酚　チオフェノール　thiophenol

苯硫脲　フェニルチオカルバマイド　phenyl thiocarbamide

苯硫酸　フェニル硫酸　phenylりゅうさん

苯六酚　ヘキサヒドロキシベンゼン　hexahydroxy benzene

苯醚　ジフェニル エーテル　diphenyl ether

苯那君　ベナドリル　benadryl

苯乃静　塩酸ベナクチジン　えんさんbenactyzine

苯脲　フェニル尿素　phenyl にょうそ

苯偶姻　ベンゾイン　benzoin

苯偶姻肟　ベンゾインオキシーム　benzoin oxime

苯哌啶醋酸甲酯　メチル フェニデート,リタリン　methyl phenidate,ritalin

苯-β-葡〔萄〕糖醛酸　ベンズ-β-グルクロン酸　benz-β-glucuronさん

苯齐巨林　ベンゼドリン　benzedrine

苯羟乙胺　ベナクチジン　benactyzine

苯乳酸　フェニル乳酸　phenylにゅうさん

苯色酮　ベンゾクロモーン　benzochromone

苯胂酸　フェニルアルソン酸　phenylarsonさん

苯肾上腺素　フェニルエフリン　phenylephrine

苯羧酸　ベンゼンカルボキシル酸　benzencarboxylさん

苯糖砜　プロミン　promin

苯酮　ベンゾフェノーン　benzophenone

苯酮尿　フェニルケトン尿　phenyl ketoneにょう

苯托品　ベンズトロピン　benztropine

苯妥英　ジフェニルヒダントイン,フェニトイン　diphenyl-hydantoin,phenytoin

苯妥英钠　ジフェニルヒダントインナトリウム　diphenyl-hydantoin natrium

苯妥英钠片　ジフェニルヒダントイン ナトリウム錠　diphenylhydantoin natriumじょう

苯妥英钠中毒　ジフェニルヒダントイン ナトリウム中毒　diphenylhydantoin natriumちゅうどく

苯乌拉坦　フェニルウレタン　phenylurethane

苯西克定　フェンシクリジン　phencyclidine

苯酰胺类　ベンズアミド類　benzamideるい

N-苯酰苯羟胺　N-ベンゾイルフェニルヒドロキシルアミン　N-benzoyl phenyl hydroxylamine

苯酰丙烯酸　ベンゾイルアクリル酸　benzoylacrylさん

本酰磺胺　スルファベンザミト　sulfabenzamide

苯酰金胺　ベンゾイルオーラミン　benzoyl auramine

苯酰肼　ベンズヒドラジド　benzhydrazide

苯氧苯扎明　フェノキシベンザミン　phenoxybenzamine

苯〔氧〕苄胺　フェノキシベンザミン　phenoxybenzamine

苯氧苄青霉素　フェンベニシリン　fenbenicillin

苯氧苄青霉素钾　フェンベニシリンポタシウム　fenbenicillin potassium

苯氧丙基青霉素　プロピシリン,α-フェノキシプロピル ペニシリン　propicillin, α-phenoxypropyl penicilline

苯氧丙基青霉素钾　α-フェノキシプロピルペニシリン ポタシウム,プロピシリン　α-phenoxypropylpenicilline potassium,propicillin

α-苯氧丙基青霉素钾盐　α-フェノキシプロピルペニシリン ポタシウム塩　α-phenoxypropylpenicilline potassiumえん

苯氧丁基青霉素　フェノキシブチル ペニシリン　phenoxybutyl penicillin

苯氧基　フェノキシル基　phenoxylき

苯氧基咖啡因　フェノキシカフェイン　phenoxycaffeine

2-苯氧〔基〕乙醇　2-フェノキセトル　2-phenoxetol

苯氧甲基青霉素　フェノキシメチルペニシリン　phenoxymethylpenicillin

苯氧乙醇　フェノキシエタノール　phenoxyethanol

苯氧乙基青霉素　フェノキシルエチルペニシリン　phenoxylethyl penicillin

苯氧异丙基青霉素　フェノキシイソプロピルペニシリン　phenoxyisopropylpenicillin

苯乙胺　フェニルエチルアミン　phenylethylamine

苯乙胺-N-甲基转移酶　フェニルエチルアミン-N-メチルトランスフェラゼ　phenylethylamine-N-methyl transferase

苯乙醇　フェニルエチルアルコール　phenylethyl alcohol

苯乙醇胺　フェニルエタノラミン　phenylethanolamine

苯乙醇胺-N-甲基转移酶　フェニルエタノラミン-N-メチルトランスフェラーゼ　phenylethanolamine-N-methyl transferase

苯乙醇腈　マンデルニトリル　mandelonitrile

苯乙醇酸　フェニル グリコル酸　phenyl glycollさん

苯乙醇酸钙　カンデレート　camdelate

苯乙基二胍　フェンホルミン　phenformine

苯乙基内酰脲 フェニルエチルヒダンチオン,ニルバノール phenylethylhydantion,nirvanol

苯乙基乙酰脲 フェニルエチルアセト尿素 phenylethyl-acetoにょうそ

苯乙肼 フェニルエチルヒドラジン,フェネルジン phenylethyl hydrazine,phenalzine

苯乙醚 フェニルエチルエーテル phenyl ethyl ether

苯乙哌啶酮 グルテチミッド glutethimide

苯乙醛 フェニルアセトアルデヒド phenylacetaldehyde

苯乙双胍 フェネチルジグアニド,フェンフオルミン phenethyl diguanide,phenformin

苯乙酸 フェニル酢酸 phenylさくさん

苯乙酸睾〔丸〕素〔酮〕 フェニル酢酸テストステロン phenylさくさんtestosterone

苯乙酮 アセトフェノン acetophenone

苯乙酮缩非那替汀 アセトフェノン-P-フェネチジン,マラリン acetophenone-p-phenetidine,malarin

苯乙烯 フェニルエテン,スチレン phenylethene,styrene

苯乙烯树脂 スチレン樹脂 styreneじゅし

苯乙酰 フェニルアセチル phenylacetyl

N-苯乙酰胺 N-フェニルアセトアミド N-phenylacetamide

苯乙酰谷〔氨〕酰胺 フェニルアセチルグルタミン phenylacetylglutamine

苯乙酰脲 フェニルアセチル尿素 phenylacetylにょうそ

苯〔异〕丙胺 アンフェタミン amphetamine

苯异妥因 フェニルイソヒダントイン phenylisohydantoin

苯茚胺 フェニンダミン phenindamine

苯茚二酮 フェニンジオン phenindion

苯中毒 ベンゾール中毒 benzolちゅうどく

苯中毒性白血病 ベンゾール白血病 benzolはっけつびょう

苯腙 フェニルヒドラゾン phenylhydrazone

苯佐卡因 ベンゾカイン benzocaine

BENG 崩绷泵

bēng 崩绷

崩解 崩解〔壊〕 ほうかい

崩解剂 崩解剤 ほうかいざい

崩解时限 崩解時間限界 ほうかいじかんげんかい

崩解试验 崩解試験 ほうかいしけん

崩解性能力 崩解能力 ほうかいのうりょく

崩蚀性溃疡 侵食潰瘍 しんしょくかいよう

崩蚀性软下疳 侵食性軟性下疳 しんしょくせいなんせいげかん

崩蚀性牙周膜炎 侵食性歯根膜炎 しんしょくせいしこんまくえん

崩蚀性龈炎 侵食性歯肉炎 しんしょくせいしにくえん

绷带 包帯 ほうたい

  巴尔通氏绷带 バートン包帯 Bartonほうたい

  希波克拉底氏绷带 ヒポクラテス包帯 Hippocrateほうたい

绷带剪 包帯鋏 ほうたいばさみ

绷带卷 巻包帯 まきほうたい

绷带学 包帯学 ほうたいがく

绷带征 包帯徴候 ほうたいちょうこう

绷〔扎〕法 包帯法 ほうたいほう

bèng 泵

泵 ポンプ pump

泵压过滤器 ポンプ フィルタ,ポンプ濾過器 pump filter

pump ろかき

BI 逼荸鼻比吡彼笔俾必毕闭荜哔铋秘蓖蔽壁避臂襞

bī 逼

逼出性毛囊炎 グリンドン病 Grindonびょう

逼尿肌 排尿筋 はいにょうきん

bí 荸鼻

荸荠素 パッチィン puchiin

鼻 鼻 び,はな

鼻癌 鼻癌 びがん

鼻白喉 鼻ジフテリア びdiphtheria

鼻孢子虫病 リノスポリジウム症 Rhinosporidiumしょう

鼻孢子虫属 リノスポリジウム属 Rhinosporidiumぞく

鼻背 鼻背,鼻梁 はなすじ びりょう

鼻背动脉 鼻背動脈 びはいどうみゃく

鼻-鼻咽静脉丛 鼻-鼻咽頭静脈叢 び-びいんとうじょうみゃくそう

鼻表皮样癌 鼻類表皮癌 びるいひょうひがん

鼻病 鼻症 びしょう

鼻病毒 リノウイルス rhinovirus

鼻〔病〕性注意力减退 鼻性注意集中不能〔症〕 びせいちゅういしゅうちゅうふのう〔しょう〕

鼻部 鼻部 びぶ

鼻部脑膜脑突出 鼻部髄膜脳瘤 びぶずいまくのうりゅう

鼻部皮脂溢 鼻部脂漏〔症〕 びぶしろう〔しょう〕

鼻部神经胶质瘤 鼻部〔神経〕膠腫 びぶ〔しんけい〕こうしゅ

鼻部战伤 鼻部戦傷 びぶせんしょう

鼻槽囊肿 鼻槽囊腫 びそうのうしゅ

鼻侧偏盲 鼻側半盲〔症〕 びそくはんもう〔しょう〕

鼻侧切开术 外側鼻切開術 がいそくびせっかいじゅつ

鼻侧视网膜 鼻側網膜 びそくもうまく

鼻测量计 測鼻器,鼻計測器 そくびき,びけいそくき

鼻测压计 鼻気圧計 びきあつけい

鼻成形术 造鼻術,鼻形成術 ぞうびじゅつ,びけいせいじゅつ

鼻冲洗 鼻洗淨 びせんじょう

鼻臭 臭鼻症,オツェーナ しゅうびしょう,ozena

鼻出血 鼻出血 びしゅっけつ

鼻唇成形术 鼻口唇形成術 びこうしんけいせいじゅつ

鼻唇沟 鼻唇溝 びしんこう

鼻唇沟消失 鼻唇溝消失 びしんこうしょうしつ

鼻唇淋巴结 鼻唇リンパ節 びしんlymphせつ

鼻唇囊肿 鼻唇囊胞 びしんのうほう

鼻导管 鼻管 びかん

鼻道 鼻道 びどう

鼻堤 鼻堤 びてい

鼻滴入法 鼻点滴〔注入〕法 びてんてき〔ちゅうにゅう〕ほう

鼻底 鼻床,鼻底 びしょう,びてい

鼻冻伤 鼻の凍傷 はなのとうしょう

鼻窦 副鼻腔,鼻洞 ふくびくう,びどう

鼻窦穿刺术 副鼻腔穿刺術 ふくびこうせんしじゅつ

鼻窦导管插入术 副鼻腔カテーテル〔挿入〕法 ふくびこうcatheter〔そうにゅう〕ほう

鼻窦骨折 副鼻腔骨折,鼻洞骨折 ふくびこうこっせつ,びどうこっせつ

鼻窦含牙囊肿　鼻洞歯芽嚢胞　びどうしがのうほう

鼻窦活组织检查　鼻洞生検,鼻洞バイオプシー　びどうせいけん,びどうbiopsy

鼻窦寄生物感染　鼻洞寄生虫感染　びどうきせいちゅうかんせん

鼻窦检查　鼻洞検査　びどうけんさ

鼻窦浆液囊肿　鼻洞漿液性嚢胞　びどうしょうえきせいのうほう

鼻窦结核　鼻洞結核　びどうけっかく

鼻窦鳞状细胞癌　鼻洞扁平細胞癌　びどうへんぺいさいぼうがん

鼻窦瘘　鼻洞フィステル　びどうFistel

鼻窦梅毒　鼻洞梅毒　びどうばいどく

鼻窦囊性变性　鼻洞嚢胞変性　びどうのうほうへんせい

鼻窦粘膜钳　鼻洞粘膜鉗子　びどうねんまくかんし

鼻窦气压损伤　鼻洞気圧性外傷　びどうきあつせいがいしょう

〔鼻〕窦切开术　鼻洞切開術　びどうせっかいじゅつ

鼻窦肉芽肿　鼻洞肉芽腫　びどうにくがしゅ

鼻窦乳头〔状〕癌　鼻洞乳頭〔状〕癌　びどうにゅうとう〔じょう〕がん

鼻窦乳头〔状〕瘤　鼻洞乳頭腫　びどうにゅうとうしゅ

鼻窦神经节　クロケ神経節　Cloquetしんけいせつ

鼻窦石　鼻洞結石　びどうけっせき

鼻窦损伤　鼻洞損傷　びどうそんしょう

鼻窦透照法　鼻洞透視法,鼻洞徹照法　びどうとうしほう,びどうてっしょうほう

鼻窦息肉　副鼻腔ポリープ,鼻洞ポリープ　ふくびこうpolyp,びどうpolyp

鼻窦息肉样变性　鼻洞ポリープ性変性　びどうpolypせいへんせい

鼻窦炎　鼻洞炎　びどうえん

鼻窦炎支气管炎综合征　鼻洞気管支炎症候群　びどうきかんしえんしょうこうぐん

鼻窦咬骨钳　鼻洞骨鉗子　びどうこつかんし

鼻窦异物　鼻洞異物　びどういぶつ

鼻窦异物钳　鼻洞異物鉗子　びどういぶつかんし

鼻窦蝇蛆病　鼻洞はえ蛆病　びどうはえうじびょう

鼻窦疣状癌　鼻洞疣状癌　びどうゆうじょうがん

鼻窦真空　鼻洞真空　びどうしんくう

鼻窦置换疗法　鼻洞置換療法　びどうちかんりょうほう

鼻窦肿瘤　鼻洞腫瘍　びどうしゅよう

鼻额静脉　鼻前頭静脈　びぜんとうじょうみゃく

鼻额位投照术　鼻前頭X線撮影法　びぜんとうXせんさつえいほう

鼻恶性肉芽肿　鼻悪性肉芽腫　びあくせいにくがしゅ

鼻腭动脉　鼻口蓋動脈　びこうがいどうみゃく

鼻腭囊肿　鼻口蓋嚢胞　びこうがいのうほう

鼻腭神经　鼻口蓋神経　びこうがいしんけい

鼻腭神经孔　スカルパ孔　Scarpaこう

鼻腭神经麻醉　鼻口蓋神経麻醉　びこうがいしんけいますい

鼻反光镜　鼻反射鏡　びはんしゃきょう

鼻反应　鼻反応　びはんのう

鼻放线菌病　鼻放線菌症　びほうせんきんしょう

鼻分裂　鼻裂,外鼻披裂　びれつ,がいびひれつ

鼻缝〔合〕术　鼻縫合術　びほうごうじゅつ

鼻缝点　鼻孔点,リニオン　びこうてん,rhinion

鼻敷料钳　鼻包帯鉗子　びほうたいかんし

鼻〔副〕窦透照灯　副鼻洞徹照ランプ　ふくびどうてっしょうlamp

鼻副窦支气管综合征　副鼻洞気管支症候群　ふくびどうきかんししょうこうぐん

鼻副软骨　副鼻軟骨　ふくびなんこつ

鼻干燥　鼻粘膜乾燥〔症〕　びねんまくかんそう〔しょう〕

鼻隔板　鼻中隔軟骨　びちゅうかくなんこつ

鼻根　鼻根　びこん

鼻〔根〕点　ナジオン　nasion

鼻功能检查法　鼻機能検査法　びきのうけんさほう

鼻骨　鼻骨　びこつ

鼻骨闭合复位术　鼻骨非観血的整復法　びこつひかんけつてきせいふくほう

鼻骨复位术　鼻骨復位術　びこつふくいじゅつ

鼻骨骨折　鼻骨骨折　びこつこっせつ

鼻〔骨〕坏死　鼻骨壊死　びこつえし

鼻骨间缝　鼻骨間縫合　びこつかんほうごう

鼻骨膜剥（分）离器　鼻骨膜エレベータ,鼻骨膜剥離子　びこつまくelevater,びこつまくはくりし

鼻骨膜起子　鼻骨膜起子　びこつまくきし

鼻骨切开术　鼻骨切開術　びこつせっかいじゅつ

鼻骨脱位　鼻骨脱臼　びこつだっきゅう

鼻骨纤维异常增殖（生）　鼻骨線維増殖　びこつせんいぞうしょく

鼻骨再建术　鼻骨再建術　びこつさいけんじゅつ

鼻骨增殖性骨膜炎　鼻骨増殖性骨膜炎　びこつぞうしょくせいこつまくえん

鼻管　鼻管　びかん

鼻颌缝　鼻上顎〔骨〕縫合　びじょうがく〔こつ〕ほうごう

鼻黑〔色素〕瘤　鼻黒色腫　びこくしょくしゅ

鼻红粒病　紅色鼻顆粒症　こうしょくびかりゅうしょう

鼻喉科学　鼻喉頭科学　びこうとうかがく

鼻喉科学家　鼻喉頭科学者　びこうとうかがくしゃ

鼻喉炎　鼻喉頭炎　びこうとうえん

鼻后棘　後鼻棘　こうびきょく

鼻后孔　後鼻孔　こうびこう

鼻后孔填塞　後鼻孔パック　こうびこうpack

鼻后上内侧支　内側上後鼻枝　ないそくじょうこうびし

鼻后上外侧支　外側上後鼻枝　がいそくじょうこうびし

鼻后凸　鼻前彎〔症〕　びぜんわん〔しょう〕

鼻后凸切除术　〔外〕鼻前彎切除術　〔がい〕びぜんわんせつじょじゅつ

鼻后外侧动脉　外側後鼻動脈　がいそくこうびどうみゃく

鼻后外侧及中隔动脉　外側中隔後鼻動脈　がいそくちゅうかくこうびどうみゃく

鼻后下支　後下鼻枝　こうかびし

鼻呼吸　鼻呼吸　びこきゅう

鼻呼吸困难　鼻呼吸困難　びこきゅうこんなん

鼻呼吸气量描记器　鼻腔呼吸量測定器　びこうこきゅうりょうそくてき

鼻活组织检查　鼻生検,鼻バイオプシー　びせいけん,びbiopsy

鼻肌　鼻筋　びきん

鼻畸形　鼻奇形　びきけい

鼻棘　鼻棘　びきょく

鼻崎　鼻稜　びりょう

鼻夹　鼻クリップ　び clip

鼻甲　鼻甲介　びこうかい

鼻甲部分切除术　部分鼻甲介切除術　ぶぶんびこうかいせつじょじゅつ

鼻甲刀　鼻甲介切除刀, コンコトーム　びこうかいせつじょとう, conchotome

鼻甲海绵丛　鼻甲介海綿状叢　びこうかいかいめんじょうそう

鼻甲嵴　鼻甲介稜　びこうかいりょう

鼻甲剪　鼻甲介鋏　びこうかいばさみ

鼻甲切除器　鼻甲介切除器　びこうかいせつじょき

鼻甲切除术　鼻甲介切除術　びこうかいせつじょじゅつ

鼻甲切开术　鼻甲介切開術　びこうかいせっかいじゅつ

鼻甲全部切除术　全鼻甲介切除術　ぜんびこうかいせつじょじゅつ

鼻甲炎　甲介炎　こうかいえん

鼻甲折断术　鼻甲介屈折術　びこうかいくっせつじゅつ

鼻尖　鼻尖　びせん

鼻尖切迹　鼻尖陥凹　びせんかんおう

鼻剪　鼻鋏　はなばさみ

鼻疖　鼻癤〔症〕, 鼻フルンケル　びせつ〔しょう〕, び furncle

鼻结核　鼻結核〔症〕　びけっかく〔しょう〕

鼻睫根　鼻毛様体根　びもうようたいこん

鼻睫〔状〕神经　鼻毛様体神経　びもうようたいしんけい

鼻睫支　鼻毛様体支　びもうようたいし

鼻镜　鼻鏡　びきょう

鼻镜检查〔法〕　鼻鏡検査〔法〕, 検鼻法　びきょうけんさ〔ほう〕, けんびほう

鼻镜下鼻内异物取除术　鼻鏡下鼻内異物摘除術　びきょうかびないいぶつてきじょじゅつ

鼻疽〔病〕〔马〕鼻疽〔ば〕びそ

鼻疽杆菌　〔馬〕鼻疽菌　〔ば〕びそきん

鼻疽杆菌属　マレオミセス属　Malleomycesぞく

鼻疽菌素接种　マレイン接種　malleinせっしゅ

鼻疽菌素试验　マレイン反応　malleinはんのう

鼻锯　鼻鋸　はなのこぎり

鼻卡他　鼻カタル　びcatarrh

鼻科持针钳　鼻科持針鉗子　びかじしんかんし

鼻科缝合针　鼻科縫合針　びかほうごうしん

鼻科学　鼻科学　びかがく

鼻孔　鼻孔　びこう

鼻孔闭合　鼻孔閉鎖〔症〕　びこうへいさ〔しょう〕

鼻孔扩张器　鼻球　びきゅう

鼻孔狭窄　外鼻孔狭窄〔症〕　がいびこうきょうさく〔しょう〕

鼻窥器　鼻鏡　びきょう

鼻窥器检查　鼻鏡検査　びきょうけんさ

鼻溃疡　鼻潰瘍　びかいよう

鼻扩张器　鼻拡張器　びかくちょうき

鼻泪管　鼻涙管　びるいかん

鼻泪管襞　鼻涙管ひだ　びるいかんひだ

鼻泪管插管术　鼻涙管挿管法　びるいかんそうかんほう

鼻泪管石　鼻涙管結石　びるいかんけっせき

鼻泪管探通术　鼻涙管探通術, 鼻涙管探針法　びるいかんたんつうじゅつ, びるいかんたんしんほう

鼻泪管狭窄　鼻涙管狭窄　びるいかんきょうさく

鼻泪管狭窄逆行扩张术　鼻涙管狭窄逆行拡張術　びるいかんきょうさくぎゃっこうかくちょうじゅつ

鼻泪管狭窄切开术　鼻涙管狭窄切開術　びるいかんきょうさくせっかいじゅつ

鼻泪管狭窄眦分离术　鼻涙管狭窄眼角〔靭帯〕離断術　びるいかんきょうさくがんかく〔じんたい〕りだんじゅつ

鼻梁　鼻梁　びりょう

鼻裂畸形　鼻裂症, 外鼻披裂　びれつしょう, がいびひれつ

鼻淋巴肉瘤　鼻リンパ肉腫　びlymphにくしゅ

鼻鳞状细胞乳头瘤　鼻鱗状細胞乳頭腫　びりんじょうさいほうにゅうとうしゅ

鼻漏　鼻漏　びろう

鼻麻风　鼻らい〔病〕　びらい〔びょう〕

鼻毛　鼻毛, はなげ　びもう

鼻毛剪　鼻毛はさみ　びもうはさみ

鼻毛霉菌病　鼻ムコール〔菌〕症　び mucor〔きん〕しょう

鼻梅毒　鼻梅毒　びばいどく

鼻霉菌病　鼻糸状菌症　びしじょうきんしょう

鼻棉塞充填器　鼻腔〔棉〕タンポン　びこう〔わた〕tampon

鼻面　鼻面　びめん

鼻内侧支　内側鼻枝　ないそくびし

鼻内蝶窦切开术　鼻内蝶形骨洞切開術　びないちょうけいこつどうせっかいじゅつ

鼻内额窦切开术　鼻内前頭洞切開術　びないぜんとうどうせっかいじゅつ

鼻内接种　鼻内接種　びないせっしゅ

鼻内麻醉　鼻内麻酔　びないますい

鼻内筛窦部分切除术　鼻内部分篩骨洞切除術　びないぶぶんしこつどうせつじょじゅつ

鼻内筛窦全部切除术　鼻内全篩骨洞切除術　びないぜんしこつどうせつじょじゅつ

鼻内筛窦手术　鼻内篩骨洞手術　びないしこつどうしゅじゅつ

鼻内上颌窦开窗术　鼻内上顎洞開口術　びないじょうがくどうかいこうじゅつ

鼻内投药法　鼻内投薬法　びないとうやくほう

鼻内支　内側鼻枝　ないそくびし

鼻内注射　鼻腔注射　びこうちゅうしゃ

鼻粘膜　鼻粘膜　びねんまく

鼻粘膜剥离器　鼻粘膜エレベータ　びねんまくelevator

鼻粘膜刀　鼻粘膜刀　びねんまくとう

鼻粘膜电烙术　鼻粘膜電気焼灼術　びねんまくでんきしょうしゃくじゅつ

鼻粘膜呼吸区　鼻粘膜呼吸部　びねんまくこきゅうぶ

鼻〔粘膜〕接种　経鼻接種〔法〕　けいびせっしゅ〔ほう〕

鼻粘膜利什曼病　アメリカ リーシュマニア症　American leshmaniaしょう

鼻粘膜镊　鼻粘膜ピンセット　びねんまくpincette

鼻粘膜钳　鼻粘膜鉗子　びねんまくかんし

鼻粘膜嗅区　鼻粘膜嗅覚区　びねんまくしゅうかくく

鼻粘膜印片　鼻粘膜捺印標本　びねんまくなついんひょうほん

鼻衄　鼻血　びけつ, はなぢ

鼻〔旁〕窦　副鼻洞, 副鼻腔　ふくびどう, ふくびこう

鼻〔旁〕窦投照术　副鼻洞X線撮影法　ふくびどうXせんさつえいほう

鼻〔旁〕窦炎　副鼻腔炎　ふくびこうえん

鼻喷入法　鼻内噴霧法　びないふんむほう

鼻喷雾器　鼻噴霧器, 鼻アトマイザー　びふんむき, びatomizer

鼻气流计　鼻腔流速計　びこうりゅうそくけい

鼻气雾吸入　鼻腔エアロゾール投与　びこうaerosolとうよ

鼻牵开器　鼻レトラクタ　びretractor

鼻前棘　前鼻棘　ぜんびきょく

鼻前孔　前鼻孔　ぜんびこう

鼻前庭　鼻前庭　びぜんてい

鼻前庭疖　鼻前庭癤　びぜんていせつ

鼻前庭囊肿　鼻前庭囊胞　びぜんていのうほう

鼻前庭炎　鼻前庭炎　びぜんていえん

鼻钳　鼻鉗子　びかんし

鼻腔　鼻腔　びこう

鼻腔闭塞(锁)症　鼻腔閉鎖　びこうへいさ

鼻腔表面麻醉　鼻腔表面麻酔　びこうひょうめんますい

鼻腔冲洗〔法〕　鼻腔灌注〔法〕　びこうかんちゅう〔ほう〕

鼻腔胆脂瘤　鼻腔真珠腫,鼻腔コレステリン腫　びこうしんじゅしゅ,びこうcholesterinしゅ

鼻腔导气管　鼻腔エアウェイ　びこうairway

鼻腔堵塞　鼻腔閉鎖　びこうへいさ

鼻腔骨凿　鼻腔骨〔切り〕のみ　びこうほね〔きり〕のみ

鼻腔挤脓钳　鼻腔膿鉗子　びこうのうかんし

鼻腔计　鼻腔計　びこうけい

鼻〔腔〕镜　鼻鏡　びきょう

鼻腔镜检查〔法〕　鼻鏡検査〔法〕　びきょうけんさ〔ほう〕

鼻腔内接种　鼻腔内接種　びこうないせっしゅ

鼻腔手术刀　鼻腔手術刀　びこうしゅじゅつとう

鼻腔填塞法　鼻腔充填法　びこうじゅうてんほう

鼻腔填塞钳　鼻腔タンポン鉗子　びこうtamponかんし

鼻腔狭窄　鼻腔狭窄　びこうきょうさく

鼻腔牙　鼻腔歯　びこうし

鼻腔异物　鼻腔異物　びこういぶつ

鼻腔用药法　鼻腔投薬法　びこうとうやくほう

鼻腔整形用钩　鼻腔形成鉤　びこうけいせいこう

鼻切迹　鼻切痕　びせっこん

鼻切开术　鼻切開術　びせっかいじゅつ

鼻丘　鼻堤　びてい

鼻区　鼻区,鼻部　びく,びぶ

鼻缺失　鼻欠如〔症〕　びけつじょ〔しょう〕

鼻缺损　鼻欠損　びけっそん

鼻乳头状瘤　鼻乳頭腫　びにゅうとうしゅ

鼻软骨　鼻軟骨　びなんこつ

鼻软骨剥离器　鼻軟骨剝離子　びなんこつはくりし

鼻软骨锐匙　鼻軟骨鋭匙　びなんこつえいし

鼻塞　鼻閉塞〔症〕　びへいそく〔しょう〕

鼻塞测压计　鼻気圧計　びきあつけい

鼻塞〔子〕　鼻タンポン,鼻栓　びtampon,びせん

鼻上颌窦痛　鼻〔上顎〕洞痛　び〔じょうがく〕どうつう

鼻上颌窦炎　鼻〔上顎〕洞炎　び〔じょうがく〕どうえん

鼻神经机能病　鼻神経症　びしんけいしょう

鼻神经纤维瘤　鼻神経線維腫　びしんけいせんいしゅ

鼻失用症　鼻失行〔症〕　びしっこう〔しょう〕

鼻石　鼻石　びせき

鼻石病　鼻石症　びせきしょう

鼻水肿　鼻水腫　びすいしゅ

鼻饲〔法〕　鼻腔栄養〔法〕　びくうえいよう〔ほう〕

鼻损伤　鼻部外傷　びぶがいしょう

鼻缩小术　縮鼻術,鼻短縮術,短鼻術　しゅくびじゅつ,びたんしゅくじゅつ,たんびじゅつ

鼻探针(子)　鼻ゾンデ　びSonde

鼻涕　鼻汁　はなじる

鼻替代性月经　鼻代償〔性〕月経　びだいしょう〔せい〕げっけい

鼻通气管　鼻腔カニューレ　びこうcannula

鼻通气检验镜　鼻呼吸鏡,グラッツエル鏡　びこきゅうきょう,Glatzelきょう

鼻痛　鼻痛　びつう

鼻透照检查　鼻徹照検査〔法〕　びてっしょうけんさ〔ほう〕

鼻外侧软骨　外側鼻軟骨　がいそくびなんこつ

鼻外侧支　外側鼻枝　がいそくびし

鼻外静脉　外鼻静脈　がいびじょうみゃく

鼻外筛窦手术　篩骨洞鼻外手術　しこつどうびがいしゅじゅつ

鼻外伤　鼻外傷　びがいしょう

鼻网织细胞肉瘤　鼻細網肉腫　びさいもうにくしゅ

鼻胃蝇　ムネアカウマバエ

鼻窝　鼻窩　びか

鼻息肉　鼻ポリープ,鼻たけ　はなpolyp,はなたけ

鼻息肉绞断钢丝　鼻ポリープ スネアー ワイヤー　はなpolyp snare wire

鼻息肉切(摘)除术　鼻ポリープ切除〔術〕　はなpolypせつじょ〔じゅつ〕

鼻息肉圈套器　鼻ポリープ スネアー　はなpolyp snare

鼻纤维瘤　鼻繊維腫　びせんいしゅ

鼻纤维肉瘤　鼻繊維肉腫　びせんいにくしゅ

鼻线　鼻線,デサル線　びせん,De Salleせん

鼻腺　鼻腺　びせん

鼻腺癌　鼻腺癌　びせんがん

鼻腺瘤　鼻腺腫　びせんしゅ

鼻星形细胞瘤　鼻〔神経膠〕星〔状〕細胞腫　び〔しんけいこう〕せい〔じょう〕さいぼうしゅ

鼻性呼吸困难　鼻性呼吸困難　びせいこきゅうこんなん

鼻血管瘤　鼻血管腫　びけっかんしゅ

鼻血肿　鼻血腫　びけっしゅ

鼻压计　鼻圧力計　びあつりょくけい

鼻咽　鼻咽頭　びいんとう

鼻咽癌　鼻咽頭癌　びいんとうがん

鼻咽白喉　鼻咽頭ジフテリア　びいんとうdiphtheria

鼻咽闭锁　鼻咽頭閉鎖〔症〕　びいんとうへいさ〔しょう〕

鼻咽〔部〕电极　鼻咽頭〔部〕電極　びいんとう〔ぶ〕でんきょく

鼻咽〔部〕防御　鼻咽頭〔部〕防御　びいんとう〔ぶ〕ぼうぎょ

鼻咽部异物　鼻咽頭部異物　びいんとうぶいぶつ

鼻咽道　鼻咽道　びいんどう

鼻咽低分化癌　鼻咽頭低度分化癌　びいんとうていどぶんかがん

鼻咽鼓管炎　鼻耳管炎　びじかんえん

鼻咽活体〔取样〕钳　鼻咽頭生検鉗子　びいんとうせいけんかんし

鼻咽活组织检查　鼻咽頭生検,鼻咽頭バイオプシー　びいんとうせいけん,びいんとうbiopsy

鼻咽镜　鼻咽頭鏡,鼻咽腔鏡　びいんとうきょう,びいんこうきょう

鼻咽镜检查　鼻咽頭鏡検査　びいんとうきょうけんさ

鼻咽淋巴肉瘤　鼻咽頭リンパ肉腫　びいんとうlymphにくしゅ

鼻咽鳞状上皮细胞癌　鼻咽頭扁平上皮癌　びいんとうへんぺいじょうひがん

鼻咽瘘　鼻咽頭瘻,鼻咽頭フイステル　びいんとうろう,び

いんとうFistel

鼻咽囊肿　鼻咽頭嚢胞　びいんとうのうほう

鼻咽粘膜利什曼病　鼻咽頭リーシュマニア症　びいんとう leishmaniaしょう

鼻咽脓肿　鼻咽頭膿瘍　びいんとうのうよう

鼻咽〔气〕瘤　鼻咽頭含気嚢腫　びいんとうがんきのうしゅ

鼻咽腔对比造影术　鼻咽腔対比造影法　びいんこうたいひぞうえいほう

鼻咽腔棉塞插入器　鼻咽頭タンポン挿入器　びいんとう tamponそうにゅうき

鼻咽腔钳　鼻咽頭鉗子　びいんとうかんし

鼻咽腔息肉绞断器　鼻咽頭ポリープ スネアー　びいんとう polyp snare

鼻咽穹窿部　鼻咽頭円蓋　びいんとうえんがい

鼻咽上皮样癌　鼻咽頭類表皮癌　びいんとうるいひょうひがん

鼻咽拭子　鼻咽頭スワブ　びいんとうswab

鼻咽未分化癌　鼻咽頭未分化癌　びいんとうみぶんかがん

鼻咽窝肿胀　鼻咽頭窩腫脹　びいんとうかしゅちょう

鼻咽狭窄　鼻咽頭狭窄　びいんとうきょうさく

鼻咽纤维瘤　鼻咽頭線維腫　びいんとうせんいしゅ

鼻咽纤维肉瘤　鼻咽頭線維肉腫　びいんとうせんいにくしゅ

鼻咽纤维血管瘤　鼻咽頭線維血管腫　びいんとうせんいけっかんしゅ

鼻咽腺癌　鼻咽頭腺癌　びいんとうせんがん

鼻咽腺瘤　鼻咽頭腺腫　びいんとうせんしゅ

鼻咽血管瘤　鼻咽頭血管腫　びいんとうけっかんしゅ

鼻咽炎　鼻咽頭炎　びいんとうえん

鼻咽粘连　鼻咽頭癒着　びいんとうゆちゃく

鼻炎　鼻炎　びえん

鼻眼净　塩酸ナフアゾリン　えんさんnaphazoline

鼻氧套管　鼻酸素カニューレ　びさんそcanula

鼻痒　鼻瘙痒症　びそうよう〔しょう〕

鼻咬骨钳　鼻骨鉗子　びこつかんし

鼻〔液〕溢　鼻漏　びろう

鼻异物钳　鼻異物鉗子　びいぶつかんし

鼻翼　鼻翼　びよく

鼻翼保护器　鼻翼保護器　びよくほごき

鼻翼大软骨　大鼻翼軟骨　だいびよくなんこつ

鼻翼畸形修复　鼻翼奇形修復　びよくきけいしゅうふく

鼻翼牵开器　鼻翼レトラクタ　びよくretractor

鼻〔翼〕煽〔动〕　鼻翼呼吸　びよくこきゅう

鼻翼小软骨　小鼻翼軟骨　しょうびよくなんこつ

鼻音　鼻音　びおん

鼻硬结〔病〕　鼻硬化〔症〕　びこうか〔しょう〕

鼻硬结〔克雷白氏〕杆菌　鼻硬腫菌　びこうしゅきん

鼻用卷棉子　鼻用捲棉子　びようけんめんし

鼻用镊　鼻用ピンセット　びようpincette

鼻用喷雾器　鼻用噴霧器　びようふんむき

鼻语　鼻声　はなごえ，びせい

鼻國　鼻閾　びいき

鼻原性颅内感染　鼻性頭蓋内感染　びせいずがいないかんせん

鼻原性脑〔脊〕膜炎　鼻性髄膜炎　びせいずいまくえん

鼻原性脑炎　鼻性脳炎　びせいのうえん

鼻原性头痛　鼻性頭痛　びせいずつう

鼻缘　鼻骨縁　びこつえん

鼻再造术　鼻再建術　びさいけんじゅつ

鼻再植术　鼻再移植術　びさいいしょくじゅつ

鼻针麻醉　鼻針麻酔　びしんますい

鼻针〔术〕　鼻刺針術　びししんじゅつ

鼻整形术刀包　鼻形成手術器械セット　びけいせいしゅじゅつきかいset

鼻支气管炎　鼻気管支炎　びきかんしえん

鼻中隔　鼻中隔　びちゅうかく

鼻中隔剥离器　鼻中隔エレベータ，鼻中隔剥離子　びちゅうかくelevator，びちゅうかくはくりし

鼻中隔薄区　キーゼルバッハ部位　Kiessel bachぶい

鼻中隔穿孔　鼻中隔穿孔　びちゅうかくせんこう

鼻中隔刀　鼻中隔切開器　びちゅうかくせっかいき

鼻中隔骨刺　鼻中隔〔骨〕棘　びちゅうかく〔こつ〕きょく

鼻中隔金属植入　鼻中隔金属インプラント　びちゅうかくきんぞくimplant

鼻中隔静脉曲张性溃疡　静脈瘤性鼻中隔潰瘍　じょうみゃくりゅうせいびちゅうかくかいよう

鼻中隔镜　鼻中隔鏡　びちゅうかくきょう

鼻中隔纠正钳　鼻中隔矯正鉗子　びちゅうかくきょうせいかんし

鼻中隔溃疡　鼻中隔潰瘍　びちゅうかくかいよう

鼻中隔粘膜剥离器　鼻中隔粘膜剥離器　びちゅうかくねんまくはくりき

鼻中隔粘膜缝合针　鼻中隔粘膜縫合針　びちゅうかくねんまくほうごうしん

鼻中隔粘膜下切除术　鼻中隔粘膜下組織切除術　びちゅうかくねんまくかそしきせつじょじゅつ

鼻中隔粘膜压板　鼻中隔粘膜スパーテル　びちゅうかくねんまくSpatel

鼻中隔粘膜压迫器　鼻中隔粘膜圧抵器　びちゅうかくねんまくあっていき

鼻中隔脓肿　鼻中隔膿瘍　びちゅうかくのうよう

鼻中隔偏曲　鼻中隔偏位　びちゅうかくへんい

鼻中隔前下出血区　鼻中隔前下方出血区　びちゅうかくぜんかほうしゅっけつく

鼻中隔前下血管网区　鼻中隔前下方血管叢区　びちゅうかくぜんかほうけっかんそうく

鼻中隔钳　鼻中隔用鉗子　びちゅうかくようかんし

鼻中隔切除术　鼻中隔切除術　びちゅうかくせつじょじゅつ

鼻中隔软骨　鼻中隔軟骨　びちゅうかくなんこつ

鼻中隔手术刀包　鼻中隔手術器械セット　びちゅうかくしゅじゅつきかいset

鼻中隔外生骨疣　鼻中隔外骨〔腫〕症　びちゅうかくがいこつ〔しゅ〕しょう

鼻中隔弯曲　鼻中隔弯曲（反屈）〔症〕　びちゅうかくわんきょく（はんくつ）〔しょう〕

鼻中隔旋转刀　鼻中隔回転刀　びちゅうかくかいてんとう

鼻中隔血肿　鼻中隔血腫　びちゅうかくけっしゅ

鼻中隔咬骨钳　鼻中隔骨鉗子　びちゅうかくこつかんし

鼻中隔引流术　鼻中隔ドレナージ　びちゅうかくdrainage

鼻中隔有沟凿　鼻中隔有溝のみ　びちゅうかくゆうこうのみ

鼻中隔圆凿　鼻中隔丸のみ　びちゅうかくまるのみ

鼻中甲剪　鼻中甲介鋏　びちゅうこうかいはさみ

鼻肿瘤　鼻腫瘍　びしゅよう

鼻赘　酒皶鼻，槌鼻　しゅさび，つちばな

鼻赘鼻皮切除术　酒皶鼻の鼻皮切除術　しゅさびのびひせ

つじょじゅつ
鼻阻塞　鼻閉　びへい

bǐ　比吡彼笔俾

比阿尔氏戊糖反应　ビアル五炭糖試験　Bialごたんとうしけん
比昂基氏小结　ビアンキ小〔結〕節　Bianchiしょう〔けっ〕せつ
比昂基氏征　ビアンキ徴候　Bianchiちょうこう
比奥氏呼吸　ビオー呼吸　Biotこきゅう
比保留体积　比保持容積　ひほじようせき
比〔表〕面积　比表面積　ひひょうめんせき
比表面能　比表面エネルギー　ひひょうめんEnergie
比-布二氏摩擦音　ビーテー・ブライト摩擦音　Beatty-Brightまさつおん
比尔默氏贫血　ビールマー貧血　Biermerひんけつ
比尔默氏征　ビールマー徴候　Biermerちょうこう
比尔氏充血疗法　ビールうっ滞性充血法　Bierうったいせいじゅうけつほう
比尔氏局部麻醉　ビール局所麻酔　Bierきょくしょますい
比尔氏神经节细胞　ビール神経節細胞　Bealしんけいせつさいぼう
比〔度〕放射性　比放射能　ひほうしゃのう
比佛尔氏征　ビーボー徴候　Beevorちょうこう
比混浊法　比混濁度法　ひこんだくどほう
比活性　比活性　ひかっせい
比积　比容　ひよう
比吉洛氏韧带　ビゲロー靭帯　Bigelowじんたい
比较病理学　比較病理学　ひかくびょうりがく
比较法　比較方法　ひかくほうほう
比较光谱　比較スペクトル　ひかくspectrum
比较解剖学　比較解剖学　ひかくかいぼうがく
比较解剖家　比較解剖学者　ひかくかいぼうがくしゃ
比较精神病学　比較精神医学　ひかくせいしんいがく
比较叩诊　比較打診〔法〕　ひかくだしん〔ほう〕
比较离子　パイロット　イオン　pilot ion
比较免疫学　比較免疫学　ひかくめんえきがく
比较目镜　比較アイピース　ひかくeyepiece
比较胚胎学　比較発生学　ひかくはっせいがく
比较器　比較測定器,コンパレーター　ひかくそくていき,comparater
比较溶液　比較溶液　ひかくようえき
比较生理学　比較生理学　ひかくせいりがく
比较试验　比較試験　ひかくしけん
比较误差　比較誤差　ひかくごさ
比较显微镜　比較顕微鏡　ひかくけんびきょう
比较心理学　比較心理学　ひかくしんりがく
比较植物化学　比較植物化学　ひかくしょくぶつかがく
比较浊音　相対濁音　そうたいだくおん
比克白芷醚　ビャク　アンゲリコール　byak-angelicol
比克白芷素　ビャク　アンゲリシン　byak-angelicin
比芳氏疗法　ビュラウ療法　Bülauりょうほう
比例　比例　ひれい
比例采样　比例試料採取　ひれいしりょうさいしゅ
比例控制　比例制御　ひれいせいぎょ
比例脉冲发生器　マーカー　オシレーター　merker oscillator
比例数　比例数　ひれいすう
比例误差　比例誤差　ひれいごさ

比例限度　比例限界　ひれいげんかい
比罗特氏病　ビルロート病　Billrothびょう
比罗特氏缝术　ビルロート縫合術　Billrothほうごうじゅつ
比罗特氏手术　ビルロート胃切除術　Billrothいせつじょじゅつ
比目鱼肝　ハリバ肝　halibutかん
比目鱼肌　ヒラメ筋　ヒラメきん
比目鱼肌线　ヒラメ筋線　ヒラメきんせん
比乃尔　ベニオール　beniol
比粘　比粘度　ひねんど
比谱分光镜　比較分光器　ひかくぶんこうき
比谱棱镜　比較プリズム　ひかくprism
比强〔度〕　比強度　ひきょうど
比热　比熱　ひねつ
比热定律　比熱法則　ひねつほうそく
比容〔量〕　比容　ひよう
比散度　比分散〔度〕　ひぶんさん〔ど〕
比色表　比色表　ひしょくひょう
比色测定　比色測定　ひしょくそくてい
比色测量仪器　比色計量器　ひしょくけいりょうき
比色滴定法　比色滴定法　ひしょくてきていほう
比色法　比色法　ひしょくほう
比色分析〔法〕　比色分析〔法〕　ひしょくぶんせき〔ほう〕
比色管　比色管　ひしょくかん
比色管暗箱　比色管暗箱　ひしょくかんあんばこ
比色计　比色計,クロモメーター　ひしょくけい,chromometer
比色架　比色架,比色装置　ひしょくか,ひしょくそうち
比色器　比色測定器,比色コンパレーター　ひしょくそくていき,ひしょくcomparater
比色溶液　比色溶液　ひしょくようえき
比色图表　比色図表　ひしょくずひょう
比沙氏管　ビシャー管　Bichatかん
比沙氏裂　ビシャー裂　Bichatれつ
比沙氏膜　ビシャー膜　Bichatまく
比湿度　比湿度　ひしつど
比速常数　比速度定数　ひそくどていすう
比廷　ビチン,ビチオノール　bitin,bithionol
比托氏斑〔点〕　ビトー斑〔点〕　Bitotはん〔てん〕
比西林　ビシリン,ベンザチン　ペニシリンG　bicilin,benzathine penicillin G
比吸收率　比吸収率　ひきゅうしゅうりつ
比吸收系数　比吸収係数　ひきゅうしゅうけいすう
比消光系数　比吸光係数　ひきゅうこうけいすう
比旋度　比旋光度　ひせんこうど
比翼〔线虫〕属　シンガムス属　syngamusぞく
比阈　差別阈　さべついき
比折光度　比屈折度　ひくっせつど
比值　比率　ひりつ
pH比值器　pH値コンパレーター　pHちcomparator
比重　比重　ひじゅう
比重表　比重表　ひじゅうひょう
比重测定〔法〕　比重測定〔法〕　ひじゅうそくてい〔ほう〕
比重测定器　比重計　ひじゅうけい
比重秤　比重秤　ひじゅうばかり
比重分析　比重分析　ひじゅうぶんせき
比重改正因数　比重補正因子　ひじゅうほせいいんすう
比重管　比重管,ピクノメーター　ひじゅうかん,Pycnome-

ter

比重计 比重計 ひじゅうけい

比重瓶 比重瓶 ひじゅうびん

比重瓶法 比重瓶法 ひじゅうびんほう

比重试验 比重試験 ひじゅうしけん

比重天平 比重天秤 ひじゅうてんびん

比浊法 比濁法 ひだくほう

比浊分析 比濁分析 ひだくぶんせき

比浊计 比濁計 ひだくけい

比佐泽罗氏结节 ビツォツェロ結節 Bizzozeroけっせつ

吡本乍明 ピリベンザミン pyribenzamine

吡苄明 ピリベンザミン,トリペレンナミン pyribenza-mine,tripelennamine

吡啶 ピリジン pyridine

吡啶氨苄青霉素 ピルベニシリン pirbenicillin

吡啶比色法 ピリジン比色〔定量〕法 pyridineひしょく〔ていりょう〕ほう

吡啶蛋白酶 ピリジン蛋白酵素 pyridineたんぱくこうそ

吡啶核苷(貳)酸脱氢酶 ピリジンヌクレオチド脱水素酵素 Pyridine nucleotideだっすいそこうそ

2-吡啶甲醛肟 2-ピリジンアルドキシム 2-pyridine al-doxime

吡啶硫胺 ピリチアミン pyrithiamine

吡啶硫乙酰头孢菌素 セファピリン cephapirin

吡啶霉素 ピリドマイシン pyridomycin

吡啶醛肟类化合物 ピラリドキシム類化合物 pyrali-doximeるいかごうぶつ

吡〔啶〕斯的明 ピリドスチグミン pyridostigmine

吡啶血色原 ピリジン ヘモクロモゲン pyridine-hemochromogen

吡啶衍生物 ピリジン誘導体 pyridineゆうどうたい

吡啶氧化物 ピリジン-N-酸化物 pyridine-N-さんかぶつ

吡啶中毒 ピリジン中毒 pyridineちゅうどく

吡哆胺 ピリドキサミン pyridoxamine

吡哆醇 ピリドキシン pyridoxine

吡哆醇缺乏 ピリドキシン欠乏〔症〕 pyridoxineけつぼう〔しょう〕

吡哆醛 ピリドキサール pyridoxal

吡哆酸 ピリドキシン酸 pyridoxinさん

吡呋西林 ピバンピシリン pivampicillin

吡喹酮 プラジクァンテル praziquantel

吡拉明 ピリルアミン,ピリラミン pyrilamine

β-吡拉辛 β-ピラチン β-pyracin

吡硫头孢菌素 セファピリン cephapirin

吡咯 ピロール pyrrole,pyrrol

吡咯环 ピロール環 pyrrolかん

吡咯啉 ピロリン pyrrolin

吡咯烷 ピロリジン pyrolidin

吡咯烷酮 ピロリドン pyrolidone

吡咯细胞 ピロール細胞 pyrrolさいぼう

吡喃 ピラン pyran

吡喃阿拉伯糖 アラボピラノース arabopyranose

吡喃半乳糖 ガラクトピラノース galactopyranose

吡喃果糖 フルクトピラノース,ピラノフルクトース fructopyranose,pyranofructose

吡喃核糖 リボピラノース ribopyranose

吡喃基 ピラニル基 pyranylき

吡喃己糖 ピラノヘキソース pyranohexose

吡喃木糖 キシロピラノース xylopyranose

吡喃葡萄糖 ピラノグルコース pyranoglucose

吡喃葡萄苷(貳) グルコピラノシド,グルコピラノサイド glucopyranoside

吡喃糖 ピラノース pyranose

吡喃酮 ピロン pyron

吡喃香豆素 ピラノクマリン pyranocoumarin

吡嗪 ピラジン pyrazine

吡嗪羧酰胺 ピラジン カルボキサミド pyrazine carbox-amide

吡嗪酰胺 ピラジンアミド pyrazinamide

吡唑 ピラゾール pyrazol

吡唑蓝 ピラゾール ブルー pyrazol blue

吡唑啉 ピラゾリン pyrazoline

吡唑〔啉〕酮 ピラゾロン pyrazolone

吡唑啉酮黄 ピラゾロン エロー pyrazolone yellow

吡唑霉素 ピラゾマイシン pyrazomycin

吡唑青霉素 ピラゾシリン pyrazocillin

吡唑西林 ピラゾシリン pyrazocillin

彼得氏〔受精〕卵 ペーテルス卵子 Peter'sらんし

彼得逊氏袋 ペーテルセン袋 Petersenぶくろ

彼得曼氏试验 ピーターマン試験 Petermanしけん

彼罗果夫氏截肢术 ピロゴッフ切断術 Pirogoffせつだんじゅつ

笔迹学 筆跡学 ひっせきがく

笔录式极谱仪 ベン レコディング ポーラログラフ pen recording polarograph

笔毛动脉 筆毛動脈 ひつもうどうみゃく

笔式持针钳 ペン形持針器 penがたじしんき

俾斯麦褐 ビスマルク ブラウン Bismarck brown

bì 必毕闭荜哔铋秘蓖蔽壁避臂襞

必嗽定 ビチオジン bithiodine

必嗽平 ビソルボン,塩酸ブロムヘキシン bisolvon,えんさんbromhexine

必消痰 ビソルボン bisolvon

必需氨基酸 必須アミノ酸 ひっすaminoさん

必需氨基酸指数 必須アミノ酸指数 ひっすaminoさんしすう

必需蛋白 必須蛋白〔質〕 ひっすたんぱく〔しつ〕

必需基团 必須原子団,必須グループ ひっすげんしだん,ひっすgroup

必需酶 必須酵素 ひっすこうそ

必需脂肪酸 必須脂肪酸 ひっすしぼうさん

必要时 p.r.n.(必要に応じて),S.O.S. p.r.n.(ひつようにおうじて),S.O.S

毕尔哈兹氏瘤 ビルハルツ癌 Bilharzがん

毕克伦氏征 ビュルクレン徴候 Bürklenちょうこう

毕-路-累三氏病 ビュジンゲル・ルドルフ・レーウン病 Büdinger-ludloff-laewenびょう

毕-汤二氏综合征 ビエルク・トルソン症候群 Biörk-Thorsonしょうこうぐん

毕-文二氏综合征 ビュルゲル・ウイニワルテル症候群 Bürger-Winiwarterしょうこうぐん

毕晓普氏脉搏检视器 ビショップ脈拍検査器 Bishopみゃくはくけんさき

闭板 閉鎖板 へいさばん

闭合 閉鎖 へいさ

闭合不全 癒合不全 ゆごうふぜん

闭合带　閉鎖帯　へいさたい

闭合单纯性气胸　閉鎖性単純気胸　へいさせいたんじゅんききょう

闭合电路　閉鎖回路　へいさかいろ

闭合肺容量　閉鎖肺活量　へいさはいかつりょう

闭合复位〔术〕　非観血的整復法　ひかんけつてきせいふくほう

闭合复位髓内针内固定术　閉鎖整復髄内釘打ち法　へいさせいふくずいないくぎうちほう

闭合夹　閉鎖クランプ　へいさclamp

闭合气量　閉鎖容積　へいさようせき

闭合容量　閉鎖容量　へいさようりょう

闭合性凹陷性骨折整复术　閉鎖性陥没骨折整復術　へいさせいかんぼつこっせつせいふくじゅつ

闭合性骨折　閉鎖性骨折　へいさせいこっせつ

闭合性颅脑损伤综合征　頭蓋内脳障害による症候群　ずがいないのうしょうがいによるしょうこうぐん

闭合性脑损伤　閉鎖性脳損傷　へいさせいのうそんしょう

闭合性气胸　閉塞性気胸　へいそくせいききょう

闭合性损伤　閉鎖性損傷　へいさせいそんしょう

闭合性脱位　閉鎖性脱臼　へいさせいだっきゅう

闭环反应　閉環反応　へいかんはんのう

闭角青光眼　閉塞〔隅〕角緑内障　へいそく〔ぐう〕かくりょくないしょう

闭经　無月経　むげっけい

闭经泌乳综合征　キアーリ・フロンメル症候群　Chiari-Frommelしょうこうぐん

闭孔　閉鎖孔　へいさこう

闭孔动脉　閉鎖動脈　へいさどうみゃく

闭孔沟　閉鎖溝　へいさこう

闭孔后结节　後閉鎖結節　こうへいさけっせつ

闭孔肌　閉鎖筋　へいさきん

闭孔肌筋膜　閉鎖筋膜　へいさきんまく

闭孔肌试验　閉鎖筋試験　へいさきんしけん

闭孔嵴　閉鎖稜　へいさりょう

闭孔结节　閉鎖結節　へいさけっせつ

闭孔静脉　閉鎖静脈　へいさじょうみゃく

闭孔淋巴结　閉鎖リンパ節　へいさlymphせつ

闭孔膜　閉鎖膜　へいさまく

闭孔囊　閉鎖嚢　へいさのう

闭孔内肌　内閉鎖筋　ないへいさきん

闭孔内肌腱下囊　内閉鎖筋の腱下包　ないへいさきんのけんかほう

闭孔内肌神经　内閉鎖神経　ないへいさしんけい

闭孔内肌坐骨囊　内閉鎖筋の坐骨包　ないへいさきんのざこつほう

闭孔器　閉塞具　へいそくぐ

闭孔前结节　前閉鎖結節　ぜんへいさけっせつ

闭孔疝　閉鎖孔ヘルニア　へいさこうhernia

闭孔神经　閉鎖神経　へいさしんけい

闭孔神经切断术　閉鎖神経切断術　へいさしんけいせつだんじゅつ

闭孔神经损伤　閉鎖神経損傷　へいさしんけいそんしょう

闭孔神经痛　閉鎖神経痛　へいさしんけいつう

闭孔外肌　外閉鎖筋　がいへいさきん

闭孔征　閉鎖孔徴候　へいさこうちょうこう

闭孔支　閉鎖動脈との吻合枝　へいさどうみゃくとのふんごうし

闭链化合物　閉鎖環式化合物　へいさかんしきかごうぶつ

闭链烃　閉鎖環式炭化水素　へいさかんしきたんかすいそ

闭链系　閉鎖環式系〔列〕　へいさかんしきけい〔れつ〕

闭路生态学系统　閉鎖〔式〕生態系　へいさ〔しき〕せいたいけい

闭路循环氧气设备　閉鎖循環酸素装置　へいさじゅんかんさんそそうち

闭膜管　閉鎖管　へいさかん

闭目难立征　ロンベルグ徴候　Rombergちょうこう

闭目直立试验　ロンベルグ試験　Rombergしけん

闭袢性〔肠〕梗阻　係蹄閉鎖性腸閉塞症　けいていへいさせいちょうへいそくしょう

闭塞　閉塞〔症〕　へいそく〔しょう〕

闭塞性鼻音　閉〔塞性〕鼻音〔症〕　へい〔そくせい〕びおん〔しょう〕

闭塞性动脉内膜炎　閉塞性動脈内膜炎　へいそくせいどうみゃくないまくえん

闭塞性动脉炎　閉塞性動脈炎　へいそくせいどうみゃくえん

闭塞性动脉硬化〔症〕　閉塞性動脈硬化〔症〕　へいそくせいどうみゃくこうか〔しょう〕

闭塞性干燥性龟头炎　閉塞性乾燥性亀頭炎　へいそくせいかんそうせいきとうえん

闭塞性肝静脉内膜炎　閉塞性肝静脈内膜炎　へいそくせいかんじょうみゃくないまくえん

闭塞性静脉炎　閉塞性静脈炎　へいそくせいじょうみゃくえん

闭塞性阑尾炎　閉塞性虫垂炎　へいそくせいちゅうすいえん

闭塞性梅毒性主动脉炎　閉塞性梅毒性大動脈炎　へいそくせいばいどくせいだいどうみゃくえん

闭塞性脑膜炎　閉塞性髄膜炎　へいそくせいずいまくえん

闭塞性细支气管炎　閉塞性細気管支炎　へいそくせいさいきかんしえん

闭塞性纤维性细支气管炎　閉塞性線維性細気管支炎　へいそくせいせんいせいさいきかんしえん

闭塞性心包炎　閉塞性心膜炎　へいそくせいしんまくえん

闭塞性心肌病　閉塞性心筋症　へいそくせいしんきんしょう

闭塞性血栓〔性〕血管炎　閉塞性血栓血管炎，バーガー病　へいそくせいけっせんけっかんえん，Buergerびょう

闭塞性扎法　閉塞結紮法　へいそくけっさつほう

闭塞性支气管炎　閉塞性気管支炎　へいそくせいきかんしえん

闭式持续性冲洗吸引流术　閉鎖連続性洗浄吸引ドレナージ　へいされんぞくせいせんじょうきゅういんdrainage

闭式引流〔法〕　閉鎖ドレナージ　へいさdrainage

闭锁　閉鎖〔症〕，〔先天性〕閉鎖〔症〕　へいさ〔しょう〕，〔せんてんせい〕へいさ〔しょう〕

闭锁不全　閉鎖〔機能〕不全〔症〕　へいさ〔きのう〕ふぜん〔しょう〕

闭锁黄体　閉鎖性黄体　へいさせいおうたい

闭锁畸形　閉鎖奇形　へいさきけい

闭锁卵泡　退縮卵胞　たいしゅくらんほう

闭锁脐动脉　臍動脈閉鎖〔症〕　さいどうみゃくへいさ〔しょう〕

闭锁体　閉鎖体　へいさたい

闭锁维管束　閉鎖維管束　へいさいかんそく

闭锁小带 閉鎖帯 へいさたい

闭锁性肺结核 閉鎖性肺結核〔症〕 へいさせいはいけっか く〔しょう〕

闭锁性气胸 閉鎖性気胸〔症〕 へいさせいききょう〔しょう〕

闭锁性萎缩 閉鎖性萎縮 へいさせいいしゅく

闭锁性牙髓炎 閉鎖性歯髄炎 へいさせいしずいえん

闭锁循环系 閉鎖循環系 へいさじゅんかんけい

闭锁综合征 閉鎖症候群 へいさしょうこうぐん

闭型循环 閉鎖循環 へいさじゅんかん

闭眼反射 眼閉鎖反射 がんへいさはんしゃ

闭止 閉止 へいし

闭阻 閉鎖 へいさ

荜澄茄 クベブ cubeb

荜澄茄素 クベビン cubebin

荜澄茄烯 カジネン cadinene

荜澄茄油树脂 クベブ樹脂油 cubebじゅしゆ

荜澄茄脂素 クベビノリド,クベビノライド cubebinolide

荜澄茄中毒 クベブ中毒 cubebちゅうどく

哔哌青霉素 ピペラシリン piperacillin

铋 ビスマス,蒼鉛 bismuth,そうえん

铋碘仿石蜡糊 ビスマスヨードホルム パラフィン泥膏 bismuth iodoform paraffinでいこう

铋乳 ビスマス乳剤 bismuthにゅうざい

铋试验 ビスマス試験 bismuthしけん

铋酸 ビスマス酸 bismuthさん

铋酸钠 ビスマス酸ナトリウム bismuthさんnatrium

铋酸盐 ビスマス酸塩 bismuthさんえん

铋线 蒼鉛中毒性皮膚粘膜青変症 そうえんちゅうどくせ いひふねんまくせいへんしょう

铋悬液 ビスモイド bismoid

铋中毒 ビスマス中毒〔症〕 bismuthちゅうどく〔しょう〕

铋中毒性口炎 ビスマス性口内炎 bismuthせいこうない えん

秘鲁白蛉 ペルーサシチョウバエ属 Peruサシチョウバエぞ く

秘鲁毒蛛 ペルー毒クモ Peruどくクモ

秘鲁乳香属 スキナス属 Schinusぞく

秘鲁兔 チンチラ chinchilla

蓖麻醇酸 リシノール酸 ricinolさん

蓖麻碱 リシニン ricinine

蓖麻属 蓖麻属 ヒマぞく

蓖麻油 ヒマシ油 ヒマシゆ

蓖麻油酸钠 リシノール酸ナトリウム ricinolさんnatrium

蓖麻油酸盐 リシノール酸塩 ricinolさんえん

蓖麻油脂 リシノレイン ricinolein

蓖麻脂酶 蓖麻脂肪分解酵素 ヒマしぼうぶんかいこうそ

蓖麻子 蓖麻子 ヒマシ

蓖麻子白蛋白 リシン ricin

蓖麻（子）毒蛋白 リシン ricin

蓖麻子中毒 蓖麻子中毒 ヒマシちゅうどく

蓖子（硬）蜱 犬蟎 イヌダニ

蔽光疗法 暗所療法 あんしょりょうほう

壁 壁,かべ へき

壁层 壁側層 へきそくそう

壁层腹膜 壁側腹膜 へきそくふくまく

壁层胸膜 壁側胸膜 へきそくきょうまく

壁间(内)动脉瘤 壁内動脈瘤,解離性動脈瘤 へきないど

うみゃくりゅう,かいりせいどうみゃくりゅう

〔壁〕龛 ニッシェ,壁龕 niche,へきがん

〔壁〕龛征 壁龕徴候 へきがんちょうこう

壁内部 壁内部 へきないぶ

壁内吻合 壁内吻合 へきないふんごう

壁内心内膜心肌病 壁内心内膜ミオパシー へきないしん ないまくmyopathy

壁内子宫平滑肌瘤 壁内子宮平滑筋腫 へきないしきゅう へいかつきんしゅ

壁虱 ダニ

壁虱病 ダニ症 ダニしょう

壁虱性麻痹 ダニ麻痺〔症〕 ダニまひ〔しょう〕

壁蜕膜 真脱落膜 しんだつらくまく

壁细胞 壁細胞 へきさいぼう

壁细胞抗体 壁細胞抗体 へきさいぼうこうたい

壁细胞抗体检查 壁細胞抗体検査 へきさいぼうこうたい けんさ

壁细胞迷走神经切断术 壁細胞迷走神経切断術 へきさい ぼうめいそうしんけいせつだんじゅつ

壁效应 壁効果 へきこうか

壁性心内膜炎 壁〔性〕心内膜炎 へき〔せい〕しんないまく えん

壁胸膜 壁側胸膜 へきそくきょうまく

壁疣 細胞壁疣贅 さいぼうへきゆうぜい

壁支 壁側枝 へきそくし

壁柱状股骨 稜形大腿骨 りょうけいだいたいこつ

避孕 避妊〔法〕 ひにん〔ほう〕

避孕工具 避妊用具 ひにんようぐ

避孕环 避妊環 ひにんかん

避孕环丝嵌顿 避妊環嵌頓 ひにんかんかんとん

避孕剂 避妊薬 ひにんやく

避孕胶冻 避妊ゼリー,避妊凝膠体 ひにんjelly,ひにん ぎょうこうたい

避孕率 避妊率 ひにんりつ

避孕门诊部 避妊診療所 ひにんしんりょうしょ

避孕片 避妊錠〔剤〕 ひにんじょう〔ざい〕

避孕器 避妊器具 ひにんきぐ

避孕栓 避妊坐剤 ひにんざざい

避孕套 コンドーム condom

避孕性不育 避妊性不妊〔症〕 ひにんせいふにん〔しょう〕

避孕药膏 避妊軟膏 ひにんなんこう

避孕用品 避妊用品 ひにんようひん

臂 上腕 じょうわん

臂臂接种法 腕から腕への接種法 うでからうでへのせっ しゅほう

臂部带状疱疹 上腕帯状疱疹,上腕帯状ヘルペス じょうわ んたいじょうほうしん,じょうわんたいじょうherpes

臂部静脉切开放血术 上腕静脈切開術 じょうわんじょう みゃくせっかいじゅつ

臂丛 腕神経叢 わんしんけいそう

臂丛产伤 腕神経叢分娩損傷 わんしんけいそうぶんべん そんしょう

臂丛干 腕神経叢の神経幹 わんしんけいそうのしんけい かん

臂丛脊神经根炎 腕神経叢神経根炎 わんしんけいそうし んけいこんえん

臂丛麻醉 腕神経叢麻酔 わんしんけいそうますい

臂丛〔神经〕损伤 腕神経叢損傷 わんしんけいそうそん

しょう

臂丛神经痛　腕神経叢神経痛　わんしんけいそうしんけいつう

臂丛神经显露法　腕神経叢露出法　わんしんけいそうろしゅつほう

臂丛神经炎　腕神経叢神経炎　わんしんけいそうしんけいえん

臂丛损伤综合征　腕神経叢損傷症候群　わんしんけいそうそんしょうしょうこうぐん

臂丛移位　腕神経叢変位　わんしんけいそうへんい

臂丛综合征　腕神経叢症候群　わんしんけいそうしょうこうぐん

臂丛阻滞　腕神経叢ブロック　わんしんけいそうblock

臂带　〔血圧計〕腕帯　〔けつあつけい〕わんたい

臂吊带　つり包帯　つりほうたい

臂肺时间试验　腕肺循環時間試験　わんはいじゅんかんじかんしけん

臂肺循环时间　腕肺循環時間　わんはいじゅんかんじかん

臂骨钉　腕骨釘　わんこつてい

臂后皮神经　後上腕皮神経　こうじょうわんひしんけい

臂后区〔面〕　後上腕部　こうじょうわんぶ

臂筋膜　上腕筋膜　じょうわんきんまく

臂淋巴结　上腕リンパ節　じょうわんlymphせつ

臂麻痹　上腕麻痺　じょうわんまひ

臂内侧肌间隔　内側上腕筋間中隔　ないそくじょうわんきんかんちゅうかく

臂内侧皮神经　内側上腕皮神経　ないそくじょうわんひしんけい

臂扭转　上腕回旋　じょうわんかいせん

臂前区〔面〕　前上腕部　ぜんじょうわんぶ

臂舌时间试验　腕舌循環時間試験　わんぜつじゅんかんじかんしけん

臂舌循环时间　腕舌循環時間　わんぜつじゅんかんじかん

臂〔神经〕丛阻滞麻醉　腕神経叢ブロック　わんしんけいそうblock

臂神经痛　上腕神経痛　じょうわんしんけいつう

臂神经炎　上腕神経炎　じょうわんしんけいえん

臂痛　上腕痛　じょうわんつう

臂外侧肌间隔　外側上腕筋間中隔　がいそくじょうわんきんかんちゅうかく

臂外侧皮神经　外側上腕皮神経　がいそくじょうわんひしんけい

臂外侧上皮神经　上外側上腕皮神経　じょうがいそくじょうわんひしんけい

臂外侧下皮神经　下外側上腕皮神経　かがいそくじょうわんひしんけい

臂弯曲　上腕彎曲　じょうわんわんきょく

臂围　上腕周囲　じょうわんしゅうい

臂先露　腕胎位　わんたいい

臂现象　腕現象　わんげんしょう

臂指数　上腕指数　じょうわんしすう

襞　襞　ひだ

　道格拉斯氏襞　ダグラスひだ　Douglasひだ

　邓肯氏襞　ダンカンひだ　Duncanひだ

BIAN　边编蝙鞭扁萹苄变便辨辫

biān　边编蝙鞭

边　缘　へり,えん

边界条件　境界条件　きょうかいじょうけん

边界效应　境界効果　きょうかいこうか

边链　側鎖　そくさ

边缘剥脱性舌炎　辺縁剥脱性舌炎　へんえんはくだつせいぜつえん

边缘薄壁组织　辺縁柔組織　へんえんじゅうそしき

边缘草蜱　辺縁カクマダニ　へんえんカクマダニ

边缘层　へんえん層　へんえんそう

边缘池　へんえんプール　へんえんpool

边缘动脉　へんえん動脈　へんえんどうみゃく

边缘窦　へんえん洞　へんえんどう

边缘分布静脉　辺縁分布静脈　へんえんぶんぷじょうみゃく

边缘峭　辺縁稜　へんえんりょう

边缘检测器　辺縁検出器　へんえんけんしゅっき

边缘类麻风　辺縁類らい病　へんえんるいらいびょう

边缘糜烂　辺縁びらん〔症〕　へんえんびらん〔しょう〕

边缘膜　辺縁膜　へんえんまく

边缘脓肿　辺縁膿瘍　へんえんのうよう

边缘前脑-中脑网状结构回路　辺縁前脳・中脳網様体回路　へんえんぜんのう・ちゅうのうもうようたいかいろ

边缘区　辺縁帯　へんえんたい

边缘射线细胞　辺縁放射線細胞　へんえんほうしゃせんさいぼう

边缘撕裂　辺縁裂傷　へんえんれっしょう

边缘胎盘　辺縁〔性〕胎盤　へんえん〔せい〕たいばん

边缘系统　〔大脳〕辺縁系　〔だいのう〕へんえんけい

边缘细胞　辺縁細胞　へんえんさいぼう

边缘小体　辺縁小体　へんえんしょうたい

边缘效应　辺縁効果　へんえんこうか

边缘型　辺縁型　へんえんがた

边缘性穿孔　辺縁性穿孔　へんえんせいせんこう

边缘性梗塞　辺縁性梗塞　へんえんせいこうそく

边缘性红斑　辺縁性紅斑　へんえんせいこうはん

边缘性角膜炎　辺縁性角膜炎　へんえんせいかくまくえん

边缘性溃疡　辺縁性潰瘍　へんえんせいかいよう

边缘性狼疮　辺縁性狼瘡　へんえんせいろうそう

边缘〔性〕前置胎盘　辺縁性前置胎盤　へんえんせいぜんちたいばん

边缘性眼睑炎　辺縁性眼瞼縁炎　へんえんせいがんけんえんえん

边缘性龈炎　辺縁性歯肉炎　へんえんせいしにくえん

边缘性营养不良　辺縁性異栄養症　へんえんせいいえいようしょう

边缘性血窦破裂　辺縁〔静脈〕洞破裂　へんえん〔じょうみゃく〕どうはれつ

边缘叶　辺縁葉　へんえんよう

边缘褶　辺縁襞　へんえんひだ

边缘支　辺縁枝　へんえんし

编码指令　コードン指令　codonしれい

编织骨　網状骨質　もうじょうこつしつ

蝙蝠　コウモリ

蝙蝠葛　コウモリカズラ

蝙蝠葛碱　ダウリシン　dauricine

蝙蝠葛诺林碱　ダウリノリン　daurinoline

蝙蝠葛属　コウモリカズラ属　コウモリカズラぞく

蝙蝠葛苏林碱　ダウリソリン　daurisoline

蝙蝠葛新诺林碱　ダウリシノリン　dauricinoline

鞭虫 鞭虫 べんちゅう
鞭虫病 鞭虫症 べんちゅうしょう
鞭虫感染 鞭虫感染 べんちゅうかんせん
鞭虫卵 鞭虫卵 べんちゅうらん
鞭虫属 鞭虫属 べんちゅうぞく
鞭打伤 むち打ち損傷 むちうちそんしょう
鞭节 鞭節 べんせつ
鞭毛 鞭毛 べんもう
鞭毛虫 鞭毛虫 べんもうちゅう
鞭毛虫病 鞭毛虫症 べんもうちゅうしょう
　兰〔伯〕氏鞭毛虫病 ランブル鞭毛虫症 lamblべんもう
　ちゅうしょう
鞭毛虫超纲 鞭毛虫上綱 べんもうちゅうじょうこう
鞭毛虫类 鞭毛虫類 べんもうちゅうるい
鞭毛虫〔性〕腹泻 鞭毛虫〔性〕下痢 べんもうちゅう〔せい〕
　げり
鞭毛虫〔性〕痢疾 鞭毛虫〔性〕赤痢 べんもうちゅう〔せい〕
　せきり
鞭毛蛋白 フラゲリン flagellin
鞭毛纲 鞭毛虫綱 べんもうちゅうこう
鞭毛基体 鞭毛基体 べんもうきたい
鞭毛抗体 鞭毛抗体 べんもうこうたい
鞭毛抗原 鞭毛抗原 べんもうこうげん
鞭毛膜 鞭毛膜 べんもうまく
鞭毛凝集反应 鞭毛凝集反応 べんもうぎょうしゅうはん
　のう
鞭毛凝集素 鞭毛凝集素 べんもうぎょうしゅうそ
鞭毛染色法 鞭毛染色法 べんもうせんしょくほう
鞭毛上皮细胞 鞭毛上皮細胞 べんもうじょうひさいぼう
鞭毛突出 鞭毛放出 べんもうほうしゅつ
鞭毛细胞 鞭毛細胞 べんもうさいぼう
鞭毛形成 鞭毛形成 べんもうけいせい
鞭毛芽胞 鞭毛芽胞 べんもうがほう
鞭毛运动 鞭毛運動 べんもううんどう
鞭形探条 むち状ブジー むちじょうbougie

biǎn 扁萹

扁柏酚 ヒノキチノール hinokitinol
扁柏双黄酮 ヒノキフラボン hinokiflavone
扁柏油酚 ヒノキチオール hinokitiol
扁柏脂素 ヒノキニン hinokinin
扁虫 扁虫 へんちゅう
扁豆肉汤 隠元豆ブイヨン いんげんまめbouillon
扁豆衣 フジマメの種皮 フジマメのしゅひ
扁股骨 扁平大腿骨 へんぺいだいたいこつ
扁骨 扁平骨 へんぺいこつ
扁骨盆 扁平骨盤 へんぺいこつばん
扁后脑 扁平頭蓋底陥入〔症〕 へんぺいずがいていかん
　にゅう〔しょう〕
扁肌 扁平筋 へんぺいきん
扁胫骨 扁平脛骨〔症〕 へんぺいけいこつ〔しょう〕
扁颅 扁平頭蓋〔症〕 へんぺいずがい〔しょう〕
扁颅底 扁平頭蓋底 へんぺいずがいてい
扁囊剂 カシェー剤 cachetざい
扁平 扁平 へんぺい
扁平耳 扁平耳 へんぺいじ
扁平钩 扁平鉤 へんぺいこう
扁平骨盆 扁平骨盤 へんぺいこつばん
扁平红苔癣 扁平赤苔癬 へんぺいせきたいせん

扁平后头 扁平後頭 へんぺいこうとう
扁平黄〔色〕瘤 扁平黄色腫 へんぺいおうしょくしゅ
扁平角膜 扁平角膜 へんぺいかくまく
扁平菌落 扁平コロニー,扁平集落 へんぺいcolony,へん
　ぺいしゅうらく
扁平髋 扁平股 へんぺいこ
扁平狼疮 扁平狼瘡 へんぺいろうそう
扁平棱形细胞 扁平紡錘状細胞 へんぺいぼうすいじょう
　さいぼう
扁平囊泡 扁平小嚢 へんぺいしょうのう
扁平牵开器 扁平レトラクタ へんぺいrectractor
扁平丘疹性梅毒疹 扁平丘疹〔状〕梅毒疹 へんぺいきゅう
　しん〔じょう〕ばいどくしん
扁平上皮 扁平上皮 へんぺいじょうひ
扁平上皮细胞 扁平上皮細胞 へんぺいじょうひさいぼう
扁平湿疣 扁平コンジローマ,扁平湿疣 へんぺいcondylo-
　ma,へんぺいしつゆう
扁平手 扁平手 へんぺいしゅ
扁平苔癣 扁平苔癬 へんぺいたいせん
扁平体温表 扁平型体温計 へんぺいがたたいおんけい
扁平头 扁平頭蓋 へんぺいずがい
扁平细胞 扁平細胞 へんぺいさいぼう
扁平胸 扁平胸 へんぺいきょう
扁平疣 扁平いぼ へんぺいいぼ
扁平指甲 扁平爪〔症〕 へんぺいそう〔しょう〕
扁平痣 扁平母斑 へんぺいぼはん
扁平状双极细胞 扁平状二極細胞 へんぺいじょうにきょ
　くさいぼう
扁平椎 扁平椎 へんぺいつい
〔扁〕平足 扁平足 へんぺいそく
扁平足者 扁平足患者 へんぺいそくかんじゃ
扁球形体 扁球 へんきゅう
扁蟜虫 扁虫 へんちゅう
扁桃 扁桃 へんとう
扁桃腈 マンデロニトリル mandelonitrile
扁桃〔仁〕油 扁桃油 へんとうゆ
扁桃属 扁桃属 へんとうぞく
扁桃酸 マンデル酸 mandelさん
扁桃体 扁桃腺 へんとうせん
扁桃体癌 扁桃腺癌 へんとうせんがん
扁桃体白喉 扁桃腺ジフテリア へんとうせんdiphtheria
扁桃体瘢痕 扁桃腺瘢痕 へんとうせんはんこん
扁桃体半孢子菌病 扁桃ヘミスポローシス へんとう
　hemisporosis
扁桃体表皮样癌 扁桃類表皮癌 へんとうるいひょうひが
　ん
扁桃体病 扁桃病 へんとうびょう
扁桃体剥离器 扁桃剥離器 へんとうはくりき
扁桃体剥离术 扁桃剥離術 へんとうはくりじゅつ
扁桃体部分切除术 扁桃部分切除術 へんとうぶぶんせつ
　じょじゅつ
扁桃体残体 扁桃断端 へんとうだんたん
扁桃体残体切除术 扁桃断端切除術 へんとうだんたんせ
　つじょじゅつ
扁桃体铲除刀 扁桃ギロチン へんとうguillotine
扁桃体冲洗管 扁桃洗浄カニューレ へんとうせんじょう
　cannula
扁桃体出血 扁桃出血　へんとうしゅっけつ

扁桃体穿刺〔术〕　扁桃穿刺術　へんとうせんしじゅつ

扁桃体丛　扁桃叢　へんとうそう

扁桃体刀　扁桃刀　へんとうとう

扁桃体窦　扁桃洞　へんとうどう

扁桃体恶性淋巴瘤　扁桃悪性リンパ腫　へんとうあくせいlymphしゅ

扁桃体肥大　扁桃肥大　へんとうひだい

扁桃体奋森氏感染　バンサン扁桃感染　Vincentへんとうかんせん

扁桃体感染　扁桃感染　へんとうかんせん

扁桃体后脓肿　扁桃後膿瘍　へんとうこうのうよう

扁桃体坏死　扁桃壊死　へんとうえし

扁桃体环　扁桃輪　へんとうりん

　瓦尔代尔氏扁桃体环　ウァルダイアー扁桃輪　Waldeyerへんとうりん

扁桃体挤切术　ギロチンでの扁桃摘出術　guillotineでのへんとうてきしゅつじゅつ

扁桃体夹持钳　扁桃つかむ鉗子　へんとうつかむかんし

扁桃体剪　扁桃ばさみ　へんとうばさみ

扁桃体角化〔症〕　扁桃角化〔症〕　へんとうかっか〔しょう〕

扁桃体结核　扁桃結核　へんとうけっかく

扁桃体〔结〕石　扁桃結石　へんとうけっせき

扁桃体结扎钳　扁桃結紮鉗子　へんとうけっさつかんし

扁桃体结扎针　扁桃結紮針　へんとうけっさつしん

扁桃体镜　扁桃鏡　へんとうきょう

扁桃体镜检查　扁桃鏡検査　へんとうきょうけんさ

扁桃体溃疡　扁桃潰瘍　へんとうかいよう

扁桃体溃疡膜性咽峡炎　扁桃潰瘍膜性アンギナ　へんとうかいようまくせいangina

扁桃体淋巴肉瘤　扁桃リンパ肉腫　へんとうlymphにくしゅ

扁桃体鳞状细胞乳头〔状〕癌　扁桃扁平上皮細胞乳頭腫　へんとうへんぺいじょうひさいぼうにゅうとうしゅ

扁桃体囊　扁桃囊　へんとうのう

扁桃体念珠菌病　扁桃モニリア症　へんとうmoniliaしょう

扁桃体脓肿　扁桃膿瘍　へんとうのうよう

扁桃体切除后感染　扁桃切除後感染　へんとうせつじょごかんせん

扁桃体切除器　扁桃切除器　へんとうせつじょき

扁桃体切除术　扁桃切除術　へんとうせつじょじゅつ

扁桃体切开术　扁桃切開術　へんとうせっかいじゅつ

扁桃体上窝　上扁桃窩　じょうへんとうか

扁桃体石　扁桃石　へんとうせき

扁桃体手术用吸引剥离器　扁桃吸引剝離器　へんとうきゅういんはくりき

扁桃体网织细胞肉瘤　扁桃細網〔細胞〕肉腫　へんとうさいもう〔さいぼう〕にくしゅ

扁桃体窝　扁桃窩　へんとうか

扁桃体小窝　扁桃小窩　へんとうしょうか

扁桃体性哮喘　扁桃性喘息　へんとうせいぜんそく

扁桃体压碎术　扁桃碎摘出術　へんとうさいてきしゅつじゅつ

扁桃体炎　扁桃炎　へんとうえん

扁桃体炎疹　扁桃疹　へんとうしん

扁桃体咬取钳　扁桃ねじ切り鉗子　へんとうねじきりかんし

扁桃体异物　扁桃異物　へんとういぶつ

扁桃体隐窝　扁桃陰窩　へんとういんか

扁桃体隐窝电烙术　扁桃陰窩電気焼灼術　へんとういんかでんきしょうしゃくじゅつ

扁桃体隐窝角化过度　扁桃陰窩過角化症　へんとういんかかかっかしょう

扁桃体隐性结核　扁桃無症候性結核　へんとうむしょうこうせいけっかく

扁桃体增殖腺肥大　扁桃アデノイド増殖〔症〕　へんとうadenoidぞうしょく〔しょう〕

扁桃体增殖腺切除术　扁桃アデノイド切除術　へんとうadenoidせつじょじゅつ

扁桃体摘出器　扁桃摘出器　へんとうてきしゅっき

扁桃体摘出后出血　扁桃摘出後出血　へんとうてきしゅつごしゅっけつ

扁桃体摘出螺旋　扁桃摘出ねじ　へんとうてきしゅつねじ

扁桃体摘除〔术〕　扁桃摘除〔術〕　へんとうてきじょ〔じゅつ〕

扁桃体真菌病　扁桃真菌症　へんとうしんきんしょう

扁桃体支　扁桃枝　へんとうし

扁桃体止血钳　扁桃止血鉗子　へんとうしけつかんし

扁桃体肿大(胀)　扁桃腫脹　へんとうしゅちょう

扁桃体肿瘤　扁桃腫瘍　へんとうしゅよう

扁桃体周〔围〕蜂窝组织炎　扁桃周囲フレグモーネ　へんとうしゅういphlegmone

扁桃体周〔围〕脓肿　扁桃周囲膿瘍　へんとうしゅういのうよう

扁桃体周〔围〕脓肿刀　扁桃周囲膿瘍刀　へんとうしゅういのうようとう

扁桃体周〔围〕脓肿切开引流术　扁桃周囲膿瘍切開ドレナージ　へんとうしゅういのうようせっかいdrainage

扁桃体周〔围〕炎　扁桃周囲炎　へんとうしゅういえん

扁桃体周〔围〕组织出血　扁桃周囲組織出血　へんとうしゅういそしきしゅっけつ

扁桃体周围组织异物　扁桃周囲組織異物　へんとうしゅういそしきいぶつ

扁桃体注射器　扁桃注射器　へんとうちゅうしゃき

扁头　扁平頭蓋　へんぺいずがい

扁头畸形　尖短頭〔症〕　せんたんとう〔しょう〕

扁形动物　扁形動物　へんけいどうぶつ

扁形动物门　扁形動物門　へんけいどうぶつもん

扁型眼　扁平眼球〔症〕　へんぺいがんきゅう〔しょう〕

扁枝烯　フィロクラデン　phyllocladene

扁枝衣霉素　エベルニノマイシン　everninomicin

扁枝衣酸　エベルニン酸　evernineさん

扁椎骨　扁平椎　へんぺいつい

萹蓄甙(苷)　アビクラリン　avicularin

biàn　苄变便辨辫

苄胺唑啉　フェントラミン　phentolamine

苄胺唑啉抑制试验　フェントラミン抑制試験　phentolamineよくせいしけん

苄丙酮香豆素　ワルファリン　warfarin

苄醇　ベンジリ アルコール　benzyl alcohol

苄二甲胍　ベタニジン　bethanidine

苄酚宁　ベフェニウム　bephenium

苄氟〔甲〕噻嗪　ベンドロフルメチアジド　bendroflumethiazide

苄基　ベンジル基　benzylき

2-苄基氨甲酰乙基异烟肼　ニアラミド　nialamide

苄〔基〕化作用　ベンジル化,ベンジレーション　benzylか,benzylation

苄基磺胺　ベンジル スルファミン　benzyl sulfamin

苄基利福平　ベンジル リファンピン,ベンジル リファンピシン　benzylrifampin,benzylrifampicin

苄基卤　ベンジル ハライド,ハロゲン化ベンジル　benzyl halide,halogenかbenzyl

苄〔基〕氯　ベンジル クロリド,塩化ベンジル　benzyl chloride,えんかbenzyl

苄〔基〕氰　ベンジル シアナイド,シアン化ベンジル　benzyl cyanid,cyanかbenzyl

苄基头孢菌素　セファロラム　cephaloram

苄基异喹啉　ベンジルイソキノリン　benzylisoquinoline

苄甲醇　ベンジルカルビノール　benzyl carbinol

苄硫醇　ベンジルメルカプタン　benzyl mercaptan

苄咪唑啉　ベンザゾリン,トラゾリン　benzazoline,tolazoline

苄脒　ベンズアミジン　benzamidine

苄青霉素　ベンジルペニシリン,ペニシリンG　benzylpenicilline,penicillin G

苄青霉素钾　ベンジル ペニシリン カリウム,ペニシリンG カリウム　benzylpenicillin kalium, penicillin G kalium

苄青霉素钠　ベンジル ペニシリン ナトリウム,ペニシリン G ナトリウム　benzylpenicillin natrium, penicillin G natrium

苄烷铵　ベンザルコニウム　benzalkonium

苄星邻氯苯唑青霉素　ベンザチン クロキサシリン　benzathine cloxacillin

苄星青霉素G　ベンザチン ペニシリンG　benzathine penicillin G

苄乙胺青霉素G　ベネタミン ペニシリンG　benethamine penicillin G

变胺蓝　バリアミン ブルー　variamine blue

变胺蓝盐B　バリアミン ブルー塩B　variamine blueえんB

变白反应　シュルツ·カルルトン反応　Schultz-Charltonはんのう

变常眼　非正視,屈折異常〔症〕　ひせいし,くっせついじょう〔しょう〕

变常眼测量器　非正視測定器　ひせいしそくていき

变〔传〕导作用　変伝導作用　へんでんどうさよう

变构部位　アロステリック部位　allostericぶい

变构蛋白〔质〕　アロステリック蛋白〔質〕　allostericたんぱく〔しつ〕

变构活化剂　アロステリック活性化剤　allostericかっせいかざい

变构剂　アロステリック剤　allostericざい

变构键合　アロステリック リンケージ　allosteric linkage

变构结合　アロステリック結合　allostericけつごう

变构酶　アロステリック酵素　allostericこうそ

变构调节　アロステリック調節　allostericちょうせつ

变构位点　アロステリック部位　allostericぶい

变构现象　アロステリック現象　allostericげんしょう

变构效应　アロステリック効果　allostericこうか

变构抑制　アロステリック抑制　allostericよくせい

变构抑制剂　アロステリック抑制剤　allostericよくせいざい

变构抑制因子　アロステリック抑制因子　allostericよくせいいんし

变构转变　アロステリック転換　allostericてんかん

变构转移　アロステリック転移　allostericてんい

变红　①発赤②赤変　①ほっせき②せきへん

变化过度　変形過多　へんけいかた

变化性　変化性　へんかせい

变坏　悪化　あっか

变换　変換　へんかん

变换常数　変換常数　へんかんじょうすう

变换器　変換器　へんかんき

变老　老化,老齢化　ろうか,ろうれいか

变力作用　変力作用　へんりょくさよう

变量　変量　へんりょう

变流器　変流器,コンバーター　へんりゅうき,converter

变频　変調　へんちょう

变频器　変調器　へんちょうき

变热　増熱,増温　ぞうねつ,ぞうおん

变色　変色　へんしょく

变色反应　変色反応　へんしょくはんのう

变色范围　変色範囲　へんしょくはんい

变色放线菌素　リトモシジン　litmocidin

变色区域　変色範囲　へんしょくはんい

变色酸　クロモトロプ酸　chromotropeさん

变色现象　カメレオン現象　chameleonげんしょう

变色性皮癣　癜風　でんぷう

变时现象　変時性　へんじせい

变时作用　変時作用　へんじさよう

变兽妄想　獣化妄想　じゅうかもうそう,じゅうかぼうそう

变数　変数　へんすう

变数代换　変数変換　へんすうへんかん

变速器　変速装置　へんそくそうち

变速作用　変速作用　へんそくさよう

变态　変態　へんたい

变态反应　アレルギー〔性〕反応　Allergie〔せい〕はんのう

变〔态反〕应性　アレルギー　Allergie

变〔态反〕应学　アレルギー学　Allergieがく

变态反应性鼻炎　アレルギー〔性〕鼻炎　Allergie〔せい〕びえん

变〔态反〕应性关节炎　アレルギー〔性〕関節炎　Allergie〔せい〕かんせつえん

变〔态反〕应性疾病　アレルギー〔性〕疾患　Allergie〔せい〕しっかん

变〔态反〕应性结膜炎　アレルギー〔性〕結膜炎　Allergie〔せい〕けつまくえん

变〔态反〕应性脉管炎　アレルギー〔性〕脈管炎　Allergie〔せい〕みゃっかんえん

变态反应性迷路炎　アレルギー〔性〕迷路炎　Allergie〔せい〕めいろえん

变〔态反〕应性脑脊髓炎　アレルギー〔性〕脳脊髄炎　Allergie〔せい〕のうせきずいえん

变〔态反〕应性血管炎　アレルギー〔性〕血管炎　Allergie〔せい〕けっかんえん

变〔态反〕应性炎症　アレルギー〔性〕炎症　allergy〔せい〕えんしょう

变〔态反〕应性紫癜　アレルギー〔性〕紫斑症　Allergie〔せい〕しはんしょう

变〔态反〕应原　アレルゲン　allergen

变态反应原浸出物　アレルゲン エキス　allergen extract

变态呼吸音　変態呼吸音　へんたいこきゅうおん

〔变态〕精神病　精神機能障害　せいしんきのうしょうがい

变态人格　精神病質人格　せいしんびょうしつじんかく

变态心理学　〔精神〕異常心理学　〔せいしん〕いじょうしんりがく

变态性欲　変態性欲　へんたいせいよく

变态杂音　変態雑音　へんたいざつおん

变体　変体　へんたい

变秃　禿頭化　とくとうか

变位　変位　へんい

变位畸形　異所性奇形　いしょせいきけい

变位酶　ムターゼ，転位酵素　mutase，てんいこうそ

变位性眩晕　方向変化性眩暈　ほうこうへんかせいめまい

变位性眼震　変位性眼球振盪症　へんいせいがんきゅうしんとうしょう

变位阈　変位閾　へんいいき

变温动物　変温動物　へんおんどうぶつ

变温试验　温度〔刺激〕試験，温度〔眼振〕試験　おんど〔しげき〕しけん，おんど〔がんしん〕しけん

变温性　変温性　へんおんせい

变形　変形　へんけい

变形虫　アメーバ　ameba

变形虫属　アメーバ属　Amebaぞく

变形虫病　アメーバ症　amebaしょう

变形虫恐怖　アメーバ恐怖〔症〕　amebaきょうふ〔しょう〕

变形虫尿　アメーバ尿〔症〕　amebaにょう〔しょう〕

变形虫性痢疾　アメーバ赤痢　amebaせきり

变形虫样孢子　アメーバ状胞子　amebaじょうほうし

变形虫样细胞　アメーバ様細胞　amebaようさいぼう

变形带〔绦虫〕属　アメーボテニア属　Amoebotaeniaぞく

变形范围　変形範囲　へんけいはんい

变形附红细胞体　変形エペリスロゾーン〔菌〕　へんけいeperythrozoon〔きん〕

变形杆菌　変形菌，プロテウス杆菌　へんけいきん，proteusかんきん

雷特格氏变形杆菌　レットゲル プロテウス杆菌　Rettger Proteusかんきん

摩根氏变形杆菌　モーガン プロテウス杆菌　Mergan proteusかんきん

变形杆菌败血病　プロテウス杆菌敗血症　proteusかんきんはいけっしょう

变形杆菌变叉〔凝集〕反应　ワイル・フェリックス反応　Weil-Felixはんのう

变形杆菌肺炎　プロテウス杆菌肺炎　proteusかんきんはいえん

变形杆菌属　プロテウス杆菌属　proteusかんきんぞく

变形杆菌属食物中毒　プロテウス杆菌食中毒　proteusかんきんぞくしょくちゅうどく

变形核白细胞　変形核白血球　へんけいかくはっけっきゅう

变形极化率　変形分極率　へんけいぶんきょくりつ

变形恐怖　醜形恐怖〔症〕，不具恐怖〔症〕　しゅうけいきょうふ〔しょう〕，ふぐきょうふ〔しょう〕

变形区　変形区　へんけいく

变形天花　変態痘瘡，仮痘　へんたいとうそう，かとう

变形细胞　変形細胞　へんけいさいぼう

变形性　変形性　へんけいせい

变形性动脉内膜炎　変形性動脈内膜炎　へんけいせいどうみゃくないまくえん

变形性动脉炎　変形性動脈炎　へんけいせいどうみゃくえん

变形性腹膜炎　変形性腹膜炎　へんけいせいふくまくえん

变形性骨关节炎　変形性骨関節炎　へんけいせいこつかんせつえん

变形性骨软骨营养不良　変形性骨軟骨異栄養〔症〕　へんけいせいこつなんこついえいよう〔しょう〕

变形性骨炎　変形性骨炎，ペジェット病　へんけいせいこつえん，Pagetびょう

变形性骨营养不良症　変形性骨異栄養症　へんけいせいこついえいようしょう

变形性关节炎　変形性関節炎　へんけいせいかんせつえん

变形性肌张力障碍　変形性筋緊張異常，変形性筋ジストニー　へんけいせいきんきんちょういじょう，へんけいせいきんdystonia

变形性脊椎炎　変形性脊椎炎　へんけいせいせきついえん

变形性阴道干皱　変形性外陰萎縮〔症〕　へんけいせいがいいんいしゅく〔しょう〕

变形血原虫属　ヘモプロテウス属　Hemoproteusぞく

变形运动　変形運動　へんけいうんどう

变形振动　変形振動　へんけいしんどう

变型　変態，〔一時〕変異　へんたい，〔いちじ〕へんい

变型变〔态反〕应性　異性アレルギー　いせいAllegie

变型结核　変態性結核〔症〕　へんたいせいけっかく〔しょう〕

变型痢疾　メタ赤痢　metaせきり

变性　変性　へんせい

阿伯龙比氏变性　アベアクロンビー変性　Abercrombieへんせい

阿-欧二氏变性　アルマニ・エールリッヒ変性　Armanni-Ehrlichへんせい

岑克尔氏变性　ツェンカー変性　Zenkerへんせい

格腊维茨氏变性　グラウィッツ変性　Grawitzへんせい

哈布氏变性　ハーブ変性　Haabへんせい

华勒氏变性　ウォラー変性　Wallerへんせい

霍恩氏变性　ホルン変性　Hornへんせい

霍姆斯氏变性　ホームズ変性　Holmesへんせい

奎因氏变性　クァエーン変性　Quainへんせい

马腊格利阿诺氏〔血〕细胞内变性　マラグリアノ変性　Maraglianoへんせい

门克伯格氏变性　メンケベルグ変性　Mencekbergへんせい

尼斯尔氏变性　ニッスル変性　Nisslへんせい

提尔克氏变性　チュルク変性　Türckへんせい

威尔逊氏变性　ウィルソン変性　Wilsonへんせい

魏尔啸氏变性　ウィルヒョウ変性　Virchowへんせい

变性醇　変性アルコール　へんせいalcohol

变性〔蛋白〕胨　メタペプトン　metapeptone

变性蛋白尿　アルブミネート尿　albuminateにょう

变性蛋白〔质〕　変性蛋白〔質〕　へんせいたんぱく〔しつ〕

变性毒素　アナトキシン　anatoxine

变性毒素反应　アナトキシン反応　anatoxineはんのう

变性反应　変性反応　へんせいはんのう

变性高铁血红蛋白　カトヘモグロビン　cathemoglobin

变性关节炎　変性関節炎　へんせいかんせつえん

变性疾病　変性疾患　へんせいしっかん

变性剂　変性剤　へんせいざい

变性结核菌素　ツベルクリノーズ　tuberculinose

变性酒精　変性アルコール　へんせいalcohol

变性菌液　アナバクテリア　anabacteria

变性抗原　変性抗原　へんせいこうげん

变性梅毒　变性梅毒　へんせいばいどく

变性明胶　メタゼラチン　metagelatin

变性囊肿　变性囊胞　へんせいのうほう

变性凝血酶　メタトロンビン　metathrombin

变性培养物　アナカルチューア　anaculture

变性球蛋白小体　变性グロブリン小体　へんせいglobulin しょうたい

变性球蛋白小体染色　变性グロブリン小体染色　へんせいglobulinしょうたいせんしょく

变性肾炎　变性腎炎　へんせいじんえん

变性弹力蛋白　エラシン　elacin

变性萎缩　变性萎縮　へんせいいしゅく

变性温度　变性温度　へんせいおんど

变性舞蹈病　变性舞踏病　へんせいぶとうびょう

变性星形细胞　アルツハイマー細胞　Alzheimerさいぼう

变性〔性〕白细胞转移　变性〔性〕白血球移動　へんせい〔せい〕はっけっきゅういどう

变性性并发性〔白〕内障　变性〔性〕並発白内障　へんせい〔せい〕へいはつはくないしょう

变性〔性〕抽搐　变性〔性〕チック,变性〔性〕痙攣　へんせい〔せい〕tic,へんせい〔せい〕けいれん

变性性关节病　变性〔性〕関節病　へんせい〔せい〕かんせつびょう

变性性神经痛　变性〔性〕神経痛　へんせい〔せい〕しんけいつう

变性性神经炎　变性〔性〕神経炎　へんせい〔せい〕しんけいえん

变性性视网膜劈裂〔症〕　变性〔性〕網膜分離〔症〕　へんせい〔せい〕もうまくぶんり〔しょう〕

变性性炎　退行性炎　たいこうせいえん

变性血管翳　变性パンヌス　へんせいpannus

变性血红蛋白　メトヘモグロビン　methemoglobin

变性血红蛋白血症　メトヘモグロビン血症　methemoglobinけっしょう

变性真皮黑变症　变性性真皮黒色症　へんせいせいしんぴこくしょくしょう

变性正铁血红蛋白　パラヘモグロビン　parahemoglobin

变性指数　变性指数　へんせいしすう

变性〔作用〕　变性,变態　へんせい,へんたい

变旋〔光〕　变旋光,ムタロテーション　へんせんこう,mutarotation

变旋〔光〕酶　ムタロターゼ　mutarotase

变旋现象　ムタメリズム　mutamerism

变压器　变压器　へんあつき

变压呼吸器　気圧呼吸器　きあつこきゅうき

变移上皮　移行上皮　いこうじょうひ

变异　变異　へんい

变异程度　变異度　へんいど

变异范围　变異範囲　へんいはんい

变异革蜱　アメリカカクマダニ　Americaカクマダニ

变异菌株　变株　へんしゅ

变异数分析　变異数分析　へんいすうぶんせき

变异体　变異体　へんいたい

变异系数　变異係数　へんいけいすう

变异型心绞痛　变異性狭心症　へんいせいきょうしんしょう

变异性　变異性　へんいせい

变异性红斑角化症　变異性紅斑角皮症　へんいせいこうはんかくひしょう

变〔异〕旋光　变旋光　へんせんこう

变易性　变動性,变異性　へんどうせい,へんいせい

变应测定　過敏性測定　かびんせいそくてい

变应化〔作用〕　アレルギー化　Allergieか

变应素　アレルギン　allergin

变应性　アレルギー　Allergie

变应性鼻炎　アレルギー鼻炎　Allergieびえん

变应性变态反应　アレルギー　Allergie

变应性病　アレルギー疾患　Allergieしっかん

变应性动脉炎　アレルギー性動脈炎　Allergieせいどうみゃくえん

变应性反应素　アレルギー性レアギン　Allergieせい reagin

变应性肺泡炎　アレルギー性肺胞炎　Allergieせいはいほうえん

变应性肺炎　アレルギー性肺炎　Allergieせいはいえん

变应性关节炎　アレルギー性関節炎　Allergieせいかんせつえん

变应性过度　超過敏性　ちょうかびんせい

变应性甲状腺炎　アレルギー性甲状腺炎　Allergieせいこうじょうせんえん

变应性接触性皮炎　アレルギー性接触性皮膚炎　Allergieせいせっしょくせいひふえん

变应性结节性血管炎　アレルギー性結節性血管炎　Allergieせいけっせつせいけっかんえん

变应性结膜炎　アレルギー性結膜炎　Allergieせいけつまくえん

变应性抗体　アレルギー性抗体　Allergieせいこうたい

变应性脉管炎　アレルギー性脈管炎　Allergieせいみゃっかんえん

变应性脑脊髓炎　アレルギー性脳脊髄炎　Allergieせいのうせきずいえん

变应性脑炎　アレルギー性脳炎　Allergieせいのうえん

变应性皮病　アレルギー性皮膚症　Allergieせいひふしょう

变应性皮肤血管炎　アレルギー性皮膚脈管炎　Allergieせいひふみゃっかんえん

变应性皮炎　アレルギー性皮膚炎　Allergieせいひふえん

变应性平衡　アレルギー性平衡　Allergieせいへいこう

变应性气喘　アレルギー性喘息　Allergieせいぜんそく

变应性荨麻疹　アレルギー性じんま疹　Allergieせいじんましん

变应性肉芽肿性血管炎　アレルギー性肉芽腫性脈管炎　Allergieせいにくがしゅせいみゃっかんえん

变应性湿疹　アレルギー性湿疹　Allergieせいしっしん

变应性试验　アレルギー性試験　Allergieせいしけん

变应性水肿　アレルギー性水(浮)腫　Allergieせいすい(ふ)しゅ

变应性体质　アレルギー性体質　Allergieせいたいしつ

变应性哮喘　アレルギー性喘息　Allergieせいぜんそく

变应性休克　アレルギー性ショック　Allergieせい shock

变应性学　アレルギー学　Allergieがく

变应性血管炎　アレルギー性血管炎　Allergieせいけっかんえん

变应性血管翳　アレルギー パンヌス　Allergie pannus

变应性亚败血症　アレルギー性亜敗血症　Allergieせいあはいけっしょう

变应性支气管炎　アレルギー性気管支炎　Allergieせいきかんしえん

变应性状态　アレルギー状態　Allergieじょうたい
变应性紫癜　アレルギー性紫斑病　Allergieせいしはんびょう
变应原　アレルゲン　allergen
变应原性　アレルゲン発現性　allergenはつげんせい
变应原性蛋白制剂　アレルゲン蛋白質製剤　allergenたんぱくしつせいざい
变应疹　アレルギー疹　Allergieしん
变阈性　変閾性　へんいきせい
变阈作用　変閾作用　へんいきさよう
变质　変質　へんしつ
变质疗法　転調療法,変質療法　てんちょうりょうほう,へんしつりょうほう
变质山道年　変質サントニン　へんしつsantonin
变质特征　変質徴候　へんしつちょうこう
变质性疾病　変〔質〕性疾患　へん〔しつ〕せいしっかん
变质性炎〔症〕　変質性炎〔症〕　へんしつせいえん〔しょう〕
变质药　変質薬　へんしつやく
变种　変種　へんしゅ
变阻器　バリスタ,可変抵抗器　varister,かへんていこうき
便秘　便秘　べんぴ
便秘绞痛　便秘疝痛,宿便性仙痛　べんぴせんつう,しゅくべんせいせんつう
便秘恐怖　便秘恐怖〔症〕　べんぴきょうふ〔しょう〕
便秘药　便秘薬　べんぴやく
便盒　便器　べんき
便壶　室内便器　しつないべんき
便结　便秘〔症〕　べんび〔しょう〕
便通　便通　べんつう
便桶　便器　べんき
便痛恐怖　排便痛恐怖〔症〕　はいべんつうきょうふ〔しょう〕
便携值阈听力计　携帯用域値聴力計　けいたいよういきちちょうりょくけい
便血　血便　けつべん
便意　便意　べんい
便意频数　便意頻数　べんいひんすう
辨别　弁別　べんべつ
辨别时间　弁別時間　べんべつじかん
辨别阈　弁別域値　べんべついきち
辨别阈试验　弁別域〔値〕試験　べんべついき〔ち〕しけん
辨别不能　弁別力欠如　べんべつりょくけつじょ
辨距不良　測定障害　そくていしょうがい
辨距过大　測定過大〔症〕,ヒペルメトリア　そくていかだい〔しょう〕,hypermetria
辨距过小　測定過少〔症〕,ヒポメトリア　そくていかしょう〔しょう〕,hypometria
辨距障碍　測定障害,ディスメトリア　そくていしょうがい,dysmetria
辨色能力　色弁別力　いろべんべつりょく
辨视力　視象判断力　しぞうはんだんりょく
辨音不能　音響理解不能症　おんきょうりかいふのうしょう
辨语聋　言語ろう　げんごろう
辧硫菌属　チオプロカ属　Thioplocaぞく

BIAO　标瘭表鳔

biāo　标瘭

标本　標本　ひょうほん
标本玻片卡夹　スライド グラス クリップ　slide glass clip
标本采集　標本採集　ひょうほんさいしゅう
标本缸　標本缸　ひょうほんかめ
标本固定器　標本固定器　ひょうほんこていき
标本管　標本管　ひょうほんかん
标本盒　標本箱　ひょうほんばこ
标本加热器　標本加熱器　ひょうほんかねつき
标本瓶　標本瓶　ひょうほんびん
标本微动装置　標本微動〔調節〕装置　ひょうほんびどう〔ちょうせつ〕そうち
标本制作　標本の製作　ひょうほんのせいさく
标本自动包埋器　標本自動包埋装置　ひょうほんじどうほうまいそうち
标本自动包埋染色器　標本自動包埋染色装置　ひょうほんじどうほうまいせんしょくそうち
标点地图　標点地図　ひょうてんちず
标点记数分析　標点計数分析　ひょうてんけいすうぶんせき
标定测验　標定試験　ひょうていしけん
标定〔法〕　標定〔法〕　ひょうてい〔ほう〕
标〔度〕　目盛り,スケール　めもり,scale
　霍尔登氏标度　ホールデーン スケール　Haldane scale
标记〔志〕　ラベル,標識　label,ひょうしき
标记〔志〕法　標識法　ひょうしきほう
标记分子　標識分子　ひょうしきぶんし
标记化合物　標識化合物　ひょうしきかごうぶつ
标记〔志〕基因　標識遺伝子　ひょうしきいでんし
标记抗原　標識抗原　ひょうしきこうげん
标记量　標識量　ひょうしきりょう
标记〔志〕磷　標識リン　ひょうしきリン
标记前体　標識先駆体　ひょうしきぜんくたい
标记染色体　標識染色体　ひょうしきせんしょくたい
标记物　標識物　ひょうしきぶつ
标记药名　薬名標識　やくめいひょうしき
标记元素　標識元素　ひょうしきげんそ
标记原子　標識原子　ひょうしきげんし
标距　標識距離　ひょうしききょり
标签　ラベル　label
标示量　標示量　ひょうじりょう
标示物　マーカー,標識物　marker,ひょうしきぶつ
标志酶　標識酵素　ひょうしきこうそ
标识辐射　固有放射　こゆうほうしゃ
标识光谱　固有スペクトル　こゆうspectrum
标识X射线　固有X線　こゆうXせん
标准　標準　ひょうじゅん
标准白喉毒素　標準ジフテリア トキシン　ひょうじゅんdiphtheria toxin
标准比色板　標準比色板　ひょうじゅんひしょくばん
标准比色管　標準比色管　ひょうじゅんひしょくかん
标准波长　標準波長　ひょうじゅんはちょう
标准采样容器　標準見本容器　ひょうじゅんみほんようき
标准差　標準偏差　ひょうじゅんへんさ
标准程序　標準プログラム　ひょうじゅんprogram
标准尺寸　標準サイズ　ひょうじゅんsize
标准大气压〔力〕　標準〔大〕気圧　ひょうじゅん〔だい〕きあつ
标准当量　標準当量　ひょうじゅんとうりょう

标准导程　標準導程　ひょうじゅんどうてい
标准滴〔定〕管　標準ビュレット　ひょうじゅんburette
标准滴定物　標準滴定物質　ひょうじゅんてきていぶっしつ
标准电池　標準電池　ひょうじゅんでんち
标准电动势　標準起電力　ひょうじゅんきでんりょく
标准电极　標準電極　ひょうじゅんでんきょく
标准电极电位　標準電極電位　ひょうじゅんでんきょくでんい
标准电路　標準電路　ひょうじゅんでんろ
标准电位　標準電位　ひょうじゅんでんい
标准电压　標準電圧　ひょうじゅんでんあつ
标准毒素　標準毒素　ひょうじゅんどくそ
标准砝码　標準重り,標準分銅　ひょうじゅんおもり,ひょうじゅんぶんどう
标准工作　標準仕事　ひょうじゅんしごと
标准估计误差　標準推定〔量〕誤差　ひょうじゅんすいてい〔りょう〕ごさ
标准规格　標準規格　ひょうじゅんきかく
标准耗热量　標準熱消耗〔量〕　ひょうじゅんねつしょうもう〔りょう〕
标准化　標準化　ひょうじゅんか
标准化〔方〕法　標準化〔方〕法　ひょうじゅんか〔ほう〕ほう
标准化率　標準化率　ひょうじゅんかりつ
标准〔化〕死亡率　標準死亡率　ひょうじゅんしぼうりつ
标准〔化〕死亡〔率〕比　標準死亡率比　ひょうじゅんしぼうりつひ
标准还原电位　標準還元電位　ひょうじゅんかんげんでんい
标准还原溶液　標準還元液　ひょうじゅんかんげんえき
标准技术　標準技術　ひょうじゅんぎじゅつ
标准碱　標準塩基　ひょうじゅんえんき
标准碱测定　標準塩基測定　ひょうじゅんえんきそくてい
标准碱溶液　標準アルカリ溶液　ひょうじゅんalkaliようえき
标准酒精　標準アルコール　ひょうじゅんalcohol
标准卡板　標準はさみ尺　ひょうじゅんはさみじゃく
标准抗毒素　標準アンチトキシン　ひょうじゅんantitoxin
标准刻度　標準スケール,標準目盛り　ひょうじゅんscale,ひょうじゅんめもり
标准量　標準量　ひょうじゅんりょう
标准疗法　標準療法　ひょうじゅんりょうほう
标准漏斗　標準漏斗　ひょうじゅんろうと
标准密度　標準密度　ひょうじゅんみつど
标准浓度　標準濃度　ひょうじゅんのうど
标准偏差　標準偏差　ひょうじゅんへんさ
标准片　標準フィルム　ひょうじゅんfilm
标准〔品〕对照　標準〔品〕対照　ひょうじゅん〔ひん〕たいしょう
标准气体混合物　標準気体混合物　ひょうじゅんきたいこんごうぶつ
标准氢电极　標準水素電極　ひょうじゅんすいそでんきょく
标准氢氧化钠溶液　標準苛性ソーダ溶液　ひょうじゅんかせいsodaようえき
标准清除率　標準クリアランス　ひょうじゅんcrearance
标准曲线　標準曲線　ひょうじゅんきょくせん
标准人口　標準人口　ひょうじゅんじんこう
标准容积　基準容積　きじゅんようせき
标准溶液　標準溶液　ひょうじゅんようえき

标准色　標準色　ひょうじゅんしょく
标准试验　標準試験　ひょうじゅんしけん
标准视力　標準視力　ひょうじゅんしりょく
标准水源　標準水源〔地〕　ひょうじゅんすいげん〔ち〕
标准碳酸氢盐　標準重炭酸塩　ひょうじゅんじゅうたんさんえん
标准体积　標準体積　ひょうじゅんたいせき
标准条件　標準条件　ひょうじゅんじょうけん
标准温度　標準温度　ひょうじゅんおんど
标准温度计　標準温度計　ひょうじゅんおんどけい
标准物质　標準物質　ひょうじゅんぶっしつ
标准误〔差〕　標準誤差　ひょうじゅんごさ
标准系列比色法　標準系列比色法　ひょうじゅんけいれつひしょくほう
标准系列法　標準系列法　ひょうじゅんけいれつほう
标准型解剖镊　標準型解剖用ピンセット　ひょうじゅんがたかいぼうようpincett
标准血清　標準血清　ひょうじゅんけっせい
标准压〔力〕　標準圧　ひょうじゅんあつ
标准氧化电位　標準酸化電位　ひょうじゅんさんかでんい
标准氧化还原电位　標準酸化還元電位　ひょうじゅんさんかかんげんでんい
标准氧化溶液　標準酸化溶液　ひょうじゅんさんかようえき
标准饮食　標準食　ひょうじゅんしょく
标准正态分布　標準正規分布　ひょうじゅんせいきぶんぷ
标准症状　典型症状　てんけいしょうじょう
标准肢〔体〕导程　標準四肢誘導　ひょうじゅんししゆうどう
标准制剂　標準製剤　ひょうじゅんせいざい
标准烛光　標準燭光　ひょうじゅんしょっこう
标准状态　標準状態　ひょうじゅんじょうたい
标准子程序　標準サブプログラム　ひょうじゅんsubprogram
标准自由能　標準自由エネルギー　ひょうじゅんじゆうEnergie
标准自由能变化　標準自由エネエルギー変化　ひょうじゅんじゆうEnergieへんか
标准组　標準化セット　ひょうじゅんかset
療疽　療疽　ひょうそ

biǎo　表

表　①表　②表　③時計　①おもて　②ひょう　③とけい
表玻璃法　時計ガラス法　とけいglassほう
表层　表層　ひょうそう
表层分布性胃癌　表層分布性胃癌　ひょうそうぶんぷせいいがん
表层脱落性食管炎　表層剥脱性食道炎　ひょうそうはくだつせいしょくどうえん
表层细胞　表層細胞　ひょうそうさいぼう
表层X线疗法　表層X線療法　ひょうそうXせんりょうほう
表层血管形成　表層血管新生　ひょうそうけっかんしんせい
表次黄嘌呤　エピサルキン,エピサルシン　episarkin,episarcin
表胆甾醇　エピコレステロール　epicholesterol
表儿茶精　エピカテキン　epicatechin
表飞明　ビオフェルミン　biofermin
表格　〔図〕表　〔ず〕ひょう

表观比重　見掛比重　みかけひじゅう
表观纯度　見掛純度　みかけじゅんど
表观电离常数　見掛電離定数　みかけでんりていすう
表观电离度　見掛電離度　みかけでんりど
表观电位　見掛電位　みかけでんい
表观分布容积　見掛分布容積　みかけぶんぷようせき
表观分配系数　見掛分配係数　みかけぶんぱいけいすう
表观分子量　見掛分子量　みかけぶんしりょう
表观活化能　見掛活性化エネルギー　みかけかっせいかEn-ergie
表观密度　見掛密度　みかけみつど
表观粘度　見掛粘度　みかけねんど
表观容积　見掛容積　みかけようせき
表观系数　見掛係数　みかけけいすう
表观消化吸收率　見掛の消化率　みかけのしょうかりつ
表氯醇　エピクロルヒドリン　epichlorhydrin
表面　表面　ひょうめん
表面标志　表面マーカー　ひょうめんmaker
表〔面〕玻璃　時計ガラス　とけいglass
表面测量　表面測定　ひょうめんそくてい
表面测温计　表面測温計　ひょうめんそくおんけい
表〔面〕层　表〔面〕層　ひょう〔めん〕そう
表面催化〔作用〕　表面触媒作用　ひょうめんしょくばいきよう
表面电极　表面電極　ひょうめんでんきょく
表面电位　表面電位　ひょうめんでんい
表面电位检测器　表面電位検知器　ひょうめんでんいけんちき
表面反应　表面反応　ひょうめんはんのう
表面固定试验　表面固定試験　ひょうめんこていしけん
表面化　表面化　ひょうめんか
表面化学　表面化学　ひょうめんかがく
表面活性　表面活性　ひょうめんかっせい
表面活性剂　表面活性剤　ひょうめんかっせいざい
表面活性剂污染　表面活性剤汚染　ひょうめんかっせいざいおせん
表面活〔性物〕质　表面活性物質　ひょうめんかっせいぶっしつ
表面活组织检查　表面生検　ひょうめんせいけん
表面积　表面積　ひょうめんせき
表面积定律　表面積法則　ひょうめんせきほうそく
表面解剖学　表面解剖学　ひょうめんかいぼうがく
表面抗体　表面抗体　ひょうめんこうたい
表面抗原　表面抗原　ひょうめんこうげん
表面抗原凝集　表面抗原凝集反応　ひょうめんこうげんぎょうしゅうはんのう
表〔面〕卵裂　表面卵割　ひょうめんらんかつ
表面麻醉　表面麻酔〔法〕　ひょうめんますい〔ほう〕
表面免疫球蛋白　表面免疫グロブリン　ひょうめんめんえきglobulin
表面皿　時計皿　とけいざら
表面皿夹　時計皿クランプ　とけいざらclamp
表面膜　表面膜　ひょうめんまく
表面膜免疫球蛋白　表面膜免疫グロブリン　ひょうめんまくめんえきglobulin
表面能　表面エネルギー　ひょうめんEnergie
表面受体　表面受容体　ひょうめんじゅようたい
表面特征　表面特徴　ひょうめんとくちょう

表面突起　表面突起　ひょうめんとっき
表面吞噬作用　表面食菌作用　ひょうめんしょっきんさよう
表面温度　表面温度　ひょうめんおんど
表面温度计　表面温度計　ひょうめんおんどけい
表面无痛法　表面無痛法　ひょうめんむつうほう
表面现象　表面現象　ひょうめんげんしょう
表面性质　表面性質　ひょうめんせいしつ
表面张力　表面張力　ひょうめんちょうりょく
表面张力滴定法　表面張力滴定法　ひょうめんちょうりょくてきていほう
表面张力滴量计　表面張力滴数計　ひょうめんちょうりょくてきすうけい
表面张力电量法　テンサンメトリー　tensammetry
表面张力法　表面張力法　ひょうめんちょうりょくほう
表面张力计　表面張力計　ひょうめんちょうりょくけい
表面照射　表面照射　ひょうめんしょうしゃ
表面自由能　表面自由エネルギー　ひょうめんじゆうEnergie
表面作用　表面作用　ひょうめんさよう
表膜　薄膜,薄皮　はくまく,はくひ
表皮　表皮　ひょうひ
表皮癌　表皮癌　ひょうひがん
表皮病　表皮腫症　ひょうひしゅしょう
表皮剥脱　表皮剥離　ひょうひはくり
表皮层　表皮層　ひょうひそう
表皮成形术　表皮形成術　ひょうひけいせいじゅつ
表皮动力学　表皮動力学　ひょうひどうりきがく
表皮发育不良　表皮発育不全,表皮異形成　ひょうひはついくふぜん,ひょうひいけいせい
表皮法　表皮法　ひょうひほう
表皮肥厚　アカントーシス,表皮肥厚〔症〕　acanthosis,ひょうひひこう〔しょう〕
表皮黑色素单位　表皮メラニン単位　ひょうひmelaninたんい
表皮化生　表皮化生　ひょうひかせい
表皮坏死溶解　表皮壊死溶解　ひょうひえしようかい
表皮嵴　表皮隆線　ひょうひりゅうせん
表皮角化病　表皮角化症　ひょうひかっかしょう
表皮角质层　表皮角質層　ひょうひかくしつそう
表皮角质透明蛋白　ケラトヒアリン　keratohyalin
表皮粒层　表皮顆粒層　ひょうひかりゅうそう
表皮瘤　表皮腫　ひょうひしゅ
表皮毛状物　表皮毛腫　ひょうひもうしゅ
表皮霉菌病　表皮真菌症　ひょうひしんきんしょう
表皮囊肿　表皮嚢胞　ひょうひのうほう
表皮内癌　表皮内癌　ひょうひないがん
表皮葡萄球菌　表皮ブドウ球菌　ひょうひブドウきゅうきん
表皮气球样变性　表皮風船様変性　ひょうひふうせんようへんせい
表皮生发层　表皮胚芽層　ひょうひはいがそう
表皮撕裂　表皮裂傷　ひょうひれっしょう
表皮松解　表皮剥離,表皮解離　ひょうひはくり,ひょうひかいり
表皮松解性角化过度症　表皮剥離性角質増殖症　ひょうひはくりせいかくしつぞうしょくしょう
表皮脱落　脱皮　だっぴ
表皮网状变性　表皮網状変性　ひょうひもうじょうへんせ

表皮外胚层　表皮外胚葉　ひょうひがいはいよう
〔表〕皮细胞　表皮細胞　ひょうひさいぼう
表皮细胞棘　表皮細胞棘　ひょうひさいぼうきょく
表皮下缝合术　表皮下縫合術　ひょうひかほうごうじゅつ
表皮下脓肿　表皮下膿瘍　ひょうひかのうよう
表皮纤毛菌　表皮レプトスリックス　ひょうひLeptothrix
表皮形成　表皮形成　ひょうひけいせい
表皮癣菌病　表皮糸状菌症　ひょうひしじょうきんしょう
表皮癣菌属　表皮糸状菌属　ひょうひしじょうきんぞく
表皮癣菌素　エピデルモフィチン　epidermophytin
表皮癣菌疹　表皮糸状菌症疹　ひょうひしじょうきんしょうしん
表皮炎　表皮炎　ひょうひえん
表皮样癌　類表皮癌　るいひょうひがん
表皮样瘤　類表皮腫　るいひょうひしゅ
表皮样囊肿　類表皮嚢腫　るいひょうひのうしゅ
表皮样乳腺囊肿　表皮様乳腺嚢腫　ひょうひようにゅうせんのうしゅ
表皮移植　表皮移植〔術〕　ひょうひいしょく〔じゅつ〕
表皮移植片　表皮移植片　ひょうひいしょくへん
表皮隐球菌病　表皮クリプトコックス症　ひょうひcryptococcusしょう
表皮增殖单位　表皮増殖単位　ひょうひぞうしょくたんい
表皮脂沉积症　表皮リポイド沈着症,表皮類脂〔質〕〔沈着〕症　ひょうひlipoidちんちゃくしょう,ひょうひるいし〔しつ〕〔ちんちゃく〕しょう
表皮组织　表皮組織　ひょうひそしき
表浅浸润型胃癌　表在性浸潤型胃癌　ひょうざいせいしんじゅんがたいがん
表浅扩散性胃腺癌　表在性拡散型胃腺癌　ひょうざいせいかくさんがたいせんがん
表浅狼疮　表在性狼瘡　ひょうざいせいろうそう
表浅糜烂性胃炎　表在性びらん性胃炎　ひょうざいせいびらんせいいえん
表浅肾单位　表在性ネフロン　ひょうざいせいnephron
表浅性基底细胞上皮瘤　表在性基底細胞上皮腫　ひょうざいせいきていさいぼうじょうひしゅ
表浅性胃癌　表在性胃癌　ひょうざいせいいがん
表浅性胃炎　表在性胃炎　ひょうざいせいいえん
表浅脂肪瘤样痣　表在性脂肪腫様母斑　ひょうざいせいしぼうしゅようぼはん
表亲婚配　いとこ結婚　いとこけっこん
表情　表情　ひょうじょう
表情淡漠　感情鈍麻,無関心　かんじょうどんま,むかんしん
表情倒错　表情倒錯　ひょうじょうとうさく
表情过分　表情過多　ひょうじょうかた
表情肌麻痹　表情筋麻痺　ひょうじょうきんまひ
表情夸张　表情異常過多,誇大妄想狂　ひょうじょういじょうかた,こだいもうそうきょう
表情性麻痹　ヒステリー様麻痺　Hysterieようまひ
表情障碍　表情障害　ひょうじょうしょうがい
表声〔试验〕　時計聴力試験　とけいちょうりょくしけん
表示式　表示式　ひょうじしき
表无羁萜　エピフリーデリン　epifriedelin
表现　〔症状〕表現　〔しょうじょう〕ひょうげん
表现度　表現度　ひょうげんど

表〔现〕型比值　表現型比　ひょうげんがたひ
表〔现〕型模拟　表現型模写　ひょうげんがたもしゃ
表〔现〕型群　表現型群　ひょうげんがたぐん
表小皮　小表皮　しょうひょうひ
表型变异　表現型変異　ひょうげんがたへんい
表型迟延〔现象〕　表現型遅延　ひょうげんがたちえん
表型方差　表現型分散　ひょうげんがたぶんさん
表型遗传学　表現型遺伝学　ひょうげんがたいでんがく
表雄甾酮　エピアンドロステロン　epiandrosterone
表演症　表情狂　ひょうじょうきょう
表异构酶　エピメラーゼ　epimerase
表异孕烷醇酮　エピアロプレグナノローン　epiallopregnanolone
表音　時計音　とけいおん
表在蛋白　外因性蛋白〔質〕　がいいんせいたんぱく〔しつ〕

biào　鳔
鳔　ふえ
鳔胶　にべ
鳔水蚤〔属〕　ジアプトムス〔属〕　diaptomus〔ぞく〕

BIE 鳖别

biē　鳖
鳖甲　ベッコウ

bié　别
别胆烷　アロコラン　allocholane
别胆甾醇　アロコレステロール　allocholesterol
别丁　ビチオノール　bithionol
别尔纳基氏征　ビエルナッキー徴候　Biernackiちょうこう
别构部位　アロステリック部位　allostericぶい
别构调节物　アロステリック修飾物質　allostericしゅうしょくぶっしつ
别构效应物　アロステリック効果器　allostericこうかき
别构转变　アロステリック遷移　allostericせんい
别赫捷列夫氏病　ベヒテーレフ病　Bechterewびょう
别赫捷列夫氏反射　ベヒテーレフ反射　Bechterewはんしゃ
别赫捷列夫氏关节炎　ベヒテーレフ関節炎　Bechterewかんせつえん
别赫捷列夫足底点　ベヒテーレフ足底点　Bechterewそくていてん
别黄嘌呤　アロキサンチン　alloxanthine
别罗勒烯　アロオシメン　alloocimene
别-孟二氏反射　ベヒテーレフ・メンデル反射　Bechterew-Mendelはんしゃ
别模标本　アロタイプ標本　allotypeひょうほん
别嘌呤醇　アロプリノール　allopurinol
别位酶　アロステリック酵素　allostericこうそ
别位调节　アロステリック調節　allostericちょうせつ
别位现象　アロステリズム　allosterism
别〔系〕甾〔体化合物〕　アロステロイド　allosteroid
α-别隐品碱　α-アロクリプトピン　α-allocryptopine
别孕烷　アロプレグナン　allopregnane
别孕烷二醇　アロプレグナンジオール　allopregnandiol
别兹列德卡氏反应　ベスレッドカ反応　Besredkaはんのう
别兹列德卡氏菌苗　ベスレッドカワクチン　Besredka vaccine
别兹列德卡氏抗原　ベスレッドカ抗原　Besredkaこうげん

BIN 宾滨濒髌

bīn　宾滨濒

宾茨氏试验　ビンツ試験　Binzしけん
宾达氏征　ビンダ徴候　Bindaちょうこう
宾格内氏带　ビュングネル帯　Büngnerたい
宾格内氏带状纤维　ビュングネル帯状線維　Büngnerたい
　　じょうせんい
宾格氏耳内试验　ビング耳内試験　Bingじないしけん
宾格氏反射　ビング反射　Bingはんしゃ
宾格氏征　ビング徴候　Bingちょうこう
宾斯万格氏痴呆　ビンスワンガー痴呆　Binswangerちほう
宾斯万格氏脑炎　ビンスワンガー脳炎　Binswangerのうえ
　　ん
滨藜属　ハマアカザ属　ハマアカザぞく
滨藜中毒　ハマアカザ中毒　ハマアカザちゅうどく
濒死　瀕死，臨終，臨終前　ひんし，りんじゅう，りんじゅう
　　ぜん
濒死肠套叠　瀕死腸重積〔症〕　ひんしちょうじゅうせき
　　〔しょう〕
濒死期　瀕死期，死戦期　ひんしき，しせんき
濒死期白细胞增多　瀕死期白血球増加〔症〕　ひんしきはっ
　　けっきゅうぞうか〔しょう〕
濒死期反应　瀕死期反応　ひんしきはんのう
濒死期心脏内血块　瀕死期心臓内血餅　ひんしきしんぞう
　　ないけっぺい
濒死期血栓　瀕死期血栓　ひんしきけっせん
濒死期血栓形成　臨終血栓症　りんじゅうけっせんしょう
濒死伤　瀕死傷　ひんしきず
濒死性腹水　臨終前腹水　りんじゅうぜんふくすい
濒死挣扎　死戦　しせん
濒死状态　瀕死状態　ひんしじょうたい

bīn　髌

髌丛　膝蓋〔骨〕神経叢　しつがい〔こつ〕しんけいそう
髌底　膝蓋〔骨〕底　しつがい〔こつ〕てい
髌〔骨〕　膝蓋〔骨〕　しつがい〔こつ〕
髌骨部分切除术　膝蓋〔骨〕部分切除術　しつがい〔こつ〕ぶ
　　ぶんせつじょじゅつ
髌〔骨〕分裂　二分膝蓋〔骨〕　にぶんしつがい〔こつ〕
髌骨骨折　膝蓋〔骨〕骨折　しつがい〔こつ〕こっせつ
髌骨骨折内固定术　膝蓋〔骨〕骨折内固定術　しつがい〔こ
　　つ〕こっせつないこていじゅつ
髌〔骨〕固定术　膝蓋〔骨〕固定術　しつがい〔こつ〕こてい
　　じゅつ
髌〔骨〕腱炎　膝蓋〔骨〕腱炎　しつがい〔こつ〕けんえん
髌骨囊　膝蓋〔骨〕囊　しつがい〔こつ〕のう
髌〔骨〕切除术　膝蓋〔骨〕切除術　しつがい〔こつ〕せつじょ
　　じゅつ
髌骨全切除术　膝蓋〔骨〕全切除術　しつがい〔こつ〕ぜんせ
　　つじょじゅつ
髌骨软化症　膝蓋〔骨〕軟化症　しつがい〔こつ〕なんかしょ
　　う
髌骨软化自发性骨折　ビュジンゲル・ルドロフ・レーウェン
　　病　Büdinger-Ludloff-Lawenびょう
髌骨脱位　膝蓋〔骨〕脱臼　しつがい〔こつ〕だっきゅう
髌骨外伤性半脱位　膝蓋〔骨〕外傷性亜脱臼　しつがい〔こ
　　つ〕がいしょうせいあだっきゅう
髌滑膜襞　膝蓋〔骨〕滑膜ひだ　しつがい〔こつ〕かつまくひ
　　だ
髌尖　膝蓋〔骨〕尖　しつがい〔こつ〕せん
髌腱断裂　膝蓋腱断裂　しつがいけんだんれつ

髌腱反射　膝蓋腱反射　しつがいけんはんしゃ
髌腱腱鞘炎　膝蓋腱腱鞘炎　しつがいけんけんしょうえん
髌面　膝蓋面　しつがいめん
髌内侧支持带　内側膝蓋支帯　ないそくしつがいしたい
髌前滑囊　膝蓋前滑液包　しつがいぜんかつえきほう
髌前滑囊炎　膝蓋前滑液包炎　しつがいぜんかつえきほう
　　えん
髌前腱下囊　膝蓋前腱下包　しつがいぜんけんかほう
髌前筋膜下囊　膝蓋前筋膜下包　しつがいぜんきんまくか
　　ほう
髌前囊　膝蓋前包　しつがいぜんほう
髌前〔囊〕水囊瘤　膝蓋前ヒグローマ　しつがいぜんhygro-
　　ma
髌前皮下囊　膝蓋前皮下包　しつがいぜんひかほう
髌切带　膝蓋靭帯　しつがいじんたい
髌靭带成形术　膝蓋靭帯形成術　しつがいじんたいけいせ
　　いじゅつ
髌靭带裂伤　膝蓋靭帯裂傷　しつがいじんたいれっしょう
髌靭带损伤　膝蓋靭帯損傷　しつがいじんたいそんしょう
髌靭带止点移位术　膝蓋靭帯付着の置き換え法　しつがい
　　じんたいふちゃくのおきかえほう
髌上囊　膝蓋上包　しつがいじょうほう
髌外侧支持带　外側膝蓋支帯　がいそくしつがいしたい
髌网　膝蓋動脈網　しつがいどうみゃくもう
髌下滑膜襞　膝蓋下滑膜ひだ　しつがいかかつまくひだ
髌下皮下囊　膝蓋下皮下包　しつがいかひかほう
髌下深囊　深膝蓋下包　しんしつがいかほう
髌下脂肪垫病变　膝蓋下脂肪パッド病変　しつがいかしぼ
　　うpadびょうへん
髌下脂肪垫肥厚　膝蓋下脂肪パッド肥厚　しつがいかしぼ
　　うpadひこう
髌下脂体　膝蓋下脂肪パッド　しつがいかしぼうpad
髌阵挛　膝蓋クロ〔ー〕ヌス，膝間代　しつがいclonus,しつ
　　かんだい

BING　冰兵槟丙柄饼屏并病

bīng　冰兵槟

冰　こおり
冰草属　カモジグサ属　カモジグサぞく
冰醋酸　氷酢酸　ひょうさくさん
冰袋　氷嚢　ひょうのう，こおりぶくろ
冰岛病　アィスランド病　Icelandびょう
冰岛地衣　アイスランド モス　Iceland moss
冰岛地衣苦素　セトラリン　cetrarin
冰岛地衣属　セトラリア属　Cetrariaぞく
冰岛晶石〔矿〕　アィスランド スパー　Iceland spar
冰岛苔　アィスランド コケ　Icelandコケ
冰点　氷点，氷結点　ひょうてん，ひょうけってん
冰点测定器　氷点計　ひょうてんけい
冰点法　氷点〔測定〕法　ひょうてん〔そくてい〕ほう
冰点降低　氷点降下　ひょうてんこうか
冰点降低测定法　氷点降下測定法　ひょうてんこうかそく
　　ていほう
冰点降低滴定法　氷点降下滴定法　ひょうてんこうかてき
　　ていほう
冰点降低法　氷点降下法　ひょうてんこうかほう
冰点降低计　氷点降下計　ひょうてんこうかけい
冰点试验　氷〔結〕点試験　ひょう〔けつ〕てんしけん

冰冻　氷凍　ひょうとう

冰冻超薄切片机　氷凍超ミクロトーム　ひょうとうちょう microtome

冰冻超薄切片术　氷凍超ミクロトミー　ひょうとうちょう microtomy

冰冻放射自显影　氷凍ラジオオートグラフィ　ひょうとう radioautography

冰冻干燥〔法〕　凍結乾燥〔法〕　とうけつかんそう〔ほう〕

冰冻骨盆　固着骨盤　こちゃくこつばん

冰冻固定　凍結固定　とうけつこてい

冰冻合剂　凍結合剤　とうけつごうざい

冰冻疗法　氷凍療法,寒冷療法　ひょうとうりょうほう,かんれいりょうほう

冰冻麻醉　氷凍麻醉　ひょうとうますい

冰冻切片　凍結切片　とうけつせっぺん

冰冻切片法　凍結切片法　とうけつせっぺんほう

冰冻食物　冷凍食品　れいとうしょくひん

冰冻手术法　クリオサージェリー　cryosurgery

冰冻血浆　冷凍血漿　れいとうけっしょう

冰敷　氷湿布　ひょうしっぷ

冰裹(罨)法　氷罨法　ひょうあんぽう

冰晶石　氷晶石　ひょうしょうせき

冰凉花　福寿草　フクジュソウ

冰凉花甙　アドニシド　adniside

冰凉花毒甙元　アドニトキシゲニン　adonitoxigenin

冰帽　氷帽,氷冠　ひょうぼう,ひょうかん

冰凝器　低温器　ていおんき

冰片　ボルネオール,龍脳　borneol,リュウノウ

冰片基　ボルニル基　bornylき

冰片烯　ボルネエン　borneene

冰水灌肠　氷水浣腸　こおりみずかんちょう

冰水试验　氷水試験　こおりみずしけん

冰水洗胃　氷水胃洗淨　こおりみずいせんじょう

冰盐　含氷晶,氷晶　がんひょうしょう,ひょうしょう

冰浴　氷浴　ひょうよく

冰浴器　氷浴装置　ひょうよくそうち

兵站医务所　宿営地診療所　しゅくえいちしんりょうしょ

兵站医院　宿営地病院　しゅくえいちびょういん

槟榔癌　キンマ癌　キンマがん

槟榔次碱　アレカイジン　arecaidine

槟榔副碱　アレコリジン　arecolidine

槟榔肝　ニクズク肝　ニクズクかん

槟榔红　ビンロウ紅色素　ビンロウこうしきそ

槟榔碱　アレコリン　arecoline

槟榔属　ビンロウ属　ビンロウぞく

槟榔泻碱　アレカイン　arecaine

bǐng　丙柄饼屏

丙氨酸　アラニン　alanine

丙氨酸丁氨酸硫醚　シスタチオニン　cystathionine

丙氨酸丁氨酸硫醚尿症　シスタチオニン尿症　cystathionineにょうしょう

丙氨酸反应　アラニン反応　alanineはんのう

丙氨酸汞　アラニン水銀　alanineすいぎん

丙氨酸合成酶　アラニンシンテターゼ　alanine synthetase

丙氨酰甘氨酸　アラニルグリシン　alanylglycine

丙氨酰〔基〕　アラニル〔基〕　alanyl〔き〕

丙氨酰亮氨酸　アラニル ロイシン　alanyl leucine

丙胺　プロピルアミン　propylamine

丙胺卡因　プリロカイン　prilocaine

丙胺太林　臭化プロパンテリン　しゅうかpropantheline

丙胺转移酶　プロピラミン転移酵素　propylamineてんいこうそ

丙醇　プロピルアルコール,プロパノール　propylalcohol,propanol

丙二醇　プロピレン グリコール　propylene glycol

丙二腈　マロンニトリル　malonnitrile

丙二酸　マロン酸　malonさん

丙二酸半酰胺　マロン酸モノアミド　malonさんmonoamide

丙二酸二乙酯　マロン酸ジエチル　malonさんdiethyl

丙二酸酐　マロン酸無水物　malonさんむすいぶつ

丙二酸甲酯　マロン酸メチル　malonさんmethyl

丙二酸盐　マロン酸塩　malonさんえん

丙二烯　アレン　allene

丙二酰　マロニル　malonyl

丙二酰胺　マロンアミド　malonamide

丙二酰辅酶A　マロニルCoA　malonyl CoA

丙二酰〔基〕　マロニル〔基〕　malonyl〔き〕

丙二酰硫脲　マロニルチオ尿素　malonylthioにょうそ

丙二酰脲　マロニル尿素　malonylにょうそ

丙二酰转移酶　マロニル転移酵素　malonylてんいこうそ

丙硅烷　トリシラン　trisilane

丙磺舒　プロベネシッド　probenecid

丙基　プロピル基　propylき

丙基红　プロピルレッド　propylred

丙〔基〕硫尿嘧啶　プロピルチオウラシル　propylthiouracil

丙交酯　ラクチド　lactide

丙阶酚醛树脂　レジット　resite

丙腈　シアン化エチル　cyanかethyl

丙〔邻〕二胺　プロピレン ジアミン　propylene diamine

丙硫解痉素　ジプロフェン　diprophen

丙硫硫胺　サイアミン プロピルダイサルファイド,アリナミン　thiamine propyldisulfide,alinamin

丙硫异烟胺　プロチオナミド　prothionamide

丙霉素　トリオスチン　triostin

丙咪嗪　イミプラミン　imipramine

丙脒腙　メチルグリオキサル ビスグアニル ヒドラゾン　methylglyoxal bisguanyl hydrazon

β-丙内酯　β-プロピオラクトン　β-propiolactone

丙羟茶碱　ジプロフィリン　diprophylline

丙醛　プロパナール,プロピルアルデヒド　propanal,propyl aldehyde

丙醛肟　プロピオンアルドキシム　propionaldoxime

丙炔　アリレン　allylene

丙炔醛　プロピナール,プロピオールアルデヒド　propynal,propiolaldehyde

丙炔酸　プロピオル酸　propiolさん

丙三醇　グリセリン　glycerin

丙酸　プロピオン酸　propionさん

丙酸发酵　プロピオン酸発酵　propionさんはっこう

丙酸钙　プロピオン酸カルシウム　propionさんcalcium

丙酸酐　無水プロピオン酸　むすいpropionさん

丙酸睾丸素(酮)　プロピオン酸テストステロン　propionさんtestosterone

丙酸红霉素　プロピオン酸エリスロマイシン,アイロゾン　propionさんerythromycin,ilosone

丙酸红霉素月桂基硫酸盐　ラウリル硫酸プロピオン酸エリ

スロマイシン　laurylりゅうさんpropionさんerythromycin
丙酸菌〔属〕　プロピオン酸菌〔属〕　propionさんきん〔ぞく〕
丙酸钠　プロピオン酸ナトリウム　propionさんnatrium
β-丙酸内酯　β-プロピオラクトン　β-propiolactone
丙酸脱氧皮质酮　プロピオン酸デスオキシコルチコステロン　propionさんdesoxycorticosterone
丙酸血〔症〕　プロピオン酸血〔症〕　propionさんけつ〔しょう〕
丙酸酯　プロピオン酸エステル　propionさんester
丙糖　三炭糖,トリオース　さんたんとう,triose
丙糖磷酸　リン酸三炭糖　リンさんさんたんとう
丙酮　アセトン　acetone
丙酮苄羟香豆素　ワーファリン　warfarin
丙酮不溶性抗原　アセトン不溶性抗原　acetoneふようせいこうげん
丙酮醇　アセトンアルコール,アセトール　acetone alcohol,acetol
丙酮醇中毒　アセトンアルコール中毒　aceton alcoholちゅうどく
丙酮蛋白尿　アセトン蛋白尿〔症〕　acetonたんぱくにょう〔しょう〕
丙酮合氰化氢　アセトン シアノヒドリン　aceton-cyanohydrin
丙酮基　アセトニル基　acetonylき
丙酮雷琐辛　アセトノレゾルシン　acetonoresorcin
丙酮氯仿　アセトン クロロホルム　aceton chloroform
丙酮尿　アセトン尿〔症〕,アセトニューリア　acetonにょう〔しょう〕,acetonuria
丙酮酸　ピルビン酸　pyruvinさん
丙酮酸激酶　ピルビン酸キナーゼ　pyruvinさんkinase
丙酮酸羧化酶　ピルビン酸カルボキシラーゼ　pyruvinさんcarboxylase
丙酮酸羧化支路　ピルビン酸カルボキシレーション シャント　pyruvinさんcarboxylation shunt
丙酮酸脱氢酶　ピルビン酸デヒドロゲナーゼ　pyruvinさんdehydrogenase
丙酮酸脱羧酶　ピルビン酸デカルボキシラーゼ　pyruvinさんdecarboxylase
丙酮酸血〔症〕　ピルビン酸血〔症〕　pyruvinさんけつ〔しょう〕
丙酮酸盐　ピルビン酸塩　pyruvinさんえん
丙酮酸氧化酶　ピルビン酸酸化酵素　pyruvinさんさんかこうそ
丙酮酸氧化因子　ピルビン酸酸化因子　pyruvinさんさんかいんし
丙酮缩氨基脲　アセトン セミカルバゾン　acetone semicarbazone
丙酮缩二乙砜　アセトン ジエチル スルホン,スルフォナール　acetone diethyl sulfone,sulfonal
丙酮糖尿　アセトン糖尿　acetoneとうにょう
丙酮肟　アセトンオキシム　acetoneoxime
丙酮性气喘　アセトン喘息　acetoneぜんそく
丙酮溴仿　アセトンブロモホルム　acetonebromoform
丙酮血〔症〕　アセトン血〔症〕　acetoneけつ〔しょう〕
丙酮油　キシリトン　xylitone
丙酮中毒　アセトン中毒　acetonちゅうどく
丙烷　プロパン　propane
丙烯　プロペン　propene

丙烯胺　アリルアミン　allylamine
丙烯除虫菊酯　アレトリン　allethrin
丙烯醇　アリルアルコール　allyl alcohol
丙烯基氨腈　アリルシアナミド　allyl cyanamide
丙烯基乙基醚　プロペニル エチルエーテル　propenyl ethyl ether
丙烯芥子油　アリルカラシ油　allylカラシゆ
丙烯腈　アクリロニトリル　acrylonitrile
丙烯腈中毒　アクリロニトリル中毒　acrylonitrileちゅうどく
丙烯硫醚　チオアリル エーテル　thioallyl ether
丙烯硫脲　チオシナミン　thiosinamine
丙烯〔去甲〕吗啡　ナロルフィン　nalorphine
丙烯醛　アクロレイン　acrolein
丙烯醛试验　アクロレイン試験　acroleinしけん
丙烯醛树脂　アクロレイン樹脂　acroleinじゅし
丙烯醛中毒　アクロレイン中毒　acroleinちゅうどく
丙烯酸　アクリル酸　acrylさん
丙烯〔酸〕酐　アクリル酸無水物　acrylさんむすいぶつ
丙烯酸甲酯　アクリル酸メチル　acrylさんmethyl
丙烯酸类　アクリリックス　acrylics
丙烯酸类树脂　アクリル類樹脂　acrylるいじゅし
丙烯酸树脂分离剂　アクリル樹脂分離剤　acrylじゅしぶんりざい
丙烯酸树脂牙　アクリル樹脂歯　acrylじゅしし
丙烯戊巴比妥纳　セコバルビタール ナトリウム　secobarbital natrium
丙烯酰　アクリロイル　acryloyl
丙烯酰胺　アクリルアミド　acrylamide
丙烯酰氯　塩化アクリロイル　えんかacryloyl
丙细胞　γ-細胞　γ-さいぼう
丙酰苄胺异烟肼　ニアラミド　nialamide
丙酰辅酶A　プロピオニル補酵素A,プロピオニルコエンチームA　propionylほこうそA　propionylCoA
丙酰辅酶A羧化酶　プロピオニル補酵素Aカルボキシラーゼ　propionylほこうそA carboxylase
丙酰基　プロピオニル基　propionylき
丙型副伤寒杆菌　パラチフス杆菌C　paratyphusかんきんC
丙型副伤寒沙门氏菌　サルモネラ パラチフスC菌　salmonellaparatyphusCきん
丙型链球菌　γ-連鎖球菌　γ-れんさきゅうきん
丙型脑炎　C型脳炎　Cがたのうえん
丙型血友病　C型血友病　Cがたけつゆうびょう
丙亚胺　プロピレン イミン　propylene imine
丙种球蛋白　γ-グロブリン　γ-globulin
丙种球蛋白病　γ-グロブリン症　γ-globulinしょう
丙种球蛋白缺乏症　無ガンマグロブリン血症　むγ-globulinけっしょう
丙种球蛋白异常血〔症〕　異常ガンマグロブリン血〔症〕　いじょうγ-globulinけつ〔しょう〕
丙种射线　γ-射線　γ-しゃせん
丙种维生素　ビタミンC,アスコルビン酸　vitamineC,ascorbinさん
柄部　柄部　へいぶ
柄节　柄節　へいせつ
柄胸结合　胸骨柄結合　きょうこつへいけつごう
饼状肾　餅菓状腎　へいかじょうじん
屏除　排除　はいじょ

屏气　息こらえ　いきこらえ

屏气排尿　息こらえ排尿　いきこらえはいにょう

屏气时间　息こらえ時間　いきこらえじかん

屏气试验　息こらえ試験　いきこらえしけん

屏住呼吸　息こらえ　いきこらえ

bìng　并病

并唇〔畸形〕　〔先天性〕口唇癒着症　〔せんてんせい〕こうしんゆちゃくしょう

并〔存〕意识　共意識　きょういしき

并耳〔畸形〕　合耳症　ごうじしょう

并发　併発　へいはつ

并发出汗　随伴〔性〕発汗,同時〔性〕発汗　ずいはん〔せい〕はっかん,どうじ〔せい〕はっかん

并发疟　合併症性マラリア　がっぺいしょうせいmalaria

并发性〔白〕内障　併発性白内障　へいはつせいはくないしょう

并发症　合併症,併発症　がっぺいしょう,へいはつしょう

并发症分娩　合併症性分娩　がっぺいしょうせいぶんべん

并合　融合,癒着　ゆうごう,ゆちゃく

并合核　融合核　ゆうごうかく

并合试样　合成標本　ごうせいひょうほん

并联(列)　併列　へいれつ

并联电路　併列回路　へいれつかいろ

并脑畸胎　輪状脳半球癒着奇形　りんじょうのうはんきゅうゆちゃくきけい

并胚　二重体　にじゅうたい

并躯联胎　軀幹結合二頭体　くかんけつごうにとうたい

并生牙　双生歯　そうせいし

并头联胎　頭部癒合重複奇形児　とうぶゆごうじゅうふくきけいじ

并腿〔畸形〕　合足症　がっそくしょう

并行静脉　伴行静脈　はんこうじょうみゃく

并行收缩　副収縮,副調律　ふくしゅうしゅく,ふくちょうりつ

并行心律　副律動,パラリズム　ふくりつどう,pararrhythmia

并行性室性心动过速　副収縮心室性頻脈　ふくしゅうしゅくしんしつせいひんみゃく

并行血管　伴行血管　はんこうけっかん

并眼〔畸形〕　合眼症　ごうがんしょう

并用　併用　へいよう

并肢〔畸形〕　合足症　がっそくしょう

并殖吸虫　肺吸虫　はいきゅうちゅう

  爱氏并殖吸虫　エドワーズ肺吸虫　Edwardsはいきゅうちゅう

  大平氏并殖吸虫　大平肺吸虫　おうひらはいきゅうちゅう

  宫崎氏并殖吸虫　宮崎肺吸虫　みやざきはいきゅうちゅう

  卫〔斯特曼〕氏并殖吸虫　ウェステルマン肺吸虫　Westermanはいきゅうちゅう

并殖吸虫病　肺吸虫症　はいきゅうちゅうしょう

并殖〔吸虫〕科　肺吸虫科　はいきゅうちゅうか

并殖吸虫属　肺吸虫属　はいきゅうちゅうぞく

并指(趾)〔畸形〕　合指(趾)症　ごうししょう

病　病,疾病,疾患　びょう,しっぺい,しっかん

  阿布勒米氏病　アブラミ病　Abramiびょう

  阿狄森氏病　アジソン病　Addisonびょう

  阿尔伯斯-尚堡氏病　アルベルス・シェーンベルグ病　Albers-Schönbergびょう

  阿尔茨海默氏病　アルツハイマー病　Alzheimerびょう

  阿佩尔氏病　アペルト病　Apertびょう

  埃-当二氏病　エーレル・ダンロス病　Ehlers-Danlosびょう

  埃德塞尔氏病　エドサル病　Edsallびょう

  埃窦斯氏病　エッドウス病　Eddowesびょう

  埃科诺莫氏病　エコノモ病　Economoびょう

  艾克霍斯特氏病　アイヒホルスト病　Eichhorstびょう

  爱-皮二氏病　エプスタイン・ペール病　Epstein-Pelびょう

  爱泼斯坦氏病　エプスタイン病　Epsteinびょう

  安德鲁斯氏病　アンドルース病　Andrewsびょう

  安德森氏病　アンダーソン病　Andersonびょう

  安德斯氏病　アンダース病　Andersびょう

  安德伍德氏病　アンダーウッド病　Underwoodびょう

  安第斯山地病　アンデース山脈病　Andesさんみゃくびょう

  奥夫雷希特氏病　アウフレヒト病　Aufrechtびょう

  奥利埃氏病　オリエ病　Ollierびょう

  奥伦氏病　オーレン病　Owrenびょう

  奥-施二氏病　オズグッド・シュラッター病　Osgood-Schlatterびょう

  奥斯勒氏病　オスラー病　Oslerびょう

  奥-乌二氏病　オッペンハイム・ウルバッハ病　Oppenheim-Urbachびょう

  巴尔通氏体病　バルトネラ症,カリオン病　Bartonellaしょう,Carrionびょう

  巴勒魁尔氏病　バラケル病　Barraquerびょう

  巴林格尔氏病　バリンガール病　Ballingallびょう

  巴洛氏病　バルロー病　Barlowびょう

  巴-梅二氏病　バッテン・メーオー病　Batten-Mayouびょう

  巴塞多氏病　バゼドー病　Basedowびょう

  巴太累米氏病　バルテレミー病　Barthelemyびょう

  巴赞氏病　バザン病　Bazinびょう

  拜格尔氏病　バイゲル病　Beigelびょう

  班替氏病　バンティ病　Bantiびょう

  包特金氏病　ボトキン病　Botkinびょう

  贝尔热隆氏病　ベルジェロン病　Bergeronびょう

  贝克氏病　ベック病　Beckびょう

  波特氏病　ポット病　Pottびょう

  伯格氏病　バーガー(ビュルガー)病　Buergerびょう

  博文氏病　ボーエン病　Bowenびょう

  布-布二氏病　ブッセ・ブシュケ病　Busse-Buschkeびょう

  布赖特氏病　ブライト病　Brightびょう

  布林顿氏病　ブリントン病　Brintonびょう

  布鲁尔氏病　ブルール病　Bruhlびょう

  布鲁氏〔杆〕菌病　ブルセラ症　Brucellaしょう

  布-西二氏病　ブリル・シンマーズ病　Brill-Symmersびょう

  达顿氏病　ダットン病　Duttonびょう

  达林普尔氏病　ダルリンプル病　Dalrympleびょう

  达里埃氏病　ダリエ病　Darierびょう

  达林氏病　ダーリング病　Darlingびょう

  代-索二氏病　デジェリンヌ・ソッタ病　Dejerine-Sottasびょう

  戴维氏病　ダビド病　Davidびょう

当洛斯氏病　ダンロース病　Danlosびょう
德博夫氏病　デボーブ病　Deboveびょう
德尔肯氏病　ダーカム病　Dercumびょう
德佛札氏病　デベルジー病　Devergieびょう
德雷斯勒氏病　ドレスレル病　Dresslerびょう
德维克氏病　ドビック病　Devicびょう
迪厄拉富瓦氏病　ジュラフォー病　Dieulafoyびょう
迪米特里氏病　ジミトリ病　Dimitriびょう
窦勒氏病　デール病　Döhleびょう
杜-阿二氏病　デュシェン・アラン病　Duchenne-Aranびょう
杜-格二氏病　デュシェン・グリージンゲル病　Duchenne-Griesingerびょう
杜克氏病　デュークス病　Dukesびょう
杜朗氏病　デュラン病　Durandびょう
杜朗特氏病　デュラーンテ病　Duranteびょう
杜林氏病　デューリング病　Duhringびょう
杜罗济埃氏病　デュロジェ病　Duroziezびょう
杜兴氏病　デュシェン病　Duchenneびょう
法布里氏病　ファブリー病　Fabryびょう
法-福二氏病　ファール・ボルハルド病　Fahr-Volhardびょう
范康尼氏病　ファンコニ病　Fanconiびょう
费代氏病　フェーデ病　Fedeびょう
费尔氏病　フェール病　Feerびょう
费林氏病　フェリング病　Föllingびょう
费内尔氏病　フェルネルス病　Fernelsびょう
芬威克氏病　フェンウイック病　Fenwickびょう
〔冯〕吉尔克氏病　フォン ギールケ病　Von Gierkeびょう
〔冯〕希培尔氏病　フォン ヒッペル病　Von Hippelびょう
弗拉亚尼氏病　フラヤニ病　Flajaniびょう
弗里德赖希氏病　フリードライヒ病　Friedreichびょう
弗里德兰德氏病　フリードレンダー病　Friedlanderびょう
弗罗梅尔氏病　フロンメル病　Frommelびょう
弗-谢二氏病　フラタウ・シルダー病　Flatau-Schilderびょう
福代斯氏病　フォダイス病　Fordyceびょう
福-福二氏病　フォックス・フォダイス病　Fox-Fordyceびょう
福克斯氏病　フォックス病　Foxびょう
福夏尔氏病　フォシャール病　Fauchardびょう
盖斯伯克氏病　ガイスベック病　Gaisböckびょう
甘-南二氏病　ガンデイ・ナンタ病　Gandy-Nantaびょう
高安氏病　高安病　たかやすびょう
高歇氏病　ゴーシェー病　Gaucherびょう
格雷夫斯氏病　グレーブズ病　Gravesびょう
格里津格氏病　グリージンガー病　Griesingerびょう
格利森氏病　グリソン病　Glissonびょう
哈尔斯坦氏病　ハルスターン病　Halsternびょう
哈格纳氏病　ハグネル病　Hagnerびょう
哈利氏病　ハーレー病　Harleyびょう
哈洛漂氏病　アロポー病　Hallopeauびょう
哈孟氏病　ハンモンド病　Hammondびょう
哈特纳普氏病　ハートナップ病　Hartnupびょう
海-窦二氏病　ヘルレル・デーレ病　Heller-Döhleびょう
海-梅二氏病　ハイネ・メーディン病　Heine-Medinびょう
汉-琼二氏病　ヘンダーソン・ジョーンズ病　Henderson-Jonesびょう
汉-许-克三氏病　ハンド・シュレル・クリスチャン病　Hand-Schuller-Christianびょう
杭廷顿氏病　ハンチントン病　Huntingtonびょう
郝-吉二氏病　ハッチンソン・ギルフォード病　Hutchinson-Gilfordびょう
何杰金氏病　ホジキン病　Hodgkinびょう
赫伯特氏病　フッペルト病　Huppertびょう
赫-霍二氏病　ヘルテル・ホイブナー病　Herter-Heubnerびょう
赫斯氏病　エール病　Hersびょう
赫希费尔德氏病　ヒルシュフェルド病　Hirschfeldびょう
赫希施普龙氏病　ヒルシュスプルング病　Hirschsprungびょう
黑福特氏病　ヘールフォルト病　Heerfordtびょう
黑格隆德氏病　ハグルンド病　Haglundびょう
黑利氏病　ヘーリー病　Haileyびょう
黑曼氏病　ハマン病　Hammanびょう
亨特氏病　ハント病　Huntびょう
胡尔勒氏病　フルラー病　Hurlerびょう
华腾伯格氏病　ワルテンベルグ病　Wartenbergびょう
怀特氏病　ホウィット病　Whyttびょう
霍法氏病　ホッファ病　Hoffaびょう
吉尔伯氏病　ジルベール病　Gilbertびょう
金伯克氏病　キーンベック病　Kienböckびょう
卡-贝二氏病　カシン・ベック病　Kashin-Beckびょう
卡波济氏病　カポシー病　Kaposiびょう
卡菲氏病　キャフイー病　Caffeyびょう
卡勒氏病　カーラー病　Kahlerびょう
卡里翁氏病　カリオン病　Carionびょう
卡-佩二氏病　カルベ・ペルテス病　Calve-Perthesびょう
卡斯太拉尼氏病　カステラーニ病　Castellaniびょう
卡魏氏病　カバレ病　Cavareびょう
柯蒂斯病　カーティス病　curtisびょう
科勒氏骨病　ケーラー病　Köhlerびょう
克里斯琴氏病　クリスチャン病　Christianびょう
克罗恩氏病　クローン病　Crohnびょう
克山病　克山病　こくざんびょう
克汀氏病　クレチン病　Cretinびょう
寇茨氏病　コーツ病　Coatsびょう
库顿氏病　クートン病　Coutonびょう
库兴氏病　クッシング病　Cushingびょう
莱内氏病　ライナー病　Leinerびょう
勒里施氏病　ルリッシュ病　Lericheびょう
雷克林豪森氏病　フオン レックリングハウゼン病　Von Recklinghausenびょう
雷诺氏病　レーノー病　Raynaudびょう
累-佩二氏病　レッグ・ペルテス病　Legg-Perthesびょう
累-赛二氏病　レテラー・ジーウェ病　Letterer-Siweびょう
立克次氏体病　リケッチア症　rickettsiaしょう
利伯氏病　レーバー病　Leberびょう
利什曼病　レーシュマニア症　Leishmaniaしょう
利特氏病　リッター病　Ritterびょう
林道氏病　リンダウ病　Lindauびょう
林-希二氏病　リンダウ・フォンヒッペル病　Lindau-Von Hippelびょう
伦-奥-韦三氏病　ランデュー・オースラ・ウェーバー病　Rendu-Osler-Weberびょう

伦莫氏病　ルーモー病　Rummoびょう
罗基坦斯基病　ロキタンスキー病　Rokitanskyびょう
罗杰氏病　ロジェ病　Rogerびょう
罗-雷二氏病　ルーシー・レビー病　Roussy-Levyびょう
罗姆伯格氏病　ロンベルグ病　Rombergびょう
羅惹氏病　ロジェ病　Rogerびょう
洛布斯坦氏病　ローブシュタイン病　Lobsteinびょう
马-班二氏病　マリー・バンベルガー病　Marie-Bamberger
　びょう
马里氏病　マリー病　Marieびょう
马约基氏病　マヨッキ病　Majocchiびょう
麦肯齐氏病　マッケンジー病　Mackenzieびょう
麦耶氏病　マイアー病　Meyerびょう
曼森氏病　マンソン病　Mansonびょう
梅-佩二氏病　メルツバッハー・ペリツェウス病
　Merzbacher-Pelizaeusびょう
美尼尔氏病　メニエール病　Meniereびょう
米尔罗伊氏病　ミルロイ病　Milroyびょう
米库利奇氏病　ミクリッチ病　Mikuliczびょう
摩顿氏病　モートン病　Mortonびょう
莫尔基奥氏病　モルキオ病　Morquioびょう
尼-皮二氏病　ニーマン・ピック病　Niemann-Pickびょう
诺卡氏〔放射〕菌病　ノカルジア症　nocardiaしょう
欧-戈二氏病　エルブ・ゴルドフラム病　Erb-Goldflam
　びょう
帕金森氏病　パーキンソン病　Parkinsonびょう
潘纳氏病　パナー病　Pannerびょう
庞珀氏病　ポーンプ病　Pompeびょう
佩吉特氏病　パジェット病　Pagetびょう
佩-施二氏病　ペレグリーニ・スチーダ病　Pellegrini-Stie-
　daびょう
佩特兹氏病　ペルテス病　Perthesびょう
蓬塞氏病　ポンセー病　Poncetびょう
皮克氏病　ピック病　Pickびょう
片山病　片山病　かたやまびょう
普尔夏氏病　プルチャー病　Purtscherびょう
恰加斯氏病　シャーガス病　Chagasびょう
桥本氏病　橋本病　はしもとびょう
乳腺佩吉特氏病　乳腺パジェット病　にゅうせんPagetびょ
乳腺外佩吉特氏病　乳腺外パジェット病　にゅうせんがい
　Pagetびょう
沙门氏菌病　サルモネラ症　Salmonellaしょう
施-奥二氏病　シュラッター・オズグット病　Schlatter-Os-
　goodびょう
施莱特氏病　シュラッター病　Schlatterびょう
施-施二氏病　シュピールマイア・シュトック病　Spielmey-
　er-Stockびょう
施特恩伯格氏病　シュテルンベルグ病　Sternbergびょう
施提克尔氏病　シュティッカー病　Stickerびょう
施图默氏病　シュテューメル病　Stühmerびょう
斯提尔氏病　スティル病　Stillびょう
斯托克维斯氏病　ストクビス病　Stockvisびょう
斯-亚二氏病　ストークス・アダムズ病　Stokes-Adams
　びょう
台-萨二氏病　テイ・サックス病　Tay-Sachsびょう
汤姆森氏病　トムセン病　Thomsonびょう
提策氏病　テイーツェ病　Tietzeびょう

图雷特氏病　ツレット病　Touretteびょう
瓦凯氏病　バケー病　Vaquezびょう
威尔逊氏病　ウィルソン病　Wilsonびょう
维勒布兰德氏病　ウィレブランド病　Willebrandびょう
韦尔霍夫氏病　ウェルルホフ病　Werlhofびょう
韦-霍二氏病　ウェルドニッヒ・ホフマン病　Werdnig-
　Hoffmannびょう
韦-克二氏病　ウェーバー・クリスチャン病　Weber-Chris-
　tianびょう
韦利斯氏病　ウィリス病　Willisびょう
魏尔氏病　ワイル病　Weilびょう
温克尔氏病　ウィンケル病　Winckelびょう
西蒙斯氏病　シモンズ病　Simonsびょう
西蒙兹氏病　ジンモンツ病　Simmondsびょう
希-林二氏病　フォン ヒッペル・リンダウ病　Von Hippel-
　Lindauびょう
夏林氏病　シャラン病　Charrinびょう
夏-马-图三氏病　シャルコー・マリー・ツース病　Charcot-
　Marie-Toothびょう
谢尔德氏病　シルダー病　Schilderびょう
小口氏病　小口病　おぐちびょう
许-克二氏病　シュラー・クリスチャン病　Schuller-Chris-
　tianびょう
雅各布氏病　ヤーコブ病　Jakobびょう
雅-克二氏病　ヤーコブ・クロイツフェルド病　Jakob-
　Kreutzfeldtびょう
志贺氏菌病　志賀赤痢菌病　しがせきりきんびょう
病案　医療記録　いりょうきろ
病案簿　診療録　しんりょうろく
病变　病変,病理変化　びょうへん,びょうりへんか
病侧瞳孔放大及收缩迟缓　アジー症候群　Adieしょうこう
　ぐん
病程　病気経過　びょうきけいか
病程演变　臨床発展,臨床経過　りんしょうはってん,りん
　しょうけいか
病程异常　病気経過異常　びょうきけいかいじょう
病床　病床　びょうしょう
病床使用率　病床利用率　びょうしょうりようりつ
病床周转率　病床回転率　びょうしょうかいてんりつ
病胆血色质　エリトロゲン　erythrogen
病毒　ウイルス,病毒　Virus,びょうどく
B病毒　Bウイルス　B virus
Coe病毒　Coeウイルス　Coe Virus
EB病毒　EBウイルス　EB virus
ECBO病毒　ECBOウイルス　ECBO virus
ECHO病毒　ECHOウイルス　ECHO virus
ECMO病毒　ECMOウイルス　ECMO virus
ECSO病毒　ECSOウイルス　ECSO virus
PAPOVA病毒　PAPOVAウイルス　PAPOVA virus
埃-巴二氏病毒　エプスタイン・バーウイルス,EBウイル
　ス　Epstein-Barr virus,EB virus
埃可病毒　ECHOウイルス　ECHOvirus
奥罗泼希病毒　アルポ ウイルス　Oropouche virus
布伦希尔得病毒　ブランヒルド ウイルス　Brunhilde
　virus
加里福尼亚病毒　カリフォルニア ウイルス　California
　virus
柯萨奇病毒　コックスサッキー ウイルス　Coxsackie

virus
莱昂病毒　レオン ウイルス　Leon virus
蓝辛病毒　ランシング ウイルス　Lansin gvirus
门果病毒　メンゴ ウイルス　Mengo virus
病毒包膜　ウイルス膜　virusまく
病毒变异　ウイルス変異　virusへんい
病毒变异监测　ウイルス変異監視　virusへんいかんし
病毒表面抗原　ウイルス表面抗原　virusひょうめんこうげん
病毒病　ウイルス病　virusびょう
病毒刺突　ウイルス スパイク　virus spike
〔病毒〕蛋白外壳　ウイルス蛋白質外膜　virusたんぱくしつがいまく
病毒分离〔法〕　ウイルス分離〔法〕　virusぶんり〔ほう〕
病毒复制　ウイルス複製　virusふくせい
病毒干扰　ウイルス干渉　virusかんしょう
病毒感染　ウイルス感染　virusかんせん
病毒感染细胞　ウイルス感染細胞　virusかんせんさいぼう
病毒固定　ウイルス固定　virusこてい
病毒核心　ウイルス芯　virusしん
病毒核衣壳　ウイルス ヌクレオカプシド　virus nucleocapsid
病毒核质　ウイロヌクレイン　vironuclein
病毒基因　ウイロジーン　virogene
病毒基质　ウイロマトリックス　viromatrix
病毒结晶　ウイルス結晶　virusけっしょう
病毒抗原　ウイルス抗原　virusこうげん
〔病毒〕壳粒　ウイロカプソメア　virocapsomer
〔病毒〕壳体　ウイロカプシド　virocapsid
病毒空斑试验　ウイルス プラク試験　virus plaque しけん
病毒粒子　ビリオン,ウイルス粒子　virion,virusりゅうし
病毒灵　モロキシジン　moroxydine
病毒灭活剂　ウイルス不活性剤　virusふかっせいざい
病毒膜　ウイルス膜　virusまく
病毒内在酶　ウイルス内在〔性〕酵素　virusないざい〔せい〕こうそ
病毒尿症　ウイルス尿症　virusにょうしょう
病毒溶血素试验　ウイルス性溶血素試験　virusせいようけっそしけん
病毒释放　ウイルス游離　virusゆうり
病毒受体　ウイルス受容体　virusじゅようたい
病毒特异抗原　ウイルス特異〔性〕抗原　virusとくい〔せい〕こうげん
病毒体　ビリオン　virion
病毒微粒　ウイロミクロソーム　viromicrosome
病毒吸附　ウイルス吸着　virusきゅうちゃく
病毒细胞　ウイルス球　virusきゅう
病毒携带者　ウイルスキャリア,ウイルス保有者　virus carrier,virusほゆうしゃ
病毒性肠炎　ウイルス〔性〕腸炎　virus〔せい〕ちょうえん
病毒性出血热　ウイルス出血性熱　virusしゅっけつせいねつ
病毒性肺炎　ウイルス性肺炎　virusせいはいえん
病毒性风疹　ウイルス性風疹　virusせいふうしん
病毒性腹泻　ウイルス性下痢　virusせいげり
病毒性肝炎　ウイルス性肝炎　virusせいかんえん
病毒性关节炎　ウイルス性関節炎　virusせいかんせつえん
病毒性虹膜睫状体炎　ウイルス〔性〕虹彩毛様体炎　virus

〔せい〕こうさいもうようたいえん
病毒性角膜结膜炎　ウイルス性角結膜炎　virusせいかくけつまくえん
病毒性角膜炎　ウイルス性角膜炎　virusせいかくまくえん
病毒性结膜炎　ウイルス性結膜炎　virusせいけつまくえん
病毒性痢疾　ウイルス性赤痢　virusせいせきり
病毒性淋巴结炎　ウイルス性リンパ節炎　virusせいlymphせつえん
病毒性脑膜炎　ウイルス性髄膜炎　virusせいずいまくえん
病毒性脑炎　ウイルス性脳炎　virusせいのうえん
〔病毒性〕疱疹性咽炎　ヘルパンギーナ　herpangina
病毒性腮腺炎　ウイルス性耳下腺炎　virusせいじかせんえん
病毒性上呼吸道感染　ウイルス性上気道感染　virusせいじょうきどうかんせん
病毒性肾炎　ウイルス性腎炎　virusせいじんえん
病毒性食管炎　ウイルス性食道炎　virusせいしょくどうえん
病毒性胃肠炎　ウイルス性胃腸炎　virusせいいちょうえん
病毒性心包炎　ウイルス性心膜炎　virusせいしんまくえん
病毒性心肌炎　ウイルス性心筋炎　virusせいしんきんえん
病毒性疣　ウイルス性疣贅　virusせいゆうぜい
病毒性支气管肺炎　ウイルス性気管支肺炎　virusせいきかんしはいえん
病毒学　ウイルス学　virusがく
病毒学家　ウイルス学者　virusがくしゃ
病毒血凝抑制试验　ウイルス〔性〕赤血球凝集阻止反応　virus〔せい〕せっけっきゅうぎょうしゅうそしはんのう
病毒血球吸附　ウイルス性〔赤〕血球吸着〔現象〕　virusせい〔せっ〕けっきゅうきゅうちゃく〔げんしょう〕
病毒血细胞凝集〔作用〕　ウイルス〔性〕〔赤〕血球凝集〔作用〕　virus〔せい〕〔せっ〕けっきゅうぎょうしゅう〔さよう〕
病毒血〔症〕　ウイルス血〔症〕　virusけつ〔しょう〕
病毒研究所　ウイルス研究所　virusけんきゅうじょ
病毒抑制药　ウイルス抑製薬　virusよくせいやく
病毒疫苗　ウイルス性ワクチン　virusせいvaccine
〔病毒〕原生小体　ウイルス基本小体　virusきほんしょうたい
病毒增加试验　ウイルス増加試験　virusぞうかしけん
病毒致癌机理　ウイルス性発癌機序　virusせいはつがんきじょ
病毒中和试验　ウイルス中和試験　virusちゅうわしけん
病毒贮主　ウイルス レザバー　virus reservoir
病残　身〔体〕障〔害〕　しん〔たい〕しょう〔がい〕
病残者　身〔体〕障〔害〕者　しん〔たい〕しょう〔がい〕しゃ
病房　病棟　びょうとう
病故　病死　びょうし
病号　患者　かんじゃ
病后精神病　続発性精神病　ぞくはつせいせいしんびょう
病后衰弱　病後衰弱　びょうごすいじゃく
病假　病気休暇　びょうききゅうか
病觉缺失　疾病失認　しっぺいしつにん
病菌　病原バクテリア,病原〔細〕菌　びょうげんbacteriaびょうげん〔さい〕きん
病菌扩散　病原〔細〕菌の拡散　びょうげん〔さい〕きんのかくさん
病菌侵入门户　病原〔細〕菌の侵入門戸　びょうげん〔さい〕きんのしんにゅうもんこ

病理学 病理学 びょうりがく
病理报告 病理学的報告 びょうりがくてきほうこく
病理变化 病理変化 びょうりへんか
病理变应性 病的アレルギー びょうてきAllergie
病理波 異常波 いじょうは
病理产科学 病態産科学 びょうたいさんかがく
病理反射 病的反射 びょうてきはんしゃ
病〔理反〕应性 パテルギー pathergy
病理分级 病理の等級付け びょうりのとうきゅうづけ
病理过程 病理的過程 びょうりてきかてい
病理红斑 病的紅斑 びょうてきこうはん
病理化学 病態化学 びょうたいかがく
病理谎言综合征 病的虚言症候群 びょうてききょげんしょうこうぐん
病理检查 病理学的検査 びょうりがくてきけんさ
病理检查所见 病理学的検査所見 びょうりがくてきけんさしょけん
病理鉴别诊断 病理学的鑑別診断 びょうりがくてきかんべつしんだん
病理解剖学 病理解剖学 びょうりかいぼうがく
病理颗粒 病的顆粒 びょうてきかりゅう
病理恐怖 病的恐怖 びょうてききょうふ
病理模型 病的モデル びょうてきmodel
病理切片 病理学的切片 びょうりがくてきせっぺん
病理亲和力 病的親和力 びょうてきしんわりょく
病理情况 病理状態 びょうりじょうたい
病理缺陷 病的欠陥 びょうてきけっかん
病理妊娠 病的妊娠 びょうてきにんしん
病理生理学 病態生理学 びょうたいせいりがく
病理生物化学 病態生化学 びょうたいせいかがく
病理生物学 病態生物学 びょうたいせいぶつがく
病理尸检 病理学的剖検 びょうりがくてきぼうけん
病理收缩环 病的収縮輪 びょうてきしゅうしゅくりん
病理吸收 病的吸収 びょうてききゅうしゅう
病理细菌学 病態細菌学 びょうたいさいきんがく
病理X线学 X線性病理学 Xせんせいびょうりがく
病理形态 病的形態 びょうてきけいたい
病理形态分型 異常形態学分類 いじょうけいたいがくぶんるい
病理形态学 異常形態学 いじょうけいたいがく
病理形态诊断 病理学的診断 びょうりがくてきしんだん
病理性暗点 病的暗点 びょうてきあんてん
病理性错觉 病的錯覚 びょうてきさっかく
病理性代谢 病的新陳代謝,病的代謝 びょうてきしんちんたいしゃ,びょうてきたいしゃ
病理性蛋白尿 病的蛋白尿 びょうてきたんぱくにょう
病理性第四心音 病的第四心音 びょうてきだいよんしんおん
病理性烦渴 病的煩渇多飲〔症〕 びょうてきはんかつたいん〔しょう〕
病理性肥大 病的肥大 びょうてきひだい
病理性分娩 異常分娩 いじょうぶんべん
病理性钙化 病的石灰化 びょうてきせっかいか
病理〔性〕骨折 病的骨折 びょうてきこっせつ
病理性呼吸音 病的呼吸音 びょうてきこきゅうおん
病理性黄疸 病的黄疸 びょうてきおうだん
病理性谎言(说谎) 病的虚言 びょうてききょげん
病理性饥饿综合征 クライン・レヴィン症候群 Klein-Levin

しょうこうぐん
病理性激情 病的情動 びょうてきじょうどう
病理性经闭 病的無月経 びょうてきむげっけい
病理性静脉搏 病的静脈拍動 びょうてきじょうみゃくはくどう
病理〔性〕酒醉 病的酩酊 びょうてきめいてい
病理性疲劳 病的疲労 びょうてきひろう
病理性切断术 病的切断術 びょうてきせつだんじゅつ
病理性色素沉着 病的色素沈着 びょうてきしきそちんちゃく
病理性思维 病的思考 びょうてきしこう
病理性糖尿 病的糖尿 びょうてきとうにょう
病理性脱位 病的脱臼 びょうてきだっきゅう
病理性萎缩 病的萎縮 びょうてきいしゅく
病理性细胞 病的細胞 びょうてきさいぼう
病理性象征性思维 病的象徴性思考 びょうてきしょうちょうせいしこう
病理性心境恶劣 病的不快 びょうてきふかい
病理性药物中毒 病的薬物中毒 びょうてきやくぶつちゅうどく
病理性有丝分裂 病的有糸分裂 びょうてきゆうしぶんれつ
病理性杂音 病的雑音 びょうてきざつおん
病理〔性〕再生 病的再生 びょうてきさいせい
病理性窒息 病的仮死 びょうてきかし
病理学 病理学 びょうりがく
病理学各论 病理学各論 びょうりがくかくろん
病理学总论 病理学総論 びょうりがくそうろん
病理诊断 病理学的診断 びょうりがくてきしんだん
病理指征 疾病適応症 しっぺいてきおうしょう
病理状态 病的状態 びょうてきじょうたい
病理组织学 組織病理学 そしきびょうりがく
病历 病歴 びょうれき
病历〔保管〕室 病歴〔保管〕室 びょうれき〔ほかん〕しつ
病历夹 病歴綴,病歴ファイル びょうれきつづり,びょうれきfile
病历室 病歴室 びょうれきしつ
病例 症例 しょうれい
病例报告 症例報告 しょうれいほうこく
病例对照 症例対照 しょうれいたいしょう
病例对照研究 症例対照研究 しょうれいたいしょうけんきゅう
病例研究 症例研究 しょうれいけんきゅう
病例记录 症例記録 しょうれいきろく
病律论 疾病法則学 しっぺいほうそくがく
病媒 ベクター,媒介体 vector,ばいかいたい
病期 病期 びょうき
病期带菌者 アクチーフ保菌者 activeほきんしゃ
病情 病状,疾病情況 びょうじょう,しっぺいじょうきょう
病情恶化 病状悪化 びょうじょうあっか
病情记录 病状記録 びょうじょうきろく
病情夸张癖 対病誇張嗜癖 たいびょうかちょうしへき
病人 患者 かんじゃ
病人陈述 患者の訴え かんじゃのうったえ
病人隔离 患者の隔離 かんじゃのかくり
〔病人〕监护仪 モニター,監視装置 monitor,かんしそうち
病人情况 患者の状況 かんじゃのじょうきょう
病人血容量亏损 患者の〔循環〕血液量欠損 がんじゃの

〔じゅんかん〕けつえきりょうけっそん

病弱者饮食　衰弱患者食　すいじゃくかんじゃしょく

病史　病例,既往歴　びょうれき,きおうれき

病史申述者　インフォーマント　informant

病史收集　病歴採集　びょうれきさいしゅう

病势　病勢　びょうせい

病势加重　病勢加重　びょうせいかじゅう

病室　病室　びょうしつ

病室护士　病室看護婦　びょうしつかんごふ

病室护士长　病室婦長　びょうしつふちょう

病室巡诊　病室回診　びょうしつかいしん

病死　病的死亡　びょうてきしぼう

病死率　病死率　びょうしりつ

病态　病態,病的状態　びょうたい,びょうてきじょうたい

病态产褥　病的産褥　びょうてきさんじょく

病态冲动　病的衝動　びょうてきしょうどう

病态窦房结综合征　洞結節不全症候群　どうけっせつふぜんしょうこうぐん

病态改变　病的変化　びょうてきへんか

病态饥饿　病的飢餓　びょうてききが

病态模仿　病的模倣　びょうてきもほう

病态人格　病的人格　びょうてきじんかく

病态细胞综合征　病的細胞症候群　びょうてきさいぼうしょうこうぐん

病态心理　病的心理　びょうてきしんり

病态心理学　病態心理学　びょうたいしんりがく

病态醉酒　病的酩酊　びょうてきめいてい

病危期　危篤期　きとくき

病象　病象　びょうしょう

病牙根切除术　歯根切除術　しこんせつじょじゅつ

病因　病因　びょういん

病因调查　病因調査　びょういんちょうさ

病因学　病因学　びょういんがく

病因预防　病因予防　びょういんよぼう

病因诊断　病因診断　びょういんしんだん

病因治疗　病因治療　びょういんちりょう

病愈　回復　かいふく

病原　病原　びょうげん

病原寄生物　病原寄生体　びょうげんきせいたい

病原菌　病原菌　びょうげんきん

病原霉菌　病原性真菌　びょうげんせいしんきん

病原普遍存在说　パンスペルミア説　panspermiaせつ

病原体　病原体　びょうげんたい

病原微生物　病原〔性〕微生物　びょうげん〔せい〕びせいぶつ

病原携带者　病原保有者　びょうげんほゆうしゃ

病原性　病原性　びょうげんせい

病原性产黄菌　病原性フラボバクテリウム　びょうげんせいFlavobacterium

病原性球菌　病原性球菌　びょうげんせいきゅうきん

病原性生物　病原性生体　びょうげんせいせいたい

病原学　病因学　びょういんがく

病原学检查　病因学検査　びょういんがくけんさ

病原学诊断　病因学診断　びょういんがくしんだん

病院　病院　びょういん

病院栏床　臨床サークルベッド,クリニカルクリーブ　りんしょうcircle bed,clinical crib

病蚤属　ヨーロッパネズミノミ属,ノゾプシルス属　Europa

ネズミノミぞく,Nosopsyllusぞく

病灶　病巣　びょうそう

　岗氏病灶　ゴーン病巣　Ghonびょうそう

病灶传播　病巣伝播　びょうそうでんぱ

病灶反应　病巣反応　びょうそうはんのう

病灶感染　病巣感染　びょうそうかんせん

病灶刮爬术　病巣搔爬術　びょうそうそうはじゅつ

病灶清除〔术〕　病巣除去〔術〕　びょうそうじょきょ〔じゅつ〕

病灶性病　病巣〔性〕疾病　びょうそう〔せい〕しっぺい

病灶性癫痫　焦点てんかん　しょうてんてんかん

病灶性癫痫发作　焦点てんかん発作　しょうてんてんかんほっさ

病灶愈合　病巣癒合　びょうそうゆごう

病灶症状　病巣症状　びょうそうしょうじょう

病征　疾病の徴候　しっぺいのちょうこう

病征学　疾病徴候学　しっぺいちょうこうがく

病症　障害,疾患　しょうがい,しっかん

病状　病状　びょうじょう

BO　波玻剥钵菠播伯泊柏勃铂博搏箔薄跛薄

bō　波玻剥钵菠播

波　波　は

　德布罗意氏波　デブログリ波　de Broglieは

波-布二氏活动〔X线〕滤线栅　ポッター・ブッキー遮光装置　Butter-Buckyしゃこうそうち

波长　波長　はちょう

波长程序推进器　波長プログラマー　はちょうprogrammer

波长分光镜　波長分光鏡　はちょうぶんこうきょう

波长计　波長計　はちょうけい

波长转换器　波長変換器　はちょうへんかんき

P波错折　P波動揺　Pはどうよう

波导　導波　どうは

波导管　導波管　どうはかん

T波倒置　T波逆転　Tはぎゃくてん

波动　波状運動,波動　はじょううんどう,はどう

波动方程式　波動方程式　はどうほうていしき

波动函数　波動関数　はどうかんすう

波动力学　波動力学　はどうりきがく

波动面　波動面　はどうめん

波动膜　波動膜　はどうまく

波动学说　波動説　はどうせつ

波段　周波帯　しゅうはたい

波段调换器　周波帯転換機　しゅうはたいてんかんき

波顿格氏征　ポッテンジャー徴候　pottengerちょうこう

波多野氏结核菌集菌法　波多野集菌法　はたのしゅうきんほう

波恩-哈伯循环　ボルン・ハーバー　サイクル　Born-Haber cycle

波尔多〔混合〕液　ボルドー混合液　Bordeauこんごうえき

波尔多松脂　ボルドーテルペンチン　Bordeau turpentine

波尔氏效应　ボーア効果　Bohrこうか

波(玻)尔半径　ボーア半径　Bohrはんけい

波(玻)尔频率定则　ボーア振動数規則　Bohrしんどうすうきそく

波尔丁　ボルジン　boldine

波尔氏变换器　ポール方向転換器　Pohlほうこうてんかんき

波尔氏试验　ポール試験　Pohlしけん

波尔氏细胞　ボル細胞　Bollさいぼう
波尔亚氏手术　ポーリャ手術　Polyaしゅじゅつ
波尔兹曼常数　ボルツマン定数　Boltzmannていすう
波反射　波の反射　なみのはんしゃ
〔波〕峰　スパイク　spike
波幅〔波の〕振幅　〔なみの〕しんぷく
波福霉素　ポルフィロマイシン　porfiromycin
波济氏手术　ポッチ手術　Pozziしゅじゅつ
波济氏综合征　ポッチ症候群　Pozziしょうこうぐん
波兰斯凯氏值　ポレンスケー数　Polenskeすう
波浪式温度　弛張熱，波動熱　しちょうねつ，はどうねつ
波浪状呼吸　波状呼吸　はじょうこきゅう
波雷氏现象　ポレー現象　Porretげんしょう
波立斯特氏法　ポリスター法　Pollisterほう
波利泽尔氏囊　ポーリッァー囊　Politzerのう
波利泽尔氏球吹张法　ポーリッァー法　Politzerほう
波利泽尔氏试验　ポーリッァー聴力試験法　Politzerちょう
　りょくしけんほう
波利泽尔氏咽鼓管吹气袋　ポーリッァー囊　Politzerのう
波利泽尔氏锥　ポーリッァー錐状体　Politzerすいじょうた
　い
波粒二象(重)性　波粒子二重性　はりゅうしにじゅうせい
波列　波列　はれつ
波伦氏试验　ボーレン試験　Bolenしけん
波罗毛霉菌　モツレカビ
波罗氏〔剖腹产子宫切除〕术　ポロ手術　Porroしゅじゅつ
波-迈二氏试验　ポルゲス・マイエル試験　Porges-Meierし
　けん
波美度　ボーメ度　Baumeど
波模型　波〔の〕模様　なみ〔の〕もよう
波默罗伊氏手术　ポメロイ手術　Pomeroyしゅじゅつ
波-坡二氏试验　ポルゲス・ポラチェック試験　Porges-Pol-
　latschekしけん
波平　ポピン　Popin
波谱　スペクトル　Spectrum
P波切迹　P波切痕　Pはせっこん
T波切迹　T波切痕　Tはせっこん
波群　波群　はぐん
QRS波群　QRS群　QRSぐん
波群速度　波群速度　はぐんそくど
波-萨二氏试验　ポルゲス・サロモン試験　Porges-Salomon
　しけん
波-史-吉三氏手术　ポット・スミス・ギブソン手術　Potts-
　Smith-Gibsonしゅじゅつ
波士顿氏征　ボストン徴候　Bostonちょうこう
波数　波数　はすう
P波双相　二相性P波　にそうせいPは
波斯阿魏　サガペヌム　Sagapenum
波斯锐缘蜱　ペルシャダニ　Persiaダニ
波速〔度〕　波の速度　なみのそくど
波坦氏病　ポテイン病　Potainびょう
波坦氏溶液　ポテイン液　Potainえき
波坦氏装置　ポテイン装置　Potainそうち
波坦氏综合征　ポテイン症候群　Potainしょうこうぐん
波特尔氏试验　ポーター試験　Porterしけん
波特尔氏征　ポーター徴候　Porterちょうこう
波特尔约氏〔血清〕试验　ボテロ試験　Botelhoしけん
波特利氏小脓疡　ポトリエ微小膿瘍　Pautrierびしょうのう

よう
波特氏病　ポット病　Pottびょう
波特氏动脉瘤　ポット動脈瘤　Pottどうみゃくりゅう
波特氏骨折　ポット骨折　Pottこっせつ
波特氏坏疽　ポット壊疽　Pottえそ
波特氏〔脊柱〕弯曲　ポット彎曲〔症〕　Pottわんきょく〔しょ
　う〕
波特氏截瘫　ポット麻痺　Pott まひ
波特氏脓肿　ポット膿瘍　Pottのうよう
波特氏气喘　ポット喘息　Pottぜんそく
波替氏肠缝合术　プチー縫合法　Petitほうごうほう
波替氏管　プチー管　Petitかん
波替氏疝　プチー ヘルニア　Petit hernia
波替氏〔腰〕三角　プチー腰三角　Petitようさんかく
波陀虫属　ボド属　Bodoぞく
波纹吐根　波状吐根　はじょうトコン
波-西二氏色原　ポーター・シルバー色素原　Porter-Silberし
　きそげん
波希鼠李苷　プルシアニン　Purshianin
波希鼠李皮　カスカラ サグラダ　cascara sagrada
波希鼠李素　カスカリン　cascarin
P波消失　P波アブサンス　Pはabsence
波形　波形　はけい
波形菌落　波形コロニー　はけいcolony
波形膜　波状膜　はじょうまく
波形图　オッシログラム　osillogram
波形运动　波〔状運〕動　は〔じょううん〕どう
波型　波型　はけい
T波压低　T波低下　Tはていか
波伊德氏志贺氏菌　ボイド〔赤痢〕菌　Boyd〔せきり〕きん
波伊登氏试餐　ボイデン食　Boydenしょく
波义尔定律　ボイル法則　Boyleほうそく
波义尔定律加压服　ボイル法則圧力服　Boyleほうそくあつ
　りょくふく
P波抑制型起搏器　P波抑制型ペスメーカ　Pはよくせいが
　たPacemaker
波扎氏病　ポーザー病　Pouzatびょう
波-折二氏综合征　ポイッ・ジェガー症候群　Peutz-Jegher
　しょうこうぐん
α-波指数　α-波指数　α-はしすう
波状呼吸　歯車様呼吸　はぐるまようこきゅう
波状脉　波状脈　はじょうみゃく
波状热　波状熱　はじょうねつ
波状热菌　マルタ熱菌　Maltaねっきん
波状热菌素　メリチン　melitine
波状热菌素试验　メリチン試験　melitineしけん
波状热凝集试验器　アボートスコープ　abortoscope
波状热〔性〕皮炎　マルタ熱菌性皮膚炎　Maltaねっきんせい
　ひふえん
波卓霉素　ボットロマイシン　bottromycin
玻尔磁子　ボーア磁子　Bohrじし
玻尔假设　ボーア仮定　Bohrかてい
玻尔频率规则　ボーアの振動数規則　Bohrのしんどうすう
　きそく
玻尔氏效应　ボーア効果　Bohrこうか
玻尔氏原理　ボーア説　Bohrせつ
玻尔〔氏〕原子　ボーア原子　Bohrげんし
玻尔原子模型　ボーアの原子模型　Bohrのげんしもけい

玻尔兹曼常数　ボルツマン定数　Boltzmannていすう

玻尔兹曼分布　ボルツマン分布　Boltzmann ぶんぷ

玻尔兹曼分布律　ボルツマン分布法則　Boltzmannぶんぷほうそく

玻尔兹曼关系　ボルツマン関係　Boltzmannかんけい

玻尔兹曼物态方程　ボルツマン状態方程式　Boltzmannじょうたいほうていしき

玻璃　ガラス　glass

玻璃安瓿　ガラスアンプル　glass ampule

玻璃板　ガラス板　glassばん

玻〔璃〕棒(杆)　ガラス棒　glass ぼう

玻璃层　ガラス板　glassばん

玻璃杵　ガラス研磨棒　glassけんまぼう

玻璃电　ガラス電気　glassでんき

玻〔璃〕电极　ガラス電極　glass でんきょく

玻璃电极 pH 计　ガラス電極 pHメーター　glassでんきょくpHmeter

玻璃刮勺　ガラススパチュラ　glass spatula

玻〔璃〕管　ガラス管　glassかん

玻璃化　ガラス化　glassか

玻璃检尿沉凝杯　〔尿検査用〕沈降ガラス　〔にょうけんさよう〕ちんこうglass

玻璃恐怖　ガラス恐怖〔症〕　glassきょうふ〔しょう〕

玻璃量具　ガラス計量装置　glass けいりょうそうち

玻璃漏斗　ガラス漏斗　glassろうと

玻璃滤器　ガラス濾過器　glassろかき

玻璃滤器法　ガラスフイルター法,ガラス濾過法　glass fitterほう,glassろかきほう

玻璃毛细管电极法　ガラス毛細管電極法　glassもうさいかんでんきょくほう

玻璃棉　ガラスウール　glass wool

玻璃膜　ガラス膜　glass まく

玻璃〔器〕皿　ガラス 器,ガラスさら　glassき,glassさら

玻璃染色槽　ガラス染色槽　glassせんしょくそう

玻璃容器　ガラス容器　glassようき

玻璃三角　ガラス三角　glass さんかく

玻璃射线　ガラスX線　glassXせん

玻璃丝　ガラス糸　glassし

玻璃酸酶　ヒアルロニダーゼ　hyaluronidase

玻璃糖质　ヒアロイジン　hyaloidin

玻璃体　硝子体　ガラスたい

玻璃体瘢痕带切断术　硝子体瘢痕帯切断術　ガラスたいはんこんたいせつだんじゅつ

玻璃体变性　硝子体変性　がラスたいへんせい

玻璃体病　硝子体病　ガラスたいびょう

玻璃体出血　硝子体出血　ガラスたいしゅっけつ

玻璃体穿刺术　硝子体穿刺術　ガラスたいせんしじゅつ

玻璃体蛋白　ビトレイン　vitrein

玻璃体碟状凹　硝子体皿状陥凹　ガラスたいさらじょうかんおう

玻璃体动脉　硝子体動脈　ガラスたいどうみゃく

玻璃体动脉导管　硝子体動脈管　ガラスたいどうみゃくかん

玻璃体浮游物　硝子体浮遊物　ガラスたいふゆうぶつ

玻璃体骨化　硝子体骨化　ガラスたいこっか

玻璃体管　硝子体管　ガラスたいかん

玻璃体灌注吸出切割器　硝子体注入吸引切削器　ガラスたいちゅうにゅうきゅういんせっきくき

玻璃体混浊　硝子体混濁　ガラスたいこんだく

玻璃体积脓　硝子体膿瘍　ガラスたいのうよう

玻璃体间质　硝子体支質　ガラスたいししつ

玻璃体膜　硝子体膜　ガラスたいまく

玻璃体膜带切开术　硝子体膜帯切開術　ガラスたいまくたいせっかいじゅつ

玻璃体囊　硝子体被膜　ガラスたいひまく

玻璃体囊尾蚴病　硝子体嚢虫症　ガラスたいのうちゅうしょう

玻璃体囊肿　硝子体嚢胞　ガラスたいのうほう

玻璃体内寄生虫　硝子体内寄生虫　ガラスたいないきせいちゅう

玻璃体粘液质　硝子体ムコイド　ガラスたいmucoid

玻璃体脓肿　硝子体膿瘍　ガラスたいのうよう

玻璃体嵌塞　硝子体嵌頓　ガラスたいかんとん

玻璃体腔　硝子体眼房　ガラスたいがんぼう

玻璃体疝　硝子体ヘルニア　ガラスたいhernia

玻璃体脱出　硝子体脱出　ガラスたいだっしゅつ

玻璃体脱离　硝子体剥離　ガラスたいはくり

玻璃体外伤　硝子体外傷　ガラスたいがいしょう

玻璃体窝　硝子体窩　ガラスたいか

玻璃体吸引针　硝子体吸引針　ガラスたいきゅういんしん

玻璃体炎　硝子体炎　ガラスたいえん

玻璃体液　硝子体液　ガラスたいえき

玻璃体液化　硝子体液化(融解)　ガラスたいえきか(ゆうかい)

玻璃体移植术　硝子体移植術　ガラスたいいしょくじゅつ

玻璃体异常　硝子体異常　ガラスたいいじょう

玻璃体异物　硝子体異物　ガラスたいいぶつ

玻璃体置换术　硝子体置換術　ガラスたいちかんじゅつ

玻璃体皱缩　硝子体収縮　ガラスたいしゅうしゅく

玻璃调板　ガラス スラブ　glass slab

玻璃涂药棒　ガラス塗布具(器)　glassとふぐ(き)

玻璃微电极　ガラス微小電極　glassびしょうでんきょく

玻璃温度计　ガラス温度計　glassおんどけい

玻璃纤维　ガラス繊維　glassせんい

玻璃纤维激光器　ガラス繊維レーザー,ガラスファイバーレーザー　glassせんいlaser,glass fibre laser

玻璃纤维皮炎　ガラス繊維皮膚炎　glassせんいひふえん

玻璃纤维纸　ガラス繊維紙　glassせんいし

玻璃压力计　ガラス圧力計　glassあつりょくけい

玻璃压舌板　ガラス舌圧子　glassぜつあっし

玻璃研钵　ガラス乳鉢　glassにゅうばち

玻璃样变型声带息肉　声帯のヒアリン様ポリ〔一〕プ　せいたいのhyalineようpolyp

玻璃样变〔性〕　ヒアリン変性　hyalineへんせい

玻璃样动脉　ヒアリン様動脈　hyalineようどうみゃく

玻璃样动脉残留　ヒアリン様動脈存続　hyalineようどうみゃくそんぞく

玻璃样化　ヒアリン〔質〕化　hyaline〔しつ〕か

玻璃样坏死　ヒアリン様壊死　hyalineようえし

玻璃样结膜变性　ヒアリン様結膜変性　hyalineようけつまくへんせい

玻璃样物质　ヒアリン様物質　hyalineようぶっしつ

玻璃样小滴　ヒアリン様小滴　hyalineようしょうてき

玻璃样小体　ヒアリン様小体　hyalineようしょうたい

玻璃针　ガラス針　glassしん

玻璃纸　セロファン　cellophane

玻璃纸带法　セロファン テープ法　cellophane tapeほう
玻璃制品　ガラス製品　glassせいひん
玻璃制品洗涤器　ガラス製品洗淨器　glassせいひんせんじょうき
玻璃珠　ガラス ビーズ　glass beads
玻璃珠柱法　ガラス ビーズ 円柱法　glass beadsえんちゅうほう
玻璃注射器　ガラス注射器　glassちゅうしゃき
玻璃状磷　ガラス様リン　glassようリン
玻璃状疣　ガラス状疣贅　glassじょうゆうぜい
玻利维亚出血热　ボリビア出血熱　Boliviaしゅっけつねつ
玻美比重标　ボメー目盛り　Baumèめもり
玻美〔液体〕比重计　ボメー〔液体〕比重計　Baumè〔えきたい〕ひじゅうけい
玻片　スライド ガラス　slide glass
玻片盒　スライド箱　slideはこ
玻片凝固酶试验　スライド凝固酵素試験　slideぎょうここうそしけん
玻片凝集〔法〕　スライド凝集〔法〕　slideぎょうしゅう〔ほう〕
玻片凝集反应　スライド凝集反応　slideぎょうしゅうはんのう
玻片培养〔法〕　スライド培養〔法〕　slideばいよう〔ほう〕
玻片试验　スライド試験　slide しけん
　戴蒙德氏玻片试验　ダイアモンド スライド試験　Diamond slideしけん
玻片血细胞凝集试验　スライド〔赤〕血球凝集試験　slide〔せっ〕けっきゅうぎょうしゅうしけん
玻片压诊法　ガラス圧診法　glassあっしんほう
玻瓶培养　フラスコ培養　flaskばいよう
玻眼蜱属　イボマダニ属　イボマダニぞく
剥离骨折　剥離骨折　はくりこっせつ
剥离器　分離器　ぶんりき
剥离〔术〕　〔臓器〕剥離〔術〕　〔ぞうき〕はくり〔じゅつ〕
剥露　裸化,表皮剥脱　らか,ひょうひはくだつ
剥裸　剥脱　はくだつ
剥膜引产术　剥膜分娩誘発法　はくまくぶんべんゆうはつほう
剥脱　剥脱　はくだつ
剥脱脱屑性红斑　剥脱性落屑性紅斑　はくだつせいらくせつせいこうはん
剥脱细胞诊断学　剥脱細胞〔診断〕学　はくだつさいぼう〔しんだん〕がく
剥脱性唇炎　剥脱性口唇炎　はくだつせいこうしんえん
剥脱性骨软骨炎　解離性骨軟骨炎　かいりせいこつなんこつえん
剥脱性红皮病　剥脱性紅皮症　はくだつせいこうひしょう
剥脱性角质层分离　剥脱性表皮剥脱　はくだつせいひょうひはくだつ
剥脱性狼疮　剥脱性狼瘡　はくだつせいろうそう
剥脱性膀胱炎　剥脱性膀胱炎　はくだつせいぼうこうえん
剥脱性皮炎　剥脱性皮膚炎　はくだつせいひふえん
剥脱性舌痛　剥脱性舌痛　はくだつせいぜっつう
剥脱性湿疹　剥脱性湿疹　はくだつせいしっしん
剥脱性胃炎　剥脱性胃炎　はくだつせいいえん
剥脱性龈炎　剥脱性歯肉炎　はくだつせいしにくえん
剥脱性子宫内膜炎　剥脱性子宫内膜炎　はくだつせいしきゅうないまくえん
剥外皮〔法〕　①剥皮②皮質剥離術　①はくひ②ひしつはく

りじゅつ
钵棒　研〔磨〕棒,乳棒　けん〔ま〕ぼう,にゅうぼう
菠菜　菠薐草　ホウレンソウ
菠菜蛋白　スピナシン　spinacin
菠菜绿粪　ホウレンソウ〔様〕便　ホウレンソウ〔よう〕べん
菠菜素　スピナシン　spinacin
菠菜甾醇　スピナステロール　spinasterol
菠萝　パイナップル　pineapple
菠萝蛋白酶　ブロメライン　bromelain
播散　播種　はしゅ
播散粟粒状狼疮　播種状粟粒状狼瘡　はしゅじょうぞくりゅうせいろうそう
播散性豆状皮肤纤维瘤病　播種性結節性皮膚線維腫症　はしゅせいけっせつせいひふせんいしゅしょう
播散性坏死　播種性壊死　はしゅせいえし
播散性红斑狼疮　播種状紅斑狼瘡　はしゅじょうこうはんろうそう
播散性黄瘤　播種性黄色腫　はしゅせいおうしょくしゅ
播散性脊髓炎　播種性脊髄炎　はしゅせいせきずいえん
播散性结核　播種性結核〔症〕　はしゅせいけっかく〔しょう〕
播散性狼疮　播種状狼瘡　はしゅじょうろうそう
播散性脉络膜视网膜炎　播種性脈絡網膜炎　はしゅせいみゃくらくもうまくえん
播散性脉络膜炎　播種性脈絡膜炎　はしゅせいみゃくらくまくえん
播散性毛霉菌病　播種性ムコール菌症　はしゅせいmucorきんしょう
播散性毛囊狼疮　播種性毛包狼瘡　はしゅせいもうほうろうそう
播散性念珠菌病　播種性カンジダ症　はしゅせいcandidaしょう
播散性曲菌病　播種性アスペルギルス症　はしゅせいAspergillusしょう
播散性神经性皮炎　播種性神経性皮膚炎　はしゅせいしんけいせいひふえん
播散性神经炎　播種性神経炎　はしゅせいしんけいえん
播散性粟粒性结核　播種性粟粒性結核〔症〕　はしゅせいぞくりゅうせいけっかく〔しょう〕
播散性苔癣　播種性苔癬　はしゅせいたいせん
播散性脱发　播種性脱毛症　はしゅせいだつもうしょう
播散性微血栓　播種性微小血栓　はしゅせいびしょうけっせん
播散性纤维性骨炎　播種性線維性骨炎　はしゅせいせんいせいこつえん
播散性血管内凝血　播種性血管内凝固　はしゅせいけっかんないぎょうこ
播散性血管内凝血-纤维蛋白溶解综合征　播種性血管内凝固フィブリン溶解症候群　はしゅせいけっかんないぎょうこfibrinようかいしょうこうぐん
播散性炎　播種性炎症　はしゅせいえんしょう
播散性硬化　播種性硬化〔症〕,多発性硬化　はしゅせいこうかしょう,たはつせいこうか
播散性致密性骨病　播種性縮合骨病　はしゅせいしゅくごうこつびょう
播散性组织胞浆菌病　播種性ヒストプラズマ症　はしゅせいHistoplasmaしょう
播散性痤疮　播種性痤瘡　はしゅせいざそう
播散癣　播種性白癬　はしゅせいはくせん

bó　**伯泊柏勃铂博搏箔薄**

伯氨喹〔啉〕　プリマキン　primaquine

伯氨喹啉磷酸盐　プリマキンリン酸塩　primaquineリンさんえん

伯氨喹啉溶血　プリマキン溶血〔反応〕　primaquineようけつ〔はんのう〕

伯氨喹啉型药物溶血性贫血　プリマキン型薬物溶血性貧血　primaquineがたやくぶつようけつせいひんけつ

伯胺　第一アミン　だいいちamine

伯醇　第一アルコール　だいいちalcohol

伯德克氏试验　ベーデッカー試験　Boedekerしけん

伯顿氏线　バートン線　Burtonせん

伯顿氏征　バートン徴候　Burtonちょうこう

伯恩哈特氏病　ベルンハルト病　Bernhardtびょう

伯恩哈特氏公式　ベルンハルト公式　Bernhardtこうしき

伯恩哈特氏征　ベルンハルト　徴候　Bernhardtちょうこう

伯恩海默氏纤维　ベルンハイメル線維　Bernheimerせんい

伯恩斯氏黑蒙　バーンス黒内障　Burnsこくないしょう

伯恩斯氏间隙　バーンス空隙　Burnsくうげき

伯恩斯坦氏膜学说　ベルンスタイン膜説　Bernsteinまくせつ

伯尔德氏病　バード病　Birdびょう

伯尔德氏公式　バード公式　Birdこうしき

伯尔德氏征　バード徴候　Birdちょうこう

伯尔曼氏病　ビュルマン病　Beurmannびょう

伯-格二氏病　バーガー・グリュッツ病　Buerger-Grutzびょう

伯格氏症状　バーガー症状　Buergerしょうじょう

伯-霍二氏综合征　ベルナール・ホルナー症候群　Bernard-Hornerしょうこうぐん

伯基特氏淋巴瘤　バーキットリンパ腫　Burkitt lymphしゅ

伯基特氏瘤型　バーキット腫瘍型　Burkittしゅようがた

伯基特氏疝　バーキット　ヘルニア　Burkitt hernia

伯基特氏肿瘤　バーキット腫瘍　Burkittしゅよう

伯克哈特氏小体　ブルクハルト小体　Burckhardtしょうたい

伯克氏病　ベック病　Boeckびょう

伯克氏肉样瘤　ベック類肉腫，ベック サルコイド　Boeckるいにくしゅ，Boeck sarcoid

伯克氏瘙症　ベック瘙痒症　Boeckそうようしょう

伯勒氏法　ベーレル法　Bohlerほう

伯勒氏夹　ベーレル　スプリント　Bohler splint

伯-李二氏试验　ブルヒャルド・リーベルマン試験　Burchard-Liebermannしけん

伯-罗二氏综合征　ベルンハルト・ロート症候群　Bernhardt-Rothしょうこうぐん

伯洛克皮炎　ベローク皮膚炎　Berlockひふえん

伯洛斯特氏溶液　ベロスト液　Bellosteえき

伯洛斯特氏丸　ベロスト丸〔剤〕　Bellosteがん〔ざい〕

伯默氏苏木精染剂　ベーマー ヘマトキシリン染色液　Boemer hematoxylinせんしょくえき

伯纳尔氏穿刺　ベルナール穿刺　Bernardせんし

伯纳尔氏管　ベルナール管　Bernardかん

伯纳姆氏试验　バルナム試験　Burnamしけん

伯纳特氏柯克斯氏体　Q熱病原体，バーネット　コックス病原体　Qねつびょうげんたい，Burnett coxびょうげんたい

伯纳特氏立克次体　Q熱リケッチャ，バーネット　リケッチャ　Qねつrickettsia，Burnett rickettsia

伯纳特氏溶液　バーネット溶液　Burnettようえき

伯纳特氏消毒液　バーネット消毒液　Burnettしょうどくえき

伯纳特氏综合征　バーネット症候群　Burnettしょうこうぐん

伯内氏海绵　バーネーズ スポンジ　Bernays sponge

伯努利定理(律)　ベルヌーイ定理　Bernoulliていり

伯-塞二氏综合征　ベルナール・セルジャン症候群　Bernard-Sergentしょうこうぐん

伯-索二氏综合征　ベルナール・スーリエ症候群　Bernard-Soulierしょうこうぐん

伯特格氏检糖法　ベットゲル検糖法　Boettgerけんとうほう

伯特舍氏结晶　ボッチェル結晶　Boettcherけっしょう

伯碳　第一炭素　だいいちたんそ

伯碳原子　第一炭素原子　だいいちたんそげんし

伯特绦虫病　ベルチェラ症　Bertiellaしょう

伯特〔绦虫〕属　ベルチェラ属　Bertiellaぞく

伯盐　第一塩　だいいちえん

泊　ポイズ　Poise

泊松分布　ポアッソン分布　Poissonぶんぷ

柏林蓝　ベルリン ブルー，紺青　Berlin blue，こんじょう

柏林蓝反应　ベルリンブルー反応　Berlinblueはんのう

勃勒纳氏瘤　ブレンナー腫瘍　Brennerしゅよう

勃-罗二氏缓冲剂　ブリトン・ロビンソン緩衝液　Britton-Robinsonかんしょうえき

勃起　勃起　ぼっき

勃起不能　勃起不能〔症〕　ぼっきふのう〔しょう〕

勃起肌　起立筋，勃起筋　きりつきん，ぼっききん

勃起神经　勃起神経　ぼっきしんけい

勃起组织　勃起組織　ぼっきそしき

勃起组织瘤　勃起組織腫　ぼっきそしきしゅ

勃-桑二氏表　ブーズビイ・サンディフォード表　Boothby-sandifordひょう

铂　白金，Pt　はっきん

铂〔电〕极　白金電極　はっきんでんきょく

铂坩埚　白金るつぼ　はっきんるつぼ

铂〔海〕绵　白金スポンジ，白金海綿　はっきんsponge，はっきんかいめん

铂黑　白金黒，黒色白金　はっきんこく，こくしょくはっきん

铂环　白金耳，白金輪　はっきんじ，はっきんりん

铂环量　白金耳量　はっきんじりょう

铂金页　白金加金箔　はっきんかきんはく

铂类金属　白金族金属　はっきんぞくきんぞく

铂棉(绒)　白金スポンジ　はっきんsponge

铂片　白金葉，プラチナ シーツ　はっきんよう，platina sheet

铂丝　白金線，プラチナ ワイヤー　はっきんせん，Platina wire

铂丝温度计　白金線温度計　はっきんせんおんどけい

铂酸钡　白金酸バリウム　はっきんさんbarium

铂酸钾　白金酸カリウム　はっきんさんkalium

铂酸钠　白金酸ナトリウム　はっきんさんnatrium

铂锌电偶　白金-亜鉛電対　はっきん-あえんでんつい

博阿斯氏点　ボアス圧痛点　Boasあっつうてん

博阿斯氏试验　ボアス試験　Boasしけん

博阿斯氏征　ボアス徴候　Boasちょうこう

博-奥二氏杆菌　ボアス・オプラー杆菌　Boas-Opplerかんきん

博代氏定律　ボルデ法則　Bordetほうそく

博代氏介体　ボルデ両受体,ボルデ アンボセプタ　Bordet りょうじゅたい,Bordet amboceptor

博代氏菌属　ボルデテラ属　Bordetellaぞく

博代氏現象　ボルデ現象　Bordetげんしょう

博丹斯基氏单位　ボダンスキー単位　Bodanskyたんい

博德克氏指数　ボーデッカー指数　Bodeckerしすう

博德氏灭菌牛奶　ブッデ処理乳　Buddeしょりにゅう

博德氏〔牛奶〕消毒法　ブッデ牛乳殺菌法　Buddeぎゅうにゅうさっきんほう

博蒂尼氏手术　ボッチニ手術　Bottiniしゅじゅつ

博尔贝利氏吸引器　ボルベリー装置　Borbelyそうち

博尔茨氏反应　ボルツ反応　Boltzはんのう

博尔顿氏点　ボールトン点　Boltonてん

博尔曼氏分类　ボルマンの分類〔法〕　Borrmannのぶんるい〔ほう〕

博尔顿氏溶液　ブールトン液　Boultonえき

博-弗二氏导管　ボーズマン・フリッチュ　カテーテル　Bozeman-Fritsch catheter

博-弗二氏征　ボルディエ・フレンケル徴候　Bordier-Fränkelちょうこう

博赫达勒克氏〔裂〕孔　ボホダレク裂孔　Bochdalekれっこう

博赫达勒克氏神经节　ボホダレク神経節　Bochdalekしんけいせつ

博克哈特氏脓疱病　ボックハルト膿痂疹　Bockhartのうかしん

博克氏红细胞衍射晕测量器　ボック ハロメーター　Bock halometer

博克氏神经节　ボック 神経節　Bockしんけいせつ

博来霉素　ブレオマイシン　bleomycin

博劳尼尼氏症状　ボロニーニ症状　Bologniniしょうじょう

博林格尔氏粒体　ボリンガ顆粒　Bollingerかりゅう

博林格尔氏体　ボリンガ小体　Bollingerしょうたい

博落回〔属〕　タケニグサ〔属〕　タケニグサ〔ぞく〕

博落回中毒　タケニグサ中毒　タケニグサちゅうどく

博梅氏比重标　ボメー比重目盛　Baumeひじゅうめもり

博梅氏定律　ボメー法則　Baumesほうそく

博梅氏征　ボメー徴候　Baumesちょうこう

博纳病　ボルナ病　Bornaびょう

博珀提氏疗法　ボペルチュイ療法　Beauperthuyりょうほう

博-让二氏杆菌　ボルデー・ジャングー杆菌,百日咳菌　Bordet-Gengouかんきん,ひゃくにちぜききん

博-让二氏培养基　ボルデー・ジャングー培地　Bordet-Gengouばいち

博-让二氏现象　ボルデー・ジャングー現象　Bordet-Gengouげんしょう

博士　博士　はかせ,はくし

博氏病　ボー病　Beauびょう

博斯曼氏缝合术　ボーズマン縫合術　Bozemanほうごうじゅつ

博斯曼氏手术　ボーズマン手術　Bozemanしゅじゅつ

博斯曼氏位置　ボーズマン位置　Bozemanいち

博斯托克氏病　ボストック病　Bostockびょう

博塔洛氏管　ボタロ動脈管　Botalloどうみゃっかん

博塔洛氏管闭锁不全　ボタロ管開存　Botalloかんかいぞん

博塔洛氏孔　ボタロ孔　Botalloこう

博腾氏手术　ボルテン手術　Borthenしゅじゅつ

博韦里氏试验　ボーバリ試験　Boveriしけん

博维氏病　ボーベー病　Beauvaisびょう

博温氏〔癌前皮肤〕病　ボーウン〔前癌性皮膚〕病　Bowen〔ぜんがんせいひふ〕びょう

博西埃里氏线　ボルジエリ線　Borsieriせん

博佐洛氏病　ボッツォロ病　Bozzoloびょう

博佐洛氏征　ボッツォロ徴候　Bozzoloちょうこう

搏出　拍出　はくしゅつ

搏出量　拍出量　はくしゅつりょう

搏动　拍動,脈動　はくどう,みゃくどう

搏动感性神经衰弱　拍動性神経衰弱〔症〕　はくどうせいしんけいすいじゃく〔しょう〕

搏动式人工呼吸器　ブラッグ・ポール拍動器　Bragg-Paulはくどうき

搏动痛　拍動痛　はくどうつう

搏动性　拍動性　はくどうせい

搏动性腹主动脉　拍動性腹大動脈　はくどうせいふくだいどうみゃく

搏动性甲状腺肿　拍動性甲状腺腫　はくどうせいこうじょうせんしゅ

搏动性脓胸　拍動性膿胸　はくどうせいのうきょう

搏动性头痛　拍動性頭痛　はくどうせいずつう

搏动性突眼〔症〕　拍動性眼球突出〔症〕　はくどうせいがんきゅうとっしゅつ〔しょう〕

搏动性胸膜炎　拍動性胸膜炎　はくどうせいきょうまくえん

搏动性血肿　拍動性血腫　はくどうせいけっしゅ

箔　箔　はく

箔充填器　箔充填器　はくじゅうてんき

箔镊　箔ピンセット　はくpincette

薄板组织　層状組織　そうじょうそしき

薄壁空洞　薄壁空洞　はくへきくうどう

薄壁组织　薄壁組織　はくへきそしき

薄层　薄層　はくそう

薄层板　薄層板　はくそうばん

〔薄层〕板上光密度测定法　薄層板光学密度測定法　はくそうばんこうがくみつどそくていほう

薄层扫描板（器）　薄層スキャ〔ン〕ナ,TLCスキャ〔ン〕ナ　はくそうScanner,TLC scanner

薄层色谱法　薄層クロマトグラフィ　はくそうchromatography

薄层色谱〔分析〕仪　薄層クロマトグラフ　はくそうchromatograph

薄层样品　薄層標本　はくそうひょうほん

薄窗计数管　薄窗計数管　はくそうけいすうかん

薄红细胞　標的赤血球　ひょうてきせっけっきゅう

薄红细胞增多　標的赤血球増加〔症〕　ひょうてきせっけっきゅうぞうか〔しょう〕

薄膜　フィルム,薄膜　film,はくまく

薄膜包衣　フィルム コアチング　film coating

薄膜超滤法　薄膜限外濾過法　はくまくげんがいろかほう

薄膜过滤法　薄膜濾過法　はくまくろかほう

薄膜形成　薄膜形成　はくまくけいせい

薄膜型离子交换剂　薄膜イオン交換剤　はくまくionこうかんざい

薄膜型树脂　薄膜樹脂　はくまくじゅし

薄膜蒸发器　フィルム蒸発器　filmじょうはつき

薄脑膜　脳軟膜　のうなんまく

薄刃刀　薄刃刀　はくじんとう

薄束　薄束　はくそく

薄束核　薄束核　はくそくかく
薄束结节　薄束結節　はくそくけっせつ
薄血管翳　薄いパンヌス　うすいpannus
薄血片法　血液薄膜塗抹法　けつえきはくまくとまつほう
薄叶　薄小葉　はくしょうよう
薄叶内沟　薄小葉内溝　はくしょうようないこう
薄叶中沟　薄小葉中央溝　はくしょうようちゅうおうこう
薄翳　〔角膜〕白濁,薄翳　〔かくまく〕はくだく,はくえい
薄釉质　矮小エナメル　わいしょうenamel
薄纸样胎　紙様胎児　しようたいじ

bǒ 跛

跛　跛,跛行〔症〕　びっこ,はこう〔しょう〕
跛行　跛行　はこう
跛足〔畸形〕　彎脚　わんきゃく

bò 薄

薄荷醇　メントール　menthol
薄荷醇氯醛　クロラール メントール　chloral menthol
薄荷呋喃　メントフラン　menthofuran
薄荷基　メンチル基　menthylき
薄荷脑　メントール　methol
薄荷属　薄荷属　ハッカぞく
薄荷水　薄荷水　ハッカすい
薄荷糖浆　薄荷シロップ　ハッカsyrup
薄荷酮　メントン　menthone
薄荷烷　メンタン　menthane
薄荷烯　メンテン　menthene
薄荷烯酮　メンテノン　menthenone
薄荷醋　薄荷精　ハッカせい
薄荷油　薄荷油　ハッカゆ
薄荷蒸发器　薄荷蒸発器　ハッカじょうはつき

BU　卜卟补捕哺不布步钚部

bǔ　卜卟补捕哺

卜支状毛霉菌　クモノスカビ
卟吩　ポルフィン　porphin
卟吩胆色素　ポルホビリン　porphobilin
卟〔吩〕胆〔色素〕原　ポルホビリノーゲン　porphobilinogen
卟啉　ポルフィリン　porphyrin
卟啉病〔症〕　ポルフィリン症　porphyrinしょう
卟啉代谢　ポルフィリン代謝　porphyrinたいしゃ
卟啉代谢病　ポルフィリン代謝症　porphyrinたいしゃしょう
卟啉基　ポルフィリル基　porphyrylき
卟啉尿　ポルフィリン尿〔症〕　porphyrinにょう〔しょう〕
卟啉体　ポルフィリン体　porphyrinたい
卟啉性神经炎　ポルフィリン神経炎　porphyrinしんけいえん
卟啉血　ポルフィリン血〔症〕　porphyrinけつ〔しょう〕
卟啉原　ポルフィリノゲン　porphyrinogen
补偿　補償〔作用〕　ほしょう〔さよう〕
补偿电流　補償電流　ほしょうでんりゅう
补偿法　補償法　ほしょうほう
补偿感应　補償感応　ほしょうかんのう
补偿跟踪试验　補償追跡試験　ほしょうついせきしけん
补偿棱镜　補償プリズム　ほしょうprism
补偿目镜　補正接眼レンズ　ほせいせつがんlens
补偿器　補償器　ほしょうき
补偿曲线　補償曲線　ほしょうきょくせん
补偿性肥大　代償〔性〕肥大　だいしょう〔せい〕ひだい

补(赔)偿性神经症　代償神経症　だいしょうしんけいしょう
补偿再生　代償〔性〕再生　だいしょう〔せい〕さいせい
补充　補充,補足　ほじゅう,ほそく
补充矿质　鉱物成分再補給　こうぶつせいぶんさいほきゅう
补充染色　補充染色　ほじゅうせんしょく
补充细胞　補充細胞,予備細胞　ほじゅうさいぼう,よびさいぼう
补充隙　補充腔　ほじゅうこう
补充治疗　補充治療　ほじゅうちりょう
补给反应　補填反応　ほてんはんのう
补骨药　補骨薬　ほこつやく
补骨脂定　〔プ〕ソラリジン　psoralidin
补骨脂甲素　コリフォリン　coryfolin
补骨脂属　補骨脂属　ほこつしぞく
补骨脂素　〔プ〕ソラレン　psoralen
补骨脂乙素　コリリフォリニン　corylifolinin
补呼气〔量〕　予備呼気〔量〕　よびこき〔りょう〕
补剂疗法　強壮剤療法　きょうそうざいりょうほう
补加基因　補足遺伝子　ほそくいでんし
补空性水肿　補空水腫　ほくうすいしゅ
补缺术　欠損部整復術　けっそんぶせいふくじゅつ
补色　補色　ほしょく
补体　補体,アレキシン　ほたい,alexin
补体成分缺乏　補体成分欠乏　ほたいせいぶんけつぼう
补体单位　補体単位　ほたいたんい
补体滴定　補体滴定　ほたいてきてい
补体第三成分激活剂前体　C₃前賦活体　C₃ぜんふかつたい
补体第三成分前致活剂　C₃プロアクティベータ　C₃ proactivator
补体第三成分受体　C₃レセプタ　C₃receptor
补体固定现象　補体固定現象　ほたいこていげんしょう
补体光灭活作用　補体光不活性化　ほたいこうふかっせいか
补体激活　補体活性化,補体賦活　ほたいかっせいか,ほたいふかつ
补体激活第二通路　補体活性化第二経路　ほたいかっせいかだいにけいろ
补体激活第一通路　補体活性化第一経路　ほたいかっせいかだいいちけいろ
补体结合　補体結合　ほたいけつごう
补体结合单位　補体結合単位　ほたいけつごうたんい
补体结合点　補体結合部位　ほたいけつごうぶい
补体结合反应　補体結合反応　ほたいけつごうはんのう
补体结合抗体　補体結合抗体　ほたいけつごうこうたい
补体结合抗原　補体結合抗原　ほたいけつごうこうげん
补体结合试验　補体結合試験　ほたいけつごうしけん
　华氏补体结合试验　ウァ(ワ)ッセルマン補体結合試験　Wassermannほたいけつごうしけん
补体抗原抗体复合物　補体抗原抗体複合体　ほたいこうげんこうたいふくごうたい
补体灭活　補体不活性化　ほたいふかっせいか
补体敏感型红细胞　補体敏感性赤血球　ほたいびんかんせいせっけっきゅう
补体旁路　補体バイパス,補体副側路　ほたいbypass,ほたいふくそくろ
补体偏差(向)　補体偏差　ほたいへんさ

补体缺陷　補体欠陥　ほたいけっかん
补体缺陷病　補体欠陥〔性〕疾患　ほたいけっかん〔せい〕しっかん
补体溶血单位　補体溶血単位　ほたいようけつたんい
补体受体　補体受容体，補体レセプター　ほたいじゅようたい，ほたいreceptor
补体受体淋巴细胞　補体受容体リンパ球　ほたいじゅようたいlymphきゅう
补体系统　補体系　ほたいけい
补体系统缺陷　補体系欠陥　ほたいけいけっかん
补体消耗试验　補体消耗試験　ほたいしょうもうしけん
补体血清激酶　補体セロキナーゼ　ほたいserokinase
补体血清致活酶　補体セロキナーゼ　ほたいserokinase
补体依赖细胞毒性抗体　補体依存細胞毒〔性〕抗体　ほたいいぞんさいぼうどく〔せい〕こうたい
补体抑制　補体抑制　ほたいよくせい
补体抑制物　補体抑制（阻害）因子　ほたいよくせい（そがい）いんし
补体纸　補体紙　ほたいし
补体中段　補体中節　ほたいちゅうせつ
补体转向　補体転向　ほたいてんこう
补体总量测定法　総補体量測定法　そうほたいりょうそくていほう
补吸气　予備吸気　よびきゅうき
补吸气量　予備吸気量，補気量　よびきゅうきりょう，ほきりょう
补血草属　イソマツ属　イソマツぞく
补血药　補血薬　ほけつやく
补牙　虫歯充填，根管充填　むしばじゅうてん，こんかんじゅうてん
补养药疗法　強壮剤療法　きょうそうざいりょうほう
补药　強壮剤　きょうそうざい
补液　液体補充　えきたいほじゅう
补植　補植　ほしょく
捕虫草酶　アゼリン　azerin
捕集器　トラップ　trap
捕食　捕食　ほしょく
捕食链　捕食鎖　ほしょくさ
捕食者　捕食者　ほしょくしゃ
捕鼠器　ネズミ取り器　ネズミとりき
捕蝇蕈　ベニテングタケ
捕蝇罩　ハエ取り器　ハエとりき
捕蝇纸　ハエ取り紙　ハエとりがみ
哺乳　哺乳，授乳　ほにゅう，じゅにゅう
哺乳动物　哺乳動物　ほにゅうどうぶつ
哺乳动物学　哺乳動物学　ほにゅうどうぶつがく
哺乳妇挛缩　乳母テタニー　にゅうぼtetany
哺乳困难　哺乳困難　ほにゅうこんなん
哺乳类　哺乳類　ほにゅうるい
哺乳瓶　哺乳瓶　ほにゅうびん
哺乳期　哺乳期　ほにゅうき
哺乳期妇女　哺乳期婦人　ほにゅうきふじん
哺乳期〔乳腺〕脓肿　哺乳期〔乳腺〕膿瘍　ほにゅうき〔にゅうせん〕のうよう
哺乳期卫生　哺乳期衛生　ほにゅうきえいせい
哺乳期子宫萎缩　哺乳期子宮萎縮　ほにゅうきしきゅういしゅく
哺乳室　哺乳室　ほにゅうしつ

哺乳性盲　哺乳期盲　ほにゅうきもう
哺乳性肢体搐搦　哺乳性テタニー　ほにゅうせいtetany
哺乳婴儿　哺乳乳児　ほにゅうにゅうじ
哺育　養育　よういく

bù　不布步钚部

不爱人症　無愛情症　むあいじょうしょう
不安　不安　ふあん
不安〔定〕常数　不安定定数　ふあんていていすう
不安定性　不安定性　ふあんていせい
不安紧张综合征　不安緊張症候群　ふあんきんちょうしょうこうぐん
不安胫　脛骨不安　けいこつふあん
不饱和　不飽和　ふほうわ
不饱和醇　不飽和アルコール　ふほうわalcohol
不饱和度试验　不飽和度試験　ふほうわどしけん
不饱和化合物　不飽和化合物　ふほうわかごうぶつ
不饱和键　不飽和結合　ふほうわけつごう
不饱和链烃　不飽和非環式炭化水素　ふほうわひかんしきたんかすいそ
不饱和内酯　不飽和ラクトン　ふほうわlactone
不饱和溶液　不飽和溶液　ふほうわようえき
不饱和酸　不飽和酸　ふほうわさん
不饱和烃　不飽和炭化水素　ふほうわたんかすいそ
不饱和脂肪酸　不飽和脂肪酸　ふほうわしぼうさん
不饱和脂肪族烃　不飽和脂肪族炭化水素　ふほうわしぼうぞくたんかすいそ
不饱〔症〕　不飽〔症〕　ふほう〔しょう〕
不变态动物　不変態動物　ふへんたいとうぶつ
不变性蛋白酶　不変性蛋白分解酵素　ふへんせいたんぱくぶんかいこうそ
不标准　異型，非定型　いけい，ひていけい
不产色分枝杆菌　無色ミ（マイ）コバクテリューム　むしょくmycobacterium
不成对电子　不対電子　ふついでんし
不成熟儿　未熟児　みじゅくじ
不纯　不純　ふじゅん
不纯一性　不均一性，不均等性　ふきんいつせい，ふきんとうせい
不等分裂　不等分裂　ふとうぶんれつ
不等面关节　不一致関節　ふいっちかんせつ
不等渗溶液　非等張液，不等滲透圧溶液　ひとうちょうえき，ふとうしんとうあつようえき
不等性杂交　不等性交雑　ふとうせいこうざつ
不典型核分裂　異型核分裂　いけいかくぶんれつ
不典型性腺发育不良症　異型性腺発育異常〔症〕　いけいせいせんはついくいじょう〔しょう〕
不典型增生　異型増殖　いけいぞうしょく
不典型子宫颈鳞状上皮增生　異型子宮頸扁平上皮増殖　いけいしきゅうけいへんぺいじょうひぞうしょく
不电离溶剂　非電離溶剤　ひでんりようざい
不电离质　非電解質　ひでんかいしつ
不定变异　偶発変異　ぐうはつへんい
不定裂　非決定的卵割　ひけっていてきらんかつ
不定毛圆线虫　不安定性毛様線虫　ふあんていせいもうようせんちゅう
不定形红斑　無定形紅斑　むていけいこうはん
不定型细菌　遊走性細菌　ゆうそうせいさいきん
不定型杂音　不定型〔心〕雑音　ふていけい〔しん〕ざつおん

不定志贺氏菌 遊走性志賀赤痢菌 ゆうそうせいしがせきりきん

不动孢子 不動胞子 ふどうほうし

不动反射 反射閉塞 はんしゃへいそく

不动关节 不動関節 ふどうかんせつ

不动关节软骨 不動関節軟骨 ふどうかんせつなんこつ

不动配子 不動配偶子 ふどうはいぐうし

不动细菌〔属〕 非運動性菌〔属〕 ひうんどうせいきん〔ぞく〕

不动型抗原 O抗原,菌体抗原 Oこうげん,きんたいこうげん

不动〔性〕 不動〔性〕 ふどう〔せい〕

不动性萎缩 無動萎縮 むどういしゅく

不对称点 非対称点 ひたいしょうてん

不对称电势〔位〕 非対称電位差 ひたいしょうでんいさ

不对称发育 非対称発育 ひたいしょうはついく

不对称肥厚 非対称肥大 ひたいしょうひだい

不对称分子 非対称分子 ひたいしょうぶんし

不对称骨盆 非対称骨盤 ひたいしょうこつばん

不对称合成 非対称合成 ひたいしょうごうせい

不对称核分裂 非対称有糸核分裂 ひたいしょうゆうしかくぶんれつ

不对称脉 〔左右〕不同脈 〔さゆう〕ふどうみゃく

不对称屈光度 非対称曲光度 ひたいしょうきょくこうど

不对称试剂 非対称試薬 ひたいしょうしやく

不对称碳原子 非対称炭素原子 ひたいしょうたんそげんし

不对称突触 非対称シナプス ひたいしょうsynapse

不对称烯属烃 非対称アルケン ひたいしょうalkene

不对称〔现象〕 非対称〔現象〕 ひたいしょう〔げんしょう〕

不对称〔性〕 非対称〔性〕 ひたいしょう〔せい〕

不对称有丝分裂 非対称有糸分裂 ひたいしょうゆうしぶんれつ

不对称诱导 非対称誘導 ひたいしょうゆうどう

不对称运动 非対称運動 ひたいしょううんどう

不对称转录 非対称転写 ひたいしょうてんしゃ

不发育 無発育 むはついく

不分节 無分節 むぶんせつ

不感出汗 不感性発汗 ふかんせいはっかん

不规则分娩阵痛 不規則分娩陣痛 ふきそくぶんべんじんつう

不规则骨 不規則骨 ふきそくこつ

不规则间歇疟 不規則間欠性マラリア ふきそくかんけつせいmalaria

不规则结构 不規則構造 ふきそくこうぞう

不规则脉 不整脈 ふせいみゃく

不规则疟 不規則マラリア ふきそくmalaria

不规则热 不規則熱 ふきそくねつ

不规则散光 不正乱視 ふせいらんし

不规则同种血细胞凝集素 不規則同種血球凝集素 ふきそくどうしゅけっきゅうぎょうしゅうそ

不规则显性 不規則優性 ふきそくゆうせい

不规则型 不規則型 ふきそくがた

不规则型气孔 不規則型小孔 ふきそくがたしょうこう

不规则致密纤维结缔组织 不規則緻密繊維結合組織,不規則強靭繊維結合組織 ふきそくちみつせんいけつごうそしき,ふきそくきょうじんせんいけつごうそしき

不规则子宫出血 不規則子宮出血 ふきそくしきゅうしゅっ

けつ

ABO不合 ABO不適合〔性〕 ABOふてきごう〔せい〕

Rh不合 Rh不適合〔性〕 Rhふてきごう〔せい〕

不合输血 不適合輸血 ふてきごうゆけつ

不合血〔型〕 不適合血液型 ふてきごうけつえきがた

不和谐 不調和 ふちょうわ

不挥发性酸 不揮発性酸 ふきはつせいさん

不挥发油 固定油 こていゆ

不混合溶媒 不混合溶媒 ふこんごうようばい

不混合溶剂 不混合溶剤 ふこんごうようざい

不混溶液体 不混合液体 ふこんごうえきたい

不混水培养基 水不混合培地 みずふこんごうばいち

不活动性血红蛋白 非動性ヘモグロビン ひどうせいhemoglobin

不活动状态 不活動状態 ふかつどうじょうたい

不活泼型 不活発型 ふかっぱつがた

不极化电极 不分極電極 ふぶんきょくでんきょく

不减数分裂 不減数分裂 ふげんすうぶんれつ

不减衰传导 不減衰伝導 ふげんすいでんどう

不健全者 不健全者 ふけんぜんしゃ

不交换 不交換 ふこうかん

不节欲 性の不節制 せいのふせっせい

不洁恐怖 不潔恐怖〔症〕 ふけつきょうふ〔しょう〕

不洁恐怖者 不潔恐怖症患者 ふけつきょうふしょうかんじゃ

不洁性龈炎 不潔歯肉炎 ふけつしにくえん

不均衡型 不均衡型 ふきんこうかた

不均脉 不整脈 ふせいみゃく

不均皮质 不等皮質 ふとうひしつ

不均匀放射 不均質放射 ふきんしつほうしゃ

不均匀分布 不均一分布 ふきんいつぶんぷ

不均匀体系 不均質系,多相系,不均一系 ふきんしつけい,たそうけい,ふきんいつけい

不均匀系数 不均質系数,不均一系数 ふきんしつけいすう,ふきんいつけいすう

不均质糖核酸 不均質リボ核酸 ふきんしつriboかくさん

不可定误差 不確定誤差 ふかくていごさ

不可见辐射 不可視放射 ふかしほうしゃ

不可见光谱 不可視スペクトル ふかしspectrum

不可免流产 不可避流産 ふかひりゅうさん

不可逆电池 不可逆電池 ふかぎゃくでんち

不可逆反应 不可逆反応 ふかぎゃくはんのう

不可逆过程 不可逆過程 ふかぎゃくかてい

不可逆凝胶 不可逆ゲル ふかぎゃくgel

不可逆性胶体 不可逆コロイド ふかぎゃくcolloid

不可逆性凝集 不可逆凝集反応 ふかぎゃくぎょうしゅうはんのう

不可逆性休克 不可逆性ショック ふかぎゃくせいshock

不可逆性抑制 不可逆〔性〕抑制 ふかぎゃく〔せい〕よくせい

不可逆循环 不可逆〔性〕循環 ふかぎゃく〔せい〕じゅんかん

不可逆指示剂 不可逆〔性〕指示薬 ふかぎゃく〔せい〕しじやく

不可溶性纤维蛋白聚合体 不溶解〔性〕フィブリン重合体 ふようかい〔せい〕fibrinじゅうごうたい

不〔可〕通性狭窄 不透過性狭窄 ふとうかせいきょうさく

不可压缩流体　非圧縮性流体　ひあっしゅくせいりゅうたい

不可压缩性　非圧縮性　ひあっしゅくせい

不渴症　無飲〔症〕,渴感欠如　むいん〔しょう〕,かっかんけつじょ

不快〔感〕　不快〔感〕　ふかい〔かん〕

不扩散〔性〕钙　不拡散〔性〕カルシウム　ふかくさん〔せい〕calcium

不连接骨折　分離骨折　ぶんりこっせつ

不连续变异　不連続変異　ふれんぞくへんい

不连续光带吸收　不連続バンド吸収　ふれんぞくBandきゅうしゅう

不连续系统　不連続系統　ふれんぞくけいとう

不良瘢痕　悪性瘢痕　あくせいはんこん

不良刺激　不良刺激　ふりょうしげき

不良反应　不良反応　ふりょうはんのう

不良假体　不完全人工器官　ふかんぜんじんこうきかん

不良角化　角化不全〔症〕　かっかふぜん〔しょう〕

不良肉芽组织　不良肉芽組織　ふりょうにくがそしき

不良嗜好　不良嗜癖　ふりょうしへき

不良修复　不全修復　ふぜんしゅうふく

不良愈合　癒合不全　ゆごうふぜん

不良作用　不良作用　ふりょうさよう

不眠〔症〕　不眠〔症〕　ふみん〔しょう〕

不敏感　不敏感,鈍感　ふびんかん,どんかん

不耐热抗原　熱不安定抗原　ねつふあんていこうげん

不耐热调理素　熱不安定性オプソニン　ねつふあんていせいopsonin

不耐热性　熱不安定性,易熱性　ねつふあんていせい,いねっせい

不宁腿综合征　下肢不安症候群　かしふあんしょうこうぐん

不宁肢体　不安肢体　ふあんしたい

不凝集性　非凝集性　ひぎょうしゅうせい

不凝气体　非凝固〔性〕ガス　ひぎょうこ〔せい〕gas

不凝性　非凝固〔性〕　ひぎょうこ〔せい〕

不凝血液　非凝固〔性〕血液　びぎょうこ〔せい〕けつえき

不排卵性月经　無排卵性月経　むはいらんせいげっけい

不平衡生长　不平衡生長　ふへいこうせいちょう

不齐　不規則,不整　ふきそく,ふせい

不亲和性　非親和性,不親和性　ひしんわせい,ふしんわせい

不全产　部分分娩　ぶぶんぶんべん

不全唇裂　不全唇裂　ふぜんしんれつ

不全〔分〕裂　不完全分割　ふかんぜんぶんかつ

不全钙化　不完全石灰化　ふかんぜんせっかいか

不全骨折　不完全骨折,亀裂骨折　ふかんぜんこっせつ,きれつこっせつ

　弗莱伯氏不全骨折　フライバーグ不全骨折　Freibergふぜんこっせつ

不全角化　不全角化　ふぜんかっか

不全酵母菌属　アテロサッカロマイセス属　Atelosac-charomycesぞく

不全晶体　不完全結晶体　ふかんぜんけっしょうたい

不全抗体　不完全抗体,グルチニン　ふかんぜんこうたい,glutinin

不全抗原　不完全抗原,ハプテン　ふかんぜんこうげん,hapten

　Rh不全抗原　Rh不完全抗原　Rhふかんぜんこうげん

不全裂卵　不完全卵割卵　ふかんぜんらんかつらん

不全流产　不全流産　ふぜんりゅうざん

不全聋　不完全聾　ふかんぜんろう

不全麻痹　不完全麻痺　ふかんぜんまひ

不全偏盲　不完全半盲症　ふかんぜんはんもうしょう

不全色盲　不完全色盲　ふかんぜんしきもう

不全疝　不完全ヘルニア　ふかんぜんhernia

不全射精　不全射精　ふぜんしゃせい

不全食物　不完全食物　ふかんぜんしょくもつ

不全收缩　不完全収縮　ふかんぜんしゅうしゅく

不全脱位　不全脱臼　ふぜんだっきゅう

不全性红细胞发生　赤血球生成不全〔症〕　せっけっきゅうせいせいふぜん〔しょう〕

不全性瘘　不完全フィステル　ふかんぜんFistel

不全性同性早熟　不完全同性早熟　ふかんぜんどうせいそうじゅく

不全性子宫破裂　不全子宮破裂　ふぜんしきゅうはれつ

不全中隔子宫　亜中隔子宮　あちゅうかくしきゅう

不全阻滞　不完全ブロック(遮断)　ふかんぜんblock(しゃだん)

不燃物质　不燃性物質　ふねんせいぶっしつ

不燃性　不燃性　ふねんせい

不染色标本　不染色標本　ふせんしょくひょうほん

不染色涂片　不染色塗抹〔標本〕　ふせんしょくとまつ〔ひょうほん〕

不染色涂片检查　不染色塗抹〔標本〕検査　ふせんしょくとまつ〔ひょうほん〕けんさ

不染色细胞瘤　不染色細胞腫　ふせんしょくさいぼうしゅ

不染体　不染色細胞,不染色組織　ふせんしょくさいぼう,ふせんしょくそしき

不溶残渣　不溶〔解〕性残渣　ふよう〔かい〕せいざんさ

不溶蛋白　不溶〔解〕性蛋白　ふよう〔かい〕せいたんぱく

不溶〔解〕性　不溶〔解〕性　ふよう〔かい〕せい

不溶物质　不溶〔解〕性物質　ふよう〔かい〕せいぶっしつ

不溶性毒素　不溶〔解〕性毒素　ふよう〔かい〕せいどくそ

不溶性颗粒　不溶〔解〕性顆粒　ふよう〔かい〕せいかりゅう

不溶〔性〕物质　不溶〔解〕性物質　ふよう〔かい〕せいぶっしつ

不溶性纤维蛋白聚合体　不溶〔解〕性フィブリンポリマー　ふよう〔かい〕せいfibrin polymer

不溶性脂酶　不溶性脂肪分解酵素　ふようせいしぼうぶんかいこうそ

不溶血性链球菌　非溶血性連鎖球菌　ひようけつせいれんさきゅうきん

不溶血性葡萄球菌　非溶血性ブドウ球菌　ひようけつせいブドウきゅうきん

不渗透性　不滲透性　ふしんとうせい

不生育　不妊症,不育症　ふにんしょう,ふいくしょう

不适当饮食　不適合食　ふてきごうしょく

不适感　不快感〔覚〕　ふかいかん〔かく〕

不适合刺激　不適合刺激　ふてきごうしげき

不适〔宜〕刺激物　不適合刺激物　ふてきごうしげきぶつ

不〔舒〕适　不快　ふかい

不随意冲动　不随意衝動,不随意インパルス　ふずいいしょうどう,ふずいいimpulse

不随意肌　不随意筋　ふずいいきん

不随意排尿　不随意排尿　ふずいいはいにょう

不随意神经系统　自律神経系　じりつしんけいけい

不随意收缩　不随意収縮　ふずいいしゅうしゅく
不随意运动　不随意運動　ふずいいうんどう
不碎玻璃　安全ガラス　あんぜんglass
不通肛　無孔肛門　むこうこうもん
不同感受性　差別的感受性　さべつてきかんじゅせい
不同时恢复　異時性回復　いじせいかいふく
不同时性　非同時性,異時性　ひどうじせい,いじせい
不透光(明)　不透明　ふとうめい
不透过性　不透過性　ふとうかせい
不透明度　不透明度　ふとうめいど
不透明剂　乳白剂,乳濁剤　にゅうはくざい,にゅうだくざい
不透明菌落　不透明集落　ふとうめいしゅうらく
不透明区　不透明区　ふとうめいく
不透热　不透熱性　ふとうねつせい
不透水层　水不浸透層　みずふしんとうそう
不完全白蛋白　不完全アルブミン　ふかんぜんalbumin
不〔完〕全变态　不完全変態　ふかんぜんへんたい
不完全病毒　不完全ウイルス　ふかんぜんvirus
不〔完〕全代偿间歇　不完全代償性休止　ふかんぜんだいしょうせいきゅうし
不〔完〕全蛋白质　不完全蛋白質　ふかんぜんたんぱくしつ
不〔完〕全腭裂　不完全口蓋〔披〕裂　ふかんぜんこうがい〔ひ〕れつ
不完全反应　不完全反応　ふかんぜんはんのう
不完全房室传导阻滞　不完全房室ブロック　ふかんぜんぼうしつblock
不完全分解　不完全分解　ふかんぜんぶんかい
不完全梗阻　不完全閉塞　ふかんぜんへいそく
不〔完〕全骨折　不全骨折　ふぜんこっせつ
不完全花　不完全花　ふかんぜんか
不完全还原　不完全還元　ふかんぜんかんげん
不完全幻觉　不完全幻覚　ふかんぜんげんかく
不完全恢复健康　不完全回復　ふかんぜんかいふく
不〔完〕全〔肌〕强直　不完全強縮　ふかんぜんきょうしゅく
不完全菌　不完全菌　ふかんぜんきん
不〔完〕全菌纲　不完全菌綱　ふかんぜんきんこう
不〔完〕全抗体　不完全抗体　ふかんぜんこうたい
不〔完〕全抗原　不完全抗原　ふかんぜんこうげん
不完全拉丁方试验　不完全ラテン方格実験　ふかんぜんlatinほうかくじっけん
不完全连锁　不完全連鎖　ふかんぜんれんさ
不完全期　不完全期　ふかんぜんき
不完全燃烧　不完全燃焼　ふかんぜんねんしょう
不完全双循环　不完全二重循環　ふかんぜんにじゅうじゅんかん
不完全吞噬　不完全食〔菌〕作用　ふかんぜんしょく〔きん〕さよう
不完全臀　不完全殿　ふかんぜんでん
不〔完〕全臀先露　不完全殿位　ふかんぜんでんい
不完全显性　不完全優性　ふかんぜんゆうせい
不完全消毒剂　不完全消毒剤　ふかんぜんしょうどくざい
不完全型缢死　不完全縊死　ふかんぜんいし
不完全性肠梗阻　不完全性腸閉塞〔症〕　ふかんぜんせいちょうへいそく〔しょう〕
不完全性房室脱节　不完全房室解離　ふかんぜんぼうしつかいり
不完全性睾丸女性化综合征　不完全女性化睾丸症候群　ふかんぜんじょせいかこうがんしょうこうぐん
不完全性瘫痪　不全麻痺　ふぜんまひ
不完全性雄激素不敏感综合征　不完全アンドロゲン不敏感症候群　ふかんぜんandrogenふびんかんしょうこうぐん
不完全性隐性遗传　不完全劣性遺伝　ふかんぜんれっせいいでん
不完全性束支传导阻滞　不完全右束枝ブロック　ふかんぜんうそくしblock
不完全氧化　不完全酸化　ふかんぜんさんか
不〔完〕全再生　不完全再生　ふかんぜんさいせい
不完全真菌　不完全真菌　ふかんぜんしんきん
不完全阻滞　不完全ブロック　ふかんぜんblock
不完全左束支阻滞　不完全左束枝ブロック　ふかんぜんさそくしblock
不完全佐剂　不完全アジュバント,不完全佐剤　ふかんぜんadjuvant,ふかんぜんさざい
不〔稳〕定常数　不安定定数　ふあんていていすう
不稳定成分　変動性成分　へんどうせいせいぶん
不稳定核　不安定核　ふあんていかく
不稳定化合物　不安定化合物　ふあんていかごうぶつ
不稳定基因　不安定遺伝子　ふあんていいでんし
不稳定脉　不安定脈　ふあんていみゃく
不稳定免疫　不安定免疫〔性〕　ふあんていめんえき〔せい〕
不稳定期　不安定期　ふあんていき
不稳定酸　不安定酸　ふあんていさん
不稳定同位素　不安定同位元素　ふあんていどういげんそ
不稳定型　不安定型　ふあんていけい
不稳定型心绞痛　不安定アンギナ　ふあんていangina
不稳定〔性〕　不安定〔性〕　ふあんてい〔せい〕
不稳定性骨折　不安定骨折　ふあんていこっせつ
不稳定性糖尿病　不安定糖尿病　ふあんていとうにょうびょう
不稳定血红蛋白病　不安定異常血色素症　ふあんていいじょうけっしきそしょう
不稳定血红蛋白检查　ヘモグロビン不安定試験　hemoglobinふあんていしけん
不稳定氧化产物　不安定酸化産物　ふあんていさんかさんぶつ
不稳定因素　不安定因子　ふあんていいんし
不稳定因子缺乏　不安定因子欠乏　ふあんていいんしけつぼう
不稳状态　不安定状態　ふあんていじょうたい
不吸收结扎线　非吸収性結紮糸　ひきゅうしゅうせいけっさつし
不吸收性缝线　非吸収性縫合糸　ひきゅうしゅうせいほうごうし
不喜社交癖　非社交性くせ　ひしゃこうせいくせ
不显〔性出〕汗　不感性発汗　ふかんせいはっかん
不显性感染　不顕性感染　ふけんせいかんせん
不显性抗体　不顕性抗体　ふけんせいこうたい
不显性失水　不顕性脱水　ふけんせいだっすい
不相关系数　無相関係数　むそうかんけいすう
不相容原理　排他原理　はいたげんり
不消化粪　不消化便　ふしょうかべん
不协调　協調不能,失調　きょうちょうふのう,しっちょう
不协调动作　不協調動作　ふきょうちょうどうさ
不省人事　人事不省,意識喪失(消失)　じんじふせい,いしきそうしつ(しょうしつ)

不锈钢　ステンレス鋼　stainlessこう

不锈钢板内固定术　ステンレス鋼板内固定術　stainlessこうばんないこていじゅつ

不锈钢腭杆丝　ステンレス鋼口蓋連結ワイヤー　stainlessこうこうがいれんけつwire

不锈钢丝缝合线　ステンレス鋼縫合線　stainlessこうほうごうせん

不锈钢丝节育环　ステンレス鋼線避妊環　stainlessこうせんひにんかん

不锈钢丝结扎　ステンレス鋼線結紮　stainlessこうせんけっさつ

不锈钢丝卡环　ステンレス鋼線クラスプ　stainlessこうせんclasp

不锈钢丝内固定术　ステンレス鋼線内固定術　stainlessこうせんないこていじゅつ

不锈钢针　ステンレス ピン　stainless pin

不需氧脱氢酶　嫌気性脱水素酵素　けんきせいだっすいそこうそ

不需氧氧化　嫌気性酸化　けんきせいさんか

不旋光性　不旋光性　ふせんこうせい

不旋糖　インアクトース　inactose

不言症　無言症　むげんしょう

不一致〔性〕　不一致性　ふいっちせい

不依赖胸腺区　胸腺非依存領域　きょうせんひいぞんりょういき

不遗传变异　非遺伝変異　ひいでんへんい

不应期　不応期　ふおうき

不应性　無反応性　むはんのうせい

不应状态　不応状態　ふおうじょうたい

不愉快触觉　接触不快〔気分〕　せっしょくふかい〔きぶん〕

不愉快音　不愉快音　ふゆかいおん

不育　不妊〔症〕,生殖不能　ふにん〔しょう〕,せいしょくふのう

不育囊　停止性囊胞　ていしせいのうほう

不育试验　不妊検査　ふにんけんさ

不育(孕)症　不妊症　ふにんしょう

不张　不拡張　ふかくちょう

不整脉　不整脈　ふせいみゃく

不整齐扑动　不純粗動　ふじゅんそどう

不整齐心房扑动　不純心房粗動　ふじゅんしんぼうそどう

不整性动关节　不規則可動関節　ふきそくかどうかんせつ

不正常交换　異常交換　いじょうこうかん

不正常者　異常者　いじょうしゃ

不正散光　不正乱視　ふせいらんし

不自觉妊娠　無意識妊娠　むいしきにんしん

不自然姿势　不合理態勢　ふごうりたいせい

不自主动作　不随意行為　ふずいいこうい

不自主运动　不随意運動　ふずいいうんどう

不自主震颤　不随意振戦　ふずいいしんせん

不足　不足　ふそく

布-布二氏病　ブッセ・ブシュケ病　Busse-Buschkeびょう

布大卡因　ブタカイン　butacaine

布袋除尘器　軟式除塵器　なんしきじょじんき

布丹氏定律　ブーダン法則　Boudinほうそく

布丹氏〔喂养〕规则　ブタン法則　Budinほうそく

布厄里氏病　バリー病　Buryびょう

布尔代数　ブール代数　Boolだいすう

布尔哈夫氏腺　ブールハーフェ腺　Boerhaaveせん

布尔哈夫氏综合征　ブールハーフェ症候群　Boerhaaveしょうこうぐん

布尔函数　ブール関数　Boolかんすう

布尔矩阵　ブール マトリックス　Bool matrix

布尔讷维氏病　ブルヌビユ病　Bournevilleびょう

布尔氏骨钳　ボーエル骨鉗子　Boerこつかんし

布尔氏效应　ブール効果　Boolこうか

布尔因子　ブール因子　Boolいんし

布耳氏病　ブール病　Buhlびょう

布佛雷氏病　ブーベレー病　Bouveretびょう

布佛雷氏综合征　ブーベレー症候群　Bouveretしょうこうぐん

布格哈特氏征　ブルガルト徴候　Burghartちょうこう

布赫内氏结核菌素　ブーフナー ツベルクリン　Buchner tuberculin

布〔赫内〕氏漏斗　ブーフナー漏斗　Buchnerろうと

布赫内氏体　ブーフナー体　Buchnerたい

布赫内氏学说　ブーフナー説　Buchnerせつ

布-杰二氏癫痫　ブラベス・ジャクソンてんかん　Bravais-Jacksonてんかん

布巾　ナプキン　napkin

〔布〕巾钳(夹)　タオル鉗子　towelかんし

布-凯二氏病　ブリオン・カイゼル病　Brion-kayserびょう

布凯氏活动滤线器　ブッキー絞り　Buckyしぼり

布凯氏射线　ブッキー線　Buckyせん

布克氏筋膜　バック筋膜　Buckきんまく

布拉德本氏征　ブラッドボルン徴候　Bradbornちょうこう

布拉格手法　プラッグ法　Pragueほう

布拉加尔氏征　ブラガード徴候　Bragardちょうこう

布拉坦氏综合征　ブレーチン症候群　Blatinしょうこうぐん

布拉西乌斯氏管　ブラシウス管　Blasiusかん

布拉歇特氏法　ブラシェー法　Brachetほう

布莱德雷氏病　ブラッドレー病　Bradleyびょう

布莱恩特氏三角　ブライアント三角　Bryantさんかく

布莱克曼氏征　ブレークマン徴候　Brakemannちょうこう

布莱克特氏手术　ブラケット手術　Brackettしゅじゅつ

布莱克特氏银探子　ブラケット消息子　Brackettしょうそくし

布莱思氏试验　ブライス試験　Blythしけん

布莱逊氏征　ブライソン徴候　Brysonちょうこう

布赖斯基氏病　ブライスキー病　Breiskyびょう

布赖特氏病　ブライト病　Brightびょう

布赖特氏盲　ブライト盲　Brightもう

布赖特氏杂音　ブライト雑音　Brightざつおん

布兰顿氏公式　ブラントン公式　Bruntonこうしき

布兰汉氏菌属　ブランハメラ属　Branhamellaぞく

布兰汉氏征　ブラナム徴候　Branhamちょうこう

布兰特氏疗法　ブラント療法　Brandtりょうほう

布朗-费恩瓦特氏征　ブラウン・フェルンウァルド徴候　Braun-Fernwaldちょうこう

布朗-塞卡尔氏癫痫　ブラウン・セガールてんかん　Brown-Seguardてんかん

布朗-塞卡尔氏综合征　ブラウン・セガール症候群　Brown-Seguardしょうこうぐん

布朗氏断头钩　ブラウン断頭鉤　Braunだんとうこう

布朗氏管　ブラウン管　Braunかん

布朗氏急压爆裂征　ブラウン徴候　Brownちょうこう

布朗氏夹　ブラウン副子　Braunふくし

布朗氏牵引　ブラウン牵引　Braunけんいん

布朗氏牵引架　ブラウン牵引枠　Braunけんいんわく

布朗氏吻合术　ブラウン吻合術　Braunふんごうじゅつ

布朗氏学说　ブラウン説　Brownせつ

布朗氏移植片　ブラウン移植片　Braunいしょくへん

布朗氏肿瘤　ブラウン腫瘍　Braunしゅよう

布朗氏重力征　ブラウン重力徴候　Brownじゅうりょくちょうこう

布朗斯特-劳瑞酸碱概念　ブレンステッド・ロウリ酸塩基概念　Bronsted-Lowryさんえんきがいねん

布朗希威格氏手法　ブルーンシュウィヒ手術　Brunschwigしゅじゅつ

布朗运动　ブラウン運動　Brownうんどう

布劳尔氏法　ブラウエル法　Brauerほう

布劳克氏病　ブロック病　Blocqびょう

布劳宁氏法　ブラウニング法　Browningほう

布雷达氏病　ブレダ病　Bredaびょう

布雷恩氏反射　ブレーン反射　Brainはんしゃ

布雷默氏疗法　ブレーメル療法　Brehmerりょうほう

布雷青霉素　ブレデニン　bredinin

布雷托诺氏病　ブレトノー病　Bretonneauびょう

布累西格氏间隙　ブレッシヒ間隙　Blessigかんげき

布累西格氏囊肿　ブレッシヒ囊胞　Blessigのうほう

布里顿氏征　ブリッテン徴候　Brittainちょうこう

布里尔氏病　ブリル病　Brillびょう

布里格氏恶病质反应　ブリーガー〔悪液質〕反応　Brieger〔あくえきしつ〕はんのう

布里格氏试验　ブリーガー試験　Briegerしけん

布里凯氏共济失调　ブリケー運動失調　Briquetうんどうしっちょう

布里克讷氏征　ブリックナー徴候　Bricknerちょうこう

布里氏法　ブリー〔墨汁〕法　Burri〔ぼくじゅう〕ほう

布里斯透氏综合征　ブリストウ症候群　Bristoweしょうこうぐん

布里索氏病　ブリッソー病　Brissaudびょう

布里索氏反射　ブリッソー反射　Brissaudはんしゃ

布里索氏脊柱侧凸　ブリッソー脊柱側彎〔症〕　Brissaudせきちゅうそくわん〔しょう〕

布里索氏综合征　ブリッソー症候群　Brissaudしょうこうぐん

布利卡氏征　ブレカード徴候　Blecardちょうこう

布列默氏试验　ブレーメル試験　Bremerしけん

布林顿氏病　ブリントン病　Brintonびょう

布隆堡氏征　ブルンベルグ徴候　Blumbergちょうこう

布卢尔氏试验　ブルーア試験　Bloorしけん

布卢姆氏综合征　ブルーム症候群　Bloomしょうこうぐん

布鲁尔氏病　ブルール病　Bruhlびょう

布鲁尔氏点　ブルワ〔圧痛〕点　Brewer〔あっつう〕てん

布鲁格施氏病　ブルッグシュ病　Brugschびょう

布鲁格施氏指数　ブルッグシュ指数　Brugschしすう

布鲁格〔氏〕丝虫属　ブルギア糸状虫属　Brugiaしじょうちゅうぞく

布鲁赫氏层　ブルーフ層　Bruchそう

布鲁赫氏膜　ブルーフ膜　Bruchまく

布鲁金斯基氏反射　ブルジンスキー反射　Brudzinskiはんしゃ

布鲁金斯基氏征　ブルジンスキー徴候　Brudzinskiちょうこう

布鲁克氏病　ブルック病　Bruckびょう

布鲁克氏瘤　ブルック腫瘍　Bruckしゅよう

布鲁纳提氏征　ブルナチ徴候　Brunatiちょうこう

布鲁宁氏耳镜　ブリューニング拡大耳鏡　Bruningかくだいじきょう

布鲁氏〔杆〕菌病　ブルセラ症　Brucellaしょう

布鲁氏〔杆〕菌过敏原　ブルセレルギン　brucellergen

布鲁氏〔杆〕菌过敏原反应　ブルセレルギン反応　brucellergenはんのう

布鲁氏〔杆〕菌科　ブルセラ 科　Brucellaか

布鲁氏〔杆〕菌苗　ブルセラ ワクチン　Brucella vaccine

布鲁氏〔杆〕菌皮炎　ブルセラ皮膚炎　Brucellaひふえん

布鲁氏〔杆〕菌素　ブルセリン　Brucellin

布鲁氏〔杆〕菌属　ブルセラ属　Brucellaぞく

布鲁氏〔杆〕菌素试验　ブルセリン試験　Brucellinしけん

布鲁氏〔杆〕菌性肺炎　ブルセラ肺炎　Brucellaはいえん

布鲁氏〔杆〕菌性血管炎　ブルセリン脈管炎　Brucellinみゃっかんえん

布鲁氏〔杆〕菌族　ブルセラ族　Brucellaぞく

布〔鲁斯〕氏锥虫　ブルース トリパノソーマ　Bruce Trypanosoma

布鲁斯特定律　ブルースター法則　Brewsterほうそく

布鲁斯特角窗　ブルースター角窗　Berwsterかくそう

布路门巴赫氏斜坡　ブルーメンバッハ斜台　Blumen bachしゃだい

布路门塔尔氏病　ブルメンタール病　Blumenthalびょう

布路默氏征　ブルーマー徴候　Blumerちょうこう

布路姆氏物质　ブルム物質　Blumぶっしつ

布路姆氏综合征　ブルム症候群　Blumしょうこうぐん

布吕克氏肌　ブリュッケ筋　Brückeきん

布吕克氏硝酸反应　ブルック硝酸反応　Brückしょうさんはんのう

布伦纳氏瘤　ブレンナー腫瘍　Brennerしゅよう

布伦纳氏征　ブレンナー徴候　Brennerちょうこう

布伦纳氏腺　ブレンナー腺　Brunnerせん

布伦尼曼氏综合征　ブレンネマン症候群　Brennemanしょうこうぐん

布伦氏上皮细胞巢　ブルン上皮細胞巣　Brunじょうひさいぼうそう

布伦斯氏病　ブルンス病　Brunsびょう

布伦斯氏征　ブルンス徴候　Brunsちょうこう

布伦斯氏综合征　ブルンス症候群　Brunsしょうこうぐん

布伦希尔得氏毒　ブランヒルド ウイルス　Brunhilde virus

布罗德本特氏卒中　ブロードベント卒中　Broadbentそっちゅう

布罗德本特氏倒置征　ブロードベント徴候　Broadbentちょうこう

布罗德斯氏分级　ブロデルス分類〔法〕　Brodersぶんるい〔ほう〕

布罗迪氏病　ブロデイー病　Brodieびょう

布罗迪氏法　ブロデイー方法　Brodieほうほう

布罗迪氏骨脓肿　ブロデイー〔骨〕膿瘍　Brodie〔こつ〕のうよう

布罗迪氏关节　ブロデイー関節　Brodieかんせつ

布罗迪氏囊　ブロデイー〔滑液〕包　Brodie〔かつえき〕ほう

布罗迪氏征　ブロデイー徴候　Brodieちょうこう

布罗夫氏手术　ブーロウ手術　Burowしゅじゅつ

布罗卡氏带　ブロカ帯　Brocaたい

布罗卡氏回　ブロカ回　Brocaかい
布罗卡氏囊　ブロカ囊　Brocaのう
布罗卡氏区　ブロカ野　Brocaや
布罗卡氏失语〔症〕　ブロカ失語症　Brocaしつごしょう
布罗卡氏遗忘〔症〕　ブロカ健忘〔症〕　Brocaけんぼう〔しょう〕
布罗卡氏中枢　ブロカ中枢　Brocaちゅうすう
布罗克氏手术　ブロックの手術　Brockのしゅじゅつ
布罗克氏综合征　ブロック症候群　Brockしょうこうぐん
布罗塞氏学说　ブルセー説　broussaisせつ
布罗伊斯氏胎块　ブロイス奇胎　Breusきたい
布洛芬　ブルフェン　brufen
布洛芬片　ブルフェン錠　burfenじょう
布洛赫波　ブロッシュ波　Blochは
布洛赫氏反应　ブロッシュ反応　Blochはんのう
布洛因氏转变　ブロイン転移　Bruynてんい
布-马二氏综合征　ブリッソー・マリー症候群　Brissaud-Marleしょうこうぐん
布-莫二氏病　ブライルスフォルド・モルキオ病　Brailsford-Morquioびょう
布-莫二氏改良法　ブライルスフォルド・モルキオ改良法　Brailsford-Morquioかいりょうほう
布姆克氏瞳孔　ブムケ瞳孔　Bumkeどうこう
布尼安维拉病毒　バンヤムウェラ ウイルス　Bunyamwera virus
布-努二氏腺　ブルンネル・ヌーン腺　Brunner-Nuhnせん
布-皮二氏瘤　ブラウン・ピアース腫瘍　Brown-Pearceしゅよう
布-皮二氏癌肿　ブラウン・ピアース癌　Brown-Pearceがん
布匹瓦卡因　ブピバカイン　bupivacaine
布-普二氏病　ブルヌビユ・プリングル病　Bournevill-Pringleびょう
布-普二氏血清　ブル・プリッシェー血清　Bull-Pritchettけっせい
布〔奇利〕氏嗜碘内阿米巴　ビュッチリ ヨードアメーバ　Buetschli Iodamoeba
布瑞氏综合征　ブレース症候群　Braceしょうこうぐん
布萨卡氏小结　ブサッカ小〔結〕節　Busaccaしょう〔けっ〕せつ
布-塞二氏综合征　ブリッソー・セカール症候群　Brissaud-Sequardしょうこうぐん
布施克氏病　ブシュケ病　Buschkeびょう
布氏杆菌病　ブルセラ症　Brucellaしょう
布氏杆菌病眼色素膜炎　ブルセラ症ブドウ膜炎　Brucellaしょうブドウまくえん
布氏杆菌肺炎　ブルセラ肺炎　Brucella肺炎
布氏杆菌骨髓炎　ブルセラ骨髓炎　Brucellaこつずいえん
布氏杆菌性关节炎　ブルセラ関節炎　Brucellaかんせつえん
布氏〔颈〕征　ブルジンスキー徴候　Brudzinskiちょうこう
布斯凯氏病　ブスケー病　Busquetびょう
布〔斯克〕氏姜片〔吸〕虫　ブスキ肥大吸虫　Buskiひだいきゅうちゅう
布〔斯克〕氏姜片〔吸〕虫病　ブスキ肥大吸虫症　Buskiひだいきゅうちゅうしょう
布斯寇泮　ブスコパン　buscopan
布他酮　ブタゾリジン　butazolidin
布-陶二氏手术　ブラロック・タウシグ手術　Blalock-Taussig しゅじゅつ

布-特二氏试验　ブロディー・トレンデレンブルグ試験　Brodie-Trendelenburgしけん
布特卡因　ブタカイン　butacaine
布特萨　ブテタール　butethal
布特撒明　ブテサミン　butethamine
布-韦二氏体　ブラハト・ウェヒテル小体　Bracht-Wächter しょうたい
布-西二氏病　ブリル・シンマーズ病　Brill-Symmersびょう
布-希二氏收缩　ブラクストン・ヒックス収縮　Braxton-Hicksしゅうしゅく
布-希二氏征　ブラクストン・ヒックス徴候　Braxton-Hicks ちょうこう
布夏尔氏病　ブーシャール病　Bouchardびょう
布夏尔氏征　ブーシャール徴候　Bouchardちょうこう
布夏尔氏指数　ブーシャール指数　Bouchardしすう
布线图　配線図　はいせんず
布谢氏病　ブーシェー病　Bouchetびょう
布许氏法　ブシュ法　Bouchutほう
布许氏〔喉〕插管　ブシュ管　Bouchutかん
布许氏呼吸　ブシュ呼吸　Bouchutこきゅう
布耶鲁姆氏盲点　ビェルム盲点　Bjerrumもうてん
布耶鲁姆氏平面视野计　ビェルム〔平面〕視野計　Bjerrum〔へいめん〕しやけい
布耶鲁姆氏征　ビェルム徴候　Bjerrumちょうこう
布伊范氏抗原　ボアバン抗原　Boivanこうげん
布优氏病　ブヨー病　Bouillaudびょう
布优氏综合征　ブヨー症候群　Bouillaudしょうこうぐん
布扎格洛氏染剂　フツァグロ染料　Buzagloせんりょう
步态　歩行　ほこう
步态电描记器　電気歩行〔異常〕記録器　でんきほこう〔いじょう〕きろくき
步态描记器　歩行〔異常〕記録器　ほこう〔いじょう〕きろくき
步态蹒跚　アヒル歩行　アヒルほこう
步态异常　異常歩行　いじょうほこう
步行　歩行　ほこう
步行不能　歩行不能〔症〕　ほこうふのう〔しょう〕
步行锻炼法　歩行鍛錬法　ほこうたんれんほう
步行恐怖　〔起立〕歩行恐怖〔症〕　〔きりつ〕ほこうきょうふ〔しょう〕
步行困难　歩行困難〔症〕　ほこうこんなん〔しょう〕
步行试验　歩行試験　ほこうしけん
步行协同不能　協同運動不能〔症〕　きょうどううんどうふのう〔しょう〕
步行性血红蛋白尿　行軍血色素尿〔症〕　こうぐんけっしきそにょう〔しょう〕
步行运动　歩行運動　ほこううんどう
步骤　手順　てじゅん
钚　プルトニウム，Pu　plutonium
钚中毒　プルトニウム中毒　Plutoniumちゅうどく
部队眼炎　戦争眼炎　せんそうがんえん
部分板层角膜移植术　部分層板角膜移植術　ぶぶんそうばんかくまくいしょくじゅつ
部分变异　部分変異　ぶぶんへんい
部分穿透角膜移植术　部分貫入角膜移植術　ぶぶんかんにゅうかくまくいしょくじゅつ
部分唇裂　部分唇裂　ぶぶんしんれつ

部分唇切除术　部分唇切除術　ぶぶんしんせつじょじゅつ
部分发育不良　部分発育不良　ぶぶんはついくふりょう
部分发育徐缓　部分的成長緩徐　ぶぶんてきせいちょうかんじょ
部分分解代谢率　部分分解代謝率　ぶぶんぶんかいたいしゃりつ
部分分离　部分分離　ぶぶんぶんり
部分分裂　部分分割　ぶぶんぶんかつ
部分分裂卵　部分分割卵　ぶぶんぶんかつらん
部分分泌腺　部分分泌腺　ぶぶんぶんぴつせん
部分干燥〔生〕药　部分乾燥生薬　ぶぶんかんそうしょうやく
部分肝切除术　部分肝切除術　ぶぶんかんせつじょじゅつ
部分感觉缺失　部分感覚(知覚)脱失(消失)　ぶぶんかんがく(ちかく)だっしつ(しょうしつ)
部分骨折　不〔完〕全骨折　ふ〔かん〕ぜんこっせつ
部分合成　部分合成　ぶぶんごうせい
部分缓解　部分緩解　ぶぶんかんかい
部分激动剂　部分的作動薬　ぶぶんてききどうやく
部分精神障碍　部分精神異常　ぶぶんせいしんいじょう
部分抗体　部分抗体　ぶぶんこうたい
部分抗原　部分抗原　ぶぶんこうげん
部分离子化　部分電離,部分イオン化　ぶぶんでんり,ぶぶんionか
部分冷凝　部分凝結　ぶぶんぎょうけつ
部分盲　不完全盲,部分盲　ふかんぜんもう,ぶぶんもう
部分灭菌　部分滅菌〔法〕　ぶぶんめっきん〔ほう〕
部分凝血活酶时间试验　部分トロンボプラスチン時間試験　ぶぶんthromboplastinじかんしけん
部分前置胎盘　一部前置胎盤　いちぶぜんちたいばん
部分切除术　部分切除術　ぶぶんせつじょじゅつ
部分色盲　部分色盲　ぶぶんしきもう
部分肾切除　部分腎切除〔術〕　ぶぶんじんせつじょ〔じゅつ〕
部分托牙　部分義歯　ぶぶんぎし
部分退缩　部分退縮　ぶぶんたいしゅく

部分臀位取胎术　部分殿位娩出術　ぶぶんでんいべんしゅつじゅつ
部分脱位　部分脱臼　ぶぶんだっきゅう
部分舞蹈病　部分舞踏病　ぶぶんぶとうびょう
部分型房室通道续存　部分的房室口開存　ぶぶんてきぼうしつこうかいぞん
部分型肺静脉异常接合　部分的肺静脈還流異常　ぶぶんてきはいじょうみゃくかんりゅういじょう
部分型心内膜垫缺损　部分的心内膜床欠損　ぶぶんてきしんないまくしょうけっそん
部分性癫痫　部分てんかん　ぶぶんてんかん
部分性房室共同道修补术　部分房室口修復術　ぶぶんぼうしつこうしゅうふくじゅつ
部分性梗阻　部分閉塞〔症〕　ぶぶんへいそく〔しょう〕
部分性脑发育不全　部分脳発育不全　ぶぶんのうはついくふぜん
部分性脑未形成　部分脳形成不全　ぶぶんのうけいせいふぜん
部分性尿崩症　部分尿崩症　ぶぶんにょうほうしょう
部分性遗忘　部分健忘〔症〕　ぶぶんけんぼう〔しょう〕
部分〔性〕中隔处女膜　部分的中隔処女膜　ぶぶんてきちゅうかくしょじょまく
部分压力　分圧　ぶんあつ
部分牙槽切除术　部分歯槽骨切除術　ぶぶんしそうこつせつじょじゅつ
部分牙列缺失　部分無歯〔症〕　ぶぶんむし〔しょう〕
部分牙髓炎　部分歯髄炎　ぶぶんしずいえん
部分隐性遗传　部分劣性遺伝　ぶぶんれっせいいでん
部分印模托盘　部分印像用トレー　ぶぶんいんぞうようtray
部〔位〕　部位　ぶい
部位名称　局所名　きょくしょめい
部位命名法　局所命名法　きょくしょめいめいほう
部位学说　〔聴覚〕場所説　〔ちょうかく〕ばしょせつ
部位诊断　局所的診断,部位診断　きょくしょてきしんだん,ぶいしんだん

C

CA 擦

cā 擦
擦剂　擦剤,塗布剤　さつざい,とふざい
擦烂红斑　間擦性紅斑　かんさつせいこうはん
擦烂湿疹　間擦性湿疹　かんさつせいしっしん
擦伤　擦〔過〕傷　さっ〔か〕しょう
擦伤性溃疡　擦傷性潰瘍　さっしょうせいかいよう
擦药法　〔薬物〕塗布法　〔やくぶつ〕とふほう
擦浴　スポンジ浴　spongeよく

CAI 猜才材裁采彩菜蔡

cāi 猜
猜疑　猜疑　さいぎ

猜疑性精神病　猜疑性精神病　さいぎせいせいしんびょう
cái 才材裁
才能　才能　さいのう
才能试验　才能試験　さいのうしけん
才智　知恵　ちえ
材料　材料　ざいりょう
裁缝踝　洋服裁縫士果　ようふくさいほうしくるぶし
cǎi 采彩
采采蝇　ツエツエ蠅　tsetseばえ
采光　採光　さいこう
采光系数　採光係数　さいこうけいすう
采海绵潜水员病　海綿採取者病　かいめんさいしゅしゃびょう
采集器　採集器　さいしゅうき

采血〔法〕 採血〔法〕 さいけつ〔ほう〕
采血瓶 採血瓶 さいけつびん
采血器 採血器 さいけつき
采血针 採血針 さいけつしん
采样 サンプリング,試料採取 sampling,しりょうさいしゅ
采样管 試料採取管 しりょうさいしゅかん
采样器 サンプラー,試料採取器 sampler,しりょうさいしゅき
采样时间 試料採取時間 しりょうさいしゅじかん
采药者 採薬者 さいやくしゃ
彩色超声描记器 カラー超音波検査器 colorちょうおんぱけんさき
彩色放射性同位素扫描仪 カラーラジオアイソトープスキャ〔ン〕ナー color radioisotope scanner
彩色放射自显影〔术〕 カラーオートラジオグラフィー color autoradiography
彩色胶片 カラーフィルム color film
彩色扫描 カラースキャンニング color scanning
彩色照相扫描 カラーフォトスキャン color photoscan

cài 菜蔡

菜豆 インゲンマメ
菜豆凝血素 フエーシン phasin
菜豆球蛋白 ファセオリン phaseolin
菜豆属 インゲンマメ属 インゲンマメぞく
菜花 カリフラワー cauliflower
菜花耳 カリフラワー状耳 cauliflowerじょうじ
菜花样肿块 カリフラワー状塊 cauliflowerじょうかたまり
菜农皮炎 野菜栽培者皮膚炎 やさいさいばいしゃひふえん
菜籽油 菜種油 なたねあぶら
菜籽甾醇 ブラシカステロール brassicasterol
蔡司氏腺 ツァイス腺 Zeisせん
蔡斯氏征 チエース徴候 chaseちょうこう

CAN 参餐残蚕

cān 参餐

参比池 参照セル さんしょうcell
参比电极 参照電極 さんしょうでんきょく
参考标准 参考標準 さんこうひょうじゅん
参考电极 参考電極 さんこうでんきょく
参考试剂 参考試薬 さんこうしやく
参考指数 参考指数 さんこうしすう
参考制品 参考製品 さんこうせいひん
参数 パラメータ parameter
参数测量 パラメータ測定 parameterそくてい
参数法 パラメータ法 parameterほう
参数估计 パラメータ推定 parameterすいてい
参照 参照 さんしょう
餐 食事 しょくじ
餐车 食堂車 しょくどうしゃ
餐后腹泻 食後下痢 しょくごげり
餐具消毒 食器消毒 しょっきしょうどく

cán 残蚕

残存 残存 ざんぞん
残存器官学 無用器官学 むようきかんがく
残存小体 遺残体 いざんたい
残存者 残存者,生残り,生存者 ざんぞんしゃ,いきのこり,せいぞんしゃ

残毒量 毒物残留量 どくぶつざんりゅうりょう
残端 断端 だんたん
残端漏 断端漏 だんたんろう
残端神经瘤 断端神経腫 だんたんしんけいしゅ
残端痛 断端痛 だんたんつう
残根 残根 ざんこん
残根钳 残根鉗子 ざんこんかんし
残根牙钻 残根バー ざんこんbur
残冠 残留歯冠 ざんりゅうしかん
残骸 残骸 ざんがい
残喙蜱属 棘状耳虫属 きょくじょうじちゅうぞく
残迹 痕跡 こんせき
残基 残基 ざんき
残疾 身体障害,不具 しんたいしょうがい,ふぐ
残疾儿童 身障児 しんしょうじ
残疾人 身〔体〕障〔害〕者 しん〔たい〕しょう〔がい〕しゃ
残角〔子宫〕 痕跡角〔子宫〕 こんせきかく〔しきゅう〕
残角〔子宫〕妊娠 痕跡角〔子宫〕妊娠 こんせきかく〔しきゅう〕にんしん
残留蛋白尿 残存〔性〕蛋白尿 ざんぞん〔せい〕たんぱくにょう
残留活动精子 残存活動精子 ざんぞんかつどうせいし
残留农药 残留農薬 ざんりゅうのうやく
残留杀虫剂 残留殺虫薬 ざんりゅうさっちゅうやく
残留性泄殖腔 残存〔性〕排出腔 ざんぞん〔せい〕はいしゅつこう
残气量 残気量 ざんきりょう
残气量测定装置 残気量測定装置 ざんきりょうそくていそうち
残气量/肺总量 残気量/全(総)肺気量 ざんきりょう/ぜん(そう)はいきりょう
残气率 残気率 ざんきりつ
残腔 残腔 ざんこう
残缺 不完全,不全 ふかんぜん,ふぜん
残髓 残髄 ざんずい
残髓炎 残髄炎 ざんずいえん
残象 残像 ざんぞう
残效期 残留有効期 ざんりゅうゆうこうき
残液 残存溶液 ざんぞんようえき
残遗器官 痕跡器官 こんせききかん
残余蟾蜍配基 レジブフォゲニン resibufogenin
残余感染 残余感染 ざんよかんせん
残余抗原 残余抗原 ざんよこうげん
残余离子间引力 残余イオン間引力 ざんよionかんいんりょく
残余氯分析器 残留塩素分析器 ざんりゅうえんそぶんせきき
残余免疫 残余免疫 ざんよめんえき
残余囊肿 残余囊胞 ざんよのうほう
残余脓肿 残余膿瘍 ざんよのうよう
残〔余〕尿 残尿 ざんにょう
残〔余〕气 残気 ざんき
残余〔小〕体 遺残体 いざんたい
残缘璃眼蜱 イボマダニ
残肢 断端 だんたん
残肢幻觉 断端幻覚 だんたんげんかく
残肢神经痛 断端神経痛 だんたんしんけいつう
残质体 残存体 ざんぞんたい

蚕　蚕　カイコ
蚕肠线　絹糸　けんし
蚕豆　ソラマメ
蚕豆病　ソラマメ中毒〔症〕　ソラマメちゅうどく〔しょう〕
蚕豆嘧啶　ジビシン　divicine

CANG　仓苍

cāng　仓苍

仓鼠　ハムスター　hamster
仓鼠属　ハムスター属　Hamsterぞく
苍白　蒼白　そうはく
苍白螺旋体　梅毒トレポネーマ　ばいどくtreponema
苍白螺旋体制动试验　梅毒トレポネーマ不動化試験　ばいどくtreponemaふどうかしけん
苍白球　淡蒼球　たんそうきゅう
苍白球变性　淡蒼球変性　たんそうきゅうへんせい
苍白球病变　淡蒼球病変　たんそうきゅうびょうへん
苍白球切开术　淡蒼球切開〔術〕　たんそうきゅうせっかい〔じゅつ〕
苍白球系统　淡蒼球系　たんそうきゅうけい
苍白球支　淡蒼球枝　たんそうきゅうし
苍白球中脑综合征　淡蒼球中脳症候群　たんそうきゅうちゅうのうしょうこうぐん
苍白球综合征　淡蒼球症候群　たんそうきゅうしょうこうぐん
苍白〔色〕窒息　白色仮死,2度仮死　はくしょくかし,にどかし
苍白血栓　灰白色血栓　かいはくしょくけっせん
苍耳　蒼耳,オナモミ　ソウジ
苍耳醇　キサントヒドロール　xanthohydrol
苍耳苷（甙）　キサントストルマリン　xanthostrumarin
苍耳属　オナモミ属　オナモミぞく
苍耳属植物　オナモミ属植物　オナモミぞくしょくぶつ
苍耳素　キサンタチン　xanthatin
苍耳烷　キサンタン　xanthane
苍耳中毒　オナモミ中毒　オナモミちゅうどく
苍蝇　蠅　ハエ
苍蝇媒介　蠅媒介　ハエばいかい
苍蝇拍子　蠅たたき　ハエたたき
苍术醇　アトラクチロール　atractylol
苍术苷（甙）　アトラクチロチード　atractyloside
苍术属　オケラ属　オケラぞく

CAO　糙操草

cāo　糙操

糙米　玄米　ゲンマイ
糙皮病　ペラグラ　pellagra
糙皮病患者　ペラグラ患者　pellagraかんじゃ
糙皮病口炎　ペラグラ口内炎　pellagraこうないえん
糙皮病疗养院　ペラグラ療養所　pellagraりょうようしょ
糙皮病学　ペラグラ学　pellagraがく
糙皮病学家　ペラグラ学専門家　pellagraがくせんもんか
糙皮病预防因子　ペラグラ予防因子　pellagraよぼういんし
操纵把手　制御ハンドル　せいぎょhandle
操纵基因　オペレータ遺伝子,作動遺伝子　operatorいでんし,さどういでんし
操纵器　マニピュレーター　manipulator
操纵手轮　ハンドル,ハンド ホイール　handle,hand wheel
操纵子　オペロン　operon
操纵子学说　オペロン説　operonせつ
操作　操作　そうさ
操作步骤　操作手順　そうさてじゅん
操作程序　オペレーション シーケンス　operation sequence
操作程序图　作業系統図　さぎょうけいとうず
操作规程　作業規則　さぎょうきそく
操作技术　操作テクニック　そうさtechnique
操作器　オペレーター　operator
操作说明书　操作説明書　そうささつめいしょ
操作系统　オペレーティング システム　operating system
操作者　マジック ハンド,マニピュレーター　magic hand,manipulator

cǎo　草

草　クサ,薬草　ヤクソウ
草本威〔灵仙〕　草本威靈仙，クガイソウ,トラノオ,ソウホンイレイセン
草本植物　草本植物　そうほんしょくぶつ
草豆蔻　草豆蔻　ソウトウコウ
草分枝杆菌　ミコバクテリウムフレイ　Mycobacterium phlei
草菇　フクロタケ
草果　草果　ソウカ
草海桐科　クサトベラ科　クサトベラか
草蒿油　エストラゴン油　estragonゆ
草夹竹桃属　フロックス属　Phloxぞく
草履虫属　草履虫属　ゾウリムシぞく
草履虫素　パラメシン　paramecin
草绿黄素　ベルドフラビン　verdoflavin
草绿色链球菌　緑色連鎖球菌　りょくしょくれんさきゅうきん
草莓舌　イチゴ舌　イチゴぜつ
草莓属　イチゴ属　イチゴぞく
草莓样胆囊　イチゴ状胆囊　イチゴじょうたんのう
草莓样血管瘤　イチゴ状血管腫　イチゴじょうけっかんしゅ
草木犀毒素　メリロトキシン　melilotoxin
草芍药　ベニバナヤマシャクヤク,セキシャク
草食动物　草食動物　そうしょくどうぶつ
草食性　草食性　そうしょくせい
草酸　シュウ酸　シュウさん
草酸铵　シュウ酸アンモニウム　シュウさんammonium
草酸钙　シュウ酸カルシウム　シュウさんcalcium
草酸钙结晶　シュウ酸カルシウム結晶　シュウさんcalciumけっしょう
草酸钙结石　シュウ酸カルシウム結石　シュウさんcalciumけっせき
草酸钾　シュウ酸カリウム　シュウさんkalium
草酸美蓝染色法　シュウ酸メチレンブルー染色法　シュウさんmethyleneblueせんしょくほう
草酸镁　シュウ酸マグネシウム　シュウさんmagnesium
草酸钠　シュウ酸ナトリウム　シュウさんnatrium
草酸尿　シュウ酸塩尿　シュウさんえんにょう
草酸氢　シュウ酸水素　シュウさんすいそ
草酸盐　シュウ酸塩　シュウさんえん
草酸盐结石　シュウ酸塩結石　シュウさんえんけっせき
草酸〔盐〕尿　シュウ酸塩尿〔症〕　シュウさんえんにょう〔しょう〕
草酸盐血　シュウ酸塩血〔症〕　シュウさんえんけつ〔しょう〕

草酸盐血浆 シュウ酸塩プラズマ シュウさんえんplasma
草酸盐酯 シュウ酸塩(エステル) シュウさんえん(ester)
草酸盐贮积症 シュウ酸酸症 シュウさんさんしょう
草酸中毒 シュウ酸中毒症 シュウさんきゅうどくしょう
草乌 草烏,草烏頭 ソウウ,ソウウトウ
草酰琥珀酸 オキザロコハク酸 oxaloコハクさん
草酰乙酸 オキザロ酢酸 oxaloさくさん
草酰乙酸脱羧酶 オキザロ酢酸デカルボキシラーゼ oxalo さくさんdecarboxylase
草血竭 草血竭 そうけっけつ
草药 薬草 やくそう
草药医派 薬草医学派 やくそういがくは
草药医〔生〕 薬草医 やくそうい
草原群落 草原群落，ステップ群落 くさばらぐんらく，steppeぐんらく
草原痒病 プレーリーかゆみ症 prairieかゆみしょう
草原硬蜱 マダニ
草蛛 クサグモ

CE 厕侧测策

cè 厕侧测策

厕所 トイレット，手洗い，便所 toilet，てあらい，べんじょ
侧柏醇 チュジルアルコール thujyl alcohol
侧柏酮 ツジョン thujone
侧柏烷 ツジャン thujane
侧柏烯 ツジェン thujene
侧柏叶 ソクハクヨウ
侧板 外側板 がいそくばん
侧壁 外側壁 がいそくへき
侧壁梗死 側壁梗塞 そくへきこうそく
侧壁血栓 周縁血栓 しゅうえんけっせん
侧步 側方突進 そくほうとっしん
侧部 外側部 がいそくぶ
侧侧吻合术 側側吻合術 そくそくふんごうじゅつ
侧窦 側〔静脈〕洞 そく〔じょうみゃく〕どう
侧窦线 アンバーグ外側洞線 Ambergがいそくどうせん
侧窦血栓性静脉炎 側洞血栓性静脈炎 そくどうけっせんせいじょうみゃくえん
侧方采光 側照明 そくしょうめい
侧〔方〕脱位 側方脱臼 そくほうだっきゅう
侧方移位 側方変位 そくほうへんい
侧缝 鱗状縫合 りんじょうほうごう
侧副沟 側副溝 そくふくこう
侧副管 側副血管 そくふくけっかん
侧副裂 側副裂 そくふくれつ
侧副隆起 側副隆起 そくふくりゅうき
侧副韧带 側副靭帯 そくふくじんたい
侧副三角 側副三角 そくふくさんかく
侧副循环 側副循環 そくふくじゅんかん
侧副支 側副枝 そくふくし
侧腹卧位 側腹部臥位 そくふくぶがい
侧管 側管 そくかん
侧角 側角 そくかく
侧金盏花 フクジュソウ
侧金盏花醇 アドニットル adonitol
侧金盏花毒苷 アドニトキシン adonitoxin
侧金盏花毒苷原 アドニトキシゲニン adonitoxigenin
侧金盏花苷 アドニサイド adoniside

侧金盏花苦苷 ピクラドニジン picradonidin
侧块 外側塊 がいそくかい
侧链 側鎖 そくさ
侧链学说 側鎖説 そくさせつ
　欧利希氏侧链学说 エールリッヒ側鎖説 Ehrlichそくさせつ
侧面操纵式综合手术台 側面操作式万能手術台 そくめんそうさしきばんのうしゅじゅつだい
侧面像 プロフィール，側面像 profile，そくめんぞう
侧脑室 側脳室 そくのうしつ
侧脑室病变综合征 側脳室症候群 そくのうしつしょうこうぐん
侧脑室脉络丛 側脳室脈絡叢 そくのうしつみゃくらくそう
侧脑室脉络丛支 側脳室脈絡叢枝 そくのうしつみゃくらくそうし
侧脑室内侧静脉 内側側脳室静脈 ないそくそくのうしつじょうみゃく
侧脑室前房 側脳室前房 そくのうしつぜんぼう
侧脑室前角 側脳室前角 そくのうしつぜんかく
侧脑室外侧静脉 外側側脳室静脈 がいそくそくのうしつじょうみゃく
侧脑室下静脉 下側脳室静脈 かそくのうしつじょうみゃく
侧脑室引流术 側脳室フィステル形成術 そくのうしつfistulaけいせいじゅつ
侧脑室中央部 側脳室中心部 そくのうしつちゅうしんぶ
侧脑室肿瘤 側脳室腫瘍 そくのうしつしゅよう
侧平衡 側平衡 そくへいこう
侧前置胎盘 側前置胎盤 そくぜんちたいばん
侧切开 側切開 そくせっかい
侧切牙 側切歯 そくせっし
侧倾 側傾 そっけい
侧屈 側屈 そっくつ
侧舌突 外側舌隆起 がいそくぜつりゅうき
侧视图 側面図 そくめんず
侧丝 側系 そくし
侧髓综合征 側髄症候群 そくずいしょうこうぐん
侧索 側索 そくさく
侧索硬化 側索硬化〔症〕 そくさくこうか〔しょう〕
侧突系统 側突系 そくとっけい
侧弯 側彎 そくわん
侧弯矫形用斜面手术台 側彎斜位矯正手術台 そくわんしゃいきょうせいしゅじゅつだい
侧位颌骨X线片 側顎X線写真 そくがくXせんしゃしん
侧位倾斜体层摄影 側傾断層撮影〔法〕 そくけいだんそうさつえい〔ほう〕
侧卧位摄影片 側臥位フィルム そくがいfilm
侧位肾盂造影术 側〔臥〕位腎盂造影〔法〕 そく〔がい〕じんうぞうえい〔ほう〕
侧卧位 側臥位 そくがい
侧系遗传 側副遺伝 そくふくいでん
侧〔向〕秴 外側咬合 がいそくこうごう
侧向加速度 側向加速度 そくこうかそくど
侧斜位 側斜位 そくしゃい
侧压 側圧 そくあつ
侧叶 側葉 そくよう
侧运动 側方運動 そくほううんどう

侧支　側副枝,副行枝　そくふくし,ふくこうし
侧支呼吸　側副呼吸,副行呼吸　そくふくこきゅう,ふくこうきゅう
侧支神经再生　側副神経再生　そくふくしんけいさいせい
侧支性充血　側副性充血,副行性充血　そくふくせいじゅうけつ,ふくこうせいじゅうけつ
侧支循环　傍側循環,副行循環,副行血行　ぼうそくじゅんかん,ふくこうじゅんかん,ふくこうけっこう
侧中胚层　側板中胚葉　そくばんちゅうはいよう
侧柱　側柱　そくちゅう
测不准性　不確定性　ふかくていせい
测不准原理　不確定性原理　ふかくていせいげんり
测尘器　塵埃計算器　じんあいけいさんき
测滴计　滴数測定計　てきすうそくていけい
测定　測定　そくてい
测谎器　虚言検出器　きょげんけんしゅつき
测汞仪　水銀測定装置　すいぎんそくていそうち
测角器　ゴニオメーター　goniometer
测径计　カリパス　callipers
测力计　測力計,エルゴメータ　そくりょくけい,ergometer
测力器　作業記録器,エルゴグラフ　さぎょうきろくき,ergograph
测力图　エルゴグラム　ergogram
测量　測定,計測　そくてい,けいそく
测量电极　測定電極　そくていでんきょく
测量范围　測定範囲　そくていはんい
测量虹吸管　測定サイホン管　そくていsiphonかん
测量器　測定器　そくていき
测量数据　測定データ　そくていdata
测量误差　測定誤差　そくていごさ
测量显微镜　測定顕微鏡,測微鏡　そくていけんびきょう,そくびきょう
测颅点　頭蓋計測点　ずがいけいそくてん
测颅法(术)　頭部計測法　とうぶけいそくほう
测密度法　密度測定法　みつどそくていほう
测面〔积〕仪　面積計　めんせきけい
测热辐射器　高温計,高温鏡　こうおんけい,こうおんきょう
测热量法　カロリメトリー,熱量測定法,測熱法　calorimetry,ねつりょうそくていほう,そくねつほう
测热量计　カロリメーター,熱量計　calorimeter,ねつりょうけい
测糖法　検糖法　けんとうほう
测听法　オージオメトリ,聴力測定法　audiometry,ちょうりょくそくていほう
测听计　聴力計,オージオメータ　ちょうりょくけい,audiometer
测听室　測聴室　そくちょうしつ
测痛计(仪)　痛覚計　つうかくけい
测微法　マイクロメトリー,測微法　micrometry,そくびほう
测微光度计　微小部測光器,マイクロフォートメーター,測微光度計　びしょうぶそっこうき,microphotometer,そくびこうどけい
测微计　ミクロメーター,測微計　micrometer,そくびけい
测微显微镜　測微顕微鏡　そくびけんびきょう
测微显微镜检查　測微顕微鏡検査〔法〕　そくびけんびきょうけんさ〔ほう〕
测微荧光计　測微蛍光計,マイクロフルオロメーター　そくびけいこうけい,microfluorometer
测味法　測味法　そくみほう
测温　温度測定,検温　おんどそくてい,けんおん
测压管　検圧管　けんあつかん
测压计　圧力計,検圧計　あつりょくけい,けんあつけい
测压试验　検圧試験　けんあつしけん
测验　検査,試験,テスト　けんさ,しけん,test
测氧计　酸素測定計　さんそそくていけい
测浊法　濁度測定法　だくどそくていほう
策尔尼病　チェルニー病　Czernyびょう
策尔尼氏缝术　チェルニー縫合〔法〕　Czernyほうごう〔ほう〕
策尔尼氏贫血　チェルニー貧血　Czernyひんけつ
策尔尼氏手术　チェルニー手術　Czernyしゅじゅつ
策-赫二氏反射　ツェルマーク・ヘリング反射　Czermak-Heringはんしゃ
策-郎二氏缝术　チェルニー・レンベール縫合〔法〕　Czerny-Lembertほうごう〔ほう〕

CEN 岑

cén 岑
岑克尔氏变性　ツェンカー変性　Zenkerへんせい
岑克尔氏坏死　ツェンカー壊死　Zenkerえし
岑克尔氏晶体　ツェンカー結晶　Zenkerけっしょう
岑克尔氏麻痹　シェンカー麻痺　Zenkerまひ
岑克尔氏憩室　ツェンカー憩室　Zenkerけいしつ
岑克尔氏液　ツェンカー〔溶〕液　Zenker〔よう〕えき

CENG 层

céng 层
层　層　そう
　奥尔氏层　オェール層　Oehlそう
　奥利埃氏层　オリエー層　Ollierそう
　鲍曼氏层　ボーマン層　Bowmanそう
　布鲁赫氏层　ブルック層　Bruchそう
　窦比氏层　ドービー層　Dobieそう
　哈勒氏层　ハレル層　Hallerそう
　汉勒氏层　ヘンレ層　Henleそう
　汉勒氏神经层　ヘンレ神経層　Henleしんけいそう
　汉勒氏纤维层　ヘンレ線維層　Henleせんいそう
　赫胥黎氏层　ハックスリー層　Huxleyそう
　克利克尔氏纤维层　ケリカー層　Kollikerそう
　郎格罕氏层　ランガハンス層　Langerhanそう
　郎罕氏层　ラングハンス層　Langhanそう
　劳贝尔氏层　ラウバー層　Rauberそう
　马尔皮基氏层　マルピーキ層　Malpighiそう
　迈内特氏〔纤维细胞〕层　マイネルト層　Meynertそう
　尼塔布赫氏层　ニータブーフ層　Nitabuchそう
　蒲肯野氏细胞层　プルキンエ層　Purkinjeそう
　契维茨氏层　チーウィッツ層　Chievitzそう
　瓦尔代尔氏带层　ワルダイエルー帯層　Waldeyerたいそう
层间角膜移植　層板角膜移殖　そうばんかくまくいしょく
层流　層流　そうりゅう
层流净化　層流清浄　そうりゅうせいじょう
层纹　層紋　そうもん
层析法　クロマトグラフィ　chromatography

层状板　層状板　そうじょうばん
层状胶束　層状ミセル　そうじょうmicelle
层状结构　層状構造　そうじょうこうぞう
层状无长突细胞　層状無軸索細胞　そうじょうむじくさくさいぼう
层状小体　層板小体　そうばんしょうたい
层状纤维软骨　層状線維軟骨　そうじょうせんいなんこつ
层状血块　層状クロット,層状〔凝〕血塊　そうじょうclot,そうじょう〔ぎょう〕けっかい

CHA　叉权差插茶查搽察

chā　叉权差插

叉　フォーク　fork
叉蕨科　オシダ科　オシダか
叉头拐杖　松葉杖　まつばづえ
叉尾尾蚴　尾叉状セルカリア　びさじょうcercaria
叉形腿　X脚　Xきゃく
叉状　フォーク状　forkじょう
权　分岐,分枝　ぶんき,ぶんし
差〔别〕　差別　さべつ
差别死亡率　差別死亡率　さべつしぼうりつ
差错　間違い,あやまち,あやまり　まちがい,
差动放大器　差動拡声器,差動増幅器　さどうかくせいき,さどうぞうふっき
差频　うなり周波数　うなりしゅうはすう
差频效应　うなり効果　うなりこうか
差示　示差　しさ
差示热分析　示差熱分析　しさねつぶんせき
差示热分析仪　示差熱分析器　しさねつぶんせっき
差示扫描量热法　示差走査熱量測定〔法〕　しさそうさねつりょうそくてい〔ほう〕
差示温度计　示差温度計　しさおんどけい
差示压力计　示差圧力計　しさあつりょくけい
差示折光检测器　示差屈折検出器　しさくっせつけんしゅつき
差数　差異,差額　さい,さがく
差向〔立体〕异构体　エピマー,エピ異性体　epimer,epiいせいたい
差向〔立体〕异构〔作用〕　エピマー化　epimerか
差向异构娠烷醇酮　エピアロプレグナノロン　epiallopreg-nanolone
差压流量计　差圧流量計　さあつりゅうりょうけい
差异　差異,差別　さい,さべつ
差异传导　迷走伝導　めいそうでんどう
差异感觉　異種感覚　いしゅかんかく
差异显著性　差異有意性　さいゆういせい
插钉术　釘固定〔法〕　くぎこてい〔ほう〕
插管　挿管　そうかん
　杜普伊氏插管　デュプィスカニューレ　Dupuiscannule
　哈恩氏插管　ハーン カニューレ　Hahn cannule
插管〔法〕　挿管〔法〕　そうかん〔ほう〕
插管器　挿管器,インチュベーター　そうかんき,intubator
插管钳　挿管鉗子　そうかんかんし
插管术　挿管法　そうかんほう
插进性过早搏动　間入性早期拍動　かんにゅうせいそうきはくどう
插入　挿入　そうにゅう
插入电位　挿入電位　そうにゅうでんい

插入〔性〕期外收缩　間入性期外収縮　かんにゅうせいきがいしゅうしゅく
插入易位　挿入転座　そうにゅうてんざ
插头　プラグ　plug
插图　さし絵　さしえ
插语症　挿間語神経症　そうかんごしんけいしょう
插座　ソケット　socket

chá　茶查搽

茶　茶　ちゃ
茶苯海明　ジメンヒドリナート　dimenhydrinate
茶匙　茶匙　ちゃさじ
茶儿茶精　茶カテキン　ちゃcatechin
茶红　コンゴレッド　congored
茶剂　茶剤　ちゃざい
茶碱　テオフィリン　theophylline
茶碱胆碱　コリン テオフィリネート　choline theophylli-nate
茶科　ツバキ科　ツバキか
茶色蛭　ウマビル,スイシツ,スイテツ
茶属　茶属　ちゃぞく
茶酸　ボヒー酸　boheさん
茶油　茶油　ちゃゆ
茶中毒　茶中毒　ちゃちゅうどく
查德韦克氏征　チャドウィック徴候　Chadwickちょうこう
查多克氏反射　チャドック反射　Chaddockはんしゃ
查多克氏征　チャドック徴候　Chaddockちょうこう
查尔顿氏褪色试验　カルルトン漂白試験　Charltonひょうはくしけん
查耳酮　カルコン　chalcone
查房　病棟視察,病棟巡視　びょうとうしさつ,びょうとうじゅんし
查理定律　シャルル法則　Charlesほうそく
查林氏综合征　シャーラン症候群　Charlinしょうこうぐん
查普曼氏试验　チャプマン試験　Chapmanしけん
查-维二氏综合征　シャルコー・ウィルブランド症候群　Charcot-Wilbrandしょうこうぐん
搽剂　擦剤,塗膏剤,リニメント　さつざい,とこうざい,liniment
察-多二氏培养基　ツァペック・ドックス培地　Czapek-Doxばいち
察-多二氏溶液　ツァペック・ドックス溶液　Czapek-Doxようえき

CHAI　拆柴

chāi　拆

拆线　抜糸　ばっし
拆线剪　抜糸鋏　ばっしはさみ

chái　柴

柴胡　柴胡　サイコ
柴胡属　柴胡属　サイコぞく
柴胡皂苷　サイコサポニン　サイコsaponin
柴胡注射液　柴胡注射液　サイコちゅうしゃえき

CHAN　掺缠蝉蟾产铲颤

chān　掺

掺合　混合する　こんごうする
掺假　にせ物混合　にせものこんごう

掺杂　不純物混合　ふじゅんぶつこんごう

chán　缠蝉蟾

缠霉素　カプレオマイシン　capreomycin
蝉花　セミタケ,蟬花　センカ
蝉鸣性呼吸　喘鳴性呼吸　ぜんめいせいこきゅう
蟾蜍毒疗法　蟾蜍毒物療法　センジョどくぶつりょうほう
蟾蜍(酥)毒〔素〕　ブフォトキシン　bufotoxin
蟾蜍精(素)　ブファギン　bufagin
蟾蜍灵　ブファリン,ブフォタリン　bufalin,bufotalin
蟾蜍(酥)配基(质)　ブフォゲニン　bufogenin
蟾蜍去氧胆酸　ブフォデスオキシコル酸　bufodesoxycholさん
蟾蜍溶血素　フリノリジン　phrynolysine
蟾蜍色胺(特宁)　ブフォテニン　bufotenin
蟾蜍试验　蟾蜍試験　センジョしけん
蟾蜍属　蟾蜍属,ヒキガエル属　センジョぞく,ヒキガエルぞく
蟾蜍(毒)〔它〕灵　ブフォタリン,ブファリン　bufotalin,bufalin
蟾蜍特尼定　ブフォテニジン　bufotenidine
蟾毒　フリニン　phrynin
蟾毒配质酮　ブフォタロン　bufotalone
蟾毒配质烯　ブフォタリイン　bufotalien
蟾毒配质烯酮　ブフォタリエノン　bufotalienone
蟾毒中毒　フリニン中毒　phryninちゅうどく
蟾皮病　フリノデルマ　phrynoderma
蟾溶素　フリノリジン　phrynolysine
蟾腮腺素　ブフィン　bufin
蟾酥　蟾酥　センソ
蟾酥毒基　ブフォゲニン　bufogenin
蟾酥甲碱　ブフォテニジン　bufotenidine
蟾酥硫宁　ブフォチオニン　bufothionine
蟾酥丸　蟾酥丸　センソがん
蟾酥甾　ブファノリド　bufanolide

chǎn　产铲

产程　出産過程　しゅっさんかてい
产程进展　分娩経過　ぶんべんけいか
产程延长　分娩遅延　ぶんべんちえん
产床　産科分娩ベッド　さんかぶんべんbed
产雌单性生殖　雌性無性生殖　しせいむせいせいしょく
产次　経産　けいさん
产道　産道　さんどう
产道撕裂　産道裂傷　さんどうれっしょう
产道损伤　産道損傷　さんどうそんしょう
产道异常　産道異常　さんどういじょう
产毒性　毒素産生性　どくそさんせいせい
产房　分娩室　ぶんべんしつ
产房护理　分娩室看護　ぶんべんしつかんご
产妇　産婦　さんぷ
产妇死亡率　産婦死亡率　さんぷしぼうりつ
产后　分娩後　ぶんべんご
产后败血病　産褥期敗血症　さんじょくきはいけっしょう
产后闭经　分娩後無月経　ぶんべんごむげっけい
产后出血　分娩後出血　ぶんべんごしゅっけつ
产后垂体坏死　分娩後下垂体壊死　ぶんべんごかすいたいえし
产后垂体前叶机能减退危象　産後下垂体前葉機能減退発症　さんごかすいたいぜんようきのうげんたいはっしょう

产后动情期　分娩後発情期　ぶんべんごはつじょうき
产后发育　分娩後発育　ぶんべんごはついく
产后肺栓塞　産褥肺〔性〕塞栓〔症〕　さんじょくはい〔せい〕そくせん〔しょう〕
产后腹膜炎　産褥腹膜炎　さんじょくふくまくえん
产后腹痛　分娩後腹痛　ぶんべんごふくつう
产后宫缩痛　後陣痛,産褥陣痛　こうじんつう,さんじょくじんつう
产后护理　産褥期看護　さんじょくきかんご
产后检查　産褥検査　さんじょくけんさ
产后精神病　産褥期精神病　さんじょくきせいしんびょう
产后精神分裂症　産褥精神分裂症　さんじょくせいしんぶんれつしょう
产后尿毒症　産褥尿毒症　さんじょくにょうどくしょう
产后尿潴留　分娩後尿閉　ぶんべんごにょうへい
产后脓毒病　産褥期敗血症　さんじょくきはいけっしょう
产后破伤风　産褥破傷風,子宮破傷風　さんじょくはしょうふう,しきゅうはしょうふう
产后(褥)期　産床期,産褥期　さんしょうき,さんじょくき
产后热　産褥熱　さんじょくねつ
产后乳腺炎　産褥性乳腺炎　さんじょくせいにゅうせんえん
产后肾病　産褥性ネフロパシー　さんじょくせいnephropathy
产后输卵管闭塞　産褥性卵管閉塞　さんじょくせいらんかんへいそく
产后输卵管结扎　分娩後卵管結紮　ぶんべんごらんかんけっさつ
产后痛　産後疼痛　さんごとうつう
产后休克　産後　ショック　さんごshock
产后血管舒缩性虚脱　分娩後血管運動虚脱　ぶんべんごけっかんうんどうきょだつ
产后血栓形成　産褥血栓症　さんじょくけっせんしょう
产后躁狂　産褥躁病　さんじょくそうびょう
产后躁狂状态　産褥躁病状態　さんじょくそうびょうじょうたい
产后阵缩　産後陣痛　さんごじんつう
产后子宫内膜炎　産褥性子宮内膜炎　さんじょくせいしきゅうないまくえん
产后子宫炎　産褥性子宮炎　さんじょくせいしきゅうえん
产后子痫　産褥子癇　さんじょくしかん
产间子痫　分娩子癇　ぶんべんしかん
产碱杆菌　アルカリ杆菌　alcaliかんきん
产碱杆菌败血症　アルカリ杆菌敗血症　alcaliかんきんはいけっしょう
产碱杆菌属　アルカリ杆菌属　Alcaliかんきんぞく
产惊　子癇　しかん
产科　産科　さんか
产科便盆　産科便器　さんかべんき
产科病房　産科病棟　さんかびょうとう
产科病例　産科症例　さんかしょうれい
产〔科〕钩　産科鉤,クロッシェット　さんかこう,crotchet
产科护理　産科看護　さんかかんご
产科检查　産科検査　さんかけんさ
产科麻醉　産科麻酔　さんかますい
产科凝血障碍　産科血液凝固障害　さんかけつえきぎょうこしょうがい
产科女医师　女性産科医　じょせいさんかい

产科器械包　産科器械セット　さんかきかいset
产科手术　産科手術　さんかしゅじゅつ
产科听诊　産科聴診〔法〕　さんかちょうしん〔ほう〕
产科性播散性血管内凝血　産科性広汎性血管内凝血　さんかせいこうはんせいけっかんないぎょうけつ
〔产科性〕会阴裂伤　会陰裂傷　えいんれっしょう
产科休克　産科ショック　さんかshock
产科学　産科学　さんかがく
产科医师　産科医　さんかい
产科医院　産科病院　さんかびょういん
产科直径　産科真結合線　さんかしんけつごうせん
产科椅　産科椅子　さんかいす
产力　娩出力　べんしゅつりょく
产力异常　娩出力異常　べんしゅつりょくいじょう
产瘤　産瘤　さんりゅう
产露　悪露　おろ
产卵　産卵　さんらん
产卵器　産卵管　さんらんかん
产卵前期　産卵前期　さんらんぜんき
产酶细胞　酵素原細胞　こうそげんさいぼう
产期　産褥期　さんじょくき
产期〔前后〕死亡率　周産期死亡率　しゅうさんきしぼうりつ
产气　ガス産生（発生，形成），醸気　gasさんせい（はっせい，けいせい），じょうき
产气杆菌　醸気杆菌　じょうきかんきん
产气荚膜杆菌　ウェルシュ菌　Welchきん
产气荚膜杆菌抗毒素　ウェルシュ菌抗毒素　Welchきんこうどくそ
产气菌　ガス産生菌　gasさんせいきん
产气气杆菌　アエロゲネス菌　aerogenesきん
产前　分娩前，出産前　ぶんべんぜん，しゅっさんぜん
产前保健　分娩前保健　ぶんべんぜんほけん
产前出血　分娩前出血　ぶんべんぜんしゅっけつ
产前发育　分娩前発育，出産前発育　ぶんべんぜんはついく，しゅっさんぜんはついく
产前护理　分娩前管理　ぶんべんぜんかんり
产前检查　分娩前検査　ぶんべんぜんけんさ
产前生理学　分娩前生理学　ぶんべんぜんせいりがく
产前生长　出産前生長　しゅっさんぜんせいちょう
产前卫生　出産前衛生　しゅっさんぜんえいせい
产前障碍　出産前障害　しゅっさんぜんしょうがい
产前诊断　出産前診断　しゅっさんぜんしんだん
产前子痫　出産前子癇，妊娠子癇　しゅっさんぜんしかん，にんしんしかん
产钳　分娩鉗子，産科鉗子　ぶんべんかんし，さんかかんし
巴顿氏产钳　バートン鉗子　Bartonかんし
德李氏改良式产钳　デーリー鉗子　Deleeかんし
基耶兰德氏产钳　ケーランド鉗子　Kiellandかんし
派珀尔氏产钳　パイパー鉗子　Piperかんし
塔尼尔氏产钳　タルニエ鉗子　Tarnierかんし
辛普森氏产钳　シンプソン鉗子　Simpsonかんし
产钳分娩　鉗子分娩　かんしぶんべん
产钳牵引柄　分娩鉗子牽引ハンドル　ぶんべんかんしけんいんhandle
产钳术　鉗子手術　かんししゅじゅつ
产热　熱発生，産熱　ねつはっせい，さんねつ
产热量　産熱量　さんねつりょう

产热器官　産熱器官　さんねつきかん
产热抑制中枢　熱抑制中枢　ねつよくせいちゅうすう
产热中枢　発熱中枢　はつねつちゅうすう
产褥　産褥　さんじょく
产褥病　産褥症，産褥疾患　さんじょくしょう，さんじょくきしっかん
产褥初乳　産褥期初乳　さんじょくきしょにゅう
产褥感染　産褥感染，産褥熱　さんじょくかんせん，さんじょくねつ
产褥护士　産褥看護婦　さんじょくかんごふ
产褥期出血　産褥期出血　さんじょくきしゅっけつ
产褥期股白肿　産褥期白股腫　さんじょくきはくこしゅ
产褥期护理　産褥期管理　さんじょくきかんり
产褥期急性子宫颈炎　産褥期急性子宮頸炎　さんじょくききゅうせいしきゅうけいえん
产褥期精神病　産褥期精神病　さんじょくきせいしんびょう
产褥期静脉炎　産褥期静脈炎　さんじょくきじょうみゃくえん
产褥期链球菌感染　産褥期連鎖球菌性感染　さんじょくきれんさきゅうきんせいかんせん
产褥期母体变化　産褥期母体変化　さんじょくきぼたいへんか
产褥期盆腔蜂窝织炎　産褥期骨盤蜂巣炎　さんじょくきこつばんほうそうえん
产褥期盆腔脓肿　産褥期骨盤膿瘍　さんじょくきこつばんのうよう
产褥期葡萄球菌感染　産褥期ブドウ球菌感染　さんじょくきブドウきゅうきんかんせん
产褥期乳腺炎　産褥期乳腺炎　さんじょくきにゅうせんえん
产褥期肾盂肾炎　産褥期腎盂腎炎　さんじょくきじんうじんえん
产褥期外伤性神经炎　産褥期外傷性神経炎　さんじょくきがいしょうせいしんけいえん
产褥期卫生　産褥期衛生　さんじょくきえいせい
产褥〔期〕猩红热　産褥期猩紅熱　さんじょくきしょうこうねつ
产褥期血容量　産褥期血容量　さんじょくきけつようりょう
产褥期血栓〔性〕静脉炎　産褥期血栓性静脈炎　さんじょくきけっせんせいじょうみゃくえん
产褥期子宫内膜炎　産褥期子宮内膜炎　さんじょくきしきゅうないまくえん
产褥期子宫炎　産褥期子宮炎　さんじょくきしきゅうえん
产褥热　産褥熱，産床熱　さんじょくねつ，さんしょうねつ
产褥性胨尿　産褥性ペプトン尿〔症〕　さんじょくせいpeptonにょう〔しょう〕
产褥血栓栓塞病　産褥期血栓塞栓症　さんじょくきけっせんそくせんしょう
产褥中暑　産褥熱射病　さんじょくねっしゃびょう
产色八叠球菌　色素産生八連球菌　しきそさんせいはちれんきゅうきん
产色菌　色素菌　しきそきん
产伤　分娩外傷　ぶんべんがいしょう
产伤骨折　出産骨折　しゅっさんこっせつ
产伤麻痹　分娩麻痺　ぶんべんまひ
产伤瘫痪　分娩麻痺　ぶんべんまひ

产勺　分娩へら,分娩しゃくし　ぶんべんへら,ぶんべんしゃくし

产生　産生　さんせい

产生机理　産生機序　さんせいきじょ

产物　生産物,生成物　せいさんぶつ,せいせいぶつ

产细菌素　バクテリオシノゲン　bacteriocinogen

产雄单性生殖　男性無性生殖　だんせいむせいせいしょく

产芽胞肠炎杆菌　芽胞形成腸炎杆菌　がほうけいせいちょうえんかんきん

产芽胞杆菌　芽胞形成杆菌　がほうけいせいかんきん

产芽胞梭状芽胞杆菌　スポロゲネス菌　sporogenesきん

产幼虫器　幼虫産生器　ようちゅうさんせいき

产院　産科病院　さんかびょういん

产兆痛　小陣痛　しょうじんつう

铲状手　スペート様手　spadeようしゅ

chǎn　颤

颤搐　①攣縮,単収縮②バリスム　①れんしゅく,たんしゅうしゅく②ballism

颤动　振動　しんどう

颤脉　連続脈　れんぞくみゃく

颤摩法　振動マッサージ　しんどうmassage

CHANG　菖长肠常场

chāng　菖

菖蒲二醇　カラメンジオール　calamendiol

菖蒲苦苷　アコリン　acorin

菖蒲属　菖蒲属　ショウブぞく

菖蒲酸　アコリン酸　acorinさん

菖蒲酮　アコロン　acorone

菖蒲烷　アコラン　acorane

菖蒲烯酮　アコレノン　acorenone

cháng　长肠常

长半衰期　長半減期　ちょうはんげんき

长鼻目　長鼻目　ちょうびもく

长臂猿　手長猿　テナガザル

长臂猿属　ギボン属　gibbonぞく

长波透热治疗机　長波ジアテルミー装置　ちょうはdiathermyそうち

长波治疗机　長波治療装置　ちょうはちりょうそうち

长春胺　ビンカミン　vincamine

长春苷(甙)内酰胺　ビンコサイドラクタム　vincoside-lactam

长春(花)碱　ビンブラスチン　vinblastine

长春花(属)　ツルニチニチソウ(属),長春花(属)　ツルニチニチソウ(ぞく),ちょうしゅんか(ぞく)

长春(花)新碱　ビンクリスチン　vincristine

长反馈　長フィードバック　ちょうfeed-back

长粉螨　ケナガコナダニ

长骨　長骨　ちょうこつ

长骨盆　長径骨盤　ちょうけいこつばん

长管法　ウェスターグレン法　Westergrenほう

长管骨　長骨,管状骨　ちょうこつ,かんじょうこつ

长肌　長筋　ちょうきん

长角豆属　セラトニア属　ceratoniaぞく

长角果　長角果　チョウカクカ

长结肠　長結腸　ちょうけっちょう

长颈漏斗　長頸漏斗　ちょうけいろうと

长颈(烧)瓶　ケルダール フラスコ　Kjeldahl flask

长颈细口圆底烧瓶　長頸細口丸底フラスコ　ちょうけいほそぐちまるぞこflask

长颈者　長頸体　ちょうけいたい

长巨结肠　巨長結腸　きょちょうけっちょう

长/宽比　長さ/幅比率　ながさ/はばひりつ

长链　長鎖　ちょうさ

长链脂肪酸　長鎖脂肪酸　ちょうさしぼうさん

长膜壳绦虫　縮小条虫　しゅくしょうじょうちゅう

长膜壳绦虫病　縮小条虫症　しゅくしょうじょうちゅうしょう

长牡蛎　長牡蠣　チョウボレイ

长镊　長鉗子　ちょうかんし

长纽　長い紐　ながいひも

长期变异　永年変異　ながねんへんい

长期带菌者　慢性保菌者　まんせいほきんしゃ

长期糖尿病综合征　長期糖尿病性症候群　ちょうきとうにょうびょうせいしょうこうぐん

长刃切断刀　長刃切断刀　ちょうじんせつだんとう

长收肌　長内転筋　ちょうないてんきん

长寿　長寿,長命　ちょうじゅ,ちょうめい

长寿命同位素　長寿命アイソープ　ちょうじゅみょうisotope

长头　長頭〔症〕　ちょうとう〔しょう〕

长头者　長頭〔蓋〕体　ちょうず〔がい〕たい

长突〔神经胶质〕细胞　長突起神経膠細胞　ちょうとっきしんけいこうさいぼう

长松萝　長松羅　チョウショウラ

长尾精虫　線状精子　せんじょうせいし

长尾雉　オナガキジ

长胃　長胃〔症〕　ちょうい〔しょう〕

长吸〔式〕呼吸　持続性吸息　じぞくせいきゅうそく

长吸中枢　持続性吸息中枢　じぞくせいきゅうそくちゅうすう

长效促皮质素　持効性コルチコトロフィン　じこうせいcorticotrophin

长效黄体酮　カプロン酸ヒドロキシプロゲステロン　capronさんhydroxyprogesterone

长效磺胺〔A〕　スルファメトキシピリダジン　sulfamethoxypyridazine

长效磺胺B　スルファメトキシピラジン　salfamethoxypyrazine

长效磺胺C　スルファモノメトキシン　sulfamonomethoxine

长效磺胺D　スルファメトキシジアジン　sulfamethoxydiazine

长效磺胺E　スルファジメトキシン　sulfadimethoxine

长效磺胺药　持効性サルファ剤,持効性スルホンアミド剤　じこうせいsulfaざい,じこうせいsulfonamideざい

长效甲状腺刺激素　持効性甲状腺刺激物質　じこうせいこうじょうせんしげきぶっしつ

长效口服避孕药　持効性経口避妊薬　じこうせいけいこうひにんやく

长效青霉素　ベネタミンペニシリン　benethamine penicillin

长效土霉素　持効性オキシテトラサイクリン　じこうせいoxytetracyclin

长效维生素B₁　アリナミンF　alinaminF

长效硝酸甘油　四硝酸ペンタエリトリトール　ししょうさんpentaerythritol

长效药片　遅延作用錠　ちえんさようじょう

长效胰岛素 プロタミンインスリン亜鉛 protamine insulin あえん

长效针剂 持効性注射液 じこうせいちゅうしゃえき

长效制剂 持効性製剤 じこうせいせいざい

长型骨盆 長径骨盤 ちょうけいこつばん

长须妇女糖尿病 アシャール・チール症候群 Achar-Thier しょうこうぐん

长压定 ミノキシジル minoxidil

长乙状结肠 S状長結腸 Sじょうちょうけっちょう

长轴 長軸 ちょうじく

长轴索细胞 イナキソン inaxon

长钻 長ドリル ちょうdrill

肠 腸,腸管 ちょう,ちょうかん

肠阿米巴病 腸管アメーバ赤痢 ちょうかんamoebaせきり

肠阿米巴属 腸管アメーバ属 ちょうかんamoebaぞく

肠癌 腸癌 ちょうがん

肠闭塞 腸閉塞〔症〕,イレウス ちょうへいそく〔しょう〕, ileus

肠闭锁 腸閉鎖〔症〕 ちょうへいさ〔しょう〕

肠壁囊样积气〔症〕 腸壁囊状気腫 ちょうへきのうじょう きしゅ

肠壁疝 腸壁ヘルニア ちょうへきhernia

肠壁血吸虫肉芽肿 腸壁住血吸虫肉芽腫 ちょうへきじゅ うけつきゅうちゅうにくがしゅ

肠鞭毛虫 腸〔管〕鞭毛虫 ちょう〔かん〕べんもうちゅう

肠扁桃 腸〔管〕扁桃 ちょう〔かん〕へんとう

肠病 腸症 ちょうしょう

肠病毒性脑膜炎 腸内ウイルス性髄膜炎 ちょうない virusせいずいまくえん

肠病性肢〔端〕皮炎 腸性先端皮膚炎 ちょうせいせんたん ひふえん

肠病学 腸病学 ちょうびょうがく

肠病学家 腸病学者 ちょうびょうがくしゃ

肠侧侧吻合术 側側腸吻合術 そくそくちょうふんごう じゅつ

肠肠吻合术 腸腸吻合術 ちょうちょうふんごうじゅつ

肠成形术 腸形成術 ちょうけいせいじゅつ

肠弛缓 腸不全麻痺 ちょうふぜんまひ

肠冲洗器 腸洗浄器 ちょうせんじょうき

肠充血 腸充血 ちょうじゅうけつ

肠虫 蠕虫 ぜんちゅう

肠虫性肠梗阻 寄生虫性イレウス きせいちゅうせい ileus

肠虫性阑尾炎 寄生虫性虫垂炎 きせいちゅうせいちゅう すいえん

肠出血 腸出血 ちょうしゅっけつ

肠穿刺〔术〕 腸穿刺〔術〕 ちょうせんし〔じゅつ〕

肠穿孔 腸穿孔 ちょうせんこう

肠穿孔网膜覆盖术 大網性腸閉鎖術 だいもうせいちょう へいさじゅつ

肠促胰岛素 インクレチン,ズオデニン incretin,duodenin

肠促胰分泌素试验 セクレチン試験 secretinしけん

肠促胰酶素 パンクレオザイミン pancreozymin

肠促胰液素 セクレチン secretin

肠代偿月经 腸性月経 ちょうせいげっけい

肠胆囊切开术 腸胆囊切開術 ちょうたんのうせっかいじゅ つ

肠刀 腸切開器 ちょうせっかいき

肠道 腸管 ちょうかん

肠〔道〕病毒 腸内ウイルス ちょうない virus

肠〔道〕病毒感染 腸内ウイルス感染 ちょうない virusかん せん

肠道病原菌 腸内病原菌 ちょうないびょうげんきん

肠道带菌者 腸管性保菌者 ちょうかんせいほきんしゃ

肠道杆菌 腸内杆菌 ちょうないかんきん

肠道高血糖素 腸管グルカゴン ちょうかんglucagon

肠道孤儿病毒 エコーウイルス echovirus

肠道蛔虫病 腸蛔虫症 ちょうかいちゅうしょう

肠道菌群失调 腸フローラ変調 ちょうfloraへんちょう

肠道气囊肿病 腸壁囊状気腫 ちょうへきのうじょうきしゅ

肠滴虫属 エンテロモナス属 Enteromonasぞく

肠淀粉酶 エンテロアミラーゼ entero-amylase

肠动 蠕動,消化管運動 ぜんどう,しょうかかんうんどう

肠动脉 腸動脈 ちょうどうみゃく

肠动描记法 腸運動記録法 ちょううんどうきろくほう

肠动描记器 腸運動記録器 ちょううんどうきろくき

肠动〔描记〕图 腸運動記録図 ちょううんどうきろくず

肠毒素 エンテロトキシン enterotoxin

肠端端吻合术 端端腸吻合術 たんたんちょうふんごう じゅつ

肠段 腸節 ちょうせつ

肠段移植 腸節移植 ちょうせついしょく

肠发酵 腸内発酵 ちょうないはっこう

肠反射 腸反射 ちょうはんしゃ

肠肥大 腸壁肥厚 ちょうへきひこう

肠分节运动 腸分節運動 ちょうぶんせつうんどう

肠缝〔合〕针 腸縫合針 ちょうほうごうしん

肠缝术 腸縫合術 ちょうほうごうじゅつ

阿尔伯特氏肠缝术 アルベルト縫合術 Albertほうごう じゅつ

肠〔缝〕线 腸縫合糸,腸線 ちょうほうごうし,ちょうせん

肠腹膜炎 腸漿膜炎 ちょうしょうまくえん

肠肝循环 腸肝循環 ちょうかんじゅんかん

肠肝炎 腸肝炎 ちょうかんえん

肠杆菌科 腸内細菌科 ちょうないさいきんか

肠高血糖素 腸グルカゴン ちょうglucagon

肠梗塞〔形成〕 腸梗塞 ちょうこうそく

肠梗阻 腸閉塞,イレウス ちょうへいそく,ileus

肠梗阻安全套管针 腸閉塞安全套管針 ちょうへいそくあ んぜんとうかんしん

肠钩虫病 腸鉤虫症 ちょうこうちゅうしょう

肠固定术 腸固定術 ちょうこていじゅつ

肠管 腸管 ちょうかん

肠〔管〕壁疝 腸壁ヘルニア ちょうへきhernia

肠〔管〕扩张 腸拡張 ちょうかくちょう

肠管淋巴管扩张症 腸リンパ管拡張症 ちょうlymphかんか くちょうしょう

肠管旁淋巴结 腸近接リンパ結節 ちょうきんせつlymph けっせつ

肠坏疽 腸壊疽 ちょうえそ

肠环形缝术 輪状腸縫合術 りんじょうちょうほうごうじゅ つ

肠肌 腸管筋 ちょうかんきん

肠肌层 腸管筋層 ちょうかんきんそう

肠肌丛 腸筋神経叢 ちょうきんしんけいそう

肠〔肌〕反射 腸管筋層反射 ちょうかんきんそうはんしゃ

肠激酶 エンテロキナーゼ enterokinase
肠激惹综合征 過敏結腸症候群 かびんけっちょうしょうこうぐん
肠激素 腸ホルモン ちょうhormone
肠寄生虫(物) 腸内寄生虫 ちょうないきせいちゅう
肠寄生虫病 腸寄生虫病 ちょうきせいちゅうびょう
肠夹 腸クランプ ちょうclamp
肠夹钳 腸クランプ鉗子 ちょうclampかんし
肠贾第虫 ジアルジア giardia
肠贾第虫病 ジアルジア症 giardiaしょう
肠间脓肿引流术 腸間膿瘍ドレナージ ちょうかんのうようdrainage
肠减压术 腸減圧術 ちょうげんあつじゅつ
肠剪 腸鋏 ちょうばさみ
肠浆膜炎 小腸漿膜炎 しょうちょうしょうまくえん
肠绞痛 腸仙痛 ちょうせんつう
肠结肠瘘 腸結腸フィステル ちょうけっちょうFistel
肠结核 腸結核〔症〕 ちょうけっかく〔しょう〕
肠痉挛 腸痙攣 ちょうけいれん
肠镜检查 腸鏡検査 ちょうきょうけんさ
肠菌疫苗疗法 腸細菌性ワクチン療法 ちょうさいきんせいvaccineりょうほう
肠卡他 腸カタル ちょうcatarrh
肠抗原 腸抗原 ちょうこうげん
肠克隆氏病 腸クローン病 ちょうCrohnびょう
肠旷置术 腸空置術 ちょうくうちじゅつ
肠〔窥〕镜 腸管直達鏡 ちょうかんちょくたつきょう
肠溃疡 腸潰瘍 ちょうかいよう
肠扩张 腸拡張,鼓腸 ちょうかくちょう,こちょう
肠兰伯氏鞭毛虫 腸ランブル鞭毛虫 ちょうLambliaべんもうちゅう
肠连接术 腸結合術 ちょうけつごうじゅつ
肠〔淋巴〕干 腸リンパ本幹 ちょうlymphほんかん
肠瘘 腸瘻 ちょうろう
肠瘘闭合术 腸瘻閉鎖術 ちょうろうへいさじゅつ
肠瘘旷置术 腸フィステル空置術 ちょうFistelくうちじゅつ
肠麻痹 腸麻痺 ちょうまひ
肠毛滴虫 腸トリコモナス ちょうtrichomonas
肠毛霉菌病 腸ムコール〔菌〕症 ちょうmucor〔きん〕しょう
肠霉素 エンテロマイシン enteromycin
肠面 腸表面 ちょうひょうめん
肠鸣 腹鳴 ふくめい
肠鸣音 腹鳴音 ふくめいおん
肠膜抗溃疡素 エンテロアンセロン enteroanthelone
肠积气症 腸壁囊状気腫 ちょうへきのうじょうきしゅ
肠囊瘤 腸囊腫 ちょうのうしゅ
肠囊肿 腸囊胞 ちょうのうほう
肠蛲虫病 腸蟯虫病 ちょうぎょうちゅうびょう
肠内孢子虫 腸胞子虫 ちょうほうしちゅう
肠内滴虫 腸エンバドモナス ちょうembadomonas
肠内菌丛 腸内細菌叢 ちょうないさいきんそう
肠内空虚 無糞症 むふんしょう
肠内链球菌 腸〔内〕連鎖球菌 ちょう〔ない〕れんさきゅうきん
肠内容停滞症 慢性腸閉塞症 まんせいちょうへいそくしょう
肠内异物 腸内異物 ちょうないいぶつ

肠内原虫 腸原虫,腸内原生動物 ちょうげんちゅう,ちょうないげんせいどうぶつ
肠粘膜炎 腸粘膜炎 ちょうねんまくえん
肠镊 腸鑷子 ちょうせっし
肠扭结(转) 腸捻転 ちょうねんてん
肠钮 腸ボタン ちょうbutton
肠脓毒病 腸性膿毒症 ちょうせいのうどくしょう
肠襻 腸係蹄 ちょうけいてい
肠襻血运 腸係蹄血行 ちょうけいていけっこう
肠膀胱扩大术 腸膀胱拡大手術 ちょうぼうこうかくだいしゅじゅつ
肠膀胱瘘 腸膀胱フィステル ちょうぼうこうFistel
肠膀胱疝 腸膀胱ヘルニア ちょうぼうこうhernia
肠膨出 腸瘤 ちょうりゅう
肠膨胀 腸拡張,腸膨満 ちょうかくちょう,ちょうぼうまん
肠皮瘘 腸皮フィステル ちょうひFistel
肠破裂 腸破裂 ちょうはれつ
肠期 腸性分泌相 ちょうせいぶんぴつそう
肠气胀 鼓腸 こちょう
肠憩室 腸憩室 ちょうけいしつ
〔肠〕憩室病 腸憩室症 ちょうけいしつしょう
肠钳 腸鉗子 ちょうかんし
肠腔 腸腔 ちょうこう
肠腔膨胀 腸膨満 ちょうぼうまん
肠蜣螂病 ブンブン虫病 ブンブンちゅうびょう
肠切除后综合征 腸切除後症候群 ちょうせつじょごしょうこうぐん
肠切除术 腸切除術 ちょうせつじょじゅつ
肠切开术 腸切開術 ちょうせっかいじゅつ
肠轻瘫 腸不全麻痺 ちょうふぜんまひ
肠球菌 腸〔内〕球菌 ちょう〔ない〕きゅうきん
肠球菌败血症 腸〔内〕球菌敗血症 ちょう〔ない〕きゅうきんはいけっしょう
肠球菌血症 腸〔内〕球菌血症 ちょう〔ない〕きゅうきんけっしょう
肠缺血性狭窄 腸虚血性狭窄 ちょうきょけつせいきょうさく
肠热病(症) 腸熱症 ちょうねつしょう
肠绒毛 腸絨毛 ちょうじゅうもう
肠绒毛收缩素 ビリキニン villikinin
肠溶性 腸溶性 ちょうようせい
肠溶衣 腸溶コーチング ちょうようcoating
肠蠕动 腸蠕動 ちょうぜんどう
肠蠕动波 腸蠕動波 ちょうぜんどうは
肠蠕动迟缓 腸蠕動緩慢 ちょうぜんどうかんまん
肠蠕动定律 腸蠕動法則 ちょうぜんどうほうそく
肠蠕动音 腸蠕動音 ちょうぜんどうおん
肠软化 腸壁軟化症 ちょうへきなんかしょう
肠肉瘤 腸肉腫 ちょうにくしゅ
肠疝 腸脱出,腸瘤,腸ヘルニア ちょうだっしゅつ,ちょうりゅう,ちょうhernia
肠疝切除术 ヘルニア腸管切除術 herniaちょうかんせつじょじゅつ
肠伤寒 腸チフス ちょうtyphus
肠伤寒穿孔 腸チフス合併穿孔 ちょうtyphusがっぺいせんこう
肠上皮化生 腸上皮化生 ちょうじょうひかせい
肠神经〔官能〕症 腸神経症 ちょうしんけいしょう

肠神经炎　腸神経炎　ちょうしんけいえん
肠渗血　腸出血　ちょうしゅっけつ
肠石　腸石　ちょうせき
肠石病　腸石症　ちょうせきしょう
肠嗜铬细胞　腸クロム　親和性細胞　ちょうchromしんわせいさいぼう
肠嗜铬腺　腸クロム親和性腺　ちょうchromしんわせいせん
肠嗜菌体　腸〔管〕バクテリオファージ　ちょう〔かん〕bacteriophage
肠鼠疫　腸ペスト　ちょうpest
肠肽酶　エレプターゼ　ereptase
肠瘫　腸麻痺　ちょうまひ
肠炭疽　腸炭疽　ちょうたんそ
肠绦虫病　腸条虫症　ちょうじょうちゅうしょう
肠套叠　腸重積症　ちょうじゅうせきしょう
肠套叠复位器　腸重積整復器　ちょうじゅうせきせいふくき
肠套叠复位术　腸重積整復術　ちょうじゅうせきせいふくじゅつ
肠套叠套入部　腸重積嵌入部　ちょうじゅうせきかんにゅうぶ
肠停滞　腸内容うっ滞　ちょうないよううったい
肠痛　腸〔仙〕痛　ちょう〔せん〕つう
肠脱出　腸脱出　ちょうだっしゅつ
肠外科　腸外科　ちょうげか
肠外性腹泻　非腸性下痢　ひちょうせいげり
肠外置术　腸眪置術　ちょうこうちじゅつ
肠网膜疝　腸大網ヘルニア　ちょうだいもうhernia
肠胃　胃腸　いちょう
肠胃反射　腸胃反射　ちょういはんしゃ
肠〔胃〕气胀　鼓腸　こちょう
肠胃疝　胃腸ヘルニア　いちょうhernia
肠胃外投药法　避腸投与,非経口的投与　ひちょうとうよ,ひけいこうてきとうよ
肠胃外吸收　非経口的吸収　ひけいこうてきゅうしゅう
肠胃炎　胃腸炎　いちょうえん
肠胃蝇　胃腸馬バエ　いちょうウマバエ
肠吻合夹　腸吻合クランプ　ちょうふんごうclamp
〔肠〕吻合钮　腸吻合ボタン　ちょうふんごうbutton
肠吻合钳　腸吻合鉗子　ちょうふんごうかんし
肠吻合术　腸吻合術　ちょうふんごうじゅつ
肠无力　腸無力症,腸弛緩症　ちょうむりょくしょう,ちょうしかんしょう
肠吸虫　腸吸虫　ちょうきゅうちゅう
肠吸收　腸管吸収　ちょうかんきゅうしゅう
肠吸收障碍　腸管吸収不良　ちょうかんきゅうしゅうふりょう
肠息肉　腸ポリープ　ちょうpolyp
肠系膜　腸間膜　ちょうかんまく
肠系膜长轴　腸間膜長軸　ちょうかんまくちょうじく
肠系膜创伤　腸間膜損傷　ちょうかんまくそんしょう
肠系膜大网膜囊肿　腸間膜大網囊腫　ちょうかんまくだいもうのうしゅ
肠系膜动脉　腸間膜動脈　ちょうかんまくどうみゃく
肠系膜动脉闭塞性疾病　腸間膜動脈閉塞性疾病　ちょうかんまくどうみゃくへいそくせいしっぺい
肠系膜动脉硬化　腸間膜動脈硬化　ちょうかんまくどうみゃくこうか

肠系膜缝合术　腸間膜縫合術　ちょうかんまくほうごうじゅつ
肠系膜根　腸間膜根　ちょうかんまくこん
肠系膜固定术　腸間膜固定術　ちょうかんまくこていじゅつ
肠系膜固有层　腸間膜固有板　ちょうかんまくこゆうばん
肠系膜间丛　腸間膜動間神経叢　ちょうかんまくどうみゃくかんしんけいそう
肠系膜结肠系膜襞　腸間膜結腸間膜ひだ　ちょうかんまくけっちょうかんまくひだ
肠系膜结核　腸間膜結核　ちょうかんまくけっかく
肠系膜静脉血栓形成　腸間膜静脈血栓症　ちょうかんまくじょうみゃくけっせんしょう
肠系膜良性肿瘤　腸間膜良性腫瘍　ちょうかんまくりょうせいしゅよう
肠系膜良性肿瘤摘除术　腸間膜良性腫瘍切除術　ちょうかんまんりょうせいしゅようせつじょじゅつ
肠系膜淋巴结　腸間膜リンパ節　ちょうかんまくlymphせつ
肠系膜淋巴结结核　腸間膜リンパ節結核　ちょうかんまくlymphせつけっかく
肠系膜淋巴结结核刮除术　腸間膜リンパ節結核搔爬術　ちょうかんまくlymphせつけっかくそうはじゅつ
肠系膜淋巴结炎　腸間膜リンパ節炎　ちょうかんまくlymphせつえん
肠系膜囊肿　腸間膜囊胞　ちょうかんまくのうほう
肠系膜镊　腸間膜鑷子　ちょうかんまくせっし
肠系膜牵引〔现象〕　腸間膜牽引感　ちょうかんまくけんいんかん
肠系膜切除术　腸間膜切除術　ちょうかんまくせつじょじゅつ
肠系膜肉瘤　腸間膜肉腫　ちょうかんまくにくしゅ
肠系膜乳糜管扩张　腸間膜乳糜管拡張　ちょうかんまくにゅうびかんかくちょう
肠系膜三角　腸間膜三角　ちょうかんまくさんかく
肠系膜疝　腸間膜ヘルニア　ちょうかんまくhernia
肠系膜上丛　上腸間膜動脈神経叢　じょうちょうかんまくどうみゃくしんけいそう
肠系膜上动脉　上腸間膜動脈　じょうちょうかんまくどうみゃく
肠系膜上动脉造影　上腸間膜動脈造影〔法〕　じょうちょうかんまくどうみゃくぞうえい〔ほう〕
肠系膜上静脉　上腸間膜静脈　じょうちょうかんまくじょうみゃく
肠系膜上淋巴结　上腸間膜リンパ節　じょうちょうかんまくlymphせつ
肠系膜上神经节　上腸間膜神経節　じょうちょうかんまくしんけいせつ
肠系膜细杆菌　腸間膜ミクロバクテリウム　ちょうかんまくmicrobacterium
肠系膜下丛　下腸間膜動脈神経叢　かちょうかんまくどうみゃくしんけいそう
肠系膜下动脉　下腸間膜動脈　かちょうかんまくどうみゃく
肠系膜下静脉　下腸間膜静脈　かちょうかんまくじょうみゃく
肠系膜下淋巴结　下腸間膜リンパ節　かちょうかんまくlymphせつ
肠系膜下神经节　下腸間膜〔動脈〕神経節　かちょうかんま

く〔どうみゃく〕しんけいせつ

肠系膜血管栓塞〔症〕 腸間膜血管栓塞〔症〕 ちょうかんまくけっかんせんそく〔しょう〕

肠系膜血管性肠梗阻 腸間膜血管性腸閉塞〔症〕(イレウス) ちょうかんまくけっかんせいちょうへいそく〔しょう〕(ileus)

肠系膜血管血栓形成 腸間膜血管血栓症 ちょうかんまくけっかんけっせんしょう

肠系膜血管自发性破裂 腸間膜血管自発破裂 ちょうかんまくけっかんじはつはれつ

肠系膜炎 腸間膜炎 ちょうかんまくえん

肠系膜原发肿瘤 腸間膜原発性腫瘍 ちょうかんまくげんはつせいしゅよう

肠系膜粘连 腸間膜癒着 ちょうかんまくゆちゃく

肠系膜折术 腸間膜ひだ形成術 ちょうかんまくひだけいせいじゅつ

肠系膜中央淋巴结 腸間膜中心リンパ節 ちょうかんまくちゅうしんlymphせつ

肠系膜肿瘤 腸間膜腫瘍 ちょうかんまくしゅよう

肠细菌 腸細菌 ちょうさいきん

肠狭窄 腸狭窄 ちょうきょうさく

肠下垂 腸下垂〔症〕 ちょうかすい〔しょう〕

肠下垂体型 腸下垂体型 ちょうかすいたいけい

肠线 腸線 ちょうせん

肠腺 腸腺 ちょうせん

肠腺炎 腸腺炎 ちょうせんえん

肠消化 腸内消化 ちょうないしょうか

肠消化不良 腸性消化不良（症） ちょうせいしょうかふりょう（しょう）

肠型流感 腸性インフルエンザ ちょうせいinfluenza

肠性毒血症 腸性毒血症 ちょうせいどくけっしょう

肠性腹泻 腸性下痢 ちょうせいげり

肠性脓毒病 腸性敗血症 ちょうせいはいけっしょう

肠性眩晕 腸性眩暈（めまい) ちょうせいげんうん（めまい）

肠性幼稚型 腸性幼稚症 ちょうせいようちしょう

肠性自体中毒 腸性自家(己)中毒〔症〕 ちょうせいじか(こ)ちゅうどく〔しょう〕

肠旋转不良 腸回転異常 ちょうかいてんいじょう

肠血管闭塞(梗阻) 腸血管閉塞〔症〕 ちょうけっかんへいそく〔しょう〕

肠血吸虫病 腸住血吸虫症 ちょうじゅうけつきゅうちゅうしょう

肠压挫钳 腸圧挫鉗子 ちょうあつざかんし

肠炎 腸炎 ちょうえん

肠炎杆菌 腸炎杆菌 ちょうえんかんきん

肠炎假单胞菌 プソイドモナス エンテリティス Pseudomonas enteritis

肠炎链球菌 腸炎連鎖球菌 ちょうえんれんさきゅうきん

肠炎沙门氏菌 サルモネラ腸炎菌 Salmonellaちょうえんきん

肠炎沙门氏菌噬菌体 サルモネラ腸炎バクテリオファージ Salmonellaちょうえんbacteriophage

〔肠〕炎性腹泻 腸炎症性下痢 えんしょうせいげり

肠液 腸液 ちょうえき

肠衣胰酶片 パンクレアチン腸衣錠 Pancreatinちょういじょう

肠抑胃素 エンテロガストロン enterogastron

肠阴道瘘 腸膣フィステル ちょうちつFistel

肠阴囊疝 腸陰嚢ヘルニア ちょういんのうhernia

肠隐窝 腸陰窩 ちょういんか

肠蝇蛆病 腸蝿蛆病 ちょうハエウジびょう

肠用疫苗 エンテロワクチン enterovaccine

肠郁滞 腸内容うっ滞 ちょうないよううったい

肠原囊肿 腸管性嚢胞 ちょうかんせいのうほう

肠〔原〕性毒血症 腸性毒血症 ちょうせいどくけっしょう

肠〔原〕性发(紫)绀 腸性チアノーゼ ちょうせいZyanose

肠原性结核 腸性結核 ちょうせいけっかく

肠〔原〕性脂肪代谢障碍 腸性脂肪代謝障害 ちょうせいしぼうたいしゃしょうがい

肠〔原〕性中毒 腸性自家中毒〔症〕 ちょうせいじかちゅうどく〔しょう〕

肠运动描记器 腸運動記録器 ちょううんどうきろくき

肠运动曲线图 腸運動〔記録〕図 ちょううんどう〔きろく〕ず

肠造口术 腸フィステル形成術 ちょうFistelけいせいじゅつ

肠粘连 腸癒着 ちょうゆちゃく

肠粘连切开术 腸癒着切開術 ちょうゆちゃくせっかいじゅつ

肠粘连松解术 腸癒着剥離術 ちょうゆちゃくはくりじゅつ

肠战伤 腸戦傷 ちょうせんしょう

肠折叠术 腸ひだ形成術 ちょうひだけいせいじゅつ

肠真菌病 腸真菌症 ちょうしんきんしょう

肠脂垂 腹膜垂 ふくまくすい

肠脂肪肉芽肿病 腸脂肪肉芽腫症 ちょうしぼうにくがしゅしょう

肠致活酶 腸(賦)活素,エンテロキナーゼ ちょう(ふ)かつそ,enterokinase

肠肿瘤 腸腫瘍 ちょうしゅよう

肠周炎 腸周囲炎 ちょうしゅういえん

肠锥浆虫属 腸トリパノプラズマ属 ちょうTrypanoplasmaぞく

肠子宫肛门〔畸形〕 腸子宮肛門〔奇形〕 ちょうしきゅうこうもん〔きけい〕

常春藤 キヅタ

常春藤皂苷 ヘデリン hederin

常春藤皂苷原 ヘデラゲニン hederagenin

常规 ルーチン routine

常规检查 常用検査,ルーチン検査 じょうようけんさ,routineけんさ

常规疗法 常用療法,ルーチン療法 じょうようりょうほう,routineりょうほう

常规尿分析法 常用尿分析法,ルーチン尿分析法 じょうようにょうぶんせきほう,routineにょうぶんせきほう

常规气管切开术 常用気管切開術 じょうようきかんせっかいじゅつ

常规试验 常用試験,ルーチン試験 じょうようしけん,routineしけん

常规胰岛素 レギュラー インシュリン regular insulin

常见病 よく見られる病気 よくみられるびょうき

常见抗原 公有抗原 こうゆうこうげん

常量负担 正常負荷 せいじょうふか

常年性鼻炎 多年性鼻炎 たねんせいびえん

常年性枯草热 多年性枯草熱 たねんせいこそうねつ

常染色体 常染色体 じょうせんしょくたい

常染色体显性基因　常染色体優性遺伝子　じょうせんしょくたいゆうせいいでんし

常染色体显性遗传　常染色体優性遺伝　じょうせんしょくたいゆうせいいでん

常染色体异常　常染色体異常　じょうせんしょくたいいじょう

常染色体隐性基因　常染色体劣性遺伝子　じょうせんしょくたいれっせいいでんし

常染色体隐性遗传　常染色体劣性遺伝　じょうせんしょくたいれっせいいでん

常染色质　真正染色質　しんせいせんしょくしつ

常山碱　フェブリフギン　febrifugine

常数　定数,常数　ていすう,じょうすう

法拉第常数　ファラデー定数　Faradayていすう

常水　常水　じょうすい

常态　常態,常習状態　じょうたい,じょうしゅうじょうたい

常态分布(配)　正規分布　せいきぶんぷ

常态分布曲线　正規分布曲線　せいきぶんぷきょくせん

常态分布〔曲线〕图　正規分布曲線〔図〕　せいきぶんぷきょくせん〔ず〕

常态曲线　正規曲線　せいききょくせん

常温　常温　じょうおん

常现棘唇〔线〕虫　アカントケイロネマ ペルスタンス　acanthocheilonema perstans

常现丝虫　アカントケイロネマ ペルスタンス,フィラリア〔住血糸状虫〕ペルスタンス　acanthocheilonema perstans, Filaria〔じゅうけつしじょうちゅう〕perstans

常现丝虫病　アカントケイロネマ ペルスタンス症　acanthocheilonema perstansしょう

常型曼蚊　普通マンソニア　ふつうMansonia

常压　常圧　じょうあつ

常压平衡蒸馏〔法〕　常圧平衡蒸留〔法〕　じょうあつへいこうじょうりゅう〔ほう〕

常压蒸馏　常圧蒸留法　じょうあつじょうりゅうほう

常压蒸汽灭菌器　常圧蒸気滅菌器　じょうあつじょうきめっきんき

常用注射器械包　常用注射器械セット　じょうようちゅうしゃきかいset

chǎng　场

场　フィールド,場　field,ば,じょう

场强〔度〕　フィールド インテンシティ　field intensity

场效应　フィールド エフェクト　field effect

场效应晶体管　フィルド エフェクト トランジスター　field effect transistor

场致发光　エレクトロ ルミネセンス　electro luminescence

CHAO　抄超朝潮

chāo　抄超

抄写不能　写字困難症,誤写字症　しゃじこんなんしょう,ごしゃじしょう

抄写障碍　写字障礙　しゃじしょうがい

超薄切片　超薄切片　ちょうはくせっぺん

超薄切片法　超薄切片法　ちょうはくせっぺんほう

超薄切片机　超ミクロトーム　ちょうmicrotome

超倍体　高数体　こうすうたい

超〔倍〕显微镜　限外顕微鏡　げんがいけんびきょう

超倍性　高数性　こうすうせい

超钚元素　超プルトニウム元素　ちょうplutoniumげんそ

超常传导　過常伝導　かじょうでんどう

超常期(相)　超常期　ちょうじょうき

超纯物质　超純物質　ちょうじゅんぶっしつ

超雌　超雌　ちょうし

超雌性　超雌性　ちょうしせい

超雌综合征　超雌症候群　ちょうししょうこうぐん

超导〔电〕体　超伝導体　ちょうでんどうたい

超导〔电〕性　超伝導性　ちょうでんどうせい

超低频　超低周波　ちょうていしゅうは

超低温冰箱　超低温度凍結器　ちょうていおんどとうけつき

超电位(势)　過電位　かでんい

超电压　過電圧　かでんあつ

超〔度〕分光光度测定〔法〕　限外分光写真術　げんがいぶんこうしゃしんじゅつ

超短半衰期核素　超短半減期核種　ちょうたんはんげんきかくしゅ

超短波　超短波　ちょうたんぱ

超短波疗法　超短波療法　ちょうたんぱりょうほう

超短波透热　超短波ジアテルミー　ちょうたんぱdiathermy

超短波透热机　超短波透熱装置　ちょうたんぱとうねつそうち

超短波透热〔疗〕法　超短波透熱療法　ちょうたんぱとうねつりょうほう

超短波五官电疗法　超短波耳鼻咽喉治療装置　ちょうたんぱじびいんこうちりょうそうち

超短波治疗机　超短波治療装置　ちょうたんぱちりょうそうち

超短反馈　超短フィードバック　ちょうたんfeed back

超二倍体　超二倍体　ちょうにばいたい

超反常相　超反常相　ちょうはんじょうそう

超高聚物　スーパーポリマー　superpolymer

超高频电　超高周波電気　ちょうこうしゅうはでんき

超高频〔率〕　超高周波　ちょうこうしゅうは

超高频率超声波　超高周波超音波　ちょうこうしゅうはちょうおんぱ

超高频率疗法　超高周波療法　ちょうこうしゅうはりょうほう

超高热　超高熱　ちょうこうねつ

超高速X-放射自显影术　超高速X-オートラジオグラフィ　ちょうこうそくX-autoradiography

超高温温度计　超高温温度計　ちょうこうおんおんどけい

超高压电子显微镜　超高圧電子顕微鏡　ちょうこうあつでんしけんびきょう

超高压汞灯　超高圧水銀灯　ちょうこうあつすいぎんとう

超高压X线(放射)疗法　超高圧X線療法　ちょうこうあつXせんりょうほう

超共轭　超共役　ちょうきょうやく

超共轭效应　超共役効果　ちょうきょうやくこうか

超光度计　超光度計,ウルトラ フォトメーター　ちょうこうどけい,ultra photometer

超〔过〕滤法　限外沪過法　げんがいろかほう

超过滤(滤过)〔作用〕　限外沪過〔作用〕　げんがいろか〔さよう〕

超环面粒子加速器　ドーナッツ　doughnut

超活性　超活性　ちょうかっせい

超基因　超遺伝子　ちょういでんし

超极化　過分極　かぶんきょく

超级恒温水浴　超恆温水浴　ちょうこうおんすいよく

超级抗原　超抗原　ちょうこうげん

超级温度计　超級温度計　ちょうきゅうおんどけい

超急〔性〕排斥（异）反应　超急性拒否反応　ちょうきゅうせ
　いきょひはんのう

超几何分布　超幾何分布　ちょうきかぶんぷ

超价观念　過価観念　かかかんねん

超减力毒素　ウルトラトキシン　ultratoxin

超精细结构　超微細構造　ちょうびさいこうぞう

超卷曲　スーパーコイル　supercoil

超量补偿　代償過度　だいしょうかど

超滤膜　グラドコル膜　gradocolまく

超滤器　限外沪過器　げんがいろかき

超螺旋　スーパーヘリックス　Super helix

超螺旋管　スーパーヘリックス管　Superhelixかん

超免疫　超免疫　ちょうめんえき

超免疫法　超免疫法　ちょうめんえきほう

超免疫血清　超免疫血清　ちょうめんえきけっせい

超敏反应　超敏感反応　ちょうびんかんはんのう

超敏感性　過敏性,過敏症　かびんせい,かびんしょう

超敏感性细胞　過感作細胞　かかんささいぼう

超敏性脉管炎　過敏性脈管炎　かびんせいみゃっかんえん

超强刺激物　超強刺激物　ちょうきょうしげきぶつ

超热力学法　超熱力学法　ちょうねつりきがくほう

超热中子　超温度中性子,エピサーマル　ニュートロン
　ちょうおんどちゅうせいし,epithermal neutron

超软X线　超軟X線　ちょうなんXせん

超射　オーバーシュート　overshoot

超X〔射〕线　超X線　ちょうXせん

超生反应　超生反応　ちょうせいはんのう

超生理现象　超生理現象　ちょうせいりげんしょう

超声　超音　ちょうおん

超声波　超音波　ちょうおんぱ

超声波白内障粉碎性吸引仪　超音波白内障圧砕吸引装置
　ちょうおんぱはくないしょうあっさいきゅういんそうち

超声〔波〕测量　超音波計測　ちょうおんぱけいそく

超声波分析　ソニメトリー　sonimetry

超声〔波〕负离子发生器　超音波陰イオン　ジェネレータ
　ちょうおんぱいんion generator

超声〔波〕机头　超音波検出器ハンドピース　ちょうおんぱ
　けんしゅつきhandpiece

超声〔波〕计　超音波計　ちょうおんぱけい

超声〔波〕检查〔法〕　超音波検査〔法〕　ちょうおんぱけんさ
　〔ほう〕

超声〔波〕洁牙器　超音波スケーラー　ちょうおんぱscaler

超声〔波〕洁牙器械　超音波歯石除去装置　ちょうおんぱし
　せきじょきょそうち

超声〔波〕洁治术　超音波歯石除去法　ちょうおんぱしせき
　じょきょほう

超声〔波〕疗法　超音波療法　ちょうおんぱりょうほう

超声波脉冲　超音波パルス　ちょうおんぱpulse

超声波描记术　超音波検査法,ウルトラソノグラフィー
　ちょうおんぱけんさほう,ultrasonography

超声〔波〕灭菌法　超音波滅菌法　ちょうおんぱめっきんほ
　う

超声〔波〕碎石术　超音波砕石術　ちょうおんぱさいせき
　じゅつ

超声〔波〕胎盘定位法　超音波胎盤位置確認法　ちょうおん

ぱたいばんいちかくにんほう

超声〔波〕图　超音波〔画〕像　ちょうおんぱ〔が〕ぞう

超声〔波〕图象术　超音波グラフィ　ちょうおんぱgraphy

超声〔波〕雾化器　超音波噴霧器　ちょうおんぱふんむき

超声〔波〕洗涤器　超音波洗浄器　ちょうおんぱせんじょう
　き

超声〔波〕心动描记术　超音波心臓検査法,エコー カルジオ
　グラフィ　ちょうおんぱしんぞうけんさほう,echo cardio-
　graphy

超声波学　超音波学　ちょうおんぱがく

超声〔波〕牙钻　超音波歯科用ドリル　ちょうおんぱしかよ
　う drill

超声波仪　超音波装置　ちょうおんぱそうち

超声〔波〕治疗　超音波治療　ちょうおんぱちりょう

超声〔波〕治疗机　超音波治療装置　ちょうおんぱちりょう
　そうち

超声〔波〕作用　超音波作用　ちょうおんぱさよう

超声成像照相机　超音波像カメラ　ちょうおんぱぞうcam-
　era

超声多普勒法　超音波ドプラー法　ちょうおんぱDopplerほ
　う

超声多普勒技术　超音波ドプラー技術　ちょうおんぱ
　Dopplerぎじゅつ

超声多普勒效应　超音波ドプラー効果　ちょうおんぱ
　Dopplerこうか

超声多普勒诊断仪　ドプラー超音波診断装置　Dopplerちょ
　うおんぱしんだんそうち

超声发生器　超音波ジェネレータ　ちょうおんぱgenerator

超声放射照相术　超音波X線撮影法　ちょうおんぱXせん
　さつえいほう

超声〔回波〕图　超音波エコー図　ちょうおんぱechoず

超声计算机断层摄影术　超音波計算機断層撮影法　ちょう
　おんぱけいさんきだんそうさつえいほう

超声技术　超音波技術　ちょうおんぱぎじゅつ

　多普勒氏超声技术　ドプラー超音波技術　Dopplerちょう
　おんぱぎじゅつ

超声快速扇形扫描仪　超音波迅速扇形スキャ〔ン〕ナ　ちょ
　うおんぱじゅんそくせんけいscanner

超声流量计　超音波流量計　ちょうおんぱりゅうりょうけい

超声颅内压图　超音波頭蓋内圧力図　ちょうおんぱずがい
　ないあつりょくず

超声录像仪　超音波ビデオコーダー　ちょうおんぱvideo-
　corder

超声滤波器　超音波沪過器　ちょうおんぱろかき

超声喷雾法　超音波噴霧法　ちょうおんぱふんむほう

超声切面(体层)成相术　超音波断層撮影法　ちょうおんぱ
　だんそうさつえいほう

超声切面显像　超音波断層撮影法　ちょうおんぱだんそう
　さつえいほう

超声切面诊断仪　超音波断層診断装置　ちょうおんぱだん
　そうしんだんそうち

超声全息〔术〕　超音波ホログラフィ　ちょうおんぱhologra-
　phy

超声扫描(视)　超音波スキャ〔ン〕ニング　ちょうおんぱ
　scanning

超声手术器械　超音波手術器械　ちょうおんぱしゅじゅつき
　かい

超声损伤　超音波損傷　ちょうおんぱそんしょう

超声胎儿心搏探测装置 超音波胎児心拍〔動〕検出器 ちょうおんぱたいじしんはく〔どう〕けんしゅっき

超声胎儿心率计 超音波胎児心拍数検出器 ちょうおんぱたいじしんはくすうけんしゅっき

超声胎头测量法 超音波胎児頭部計測法 ちょうおんぱたいじとうぶけいそくほう

超声探测〔法〕 超音波探測〔法〕 ちょうおんぱたんそく〔ほう〕

超声物理学 超音波物理学 ちょうおんぱぶつりがく

超声洗手装置 超音波手あらい装置 ちょうおんぱてあらいそうち

超声显微镜 超音波顕微鏡 ちょうおんぱけんびきょう

超声显象法 超音波図像法 ちょうおんぱずぞうほう

超声X线断层相术 超音波X線断層撮影法 ちょうおんぱXせんだんそうさつえいほう

超声心动〔描记〕器 超音波心臓エコー検査器,エコーカルジオグラフ ちょうおんぱしんぞうechoけんさき,echo-cardiograph

超声心动图 超音波心臓検査図,心臓エコー図 ちょうおんぱしんぞうけんさず,しんぞうechoず

超声心脏综合诊断仪 多用超音波心臓鏡 たようちょうおんぱしんぞうきょう

超声血管检测法 超音波血管検出法 ちょうおんぱけっかんけんしゅつほう

超声血管检测仪 超音波血管検出器 ちょうおんぱけっかんけんしゅっき

超声血流计 超音波血流計 ちょうおんぱけつりゅうけい

超声血流流速描记法 超音波血流速度記録法 ちょうおんぱけつりゅうそくどきろくほう

超声血压计 超音波血圧計 ちょうおんぱけつあつけい

超声照相机 超音波カメラ ちょうおんぱcamera

超声诊断法 超音波診断法 ちょうおんぱしんだんほう

超声诊断学 超音波診断学 ちょうおんぱしんだんがく

超声诊断仪 超音波診断装置 ちょうおんぱしんだんそうち

超声振动 超音波振動 ちょうおんぱしんどう

超声振动器 超音波振動器 ちょうおんぱしんどうき

超视镜 超ビズスコープ ちょうvisuscope

超视粒 アミクロン amicron

超数染色体 過剰染色体 かじょうせんしょくたい

超速 超速度 ちょうそくど

超速离心法 超遠心法 ちょうえんしんほう

超速离心机 超遠心分離機 ちょうえんしんぶんりき

超微滴定器 超微量ビュレット ちょうびりょうburette

超微电极 超微量電極 ちょうびりょうでんきょく

超微观 超微視 ちょうびし

超微结构 超微細構造,限外構造 ちょうびさいこうぞう,げんがいこうぞう

超微粒 限外微粒子 げんがいびりゅうし

超微量分光光度计 超微量分光光度計 ちょうびりょうぶんこうこうどけい

超微量分析 超微量分析 ちょうびりょうぶんせき

超微量分析法 ウルトラミクロ法 ultramicroほう

超微量化学 超微量化学 ちょうびりょうかがく

超微量技术 超微量技術 ちょうびりょうぎじゅつ

超微量天平 超微量天秤 ちょうびりょうてんびん

超微量吸管 超微量ピペット ちょうびりょうpipette

超微量荧光光度计 超微量蛍光光度計 ちょうびりょうけいこうこうどけい

超微弱发光 超微弱ルミネッセンス ちょうびじゃくluminescence

超微生物 限外微生物 げんがいびせいぶつ

超微体 ウルトラソーム ultrasome

超我 超自我 ちょうじが

超显微镜 限外顕微鏡 げんがいけんびきょう

超显微镜检查〔法〕 限外顕微鏡検査〔法〕 げんがいけんびきょうけんさ〔ほう〕

超显微〔镜〕粒 限外顕微鏡顆粒 げんがいけんびきょうかりゅう

超显微生物 限外顕微鏡生物,限外微生物 げんがいけんびきょうせいぶつ,げんがいびせいぶつ

超显微术 限外顕微鏡検査法 げんがいけんびきょうけんさほう

超小型化 超小型化 ちょうこがたか

超氩结构 超アルゴン構造 ちょうargonこうぞう

超氧化物 過酸化物 かさんかぶつ

超氧化物歧化酶 過酸化物ディスムターゼ かさんかぶつdismutase

超铀元素 超ウラン元素 ちょうuranげんそ

超阈限感觉 遠隔知覚 えんかくちかく

超载 過負荷 かふか

超致死〔剂量〕照射 超致死〔量〕照射〔法〕 ちょうちし〔りょう〕しょうしゃ〔ほう〕

超重力 超重力 ちょうじゅうりょく

超重氢 三重水素,H_3 さんじゅうすいそ

超最大刺激 最高以上刺激 さいこういじょうしげき

cháo 朝潮

朝天〔辣〕椒 ヤップキ

朝鲜蓟 朝鮮蓟,アルチチョーク ちょうせんあざみ,artichoke

朝鲜喇蛄 朝鮮ザリガニ ちょうせんザリガニ

朝鲜伊蚊 朝鮮ヤブカ ちょうせんヤブカ

朝向反射 指向反射,オリエンテーション反射 しこうはんしゃ,orientationはんしゃ

朝向运动 向き運動 むきうんどう

潮红 〔皮膚〕潮紅 〔ひふ〕ちょうこう,

潮解性 潮解性 ちょうかいせい

潮解〔作用〕 潮解〔作用〕 ちょうかい〔さよう〕

潮〔流〕气 1回呼吸換気 いっかいこきゅうかんき

潮〔流〕气量 1回呼吸気量 いっかいこきゅうきりょう

潮霉素 ヒグロマイシン hygromycin

潮湿气体流量计 湿度流量計 しつどりゅうりょうけい

潮式呼吸 チェーン・ストークス呼吸 Cheyne-Stokesこきゅう

CHE 车

chē 车

车间 工作場,作業場,職場 こうさくば,さぎょうば,しょくば

车间散热量 職場散熱量 しょくばさんねつりょう

车间散热强度 職場散熱強度 しょくばさんねつきょうど

车间余热量 職場残留熱量 しょくばざんりゅうねつりょう

车轮虫属 線毛滴虫属 せんもうてきちゅうぞく

车轮式沙眼镊 転軸鑷子 てんじくせっし

车轴关节 車軸関節 しゃじくかんせつ

CHEN　尘沉陈晨橙衬

chén　尘沉陈晨橙

尘〔埃〕　じん埃,ダスト　じんあい,dust
尘埃传染　塵埃伝染　じんあいでんせん
尘埃计算器　空中塵埃数計算器　くうちゅうじんあいすうけいさんき
尘埃镜　塵埃鏡　じんあいきょう
尘埃性气喘　塵埃性喘息　じんあいせいぜんそく
尘埃学　塵埃学　じんあいがく
尘肺　塵肺〔症〕　じんはい〔しょう〕
尘含量　塵埃含量　じんあいがんりょう
尘螨属　表皮螨属　ひょうひダニぞく
尘细胞　塵埃細胞　じんあいさいぼう
沉淀　沈殿　ちんでん
沉淀池　沈殿槽　ちんでんそう
沉淀〔法〕　沈殿〔法〕　ちんでん〔ほう〕
沉淀(降)反应　沈降反応　ちんこうはんのう
沉淀孵化法　沈殿孵化法　ちんでんふかほう
沉淀管　沈殿管　ちんでんかん
沉淀过程　沈殿過程　ちんでんかてい
沉淀计　沈殿計　ちんでんけい
沉淀剂　沈殿剤　ちんでんざい
沉淀结核菌素　ツベルクロイジン　tuberculoidin
沉淀抗体　沈降抗体　ちんこうこうたい
沉淀可见度　沈殿視覚感度　ちんでんしかくかんど
沉淀量　沈殿量　ちんでんりょう
沉淀器　沈殿器　ちんでんき
沉淀热　沈殿熱　ちんでんねつ
沉淀试验　沈殿試験　ちんでんしけん
沉淀素　沈降素,プレシピチン　ちんこうそ,precipitin
沉淀素反应　沈降素反応　ちんこうそはんのう
沉淀素试验　沈降素試験　ちんこうそしけん
沉淀素血清　沈降素血清　ちんこうそけっせい
沉淀〔素〕原　プレシピチノゲン　precipitinogen
沉淀碳酸钙　沈殿炭酸カルシウム　ちんでんたんさんcalcium
沉淀物　沈殿物,沈渣　ちんでんぶつ,ちんさ
沉淀洗涤　沈殿の洗浄　ちんでんのせんじょう
沉淀作用　沈殿作用　ちんでんさよう
沉钙〔作用〕　カルシウム沈着〔作用〕　calciumちんちゃく〔さよう〕
沉积(降)　沈降　ちんこう
沉积平衡　沈降平衡　ちんこうへいこう
沉积天平　沈降ばかり　ちんこうばかり
沉积(物)　沈積(沈着)物　ちんせき(ちんちゃく)ぶつ
沉积(降)作用　沈降作用　ちんこうさよう
沉降常数　沈降常数　ちんこうじょうすう
沉降滴定　沈殿滴定　ちんでんてきてい
沉降灰(物)　降下物,降下じん(塵),降下ばい(煤)　こうかぶつ,こうかじん,こうかばい
沉降率　沈降率　ちんこうりつ
沉降平衡　沈降平衡　ちんこうへいこう
沉降时间　沈降時間　ちんこうじかん
沉降速度　沈降速度　ちんこうそくど
沉降速度计　沈降速度計　ちんこうそくどけい
沉降物监测　沈降物モニタ　ちんこうぶつmonitor
沉降物收集器　沈降物コレクタ　ちんこうぶつcollector

沉降物掩蔽所　沈降物避難所　ちんこうぶつひなんしょ
沉降系数　沈降係数　ちんこうけいすう
沉凝式过滤器　沈殿式沪過器　ちんでんしきろかき
沉砂池　沈砂室　ちんさしつ
沉睡　深い睡眠　ふかいすいみん
沉香螺萜醇　アガロスピロール　agarospirol
沉香〔萜〕醇　アガロール　agarol
沉箱　ケイソン,潜函　caisson,せんかん
沉箱病　ケイソン病,潜函病　caissonびょう,せんかんびょう
沉渣　沈殿物,沈渣　ちんでんぶつ,ちんさ
沉重感　重荷感覚　おもにかんかく
沉着病　沈着病,蓄積病　ちんちゃくびょう,ちくせきびょう
沉着物　沈着物　ちんちゃくぶつ
陈旧梗塞　陳旧梗塞　ちんきゅうこうそく
陈旧脱位　陳旧脱臼　ちんきゅうだっきゅう
陈旧性出血　陳旧性出血　ちんきゅうせいしゅっけつ
陈旧性跟腱断裂　アキレス腱陳旧性破裂　achillesけんちんきゅうせいはれつ
陈旧性宫外孕　陳旧性子宮外妊娠　ちんきゅうせいしきゅうがいにんしん
陈旧性骨折　陳旧性骨折　ちんきゅうせいこっせつ
陈旧性会阴裂伤　陳旧性会陰裂傷　ちんきゅうせいえいんれっしょう
陈旧性会阴裂伤修补术　陳旧性会陰裂傷修復術　ちんきゅうせいえいんれっしょうしゅうふくじゅつ
陈旧〔性〕脱位　陳旧性脱臼　ちんきゅうせいだっきゅう
陈旧性心肌梗塞(死)　陳旧性心筋梗塞〔症〕　ちんきゅうせいしんきんこうそく〔しょう〕
陈旧性压缩性骨折　陳旧性圧縮性骨折　ちんきゅうせいあっしゅくせいこっせつ
陈旧性阴道裂伤　陳旧性膣裂傷　ちんきゅうせいちつれっしょう
陈旧性子宫颈裂伤　陳旧性子宮頸裂傷　ちんきゅうせいしきゅうけいれっしょう
陈-施二氏喘息　チエーン・ストークス喘息　Cheyne-Stokesぜんそく
陈-施二氏呼吸　チエーン・ストークス呼吸　Cheyne-stokesこきゅう
陈-施二氏眼球振颤　チーエン・ストークス眼振　Cheyne-Stokesがんしん
晨间检查　朝検査　あさけんさ
晨间麻痹　朝麻痺,早朝麻痺　あさまひ,そうちょうまひ
晨眠　早朝睡眠　そうちょうすいみん
晨尿　早朝尿　そうちょうにょう
晨〔起腹〕泻　早朝下痢　そうちょうげり
晨吐　早朝嘔吐　そうちょうおうと
橙花醇　ネロール　nerol
橙花醛　ネラール　neral
橙花叔醇　ネロリドール,ペルビオール　nerolidol,peruviol
橙花油　ネロリ油　neroliゆ
橙皮　橙皮　トウヒ
橙皮酊　橙皮チンキ　トウヒtincture
橙皮苷(武)　ヘスペリジン　hesperidin
橙皮〔黄〕素　ヘスペレチン　hesperetin
橙皮糖浆　橙皮シロップ　トウヒsyrup
橙皮油　橙皮油　トウヒゆ
橙皮油素　アウラプテン　auraptene

橙酮　アウローン　aurone
橙油　オレンジ油　orangeゆ

chèn　衬

衬垫　パッド，あてもの　pad
衬细胞　内層細胞　ないそうさいぼう

CHENG　称成承城乘程澄橙

chēng　称

称〔量〕　秤量　ひょうりょう
称量滴定管　秤量ビュレット　ひょうりょうburette
称量〔方〕法　秤量方法　ひょうりょうほうほう
称量校正　秤量の修正　ひょうりょうのしゅうせい
称量瓶　秤量瓶，はかり瓶　ひょうりょうびん，はかりびん
称量移液管　秤量ピペット　ひょうりょうpipette
称名不能　名称失語〔症〕　めいしょうしつご〔しょう〕
称重试验　秤量試験　ひょうりょうしけん

chéng　成承城乘程澄橙

成白红细胞性贫血　白赤芽球性貧血　はくせきがきゅうせいひんけつ
成白红细胞增多病　白赤芽球症　はくせきがきゅうしょう
成白细胞　白〔血球〕芽細胞　はっ〔けっきゅう〕がさいぼう
成孢子细胞　スポロブラスト　sporoblast
成层〔作用〕　成層作用　せいそうさよう
成齿质细胞　象牙質芽細胞　ぞうげしつがさいぼう
成虫　成虫　せいちゅう
成虫化　成虫化　せいちゅうか
成虫期　成虫期　せいちゅうき
成虫性蝇蛆病　成虫性蝿蛆病　せいちゅうせいはえうじびょう
成虫滞育　成虫休眠　せいちゅうきゅうみん
成初乳小体　初乳球　しょにゅうきゅう
成单核细胞　単芽球　たんがきゅう
成单核细胞瘤　単芽球腫　たんがきゅうしゅ
成洞　空洞形成　くうどうけいせい
成对　対合　ついあい
成对电子　電子対　でんしつい
成对起搏器　対ペースメーカ　ついpacemaker
成方　できあいの処方　できあいのしょほう
成分　成分　せいぶん
成分熔点　成分熔融点　せいぶんようゆうてん
成高铁红细胞　シデロブラスト　sideroblast
成功率　成功率　せいこうりつ
成骨　骨形成　こつけいせい
成骨不全〔症〕　骨形成不全〔症〕　こつけいせいふぜん〔しょう〕
成骨骨肉瘤　骨芽細胞性骨肉腫　こつがさいぼうせいこつにくしゅ
成骨过程　骨形成過程　こつけいせいかてい
成骨区　骨形成帯　こつけいせいたい
成骨外膜芽　骨膜芽　こつまくが
成骨细胞　骨芽細胞，造骨細胞　こつがさいぼう，ぞうこつさいぼう
成骨细胞瘤　骨芽細胞腫　こつがさいぼうしゅ
成骨细胞肉瘤　骨芽細胞肉腫　こつがさいぼうにくしゅ
成骨性癌　骨芽細胞性癌　こつがさいぼうせいがん
成骨作用　骨形成作用　こつけいせいさよう
成核细胞　原始赤芽球　げんしせきがきゅう
成黑〔色〕素细胞　メラニン芽細胞，黒色芽細胞　melaninが

さいぼう，こくしょくがさいぼう
成黑〔色〕素细胞瘤　黒色芽細胞腫，メラニン芽細胞腫　こくしょくがさいぼうしゅ，melaninがさいぼうしゅ
成黑〔色〕素细胞性脑膜瘤　黒色芽細胞性髄膜腫　こくしょくがさいぼうせいずいまくしゅ
成黑〔色〕素细胞增多病　黒色芽細胞症　こくしょくがさいぼうしょう
成横纹肌细胞瘤　横紋筋芽細胞腫　おうもんきんがさいぼうしゅ
成红细胞　赤芽球，レービット細胞　せきがきゅう，Loevitさいぼう
成红细胞瘤〔病〕　赤芽球腫〔症〕　せきがきゅうしゅ〔しょう〕
成红细胞〔溶血〕性贫血　赤芽球性貧血　せきがきゅうせいひんけつ
成红细胞血小板成单核细胞增多〔症〕　赤芽球栓球単芽球症　せきがきゅうせんきゅうたんがきゅうしょう
成红细胞血症　赤芽球血症　せきがきゅうけっしょう
成红细胞增多〔病〕　赤芽球症　せきがきゅうしょう
成红细胞骤增　赤芽球急激増多　せきがきゅうきゅうげきぞうた
成环试验　環輪試験　かんりんしけん
成环作用　環化〔作用〕　かんか〔さよう〕
成活率　生存率　せいぞんりつ
成肌细胞　筋芽（原）細胞　きんが（げん）さいぼう
成肌细胞瘤　筋芽（原）細胞腫　きんが（げん）さいぼうしゅ
成绩商数　成績商　せいせきしょう
成脊索细胞瘤　脊索中胚葉腫　せきさくちゅうはいようしゅ
成碱食物　塩基形成食物　えんきけいせいしょくもつ
成键电子对　結合電子対　けつごうでんしつい
成键电子对-孤电子对排斥作用　結合電子対・孤立電子対斥力　けつごうでんしつい・こりつでんしついせきりょく
成键轨道　結合軌道　けつごうきどう
成键轨函数　結合軌道関数　けつごうきどうかんすう
成键能力　結合能力　けつごうのうりょく
成浆细胞　形質芽球　けいしつがきゅう
成交感神经胶质细胞瘤　交感神経膠芽細胞腫　こうかんしんけいこうがさいぼうしゅ
成交感神经细胞　交感神経芽細胞　こうかんしんけいがさいぼう
成交感神经细胞瘤　交感神経芽細胞腫　こうかんしんけいがさいぼうしゅ
　郝奇生氏型成交感神经细胞瘤　ハッチソン型交感神経芽細胞腫　Hutchisonがたこうかんしんけいがさいぼうしゅ
成交感细胞　交感形成細胞，交感芽細胞　こうかんけいせいさいぼう，こうかんがさいぼう
成胶质　コラーゲン　collagen
成胶质细胞　神経膠芽細胞，海綿芽細胞　しんけいこうがさいぼう，かいめんがさいぼう
成胶质细胞瘤　神経膠芽細胞腫，海綿芽細胞腫　しんけいこうがさいぼうしゅ，かいめんがさいぼうしゅ
成角　角形成　かくけいせい
成角畸形　角形成奇形　かくけいせいきけい
成角移位　角形成変位　かくけいせいへんい
成结缔组织细胞　繊維形成細胞，結合織細胞　せんいけいせいさいぼう，けつごうしきがさいぼう
成巨核细胞　巨核芽球　きょかくがきゅう

成巨核细胞瘤　巨核芽球腫　きょかくがきゅうしゅ
成卷绷带　巻軸包帯　かんじくほうたい
成块　凝塊形成　ぎょうかいけいせい
成粒器　造粒機　ぞうりゅうき
成粒细胞　顆粒芽球　かりゅうがきゅう
成粒细胞增多症　顆粒芽球症　かりゅうがきゅうしょう
成淋巴细胞　リンパ芽球　lymphがきゅう
成淋巴细胞瘤　リンパ芽球腫　lymphがきゅうしゅ
成淋巴细胞瘤疹　リンパ芽球腫性皮疹　lymphがきゅうしゅ
　せいひしん
成淋巴细胞性红皮病　リンパ芽球性紅皮症　lymphがきゅう
　せいこうひしょう
成淋巴细胞性淋巴瘤　リンパ芽球性リンパ腫　lymphがきゅ
　うせいlymphしゅ
成淋巴细胞增多〔症〕　リンパ芽球症　lymphがきゅうしょう
成瘘　瘻管形成　ろうかんけいせい
成卵黄细胞　卵黄胚　らんおうはい
成卵细胞　卵原細胞　らんげんさいぼう
成迷芽细胞瘤　分離芽腫　ぶんりがしゅ
成囊　被包現象　ひほうげんしょう
成内皮细胞瘤　内皮芽細胞腫　ないひがさいぼうしゅ
成年(人)核　成人核　せいじんかく
成年(人)期　成人期　せいじんき
成年期缺碘性甲状腺肿　成人ヨウ素欠乏性甲状腺腫　せい
　じんヨウそけつぼうせいこうじょうせんしゅ
成年期先天性黄斑变性　成年期先天性黄斑変性　せいねん
　きせんてんせいおうはんへんせい
成〔年〕人脐疝修补术　成人臍ヘルニア修復術　せいじんへ
　そherniaしゅうふくじゅつ
成粘液细胞　粘液芽細胞　ねんえきがさいぼう
成粘液细胞瘤　粘液芽細胞腫　ねんえきがさいぼうしゅ
成泡作用　気泡形成作用　きほうけいせいさよう
成(起)疱　小疱形成　しょうほうけいせい
成胚区　胎芽胚葉　たいがはいよう
成皮　表皮形成　ひょうひけいせい
成皮细胞　皮膚芽細胞　ひふがさいぼう
成脾细胞　脾芽細胞　ひがさいぼう
成品无缝冠　製成品無縫歯冠　せいせいひんむほうしかん
成平滑肌瘤　平滑筋芽細胞腫　へいかつきんがさいぼう
　しゅ
成人佝偻病　成人佝僂病　せいじんくるびょう
成人股骨头缺血性坏死　成人大腿骨頭虚血性壊死　せいじ
　んだいたいこつとうきょけつせいえし
成人呼吸困难(窘迫)症　成人呼吸困難症　せいじんこきゅ
　うこんなんしょう
成人呼吸困难(窘迫)综合征　成人呼吸困難症候群　せいじ
　んこきゅうこんなんしょうこうぐん
成人脊柱骨软骨病　成人脊柱骨軟骨症　せいじんせきちゅ
　うこつなんこつしょう
成人巨结肠症　成人巨大結腸(症)　せいじんきょだいけっ
　ちょう(しょう)
成人慢性红血病　ハイルマイエル・シエーネル赤血病
　Heilmeyer-Schönerせっけつびょう
成人毛〔发〕　成人毛発　せいじんもうはつ
成人纤维增生性心内膜炎　レフレル心内膜炎　Löfflerしん
　ないまくえん
成人型粘液性水肿　成人粘液性水腫　せいじんねんえきせ
　いすいしゅ

成人型主动脉缩窄　成人型大動脈縮窄　せいじんがただい
　どうみゃくしゅくさく
成人性早老症　成人早老(症),成人プロジェリア　せいじん
　そうろう(しょう),せいじんprogeria
成人性硬皮病　成人皮膚硬化症　せいじんひふこうかしょう
成人幽门肥厚性狭窄　成人肥厚性幽門狭窄　せいじんひこ
　うせいゆうもんきょうさく
成软骨细胞　軟骨芽細胞　なんこつがさいぼう
成软骨细胞瘤　軟骨芽細胞腫　なんこつがさいぼうしゅ
成色素细胞　色素芽細胞　しきそがさいぼう
成少突神经胶质细胞　乏突起神経膠芽細胞　ぼうとっきし
　んけいこうがさいぼう
成少突神经胶质细胞瘤　乏突起神経膠芽細胞腫　ぼうとっ
　きしんけいこうがさいぼうしゅ
成神经管细胞　髄〔管〕芽細胞　ずい〔かん〕がさいぼう
成神经管细胞瘤　髄〔管〕芽細胞腫　ずい〔かん〕がさいぼう
　しゅ
成〔神经〕胶质细胞　神経膠芽細胞　しんけいこうがさいぼ
　う
成神经节细胞　神経節芽細胞　しんけいせつがさいぼう
成神经节细胞瘤　神経節芽細胞腫　しんけいせつがさいぼ
　うしゅ
成神经膜(鞘)细胞　神経〔線維〕鞘芽細胞　しんけい〔せん
　い〕しょうがさいぼう
成神经膜(鞘)细胞瘤　神経〔線維〕鞘芽細胞腫　しんけい
　〔せんい〕しょうがさいぼうしゅ
成神经细胞　神経芽細胞　しんけいがさいぼう
成神经细胞瘤　神経芽細胞腫　しんけいがさいぼうしゅ
成视网膜细胞瘤　網膜芽〔細胞〕腫　もうまくが〔さいぼう〕
　しゅ
成视细胞　視芽細胞　しがさいぼう
成室管膜细胞　上衣芽細胞　じょういがさいぼう
成室管膜细胞瘤　上衣芽細胞腫　じょういがさいぼうしゅ
成嗜铬细胞　クローム親和性芽細胞　chromしんわせいが
　さいぼう
成嗜铬细胞瘤　クローム親和性芽細胞腫　chromしんわせ
　いがさいぼうしゅ
成嗜曙红细胞　好酸芽球,好エオジン芽細胞　こうさんが
　きゅう,こうeosinがさいぼう
成熟〔白〕内障　成熟白内障　せいじゅくはくないしょう
成熟成红细胞　成熟赤芽球　せいじゅくせきがきゅう
成熟池　成熟プール　せいじゅくpool
成熟储存池　成熟貯蔵プール　せいじゅくちょぞうpool
成熟度　成熟度　せいじゅくど
成熟儿　成熟児　せいじゅくじ
成熟分裂　成熟分裂　せいじゅくぶんれつ
成熟红细胞核片　ハウエル小体　Howelleしょうたい
成熟黄体　成熟黄体　せいじゅくおうたい
成熟畸胎瘤　成熟奇形腫　せいじゅくきけいしゅ
成熟节片　成熟片節　せいじゅくへんせつ
成熟滤泡　成熟沪胞　せいじゅくろほう
成熟卵　成熟卵子　せいじゅくらんし
成熟卵泡　成熟卵胞　せいじゅくらんほう
成熟免疫　成熟免疫　せいじゅくめんえき
成熟面　成熟面　せいじゅくめん
成熟囊性畸胎瘤　成熟嚢胞性奇形腫　せいじゅくのうほう
　せいきけいしゅ
成熟内障　成熟白内障　せいじゅくはくないしょう

成熟期　成熟期　せいじゅくき

成熟期卵核　成熟期卵核　せいじゅくきらんかく

成熟前期　成熟前期　せいじゅくぜんき

成熟区　成熟帯　せいじゅくたい

成熟性细胞　成熟胚細胞,成熟生殖細胞　せいじゅくはいさいぼう,せいじゅくせいしょくさいぼう

成熟因子　〔赤血球〕成熟因子　〔せっけっきゅう〕せいじゅくいんし

成熟指数　成熟指数　せいじゅくしすう

成熟阻滞　成熟停止　せいじゅくていし

成束　線維束形成　せんいそくけいせい

成松果体细胞瘤　松果体芽〔細胞〕腫　しょうかたいが〔さいぼう〕しゅ

成酸分裂　酸分解　さんぶんかい

成酸食物　酸形成食物　さんけいせいしょくもつ

成酸性利尿剂　酸性化利尿剤　さんせいかりにょうざい

成酸氧化物　酸性酸化物　さんせいさんかぶつ

成酸元素　酸形成元素　さんけいせいげんそ

成髓　髄質化　ずいしつか

成髓细胞　骨髄芽球　こつずいがきゅう

成髓细胞过多　骨髄芽球症　こつずいがきゅうしょう

成髓细胞瘤　骨髄芽球腫　こつずいがきゅうしゅ

成髓细胞瘤病　骨髄芽球腫症　こつずいがきゅうしゅしょう

成髓细胞血症　骨髄芽球血症　こつずいがきゅうけっしょう

成体配合　成熟接合　せいじゅくせつごう

成酮水解作用　ケトン形成加水分解作用　ketonけいせいかすいぶんかいさよう

成团　円塊形成　えんかいけいせい

成团反应　球状反応　きゅうじょうはんのう

成纤维细胞　繊維芽細胞　せんいがさいぼう

成纤维细胞瘤　繊維芽細胞腫　せんいがさいぼうしゅ

成腺细胞　腺芽細胞　せんがさいぼう

成象　イメージ形成　imageけいせい

成象管　イメージ管　imageかん

成心细胞　心芽細胞　しんがさいぼう

成星形细胞　〔神経膠〕星〔状〕芽細胞　〔しんけいこう〕せい〔じょう〕がさいぼう

成星形细胞瘤　〔神経膠〕星〔状〕芽細胞腫　〔しんけいこう〕せい〔じょう〕がさいぼうしゅ

成形充填　形成充填　けいせいじゅうてん

成形粪(便)　成形便　せいけいべん

成形剂　可塑剤　かそざい

成形金属丝　塑性金属糸　そせいきんぞくし

成形粒　プラスチッド　plastid

成形片固定夹　マトリックス固定装置　matrixこていそうち

成形片镊　マトリックス鑷子　matrixせっし

成形手术　形成手術　けいせいしゅじゅつ

成形外科〔学〕　形成外科〔学〕　けいせいげか〔がく〕

成形外科医师　形成外科医　けいせいげかい

成形性胸膜炎　形成性胸膜炎　けいせいせいきょうまくえん

成形修复　形成修復　けいせいしゅうふく

成穴　空洞形成　くうどうけいせい

成血管内皮细胞瘤　血管内皮芽細胞腫　けっかんないひがさいぼうしゅ

成血管细胞　血管芽細胞　けっかんがさいぼう

成血管细胞瘤　血管芽細胞腫　けっかんがさいぼうしゅ

成血细胞　血球芽細胞　けっきゅうがさいぼう

成血细胞瘤　血球芽細胞腫　けっきゅうがさいぼうしゅ

成血细胞综合征　血球芽細胞症候群　けっきゅうがさいぼうしょうこうぐん

成血小板　栓芽球　せんがきゅう

成血小板物质　トロンボン　thrombon

成牙质细胞　象牙〔質〕芽細胞　ぞうげ〔しつ〕がさいぼう

成牙质细胞瘤　象牙〔質〕芽細胞腫　ぞうげ〔しつ〕がさいぼうしゅ

成药　市販薬　しはんやく

成胰岛细胞　〔膵〕島芽細胞　〔すい〕とうがさいぼう

成胰岛细胞瘤　〔膵〕島芽細胞腫　〔すい〕とうがさいぼうしゅ

成瘾　嗜癖　しへき

成瘾性　嗜癖性　しへきせい

成蛹　蛹形成　サナギけいせい

成釉细胞　エナメル芽細胞　enamelがさいぼう

成釉细胞瘤　エナメル芽細胞腫　enamelがさいぼうしゅ

成釉细胞肉瘤　エナメル芽細胞肉腫　enamelがさいぼうにくしゅ

成釉细胞纤维瘤　エナメル芽細胞線維腫　enamelがさいぼうせんいしゅ

成釉〔质〕细胞　エナメル芽細胞　enamelがさいぼう

成脂细胞　脂肪芽細胞　しぼうがさいぼう

成组织细胞　組織芽細胞　そしきがさいぼう

承托区　支承区　ししょうく

承续性　連続性　れんぞくせい

城市　都市　とし

城市公用事业　都市ユーティリティ　としutility

城市规划　都市計画　としけいかく

城市环境卫生　都市環境衛生　としかんきょうえいせい

城市环境卫生措施　都市環境衛生措置　としかんきょうえいせいそち

城市垃圾　都市ごみ　としごみ

城市排水　都市排水　としはいすい

城市气候　都市気候　としきこう

城市生态学　都市生態学　としせいたいがく

城市卫生　都市衛生　としえいせい

城市卫生行政〔管理〕　都市衛生管理　としえいせいかんり

城市污水处理厂　都市汚水処理場　としおすいしょりじょう

城市下水道　都市下水道　としげすいどう

乘车恐怖　乗物恐怖〔症〕　のりものきょうふ〔しょう〕

乘车性眩晕　乗物めまい　のりものめまい

乘晕宁　ジメンヒドリナート　dimenhydrinate

程序　プログラム　program

程序编制　プログラミング　programming

程序编制器　プログラミング装置　programmingそうち

程序变流气相色谱法　プログラム フローガスクロマトグラフィ　program flow gas chromatography

程序表　フローシート　flow sheet

程序调备　ソフトウエア　soft ware

程序控制　プログラム コントロール　program control

程序设计　プログラミング　programming

程序升温气相色谱法　プログラム昇温ガスクロマトグラフィ　programしょうおんgas chromatography

程序式计算器　プログラム計算器　programけいさんき

程序系统　プログラムシステム　program system

程序语言　プログラミング言語　programmingげんご
澄明度　清澄度　せいちょうど
澄清　清澄　せいちょう
澄清法　清澄〔法〕　せいちょうほう
澄清池　沈殿池　ちんでんち
澄清剂　清澄剂　せいちょうざい
橙红　オレンジ レッド　orange red
橙色　オレンジ色　orangeいろ
橙色素　シトラウリン　citraurin

CHI　吃痴池弛迟持匙尺齿耻赤翅

chī　吃痴
吃食反射　摂食反射　せっしょくはんしゃ
痴呆　痴呆　ちほう
　阿尔茨海默氏痴呆　アルツハイメル痴呆　Alzheimerちほう
痴呆型　痴呆型　ちほうがた
痴呆者　痴呆者　ちほうしゃ
痴笑　ヒステリー性哄笑　hysteriaせいこうしょう
痴愚　痴愚　ちぐ

chí　池弛迟持匙
池穿刺法　大槽穿刺法　だいそうせんしほう
池浴　プール浴　poolよく
弛缓　弛緩　し（ち）かん
弛缓不能　弛緩不能（症）　しかんふのう（しょう）
弛缓剂　弛緩剤　しかんざい
弛缓素　レラキシン　relaxin
弛缓性便秘　弛緩性便秘　しかんせいべんぴ
弛缓性麻痹　弛緩性麻痹,軟麻痹　しかんせいまひ,なんまひ
弛缓性膀胱　弛緩性膀胱,無緊張性膀胱　しかんせいぼうこう,むきんちょうせいぼうこう
弛缓性偏瘫　弛緩性片麻痹　しかんせいへんまひ
弛缓性瘫痪　弛緩性麻痹　しかんせいまひ
弛缓性下睑外翻　弛緩性眼瞼外反症　しかんせいがんけんがいはんしょう
弛缓药　弛緩剤　しかんざい
弛缓因子　弛緩因子　しかんいんし
弛肌碘　ガラミン トリエチオダイド　gallamine triethiodide
弛张热　弛張熱　しちょうねつ
弛张温度　弛張温度　しちょうおんど
迟钝　遅鈍　ちどん
迟钝波　不活性波　ふかっせいは
迟钝性忧郁症　無動性メランコリー,無動性うつ病　むどうせいmelancholia,むどうせいうつびょう
迟钝谵妄　消鎮性譫妄　しょうちんせいせんぼう
迟发溺死　遅延溺死　ちえんできし
迟发热　遅延熱　ちえんねつ
迟发显性　遅延優性　ちえんゆうせい
迟发型变态反应　遅延型アレルギー　ちえんがたAllergie
迟发型过敏反应　遅延〔型〕過敏症　ちえん〔がた〕かびんしょう
迟发型皮肤试验　遅延反応型皮膚試験　ちえんはんのうがたひふしけん
迟发性超敏感性　遅延型過敏性　ちえんがたかびんせい
迟发〔性〕佝偻病　晩発〔性〕佝偻病　ばんはつせいくるびょう

迟发性皮肤卟啉症　晩発性皮膚ポルフィリン症　ばんはつせいひふporphyrinしょう
迟发性神经毒作用试验　遅延性神経毒試験　ちえんせいしんけいどくしけん
迟发性遗传梅毒　遅延性遺伝梅毒　ちえんせいいでんばいどく
迟发幼稚　遅延性幼稚〔症〕　ちえんせいようち〔しょう〕
迟发症状　後発症状　こうはつしょうじょう
迟发中毒　遅延中毒　ちえんちゅうどく
迟缓反应物质　遅延反応性物質　ちえんはんのうせいぶっしつ
迟缓连接　遅延癒合〔骨〕　ちえんゆごう（こつ）
迟缓作用　遅延作用　ちえんさよう
迟缓作用药片　遅延作用錠　ちえんさようじょう
迟脉　遅脈　ちみゃく
迟牙　智歯　ちし
迟延反应　遅延反応　ちえんはんのう
迟延性休克　遅延ショック　ちえんshock
迟语症　言語緩慢症　げんごかんまんしょう
持肺钳　肺把持鉗子　はいはじかんし
持骨钳　骨保持鉗子　こつほじかんし
持会厌器　喉頭蓋ホールダー　こうとうがいholder
持肌腱钳　腱鉗子　けんかんし
持夹镊　クリップ保持鑷子　clipほじせっし
持夹器　クランプホールダー　clamp holder
持久标本　永久プレパラート　えいきゅうpräparat
持久反应性精神病　持続性反応性精神病　じぞくせいはんのうせいせいしんびょう
持久隆起性红斑　持続隆起性紅斑　じぞくりゅうきせいこうはん
持久试验　耐久力試験　たいきゅうりょくしけん
持久托牙　永久義歯　えいきゅうぎし
持久性豆状过度角化病　恒久性レンズ状過角化症　こうきゅうせいlensじょうかかっかしょう
持久性红斑　固定紅斑　こていこうはん
持久性回状红斑　固定性地図状紅斑　こていせいちずじょうこうはん
持久性痉挛　持続性痙攣　じぞくせいけいれん
持久性色素障碍性红斑　固定性色素沈着障害性紅斑　こていせいしきそちんちゃくしょうがいせいこうはん
持久性收缩　持続性収縮　じぞくせいしゅうしゅく
持久性特发性低血压　永続性特発性低血圧　えいぞくせいとくはつせいていけつあつ
持久性震颤　恒久性振戦　こうきゅうせいしんせん
持久性肢皮炎　固定性先端皮膚炎,稽留性肢端皮膚炎　こていせいせんたんひふえん,けいりゅうせいしたんひふえん
持卷棉子钳　スワブ保持鉗子　Swabほじかんし
持续出血　持続出血　じぞくしゅっけつ
持续骶管麻醉（无痛法）　持続仙骨（仙椎）麻醉〔法〕　じぞくせんこつ（せんつい）ますい〔ほう〕
持续动作　保続〔症〕　ほぞく〔しょう〕
持续负压吸引　連続負圧吸引　れんぞくふあつきゅういん
持续感染　持続感染　じぞくかんせん
持续活性　連続活性　れんぞくかっせい
持续疗法　持続的療法　じぞくてきりょうほう
持续麻醉〔法〕　連続麻醉〔法〕　れんぞくますい〔ほう〕
持续麻醉性睡眠　連続麻醉性睡眠　れんぞくますいせいす

いみん

持续灭菌法　連続滅菌法　れんぞくめっきんほう

持续期　持続期　じぞくき

持续牵引复位　連続牽引整復〔法〕　れんぞくけんいんせい
ふく〔ほう〕

持续时间　持続時間　じぞくじかん

持续睡眠　持続睡眠　じぞくすいみん

持续性勃起　プリアピスム,持続勃起〔症〕　priapism,じぞ
くぼっき〔しょう〕

持续性部分性癫病　持続性部分てんかん　じぞくせいぶぶ
んてんかん

持续性癫痫　継続性てんかん　けいぞくせいてんかん

持续性颏后位　持続性頤後位　じぞくせいおとがいこうい

持续性渗血　持続性毛細血管出血　じぞくせいもうさい
けっかんしゅっけつ

持续〔性〕睡眠〔疗〕法　持続睡眠療法　じぞくせいすいみ
んりょうほう

持续性胃液分泌过多　ライヒマン病,持続性胃液分泌亢進
Reichmannびょう,じぞくせいいえきぶんぴつこうしん

持续性吸气　持続性吸息　じぞくせいきゅうそく

持续性心搏过速　持続性〔心〕頻拍〔症〕　じぞくせい〔しん〕
ひんぱく〔しょう〕

持续性心律失常　持続性不整脈　じぞくせいふせいみゃく

持续性枕横位　持続性後頭横位　じぞくせいこうとうおう
い

持续性枕后位　持続性後方後頭位,持続性後頭後〔胎〕位
じぞくせいこうほうこうとうい,じぞくせいこうとうこ
う〔たい〕い

持续性肢皮炎　連続性先端(肢端)皮膚炎　れんぞくせいせ
んたん(したん)ひふえん

持续血尿　持続性血尿　じぞくせいけつにょう

持续言语　言語保続症　げんごほぞくしょう

持续注射器　クロノフューザー　chronofuser

持针器　持針器　じしんき

持针钳　持針鉗子　じしんかんし

匙　匙,スプーン　さじ,spoon

匙突　さじ状突起　さじじょうとっき

匙形刮治器　さじ状掻爬器　さじじょうそうはき

匙形(状)甲　さじ状爪　さじじょうつめ

匙形洁治(牙刮)器　さじ状歯石除去器　さじじょうしせき
じょきょき

chǐ　尺齿耻

尺侧　尺側　しゃくそく

尺侧返动脉　尺側返回動脈　しゃくそくへんかいどうみゃ
く

尺侧副韧带　尺側側副靱帯　しゃくそくそくふくじんたい

尺侧面　尺側面　しゃくそくめん

尺侧上副动脉　上尺側側副動脈　じょうしゃくそくそくふ
くどうみゃく

尺侧腕屈肌　尺側手根屈筋　しゃくそくしゅこんくっきん

尺侧腕伸肌　尺側手根伸筋　しゃくそくしゅこんしんきん

尺侧腕伸肌腱鞘　尺側手根伸筋腱鞘　しゃくそくしゅこん
しんきんけんしょう

尺侧下动脉　下尺側側副動脈　かしゃくそくそくふくどう
みゃく

尺侧缘　尺側縁　しゃくそくえん

尺侧支　尺側枝　しゃくそくし

尺动脉　尺骨動脈　しゃっこつどうみゃく

尺动脉通畅试验　アレン試験　Allenしけん

尺度　ダイメンション　dimension

尺蛾　エダシャクガ

尺骨　尺骨　しゃっこつ

尺骨粗隆　尺骨粗面　しゃっこつそめん

尺骨反射　尺骨反射　しゃっこつはんしゃ

尺骨骨折　尺骨骨折　しゃっこつこっせつ

尺骨喙突　尺骨鉤状突起　しゃっこつこうじょうとっき

尺骨茎突　尺骨茎状突起　しゃっこつけいじょうとっき

尺骨体　尺骨体　しゃっこつたい

尺骨头　尺骨頭　しゃっこつとう

尺骨〔头〕环状关节面　尺骨の関節環状面　しゃっこつのか
んせつかんじょうめん

尺骨鹰嘴　尺骨肘頭　しゃっこつちゅうとう

尺骨鹰嘴骨牵引　尺骨肘頭骨牽引　しゃっこつちゅうとうこ
つけんいん

尺骨鹰嘴骨折　尺骨肘頭骨折　しゃっこつちゅうとうこっせ
つ

尺骨远端切除术　尺骨遠位端切除術　しゃっこつえんいた
んせつじょじゅつ

尺静脉　尺骨静脈　しゃっこつじょうみゃく

尺量法　検尺　けんしゃく

尺切迹　尺骨切痕　しゃっこつせっこん

尺神经　尺骨神経　しゃっこつしんけい

尺神经沟　尺骨神経溝　しゃっこつしんけいこう

尺神经交通支　尺骨神経交通枝　しゃっこつしんけいこう
つうし

尺神经麻痹　尺骨神経麻痺　しゃっこつしんけいまひ

尺神经手背支　尺骨神経手背枝　しゃっこつしんけいしゅは
いし

尺神经损伤　尺骨神経損傷　しゃっこつしんけいそんしょう

尺神经显露法　尺骨神経暴露法　しゃっこつしんけいばく
ろほう

尺神经掌〔皮〕支　尺骨神経掌皮枝　しゃっこつしんけいしょ
うひし

尺腕掌侧韧带　掌側尺骨手根靱帯　しょうそくしゃっこつ
しゅこんじんたい

齿阿米醇　ビサミノール　visamminol

齿槽脓溢　歯槽膿漏〔症〕　しそうのうろう〔しょう〕

齿槽突　歯槽突起　しそうとっき

齿槽缘　歯槽縁　しそうえん

齿根　歯根　しこん

齿根膜　歯根膜　しこんまく

齿根囊肿　歯根囊胞　しこんのうほう

齿核橄榄束　歯状核オリーブ路　しじょうかくoliveろ

齿瘤　歯牙腫　しがしゅ

齿轮现象　歯車様現象　はぐるまようげんしょう

齿轮〔性〕强直　歯車様硬直　はぐるまようこうちょく

齿轮状呼吸　歯車様呼吸　はぐるまようこきゅう

齿面描记器　歯形規　しけいき

齿乳头　歯乳頭　しにゅうとう

齿〔突〕凹　歯突起窩　しとっきか

齿突尖　歯尖　しせん

齿突尖韧带　歯尖靱帯　しせんじんたい

齿龈　歯肉　しにく,はにく

齿龈出血　歯肉出血　しにくしゅっけつ

齿龈炎　歯肉炎　しにくえん

齿整形术　歯牙形成術　しがけいせいじゅつ

齿状层　歯状層　しじょうそう
齿状缝合术　歯状縫合術　しじょうほうごうじゅつ
齿状核　歯状核　しじょうかく
齿状核门　歯状核口　しじょうかくこう
齿状红核束　歯状赤核路　しじょうせっかくろ
齿状红核纤维　歯状赤核線維　しじょうせっかくせんい
齿状回　歯状回　しじょうかい
齿状丘脑束　歯状視床路　しじょうししょうろ
齿状韧带　歯状靭帯　しじょうじんたい
齿状突半脱位　歯状突起亜脱臼　しじょうとっきあだっきゅう
齿状突骨折　歯状突起骨折　しじょうとっきこっせつ
齿〔状〕突〔起〕　歯状突起　しじょうとっき
齿状突起脱位　歯状突起脱臼　しじょうとっきだっきゅう
齿状线　歯状線　しじょうせん
耻骨　恥骨　ちこつ
耻骨成形术　恥骨形成術　ちこつけいせいじゅつ
耻骨弓　恥骨弓　ちこつきゅう
耻骨弓测量器　恥骨弓骨盤計　ちこつきゅうこつばんけい
耻骨弓角度　恥骨弓角　ちこつきゅうかく
耻骨弓韧带　恥骨弓靭帯　ちこつきゅうじんたい
耻骨弓上前列腺切除术　恥骨上式前立腺切除術　ちこつじょうしきぜんりつせんせつじょじゅつ
耻骨骨炎　恥骨骨炎　ちこつこつえん
耻骨后膀胱前前列腺切除术　恥骨後膀胱前式前立腺切除術　ちこつこうぼうこうぜんしきぜんりつせんせつじょじゅつ
耻骨后隙　恥骨後隙　ちこつこうげき
耻骨肌　恥骨筋　ちこつきん
耻骨肌筋膜　恥骨筋膜　ちこつきんまく
耻骨峰　恥骨稜　ちこつりょう
耻骨结节　恥骨結節　ちこつけっせつ
耻骨联合　恥骨結合　ちこつけつごう
耻骨联合分离　恥骨結合分離　ちこつけつごうぶんり
耻骨联合缝合术　恥骨結合縫合術　ちこつけつごうほうごうじゅつ
耻骨联合面　恥骨結合面　ちこつけつごうめん
耻骨联合腔　恥骨結合腔　ちこつけつごうこう
耻骨联合切除术　恥骨結合切除術　ちこつけつごうせつじょじゅつ
耻骨联合切开术　恥骨結合切開術　ちこつけつごうせっかいじゅつ
耻骨联合软骨　恥骨軟骨部　ちこつなんこつぶ
耻骨联合上缘　恥骨結合上縁　ちこつけつごうじょうえん
耻骨联合松解术　恥骨結合開離術　ちこつけつごうかいりじゅつ
耻骨联合下缘　恥骨結合下縁　ちこつけつごうかえん
耻骨囊韧带　恥骨嚢靭帯　ちこつのうじんたい
耻骨膀胱宫颈筋膜　恥骨膀胱頸管筋膜　ちこつぼうこうけいかんきんまく
耻骨膀胱宫颈韧带　恥骨膀胱頸管靭帯　ちこつぼうこうけいかんじんたい
耻骨膀胱肌　恥骨膀胱筋　ちこつぼうこうきん
耻骨膀胱韧带　恥骨膀胱靭帯　ちこつぼうこうじんたい
耻骨前列腺肌　恥骨前立腺筋　ちこつぜんりつせんきん
耻骨前列腺韧带　恥骨前立腺靭帯　ちこつぜんりつせんじんたい
耻骨切开术　恥骨切開術　ちこつせっかいじゅつ

耻骨韧带　恥骨靭帯　ちこつじんたい
耻骨上膀胱切开取石　恥骨上膀胱切石術　ちこつじょうぼうこうせっせきじゅつ
耻骨上膀胱切开术　恥骨上膀胱切開術　ちこつじょうぼうこうせっかいじゅつ
耻骨上膀胱造瘘（口）术　恥骨上膀胱瘻設置術　ちこつじょうぼうこうろうせっちじゅつ
耻骨上切石术　恥骨上切石術　ちこつじょうせっせきじゅつ
耻骨上韧带　上恥骨靭帯　じょうちこつじんたい
耻骨上支　恥骨上枝　ちこつじょうし
耻骨梳　恥骨櫛　ちこつしつ
耻骨梳韧带　恥骨櫛靭帯　ちこつしつじんたい
耻骨体　恥骨体　ちこつたい
耻〔骨〕尾〔骨〕筋　恥骨尾骨筋　ちこつびこつきん
耻骨下股疝　恥骨下〔大腿〕ヘルニア　ちこつか〔だいたい〕hernia
耻骨下角　恥骨下角　ちこつかかく
耻骨下支　恥骨下枝　ちこつかし
耻骨炎综合征　恥骨炎症候群　ちこつこつえんしょうこうぐん
耻骨阴道肌　恥骨膣筋　ちこつちつきん
耻骨支　恥骨枝　ちこつし
耻骨支骨折　恥骨枝骨折　ちこつしこっせつ
耻骨直肠肌　恥骨直腸筋　ちこつちょくちょうきん
耻区　恥骨部位　ちこつぶい

chì　赤翅

赤潮　赤潮　あかしお
赤道　赤道　せきどう
赤道〔平〕面　赤道平面　せきどうへいめん
赤道葡萄肿　赤道ブドウ腫　せきどうブドウしゅ
赤道区　赤道部　せきどうぶ
赤道热　赤道熱　せきどうねつ
赤道线　赤道線　せきどうせん
赤地衣素　エリトリン　erythrin
赤豆螺　豆田螺　マメタニシ
赤颊黄鼠　栗鼠　リス
赤脚医生　はだしの医者　はだしのいしゃ
赤痢　赤痢　せきり
赤裸肝区　肝無腹膜部　かんむふくまくぶ
赤霉病麦　赤カビ病麦　あかカビびょうむぎ
赤霉菌　ジベレラ菌　Gibberellaきん
赤霉素　ジベレリン　gibberellin
赤霉素A₃　ジベレリンA₃　gibberellinA₃
赤色氧化铁　赤色酸化鉄　せきしょくさんかてつ
赤山梨醇酸　エリソルビン酸　erysorbineさん
赤石脂　赤石脂　せきせきし
赤酮酸　エリトロン酸　erythronさん
赤藓醇　エリトリトール　erythritol
赤藓糖　エリトロース　erythrose
赤血盐　フェリシアンカリウム,赤血塩　ferricyan kalium,せきけつえん
赤颜恐怖　赤面恐怖〔症〕　せきめんきょうふ〔しょう〕
翅果　翼果　よくか
翅脉　昆虫翅脈　こんちゅうしみゃく
翅子藤科　トチノキ科　トチノキか

CHONG　冲充茺虫重

chōng　冲充茺

冲淡　希釈　きしゃく
冲淡剂　希釈剤　きしゃくざい
冲淡热　希釈熱　きしゃくねつ
冲动　インパルス,衝動　impulse,しょうどう
冲动传导　衝動伝達　しょうどうでんたつ
冲动传导系统　衝動伝達系　しょうどうでんたつけい
冲动性抽搐　衝動的チック　しょうどうてきtic
冲动性精神病　衝動精神病　しょうどうせいしんびょう
冲灌针　灌注針　かんちゅうしん
冲击波　衝撃波　しょうげきは
冲击触诊法　浮球法　ふきゅうほう
冲击伤　衝撃傷　しょうげきしょう
冲击研磨机　インパクトミル　impact mill
冲击噪声　衝撃音　しょうげきおん
冲力　衝撃力　しょうげきりょく
冲洗　洗浄　せんじょう
冲洗法　灌注法,洗浄法　かんちゅうほう,せんじょうほう
冲洗器(机)　イルリガートル,洗浄器　irrigator,せんじょうき
冲洗桶　洗浄タンク　せんじょうtank
充氮保藏法　窒素充填保存法　ちっそじゅうてんほぞんほう
充电　充電　じゅうでん
充电电流　充電電流　じゅうでんでんりゅう
充电过度　過充電　かじゅうでん
充电器　充電器　じゅうでんき
充气　通気　つうき
充气感受器　インフレ受容器　inflationじゅようき
充气管　エアレータ　aerator
充气尿道镜　通気尿道鏡　つうきにょうどうきょう
充气尿道镜检查　通気尿道鏡検査　つうきにょうどうきょうけんさ
充气膀胱镜　通気膀胱鏡　つうきぼうこうきょう
充气膀胱镜检查　通気膀胱鏡検査　つうきぼうこうきょうけんさ
充气乳腺造影术　通気乳腺撮影法　つうきにゅうせんきつえいほう
充气X线照相术　気体注入撮影法　きたいちゅうにゅうさつえいほう
充气X线体层照相术　通気断層X線撮影法　つうきだんそうXせんさつえいほう
充气造影片　通気撮影図　つうきさつえいず
充气造影术　通気撮影法　つうきさつえいほう
充填　充填　じゅうてん
充填材料　充填材料　じゅうてんざいりょう
充填器　充填器　じゅうてんき
充填术　充填法　じゅうてんほう
充血　充血　じゅうけつ
充血单位　充血単位　じゅうけつたんい
充血疗法　充血療法　じゅうけつりょうほう
充血期　うっ血期　うっけつき
充血试验　うっ血試験　うっけつしけん
充血性卒中　うっ血性卒中　うっけつせいそっちゅう
充血性肝硬化　うっ血性肝硬変　うっけつせいかんこうへん
充血性寒战　うっ血性悪寒　うっけつせいおかん
充血性红斑　うっ血性紅斑　うっけつせいこうはん
充血性皮脂溢　うっ血性脂漏　うっけつせいしろう

充血性脾大综合征　うっ血性巨脾症候群　うっけつせいきょひしょうこうぐん
充血性脾〔肿〕大　うっ血性巨脾〔症〕　うっけつせいきょひ〔しょう〕
充血性青光眼　充血性緑内障　じゅうけつせいりょくないしょう
充血性头痛　充血性頭痛　じゅうけつせいずつう
充血性痛经　充血性月経困難症　じゅうけつせいげっけいこんなんしょう
充血性心肌病　うっ血性心筋症　うっけつせいしんきんしょう
充血性心力衰竭　うっ血性心不全　うっけつせいしんふぜん
充氧器　酸素供給器　さんそきょうきゅうき
充氧〔作用〕　酸素飽和　さんそほうわ
充盈　充盈　じゅうえい
充盈期　充盈期　じゅうえいき
充盈缺损　充盈欠損　じゅうえいけっそん
充盈压　充盈圧　じゅうえいあつ
茺蔚子　ジュウイシ,益母草の果実　ヤクモソウのかじつ

chóng　　**虫重**

虫白蜡　虫白蠟　ちゅうはくろう
虫病　寄生虫病　きせいちゅうびょう
虫草素　コルジセピン　cordycepin
虫草酸　コルジセピン酸　cordycepinさん
虫传病毒　アルボウイルス　arbovirus
虫胶　シェラック　shellac
虫胶色素　シェラック色素　shellacしきそ
虫卵　虫卵　ちゅうらん
虫卵栓塞　虫卵塞栓〔症〕　ちゅうらんそくせん〔しょう〕
虫媒　昆虫媒介　こんちゅうばいかい
虫媒传播　昆虫媒介伝播　こんちゅうばいかいでんぱ
虫媒〔传染〕病　昆虫媒介〔伝染〕病　こんちゅうばいかい〔でんせん〕びょう
虫媒花　虫媒花　ちゅうばいか
虫漆〔胶〕酚　ラッコル　laccol
虫漆蜡酸　ラッセロール酸　laccerolさん
虫蚀状充盈缺损　虫食い状充満欠損　むしくいじょうじゅうまんけっそん
虫体阴影　虫体陰影　ちゅうたいいんえい
虫咬　昆虫刺傷　こんちゅうししょう
虫咬皮炎　昆虫刺傷性皮膚炎　こんちゅうししょうせいひふえん
虫主关系　宿主寄生体関係　しゅくしゅきせいたいかんけい
虫蚀样秃发　虫食い状脱毛〔症〕　むしくいじょうだつもう〔しょう〕
重搏波　重拍〔脈〕波　じゅうはく〔みゃく〕は
重搏脉　重拍脈　じゅうはくみゃく
重搏切迹　重複切痕　じゅうふくせっこん
重插管〔法〕　再挿管〔法〕　さいそうかん〔ほう〕
重氮苯　ジアゾベンゼン　diazobenzene
重氮反应　ジアゾ反応　diazoはんのう
重氮化　ジアゾ化　diazoか
重氮盐　ジアゾニウム塩　diazoniumえん
重叠　重畳,重ね合わせ　ちょうじょう,かさねあわせ
重叠畸形　二重奇形　にじゅうきけい
重叠式　重なり形　かさなりがた

重叠效应　エクリプシング効果　eclipsingこうか
重返系统　再入系〔統〕　さいにゅうけい〔とう〕
重返现象　再入現象　さいにゅうげんしょう
重复　重複　ちょうふく
重复肠梗阻　重複イレウス　ちょうふくileus
重复出现　重複出現　ちょうふくしゅつげん
重复唇　重複唇,二重口唇　ちょうふくしん,にじゅうこう
　しん
重复定量滴管　ボルメット　volumette
重复感染重複感染　ちょうふくかんせん
重复基因　重複遺伝子　ちょうふくいでんし
重复(现)结果　再現結果　さいげんけっか
重复妊娠　複妊娠,複胎　ふくにんしん,ふくたい
重复试验　重複試験　ちょうふくしけん
重复X线〔照〕片　重複撮影X線図　ちょうふくさつえいX
　せんず
重复诱导　重複誘導　ちょうふくゆうどう
重复造影术　重複造影法　ちょうふくぞうえいほう
重复子宫　重複子宮　ちょうふくしきゅう
重寄生物　超寄生体　ちょうきせいたい
重寄生〔现象〕　超寄生〔現象〕　ちょうきせい〔げんしょう〕
重键　多重結合　たじゅうけつごう
重结晶〔作用〕　再結晶〔作用〕　さいけっしょう〔さよう〕
重酒石酸去甲肾上腺素　重酒石酸ノルエピネフリン　じゅ
　うしゅせきさんnorepinephrine
重酒石酸盐　重酒石酸塩　じゅうしゅせきさんえん
重脉波　重拍〔脈〕波　じゅうはく〔みゃく〕は
重肾　重複腎　ちょうふくじん
重吸收〔作用〕　再吸収〔作用〕　さいきゅうしゅう〔さよう〕
重现性　再現性　さいげんせい
重蒸馏　再蒸溜　さいじょうりゅう
重组合　再結合,組〔み〕換〔え〕　さいけつごう,くみかえ
重组基因　組〔み〕換〔え〕遺伝子　くみかえいでんし
重组体　組〔み〕換〔え〕型　くみかえがた
重组修复　組〔み〕換〔え〕修復　くみかえしゅうふく
重组子　組〔み〕換〔え〕単位　くみかえたんい
重组〔作用〕　組〔み〕換〔え〕〔作用〕　くみかえ〔さよう〕

CHOU　抽稠丑臭

chōu　抽

抽查　スポット　チェック　spot check
抽出〔术〕　摘出〔術〕,抜去〔術〕,抽出〔術〕　てきしゅつ〔じゅ
　つ〕,ばっきょ〔じゅつ〕,ちゅうしゅつ〔じゅつ〕
抽出物　抽出物　ちゅうしゅつぶつ
抽搐　①痙攣②チック　①けいれん②tic
抽搐发作　痙攣発作　けいれんほっさ
抽搐疗法　痙攣療法　けいれんりょうほう
抽搐性麻痹　痙攣性麻痺　けいれんせいまひ
抽搐性舞蹈病　痙攣性舞踏病　けいれんせいぶとうびょう
抽动秒语综合征　ジルドラツーレット症候群　Gilles de la
　Touretteしょうこうぐん
抽空　真空排気　しんくうはいき
抽空采血器　真空採血器　しんくうさいけっき
抽滤管　吸引沪過管　きゅういんろかかん
抽滤瓶　吸引沪過瓶　きゅういんろかびん
抽气泵　空気ポンプ　くうきpump
抽气管　吸気管,アスピレーター　きゅうきかん,aspirator
抽髓针　抜髄針,根管針　ばっすいしん,こんかんしん

抽水马桶　水洗式便器　すいせんしきべんき
抽屉试验　引出し試験　ひきだししけん
抽吸　吸引,アスピレーション　きゅういん,aspiration
抽吸器　吸引器　きゅういんき
抽象思维　抽象的思考　ちゅうしょうてきしこう
抽象信号　抽象信号　ちゅうしょうしんごう
抽血　①瀉血②採血　①しゃけつ②さいけつ
抽血器　①瀉血器②採血器　①しゃけつき②採血器
抽血注射预防〔反应〕法　体外血液防衛法　たいがいけつえ
　きぼうえいほう
抽血装置　採血装置　さいけつそうち
抽样　標本抽出,サンプリング　ひょうほんちゅうしゅつ,
　sampling
抽样调查　標本抽出調査　ひょうほんちゅうしゅつちょうさ
抽样〔方〕法　標本抽出法　ひょうほんちゅうしゅつほう
抽样误差　抽出誤差,サンプリング誤差,抜取誤差　ちゅう
　しゅつごさ,samplingごさ,ぬきとりごさ

chóu　稠

稠环　縮合環　しゅくごうかん
稠环烃　縮合環炭化水素　しゅくごうかんたんかすいそ
稠密染色体　濃縮染色体　のうしゅくせんしょくたい
稠脓　乾酪〔性〕膿　かんらく〔せい〕うみ

chǒu　丑

丑态　醜態,おどけ　しゅうたい,おどけ

chòu　臭

臭　悪臭,臭気　あくしゅう,しゅうき
臭鼻克雷白氏杆菌　臭鼻菌　しゅうびきん
臭鼻性喉症　喉頭性臭鼻症　こうとうせいしゅうびしゅう
臭鼻〔症〕　臭鼻〔症〕　しゅうび〔しょう〕
臭虫科　トコジラミ科　トコジラミか
臭虫属　トコジラミ属　トコジラミぞく
臭虫痒症　トコジラミ瘙痒症　トコジラミそうようしょう
臭椿属　ニワウルシ属　ニワウルシぞく
臭豆碱　アナジリン　anagyrine
臭甘菊　ローマカミツレ
臭汗〔症〕　臭汗〔症〕　しゅうかん〔しょう〕
臭气中毒　臭気中毒　しゅうきちゅうどく
臭腺　臭腺　しゅうせん
臭氧　オゾン,O$_3$　ozone
臭氧〔测定〕计　オゾン測定計　ozoneそくていけい
臭氧测定术　オゾン測定術　ozoneそくていじゅつ
臭氧层　オゾン層　ozoneそう
臭氧发生器　オゾン発生器　ozoneはっせいき
臭氧化器　オゾン発生器,オゾナイザー　ozoneはっせいき,
　ozonizer
臭氧化物　オゾン化物　ozoneかぶつ
臭氧污染　オゾン汚染　ozoneおせん
臭氧消毒法　オゾン消毒法　ozoneしょうどくほう
臭氧中毒　オゾン中毒　ozoneちゅうどく

CHU　出初除处杵储搐触

chū　出初

出胞作用　エキソサイトーシス　exocytosis
出汗　発汗　はっかん
出汗不良症　発汗不全症　はっかんふぜんしょう
出汗过多　多汗〔症〕　たかん〔しょう〕
出汗量　発汗量　はっかんりょう

出汗率　发汗率　はっかんりつ
出汗期　発汗期　はっかんき
出汗试验　発汗試験　はっかんしけん
出汗速度　発汗速度　はっかんそくど
出汗性血管瘤　発汗性血管腫　はっかんせいけっかんしゅ
出汗障碍　発汗障害　はっかんしょうがい
出口测量器　骨盤出口測量計　こつばんしゅっこうそくりょうけい
出口产钳　出口鉗子　しゅっこうかんし
出口横径　坐骨結節間径，骨盤出口横径　ざこつけっせつかんけい，こつばんしゅっこうおうけい
出口检疫　輸出検疫　ゆしゅつけんえき
出球小动脉　糸球体輸出細動脈　しきゅうたいゆしゅつさいどうみゃく
出入量　出入量　しゅつにゅうりょう
出射粒子　射出粒子　しゃしゅつりゅうし
出生　出生　しゅっせい
出生存活率　出生の生存率　しゅっせいのせいぞんりつ
出生登记　出生の登録　しゅっせいのとうろく
出生登记区　出生登録区　しゅっせいとうろくく
出生地〔点〕　出生地　しゅっせいち
出生后生活　出生後生活　しゅっせいごせいかつ
出生率　出生率　しゅっせいりつ
出生率降低　出生率低下　しゅっせいりつていか
出生前生活　出生前生活　しゅっせいぜんせいかつ
出生死亡比率　出産死亡比率　しゅっさんしぼうひりつ
出生体重　出生時体重　しゅっせいじたいじゅう
出生统计　出生統計　しゅっせいとうけい
出生证　出生証明書　しゅっせいしょうめいしょ
出血　出血　しゅっけつ
出血斑(疹)　〔出〕血斑　〔しゅつ〕けつはん
出血部位　出血部位　しゅっけつぶい
出血点　出血点　しゅっけつてん
出血毒素单位　ヘモラジン単位　hemorrhaginたんい
出血激素　出血ホルモン　しゅっけつhormone
出血量　出血量　しゅっけつりょう
出血倾向　出血傾向　しゅっけつけいこう
出血热病毒　出血熱ウイルス　しゅっけつねつvirus
出血渗出性红斑　出血渗出性紅斑　しゅっけつしんしゅつせいこうはん
出血时间　出血時間　しゅっけつじかん
出血时间试验　出血時間試験　しゅっけつじかんしけん
出血素质　出血〔性〕素質　しゅっけつ〔せい〕そしつ
出血性白细胞缺乏症　出血〔性〕無白症　しゅっけつ〔せい〕むはくしょう
出血性肠炎　出血〔性〕腸炎　しゅっけつ〔せい〕ちょうえん
出血性卒中　出血性卒中　しゅっけつせいそっちゅう
出血性带状疱疹　出血〔性〕帯状疱疹　しゅっけつせいたいじょうほうしん
出血性胆囊炎　出血性胆囊炎　しゅっけつせいたんのうえん
出血性登革热　デング出血熱　dengueしゅっけつねつ
出血性多肌炎　出血性多発筋炎　しゅっけつせいたはつきんえん
出血性耳炎　出血性耳炎　しゅっけつせいじえん
出血性肺炎　出血性肺炎　しゅっけつせいはいえん
出血性腹膜炎　出血性腹膜炎　しゅっけつせいふくまくえん
出血性肝炎　出血性肝炎　しゅっけつせいかんえん
出血性梗塞(死)　出血性梗塞，赤梗塞　しゅっけつせいこう

そく，せきこうそく
出血性梗塞形成　出血性梗塞形成　しゅっけつせいこうそくけいせい
出血性佝偻病　出血性佝僂病　しゅっけつせいくるびょう
出血性骨膜炎　出血性骨膜炎　しゅっけつせいこつまくえん
出血性骨髓炎　出血性骨髓炎　しゅっけつせいこつずいえん
出血性关节　出血素質者関節　しゅっけつそしつしゃかんせつ
出血性黑蒙　出血性黒内障　しゅっけつせいこくないしょう
出血性红斑　出血性紅斑　しゅっけつせいこうはん
出血性坏死　出血性壊死　しゅっけつせいえし
出血性黄疸　出血性黄疸　しゅっけつせいおうだん
出血性黄疸热　黄疸出血性熱病，ワァイル病　おうだんしゅっけつせいねつびょう，Weilびょう
出血性疾病　出血性疾患　しゅっけつせいしっかん
出血性脊髓空洞〔症〕　出血性脊髓穿孔〔症〕　しゅっけつせいせきずいせんこう〔しょう〕
出血性脊髓炎　出血性脊髓炎　しゅっけつせいせきずいえん
出血性结肠炎　出血性大腸炎　しゅっけつせいだいちょうえん
出血性结膜炎　出血性結膜炎　しゅっけつせいけつまくえん
出血性溃疡　出血性潰瘍　しゅっけつせいかいよう
出血性麻疹　出血性麻疹　しゅっけつせいましん
出血性毛细管中毒　出血性毛細血管中毒〔症〕　しゅっけつせいもうさいけっかんちゅうどく〔しょう〕
出血性囊肿　出血性囊腫　しゅっけつせいのうしゅ
出血性脑灰质炎　出血性灰白脳炎　しゅっけつせいかいはくのうえん
出血性脑上部灰质炎　上部出血性灰白脳炎　じょうぶしゅっけつせいかいはくのうえん
出血性脑炎　出血性脳炎　しゅっけつせいのうえん
出血性脓肿　出血性膿瘍　しゅっけつせいのうよう
出血性贫血　出血性貧血　しゅっけつせいひんけつ
出血性荨麻疹　出血性じんま疹　しゅっけつせいじんましん
出血性青光眼　出血性緑内障　しゅっけつせいりょくないしょう
出血〔性〕热　出血〔性〕熱　しゅっけつ〔せい〕ねつ
出血性软化　出血性軟化　しゅっけつせいなんか
出血性伤寒　出血性腸チフス　しゅっけつせいちょうtyphus
出血性肾变病肾炎　出血性腎症性腎炎　しゅっけつせいじんしょうせいじんえん
出血性肾炎　出血性腎炎　しゅっけつせいじんえん
出血性肾盂炎　出血性腎盂炎　しゅっけつせいじんうえん
出血性胂凡纳明脑炎　出血性アルスフェナミン脳炎　しゅっけつせいarsphenamine
出血性视网膜炎　出血性網膜炎　しゅっけつせいもうまくえん
出血性输卵管炎　出血性卵管炎　しゅっけつせいらんかんえん
出血性鼠疫　出血性ペスト　しゅっけつせいpest
出血性苔癣　出血性苔癬　しゅっけつせいたいせん
出血性天花　出血性痘瘡　しゅっけつせいとうそう
出血性天疱疮　出血性天疱瘡　しゅっけつせいてんぽうそう
出血性胃肠炎　出血性胃腸炎　しゅっけつせいいちょうえん
出血性胃液缺乏　出血性胃液〔分泌〕欠乏　しゅっけつせいいえき〔ぶんぴつ〕けつぼう
出血性息肉　出血性ポリープ　しゅっけつせいpolyp
出血性小肠结肠炎　出血性全腸炎　しゅっけつせいぜんちょ

うえん

出血性心包炎　出血性心膜炎　しゅっけつせいしんまくえん

出血性猩红热　出血性猩紅熱　しゅっけつせいしょうこうね
つ

出血性胸膜炎　出血性胸膜炎　しゅっけつせいきょうまくえ
ん

出血性休克　出血性ショック　しゅっけつせいshock

出血性血管〔肌层〕透明变性　出血性血管ヒアリン症
しゅっけつせいけっかんhyalinしょう

出血性血小板增多症　出血性血小板増加症　しゅっけつせい
けっしょうばんぞうかしょう

出血性炎症　出血性炎症　しゅっけつせいえんしょう

出血性胰腺炎　出血性膵〔臓〕炎　しゅっけつせいすい〔ぞう〕
えん

出血性阴茎异常勃起　出血性陰茎強直　しゅっけつせいいん
けいきょうちょく

出血性龈炎　出血性歯肉炎　しゅっけつせいしにくえん

出血性硬脑膜内层炎　出血性内硬〔髄〕膜炎　しゅっけつせい
ないこう〔ずい〕まくえん

出血性硬脑(脊)膜炎　出血性硬〔髄〕膜炎　しゅっけつせいこ
う〔ずい〕まくえん

出血性疹　出血性発疹　しゅっけつせいほっしん

出血性子宫内膜炎　出血性子宮内膜炎　しゅっけつせいし
きゅうないまくえん

出血性紫癜　出血性紫斑〔病〕　しゅっけつせいしはん〔びょ
う〕

出血灶　出血病巣　しゅっけつびょうそう

出牙　生歯,〔歯〕牙発生　せいし,〔し〕がはっせい

出牙迟延　生歯遅延　せいしちえん

出牙过早　早発性生歯　そうはっせいせいし

出牙痉挛　生歯期痙攣　せいしきけいれん

出牙困难　生歯困難　せいしこんなん

出牙囊肿　生歯囊胞　せいしのうほう

出牙紊乱　生歯障害　せいししょうがい

出芽　発芽　はつが

出芽酵母　発芽酵母　はつがこうぼ

出语困难　言語困難〔症〕　げんごこんなん〔しょう〕

出语障碍　言語障害　げんごしょうがい

出院后护理　アフターケア　after care

出院记录　退院記録　たいいんきろく

出诊　往診　おうしん

出诊包　往診バック　おうしんbag

出诊护理器械包　訪問看護婦用器械セット　ほうもうかん
ごふようきかいset

出诊箱　往診箱　おうしんばこ

出疹期　発疹期　ほっしんき

出疹前期　発疹前期　ほっしんぜんき

初〔步〕筛〔选试验〕　一次選別試験　いちじせんべつしけん

初步消化　第一次消化〔作用〕　だいいちじしょうか〔さよ
う〕

初产　初産　しょさん

初产妇　初産婦　しょさんふ

初潮(经)　初経,初潮　しょけい,しょちょう

初潮年龄　初潮年齢　しょちょうねんれい

初次感染　初感染　しょかんせん

初次免疫应答　一次免疫応答　いちじめんえきおうとう

初次排斥反应　一次拒絶反応　いちじきょぜつはんのう

初次〔移植物〕反应　一次〔移植片〕反応　いちじ〔いしょくへ

ん〕はんのう

初发刺激性皮炎　一次刺激性皮膚炎　いちじしげきせいひ
ふえん

初发热　初期熱　しょきねつ

初发雅司疹　母いちご腫　ぼいちごしゅ

初级弓　原始弓　げんしきゅう

初级骨化中心　一次骨化中心　いちじこっかちゅうしん

初级骨髓腔　原始骨髄腔　げんしこつずいこう

初级骨小梁　原始骨梁　げんしこつりょう

初级集合管　原始集合管　げんししゅうごうかん

初级精母细胞　第一精母細胞　だいいちせいぼさいぼう

初级精原细胞　第一精原細胞　だいいちせいげんさいぼう

初级溃变　一次変性　いちじへんせい

初级淋巴器官　一次リンパ器官　いちじlymphきかん

初级淋巴小结　一次リンパ小節　いちじlymphしょうせつ

初级滤色镜　一次フィルター　いちじfilter

初级卵母细胞　第一卵母細胞　だいいちらんぼさいぼう

初级卵泡　原始卵胞　げんしらんほう

初级卵原细胞　第一卵原細胞　だいいちらんげんさいぼう

初级皮质　原始皮質　げんしひしつ

初级绒毛　一次絨毛　いちじじゅうもう

初级溶酶体　一次リソソーム　いちじlysosome

初级生殖母细胞　原生殖細胞　げんせいしょくさいぼう

初级视泡　原始眼胞　げんしがんぽう

初级试样　一次サンプル　いちじsample

初级小结　一次小節　いちじしょうせつ

初级缢痕　一次くびれ　いちじくびれ

初级有丝分裂　前有糸分裂　ぜんゆうしぶんれつ

初剂量　初回量　しょかいりょう

初浆袢　原糸係蹄　げんしけいてい

初浆泡　原糸小胞　げんししょうほう

初经迟延　晩発月経　ばんはつげっけい

初经过早　早発月経　そうはつげっけい

初经前期　初経前期　しょけいぜんき

初馏份　初留分　しょりゅうぶん

初馏物　初留物　しょりゅうぶつ

初期　初期　しょき

初期〔白〕内障　初発白内障　しょはつはくないしょう

初期毒素　一次性毒素　いちじせいどくそ

初期肺结核　初期肺結核　しょきはいけっかく

初期缝合〔术〕　一次縫合〔術〕　いちじほうごう〔じゅつ〕

初期结核〔病〕　初期結核〔症〕　しょきけっかく〔しょう〕

初期流产　起始流産　きしりゅうざん

初期麻醉　初期麻酔　しょきますい

初期梅毒　初期梅毒　しょきばいどく

初期脱位　初期脱臼　しょきだっきゅう

初期心内膜炎　初期心内膜炎　しょきしんないまくえん

初期洋地黄化　初期ジギタリス化　しょきdigitalisか

初期谵妄　初期譫妄　しょきせんぼう

初热　初期熱　しょきねつ

初乳　初乳　しょにゅう

初乳〔斑〕检验　初乳〔斑〕検査　しょにゅう〔はん〕けんさ

初乳病　初乳症　しょにゅうしょう

初乳检验　初乳検査　しょにゅうけんさ

初乳球　初乳球　しょにゅうきゅう

初乳小体　初乳小体　しょにゅうしょうたい

初乳性肠炎　初乳性腸炎　しょにゅうせいちょうえん

初乳溢　初乳漏出　しょにゅうろうしゅつ

初生壁　一次膜　いちじまく
初生儿　新生児　しんせいじ
初生分生组织　一次分裂組織　いちじぶんれつそしき
初生构造　一次構造　いちじこうぞう
初生木质部　一次木部　いちじもくぶ
初生韧皮部　一次師部　いちじしぶ
初生态　発生期状態　はっせいきじょうたい
初生〔态〕氢　発生期水素　はっせいきすいそ
初生〔态〕氧　発生期酸素　はっせいききさんそ
初生线　新生線　しんせいせん
初始作用　イニシアルアクション　initial action
初速度(率)　初速度　しょそくど
初态　初期状態　しょきじょうたい
初压　初圧　しょあつ
初孕妇　初妊婦　しょにんふ
初诊　初診　しょしん
初诊检查　初診検査　しょしんけんさ
初种反应　初期種痘反応　しょきしゅとうはんのう

chú　除

除斑术　斑点除去術　はんてんじょきょじゅつ
除草(莠)剂　除草剤　じょそうざい
除草剂污染　除草剤汚染　じょそうざいおせん
除草(莠)剂中毒　除草剤中毒　じょそうざいちゅうどく
除草醚　ニップ　NIP
除尘　除塵　じょじん
除尘净化　除塵浄化　じょじんじょうか
除尘器　除塵器,集塵器　じょじんき,しゅうじんき
除尘设备　除(集)塵設備　じょ(しゅう)じんせつび
除虫　除虫　じょちゅう
除虫粉　殺虫粉〔剤〕　さっちゅうふん〔ざい〕
除虫菊〔属〕　除虫菊〔属〕　じょちゅうぎく〔ぞく〕
除虫菊酮　ピレトロン　pyrethron
除虫菊酯(素)　ピレトリン　pyrethrin
除臭剂　脱臭剤　だつしゅうざい
除臭液　脱臭液　だつしゅうえき
除臭〔作用〕　脱臭〔作用〕　だつしゅう〔さよう〕
除胆固(甾)醇〔作用〕　脱コレステロール〔作用〕　だつ
　cholesterol〔さよう〕
除毒气　ガス除去,脱ガス処理　gasじょきょ,だつgasしょり
除鲠器　プロバング,咽頭消息子　probang,いんとうしょう
　そくし
除垢(污)剂　洗剤,浄化剤　せんざい,じょうかざい
除冠器　除冠器　じょかんき
除极过程　脱分極過程　だつぶんきょくかてい
除极〔化〕　脱分極　だつぶんきょく
除极化型肌松药　脱分極型筋弛緩剤　だつぶんきょくかた
　きんしかんざい
除极期　脱分極期　だつぶんきょくき
除甲状腺机能　甲状腺〔機能〕除去　こうじょうせん〔きの
　う〕じょきょ
除箭毒〔作用〕　クラーレ作用消去　curareさようしょうきょ
除蜡法　脱蠟法　だつろうほう
除离子〔作用〕　イオン除去〔作用〕　ionじょきょ〔さよう〕
除磷　脱リン　だつりん
除氯剂　脱塩素剤　だつえんそざい
除酶　除酵素する　じょこうそする
除沫法　浮滓除去〔法〕　うきかすじょきょ〔ほう〕
除脑桥〔法〕　除橋〔法〕　じょきょう〔ほう〕

除胼胝药　うおのめ治療剤(薬)　うおのめちりょうざい(や
　く)
除气　脱気　だっき
除铅疗法　脱鉛療法　だつなまりりょうほう
除去　除去　じょきょ
除神经法　除神経法　じょしんけいほう
除石灰质〔作用〕　脱灰〔作用〕　だっかい〔さよう〕
除外诊断法　除外的診断法　じょがいてきしんだんほう
除〔纤〕颤　細動除去　さいどうじょきょ
除〔纤〕颤器　細動除去器　さいどうじょきょき
除纤维蛋白综合征　脱繊維素症候群　だつせんいそしょう
　こうぐん
除涎　唾液除去　だえきじょきょ
除性征〔法〕　去勢〔法〕　きょせい〔ほう〕
除抑制〔作用〕　抑製解除〔作用〕　よくせいかいじょ〔さよ
　う〕
除油池　脱油タンク　だつゆtank
除脏术　除臓術　じょぞうじゅつ
除脂抗原　脱脂抗原　だっしこうげん

chǔ　处杵储

处方　処方　しょほう
处方集　処方集　しょほうしゅう
处境性精神病　状況精神病　じょうきょうせいしんびょう
处理机　プロセッサー　processor
处理原则　処理原則　しょりげんそく
处女　処女　しょじょ
处女恶病质　処女悪液質,萎黄病　しょじょあくえきしつ,
　いおうびょう
处女科学　処女学　しょじょがく
处女淋巴细胞　処女リンパ球　しょじょlymphきゅう
处女膜　処女膜　しょじょまく
处女膜闭锁　処女膜閉鎖　しょじょまくへいさ
处女膜成形术　処女膜形成術　しょじょまくけいせいじゅつ
处女膜缝合术　処女膜縫合術　しょじょまくほうごうじゅつ
处女膜痕　処女膜痕　しょじょまくこん
处女膜裂伤　処女膜裂傷　しょじょまくれっしょう
处女膜破裂　処女膜破裂　しょじょまくはれつ
处女膜破损　処女膜破損　しょじょまくはそん
处女膜切除术　処女膜切除術　しょじょまくせつじょじゅつ
处女膜切开术　処女膜切開術　しょじょまくせっかいじゅつ
处女膜息肉　処女膜ポリープ　しょじょまくpolyp
处女膜炎　処女膜炎　しょじょまくえん
杵臼关节　球臼関節　きゅうきゅうかんせつ
杵状变　〔太鼓〕ばち指形成　〔たいこ〕ばちしけいせい
杵状指(趾)　〔太鼓〕ばち指(趾)　〔たいこ〕ばちし
储〔备溶〕液　原液　げんえき
储藏细胞　貯蔵細胞　ちょぞうさいほう
储存器　貯蔵器,レザバー　ちょぞうき,reservoir
储存宿主　保有宿主　ほゆうしゅくしゅ
储〔存〕脂(肪)　貯蔵脂肪　ちょぞうしぼう
储能　貯蔵エネルギー　ちょぞうEnergie
储热器　貯熱器　ちょねつき

chù　搐触

搐搦　テタニー　tetany
触变〔性〕　シキソトロピー　thixotropy
触点　触点　しょくてん
触电死　電死　でんし
触发　触発,トリガー　しょくはつ,trigger

触发电极　トリガー電極　triggerでんきょく
触发电路　トリガー回路　triggerかいろ
触发电位　誘発電位　ゆうはつでんい
触发脉冲　発射パルス　はっしゃpulse
触发器　引金,トリガー　ひきがね,trigger
触发信号　引金信号　ひきがねしんごう
触幻觉　幻触　げんしょく
触角　触角　しょっかく
触角凹(窝)　触角窩　しょっかくか
触角毛　触角毛　しょっかくもう
触觉　触覚　しょっかく
触觉测量法　触覚測定法　しょっかくそくていほう
触觉测量器　触覚計　しょっかくけい
触觉迟钝　触覚鈍麻　しょっかくどんま
触觉刺激物　触覚刺激物質　しょっかくしげきぶっしつ
触觉倒错　触覚異常〔症〕　しょっかくいじょう〔しょう〕
触觉反射　触覚反射　しょっかくはんしゃ
触觉感受器　触覚受容器　しょっかくじゅようき
触觉过敏　触覚過敏〔症〕　しょっかくかびん〔しょう〕
触觉计　触覚計　しょっかくけい
触觉减退　触覚減退　しょっかくげんたい
触觉隆凸(小珠)　触覚小球　しょっかくしょうきゅう
触觉毛盘　触覚毛盤　しょっかくもうばん
触觉区　触覚野　しょっかくや
触觉缺失　触覚脱失　しょっかくだっしつ
触觉乳头　触乳頭　しょくにゅうとう
触觉锐敏　触覚過敏　しょっかくかびん
触觉细胞　触覚細胞　しょっかくさいぼう
触觉小体　触覚小体　しょっかくしょうたい
触觉性认识不能　触覚失認　しょっかくしつにん
触觉〔性〕语〔音震〕颤　触覚声音振盪　しょっかくせいおんしんとう
触觉〔性〕震颤　触覚振盪　しょっかくしんとう
触觉阈　触覚域値　しょっかくいきち
触觉圆顶　触覚円蓋　しょっかくえんがい
触觉障碍　触覚障害　しょっかくしょうがい
触觉中枢　触覚中枢　しょっかくちゅうすう
触觉助听器　テレタクター　teletactor
触叩诊　触打診　しょくだしん
触毛　触毛　しょくもう
触酶　カタラーゼ　catalase
触酶活性　カタラーゼ活性　catalaseかっせい
触盘　触覚盤　しょっかくばん
触器　触覚器,触官　しょっかくき,しょっかん
触染性毛囊角化病　伝染性毛孔性角化症,ブルック病　でんせんせいもうこうせいかっかしょう,Brookeびょう
触染性脓疱病　伝染性膿痂疹　でんせんせいのうかしん
触染性软疣　伝染性軟疣　でんせんせいなんゆう
触染性须疮　伝染性毛瘡　でんせんせいもうそう
触杀杀虫药(剂)　接触殺虫薬(剤)　せっしょくさっちゅうやく(ざい)
触痛　接触痛　せっしょくつう
触细胞　触覚細胞　しょっかくさいぼう
触诊　触診　しょくしん
触诊〔方〕法　触診法　しょくしんほう
触诊器　触診器　しょくしんき
触诊性蛋白尿　触診性蛋白尿　しょくしんせいたんぱくにょう

触珠蛋白　ハプトグロビン　haptoglobin

CHUAN　川氚穿传船喘串

chuān　川氚穿

川陈皮〔黄〕素　ノビレチン　nobiletin
川楝素　ツーセンダニン　toosendanin
川崎氏病　川崎病　かわさきびょう
川芎内酯　リグスチリード　ligustilide
川芎嗪　テトラメチルピラジン　tetramethylpyrazine
氚　三重水素,トリチウム　さんじゅうすいそ,tritium
氚标记氨基酸　三重水素標識アミノ酸　さんじゅうすいそひゅうしきaminoさん
氚标记化合物　三重水素標識化合物　さんじゅうすいそひょうしきかごうぶつ
氚标记腺苷(甙)　三重水素標識アデノシン　さんじゅうすいそひょうしきadenosine
氚标记胸腺嘧啶核苷(甙)　三重水素標識チミジン　さんじゅうすいそひょうしきthymidine
氚-蛋氨酸　^{3}H-メチオニン　^{3}H-methionine
氚核　三重陽子,トリトン　さんじゅうようし,triton
氚-菊〔糖〕粉　^{3}H-イヌリン　^{3}H-inulin
氚水　^{3}H-水　^{3}H－すい
穿刺　穿刺　せんし
穿刺部位　穿刺部位　せんしぶい
穿刺冲洗法　穿刺灌注法　せんしかんちゅうほう
穿刺刀　穿刺刀　せんしとう
穿刺点　穿刺点　せんしてん
穿刺反应　穿刺反応　せんしはんのう
穿刺骨折　穿通骨折　せんつうこっせつ
穿刺活检　吸引生検,針生検　きゅういんせいけん,はりせいけん
穿刺接种法　穿刺接種法　せんしせっしゅほう
穿刺术　穿刺術　せんしじゅつ
　伯纳尔氏穿刺术　ベルナール穿刺術　Bernardせんしじゅつ
穿刺腺　穿刺腺　せんしせん
穿刺性糖尿病　穿刺性糖尿病　せんしせいとうにょうびょう
穿刺液　穿刺液　せんしえき
穿刺液涂片　穿刺液塗抹〔標本〕　せんしえきとまつ〔ひょうほん〕
穿刺针　穿刺針　せんしばり
穿动脉　貫通動脈　かんつうどうみゃく
穿静脉　貫通静脈　かんつうじょうみゃく
穿掘脓肿性毛囊〔周〕炎　膿瘍性穿掘性毛包炎　のうようせいせんくつせいもうほうえん
穿孔　穿孔　せんこう
穿孔创　穿孔創　せんこうそう
穿孔带　穿孔帯　せんこうたい
穿孔缝合术　穿孔縫合術　せんこうほうごうじゅつ
穿孔机　穿孔機　せんこうき
穿孔器　穿孔器　せんこうき
穿孔术　穿孔術　せんこうじゅつ
穿孔速度　穿孔速度　せんこうそくど
穿孔性腹膜炎　穿孔性腹膜炎　せんこうせいふくまくえん
穿孔性巩膜软化〔症〕　穿通性強膜軟化〔症〕　せんつうせいきょうまくなんか〔しょう〕
穿孔(通)性骨折　貫通骨折　かんつうこっせつ

穿孔性溃疡 穿孔性潰瘍 せんこうせいかいよう

穿孔性阑尾炎 穿孔性虫垂炎 せんこうせいちゅうすいえん

穿孔性外伤 穿孔性外傷 せんこうせいがいしょう

穿孔拆叠记录纸 穿孔褶襞記録紙 せんこうしゅうへききろくし

穿孔钻 穿孔きり,穿孔ドリル せんこうきり,せんこうdrill

穿孔钻头 穿孔バー せんこうburr

穿颅器 穿頭器 せんとうき

穿颅术 開頭術 かいとうじゅつ

穿破创伤 穿孔創 せんこうそう

穿入 穿通 せんつう

穿入伤 穿通傷 せんつうしょう

穿髓 髄室穿孔 ずいしつせんこう

穿髓龋 歯髄穿入性う食 しずいせんにゅうせいうしょく

穿通性癌 穿孔癌 せんこうがん

穿通性毛囊炎 穿通性毛包炎 せんつうせいもうほうえん

穿通性脑炎 孔脳炎 こうのうえん

穿通性眼外伤 穿通性眼外傷 せんつうせいがんがいしょう

穿透〔术〕 穿通術 せんつうじゅつ

穿透式超声诊断仪 透過性超音波診断装置 とうかせいちょうおんぱしんだんそうち

穿透式电子显微镜 透過型電〔子顕微〕鏡 とうかがたでん〔しけんび〕きょう

穿透速率 穿通速度 せんつうそくど

穿透系数 穿通係数 せんつうけいすう

穿透性 貫通性 かんつうせい

穿透性角膜成形术 穿通性角膜形成術 せんつうせいかくまくけいせいじゅつ

穿透性溃疡 穿通性潰瘍 せんつうせいかいよう

穿透性胃溃疡 穿通性胃潰瘍 せんつうせいいかいよう

穿透性吻合口溃疡 穿通性吻合口潰瘍 せんつうせいふんごうこうかいよう

穿心莲丙素 ネオアンドログラフォリド neoandrographolide

穿心莲黄酮 アンドログラフィン andrographin

穿心莲甲素 デオキシアンドログラフォリド deoxyandrographolide

穿心莲内酯 アンドログラフォリド andrographolide

穿支 貫通枝 かんつうし

chuán 传船

传播(布) 伝播 でんぱ

传播方式 伝播方式 でんぱほうしき

传播过程 伝播過程 でんぱかてい

传播机理 伝播機序 でんぱきじょ

传播媒介 伝播媒介 でんぱばいかい

传播途径 伝播経路 でんぱけいろ

传播性搏动 伝播性拍動 でんぱせいはくどう

传播性血栓 伝播性血栓 でんぱせいけっせん

传播休止期 伝播休止期 でんぱきゅうしき

传播因素 伝播因子 でんぱいんし

传出冲动 遠心インパルス えんしんimpulse

传出机能 輸出機能 ゆしゅつきのう

传出径路切断状态 輸出路遮断状態 ゆしゅつろしゃだんじょうたい

传出神经 遠心性神経 えんしんせいしんけい

传出神经纤维 遠心性神経線維 えんしんせいしんけいせんい

传出神经元 遠心性神経単位,遠心性ニューロン えんしんせいしんけいたんい,えんしんせいneuron

传出纤维 遠心性線維 えんしんせいせんい

传出小管 輸出細管 ゆしゅつさいかん

传出性突触 遠心性シナプス えんしんせいsynapse

传出运动神经元 遠心性運動ニューロン えんしんせいうんどうneuron

传出支 輸出枝 ゆしゅつし

传出支封闭 輸出枝ブロック ゆしゅつしblock

传出阻滞 輸出ブロック ゆしゅつblock

传导 伝導 でんどう

传导电流 伝導電流 でんどうでんりゅう

传导动脉 伝導動脈 でんどうどうみゃく

传导方向 伝導方向 でんどうほうこう

传导率 伝導率 でんどうりつ

传导热 伝導熱 でんどうねつ

传导速度 伝導速度 でんどうそくど

传导无痛法 伝導無痛法 でんどうむつうほう

传导系统 伝導系 でんどうけい

传导系心肌纤维 伝導系心筋線維 でんどうけいしんきんせんい

传导性 伝導性 でんどうせい

传导性〔耳〕聋 伝音性難聴 でんおんせいなんちょう

传导阻滞 伝導ブロック でんどうblock

传导〔阻滞〕麻醉 伝導麻酔 でんどうますい

传递 伝達 でんたつ

传递蛋白 トランスフェリン transferrin

传递方式 伝達方式 でんたつほうしき

传递函数 伝達関数 でんたつかんすう

传递核糖核酸 運搬RNA,運搬リボ核酸 うんぱんRNA,うんぱんriboかくさん

〔传〕递体 キャリア〔ー〕carrier

传递性疲劳 伝達性疲労 でんたつせいひろう

传递者 伝達者 でんたつしゃ

传递质 伝達物質 でんたつぶっしつ

传动 駆動 くどう

传感器 センサー,トランスデューサ sensor,transducer

传染 伝染 でんせん

传染病 伝染病 でんせんびょう

传染病报告 伝染病報告 でんせんびょうほうこく

传染病管理 伝染病管理 でんせんびょうかんり

传染病后痴呆 感染症後痴呆 かんせんしょうごちほう

传染病后精神病 感染症後精神病 かんせんしょうごせいしんびょう

传染病后脑炎 感染症後脳炎 かんせんしょうごのうえん

传染病后心博徐缓 感染症後徐脈 かんせんしょうごじょみゃく

传染病后虚弱状态 感染症後衰弱状態 かんせんしょうごすいじゃくじょうたい

传染病后遗忘症 感染症後健忘症 かんせんしょうごけんぼうしょう

传染病科 伝染病科 でんせんびょうか

传染病科医师 伝染病科医 でんせんびょうかい

传染病室 伝染病室 でんせんびょうしつ

传染病学 伝染病学 でんせんびょうがく

传染病〔医〕院　伝染病院　でんせんびょういん
传染度(力)　感染力,感染性　かんせんりょく,かんせんせい
传染方式　伝染様式　でんせんようしき
传染门户　伝染〔侵入〕門戸　でんせん〔しんにゅう〕もんこ
传染免疫　感染免疫　かんせんめんえき
传染期　伝染期　でんせんき
传染前期　伝染前期　でんせんぜんき
传染途径　感染経路　かんせんけいろ
传染物　感染因子　かんせんいんし
传染性　感染性　かんせんせい
传染性单核〔白〕细胞增多〔症〕病毒　伝染(感染)性単球増加症ウイルス　でんせん(かんせん)せいたんきゅうぞうかしょうvirus
传染性单核细胞增多综合征　伝染(感染)性単球増加〔症〕症候群　でんせん(かんせん)せいたんきゅうぞうか〔しょう〕しょうこうぐん
传染性单核细胞症　伝染(感染)性単球増加症　でんせん(かんせん)せいたんきゅうぞうかしょう
传染性多发性神经根炎　伝染性多発〔性〕神経根炎　でんせんせいたはつ〔せい〕しんけいこんえん
传染性多发性神经炎　伝染性多発〔性〕神経炎　でんせんせいたはつ〔せい〕しんけいえん
传染性飞沫　感染性飛沫　かんせんせいひまつ
传染性肝炎　伝染性肝炎　でんせんせいかんえん
传染性肝炎病毒　伝染性肝炎ウイルス　でんせんせいかんえんvirus
传染性肝炎相关抗原　伝染性肝炎連合抗原　でんせんせいかんえんれんごうこうげん
传染性红斑　伝染性紅斑　でんせんせいこうはん
传染性黄疸　伝染性黄疸　でんせんせいおうだん
传染性肌炎　伝染(感染)性筋炎　でんせん(かんせん)せいきんえん
传染性口角炎　伝染性口角びらん症　でんせんせいこうかくびらんしょう
传染性粒状阴道炎　伝染性顆粒状腟炎　でんせんせいかりゅうじょうちつえん
传染性淋巴细胞增多　伝染性リンパ球増加〔症〕　でんせんせいlymphきゅうぞうか〔しょう〕
传染性流产　感染流産　かんせんりゅうざん
传染性脑灰质炎　感染性灰白脳炎　かんせんせいかいはくのうえん
传染性粘液瘤　感染(伝染)性粘液腫　かんせん(でんせん)せいねんえきしゅ
传染性脾大　伝染性脾腫大　でんせんせいひしゅだい
传染性上皮瘤　伝染性上皮腫　でんせんせいじょうひしゅ
传染性神经元炎　伝染性ニューロン炎　でんせんせいneuronえん
传染性湿疹样皮炎　湿疹様感染性皮膚炎　しっしんようかんせんせいひふえん
传染性水肿　伝染性水腫　でんせんせいすいしゅ
传染性网状内皮组织增殖症　伝染性細網組織〔増殖〕症　でんせんせいさいもうそしき〔ぞうしょく〕しょう
传染性小鼠脱脚病病毒　伝染性エクトロメリアー ウイルス　でんせんせいectromelia virus
传染性心内膜炎　伝染性心内膜炎　でんせんせいしんないまくえん
传染性血栓形成　伝染性血栓症　でんせんせいけっせん

しょう
传染原因　感染原因　かんせんげんいん
传染源　感染源　かんせんげん
传染灶　感染病巣　かんせんびょうそう
传热　熱伝達　ねつでんたつ
传热介质　熱伝達媒質　ねつでんたつばいしつ
传热面　熱伝達表面　ねつでんたつひょうめん
传热系数　熱伝達係数　ねつでんたつけいすう
传入　輸入,求心性　ゆにゅう,きゅうしんせい
传入冲动　求心性衝動,求心インパルス　きゅうしんせいしょうどう,きゅうしんimpulse
传入路径　求心経路　きゅうしんけいろ
传入神经　求心神経　きゅうしんしんけい
传入神经末梢　求心神経終末　きゅうしんしんけいしゅうまつ
传入神经纤维　求心神経線維　きゅうしんしんけいせんい
传入神经元　求心ニューロン　きゅうしんneuron
传入神经阻滞　求心路遮断　きゅうしんろしゃだん
传入纤维　求心線維　きゅうしんせんい
传入支　輸入枝　ゆにゅうし
传入支封闭　輸入枝ブロック　ゆにゅうしblock
传声器　マイクロフォーン　microphone
传声装置　伝音装置　でんおんそうち
传送　伝達　でんたつ
传统透热治疗机　伝統ジアテルミー装置　でんとうdiatermyそうち
传音机能　伝音機能　でんおんきのう
传音器　伝音装置　でんおんそうち
传音系统　伝音系統　でんおんけいとう
传质系数　質量転移係数　しつりょうてんいけいすう
船热　船舶熱　せんぱくねつ
船员坏血病　船員壊血病　せんいんかいけつびょう

chuǎn　喘

喘定　ダイフィリン,ジプロフィリン　dyphyline,diprophyline
喘呼吸　喘息呼吸　ぜんそくこきゅう
喘咳宁　メトキシフェナミン,オルトキシン　methoxyphenamine,orthoxine
喘鸣　喘鳴　ぜんめい
喘鸣性喉痉挛　小児笛声喉頭痙攣　しょうにふえごえこうとうけいれん
喘气(息)　喘ぎ　あえぎ
喘式(息)呼吸　喘ぎ呼吸　あえぎこきゅう
喘速宁　〔塩酸〕トリメトキノール　〔えんさん〕trimethoquinol
喘息定　イソプロテレノール,塩酸イソプレナリン　isoproterenol,えんさんisoprenaline
喘息性呼吸音　喘息性呼吸音　ぜんそくせいこきゅうおん
喘炎宁　プロトカテキュ酸　protocatechuさん

chuàn　串

串联　直列,直列連結　ちょくれつ,ちょくれつれんけつ
串联电路　直列回路　ちょくれつかいろ
串脉冲　連続インパルス　れんぞくimpulse
串珠　じゅず
串珠状结节　じゅず様結節　じゅずようけっせつ
串珠状肋骨　くる病じゅず　くるびょうじゅず

CHUANG　创疮床创

chuāng　创疮

创必龙 塩化トリクロビソニウム えんかtriclobisonium
创壁 創傷壁 そうしょうへき
创底 創底 そうてい
创角 創角 そうかく
创口冲洗器 創傷洗浄器 そうしょうせんじょうき
创口缝〔合〕术 切創縫合術 せっそうほうごうじゅつ
创面 創面 そうめん
创面电灼术 創面電気焼灼術 そうめんでんきしょうしゃくじゅつ
创伤 創傷,外傷 そうしょう,がいしょう
创伤病 外傷性疾患 がいしょうせいしっかん
创伤感染 創傷感染 そうしょうかんせん
创伤后头痛 外傷続発性頭痛 がいしょうぞくはつせいずつう
创伤后综合征 外傷後症候群 がいしょうごしょうこうぐん
创伤酸 トラウマチン酸 traumatinさん
创伤形成层 創傷形成層 そうしょうけいせいそう
创伤性白痴 外傷性白痴 がいしょうせいはくち
创伤性出血 外傷性出血 がいしょうせいしゅっけつ
创伤性动脉瘤 外傷性動脈瘤 がいしょうせいどうみゃくりゅう
创伤性窦道 外傷性瘻 がいしょうせいろう
创伤性反应 外傷反応 がいしょうはんのう
创伤性腹膜炎 外傷性腹膜炎 がいしょうせいふくまくえん
创伤性睾丸炎 外傷性睾丸炎 がいしょうせいこうがんえん
创伤性膈疝 外傷性横隔膜ヘルニア がいしょうせいおうかくまくhernia
创伤性骨化 外傷性骨化 がいしょうせいこっか
创伤性骨膜炎 外傷性骨膜炎 がいしょうせいこつまくえん
创伤性骨折 外傷性骨折 がいしょうせいこっせつ
创伤性关节炎 外傷性関節炎 がいしょうせいかんせつえん
创伤性合并症 外傷性合併症 がいしょうせいがっぺいしょう
创伤性殆 外傷性咬合 がいしょうせいこうごう
创伤性滑膜炎 外傷性滑膜炎 がいしょうせいかつまくえん
创伤性脊椎病 外傷性脊椎症 がいしょうせいせきついしょう
创伤性口炎 外傷性口内炎 がいしょうせいこうないえん
创伤性溃疡 外傷性潰瘍 がいしょうせいかいよう
创伤性聋 外傷性難聴 がいしょうせいなんちょう
创伤性脓毒症 外傷性敗血症 がいしょうせいはいけっしょう
创伤性皮炎 外傷性皮膚炎 がいしょうせいひふえん
创伤性破伤风 外傷性破傷風 がいしょうせいはしょうふ
创伤性气急 外傷性呼吸困難〔症〕 がいしょうせいこきゅうこんなん〔しょう〕
创伤性气胸 外傷性気胸 がいしょうせいききょう
创伤性热 外傷熱 がいしょうねつ
创伤性神经瘤 外傷性神経腫 がいしょうせいしんけいしゅ
创伤性水肿 外傷性水腫 がいしょうせいすいしゅ

创伤性糖尿 外傷性糖尿 がいしょうせいとうにょう
创伤性头痛 外傷性頭痛 がいしょうせいずつう
创伤性脱位 外傷性脱臼 がいしょうせいだっきゅう
创伤性胃瘘 外傷性胃瘻 がいしょうせいいろう
创伤性休克 外傷性ショック がいしょうせいshock
创伤性癔病 外傷性ヒステリー がいしょうせいHysterie
创伤性龈炎 外傷性歯肉炎 がいしょうせいしにくえん
创伤性窒息 外傷性仮死 がいしょうせいかし
创伤性窒息综合征 外傷性仮死症候群 がいしょうせいかししょうこうぐん
创伤学 外傷学 がいしょうがく
创伤药 外傷の薬,創傷治療剤 がいしょうのくすり,そうしょうちりょうざい
创伤愈合 創傷癒合(治癒) そうしょうゆごう(ちゆ)
创伤治疗法 外傷治療法 がいしょうちりょうほう
创缘 創縁 そうえん
创缘夹 創縁クリップ そうえんclip
创缘夹拆除钳 創縁クリップ除去鉗子 そうえんclipじょきょかんし
创缘夹缝合镊 創縁クリップ縫合鑷子 そうえんclipほうごうせっし
创缘剪 創縁ばさみ そうえんばさみ
疮 瘡 そう
疮痂 痂皮 かひ

chuáng 床

床 ベッド,〔寝〕床 bed,〔ね〕とこ
床边橱 ベッドサイド戸棚 bedsideとだな
床边监护器 ベッドサイド モニター bedside monitor
床边视野计 ベッドサイド視野計 bedsideしやけい
床边桌 ベッドサイドテーブル bedside table
床单 シーツ sheet
床靠背 ベッドもたれ bedもたれ
床架 ベッドの台 bedのだい
床上桌 オーバーベッド テーブル over-bed table
床上支架 離被架 りひか
床头卡 ベッドサイド カード bedside card
床位 ベッド bed
床浴 床上浴 しょうじょうよく

chuàng 创

创新霉素 クレアトマイシン creatmycin

CHUI 吹垂锤

chuī 吹

吹玻璃工肺气肿 ガラス吹き手肺気腫 glassふきてはいきしゅ
吹风(气)样杂音 吹鳴様雑音 すいめいようざつおん
吹管 吹管 すいかん
吹气样呼吸音 気管支呼吸音 きかんしこきゅうおん
吹入剂 吸入剤 きゅうにゅうざい
吹入麻醉 吹込麻酔 ふきこみますい
吹音 吹音 すいおん
吹张法 通気膨張法 つうきぼうちょうほう

chuí 垂锤

垂滴法 懸滴法 けんてきほう
垂熔玻璃漏斗 焼結ガラス漏斗 しょうけつglassろうと
垂熔玻璃滤棒 焼結ガラス濾過棒 しょうけつglassろかぼう

垂熔玻璃滤器　焼結ガラス濾過器　しょうけつglassろかき

垂熔玻璃滤球　焼結ガラス濾過球　しょうけつglassろかきゅう

垂体　下垂体　かすいたい

垂体卒中　下垂体卒中　かすいたいそっちゅう

垂体胶　ハイポファミン　hypophamine

垂体出血　下垂体出血　かすいたいしゅっけつ

垂体促性腺激素　下垂体性腺刺激ホルモン　かすいたいせいせんしげきhormone

垂体蝶骨综合征　下垂体蝶形骨症候群　かすいたいちょうけいこつしょうこうぐん

垂体恶性腺瘤　下垂体悪性腺腫　かすいたいあくせいせんしゅ

垂体梗塞　下垂体梗塞　かすいたいこうそく

垂体功能　下垂体機能　かすいたいきのう

垂体功能不全性肥胖症　下垂体不全性肥満症　かすいたいふぜんせいひまんしょう

垂体功能检查　下垂体機能検査　かすいたいきのうけんさ

垂体功能减退　下垂体機能低下　かすいたいきのうていか

垂体功能亢进　下垂体機能亢進　かすいたいきのうこうしん

垂体功能障碍　下垂体機能障害　かすいたいきのうしょうがい

垂体刮匙　下垂体有窓鋭匙　かすいたいゆうそうえいひ

垂体管　下垂体管　かすいたいかん

垂体后叶　下垂体後葉　かすいたいこうよう

垂体后叶催产素　アルファーハイポファミン　alpha-hypophamine

垂体后叶粉　下垂体後葉粉末　かすいたいこうようふんまつ

〔垂体〕后叶激素　下垂体後葉ホルモン　かすいたいこうようhormone

垂体后叶加压素　ピトレシン　pitressin

〔垂体后叶〕生长抑制素　アミシン　amicine

垂体后叶素　ピツイトリン　pituitrin

垂体后叶物质　下垂体後葉物質　かすいたいこうようぶっしつ

垂体〔后叶〕细胞　下垂体細胞　かすいたいさいぼう

垂体后叶注射液　下垂体後葉注射液　かすいたいこうようちゅうしゃえき

垂体坏死　下垂体壊死　かすいたいえし

垂体混合瘤　下垂体混合腫瘍　かすいたいこんごうしゅよう

垂体机能缺失　無下垂体症　むかすいたいしょう

垂体机能减退性恶病质　下垂体〔機能〕低下性悪液質　かすいたい〔きのう〕ていかせいあくえきしつ

垂体激乳腺素　マンモジェン　mammogen

垂体激素　下垂体ホルモン　かすいたいhormone

垂体结节部　下垂体結節部　かすいたいけっせつぶ

垂体茎　下垂体茎　かすいたいけい

垂体冷冻外科治疗　下垂体冷凍外科治療　かすいたいれいとうげかちりょう

垂体瘤　下垂体腫　かすいたいしゅ

垂体瘤切除　下垂体腫瘍切除　かすいたいしゅようせつじょ

垂体〔瘤〕性假脊髓痨　下垂体〔腫〕性偽脊髓痨　かすいたい〔しゅ〕せいぎせきずいろう

垂体漏斗　下垂体漏斗　かすいたいろうと

垂体门脉循环　下垂体門脈循環　かすいたいもんみゃくじゅんかん

垂体门脉系统　下垂体門脈系　かすいたいもんみゃくけい

垂体囊肿　下垂体囊胞　かすいたいのうほう

垂体泡　下垂体胞　かすいたいほう

垂体憩室　下垂体憩室　かすいたいけいしつ

垂体前叶　下垂体前葉　かすいたいぜんよう

垂体前叶促性腺激素　下垂体前葉ゴナドトロピン　かすいたいぜんようgonadotropine

垂体前叶功能低下(减退)　下垂体前葉機能低下(不全)〔症〕　かすいたいぜんようきのうていか(ふぜん)〔しょう〕

垂体前叶功能亢进　下垂体前葉機能亢進　かすいたいぜんようきのうこうしん

垂体前叶激素　下垂体前葉ホルモン　かすいたいぜんようhormone

垂体前叶嗜碱性细胞瘤　下垂体前葉好塩基性細胞腫　かすいたいぜんようこうえんきせいさいぼうしゅ

垂体前叶样物质　下垂体前葉様物質　かすいたいぜんようようぶっしつ

垂体前叶致糖尿病因子　下垂体前葉糖尿病誘発因子　かすいたいぜんようとうにょうびょうゆうはついんし

垂体前叶中间部　下垂体前葉中間部　かすいたいぜんようちゅうかんぶ

垂体钳　下垂体鉗子　かすいたいかんし

垂体肉芽肿　下垂体肉芽腫　かすいたいにくがしゅ

垂体上动脉　上下垂体動脈　じょうかすいたいどうみゃく

垂体嗜碱细胞腺瘤　下垂体好塩基性細胞腺腫　かすいたいこうえんきせいさいぼうせんしゅ

垂体嗜碱细胞增多症　下垂体好塩基球増加症　かすいたいこうえんききゅうぞうかしょう

垂体嗜酸细胞腺瘤　下垂体好酸〔性〕細胞腺腫　かすいたいこうさん〔せい〕さいぼうせんしゅ

垂体损伤　下垂体損傷　かすいたいそんしょう

垂体体质者　下垂体機能亢進体質患者　かすいたいきのうこうしんたいしつかんじゃ

垂体退化(萎缩)　下垂体退縮　かすいたいたいしゅく

垂体窝　下垂体窩　かすいたいか

垂体下动脉　下下垂体動脈　かかすいたいどうみゃく

垂体先天性发育不全　下垂体先天〔性〕発育不全　かすいたいせんてん〔せい〕はついくふぜん

垂体嫌色细胞腺瘤　下垂体色素嫌性腺腫　かすいたいしきそけんせいせんしゅ

垂体腺　下垂体腺　かすいたいせん

垂体腺瘤　下垂体腺腫　かすいたいせんしゅ

垂体性恶病质　下垂体性悪液質　かすいたいせいあくえきしつ

垂体性经闭　下垂体性無月経　かすいたいせいむげっけい

垂体性巨人症　〔脳〕下垂体性巨人症　〔のう〕かすいたいせいきょじんしょう

垂体性粘液水肿　下垂体性粘液水腫　かすいたいせいねんえきすいしゅ

垂体性糖尿　下垂体性糖尿　かすいたいせいとうにょう

垂体性无睾症　下垂体性宦官症(無睾丸症)　かすいたいせいかんかんしょう(むこうがんしょう)

垂体性侏儒〔症〕　下垂体性小人〔症〕　かすいたいせいこびと〔しょう〕

垂体炎　下垂体炎　かすいたいえん

垂体远侧部　下垂体末端部　かすいたいまつたんぶ

垂体孕细胞　下垂体妊娠細胞　かすいたいにんしんさいぼう

垂体摘除　下垂体切除　かすいたいせつじょ

垂体肿瘤　下垂体腫瘍　かすいたいしゅよう

垂体肿瘤切除术　下垂体腫瘍切除術　かすいたいしゅようせつじょじゅつ

垂体综合征　下垂体症候群　かすいたいしょうこうぐん

垂头病　首下り症　くびさがりしょう

垂头仰卧位　トレンデレンブルグ体位　Trendelenburgたいい

垂腕〔畸形〕　下垂手奇形　かすいしゅきけい

垂危　危篤，瀕死　きとく，ひんし

垂涎　垂涎　すいえん〔せん〕

垂直半喉切除术　垂直半側喉頭切除術　すいちょくはんそくこうとうせつじょじゅつ

垂直传播（递）　垂直伝播　すいちょくでんぱ

垂直断层 X 线机　垂直 X 線断層撮影装置　すいちょくXせんだんそうさつえいそうち

垂直分布　垂直分布　すいちょくぶんぷ

垂直复视　垂直複視　すいちょくふくし

垂直感染　垂直感染　すいちょくかんせん

垂直径　垂直径　すいちょくけい

垂直距离　垂直距離　すいちょくきょり

垂直距离测定　垂直距離測定　すいちょくきょりそくてい

垂直面　鉛直平面　えんちょくへいめん

垂直切口　垂直切開　すいちょくせっかい

垂直褥式缝合　垂直さし縫い縫合　すいちょくさしぬいほうごう

垂直视性眩晕　垂直性眩暈　すいちょくせいめまい

垂直书写试验　垂直書字試験　すいちょくしょじしけん

垂直跳跃计　垂直跳躍計　すいちょくちょうやくけい

垂直线　垂直線　すいちょくせん

垂直性斜视　上下斜視　じょうげしゃし

垂直性眼〔球〕震〔颤〕　垂直眼振　すいちょくがんしん

垂直照度　垂直照度　すいちょくしょうど

垂直照明　垂直照明　すいちょくしょうめい

垂直轴　垂直軸　すいちょくじく

垂直坐位头架　垂直坐位頭台，ヘッドレスト　すいちょくざいとうだい，headrest

锤（槌）　槌　つち

锤骨　つち骨　つちこつ

锤骨柄　つち骨柄　つちこつへい

锤骨长突　つち骨長突起　つちこつちょうとっき

锤骨短突　つち骨短突起　つちこつたんとっき

锤骨后襞　後つち骨ひだ　こうつちこつひだ

锤骨颈　つち骨頸　つちこつけい

锤骨前襞　前つち骨ひだ　ぜんつちこつひだ

锤骨前韧带　前つち骨靭帯　ぜんつちこつじんたい

锤骨钳　つち骨鉗子　つちこつかんし

锤骨上韧带　上つち骨靭帯　じょうつちこつじんたい

锤骨头　つち骨頭　つちこつとう

锤骨头钳　つち骨頭鉗子　つちこつとうかんし

锤骨外侧韧带　外側つち骨靭帯　がいそくつちこつじんたい

锤磨机　ハンマー研磨機　hammerけんまき

锤凸　つち骨隆起　つちこつりゅうき

锤纹　つち骨線条　つちこつせんじょう

锤造器　スウェージング マシン，すえ込機　swaging ma-chine,すえこみき

锤（槌）状指（趾）　つち指（趾），ハンマー指（趾）　つちゆび，hammerゆび

CHUN　春纯唇醇

chūn　春

春季肺水肿　春季肺水腫　しゅんきはいすいしゅ

春季结膜炎　春季結膜炎　しゅんきけつまくえん

春季卡他　春季カタル　しゅんきcatarrh

春季卡他性眼炎　春季〔カタル性〕眼炎　しゅんき〔catarrhせい〕がんえん

春季脑炎　春季脳炎　しゅんきのうえん

春季森林脑炎　春季森林脳炎　しゅんきしんりんのうえん

春雷（日）霉素　カスガマイシン　kasugamycin

chún　纯唇醇

纯粹语聋　皮質下性知覚性失語症　ひしつかせいちかくせいしつごしょう

纯粹语哑　皮質下性運動性失語症　ひしつかせいうんどうせいしつごしょう

纯度　純度　じゅんど

纯度校核　純度検算　じゅんどけんさん

纯 γ 放射性核素　純 γ-放射性核種　じゅんγ-ほうしゃせいかくしゅ

纯高甘油酯血症　純型高グリセリド血症　じゅんがたこうglycerideけっしょう

纯合体（子）　同型（ホモ）接合体　どうけい（homo）せつごうたい

纯合性　同型（ホモ）接合性　どうけい（homo）せつごうせい

纯合〔子〕隐性基因　同型（ホモ）劣性遺伝子　どうけい（homo）れっせいいでんし

纯红细胞性贫血　真正赤血球貧血　しんせいせっけっきゅうひんけつ

纯〔化〕蛋白衍生物　精製蛋白〔質〕誘導体　せいせいたんぱく〔しつ〕ゆうどうたい

纯化剂　浄化薬　じょうかやく

纯化〔作用〕　精制，純化　せいせい，じゅんか

纯结核菌素　精製ツベルクリン　せいせいtuberculin

纯净蜂蜜　精制蜂蜜　せいせいはちみつ

纯净气体　純浄ガス　じゅんじょうgas

纯〔浄〕培养〔物〕　純培養〔物〕　じゅんばいよう〔ぶつ〕

纯色　純色　じゅんしょく

纯水　純水　じゅんすい

纯水器　浄水器　じょうすいき

纯臀先露　純殿位　じゅんでんい

纯系　純系　じゅんけい

纯系型　純系型　じゅんけいがた

纯血　純血　じゅんけつ

纯氧　純酸素　じゅんさんそ

纯音　純音　じゅんおん

纯音测听计　純音オージオメータ〔一〕　じゅんおんaudiometer

纯音发生器　純音発生器　じゅんおんはっせいき

纯音筛选测听仪　純音選別オージオメータ〔一〕　じゅんおんせんべつaudiometer

纯音听觉倒错　純音錯聴〔症〕　じゅんおんさくちょう〔しょう〕

纯音听力计　純音オージオメータ　じゅんおんaudiometer

纯种　純粋種　じゅんすいしゅ

纯种移植　同種移植　どうしゅいしょく

唇　唇　くちびる

唇癌　口唇癌　こうしんがん

唇瘢痕挛缩　口唇瘢痕拘縮　こうしんはんこんこうしゅく

唇板　唇板　しんばん

唇瓣　唇弁　しんべん

唇部切除整形修复术　唇部分切除形成修復術　しんぶぶんせつじょけいせいしゅうふくじゅつ

唇侧龈　唇側歯肉　しんそくしにく

唇成形术　唇形成術　しんけいせいじゅつ

唇齿沟　唇歯溝　しんしこう

唇出血　唇出血　しんしゅっけつ

唇读　読唇〔法〕　どくしん〔ほう〕

唇发育不全　唇発育不全　しんはついくふぜん

唇肥厚　口唇肥厚〔症〕　こうしんひこう〔しょう〕

唇缝〔合〕术　唇縫合術　しんほうごうじゅつ

唇干燥　口唇乾燥〔症〕　こうしんかんそう〔しょう〕

唇弓矫正器　唇弓歯科矯正装置　しんきゅうしかきょうせいそうち

唇沟　唇溝　しんこう

唇颌腭裂〔畸形〕　唇顎口蓋〔披〕裂〔奇形〕　しんがくこうがい〔ひ〕れつ〔きけい〕

唇颌裂〔畸形〕　唇顎〔披〕裂〔奇形〕　しんがく〔ひ〕れつ〔きけい〕

唇颌面裂〔畸形〕　唇顎顔裂〔奇形〕　しんがくがんれつ〔きけい〕

唇红部皲裂　唇紅部皸裂　しんこうぶきれつ

唇红缘　唇紅縁　しんこうえん

唇后连合　後唇連合　こうしんれんごう

唇尖　上唇の中央隆起　じょうしんのちゅうおうりゅうき

唇角　口唇角　こうしんかく

唇角化病　口唇角化症　こうしんかっかしょう

唇结节　唇隆起　しんりゅうき

唇颈嵴　唇面歯頸隆線　しんめんしけいりゅうせん

唇皲裂　唇亀裂　しんきれつ

唇口成形术　唇口腔形成術　しんこうこうけいせいじゅつ

唇联合　唇交連　しんこうれん

唇裂　唇裂,兔唇　しんれつ,としん

唇裂缝〔合〕术　兔唇縫合術　としんほうごうじゅつ

唇裂〔畸形〕　唇裂〔奇形〕　しんれつ〔きけい〕

唇裂手术器械　唇裂手術器械　しんれつしゅじゅつきかい

唇裂修复术　唇裂修復術　しんれつしゅうふくじゅつ

唇裂针　兔唇手術針　としんしゅじゅつはり

唇瘤　口唇腫瘍　こうしんしゅよう

唇瘘　唇瘻　しんろう

唇面　唇〔側〕面　しん〔そく〕めん

唇面〔龋〕洞　唇面窩洞　しんめんかどう

唇内翻　唇内反　しんないはん

唇脓肿　口唇膿瘍　こうしんのうよう

唇脓肿切开引流术　口唇膿瘍切開排膿法　こうしんのうようせっかいはいのうほう

唇疱疹　口唇ヘルペス　こうしんherpes

唇牵开器　口唇牽引子,口唇レトラクタ　こうしんけんいんし,こうしんretractor

唇前连合　唇前連合　しんぜんれんごう

唇缺损　唇欠損　しんけっそん

唇缺损修复术　唇欠損修復術　しんけっそんしゅうふくじゅつ

唇舌系带延长术　口唇舌小帯延長術　こうしんぜつしょうたいえんちょうじゅつ

唇舌咽麻痹　口唇舌咽頭麻痺　こうしんぜついんとうまひ

唇痛　口唇痛　こうしんつう

唇外翻　口唇外反　こうしんがいはん

唇舞病　口唇舞踏病　こうしんぶとうびょう

唇系带　唇小帯　しんしょうたい

唇系带畸形　唇小帯奇形　しんしょうたいきけい

唇系带切除术　唇小帯切除術　しんしょうたいせつじょじゅつ

唇系带修整术　唇小帯矯正術　しんしょうたいきょうせいじゅつ

唇下垂　唇下垂〔症〕　しんかすい〔しょう〕

唇腺　口唇腺　こうしんせん

唇腺癌　唇腺癌　しんせんがん

唇向错位　唇側転位　しんそくてんい

唇形科　唇形科　しんけいか

唇血管镜检查法　口唇〔毛細〕血管顕微鏡検査法　こうしん〔もうさい〕けっかんけんびきょうけんさほう

唇炎　口唇炎　こうしんえん

唇翼　唇側フレンジ　しんそくflange

唇痈　唇カルブンケル　しんcarbuncle

唇缘　口唇縁　こうしんえん

唇运动学　口唇運動学　こうしんうんどうがく

唇粘连　口唇癒着　こうしんゆちゃく

唇针术　口唇刺針術　こうしんししんじゅつ

唇真菌病　唇真菌症　しんしんきんしょう

唇肿瘤　口唇腫瘍　こうしんしゅよう

唇周青紫　口周囲チアノーゼ　こうしゅういZyanose

唇状处女膜　唇状処女膜　しんじょうしょじょまく

唇状瘘　唇状フィステル　しんじょうFistel

唇状突出　骨辺縁　こつへんえん

唇足虫病　ムカデ類寄生症　ムカデるいきせいしょう

醇　アルコール　alcohol

醇胺　ヒドラミン,アルコールアミン　hydramine, alcohol amine

醇定量法　アルコール定量法　alcoholていりょうほう

醇定量器　アルコール計　alcoholけい

醇毒性昏迷　アルコール性昏睡　alcoholせいこんすい

醇毒性弱视　アルコール〔性〕弱視,酩酊〔性〕弱視　alcohol〔せい〕じゃくし,めいてい〔せい〕じゃくし

醇酚　アルコールフェノール　alcohol phenol

醇肝综合征　アルコール肝症候群　alcoholかんしょうこうぐん

醇化物　アルコラート　alcoholate

醇化〔作用〕　アルコール化〔作用〕　alcoholか〔さよう〕

醇基　アルコール基　alcoholき

醇解〔作用〕　アルコール分解,アルコーリシス　alcoholぶんかい, alcoholysis

醇类　アルコール類　alcoholるい

醇〔类〕中毒　アルコール類中毒　alcoholるいちゅうどく

醇酶　アルコラーゼ　alcoholase

醇醚　アルコールエーテル　alcoholether

醇钠　ナトリウム アルコレート　natrium alcoholate

醇尿　アルコール尿症　alcoholにょうしょう

醇凝胶　アルコゲル　alcogel

醇醛酸　ヒドロキシアルデヒド酸　hydroxy-aldehydeさん

醇醛缩合酶　アルドラーゼ　aldolase

醇溶蛋白　プロラミン　prolamin

醇溶谷蛋白　グルテリン　gluteline

醇溶胶　アルコゾル　alcosol

醇溶性浸出物　アルコール可溶性抽出物　alcoholかようせいちゅうしゅつぶつ

醇溶液　アルコール溶液　alcoholようえき

醇式羟基　アルコール性水酸基　alcoholせいすいさんき

醇酸　アルコール酸　alcoholさん

醇酮　アルコールケトン　alcohol ketone

醇酮雌激素　エストロン　estrone

醇酮缩合〔作用〕　ベンゾイン縮合　benzoinしゅくごう

醇脱氢酶　アルコール デヒドロゲナーゼ　alcohol dehydrogenase

醇胃试验　アルコール胃試験　alcoholいしけん

醇烯聚合物　アルフィン重合体　alfinじゅうごうたい

醇性偏执狂　アルコール性狂想症　alcoholせいきょうそうしょう

醇性兴奋剂　アルコール性興奮薬　alcoholせいこうふんやく

醇血症　アルコール血症　alcoholけっしょう

醇盐　アルコキサイド　alkoxide

醇氧化酶　アルコールオキシダーゼ　alcohol oxidase

醇值　アルコール数　alcoholすう

醇制酊〔剂〕　アルコールチンキ　alcohol tincture

醇中毒　アルコール中毒〔症〕　alcoholちゅうどく〔しょう〕

醇中毒性截瘫　アルコール中毒性対麻痺　alcoholちゅうどくせいついまひ

醇中毒性麻痹　アルコール中毒性神経麻痺　alcoholちゅうどくせいしんけいまひ

CI　词茨瓷磁雌次刺

cí　词茨瓷磁雌

词汇性失语　単語失語〔症〕　たんごしつご〔しょう〕

词性遗忘　言語健忘症　げんごけんぼうしょう

茨醇　ボルネオール　borneol

茨醇基　ボルニル基　bornylき

茨维费尔氏碎颅器　ツワイフェル砕頭器　Zweifelさいとうき

茨维特氏法　ツウェート法　Tswettほう

茨文格氏试验　ツウェンガー試験　Zwengerしけん

茨烯　カンフェン　camphene

瓷充填　陶材充填　とうざいじゅうてん

瓷粉充填器　陶材充填器　とうざいじゅうてんき

瓷坩埚　磁製るつぼ　じせいるつぼ

瓷〔料〕　磁器材料,陶材　じきざいりょう,とうざい

瓷漏斗　磁製漏斗,ブフナー漏斗　じせいろうと,Buchnerろうと

瓷嵌体　陶材インレー　とうざいinlay

瓷套冠　陶材ジャケット冠　とうざいjacketかん

瓷牙　陶歯　とうし

瓷〔牙〕面　陶材前装　とうざいぜんそう

瓷牙制作术　陶歯製作術　とうしせいさくじゅつ

瓷研钵　陶材乳鉢　とうざいにゅうばち

磁场　磁場　じじょう

磁场疗法　磁場療法　しじょうりょうほう

磁场强度　磁場の強さ　じじょうのつよさ

磁畴　磁区　じく

磁带　磁気テープ,MP　じきtape

磁带记录器　テープ レコーダ　tape recorder

磁带录象　テープ録画　tapeろくが

磁带录象机　ビデオテープレコーダ　videotape recorder

磁带录音　テープ録音,テープレコーディング　tapeろくおん,tape recording

磁带录音机　磁気テープレコーダ　じきtape recorder

磁导率　透磁率,導磁率　とうじりつ,どうじりつ

磁道　磁気トラック　じきtrack

磁定向　磁気定位　じきていい

磁感应　磁気誘導(感応)　じきゆうどう(かんのう)

磁感应强度　磁気誘導強度　じきゆうどうきょうど

磁感应式流量计　磁気誘導式流量計　じきゆうどうしきりゅうりょうけい

磁各向异性　磁気異方性　じきいほうせい

磁共振　磁気共鳴　じききょうめい

磁共振波谱学　磁気共鳴スペクトロスコピー　じききょうめいspectroscopy

磁鼓　磁気ドラム　じきdrum

磁光学　磁気光学　じきこうがく

磁合式流量计　磁気式流量計　じきしきりゅうりょうけい

磁化　磁化　じか

磁化率　磁化率　じかりつ

磁化曲线　磁化曲線　じかきょくせん

磁极　磁極　じきょく

磁记时器　磁気クロノグラフ　じきchronograph

磁搅拌器　磁気かきまぜ機　じきかきまぜき

磁矩　磁気モーメント,磁気能率　じきmoment,じきのうりつ

磁控管　マグネトロン,磁電管　magnetron,じでんかん

磁力　磁力　じりょく

磁力搅拌　磁力かきまぜ　じりょくかきまぜ

磁〔力〕疗〔法〕　磁気療法　じきりょうほう

磁力线　磁力線　じりょくせん

磁量子数　磁気量子数　じきりょうしすう

磁疗仪　磁気治療装置　じきちりょうそうち

磁录声机　磁気録音機　じきろくおんき

磁墨水字符读出器　磁気インキ文字読取り装置　じきinkもじよみとりそうち

磁偶极子　磁気双極子　じきそうきょくし

磁盘　磁気ディスク　じきdisk

磁盘存储器　磁気ディスクメモリー　じきdiskmemory

磁强计　磁気計　じきけい

磁生物学　磁気生物学　じきせいぶつがく

磁铁　マグネット　magnet

磁铁矿　磁鉄鉱　じてっこう

磁头　磁気ヘッド　じきhead

磁透镜　磁気レンズ　じきlens

磁心　磁気コア　じきcore

磁心存储器　磁心記憶装置,磁気コア メモリー　じしんきおくそうち,じきcore memory

磁心矩阵　磁気コア マトリクス　じきcore matrix

磁〔性〕饱和　磁気飽和　じきほうわ

磁性簧片开关　マグネット リード スイッチ　magnet reed switch

磁针　磁針　じしん

磁致伸缩　磁気ひずみ　じきひずみ

磁子　磁子　じし

玻尔氏磁子　ボーア磁子　Bohrじし

磁子午圈　磁气子午線　じきしごせん
磁阻　磁気抵抗　じきていこう
雌二醇　エストラジオール　estradiol
α-雌二醇　α-エストラジオール　α-estradiol
雌黄　三硫化ヒ素　さんりゅうかヒそ
雌激素　エストリン，エストロゲン　estrin, estrogen
雌激素単位　エストロゲン単位　estrogenたんい
雌激素过多　エストロゲン分泌過多　estrogenぶんぴつかた
雌激素过多血症　過エストロゲン血症　かestrogenけっしょう
雌激素疗法　エストリン療法　estrinりょうほう
雌激素酶　エストリナーゼ　estrinase
雌激素试验　エストロゲン試験　estrogenしけん
雌激素受体〔蛋白〕　エストロゲン受容体　estrogenじゅようたい
雌激素水平　エストロゲン レベル　estrogen level
雌激素水平低落　エストロゲン レベル低下　estrogen levelていか
雌（大）配子体　雌性配偶体，大配偶子母細胞　しせいはいぐうたい，だいはいぐうしぼさいぼう
雌蕊　雌蕊　しずい
雌蕊柄　子房の柄　しぼうのえ
雌〔蕊〕花　雌蕊花，メシベバナ　しずいか
雌蕊群　雌蕊群　しずいぐん
雌三醇　エストリオール　estriol
雌三醇测定　エストリオールアッセイ　estriol assay
雌三醇葡〔萄〕糖苷酸　グルクロン酸エストリオール　glucuronさんestriol
雌三醇试验　エストリオール試験　estriolしけん
雌酮　エストロン　estrone
雌酮尿　フォリクリン尿　folliculinにょう
雌烷　エストラン　estrane
雌烷二醇　エストラネジオール　estranediol
雌烯三醇　エストレノール　estrenol
雌〔性〕激素　エストリン　estrin
雌性〔生物〕　雌性生物　しせいせいぶつ
雌性生殖系统　雌性性器系　しせいせいきけい
雌性先熟　雌性先熟　しせいせんじゅく
雌性性征　雌性性徴　しせいせいちょう
雌〔性原〕核　雌性原核，雌性前核　しせいげんかく，しせいぜんかく
雌雄间性　間性　かんせい
雌雄嵌体　雌雄モザイク　しゆうmosaic
雌雄同体　雌雄同体　しゆうどうたい
雌雄同体性　雌雄同体性　しゆうどうたいせい
雌雄同株　雌雄同株　しゆうどうしゅ
雌雄异熟　雌雄異熟　しゆういじゅく
雌雄异体　雌雄異体　しゆういたい
雌雄异株　雌雄異株　しゆういしゅ
雌甾烷　エストラン　estrane

cì　次刺

次大风子油酸　ヒドノカルプス油酸　hydnocarpusゆさん
次代培养物　二次培養，継代培養　にじばいよう，けいだいばいよう
次代细胞培养　二次性細胞培養　にじせいさいぼうばいよう
次对叶百部碱　ヒポッベロズテモニン　hy-
potwberostemonine
次高铁血红素　コプラチン　kopratin
次睾吸虫属　メトルヒス属　Metorchisぞく
次鼓膜　二次鼓膜　にじこまく
次黄苷酸钠　イノシン酸ナトリウム　inosineさんnatrium
次黄嘌呤　ヒポキサンチン　hypoxanthine
次黄〔嘌呤核〕苷（贰）　イノシン，カルニン　inosine, carnine
次黄〔嘌呤核〕苷（贰）酸　イノシン酸，IMP　inosineさん，
次黄芩苷（贰）　オウゴノシード　wogonoside
次黄芩素　オウゴニン　wogonin
次肌浆球〔蛋白〕胨　ジュテロミオシノース　deuteromyosinose
次级变态　二次変態　にじへんたい
次级侧突　二次外側突起　にじがいそくとっき
次级电离　二次イオン化　にじionか
次级电子　二次電子　にじでんし
次级反应　二次反応　にじはんのう
次级放射　二次放射　にじほうしゃ
次级肺小叶　二次性肺小葉　にじせいはいしょうよう
次级辐射　二次放射　にじほうしゃ
次级苷（贰）　二次配糖体，二次グリコシド　にじはいとうたい，にじglycoside
次级骨小梁　二次骨小柱　にじこつしょうちゅう
次级集合管　二次集合管　にじしゅうごうかん
次级接头褶　二次連結ひだ　にじれんけつひだ
次级精母细胞　第二次精母細胞　だいにじせいぼさいぼう
次级精原细胞　第二次精祖（原）細胞　だいにじせいそ（げん）さいぼう
次级溃变　二次変性　にじへんせい
次级粒子　二次粒子　にじりゅうし
次级淋巴器官　二次リンパ器官　にじlymphきかん
次级淋巴小结　二次〔性〕リンパ節　にじ〔せい〕lymphせつ
次级卵母细胞　第二次卵母細胞　だいにじらんぼさいぼう
次级卵泡　第二次卵胞　だいにじらんほう
次级卵原细胞　第二次卵原細胞　だいにじらんげんさいぼう
次级膜状骨　二次膜様骨　にじまくようこつ
次级皮质　二次皮質　にじひしつ
次级绒毛　二次絨毛　にじじゅうもう
次级溶酶体　二次リソソーム　にじlysosome
次级乳头　二次乳頭　にじにゅうとう
次级射线　二次射線　にじしゃせん
次级生殖母细胞　二次性胚細胞　にじせいはいさいぼう
次级生殖索　二次生殖索　にじせいしょくさく
次级视泡　二次眼胞　にじがんぽう
次级突起　二次突起　にじとっき
次级小结　二次小節　にじしょうせつ
次级小叶　二次小葉　にじしょうよう
次级营养素　二次栄養素　にじえいようそ
次甲蓝　メチレン ブルー　methylene blue
次甲氯地孕酮　酢酸メチレンクロルマジノン　さくさんmethylene chlormadinone
次苦参黄素　クラリジン　kuraridine
次裂　第二裂　だいにれつ
次磷酸　次亜リン酸　じありんさん
次磷酸铵　次亜リン酸アンモニウム　じありんさんammonium
次磷酸钙　次亜リン酸カルシウム　じありんさんcalcium

次磷酸钾　次亜リン酸カリウム　じありんさんkalium
次磷酸钠　次亜リン酸ナトリウム　じありんさんnatrium
次磷酸镁　次亜リン酸マグネシウム　じありんさんmagnesium
次磷酸铁　次亜リン酸鉄　じありんさんてつ
次氯酸　次亜塩素酸　じあえんそさん
次氯酸钙　次亜塩素酸カルシウム　じあえんそさんcalcium
次氯酸钾　次亜塩素酸カリウム　じあえんそさんkalium
次氯酸钠　次亜塩素酸ナトリウム　じあえんそさんnatrium
次氯酸钠溶液　次亜塩素酸ナトリウム溶液　じあえんそさんnatriumようえき
次氯酸盐　次亜塩素酸塩　じあえんそさんえん
次氯酸盐-苔墨酚试验　次亜塩素酸塩-オルシノール試験　じあえんそさんえん-orcinolしけん
次氯血红素　ジュテロヘミン　deuterohemin
次没食子酸铋　次没食子酸蒼鉛,次没食子酸ビスマス　じぼっしょくしさんそうえん,じぼっしょくしさんbismuth
次〔没食子酸〕锑钠　次没食子酸アンチモンナトリウム　じぼっしょくしさんAntimon natrium
次强亲和毒素　分解毒素,デウ(ドイ)テロトキシン,第二毒素　ぶんかいどくそ,deuterotoxin,だいにどくそ
次全切除　部分切除　ぶぶんせつじょ
次全切除〔术〕　部分切除〔術〕　ぶぶんせつじょ〔じゅつ〕
次全子宫切除术　部分的子宮切除術　ぶぶんてきしきゅうせつじょじゅつ
次肿酸　アルシン酸　arsinさん
次生壁　二次膜　にじまく
次生分生组织　二次分裂組織　にじぶんれつそしき
次生构造　二次構造　にじこうぞう
次生核燃料　二次核燃料　にじかくねんりょう
次生环境　二次環境　にじかんきょう
次生矿物　二次鉱物　にじこうぶつ
次生木质部　二次木部　にじもくぶ
次生囊　二次嚢胞,娘嚢胞　にじのうほう,むすめのうほう
次生皮层　二次皮質　にじひしつ
次生韧皮部　二次篩部　にじしぶ
次生生长　二次生長　にじせいちょう
次水飞蓟素　シリコリスチン　silychoristin
次水杨酸铋　次サリチル酸ビスマス　じsalicylさんbismuth
次碳酸铋　次炭酸ビスマス　じたんさんbismuth
次微胶粒　アミクロン　amicron
次微子　サブミクロン　submicron
次乌头碱　ヒパコニチン　hypaconitine
次硝酸铋　次硝酸ビスマス　じしょうさんbismuth
次溴酸　次亜臭素酸　じあしゅうそさん
次溴酸钠　次亜臭素酸ナトリウム　じあしゅうそさんnatrium
次溴酸盐　次亜臭素酸塩　じあしゅうそさんえん
次亚硫酸钠　チオ硫酸ナトリウム　thioりゅうさんnatrium
次亚氯酸　次亜塩素酸　じあえんそさん
次缩痕　二次くびれ　にじくびれ
次致死量　亜致死量　あちしりょう
次重力　亜重力　あじゅうりょく
刺　棘,とげ　きょく
刺鼻臭味　刺激臭　しげきしゅう
刺创　刺創　しそう
刺创管　刺創管　しそうかん
刺槐毒素　ロービン　robin

刺槐苷（甙）　アカシイン　acacin
刺槐〔黄〕素　アカセチン　acacetin
刺槐乙素　ロビネチン　robinetin
刺激波　刺激波　しげきは
刺激电极　刺激電極　しげきでんきょく
刺激分泌神经　分泌促進神経　ぶんぴつそくしんしんけい
刺激感受性　刺激反応性　しげきはんのうせい
刺激隔离器　刺激隔離器　しげきかくりき
刺激机体反应　刺激生体反応　しげきせいたいはんのう
刺激剂　刺激薬（剤）　しげきやく（ざい）
刺激疗法　刺激療法　しげきりょうほう
刺激器　刺激器　しげきき
刺激热　刺激熱　しげきねつ
ACTH刺激试验　ACTH刺激試験　ACTHしげきしけん
刺激素　スチムリン　stimulin
刺激细胞　刺激細胞　しげきさいぼう
刺激性　刺激性　しげきせい
刺激性毒剂中毒　刺激性毒剤中毒　しげきせいどくざいちゅうどく
刺激性毒物　刺激性毒物　しげきせいどくぶつ
刺激性放射〔疗法〕　刺激性照射〔法〕　しげきせいしょうしゃ〔ほう〕
刺激性腹泻　刺激性下痢　しげきせいげり
刺激性咳嗽　刺激性咳　しげきせいせき
刺激性利尿剂　刺激性利尿剤　しげきせいりにょうざい
刺激性膀胱　刺激性膀胱　しげきせいぼうこう
刺激性皮炎　刺激性皮膚炎　しげきせいひふえん
刺激性疲劳　刺激性疲労　しげきせいひろう
刺激性期外收缩　強制拍動　きょうせいはくどう
刺激性气体　刺激性ガス　しげきせいgas
刺激〔性〕气体中毒　刺激性ガス中毒　しげきせいgasちゅうどく
刺激性瞳孔缩小　刺激性縮瞳　しげきせいしゅくどう
刺激性泻剂　刺激性下剤　しげきせいげざい
刺激性炎　刺激性炎症　しげきせいえんしょう
刺激浴　刺激浴　しげきよく
刺激阈　刺激閾値　しげきいきち
刺激质　刺激物質　しげきぶっしつ
刺激〔作用〕　刺激〔作用〕　しげき〔さよう〕
刺蒺藜　シツリシ
刺囊针　角膜穿刺針　かくまくせんししん
刺切创　刺切傷　しせっしょう
刺伤　刺傷　ししょう
刺舌蝇　ツェツェバエ
刺参　マナマコ
刺丝胞　刺糸胞　ししほう
刺桐　しどう
刺桐定碱　エリソジン　erysodine
β-刺桐碱　β-エリスロイジン　β-erythroidine
刺痛　刺痛　しつう
刺猬　ハリネズミ
刺五加　エゾウコギ
刺血针　ランセット　lancet
刺蜇　刺す　さす

CONG　枞葱从丛

cōng　枞葱

枞树脂　アビエチン　abietin

葱白　ソウハク
葱属　葱属　ネギぞく

cóng　从丛

从属补体　従属補体　じゅうぞくほたい
从属细胞　従属細胞　じゅうぞくさいぼう
从性遗传　従性遺伝　じゅうせいいでん
丛　叢　そう
　奥厄巴赫氏神经丛　アウェルバッハ神経叢　Auerbachしんけいそう
　麦斯纳氏丛　マイスネル神経叢　Meissnerしんけいそう
丛林斑疹伤寒　恙虫病　つつがむしびょう
丛毛细胞　ふさ状細胞　ふさじょうさいぼう
丛密绒毛膜　繁生絨毛膜　はんせいじゅうもうまく
丛状层　叢状層　そうじょうそう
丛状神经瘤　叢状神経腫　そうじょうしんけいしゅ
丛状型造釉细胞瘤　叢状エナメル上皮腫　そうじょうenamelじょうひしゅ
丛状血管瘤　叢状血管腫　そうじょうけっかんしゅ

CU　粗促猝酢醋簇

cū　粗

粗糙(杂)呼吸音　粗雑呼吸音　そざつこきゅうおん
粗糙菌落　ラフ集落　roughしゅうらく
粗糙食物　粗質食物　そしつしょくぶつ
粗糙型　ラフ型　roughがた
粗糙型抗原　ラフ型抗原　roughがたこうげん
粗出生率　粗出生率,普通出生率　そしゅっせいりつ,ふつうしゅっせいりつ
粗大震颤　粗大(緩慢)振戦　そだい(かんまん)しんせん
粗短体型　肥満体型　ひまんたいけい
粗榧科　イヌガヤ科　イヌガヤか
粗榧碱　セファロタキシン　cephalotaxine
粗感觉　原始感覚　げんしかんかく
粗骨锉　粗骨やすり　そこつやすり
粗颌病　顎放線菌症　がくほうせんきんしょう
粗脚粉螨　アシブトコナダニ
粗颗粒　粗大顆粒　そだいかりゅう
粗颗粒管型　粗大顆粒円柱　そだいかりゅうえんちゅう
粗粒嗜酸性白细胞　大好酸球　だいこうさんきゅう
粗隆　粗面　そめん
粗罗音　粗大水泡性ラ音　そだいすいほうせいラおん
粗面内质网　粗面小胞体　そめんしょうほうたい
粗球孢子菌　コクシジオイデス イミチス　coccidioides immitis
粗湿罗音　粗大湿性ラ音　そだいしっせいラおん
粗食　粗食　そしょく
粗调节　あら調節　あらちょうせつ
粗调〔整〕　あら調整　あらちょうせい
粗吻海龙　ヒフキヨウジ
粗线期　太糸期　ふといとき,
粗制阿片　パンオピン　panopin
粗制凝乳酶　レンニン　rennin

cù　促猝酢醋簇

促癌因子　癌促進因子　がんそくしんいんし
促白细胞增多因子　白血球増加促進因子　はっけっきゅうぞうかそくしんいんし
促肠活动素　エンテロシン　enterocin
促肠液激素　エンテロクリニン　enterocrinin

促垂体激素　下垂体刺激ホルモン　かすいたいしげきhormone
促雌素　ギネコーゲン　gynecogen
促蛋白合成甾类　同化ステロイドホルモン　どうかsteroid hormone
促淀粉酶　アウキソアミラーゼ　auxo-amylase
促动　モチベーション　motivation
促分裂素　マイトージェン,有糸分裂促進剤　mitogen,ゆうしぶんれつそくしんざい
促分泌剂　分泌促進薬　ぶんぴつそくしんやく
促黑〔素细胞〕激素　メラニン保有細胞刺激ホルモン,MSH-　melaninほゆうさいぼうしげきhormone
促黑〔素细胞〕激素释放抑制激素　メラニン保有細胞刺激ホルモン放出抑制ホルモン　melaninほゆうさいぼうしげきhormoneほうしゅつよくせいhormone
促黑〔素细胞〕激素释放因子　メラニン保有細胞刺激ホルモン放出因子　melaninほゆうさいぼうしげきhormoneほうしゅついんし
促黑〔素细胞〕激素细胞　メラニン保有細胞刺激ホルモン産生細胞　melaninほゆうさいぼうしげきhormoneさんせいさいぼう
促黑〔素细胞〕激素抑制因子　メラニン保有細胞刺激ホルモン抑制因子　melaninほゆうさいぼうしげきhormonよくせいいんし
促红原酶　エリスロポエチノゲン　erythropoietinogen
促红〔细胞生成〕素　エリスロポ(イ)エチン　erythropoietin
促红〔细胞生成〕素原　エリスロポエチノゲン　erythropoietinogen
促红细胞生成因子　赤血球生成因子　せっけっきゅうせいいいんし
促黄体激素　黄体刺激ホルモン　おうたいしげきhormone
促黄体生成激素　黄体形成ホルモン　おうたいけいせいhormone
促黄体〔生成〕激素释放因子　黄体〔形成〕ホルモン放出因子　おうたい〔けいせい〕hormoneほうしゅついんし
促激素　刺激ホルモン　しげきhormone
促甲状旁腺素　パラサイロトロフイン　parathyrotrophin
促甲状腺激素　甲状腺刺激ホルモン,TSH　こうじょうせんしげきhormone
促甲状腺激素刺激试验　甲状腺刺激ホルモン刺激試験　こうじょうせんしげきhormoneしげきしけん
促甲状腺激素释放激素　甲状腺刺激ホルモン放出ホルモン　こうじょうせんしげきhormoneほうしゅつhormone
促甲状腺激素释放因子　甲状腺刺激ホルモン放出因子　こうじょうせんしげきhormoneほうしゅついんし
促甲状腺激素释放因子刺激试验　甲状腺刺激ホルモン放出因子刺激試験　こうじょうせんしげきhormoneほうしゅついんししげきしけん
促甲状腺激素细胞　甲状腺刺激ホルモン細胞　こうじょうせんしげきhormoneさいぼう
促甲状腺激素血清浓度测定　甲状腺刺激ホルモン血清濃度測定　こうじょうせんしげきhormoneけっせいのうどそくてい
促甲状腺免疫球蛋白　甲状腺刺激免疫グロブリン　こうじょうせんしげききめんえきglobulin
促甲状腺素性突眼　甲状腺刺激性眼球突出〔症〕　こうじょうせんしげきせいがんきゅうとっしゅつ〔しょう〕
促间质细胞激素　間質細胞刺激ホルモン　かんしつさいぼ

うしげきhormone

促进剂 反应促进剂 はんのうそくしんざい

促进作用 促进(刺激)作用 そくしん(しげき)さよう

促卵泡〔成熟激〕素 プロランA,卵胞刺激ホルモン prolanA,らんほうしげきhormone

促卵泡〔成熟激〕素释放激素 卵胞刺激ホルモン放出ホルモン らんほうしげきhormoneほうしゅつhormone

促卵泡激素释放因子 卵胞刺激ホルモン放出因子 らんほうしげきhormoneほうしゅついんし

促脉 速脈 そくみゃく

促粘液分泌剂 粘液分泌促進剤 ねんえきぶんぴつそくしんざい

促尿钠排泄药 ナトリウム排泄増加薬 natriumはいせつぞうかやく

促尿食盐排泄药 〔食〕塩排泄薬 〔しょく〕えんはいせつやく

促凝剂 凝固剤 きょうこざい

促凝酶 コアグラーゼ coagulase

促凝物质 凝固剤,凝着剤 ぎょうこざい,ぎょうちゃくざい

促凝血原激酶 トロンボプラスチン thromboplastin

促凝血酶原激酶前体物质 トロンボプラスチン前駆物質 thromboplastinぜんくぶっしつ

促凝血素A₂ トロンボキサンA₂ thromboxane A₂

促凝〔血〕药 凝血薬,血液凝固薬 ぎょうけつやく,けつえきぎょうこやく

促排剂 排泄薬 はいせつやく

促皮质素 コルチコトロピン corticotropin

促皮质素释放激素 副腎皮質刺激ホルモン放出ホルモン ふくじんひしつしげきhormoneほうしゅつhormone

促皮质素释放因子 副腎皮質刺激ホルモン放出因子 ふくじんひしつしげきhormoneほうしゅついんし

促皮质素锌注射液 コルチコトロピン亜鉛注射液 corticotropinあえんちゅうしゃえき

促醛固酮激素 アルドステロン刺激ホルモン,ASH aldosteroneしげきhormone,

促绒毛膜生长激素 絨毛性成長ホルモン じゅうもうせいせいちょうhormone

促溶〔解〕素 オーキシリジン auxilysin

促乳激素 黄体刺激ホルモン おうたいしげきhormone

促软骨激素 軟骨成長ホルモン なんこつせいちょうhormone

促肾上腺皮质多肽 副腎皮質刺激性ポリペプタイド,向副腎皮質性ポリペプタイド ふくじんひしつしげきせいpolypeptide,こうふくじんひしつせいpolypeptide

促肾上腺皮质激素 副腎皮質刺激ホルモン ふくじんひしつしげきhormone

促肾上腺皮质激素〔刺激〕试验 副腎皮質刺激ホルモン刺激試験 ふくじんひしつしげきhormoneしげきしけん

促肾上腺皮质激素释放因子 コルチコトロピン放出因子,コルチコリベリン corticotropinほうしゅついんし,corticoliberin

促肾上腺皮质激素细胞 コルチコトロフ corticotroph

促肾上腺皮质激素兴奋试验 副腎皮質刺激ホルモン刺激試験 ふくじんひしつしげきhormoneしげきしけん

促肾上腺皮质肽 向副腎皮質性ペプチド こうふくじんひしつせいpeptide

促肾上腺髓质激素 向副腎髄質性ホルモン こうふくじんずいしつせいhormone

促〔肾上腺〕小球激素 グロメルロトロピン glomerulotropin

促肾上腺性 副腎向性 ふくじんこうせい

促生育素 メノトロピン,卵胞刺激ホルモン menotropin,らんほうしげきhormone

促生长因子 ソマトメジン somatomedin

促水化作用 向水作用 こうすいさよう

促糖皮质激素 グルココルチコイド glucocorticoid

促突眼激素 向眼球突出ホルモン こうがんきゅうとっしゅつhormone

促脱皮甾酮 エクダイソン ecdysone

促胃液素 ガストリン gastrin

促胃〔液〕素瘤 ガストリノーマ gastrinoma

促细胞分裂剂 有糸分裂促進剤 ゆうしぶんれつそくしんざい

促效药 アゴニスト agonist

促性腺〔激〕素 性腺刺激ホルモン,ゴナドトロピン せいせんしげきhormone,gonadotropin

促性腺激素减少性类无睾症 性腺刺激ホルモン欠乏性性腺機能低下症,低ゴナドトロピン性類宦官症 せいせんしげきhormoneけつぼうせいせいせんきのうていかしょう,ていgonadotropinせいるいかんがんしょう

促性腺激素释放激素 性腺刺激ホルモン放出ホルモン せいせんしげきhormoneほうしゅつhormone

促性腺激素细胞 生殖腺刺激細胞 せいしょくせんしげきさいぼう

促性腺〔激〕素抑制激素 ゴナドトロピン抑制ホルモン gonadotropinよくせいhormone

促性腺细胞 性腺刺激細胞 せいせんしげきさいぼう

促胸腺激素 胸腺向性ホルモン きょうせんこうせいhormone

促血栓素 トロンボキサン thromboxane

促血小板生成素 トロンボポエチン thrombopoietin

促盐排泄药 塩分排泄薬 えんぶんはいせつやく

促胰酶素 パンクレオザイミン pancreozymin

促胰〔腺〕素 向膵性ホルモン こうすいせいhormone

β-促脂素 β-リポトロピン β-lipotropin

猝出血性视网膜炎 卒中性網膜炎 そっちゅうせいもうまくえん

猝倒 脱力発作,カタプレキシー だつりょくほっさ,cataplexy

猝倒样状态 カタレプシー様状態 catalepsyようじょうたい

猝发疹 突発性発疹,小児ばら疹 とっぱつせいほっしん,しょうにばらしん

猝灭 ①消光,焼入れ②クエンチング ①しょうこう,やきいれ②quenching

猝灭浓剂 濃厚クエンチング剤 のうこうquenchingざい

猝灭装置 クエンチング装置 quenchingそうち

猝死 急死 きゅうし

酢浆草 サクショウソウ,カタバミ

醋 酢 す

醋氨酚 パラセタモール paracetamol

醋氨心安 プラクトロール practolol

醋碘苯酸钠 アセトリゾエート ナトリウム acetrizoate natrium

醋呋三嗪 アセチルフラトリジン acetylfuratrizine

醋酐 無水酢酸 むすいさくさん

醋剂　酢剂　さくざい
醋柳酸　アセチルサリチル酸　acetylsalicylさん
醋炔诺酮　酢酸ノルエチンドロン　さくさんnorethindron
醋溶性白蛋白　酢酸可溶性アルブミン　さくさんかようせいalbumin
醋乳　酢乳　さくにゅう
醋酸　酢酸　さくさん
醋酸铵　酢酸アンモニウム　さくさんammonium
醋酸铵溶液　酢酸アンモニウム溶液　さくさんammoniumようえき
醋酸苯胺试纸　酢酸アニリン紙　さくさんanilineし
醋酸苯汞　酢酸フェニル水銀　さくさんphenylすいぎん
醋酸苯汞中毒　酢酸フェニル水銀中毒　さくさんphenylすいぎんちゅうどく
醋酸〔比重〕测定法　酢酸〔比重〕測定法　さくさん〔ひじゅう〕そくていほう
醋酸〔比重〕计　酢酸計　さくさんけい
醋酸地塞米松　酢酸デキサメサゾン　さくさんdexamethasone
醋酸定量法　酢酸定量法　さくさんていりょうほう
醋酸反应　酢酸反応　さくさんはんのう
醋酸肤轻松　酢酸フルオシノロン アセトニド　さくさんfluocinolone acetonide
醋酸氟美松　酢酸デキサメサゾン　さくさんdexamethasone
醋酸氟氢可的松　酢酸フルドロコルチゾン　さくさんfludrocortisone
醋酸酐　無水酢酸　むすいさくさん
醋酸杆菌属　酢酸菌属　さくさんきんぞく
醋酸镉　酢酸カドミウム　さくさんcadmium
醋酸根检验　酢酸イオン検出　さくさんionけんしゅつ
醋酸汞　酢酸水銀　さくさんすいぎん
醋酸钴　酢酸コバルト　さくさんcobalt
醋酸化〔作用〕　酢化〔作用〕　さっか〔さよう〕
醋酸甲地孕酮　酢酸メゲストロール　さくさんmegestrol
〔醋酸〕甲〔羟〕孕酮　酢酸メドロキシプロゲステロン　さくさんmedroxyprogesteron
醋酸钾　酢酸カリウム　さくさんkalium
醋酸可的松　酢酸コルチゾン　さくさんcortisone
醋酸可的松注射液　酢酸コルチゾン注射液　さくさんcortisoneちゅうしゃえき
醋酸联苯胺　酢酸ベンジジン　さくさんbenzidine
醋酸铝　酢酸アルミニウム　さくさんaluminium
醋酸氯睾酮　クロロテストステロン　chlorotestosterone
醋酸-4-氯睾丸素　酢酸-4-クロロテストステロン　さくさん-4-chlorotestosterone
醋酸镁　酢酸マグネシウム　さくさんmagnesium
醋酸钠　酢酸ナトリウム　さくさんnatrium
醋酸皮质醇滴眼液　酢酸コルチゾン点眼液　さくさんcortisoneてんがんえき
醋酸泼尼松　酢酸プレドニゾン　さくさんprednisone
醋酸铅　酢酸鉛　さくさんなまり
醋酸铅培养基　酢酸鉛培地　さくさんなまりばいち
醋酸铅中毒　酢酸鉛中毒　さくさんなまりちゅうどく
醋酸强的松龙　酢酸プレドニゾロン　さくさんprednisolone
醋酸氢化可的松　酢酸ヒドロコルチゾン　さくさんhydrocortisone
醋酸氢化可的松片　酢酸ヒドロコルチゾン錠　さくさんhydrocortisoneじょう

醋酸氢化泼尼松　酢酸ヒドロプレドニゾン　さくさんhydroprednisone
醋酸去炎松　酢酸トリアムシノロン　さくさんtriamcinolone
醋酸去氧皮质〔甾〕醇　酢酸デスオキシコルチコステロン　さくさんdesoxycorticosterone
醋酸生成酶　アセトラーゼ　acetolase
醋酸生育酚　酢酸D-α-トコフェロール　さくさんD-α-tocopherol
醋酸十六〔烷〕酯　酢酸セチル　さくさんcetyl
醋酸叔丁基氢化可的松　酢酸第三ブチルヒドロコルチゾン　さくさんだいさんbutyl hydrocortisone
醋酸双氧铀　酢酸ウラニル,ウラニル アセテート　さくさんuranyl,uranyl acetate
醋酸特丁酯　酢酸第三ブチル　さくさんだいさんbutyl
醋酸特戊酯　酢酸第三ペンチル　さくさんだいさんpentyl
醋酸铜　酢酸銅　さくさんどう
醋酸脱氧皮质甾酮　酢酸デスオキシコルチコステロン,DOCA　さくさんdesoxycorticosterone
醋酸洗必泰　酢酸クロルヘキシジン　さくさんchlorhexidine
醋酸纤维薄膜　酢酸セルロース膜　さくさんcelluloseまく
醋酸纤维膜电泳　酢酸セルロース膜電気泳動　さくさんcelluloseまくでんきえいどう
醋酸纤维素　酢酸セルロース　さくさんcellulose
醋酸纤维素橡皮胶　酢酸セルロース接着剤　さくさんcelluloseせっちゃくざい
醋酸锌　酢酸亜鉛　さくさんあえん
醋酸亚汞　酢酸第一水銀　さくさんだいいちすいぎん
醋酸盐　酢酸塩　アセテート　さくさんえん,acetate
醋酸乙烯树脂　酢酸ビニル　さくさんvinyl
醋酸乙酯　酢酸エチル　さくさんethyl
醋酸银　酢酸銀　さくさんぎん
醋唑磺胺　アセタゾールアミド,ダイアモックス　acetazolamide,diamox
A簇半抗原　A群ハプテン　Aぐんhaptene
簇虫　グレガリナ　gregarina
簇虫类　グレガリナ類　gregarinaるい
簇虫属　グレガリナ属　gregarinaぞく
簇状痤疮　集族性痤瘡　しゅうぞくせいざそう

CUI　催脆萃毳翠

cuī　催
催产剂（药）　分娩促進薬,子宮収縮薬　ぶんべんそくしんやく,しきゅうしゅうしゅくやく
催产素　オキシトシン　oxytocin
催产素〔点滴〕引产　オキシトシン分娩誘発法　oxytocinぶんべんゆうはつほう
催产素激惹试验　オキシトシン攻撃試験　oxytocinこうげきしけん
催产素酶　オキシトシナーゼ　oxytocinase
催产素注射液　オキシトシン注射液　oxytocinちゅうしゃえき
催化部位　触媒部位　しょくばいぶい
催化残基　触媒残基　しょくばいざんき
催化毒物　触媒毒物　しょくばいどくぶつ
催化反应　触媒反応　しょくばいはんのう
催化分解　触媒分解　しょくばいぶんかい

催化还原　触媒還元　しょくばいかんげん
催化活性　触媒活性　しょくばいかっせい
催化剂　触媒〔質〕　しょくばい〔しつ〕
催化剂表面　触媒表面　しょくばいひょうめん
催化剂再生　触媒再生　しょくばいさいせい
催化剂中毒　触媒中毒　しょくばいちゅうどく
催化裂化　触媒分解　しょくばいぶんかい
催化氢化　触媒水素添加　しょくばいすいそてんか
催化氢解　触媒水素添加分解　しょくばいすいそてんかぶんかい
催化脱水〔作用〕　触媒脱水　しょくばいだっすい
催化亚单位　触媒亜単位　しょくばいあたんい
催化〔作用〕　触媒作用　しょくばいさよう
催激素剂　ホルモン分泌促進剤　hormoneぶんぴつそくしんざい
催泪毒气　催涙ガス　さいるいgas
催泪毒气中毒　催涙ガス中毒　さいるいgasちゅうどく
催泪剂　催涙剤　さいるいざい
催淋巴剂　催リンパ剤　さいlymphざい
催眠　催眠　さいみん
催眠暗示　催眠暗示　さいみんあんじ
催眠暗示疗法　催眠暗示療法　さいみんあんじりょうほう
催眠毒素　催眠毒素　さいみんどくそ
催眠后暗示　催眠後暗示　さいみんごあんじ
催眠〔精神〕分析　催眠分析　さいみんぶんせき
催眠疗法　催眠療法　さいみんりょうほう
催眠麻醉分析　催眠麻醉分析　さいみんますいぶんせき
催眠麻醉〔合并〕法　催眠麻醉法　さいみんますいほう
催眠梦行症　催眠夢遊症　さいみんむゆうしょう
催眠术　催眠術　さいみんじゅつ
催眠相　催眠相　さいみんそう
催眠性昏睡　催眠性嗜眠　さいみんせいしみん
催眠学　催眠学　さいみんがく
催眠学家　催眠学者　さいみんがくしゃ
催眠〔样〕状态　催眠状態　さいみんじょうたい
催眠药　催眠薬　さいみんやく
催眠药中毒　催眠薬中毒　さいみんやくちゅうどく
催脓剂　化膿薬　かのうやく
催乳　催乳　さいにゅう
催乳〔激〕素　プロラクチン,催乳ホルモン,乳腺刺激ホルモン,PL　prolactin,さいにゅうhormone,にゅうせんしげきhormone
催乳〔激〕素释放激素　プロラクチン放出ホルモン　prolactinほうしゅつhormone
催乳〔激〕素释放抑制激素　プロラクチン放出抑制ホルモン　prolactinほうしゅつよくせいhormone
催乳〔激〕素释放抑制因子　プロラクチン放出抑制因子　prolactinほうしゅつよくせいいんし
催乳〔激〕素释放因子　プロラクチン放出因子　prolactinほうしゅついんし
催乳〔激〕素细胞　プロラクチン細胞　prolactinさいぼう
催乳〔激〕素抑制因子　プロラクチン抑制因子　prolactinよくせいいんし
催乳剂(药)　催乳薬　さいにゅうやく
催乳素　プロラクチン　prolactin
催乳〔物〕质　ラクトーゲン,催乳物質　lactogen,さいにゅうぶっしつ
催乳因子　催乳因子　さいにゅういんし

催嚏毒气中毒　くしゃみガス中毒　くしゃみgasちゅうどく
催嚏剂　催嚏剤　さいていざい
催吐毒气　催吐ガス　さいとgas
催吐剂(药)　催吐剤(薬)　さいとざい(やく)
催吐药物学　吐薬学　とやくがく
催吐作用　催吐作用　さいときよう
催涎剂(药)　催唾(涎)剤(薬)　さいだ(せん)ざい(やく)
催泻　瀉下　しゃか
催淫(欲)药　媚薬,催淫薬　びやく,さいいんやく

脆度　脆〔弱〕性,もろさ　ぜい〔じゃく〕せい,
脆发〔症〕　裂毛症　れつもうしょう
脆骨症　骨脆弱症　こつぜいじゃくしょう
脆甲症　爪甲縦裂症　そうこうじゅうれつしょう
脆弱　脆弱　ぜいじゃく
脆〔弱〕双核变形虫　二核アメーバ　にかくameba
脆弱性骨硬化　オステオポイキロシス　osteopoikilosis
脆蛇蜥　アシナシトカゲ
脆碎性　脆弱性　ぜいじゃくせい
脆碎性测定器　脆弱性測定器　ぜいじゃくせいそくていき
脆碎性试验　脆弱性試験　ぜいじゃくせいしけん
脆性　脆弱性　ぜいじゃくせい
脆性骨质硬化症　脆弱性大理石骨病　ぜいじゃくせいだいりせきこつびょう
脆性红细胞　脆弱性赤血球　ぜいじゃくせいせっけっきゅう
脆性红细胞增多　脆弱性赤血球症　ぜいじゃくせいせっけっきゅうしょう
脆性试验　脆性試験　ぜいせいしけん
萃取　抽出　ちゅうしゅつ
萃取层　抽出液層　ちゅうしゅつえきそう
萃取法　抽出法　ちゅうしゅつほう
萃取蒸馏　抽出蒸留　ちゅうしゅつじょうりゅう
萃取重量法　抽出重量定量法　ちゅうしゅつじゅうりょうていりょうほう
萃余液　抽出残液　ちゅうしゅつざんえき
毳毛　うぶげ
翠雀碱　デルフィニン　delphinine
翠云草　スイウンソウ

CUN　村存

cūn　村

村田氏反应　村田反応　むらたはんのう

cún　存

存储保护　記憶保護　きおくほご
存储程序计算机　ストアード プログラム コンピュータ　stored program computer
存储单元　記憶場所,記憶位置　きおくばしょ,きおくいち
存储培养　保存培養　ほぞんばいよう
存储器　メモリ　memory
存储容量　記憶容量　きおくようりょう
存储示波器　ストレージ オッシロ〔グラフ〕　storage oscillograph
存储宿主　保有宿主　ほゆうしゅくしゅ
存储装置　記憶装置　きおくそうち
存活比〔率〕　生存比〔率〕　せいぞんひ〔りつ〕
存活时间　生存時間　せいぞんじかん
存在感觉　セネステシア,体感　cenesthesia,たいかん

存在感觉减退　体感欠乏症　たいかんけつぼうしょう

CUO　搓痤挫锉错

cuō　搓
搓捏法　こねまぜ法　こねまぜほう
搓丸样指动　丸薬まるめ運動　がんやくまるめうんどう

cuó　痤
痤疮　痤瘡,アクネ　ざそう
痤疮炎　痤瘡疹　ざそうしん
痤疮样毛囊炎　痤瘡様毛囊炎　ざそうようもうのうえん
痤疮样痣　痤瘡様母斑　ざそうようぼはん

cuò　挫锉错
挫裂创　裂傷　れっしょう
挫伤　挫傷,打撲傷　ざしょう,だぼくしょう
挫伤性肺炎　挫傷性肺炎　ざしょうせいはいえん

挫伤性内障　挫傷性白内障　ざしょうせいはくないしょう
锉锯状喘鸣　鋸音様喘鳴　きょおんようぜんめい
锉屑　やすりこ
锉牙　歯ぎしり　はぎしり
错构瘤〔病〕　過誤腫〔症〕　かごしゅ〔しょう〕
错构胚细胞瘤　過誤芽腫　かごがしゅ
错𬌗　不正咬合,逆咬合　ふせいこうごう,ぎゃくこうごう
错觉　錯覚　さっかく
错视　錯視　さくし
错听　錯聴〔症〕　さくちょう〔しょう〕
错位　位置異常,転位　いちいじょう,てんい
错位牙　転位歯　てんいし
错语　錯語〔症〕　さくご〔しょう〕
错综脉　不整縮小徐脈　ふせいしゅくしょうじょみゃく

D

DA　达哒打大

dá　达哒
达德利氏手术　ダッドレー手術　Dudleyしゅじゅつ
达顿氏病　ダットン病　Duttonびょう
达顿氏回归热　ダットン回帰熱　Duttonかいきねつ
达顿氏膜　ダットン膜　Duttonまく
达道夫氏试验　ダルドルフ試験　Dalldorfしけん
达尔林普尔氏征　ダルリンプル徴候　Dalrympleちょうこう
达尔文氏结节　ダーウィン結節　Darwinけっせつ
达尔文氏突变　ダーウィン突然変異　Darwinとつぜんへんい
达尔文学说　ダーウィン説　Darwinせつ
达尔文主义　ダーウィン主義,ダーウィンニズム　Darwinしゅぎ,darwinism
达戈尼尼反射　ダグニニ反射　Dagniniはんしゃ
达金氏防腐剂　デーキン殺菌剤　Dakinさっきんざい
达金氏溶液　デーキン液　Dakinえき
达靳氏脉搏描记器　ダッジョン脈波計　Dadgeonみゃくはけい
达-卡二氏法　デーキン・カレル療法　Dakin-Carrelりょうほう
达科斯塔氏病　ダコスタ病　Da Costaびょう
达科斯塔氏综合征　ダコスタ症候群　Da Costaしょうこうぐん
达克林氏试验　ダクリン試験　Daclinしけん
达克罗宁　ジクロニン　dyclonine
达克罗宁盐酸盐　ジクロニン塩酸塩　dyclonineえんさんえん
达克沃思氏征　ダックウオルス現象　Duckworthげんしょう
达拉姆氏培养基　ダラム培地　Durhamばいち
达拉匹林　ダラプリム　daraprim
达拉斯氏手术　ダーラス手術　Dallasしゅじゅつ
达腊尼伊氏试验　ダラニーイ試験　Daranyiしけん

达里埃氏病　ダリエ病　Darierびょう
达林氏病　ダーリング病　Darlingびょう
达-罗二氏皮下类肉瘤　ダリエル・ルーシ皮下類肉腫　Darier-Roussyひかるいにくしゅ
达罗氏溶液　ダロー液　Darrowえき
达马二烯(树脂)醇乙酸酯　ダンマラジエニールアセタート　dammaradienyl acetate
达马托氏试验　ダマト試験　D'Amatoしけん
达马托氏征　ダマト徴候　D'Amatoちょうこう
达玛树胶　ダンマゴム　dammar gum
达玛烯二醇　ダンマレンジオール　dammarenediol
达玛脂酸　ダンマレノール酸　dammarenolさん
达玛脂涂剂　ダンマル ワニス　dammar varnish
达米阿那　ダミアナ　damiana
达-莫二氏定律　ダストル・モラー法則　Dastre-Moratほうそく
达莫瓦索氏曲线　ダモアソー線　Damoiseauせん
达姆弹　ダムダム彈　Dumdumだん
达姆明　ダイメンハイドリネート　dimenhydrinate
达姆热　ダムダム熱　Dumdumねつ
达纳氏手术　デーナ手術　Danaしゅじゅつ
达普松　ダプソーン　dapsone
达舒平　ジソピラミド　disopyramide
达松伐氏电疗法　ダルソンバル電流療法　d'Arsonvalでんりゅうりょうほう
达松伐氏电疗器　ダルソンバル電流治療装置　d'Arsonvalでんりゅうちりょうそうち
达瓦氏手术　ダバト手術　Davatしゅじゅつ
达维多夫氏细胞　ダービドフ細胞　Davidoffさいぼう
达维尔氏手术　ダベエル手術　Davielしゅじゅつ
达维逊氏反射　ダービッドゾーン反射　Davidsohnはんしゃ
达维逊氏推定试验　ダービッドゾーン推定試験　Davidsohnすいていしけん
达维逊氏征　ダービッドゾーン徴候　Davidsohnちょうこう
达因　ダイン　dyne

哒嗪　ピリダジン　pyridazine
哒嗪基　ピリダジニル基　pyridazinylき
哒嗪酮　ピリダジノン　pyridazinon

dǎ 打

打呵欠　欠伸　あくび
打嗝　①おくび,げっぷ②しゃっくり
打光　つや出し,ポリシンダ,研磨　つやだし,polishing,けんま
打光机　つや出し器　つやだしき
打孔器　パンチ　punch
打〔扑〕伤　打撲傷　だぼくしょう
打气止血带　空気止血帯　くうきしけつたい
打诊锤　打診槌　だしんつい
打字员痉挛　タイプライター痙攣　typewriterけいれん

dà 大

大艾松　ダイアソーン　diasone
大白肾　大白腎　だいはくじん
大白鼠　ラット　rat
大孢子　大胞子　だいほうし
大孢子囊　大胞子嚢　だいほうしのう
大孢子叶　大胞子葉　だいほうしよう
大臂带　腕吊三角巾,腕吊包帯　うでつりさんかっきん,うでつりほうたい
大便　糞〔便〕,大便　ふん〔べん〕,〔だい〕べん
大便秘结　便秘〔症〕　べんぴしょう
大便采集器　大便コレクタ　だいべんcollector
大便虫卵采集器　虫卵コレクタ　ちゅうらんcollector
大便困难(不通)　排便困難,排便障害　はいべんこんなん,はいべんしょうがい
大便潜血　大便潜血　だいべんせんけつ
大便失禁　大便失禁　だいべんしっきん
大便停滞　大便うっ滞　だいべんうったい
大便习惯　便通習慣　べんつうしゅうかん
大便坐椅　便器付きの椅子　べんきつきのいす
大波斯菊苷(甙)　コスモスイン　cosmosin
大部胃切除术　亜全胃切除術　あぜんいせつじょじゅつ
大部切断术　亜全切断術　あぜんせつだんじゅつ
大仑丁　ダイランチン　dilantin
大肠　大腸　だいちょう
大肠〔埃希氏〕杆菌　大腸菌　だいちょうきん
大肠〔埃希氏〕杆菌食物中毒　大腸菌食中毒　だいちょうきんしょくちゅうどく
大肠癌　大腸癌　だいちょうがん
大肠产气杆菌群　醸気大腸菌群　じょうきだいちょうきんぐん
大肠杆菌败血症　大腸菌敗血症　だいちょうきんはいけっしょう
大肠杆菌病　大腸菌症　だいちょうきんしょう
大肠杆菌毒素　大腸菌毒素　だいちょうきんどくそ
大肠杆菌毒素中毒　大腸菌中毒〔症〕　だいちょうきんちゅうどく〔しょう〕
大肠杆菌毒血症　大腸菌毒血症　だいちょうきんどくけっしょう
大肠杆菌分类试验系统　インビック試験系　IMViCしけんけい
大肠杆菌感染　大腸菌感染　だいちょうきんかんせん
大肠杆菌鉴定　大腸菌同定　だいちょうきんどうてい
大肠杆菌菌血症　大腸菌血症　だいちょうきんけっしょう

大肠杆菌酪氨酸转移核糖核酸基因　大腸菌チロシンtRNA遺伝子　だいちょうきんtyrosine tRNAいでんし
大肠杆菌-痢疾杆菌噬菌体　大腸菌-赤痢菌ファージ　だいちょうきん-せきりきんphage
大肠杆菌尿　大腸菌尿　だいちょうきんにょう
大肠杆菌群　大腸菌群　だいちょうきんぐん
大肠杆菌溶素　コリリジン　colilysin
大肠杆菌噬菌体　大腸菌ファージ,コリフアージ　だいちょうきんphage,coliphage
大肠〔杆〕菌素　コリシン　colicin(e)
大肠〔杆〕菌素产生因子　コリシン産生因子　colicineさんせいいんし
大肠〔杆〕菌素分型　コリシン型別　colicineかたわけ
大肠杆菌性肺炎　大腸菌性肺炎　だいちょうきんせいはいえん
大肠杆菌性感染　大腸菌性感染　だいちょうきんせいかんせん
大肠杆菌性结肠炎　大腸菌性結腸炎　だいちょうきんせいけっちょうえん
大肠杆菌性脓毒病　大腸菌性膿血症　だいちょうきんせいのうけっしょう
大肠杆菌性脓尿　大腸菌性膿尿〔症〕　だいちょうきんせいのうにょう〔しょう〕
大肠杆菌性膀胱肾盂炎　大腸菌性膀胱腎盂炎　だいちょうきんせいぼうこうじんうえん
大肠杆菌性膀胱炎　大腸菌性膀胱炎　だいちょうきんせいぼうこうえん
大肠杆菌性肾炎　大腸菌性腎炎　だいちょうきんせいじんえん
大肠杆菌性肾盂炎　大腸菌性腎盂炎　だいちょうきんせいじんうえん
大肠杆菌指数　大腸菌指数　だいちょうきんしすう
大肠淋巴孤结　大腸孤立リンパ節　だいちょうこりつlymphせつ
大肠瘘　大腸瘻　だいちょうろう
大肠炎　大腸炎　だいちょうえん
〔大〕肠运动　大腸運動　だいちょううんどう
大成红细胞　大赤芽球　だいせきがきゅう
大出血　大量出血　たいりょうしゅっけつ
大单核细胞　単球　たんきゅう
大动脉　大動脈　だいどうみゃく
大动脉回缩　大動脈反跳　だいどうみゃくはんちょう
大动脉内压　大動脈内圧　だいどうみゃくないあつ
大动脉弹性　大動脈彈性　だいどうみゃくだんせい
大动脉炎　大動脈炎　だいどうみゃくえん
大豆　大豆　ダイズ
大豆黄素(酮)　ダイジェイン　daidzein
大豆〔黄酮〕苷(甙)　ダイジン　daidzin
大豆球蛋白　グリシニン　glycinin
大多核白细胞　大多分葉核球　だいたぶんようかっきゅう
大多角骨　大菱形骨　だいりょうけいこつ
大多角骨结节　大菱形骨結節　だいりょうけいこつけっせつ
大发作　大発作　だいほっさ
大发作波　大発作波　だいほっさは
大发作性癔病　大ヒステリー　だいhysteria
大范围运动　大運動　だいうんどう
大〔分〕裂球　大割球　だいかっきゅう

大分子　高分子　こうぶんし
大分子淀粉酶　マクロアミラーゼ　macroamylase
大分子构型　高分子配置　こうぶんしはいち
大分子构造　高分子構造　こうぶんしこうぞう
大分子化合物　高分子化合物　こうぶんしかごうぶつ
大分子霉素　マクロ〔モ〕マイシン　macromycin, macro-
　momycin
大分子微扰学说　高分子摂動論　こうぶんしせつどうろん
大分子物质　高分子物質　こうぶんしぶっしつ
大风子　大風子　ダイフウシ
大风子苷(甙)　ギノカルジン　gynocardin
大风子科　イイギリ科　イイギリか
大风子树　大風子樹　ダイフウシじゅ
大风子油　大風子油,カウルムグラ オイル　ダイフウシ
　ゆ,chaulmoogra oil
大风子油酸　カウルムグラ酸,大風子酸　chaulmoograさん,
　ダイフウシさん
大风子油酸乙酯　大風子酸エチル　ダイフウシさんethyl
大风子油烯酸　ゴルリン酸　gorlinさん
大风子油注射液　大風子油注射液　ダイフウシゆちゅう
　しゃえき
大隔离圈　大隔離圏　だいかくりけん
大功率密度　高出力密度　こうしゅつりょくみつど
大骨节病　カシン・ベック病　Kaschin-Beckびょう
大骨盆　大骨盤　だいこつばん
大汗　脱汗,過多発汗　だっかん,かたはっかん
大汗腺　大汗腺,アポクリン腺　だいかんせん,apocrineせ
　ん
大汗腺囊瘤　大汗腺囊腫　だいかんせんのうしゅ
大核　大核　だいかく
大横径　大横径　だいおうけい
大红细胞　大赤血球　だいせっけっきゅう
大红细胞性贫血　大赤血球性貧血　だいせっけっきゅうせい
　ひんけつ
大红细胞性色素过多　大赤血球性色素沈着過度　だいせっ
　けっきゅうせいしきそちんちゃくかど
大红细胞性胃液缺乏性贫血　大赤血球性胃液分泌欠乏性貧
　血　だいせっけっきゅうせいいえきぶんぴつけつぼうせい
　ひんけつ
大红细胞症　大赤血球症　だいせっけっきゅうしょう
大花草科　ラフレシヤ科　Rafflesiaか
大花金鸡菊苷(甙)　レプトシン　leptosin
大花金鸡菊素　レプトシジン　leptosidin
大花益母草　オオバナヤクモソウ
大环化合物　大環式化合物　だいかんしきかごうぶつ
大环路　大回路　だいかいろ
大环内酯物(类)　マクロライド,マクロリド　macrolide
大茴香醇　アニシルアルコール　anisylalcohol
大茴香醚　アネトール　anethole
大戟　大戟　ダイゲキ
大戟甲烯醇　ユーホルボール　euphorbol
大戟科　トウダイグサ科　トウダイグサか
大戟素　ユーフォルビン　euphorbin
大戟(甾)醇　ユーフォール　euphol
大剂量钴远距治疗　大量コバルト遠隔照射治療　たいりょ
　うcobaltえんかくしょうしゃちりょう
大剂量急性照射　大線量急性照射　だいせんりょうきゅう
　せいしょうしゃ

大蓟　大薊　タイケイ
大焦点　大焦点　だいしょうてん
大角　大角　だいかく
大角膜　大角膜　だいかくまく
大结节　大結節　だいけっせつ
大结节性肝硬化　大結節性肝硬変　だいけっせつせいかん
　こうへん
大静脉　大静脈　だいじょうみゃく
大卡　キロカロリー,大カロリー　kilocalorie,だいcalorie
大颗粒　大顆粒　だいかりゅう
大颗粒人血清白蛋白　大顆粒ヒト血清アルブミン　だいか
　りゅうヒトけっせいalbumin
大孔　大〔後頭〕孔　だい〔こうとう〕こう
大口标本瓶　広口標本びん　ひろぐちひょうほんびん
大口试剂瓶　広口試薬びん　ひろぐちしやくびん
大块腹壁缺损　塊状腹壁欠損　かいじょうふくへきけっそ
　ん
大老地特　ジラウジッド　dilaudide
大理石色皮　大理石様皮膚　だいりせきようひふ
大理石样骨病　大理石骨症　だいりせきこつしょう
大理石状态　大理石状態　だいりせきじょうたい
大丽菊　ダリア　dahlia
大丽菊紫　ダリア バイオレット　dahlia violet
大丽菊紫试纸　ダリア バイオレット試験紙　dahlia violetし
　けんし
大蠊属　ゴキブリ属　ゴキブリぞく
大量出汗　大量発汗　たいりょうはっかん
大量灌肠法　大量灌腸法　たいりょうかんちょうほう
大量静脉滴注疗法　大量静脈点滴療法　たいりょうじょう
　みゃくてんてきりょうほう
大量快速输血　迅速大量輸血　じんそくたいりょうゆけつ
大量灭菌疗法　大量滅菌療法　たいりょうめっきんりょうほ
　う
大量输血　大量輸血　たいりょうゆけつ
大量数据　大量データ　たいりょうdata
大量注水法　大量注水法　たいりょうちゅうすいほう
大裂球　大割球　だいかっきゅう
大裂殖子　巨大メロゾイト　きょだいmerozoite
大淋巴细胞　大リンパ球　だいlymphきゅう
大淋巴细胞增多　大リンパ球増多〔症〕だいlymphきゅうぞ
　うた〔しょう〕
大菱形肌　大菱形筋　だいりょうけいきん
大流行〔病〕　汎発流行〔病〕　はんはつりゅうこう〔びょう〕
大流行性霍乱　汎発流行性コレラ　はんはつりゅうこうせ
　いcholera
大流行性流感　汎発流行性インフルエンザ　はんはつりゅ
　うこうせいinfluenza
大陆漂移　大陸流動　たいりくりゅうどう
大陆气候　大陸気候　たいりくきこう
大卵裂细胞　大卵割細胞　だいらんかつさいぼう
大麻　大麻　タイマ
大麻二酚　カンナビジオール　cannabidiol
大麻甙　カンナビスシトリン　cannabiscitrin
大麻酚　カンナビノール　cannabinol
大麻碱(素)　カンナビン　cannabine
大麻科　アサ科　アサか
大麻癖(癮)　大麻嗜癖　タイマしへき
大麻仁　大麻仁　タイマじん

大麻仁中毒　大麻仁中毒　タイマじんちゅうどく
大麻属　大麻属　タイマぞく,アサぞく
大麻中毒　大麻中毒〔症〕　タイマちゅうどく〔しょう〕
大麻子油　麻実油　マジツゆ
大麦醇溶蛋白　ホルデイン　hordein
大麦芽碱　ホルデニン　hordenine
大脉　洪脉,大脉　こうみゃく,だいみゃく
大犍牛儿酮　ゲルマクロン　germacrone
大犍牛儿烯　ゲルマクレン　germacrene
大米培养基　米培地　コメばいち
大面积裂伤　大面積裂傷　だいめんせきれっしょう
大面积烧伤　大面積火傷　だいめんせきかしょう(やけど)
大脑　大脳　だいのう
大脑白质　大脳白質　だいのうはくしつ
大脑半球　〔大〕脳半球　〔だい〕のうはんきゅう
大脑半球切除术　大脳半球切除術　だいのうはんきゅうせ
　つじょじゅつ
大脑半球神经胶质瘤切除术　大脳半球神経膠腫切除術　だ
　いのうはんきゅうしんけいこうしゅせつじょじゅつ
大脑半球肿瘤　大脳半球腫瘍　だいのうはんきゅうしゅよ
　う
大脑半球转移瘤　大脳半球転移腫瘍　だいのうはんきゅう
　てんいしゅよう
大脑边缘系统　〔大脳〕辺縁系　〔だいのう〕へんえんけい
大脑部　大脳部　だいのうぶ
大脑侧室　側脳室　そくのうしつ
〔大〕脑出血　脳出血　のうしゅっけつ
〔大脑〕垂体　脳下垂体　のうかすいたい
大脑卒中　脳卒中　のうそっちゅう
大脑大静脉　大大脳静脈　だいだいのうじょうみゃく
大脑大静脉池　大大脳静脈槽　だいだいのうじょうみゃく
　そう
大脑代谢率　大脳代謝率　だいのうたいしゃりつ
大脑导水管　中脳水道　ちゅうのうすいどう
大脑导水管狭窄　中脳水道狭窄　ちゅうのうすいどうきょ
　うさく
大脑导水管粘连　中脳水道癒着　ちゅうのうすいどうゆ
　ちゃく
大脑电沉默　脳電沈黙　のうでんちんもく
大脑动脉环　ウィリス〔脳〕動脈輪　willis〔のう〕どうみゃく
　りん
大脑多发性异常　大脳多発性異常　だいのうたはつせいいい
　じょう
大脑轭　脳隆起　のうりゅうき
大脑发育不全　大脳無発育　だいのうむはついく
大脑弓状纤维　大脳弓状線維　だいのうきゅうじょうせん
　い
大脑功能区　大脳機能区　だいのうきのうく
大脑功能暂时紊乱　一時性脳機能障害　いちじせいのうき
　のうしょうがい
大脑沟　大脳溝　だいのうこう
大脑横裂　大脳横裂　だいのうおうれつ
大脑后动脉　後大脳動脈　こうだいのうどうみゃく
大脑黄斑变性　脳斑変性,大脳黄斑変性　のうはんへんせ
　い,だいのうおうばんへんせい
大脑黄斑变性晚期青年型　クッフス病　Kufsびょう
大脑回　大脳回　だいのうかい
大脑脚　大脳脚　だいのうきゃく

大脑脚底　大脳脚底　だいのうきゃくてい
大脑脚盖　被蓋　ひがい
大脑脚静脉　大脳脚静脈　だいのうきゃくじょうみゃく
大脑脚内侧沟　大脳脚内側溝　だいのうきゃくないそくこ
　う
大脑脚支　大脳脚枝　だいのうきゃくし
大脑脚综合征　大脳脚症候群　だいのうきゃくしょうこう
　ぐん
大脑紧张型　頭脳緊張型〔気質〕　ずのうきんちょうがた〔き
　しつ〕
大脑痉挛性麻痹　大脳痙性麻痺　だいのうけいせいまひ
大脑静脉　大脳静脈　だいのうじょうみゃく
大脑静脉血栓形成　大脳静血栓症　だいのうじょうみゃく
　けっせんしょう
大脑局部缺血　大脳虚血　だいのうきょけつ
大脑镰　大脳鎌　だいのうれん
大脑镰裂伤　大脳鎌裂傷　だいのうれんれっしょう
大脑镰撕裂　大脳鎌裂創　だいのうれんれっそう
〔大脑〕两半球并合畸胎　輪状脳半球癒着奇形　りんじょう
　のうはんきゅうゆちゃくきけい
大脑面　大脳面　だいのうめん
大脑内部结构　大脳内部構造　だいのうないぶこうぞう
大脑内静脉　内大脳静脈　ないだいのうじょうみゃく
大脑内血肿清除术　脳内血腫除去術　のうないけっしゅじょ
　きょじゅつ
大脑颞叶脓肿　側頭葉膿瘍　そくとうようのうよう
大脑脓肿　脳膿瘍　のうのうよう
大脑脓肿穿刺吸引术　大脳膿瘍穿刺吸引術　だいのうのの
　ようせんしきゅういんじゅつ
大脑泡　脳胞　のうほう
大脑皮层(质)　大脳皮質　だいのうひしつ
〔大〕脑皮层剥除〔术〕　大脳皮質剥去〔術〕　だいのうひしつ
　じょきょ〔じゅつ〕
大脑皮层运动区　大脳皮質運動野,ローランド野　だいの
　うひしつうんどうや,Rolandoや
大脑软化　大脳軟化〔症〕　だいのうなんか〔しょう〕
大脑扫描术　脳スキャン法　のうscanほう
大脑上静脉　上大脳静脈　じょうだいのうじょうみゃく
大脑深静脉　深大脳静脈　しんだいのうじょうみゃく
大脑生理学　大脳生理学　だいのうせいりがく
大脑视网膜变性　脳網膜変性　のうもうまくへんせい
大脑水管　大脳水道　だいのうすいどう
大脑死亡　大脳死亡　だいのうしぼう
大脑凸面脑膜瘤　脳凸面髄膜腫　のうとつめんずいまく
　しゅ
大脑外侧裂　外側大脳裂　がいそくだいのうれつ
大脑外侧裂近点　シルビウス点　Sylviusてん
大脑外侧窝　大脳外側窩　だいのうがいそくか
大脑外侧窝池　大脳外側窩槽　だいのうがいそくかそう
大脑下静脉　下大脳静脈　かだいのうじょうみゃく
大脑纤维径路　大脳繊維径路,脳繊維下方走行径路　だい
　のうせんいけいろ,のうせんいかほうそうこうけいろ
大脑小脑裂　大脳小脳裂　だいのうしょうのうれつ
大脑兴奋剂　大脳興奮薬　だいのうこうふんやく
〔大〕脑性肥胖〔症〕　脳性肥満〔症〕　のうせいひまん〔しょ
　う〕
大脑性感觉过敏　脳性知覚過敏　のうせいちかくかびん
大脑性共济失调　脳性〔運動〕失調〔症〕　のうせい〔うんと

うﾞしっちょう〔しょう〕

大脳性呼吸　脳性呼吸　のうせいこきゅう

大脳性痙攣　脳性痙攣　のうせいけいれん

大脳性巨人症　脳性巨人症　のうせいきょじんしょう

大脳性聾　脳性聾　のうせいろう

大脳性麻痺　脳性麻痺　のうせいまひ

大脳〔性〕盲　脳性盲　のうせいもう

大脳性偏身麻木　脳性片無感〔覚〕症　のうせいへんむかん〔かく〕しょう

大脳性軽癱　脳性不全麻痺　のうせいふぜんまひ

大脳性双癱　脳性両〔側〕麻痺　のうせいりょう〔がわ〕まひ

大脳〔性〕癱瘓　脳性麻痺　のうせいまひ

大脳性糖原貯積病　脳性糖原病　のうせいとうげんびょう

大脳性眩暈　脳性眩暈　のうせいめまい

大脳性運動不能　脳性運動不能〔症〕　のうせいうんどうふのう〔しょう〕

大脳炎　脳炎　のうえん

大脳叶　脳葉　のうよう

大脳抑制药　脳抑制薬　のうよくせいやく

大脳硬化症　脳硬化症　のうこうかしょう

大脳优勢　大脳優勢　だいのうゆうせい

大脳镇静剂　大脳鎮静薬　だいのうちんせいやく

大脳中动脉　中大脳動脈　ちゅうだいのうどうみゃく

大脳中帆　大脳中間帆　だいのうちゅうかんはん

大脳中静脉　中大脳静脈　ちゅうだいのうじょうみゃく

大脳中浅静脉　浅中大脳静脈　せんちゅうだいのうじょうみゃく

大脳中深静脉　深中大脳静脈　しんちゅうだいのうじょうみゃく

大脳〔中枢〕定位　大脳定位　だいのうていい

大脳纵裂　大脳縦裂　だいのうじゅうれつ

大泡（疱）　水疱,水泡,気腫嚢胞,大気泡　すいほう,すいほう,きしゅのうほう,だいきほう

大疱触染性膿疱病　水疱接触感染〔伝染〕性膿痂疹　すいほうせっしょくかんせん〔でんせん〕せいのうかしん

大疱型表皮松解症　水疱性表皮剥離症　すいほうせいひょうひはくりしょう

大疱性扁平苔藓　水疱性扁平苔癬　すいほうせいへんぺいたいせん

大疱性凍瘡　水疱性凍瘡（しもやけ）　すいほうせいとうそう（しもやけ）

大疱性多形性红斑　水疱性多形性紅斑　すいほうせいたけいせいこうはん

大疱性肺气肿　大気泡性肺気腫　だいきほうせいはいきしゅ

大疱性鼓膜炎　水疱性鼓膜炎　すいほうせいこまくえん

大疱性角膜炎　大水疱性角膜炎　だいすいほうせいかくまくえん

大疱性脓疱病　水疱性膿痂疹症　すいほうせいのうかしんしょう

大疱性皮肤棘层松解　水疱性表皮剥離　すいほうせいひょうひはくり

大疱性皮炎　水疱性皮膚炎　すいほうせいひふえん

大疱性气肿　大気泡性気腫　だいきほうせいきしゅ

大疱性荨麻疹　水疱性じんま疹　すいほうせいじんましん

大疱性天疱疮　水疱性天疱瘡　すいほうせいてんぽうそう

大疱样型　水疱型　すいほうがた

大配子　マクロガメート　macrogamete

大配子母細胞　マクロガメート母細胞　macrogameteぼさいぼう

大配子体　マクロガメート母体,マクロガメートサイド　macrogameteぼたい,macrogamete site

大片吸虫　巨大肝蛭　きょだいかんしつ

大平氏并殖吸虫　大平肺吸虫　おおひらはいきゅうちゅう

大气爆发性损伤　大気爆風傷害　たいきばくふうしょうがい

大气采样法　大気試料採集法　たいきしりょうさいしゅうほう

大气层　大気層　たいきそう

大气层核试验　大気層核試験　たいきそうかくしけん

大气垂直结构　大気垂直構造　たいきすいちょくこうぞう

大气化学组成　大気化学組成　たいきかがくそせい

大气监测　大気モニタ〔ー〕,大気監視　たいきmonitor,たいきかんし

大气监测车　大気モニタリングカー,大気監視車　たいきmonitoring car,たいきかんししゃ

大气监测仪　大気モニター,大気監視器械　たいきmonitor,たいきかんしきかい

大气结构　大気構造　たいきこうぞう

大气扩散基本规律　大気拡散基本規律　たいきかくさんきほんきりつ

大气疗法　大気療法　たいきりょうほう

大气圈　大気圏　たいきけん

大气透明度　大気透明度　たいきとうめいど

大气卫生　大気衛生　たいきえいせい

大气卫生监测　大気衛生モニター,大気衛生監視　たいきえいせいmonitor,たいきえいせいかんし

大气卫生监测站　大気衛生モニタリング ステーション　たいきえいせいmonitoring station

大气卫生状况　大気衛生状況　たいきえいせいじょうきょう

大气污染　大気汚染　たいきおせん

大气污染监察器　大気汚染モニタ〔ー〕,大気汚染監視装置　たいきおせんmonitor,たいきおせんかんしそうち

大气污染事件　大気汚染事件　たいきおせんじけん

大气污染物　大気汚染物　たいきおせんぶつ

大气污染源　大気汚染源　たいきおせんげん

大气污染指数　大気汚染指数　たいきおせんしすう

大气物理性状　大気物理性状　たいきぶつりせいじょう

大气压〔力〕　大気圧〔力〕,気圧　たいきあつ〔りょく〕,きあつ

大气压应激反应　大気圧ストレス　たいきあつstress

大气自净作用　大気自浄作用　たいきじじょうさよう

大切片刀　macrotome

大青叶　大青葉　ダイセイヨウ

大染色体　巨大染色体　きょだいせんしょくたい

大容积溶解度　バルク溶解度　bulkようかいど

大容量输送　バルク輸送　bulkゆそう

大扫除　大掃除　おおそうじ

大沙〔土〕鼠　大アレチネズミ　だいアレチネズミ

大舌病　大舌症　だいぜつしょう

大神经胶质　大グリア　だいglia

大神经胶质细胞　大グリア細胞　だいgliaさいぼう

大收肌　大内転筋　だいないてんきん

大手术　大手術　だいしゅじゅつ

大水泡音　大水泡音　だいすいほうおん

大苏打 チオ硫酸ナトリウム thioりゅうさんnatrium
大蒜 ニンニク
大蒜氨酸 アリイン alliin
〔大〕蒜〔辣〕素 アリシン allicin
大蒜素 ガルリシン garlicin
大蒜味 ニンニクにおい
大体标本 肉眼標本 にくがんひょうほん
大体标本制作 肉眼標本制作 にくがんひょうほんせいさく
大体病理学 マクロ病理学 macroびょうりがく
大体解剖学 マクロ解剖学 macroかいぼうがく
大田鼠 ハムスター hamster
大头畸形 大頭蓋症 だいずがいしょう
大头金蝇 オビキンバエ
大头围 大斜径周囲 だいしゃけいしゅうい
大突变 大突然変異 だいとつぜんへんい
大吞噬细胞 大食細胞,大食球 だいしょくさいぼう,だいしょっきゅう
大吞饮泡 大飲細胞 だいいんさいぼう
大唾腺 大唾液腺 だいだえきせん
大弯 大彎 だいわん
大丸剂 大形丸剤 おおがたがんざい
大网膜 大網 だいもう
〔大〕网膜固定术 大網固定術 だいもうこていじゅつ
大网膜囊肿 大網囊腫 だいもうのうしゅ
大网膜扭转 大網捻転 だいもうねんてん
大网膜血运障碍 大網血液供給障害 だいもうけつえききょうきゅうしょうがい
大网膜移植 大網移植 だいもういしょく
大网膜粘连综合征 大網癒着症候群 だいもうゆちゃくしょうこうぐん
大网膜肿瘤 大網腫瘍 だいもうしゅよう
大网膜综合征 大網症候群 だいもうしょうこうぐん
大舞蹈病 大舞踏病 だいぶとうびょう
大细胞癌 大細胞癌 だいさいぼうがん
大细胞部 大細胞部 だいさいぼうぶ
大细胞贫血 大赤血球性貧血 だいせっけっきゅうせいひんけつ
大响尾蛇 大がらがら蛇,大響尾蛇 だいがらがらへび,だいキョウビダ
大消化腺 大消化腺 だいしょうかせん
大小 サイズ,大きさ size,おおきさ
大小肠炎 大腸小腸炎 だいちょうしょうちょうえん
大笑 大笑 だいしょう,おおわらい
大笑不能〔症〕 失哄笑〔症〕 しっこうしょう〔しょう〕
大笑反射 大笑反射 だいしょうはんしゃ
大斜径 大斜径 だいしゃけい
大囟〔门〕 大泉門 だいせんもん
大猩猩 ゴリラ gorilla
大型电磁吸铁器 巨大電磁石 きょだいでんじしゃく
大型分生孢子 大型の分生子 おおがたのぶんせいし
大型滑动切片机 大型スライデイング ミクロトーム おおがたsliding microtome
大型垃圾 大型塵芥,大型ごみ おおがたじんかい,おおがたごみ
大型离子透入器 大型イオン導入器 おおがたionどうにゅうき
大型气泡吸收管 大型泡沫吸収器 おおがたほうまつきゅうしゅうき

大型热带利什曼原虫 大型熱帯リーシュマニア おおがたねったいLeishmania
大型手术台 大手術台 だいしゅじゅつだい
大型外科器械包 大型手術器械セット おおがたしゅじゅつきかいset
大型细菌 大型細菌,大型バクテリア おおがたさいきん,おおがたbacteria
大血管错(易)位 大血管転位 だいけっかんてんい
大血管异物 大血管内異物 だいけっかんないいぶつ
大血管转位 大血管転位 だいけっかんてんい
大循环 大循環 だいじゅんかん
大牙密旋体 大形口腔トレポネーマ おおがたこうこうTreponema
大亚基 大サブユニット だいsubunit
大叶桉 大葉桉 たいようあん
大叶性肺炎 大葉性肺炎 たいようせいはいえん
大叶性肺炎型结核 大葉性肺炎性結核 たいようせいはいえんせいけっかく
大翼 大翼 だいよく
大翼大脑面 大翼大脳面 だいよくだいのうめん
大翼顶缘 大翼頭頂縁 だいよくずちょうえん
大翼额缘 大翼前頭縁 だいよくぜんとうえん
大翼鳞缘 大翼鱗縁 だいよくりんえん
大翼颞面 大翼側頭面 だいよくそくとうめん
大翼软骨 大翼軟骨 だいよくなんこつ
大翼上颌面 大翼上顎面 だいよくじょうがくめん
大阴唇 大陰唇 だいいんしん
大隐静脉 大伏在静脈 だいふくざいじょうみゃく
大隐静脉瓣功能不全 大伏在静脈弁閉鎖不全 だいふくざいじょうみゃくべんへいさふぜん
大隐静脉剥脱术 大伏在静脈抜去術 だいふくざいじょうみゃくばっきょじゅつ
大隐静脉高位结扎 大伏在静脈高位結紮 だいふくざいじょうみゃくこういけっさつ
〔大〕隐静脉切除术 大伏在静脈切除術 だいふくざいじょうみゃくせつじょじゅつ
大隐静脉曲张 大伏在静脈瘤 だいふくざいじょうみゃくりゅう
大隐静脉曲张结节 大伏在静脈瘤結節 だいふくざいじょうみゃくりゅうけっせつ
大隐静脉栓子切除术 大伏在静脈塞栓摘出術 だいふくざいじょうみゃくそくせんてきしゅつじゅつ
大隐静脉移植〔术〕 大伏在静脈移植〔術〕 だいふくざいじょうみゃくいしょく〔じゅつ〕
大原氏病 大原病 おおはらびょう
大圆肌 大円筋 だいえんきん
大圆肌腱下囊 大円筋腱下包 だいえんきんけんかほう
大圆上皮细胞 大円上皮細胞 だいえんじょうひさいぼう
大圆形细胞癌 大円細胞癌 だいえんさいぼうがん
大运动量〔负荷〕 重負荷,大運動量 じゅうふか,だいうんどうりょう
大枣 大棗 タイソウ,ナツメ
大转子 大転子 だいてんし
大锥体细胞 大錐体細胞 だいすいたいさいぼう
大锥体细胞层 大錐体細胞層 だいすいたいさいぼうそう

DAI 呆大代甙带待袋戴黛

dāi 呆

呆木 鈍麻 どんま
呆小病 クレチン病 cretinびょう
呆小病样水肿 クレチン病様水腫 cretinびょうようすいしゅ

dài 大代贷带待袋戴黛

大黄 大黄 ダイオウ
大黄酊 大黄チンキ ダイオウtinctura
大黄酚 クリソフアノール chrysophanol
大黄酚蒽酮 クリソファン酸アントローン chrysophanさんanthrone
大黄苷 レオクリシン rheochrysin
大黄浸膏 大黄エキス ダイオウextract
大黄流浸膏 大黄流動エキス ダイオウりゅうどうextract
大黄素 エモジン emodin
大黄素甲醚 フィスキオン physcion
大黄素葡萄糖 エモジン グルコシド emodin glucoside
大黄酸 レイン rhein
大黄酸苷 クリソファネイン chrysophanein
大黄酸锌 クリソファン酸亜鉛 chrysophaneさんあえん
代 世代 せだい
代表性 代表性 だいひょうせい
代表性样品 代表性標本 だいひょうせいひょうほん
代表性元素 代表性元素 だいひょうせいげんそ
代表株 代表菌株 だいひょうきんしゅ
代偿 代償 だいしょう
代偿反应 代償反応 だいしょうはんのう
代偿过程 代償過程 だいしょうかてい
代偿机理 代償メカニズム だいしょうmechanism
代偿〔机能〕 代償〔機能〕 だいしょう〔きのう〕
代偿机能不全 代償〔機能〕不全 だいしょう〔きのう〕ふぜん
代偿基因 代償遺伝子 だいしょういでんし
代偿期 代償期 だいしょうき
代偿失调 代償不全 だいしょうふぜん
代偿性鼻出血 代償性鼻出血 だいしょうせいびしゅっけつ
代偿性充血 代償性充血 だいしょうせいじゅうけつ
代偿性肥大 代償性肥大 だいしょうせいひだい
代偿性肺气肿 代償性肺気腫 だいしょうせいはいきしゅ
代偿性腹泻 代償性下痢 だいしょうせいげり
代偿性红细胞增多 代償性赤血球増加〔症〕 だいしょうせいせっけっきゅうぞうか〔しょう〕
代偿性呼吸 代償性呼吸 だいしょうせいこきゅう
代偿性甲状腺肿大 代償性甲状腺腫 だいしょうせいこうじょうせんしゅ
代偿性碱中毒 代償性アルカローシス だいしょうせいal-kalosis
代偿性间歇 代償性休止 だいしょうせいきゅうし
代偿性静脉曲张 代償性静脈瘤 だいしょうせいじょうみゃくりゅう
代偿性咯血 代償性喀血 だいしょうせいかっけつ
代偿性扩张 代償性拡張 だいしょうせいかくちょう
代偿性利尿 代償性利尿 だいしょうせいりにょう
代偿性脑积水 代償性水頭〔症〕 だいしょうせいすいとう〔しょう〕
代偿性气肿 代償性気腫 だいしょうせいきしゅ
代偿性收缩 代償性収縮 だいしょうせいしゅうしゅく
代偿性酸中毒 代償性アシドーシス だいしょうせいacidosis

代偿性调节 代償性調節 だいしょうせいちょうせつ
代偿性萎缩 代償性萎縮,代償性アトロフィー だいしょうせいいしゅく,だいしょうせいatrophy
代偿性心〔脏〕肥大 代償性心肥大 だいしょうせいしんひだい
代偿性血管曲张 代償性静脈瘤 だいしょうせいじょうみゃくりゅう
代偿性月经 代償性月経 だいしょうせいげっけい
代偿性增生 代償性過形成 だいしょうせいかけいせい
代偿运动 代償運動 だいしょううんどう
代偿作用 代償作用 だいしょうさよう
代-克二氏麻痹 デジェリン・クルンプケ麻痺 Dejerine-klumpkeまひ
代理中枢 副中枢 ふくちゅうすう
代列尔氏现象 デレル現象 d'Herelleげんしょう
代-罗二氏综合征 デジェリン・ルーサイ症候群 Dejerine-Roussyしょうこうぐん
代尼惹氏试剂 デニジェー試薬 Denigesしやく
代尼惹氏试验 デニジェー試験 Denigesしけん
代热林氏病 デジェリン病 Dejerineびょう
代热林氏征 デジェリン徴候 Dejerineちょうこう
代热林氏综合征 デジェリン症候群 Dejerineしょうこうぐん
代乳品 乳汁代用品 にゅうじゅうだいようひん
代森锰 マネブ maneb
代森钠 ナバム nabam
代森锌 ジネブ zineb
代-索二氏病 デジェリン・ソッタス病 Dejerine-Sottasびょう
代特氏〔耳蜗〕细胞 ダイテルス細胞 Deitersさいぼう
代特氏束 ダイテルス束 Deitersそく
代替疗法 補充療法,変換療法 ほじゅうりょうほう,へんかんりょうほう
代谢 代謝 たいしゃ
代谢变化 代謝変化 たいしゃへんか
代谢病 代謝病 たいしゃびょう
代谢病学 代謝病学 たいしゃびょうがく
代谢测定床 代謝測定ベッド たいしゃそくていbed
代谢产物 代謝産物 たいしゃさんぶつ
代谢〔的〕抑制 代謝〔的〕抑制 たいしゃ〔てき〕よくせい
代谢功能 代謝機能 たいしゃきのう
代谢功能试验 代謝機能試験 たいしゃきのうしけん
代谢过程 代謝過程 たいしゃかてい
代谢化学 代謝化学 たいしゃかがく
代谢减退 代謝低下 たいしゃていか
代谢拮抗剂 代謝拮抗薬 たいしゃきっこうやく
代谢拮抗作用 代謝拮抗作用 たいしゃきっこうさよう
代谢亢进 代謝過度 たいしゃかど
代谢库(池) メタボリック プール metabolic pool
代谢笼 代謝ケージ たいしゃcage
代谢率 代謝率 たいしゃりつ
代谢率常数 代謝率定数 たいしゃりつていすう
代谢模型 代謝モデル たいしゃmodel
代谢能 代謝エネルギー たいしゃEnergie
代谢偶联 代謝カップリング たいしゃcoupling
代谢平衡 代謝平衡 たいしゃへいこう
代谢期 代謝期 たいしゃき
代谢缺陷症 代謝欠陥症 たいしゃけっかんしょう

代谢水 代謝水 たいしゃすい
代谢特性 代謝特性 たいしゃとくせい
代谢调节 代謝調節 たいしゃちょうせつ
代谢图 代謝図 たいしゃず
代谢途径 代謝経路 たいしゃけいろ
代谢紊乱(障碍) 代謝障害 たいしゃしょうがい
代谢物 代謝産物 たいしゃさんぶつ
代谢系统 代謝系 たいしゃけい
代谢性发热 代謝性熱 たいしゃせいねつ
代谢性骨病 代謝性骨症 たいしゃせいこつしょう
代谢性碱中毒 代謝性アルカローシス たいしゃせいalka-losis
代谢性〔结〕石 代謝性結石 たいしゃせいけっせき
代谢性经闭 代謝性無月経 たいしゃせいむげっけい
代谢性老年聋 代謝性老人性難聴 たいしゃせいろうじんせいなんちょう
代谢性颅病 代謝性頭蓋骨症 たいしゃせいずがいこつしょう
代谢性色素 代謝性色素 たいしゃせいしきそ
代谢性酸中毒 代謝性アシドーシス たいしゃせいacidosis
代谢性心脏病 代謝性心臓病 たいしゃせいしんぞうびょう
代谢需要量 代謝必要量 たいしゃひつようりょう
代谢抑制试验 代謝抑制試験 たいしゃよくせいしけん
代谢〔障碍〕性〔白〕内障 代謝性白内障 たいしゃせいはくないしょう
代谢正常 正常代謝 せいじょうたいしゃ
代谢终产物 代謝最終産物 たいしゃさいしゅうさんぶつ
代谢作用 代謝〔作用〕 たいしゃ〔さよう〕
代血浆 代用血漿 だいようけっしょう
代雅丹氏点 デージャルダン点 Desjardinsてん
代用材料 代用材料 だいようざいりょう
代用品 代用品 だいようひん
貳(苷) 配糖体,グリコシド はいとうたい,glycoside
貳键 配糖体連鎖,配糖体結合 はいとうたいれんさ,はいとうたいけつごう
貳元 アグリコン aglycone
带 帯 たい,おび
　希斯氏带 ヒス帯 Hisたい
　A带 A帯 Aたい
　G带 G帯 Gたい
　H带 H帯 Hたい
　I带 I帯 Iたい
　R带 R帯 Rたい
　T带 T帯 Tたい
带凹孔载物片 凹み付きスライド ガラス へこみつきslide glass
带白色细球菌 ミクロコッカス カンジカンス Micrococcus candicans
带瓣膜人造血管 弁膜付き人工血管 べんまくつきじんこうけっかん
带病毒者 ウイルス保有者 virusほゆうしゃ
带病者 病原〔体〕保有者 びょうげん〔たい〕ほゆうしゃ
带尺 巻尺,テープ まきじゃく,tape
带虫者 寄生虫保有者 きせいちゅうほゆうしゃ
带锤音叉 ハンマー音叉 hammerおんさ
带刺拔髓针 あご付き抜髄針 あごつきばつずいしん
Z带蛋白 Z帯蛋白質 Zたいたんぱくしつ

带蒂粘膜下肌瘤 有茎粘膜下筋腫 ゆうけいねんまくかきんしゅ
带蒂皮瓣 有茎皮弁 ゆうけいひべん
带蒂皮瓣移植术 有茎皮弁移植術 ゆうけいひべんいしょくじゅつ
带蒂移植 茎状移植 けいじょういしょく
带电 帯電 たいでん
带电粒子 荷電粒子 かでんりゅうし
带电粒子活化分析 荷電粒子活性分析 かでんりゅうしかっせいぶんせき
带电粒子检测器 荷電粒子検出器 かでんりゅうしけんしゅっき
带电视摄象机无影灯 テレビカメラ付き無影灯 TVcameraつきむえいとう
带钉牙面 留針前装 りゅうしんぜんそう
带毒体 担毒体 たんどくたい
带杆菌者 杆菌保菌者 かんきんほきんしゃ
带钩锤 有鉤ハンマー ゆうこうhammer
带钩夹板固定法 有鉤副子固定法 ゆうこうふくしこていほう
带柜式器械桌 箱付き器械台 はこつきかいだい
带基因者 遺伝子キャリアー いでんしcarrier
带夹音叉 クランプ付き音叉 clampつきおんさ
带菌飞沫 有菌飛沫 ゆうきんひまつ
带菌率 保菌率 ほきんりつ
带菌体培养 保菌体培養 ほきんたいばいよう
带菌者 保菌者 ほきんしゃ
带菌状态 保菌状態 ほきんじょうたい
带刻度小便壶 目盛付き便器 めもりつきべんき
带刻痕片剂 刻み目錠〔剤〕 きざみめじょう〔ざい〕
带氯菌素 クロロホリン chlorophorin
带模杆肠钳 レール付き腸鉗子 railつきちょうかんし
带囊导尿管 バッグ カテーテル bag catheter
带盘新生儿体秤 皿付き新生児体重ばかり さらつきしんせいじたいじゅうばかり
带配子体者 有性生殖母細胞保有者 ゆうせいせいしょくぼさいぼうほゆうしゃ
带气囊前列腺止血塞 ゴム球つき前立腺タンポン gumきゅう付きぜんりつせんtampon
带桥粒 ベルトデスモソーム belt desmosome
带球分馏烧管 有球分留管 ゆうきゅうぶんりゅうかん
带刃蜡刀 双蠟刀 じんろうとう
带听诊器血压表 聴診器付き血圧計 ちょうしんきつけつあつけい
带通滤波器 バンド フィルタ band filter
带下 帯下,こしけ たいげ
带现象 帯形成 たいけいせい
带线缝合针 糸付き縫合針 いとつきほうごうしん
带形记波(纹)器 ストリップ キモグラフ strip kymograph
带血痰 血痰 けつたん
带压素 フェレンタシン pherentasin
带氧体 酸素担体 さんそたんたい
带翼静脉输液针 翼状静脈〔内〕注入針 よくじょうじょうみゃく〔ない〕ちゅうにゅうしん
带鱼 タチウオ
带照相机手术灯 写真器付き手術灯 しゃしんきつきしゅじゅつとう
带支管蒸馏烧瓶 側管蒸留フラスコ そくかんじょうりゅ

う flask

带状〔白〕内障　層間白内障　そうかんはくないしょう

带状层　帯層　たいそう

带〔状〕光谱　帯〔状〕スペクトル　たい〔じょう〕spectrum

带〔状〕光谱分析　帯状スペクトル分析　たいじょうspectrumぶんせき

带状核粒细胞　帯状好中球　たいじょうこうちゅうきゅう

带状核中性白细胞　帯状好中球　たいじょうこうちゅうきゅう

带状疱疹　帯状疱疹,帯状ヘルペス　たいじょうほうしん,たいじょうherpes

带状疱疹病毒　帯状疱疹ウイルス　たいじょうほうしんvirus

带状疱疹〔后〕神经痛　帯状疱疹神経痛　たいじょうほうしんしんけいつう

带状疱疹脊髓炎　帯状疱疹脊髄炎　たいじょうほうしんせきずいえん

带状疱疹免疫球蛋白　帯状疱疹免疫グロブリン　たいじょうほうしんめんえきglobulin

带状疱疹性口炎　帯状疱疹性口内炎　たいじょうほうしんせいこうないえん

带状疱疹性眼炎　帯状疱疹性眼炎　たいじょうほうしんせいがんえん

带状胎盘　帯状胎盤　たいじょうたいぱん

带状突触　リボン シナプス　ribbon synapse

带状硬皮病　帯状強皮症　たいじょうきょうひしょう

待捷盼　ジアゼパム　diazepam

袋　袋,囊　ふくろ,のう

　哈格纳氏袋　ハグネル囊　Hagnerのう

袋形缝〔合〕术　造袋術　ぞうたいじゅつ

袋形虱螨皮炎　シラミツ二皮膚炎　シラミダニひふえん

袋形胃　囊状胃　のうじょうい

戴-阿二氏综合征　ダイトン・アデーアー症候群　Dighton-Adairしょうこうぐん

戴-布二氏贫血　ダイアモンド・ブラックファン貧血　Diamond-Blackfanひんけつ

戴顿氏综合征　ダイトン症候群　Dightonしょうこうぐん

戴蒙德氏玻片试验　ダイアモンド載せガラス試験　Diamondのせglassしけん

戴维氏病　ダフィド病　Davidびょう

戴维氏试验　デービー試験　Davyしけん

戴维斯氏癌反应　デビス癌反応　Davisがんはんのう

戴维斯氏征　デビス徴候　Davisちょうこう

戴维斯氏植皮术　デビス植皮術　Davisしょくひじゅつ

戴文氏杆菌　ダベーヌ杆菌　Davaineかんきん

戴伊氏试验　デイ試験　Dayしけん

戴佐氏绷带法　デゾウ包帯法　Desaultほうたいほう

戴佐氏征　デゾウ徴候　Desaultちょうこう

黛绿　濃緑色　こみどりいろ

DAN　丹单担胆淡蛋弹氮

dān　丹单担

丹醇　デーノル　deanol

丹顶鹤　タンチョウヅル

丹毒　丹毒　たんどく

丹毒抗毒素　丹毒抗毒素　たんどくこうどくそ

丹毒链球菌　丹毒性連鎖球菌　たんどくせいれんさきゅうきん

丹毒链球菌抗毒素　丹毒連鎖球菌抗毒素　たんどくれんさきゅうきんこうどくそ

丹毒丝菌属　エリシペロトリックス属　Erysipelothrixぞく

丹毒血清　丹毒血清　たんどくけっせい

丹毒样药疹　丹毒様薬疹　たんどくようやくしん

丹虫癌　スピロプテラ癌　Spiropteraがん

丹福思氏征　ダンフォース徴候　Danforthちょうこう

丹-胡二氏法　ダンザー・フッカー法　Danzer-Hookerほう

丹磺酰氯　塩化ダンシル　えんかdansyl

丹吉尔病　タンジアー病　Tangierびょう

丹-累二氏现象　デニス・レクレフ現象　Denys-Leclefげんしょう

丹内特氏饮食　デネット食　Dennettしょく

丹尼尔森氏病　ダニエルセン病　Daniellssenびょう

丹尼斯氏法　デニス法　Denisほう

丹尼什氏杆菌　ダーニス菌　Danyszきん

丹尼什氏现象　ダーニス現象　Danyszげんしょう

丹聂尔氏电池　ダニエル電池　Daniellでんち

丹宁　タンニン　tannin

丹宁酸酶　タンナーゼ　tannase

丹皮甙　ペオノサイド　paeonoside

丹皮酚　ペオノール　paeonol

丹参　丹参　タンジン

丹参酚　サルビオール　salviol

丹参酮　タンシノン　tanshinone

丹参新酮　ミルチロン　miltirone

丹氏颗粒　デーン粒子　Daneりゅうし

丹斯氏征　ダンス徴候　Danceちょうこう

单　单,单一　たん,たんいち,たんいつ

单氨-单羧酸　モノアミノ-モノカルボキシル酸　monoamino-monocarboxylさん

单胺　モノアミン　monoamine

单胺氧化酶　モノアミン酸化酵素　monoamineさんかこうそ

单胺氧化酶测定　モノアミン酸化酵素測定　monoamineさんかこうそそくてい

单胺氧化酶抑制剂　モノアミン酸化酵素遮断薬　monoamineさんかこうそしゃだんやく

单孢丝菌属　ミクロモノスポラ属　Micromonosporaぞく

单孢丝菌素　ミクロモノスポリン　micromonosporin

单孢子　单胞子　たんほうし

单孢子菌病　单胞子症　たんほうししょう

单孢子菌属　单胞子属　たんほうしぞく

单孢子囊　单胞子嚢　たんほうしのう

单孢子培养法　单胞子培養法　たんほうしばいようほう

单倍二倍性　单相倍数性　たんそうばいすうせい

单倍期　单相期　たんそうき

单倍〔染色体〕数　单相数　たんそうすう

单倍体　一倍体,ハプロイド　いたばいたい,haploid

单臂畸胎　单腕奇形　たんわんきけい

单臂卡环　单腕鉤　たんわんこう

单鞭滴虫属　セルコモナス属　Cercomonas

单鞭毛菌　单毛菌　たんもうきん

单波　单波　たんぱ

单波脉　单拍脈　たんはくみゃく

单不饱和脂肪酸　单不飽和脂肪酸　たんふほうわしぼうさん

单侧搏动突眼　片側性拍動眼球突出〔症〕　へんそくせいは

くどうがんきゅうとっしゅつ〔しょう〕

単側唇裂　片側性唇裂　へんそくせいしんれつ

単側电抽搐疗法　片側電気痙攣療法　へんそくでんきけいれんりょうほう

単側恶性突眼〔症〕　片側悪性眼球突出〔症〕　へんそくあくせいがんきゅうとっしゅつ〔しょう〕

単側睾丸未降　片側停留睾丸　へんそくていりゅうこうがん

単側喉麻痹　片側喉頭麻痺　へんそくこうとうまひ

単側检验　単側試験　たんそくしけん

単側间歇性突眼　片側間欠性眼球突出〔症〕　へんそくかんけつせいがんきゅうとっしゅつ〔しょう〕

単側咀嚼　片側咀嚼　へんそくそしゃく

単側两性畸形　一側性半陰陽　いっそくせいはんいんよう

単側卵巣囊肿切除术　片側卵巣囊腫切除術　へんそくらんそうのうしゅせつじょじゅつ

単側卵巣切除术　片側卵巣摘除術　へんそくらんそうてきじょじゅつ

単側卵巣楔形切除术　片側卵巣楔状切除術　へんそくらんそうけつじょうせつじょじゅつ

単側面萎缩　顔面半側萎縮〔症〕　がんめんはんそくいしゅく〔しょう〕

単側偏盲　片側半盲　へんそくはんもう

単側腎　片側腎〔臓〕　へんそくじん〔ぞう〕

単側腎缺如　片側腎〔臓〕欠如　へんそくじん〔ぞう〕けつじょ

単側输卵管成形术　片側卵管形成術　へんそくらんかんけいせいじゅつ

単側输卵管卵巣切除术　片側卵管卵巣切除術　へんそくらんかんらんそうせつじょじゅつ

単側输卵管切除术　片側卵管切除術　へんそくらんかんせつじょじゅつ

単側突眼　片側眼球突出〔症〕　へんそくがんきゅうとっしゅつ〔しょう〕

単側脱位　片側脱臼　へんそくだっきゅう

単側完全腭裂　片側完全口蓋裂　へんそくかんぜんこうがいれつ

単側萎缩　片側〔半側〕萎縮　へんそく〔はんそく〕いしゅく

単側线状硬斑病　片側線状強皮症　へんそくせんじょうきょうひしょう

単側性痣　片側母斑　へんそくぼはん

単側运动失调　半側運動失調　はんそくうんどうしっちょう

単側支气管内麻醉　片側気管支内麻酔　へんそくきかんしないますい

単层　単層　たんそう

単层扁平骨盆　単層扁平骨盤　たんそうへんぺいこつばん

単层扁平上皮　単層扁平上皮　たんそうへんぺいじょうひ

単层立方上皮　単層立方上皮　たんそうりっぽうじょうひ

単层鳞状上皮　単層鱗状上皮　たんそうりんじょうじょうひ

単层上皮　単層上皮　たんそうじょうひ

単层细胞　単層細胞　たんそうさいぼう

単层细胞培养　単層細胞培養　たんそうさいぼうばいよう

単层〔细胞〕腺　単層細胞腺　たんそうさいぼうせん

単层柱状上皮　単層円柱上皮　たんそうえんちゅうじょうひ

単纯癌　単純癌　たんじゅんがん

単纯蛋白质　単純蛋白質　たんじゅんたんぱくしつ

単纯电子移换　単純電子伝達　たんじゅんでんしでんたつ

単纯骨折　単純骨折　たんじゅんこっせつ

単纯红细胞性再生障碍性贫血　純赤血球再生不良性貧血　じゅんせっけっきゅうさいせいふりょうせいひんけつ

単纯结扎　単純結紮　たんじゅんけっさつ

単纯糠疹　単純性粃糠疹　たんじゅんせいひこうしん

単纯溃疡　単純潰瘍　たんじゅんかいよう

単纯扩散　単純拡散　たんじゅんかくさん

単纯聋　単純性聾　たんじゅんせいろう

単纯滤泡囊肿　単純性濾泡性囊胞　たんじゅんせいろほうせいのうほう

単纯慢性苔藓　単純性慢性苔癬　たんじゅんせいまんせいたいせん

単纯内障摘出术　単純白内障摘出術　たんじゅんはくないしょうてきしゅつじゅつ

単纯脓疱　単純性膿疱　たんじゅんせいのうほう

単纯疱疹性角膜炎　単純疱疹性角膜炎　たんじゅんほうしんせいかくまくえん

単纯疱疹性口炎　ヘルペス性口内炎　herpesせいこうないえん

単纯疱疹性脑膜脑炎　単純疱疹性髄膜脳炎　たんじゅんほうしんせいずいまくのうえん

単纯疱疹性脑炎　単純疱疹性脳炎　たんじゅんほうしんせいのうえん

単纯皮炎　単純皮膚炎　たんじゅんひふえん

単纯乳房切除术　単純乳房切除術　たんじゅんにゅうぼうせつじょじゅつ

単纯乳突切除术　単純乳突切除術　たんじゅんにゅうとつせつじょじゅつ

単纯乳突凿开术　単純乳突切開術　たんじゅんにゅうとつせっかいじゅつ

単纯塞尔托利氏细胞综合征　単純セルトーリ細胞症候群　たんじゅんSertoliさいぼうしょうこうぐん

単纯随机抽样　単純無作為抽出　たんじゅんむさくいちゅうしゅつ

単纯脱羧作用　単純脱カルボキシル化　たんじゅんだつcarboxylか

単纯外阴切除术　単純外陰切除術　たんじゅんがいいんせつじょじゅつ

単纯外原性胃炎　単純外因性胃炎　たんじゅんがいいんせいいえん

単纯萎缩型　単純萎縮型　たんじゅんいしゅくがた

単纯细菌　単形細菌　たんけいさいきん

単纯小红细胞性贫血　単純小赤血球性貧血　たんじゅんしょうせっけっきゅうせいひんけつ

単纯泻剂　単純下剤　たんじゅんげざい

単纯型　単純型　たんじゅんがた

単纯型肺嗜酸细胞增多症　単純性肺性好酸球増加症，レフレル症候群　たんじゅんせいはいせいこうさんきゅうぞうかしょう，Löfflerしょうこうぐん

単纯型精神分裂性反应　単純型精神分裂症性反応　たんじゅんがたせいしんぶんれつしょうせいはんのう

単纯型精神分裂性精神病　単純型精神分裂症性精神病　たんじゅんがたせいしんぶんれつしょうせいせいしんびょう

単纯型精神分裂症　単純型精神分裂症　たんじゅんがたせいしんぶんれつしょう

単纯型束颤电位　単純性線維束性攣縮電位　たんじゅんせ

いせんいそくせいれんしゅくでんい

単纯性　単純性　たんじゅんせい

単纯性鼻窦息肉样变性　単純性鼻洞ポリ〔ー〕プ変性　たんじゅんせいびどうpolypへんせい

単纯〔性〕扁〔平〕骨盆　単純性扁平骨盤　たんじゅんせいへんぺいこつばん

単纯性便秘　単純性便秘〔症〕　たんじゅんせいべんぴ〔しょう〕

単纯性表皮坏死松解　単純表皮剝脱壊死　たんじゅんひょうひはくだつえし

単纯性表皮松解〔症〕　単純表皮剝脱〔症〕　たんじゅんひょうひはくだつ〔しょう〕

単纯性胆甾醇结石　単純性コレステロール結石　たんじゅんせいcholesterolけっせき

単纯性蛋白尿　単純性蛋白尿　たんじゅんせいたんぱくにょう

単纯性地方性甲状腺肿　単純性地方病性甲状腺腫　たんじゅんせいちほうびょうせいこうじょうせんしゅ

単纯性腭裂　単純性口蓋裂　たんじゅんせいこうがいれつ

単纯性非毒性甲状腺肿　単純性非中毒性甲状腺腫　たんじゅんせいひちゅうどくせいこうじょうせんしゅ

単纯性肥大　単純性肥大　たんじゅんせいひだい

単纯〔性〕肺动脉瓣狭窄　単純性肺動脈〔弁〕狭窄　たんじゅんせいはいどうみゃく〔べん〕きょうさく

単纯〔性〕肺动脉扩张　単純性肺動脈拡張　たんじゅんせいはいどうみゃくかくちょう

単纯性汗腺腺瘤　単純性汗腺腫　たんじゅんせいかんせんしゅ

単纯性喉粘液息肉　単純性喉頭粘液ポリープ　たんじゅんせいこうとうねんえきpolyp

単纯性稽留热　単純性稽留熱　たんじゅんせいけいりゅうねつ

単纯性家族性胆血症　単純性家族性胆血症　たんじゅんせいかぞくせいたんけっしょう

単纯性甲床炎　単純性爪炎　たんじゅんせいそうえん

単纯性甲状腺肿　単純性甲状腺腫　たんじゅんせいこうじょうせんしゅ

単纯性腱鞘囊肿　単純性腱鞘囊胞(腫)　たんじゅんせいけんしょうのうほう(しゅ)

単纯性浆液性囊腺瘤　単純性漿液性囊腺腫　たんじゅんせいしょうえきせいのうせんしゅ

単纯〔性〕结节性肥胖病　単純性結節性肥満症　たんじゅんせいけっせつせいひまんしょう

単纯性近视散光　単純性近視性乱視　たんじゅんせいきんしせいらんし

単纯性口炎　単純性口内炎　たんじゅんせいこうないえん

単纯性溃疡　単純性潰瘍　たんじゅんせいかいよう

単纯〔性〕老年痴呆　単純性老年性痴呆　たんじゅんせいろうねんせいちほう

単纯性淋巴管瘤　単純性リンパ管腫　たんじゅんせいlymphかんしゅ

単纯性淋巴腺增生病　単純性リンパ腺増殖症　たんじゅんせいlymphせんぞうしょくしょう

単纯性脉络膜结核瘤　単純性脈絡膜結核腫　たんじゅんせいみゃくらくまくけっかくしゅ

単纯性糜烂　単純性びらん　たんじゅんせいびらん

単纯性囊肿　単純性囊胞(腫)　たんじゅんせいのうほう(しゅ)

単纯性尿道炎　単純性尿道炎　たんじゅんせいにょうどうえん

単纯性脓胸　単純性膿胸　たんじゅんせいのうきょう

単纯〔性〕疱疹　単純性疱疹(ヘルペス)　たんじゅんせいほうしん(herpes)

単纯〔性〕疱疹病毒　単純性疱疹(ヘルペス)ウイルス　たんじゅんせいほうしん(herpes)virus

単纯〔性〕疱疹性脑炎　単純性疱疹(ヘルペス)性脳炎　たんじゅんせいほうしん(herpes)せいのうえん

単纯性气胸　単純性気胸　たんじゅんせいききょう

単纯性青光眼　単純性緑内障　たんじゅんせいりょくないしょう

単纯性乳房切除术　単純性乳房切除術　たんじゅんせいにゅうぼうせつじょじゅつ

単纯性乳头〔状〕瘤　単純性乳頭腫　たんじゅんせいにゅうとうしゅ

単纯〔性〕散光　単純性乱視　たんじゅんせいらんし

単纯性色情狂　単純性色情精神病　たんじゅんせいしきじょうせいしんびょう

単纯性肾囊肿　単純性腎〔臓〕囊腫　たんじゅんせいじん〔ぞう〕のうしゅ

単纯性声带粘液息肉　単純性声帯粘液ポリープ　たんじゅんせいせいたいねんえきpolyp

単纯性视网膜炎　単純性網膜炎　たんじゅんせいもうまくえん

単纯性糖尿病性视网膜病　単純性糖尿病性網膜症　たんじゅんせいとうにょうびょうせいもうまくしょう

単纯性妄想狂　単純性偏執狂,単純性パラノイア　たんじゅんせいへんしつきょう,たんじゅんせいparanoia

単纯性胃炎　単純性胃炎　たんじゅんせいいえん

単纯性腺瘤　単純性腺腫　たんじゅんせいせんしゅ

単纯性腺性唇炎　単純性腺性唇炎　たんじゅんせいせんせいしんえん

単纯性心搏过速　単純性頻拍　たんじゅんせいひんぱく

単纯性心内膜炎　単純性心内膜炎　たんじゅんせいしんないまくえん

単纯性猩红热　単純性猩紅熱　たんじゅんせいしょうこうねつ

単纯性腺发育不全(障碍)　単純性性腺発育異常　たんじゅんせいせいせんはついくいじょう

単纯性XX性腺发育不全　単純性XX性腺発育異常　たんじゅんせいXXせいせんはついくいじょう

単纯性XY性腺发育不全　単純性XY性腺発育異常　たんじゅんせいXYせいせんはついくいじょう

単纯性血管瘤　単純性血管腫　たんじゅんせいけっかんしゅ

単纯性牙龈炎　単純性歯肉炎　たんじゅんせいしにくえん

単纯性牙周炎　単純性歯周(根膜)炎　たんじゅんせいししゅう(こんまく)えん

単纯性炎　単純性炎症　たんじゅんせいえんしょう

単纯性阴道裂伤　単純性腟裂傷　たんじゅんせいちつれっしょう

単纯性龈缘炎　単純性辺縁性歯肉炎　たんじゅんせいへんえんせいしにくえん

単纯性远视散光　単純性遠視性乱視　たんじゅんせいえんしせいらんし

単纯性支气管炎　単純性気管支炎　たんじゅんせいきかんしえん

単纯性主动脉炎　単純性大動脈炎　たんじゅんせいだいど

うみゃくえん

単純性紫癜　単純性紫斑〔病〕　たんじゅんせいしはん〔びょう〕

単純性醉酒　単純酩酊　たんじゅんめいてい

単純咽峡炎　単純アンギナ　たんじゅんangina

単純眼球摘除术　単純眼球摘出術　たんじゅんがんきゅうてきしゅつじゅつ

単純痒疹　単純痒疹　たんじゅんようしん

単純疣　単純いぼ　たんじゅんいぼ

単純右位心　単純心臓右位　たんじゅんしんぞううい

単純脂类　単純脂質　たんじゅんししつ

単雌蕊　単雌蕊　たんしずい

単次量　一回量　いっかいりょう

単簇受体　単受体　たんじゅたい

単道γ-分光仪　シングルチャンネル γ-スペクトロメーター　single-channel γ-spectrometer

単道分析器　シングルチャンネル分析器　single channelぶんせきき

単点刺激　点状刺激　てんじょうしげき

単碘酪氨酸　モノヨードチロジン　monoiodotyrosine

単電震　単一電気ショック　たんいつでんきshock

単電子键　単一電子結合　たんいつでんしけつごう

ACTH単独缺乏综合征　ACTH単独欠乏症候群　ACTHたんどくけつぼうしょうこうぐん

単耳听診器　単耳聴診器　たんじちょうしんき

単发结节　孤立小〔結〕節　こりつしょう〔けっ〕せつ

単発性梅毒疹　単一梅毒疹　たんいつばいどくしん

単発性神経炎　単〔発性〕神経炎　たん〔はつせい〕しんけいえん

単发血友病　散発性血友病　さんぱつせいけつゆうびょう

単方　単方　たんぽう

単房性囊肿　単房性囊胞　たんぽうせいのうほう

単分散系　単分散系　たんぶんさんけい

単分子层　単分子層　たんぶんしそう

単分子反応　単分子反応　たんぶんしはんのう

単分子过程　単分子過程　たんぶんしかてい

単分子碱性水解　単分子塩基性加水分解　たんぶんしえんきせいかすいぶんかい

単分子膜　単分子膜　たんぶんしまく

単分子亲核取代反応　単分子求核〔性〕置換反応　たんぶんしきゅうかく〔せい〕ちかんはんのう

単分子酸催化水解　単分子酸触媒加水分解　たんぶんしさんしょくばいかすいぶんかい

単分子消除　単分子排除　たんぶんしはいじょ

単酚氧化酶　モノフェノール酸化酵素　monophenolさんかこうそ

単氟化苯　モノフルオロベンジン　monofluorobenzene

単氟烃　モノフルオロヒドロカルボン　monofluorohydrocarbon

単氟酮　ω-モノフルオロケトン　ω-monofluoroketone

単氟烷基硫醇　ω-モノフルオロアルキル メルカプタン　ω-monofluoroalkylmercaptan

単氟烷基醚　ω-モノフルオロアルキルエーテル　ω-monofluoroalkyl ether

単苷　モノシド　monoside

単睾症　単睾丸症　たんこうがんしょう

単个电刺激　単一電気刺激〔作用〕　たんいつでんきしげき〔さよう〕

単个粒子结合能　単個粒子結合エネルギー　たんこりゅうしけつごうenergy

単个瘘　孤立瘻〔孔〕　こりつろう〔こう〕

単根牙　単根歯　たんこんし

単功能抗原　単機能抗原　たんきのうこうげん

単骨脚　単脚　たんきゃく

単关节　単関節　たんかんせつ

単关节肌　単関節筋　たんかんせつきん

単关节痛风　単関節痛風　たんかんせつつうふう

単关节炎　単関節炎　たんかんせつえん

単官能团　単機能団　たんきのうだん

単官能团分子　単機能団分子　たんきのうだんぶんし

単管泡状腺　単管状胞状腺　たんかんじょうほうじょうせん

単管腺　単管状腺　たんかんじょうせん

単光束分光光度计　単光束分光〔光度〕計　たんこうそくぶんこう〔こうど〕けい

単果　単果　たんか

単核　モノカリオン，単核　monokaryon，たんかく

単核白細胞　単球，単核細胞　たんきゅう，たんかくさいぼう

単核白細胞增多〔症〕　単球増加症　たんきゅうぞうかしょう

単核〔白〕血球〔増多〕症　単球増加症　たんきゅうぞうかしょう

単核苷酸　モノヌクレオチド　mononucleotide

単核巨噬細胞　単核大食細胞　たんかくだいしょくさいぼう

単核络合物　単核錯化合物　たんかくさくかごうぶつ

単核〔糖核〕蛋白体　モノソーム　monosome

単核糖体　モノソーム　monosome

単核吞噬細胞系统　単核食細胞系　たんかくしょくさいぼうけい

単核細胞　単球　たんきゅう

単核細胞减少症　単球減少症　たんきゅうげんしょうしょう

単核細胞趋化因子　単球化学走性因子　たんきゅうかがくそうせいいんし

単核細胞生成　単球形成　たんきゅうけいせい

単核細胞吞噬系统　単球食細胞系　たんきゅうしょくさいぼうけい

単核細胞系　単球系，単核細胞系　たんきゅうけい，たんかくさいぼうけい

単核細胞型类白血病反応　単球〔性〕類白血病反応　たんきゅう〔せい〕るいはっけつびょうはんのう

単核細胞性白血病　単球〔性〕白血病　たんきゅう〔せい〕はっけつびょう

単核細胞性咽峡炎　単球アンギナ　たんきゅうangina

単核細胞增多性李氏菌　リステリア菌　Listeriaきん

単核細胞增多症　単球増加症　たんきゅうぞうかしょう

単核样网状細胞　単核細網細胞　たんかくさいもうさいぼう

単核样组织細胞　単核組織球　たんかくそしききゅう

単領固定术　単上顎〔骨〕固定術　たんじょうがく〔こつ〕こていじゅつ

単环単萜烯类　単環モノテルペン類　たんかんmonoterpeneるい

単肌炎　単筋炎　たんきんえん

単極成胶质細胞　単極神経膠芽細胞　たんきょくしんけい

こうがさいぼう
単极导程(联)　単極誘導　たんきょくゆうどう
単极电凝镊　単極〔性〕電気凝固鑷子　たんきょく〔せい〕でんきぎょうこせっし
単极固定频率起搏器　単極固定率ペースメーカ　たんきょくこていりつpacemaker
単极加压肢体导联　増高単極四肢誘導　ぞうこうたんきょくししゆうどう
単极起搏器　単極ペースメーカー　たんきょくpacemaker
単极神经母细胞　単極神経芽細胞　たんきょくしんけいがさいぼう
単极神经细胞　単極神経細胞　たんきょくしんけいさいぼう
単极神经元　単極神経単位,単極ニューロン　たんきょくしんけいたんい,たんきょくneuron
単极细胞　単極神経細胞　たんきょくしんけいさいぼう
単极心内导联　単極心〔臓〕内誘導　たんきょくしん〔ぞう〕ないゆうどう
単极心室抑制起搏器　単極心室抑制ペースメーカー　たんきょくしんしつよくせいpacemaker
単极性　単極性　たんきょくせい
単极胸〔前〕导联　単極胸部誘導　たんきょくきょうぶゆうどう
単极肢体导联　単極四肢誘導　たんきょくししゆうどう
単寄生　一宿主性　いちしゅくしゅせい
単甲䐶　モノフォルマザン　monoformazane
単价　一価　いっか
単价菌苗　一価ワクチン　いっかvaccine
単价抗体　一価抗体　いっかこうたい
単价抗血清　一価抗血清　いっかこうけっせい
単价体　一価体　いっかたい
単价血清　一価血清　いっかけっせい
単价元素　一価元素　いっかげんそ
単尖冠齿　単錐歯,ハプロドント　たんすいし,haplodont
単尖牙　犬歯　けんし
単键　単結合　たんけつごう
単角子宫　単角子宫　たんかくしきゅう
単脚　単脚　たんきゃく
単节绦虫　単節条虫　たんせつじょうちゅう
単结节型　単結節型　たんけっせつがた
単晶硅　単結晶〔性〕ケイ素　たんけっしょう〔せい〕ケイそ
単晶体　単結晶　たんけっしょう
単精合子　一卵性,単一接合子　いちらんせい,たんいつせつごうし
単精受精　単精子受精　たんせいしじゅせい
単颈双角子宫　単頸双角子宫　たんけいそうかくしきゅう
単颈双头畸胎　単頸二頭体　たんけいにとうたい
単菌性传染　単一菌感染　たんいつきんかんせん
単髁骨折内固定术　片側顆骨折内固定術　へんそくかこっせつないこていじゅつ
単克隆抗体　単クローン〔性〕抗体　たんclone〔せい〕こうたい
単克隆免疫球蛋白G　単クローン免疫グロブリンG　たんcloneめんえきglobulinG
単克隆免疫球蛋白异常　単クローン免疫グロブリン異常　たんcloneめんえきglobulinいじょう
単孔　単孔　たんこう
単孔类　単孔類　たんこうるい

単孔目　単孔目　たんこうもく
単口瘘　盲瘻　もうろう
単口内瘘　不全内痔瘻　ふぜんないじろう
単口外瘘　不全外痔瘻　ふぜんがいじろう
単口吸虫属　単口吸虫類　たんこうきゅうちゅうるい
単狂　偏執狂,モノマニーア　へんしつきょう,monomania
単粒　単粒　たんりゅう
単恋综合征　片思い症候群　かたおもいしょうこうぐん
単链核糖核酸　単鎖RNA　たんさRNA
単链脱氧核糖核酸　単鎖DNA　たんさDNA
単列毛　単列毛　たんれつもう
単瘤　〔子宫〕孤立腫　〔しきゅう〕こりつしゅ
単卵多胎　一卵性複〔受〕胎　いちらんせいふく〔じゅ〕たい
単卵孪生　一卵性双生児　いちらんせいそうせいじ
単卵排卵　一卵性排卵　いちらんせいはいらん
単卵双生儿　一卵性双生児　いちらんせいそうせいじ
単卵性双胎　一卵性双胎　いちらんせいそうたい
単麻木　単知覚麻痺　たんちかくまひ
単脉冲方式　単一パルスモード　たんいつpulsemode
単脉冲激光器　単一パルスレーザー　たんいつpulse laser
単面窝洞　単一窩洞　たんいつかどう
単模　単一モード　たんいつmode
単膜脚　単脚　たんきゃく
単膜双生　単羊膜性双生児　たんようまくせいそうせいじ
単能电子束　単一エネルギー電子光束　たんいつenergyでんしこうそく
単能干细胞　単能性幹細胞　たんのうせいかんさいぼう
単能光子　単一エネルギー光子　たんいつenergyこうし
単宁　タンニン　tannin
単宁酸　タンニン酸　tanninさん
単偶氮染剂　モノアゾ染料　monoazoせんりょう
単盘药物天平　片肘薬物てんびん　かたひじやくぶつてんびん
単胚叶瘤　単胚葉性腫瘍　たんはいようせいしゅよう
単栖　一宿主性　いちしゅくしゅせい
単脐联胎　臍帯結合体　せいたいけつごうたい
単巯基氨基酸　モノスルフヒドリルアミノ酸　monosulfhydryl aminoさん
単取代物　単一置換物　たんいつちかんぶつ
単染剂　単一染料　たんいつせんりょう
単染色法　単一染色法　たんいつせんしょくほう
単染色体　モノソーム　monosome
単〔染色〕体交换　モノソーム交換　monosomeこうかん
単〔染色〕体性　モノソミー　monosomy
単软膏　単軟膏　たんなんこう
単锐钩　単鋭鉤　たんえいこう
単色　単色　たんしょく
単色辐射　単色輻射　たんしょくふくしゃ
単色光　単色光線　たんしょくこうせん
単色光治疗　単色光線治療　たんしょくこうせんちりょう
単色记录器　単記録器　たんしょくきろくき
単色X射线　単色X線　たんしょくXせん
単色视者　一色性色覚者　いっしょくせいしきかくしゃ
単色物镜　単色光対物鏡　たんしょくこうたいぶつきょう
単色性　単色性　たんしょくせい
単色〔性〕视〔觉〕　一色性視覚　いっしょくせいしかく
単色仪(器)　モノクロメータ　monochrometer
単身恐怖　孤獨恐怖〔症〕　こどくきょうふ〔しょう〕

单神经病 单神经症 たんしんけいしょう
单神经炎 单神经炎 たんしんけいえん
单肾 単腎 たんじん
单食 単食 たんしょく
单视 単視 たんし
单 RNA 噬菌体 単 RANファージ たんRNAphage
单手触诊 片手触診 かたてしょくしん
单数羽状复叶 奇数羽状複葉 きすううじょうふくよう
单丝 モノフィラメント,単糸 monofilament,たんし
单丝聚丙烯缝合线 単糸ポリプロピレン縫合線 たんし polypropyreneほうごうせん
单丝聚酰胺缝合线 単糸ポリアミド縫合線 たんし polyamideほうごうせん
单丝尼龙缝线 単糸ナイロン縫合線 たんしnylonほうごうせん
单酸甘油酯 モノグリセリド monoglyceride
单胎妊娠 単一妊娠 たんいつにんしん
单态性 単形〔態〕性 たんけい〔たい〕せい
单瘫 単麻痺 たんまひ
单瘫性婴儿大脑性轻瘫 脳性小児単麻痺 のうせいしょうにたんまひ
单糖 単糖〔類〕 たんとう〔るい〕
单糖发酵试验 単糖発酵試験 たんとうはっこうしけん
单糖浆 単シロップ たんsyrup
单体 単量体,モノマー たんりょうたい,monomer
单体两性生殖 両性生殖 りょうせいせいしょく
单体雄蕊 単体雄蕊 たんたいゆうずい
单体型 ハプロタイプ haplotype
单体性 一染色体性,モノソミー いちせんしょくたいせい,monosomy
单萜 モノテルペン monoterpene
单筒显微镜 単眼〔性〕顕微鏡 たんがん〔せい〕けんびきょう
单筒斜管显微镜 単眼斜管顕微鏡 たんがんしゃかんけんびきょう
单筒直管显微镜 単眼直管顕微鏡 たんがんちょっかんけんびきょう
单突触反射 単シナプス反射 たんsynapseはんしゃ
单突磨牙 単錐歯,ハプロドント歯 たんすいし,haplodont し
单臀位 単殿位,純殿位 たんでんい,じゅんでんい
单臀先露 単殿先進位 たんでんせんしんい
单位 単位 たんい
  安斯巴赫尔氏单位 アンスバッハー単位 Ansbacherたんい
  费尔顿氏单位 フェルトン単位 Feltonたんい
  霍尔茨克内希特氏单位 ホルックネヒト単位 Holzknechtたんい
单位电荷 単位電荷 たんいでんか
单位格子 単位格子 たんいこうし
单位活动性 単位活性 たんいかっせい
单位膜 単位膜 たんいまく
单位浓度 単位濃度 たんいのうど
单位容积 単位容積 たんいようせき
单位矢量 単位ベクトル たんいvector
单位特性 単位性格 たんいせいかく
单位体表面积 単位体表面積 たんいたいひょうめんせき
单位重量 単位重量 たんいじゅうりょう

单纹孔 単膜孔 たんまくこう
单舞蹈病 局部舞踏病 きょくぶとうびょう
单细胞 単細胞 たんさいぼう
单细胞层 単細胞層 たんさいぼうそう
单细胞蛋白质 単細胞蛋白質 たんさいぼうたんぱくしつ
单细胞分离 単細胞分離 たんさいぼうぶんり
单细胞毛 単細胞毛 たんさいぼうもう
单细胞培养 単細胞培養 たんさいぼうばいよう
单细胞生物 単細胞生物 たんさいぼうせいぶつ
单细胞微生物 単細胞微生物 たんさいぼうびせいぶつ
单细胞系丙种球蛋白病 単クローン-γ-グロフリン病 たんclone-γ-globulinびょう
单细胞腺 単細胞腺 たんさいぼうせん
单线 単線 たんせん
单线数据 単線データー たんせんdata
单向传递(导)〔性〕 単向伝導〔性〕,一方向伝導〔性〕 たんこうでんどう〔せい〕,いちほうこうでんどう〔せい〕
单向导电〔性〕 一方向伝導〔性〕,単方向伝導〔性〕 いちほうこうでんどう〔せい〕,たんほうこうでんどう〔せい〕
单向电导率 一方向電気伝導率 いちほうこうでんきでんどうりつ
单向电路 一方向回路,単方向性回路 いちほうこうかいろ,たんほうこうせいかいろ
单向辐射免疫扩散试验 一方向放射免疫拡散試験 いちほうこうほうしゃめんえきかくさんしけん
单向环状免疫扩散试验 一方向環状免疫拡散試験 いちほうこうかんじょうめんえきかくさんしけん
单向琼脂扩散试验 一方向寒天拡散試験 いちほうこうかんてんかくさんしけん
单向热电偶辐射计 一方向熱電対放射計 いちほうこうねつでんついほうしゃけい
单向性心传阻滞 一方向心ブロック いちほうこうしんblook
单向转变〔现象〕 モノトロピー monotropy
单向阻滞 一方向ブロック いちほうこうblook
单相 単相 たんそう
单相传导 単相伝導 たんそうでんどう
单相动作电位 単相活動電位 たんそうかつどうでんい
单相反应 単相反応 たんそうはんのう
单相曲线 単相曲線 たんそうきょくせん
单相全波整流X线机 単相滴波整流型X線装置 たんそうまんぱせいりゅうがたXせんそうち
单相体系 単相系 たんそうけい
单相型 単相型 たんそうがた
单相型基础体温 単相型基礎体温 たんそうがたきそたいおん
单相性情感性精神病 単相情動性精神病 たんそうじょうどうせいせいしんびょう
单小叶 単小葉 たんしょうよう
单斜〔晶〕硫 単斜硫黄 たんしゃいおう
单斜晶系 単斜晶系 たんしゃしょうけい
单心房 単心房 たんしんぼう
单心室 単心室 たんしんしつ
单星体 単星 たんせい
单形态性 単形〔態〕性 たんけい〔たい〕せい
单形性腺瘤 単形性腺腫 たんけいせいせんしゅ
单型 単型 たんがた
单性发育 単為生殖発育 たんいせいしょくはついく

单性花　单為花　たんいか
单性生殖　单為生殖　たんいせいしょく
单循环　单循環　たんじゅんかん
单眼　单眼　たんがん
单眼〔性〕复视　単眼複視　たんがんふくし
单眼视觉　単眼視　たんがんし
单眼视〔症〕　単眼視〔症〕，一眼視〔症〕　たんがんし〔しょう〕,いちがんし〔しょう〕
单眼〔性〕斜视　単眼斜視　たんがんしゃし
单眼罩　単眼シールド　たんがんshield
单氧酶　モノオキシゲナーゼ　monooxygenase
单叶　単葉　たんよう
单一刺激　単一刺激　たんいつしげき
单一电刺激　単一電気刺激　たんいつでんきしげき
单一动脉干完全矫正术　単一動脈幹完全矯正術　たんいつどうみゃくかんかんぜんきょうせいじゅつ
单一凝聚　単一コアセルベーション　たんいつcoacervation
单一溶剂　単一溶剤　たんいつようざい
单一溶剂提取　単一溶剤抽出　たんいつようざいちゅうしゅつ
单一溶剂〔提取〕法　単一溶剤抽出法　たんいつようざいちゅうしゅつほう
单一溶剂洗脱　単一溶剤溶離　たんいつようざいようり
单一元酸　一塩基酸　いちえんきさん
单一种纯净培养　純培養　じゅんばいよう
单乙酰黄夹苷乙　セルベスリン　cerbesrin
单因素方差分析　単因子分散分析　たんいんしぶんさんぶんせき
单因素分析　単因子分析　たんいんしぶんせき
单音调言语　単調言語　たんちょうげんご
单〔音失〕语症　一語症　いちごしょう
单硬脂酸甘油酯　モノステアリン酸グリセリンエステル　monostearinさんglycerin ester
单硬脂酸聚氧乙烯　モノステアリン酸ポリオキシエチレン　monostearinさんpolyoxyethylene
单元　単位　たんい
单元操作　単位操作　たんいそうさ
单元世代　単相世代　たんそうせだい
单语症　単語症　たんごしょう
单爪牵开器　プロング開創器　prongかいそうき
单爪钳　支持鉤鉗子　しじこうかんし
单折射　単一屈折　たんいつくっせつ
单蒸馏水器　単蒸留器　たんじょうりゅうき
单症状　単一症状　たんいつしょうじょう
单支链烃　単分枝炭化水素　たんぶんしたんかすいそ
单肢颤动　モノバリズム　monoballism
单肢感觉异常　単一知覚異常　たんいつちかくいじょう
单肢轻瘫　単麻痺，単不全麻痺　たんまひ,たんふぜんまひ
单肢〔手足〕徐动症　単アテトーシス　たんathetosis
单殖目　単生目　たんせいもく
单指指纹法　単指指紋学　たんししもんがく
单质　単体，单一物質　たんたい,たんいつぶっしつ
单质气体　単体ガス　たんたいgas
单种血清　一価血清　いっかけっせい
单轴晶体　一軸結晶　いちじくけっしょう
单株丙种球蛋白病　単クローン性免疫グロブリン異常症　たんcloneせいめんえきglobulinいじょうしょう
单株高丙种球蛋白血〔症〕　単クローン-r-グロブリン過剰血〔症〕　たんclone-γ-globulinかじょうけつ
单株异型〔球〕蛋白血〔症〕　単クローンパラプロティン血〔症〕　たんclone paraproteinけつ〔しょう〕
单足畸胎　単足体　たんそくたい
单足先露　不全足位　ふぜんそくい
单子宫　単一子宫　たんいつしきゅう
单子叶植物　単子葉植物　たんしようしょくぶつ
单子叶植物纲　単子葉植物綱　たんしようしょくぶつこう
单紫杉烯　アプロタキセン　aplotaxene
担架　担架　たんか
担体　担荷体，サポータ　たんかたい,supporter
担子　担子器　たんしき
担子孢子　担子胞子　たんしほうし
担子柄　担子突起　たんしとっき
担子菌纲　担子菌綱　たんしきんこう
担子体　担子胞子　たんしほうし

dǎn　胆

胆胺　コラミン　cholamine
胆苯烯铵　コレスチラミン　cholestyramine
胆茶碱　コリン テオフィリン　choline theophylline
胆翠质　ビリプラシン　biliprasin
胆道　胆道　たんどう
胆道闭锁　胆道閉鎖　たんどうへいさ
胆道冲洗管　胆道洗浄管　たんどうせんじょうかん
胆道冲洗器　胆道洗浄器　たんどうせんじょうき
胆道出血　胆道出血　たんどうしゅっけつ
胆道创伤　胆道外傷　たんどうがいしょう
胆道恶性肿瘤　胆道悪性腫瘍　たんどうあくせいしゅよう
胆道感染　胆道感染　たんどうかんせん
胆道梗阻　胆道閉塞　たんどうへいそく
胆道功能紊乱　胆道機能障害　たんどうきのうしょうがい
胆道蛔虫病　胆道蛔虫症　たんどうかいちゅうしょう
胆道畸形　胆道奇形　たんどうきけい
胆道寄生虫病　胆道寄生虫症　たんどうきせいちゅうしょう
胆道寄生虫感染　胆道寄生虫感染　たんどうきせいちゅうかんせん
胆道贾第虫病　胆道ラムブル鞭毛虫症　たんどうLamblべんもうちゅうしょう
胆道结石　胆道〔結〕石　たんどう〔けつ〕せき
胆道口括约肌　オッディ括約筋　Oddiかつやくきん
胆道口括约肌狭窄　オッディ括約筋狭窄　Oddiかつやくきんきょうさく
胆道口括约肌炎　オッディ括約筋炎　Oddiかつやくきんえん
胆道良性肿瘤　胆道良性腫瘍　たんどうりょうせいしゅよう
胆道瘘缝合术　胆道フィステル縫合術　たんどうFistelほうごうじゅつ
胆道〔囊〕运动障碍　胆道ジスキネジア　たんどうdyskinesia
胆道气球导管　バルン カテーテル　balloon catheter
胆道蠕虫病　胆虫症　たんちゅうしょう
胆道损伤　胆道損傷　たんどうそんしょう
胆道探查术　胆道探査術　たんどうたんさじゅつ
胆道探子　胆道消息子,胆道ブージー　たんどうしょうそくし,たんどうBougie
胆道吸虫病　胆道吸虫症　たんどうきゅうちゅうしょう
胆道狭窄　胆道狭窄　たんどうきょうさく

胆道炎症　胆道炎症　たんどうえんしょう
胆道异物　胆道異物　たんどういぶつ
胆道运动障碍　胆道運動異常,胆道ジスキネジア　たんどううんどういじょう,たんどうdyskinesia
胆道运动障碍综合征　胆道運動異常症候群　たんどううんどういじょうしょうこうぐん
胆道再次手术　胆道再手術　たんどうさいしゅじゅつ
胆蒽　コラントレン　cholanthrene
胆矾　結晶硫酸銅,胆礬　けっしょうりゅうさんどう,たんばん
胆钙化醇　コレカルシフェロール,ビタミンD₃　cholecalciferol,vitamineD₃
胆固（甾）醇　コレステロール,コレステリン　cholesterol,cholesterin
胆固醇测定用离心管　コレステリン測定用遠心管　cholesterin そくていようえんしんかん
胆固醇沉着〔病〕　コレステリン沈着〔症〕,コレステローシス　cholesterin ちんちゃく〔しょう〕,cholesterosis
胆固醇肺炎　コレステリン肺炎　cholesterin はいえん
胆固醇结晶　コレステリン結晶　cholesterin けっしょう
胆固醇结石　コレステリン結石　cholesterin けっせき
胆固醇肉芽肿　コレステリン肉芽腫　cholesterin にくがしゅ
胆固醇性心包炎　コレステリン性心膜炎　cholesterin せいしんまくえん
胆固醇血　コレステリン血〔症〕　cholesterin けつ〔しょう〕
胆管　胆管　たんかん
胆管癌　胆管癌　たんかんがん
胆管病　胆管疾病　たんかんしっぺい
胆管插管　胆管カニューレ　たんかんKanule
胆管胆囊总管切除术　胆管胆嚢総管切除術　たんかんたんのうそうたんかんせつじょじゅつ
胆管刀　胆管刀　たんかんとう
胆管肝炎　胆管肝炎　たんかんかんえん
胆管结扎钳　胆管結紮鉗子　たんかんけっさつかんし
胆管痉挛　胆管痙攣　たんかんけいれん
胆管镜　胆管鏡,胆管スコープ　たんかんきょう,たんかんscope
胆管空肠吻合术　胆管空腸吻合術　たんかんくうちょうふんごうじゅつ
胆管溃疡　胆管潰瘍　たんかんかいよう
胆管扩张　胆管拡張　たんかんかくちょう
胆管瘤　胆管〔細胞〕腫　たんかん〔さいぼう〕しゅ
胆管囊性扩张〔症〕　胆管囊状拡大〔症〕　たんかんのうじょうかくだい〔しょう〕
胆管囊肿　胆管囊腫　たんかんのうしゅ
胆管粘液腺　胆管粘液腺　たんかんねんえきせん
胆管破裂　胆管破裂　たんかんはれつ
胆管憩室　胆管憩室　たんかんけいしつ
胆管钳　胆管鉗子　たんかんかんし
胆管切开术　胆管切開術　たんかんせっかいじゅつ
胆管〔上皮〕癌　胆管癌　たんかんがん
胆管十二指肠吻合术　胆管十二指腸吻合術　たんかんじゅうにしちょうふんごうじゅつ
胆管探条　胆管消息子,胆管ブージー　たんかんしょうそくし,たんかんBougie
胆管胃吻合术　胆管胃吻合術　たんかんいふんごうじゅつ
胆管细胞癌　胆管細胞癌　たんかんさいぼうがん
胆管细胞型　胆管細胞型　たんかんさいぼうがた

胆管细胞性肝癌　胆管細胞性肝癌　たんかんさいぼうせいかんがん
胆管腺癌　胆管腺癌　たんかんせんがん
胆管腺瘤　胆管腺腫　たんかんせんしゅ
胆管小肠吻合术　胆管小腸吻合術　たんかんしょうちょうふんごうじゅつ
胆管性肝炎　胆管性肝炎　たんかんせいかんえん
胆管炎　胆管炎　たんかんえん
胆管炎性胆汁性肝硬变　胆管炎性胆汁性肝硬変　たんかんえんせいたんじゅうせいかんこうへん
胆管炎性肝硬变　胆管炎性肝硬変　たんかんえんせいかんこうへん
胆管造口〔引流〕术　胆管造瘻術,胆管フィステル形成〔術〕　たんかんぞうろうじゅつ,たんかんFistelけいせい〔じゅつ〕
胆管造影术　胆管造影法　たんかんぞうえいほう
胆管造影照片　胆管造影図　たんかんぞうえいず
胆管肿瘤　胆管腫瘍　たんかんしゅよう
胆管周围炎　胆管周囲炎　たんかんしゅういえん
胆褐素　ビリフスシン　bilifuscin
胆红素　ビリルビン,胆汁色素　bilirubin,たんじゅうしきそ
胆红素比色计　ビリルビン比色計　bilirubin ひしょくけい
胆红素测定　ビリルビン測定　bilirubin そくてい
胆红素代谢　ビリルビン代謝　bilirubin たいしゃ
胆红素代谢功能试验　ビリルビン代謝機能試験　bilirubin たいしゃきのうしけん
胆红素代谢试验　ビリルビン代謝試験　bilirubin たいしゃしけん
胆红素代谢异常　ビリルビン代謝異常〔症〕　bilirubin たいしゃいじょう〔しょう〕
胆红素单葡糖醛酸酯　ビリルビンモノグルクロナイド　bilirubin monoglucuronide
胆红素定性反应　ビリルビン定性反応　bilirubin ていせいはんのう
胆红素定性试验　ビリルビン定性試験　bilirubin ていせいしけん
胆红素负荷试验　ビリルビン負荷試験　bilirubin ふかしけん
胆红素廓清试验　ビリルビンクリアランス試験　bilirubin clearance しけん
胆红素钙结晶　ビリルビンカルシウム結晶　bilirubin calcium けっしょう
胆红素钙〔结〕石　ビリルビンカルシウム胆石　bilirubin calcium たんせき
胆红素黄疸　ビリルビン黄疸　bilirubin おうだん
胆红素结晶　ビリルビン結晶　bilirubin けっしょう
胆红素硫酸酯　ビリルビンスルファートエステル　bilirubin sulfate ester
胆红素尿　ビリルビン尿〔症〕　bilirubin にょう〔しょう〕
胆红素葡（萄）糖醛（苷）酸（酯）　ビリルビングリクロニード,グルクロン酸ビリルビン　bilirubin glycuronide,glucuron酸bilirubin
胆红素双葡（萄）糖醛（苷）酸　ジグリクロン酸ビリルビン　diglycuron さんbilirubin
胆红素性梗塞　ビリルビン性梗塞　bilirubin せいこうそく
胆红素性脑病　ビリルビン性脳症　bilirubin せいのうしょう
胆红素血〔症〕　ビリルビン血〔症〕　bilirubin けつ〔しょう〕
胆红素盐　ビリルビン塩　bilirubin えん

胆黄褐素　ビリフルビン　bilifulvin
胆黄素　ビリフラビン　biliflavin
胆碱　コリン　choline
胆碱激酶　コリンキナーゼ　choline kinase
胆碱疗法　コリン療法　cholineりょうほう
胆碱磷酸化酶　コリン ホスホリラーゼ　choline phospho-
　　rylase
胆碱磷酸酶　コリンホスファターゼ　choline phosphatase
胆碱能递（介）质　コリン作動伝達物質　cholineさどうでん
　　たつぶっしつ
胆碱能神经　コリン作動神経　cholineさどうしんけい
胆碱能神经节　コリン作動神経節　cholineさどうしんけい
　　せつ
胆碱能〔神经〕纤维　コリン作動〔神経〕繊維　cholineさどう
　　〔しんけい〕せん
胆碱能神经元　コリン作動性ニューロン　cholineさどうせ
　　いneuron
胆碱能受体　コリン作動性受容体　cholineさどうせいじゅ
　　ようたい
M-胆碱能受体　M-コリン作動性受容体　M-cholineさどう
　　せいじゅようたい
胆碱能受体兴奋药　コリン作動性受容体興奮薬　cholineさ
　　どうせいじゅようたいこうふんやく
胆碱能受体阻断药　コリン作動性受容体遮断薬　cholineさ
　　どうせいじゅようたいしゃだんやく
胆碱能性荨麻疹　コリン作動性じんま疹　cholineさどうせ
　　いじんましん
胆碱能〔性〕危象　コリン作動クリーシス,コリン作動発症
　　cholineさどうcrisis,cholineさどうはっしょう
胆碱性药物　コリン作動薬,コリン作用薬　cholineさどう
　　やく,cholineさようやく
胆碱能抑制剂　コリン作動抑制剂　cholineさどうよくせい
　　ざい
N-胆碱拟似药　N-コリン〔様〕作用薬　N-choline〔よう〕さよ
　　うやく
N-胆碱受体　N-コリン作動性受容体　N-cholineさどうせい
　　じゅようたい
M-胆碱受体激动药　M-コリン作動性受容体作用薬　M-
　　cholineさどうせいじゅようたいさようやく
N-胆碱受体激动药　N-コリン作動性受容体作用薬　N-
　　cholineさどうせいじゅようたいさようやく
M-胆碱受体兴奋药　M-コリン作動性受容体興奮薬　M-
　　cholineさどうせいじゅようたいこうふんやく
N-胆碱受体兴奋药　N-コリン作動性受容体興奮薬　N-
　　cholineさどうせいじゅようたいこうふんやく
M-胆碱受体阻断　M-コリン受容体遮断　M-cholineじゅよ
　　うたいしゃだん
N-胆碱受体阻断　N-コリン受容体遮断　N-cholineじゅよう
　　たいしゃだん
N-胆碱受体阻断药　N-コリン受容体遮断薬　N-cholineじゅ
　　ようたいしゃだんやく
胆碱脱氢酶　コリン脱水素酵素　cholineだっすいそこうそ
胆碱氧化酶　コリン酸化酵素,コリンオキシダーゼ
　　cholineさんかこうそ,choline oxydase
胆碱乙酰化酶　コリンアセチラーゼ　choline acetylase
胆碱乙酰基转移酶　コリン アセチルトランスフェラーゼ
　　choline acetyltransferase
胆碱酯　コリン エステル　choline ester

胆碱酯酶　コリン エステラーゼ　choline esterase
胆碱酯酶复活（能）药（剂）　コリン エステラーゼ復活薬
　　choline esteraseふっかつやく
胆碱酯酶活性　コリン エステラーゼ活性　choline esterase
　　かっせい
胆碱转乙酰酶　コリントランスアセチラーゼ　choline
　　transacetylase
M-胆碱阻断药　M-抗コリン性薬　M-こうcholineせいやく
N-胆碱阻断药　N-抗コリン性薬　N-こうcholineせいやく
胆〔结〕石　胆〔結〕石　たん〔けっ〕せき
胆蓝〔青〕素　ビリシアニン,コレチアニン　bilicyanin,
　　cholecyanin
胆瘘　胆囊瘘　たんのうろう
胆绿蛋白　ベルドヘモグロビン,コレグロビン　verdohe-
　　moglobin,choleglobin
胆绿素　ビリベルジン　biliverdin
胆绿素还原酶　ビリベルジン還元酵素　biliverdinかんげん
　　こうそ
胆绿素盐　ビリベルジン塩　biliverdinえん
胆绿素珠蛋白　ビリベルジングロビン　biliverdin globin
胆迷管　迷入胆管　めいにゅうたんかん
胆囊　胆囊　たんのう
胆囊癌　胆囊癌　たんのうがん
胆囊病　胆囊疾患　たんのうしっかん
胆囊弛缓　胆囊弛緩〔症〕,胆囊アトニー　たんのうしかん
　　〔しょう〕,たんのうatony
胆囊触痛检查法　胆囊圧痛検査法　たんのうあっつうけん
　　さほう
胆囊触痛征　胆囊マーフィ徴候　たんのうMurphyちょうこ
　　う
胆囊穿刺术　胆囊穿刺術　たんのうせんしじゅつ
胆囊穿刺套管针　胆囊套管針,胆囊トロカール　たんのう
　　とうかんしん,たんのうtrocar
胆囊穿孔　胆囊穿孔　たんのうせんこう
胆囊床　胆囊床　たんのうしょう
胆囊胆道恶性肿瘤　胆囊胆道悪性腫瘍　たんのうたんどう
　　あくせいしゅよう
胆囊胆甾醇沉着〔症〕　胆囊コレステリン沈着〔症〕　たんの
　　うcholesterinちんちゃく〔しょう〕
胆囊胆甾醇性息肉　胆囊コレステリン ポリープ　たんの
　　うcholesterin polyp
胆囊胆汁　胆囊胆汁　たんのうたんじゅう
胆囊底　胆囊底　たんのうてい
胆囊点　胆囊点　たんのうてん
胆囊动脉　胆囊動脈　たんのうどうみゃく
胆囊动脉三角　胆囊動脈三角　たんのうどうみゃくさんか
　　く
胆囊反射　胆囊反射　たんのうはんしゃ
胆囊分叉　胆囊分岐　たんのうぶんき
胆囊缝术　胆囊縫合術　たんのうほうごうじゅつ
胆囊钙化　胆囊石灰化,胆囊石灰沈着　たんのうせっかい
　　か,たんのうせっかいちんちゃく
胆囊肝曲愈着综合征　胆囊肝曲癒着症候群　たんのうかん
　　きょくゆちゃくしょうこうぐん
胆囊固定术　胆囊固定術　たんのうこていじゅつ
胆囊管　胆囊管　たんのうかん
胆囊管部分梗阻综合征　胆囊管部分閉塞症候群　たんのう
　　かんぶぶんへいそくしょうこうぐん

胆囊管缝术　胆囊管縫合術　たんのうかんほうごうじゅつ
胆囊管梗阻　胆囊管閉塞　たんのうかんへいそく
胆囊管〔结〕石　胆囊管結石　たんのうかんけっせき
胆囊管切开术　胆囊管切開術　たんのうかんせっかいじゅつ
胆囊管综合征　胆囊管症候群　たんのうかんしょうこうぐん
胆囊虹吸症　胆囊サイホン病　たんのうsiphonびょう
胆囊坏疽　胆囊壊疽　たんのうえそ
胆囊肌织膜　胆囊筋層　たんのうきんそう
胆囊积脓　胆囊蓄膿　たんのうちくのう
胆囊积气　胆囊気腫　たんのうきしゅ
胆囊积水（液）　胆囊水腫症,胆囊水症　たんのうすいしゅ〔しょう〕,たんのうすいしょう
胆囊积血　血胆囊　けつたんのう
胆囊畸形　胆囊奇形　たんのうきけい
胆囊浆膜　胆囊漿膜　たんのうしょうまく
胆囊浆膜下组织　胆囊漿膜下組織　たんのうしょうまくかそしき
胆囊结肠瘘　胆囊結腸瘻　たんのうけっちょうろう
胆囊结肠切开术　胆囊大腸切開術　たんのうだいちょうせっかいじゅつ
胆囊结肠吻合术　胆囊大腸吻合術　たんのうだいちょうふんごうじゅつ
胆囊结核　胆囊結核　たんのうけっかく
胆囊结石　胆囊結石　たんのうけっせき
胆囊颈　胆囊頸　たんのうけい
胆囊颈螺旋瓣　ハイステル弁,胆囊頸螺旋弁　Heisterべん,たんのうけいらせんべん
胆囊静脉　胆囊静脈　たんのうじょうみゃく
胆囊空肠吻合术　胆囊空腸吻合術　たんのうくうちょうふんごうじゅつ
胆囊溃疡　胆囊潰瘍　たんのうかいよう
胆囊良性肿瘤　胆囊良性腫瘍　たんのうりょうせいしゅよう
胆囊淋巴结　胆囊リンパ節　たんのうlymphせつ
胆囊瘤　胆囊腫瘍　たんのうしゅよう
胆囊囊肿　胆囊瘤　たんのうりゅう
胆囊粘膜　胆囊粘膜　たんのうねんまく
胆囊粘膜襞　胆囊粘膜ひだ　たんのうねんまくひだ
胆囊粘液囊肿　胆囊粘液囊胞　たんのうねんえきのうほう
胆囊粘液性腺癌　胆囊ムコイド腺癌　たんのうmucoidせんがん
胆囊浓缩功能　胆囊濃縮機能　たんのうのうしゅくきのう
胆囊扭转　胆囊捻転　たんのうねんてん
胆囊破裂　胆囊破裂　たんのうはれつ
胆囊钳　胆囊鉗子　たんのうかんし
胆囊切除钳　胆囊切除鉗子　たんのうせつじょかんし
胆囊切除术　胆囊切除術　たんのうせつじょじゅつ
胆囊切除术后综合征　胆囊切除後症候群　たんのうせつじょごしょうこうぐん
胆囊切迹　胆囊切痕　たんのうせっこん
胆囊切开术　胆囊切開術　たんのうせっかいじゅつ
胆囊切开引流术　胆囊切開排液法,胆囊切開ドレナージ　たんのうせっかいはいえきほう,たんのうせっかいdrainage
胆囊肉瘤　胆囊肉腫　たんのうにくしゅ
胆囊三角　胆囊三角　たんのうさんかく

胆囊肾盂吻合术　胆囊腎盂吻合術　たんのうじんうふんごうじゅつ
胆囊十二指肠瘘　胆囊十二指腸フィステル　たんのうじゅうにしちょうFistel
胆囊十二指肠吻合术　胆囊十二指腸吻合術　たんのうじゅうにしちょうふんごうじゅつ
胆囊石病　胆石症　たんせきしょう
胆囊收缩功能　胆囊収縮機能　たんのうしゅうしゅくきのう
胆囊收缩素　コレシストキニン　cholecystokinin
胆囊收缩素-促胰酶素　コレシストキニン パンクレオザイミン　cholecystokinin-pancreozymin
胆囊水囊肿　胆囊水瘤　たんのうすいりゅう
胆囊碎石术　胆囊砕石術　たんのうさいせきじゅつ
胆囊损伤　胆囊損傷　たんのうそんしょう
胆囊体　胆囊体　たんのうたい
胆囊痛　胆囊仙痛　たんのうせんつう
胆囊胃瘘　胆囊胃瘻　たんのういろう
胆囊胃吻合术　胆囊胃吻合術　たんのういふんごうじゅつ
胆囊窝　胆囊窩　たんのうか
胆囊下垂　胆囊下垂　たんのうかすい
胆囊腺癌　胆囊腺癌　たんのうせんがん
胆囊腺管　ルシュカ管　Luschkaかん
胆囊腺瘤　胆囊腺腫　たんのうせんしゅ
胆囊小肠缝术　胆囊腸管縫合術　たんのうちょうかんほうごうじゅつ
胆囊小肠吻合术　胆囊腸管吻合術　たんのうちょうかんふんごうじゅつ
胆囊压痛点　胆囊圧痛点　たんのうあっつうてん
胆囊炎　胆囊炎　たんのうえん
胆囊炎合并穿孔　胆囊炎併発穿孔　たんのうえんへいはつせんこう
胆囊移位　胆囊変位　たんのうへんい
胆囊郁积　胆囊うっ滞　たんのううったい
胆囊运动障碍　胆囊運動障害　たんのううんどうしょうがい
胆囊造口术　胆囊造瘻術　たんのうぞうろうじゅつ
胆囊造影剂　胆囊造影剤　たんのうぞうえいざい
胆囊造影术　胆囊造影法　たんのうぞうえいほう
胆囊照片　胆囊造影図　たんのうぞうえいず
胆囊肿大（胀）　胆囊腫脹　たんのうしゅちょう
胆囊肿瘤　胆囊腫瘍　たんのうしゅよう
胆囊周〔围〕脓肿　胆囊周囲膿瘍　たんのうしゅういのうよう
胆囊周围炎　胆囊周囲炎　たんのうしゅういえん
胆色素　胆汁色素　たんじゅうしきそ
胆色素〔结〕石　胆汁色素結石　たんじゅうしきそけっせき
胆色素颗粒　胆汁色素顆粒　たんじゅうしきそかりゅう
胆色素排出增多　胆汁色素増多　たんじゅうしきそぞうた
胆色素原　ポルホビリノーゲン　porphobilinogen
胆色素原脱氨酶　ポルホビリノーゲン デアミナーゼ　porphobilinogen deaminase
胆色素原脱水酶　ポルホビリノーゲン デヒドラターゼ　porphobilinogen dehydratase
胆沙病　胆道塵埃症　たんどうじんあいしょう
胆石　胆石　たんせき
胆石病　胆石症　たんせきしょう
胆石测听仪　コレリトフォーン　cholelithophone

胆石匙　胆石ひ,胆石スプーン　たんせきひ,たんせき spoon
胆石绞痛　胆石仙痛　たんせきせんつう
胆石钳　胆石鉗子　たんせきかんし
胆石嵌顿　胆石嵌頓〔症〕　たんせきかんとん〔しょう〕
胆石切除术　胆石摘出術　たんせきてきしゅつじゅつ
胆石探子　胆石消息子,胆石ゾンデ　たんせきしょうそくし,たんせきSonde
胆石(甾)烷酮　コレスタノン　cholestanone
胆石性肠梗阻　胆石性腸閉塞〔症〕　たんせきせいちょうへいそく〔しょう〕
胆石性肠梗阻绞痛　胆石性腸閉塞〔症〕仙痛　たんせきせいちょうへいそく〔しょう〕せんつう
胆栓　胆管栓塞　たんかんせんそく
胆酸　コール酸　cholさん
胆酸钠　コール酸ナトリウム　cholさんnatrium
胆酮酸　コロン酸　cholonさん
胆土素　ビリフミン　bilihumin
胆烷　コラン　cholane
胆烷环　コラン環　cholaneかん
胆烷酸　コラン酸　cholaneさん
胆维丁　コレカルシフェロール　cholecalciferol
胆维他　アネトール トリチオン　anethol trithione
胆小管　胆細管　たんさいかん
胆小管病　胆細管病　たんさいかんびょう
胆小管极　胆細管極　たんさいかんきょく
胆小管上皮　胆細管上皮　たんさいかんじょうひ
胆小管性肝炎　胆細管肝炎　たんさいかんかんえん
胆小管炎　胆細管炎　たんさいかんえん
胆血色素原　コレヘモクロモゲン　cholehemochromogen
胆血性肾病　胆血性ネフローゼ　たんけっせいnephrosis
胆血症　胆血症　たんけっしょう
胆盐　胆汁酸塩　たんじゅうさんえん
〔胆盐〕肠肝循环　〔胆汁酸塩〕腸肝循環　〔たんじゅうさんえん〕ちょうかんじゅんかん
胆盐培养基　胆汁酸塩培地　たんじゅうさんえんばいち
胆盐微胶粒　胆汁酸塩ミセル　たんじゅうさんえんmicelle
胆胰管括约肌　オッディ括約筋　Oddiかつやくきん
胆影葡胺　メグルミン ヨージパミド,ビリグラフィン　meglumin-iodipamide,biligrafin
胆影酸　ヨージパミド酸　iodipamideさん
胆硬脂酸　コレステアリン酸　cholestearinさん
胆甾(固)醇　コレステロール,コレステリン　cholesterol,cholesterin
胆甾醇病　コレステロール病　cholesterolびょう
胆甾醇测定　コレステロール測定　cholesterolそくてい
胆甾醇沉着病(症)　コレステロール沈着症　cholesterolちんちゃくしょう
胆甾醇代谢失调　コレステロール代謝障害　cholesterolたいしゃしょうがい
胆甾醇胆红素钙混合〔结〕石　コレステロール ビリルビン カルシウム混合結石　cholesterol bilirubin calciumこんごうけっせき
胆甾醇结晶〔体〕　コレステロール結晶　cholesterolけっしょう
胆甾醇〔结〕石　コレステロール結石　cholesterolけっせき
胆甾醇毛地黄皂甙化物　コレステロールジギトニド　cholesterol digitonide

胆甾醇尿　コレステロール尿〔症〕　cholesterolにょう〔しょう〕
胆甾醇肉芽肿　コレステロール肉芽腫　cholesterolにくがしゅ
胆甾醇〔性〕肺炎　コレステロール肺炎　cholesterolはいえん
胆甾醇性水胸　コレステロール水胸〔症〕　cholesterolすいきょう〔しょう〕
胆甾醇性心包炎　コレステロール心膜炎　cholesterolしんまくえん
胆甾醇性胸腔积液　コレステロール水胸〔症〕　cholesterolすいきょう〔しょう〕
胆甾醇性脂肪变性　コレステロール脂肪変性　cholesterolしぼうへんせい
胆甾醇胸膜炎　コレステロール胸膜炎　cholesterolきょうまくえん
胆甾醇血　コレステロール血〔症〕　cholesterolけつ〔しょう〕
胆甾醇酯　コレステロールエステル　cholesterol ester
胆甾醇酯测定　コレステロールエステル測定　cholesterol esterそくてい
胆甾醇酯酶　コレステラーゼ　cholesterase
胆甾醇贮积　コレステロール蓄積　cholesterolちくせき
胆甾酮　コレステロン　cholesterone
胆甾烷　コレスタン　cholestane
胆甾烷醇　コレスタノール　cholestanol
胆甾烷三醇　コレスタントリオール　cholestantriol
胆甾烷酸　コラン酸　cholanさん
胆甾烷酮　コレスタノン　cholestanone
胆甾烯　コレステン　cholestene
胆甾烯醇　コレステノール　cholestenol
胆甾烯酮　コレステノン　cholestenone
胆甾-4-烯-3-酮　コレスト-4-イン-3-オン　cholest-4-en-3-one
胆汁　胆汁　たんじゅう
　A胆汁　A胆汁　Aたんじゅう
　B胆汁　B胆汁　Bたんじゅう
　C胆汁　C胆汁　Cたんじゅう
胆汁氨酸　フェリニン　felinine
胆汁二烯　ビリジエン　bilidien
胆汁反流　胆汁逆流　たんじゅうぎゃくりゅう
胆汁反流性胃炎　胆汁逆流性胃炎　たんじゅうぎゃくりゅうせいいえん
胆汁反流性吻合口炎　胆汁逆流性吻合口炎　たんじゅうぎゃくりゅうせいふんごうこうえん
胆汁分泌　胆汁分泌　たんじゅうぶんぴつ
胆汁分泌促进物质　胆汁分泌〔促進〕薬　たんじゅうぶんぴつ〔そくしん〕やく
胆汁〔分泌〕过多　胆汁分泌過多　たんじゅうぶんぴつかた
胆汁分泌机能检查　胆汁分泌機能検査　たんじゅうぶんぴつきのうけんさ
胆汁分泌器　胆汁分泌器　たんじゅうぶんぴつき
胆汁粪　胆性便　たんせいべん
胆汁过少　胆汁過少　たんじゅうかしょう
胆汁湖　胆汁湖　たんじゅうこ
胆汁脊液　胆汁性髄液　たんじゅうせいずいえき
胆汁菌苗　ビリワクチン　bili-vaccine
胆汁疗法　胆汁療法　たんじゅうりょうほう
胆汁流出　胆汁漏出　たんじゅうろしゅつ

胆汁逆流性胃炎综合征　胆汁逆流性胃炎症候群　たんじゅうぎゃくりゅうせいいえんしょうこうぐん

胆汁尿　胆汁尿〔症〕　たんじゅうにょう〔しょう〕

胆汁排泄(除)　胆汁排泄　たんじゅうはいせつ

胆汁排泄障碍性黄疸　胆汁排泄障害性黄疸　たんじゅうはいせつしょうがいせいおうだん

胆汁培养基　胆汁培地　たんじゅうばいち

胆汁热　胆汁熱　たんじゅうねつ

胆汁溶解度试验　胆汁溶解度試験　たんじゅうようかいどしけん

胆汁塞　胆栓　たんせん

胆汁塞(块)综合征　胆栓症候群　たんせんしょうこうぐん

胆汁三烯　ビラトリエン　bilatriene

胆汁色素　胆汁色素　たんじゅうしきそ

胆汁生成　胆汁生成　たんじゅうせいせい

胆汁素质　胆汁素質　たんじゅうそしつ

胆汁酸　胆汁酸　たんじゅうさん

胆汁酸盐　胆汁酸塩　たんじゅうさんえん

胆汁烯　ビリエン　bilien

胆汁消化　胆汁消化　たんじゅうしょうか

胆汁泻　胆汁性下痢　たんじゅうせいげり

胆汁性腹膜炎　胆汁性腹膜炎　たんじゅうせいふくまくえん

胆汁性肝炎　胆汁性肝炎　たんじゅうせいかんえん

胆汁性肝硬变　胆汁性肝硬変〔症〕　たんじゅうせいかんこうへん〔しょう〕

胆汁性呕吐　胆汁性嘔吐　たんじゅうせいおうと

胆汁性糖尿病　胆汁性糖尿病　たんじゅうせいとうにょうびょう

胆汁性消化不良　胆汁性消化不良　たんじゅうせいしょうかふりょう

胆汁性脂肪痢　胆汁性脂肪便　たんじゅうせいしぼうべん

胆汁胸　胆胸〔症〕　たんきょう〔しょう〕

胆汁循环　胆汁循環　たんじゅうじゅんかん

胆汁盐肉汤　胆汁酸塩肉汁,胆汁酸塩ブィヨン　たんじゅうさんえんにくじゅう,たんじゅうさんえんbouillon

胆汁溢　胆汁分泌過剰　たんじゅうぶんぴつかじょう

胆汁引流　胆汁排液法,胆汁ドレナージ　たんじゅうはいえきほう,たんじゅうdrainage

胆汁淤积性肝炎　胆汁うっ滞性肝炎　たんじゅううったいせいかんえん

胆汁淤滞　胆汁うっ滞　たんじゅううったい

胆汁淤滞性肝　胆汁うっ滞性肝　たんじゅううったいせいかん

胆汁淤滞性黄疸　胆汁うっ滞性黄疸　たんじゅううったいせいおうだん

胆汁正常　胆汁正常　たんじゅうせいじょう

胆汁滞留(阻塞)　胆汁うっ滞　たんじゅううったい

胆脂瘤　真珠腫,コレステリン腫　しんじゅしゅ,cholesterinしゅ

胆珠蛋白　コレグロビン　choleglobin

胆紫素　ビリプルプリン,コレヘマチン　bilipurpurin,cholehematin

胆总管　総胆管　そうたんかん

胆总管癌　総胆管癌　そうたんかんがん

胆总管部分切除术　部分的総胆管切除術　ぶぶんてきそうたんかんせつじょじゅつ

胆总管成形术　総胆管形成術　そうたんかんけいせいじゅ

胆总管对口吻合术　胆管胆管吻合術　たんかんたんかんふんごうじゅつ

胆总管缝合术　総胆管縫合術　そうたんかんほうごうじゅつ

胆总管肝管吻合术　総胆管肝管吻合術　そうたんかんかんかんふんごうじゅつ

胆总管回肠吻合术　総胆管回腸吻合術　そうたんかんかいちょうふんごうじゅつ

胆总管〔结〕石〔病〕　総胆管結石〔症〕　そうたんかんけっせき〔しょう〕

胆总管空肠吻合术　総胆管空腸吻合術　そうたんかんくうちょうふんごうじゅつ

胆总管括约肌　総胆管括約筋　そうたんかんかつやくきん

胆总管扩张　総胆管拡張　そうたんかんかくちょう

胆总管括约肌痉挛　総胆管括約筋痙縮　そうたんかんかつやくきんけいしゅく

胆总管囊性扩张〔症〕　総胆管嚢胞性拡張〔症〕　そうたんかんのうほうせいかくちょう〔しょう〕

胆总管囊肿　総胆管嚢胞　そうたんかんのうほう

胆总管钳　総胆管鉗子　そうたんかんかんし

胆总管切开取石术　総胆管切石術　そうたんかんせっせきじゅつ

胆总管切开术　総胆管切開術　そうたんかんせっかいじゅつ

胆总管切开探查术　総胆管切開探査術　そうたんかんせっかいたんさじゅつ

胆总管切开引流术　総胆管切開排液法,総胆管切開ドレナージ　そうたんかんせっかいはいえきほう,そうたんかんせっかいdrainage

胆总管十二指肠吻合术　総胆管十二指腸吻合術　そうたんかんじゅうにしちょうふんごうじゅつ

胆总管碎石术　総胆管砕石術　そうたんかんさいせきじゅつ

胆总管探条　総胆管ブージー　そうたんかんBougie

胆总管胃吻合术　総胆管胃吻合術　そうたんかんいふんごうじゅつ

胆总管小肠吻合术　総胆管腸管吻合術　そうたんかんちょうかんふんごうじゅつ

胆总管炎　総胆管炎　そうたんかんえん

胆总管异常扩张　総胆管異常拡張　そうたんかんいじょうかくちょう

胆总管造口术　総胆管造瘻術　そうたんかんぞうろうじゅつ

胆总管造影术　総胆管造影法　そうたんかんぞうえいほう

胆总管造影照片　総胆管造影図　そうたんかんぞうえいず

dàn　淡蛋弹氮

淡红〔色〕　淡紅色,桃色,ピンク　たんこうしょく,ももいろ,pink

淡化　脱塩　だつえん

淡黄〔色〕　淡黄色　たんこうしょく

淡黄〔色〕黄疸　淡黄〔色〕黄疸　たんこう〔しょく〕おうだん

淡蓝　薄青色　うすあおいろ

淡漠　冷淡,無関心　れいたん,むかんしん

淡漠面容　無関心顔貌　むかんしんがんぼう

淡漠无情　無関心,感情鈍麻　むかんしん,かんじょうどんま

淡尿　希釈尿　きしゃくにょう

淡染　淡染色　たんせんしょく
淡染細胞　低色素細胞　ていしきそさいぼう
淡色効応　淡色効果　たんしょくこうか
淡水　淡水, 真水　たんすい, まみず
淡水湖　淡水湖　たんすいこ
淡水甲壳类　淡水甲殻類　たんすいこうかくるい
淡水螺　淡水巻貝（螺類）　たんすいまきがい（らるい）
淡水生物学　陸水生物学　りくすいせいぶつがく
淡水虾　淡水エビ　たんすいエビ
淡水蟹　淡水カニ　たんすいカニ
淡水鱼　淡水魚　たんすいぎょ
淡紫色发绀　ヘリオトロープ チアノージス　heliotrope cyanosis
蛋 卵　たまご, らん
蛋氨酸　メチオニン　methionin
蛋氨酸缺乏　メチオニン欠乏　methioninけつぼう
蛋氨酸吸收障碍综合征　メチオニン吸収不良症候群　methionin きゅうしゅうふりょうしょうこうぐん
蛋氨酰赖氨酰缓激肽　メチオニル リシル ブラジキニン methionyl-lysyl-brady kinin
蛋白　蛋白〔質〕　たんぱく〔しつ〕
蛋白胆汁症　蛋白胆汁症　たんぱくたんじゅうしょう
蛋白氮　蛋白窒素　たんぱくちっそ
蛋白定性试验　蛋白定性試験　たんぱくていせいしけん
蛋白丢失性胃肠病　蛋白喪失性胃腸病　たんぱくそうしつせいいちょうびょう
蛋白胨　ペプトン　peptone
蛋白胨反射　ペプトン反射　peptoneはんしゃ
蛋白胨溶液　ペプトン溶液　peptoneようえき
蛋白胨乳　ペプトンミルク　peptonemilk
蛋白胨水　ペプトン水　peptoneすい
蛋白胨盐　ペプトネート　peptonate
蛋白反应热　蛋白熱　たんぱくねつ
蛋白分解毒质　アポレグマ　aporregma
蛋白分解酶　蛋白分解酵素　たんぱくぶんかいこうそ
蛋白分解学说　蛋白分解説　たんぱくぶんかいせつ
蛋白分析　蛋白分析　たんぱくぶんせき
蛋白分子　蛋白分子　たんぱくぶんし
蛋白甘油　アルブミン グリセリン　albumin-glycerin
蛋白供给量　蛋白供給量　たんぱくきょうきゅうりょう
蛋白固定　蛋白固定　たんぱくこてい
蛋白过多　過蛋白質〔症〕, 蛋白過剰　かたんぱくしつ〔しょう〕, たんぱくかじょう
蛋白合成　蛋白合成　たんぱくごうせい
蛋白黑素　メラノイジン　melanoidin
蛋白黑素反应　メラノイジン反応　melanoidinはんのう
蛋白激酶　プロティン キナーゼ　protein kinase
蛋白激素　蛋白ホルモン, プロテオホルモン　たんぱくhormone, proteohormone
蛋白价　プロティン スコア　protein score
蛋白碱血　ロイコマイン血症　leucomaineけっしょう
蛋白接种　蛋白接種　たんぱくせっしゅ
蛋白结合测定〔法〕　プロティン ビンディング アッセー protein binding assay
蛋白结合碘　蛋白結合ヨード　たんぱくけつごうJod
蛋白结合碘测定　蛋白結合ヨード測定　たんぱくけつごうJodそくてい
蛋白结合131碘测定　蛋白結合ヨウ素131測定　たんぱくけつ

ごうヨウそ131そくてい
蛋白浸出物　プロティン エキス　protein extract
蛋白疗法　蛋白〔質〕療法　たんぱく〔しつ〕りょうほう
蛋白酪氨酸试验　蛋白チロジン試験　たんぱくtyrosineしけん
蛋白酶　プロテアーゼ, フロティナーゼ, 蛋白分解酵素 protease, proteinase, たんぱくぶんかいこうそ
蛋白酶抑制因子　プロティナーゼ抑制物質（因子）　proteinaseよくせいぶっしつ（いんし）
蛋白囊　卵白嚢　らんぱくのう
蛋白热量营养不良　蛋白カロリー性栄養失調〔症〕　たんぱくcalorieせいえいようしっちょう〔しょう〕
蛋白尿恐怖　蛋白尿恐怖〔症〕　たんぱくにょうきょうふ〔しょう〕
蛋白尿性多尿〔症〕　蛋白尿性多尿〔症〕　たんぱくにょうせいたにょう〔しょう〕
蛋白尿性黑蒙　蛋白尿性黒内障　たんぱくにょうせいこくないしょう
蛋白尿性肾炎　蛋白尿性腎炎　たんぱくにょうせいじんえん
蛋白尿性视网膜炎　蛋白尿性網膜炎　たんぱくにょうせいもうまくえん
蛋白尿〔症〕　蛋白尿〔症〕　たんぱくにょう〔しょう〕
蛋白溶菌素　プロティジン　proteidin
蛋白肉汤　卵白肉汁　らんぱくにくじゅう
蛋白乳　蛋白乳　たんぱくにゅう
蛋白摄食过多　過蛋白質〔症〕　かたんぱくしつ〔しょう〕
蛋白食恐怖　蛋白食恐怖〔症〕　たんぱくしょくきょうふ〔しょう〕
蛋白脉　アルブモーゼ　albumose
蛋白色素　プロティノクローム　proteinochrom
蛋白〔水解〕酶　プロテアーゼ, 蛋白分解酵素　protease, たんぱくぶんかいこうそ
蛋白水解素　蛋白融解素, プロテオリシン　たんぱくゆうかいそ, proteolysin
蛋白水解〔作用〕　蛋白分解　たんぱくぶんかい
蛋白同化激素　蛋白同化ホルモン　たんぱくどうかhormone
蛋白消化　蛋白質消化　たんぱくしつしょうか
蛋白性多尿症　蛋白性多尿症　たんぱくせいたにょうしょう
蛋白血〔症〕　蛋白血〔症〕　たんぱくけつ〔しょう〕
蛋白样变性　アルブミノイド変性　albuminoidへんせい
蛋白样痰　アルブミン様痰　albumineようたん
蛋白银　プロティン銀, プロタルゴール　proteinぎん, protargol
蛋白营养粉　トロポン　tropon
蛋白原　蛋白質原　たんぱくしつげん
蛋白脂　プロテオリピン　proteolipin
蛋白质　蛋白質　たんぱくしつ
蛋白〔质〕餐　蛋白食　たんぱくしょく
蛋白质超负荷　蛋白質負荷過重　たんぱくしつふかかじゅう
蛋白质沉积〔症〕　蛋白症　たんぱくしょう
蛋白〔质〕促生长肽　ストレプトゲニン　streptogenin
蛋白〔质〕代谢　蛋白質代謝　たんぱくしつたいしゃ
蛋白质代谢功能试验　蛋白質代謝機能試験　たんぱくしつたいしゃきのうしけん

蛋白质代谢试验 蛋白質代謝試験 たんぱくしつたいしゃしけん

蛋白质代谢紊乱(障害) 蛋白質代謝障害 たんぱくしつたいしゃしょうがい

蛋白质定量检查 蛋白質定量検査 たんぱくしつていりょうけんさ

蛋白质定性检查 蛋白質定性検査 たんぱくしつていせいけんさ

蛋白质分离提纯技术 蛋白質分画法 たんぱくしつぶんがほう

蛋白质腐败〔作用〕 蛋白質腐敗 たんぱくしつふはい

蛋白质负平衡 蛋白質負の平衡 たんぱくしつふのへいこう

蛋白质合成 蛋白質合成 たんぱくしつごうせい

蛋白质合成促进因子 蛋白質合成促進因子 たんぱんしつごうせいそくしんいんし

蛋白质合成抑制剂 蛋白質合成抑制物質(因子) たんぱくしつごうせいよくせいぶっしつ(いんし)

蛋白质互补作用 蛋白質相補性作用 たんぱくしつそうほせいさよう

蛋白质结合钙 蛋白質結合カルシウム たんぱくしつけつごうcalcium

蛋白质结晶 蛋白質結晶 たんぱくしつけっしょう

蛋白质抗原 蛋白質性抗原 たんぱくしつせいこうげん

蛋白质颗粒 蛋白質顆粒 たんぱくしつかりゅう

蛋白质疗法 蛋白質〔注射〕療法 たんぱくしつ〔ちゅうしゃ〕りょうほう

蛋白质膜 アルブミン〔性〕膜 albumin〔せい〕まく

蛋白质能量缺乏病 蛋白質エネルギー欠乏症 たんぱしつEnergieけつぼうしょう

蛋白质平衡 蛋白質平衡 たんぱくしつへいこう

蛋白质缺乏症 蛋白質欠乏症 たんぱくしつけつぼうしょう

蛋白质缺乏状态 蛋白質欠乏状態 たんぱくしつけつぼうじょうたい

蛋白质热能营养不良 蛋白質カロリー栄養失調〔症〕 たんぱくしつcalorieえいようしっちょう〔しょう〕

蛋白质三级结构 蛋白質三級構造 たんぱくしつさんきゅうこうぞう

蛋白质丧失 蛋白質の喪失 たんぱくしつのそうしつ

蛋白质色彩反应 蛋白質呈色反応,アブデルハルデン反応 たんぱくしつていしょくはんのう,Abderhaldenはんのう

蛋白质生物合成 蛋白質生合成 たんぱくしつせいごうせい

蛋白质生物价 蛋白質生物価 たんぱくしつせいぶつか

蛋白质水解物 蛋白水解産物 たんぱくすいかいさんぶつ

蛋白质消化率 蛋白質消化率 たんぱくしつしょうかりつ

蛋白质休克疗法 蛋白質ショック療法 たんぱくしつshockりょうほう

蛋白质需要量 蛋白質必要量 たんぱくしつひつようりょう

蛋白质亚单位 蛋白質サブユニット たんぱくしつsubunit

蛋白质营养不良 蛋白質栄養失調 たんぱくしつえいようしっちょう

蛋白质组成 蛋白質組成 たんぱくしつそせい

蛋白致敏 蛋白質感作 たんぱくしつかんさ

蛋粉 たまご粉末 たまごふんまつ

蛋黄 卵黄 らんおう

蛋黄反应 卵黄反応 らんおうはんのう

蛋黄平板 卵黄平板 らんおうへいばん

蛋黄乳 卵黄乳 らんおうにゅう

蛋酒 鶏卵酒 けいらんしゅ

蛋壳样钙化 卵殻様石灰化 らんかくようせっかいか

蛋壳样矽肺 卵殻様ケイ〔粉〕肺〔症〕 らんかくようケイ〔ふん〕はい〔しょう〕

蛋类食品 卵類食品 たまごるいしょくひん

蛋清 卵白 らんぱく

蛋清清蛋白 卵白アルブミン らんぱくalbumine

蛋肉培养基 卵肉培地 らんにくばいち

蛋形疟原虫 卵形マラリア原虫 らんけいmalariaげんちゅう

弹片 彈丸破片 だんがんはへん

弹片伤 彈丸破片傷 だんがんはへんしょう

弹头的动能 彈丸の運動エネルギー だんがんのうんどうEnergie

弹头定位器 彈丸定位器 だんがんていいき

弹头鉴定 彈丸同定 だんがんどうてい

弹头栓塞 彈丸塞栓〔症〕 だんがんそくせん〔しょう〕

弹状病毒 ラブドウイルス rhabdovirus

弹震休克 砲彈ショック,シェルショック ほうだんshock,shell shock

氮饱和 窒素飽和 ちっそほうわ

氮丙啶 アジリジン,エチレンイミン aziridine,ethylene imine

氮迟滞 窒素〔排泄〕遅滞 ちっそ〔はいせつ〕ちたい

氮测定 窒素測定 ちっそそくてい

氮测定器 窒素計 ちっそけい

氮川三乙酸 ニトリロトリ酢酸 nitrilotriさくさん

氮醇酯酶 アゾールエステラーゼ azolesterase

氮代谢 窒素代謝 ちっそたいしゃ

氮分子激光器 窒素分子レーザー ちっそぶんしlaser

氮负平衡 負の窒素平衡 ふのちっそへいこう

氮化 窒〔素〕化 ちっ〔そ〕か

氮化钙 窒化カルシウム ちっかcalcium

氮化铝 窒化アルミニウム ちっかaluminium

氮化钠 窒化ナトリウム ちっかnatrium

氮化三汞 窒化マーキュリー,窒化水銀 ちっかmercury,ちっかすいぎん

氮化三锂 窒化リチウム ちっかlithium

氮化三镁 窒化マグネシウム ちっかmagnesium

氮化三铜 窒化銅,銅ニトリド ちっかどう,どうnitride

氮化三锌 窒化亜鉛 ちっかあえん

氮化三银 窒化銀 ちっかぎん

氮化物 窒化物 ちっかぶつ

氮化细菌 窒化バクテリア ちっかbacteria

氮化〔作用〕 窒化作用 ちっかさよう

氮激动素 アザカイネチン azakinetin

氮甲 N-ホルミル ザルコリシン N-formyl sarcolysine

氮芥〔类〕 ナイトロジェン マスタード〔類〕 nitrogen mastard〔るい〕

氮芥中毒 ナイトロジェン マスタード中毒 nitrogen mastardちゅうどく

氮蓝四唑 ニトロブルー テトラゾリウム nitroblue tetrazolium

氮类肾上腺皮质激素 ニトロゲンコルチコイド nitrogencorticoid

氮量测定计　窒素計　ちっそけい
氮磷检测器　窒素リン測定器　ちっそリンそくていき
氮麻醉　窒素麻酔　ちっそますい
氮霉素　アゾマイシン　azomycin
氮鸟嘌呤　アザグアニン　azaguanine
氮尿　窒素尿〔症〕　ちっそにょう〔しょう〕
氮尿嘧啶　アザウラシル　azauracil
氮尿性糖尿病　窒素性糖尿病　ちっそせいとうにょうびょう
氮排泄　窒素排泄　ちっそはいせつ
氮平衡　窒素平衡　ちっそへいこう
氮平衡试验　窒素平衡試験　ちっそへいこうしけん
氮气量管　窒素測定ビュレット　ちっそそくていburette
氮气球　ニトロゲン球　nitrogenきゅう
氮丝氨酸　アザセリン　azaserin
氮素同化作用　窒素同化作用　ちっそどうかさよう
氮糖分进饮食　分離食餌　ぶんりしょくじ
氮脱去饱和〔作用〕　窒素脱飽和〔作用〕　ちっそだつほうわ〔さよう〕
氮烯唑胺　ダカルバジン　dacarbazine
氮性肝〔性〕昏迷　窒素性肝性昏睡　ちっそせいかんせいこんすい
氮血热　窒素血性高温症　ちっそけっせいこうおんしょう
氮血性尿毒症　窒素血性尿毒症　ちっそけっせいにょうどくしょう
氮血〔症〕性肾炎　窒素血性腎炎,アゾテミク ネフリティス　ちっそけっせいじんえん,azotemic nephritis
氮循环　窒素循環　ちっそじゅんかん
氮氧化物　酸化窒素　さんかちっそ
氮氧化物污染　酸化窒素汚染　さんかちっそおせん
氮氧化物中毒　酸化窒素中毒　さんかちっそちゅうどく
氮氧甲基　ウレト　uret
氮溢　窒素過剰排泄,アゾトレア　ちっそかじょうはいせつ,azotorrhea
5-氮杂胞苷　5-アザシチジン　5-azacytidine
10-氮杂蒽　10-アクリジン　10-acridine
氮杂环丙烷　アジリジン,アザチクロプロパン　aziridine,azacyclopropane
氮杂环丁烷　アゼチジン　azetidine
氮杂硫代嘌呤　アザチオプリン　aza-thiopurine
8-氮杂鸟嘌呤　8-アザグアニン　8-azaguanine
6-氮杂尿苷　6-アザウリジン　6-azauridine
氮杂丝氨酸　アザゼリン　azaserine
9-氮杂芴　9-カルバゾール　9-carbazole
氮杂胸苷　アザチミジン　azathymidine
氮杂胸腺嘧啶　アザチミン　azathymine
氮质过多症　窒素蓄積症　ちっそちくせきしょう
氮〔质〕血〔症〕　窒素血〔症〕　ちっそけっ〔しょう〕
氮〔质〕血〔症〕期　〔高〕窒素血〔症〕期　〔こう〕ちっそけっ〔しょう〕き
氮〔质〕血〔症〕性肾小球性肾炎　窒素血性糸球体腎炎　ちっそけっせいしきゅうたいじんえん
氮〔质〕潴留　窒素蓄積　ちっそちくせき
氮草脒青霉素　メシリナム　mecillinam
氮草脒青霉素双酯　ピブメシリナム　pivmecillinam

DANG　当挡

dāng　当
当-埃二氏综合征　ダンロス・エーレルス症候群　Danlos-Ehlersしょうこうぐん
当归　当帰,アンゲリカ　トウキ,angelica
当归浸膏　アンゲリカエキス　angelica extract
当归内酯　アンゲリコン　angelicone
当归素　アンゲリコン　angelicone
当归酸　アンゲリカ酸　angelicaさん
当量　当量　とうりょう
当量点　当量点　とうりょうてん
当量电导　当量コンダクタンス　とうりょうconductance
当量电导率　当量伝導度　とうりょうでんどうど
当量电荷　当量電荷　とうりょうでんか
当量甘汞电极　当量甘汞電極　とうりょうかんこうでんきょく
当量浓度　当量濃度　とうりょうのうど
当量吸附　当量吸着　とうりょうきゅうちゃく
当量质量　当量質量　とうりょうしつりょう
当洛斯氏病　ダンロス病　Danlosびょう
当洛斯氏综合征　ダンロス症候群　Danlosしょうこうぐん
当药　当薬,キラタ　トウヤク
当药醇　スウェルチアノール　swertianol
当药醇苷　スウェルチアノリン　swertianolin
当药黄素　スウェルチシン　swertisin
当药吡酮　スウェルチアノール　swertianol

dǎng　挡
挡开性骨折　受止め骨折　うけとめこっせつ

DAO　刀氘导岛倒盗道稻

dāo　刀氘
刀　とう,ナイフ,かたな　knife
　贝尔氏刀　ベール刀　Beerとう
　利斯顿氏刀　リストン刀　Listonとう
刀豆氨酸　カナバニン　canavanine
刀豆〔球〕蛋白　カナバリン　canavaline
刀豆〔球〕蛋白A　カナバリンA　canavalineA
刀豆素A　コンカナバリンA　concanavalinA
刀锋恐怖　恐刃症　きょうじんしょう
刀割样〔疼〕痛　切傷様痛　きりきずようつう
刀痕　刀痕　とうこん
刀口　切口　きりぐち
刀片　ブレード,刃　blade,は
刀伤　割創　かっそう
氘　重水素,ジュテリウム　じゅうすいそ,deuterium
氘灯　ジュテリウムランプ　deuterium lamp
氘核　二重子,重水素核　にじゅうし,じゅうすいそかく

dǎo　导岛
导肠气法　排気注腸法　はいきちゅうちょうほう
导出单位　誘導単位　ゆうどうたんい
导磁系数　導磁率　どうじりつ
导磁性　導磁性　どうじせい
导带　伝導帯　でんどうたい
导弹医学　ミサイル医学　missileいがく
导电　電気伝導　でんきでんどう
导电池　伝導測定セル　でんどうそくていcell
导电度　電気伝導率　でんきでんどうりつ
导电膏　電気伝導ペースト　でんきでんどうpaste
导电率　電気伝導率　でんきでんどうりつ
导电水　電気伝導水　でんきでんどうすい
导电体　電気伝導体　でんきでんどうたい

导电性　導電性　どうでんせい
导管　カテーテル　catheter
　古利氏导管　ゲーレー カテーテル　Gouley catheter
　内拉通氏导管　ネラトンカテーテル　Nelaton catheter
　欧氏管导管　エウスターキオカテーテル，耳管カテーテル　Eustachio catheter，じかんcatheter
　施勒特尔氏导管　シュレッテルカテーテル　Schrötter catheter
　斯快尔氏导管　スクアイヤーカテーテル　Squire catheter
导管部　導管部分　どうかんぶぶん
导管玻缸　カテーテルガラスジャー　catheter glass jar
导管插入〔术〕　カテーテル挿入〔法〕　catheterそうにゅう〔ほう〕
导管吹张法　カテーテル吹脹法　catheterすいちょうほう
导管电极　カテーテル電極　catheterでんきょく
导管法　カテーテル法　catheterほう
导管检查　カテーテル検査　catheterけんさ
导管内乳房乳突〔状〕瘤　乳腺カテーテル乳頭腫　にゅうせんcatheterにゅうとうしゅ
导光纤维　光学繊維　こうがくせんい
〔导光〕纤维鼻镜　繊維光学鼻鏡　せんいこうがくびきょう
〔导光〕纤维鼻咽镜　繊維光学鼻咽頭鏡　せんいこうがくびいんとうきょう
〔导光〕纤维喉镜　繊維光学喉頭鏡　せんいこうがくこうとうきょう
导光纤维激光止血器　繊維光学レーザー止血器　せんいこうがくlaserしけっき
〔导光〕纤维食管镜　繊維光学食道鏡　せんいこうがくしょくどうきょう
〔导光〕纤维支气管镜　繊維光学気管支鏡　せんいこうがくきかんしきょう
导静脉　導出静脈　どうしゅつじょうみゃく
导联　誘導　ゆうどう
导联连接　誘導連結　ゆうどうれんけつ
导联系统　誘導系統　ゆうどうけいとう
导联轴　誘導軸　ゆうどうじく
导率系数　伝導率係数　でんとうりつけいすう
导眠能　グルテチミド，ドリデン　glutethimide，doriden
导纳　アドミタンス　admittance
导尿　導尿　どうにょう
导尿管　導尿管，カテーテル　どうにょうかん，catheter
导尿管插入辅器　道尿管挿入補助器　どうにょうかんそうにゅうほじょき
导尿管通条　導尿管スタイレット　どうにょうかんstylet
导尿术　導尿法，カテーテル挿入法　どうにょうほう，catheterそうにゅうほう
导气管　エアウェイ，通気管　airway，つうきかん
导热体　熱伝導体　ねつでんどうたい
导热系数　熱伝導係数　ねつでんどうけいすう
导热性　熱伝導性　ねつでんどうせい
导入管　導入管，イングレス パイプ　どうにゅうかん，ingress pipe
导数　導関数　どうかんすう
导数极谱　微分ポラログラム　びぶんpolarogram
导体　導体　どうたい
导线　導線　どうせん
导线天线　ウィア アンテト，展張アンテナ　wire antenna，てんちょうantenna
导泻　瀉下，カタルシス，通利　しゃか，catharsis，つうり
导血管　導出血管　どうしゅつけっかん
导液管　排液管　はいえきかん
导液〔法〕　ドレナージ，排液（膿）〔法〕　drainage，はいえき（のう）〔ほう〕
导引探子　スタッフ　staff
导针　ガイド ピン　guide pin
导针器　挿針器　そうしんき
导〔子〕　導子，ガイド　どうし，guide
岛　島　しま，とう
　卡耶哈氏岛　カエハ島　Callejaとう
　赖耳氏岛　ラィル島　Reilとう
　郎格罕氏岛　ランゲルハンス島　Langerhansとう
　潘德尔氏血岛　パンデル血島　Panderけっとう
岛部　島部　とうぶ
岛长回　島長回　とうちょうかい
岛动脉　島動脈　とうどうみゃく
岛短回　島短回　とうたんかい
岛盖　弁蓋　べんがい
岛盖部　弁蓋部　べんがいぶ
岛盖综合征　弁蓋症候群　べんがいしょうこうぐん
岛环状沟　島輪状溝　とうりんじょうこう
岛回　島回　とうかい
岛回癫痫　島回てんかん　とうかいてんかん
岛静脉　島静脈　とうじょうみゃく
岛青霉　ペニシリウムイスランジクム　penicillinum islandicum
岛青霉毒素　イスランジトキシン　islanditoxin
岛叶　島葉　とうよう
岛阈　島限　とうげん
岛中央沟　島中心溝　とうちゅうしんこう
岛周晕轮　島周囲暈輪　とうしゅういうんりん
岛组织　島組織　とうそしき

dào　倒盗道稻

倒刺　さかとげ
倒错　倒錯〔症〕　とうさく〔しょう〕
倒错反射　奇異反射，逆説反射　きいはんしゃ，ぎゃくせつはんしゃ
倒错性踝反射　逆説アキレス〔腱〕反射　ぎゃくせつAchilles〔けん〕はんしゃ
倒错性屈肌反射　逆説屈筋反射　ぎゃくせつくっきんはんしゃ
倒错性三头肌反射　逆説三頭筋反射　ぎゃくせつさんとうきんはんしゃ
倒错性瞳孔反射　逆説瞳孔反射　ぎゃくせつどうこうはんしゃ
倒错性膝反射　逆説膝蓋〔腱〕反射　ぎゃくせつしつがい〔けん〕はんしゃ
倒错性行为反应　逆説行動反応　ぎゃくせつこうどうはんのう
倒睫　睫毛乱生　まつげらんせい
倒睫拔除法　睫毛乱生係蹄手術　まつげらんせいけいていしゅじゅつ
倒睫电解术　睫毛乱生電気分解〔法〕　まつげらんせいでんきぶんかい〔ほう〕
倒睫矫正器　睫毛乱生矯正装置　まつげらんせいきょうせいそうち

倒立显微镜　倒立顕微鏡　とうりつけんびきょう
倒立姿势　逆立姿勢　さかだちしせい
倒人字形　Ｖ字形　Ｖじがた
倒闩牙　歯根離開歯　しこんりかいし
倒向　逆位,倒置　ぎゃくい,とうち
倒相器　インバーター　inverter
倒象　倒〔立〕像　とう〔りつ〕ぞう
倒象检眼镜　倒〔立〕像検眼鏡　とう〔りつ〕ぞうけんがんきょう
倒悬琼脂培养基　懸滴寒天培地　けんてきかんてんばいち
倒语　鏡像性言語　きょうぞうせいげんご
倒置显微镜　倒立顕微鏡　とうりつけんびきょう
倒转　反転　はんてん
倒转术　反転術　はんてんじゅつ
倒锥〔形〕钻　インバーテッド コーン バー,倒円錐形バー inverted cone bar,とうえんすいけいbar
倒锥〔型〕牙钻　インバーテットコーンバー　inverted cone bar
盗汗　盗汗,寝汗　とうかん,ねあせ
道　道,道路,通路,管　みち,どうろ,つうろ,かん
道巴恩氏征　ドーバーン徴候　Dawbarnちょうこう
道尔顿定律　ダルトン法則　Daltonほうそく
道尔顿氏〔分压〕定律　ダルトン〔分圧〕法則　Dalton〔ぶんあつ〕ほうそく
道格拉斯氏襞　ダグラスひだ　Douglasひだ
道格拉斯氏机制　ダグラスメカニズム　Douglas,mechanism
道格拉斯氏〔气〕袋　ダグラスバッグ　Douglas,bag
道格拉斯氏线　ダグラス線　Douglasせん
道格拉斯氏陷凹　ダグラス窩　Douglasか
道格拉斯氏征　ダグラス徴候　Douglasちょうこう
道-亨二氏定律　ダルトン・ヘンリー法則　Dalton-Henryほうそく
道乐赛-李德氏细胞　ドロシ・リード細胞　Dorothy-Reedさいぼう
道南氏膜平衡　ドナン膜平衡　Donnanまくへいこう
道上棘　道上棘　どうじょうきょく
道上小凹　道上小窩　どうじょうしょうか
道辛氏浴　ドーシング浴　Dowsingよく
稻草　稲ワラ　イネワラ
稻丰宁　ラブコン　rabcon
稻米　米　コメ
稻米病　脚気　かっけ
稻宁　メタンアルソン酸カルシウム　methan arsonさん calcium
稻田皮炎　水田皮膚炎　すいでんひふえん
稻田热　田熱　でんねつ
稻田氏病　稲田病,ワイル病　いなだびょう,Weilびょう
稻瘟病　イモチ病　イモチびょう
稻瘟净　キタジン　kitazine

DE　锝德

dé　锝德

锝　テクネチウム,Tc　technetium
^{99m}锝　99mTc,テクネチウム99m　technetium99m
^{99m}锝标记红细胞　テクネチウム99m 標識赤血球　technetium99m ひょうしきせっけっきゅう
^{99m}锝-博来霉素　テクネチウム99m-ブレオマイシン　technetium99m-bleomycin
^{99m}锝-二巯基琥珀酸　テクネチウム99m-ジメルカプト琥珀酸　technetium99m-dimercaptoコハクさん
^{99m}锝-二乙三铵五醋酸　テクネチウム99m-ジエチレントリアミノペンタ酢酸　technetium99m-diethylene triaminopentaさくさん
^{99m}锝-甘露〔糖〕醇　テクネチウム99m-マンニトール　technetium99m-mannitol
^{99m}锝-肌醇六磷酸钠　テクネチウム99m-フィテートナトリウム　technetium99m-phytate natrium
^{99m}锝胶体　テクネチウム99m-コロイド　technetium99m-colloid
^{99m}锝-焦磷酸盐　テクネチウム99m-ピロフォスフェート　technetium99m-pyrophosphate
^{99m}锝-葡糖酸钙　テクネチウム99m-グルコン酸カルシウムコンプレクス　technetium99m-gluconさんcalcium complex
^{99m}锝-四环素　テクネチウム99m-テトラチクリン　technetium99m-tetracycline
德拜温度　デバイ温度　Debyeおんど
德拜-休克尔方程式　デバイ・ヒュッケル方程式　Debye-Hückelほうていしき
德博夫氏病　デボフ病　Deboveびょう
德博夫氏膜　デボフ膜　Deboveまく
德布雷氏现象　ダブレ現象　Debreげんしょう
德布罗意氏波　デブログリ波　de Broglieは
德布罗意氏假说　デブログリ仮説　de Broglieかせつ
德-杜二氏吸入麻醉　ドレーン・ドメニル〔吸入〕麻酔　Drain-Dumenil〔きゅうにゅう〕ますい
德尔贝氏征　デルベー徴候　Delbetちょうこう
德尔北希氏脓肿　デルペッシュ膿瘍　Delpechのうよう
德尔肯氏病　デルカム病　Dercumびょう
德尔梅季氏征　デルメゲ徴候　Delmegeちょうこう
德非氏血型　ダッフイ血液型　Duffyけつえきがた
德佛扎氏病　デベルジー病　Devergieびょう
德符里氏学说　デブリース説　de Vriesせつ
德-福二氏试验　ダイト・フロスト試験　Dwight-Frostしけん
德格纳氏试验　デゲネル試験　Degenerしけん
德国小蠊　チャバネゴキブリ
德国药典　ドイツ薬局方　ドイツやっきょくほう
德-康二氏培养基　ドリガルスキー・コンラーディ培地　Drigalske-Conradiばいち
德-康二氏石蕊钠酪蛋白琼脂　ドリガルスキー・コンラーディリトマスナトロース寒天培地　Drigalske-Conradi litmus nutroseかんてんばいち
德-柯二氏复苏〔术〕　ドリンカー・コリンス救急蘇生〔法〕　Drinker-Collinsきゅうきゅうそせい〔ほう〕
德克萨斯蛔虫　テキサス蛔虫　texasかいちゅう
德拉菲尔德氏〔固定〕液　デラフィールド液　Delafieldえき
德拉菲尔德氏苏木精染剂　デラフィールドヘマトキシリン染剤　Delafield hematoxylinせんざい
德拉康氏征　デラカンプ徴候　de la Campちょうこう
德拉蒙德氏征　ドラモンド徴候　Drummondちょうこう
德腊根道夫氏试验　ドラーゲンドルフ試験　Dragendorffしけん
德腊西尔　デラシル　deracil
德来斯戴尔氏小体　ドライズデール小体　Drysdaleしょうたい

德兰吉氏综合征　ドランゲ症候群　da Langeしょうこうぐん

德劳霍氏法　デロッホ膵液採取法　Delochすいえきさいしゅぼう

德雷尔氏结核菌素　ドレーアー ツベルクリン　Dreyer tuberculin

德雷尔氏菌苗　ドレーアー ワクチン　Dreyer vaccine

德雷斯巴赫氏贫血　ドレスバッハ貧血　Dresbachひんけつ

德雷斯勒氏病　ドレスレル病　Dresslerびょう

德李氏改良式产钳　デリー鉗子　Deleeかんし

德里卡尔斯基氏培养基　ドリガルスキー培地　Drigalskiばいち

德林克氏人工呼吸器　ドリンカー呼吸器　Drinkerこきゅうき

德罗辛氏体位　ドロージン姿勢(体位)　Drosinしせい(たいい)

德米阿诺夫氏征　デミアノフ徴候　Demianoffちょうこう

德米西氏点　ダムッシー点　de Mussyてん

德米西氏征　ダムッシー徴候　de Mussyちょうこう

德摩根氏斑　デモルガン斑　de Morgan はん

德谬塞氏征　ダミュセー徴候　de Mussetちょうこう

德内克氏螺菌　デネケ スピリルム　Deneke spirillum

德农维利叶氏筋膜　ドノンビリエー筋膜　Denonvillierきんまく

德农维利叶氏韧带　ドノンビリエー靭帯　Denonvillierじんたい

德诺氏病　デーノー病　De snosびょう

德帕季氏位置　ドウパージ位置　Depageいち

德-帕贝抗原反应　ドウブレ・パラフ抗原反応　Debre-Parafこうげんはんのう

德普松　ダプソーン　dapsone

德萨利氏线　デサル線　De Salleせん

德尚氏针　デシャン針　Deschampsはり

德斯密氏膜　デスメー膜　Descemetまく

德斯平氏征　デスピーネ徴候　D' Espineちょうこう

德特烟氏小体　デートイェン小体　Deetjenしょうたい

德瓦达氏合金　デバルダ合金　Devardaごうきん

德维根　デベガン　devegan

德维克氏病　デビック病　Devicびょう

德文特氏骨盆　デベンテル骨盤　Deventerこつばん

德文特氏直径　デベンテル直径　Deventerちょっけい

DENG　灯登等邓镫

dēng　灯登

灯　ランプ,灯　lamp,とう

芬-雷二氏灯　フィンゼン・レーア灯　Finsen-Reyaとう

芬森氏弧光灯　フィンゼン灯　Finsenとう

灯光　ランプライト,灯光　lamp light,とうこう

灯丝　フィラメント　filament

灯丝电流　フィラメント電流　filamentでんりゅう

灯心草　イグサ

灯心草科　イグサ科　イグサか

登革〔出血〕热　デング熱　dengueねつ

登革热病毒　デング熱ウイルス　dengueねつvirus

登记报告制度　登記報告制度　とうきほうこくせいど

登记护士　登録看護婦　とうろくかんごふ

登曼氏式自然娩出　デンマン型自己娩出　Denmanかたじこべんしゅつ

děng　等

等孢子球虫病　イソスポラ球虫病　isosporaきゅうちゅうびょう

等孢子球虫属　イソスポラ球虫属　Isosporaきゅうちゅうぞく

等比　等比　とうひ

等比级数　等比級数　とうひきゅうすう

等比例白细胞减少　白血球均率減少〔症〕　はっけっきゅうきんりつげんしょう〔しょう〕

等比例白细胞增多　白血球均率増加〔症〕　はっけっきゅうきんりつぞうか〔しょう〕

等比例白细胞正常　正常白血球数正常百分率状態　せいじょうはっけっきゅうすうせいじょうひゃくぶんりつじょうたい

等臂染色体　同腕染色体　どうわんせんしょくたい

等差级数　等差級数　とうさきゅうすう

等长收缩　等長性収縮　とうちょうせいしゅうしゅく

等长收缩期　等長性収縮期　とうちょうせいしゅうしゅくき

等长舒张　等長性弛緩　とうちょうせいしかん

等长舒张期　等長性弛緩期　とうちょうせいしかんき

等长训练　等長訓練　とうちょうくんれん

等当点　等(当)量点　とう(とう)りょうてん

等当点电位变化　等(当)量点電位変化　とう(とう)りょうてんでんいへんか

等当点寻找法　等(当)量点探知法　とう(とう)りょうてんたんちほう

等当区(带)　等(当)量区　とう(とう)りょうく

等电沉淀　等電沈殿　とうでんちんでん

等电沉淀作用　等電沈殿作用　とうでんちんでんさよう

等电点　等電点　とうでんてん

等电〔点〕聚集电泳　等電点集束電気泳動　とうでんてんしゅうそくでんきえいどう

等电聚焦　等電集束　とうでんしゅうそく

等电聚焦电泳　等電集束電気泳動　とうでんしゅうそくでんきえいどう

等电区　等電帯　とうでんたい

等电位(势)　等電位　とうでんい

等电位线　等電位線　とうでんいせん

等电状态　等電状態　とうでんじょうたい

等动练习　等速練習　とうそくれんしゅう

等幅波　不減衰波　ふげんすいは

等基因　同質遺伝子　どうしついでんし

等级化　階層化　かいそうか

等级相关　順位相関　じゅんいそうかん

等级相关系数　順位相関係数　じゅんいそうかんけいすう

等价　等価　とうか

等价带(区)　等価帯(区)　とうかたい(く)

等价温度　等価温度　とうかおんど

等离子点　等イオン点　とうionてん

等离子气体　プラズマガス　plasma gas

等离子体　プラズマ　plasma

等离子体激光器　プラズマレザー　plasma laser

等离子体色谱法　プラズマクロマトグラフィ　plasma chromatography

等离子体物理学　プラズマ物理学　plasmaぶつりがく

等力酶　アィソダイナミック酵素　isodynamicこうそ

等密度离心　等密度遠心分離　とうみつどえんしんぶんり

等浓比色法　ネスラー試験法　Nesslerしけんほう

等排体　等配電子体　とうはいでんしたい
等强度曲线　等強度曲線　とうきょうどきょくせん
等氢离子反应　等水素イオン反応　とうすいそionはんのう
等氢离子溶液　等水素イオン溶液　とうすいそionようえき
等氢离子转移　等水素イオン転移　とうすいそionでんい
等热量食物　アイソジナミック食物,等熱量食餌　isody-
　namicしょくもつ,とうねつりょうしょくじ
等热量营养食品　等熱量栄養食品　とうねつりょうえいよ
　うしょくひん
等容过程　等容過程　とうようかてい
等容收缩　等容収縮　とうようしゅうしゅく
等容收缩期　等容収縮期　とうようしゅうしゅくき
等容收缩时间　等容収縮時間　とうようしゅうしゅくじか
　ん
等容线　等容線　とうようせん
等容性舒张期　等容性拡張期　とうようせいかくちょうき
等熵变化　等エントロピ変化　とうentropyへんか
等深扫描显象技术　等深層走査顕像技術　とうしんそうそ
　うさげんぞうぎじゅつ
等渗当量　等張当量　とうちょうとうりょう
等渗氯化钠溶液　等張塩化ナトリウム溶液,生理食塩液
　（水）　とうちょうえんかnatriumようえき,せいりしょくえ
　んえき（すい）
等渗尿　等張尿　とうちょうにょう
等渗溶液　等張溶液　とうちょうようえき
等渗〔生理〕盐水　等張〔生理〕食塩水　とうちょう〔せいり〕
　しょくえんすい
等渗性　等張性,等浸透性　とうちょうせい,とうしんとう
　せい
等渗性回吸收　等張性再吸収　とうちょうせいさいきゅう
　しゅう
等渗性脱水　等張性脱水〔症〕　とうちょうせいだっすい
　〔しょう〕
等渗压　等浸透圧　とうしんとうあつ
等渗眼溶液　等張眼溶液　とうちょうがんようえき
等时节律　等時性リズム　とうじせいrhythm
等时性　等時性　とうじせい
等势(位)面　等電位面　とうでんいめん
等速电泳　等速度電気泳動　とうそくどでんきえいどう
等位基因　対立遺伝子　たいりついでんし
等位基因型　対立遺伝子型　たいりついでんしがた
等位面　等電位面　とうでんいめん
等位线　等電位線　とうでんいせん
等温变化　等温変化　とうおんへんか
等温电传导　等温電気伝導　とうおんでんきでんどう
等温分析仪　等温分析器　とうおんぶんせきき
等温过程　等温過程　とうおんかてい
等温线　等温線　とうおんせん
等温指数　等温指数　とうおんしすう
等向性　等方性　とうほうせい
等消光点　等吸収点　とうきゅうしゅうてん
等效电导〔率〕　等価電気伝導率　とうかでんきでんどうり
　つ
等效电路　等価回路　とうかかいろ
等效电阻　等価抵抗　とうかていこう
等效年用量　等価年消費量　とうかねんしょうひりょう
等压变化　等圧変化　とうあつへんか
等压法　等圧法　とうあつほう

等压过程　等圧過程　とうあつかてい
等压吸附线　吸着等圧線　きゅうちゃくとうあつせん
等压线　等圧線　とうあつせん
等音曲线　音量等大〔等感〕曲線　おんりょうとうだい〔とう
　かん〕きょくせん
等张比容　パラコール　paracol
等张〔力〕性　等張性　とうちょうせい
等张〔溶〕液　等張溶液　とうちょうようえき
等张收缩　等張性収縮　とうちょうせいしゅうしゅく
等张性低氧血症　等張性低酸素血症　とうちょうせいてい
　さんそけっしょう
等张性肌力　等張性筋力　とうちょうせいきんりょく
等张性收缩　等張性収縮　とうちょうせいしゅうしゅく
等张训练　等張訓練　とうちょうくんれん
等张运动　等張運動　とうちょううんどう
等浊滴定法　等濁度滴定法　とうだくどてきていほう

dèng　　邓镫

邓肯氏襞　ダンカンひだ　Duncanひだ
邓肯氏胎盘剥离　ダンカン式胎盤剥離　Duncanしきたいば
　んはくり
镫反射计　あぶみ骨筋伸展反射計　あぶみこつきんしんて
　んはんしゃけい
镫骨　あぶみ骨　あぶみこつ
镫骨绷带　あぶみ骨包帯　あぶみこつほうたい
镫骨襞　あぶみ骨ひだ　あぶみこつひだ
镫骨成形术　あぶみ骨形成術　あぶみこつけいせいじゅつ
镫骨底〔板〕　あぶみ骨底　あぶみこつてい
镫骨底板折断术　あぶみ骨底骨砕き術　あぶみこつていほ
　ねくだきじゅつ
镫骨底板钻　あぶみ骨底ドリール　あぶみこつていdrill
镫骨后脚　あぶみ骨後脚　あぶみこつこうきゃく
镫骨环状韧带　あぶみ骨輪状靭帯　あぶみこつりんじょう
　じんたい
镫骨活(松)动术　あぶみ骨可動〔化〕術　あぶみこつかどう
　〔か〕じゅつ
镫骨肌　あぶみ骨筋　あぶみこつきん
镫骨〔肌〕反射　あぶみ骨筋反射　あぶみこつきんはんしゃ
镫骨肌功能测试仪　あぶみ骨筋機能測定器　あぶみこつき
　んきのうそくていき
镫骨肌腱刀　あぶみ骨筋腱切開刀　あぶみこつきんけん
　せっかいとう
镫骨肌腱切开术　あぶみ骨筋腱切開術　あぶみこつきんけ
　んせっかいじゅつ
镫骨肌神经　あぶみ骨筋神経　あぶみこつきんしんけい
镫骨肌声(听)反射　聴覚あぶみ骨筋反射　ちょうかくあぶ
　みこつきんはんしゃ
镫骨脚　あぶみ骨脚　あぶみこつきゃく
镫骨颈　あぶみ骨頸　あぶみこつけい
镫骨膜　あぶみ骨膜　あぶみこつまく
镫骨前脚　あぶみ骨前脚　あぶみこつぜんきゃく
镫骨切除钳　あぶみ骨切除鉗子　あぶみこつせつじょかん
　し
镫骨切除术　あぶみ骨切除術　あぶみこつせつじょじゅつ
镫骨神经　あぶみ骨筋神経　あぶみこつきんしんけい
镫骨手术　あぶみ骨手術　あぶみこつしゅじゅつ
镫骨手术刀包　あぶみ骨手術器械セット　あぶみこつしゅ
　じゅつきかいset
镫骨〔小〕头　あぶみ骨〔小〕頭　あぶみこつ〔しょう〕とう

镫骨支　あぶみ骨枝　あぶみこつし
镫骨针　あぶみ骨針　あぶみこつしん

DI　低滴镝狄迪敌涤笛抵底骶地递第蒂缔碲

dī　低滴镝

低氨酸血　低アミノ酸血　てぃaminoさんけつ
低白蛋白血〔症〕　低アルブミン血〔症〕　てぃalbuminけつ〔しょう〕
低白细胞性咽峡炎　白血球減少性アンギナ　はっけっきゅうげんしょうせいangina
低倍　弱拡大　じゃくかくだい
低倍接物镜　弱拡大対物レンズ　じゃくかくだいたいぶつlens
低倍镜　弱拡大レンズ　じゃくかくだいlens
低倍聚光镜　弱拡大集光レンズ　じゃくかくだいしゅうこうlens
低倍目镜　弱拡大接眼レンズ　じゃくかくだいせつがんlens
低倍视野　弱拡大視野　じゃくかくだいしや
低倍显微镜　弱拡大顕微鏡　じゃくかくだいけんびきょう
低本底计数器　低バックグラウンド計数装置　てぃbackgroundけいすうそうち
低比率白血病　低パーセント白血病　てぃpercentはっけつびょう
低比重尿　低比重尿　てぃひじゅうにょう
低比重溶液　低比重溶液　てぃひじゅうようえき
低丙球蛋白血〔症〕　低ガンマグロブリン血〔症〕　てぃgammaglobulinけつ〔しょう〕
低补体性肾炎　低補体性腎炎　てぃほたいせいじんえん
低补体血　低補体血〔症〕　てぃほたいけつ〔しょう〕
低残毒　低残留毒　てぃざんりゅうどく
低常期　亜正常期,准正常期　あせいじょうき,じゅんせいじょうき
低出生率　出産率低下　しゅっさんりつていか
低雌激素血　低エストリン血〔症〕　てぃestrinけつ〔しょう〕
低代谢率　代謝率低下　たいしゃりつていか
低胆固醇血〔症〕　低コレステロール血〔症〕　てぃcholesterolけつ〔しょう〕
低胆红素血　低ビリルビン血〔症〕　てぃbilirubinけつ〔しょう〕
低胆碱酯酶性素质　低エステラーゼ素質　てぃesteraseそしつ
低胆汁尿　低胆汁尿　てぃたんじゅうにょう
低蛋白血〔症〕　低蛋白血〔症〕　てぃたんぱくけつ〔しょう〕
低蛋白饮食　低蛋白食　てぃたんぱくしょく
低氮尿　低窒素尿〔症〕　てぃちっそにょう〔しょう〕
低氮尿性肾病　低窒素尿性腎症　てぃちっそにょうせいじんしょう
低氮血　低窒素血〔症〕　てぃちっそけつ〔しょう〕
低等动物　下等動物　かとうどうぶつ
低等细菌　下等細菌　かとうさいきん
低电解质血　低電解質血〔症〕　てぃでんかいしつけつ〔しょう〕
低电压　低電位差　てぃでんいさ
低电压放射照相术　低圧撮影法　てぃあつさつえいほう
低动力性　運動機能減退性,運動低下性　うんどうきのうげんたいせい,うんどうていかせい
低毒性　弱毒性　じゃくどくせい

低度近视　低度近視　てぃどきんし
低〔度〕真空　低真空　てぃしんくう
低分化　低分化　てぃぶんか
低分化鳞状细胞癌　低分化扁平上皮癌　てぃぶんかへんぺいじょうひがん
低分化型软骨肉瘤　低分化軟骨肉腫　てぃぶんかなんこつにくしゅ
低分子葡聚糖　低分子量デキストラン　てぃぶんしりょうdextran
低分子右旋糖酐　低分子量デキストラン　てぃぶんしりょうdextran
低钙尿　低カルシウム尿〔症〕　てぃcalciumにょう〔しょう〕
低钙束臂试验　トルーソー現象　Trousseauげんしょう
低钙血〔症〕　低カルシウム血〔症〕　てぃcalciumけつ〔しょう〕
低钙血性〔白〕内障　低カルシウム血性白内障　てぃcalciumけっせいはくないしょう
低甘油三酯血〔症〕　低トリグリセリト血〔症〕　てぃtriglycerideけつ〔しょう〕
低共熔点　低共融点　てぃきょうゆうてん
低共熔混合物　低共融混合物　てぃきょうゆうこんごうぶつ
低共熔态　低共融状態　てぃきょうゆうじょうたい
低共熔温度　低共融温度　てぃきょうゆうおんど
低过氧化氢酶血〔症〕　低カタラーゼ血〔症〕　てぃcatalaseけつ〔しょう〕
低回波〔声〕　低エコー　てぃecho
低活性区　低活性区　てぃかっせいく
低级酯　低級エステル　てぃきゅうester
低级中枢　低級中枢　てぃきゅうちゅうすう
低剂量耐受性　低域トレランス　てぃいきtolerance
低钾性昏迷　低カリウム血性昏睡　てぃkaliumけっせいこんすい
低钾性肾病　低カリウム性腎障害　てぃkaliumせいじんしょうがい
低钾〔血〕性碱中毒　低カリウム性アルカローシス　てぃkaliumせいalkalosis
低钾〔血〕性碱中毒综合征　低カリウム性アルカローシス症候群　てぃkaliumせいalkalosisしょうこうぐん
低钾〔血〕性周期性瘫痪　低カリウム性周期性麻痺　てぃkaliumせいしゅうきせいまひ
低钾血〔症〕　低カリウム血〔症〕　てぃkaliumけつ〔しょう〕
低钾血综合征　低カリウム血症候群　てぃkaliumけつしょうこうぐん
低价　低価　てぃか
低精〔蛋白〕锌胰岛素　イソファンインシュリン　isophane insulin
低界面张力　低界面張力　てぃかいめんちょうりょく
低枸橼酸尿　低クエン酸尿　てぃクエンさんにょう
低枸橼酸血　低クエン酸血　てぃクエンさんけつ
低聚蛋白　オリゴプロティン　oligoprotein
低〔聚〕核苷酸　オリゴヌクレオチド　oligonucleotide
低聚-1,6-葡糖苷酶　オリゴ-1,6-グルコシダーゼ　oligo-1,6-glucosidase
低聚糖　オリゴ糖類　oligoとうるい
低聚物　オリゴマー　oligomer
低离子强度　低イオン強度　てぃionきょうど
低离子饮食　低イオン食　てぃionしょく

基思氏低离子饮食　キース低イオン食　Keithていイонしょく

低磷酸盐　低リン酸塩　ていリンさんえん

低磷酸盐酶症　低ホスファターゼ血症　てい phosphatase けっしょう

低磷酸盐尿　低リン酸塩尿　ていリンさんえんにょう

低磷酸盐性佝偻病　低リン酸塩性佝僂病　ていリンさんえんせいくるびょう

低磷酸盐血性软骨病　低リン酸塩血性軟骨病　ていリンさんえんけつせいなんこつびょう

低磷酸盐血〔症〕　低リン酸塩血〔症〕　ていリンさんえんけつ〔しょう〕

低磷酸酯酶症　低リン酸酵素症　ていリンさんこうそしょう

低磷血〔症〕　低リン酸〔塩〕血〔症〕　ていリンさん〔えん〕けつ〔しょう〕

低流量瘘　低流量瘻　ていりゅうりょうろう

低氯尿〔症〕　低クロル尿〔症〕　てい chlor にょう〔しょう〕

低氯尿性肾病　低クロル尿性腎障害　てい chlor にょうせいじんしょうがい

低氯性氮质血症综合征　低クロル性高窒素血症候群　てい chlor せいこうちっそけつしょうこうぐん

低氯性昏迷　低クロル性昏睡　てい chlor せいこんすい

低氯性碱中毒　低クロルアルカローシス　てい chlor alkalosis

低氯血〔症〕　低クロル血〔症〕　てい chlor けつ〔しょう〕

低镁血〔症〕　低マグネシウム血〔症〕　てい magnesium けつ〔しょう〕

低密度脂蛋白　低比重リポ蛋白　ていひじゅう lipo たんぱく

低敏感性　低敏感性　ていびんかんせい

低钠尿　低ナトリウム尿　てい natrium にょう

低钠〔血病〕综合征　低ナトリウム血症候群　てい natrium けつしょうこうぐん

低钠血〔症〕　低ナトリウム血〔症〕　てい natrium けつ〔しょう〕

低能　低能　ていのう

低能儿　低能児　ていのうじ

低能儿学校　低能児学校　ていのうじがっこう

低能键　低エネルギー結合　てい Energie けつごう

低能〔量〕粒子　低エネルギー粒子　てい Energie りゅうし

低粘稠度　低粘度　ていねんど

低粘液细胞　低粘液細胞　ていねんえきさいぼう

低尿酸尿　低尿酸尿〔症〕　ていにょうさんにょう〔しょう〕

低凝血酶原血〔症〕　低プロトロンビン血〔症〕　てい prothrombin けつ〔しょう〕

低排高阻性休克　低拍出高抵抗性ショック　ていはくしゅつこうていこうせい shock

低排血量心力衰竭　低拍出量心不全　ていはくしゅつりょうしんふぜん

低排血量综合征　低拍出量症候群　ていはくしゅつりょうしょうこうぐん

低频电疗法　低周波電気療法　ていしゅうはでんきりょうほう

低频电疗机　低周波電気治療装置　ていしゅうはでんきちりょうそうち

低频感受性聋〔症〕　低周波感音性難聴　ていしゅうはかんおんせいなんちょう

低频〔率〕　低周波　ていしゅうは

低频率抗原　低周波抗原　ていしゅうはこうげん

低频率疗法　低周波療法　ていしゅうはりょうほう

低频脉冲电〔流〕疗〔法〕　低周波インパルス電気療法　ていしゅうは impulse でんきりょうほう

低频杂音　低周波雑音　ていしゅうはざつおん

低频治疗仪　低周波治療装置　ていしゅうはちりょうそうち

低气压　低気圧　ていきあつ

低气压病　低気圧症,高山病　ていきあつしょう,こうざんびょう

低醛固（甾）酮尿　低アルドステロン尿　てい aldosteron にょう

低醛固（甾）酮血　低アルドステロン血　てい aldosteron けつ

低醛固（甾）酮症　低アルドステロン症　てい aldosteron しょう

低醛固（甾）酮综合征　低アルドステロン症候群　てい aldosteron しょうこうぐん

低热量饮食　低カロリー食　てい calorie しょく

低热灭菌法　低温殺菌法　ていおんさっきんほう

低热综合征　低熱症候群　ていねつしょうこうぐん

低色素性巨红细胞贫血　低色素性大赤血球貧血　ていしきそせいだいせっけっきゅうひんけつ

低色素小红细胞性贫血　低色素性小赤血球貧血　ていしきそせいしょうせっけっきゅうひんけつ

低色性　低色素性　ていしきそせい

低烧　低熱　ていねつ

低肾上腺素血　低アドレナリン血　てい adrenaline けつ

低肾素高血压　低レニン高血圧〔症〕　てい renin こうけつあつ〔しょう〕

低渗尿　低張尿〔症〕　ていちょうにょう〔しょう〕

低渗（张）溶液　低張液　ていちょうえき

低渗透性血症　低浸透圧血症　ていしんとうあつけっしょう

低渗性　低張性　ていちょうせい

低渗性少尿　低張性減尿〔症〕,低張性乏尿〔症〕　ていちょうせいげんにょう〔しょう〕,ていちょうせいぼうにょう〔しょう〕

低渗性脱水　低張性脱水　ていちょうせいだっすい

低声波　低音波　ていおんぱ

低湿度计　低湿度計　ていしつどけい

低输出激光系统　低出力レーザー係　ていしゅつりょく laser けい

低输出量性心〔力〕衰〔竭〕　低拍出量心不全〔症〕　ていはくしゅつりょうしんふぜん〔しょう〕

低死亡率　低死亡率　ていしぼうりつ

低速离心机　低速遠心機,低速遠心分離機　ていそくえんしんき,ていそくえんしんぶんりき

低碳酸血性呼吸衰竭　低炭酸血〔性〕呼吸不全〔症〕　ていたんさんけつ〔せい〕こきゅうふぜん〔しょう〕

低碳酸血〔症〕　低炭酸血〔症〕　ていたんさんけつ〔しょう〕

低体温　低体温〔症〕　ていたいおん〔しょう〕

低体重儿　低体重児　ていたいじゅうじ

低调呼吸音　低調子呼吸音　ていちょうしこきゅうおん

低调杂音　低調子雑音　ていちょうしざつおん

低铁性吞咽困难　鉄欠乏性嚥下困難,プランマー・ビンソン症候群　てつけつぼうせいえんかこんなん,Plummer-Vinson しょうこうぐん

低通滤波器　低域フィルター　ていいき filter

低铜血 铜不足血〔症〕 どうふそくけつ〔しょう〕

低位〔产〕钳 低位鉗子 ていいかんし

低位产钳分娩 低位鉗子分娩 ていいかんしぶんべん

低位产钳术 低位鉗子手術 ていいかんししゅじゅつ

低位肠闭锁 低位腸閉鎖 ていいちょうへいさ

低位肛瘘 低位肛門瘻〔孔〕 ていいこうもんろう〔こう〕

低位灌肠法 低位灌腸法 ていいかんちょうほう

低位瘘 低位瘻〔孔〕 ていいろう〔こう〕

低位气管镜检查 低位気管鏡検査〔法〕 ていいきかんきょうけんさ〔ほう〕

低位气管切开术 低位気管切開術 ていいきかんせっかいじゅつ

低位小肠梗阻 低位腸閉鎖〔症〕 ていいちょうへいさ〔しょう〕

低位心 心臓下垂症 しんぞうかすいしょう

低温 低温 ていおん

低温保藏 低温保存 ていおんほぞん

低温冰箱 低温冷蔵庫 ていおんれいぞうこ

低温分离器 低温分離器 ていおんぶんりき

低温干燥法 低温乾燥法 ていおんかんそうほう

低温恒温器 低温〔恒温〕槽，低温サーモスタット ていおん〔こうおん〕そう，ていおんthermostat

低温计 低温計 ていおんけい

低温精馏塔 低温精留塔 ていおんせいりゅうとう

低温聚合 低温重合〔作用〕 ていおんじゅうごう〔さよう〕

低温麻醉 低体温麻醉 ていたいおんますい

低温灭菌法 低温滅菌法 ていおんめっきんほう

低温培养箱 低温孵卵器 ていおんふらんき

低温气候 低温気候 ていおんきこう

低温生物学 低温生物学 ていおんせいぶつがく

低温湿度箱 低温湿度箱 ていおんしつどばこ

低温外科 冷凍(凍結)外科〔学〕 れいとう(とうけつ)げか〔がく〕

低温心脏直视手术 低体温直視下心臓手術 ていたいおんちょくしかしんぞうしゅじゅつ

低温学 低温学 ていおんがく

低温氧化 低温酸化 ていおんさんか

低温有机溶剂沉淀法 低温有機溶剤沈殿法 ていおんゆうきょうざいちんでんほう

低温浴 低温浴 ていおんよく

低温蒸馏 低温蒸留 ていおんじょうりゅう

低温症 低温症 ていおんしょう

低温治疗 低温治療 ていおんちりょう

低温治疗器 低温治療装置 ていおんちりょうそうち

低温制冷机 低温冷凍器 ていおんれいとうき

低纤维蛋白血 繊維減少血〔症〕 せんいげんしょうけつ〔しょう〕

低纤维蛋白原血症 低フィブリノーゲン血症 ていfibrinogenけっしょう

低心排量综合征 低心臓拍出量症候群 ていしんぞうはくしゅつりょうしょうこうぐん

低心输出量 心拍出量減少〔症〕 しんはくしゅつりょうげんしょう〔しょう〕

低型称量瓶 低形秤量瓶 ていけいひょうりょうびん

低型烧杯 低形ビーカー ていけいbeaker

低血钙症 低カルシウム血症 ていcalciumけっしょう

低血钾性碱中毒 低カリウム血アルカローシス ていkaliumけつalkalosis

低血钾性碱中毒综合征 低カリウム血アルカローシス症候群 てい kalium けつ alkalosisしょうこうぐん

低血钾性肾病 低カリウム血性腎症 ていkaliumけっせいじんしょう

低血钾〔症〕 低カリウム血症 ていkaliumけっしょう

低血流性缺氧 虚血性低酸素〔症〕 きょけつせいていさんそ〔しょう〕

低血镁〔症〕 低マグネシウム血〔症〕 ていmagnesiumけつ〔しょう〕

低血镁综合征 低マグネシウム血症候群 ていmagnesiumけつしょうこうぐん

低血钠〔症〕 低ナトリウム血〔症〕 ていnatriumけつ〔しょう〕

低血容量 〔循環〕血液量減少 〔じゅんかん〕けつえきりょうげんしょう

低血容量性休克 〔循環〕血液量減少性ショック 〔じゅんかん〕けつえきりょうげんしょうせいshock

低〔血〕色素性贫血 低色素性貧血 ていしきそせいひんけつ

低血糖〔病〕(症) 低血糖〔症〕 ていけっとう〔しょう〕

低血糖疗法 低血糖療法 ていけっとうりょうほう

低血糖性昏迷 低血糖性昏睡 ていけっとうせいこんすい

低血糖性脑病 低血糖〔性〕脳症 ていけっとう〔せい〕のうしょう

低血糖休克 低血糖ショック ていけっとうshock

低血糖休克疗法 低血糖ショック療法 ていけっとうshockりょうほう

低血糖综合征 低血糖症候群 ていけっとうしょうこうぐん

低血压性视网膜病 低血圧性網膜症 ていけつあつせいもうまくしょう

低血压〔症〕 低血圧〔症〕 ていけつあつ〔しょう〕

〔低压〕冻干垂体前叶 低圧凍結乾燥下垂体前葉〔組織〕 ていあつとうけつかんそうかすいたいぜんよう〔そしき〕

低压冻干法 低圧凍結乾燥法 ていあつとうけつかんそうほう

低压灌肠 低圧灌腸 ていあつかんちょう

低压麻醉法 低圧麻醉法 ていあつますいほう

低压脉 低圧脈 ていあつみゃく

低压室 低圧室 ていあつしつ

低压性青光眼 低圧性緑内障 ていあつせいりょくないしょう

低压盐水灌肠 低圧食塩水灌腸 ていあつしょくえんすいかんちょう

低盐血 低塩血〔症〕 ていえんけつ〔しょう〕

低盐饮食 低塩食 ていえんしょく

低盐综合征 低塩症候群 ていえんしょうこうぐん

低眼压性青光眼 低眼圧性緑内障 ていがんあつせいりょくないしょう

低氧环境 低酸素環境 ていさんそかんきょう

低氧血〔症〕 低酸素血〔症〕,血中酸素減少〔症〕 ていさんそけつ〔しょう〕,けっちゅうさんそげんしょう〔しょう〕

低氧血〔症〕性呼吸衰竭 低酸素血性呼吸不全〔症〕 ていさんそけっせいこきゅうふぜん〔しょう〕

低氧血〔症〕性缺氧 低酸素血性低酸素症 ていさんそけっせいていさんそしょう

低氧〔症〕 低酸素症 ていさんそしょう

低胰岛素血〔症〕 低インシュリン血症 ていinsulineけっしょ

う

低音聋　低音聾　ていおんろう

低阈　低域値　ていいきち

低张力十二指肠造影术　緊張低下性十二指腸造影法　きんちょうていかせいじゅうにしちょうぞうえいほう

低张力性小儿　低張乳児　ていちょうにゅうじ

低张性低氧血症　低張性低酸素血症　ていちょうせいていさんそけっしょう

低张性宫缩乏力　低張性子宮無力　ていちょうせいしきゅうむりょく

低张状态　低張状態　ていちょうじょうたい

低真空　低真空　ていしんくう

低振幅　低振幅　ていしんぷく

低振幅电位　低振幅電位〔差〕　ていしんぷくでんい〔さ〕

低脂蛋白血〔症〕　低リポ蛋白血〔症〕　ていlipoたんぱくけつ〔しょう〕

低α-脂蛋白血〔症〕　低α-リポ蛋白血〔症〕　ていα-lipoたんぱくけつ〔しょう〕

低β-脂蛋白血〔症〕　低β-リポ蛋白血〔症〕　ていβ-lipoたんぱくけつ〔しょう〕

低脂肪饮食　低脂肪食　ていしぼうしょく

低脂血　低脂肪血〔症〕　ていしぼうけつ〔しょう〕

低置性前置胎盘　辺縁前置胎盤　へんえんぜんちたいばん

低转铁蛋白血　低トランスフェリン血　ていtransferrinけつ

低阻连接　低抵抗連結　ていていこうれんけつ

滴　滴,グッタ　てき,gutta

滴鼻〔法〕　点鼻〔法〕　てんび〔ほう〕

滴鼻剂　点鼻剤　てんびざい

滴鼻净　ナファゾリン　naphazoline

滴虫病　トリコモナス症　trichomonasしょう

滴虫感染　トリコモナス感染　trichomonasかんせん

滴虫属　トリコモナス属　Trichomonasぞく

滴虫性包皮阴茎头炎　トリコモナス亀頭包皮炎　trichomonasきとうほうひえん

滴虫性尿道膀胱炎　トリコモナス尿管膀胱炎　trichomonasにょうかんぼうこうえん

滴虫性前列腺炎　トリコモナス前立腺炎　trichomonasぜんりつせんえん

滴虫性肾盂炎　トリコモナス腎盂炎　trichomonasじんうえん

滴虫性外阴炎　トリコモナス外陰炎　trichomonasがいいんえん

滴虫性阴道炎　トリコモナス膣炎　trichomonasちつえん

滴滴涕　DDT,クロロフェノタン　DDT,chlorophenothane

滴滴涕喷雾　DDT噴霧　DDTふんむ

滴滴涕中毒　DDT中毒　DDTちゅうどく

滴定　滴定　てきてい

滴定标准　滴定標準　てきていひょうじゅん

滴定测水法　滴定アクアメトリー　てきていaquametry

滴定电极　滴定電極　てきていでんきょく

滴定电量计　滴定電量計　てきていでんりょうけい

滴〔定〕度　滴定濃度　てきていのうど

滴定法　滴定法　てきていほう

滴定法步骤　滴定法手順　てきていほうてじゅん

滴定法测定　滴定法測定　てきていほうそくてい

滴定分析步骤　滴定分析手順　てきていぶんせきてじゅん

滴定分析法　①滴定分析法②力価測定法　①てきていぶんせきほう②りきかそくていほう

滴定汞电极　滴定水銀電極　てきていすいぎんでんきょく

滴定管　ビュレット　burette

滴定管浮标　ビュレット浮子　buretteうきこ

滴定管夹　ビュレットクランプ　burette clamp

滴定管架　ビュレットスタンド　burette stand

滴定管刷　ビュレットブラシ　burette brush

滴定管弯液面读镜　ビュレットメニスカスリーダー　burette meniscus reader

滴定计　滴定計　てきていけい

滴定计数器　滴定計数器　てきていけいすうき

滴定剂　滴定剤　てきていざい

滴定率　滴定濃度　てきていのうど

滴定器　滴定器　てきていき

滴定曲线　滴定曲線　てきていきょくせん

滴定误差　滴定誤差　てきていごさ

滴定仪器　滴定装置　てきていそうち

滴定〔用〕溶液　滴定用溶液　てきていようようえき

滴定照明　滴定照明　てきていしょうめい

滴定指数　滴定指数　てきていしすう

滴定终点　滴定終点　てきていしゅうてん

滴耳法　点耳法　てんじほう

滴耳剂　点耳剤　てんじざい

滴汞电极　滴下水銀電極　てきかすいぎんでんきょく

滴汞阴极　滴下水銀陰極　てきかすいぎんいんきょく

滴管　ドロッパー　dropper

　墨菲氏滴管　マーフィドロッパー　Murphy dropper

滴剂　点滴薬　てんてきやく

滴酒精装置　アルコールドロッパー　alcohol dropper

滴瓶　滴瓶,薬液滴下びん　てきびん,やくえきてきかびん

滴入　ドリップ　drip

滴入法　ドリップ法　dripほう

滴数计　滴数計　てきすうけい

滴维净　アセタルゾール　acetarsol

滴误差　滴誤差　てきごさ

滴牙剂　歯点滴剤　してんてきざい

滴眼〔法〕　点眼〔法〕　てんがん〔ほう〕

滴眼剂　点眼剤　てんがんざい

滴眼瓶　点眼瓶　てんがんびん

滴液漏斗　滴漏斗　てきろうと

滴重法　滴重量法　てきじゅうりょうほう

滴重计　スタラグモメーター,測滴計　stalagmometer,そくてきけい

滴注〔法〕　点滴注入〔法〕　てんてきちゅうにゅう〔ほう〕

　墨菲氏滴注法　マーフィー点滴注入法　Murphyてんてきちゅうにゅうほう

滴注记录单　滴注〔法〕用紙,滴注シート　てきちゅう〔ほう〕ようし,てきちゅうsheet

滴注疗法　点滴療法　てんてきりょうほう

滴注器　点滴注入器,滴注器　てんてきちゅうにゅうき,てきちゅうき

滴注输液〔法〕　点滴輸液〔法〕　てんてきゆえき〔ほう〕

滴状类牛皮癣　滴状乾癬類　てきじょうるいかんせん

滴状脉络膜炎　テー脈絡膜炎　Tayみゃくらくまくえん

滴状梅毒疹　滴状梅毒疹　てきじょうばいどくしん

滴状牛皮癣　滴状乾癬　てきじょうかんせん

滴状银屑病　滴状乾癬　てきじょうかんせん

滴状硬〔斑〕病　滴〔斑〕状硬皮症　てき〔はん〕じょうこうひしょう

镝　ジスプロシウム,Dy dysprosium
154镝　ジスプロシウム154 dysprosium-154
157镝　ジスプロシウム157 dysprosium-157

dí 狄迪敌涤笛

狄奥伏西林　ジオボシリン　di-ovocyline
狄奥吗啡　ジオモルフィン　diomorphine
狄奥宁　ジオニン　dionin
狄奥宁反应　ジオニン反応　dioninはんのう
狄奥普特灵　ジオプテリン　diopterin
狄奥生　ジオサン　diothane
狄布卡因　ジブカイン,ヌペルカイン　dibucaine,nupercain
狄尔斯-阿尔德反应　ディールス・アルダー反応　Diels-Alderはんのう
狄高辛　ジゴキシン　digoxin
狄吉卜伦　ジギプルプリン　digipurpurin
狄吉丁　ジギチン　digitin
狄吉福林　ジギフォリン　digifolin
狄吉福提斯　ジギフォルチス　digifortis
狄吉可林　ジギコリン　digicorin
狄吉宁　ジギニン　diginin
狄吉他利根　ジギタリゲン　digitaligen
狄吉他林　ジギタリン　digitalin
狄吉坦　ジギタン　digitan
狄吉托拉　ジギトラ　digitora
狄吉妥　ジギトル　digitol
狄吉妥辛　ジギトキシン　digitoxin
狄加伦　ジガレン　digalen
狄克氏毒素　ディック毒素　Dickどくそ
狄克氏法　ディック法　Dickほう
狄克氏反应　ディック反応　Dickはんのう
狄克氏〔抗〕猩红热血清　ディック血清　Dickけっせい
狄克氏试验　ディック試験　Dickしけん
狄帕可　ジパルコール　diparcol
狄帕克辛　ダイパキシン　dipaxin
狄帕腊伦　ダイ・パラレン　di-paralene
狄珀洛东　ジペロドン　diperodon
狄氏剂　ジェルドリン　dieldrin
狄-威二氏最佳比例　ディーン・ウェッブ最適比　Dean-Webbさいてきひ
迪阿莫克斯　ダイアモックス　diamox
迪艾泽潘　ジアゼパム　diazepam
迪厄多内氏培养基　デュドンネ培地　Dieudonneばいち
迪厄拉富瓦氏病　デュラファ病　Dieulafoyびょう
迪厄拉富瓦氏溃疡　デュラファ潰瘍　Dieulafoyかいよう
迪厄拉富瓦氏三征　デュラファ三主徴　Dieulafoyさんしゅちょう
迪厄拉富瓦氏吸引器　デュラファ吸引器　Dieulafoyきゅういんき
迪恩氏试验　ディーン試験　Deenしけん
迪恩斯特氏试验　ディーンスト試験　Dienstしけん
迪尔克氏肉芽肿　ジュルック肉芽腫　Durckにくがしゅ
迪尔克氏原纤维　ジュルック繊維　Durckせんい
迪尔森氏切开术　デュールセン切開術　Dührssenせっかいじゅつ
迪复拉坦　ディフォラタン　Difolatan
迪克逊-曼氏征　ディクソン・マン徴候　Dixon-Mannちょうこう
迪克逊氏结核菌素　デイクソン ツベルクリン　Dixon tu-berculin

迪吉糖　ジギノース　diginose
迪梅迪昂　ジメジオン　dimedione
迪米特里氏病　ジミトリー病　Dimitriびょう
迪默尔氏角膜炎　ディンマー角膜炎　Dimmerかくまくえん
迪默氏法　デンメ法　Demmeほう
迪塞普妥B　ジセプタルB　diseptal B
迪赛氏间隙　ディッセ腔　Disseこう
迪特尔姆氏法　ディテルム法　Diethelmほう
迪特尔氏危象　ディートル発症　Dietlはっしょう
迪特里希氏狭窄　ディトリッヒ狭窄症　Dittrichきょうさくしょう
迪威斯氏征　デュイース徴候　Deweesちょうこう
迪维尔氏窗　ディーバァー窓　Deaverそう
迪维尔氏拉钩　ディーバァー牽引子　Deaverけんいんし
迪维尔氏切口　ディーバァー切開　Deaverせっかい
迪尤氏法　デュー法　Dewほう
敌胺　アンチスチン　antistine
敌百虫　ディプテレックス　dipterex
敌百虫中毒　ディプテレックス中毒　dipterexちゅうどく
敌敌畏　DDVP,ジクロルボス　dichlorvos
敌敌畏中毒　ジクロルボス中毒,DDVP中毒　dichlorvosちゅうどく,DDVPちゅうどく
敌退咳　クロフェジアノール　chlophedianol
涤纶缝合线　ポリエステル縫〔合〕線,テフロン縫〔合〕線　Polyesterほう〔ごう〕せん,teflonほう〔ごう〕せん
涤纶人造血管　ダクロン人造血管　Dacronじんぞうけっかん
笛口样导管　笛尖状カテーテル　てきせんじょうcatheter
笛音　笛音　てきおん

dǐ 抵底骶

抵抗感　抵抗感覚　ていこうかんかく
抵抗力　抵抗力　ていこうりょく
抵抗力因子　抵抗力因子　ていこうりょくいんし
底　底,基底　てい,きてい
底部　底部　ていぶ
底部切除术　①噴門側胃切除〔術〕②子宮底部切除術　①ふんもんそくいせつじょじゅつ②しきゅうていぶせつじょじゅつ
底层　基底層　きていそう
底层培养　深層培養　しんそうばいよう
底层细胞　基底細胞　きていさいぼう
底段上静脉　上肺底静脈　じょうはいていじょうみゃく
底段下静脉　下肺底静脈　かはいていじょうみゃく
底段总静脉　総肺底静脈　そうはいていじょうみゃく
底泥　下層汚泥　かそうおでい
底片　陰画　いんが
底栖动物　底生動物　ていせいどうぶつ
底栖生物　底生生物　ていせいせいぶつ
底栖植物　底生植物　ていせいしょくぶつ
底丘脑　視床腹部(下部)　ししょうふくぶ(かぶ)
底丘脑核　視床下核　ししょうかかく
底丘脑切面　視床下切開面　ししょうかせっかいめん
底丘脑束　視床下路　ししょうかろ
底蜕膜　基底脱落膜　きていだつらくまく
底蜕膜坏死　基底脱落膜壊死　きていだつらくまくえし
底物　基質　きしつ
底物蛋白　基質蛋白質　きしつたんぱくしつ

底线　基线　きせん
骶　仙骨　せんこつ
骶斑　仙骨斑　せんこつはん
骶耻内径　対角結合線　たいかくけつごうせん
骶耻上径　内結合線　ないけつごうせん
骶耻外径　外結合線　がいけつごうせん
骶丛　仙骨神経叢　せんこつしんけいそう
骶丛麻酔　仙骨神経叢麻酔　せんこつしんけいそうますい
骶〔段〕骨髄　仙骨骨髄　せんこつこつずい
骶副交感核　仙骨副交感神経核　せんこつふくこうかんしんけいかく
骶骨　仙骨　せんこつ
骶骨粗隆　仙骨粗面　せんこつそめん
骶骨底　仙骨底部　せんこつていぶ
骶〔骨〕动脉　仙骨動脈　せんこつどうみゃく
骶骨骨折　仙骨骨折　せんこつこっせつ
骶〔骨〕管　仙骨管　せんこつかん
骶骨化　仙椎化　せんついか
骶骨嵴　仙骨稜　せんこつりょう
骶〔骨〕岬　仙骨岬　せんこつこう
骶〔骨〕角　仙骨角　せんこつかく
骶骨尖　仙骨尖　せんこつせん
骶骨前移　仙骨前方転位　せんこつぜんぽうてんい
骶骨切除术　仙骨切除術　せんこつせつじょじゅつ
骶骨倾斜　傾斜仙骨　けいしゃせんこつ
骶骨三角　仙骨三角　せんこつさんかく
骶骨上关节突　仙骨上関節突起　せんこつじょうかんせつとっき
骶骨痛　仙骨痛　せんこつつう
骶骨脱位　仙骨転位　せんこつてんい
骶骨翼　仙骨翼　せんこつよく
骶骨支撑架　仙骨托架　せんこつたくか
骶关节嵴　仙骨関節稜　せんこつかんせつりょう
骶管　仙骨管　せんこつかん
骶管穿刺术　仙骨管穿刺　せんこつかんせんし
骶管裂孔　仙骨管裂孔　せんこつかんれっこう
骶〔管〕麻酔　仙骨麻酔　せんこつますい
骶横位　仙骨横位　せんこつおうい
骶后孔　後仙骨孔　こうせんこつこう
骶后位　仙骨後位　せんこつこうい
骶棘肌　仙棘筋　せんきょくきん
骶棘韧帯　仙棘靭帯　せんきょくじんたい
骶尖　仙骨尖　せんこつせん
骶结节韧帯　仙骨結節靭帯　せんこつけっせつじんたい
骶静脉丛　仙骨静脈叢　せんこつじょうみゃくそう
骶淋巴结　仙骨リンパ節　せんこつlymphせつ
骶内脏神经　仙骨内臓神経　せんこつないぞうしんけい
骶旁麻酔　仙骨旁麻酔　せんこつぼうますい
骶盆面　仙骨骨盤面　せんこつこつばんめん
骶髂背側韧帯　後仙腸靭帯,背側仙腸靭帯　こうせんちょうじんたい,はいそくせんちょうじんたい
骶髂腹側韧帯　前仙腸靭帯　ぜんせんちょうじんたい
骶髂骨间韧帯　骨間仙腸靭帯　こっかんせんちょうじんたい
骶髂关节　仙腸関節　せんちょうかんせつ
骶髂关节固定术　仙腸関節固定術　せんちょうかんせつこていじゅつ
骶髂关节结核　仙腸関節結核　せんちょうかんせつけっか

骶髂关节劳损　仙腸関節ストレイン　せんちょうかんせつstrain
骶髂关节融合术　仙腸関節固定術　せんちょうかんせつこていじゅつ
骶髂关节脱位　仙腸関節脱臼　せんちょうかんせつだっきゅう
骶髂关节炎　仙腸関節炎　せんちょうかんせつえん
骶髂后韧帯　後仙腸靭帯　こうせんちょうじんたい
骶髂前韧帯　前仙腸靭帯　ぜんせんちょうじんたい
骶前孔　前仙骨孔　ぜんせんこつこう
骶前麻酔　仙骨前麻酔　せんこつぜんますい
骶前神经　仙骨前神経　せんこつぜんしんけい
骶前神经丛　仙骨前神経叢　せんこつぜんしんけいそう
骶前神经切除术　仙骨前神経切除術　せんこつぜんしんけいせつじょじゅつ
骶前位　仙骨前位　せんこつぜんい
骶前肿物　仙骨前腫物　せんこつぜんしゅもつ
骶区　仙骨部　せんこつぶ
骶神经　仙骨神経　せんこつしんけい
骶神经丛　仙骨神経叢　せんこつしんけいそう
骶神经节　仙骨神経節　せんこつしんけいせつ
骶外側动脉　外側仙骨動脈　がいそくせんこつどうみゃく
骶外側嵴　外側仙骨稜　がいそくせんこつりょう
骶外側静脉　外側仙骨静脈　がいそくせんこつじょうみゃく
骶尾背側肌　後仙尾筋　こうせんびきん
骶尾背側浅韧帯　淺後仙尾靭帯　せんこうせんびじんたい
骶尾背側深韧帯　深後仙尾靭帯　しんこうせんびじんたい
骶尾部畸胎瘤切除术　仙尾骨部奇形腫切除術　せんびこつぶきけいしゅせつじょじゅつ
骶尾腹側肌　前仙尾筋　ぜんせんびきん
骶尾腹側韧帯　前仙尾靭帯　ぜんせんびじんたい
骶尾骨　仙尾骨　せんびこつ
骶尾骨畸胎瘤　仙尾骨奇形腫　せんびこつきけいしゅ
骶尾骨间关节盘　仙尾骨間関節円板　せんびこつかんかんせつえんばん
骶尾骨切迹　仙尾骨切痕　せんびこつせっこん
骶尾骨缺损　仙尾骨欠損　せんびこつけっそん
骶尾骨痛　仙尾骨痛　せんびこつつう
骶尾关节　仙尾骨関節　せんびこつかんせつ
骶尾后肌　後仙尾筋　こうせんびきん
骶尾联合　仙尾結合　せんびけつごう
骶尾祥　仙尾わな　せんびわな
骶尾前肌　前仙尾筋　ぜんせんびきん
骶尾外側韧帯　外側仙尾靭帯　がいそくせんびじんたい
骶型感覚障碍　仙骨型感覚障害　せんこつがたかんかくしょうがい
骶翼　仙骨翼　せんこつよく
骶右横〔位〕　右仙骨横位　みぎせんこつおうい
骶右后〔位〕　右仙骨後位　みぎせんこつこうい
骶右前〔位〕　右仙骨前位　みぎせんこつぜんい
骶〔正〕中嵴　正中仙骨稜　せいちゅうせんこつりょう
骶〔正〕中静脉　正中仙骨静脈　せいちゅうせんこつじょうみゃく
骶中动脉　正中仙骨動脈　せいちゅうせんこつどうみゃく
骶中间嵴　中間仙骨稜　ちゅうかんせんこつりょう
骶中间外側核　仙骨中間外側核　せんこつちゅうかんがい

そくかく
骶椎　仙椎　せんつい
骶椎腰化　第一仙椎腰椎化　だいいちせんついようついか
骶子宫韧带　子宮仙椎靱帯　しきゅうせんついじんたい
骶左横〔位〕　左仙椎横位　ひだりせんついおうい
骶左后〔位〕　左仙椎後位　ひだりせんついこうい
骶左前〔位〕　左仙椎前位　ひだりせんついぜんい
骶坐切迹　仙〔骨〕坐骨切痕　せん〔こつ〕ざこつせっこん

dì 地递第蒂缔碲

地奥酚　ジオスフェノール　diosphenol
地奥碱　ジオスコリン　dioscorine
地巴唑〔片〕　ジバゾール〔錠剤〕　dibazol〔じょうざい〕
地百合素　ヘロニン　helonin
地苯那明　ダイベナミン　dibenamine
地表水　地表水　ちひょうすい
地鳖虫　地鳖虫　ちべっちゅう
地磁场　地球磁場　ちきゅうじば
地磁赤道　磁気赤道　じきせきどう
地磁要素　磁気要素　じきようそ
地磁仪　磁力計　じりょくけい
地段保健医师　地区保健医　ちくほけんい
地段护士　地区保健婦　ちくほけんふ
地段医师　地区医　ちくい
地段医院　地区病院　ちくびょういん
地方变种　地方変種　ちほうへんしゅ
地方病　地方病　ちほうびょう
地方病防治　地方病予防治療　ちほうびょうよぼうちりょう
地方病流行指数　地方病流行指数　ちほうびょうりゅうこうしすう
地方病学　地方流行病学　ちほうりゅうこうびょうがく
地方流行性　地方流行性　ちほうりゅうこうせい
地方卫生机构　地方衛生機関　ちほうえいせいきかん
地方性矮小病　地方性小人症　ちほうせいこびとしょう
地方性斑疹伤寒　地方性発疹チフス　ちほうせいほっしんtyphus
地方性斑疹伤寒立克次氏体　地方性発疹チフス・リケッチャ　ちほうせいほっしんtyphus rickettsia
地方性变形性关节病　地方性変形性骨関節症　ちほうせいへんけいせいこつかんせつしょう
地方性呆小病　地方性クレチン病　ちほうせいcretinびょう
地方性单纯性非毒性甲状腺肿　地方性単純性非毒性甲状腺腫　ちほうせいたんじゅんせいひどくせいこうじょうせんしゅ
地方性多神经炎　地方性多発〔性〕神経炎　ちほうせいたはつ〔せい〕しんけいえん
地方性氟病　地方性フッ素症　ちほうせいフッそしょう
地方性氟中毒　地方性フッ素中毒　ちほうせいフッそちゅうどく
地方性跟骨肥大　地方性踵骨肥大　ちほうせいしょうこつひだい
地方性甲状腺肿　地方性甲状腺腫　ちほうせいこうじょうせんしゅ
地方性结节性非毒性甲状腺肿　地方性非毒性結節性甲状腺腫　ちほうせいひどくせいけっせつせいこうじょうせんしゅ
地方性精索炎　地方性精索炎　ちほうせいせいさくえん
地方性克汀病　地方性クレチン病　ちほうせいcretinびょう

地方性聋哑　地方性聾啞　ちほうせいろうあ
地方性流感　地方性流行性感冒　ちほうせいりゅうこうせいかんぼう
地方性麻痹性眩晕　地方性麻痺性眩暈　ちほうせいまひせいめまい
地方性梅毒　地方性梅毒　ちほうせいばいどく
地方性荨麻疹　地方性じんま疹　ちほうせいじんましん
地方性蔷薇疹热　地方性バラ疹,デング熱　ちほうせいバラしん,dengueねつ
地方性兽疫　動物の地方病　どうぶつのちほうびょう
地方性硒中毒　地方性セレン中毒　ちほうせいselenちゅうどく
地方性心肌病　地方性心筋症　ちほうせいしんきんしょう
地方性血尿　地方性血尿〔症〕　ちほうせいけつにょう〔しょう〕
地肤子　チフシ
地高辛　ジゴキシン　digoxin
地骨皮　ジコッピ
地黄　ジオウ
地卡因　〔塩酸〕テトラカイン,パントカイン　〔えんさん〕tetracaine,pantocaine
地吉尼苷元　ジギニゲニン　diginigenin
地吉普苷　ジギプロシド　digiproside
地吉糖　ジギノース　diginose
地蜡　セレシン　ceresin
地里恙螨　デリーケダニ　deliケダニ
地理病理学　地理病理学　ちりびょうりがく
地理分布　地理分布　ちりぶんぷ
地理隔离　地理隔離　ちりかくり
地理环境　地理環境　ちりかんきょう
地理寄生虫学　地理寄生虫学　ちりきせいちゅうがく
地理昆虫学　地理昆虫学　ちりこんちゅうがく
地理蠕虫学　地理ぜん虫学　ちりぜんちゅうがく
地理医学　地理医学　ちりいがく
地理族　地理人種　ちりじんしゅ
地龙　ジリュウ,ミミズ
地仑丁　ダイランチン,ジフェニルヒダントイン　dilantin,diphenylhydantoin
地仑丁牙龈纤维增生　ダイランチン歯肉線維増殖　dilantinしにくせんいぞうしょく
地霉素　テラマイシン,ゲオマイシン　terramycin,geomycin
地美露　デメロール　demerol
地面沉降　地盤沈下　ちばんちんか
地面容许浓度　地面許容濃度　じめんきょようのうど
地面水　地表水　ちひょうすい
地面水水质卫生要求　地表水衛生要求　ちひょうすいえいせいようきゅう
地面水卫生　地表水衛生　ちひょうすいえいせい
地面卫星站　地面衛星ステーション　じめんえいせいstation
地面遥测装置　地面遠隔測定装置　じめんえんかくそくていそうち
地灭通　シストックス,デメトン　systox,demeton
地球化学　地球化学　ちきゅうかがく
地球化学性疾病　地球化学性疾病　ちきゅうかがくせいしっぺい
地球生物性疾病　地球生物学性疾病　ちきゅうせいぶつが

くせいしっぺい

地区群体样本　地区集団標本,局所集団標本　ちくしゅうだんひょうほん,きょくしょしゅうだんひょうほん

地区卫生局　地区衛生局　ちくえいせいきょく

地区医院　地区病院　ちくびょういん

地撒嗪　ジエタジン　diethazine

地塞米松　デキサメタゾン,デカドロン　dexamethason, decadron

地塞米松磷酸钠　デキサメタゾンリン酸ナトリウム　dexamethasonリンさんnatrium

地塞米松抑制试验　デキサメタゾン抑制試験　dexamethasonよくせいしけん

地上茎　地上茎　ちじょうけい

地鼠　ハムスター　hamster

地丝菌病　ジオトリクム症　Geotrichumしょう

地丝菌属　ジオトリクム属　Geotrichumぞく

地图样舌　地図状舌　ちずじょうぜつ

地图状银屑病　地図状乾癬　ちずじょうかんせん

地外生物学　宇宙生物学　うちゅうせいぶつがく

地下茎　地下茎　ちかけい

地下过滤　地下濾過　ちかろか

地下核试验　地下核試験　ちかかくしけん

地下室　地下室　ちかしつ

地下水　地下水　ちかすい

地下水出水量　地下水出水量　ちかすいしゅっすいりょう

地下水位　地下水位　ちかすいい

地下通风　地下通気,地下換気　ちかつうき,ちかかんき

地形学　地形学　ちけいがく

地衣　①地衣類②苔蘚,コケの類　①ちいるい②たいせん,コケのるい

地衣红　オルセイン　orcein

地衣聚糖　リケニン　lichenin

地衣〔聚糖〕酶　リケナーゼ　Lichenase

地衣门　地衣門　ちいもん

地衣学　地衣学　ちいがく

地衣硬酸　リケステリン酸　lichesterinic acidさん

地衣状菌素A　リケニフォルミンA　licheniformin A

地榆　ワレモコウ,チュ

地域病理学　地域病理学　ちいきびょうりがく

地中海病　地中海病　ちちゅうかいびょう

地中海弛张热　地中海し(弛)張熱　ちちゅうかいしちょうねつ

地中海登革热　地中海デング熱　ちちゅうかいdengueねつ

地中海黄热　地中海黄熱,ワイル病　ちちゅうかいおうねつ,Weilびょう

地中海贫血综合征　地中海貧血症候群　ちちゅうかいひんけつしょうこうぐん

地中海〔性〕贫血　地中海貧血　ちちゅうかいひんけつ

地中海血红蛋白E病　地中海Eヘモグロビン病,地中海E型血色素病　ちちゅうかいE hemoglobinびょう,ちちゅうかいEがたけつしきそびょう

地中海疹热　地中海発疹熱　ちちゅうかいはっしんねつ

递减传导　減衰伝導　げんすいでんどう

递减型杂音　漸減型雑音　ぜんげんがたざつおん

〔递〕降〔分〕解作用　分解作用　ぶんかいさよう

递氢体　水素担体　すいそたんたい

递氢体系　水素担体系　すいそたんたいけい

递体　担体　たんたい

递氧体　酸素担体　さんそたんたい

递增型杂音　漸強型雑音　ぜんきょうがたざつおん

递质　伝達物質　でんたつぶっしつ

第八脑神经　第八脑神経,聴神経　だいはちのうしんけい,ちょうしんけい

第八因子　第VIII因子　だいはちいんし

第八因子缺乏症　第VIII因子欠乏症　だいはちいんしけつぼうしょう

第二胺　第二〔級〕アミン　だいに〔きゅう〕amine

第二产程　分娩第二期　ぶんべんだいにき

第二成熟分裂　二次成熟分裂　にじせいじゅくぶんれつ

第二穿动脉　第二貫通動脈　だいにかんつうどうみゃく

第二醇　第二アルコール　だいにalcohol

第二次免疫反应　二次免疫応答　にじめんえきおうとう

第二代包蚴　第二世代スポロシスト　だいにせだいsporocyst

第二代雷蚴　第二世代レジア　だいにせだいredia

第二电离能　第二イオン化エネルギ　だいにionかEnergei

第二度窦房传导阻滞　第二度洞房ブロック　だいにどどうぼうblock

第二度裂伤　二度裂傷　にどれっしょう

第二度消化　二次性消化　にじせいしょうか

第二反应　二次反応　にじはんのう

第二房间隔　第二心房中隔　だいにしんぼうちゅうかく

第二房间孔　第二房間孔　だいにぼうかんこう

第二峰　第二ピーク　だいにpeak

第二隔　第二中隔　だいにちゅうかく

第二鼓膜　第二鼓膜　だいにこまく

第二恒磨牙　第二永久臼歯　だいにえいきゅうきゅうし

第二级感觉神经元　第二級感覚ニューロン　だいにきゅうかんかくneuron

第二级记忆　第二級記憶　だいにきゅうきおく

第二级受体　第二級受容体　だいにきゅうじゅようたい

第二级死骨〔片〕　第二期腐骨　だいにきふこつ

第二极体　第二極体　だいにきょくたい

第二节指骨　第二指節骨　だいにしせつこつ

第二颈椎　第二頸椎　だいにけいつい

第二臼齿　第二臼歯　だいにきゅうし

第二孔缺损　心房二次口欠損　しんぼうにじこうけっそん

第二孔型〔心〕房间隔缺损　二次口型心房中隔欠損　にじこうがたしんぼうちゅうかくけっそん

第二肋　第二肋骨　だいにろっこつ

第二肋粗隆　第二肋骨粗面　だいにろっこつそめん

第二肋间后动脉　第二後肋間動脈　だいにこうろっかんどうみゃく

第二类误差　第二型誤差　だいにがたごさ

第二卤代烷　第二ハロゲン化アルキル　だいにhologenかalkyl

第二螺旋板　第二らせん板　だいにらせんばん

第二磨牙　第二〔大〕臼歯　だいに〔だい〕きゅうし

第二脑神经　視神経　ししんけい

第二脑室　第二脳室　だいにのうしつ

第二偏斜角　第二偏位角　だいにへんいかく

第二期愈合　二次治癒,2期癒合　にじちゆ,にきゆごう

第二乳磨牙　第二乳臼歯　だいににゅうきゅうし

第二鳃弓　第二鰓弓　だいにしきゅう

第二色弱　二次色弱　にじしきじゃく

第二闪烁体　二次シンチレーター　にじscintillator

第二神经元　二次神経単位,二次ニューロン　にじしんけいたんい,にじneuron

第二双尖牙　第二小臼歯　だいにしょうきゅうし

第二胎位　第二位〔胎位〕　だいにい(たいい)

第二听觉区　第二聴覚領　だいにちょうかくりょう

第二现场　第二現場　だいにげんば

第二线抗结核药　第二選択抗結核薬　だいにせんたくこうけっかくやく

第二向量　第二ベクトル　だいにvector

第二相反应　第二期反応　だいにきはんのう

第二楔骨　第二楔状骨　だいにけつじょうこつ

第二斜位　第二斜方向,左前斜位　だいにしゃほうこう,さぜんしゃい

第二心音　第二〔心〕音　だいに〔しん〕おん

第二心音分裂　第二心音分裂　だいにしんおんぶんれつ

第二心音亢进　第二心音亢進　だいにしんおんこうしん

第二信号　第二信号　だいにしんごう

第二信号系统　第二信号系　だいにしんごうけい

第二信使　第二メッセンジャー　だいにmessenger

第二型色盲　第二色盲　だいにしきもう

第二性征　二次性徴　にじせいちょう

第二因子　第二因子　だいにいんし

第二趾背内侧神经　背内側第二足指神経　はいないそくだいにそくししんけい

第二中隔孔　卵円孔　らんえんこう

第二中间宿主　第二中間宿主　だいにちゅうかんしゅくしゅ

第二中枢　第二次中枢,代理中枢　だいにじちゅうすう,だいりちゅうすう

第二主点　第二主要点　だいにしゅようてん

第古格里尔摩氏综合征　ディ　グリエルモ症候群　Di Guglielmoしょうこうぐん

第九脑神经　第九脳神経,舌咽神経　だいくのうしんけい,ぜついんしんけい

第九因子　第Ⅸ因子　だいきゅういんし

第六病　第六病　だいろくびょう

第六觉　第六感,セネステシア,体感　だいろっかん,cenesthesia,たいかん

第六脑神经　第六脳神経,外転神経　だいろくのうしんけい,がいてんしんけい

第六因子　第Ⅵ因子　だいろくいんし

第七颈椎　第七頸椎　だいしちけいつい

第七颈椎棘突　第七頸椎棘突起　だいしちけいついきょくとっき

第七觉　第七官,内臓感覚　だいしちかん,ないぞうかんかく

第七脑神经　第七脳神経,顔面神経　だいしちのうしんけい,がんめんしんけい

第七因子　第Ⅶ因子　だいなないんし

第七因子缺乏〔症〕　第Ⅶ因子欠乏症　だいなないんしけつぼうしょう

第三胺　第三〔級〕アミン　だいさん〔きゅう〕amine

第三玻璃体　第三硝子体　だいさんガラスたい

第三产程　分娩第三期,後産期　ぶんべんだいさんき,こうさんき

第三穿动脉　第三貫通動脈　だいさんかんつうどうみゃく

第三醇　第三〔級〕アルコール　だいさん〔きゅう〕alcohol

第三度裂伤　第三度裂傷　だいさんどれっしょう

第三腓骨肌　第三腓骨筋　だいさんひこつきん

第三腓骨肌腱鞘炎　第三腓骨筋腱滑膜炎　だいさんひこつきんけんかつまくえん

第三级记忆　第三級記憶　だいさんきゅうきおく

第三级死骨〔片〕　第三期腐骨　だいさんきふこつ

第三睑　第三眼瞼　だいさんがんけん

第三间隙　第三間隙　だいさんかんげき

第三节指骨　第三指節骨　だいさんしせつこつ

第三白齿　第三臼歯　だいさんきゅうし

第三括约肌　第三括約筋　だいさんかつやくきん

第三类受体　第三位受容体　だいさんいじゅようたい

第三卤代烷　第三ハロゲン化アルキル　だいさんhalogenかalkyl

第三磨牙　第三〔大〕臼歯　だいさん〔だい〕きゅうし

第三磨牙组织牵开器　第三大臼歯組織牽引子　だいさんだいきゅうしそしきけんいんし

第三脑神经　第三脳神経,動眼神経　だいさんのうしんけい,どうがんしんけい

第三脑室　第三脳室　だいさんのうしつ

第三脑室超声血流计　第三脳室超音波血流計　だいさんのうしつちょうおんぱけつりゅうけい

第三脑室脉络丛　第三脳室脈絡叢　だいさんのうしつみゃくらくそう

第三脑室脉络丛支　第三脳室脈絡膜叢枝　だいさんのうしつみゃくらくまくそうし

第三脑室脉络组织　第三脳室脈絡組織　だいさんのうしつみゃくらくそしき

第三脑室内病变综合征　第三脳室内病変症候群　だいさんのうしつないびょうへんしょうこうぐん

第三脑室造瘘术　第三脳室フィステル形成術　だいさんのうしつFistelけいせいじゅつ

第三期梅毒　第三期梅毒　だいさんきばいどく

第三期愈合　三次癒合　さんじゆごう

第三色弱　三次色弱　さんじしきじゃく

第三噬菌体　第三バクテリオファージ　だいさんbacteriophage

第三胎盘循环　第三胎盤循環　だいさんたいばんじゅんかん

第三胎位　第三位　だいさんい

第三向量　第三ベクトル　だいさんvector

第三楔骨　第三楔状骨　だいさんけつじょうこつ

第三心理治疗　第三精神治療　だいさんせいしんちりょう

第三心音　第三〔心〕音　だいさん〔しん〕おん

第三型胶质细胞　第三型神経膠細胞　だいさんがたしんけいこうさいぼう

第三型色盲　第三色盲　だいさんしきもう

第三型色盲者　第三色盲患者　だいさんしきもうかんじゃ

第三眼睑　第三眼瞼　だいさんがんけん

第三因子　第三因子　だいさんいんし

第三枕神经　第三後頭神経　だいさんこうとうしんけい

第三指间隙皮炎　第三指間皮膚炎,チャロッキー病　だいさんしかんひふえん,ciarrocchiびょう

第三转子　第三転子　だいさんてんし

第三子代　第三世代　だいさんせだい

第十二脑神经　第十二脳神経,舌下神経　だいじゅうにのうしんけい,ぜっかしんけい

第十二因子　第Ⅻ因子　だいじゅうにいんし

第十脑神经　第十脳神経,迷走神経　だいじゅうのうしんけい,めいそうしんけい

第十三因子　第XⅢ因子　だいじゅうさんいんし

第十三因子缺乏症　第XⅢ因子欠乏　だいじゅうさんいんし
けつぼう

第十一脑神经　第十一脑神経,副神経　だいじゅういちのう
しんけい,ふくしんけい

第十一因子　第XI因子　だいじゅういちいんし

第十因子　第X因子　だいじゅういんし

第四病　第四病　だいよんびょう

第四产程　分娩第四期　ぶんべんだいよんき

第四导程　第四誘導,四肢誘導　だいよんゆうどう,ししゆ
うどう

第四磨牙　第Ⅳ大臼歯　だいよんだいきゅうし

第四脑神经　第四脑神経,滑車神経　だいよんのうしんけ
い,かっしゃしんけい

第四脑室　第四脑室　だいよんのうしつ

第四脑室病变综合征　第四脑室病変症候群　だいよんのう
しつびょうへんしょうこうぐん

第四脑室穿刺　第四脑室穿刺,ベルナール〔糖〕穿刺　だい
よんのうしつせんし,Bernard〔とう〕せんし

第四脑室带　第四脑室ひも　だいよんのうしつひも

第四脑室盖　第四脑室蓋　だいよんのうしつがい

第四脑室梗阻综合征　第四脑室閉塞症候群　だいよんのう
しつへいそくしょうこうぐん

第四脑室棘球蚴病　第四脑室包虫症,ブルンス症候群　だ
いよんのうしつほうちゅうしょう,Brunsしょうこうぐん

第四脑室脉络丛　第四脑室脈絡叢　だいよんのうしつみゃ
くらくそう

第四脑室脉络丛支　第四脑室脈絡膜叢枝　だいよんのうし
つみゃくらくまくそうし

第四脑室脉络组织　第四脑室脈絡組織　だいよんのうしつ
みゃくらくそしき

第四脑室髓纹　第四脑室髄条　だいよんのうしつずいじょ
う

第四脑室外侧孔　第四脑室外側口　だいよんのうしつがい
そくこう

第四脑室外侧隐窝　第四脑室外側陥凹　だいよんのうしつ
がいそくかんおう

第四脑室外侧隐窝静脉　第四脑室外側陥凹静脈　だいよん
のうしつがいそくかんおうじょうみゃく

第四脑室正中沟　第四脑室正中溝　だいよんのうしつせい
ちゅうこう

第四脑室正中孔　第四脑室正中口　だいよんのうしつせい
ちゅうこう

第四脑室正中孔闭锁　第四脑室正中口閉鎖　だいよんのう
しつせいちゅうこうへいさ

第四脑室正中孔粘连　第四脑室正中口癒着　だいよんのう
しつせいちゅうこうゆちゃく

第四胎位　第四位　だいよんい

第四碳原子　第四級炭素原子　だいよんきゅうたんそげん
し

第四向量　第四ベクトル　だいよんvector

第四心音　第四〔心〕音　だいよん〔しん〕おん

第四型色盲　第四色盲　だいよんしきもう

第四型色盲者　第四色盲患者　だいよんしきもうかんじゃ

第四性病　第四性病　だいよんせいびょう

第四因子　第Ⅳ因子　だいよんいんし

第五病　第五病,伝染性紅斑　だいごびょう,でんせんせい
こうはん

第五脑神经　第五脑神経,三叉神経　だいごのうしんけい,
さんさしんけい

第五脑室　第五脑室　だいごのうしつ

第五性病　第五性病　だいごせいびょう

第五腰椎骶化　第五腰椎仙骨（椎）化　だいごようついせん
こつ（つい）か

第五因子　第Ⅴ因子　だいごいんし

第五因子缺乏病　第Ⅴ因子欠乏症　だいごいんしけつぼう
しょう

第五跖骨粗隆　第五中足骨粗面　だいごちゅうそっこつそ
めん

第五跖骨干近段骨折　第五中足骨幹近位骨折　だいごちゅ
うそっこつかんきんいこっせつ

第五跖骨基底骨折　第五中足骨底部骨折　だいごちゅう
そっこつていぶこっせつ

第Ⅱ型粘多醣病　Ⅱ型ムコ糖〔体〕沈着症　にがたmucoとう
〔たい〕ちんちゃくしょう

第Ⅰ型粘多醣病　Ⅰ型ムコ糖〔体〕沈着症,フルラ症候群　い
ちがたmucoとう〔たい〕ちんちゃくしょう，Hurlerしょう
こうぐん

第一胺　第一〔級〕アミン　だいいち〔きゅう〕amine

第一产程　分娩第一期,開口期　ぶんべんだいいっき,かい
こうき

第一成熟分裂　第一成熟分裂　だいいちせいじゅくぶんれ
つ

第一穿动脉　第一貫通動脈　だいいちかんつうどうみゃく

第一醇　第一〔級〕アルコール　だいいちalcohol

第一次免疫反应　一次免疫応答　いちじめんえきおうとう

第一次投影　第一投影　だいいちとうえい

第一代包蚴　第一世代スポロシスト　だいいちせだい
sporocyst

第一代雷蚴　第一世代レジア　だいいちせだいredia

第一电离能　第一イオン化エネルギー　だいいちionかen-
ergy

第一度裂伤　第一度裂傷　だいいちどれっしょう

第一度消化　一次性消化　いちじせいしょうか

第一泛音　第一上音　だいいちじょうおん

第一房间隔　一次房中隔　いちじぼうちゅうかく

第一峰　第一ピーク　だいいちpeak

第一恒磨牙　第一永久臼歯　だいいちえいきゅうきゅうし

第一级感觉神经元　第一感覚ニューロン　だいいちかんか
くneuron

第一级死骨〔片〕　第一期腐骨　だいいっきふこつ

第一极体　第一極体　だいいちきょくたい

第一节指骨　第一指節骨　だいいちしせつこつ

第一近似值　第一近似値　だいいちきんじち

第一颈椎　第一頸椎　だいいちけいつい

第一白齿　第一臼歯　だいいちきゅうし

第一抗体　第一抗体　だいいちこうたい

第一孔缺损　心房一次口欠損　しんぼういちじこうけっそ
ん

第一孔未闭型房间隔缺损　一次口未閉鎖型房中隔欠損　い
ちじこうみへいさがたぼうちゅうかくけっそん

第一孔型〔心〕房间隔缺损　一次口型房中隔欠損,一次口開
存　いちじこうがたぼうちゅうかくけっそん,いちじこう
かいぞん

第一肋　第一肋骨　だいいちろっこつ

第一肋骨剪　第一肋骨鋏　だいいちろっこつばさみ

第一肋骨综合征　第一肋骨症候群　だいいちろっこつしょうこうぐん

第一肋间后动脉　第一後肋間動脈　だいいちこうろっかんどうみゃく

第一肋胸肋结合　第一胸肋軟骨結合　だいいちきょうろくなんこつけつごう

第一类抗体　第一級抗体　だいいっきゅうこうたい

第一类受体　第一位受容体　だいいちいじゅようたい

第一类误差　第一型誤差　だいいちがたごさ

第一卤代烷　第一ハロゲン化アルキル　だいいちhologenかalkyl

第一秒用力(最大)呼气量　第一秒最大努力呼気量　だいいちびょうさいだいどりょくこきりょう

第一磨牙　第一大臼歯　だいいちだいきゅうし

第一脑神经　第一脳神経,嗅神経　だいいちのうしんけい,しゅうしんけい

第一脑室　第一脳室　だいいちのうしつ

第一偏斜角　第一偏位角　だいいちへんいかく

第一期愈合　一次治癒,I 期癒合　いちじちゆ,いっきゆごう

第一前磨牙　第一前臼歯　だいいちぜんきゅうし

第一乳磨牙　第一乳臼歯　だいいちにゅうきゅうし

第一鳃弓综合征　第一鳃弓症候群　だいいちしきゅうしょうこうぐん

第一闪烁体　第一シンチレーター　だいいちscintillator

第一胎位　第一胎位　だいいちたいい

第一双尖牙　第一小臼歯　だいいちしょうきゅうし

第一听觉区　第一聴覚領　だいいちちょうかくりょう

第一现场　第一現場　だいいちげんば

第一线抗结核药　第一選択抗結核薬　だいいちせんたくこうけっかくやく

第一向量　第一ベクトル　だいいちvector

第一相反应　第一期反応　だいいっきはんのう

第一楔骨　第一楔状骨　だいいちけつじょうこつ

第一斜位　第一斜方向,右前斜位　だいいちしゃほうこう,うぜんしゃい

第一心音　第一〔心〕音　だいいち〔しん〕おん

第一心音分裂　第一〔心〕音分裂　だいいち〔しん〕おんぶんれつ

第一信号　一次信号　いちじしんごう

第一信号系统　一次信号系　いちじしんごうけい

第一信使　第一メッセンジャー,第一伝達体　だいいちmessenger,だいいちでんたつたい

第一性征　第一次性徴　だいいちじせいちょう

第一眼位　第一眼位　だいいちがんい

第一因子　第一因子　だいいちいんし

第一掌背动脉　第一背側中手動脈　だいいちはいそくちゅうしゅどうみゃく

第一掌骨底部骨折　第一中手骨〔基〕底部骨折　だいいちちゅうしゅこつ〔き〕ていぶこっせつ

第一掌骨基底部骨折脱位　第一中手骨〔基〕底部骨折脱臼　だいいちちゅうしゅこつ〔き〕ていぶこっせつだっきゅう

第一中间宿主　第一中間宿主　だいいちちゅうかんしゅくしゅ

第一蹠(跖)骨粗隆　第一中足骨粗面　だいいちちゅうそっこつそめん

第一主点　第一主点　だいいちしゅてん

蒂　茎　けい

蒂巴因　テバイン　thebaine

蒂策氏病　ティーツェ病　Tietzeびょう

蒂结　茎結索,スタッフォードシア結索,タイト結索　けいけっさく,Staffordshireけっさく,Taitけっさく

蒂扭转　茎捻転　けいねんてん

蒂钳　肉茎クランプ　にくけいclamp

蒂生成　茎発生　けいはっせい

蒂状移植片　茎状移植片　けいじょういしょくへん

蒂佐尼氏抗毒素　テイゾーニ抗毒素　Tizzoniこうどくそ

蒂佐尼氏试验　テイゾーニ試験　Tizzoniしけん

缔合　会合　かいごう

缔合常数　会合定数　かいごうていすう

缔合分子　会合分子　かいごうぶんし

缔合作用　会合作用　かいごうさよう

碲　テルリウム,テルル,Te　tellurium,tellur

碲化氢　テルル化水素　tellurかすいそ

碲酸　テルル酸　tellurさん

碲酸钾　テルル酸カリウム　tellurさんkalium

碲酸钠　テルル酸ナトリウム　tellurさんnatrium

碲酸盐　テルル酸塩　tellurさんえん

碲酸盐培养基　テルル酸塩培地　tellurさんえんばいち

碲中毒　テルル中毒　tellurちゅうどく

DIAN　颠巅癫典点碘电垫淀靛

diān　颠巅癫

颠簸方法　振動方法　しんどうほうほう

颠簸疗法　振動療法　しんどうりょうほう

颠换　転換　てんかん

颠换型突变　転換型〔突然〕変異　てんかんがた〔とつぜん〕へんい

颠茄　ベラドンナ　belladonna

颠茄次碱　ベラドンニン　belladonnine

颠茄酊　ベラドンナチンキ　belladonna tinctura

颠茄碱　アトロピン　atropine

颠茄流浸膏　ベラドンナ流エキス　belladonnaりゅうextractum

颠茄栓　ベラドンナ坐薬　belladonnaざやく

颠茄叶　ベラドンナ葉　belladonnaよう

颠茄硬膏　ベラドンナ硬膏　belladonnaこうこう

巅值　ピーク　peak

癫痫　てんかん

　布-杰二氏癫痫　ブラベス・ジャックソンてんかん　Bravias-Jacksonてんかん

　布朗-塞卡尔氏癫痫　ブラウン・セカールてんかん　Brown-Sequardてんかん

　杰克逊氏癫痫　ジャックソンてんかん　Jacksonてんかん

癫痫变异型　てんかん変異体　てんかんへんいたい

癫痫持续状态　てんかん重積持続状態　てんかんじゅうせきじぞくじょうたい

癫痫大发作　大発作,グランマール　だいほっさ,grand mal

癫痫等值症　てんかん代理症,てんかん等価症　てんかんだいりしょう,てんかんとうかしょう

癫痫断续发作　てんかん連続発作　てんかんれんぞくほっさ

癫痫发作　てんかん発作,てんかん発症　てんかんほっさ,てんかんはっしょう

癫痫后朦胧状态　てんかん発症後もうろう状態　てんかんはっしょうごもうろうじょうたい

癫痫后自动症　てんかん発症後自動症　てんかんはっしょうごじどうしょう

癫痫患者　てんかん患者　てんかんかんじゃ

癫痫杀人狂　てんかん殺人狂　てんかんさつじんきょう

癫痫特征　てんかん性格　てんかんせいかく

癫痫先兆　てんかんアウラ，てんかん前兆　てんかんaura，てんかんぜんちょう

癫痫小发作　迅速小てんかん，小発作，ピクノレプシー　じんそくしょうてんかん，しょうほっさ，pyknolepsy

癫痫型人格　てんかん人格，てんかん性格　てんかんじんかく，てんかんせいかく

癫痫性痴呆　てんかん性痴呆　てんかんせいちほう

癫痫性喊叫　てんかん叫声　てんかんきょうせい

癫痫性肌阵挛　てんかん性間代性筋痙攣〔症〕　てんかんせいかんたいせいきんけいれん〔しょう〕

癫痫性精神病　てんかん性精神病，てんかん症　てんかんせいせいしんびょう，てんかんしょう

癫痫性精神分裂症　てんかん性〔精神〕分裂症　てんかんせい〔せいしん〕ぶんれつしょう

癫痫〔性〕朦胧状态　てんかん性もうろう状態　てんかんせいもうろうじょうたい

癫痫性梦行〔症〕　てんかん性夢遊〔症〕　てんかんせいむゆう〔しょう〕

癫痫性木僵　てんかん性昏迷　てんかんせいこんめい

癫痫性躁狂　てんかん性躁病　てんかんせいそうびょう

癫痫性谵妄　てんかん性譫妄　てんかんせいせんぼう

癫痫性自动症　てんかん性自動症　てんかんせいじどうしょう

癫痫学　てんかん学　てんかんがく

癫痫学家　てんかん学者　てんかんがくしゃ

癫痫样震颤　てんかん様振戦　てんかんようしんせん

癫痫状癔病　てんかん様ヒステリー　てんかんようhysteria

diǎn　典点碘

典型　典型　てんけい

典型病例　典型症例　てんけいしょうれい

典型调查　典型調査　てんけいちょうさ

典型发作　典型発作　てんけいほっさ

典型结构　典型構造　てんけいこうぞう

典型溺死　典型溺死　てんけいできし

典型位缢死　典型縊死　てんけいいし

典型相关分析　カノニカル相関分析　canonicalそうかんぶんせき

典型心绞痛　典型狭心症　てんけいきょうしんしょう

典型元素　典型元素　てんけいげんそ

典型症状　典型症状　てんけいしょうじょう

典型株　典型菌株　てんけいきんしゅ

点　点　てん

　阿狄森氏点　アジソン点　Addisonてん

　阿累氏点　ハレー点　Halleてん

　巴克氏点　バーカー点　Barkerてん

　保利氏点　ポウリー点　Paulyてん

　博阿斯氏点　ボアス点　Boasてん

　博尔顿氏点　ボールトン点　Boltonてん

　布鲁尔氏点　ブルーア点　Brewerてん

　布罗卡氏点　ブローカ点　Brocaてん

　代雅丹氏点　デージャルダン点　Desjardinsてん

　德米西氏点　ダムッシー点　de Mussyてん

　伏格特氏点　フォーグト点　Vogtてん

　高斯氏点　ゴース点　Gaussてん

　格雷氏点　グレー点　Grayてん

　基恩氏点　キーン点　Keenてん

　卡农氏点　カンノン点　Cannonてん

　卡普隆氏点　カピュロン点　Capuronてん

　坎梅尔氏点　キュンメル点　Kümmellてん

　柯赫尔氏点　コッヘル点　Kocherてん

　柯普氏点　コープ点　Copeてん

　科瓦氏点　コバ点　Covaてん

　克拉多氏点　クラド点　Cladoてん

　拉蒙氏点　ラモン点　Ramondてん

　拉维塔斯氏点　ラウィタス点　Lavitasてん

　兰茨氏点　ランツ点　Lanzてん

　利安氏点　リアン点　Lianてん

　伦茨曼氏点　レンツマン点　Lenzmannてん

　罗布逊氏点　ロブソン点　Robsonてん

　罗朗多氏点　ローランド点　Rolandoてん

　罗特氏点　ロート点　Rothてん

　洛特利森氏点　ロスリーセン点　Lothlissenてん

　麦〔克伯尼〕氏点　マックバーニー点　Mc Burneyてん

　麦肯齐氏点　マッケンジー点　Mackenzieてん

　麦丘恩氏点　マッケン点　Mc Ewenてん

　孟罗氏点　マンロー点　Munroてん

　摩里斯氏点　モリス点　Morrisてん

　欧勃氏点　エルブ点　Erbてん

　皮尔索尔氏点　ピアソール点　Piersolてん

　齐姆森氏运动点　チームセン運動神経点　Ziemssenうんどうしんけいてん

　特鲁索氏棘突压痛点　トルーソー点　Trousseauてん

　瓦尔米埃氏点　バレミーア点　Voillemierてん

　瓦雷氏点　バレー点　Valleixてん

　肖法尔氏点　ショーファル点　Chauffardてん

点鼻　点鼻　てんび

点彩　斑点　はんてん

点彩红细胞　斑点赤血球　はんてんせっけっきゅう

点滴板　点滴板　てんてきばん

点滴定性分析　点滴定性分析　てんてきていせいぶんせき

点滴法　点滴法　てんてきほう

点滴反应　点滴反応　てんてきはんのう

点滴反应纸　点滴反応紙　てんてきはんのうし

点滴分析　点滴分析　てんてきぶんせき

点滴技术　点滴技術　てんてきぎじゅつ

点滴静脉输液法　点滴静注法　てんてきじょうちゅうほう

点滴试验　点滴試験　てんてきしけん

点滴试验法　点滴試験法　てんてきしけんほう

点滴指示剂　点滴指示薬　てんてきしじやく

点滴状排尿　尿滴下，尿点滴　にょうてっか，にょうてんてき

点点对应　点点対応　てんてんたいおう

点电荷　点電荷　てんでんか

点耳　点耳　てんじ

点放射源　点放射源　てんほうしゃげん

点角　点角，尖角　てんかく，せんかく

点接触二极管　点接触ディオード　てんせっしょくdiode

点接触晶体管　点接触トランジスター　てんせっしょくtransistor

点片　スポット フィルム　spot film

点片射线照相术　スポット フィルムX線撮影法　spotfilmXせんさつえいほう

点片照相机　スポット　カメラ　spot camera
点片装置　スポットフィルム装置　spot filmそうち
点头〔状〕抽搐(痉挛)　点頭痙攣　てんとうけいれん
点突变　点突然変異　てんとつぜんへんい
点污染源　点污染源　てんおせんげん
点隙裂沟封闭剂　裂溝封鎖材,フィッシャー　シーラント　れっこうふうさざい,fissure sealant
点隙龋　小窩う食,ピットカリエス　しょうかうしょく,pit-caries
点药玻璃杯　点薬ガラス　てんやくglass
点源　①点光源②点音源　①てんこうげん②てんおんげん
点阵　格子　こうし
点阵常数　格子定数　こうしていすう
点阵间距　格子距離　こうしきょり
点阵缺陷　格子欠陥　こうしけっかん
点值估计　点値推定　てんちすいてい
点状〔白〕内障　点状白内障　てんじょうはくないしょう
点状出血　点状出血　てんじょうしゅっけつ
点〔状〕放射源　点放射源　てんほうしゃげん
点状钙化　点状石灰化,点状カルシウム沈着　てんじょうせっかいか,てんじょうcalciumちんちゃく
点状骨骺发育不良　点状骨端形成異常　てんじょうこつたんけいせいいじょう
点状光源　点光源　てんこうげん
点状坏死　点状壊死　てんじょうえし
点状甲　点状爪　てんじょうつめ
点状角化病　点状角化症　てんじょうかっかしょう
点状角膜炎　点状角膜炎　てんじょうかくまくえん
点状流行　点状流行　てんじょうりゅうこう
点状脉络膜炎　点状脈絡膜炎　てんじょうみゃくらくまくえん
点状梅毒疹　点状梅毒疹　てんじょうばいどくしん
点状〔皮下〕出血　点状出血　てんじょうしゅっけつ
点〔状〕桥粒　点状デスモソーム,点状橋小体　てんじょうdesmosome,てんじょうきょうしょうたい
点状视网膜炎　点状網膜炎　てんじょうもうまくえん
点状银屑病　滴状乾癬　てきじょうかんせん
点(滴)状硬斑病　点斑状硬皮症　てんぱんじょうこうひしょう
碘　ヨウ素,ヨード,I　ヨウそ,Jod,iodine
123碘　ヨウ素123,123I　ヨウそ123,iodine-123
125碘　ヨウ素125,125I　ヨウそ125,iodine-125
129碘　ヨウ素129,129I　ヨウそ129,iodine-129
131碘　ヨウ素131,131I　ヨウそ131,iodine-131
132碘　ヨウ素132,132I　ヨウそ132,iodine-132
碘阿芬酸　ヨードアルフィオン酸　iodoalphioneさん
131碘-白蛋白　ヨウ素131-アルブミン　ヨウそ131-albumin
碘苯　ヨードベンゼン　iodobenzene
碘苯酚　ヨードフェノール　iodophenol
碘苯甲酸　ヨード安息香酸　iodoあんそくこうさん
碘苯十一〔烷〕酸乙酯　ヨードフェニルウンデシル酸エチル,ヨーフェンジラート　iodophenylundecylさんethyl,iophendylate
碘苯酯　ヨードベンゼン　エステル　iodobenzene ester
碘泵　ヨード　ポンプ　Jod pump
碘吡啦啥　ヨードピラセット　iodopyracet
碘吡啦啥注射液　ヨードピラセット注射液　iodopyracetちゅうしゃえき

碘铂酸　ヨウ化〔第二〕白金酸　ヨウか〔だいに〕はっきんさん
碘铂酸钾　ヨウ化〔第二〕白金酸カリウム,ヘキサヨード白金酸カリウム　ヨウか〔だいに〕はっきんさんkalium,hexaiodeはっきんさんkalium
碘代苯　ヨードベンゼン　iodobenzene
碘〔代〕尿嘧啶　ヨードウラシル　iodouracil
碘代烷　ヨウ化アルキル　ヨウかalkyl
碘代谢　ヨード代謝　Jodたいしゃ
131碘-胆固醇　ヨウ素131-コレステロール　ヨウそ131-cholesterol
131碘蛋白　ヨード蛋白質　iodoたんぱくしつ
131碘迪平　ヨージピン　iodipin
131碘-6-碘化胆固醇　ヨウ素131-6-ヨードコレステロール　ヨウそ131-6-iodocholesterol
131碘-19-碘化胆固醇　ヨウ素131-19-ヨードコレステロール　ヨウそ131-19-iodocholesterol
131碘-碘马尿酸钠　ヨウ素131-ヨード馬尿酸ナトリウム,ヨウ素131-ヒップラン　ヨウそ131-iodoばにょうさんnatrium,ヨウそ131-hippuran
碘淀粉　ヨードでんぷん　iodoでんぷん
碘淀粉反应　ヨードでんぷん反応　iodoでんぷんはんのう
碘酊(酒)　ヨードチンキ　Jodtinktur
碘定量〔法〕　ヨード定量法　iodoていりょうほう
131碘-豆固醇法　ヨウ素131-スチグマステロール法　ヨウそ131-stigmasterolほう
碘多啥〔钠〕　ヨードメタメート　ナトリウム　iodomethamate natrium
131碘-二碘荧光素　ヨウ素131-ジヨードフルオレセイン　ヨウそ131-diiodofluorescein
131碘-二氯二苯-二氯乙烷　ヨウ素131-ジクロロジフェニル-ジクロロエタン　ヨウそ131-dichlorodiphenyldichloroethane
碘番酸　ヨードパノイ酸　iodopanoiさん
碘仿　ヨードフォルム　iodoform
碘仿反应　ヨードフォルム反応　iodoformはんのう
碘仿甘油　ヨードフォルム　グリセリン　iodoform glycerin
碘仿糊剂　ヨードフォルムパスタ　iodoform pasta
碘仿纱条　ヨードフォルムガーゼ　iodoform gauze
碘仿试验　ヨードフォルム試験　iodoformしけん
碘仿引流条　ヨードフォルム　ガーゼ　ドレーン　iodoform gauze drain
碘仿中毒　ヨードフォルム中毒　iodoformちゅうどく
碘酚　ヨードフェノール　iodophenol
碘酚酞钠　ヨードフタレイン　ナトリウム　iodophthalein natrium
碘酚透热法　ヨードフェノール熱透過法　iodophenolねっとうかほう
碘甘油　グリセリン　ヨード　glycerin Jod
碘苷(贰)　イドクスウリジン,IDU　idoxuridine
碘汞酸钾　ヨウ化〔第二〕水銀カリウム　ヨウか〔だいに〕すいぎんkalium
碘过敏　ヨウ素アレルギー　ヨウそAllergie
碘过敏试验　ヨウ素アレルギー試験　ヨウそAllergieしけん
碘过敏性　ヨード過敏性　Jodかびんせい
碘化　ヨウ素化　ヨウそか
碘化铵　ヨウ化アンモニウム　ヨウかammonium
碘化白蛋白　ヨードアルブミン　iodoalbumin

碘化铋钾　ヨウ化ビスマス カリウム　ヨウかbismuth kalium

碘化大颗粒聚合人血清白蛋白　ヨウ化大凝集ヒト血清アルブミン　ヨウかだいぎょうしゅうヒトけっせいalbumin

碘化淀粉　ヨウ化殿粉　ヨウかでんぷん

碘化二甲基汉防己碱　ヨウ化ジメチルテトランドリン　ヨウかdimethyltetrandrine

碘化二噻扎宁　ヨウ化ジチアザニン　ヨウかdithiazanine

碘化二乙氧磷酰硫胆碱　ヨウ化エコチオフェート　ヨウかechothiophate

碘化钙　ヨウ化カルシウム　ヨウかcalcium

碘化钙注射液　ヨウ化カルシウム注射液　ヨウかcalciumちゅうしゃえき

碘化锆　ヨウ化ジルコニウム　ヨウかzirconium

碘化镉　ヨウ化カドミウム　ヨウかcadmium

碘化汞　ヨウ化〔第二〕水銀　ヨウか〔だいに〕すいぎん

碘化汞钾　ヨウ化〔第二〕水銀カリウム　ヨウか〔だいに〕すいぎんkalium

碘化汞钾试剂　ネスラー試薬　Nesslerしやく

碘化汞砷溶液　ヨウ化ヒ素〔第二〕水銀液,ドノバン液　ヨウかヒそ〔だいに〕すいぎんえき,Donovanえき

碘化钴　ヨウ化コバルト　ヨウかcobalt

碘化甲状腺素　ヨードサイリン　iodothyrine

碘化甲状腺素中毒　ヨードサイリン中毒　iodothyrineちゅうどく

碘化钾　ヨウ化カリウム　ヨウかkalium

碘化钾〔淀粉〕试纸　ヨウ化カリウムでんぷん試験紙　ヨウかkaliumでんぷんしけんし

碘化钾合剂　ヨウ化カリウム合剤　ヨウかkaliumごうざい

碘化钾软膏　ヨウ化カリウム軟膏　ヨウかkaliumなんこう

碘化钾试验　ヨウ化カリウム試験　ヨウかkaliumしけん

碘化酶　ヨージナーゼ　iodinase

碘化钠　ヨウ化ナトリウム　ヨウかnatrium

碘化钠晶体　ヨウ化ナトリウム結晶　ヨウかnatriumけっしょう

碘化钠注射液　ヨウ化ナトリウム注射液　ヨウかnatriumちゅうしゃえき

碘化铅　ヨウ化鉛　ヨウかなまり

碘化氢　ヨウ化水素　ヨウかすいそ

碘化人生长激素　ヨウ化ヒト成長ホルモン　ヨウかヒトせいちょうhormone

碘化人血清白蛋白　ヨウ化ヒト血清アルブミン　ヨウかヒトけっせいalbumin

碘化噻唑青胺　ヨウ化ジチアザニン　ヨウかdithiazanine

碘化三甲糠基铵　ヨウ化フルフリルトリメチルアンモニウム　ヨウかfurfuryltrimethylammonium

碘化三乙基没食子铵　ガラミントリエチオダイド　gallaminetriethyodide

碘化铯　ヨウ化セシウム　ヨウかcesium

碘化麝香草酚　ヨウ化チモール　ヨウかthymol

碘化砷　ヨウ化ヒ素　ヨウかヒそ

碘化十甲(烃)季铵　ヨウ化デカメトニウム　ヨウかdecamethonium

碘化食盐　ヨウ化食塩　ヨウかしょくえん

碘化四甲基铵　ヨウ化テトラメチルアンモニウム　ヨウかtetramethylammonium

碘化四乙基铵　ヨウ化テトラエチルアンモニウム　ヨウかtetraethylammonium

碘化物　ヨウ化物　ヨウかぶつ

碘化物-碘系统　ヨウ化物-ヨウ素系　ヨウかぶつ-ヨウそけい

碘化锌电解液　ヨウ化亜鉛電解溶液　ヨウかあえんでんかいようえき

碘化锌淀粉　ヨウ化亜鉛でんぷん　ヨウかあえんでんぷん

碘化银　ヨウ化銀　ヨウかぎん

碘化罂粟油　ヨウ化罌粟油　ヨウかけしゆ

碘〔化〕油　ヨード〔化〕油,リピオド〔ー〕ル　iodo〔か〕ゆ,lip-iodol

碘化作用　ヨウ化〔作用〕　ヨウか〔さよう〕

碘环试验　ヨウ素環輪試験　ヨウそかんりんしけん

131碘-磺溴酞钠　ヨウ素131-スルフォブロモフタレイン ソジウム　ヨウそ131-sulfobromophthalein sodium

碘剂　ヨウ素製剤　ヨウそせいざい

碘〔剂〕脑室造影术　ヨード〔油〕脳室造(撮)影法　iodo〔ゆう〕のうしつぞう(さつ)えいほう

碘甲苯　ヨードベンジル　iodobenzyl

碘甲烷　ヨードメチル　iodomethyl

碘甲状腺球蛋白　ヨードチログロブリン　iodothyroglobulin

碘价　ヨウ素価(数),ヨード価(数)　ヨウそか(すう),Jodか(すう)

碘解磷定　ヨードピラロキシム　iodopyraloxime

碘金酸钾　ヨウ化〔第二〕金酸カリウム　ヨウか〔だいに〕きんさんkalium

碘酒精　ヨウ素アルコール　ヨウそalcohol

131碘-聚合蛋白　ヨウ素131-凝集蛋白　ヨウそ131-ぎょうしゅうたんぱく

碘菌素　イオジニン　iodinin

碘酪氨酸　ヨードチロシン　iodotyrosine

碘酪氨酰偶联缺陷　ヨードチロシン連合欠如　iodotyrosineれんごうけつじょ

碘酪蛋白　ヨードカゼイン　iodocasein

碘离(游)子透入疗法　ヨウ素イオン電気導入〔法〕　ヨウそionでんきどうにゅう〔ほう〕

碘量〔滴定〕法　ヨウ素滴定法　ヨウそてきていほう

碘量法基准物质　ヨウ素滴定標準物質　ヨウそてきていひょうじゅんぶっしつ

碘氯喹啉　ヨードクロルヒドロキシキノリン　iodochlorhydroxyquinoline

碘马尿酸　ヨード馬尿酸　iodoばにょうさん

131碘-孟加拉玫〔瑰〕红　ヨウ素131-ローズベンガル　ヨウそ131-rosebengal

131碘-孟加拉玫〔瑰〕红排泄试验　ヨウ素131-ローズベンガル排泄試験　ヨウそ131-rosebengalはいせつしけん

碘耐量试验　ヨード負荷試験,ITT　iodoふかしけん

5-131碘尿嘧啶　5-ヨウ素131-ヨードウラシル　5-ヨウそ131-iodouracil

碘潘诺酸　ヨードパノイ酸　iodopanoiさん

碘瓶　ヨードフラスコ　iodo flask

7-碘-8-羟基喹啉-5-磺酸　7-ヨード-8-ヒドロキシキノリン-5-スルフォン酸　7-iodo-8-hydroxyquinoline-5-sulfonさん

5-碘去氧尿苷　5-ヨード-デオキシウリジン,イドキスリジン　5-iodo-deoxyuridine,idoxuridine

碘缺乏　ヨード欠乏　Jodけつぼう

131碘-人血清白蛋白　ヨウ素131-人血清アルブミン　ヨウそ131-ヒトけっせいalbumin

碘溶液 ヨード液 Jodえき

卢戈尔氏碘溶液 ルゴール液 Lugolえき

131碘-(三)油酸甘油酯 ヨウ素131-トリオレイン ヨウそ131-triolein

碘山葡酸钙 ヨードベヘン酸カルシウム iodobehenさんcalcium

碘摄取 ヨード摂取 Jodせっしゅ

碘试验 ヨード試験 Jodしけん

碘曙红 ヨードエオジン iodoeosin

131碘-T3树脂摄取率 ヨウ素131-T3リジン摂取率 ヨウそ131-T3resinせっしゅりつ

碘司(锐)特 ダイオドラスト diodrast

碘司特清除率 ダイオドラスト クリアランス diodrast clearance

碘酸 ヨウ素酸 ヨウそさん

碘酸铵 ヨウ素酸アンモニウム ヨウそさんammonium

碘酸钡 ヨウ素酸バリウム ヨウそさんbarium

碘酸铋 ヨウ素酸ビスマス ヨウそさんbismuth

碘酸钙 ヨウ素酸カルシウム ヨウそさんcalcium

碘酸镉 ヨウ素酸カドミウム ヨウそさんcadmium

碘酸汞 ヨウ素酸〔第二〕水銀 ヨウそさん〔だいに〕すいぎん

碘酸钴 ヨウ素酸コバルト ヨウそさんcobalt

碘酸钾 ヨウ素酸カリウム ヨウそさんkalium

碘酸钾法 ヨウ素酸カリウム法 ヨウそさんkaliumほう

碘酸镁 ヨウ素酸マグネシウム ヨウそさんmagnesium

碘酸钠 ヨウ素酸ナトリウム ヨウそさんnatrium

碘酸铅 ヨウ素酸鉛 ヨウそさんなまり

碘酸氢钾 ヨウ素酸水素カリウム ヨウそさんすいそkalium

碘酸锶 ヨウ素酸ストロンチウム ヨウそさんstrontium

碘酸铜 ヨウ素酸〔第二〕銅 ヨウそさん〔だいに〕どう

碘酸锌 ヨウ素酸亜鉛 ヨウそさんあえん

碘酸亚汞 ヨウ素酸第一水銀 ヨウそさんだいいちすいぎん

碘酸盐 ヨウ素酸塩 ヨウそさんえん

碘酸盐法 ヨウ素酸塩法 ヨウそさんえんほう

碘酸铟 ヨウ素酸インジウム ヨウそさんindium

碘酸银 ヨウ素酸銀 ヨウそさんぎん

碘天疱疮 ヨード天疱瘡 Jodてんぽうそう

碘脱氧尿苷 イドクスウリジン,IDU idoxuridine

5-碘脱氧尿嘧啶核苷 5-ヨードデオキシウリジン 5-iododeoxyuridine

131碘吸收试验 ヨウ素131吸収試験 ヨウそ131きゅうしゅうしけん

碘性巴塞多氏病 ヨード バセドウ病 Jod Basedowびょう

碘性甲状腺机能亢进 ヨードバセドウ病 Jod Basedowびょう

131碘-溴磺酞钠 ヨウ素131-ブロムスルフォフタレイン ヨウそ131-bromsulfophthalein

碘氧化铋 オキシヨウ化ビスマス oxyヨウかbismuth

碘氧疗法 ヨード酸素療法 iodoさんそりょうほう

碘伊红 ヨードエオジン iodoeosin

碘乙酸 ヨード酢酸 iodoさくさん

碘乙酰胺 ヨードアセタミド iodoacetamide

碘营养 ヨウ素栄養 ヨウそえいよう

125碘油酸 ヨウ素125オレイン酸 ヨウそ125oleinさん

131碘油酸 ヨウ素131オレイン酸 ヨウそ131oleinさん

碘油造影 ヨウド〔化〕油X線造(撮)影,リピオド〔ー〕ル造影〔術〕 iodo〔か〕ゆXせんぞう(さつ)えい,lipiodolぞうえい〔じゅつ〕

碘油注射器 リピオド〔ー〕ル注射器 lipiodolちゅうしゃき

碘疹 ヨード疹 iodoしん

碘值 ヨード価(数),ヨウ素価(数) Jodか(すう),ヨウそか(すう)

131碘治疗 ヨウ素131治療 ヨウそ131ちりょう

碘痤疮 ヨード痤瘡,ヨードアクネ Jodざそう,Jodacne

碘中毒 ヨード中毒 Jodちゅうどく

diàn 电垫淀靛

电 電気 でんき

电按摩法 電気マッサージ でんきmassage

电按摩器 電気マッサージ器 でんきmassageき

电鼻咽镜 電気鼻咽頭鏡 でんきびいんとうきょう

电鼻咽镜检法 電気鼻咽頭検査 でんきびいんとうけんさ

电变性反应 電気変性反応 でんきへんせいはんのう

电冰箱 電気冷蔵庫 でんきれいぞうこ

电病理学 電気病理学 でんきびょうりがく

电波 電波,エレクトリックウェーブ でんぱ,electric wave

电测听 電気聴力測定 でんきちょうりょくそくてい

电测听计 電気聴力計,電気オージオメーター でんきちょうりょくけい,でんきaudiometer

电测压计 電気血圧計 でんきけつあつけい

电测验 電気測定,エレクトリック テスト でんきそくてい,electric test

电测验器 電気測定装置 でんきそくていそうち

电肠造口术 電気腸造瘻術,電気腸フィステル形成〔術〕 でんきちょうぞうろうじゅつ,でんきちょうFistelけいせい〔じゅつ〕

电场 電場,電界 でんば,でんかい

电场强度 電場(界)強度 でんば(かい)きょうど

电场致双折射 電場(界)複屈折 でんば(かい)ふくくっせつ

电池 電池 でんち

丹尼尔氏电池 ダニエル電池 Daniellでんち

电池常数 電池定数,セル定数 でんちていすう,cellていすう

电池驱动式颅骨钻 電動頭蓋骨錐,電動頭蓋骨ドリル でんどうずがいこつすい,でんどうずがいこつdrill

电池组 バッテリ battery

电抽搐疗法 電撃ショック療法,電気痙攣療法 でんげきshockりょうほう,でんきけいれんりょうほう

电除颤 電気細動除去,電気的除細動 でんきさいどうじょきょ,でんきてきじょさいどう

电除颤器 カルジオバーター cardioverter

电传递 電気的伝達 でんきてきでんたつ

电〔传递〕突触 電気〔伝達〕シナプス でんき〔でんたつ〕synapse

电传照相〔术〕 テレフォトグラフィ,写真電送〔術〕 telephotography,しゃしんでんそう〔じゅつ〕

电磁 電磁気 でんじき

电磁标 電磁マーカー,電磁シグナル装置 でんじmarker,でんじsignalそうち

电磁波 電磁波 でんじは

电磁波谱 電磁スペクトル でんじspectrum

电磁场 電磁場 でんじば

电磁辐射 電磁輻射 でんじふくしゃ

电磁感应　電磁誘導　でんじゆうどう

电磁搅拌器　電磁かきまぜ器　でんじかきまぜき

电磁疗法　電磁療法　でんじりょうほう

电磁疗机　電磁治療装置　でんじちりょうそうち

电磁流速计　電磁流量計　でんじりゅうりょうけい

电磁密度计　電磁密度計　でんじみつどけい

电磁式耳机　電磁イヤーホーン，電磁受話機　でんじ earphone，でんじじゅわき

电磁天平　電磁てんびん　でんじてんびん

电磁体(铁)　電磁石，エレクトロマグネット　でんじしゃく，electromagnet

电磁透镜　電磁レンズ　でんじ lens

电磁吸盘　電磁サッカー　でんじ sucker

电磁〔系〕单位　電磁単位　でんじたんい

电磁效应　電磁効果　でんじこうか

电磁学　電磁気学　でんじきがく

电磁血流计　電磁血流計　でんじけつりゅうけい

电磁引流器　電磁ドレナージポンプ　でんじ drainage pump

电刺激　電気刺激　でんきしげき

电刺激膈呼吸　横隔膜電気刺激性呼吸　おうかくまくでんきしげきせいこきゅう

电刺激器　電気刺激器　でんきしげきき

电刺激效应　電気刺激効果　でんきしげきこうか

电刺激治疗　電気刺激治療　でんきしげきちりょう

电刺术　電気穿刺法　でんきせんしほう

电当量　電気当量　でんきとうりょう

电刀　電気切開用ナイフ，電気メス，エレクトロトーム　でんきせっかいよう knife，でんき mes，electrotome

电刀阑尾切除术　電気虫垂切除術　でんきちゅうすいせつじょじゅつ

电导测定〔法〕　電気伝導度測定〔法〕　でんきでんどうどそくてい〔ほう〕

电导〔测定〕器　電気伝導度測定装置　でんきでんどうどそくていそうち

电导池　電気伝導度測定セル　でんきでんどうどそくていcell

电导滴定〔法〕　電気伝導度滴定〔法〕　でんきでんどうどてきてい〔ほう〕

电导〔定量〕滴定　電気伝導度滴定　でんきでんどうどてきてい

电导〔定量〕分析　電気伝導度分析　でんきでんどうどぶんせき

电导〔度〕　電〔気伝〕導度，導電率，コンダクタンス　でん〔きでん〕どうど，どうでんりつ，conductance

电导法　電気伝導法　でんきでんどうほう

电导检测器　電気伝導検出器　でんきでんどうけんしゅつき

电导率　電気伝導率，導電率　でんきでんどうりつ，どうでんりつ

电导性　電気伝導性　でんきでんどうせい

电导仪　導電率計　どうでんりつけい

电滴定　電気滴定　でんきてきてい

电动抽气唧筒　電気吸上げポンプ　でんきすいあげ pump

电〔动〕锤　電動マレット，電動槌　でんどう mallet，でんどうつち

电动骨锯　電動骨鋸　でんどうほねのこ

电动骨科手术器械包　電動骨手術器械セット　でんどうこつしゅじゅつきかい set

电动骨钻　電動骨ドリル　でんどうこつ drill

电动鼓膜按摩器　電動鼓膜按摩器　でんどうこまくあんまき

电动过滤器　電気濾過器，電気フィルタ　でんきろかき，でんき filter

电动记波〔纹〕器　電動キモグラフ　でんどう kymograph

电动假肢　電動義肢　でんどうぎし

电动离心机　電気遠心分離器　でんきえんしんぶんりき

电动离心铸造机　電気遠心鋳造機　でんきえんしんちゅうぞうき

电动颅骨钻　電動頭蓋ドリル　でんどうずがい drill

电动尸体解剖锯　電気剖検のこ　でんきぼうけんのこ

电动石膏锯　電気石膏鋸　でんきせっこうのこ

电动式手术台　電気運転手術台　でんきうんてんしゅじゅつだい

电动势　起電力，電動力　きでんりょく，でんどうりょく

电动势序　起電系列　きでんけいれつ

电动视力检查装置　電動視力検査装置　でんどうしりょくけんさそうち

电动手术器械　電動手術器械　でんどうしゅじゅつきかい

电动雾化器　電気噴霧器　でんきふんむき

电动吸引器　電気吸引器　でんききゅういんき

电动遥控病床　電気遠隔制御床　でんきえんかくせいぎょしょう

电动药筛　電気ふるい　でんきふるい

电动振动器　電気振動器　でんきしんどうき

电动植皮机　電気皮膚採取器　でんきひふさいしゅき

电动注射器　電動注射器　でんどうちゅうしゃき

电动自动恒温显影桶　電気自動恒温現像タンク　でんきじどうこうおんげんぞう tank

电〔度〕表　電気計器，電気メーター　でんきけいき，でんき meter

电镀　電気めっき　でんきめっき

电镀厂　電気めっき工場　でんきめっきこうじょう

电镀厂废水　電気めっき工場廃水　でんきめっきこうじょうはいすい

电镀工业废水　電気めっき工業廃水　でんきめっきこうぎょうはいすい

电额带反光镜　電気額帯鏡　でんきがくたいきょう

电耳镜　電気耳鏡　でんきじきょう

电发热法　電気発熱療法　でんきはつねつりょうほう

电反应测听〔法〕　電気反応聴力測定〔法〕　でんきはんのうちょうりょくそくてい〔ほう〕

电反应测听仪(听力计)　電気反応聴力計，電気反応オージオメーター　でんきはんのうちょうりょくけい，でんきはんのう audiometer

电反应试验　電気反応試験　でんきはんのうしけん

电〔反应〕诊断〔法〕　電気診断〔法〕　でんきしんだん〔ほう〕

电放射测量计　放射線検電器　ほうしゃせんけんでんき

电放射学　電気放射線学　でんきほうしゃせんがく

电分散〔作用〕　電気分散〔作用〕　でんきぶんさん〔さよう〕

电负度　電気陰性度　でんきいんせいど

电负性　電気陰性　でんきいんせい

电负性标度　電気陰性度スケール　でんきいんせいど scale

电负性差　電気陰性差　でんきいんせいさ

电复律　カルジオバージョン，カウンターショック　cardioversion，counter shock

电干燥法　電気乾燥法　でんきかんそうほう

电干燥治疗机 電気乾燥治療機 でんきかんそうちりょうき

电感 インダクタンス inductance

电感电桥 インダクタンス ブリッジ inductance bridge

电感计 インダクトメータ〔ー〕,誘導計 inductometer,ゆうどうけい

电感觉 電気感覚 でんきかんかく

电感受器 電気受容器 でんきじゅようき

电膈呼吸 横隔神経電気刺激呼吸 おうかくしんけいでんきしげきこきゅう

电〔光〕鼻镜 電気鼻鏡 でんきびきょう

电光池 光電池 こうでんち

电光疗法 電光療法 でんこうりょうほう

电光膀胱镜 電気膀胱鏡 でんきぼうこうきょう

电光膀胱镜检查 電気膀胱鏡検査 でんきぼうこうきょうけんさ

电光谱描记术 電気分光描写法,エレクトロスペクトログラフィー でんきぶんこうびょうしゃほう,electrospectrography

电光谱图 電気分光図,エレクトロスペクトログラム でんきぶんこうず,electrospectrogram

电光天平 エレクトロフォトバランス electrophotobalance

电光性结膜炎 照射性結膜炎,クリーグ結膜炎 しょうしゃせいけつまくえん,kliegけつまくえん

电光性眼炎 電気性眼炎 でんきせいがんえん

电光浴 光線浴 こうせんよく

电光浴疗法 光線浴療法 こうせんよくりょうほう

电焊工铁尘肺 溶接工肺シデローシス,溶接工鉄肺症 ようせつこうはいsiderosis,ようせつこうてつはいしょう

电焊工铁末沉着〔症〕 溶接工シデローシス ようせつこうsiderosis

电荷 電荷 でんか

电荷传递 電荷伝達 でんかでんたつ

电荷分布 電荷分布 でんかぶんぷ

电荷分散 電荷分散 でんかぶんさん

电荷共轭 電荷共役 でんかきょうやく

电荷交换 電荷交換 でんかこうかん

电荷密度 電荷密度 でんかみつど

电荷守恒 電荷保存 でんかほぞん

电荷守恒定律 電荷保存法則 でんかほぞんほうそく

电荷数 電荷数 でんかすう

电〔荷〕重心 電荷重心 でんかじゅうしん

电荷转移 電荷移動 でんかいどう

电荷转移复合物 電荷移動複合体 でんかいどうふくごうたい

电荷转移络合物 電荷移動錯化合物 でんかいどうさくかごうぶつ

电恒温箱 電気孵卵器,電気恒温器 でんきふらんき,でんきこうおんき

电烘箱 電気乾燥器 でんきかんそうき

电呼吸描记器 電気呼吸運動描写器 でんきこきゅううんどうびょうしゃき

电弧 電気弧,電気アーク でんきこ,でんきarc

电弧放电 電気アーク放電 でんきarcほうでん

电花 電気火花 でんきひばな

电化常数 電気化学定数 でんきかがくていすう

电化当量 電気化学当量 でんきかがくとうりょう

电化分析 電気化学分析 でんきかがくぶんせき

电化腐蚀 電気化学腐食 でんきかがくふしょく

电化教育 電気視聴覚教育 でんきしちょうかくきょういく

电化平衡 電気化学平衡 でんきかがくへいこう

电化序 電気化学系列 でんきかがくけいれつ

电化学 電気化学 でんきかがく

电化学测定 電気化学測定 でんきかがくそくてい

电化〔学〕电位 電気化学電位,電気化学ポテンシャル でんきかがくでんい,でんぎかがくpotential

电化学电位梯度 電気化学ポテンシャル勾配 でんきかがくpotentialこうばい

电化学发光 電気化学発光,電気化学ルーミネッセンス でんきかがくはっこう,でんきかがくluminescence

电化〔学〕法 電気化学法 でんきかがくほう

电化学疗法 電気化学療法 でんきかがくりょうほう

电化学平衡 電気化学平衡 でんきかがくへいこう

电化学梯度 電気化学勾配,電気化学グレディエント でんきかがくこうばい,でんきかがくgradient

电化氧化 電気化学酸化 でんきかがくさんか

电坏死 電気壊死 でんきえし

电还原 電気還元 でんきかんげん

电(回)路 サーキット,〔電流〕回路 circuit,〔でんりゅう〕かいろ

电昏睡法 電気コマ法 でんきcomaほう

电击 電撃 でんげき

电击除颤疗法 電気的除細動療法 でんきてきじょさいどうりょうほう

电击麻痹 電撃麻痺 でんげきまひ

电击伤 電撃傷 でんげきしょう

电击〔伤〕斑 電撃斑,リヒテンベルグ模様 でんげきはん,Lichtenbergもよう

电击死 電殺 でんさつ

电击痛 電撃痛 でんげきつう

电击舞蹈病 電撃性舞踏病,電気舞踏病 でんげきせいぶとうびょう,でんきぶとうびょう

电击型脑炎 電撃性脳炎 でんげきせいのうえん

电击性〔白〕内障 電撃性白内障 でんげきせいはくないしょう

电击样痛 電撃様痛 でんげきようつう

电击状鼠疫 電撃性ペスト でんげきせいpest

电激法 通電法,電気療法 つうでんほう,でんきりょうほう

电激活〔作用〕 電気活性化,電気賦活 でんきかっせいか,でんきふかつ

电极 電極 でんきょく

〔电〕极板 電極板 でんきょくばん

电极表面 電極表面 でんきょくひょうめん

电极电位 電極電位 でんきょくでんい

电极法微量血液气体分析 電極法微量血液気体分析 でんきょくほうびりょうけつえききたいぶんせき

电极反应 電極反応 でんきょくはんのう

电极糊 電極パスタ でんきょくpasta

电极条 電極線条 でんきょくせんじょう

电极兴奋 電極興奮 でんきょくこうふん

电记波摄影(照相)术 電気キモグラフィー でんきkymography

电记波照片 電気キモグラム でんきkymogram

电记波照相器 電気キモグラフ でんきkymograph

电价　電気原子価　でんきげんしか
电价键　電気原子価結合　でんきげんしかけつごう
电检查　電気診察　でんきしんさつ
电检定生死法　電気生存探知法,電気検死法　でんきせいぞんたんちほう,でんきけんしほう
电检眼镜　電気検眼鏡　でんきけんがんきょう
电检眼镜灯　電気検眼鏡灯　でんきけんがんきょうとう
电键　スイッチ　switch
电交替　電気交替　でんきこうたい
电解拔毛〔法〕　電解抜毛〔法〕　でんかいばつもう〔ほう〕
电解步骤　電解手順　でんかいてじゅん
电解测定　電解測定　でんかいそくてい
电〔解〕沉〔积〕　電着,電解沈殿　でんちゃく,でんかいちんでん
电解池　電解槽　でんかいそう
电解电容器　電解コンデンサ　でんかいcondenser
电解法　電解法　でんかいほう
电解分离〔法〕　電解分離〔法〕　でんかいぶんり〔ほう〕
电解分析　電解分析　でんかいぶんせき
电解分析仪　電解分析器　でんかいぶんせきき
电解还原　電解還元　でんかいかんげん
电解精炼　電解精錬　でんかいせいれん
电解凝聚作用　電解フロキュレーション　でんかいflocculation
电解抛光　電解研磨　でんかいけんま
电解抛光机　電解研磨器　でんかいけんまき
电解平衡　電解平衡　でんかいへいこう
电解溶液　電解液　でんかいえき
电解〔溶液〕压常数　電解〔溶液〕圧力定数　でんかい〔ようえき〕あつりょくていすう
电解渗入法　電解浸透療法　でんかいしんとうりょうほう
电解氧化　電解酸化　でんかいさんか
电解〔液〕槽　電解槽　でんかいそう
电解针　電解針　でんかいしん
电解质　電解質　でんかいしつ
电解质代谢　電解質代謝　でんかいしつたいしゃ
电解质代谢皮质激素　電解質コルチコイド,ミネラルコルチコイド　でんかいしつcorticoid,mineralcorticoid
电解质导电性　電解質電気伝導性　でんかいしつでんきでんどうせい
电解质平衡　電解質平衡　でんかいしつへいこう
电解质缺乏综合征　電解質欠乏症候群　でんかいしつけつぼうしょうこうぐん
电解质紊乱　電解質障害　でんかいしつしょうがい
电解转运法　電解輸送法　でんかいゆそうほう
电解作用　電〔気分〕解　でん〔きぶん〕かい
电介质　誘電体,電媒質　ゆうでんたい,でんばいしつ
电介质击穿　誘電破壊,絶縁破壊　ゆうでんはかい,ぜつえんはかい
电紧张　電気緊張　でんききんちょう
电紧张电位　電気緊張電位　でんききんちょうでんい
电紧张性扩延　電気緊張〔性〕伝播　でんききんちょう〔せい〕でんぱ
电惊厥　電気痙攣　でんきけいれん
电痉挛治疗　電気痙攣治療　でんきけいれんちりょう
电镜自动放射照相术　電顕的オートラジオグラフィ　でんけんてきautoradiography
电开关　スイッチ　switch

电抗〔物〕　リアクタンス,誘導抵抗　reactance,ゆうどうていこう
电扩音听诊器　電気聴診拡声器　でんきちょうしんかくせいき
电缆　ケーブル　cable
电烙刀　電気焼灼刀　でんきしょうしゃくとう
电烙法　電気焼灼法　でんきしょうしゃくほう
电烙器　電気焼灼器　でんきしょうしゃくき
电烙术　電気焼灼術　でんきしょうしゃくじゅつ
电离　電離,イオン化　でんり,ionか
电离本领　電離パワー　でんりpower
电离比值　比電離　ひでんり
电离层　電離層　でんりそう
电离常数　電離定数　でんりていすう
电离电流　電離電流　でんりでんりゅう
电离〔电〕势　電離ポテンシャル,イオン化電位　でんりpotential,ionかでんい
电离度　電離度　でんりど
电离辐射　電離放射　でんりほうしゃ
电离辐射量　電離放射量　でんりほうしゃりょう
电离辐射损伤　電離放射線損傷　でんりほうしゃせんそんしょう
电离辐射性皮炎　電離放射線皮膚炎　でんりほうしゃせんひふえん
电离过程　電離過程　でんりかてい
电离计　イオニメーター　ionimeter
电离剂　電離剤　でんりざい
电离截面检测器　電離断面検出器　でんりだんめんけんしゅつき
电离密度　電離密度　でんりみつど
电离能　イオン化エネルギー　ionかEnergie
电离平衡　電離平衡　でんりへいこう
电离平衡常数　電離平衡定数　でんりへいこうていすう
电离倾向　イオン化傾向　ionかけいこう
电离热　電離熱　でんりねつ
电离势　電離ポテンシャル,電離電位　でんりpotential,でんりでんい
电离室　イオン化室,電離室　ionかしつ,でんりしつ
电离室计数器　電離室計数器　でんりしつけいすうき
电离室剂量计　電離室線量計　でんりしつせんりょうけい
电离效应　電離効果　でんりこうか
电离序　イオン化列　ionかれつ
电离异构　電離異性　でんりいせい
电离指数　電離指数　でんりしすう
电离子放射性皮炎　イオン放射線皮膚炎　ionほうしゃせんひふえん
电离子透入疗法　イオン浸透療法　ionしんとうりょうほう
电离〔作用〕　電離〔作用〕　でんり〔さよう〕
电力除尘　電気集塵　でんきしゅうじん
电力除尘器　電気集塵装置　でんきしゅうじんそうち
电力锯　電動のこ　でんどうのこ
电力体操法　電力体操法　でんりょくたいそうほう
电力线　電気力線　でんきりきせん
电量　電気量　でんきりょう
电量滴定　電気量滴定　でんきりょうてきてい
电量法　クーロメトリ法　coulometryほう
电量分析　電気量分析　でんきりょうぶんせき
电量计　電気量計　でんきりょうけい

电量检测器　電気量検出器　でんきりょうけんしゅつき

电疗法　電気療法　でんきりょうほう

电疗室　電気治療室　でんきちりょうしつ

电疗学　電気治療学　でんきちりょうがく

电疗学家　電気治療学者　でんきちりょうがくしゃ

电流　電流　でんりゅう

电流斑　電流斑　でんりゅうはん

电流变向器　換路器　かんろき

电流测定〔法〕　電流測定〔法〕　でんりゅうそくてい〔ほう〕

电流重合〔选取〕法　電流合致選択法　でんりゅうがっちせんたくほう

电流刺激器　電流刺激器　でんりゅうしげきき

电流滴定〔法〕　電流滴定〔法〕　でんりゅうてきてい〔ほう〕

〔电〕流〔电〕压特性曲线　電流電圧特性曲線　でんりゅうでんあつとくせいきょくせん

电流断续器　断流器　だんりゅうき

电流放大　電流増幅　でんりゅうぞうふく

电流分析法　電流分析法　でんりゅうぶんせきほう

电流回路　電流回路　でんりゅうかいろ

电流计　検流計,電流測定器,ガルバノメーター　けんりゅうけい,でんりゅうそくていき,galvanometer

　艾因托文氏电流计　アイントーフェン検流計　Einthoven けんりゅうけい

电流记录图　ガルバノグラフ　galvanograph

电流开关　電流スイッチ　でんりゅうswitch

电〔流〕恐怖　電気恐怖〔症〕　でんききょうふ〔しょう〕

电流灵敏度　電流感度,電流敏感性　でんりゅうかんど,でんりゅうびんかんせい

电流密度　電流密度　でんりゅうみつど

电流强度　電流強度　でんりゅうきょうど

电〔流〕睡眠　電気性睡眠　でんきせいすいみん

电流损伤　電流損傷　でんりゅうそんしょう

电流调节器　電流調節器　でんりゅうちょうせつき

电流性昏睡　電気昏睡　でんきこんすい

电流性皮肤反应　皮膚電気反応　ひふでんきはんのう

电流性眩晕　電気性眩暈　でんきせいめまい

电炉　電気炉　でんきろ

电路　電気回路　でんきかいろ

电路系统　電気回路システム　でんきかいろsystem

电麻醉　電気麻酔〔法〕　でんきますい〔ほう〕

电脉冲刺激　電気パルス刺激　でんきpulseしげき

电脉冲刺激器　電気パルス刺激器　でんきpulseしげきき

电鳗　電気鰻　でんきうなぎ

电毛细〔管〕现象　電気毛管現象　でんきもうかんげんしょう

电免疫扩散法　電気免疫拡散法　でんきめんえきかくさんほう

电内渗　電気浸透　でんきしんとう

电能　電気エネルギー　でんきEnergie

电凝固　電気凝固　でんきぎょうこ

电凝固疗法　電気凝固法　でんきぎょうこほう

电凝器　電気凝固器　でんきぎょうこき

电凝钳　電気凝固鉗子　でんきぎょうこかんし

电偶层　電気二重層　でんきにじゅうそう

电偶极矩　電気双極子モーメント　でんきそうきょくしmoment

电偶极子　電気双極子　でんきそうきょくし

电偶学说　双極子説　そうきょくしせつ

电偶中心　双極子中心　そうきょくしちゅうしん

电偶轴　双極子軸　そうきょくしじく

电培养　電気培養　でんきばいよう

电屏〔蔽〕　電気スクリーン　でんきscreen

电气超低温培养箱　電気超低温ふらん器　でんきちょうていおんふらんき

电气恐怖症　電気恐怖症　でんききょうふしょう

电桥　電橋　でんきょう

电桥控制　電橋操縦　でんきょうそうじゅう

电切除　電気切除　でんきせつじょ

电切除膀胱镜　電気切除膀胱鏡,レセクトスコープ　でんきせつじょぼうこうきょう,resectoscope

电切除术　電気切除術　でんきせつじょじゅつ

电切术　〔熱〕電気切開術　〔ねつ〕でんきせっかいじゅつ

电热　電〔気〕熱　でん〔き〕ねつ

电热板　電気熱ホットプレート　でんきねつhot plate

电热冲洗瓶　電気熱洗浄瓶　でんきねつせんじょうびん

电热刀　電気熱メス　でんきねつmes

电热垫　電気熱パッド　でんきねつpad

电热飞行服　電気熱飛行服　でんきねつひこうふく

电热敷器　電気熱湿布装置　でんきねつしっぷそうち

电热腹腔洗涤器　電気熱腹腔洗浄器　でんきねつふっこうせんじょうき

电热干燥箱　電気熱乾燥器　でんきねつかんそうき

电热高效凝固器　電気熱高効率凝固器　でんきねつこうこうりつぎょうこき

电热疗法　熱電気療法　ねつでんきりょうほう

电热气浴　電気熱空気浴　でんきねつくうきよく

电热器　電熱器,電気ヒーター　でんねつき,でんきheater

电热熔蜡器　電熱パラフィン溶解装置　でんねつparaffinようかいそうち

电热烧灼器　電気焼灼セット　でんきしょうしゃくset

电热浴　電熱浴　でんねつよく

电热蒸馏水器　電熱蒸留水装置　でんねつじょうりゅうすいそうち

电热煮沸消毒器　電気煮沸滅菌器　でんきしゃふつめっきんき

〔电〕容电抗　容量性リアクタンス　ようりょうせいreactance

电容反馈　容量性フィードバック　ようりょうせいfeed back

电容放电疗法　容量放電療法　ようりょうほうでんりょうほう

电容放电式X线诊断机　蓄電器放電式X線診断装置　ちくでんきほうでんしきXせんしんだんそうち

电容〔量〕,電気容量,カパシタンス　でんきようりょう,capacitanee

电容器　コンデンサー,蓄電器　condenser,ちくでんき

电色谱法　電気クロマトグラフィ　でんきchromatography

电烧伤　電気火傷　でんきかしょう

电烧灼术　電気焼灼術　でんきしょうしゃくじゅつ

电渗　電気浸透　でんきしんとう

电渗析　電気透析　でんきとうせき

电渗现象　電気浸透現象　でんきしんとうげんしょう

电生理检查　電気生理的検査　でんきせいりてきけんさ

电生理学　電気生理学　でんきせいりがく

电生物学　電気生物学　でんきせいぶつがく

电石　カーバイド　carbide

电势　電位　でんい

电热差　電位差　でんいさ
电势测定〔法〕　電位差測定〔法〕　でんいさそくてい〔ほう〕
电势滴定〔法〕　電位差滴定〔法〕　でんいさてきてい〔ほう〕
电势滴定装置　電位差滴定装置　でんいさてきていそうち
电势分析　電位差分析　でんいさぶんせき
电势计　電位差計,ポテンシオメータ〔一〕　でんいさけい,
　potentiometer
电势降落　電位差降下　でんいさこうか
电势微量测定　電位差微量測定〔法〕　でんいさびりょうそ
　くてい〔ほう〕
电视　テレビ〔ジョン〕　television,TV
电视癫痫　テレビてんかん　TVてんかん
电视分析器　テレビ分析器　TVぶんせきき
电视监视仪　テレビモニター　TVmonitor
电视录象盘　ビデオディスク　Videodisc
电视屏幕　テレビスクリーン　TVscreen
电视摄影机　テレビカメラ　TVcamera
电视腿　テレビ脚　TVきゃく
电视显微镜　テレビ顕微鏡　TVけんびきょう
电视显象管　キネスコープ　kinescope
电视诊断　テレビ診断　televisionしんだん
电收缩　電気収縮　でんきしゅうしゅく
电手术器械　電気手術器械　でんきしゅじゅつきかい
电双层　電気二重層　でんきにじゅうそう
电双折射　電気複屈折　でんきふくくっせつ
电水浴疗法　電気水浴療法　でんきすいよくりょうほう
电睡眠机　電気睡眠機　でんきすいみんき
电睡眠疗法　電気睡眠療法　でんきすいみんりょうほう
电碎石术　電気砕石術　でんきさいせきじゅつ
电损伤　電気損傷　でんきそんしょう
电梯度　電気グラジエント，電気勾配　でんきgradient,
　でんきこうばい
电体温计　電気体温計　でんきたいおんけい
电筒　懐中電灯　かいちゅうでんとう
电透析　電解透析,電気透析　でんかいとうせき,でんきと
　うせき
电透析培养　電気透析培養　でんきとうせきばいよう
电外科　電気外科　でんきげか
电位　電位　でんい
Z-电位　Z-電位　Z-でんい
电位差　電位差　でんいさ
电位差滴定计　電位差滴定計　でんいさてきていけい
电位差计　電位差計　でんいさけい
电位滴定法　電位滴定法　でんいてきていほう
电位法　電位測定法　でんいそくていほう
电位分析　電位分析　でんいぶんせき
电位固定法　電位固定法　でんいこていほう
电位计　電位計　でんいけい
电位降落　電位降下　でんいこうか
电位偏转　電位偏向　でんいへんこう
电位器　電位差計　でんいさけい
电位梯度　電位勾配　でんいこうばい
电温度计　電気温度計　でんきおんどけい
电吻合术　電気吻合術　でんきふんごうじゅつ
电涡流测力计　うず電流測力計　うずでんりゅうそくりょ
　くけい
电心缩　電気心筋収縮　でんきしんきんしゅうしゅく
电兴奋　電気興奮　でんきこうふん

电兴奋器　電気刺激器　でんきしげきき
电兴奋疗法　電気刺激療法　でんきしげきりょうほう
电刑处死　電気死刑　でんきしけい
电性突触　電気シナプス　でんきsynapse
电性窒息　電気性窒息　でんきせいちっそく
电休克　電気ショック　でんきshock
电休克疗法　電気ショック療法　でんきshockりょうほう
电休克治疗仪　電気ショック治療装置　でんきshockちりょ
　うそうち
电血压计　電気血圧計　でんきけつあつけい
电讯诊断　遠隔診断法　えんかくしんだんほう
电压　電圧　でんあつ
电压表　電圧計,ボルタメーター　でんあつけい,
　voltameter
电压导程　ボルテッジ誘導　voltageゆうどう
电压固定实验　電圧固定実験　でんあつこていじっけん
电压脉冲　電圧パルス　でんあつpulse
电压钳位法　電圧固定法　でんあつこていほう
电压调节器　電圧調整器　でんあつちょうせいき
电眼压计　電気眼圧計　でんきがんあつけい
电钥　電気スイッチ　でんきswitch
电移效应　エレクトロメトリー効果　electrometryこうか
电应激性检查法　電気興奮性検査法　でんきこうふんせい
　けんさほう
电影冠状动脉造影术　映画冠状動脈造影法　えいがかん
　じょうどうみゃくぞうえいほう
电影内窥镜　映画内視鏡　えいがないしきょう
电影手术显微镜　映画手術顕微鏡　えいがしゅじゅつけん
　びきょう
电影心血管造影〔术〕　映画血管心臓造影〔法〕　えいがけっ
　かんしんぞうぞうえい〔ほう〕
电影荧光图照相术　フィルム〔蛍光〕間接撮影〔法〕　film
　〔けいこう〕かんせつさつえい〔ほう〕
电泳　電気泳動　でんきえいどう
电泳槽　電気泳動槽　でんきえいどうそう
电泳分析　電気泳動分析　でんきえいどうぶんせき
电泳恒温槽　電気泳動恒温槽　でんきえいどうこうおんそ
　う
电泳记录积分仪　電気泳動記録積分器　でんきえいどうき
　ろくせきぶんき
电泳力　電気泳動力　でんきえいどうりょく
电泳密度计　電気泳動濃度計　でんきえいどうのうどけい
电泳免疫扩散〔法〕　電気泳動免疫拡散〔法〕　でんきえいど
　うめんえきかくさん〔ほう〕
电泳迁移　電気泳動遊走　でんきえいどうゆうそう
电泳图　電気泳動図　でんきえいどうず
电泳图型　電気泳動パターン　でんきえいどうpattern
电泳仪　電気泳動装置　でんきえいどうそうち
电泳纸带　電気泳動ストリップ　でんきえいどうstrip
电油膏加温台　電気オイントメントプレペアリング台　で
　んきointment preperingだい
电预后法　電気的予後診断法　でんきてきよごしんだんほ
　う
电源　電源　でんげん
电源电压计　電源電圧計　でんげんでんあつけい
电源电压调整器　電源電圧調整器　でんげんでんあつちょ
　うせいき
电源线　パワーコード　power cord

电针　電針　でんしん
电针疗法　電針療法　でんしんりょうほう
电针麻醉　電針麻酔〔法〕　でんしんますい〔ほう〕
电针切开术　電針切開法　でんしんせっかいほう
电针神经松解术　電針神経剝離術　でんしんしんけいはくりじゅつ
电针术　電針法　でんしんほう
电针仪　電針療法装置　でんしんりょうほうそうち
电针镇痛　電針鎮痛〔法〕　でんしんちんつう〔ほう〕
电真空吸引人工流产术　電気真空吸引人工流産術　でんきしんくうきゅういんじんこうりゅうざんじゅつ
电诊断〔法〕　電気診断〔法〕　でんきしんだん〔ほう〕
电诊断学　電気診断学　でんきしんだんがく
电震颤按摩器　電気振動マッサージ器　でんきしんどうmassageき
电正性　電気陽性　でんきようせい
电止血法　電気止血法　でんきしけつほう
电致发光　放電光　ほうでんこう
电致钠泵　電気発生ナトリウムポンプ　でんきはっせいnatrium pump
电致伸缩　電歪　でんわい
电中性　電気中性　でんきちゅうせい
电中性原理　電気中性原理　でんきちゅうせいげんり
电轴　電気軸　でんきじく
电轴偏向　電気軸偏位　でんきじくへんい
电轴右偏　右軸偏位　みぎじくへんい
电轴左偏　左軸偏位　ひだりじくへんい
电助听器　電気補聴器　でんきほちょうき
电灼　電気焼灼　でんきしょうしゃく
电灼疗法〔治疗〕　電気焼灼療法〔治療〕　でんきしょうしゃくりょうほう〔ちりょう〕
电灼器　電気焼灼器　でんきしょうしゃくき
电灼伤　電気熱傷　でんきねっしょう
电子　電子,エレクトロン　でんし,electron
　康普顿氏反冲电子　コンプトン反跳電子　comptonはんちょうでんし
电子波　電子波　でんしは
电子参数　電子パラメータ,電子助変数　でんしparameter,でんしじょへんすう
电子层　電子層　でんしそう
电子秤　電子スケール　でんしscale
电子传递　電子伝達　でんしでんたつ
电子传递链　電子伝達連鎖　でんしでんたつれんさ
电子传递体　電子伝達体　でんしでんたつたい
电子传递体系　電子伝達系　でんしでんたつけい
电子传感器　電子センサー　でんしsensor
电子刺激器　電子刺激装置　でんししげきそうち
电子催产仪　電子分娩促進装置　でんしぶんべんそくしんそうち
电子导体　電子導体　でんしどうたい
电子等排体　電子同配体　でんしとうはいたい
电子〔电〕流　電子電流　でんしでんりゅう
电子-电子双共振　電子-電子二重共鳴　でんし-でんしにじゅうきょうめい
电子定时器　電子タイマー　でんしtimer
电子动物天平　電子動物てんびん　でんしどうぶつてんびん
电子对（偶）　電子対　でんしつい
电子对键　電子対結合　でんしついけつごう

电子对生成效应　電子対生成効果　でんしついせいせいこうか
电子多道记录器　電子多チャンネル記録器　でんしたchannelきろくき
电子耳蜗　電子蝸牛　でんしかぎゅう
电子发射　電子放射　でんしほうしゃ
电子发射器　電子エミッター　でんしemitter
电子反射光度计　電子反射光度計　でんしはんしゃこうどけい
电子反应　電子反応　でんしはんのう
电子反应平衡式　電子反応平衡式　でんしはんのうへいこうしき
电子放大镜　電子拡大鏡　でんしかくだいきょう
电子肺活量计　電子肺活量計　でんしはいかつりょうけい
电子分配函数　電子分布関数　でんしぶんぷかんすう
电子伏〔特〕　電子ボルト　でんしvolt
电子俘获　電子捕獲　でんしほかく
电子俘获检测器　電子捕獲検出器　でんしほかくけんしゅつき
电子感应〔回旋〕加速器　ベータトロン　betatron
电子感应加速　電子感応加速　でんしかんのうかそく
电子给予体　電子供与体　でんしきょうよたい
电子供体　電子供与体　でんしきょうよたい
电子构型　電子配置　でんしはいち
电子管　電子管　でんしかん
电子管伏特计　電子管電圧計　でんしかんでんあつけい
电子管理机　電子制御器　でんしせいぎょき
电子管式心〔动〕电〔流〕描记器　電子管式心電計　でんしかんしきしんでんけい
电子管振荡式电刀　電子管振動型外科刀　でんしかんしんどうがたげかとう
电子光度计　電子光度計　でんしこうどけい
电子光谱　電子スペクトル　でんしspectrum
电子光学　電子光学　でんしこうがく
电子光学系统　電子光学系　でんしこうがくけい
电子轨道　電子軌道　でんしきどう
电子-核双共振　電子-核二重共鳴　でんし-かくにじゅうきょうめい
电子恒温热循环器　電子恒温熱循環器　でんしこうおんねつじゅんかんき
电子喉　電子喉頭　でんしこうとう
电子喉动态镜检查　電子喉頭ストロボスコピー　でんしこうとうstroboscopy
电子呼吸记录器　電子呼吸〔曲線〕記録器　でんしこきゅう〔きょくせん〕きろくき
电子呼吸器　電子呼吸器　でんしこきゅうき
电子回旋半径　電子サイクロトロン半径　でんしcyclotronはんけい
电子激发　電子励起　でんしれいき
电子激发态　電子励起状態　でんしれいきじょうたい
电子激发温度　電子励起温度　でんしれいきおんど
电子极化　電子分極　でんしぶんきょく
电子极化度　電子分極率　でんしぶんきょくりつ
电子计算机　電子計算機,コンピューター　でんしけいさんき,computer
电子计算机断层扫描　コンピューター断層スキャンニング,コンピュータートモグラフィ　computerだんそうscanning,computer tomography

电子计算机断层 X 线摄影　コンピューター断層撮影法,コンピューター トモグラフィ,CT　computerだんそうさつえいほう,computer tomography

电子计算机体层照相术　コンピューター断層走査,コンピューター トモグラフィー,CT　computerだんそうそうさ,computer tomography

电子计算机纸带　コンピューター テープ　computer tape

电子计算机轴性断层体层扫描　コンピューター軸性断層走査　computerじくせいだんそうそうさ

电子计算技术　コンピューター技術　computerぎじゅつ

电子记录器　電子記録器　でんしきろくき

电子加速器　電子加速器　でんしかそくき

电子监护系统　電子監視系　でんしかんしけい

电子接受体　電子受容体　でんしじゅようたい

电子节拍器　電子メトロノーム,電子拍節器　でんしmetronome,でんしはくせつき

电子结构　電子構造　でんしこうぞう

电子金属探测器　電子金属検出器　でんしきんぞくけんしゅつき

电子镜　電子反射鏡,電子ミロール　でんしはんしゃきょう,でんしmirror

电子聚焦　電子集束　でんししゅうそく

电子控制间断式牵引器　電子制御間欠性牽引器　でんしせいぎょかんけつせいけんいんき

电子冷凝水搅拌器　電子凝縮水撹拌器　でんしぎょうしゅくすいかくはんき

电子流　電子流,電子ストレーム　でんしりゅう,でんしstream

电子〔流〕轰击　電子〔流〕衝撃　でんし〔りゅう〕しょうげき

电子颅内血压计　電子頭蓋内圧測定計　でんしずがいないあつそくていけい

电子录象机　電子ビデオレコーダー　でんしvideoreconder

电子脉力计　電子血圧計　でんしけつあつけい

电子密度　電子密度　でんしみつど

电子密度图　電子密度図　でんしみつどず

电子灭菌法　電子滅菌法　でんしめっきんほう

电子模拟　電子模擬,電子シミュレーション　でんしもぎ,でんしsimulation

电子模拟装置　電子模擬装置,電子シミュレータ　でんしもぎそうち,simulator

电子模型　電子モデル　でんしmodel

电子能谱　電子スペクトル　でんしspectrum

电子排布　電子配置　でんしはいち

电子排斥　電子斥力　でんしせきりょく

电子配对法　電子対合方法　でんしついごうほうほう

电子气　電子ガス　でんしgas

电子迁移　電子移動　でんしいどう

电子迁移率检测器　電子移動度検知器　でんしいどうどけんちき

电子枪　電子銃　でんしじゅう

电子亲合力(性)　電子親和力(性)　でんししんわりょく(せい)

电子燃烧炉　電子燃焼炉　でんしねんしょうろ

电子染色〔法〕　電子染色〔法〕　でんしせんしょく〔ほう〕

电子扫描式瞳孔计　電子スキャンニング瞳孔計　でんしscanningどうこうけい

电子设备　電子設備　でんしせつび

电子式　電子式　でんししき

电子释放　電子遊離　でんしゆうり

电子受体　電子受容体　でんしじゅようたい

电子束　電子ビーム　でんしbeam

电子束聚焦　電子ビーム集束　でんしbeamしゅうそく

电子数　電子数,電子ナンバー　でんしすう,でんしnumber

电子数据处理系统　電子データ処理システム　でんしdataしょりsystem

电子数字式血压表　計数型電子血圧計　けいすうがたでんしけつあつけい

电子顺磁共振　電子常磁性共鳴　でんしじょうじせいきょうめい

电子顺磁共振波谱　電子常磁性共鳴スペクトル　でんしじょうじせいきょうめいspectrum

电子探针　電子ゾンデ　でんしSonde

电子体温平衡仪　電子体温平衡装置　でんしたいおんへいこうそうち

电子天平　電子天びん　でんしてんびん

电子听力计　電子聴力計,電子オージオメーター　でんしちょうりょくけい,でんしaudiometer

电子听诊器　電子聴診器　でんしちょうしんき

电子透镜　電子レンズ　でんしlens

电子微电极 X 线分析仪　電子 X 線ミクロ分析器　でんしXせんmicroぶんせきき

电子位级　電子レベル　でんしlevel

电子位移　電子転移　でんしてんい

电子涡轮喷射器　電子タービンエジェクトル　でんしturbine ejector

电子系统　電子システム　でんしsystem

电子显微镜　電子顕微鏡　でんしけんびきょう

电子显微镜标本聚合器　電子顕微鏡標本聚合器　でんしけんびきょうひょうほんしゅうごうき

电子显微镜标本渗透器　電子顕微鏡標本浸透器　でんしけんびきょうひょうほんしんとうき

电子显微镜标本自动处理机　電子顕微鏡標本自動処理器　でんしけんびきょうひょうほんじどうしょりき

电子显微镜放射自显影　電顕オートラジオグラフィ　でんけんautoradiography

电子显微镜技术　電子顕微鏡技術　でんしけんびきょうぎじゅつ

电子显微镜检查　電子顕微鏡検査〔法〕　でんしけんびきょうけんさ〔ほう〕

电子显微镜乳胶　電子顕微鏡エマルジョン　でんしけんびきょうemulsion

电子显微镜照片　電子顕微鏡写真　でんしけんびきょうしゃしん

电子显微镜自动放射照相术　電子顕微鏡オートラジオグラフィ　でんしけんびきょうautoradiography

电子显象管　キネスコープ,受像管　kinescope,じゅぞうかん

电子线路　電子回路　でんしかいろ

电子像　電子像　でんしぞう

电子效应　電子効果　でんしこうか

电子心脏起博器　電気心臓ペースメーカ　でんきしんぞうpacemaker

电子旋转　電子回転　でんしかいてん

电子学　電子学,エレクトロニクス　でんしがく,electronics

电子〔学〕说　電子説　でんしせつ

电子血压(压力)计 电子血压(力)計,電子マノメータ でんしけつあつけい,でんしmanometer

电子血压计换能器 電子マノメータ トランスデューサー でんしmanometer transducer

电子衍射 電子回折 でんしかいせつ

电子衍射图 電子回折図 でんしかいせつず

电子眼压计 電子眼圧計 でんしがんあつけい

电子(移动)效应 エレクトロメリー効果 electromeryこうか

电子〔移动〕异构〔现象〕 電子異性,エレクトロメリー でんしいせい,electromery

电子异构变化 エレクトロメリー変化 electromeryへんか

电子异构迁移 エレクトロメリー移動 electromeryいどう

电子异构体 電子異性体 でんしいせいたい

电子跃迁 電子遷移 でんしせんい

电子云 電子雲 でんしうん

电子云重叠 電子雲重畳 でんしうんじゅうじょう

电子云膨胀效应 電子雲膨脹効果 でんしうんぼうちょうこうか

电子运动状态 電子運動状態 でんしうんどうじょうたい

电子杂化〔作用〕 電子交雑 でんしこうざつ

电子载体系统 電子キャリア系,電子担体系 でんしcarrierけい,でんしたんたいけい

电子诊断仪器 電子診断装置 でんししんだんそうち

电子致密溃变 電子緻密変性 でんしちみつへんせい

电子置换 電子置換 でんしちかん

电子自动控制通用测试机 電子自動制御万能試験機 でんしじどうせいぎょのうしけんき

电子自动血细胞计数器 電子自動血球計数器 でんしじどうけっきゅうけいすうき

电子自旋(转) 電子スピン でんしspin

电子自旋共振 電子スピン共鳴 でんしspinきょうめい

电子综合温度计 電子万能温度計 でんしばんのうおんどけい

电阻 電気抵抗 でんきていこう

电阻计 電気抵抗ゲージ でんきていこうgauge

电阻检测法血细胞计数器 電気抵抗検出方法血球計数器 でんきていこうけんしゅつほうほうけっきゅうけいすうき

电阻抗图 電気抵抗グラフ でんきていこうgraph

电阻率 電気抵抗率 でんきていこうりつ

电阻器 電気抵抗器 でんきていこうき

电阻式流量计 電気抵抗流量計 でんきていこうりゅうりょうけい

电阻式温度检测器 電気抵抗測温器 でんきていこうそくおんき

电阻系数 電気抵抗係数 でんきていこうけいすう

电阻弦 電気抵抗弦 でんきていこうげん

电阻线圈 電気抵抗コイル でんきていこうcoil

电阻箱 電気抵抗箱 でんきていこうばこ

电钻 電気ドリル でんきdrill

垫 パッド pad

垫底术 改床法,床板交換法 かいしょうほう,しょうばんこうかんほう

淀粉 殿粉 でんぷん

淀粉绷带 殿粉包帯 でんぷんほうたい

淀粉不溶素 不溶性アミジン ふようせいamidin

淀粉-碘化钾试法 殿粉-ヨードカリ試験 でんぷん-KIしけん

淀粉-碘化物 殿粉-ヨウ化物 でんぷん-ヨウかぶつ

淀粉-碘化物法 殿粉-ヨウ化物方法 でんぷん-ヨウかぶつほうほう

淀粉-碘化物反应 殿粉-ヨウ化物反応 でんぷん-ヨウかぶつはんのう

淀粉-碘化物试验 殿粉-ヨウ化物試験 でんぷん-ヨウかぶつしけん

淀粉-碘化物试纸 殿粉-ヨウ化物試験紙 でんぷん-ヨウかぶつしけんし

淀粉-碘吸附复合体 殿粉-ヨウ素吸着複合体 でんぷん-ヨウそきゅうちゃくふくごうたい

淀粉发酵〔法〕 殿粉発酵法,アミロ法 でんぷんはっこうほう,amyloほう

淀粉分解 殿粉分解 でんぷんぶんかい

淀粉分解酶 殿粉分解酵素 でんぷんぶんかいこうそ

淀粉杆菌 殿粉菌 でんぷんきん

淀粉海绵 殿粉海綿 でんぷんかいめん

淀粉合成酶 殿粉合成酵素,アミロシンテターゼ でんぷんごうせいこうそ, amylosynthetase

淀粉核 殿粉核,ピレノイド でんぷんかく,pyrenoid

淀粉糊 殿粉糊 でんぷんのり

淀粉糊精 アミロデキストリン amylodextrin

淀粉-1,4-糊精酶 アミロ-1,4-デキストリナーゼ amylo-1,4-dextrinase

淀粉胶浆 殿粉ムチン質 でんぷんmucinしつ

淀粉〔颗〕粒 殿粉顆粒 でんぷんかりゅう

淀粉磷酸化酶 アミロホスホリラーゼ Amylophosphorylase

淀粉磷酸〔酯〕酶 アミロフォスファターゼ Amylophosphatase

淀粉麦芽糖酶 アミロマルターゼ Amylomaltase

淀粉酶 アミラーゼ,ジアスターゼ,殿粉酵素 Amylase,diastase,でんぷんこうそう

α-淀粉酶 α-アミラーゼ α-Amylase

淀粉酶测定法 殿粉酵素測定法,アミラーゼ測定法 でんぷんこうそそくていほう, Amylaseそくていほう

淀粉酶测定装置 アミラーゼ測定装置 Amylaseそくていそうち

淀粉酶活力 アミラーゼ活性 Amylaseかっせい

淀粉酶肌酸酐廓清率 アミラーゼ クレアチニンクリアランス Amylase creatinine clearance

淀粉酶解〔作用〕 殿粉破壊 でんぷんはかい

淀粉酶尿 殿粉酵素尿〔症〕,アミラーゼ尿〔症〕 でんぷんこうそにょう〔しょう〕,Amylaseにょう〔しょう〕

淀粉酶试验 アミラーゼ試験,ジアスターゼ試験 Amylaseしけん,diastaseしけん

淀粉酶胃蛋白酶胰酶片 ジアスターゼ・ペプシン・パンクレアチン錠 Diastase pepsin pancreatinじょう

淀粉酶制剂 ジアスターゼ製剤 Diastaseせいざい

淀粉耐量试验 殿粉耐性試験 でんぷんたいせいしけん

淀粉尿 アミロース尿〔症〕,殿粉尿〔症〕 Amyloseにょう〔しょう〕,でんぷんにょう〔しょう〕

淀粉凝固酶 殿粉凝固酵素 でんぷんぎょうここうそ

淀粉凝胶电泳 殿粉ゲル電気泳動 でんぷんgelでんきえいどう

淀粉培养基 殿粉培地 でんぷんばいち

淀粉琼脂 殿粉アガール でんぷんagar

淀粉琼脂平板培养基 殿粉アガール平板培地 でんぷんagarへいばんばいち

淀粉溶素　アミジン　amidin
淀粉溶质　アミロゲン　amylogen
淀粉试纸　殿粉試験紙　でんぷんしけんし
淀粉水解　殿粉加水分解　でんぷんかすいぶんかい
淀粉糖　殿粉糖　でんぷんとう
淀粉糖化活性　殿粉糖化活性　でんぷんとうかかっせい
淀粉纤维素　殿粉セルロース　でんぷんcellulose
淀粉消化不良　殿粉消化不良〔症〕　でんぷんしょうかふりょう〔しょう〕
淀粉血〔症〕　殿粉血症　でんぷんけっしょう
淀粉样变〔性〕　アミロイド変性,殿粉様変性　amyloidへんせい,でんぷんようへんせい
淀粉样病　アミロイド症　amyloidしょう
淀粉样蛋白　アミロイド　amyloid
淀粉样蛋白血〔症〕　アミロイド血〔症〕　amyloidけつ〔しょう〕
淀粉样肝　アミロイド肝　amyloidかん
淀粉样结膜变性　アミロイド結膜変性　amyloidけつまくへんせい
淀粉样浸润　アミロイド浸潤　amyloidしんじゅん
淀粉样瘤　アミロイド腫瘍　amyloidしゅよう
淀粉样脾　アミロイド脾　amyloidひ
淀粉样肾〔变病〕　アミロイド腎症(腎障害)　amyloidじんしょう(じんしょうがい)
淀粉样体　アミロイド小体　amyloidしょうたい
淀粉样物质沉着　アミロイド沈着　amyloidちんちゃく
淀粉样性多神经炎　アミロイド多発性神経炎　amyloidたはつせいしんけいえん
淀粉蔗糖酶　アミロスクラーゼ　amylosucrase
淀粉〔质〕体　アミロプラスト,殿粉〔形成〕体　amyloplast,でんぷん〔けいせい〕たい
淀积电位　沈着電位〔差〕　ちんちゃくでんい〔さ〕
淀积〔作用〕　沈着,沈殿　ちんちゃく,ちんでん
淀帚　ポリスマン　policeman
靛白　インジゴ　ホワイト　indigo white
靛酚　インドフェノール　indophenol
靛酚反应　インドフェノール反応　indophenolはんのう
靛〔酚〕蓝　インドフェノールブルー　indophenol blue
靛酚试验　インドフェノール試験　indophenolしけん
靛酚氧化酶　インドフェノール酸化酵素　indophenolさんかこうそ
靛红　イサチン,インジルビン　isatin,indirubin
靛红尿　インジルビン尿〔症〕　indirubinにょう〔しょう〕
靛红-β-缩氨基硫脲　イサチン-β-チオセミカルバゾン　isatin-β-thiosemicarbazone
靛磺酸〔盐〕培养基　インジゴスルホン酸塩培地　indigosulfonさんえんばいち
靛基质　インドール　indole
靛卡红　インジゴカルミン　indigocarmine
靛卡红试验　インジゴカルミン試験　indigocarmineしけん
靛蓝二磺酸盐　インジゴジスルホン酸塩　indigodisulfonさんえん
靛蓝磺酸　インジゴスルホン酸　indigosulfonさん
靛蓝磺酸盐　インジゴスルホン酸塩　indigosulfonさんえん
靛蓝尿　インジゴ尿　indigoにょう
靛〔蓝〕胭脂〔红〕　インジゴカルミン　indigocarmine
靛青绿滞留试验　インドシアニン グリーン停留試験　indocyanine greenていりゅうしけん
靛胭脂试验　インジゴカルミン試験　indigocarmineしけん
靛玉红　インジルビン　indirubin
靛紫红　インジゴプルプリン　indigopurpurine

DIAO　雕吊调

diāo　雕
雕纹　雕刻模様　ちょうこくもよう
diào　吊调
吊床形　ハンモック形　hammockがた
吊带　サスペンダー　suspender
吊死　縊死　いし
吊桶　バケツ,釣瓶　bucket,つるべ
吊腕带　てくび三角布　てくびさんかくふ
吊椅　キャコレット　cacolet
调查　調査　ちょうさ
调查表　調査表　ちょうさひょう
调查者　調査者　ちょうさしゃ

DIE　跌叠碟蝶

diē　跌
跌倒　転倒,顚倒　てんとう
dié　叠碟蝶
叠层片　層板構造　そうばんこうぞう
叠氮化钡　アジ化バリウム,バリウムアジド　aziかbarium,barium azide
叠氮化合物　トリアゾ化合物　triazoかごうぶつ
叠氮化钾　アシ化カリウム,カリウムアジド　aziかkalium,kalium azide
叠氮化钠　アジ化ナトリウム,ナトリウムアジド　aziかnatrium,natrium azide
叠氮化钠试验　アジ化ナトリウム試験　aziかnatriumしけん
叠氮化氢　アジ化水素　aziかすいそ
叠氮化银　アジ化銀,銀アジド　aziかぎん,ぎんazide
叠氮磺胺　スルファジド,スルファニリルアジド　sulfazide,sulfanilylazide
叠氮青霉素　アジドシリン,アジドベンジルペニシリン　azidocillin,azidobenzylpenicillin
叠氮酸　アジ化水素酸　aziかすいそさん
叠宫〔绦虫〕属　スピロメトラ属　Spirometraぞく
叠加　重層,重畳　じゅうそう,じゅうじょう
叠加仪　重層器具　じゅうそうきぐ
叠加原理　重置の原理　じゅうちのげんり
叠瓦癣　渦状癬　かじょうせん
叠瓦状细胞　かわら状細胞　かわらじょうさいぼう
碟形凹陷　杯様陷凹　はいようかんおう
碟形奈瑟氏菌　ナイセリア ジスコイデス　Neissera discoides
碟形手术　杯形成手術　はいけいせいしゅじゅつ
蝶鞍　トルコ鞍　turkあん
蝶鞍扩大　トルコ鞍拡大　turkあんかくだい
蝶鞍膜　トルコ鞍膜　turkあんまく
蝶鞍区　トルコ鞍部　turkあんぶ
蝶鞍区肿瘤　トルコ鞍部腫瘍　turkあんぶしゅよう
蝶鞍容积测量　トルコ鞍容積計量　turkあんようせきけいりょう
蝶鞍上囊肿　トルコ鞍上嚢胞　turkあんじょうのうほう

蝶鞍上脑膜瘤　トルコ鞍上髄膜腫　turkあんじょうずいまくしゅ

蝶顶窦　蝶形〔骨〕頭頂静脈洞　ちょうけい〔こつ〕とうちょうじょうみゃくどう

蝶顶缝　蝶頭頂縫合　ちょうとうちょうほうごう

蝶啶　プテリジン　pteridine

蝶窦　蝶形骨洞　ちょうけいこつどう

蝶窦冲洗术　蝶形骨洞洗浄法　ちょうけいこつどうせんじょうほう

蝶窦骨折　蝶形骨洞骨折　ちょうけいこつどうこっせつ

蝶窦灌洗管　蝶形骨洞洗浄カニューレ　ちょうけいこつどうせんじょうKannule

蝶窦开放（切开）术　蝶形骨洞開口（切開）術　ちょうけいこつどうかいこう（せっかい）じゅつ

蝶窦口　蝶形骨洞口　ちょうけいこつどうこう

蝶窦手术　蝶形骨洞手術　ちょうけいこつどうしゅじゅつ

蝶窦手术刀包　蝶形骨洞手術器械セット　ちょうけいこつどうしゅじゅつつきかいset

蝶窦探针　蝶形骨洞ゾンデ　ちょうけいこつどうSonde

蝶窦挖匙　蝶形骨洞キューレット　ちょうけいこつどうcuret

蝶窦炎　蝶形骨洞炎　ちょうけいこつどうえん

蝶窦咬骨钳　蝶形骨洞骨鉗子　ちょうけいこつどうこつかんし

蝶窦中隔　蝶形骨洞中隔　ちょうけいこつどうちゅうかく

蝶轭　蝶形骨隆起　ちょうけいこつりゅうき

蝶腭动脉　蝶口蓋動脈　ちょうこうがいどうみゃく

蝶腭孔　蝶口蓋孔　ちょうこうがいこう

蝶腭切迹　蝶口蓋切痕　ちょうこうがいせっこん

蝶腭神经　蝶口蓋神経　ちょうこうがいしんけい

蝶腭〔神经〕节神经痛　蝶口蓋神経節神経痛　ちょうこうがいしんけいせつしんけいつう

蝶腭神经节试验　蝶口蓋神経節試験　ちょうこうがいしんけいせつしけん

蝶腭窝　蝶口蓋窩　ちょうこうがいか

蝶腭窝综合征　蝶口蓋窩症候群　ちょうこうがいかしょうこうぐん

蝶骨　蝶形骨　ちょうけいこつ

蝶骨鞍结节　蝶形骨鞍結節　ちょうけいこつあんけっせつ

蝶骨部　蝶形骨部　ちょうけいこつぶ

蝶骨大翼　蝶形骨大翼　ちょうけいこつだいよく

蝶骨骨髓炎　蝶形骨髄炎　ちょうけいこつずいえん

蝶骨棘　蝶形骨棘　ちょうけいこつきょく

蝶骨嵴　蝶形骨稜　ちょうけいこつりょう

蝶骨甲　蝶形骨甲介　ちょうけいこつこうかい

蝶骨裂感觉运动性眼球麻痹症　上眼窩裂感覚運動〔性〕眼球麻痺症　じょうがんかれつかんかくうんどう〔せい〕がんきゅうまひしょう

蝶骨裂视神经管综合征　上眼窩裂視神経管症候群　じょうがんかれつししんけいかんしょうこうぐん

蝶骨鞘突　蝶形骨鞘状突起　ちょうけいこつしょうじょうとっき

蝶骨体　蝶形骨体　ちょうけいこつたい

蝶骨小翼　蝶形骨小翼　ちょうけいこつしょうよく

蝶骨翼突　蝶形骨翼状突起　ちょうけいこつよくじょうとっき

蝶骨翼突窝　蝶形骨翼突窩　ちょうけいこつよくとっか

蝶颌缝　蝶上顎縫合　ちょうじょうがくほうごう

蝶角　蝶形骨角　ちょうけいこつかく

蝶蓝素　プテロビリン　pterobilin

蝶犁缝　蝶形骨鋤骨縫合　ちょうけいこつじょこつほうごう

蝶鳞缝　蝶鱗縫合　ちょうりんほうごう

蝶呤　プテリン　pterin

蝶颧缝　蝶頬骨縫合　ちょうきょうこつほうごう

蝶筛缝　蝶篩骨縫合　ちょうしこつほうごう

蝶筛结合　蝶篩結合　ちょうしけつごう

蝶筛隐窝　蝶篩陥凹　ちょうしかんおう

蝶酸　プテロイク酸　pteroicさん

蝶突　蝶形骨突起　ちょうけいこつとっき

蝶下颌韧带　蝶下顎靭帯　ちょうかがくじんたい

蝶酰二谷氨酸　プテロイルジグルタミン酸，ジオプテリン　pteroyldiglutamineさん，diopterin

蝶酰基　プテロイル基　pteroylき

蝶小舌　蝶形骨小舌　ちょうけいこつしょうぜつ

蝶囟　前側頭泉門　ぜんそくとうせんもん

蝶形阀　バタフライ　バルブ　butterfly valve

蝶形骨折　蝶形骨折　ちょうけいこっせつ

蝶形红斑　蝶形紅斑　ちょうけいこうはん

蝶形花　蝶形花　ちょうけいか

蝶形肾上腺　蝶形副腎　ちょうけいふくじん

蝶形疹　蝶形疹　ちょうけいしん

蝶岩裂　蝶錐体裂　ちょうすいたいれつ

蝶岩软骨结合　蝶錐体軟骨結合　ちょうすいたいなんこつけつごう

蝶枕缝　蝶後頭縫合　ちょうこうとうほうごう

蝶枕〔软骨〕结合　蝶後頭軟骨結合　ちょうこうとうなんこつけつごう

蝶状狼疮　蝶形狼瘡　ちょうけいろうそう

蝶嘴　蝶形骨吻　ちょうけいこつふん

DING 丁钉疔盯酊顶定锭

dīng 丁钉疔盯酊

丁氨苯硫脲　チアムブトシン　thiambutosine

丁氨二酸　アスパラギン酸　asparagineさん

丁胺　ブチルアミン　butylamine

丁胺卡那霉素　アミカシン　amikacine

丁苯橡胶　スチレンブタジエン　ラバー　styrenbutadione rubber

丁苯氧酸　ブメタニド　bumetanide

丁醇　ブタノール，ブチルアルコール　butanol,butylalcohol

丁醇铝　アルミニウムブトキシド　aluminium butoxide

丁醇提取碘　ブタノールによるヨウ素の抽出　butanolによるヨウ素そのちゅうしゅつ

丁蝶翼素　テロプテリン　teropterin

丁胺　ブタンジアミン　butanediamine

丁二腈　スクシノニトリル，サクシノニトリル，琥珀酸ニトリル　succinonitrile，コハクさんnitrile

丁二醛　スクシンジアルデヒド，琥珀酸ジアルデヒド　succindialdehyde，コハクさんdialdehyde

丁二酸　琥珀酸　コハクさん

丁二酸铵　琥珀酸アンモニウム　コハクさんammonium

丁二酸苄酯钠　琥珀酸モノベンジルナトリウム，モベネート　コハクさんmonobenzylnatrium,mobenate

丁二酸二辛酯磺酸钠　スルホ琥珀酸ジオクチルナトリウム　sulfoコハクさんdioctylnatrium

丁二酸酐　無水琥珀酸　むすいコハクさん
丁二酸钠　琥珀酸ナトリウム　コハクさんnatrium
丁二酸盐　琥珀酸塩　コハクさんえん
丁二酸乙酯　琥珀酸エチル　コハクさんethyl
丁二酮肟　ジメチルグリオキシム，ジアセチルジオキシム　dimethylglyoxime，diacetyldioxime
丁二酮肟络钴　ジメチルグリオキシマトコバルト　dimethylglyoximatocobalt
丁二肟镍　ジメチルグリオキシマトニッケル　dimethylglyoximatonickel
丁二烯　ブタジエン　butadiene
1,3-丁二烯　1,3-ブタジエン　1,3-butadiene
丁二烯橡胶　ブタジエンゴム　butadiene gum
丁二烯中毒　ブタジエン中毒　butadieneちゅうどく
丁二酰胺　琥珀酸アミド，サクシナマイド　コハクさんamide，succinamide
丁二酰胆碱　サクシニルコリン　succinylcholine
丁二酰磺胺噻唑　サクシニルスルファチアゾール，スルファスキシジン，SST　succinylsulfathiazole，sulfasuxidine
丁二酰亚胺　サクシンイミド　succinimide
丁二酰亚胺高汞　琥珀酸イミド水銀　コハクさんimideすいぎん
丁酚胺　バメサン，バメタン　bamethan
丁公藤　丁公藤　ていこうとう
丁硅烷　テトラシラン，シリコブタン　tetrasilane，silicobutane
丁基　ブチル基　butylき
丁基苯肼　ブチルフェニルヒドラジン　butylphenylhydrazine
丁基化羟基茴香醚　ブチル化ヒドロキシアニゾール　butylかhydroxyanisole
丁基溴东莨菪碱　臭化ブチルスコポラミン　しゅうかbutylscopolamine
丁卡因　テトラカイン，アメトカイン　tetracaine，amethocaine
丁硫醇　ブチルメルカプタン　butylmercaptan
丁硫甲青霉素　ペニシリンBT，ブチルメルカプトメチルペニシリン　penicillinBT，butylmercaptomethylpenicillin
丁萘酮心安　ブノロール　bunolol
丁萘酰胺　ブナフチン　bunaftine
丁内酰胺　ブチロラクタム　butyrolactam
丁内酯　ブチロラクトン　butyrolactone
丁哌卡因　ブピバカイン　bupivacaine
丁氢萘心啶　ブチドリン　butidrine
丁醛　ブチルアルデヒド，ブチラルデヒド　butylaldehyde
丁醛肟　ブチルアルテヒドオキシム　butylaldehydeoxime
丁炔二酸　アセチレンジカルボン酸　acetylenedicarbonさん
丁炔醛　テトロールアルデヒド　tetrolaldehyde
丁炔酸　テトロール酸　tetrolさん
1-丁炔-3-酮　1-ブチン-3-オン　1-butyn-3-one
丁四醇四硝酸酯　四硝酸エリトリチル　ししょうさんerythrityl
丁酸　酪酸，ブタン酸　らくさん，butaneさん
丁酸甘油酯　酪酸グリセリンエステル　らくさんglycerinester
丁酸酐　無水酪酸　むすいらくさん
丁酸盐　酪酸塩　らくさんえん

丁酸乙酯　酪酸エチル　らくさんethyl
丁酸乙酯试验　酪酸エチル試験　らくさんethylしけん
丁酸酯　酪酸エステル　らくさんester
丁糖　テトロース　tetrose
丁糖醇　テトリトール　tetritol
丁糖酮酸　テトロン酸　tetronさん
丁酮　ブタノン　butanone
丁酮酸　ブタノン酸　butanoneさん
丁烷　ブタン　butane
丁烯　ブチレン，ブテン　butylene，butene
丁烯醇　クロトニルアルコール，ブテノール　crotanylalcohol，butenol
丁烯胆碱酯酶　ブチルコリンエステラーゼ　butylcholinesterase
丁烯醛　クロトンアルデヒド　crotonaldehyde
丁烯酸　クロトン酸　crotonさん
丁烯酸酐　無水クロトン酸　むすいcrotonさん
丁烯酸内酯　クロトン酸ラクトン　crotonさんlactone
丁烯橡胶　ビビニルゴム　bivinyl gom
丁细胞　δ-細胞　δ-さいぼう
丁酰胺　ブチルアミド，酪酸アミド　butylamide，らくさんamide
丁酰苯　ブチリルベンゼン，ブチロフェノン　butyrylbenzene，butyrophenone
丁酰辅酶A　ブチリル補酵素A　butyrylほこうそA
丁酰辅酶A脱氢酶　ブチリル補酵素Aデヒドロゲナーゼ　butyrylほこうそA Dehydrogenase
丁酰苷菌素　ブチロジン　butirosin
丁酰拉嗪　ブダペラジン，ブチリルペラジン　butaperazine，butyrylperazine
丁酰氯　酪酸クロリド　らくさんchloride
丁香　丁香，丁子　チョウコウ，チョウジ
丁香醇　カリオフィレン アルコール　caryophyllene alcohol
丁香花属　ハシドイ属　ハシドイぞく
丁香素　カリオフィリン　caryophilline
丁香亭　シリンゲチン　syringetin
丁香烷　カリオフィラン　caryophyllane
丁香烯　カリオフィレン　caryophyllene
丁香油　丁香油，クローブ油　チョウコウゆ，cloveゆ
丁香〔油〕酚　オイゲノール　eugenol
丁香〔油〕酚氧化锌粘固粉　酸化亜鉛オィゲノールセメント　さんかあえんeugenol cement
丁心定　ブチドリン　butidrine
丁型血友病　血友病D　けつゆうびょうD
丁字尺　丁定規　ていじょうぎ
丁字带　T字〔形〕包帯　Tじ〔がた〕ほうたい
丁字毛　T状毛　Tじょうもう
丁字形　T形，丁字形　Tがた，ていじがた
丁种射线　δ線　δせん
钉　釘，ピン　くぎ，pin
钉螺属　片山貝属　カタヤマガイぞく
钉胼　魚の目，鶏眼　うおのめ，けいがん
钉头果苷　ゴムフォチン，ゴムホチン　gomphotin
钉状门齿　円錐切歯　えんすいせっし
钉状牙　円錐歯　えんすいし
疔〔疮〕　悪性フルンケル　あくせいfuruncle
耵聍　耳垢　みみあか，じこう
耵聍分泌过多　耳垢症　じこうしょう

耵聍钩 耳垢鉤 じこうこう
耵聍钳 耳垢鉗子 じこうかんし
耵聍嵌(栓)塞 耳垢塞栓 じこうそくせん
耵聍溶解 耳垢溶解 じこうようかい
耵聍腺 耳垢腺,耳道腺 じこうせん,じどうせん
耵聍腺瘤 耳垢腺腫瘍 じこうせんしゅよう
耵聍性聋 耳垢性難聴 じこうせいなんちょう
酊 チンキ tinctura
酊剂 チンキ剤 tincturaざい

dǐng 顶

顶板 背板,上衣板 はいばん,じょういばん
顶部 頭頂部 とうちょうぶ
顶部开颅术 頭頂開頭術 とうちょうかいとうじゅつ
顶导静脉 頭頂導出静脈 とうちょうどうしゅつじょうみゃく
顶点 頂点 ちょうてん
顶端细胞 先端細胞 せんたんさいぼう
顶端滋养细胞 切断神経末梢端栄養細胞 せつだんしんけいまっしょうたんえいようさいぼう
顶盖 蓋 がい,ふた
顶盖板 蓋板 がいばん
顶盖脊髓束 視蓋脊髄路 しがいせきずいろ
顶盖前核 視蓋前核 しがいぜんかく
顶盖前区 視蓋前野 しがいぜんや
顶盖延髓束 視蓋延髄路 しがいえんずいろ
顶骨 頭頂骨 とうちょうこつ
顶骨间径 大横径 だいおうけい
顶骨孔 頭頂孔 とうちょうこう
顶核 室頂核 しつちょうかく
顶后动脉 後頭頂動脈 こうとうちょうどうみゃく
顶间沟 頭頂間溝 とうちょうかんこう
顶浆分泌 アポクリン分泌 apocrineぶんぴつ
顶〔浆分〕泌细胞 アポクリン細胞 apocrineさいぼう
顶〔浆分〕泌腺 アポクリン腺 apocrineせん
顶角 頭頂角 とうちょうかく
顶结节 頭頂結節 とうちょうけっせつ
顶静脉 頭頂静脈 とうちょうじょうみゃく
顶裂 頭頂裂 とうちょうれつ
顶盲端 頂盲端 ちょうもうたん
顶泌汗腺 アポクリン汗腺 apocrineかんせん
顶面 頭蓋頭頂面 ずがいとうちょうめん
顶颞桥束 頭頂側頭橋路 とうちょうそくとうきょうろ
顶颞桥纤维 頭頂側頭橋線維 とうちょうそくとうきょうせんい
顶内沟 頭頂内溝 とうちょうないこう
顶前动脉 前頭頂動脈 ぜんとうちょうどうみゃく
顶切迹 頭頂切痕 とうちょうせっこん
顶区 頭頂部 とうちょうぶ
顶乳缝 頭頂乳突縫合 とうちょうにゅうとつほうごう
顶上小叶 上頭頂小葉 じょうとうちょうしょうよう
顶上叶 上頭頂葉 じょうとうちょうよう
顶生富贵草碱 テルミナリン terminaline
顶体 アクロソーム,先体 acrosome,せんたい
顶体后环 後先体環 こうせんたいかん
顶体颗粒 先体顆粒 せんたいかりゅう
顶体帽 先体帽 せんたいぼう
顶体囊(小)泡 先体小胞 せんたいしょうほう
顶体内膜 内先体膜 ないせんたいまく

顶体外膜 外先体膜 がいせんたいまく
顶替法 置換法 ちかんほう
顶替色谱法 置換クロマトグラフィー ちかんchromatography
顶突 嘴(吻)状突起,額嘴 し(ふん)じょうとっき,がくし
顶突腺 嘴(吻)状突起腺 し(ふん)じょうとっきせん
顶臀长度 頂尾長 ちょうびちょう
顶下沟 頭頂下溝 とうちょうかこう
顶下小叶 下頭頂小葉 かとうちょうしょうよう
顶下叶 下頭頂葉 かとうちょうよう
顶先露 頭蓋位,頭頂骨定位 ずがいい,とうちょうこつていい
顶叶 頭頂葉 とうちょうよう
顶叶〔病变〕综合征 頭頂葉〔病変〕症候群 とうちょうよう〔びょうへん〕しょうこうぐん
顶缘 頭頂縁 とうちょうえん
顶枕动脉 頭頂後頭動脈 とうちょうこうとうどうみゃく
顶枕沟 頭頂後頭溝 とうちょうこうとうこう
顶枕裂 頭頂後頭裂 とうちょうこうとうれつ
顶枕桥束 頭頂後頭橋路 とうちょうこうとうきょうろ
顶枕桥纤维 頭頂後頭橋線維 とうちょうこうとうきょうせんい
顶枕支 頭頂後頭枝 とうちょうこうとうし
顶支 頭頂枝 とうちょうし
顶踱长度 頂踱長 ちょうしょうちょう
顶坐高 頭頂坐高 とうちょうざこう

dìng 定锭

定比 定比例 ていひれい
定比定律 定比例法則 ていひれいほうそく
定标 目盛り定め めもりさだめ
定标电路 計数回路 けいすうかいろ
定标器 スケーラー,計数装置 scaler,けいすうそうち
定氮法 アゾトメトリー azotometry
定氮计 窒素計 ちっそけい
定氮球管 窒素定量球管 ちっそていりょうきゅうかん
定氮〔作用〕 窒素固定〔作用〕 ちっそこてい〔さよう〕
定点表示法 定点表示法 ていてんひょうじほう
定点计算机 定点計算機,定点コンピューター ていてんけいさんき,ていてんcomputer
定碘量分析 ヨードメトリー分析 iodometryぶんせき
定积分 定積分 ていせきぶん
定界叩诊 境界打診〔法〕 きょうかいだしん〔ほう〕
定居寄生物 エコサイト ecosite
定菌动物〔培养〕学 ノトバイオロジー gnotobiology
定菌〔作用〕 細菌固定〔作用〕 さいきんこてい〔さよう〕
定理 定理 ていり
定量测定 定量測定 ていりょうそくてい
〔定〕量阀 定量弁 ていりょうべん
定量法 定量法 ていりょうほう
定量反应 定量反応 ていりょうはんのう
定量放射自显影(照相术) 定量ラジオオートグラフィー ていりょうradioautography
定量分析 定量分析 ていりょうぶんせき
定量关系 定量関係 ていりょうかんけい
定量化学分析 定量化学分析 ていりょうかがくぶんせき
定量抗体测定 定量抗体測定 ていりょうこうたいそくてい
定量滤纸 定量用濾紙 ていりょうようろし

定量凝胶扩散试验　定量ゲル拡散〔性〕試験　ていりょうgelかくさん〔せい〕しけん

定量披尔奎氏反应　定量ピルケー反応　ていりょうPirquetはんのう

定量取样器　定量サンプリング装置　ていりょうsamplingそうち

定量溶液　容量液　ようりょうえき

定量烧瓶　定量フラスコ　ていりょうflask

定量试验　定量試験　ていりょうしけん

定量视觉　量的視覚　りょうてきしかく

定量吸管　オストワルド ピペット　ostwald pipet〔te〕

定量细胞光度测定法　定量細胞光度測定法　ていりょうさいぼうこうどそくていほう

定量显微镜　定量顕微鏡　ていりょうけんびきょう

定量显微镜检查　定量顕微鏡検査　ていりょうけんびきょうけんさ

定量药理学　定量薬理学　ていりょうやくりがく

定量药物设计　定量薬品デザイン　ていりょうやくひんdesign

定律　法則　ほうそく

　阿伏加德罗定律　アボガドロ法則　Avogadroほうそく

　贝尔定律　ベール法則　Beerほうそく

　贝林格定律　ベーリング法則　Behringほうそく

　贝-马二氏定律　ベル・マジェンジー法則　Bell-Magendieほうそく

　贝-特二氏定律　ベルゴニエ・トリボンドー法則　Bergonie－Tribondeauほうそく

　波义尔定律　ボイル法則　Boyleほうそく

　博代定律　ボルデー法則　Rordetほうそく

　布丹定律　ブーダン法則　Bowdinほうそく

　布雷格定律　ブラッグ法則　Braggほうそく

　布鲁斯特定律　ブルースター法則　Brewsterほうそく

　查理定律　シャルル法則　Charlesほうそく

　达-莫二氏定律　ダストル・モラー法則　Dastre-Moratほうそく

　道尔顿定律　ダルトン法則　Doltonほうそく

　道-亨二氏定律　ダルドン・ヘンリー法則　Dolton-Henryほうそく

　东德定律　ドンデルス法則　Dondersほうそく

　杜-波二氏定律　デュロング・プティ(チ)法則　Dulong-Petitほうそく

　法拉第定律　ファラデー法則　Faradayほうそく

　范特霍夫定律　ファント ホフ法則　Van′t Hoffほうそく

　菲克扩散定律　フィック拡散法則　Fickかくさんほうそく

　菲兹定律　フィッツ法則　Fitzほうそく

　费-波二氏定律　フェリー・ポーター法則　Ferry-Porterほうそく

　费希内定律　フェヒナー法則　Fechnerほうそく

　弗罗里普定律　フロリープ法則　Froriepほうそく

　弗洛朗定律　フルーラン法則　Flourenほうそく

　格-瓦二氏定律　グルドベルグ・ウァーゲ法則　Guldberg-Waageほうそく

　亨利定律　ヘンリー法則　Henryほうそく

　华勒定律　ウォラー法則　Wallerほうそく

　凯麦勒定律　カメレル法則　Camererほうそく

　门捷列夫定律　メンデレーエフ法則　Mendeléeffほうそく

　孟德尔定律　メンデル法則　Mendelほうそく

　牛顿定律　ニュートン法則　Newtonほうそく

　欧姆定律　オーム法則　Ohmほうそく

　普劳斯特定律　プルス法則　Proustほうそく

　斯塔林定律　スターリング法則　Starlingほうそく

　斯托克斯定律　ストークス法則　Stokesほうそく

　魏尔啸定律　フィルヒョー法則　Virchowほうそく

定频(脉)率起搏器　固定頻度ペースメーカ　こていひんどpacemaker

定期健康检查　定期健康検査　ていきけんこうけんさ

定期体检　定期身体検査,定期検診　ていきしんたいけんさ,ていきけんしん

定时崩解　定時崩解　ていじほうかい

定时电路　定時回路　ていじかいろ

定时继电器　定時継電器,定時リレー　ていじけいでんき,ていじrelay

定时器　定時器,タイマー　ていじき,timer

定时取集的样品　ショベル試料　shovelしりょう

定时信号发生器　タイミング ジェネレータ　timing generator

定时性蛋白尿　周期性蛋白尿　しゅうきせいたんぱくにょう

定时装置　タイマー,計時機構　timer,けいじきこう

定态　定常状態　ていじょうじょうたい

定体积比热　定体積比熱　ていたいせきひねつ

定位规律　配向規律　はいこうきりつ

定位规则　配向規則　はいこうきそく

定位觉障碍　異局所感覚〔症〕,局所感障害　いきょくしょかんかく〔しょう〕,きょくしょかんしょうがい

定位平面　定位平面　ていいへいめん

定位器　定位器　ていいき

定位X线照射装置　局所X線装置　きょくしょXせんそうち

定位效应　配位効果　はいいこうか

定位仪　配位ファインダー　はいいfinder

定位因素　配位因子　はいいいんし

定位诊断　局所診断　きょくしょしんだん

定位症状　局所徴候　きょくしょちょうこう

定位作用　定位作用,配向作用　ていいさよう,はいこうさよう

定向　見当識,方向定位　けんとうしき,ほうこうていい

定向发射　指向射出　しこうしゃしゅつ

定向发育　定向育種　ていこういくしゅ

定向法则　定向法則　ていこうほうそく

定向合成　配向合成　はいこうごうせい

定向极化率　配向分極率　はいこうぶんきょくりつ

定向聚合　配向重合〔作用〕　はいこうしゅうごう〔さよう〕

定向力　①見当識能力,指南力　②配向力　①けんとうしきのうりょく,しなんりょく　②はいこうりょく

定向〔力〕测验　指南力試験　しなんりょくしけん

定向力消失　失見当識,失指南力　しつけんとうしき,しつしなんりょく

定向〔力〕障碍　見当識(指南力)障害　けんとうしき(しなんりょく)しょうがい

定向取代基　配向置換基　はいこうちかんき

定向特性　指向特性　しこうとくせい

定向听诊器　シンバロフォーン　symballophone

定向效应　配向効果　はいこうこうか

定向性　見当識,指南力　けんとうしき,しなんりょく

定向学说　指令説　しれいせつ

定向仪　方向測定機　ほうこうそくていき
定性測定　定性測定　ていせいそくてい
定性反应　定性反応　ていせいはんのう
定性分析　定性分析　ていせいぶんせき
定性分析滤纸　定性分析用濾紙　ていせいぶんせきようろし
定性化学分析　定性化学分析　ていせいかがくぶんせき
定性检验　定性試験　ていせいしけん
定性叩诊　質的打診法　しつてきだしんほう
定性滤纸　定性用濾紙　ていせいようろし
定性试验　定性試験,定性テスト　ていせいしけん,ていせいtest
定性药理学　定性薬理学　ていせいやくりがく
定压比热　定圧比熱　ていあつひねつ
定义　定義　ていぎ
定影　定着　ていちゃく
定影剂　固定剤　こていざい
定影液　固定溶液　こていようえき
定域分子轨道　局在分子軌道　きょくざいぶんしきどう
定域轨道　固定軌道　こていきどう
定域化　局在定位　きょくざいていい
定质视觉　質的視覚　しつてきしかく
定子　決定子,デテルミナント　けっていし,determinant
锭剂　錠剤　じょうざい

DIU　铥

diū　铥
铥　ツリウム,Tu　thulium

DONG　东冬氡动冻洞恫胨

dōng　东冬氡
东北贯众素　ドリオクラッシン　dryocrassin
东北蝲蛄　マンシュウザリガニ
东喘宁　スコパロン,ジメトキシクマリン　scoparon,dimethoxycoumarin
东喘平　タロキシミン　taloximine
东德定律　ドンデルス法則　Dondersほうそく
东德氏环　ドンデルス輪　Dondersりん
东德氏青光眼　ドンデルス緑内障　Dondersりょくないしょう
东德氏试验　ドンデルス試験　Dondersしけん
东德氏压力　ドンデルス圧　Dondersあつ
东方次睾吸虫　東方メトルヒス　とうほうMetorchis
东方霍乱　東方コレラ　とうほうcholera
东方疖　東洋腫　とうようしゅ
东方口疮　東方アフタ　とうほうaphtha
东方库蚊　東方イエカ属　とうほうイエカぞく
东方立克次氏体　ツツガムシリケッチア　ツツガムシRickettsia
东方蠊　トウヨウゴキブリ,蟑螂　ショウロウ
东方马脑炎　東部ウマ脳炎　とうぶウマのうえん
东方马脑(脊髓)炎病毒　東部ウマ脳炎ウイルス　とうぶウマのうえんvirus
东方毛圆线虫　東方毛様線虫　とうほうもうようせんちゅう
东非睡眠病　東アフリカ睡眠病　ひがしAfricaすいみんびょう

东格恩氏试验　ツンゲルン試験　Dungernしけん
东莨菪　スコポラ　scopola
东莨菪苷　スコポリン　scopolin
东莨菪碱　スコポラミン,ヒヨスチン　scopolamine,hyoscin
东莨菪碱滴眼剂　スコポラミン点眼液　scopolamineてんがんえき
东莨菪碱氢溴酸盐　臭化水素酸スコポラミン　しゅうかすいそさんscopolamine
东莨菪碱眼膏　ヒヨスチン眼軟膏　hyoscinがんなんこう
东莨菪碱中毒　スコポラミン中毒　scopolamineちゅうどく
东莨菪浸膏　ロートエキス　ロートextract
东莨菪内酯　スコポレチン　scopoletin
东莨菪素　スコポレチン　scopoletin
东乡氏伊蚊　東郷ヤブカ　とうごうヤブカ
冬虫夏草　冬虫夏草　トウチュウカソウ
冬虫夏草素　コルジセピン　cordycepin
冬瓜　冬瓜　トウカ
冬瓜子　冬瓜子　トウカシ
冬季性关节炎　冬季関節炎　とうきかんせつえん
冬季运动　冬季運動　とうきうんどう
冬令皮炎　冬季皮膚炎　とうきひふえん
冬令瘙痒　冬季瘙痒症　とうきそうようしょう
冬令痒疹　冬季痒疹　とうきようしん
冬令肢皮炎　冬季先端(肢端)皮膚炎　とうきせんたん(したん)ひふえん
冬绿苷(甙)　ガウルテリン　gaultherin
冬绿油　冬緑油　とうりょくゆ
冬眠　冬眠　とうみん
冬眠合剂　冬眠合剤　とうみんごうざい
冬眠疗法　冬眠療法　とうみんりょうほう
冬眠灵　ウィンタミン,塩酸クロルプロマジン　wintermin,えんさんchlorpromazine
冬眠瘤　冬眠腺腫,ヒベルノーマ　とうみんせんしゅ,hibernoma
冬青　モチノキ,冬青　トウセイ
冬青虫　ケルメス　kermes
冬青黄嘌呤　イレキサンチン　ilexanthine
冬青科　モチノキ(冬青)科　モチノキ(トウセイ)か
冬青素　イリシン　ilicin
氡　ラドン,Rn　radon
氡含量　ラドン含量　radonがんりょう
氡容器　ラドン容器　radonようき
氡射气　ラドンエマナチオン　radon emanation
氡[射]线照片　ラドン放射線写真　radonほうしゃせんしゃしん

dòng　动冻洞恫胨
动电位　電気運動電位[差]　でんきうんどうでんい[さ]
动电现象　電気運動現象　でんきうんどうげんしょう
动关节　可動関節　かどうかんせつ
动合子　単相接合子,オーキネット　たんそうせつごうし,ookinete
动核　動原核　どうげんかく
动机　動機　どうき
动基体　運動核質　うんどうかくしつ
动浆(质)　基底系,エルガストプラスム　きていし,ergastoplasma
动静脉短路(分流)　動静脈シャント　どうじょうみゃくshunt

动静脉畸形　動静脈奇形　どうじょうみゃくきけい

动静脉交叉　動静脈交差　どうじょうみゃくこうさ

动静脉局部缩窄　動静脈局所狭窄　どうじょうみゃくきょくしょきょうさく

动静脉扩张　動静脈拡張〔症〕　どうじょうみゃくかくちょう〔しょう〕

动静脉瘤　動静脈瘤　どうじょうみゃくりゅう

动静脉瘘　動静脈フィステル　どうじょうみゃくFistel

动静脉瘘管性肾炎　動静脈瘻性腎炎　どうじょうみゃくろうせいじんえん

动静脉瘘修补术　動静脈瘻修復術　どうじょうみゃくろうしゅうふくじゅつ

动静脉切开术　動静脈切開術　どうじょうみゃくせっかいじゅつ

动静脉吻合术　動静脈吻合術　どうじょうみゃくふんごうじゅつ

动静脉吻合枝　動静脈吻合枝　どうじょうみゃくふんごうし

动静脉血管瘤　動静脈血管腫　どうじょうみゃくけっかんしゅ

动静脉氧差　動静脈血酸素較差　どうじょうみゃくけつきんそかくさ

动静脉综合征　動静脈症候群　どうじょうみゃくしょうこうぐん

动力　動力　どうりょく

动力测验〔法〕　ダイナモスコーピ　dynamoscopy

动力测验器　ダイナモスコープ　dynamoscope

动力结构复〔合〕体　動的構造複合体　どうてきこうぞうふくごうたい

动力喷雾器　パワー スプレーヤー　power sprayer

动力平衡　動的平衡　どうてきへいこう

动力缺失　無動力〔症〕　むどうりょく〔しょう〕

动力试验培养基　能動試験培地　のうどうしけんばいち

动力稳定性　動態安定性　どうたいあんていせい

动力性肠梗阻　力学的イレウス　りきがくてきileus

动力性疲劳　動的疲れ　どうてきつかれ

动力性斜视　動的斜視　どうてきしゃし

动力性训练　動的トレーニング　どうてきtraining

动力性杂音　力学的雑音　りきがくてきざつおん

动力学　動力学　どうりきがく

动力〔学〕试验　動的試験　どうてきしけん

动力学氧化试验　動的酸化試験　どうてきさんかしけん

动量　運動量　うんどうりょう

动量矩　運動量モーメント　うんどうりょうmoment

动量守恒定律　運動量保存法則　うんどうりょうほぞんほうそく

动脉　動脈　どうみゃく

动脉闭塞性坏疽　動脈閉塞〔性〕壊疽　どうみゃくへいそく〔せい〕えそ

动脉〔壁〕变性　動脈変性　どうみゃくへんせい

动脉〔壁〕周丛　動脈周囲叢　どうみゃくしゅういそう

动脉病　動脈症　どうみゃくしょう

动脉波　動脈波　どうみゃくは

动脉搏动　動脈拍動　どうみゃくはくどう

动脉搏动过度　動脈拍動過度　どうみゃくはくどうかど

动脉搏〔动〕描记术（法）　動脈脈波記録法　どうみゃくみゃくはきろくほう

动脉搏动声　動脈拍動音　どうみゃくはくどうおん

动脉搏描记器　動脈脈波計　どうみゃくみゃくはけい

动脉搏描记图　動脈脈波描写図　どうみゃくみゃくはびょうしゃず

动脉插管　動脈カテーテル　どうみゃくcatheter

动脉插管术　動脈カテーテル法　どうみゃくcatheterほう

动脉成形术　動脈形成術　どうみゃくけいせいじゅつ

动脉弛缓　動脈弛緩〔症〕　どうみゃくしかん〔しょう〕

动脉重建性手术　動脈再形成手術　どうみゃくさいけいせいしゅじゅつ

动脉出血　動脈〔性〕出血　どうみゃく〔せい〕しゅっけつ

动脉穿壁封闭术　動脈管纏絡結紮法　どうみゃくかんてんらくけっさつほう

动脉穿刺　動脈穿刺　どうみゃくせんし

动脉刀　動脈〔切除〕刀　どうみゃく〔せつじょ〕とう

动脉导管　動脈管，ボタロー管　どうみゃくかん，Botalloかん

动脉导管结扎术　動脈管開存結紮術　どうみゃくかんかいぞんけっさつじゅつ

动脉导管切断缝合术　動脈管開存切断縫合術　どうみゃくかんかいぞんせつだんほうごうじゅつ

动脉导管索　動脈導管索　どうみゃくどうかんさく

动脉导管未闭　動脈導管開存　どうみゃくどうかんかいぞん

动脉发育过度　動脈過剰発育　どうみゃくかじょうはついく

动脉分解术　動脈分離術　どうみゃくぶんりじゅつ

动脉分离　動脈離開　どうみゃくりかい

动脉缝术　動脈縫合術　どうみゃくほうごうじゅつ

动脉钙化　動脈石灰化　どうみゃくせっかいか

动脉干　動脈幹　どうみゃくかん

动脉干永存　動脈幹永続　どうみゃくかんえいぞく

动脉沟　動脈溝　どうみゃくこう

动脉骨化　動脈化骨　どうみゃくかこつ

动脉冠　動脈冠　どうみゃくかん

动脉管弹力计　動脈壁弾力計　どうみゃくへきだんりょくけい

动脉坏死　動脈壊死　どうみゃくえし

动脉环　動脈輪　どうみゃくりん

动脉肌瘤病　動脈筋腫症　どうみゃくきんしゅしょう

动脉夹　動脈クリップ　どうみゃくclip

动脉结核　動脈結核〔症〕　どうみゃくけっかく〔しょう〕

动脉紧张　動脈緊張　どうみゃくきんちょう

动脉痉挛　動脈痙攣　どうみゃくけいれん

动脉口径计　動脈計　どうみゃくけい

动脉扩张　動脈拡張　どうみゃくかくちょう

动脉瘤　動脈瘤　どうみゃくりゅう

动脉瘤缝合术　動脈瘤縫合術　どうみゃくりゅうほうごうじゅつ

动脉瘤夹　動脈瘤クリップ　どうみゃくりゅうclip

动脉瘤内缝术　動脈瘤縫縮〔合〕術　どうみゃくりゅうほうしゅく〔ごう〕じゅつ

动脉瘤破裂　動脈瘤破裂　どうみゃくりゅうはれつ

动脉瘤切除术　動脈瘤切除術　どうみゃくりゅうせつじょじゅつ

动脉瘤切开术　動脈瘤切開術　どうみゃくりゅうせっかいじゅつ

动脉瘤手术器械包　動脈瘤器械セット　どうみゃくりゅうきかいset

动脉瘤素质　動脈瘤素質　どうみゃくりゅうそしつ

动脉瘤性甲状腺肿　動脈瘤性甲状腺腫　どうみゃくりゅうせいこうじょうせんしゅ

动脉瘤性咳　動脈瘤性咳　どうみゃくりゅうせいせき

动脉瘤样骨囊肿　動脈瘤様骨嚢腫　どうみゃくりゅうようこつのうしゅ

动脉瘤样血肿　偽動脈瘤　ぎどうみゃくりゅう

动脉瘤杂音　動脈瘤雑音　どうみゃくりゅうざつおん

动脉瘤造影　動脈瘤造影　どうみゃくりゅうぞうえい

动脉瘤针　動脈瘤針　どうみゃくりゅうしん

动脉瘤震颤　動脈瘤振戦　どうみゃくりゅうしんせん

动脉脉搏　動脈脈拍　どうみゃくみゃくはく

动脉毛细管纤维变性　動脈毛細血管線維〔組織〕増殖症　どうみゃくもうさいけっかんせんい〔そしき〕ぞうしょくしょう

动脉囊　動脈嚢　どうみゃくのう

动脉内给药　動脈内注入　どうみゃくないちゅうにゅう

动脉内膜病　動脈内膜病　どうみゃくないまくびょう

动脉内膜剥除（离）术　動脈内膜剥離術　どうみゃくないまくはくりじゅつ

动脉内膜切除术　動脈内膜切除術　どうみゃくないまくせつじょじゅつ

动脉内膜炎　動脈内膜炎　どうみゃくないまくえん

　霍伊布内氏梅毒性动脉内膜炎　ホイブナー梅毒性動脈内膜炎　Heubnerばいどくせいどうみゃくないまくえん

动脉内膜硬化　動脈内膜硬化〔症〕　どうみゃくないまくこうか〔しょう〕

动脉内外膜炎　動脈内膜周囲炎　どうみゃくないまくしゅういえん

动脉逆行插管〔法〕　逆行〔性〕動脈カテーテル法　ぎゃっこう〔せい〕どうみゃくcatheterほう

动脉扭转　動脈捻転　どうみゃくねんてん

动脉扭转术　動脈捻転止血法　どうみゃくねんてんしけつほう

动脉喷血描记法　迸血描記法　へいけつびょうきほう

动脉破裂　動脈破裂　どうみゃくはれつ

动脉期　動脈期　どうみゃくき

动脉前驱硬化　動脈前硬化〔症〕　どうみゃくぜんこうか〔しょう〕

动脉钳　動脈鉗子　どうみゃくかんし

动脉桥　動脈橋　どうみゃくきょう

动脉切除术　動脈切除術　どうみゃくせつじょじゅつ

动脉切开刀　動脈〔切除〕刀　どうみゃく〔せつじょ〕とう

动脉切开术　動脈切開術　どうみゃくせっかいじゅつ

动脉球　動脈球　どうみゃくきゅう

动脉缺氧血〔症〕　動脈無酸素血〔症〕　どうみゃくむさんそけつ〔しょう〕

动脉韧带　動脈靭帯　どうみゃくじんたい

动脉韧带淋巴结　動脈靭帯リンパ節　どうみゃくじんたいlymphせつ

动脉软化　動脈軟化〔症〕　どうみゃくなんか〔しょう〕

动脉生成　動脈形成　どうみゃくけいせい

动脉石　動脈結石　どうみゃくけっせき

动脉输血　動脈輸血　どうみゃくゆけつ

动脉栓塞　動脈塞栓〔症〕　どうみゃくそくせん〔しょう〕

动脉栓子切除术　動脈塞栓切除術　どうみゃくそくせんせつじょじゅつ

动脉缩窄　動脈狭窄〔症〕　どうみゃくきょうさく〔しょう〕

动脉套管　動脈カニューレ　どうみゃくKannule

动脉痛　動脈痛　どうみゃくつう

动脉退缩　動脈離開　どうみゃくりかい

动脉外层剥除术　動脈皮質剥離術　どうみゃくひしつはくりじゅつ

动脉外膜炎　動脈周囲炎　どうみゃくしゅういえん

动脉网　動脈網　どうみゃくもう

动脉吻合　動脈吻合　どうみゃくふんごう

动脉狭窄　動脈狭窄　どうみゃくきょうさく

动脉狭窄手术钳　動脈狭窄鉗子　どうみゃくきょうさくかんし

动脉纤维变性　動脈線維増殖〔症〕　どうみゃくせんいぞうしょく〔しょう〕

动脉腺　動脈腺　どうみゃくせん

动脉相　動脈相　どうみゃくそう

动脉性充血　動脈性充血　どうみゃくせいじゅうけつ

动脉性溃疡　動脈性潰瘍　どうみゃくせいかいよう

动脉性脓毒病　動脈性膿血症　どうみゃくせいのうけつしょう

动脉性缺氧　①動脈性無酸素〔症〕②動脈性低酸素〔症〕　①どうみゃくせいむさんそ〔しょう〕②どうみゃくせいていさんそ〔しょう〕

动脉修补术　動脈縫合術　どうみゃくほうごうじゅつ

动脉学　動脈学　どうみゃくがく

动脉血　動脈血　どうみゃくけつ

动脉血二氧化碳分压　動脈血炭酸ガス分圧　どうみゃくけつたんさんgasぶんあつ

动脉血红蛋白　動脈ヘモグロビン,動脈血色素　どうみゃくhemoglobin,どうみゃくけっしきそ

动脉血缺氧　動脈無(低)酸素血〔症〕　どうみゃくむ(てい)さんそけつ〔しょう〕

动脉血栓　動脈血栓　どうみゃくけっせん

动脉血栓内膜剥除术　動脈血栓内膜摘出術　どうみゃくけっせんないまくてきしゅつじゅつ

动脉血栓形成　動脈血栓症　どうみゃくけっせんしょう

动脉血压　動脈血圧　どうみゃくけつあつ

动脉血氧饱和度　動脈血酸素飽和度　どうみゃくけつさんそほうわど

动脉血氧分压　動脈血酸素分圧　どうみゃくけつさんそぶんあつ

动脉血氧含量　動脈血酸素含量　どうみゃくけつさんそがんりょう

动脉压力曲线　動脈圧〔力〕曲線　どうみゃくあつ〔りょく〕きょくせん

动脉压脉搏描记器　トノシログラフ　tonoscillograph

动脉压迫试验　動脈圧迫試験　どうみゃくあっぱくしけん

动脉炎　動脈炎　どうみゃくえん

动脉移位　動脈異常走行　どうみゃくいじょうそうこう

动脉移植术　動脈移植術　どうみゃくいしょくじゅつ

动脉移植物　動脈移植片　どうみゃくいしょくへん

动脉异位　動脈変位〔症〕　どうみゃくへんい〔しょう〕

动脉硬化　動脈硬化〔症〕　どうみゃくこうか〔しょう〕

动脉硬化性闭塞　動脈硬化性閉塞　どうみゃくこうかせいへいそく

动脉硬化性痴呆　動脈硬化性痴呆　どうみゃくこうかせいちほう

动脉硬化性坏疽　動脈硬化性壊疽　どうみゃくこうかせいえそ

动脉硬化性精神病　動脈硬化性精神病　どうみゃくこうか
　せいせいしんびょう
动脉硬化性帕金森氏综合征　動脈硬化性パーキンソン症候
　群　どうみゃくこうかせいParkinsonしょうこうぐん
动脉硬化性肾　細動脈硬化腎　さいどうみゃくこうかじん
动脉硬化性肾衰竭　動脈硬化性腎不全　どうみゃくこうか
　せいじんふぜん
动脉硬化性肾硬化　動脈硬化性腎硬化〔症〕　どうみゃくこ
　うかせいじんこうか〔しょう〕
动脉硬化性视网膜病　動脈硬化性網膜症　どうみゃくこう
　かせいもうまくしょう
动脉硬化性心血管疾病　動脈硬化性心血管疾患　どうみゃ
　くこうかせいしんけっかんしっかん
动脉硬化性心脏病　動脈硬化性心疾患　どうみゃくこうか
　せいしんしっかん
动脉圆锥　動脈円錐　どうみゃくえんすい
动脉圆锥支　動脈円錐枝　どうみゃくえんすいし
动脉杂音　動脈雑音　どうみゃくざつおん
动脉造影术　動脈造影法　どうみゃくぞうえいほう
动脉〔造影〕照片　動脈〔造影〕図　どうみゃく〔ぞうえい〕ず
动脉止血法　動脈止血法　どうみゃくしけつほう
动脉止血器　動脈止血器　どうみゃくしけつき
动脉中层钙化　動脈中膜カルシウム沈着　どうみゃくちゅ
　うまくcalciumちんちゃく
动脉中层炎　動脈中膜炎　どうみゃくちゅうまくえん
动脉中层硬化　動脈中膜硬化〔症〕　どうみゃくちゅうまく
　こうか〔しょう〕
动脉周〔围〕垫　動脈周囲パッド　どうみゃくしゅういpad
动脉周围交感神经切除术　動脈周囲交感神経切除術　どう
　みゃくしゅういこうかんしんけいせつじょじゅつ
动脉周〔围〕淋巴鞘　動脈周囲リンパ鞘　どうみゃくしゅう
　い lymphしょう
动脉周〔围〕炎　動脈周囲炎　どうみゃくしゅういえん
动脉粥样变性　動脈粥状変性,動脈アテローム症　どうみゃ
　くじゅくじょうへんせい,どうみゃくatheromしょう
动脉粥样化形成　動脈アテローム発生　どうみゃく
　atheromはっせい
动脉粥样硬化〔症〕　動脈粥状硬化〔症〕　どうみゃくじゅく
　じょうこうか〔しょう〕,
动脉粥样硬化性闭塞　動脈アテローム硬化性閉塞　どう
　みゃくatheromこうかせいへいそく
动脉粥样硬化性动脉瘤　〔動脈〕アテローム硬化性動脈瘤
　〔どうみゃく〕atheromこうかせいどうみゃくりゅう
动脉粥样硬化性坏疽　動脈アテローム硬化性壊疽　どう
　みゃくatheromこうかせいえそ
动脉注射器　動脈注射器　どうみゃくちゅうしゃき
动脉阻塞性疾病　動脈閉塞性疾病　どうみゃくへいそくせ
　いしっぺい
动能　運動エネルギー　うんどうEnergie
动平衡试验　動的平衡試験　どうてきへいこうしけん
动情　発情　はつじょう
动情后期　発情後期　はつじょうこうき
动情激素　発情ホルモン,エストロゲン　はつじょうhor-
　mone,estrogen
动情间期　発情間期,無発情期　はつじょうかんき,むはつ
　じょうき
动情间期排卵　発情間期排卵　はつじょうかんきはいらん
动情期　発情期　はつじょうき

动情期皮肤　発情期皮膚　はつじょうきひふ
动情前期　発情前期　はつじょうぜんき
动情周期　発情周期　はつじょうしゅうき
动时震颤　運動性振戦　うんどうせいしんせん
动态　動的状態　どうてきじょうたい
动态催眠　動的催眠〔術〕　どうてきさいみん〔じゅつ〕
动态电阻　動的〔電気〕抵抗　どうてき〔でんき〕ていこう
动态定标器　動的スケーラー　どうてきscaler
动态法　動的方法　どうてきほうほう
动态范围　動的範囲　どうてきはんい
动态分布　動的分布　どうてきぶんぷ
动态分析　動的分析　どうてきぶんせき
动态功能检查装置　動的機能検査装置　どうてききのうけ
　んさそうち
动态共轭效应　動的共役効果　どうてききょうやくこうか
动态观察　動的観察　どうてきかんさつ
动态镜　驚盤,ストロボスコープ,ゾオイスコープ　きょう
　ばん,stroboscope,zoescope
动态可逆性　動的可逆性　どうてきかぎゃくせい
动态扩散　動的拡散　どうてきかくさん
动态流量计　動的流量計　どうてきりゅうりょうけい
动态粘滞度　動的粘度　どうてきねんど
动态平衡　動的平衡　どうてきへいこう
动态人口统计　動的人口統計　どうてきじんこうとうけい
动态人口统计学　動的人口統計学　どうてきじんこうとう
　けいがく
动态摄影法　動態撮影法,キモグラフィ　どうたいさつえ
　いほう,kymography
动态生物化学　動的生化学　どうてきせいかがく
动态受体　動的受容体,動的レセプター　どうてきじゅよう
　たい,どうてきreceptor
动态数据　動的データ　どうてきdata
动态瞳孔异常　動的瞳孔異常　どうてきどうこういじょう
动态心电图　動的心電図　どうてきしんでんず
动态心电图监护　動的心電図モニター　どうてきしんでん
　ず monitor
动态异构体　動的異性体　どうてきいせいたい
动态异构现象　動的異性現象　どうてきいせいげんしょう
动态诱导效应　動的誘導効果　どうてきゆうどうこうか
动态再生　動的再生　どうてきさいせい
动物　動物　どうぶつ
动物保护试验　動物保護試験　どうぶつほごしけん
动物鞭毛虫纲　動物鞭毛虫綱　どうぶつべんもうちゅうこ
　う
动物病毒　動物ウイルス　どうぶつvirus
动物病理学　動物病理学　どうぶつびょうりがく
动物沉淀素　動物性沈降素　どうぶつせいちんこうそ
动物传染病　動物原性感染症　どうぶつげんせいかんせん
　しょう
动物磁力　動物磁力　どうぶつじりょく
动物磁性　動物磁性　どうぶつじせい
动物蛋白　動物蛋白　どうぶつたんぱく
动物蛋白因子　動物蛋白質因子,APF　どうぶつたんぱく
　しついんし
动物地理学　動物地理学　どうぶつちりがく
动物淀粉　動物性でんぷん　どうぶつせいでんぷん
动物毒素　動物〔性〕毒素　どうぶつ〔せい〕どくそ
动物毒性试验　動物毒性試験　どうぶつどくせいしけん

动物发生　動物発生　どうぶつはっせい

动物繁殖　動物繁殖　どうぶつはんしょく

动物分类学　動物分類学　どうぶつぶんるいがく

动物粪便　動物糞便　どうぶつふんべん

动物肝脏中毒　動物肝〔臓〕中毒　どうぶつかん〔ぞう〕ちゅうどく

动物过敏原　動物アナフィラクトゲン　どうぶつanaphylactogen

动物红素　動物エリトリン　どうぶつerythrin

动物化　動物化　どうぶつか

动物化石　動物化石　どうぶつかせき

动物幻视　動物幻視　どうぶつげんし

动物黄色素　ウラニジン,動物性黄色色素　uranidine,どうぶつせいおうしょくしきそ

动物激酶　動物キナーゼ　どうぶつKinase

动物激素　動物ホルモン　どうぶつhormone

动物极　動物極　どうぶつきょく

动物疾病分类学　動物疾病分類学　どうぶつしっぺいぶんるいがく

动物寄生虫　動物性寄生虫　どうぶつせいきせいちゅう

动物寄生菌　動物寄生菌　どうぶつきせいきん

动物碱　動物性アルカロイド　どうぶつせいalkaloid

动物胶　動物ゴム,動物膠　どうぶつ Gum,どうぶつこう

动物接种法　動物接種法　どうぶつせっしゅほう

动物解剖　動物解剖　どうぶつかいぼう

动物解剖器械包　動物解剖器械セット　どうぶつかいぼうきかいset

动物解剖台　動物解剖台　どうぶつかいぼうだい

动物界　動物界　どうぶつかい

动物进化　動物進化　どうぶつしんか

动物抗毒素　動物性抗毒素,動物アンチトキシン　どうぶつせいこうどくそ,どうぶつ antitoxin

动物恐怖　動物恐怖〔症〕　どうぶつきょうふ〔しょう〕

动物蜡　動物蠟　どうぶつろう

动物流行病　動物流行病　どうぶつりゅうこうびょう

动物流行病学　動物流行病学　どうぶつりゅうこうびょうがく

动物螺旋体科　動物スピロヘータ科　どうぶつSpirochaetaか

动物酶　動物酵素　どうぶつこうそ

动物模型　動物模型,動物モデル　どうぶつもけい,どうぶつmodel

动物凝集素　動物性凝集素　どうぶつせいぎょうしゅうそ

动物配子生殖　動物配偶子生殖　どうぶつはいぐうしせいしょく

动物区系　動物相,ファウナ　どうぶつそう,fauna

动物群落　動物群集　どうぶつぐんしゅう

动物生理学　動物生理学　どうぶつせいりがく

动物生态学　動物生態学　どうぶつせいたいがく

动物生长因子　動物生長因子　どうぶつせいちょういんし

动物生殖学　動物繁殖学　どうぶつはんしょくがく

动物实验　動物実験　どうぶつじっけん

动物实验性糖尿病　動物実験性糖尿病　どうぶつじっけんせいとうにょうびょう

动物试验模型　動物試験模型,動物試験モデル　どうぶつしけんもけい,どうぶつしけんmodel

动物睡眠　動物睡眠　どうぶつすいみん

动物睡眠时间试验　動物睡眠時間試験　どうぶつすいみんじかんしけん

动物宿主　動物レザバー,動物宿主　どうぶつ reservoir,どうぶつしゅくしゅ

动物炭　獣炭　じゅうたん

动物踢伤　動物キック　どうぶつkick

动物体温　動物体温　どうぶつたいおん

动物天然毒素　動物天然毒素　どうぶつてんねんどくそ

动物细胞　動物細胞　どうぶつさいぼう

动物香豆素　動物クマリン　どうぶつcumarin

动物心理学　動物心理学　どうぶつしんりがく

动物性病　動物症　どうぶつしょう

动物性蛋白〔质〕　動物性蛋白〔質〕　どうぶつせいたんぱく〔しつ〕

动物性淀粉酶　動物性殿粉酵素,動物性ジアスターゼ　どうぶつせいでんぷんこうそ,どうぶつせいdiastase

动物性粉尘　動物性粉塵　どうぶつせいふんじん

动物性感染　動物性感染　どうぶつせいかんせん

动物性功能　動物性機能　どうぶつせいきのう

动物性内寄生物　内部寄生動物　ないぶきせいどうぶつ

动物性生物碱　動物性アルカロイド　どうぶつせいalkaloid

动物性食物　動物性食物　どうぶつせいしょくもつ

动物性食物中毒　動物食中毒〔症〕　どうぶつしょくちゅうどく〔しょう〕

动物性外寄生物　外部寄生動物　がいぶきせいどうぶつ

动物学家　動物学者　どうぶつがくしゃ

动物驯养术　動物馴養技術　どうぶつじゅんようぎじゅつ

动物研究　動物研究　どうぶつけんきゅう

动物咬伤　動物咬創　どうぶつこうそう

动物药剂学　獣医用調剤学　じゅういようちょうざいがく

动物药理学　動物薬理学　どうぶつやくりがく

动物营养学　動物栄養学　どうぶつえいようがく

动物油　動物油　どうぶつゆ

动物甾醇　動物ステロール　どうぶつsterol

动物脂肪　動物脂肪　どうぶつしぼう

动物治疗学　動物治療学　どうぶつちりょうがく

动物致癌试验　動物発癌試験　どうぶつはつがんしけん

动物自发性糖尿病　動物自発〔的〕糖尿病　どうぶつじはつ〔てき〕とうにょうびょう

动物组织成形术　動物組織形成術　どうぶつそしきけいせいじゅつ

动物组织培养基　動物組織培地　どうぶつそしきばいち

动物组织移植术　動物組織移植術　どうぶつそしきいしょくじゅつ

动纤毛　運動線毛　うんどうせんもう

动向　トロペイジス　tropesis

动性迷路　運動性迷路　うんどうせいめいろ

动压　動圧　どうあつ

动眼反射　動眼〔神経〕反射　どうがん〔しんけい〕はんしゃ

动眼副交感根　動眼副交感神経根　どうがんふくこうかんしんけいこん

动眼痉挛　動眼痙攣　どうがんけいれん

动眼神经　動眼神経　どうがんしんけい

动眼神经副核　動眼神経副核　どうがんしんけいふくかく

动眼神经沟　動眼神経溝　どうがんしんけいこう

动眼神经核　動眼神経核　どうがんしんけいかく

动眼神经交叉性偏瘫　動眼神経交代性片麻痺　どうがんしんけいこうたいせいへんまひ

动眼神经麻痹　動眼神経麻痺　どうがんしんけいまひ

动眼神经危象　動眼神経クリーゼ,動眼神経発症　どうがんしんけいcrisis,どうがんしんけいはっしょう

动眼神经支　動眼神経枝　どうがんしんけいし

动摇敏感综合征　運動敏感症候群　うんどうびんかんしょうこうぐん

动摇期　不安定期　ふあんていき

动因　動因　どういん

动员　動員　どういん

动员能力　動員能力　どういんのうりょく

动质　エルガストプラスム　ergastoplasm

动质网　エルガストプラスム細網　ergastoplasmさいもう

动作倒错　ヘテロキネシア　hetrokinesia

动作电流　活動電流　かつどうでんりゅう

动作电位　活動電位　かつどうでんい

动作电位时间　活動電位時間　かつどうでんいじかん

动作过速　動作急速　どうさきゅうそく

动作过头　オーバーシュート,やり過ぎる　overshoot,やりすぎる

动作性〔肌〕痛　筋動作痛　きんどうさつう

动作性震颤　動作性振戦　どうさせいしんせん

动作徐缓　動作緩徐　どうさかんじょ

动作正常　動作正常　どうさせいじょう

冻疮　凍瘡,霜焼　とうそう,しもやけ

冻疮膏　コールド クリーム　cold cream

冻疮红斑　凍傷性紅斑　どうしょうせいこうはん

冻疮样狼疮　凍傷状狼瘡　とうしょうじょうろうそう

冻干补体　凍結乾燥補体　とうけつかんそうほたい

冻干布鲁氏活菌苗　凍結乾燥ブルセラ生ワクチン　とうけつかんそうbrucellaなまvaccine

冻干〔法〕　凍結乾燥〔法〕　とうけつかんそう〔ほう〕

冻干黄热病活疫苗　凍結乾燥黄熱生ワクチン　とうけつかんそうおうねつなまvaccine

冻干健康人血浆　凍結乾燥健康人血漿　とうけつかんそうけんこうヒトけっしょう

冻干精制白喉抗毒素　凍結乾燥精製ジフテリア抗毒素　とうけつかんそうせいせいdiphtheriaこうどくそ

冻干精制破伤风抗毒素　凍結乾燥精製テタヌス（破傷風）抗毒素　とうけつかんそうせいせいtetanus（はしょうふう）こうどくそ

冻干卡介苗　凍結乾燥 BCG ワクチン　とうけつかんそうBCG vaccine

冻干狂犬病疫苗　凍結乾燥狂犬病ワクチン　とうけつかんそうきょうけんびょうvaccine

冻干麻疹活疫苗　凍結乾燥麻疹生ワクチン　とうけつかんそうましんなまvaccine

冻干牛痘苗　凍結乾燥痘瘡ワクチン　とうけつかんそうとうそうvaccine

冻干器　凍結乾燥器　とうけつかんそうき

冻干切片术　凍結乾燥切片技術　とうけつかんそうせっぺんぎじゅつ

冻干鼠疫活菌苗　凍結乾燥ペスト生ワクチン　とうけつかんそうpestなまvaccine

冻干制品　凍結乾燥製品　とうけつかんそうせいひん

冻肩　五十肩　ごじゅうかた

冻僵　冷凍硬直　れいとうこうちょく

冻胶　ゼリー　jelly

冻结　凍結　とうけつ

冻结器　凍結器　とうけつき

冻结样骨盆　固着骨盤　こちゃくこつばん

冻链球菌　冷凍連鎖球菌　れいとうれんさきゅうきん

冻伤　凍傷　とうしょう

冻伤性皮炎　凍傷性皮膚炎　とうしょうせいひふえん

冻蚀法　冷凍食刻法　れいとうしょっこくほう

冻死　凍死　とうし

洞　洞,窩,腔,窩洞　どう,か,こう,かどう

洞壁　窩洞壁　かどうへき

洞底　窩床　かしょう

洞角　窩洞隅角　かどうぐうかく

洞面　窩洞歯面　かどうしめん

洞形　窩洞形　かどうけい

洞缘　窩縁　かえん

恫吓反射　脅迫反射　きょうはくはんしゃ

胨　ペプトン　peptone

胨毒素　ペプトン性毒素,ペプトトキシン　peptoneせいどくそ,peptotoxin

胨分解〔作用〕　ペプトン分解〔作用〕　peptone ぶんかい〔さよう〕

胨甘露醇麦芽糖琼脂　ペプトン マンニット マルトース寒天　peptone mannite maltoseかんてん

胨化食物　ペプトン化食物　peptoneかしょくもつ

胨化〔作用〕　ペプトン化〔作用〕　peptoneか〔さよう〕

胨抗凝血素　ペプトザイム　peptozym

胨链球菌属　ペプトストレプトコッカス属　Peptostreptococcusぞく

胨酶　ペプトン 分解酵素　peptoneぶんかいこうそ

胨尿　ペプトン尿〔症〕　peptoneにょう〔しょう〕

胨水培养基　ペプトン水培地　peptone すいばいち

胨血浆　ペプトン血漿　peptoneけっしょう

胨血症　ペプトン血〔症〕　peptoneけっ〔しょう〕

胨盐　ペプトネート　peptonate

DOU　陡豆痘窦

dǒu　陡

陡度　勾配,傾き　こうばい,かたむき

dòu　豆痘窦

豆氨酸　コナバニン　conavanine

豆腐　豆腐　とうふ

豆钩韧带　豆鈎靱帯　とうこうじんたい

豆核纹状体动脉　レンズ核線状体動脈,シャルコー動脈　lensかくせんじょうたいどうみゃく,charcotどうみゃく

豆核性张力障碍　レンズ核性ジストニー,変形性筋失調〔症〕　lensかくせいdystonia,へんけいせいきんしっちょう〔しょう〕

豆浆　大豆ミルク,豆乳　だいずmilk,とうにゅう

豆科　マメ科　マメか

豆科植物　豆科植物　マメかしょくぶつ

豆蔻　小豆蔻,白豆蔻　ショウズク,ビャクズク

豆蔻酊　小豆蔻 チンキ　ショウズクtincture

豆类　豆類　とうるい

豆〔类〕制品　豆製品　とうせいひん

豆螺属　ビチニア属　Bithyniaぞく

豆清蛋白　レグメリン　legumelin

豆球蛋白　レグミン　legumin

豆血红蛋白　レグヘモグロビン　leghemoglobin

豆芽　モヤシ

豆油　大豆油　だいずゆ

豆甾醇　スチグマステロール　stigmasterol
豆甾烷醇　スチグマスタノール　stigmastanol
豆掌韧带　豆中手靭带　とうちゅうしゅじんたい
豆制代乳粉　粉末豆乳　ふんまつとうにゅう
豆状癌　レンズ様癌　lensようがん
豆状核　レンズ核　lensかく
豆状核变性　レンズ核変性　lensかくへんせい
豆状核后部　レンズ核後部　lensかくこうぶ
豆状核囊　レンズ核囊　lensかくのう
豆状核袢　レンズ核係蹄　lensかくけいてい
豆状核袢切断术　レンズ核係蹄切断術　lensかくけいていせつだんじゅつ
豆状核区　レンズ核区　lensかくく
豆状核纹状体〔性〕震颤　レンズ核線状体性振戦　lensかくせんじょうたいせいしんせん
豆状核下部　レンズ核下部　lensかくかぶ
豆状核性麻痹　レンズ核性麻痺　lensかくせいまひ
豆状核性失语　レンズ核性失語〔症〕　lensかくせいしつご〔しょう〕
豆状淋巴结　レンズ状リンパ節　lensじょうlymphせつ
豆状梅毒疹　レンズ状梅毒疹　lensじょうばいどくしん
豆状乳头　レンズ状乳頭　lensじょうにゅうとう
豆状神经节　レンズ状神経節　lensじょうしんけいせつ
豆状束　レンズ状束　lensじょうそく
豆状绦虫　レンズ状条虫　lensじょうじょうちゅう
豆状突　レンズ状突起　lensじょうとっき
痘　痘　とう
　立克次氏体痘　リケッチア痘　rickettsiaとう
痘病毒　ポックスウイルス　poxvirus
痘疮　痘瘡，もがさ
痘疮热　痘瘡熱　とうそうねつ
痘疮样水疱　痘瘡状水泡　とうそうじょうすいほう
痘痕　痘痕　とうこん，あばた
痘苗　牛痘ワクチン　ぎゅうとうvaccine
痘苗病毒　ワクシニアウィルス　vaccinia virus
痘样痤疮　痘瘡状痤瘡　とうそうじょうざそう
痘疹（疱）　痘疹　とうしん
痘疹样类牛皮癣　痘疹様類乾癬　とうしんようるいかんせん
痘疹样类银屑病　痘疹様〔瘡状〕類乾癬　とうしんよう（そうじょう）るいかんせん
窦　洞　どう
　海默尔氏窦　ハイモーア洞　Highmoreどう
　罗-阿二氏窦　ロキタンスキー・アショフ洞　Rokitansky-Aschoffどう
窦比氏层　ドービー層　Dobieそう
窦比氏小体　ドービー小体　Dobieしょうたい
窦穿刺术　洞穿刺術　どうせんしじゅつ
窦穿刺针　洞穿刺針　どうせんししん
窦刀　洞切開刀　どうせっかいとう
窦道　フィステル，洞　Fistel，どう
窦反射　洞反射　どうはんしゃ
窦房传导　洞房伝導　どうぼうでんどう
窦房传导时间　洞房伝導時間　どうぼうでんどうじかん
窦房干扰　洞房干渉　どうぼうかんしょう
窦房结　洞房結節　どうぼうけっせつ
窦房结病变综合征　洞機能不全症候群　どうきのうふぜんしょうこうぐん

窦房结功能衰竭　洞房結節不全　どうぼうけっせつふぜん
窦房结恢复时间　洞房結節回復時間　どうぼうけっせつかいふくじかん
窦房结机能不全　洞房結節機能不全　どうぼうけっせつきのうふぜん
窦房结交界部游走节律　洞房結節と房室接合部間の移動性ペースメーカ　どうぼうけっせつとぼうしつけつごうぶかんのいどうせいpacemaker
窦房结内游走心律　洞房結節内游走ペースメーカ　どうぼうけっせつないゆうそうpacemaker
窦房结性心搏停止　洞房結節性心〔拍〕停止　どうぼうけっせつせいしん〔ぱく〕ていし
窦房结支　洞房結節枝　どうぼうけっせつし
窦房神经节　洞房神経節　どうぼうしんけいせつ
窦房束　洞房束，キース束　どうぼうそく，Keithそく
窦房性〔传导阻滞　洞房性ブロック　どうぼうせいblock
窦房性晕厥　洞房性失神　どうぼうせいしっしん
窦汇　洞合流部　どうごうりゅうぶ
窦孔　洞孔　どうこう
窦孔钳　洞孔鉗子　どうこうかんし
窦-口〔腔〕瘘　洞-口フィステル　どう-こうFistel
窦勒氏包涵体　デーレ封入体　Döhleふうにゅうたい
窦勒氏病　デーレ病　Döhleびょう
窦勒氏主动脉炎　デーレ大動脈炎　Döhleだいどうみゃくえん
窦林格氏腱环　ドリンガー腱環　Dollingerけんかん
窦〔螺〕旋纤维　洞螺旋状線維　どうらせんじょうせんい
窦囊　洞囊　どうのう
窦旁脓肿　洞周囲膿瘍　どうしゅういのうよう
窦腔X线照相术　副鼻腔造影法　ふくびこうぞうえいほう
窦切除术　幽門洞切除術　ゆうもんどうせつじょじゅつ
窦切开器　洞切開器　どうせっかいき
窦切开术　洞切開術　どうせっかいじゅつ
窦神经　洞神経　どうしんけい
窦室传导　洞室伝導　どうしつでんどう
窦-斯二氏试验　デルフラー・スチュアート試験　Doerfler-Stewartしけん
窦痛　上顎洞痛　じょうがくどうつう
窦透照器　上顎洞鏡　じょうがくどうきょう
窦透照术　上顎洞鏡検査法　じょうがくどうきょうけんさほう
窦-魏二氏综合征　ドーン・ウイーズマン症候群　Doan-Wiesmanしょうこうぐん
窦性传导阻滞　洞〔性〕ブロック　どう〔せい〕block
窦性过早搏动　洞〔性〕早発拍動　どう〔せい〕そうはつはくどう
窦性激动　洞性興奮　どうせいこうふん
窦性节律　洞性リズム　どうせいrhythm
窦性静止　洞停止　どうていし
窦性胃炎　胃洞カタル　いどうcatarrh
窦性心动过缓　洞性徐脈　どうせいじょみゃく
窦性心动过速　洞性頻脈　どうせいひんみゃく
窦性〔心动〕停止（搏）　洞性心〔拍〕停止　どうせいしん〔ぱく〕ていし
窦性心律　洞性リズム　どうせいrhythm
窦性心律不齐（失常）　洞性不整脈　どうせいふせいみゃく
窦炎　①静脈洞炎②副鼻腔炎　①じょうみゃくどうえん②ふくびこうえん

窦样管　洞様管　どうようかん
窦周炎　洞周囲炎　どうしゅういえん
窦造口术　洞フィステル形成術　どうFistelけいせいじゅつ
窦状动脉吻合　洞様動脈吻合　どうようどうみゃくふんごう
窦状静脉吻合　洞様静脈吻合　どうようじょうみゃくふんごう
窦状口　洞様口　どうようこう
窦状隙毛细管　洞様毛細血管　どうようもうさいけっかん

DU　都毒独读堵杜肚度镀

dū　都
都市化　都市化　としか

dú　毒独读
毒　毒　どく
毒胺　毒性アミン　どくせいamine
毒白蛋白　毒性アルブミン　どくせいalbumin
毒白细胞血清　白血球毒素血清　はっけっきゅうどくそけっせい
毒扁豆　カラバル豆　calabarとう
毒扁豆胺　エセラミン　eseramine
毒扁豆碱　エセリン,フィゾスチグミン　eserine,physostigmine
毒扁豆碱中毒　エセリン中毒　eserineちゅうどく
毒草安　プロパクロル　propachlor
毒〔蛋白〕胨　トキソペプトン　toxopeptone
毒蛋白〔质〕　毒素蛋白質,トキソプロテイン　どくそたんぱくしつ,toxoprotein
毒钲　毒餌　どくじ
毒海蛇　毒海蛇　どくかいじゃ
毒胡萝卜属　サプシア属　Thapsiaぞく
毒黄素　トキソフラビン　toxoflavin
毒茴　毒人参　どくにんじん
毒茴类中毒　毒人参類中毒　どくにんじんるいちゅうどく
毒剂　①毒薬②毒ガス　①どくやく②どくgas
毒剂侦检　毒気検出　どくきけんしゅつ
毒菌溶血苷　フアルリン　phallin
毒奎宁　キノトキシン　quinotoxin
毒藜碱　アナバシン　anabasine
毒藜素　アフィリン　aphylline
毒理学　毒物学　どくぶつがく
毒理学家　毒物学者　どくぶつがくしゃ
毒理学研究　毒物学研究　どくぶつがくけんきゅう
毒力　毒力,毒性　どくりょく,どくせい
毒力减弱　毒性減衰　どくせいげんすい
毒力抗原　毒性抗原　どくせいこうげん
毒力试验　毒性試験　どくせいしけん
毒力指数　毒力指数　どくりょくしすう
毒痢　毒赤痢　どくせきり
毒瘤　悪性腫瘍　あくせいしゅよう
毒卵磷脂　毒性レチシン　どくせいlecithin
毒马钱碱　ストリクノレタリン　strychnolethaline
毒麦　毒麦　どくむぎ
毒麦中毒　毒麦中毒〔症〕　どくむぎちゅうどく〔しょう〕
毒毛旋花子醇　ストロファンチドール　strophanthidol
毒毛旋花子甙（素）G　G-ストロファンチン　G-strophanthin
毒毛旋花子甙（素）K　K-ストロファンチン　K-strophanthin
毒毛旋花子甙元　ストロファンチジン　strophanthidin

毒毛旋花〔子〕二糖　ストロファントビオース　strophanthobiose
毒酶　毒性酵素　どくせいこうそ
毒霉素　トキシマイシン　toximycin
毒蘑菇　毒キノコ　どくキノコ
毒粘蛋白　トキシコムチン　toxicomucin
毒气　毒ガス　どくgas
毒气的吸收　毒ガスの吸収　どくgasのきゅうしゅう
毒气蒿　トキサフェン　toxaphene
毒气中毒　毒ガス中毒　どくgasちゅうどく
毒芹　ドクセリ
毒芹〔毒〕素　シクトキシン　cicutoxin
毒芹碱　シクチン　cicutine
毒芹中毒　ドクセリ中毒〔症〕　ドクセリちゅうどく〔しょう〕
毒参茄　マンドレーク　mandrake
毒参茄碱　マンドラゴリン　mandragorine
毒球蛋白　毒性グロブリン　どくせいglobulin
毒杀　毒殺　どくさつ
毒杀芬　トキサフェン　toxaphene
毒蛇〔类〕　毒蛇〔類〕　どくじゃ〔るい〕
毒蛇咬伤　毒蛇咬傷　どくじゃこうしょう
毒鼠磷　ゴファサイド　gophacide
毒鼠药　殺鼠剤,猫いらず　さっそざい,ねこいらず
毒树脂　トクシレジン,毒性樹脂　toxiresin,どくせいじゅし
毒素　毒素,トキシン　どくそ,toxin
　狄克氏毒素　デイック毒素　Dickどくそ
毒素单位　毒素単位　どくそたんい
毒素感染病　毒素性感染病　どくそせいかんせんびょう
毒素抗毒素　毒素抗毒素　どくそこうどくそ
毒素抗毒素反应　毒素抗毒素反応　どくそこうどくそはんのう
毒素抗毒素合用法　毒素抗毒素法　どくそこうどくそほう
毒素抗毒素接种　毒素抗毒素接種　どくそこうどくそせっしゅ
毒素抗毒素免疫　毒素抗毒素免疫　どくそこうどくそめんえき
毒素-抗毒素絮凝作用　毒素-抗毒素凝集作用　どくそ-こうどくそぎょうしゅうさよう
毒素免疫　毒素免疫　どくそめんえき
毒素谱　毒素スペクトル　どくそspectrum
毒素溶液　毒素溶液　どくそようえき
毒素受体　毒素受容体　どくそじゅようたい
毒素〔性〕病　中毒症　ちゅうどくしょう
毒〔素〕原　毒素発生物,毒物原　どくそはっせいぶつ,どくぶつげん
毒素治疗　毒素〔注射〕治療　どくそ〔ちゅうしゃ〕ちりょう
毒素中毒　毒素中毒　どくそちゅうどく
毒唾液　毒唾液　どくだえき
毒瓦斯　毒ガス　どくgas
毒莴苣　毒莴苣　どくチシャ
毒莴苣素　ラクツセリン　lactucerin
毒物　毒物　どくぶつ
毒物动力学　毒物動力学　どくぶつどうりきがく
毒物动力学相　毒物動力学相　どくぶつどうりきがくそう
毒物分离　毒物分離　どくぶつぶんり
毒物化学　毒物化学　どくぶつかがく

毒物化学分析　毒物化学分析　どくぶつかがくぶんせき
毒物监测　毒物モニタリング　どくぶつmonitoring
毒物鉴定　毒物鑑定,毒物同定　どくぶつかんてい,どくぶつどうてい
毒物恐怖症　毒物恐怖症　どくぶつきょうふしょう
毒物控制中心　毒物製御中心　どくぶつせいぎょちゅうしん
毒物来源　毒物源　どくぶつげん
毒物性骨化性骨骨膜炎　毒物性骨化性骨骨膜炎　どくぶつせいこっかせいこつこつまくえん
毒物性肾硬化　中毒性腎硬化〔症〕　ちゅうどくせいじんこうか〔しょう〕
毒物学　毒物学　どくぶつがく
毒物癖　毒物嗜癖　どくぶつしへき
毒物中和　毒物中和,解毒　どくぶつちゅうわ,げどく
毒物注册　毒物登録　どくぶつとうろく
毒蜥　毒蜥蜴　ドクトカゲ
毒涎　毒唾液　どくだえき
毒腺　毒腺　どくせん
毒效应　毒性効果　どくせいこうか
毒性　毒性　どくせい
毒性传染　毒素性感染　どくそせいかんせん
毒〔性〕簇　毒素族,担毒体　どくそぞく,たんどくたい
毒性当量　毒性当量　どくせいとうりょう
毒性反应　毒性反応　どくせいはんのう
毒性分级　毒性等級付け　どくせいとうきゅうづけ
毒性分类　毒性分類　どくせいぶんるい
毒性复合物　毒性複合体　どくせいふくごうたい
毒性复合物反应　毒性複合体反応　どくせいふくごうたいはんのう
毒性复合物综合征　毒性複合体症候群　どくせいふくごうたいしょうこうぐん
毒性感染　毒素性感染　どくそせいかんせん
毒性甲状腺腺瘤　毒性甲状腺腫瘤　どくせいこうじょうせんせんしゅ
毒性甲状腺肿　毒性甲状腺腫　どくせいこうじょうせんしゅ
毒性鉴定　毒性評価　どくせいひょうか
毒性结节性甲状腺肿　毒性結節性甲状腺腫　どくせいけっせつせいこうじょうせんしゅ
毒性菌　毒性細菌　どくせいさいきん
毒性颗粒　毒性顆粒　どくせいかりゅう
毒性空泡　毒性空胞　どくせいくうほう
毒性口炎　毒物性口内炎　どくぶつせいこうないえん
毒性弥漫性甲状腺肿　毒性びまん性甲状腺腫　どくせいびまんせいこうじょうせんしゅ
毒性皮炎　毒物性皮膚炎　どくぶつせいひふえん
毒性贫血　毒性貧血　どくせいひんけつ
毒性驱肠（蠕）虫药　毒性駆虫薬　どくせいくちゅうやく
毒性上限　毒性上限　どくせいじょうげん
毒性舌炎　毒性舌炎　どくせいぜつえん
毒性试验　毒性試験　どくせいしけん
毒性视网膜病　毒性網膜症　どくせいもうまくしょう
毒性噬菌体　毒性ファージ　どくせいphage
毒性下限　毒性下限　どくせいかげん
毒性限度试验　毒性限度試験　どくせいげんどしけん
毒性作用　毒性作用　どくせいさよう
毒血性败血症　毒血性敗血症　どくけっせいはいけつしょう

う
毒血症　毒血症　どくけっしょう
毒血症型肺炎　毒血症性肺炎　どくけっしょうせいはいえん
毒血症性精神性脑病　毒血症性精神性脳障害　どくけっしょうせいせいしんせいのうしょうがい
毒血症性休克　毒血症性ショック　どくけっしょうせいshock
毒蕈　毒蕈　どくキノコ
毒蕈碱　ムスカリン　muscarine
毒蕈碱受体　ムスカリン レセプター　muscarine receptor
毒蕈碱效应　ムスカリン効果　muscarineこうか
毒蕈碱样症状　ムスカリン様症状　muscarineようしょうじょう
毒蕈碱中毒　ムスカリン中毒　muscarineちゅうどく
毒蕈绛素　ムスカルフィン　muscarufin
毒蕈样作用　ムスカリン様作用　muscarineようさよう
毒蕈中毒　毒蕈中毒　どくキノコちゅうどく
毒牙　毒牙　どくが
毒药　毒薬　どくやく
毒药标记　毒薬標記　どくやくひょうき
毒〔药〕片剂　毒薬錠剤　どくやくじょうざい
毒液　毒液　どくえき
毒隐翅虫属　ペーデラス属　Paederusぞく
毒鱼刺伤　毒魚刺傷　どくぎょししょう
毒甾醇　トキシステロール　toxisterol
毒蛛病　タラント病　tarantびょう
毒蛛中毒　毒グモ中毒　どくグモちゅうどく
毒作用　毒作用　どくさよう
毒作用带　毒作用帯　どくさようたい
毒作用机理　毒作用機序　どくさようきじょ
毒作用相　毒作用相　どくさようそう
独活　独活　ドクカツ
独居恐怖　孤独恐怖〔症〕　こどくきょうふ〔しょう〕
独立噬菌体　独立ファージ　どくりつphage
独立性　独立性　どくりつせい
独立缘　自由縁　じゆうえん
独立作用　独立作用　どくりつさよう
独嗜狂　単食症　たんしょくしょう
独特性　特性,特異性　とくせい,とくいせい
独眼〔畸形〕　単眼症　たんがんしょう
独眼畸胎　単眼体　たんがんたい
独自语　独語　ひとりごと
读标　読取目盛り　よみとりめもり
读出　読取,読出　よみとり,よみだし
读出放大器　読取増幅器　よみとりぞうふくき
读出器　読取機,読取装置　よみとりき,よみとりそうち
读片灯　X線写真観察装置　Xせんしゃしんかんさつそうち
读书疗法　読書療法　どくしょりょうほう
读数　読取り値　よみとりち
读数误差　読取り値誤差　よみとりちごさ
读数显微镜　読取り顕微鏡　よみとりけんびきょう
读数装置　読取り装置,読取り機構　よみとりそうち,よみとりきこう
读写磁头　読み書き磁気ヘッド　よみかきじきhead
读字不能　失読〔症〕　しつどく〔しょう〕

dǔ　堵

堵塞　閉塞〔症〕　へいそく〔しょう〕

堵塞性肠梗阻　閉塞性イレウス　へいそくせいileus
堵塞性窒息　閉塞性窒息　へいそくせいちっそく

dù 杜肚度镀

杜-阿二氏病　デュシェン・アラン病　Duchenne-Aranびょう
杜-阿二氏肌萎缩　デュシェン・アラン筋萎縮症　Duchenne-Aranきんいしゅくしょう
杜安氏试验　デュエーン試験　Duaneしけん
杜安氏综合征　デュエーン症候群　Duaneしょうこうぐん
杜巴德氏征　デュバード徴候　Dubardちょうこう
杜邦氏试验　デュポント試験　Dupontしけん
杜贝氏溶液　ドベル液　Dobellえき
杜比尼氏病　ズビニ病　Dubiniびょう
杜-波二氏定律　ジューロン・プチ法則　Dulong-Petitほうそく
杜博氏培养基　デュボス培地　Dubosばいち
杜博斯克氏比色计　デュボスク比色計　Duboscqひしょくけい
杜布瓦-雷蒙氏〔刺激〕定律　デュボワ・レイモン法則　DuBois-Reymondほうそく
杜布瓦氏脓肿　デュボワ膿瘍　Duboisのうよう
杜布瓦氏组织胞浆菌　デュボワ ヒストプラスマ　Dubois histoplasma
杜菲埃氏征　ツフイエー徴候　Tuffierちょうこう
杜-费二氏〔疹热〕病　デュークス・フイラトフ病　Dukes-Filatowびょう
杜佛内氏骨折　デュベルネ骨折　Duverneyこっせつ
杜佛内氏孔　デュベルネ孔　Duverneyこう
杜佛氏散　ドーフル散　Doverさん
杜盖氏溃疡　ジュギュ潰瘍　Duguetかいよう
杜-格二氏病　デュシェンヌ・グリージンゲル病　Duchenne-Griesinger びょう
杜霍氏线　ジュオー線　Duhotせん
杜加斯氏试验　デューガス試験　Dugasしけん
杜加斯氏征　デューガス徴候　Dugasちょうこう
杜鹃醇　ロドデンドロール　rhododendrol
杜鹃毒素　ロドトキシン　rhodotoxin
杜鹃花醇　マトイシノール　matteucinol
杜鹃花醇苷　マトイシニン　matteucinin
杜鹃花科　ツツジ科　ツツジか
杜鹃花酸　アゼライン酸　azelainさん
杜鹃黄苷　アザレイン　azalein
杜鹃黄素　アゼレアチン　azeleatin
杜鹃素　ファルレロール　farrerol
杜鹃酮　ゲルマクロン　germacron
杜克雷氏〔嗜血〕杆菌　デュクレー杆菌　Ducreyかんきん
杜克氏病　ジューク病　Dukeびょう
杜克氏法　ジューク法　Dukeほう
杜克氏试验　ジューク試験　Dukeしけん
杜拉卡因　デュラカイン　duracaine
杜拉西林　デュラシリン　duracillin
杜-兰二氏营养不良　デュシェンヌ・ランドウジー型筋萎縮症　Duchenne-landouzyがたきんいしゅくしょう
杜兰-雷纳尔斯氏渗透因子　デュラン・レナールス浸透因子　Duran-Reynalsしんとういんし
杜朗德氏药　デュランド剤　Durandeざい
杜朗氏病　ジュラン病　Durandびょう
杜朗特氏病　デュラーント病　Duranteびょう
杜朗特氏疗法　ジュラント療法　Daranteりょうほう

杜雷氏损害　ジュレー傷害　Duretしょうがい
杜林氏病　デューリング病　Duhringびょう
杜伦氏试剂　トルレンス試薬　Tollensしやく
杜罗济埃氏病　デュロジェー病　Duroziezびょう
杜罗济埃氏双重杂音　デュロジェー二重雑音　Duroziezにじゅうざつおん
杜罗济埃氏杂音　デュロジェー雑音　Duroziezざつおん
杜罗济埃氏征　デュロジュー徴候　Duroziezちょうこう
杜马氏法　ジュマ法　Dumaほう
杜蒙帕利埃氏试验　ジュモンパリエ試験　Dumontpallierしけん
杜蒙帕利埃氏子宫托　ジュモンパリエ ペッサリー　Dumontpallier pessary
杜灭芬　臭化ドミフェン　しゅうかdomiphen
杜-尼-法三氏病　デュラン・ニコラ・ファーブル病　Durand-Nicolas-Favreびょう
杜〔诺凡〕氏利什曼〔原〕虫　リーシュマニア ドノバン　Leishmania donovani
杜诺凡氏溶液　ドノバン液　Donovanえき
杜〔诺凡〕氏体　ドノバン体　Donovanたい
杜诺干尼氏试验　ドノガニー試験　Donoganyしけん
杜-欧二氏麻痹　デュシエンヌ・エルブ麻痺　Duchenne-Erbまひ
杜普累氏病　デュプレ病　Duplayびょう
杜普累氏粘液囊炎　デュプレ滑液囊炎　Duplayかつえきのうえん
杜普累氏综合征　デュプレ症候群　Duplayしょうこうぐん
杜普伊氏管　デュピュイス管　Dupuisかん
杜普伊特伦氏病　デュピュイトラン病　Dupuytrenびょう
杜普伊特伦氏缝术　デュピュイトラン縫合術　Dupuytrenほうごうじゅつ
杜普伊特伦氏假挛缩　デュピュイトラン偽拘縮　Dupuytrenぎこうしゅく
杜普伊特伦氏挛缩　デュピュイトラン攣縮　Dupuytrenれんしゅく
杜普伊特伦氏脓肿 デュピュイトラン膿瘍 Dupuytrenのうよう
杜-尚二氏综合征　デュブルーエ・シャンバルデル症候群　Dubreuil-Chambardelしょうこうぐん
杜松素　ジュニペリン　juniperin
杜松萜烯　カジネン　cadinene
杜松烷　カジナン　cadinane
杜松油　杜松油　としょうゆ
杜松子酒　杜松酒　としょうしゅ
杜韦日埃氏缝术　ヂュベルジエ縫合法　Duvergierほうごうほう
杜兴氏病　デュシェンヌ病　Duchenneびょう
杜兴氏麻痹　デュシェンヌ麻痺　Duchenneまひ
杜兴氏型　デュシェンヌ型　Duchenneがた
杜兴氏型肌营养障碍　デュシェンヌ型筋ジストロフィ　Duchenneがたきんdystrophy
杜兴氏姿势　デュシェンヌ姿勢　Duchenneしせい
杜兴氏综合症　デュシェンヌ 症候群　Duchenneしょうこうぐん
杜英科　ホルトノキ科　ホルトノキか
杜-约二氏综合征　ズビン・ジヨンソン症候群　Dubin-Johnsonしょうこうぐん
杜仲　杜仲　トチュウ

肚脐　臍　へそ,せい
度冷丁　ドランチン　dolantin
度量法　度量法　どりょうほう
度量显微镜　測定顕微鏡　そくていけんびきょう
度米芬　臭化ドミフェン　しゅうかdomiphen
度〔数〕　度〔数〕　ど〔すう〕
镀铂作用　白金鍍金作用　はっきんめっきさよう
镀铬　クロム鍍金　chromめっき
镀镍　ニッケル鍍金　nickelめっき
镀锌　亜鉛鍍金　あえんめっき
镀银　銀鍍金　ぎんめっき
镀银卡他温度计　銀鍍金カタ温度計　ぎんめっきkataおんどけい
镀银染色〔法〕　銀鍍金染色(法)　ぎんめっきせんしょく〔ほう〕

DUAN　端短段断椴煅锻

duān　端
端　端　はし,たん
端壁　端壁　たんぺき
端部缺失　末端欠失　まったんけっしつ
端侧吻合术　端側吻合術　たんそくふんごうじゅつ
端端吻合术　端端吻合術　たんたんふんごうじゅつ
端端植入法　対端移植術　たいたんいしょくじゅつ
端化作用　末端化作用　まったんかさよう
端黄卵　端黄卵　たんおうらん
端基　エンド　グループ　end group
端基滴定　エンド　グループ滴定　end groupてきてい
端基分析　エンド　グループ分析　end groupぶんせき
端键　末端結合　まったんけつごう
端粒　末端小粒　まったんこつぶ
端脑　端脳,終脳　たんのう,しゅうのう
端脑曲　終脳曲　しゅうのうきょく
端坐呼吸　起坐呼吸　きざこきゅう
端坐呼吸位　起坐呼吸体位　きざこきゅうたいい

duǎn　短
短半衰期　短半減期　たんはんげんき
短半衰期核素　短半減期核種　たんはんげんきかくしゅ
短鼻　短鼻〔症〕　たんび〔しょう〕
短鼻短上颌　短鼻短顎〔症〕　たんびたんがく〔しょう〕
短臂　短腕　たんわん
短波　短波　たんぱ
短波电疗　短波電気治療,短波電気療法　たんぱでんきちりょう,たんぱでんきりょうほう
短波电疗机　短波電気治療装置　たんぱでんきちりょうそうち
短波辐射　短波放射　たんぱほうしゃ
短波透热〔疗〕法　短波 ジアテルミー　たんぱdiathermy
短波透热治疗机　短波 ジアテルミー装置　たんぱdiathermyそうち
短波治疗　短波治療　たんぱちりょう
短程　ショートレンジ　short-range
短程心理治疗　ショートレンジ心理治療　short-rangeしんりちりょう
短唇　短唇奇形　たんしんきけい
短腭　短口蓋　たんこうがい
短反馈　ショート フィードバック　short feedback
短杆菌　短バチルス　たんbacillus

短杆菌酪素　チロシジン　tyrocidine
短杆菌属　短バチルス属　たんbacillusぞく
短杆菌素　チロトリシン　tyrothricin
短杆菌肽　グラミシジン　gramicidin
短骨　短骨　たんこつ
短颌　下顎短小症　かがくたんしょうしょう
短肌　短筋　たんきん
短脚　短脚　たんきゃく
短颈畸形　クリッペル・ファイル症候群　Klippel-Feilしょうこうぐん
短颈圆底烧瓶　短頸丸底フラスコ　たんけいまるぞこflask
短颈细菌属　ブレビバクテリウム属　Brevibacteriumぞく
短〔距离〕跑　短距離競走　たんきょりきょうそう
短链脂肪酸　短連鎖脂肪酸　たんれんさしぼうさん
短龄淋巴细胞　短命リンパ球　たんめいlymphきゅう
短路　短絡　たんらく
短路电键　短絡スイッチ　たんらくswitch
短路电流　短絡電流　たんらくでんりゅう
短路电阻　短絡抵抗　たんらくていこう
短路〔手〕术　短絡手術　たんらくしゅじゅつ
短路形成　短絡形成　たんらくけいせい
短路循环　短絡循環　たんらくじゅんかん
短脉　短脈　たんみゃく
短膜虫属　クリチジア属　crithidiaぞく
短膜壳绦虫病　矮小条虫症　わいしょうじょうちゅうしょう
短膜壳绦虫卵　矮小条虫卵　わいしょうじょうちゅうらん
短拇指　短拇指〔症〕,拇指短縮〔症〕　たんぼし〔しょう〕,ぼしたんしゅく〔しょう〕
短纽　短紐　たんじゅん
短期　短期　たんき
短期初筛试验　短期予備選別試験　たんきよびせんべつしけん
短期毒性试验　短期毒性試験　たんきどくせいしけん
短期记忆　短期記憶　たんききおく
短期荨麻疹　一過性じんま疹　いっかせいじんましん
短脐带　短臍帯　たんせいたい
短缺　欠損,不足,欠乏　けっそん・ふそく・けつぼう
短时性肿胀　一過性腫脹　いっかせいしゅちょう
短食管　短食道〔症〕　たんしょくどう〔しょう〕
短收肌　短内転筋　たんないてんきん
短寿命同位素　短命同位元素　たんめいどういげんそ
短缩　短縮　たんしゅく
短缩病　短縮病　たんしゅくびょう
短缩反应　短縮反応　たんしゅくはんのう
短缩畸形　短縮奇形　たんしゅくきけい
短缩紧张　短縮緊張　たんしゅくきんちょう
短头畸形　短頭症　たんとうしょう
短突神经胶质细胞　乏突起〔神経〕膠細胞　ぼうとっき〔しんけい〕こうさいぼう
短小步态　小股歩行,小刻み歩行　こまたほこう,こきざみほこう
短小肠综合征　短小腸症候群　たんしょうちょうしょうこうぐん
短小绦虫　矮小条虫　わいしょうじょうちゅう
短形　短形　たんけい
短暂惊厥　一過性ひきつけ　いっかせいひきつけ
短暂热　一日熱,一過熱　いちにちねつ,いっかねつ
短暂性肺炎　一過性肺炎　いっかせいはいえん

短暂性脑缺血　一時性脳虚血　いちじせいのうきょけつ
短暂性缺血性发作　一時性脳虚血発作　いちじせいのうきょけつほっさ
短肢畸胎　あざらし肢症体　あざらしししょうたい
短肢畸胎综合征　サリドマイド症候群　thalidomideしょうこうぐん
短肢畸形　あざらし状奇形　あざらしじょうきけい
短肢侏儒　短肢性小人　たんしせいこびと
短指（趾）畸形　指（趾）短縮　したんしゅく
短轴　短軸　たんじく
短钻　ショートドリル　short drill

duǎn　段断椴煅锻

段　区〔域〕　く〔いき〕
S-T 段　S-T 部,S-T 分節　S-Tぶ,S-Tぶんせつ
段落疗法　エタッペン療法　Etappenりょうほう
段内部　区〔域〕内部　く〔いき〕ないぶ
段下部　区〔域〕下部　く〔いき〕かぶ
断臂术　上腕切断術　じょうわんせつだんじゅつ
断层放射性同位素扫描　断層RIイメージング　たんそうRI imaging
断层摄影　断層撮影〔法〕　だんそうさつえい〔ほう〕
断层照片　トモグラム　tomogram
断层照相术　トモグラフィー,断層 X 線撮影法　tomography,だんそうXせんさつえいほう
断除症状　禁断症状　きんだんしょうじょう
断点　破壊点,破断点　はかいてん,はだんてん
断〔电〕路　開放回路　かいほうかいろ
断电震　開放ショック　かいほうshock
断发癣菌　断発性白癬菌　だんぱつせいはくせんきん
断肋器　肋骨切断器　ろっこつせつだんき
断裂性心肌炎　分節性心筋炎　ぶんせつせいしんきんえん
断面造影术　切断面造影法　せつだんめんぞうえいほう
断奶　離乳　りにゅう
断奶综合征　離乳症候群　りにゅうしょうこうぐん
断片　断片,砕片　だんぺん,さいへん
断脐术　臍帯切断術　せいたいせつだんじゅつ
断气　絶息　ぜっそく
断食　断食,絶食　だんじき,ぜっしょく
断〔胎〕头钩　断頭鉤,ブラウン鉤　だんとうこう,Braunこう
断〔胎〕头器　断頭器　だんとうき
断〔胎〕头术　断頭術　だんとうじゅつ
断头剪　断頭鋏　だんとうばさみ
断续刺激　断続的刺激　だんぞくてきしげき
断续排尿　断続放尿　だんぞくほうにょう
断续器　断続器　だんぞくき
断续性呼吸音　断続性呼吸音　だんぞくせいこきゅうおん
断续言语　断続性言語　だんぞくせいげんご
断续直流电疗法　断続直流電療法　だんぞくちょくりゅうりょうほう
断肢再植术　断肢再植術　だんしさいしょくじゅつ
椴木碱　クロロキシロニン　chloroxylonin
椴树　シナノキ　シナノキ
椴树花　シナノキの花　シナノキのはな
椴藤碱　チリアコリン　tiliacorine
煅明矾　焼ミョウバン　やきミョウバン
煅烧　煅焼　たんしょう
煅石膏　焼石膏　やきせっこう

煅制硅藻土　煅製ケイ藻土　たんせいケイそうど
煅制海绵　煅製海綿　たんせいかいめん
煅制合金　煅製合金　たんせいごうきん
煅制镁　酸化マグネシウム　さんかmagnesium
锻炼　鍛練　たんれん
锻铁　煉鉄,鍛鉄　れんてつ,たんてつ

DUI　堆对

duī　堆

堆肥　堆肥,コンポスト　たいひ,compost
堆肥材料　堆肥材料　たいひざいりょう
堆肥场　堆肥場　たいひば
堆肥法　堆肥法　たいひほう
堆肥温度　堆肥温度　たいひおんど
堆心菊内酯　ヘレナリン　helenalin

duì　对

对氨苯基胂酸　アルサニル酸　arsanilさん
对氨基〔苯〕酚　パラアミノフェノール　P-aminophenol
对氨基苯磺酸　スルファニル酸　sulphanilさん
对氨基苯磺酰胺　スルファニルアミド　sulfanilamide
对氨基苯磺酰丁脲　カルブタミド　carbutamide
对氨〔基〕苯甲酸　パラアミノ安息香酸　P-aminoアンソクコウさん
对氨基苯甲酸丙酯　パラアミノ安息香酸プロピルエステル　P-aminoアンソクコウさんpropyl ester
对氨基苯乙醚　パラフェネチジン　P-phenetidine
对氨〔基〕苯乙酮　パラアミノアセトフェノン　P-aminoacetophenone
对氨基二苯胺　p-アミノジフェニルアミン　P-aminodiphenylamine
对氨基甲基苯甲酸　p-アミノメチル安息香酸　P-aminomethylアンソクコウさん
对氨基联苯　p-アミノビフェニル,p-フェニルアニリン　P-aminobiphenyl,P-phenylaniline
对氨基麻黄碱　p-アミノエフェドリン　P-aminoephedrine
对氨基马尿酸　パラアミノ馬尿酸　P-aminoばにょうさん
对氨基马尿酸的肾小管最大转运值　パラアミノ馬尿酸の尿細管最大輸送量　paraaminoばにょうさんのにょうさいかんさいだいゆそうりょう
对氨基马尿酸机制　パラアミノ馬尿酸機序　paraaminoばにょうさんきじょ
对氨基马尿酸清除率　パラアミノ馬尿酸クリアランス　paraaminoばにょうさんclearance
对氨基马尿酸清除试验　パラアミノ馬尿酸クリアランス試験　paraaminoばにょうさん clearanceしけん
对氨基偶氮苯　パラアミノアゾベンゼン　P-aminoazobenzene
对氨〔基〕水杨酸　パラアミノサリチル酸,パス　P-aminosalicylさん,PAS
对氨基水杨酸苯酯　パラアミノサリチル酸フェニル　paraaminosalcylさんphenyl
对氨基水杨酸反应　パラアミノサリチル酸反応　paraaminosalcylさんはんのう
对氨〔基〕水杨酸钠　パラアミノサリチル酸ナトリウム　paraaminosalcylさんnatrium
对苯二胺　パラフェニレンジアミン　paraphenylenediamine
对苯二酚　p-ジヒドロキシベンゼン　P-dihydroxybenzen
对苯〔基〕醌氯亚胺　P-キノンクロロイミン,パラキノン

クロロイミン　p-quinone chloroimine, paraquinone chloroimine

对苯〔基〕溴化苯乙酮　P-フェニルフェナシルブロミド　P-phenylphenacyl bromide

对比　对比　たいひ

对比灌肠　对比注腸　たいひちゅうちょう

对比剂　对比剤　たいひざい

对比率　对比率　たいひりつ

对比染剂　对比染色剤　たいひせんしょくざい

对比染色〔法〕　对比染色〔法〕　たいひせんしょく〔ほう〕

对比色　对比色　たいひいろ

对比视野检查〔法〕　对比視野検査〔法〕　たいひしやけんさ〔ほう〕

对比味觉　对比味覚　たいひみかく

对比系数　对比係数　たいひけいすう

对侧　对側　たいそく

对侧反射　对側反射　たいそくはんしゃ

对侧感觉　对側知覚〔症〕　たいそくちかく〔しょう〕

对侧偏瘫　对側性片麻痺　たいそくせいへんまひ

对侧肾积水　对側水腎〔症〕　たいそくすいじん〔しょう〕

对侧收缩　对側収縮　たいそくしゅうしゅく

对侧外伤性脑炎　コントルクー脳炎　contrecoupのうえん

对侧膝反射　交叉性膝蓋腱反射,マックコーマック反射　こうさせいしつがいけんはんしゃ,Mc Cormacはんしゃ

对侧性触痛　对側性圧痛　たいそくせいあっつう

对侧性水肿　对側性水腫　たいそくせいすいしゅ

对称　对称　たいしょう

对称白斑舌　膜様舌,苔舌　まくようぜつ,たいぜつ

对称苯肼羰基偶氮苯　对称ジフェニルカルバゾン　たいしょうdiphenyl carbazone

对称二苯胍　对称ジフェニルグアニジン　たいしょうdiphenyl guanidine

对称二苯基羰二肼　对称ジフェニルカルバジド　たいしょうdiphenyl carbazide

对称二苯联苯胺　对称ジフェニルベンジジン　たいしょうdiphenyl benzidine

对称分布　对称分布　たいしょうぶんぷ

对称分子　对称分子　たいしょうぶんし

对称化合物　对称化合物　たいしょうかごうぶつ

对称环　对称環　たいしょうかん

对称禁阻　对称禁製　たいしょうきんせい

对称面　对称面　たいしょうめん

对称容许　对称許容　たいしょうきょよう

对称三硝基苯　对称トリニトロベンゼン　たいしょうtrinitrobenzene

对称伸缩振动　对称伸縮振動　たいしょうしんしゅくしんどう

对称双畸胎　对称二重体　たいしょうにじゅうたい

对称〔现象〕　对称〔現象〕　たいしょう〔げんしょう〕

对称性　对称性　たいしょうせい

对称性坏疽　对称性壊疽　たいしょうせいえそ

对称性进行性红斑角化病　对称性進行性紅斑角皮症　たいしょうせいしんこうせいこうはんかくひしょう

对称性弥漫性脂肪过多症　弥漫性对称性脂肪腫症　びまんせいたいしょうせいしぼうしゅしょう

对称性偏盲　对称性半盲　たいしょうせいはんもう

对称性突触　对称性シナプス　たいしょうせいsynapse

对称性窒息　对称性窒息　たいしょうせいちっそく

对称因子　对称因子　たいしょういんし

对称直线结构　对称直線型構造　たいしょうちょくせんがたこうぞう

对称中心　对称中心　たいしょうちゅうしん

对称轴　对称軸　たいしょうじく

对冲骨折　对側〔衝撃〕骨折　たいそく〔しょうげき〕こっせつ

对冲性脑撕裂创　对側脳裂傷　たいそくのうれっしょう

对冲性脑挫伤　对側脳挫傷　たいそくのうざしょう

对冲〔性损〕伤　对側損傷,コントルクー　たいそくそんしょう,contrecoup

对氮蒽猩红　インジュリン スカレット　induline scarlet

对端吻合术　端端吻合〔術〕　たんたんふんごう〔じゅつ〕

对对四甲基二氨基二苯基甲烷　P,P'-テトラメチルジアミノジフェニルメタン　P, P'-tetramethyl diaminodiphenlmethane

对耳轮　对輪　たいりん

对耳轮横沟　横对輪溝　おうたいりんこう

对耳轮脚　对輪脚　たいりんきゃく

对耳轮窝　对輪窩　たいりんか

对耳屏　对珠　たいじゅ

对耳屏耳轮裂　对珠耳輪裂　たいじゅじりんれつ

对耳屏肌　对珠筋　たいじゅきん

对二氨基联苯　P-ベンジジン　P-benzidine

对二氨己环　ピペラジン　piperazine

对二氮〔杂〕苯酰胺　ピラジナミド　pyrazinamide

对二甲氨基苯胺　P-ジメチルアミノアニリン　P-dimethylaminoaniline

对二甲氨基苯罗丹宁　P-ジメチルアミノベンザルロダニン　P-dimethylaminobenzal rhodanine

对二甲氨基苯醛　P-ジメチルアミノベンザルデヒド　P-dimethylaminobenzaldehyde

对二甲氨基偶氮苯　P-ジメチルアミノアゾベンゼン　P-dimethylaminoazobenzene

对二甲氨基偶氮苯胂酸　P-ジメチルアミノベンゼンアゾフェニルアルソン酸　P-dimethylaminobenzene azophenyl arsonさん

对二甲氨基肉桂醛　P-ジメチルアミノシンナムアルデヒド　P-dimethylaminocinnamaldehyde

对二甲苯酚蓝　P-キシレノールブルー　P-xylenol blue

对二硫杂环己烷　1,4-ジチアン　1,4-dithiane

对二氯苯　P-ジクロルベンゼン　P-dichlorobezene

对二硝基苯偶氮萘酚　P-ジニトロベンゼンアゾナフトール　P-dinitrobenzenazonaphthol

对二氧杂环己烷　P-ジオキサン　P-dioxane

对分　二分　にぶん

对氟醚　エンフルラン　enflurane

对光反射　对光反射　たいこうはんしゃ

对光反应　对光反応　たいこうはんのう

对合点　一致点　いっちてん

对合牙　对合歯　たいごうし

对𬌗伸延　对合歯伸長　たいごうししんちょう

对甲氨基偶氮苯　P-メチルアミノアゾベンゼン　P-methylamino-azo-benzene

对甲苯胺　P-トルイジン　P-toluidine

对甲基苯磺酸　P-トルエンスルホン酸　P-toluenesulfoneさん

对甲苯磺酸甲酯　P-トルエンスルホン酸メチル　P-toluene

sulfonさんmethyl

対甲苯磺酰氯　P-トルエンスルホニルクロリド　P-toluenesulfonylchloride

対甲氧苯酚　P-メトキシフェノール　P-methoxyphenol

対甲氧基苯胺硫酸盐　P-アニシジン硫酸塩　P-anisidineりゅうさんえん

対甲氧基苯甲醛　P-アニスアルデヒド　P-anisaldehyde

対甲氧基偶氮苯　P-メトキシアゾベンゼン　P-methoxyazobenzene

対角結合径　対角結合線　たいかくけつごうせん

対角径　対角径　たいかくけい

対聚伞花素　P-シメン,P-シモール　P-cymene,P-cymol

対抗点　拮抗点　きっこうてん

対抗毒物　拮抗性毒素　きっこうせいどくそ

対抗反射　拮抗反射　きっこうはんしゃ

対抗肌　拮抗筋　きっこうきん

対抗剤　拮抗剤　きっこうざい

対抗疗法　逆症療法　ぎゃくしょうりょうほう

対抗牽伸〔术〕　反対牽引〔法〕　はんたいけんいん〔ほう〕

対抗牽引　反対牽引,反衝牽引　はんたいけんいん,はんしょうけんいん

対抗血清　拮抗血清　きっこうけっせい

対抗药　拮抗薬　きっこうやく

対抗〔作用〕　拮抗作用　きっこうさよう

対口切開　対孔切開,対向切開　たいこうせっかい,たいこうせっかい

対口引流　対口ドレナージ　たいこうdrainage

対醌結構　P-キノイド構造　P-quinoidこうぞう

対立色学説　反対色説　はんたいしょくせつ

対立反応密码　反対色応答コード　はんたいしょくおうとうcode

対裂　対側骨折　たいそくこっせつ

対裂因子　ビフィズス因子　bifidusいんし

対流層　対流圏　たいりゅうけん

対流電泳　対向流電気泳動　たいこうりゅうでんきえいどう

対硫磷(酮)　パラチオン　parathion

対硫磷神经官能症　パラチオン神経症　parathionしんけいしょう

対硫磷中毒　パラチオン中毒　parathionちゅうどく

対流免疫电泳〔法〕　対向免疫電気泳動〔法〕　たいこうめんえきでんきえいどう〔ほう〕

対氯苯胺　P-クロルアニリン　P-chloroaniline

対氯苯丙氨酸　P-クロロフェニルアラニン,PCPA　P-chlorophenylalanine

対氯苯氧异丁酸乙酯　P-クロロフェノキシイツ酪酸エチル　P-chlorophenoxyisoらくさんethyl

対氯甲苯　P-クロロトルエン　P-chlorotoluene

対氯甲酚　P-クロロクレゾール　P-chlorocresol

対氯硝基苯　P-クロロニトロベンゼン　P-chloronitrobenzene

対内反応系統　内部環境調節係　ないぶかんきょうちょうせつけい

対内作用　対内〔性〕作用　たいない〔せい〕さよう

対脲苯基脲酸　カルバルゾン,P-ウレイドベンゼンアルソン酸　carbarsone,P-ureidobenzene arsonさん

対羟苯丙酮酸羟化酶　P-ヒドロキシフェニルピルビン酸水酸化酵素　P-hydroxyphenylpyruvinさんすいさんかこう

そ

対羟苯基氯化汞　塩化 P-ヒドロキシフェニル水銀　えんか P-hydroxyphenylすいぎん

対羟苯乙醇胺　P-ヒドロキシフェニルエタノールアミン　P-hydroxyphenylethanolamine

対羟苄基青霉素　P-ヒドロキシベンジルペニシリン,ペニシリンX　P-hydroxybenzylpenicillin, penicillin X

対羟福林　シネフリン　synephrine

対羟基苯丙胺　P-ヒドロキシフェニルプロピルアミン　P-hydroxyphenylpropylamine

対羟基苯甲醇　P-ヒドロキシベンジルアルコール　P-hydroxybenzylalcohol

対羟基苯甲醛　P-ヒドロキシベンズアルデヒド　P-hydroxybenzaldehyde

対羟基苯甲酸安替比林　P-ヒドロキシ安息香酸アンチピリン　P-hydroxyアンソクコウさんantipyrin

対羟基苯甲酸丙酯　P-ヒドロキシ安息香酸プロピル,プロピルパラベン　P-hydroxyアンソクコウさん propyl, propylparaben

対羟基苯甲酸丁酯　P-ヒドロキシ安息香酸ブチル,ブチルパラベン　P-hydroxyアンソクコウさん butyl, butylparaben

対羟基苯甲酸甲酯　P-ヒドロキシ安息香酸メチル　P-hydroxyアンソクコウさんmethyl

対羟基苯甲酸乙酯　P-ヒドロキシ安息香酸エチル,エチルパラベン,ニパギンA　P-hydroxyアンソクコウさん ethyl, ethylparaben, nipagin A

対羟基苯甲酸酯类　パラベン類　parabenるい

対羟基苯乙酮　P-ヒドロキシアセトフェノン　P-hydroxyacetophenone

対羟基桂皮酸　P-ヒドロキシ桂皮酸　P-hydroxyけいひさん

対羟基联二苯　P-ヒドロキシジフェニル　P-hydroxydiphenyl

対羟基偶氮苯　P-ヒドロキシアゾベンゼン　P-hydroxyazobenzene

対切　対向切開　たいこうせっかい

対氢醌　P-ヒドロキノン　P-hydroquinone

〔対〕三联苯　P-テルフェニル　P-terphenyl

対生　対生　たいせい

対生牙瘤　双生歯牙腫　そうせいしがしゅ

対数　対数　たいすう

対数标准差　対数標準偏差　たいすうひょうじゅんへんさ

対数表　対数表　たいすうひょう

対数计算机　対数計算機　たいすうけいさんき

対数剂量　対数ドース　たいすうdose

対数减少期　対数減少期　たいすうげんしょうき

対数交換　対数変換　たいすうへんかん

対数曲线　対数曲線　たいすうきょくせん

対数生存曲线　対数生存曲線　たいすうせいぞんきょくせん

対数生长期　対数生長期　たいすうせいちょうき

対数视力表　対数視力表　たいすうしりょくひょう

対数项　対数項　たいすうこう

対数正态转换　対数正規転換　たいすうせいきてんかん

対数正态分布　対数正規分布　たいすうせいきぶんぷ

対饲法　対飼育法　ついしいくほう

対羧基苄胺　P-アミノメチル安息香酸,PAMBA　Paminomethyl　アンソクコウさん

对酞酸　テレフタル酸　terephthalさん

对特丁基甲苯　P-tert-ブチルトルエン　P-tert-butyltoluene

对外反应系统　外効果性係　がいこうかせいけい

对位　パラ位　paraい

对〔位〕氨基苯磺酰胺　P-アミノベンゼン スルホンアミド　P-aminobenzene sulfonamide

对位定向基　パラ配向基,パラ定位基　paraはいこうき,paraていいき

对位二甲基氨基苯甲醛　パラジメチルアミノベンズアルデヒド　para-dimethylaminobenzaldehyde

对位交叉式　捩れ型　ねじれがた

对位取代基　パラ置換基　paraちかんき

对位衍生物　パラ誘導体　paraゆうどうたい

对位异构体　パラ異性体　paraいせいたい

对物透镜　対物レンズ　たいぶつlens

对线　整列,アラインメント　せいれつ,alingment

对象　対象　たいしょう

对硝基苯胺　P-ニトロアニリン　P-nitroaniline

对硝基苯酚　P-ニトロフェノール　P-nitrophenol

对硝基苯甲醛　P-ニトロベンズアルデヒド　P-nitroben-zaldehyde

对硝基苯肼　P-ニトロフェニルヒドラジン　P-nitrophenyl-hydrazine

对硝基苯偶氮间苯二酚　P-ニトロフェニルアゾレゾルシノール　P-nitrophenyl-azo-resorcinol

对硝基苯异氰酸酯　イソシアン酸P-ニトロフェニル　iso-cyaneさんP-nitrophenyl

对硝基二苯胺　P-ニトロジフェニルアミン　P-ni-trodiphenylamine

对硝基酚　P-ニトロフェノール　P-nitrophenol

对硝基酚钠　P-ニトロフェノールナトリウム　P-nitrophe-nol natrium

对硝基磺胺噻唑　P-ニトロスルファチアゾール　P-nitro-sulfathiazole

对溴苯磺酰氯　塩化P-ブロモベンゼンスルホニル　えんかP-bromobenzensulfonyl

对溴苯乙酰基溴溴化ブロモフェナシル　しゅうかbro-mophenacyl

对亚硝基二甲基苯胺　P-ニトロゾジメチルアニリン　P-ni-trosodimethylaniline

对氧氮己环吗啉　morpholine

对氧磷　パラオキソン　paraoxon

对叶百部　タマビャクブ

对叶百部碱　ツベロステモニン　tuberostemonine

对乙酰氨基二苯胺　P-アセチルアミノジフェニルアミン　P-acetylaminodiphenylamine

对乙酰氧基酚　アセタミノフェン,パラセタモール　ac-etaminophen,paracetamol

对乙氧基苯脲　ズルチン,P-エトキシフェニル尿素　dulcin,P-ethoxyphenylにょうそ

对异丙基甲苯　P-イソプロピルトルエン　p-isopropyl toluene

对异丁苯丙酸　イブプロフェン,ブルフェン　ibuprofen,brufen

对异丁基苯丙酸　イブプロフェン　ibuprofen

对异氰酸联苯　イソシアン酸-P-キセニル　isocyanさんp-xenyl

对因治疗　病因療法　びょういんりょうほう

对阴极　対陰極　たいいんきょく

对应　対応　たいおう

对应点　対応点　たいおうてん

对应物　対応物　たいおうぶつ

对应原理　対応原理　たいおうげんり

对映结晶　左右晶　さゆうしょう

对映体　対掌体　たいしょうたい

对映现象　エナンチオトロピー　enantiotropy

对映异构体　エナンチオマー,鏡像体　enantiomer,きょうぞうたい

对掌肌　対立筋　たいりつきん

对照　対照　たいしょう

对照电极　対照電極　たいしょうでんきょく

对照动物　対照動物　たいしょうどうぶつ

对照分析　対照分析　たいしょうぶんせき

对照色　対照色　たいしょうしょく

对照实验　対照実験　たいしょうじっけん

对照试验　対照試験　たいしょうしけん

对照物　対照物　たいしょうぶつ

对照液　対照溶液　たいしょうようえき

对照组　対照組　たいしょうぐみ

对症疗法　対症療法,逆症療法　たいしょうりょうほう,ぎゃくしょうりょうほう

对症治疗　対症治療　たいしょうちりょう

对指试验　指指試験　ゆびゆびしけん

对峙反应　対抗反応　たいこうはんのう

DUN 蹲盾钝顿

dūn 蹲

蹲踞试验　蹲む試験　しゃがむしけん

蹲位　蹲む体位　しゃがむたいい

dùn 盾钝顿

盾状鳞　楯形鱗　じゅんけいりん

盾状毛　楯形毛　じゅんけいもう

钝挫伤　鈍挫傷　どんざしょう

钝耳钩　鈍耳鉤　どんじこう

钝化作用　不活性化,脱活性化　ふかっせいか,だつかっせいか

钝角　鈍角　どんかく

钝锯齿形　鈍鋸歯状　どんきょしじょう

钝〔脑〕解剖钩　鈍解剖鉤　どんかいぼうこう

钝器解剖法　鈍解剖法　どんかいぼうほう

钝器〔损〕伤　鈍器〔損〕傷　どんき〔そん〕しょう

钝痛　鈍痛　どんつう

钝头苔癣　鈍〔頂〕性苔癣　どん〔ちょう〕せいたいせん

钝缘蜱属　カズキダニ属　カズキダニぞく

顿挫　頓挫　とんざ

顿挫疗法　頓挫療法　とんざりょうほう

顿挫型　頓挫型　とんざがた

顿挫性癫痫　頓挫性てんかん　とんざせいてんかん

顿挫性肺炎　頓挫性肺炎　とんざせいはいえん

顿挫性(型)感染　頓挫性感染　とんざせいかんせん

顿挫性核分裂　頓挫性核分裂　とんざせいかくぶんれつ

顿挫性脊髓痨　頓挫性脊髓痨,不〔完〕全〔型〕脊髓痨　とんざせいせきずいろう,ふ〔かん〕ぜん〔がた〕せきずいろう

顿挫性结核　頓挫性結核　とんざせいけっかく

顿挫性(型)伤寒　頓挫性腸チフス　どんざせいちょうtyphus

顿服　頓服　とんぷく

顿服药(剂)　頓服薬　とんぷくやく

顿足〔样〕步态　失調性歩態,スタンプ步行　しっちょうせいほたい,stampほこう

DUO　多哆夺朵堕惰

duō　多哆

多胺　ポリアミン　polyamine

多巴　ドーパ　dopa

多巴胺　ドパミン　dopamine

多巴胺能神经元　ドパミンニューロン　dopamine neuron

多巴胺能受体阻滞剂　ドパミン受容体阻害剤　dopamineじゅうたいそがいざい

多巴胺能制剂　ドパミン作用性製剤　dopamineさようせいせいざい

多巴胺 β-羟化酶　ドパミン β-ヒドロキシラーゼ　dopamine β-hydroxylase

多巴反应　ドーパ反応　dopaはんのう

多巴酚丁胺　ドブタミン　dobutamine

多巴羟化酶　ドーパヒドロキシラーゼ　dopahydroxylase

多巴脱羧酶　ドーパデカルボキシラーゼ　dopadecarboxylase

多巴氧化酶　ドーパ酸化酵素　dopaさんかこうそ

多邦通氏角　ドパントン角　Daubentonかく

多邦通氏平面　ドパントン平面　Daubentonへいめん

多邦通氏线　ドパントン線　Daubentonせん

多贝尔氏溶液　ドベル液　Dobellえき

多倍体　倍数体　ばいすうたい

多倍体细胞　倍数体細胞　ばいすうたいさいぼう

多倍性　倍数性　ばいすうせい

多边形　多辺形　たへんけい

多边形扁平细胞　多辺形扁平上皮細胞　たへんけいへんぺいじょうひさいぼう

多变量分析　多変量分析　たへんりょうぶんせき

多变量控制系统　多変数制御係　たへんすうせいぎょけい

多不饱和脂肪酸　ポリ不飽和脂肪酸　polyふほうわしぼうさん

多层断层摄影装置　多層断層撮影装置　たそうだんそうさつえいそうち

多层膜　多層フィルム　たそうfilm

多〔层〕压〔制〕片　多層圧縮錠　たそうあっしゅくじょう

多产妇　多産婦　ださんふ

多程指示剂　幅広い指示薬　はばひろいしじやく

多重标记　多重標識　たじゅうひょうしき

多重标记技术　多重標識技術　たじゅうひょうしきぎじゅつ

多重标记化合物　多重標識化合物,多重ラベル付化合物　たじゅうひょうしきかごうぶつ,たじゅうlabelつきかごうぶつ

多重程序　多重プログラム　たじゅうprogram

多重寄生　共寄生　きょうきせい

多重键　多重結合　たじゅうけつごう

多重内障　多重白内障　たじゅうはくないしょう

多重谱线　多重スペクトル線　たじゅうspectrumせん

多重人格　多重人格　たじゅうじんかく

多重神经支配　多重神経支配　たじゅうしんけいしはい

多重性　多重性　たじゅうせい

多臭汗症　臭汗過多〔症〕　しゅうかんかた〔しょう〕

多处骨折　多発骨折　たはつこっせつ

多处理机系统　マルチプロセサーシステム　multiprocessor system

多处切断术　多部位切断術　たぶいせつだんじゅつ

多处痛觉　多所痛覚　たしょつうかく

多次〔曝光〕X线照相术　重複撮影法　じゅうふくさつえいほう

多次复发　反復再発　はんぷくさいはつ

多次量　多次用量,反復用量　たじようりょう,はんぷくようりょう

多次散射　多重散乱　たじゅうさんらん

多单位平滑肌　多単位平滑筋　たたんいへいかつきん

多蛋白饮食　高蛋白食　こうたんぱくしょく

多氮化合物　ポリアゾト　polyazote

多道肌电图机　マルチチャンネル エレクトロミオグラフ　multichannel electromyograph

多道记录　マルチチャンネル記録　multichannelきろく

多道记录仪　マルチチャンネル記録器　multichannelきろくき

多道原子吸收火焰光度计　マルチチャンネル原子吸収火炎光度計　multichannelげんし.きゅうこうかえんこうどけい

多道分析器　マルチチャンネルアナライザー,多重分析器　multichannel analyzer,たじゅうぶんせきき

多道γ光谱仪　マルチチャンネルγレースペクトロメーター　multichannel γ-ray spectrometer

多道脉冲高度分析器　多重波高分析器,マルチチャンネル波高分析器　たじゅうはこうぶんせきき,multichannelはこうぶんせきき

多道生化分析仪　マルチチャンネル生化学分析器　multichannelせいかがくぶんせきき

多道生理仪　ポリグラフ　polygraph

多道心电图机　マルチチャンネル心電計　multichannelしんでんけい

多电极开关　多極スイッチ　たきょくswitch

多动脉炎　多発動脈炎　たはつどうみゃくえん

多动腿　不安下肢　ふあんかし

多动腿综合征　不安下肢症候群　ふあんかししょうこうぐん

多动症　運動過剰〔症〕,運動亢進〔症〕,多動症　うんどうかじょう〔しょう〕,うんどうこうしん〔しょう〕,たどうしょう

多窦炎　多副鼻洞炎　たふくびどうえん

多尔诺氏射线　ドルノ線　Dornoせん

多尔特门德沉淀池　ドートムンド槽　Dortmundそう

多尔西氏合剂　ドルセー合剤　Dorseyごうざい

多尔德氏试验　ドルド試験　Doldしけん

多耳〔畸形〕　多耳〔症〕,耳過剰〔症〕　たじ〔しょう〕,じかじょう〔しょう〕

多发病　多発病,多発性疾患　たはつびょう,たはつせいしっかん

多发病因学　多発病因学　たはつびょういんがく

多发黄体　多発黄体　たはつおうたい

多发伤　多発損傷　たはつそんしょう

多发性癌　多発性癌　たはつせいがん

多发性肠息肉病　多発性腸ポリポーシス　たはつせいちょうpolyposis

多发性成年期息肉病　多発性成人ポリポーシス　たはつせいせいじんpolyposis

多发性抽动与秽语综合征　ジルドラ・ツレット症候群

Gilles de la-Touretteしょうこうぐん

多发〔性〕出血性肉瘤　多発性出血性肉腫　たはつせいしゅっけつせいにくしゅ

多发性错构瘤　多発性過誤腫　たはつせいかごしゅ

多发性大动脉炎　大動脈弓症候群,脈なし病　だいどうみゃくきゅうしょうこうぐん,みゃくなしびょう

多〔发性〕单神经炎　多発性単神経炎　たはつせいたんしんけいえん

多发性恶性淋巴肉瘤　多発性悪性リンパ肉腫　たはつせいあくせいlymphにくしゅ

多发性肺囊肿　多発性肺嚢腫　たはつせいはいのうしゅ

多发性肝脓肿　多発性肝膿瘍　たはつせいかんのうよう

多发性骨发育障碍　多発性骨形成不全〔症〕　たはつせいこつけいせいふぜん〔しょう〕

多发性骨骺发育不良　多発性骨端形成不全〔症〕　たはつせいこつたんけいせいふぜん〔しょう〕

多发性骨髓瘤　多発〔性〕骨髄腫　たはつ〔せい〕こつずいしゅ

多发性骨髓炎　多発性骨髄炎　たはつせいこつずいえん

多发〔性〕骨折　多発性骨折　たはつせいこっせつ

多〔发性〕关节炎　多発性関節炎　たはつせいかんせつえん

多发性汗腺脓肿　多発性汗腺膿瘍　たはつせいかんせんのうよう

多发性黑痣综合征　多発性黒子症候群　たはつせいほくろしょうこうぐん

多发性黄素化卵泡囊肿　多発性黄体化濾胞性嚢胞　たはつせいおうたいかろほうせいのうほう

多发性肌炎　多発性筋炎　たはつせいきんえん

多发性肌阵挛　多発性ミオクローヌス　たはつせいmyoclonus

多发性畸形　多発性奇形　たはつせいきけい

多发性家族性息肉病　多発性家族性ポリポーシス　たはつせいかぞくせいpolyposis

多发性浆膜炎　多発性漿膜炎　たはつせいしょうまくえん

多发性结肠息肉　多発性結腸ポリープ　たはつせいけっちょうpolyp

多发性结节　多発性結節　たはつせいけっせつ

多发性结节状动脉炎　結節性多発性動脈炎　けっせつせいたはつせいどうみゃくえん

多发性结节状淋巴管瘤　多発結節性リンパ管腫　たはつけっせつせいlymphかんしゅ

多发性结节状血管内皮瘤　多発結節状血管内皮腫　たはつけっせつじょうけっかんないひしゅ

多发性静脉血栓形成　多発性静脈血栓形成　たはつせいじょうみゃくけっせんけいせい

多发性溃疡　多発性潰瘍　たはつせいかいよう

多发性良性膀胱上皮瘤　多発性良性膀胱上皮腫　たはつせいりょうせいぼうこうじょうひしゅ

多发性良性肉样瘤　多発性良性類肉腫　たはつせいりょうせいるいにくしゅ

多发性淋巴瘤　多発性リンパ腫　たはつせいlymphしゅ

多发性颅（脑）神经麻痹　多発性脳神経麻痺　たはつせいのうしんけいまひ

多发性麻痹　多発性麻痺　たはつせいまひ

多发性面部异常　多発性顔面異常　たはつせいがんめんいじょう

多发性脑硬化　多発性大脳硬化〔症〕　たはつせいだいのうこうか〔しょう〕

多发性内分泌腺瘤病　多発性内分泌腺腫症　たはつせいないぶんぴつせんしゅしょう

多发性内分泌腺瘤综合征　多発性内分泌腺腫症候群　たはつせいないぶんぴつせんしゅしょうこうぐん

多发性内分泌肿瘤综合征　多発性内分泌瘍症候群　たはつせいないぶんぴつしゅようしょうこうぐん

多发性粘液瘤〔病〕　多発性粘液腫〔症〕　たはつせいねんえきしゅ〔しょう〕

多发性脓肿　多発性膿瘍　たはつせいのうよう

多发性皮脂囊肿　多発性毛嚢嚢腫　たはつせいもうのうのうしゅ

多发性丘疹样毛发上皮瘤　多発性丘疹様毛包上皮腫　たはつせいきゅうしんようもうほうじょうひしゅ

多发性乳头状瘤　多発性乳頭腫　たはつせいにゅうとうしゅ

多发性软骨病　多発性軟骨病　たはつせいなんこつびょう

多〔发性〕神经根炎　多発性神経根炎　たはつせいしんけいこんえん

多发性神经纤维瘤〔病〕　多発性神経繊維腫〔症〕　たはつせいしんけいせんいしゅ〔しょう〕

多〔发性〕神经炎　多発性神経炎　たはつせいしんけいえん

多〔发性〕神经炎性精神病　多発神経炎性精神病　たはつしんけいえんせいせいしんびょう

多发性肾囊肿　多発性腎嚢胞　たはつせいじんのうほう

多发性损伤　多発性損傷　たはつせいそんしょう

多发性外生骨疣　多発性外骨〔腫〕症　たはつせいがいこつ〔しゅ〕しょう

多发性胃息肉　多発性胃ポリープ　たはつせいいpolyp

多发性息肉　多発性ポリープ　たはつせいpolyp

多发性先天性关节强直　多発性先天性関節硬直　たはつせいせんてんせいかんせつこうちょく

多发性纤维性肌发育异常　多発性繊維性筋異常形成　たはつせいせんいせいきんいじょうけいせい

多发性心室过早收缩　多発性心室期外収縮　たはつせいしんしつきがいしゅうしゅく

多发性血管瘤　多発性血管腫　たはつせいけっかんしゅ

多发性胰〔腺〕囊肿病　多発性膵嚢腫症　たはつせいすいのうしゅしょう

多发性异位激素分泌综合征　多発性異所ホルモン産生症候群　たはつせいいしょhormoneさんせいしょうこうぐん

多发性龈脓肿　多発性歯肉膿瘍　たはつせいしにくのうよう

多发性硬化〔症〕　多発性硬化〔症〕　たはつせいこうか〔しょう〕

多发性子宫平滑肌瘤　多発性子宮平滑筋腫　たはつせいしきゅうへいかつきんしゅ

多发症　多発症　たはっしょう

多房簇虫属　簇胞子虫属,グレガリナ　そうほうしちゅうぞく,Gregarina

多房型棘球绦虫　多房包虫　たぼうほうちゅう

多房性包虫病　多房性包虫症　たぼうせいほうちゅうしょう

多房性棘球蚴病　多房性包虫症　たぼうせいほうちゅうしょう

多房性囊尾蚴　多房囊尾虫　たぼうのうびちゅう

多房性囊肿　多房性嚢胞　たぼうせいのうほう

多房性脓胸　多房性膿胸　たぼうせいのうきょう

多房性膀胱　多房性膀胱　たぼうせいぼうこう

多房性肾囊肿　多房性腎囊胞　たぼうせいじんのうほう

多房性水疱　多房性水疱　たぼうせいすいほう

多分裂　多数分裂　たすうぶんれつ

多分散性　多分散性　たぶんさんせい

多分散体系　多分散系　たぶんさんけい

多〔分子〕层　多〔分子〕層　た〔ぶんし〕そう

多分子反应　多分子反応　たぶんしはんのう

多分子膜　多分子膜　たぶんしまく

多酚　ポリフェノール　polyphenol

多酚氧化酶　ポリフェノール酸化酵素　polyphenolさんかこうそ

多粪〔症〕　多糞〔症〕　たふん〔しょう〕

多氟代醚　ポリフルオルエーテル　polyfluorether

多氟化苯　ポリフルオロベンゼン　polyfluorobenzene

多氟烃　ポリフルオル炭化水素　polyfluorたんかすいそ

多氟烃基硫化物　硫化ポリフルオルアルキル　りゅうかpolyfluoralkyl

多睾畸形　多睾丸奇形　たこうがんきけい

多睾症　多睾丸症　たこうがんしょう

多〔个〕牙锁殆　多歯咬合　たしこうごう

多根牙　多根歯　たこんし

多功能加氧酶　多機能オキシゲナーゼ　たきのうoxygenase

多功能酶　多機能酵素　たきのうこうそ

多功能团分子　多官能基分子　たかんのうきぶんし

多功能氧化　多機能酸化　たきのうさんか

多骨膜炎　多発骨膜炎　たはつこつまくえん

多骨性纤维性结构不良　多骨性線維性骨形成異常〔症〕　たこつせいせんいせいこつけいせいいじょう〔しょう〕

多关节痛风　多種関節痛風　たしゅかんせつつうふう

多关节弯曲　多発性関節拘縮〔症〕　たはつせいかんせつこうしゅく〔しょう〕

多关节炎　多発〔性〕関節炎　たはつ〔せい〕かんせつえん

多官能团　多官能基　たかんのうき

多管听诊器　多〔耳管〕聴診器　た〔じかん〕ちょうしんき

多光带　多光帯　たこうたい

多轨道断层装置　多軌道断層X線撮影器　たきどうだんそうXせんさつえいき

多轨道倾斜床自动控制断层摄影装置　多軌道傾斜自動製御断層X線撮影器　たきどうけいしゃじどうせいぎょだんそうXせんさつえいき

多汗〔症〕　多汗〔症〕　たかん〔しょう〕

多核白细胞　多核白血球　たかくはっけっきゅう

多核的结核巨细胞　ラングハンス細胞　Langhansさいぼう

多核芳〔香〕烃　多核芳香族炭化水素　たかくほうこうぞくたんかすいそ

多核苷酸　ポリヌクレオチド　polynucleotide

多核苷酸连接酶　ポリヌクレオチドリガーゼ　polynucleotide ligase

多核苷酸磷酸化酶　ポリヌクレオチドホスホリラーゼ　polynucleotide phosphorylase

多核苷酸酶　ポリヌクレオチダーゼ　polynucleotidase

多核化合物　多核化合物,ポリヌクレア化合物　たかくかごうぶつ,polynuclearかごうぶつ

多核巨红细胞　多核巨大赤血球　たかくきょだいせっけっきゅう

多核巨网状细胞　多核巨細網細胞　たかくきょさいもうさいぼう

多核巨细胞　多核巨細胞　たかくきょさいぼう

多核巨型组织细胞　多核巨型組織球　たかくきょけいそしききゅう

多核菌丝体　無隔菌糸体　むかくきんしたい

多核体　多核体　たかくたい

多核瘤巨细胞　多核腫巨細胞　たかくしゅきょさいぼう

多核络合物　多核錯塩　たかくさくえん

多核糖体　ポリリボゾーム,ポリソーム　polyribosome, polysome

多核细胞　多核細胞　たかくさいぼう

多花水仙碱　タゼッチン　tazettine

多滑膜炎　多発滑膜炎　たはつかつまくえん

多环芳香烃　多環式芳香族炭化水素　たかんしきほうこうぞくたんかすいそ

多环芳香烃污染　多環式芳香族炭化水素汚染　たかんしきほうこうぞくたんかすいそおせん

多环基质　多環ベース　たかんbase

多环烃　多環式炭化水素　たかんしきたんかすいそ

多环式　多環式　たかんしき

多回脑　脳回過剰　のうかいかじょう

多肌瘤　多発性筋腫　たはつせいきんしゅ

多肌麻痹　多発性筋肉麻痺　たはつせいきんにくまひ

多肌痛　多発性筋痛　たはつせいきんつう

多肌炎　多発性筋炎　たはつせいきんえん

多肌阵挛　多発性筋間代痙攣　たはつせいきんかんだいけいれん

多基因　ポリジン　polygene

多基因遗传　ポリジン遺伝　polygeneいでん

多级放大器　多段増幅器　ただんぞうふくき

多级生物处理法　多級生物処理法　たきゅうせいぶつしょりほう

多极神经母细胞　多極神経芽細胞　たきょくしんけいがさいぼう

多极神经细胞　多極神経細胞　たきょくしんけいさいぼう

多极神经元　多極ニューロン　たきょくneuron

多极性核分裂　多極有糸核分裂　たきょくゆうしかくぶんれつ

多棘波　多発〔性〕棘波　たはつ〔せい〕きょくは

多脊柱畸形　多脊柱奇形　たせきちゅうきけい

多纪尔氏小体　ドギエル小体　Dogielしょうたい

多价螯合剂　多価キレート試薬　たかchelateしやく

多价精制气性坏疽抗毒素　多価精製ガス壊疽抗毒素　たかせいせいgasえそこうどくそ

多价菌(疫)苗　多価ワクチン　たかvaccine

多价抗血清　多価抗血清　たかこうけっせい

多价抗原　多価抗原　たかこうげん

多价染色体　多価染色体　たかせんしょくたい

多价血清　多価血清　たかけっせい

多价阻遏　多価抑圧　たかよくあつ

多尖牙　多咬頭歯　たこうとうし

多碱　多塩基,ポリベース　たえんき,polybase

多腱滑囊炎　多発腱滑液包炎　たはつけんかつえきほうえん

多腱炎　多発腱炎　たはつけんえん

多浆膜炎　多発性漿膜炎,汎漿膜炎　たはつせいしょうまくえん,はんしょうまくえん

多角上皮细胞　多角形上皮細胞　たかくけいじょうひさいぼう

多节亚纲　多節条虫亜綱　たせつじょうちゅうあこう

多阶段型　多階段型　たかいだんがた

多结节型　多結節型　たけっせつがた

多结节型肝细胞癌　多結節型肝細胞癌　たけっせつがたかんさいぼうがん

多结节型甲状腺肿　多結節性甲状腺腫　たけっせつせいこうじょうせんしゅ

多晶硅　多結晶ケイ素　たけっしょうケイそ

多晶片(体)〔电子〕扫描仪　多結晶スキャ〔ン〕ナ　たけっしょうscanner

多晶片探头　多結晶消息子　たけっしょうしょうそくし

多晶体　多結晶体　たけっしょうたい

多晶体超声检查　多結晶体超音波検査　たけっしょうたいちょうおんぱけんさ

多晶体闪烁照相机　多結晶型シンチレーションカメラ　たけっしょうがたscintillation camera

多晶体心内心动电流描记　多結晶体エンドカルジオグラム　たけっしょうたいendocardiogram

多晶体照相装置　多結晶型イメージ装置　たけっしょうがたimageそうち

多晶型现象　多結晶型現象　たけっしょうがたげんしょう

多精受精　多精子受精　たせいしじゅせい

多精受精卵　多精子受精卵　たせいしじゅせいらん

多〔聚〕半乳糖醛酸　ポリガラクツロン酸　polygalacturonさん

多〔聚〕半乳糖醛酸酶　ポリガラクツロナーゼ　polygalacturonase

多聚不饱和酸　ポリ不飽和酸　polyふほうわさん

多聚甘氨酸　ポリグリシン　polyglycine

多〔聚〕核苷酸　ポリヌクレオチド　polynucleotide

多聚肌苷酸　ポリイノシン酸　polyinosineさん

多聚肌苷酸胞苷酸　ポリイノシン酸-シチジル酸　polyinosineさん-cytidylさん

多聚甲醛　パラホルムアルデヒト　paraformaldehyde

多聚甲醛失活剂　パラホルムアルデヒド失活剤　paraformaldehydeしっかつざい

多〔聚〕磷酸　ポリリン酸　polyリンさん

多聚酶　ポリメラーゼ　polymerase

DNA多聚酶　DNAポリメラーゼ　DNApolymerase

RNA多聚酶　RNAポリメラーゼ　RNA polymerase

多〔聚〕尿苷酸　ポリウリジル酸　polyuridylさん

多聚醛-制霉菌素钠　ポリアルデヒド-ナイスタチンナトリウム　polyaldehydo-nystatin natrium

多聚体　ポリマー　polymer

多〔聚〕腺苷酶　ポリアデノシナーゼ　polyadenosinase

多〔聚〕腺苷酸　ポリアデニル酸　polyadenylさん

多〔聚〕腺苷酸聚合酶　ポリアデニル酸ポリメラーゼ　polyadenylさんpolymerase

多菌传染　多感染　たかんせん

多颗粒性早幼粒细胞白血病　多顆粒球性前骨髄球性白血病　たかりゅうきゅうせいぜんこつずいきゅうせいはっけつびょう

多克隆丙种球蛋白症　多クローン ガンマグロブリン症　たclonegammaglobulinしょう

多克隆免疫球蛋白病　多クローン免疫グロブリン病　たcloneめんえきglobulinびょう

多孔板　多孔板　たこうばん

多孔壁　多孔壁　たこうへき

多孔玻璃　多孔ガラス　たこうglass

多孔玻璃滤器　多孔ガラスフィルター　たこうglass filter

多孔瓷漏斗　多孔磁製漏斗,ブフナー漏斗　たこうじせいろうと,Buchnerろうと

多孔瓷圆锥　多孔磁製円錐　たこうじせいえんすい

多孔动物门　海綿動物門　かいめんどうぶつもん

多孔菌　多孔菌　たこうきん

多孔菌素　ポリポリン　polyporin

多孔菌酸　ポリポール酸　polyporeさん

多孔塞　多孔栓　たこうせん

多孔型准直器　多孔コリメータ　たこうcollimator

多孔〔性〕滤板　多孔性フィルタープレート　たこうせいfilter plate

多孔圆瓷片　多孔磁製円板　たこうじせいえんばん

多-兰二氏抗体　ドナト・ランドスタイナー抗体　Donath-Landsteinerこうたい

多-兰二氏试验　ドナト・ランドスタイナー試験　Donath-Landsteinerしけん

多乐宝灵　ジュラボリン　durabolin

多勒洛氏管　ドレロ管　Dorelloかん

多泪　流涙症　りゅうるいしょう

多类寄生虫感染　多種寄生虫感染　たしゅきせいちゅうかんせん

多累里氏手术　ドレリ手術　Dolerisしゅじゅつ

多离子检测　多数イオン検出　たすうionけんしゅつ

多裂肌　多裂筋　たれつきん

多裂肌三角综合征　多裂筋三角症候群　たれつきんさんかくしょうこうぐん

多硫化铵　多硫化アンモニウム　たりゅうかammonium

多硫化合物　多硫化合物　たりゅうかごうぶつ

多硫化钠　多硫化ナトリウム　たりゅうかnatrium

多瘤病毒　ポリオーマウイルス　polyoma virus

多卤化物　ポリハロゲン化合物　polyhalogenかごうぶつ

多卤烃　ポリハロゲン炭化水素　polyhalogenたんかすいそ

多路全息存储系统　マルチプレックス ホログラフィック メモリシステム　multiplex holographic memory system

多路调制(转换)器　マルチプレクサー　multiplexer

多氯联苯　ポリクロロビフェニル　polychlorobiphenyl

多氯联苯污染　ポリクロロビフェニル汚染　polychlorobiphenylおせん

多氯联苯污染物　ポリクロロビフェニル汚染物　polychlorobiphenylおせんぶつ

多氯尿　ポリクロル尿,多塩素尿〔症〕　polychlorにょう,たえんそにょう〔しょう〕

多滤泡性囊肿　多発性濾胞性囊胞　たはつせいろほうせいのうほう

多滤平　ドキセピン　doxepin

多罗芬　ドロフィン　dolophine

多马克氏法　ドマーク法　Domagkほう

多毛〔症〕　多毛〔症〕　たもう〔しょう〕

多梅毒疹　多発性梅毒疹　たはつせいばいどくしん

多酶复合物　多酵素錯体　たこうそさくたい

多酶〔体〕系〔统〕　多酵素系　たこうそけい

多面体　多面体　ためんたい

多面体型　多面体型　ためんたいがた

多面体衣壳　多面体カプシド　ためんたいcapsid

多面形上皮细胞　多面形上皮細胞　ためんけいじょうひさいぼう

多敏感性　多種過敏性　たしゅかびんせい

多纳克辛　ドナキシン　donaxine
多纳吉奥氏反应　ドナジオ反応　Donaggioはんのう
多纳特氏现象　ドナト現象　Donathげんしょう
多钠血　高ナトリウム血〔症〕　こうnatriumけつ〔しょう〕
多钠饮食　高ナトリウム食　こうnatriumしょく
多囊病　多嚢症　たのうしょう
多囊肺　多嚢肺　たのうはい
多囊肝　多嚢肝　たのうかん
多囊瘤　多発嚢腫　たはつのうしゅ
多囊卵巢〔病〕　多嚢卵巣〔病〕　たのうらんそう〔びょう〕
多囊肾　多嚢腎　たのうじん
多囊体　多小胞体　たしょうほうたい
多囊〔性〕卵巢综合征　多嚢卵巣症候群，スタイン・レーベンタール症候群　たのうらんそうしょうこうぐん，Stein-Leventhalしょうこうぐん
多囊状膀胱　多嚢状膀胱　たのうじょうぼうこう
多讷氏芽胞染剂　ドルネル芽胞染色剤　Dornerがほうせんしょくざい
多内氏试验　ドンネ膿汁試験　Donneのうじゅうしけん
多内氏小体　ドンネ小球　Donneしょうきゅう
多能病毒　多能性ウイルス　たのうせいvirus
多能干细胞　多能性幹細胞　たのうせいかんさいぼう
多能血清　多働性血清　たどうせいけっせい
多能造血干细胞　多能性造血幹細胞　たのうせいぞうけつかんさいぼう
多年生植物　多年生植物　たねんせいしょくぶつ
多粘菌素　ポリミキシン　polymyxin
多粘菌素A　ポリミキシンA　polymyxin A
多粘菌素B　ポリミキシンB　polymyxin B
多粘菌素E　ポリミキシンE　polymyxin E
多粘菌素M　ポリミキシンM　polymyxin M
多粘菌素E硫酸盐　硫酸ポリミキシンE　りゅうさんpolymyxine E
多尿期　多尿期　たにょうき
多尿试验　多尿試験　たにょうしけん
多尿〔症〕　多尿〔症〕　たにょう〔しょう〕
多诺霍氏综合征　ドーノヒュー病　Donohueびょう
多潘　ドパン　dopan
多泡〔小〕体　多胞小体　たほうしょうたい
多泡性脂细胞　多小胞性脂肪細胞　たしょうほうせいしぼうさいぼう
多胚　多胚〔発性〕　たはい〔はっせい〕
多胚瘤　多胚腫　たはいしゅ
多胚性双胎　多胚性双生児　たはいせいそうせいじ
多脾综合征　多脾症候群　たひしょうこうぐん
多片切片机　ポリミクロトーム　polymicrotome
多平面断层扫描机　多層断層スキャ〔ン〕ナ　たそうだんそうscanner
多普勒超声波检查　ドプラー超音波検査　Dopplerちょうおんぱけんさ
多普勒超声检测法　ドプラー超音波検査法　Dopplerちょうおんぱけんさほう
多普勒超声流速曲线　ドプラー超音波流速曲線　Dopplerちょうおんぱりゅうそくきょくせん
多普勒超声心动描记仪　ドプラー超音波心拍動記録器　Dopplerちょうおんぱしんはくどうきろくき
多普勒超声血管显象仪　ドプラー超音波血管造影装置　Dopplerちょうおんぱけっかんぞうえいそうち

多普勒超声遥测　ドプラー超音波遠距離測定　Dopplerちょうおんぱえんきょりそくてい
多普勒超声诊断仪　ドプラー超音波診断装置　Dopplerちょうおんぱしんだんそうち
多普勒流速计　ドプラー流速計　Dopplerりゅうそくけい
多普勒氏超声〔技〕术　ドプラー超音波技術　Dopplerちょうおんぱぎじゅつ
多普勒氏手术　ドプラー手術　Dopplerしゅじゅつ
多普勒氏胎儿探测仪　ドプラー胎児検出器　Dopplerたいじけんしゅつき
多普勒氏胎心探测仪　ドプラー胎心検出器　Dopplerたいしんけんしゅつき
多普勒氏现象　ドプラー現象　Dopplerげんしょう
多普勒效应　ドプラー効果　Dopplerこうか
多普勒心动描记仪　ドプラーエコーカルジオグラフ　Dopplerechocardiograph
多普勒血管显象仪　ドプラー血管現像装置　Dopplerけっかんげんぞうそうち
多染性　多染性　たせんせい
多染性红细胞　多染〔性〕赤血球　たせん〔せい〕せっけっキュう
多染〔性〕细胞增多〔症〕　多染性赤血球増加〔症〕　たせんせいせっけっきゅうぞうか〔しょう〕
多乳房(腺)　多乳房〔症〕　たにゅうぼう〔しょう〕
多乳头　多乳頭　たにゅうとう
多乳头〔状〕瘤　多発乳頭腫　たはつにゅうとうしゅ
多软骨炎　多発軟骨炎　たはつなんこつえん
多噻嗪　ポリチアジド　polythiazide
多神经病　多発ニューロパシー　たはつneuropathy
多神经根神经炎　多発〔性〕根神経炎　たはつ〔せい〕こんしんけいえん
多神经根炎　多発〔性〕神経根炎　たはつ〔せい〕しんけいこんえん
多神经肌炎　多発〔性〕神経筋炎　たはつ〔せい〕しんけいきんえん
多神经痛　多発〔性〕神経痛　たはつ〔せい〕しんけいつう
多神经炎型遗传性运动失调　家族性失調性多発神経炎　かぞくせいしっちょうせいたはつしんけいえん
多神经炎性精神病　コルサコフ症候群　Korsakoffしょうこうぐん
多生牙　過剰歯　かじょうし
多手畸形　多手奇形　たしゅきけい
多受体　多受容体　たじゅようたい
多睡丹　ドリデン　doriden
多丝正比计数管型γ照相机　多線式比例計数管型ガンマカメラ　たせんしきひれいけいすうかんがたgamma camera
多胎产　多胎分娩　たたいぶんべん
多胎妊娠　多胎妊娠　たたいにんしん
多肽　ポリペプチド　polypeptide
多肽胺　ペプタミン　peptamine
多肽激素　ペプチドホルモン　peptide hormone
多肽酶　ポリペプチダーゼ　polypeptidase
多探头型扫描机　多検出器型スキャ〔ン〕ナ　たけんしゅつきがたscanner
多糖　多糖類　たとうるい
多糖酶　ポリアーゼ　polyase
多酮尿〔症〕　高ケトン尿〔症〕　こうketonにょう〔しょう〕
多头腹带　多端腹帯　たたんふくたい

多烯　ポリエン　polyene
多涎　多涎,流涎〔症〕　たせん,りゅうせん〔しょう〕
多腺病　多発腺病　たはつせんびょう
多腺瘤〔病〕　多発腺腫〔症〕　たはつせんしゅ〔しょう〕
多腺炎　多発腺炎　たはつせんえん
多谐振荡器　マルチバイブレーター　multivibrator
多信道　多重チャンネル　たじゅうchannel
多形层　多形層　たけいそう
多形痘　多形痘　たけいとう
多形核白细胞　多形核白血球,〔多形〕分葉核白血球　たけいかくはっけっきゅう,〔たけい〕ぶんようかくはっけっきゅう
多形核白细胞浸润　多形核白血球浸潤　たけいかくはっけっきゅうしんじゅん
多形核白细胞趋化因子　多形核白血球走化性因子　たけいかくはっけっきゅうそうかせいいんし
多形核白细胞增多〔症〕　多核性血球増加〔症〕　たかくせいけっきゅうぞうか〔しょう〕
多形核淋巴细胞　リーデル細胞　Riederさいぼう
多形红斑型药物〔性〕皮炎　多形紅斑様薬物性皮膚炎　たけいこうはんようやくぶつせいひふえん
多形糜烂性红斑　スチーブンス・ジョンソン症候群　Stevens-Johnsonしょうこうぐん
多形渗出性红斑　多形滲出性紅斑,ヘブラ病　たけいしんしゅつせいこうはん,Hebraびょう
多形噬细胞　ポリブラスト　polyblast
多形态　多形態　たけいたい
多形细胞层　多形細胞層　たけいさいぼうそう
多形细胞肉瘤　多形細胞肉腫　たけいさいぼうにくしゅ
多形细胞型网织细胞肉瘤　多形細胞性細網肉腫　たけいさいぼうせいさいもうにくしゅ
多形腺瘤　多形腺腫　たけいせんしゅ
多形小泡　多形小胞　たけいしょうほう
多形性癌　多形細胞性癌　たけいさいぼうせいがん
多形性成胶质细胞瘤　多形性膠芽腫　たけいせいこうがしゅ
多形性光照性皮炎　多形性光線皮膚炎　たけいせいこうせんひふえん
多形性海绵细胞瘤　多形性海綿芽腫　たけいせいかいめんがしゅ
多形〔性〕红斑　多形〔性〕紅斑　たけい〔せい〕こうはん
多形性胶质母细胞瘤　多形性神経膠（グリア）芽腫　たけいせいしんけいこう（glia）がしゅ
多形性泪腺腺瘤　多形性涙腺腺腫　たけいせいるいせんせんしゅ
多形性日光疹　多形性日光疹　たけいせいにっこうしん
多形性肉芽肿　多形性肉芽腫　たけいせいにくがしゅ
多形性神经胶质瘤　多形性〔神経〕膠腫　たけいせい〔しんけい〕こうしゅ
多形性细胞癌　多形性細胞癌　たけいせいさいぼうがん
多形性疹　多形性疹　たけいせいしん
多形性脂肪肉瘤　多形性脂肪肉腫　たけいせいしぼうにくしゅ
多型　ポリタイプ　polytype
多须　多鬚,婦人有鬚症　たしゅ,ふじんゆうぜんしょう
多血钙　高カルシウム血〔症〕　こうcalciumけつ〔しょう〕
多血管吻合　数個血管吻合　すうこけっかんふんごう
多血性着色　血液〔性〕着色　けつえき〔せい〕ちゃくしょく

多血〔症〕　多血症　たけっしょう
多血痣　血液性母斑　けつえきせいぼはん
多牙　多歯〔症〕,歯牙過剰,歯数過多　たし〔しょう〕,しがかじょう,しすうかた
多言（语）症　多弁症　たべんしょう
多氧菌素　ポリオキシン　polyoxin
多叶胎盘　多葉胎盤　たようたいばん
多伊奇兰德氏病　ドイチレンドル病　Deutschländerびょう
多伊奇氏手法　トイッチュ手法　Deutschしゅほう
多疑癖　疑惑躁病,疑惑狂　ぎわくそうびょう,ぎわくきょう
多乙烯吡咯酮　ポリビニールピロリドン　polyvinyl pyrrolidone
多乙烯多胺　ポリエチレンポリアミン　polyethylene polyamine
多因素（子）　多因子　たいんし
多因素分析　多因子分析　たいんしぶんせき
多因素判别分析　多因子判別分析　たいんしはんべつぶんせき
多因素试验　多因子試験　たいんししけん
多因性发育不全　多因性発育不全　たいんせいはついくふぜん
多因子假说　多因子仮説　たいんしかせつ
多英氏家族性蜂窝状脉络膜炎　ドワイヌ家族性蜂巣性脈絡膜炎　Doyneかぞくせいほうそうせいみゃくらくまくえん
多英氏脉络膜炎　ドワイヌ脈絡膜炎　Doyneみゃくらくまくえん
多用刺激显示仪　万能刺激表示装置　ばんのうしげきひょうじそうち
多用电极　万能電極　ばんのうでんきょく
多用电子诊断仪　万能電子クロナキシメーター　ばんのうでんしchronaximeter
多用高频治疗机　多用途高周波治療装置　たようとこうしゅうはちりょうそうち
多用离心机　多目的遠心器　たもくてきえんしんき
多用麻醉机　万能麻酔装置　ばんのうますいそうち
多用凝胶　多用途ゲル　たようとgel
多用牵开器　多目的レトラクタ　たもくてきretractor
多用套（管）针　万能トロカール　ばんのうtrocar
多用听诊器　万能聴診器　ばんのうちょうしんき
多用途监视记录装置　多目的監視装置　たもくてきかんしそうち
多用自动记录分光光度计　多目的自動記録分光光度計　たもくてきじどうきろくぶんこうこうどけい
多余胞质　残余細胞形質　ざんよさいぼうけいしつ
多余卵巢　過剰卵巣　かじょうらんそう
多元醇　多価アルコール　たかalcohol
多元发生　多元発生　たげんばっせい
多元酚　多価フェノール　たかphenol
多元共变数　多重共分散　たじゅうきょうぶんさん
多元回归　多重回帰　たじゅうかいき
多元回归分析　多重回帰分析　たじゅうかいきぶんせき
多元混合物　多成分混合物　たせいぶんこんごうぶつ
多元碱　多酸塩基　たさんえんき
多元（源）论　多元説,多元論　たげんせつ,たげんろん
多元论者　多元論者　たげんろんしゃ
多元酸　多塩基酸　たえんきさん

多元酸中和　多塩基酸中和　たえんきさんちゅうわ
多元线性回归　多重線形回帰　たじゅうせんけいかいき
多元线性相关　多重線形相関　たじゅうせんけいそうかん
多元相关　多重相関　たじゅうそうかん
多元相关系数　多重相関係数　たじゅうそうかんけいすう
多灶性　多病巣性　たびょうそうせい
多灶性过早搏动　多病巣性早期拍動　たびょうそうせいそうきはくどう
多灶性纤维性骨炎　多病巣性線維性骨炎　たびょうそうせいせんいせいこつえん
多支链　多分枝　たぶんし
多支链化合物　多分枝化合物　たぶんしかごうぶつ
多枝泡状腺　複合枝胞状腺　ふくごうしほうじょうせん
多肢畸胎　多肢奇形　たしきけい
多脂　肥満　ひまん
多脂性糖尿病　多脂糖尿病　たしせいとうにょうびょう
多脂饮食　高脂肪食　こうしぼうしょく
多指(趾)〔畸形〕　多指(趾)奇形　たしきけい
多指切除术　多指切除術　たしせつじょじゅつ
多指(趾)症　多指(趾)症　たししょう
多中心网状组织细胞增多〔症〕　多中心網内係組織球増殖症　たちゅうしんもうないけいそしききゅうぞうしょくしょう
多种波动〔描记〕器　ポリグラフ　polygraph
多种波动图　ポリグラム　polygram
多种放射疗法　多種放射線療法　たしゅほうしゃせんりょうほう
多种分泌　異質分泌　いしつぶんぴつ
多种分泌障碍　多内分泌障害　たないぶんぴつしょうがい
多种钙　ポリカルシウム　polycalcium
多种感染　多重感染　たじゅうかんせん
多种免疫性　汎免疫性　はんめんえきせい
多种维生素缺乏病　多ビタミン欠乏症　たvitamineけつぼうしょう
多种作用细胞　多能性細胞　たのうせいさいぼう

多轴突〔神经〕细胞　多軸索神経細胞　たじくさくしんけいさいぼう
多株高丙种球蛋白血症　多クローン高γグロブリン血症　たcloneこうγglobulinけっしょう
多足虫　多足類動物　たそくるいどうぶつ
多足虫病　多足類疾患　たそくるいしっかん
多足纲　多足類　たそくるい
多足〔畸形〕　多足症　たそくしょう
多组份催化剂　多成分触媒　たせいぶんしょくばい
哆开骨折　開放骨折　かいほうこっせつ
哆嗦　ふるえ

duó 夺
夺获　捕獲　ほかく

duǒ 朵
朵贝尔氏溶液　ドベル液　Dobellえき
朵比癣　股部白癬　こぶはくせん

duò 堕惰
堕胎　堕胎,流産　だたい,りゅうざん
堕胎药　堕胎薬　だたいやく
堕胎者　堕胎施行者　だたいしこうしゃ
惰〔蛋白〕胨　変性ペプトン　へんせいpeptone
惰脉　変性アルブモーゼ　へんせいAlbumose
惰性　惰性　だせい
惰性电子偶效应　惰性電子対効果　だせいでんしついこうか
惰性粉尘　惰性塵埃　だせいじんあい
惰性气体　惰性気体　だせいきたい
惰性气体麻醉　惰性気体麻酔　だせいきたいますい
惰性染色质　不活性クロマチン　ふかっせいchromatin
惰性溶剂　不活性溶剤　ふかっせいようざい
惰性型　不活性型　ふかっせいがた
惰性载体　不活性担体　ふかっせいたんたい

E

é　俄莪峨鹅锇蛾额恶噁厄扼呃轭恶饿鄂萼遏腭颚鳄

é　俄莪峨鹅锇蛾额

俄赖翁沙门氏菌　オライオンサルモネラ菌　orionsalmonellaきん
俄那里蒙沙门氏菌　オナリモンサルモネラ菌　onarimonsalmonellaきん
俄斯忒林　オステリン,カルシフェロール,ビタミンD₂　ostelin,calciferol,vitamin D₂
俄妥仿　オルトフォルム　orthoform
俄妥卡因　オルトカイン　orthocaine
俄歇电子　オージェ電子　Augerでんし
俄歇效应　オージェ効果　Augerこうか

莪术　莪术　ガジュツ
莪术醇　クルクメノール　curcumenol
莪术酮　クルゼレノン　curzerenone
莪术烯　クルゼレン　curzerene
峨嵋野连　峨嵋野連　ガビヤレン
鹅包柔氏螺旋体　ガチョウスピロヘータ　ガチョウSpirochaeta
鹅步〔态〕　ガチョウ歩行　ガチョウほこう
鹅羔氨酸　イボテン酸　ibotenさん
鹅肌肽　アンセリン　anserine
鹅口疮　アフタ性口内炎　aphthaせいこうないえん
鹅口疮杆菌　アフタ性杆菌　aphthaせいかんきん
鹅口疮菌　鵞口瘡カンジダ　がこうそうcandida
鹅螺旋体　ガチョウスピロヘータ　ガチョウSpirochaeta
鹅鸣样咳　ガチョウ様せき　ガチョウようせき
鹅牛磺胆酸　ケノタウロコール酸　chenotaurocholさん

鹅〔脱氧〕胆酸 ケノデオキシコール酸,アントロポデオキシコール酸 chenodeoxycholさん,anthropodeoxycholさん

鹅脱氧胆酸盐 ケノデオキシコール酸塩 chenodesoxycholさんえん

鹅掌样病 鷲足病 がそくびょう

鹅脂 鷲脂 がし

鹅趾囊 鷲足包 がそくほう

鹅足 鷲足 がそく

锇 オスミウム,Os osmium

锇酸 オスミウム酸 osmiumさん

锇酸处理 オスミウム酸染色 osmioumさんせんしょく

锇酸钾 オスミウム酸カリウム osmiumさんkalium

锇酸盐 オスミウム酸塩 osmiumさんえん

蛾 蛾 ガ

蛾虫性眼炎 毛虫眼炎 けむしがんえん

蛾眉 蛾眉 がび

蛾蝇 蝶蝿 チョウバエ

蛾蛹 蛾の蛹 ガのさなぎ

额 前頭,額 ぜんとう,ひたい

额板 前頭板 ぜんとうばん

额板障静脉 前頭板間静脈 ぜんとうばんかんじょうみゃく

额鼻缝 前頭鼻骨縫合 ぜんとうびこつほうごっ

额鼻管 前頭鼻管 ぜんとうびかん

额鼻突 前頭鼻骨突起 ぜんとうびこつとっき

额部 前頭部 ぜんとうぶ

额部带状疱疹 前頭部帯状疱疹 ぜんとうぶたいじょうほうしん

额部电极 前額電極 ぜんとうでんきょく

额部发缘脱发 前頭髪際部脱毛〔症〕 ぜんとうはつさいぶだつもう〔しょう〕

额部开颅术 前頭開頭術 ぜんとうかいとうじゅつ

额成形术 前頭形成術 ぜんとうけいせいじゅつ

额〔带反光〕镜 額帯鏡 がくたいきょう

额灯 前頭ランプ,ヘッドランプ ぜんとうlamp,head lamp

额底 前頭基底 ぜんとうきてい

额底内侧动脉 内側前頭基底動脈 ないそくぜんとうきていどうみゃく

额底外侧动脉 外側前頭基底動脈 がいそくぜんとうきていどうみゃく

额蝶缝 蝶前頭縫合 ちょうぜんとうほうごう

额蝶突 前頭蝶形突起 ぜんとうちょうけいとっき

额顶岛盖 前頭頭頂弁蓋 ぜんとうとうちょうべんがい

额顶缝 前頭頭頂〔骨〕縫合,冠状縫合 ぜんとうとうちょう〔こつ〕ほうごう,かんじょうほうごう

额顶横度指数 横前頭頂指数 おうぜんとうちょうしすう

额动脉 前頭動脈 ぜんとうどうみゃく

额豆〔状〕核性失语 前頭葉レンズ核性失語症 ぜんとうようlensかくせいしつごしょう

额窦 前頭洞 ぜんとうどう

额窦单纯切开术 単純前頭洞切開術 たんじゅんぜんとうどうせっかいじゅつ

额窦根治术 前頭洞根治手術 ぜんとうどうこんじしゅじゅつ

额窦骨瘤 前頭洞骨腫 ぜんとうどうこつしゅ

额窦后壁骨折 前頭洞後壁骨折 ぜんとうどうこうへきこっせつ

额窦口 前頭洞口 ぜんとうどうこう

额窦粘液囊肿 前頭洞粘液嚢胞 ぜんとうどうねんえきのうほう

额窦痛 前頭洞痛 ぜんとうどうつう

额窦炎 前頭洞炎 ぜんとうどうえん

额窦中隔 前頭洞中隔 ぜんとうどうちゅうかく

额窦钻孔(环钻)术 前頭洞穿孔術 ぜんとうどうせんこうじゅつ

额〔发缘〕梅毒疹 性病冠 せいびょうかん

额缝 前頭縫合 ぜんとうほうごう

额弓 前頭弓 ぜんとうきゅう

额骨 前頭骨 ぜんとうこつ

额骨骨髓炎 前頭骨骨髄炎 ぜんとうこつこつずいえん

额骨孔 前頭孔 ぜんとうこう

额骨盲孔 前頭骨盲孔 ぜんとうこつもうこう

额骨内侧骨肥厚症 内前頭骨骨化過剰症 ないぜんとうこつこっかじょうしょう

额颌缝 前頭上顎縫合 ぜんとうじょうがくほうごう

额横位 前頭横位 ぜんとうおうい

额后内侧支 後内側前頭枝 こうないそくぜんとうし

额后位 前頭後位 ぜんとうこうい

额肌 前頭筋 ぜんとうきん

额〔迹〕孔 前頭孔 ぜんとうこう

额极 前頭極 ぜんとうきょく

额嵴 前頭稜 ぜんとうりょう

额角 前頭角 ぜんとうかく

额角穿刺 前頭角穿刺 ぜんとうかくせんし

额结节 前頭結節 ぜんとうけっせつ

额镜 額帯鏡 がくたいきょう

额镜带 ヘッドバンド headband

额静脉 前頭静脈 ぜんとうじょうみゃく

额剧痛 前頭劇痛 ぜんとうげきつう

额颏径 前頭頤径 ぜんとうおとがいけい

额泪缝 前頭涙骨縫合 ぜんとうるいこつほうごう

额鳞 前頭鱗 ぜんとうりん

额隆凸 前頭隆起 ぜんとうりゅうき

额面痤疮 前頭部痤瘡 ぜんとうぶざそう

额面观 頭蓋前頭面 ずがいぜんとうめん

额面向量环 前頭面ベクトルループ ぜんとうめんvector loop

额内侧回 内側前頭回 ないそくぜんとうかい

额颞缝 前頭側頭骨縫合 ぜんとうそくとうこつほうごう

额皮质性失语 前頭皮質性失語〔症〕 ぜんとうひしつせいしつご〔しょう〕

额〔平〕面 額面 がくめん

额前静脉 前頭前静脈 ぜんとうぜんじょうみゃく

额前内侧支 前内側前頭枝 ぜんないそくぜんとうし

额前位 前頭前位 ぜんとうぜんい

额前叶 前頭前葉 ぜんとうぜんよう

额桥束 前頭橋〔核〕路 ぜんとうきょう〔かく〕ろ

额切迹 前頭切痕 ぜんとうせっこん

额区 前頭部 ぜんとうぶ

额颧缝 前頭頬骨縫合 ぜんとうきょうこつほうごう

额三角 前頭三角 ぜんとうさんかく

额筛缝 前頭篩骨縫合 ぜんとうしこつほうごう

额上沟 上前頭溝 じょうぜんとうこう

额上回 上前頭回 じょうぜんとうかい

额上裂 上前頭裂 じょうぜんとうれつ

额神经 前頭神経 ぜんとうしんけい

额痛　前頭痛　ぜんとうつう
额突　前頭突起　ぜんとうとっき
额外刺激　過剰刺激　かじょうしげき
额外根　過剰根　かじょうこん
额外睑　過剰眼瞼　かじょうがんけん
额外拇指　過剰親指　かじょうおやゆび
额外染色体　過剰染色体　かじょうせんしょくたい
额外乳房　過剰乳房　かじょうにゅうぼう
额外乳头　過剰乳頭　かじょうにゅうとう
额外肾　過剰腎　かじょうじん
额外收缩　期外収縮　きがいしゅうしゅく
额外听骨　過剰耳小骨　かじょうじしょうこつ
额外牙　過剰歯,近心歯　かじょうし,きんしんし
额外指　過剰指　かじょうし
额外趾　過剰趾　かじょうし
额下部　前頭下部　ぜんとうかぶ
额下沟　下前頭溝　かぜんとうこう
额下回　下前頭回　かぜんとうかい
额先露　額位,前頂位　がくい,ぜんちょうい
额囟　大泉門　だいせんもん
额叶　前頭葉　ぜんとうよう
额叶〔病变〕综合征　前頭葉症候群　ぜんとうようしょうこうぐん
额叶岛盖　前頭弁蓋　ぜんとうべんがい
额叶眶沟　前頭葉眼窩溝　ぜんとうようがんかこう
额叶脑回切除术　前頭回切除術　ぜんとうかいせつじょじゅつ
额叶脓肿　前頭葉膿瘍　ぜんとうようのうよう
额叶前部〔脑〕白质切断术　前頭葉前部白質切断術　ぜんとうようぜんぶはくしつせつだんじゅつ
额叶切断术　前頭葉切断術　ぜんとうようせつだんじゅつ
额叶型　前頭葉型　ぜんとうようがた
额叶性共济失调　前頭葉性運動失調　ぜんとうようせいうんどうしっちょう
额缘　前頭葉縁　ぜんとうようえん
额枕肌　後頭前頭筋　こうとうぜんとうきん
额枕径　前頭後頭径　ぜんとうこうとうけい
额枕束　前頭後頭束　ぜんとうこうとうそく
额枕下束　下前頭後頭束　かぜんとうこうとうそく
额整形术　前頭形成術　ぜんとうけいせいじゅつ
额支　前頭枝　ぜんとうし
额中点　メトピオン　metopion
额中回　中前頭回　ちゅうぜんとうかい
额中间内侧支　中間内側前頭枝　ちゅうかんないそくぜんとうし
额轴　前額軸　ぜんがくじく
额状面　前頭面　ぜんとうめん
额鬃　前額剛毛　ぜんがくごうもう

è 恶噁

恶心　悪心,吐気　おしん,はきけ
恶心感觉缺失　悪心感覚脱失　おしんかんかくだっしつ
恶心性祛痰药　催吐性去痰薬　さいとせいきょたんやく
恶心药　催吐薬　さいとやく
噁二唑　オキサジアゾール　oxadiazol
噁嗪　オキサジン　oxazine
噁嗪霉素　オキサジノマイミン　oxazinomycin
噁洒西林　オキサシリン　oxacillin
噁洒西林钠　オキサシリン ナトリウム　oxacillin natrium

噁唑　オキサゾール　oxazole
噁唑安定　オキサゾラム　oxazolam
噁唑霉素　オキサマイシン　oxamycin
噁唑酮　オキサゾロン　oxazolone
噁唑烷　オキサゾリジン　oxazolidine

è 厄扼呃轭恶饿鄂萼遏腭颚鳄

厄尔特尔氏疗法　エルテル療法　Oertelりょうほう
厄尔科辛　エルコシン　elkosin
厄加皮奥　エルガピオル　ergapiol
厄勒氏症状　エーレル症状　Oehlerしょうじょう
扼痕　扼痕　やっこん
扼流圈　チョークコイル　choke coil
扼死　扼殺　やくさつ
呃逆　しゃっくり
轭合葡萄糖醛酸盐试验　共役グルクロン酸塩試験　きょうやくglucuronさんえんしけん
轭合物　共役物　きょうやくぶつ
恶变　悪性変性　あくせいへんせい
恶病（液）质　悪液質,カヘキシー　あくえきしつ,cachexy
格腊维次氏恶病质　グラーウィツ悪液質　Grawitzあくえきしつ
恶病质痤疮　悪液質性痤瘡　あくえきしつせいざそう
恶病质反应　悪液質性反応　あくえきしつせいはんのう
恶病质腹泻　悪液質性下痢　あくえきしつせいげり
恶病质骨折　悪液質骨折　あくえきしつこっせつ
恶病质热　悪液質熱　あくえきしつねつ
恶病质视网膜病　悪液質性網膜症　あくえきしつせいもうまくしょう
恶病质性褐黄斑　悪液質性肝斑　あくえきしつせいかんばん
恶病质性黑皮病　悪液質性黒皮症　あくえきしつせいこくひしょう
恶病质性口疮　悪液質性アフタ,カルダレリアフタ　あくえきしつせいaphtha,cardarelli aphtha
恶病质性水肿　悪液質性水腫　あくえきしつせいすいしゅ
恶病质性脱发　悪液質性脱毛　あくえきしつせいだつもう
恶病质性幼稚型　悪液質性幼稚症　あくえきしつせいようちしょう
恶病质性紫癜　悪液質性紫斑症　あくえきしつせいしはんしょう
恶臭　悪臭　あくしゅう
恶臭埃希氏杆菌　臭鼻症杆菌　しゅうびしょうかんきん
恶臭气体　悪臭気体　あくしゅうきたい
恶臭沙门氏菌　悪臭サルモネラ菌　あくしゅうsalmonellaきん
恶臭味　いやなにおい,悪臭,腐敗臭　あくしゅう,ふはいしゅう
恶臭污染　悪臭汚染　あくしゅうおせん
恶臭物质　悪臭物質　あくしゅうぶっしつ
恶臭细球菌　悪臭〔小〕球菌　あくしゅう〔しょう〕きゅうきん
恶寒期　悪寒期　おかんき
恶寒战栗　悪寒戦慄　おかんせんりつ
恶化　悪性化,悪化　あくせいか,あっか
恶疾　悪性病　あくせいびょう
恶露　悪露　おろ
恶露斑　悪露斑　おろはん
恶露斑检验　悪露斑検診　おろはんけんしん
恶露过多　悪露過多　おろかた

恶露〔淋漓〕不断(绝)　悪露不止　おろふし
恶露细胞　悪露細胞　おろさいぼう
恶露障碍　悪露異常　おろいじょう
恶露潴留　悪露停滞　おろていたい
恶梦　悪夢　あくむ
恶癖　悪癖　あくへき
恶丝虫病　イヌ糸状虫症　イヌしじょうちゅうしょう
恶丝虫〔属〕　イヌ糸状虫〔属〕　イヌしじょうちゅう〔ぞく〕
恶味　悪味　あくみ
恶习　悪習　あくしゅう
恶性　悪性　あくせい
恶性白喉　悪性ジフテリア　あくせいdiphtheria
恶性白细胞减少〔症〕　悪性白血球減少〔症〕　あくせいはっ
　けっきゅうげんしょう〔しょう〕
恶性斑疹伤寒　悪性発疹チフス　あくせいほっしんtyphus
恶性瘢痕　悪性瘢痕　あくせいはんこん
恶性变　悪性変化　あくせいへんか
恶性病　悪性病　あくせいびょう
恶性病测验器　悪性病測定器　あくせいびょうそくていき
恶性弛张热　悪性弛張熱　あくせいしちょうねつ
恶性促胃〔液〕素瘤　悪性ガストリノーマ　あくせいgastri-
　noma
恶性丹毒　悪性丹毒　あくせいたんどく
恶性发作　悪性発作　あくせいほっさ
恶性房性心律失常　悪性心房不整脈　あくせいしんぼうふ
　せいみゃく
恶性非嗜铬性副神经节瘤　悪性非クローム親和性副神経節
　腫　あくせいひchromしんわせいふくしんけいせつしゅ
恶性非嗜银性类癌　悪性非嗜銀性カルチノイド　あくせい
　ひしぎんせいcarcinoid
恶性肺高血压病　悪性肺性高血圧症　あくせいはいせいこ
　うけつあつしょう
恶性腹股沟淋巴结炎　悪性横痃,悪性横根　あくせいおう
　げん,あくせいよこね
恶性高热　悪性高熱〔症〕　あくせいこうねつ〔しょう〕
恶性高热苍白综合征　マリン症候群　Malinしょうこうぐん
恶性高血压　悪性高血圧〔症〕　あくせいこうけつあつ〔しょ
　う〕
恶性骨巨细胞瘤　悪性骨巨細胞腫　あくせいこつきょさい
　ぼうしゅ
恶性骨髓炎　悪性骨髄炎　あくせいこつずいえん
恶性合胞体瘤　悪性合胞体腫,悪性シンシチオーマ　あく
　せいごうほうたいしゅ,あくせいcyncytioma
恶性黑〔色素〕瘤　悪性黒色腫　あくせいこくしょくしゅ
恶性红细胞增多　悪性赤血球増加〔症〕　あくせいせっけっ
　きゅうぞうか〔しょう〕
恶性黄疸　悪性黄疸　あくせいおうだん
恶性黄色肉芽肿　悪性黄色肉芽腫　あくせいおうしょくに
　くがしゅ
恶生霍乱　悪性コレラ　あくせいcholera
恶性畸胎瘤　悪性奇形腫　あくせいきけいしゅ
恶性急性天疱疮　悪性急性天疱瘡　あくせいきゅうせいて
　んぼうそう
恶性甲床炎　悪性爪炎　あくせいそうえん
恶性甲状腺肿　悪性甲状腺腫　あくせいこうじょうせん
　しゅ
恶性间皮瘤　悪性中皮腫　あくせいちゅうひしゅ
恶性间日疟　悪性三日熱〔マラリア〕　あくせいみっかねつ

〔malaria〕
恶性间叶瘤　悪性間葉〔細胞〕腫　あくせいかんよう〔さい
　ぼう〕しゅ
恶性间叶组织肿瘤　悪性間葉腫瘍　あくせいかんようしゅ
　よう
恶性胶质瘤　悪性〔神経〕膠〔細胞〕腫　あくせい〔しんけい〕
　こう〔さいぼう〕しゅ
恶性脚气病　悪性脚気　あくせいかっけ
恶性近视　悪性近視　あくせいきんし
恶性卡他热病毒　悪性カタル熱ウイルス　あくせいcatarrh
　ねつvirus
恶性颗粒细胞成肌细胞瘤　悪性顆粒球筋芽細胞腫　あくせ
　いかりゅうきゅうきんがさいぼうしゅ
恶性颗粒细胞症　悪性顆粒球症　あくせいかりゅうきゅう
　しょう
恶性口疮　悪性アフタ　あくせいaphtha
恶性溃疡　悪性潰瘍　あくせいかいよう
恶性痢疾　悪性赤痢　あくせいせきり
恶性淋巴瘤　悪性リンパ腫　あくせいlymphしゅ
恶性淋巴肉芽肿〔病〕　悪性リンパ肉芽腫　あくせいlymph
　にくがしゅ
恶性颅咽管瘤　悪性頭蓋咽頭腫　あくせいずがいいんとう
　しゅ
恶性卵巢勃勒纳氏瘤　悪性ブレンネル卵巣腫瘍　あくせい
　Brennerらんそうしゅよう
恶性脉络丛乳头〔状〕瘤　悪性脈絡叢乳頭腫　あくせいみゃ
　くらくそうにゅうとうしゅ
恶性脉络膜黑〔色素〕瘤　悪性脈絡膜黒色腫　あくせいみゃ
　くらくまくこくしょくしゅ
恶性梅毒　悪性梅毒　あくせいばいどく
恶性酿脓链球菌　悪性化膿連鎖球菌　あくせいかのうれん
　さきゅうきん
恶性脓疱　悪性膿疱　あくせいのうほう
恶性疟〔疾〕　悪性マラリア　あくせいmalaria
恶性疟原虫　熱帯熱マラリア原虫　ねつたいねつmalariaげ
　んちゅう
恶性皮肤淋巴瘤　悪性皮膚リンパ腫　あくせいひふlymph
　しゅ
恶性皮炎　悪性皮膚炎　あくせいひふえん
恶性贫血　悪性貧血　あくせいひんけつ
恶性贫血内因子　キャッスル内因子　Castleないいんし
恶性平滑肌母细胞瘤　悪性平滑筋芽細胞腫　あくせいへい
　かつきんがさいぼうしゅ
恶性葡萄胎　悪性胞状奇胎　あくせいほうじょうきたい
恶性青光眼　悪性緑内障　あくせいりょくないしょう
恶性曲霉菌　悪性アスペルギルス　あくせいAspergillus
恶性趋向　悪性傾向　あくせいけいこう
恶性雀斑　悪性そばかす,悪性雀斑　あくせいそばかす,あ
　くせいじゃくはん
恶性热　悪性熱　あくせいねつ
恶性绒〔毛〕膜瘤　悪性絨毛腫　あくせいじゅうもうしゅ
恶性绒〔毛〕膜上皮癌　悪性絨毛上皮腫　あくせいじゅうも
　うじょうひしゅ
恶性肉芽肿〔病〕　悪性肉芽腫〔症〕　あくせいにくがしゅ
　〔しょう〕
恶性乳头状瘤　悪性乳頭腫　あくせいにゅうとうしゅ
恶性上皮瘤　悪性上皮腫　あくせいじょうひしゅ
恶性神经瘤　悪性神経腫　あくせいしんけいしゅ

恶性神经鞘瘤　恶性神経鞘腫　あくせいしんけいしょうしゅ

恶性肾炎　恶性腎炎　あくせいじんえん

恶性肾硬变〔病〕　恶性腎硬化症　あくせいじんこうかしょう

恶性水疱　恶性水疱　あくせいすいほう

恶性炭疽　恶性炭疽　あくせいたんそ

恶性天花　恶性痘瘡　あくせいとうそう

恶性天疱疮　恶性天疱瘡　あくせいてんぽうそう

恶性突眼症　恶性眼球突出症　あくせいがんきゅうとっしゅつしょう

恶性脱发　恶性脱毛〔症〕　あくせいだつもう〔しょう〕

恶性脱膜瘤　恶性脱落膜腫　あくせいだつらくまくしゅ

恶性网状细胞白血病性红皮病　恶性細網細胞白血病性紅皮症　あくせいさいもうさいぼうはっけつびょうせいこうひしょう

恶性网状细胞病　恶性細網症　あくせいさいもうしょう

恶性网状细胞红皮病　恶性細網細胞紅皮症　あくせいさいもうさいぼうこうひしょう

恶性网状细胞肉瘤　恶性細網肉腫　あくせいさいもうにくしゅ

恶性网状细胞增多〔症〕　恶性細網症,恶性細網細胞増加〔症〕　あくせいさいもうしょう,あくせいさいもうさいぼうぞうか〔しょう〕

恶性萎缩丘疹病　恶性萎縮性丘疹症　あくせいいしゅくせいきゅうしんしょう

恶性息肉　恶性ポリ〔ー〕プ　あくせいpolyp

恶性细胞瘤　恶性細胞腫　あくせいさいぼうしゅ

恶性腺瘤　恶性腺腫　あくせいせんしゅ

恶性腺上皮瘤　恶性腺上皮腫　あくせいせんじょうひしゅ

恶性小痣　恶性ほくろ　あくせいほくろ

恶性心内膜炎　恶性心内膜炎　あくせいしんないまくえん

恶性猩红热　恶性猩紅熱　あくせいしょうこうねつ

恶性型　恶性型　あくせいがた

恶性血管内皮细胞瘤　恶性血管内皮腫　あくせいけっかんないひしゅ

恶性血管球病　恶性血管球腫,グロームス腫瘍　あくせいけっかんきゅうしゅ,glomusしゅよう

恶性血管外皮〔细胞〕瘤　恶性血管周囲細胞腫　あくせいけっかんしゅういさいぼうしゅ

恶性血小板减少〔症〕　恶性血小板減少〔症〕　あくせいけっしょうばんげんしょう〔しょう〕

恶性循环　恶循環　あくじゅんかん

恶性咽峡炎　恶性アンギナ　あくせいangina

恶性眼炎　恶性眼炎　あくせいがんえん

恶性胰岛细胞瘤　恶性〔膵〕島細胞腫,膵小島腫瘍　あくせい〔すい〕とうさいぼうしゅ,すいしょうとうしゅよう

恶性营养不良病　恶性栄養失調症　あくせいえいようしっちょうしょう

恶性痈　恶性カルブンケル　あくせいcarbuncle

恶性孕吐　恶性嘔吐,恶阻　あくせいおうと,おそ(つわり)

恶性增生　恶性増殖　あくせいぞうしょく

恶性中线性肉芽肿　恶性中線性肉芽腫　あくせいちゅうせんせいにくがしゅ

恶性中性白细胞减少〔症〕　恶性好中球減少〔症〕　あくせいこうちゅうきゅうげんしょう〔しょう〕

恶性〔肿〕瘤　恶性腫瘍　あくせいしゅよう

恶性滋养细胞疾病　恶性トロホブラスト症　あくせいtro-phoblastしょう

恶性滋养细胞肿瘤　恶性トロホブラスト腫瘍　あくせいtrophoblastしゅよう

恶性紫癜　恶性紫斑症　あくせいしはんしょう

恶性综合征　マリン症候群　Malinしょうこうぐん

恶性组织细胞　恶性組織球　あくせいそしききゅう

恶性组织细胞病　恶性組織球増殖症　あくせいそしききゅうぞうしょくしょう

恶性组织细胞瘤　恶性組織球腫　あくせいそしききゅうしゅ

恶性组织细胞增多〔症〕　恶性組織球増殖〔症〕　あくせいそしききゅうぞうしょく〔しょう〕

恶血症　血液不良　けつえきふりょう

恶阻　恶阻　おそ(つわり)

饿死　飢餓死,餓死,飢死　きがし,がし,うえじに

鄂木斯克出血热　オムスク出血熱　Omskしゅっけつねつ

萼片　ガク片　ガクへん

遏抑　抑圧,抑製　よくあつ,よくせい

遏抑器　抑圧器,サプレッサ　よくあつき,suppressor

遏抑药　抑製薬　よくせいやく

遏止性呼吸　抑製性呼吸　よくせいせいこきゅう

腭　口蓋　こうがい

腭板　口蓋板　こうがいばん

腭扁桃体　口蓋扁桃　こうがいへんとう

腭病损局部切除术　口蓋病変局所切除術　こうがいびょうへんきょくしょせつじょじゅつ

腭部贯通伤　口蓋穿通創　こうがいせんつうそう

腭部混合瘤　口蓋混合腫瘍　こうがいこんごうしゅよう

腭部鳞状细胞癌　口蓋扁平上皮癌　こうがいへんぺいじょうひがん

腭部牵开器　口蓋レトラクタ　こうがいretractor

腭侧根　口蓋根　こうがいこん

腭成形术　口蓋形成術　こうがいけいせいじゅつ

腭穿孔　口蓋穿孔　こうがいせんこう

腭垂　口蓋垂　こうがいすい

腭垂肌　口蓋垂筋　こうがいすいきん

腭大动脉　大口蓋動脈　だいこうがいどうみゃく

腭大沟　大口蓋溝　だいこうがいこう

腭大管　大口蓋管　だいこうがいかん

腭大孔　大口蓋孔　だいこうがいこう

腭大孔注射法　大口蓋孔注射法　だいこうがいこうちゅうしゃほう

腭大神经　大口蓋神経　だいこうがいしんけい

腭动描记器　軟口蓋運動描写器　なんこうがいうんどうびょうしゃき

腭动描记术　軟口蓋運動描写法,軟口蓋曲線描写法　なんこうがいうんどうびょうしゃほう,なんこうがいきょくせんびょうしゃほう

腭帆　口蓋帆　こうがいはん

腭帆缝合术　口蓋帆縫合術　こうがいはんほうごうじゅつ

腭帆提肌　口蓋帆挙筋　こうがいはんきょきん

腭帆提肌痉挛　口蓋帆挙筋痙攣　こうがいはんきょきんけいれん

腭帆张肌　口蓋帆張筋　こうがいはんちょうきん

腭帆张肌改路术　口蓋帆張筋吻合術　こうがいはんちょうきんふんごうじゅつ

腭帆张肌囊　口蓋帆張筋〔滑液〕包　こうがいはんちょうきん〔かつえき〕ほう

腭帆张肌神经 口蓋帆張筋神経 こうがいはんちょうきんしんけい

腭反射 口蓋反射 こうがいはんしゃ

腭缝 口蓋縫合 こうがいほうごう

腭缝〔合〕术 口蓋縫合術 こうがいほうごうじゅつ

腭盖高拱 高口蓋 こうこうがい

腭弓 口蓋弓 こうがいきゅう

腭沟 口蓋溝 こうがいこう

腭骨 口蓋骨 こうがいこつ

腭骨鼻嵴 口蓋骨鼻稜 こうがいこつびりょう

腭骨瘤 口蓋骨腫 こうがいこつしゅ

腭骨水平板 口蓋骨水平板 こうがいこつすいへいばん

腭骨翼腭沟 口蓋翼口蓋溝 こうがいよくこうがいこう

腭骨锥突 〔口蓋骨〕錐体突起 〔こうがいこつ〕すいたいとっき

腭颌缝 口蓋上顎縫合 こうがいじょうがくほうごう

腭横襞 横口蓋ひだ おうこうがいひだ

腭横缝 横口蓋縫合 おうこうがいほうごう

腭后管 後口蓋管 こうこうがいかん

腭后神经 後口蓋神経 こうこうがいしんけい

腭混合瘤切除术 口蓋混合腫瘍切除術 こうがいこんごうしゅようせつじょじゅつ

腭活组织检查 口蓋生検 こうがいせいけん

腭肌 口蓋筋 こうがいきん

腭肌阵挛 口蓋ミオクロ〔ー〕ヌス こうがいmyoclonus

腭基底细胞癌 口蓋基底細胞癌 こうがいきていさいぼうがん

腭棘 口蓋棘 こうがいきょく

腭嵴 口蓋稜 こうがいりょう

腭腱膜 口蓋腱膜 こうがいけんまく

腭降动脉 下行口蓋動脈 かこうこうがいどうみゃく

腭结节 口蓋結節 こうがいけっせつ

腭静脉 口蓋静脈 こうがいじょうみゃく

腭孔 口蓋孔 こうがいこう

腭裂 口蓋裂 こうがいれつ

腭裂岛〔状〕瓣修复术 島状弁口蓋裂形成術 とうじょうべんこうがいれつけいせいじゅつ

腭裂缝合术 口蓋裂縫合術 こうがいれつほうごうじゅつ

腭裂平面多发性先天性脱位综合征 口蓋裂平面多発性先天性脱臼症候群 こうがいれつへいめんたはつせいせんてんせいだっきゅうしょうこうぐん

腭裂手术器械 口蓋裂修復術器械 こうがいれつしゅうふくじゅつきかい

腭裂修补手术刀包 口蓋裂縫合術器械セット こうがいれつほうごうじゅつきかいset

腭裂修复〔手〕术 口蓋裂修復術 こうがいれつしゅうふくじゅつ

腭淋巴肉瘤 口蓋リンパ肉腫 こうがいlymphにくしゅ

腭隆凸 口蓋隆起 こうがいりゅうき

腭颅咽管瘤 口蓋頭蓋咽頭管腫瘍 こうがいずがいいんとうかんしゅよう

腭麻痹 口蓋麻痺 こうがいまひ

腭面 口蓋面 こうがいめん

腭膜 口蓋膜 こうがいまく

腭囊肿剜除术 口蓋嚢胞摘出術 こうがいのうほうてきしゅつじゅつ

腭脓肿 口蓋膿瘍 こうがいのうよう

腭脓肿切开引流术 口蓋膿瘍切開ドレナージ こうがいのうようせっかいdrainage

腭皮瓣 口蓋皮膚弁 こうがいひふべん

腭前管 前口蓋管 ぜんこうがいかん

腭〔前〕乳头 口蓋乳頭 こうがいにゅうとう

腭前神经 前口蓋神経 ぜんこうがいしんけい

腭前神经麻醉 前口蓋神経麻酔〔法〕 ぜんこうがいしんけいますい〔ほう〕

腭鞘沟 口蓋骨鞘突溝 こうがいこつしょうとつこう

腭鞘管 口蓋骨鞘突管 こうがいこつしょうとつかん

腭缺损 口蓋欠損 こうがいけっそん

腭肉瘤 口蓋肉腫 こうがいにくしゅ

腭肉芽肿 口蓋肉芽腫 こうがいにくがしゅ

腭乳头囊肿 口蓋乳頭嚢胞 こうがいにゅうとうのうほう

腭乳头状瘤 口蓋乳頭腫 こうがいにゅうとうしゅ

腭软骨瘤 口蓋軟骨腫 こうがいなんこつしゅ

腭筛缝 口蓋篩骨縫合 こうがいしこつほうごう

腭上颌管 口蓋上顎管 こうがいじょうがくかん

腭舌弓 口蓋舌弓 こうがいぜつきゅう

腭舌肌 口蓋舌筋 こうがいぜつきん

腭神经 口蓋神経 こうがいしんけい

腭升动脉 上行口蓋動脈 じょうこうこうがいどうみゃく

腭损伤 口蓋損傷 こうがいそんしょう

腭瘫 口蓋麻痺 こうがいまひ

腭痛 口蓋痛 こうがいつう

腭突 口蓋突起 こうがいとっき

腭外生骨疣 口蓋外骨〔腫〕症 こうがいがいこつ〔しゅ〕しょう

腭纤维瘤 口蓋線維腫 こうがいせんいしゅ

腭涎腺型混合瘤 口蓋唾液腺型混合腫 こうがいだえきせんがたこんごうしゅ

腭腺 口蓋腺 こうがいせん

腭腺癌 口蓋腺癌 こうがいせんがん

腭腺瘤 口蓋腺腫 こうがいせんしゅ

腭小动脉 小口蓋動脈 しょうこうがいどうみゃく

腭小房 口蓋蜂巣 こうがいほうそう

腭小管 小口蓋管 しょうこうがいかん

腭小孔 小口蓋孔 しょうこうがいこう

腭小神经 小口蓋神経 しょうこうがいしんけい

腭修补术 口蓋修復術 こうがいしゅうふくじゅつ

腭悬雍垂成形术 口蓋垂形成術 こうがいすいけいせいじゅつ

腭悬雍垂肌 口蓋垂筋 こうがいすいきん

腭血管瘤 口蓋血管腫 こうがいけっかんしゅ

腭咽闭合（机能）不全 口蓋咽頭機能不全 こうがいいんとうきのうふぜん

腭咽缝合术 口蓋咽頭縫合術 こうがいいんとうほうごうじゅつ

腭咽弓 口蓋咽頭弓 こうがいいんとうきゅう

腭-咽-喉麻痹 口蓋・咽頭・喉頭麻痺 こうがい-いんとう-こうとうまひ

腭咽肌 口蓋咽頭筋 こうがいいんとうきん

腭咽粘连 口蓋咽頭癒着 こうがいいんとうゆちゃく

腭炎 口蓋炎 こうがいえん

腭圆枕 口蓋隆起 こうがいりゅうき

腭圆柱瘤 口蓋円柱腫 こうがいえんちゅうしゅ

腭震颤 口蓋ニスタグムス こうがいnystagmus

腭〔正〕中缝 正中口蓋縫合 せいちゅうこうがいほうごう

腭中囊肿 正中口蓋嚢胞 せいちゅうこうがいのうほう

腭皱褶　口蓋ひだ　こうがいひだ
颚基窝　房状口　ぼうじょうこう
颚口线虫病　顎口虫症　がっこうちゅうしょう
颚口〔线虫〕属　顎口虫属　がっこうちゅうぞく
颚口线虫蚴病　クリーピング病　creepingびょう
颚体　顎体部　がくたいぶ
鳄泪征　ワニの涙徴候　ワニのなみだちょうこう
鳄皮状鳞癣　とかげ状魚鱗癬　とかげじょうぎょりんせん
鳄牙钳　鰐口鉗子　がっこうかんし
鳄〔鱼〕泪综合征　ワニの涙症候群　ワニのなみだしょうこうぐん

EN　恩蒽

ēn　恩蒽

恩布登-麦耶霍夫经路　エンブデン・マイエルホフ経路　Embden—Meyerhofけいろ
恩布登氏酯　エムブデンエステル　Embden ester
恩格勒氏烧瓶　エングラーフラスコ　Engler flasco
恩格曼氏病　エングマン病　Engmanびょう
恩拉霉素　エンラマイシン　enramycin
恩-雷二氏病　エンゲル・レックリングハウゼン病　Engel-Recklinghausen びょう
恩罗特氏征　エンロート徴候　Enrothちょうこう
恩特来　インデラル　inderal
蒽　アントラセン　anthracene
蒽贝素　エンベリン　embelin
蒽二酚　アントラヒドロキノン　anthrahydroquinone
蒽酚　アントラノール　anthranol
蒽醌　アントラキノン　anthraquinone
蒽醌苷　アントラグリコシド　anthraglycoside
蒽醌-1-磺酸　アントラキノン-1-スルホン酸　anthraquinone-1-sulfonさん
蒽醌染料　アントラキノン染料　anthraquinoneせんりょう
蒽酮　アントローン　anthrone

ER　儿尔耳铒二

ér　儿

儿茶　児茶,カテキュー　ジチャ,catechu
儿茶酚　カテコール　catechol
儿茶酚胺　カテコラミン　catecholamine
儿茶酚胺代谢产物　カテコラミン代謝産物　catecholamineたいしゃさんぶつ
儿茶酚-O-甲基转移酶　カテコール-O-メチルトランスフェラーゼ　catechol-O-methyltransferase
儿茶酚酶　カテコラーゼ　catecholase
儿茶酚乙胺　ドパミン　dopamine
儿茶酚紫　ピロカテキン　pyrocatechin
儿茶精(素)　カテキン　catechin
儿茶酸　カテキン酸　catechinさん
儿科　小児科　しょうにか
儿科病史　小児科現病歴　しょうにかげんびょうれき
儿科病预防学　予防小児科学　よぼうしょうにかがく
儿科缝合针　小児科縫合針　しょうにかほうごうしん
儿科检查床　小児科診察台　しょうにかしんさつだい
儿科学　小児科学　しょうにかがく
儿科学家　小児科学者　しょうにかがくしゃ
儿科医师　小児科医　しょうにかい
儿科研究所　小児科研究所　しょうにかけんきゅうしょ

儿童　児童　じどう
儿童拔牙钳　児童用抜歯鉗子　じどうようばっしかんし
儿童保健门诊　児童保健診療所　じどうほうけんしんりょうしょ
儿童病床　児童ベッド,児童病床　じどうbed，じどうびょうしょう
儿童痴呆　児童痴呆　じどうちほう
儿童胆汁性肝硬变　児童胆汁性肝硬変　じどうたんじゅうせいかんこうへん
儿童发育　児童発育　じどうはついく
儿童福利　児童福祉　じどうふくし
儿童骨科手术台　児童整形外科手術台　じどうせいけいげかしゅじゅつだい
儿童呼吸音　児童様呼吸音　じどうようこきゅうおん
儿童急性喉炎　児童急性喉頭炎　じどうきゅうせいこうとうえん
儿童焦虑征　児童不安症　じどうふあんしょう
儿童精神病学　児童精神医学　じどうせいしんいがく
儿童精神分裂症　児童〔精神〕分裂症　じどう〔せいしん〕ぶんれつしょう
儿童恐怖症　児童恐怖症　じどうきょうふしょう
儿童类风湿病　児童リウマチ様疾患　じどうrheumatismようしっかん
儿童类风湿性关节炎　児童慢性関節リウマチ　じどうまんせいかんせつrheumatism
儿童疗养院　児童療養所　じどうりょうようしょ
儿童慢性大疱性皮病　児童慢性大水疱性皮膚病　じどうまんせいだいすいほうせいひふびょう
儿童脑性巨人症　児童脳性巨人症　じどうのうせいきょじんしょう
儿童期　児童期,幼児期　じどうき,ようじき
儿童期缺铁贫血　児童鉄欠乏〔性〕貧血　じどうてつけつぼう〔せい〕ひんけつ
儿童强迫症　児童強迫〔観念〕症　じどうきょうはく〔かんねん〕しょう
儿童少年卫生学　児童青少年衛生学　じどうせいしょうねんえいせいがく
儿童神经官(机)能症　児童神経症　じどうしんけいしょう
儿童神经衰弱　児童神経衰弱　じどうしんけいすいじゃく
儿童神经症　児童神経症　じどうしんけいしょう
儿童神经质　児童神経質　じどうしんけいしつ
儿童视力表　児童視力表　じどうしりょくひょう
儿童烫伤综合征　児童熱湯傷症候群　じどうねっとうしょうしょうこうぐん
儿童特种症状　児童特異症状　じどうとくいしょうじょう
儿童卫生　児童衛生　じどうえいせい
儿童消瘦　小児衰弱〔症〕,小児無栄養〔症〕　しょうにすいじゃく〔しょう〕,しょうにむえいよう〔しょう〕
儿童心理学　小児心理学　しょうにしんりがく
儿童行为　児童行動　じどうこうどう
儿童型精神分裂样精神病　児童分裂病様精神病　じどうぶんれつびょうようせいしんびょう
儿童牙病　児童歯科疾患　じどうしかしっかん
儿童牙科学　児童歯科学　じどうしかがく
儿童牙科医生　児童歯科医　じどうしかい
儿童医院　児童病院　じどうびょういん
儿童癔症　児童ヒステリー　じどうhysteria
儿童营养　児童栄養　じどうえいよう

儿童用膀胱取石钳　児童用膀胱結石鉗子　じどうようぼうこうけっせきかんし

儿童躁郁症　児童躁うつ病　じどうそううつびょう

儿童智力量表　児童知能検査表　じどうちのうけんさひょう

儿童重病后综合征　児童重病後症候群　じどうじゅうびょうごしょうこうぐん

儿童主题统觉测验　児童の主題統覚検査　じどうのしゅだいとうかくけんさ

儿头拨露　排臨　はいりん

儿头变形机能　児頭応形機能　じとうおうけいきのう

儿头冠状缝　児頭冠状縫合　じとうかんじょうほうごう

儿头内倒转术　児頭の内回転術　じとうのないかいてんじゅつ

儿头屈曲　児頭屈曲　じとうくっきょく

儿头矢状缝　児頭矢状縫合　じとうしじょうほうごう

〔儿〕头弯曲　〔児〕頭彎曲　〔じ〕とうわんきょく

儿头下降　児頭降下　じとうこうか

儿头着冠　発露　はつろ

ér　尔耳铒

尔大锥蝽属　サシガメ属　サシガメぞく

尔格　エルグ　erg

耳　耳　みみ,じ

耳按摩　鼓膜マッサージ,鼓室マッサージ　こまくmassage,こしつmassage

耳凹　耳小窩　じしょうか

耳板　耳板　じばん

耳被囊　耳嚢　じのう

耳鼻喉科烧灼器　耳鼻咽喉科焼灼器　じびいんこうかしょうしゃくき

耳鼻喉科手术器械　耳鼻咽喉科手術器械　じびいんこうかしゅじゅつきかい

耳鼻喉科手术台　耳鼻咽喉科手術台　じびいんこうかしゅじゅつだい

耳病性眩晕　耳性眩暈　じせいめまい

耳病治疗学　耳治療学　じちりょうがく

耳部爆震伤　耳部爆傷　じぶばくしょう

耳〔部〕带状疱疹　耳部帯状ヘルペス　じぶたいじょうherpes

耳部切除术　耳部分切除術　じぶぶんせつじょじゅつ

耳部神经痛　耳部神経痛　じぶしんけいつう

耳部蒸气按摩〔法〕　鼓膜蒸気マッサージ　こまくじょうきmassage

耳测热计　耳熱量計　じねつりょうけい

耳成形术　耳形成術　じけいせいじゅつ

耳出血　耳出血　じしゅっけつ

耳垂　耳朶,耳垂　みみたぶ,じすい

耳垂电极　耳垂電極　じすいでんきょく

耳垂肥大　耳垂肥大　じすいひだい

耳垂裂〔症〕　耳垂破裂〔症〕　じすいはれつ〔しょう〕

耳垂缺失　耳垂欠失　じすいけっしつ

耳垂整形术　耳垂形成術　じすいけいせいじゅつ

耳大神经　大耳介神経　だいじかいしんけい

耳道　外耳道　がいじどう

耳道板　耳道板　じどうばん

耳道闭合　外耳道閉塞　がいじどうへいそく

耳〔道〕点　耳点　じてん

耳道管　耳道管　じどうかん

耳底骨　アルブレヒト骨　Albrechtこつ

耳顶幅指数　耳介頭頂指数　じかいとうちょうしすう

耳毒性　耳毒性　じどくせい

耳反射　耳〔性〕反射　じ〔せい〕はんしゃ

耳肥厚　耳介肥厚　じかいひこう

耳缝〔合〕术　耳縫合術　じほうごうじゅつ

耳幅高指数　耳介指数　じかいしすう

耳杆剂　外耳道挿入坐薬　がいじどうそうにゅうざやく

耳垢　耳垢　じこう,みみあか

耳鼓　鼓,鼓室　こ,こしつ

耳廓　耳介　じかい

耳廓丹毒　耳介丹毒　じかいたんどく

耳廓电极埋植　耳介電極植え込み　じかいでんきょくうえこみ

耳廓冻疮　耳介凍瘡　じかいとうそう

耳廓反射　耳介反射　じかいはんしゃ

耳廓钙化　耳介石灰化　じかいせっかいか

耳廓感染　耳介感染　じかいかんせん

耳廓横肌　耳介横筋　じかいおうきん

耳廓后沟　後耳溝　こうじかいこう

耳廓后韧带　後耳介韧帯　こうじかいじんたい

耳廓后水肿　耳介後部水腫　じかいこうぶすいしゅ

耳廓化学灼伤　耳介化学火傷　じかいかがくかしょう

耳廓坏疽　耳介壊疽　じかいえそ

耳廓肌　耳介筋　じかいきん

耳廓畸形　耳介奇形　じかいきけい

耳廓假性囊肿　耳介偽嚢胞　じかいぎのうほう

耳廓尖　耳介尖　じかいせん

耳廓浆液性软骨膜炎　耳介漿液性軟骨膜炎　じかいしょうえきせいなんこつまくえん

耳廓结节　耳介結節,ダルウン結節　じかいけっせつ,Darwinけっせつ

耳廓裂　耳介披裂　じかいひれつ

耳廓淋巴管瘤　耳介リンパ管腫　じかいlymphかんしゅ

耳廓隆凸　耳介隆起　じかいりゅうき

耳廓瘘　耳介瘻　じかいろう

耳廓脓肿　耳介膿瘍　じかいのうよう

耳廓前沟　前耳介溝　ぜんじかいこう

耳廓前瘘　前耳介瘻　ぜんじかいろう

耳廓前韧带　前耳介韧帯　ぜんじかいじんたい

耳廓切开引流术　耳介切開排液法　じかいせっかいはいえきほう

耳廓缺失　耳介欠失　じかいけっしつ

耳廓热灼伤　耳介熱傷　じかいねっしょう

耳廓韧带　耳介韧帯　じかいじんたい

耳廓软骨　耳介軟骨　じかいなんこつ

耳廓软骨膜炎　耳介軟骨膜炎　じかいなんこつまくえん

耳廓软骨内积液　耳介軟骨内水腫　じかいなんこつないすいしゅ

耳廓三角　耳介三角　じかいさんかく

耳廓上韧带　上耳介韧帯　じょうじかいじんたい

耳廓神经纤维瘤　耳介神経線維腫　じかいしんけいせんいしゅ

耳廓损伤　耳介損傷　じかいそんしょう

耳廓萎缩　耳介萎縮　じかいいしゅく

耳廓先天性畸形　耳介先天性奇形　じかいせんてんせいきけい

耳廓血管瘤　耳介血管腫　じかいけっかんしゅ

耳廓血肿　耳介血腫　じかいけっしゅ
耳廓移位　耳介変位　じかいへんい
耳廓整形术　耳介形成術　じかいけいせいじゅつ
耳廓锥状肌　耳介錐体筋　じかいすいたいきん
耳喉科学　耳咽喉科学　じいんこうかがく
耳后动脉　後耳介動脈　こうじかいどうみゃく
耳后骨膜下脓肿　耳後骨膜下膿瘍　じごこつまくかのうよう
耳后肌　後耳介筋　こうじかいきん
耳后静脉　後耳介静脈　こうじかいじょうみゃく
耳后淋巴结　耳介後リンパ節　じかいごlymphせつ
耳后瘘管　耳介後瘻　じかいごろう
耳后神经　後耳介神経　こうじかいしんけい
耳后突　耳介後突起　じかいこうとっき
耳弧　耳弓　じきゅう
耳化脓　膿性耳漏,耳化膿〔症〕　のうせいじろう,じかのう〔しょう〕
耳坏死组织切除术　耳壊死組織切除術　じえしそしきせつじょじゅつ
耳活组织检查　耳生検　じせいけん
耳机　イヤホン受話器　earphoneじゅわき
耳肌无力性听力减退　耳筋無力症　じきんむりょくしょう
耳积水　水耳症,耳内水腫　すいじしょう,じないすいしゅ
耳基底细胞癌　耳基底細胞癌　じきていさいぼうがん
耳畸形　耳奇形　じきけい
耳甲　耳甲介　じこうかい
耳甲开大肌　耳甲介拡張筋　じこうかいかくちょうきん
耳甲隆起　耳甲介隆起　じこうかいりゅうき
耳甲腔　耳甲介腔　じこうかいこう
耳甲艇　耳甲介舟　じこうかいしゅう
耳间轴　耳間軸　じかんじく
耳睑反射　耳眼瞼反射　じがんけんはんしゃ
耳件　耳当,受話口　みみあて,じゅわぐち
耳疖　耳癤　じせつ
耳疖刀　耳癤刀　じせつとう
耳结核　耳結核　じけっかく
耳结节　耳丘,耳介結節　じきゅう,じかいけっせつ
耳颈神经反射　スネレン反射　Snellenはんしゃ
耳镜　耳鏡,オトスコープ　じきょう,otoscope
耳镜检查　耳鏡検査〔法〕　じきょうけんさ〔ほう〕
耳剧痛　耳劇痛　じげきつう
耳卡他　耳カタル　じcatarrh
耳科手术刀包　耳科手術器械セット　じかしゅじゅつきかいset
耳科手术器械　耳科手術器械　じかしゅじゅつきかい
耳科显微手术器械包　耳科顕微手術器械セット　じかけんびしゅじゅつきかいset
耳科学　耳科学　じかがく
耳科学家　耳科学者　じかがくしゃ
耳科医师　耳科医　じかい
耳窥器　耳鏡　じきょう
耳溃疡　耳潰瘍　じかいよう
耳裂　耳裂　じれつ
耳淋巴液溢　耳リンパ漏　じlymphろう
耳聋　聾,難聴　ろう,なんちょう
耳聋糖尿病综合征　ホグネステド症候群　Hognestadしょうこうぐん
耳漏　耳漏　みみだれ,じろう

耳颅　耳頭蓋,頭蓋骨耳部　じずがい,ずがいこつじぶ
耳轮　耳輪　じりん
耳轮大肌　大耳輪筋　だいじりんきん
耳轮棘　耳輪棘　じりんきょく
耳轮脚　耳輪脚　じりんきゃく
耳轮脚沟　耳輪脚溝　じりんきゃっこう
耳轮结节　耳輪結節　じりんけっせつ
耳轮慢性结节性软骨皮炎　耳輪慢性小〔結〕節性軟骨皮膚炎　じりんまんせいしょう〔けっ〕せつせいなんこつひふえん
耳轮切迹肌　耳輪切痕筋　じりんせっこんきん
耳轮软骨炎　耳輪軟骨皮膚炎　じりんなんこつひふえん
耳轮尾　耳輪尾　じりんび
耳轮小凹　耳小窩　じしょうか
耳轮小肌　小耳輪筋　しょうじりんきん
耳螨病　耳ダニ症　みみダニしょう
耳毛　外耳道毛,耳毛　がいじどうもう,みみげ
耳霉(真)菌病　耳真菌症,オトミコーシス　じしんきんしょう,otomycosis
耳迷路　内耳の迷路　ないじのめいろ
耳迷路动脉　迷路動脈　めいろどうみゃく
耳弥漫性结核　耳びまん性結核　じびまんせいけっかく
耳鸣　耳鳴　みみなり,じめい
耳囊　平衡囊　へいこうのう
耳脑脊液溢　脳脊髄液耳漏　のうせきずいえきじろう
耳内肌　耳内筋　じないきん
耳〔内〕镜　耳鏡,オトスコープ　じきょう,otoscope
耳粘液溢　耳粘液漏,粘液性耳漏　じねんえきろう,ねんえきせいじろう
耳颞神经　耳介側頭神経　じかいそくとうしんけい
耳颞神经交通支　耳介側頭神経交通枝　じかいそくとうしんけいこうつうし
耳颞神经综合征　耳介側頭神経症候群,フライ症候群　じかいそくとうしんけいしょうこうぐん,Freyしょうこうぐん
耳脓溢　耳膿漏,膿性耳漏　じのうろう,のうせいじろう
耳旁间隙　耳旁間隙　じぼうかんげき
耳泡　耳胞　じほう
耳皮切开引流术　耳皮膚切開排液法　みみひふせっかいはいえきほう
耳蜱病　オトビウス症　otobiusしょう
耳屏　耳珠　じじゅ
耳屏板　耳珠板　じじゅばん
耳屏肌　耳珠筋　じじゅきん
耳屏间切迹　珠間切痕　じゅかんせっこん
耳屏上结节　珠上結節　じゅじょうけっせつ
耳前点　前耳点　ぜんじてん
耳前肌　前耳介筋　ぜんじがいきん
耳前静脉　前耳介静脈　ぜんじかいじょうみゃく
耳前淋巴结　耳介前リンパ節　じかいぜんlymphせつ
耳前瘘管　耳介前瘻〔孔〕　じかいぜんろう〔こう〕
耳前切迹　耳介前切痕　じかいぜんせっこん
耳前神经　前耳介神経　ぜんじかいしんけい
耳前庭迷路切开术　前庭迷路切開術　ぜんていめいろせっかいじゅつ
耳前庭切开术　前庭切開術　ぜんていせっかいじゅつ
耳前支　前耳介枝　ぜんじかいし
耳壳　耳甲介　じこうかい
耳切除术　耳切除術　じせつじょじゅつ

耳切开术　耳切開術　じせっかいじゅつ
耳切开引流术　耳切開排液法　じせっかいはいえきほう
耳区　耳部　じぶ
耳曲霉　耳アスペルギルス　じAspergillus
耳曲霉病　耳アスペルギルス症　じAspergillusしょう
耳全部切除术　耳全切除術　じぜんせつじょじゅつ
耳肉瘤　耳肉腫　じにくしゅ
耳乳突炎　耳乳突炎，乳突性耳炎，耳炎合併性乳突炎　じにゅうとつえん，にゅうとつせいじえん，じえんがっぺいせいにゅうとつえん
耳软骨瘤　耳軟骨腫　じなんこつしゅ
耳软骨峡　耳軟骨峽　じなんこつきょう
耳软骨整形术　耳軟骨形成術　じなんこつけいせいじゅつ
耳塞　耳栓　じせん
耳三角窝隆起　耳三角窩隆起　じさんかくかりゅうき
耳瘙痒〔症〕　耳瘙痒症　じそうようしょう
耳〔色素〕痣　耳色素性母斑　みみしきそせいぼはん
耳上点　耳上点　じじょうてん
耳上骨　耳上骨　じじょうこつ
耳上肌　上耳介筋　じょうじかいきん
耳深动脉　深耳介動脈　しんじかいどうみゃく
耳神经节　耳神経節　じしんけいせつ
耳神经节交感根　耳神経節交感根　じしんけいせつこうかんこん
耳神经痛　耳神経痛　じしんけいつう
耳神经外科学　耳神経外科学　じしんけいげかがく
耳神经学　耳神経学　じしんけいがく
耳声探针　音響ゾンデ　おんきょうSonde
耳石（砂）　耳石　じせき
耳石病　耳石症　じせきしょう
耳石膜　耳石膜　じせきまく
耳石器机能检查　耳石器機能検査　じせきききのうけんさ
耳水瘤　耳〔介〕水腫　じ〔かい〕すいしゅ
耳探条　耳ブジー　じBougie
耳探子　耳ゾンデ　じSonde
耳痛　耳痛　じつう
耳痛风石　耳介痛風結節　じかいつうふうけっせつ
耳痛阈　耳痛域値　じつういきち
耳外科医师　耳外科医　じげかい
耳外生骨疣　耳性外骨〔腫〕症　じせいがいこつ〔しゅ〕しょう
耳蜗　蝸牛　かぎゅう
耳蜗导水管　外リンパ管　がいlymphかん
耳蜗镫骨肌反射　蝸牛あぶみ骨筋反射　かぎゅうあぶみこつきんはんしゃ
耳蜗电描记器　蝸牛電図記録器　かぎゅうでんずきろくき
耳蜗电图　蝸牛電図　かぎゅうでんず
耳蜗电图机　蝸牛電図計　かぎゅうでんずけい
耳蜗覆膜　蓋膜，コルチ膜　がいまく，Cortiまく
耳蜗管　蝸牛管　かぎゅうかん
耳蜗迷路切开术　蝸牛迷路切開術　かぎゅうめいろせっかいじゅつ
耳蜗内直流电位　蝸牛内直流電位　かぎゅうないちょくりゅうでんい
耳蜗前庭壁　蝸牛前庭階壁　かぎゅうぜんていかいへき
耳蜗前庭综合征　コーガン症候群　Coganしょうこうぐん
〔耳〕蜗区　蝸牛野　かぎゅうや
耳蜗神经损害　蝸牛神経損傷　かぎゅうしんけいそんしょう

耳蜗听毛细胞　蝸牛〔有〕毛細胞　かぎゅう〔ゆう〕もうさいぼう
耳蜗微音〔器〕电位　蝸牛マイクロフォン電位　かぎゅうmicrophoneでんい
耳蜗性耳硬化症　蝸牛性耳硬化症　かぎゅうせいじこうかしょう
耳蜗性聋　蝸牛性聾　かぎゅうせいろう
耳蜗炎　蝸牛炎　かぎゅうえん
耳蜗眼睑反射　蝸牛眼瞼反射，ゴールト反射　かぎゅうがんけんはんしゃ，Gaultはんしゃ
耳蜗隐窝　蝸牛陥凹　かぎゅうかんおう
耳蜗支　蝸牛枝　かぎゅうし
耳息肉　耳ポリープ，耳たけ　じpolyp，みみたけ
耳息肉剪　耳ポリープ鋏　じpolypはさみ
耳下颈深部脓肿　耳下深頚部膿瘍　じかしんけいぶのうよう
耳下淋巴结　耳下リンパ節　じかlymphせつ
耳下区　耳介下部　じかいかぶ
耳纤维瘤　耳線維腫　じせんいしゅ
耳纤维肉瘤　耳線維肉腫　じせんいにくしゅ
耳显微镜　耳科用顕微鏡　じかようけんびきょう
耳现象　ハッシン現象　Hassinげんしょう
耳腺癌　耳腺癌　じせんがん
耳腺瘤　耳腺腫　じせんしゅ
耳形助听器　耳形補聴器　じけいほちょうき
耳性青光眼　耳性緑内障　じせいりょくないしょう
耳癣　耳輪癬　じりんせん
耳血管炎　血管性耳炎　けっかんせいじえん
耳血肿　耳血腫　じけっしゅ
耳咽管　耳管，オィスタヒイ管　じかん，Eustachioかん
耳咽管插管术　オィスタヒイ管挿管術，オィスタヒイ管カテーテル法　Eustachioかんそうかんじゅつ，Eustachioかんcatheterほう
耳咽管吹气袋　ポリツェル　バッグ　Politzer bag
耳咽管导管　オィスタヒイ管カテーテル　Eustachioかんcatheter
耳咽管〔检查〕镜　耳管鏡　じかんきょう
耳咽管探条　オィスタヒイ管ブジー　Eustachioかんbougie
耳咽管途径异常　オィスタヒイ管経路異常　Eustachioかんけいろいじょう
耳炎　耳炎　じえん
耳炎性脑膜炎　耳炎性髄膜炎　じえんせいずいまくえん
耳氧测定仪　〔耳〕酸素濃度計　〔じ〕さんそのうどけい
耳液溢　耳漏　みみだれ，じろう
耳移植再建术　耳移植再建術　みみいしょくさいけんじゅつ
耳隐窝炎　耳陰窩炎　じいんかえん
耳〔蝇〕蛆病　耳の蝿蛆症　みみのハエウジしょう
耳硬化〔症〕　耳硬化〔症〕　じこうか〔しょう〕
耳硬化症合并圆窗闭塞　耳硬化〔症〕合併円形窓閉塞　じこうか〔しょう〕がっぺいえんけいそうへいそく
耳用剥离子　耳科用剥離子　じかようはくりし
耳用钩　耳科用鉤　じかようこう
耳用骨锤　耳科用骨つち　じかようほねつち
耳〔用〕刮匙　耳科用鋭匙，耳科用キュレット　じかようえいひ，じかようcurette
耳〔用〕镊　耳科用ピンセット　じかようpincette

耳用钳　耳科用鉗子　じかようかんし

耳用探针　耳科用ゾンデ　じかようSonde

耳用异物钳　耳科用異物鉗子　じかよういぶつかんし

耳用止血钳　耳科用止血鉗子　じかようしけつかんし

耳语　ささやき,耳語　じご

耳语试验　耳語試験　じごしけん

耳语响　耳語共鳴音　じごきょうめいおん

耳语胸语音　耳語胸声　じごきょうせい

耳语音　耳語声　じごせい

耳语支气管音　耳語性気管支声　じごせいきかんしせい

耳〔原〕性咳　耳性咳　じせいせき

耳原性面瘫　耳性顔面神経麻痺　じせいがんめんしんけいまひ

耳原性脑积水　耳性水頭症　じせいすいとうしょう

耳原性脑〔脊〕膜炎　耳性髄膜炎　じせいずいまくえん

耳原性脑脓肿　耳性脳膿瘍　じせいのうのうよう

耳原性脑炎　耳性脳炎　じせいのうえん

耳原性脓毒症　耳性膿血症　じせいのうけっしょう

耳〔原〕性眩晕〔病〕　耳性眩暈,メニエル病　じせいめまい,Meniereびょう

耳原性眼球震颤　耳性眼振　じせいがんしん

耳原性硬脑膜外脓肿　耳性硬膜外膿瘍　じせいこうまくがいのうよう

耳原性硬脑膜下脓肿　耳性硬膜下膿瘍　じせいこうまくかのうよう

耳原性晕厥　耳性失神　じせいしっしん

耳再建术　耳再建手術　じさいけんしゅじゅつ

耳再植　耳再移植術　じさいいしょくじゅつ

耳罩　耳楯　みみおおい

耳针　耳針　みみばり,じしん

耳针疗法　耳針療法　じしんりょうほう

耳针麻醉　耳針麻酔　じしんますい

耳针术　耳針術　じしんじゅつ

耳真菌属　耳真菌属　じしんきんぞく

耳整形术　耳形成術　じけいせいじゅつ

耳支　耳介枝　じかいし

耳脂肪瘤　耳脂肪腫　じしぼうしゅ

耳中毒〔病〕　耳中毒〔症〕　じちゅうどく〔しょう〕

耳〔肿〕瘤　耳腫瘍　じしゅよう

耳舟　舟状窩　しゅうじょうか

耳舟隆起　舟状窩隆起　しゅうじょうかりゅうき

耳周囊　耳周囲囊　じしゅういのう

耳周软骨　耳周囲軟骨　じしゅういなんこつ

耳周围骨　耳周囲骨　じしゅういこつ

耳周围肌　耳周囲筋　じしゅういきん

耳注射器　耳注射器　じちゅうしゃき

耳状关节面　耳状関節面　じじょうかんせつめん

耳状面　耳状面　じじょうめん

耳组织切除术　耳組織切除術　じそしきせつじょじゅつ

铒　エルビウム,Er　erbium

铒激光器　エルビウムレーザー　erbium laser

èr　二

二氨二苯砜　ジアミノジフェニル スルホン,DDS　diaminodiphenyl sulfone

二氨基吖啶　ジアミノアクリジン,プロフラビン　diaminoacridine,proflavine

二氨基苯并噻嗪　ジアミノフェノサイアジン,ジアミノフェノチアジン　diaminophenothiazine

2,6-二氨基吡啶　2,6-ジアミノピリジン　2,6-diaminopyridine

2,4-二氨基二苯胺　2,4-ジアミノジフェニルアミン　2,4-diaminodiphenylamine

二氨〔基〕二磷脂　ジアミノジフォスファチド　diamino diphosphatide

二氨基吩噻嗪　ジアミノフェノサイアジン,ジアミノフェノチアジン　diaminophenothiazine

二氨基庚二酸　ジアミノピメリン酸　diaminopimelinさん

二氨基己酸　ジアミノカプロン酸　diaminocapronさん

二氨基联苯　ベンジジン　benzidin

二氨基联苯试验　ベンジジン試験　benzidineしけん

二氨基双磷脂　アッスリン　assurin

二氨基顺丁烯二腈　ジアミノマレオニトリル　diaminomaleonitrile

二氨基酸　ジアミノ酸　diaminoさん

二氨基戊酸　ジアミノ吉草酸　diaminoきっそうさん

2,7-二氨基芴　2,7-ジアミノフルオレン　2,7-diaminofluorene

二氨基一〔元〕羧酸　ジアミノモノカルボキシル酸　diaminomonocarboxylさん

二氨偶氮猩红　ジアミンアゾスカーレット　diamine azoscarlet

二胺　ジアミン　diamine

二胺尿　ジアミン尿〔症〕　diamineにょう〔しょう〕

二八进制变换　2,8進法変換　にはちしんほうへんかん

二斑蓝带蚊　フタクロボシチビカ

二杯试验　二杯試験　にはいしけん

二倍体　二倍体,ジプロイド　にばいたい,diploid

二倍核　重複核　ちょうふくかく,じゅうふくかく

二倍减-染色体　モノソーム　monosome

二倍期　重複核期　ちょうふくかくき

二倍体细胞株　二倍体細胞株　にばいたいさいぼうしゅ

二倍稀释　二倍稀釈　にばいきしゃく

二倍细胞　二倍体細胞　にばいたいさいぼう

二倍性　二倍性　にばいせい

二苯胺　ジフェニルアミン　diphenylamine

二苯胺磺酸　ジフェニルアミンスルホン酸　diphenylamine sulfonさん

二苯胺磺酸钡　ジフェニルアミンスルホン酸バリウム　diphenylamine sulfon さんbarium

二苯胺磺酸钠　ジフェニルアミンスルホン酸ナトリウム　diphenylamine sulfonさんnatrium

二苯胺联苯　ジフェニルベンジジン　diphenylbenzidine

二苯胺氯胂　塩化ジフェニルアミン　アルシン　えんかdiphenylamine arsine

二苯胺试法　ジフェニルアミン試験法　diphenylamineしけんほう

二苯胺羧酸　ジフェニルアミンカルボキシル酸　diphenylamine carboxylさん

二苯胺衍生物　ジフェニルアミン誘導体　diphenylamineゆうどうたい

1,3-二苯丙烷　1,3-ジフェニルプロパン　1,3-diphenylpropane

二苯〔并〕蒽　ジベンズアントラセン　dibenzanthracene

二苯对苯二胺　ジフェニルパラフェニレンジアミン　diphenyl-p-phenylenediamine

二苯二丁蒽夹二酚　ジベンズジブチルアントラキノール

dibenz-dibutyl anthraquinol

二苯砜　ジフェニルスルホン　diphenyl sulfone

二苯胍　ジフェニルグアニジン　diphenyl guanidine

二苯基　ジフェニル　diphenyl

2,5-二苯基噁唑　2,5-ジフェニルオキサゾール　2,5-diphenyloxazol

二苯基甲醇　ベンズヒドロール　benzhydrol

二苯基联苯胺　ジフェニルベンチジン　diphenylbenzidine

二苯基硫卡巴腙　ジフェニルチオカルバゾン　diphenyl thiocarbazone

二苯基氧　ジフェニルオキシド　diphenyl oxide

二苯〔基〕乙二酮　ベンジル，ジフェニルジケトン　benzil, diphenyldiketone

二苯甲酮　ジフェニルケトン，ベンゾフェノン　diphenyl ketone, benzophenone

二苯甲烷　ジフェニルメタン　diphenyl methane

二苯甲烷类　ジフェニルメタン類　diphenylmethaneるい

二苯甲酰芪　ジベンゾイル スチルベン　dibenzoyl-stilbene

二苯肼　ヒドラゾベンゼン　hydrazobenzene

二苯卡巴肼　ジフェニル カルバジド　diphenyl carbazide

二苯卡巴腙　ジフェニル カルバゾン　diphenyl carbazone

二苯联苯胺磺酸　ジフェニル ベンチジンスルホン酸　diphenyl benzidine sulfoneさん

二苯硫卡巴腙　ジフェニル チオカルバゾン，ジチゾン　diphenylthiocarbazone, dithizone

二苯硫脲　ジフェニルチオ尿素　diphenylthioにょうそ

二苯氯〔化〕胂　塩化ジフェニル アルシン　えんか diphenyl arsine

二苯替氨甲酰氯　塩化ジフェニル カルバミル　えんか diphenyl carbamyl

二苯酮　ジフェニルケトン，ベンゾフェノン　diphenylketone, benzophenone

二苯亚砜　ジフェニル スルホキシド　diphenyl sulfoxide

二苯氧氮杂䓬类　ジベンズ オキサゼピン類　dibenzoxazepineるい

二苯氧〔杂〕苊胺　ピロニン　pyronine

二苯乙醇酮　ベンゾイン　benzoin

二苯乙内酰脲　ジフェニル ヒダントイン　diphenyl hydantoin

1,2-二苯乙烷　ジフェニル エタン　diphenyl ethane

二苯乙烯　ジフェニル エチレン　diphenyl ethylene

二苄胺　ジベンジルアミン　dibenzylamine

二丙酸氯地米松　ジプロピオン酸ベクロメタゾン　dipropionさんbeclomethasone

二波脉　重拍脉　じゅうはくみゃく

二层胚盘　二層胚〔盤〕葉　にそうはい〔ばん〕よう

二层外胚层　二層外胚葉　にそうがいはいよう

二产妇　二回経産婦　にかい けいさんふ

二重电疗法　二重電気療法　にじゅうでんきりょうほう

二重对称轴　二重対称軸　にじゅうたいしょうじく

二重感染　二重感染　にじゅうかんせん

二重染剂　二重染料　にじゅうせんりょう

二重染色法　二重染色法　にじゅうせんしょくほう

二重痛觉　二重痛覚　にじゅうつうがく

二重性　二重性　にじゅうせい

二重血清　二重血清　にじゅうけっせい

二重杂音　重拍性雑音　じゅうはくせいざつおん

二丑中毒　牽牛子中毒　ケンゴシちゅうどく

二醇　ジオール　diol

二醇脱水酶　ジオールデヒドラーゼ　dioldehydrase

二次出牙　第二生歯　だいにせいし

二次辐射　二次放射　にじほうしゃ

二次辐射原　二次放射源　にじほうしゃげん

二次免疫应答　二次免疫応答　にじめんえきおうとう

二次曲线　二次曲線　にじきょくせん

二次生长曲线　二次生長曲線　にじせいちょうきょくせん

二次同化　二次同化〔作用〕　にじどうか〔さよう〕

二次污染物　二次汚染物　にじおせんぶつ

二次〔移植物〕反应　二次〔移植片〕反応　にじ〔いしよくへん〕はんのう

二次荧光　二次蛍光　にじけいこう

二代病例　続発症例　ぞくはつしょうれい

二代发病率　二次発病率　にじはつびょうりつ

二氮蒽　フェナジン　phenazine

〔二〕氮化〔三〕钙　窒化カルシウム　ちっかcalcium

〔二〕氮化〔三〕汞　窒化水銀　ちっかすいぎん

〔二〕氮化〔三〕镁　窒化マグネシウム　ちっかmagnesium

〔二〕氮化〔三〕锌　窒化亜鉛　ちっかあえん

二氮〔杂〕苯　ジアジン　diazine

二氮杂呋喃　ジアゾフラン　diazofuran

二氮杂䓬类　ジアゼピン類　diazepineるい

二当量溶液　二規定溶液　にきていようえき

二氘〔代〕乙烯　ジジューテロエチレン　dideuteroethylene

二导程记录纸　2-通路記録紙　2-つうろきろくし

二点辨别觉　二点識別　にてんしきべつ

二碘苯胺　ジヨードアニリン　diiodoaniline

二碘仿　ジヨードホルム　diiodoform

二碘酚　ジヨードフェノール　diiodophenol

二碘酚磺酸　ジヨードフェノール スルホン酸　diiodophenol sulfoneさん

二碘酚磺酸汞　ジヨードフェノール スルホン酸水銀　diiodophenolsulfoneさんすいぎん

二碘化钯　二ヨウ化パラジウム　にヨウかpalladium

二碘化铂　二ヨウ化白金　にヨウかはっきん

二碘化汞　二ヨウ化水銀　にヨウかすいぎん

二碘化硅　二ヨウ化ケイ素　にヨウかケイそ

二碘化锰　二ヨウかマンガン　にヨウかmanganese

二碘化砷　二ヨウ化ヒ素　にヨウかヒそ

二碘化钨　二ヨウ化タングステン　にヨウかtungsten

二碘化物　二ヨウ化物　にヨウかぶつ

二碘甲烷　ジヨードメタン　diiodomethane

3,5-二碘甲腺原氨酸　3,5-ジヨードチロニン　3,5-diiodothyronine

二碘咔唑　ジヨードカルバゾール　diiodocarbazol

二碘喹啉　ジヨードキノリン　diiodoquinoline

二碘酪氨酸　ジヨードチロシン　diiodotyrosine

二碘-β-萘酚　ジヨード-β-ナフトール　diiodo-β-naphthol

二碘羟基丙烷　ジヨードヒドロキシプロパン，イオチオン，イオプロパン　diiodo hydroxypropan, iothion, iopropane

二碘羟基喹啉　ジヨードヒドロキシ キノリン　diiodohydroxy quinoline

二碘萨罗　ジヨードザロール　diiodosalol

二碘曙红　ジヨードエオシン　diiodoeosin

二碘水杨酸汞　ジヨードサリチル酸水銀　diiodosalicylさんすいぎん

二碘荧光素　ジヨードフルオレセイン　diiodofluorescein

二叠体　二重体　にじゅうたい

二丁基　ジブチル　dibutyl

二丁基羟甲苯　ジブチルヒドロキシトルエン　dibutylhydroxy toluene

二丁酸脱氢酶　二酪酸脱水素酵素　にらくさんだっすいそこうそ

二定点缝合法　固定二点縫合法　こていにてんほうごうほう

二度房室传导阻滞　二度A－Vブロック　にどA－Vblock

二度红斑　二度紅斑　にどこうはん

二噁烷　ジオキサン　dioxane

二蒽酮　ジアントロン　dianthrone

二二二　ジクロルジフェニルジクロルエタン，DDD　dichloro-diphenyl-dichoroethane

二二三　ジクロルジフェニルトリクロルエタン，DDT　dichloro-diphenyl-trichloroethane

二二三中毒　DDT中毒　DDTちゅうどく

二房三腔心　単心室心臓　たんしんしつしんぞう

二分顶骨　二分頭頂骨　にぶんとうちょうこつ

二分裂　二分裂　にぶんれつ

二分颧骨　二分頬骨　にぶんきょうこつ

二分体　二分染色体　にぶんせんしょくたい

二分子　二分子　にぶんし

二氟二苯三氯乙烷　ジフルオロジフェニルトリクロロエタン　difluorodiphenyltrichloroethane

二氟二氯甲烷　ジクロルジフルオルメタン　dichlorodifluoromethane

二氟化钯　二フッ化パラジウム，フッ化第一パラジウム　にフッかpalladium，フッかだいいちpalladium

二氟化铂　二フッ化白金，フッ化第一白金　にフッかはっきん，フッかだいいちはっきん

二氟化锰　二フッ化マンガン，フッ化第一マンガン，にフッかmanganese　フッ かだいいちmanganese

二氟化氧　二フッ化酸素　にフッかさんそ

二氟化银　二フッ化銀　にフッかぎん

二氟一氯甲烷　クロルジフルオルメタン　chlorodifluoromethane

二氧氟化硒　オキシフッ化セレン　oxyフッかselenium

二腹肌　二腹筋　にふくきん

二腹肌后腹　二腹筋後腹　にふくきんこうふく

二腹肌三角　顎下三角　がっかさんかく

二腹肌窝　二腹筋窩　にふくきんか

二腹肌下脓肿　二腹筋下膿瘍，ベツォルト膿瘍　にふくきんかのうよう，Bezoldのうよう

二腹肌支　二腹筋枝　にふくきんし

二腹小叶　二腹小葉　にふくしょうよう

二钙　ジカルシウム　dicalcium

二高辛可宁　ジホモシンコニン　dihomocinchonine

二硅化锰　二ケイ化マンガン　にケイかmanganese

二号橙　オレンジII　orangeII

二核苷酸　ジヌクレオチド　dinucleotide

二环式　二環式　にかんしき

二环己〔基〕脲　ジシクロヘキシルウレア　dicyclohexylurea

二环己基碳二亚胺　ジシクロヘキシルカルボジイミド　dicyclohexylcarbodiimide

二级波　二次波　にじは

二级电离　二次電離　にじでんり

二级电离常数　二次電離定数　にじでんりていすう

二级反应　二次反応　にじはんのう

二级光谱标准　二次分光標準　にじぶんこうひょうじゅん

二级结构　二次構造　にじこうぞう

二级溶剂　二級溶剤　にきゅうようざい

二级梯运动测验　二階段運動試験　にかいだんうんどうしけん

二级转变　二次転移　にじてんい

二极管　二極管　にきょくかん

二极管检波器　二極管検出器　にきょくかんけんしゅっき

二极网　双極網　そうきょくもう

二极型　二原型　にげんがた

二甲氨基苯甲醛　ジメチルアミノベンズアルデヒド　dimethyl aminobenzaldehyde

二氨基丙吩〔噻〕嗪　プロマジン　promazine

二氨基偶氮苯　ジメチルアミノ アゾベンゼン　dimethyl amino azobenzen

二氨基偶氮苯试验　ジメチルアミノ アゾベンゼン試験　dimethyl aminoazobenzenしけん

二甲氨异茨　ジメチルアミノイソカンファン　dimethyl aminoisocamphane

二甲胺　ジメチルアミン　dimethylamine

二甲胺四环素　ミノサイクリン　minocycline

二甲苯　キシレン，キシロール　xylene，xylol

二甲苯胺　キシリジン，ジメチルアニリン　xylidine，dimethylaniline

二甲苯酚　キシレノール　xylenol

二甲苯中毒　キシレン中毒　xyleneちゅうどく

二甲丙烯基转移酶　ジメチルアリルトランスフェラーゼ　dimethylallyltransferase

二甲川中胆色素　メソビラジエン　mesobiladiene

二甲菲　ジメチルフェナントレン　dimethylphenanthren

二甲酚橙　キシレノールオレンジ　xylenol orange

二甲砜　ジメチルスルホン　dimethylsulfone

二甲胍　ジメチルグアニジン　dimethylguanidine

二甲磺酸丁酯　ミレラン，ブスルファン　myleran，busulfan

1,3-二甲肌醇　1,3-ジ-o-メチルミオイノシトール　1,3-di-o-methylmyoinositol

二甲基　ジメチル基　dimethylき

N,N'-二甲基苯胺　N,N'-ジメチルアニリン　N,N'-dimethylaniline

二甲〔基〕苯并咪唑核苷磷酸　ジメチルベンズイミダゾールリボシドホスファト　dimetylbenzimidazole riboside phosphate

二甲〔基〕苯二胺　ジメチルフェニレンジアミン　dimethyl phenylenediamine

2,5-二甲基苯醌　フロロン，2,5-ジメチルベンゾキノン　phlorone，2,5-dimethyl benzoquinone

二甲基吡啶　ジメチルピリジン　dimethylpyridine

γ,γ-二甲基丙烯焦磷酸酯　ジメチルアリルピロホスファト　dimethyl allyl pyrophosphate

o-β,β-二甲基丙烯酰紫草素　o-β,β-ジメチルアクリルシコニン　o-β,β-dimethylacrylshikonin

N,N-二甲代-1-萘胺　N,N-ジメチル-1-ナフチルアミン　N,N－dimethyl-1-naphthylamine

二甲基对苯二胺　ジメチル-P-フェニレンジアミン　dimethyl-P-ph nylenediamine

二甲基二噁烷　ジメチルジオキサン　dimethyldioxane

二甲基二氯硅烷　ジメチルジクロルシラン

dimethyldichlorosilane

二甲基酚藏红 ジメチルフェノサフラニン dimethyl-phenosafranine

二甲基汞 マーキュリージメチル,ジメチル水銀 mercury dimethyl,dimethylすいぎん

二甲基硅油 ジメチコン dimethicone

二甲基黄 ジメチルエロー dimethyl yellow

3,7-二甲〔基〕黄嘌呤 3,7-ジメチルキサンチン 3,7-dimethyl xanthine

N,N'-二甲基甲苯酰胺 N,N'-ジメチル-トルエン酸アミド N,N'-dimethyl-tolueneさん amide

二甲基甲醇 ジメチルカルビノール dimethyl carbinol

二甲基甲酰胺 ジメチルホルムアミド dimethyl formamide

1,1-二甲基肼 1,1-ジメチルヒドラジン 1,1-dimethyl hydrazine

N,N'-二甲基-γ,γ'联吡啶 N,N'-ジメチル-γ,γ'-ピピリジル N,N'-dimethyl-γ,γ'-bipyridyl

3,3'-二甲基联萘胺 3,3'-ジメチルナフチジン 3,3'-dimethyl naphthidine

二甲基氯四环素 ジメチルクロルテトラサイクリン dimethyl chlorotetracycline

二甲基吗啡 ジメチルモルフィン,テバイン dimethyl morphine,thebaine

5,8-二甲基母育酚 5,8-ジメチルトコール 5,8-dimethyl-toco1

2,2-二甲基鸟嘌呤 2,2-ジメチルグアニン 2,2-dimethyl-guanine

二甲基嘌呤 2-N-ジメチルプリン 2-N-dimethyl purine

N-二甲〔基〕-5-羟色胺 N-ジメチルセロトニン N-dimethyl serotonin

二甲基去甲那可汀 ジメチルノルナルコチン dimethyl nornarcotine

二甲基色胺 ジメチル トリプタミン dimethyltryptamine

二甲基酮 ジメチル ケトン dimethy ketone

二甲基腺嘌呤 ジメチル アデニン dimethyl adenine

5,7-二甲基香豆素 リメチン limettin

二甲〔基〕亚砜 ジメチル スルホキシド dimethyl sulfoxide

二甲基亚硝胺 ニトロゾジメチルアミン nitrosodimethyl amine

二甲基乙醇胺 ジメチル エタノールアミン dimethyl ethanolamine

二甲基乙二肟 ジメチル グリオキシム dimethyl glyoxime

N,N-二甲基乙酰胺 N,N-ジメチルアセトアミド N,N-dimethyl acetamide

6,7-二甲基异咯嗪 6,7-ジメチルイソアロキサジン 6,7-dimethyl isoalloxazine

2,7-二甲基荧光黄 クレゾルシン cresorcin

二甲聚硅氧烷 ジメチルポリシロキサン dimethylpolysiloxane

二甲蓝 ジメチラン dimethylane

二甲吗喃 ジメモルファン dimemorfan

二甲醚 ジメチルエーテル dimethyl ether

二甲哌啶 ナノフィン nanophyn

二甲胂 カコジル,ジメチルアルシン cacodyl,dimethylarsine

二甲胂基氯 塩化カコジル えんかcacodyl

二甲胂腈 シァン化カコジル cyanかcacodyl

二甲胂酸钠 カコジル酸ナトリウム cacodylさんnatrium

二甲胂酸铁 カコジル酸鉄 cacodylさんてつ

二甲胂酸盐 カコジル酸塩 cacodylさんえん

二甲双胍 ジメチルジグアニド dimethyldiguanide

2-N-二甲腺嘌呤 2-N-ジメチルアデニン 2-N-dimethyladenine

二甲亚胺 ジメチレンイミン,エチレンイミン dimethyleneimine ethylenimine

1,4-二甲氧苯 1,4-ジメトキシベンゼン 1,4-dimethoxybenzene

二甲氧苯青霉素 メチシリン methicillin

二甲氧苯青霉素钠 メチシリン ナトリウム methicillin natrium

3,4-二甲氧苯乙胺 3,4-ジメトキシフェニルエチルアミン 3,4-dimethoxyphenylethylamine

二甲氧基琥珀酸 ジメトキシ琥珀酸 dimethoxyコハクさん

二甲氧基去甲麻黄碱 ジメトキシノルエフェドリン dimethoxynorephedrine

二甲氧〔基〕香豆素 ジメトキシクマリン dimethoxycoumarin

二甲异喹 ジメチソキン dimethisoquin

二价 二価 にか

二价钴 二価コバルト にかcobalt

二价基 二価グループ にかgroup

二价镍 二価ニッケル にかnikel

二价气性坏疽抗毒素 二価ガス壊疽抗毒素 にかgasえそこうどくそ

二价染色体 二価染色体 にかせんしょくたい

二价元素 二価元素 にかげんそ

二尖瓣 僧帽弁 そうぼうべん

二尖瓣瓣膜扩张器 僧帽弁膜拡張器 そうぼうべんまくかくちょうき

二尖瓣闭锁 僧帽弁閉鎖 そうぼうべんへいさ

二尖瓣闭锁不全 僧帽弁閉鎖不全〔症〕 そうぼうべんへいさふぜん〔しょう〕

二尖瓣闭锁不全修补术 僧帽弁閉鎖不全修復術 そうぼうべんへいさふぜんしゅうふくじゅつ

二尖瓣病 僧帽弁疾病 そうぼうべんしっぺい

二尖瓣病面容 僧帽弁顔貌 そうぼうべんがんぼう

二尖瓣成形术 僧帽弁形成術 そうぼうべんけいせいじゅつ

二尖瓣大瓣 僧帽弁大弁 そうぼうべんだいべん

二尖瓣〔分离〕手术刀 僧帽弁分離切開刀 そうぼうべんぶんりせっかいとう

二尖瓣分离术 僧帽弁分離術 そうぼうべんぶんりじゅつ

二尖瓣开瓣〔拍击〕音 僧帽弁開放音 そうぼうべんかいほうおん

二尖瓣口(孔) 僧帽弁口 そうぼうべんこう

二尖瓣口钮孔状缩窄 ボタン穴状僧帽弁狭窄 buttonあなじょうそうぼうべんきょうさく

二尖瓣〔连合处〕分离术 僧帽弁交連切開術 そうぼうべんこうれんせっかいじゅつ

二尖瓣漏斗 僧帽弁漏斗 そうぼうべんろうと

二尖瓣面积 僧帽弁面積 そうぼうべんめんせき

二尖瓣器 僧帽弁装置 そうぼうべんそうち

二尖瓣前叶　僧帽弁前葉　そうぼうべんぜんよう

二尖瓣前叶夹持钳　僧帽弁前葉固定鉗子　そうぼうべんぜんようこていかんし

二尖瓣切除器　僧帽弁切除器　そうぼうべんせつじょき

二尖瓣切开术　僧帽弁切開術　そうぼうべんせっかいじゅつ

二尖瓣区　僧帽弁区　そうぼうべんく

二尖瓣听诊区　僧帽弁聴診区　そうぼうべんちょうしんく

二尖瓣脱垂　僧帽弁脱出　そうぼうべんだっしゅつ

二尖瓣脱垂综合征　僧帽弁脱出症候群　そうぼうべんだっしゅつしょうこうぐん

二尖瓣狭窄　僧帽弁狭窄　そうぼうべんきょうさく

二尖瓣狭窄开瓣锐声　僧帽弁狭窄開放音　そうぼうべんきょうさくかいほうおん

二尖瓣狭窄扩张分离术　僧帽弁狭窄拡張分離術　そうぼうべんきょうさくかくちょうぶんりじゅつ

二尖瓣杂音　僧帽弁雑音　そうぼうべんざつおん

二尖瓣阻塞　僧帽弁閉鎖〔症〕　そうぼうべんへいさ〔しょう〕

二进制　二進法　にしんほう

二进制编码符号　二進法コード化文字　にしんほうcode かもじ

二进制标度　二進法スケール　にしんほうscale

二进制计算机　二進法計算機　にしんほうけいさんき

二联搏动　二連結拍動　にれんけつはくどう

二联律　二段リズム　にだんrhythm

二联脉　二段脈，二連脈　にだんみゃく，にれんみゃく

二联体　二分染色体　にぶんせんしょくたい

二联心律　連結心拍動　れんけつしんはくどう

二裂　二分裂　にぶんれつ

二磷酸　二リン酸　にリンさん

二磷酸胞苷　二リン酸シチジン　にリンさん cytidine

二磷酸吡啶核苷酸　ジホスホピリジンヌクレオチド，DPN，補酵素Ⅰ　diphosphopyridine nucleotide，ほこうそⅠ

二磷酸吡啶核苷酸合成酶　ジホスホピリジンヌクレオチド合成酵素　diphosphopyridine nucleotide ごうせいこうそ

1,3-二磷酸甘油醛　1,3-ジホスホグリセリンアルデヒド　1,3-diphosphoglycerinaldehyde

1,3-二磷酸甘油酸　1,3-ジホスホグリセリン酸　1,3-diphosphoglycerin さん

2,3-二磷酸甘油酸　2,3-ジホスホグリセリン酸　2,3-diphosphoglycerin さん

二磷酸甘油酸变位酶　ジホスホグリセリン酸ムターゼ　diphosphoglycerin さんmutase

二磷酸甘油酸支路　ジホスホグリセリン酸シャント　diphosphoglycerin さんshunt

2,3-二磷酸甘油酯　2,3-ジホスホグリセリド　2,3-diphosphoglyceride

1,6-二磷酸果糖　1,6-二リン酸果糖，フルクトース-1,6-ジホスフェート　1,6-にリンさんかとう，fructose-1,6-diphosphate

二磷酸果糖磷酸酶　ジホスホフルクトースホスファターゼ　diphosphofructose phosphatase

二磷酸核苷激酶　ヌクレオシドジホスホキナーゼ　nucleoside diphosphokinase

二磷酸肌醇磷脂　ジホスホイノシチド　diphosphoinositide

二磷酸肌醇酯　二リン酸ミオイノシトール エステル　にリンさんmyoinositol ester

二磷酸己糖　二リン酸ヘキソース　にリンさんhexose

二磷酸-2-甲基-1,4-萘氢醌　ジホスホ-2-メチル-1,4-ナフトヒドロキノン　diphospho-2-methyl-1,4-naphthohydroquinone

二磷酸酶　ジホスファターゼ　diphosphatase

二磷酸鸟苷　二リン酸グアノシン　にリンさんguanosine

二磷酸尿苷　二リン酸ウリジン　にリンさんuridine

二磷酸脱氧核苷　二リン酸デオキシリボヌクレオシド　にリンさんdeoxyribonucleoside

二磷酸脱氧胸苷　二リン酸チミンデオキシリボシド　にリンさんthymine deoxyriboside

二磷酸腺苷　二リン酸アデノシン　にリンさんadenosine

二硫赤藓〔糖〕醇　ジチオエリトリトール　dithioerythritol

二硫代氨基甲酸　ジチオカルバミン酸　dithiocarbamin さん

二硫代乙二酰胺　ジチオオキサミド　dithiooxamide

二硫化钯　二硫化パラジウム　にりゅうかpalladium

二硫化铂　二硫化白金　にりゅうかはっきん

二硫化〔二〕钾　二硫化カリウム　にりゅうかkalium

二硫化〔二〕砷　二硫化ヒ素　にりゅうかヒそ

二硫化钴　二硫化コバルト　にりゅうかcobalt

二硫化硅　二硫化ケイ素　にりゅうかケイそ

二硫化四乙基秋兰姆　二硫化テトラエチルチウラム，ジスルフィラム　にりゅうかtetraethylthiuram，disulfiram

二硫化碳　二硫化炭素　にりゅうかたんそ

二硫化碳中毒　二硫化炭素中毒　にりゅうかたんそちゅうどく

二硫化铁　二硫化鉄　にりゅうかてつ

二硫化物　二硫化物　にりゅうかぶつ

二硫化锡　硫化第二錫　りゅうかだいにすず

二硫键　ジスルフィド結合　disulfide けつごう

二硫氢基丙醇　ジメルカプロール　dimercaprol

二硫苏糖醇　ジチオトレイトール　dithiothreitol

二硫〔正〕辛酸　ジチオ-N-オクタン酸　dithio-N-octane さん

二氯胺　ジクロラミン　dichloramine

二氯苯　ジクロルベンゼン　dichlorobenzene

二氯苯酚　ジクロルフェノール　dichlorophenol

二氯苯磺胺　ジクロルフェナミド　dichlor phenamide

二氯苯胂　ジクロロフェナルシン　dichlorophenarsine

2,4-二氯苯氧乙酸　2,4-ジクロロフェノキシ酢酸　2,4-dichlorophenoxy さくさん

1,2-二氯丙烷　1,2-ジクロルプロパン　1,2-dichlorpropane

2,6-二氯靛酚钠　2,6-ジクロロフェノールインドフェノールナトリウム　2,6-dichlorophenolindophenol natrium

二氯二苯三氯乙烷　クロロフェノタンジクロルジフェニルトリクロルエタン，chlorophenothane，dichloro diphenyl-trichloroethane

二氯二氟甲烷　ジクロルジフルオルメタン　dichlorodifluoromethane

二氯二氧化铬　塩化クロミル　えんかchromyl

二氯二氧化硫　塩化スルホニル　えんかsulfonyl

6,7-二氯核黄素　6,7-ジクロルリボフラビン　6,7-dichlororiboflavin

二氯化钯　二塩化パラジウム　にえんか palladium

二氯化铂　二塩化白金　にえんかはっきん

二氯化二氨〔合〕钯　二塩化ジアミンパラジウム　にえんかdiamine palladium

二氯化汞　二塩化水銀　にえんかすいぎん

二氯化硫　二塩化硫黄　にえんかいおう

二氯化锰 二塩化マンガン にえんかmanganese

二氯化钼 二塩化モリブデン にえんかmolybdenum

二氯化钛 二塩化チタニウム にえんかtitanium

二氯化乙烯 二塩化エチレン にえんかethylene

二氯甲苯 二塩化トルエン にえんかtoluene

二氯甲二乙胺 メクロレトアミン,ムスターゲン mechlorethamine,mustargen

二氯甲烷 メチレンクロリド,ジクロルメタン methylene chloride,dichloromethane

二氯卡宾 ジクロルカルベン dichlorocarbene

二氯醌氯亚胺 ジクロルキノン クロリイミド dichloro-quinone chlorimide

3,3'-二氯联苯胺 3,3'-ジクロルベンジジン 3,3'-dichlorobenzidine

二氯散 ジロキサン diloxan

二氯硝基苯 ジクロロニトロベンゼン dichloroni-trobenzene

二氯亚砜 塩化チオニル,チオニルクロリド えんかthionyl,thionyl chloride

二氯亚砜中毒 塩化チオニル中毒 えんかthionylちゆうどく

二氯氧化锆 オキシ塩化ジルコニウム oxyえんかzirconium

二氯乙醚 ジクロルエチル エーテル dichloroethyl ether

二氯乙酸 ジクロル酢酸 dichlorさくさん

二氯乙烷 ジクロルエタン dichloroethane

二氯乙烷中毒 ジクロルエタン中毒 dichloroethaneちゆうどく

二氯异丙醚 ジクロルイソプロピルエーテル dichloroiso-propyl ether

二氯异氰尿酸钠 ジクロルイソシアヌル酸ナトリウム dichloroisocyanurさんnatrium

二氯荧光素 ジクロルフルオレセイン dichlorofluorescein

二卵双生儿 二卵〔性〕双生児 にらん〔せい〕そうせいじ

二茂〔络〕铁 フェロセン ferrocene

二霉素 アンボマイシン ambomycin

二名法 二名法 にめいほう

二年生植物 二年生植物 にねんせいしょくぶつ

二胚层胚 二胚葉性胚胞 にはいようせいはいほう

二胚虫类 二胚虫類 にはいちゅうるい

二胚虫属 二胚虫属 にはいちゅうぞく

二硼化钨 二ホウ化ウォルフラム にホウかwolfram

二硼烷 ジボラン diborane

二期毒素 二次的毒素 にじてきどくそ

二期肺结核 第二期肺結核 だいにきはいけっかく

二期缝合术 二次縫合術 にじほうごうじゅつ

二期梅毒 第二期梅毒 だいにきばいどく

二期梅毒疹 第二期梅毒疹 だいにきばいどくしん

二期切断术 二次切断術 にじせつだんじゅつ

二期手术 二次手術 にじしゅじゅつ

二期修补术 二次修復術 にじしゅうふくじゅつ

二期愈合 二次治癒,2期癒合 にじちゆ,にきゆごう

二腔心 二腔心 にこうしん

二羟苯丙氨酸 ジヒトロキシフェニルアラニン dihydro xyphenylalanine

二羟苯基异丙氨基乙醇 メタプロテレノール metapro-terenol

二羟丙〔基〕茶碱 ジプロフィリン diprophylline

二羟丙硫醇 チオグリセリン thioglycerin

二羟丙酮 ジヒドロキシアセトン dihydroxyacetone

1,25-二羟胆钙化〔甾〕醇 1,25-ジヒドロキシコレカルシフェロール 1,25-dihydroxycholecalciferol

3,7-二羟胆酸 3,7-ジヒドロキシコール酸 3,7-dihydroxy-cholさん

20,22-二羟胆甾醇碳链裂解酶 20,22-ジヒドロキシコレステロール デスモラーゼ 20,22-dihydroxycholesterol desmolase

1,4-二羟蒽醌 キニザリン quinizarin

1,4-二羟蒽醌磺酸 キニザリン スルホン酸 quinizarin sul-foneさん

二羟二苯并蒽 ジヒドロキシ ジベンズアントラセン di-hydroxy dibenzanthracene

二羟花生酸 ジヒドロキシアラキン酸 dihydroxyarachinさん

5,7-二羟黄酮 5,7-ジヒドロキシフラボン 5,7-dihydro-xyflavone

2,5-二羟〔基〕苯丙酮酸 2,5-ジヒドロキシフェニルピルビン酸 2,5-dihydroxyphenyl pyruvinさん

1-〔3,4-二羟基苯基〕-丙醇胺〔2〕 1-〔3,4-ジヒドロキシフェニル〕-2-アミノプロパノール 1-〔3,4-dihydroxyphenyl〕-2-aminopropanol

3,4-二羟〔基〕苯乙二醇 3,4-ジヒドロキシフェニル グリコール 3,4-dihydroxyphenyl glycol

2,4-二羟基苯乙酮 2,4-ジヒドロキシ アセトフェノン 2,4-dihydroxy acetophenone

二羟基胆烷酸 ジヒドロキシコラン酸 dihydroxycholanさん

1,2-二羟基蒽醌 1,2-ジヒドロキシアントラキノン 1,2-dihydroxyanthraquinone

3,5-二羟基-3-甲基戊酸 メバロン酸 mevalonさん

2,6-二羟基-4-甲氧基二苯甲酮 2,6-ジヒドロキシ-4-メトキシベンゾフェノン,コトイン 2,6-dihydroxy-4-methoxy-benzophenone,cotoin

二羟基酒石酸脎钠 ジヒドロキシ酒石酸オサゾンナトリウム dihydroxyしゅせきさんosazone natrium

1,3-二羟基萘 1,3-ジヒドロキシナフタレン 1,3-dihy-droxynaphthalene

1,8-二羟基萘-3,6二磺酸 クロモトロープ酸 chromotrope さん

二羟〔基〕廿〔烷〕酸 ジヒドロキシアラキン酸 dihydro-xyarachinさん

6,7-二羟基香豆素 6,7-ジヒドロキシクマリン,エスクレチン 6,7-dihydroxycoumarin,aesculetin

3,4-二羟〔基〕杏仁酸 3,4-ジヒドロキシマンデル酸 3,4-dihydroxymandelさん

二羟酞酚酮 ジヒドロキシフタロフェノン dihydroxyph-thalophenone

1,25-二羟维生素D3 1,25-ジヒドロキシ ビタミンD3 1,25-dihydroxy vitamine D3

二羟香豆素乙酸乙酯 ビスクマ酢酸エチル,トロメキサン biscoumaさくさんethyl,tromexan

二羟硬脂酸 ジヒドロキシステアリン酸 dihydroxystearin さん

二嗪 ジアジン diazine

二嗪农 ジアジノン diazinon

二氢查尔酮 ジヒドロカルコン dihydrocalcone

二氢胆红素　ジヒドロビリルビン　dihydrobilirubin

二氢胆甾醇　ジヒドロコレステロール　dihydrocholesterol

22-二氢豆甾醇　22-ジヒドロスチグマステロール　22-dihydrostigmasterol

二氢辅酶　二水素化補酵素　にすいそかほこうそ

二氢钙化甾醇　ジヒドロカルシフェロール　dihydrocalciferol

二氢睾〔丸〕酮　ジヒドロテストステロン　dihydrotestosterone

1,25-二氢骨化醇　1,25-ジヒドロカルシフェロール　1,25-dihydrocalciferol

二氢核黄素　ジヒドロリボフラビン　dihydroriboflavin

二氢黄酮　フラバノン　flavanone

二氢黄酮醇　フラバノノール　flavanonol

二氢-N-甲基异石榴皮碱　ジヒドロ-N-メチルイソペレチエリン　dihydro-N-methylisopelletierine

二氢姜酚　ジヒドロギンゲロール　dihydrogingerol

二氢抗坏血酸盐　ジヒドロアスコルビン酸塩　dihydroascorbinさんえん

二氢柯楠因　ジヒドロコリナンチン　dihydrocorynantin

二氢可待因酮　ジヒドロコデイノン　dihydrocodeinone

二氢雷琐辛　ジヒドロレゾルシン　dihydroresorcin

二氢链霉素　ジヒドロストレプトマイシン　dihydrostreptomycin

2,4-二氢邻苯二甲酸酐　無水2,4-ジヒドロフタル酸　むすい2,4-dihydrophthalさん

二氢氯噻　ジヒドロクロルサイアザイド　dihydrochlorothiazide

二氢吗啡　ジヒドロモルフィン　dihydromorphine

二氢吗啡酮　ジヒドロモルフィノン　dihydromorphinone

二氢马萘雌〔甾〕酮　ジヒドロエキレニン　dihydroequilenin

二氢麦角胺　ジヒドロエルゴタミン　dihydroergotamine

二氢麦角隐亭　ジヒドロエルゴクリプチン　dihydroergocryptine

22-二氢麦角甾醇　22-ジヒドロエルゴステロール　22-dihydroergosterol

二氢嘧啶酶　ジヒドロピリミジナーゼ　dihydropyrimidinase

二氢尿嘧啶核苷(甙)　ジヒドロウリジン　dihydrouridine

二氢尿嘧啶脱氢酶　ジヒドロウラシルデヒドロゲナーゼ　dihydrouracil dehydrogenase

二氢七叶苷原　エスコルシン　escorcin

二氢青霉素 F　ジヒドロペニシリンF　dihydropenicillin F

二氢柔红霉素　ジヒドロダウノマイシン　dihydrodaunomycin

二氢乳清酸　ジヒドロオロチン酸　dihydroorotinさん

二氢乳清酸酶　ジヒドロオロターゼ　dihydroorotase

二氢乳清酸脱氢酶　ジヒドロオロチン酸デヒドロゲナーゼ　dihydroorotinさんdehydrogenase

二氢三甲吡啶　ジヒドロコリジン　dihydrocollidine

二氢〔神经〕鞘氨醇　ジヒドロスフィンゴシン　dihydrosphingosine

7,8-二氢生物蝶呤　7,8-ジヒドロビオプテリン　7,8-dihydrobiopterin

二氢速甾醇　ジヒドロタキステロール　dihydrotachysterol

二氢脱水维生素 A　ジヒドロアンヒドロビタミンA　dihydroanhydrovitamin A

二氢脱氧可待因　ジヒドロデスオキシコデイン,デソコデイン　dihydrodesoxycodeine,desocodeine

二氢脱氧吗啡　ジヒドロデスオキシモルフィン,デソモルフィン　dihydrodesoxymorphine,desomorphine

二氢新蝶呤　ジヒドロネオプテリン　dihydroneopterin

二氢溴酸奎宁　二臭化水素酸キニン　にしゅうかすいそさんquinine

二氢叶酸　ジヒドロ葉酸　dihydroようさん

二氢叶酸合成酶　ジヒドロ葉酸合成酵素　dihydroようさんごうせいこうそ

二氢叶酸还原酶　ジヒドロ葉酸還元酵素　dihydroようさんかんげんこうそ

二氢异黄酮　イソフラバノン　isoflavanone

二氢孕酮　ジヒドロプロゲステロン　dihydroprogesterone

二巯琥钠　ジメルカプト琥珀酸ナトリウム　dimercaptoコハクさんnatrium

二巯〔基〕丙醇　ジメルカプロール,2,3-ジメルカプトプロパノール　dimercaprol,2,3-dimercaptopropanol

二巯基丙醇磺酸钠　ジメルカプトプロパンスルホン酸ナトリウム　dimercaptopropane sulfonさんnatrium

二巯基丙酸钠　ジメルカプトプロピオン酸ナトリウム　dimercaptopropionさんnatrium

二巯基丁二酸钠　ジメルカプト琥珀酸ナトリウム　dimercaptoコハクさんnatrium

二巯基化物　ジチオール　dithiol

二巯基噻二唑　ジメルカプトチアジアゾール　dimercaptothiadiazole

二人用内窥镜　オブザーバースコープ　observerscope

二色觉(视)者　二色視患者　にしょくしかんじゃ

二色视　二色視　にしょくし

二色性红细胞　二色性赤血球　にしょくせいせっけっきゅう

二色性色觉　二色性色覚　にしょくせいしきかく

二十进制　二進化十進法　にしんかじっしんほう

二十进制变换　二進十進変換　にしんじっしんへんかん

二十进制记数法　二進化十進表記法　にしんかじっしんひょうきほう

二室性心电图　双心電図　そうしんでんず

二手目　二手類　にしゅるい

二水合物　二水化物　にすいかぶつ

二宿主性寄生物　二宿主性寄生体　にしゅくしゅせいきせいたい

二酸　二酸　にさん

二羧酸　ジカルボン酸　dicarbonさん

二肽　ジペプチド　dipeptide

二肽酶　ジペプチダーゼ　dipeptidase

二(双)糖类　二糖類　にとうるい

二糖不耐〔症〕　二糖類不耐〔症〕　にとうるいふたい〔しょう〕

二(双)糖酶　二糖類分解酵素　にとうるいぶんかいこうそ

二糖尿　二糖尿　にとうにょう

二糖吸收不良　二糖吸収不良　にとうきゅうしゅうふりょう

二体　二染色体　にせんしょくたい

二体雄蕊　二体雄蕊　にたいゆうずい

二萜　ジテルペン　diterpene

二烃基汞　ジアルキル水銀　dialkylすいぎん

二通喂乳器　二吸管哺乳器　にきゅうかんほにゅうき

二酮　ジケトン　diketone

二酮古洛糖酸　ジケトグロン酸　diketogulonさん

二酮哌嗪　ジケトピペラジン　diketopiperazine

二头肌 二頭筋 にとうきん

二头肌长头裂伤 二頭筋長頭裂傷 にとうきんちょうとうれっしょう

二头肌反射 二頭筋反射 にとうきんはんしゃ

二头肌结节 二頭筋粗面 にとうきんそめん

二头肋 双頭肋骨 そうとうろっこつ

二维信息 二次元シグナル にじげんsignal

二元酸 二塩基酸 にえんきさん

二烯合成 ジエン合成 dieneごうせい

二烯烟碱 ニコチリン nicotyrin

二〔向〕色性 二色性 にしょくせい

二项分布 二項分布 にこうぶんぷ

二相变异 二相性変異 にそうせいへんい

二相动作电流 二相性活動電流 にそうせいかつどうでんりゅう

二相反应 二相性反応 にそうせいはんのう

二相抗原 二相抗原 にそうこうげん

二相气雾剂 二相エアロゾール にそうaerosol

二相系统 二相系統 にそうけいとう

二相性 二相性 にそうせい

二硝基苯 ジニトロベンゼン dinitrobenzene

2,4-二硝基苯胺 2,4-ジニトロアニリン 2,4-dinitroaniline

2,4-二硝基苯酚 2,4-ジニトロフェノール 2,4-dinitrophenol

二硝基苯甲酸 ジニトロ安息香酸 dinitroアンソクコウさん

2,4-二硝基苯肼 2,4-ジニトロフェニル ヒドラジン 2,4-dinitrophenyl hydrazine

2,4-二硝基苯腙环己酮 シクロヘキサノン-2,4-ジニトロフェニルヒドラゾン cyclohexanone-2,4-dinitrophenyl-hydrazone

2,4-二硝基苄基氯 2,4-ジニトロベンジルクロライド,塩化2,4-ジニトロベンジル 2,4-dinitrobenzyl chloride,えんか2,4-dinitrobenzyl

二硝基酚 ジニトロフェノール dinitrophenol

2,4-二硝基酚 2,4-ジニトロフェノール 2,4-dinitrophenol

二硝基氟苯 ジニトロフルオルベンゼン dinitrofluorobenzene

2,4-二硝基氟苯 2,4-ジニトロフルオルベンゼン 2,4-dinitro fluorobenzene

2,4-二硝基间苯二酚 2,4-ジニトロレゾルシノール 2,4-dinitroresorcinol

2,4-二硝基氯苯 2,4-ジニトロクロルベンゼン 2,4-dinitrochlorobenzene

二硝基氯苯皮〔肤〕试〔验〕 ジニトロクロルベンゼン皮膚試験 dinitrochlorobenzeneひふしけん

二硝酸异山梨醇酯 イソソルビドジニトラート isosorbide dinitrate

二形〔性〕 二形性 にけいせい

二性畸形 半陰陽 はんいんよう

二性霉素 アムホテリシン amphotericin

二溴百里酚磺酞 ジブロムチモールスルホンフタレイン dibromothymolsulfonphthalein

二溴苯 ジブロムベンゼン dibromobenzene

二溴苯酚 ジブロムフェノール dibromophenol

2,6-二溴苯酚靛酚钠盐 2,6-ジブロムフェノールインドフェノールナトリウム塩 2,6-dibromophenol indophenol natriumえん

二溴丁酮 ジブロムケトン dibromoketon

二溴甘露醇 ジブロモマンニトール dibromomannitol

二溴化钯 二臭化パラジウム にしゅうかpalladium

二溴化二氨合钯(Ⅱ) ジブロムジアミンパラジウム(Ⅱ) dibromodiamine palladium(Ⅱ)

二溴化乙烯 二臭化エチレン にしゅうかethylene

3,5-二溴酪氨酸 3,5-ジブロムチロシン 3,5-dibromo tyrosine

二溴山蓇酸钙 ジブロムベヘン酸カルシウム dibromobehenさんcalcium

二溴卫矛醇 ジブロムズルシトール dibromodulcitol

5,7-二溴-8-氧化喹啉 5,7-ジブロム-8-オキシキノリン 5,7-dibromo-8-oxyquinoline

二溴乙烷 ジブロムエタン,二臭化エチレン dibromoethane,にしゅうかethylene

二溴荧光黄 ジブロムフルオレセイン dibromofluorescein

二盐酸奎宁 二塩酸キニン にえんさんquinine

4,4-二盐酸联吡啶 二塩酸4,4-ジピリジル にえんさん4,4-dipyridil

二眼上翻 両眼上転 りょうがんじょうてん

二氧化钯 二酸化パラジウム にさんかpalladium

二氧化铂 二酸化白金 にさんかはっきん

二氧化氮 二酸化窒素 にさんかちっそ

二氧化碲 二酸化テルル にさんかtellurium

二氧化钒 二酸化バナジウム にさんかvanadium

二氧化锆 二酸化ジルコニウム にさんかzirconium

二氧化硅 二酸化ケイ素 にさんかケイそ

二氧化硫 二酸化硫黄 にさんかいおう

二氧化硫排放标准 二酸化硫黄排出基準 にさんかいおうはいしゅつきじゅん

二氧化硫污染 二酸化硫黄汚染 にさんかいおうおせん

二氧化硫熏蒸法 二酸化硫黄熏蒸法 にさんかいおうくんじょうほう

二氧化硫中毒 二酸化硫黄中毒 にさんかいおうちゅうどく

二氧化氯 過酸化塩素,二酸化塩素 かさんかえんそ,にさんかえんそ

二氧化锰 二酸化マンガン にさんかmanganese

二氧化钼 二酸化モリブデン にさんかmolybdenum

二氧化铅 二酸化鉛 にさんかなまり

二氧化钛 二酸化チタン にさんかtitanium

二氧化碳测量器 炭酸ガス測定器 たんさんgasそくてい器

二氧化碳储留 二酸化炭素貯留 にさんかたんそちょりゅう

二氧化碳电极 二酸化炭素電極 にさんかたんそでんきょく

二氧化碳定量法 二酸化炭素測定法,二酸化炭素定量法 にさんかたんそそくていほう,にさんかたんそていりょうほう

二氧化碳放出量 二酸化炭素排出量 にさんかたんそはいしゅつりょう

二氧化碳分压 二酸化炭素分圧 にさんかたんそぶんあつ

二氧化碳分压测定仪 二酸化炭素分圧計器 にさんかたんそぶんあつけいき

二氧化碳含量 二酸化炭素含量 にさんかたんそがんりょう

二氧化碳激光〔器〕 二酸化炭素レーザー にさんかたんそ

lasser
二氧化碳激光治疗机　二酸化炭素レーザー治療器　にさん
　かたんそlasserちりょうき
二氧化碳结合力　炭酸ガス結合能　たんさんgasけつごう
　のう
二氧化碳结合力测定　炭酸ガス結合能測定　たんさんgas
　けつごうのうそくてい
二氧化碳结合曲线　炭酸ガス結合曲線　たんさんgasけつ
　ごうきょくせん
二氧化碳解离量　炭酸ガス解離量　たんさんgasかいりりょ
　う
二氧化碳解离曲线　炭酸ガス解離曲線　たんさんgasかい
　りきょくせん
二氧化碳冷冻机　二酸化炭素冷凍装置　にさんかたんそれ
　いとうそうち
二氧化碳冷冻切片机　二酸化炭素冷凍ミクロトーム　にさ
　んかたんそれいとうmicrotome
二氧化碳疗法　炭酸ガス療法　たんさんgasりょうほう
二氧化碳容量　二酸化炭素容量　にさんかたんそようりょ
　う
二氧化碳受体　二酸化炭素受容体　にさんかたんそじゅよ
　うたい
二氧化碳水混合器　二酸化炭素水混合器　にさんかたんそ
　みずこんごうき
二氧化碳污染　二酸化炭素汚染　にさんかたんそおせん
二氧化碳吸收剂　二酸化炭素吸収剤　にさんかたんそきゅ
　うしゅうざい
二氧化碳吸收麻醉　二酸化炭素吸収麻酔　にさんかたんそ
　きゅうしゅうますい
二氧化碳吸收器　二酸化炭素吸収器　にさんかたんそきゅ
　うしゅうき
二氧化碳细胞培养箱　二酸化炭素細胞孵卵器　にさんかた
　んそさいぼうふらんき
二氧化碳性酸中毒　二酸化炭素アシドーシス　にさんかた
　んそacidosis
二氧化碳休克治疗　二酸化炭素ショック療法　にさんかた
　んそshockりょうほう
二氧化碳张力　二酸化炭素張力　にさんかたんそちょう
　りょく
二氧化碳中毒　二酸化炭素中毒　にさんかたんそちゅうど
　く
二氧化碳总量　二酸化炭素総容量　にさんかたんそそうよ
　うりょう
二氧化钍　二酸化トリウム　にさんかthorium
二氧化钨　二酸化タングステン　にさんかtungsten
二氧化物　二酸化物　にさんかぶつ
二氧化硒　二酸化セレン　にさんかselenium
二氧化锡　二酸化錫　にさんかすず
二氧化铀　二酸化ウラン　にさんかuranium
二氧嘧啶　ウラシル　uracil
二氧杂环己烷　ジオキサン　dioxane
二叶性囊胚　二胚葉性胚胞　にはいようせいはいほう
二乙氨基乙醇　ジエチルアミノエタノール　diethy-
　laminoethanol
二乙胺　ジエチルアミン　diethylamine

二乙胺苯丙酮　ジエチルアミノフェニルプロパノン　di-
　ethylaminophenyl propanone
二乙胺基乙基葡聚糖凝胶　DEAE-デキストランゲル
　DEAE-dextrangel
N,N-二乙〔基〕苯胺　N,N-ジエチルアニリン　N,N-diethyl
　aniline
二乙基丙二酸酯　マロン酸ジエチル　malonさんdiethyl
二乙基丙二酰脲　ジエチルマロニル尿素　diethylmalonyl
　にょうそ
二乙基二硫代氨基甲酸银　ジエチルジチオカルバミン酸銀
　diethyldithiocarbamineさんぎん
二乙〔基〕汞　ジエチル水銀　diethylすいぎん
二乙基硫代氨基甲酸钠　ジエチルチオカルバミン酸ナトリ
　ウム　diethylthiocarbamineさんnatrium
二乙基亚硝胺　ジエチルニトロサミン　diethylnitrosamine
二乙硫巴比土酸　ジエチルチオバルビツール酸,チオバル
　ビタール　diethylthiobarbiturさん,thiobarbital
二乙烯基苯　ジビニルベンゼン　divinyl benzene
二乙烯三胺五乙酸　ジエチレントリアミンペンタ酢酸　di-
　ethylentriaminepentaさくさん
二乙酰氨苯砜　ジアセチルジアミノジフェニルスルホン,ア
　セダプソン　diacetyldiaminodiphenylsulfone,acedapsone
二乙酰氨基三碘苯甲酸甲基葡胺　メチルグルカミン　ジア
　トリゾエート,ウログラフィン　methylglucamine diatri-
　zoate,urografin
二乙酰氨基三碘苯甲酸钠　ジアトリゾエート ナトリウム
　diatrizoate natrium
二乙酰氨基三碘苯甲酸盐　ジアトリゾエート　diatrizoate
二乙酰〔二〕酚酞红　ジアセチルジオキシフェニルイサチン,
　イサフェニン　diacetyldioxyphenylisatin,isaphenin
二异丙基氟磷酸　ジイソプロピル　フルオロホスファート
　diisopropyl fluorophosphate
二异丙基乙胺　ジイソプロピルエチルアミン　diisopropyl
　ethylamine
二因子杂种　二因子雑種　にいんしざっしゅ
二元醇　二価アルコール　にかalcohol
二元酚　二価フェノール　にかphenol
二元化合物　二元化合物　にげんかごうぶつ
二元混合物　二元混合物　にげんこんごうぶつ
二元论　二元説　にげんせつ
二元溶液　二元溶液　にげんようえき
二元视学说　視覚二重説　しかくにじゅうせつ
二元酸　二塩基酸　にえんきさん
二元酸酯　二塩基酸エステル　にえんきさんester
二元物系　二成分系　にせいぶんけい
二原子分子　二原子分子　にげんしぶんし
二原子金属　二原子金属　にげんしきんぞく
二正〔原子〕价　二陽〔原子〕価　によう〔げんし〕か
二脂黄质　ジリポキサンチン　dilipoxanthine
二脂酸甘油酯　ジグリセリド　diglyceride
二酯酶　ジエステラーゼ　diesterase
二轴突细胞　二軸索神経細胞　にじくさくしんけいさいぼ
　う
二足动物　二足獣　にそくじゅう

F

FA 发乏伐阀法砝发珐

fā 发

发病 発病 はつびょう
发病机理（制） 発病機序 はつびょうきじょ
发病率 発生率，罹患率 はっせいりつ，りかんりつ
发病率计算法 罹患率測定法 りかんりつそくていほう
发病期 発病期 はつびょうき
发病曲线 発病曲線 はつびょうきょくせん
发病因素 発病因子 はつびょういんし
发病诱因 発病誘因 はつびょうゆういん
发赤（红） 発赤，潮紅 ほっせき，ちょうこう
发赤剂 引赤薬 いんせきやく
发抖 戦慄，身震い，震え，振戦 せんりつ，みぶるい，ふるえ，しんせん
发放 放電 ほうでん
发放类型 放電型，放電様式 ほうでんがた，ほうでんようしき
发放区 放電区域 ほうでんくいき
发否氏病 プファイファー病 Pfeifferびょう
发否氏反应 プファイファー反応 Pfeifferはんのう
发否氏杆菌 プファイファー菌 Pfeifferきん
发否氏菌属 プファイファー属 Pfeifferぞく
发否氏现象 プファイファー現象 Pfeifferげんしょう
发绀 チアノーゼ Zyanose
发绀病 青色症 せいしょくしょう
发绀型先天性心脏病 チアノーゼ型先天性心臓病 Zyanoseがたせんてんせいしんぞうびょう
发绀型心绞痛 チアノーゼ増強性狭心症 Zyanoseぞうきょうせいきょうしんしょう
发绀性窒息 チアノーゼ仮死 Zyanoseかし
发光 発光 はっこう
发光光谱 発光スペクトル はっこうspectrum
发光基团 発光団，発光原子団 はっこうだん，はっこうげんしだん
发光菌落 発光集落 はっこうしゅうらく
发光菌属 発光菌属 はっこうきんぞく
发光尿 リン光尿〔症〕 リンこうにょう〔しょう〕
发光强度 光度 こうど
发光生物 発光生物 はっこうせいぶつ
发光体 発光体 はっこうたい
发汗 発汗 はっかん
发汗法 発汗療法 はっかんりょうほう
发汗机能 発汗機能 はっかんきのう
发汗量 発汗量 はっかんりょう
发汗试验 発汗試験 はっかんしけん
发汗药（剂） 発汗薬 はっかんやく
发汗浴 発汗浴 はっかんよく
发汗正常 発汗正常 はっかんせいじょう
发汗中枢 発汗中枢 はっかんちゅうすう

发酵〔作用〕 発酵〔作用〕 はっこう〔さよう〕
发酵病 発酵症 はっこうしょう
发酵测定器 発酵測定器 はっこうそくていき
发酵法 発酵法 はっこうほう
发酵管 発酵管 はっこうかん
发酵罐 発酵槽 はっこうそう
发酵过程 発酵過程 はっこうかてい
发酵己糖酶 チモヘキサーゼ thymohexase
发酵酒 発酵酒 はっこうしゅ
发酵菌 発酵菌 はっこうきん
发酵能力 発酵能力 はっこうのうりょく
发酵牛奶 発酵牛乳 はっこうぎゅうにゅう
发酵培养基 発酵培地 はっこうばいち
发酵热 発酵熱 はっこうねつ
发酵食品 発酵食品 はっこうしょくひん
发酵试验 発酵試験 はっこうしけん
发酵同化作用 発酵同化作用 はっこうどうかさよう
发酵液 発酵液 はっこうえき
发冷 寒気 さむけ
发冷期 悪寒期 おかんき
发霉素 トリコマイシン trichomycin
发明妄想 発明妄想 はつめいもうそう
发内癣菌孢子 毛内菌胞子 もうないきんほうし
发泡剂（药） 発泡剤 はっぽうざい
发情 発情 はつじょう
发情间期 発情間期 はつじょうかんき
发情期 発情期 はつじょうき
发情周期 発情周期 はつじょうしゅうき
发热 発熱 はつねつ
发热后神经炎 発熱後神経炎 はつねつごしんけいえん
发热量 発熱量 はつねつりょう
发热疗法 発熱療法 はつねつりょうほう
发热期 発熱期 はつねつき
发热期间 発熱〔持続〕期間 はつねつ〔じぞく〕きかん
发热时 有熱時に ゆうねつじに
发热性蛋白尿 熱性蛋白尿 ねっせいたんぱくにょう
发热性精神病 熱病性精神病 ねつびょうせいせいしんびょう
发热性疱疹 熱性ヘルペス ねっせいherpes
发热性头痛 発熱性頭痛 はつねつせいずつう
发热原因不明 〔原因〕不明熱 〔げんいん〕ふめいねつ
发热谵妄 熱譫妄 ねつせんぼう
发散 発散，開散 はっさん，かいさん
发散透镜 開散レンズ かいさんlens
发色团 発色団 はっしょくだん
发射 ①発射②放出③放射 ①はっしゃ②ほうしゅつ③ほうしゃ
发射本领 輻射能 ふくしゃのう
发射分光镜 発光分光器 はっこうぶんこうき
发射光谱 放散スペクトル ほうさんspectrum

发射光谱测定法　放散スペクトル測定法　ほうさんspectrumそくていほう

发射光谱分析　放散分光分析　ほうさんぶんこうぶんせき

发射机　トランスミッター　transmitter

发射极〔板〕　エミッタ　emitter

发射极电流　エミッタ電流　emitterでんりゅう

发射极结　エミッタ接合　emitterせつごう

发射〔极〕区　エミッタ領域　emitterりょういき

发射剂　発射薬　はっしゃやく

发射率　放射率　ほうしゃりつ

发射谱线　輝線　きせん

发射强度　放射強度　ほうしゃきょうど

发射体　エミッタ　emitter

发射天线　発射アンテナ　はっしゃantenna

发身期痤疮　思春期痤瘡　ししゅんきざそう

发身前期〔视网膜〕黄斑变化　スターガルド病　Stargardtびょう

发生　発生　はっせい

发生基因　生成遺伝子　せいせいいでんし

发生率　発生率,出現率　はっせいりつ,しゅつげんりつ

发生器　発生器　はっせいき

发生器电位　発生器電位　はっせいきでんい

发声　発声　はっせい

发声（音）不能〔症〕　発声不能〔症〕,失声〔症〕　はっせいふのう〔しょう〕,しっせい〔しょう〕

发声机能　発声機能　はっせいきのう

发声（音）器官　発声器官　はっせいきかん

发外癣菌孢子　毛外菌胞子　もうがいきんほうし

发-韦-克三氏病　プファイファー・ウエーバー・クリスチャン病　Pfeiffer-Weber-Christianびょう

发芽马铃薯中毒　出芽馬鈴薯中毒　しゅつがバレイショちゅうどく

发烟硫酸　発煙硫酸　はつえんりゅうさん

发烟燃烧　発煙燃焼　はつえんねんしょう

发炎　炎症　えんしょう

发音　発音,発声　はつおん,はっせい

发音不清　構音障害,発音不明瞭　こうおんしょうがい,はつおんふめいりょう

发音管手术　発声管手術　はっせいかんしゅじゅつ

发音过强　発声過度　はっせいかど

发音过弱　発声不全　はっせいふぜん

发音肌麻痹　声帯麻痺　せいたいまひ

发音痉挛　発声痙縮　はっせいけいしゅく

发音困难　発声困難　はっせいこんなん

发音清晰　発音明瞭　はつおんめいりょう

发音无力　音声衰弱〔症〕　おんせいすいじゃく〔しょう〕

发音协同不能　発声失調　はっせいしっちょう

发音学　音声学　おんせいがく

发音障碍　発声障害　はっせいしょうがい

发音正常　発声正常　はっせいせいじょう

发育　発育　はついく

发育孢子　増大胞子　ぞうだいほうし

发育标志　発育標識　はついくひょうしき

发育标准　発育標準　はついくひょうじゅん

发育标准表　発育標準表　はついくひょうじゅんひょう

发育不良　発育不良　はついくふりょう

发育不良体型　発育不全体型　はついくふぜんたいけい

发育不全　発育不全〔症〕,無形成〔症〕　はついくふぜん〔しょう〕,むけいせい〔しょう〕

发育不全性矮小　発育不全性小人症　はついくふぜんせいこびとしょう

发育不全性畸形　発育不全性奇形　はついくふぜんせいきけい

发育不全性软骨营养障碍　発育不全性軟骨異栄養症　はついくふぜんせいなんこついえいようしょう

发育不全性肾炎　発育不全性腎炎　はついくふぜんせいじんえん

发育不全性侏儒　発育不全性小人　はついくふぜんせいこびと

发育成熟　発育成熟　はついくせいじゅく

发育迟缓　発育遅滞　はついくちたい

发育低下性侏儒骨盆　発育不全性矮小骨盤　はついくふぜんせいわいしょうこつばん

发育调查　発育調査　はついくちょうさ

发育儿科学　発育小児科学　はついくしょうにかがく

发育沟　発育溝　はついくこう

发育过度　発育過度　はついくかど

发育过度性畸形　発育過度性奇形　はついくかどせいきけい

发育畸形　発育奇形　はついくきけい

发育阶段　発育期　はついくき

发育解剖学　発育解剖学　はついくかいぼうがく

发育均匀　発育均衡　はついくきんこう

发育能力　発育能力　はついくのうりょく

发育年龄　発育年齢　はついくねんれい

发育年龄评定法　発育年齢の事前評価法　はついくねんれいのじぜんひょうかほう

发育评价　生長発育の事前評価　せいちょうはついくのじぜんひょうか

发育期痛　成長痛　せいちょうつう

发育潜伏期　発育潜伏期　はついくせんぷくき

发育情况　発育状態　はついくじょうたい

发育缺陷　発育欠陥　はついくけっかん

发育水平　発育レベル　はついくlevel

发育速度　発育速度　はついくそくど

发育停顿　発育停止　はついくていし

发育停顿性畸形　発育停止性異常形態　はついくていしせいいじょうけいたい

发育性白痴　発育性白痴　はついくせいはくち

发育性〔白〕内障　発育性白内障　はついくせいはくないしょう

发育性鼻畸形　発育性鼻奇形　はついくせいびきけい

发育性读书困难　発育性読書障害　はついくせいどくしょしょうがい

发育性囊肿　発育性嚢胞　はついくせいのうほう

发育性语言不能　発育性失語〔症〕　はついくせいしつご〔しょう〕

发育徐缓　発育遅延　はついくちえん

发育药理学　発育薬理学　はついくやくりがく

发育遗传学　発育遺伝学　はついくいでんがく

发育异常　発育異常〔症〕　はついくいじょう〔しょう〕

发育抑制素　発育抑制因子　はついくよくせいいんし

发育甾(固)醇　生長ステロール　せいちょうsterol

发育障碍　発育障害　はついくしょうがい

发育周期　発育環　はついくかん

发晕　眩暈　めまい,げんうん

发胀　飽満感　ほうまんかん
发疹　発疹　はっしん,ほっしん
发疹期　発疹期　はっしんき
发疹热　発疹熱　はっしんねつ
发疹性黄〔色〕瘤　発疹性黄色腫　はっしんせいおうしょく
　しゅ
发疹性疾病　発疹性疾患　はっしんせいしっかん
发作　発作　ほっさ
发作波　発作波　ほっさは
发作期　発作期　ほっさき
发作强度　発作強度　ほっさきょうど
发作史　発作史　ほっさし
发作性肌球蛋白尿〔症〕　発作性ミオグロブリン尿症　ほっ
　させいmyoglobulinにょうしょう
发作性咳　発作性咳　ほっさせいせき
发作性口渴　発作性口渴　ほっさせいこうかつ
发作性睡病（眠）　ナルコレプシー,睡眠発作　narcolepsy,
　すいみんほっさ
发作性血红蛋白尿症　発作性血色素尿症　ほっさせいけっ
　しきそにょうしょう
发作性夜间呼吸困难　発作性夜間呼吸困難　ほっさせいや
　かんこきゅうこんなん

fá　乏伐阀

乏力　無力〔症〕　むりょく〔しょう〕
乏色曼氏反应　ワッセルマン反応　Wassermannはんのう
乏色曼氏试验　ワッセルマン試験　Wassermannしけん
乏细胞区　細胞欠乏区　さいぼうけつぼうく
乏氧呼吸　無気呼吸　むきこきゅう
乏氧氧化　無気酸化　むきさんか
乏氧〔症〕　酸素欠乏症　さんそけつぼうしょう
伐里德酶　バリダーゼ　Varidase
阀杆　バルブ杆　valveかん
阀〔门〕　バルブ　valve

fǎ　法砝

法　方法　ほうほう
　埃斯巴赫氏法　エスバッハ法　Esbachほう
　艾迪斯氏法　アジス法　Addisほう
　爱波斯坦氏法　エプスタイン法　Epsteinほう
　巴甫洛夫氏法　パブロフ法　Pavlovほう
　巴斯蒂阿内利氏法　バスチアネリ法　Bastianelliほう
　贝特朗氏法　ベルトラン法　Bertrandほう
　本尼迪特氏法　ベネジクト法　Benedictほう
　茨维特氏法　ツウェット法　Tswettほう
　达-卡二氏法　デーキン・カレル法　Dakin-Carrelほう
　丹-胡二氏法　ダンザー・フッカー法　Danzer-Hookerほ
　う
　丹尼斯氏法　デニス法　Denisほう
　邓肯氏法　ダンカン法　Duncanほう
　狄克氏法　デイック法　Dickほう
　迪默氏法　デンメ法　Demmeほう
　迪特尔姆氏法　ディテルム法　Diethelmほう
　杜布瓦氏法　デュボワ法　Duboisほう
　杜克氏法　デューク法　Dukeほう
　杜马氏法　デュマ法　Dumaほう
　多马克氏法　ドマック法　Domagkほう
　范登伯格氏法　バンデンベルグ法　Van den Berghほう
　范斯莱克氏法　バンスライク法　Van Slykeほう
　菲勒本氏法　フュルボン法　Füllebornほう

菲-迈二氏法　プファイフナ・マイヤース法　Pfiffner-
　Myersほう
菲希伯格氏法　フイシュバーク法　Fishbergほう
冯-查二氏法　ホンフイルス・カルナス法　Von Fürth-
　Charnassほう
冯科萨氏法　ホンコッサ法　Von Kossaほう
弗-鲁-威三氏法　フレーム・ラッセル・ウイルヘルミ法
　Frame-Russell-Wilhelmiほう
伏尔特拉氏法　バルテラ法　Volterraほう
福-贝二氏法　フォリン・ベル法　Folin-Bellほう
福-本-迈三氏法　フォリン・ベネジクト・マイヤー法
　Folin-Benedict-Myersほう
福-丹二氏法　フォリン・デニス法　Folin-Denisほう
福-法二氏法　フォリン・ファーマ法　Folin-Farmerほう
福-弗二氏法　フォリン・フランダー法　Folin-Flanderほ
　う
福-赖二氏法　フォリン・ライト法　Folin-Wrightほう
福-勒二氏法　フォルハルド・レーライン法　Volhard-
　Löhleinほう
福林氏重量法　フォリン重量法　Folinじゅうりょうほう
福-麦二氏法　フォリン・マカラム法　Folin-Macallumほ
　う
福-佩二氏法　フォリン・ペック法　Folin-Peckほう
福-斯二氏法　フォリン・スウェットベルグ法　Folin-
　Svedbergほう
福-吴二氏血液分析法　フォリン・ウー法　Folin-Wuほう
福-谢二氏法　フォリン・シエーファ法　Folin-Shafferほう
高尔基氏法　ゴルジ混合染色法　Golgiこんごうせんしょ
　くほう
高斯氏法　ガウス法　Gaussほう
革兰氏〔染色〕法　グラム染色法　Gramせんしょくほう
格罗塔氏法　ゲロタ法　Gerotaほう
给-吕萨克氏法　ゲー・リュサック法　Gay-Lussacほう
哈默施拉格氏法　ハンマ・シュラーグ法　Hammerschlag
　ほう
哈特氏法　ハート法　Hartほう
哈-晏二氏法　ハーゲドルン・イエンセン法　Hagedorn-
　Jensenほう
胡〔伯〕-瓦〔勒〕氏测定碘价法　ヒュブル・ワーレルヨウ素
　価測定法　Hubl—Wallerヨウそかそくていほう
怀特霍恩氏法　ホワイトホルン法　Whitehornほう
金氏染色法　キング染色法　Kingせんしょくほう
卡尔-弗休氏法　カール・フィッシャー法　Karl-Fischerほ
　う
克勒德氏法　クレデー法　Credeほう
寇氏法　ケルベル法　Kärberほう
累恩氏法　レーン法　Laneほう
林德曼氏法　リンデマン法　Lindemannほう
罗曼诺夫斯基氏法　ロマノフスキー染色法　Romanovsky
　せんしょくほう
马方氏法　マルフアン穿刺法　Marfanせんしほう
马拉色法　マラセー染色法　Malassezせんしょくほう
麦卡拉氏法　マカラフ法　Mc Cullaghほう
麦克阿瑟氏法　マッカーサー法　Mc Arthurほう
麦克鲁登氏法　マックラッデン法　Mccruddenほう
莫尔氏法　モール法　Mohrほう
墨菲氏法　マーフィー法　Murphyほう
欧文氏法　アービング法　Irvingほう

佩特兹氏法 ペルテス法 Perthesほう

齐-尼二氏法 チール・ネールセン法 Ziehl-Neelsenほう

斯托尔氏虫卵计算法 ストール虫卵計算法 Stollちょうらんけいさんほう

索莫吉氏法 ソモギイ法 Somogyiほう

韦斯特格伦氏法 ウェスターグレン血沈法 Westergrenけっちんほう

沃尔特氏法 ウォルター法 Wolterほう

肖-佩二氏法 ショール・ペッドレー法 Shohl-Pedleyほう

谢弗氏法 シエーファー法 Shafferほう

法伯尔氏病 ファーバー病 Faberびょう

法伯尔氏贫血 フアーバー貧血 Faberひんけつ

法伯尔氏综合征 フアーバー症候群 Faberしょうこうぐん

法布里病 ファブリー病 Fabryびょう

法典 法典 ほうてん

法定处方 局方処方 きょくほうしょほう

法定传染病 法定伝染病,届出伝染病 ほうていでんせんびょう,とどけいででんせんびょう

法定量 標準計量 ひょうじゅんけいりょう

法定药 局方薬〔品〕 きょくほうやく〔ひん〕

法尔杜鹃素 ファレロール farrerol

法尔雷氏循环性精神病 ファルレー循環性精神病 Falretじゅんかんせいせいしんびょう

法尔氏技术 ファール法 Farrほう

法尔氏结节 ファー結節 Farreけっせつ

法尔氏线 ファー線 Farreせん

法-福二氏病 ファール・フォルハルド病 Fahr-Volhardびょう

法盖氏征 ファージェー徴候 Fagetちょうこう

法规 法規 ほうき

法捷尔斯坦氏征 フェジェルツタイン徴候 Fajersztajnちょうこう

法拉 ファラッド farad

法拉第常数 ファラデー定数 Faradayていすう

法拉第电流 ファラデー電流 Faradayでんりゅう

法拉第定律 ファラデー法則 Faradayほうそく

法腊布夫氏手术 ファラビュフ手術 Farabeufしゅじゅつ

法乐氏三联征 ファロー三徴 Fallotさんちょう

法乐氏三联征矫正术 ファロー三徴の再建手術 Fallotさんちょうのさいけんしゅじゅつ

法乐氏四联征 ファロー四徴 Fallotしちょう

法乐氏四联征根治术 ファロー四徴根治術 Fallotしちょうこんじじゅつ

法乐氏四联征矫正术 ファロー四徴の再建手術 Fallotしちょうのさいけんしゅじゅつ

法乐氏五联征 ファロー五徴 Fallotごちょう

法乐氏综合征 ファロー症候群 Fallotしょうこうぐん

法-雷二氏综合征 ファーブル・レクショー症候群 Faver—Racouchotしょうこうぐん

法利伍氏试验 ファレーウス〔沈降〕試験 Fahraeus〔ちんこう〕しけん

法利伍氏现象 ファレーウス現象 Fahraeusげんしょう

法-帕二氏小体 ファーテル・パチニ小体 Vater-Paciniしょうたい

法沙吉尔氏病 フオサギル病 Fothergillびょう

法沙吉尔氏神经痛 フオサギル神経痛 Fothergillしんけいつう

法氏囊 ファブリーキウス〔粘液〕囊 Fabricius〔ねんえき〕のう

法-太氏试验 フォーク・テデスコ試験 Falk-Tedescoしけん

法特氏壶腹 ファーテル膨大部 Vaterぼうだいぶ

法特氏壶腹癌 ファーテル膨大部癌 Vaterぼうだいぶがん

法特氏壶腹部肿瘤 ファーテル膨大部腫瘍 Vaterぼうだいぶしゅよう

法特氏壶腹周围恶性肿瘤 ファーテル膨大部周囲悪性腫瘍 Vaterぼうだいぶしゅういあくせいしゅよう

法特氏括约肌切开术 ファーテル乳頭開大術 Vaterにゅうとうかいだいじゅつ

法特氏憩室 ファーテル憩室 Vaterけいしつ

法特氏乳头炎 ファーテル乳頭炎 Vaterにゅうとうえん

法特氏小体 ファーテル小体 Vaterしょうたい

法-挺二氏现象 ファラデー・ティンダル現象 Farday-Tyndallげんしょう

法西亭碱 フォセチイン fawcettiine

法线 法線 ほうせん

法医 法医 ほうい

法医病理学 法医病理学 ほういびょうりがく

法医齿(牙)科学 歯科法医学,法歯〔科〕学 しかほういがく,ほうし〔か〕がく

法医毒理学 法医中毒学 ほういちゅうどくがく

法医毒物分析 法医毒物分析 ほういどくぶつぶんせき

法〔医〕化学 裁判化学,法医化学 さいばんかがく,ほういかがく

法医检定法 法医検定〔法〕 ほうけんてい〔ほう〕

法医精神病学 法医精神病学 ほういせいしんびょうがく

法医免疫学 法医免疫学 ほういめんえきがく

法医剖验 法医剖検 ほういぼうけん

法医人类学 法医人類学 ほういじんるいがく

法医兽医学 法医獣医学 ほういじゅういがく

法医外科 法医外科 ほういげか

法医学 法医学 ほういがく

法医学活体检查 法医生体検査 ほういせいたいけんさ

法医学检查(验) 法医学的検査 ほういがくてきけんさ

法医学鉴定 法医学的鑑定 ほういがくてきかんてい

法医学鉴定人 法医鑑定者 ほういかんていしゃ

法医学鉴定书 法医鑑定書 ほういかんていしょ

法医学尸体检查 法医学的死体検査 ほういがくてきしたいけんさ

法医学尸体解剖 法医学的死体解剖 ほういがくてきしたいかいぼう

法医学实践 法医学実践 ほういがくじっせん

法医血清学 法医血清学 ほういけっせいがく

法医遗传学 法医遺伝学 ほういいでんがく

法医组织学 法医組織学 ほういそしきがく

法则 法則 ほうそく

砝码 分銅,おもり ふんどう

fà 发珐

发 毛,毛髪 け,もうはつ

发根黑点病 小棘性束毛〔症〕 しょうきょくせいそくもう〔しょう〕

发汞 ヘア マーキュリー hair mercury

发际 頭髪のはえぎわ とうはつのはえぎわ

发际中点 トリキオン trichion

发结节病 結毛症 けつもうしょう

发锰 ヘア マンガン hair manganese

发内癣菌孢子　毛内菌胞子　もうないきんほうし
发铅　ヘア鉛　hairなまり
发外发癣菌〔属〕　毛外白癣菌〔属〕　もうがいはくせんきん〔ぞく〕
发外癣菌孢子　毛外菌胞子　もうがいきんほうし
发癣　頭部白癣　とうぶはくせん
发癣菌病　白癣症　はくせんしょう
发癣菌肉芽肿　白癬菌肉芽腫　はくせんきんにくがしゅ
发癣菌〔属〕　白癣菌〔属〕　はくせんきん〔ぞく〕
发癣菌素　トリコフィチン,白癣菌ワクチン　trichophytin,はくせんきんvaccine
发癣菌疹　白癣疹　はくせんしん
发癣退　トルナフテート　tolnaftate
珐琅质　エナメル質　enamelしつ
珐琅质发育不全　エナメル質減形成〔症〕　enamelしつげんけいせい〔しょう〕

FAN　帆番翻凡矾钒繁反返犯泛饭范

fān　帆番翻

帆状附着　卵膜付着　らんまくふちゃく
帆状胎盘　卵膜胎盤　らんまくたいばん
帆状胎盘血管前置　卵膜胎盤前置血管　らんまくたいばんぜんちけっかん
番红　サフラニン　safranine
番红花精　クロセイン　crocein
番红花苦苷〔甙〕（素）　ピクロクロシン　picrocrocin
番红花色素肝　サフラン肝　safranかん
番红花属　サフラン属,番紅花属　Safranぞく,バンコウカぞく
番红花酸　クロセチン　crocetin
番红花糖　クロコース　crocose
番红试验　サフラニン試験　safranineしけん
番荔枝碱　アノナイン　anonaine
番荔枝属　バンレイシ属　バンレイシぞく
番麻皂苷元　ヘコゲニン　hecogenin
番茉莉碱　マナシン　manacine
番茉莉属　マナカ属　manacaぞく
番木鳖　馬銭子,ボミカ　マチンシ,vomica
番木鳖次碱　ボミシン　vomicine
番木鳖酊　ボミカチンキ　vomica tincture
番木鳖苷〔甙〕　ロガニン　loganin
番木鳖碱　ストリキニン　strychnine
番木鳖碱中毒　ストリキニン中毒　strychnineちゅうどく
番木鳖辛　ストリキニシン　strychnicine
番木瓜〔蛋白〕酶　カリシン,パパイン　caricin,papain
番木瓜碱　カルパイン　carpaine
番木瓜属　パパヤ属,パポー属　Papayaぞく,Papawぞく
番木瓜树　パパヤ,パポー　papaya,papaw
番木瓜素　カルポシド　carposid
番木瓜汁　パパヤ汁　papayaじる
番木瓜自溶酶　パパイナーゼ　papainase
番茄　トマト　tomato
番茄次碱　トマチジン　tomatidine
番茄红素　リコペン　lycopene
番茄红素血　リコペン血〔症〕　lycopeneけつ〔しょう〕
番茄黄质　リコキサンチン　lycoxanthin
番茄碱　トマチン　tomatine
番茄素　トマチン　tomatine

番茄烃（烯）　リコペン　lycopene
番茄样瘤　トマト様腫瘍　tomatoようしゅよう
番石榴　バンジロウ
番石榴苷〔甙〕　グアイジャベリン　guaijaverin
番泻苷〔甙〕　センノシド　sennoside
番泻实　センナ果実　sennaかじつ
番泻叶　センナ〔葉〕　senna〔よう〕
番泻叶苦素　センナピクリン　sennapicrin
番泻叶素　センナチン　sennatin
番杏科　ザクロソウ科　ザクロソウか
番樱桃素　ユーゲニン,オイゲニン　eugenin
番樱桃素亭　ユーゲニチン,オイゲニチン　eugenitin
翻身　寝返り　ねかえり
翻译抑制蛋白　翻訳抑制蛋白〔質〕　ほんやくよくせいたんぱく〔しつ〕
翻正反射　立ち直り反射,正向反射　たちなおりはんしゃ,せいこうはんしゃ
翻转　反転　はんてん
翻转术　反転術　はんてんじゅつ
翻转子宫复位术　子宮内反〔症〕の再反〔術〕　しきゅうないはん〔しょう〕のさいはん〔じゅつ〕

fán　凡矾钒繁

凡蔡太氏征　バンツェッチ徴候　Vanzettiちょうこう
凡登白氏偶氮试剂　バンデンベルグ〔ジアゾ〕試薬　Van den Bergh〔diazo〕しやく
凡登白氏试验　バンデンベルグ試験　Van den Berghしけん
凡尔登消毒法　ベルダン法　Verdunほう
凡可霉素　ファンコマイシン　vancomycin
凡拉蒙　ベラモン　veramon
凡拉西文胺　ベラセビン　veracevine
凡眠特　バルミド　valmid
凡-莫二氏综合征　ベルマー・モリソン症候群　Vermer-Morrisonしょうこうぐん
凡能斯提尔氏疗法　ファンネンスチール法　Pfannenstielほう
凡能斯提尔氏切口　ファンネンスチール横切開法　Pfannenstielおうせっかいほう
凡士林　ワセリン　vaseline
凡士林纱布　ワセリンガーゼ　vaseline gauze
凡士林性疣状皮病　ワセリン性疣状皮膚病　vaselineせいゆうじょうひふびょう
矾　ミョウバン
矾水浴　ミョウバン浴　ミョウバンよく
矾土　アルミナ,礬土　alumina,ばんど
矾土沉着病　アルミニウム〔沈着〕症　aluminium〔ちんちゃく〕しょう
矾土肺　アルミニウム肺症　aluminiumはいしょう
钒　バナジウム　vanadium
钒酸　バナジン酸　vanadinさん
钒酸铵　バナジン酸アンモニウム　vanadinさんammonium
钒酸钠　バナジン酸ナトリウム　vanadinさんnatrium
钒酸盐　バナジン酸塩　vanadinさんえん
钒污染　バナジウム汚染　vanadiumおせん
钒中毒　バナジウム中毒〔症〕　vanadiumちゅうどく〔しょう〕
繁殖　繁殖　はんしょく
繁殖孢子　増大胞子　ぞうだいほうし
繁殖率　繁殖率　はんしょくりつ

繁殖〔能〕力　生殖能〔力〕　せいしょくのう〔りょく〕
繁殖期　繁殖期　はんしょくき
繁殖期杀菌剂　繁殖期殺菌剤　はんしょくきさっきんざい
繁殖曲线　繁殖曲線　はんしょくきょくせん
繁殖试验　繁殖試験　はんしょくしけん
繁殖势(潜)能　繁殖ポテンシャル　はんしょくpotential

fǎn　**反返**

反暗码子　アンチコードン　anticodon
反暗示　反対暗示,対抗暗示　はんたいあんじ,たいこうあんじ
反巴士德效应　逆パスツール効果　ぎゃくPasteurこうか
反比　反比　はんぴ
反比例　反比例　はんぴれい
反搏疗法　逆拍動療法　ぎゃくはくどうりょうほう
反搏器　逆拍動装置　ぎゃくはくどうそうち
反搏术　カウンター パルセイション　counter pulsation
反步症　〔不随意〕後退歩行〔症〕　〔ふずいい〕こうたいほこう〔しょう〕
反差　対比　たいひ
反差测微计　対比測微計,対比マイクロメーター　たいひそくびけい,たいひmicrometer
反差性　対比性　たいひせい
反常　異常　いじょう
反常呼吸　奇異呼吸　きいこきゅう
反常结构　異常構造　いじょうこうぞう
反常密度　異常密度　いじょうみつど
反常受精　異常受精　いじょうじゅせい
反常相　矛盾相　むじゅんそう
反常性尿失禁　矛盾性尿失禁　むじゅんせいにょうしっきん
反常性酸性尿　奇異酸性尿〔症〕　きいさんせいにょう〔しょう〕
反常眼球震颤　逆性眼振　ぎゃくせいがんしん
反超子　アンチヒペロン　antihyperon
反衬　コントラスト　contrast
反冲　反跳　はんちょう
反冲标记　反跳標識　はんちょうひょうしき
反冲波　重拍〔脈〕波　じゅうはく〔みゃく〕は
反冲电子　反跳電子　はんちょうでんし
反冲核　反跳核　はんちょうかく
反冲粒子　反跳粒子　はんちょうりゅうし
反冲原子　反跳原子　はんちょうげんし
反刍　反芻〔症〕　はんすう〔しょう〕
反刍动物　反芻動物　はんすうどうぶつ
反刍胃　反芻胃　はんすうい
反磁屏蔽　反磁遮蔽　はんじしゃへい
反磁性　反磁性　はんじせい
反催化剂　負触媒　ふしょくばい
反滴定　逆滴定　ぎゃくてきてい
反电动势　逆起電力　ぎゃくきでんりょく
反丁烯二酸　フマール酸　fumarさん
反对侧　反対側　はんたいがわ
反对称伸缩振动　反対称伸縮振動　はんたいしょうしんしゅくしんどう
反对数　真数　しんすう
反对种痘论　種痘反対論　しゅとうはんたいろん
反峰　ネガチブ ピーク　negative peak
反符合电路　逆同時計数回路,逆同時回路　ぎゃくどうじけいすうかいろ,ぎゃくどうじかいろ

反复刺激　反復刺激　はんぷくしげき
反复发作　反復発作　はんぷくほっさ
反复发作史　反復発作病歴　はんぷくほっさびょうれき
反复发作性病毒感染　反復性ウイルス感染　はんぷくせいvirusかんせん
反复发作性心动过速　反復性頻拍　はんぷくせいひんぱく
反复发作性血尿　反復性血尿〔症〕　はんぷくせいけつにょう〔しょう〕
反复感染　反復感染　はんぷくかんせん
反复感染综合征　反復感染症候群　はんぷくかんせんしょうこうぐん
反复接触　反復接触　はんぷくせっしょく
反复结晶　反復結晶　はんぷくけっしょう
反复流产　反復性流産　はんぷくせいりゅうさん
反复吸注麻醉法　バルボタージ　barbotage
反光镜　反射鏡　はんしゃきょう
反规性散光　倒乱視　とうらんし
反𬌗　交差(叉)咬合,反対咬合　こうさこうごう,はんたいこうごう
反回性促通　反回〔性〕促進　はんかい〔せい〕そくしん
反回性抑制　反回〔性〕抑制　はんかい〔せい〕よくせい
反回轴索侧突　反回軸索側枝　はんかいじくさくそくし
反肌伸张反射　逆筋伸展(張)反射　ぎゃくきんしんてん(ちょう)はんしゃ
反箕　蹄状紋　ていじょうもん
反极化　逆分極　ぎゃくぶんきょく
反甲　さじ状爪,スプーン〔状〕爪　さじじょうつめ,spoon〔じょう〕つめ
反键分子轨道　反結合性分子軌道　はんけつごうせいぶんしきどう
反键轨道　反結合性軌道　はんけつごうせいきどう
反键轨函数　反結合性軌道関数　はんけつごうせいきどうかんすう
反交　もどし交配　もどしこうはい
反角　コントラ アングル　contra－angle
反节律　逆転心拍　ぎゃくてんしんぱく
反结　角結び,こま結び　かどむすび,こまむすび
反科勒斯氏骨折　逆コーリス骨折　ぎゃくCollesこっせつ
反馈　フィードバック　feed back
反馈环〔路〕　フィードバックループ　feed back loop
反馈机制(理)　フィードバックメカニズム　feed back mechanism
反馈控(抑)制　フィードバック制御　feed backせいぎょ
反馈调节　フィードバック調節　feed backちょうせつ
反馈系统　フィードバックシステム　feed back system
反馈阻遏　フィードバック抑圧　feed backよくあつ
反馈作用　フィードバック作用　feed backさよう
反离子　対イオン　たいion
反粒子　反粒子　はんりゅうし
反流　逆流　ぎゃくりゅう
反流分布法　〔対〕向流分配法　〔たい〕こうりゅうぶんぱいほう
反流分布仪　〔対〕向流分配装置　〔たい〕こうりゅうぶんぱいそうち
反流性碱性胃炎　逆流性アルカリ性胃炎　ぎゃくりゅうせいalkaliせいいえん
反流性食管炎　逆流性食道炎　ぎゃくりゅうせいしょくどうえん

反论　逆説　ぎゃくせつ

反密码　アンチコード　anticode

反密码环　アンチコードン ループ　anticodon loop

反密码子　アンチコードン，対応コードン　anticodon，たいおうcodon

反莫深曲线　アンチ モンソン曲線　anti-Monsonきょくせん

反逆　逆流，吐き戻し　ぎゃくりゅう，はきもどし

反扭转　反時計式回転　はんとけいしきかいてん

反气旋　逆旋風　ぎゃくせんぷう

反屈　後屈　こうくつ

反乳化剂　解乳化剤　かいにゅうかざい

反乳化率　抗乳化度　こうにゅうかど

反乳化性　解乳化性　かいにゅうかせい

反乳化〔作用〕　解乳化〔作用〕　かいにゅうか〔さよう〕

反三角缝合针　逆角針　ぎゃくかくしん

反散射因子　後方散乱因子　こうほうさんらんいんし

反社会性人格　反社会性人格　はんしゃかいせいじんかく

反射　反射　はんしゃ

　阿盖尔-罗伯逊氏瞳孔反射　アーガイル・ロバートソン瞳孔反射　Argyll-Robertsonどうこうはんしゃ

　阿施内氏反射　アシュナー反射　Aschnerはんしゃ

　埃尔本氏反射　エルベン反射　Erbenはんしゃ

　埃舍利希氏反射　エシェリッヒ反射　Escherichはんしゃ

　艾布勒姆斯氏肺反射　アブラムス肺反射　Abramsはいはんしゃ

　艾布勒姆斯氏心反射　アブラムス心臓反射　Abramsしんぞうはんしゃ

　奥本海姆氏反射　オッペンハイム反射　Oppenheimはんしゃ

　巴彬斯奇氏反射　ババンスキー反射　Babinskiはんしゃ

　巴尔杜齐氏反射　バルズッチ反射　Balduzziはんしゃ

　巴甫洛夫〔氏〕反射　パブロフ反射　Pavlovはんしゃ

　巴克曼氏反射　バルクマン反射　Barkmanはんしゃ

　巴扎德氏反射　バザード反射　Buzzardはんしゃ

　班布里季氏反射　ベーンブリッジ反射　Bainbridgeはんしゃ

　别赫捷列夫氏反射　ベクチェレフ反射　Bechterevはんしゃ

　别-孟二氏反射　ベクチェレフ・メンデル反射　Bechterev-Mendeはんしゃ

　布雷恩氏反射　ブレーン反射　Brainはんしゃ

　布里索氏反射　ブリッソー反射　Brissaudはんしゃ

　布鲁金斯基氏反射　ブルジンスキー反射　Brudzinskiはんしゃ

　查多克氏反射　チャドック反射　Chaddockはんしゃ

　达维逊氏反射　ダビドソーン反射　Davidsohnはんしゃ

　菲利普森氏反射　フィリップソン反射　Philipsonはんしゃ

　盖格尔氏反射　ガイゲル反射　Geigelはんしゃ

　戈登氏反射　ゴルドン反射　Gordonはんしゃ

　戈尔特氏反射　ゴールト反射　Gaultはんしゃ

　格伦费尔德氏趾反射　グリューンフェルダー反射　Grünfelderはんしゃ

　赫-布二氏反射　ヘーリング・ブロイエル反射　Hering-Breuerはんしゃ

　赫希伯格氏反射　ヒルシェベルグ反射　Hirschbergはんしゃ

　霍夫曼氏反射　ホッフマン反射　Hoffmannはんしゃ

　基施氏反射　キシュ反射　Kischはんしゃ

　卡普斯氏反射　キャップ反射　Cappはんしゃ

　柯赫尔氏反射　コッヘル反射　Kocherはんしゃ

　克勒尔氏反射　ケーレル反射　Kehrerはんしゃ

　赖默氏反射　ライマ反射　Reimerはんしゃ

　雷马克氏反射　レーマック反射　Remakはんしゃ

　李-谢二氏反射　リーデル・シェリングトン反射　Liddel-Sherringtonはんしゃ

　里多克氏总体反射　リドック集合反射　Riddochしゅうごうはんしゃ

　利韦拉托夫氏反射　リビエラート反射　Livieratoはんしゃ

　娄文氏反射　ロベン反射　Lovenはんしゃ

　鲁杰里氏反射　ルーゲリ反射　Ruggeriはんしゃ

　罗惹氏反射　ロージェー反射　Rogerはんしゃ

　罗索利莫氏反射　ロッソリモ反射　Rossolimoはんしゃ

　马-德二氏颈反射　マグヌス・デクライン頸反射　Magnus-de Kleijinけいはんしゃ

　马-腊二氏反射　マリネスコ・ラドビチ反射　Marinesco-Rodoviciはんしゃ

　迈尔氏反射　マイエル反射　Mayerはんしゃ

　麦卡锡氏反射　マッカーシー反射　Mccarthyはんしゃ

　麦考马克氏反射　マコルマック反射　McCormacはんしゃ

　蒙多内西氏反射　モンドネージ反射　Mondonesiはんしゃ

　孟德尔氏反射　メンデル反射　Mendelはんしゃ

　莫罗氏反射　モロ反射　Moroはんしゃ

　皮尔茨氏反射　ピルツ反射　Piltzはんしゃ

　普赖厄氏反射　プライエル反射　Preyerはんしゃ

　普塞普氏反射　プーセップ反射　Puusseppはんしゃ

　舍费尔氏反射　シェーファ反射　Schäfferはんしゃ

　施特吕姆佩尔氏反射　シュトリュンペル反射　Strümpellはんしゃ

　斯内伦氏反射　スネレン反射　Snellenはんしゃ

　斯图基氏反射　スツーキー反射　Stookeyはんしゃ

　索马吉氏反射　ソマギイ反射　Somagyiはんしゃ

　特罗克摩顿氏反射　トロックモルトン反射　Throckmortonはんしゃ

　韦斯特法尔氏闭眼瞳孔反射　ウェストファール瞳孔反射　Westphalどうこうはんしゃ

　魏斯氏反射　ワイス反射　Weissはんしゃ

　休斯氏反射　ヒュズ反射　Hughesはんしゃ

反射靶　反射標的　はんしゃひょうてき

反射波　反射波　はんしゃは

反射波型　反射波パターン　はんしゃはpattern

反射〔测定〕计　反射〔測定〕計　はんしゃ〔そくてい〕けい

反射传导　反射伝導　はんしゃでんどう

反射锤　反射槌　はんしゃつい

反射灯　反射灯　はんしゃとう

反射点　反射点　はんしゃてん

反射定律　反射法則　はんしゃほうそく

反射动作(活动)　反射活動　はんしゃかつどう

反射分光光度计　反射分光光度計　はんしゃぶんこうこうどけい

反射附加器　反射附加装置　はんしゃふかそうち

反射光　反射光線　はんしゃこうせん

反射光学　反射光学　はんしゃこうがく

反射光照明器　反射光〔線〕照明器　はんしゃこう〔せん〕しょうめいき

反射过强(亢进)　反射亢進　はんしゃこうしん
反射弧　反射弓　はんしゃきゅう
反射活动协调　反射活動協調　はんしゃかつどうきょうちょう
反射计　筋伸展反射計　きんしんてんはんしゃけい
反射减弱　反射減弱　はんしゃげんじゃく
反射交感性营养不良　交感神経反射性異栄養〔症〕　こうかんしんけいはんしゃせいいえいよう〔しょう〕
反射角　反射角　はんしゃかく
反射精神病　反射精神病　はんしゃせいしんびょう
反射〔径〕路　反射経路　はんしゃけいろ
反射聚光镜　反射集光鏡　はんしゃしゅうこうきょう
反射力　反射力　はんしゃりょく
反射疗法　反射療法　はんしゃりょうほう
反射密度　反射密度　はんしゃみつど
反射描记器　反射描画器　はんしゃびょうがき
反射〔平〕面　反射平面　はんしゃへいめん
反射器　反射器　はんしゃき
反射热线〔作用〕　熱色作用　ねっしょくさよう
反射神经机(官)能病　反射〔性〕神経症　はんしゃ〔せい〕しんけいしょう
反射时　反射時〔間〕　はんしゃじ〔かん〕
反射束　反射束　はんしゃそく
反射体　反射体　はんしゃたい
反射痛　反射痛　はんしゃつう
反射紊乱　反射異常〔症〕　はんしゃいじょう〔しょう〕
反射系数　反射係数　はんしゃけいすう
反射显微镜　反射顕微鏡　はんしゃけんびきょう
反射线　反射光線　はんしゃこうせん
反射消失　反射消失　はんしゃしょうしつ
反射兴奋　反射興奮　はんしゃこうふん
反射性　反射性　はんしゃせい
反射性斑秃　反射性脱毛〔症〕　はんしゃせいだつもう〔しょう〕
反射性颤搐　反射性攣縮　はんしゃせいれんしゅく
反射性癫痫　反射性てんかん　はんしゃせいてんかん
反射性耳痛　反射性耳痛　はんしゃせいじつう
反射性反应　反射性反応　はんしゃせいはんのう
反射性感觉　反射性感覚　はんしゃせいかんかく
反射性膈痉挛　反射性横隔膜痙攣　はんしゃせいおうかくまくけいれん
反射性骨萎缩　反射性骨萎縮　はんしゃせいこついしゅく
反射性黑蒙　反射性黒内障　はんしゃせいこくないしょう
反射性虹膜麻痹　反射性虹彩麻痺　はんしゃせいこうさいまひ
反射性幻觉　反射性幻覚　はんしゃせいげんかく
反射性肌紧张　反射性筋緊張　はんしゃせいきんきんちょう
反射性交感神经营养不良综合征　反射性交感神経栄養失調症候群　はんしゃせいこうかんしんけいえいようしっちょうしょうこうぐん
反射性截瘫　反射性対麻痺　はんしゃせいついまひ
反射性紧张　反射性緊張　はんしゃせいきんちょう
反射性惊厥　反射性痙攣　はんしゃせいけいれん
反射性咳　反射性咳　はんしゃせいせき
反射性麻痹　反射性麻痺　はんしゃせいまひ
反射性呕吐　反射性嘔吐　はんしゃせいおうと
反射性气(哮)喘　反射性喘息　はんしゃせいぜんそく

反射性弱视　反射性弱視　はんしゃせいじゃくし
反射性神经血管综合征　反射性神経血管症候群　はんしゃせいしんけいけっかんしょうこうぐん
反射性收缩　反射性収縮　はんしゃせいしゅうしゅく
反射性调节　反射性調節　はんしゃせいちょうせつ
反射性瞳孔强直　反射性瞳孔硬直　はんしゃせいどうこうこうちょく
反射性头痛　反射性頭痛　はんしゃせいずつう
反射性脱发　反射性脱毛〔症〕　はんしゃせいだつもう〔しょう〕
反射性无尿　反射性無尿〔症〕　はんしゃせいむにょう〔しょう〕
反射性消化不良　反射性消化不良　はんしゃせいしょうかふりょう
反射性斜颈　反射性斜頸　はんしゃせいしゃけい
反射性心搏过速　反射性〔心〕頻拍症　はんしゃせい〔しん〕ひんぱくしょう
反射性心绞痛　反射性狭心症　はんしゃせいきょうしんしょう
反射性兴奋　反射性興奮　はんしゃせいこうふん
反射性血管舒张　反射性血管拡張　はんしゃせいけっかんかくちょう
反射性咽痉挛　反射性咽頭痙攣　はんしゃせいいんとうけいれん
反射性抑制　反射性抑制　はんしゃせいよくせい
反射性幽门痉挛　反射性幽門痙攣〔症〕　はんしゃせいゆうもんけいれん〔しょう〕
反射性运动　反射性運動　はんしゃせいうんどう
反射性增强　反射増強　はんしゃぞうきょう
反射性支气管收缩剂　反射性気管支収縮剤　はんしゃせいきかんししゅうしゅくざい
反射学　反射学　はんしゃがく
反射样反应　反射様反応　はんしゃようはんのう
反射中枢　反射中枢　はんしゃちゅうすう
反渗透　逆浸透　ぎゃくしんとう
反生物战　抗生物戦争　こうせいぶつせんそう
反时针方向　逆時計回り　ぎゃくとけいまわり
反式　トランス式　transしき
反式构型　トランス式立体配置　transしきりったいはいち
反式化合物　トランス式化合物　transしきかごうぶつ
反式加成　トランス式付加　transしきふか
反式交换　トランス式交換　transしきこうかん
反式邻羟基桂皮酸　トランス-O-ヒドロオキシ桂皮酸　trans-O-hydrooxyけいひさん
反式迁移作用　トランス式移動　transしきいどう
反式十氢萘　トランス・デカリン　trans-decalin
反式消除(去)　トランス式除去〔法〕　transしきじょきょ〔ほう〕
反式效应　トランス式効果　transしきこうか
反式衍生物　トランス式誘導体　transしきゆうどうたい
反式异构体　トランス式異性体　transしきいせいたい
反视黄醛　トランス レチネン　trans-retinene
反斯托克斯线　アンチストークス線　anti-Stokesせん
反酸　胃液の逆流　いえきのぎゃくりゅう
反调制器　反変調器　はんへんちょうき
反跳痛　反跳圧痛,反動痛　はんちょうあっつう,はんどうつう
反跳现象　反跳現象,跳ね返り現象　はんちょうげんしょ

う,はねかえりげんしょう

反位 トランス位 transい

反位効应 トランス位効果 transいこうか

反胃 嘔吐,逆流 おうと,ぎゃくりゅう

反响 反響,共鳴音 はんきょう,きょうめいおん

反响过强 共鳴過度 きょうめいかど

反响回路 反響回路 はんきょうかいろ

反响性叩〔诊〕音 共鳴性打診音 きょうめいせいだしんおん

反向 逆方向 ぎゃくほうこう

反向被动血凝法 逆受身血球凝集 ぎゃくうけみけっきゅうぎょうしゅう

反向被动血细胞凝集反应 逆受身血球凝集反応 ぎゃくうけみけっきゅうぎょうしゅうはんのう

反〔向〕滴定 逆滴定 ぎゃくてきてい

反向电流 逆電流 ぎゃくでんりゅう

反向电压 逆電圧 ぎゃくでんあつ

反向红血细胞凝集法 逆赤血球凝集 ぎゃくせっけっきゅうぎょうしゅう

反向回路 逆転回路 ぎゃくてんかいろ

反向流理论 カウンター カレント理論 Counter-Currentりろん

反向散射 後方散乱 こうほうさんらん

反向散射体 後方散乱体 こうほうさんらんたい

反〔向〕转录 逆転写 ぎゃくてんしゃ

反〔向〕转录酶 レバース トランスクリプターゼ reverse transcriptase

反相分配色谱法 逆相分配クロマトグラフィー ぎゃくそうぶんぱいchromatography

反相间接血凝反应 逆間接血球凝集反応 ぎゃくかんせつけっきゅうぎょうしゅうはんのう

反效应 逆効果,有害効果 ぎゃくこうか,ゆうがいごうか

反"S"形 逆S型 ぎゃくSがた

反絮凝剂 解凝集薬 かいぎょうしゅうやく

反絮凝〔作用〕 解凝集〔作用〕 かいぎょうしゅう〔さよう〕

反旋 ねじり戻ること,減捻 ねじりもどること,げんねん

反旋转错觉 逆回転錯覚 ぎゃくかいてんさっかく

反压 後方圧 こうほうあつ

反咬合 交差(叉)咬合,反対咬合 こうさこうごう,はんたいこうごう

反意义链 アンチセンス ストランド antisense strand

反应 反応 はんのう

阿贝林氏反应 アベリン反応 Abelinはんのう

阿布德豪登氏反应 アブデルハルデン反応 Abderhaldenはんのう

阿斯科利氏反应 アスコリ反応 Ascoliはんのう

阿-宋二氏反应 アッシュハイム・ゾンデック反応 Aschheim-Zondekはんのう

阿图斯氏反应 アルチュス反応 Arthusはんのう

拜厄林克氏反应 バイエルリンク反応 Beyerinckはんのう

保罗氏反应 パウル反応 Paulはんのう

本斯-琼斯氏反应 ベンス・ジョーンス反応 Bence-Jonesはんのう

伯-李二氏反应 ブルハルド・リーベルマン反応 Burchard-Liebermannはんのう

博尔次反应 ボルツ反応 Boltzはんのう

布里格氏恶病质反应 ブリーゲル悪液質反応 Briegerあ

くえきしつはんのう

布吕克氏硝酸反应 ブリュック硝酸反応 Brückしょうさんはんのう

布洛赫氏反应 ブロッホ反応 Blochはんのう

德-帕二氏抗原反应 ダブレ・パラフ抗原反応 Debre-Parafこうげんはんのう

狄克氏反应 デイック反応 Dickはんのう

多纳吉奥氏反应 ドナジオ反応 Donaggioはんのう

发否氏反应 プファイファー反応 Pfeifferはんのう

乏色曼氏反应 ワッセルマン反応 Wassermannはんのう

法利伍氏反应 ファーレウス反応 Fahraeusはんのう

范登伯〔格〕氏反应 ファン デン ベルヒ反応 Van den Berghはんのう

肥达氏反应 ウィダール反応 Widalはんのう

菲克尔氏反应 フイッケル反応 Fickerはんのう

菲-外二氏反应 フェリックス・ワイル反応 Felix-Weilはんのう

冯披尔奎氏反应 ホン ピルケー反応 Von Pirquetはんのう

弗莱施尔氏反应 フライシュル反応 Fleischlはんのう

弗罗因德氏反应 フロインド反応 Freundはんのう

弗洛拉氏反应 フロラ反応 Floraはんのう

弗洛朗斯氏反应 フロレンス反応 Florenceはんのう

伏-普二氏反应 ホゲス・プロスカウエル反応 Voges-Proskauerはんのう

福塞尔氏反应 ファオセル反応 Fanserはんのう

福伊尔根氏反应 フオイルゲン反応 Feulgenはんのう

高田氏反应 高田反応 たかたはんのう

格-肥二氏反应 グルーバー・ウィダール反応 Gruber-Widalはんのう

格雷夫氏瘤反应 グレーブ腫瘍反応 Greveしゅようはんのう

格梅林氏反应 グメリン反応 Gmelinはんのう

格氏反应 グリニヤール反応 Grignardはんのう

郭霍氏反应 コッホ反応 Kochはんのう

过碘酸雪夫氏反应 過ヨード酸シッフ反応 かJodさんSchiffはんのう

汉勒氏反应 ヘンレ反応 Henleはんのう

赫-克二氏反应 ヒルシュフェルド・クリンゲル反応 Hirschfeld-Klingerはんのう

赫克斯海默氏反应 ヘルクスハイメル反応 Herxheimerはんのう

亨特氏反应 ハント反応 Huntはんのう

华-康二氏反应 ワッセルマン・カーン反応 Wassermann-Kahnはんのう

华氏反应 ワッセルマン反応 Wassermannはんのう

霍-柯二氏反应 ホプキンス・コール反応 Hopkins-Coleはんのう

荒川氏反应 荒川反応 あらかわはんのう

卡米季氏反应 カミッジ反応 Cammidgeはんのう

康尼扎罗氏反应 カニツァロ反応 Cannizzaroはんのう

康氏反应 カーン反応 Kahnはんのう

库兴氏体温反应 クッシング体温反応 Cushingたいおんはんのう

勒梅尔氏反应 レーマー反応 Römerはんのう

里肯伯格氏反应 リーケンベルグ反応 Rieckenbergはんのう

里瓦尔塔氏反应 リバルタ反応 Rivaltaはんのう

罗森巴赫氏反应　ローゼンバッハ反応　Rosenbachはんのう

迈尼克氏反应　マイニッケ反応　Meinickeはんのう

麦肯德里克氏反应　マッケンドリック反応　Mckendrickはんのう

曼德尔包姆氏反应　マンデルバウム反応　Mandelbaumはんのう

芒图氏反应　マントウー反応　Mantouxはんのう

米龙氏反应　ミロン反応　Millonはんのう

苗勒氏反应　ミュラー反応　Müllerはんのう

莫利施氏反应　モリッシュ反応　Molischはんのう

莫罗氏反应　モロ反応　Moroはんのう

纳迪反应　ナジ反応　Nadiはんのう

尼-莫二氏反应　ニール・ムーサー反応　Neill-Mooserはんのう

诺伊费尔德氏反应　ノイフェルド反応　Neufeldはんのう

欧利希氏重氮反应　エールリッヒジアゾ反応　Ehrlichdiazoはんのう

帕里希氏反应　パリッシェ反応　Parishはんのう

陪替氏反应　ペトリ反応　Petrisはんのう

披尔奎氏反应　ピルケー反応　Pirquetはんのう

皮特罗夫斯基氏反应　ピエトロフスキー反応　Pietrovskiはんのう

普-屈二氏反应　プラウスニッツ・キュストナー反応　Prausnitz-Kustnerはんのう

施特劳斯氏反应　ストラウス反応　Strausはんのう

施瓦茨曼氏反应　シュワルツマン反応　Shwartzmanはんのう

舒-查二氏反应　シュルツ・カルトン反応　Schultz-Charltonはんのう

特里布累氏反应　トリブレー反応　Tribouletはんのう

外-斐二氏反应　ワイル・フェリックス反応　Weil-Felixはんのう

魏斯氏反应　ウァイス反応　Weissはんのう

魏希布罗特氏反应　ウァイヒブロット反応　Weichbroatはんのう

乌科氏反应　ウッコ反応　Uckoはんのう

西格马反应　シグマ反応　Sigmaはんのう

锡克氏反应　シック反応　Schickはんのう

谢利瓦诺夫氏反应　セリワノフ反応　Selivanoffはんのう

雅-赫二氏反应　ヤリッシュ・ヘルクスハイメル反応　Jarisch-Herxheimerはんのう

反应比速　反応比速度　はんのうひそくど

反应测试板　反応試験板　はんのうしけんばん

反应产物　反応生成物　はんのうせいせいぶつ

反应程度　反応程度　はんのうていど

反应迟钝　反応鈍い,反応緩慢　はんのうにぶい,はんのうかんまん

反应刺激率　応答刺激率　おうとうしげきりつ

反应初速〔度〕　反応初期速度　はんのうしょきそくど

C 反应蛋白　C-反応性蛋白〔質〕　C-はんのうせいたんぱく〔しつ〕

C 反应蛋白抗血清　C-反応性蛋白〔質〕抗血清　C-はんのうせいたんぱく〔しつ〕こうけっせい

C 反应蛋白试验　C-反応性蛋白〔質〕抗血清試験　C-はんのうせいたんぱく〔しつ〕こうけっせいしけん

反应堆　反応堆　はんのうたい

反应范围　反応範囲　はんのうはんい

反应分子数　反応の分子数　はんのうのぶんしすう

反应规范　反応の基準　はんのうのきじゅん

反应过度　反応過度　はんのうかど

反应机制(理)　反応機序　はんのうきじょ

反应基〔团〕　反応団　はんのうだん

反应级数　反応次数　はんのうじすう

反应阶段　反応階段　はんのうかいだん

反应结构　反応構造　はんのうこうぞう

反应界量　反応限界量　はんのうげんかいりょう

反应力过强　ヒペルエルギー　hyperergy

反应力过弱　ヒポエルギー　hypoergy

反应力正常　ノルメルギー　normergy

反应量　反応量　はんのうりょう

反应率　反応率　はんのうりつ

反应期　反応期　はんのうき

反应气相色谱法　反応ガスクロマトグラフィ　はんのうgas chromatography

反应器　反応器　はんのうき

反应区　反応域　はんのういき

反应热　反応熱　はんのうねつ

反应烧瓶　反応フラスコ　はんのうflask

反应时〔间〕　反応時〔間〕　はんのうじ〔かん〕

反应时间测试仪　反応時間計　はんのうじかんけい

反应式　反応式　はんのうしき

反应素　レアギン　reagin

反应素抗体　レアギン抗体　reaginこうたい

反应速度(率)　反応速度　はんのうそくど

反应速率常数　反応速度定数　はんのうそくどていすう

反应速率决定步骤　反応速度の決定ステップ　はんのうそくどのけっていstep

反应体系　反応体系　はんのうたいけい

反应停(酮)　サリドマイド　thalidomide

反应物　反応物　はんのうぶつ

反应性　反応性　はんのうせい

反应性充血　反応性充血　はんのうせいじゅうけつ

反应性出血　反応性出血　はんのうせいしゅっけつ

反应性低血糖　反応性低血糖〔症〕　はんのうせいていけっとう〔しょう〕

反应性坏死毒性脑膜炎　反応性壊死中毒性髓膜炎　はんのうせいえしちゅうどくせいずいまくえん

反应性浆细胞增多症　反応性形質細胞増加〔症〕　はんのうせいけいしつさいぼうぞうか〔しょう〕

反应性精神病　反応性精神病　はんのうせいせいしんびょう

反应性精神分裂症　反応分裂病　はんのうぶんれつびょう

反应性精神混乱　反応性錯乱　はんのうせいさくらん

反应性朦胧状态　反応性もうろう状態　はんのうせいもうろうじょうたい

反应性木僵　反応性昏迷　はんのうせいこんめい

反应性偏执样精神病　反応性パラノイア様精神病　はんのうせいparanoiaようせいしんびょう

反应性偏执状态　反応性パラノイア様状態　はんのうせいparanoiaようじょうたい

反应性无丝分裂　反応性無系〔核〕分裂　はんのうせいむし〔かく〕ぶんれつ

反应性小胶质细胞　反応性小グリア細胞,反応性小〔神経〕膠細胞　はんのうせいしょうgliaさいぼう,はんのうせいしょう〔しんけい〕こうさいぼう

反应性心包炎　反応性心膜炎　はんのうせいしんまくえん

反应性兴奋状态　反応性興奮状態　はんのうせいこうふんじょうたい

反应性血小板增多　反応性血小板増加〔症〕　はんのうせいけっしょうばんぞうか〔しょう〕

反应性异常　病的感受性，ヘテロパシー　びょうてきかんじゅせい，heteropathy

反应性抑郁性精神病　反応性抑うつ精神病　はんのうせいよくうつせいしんびょう

反应性抑郁性精神病兴奋型　反応性うつ病興奮型　はんのうせいうつびょうこうふんがた

反应性抑郁〔症〕　反応性抑うつ〔症〕　はんのうせいよくうつ〔しょう〕

反应性抑郁状态　反応性抑うつ状態　はんのうせいよくうつじょうたい

反应性组织细胞增多症　反応性組織球増殖〔症〕　はんのうせいそしききゅうぞうしょく〔しょう〕

反应野　反応野　はんのうや

反应中间体　反応中間物　はんのうちゅうかんぶつ

反应中心　反応中心　はんのうちゅうしん

反应状态　反応状態　はんのうじょうたい

反应坐标　反応座標　はんのうざひょう

反映　反映　はんえい

反油酸　エライジン酸　elaidinさん

反语症　逆語症　ぎゃくごしょう

反折胎盘　反曲胎盤　はんきょくたいばん

反折头　反転頭　はんてんとう

反正弦变换　逆正弦変換，アークサイン変換　ぎゃくせいげんへんかん，arcsineへんかん

反质点　反粒子　はんりゅうし

反质子　反陽子　はんようし

反中微子　反中性微子　はんちゅうせいびし

反中子　反中性子　はんちゅうせいし

反转录　逆転写　ぎゃくてんしゃ

反转录酶　リバース　トランスクリプターゼ　reverse transcriptase

反转录酶素　レビスチン　revistin

反转韧带　反転靭帯　はんてんじんたい

反转线　反転線　はんてんせん

反足细胞　反足細胞　はんそくさいぼう

反作用　反作用　はんさよう

反作用力　反作用力　はんさようりょく

返滴定　逆滴定　ぎゃくてきてい

返复性忧郁症　反復性メランコリーうつ病　はんぷくせいmelancholiaうつびょう

返光镜　反射鏡　はんしゃきょう

返光照相机　ミラー　カメラ　mirror camera

返老还童　若返り　わかがえり

返神经　反回神経　はんかいしんけい

返祖畸形　先祖返り奇形　せんぞがえりきけい

返祖〔现象〕　先祖返り〔現象〕　せんぞがえり〔げんしょう〕

返祖性组织变态　逆変態　ぎゃくへんたい

返祖遗传　先祖返り，隔世遺伝　せんぞがえり，かくせいいでん

fàn　犯泛饭范

犯罪精神病　犯罪〔性〕精神病　はんざい〔せい〕せいしんびょう

犯罪恐怖　罪悪恐怖〔症〕　ざいあくきょうふ〔しょう〕

犯罪心理学　犯罪心理学　はんざいしんりがく

犯罪性堕胎　犯罪〔性〕流産　はんざい〔せい〕りゅうざん

犯罪学　犯罪学　はんざいがく

泛成孢子细胞　胞子母細胞　ほうしぼさいぼう

泛发性　汎発〔性〕，全身〔性〕　はんはつ〔せい〕，ぜんしん〔せい〕

泛发性囊性纤维性骨营养不良　レックリングハウゼン病　Recklinghausenびょう

泛发性湿疹　全身性湿疹　ぜんしんせいしっしん

泛化　泛化　はんか

泛精神医学　汎精神医学　はんせいしんいがく

泛醌　ユビキノン，コエンザイムQ　ubiquinone,coenzymeQ

泛配子酸　パンガミン酸　pangaminさん

泛生论　パンゲネシス〔説〕　pangenesis〔せつ〕

泛嗜性病毒　向汎性ウイルス　こうはんせいvirus

泛酸　パントテン酸　pantothenさん

泛酸钙　パントテン酸カルシウム　pantothenさんcalcium

泛酸盐　パントテン酸塩　pantothenさんえん

泛酰半胱氨酸　パントテニル　システイン　pantothenyl-cysteine

泛酰半胱氨酸合成酶　パントテニル　システイン　シンテターゼ　pantothenyl cysteine synthetase

泛酰半胱氨酸脱羧酶　パントテニル　システイン　デカルボキシラーゼ　pantothenyl cysteine decarboxylase

泛音　上音　じょうおん

泛影葡胺　ジアトリゾエート　メグルミン　diatrizoate meglumine

泛影酸　ジアトリゾイン酸　diatrizoinさん

泛影〔酸〕钠　ジアトリゾエート　ナトリウム　diatrizoate natrium

泛影酸盐　ジアトリゾイン酸塩　diatrizoinさんえん

泛有素　ユビキチン　ubiquitin

泛子　パンゲン，汎原体　pangen,はんげんたい

饭匙倩〔毒蛇〕　ハブ　habu

饭后〔服〕　食後に　しょくごに

饭量　食量　しょくりょう

饭前〔服〕　食前に　しょくぜんに

饭食反流　食物の吐き戻し　しょくもつのはきもどし

饭冢氏简易尿糖定量法　飯塚簡易尿糖定量法　いいづかかんいにょうとうていりょうほう

范畴　カテゴリー，範疇　category,はんちゅう

范德格雷夫氏静电加速器　バンデグラーフ型加速器　Van de Graaffかたかそくき

范德霍夫氏综合征　バデルヘーベ症候群　Van der Hoeveしょうこうぐん

范德瓦尔斯半径　ファン　デル　ワールス半径　Van der Waalsはんけい

范德瓦尔斯方程式　ファン　デル　ワールス方程式　Van der Waalsほうていしき

范德瓦尔斯键　ファン デル ワールス結合　Van der Waalsけつごう

范德瓦尔斯力　ファン デル ワールス力　Van der Waalsりょく

范登伯格氏反应　ファン デン ベルヒ反応　Van den Berghはんのう

范登伯格氏试验　ファン デン ベルヒ試験　Van den Berghしけん

范登伯格氏血清胆红素定性法　ファン デン ベルヒ血清ビ

リルビン定性法　Van den Berghけっせいbilirubinていせいほう

范迪恩氏试验　ファン デーン試験　Van Deenしけん

范第姆特氏方程式　ファン ディームター方程式　Van Deemterほうていしき

范吉逊氏染剂　ワン ギーソン染色液　Van Giesonせんしょくえき

范吉逊氏染色法　ワァン ギーソン染色法　Van Gieson せんしょくほう

范康尼氏病　ファンコニ病　Fanconiびょう

范康尼氏贫血　ファンコニ貧血　Fanconiひんけつ

范康尼氏综合征　ファンコニ症候群　Fanconiしょうこうくん

范例　代表例,標準型　だいひょうれい,ひょうじゅんがた

范奈克氏病　ファン ネック病　Van Neckびょう

范斯莱克氏〔滴定〕法　ファン スライク〔滴定〕法　Van Slyke〔てきてい〕ほう

范斯莱克氏试验　ファン スライク試験　Van Slykeしけん

范托夫定律　ファント ホフの定律　vant Hoffのていりつ

范围　範囲　はんい

范型　パターン　pattern

FANG　方芳钫防房仿访纺放

fāng　方芳钫

方便食品　インスタント食品　instantしょくひん

方波刺激器　直角波刺激器　ちょっかくはしげきき

方波电磁流量仪　直角波電磁流量計　ちょっかくはでんじりゅうりょうけい

方波脉冲电流疗法　直角インパルス電流療法　ちょっかくimpulseでんりゅうりょうほう

方波引产器　直角波形誘発分娩刺激器　ちょっかくはけいゆうはつぶんべんしげきき

方部　方形部　ほうけいぶ

方差　分散　ぶんさん

方差分析　分散分析　ぶんさんぶんせき

方差齐性　分散均質性,分散等質性　ぶんさんきんしつせい,ぶんさんとうしつせい

方差齐性检验　分散均質性検査　ぶんさんきんしつせいけんさ

方程〔式〕　方程式　ほうていしき

范德瓦尔斯方程式　ファン デル ワールス方程式　Van der Waalsほうていしき

戈雷氏方程式　ゴレー方程式　Golayほうていしき

哈-扬二氏反应式方程式　ハルデン・ヤング方程式　Harden-Youngほうていしき

汉-哈二氏方程式　ヘンダーソン・ハッセルバルフ公式　Henderson-Hasselbalchこうしき

麦克斯韦方程式　マクスウェル方程式　Moxwellほうていしき

米-曼二氏方程式　ミヒャエリス・メンテン式　Michelis-Mentenしき

方法学　方法学　ほうほうがく

方肩　方形肩　ほうけいけん

方结　角結び,こま結び　かどむすび,こまむすび

方解石　方解石　ほうかいせき

方晶　角柱結晶　かくちゅうけっしょう

方均根速度　2乗平均速度　にじょうへいきんそくど

方均根值　2乗平均値　にじょうへいきんち

方框〔线〕图　ブロック線図　blockせんず

方颅　四角頭　しかくとう

方石英嵌体包埋料　クリストバール石インレー埋没材　cristobalせきinlayまいぼつざい

方氏腔　フォンタナ腔　Fontanaこう

方体缝合针　方形体縫合針　ほうけいたいほうごうしん

方头蜱属　ウシマダニ属　ウシマダニぞく、

方位　方位　ほうい

方位基点　主点,主要点,枢要点　しゅてん,しゅようてん,すうようてん

方向辨别阈　見当識域　けんとうしきいき

方向性　方向性　ほうこうせい

方向性多普勒流速描记器　示向性ドップラー速度記録計　しこうせいDopplerそくどきろくけい

方形波　方形波,直角波　ほうけいは,ちょっかくは

方〔形〕肌　方形筋　ほうけいきん

方形膜　四角膜　しかくまく

方形韧带　方形韧带　ほうけいじんたい

方形小叶　四角小葉　しかくしょうよう

方叶　方形葉　ほうけいよう

芳草浴　薬草浴　やくそうよく

芳构化　アロマチゼーション　aromatization

芳基　アリール基　arylき

芳基化剂　アリール基化剤　arylきかざい

芳基锂　アリールリチウム　aryl lithium

芳基硫酸酯酶　アリールスルファターゼ　aryl sulfatase

芳基卤　ハロゲン化アリール　halogenかaryl

芳基钠　アリール基ナトリウム　arylきnatrium

芳基胂酸盐　アリールアルソン酸塩　aryl arsonさんえん

芳姜黄酮　アリールツルメロン　aryl turmerone

芳腈　芳香族ニトリル　ほうこうぞくnitrile

芳卤烃　アリール ハロゲン化物　aryl halogenかぶつ

芳醛　芳香族アルデヒド　ほうこうぞくaldehyde

芳炔　アライン　aryne

芳酸　芳香酸　ほうこうさん

芳烃　芳香族炭化水素,アリール ヒドロカルボン　ほうこうぞくたんかすいそ,　aryl-hydrocarbon

芳烃基　アリール　aryl

芳烃羟化酶　アリール ヒドロカルボン ヒドロキシラーゼ　aryl hydrocarbon hydroxylase

芳香　芳香,アロマー　ほうこう,　aroma

芳香氨醑剂　芳香アンモニア精　ほうこうammoniaせい

芳香胺类　芳香〔族〕アミン類　ほうこう〔ぞく〕amineるい

芳香胺染料　芳香〔族〕アミン染料　ほうこう〔ぞく〕amineせんりょう

芳香伯胺　芳香〔族〕第一アミン　ほうこう〔ぞく〕だいいちamine

芳〔香〕醇　芳香族アルコール　ほうこうぞくalcohol

芳香化　芳香化　ほうこうか

芳香剂　芳香薬　ほうこうやく

芳香酸　芳香〔族〕酸　ほうこう〔ぞく〕さん

芳香烃　芳香族炭化水素　ほうこうぞくたんかすいそ

芳香性　芳香性　ほうこうせい

芳〔香〕族　芳香族　ほうこうぞく

芳香族氨基化合物　芳香族アミノ化合物　ほうこうぞくaminoかごうぶつ

芳香族氨基酸　芳香族アミノ酸　ほうこうぞくaminoさん

芳香族氨基酸脱羧酶　芳香族アミノ酸デカルボキシラーゼ

ほうこうぞくaminoさんdecarboxylase

芳香〔族〕化合物　芳香族化合物　ほうこうぞくかごうぶつ

芳香族硝基化合物　芳香族ニトロ化合物　ほうこうぞくnitroかごうぶつ

芳香〔族〕亚硝基化合物　芳香族ニトロソ化合物　ほうこうぞくnitrosoかごうぶつ

芳氧基　アリールオキシ基　aryloxyき

芳氧基化合物　アリールオキシ化合物　aryloxyかごうぶつ

芳樟醇　リナロール　linalool

芳〔族〕环　芳香族環　ほうこうぞくかん

钫　フランシウム,Fr　francium

fáng　防房

防癌　癌予防　がんよぼう

防癌教育　癌予防教育　がんよぼうきょういく

防氨面罩　クプラマイト　Kupramite

防爆　防爆,爆発防止　ぼうばく,ばくはつぼうし

防潮　防湿　ぼうしつ

防尘　防塵　ぼうじん

防尘措施　防塵措置　ぼうじんそち

防尘面罩　防塵マスク　ぼうじんmask

防尘眼镜　防塵眼鏡　ぼうじんがんきょう

防尘罩　防塵カバー　ぼうじんcover

防臭剂(药)　脱臭剤　だっしゅうざい

防冻剂　凍結防止剤　とうけつぼうしざい

防毒　防毒　ぼうどく

防毒面具　防毒マスク,防毒面　ぼうどくmask,ぼうどくめん

防毒器材　防毒器材　ぼうどくきぎい

防风草　フゾロイバナ

防辐射　輻射防護　ふくしゃぼうご

防腐　防腐　ぼうふ

防腐法　防腐法　ぼうふほう

防腐剂　防腐剤　ぼうふざい

　达金氏防腐剂　デーキン防腐剤　Dakinぼうふざい

　克勒德氏防腐剂　クレデー防腐剤　Gredeぼうふざい

　李司式氏防腐剂　リスタ防腐剤　Listerぼうふざい

防腐力　防腐効率　ぼうふこうりつ

防腐溶液　防腐液　ぼうふえき

防腐效率试验　防腐効率試験　ぼうふこうりつしけん

防腐药　防腐薬　ぼうふやく

防腐作用　防腐作用　ぼうふさよう

防护　防護　ぼうご

防护材料　防護材料　ぼうございりょう

防护措施　防護措置　ぼうごそち

防护服　防護服　ぼうごふく

防护规定　防護規定　ぼうごきてい

防护面罩　防護マスク　ぼうごmask

防护面罩滤器　防護マスク フィルター　ぼうごmask filter

防护屏〔蔽〕　防護スクリーン　ぼうごscreen

防护器　防護器　ぼうごき

防护铅玻璃　防護鉛ガラス　ぼうごなまりglass

防护手套　防護手袋　ぼうごてぶくろ

防护围裙　防護前掛け　ぼうごまえかけ

防护〔性〕酶　防御酵素,防衛酵素　ぼうぎょこうそ,ぼうえいこうそ

防护眼镜　防護眼鏡　ぼうごめがね

防护衣　防護衣　ぼうごい

防护用品　防護用品　ぼうごようひん

防己诺林碱　ファンチノリン　fangchinoline

防结石药　抗結石薬　こうけっせきやく

防狂犬病药　抗狂犬病薬　こうきょうけんびょうやく

防痨措施　結核予防方策,抗結核措置　けっかくよぼうほうさく,こうけっかくそち

防痨疗养院　結核予防所　けっかくよぼうしょ

防流产药　抗流産薬　こうりゅうさんやく

防沫剂　泡止剤　あわどめざい

防龋牙膏　抗う歯性練り歯みがき　こううしせいねりはみがき

防龋药物　抗う歯性薬　こううしせいやく

防暑　防暑　ぼうしょ

防暑降温措施　防暑措置　ぼうしょそち

防暑药　防暑薬　ぼうしょやく

防水　防水　ぼうすい

防水布　防水布　ぼうすいふ

防〔尾〕蚴笔　抗セルカリア薬筆　こうcercariaやくひつ

防卫(御)蛋白〔质〕　防衛蛋白,防御蛋白　ぼうえいたんぱく,ぼうぎょたんぱく

防卫机理　防衛機序　ぼうえいきじょ

防卫伤　防衛創　ぼうえいそう

防卫素　ソジン　sozin

防卫细胞　防衛細胞　ぼうえいさいぼう

防卫性饮食　保護食　ほごしょく

防蚊剂　蚊駆逐剤,リペレント　かくちくざい,rebellent

防锈　さび止め　さびどめ

防异毒素　アロトキシン　allotoxin

防疫　防疫　ぼうえき

防疫车　防疫車　ぼうえきしゃ

防疫措施　防疫措置　ぼうえきそち

防疫站　防疫所　ぼうえきしょ

防音器　防音器,遮音器　ぼうおんき,しゃおんき

防御　防御　ぼうぎょ

防御本能障碍　防御本能障害　ぼうぎょほんのうしょうがい

防御反射　防御反射　ぼうぎょはんしゃ

防御反应　防御反応　ぼうぎょはんのう

防御功(机)能　防御機能　ぼうぎょきのう

防御机制　防御機序　ぼうぎょきじょ

防御力　防御力　ぼうぎょりょく

防御力减退　防御力減退　ぼうぎょりょくげんたい

防御素　フイラキシン,アレキシン　phlaxin,alexin

防御系统　防御システム　ぼうぎょsystem

防御性呼吸反射　防御性呼吸反射　ぼうぎょせいこきゅうはんしゃ

防御性屈曲反射　防御性屈曲反射　ぼうぎょせいくっきょくはんしゃ

防御性炎　防御性炎症　ぼうぎょせいえんしょう

防震　耐震　たいしん

防震玻璃电极　耐震ガラス電極　たいしんglassでんきょく

防治　予防と治療　よぼうとちりょう

防治措施　予防治療措置　よぼうちりょうそち

防治中心　予防と治療センター　よぼうとちりょうcenter

防窒息活门　抗窒息バルブ　こうちっそくvalve

房-费二氏病　ファウンドラ・フルレル病　Pfaundler-Hurlerびょう

房间隔　心房中隔　しんぼうちゅうかく

房间隔缺损　心房中隔欠損　しんぼうちゅうかくけっそん

房间隔缺损缝〔合〕术　心房中隔欠損縫合術　しんぼうちゅうかくけっそんほうごうじゅつ

房间隔缺损修补术　心房中隔欠損修復術　しんぼうちゅうかくけっそんしゅうふくじゅつ

房间隔性传导阻滞　心房内ブロック　しんぼうないblock

房间沟　心房間溝　しんぼうかんこう

房腔连系　空洞連結〔術〕　くうどうれんけつ〔じゅつ〕

房室瓣　房室弁　ぼうしつべん

房室传导　房室伝導　ぼうしつでんどう

房室〔传导〕阻滞　房室ブロック　ぼうしつblock

房室分离　房室分離,房室解離　ぼうしつぶんり,ぼうしつかいり

房室隔　房室中隔　ぼうしつちゅうかく

房室沟　房室溝　ぼうしつこう

房室管　房室管　ぼうしつかん

房室管修补术　房室管修復術　ぼうしつかんしゅうふくじゅつ

房室管续存　房室口開存　ぼうしつこうかいぞん

房室交界　房室接合部　ぼうしつせつごうぶ

房室交界性过早搏动　房室接合部早期収縮　ぼうしつせつごうぶそうきしゅうしゅく

房室结　房室結節　ぼうしつけっせつ

房室结〔区〕性过早搏动　房室結節性早期収縮　ぼうしつけっせつせいそうきしゅうしゅく

房室结〔区〕性节律　房室結節性リズム　ぼうしつけっせつせいrhythm

房室结性期外收缩　房室結節性期外収縮　ぼうしつけっせつせいきがいしゅうしゅく

房室结性心搏过速　房室結節性頻拍　ぼうしつけっせつせいひんぱく

房室结节逸搏　房室結節性逸脱　ぼうしつけっせつせいいつだつ

房室结支　房室結節枝　ぼうしつけっせつし

房室静脉　房室静脈　ぼうしつじょうみゃく

房室口　房室口　ぼうしつこう

房室内膜垫缺损　房室内膜床欠損〔症〕　ぼうしつないまくしょうけっそん〔しょう〕

房室〔收缩〕间期　A-V間隔　A-Vかんかく

房室束　房室束　ぼうしつそく

房室束电图　房室束電気〔記録〕図　ぼうしつそくでんき〔きろく〕ず

房室束干　房室束幹　ぼうしつそくかん

房室束检查器　房室束検出器　ぼうしつそくけんしゅつき

房室束支传导阻滞　脚ブロック　きゃくblock

房室顺序型心脏起搏器　房室順型ペースメーカー　ぼうしつじゅんがたpacemaker

房室通道续存　総房室孔〔口〕開存　そうぼうしつこう〔こう〕かいぞん

房室〔性〕传导阻滞　房室ブロック　ほうしつblock

房水　〔眼〕房水　〔がん〕ぼうすい

房水静脉　房水静脈　ぼうすいじょうみゃく

房水流畅系数　房水流出率　ぼうすいりゅうしゅつりつ

房水流量　房水流出量　ぼうすいりゅうしゅつりょう

房水循环　房水循環　ぼうすいじゅんかん

房性奔马律　心房性奔馬律〔動〕,心房奔馬リズム　しんぼうせいほんばりつ〔どう〕,しんぼうほんばrhythm

房性并行心律　心房性副収縮期リズム　しんぼうせいふくしゅうしゅくきrhythm

房性传导阻滞　心房性ブロック　しんぼうせいblock

房性夺获　心房捕捉　しんぼうほそく

房性反复心律　心房性逆波　しんぼうせいぎゃくは

房性期外(前)收缩　心房性期外収縮　しんぼうせいきがいしゅうしゅく

房性融合搏动　心房性融合拍動　しんぼうせいゆうごうはくどう

房性心动过速　心房性頻拍　しんぼうせいひんぱく

房性心律不齐　心房性不整脈　しんぼうせいふせいみゃく

房性逸搏　心房性逸脱　しんぼうせいいつだつ

房性逸搏性心律　心房性逸脱リズム　しんぼうせいいつだつrhythm

房中隔　心房中隔　しんぼうちゅうかく

fǎng　仿访纺

仿生电子学　バイオエレクトロニクス,生物(体)電子工学　bioelectronics,せいぶつ(たい)でんしこうがく

仿生学　バイオニクス,生物(体)工学　bionics,せいぶつ(たい)こうがく

仿真器　シミュレータ〔ー〕,模擬装置　simulator,もぎそうち

仿制　模造　もぞう

仿制品　模造製品　もぞうせいひん

访视护士　訪問看護婦　ほうもんかんごふ

纺锤薄壁细胞　紡錘形柔細胞　ぼうすいけいじゅうさいぼう

纺锤剩体　ミトゾーム　mitosome

纺锤丝　紡錘系　ぼうすいし

纺锤体　紡錘体　ぼうすいたい

纺锤形菌落　紡錘状集落　ぼうすいじょうしゅうらく

纺锤状内障　紡錘状白内障　ぼうすいじょうはくないしょう

纺织废水　紡績工場廃水　ぼうせきこうじょうはいすい

纺织热　綿肺〔症〕,綿線維沈着〔症〕　めんはい〔しょう〕,めんせんいちんちゃく〔しょう〕

fàng　放

放大　拡大　かくだい

放大倍数　拡大倍数　かくだいばいすう

放大测量　拡大測定　かくだいそくてい

放大尺　パントグラフ　pantograph

放大耳镜　拡大耳鏡　かくだいじきょう

放大机　引伸し機,増幅器　ひきのばしき,ぞうふくき

放大镜　拡大鏡,ルーペ　かくだいきょう,Lupe

放大率　拡大倍率　かくだいばいりつ

放大器　アンプリファイヤー　amplifier

放大摄影　拡大撮影〔法〕　かくだいさつえい〔ほう〕

放大因数　増幅因数　ぞうふくいんすう

放大照片　拡大写真　かくだいしゃしん

放大照相术　拡大撮影法　かくだいさつえいほう

放电　放電　ほうでん

放电管　放電管　ほうでんかん

放电频率　放電頻度　ほうでんひんど

放电器　放電器　ほうでんき

放电器官　放電器官　ほうでんきかん

放霉素　エミマイシン　emimycin

放能〔代谢〕反应　発エルゴン反応　はつergonはんのう

放能过程　エネルギー発生過程　Energieはっせいかてい

放屁　放屁　ほうひ

放气　排気　はいき

放气感受器　排気受容器　はいきじゅようき
放气管　排気管　はいきかん
放气瓶　排気瓶　はいきびん
放热变化　放熱変化　ほうねつへんか
放热反应　散熱反応,放熱反応　さんねつはんのう,ほうねつはんのう
放热化合物　放熱性化合物　ほうねつせいかごうぶつ
放散　放散　ほうさん
放射　放射　ほうしゃ
放射安全　放射安全　ほうしゃあんぜん
放射变应原吸附试验　放射性アレルゲン吸着試験　ほうしゃせいallergenきゅうちゃくしけん
放射病　放射線宿酔　ほうしゃせんしゅくすい
放射病理学　放射線病理学　ほうしゃせんびょうりがく
放射波　ラジオ波　radioは
放射测量　放射標識〔力価〕検定〔法〕,ラジオアッセイ　ほうしゃひょうしき〔りきか〕けんてい〔ほう〕　radioassay
放射测量计　放射線検電器　ほうしゃせんけんでんき
放射层析法　ラジオクロマトグラフィ　radiochromatography
放射层析图　ラジオクロマトグラム　radiochromatogram
放射虫类　ラジオラリア　Radiolaria
放射滴定　放射滴定　ほうしゃてきてい
放射电生理描记器　ラジオエレクトロフィジオグラフ　radioelectrophysiolograph
放射电生理描记术　ラジオエレクトロフィジオグラフィ　radioelectrophysiolography
放射电生理描记图　ラジオエレクトロフィジオグラム　radioelectrophysiologram
放射电泳　ラジオ電気泳動　radioでんきえいどう
放射毒理学　放射線中毒学　ほうしゃせんちゅうどくがく
放射毒性　放射線毒性　ほうしゃせんどくせい
放射对流免疫电泳　ラジオ対向免疫電気泳動　radioたいこうめんえきでんきえいどう
放射对流免疫电泳自显影法　ラジオ対向免疫電気泳動アウトラジオグラフィ　radioたいこうめんえきでんきえいどうautoradiography
放射发光　放射性発光　ほうしゃせいはっこう
放射反应　放射線反応　ほうしゃせんはんのう
放射防护　放射線防護,放射能防護　ほうしゃせんぼうご,ほうしゃのうぼうご
放射分析法　放射分析法　ほうしゃぶんせきほう
放射感受器　電磁波受容体,放射受容体　でんじぱじゅようたい,ほうしゃじゅようたい
放射冠　放線冠　ほうせんかん
放射过敏性　放射性アナフィラキシー　ほうしゃせいAnaphylaxie
放射后肺纤维化　照射後肺繊維症　しょうしゃごはいせんいしょう
放射后喉狭窄　照射後喉頭狭窄　しょうしゃごこうとうきょうさく
放射化学　照射化学　しょうしゃかがく
放射化学纯度　放射化学純度　ほうしゃかがくじゅんど
放射化学活度分析　放射化学活性度分析　ほうしゃかがくかっせいどぶんせき
放射〔化学〕效应　放射化学効果　ほうしゃかがくこうか
放射〔活〕化分析　放射化分析　ほうしゃかぶんせき
放射火箭电泳　ラジオロケット電気泳動　radio rocketでんきえいどう

放射剂量　放射線量　ほうしゃせんりょう
放射检查　X線検査〔法〕　Xせんけんさ〔ほう〕
放射金相学　放射金属組織学　ほうしゃきんぞくそしきがく
放射〔警告〕标志　放射線標識　ほうしゃせんひょうしき
放射竞争分析　競合ラジオアッセイ　きょうごうradio assay
放射竞争性蛋白质结合分析　競合蛋白結合ラジオアッセイ　きょうごうたんぱくけつごうradio assay
放射镜　ラジオスコープ　radio scope
放射菌病　放線菌症　ほうせんきんしょう
放射科医师　放射線専門医　ほうしゃせんせんもんい
放射恐怖　放射線恐怖〔症〕　ほうしゃせんきょうふ〔しょう〕
放射烙术　放射線焼灼術　ほうしゃせんしょうしゃくじゅつ
放射粒〔子〕　ラジオン　radion
放射量测定器　線量計,放射計　せんりょうけい,ほうしゃけい
放射量〔测定〕学　ラジオメトリ　radiometry
放射量计　放射計,線量計　ほうしゃけい,せんりょうけい
放射〔量〕探测器　放射線モニター　ほうしゃせんmonitor
放射疗法　放射線療法　ほうしゃせんりょうほう
放射率探测器　線量率モニター　せんりょうりつmonitor
放射酶学测定〔法〕　酵素〔学的〕ラジオアッセイ,放射酵素学的定量〔法〕　こうそ〔がくてき〕radio assay,ほうしゃこうそがくてきていりょう〔ほう〕
放射免疫　放射免疫　ほうしゃめんえき
放射免疫测定法　放射免疫検定法　ほうしゃめんえきけんていほう
放射免疫沉淀测定法　放射免疫沈殿検定法　ほうしゃめんえきちんでんけんていほう
放射免疫沉淀〔法〕　放射免疫沈殿〔法〕　ほうしゃめんえきちんでん〔ほう〕
放射免疫沉淀反应　放射免疫沈殿反応　ほうしゃめんえきちんでんはんのう
放射免疫电泳〔法〕　放射免疫電気泳動〔法〕　ほうしゃめんえきでんきえいどう〔ほう〕
放射免疫分析自动测量仪　自動放射免疫分析器,自動放射免疫アナライザー　じどうほうしゃめんえきぶんせきき,じどうほうしゃめんえきanalyzer
放射免疫试剂箱　放射免疫定量試薬キット,ラジオイムノアッセイ試薬キット　ほうしゃめんえきていりょうしやくkit,radio-immunoassayしやくkit
放射免疫自显影　オートラジオイムノグラフィ　autoradioimmunography
放射灭菌法　放射線滅菌法　ほうしゃせんめっきんほう
放射敏感性　放射線感受性　ほうしゃせんかんじゅせい
放射耐受性　放射線耐性　ほうしゃせんたいせい
放射囊　ラジオカプセル　radiocapsule
放射能　ラジオエネルギー　radio Energie
放射配体测定　放射リガンド検定　ほうしゃligandけんてい
放射配体受体分析　放射リガンド受容体分析　ほうしゃligandじゅようたいぶんせき
放射平衡　放射〔活性〕平衡　ほうしゃ〔かっせい〕へいこう
放射器　ラジエーター　radiator
放射热测定器　輻射熱計　ふくしゃねつけい
放射热分析仪　エマネーション熱分析装置　emanationねつぶんせきそうち
放射色谱法　放射クロマトグラフィ　ほうしゃchromatogra-

phy

放射烧伤　放射線熱傷,放射火傷　ほうしゃせんねっしょう,ほうしゃかしょう

放射生态学　放射生態学　ほうしゃせいたいがく

放射生物测定　放射生物〔学的〕検定〔法〕　ほうしゃせいぶつ〔がくてき〕けんてい〔ほう〕

放射生物学　放射生物学　ほうしゃせいぶつがく

放射生物学家　放射生物学者　ほうしゃせいぶつがくしゃ

放射受体　放射受容体　ほうしゃじゅようたい

放射受体测定〔法〕　放射受容体検定〔法〕　ほうしゃじゅようたいけんてい〔ほう〕

放射衰变　放射性崩壊　ほうしゃせいほうかい

放射衰变规律　放射性崩壊法則　ほうしゃせいほうかいほうそく

放射死因学　放射線死亡学　ほうしゃせんしぼうがく

放射损伤　放射線損傷　ほうしゃせんそんしょう

放射探测器　放射線モニター　ほうしゃせんmonitor

放射痛　放射状痛み　ほうしゃじょういたみ

放射突起　放射状突起　ほうしゃじょうとっき

放射图　ラジオグラム　radiogram

放射外科学　放射外科学　ほうしゃげかがく

放射卫生　放射線衛生　ほうしゃせんえいせい

放射物〔质〕　放射性物質　ほうしゃせいぶっしつ

放射吸收剂量　放射線吸収〔線〕量　ほうしゃせんきゅうしゅう〔せん〕りょう

放射吸收性　放射線吸収性　ほうしゃせんきゅうしゅうせい

放射系〔列〕　放射性系列　ほうしゃせいけいれつ

放射纤维　放射状線維　ほうしゃじょうせんい

放射线　放射線　ほうしゃせん

放射线防护设备　放射線防護装置　ほうしゃせんぼうごそうち

放射线疗法　放射線療法　ほうしゃせんりょうほう

放射线照相分析　X線撮影〔法〕分析　Xせんさつえい〔ほう〕ぶんせき

放射心电描记法　ラジオカルジオグラフィ　radiocardiography

放射〔性〕锕　放射性アクチニウム,ラジオアクチニウム　ほうしゃせいactinium,radio actinium

放射性癌　放射線がん,X線癌,レントゲン癌　ほうしゃせんがん,Xせんがん,roentgenがん

放射性癌形成　X線癌の発癌　Xせんがんのはつがん

放射性〔白〕内障　放射線白内障　ほうしゃせんはくないしょう

放射性标记分子　放射性標識分子　ほうしゃせいひょうしきぶんし

放射性标记化合物　放射性標識化合物　ほうしゃせいひょうしきかごうぶつ

放射性标记抗原　放射性標識抗原　ほうしゃせいひょうしきこうげん

放射性标记物　放射性マーカ〔ー〕　ほうしゃせいmarker

放射性表皮炎　放射線表皮炎　ほうしゃせんひょうひえん

放射性测量　放射能測定　ほうしゃのうそくてい

放射性产物　放射性産物　ほうしゃせいさんぶつ

放射性肠炎　放射線腸炎　ほうしゃせんちょうえん

放射性尘埃　放射性塵,放射性ダスト　ほうしゃせいちり,ほうしゃせいdust

放射性沉降灰(物)　放射性降下物　ほうしゃせいこうかぶつ

放射性纯〔度〕　放射性純度　ほうしゃせいじゅんど

放射性氮　放射性窒素　ほうしゃせいちっそ

放射性碲　放射性テルル　ほうしゃせいtellurium

放射性碘　放射性ヨウ素　ほうしゃせいヨウそ

放射性碘标记　放射性ヨウ素標識　ほうしゃせいヨウそひょうしき

放射性碘标记的人血清白蛋白　放射性ヨウ素標識ヒト血清アルブミン　ほうしゃせいヨウそひょうしきヒトけっせいalbumin

放射性碘标记的三油酸酯　放射性ヨウ素標識トリオレイン　ほうしゃせいヨウそひょうしきtriolein

放射性碘化钠溶液　放射性ヨードナトリウム溶液　ほうしゃせいiodonatriumようえき

放射性[131]碘孟加拉红试验　放射性ヨウ素-131ベンガルローズ試験　ほうしゃせいヨウそ-131bengal roseしけん

放射性碘闪烁照相法　放射性ヨウ素シンチグラフィー　ほうしゃせいヨウそscintigraphy

放射性碘摄取率　放射性ヨード摂取率　ほうしゃせいiodoせっしゅりつ

放射性电离检测器　放射性電離検出器　ほうしゃせいでんりけんしゅつき

放射性毒素　ラジオトキシン　radiotoxin

放射性毒血症　放射線毒血症　ほうしゃせんどくけっしょう

放射性防护　放射能(線)防護　ほうしゃのう(せん)ぼうご

放射性肺水肿　放射性肺水腫　ほうしゃせいはいすいしゅ

放射性肺纤维化　放射性肺線維症　ほうしゃせいはいせんいしょう

放射性肺炎　放射性肺炎　ほうしゃせいはいえん

放射性废水　放射性廃水　ほうしゃせいはいすい

放射性分布　放射性分布　ほうしゃせいぶんぷ

放射〔性〕分析　ラジオ アッセイ　radio assay

放射性钙　放射〔性〕カルシウム　ほうしゃせいcalcium

放射性高锝酸钠注射液　放射性過テクネチウム酸ナトリウム注射液　ほうしゃせいかtechnetiumさんnatriumちゅうしゃえき

放射性骨坏死　骨放射線壊死　こつほうしゃせんえし

放射性钴　放射性コバルト　ほうしゃせいcobalt

放射性钴疗法　コバルト照射療法　cobaltしょうしゃりょうほう

放射性硅　放射性ケイ素　ほうしゃせいケイそ

放射性核素　放射性核種　ほうしゃせいかくしゅ

放射性核素电子计算机横断扫描　放射性核種コンピュータ横断スキャンナ　ほうしゃせいかくしゅcomputerおうだんscanner

放射性核素敷贴器　放射性核種塗布具　ほうしゃせいかくしゅとふぐ

放射性核素检查　放射性核種検査　ほうしゃせいかくしゅけんさ

放射性核素脑血管造影　放射性核種脳血管造影〔法〕　ほうしゃせいかくしゅのうけっかんぞうえい〔ほう〕

放射性核素内照射　放射性核種内照射　ほうしゃせいかくしゅないしょうしゃ

放射性核素内照射量　放射性核種内照射線量　ほうしゃせいかくしゅないしょうしゃせんりょう

放射性核素扫描　放射性核種スキャン〔ニング〕　ほうしゃせいかくしゅscanning

放射性核素扫描机　放射性核種スキャンナー　ほうしゃせいかくしゅscanner

放射性核素肾图　放射性核種レノグラム　ほうしゃせいかくしゅrenogram

放射性核素肾造影〔法〕　放射性核種腎造影〔法〕　ほうしゃせいかくしゅじんぞうえい〔ほう〕

放射性核素体外图象　放射性核種生体外イメージ　ほうしゃせいかくしゅせいたいがいimage

放射性核素稀释法　放射性核種希釈法　ほうしゃせいかくしゅきしゃくほう

放射性核素心血管造影术　放射性核種心〔臓〕血管造影法　ほうしゃせいかくしゅしん〔ぞう〕けっかんぞうえいほう

放射性核素心血管造影装置　放射性核種心〔臓〕血管造影装置　ほうしゃせいかくしゅしん〔ぞう〕けっかんぞうえいそうち

放射性颌骨骨髓炎　放射性顎骨骨髄炎　ほうしゃせいがっこつこつずいえん

放射性坏死　放射線壊死　ほうしゃせんえし

放射性回降物　放射性降下物　ほうしゃせいこうかぶつ

放射性活化　放射化　ほうしゃか

放射性活化分析　放射化分析　ほうしゃかぶんせき

放射性脊髓病　放射性脊髄病,放射線誘発ミエロパシー　ほうしゃせいせきずいびょう,ほうしゃせんゆうはつmyelopathy

放射性计数　放射性計数　ほうしゃせいけいすう

放射性镓　放射性ガリウム　ほうしゃせいgallium

放射性甲状腺素　放射性サイロキシン,ラジオサイロキシン　ほうしゃせいthyroxine,radiothyroxine

放射性甲状腺炎　放射性甲状腺炎　ほうしゃせいこうじょうせんえん

放射性钾　放射性カリウム　ほうしゃせいkalium

放射性鉴定〔法〕　ラジオ アッセイ　radio assay

放射性胶体　放射性コロイド　ほうしゃせいcolloid

放射性胶体金　コロイド状放射性金　colloidじょうほうしゃせいきん

放射性胶体磷酸铬注射液　放射性コロイドリン酸クロム注射液　colloidリンさんchromちゅうしゃえき

放射性胶体治疗　放射性コロイド療法　ほうしゃせいcolloidりょうほう

放射性结肠炎　放射性結腸炎　ほうしゃせいけっちょうえん

放射性金　放射性金,ラジオゴールド　ほうしゃせいきん,radiogold

放射性抗原微量沉淀试验　放射性抗原微量沈殿試験　ほうしゃせいこうげんびりょうちんでんしけん

放射性溃疡　放射線潰瘍　ほうしゃせんかいよう

放射性磷　放射性リン　ほうしゃせいリン

放射性磷酸钠溶液　放射性リン酸ナトリウム溶液　ほうしゃせいリンさんnatriumようえき

放射性硫　放射性硫黄　ほうしゃせいいおう

放射性氯　放射性塩素　ほうしゃせいえんそ

放射性镁　放射性マグネシウム　ほうしゃせいmagnesium

放射性密度　放射性密度　ほうしゃせいみつど

放射性母体　放射性母体　ほうしゃせいぼたい

放射性钠　放射性ナトリウム　ほうしゃせいnatrium

放射性浓度　放射能濃度　ほうしゃのうのうど

放射性膀胱炎　放射性膀胱炎　ほうしゃせいぼうこうえん

放射性配体　放射性リガンド　ほうしゃせいligand

放射性配体测定　放射性リガンド検定　ほうしゃせいligandけんてい

放射性皮炎　放射性皮膚炎　ほうしゃせいひふえん

放射性气体　放射性ガス　ほうしゃせいgas

放射性铅　放射性鉛　ほうしゃせいなまり

放射性嵌合体　放射性キメラ　ほうしゃせいchimera

放射性强度　放射線強度,放射能強度　ほうしゃせんきょうど,ほうしゃのうきょうど

放射性色谱法　ラジオクロマトグラフィー　radio chromatography

放射性上皮炎　放射線上皮炎,放射線粘膜炎　ほうしゃせんじょうひえん,ほうしゃせんねんまくえん

放射性神经损伤　神経の放射線損傷　しんけいのほうしゃせんそんしょう

放射性神经炎　放射線神経炎　ほうしゃせんしんけいえん

放射性肾病　放射性ネフロパシー,放射性腎障害　ほうしゃせいnephropathy,ほうしゃせいじんしょうがい

放射性生态学　放射性生態学　ほうしゃせいせいたいがく

放射性食管炎　放射性食道炎　ほうしゃせいしょくどうえん

放射〔性〕示踪法　放射性追跡法,放射性トレーサ法　ほうしゃせいついせきほう,ほうしゃせいtracerほう

放射〔性〕示踪剂　放射性トレーサ,放射性追跡子　ほうしゃせいtracer,ほうしゃせいついせきし

放射性视网膜灼伤　網膜の放射線(能)熱傷　もうまくのほうしゃせん(のう)ねっしょう

放射性锶　放射性ストロンチウム　ほうしゃせいstrontium

放射〔性〕衰(蜕)变　放射性崩壊　ほうしゃせいほうかい

放射性损伤　放射線(能)損傷　ほうしゃせん(のう)そんしょう

放射性探测　放射能(線)検出　ほうしゃのう(せん)けんしゅつ

放射性碳　放射性炭素　ほうしゃせいたんそ

放射性铁　放射性鉄　ほうしゃせいてつ

放射性铁动态　放射性鉄動態　ほうしゃせいてつどうたい

放射性同位素　ラジオアイソトープ,放射性同位元素　radio isotope,ほうしゃせいどういげんそ

放射性同位素动态功能测定仪　放射性同位元素動態機能試験装置　ほうしゃせいどういげんそどうたいきのうしけんそうち

放射性同位素断层摄影　放射性同位元素断層撮影,RI断層撮影　ほうしゃせいどういげんそだんそうさつえい,RIだんそうさつえい

放射性同位素敷贴器　ラジオアイソトープ塗布器,放射性同位元素塗布器　radio isotopeとふき,ほうしゃせいどういげんそとふき

放射性同位素脊髓造影术　ラジオアイソトープ脊髄造影法　radio isotopeせきずいぞうえいほう

放射性同位素检查　ラジオアイソトープ検査　radio isotopeけんさ

放射性同位素淋巴管造影术　ラジオアイソトープ リンパ管造影法　radioisotope lymphかんぞうえほう

放射性同位素脑池造影术　ラジオアイソトープ大槽造影法　radioisotopeだいそうぞうえいほう

放射性同位素能电池　放射性同位元素パワー電池　ほうしゃせいどういげんそpowerでんち

放射性同位素扫描　放射性同位元素スキャンニング　ほうしゃせいどういげんそscanning

放射性同位素深部治疗机　放射性同位元素深部治療装置　ほうしゃせいどういげんそしんぶちりょうそうち

放射性同位素肾图　放射性同位元素レノグラム　ほうしゃ

せいどういげんそrenogram

放射性同位素肾造影术　放射性同位元素腎造影〔法〕　ほうしゃせいどういげんそじんぞうえい〔ほう〕

放射性同位素示踪　放射性同位元素追跡　ほうしゃせいどういげんそついせき

放射性同位素示踪剂　放射性同位元素トレーサー　ほうしゃせいどういげんそtracer

放射性同位素胎盘定位　放射性同位元素での胎盤局在定位　ほうしゃせいどういげんそでのたいばんきょくざいていい

放射性同位素心血管造影〔术〕　放射性同位元素心臓血管造影〔法〕，RI血管造影〔法〕　ほうしゃせいどういげんそしんぞうけっかんぞうえい〔ほう〕，RIけっかんぞうえい〔ほう〕

放射性同位素远距疗法　遠距離ラジオアイソトープ療法，放射性同位元素遠隔〔放射線〕療法　えんきょりradioisotopeりょうほう，ほうしゃせいどういげんそえんかく〔ほうしゃせん〕りょうほう

放射性同位素诊断仪　放射性同位元素診断装置　ほうしゃせいどういげんそしんだんそうち

放射性同位素治疗　放射性同位元素治療　ほうしゃせいどういげんそちりょう

放射性统计学涨落　放射性統計学波動　ほうしゃせいとうけいがくはどう

放射性突变　放射線突然変異　ほうしゃせんとつぜんへんい

放射性钍　放射性トリウム　ほうしゃせいthorium

放射性位移定律　放射性移動法則　ほうしゃせいいどうほうそく

放射性污染探测计　放射性汚染〔物質〕検出器　ほうしゃせいおせんぶっしつけんしゅつき

放射性污染物　放射性汚染物質　ほうしゃせいおせんぶっしつ

放射性物质　放射性物質　ほうしゃせいぶっしつ

放射性〔物质〕污（沾）染　放射性物質汚染　ほうしゃせいぶっしつおせん

放射性物质应用　放射性物質応用　ほうしゃせいぶっしつおうよう

放射性消毒　放射線滅菌〔法〕　ほうしゃせんめっきん〔ほう〕

放射性纤维蛋白元试验　放射性フイブリノゲン試験　ほうしゃせいfibrinogenしけん

放射性心包炎　放射性心膜炎　ほうしゃせいしんまくえん

放射性药物（剂）　放射性薬　ほうしゃせいやく

放射〔性〕元素　放射性元素　ほうしゃせいげんそ

放射性原子　放射性原子　ほうしゃせいげんし

放射性原子核　放射性原子核　ほうしゃせいげんしかく

放射性云　放射性雲　ほうしゃせいくも

放射性杂质　放射性不純物　ほうしゃせいふじゅんぶつ

放射性中毒　放射線中毒　ほうしゃせんちゅうどく

放射性子宫内膜缺失　放射子宫内膜欠如　ほうしゃせいしきゅうないまくけつじょ

放射性子细胞　放射性子細胞　ほうしゃせいこさいぼう

放射性自吸收　放射能自己吸収　ほうしゃのうじこきゅうしゅう

放射学　放射線学　ほうしゃせんがく

放射学家　放射線専門家　ほうしゃせんせんもんか

放射医学　放射線医学　ほうしゃせんいがく

放射医学研究所　放射医学研究所　ほうしゃいがくけんきゅうしょ

放射遗传学　放射遺伝学　ほうしゃいでんがく

放射荧光　放射蛍光　ほうしゃけいこう

放射源　放射能（線）源　ほうしゃのう（せん）げん

放射照片　放射線写真，ラジオグラム　ほうしゃせんしゃしん，radiogram

放射照相技术员　放射線撮影技師　ほうしゃせんさつえいぎし

放射照相扫描术　放射線撮影スキャンニング，ラジオフォトスキャンニング　ほうしゃせんさつえいscanning，radiophotoscaning

放射照相术　放射線撮影法　ほうしゃせんさつえいほう

放射诊断剂　放射線診断薬品　ほうしゃせんしんだんやくひん

放射诊断术　放射線診断法　ほうしゃせんしんだんほう

放射指示剂　放射性指示薬　ほうしゃせいしじやく

放射治疗　放射線治療　ほうしゃせんちりょう

放射治疗后甲状腺机能减退　放射線治療後甲状腺機能減退〔症〕　ほうしゃせんちりょうごこうじょうせんきのうげんたい〔しょう〕

放射治疗器　放射線治療装置　ほうしゃせんちりょうそうち

放射致癌作用　放射線発癌〔作用〕　ほうしゃせんはつがん〔さよう〕

放射致胎儿损伤　胎児の放射線（能）損傷　たいじのほうしゃせん（のう）そんしょう

放射状　放射状　ほうしゃじょう

放射状层　放線状層　ほうせんじょうそう

放射状切口　放射状切開　ほうしゃじょうせっかい

放射状线纹　放射状線条　ほうしゃじょうせんじょう

放射自显影术　ラジオオートグラフィー　radioautography

放射自显影相　ラジオオートグラム　radioautogram

放射自显影照片　ラジオオートグラフ　radioautograph

放射综合征　放射線症候群　ほうしゃせんしょうこうぐん

放松运动　弛緩運動　ち（し）かんうんどう

放线菌　放線菌，アクチノミセス　ほうせんきん，actinomyces

伊氏放线菌　イスラエル放線菌　israelほうせんきん

放线菌病　放線菌症　ほうせんきんしょう

奴卡氏〔放线〕菌病　ノカルジア症　Nocardiaしょう

放线菌病肺炎　放線菌性肺炎　ほうせんきんせいはいえん

放线菌感染　放線菌感染　ほうせんきんかんせん

放线菌红素　アクチノルビン　actinorubin

放线菌块　放線菌塊　ほうせんきんかたまり

放线菌酶　放線菌酵素　ほうせんきんこうそ

放线菌噬菌体　アクチノファージ　actinophage

放线菌素　アクチノマイシン　actinomycin

放线菌素C　アクチノマイシンC　actinomycin C

放线菌素D　アクチノマイシンD　actinomycin D

放线菌体素　アクチノミコチン　actinomycotin

放线菌酮　アクチジオン　actidione

放线菌性骨髓炎　放線菌性骨髄炎　ほうせんきんせいこつずいえん

放线菌性食管炎　放線菌性食道炎　ほうせんきんせいしょくどうえん

放线菌肿　放線菌腫　ほうせんきんしゅ

放线噻唑酸　アクチチアジン酸　actithiazinさん

放血 瀉血 しゃけつ
放血刀 瀉血刀 しゃけつとう
放血术 瀉血術 しゃけつじゅつ
放血者 瀉血〔医〕師 しゃけつ〔い〕し
放血针 瀉血針 しゃけつしん
放逸短沟蜷 カワニナ

FEI 飞非菲蜚肥腓斐蜚吠肺废沸费痱镄

fēi 飞非菲蜚

飞船生态系统 宇宙船生態系 うちゅうせんせいたいけい
飞点扫描器 フライング スポット スキャ〔ン〕ナ flying spots canner
飞箭音 ギー音 ギーおん
飞沫 しぶき
飞沫传播 しぶき伝搬 しぶきでんぱん
飞沫传染 しぶき感染 しぶきかんせん
飞沫核 しぶき核 しぶきかく
飞蚊症 飛蚊症 ひぶんしょう
飞行保健 飛行ヘルスケア,飛行健康管理 ひこうhealthcare,ひこうけんこうかんり
飞行错觉 飛行錯覚 ひこうさっさく
飞行护士 飛行看護婦 ひこうかんごふ
飞行恐怖 飛行恐怖〔症〕 ひこうきょうふ〔しょう〕
飞行疲劳 航空疲労 こうくうひろう
飞行事故 飛行事故 ひこうじこ
飞行员精神衰弱 航空無力症 こうくうむりょくしょう
飞行员疲劳 飛行士疲労 ひこうしひろう
飞行〔员〕神经官(机)能病 航空神経症 こうくうしんけいしょう
飞行员眩晕 飛行士眩暈 ひこうしめまい
飞燕草苷 デルフィン delphin
飞燕草碱 デルフィニン delphinine
飞燕草灵碱 デルソリン delsoline
飞燕草素 デルフィニジン delphinidin
非阿片类镇痛药(剂) 非アヘン性鎮痛剤 ひアヘンせいちんつうざい
非氨基氮 非アミノ窒素 ひaminoちっそ
非巴比妥类催眠药 非バルビツール系催眠剤 ひbarbiturけいさいみんざい
非白血病性白血病 非白血病性白血病 ひはっけつびょうせいはっけつびょぅ
非白血病性淋巴组织增生 非白血病性リンパ節症 ひはっけつびょうせいlymphせつしょう
非瘢痕性睑外翻矫正术 非瘢痕性眼瞼外反矯正術 ひはんこんせいがんけんがいはんきょうせいじゅつ
非板层骨 網状骨質 もうじょうこっしつ
非暴力死 非暴力死 ひぼうりょくし
非必需氨基酸 非必須アミノ酸 ひひっすaminoさん
非必需脂肪酸 非必須脂肪酸 ひひっすしぼうさん
非必需元素 非必須元素 ひひっすげんそ
非标记抗原 非標識抗原 ひひょうしきこうげん
非病原菌 非病原菌 ひびょうげんきん
非参数法 ノンパラメトリック法 non-parametricほう
非参数检验 ノンパラメトリック検定 non-parametricけんてい
非参数统计 ノンパラメトリック統計 non-parametricとうけい
非产气细菌 非気体産生菌 ひきたいさんせいきん
非产色菌 非発色菌 ひはっしょくきん
非肠道接种 非経口接種,腸管外接種 ひけいこうせっしゅ,ちょうかんがいせっしゅ
非常〔光〕波 異常波 いじょうは
非常光线 異常光線 いじょうこうせん
非常折射率 非常屈折率 ひじょうくっせつりつ
非抽搐性电刺激治疗 非痙攣性電気刺激治療 ひけいれんせいでんきしげきちりょう
非除极化型肌松药 非脱分極性筋肉弛緩剤 ひだつぶんきょくせいきんにくしかんざい
非穿壁性心肌梗死(塞) 非貫壁性心筋梗塞 ひかんへきせいしんきんこうそく
非穿通性巩膜伤 非穿孔性強膜創 ひせんこうせいきょうまくそう
非穿通性眼外伤 非穿(貫)通性眼球外傷 ひせん(かん)つうせいがんきゅうがいしょう
非传染病 非伝染病 ひでんせんびょう
非催化氢化 無触媒水素添加 むしょくばいすいそてんか
非代偿性碱中毒 非代償性アルカローシス ひだいしょうせいalkalosis
非代偿性酸中毒 非代償性酸性症,非代償性アシドーシス ひだいしょうせいさんせいしょう,ひだいしょうせいacidosis
非蛋白氮 非蛋白性窒素,残余窒素 ひたんぱくせいちっそ,ざんよちっそ
非蛋白氮测定 非蛋白窒素定量 ひたんぱくちっそていりょう
非蛋白〔质〕呼吸商 非蛋白呼吸商 ひたんぱくこきゅうしょう
非氮性肝性昏迷 非窒素性肝性昏睡 ひちっそせいかんせいこんすい
非导体 不導体 ふどうたい
非等位基因 非対立遺伝子 ひたいりついでんし
非典型 異型,非定型 いけい,ひていけい
非典型白血病 異型白血病,非定型白血病 いけいはっけつびょう,ひていけいはっけつびょう
非典型病例 異型症例,非定型症例 いけいしょうれい,ひていけいしょうれい
非典型癫痫小发作 異型〔てんかん〕小発作,非定型〔てんかん〕小発作 いけい〔てんかん〕しょうほっさ,ひていけい〔てんかん〕しょうほっさ
非典型分支杆菌 異型ミコバクテリア,非定型ミコバクテリア いけいMycobacteria,ひていけいMycobacteria
非典型分支杆菌病 異型ミコバクテリア症,非定型ミコバクテリア症 いけいMycobacteriaしょう,ひていけいMycobacteriaしょう
非典型回归热 異型回帰熱,非定型回帰熱 いけいかいきねつ,ひていけいかいきねつ
非典型结核 異型結核〔症〕,非定型結核〔症〕 いけいけっかく〔しょう〕,ひていけいけっかく〔しょう〕
非典型精神病 異型精神病,非定型精神病 いけいせいしんびょう,ひていけいせいしんびょう
非典型抗体 異型抗体,非定型抗体 いけいこうたい,ひていけいこうたい
非典型面神经痛 異型顔面神経痛,非定型顔面神経痛 いけいがんめんしんけいつう,ひていけいがんめんしんけいつう
非典型溺死 異型溺死,非定型溺死 いけいできし,ひてい

非典型位缄死 異型緘頸,非定型緘頸 いけいいけい,ひて
いけいいけい

非典型型 異型型,非定型型 いけいがた,ひていけいがた

非典型〔性〕肺炎 異型肺炎,非定型〔性〕肺炎 いけいはい
えん,ひていけい〔せい〕はいえん

非典型〔性〕三叉神经痛 異型三叉神経痛,非定型〔性〕三叉
神経痛 いけいさんさしんけいつう,ひていけい〔せい〕
さんさしんけいつう

非典型〔性〕纤维黄色瘤 異型線維黄色腫,非定型〔性〕線維
黄色腫 いけいせんいおうしょくしゅ,ひていけい〔せい〕
せんいおうしょくしゅ

非典型性谵妄 異型譫妄,非定型〔性〕譫妄 いけいせんぼ
う,ひていけい〔せい〕せんぼう

非典型疣状心内膜炎 異型疣贅性心内膜炎,非定型疣贅性
心内膜炎 いけいゆうぜいせいしんないまくえん,ひて
いけいゆうぜいせいしんないまくえん

非典型增生 異型増殖,非定型増殖 いけいぞうしょく,ひ
ていけいぞうしょく

非电磁分子 非電磁分子 ひでんじぶんし

非电解质 非電解質 ひでんかいしつ

非电解质溶液 非電解質溶液 ひでんかいしつようえき

非电离辐射 非イオン化輻射 ひionかふくしゃ

非丁 フィチン phytin

非定态 非定常状態 ひていじょうじょうたい

非毒性甲状腺腺瘤 無毒性甲状腺腺腫 むどくせいこう
じょうせんせんしゅ

非毒性结节性甲状腺肿 無毒性結節性甲状腺腫 むどくせ
いけっせつせいこうじょうせんしゅ

非对称 非対称性 ひたいしょうせい

非对称点 非対称点 ひたいしょうてん

非对称性间隔肥厚(大) 非対称性中隔肥大 ひたいしょう
せいちゅうかくひだい

非对称性联胎 異種結合体 いしゅけつごうたい

非对映异构体(物) ジアステレオマー diastereomer

非发作性 非発作性 ひほっさせい

非法定药 局方外薬 きょくほうがいやく

非法堕胎(流产) 犯罪流産(堕胎) はんざいりゅうざん(だ
たい)

非感觉性共济失调 非感覚性運動失調 ひかんかくせいう
んどうしっちょう

非感染性发热 非感染性熱 ひかんせんせいねつ

非感染性腹泻 非感染性下痢 ひかんせんせいげり

非感染性惊厥 非感染性痙攣 ひかんせんせいけいれん

非感染性心内膜炎 非感染性心内膜炎 ひかんせんせいし
んないまくえん

非给予体化合物 非供与体化合物 ひきょうよたいかごう
ぶつ

非给予体溶剂 非供与体溶剤 ひきょうよたいようざい

非给予体溶质 非供与体溶質 ひきょうよたいようしつ

非梗阻性肥厚性心肌病 非閉塞性肥大性心筋症 ひへいそ
くせいひだいせいしんきんしょう

非梗阻性黄疸 非閉塞性黄疸 ひへいそくせいおうだん

非工作侧 非作業側 ひさぎょうがわ

非功能侧 非機能側 ひきのうがわ

非功能性结节 非機能性結節 ひきのうせいけっせつ

非功能性抗原 非機能性抗原 ひきのうせいこうげん

非共价键 非共有結合 ひきょうゆうけつごう

非共生固氮〔作用〕 非共生窒素固定 ひきょうせいちっそ
こてい

非共同性斜视 非共同〔性〕斜視 ひきょうどう〔せい〕しゃ
し

非共享电子对 非共有電子対 ひきょうゆうでんしつい

非骨化性纤维瘤 非骨化性線維腫 ひこっかせいせんい
しゅ

非过敏性血清 非アレルギー性血清 ひAllergieせいけっせ
い

非合成培养基 非合成培地 ひごうせいばいち

非黑色素性黑素瘤 メラニン欠乏性黒色腫 melaninけつぼ
うせいこくしょくしゅ

非红细胞减少性贫血 陰性貧血 いんせいひんけつ

非化脓性间质性肺炎 非化膿性間質性肺炎 ひかのうせい
かんしつせいはいえん

非化脓性肋软骨炎 非化膿性肋軟骨炎 ひかのうせいろく
なんこつえん

非化脓性淋巴结炎 非化膿性リンパ節炎 ひかのうせい
lymphせつえん

非化脓性炎 非化膿性炎症 ひかのうせいえんしょう

非化脓性中耳炎 非化膿性中耳炎 ひかのうせいちゅうじ
えん

非还原糖 非還元糖 ひかんげんとう

非环式磷酸化反应 非環式リン酸化反応 ひかんしきリン
さんかはんのう

非挥发性毒物 不揮発性毒物 ふきはつせいどくぶつ

非挥发性酸 不揮発性酸 ふきはつせいさん

非混合性传染 非混合性感染 ひこんごうせいかんせん

非活动汗腺 非活動性汗腺 ひかつどうせいかんせん

非活动期 非活動期 ひかつどうき

非活动性 ①非活動〔性〕②不活性 ①ひかつどう〔せい〕②
ふかっせい

非活动性染色质 不活性染色質 ふかっせいせんしょくし
つ

非活体酶 非生体酵素 ひせいたいこうそ

非活性碳原子羟化 不活性炭素原子水酸化 ふかっせいた
んそげんしすいさんか

非活性型受体 不活性型受容体 ふかっせいじゅようたい

非基因变异 非遺伝子変異 ひいでんしへんい

非激发态 非励起状態 ひれいきじょうたい

非激活状态 不活化状態 ふかっかじょうたい

非极性分子 無極性分子 むきょくせいぶんし

非极性化合物 非極性化合物 ひきょくせいかごうぶつ

非极性基〔团〕 無極性原子団 むきょくせいげんしだん

非极性键 無極性結合 むきょくせいけつごう

非极性溶媒(剂) 非極性溶媒 ひきょくせいようばい

非极性双键 無極性二重結合 むきょくせいにじゅうけつ
ごう

非极性液体 非極性液体 ひきょくせいえきたい

非己抗原 非自己抗原 ひじここうげん

非寄生虫病 非寄生虫病 ひきせいちゅうびょう

非甲非乙型肝炎 非 A 非 B 型肝炎 ひAひBがたかんえん

非键轨道 非結合軌道 ひけつごうきどう

非键轨函数 非結合軌道関数 ひけつごうきどうかんすう

非交换〔性〕钠 非交換性ナトリウム ひこうかんせい
natrium

非角化性磷状细胞癌 非角化性扁平上皮癌 ひかっかせい
へんぺいじょうひがん

非接触传染　非接触伝染　ひせっしょくでんせん
非接合子　非接合〔胞〕子　ひせつごう〔ほう〕し
非金属　非金属　ひきんぞく
非金属冠　非金属歯冠　ひきんぞくしかん
非金属元素　非金属元素　ひきんぞくげんそ
非浸润性突眼症　非浸潤性眼球突出症　ひしんじゅんせいがんきゅうとっしゅつしょう
非经典碳正离子　非古典的カルボニウム イオン　ひこてんてきcarbonium ion
非晶形磷酸盐　非晶形リン酸塩　ひしょうけいリンさんえん
非晶形尿酸盐　非晶形尿酸塩　ひしょうけいにょうさんえん
非晶性磷　非晶形リン　ひしょうけいリン
非晶性血红蛋白　非晶形ヘモグロビン　ひしょうけいhemoglobin
非竞争性抑制　非競合阻害（抑制）　ひきょうごうそがい（よくせい）
非痉挛性癫痫替代症综合征　非痙攣性てんかん代理症症候群　ひけいれんせいてんかんだいりしょうしょうこうぐん
非均相　不均一相,多相　ふきんいつそう,たそう
非均相催化　不均一相触媒作用　ふきんいつそうしょくばいさよう
非均相反应　不均一相反応,多相反応　ふきんいつそうはんのう,たそうはんのう
非均相体系　多相系　たそうけい
非均匀温度差电效应　不均一熱電流効果　ふきんいつねつでんりゅうこうか
非均匀性　不均一性　ふきんいつせい
非开放性肺结核　閉鎖性肺結核〔症〕　へいさせいはいけっかく〔しょう〕
非颗粒型内质网　無顆粒小胞体　むかりゅうしょうほうたい
非劳力型心绞痛　非労作狭心症　ひろうさくきょうしんしょう
非类脂组织细胞增多〔症〕　非脂質性組織球増殖〔症〕　ひしつせいそしききゅうぞうしょく〔しょう〕
非离子反应　非イオン〔性〕反応　ひion〔せい〕はんのう
非离子型化合物　非イオン〔性〕化合物　ひion〔せい〕かごうぶつ
非理想气体　非理想気体　ひりそうきたい
非链球菌性肾炎　非連鎖球菌性腎〔臓〕炎　ひれんさきゅうきんせいじん〔ぞう〕えん
非临界部分　非臨界部分　ひりんかいぶぶん
非淋菌性尿道炎　非淋菌性尿道炎　ひりんきんせいにょうどうえん
非瘘性颈动脉海绵状动脉瘤　非瘻性頸動脈海綿状動脈瘤　ひろうせいけいどうみゃくかいめんじょうどうみゃくりゅう
非氯化物　非塩化物　ひえんかぶつ
非逻辑性思维　非論理的思考　ひろんりてきしこう
非膜相结构　非膜性構造　ひまくせいこうぞう
非那根　フェネルガン　phenergan
非那西丁　フェナセチン　phenacetin
非那宗　フェナゾン　phenazone
非那佐辛　フェナゾシン　phenazocine
非尼腊明　フェニラミン　pheniramine

非凝集型抗体　非凝集性抗体　ひぎょうしゅうせいこうたい
非偏振光　非偏光光線　ひへんこうこうせん
非平衡技术　非平衡技術　ひへいこうぎじゅつ
非平衡热力学函数　非平衡熱力学関数　ひへいこうねつりきがくかんすう
非平衡状态　非平衡状態　ひへいこうじょうたい
非破坏性分析　非破壊性分析　ひはかいせいぶんせき
非器质性病变　非器質性病変　ひきしつせいびょうへん
非器质性精神病　非器質性精神病　ひきしつせいせいしんびょう
非器质性杂音　非器質性雑音,機能性雑音　ひきしつせいざつおん,きのうせいざつおん
非球面透镜　非球面レンズ　ひきゅうめんlens
非球形红细胞性溶血性贫血　非球状赤血球性溶血性貧血　ひきゅうじょうせっけっきゅうようけつせいひんけつ
非去极化剂　非脱分極性薬　ひだつぶんきょくせいやく
非染色体性遗传　染色体外遺伝　せんしょくたいがいいでん
非染色质　不染色質　ふせんしょくしつ
非热带性口炎性腹泻　非熱帯性スプルー　ひねったいせいsprue
非绒毛膜促性腺激素　非絨毛膜ゴナドトロピン　ひじゅうもうまくgonadotropin
非溶血系统　非溶血系　ひようけつけい
非溶血性链球菌　非溶血性連鎖球菌　ひようけつせいれんさきゅうきん
非溶血性输血反应　非溶血性輸血反応　ひようけつせいゆけつはんのう
非色谱法鉴定　非クロマト〔グラフィー〕鑑定　ひchromatographyかんてい
非上皮细胞肿瘤　非上皮細胞腫瘍　ひじょうひさいぼうしゅよう
非少尿型肾机能不全　非乏尿性腎〔機能〕不全　ひぼうにょうせいじん〔きのう〕ふぜん
非渗透性　不透過性,不浸透性　ふとうかせい,ふしんとうせい
非生理性致活因子　非生理性活性化因子,非生理性賦活因子　ひせいりせいかっせいかいんし,ひせいりせいふかついんし
非生物　無生物　むせいぶつ
非适应性进化　非適応性進化　ひてきおうせいしんか
非适应性退化　非適応性退化　ひてきおうせいたいか
非适应性行为　非適応性行為　ひてきおうせいこうい
非嗜铬性副神经节　非クローム親和性傍〔神経〕節　ひchromしんわせいぼう〔しんけい〕せつ
非嗜铬性副神经节瘤　非クローム親和性傍神経節腫　ひchromしんわせいぼうしんけいせつしゅ
非嗜银性类癌　非嗜銀性カルチノイド　ひしぎんせいcarcinoid
非手术疗法　非手術療法　ひしゅじゅつりょうほう
非水催化热滴定　非水カタリティック熱滴定　ひすいcatalyticねつてきてい
非水滴定〔法〕　非水滴定〔法〕　ひすいてきてい〔ほう〕
非水介质　非水媒質　ひすいばいしつ
非水溶剂　非水溶媒　ひすいようばい
非水溶剂滴定法　非水溶媒滴定法　ひすいようばいてきていほう

非水溶液　非水溶液　ひすいようえき

非丝虫性鞘膜乳糜囊肿　非系状虫性乳び性睾丸鞘膜（陰嚢）水瘤　ひしじょうちゅうせいにゅうびせいこうがんしょうまく（いんのう）すいりゅう

非随机性损害　非無作為損害　ひむさくいそんがい

非损伤性检查　非損傷性検査　ひそんしょうせいけんさ

非弹性散射　非弾性散乱　ひだんせいさんらん

非弹性阻力　非弾性抵抗　ひだんせいていこう

非碳酸盐缓冲系　非炭酸塩緩衝系　ひたんさんえんかんしょうけい

非糖物　非糖　ひとう

非特殊刺激　非特異性刺激　ひとくいせいしげき

非特殊性抵抗力　非特異性抵抗力　ひとくいせいていこうりょく

非特殊性口炎　非特異性口内炎　ひとくせいこうないえん

非特异蛋白质疗法　非特異性蛋白〔質〕療法　ひとくいせいたんぱく〔しつ〕りょうほう

非特异疗法　非特異療法　ひとくいりょうほう

非特异投射系统　非特異投射系　ひとくいとうしゃけい

非特异系统　非特異系　ひとくいけい

非特异性刺激疗法　非特異性刺激療法　ひとくいせいしげきりょうほう

非特异性蛋白　非特異性蛋白〔質〕　ひとくいせいたんぱく〔しつ〕

非特异性动脉炎　非特異性動脈炎　ひとくいせいどうみゃくえん

非特异性反应　非特異性反応　ひとくいせいはんのう

非特异性附睾丸炎　非特異性副睾丸炎　ひとくいせいふくこうがんえん

非特异性感染　非特異性感染　ひとくいせいかんせん

非特异性睾丸炎　非特異性睾丸炎　ひとくいせいこうがんえん

非特异性关节炎　非特異性関節炎　ひとくいせいかんせつえん

非特异性喉炎　非特異性喉頭炎　ひとくいせいこうとうえん

非特异性间质性肾炎　非特異性間質性腎炎　ひとくいせいかんしつせいじんえん

非特异性结核菌素反应　非特異性ツベルクリン反応　ひとくいせいtuberculinはんのう

非特异性溃疡性结肠炎　非特異性潰瘍性結腸炎　ひとくいせいかいようせいけっちょうえん

非特异性淋巴结增大　非特異性リンパ節腫脹　ひとくいせいlymphせつしゅちょう

非特异性免疫　非特異性免疫　ひとくいせいめんえき

非特异性免疫刺激物　非特異性免疫刺激物　ひとくいせいめんえきしげきぶつ

非异性免疫应答　非特異性免疫応答　ひとくいせいめんえきおうとう

非特异性尿道炎　非特異性尿道炎　ひとくいせいにょうどうえん

非特异性前列腺炎　非特異性前立腺炎　ひとくいせいぜんりつせんえん

非特异性溶素　非特異性溶解素　ひとくいせいようかいそ

非特异性肉芽肿　非特異性肉芽腫　ひとくいせいにくがしゅ

非特异性上行激动系统　非特異性上行活性系　ひとくいせいじょうこうかっせいけい

非特异性效应　非特異性効果　ひとくいせいこうか

非特异性心包炎　非特異性心膜炎　ひとくいせいしんまくえん

非特异性炎症　非特異性炎症　ひとくいせいえんしょう

非特异性炎症性脊椎病　非特異炎症性脊椎症　ひとくいえんしょうせいせきついしょう

非特异性因子　非特異性因子　ひといせいいいんし

非特异性荧光　非特異性蛍光　ひとくいせいけいこう

非特异性症状　非特異性症状　ひとくいせいしょうじょう

非特异性支气管哮喘　非特異性気管支喘息　ひとくいせいきかんしぜんそく

非特异性脂酶染色　非特異性リパーゼ染色　ひとくいせいlipaseせんしょく

非特异性主动免疫　非特異性能動免疫　ひとくいせいのうどうめんえき

非特异性作用　非特異性作用　ひとくいせいさよう

非特征性症状　不定症状　ふていしょうじょう

非条件朝向反射　無条件指向（定位）反射，無条件探索反射　むじょうけんしこう（ていい）はんしゃ，むじょうけんたんさくはんしゃ

非条件刺激〔物〕　無条件刺激〔物〕　むじょうけんしげき〔ぶつ〕

非条件反射　無条件反射　むじょうけんはんしゃ

非条件反应　無条件反応　むじょうけんはんのう

非条件防御反射　無条件防御反射　むじょうけんぼうぎょはんしゃ

非条件复合反射　無条件複合反射　むじょうけんふくごうはんしゃ

非条件联系　無条件連結　むじょうけんれんけつ

非条件食物反射　無条件摂食反射　むじょうけんせっしょくはんしゃ

非条件酸反射　無条件酸反射　むじょうけんさんはんしゃ

非条件抑制　無条件抑制　むじょうけんよくせい

非同步化　不同期（調）化　ふどうき（ちょう）か

非同步型起搏器　不同調ペースメーカ　ふどうちょうpacemaker

非同步型去颤器　不同調細動除去器　ふどうちょうさいどうじょきょき

非同步性心脏电复律　不同調電気的除細動　ふどうちょうでんきてきじょさいどう

非同源染色体　非同類体染色体　ひどうるいたいせんしょくたい

非酮性高甘氨酸血症　非ケトン性高グリシン血症　ひketoneせいこうglycineけっしょう

非酮症性高渗性糖尿病昏迷　非ケトン性高浸透圧糖尿病性昏睡　ひketoneこうしんとうあつとうにょうびょうせいこんすい

非透壁性心肌梗塞　非貫壁性心筋梗塞　ひかんへきせいしんきんこうそく

非脱脂棉塞　非脱脂棉栓　ひだっしめんせん

非外伤性环枢椎脱位　特発性環軸脱臼　とくはつせいかんじくだっきゅう

非外伤性腱破裂　非外傷性腱破裂　ひがいしょうせいけんはれつ

非外伤性膀胱破裂　非外傷性膀胱破裂　ひがいしょうせいぼうこうはれつ

非稳态　非定常状態　ひていじょうじょうたい

非卧床腹膜透析术　連続外來〔通院〕腹膜透析術　れんぞく

がいらい〔つういん〕ふくまくとうせきじゅつ

非吸收性缝线 非吸収性縫合線 ひきゅうしゅうせいほうごうせん

非系统性妄想 非系統的妄想 ひけいとうてきもうそう

非细胞型微生物 非細胞性微生物 ひさいぼうせいびせいぶつ

非细菌性膀胱炎 非細菌性膀胱炎 ひさいきんせいぼうこうえん

非细菌性血栓性心内膜炎 非細菌性血栓性心内膜炎 ひさいきんせいけっせんせいしんないまくえん

非细菌性咽炎 非細菌性咽頭炎 ひさいきんせいいんとうえん

非细菌性赘疣状心内膜炎 非細菌性疣贅状心内膜炎 ひさいきんせいゆうぜいじょうしんないまくえん

非现实感 非現実感 ひげんじつかん

非线粒体生物氧化系 非粒体生物学的酸化系 ひしりゅうたいせいぶつがくてきさんかけい

非线性动力学 非線性動力学 ひせんせいどうりきがく

非线性回归 非線性回帰 ひせんせいかいき

非线性回归分析 非線性回帰分析 ひせんせいかいきぶんせき

非腺性毛 非腺性毛 ひせんせいもう

非胸腺依赖性抗原 非胸腺依存性抗原 ひきょうせんいぞんせいこうげん

非胸腺依赖性细胞 非胸腺依存性細胞 ひきょうせんいぞんせいさいぼう

非许可性宿主 非許容性宿主 ひきょようせいしゅくしゅ

非选择溶剂 非選択性溶剤 ひせんたくせいようざい

非选择性蛋白尿 非選択性蛋白尿〔症〕 ひせんたくせいたんぱくにょう〔しょう〕

非血蛋白类 非血蛋白〔質〕類 ひけつたんぱく〔しつ〕るい

非血红素铁 非ヘム鉄 ひhemeてつ

非血糖过高性糖尿 非高血糖性糖尿 ひこうけっとうせいとうにょう

非压凹性水肿 非陥凹性水腫 ひかんおうせいすいしゅ

非炎性静脉病 非炎症性静脈症 ひえんしょうせいじょうみゃくしょう

非炎性阑尾病 非炎症性虫垂症 ひえんしょうせいちゅうすいしょう

非炎性水肿 非炎症性水腫 ひえんしょうせいすいしゅ

非炎性心肌病 非炎症性心筋症 ひえんしょうせいしんきんしょう

非炎症性积液 非炎症性水症 ひえんしょうせいすいしょう

非氧化脱氨基作用 非酸化脱アミノ作用 ひさんかだつaminoさよう

非胰腺性糖尿病 非膵性糖尿病 ひすいせいとうにょうびょう

非异构性 非異性,非イソメリズム ひいせい,ひisomerism

非意识选择 無意識選択 むいしきせんたく

非癌性药物滥用 非依存性薬物乱用 ひいぞんせいやくぶつらんよう

非荧光辐射跃迁 非蛍光輻射遷移 ひけいこうふくしゃせんい

非营养性吞噬作用 非栄養性食〔菌〕作用 ひえいようせいしょく〔きん〕さよう

非优势半球 非優性脳半球 ひゆうせいのうはんきゅう

非真实感 非真実感 ひしんじつかん

非阵发性房性心动过速 非発作性心房頻拍 ひほっきせいしんぼうひんぱく

非阵发性交界性心动过速 非発作性境界性頻拍 ひほっきせいきょうかいせいひんぱく

非阵发性室性心动过速 非発作性心室性頻拍 ひほっさせいしんしつせいひんぱく

非整倍体 異数倍数体 いすうばいすうたい

非整倍性 異数性 いすうせい

非正视眼 非正視,屈折異常〔症〕 ひせいし,くっせついじょう〔しょう〕

非正中拾 偏心咬合 へんしんこうごう

非正中拾关系 偏心咬合関係 へんしんこうごうかんけい

非直线相关 非直線相関 ひちょくせんそうかん

非指压性水肿 非陥凹性水腫 ひかんおうせいすいしゅ

非酯化脂肪酸 非エステル化脂肪酸 ひesterかしぼうさん

非酯型高胆红素血症 非エステル型ビリルビン過剰血〔症〕,非エステル型高ビリルビン血〔症〕 ひesterかたbilirubinかじょうけつ〔しょう〕,ひesterかたこうbilirubinけつ〔しょう〕

非致命伤 非致死外傷 ひちしがいしょう

非中心分布 非中心性分布 ひちゅうしんせいぶんぷ

非中毒性结节 非中毒性結節 ひちゅうどくせいけっせつ

非周期性 無周期性 むしゅうきせい

非洲防己 コロンボ colombo

非洲防己碱 コロンバミン columbamine

非洲防己苦素 コロンビン columbin

非洲弓浆虫 アフリカ トキソプラスマ Africa Toxoplasma

非洲昏睡(睡眠)病 アフリカ嗜(睡)眠病 Africaし(すい)みんびょう

非洲淋巴瘤 アフリカリンパ腫 Africa lymphしゅ

非洲淋巴瘤病毒 エプスタイン・バー ウイルス,E Bウイルス Epstein-Barr virus,EBvirus

非洲罗得西亚热 ローデシアダニ熱 Rhodesiaダニねつ

非洲脑膜炎 アフリカ脳膜炎 Africaのうまくえん

非洲蜱传热 アフリカダニ熱 Africa ダニねつ

非洲绦虫 アフリカ条虫 Africaじょうちゅう

非洲性病 アサブ asab

非洲眼线虫 ロア系状虫 loaしじょうちゅう

非洲锥虫病 アフリカ トリパノソーマ症 Africa trypanosomaしょう

非赘生性囊肿 非新生物性囊胞 ひしんせいぶつせいのうほう

非姉妹染色单体 非姉妹染色分体 ひしまいせんしょくぶんたい

非紫绀型先天性心血管病 無チアノーゼ性先天性心〔臓〕血管疾患 むZyanoseせいせんてんせいしん〔ぞう〕けっかんしっかん

非紫绀型先天性心脏病 無チアノーゼ性先天性心臓病 むZyanoseせいせんてんせいしんぞうびょう

非自律性细胞 非自律性細胞 ひじりつせいさいぼう

非自然死 非自然死 ひしぜんし

非自体免疫性溶血性贫血 非自己免疫性溶血性貧血 ひじこめんえきせいようけつせいひんけつ

非阻塞性黄胆 非閉塞性黄疸 ひへいそくせいおうだん

非组蛋白蛋白质 非ヒストン蛋白〔質〕 ひhistoneたんぱく〔しつ〕

非组蛋白性染色体蛋白质 非ヒストン染色体蛋白〔質〕 ひ

histoneせんしょくたいたんぱく〔しつ〕

非 组蛋白性酸性蛋白质　非ヒストン酸性蛋白〔質〕　ひhistoneさんせいたんぱく〔しつ〕

菲布林格氏法　フュールブリンゲル法　Furbringerほう

菲布林格氏征　フュールブリンゲル徴候　Furbringerちょうこう

菲德勒氏心肌炎　フィードレル心筋炎　Fiedlerしんきんえん

非-多二氏法　フィシュバーグ・ドリン法　Fishberg-Dolinほう

菲尔德氏染色法　フィールド染色法　Fieldせんしょくほう

菲环　フェナントレン環　phenanthreneかん

菲加里氏血抗毒素　フィガリ血液抗毒素　Figariけつえきこうどくそ

菲克尔氏反应　フィッケル反応　Fickerはんのう

菲克氏扩散定律　フィック拡散法則　Fickかくさんほうそく

菲醌　フェナントレンキノーン　phenanthrenequinone

菲勒本氏法　フェレボン法　Füllebornほう

菲勒通氏征　フーレルトン徴候　Fullertonちょうこう

菲利普森氏反射　フィリップソン反射　Philipsonはんしゃ

菲利普氏淋巴结　フィリップ腺　Philipせん

菲律宾按蚊　フィリピン アノフェレス　Philippine anopheles

菲伦氏试验　フィロン試験　Fearonしけん

菲洛散　フィロサン　phyllosan

非-迈二氏法　フィフナー・マイヤース法　Pfiffner-Myersほう

菲尼科夫氏〔疗〕法　フィニコッフ療法　Finikoffりょうほう

菲斯特内氏病　フィルストネル病　Furstnerびょう

菲希伯格氏法　フィシュバーグ法　Fishbergほう

菲兹综合征　フィッツ症候群　Fitzしょうこうぐん

鲱精蛋白　クルペイン　clupeine

féi　肥腓

肥-阿二氏病　ウィダール・アブラミ病　Widal-Abramiびょう

肥达氏反应　ウイダール反応　Widalはんのう

肥达氏红细胞破坏危象试验　ウィダール血液〔異変〕発症試験,ウィダール血球崩壊発症試験　Widalけつえき〔いへん〕はっしょうしけん,Widalけっきゅうほうかいはっしょうしけん

肥达氏综合征　ウィダール症候群　Widalしょうこうぐん

肥大　肥大　ひだい

肥大软骨细胞　肥大軟骨細胞　ひだいなんこつさいぼう

肥大上皮细胞　肥大上皮細胞　ひだいじょうひさいぼう

肥大舌　肥大舌　ひだいぜつ

肥大双球菌　短大双球菌　たんだいそうきゅうきん

肥大细胞　肥満細胞　ひまんさいぼう

肥大细胞病　肥満細胞症　ひまんさいぼうしょう

肥大细胞恶性网状细胞增多　悪性肥満細胞細網症　あくせいひまんさいぼうさいもうしょう

肥大细胞瘤　肥満細胞腫　ひまんさいぼうしゅ

肥大性扁平苔癣　肥大性扁平苔癬　ひだいせいへんぺいたいせん

肥大性唇炎　肥大性口唇炎　ひだいせいこうしんえん

肥大性肺气肿　肥大性〔肺〕気腫　ひだいせい〔はい〕きしゅ

肥大性肺性骨关节病　肥大性肺性骨関節症　ひだいせいはいせいこつかんせつしょう

肥大性肝硬变　肥大性肝硬変　ひだいせいかんこうへん

肥大性骨关节病　肥大性骨関節症　ひだいせいこつかんせ

つしょう

肥大性关节炎　肥厚性関節炎　ひこうせいかんせつえん

肥大性喉炎　肥大性喉頭炎　ひだいせいこうとうえん

肥大性湿疹　増殖性湿疹　ぞうしょくせいしっしん

肥大性苔癣　肥大性苔癬　ひだいせいたいせん

肥大性血管瘤　肥大性血管腫　びだいせいけっかんしゅ

肥大性龈炎　肥厚性歯肉炎　ひこうせいしにくえん

肥大性硬脊膜炎　肥厚性硬〔髄〕膜炎　ひこうせいこう〔ずい〕まくえん

肥短型　肥満型　ひまんがた

肥厚　肥厚　ひこう

肥厚型瘢痕　肥厚性瘢痕　ひこうせいはんこん

肥厚型心肌病　肥大性心筋症　ひだいせいしんきんしょう

肥厚性鼻炎　肥厚性鼻炎　ひこうせいびえん

肥厚性痤疮　肥大性痤瘡　ひだいせいざそう

肥厚性腹膜炎　肥厚性腹膜炎　ひこうせいふくまくえん

肥厚性梗阻型心肌病　肥大性閉塞性心筋症　ひだいせいへいそくせいしんきんしょう

肥厚性梗阻型原发性心肌病　肥大性閉塞性原発〔性〕心筋症　ひだいせいへいそくせいげんはつ〔せい〕しんきんしょう

肥厚性骨膜病　肥厚性骨膜症　ひこうせいこつまくしょう

肥厚性骨膜炎　肥厚性骨膜炎　ひこうせいこつまくえん

肥厚性颈部硬脊膜炎　肥厚性頸部硬〔髄〕膜炎　ひこうせいけいぶこう〔ずい〕まくえん

肥厚性酒渣鼻　肥厚性酒皶〔鼻〕　ひこうせいしゅさ〔び〕

肥厚性盆腔腹膜炎　肥厚性骨盤腹膜炎　ひこうせいこつばんふくまくえん

肥厚性鞘膜炎　肥厚性鞘膜炎　ひこうせいしょうまくえん

肥厚性输卵管卵巢炎　肥厚性卵管卵巣炎　ひこうせいらんかんらんそうえん

肥厚性输卵管炎　肥厚性卵管炎　ひこうせいらんかんえん

肥厚性胃炎　肥厚性胃炎　ひこうせいいえん

肥厚性胸膜炎　肥厚性胸膜炎　ひこうせいきょうまくえん

肥厚性阴道炎　肥厚性膣炎　ひこうせいちつえん

肥满体型　肥満体型　ひまんたいけい

肥胖　ふとり,肥満　ひまん

肥胖病(症)　肥満症,ふとり症　ひまんしょう,ふとりしょう

肥胖病学　肥満学　ひまんがく

肥胖病饮食　肥満症食　ひまんしょうしょく

肥胖过度　肥満過度,脂肪過剰症　ひまんかど,しぼうかじょうしょう

肥胖倾向　肥満傾向　ひまんけいこう

肥胖性呼吸困难　肥満性呼吸困難　ひまんせいこきゅうこんなん

肥胖性生殖器退化　脂肪性性器ジストロフィ,脂肪性性器異栄養症　しぼうせいせいきdystrophy,しぼうせいせいきいえいようしょう

肥胖性糖尿病　肥満性糖尿病　ひまんせいとうにょうびょう

肥胖性萎黄病　肥満性萎黄病　ひまんせいいおうびょう

肥胖性心脏病　肥満性心臓病　ひまんせいしんぞうびょう

肥胖性营养不良　肥満性栄養不良　ひまんせいえいようふりょう

肥胖指数　肥満指数　ひまんしすう

肥酸　アジピン酸　adipinさん

肥皂　石けん　せっけん

肥皂草苷(贰)　サポナリン　saponarin

肥皂草素　サポネチン　saponetin
肥皂粉　石けん粉剤　せっけんふんざい
肥皂剂　石けん剤　せっけんざい
肥皂片　石けん薄片　せっけんはくへん
肥皂溶液　石けん溶液　せっけんようえき
肥皂水灌肠　石けん水灌腸　せっけんすいかんちょう
肥皂液样囊肿　石けん水様嚢腫　せっけんすいようのう
　しゅ
腓侧副切带　膝関節外側側副靭帯　しっかんせつがいそく
　そくふくじんたい
腓侧面　〔脛骨〕外側面　〔けいこつ〕がいそくめん
腓侧缘　〔脛骨〕外側縁　〔けいこつ〕がいそくえん
腓肠　腓腹　ふくらはぎ
腓肠动脉　腓腹動脈　ひふくどうみゃく
腓肠肌　腓腹筋　ひふくきん
腓肠肌痉挛　腓腹筋痙攣　ひふくきんけいれん
腓肠肌内侧头　腓腹筋内側頭　ひふくきんないそくとう
腓肠肌内侧头腱下囊　腓腹筋内側頭腱下包　ひふくきんな
　いそくとうけんかほう
腓肠肌外侧囊　ブロディー粘液嚢　Brodieねんえきのう
腓肠肌外侧头腱下囊　腓腹筋外側頭腱下包　ひふくきんが
　いそくとうけんかほう
腓肠肌压迫试验　ゴルドン反射　Gordonはんしゃ
腓肠内侧皮神经　内側腓腹皮神経　ないそくひふくひしん
　けい
腓肠区　腓腹部　ひふくぶ
腓肠神经　腓腹神経　ひふくしんけい
腓肠外侧皮神经　外側腓腹皮神経　がいそくひふくひしん
　けい
腓侧副切带　外側側副靭帯　がいそくそくふくじんたい
腓动脉　腓骨動脈　ひこつどうみゃく
腓骨　腓骨　ひこつ
腓骨长肌　長腓骨筋　ちょうひこつきん
腓骨长肌腱沟　長腓骨筋腱溝　ちょうひこつきんけんこう
腓骨长肌腱鞘　長腓骨筋腱鞘　ちょうひこつきんけんしょ
　う
腓骨长肌足底腱鞘　長腓骨筋足底腱鞘　ちょうひこつきん
　そくていけんしょう
腓骨第三肌　第三腓骨筋　だいさんひこつきん
腓骨短肌　短腓骨筋　たんひこつきん
腓骨干骨折　腓骨幹骨折　ひこつかんこっせつ
腓骨骨折　腓骨骨折　ひこつこっせつ
腓骨肌腱　腓骨筋腱　ひこつきんけん
腓骨肌腱弹响　腓骨筋腱弾撥音　ひこつきんけんだんぱつ
　おん
腓骨肌腱外伤性脱位　腓骨筋腱外傷性脱臼　ひこつきんけ
　んがいしょうせいだっきゅう
腓骨肌上支持带　上腓骨筋支帯　じょうひこつきんしたい
腓骨肌下支持带　下腓骨筋支帯　かひこつきんしたい
腓骨肌总腱鞘　総腓骨筋腱鞘　そうひこつきんけんしょう
腓骨结构不良　腓骨形成異常　ひこつけいせいいじょう
腓骨颈　腓骨頸　ひこつけい
腓骨颈骨折　腓骨頸骨折　ひこつけいこっせつ
腓骨切除　腓骨切除〔術〕　ひこつせつじょ〔じゅつ〕
腓骨切迹　腓骨切痕　ひこつせっこん
腓骨缺失　腓骨欠如〔症〕　ひこつけつじょ〔しょう〕
腓骨上端骨折　腓骨上端骨折　ひこつじょうたんこっせつ
腓骨体　腓骨体　ひこつたい

腓骨头　腓骨頭　ひこつとう
腓骨头关节面　腓骨頭関節面　ひこつとうかんせつめん
腓骨头后切带　後腓骨頭靭帯　こうひこつとうじんたい
腓骨头尖　腓骨頭尖　ひこつとうせん
腓骨头前切带　前腓骨頭靭帯　ぜんひこつとうじんたい
腓骨下端骨折　ポット骨折　pottこっせつ
腓骨小头　腓骨小頭　ひこつしょうとう
腓骨应力性骨膜炎　応力性腓骨骨膜炎　おうりょくせいひ
　こつこつまくえん
腓骨应力性骨折　応力性腓骨骨折　おうりょくせひこつ
　こっせつ
腓关节面　腓骨関節面　ひこつかんせつめん
腓肌型肌萎缩　腓側筋萎縮　ひそくきんいしゅく
腓静脉　腓骨静脈　ひこつじょうみゃく
腓淋巴结　腓骨リンパ節　ひこつlymphせつ
腓浅神经　浅腓骨神経　せんひこつしんけい
腓深神经　深腓骨神経　しんひこつしんけい
腓神经交通支　腓骨神経交通枝　ひこつしんけいこうつう
　し
腓神经麻痹　腓骨神経麻痺　ひこつしんけいまひ
腓神经现象　腓骨神経現象　ひこつしんけいげんしょう
腓总神经　総腓骨神経　そうひこつしんけい
腓总神经缝〔合〕术　総腓骨神経縫合術　そうひこつしんけ
　いほうごうじゅつ
腓总神经麻痹　総腓骨神経麻痺　そうひこつしんけいまひ
腓总神经损伤　総腓骨神経損傷　そうひこつしんけいそん
　しょう
腓总神经显露法　総腓骨神経露出法　そうひこつしんけい
　ろしゅつほう

斐林氏试剂　フェーリング試薬　Fehlingしやく
蜚蠊科　ゴキブリ科　ゴキブリか
蜚蠊目　ゴキブリ目　ゴキブリもく
蜚蠊〔属〕　ゴキブリ〔属〕　ゴキブリ〔ぞく〕

吠样咳　犬吠咳　けんはいせき
肺　肺　はい
肺阿米巴病　肺アメーバ症　はいamebaしょう
肺阿米巴感染　肺アメーバ感染　はいamebaかんせん
肺阿米巴脓肿　肺アメーバ膿瘍　はいamebaのうよう
肺癌　肺癌　はいがん
肺癌病　肺癌症　はいがんしょう
肺癌根治术　肺癌根治手術　はいがんこんじしゅじゅつ
肺瘢痕癌　肺瘢痕癌　はいはんこんがん
肺包虫病　肺包虫症　はいほうちゅうしょう
肺包虫囊肿　肺包虫嚢胞　はいほうちゅうのうほう
肺包虫囊肿内囊摘除术　肺包虫嚢胞内嚢切除術　はいほう
　ちゅうのうほうないのうせつじょじゅつ
肺孢子虫病　ニューモシステイス症　pneumocystisしょう
肺孢子丝菌病　肺スポロトリクス症　はいsporotrixしょう
肺钡末沉着症　バリウム肺塵症　bariumはいじんしょう
肺鼻疽　肺馬鼻疽　はいばびそ
肺变态反应　肺アレルギー　はいAllergie
肺表面活性物质　肺表面活性物質　はいひょうめんかっせ
　いぶっしつ
肺病学　呼吸器学　こきゅうきがく
肺病治疗法　肺疾病の治療法　はいしっぺいのちりょうほ
　う

肺不张　アテレクターゼ,無気肺　Atelektase,むきはい

肺不张性捻发音　無気肺性捻発音　むきはいせいねんはつおん

肺部放线菌病　肺放線菌症　はいほうせんきんしょう

肺部分切除术　肺〔部分〕切除術　はい〔ぶぶん〕せつじょじゅつ

肺部过多充气　肺過膨脹　はいかぼうちょう

肺部解剖镊　肺部解剖ピンセット　はいぶかいぼうpincette

肺部良性肿瘤　肺の良性腫瘍　はいのりょうせいしゅよう

肺部组织镊　肺部組織ピンセット　はいぶそしきpincette

肺残气量　肺の残気量　はいのざんきりょう

肺肠炎　肺腸炎　はいちょうえん

肺肠炎病毒　肺腸炎ウイルス　はいちょうえんvirus

肺尘〔埃沉着〕病　塵肺症　じんはいしょう

肺尘性纤维变性　塵埃線維症　じんあいせんいしょう

肺尘中毒症　塵埃中毒症　じんあいちゅうどくしょう

肺成熟障碍　肺成熟異常　はいせいじゅくいじょう

肺匙　肺匙　はいひ

肺充血　肺うっ血　はいうっけつ

肺出血　肺出血　はいしゅっけつ

肺出血肾炎综合征　グッドパスチャー症候群　Goodpastureしょうこうぐん

肺出血性梗死(塞)　肺出血性梗塞　はいしゅっけつせいこうそく

肺初发结核　初感染結核症　しょかんせんけっかくしょう

肺穿刺〔术〕　肺穿刺〔術〕　はいせんし〔じゅつ〕

肺吹气法　肺内通気法　はいないつうきほう

肺刺激性毒剂　肺刺激性毒薬　はいしげきせいどくやく

肺丛　肺神経叢　はいしんけいそう

肺挫伤　肺挫傷　はいざしょう

肺错构瘤　肺過誤腫　はいかごしゅ

肺大块萎陷　肺塊状虚脱　はいかいじょうきょだつ

肺大泡　肺大気胞　はいだいきほう

肺大圆形细胞癌　肺大円形細胞癌　はいだいえんけいさいぼうがん

肺底　肺底　はいてい

肺底积液　肺下部液体蓄積　はいかぶえきたいちくせき

肺底结核　肺底結核症　はいていけっかくしょう

肺地丝菌病　肺ゲオトリクム症　はいGeotrichumしょう

肺淀粉样变性　肺アミロイド症,肺類殿粉症　はいamyloidしょう,はいるいでんぷんしょう

肺淀粉样瘤　肺類殿粉腫　はいるいでんぷんしゅ

肺动静脉瘤　肺動静脈瘤　はいどうじょうみゃくりゅう

肺动静脉瘘　肺動静脈瘻　はいどうじょうみゃくろう

肺动脉　肺動脈　はいどうみゃく

肺动脉半月瓣　肺動脈半月弁　はいどうみゃくはんげつべん

肺动脉瓣　肺動脈弁　はいどうみゃくべん

肺动脉瓣闭锁　肺動脈弁閉鎖　はいどうみゃくべんへいさ

肺动脉〔瓣〕闭锁不全　肺動脈弁閉鎖不全　はいどうみゃくべんへいさふぜん

肺动脉瓣刀　肺動脈弁刀　はいどうみゃくべんとう

肺动脉瓣扩张器　肺動脈弁拡張器　はいどうみゃくべんかくちょうき

肺动脉瓣切开术　肺動脈弁切開術　はいどうみゃくべんせっかいじゅつ

肺动脉瓣区　肺動脈弁区　はいどうみゃくべんく

肺动脉瓣区舒张期杂音　肺動脈弁口拡張期雑音　はいどうみゃくべんこうかくちょうきざつおん

肺动脉瓣狭窄　肺動脈弁狭窄〔症〕　はいどうみゃくべんきょうさく〔しょう〕

肺动脉瓣杂音　肺動脈〔弁〕雑音　はいどうみゃく〔べん〕ざつおん

肺动脉第二音　肺動脈第二音　はいどうみゃくだいにおん

肺动脉动脉瘤　肺動脈動脈瘤　はいどうみゃくどうみゃくりゅう

肺动脉窦　肺動脈洞　はいどうみゃくどう

肺动脉段　肺動脈区〔域〕　はいどうみゃくく〔いき〕

肺动脉段膨出　肺動脈区〔域〕隆起　はいどうみゃくく〔いき〕りゅうき

肺动脉发育不全　肺動脈発育不全　はいどうみゃくはついくふぜん

肺动脉干　肺動脈幹　はいどうみゃくかん

肺动脉〔干〕瓣　肺動脈弁　はいどうみゃくべん

肺动脉〔干〕杈　肺動脈分岐部　はいどうみゃくぶんきぶ

肺动脉高压性右左分流综合征　アイゼンメンゲル症候群　Eisenmengerしょうこうぐん

肺动脉高血压〔症〕　肺高血圧〔症〕　はいこうけつあつ〔しょう〕

肺动脉弓　肺動脈弓　はいどうみゃくきゅう

肺动脉口　肺動脈口　はいどうみゃくこう

肺动脉口狭窄　肺動脈口狭窄　はいどうみゃくこうきょうさく

肺动脉扩张　肺動脈拡張　はいどうみゃくかくちょう

肺动脉扩张器　肺動脈拡張器　はいどうみゃくかくちょうき

肺动脉脉搏　肺動脈脈拍　はいどうみゃくみゃくはく

肺动脉内膜炎　肺動脈内膜炎　はいどうみゃくないまくえん

肺动脉喷射性咯喇音　肺動脈駆出性クリック　はいどうみゃくくしゅつせいclick

肺动脉平均压　平均肺動脈圧　へいきんはいどうみゃくあつ

肺动脉钳　肺動脈鉗子　はいどうみゃくかんし

肺动脉韧带　肺動脈靭帯　はいどうみゃくじんたい

肺动脉栓塞　肺動脈塞栓症　はいどうみゃくそくせんしょう

肺动脉栓子切除术　肺動脈栓塞切除術　はいどうみゃくせんそくせつじょじゅつ

肺动脉收缩早期喷射音　肺動脈収縮初期駆出音　はいどうみゃくしゅうしゅくしょきくしゅつおん

肺动脉未发育　肺動脈無発育　はいどうみゃくむはついく

肺动脉吻合术　肺動脈吻合術　はいどうみゃくふんごうじゅつ

肺动脉狭窄　肺動脈狭窄〔症〕　はいどうみゃくきょうさく〔しょう〕

肺动脉楔压　肺動脈楔入〔部〕圧　はいどうみゃくけつにゅう〔ぶ〕あつ

肺动脉血栓形成　肺動脈血栓症　はいどうみゃくけっせんしょう

肺动脉压　肺動脈圧　はいどうみゃくあつ

肺动脉易位　肺動脈転位　はいどうみゃくてんい

肺动脉硬化〔症〕　肺動脈硬化〔症〕　はいどうみゃくこうか〔しょう〕

肺动脉圆锥　肺動脈円錐　はいどうみゃくえんすい

肺动脉造影　肺動脈造影〔法〕　はいどうみゃくぞうえい〔ほ

う〕

肺动脉支狭窄症　肺動脈支狭窄症　はいどうみゃくしきょうさくしょう

肺动态顺应性　肺動的コンプライアンス　はいどうてき compliance

肺段　肺区〔域〕　はいく〔いき〕

肺段切除术　肺区〔域〕切除術　はいく〔いき〕せつじょじゅつ

肺段性〔肺〕膨胀不全　肺区〔域〕性拡張不全〔症〕　はいく〔いき〕せいかくちょうふぜん〔しょう〕

肺段支气管　肺区〔域〕気管支　はいく〔いき〕きかんし

肺段支气管支　肺区〔域〕気管支支　はいく〔いき〕きかんしし

肺恶性肿瘤　肺悪性腫瘍　はいあくせいしゅよう

肺发育不全　肺発育不全　はいはついくふぜん

肺放线菌病　肺放線菌症　はいほうせんきんしょう

肺非典型分支杆菌病　肺異型性ミコバクテリウム症　はいいけいせいmycobacteriumしょう

肺粉尘沉着症　塵肺症　じんはいしょう

肺缝合术　肺縫合術　はいほうごうじゅつ

肺浮扬试验　肺流体静力学試験　はいりゅうたいせいりきがくしけん

肺腹膜瘘　肺腹膜瘻　はいふくまくろう

肺钙化　肺石灰化　はいせっかいか

肺肝样变　肺肝変　はいかんべん

肺高压症　肺高圧症　はいこうあつしょう

肺根　肺根　はいこん

肺梗塞〔形成〕　肺梗塞〔症〕　はいこうそく〔しょう〕

肺梗塞性肺水肿　梗塞性肺水腫　こうそくせいはいすいしゅ

肺弓形体病　肺トキソプラズマ症　はいToxoplasmaしょう

肺功(机)能　肺機能　はいきのう

肺功能测定仪　肺機能検査装置　はいきのうけんさそうち

肺功能计算机　肺機能コンピュータ　はいきのうcomputer

肺功能试验　肺機能検査　はいきのうけんさ

肺沟　肺溝　はいこう

肺沟瘤　肺溝腫瘍　はいこうしゅよう

肺钩虫病　肺鉤虫症　はいこうちゅうしょう

肺固定术　肺固定術　はいこていじゅつ

肺贯通(穿)伤　肺貫通創　はいかんつうそう

肺灌气机　ラングモーター　lungmotor

肺过敏性肉芽肿　肺アレルギー性肉芽腫　はいAllergieせいにくがしゅ

肺含铁血黄素沉积症　肺血鉄症,肺ヘモシデリン沈着症　はいけってつしょう,はいhemosiderinちんちゃくしょう

肺黑变病　肺黒色症,肺メラノーシス　はいこくしょくしょう,はいmelanosis

肺横纹肌瘤　肺横紋筋腫　はいおうもんきんしゅ

肺呼吸　肺呼吸　はいこきゅう

肺滑石沉着病　滑石肺症　かっせきはいしょう

肺化脓　肺化膿　はいかのう

肺化〔学〕感〔受组织〕瘤　肺化学受容体組織腫瘍　はいかがくじゅようたいそしきしゅよう

肺坏疽　肺壊疽　はいえそ

肺坏死性肉芽肿　肺壊死性肉芽腫　はいえしせいにくがしゅ

肺换气　肺換気〔法〕　はいかんき〔ほう〕

肺换气不足　換気低下,呼吸低下,低換気　かんきていか,こきゅうていか,ていかんき

肺蛔虫病　肺回虫病　はいかいちゅうびょう

肺蛔蚴移行症　肺の回虫幼虫移行症　はいのかいちゅうようちゅういこうしょう

肺活量　肺活量　はいかつりょう

肺活量测定　肺活量測定　はいかつりょうそくてい

肺〔活〕量计　肺活量計　はいかつりょうけい

肺〔活〕量描记器　呼吸運動記録器　こきゅううんどうきろくき

肺活量指数　肺活量指数　はいかつりょうしすう

肺活总量　総肺気量　そうはいきりょう

肺活组织检查　肺バイオプシー,肺生体組織検査　はいbiopsy,はいせいたいそしきけんさ

肺肌性硬化　肺筋性硬変〔症〕　はいきんせいこうへん〔しょう〕

肺奇叶　肺の奇葉　はいのきよう

肺急性渗出型粟粒性结核病　急性滲出性粟粒性肺結核症　きゅうせいしんしゅつせいぞくりゅうせいはいけっかくしょう

肺急性增殖型粟粒性结核病　急性増殖性粟粒性肺結核症　きゅうせいぞうしょくせいぞくりゅうせいはいけっかくしょう

肺棘球蚴病　肺包虫症　はいほうちゅうしょう

肺尖　肺尖　はいせん

肺尖癌　肺尖癌　はいせんがん

肺尖结核　肺尖結核〔症〕　はいせんけっかく〔しょう〕

肺尖萎陷术　肺尖剝離術　はいせんはくりじゅつ

肺间质水肿　肺間質性水腫　はいかんしつせいすいしゅ

肺间质纤维化　肺間質繊維症　はいかんしつせんいしょう

肺浆细胞肉芽肿　肺形質細胞性肉芽腫　はいけいしつさいぼうせいにくがしゅ

肺胶样癌　肺膠様癌　はいこうようがん

肺胶原病　肺膠原病　はいこうげんびょう

肺结核　肺結核　はいけっかく

肺结核病型分类　肺結核分類〔法〕　はいけっかくぶんるい〔ほう〕

肺结核病灶周围炎　肺結核病巣周囲炎　はいけっかくびょうそうしゅういえん

肺结核合并空洞形成　肺結核合併空洞形成　はいけっかくがっぺいくうどうけいせい

肺结核化学疗法　肺結核化学療法　はいけっかくかがくりょうほう

肺结核咯血　肺結核喀血　はいけっかくかっけつ

肺结核瘤(球)　肺結核腫　はいけっかくしゅ

肺结核体型　肺痨体型　はいろうたいけい

肺结核外科治疗　肺結核の外科治療　はいけっかくのげかちりょう

肺结核性纤维化　肺結核性線維症　はいけっかくせいせんいしょう

肺结核原发综合征　肺結核初期症候群　はいけっかくしょきしょうこうぐん

肺解剖学　肺臓解剖学　はいぞうかいぼうがく

肺静脉　肺静脈　はいじょうみゃく

肺静脉回流异常　肺静脈還流異常　はいじょうみゃくかんりゅういじょう

肺静脉畸形引流矫正术　肺静脈奇形ドレナージ矯正術　はいじょうみゃくきけいdrainageきょうせいじゅつ

肺静脉口　肺静脈口　はいじょうみゃくこう

243　　　　　　　　　　　　　　　　　　　　　　　　　　　　　　　　　　　　　　肺 fèi

肺静脉狭窄　肺静脈狭窄　はいじょうみゃくきょうさく

肺静脉（性）高血压　肺静脈（性）高血圧（症）　はいじょう
みゃく〔せい〕こうけつあつ〔しょう〕

肺静脉压　肺静脈圧　はいじょうみゃくあつ

肺静脉压增高　肺静脈圧上昇　はいじょうみゃくあつじょう
しょう

肺静脉异常接合　肺静脈異常連結　はいじょうみゃくいじょ
うれんけつ

肺静脉异位回流　肺静脈転位還流　はいじょうみゃくてん
いかんりゅう

肺静脉阻塞　肺静脈梗塞　はいじょうみゃくこうそく

肺巨细胞癌　肺巨細胞癌　はいきょさいぼうがん

肺空洞　肺空洞　はいくうどう

肺空洞镜　肺空洞鏡　はいくうどうきょう

肺空洞镜检查　空洞鏡〔検査〕法　くうどうきょう〔けんさ〕
ほう

肺空洞形成　肺空洞形成　はいくうどうけいせい

肺空洞造口术　肺空洞開口術　はいくうどうかいこうじゅ
つ

肺空洞造影照片　肺空洞造影図　はいくうどうぞうえいず

肺痨　肺結核〔症〕,肺痨　はいけっかく〔しょう〕,はいろう

肺痨恐怖　結核恐怖〔症〕　けっかくきょうふ〔しょう〕

肺痨妄想　結核狂　けっかくきょう

肺良性肿瘤　肺良性腫瘍　はいりょうせいしゅよう

肺良性肿瘤局部切除术　肺良性腫瘍局所切除術　はいりょ
うせいしゅようきょくしょせつじょじゅつ

肺良性肿瘤局部剜出术　肺良性腫瘍局所摘出術　はいりょ
うせいしゅようきょくしょてきしゅつじゅつ

肺量图　呼吸曲線,肺容量曲線　こきゅうきょくせん,はい
ようりょうきょくせん

肺裂伤　肺裂傷　はいれっしょう

肺淋巴组织样错构瘤　肺リンパ様過誤腫　はいlymphよう
かごしゅ

肺鳞状上皮细胞癌　肺扁平上皮癌　はいへんぺいじょうひ
がん

肺漏斗组织钻取器　肺漏斗パンチ　はいろうとpunch

肺毛滴虫　肺トリコモナス　はいtrichomonas

肺毛（白）霉菌病　肺ムコール〔菌〕症　はいmucor〔きん〕しょ
う

肺毛细血管嵌顿压　肺毛細血管押しこみ圧　はいもうさい
けっかんおしこみあつ

肺梅毒（病）　肺梅毒〔症〕　はいばいどく〔しょう〕

肺霉菌病　肺真菌症　はいしんきんしょう

肺门　肺門　はいもん

肺门充血　肺門うっ血　はいもんうっけつ

肺门动脉搏动　肺門動脈拍動　はいもんどうみゃくはくど
う

肺门结核　肺門結核　はいもんけっかく

肺门淋巴结　肺門リンパ節　はいもんlymphせつ

肺门淋巴结结核　肺門リンパ節結核　はいもんlymphせつ
けっかく

肺门缩小　肺門縮小　はいもんしゅくしょう

肺门舞蹈（征）　肺門舞踏〔徴候〕,肺門跳動〔徴候〕　はいも
んぶとう〔ちょうこう〕,はいもんちょうどう〔ちょうこう〕

肺门炎　肺門炎　はいもんえん

肺门移位　肺門変位　はいもんへんい

肺门阴影　肺門陰影　はいもんいんえい

肺门淤血　肺門うっ血　はいもんうっけつ

肺门增大　肺門拡大　はいもんかくだい

肺门周围浸润　肺門周囲浸潤　はいもんしゅういしんじゅ
ん

肺弥漫性间质性纤维性变　弥漫性間質性肺線維症　びまん
せいかんしつせいはいせんいしょう

肺弥漫性纤维变性　弥漫性肺線維症　びまんせいはいせん
いしょう

肺弥散功能　肺拡散機能　はいかくさんきのう

肺弥散量　肺拡散量　はいかくさんりょう

肺棉屑沉着病　綿肺症,肺線維沈着症　めんはいしょう,は
いせんいちんちゃくしょう

肺面　〔心臓〕肺面　〔しんぞう〕はいめん

肺母细胞瘤　肺芽細胞腫　はいがさいぼうしゅ

肺囊虫　ニューモシスティス,肺囊虫　Pneumocystis,はいの
うちゅう

　　卡氏肺囊虫　ニューモシスティス カリニ　Pneumocystis
　　carinii

肺囊虫病　ニューモシスティス症　Pneumocystisしょう

肺囊虫性肺炎　ニューモシスティス肺炎　Pneumocystisはい
えん

肺囊性纤维化　肺囊胞性線維症　はいのうほうせいせんい
しょう

肺囊状退变　肺囊胞性変性　はいのうほうせいへんせい

肺囊状硬化　肺囊胞性硬化　はいのうほうせいこうか

肺囊肿病　肺囊胞病　はいのうほうびょう

肺脑综合征　肺脳症候群　はいのうしょうこうぐん

肺内侧面脊柱部　肺内側面椎骨部　はいないそくめんつい
こつぶ

肺内侧面纵隔部　肺内側面縦隔部　はいないそくめんじゅ
うかくぶ

肺内血流　肺内血流　はいないけつりゅう

肺内压　肺内圧　はいないあつ

肺内异物　肺内異物　はいないいぶつ

肺内造影注射器　肺内血管造影注射器　はいないけっかん
ぞうえいちゅうしゃき

肺粘液瘤　肺粘液腫　はいねんえきしゅ

肺捻发音　肺捻発音　はいねんはつおん

肺念珠菌病　肺カンジダ症　はいcandidiaしょう

肺脓肿　肺膿瘍　はいのうよう

肺诺卡氏菌　肺ノカルジア　はいNocardia

肺诺卡氏菌病　肺ノカルジア症　はいNocardiaしょう

肺泡　肺胞　はいほう

肺泡表面活性剂　肺胞表面活性剤　はいほうひょうめん
かっせいざい

肺泡蛋白沉积〔症〕　肺胞蛋白症　はいほうたんぱくしょう

肺泡-动脉〔血〕氧分压差　肺胞-動脈血酸素分圧〔較〕差　は
いほう どうみゃくけつさんそぶんあつ〔かく〕さ

肺泡空洞呼吸音　肺胞空洞性呼吸音　はいほうくうどうせ
いこきゅうおん

肺泡孔　肺胞孔　はいほうこう

肺泡扩张　肺胞拡張〔症〕　はいほうかくちょう〔しょう〕

肺泡啰音　肺胞性ラ音　はいほうせいラおん

肺泡毛细血管　肺胞毛細血管　はいほうもうさいけっかん

肺泡毛细血管屏障　肺胞毛細血管障壁　はいほうもうさい
けっかんしょうへき

肺泡毛细血管阻滞综合征　肺胞毛細血管ブロック症候群　は
いほうもうさいけっかんblockしょうこうぐん

肺泡囊　肺胞囊　はいほうのう

肺泡内压　肺胞内圧　はいほうないあつ

肺泡内压力计　肺胞内圧計　はいほうないあつけい

肺泡气　肺胞気　はいほうき

肺泡前房　肺胞前房　はいほうぜんぼう

肺泡融合　肺胞融合　はいほうゆうごう

肺泡上皮　肺胞上皮　はいほうじょうひ

肺泡上皮癌　肺胞上皮〔細胞〕癌　はいほうじょうひ〔さいぼう〕がん

肺泡上皮细胞　肺胞上皮細胞　はいほうじょうひさいぼう

肺泡死腔〔气〕量　肺胞死腔容量　はいほうしこうようりょう

肺泡吞噬细胞　肺胞食細胞　はいほうしょくさいぼう

肺泡微结石症　肺胞微石症　はいほうびせきしょう

肺泡细胞　肺胞細胞　はいほうさいぼう

肺泡细胞癌　肺胞細胞癌　はいほうさいぼうがん

肺泡X线照相术　肺胞X線撮影法　はいほうXせんさつえいほう

肺胞Ⅰ型细胞　Ⅰ型肺胞細胞　Ⅰがたはいほうさいぼう

肺胞Ⅱ型细胞　Ⅱ型肺胞細胞　Ⅱがたはいほうさいぼう

肺泡〔性呼吸〕音　肺胞性呼吸音　はいほうせいこきゅうおん

肺胞性叩响　肺胞性共鳴音　はいほうせいきょうめいおん

肺泡性囊肿　肺胞性囊胞　はいほうせいのうほう

肺泡性气肿　肺胞性気腫　はいほうせいきしゅ

肺泡性哮喘　肺胞性喘息　はいほうせいぜんそく

肺泡炎　肺胞炎　はいほうえん

肺泡音　肺胞音　はいほうおん

肺泡支气管呼吸音　肺胞気管支呼吸音　はいほうきかんしこきゅうおん

肺胚胎性癌肉瘤　肺の胎生癌肉腫　はいのたいせいがんにくしゅ

肺膨出　気瘤　きりゅう

肺膨胀不全　アテレクターゼ, 無気肺　atelektase, むきはい

肺膨胀不全啰音　無気肺ラ音　むきはいラおん

肺平滑肌瘤　肺平滑筋腫　はいへいかつきんしゅ

肺平滑肌肉瘤　肺平滑筋肉腫　はいへいかつきんにくしゅ

肺气流　肺気流　はいきりゅう

肺气泡栓塞　肺空気栓〔症〕　はいくうきそくせん〔しょう〕

肺气压伤　肺の気圧性外傷　はいのきあつせいがいしょう

肺气肿　肺気腫　はいきしゅ

肺气肿大泡　肺気腫性ブラ　はいきしゅせいbulla

肺气肿性哮喘　肺気腫性喘息　はいきしゅせいぜんそく

肺气肿性胸膜下泡　肺気腫性胸膜下水泡　はいきしゅせいきょうまくかすいほう

肺牵张反射　肺伸展反射　はいしんてんはんしゃ

肺牵张感受器　肺伸展受容器　はいしんてんじゅようき

肺切除钳　肺切除鉗子　はいせつじょかんし

肺切除手术器械包　肺切除手術器械セット　はいせつじょしゅじゅつきかいset

肺切除术　肺切除術　はいせつじょじゅつ

肺切除用动脉瘤针　肺切除用動脈瘤針　はいせつじょようどうみゃくりゅうしん

肺切开术　肺切開術　はいせっかいじゅつ

肺青霉病　肺ペニシリウム症　はいpenicilliumしょう

肺轻瘫　肺不全麻痺　はいふぜんまひ

肺球孢子菌病　肺コクシジオイデス症　はいCoccidioidesしょう

肺曲霉病　肺アスペルギルス症　はいaspergillusしょう

肺缺失　肺欠如〔症〕　はいけつじょ〔しょう〕

肺缺血　肺虚血　はいきょけつ

肺韧带　肺靭帯, 肺間膜　はいじんたい, はいかんまく

肺〔容〕量　肺容量　はいようりょう

肺〔容〕量测定　肺容量測定　はいようりょうそくてい

肺〔容〕量计　肺容量計　はいようりょうけい

肺〔容〕量曲线　肺容量曲線　はいようりょうきょくせん

肺肉瘤　肺肉腫　はいにくしゅ

肺肉样瘤病　肺サルコイドーシス, 肺類肉腫症　はいsarcoidosis, はいるいにくしゅしょう

肺蠕虫　肺虫　はいちゅう

肺乳头〔状〕瘤　肺乳頭腫　はいにゅうとうしゅ

肺乳头状腺癌　肺乳頭状腺癌　はいにゅうとうじょうせんがん

肺软骨瘤　肺軟骨腫　はいなんこつしゅ

肺软骨瘤型错构瘤　肺軟骨腫性過誤腫　はいなんこつしゅせいかごしゅ

肺软化　肺軟化〔症〕　はいなんか〔しょう〕

肺扫描　肺スキャンニング　はいscanning

肺筛状癌　肺篩状癌　はいしじょうがん

肺闪烁扫描　肺シンチスキャンニング　はいscintiscanning

肺疝　肺ヘルニア　はいhernia

肺上沟瘤　上肺溝腫　じょうはいこうしゅ

肺上界　肺上界　はいじょうかい

肺上静脉　上肺静脈　じょうはいじょうみゃく

肺神经纤维瘤　肺神経綫維腫　はいしんけいせんいしゅ

肺肾综合征　グッドパスチュア症候群　Goodpastureしょうこうぐん

肺石　肺〔結〕石　はい〔けつ〕せき

肺石板屑沉着病　石板工肺塵症　せきばんこうはいじんしょう

肺石病　肺〔結〕石症　はい〔けつ〕せきしょう

肺石尘（屑）病　肺石粉症　はいせきふんしょう

肺石墨沉着病　石墨肺〔症〕　せきぼくはい〔しょう〕

肺实变　肺硬変　はいこうへん

肺实质　肺実質　はいじっしつ

肺食管旁淋巴结　肺食道傍リンパ節　はいしょくどうぼうlymphせつ

肺嗜酸细胞性肉芽肿　肺好酸球性肉芽腫　はいこうさんきゅうせいにくがしゅ

肺嗜酸细胞增多症　肺好酸球増加症　はいこうさんきゅうぞうかしょう

肺鼠疫　肺ペスト　はいpest

肺栓塞　肺〔動脈〕塞栓〔症〕　はい〔どうみゃく〕そくせん〔しょう〕

肺栓子切除术　肺〔動脈〕塞栓切除術　はい〔どうみゃく〕そくせんせつじょじゅつ

肺双盘吸虫病　肺吸虫症, 肺ジストマ症　はいきゅうちゅうしょう, はいDistomaしょう

肺水肿　肺水腫　はいすいしゅ

肺顺应性　肺コンプライアンス　はいcompliance

肺丝虫病　肺フィラリア症, 肺〔住血〕係状虫症　はいFilariaしょう, はい〔じゅうけつ〕しじょうちゅうしょう

肺松解术　肺剝離術　はいはくりじゅつ

肺粟粒性结核病　肺粟粒性結核〔症〕　はいぞくりゅうせいけっかく〔しょう〕

肺锁闭综合征　肺閉鎖症候群　はいへいさしょうこうぐん

肺弹力纤维　肺弾性繊維　はいだんせいせんい
肺弹性　肺の弾性　はいのだんせい
肺炎疽　肺炭疽　はいたんそ
肺炭末沉着病　肺炭〔粉〕症　はいたん〔ふん〕しょう
肺炭末石末沉着病　炭粉ケイ〔粉〕肺症　たんふんケイ〔ふん〕はいしょう
肺-体循环分流　肺-体循環シャント　はい-たいじゅんかんshunt
肺铁末沉着病　鉄肺症　てつはいしょう
肺通气　肺換気　はいかんき
肺通气功能检查　肺換気機能検査　はいかんききのうけんさ
肺通气功能障碍　肺換気機能障害　はいかんききのうしょうがい
肺通气-灌流失衡　肺換気灌流平衡失調　はいかんきかんりゅうへいこうしっちょう
肺通气量　肺換気量　はいかんきりょう
肺透明膜　肺ヒアリン膜　はいhyalineまく
肺透明膜病　肺ヒアリン膜症　はいhyalineまくしょう
肺透明细胞癌　肺明細胞癌　はいめいさいぼうがん
肺外固定术　肺臓胸壁固定術　はいぞうきょうへきこていじゅつ
肺外科　肺臓外科　はいぞうげか
肺外器官结核病　肺〔臓〕外結核〔症〕　はい〔ぞう〕がいけっかく〔しょう〕
肺外性咳　肺〔臓〕外性せき　はい〔ぞう〕がいせいせき
肺网状内皮增生症　肺〔細〕網内〔皮〕症　はい〔さい〕もうない〔ひ〕しょう
肺微瘤　肺多発小腫瘍　はいたはつしょうしゅよう
肺韦格内氏肉芽肿　肺ウェグネル肉芽腫〔症〕　はいWegnerにくがしゅ〔しょう〕
肺萎陷　肺虚脱　はいきょだつ
肺萎陷疗法　〔肺〕虚脱療法　〔はい〕きょだつりょうほう
肺未分化癌　肺未分化癌　はいみぶんかがん
肺未分化型细胞癌　肺未分化型細胞癌　はいみぶんかがたさいぼうがん
肺纹〔理〕　肺紋理　はいもんり
肺纹理增粗　肺紋理増強　はいもんりぞうきょう
肺吸虫　肺吸虫　はいきゅうちゅう
　　卫氏肺吸虫　ウェステルマン肺吸虫　Westermanはいきゅうちゅう
肺吸虫病　肺吸虫症　はいきゅうちゅうしょう
肺吸虫心包炎　肺吸虫心膜炎　はいきゅうちゅうしんまくえん
肺吸入扫描　肺吸入スキャン　はいきゅうにゅうscan
肺稀释曲线　肺希釈曲線　はいきしゃくきょくせん
肺锡末沉着病　錫肺症　スズはいしょう
肺细胞　肺細胞　はいさいぼう
肺下积液　肺下滲出液　はいかしんしゅつえき
肺下界　肺の下界　はいのげかい
肺下静脉　下肺静脈　かはいじょうみゃく
肺纤毛菌　肺レプトスリックス　はいLeptothrix
肺纤维变性　肺繊維症　はいせんいしょう
肺纤维化　肺繊維形成　はいせんいけいせい
肺纤维瘤　肺繊維腫　はいせんいしゅ
肺纤维性黄色瘤　肺繊維性黄色腫　はいせんいせいおうしょくしゅ
肺纤维组织细胞瘤　肺繊維組織細胞腫　はいせんいそしき

さいぼうしゅ
肺X线〔照〕片　肺のX線写真　はいのXせんしゃしん
肺X线照相术　肺X線撮影法　はいXせんさつえいほう
肺腺癌　肺腺癌　はいせんがん
肺腺棘皮癌　肺腺棘細胞腫　はいせんきょくさいぼうしゅ
肺腺泡单位　肺細葉単位　はいさいようたんい
肺小动脉　肺細動脈　はいさいどうみゃく
肺小动脉硬化症　肺細動脈硬化症　はいさいどうみゃくこうかしょう
肺小舌　肺小舌　はいしょうぜつ
肺小叶　肺小葉　はいしょうよう
肺小叶不张　小葉性アテレクターゼ,肺小葉拡張不全〔症〕　しょうようせいAtelektase,はいしょうようかくちょうふぜん〔しょう〕
肺小叶周炎　肺小葉周囲炎　はいしょうようしゅういえん
肺小圆形细胞癌　肺小円形細胞癌　はいしょうえんけいさいぼうがん
肺楔形切除术　肺楔状切除術　はいけつじょうせつじょじゅつ
肺心病　肺性心疾患　はいせいしんしっかん
肺心功能代偿期　肺心機能代償期　はいしんきのうだいしょうき
肺心功能失代偿期　肺心機能代償不全期　はいしんきのうだいしょうふぜんき
肺新形隐球菌病　肺クリプトコックス症　はいcryptococcusしょう
肺型　肺型　はいがた
肺型P波　肺性P波　はいせいPは
肺型疟疾　肺マラリア症,マラリア性肺疾患　はいmalariaしょう,malariaせいはいしっかん
肺型伤寒　肺チフス　はいtyphus
肺〔型〕鼠疫　肺ペスト　はいpest
肺〔型〕炭疽〔病〕　肺炭疽　はいたんそ
肺〔型〕组织胞浆菌病　肺ヒストプラズマ症　はいhistoplasmaしょう
肺性发绀　肺性チアノーゼ　はいせいZyanose
肺性高血压症　肺高血圧症　はいこうけつあつしょう
肺性骨关节病　肺性骨関節症　はいせいこつかんせつしょう
肺性关节肥大症　肺性肥大性関節症　はいせいひだいせいかんせつしょう
肺胸膜　肺胸膜　はいきょうまく
肺胸膜壁层固定术　肺壁側胸膜固定術　はいへきそくきょうまくこていじゅつ
肺胸膜炎　肺胸膜炎　はいきょうまくえん
肺学　肺臓学　はいぞうがく
肺血管　肺血管　はいけっかん
肺血管结扎〔法〕　肺血管結紮〔法〕　はいけっかんけっさつ〔ほう〕
肺血管瘤　肺血管腫　はいけっかんしゅ
肺血管血栓形成　肺血管血栓症　はいけっかんけっせんしょう
肺血管造影术　肺血管造影法　はいけっかんぞうえいほう
肺血管〔造影〕照片　肺血管造影図　はいけっかんぞうえいず
肺血管照相术　肺血管撮影法　はいけっかんさつえいほう
肺血管阻力　肺血管抵抗　はいけっかんていこう
肺血流分布　肺血流分布　はいけつりゅうぶんぷ

肺血流灌注扫描　肺血〔灌〕流スキャン　はいけつ〔かん〕りゅうscan

肺血流量　肺血流量　はいけつりゅうりょう

肺血容量　肺血液量　はいけつえきりょう

肺血栓栓塞　肺血栓塞栓症　はいけっせんそくせんしょう

肺血吸虫病　肺住血吸虫症　はいじゅうけつきゅうちゅうしょう

肺循环　肺循環,小循環　はいじゅんかん,しょうじゅんかん

肺循环血量　肺循環血〔液〕量　はいじゅんかんけつ〔えき〕りょう

肺循环瘀血　肺循環うっ血　はいじゅんかんうっけつ

肺循环障碍　肺循環障害　はいじゅんかんしょうがい

肺循环阻力　肺循環抵抗　はいじゅんかんていこう

肺芽　肺芽　はいが

肺芽生菌病　肺ブラストミセス症　はいBlastomycesしょう

肺压板　肺スパーテル　はいSpatel

肺炎　肺炎　はいえん

　布尔氏脱屑性肺炎　ブール落屑性肺炎　Buhlらくせつせいはいえん

　弗里德兰德氏肺炎　フリードレンダー肺炎　Friedlanderはいえん

　考夫曼氏肺炎　カウフマン肺炎　Kaufmannはいえん

　科里根氏肺炎　コリガン肺炎　Corriganはいえん

　克雷白氏杆菌性肺炎　クレブシエラ肺炎　Klebsiellaはいえん

　里斯曼氏肺炎　リースマン肺炎　Riesmanはいえん

　立克次氏体性肺炎　リケッチア性肺炎　rickettsiaせいはいえん

　流产布鲁氏菌肺炎　ウシ流産菌性肺炎　ウシりゅうざんきんせいはいえん

　吕弗勒氏肺炎　レフラー肺炎　Loefflerはいえん

　斯托尔氏肺炎　ストール肺炎　Stollはいえん

肺炎败血症　肺炎敗血症　はいえんはいけっしょう

肺炎丹毒　肺炎丹毒　はいえんたんどく

肺炎肺囊虫病　ニューモシスティス症　Pneumocystisしょう

肺炎杆菌　肺炎杆菌,フリードレンデル菌　はいえんかんきん,Friedlaenderきん

肺炎杆菌素　肺炎杆菌毒素　はいえんかんきんどくそ

肺炎杆菌性肺炎　フリードレンデル菌性肺炎,肺炎杆菌性肺炎　Friedlaenderきんせいはいえん,はいえんかんきんせいはいえん

肺炎宫川氏体　肺炎ミヤガワネラ　はいえんMiyagawanella

肺炎后脓胸　肺炎後膿胸　はいえんごのうきょう

肺炎克雷白杆菌　肺炎杆菌　はいえんかんきん

肺炎克雷白杆菌肺炎　肺炎杆菌性肺炎　はいえんかんきんせいはいえん

肺炎〔链〕球菌　肺炎連鎖球菌　はいえんれんさきゅうきん

肺炎脑炎　肺脳炎,ニューキャッスル病　はいのうえん,Newcastlesびょう

肺炎期脓胸　肺炎合併性膿胸　はいえんがっぺいせいのうきょう

肺炎球菌　肺炎球菌　はいえんきゅうきん

肺炎球菌败血病　肺炎球菌敗血症　はいえんきゅうきんはいけっしょう

肺炎球菌病　肺炎球菌症　はいえんきゅうきんしょう

肺炎球菌蛋白　ニューモプロテイン　pneumoprotein

肺炎球菌毒素　肺炎球菌毒素,ニューモトキシン　はいえんきゅうきんどくそ,pneumotoxin

肺炎球菌多糖　肺炎球菌多糖　はいえんきゅうきんたとう

肺炎球菌荚膜肿胀试验　肺炎球菌荚膜腫脹試験　はいえんきゅうきんきょうまくしゅちょうしけん

肺炎球菌菌苗　肺炎球菌ワクチン　はいえんきゅうきんvaccine

肺炎球菌可溶性特异性物质　肺炎球菌特異可溶物質　はいえんきゅうきんとくいかようぶっしつ

肺炎球菌尿　肺炎球菌尿〔症〕　はいえんきゅうきんにょう〔しょう〕

肺炎球菌溶解　肺炎球菌溶解　はいえんきゅうきんようかい

肺炎球菌属　肺炎球菌属　はいえんきゅうきんぞく

肺炎球菌〔性〕肺炎　肺炎球菌〔性〕肺炎　はいえんきゅうきん〔せい〕はいえん

肺炎球菌性蜂窝织炎　肺炎球菌性蜂巣炎　はいえんきゅうきんせいほうそうえん

肺炎球菌性腹膜炎　肺炎球菌性腹膜炎　はいえんきゅうきんせいふくまくえん

肺炎球菌性关节炎　肺炎球菌性関節炎　はいえんきゅうきんせいかんせつえん

肺炎球菌性脑膜炎　肺炎球菌性脳膜炎　はいえんきゅうきんせいのうまくえん

肺炎球菌性脓胸　肺炎球菌性膿胸　はいえんきゅうきんせいのうきょう

肺炎球菌性脓肿　肺炎球菌性膿瘍　はいえんきゅうきんせいのうよう

肺炎球菌性肾炎　肺炎球菌性腎炎　はいえんきゅうきんせいじんえん

肺炎球菌性输卵管炎　肺炎球菌性卵管炎　はいえんきゅうきんせいらんかんえん

肺炎球菌血症　肺炎球菌血症　はいえんきゅうきんけっしょう

肺炎伤寒　肺炎チフス　はいえんtyphus

肺炎双球菌　肺炎双球菌　はいえんそうきゅうきん

肺炎性假瘤　肺の炎症性偽腫瘍　はいのえんしょうせいぎしゅよう

肺炎性胸膜渗液　肺炎性胸膜滲出液　はいえんせいきょうまくしんしゅつえき

肺炎支原体　肺炎マイ(ミ)コプラスマ　はいえんMycoplasma

肺炎支原体肺炎　マイコプラズマ肺炎　mycoplasmaはいえん

肺燕麦细胞癌　肺燕麦細胞癌　はいえんばくさいぼうがん

肺羊水栓塞　肺羊水塞栓〔症〕　はいようすいそくせん〔しょう〕

肺氧中毒　肺酸素中毒　はいさんそちゅうどく

肺野　肺野　はいや

肺叶　肺葉　はいよう

肺叶大裂隙　肺葉大間裂　はいようだいかんれつ

肺叶结核　葉性結核　ようせいけっかく

肺叶切除术　〔肺〕葉切除術　〔はい〕ようせつじょじゅつ

肺叶性〔肺〕膨胀不全　肺葉性拡張不全〔症〕　はいようせいかくちょうふぜん〔しょう〕

肺叶引流术　肺葉ドレナージ　はいようdrainage

肺叶造口术　肺葉造孔術　はいようぞうこうじゅつ

肺移植　肺移植　はいいしょく

肺异物　肺異物　はいいぶつ

肺隐球菌病　肺クリプトコックス症　はいcryptococcusしょ

う

肺应变性　肺コンプライアンス　はいcompliance
肺硬变　肺硬変　はいこうへん
肺硬化　肺硬化〔症〕　はいこうか〔しょう〕
肺余气量　肺残気量　はいざんきりょう
肺郁血　肺うっ血　はいうっけつ
肺原发性恶性肿瘤　肺原発〔性〕悪性腫瘍　はいげんはつ〔せい〕あくせいしゅよう
肺〔原〕性呼吸困难　肺性呼吸困難　はいせいこきゅうこんなん
肺〔原〕性脑病　肺性脳症　はいせいのうしょう
肺原性心脏病　肺性心疾患　はいせいしんしっかん
肺缘啰音　肺〔臓〕邊縁性ラ音　〔はい〕へんえんせいラおん
肺〔脏疾〕病　肺〔臓〕障害　はい〔ぞう〕しょうがい
肺脏肉质变　肺臓肉変　はいぞうにくへん
肺脏压缩　肺〔臓〕の圧縮　はい〔ぞう〕のあっしゅく
肺粘连镊　肺癒着ピンセット　はいゆちゃくpincette
肺战伤　肺戦〔争負〕傷　はいせん〔そうふ〕しょう
肺真菌病　肺真菌症　はいしんきんしょう
肺震伤　肺振蕩〔症〕　はいしんとう〔しょう〕
肺支　肺枝　はいし
肺支气管切开术　肺気管支切開術　はいきかんしせっかいじゅつ
肺支气管性囊肿　肺気管支性嚢胞　はいきかんしせいのうほう
肺脂肪瘤　肺脂肪腫　はいしぼうしゅ
肺脂肪栓塞　肺脂肪塞栓〔症〕　はいしぼうそくせん〔しょう〕
〔肺〕中叶综合征　〔肺〕中葉症候群　〔はい〕ちゅうようしょうこうぐん
肺肿瘤　肺腫瘍　はいしゅよう
肺肿瘤栓塞　肺腫瘍塞栓〔症〕　はいしゅようそくせん〔しょう〕
肺中毒性呼吸　呼吸毒性呼吸　こきゅうどくせいこきゅう
肺主动脉中隔缺损　肺大動脈中隔欠損　はいだいどうみゃくちゅうかくけっそん
肺转移瘤　肺の転移性腫瘍　はいのてんいせいしゅよう
肺转移性癌　肺の転移性癌　はいのてんいせいがん
肺锥虫　肺トリパノソーマ　はいtrypanosoma
肺棕色硬变　肺褐色硬化　はいかっしょくこうか
肺总气量　全（総）肺気量　ぜん（そう）はいきりょう
肺总容量　総肺容量　そうはいようりょう
肺总阻力　全肺抵抗　ぜんはいていこう
肺组织　肺組織　はいそしき
肺组织胞浆菌病　肺ヒストプラズマ症　はいhistoplasmaしょう
废料　廃棄物　はいきぶつ
废气　廃気　はいき
废气分析器　廃気分析器　はいきぶんせきき
废气排放标准　廃気放出標準　はいきほうしゅつひょうじゅん
废〔弃〕物　廃棄物　はいきぶつ
废〔弃〕物处理　廃棄物処理　はいきぶつしょり
废汽　廃蒸気　はいじょうき
废试剂　廃試薬　はいしやく
废水　廃水　はいすい
废水处理场　廃水処理場　はいすいしょりば
废水处理池　廃水純化池　はいすいじゅんかち

废水净化　廃水清浄化　はいすいせいじょうか
废水渗透　廃水浸透　はいすいしんとう
废液　廃液　はいえき
废用胎盘　廃頽胎盤　はいたいたいぱん
废用性骨质疏松　廃用性骨多孔症　はいようせいこつたこうしょう
废用性肌萎缩　非活動〔性〕筋萎縮，廃用性筋萎縮　ひかつどう〔せい〕きんいしゅく，はいようせいきんいしゅく
废用性缺陷　廃用性障害　はいようせいしょうがい
废用性弱视　廃用性弱視　はいようせいじゃくし
废用性萎缩　廃用性萎縮　はいようせいいしゅく
废渣　廃棄残渣　はいきざんさ
废渣处理　廃棄残渣処理　はいきざんさしょり
废渣处理卫生要求　廃棄残渣処理の衛生要求　はいきざんさしょりのえいせいようきゅう
废纸　廃紙　はいし
沸点　沸点　ふってん
沸点测定器　沸点測定器　ふってんそくていき
沸点方法　沸点法　ふってんほう
沸点计　沸点計　ふってんけい
沸点降低　沸点降下　ふってんこうか
沸点升高　沸点上昇　ふってんじょうしょう
沸点升高常数　沸点上昇定数　ふってんじょうしょうていすう
沸点升高定律　沸点上昇法則　ふってんじょうしょうほうそく
沸点升高法　沸点上昇法　ふってんじょうしょうほう
沸点升高公式　沸点上昇公式　ふってんじょうしょうこうしき
沸点升高检查　沸点上昇測定〔法〕　ふってんじょうしょうそくてい〔ほう〕
沸石　沸騰石　ふっとうせき
沸水　沸騰水　ふっとうすい
沸腾范围　沸騰範囲　ふっとうはんい
沸腾干燥〔法〕　沸騰乾燥〔法〕　ふっとうかんそう〔ほう〕
费-奥二氏法　フェル・オドワイアー法　Fell-O'Dwyerほう
费-波二氏定律　フェリー・ポーター法則　Ferry-Porterほうそく
费比格尔氏鼠癌　フイビゲル鼠癌　Fibigerそがん
费城染色体　フィラデルフィア染色体　Philadelphiaせんしょくたい
费代氏病　フェデ病　Fedeびょう
费德里契氏征　フェデリチ徴候　Federiciちょうこう
费-杜二氏〔疹热〕病　フィラトフ・デュークス病　Filatov-Dukesびょう
费尔顿氏单位　フェルトン単位　Feltonたんい
费尔顿氏血清　フェルトン血清　Feltonけっせい
费尔生莱希氏腹带　フェルゼンライヒ腹帯　Felsenreichふくたい
费尔氏病　フェーア病　Feerびょう
费尔特氏透明细胞　ファイルター〔透〕明細胞　Feyrter〔とう〕めいさいぼう
费尔提氏综合征　フェルティ症候群　Feltyしょうこうぐん
费-格二氏〔眼球〕麻痹　フェレオル・グロー眼〔筋〕麻痺　Fereol-Grauxがん〔きん〕まひ
费-汉二氏结核菌集菌法　フェルドマン・ハンクス〔尿〕結核菌集菌法　Feldmann-Hanks〔にょう〕けっかくきんしゅうきんほう

费拉塔氏细胞 フェラタ細胞 Ferrataさいほう
费拉托夫氏斑 フィラトフ斑〔点〕 Filatovはん〔てん〕
费蓝氏带 フェラン帯 Ferreinたい
费蓝氏孔 フェラン裂孔 Ferreinれっこう
费-雷二氏 Rh 血型表 フィッシャー・レース Rh 血液型表 Fisher-Race Rhけつえきがたひょう
费里尔氏〔疗〕法 フェリエー療法 Ferrierりょうほう
费利波维奇氏征 フィリポウィッチ徴候 Filipowiczちょうこう
费林氏病 フェリング病 Föllingびょう
费林氏溶液 フェーリング液 Fehlingえき
费林氏试剂 フェーリング試薬 Fehlingしやく
费米统计 フェルミ統計 Fermiとうけい
费米子 フェルミオン fermion
费内尔氏病 フェルネル病 Fernelびょう
费氏姿势 フェンシング姿勢 Fencingしせい
费特-斯麦尔氏法 ファイト・スメリー法 Veit-Smellieほう
费希尔氏试剂 フイッシャー試薬 Fischerしやく
费希尔氏征 フィッシャー徴候 Fischerちょうこう
费希尔投影式 フィッシャー糖類投影式 Fischerとうるいとうえいしき
费希内氏定律 フェヒネル法則 Fechnerほうそく
费修贝格氏饮水试验 フィシュバーグ水試験 Fishbergみずしけん
痱子 汗疹,あせも かんしん
痱子粉 汗疹粉剤 かんしんふんざい
锁 フェルミウム,Fm fermium

FEN 分芬吩酚焚粉奋粪

fēn 分芬吩酚

分贝 デシベル,db decibel
分辨 分解 ぶんかい
分辨本领 分解能 ぶんかいのう
分辨距离 分解距離 ぶんかいきょり
分辨力 分解能 ぶんかいのう
分辨率 分解能率 ぶんかいのうりつ
分辨时间 分解〔可能〕時間 ぶんかい〔かのう〕じかん
分辨限〔度〕 分解限界 ぶんかいげんかい
分别分析 個体的分析 こたいてきぶんせき
分布定律 分布律 ぶんぷりつ
分布器 分布器 ぶんぷき
分布区 分布領域,分布部位 ぶんぷりょういき,ぶんぷぶい
分布曲线 分布曲線 ぶんぷきょくせん
分布容积 分布容積 ぶんぷようせき
分布失常 分布不良 ぶんぷふりょう
分布速率常数 分布率定数 ぶんぷりつていすう
分布性白细胞增多 分布性白血球増加〔症〕 ぶんぷせいはっけっきゅうぞうか〔しょう〕
分步超滤法 階段的限外濾過法 かいだんてきげんがいろかほう
分步沉淀 階段的沈殿 かいだんてきちんでん
分步合成 階段的合成 かいだんてきごうせい
分步(级)结晶 階段的結晶 かいだんてきけっしょう
分步中和 階段的中和 かいだんてきちゅうわ
分部分离 分別分離 ぶんべつぶんり
分侧肺功能测验 左右別肺機能検査 さゆうべつはいきのうけんさ

分层 ①層化②層形成③層別 ①そうか②そうけいせい③そうべつ
分层抽样〔法〕 層化標本抽出〔法〕 そうかひょうほんちゅうしゅつ〔ほう〕
分层点 層化点 そうかてん
分层结构 層状構造,層化構造 そうじょうこうぞう,そうかこうぞう
分层结石 成層結石,層状結石 せいそうけっせき,そうじょうけっせき
分层皮移植片 中間層皮膚移植片 ちゅうかんそうひふいしょくへん
分层皮质 層状皮質 そうじょうひしつ
分层随机 層〔別〕化ランダム そうべつかrandom
分层血栓 成層血栓 せいそうけっせん
分叉肋 分歧肋骨 ぶんきろっこつ
分叉形多指切除法 分歧状多指切除法 ぶんきじょうたしせつじょほう
分次分析法 分別分析法 ぶんべつぶんせきほう
分次试验餐 分割試験食 ぶんかつしけんしょく
分带 帯状配列 たいじょうはいれつ
分度标 目盛付きスケール めもりつきscale
分度光阑 目盛付きの絞り めもりつきのしぼり
分度盘 割り出し盤 わりだしばん
分段沉淀 分別沈殿 ぶんべつちんでん
分段电泳 帯〔状〕電気泳動〔法〕 たい〔じょう〕でんきえいどう〔ほう〕
分段刮宫术 子宫分割掻爬術 しきゅうぶんかつそうはじゅつ
分段灭菌 間欠滅菌〔法〕 かんけつめっきん〔ほう〕
分段切除术 区域切除術 くいきせつじょじゅつ
分段水解 階段的加水分解 かいだんてきかすいぶんかい
分房〔性〕脓胸 小房性膿胸 しょうぼうせいのうきょう
分隔〔采尿〕器 分離〔採尿〕器,セパレータ ぶんり〔さいにょう〕き,separator
分隔分布 分離分布 ぶんりぶんぷ
分隔局限性阑尾炎 モザイク虫垂炎 mosaicちゅうすいえん
分隔索 分離索 ぶんりさく
分沟性舌炎 幹燥性舌炎 かんそうせいぜつえん
分光辐射度计 分光放射計,スペクトロラジオメータ ぶんこうほうしゃけい,spectroradiometer
分光光度〔测定〕法 分光光度法 ぶんこうこうどほう
分光光度〔测定〕研究 分光光度研究 ぶんこうこうどけんきゅう
分光光度滴定 分光光度滴定 ぶんこうこうどてきてい
分光光度分析〔法〕 分光光度分析〔法〕 ぶんこうこうどぶんせき〔ほう〕
分光光度计 分光光度計 ぶんこうこうどけい
分光光度学 分光光度学 ぶんこうこうどがく
分光计 スペクトロメーター,分光計 spectrometer,ぶんこうけい
分光检眼镜检查 分光検眼鏡検査 ぶんこうけんがんきょうけんさ
分光镜 分光鏡 ぶんこうきょう
分光镜分析〔法〕 分光鏡分析〔法〕 ぶんこうきょうぶんせき〔ほう〕
分光镜检查 分光鏡検査〔法〕 ぶんこうきょうけんさ〔ほ

う〕

分光滤色镜　スペクトロフィルタ　spectrofilter
分光描记分析法　スペクトログラフ分析法　spectrograph ぶんせきほう
分光偏振仪(计)　分光偏光計　ぶんこうへんこうけい
分光术　分光検査〔法〕　ぶんこうけんさ〔ほう〕
分光显微镜　分光顕微鏡　ぶんこうけんびきょう
分规　分畫器　ぶんかくき
分化　分化　ぶんか
分化刺激物　分化的刺激物　ぶんかてきしげきぶつ
分化度　分化度　ぶんかど
分化期　分化期　ぶんかき
分化前期　分化前期　ぶんかぜんき
分化细胞　分化細胞　ぶんかさいぼう
分化型　分化型　ぶんかがた
分化型滑膜肉瘤　分化型滑膜肉腫　ぶんかがたかつまくにくしゅ
分化型淋巴细胞性淋巴肉瘤　分化型リンパ球性リンパ肉腫　ぶんかがたlymphきゅうせいlymphにくしゅ
分化型粘液腺癌　分化型粘液腺癌　ぶんかがたねんえきせんがん
分化型网织细胞肉瘤　分化型細網肉腫　ぶんかがたさいもうにくしゅ
分化型脂肪肉瘤　分化型脂肪肉腫　ぶんかがたしぼうにくしゅ
分化性抑制　分化抑制　ぶんかよくせい
分化抑制刺激物　分化抑制刺激物　ぶんかよくせいしげきぶつ
分化中心　分化中心　ぶんかちゅうしん
分级沉淀　分別沈殿　ぶんべつちんでん
分级电离　分別電離　ぶんべつでんり
分级分离　分別分離　ぶんべつぶんり
分级分离技术　分別分離技術　ぶんべつぶんりぎじゅつ
分级救治　階段式救助　かいだんしききゅうじょ
分级冷凝器　分別冷却器　ぶんべつれいきゃくき
分级培养法　分別培養法　ぶんべつばいようほう
分级燃烧　分別燃焼　ぶんべつねんしょう
分极镜　ポラリスコープ　polariscope
分剂放射　分割照射〔法〕　ぶんかつしょうしゃ〔ほう〕
分剂量　分割量　ぶんかつりょう
分间隔离治疗〔法〕　小〔病〕室隔離療法　しょう〔びょう〕しつかくりりょうほう
分节　分節　ぶんせつ
分节孢子　分節胞子　ぶんせつほうし
分节孢子杆菌　分節胞子杆菌　ぶんせつほうしかんきん
分节导管　スクワイアーカテーテル　squire catheter
分节反射　脊髄〔分〕節反射　せきずい〔ぶん〕せつはんしゃ
分节机能　〔脊髄分節〕異性機能　〔せきずいぶんせつ〕いせいきのう
分节性感觉缺失　分節性感覚消(脱)失　ぶんせつせいかんかくしょう(だっ)しつ
分节性神经炎　分節性神経炎　ぶんせつせいしんけいえん
分节运动　分節運動　ぶんせつうんどう
分解　分解　ぶんかい
分解产物　分解産物　ぶんかいさんぶつ
分解常数　分解定数　ぶんかいていすう
分解代谢　異化代謝　いかたいしゃ
分解代谢产物　異化〔代謝〕産物　いか〔たいしゃ〕さんぶつ

分解代谢过程　異化代謝過程　いかたいしゃかてい
分解代谢基因活化蛋白　異化代謝遺伝子活性化蛋白〔質〕　いかたいしゃいでんしかっせいかたんぱく〔しつ〕
分解点　分解点　ぶんかいてん
分解电位(势)　分解電位　ぶんかいでんい
分解电压　分解電圧　ぶんかいでんあつ
分解反应　分解反応　ぶんかいはんのう
分解过程　分解過程　ぶんかいかてい
分解亢进低蛋白血症　過異化低蛋白症　かいかていたんぱくけっしょう
分解率　分解率　ぶんかいりつ
分解器　分解器　ぶんかいき
分解热　分解熱　ぶんかいねつ
分解物阻遏　異化代謝産物抑圧　いかたいしゃさんぶつよくあつ
分解压〔力〕　分解圧　ぶんかいあつ
分解蒸馏　分解蒸留　ぶんかいじょうりゅう
分界电位　分畫電位　ぶんかくでんい
分界面　分畫面　ぶんかくめん
分界线　分畫線　ぶんかくせん
分类　分類　ぶんるい
分类测验　分類検査　ぶんるいけんさ
分类法　分類法　ぶんるいほう
安格尔氏分类法　アングル分類法　Angleぶんるいほう
分类进食　分離食　ぶんりしょく
分类卡片　分類カード　ぶんるいcard
分类索引　分類索引　ぶんるいさくいん
分类系统　分類係統　ぶんるいけいとう
分类学　分類学　ぶんるいがく
分离层　分離層　ぶんりそう
分离管　分離管　ぶんりかん
分离剂　分離剤　ぶんりざい
分离律　分離法則　ぶんりほうそく
分离培养〔法〕　分離培養〔法〕　ぶんりばいよう〔ほう〕
分离器　分離器　ぶんりき
分离速度　分離速度　ぶんりそくど
分离突变体　分離〔突然〕変異体　ぶんり〔とつぜん〕へんいたい
分离系数　分離係数　ぶんりけいすう
分离系统　分離系　ぶんりけい
分离效率　分離効率　ぶんりこうりつ
分离性肺炎　離断性肺炎　りだんせいはいえん
分离性感觉缺失　分離性感覚脱失　ぶんりせいかんかくだっしつ
分离性感觉障碍　分離性感覚障害　ぶんりせいかんかくしょうがい
分离性骨软骨炎　離断性骨軟骨炎　りだんせいこつなんこつえん
分离性黄疸　分離性黄疸　ぶんりせいおうだん
分离性天花　孤立性痘瘡　こりつせいとうそう
分离性吸收　分離性吸収　ぶんりせいきゅうしゅう
分离性障碍　分離性障害　ぶんりせいしょうがい
分离性注视异常　分離性注視異常　ぶんりせいちゅうしいじょう
分离血浆　分離血漿　ぶんりけっしょう
分离因子　分離因子　ぶんりいんし
分离育种法　分離育種法　ぶんりいくしゅほう
分离症状　分離症状,解離症状　ぶんりしょうじょう,かい

りしょうじょう

分离值　分離値　ぶんりち

分离〔作用〕　分離,解離　ぶんり,かいり

分力　分力　ぶんりょく

分裂板　披裂状板　ひれつじょうばん

分裂产物　分裂産物　ぶんれつさんぶつ

分裂反应　分裂反応　ぶんれつはんのう

分裂骨盆　披裂骨盤,分離骨盤　ひれつこつばん,ぶんりこつばん

分裂核　分裂核　ぶんれつかく

分裂后期　分裂後期　ぶんれつこうき

分裂间期　分裂中間期　ぶんれつちゅうかんき

分裂末期　分裂終期　ぶんれつしゅうき

分裂期　分裂期　ぶんれつき

分裂前期　分裂前期　ぶんれつぜんき

分裂腔　分割腔　ぶんかつこう

分裂情感性精神病　分裂情動精神病　ぶんれつじょうどうせいしんびょう

分裂球　割球,分割細胞　かっきゅう,ぶんかつさいぼう

分裂球分离　割球破壊　かっきゅうはかい

分裂球丝　割球系　かっきゅうし

分裂素　ミトゲン　mitogen

分裂细胞　分割細胞　ぶんかつさいぼう

分裂象　有系分裂像　ゆうしぶんれつぞう

分裂信号调节者　有系分裂信号調節者　ゆうしぶんれつしんごうちょうせつしゃ

分裂型〔病态〕人格　分裂病質性人格　ぶんれつびょうしつせいじんかく

分裂性精神病　分裂病性精神病　ぶんれつびょうせいせいしんびょう

分裂延迟　分裂遅延　ぶんれつちえん

分裂中期　分裂中期　ぶんれつちゅうき

分裂中心　分裂中心　ぶんれつちゅうしん

分裂装置　〔有系〕分裂装置　〔ゆうし〕ぶんれつそうち

分流量　シャント量　shuntりょう

分流器　分流器　ぶんりゅうき

分流术　シャント,短絡　shunt,たんらく

分流性高胆红素血〔症〕　短絡性過ビリルビン血症　たんらくせいかbilirubinけっしょう

分流血管　シャント血管,短絡血管　shuntけっかん,たんらくけっかん

分流制污水系统　分流下水システム　ぶんりゅうげすいsystem

分馏　分〔別蒸〕留　ぶん〔べつじょう〕りゅう

分馏分析　分留分析　ぶんりゅうぶんせき

分馏〔烧〕瓶　分留フラスコ　ぶんりゅうflask

分馏塔　分留塔　ぶんりゅうとう

分馏柱　分留柱　ぶんりゅうちゅう

分路　バイパス,副行路,側副路　bypass,ふくこうろ,そくふくろ

分米波　デシメートル波　decimeterは

分米波疗法　デシメートル波療法　decimeterはりょうほう

分泌　分泌　ぶんぴつ

分泌不足　分泌不全　ぶんぴつふぜん

分泌部　分泌部　ぶんぴつぶ

分泌成分　分泌成分　ぶんぴつせいぶん

分泌道(管)　分泌管　ぶんぴつかん

分泌电流　分泌電流　ぶんぴつでんりゅう

分泌电位　分泌電位　ぶんぴつでんい

分泌反应　分泌反応　ぶんぴつはんのう

分泌功能障碍　分泌機能障害　ぶんぴつきのうしょうがい

分泌过多　分泌過多　ぶんぴつかた

分泌过多性青光眼　分泌過多性緑内障　ぶんぴつかたせいりょくないしょう

分泌基因　分泌遺伝子　ぶんぴついでんし

分泌亢进　分泌過多　ぶんぴつかた

分泌颗粒　分泌顆粒　ぶんぴつかりゅう

分泌量　分泌量　ぶんぴつりょう

分泌率　分泌率　ぶんぴつりつ

分泌毛　分泌毛　ぶんぴつもう

分泌片　分泌片　ぶんぴつへん

分泌期　分泌期　ぶんぴつき

分泌期子宫内膜　分泌期の子宮内膜　ぶんぴつきのしきゅうないまく

分泌腔　分泌腔　ぶんぴつこう

分泌缺乏　分泌欠乏　ぶんぴつけつぼう

分泌溶酶体　分泌リソソーム　ぶんぴつlysosome

分泌上皮　分泌上皮　ぶんぴつじょうひ

分泌上皮细胞　分泌上皮細胞　ぶんぴつじょうひさいぼう

分泌神经　分泌神経　ぶんぴつしんけい

分泌失调　分泌失調〔症〕　ぶんぴつしっちょう〔しょう〕

分泌素　セクレチン　secretin

分泌素钝化(减能)酶　セクレチナーゼ　secretinase

分泌紊乱(障碍)　分泌障害　ぶんぴつしょうがい

分泌物　分泌物　ぶんぴつぶつ

分泌物刮匙　分泌物鋭匙　ぶんぴつぶつえいひ

分泌物潴留　分泌物貯留　ぶんぴつぶつちょりゅう

分泌细胞　分泌細胞　ぶんぴつさいぼう

分泌纤维　分泌線維　ぶんぴつせんい

分泌腺　分泌腺　ぶんぴつせん

分泌腺细胞　分泌腺細胞　ぶんぴつせんさいぼう

分泌小泡　分泌小胞　ぶんぴつしょうほう

分泌小体　分泌小体　ぶんぴつしょうたい

分泌信息素　フェロモン　pheromone

分泌〔型〕免疫球蛋白A　分泌型IgA　ぶんぴつがたIgA

分泌〔性〕活动　分泌性活動　ぶんぴつせいかつどう

分泌性食物反应　分泌性食物反応　ぶんぴつせいしょくもつはんのう

分泌性中耳炎　分泌性中耳炎　ぶんぴつせいちゅうじえん

分泌学　分泌学　ぶんぴつがく

分泌压　分泌圧　ぶんぴつあつ

分泌液　分泌液　ぶんぴつえき

分泌液斑检验　分泌液斑検査　ぶんぴつえきはんけんさ

分泌液潴留囊肿　分泌液貯留性嚢胞　ぶんぴつえきちょりゅうせいのうほう

分泌异常　分泌異常　ぶんぴついじょう

分泌抑制综合征　分泌抑制症候群　ぶんぴつよくせいしょうこうぐん

分泌组织　分泌組織　ぶんぴつそしき

分娩　分娩　ぶんべん

分娩动因　分娩開始の原因　ぶんべんかいしのげんいん

分娩发作　分娩開始　ぶんべんかいし

分娩后　分娩後　ぶんべんご

分娩机理　分娩機序　ぶんべんきじょ

分娩急速　急産　きゅうさん

分娩监护器　分娩モニター　ぶんべんmonitor

分娩恐怖　分娩恐怖〔症〕　ぶんべんきょうふ〔しょう〕

分娩力測量法　娩出力測定法　べんしゅつりょくそくていほう

分娩力計　〔子宮〕娩出力測定器　〔しきゅう〕べんしゅつりょくそくていき

分娩力〔描記〕図　〔子宮〕娩出力記録図　〔しきゅう〕べんしゅつりょくきろくず

分娩期　分娩期　ぶんべんき

分娩期麻酔　分娩期麻酔　ぶんべんきますい

分娩前　分娩前　ぶんべんぜん

分娩后心肌病　分娩前後心筋症　ぶんべんぜんごしんきんしょう

分娩前驱症状　分娩前徴　ぶんべんぜんちょう

分娩日期規律　分娩日期の推定法則　ぶんべんにっきのすいていほうそく

分娩日期計算表　分娩日期計算表　ぶんべんにっきけいさんひょう

分娩時出血　分娩時出血　ぶんべんじしゅっけつ

分娩時屏气　分娩時息こらえ　ぶんべんじいきこらえ

分娩室　分娩室　ぶんべんしつ

分娩痛　分娩陣痛　ぶんべんちんつう

分娩卧位　分娩位　ぶんべんい

分娩性卒中　分娩卒中　ぶんべんそっちゅう

分娩椅　分娩いす　ぶんべんいす

分娩異常　分娩異常　ぶんべんいじょう

分摩　センチモルガン　centimorgan

分凝管　分別凝縮管　ぶんべつぎょうしゅくかん

分凝〔作用〕　分別凝縮〔作用〕　ぶんべつぎょうしゅく〔さよう〕

分配　分配,配分　ぶんぱい,はいぶん

分配比〔値〕　分配比　ぶんぱいひ

分配層析(色層)〔法〕　分配クロマトグラフィー　ぶんぱいchromatography

分配等温線　分配等温線　ぶんぱいとうおんせん

分配定律　分配律　ぶんぱいりつ

分配率　分配率　はいぶんりつ

分配容量　分配容量　ぶんぱいようりょう

分配色谱法　分配クロマトグラフィー　ぶんぱいchromatography

分配系数　分配係数　ぶんぱいけいすう

分配效应　分配効果　ぶんぱいこうか

分配性分析　分布分析　ぶんぷぶんせき

分批干燥　バッチ乾燥　batchかんそう

分批干燥器　バッチ乾燥器　batchかんそうき

分批精馏　バッチ精留　batchせいりゅう

分批提取　バッチ抽出　batchちゅうしゅつ

分批蒸馏器　バッチ蒸留器　batchじょうりゅうき

分歧韧带　二分靱帯　にぶんじんたい

分区規劃　区域別企画　くいきべつきかく

分区制　区域制　くいきせい

分散　分散　ぶんさん

分散本領　分散能　ぶんさんのう

分散度　分散度　ぶんさんど

分散法　分散法　ぶんさんほう

分散范围　分散範囲　ぶんさんはんい

分散〔分布〕染色质　分散染色質　ぶんさんせんしょくしつ

分散剤　分散剤　ぶんさんざい

分散胶体　分散コロイド　ぶんさんcolloid

分散介质　分散媒　ぶんさんばい

分散聚合〔作用〕　分散重合〔作用〕　ぶんさんじゅうごう〔さよう〕

分散力　分散力　ぶんさんりょく

分散粒子　分散粒子　ぶんさんりゅうし

分散式給水　分散式給水　ぶんさんしきぎゅうすい

分散胎盘　散在胎盤　さんざいたいばん

分散体　分散体　ぶんさんたい

分散透镜　発散レンズ　はっさんlens

分散〔物〕系　分散系　ぶんさんけい

分散系数　分散係数　ぶんさんけいすう

分散相　分散相　ぶんさんそう

分散组份　分散成分　ぶんさんせいぶん

分升　デシリットル　deciliter

分生孢子　分生〔胞〕子,コニジウム　ぶんせい〔ほう〕し,conidium

分生孢子柄　分生胞子柄　ぶんせいほうしへい

分生孢子器　生生胞子器　ぶんせいほうしき

分生体菌落　生殖体集落　せいしょくたいしゅうらく

分生体〔細菌〕　〔細菌〕生殖体　〔さいきん〕せいしょくたい

分生组织　分裂組織,裂生組織　ぶんれつそしき,れっせいそしき

分时溶解胶囊　スパンスル　spansule

分时系统　タイム　シェアリング　システム　time-sharing system

分室综合征　小房形成症候群　しょうぼうけいせいしょうこうぐん

分数〔剂〕量　分割量　ぶんかつりょう

分双叉　分歧,分枝　ぶんき,ぶんし

分速度　分速度　ぶんそくど

分碎术　細切〔除去〕術　さいせつ〔じょきょ〕じゅつ

分体中柱　分柱　ぶんちゅう

分析　分析　ぶんせき

分析步骤　分析手順　ぶんせきてじゅん

分析超速离心　分析超遠心〔分離〕　ぶんせきちょうえんしん〔ぶんり〕

分析超速离心机　分析超遠心〔分離〕器　ぶんせきちょうえんしんぶんりき

分析纯　分析純度　ぶんせきじゅんど

分析法　分析法　ぶんせきほう

分析砝码　分析分銅　ぶんせきふんどう

分析反应　分析反応　ぶんせきはんのう

分析杆　分析杆　ぶんせきかん

分析化学　分析化学　ぶんせきかがく

分析流行病学　分析流行病学　ぶんせきりゅうこうびょうがく

分析器(仪)　アナライザー　analyzer

分析器中枢　アナライザー中枢　analyzerちゅうすう

分析试剂　分析試薬　ぶんせきしやく

分析试样　①分析試料②分析標本　①ぶんせきしりょう②ぶんせきひょうほん

分析天平　分析天秤　ぶんせきてんびん

分析心理学　分析心理学　ぶんせきしんりがく

分析旋光镜　分析偏光器　ぶんせきへんこうき

分析因素　分析因子,分析要素　ぶんせきいんし,ぶんせきようそ

分析障碍　分析障害　ぶんせきしょうがい

分析资料　データの分析,資料の分析　dataのぶんせき,し

りょうのぶんせき

分〔线〕规　分画器　ぶんかっき

分型法　型別法　かたわけほう

分压　分圧　ぶんあつ

分压差　分圧差　ぶんあつさ

分压定律　分圧法則　ぶんあつほうそく

分压力　分圧力　ぶんあつりょく

分压器　分圧器　ぶんあつき

分牙器　〔歯科用〕分離器,〔歯科用〕セパレータ　〔しかよう〕ぶんりき,〔しかよう〕separator

分叶肺　分葉肺　ぶんようはい

分叶肝　分葉肝　ぶんようかん

分叶核白细胞　分葉核白血球　ぶんようかくはっけっきゅう

分叶核粒细胞　分葉核顆粒球　ぶんようかくかりゅうきゅう

分叶卵巢　分葉卵巣　ぶんようらんそう

分叶脾　分葉脾　ぶんようひ

分叶舌　有溝舌　ゆうこうぜつ

分叶肾　分葉腎　ぶんようじん

分叶征　分葉徴候　ぶんようちょうこう

分叶状　分葉状　ぶんようじょう

分液漏斗　分液漏斗　ぶんえきろうと

分域图　トポグラフ　topograph

分支　分枝　ぶんし

分支氨基酸　分枝アミノ酸　ぶんしaminoさん

分支巴斯德氏菌　パスツリア ラモーザ　Pasteuria ramosa

分支孢子菌病　クラドスポリウム症　cladosporiumしょう

分支杆菌　ミコバクテリウム　mycobacterium

分支杆菌病　ミコバクテリウム症　mycobacteriumしょう

分支杆菌生长素　ミコバクチン　mycobactin

分支杆菌属　ミコバクチリウム属　Mycobacteriumぞく

分支杆菌糖脂　ミコシド　mycoside

分支根　分枝根　ぶんしこん

分支寡糖链　分枝オリゴ糖鎖　ぶんしoligoとうさ

分支结构　分枝構造　ぶんしこうぞう

分支菌酸　ミコール酸　mycolさん

分支菌脂酸　ナスチン酸　nastinさん

分枝链　分枝鎖　ぶんしさ

分支毛　分枝毛　ぶんしもう

分支酶　分枝酵素,ブランチング エンザイム　ぶんしこうそ,branching enzyme

分支舌　分裂舌,二裂舌　ぶんれつぜつ,にれつぜつ

分支衰变　分枝崩壊　ぶんしほうかい

分支细菌　ミコバクテリア,マイコバクテリア　mycobacteria

分支状癌　分枝状癌　ぶんしじょうがん

分支状浅层角膜炎　表在性分枝状角膜炎　ひょうざいせいぶんしじょうかくまくえん

分钟量　分時量　ぶんじりょう

分子　分子　ぶんし

分子半径　分子半径　ぶんしはんけい

分子表面能　分子表面エネルギー　ぶんしひょうめんEnergie

分子病　分子病　ぶんしびょう

分子病理学　分子病理学　ぶんしびょうりがく

分子不对称〔性〕　分子非対称性　ぶんしひたいしょうせい

分子层　分子層　ぶんしそう

分子重排　分子転位　ぶんしてんい

分子导体　分子導体　ぶんしどうたい

分子缔合〔现象〕　分子会合〔現象〕　ぶんしかいごう〔げんしょう〕

分子定向　分子配向　ぶんしはいこう

分子毒理学　分子毒物学　ぶんしどくぶつがく

分子反应　分子反応　ぶんしはんのう

分子反应式　分子反応式　ぶんしはんのうしき

分子仿生学　分子生物(生体)工学,分子バイオニクス　ぶんしせいぶつ(せいたい)こうがく,ぶんしbionics

分子分类学　分子分類学　ぶんしぶんるいがく

分子分散　分子分散　ぶんしぶんさん

分子分散溶液　分子分散溶液　ぶんしぶんさんようえき

分子分散体　分子分散体　ぶんしぶんさんたい

分子改造(变)　分子修飾　ぶんししゅうしょく

分子构型　分子配置　ぶんしはいち

分子光谱　分子スペクトル　ぶんしspectrum

分子轨函数　分子軌道関数　ぶんしきどうかんすう

分子轨函数法　分子軌道関数法　ぶんしきどうかんすうほう

分子过滤器　分子濾過器　ぶんしろかき

分子化合物　分子化合物　ぶんしかごうぶつ

分子机制　分子機序　ぶんしきじょ

分子极化　分子分極　ぶんしぶんきょく

分子剂量学　分子ドシモロジー　ぶんしdosimology

分子几何学　分子幾何学　ぶんしきかがく

分子假说　分子説　ぶんしせつ

分子间重排〔作用〕　分子間転位　ぶんしかんてんい

分子间距〔离〕　分子間距離　ぶんしかんきょり

分子间力　分子間力　ぶんしかんりょく

分子间氢键　分子間水素結合　ぶんしかんすいそけつごう

分子间缩合〔作用〕　分子間縮合　ぶんしかんしゅくごう

分子间相互作用　分子間相互作用　ぶんしかんそうごさよう

分子间氧化〔作用〕　分子間酸化〔作用〕　ぶんしかんさんか〔さよう〕

分子间转移　分子間転移　ぶんしかんてんい

分子键　分子結合　ぶんしけつごう

分子胶体　分子コロイド　ぶんしcolloid

分子结构　分子構造　ぶんしこうぞう

分子结晶　分子結晶　ぶんしけっしょう

分子扩散　分子拡散　ぶんしかくさん

分子扩散系数　分子拡散係数　ぶんしかくさんけいすう

分子离子　分子イオン　ぶんしion

分子离子峰　分子イオン ピーク　ぶんしion peak

分子力　分子力　ぶんしりょく

分子力场　分子力場　ぶんしりきば

分子连接性　分子連接性　ぶんしれんせつせい

分子量　分子量　ぶんしりょう

分子量测定器　分子量測定器　ぶんしりょうそくていき

分子量分布　分子量分布　ぶんしりょうぶんぷ

分子免疫学　分子免疫学　ぶんしめんえきがく

分子模型　分子模型　ぶんしもけい

分子内重排〔作用〕　分子内転位,分子内再配列　ぶんしないてんい,ぶんしないさいはいれつ

分子内还原〔作用〕　分子内還元〔作用〕　ぶんしないかんげん〔さよう〕

分子内络盐　分子内錯塩　ぶんしないさくえん

分子内氢键　分子内水素結合　ぶんしないすいそけつごう
分子内缩合　分子内縮合　ぶんしないしゅくごう
分子内氧化还原〔作用〕　分子内の酸化と還元　ぶんしないのさんかとかんげん
分子内转移　分子内移動,分子内転移　ぶんしないいどう,ぶんしないてんい
分子浓度　分子濃度　ぶんしのうど
分子排阻色谱法　分子排除クロマトグラフィー　ぶんしはいじょchromatography
分子胚胎学　分子胎生学　ぶんしたいせいがく
分子取向　分子配向　ぶんしはいこう
分子热　分子熱　ぶんしねつ
分子热容　分子熱容量　ぶんしねつようりょう
分子熔解　分子融解　ぶんしゆうかい
分子筛　分子篩　ぶんしふるい
分子筛色谱法　分子ふるいクロマトグラフィー　ぶんしふるいchromatography
分子设计　分子デザイン　ぶんしdesign
分子射线　分子放射線　ぶんしほうしゃせん
分子生物电子学　分子生物電子学　ぶんしせいぶつでんしがく
分子生物化学　分子生化学　ぶんしせいかがく
分子生物物理学　分子生物物理学　ぶんしせいぶつぶつりがく
分子生物学　分子生物学　ぶんしせいぶつがく
分子式　分子式　ぶんししき
分子水平　分子レベル　ぶんしlevel
分子死亡　分子死　ぶんしし
分子速度分布　分子速度分布　ぶんしそくどぶんぷ
分子损害　分子的損害　ぶんしてきそんがい
分子体积　分子体積　ぶんしたいせき
分子团　ミセル　micelle
分子拓扑　分子トポロジー　ぶんしtopology
分子稳定性　分子安定性　ぶんしあんていせい
分子吸附　分子吸着　ぶんしきゅうちゃく
分子下丛　分子下叢　ぶんしかそう
分子消光系数　分子吸光(消光)係数　ぶんしきゅうこう(しょうこう)けいすう
分子序〔数〕　分子番号　ぶんしばんごう
分子旋光本领　分子旋光能　ぶんしせんこうのう
分子压力计　分子ゲージ　ぶんしgauge
分子药理学　分子薬理学　ぶんしやくりがく
分子遗传学　分子遺伝学　ぶんしいでんがく
分子引力　分子引力　ぶんしいんりょく
分子印迹　分子エングラム　ぶんしengram
分子运动　分子運動　ぶんしうんどう
分子运动方程式　分子運動方程式　ぶんしうんどうほうていしき
分子运动假说　分子運動仮説　ぶんしうんどうかせつ
分子运动学说　分子運動説　ぶんしうんどうせつ
分子杂交　分子交雑　ぶんしこうざつ
分子杂交技术　分子交雑技術　ぶんしこうざつぎじゅつ
分子载体　分子担体　ぶんしたんたい
分子折射率差　分子屈折率差　ぶんしくっせつりつさ
分子折射度　分子屈折度　ぶんしくっせつど
分子振动　分子振動　ぶんししんどう
分子蒸馏　分子蒸溜　ぶんしじょうりゅう
分子支化　分子分枝形成　ぶんしぶんしけいせい

分子状态　分子状態　ぶんしじょうたい
分子组成　分子組成　ぶんしそせい
分子作用　分子作用　ぶんしさよう
分组　組分け　くみわけ
分组试剂　組分け試薬　くみわけしやく
分组资料　分類データ　ぶんるいdata
芬弗明　フェンホルミン　phenformin
芬克尔斯坦氏白蛋白乳　フィンケルスタイン蛋白乳　Finkelsteinたんぱくにゅう
芬克尔斯坦氏征　フィンケルスタイン徴候　Finkelsteinちょうこう
芬麦特拉辛　フェンメトラジン　phenmetrazine
芬那露　フェナロール　fenaral
芬尼氏手术　フィンニー手術　Finneyしゅじゅつ
芬-普二氏杆菌　フィンクレル・プリオル杆菌　Finkler-Priorかんきん
芬-普二氏螺菌　フィンクレル・プリオルらせん菌　Finkler-Priorらせんきん
芬森氏〔弧光〕灯　フィンゼン灯　Finsenとう
芬斯特来尔氏胃分离切除术　フィンステレル曠置的胃切除術　Finstererこうちてきいせつじょじゅつ
芬太尼　フェンタニル　fentanyl
芬托拉明　フェントラミン　phentolamine
芬威克氏病　フェンウィック病　Fenwickびょう
吩嗪　フェナジン　phenazine
吩噻嗪　フェノサイアジン,フェノチアジン　phenothiazine
吩噻嗪衍生物　フェノチアジン誘導体　phenothiazineゆうどうたい
酚　フェノール,石炭酸　phenol,せきたんさん
酚苄胺　フェノキシベンザミン　phenoxybenzamine
酚处理　石炭酸処置　せきたんさんしょち
酚碘酞钠　フェンテチオタレイン　ナトリウム　phentetiothalein natrium
酚甘油　フェノールグリセリン　phenolglycerin
酚红　フェノールレッド,フェノールスルホンフタレイン　phenol red,phenol sulfonphthalein
酚红标准液　フェノールレット標準液　phenol redひょうじゅんえき
酚红排泄率　フェノールレッド排出率　phenol redはいしゅつりつ
酚红〔排泄〕试验　フェノールレッド〔排出〕試験　phenol red〔はいしゅつ〕しけん
酚红注射液　フェノールレッド注射液　phenol redちゅうしゃえき
酚磺酞　フェノール スルホンフタレイン　phenolsulfonphthalein
酚磺酞试验　フェノール スルホンフタレイン試験　phenolsulfonphthaleinしけん
酚苷　フェノール配糖体　phenolはいとうたい
酚类　フェノール類　phenolるい
酚类化合物污染　フェノール類化合物汚染　phenolるいかごうぶつおせん
酚酶　フェノラーゼ　Phenolase
酚醚　フェノールエーテル　phenolether
酚尿　フェノール尿〔症〕　phenolにょう〔しょう〕
酚醛　フェノールアルデヒド　phenol aldehyde
酚醛清漆　ノボラック　novolak
酚醛树脂　フェノールアルデヒド樹脂　phenolaldehydeじゅ

し

酚醛树脂塑化液　フェノールアルデヒド樹脂化液　phenolaldehydeじゅしかえき

酚醛塑料　フェノールアルデヒド　プラスチック　phenolaldehyde plastic

酚软膏　石炭酸軟膏　せきたんさんなんこう

酚〔式〕羟基　フェノール水酸基　phenolすいさんき

酚试剂　フェノール試薬　phenolしやく

酚四溴酞磺酸钠　フェノールテトラブロモフタレイン　スルホン酸ナトリウム　phenoltetrabromophthalein sulfonさんnatrium

酚酞　フェノールフタレイン　phenolphthalien

酚酞试验　フェノールフタレイン試験　phenol phthaleinしけん

酚酞试纸　フェノールフタレイン試験紙　phenolphthalein しけんし

酚酞指示剂　フェノールフタレイン指示薬　phenolphthaleinしじやく

酚酮　フェノールケトン　phenolketone

酚妥拉明　フェントラミン　phentolamine

酚妥拉明试验　フェントラミン試験　Phentolamineしけん

酚血〔症〕　フェノール血〔症〕　phenolけつ〔しょう〕

酚盐　石炭酸塩　せきたんさんえん

酚氧化酶　フェノールオキシダーゼ　phenoloxidase

酚乙铵　ベフェニウム　bephenium

酚抑宁　塩化アンベノニウム　えんかambenonium

酚藏〔花〕红　フェノサフラニン　phenosafranine

酚樟脑　フェノール樟脑　phenolしょうのう

酚酯　フェノールエステル　phenolester

酚制碘溶液　フェノール ヨード液　phenol iodoえき

酚中毒　フェノール中毒　phenolちゅうどく

fén 焚

焚化炉　焼却炉　しょうきゃくろ

焚烧法　焼却法　しょうきゃくほう

fěn 粉

粉　①粉,②粉剤　①こな②ふんざい

粉尘　粉塵,塵埃　ふんじん,じんあい

粉尘沉降室　塵埃沈降室　じんあいちんこうしつ

粉尘分散度　塵埃分散度　じんあいぶんさんど

粉尘个体采样器　個体塵埃標本採集器　こたいじんあいひょうほんさいしゅうき

粉尘作业　粉塵作業　ふんじんさぎょう

粉刺　面皰,コメド,にきび　めんぽう,comedo

粉刺聚瘤　集族性痤瘡　しゅうぞくせいざそう

粉刺〔性〕癌　コメド癌,面皰癌　comedoがん,めんぽうがん

粉刺性乳腺炎　コメド乳腺炎,面皰乳腺炎　comedoにゅうせんえん,めんぽうにゅうせんえん

粉刺样痣　コメド母斑,面皰母斑　comedoぼはん,めんぽうぼはん

粉防己碱　テトランドリン　tetrandrine

粉红斑点　淡紅色斑点　たんこうしょくはんてん

粉〔红〕色　桃色,淡紅色　ももいろ,たんこうしょく

粉红色泡沫状痰　淡紅色泡沫状痰　たんこうしょくほうまつじょうたん

粉化　粉末化　ふんまつか

粉剂　粉剤　ふんざい

粉瘤〔病〕　アテローム粉瘤〔症〕,粥腫〔症〕　atheromeふんりゅう〔しょう〕,じゅくしゅ〔しょう〕

粉瘤囊肿　アテローム嚢胞　atheromeのうほう

粉瘤性脓肿　アテローム膿瘍　atheromeのうよう

粉螨　コナダニ

粉螨科　コナダニ科　コナダニか

粉霉酸　プルビロール酸　pulvillorさん

粉末法　粉末法　ふんまつほう

粉末气雾剂　粉末エアロゾール　ふんまつaerosol

粉末衍射法　粉末回折法　ふんまつかいせつほう

粉霜　ブルーム　bloom

粉碎　粉砕　ふんさい

粉碎度　粉砕度　ふんさいど

粉碎机　粉砕機　ふんさいき

粉碎〔性〕骨折　粉砕骨折,細片骨折　ふんさいこっせつ,さいへんこっせつ

粉碎性颅骨骨折　頭骨粉砕骨折　とうこつふんさいこっせつ

粉碎性鹰嘴骨骨折　肘頭粉砕骨折　ちゅうとうふんさいこっせつ

粉状孢子　粉状胞子　ふんじょうほうし

fèn 奋粪

奋力综合征　努力症候群　どりょくしょうこうぐん

奋乃静　パーフェナジン　perphenazine

奋森氏杆菌　バンサン菌　Vincentきん

奋森氏感染　バンサン感染　Vincentかんせん

奋森氏口炎　バンサン口内炎　Vincentこうないえん

奋森氏螺菌　バンサンス ピリルム　Vincent Spirillum

奋森氏螺旋体　バンサンスピロヘータ　Vincent Spirochaeta

奋森氏咽峡炎　バンサンアンギナ,バンサン口峡炎　Vincent angina,Vincentこうきょうえん

奋森氏龈炎　バンサン歯肉炎　Vincentしにくえん

粪便　糞便　ふんべん

粪便斑检查　糞便痕跡検査　ふんべんこんせきけんさ

粪便沉孵检查　糞便沈降孵化検査　ふんべんちんこうふかけんさ

粪便处理　糞便処理　ふんべんしょり

粪便管理　糞便管理　ふんべんかんり

粪便过滤器　糞便濾過器　ふんべんろかき

粪便检查　糞便検査　ふんべんけんさ

粪便嵌顿　糞詰まり　ふんつまり

粪便污水　糞便下水　ふんべんげすい

粪便无害化〔处理〕　糞便無害化処理　ふんべんむがいかしょり

粪便细胞象　糞便細胞像　ふんべんさいぼうぞう

粪便性呕吐　吐糞症　とふんしょう

粪便悬液　糞便懸濁液　ふんべんけんだくえき

粪便学　糞便学　ふんべんがく

粪卟啉　コプロポルフィリン,ステルコポルフィリン　coproporphyrin,stercoporphyrin

粪卟啉检查　コプロポルフィリン検査　coproporphyrinけんさ

粪卟啉尿　コプロポルフィリン尿〔症〕　coproporphyrinにょう〔しょう〕

粪卟啉原　コプロポルフィリノーゲン　coproporphyrinogen

粪卟啉原酶　コプロポルフィリノゲナーゼ　Coproporphyrinogenase

粪卟啉症　コプロポルフィリア症　coproporphyriaしょう

粪池　糞便槽　ふんべんそう

粪臭基　スカトキシル〔基〕　skatoxyl〔き〕
粪臭素　スカトール　skatol〔e〕
粪臭素红反应　スカトール レッド反応　skatole redはんのう
粪胆〔色〕素　ステルコビリン　stercobilin
粪胆〔色〕素原　ステルコビリノーゲン　stercobilinogen
粪胆〔色〕素原试验　ステルコビリノーゲン試験　stercobilinogenしけん
粪道　排便道　はいべんどう
粪毒血症　便秘〔性〕中毒　べんぴ〔せい〕ちゅうどく
粪肥　糞便肥料,糞肥　ふんべんひりょう,ふんひ
粪固〔甾〕醇　コプロステロール　coprosterol
粪抗体　糞便抗体　ふんべんこうたい
粪块　糞塊　ふんかい
粪〔类〕圆线虫　糞線虫　フンセンチュウ
粪〔类〕圆线虫病　糞線虫症　ふんせんちゅうしょう
粪〔类〕圆线虫属　ストロンギロイデス属,糞線虫属　Strongyloidesぞく,フンセンチュウぞく
粪链球菌　糞連鎖球菌　ふんれんさきゅうきん
粪瘤　糞腫　ふんしゅ
粪瘘　糞瘻　ふんろう
粪锰　糞マンガン　ふんmanganese
粪内〔寄〕生物　糞生生物　ふんせいせいぶつ
粪脓肿　糞便〔性〕膿瘍　ふんべん〔せい〕のうよう
粪石　糞石　ふんせき
粪石性阑尾炎　糞石性虫垂炎　ふんせきせいちゅうすいえん
粪素　エキスクレチン　excretin
粪性肠梗阻　糞便性イレウス　ふんべんせいileus
粪溢　糞便漏出　ふんべんろうしゅつ
粪甾烷　コプロスタン　coprostane
粪甾烷醇　コプロスタノール　coprostanol
粪甾烷酮　コプロスタノーン　coprostanone
粪甾烯　コプロステン　coprostene
粪甾烯醇　コプロステノール　coprostenol
粪甾烯酮　コプロステノン　coprostenone
粪脂酸　エキスクレトル酸　excretolさん
粪中毒症　便秘〔性〕中毒　べんぴ〔せい〕ちゅうどく

FENG　丰风枫封砜疯峰蜂冯缝凤缝

fēng　丰风枫封砜疯峰蜂

丰加霉素　トヨカマイシン　toyocamycin
丰塔纳氏间隙　フォンターナ腔　Fontanaこう
丰塔纳氏染色法　フォンターナ染色法　Fontanaせんしょくほう
丰塔纳氏条纹　フォンターナ線条　Fontanaせんじょう
风动手术器械　外科用エアタービン　げかようairturbine
风动牙钻机　歯科用エアタービン　しかようairturbine
风干　風当り乾燥　かぜあたりかんそう
风块　膨疹　ぼうしん
风媒花　風媒花　ふうばいか
风湿〔病〕　リウマチスム　rheumatism
风湿病患者　リウマチ患者　rheumatismかんじゃ
风湿病学　リウマチ〔病〕学　rheumatism〔びょう〕がく
风湿病学家　リウマチ学者　rheumatismがくしゃ
风湿病饮食　リウマチ食　rbeumatismしょく
风湿活动　活動性リウマチ　かつどうせいrheumatism
风湿热　リウマチ熱　rheumatismねつ

风湿热活动期　リウマチ熱活動期　rheumatismねつかつどうき
风湿素质　リウマチ性素質　rheumatismせいそしつ
风湿痛　リウマチ痛　rheumatismつう
风湿〔性〕病态　リウマチ病態　rheumatismびょうたい
风湿性动脉炎　リウマチ性動脈炎　rheumatismせいどうみゃくえん
风湿性多肌痛　リウマチ性多〔発性〕筋痛　rheumatismせいた〔はつせい〕きんつう
风湿性肺炎　リウマチ性肺炎　rheumatismせいはいえん
风湿性睾丸炎　リウマチ性睾丸炎　rheumatismせいこうがんえん
风湿性骨骨膜炎　リウマチ性骨骨膜炎　rheumatismせいこつこつまくえん
风湿性关节炎　リウマチ性関節炎　rheumatismせいかんせつえん
风湿性冠状动脉炎　リウマチ性冠状動脈炎　rheumatismせいかんじょうどうみゃくえん
风湿性滑膜炎　リウマチ性滑膜炎　rheumatismせいかつまくえん
风湿性环形红斑　リウマチ性環状紅斑　rheumatismせいかんじょうこうはん
风湿性脊柱侧弯　リウマチ性側彎　rheumatismせいそくわん
风湿性脑炎　リウマチ性脳炎　rheumatismせいのうえん
风湿性皮下结节　リウマチ性皮下結節　rheumatismせいひかけっせつ
风湿性全心炎　リウマチ性汎心炎　rheumatismせいはんしんえん
风湿性肉芽肿　リウマチ性肉芽腫　rheumatismせいにくかしゅ
风湿性神经炎　リウマチ性神経炎　rheumatismせいしんけいえん
风湿性水肿　リウマチ性水腫　rheumatismせいすいしゅ
风湿性痛风　リウマチ性痛風　rheumatismせいつうふう
风湿性舞蹈病　リウマチ性舞踏病　rheumatismせいぶとうびょう
风湿〔性〕小结　リウマチ〔小〕結節　rheumatism〔しょう〕けっせつ
风湿性斜颈　リウマチ〔性〕斜頸　rheumatism〔せい〕しゃけい
风湿性心瓣膜病　リウマチ性心臓弁膜病　rheumatismせいしんぞうべんまくびょう
风湿性心包炎　リウマチ性心膜炎　rheumatismせいしんまくえん
风湿性心肌炎　リウマチ性心筋炎　rheumatismしんきんえん
风湿性心内膜炎　リウマチ性心内膜炎　rheumatismせいしんないまくえん
风湿性心脏病　リウマチ性心疾患　rheumatismせいしんしっかん
风湿性心脏炎　リウマチ性心〔臓〕炎　rheumatismせいしん〔ぞう〕えん
风湿性牙痛　リウマチ性歯痛　rheumatismせいしつう
风湿性咽峡炎　リウマチ性アンギナ　rheumatismせいangina
风湿性眼炎　リウマチ性眼炎　rheumatismせいがんえん
风湿〔性〕腰痛　リウマチ性腰痛〔症〕　rheumatismせいよう

つう〔しょう〕

风湿性硬化　リウマチ性硬化〔症〕　rheumatismせいこうか〔しょう〕

风湿性主动脉炎　リウマチ性大動脈炎　rheumatismせいだいどうみゃくえん

风湿性紫癜　リウマチ性紫斑病　rheumatismせいしはんびょう

风湿疹　リウマチ疹　rheumatismしん

风速　風速　ふうそく

风速计　風速計　ふうそくけい

风疹　風疹　ふうしん

风疹病毒　風疹ウイルス　ふうしんvirus

风疹〔后〕综合征　風疹〔後〕症候群　ふうしん〔ご〕しょうこうぐん

风疹块　膨疹　ぼうしん

风疹综合征　風疹症候群　ふうしんしょうこうぐん

枫糖浆尿病　マープル　シロップ尿症,カエデ　シロップ尿症　maple syrupにょうしょう,カエデsyrupにょうしょう

封闭　遮断,密閉,閉鎖　しゃだん,みっぺい,へいさ

封闭层　密閉層　みっぺいそう

封闭搅拌器　密閉撹拌器　みっぺいかくはんき

封闭结构　密閉構造　みっぺいこうぞう

封闭疗法　遮断療法　しゃだんりょうほう

封闭索　密閉索　みっぺいさく

封闭〔性〕抗体　遮断〔性〕抗体　しゃだん〔せい〕こうたい

封闭性抗原　遮断〔性〕抗原　しゃだん〔せい〕こうげん

封闭循环式麻醉机　閉鎖〔式〕循環〔式〕麻酔装置　へいさ〔しき〕じゅんかん〔しき〕ますいそうち

封闭衣　密閉衣　みっぺいい

封闭因子　遮断因子　しゃだんいんし

封泥　封泥　ふうでい

封片　マウンティング　mounting

封锁堤　閉鎖堤,接合堤　へいさてい,せつごうてい

封套抗原　エンベロープ抗原　envelopこうげん

砜　スルフォン　sulfone

砜类　スルフォン類　sulfoneるい

砜类中毒　スルフォン類中毒　sulfoneるいちゅうどく

疯草病　ロコ草病　locoソウびょう

疯狗　狂犬　きょうけん

疯狂　狂気　きょうき

疯狂症　狂気症,精神病　きょうきしょう,せいしんびょう

峰电流　ピーク電流　peakでんりゅう

峰电位　棘波電位　きょくはでんい

峰电位间隔　棘波電位間隔　きょくはでんいかんかく

峰度　とがり

峰度检查　とがり試験　とがりしけん

峰度系数　とがり係数　とがりけいすう

峰面积　ピーク面積　peakめんせき

峰形　スパイク　spike

峰移位　ピーク変位　peakへんい

峰值　ピーク値　peakち

蜂巢　蜂巣　ほうそう

蜂〔巢〕蜡〔胶〕　蜂蠟　ほうろう

蜂巢胃炎　蜂巣胃炎　ほうそういえん

蜂斗菜烷　フキナン　fukinane

蜂毒　蜂毒　ほうどく

蜂毒疗法　蜂毒療法　ほうどくりょうほう

蜂毒素　アピトキシン　apitoxin

蜂毒液中毒　蜂毒液中毒　ほうどくえきちゅうどく

蜂房型准直器　蜂巣照準器,蜂巣コリメーター　ほうそうしょうじゅんき,ほうそうcollimator

蜂花酸　メリス酸　melissさん

蜂皇精(王浆)　ローヤルゼリー　royal jelly

蜂蜡素　ミリシン　myricin

蜂蜜　蜂蜜　ハチミツ

蜂蜜中毒　蜂蜜中毒　ハチミツちゅうどく

蜂鸣器　ブザー　buzzer

蜂乳　ローヤルゼリー　royal jelly

蜂螫恐怖　ハチ恐怖〔症〕　ハチきょうふ〔しょう〕

蜂螫伤　ハチ刺傷　ハチししょう

蜂螫症　ハチ刺傷症　ハチししょうしょう

蜂窝　蜂巣　ハチのす,ほうそう

蜂窝孢子属　グレノスポラ属　Glenosporaぞく

蜂窝肺　蜂巣〔状〕肺　ほうそう〔じょう〕はい

蜂窝肺综合征　蜂巣〔状〕肺症候群　ほうそう〔じょう〕はいしょうこうぐん

蜂窝胃　蜂巣胃,第二胃　ほうそうい,だいにい

蜂窝织炎性汗腺炎　蜂巣炎性汗腺炎　ほうそうえんせいかんせんえん

蜂窝织炎性喉炎　蜂巣炎性喉頭炎　ほうそうえんせいこうとうえん

蜂窝织炎性睑炎　蜂巣炎性眼瞼炎　ほうそうえんせいがんけんえん

蜂窝织炎性溃疡　蜂巣炎性潰瘍　ほうそうえんせいかいよう

蜂窝织炎性阑尾炎　蜂巣炎性虫垂炎　ほうそうえんせいちゅうすいえん

蜂窝织炎性泪囊炎　涙囊蜂巣炎　るいのうほうそうえん

蜂窝织炎性脓肿　結合組織膿瘍　けつごうそしきのうよう

蜂窝织炎性胃炎　蜂巣炎性胃炎　ほうそうえんせいいえん

蜂窝织炎性腺炎　蜂巣炎性腺炎　ほうそうえんせいせんえん

蜂窝织炎性咽炎　蜂巣炎性咽頭炎　ほうそうえんせいいんとうえん

蜂窝织增生　蜂巣組織増殖,結合組織増殖　ほうそうそしきぞうしょく,けつごうそしきぞうしょく

蜂窝状脉络膜萎缩　蜂巣状脈絡膜萎縮　ほうそうじょうみゃくらくまくいしゅく

蜂窝状肉瘤　蜂巣状肉腫　ほうそうじょうにくしゅ

蜂窝组织　蜂巣組織　ほうそうそしき

蜂窝〔组〕织炎　フレグモーネ,蜂巣炎　phlegmone,ほうそうえん

féng　冯缝

冯阿尔多尔氏试验　ホン　アルドール試験　von Aldorしけん

冯-查二氏法　ホン　フイルス・カルナス法　von Fürth-Charnassほう

冯弗里施试验　ホン　フリッシュ試験　von Frischしけん

冯吉尔克氏病　フォン　ギールケ病　von Gierkesびょう

冯科萨氏法　ホン　コッサ法　von Kossaほう

冯科萨氏染剂　ホン　コッサ染色剤　von Kossaせんしょくざい

冯雷克林霍曾氏病　〔ホン〕レックリングハウゼン病　〔von〕Recklinghausenびょう

冯雷克林霍曾氏试验　〔ホン〕レックリングハウゼン試験　〔von〕Recklinghausenしけん

冯-林二氏病　ホン ヒッペル・リンドウ病　von Hippel-Lindauびょう
冯-门二氏试验　ホン ザイネク・メンキー試験　von Zeynek-Menckiしけん
冯帕尔氏试验　ホンパル試験　von Pallしけん
冯披尔奎氏反应　ホン ピルケー反応　von Pirquetはんのう
冯氏伊蚊　フェンヤブカ　Fengヤブカ
冯斯托卡特氏现象　ホン ズッケルト現象　von Stockertげんしょう
冯韦伯氏三角　ホン ウェーベル三角　von Weberさんかく
冯希培尔氏病　ホン ヒッペル病　von Hippelびょう
冯雅克什氏贫血　ホン ヤクシュ貧血　von Jakschひんけつ
缝合　縫合　ほうごう
缝合材料　縫合材料　ほうごうざいりょう
缝合钢丝切割钳　縫合鋼線切線鉗子　ほうごうこうせんせっせんかんし
缝合夹　縫合クランプ　ほうごうclamp
缝〔合〕术　縫合術　ほうごうじゅつ
　阿波利托氏连续缝术　アポリト縫合術　Appolitoほうごうじゅつ
　阿尔伯特氏肠缝术　アルベルト縫合術　Albertほうごうじゅつ
　埃梅特氏缝术　エンメット縫合術　Emmetほうごうじゅつ
　巴累氏缝术　パレ縫合術　Pareほうごうじゅつ
　贝尔氏缝术　ベル縫合術　Bellほうごうじゅつ
　波替氏肠缝术　ペチー縫合術　Petitほうごうじゅつ
　博斯曼氏缝术　ボーズマン縫合術　Bozemanほうごうじゅつ
　策尔尼氏缝术　チェルニー縫合術　Czernyほうごうじゅつ
　策-郎二氏缝术　チェルニー・ランベール縫合術　Czenny-Lembertほうごうじゅつ
　杜普伊特伦氏缝术　デュピュイトラン縫合術　Dupuytrenほうごうじゅつ
　杜韦日埃氏缝术　デュベルギエー縫合術　Duvergierほうごうじゅつ
　佛尔夫勒氏缝术　ウェベルフラー縫合術　Wölflerほうごうじゅつ
　盖-阿二氏缝术　ガイラール・アルルト縫合術　Gaillard-Arltほうごうじゅつ
　古尔德氏褥式缝术　グールド縫合術　Gouldほうごうじゅつ
　古森包厄氏缝术　グッセンバウエル縫合術　Gussenbauerほうごうじゅつ
　哈里斯氏缝术　ハリス縫合術　Harrisほうごうじゅつ
　霍尔斯特德氏缝术　ホルステッド縫合術　Halstedほうごうじゅつ
　康奈尔氏肠缝术　コンネル縫合術　Connellほうごうじゅつ
　库兴氏缝术　クッシング縫合術　Cushingほうごうじゅつ
　腊姆多尔氏缝术　ラムドール縫合術　Ramdohrほうごうじゅつ
　莱德朗氏缝术　レドラン縫合術　Ledranほうごうじゅつ
　郎贝尔氏缝术　レンベール縫合術　Lembertほうごうじゅつ
　勒当屠氏缝术　ラダンチュ縫合術　Le Dentuほうごうじゅつ
　勒福尔氏缝术　ラホル縫合術　Le Fortほうごうじゅつ

　里加尔氏缝术　リガル縫合術　Rigalほうごうじゅつ
　里提施氏缝术　リテイシュ縫合術　Ritischほうごうじゅつ
　里希特氏缝术　リヒタ縫合術　Richterほうごうじゅつ
　利特雷氏缝术　リトレー縫合術　Littreほうごうじゅつ
　吕弗勒氏缝术　レフレル縫合術　Löfflerほうごうじゅつ
　曼塞尔氏肠系膜缘缝术　マウンセル縫合術　Maunsellほうごうじゅつ
　帕尔芬氏肠管缝术　パルフィン縫合術　Palfynほうごうじゅつ
　潘科斯特氏缝术　パンコースト縫合術　Pancoastほうごうじゅつ
　惹利氏缝术　ジエリー縫合術　Gelyほうごうじゅつ
　若贝尔氏缝术　ジョベール縫合術　Jobertほうごうじゅつ
　泰勒氏缝术　テーラー縫合術　Teylorほうごうじゅつ
　魏斯勒氏缝术　ウイスレル縫合術　Wyslerほうごうじゅつ
　西蒙氏缝术　シモン縫合術　Simonほうごうじゅつ
　曾格尔氏缝术　ゼンゲル縫合術　Saengerほうごうじゅつ
缝合丝线　縫合絹糸　ほうごうけんし
缝合线消毒缸　縫合線消毒ジャー　ほうごうせんしょうどくJar
缝〔合〕针　縫合針　ほうごうしん
缝匠肌　縫工筋　ほうこうきん
缝匠肌腱下囊　縫工筋腱下包　ほうこうきんけんかのう
缝线　縫合線　ほうごうせん
缝线导子　縫合線導子　ほうごうせんどうし
缝线剪　縫合線鋏　ほうごうせんばさみ
缝线脓肿　縫合線膿瘍　ほうごうせんのうよう
缝线牵引夹　縫合線牽引器　ほうごうせんけんいんき
缝线轴　縫合線ボビン　ほうごうせんbobbin

fèng　凤缝

凤梨　パイナップル　pineapple
凤尾草　イノモトソウ
缝间骨　縫間骨　ほうかんこつ

FO　佛

fó　佛

佛-阿二氏综合征　ファルベス・アルブライト症候群　Farbes-Albrightしょうこうぐん
佛尔夫勒氏缝术　ウェルフラー縫合術　Wölflerほうごうじゅつ
佛尔夫勒氏征　ウェルフラー徴候　Wölflerちょうこう
佛来星　フレキシン　flexin
佛罗拿　ベロナール　veronal
佛手酚　ベルガプトール　bergaptol
佛手柑　佛手柑　ぶしゅかん，ぶっしゅかん
佛手内酯　ベルガプテン　bergapten
佛手素　ベルガプチン　bergaptin
佛焰苞　佛炎苞　ぶつえんほう
佛焰花序　肉穂花序　にくすいかじょ

FOU　否

fǒu　否

否认妄想　否定妄想　ひていもうそう

FU　呋肤麸跗孵数弗伏扶服氟俘浮符匐幅福辐俯脯腐父负妇附复副赋傅富腹缚蝮覆

fū　呋肤麸跗孵数

呋苄青霉素　フルベニシリン　furbenicillin
呋氟尿嘧啶　フトラフール　ftorafur
呋喃　フラン　furan
呋喃半乳糖　ガラクトフラノース　galactofuranose
呋喃苯胺酸　フロセミド　furosemide
呋喃丙胺　フラプロミド　furapromide
呋喃丙烯醛　フリルアクロレイン　furylacrolein
呋喃丙烯酸　フラクリル酸　furacrylさん
呋喃咀啶(妥因)　ニトロフラントイン　nitrofurantoin
呋喃二烯　フラモジエン　furamodiene
呋喃二烯酮　フラノジエノーン　furanodienone
呋喃果糖　フルクトフラノーゼ　fructofuranose
呋喃果糖苷　フルクトフラノシド　fructofuranoside
呋喃核糖　リボフラノース　ribofuranose
呋喃环　フラン環　Furanかん
呋喃甲醇　フランカルビノール　furancarbinol
呋喃甲醛　フルフラル　furfural
呋喃喹啉　フロキノリン　furoquinoline
呋喃类　フラン類　furanるい
呋喃葡糖　グルコフラノース　glucofuranose
呋喃醛　フルフラル　furfural
呋喃色酮　フラン クロモン　furan chromone
α-呋喃羧酸　α-フランカルボン酸　α-furancarbonさん
呋喃糖　フラノース　furanose
呋喃西林　ニトロフラゾン,フラシリン　nitrofurazone,
　furacillin
呋喃西林溶液　フラシリン液　furacillinえき
呋喃香豆素　フロクマリン　furocoumarin
呋喃新　ニトロフラゾン,フラシン　nitrofrazone,fracin
呋喃唑酮　フラゾリドン　furazolidone
呋脲青霉素　フルベニシリン　furbenicillin
呋肟头孢菌素　セフロキシム　cefuroxime
呋咱　フラザン　furazan
呋咱并吡啶　フラザン ピリジン　furazane pyridine
呋咱并哒嗪　フラザノ ピリダジン　furazano pyridazine
肤　皮膚　ひふ
肤轻松　フルオシノロン アセトニド　fluocinolone
　acetonide
肤蛆病　皮下蝿蛆症　ひかハエウジしょう
肤色　皮膚色　ひふしょく
肤蝇属　ヒフバエ属,デルマトビア属　ヒフバエぞく,
　Dermatobiaぞく
肤纹学　皮膚紋学　ひふもんがく
麸　麩　ふすま
麸氨酸　グルタミン酸　glutaminさん
麸纤维蛋白　グルテン線維素　glutenせんいそ
麸质　グルテン　gluten
跗　足根,あしくび　そっこん
跗骨　足根骨　そっこんこつ
跗骨半脱位　足根骨亜脱臼　そっこんこつあだっきゅう
跗骨背侧韧带　背側足根骨靱帯　はいそくそっこんこつじ
　んたい
跗骨窦　足根骨洞　そっこんこつどう
跗骨骨折　足根骨骨折　そっこんこつこっせつ
跗骨间关节　足根骨間関節　そっこんこっかんかんせつ
跗骨间关节脱位　足根骨間関節脱臼　そっこんこっかんか
　んせつだっきゅう
跗骨间韧带　足根骨間靱帯　そっこんこっかんじんたい

跗骨切除术　足根骨切除術　そっこんこつせつじょじゅつ
跗骨切开术　足根骨切開術　そっこんこつせっかいじゅつ
跗骨炎　足根骨炎　そっこんこつえん
跗骨足底韧带　足底足根靱帯　そくていそっこんじんたい
跗管综合征　足根管症候群　そっこんかんしょうこうぐん
跗横关节　横足根関節　おうそっこんかんせつ
跗间关节离断术　足根間関節切断術　そっこんかんかんせ
　つせつだんじゅつ
跗节　跗節　ふせつ
跗内侧动脉　内側足根動脈　ないそくそっこんどうみゃく
跗旁组织　足根傍組織　そっこんぼうそしき
跗外侧动脉　外側足根動脈　がいそくそっこんどうみゃく
跗蹠背侧韧带　背側足根中足靱帯　はいそくそっこんちゅ
　うそくじんたい
跗蹠关节　足根中足関節　そっこんちゅうそくかんせつ
跗蹠关节脱位　足根中足関節脱臼　そっこんちゅうそくか
　んせつだっきゅう
跗蹠韧带　足根中足靱帯　そっこんちゅうそくじんたい
跗趾反射　ベクテレフ・メンデル反射　Bekhterev-Mendelは
　んしゃ
孵化　孵化　ふか
孵化法　孵化法　ふかほう
孵化器　孵卵器　ふらんき
孵化液　孵化液　ふかえき
孵育　孵卵　ふらん
孵育期　孵卵期　ふらんき
孵育箱　孵卵器,インキュベータ　ふらんき,incubator
敷布　湿布　しっぷ
敷布试验　貼付試験　ちょうふしけん
敷擦法　塗擦法　とさつほう
敷裹　包帯　ほうたい
敷裹室　包帯室　ほうたいしつ
敷料　包帯,包帯剤,包帯材料　ほうたい,ほうたいざい,ほ
　うたいざいりょう
敷料车　包帯剤手押車　ほうたいざいておしぐるま
敷料罐　消毒貯槽　しょうどくちょそう
敷料镊　包帯ピンセット　ほうたいpincette
敷料钳　麦粒鉗子　ばくりゅうかんし
敷料箱　包帯箱　ほうたいばこ
敷贴　貼付　ちょうふ,てんぷ
敷贴法　貼付法　ちょうふほう
敷贴剂　膏薬　こうやく
敷涂器　塗布具　とふぐ

fú　弗伏扶服氟俘浮符匐幅福辐

弗-丹氏手术　フォスター・ダンディー手術　Foster-Dandy
　しゅじゅつ
弗恩氏肌浆球蛋白　ヒュルト ミオシン　Fürth myosin
弗-戈二氏试验　フランク・ゴルドバーガー試験　Frank-
　Goldbergerしけん
弗古霉素　ベルギマイシン　vergimycin
弗-汉二氏试验　フリードマン・ハンバーガー試験
　Friedman-Hamburgerしけん
弗-华二氏综合征　フリーデリクセン・ウォーターハウス症
　候群　Friderichsen-Waterhouseしょうこうぐん
弗-霍希瓦特氏病　フランクル・ホッホワァルト病　Frankl-
　Hochwortびょう
弗-卡二氏反应　フロインド・カミネル反応　Freund-
　Kaminerはんのう

弗-卡二氏角膜环　フライシェル・カイゼル角膜輪　Fleischer-Kayserかくまくりん

弗-拉二氏试验　フリードマン・ラパム妊娠試験　Frideman-Laphamにんしんしけん

弗拉格氏复苏〔术〕　フラッグ蘇生法　Flaggそせいほう

弗拉亚尼氏病　フラヤニ病　Flajaniびょう

弗来明氏〔组织固定〕液　フレンミング液　Flemmingえき

弗来舍尔氏角膜环　フライシェル角膜輪　Fleischerかくまくりん

弗莱伯氏病　フライベル病　Freiberびょう

弗莱伯氏催眠法　フライブルグ法　Freiburgほう

弗莱曼氏试验　フライトマン試験　Fleitmannしけん

弗莱施尔氏试验　フライシュル試験　Fleischlしけん

弗莱氏病　フライ病　Freiびょう

弗莱氏试验　フライ試験　Freiしけん

弗莱氏综合征　フライ症候群　Freyしょうこうぐん

弗莱氏抗原　フライ抗原　Freiこうげん

弗兰克尔氏疗法　フレンケル療法　Frenkelりょうほう

弗兰克林氏眼镜　フランクリン眼鏡　Franklinがんきょう

弗兰氏手术　①フランク手術②フランケ手術　①Frankしゅじゅつ②Frankeしゅじゅつ

弗兰克氏纹　フランケ線条　Franckeせんじょう

弗兰克氏针　フランケ針　Franckeしん

弗兰克氏征　フランケ徴候　Franckeちょうこう

弗兰克氏症状　フランケ症状　Franckeしょうじょう

弗兰肯豪塞氏神经节　フランケンホイゼル神経節　Frankenhauserしんけいせつ

弗兰肯豪塞氏神经丛　フランケンホイゼル神経叢　Frankenhauserしんけいそう

弗兰肯氏试验　フランケン試験　Frankenしけん

弗朗鼠李大黄素　フラングラ エモジン　Frangula-emodin

弗朗西丝氏病　フランシス病　Francisびょう

弗朗西斯氏菌属　フランチセラ属　Francisellaぞく

弗劳斯伯格氏现象　フロストベルグ現象　Frostbergげんしょう

弗勒德氏试剂　フレーデ試薬　Fröhdeしやく

弗勒德氏试验　フレーデ試験　Fröhdeしけん

弗勒克氏结　フラック結節　Flackけっせつ

弗勒克氏体力测验　フラック体力テスト　Flackたいりょくtest

弗勒利希氏综合征　フレーリッヒ症候群　Fröhlichしょうこうぐん

弗勒歇尔氏症状　フレーシェル症候　Flöschelしょうこう

弗雷德里克氏实验　フレデリック実験　Fredericqじっけん

弗雷格氏试验　フレグ試験　Fleigしけん

弗雷利克氏液　フラリック液　Fralickえき

弗累克斯纳氏杆菌　フレキシナー杆菌　Flexnerかんきん

弗累克斯纳氏菌痢　フレキシナー赤痢　Flexnerせきり

弗累克斯纳氏血清　フレキシナー血清　Flexnerけっせい

弗累西格氏胫骨　フレクシッヒ脛骨　Flechsigけいこつ

弗累西格氏区　フレクシッヒ野　Flechsigや

弗累西格氏束　フレクシッヒ路　Flechsigろ

弗里德赖希氏病　フリードライヒ病　Friedreichびょう

弗里德赖希氏共济失调　フリードライヒ運動失調〔症〕　Fricdrcichうんどうしっちょう〔しょう〕

弗里德赖希氏痉挛　フリードライヒ痙攣　Friedreichけいれん

弗里德赖希氏现象　フリードライヒ現象　Friedreichげん

弗里德兰德氏病　フリードレンデル病　Friedländerびょう

弗里德兰德氏杆菌　フリードレンデル杆菌　Friedländerかんきん

弗里德兰德氏〔杆菌性〕肺炎　フリードレンデル菌性肺炎　Friedländerきんせいはいえん

弗里德兰氏蜕膜细胞　フリードレンデル脱落膜細胞　Friedländerだつらくまくさいぼう

弗里德里克森氏试验　フリーデリックセン試験　Friderichsenしけん

弗里德曼氏病　フリードマン病　Friedmanびょう

弗里德曼氏试验　フリードマン試験　Friedmanしけん

弗里德曼氏血管舒缩综合征　フリードマン血管運動症候群　Friedmanけっかんうんどうしょうこうぐん

弗里登伯格氏视力卡　フリーデンバーグ視力検査〔図〕表　Fridenbergしりょくけんさ〔ず〕ひょう

弗里克氏绷带　フリッケ包帯　Frickeほうたい

弗里契氏震荡法　フリッチ振揺法　Fritcheしんようほう

弗林特氏斑　フリント斑点　Flintはんてん

弗林特氏杂音　フリント雑音　Flintざつおん

弗龙氏试验　フローン試験　Frohnしけん

弗鲁安氏综合征　フロアン症候群　Froinしょうこうぐん

弗-鲁-威三氏法　フレーム・ラッセル・ウイルヘルミ法　Frame-Russell-Wilhelmiほう

弗路曼氏试验　フルーマン試験　Fluhmannしけん

弗吕格氏定律　フリーゲル〔攣縮〕法則　Pflüger〔れんしゅく〕ほうそく

弗伦策尔氏征　フランツェル徴候　Frantzelちょうこう

弗伦克尔氏试验　フレンケル試験　Fraenkelしけん

弗伦克尔氏腺　フレンケル腺　Fraenkelせん

弗伦克尔氏小结　フレンケル小〔結〕節　Fraenkelしょう〔けっ〕せつ

弗伦克尔氏征　フレンケル徴候　Fraenkelちょうこう

弗罗登伯格氏现象　フロイデンブルグ現象　Freudenbergげんしょう

弗罗里普氏硬结　フロリープ硬結　Froriepこうけつ

弗罗芒氏试验　フロマン試験　Fromentしけん

弗罗梅尔氏病　フロンメル病　Frommelびょう

弗罗梅尔氏法　フロンメル法　Frommelほう

弗罗默尔氏试验　フロンメル試験　Frommerしけん

弗罗默尔氏子宫颈扩张器　フロンメル子宮頸拡張器　Frommerしきゅうけいかくちょうき

弗罗因德利吸附公式　フロインドリッヒ吸着公式　Freundlichきゅうちゃくこうしき

弗罗因德氏法则　フロインド法則　Freundほうそく

弗罗因德氏反应　フロインド反応　Freundはんのう

弗罗因德氏辅佐液　フロインド補助液　Freundほじょえき

弗罗因德氏手术　フロインド手術　Freundしゅじゅつ

弗洛拉氏反应　フロラ反応　Floraはんのう

弗洛朗斯氏反应　フロレンス反応　Florenceはんのう

弗洛朗斯氏试剂　フロランス試薬　Frorenceしやく

弗洛朗斯氏学说　フロランス説　Frorenceせつ

弗洛伊德氏疗法　フロイド療法　Freudりょうほう

弗洛伊德氏学说　フロイド説　Freudせつ

弗洛伊德学派　フロイド学派　Freudがくは

弗纳泽辛　フェナゾシン　phenazocine

弗-诺二氏试验　フランク・ノトマン試験　Frank-Nothmannしけん

弗氏痢疾杆菌（志贺氏菌）　フレキシナー赤痢菌　Flexnerせきりきん

弗氏佐剂　フロインド アジュバント　Freund adjuvant

弗斯特氏病　フェルステル病　Försterびょう

弗斯特氏脉络膜炎　フェルステル脈絡膜炎　Försterみゃくらくまくえん

弗斯特氏葡萄膜炎　フェルステルブドウ膜炎　Försterブドウまくえん

弗-沃二氏天门冬素培养基　フランケル・ボージ アスパラギン培養基　Eränkel-Voge asparagineばいようき

弗-谢二氏病　フラタウ・シルダー病　Flatau-Schilderびょう

弗-谢二氏综合征　フリーマン・シェルドン症候群　Freeman-Sheldonしょうこうぐん

伏安　ボルト アンペア　Volt-ampere

伏安法　ボルト アンペア測定法　Volt-ampereそくていほう

伏尔默氏病　ボルマー病　Vollmerびょう

伏尔默氏试验　ボルマー試験　Vollmerしけん

伏尔特拉氏法　ボルテラ法　Volterraほう

伏尔托利尼氏病　ボルトリニ病　Voltoliniびょう

伏尔托利尼氏征　ボルトリニ 徴候　Voltoliniちょうこう

伏尔希尼地方克次氏体　ウォルヒニア熱リケッチア　WolhyniaねつRickettsia

伏格特氏点　フォーグト点　Vogtてん

伏格特氏综合征　フォーグト症候群　Vogtしょうこうぐん

伏-赫二氏征　ボルトリニ・ヘリイング徴候　Voltolini-heryingちょうこう

伏季氏试验　ボージ試験　Vogeしけん

伏雷登氏征　ウレデン徴候　Wredenちょうこう

伏-李二氏试验　フォーゲル・リー試験　Vogel-leeしけん

伏-普二氏试验　フォーゲス・プロスカウエル試験　Voges-Proskauerしけん

伏特　ボルト　Volt

伏特计　ボルトメーター,電圧計　Voltmeter,でんあつけい

伏卧位　腹臥位　ふくがい

伏-小柳二氏综合征　フォーグト・小柳症候群　Vogt-こやなぎしょうこうぐん

伏蝇属　黒いキンバエ属　くろいキンバエぞく

扶车　歩行〔補助〕器　ほこう〔ほじょ〕き

扶桑　ブッソウゲ

扶杖　つえ

服毒　服毒　ふくどく

服毒自杀　服毒自殺　ふくどくじさつ

服法　用法　ようほう

服时振摇　使用前振蘯せよ　しようぜんしんとうせよ

服水土　風土順応　ふうどじゅんおう

服药　服用　ふくよう

服药量　用量　ようりょう

氟　フッ素　フッそ

氟安定　フルラゼパム　Flurazepam

氟斑牙〔症〕　歯牙フッ素〔沈着〕症　しがフッそ〔ちんちゃく〕しょう

5-氟胞嘧啶　5-フルオロサイトシン　5-fluorocytosine

氟铂酸　フッ化白金酸　フッかはっきんさん

氟代磷酸二异丙酯　フルオロリン酸ジイソプロピル　fluoroリンさんdiisopropyl

氟代柠檬酸　モノフルオロクエン酸　monofluoroクエンさん

氟毒性斑釉病　歯牙フッ素〔沈着〕症　しがフッそ〔ちんちゃく〕しょう

氟非那嗪(奋乃静)　フルフェナジン　fluphenazine

氟骨症　骨フッ素〔沈着〕症　こつフッそ〔ちんちゃく〕しょう

氟硅酸　フッ化ケイ酸　フッかケイさん

氟硅酸铵　フッ化ケイ酸アンモニウム　フッかケイさんammonium

氟硅酸钙　フッ化ケイ酸カルシウム　フッかケイさんcalcium

氟硅酸钾　フッ化ケイ酸カリウム　フッかケイさんkalium

氟硅酸锂　フッ化ケイ酸リチウム　フッかケイさんlithium

氟硅酸铝　フッ化ケイ酸アルミニウム　フッかケイさんaluminium

氟硅酸镁　フッ化ケイ酸マグネシウム　フッかケイさんmagnesium

氟硅酸钠　フッ化ケイ酸ナトリウム　フッかケイさんnatrium

氟硅酸钠中毒　フッ化ケイ酸ナトリウム中毒　フッかケイさんちゅうどく

氟化　フッ化,フッ素添加　フッか,フッそてんか

氟化铵　フッ化アンモニウム　フッかammonium

氟化钡　フッ化バリウム　フッかbarium

氟化碘　フッ化ヨウ素　フッかヨウそ

氟化锇　フッ化オスミウム　フッかosmium

氟化钙　フッ化カルシウム　フッかcalcium

氟化锆　フッ化ジルコニウム　フッかzirconium

氟化镉　フッ化カドミウム　フッかcadmium

氟化铬　フッ化クロム　フッかChrom

氟化汞　フッ化水銀　フッかすいぎん

氟化钴　フッ化コバルト　フッかcobalt

氟化钾　フッ化カリウム　フッかkalium

氟化锂　フッ化リチウム　フッかlithium

氟化硫　フッ化硫黄　フッかいおう

氟化铝　フッ化アルミニウム　フッかaluminium

氟化铝钠　フッ化アルミニウムナトリウム　フッかaluminium natrium

氟化镁　フッ化マグネシウム　フッかmagnesium

氟化钠　フッ化ナトリウム　フッかnatrium

氟化钠甘油糊剂　フッ化ナトリウムグリセリン糊剤　フッかnatrium glycerinこざい

氟化钠中毒　フッ化ナトリウム中毒　フッかnatriumちゅうどく

氟化镍　フッ化ニッケル　フッかnickel

氟化硼　フッ化ホウ素　フッかホウそ

氟化铅　フッ化鉛　フッかなまり

氟化氢　フッ化水素　フッかすいそ

氟化氢铵　フッ化水素アンモニウム　フッかすいそammonium

氟化氢中毒　フッ化水素中毒　フッかすいそちゅうどく

氟化水　フッ化水　フッかすい

氟化碳　フルオロカーボン　fluorocarbon

氟化烃　フッ化アルキル　フッかalkyl

氟化烃抛射剂　フレオン噴射剤,フッ素添加炭化水素噴射剤　freonふんしゃざい,フッそてんかたんかすいそふんしゃざい

氟化铁　フッ化鉄　フッかてつ

氟化烷　フッ化アルキル　フッかalkyl

氟化物　フッ化物　フッかぶつ

氟化物污染　フッ化物汚染　フッかぶつおせん

氟化物中毒　フッ化物中毒　フッかぶつちゅうどく

氟化锌　フッ化亜鉛　フッかあえん

氟化亚锡　フッ化第一錫　フッかだいいちすず

氟〔化〕氧　フッ化酸素　フッかさんそ

氟化银　フッ化銀　フッかぎん

氟基安定　フルラゼパム　flurazepam

氟基醋酸钠　フルオロ酢酸ナトリウム　fluoroさくさんnatrium

氟-16甲基氢皮质醇　デキサメサゾン,DXM　dexamethasone

氟甲强的松龙　デキサメタゾン　dexamethasone

氟利昂　フレオン　freon

氟疗法　フッ素療法　フッそりょうほう

氟磷灰石　フッ化リン灰石　フッかリンかいせき

氟磷酸二异丙酯　ジイソプロピル フルオロホスフェイト　diisoprolpy fluorophosphate

氟氯恶西林　フルクロキサシリン　flucloxacillin

氟氯氧化硫　チオニルクロロフルオライド　thionyl chloro fluoride

氟氯〔唑〕青霉素　フルクロキサシリン　flucloxacillin

氟美松　デキサメタゾン　dexamethasone

氟美松抑制试验　デキサメタゾン抑制試験　dexamethasone よくせいしけん

氟灭酸　フルフェナム酸　flufenamさん

氟尿嘧啶　フルオロウラシル　fluorouracil

5-氟尿嘧啶　5-フルオロウラシン　5-fluorouracil

5-氟尿嘧啶核苷酸　5-フルオロウラシル ヌクレオチド　5-fluorouracil nucleotide

氟尿嘧啶脱氧核苷　フロクスウリジン　floxuridine

氟哌丁苯　ハロパリドール　haloperidol

氟哌啶醇　ハロペリドール　haloperidol

氟硼酸　フルオロホウ酸　fluoroホウさん

氟硼酸铵　フルオロホウ酸アンモニウム　fluoroホウさん ammonium

氟硼酸钾　フルオロホウ酸カリウム　fluoroホウさんkalium

氟硼酸钠　フルオロホウ酸ナトリウム　fluoroホウさん natrium

氟硼酸盐　フルオロホウ酸塩　fluoroホウさんえん

氟强的松龙　フルプレドニゾロン　fluprednisolone

氟羟甲睾酮　フルオキシメステロン　fluoxymesterone

氟羟泼尼松龙　トリアムシノロン　triamcinolone

氟羟脱氢皮质〔甾〕醇　トリアムシノロン　triameinolone

氟氢可的松　フルドロコルチゾン　fludrocortisone

9-2-氟氢皮质素　9-2-フルドロコルチゾン　9-2-fludrocortisone

氟石　蛍石　ほたるいし

氟斯必灵　フルスピリレン　fluspirilene

氟素麻醉　フッ素麻酔　フッそますい

氟烷　フルオタン,ハロタン　fluothane,halothane

氟烷麻醉　フルオタン麻酔,ハロタン麻酔　fluothaneますい,halothaneますい

氟烷乙醚　フルオタンエーテル　fluothane ether

氟烯醚　フルオロキセン　fluoroxene

氟氧化硒　オキシフッ化セレン　oxyフッかselene

氟乙酸　モノフルオロ酢酸　monofluoroさくさん

氟乙酸钠　フッ化酢酸ナトリウム　フッかさくさんnatrium

氟乙酸钠中毒　フッ化酢酸ナトリウム中毒　フッかさくさんnatriumちゅうどく

氟乙酰胺　フルオロアセトアミド　fluroacetamide

氟乙酰胺中毒　フルオロアセトアミド中毒　fluroacetamide ちゅうどく

氟营养　フッ素栄養　フッそえいよう

氟中毒　フッ素中毒,フッ素〔沈着〕症　フッそちゅうどく,フッそ〔ちんちゃく〕しょう

俘获　捕獲　ほかく

俘获反应　捕獲反応　ほかくはんのう

浮标　浮標　ふひょう

浮髌现象　跳動膝蓋骨現象,遊走膝蓋骨現象　ちょうどうしつがいこつげんしょう,ゆうそうしつがいこつげんしょう

浮尘　浮塵　ふじん

浮沉子　ダイバー　diver

浮点　浮点　ふてん

浮点表示法　浮点表示法　ふてんひょうじほう

浮点计算机　浮点計算機　ふてんけいさんき

浮点加法器　浮点加算器　ふてんかさんき

浮动肝　遊走肝　ゆうそうかん

浮集法　浮遊法　ふゆうほう

　　福斯特氏硫酸锌离心浮集法　ファウスト硫酸亜鉛遠心浮遊法　Faustりゅうさんあえんえんしんふゆうほう

浮肋　浮遊肋骨　ふゆうろっこつ

浮力　浮力　ふりょく

浮囊　空気室　くうきしつ

浮泥　浮泥　ふでい

浮球感　浮球感　ふきゅうかん

浮石　浮石　ふせき,かるいし

浮选法　浮選法　ふせんほう

浮选剂　浮選剤　ふせんざい

浮扬试验　肺浮揚試験,流体静力学試験　はいふようしけん,りゅうたいせいりきがくしけん

浮游骸〔骨〕　遊走膝蓋骨　ゆうそうしつがいこつ

浮游动物　動物性プランクトン　どうぶつせいplankton

浮游感　浮遊感　ふゆうかん

浮游肾　遊走腎　ゆうそうじん

浮游生物　プランクトン,浮遊生物　plankton,ふゆうせいぶつ

浮游物　浮遊物　ふゆうぶつ

浮游植物　植物性プランクトン　しょくぶつせいplankton

浮渣　浮きかす,スカム　うきかす,scum

浮肿　浮腫　ふしゅ

符号　記号　きごう

符号工具　記号工具　きごうこうぐ

符号-数字测验　記号数字テスト　きごうすうじtest

符号语言　記号言語　きごうげんご

蜀滴虫病　ヘルペトモナス症　herpetomonasしょう

蜀行性丹毒　蛇(匐)行性丹毒　だ(ふ)こうせいたんどく

蜀行性动脉瘤　蛇行性動脈瘤　だこうせいどうみゃくりゅう

蜀行性腹股沟淋巴结炎　蛇行性鼠径部リンパ節炎　だこうせいそけいぶlymphせつえん

蜀行〔性〕红斑　蛇行性紅斑　だこうせいこうはん

蜀行性回状红斑　蛇行性迂回性紅斑　だこうせいうかいせいこうはん

蜀行性溃疡　蛇行性潰瘍　だこうせいかいよう

蜀行性角膜溃疡　蛇行性角膜潰瘍　だこうせいかくまくかいよう

匐行性麻痹　蛇行性麻痺　だこうせいまひ

匐行性梅毒疹　蛇行性梅毒疹　だこうせいばいどくしん

匐行性皮炎　蛇行性〔拡大性〕皮膚炎　だこうせい〔かくだいせい〕ひふえん

匐行性脱发　蛇行性脱毛症　だこうせいだつもうしょう

匐行性血管瘤　蛇行性血管腫　だこうせいけっかんしゅ

匐行性血栓形成　移行性血栓症，蛇行性血栓症　いこうせいけっせんしょう，だこうせいけっせんしょう

匐行疹　クリーピング病　creepingびょう

匐支青霉菌素　スタトロン　statolon

幅度　振幅　しんぷく

幅度加算器　振幅加算器　しんぷくかさんき

福-巴二氏法　フレゼニウス・バボ法　Fresenius-Baboほう

福贝尔氏试验　フーベルト試験　Foubertしけん

福-贝二氏法　フォリン・ベルグルンド法　Folin-Berglundほう

福贝氏病　フォルブス病　Forbesびょう

福-本-迈三氏法　フォリン・ベネジクト・マイヤー法　Folin-Benedict-Myersほう

福代雷氏征　フォデレ徴候　Fodereちょうこう

福代斯氏病　フォアダイス病　Fordyceびょう

福-丹二氏试验　フォリン・デニス試験　Folin-Denisしけん

福德勒默氏结核菌素　ファドレーマ ツベルクリン　Vaudremer tuberculin

福尔哈德氏试验　フォルハルト試験　Vohardしけん

福尔科维奇氏征　フォルコウイッチ徴候　Volkowitschちょうこう

福尔克曼氏病　フォルクマン病　Volkmanびょう

福尔克曼氏不全脱位　フォルクマン不全脱臼　Volkmannふぜんだっきゅう

福尔克曼氏管　フォルクマン管　Volkmannかん

福尔克曼氏畸形　フォルクマン奇形　Volkmannきけい

福尔克曼氏夹〔板〕　フォルクマン副子　Volkmannふくし

福尔克曼氏拉钩　フォルクマンレトラクタ　Volkmann retractor

福尔克曼氏挛缩　フォルクマン攣縮　Volkmannれんしゅく

福尔克曼氏麻痹　フォルクマン麻痺　Volkmanまひ

福尔克曼氏综合征　フォルクマン症候群　Volkmanしょうこうぐん

福尔马林　ホルマリン　formalin

福尔马林岑克尔氏溶液　ホルモル ツェンカー液　formol-Zenkerえき

福尔马林固定　ホルマリン固定　formalinこてい

福尔马林液　ホルマリン液　formalinえき

福尔马林色素　ホルマリン色素　formalinしきそ

福尔马林中毒　ホルマリン中毒　formalinちゅうどく

福尔内氏环试验　フォルネ輪試験　Fornetりんしけん

福尔斯太氏征　フォイエルシュタイン徴候　Feuersteinちょうこう

福-法二氏法　フォリン・ファーマー法　Folin-Farmerほう

福-弗二氏法　フォリン・フランダー法　Folin-Flanderほう

福-福二氏病　フォックス・フォアダイス病　Fox-Fordyceびょう

福格逊氏窥器　ファーガソン子宮鏡　Fergussonしきゅうきょう

福格逊氏手术　ファーガソン手術　Fergussonしゅじゅつ

福克斯氏病　フォックス病　Foxびょう

福克斯氏培养基　ファカス培地　Fawcusばいち

福-肯二氏综合征　フォスター・ケンネディ症候群　Foster-Kennedyしょうこうぐん

福拉尼尼氏疗法　ホルラニニ療法　Forlaniniりょうほう

福莱斯特氏热　フォレスト熱　Forrestねつ

福-赖二氏法　フォリン・ライト法　Folin-Wrightほう

福勒氏溶液　ファウラー溶液　Fowlerようえき

福勒氏现象　ファウラー現象　Fowlerげんしょう

福林氏测糖管　フォーリン糖測定管　Folinとうそくていかん

福林氏法　フォーリン法　Folinほう

福林氏试剂　フォーリン試薬　Folinしやく

福林氏酸性钼酸盐试剂　フォーリン酸性モリブデン酸塩試薬　Folinさんせいmolybdinさんえんしやく

福林氏体位　フォーリン体位　Folinたいい

福林氏重量法　フォーリン重量法　Folinじゅうりょうほう

福林-吴氏法　フォーリン・ウー法　Folin-Wuほう

福林-吴氏消化管　フオーリン・ウー消化管　Folin-Wuしょうかかん

福林-吴氏血糖管　フオーリン・ウー血糖管　Folin-Wuけっとうかん

福刘提因　フォルテイン　follutein

福-路二氏试验　フォーリン・ルーニー試験　Folin-Looneyしけん

福罗因综合征　フロワン症候群　Froinしょうこうぐん

福-麦二氏法　フォーリン・マカラム法　Folin-Macallumほう

福-麦二氏试验　フォーリン・マケロイ試験　Folin-McEllroyしけん

福美双　テトラメチルチウラム ジスルフィド　tetramethylthiuram disnlfide

福美铁　ファーバム　ferbam

福美锌　ザーラム　ziram

福-莫二氏〔脓胸治疗〕法　ホルラニニ・モレリ法　Forlanini-Morelliほう

福尼奥氏溶液　フォニオ液　Fonioえき

福尼奥氏血小板计算法　フォニオ血小板計算法　Fonioけっしょうばんけいさんほう

福-佩二氏法　フォーリン・ペチボン法　polin-pettiboneほう

福齐海默氏征　フォルクハイマー徴候　Forchheimerちょうこう

福塞尔氏反应　ファウゼル反応　Fauserはんのう

福氏痢疾杆菌　フレキシナー赤痢菌　flexnerせきりきん

福寿草　福寿草　フクジュソウ

福寿草醇　アドニット　adonit

福洸草毒苷　アドニトキシン　adonitoxin

福寿草毒苷原　アドニトキシゲニン　adonitoxigenin

福寿草苷　アドニシド　adoniside

福斯曼氏颈动脉综合征　フォルスマン頸動脈症候群　Forssmanけいどうみゃくしょうこうぐん

福斯曼氏抗体　フォルスマン抗体　Forssmanこうたい

福斯曼氏抗原　フォルスマン抗原　Forssmanこうげん

福斯特氏试验　ファウスト試験　Faustしけん

福-特二氏试验　フォーク・テデスコ試験　Falk-Tedescoしけん

福锑　フアジン　Fuadin

福维尔氏麻痹　フォビユ麻痺　Fovilleまひ

福维尔氏综合征　フォビユ症候群　Fovilleしょうこうぐん

福-吴二氏试验　フォーリン・ウー試験　Folin-Wuしけん

福夏尔氏病　フォシァール病　Fauchardびょう

福-谢二氏法　フォーリン・シェーファ法　Folin-Shafferほう
福伊尔根氏反应　フォイルゲン反応　Feulgenはんのう
福伊尔根氏计数　フォイルゲン計算　Feulgenけいさん
辐辏　輻輳　ふくそう
辐辏反射　輻輳反射　ふくそうはんしゃ
辐辏过多　輻輳過度　ふくそうかど
辐辏机能不全　輻輳不全〔症〕　ふくそうふぜん〔しょう〕
辐辏近点计　近点輻輳力計　きんてんふくそうりょくけい
辐辏麻痹　輻輳麻痺　ふくそうまひ
辐辏性眼球震颤　輻輳性眼〔球〕振〔盪症〕　ふくそうせいがん〔きゅう〕しん〔とうしょう〕
辐合思维　輻輳的思考　ふくそうてきしこう
辐散　開散　かいさん
辐散点　開散点　かいさんてん
辐射　輻射,放射　ふくしゃ,ほうしゃ
　　契连科夫氏辐射　セーレンコフ放射線　Cerenkovほうしゃせん
　　γ辐射　γ放射線　γほうしゃせん
辐射癌　放射線癌　ほうしゃせんがん
辐射保藏法　放射線(能)貯法　ほうしゃせん(のう)ちょほう
辐射本领　放射能　ほうしゃのう
辐射标准　輻射標準　ふくしゃひょうじゅん
辐射波　輻射波　ふくしゃは
辐射场　放射野　ほうしゃや
辐射带　放射ベルト　ほうしゃbelt
辐射单位　放射能単位　ほうしゃのうたんい
辐射电流　放射電流　ほうしゃでんりゅう
辐射毒性　放射〔能〕毒性　ほうしゃ〔のう〕どくせい
辐射度　放射発散度　ほうしゃはっさんど
辐射对称　放射対称　ほうしゃたいしょう
辐射发光　放射〔性〕発光　ほうしゃ〔せい〕はっこう
辐射反应　放射線(能)反応　ほうしゃせん(のう)はんのう
辐射防护　放射線防護　ほうしゃせんぼうご
辐射防护剂量学　放射線防護線量学　ほうしゃせんぼうごせんりょうがく
辐射防护药品　放射線防護薬　ほうしゃせんぼうごやく
辐射防护装置　放射線防護装置　ほうしゃせんぼうごそうち
辐射分解　放射性崩壊　ほうしゃせいほうかい
辐射估定　放射能推定,放射能見積り　ほうしゃのうすいてい,ほうしゃのうみつもり
辐射冠　放線冠　ほうせんかん
辐射管理　放射線管理　ほうしゃせんかんり
辐射光刺激　放射光刺激　ほうしゃこうしげき
辐射光致发光　放射光性発光　ほうしゃこうせいはっこう
辐射过程　放射過程　ほうしゃかてい
辐射过度　放射過度　ほうしゃかど
辐射化学　放射線化学　ほうしゃせんかがく
辐射激活　放射化　ほうしゃか
辐射级　放射レベル　ほうしゃlevel
辐射计　放射計　ほうしゃけい
辐射计数器　放射計数器　ほうしゃけいすうき
辐射〔剂〕量　放射線量,線量　ほうしゃせんりょう,せんりょう
辐射剂量测定法　放射線量計測〔法〕　ほうしゃせんりょうけいそく〔ほう〕
辐射剂量计　放射線量計　ほうしゃせんりょうけい

辐射剂量学　放射線量学　ほうしゃせんりょうがく
辐射剂量指示器　放射線量指示器　ほうしゃせんりょうしじき
辐射加热　放射加熱　ほうしゃかねつ
辐射监测　放射線モニタリング　ほうしゃせんmonitoring
辐射监测器　放射モニター,放射監視装置　ほうしゃmonitor,ほうしゃかんしそうち
辐射检测器　放射線検出器　ほうしゃせんけんしゅつき
辐射距离　放射距離　ほうしゃきょり
辐射抗性　放射線(能)抵抗性　ほうしゃせん(のう)ていこうせい
辐射控制　放射線管理　ほうしゃせんかんり
辐射量　放射線量　ほうしゃせんりょう
辐射疗法　放射線療法　ほうしゃせんりょうほう
辐射灵敏度　放射線感受性　ほうしゃせんかんじゅせい
辐射炉　輻射炉　ふくしゃろ
辐射率　輻射率　ふくしゃりつ
辐射密度　放射密度　ほうしゃみつど
辐射灭菌法　放射線滅菌法　ほうしゃせんめっきんほう
辐射敏感性　放射線感受性　ほうしゃせんかんじゅせい
辐射敏感中心　放射線(能)感受中心　ほうしゃせん(のう)かんじゅちゅうしん
辐射敏感组织　放射線(能)感受組織　ほうしゃせん(のう)かんじゅそしき
辐射能　放射エネルギー　ほうしゃEnergie
辐射频率　放射頻度　ほうしゃひんど
辐射屏蔽　放射線遮蔽　ほうしゃせんしゃへい
辐射谱　放射線スペクトル　ほうしゃせんspectrum
辐射嵌合体　放射線キメラ　ほうしゃせんchimera
辐射强度　放射〔強〕度　ほうしゃ〔きょう〕ど
辐射热　放射熱,輻射熱　ほうしゃねつ,ふくしゃねつ
辐射热测量计　放射熱計,ボロメーター　ほうしゃねつけい,bolometer
辐射热灯　放射熱灯　ほうしゃねっとう
辐射热疗法　放射線熱療法　ほうしゃせんねつりょうほう
辐射杀伤　放射線(能)傷害　ほうしゃせん(のう)しょうがい
辐射生态学　放射線生態学　ほうしゃせんせいたいがく
辐射生物物理学　放射線生物物理学　ほうしゃせんせいぶつぶつりがく
辐射生物效应　放射線生物学的効果　ほうしゃせんせいぶつがくてきこうか
辐射生物学　放射線生物学　ほうしゃせんせいぶつがく
辐射衰变　放射性崩壊　ほうしゃせいほうかい
辐射死亡　輻射死　ふくしゃし
辐射损伤反应　放射線(能)損傷反応　ほうしゃせん(のう)そんしょうはんのう
辐射损伤敏感性　放射線(能)損傷感〔受〕性　ほうしゃせん(のう)そんしょうかん〔じゅ〕せい
辐射损伤阈　放射線(能)損傷域値　ほうしゃせん(のう)そんしょういきち
辐射探测器　放射線(能)検出器　ほうしゃせん(のう)けんしゅつき
辐射体　放射体　ほうしゃたい
辐射通量　放射束密度　ほうしゃそくみつど
辐射危险性　照射危険度　しょうしゃきけんど
辐射微热〔量〕计　微量放射計　びりょうほうしゃけい
辐射卫生学　放射線衛生学　ほうしゃせんえいせいがく

辐射武器　放射能武器　ほうしゃのうぶき
辐射误差　放射誤差　ほうしゃごさ
辐射吸收　放射線吸収　ほうしゃせんきゅうしゅう
辐射吸收量　放射線吸収量　ほうしゃせんきゅうしゅうりょう
辐射吸收率　放射線吸収率　ほうしゃせんきゅうしゅうりつ
辐射细丝　放射フィラメント，放射細糸　ほうしゃfilament，ほうしゃさいし
辐射线　放射線　ほうしゃせん
辐射消毒　放射線滅菌　ほうしゃせんめっきん
辐射效果　放射線（能）効果　ほうしゃせん（のう）こうか
辐射性白内障　放射線白内障　ほうしゃせんはくないしょう
辐射〔性〕损伤　放射線損傷　ほうしゃせんそんしょう
辐射性眼外伤　放射線眼外傷　ほうしゃせんがんがいしょう
辐射学　放射線学　ほうしゃせんがく
辐射氧化　放射線酸化　ほうしゃせんさんか
辐射医学　放射線医学　ほうしゃせんいがく
辐射仪　放射器　ほうしゃき
辐射遗传学　放射線遺伝学　ほうしゃせんいでんがく
辐射荧光　放射線蛍光　ほうしゃせんけいこう
辐射源　放射線（能）源　ほうしゃせん（のう）げん
γ-辐射源　γ-線源　γ-せんげん
辐射早期效应　放射線早期効果　ほうしゃせんそうきこうか
辐射致癌　放射線発癌　ほうしゃせんはつがん
辐射致畸　放射線胚子奇形発生　ほうしゃせんはいしきけいはっせい
辐射致突变　放射線誘発突然変異　ほうしゃせんゆうはつとつぜんへんい
辐射中毒　放射線中毒　ほうしゃせんちゅうどく
辐状部　放線部　ほうせんぶ

fǔ　俯辅脯腐

俯伏加压法　腹臥加圧法　ふくがあつほう
俯卧　腹臥　ふくが
俯卧位　腹臥位　ふくがい
俯卧位头台　腹臥位頭台　ふくがいとうだい
辅触媒　補触媒　ほしょくばい
辅催化剂　補触媒　ほしょくばい
辅肌动蛋白　アクチニン　actinine
辅基　補欠分子簇（団）　ほけつぶんしぞく（だん）
辅酶　コエンザイム，補酵素　coenzxme，ほこうそ
　华伯氏辅酶　ワルブルグ補酵素　Warburgほこうそ
辅酶A　補酵素A，コエンザイムA　ほこうそA，coenzymeA
辅酶M　コエンザイムM　coenzymeM
辅酶Q　コエンザイムQ　coenzymeQ
辅酶R　コエンザイムR　coenzymeR
辅酶Ⅰ　コエンザイムⅠ，補酵素Ⅰ　coenzymeⅠ，ほこうそⅠ
辅酶Ⅰ氧化呼吸链　コエンザイムⅠ酸化呼吸鎖　coenzymeⅠさんかきゅうさ
辅酶Ⅱ　補酵素Ⅱ，コエンザイムⅡ　ほこうそⅡ，conezymeⅡ
辅酶Ⅱ细胞色素c还原酶　コエンザイムⅡチトクロームc-リダクターゼ　coenzymeⅡ cytochromec-reductase
辅酶Ⅱ细胞色素p450还原酶　コエンザイムⅡチトクロームp450-リダクターゼ　coenzymeⅡ cytochrome p450-reductase

辅羧化酶　コカルボキシラーゼ　cocarboxylase
辅脱氨酶　コデアミナーゼ　codeaminase
辅脱氢酶　コデヒドロゲナーゼ　codehydrogenase
辅脱氢酶Ⅰ　コデヒドロゲナーゼⅠ　codehydrogenase Ⅰ
辅脱氢酶Ⅱ　コデヒドロゲナーゼⅡ　codehydrogenase Ⅱ
辅脱羧酶　コデカルボキシラーゼ　codecarboxylase
辅药　佐剤，補助薬　さざい，ほじょやく
辅音　子音　しおん
辅因子　助因子，補因子　じょいんし，ほいんし
辅助病毒　ヘルパーウイルス　helper virus
辅助呼吸　補助呼吸　ほじょこきゅう
辅助呼吸肌　補助呼吸筋　ほじょこきゅうきん
辅助检查　補助検査　ほじょけんさ
辅助器官　副器官　ふくきかん
辅助溶剂　副溶剤　ふくようざい
辅助通气　補助通気〔法〕　ほじょつうき〔ほう〕
辅助稳压器　補助安定器　ほじょあんていき
辅助细胞　ヘルパー細胞　helperさいぼう
辅助显微镜　ヘルパー顕微鏡　helperけんびきょう
辅助性T〔淋巴〕细胞　Tヘルパーリンパ球　T helper lymphきゅう
辅助性诊断法　補助診断法　ほじょしんだんほう
辅助循环　ヘルパー循環　helperじゅんかん
辅助药　補助薬，佐剤　ほじょやく，さざい
辅助医疗装置　補助医療装置　ほじょいりょうそうち
辅助仪器　補充器械，附加器械　ほじゅうきかい，ふかきかい
辅〔助〕致癌剂　補発癌剤，発癌補助物質　ほはつがんざい，はつがんほじょぶっしつ
辅阻遏物　補レプレッサ　ほrepressor
辅阻抑剂　補抑制（阻害）薬　ほよくせい（そがい）やく
辅佐疗法　補助療法　ほじょりょうほう
辅佐药　補助薬　ほじょやく
脯氨酸　プロリン　proline
脯氨酸尿　プロリン尿症　prolineにょうしょう
脯氨酸血　プロリン血〔症〕　prolineけつ〔しょう〕
脯〔氨酸〕肽酶　プロリーゼ　prolinase
脯氨酰羟化酶　プロリルヒドロキシラーゼ　prolylhy-droxylase
腐胺　プトレッシン　putrescine
腐败　腐敗　ふはい
腐败毒　プトロマイン　putromaine
腐败发酵　腐敗性発酵　ふはいせいはっこう
腐败坏死性口底蜂窝织炎　腐敗性壊死性口底蜂巣炎　ふはいせいえしせいこうていほうそうえん
腐败假单胞菌　腐敗シュブソイドモナス菌　ふはいpseudomonasきん
腐败静脉网　腐敗死体皮下静脈網　ふはいしたいひかじょうみゃくもう
腐败气泡　腐敗死体皮下気泡　ふはいしたいひかきほう
腐败水泡　腐敗性水泡　ふはいせいすいほう
腐败性脓胸　腐敗性膿胸　ふはいせいのうきょう
腐败性污水　腐敗性下水　ふはいせいげすい
腐骨钳　腐骨鉗子　ふこつかんし
腐化　腐敗　ふはい
腐解　腐敗分解　ふはいぶんかい
腐刻试剂　エッチング剤　etchingざい

腐烂　腐爛(乱)　ふらん
腐烂臭味　腐敗性　におい　ふはいせいにおい
腐肉　腐肉　ふにく
腐肉碱　プトレッシン　putrescine
腐肉形成　腐肉形成　ふにくけいせい
腐肉中毒　プトマイン中毒　ptomaineちゅうどく
腐生　腐生　ふせい
腐生菌　腐生菌　ふせいきん
腐生链　腐生鎖　ふせいさ
腐生螺旋体属　サプロスピラ属　Saprospiraぞく
腐生生活　死体(腐敗物)寄生生活　したい(ふはいぶつ)き
　せいせいかつ
腐生性钩端螺旋体　腐生性レプトスピラ　ふせいせい
　leptospira
腐生营养　腐生性栄養　ふせいせいえいよう
腐食酪螨　ケナガコナダニ
腐蚀　腐食　ふしょく
腐蚀标本　腐食標本　ふしょくひょうほん
腐蚀剂　腐食剤　ふしょくざい
腐蚀剂点棒　腐食剤塗布具　ふしょくざいとふぐ
腐蚀伤　腐食傷　ふしょくしょう
腐蚀性毒物　腐食性毒物　ふしょくせいどくぶつ
腐蚀性龟头炎　腐食性亀頭炎　ふしょくせいきとうえん
腐蚀性溃疡　腐食性潰瘍　ふしょくせいかいよう
腐蚀性食管炎　腐食性食道炎　ふしょくせいしょくどうえ
　ん
腐蚀性胃炎　腐食性胃炎　ふしょくせいいえん
腐蚀性灼伤　腐食性熱傷　ふしょくせいねっしょう
腐蚀药　腐食剤　ふしょくざい
腐蚀阻抑剂　腐食抑制剤　ふしょくよくせいざい
腐蚀作用　腐食作用　ふしょくさよう
腐物动物源疾病　腐生人獣伝染病　ふせいにんじゅうでん
　せんびょう
腐物寄生　腐生性寄生　ふせいせいきせい
腐〔物寄〕生动物　腐生動物　ふせいどうぶつ
腐〔物寄〕生物　腐生菌,死物寄生体　ふせいきん,しぶつき
　せいたい
腐血症　腐敗血症　ふはいけっしょう
腐蝇属　大家蠅属　オオイエバエぞく
腐鱼尸碱　セプチシン　septicine
腐殖化　腐植化　ふしょくか
腐殖(黑)酸　腐植酸,フミン酸　ふしょくさん,huminさん
腐殖土　腐植土　ふしょくど
腐殖质　腐植質　ふしょくしつ
腐殖质化　腐植質化　ふしょくしつか
fù　父负妇附复副赋傅富腹缚蝮覆
父系　父系　ふけい
父系亲属　父系親類　ふけいしんるい
父系遗传　父系遺伝　ふけいいでん
负催化剂　負触媒　ふしょくばい
负氮平衡　負窒素平衡　ふちっそへいこう
负电　陰電気　いんでんき
负电荷　負電荷,陰電荷　ふでんか,いんでんか
负〔电〕极　陰極　いんきょく
负电势(位)　陰性電位　いんせいでんい
负二项分布　負二項式分布　ふにこうしきぶんぷ
负反馈　負フィドバック　ふfeed back

负反馈放大器　負フィドバック増幅器　ふfeed backぞうふ
　くき
负峰　ネガチブ ピーク　negative peak
负号　負〔符〕号,マイナス記号　ふ〔ふ〕ごう,minusきごう
负荷剂量　負荷線量　ふかせんりょう
负荷截面　負荷横断面　ふかおうだんめん
负荷伸展曲线　負荷伸展曲線　ふかしんてんきょくせん
负荷试验　負荷試験　ふかしけん
负荷速度关系　負荷速度関係　ふかそくどかんけい
负荷速度曲线　負荷速度曲線　ふかそくどきょくせん
负荷张力曲线　負荷張力曲線　ふかちょうりょくきょくせん
负后电位　陰性後電位　いんせいこうでんい
负后象　陰性残像　いんせいざんぞう
负极　陰極　いんきょく
负加速度　減速度　げんそくど
负离子　陰イオン　いんion
负离子浓度测定器　陰イオン濃度計　いんionのうどけい
负离子缺额　陰イオン空隙　いんionくうげき
负链　負鎖　ふさ
负偏压　負バイアス　ふbias
负趋性　負走性　ふそうせい
负染色法　陰性染色法　いんせいせんしょくほう
负熵　負エントロピー　ふentropy
负数　負数　ふすう
负碳离子　陰性炭素イオン　いんせいたんそion
负透镜　負レンズ　ふlens
负吸附〔作用〕　負吸着　ふきゅうちゃく
负相关　逆相関　ぎゃくそうかん
负相关系数　逆相関係数　ぎゃくそうかんけいすう
负向性　負向性　ふこうせい
负相波　負相波　ふそうは
负性暗点　虚性暗点　きょせいあんてん
负性肌力作用　陰性筋変力作用　いんせいきんへんりょく
　さよう
负性加速期　陰性加速期　いんせいかそくき
负性频率作用　陰性変時作用　いんせいへんじさよう
负性心动图　虚性(陰性)心拍〔動〕曲線　きょせい(いんせ
　い)しんはく〔どう〕きょくせん
负压　陰圧　いんあつ
负压电效应　逆圧電気効果　ぎゃくあつでんきこうか
负压疗法　陰圧療法　いんあつりょうほう
负压瓶　陰圧吸引瓶　いんあつきゅういんびん
负压调节瓶　陰圧調節瓶　いんあつちょうせつびん
负压吸引　陰圧吸引　いんあつきゅういん
负载　負荷　ふか
负载阻抗　負荷インピーダンス　ふかimpedance
负值　負値　ふち
负重训练　ウェイト・トレーニング　weight training
妇产科　産婦人科　さんふじんか
妇产科学　産婦人科学　さんふじんかがく
妇产科学家　産婦人科学者　さんふじんかがくしゃ
妇产科医师　産婦人科専門医　さんふじんかせんもんい
妇产科医院　産婦人科病院　さんふじんかびょういん
妇科　婦人科　ふじんか
妇科病　婦人病　ふじんびょう
妇科病理学　婦人科病理学　ふじんかびょうりがく
妇科放射线诊断法　婦人科放射線診断法　ふじんかほう
　しゃせんしんだんほう

妇科缝合针　婦人科用縫合針　ふじんかようほうごうはり
妇科高频电熨器　婦人科高周波焼灼具　ふじんかこうしゅうはしょうしゃくぐ
妇科检查　婦人科診察　ふじんかしんさつ
妇科轻便诊查床　携帯型婦人科診察台　けいたいがたふじんかしんさつだい
妇科手术器械　婦人科手術器械　ふじんかしゅじゅつきかい
妇科手术损伤　婦人科手術損傷　ふじんかしゅじゅつそんしょう
妇科手术用肠线　婦人科用腸線　ふじんかようちょうせん
妇科X线照相术　ギネコグラフィ〔ー〕,婦人科X線撮影法　gynecography,ふじんかXせんさつえいほう
妇科学　婦人科学　ふじんかがく
妇科学家　婦人科学者　ふじんかがくしゃ
妇科医生　婦人科医　ふじんかい
妇科诊察台　婦人科診察台　ふじんかしんさつだい
妇科治疗学　婦人科(病)治療学　ふじんか(びょう)ちりょうがく
妇女　婦人　ふじん
妇女保健　婦人健康管理,婦人保健　ふじんけんこうかんり,ふじんほけん
妇女保健组织　婦人保健機構　ふじんほけんきこう
妇女病　婦人病　ふじんびょう
妇女多毛〔症〕　婦人多毛性早熟症　ふじんたもうせいそうじゅくしょう
妇女卫生　婦人衛生　ふじんえいせい
妇女型骨盆　女性型骨盤　じょせいがたこつばん
妇婴保健院　婦人小児保健所　ふじんしょうにほけんしょ
妇幼保健　婦人小児保健　ふじんしょうにほけん
妇幼保健统计　婦人小児健康統計　ふじんしょうにけんこうとうけい
妇幼保健医师　婦人小児保健〔指導〕医　ふじんしょうにほけん〔しどう〕い
妇幼保健院　婦人小児保健所　ふじんしょうにほけんしょ
妇幼卫生　婦人小児衛生　ふじんしょうにえいせい
附壁血栓　壁着〔性〕血栓　へきちゃく〔せい〕けっせん
附壁血栓形成　壁着〔性〕血栓症　へきちゃく〔せい〕けっせんしょう
附睾　精巣上体,副睾丸　せいそうじょうたい,ふくこうがん
附睾窦　精巣上体洞　せいそうじょうたいどう
附睾附件　精巣上体垂,副睾丸垂　せいそうじょうたいすい,ふくこうがんすい
附睾管　副睾丸管,精巣上体管　ふくこうがんかん,せいそうじょうたいかん
附睾活组织检查　副睾丸生検,精巣上体生検　ふくこうがんせいけん,せいそうじょうたいせいけん
附睾畸胎瘤　精巣上体奇形腫,副睾丸奇形腫　せいそうじょうたいきけいしゅ,ふくこうがんきけいしゅ
附睾结核　副睾丸結核〔症〕　ふくこうがんけっかく〔しょう〕
附睾结核合并窦道形成　副睾丸結核〔症〕併発フィステル形成　ふくこうがんけっかく〔しょう〕へいはつどうFistelけいせい
附睾精子肉芽肿　副睾丸精子肉芽腫　ふくこうがんせいしにくがしゅ
附睾瘘　副睾丸フィステル　ふくこうがんFistala

附睾梅毒　副睾丸梅毒　ふくこうがん　ばいどく
附睾脓肿　副睾丸膿瘍　ふくこうがんのうよう
附睾切除术　副睾丸切除術　ふくこうがんせつじょじゅつ
附睾切开引流术　副睾丸切開ドレナージ　ふくこうがんせっかいdrainoge
附睾缺失　副睾丸欠如〔症〕　ふくこうがんけつじょ〔しょう〕
附睾肉瘤　副睾丸肉腫　ふくこうがんにくしゅ
附睾上韧带　上精巣上体間膜　じょうせいそうじょうたいかんまく
附睾神经纤维瘤　副睾丸神経線維腫　ふくこうがんしんけいせんいしゅ
附睾石　副睾丸結石　ふくこうがんけっせき
附睾输精管切除术　副睾丸精管切除術　ふくこうがんせいかんせつじょじゅつ
附睾输精管吻合术　副睾丸精管吻合術　ふくこうがんせいかんふんごうじゅつ
附睾丝虫病　副睾丸糸状虫症,副睾丸フィラリア症　ふくこうがんしじょうちゅうしょう,ふくこうがんfilariaしょう
附睾损伤　副睾丸損傷　ふくこうがんそんしょう
附睾体　精巣上体体　せいそうじょうたいたい
附睾头　精巣上体頭　せいそうじょうたいとう
附睾尾　精巣上体尾　せいそうじょうたいび
附睾下韧带　下精巣上体間膜　かせいそうじょうたいかんまく
附睾纤维化　精巣上体線維症　せいそうじょうたいせんいしょう
附睾纤维瘤　精巣上体線維腫　せいそうじょうたいせんいしゅ
附睾腺癌　精巣上体腺癌　せいそうじょうたいせんがん
附睾腺瘤　精巣上体腺腫　せいそうじょうたいせんしゅ
附睾腺瘤样瘤　精巣上体類腺腫　せいそうじょうたいるいせんしゅ
附睾小叶　精巣上体小葉　せいそうじょうたいしょうよう
附睾血管瘤　精巣上体血管腫　せいそうじょうたいけっかんしゅ
附睾血肿　精巣上体血腫　せいそうじょうたいけっしゅ
附睾炎　精巣上体炎　せいそうじょうたいえん
附睾硬结　精巣上体硬結　せいそうじょうたいこうけつ
附睾圆锥　精巣上体円錐　せいそうじょうたいえんすい
附睾脂肪瘤　精巣上体脂肪腫　せいそうじょうたいしぼうしゅ
附睾肿瘤　精巣上体腫瘍　せいそうじょうたいしゅよう
附加　付加　ふか
附加剂　添加物　てんかぶつ
附加检查　付加検査　ふかけんさ
附加警告　付加警告　ふかけいこく
附加滤色镜　付加フィルター　ふかfilter
附加体　エピソーム　episome
附加性房室传导　付加性房室伝導　ふかせいぼうしつでんどう
附加音　付加音　ふかおん
附加饮食　付加食　ふかしょく
附件　付属器　ふぞくき
附件切除术　〔子宮〕付属器切除術　〔しきゅう〕ふぞくきせつじょじゅつ
附件炎　付属器炎　ふぞくきえん
附件肿物　付属器腫瘍　ふぞくきしゅよう

附聚　凝集,凝块形成　ぎょうしゅう,ぎょうかいけいせい
附聚率　凝集率　ぎょうしゅうりつ
附聚物　凝集物　ぎょうしゅうぶつ
附卵巢　卵巣上体,副卵巣　らんそうじょうたい,ふくらんそう
附卵巢纵管　卵巣上体縦管　らんそうじょうたいじゅうかん
附脐静脉　臍傍静脈　せいぼうじょうみゃく
附生拇指　過剰母指　かじょうぼし
附属器　副器官　ふくきかん
附属生殖器　副性器　ふくせいき
附属物　付属品　ふぞくひん
附属物质　付属物質　ふぞくぶっしつ
附属腺　副腺　ふくせん
附属消化腺　副消化腺　ふくしょうかせん
附属医院　付属病院　ふぞくびょういん
附图　付図　ふず
附着　付着　ふちゃく
附着板　付着板　ふちゃくばん
附着点　付着部位,停止点　ふちゃくぶい,ていしてん
附着力　付着力　ふちゃくりょく
附着上皮　上皮付着　じょうひふちゃく
附着胎盘　付着胎盤　ふちゃくたいばん
附着〔体〕　アタッチメント,付加〔装置〕　attachment,ふか〔そうち〕
附着〔牙〕龈　付着歯肉　ふちゃくしにく
附支架病床　ギャッチベッド　Gatch-bed
附肢骨骼　付属肢骨格　ふぞくしこっかく
复波　複合波　ふくごうは
复层扁平上皮　重層扁平上皮　じゅうそうへんぺいじょうひ
复层立方上皮　重層立方上皮　じゅうそうりっぽうじょうひ
复层立方上皮细胞　重層立方上皮細胞　じゅうそうりっぽうじょうひさいぼう
复层鳞状上皮　重層扁平上皮　じゅうそうへんぺいじょうひ
复层上皮　重層上皮　じゅうそうじょうひ
复层柱状上皮　重層円柱上皮　じゅうそうえんちゅうじょうひ
复查　チエック,再検査　check,さいけんさ
复聪　レクルートメント　recruitment
复等位基因　複対立遺伝子　ふくたいりついでんし
复耳垂　二重耳垂　にじゅうじすい
复发　再発　さいはつ
复发坏死性粘液腺周炎　回帰性壊死性粘液腺周囲炎　かいきせいえしせいねんえきせんしゅういえん
复发率　再発率　さいはつりつ
复发危险率　再発危険度　さいはつきけんど
复发性　再発性　さいはつせい
复发性阿弗他(口疮性)口炎　再発性アフタ性口内炎　さいはつせいaphthaせいこうないえん
复发性髌骨脱位　再発性膝蓋骨転位　さいはつせいしつがいこつてんい
复发性肠套叠　再発性腸重積〔症〕　さいはつせいちょうじゅうせき〔しょう〕
复发性出血　反復性出血　はんぷくせいしゅっけつ
复发性丹毒　再発性丹毒　さいはつせいたんどく
复发性多软骨炎　再発性多軟骨炎　さいはつせいたなんこつえん

复发性非化脓性结节性脂膜炎　再発性非化膿性結節性皮下脂肪組織炎　さいはつせいひかのうせいけっせつせいひかしぼうそしきえん
复发性虹膜炎　再発性虹彩炎　さいはつせいこうさいえん
复发性坏死性粘膜腺周炎　反復壊死性粘液腺周囲炎　はんぷくえしせいねんえきせんしゅういえん
复发性假下疳　再発性偽下疳　さいはつせいぎげかん
复发性角膜糜烂　反復性角膜びらん　はんぷくせいかくまくびらん
复发性口疮　再発性アフタ　さいはつせいaphtha
复发性口〔腔〕溃疡　再発性口腔潰瘍　さいはつせいこうくうかいよう
复发性溃疡　再発性潰瘍　さいはつせいかいよう
复发性阑尾炎　再発性虫垂炎　さいはつせいちゅうすいえん
复发性疱疹　再発性疱疹　さいはつせいほうしん
复发性妊娠期黄疸　再発性妊娠期黄疸　さいはつせいにんしんきおうだん
复发性乳突炎　再発性乳突炎　さいはつせいにゅうとつえん
复发性肾盂肾炎　再発性腎盂腎炎　さいはつせいじんうじんえん
复发性脱位　再発性脱臼　さいはつせいだっきゅう
复发性胰〔腺〕炎　再発性膵〔臓〕炎　さいはつせいすい〔ぞう〕えん
复方　複方　ふくほう
复方阿司匹林片　複方アスピリン錠　ふくほうaspirinじょう
复方安乃近片　複方アナルゲン錠　ふくほうanalginじょう
复方安息香酊　複方安息香チンキ　ふくほうアンソクコウtincture
复方氨基比林片　複方アミノピリン錠　ふくほうamino-pyrineじょう
复方薄荷脑喷雾液　複方メントール噴霧液　ふくほうmetholふんむえき
复方橙皮醑　複方橙皮精　ふくほうとうひせい
复方醋酸甲地孕酮片　複方酢酸メゲストロール錠　ふくほうさくさんmegestrolじょう
复方大黄酊　複方大黄チンキ　ふくほうダイオウtincture
复方大黄散　複方大黄散　ふくほうダイオウさん
复方胆碱胶囊　複方コリンカプセル〔剤〕　ふくほうcholine capsule〔ざい〕
复方碘甘油　複合ヨードグリセリン　ふくごうiodglycerin
复方碘〔溶〕液　複方ヨウ素溶液　ふくほうヨウそようえき
复方甘草合剂片　複方甘草合剤錠　ふくほうカンゾウごうざいじょう
复方含氯石灰溶液　複方クロル石灰液　ふくほうchlorせっかいえき
复方己酸孕酮　複方カプロン酸ヒドロキシプロゲステロン　ふくほうcapronさんhydroxyprogesterone
复方18-甲基炔诺酮片　複方ノルゲストレル錠　ふくほうnorgestrelじょう
复方桔梗片　複方桔梗錠　ふくほうキキョウじょう
复方咳必清糖浆　複方クエン酸カルベタペンタンシロップ　ふくほうクエンさんcarbetapentane syrup
复方可待因片　複方コデイン錠　ふくほうcodeineじょう
复方奎宁注射液　複方キニン注射液　ふくほうquinineちゅ

うしゃえき

复方龙胆酊　複方竜胆チンキ　ふくほうりゅうたんtincture

复方芦丁片　複方ルチン錠　ふくほうrutinじょう

复方芦荟酊　複方アロエ チンキ,複方蘆薈チンキ　ふくほうaloe tincture,ふくほうロカイ tincture

复方氯化铵片　複方塩化アンモニウム錠　ふくほうえんかammoniumじょう

复方氯化钾注射液　複方塩化カリウム注射液　ふくほうえんかkaliumちゅうしゃえき

复方氯化钠液　リンゲル液　Ringerえき

复方煤馏酚溶液　複方クレゾール溶液　ふくほうcresolようえき

复方美蓝溶液　複方メチレンブルー溶液　ふくほうmethylene blueようえき

复方硼砂片　複方ホウ酸ナトリウム錠　ふくほうホウさんnatriumじょう

复方硼砂溶液　複方ホウ酸ナトリウム〔溶〕液,ドーベル液　ふくほうホウさんnatrium〔よう〕えき,Dobellえき

复方氢氧化铝　ガストロピン　gastropine

复方快诺酮片　複方ノルエチステロン錠　ふくほうnorethisteroneじょう

复方十一烯酸锌软膏　複方ウンデシレン酸亜鉛軟膏　ふくほうundecyleneさんあえんなんこう

复方双肼酞嗪　複合ジヒドララジン　ふくごうdihydra-lazine

复方水杨酸洗剂　複方サリチル酸ローション〔剤〕　ふくほうsalicylさんlotion〔ざい〕

复方水杨酸醑　複方サリチル酸精　ふくほうsalicylさんせい

复方碳酸亚铁丸　複方炭酸第一鉄丸　ふくほうたんさんだいいちてつがん

复方吐根散　複方吐根散,ドーブル散　ふくほうトコンさん,Doverさん

复方五味子片　複方五味子錠　ふくほうゴミシじょう

复方五味子糖浆　複方五味子シロップ　ふくほうゴミシsyrup

复方腺嘌呤片　複方アデニン錠　ふくほうadenineじょう

复方硝酸戊四醇〔酯〕片　複方四硝酸ペンタエリトリトール錠　ふくほうししょうさんpentaerythritolじょう

复方〔盐酸〕氯丙嗪片　複方塩酸クロルプロマジン錠　ふくほうえんさんchlorpromazineじょう

复方氧化锌糊　複方酸化亜鉛パスタ　ふくほうさんかあえんpasta

复方乙酰水杨酸片　複方アセチルサリチル酸錠　ふくほうacetylsalicylさんじょう

复方樟脑酊　複方樟脳チンキ　ふくほうしょうのうtincture

复分解〔反应〕　複分解〔反応〕　ふくぶんかい〔はんのう〕

复关节　複関節　ふくかんせつ

复管泡状腺　複合胞状管腺　ふくごうほうじょうかんじょうせん

复管腺　複合管状腺　ふくごうかんじょうせん

复光谱　複合スペクトル　ふくごうspectrum

复果　集合果　しゅうごうか

复合　複合　ふくごう

复合半抗原　複合ハプテン　ふくごうhapten

复合病毒　複合ウイルス　ふくごうvirus

复〔合〕波　複合波　ふくごうは

复合充填树脂　複合充填樹脂　ふくごうじゅうてんじゅし

复合充填树脂液　複合充填樹脂液　ふくごうじゅうてんじゅしえき

复合刺激物　複合刺激物　ふくごうしげきぶつ

复合蛋白〔质〕　複合蛋白〔質〕　ふくごうたんぱく〔しつ〕

复合电流　複合電流　ふくごうでんりゅう

复合动作电位　複合活動電位　ふくごうかつどうでんい

复合对称型病毒　複合対称〔性〕ウイルス　ふくごうたいしょう〔せい〕virus

复合感觉　共感覚　きょうかんかく

复合核　複合核　ふくごうかく

复合抗原　複合抗原　ふくごうこうげん

复合颗粒小体　複合顆粒状小体　ふくごうかりゅうじょうしょうたい

复合粒子　複合粒子　ふくごうりゅうし

复合磷酸酯酶　複合ホスホエステラーゼ　ふくごうphosphoesterase

复合麻醉　併用麻酔　へいようますい

复合膜　複合薄膜　ふくごうはくまく

复合凝聚　複合コアセルベーション　ふくごうcoacervation

复合〔龋(窝)〕洞　複雑窩洞　ふくざつかどう

复合染色法　複合染色法　ふくごうせんしょくほう

复合溶剂　複合溶剤　ふくごうようざい

复合视野计　複合視野計　ふくごうしやけい

复合树脂　複合樹脂　ふくごうじゅし

复合树脂充填　複合樹脂充填　ふくごうじゅしじゅうてん

复合树脂充填材料　複合樹脂充填材料　ふくごうじゅしじゅうてんざいりょう

复合体　複合体　ふくごうたい

复合透镜　複合レンズ　ふくごうlens

复合突触排列　複合シナプス配列　ふくごうsynapseはいれつ

复合维管束　複合維管束　ふくごういかんそく

复合维生素B　ビタミンB複合体　vitamin Bふくごうたい

复合物　複合物　ふくごうぶつ

复合先露　複合胎位　ふくごうたいい

复合(式)显微镜　複式顕微鏡　ふくしきけんびきょう

复合性动脉瘤　複合性動脈瘤　ふくごうせいどうみゃくりゅう

复合性损伤　複雑損傷　ふくざつそんしょう

复合音　複合音　ふくごうおん

复合游离瓣移植术　複合遊離弁移植術　ふくごうゆうりべんいしょくじゅつ

复合指示剂　複合指示薬　ふくごうしじやく

复合痣　複合母斑　ふくごうぼはん

复合柱　複合柱　ふくごうちゅう

复核　複合核　ふくごうかく

复咬　被蓋咬合,オーバーバイト　ひがいこうごう,overbite

复红　フクシン　fuchsin

复极过程　再分極過程　さいぶんきょくかてい

复极〔化〕　再分極　さいぶんきょく

复接种　再接種　さいせっしゅ

复旧不全　〔子宮〕退縮不全　〔しきゅう〕たいしゅくふぜん

复孔绦虫　瓜実条虫　うりざねじょうちゅう

复粒　複合〔殿粉〕粒　ふくごう〔でんぷん〕りゅう

复泡腺　複合胞状腺　ふくごうほうじょうせん

复曲面结构　トロイド構造　toroidこうぞう

复染剂　対比染色液　たいひせんしょくえき

复染色法　対比染色〔法〕　たいひせんしょく〔ほう〕

复妊娠　重複妊娠,複合妊娠　じゅうふくにんしん,ふくごうにんしん
复(多)色现象　多色性,変色性　たしょくせい,へんしょくせい
复式　複式　ふくしき
复式结构　複式構造　ふくしきこうぞう
复式精馏塔　複合精留塔　ふくごうせいりゅうとう
复式试药　複合試薬　ふくごうしやく
复式体层照相术　多断層撮影法,ポリトモグラフィー　ただんそうさつえいほう,polytomography
复试　再試験　さいしけん
复视　複視,二重視　ふくし,にじゅうし
复视计　複視計　ふくしけい
复视散光　複視乱視　ふくしらんし
复视试验　複視試験　ふくししけん
复苏　蘇生　そせい
复苏器　蘇生器,呼吸回複装置　そせいき,こきゅうかいふくそうち
复苏术　蘇生法　そせいほう
　　德-柯二氏复苏术　ドリンカー・コリンス蘇生法　Drinker-Colinsそせいほう
　　弗拉格氏复苏术　フラッグ蘇生法　Flaggそせいほう
复苏学　蘇生学　そせいがく
复苏药　蘇生薬　そせいやく
复体　複合体,重複体　ふくごうたい,じゅうふくたい
复听　複聴,二重聴　ふくちょう,にじゅうちょう
复位　整複,還納〔法〕　せいふく,かんのう〔ほう〕
复位不良　整複不良　せいふくふりょう
复位器　整複器　せいふくき
复位术　整複法　せいふくほう
复温　複温　ふくおん
复现　再現　さいげん
复腺　複合腺　ふくごうせん
复相反应　不均一反応　ふきんいつはんのう
复相关　重相関　じゅうそうかん
复相关系数　重相関係数　じゅうそうかんけいすう
复相平衡　不均一系平衡　ふきんいつけいへいこう
复消色差物镜　高度色消し対物レンズ　こうどいろけしたいぶつlens
复性　複性　ふくせい
复性散光　複性乱視　ふくせいらんし
复压片　多層錠　たそうじょう
复盐　複塩　ふくえん
复眼　複眼　ふくがん
复叶　複葉　ふくよう
复音　複音　ふくおん
复原　回複　かいふく
复原商　回複商　かいふくしょう
复原室　回複室　かいふくしつ
复原糖　レベルトース　revertose
复原(能)作用　再活性化　さいかっせいか
复杂创伤　複雑性損傷　ふくざつせいそんしょう
复杂反应　複雑反応　ふくざつはんのう
复杂无创骨折　複雑閉鎖骨折　ふくざつへいさこっせつ
复杂性　複雑性　ふくざつせい
复杂〔性〕骨折　複雑〔性〕骨折　ふくざつ〔せい〕こっせつ
复杂性牙周炎　複雑性歯根膜炎,複雑性歯周炎　ふくざつせいしこんまくえん,ふくざつせいししゅうえん

复诊　再診　さいしん
复诊检查　再診検査　さいしんけんさ
复征　複合徴候　ふくごうちょうこう
复殖亚纲　二生亜綱　にせいあこう
复制　複製,レプリケーション　ふくせい,replication
复制错误　複製錯誤　ふくせいさくご
复制光栅　格子レプリカ　こうしreplica
复制酶　レプリカーゼ　replicase
复制品　レプリカ,複製物　replica,ふくせいぶつ
复制体　レプリソーム　replisome
复制型　複製パターン　ふくせいpattern
复制子　レプリコン　replicon
复制子假说　レプリコン仮説　repliconかせつ
复质牙瘤　複合性歯牙腫　ふくごうせいしがしゅ
复主寄生　多宿主性寄生　たしゅくしゅせいきせい
复主寄生虫　多宿主性寄生虫　たしゅくしゅせいきせいちゅう
副阿拉伯胶素　パララービン　pararabin
副白蛋白　パラルブミン　paralbumin
副白蛋白血　パラルブミン血〔症〕　paralbuminけつ〔しょう〕
副百日咳　パラ百日咳　paraひゃくにちぜき
副百日咳杆菌　パラ百日咳杆菌　paraひゃくにちぜきかんきん
副半奇静脉　副半奇静脈　ふくはんきじょうみゃく
副鼻窦　副鼻腔　ふくびこう
副鼻窦炎　副鼻腔炎　ふくびこうえん
副闭孔动脉　副閉鎖動脈　ふくへいさどうみゃく
副闭孔神经　副閉鎖神経　ふくへいさしんけい
副鞭毛　副鞭毛　ふくべんもう
副变态反应　パラレルギー反応　parallergieはんのう
副变〔态反〕应性　パラレルギー　parallergie
副变形虫属　クレージア属　Craigiaぞく
副变应原　パラレルギーン　parallergin
副标准氧化还原电势　副標準酸化還元電位　ふくひょうじゅんさんかかんげんでんい
副产物　副産物　ふくさんぶつ
副垂体　副下垂体　ふくかすいたい
副大肠杆菌　パラ大腸菌　paraだいちょうきん
副大风子油酸　ヒドノカルプス酸　hydnocarpsさん
副胆甾醇　パラコレステリン　paracholesterin
副淀粉　副殿粉　ふくでんぷん
副痘苗病毒　パラワクシニア ウイルス　paravacinia virus
副萼　副萼　ふくがく
副反应　副反応　ふくはんのう
副放线菌病　パラ放線菌症　paraほうせんきんしょう
副睾　副睾丸　ふくこうがん
副睾炎　副睾丸炎　ふくこうがんえん
副膈神经　副横隔神経　ふくおうかくしんけい
副核　副核　ふくかく
副核白蛋白　パラヌクレオアルブミン　paranucleoalbumin
副核蛋白　パラヌクレイン蛋白〔質〕　paranucleinたんぱく〔しつ〕
副核染质　パラクロムチン,パラ染色質　parachromatin,paraせんしょくしつ
副核仁　副仁,副核小体　ふくじん,ふくかくしょうたい
副核素　パラヌクレイン　paranuclein
副核酸盐　副核酸塩　ふくかくさんえん

副还原碱　パラリジュシン　parareducin
副黄嘌呤　パラキサンチン　paraxanthine
副霍乱　パラコレラ　paracholera
副肌　副筋　ふっきん
副肌〔浆〕球蛋白　パラミオシン　paramyosin
副肌〔浆〕球蛋白原　パラミオシノゲン　paramyosinogen
副基体　副基体,傍底体　ふくきたい,ぼうていたい
副激素　パラホルモン　parahormone
副甲状腺　副甲状腺　ふくこうじょうせん
副键　副結合　ふくけつごう
副交感部　副交感神経部　ふくこうかんしんけいぶ
副交感传出纤维　副交感神経遠心性線維　ふくこうかんしんけいえんしんせいせんい
副交感根　副交感神経根　ふくこうかんしんけいこん
副交感根细胞　副交感神経根細胞　ふくこうかんしんけいこんさいぼう
副交感神经　副交感神経　ふくこうかんしんけい
副交感神经过敏　副交感神経緊張〔症〕　ふくこうかんしんけいきんちょう〔しょう〕
副交感神经节　副交感神経節　ふくこうかんしんけいせつ
副交感神经素　パラシンパチン　parasympathin
副交感神经系统　副交感神経系　ふくこうかんしんけいけい
副交感神经阻滞药　副交感神経遮断(抑制)薬　ふくこうかんしんけいしゃだん(よくせい)やく
副教授　助教授　じょきょうじゅ
副节　パラガングリオン　paraganglion
副结核　副結核〔症〕　ふくけっかく〔しょう〕
副结核分支杆菌　パラ結核菌　paraけっかくきん
副口炎性腹泻　パラスプルー　parasprue
副酪蛋白　パラカゼイン　paracasein
副泪腺　副泪腺　ふくるいせん
副痢疾　パラ赤痢　paraせきり
副裂　副裂　ふくれつ
副流感　パラインフルエンザ　parainfluenza
副流感病毒　パラインフルエンザウイルス　parainfluenza virus
副流感嗜血〔杆〕菌　パラインフルエンザ菌　parainfluenza きん
副流感性肺炎　パラインフルエンザ肺炎　parainfluenzaはいえん
副卵巢　副卵巣,卵巣上体　ふくらんそう,らんそうじょうたい
副卵黄　副卵黄　ふくらんおう
副吗啡　パラモルフィン　paramorphine
副霉菌病　副真菌症　ふくしんきんしょう
副磨牙　臼傍歯　きゅうぼうし
副脑膜炎球菌　パラ髄膜炎菌　paraずいまくえんきん
副粘蛋白　パラムチン　paramucin
副粘液病毒　パラミクソウイルス　paramyxo virus
副尿道　尿道傍管,副尿道　にょうどうぼうかん,ふくにょうどう
副凝固试验　副凝固試験　ふくぎょうこしけん
副凝固现象　副凝固現象　ふくぎょうこげんしょう
副凝集　異種族凝集,群凝集　いしゅぞくぎょうしゅう,ぐんぎょうしゅう
副凝乳酶　パラキモシン　parachymosin
副牛痘〔疹〕　パラワクシニア　paravaccinia

副胚层　副胚胞　ふくはいほう
副胚层瘤　副胚胞腫　ふくはいほうしゅ
副皮质区　副皮質帯　ふくひしつたい
副脾　副脾　ふくひ
副脾切除术　副脾切除術　ふくひせつじょじゅつ
副蔷薇苯胺　パラロザニリン　pararosaniline
副清蛋白　パラルブミン　paralbumin
副球孢子菌病　パラコクシジォイデス病　paracoccidioides びょう
副球孢子菌属　パラコクシジォイデス属　paracoccidioides ぞく
副球蛋白　パラグロブリン　paraglobulin
副球蛋白尿　パラグロブリン尿〔症〕　paraglobulinにょう〔しょう〕
副屈肌　足底方形筋　そくていほうけいきん
副醛　パラアルデヒド　paraldehyde
副染色质　パラクロマチン　parachromatin
副韧带　側副韧帯　そくふくじんたい
副肉芽肿　側肉芽腫　そくにくがしゅ
副乳房　副乳〔房〕　ふくにゅう〔ぼう〕
副腮腺　副耳下腺　ふくじかせん
副沙眼　パラトラコーマ　paratrachoma
副伤寒　パラチフス　paratyphus
副伤寒丙　C型パラチフス　Cがたparatyphus
副伤寒杆菌　パラチフス菌　paratyphusきん
副伤寒甲　A型パラチフス　Aがたparatyphus
副伤寒菌苗　パラチフスワクチン　paratyphus vaccine
副伤寒沙门氏菌　パラチフス菌　paratyphusきん
副伤寒沙门氏菌性肺炎　パラチフス菌性肺炎　paratyphusきんせいはいえん
副伤寒血清　パラチフス血清　paratyphusけっせい
副伤寒乙　B型パラチフス　Bがたparatyphus
副神经　副神経　ふくしんけい
副神经干　副神経幹　ふくしんけいかん
副神经核　副神経核　ふくしんけいかく
副神经脊髓核　副神経脊髄核　ふくしんけいせきずいかく
副神经节　傍〔神経〕節,パラガングリオン　ぼう〔しんけい〕せつ,paraganglion
副神经节瘤　副神経節腫　ふくしんけいせつしゅ
副神经麻痹　副神経麻痺　ふくしんけいまひ
副神经损伤　副神経損傷　ふくしんけいそんしょう
副神经元　パラニューロン　paraneuron
副神经元性细胞　パラニューロン細胞　paraneuronさいぼう
副神经障碍　副神経障害　ふくしんけいしょうがい
副肾上腺　副副腎　ふくふくじん
副生物圈　副生物圏　ふくせいぶつけん
副生殖器　生殖附属器　せいしょくふぞくき
副食品　副食〔物〕　ふくしょく〔もつ〕
副手　助手　じょしゅ
副胎盘　副胎盤　ふくたいばん
副突　副突起　ふくとっき
副突变　パラ突然変異　paraとつぜんへんい
副纤维　副繊維　ふくせんい
副线圈　二次コイル　にじcoil
副腺　副腺　ふくせん
副型　非正型　ひせいけい
副性征　第二次性徴　だいにじせいちょう

副胸腺　副胸腺　ふくきょうせん
副胸腺小结　副胸腺小結節　ふくきょうせんしょうけっせつ
副血友病　パラ血友病　paraけつゆうびょう
副牙　副歯　ふくし
副胰　副膵　ふくすい
副胰管　副膵管　ふくすいかん
副银屑病　類乾癬　るいかんせん
副隐静脉　副伏在静脈　ふくふくざいじょうみゃく
副症状　副症状　ふくしょうじょう
副质　副形質　ふくけいしつ
副中肾管　中腎傍管　ちゅうじんぼうかん
副椎静脉　副椎骨静脈　ふくついこつじょうみゃく
副作用　副作用　ふくさよう
赋形剂　賦形剤　ふけいざい
傅-二氏反应　フリーデル・クラフツ反応　Friedel-Crafts
　　はんのう
傅里叶变换波谱法　フーリエー変換スペクトロスコピー
　　Fourierへんかんspectroscopy
傅里叶变换式　フーリエー変換式　Fourierへんかんしき
傅瑞斯重排　フリース改変　Friesかいへん
富尔氏征　フール徴候　Pfuhlちょうこう
富克斯氏癌试验　フックス癌試験　Fuchsがんしけん
富克斯氏蛋白试验　フックス蛋白試験　Fuchsたんぱくしけ
　　ん
富克斯氏脉络膜缺损　フックス脈絡膜欠損　Fuchsみゃくら
　　くまくけっそん
富克斯氏视神经萎缩　フックス視神経萎縮　Fuchsししんけ
　　いいしゅく
富克斯氏营养不良　フックス異栄養症　Fuchsいえいよう
　　しょう
富克斯氏综合征　フックス症候群　Fuchsしょうこうぐん
富-罗二氏计算盘　フックス・ローゼンタール計算板
　　Fuchs-Rosenthalけいさんばん
富马酸　フマール酸　fumarさん
富马酸酶　フマラーゼ　fumarase
富马酸铁　フマール酸鉄　fumarさんてつ
富马酰胺酸　フマルアミド酸　fumaramideさん
富尼埃氏病　フルニエー病　Fournierびょう
富尼埃氏胫骨　フルニエー脛骨　Fournierけいこつ
富尼埃氏臼齿　フルニエー臼歯　Fournierきゅうし
富尼埃氏征　フルニエー徴候　Fournierちょうこう
富特氏染色法　フート染色法　Foutせんしょくほう
富-雅二氏征　フール・ヤッフェ徴候　Ffuhl-Jaffeちょうこう
富营养化　富栄養化　ふえいようか
腹　腹　はら，ふく
腹安酸　フロセミド　furosemide
〔腹〕白线　白線　はくせん
腹背轴　背腹軸　はいふくじく
腹壁　腹壁　ふくへき
腹壁疤痕切除术　腹壁瘢痕切除術　ふくへきはんこんせつ
　　じょじゅつ
腹壁疤痕疝　腹壁瘢痕ヘルニア　ふくへきはんこんhernia
腹壁病损局部切除术　腹壁病巣局所切除術　ふくへきびょ
　　うそうきょくしょせつじょじゅつ
腹壁创伤　腹壁創傷　ふくへきそうしょう
腹〔壁〕反射　腹壁反射　ふくへきはんしゃ
腹壁反跳痛　ブルンベルグ徴候　Blumbergちょうこう
腹壁缝〔合〕术　腹壁縫合術　ふくへきほうごうじゅつ

腹壁感染　腹壁感染　ふくへきかんせん
腹壁固定术　腹壁固定術　ふくへきこていじゅつ
腹壁后期缝〔合〕术　腹壁二次縫合術　ふくへきにじほうご
　　うじゅつ
腹壁肌层缺如　腹壁筋層欠如〔症〕　ふくへききんそうけつ
　　じょ〔しょう〕
腹壁间层疝　腹壁間ヘルニア　ふくへきかんhernia
腹壁静脉炎　腹壁静脈炎　ふくへきじょうみゃくえん
腹壁扩创术　腹壁創面切除術　ふくへきそうめんせつじょ
　　じゅつ
腹壁拉钩　開腹鉤　かいふくこう
腹壁淋巴结　腹壁リンパ節　ふくへきlymphせつ
腹壁瘘　腹壁瘻　ふくへきろう
腹壁脓肿切开引流术　腹壁膿瘍切開排膿法　ふくへきのう
　　ようせっかいはいのうほう
腹壁〔皮下〕静脉曲张　腹壁〔皮下〕静脈瘤　ふくへき〔ひか〕
　　じょうみゃくりゅう
腹壁浅动脉　浅腹壁動脈　せんふくへきどうみゃく
腹壁浅静脉　浅腹壁静脈　せんふくへきじょうみゃく
腹壁切开　腹壁切開　ふくへきせっかい
腹壁全裂　完全腹裂　かんぜんふくれつ
腹壁韧带状瘤　腹壁デスモイド腫瘍　ふくへきdesmoidしゅ
　　よう
腹壁柔韧感　腹壁柔韌感　ふくへきじゅうじんかん
腹〔壁〕疝　腹壁ヘルニア　ふくへきhernia
腹壁上动脉　上腹壁動脈　じょうふくへきどうみゃく
腹壁上静脉　上腹壁静脈　じょうふくへきじょうみゃく
腹壁松弛　腹壁筋弛緩　ふくへききんしかん
腹壁损伤　腹壁損傷　ふくへきそんしょう
腹壁外监护　腹壁外モニタリング　ふくへきがいmonito-
　　ring
腹壁下动脉　下腹壁動脈　かふくへきどうみゃく
腹壁下动脉襞　下腹壁動脈ひだ　かふくへきどうみゃくひ
　　だ
腹壁下静脉　下腹壁静脈　かふくへきじょうみゃく
腹壁下淋巴结　下腹壁リンパ節　かふくへきlymphせつ
腹壁血肿　腹壁血腫　ふくへきけっしゅ
腹壁延期缝〔合〕术　腹壁遅延縫合術　ふくへきちえんほう
　　ごうじゅつ
腹壁异物除去术　腹壁異物除去術　ふくへきいぶつじょ
　　きょじゅつ
腹壁肿瘤　腹壁腫瘍　ふくへきしゅよう
腹壁肿瘤切除术　腹壁腫瘍切除術　ふくへきしゅようせつ
　　じょじゅつ
腹壁子宫固定术　子宮腹壁固定術　しきゅうふくへきこて
　　いじゅつ
腹壁子宫内膜异位症　腹壁子宮内膜症　ふくへきしきゅう
　　ないまくしょう
腹壁自固定牵开器　自己固定式開腹器　じここていしきか
　　いふくき
腹〔部〕　腹部　ふくぶ
腹部包块　腹部腫物　ふくぶはれもの
腹部冲击触诊〔法〕　腹部浮球感検査法　ふくぶふきゅうか
　　んけんさほう
腹部触诊　腹部触診　ふくぶしょくしん
腹部创伤　腹部創傷　ふくぶそうしょう
腹部带状疱疹　腹部帯状疱疹　ふくぶたいじょうほうしん
腹部会阴直肠切除术　マイルス手術　Mile'sしゅじゅつ

腹部剪　腹部鋏　ふくぶはさみ
腹部膨隆(胀)　腹部膨隆(満)　ふくぶぼうりゅう(まん)
腹部平片　腹部単純Ｘ線写真　ふくぶたんじゅんＸせんしゃしん
腹部平片检查　腹部単純Ｘ線撮影〔法〕　ふくぶたんじゅんＸせんさつえい〔ほう〕
腹部伤口裂开　腹部傷口裂開　ふくぶきずぐちれっかい
腹部手术　腹部手術　ふくぶしゅじゅつ
腹部外科　腹部外科　ふくぶげか
腹部外科手术器械　腹部外科手術器械　ふくぶげかしゅじゅつきかい
腹部外形　腹部外見　ふくぶがいけん
腹部选择性血管造影术　腹部選択的血管造影法　ふくぶせんたくてきけっかんぞうえいほう
腹部血管鸣　腹部血管ブリュイ　ふくぶけっかんbruit
腹部血管杂音　腹部血管雑音　ふくぶけっかんざつおん
〔腹部〕压迫性(尿)失禁　圧力性〔尿〕失禁〔症〕　あつりょくせい〔にょう〕しっきん〔しょう〕
腹部压痛　腹部圧痛　ふくぶあっつう
腹部战伤　腹部戦傷　ふくぶせんしょう
腹部〔主动脉〕脉搏　腹脈　ふくみゃく
腹部综合征　腹部症候群　ふくぶしょうこうぐん
腹侧面　腹側面　ふくそくめん
腹侧丘脑　視床腹〔側〕部　ししょうふく〔そく〕ぶ
腹侧丘脑切面　視床腹〔側〕部断面　ししょうふく〔そく〕ぶだんめん
腹带　腹帯　ふくたい
腹骶支撑带　腹仙骨支持帯　ふくせんこつしじたい
腹垫　腹部パッド　ふくぶpat
腹放线菌病　腹部放線菌症　ふくぶほうせんきんしょう
腹股沟〔部〕　鼠径部　そけいぶ
腹股沟结肠切开术　鼠径部結腸切開術　そけいぶけっちょうせっかいじゅつ
腹股沟〔部〕淋巴结大块清除术　鼠径部リンパ節大塊切除術　そけいぶlymphせつだいかいせつじょじゅつ
腹股沟反射　鼠径反射　そけいはんしゃ
腹股沟反转韧带　反転鼠径靭帯　はんてんそけいじんたい
腹股沟腹膜前疝　腹膜前鼠径ヘルニア　ふくまくぜんそけいhernia
腹股沟股疝　鼠径大腿ヘルニア　そけいだいたいhernia
腹股沟管　鼠径管　そけいかん
腹股沟管腹环　腹鼠径輪　ふくそけいりん
腹股沟管皮下环　皮下鼠径輪　ひかそけいりん
腹股沟管浅环　浅鼠径輪　せんそけいりん
腹股沟管深环　深鼠径輪　しんそけいりん
腹股沟滑动性疝　滑脱〔性〕鼠径ヘルニア　かつだつ〔せい〕そけいhernia
腹股沟环　鼠径輪　そけいりん
腹股沟腱膜镰　鼠径腱膜鎌　そけいけんまくれん
腹股沟联合腱　鼠径結合腱　そけいけつごうけん
腹股沟镰　鼠径鎌　そけいれん
腹股沟淋巴结　鼠径リンパ節　そけいlymphせつ
腹股沟淋巴结鼠疫　鼠径リンパ腺ペスト　そけいlymphせんpest
腹股沟淋巴结炎　鼠径リンパ節炎　そけいlymphせつえん
腹股沟淋巴肉芽肿　鼠径リンパ肉芽腫　そけいlymphにくがしゅ
腹股沟淋巴肉芽肿性女阴象皮病　エスチオメーヌ

esthiomene
腹股沟内侧窝　内側鼠径窩　ないそくそけいか
腹股沟浅淋巴结　浅鼠径リンパ節　せんそけいlymphせつ
腹股沟浅疝　鼠径皮下ヘルニア　そけいひかhernia
腹股沟区　鼠径部　そけいぶ
腹股沟韧带　鼠径靭帯　そけいじんたい
腹股沟肉芽肿　鼠径部肉芽腫　そけいぶにくがしゅ
腹股沟三角　鼠径三角　そけいさんかく
腹股沟疝　鼠径ヘルニア　そけいhernia
腹股沟上内侧浅淋巴结　浅上内側鼠径リンパ節　せんじょうないそくそけいlymphせつ
腹股沟上外侧浅淋巴结　浅上外側鼠径リンパ節　せんじょうがいそくそけいlymphせつ
腹股沟深淋巴结　深鼠径リンパ節　しんそけいlymphせつ
腹股沟外侧窝　外側鼠径窩　がいそくそけいか
腹股沟下浅淋巴结　浅下鼠径リンパ節　せんかそけいlymphせつ
腹股沟斜疝　間接鼠径ヘルニア,斜鼠径ヘルニア　かんせつそけいhernia,しゃそけいhernia
腹股沟支　鼠径枝　そけいし
腹股沟支撑架　鼠径部レスト　そけいぶrest
腹股沟直疝　直接鼠径ヘルニア　ちょくせつそけいhernia
腹横肌　腹横筋　ふくおうきん
〔腹〕横筋膜　腹横筋膜　ふくおうきんまく
腹后核　後腹側核　こうふくそくかく
腹后内侧核　後内側腹側核　こうないそくふくそくかく
腹后外侧核　後外側腹側核　こうがいそくふくそくかく
腹后位　腹後位　ふくこうい
腹肌抵抗　腹筋抵抗　ふっきんていこう
腹肌腹膜炎　腹筋腹膜炎　ふっきんふくまくえん
腹肌收缩　腹筋収縮　ふっきんしゅうしゅく
腹肌瘫痪　腹筋麻痺　ふっきんまひ
腹肌痛　腹筋〔肉〕痛　ふっきん〔にく〕つう
腹肌炎　腹筋炎　ふっきんえん
〔腹〕绞痛　仙痛　せんつう
腹节　腹節　ふくせつ
腹块　腹部の塊,腹部腫瘤　ふくぶのかたまり,ふくぶしゅりゅう
腹鸣　腹鳴　ふくめい
腹膜　腹膜　ふくまく
腹膜癌　腹膜癌　ふくまくがん
腹膜癌播散　腹膜癌拡散　ふくまくがんかくさん
腹膜包囊虫病　腹膜包虫症　ふくまくほうちゅうしょう
腹膜被覆术　腹膜被覆術　ふくまくひふくじゅつ
腹膜壁层　壁側腹膜　へきそくふくまく
腹膜病　腹膜障害　ふくまくしょうがい
腹膜层　腹膜層　ふくまくそう
腹膜成形术　腹膜形成術　ふくまくけいせいじゅつ
腹膜刺激征　腹膜刺激症状　ふくまくしげきしょうじょう
腹膜返折　腹膜反転　ふくまくはんてん
腹膜蜂窝织炎　腹膜フレグモーネ,腹膜蜂巣炎　ふくまくphlegmone,ふくまくほうそうえん
腹膜感染　腹膜感染　ふくまくかんせん
腹膜固定术　腹膜固定術　ふくまくこていじゅつ
腹膜后充气造影〔术〕　腹膜後気体注入撮影〔法〕,プノイモレトロペリトネウム　ふくまくこうきたいちゅうにゅうさつえい〔ほう〕,pneumoretroperitoneum
腹膜后出血　腹膜後出血　ふくまくごしゅっけつ

腹膜后副节瘤　腹膜後パラガングリオーマ,腹膜後傍神経
節腫　ふくまくごparaganglioma,ふくまくごぼうしんけ
いせつしゅ
腹膜后感染　腹膜後感染　ふくまくごかんせん
腹膜后固定术　腹膜後固定術　ふくまくごこていじゅつ
腹膜后黄色肉芽肿　腹膜後黄色肉芽腫　ふくまくごおう
しょくにくがしゅ
腹膜后寄生胎　腹膜後奇形寄生体　ふくまくごきけいきせ
いたい
腹膜后间隙　腹膜後隙　ふくまくこうげき
腹膜后结核　腹膜後結核　ふくまくごけっかく
腹膜后淋巴结清除术　腹膜後リンパ節郭清手術　ふくまく
ごlymphせつかくせいしゅじゅつ
腹膜后脓肿　腹膜後膿瘍　ふくまくごのうよう
腹膜后气肿　腹膜後気腫　ふくまくごきしゅ
腹膜后器官　腹膜後器官　ふくまくごきかん
腹膜后妊娠　腹膜後妊娠　ふくまくごにんしん
腹膜后肉瘤　腹膜後肉腫　ふくまくごにくしゅ
腹膜后疝　腹膜後ヘルニア　ふくまくごhernia
腹膜后隙积气　後腹膜腔気腫　こうふくまくこうきしゅ
腹膜后纤维化　腹膜後線維形成　ふくまくごぜんいけいせ
い
腹膜后血肿　腹膜後血腫　ふくまくごけっしゅ
腹膜后肿瘤　腹膜後腫瘍　ふくまくごしゅよう
腹膜后注气法　腹膜後ガス注入法　ふくまくごgasちゅ
にゅうほう
腹膜会阴筋膜　腹膜会陰筋膜　ふくまくかいえんきんまく
腹膜间皮细胞瘤　腹膜中皮腫　ふくまくちゅうひしゅ
腹膜间位器官　腹膜間器官　ふくまくかんきかん
腹膜间隙　腹膜間隙　ふくまくかんげき
腹膜结核　腹膜結核〔症〕　ふくまくけっかく〔しょう〕
腹膜摩擦感　腹膜摩擦感　ふくまくまさつかん
腹膜摩擦音　腹膜摩擦音　ふくまくまさつおん
腹膜〔内〕假粘液瘤　腹膜偽粘液腫　ふくまくぎねんえき
しゅ
腹膜内盆腔淋巴结切除术　腹膜内骨盤腔リンパ節切除術
ふくまくないこつばんこうlymphせつせつじょじゅつ
腹膜内妊娠　腹膜（腔）内妊娠　ふくまく（こう）ないにんし
ん
腹膜内位器官　腹膜内器官　ふくまくないきかん
腹膜粘液瘤　腹膜粘液腫　ふくまくねんえきしゅ
腹膜脓肿　腹膜膿瘍　ふくまくのうよう
腹膜钳　腹膜鉗子　ふくまくかんし
腹膜腔　腹膜腔　ふくまくこう
腹膜腔积脓　腹膜腔蓄膿　ふくまくこうちくのう
腹膜腔积气　気腹症　きふくしょう
腹膜腔内给药　腹腔内投与　ふっくうないとうよ
腹膜腔内麻醉　腹腔内麻酔　ふっくうないますい
腹〔膜〕腔输液术　腹腔内注輸法　ふっくうないちゅうゆほ
う
腹膜腔注射　腹腔注射　ふっくうちゅうしゃ
腹膜鞘突　腹膜鞘状突起　ふくまくしょうじょうとっき
腹膜切开术　腹膜切開術　ふくまくせっかいじゅつ
腹膜神经胶质瘤　腹膜神経膠腫,腹膜グリオーマ　ふくま
くしんけいこうしゅ,ふくまくglioma
腹膜渗出物　腹膜渗出液　ふくまくしんしゅつえき
腹膜痛　腹膜痛　ふくまくつう
腹膜透析　腹膜透析　ふくまくとうせき

腹膜外膀胱悬吊术　腹膜腔外膀胱懸垂固定術　ふくまくこ
うがいぼうこうけんすいこていじゅつ
腹膜外盆腔淋巴结切除术　腹膜腔外骨盤腔リンパ節切除術
ふくまくこうがいこつばんこうlymphせつせつじょじゅつ
腹膜外剖腹产术　腹膜外帝王切開術　ふくまくがいていお
うせっかいじゅつ
腹膜外位器官　腹膜外器官　ふくまくがいきかん
腹膜下筋膜　腹膜下筋膜　ふくまくかきんまく
腹膜炎　腹膜炎　ふくまくえん
腹膜液　腹膜液　ふくまくえき
腹膜隐窝疝　腹膜陥凹ヘルニア　ふくまくかんおうhernia
腹膜脏层　臓側腹膜　ぞうそくふくまく
腹膜造影术　腹膜造影法　ふくまくぞうえいほう
腹膜粘连　腹膜癒着〔症〕　ふくまくゆちゃく〔しょう〕
腹膜粘连分离术　腹膜癒着分離術　ふくまくゆちゃくぶん
りじゅつ
腹膜肿瘤　腹膜腫瘍　ふくまくしゅよう
腹膜皱襞　腹膜ひだ　ふくまくひだ
腹膜转移癌　腹膜転移癌　ふくまくてんいがん
腹膜子宫内膜异位症　腹膜子宮内膜症　ふくまくしきゅう
ないまくしょう
腹内侧核　内側腹核　ないそくふくかく
腹内环显露　深鼠径輪暴露　しんそけいりんばくろ
腹内环修补术　深鼠径輪修復術　しんそけいりんしゅうふ
くじゅつ
腹内器官炎　腹部内臓炎　ふくぶないぞうえん
腹内疝　腹内ヘルニア　ふくないhernia
腹内斜肌　内腹斜筋　ないふくしゃきん
腹内斜肌腱膜　内腹斜筋腱膜　ないふくしゃきんけんまく
腹内脏痛　腹部内臓痛　ふくぶないぞうつう
腹膨出　腹部膨隆　ふくぶぼうりゅう
腹皮下静脉　腹皮下静脈　ふくひかじょうみゃく
腹前核　前腹側核　ぜんふくそくかく
腹前位　腹前位　ふくぜんい
腹腔　腹腔　ふっくう
腹腔冲洗术　腹腔灌注法　ふっくうかんちゅうほう
腹腔穿刺术　腹腔穿刺術　ふっくうせんしじゅつ
腹腔丛　腹腔神経叢　ふっくうしんけいそう
腹腔动脉　腹腔動脈　ふっくうどうみゃく
腹腔动脉瘤　腹腔動脈瘤　ふっくうどうみゃくりゅう
腹腔动脉压迫综合征　腹腔動脈圧迫症候群　ふっくうどう
みゃくあっぱくしょうこうぐん
腹腔动脉造影术　腹腔動脈造影法　ふっくうどうみゃくぞ
うえいほう
腹腔干　腹腔動脈幹　ふっくうどうみゃくかん
腹腔给药　腹腔適用（投与）　ふっくうてきよう（とうよ）
腹腔灌洗　腹腔灌流〔法〕　ふっくうかんりゅう〔ほう〕
腹腔会阴切口　腹腔会陰切開　ふっくうえいんせっかい
腹腔积血　腹腔内出血,血腹腔〔症〕　ふっくうないしゅっけ
つ,けつふっこう〔しょう〕
腹腔积液　腹水　ふくすい
腹腔降温　腹腔冷却　ふっくうれいきゃく
腹腔静脉瓣　オィスタヒイ弁　Eustachioべん
腹腔镜　腹腔鏡　ふっくうきょう
腹腔镜检查　腹腔鏡検査〔法〕　ふっくうきょうけんさ〔ほ
う〕
腹腔淋巴丛　腹腔リンパ叢　ふっくうlymphそう
腹腔淋巴结　腹腔リンパ節　ふっくうlymphせつ

腹腔麻醉 腹腔内麻醉 ふっくうないますい

腹腔内出血 腹腔内出血 ふっくうないしゅっけつ

腹腔内大血管损伤 腹腔内大血管損傷 ふっくうないだいけっかんそんしょう

腹腔内放射性胶体治疗 腹腔内放射性コロイド治療 ふっくうないほうしゃせいcolloidちりょう

腹腔内积气 気腹症 きふくしょう

腹腔内接种 腹腔内接種 ふっくうないせっしゅ

腹腔〔内〕脓肿 腹腔内膿瘍 ふっくうないのうよう

腹〔腔〕内压 腹腔内圧 ふっくうないあつ

腹腔内液体吸引器 腹腔内液体吸引器 ふっくうないえきたいきゅういんき

腹腔内引流 腹腔内ドレナージ ふっくうないdrainage

腹腔内注射 腹腔内注射 ふっくうないちゅうしゃ

腹腔妊娠 腹腔妊娠 ふっくうにんしん

腹腔神经丛 腹腔神経叢 ふっくうしんけいそう

腹腔神经丛反射 腹腔神経叢反射 ふっくうしんけいそうはんしゃ

腹腔神经节 腹腔神経節 ふっくうしんけいせつ

腹腔吸虫病 腹腔吸虫症 ふっくうきゅうちゅうしょう

腹腔吸引管 腹腔吸引管 ふっくうきゅういんかん

腹腔心脏反射 腹腔心臓反射 ふっくうしんぞうはんしゃ

腹腔异物 腹腔異物 ふっくういぶつ

腹腔脏器损伤 腹腔内臓損傷 ふっくうないぞうそんしょう

腹腔造影术 腹腔造影法 ふっくうぞうえいほう

腹腔支 腹腔枝 ふっくうし

腹腔种植 腹腔内植え込み ふっくうないうえこみ

腹腔注氧 腹腔内酸素注入〔法〕 ふっくうないさんそちゅうにゅう〔ほう〕

腹三征 腹部三徴候 ふくぶさんちょうこう

腹疝 腹部ヘルニア ふくぶhernia

腹上缝术 前胃部縫合術 ぜんいぶほうごうじゅつ

腹上角 上腹角 じょうふくかく

腹上区 上腹部 じょうふくぶ

腹上窝 上腹窩 じょうふくか

腹神经索 腹神経索 ふくしんけいさく

腹式呼吸 腹式呼吸 ふくしきこきゅう

腹式剖腹产术 腹式帝王切開術,腹式帝切 ふくしきていおうせっかいじゅつ,ふくしきていせつ

腹式剖宫取胎术 腹式子宮体帝王切開術,腹式子宮体帝切 ふくしきしきゅうたいていおうせっかいじゅつ,ふくしきしきゅうたいていせつ

腹式切开子宫颈取胎术 腹式子宮頸管帝王切開術,腹式子宮頸部帝切 ふくしきしきゅうけいかんていおうせっかいじゅつ,ふくしきしきゅうけいぶていせつ

腹式输卵管切开术 腹式卵管切開術 ふくしきらんかんせっかいじゅつ

腹式阴道切开术 腹式膣切開術 ふくしきちつせっかいじゅつ

腹式子宫颈切开术 腹式子宮頸部切開術 ふくしきしきゅうけいぶせっかいじゅつ

腹式子宫切除术 腹式子宮切除術 ふくしきしきゅうせつじょじゅつ

腹式子宫切开术 腹式子宮切開術 ふくしきしきゅうせっかいじゅつ

腹水 腹水 ふくすい

腹水穿刺套管针 腹水穿刺トロカール(套管針) ふくすいせんしtrocar(とうかんしん)

腹水检查法 腹水検査法 ふくすいけんさほう

腹水培养基 腹水培地 ふくすいばいち

腹水琼脂 腹水寒天,腹水アガール ふくすいかんてん,ふくすいagar

腹水型 腹水型 ふくすいがた

腹水征 腹水徴候 ふくすいちょうこう

腹痛 腹痛 ふくつう

腹外侧核 腹外側核 ふくがいそくかく

腹外环 浅鼠径輪 せんそけいりん

腹外疝 腹外ヘルニア ふくがいhernia

腹外斜肌 外腹斜筋 がいふくしゃきん

腹外斜肌腱膜 外腹斜筋腱膜 がいふくしゃきんけんまく

腹围 腹囲 ふくい

腹位心 腹腔心臓 ふっこうしんぞう

腹卧位 腹〔臥〕位 ふく〔が〕い

腹吸盘 腹吸盤 ふくきゅうばん

腹下丛 下腹神経叢 かふくしんけいそう

腹下动脉 下腹動脈 かふくどうみゃく

腹下区 下腹部 かふくぶ

腹下神经 下腹神経 かふくしんけい

腹线 腹線 ふくせん

腹泻 下痢 げり

腹泻便秘交替 下痢便秘交代〔症〕 げりべんぴこうだい〔しょう〕

腹泻-低钾-无酸综合征 水様便低カリウム血塩酸欠如症候群 すいようべんていKaliumけつえんさんけつじょしょうこうぐん

腹泻过度 過下痢症 かげりしょう

腹泻性消化不良 下痢性消化不良 げりせいしょうかふりょう

腹心反射 腹腔心臓反射 ふっこうしんぞうはんしゃ

腹型过敏性紫癜 腸性過敏症様紫斑病 ちょうせいかびんしょうようしはんびょう

腹型流感 腹性インフルエンザ ふくせいinfluenza

腹型偏头痛 腹性偏頭痛 ふくせいへんずつう

腹型紫癜 腸性紫斑病 ちょうせいしはんびょう

腹性癫痫 腹性てんかん ふくせいてんかん

腹性佝偻病 腹腔くる病 ふっこうくるびょう

腹性气喘 腹部性喘息 ふくぶせいぜんそく

腹胸腔镜检查 胸腹腔鏡検査〔法〕 きょうふっこうきょうけんさ〔ほう〕

腹血管 腹部血管 ふくぶけっかん

腹压 腹圧 ふくあつ

腹胰 腹側膵〔臓〕 ふくそくすい〔ぞう〕

腹胰管 腹側膵管 ふくそくすいかん

腹脏痛 腹部内臓痛 ふくぶないぞうつう

腹直肌 腹直筋 ふくちょっきん

腹直肌分离 腹直筋離開〔症〕 ふくちょっきんりかい〔しょう〕

腹直肌腱划 腹直筋腱画 ふくちょっきんけんかく

腹直肌旁切口 外側直筋切開 がいそくちょっきんせっかい

腹直肌鞘 腹直筋鞘 ふくちょっきんしょう

腹直肌切口 腹直筋切開 ふくちょっきんせっかい

腹中积气 鼓腸 こちょう

腹主动脉 腹大動脈 ふくだいどうみゃく

腹主动脉搏动 腹大動脈拍動 ふくだいどうみゃくはくどう

腹主动脉丛　腹大動脈神経叢　ふくだいどうみゃくしんけいそう
腹主动脉瘤　腹大動脈瘤　ふくだいどうみゃくりゅう
腹主动脉-肾动脉造影　腹大動脈腎動脈造影〔法〕　ふくだいどうみゃくじんどうみゃくぞうえい〔ほう〕
腹主动脉外侧淋巴结　外側腹大動脈リンパ節　がいそくふくだいどうみゃくlymphせつ
腹主动脉炎　腹大動脈炎　ふくだいどうみゃくえん
腹主动脉造影术　腹大動脈造影法　ふくだいどうみゃくぞうえいほう
腹足纲　腹足綱　ふくそっこう

缚身带　拘束絆創膏　こうそくはんそうこう
缚手带　手首拘束帯　てくびこうそくたい
蝮〔蛇〕　マムシ
蝮〔蛇〕止血素　ボスロペース　bothropase
覆盖骨盆　覆蓋骨盤　ふくがいこつばん
覆盖闷死　被覆窒息死　ひふくちっそくし
覆盖义齿　重畳義歯,オーバーレイ デンチャー　じゅうじょうぎし,overlay denture
覆𬌗　被覆咬合　ひがいこうごう
覆膜　蓋膜　がいまく
覆盆子　覆盆子　フクボンシ

G

GA　嘎钆

gā　嘎
嘎德纳氏综合征　ガードナー症候群　Gardnerしょうこうぐん

gá　钆
钆　Gd　ガドリニウム,Gd　gadolinium

GAI　改钙盖概

gǎi　改
改变抗原　変性抗原　へんせいこうげん
改变因素　変更因子　へんこういんし
改革　改革　かいかく
改建　再構成,再建　さいこうせい,さいけん
改良法　改善法　かいぜんほう
　布-莫二氏改良法　ブラション・マーシャル変異法　Bration-Marshallへんいほう
改良根治乳突切除术　乳様突起根治切除術変異法　にゅうようとっきこんじせつじょじゅつへんいほう
改良根治术　変異根治手術　へんいこんじしゅじゅつ
改良毛森氏浓缩-稀释试验　変異モーゼンサール濃縮希釈試験　へんいmosenthalのうしゅくきしゃくしけん
改良琼斯氏还原器　変異ジョーンス還元器　へんいJonesかんげんき
改良韦氏手术　変異ウェルトハイム手術　へんいWertheimしゅじゅつ
改正公式　校正公式　こうせいこうしき
改正因素　校正因子　こうせいいんし
改制蛋白　プラステイン　plastein

gài　钙盖概
钙　カルシウム,Ca　calcium
钙斑〔块〕　カルシウム斑　calciumはん
钙泵　カルシウムポンプ　calcium pump
钙泵蛋白质　カルシウムポンプ蛋白質　calcium pumpたんぱくしつ
钙不足　カルシウム欠乏　calciumけつぼう
钙测定用带球离心管　カルシウム定量用玉付き遠心管　calciumていりょうようたまつきえんしんかん

钙测量器　カルシウム測定器　calciumそくていき
钙沉积过多　カルシウム沈着過多　calciumちんちゃくかた
钙沉积过少　カルシウム沈着過少　calciumちんちゃくかしょう
钙代谢　カルシウム代謝　calciumたいしゃ
钙代谢紊乱　カルシウム代謝障害　calciumたいしゃしょうがい
钙胆汁　石灰胆汁　せっかいたんじゅう
钙固定　カルシウム固定　calciumこてい
钙硅沉着病　石灰ケイ素沈着症　せっかいケイそちんちゃくしょう
钙红　カルシウムレッド　calcium red
钙化　石灰化　せっかいか
钙化不全　低石灰化　ていせっかいか
钙化醇　カルシフェロール　calciferol
钙化防御　カルシフィラキシス　calciphylaxis
钙化过度　石灰沈着過剰　せっかいちんちゃくかじょう
钙化甲状腺肿　石灰沈着性甲状腺腫　せっかいちんちゃくせいこうじょうせんしゅ
钙化期　石灰沈着期　せっかいちんちゃくき
钙化软骨　石灰化軟骨　せっかいかなんこつ
钙化上皮瘤　石灰化上皮腫　せっかいかじょうひしゅ
钙化性腱鞘炎　石灰沈着性腱鞘炎　せっかいちんちゃくせいけんしょうえん
钙化性粘液囊炎　石灰滑液囊炎　せっかいかつえきのうえん
钙化性尿道炎　石灰性尿道炎　せっかいせいにょうどうえん
钙化性心包炎　石灰沈着性心膜炎　せっかいちんちゃくせいしんまくえん
钙化性牙瘤　石灰化歯牙腫　せっかいかしがしゅ
钙化〔性〕主动脉瓣狭窄　石灰化大動脈弁狭窄　せっかいかだいどうみゃくべんきょうさく
钙化血栓　石灰化血栓　せっかいかけっせん
钙化牙源性囊肿　石灰化歯原囊胞　せっかいかしげんのうほう
钙化牙源性上皮瘤　石灰化歯原上皮腫　せっかいかしげんじょうひしゅ
钙化〔作用〕　石灰化,カルシウム沈着　せっかいか,

calciumちんちゃく

钙饥饿 カルシウム飢餓〔症〕 calciumきが〔しょう〕

钙-肌钙蛋白复合体 カルシウム トロポニン複合体 calcium troponinふくごうたい

钙结合蛋白〔质〕 カルシウム結合蛋白〔質〕 calciumけつごうたんぱく〔しつ〕

钙离子 カルシウム イオン calcium ion

钙离子对抗剂 カルシウム イオン拮抗剤 calcium ion きっこうざい

钙离子通道 カルシウム チャンネル calcium channel

钙离子透入疗法 カルシウム イオン浸透療法 calcium ion しんとうりょうほう

钙磷比例 カルシウム リンの比例 calciumリンのひれい

钙磷乘积 カルシウムとリンの積 calciumとリンのせき

钙磷代谢 カルシウム リン代謝 calciumリンたいしゃ

钙磷代谢障碍 カルシウム リン代謝障害 calciumリンたいしゃしょうがい

钙滤色镜 カルシウム フィルター calcium filter

钙耐量试验 カルシウム負荷試験 calciumふかしけん

钙尿 カルシウム尿〔症〕 calciumにょう〔しょう〕

钙尿性糖尿病 カルシウム尿性糖尿病 calciumにょうせいとうにょうびょう

钙平衡 カルシウム平衡 calciumへいこう

钙球 石灰球 せっかいきゅう

钙球蛋白 石灰グロブリン せっかいglobulin

钙小球 カルシウム小球 calciumしょうきゅう

钙血症 カルシウム血〔症〕 calcium けつ〔しょう〕

钙盐 カルシウム塩 calciumえん

钙盐尿 石灰塩尿〔症〕 せっかいえんにょう〔しょう〕

钙盐溶解 石灰溶解 せっかいようかい

钙营养 カルシウム栄養 calciumえいよう

钙指示剂 カルコン calcon

钙质沉着(积) 石灰沈着 せっかいちんちゃく

钙〔质〕沉着病(症) 石灰〔沈着〕症 せっかい〔ちんちゃく〕しょう

钙质浸润 カルシウム浸潤 calciumしんじゅん

钙质缺乏(少) カルシウム欠乏 calciumけつぼう

钙质牙瘤 カルシウム沈着性歯牙腫 calciumちんちゃくせいしがしゅ

盖-阿二氏缝术 ガイラール・アルルト縫合法 Gaillard-Arltほうごうほう

盖〔玻〕片 カバーグラス,かぶせガラス coverglass, かぶせglass

盖尔氏公式 ゲール式 Galeしき

盖复作用 被覆作用 ひふくさよう

盖格尔氏反射 ガイゲル反射 Geigelはんしゃ

盖革计数器 ガイガー計数器 Geigerけいすうき

盖革区 ガイガー計数域 Geigerけいすういき

盖克散 ゲキサン gexane

盖来氏试验 ジェレー試験 Gelleしけん

盖兰氏襞 ゲランひだ Guerinひだ

盖兰氏窦 ゲラン洞 Guerinどう

盖兰氏腺 ゲラン腺 Guerinせん

盖-吕萨克定律 ゲ・リュサック法則 Gay-Lussacほうそく

盖仑氏静脉 ガレン静脈 Galenじょうみゃく

盖仑氏学说 ガレン説 Galenせつ

盖仑〔氏〕制剂 ガレン製剤 Galenせいざい

盖伦氏绷带 ガレン包帯 Galinほうたい

盖伦氏吻合 ガレン吻合 Galinふんごう

盖-苗二氏管 ガイガー・ミュラー計数管 Geiger-Müllerけいすうかん

盖-苗二氏〔离子〕计数器 ガイガー・ミュラー計数器 Geiger-Müllerけいすうき

盖-苗二氏〔粒子〕计数器 ガイガー・ミュラー計数器 Geiger-Müllerけいすうき

盖膜 蓋膜 がいまく

盖诺德米西氏点 ゲノード ミュシー点 Gueneau de Mussyてん

盖片钳 カバーグラス鉗子 cover glassかんし

盖斯勒管 ガイスラー管 Geisslerかん

盖斯勒钾碱球管 ガイスラーカリ球 Geisslerkaliきゅう

盖斯氏双缩脲试剂 ギース・ビウレット試薬 Gies biuretしやく

盖髓术 覆髄法 ふくずいほう

盖-温二氏试验 ゲディニ・ワインベルグ試験 Ghedini-Weinbergしけん

盖细胞 被蓋細胞 ひがいさいぼう

盖亚尔氏缝术 ガィラール縫合術 Gaillardほうごうじゅつ

盖亚尔氏综合征 ガィラール症候群 Gaillardしょうこうぐん

盖伊氏征 ギュエー徴候 Guyeちょうこう

盖子 ふだ,キャップ cap

概率 確率 かくりつ

概率单位 確率単位 かくりつたんい

概率单位法 確率単位法 かくりつたんいほう

概率分布 確率分布 かくりつぶんぷ

概率密度 確率密度 かくりつみつど

概率曲线 確率曲線 かくりつきょくせん

概率统计 確率統計 かくりつとうけい

概率相乘定律 確率相乗の法則 かくりつそうじょうのほうそく

概率相加定律 確率加法定理 かくりつかほうていり

概率值 確率値 かくりつち

概然速度 確率速度 かくりつそくど

概然误差 確率誤差 かくりつごさ

GAN 干甘肝坩苷柑酐杆感橄干绀

gān 干甘肝坩苷柑酐

干板摄片 キセログラフ xerograph

干板显像 キセログラフィー xerography

干板X线〔照〕片 キセロラジオグラフ xeroradiograph

干板X摹照相〔术〕 キセロラジオグラフィーxeroradiography

干冰 ドライアイス dryice

干冰冷冻疗法 ドライアイス冷凍療法 dryiceれいとうりょうほう

干冰制冷器 ドライアイス冷凍器 dryice れいとうき

干产 乾性分娩 かんせいぶんべん

干垂体粉 乾燥下垂体粉末 かんそうかすいたいふんまつ

干电池 乾電池 かんでんち

干法压片 乾式打錠 かんしきだじょう

干发病 毛髪乾燥症 もうはつかんそうしょう

干骺端 骨幹端 こつかんたん

干骺端动脉 骨幹端動脈 こつかんたんどうみゃく

干骺端皮质 骨幹端皮質 こつかんたんひしつ

干骺端软骨发育不良 骨幹端軟骨形成不全 こつかんたん

干骺端〔性〕连续症　骨幹端組織結合症　こつかんたんそしきけつごうしょう

干骺端炎　骨幹端炎　こつかんたんえん

干化　乾燥化　かんそうか

干甲状腺粉　乾燥甲状腺粉剤　かんそうこうじょうせんふんざい

干甲状腺制剂　乾燥甲状腺製剤　かんそうこうじょうせんせいざい

干姜　カンキョウ

干酵母　ドライイースト　dry yeast

干酵母片　乾燥酵母錠　かんそうこうぼじょう

干菌素　キセロジン　xerosin

干枯　乾固　かんこ

干酪　チーズ,乾酪　cheese，かんらく

干酪变性　乾酪変性　かんらくへんせい

干酪毒碱　チロトキシコン　tyrotoxicon

干酪毒素　チロトキシン　tyrotoxin

干酪化　乾酪化　かんらくか

干酪乳〔酸〕杆菌　チーズ乳酸桿菌　cheeseにゅうさんかんきん

干酪型　乾酪型　かんらくがた

干酪性　乾酪性　かんらくせい

干酪性白内障　乾酪性白内障　かんらくせいはくないしょう

干酪性鼻窦炎　乾酪性副鼻洞炎　かんらくせいふくびどうえん

干酪性鼻炎　乾酪性鼻炎　かんらくせいびえん

干酪性（样）肺炎　乾酪性肺炎　かんらくせいはいえん

干酪性（样）坏死　乾酪性壊死　かんらくせいえし

干酪性结核　乾酪性結核〔症〕　かんらくせいけっかく〔しょう〕

干酪性结节　乾酪性結節　かんらくせいけっせつ

干酪性淋巴结炎　乾酪性リンパ節炎　かんらくせいlymphせつえん

干酪性肾炎　乾酪性腎炎　かんらくせいじんえん

干酪样病灶　乾酪様病巣　かんらくようびょうそう

干酪样肺炎性结核　乾酪性肺炎性結核〔症〕　かんらくせいはいえんせいけっかく〔しょう〕

干酪样骨炎　乾酪性骨炎　かんらくせいこつえん

干酪样结核性腹膜炎　乾酪性結核性腹膜炎　かんらくせいけっかくせいふくまくえん

干酪样瘤　乾酪腫　かんらくしゅ

干酪样脓肿　乾酪性膿瘍　かんらくせいのうよう

干酪样物〔质〕　乾酪様物質　かんらくようぶっしつ

干酪样〔型〕肺炎　乾酪性肺炎　かんらくせいはいえん

干酪样灶溶解　乾酪巣溶解　かんらくそうようかい

干酪中毒　乾酪中毒〔症〕　かんらくちゅうどく〔しょう〕

干馏　乾留　かんりゅう

干柠檬皮　乾燥レモン皮　かんそうlemonひ

干凝胶　キセロゲル　xerogel

干牛血粉　乾燥牛血液　かんそうぎゅうけつえき

干脓　乾酪様膿　かんらくようのう

干呕　乾嘔　かんおう

干皮病　乾皮症　かんひしょう

　干波济氏干皮病　カポジ乾皮症　Kaposiかんひしょう

干皮性白痴　乾皮症白痴　かんひしょうはくち

干皮性痴呆综合征　乾皮症性白痴症候群　かんひしょうせいはくちしょうこうぐん

干皮性骨化症　乾皮性骨形成症　かんひせいこつけいせいしょう

干皮性骨质生成　乾皮性骨形成　かんひせいこつけいせい

干气体计量器　乾燥ガス計　かんそうgasけい

干球温度　乾球温度　かんきゅうおんど

干扰　干渉　かんしょう

干扰波　干渉波　かんしょうは

干扰电〔流〕疗〔法〕　干渉電流療法　かんしょうでんりゅうりょうほう

干扰电流治疗仪　干渉電流治療装置　かんしょうでんりゅうちりょうそうち

干扰分离　干渉性分離　かんしょうせいぶんり

干扰光谱　干渉スペクトル　かんしょうspectrum

干扰滤色镜　干渉カラーフィルター　かんしょうcolor filter

干扰谱带　干渉バンド　かんしょうband

干扰色　干渉色　かんしょうしょく

干扰素　インターフェロン　interferon

干扰素诱导（生）剂　インターフェロン誘導剤　interferonゆうどうざい

干扰条纹　干渉縞　かんしょうじま

干扰物质　干渉物質　かんしょうぶっしつ

干扰显微镜　干渉顕微鏡　かんしょうけんびきょう

干扰性房室分离　房室干渉解離　ぼうしつかんしょうかいり

干扰性房室脱节　房室干渉解離　ぼうしつかんしょうかいり

干扰仪　干渉計　かんしょうけい

干热空气　乾熱空気　かんねつくうき

干热〔空气〕灭菌〔法〕　乾熱空気滅菌法　かんねつくうきめっきんほう

干热灭菌器　乾熱滅菌器　かんねつめっきんき

干热消毒器　乾熱消毒器　かんねつしょうどくき

干蟥孢菌素　シッカニン　siccanin

干尸　ミイラ　mirra

干尸化　ミイラ化　mirraか

干尸化牙髓　ミイラ化歯髄　mirraかしずい

干湿球温度计　乾湿球温度計　かんしつきゅうおんどけい

干食　乾燥食　かんそうしょく

干食法　乾燥食摂取法　かんそうしょくせっしゅほう

干式除尘法　乾式除塵法　かんしきじょじんほう

干试法　乾式試験法　かんしきしけんほう

干髓糊剂　ミイラ化パスタ　mirraかpaste

干髓剂　ミイラ化剤　mirraかざい

干髓术　ミイラ化法　mirraかほう

干细胞　幹細胞　かんさいぼう

干细胞池　幹細胞プール,幹細胞貯槽　かんさいぼうpool，かんさいぼうちょそう

干细胞缺乏　幹細胞欠乏　かんさいぼうけつぼう

干细胞型性淋巴瘤　幹細胞性リンパ腫　かんさいぼうせいlymphしゅ

干细胞性白血病　幹細胞性白血病　かんさいぼうせいはっけつびょう

干细胞性恶性淋巴瘤　幹細胞悪性リンパ腫　かんさいぼうあくせいlymphしゅ

干型溺死　乾性溺死　かんせいできし

干性鼻炎　乾性鼻炎　かんせいびえん

干性发汗浴　乾燥発汗浴　かんそうはっかんよく

干性骨疽　乾性カリエス(骨疽)　かんせいcaries(こっそ)

干性关节炎　乾性関節炎　かんせいかんせつえん

干性喉炎　乾性喉頭炎　かんせいこうとうえん

干性滑膜炎　乾性滑膜炎　かんせいかつまくえん

干性坏疽　乾性壊疽　かんせいえそ

干性霍乱　乾性コレラ　かんせいcholera

干性角膜结膜炎　乾性角結膜炎　かんせいかくけつまくえん

干性脚气病　乾性脚気　かんせいかっけ

干性卡他性中耳炎　乾性カタル性中耳炎　かんせいcatarrhせいちゅうじえん

干性糠疹　乾性粃糠疹　かんせいひこうしん

干〔性〕咳〔嗽〕　空咳　からせき

干性罗音　乾性ラ音　かんせいらおん

干性皮脂溢　乾性脂漏〔症〕　かんせいしろう〔しょう〕

干性湿疹　乾性湿疹　かんせいしっしん

干性心包炎　乾性心膜炎　かんせいしんまくえん

干性胸膜炎　乾性胸膜炎　かんせいきょうまくえん

干性油　乾性油　かんせいゆ

干〔性月〕经　月経期身体異常　げっけいきしんたいいじょう

干性支气管炎　乾性気管支炎　かんせいきかんしえん

干性(燥)综合征　乾燥症候群,シェーグレン症候群　かんそうしょうこうぐん，Sjögrenしょうこうぐん

干血浆制备法　乾燥血漿調製法　かんそうけっしょうちょうせいほう

干眼病　結膜乾燥症　けつまくかんそうしょう

干燥闭锁性龟头炎　乾燥性閉塞性亀頭炎,スチーメル病　かんそうせいへいそくせいきとうえん，stühmerびょう

干燥〔病〕　乾燥〔症〕　かんそう〔しょう〕

干燥布氏杆菌活菌苗　乾燥ブルセラ菌性生ワクチン　かんそうbrucellaきんせいなまvaccin

干燥〔法〕　乾燥〔法〕　かんそう〔ほう〕

干燥粉　乾燥粉剤　かんそうふんざい

干燥感　乾燥感覚　かんそうかんかく

干燥剂　乾燥剤　かんそうざい

干燥〔抗〕白喉血清　乾燥抗ジフテリア血清　かんそうこうdiphtheriaけっせい

干燥〔抗〕破伤风血清　乾燥抗破傷風血清　かんそうこうはしょうふうけっせい

干燥硫酸钙　乾燥硫酸カルシウム　かんそうりゅうさんcalcium

干燥奈瑟氏菌　乾燥ナイセリア菌　かんそうneiseriaきん

干燥瓶　乾燥瓶　かんそうびん

干燥器　乾燥器　かんそうき

干〔燥全〕垂体　乾燥全脳下垂体　かんそうぜんのうかすいたい

干燥舌　舌乾燥〔症〕　ぜつかんそう〔しょう〕

干燥设备　乾燥装置　かんそうそうち

干燥时间　乾燥時間　かんそうじかん

干燥试验　乾燥試験　かんそうしけん

干燥室　乾燥室　かんそうしつ

干燥塔　乾燥塔　かんそうとう

干燥天然气　乾燥天然ガス　かんそうてんねんgas

干燥物质　乾燥物質　かんそうぶっしつ

干燥(烘)箱　乾燥箱　かんそうばこ

干燥性鼻炎　乾燥性鼻炎　かんそうせいびえん

干燥性龟头炎　乾燥性亀頭炎　かんそうせいきとうえん

干燥性角膜炎　乾燥性角膜炎　かんそうせいかくまくえん

干燥性咽炎　乾燥性咽頭炎　かんそうせいいんとうえん

干燥血浆　乾燥血漿　かんそうけっしょう

干燥综合征　乾燥症候群,シェーグレン症候群　かんそうしょうこうぐん，Sjögrenしょうこうぐん

干燥〔作用〕　乾燥作用　かんそうさよう

干重　乾燥重量　かんそうじゅうりょう

干皱〔症〕　萎縮〔症〕　いしゅく〔しょう〕

干装填充法　乾式充填法　かんしきじゅうてんほう

甘氨胆酸　グリココール酸　glycocholさん

甘氨胆酸盐　グリココール酸塩　glycocholさんえん

甘氨脒　グリシンアミジン　glycinamidine

甘氨酸　グリシン　glycine

甘〔氨酸〕甲〔基〕四环素　グリシンメチルテトラサイクリン　glycinemethyltetracycline

甘氨酸钠茶碱　グリシン ソジウム テオフィリン　glycin sodium theophylline

甘氨酸尿〔症〕　グリシン尿〔症〕　glycineにょう〔しょう〕

甘氨酸血症　グリシン血症　glycineけっしょう

甘氨酰氨肽酶　グリシルアミノペプチダーゼglycylaminopeptidase

甘氨酰胺　グリシンアミド　glycine amide

甘氨酰胺核〔糖核〕苷酸　グリシンアミド リボヌクレオヂド　glycineamide ribonucleotide

甘氨酰胺核〔糖核〕苷酸合成酶　グリシンアミド リボヌクレオチド シンテターゼ　glycineamide ribonucteotide Synthetase

甘氨酰丙氨酸　グリシルアラニン　glycylalanine

甘氨酰甘氨酸　グリシルグリシン　glycylglycine

甘氨酰甘氨酸尿症　グリシルグリシン尿症　glycylglycineにょうしょう

甘氨酰〔基〕　グリシル基　glycylき

甘氨酰色氨酸试验　グリシル トリプトファン試験　glycyl tryptophaneしけん

甘铋胂　グリコビアルゾール　glycobiarsol

甘草　甘草　カンゾウ

甘草醇　グリシロール　glycyrol

甘草次酸　グリシレチン酸　glycyrrhetinさん

甘草甙元　リキリチゲニン　liquiritigenin

甘草〔黄〕甙　リキリチン　liquiritin

甘草〔黄〕素　リキリチゲニン　liquiritigenin

甘草浸膏　甘草エキスカンゾウextract

甘草流浸膏　甘草流動エキス カンゾウ　りゅうどうextract

甘草酸　グリシリジン酸　glycyrrhizinさん

甘草酸链霉素　グリシリジン酸ストレプトマイシン　glycyrrhizinさんstreptomycin

甘草酸双氢链霉素　グリシリジン酸ジヒドロストレプトマイシン　glycyrrhizinさんdihydrostreptomycin

甘草糖浆　甘草シロップ　カンゾウsyrup

甘草甜素　グリシリジン　glycyrrhizin

甘草萜醇　グリシリトール　glycyrrhitol

甘草异黄酮　リカリコン　licaricone

甘茶叶素　フィロズルシン　phyllodulcin

甘〔乙〕醇酸　グリコール酸　glycollさん

甘汞　カロメル,塩化水銀(I)　calomel，えんかすいぎん(I)

甘汞〔标准〕电极　〔標準〕カロメル電極　〔ひょうじゅん〕calomelでんきょく

甘汞参考电极　甘汞輔助電極,カロメル参照電極　かんこうほじょでんきょく，calomelさんしょうでんきょく

甘汞电池　甘汞電池　かんこうでんち

甘幻味　甘味症,主観的甘味　かんみしょう,しゅかんてきかんみ

甘-加二氏结节　ガンティ・ガムナ結節　Gandy-Gamnaけっせつ

甘精　ズルチン　dulcin

甘菊环　アズレン　azulene

甘蓝　キャベツ,甘藍　cabbage，カンラン

甘蓝素　ベグリン　vegulin

甘露　マンナ　manna

甘露醇　マンニトール　mannitol

甘露醇氮芥　マンニトール マスタード　mannitol mastard

甘露醇东莨菪碱　スコポマンニット　scopomannit

甘露醇清除率　マンニトール クリアランス　mannitol clearance

甘露酒　ミンストラ　minstra

甘露聚糖　マンナン　mannan

甘露聚糖酶　マンナース　mannase

甘露糖　マンノース　mannose

甘露〔糖〕醇　マンニトール　mannitol

甘露糖甙　マンノシド　mannoside

甘露糖甙链霉素　マンノシドストレプトマイシン　mannosidostreptomycin

甘-南二氏病　ガンディ・ナンタ病　Gandy-Nantaびょう

甘塞氏神经节　ガンザー神経節　Ganserしんけいせつ

甘塞氏症状　ガンザー症候　Ganserしょうこう

甘塞氏综合征　ガンザー症候群　Ganserしょうこうぐん

甘薯　サツマイモ

甘松　甘松香　カンショウコウ

甘遂　甘遂　カンズイ

甘味症　甘味症　かんみしょう

甘油　グリセリン　glycerin

甘油苯醚　アウトダイン　autodyne

甘油茶碱　ジプロフィリン　diprophylline

甘油胆甾醇试验　グリセリン コレステロル試験　glycerine cholesterolしけん

甘油二酯　ジグリセライド　diglyceride

甘油二酯脂肪酶　ジグリセライドリパーゼ　diglyceride lipase

甘油灌肠器　グリセリン浣腸器　glycerineかんちょうき

甘油激酶　グリセロキナーゼ　glycerokinase

甘油郂　グリセリン剤　glycerinざい

甘油磷酸　グリセロリン酸　glyceroリンさん

甘油磷酸钙　グリセロリン酸カルシウム　glyceroリンさんcalcium

甘油磷酸激酶　グリセロホスホキナーゼ　glycerophosphokinase

甘油磷酸锂　グリセロリン酸リチウム　glyceroリンさんlithium

甘油磷酸酶　グリセロホスファターゼ　glycerophosphatase

甘油磷酸镁　グリセロリン酸マグネシウム　glyceroリンさんmagnesium

甘油磷酸锰　グリセロリン酸マンガン　glyceroリンさんmanganese

甘油磷酸钠　グリセロリン酸ナトリウム　glyceroリンさんnatrium

β-甘油磷酸钠　β-グリセロリン酸ナトリウム　β-glyceroリンさんnatrium

甘油磷酸铁　グリセロリン酸鉄　glyceroリンさんてつ

α-甘油磷酸循环　α-グリセロホスファートサイクル　α-glycerophosphate cycle

甘油磷酸盐试验　グリセロリン酸塩試験　glyceroリンさんえんしけん

甘油磷酰胆碱　グリセロホスホリルコリン　glycerophosphoryl choline

甘油磷酰乙醇胺　グリセロホスホリルエタノールアミン　glycerophosphorylethanolamine

甘油磷脂　グリセリルホスファチド　glyceryl phosphatide

甘油马铃薯培养基　グリセリン馬鈴薯培地　glycerinバレイショばいち

甘油明胶　グリセリンゲラチン　glycerin gelatin

甘油明胶栓剂　グリセリンゲラチン坐薬　glycerin gelatinざやく

甘油脑苷脂　グリセロセレブロサイド　glycerocerebroside

甘油凝胶　グリセリンゲル　glycerin gel

甘油培养基　グリセリン培地　glycerinばいち

甘油醛　グリセルアルデヒド　glyceraldehyde

甘油醛-3-磷酸　グリセルアルデヒド-3-ホスファート　glyceraldehyde-3-phosphate

甘油醛-3-磷酸脱氢酶　グリセルアルデヒド-3-ホスファトデヒドロゲナーゼ　glyceraldehyde-3-phosphate dehydrogenase

甘油三反油酸酯　エライジン　elaidin

甘油三〔酸〕酯　トリグリセライド　triglyceride

甘油三硬脂酸酯　トリステアリン　tristearin

甘油三酯　トリグリセライド　triglyceride

甘油三酯脂肪酶　トリグリセライドリパーゼ　triglyceride lipase

甘油三脂肪酸酯　トリグリセライド　triglyceride

甘油试验　グリセリン試験　glycerinしけん

甘油栓　グリセリン坐薬　glycerinざやく

甘油酸　グリセリン酸　glycerinさん

甘油糖　グリセロース　glycerose

甘油土豆琼脂培养基　ボルデー・ジャングー培地　Bordet-Gengouばいち

甘油血清培养基　グリセロール血清培地　glycerolけっせいばいち

甘油一酯　モノグリセライド　monoglyceride

甘油酯　グリセリド　glyceride

甘蔗渣肺　甘蔗搾粕症　カンショさくはくしょう

甘脂　グリセリンフタール酸樹脂　glycerin phthalさんじゅし

肝　肝臓　かんぞう

肝阿米巴病　アメーバ性肝臓病　amebaせいかんぞうびょう

肝癌　肝〔臓〕癌,ヘパトーム　かん〔ぞう〕がん，hepatoma

肝斑　肝斑,褐色斑　かんはん,かっしょくはん

肝斑痣　肝臓母斑　かんぞうぼはん

肝包虫病　肝包虫症　かんほうちゅうしょう

肝包虫囊肿　肝包虫囊胞　かんほうちゅうのうほう

肝包膜　肝被膜　かんひまく

肝包膜下出血　肝被膜下出血　かんひまくかしゅっけつ

肝闭塞性静脉内膜炎　肝閉塞性静脈内膜炎　かんへいそくせいじょうみゃくないまくえん

肝病　肝臓病　かんぞうびょう

肝病急性功能性肾衰竭　肝臓病急性腎不全,肝腎症候群　かんぞうびょうきゅうせいじんふぜん,かんじんしょうこうぐん

肝病痢疾　肝性赤痢　かんせいせきり

肝病前期水肿　肝臓病前期浮腫　かんぞうびょうぜんきふしゅ

肝病性发热　肝臓熱　かんぞうねつ

肝病性假血友病　肝性偽血友病　かんせいぎけつゆうびょう

肝病性间歇热　間欠性肝臓熱　かんけつせいかんぞうねつ

肝病性面容　肝臓病性顔貌　かんぞうびょうせいがんぼう

肝〔病性〕卟啉症　肝性ポルフィリン症　かんせいporphyrinしょう

肝病性水肿　肝性浮腫　かんせいふしゅ

肝病性眩晕　肝性眩暈　かんせいめまい

肝搏动描记波　肝脈波描画図,ヘパトグラム　かんみゃくはびょうがず, hepatogram

肝搏动描记法　ヘパトグラフィー　hepatography

肝部分切除术　部分的肝切除術　ぶぶんてきかんせつじょじゅつ

肝部浊音　肝〔臓〕濁音　かん〔ぞう〕だくおん

肝测量法　肝臓測量法　かんぞうそくりょうほう

肝肠循环　肝腸循環　かんちょうじゅんかん

肝充血　肝充血　かんじゅうけつ

肝臭〔味〕　肝悪臭　かんあくしゅう

肝出血　肝出血　かんしゅっけつ

肝穿刺活〔组织〕检〔查〕　肝穿刺生検　かんせんしせいけん

肝穿刺〔术〕　肝穿刺術　かんせんしじゅつ

肝创伤　肝臓創傷　かんぞうそうしょう

肝丛　肝神経叢　かんしんけいそう

肝错构　肝臓過誤組織　かんぞうかごそしき

肝错构瘤　肝臓過誤腫　かんぞうかごしゅ

肝大　肝腫脹　かんしゅちょう

肝单位　肝機能単位　かんきのうたんい

肝〔胆〕管　肝臓胆管　かんぞうたんかん

肝胆管结石　肝内胆管結石　かんないたんかんけっせき

肝胆管囊腺癌　肝臓胆管囊腺癌　かんぞうたんかんのうせんがん

肝胆管囊腺瘤　肝臓胆管囊腺腫　かんぞうたんかんのうせんしゅ

肝胆管腺瘤　肝臓胆管腺腫　かんぞうたんかんせんしゅ

肝胆管型肝癌　肝臓胆管癌　かんぞうたんかんがん

肝胆管〔性〕腺瘤　肝臓胆管腺腫　かんぞうたんかんせんしゅ

肝胆管炎　肝臓胆管炎　かんぞうたんかんえん

肝胆红素　肝ビリルビン　かんbilirubin

肝胆扫描剂　肝臓胆囊スキャンニング剤　かんぞうたんのうscanningざい

肝胆液(汁)　肝臓胆汁　かんぞうたんじゅう

肝淀粉样变性　肝臓類殿粉症,肝アミロイド変性　かんぞうるいでんぷんしょう,かんamyloidへんせい

肝动脉　肝動脈　かんどうみゃく

肝动脉插管治疗　肝動脈カテーテル挿入療法　かんどうみゃくcatheterそうにゅうりょうほう

肝动脉导管灌注　肝動脈カテーテル灌流　かんどうみゃくcatheterかんりゅう

肝动脉分支结扎术　肝動脈枝結紮術　かんどうみゃくしけっさつじゅつ

肝动脉结节性动脉周围炎　肝動脈結節性動脈周囲炎　かんどうみゃくけっせつせいどうみゃくしゅういえん

肝动脉结扎术　肝動脈結紮術　かんどうみゃくけっさつじゅつ

肝动脉瘤　肝動脈瘤　かんどうみゃくりゅう

肝动脉血栓形成　肝動脈血栓形成　かんどうみゃくけっせんけいせい

肝动脉造影〔术〕　肝動脈造影法　かんどうみゃくぞうえいほう

肝豆状核变性〔病〕　肝レンズ核変性,ウイルソン病　かんlensかくへんせい, Wilsonびょう

肝豆状核变性精神病　肝レンズ核変性精神病　かんlensかくへんせいせいしんびょう

肝窦郁血　肝ジヌソイドうっ血　かんsinusoidうっけつ

肝窦状隙　肝ジヌソイド　かんsinusoid

肝毒素　肝臓毒素　かんぞうどくそ

肝毒性　肝臓毒性　かんぞうどくせい

肝多发性再生肥大结节　肝臓多発性再生性増殖性結節　かんぞうたはつせいさいせいせいぞうしょくせいけっせつ

肝多囊病　肝臓多囊病　かんぞうたのうびょう

肝恶性间叶瘤　肝臓悪性間葉細胞腫　かんぞうあくせいかんようさいぼうしゅ

肝恶性肿瘤　肝臓悪性腫瘍　かんぞうあくせいしゅよう

肝二氧化碳充气照相术　炭酸ガス肝臓撮影法　たんさんgasかんぞうさつえいほう

肝〔反射〕波　肝エコ　かんecho

肝放线菌病　肝放線菌症,肝アクチノミコージス　かんほうせんきんしょう,かんactinomycosis

肝非寄生虫性囊肿　非寄生虫性肝囊胞　ひきせいちゅうせいかんのうほう

肝肥大　肝肥大　かんひだい

肝肺瘘　肝肺瘻　かんはいろう

肝肺吻合术　肝肺吻合術　かんはいふんごうじゅつ

肝粉　乾燥肝臓　かんそうかんぞう

肝缝〔合〕术　肝縫合術　かんほうごうじゅつ

肝腹膜炎　肝腹膜炎　かんふくまくえん

肝高雪氏病　ゴーシェー病　Gaucherびょう

肝膈间结肠移位　肝臓横隔膜間大腸転位　かんぞうおうかくまくかんだいちょうてんい

肝梗塞　肝梗塞〔症〕　かんこうそく〔しょう〕

肝功能　肝臓機能　かんぞうきのう

肝功能不全　肝臓機能不全〔症〕　かんぞうきのうふぜん〔しょう〕

肝功能测试装置　肝臓機能試験装置　かんぞうきのうしけんそうち

肝功能检查　肝臓機能試験　かんぞうきのうしけん

肝功能缺陷　肝臓機能不全　かんぞうきのうふぜん

肝功能失常　肝臓機能不全　かんぞうきのうふぜん

肝功能试验　肝臓機能試験　かんぞうきのうしけん

肝功能衰竭　肝機能不全〔症〕　かんきのうふぜん〔しょう〕

肝固定术　肝固定術　かんこていじゅつ

肝固有动脉　固有肝動脈　こゆうかんどうみゃく

肝冠状韧带　肝冠状間膜　かんかんじょうかんまく

肝管　肝管　かんかん

肝管闭锁　肝管閉鎖　かんかんへいさ

肝管胆管空肠吻合术　肝胆管空腸吻合術　かんたんかんくうちょうふんごうじゅつ

肝管缝术　肝管縫合術　かんかんほうごうじゅつ

肝管空肠吻合术　肝管空腸吻合術　かんかんくうちょうふんごうじゅつ

肝管切开取石术　肝管切石術　かんかんせっせきじゅつ

肝管切开术　肝管切開術　かんかんせっかいじゅつ

肝管切开探查术　肝管切開探査術　かんかんせっかいたんさじゅつ

肝管十二指肠吻合术　肝十二指腸吻合術　かんじゅうにしちょうふんごうじゅつ

肝管碎石术　肝管結石破砕術　かんかんけっせきはさいじゅつ

肝管胃吻合术　肝胃吻合術　かんいふんごうじゅつ

肝管系统　肝管系　かんかんけい

肝管狭窄　肝管狭窄〔症〕　かんかんきょうさく〔しょう〕

肝管小肠吻合术　肝腸管吻合術　かんちょうかんふんごうじゅつ

肝管造口〔引流〕术　肝臓胆管造瘻術　かんぞうたんかんぞうろうじゅつ

肝海绵状血管瘤　肝海綿状血管腫　かんかいめんじょうけっかんしゅ

肝何杰金氏病　肝ホジキン病　かんHodgkinびょう

肝核黄素　ヘパトフラビン　hepatoflavin

肝褐质　フェリン　ferrin

肝黑变病　肝黒色症　かんこくしょくしょう

肝黑热病　肝カラアザール　かんkala-azar

肝后性黄疸　肝後性黄疸　かんこうせいおうだん

肝华支睾吸虫症　肝吸虫病　かんきゅうちゅうびょう

肝坏死　肝壊死　かんえし

肝黄质　ヘパキサンチン，ビタミンAエポキサイドhepaxanthin, vitamine A epoxide

肝蛔虫病　肝回虫病　かんかいちゅうびょう

肝昏迷　肝性昏睡　かんせいこんすい

肝混合瘤　肝混合性腫瘍　かんこんごうせいしゅよう

肝混合性肝细胞胆管腺肿　混合性肝細胞胆管腺腫　こんごうせいかんさいぼうたんかんせんしゅ

肝混浊肿胀　肝混濁腫脹　かんこんだくしゅちょう

肝活体检查　肝生検　かんせいけん

肝机能病　肝臓症，ヘパトーゼ　かんぞうしょう，hepatosis

肝机能不全　肝機能不全　かんきのうぶせん

肝机能减退　肝臓機能低下　かんぞうきのうていか

肝机能亢进　肝機能亢進　かんきのうこうしん

肝机能障碍　肝機能障害　かんきのうしょうがい

肝积脂病　肝脂肪症　かんしぼうしょう

肝畸胎瘤　肝奇形腫　かんきけいしゅ

肝畸形　肝奇形　かんきけい

肝棘球蚴病　肝包虫症　かんほうちゅうしょう

肝寄生虫病　肝臓寄生虫症　かんぞうきせいちゅうしょう

肝-甲状腺综合征　肝甲状腺症候群　かんこうじょうせんしょうこうぐん

肝间叶性错构瘤　肝臓間葉性過誤腫　かんぞうかんようせいかごしゅ

肝检查　肝臓検査　かんぞうけんさ

肝绞痛　肝仙痛，胆石仙痛　かんせんつう，たんせきせんつう

肝结肠韧带　肝結腸靱帯　かんけっちょうじんたい

肝结核〔病〕　肝結核〔症〕　かんけっかく〔しょう〕

肝浸膏　肝エキス　かんextract

肝浸液　肝浸剤　かんしんざい

肝颈反（回）流　肝頸静脈逆流　かんけいじょうみゃくぎゃくりゅう

肝颈反射　肝頸静脈反射　かんけいじょうみゃくはんしゃ

肝颈〔静脉〕回流征　肝頸静脈逆流徴候　かんけいじょうみゃくぎゃくりゅうちょうこう

肝静脉　肝静脈　かんじょうみゃく

肝静脉血栓形成　肝静脈血栓症　かんじょうみゃくけっせんしょう

肝静脉炎　肝静脈炎　かんじょうみゃくえん

肝静脉造影术　肝静脈造影法　かんじょうみゃくぞうえいほう

肝静脉阻塞综合征　肝静脈閉塞症候群，バッド・キアリ症候群　かんじょうみゃくへいそくしょうこうぐん，Budd-Chiariしょうこうぐん

肝绝对浊音区　肝臓絶対濁音界　かんぞうぜったいだくおんかい

肝抗胰岛素物质　グリセミン　glycemin

肝空肠吻合术　肝臓空腸吻合術　かんぞうくうちょうふんごうじゅつ

肝枯否氏细胞肉瘤　クッフェル細胞肉腫　Kupfferさいぼうにくしゅ

肝乐　ジグロロ酢酸ジイソプロピルアミン　dichloroさくさんdiisopropylamine

肝类癌　肝臓カルシノイド，肝臓類癌腫　かんぞうcarcinoid，かんぞうるいがんしゅ

肝镰状韧带　肝臓鎌状靱帯（間膜）　かんぞうかまじょうじんたい（かんまく）

肝良性畸胎瘤　肝臓良性奇形腫　かんぞうりょうせいきけいしゅ

肝良性肿瘤　肝臓良性腫瘍　かんぞうりょうせいしゅよう

肝淋巴管瘤　肝臓リンパ管腫　かんぞうlymphかんしゅ

肝淋巴间隙　ディッセ腔　Disseこう

肝淋巴结　肝リンパ節　かんlymphせつ

肝淋巴肉瘤　肝リンパ肉腫　かんlymphにくしゅ

肝淋巴血管瘤　肝リンパ血管腫　かんlymphけっかんしゅ

肝流浸膏　肝臓流エキス剤　かんぞうりゅうextractざい

肝瘘　肝臓瘻　かんぞうろう

肝裸区　肝無漿膜野　かんむしょうまくや

肝麻风病　肝臓らい（癩）病　かんぞうらいびょう

肝毛细线虫　カピラリヤ ヘパチカ　Capillaria hepatica

肝毛细线虫病　ヘパチコラ感染病　hepaticolaかんせんびょう

肝梅毒　肝梅毒　かんばいどく

肝梅毒复发　肝梅毒再発　かんばいどくさいはつ

肝门　肝門　かんもん

肝门静脉　〔肝〕門〔静〕脈　〔かん〕もん〔じょう〕みゃく

肝门切迹　肝門切痕　かんもんせっこん

肝母细胞瘤　肝芽細胞腫，ヘパトブラストーム　かんがさいぼうしゅ，hepato blastoma

肝囊肿　肝嚢胞　かんのうほう

肝囊肿袋形缝术　肝嚢胞造袋術　かんのうほうぞうたいじゅつ

肝脑变性　肝脳変性　かんのうへんせい

肝脑综合征　肝脳症候群　かんのうしょうこうぐん

肝内胆管　肝臓内胆管　かんぞうないたんかん

肝〔内胆管结〕石病　肝臓内胆管結石〔症〕　かんぞうないたんかんけっせき〔しょう〕

肝内胆管空肠吻合术　肝臓内胆管空腸吻合術　かんぞうな

いたんかんくうちょうふんごうじゅつ

肝内胆管炎　肝臓内胆管炎　かんぞうないたんかんえん

肝内胆小管梗阻性黄疸　肝臓内細胆管炎性閉塞性黄疸　かんぞうないさいたんかんえんせいへいそくせいおうだん

肝内胆小管性肝炎　肝臓内細胆管性肝炎　かんぞうないさいたんかんせいかんえん

肝内胆液　肝〔臓〕胆汁　かん〔ぞう〕たんじゅう

肝内胆汁淤滞性肝硬变　肝臓内胆汁うっ滞性肝硬变〔症〕　かんぞうないたんじゅううったいせいかんこうへん〔しょう〕

肝内胆汁淤滞性黄疸　肝臓内胆汁うっ滞性黄疸　かんぞうないたんじゅううったいせいおうだん

肝内胆汁郁积　肝臓内胆汁うっ滞　かんぞうないたんじゅううったい

肝内短路　肝臓内短絡（シャント）　かんぞうないたんらく（shunt）

肝内梗阻　肝臓内閉鎖症　かんぞうないへいさしょう

肝尼-匹二氏病　肝ニーマン・ピック病　かんNiemann-Pickびょう

肝宁　プロヘパリン　proheparin

肝凝血酶　ヘパットロンビン　hepatothrombin

肝脓肿　肝膿瘍　かんのうよう

肝脓肿袋形缝合术　肝膿瘍造袋術　かんのうようぞうたいじゅつ

肝脓肿切开引流〔术〕　肝膿瘍切開ドレン,肝膿瘍切開排液〔法〕　かんのうようせっかいdrain,かんのうようせっかいはいえき〔ほう〕

肝旁组织炎　肝周囲炎　かんしゅういえん

肝泡状棘球蚴病　肝臓多房包虫症　かんぞうたぼうほうちゅうしょう

肝胚细胞瘤　肝芽細胞腫　かんがさいぼうしゅ

肝脾病　肝脾病　かんひびょう

肝脾测量法　肝脾測定法　かんひそくていほう

肝脾联合扫描　肝脾連合走査　かんひれんごうそうさ

肝脾纤维化　肝脾線維症　かんひせんいしょう

肝脾X线照相术　肝脾造影法　かんひぞうえいほう

肝脾炎　肝脾炎　かんひえん

肝脾肿大　肝脾腫大　かんひしゅだい

肝片吸虫病　肝蛭病　かんしつびょう

肝平滑肌瘤　肝平滑筋腫　かんへいかつきんしゅ

肝破裂　肝破裂　かんはれつ

肝憩室　肝臓憩室　かんぞうけいしつ

肝前性黄疸　肝前性黄疸　かんぜんせいおうだん

肝前性血蛋白过少　前肝性低蛋白血症　ぜんかんせいていたんぱくけっしょう

肝切除术　肝臓切除術　かんぞうせつじょじゅつ

肝切开术　肝臓切開術　かんぞうせっかいじゅつ

肝青紫色萎缩　肝チアノーゼ萎縮　かんcyanoseいしゅく

肝清蛋白　肝アルブミン　かんalbumin

肝球蛋白　肝グロブリン　かんglobulin

肝球蛋白血　ヘパトグロビン血症　hepatoglobinけっしょう

肝区　肝部　かんぶ

肝区叩击痛　肝部打診圧痛　かんぶだしんあっつう

肝区疼痛　肝部疼痛　かんぶとうつう

肝区血管杂音　肝部血管雑音　かんぶけっかんざつおん

肝区隐痛　肝部鈍痛　かんぶどんつう

肝曲　右結腸曲　みぎけっちょうきょく

肝曲结肠癌　肝彎曲部結腸癌　かんわんきょくぶけっちょう

がん

肝缺血　肝貧血　かんひんけつ

肝韧带　肝靱帯　かんじんたい

肝软化　肝軟化　かんなんか

肝肉瘤　肝肉腫　かんにくしゅ

肝肉芽肿　肝肉芽腫　かんにくがしゅ

肝软化　肝軟化〔症〕　かんなんか〔しょう〕

肝扫描　肝走査,肝スキャン〔ニング〕　かんそうさ,かんscan〔ning〕

肝扫描图　肝走査図　かんそうさず

肝色素　肝色素　かんしきそ

肝色素沉着　肝色素沈着　かんしきそちんちゃく

肝上脓肿　肝上部膿瘍　かんじょうぶのうよう

肝肾大　肝腎腫大　かんじんしゅだい

肝肾肥大　肝腎腫　かんじんしゅ

肝肾韧带　肝腎靱帯　かんじんじんたい

肝肾糖原病　肝腎糖原〔貯蔵〕症　かんじんとうげん〔ちょぞう〕しょう

肝肾炎　肝腎炎　かんじんえん

肝肾隐窝　肝腎陥凹　かんじんかんおう

肝-肾综合征　肝腎症候群　かんじんしょうこうぐん

肝十二指肠韧带　肝十二指腸靱帯　かんじゅうにしちょうじんたい

肝十二指肠吻合术　肝十二指腸吻合術　かんじゅうにしちょうふんごうじゅつ

肝石　肝石　かんせき

肝石病　肝石症　かんせきしょう

肝石切除术　肝石切除術　かんせきせつじょじゅつ

肝实音区　肝濁音部　かんだくおんぶ

肝实质　肝実質　かんじっしつ

肝实质性　肝実質性　かんじっしつせい

肝实质性黄疸　肝実質性黄疸　かんじっしつせいおうだん

肝衰竭　肝不全　かんふぜん

肝素　ヘパリン　heparin

肝素测定　ヘパリン定量　heparinていりょう

肝素辅因子　ヘパリン補因子,アンチトロンビン　heparinほいんし,antithrombin

肝素酶　ヘパリナーゼ,ヘパリン酵素　heparinase,heparinこうそ

肝素钠　ヘパリンナトリウム　heparin natrium

肝素血〔症〕　ヘパリン血症　heparinけっしょう

肝素盐〔类〕　ヘパリン塩　heparinえん

肝素中毒　ヘパリン中毒　heparinちゅうどく

肝损伤　肝損傷　かんそんしょう

肝索　肝細胞索　かんさいぼうさく

肝索离断　肝細胞索断裂　かんさいぼうさくだんれつ

肝泰乐　グルクロ〔ノ〕ラクトン　glucuro〔no〕lactone

肝糖磷脂　ジェコリン　jecorin

肝糖原　肝グリコーゲン　かんglycogen

〔肝〕糖原过多性肝大　グリコーゲン性肝臓巨大〔症〕　glycogenせいかんぞうきょだい〔しょう〕

肝糖原过多〔症〕　肝グリコーゲン蓄積〔症〕　かんglycogenちくせき〔しょう〕

肝糖原累积病　肝糖原〔貯蔵〕症　かんとうげん〔ちょぞう〕しょう

肝铜蛋白　ヘパトクプレイン　hepatocupreine

肝痛　肝臓痛　かんぞうつう

肝透明细胞癌　肝明細胞癌　かんめいさいぼうがん

肝突（膨）出　肝臓ヘルニア　かんぞうhernia

肝外胆道肠道吻合术　肝外胆道腸管吻合術　かんがいたんどうちょうかんふんごうじゅつ

肝外胆管癌　肝外胆管癌　かんがいたんかんがん

肝外胆管空肠吻合术　肝外胆管空腸吻合術　かんがいたんかんくうちょうふんごうじゅつ

肝外胆管阻塞　肝外胆管閉塞〔症〕　かんがいたんかんへいそく〔しょう〕

肝外〔胆管〕阻塞性胆汁性肝硬变　肝外胆管閉塞性胆汁性肝硬変〔症〕　かんがいたんかんへいそくせいたんじゅうせいかんこうへん〔しょう〕

肝外胆汁淤滞性黄疸　肝外胆汁うっ滞性黄疸　かんがいたんじゅううったいせいおうだん

肝外梗阻　肝外閉塞〔症〕　かんがいへいそく〔しょう〕

肝外血管　肝臓外血管　かんぞうがいけっかん

肝外血管（床）阻塞　肝外血管網閉塞〔症〕　かんがいけっかんもうへいそく〔しょう〕

肝外肿瘤　肝外腫瘍　かんがいしゅよう

肝外阻塞性黄疸　肝外閉塞性黄疸　かんがいへいそくせいおうだん

肝网织细胞肉瘤　肝細網細胞肉腫　かんさいもうさいぼうにくしゅ

肝危象　肝臓発症　かんぞうはっしょう

肝萎缩　肝萎縮　かんいしゅく

肝胃韧带　肝胃間膜　かんいかんまく

肝胃素　エキストラリン　extralin

肝胃系膜　肝胃間膜　かんいかんまく

肝胃炎　肝胃炎　かんいえん

肝吸虫　肝吸虫　かんきゅうちゅう

肝吸虫病　肝吸虫症　かんきゅうちゅうしょう

肝细胞　肝細胞　かんさいぼう

肝细胞癌　肝細胞癌　かんさいぼうがん

肝细胞变性　肝細胞変性　かんさいぼうへんせい

肝〔细胞〕毒素　肝臓毒素，ヘパトトキシン　かんぞうどくそ，hepatotoxin

肝细胞坏死　肝細胞壊死　かんさいぼうえし

肝细胞气球样变　肝細胞バルーン状変性　かんさいぼうbaloonじょうへんせい

肝细胞溶解　肝細胞崩壊　かんさいぼうほうかい

肝细胞索　肝細胞索　かんさいぼうさく

肝细胞性肝癌　肝細胞性肝癌　かんさいぼうせいかんがん

肝细胞性黄疸　肝細胞性黄疸　かんさいぼうせいおうだん

肝细胞性腺瘤　肝細胞性腺腫　かんさいぼうせいせんしゅ

肝细胞再生　肝細胞再生　かんさいぼうさいせい

肝下垂　肝下垂〔症〕　かんかすい〔しょう〕

肝下脓肿　肝下膿瘍　かんかのうよう

肝下脓肿切开引流术　肝下膿瘍切開排膿法　かんかのうようせっかいはいのうほう

肝下陷凹　肝下窩，モリソン窩　かんかか，Morisonか

肝下隐窝　肝下陥凹　かんかかんおう

肝纤维附件　肝線維体　かんせんいたい

肝纤维瘤　肝線維腫　かんせんいしゅ

肝纤维囊　グリソン嚢　Glissonのう

肝纤维肉瘤　肝線維肉腫　かんせんいにくしゅ

肝X线照相术　肝造影法　かんぞうえいほう

肝腺瘤　肝腺腫　かんせんしゅ

肝腺泡　肝腺房　かんせんぼう

肝相对浊音区　相対的肝濁音界　そうたいてきかんだくおんかい

肝小胆管癌　肝胆管（細胞）癌　かんたんかん〔さいぼう〕がん

肝小叶　肝小葉　かんしょうよう

肝小叶广泛坏死　瀰漫性肝小葉壊死　びまんせいかんしょうようえし

肝小叶中心坏死　肝小葉中心壊死　かんしょうようちゅうしんえし

肝小叶周围坏死　肝小葉周辺壊死　かんしょうようしゅうへんえし

肝效率　肝効率　かんこうりつ

肝楔形切除术　肝楔状切除術　かんけつじょうせつじょじゅつ

肝-心综合征　肝-心症候群　かんしんしょうこうぐん

肝星形细胞　肝臓星状細胞，クッペル細胞　かんぞうせいじょうさいぼう，Kupfferさいぼう

肝星形细胞肉瘤　クッペル細胞肉腫　Kupfferさいぼうにくしゅ

肝〔性〕白血病　肝性白血病　かんせいはっけつびょう

肝性卟啉症　肝ポルフィリン症　かんporphyrinしょう

肝性肥胖症　肝性肥満症　かんせいひまんしょう

肝性黄疸　肝性黄疸　かんせいおうだん

肝〔性〕昏迷　肝性昏睡　かんせいこんすい

肝〔性〕昏迷前期　肝性昏睡前期　かんせいこんすいぜんき

肝性假血友病　肝性偽〔性〕血友病　かんせいぎ〔せい〕けつゆうびょう

肝性脑病　肝性脳症，肝性エンセファロパシー　かんせいのうしょう，かんせいencephalopathy

肝性水肿　肝性浮腫　かんせいふしゅ

肝性死亡　肝臓死　かんぞうし

肝性泻　肝臓性下痢　かんぞうせいげり

肝性休克　肝臓性ショック　かんぞうせいshock

肝性脂肪变性　肝性脂肪変性　かんせいしぼうへんせい

肝胸膜瘘　肝臓胸膜瘻　かんぞうきょうまくろう

肝血窦　肝臓ジヌソイド　かんぞうsinusoid

肝血管瘤　肝血管腫　かんけっかんしゅ

肝血管内皮瘤　肝血管内皮腫　かんけっかんないひしゅ

肝血管内皮细胞肉瘤　肝血管内皮細胞肉腫　かんけっかんないひさいぼうにくしゅ

肝血流量　肝血流量　かんけつりゅうりょう

肝血流图仪　肝血流計，肝レオグラフ　かんけつりゅうけい，かんrheograph

肝血吸虫病　肝住血吸虫症　かんじゅうけつきゅうちゅうしょう

肝血吸出术　肝静脈瀉血術　かんじょうみゃくしゃけつじゅつ

肝循环　肝循環　かんじゅんかん

肝炎　肝炎　かんえん

肝炎病毒　肝炎ウイルス　かんえんvirus

肝炎后高胆红素血症　肝炎後過ビリルビン血症　かんえんごかbilirubinけっしょう

肝炎后肝硬变（化）　肝炎後肝硬変　かんえんごかんこうへん

肝炎后黄疸　肝炎後黄疸　かんえんごおうだん

肝炎后综合征　肝炎後症候群　かんえんごしょうこうぐん

肝炎抗原　肝炎抗原　かんえんこうげん

肝炎抗原抗体复合物性肾炎　肝炎抗原抗体複合体性腎臓炎

かんえんこうげんこうたいふくごうたいせいじんぞうえん

肝炎相关抗原 肝炎関連抗原 かんえんかんれんこうげん

肝炎协同抗原 肝炎関連抗原 かんえんかんれんこうげん

肝炎再生障碍性贫血综合征 肝炎再生不良性貧血症候群 かんえんさいせいふりょうせいひんけつしょうこうぐん

肝叶 肝葉 かんよう

肝叶切除〔术〕 肝葉切除〔術〕 かんようせつじょ〔じゅつ〕

肝液溢 胆汁漏 たんじゅうろう

肝胰管壶腹括约肌 オディの括約筋 Oddiのかつやくきん

肝移植 肝移植 かんいしょく

肝硬变(化) 肝硬変〔症〕 かんこうへん〔しょう〕

  阿诺氏肝硬变 アノー肝硬変 Hanotかんこうへん

  巴德氏肝硬变 バッド肝硬変 Buddかんこうへん

  克-鲍二氏肝硬变 クルビェーリェ-バウムガルテン肝硬変 Cruveilhier−Baumgartenかんこうへん

  拉埃奈克氏肝硬变 ラェネック肝硬変 Laennecかんこうへん

  托德氏肝硬变 トッド肝硬変 Toddかんこうへん

  夏科氏肝硬变 シャルコー肝硬変 Charcotかんこうへん

肝硬变性肾病 肝硬変性ネフローゼ かんこうへんせいnephrosis

肝硬化腹水 肝硬變性腹水 かんこうへんせいふくすい

肝硬化肾功能衰竭 肝硬変性腎機能不全〔症〕 かんこうへんせいじんきのうふぜん〔しょう〕

肝硬化征象 肝硬変徴候 かんこうへんちょうこう

肝硬结 肝硬結 かんこうけつ

肝右动脉 右側固有肝動脈 うそくこゆうかんどうみゃく

肝右管 右肝管 みぎかんかん

肝右后叶切除术 肝右後葉切除術 かんこうようせつじょじゅつ

肝右静脉 右肝静脈 みぎかんじょうみゃく

肝右三角韧带 肝右三角間膜 かんみぎさんかくかんまく

肝右叶 肝右葉 かんうよう

肝淤血 肝うっ血,肝充血 かんうっけつ,かんじゅうけつ

肝圆韧带 肝円索 かんえんさく

肝圆韧带裂 肝円索裂 かんえんさくれつ

肝圆韧带切迹 肝円索切痕 かんえんさくせっこん

肝原发性鳞状细胞癌 肝原発性扁平上皮細胞癌 かんげんはつせいへんぺいじょうひさいぼうがん

肝原发性粘液癌 肝原発性粘液癌 かんげんはつせいねんえきがん

肝原性毒血症 肝性毒血症 かんせいどくけっしょう

肝原性反射 肝性反射 かんせいはんしゃ

肝原性感染 肝性感染 かんせいかんせん

肝原性黄疸 肝性黄疸 かんせいおうだん

肝原性脑病 肝性脳疾患 かんせいのうしっかん

肝原性水肿 肝性浮腫 かんせいふしゅ

肝原性血卟啉病 肝性ヘマトポルフィリン症 かんせいhematoporphyrinしょう

肝脏 肝臓 かんぞう

肝〔脏〕病 肝臓病 かんぞうびょう

肝脏病学 肝臓〔病〕学 かんぞう〔びょう〕がく

肝脏病专家 肝臓病専門医 かんぞうびょうせんもんい

肝脏创伤 肝外傷 かんがいしょう

肝脏毒理学 肝臓毒物学 かんぞうどくぶつがく

肝脏毒物 肝臓毒物 かんぞうどくぶつ

肝脏毒性 肝臓毒性 かんぞうどくせい

肝脏缝合针 肝臓縫合針 かんぞうほうごうしん

肝脏功能 肝機能 かんきのう

肝脏功能试验 肝機能試験 かんきのうしけん

肝脏果糖1-6-二磷酸缺乏症 肝臓フルクトース1-6-二リン酸酵素欠乏症 かんぞうfructose1-6-にリンさんこうそけつぼうしょう

肝脏海绵状血管瘤 肝臓海綿状血管腫 かんぞうかいめんじょうけっかんしゅ

肝脏活体组织穿刺术 肝臓生検穿刺法 かんぞうせいけんせんしほう

肝脏活体组织穿刺针 肝臓生検用穿刺針 かんぞうせいけんようせんししん

肝脏活体组织检查 肝生検 かんせいけん

肝〔脏〕浆膜炎 肝漿膜炎 かんしょうまくえん

肝脏静脉闭塞症 肝臓静脈閉鎖症 かんぞうじょうみゃくへいさしょう

肝脏叩诊 肝臓打診〔法〕 かんぞうだしん〔ほう〕

肝脏扩张性搏动 肝臓拡張性拍動 かんぞうかくちょうせいはくどう

肝脏类脂沉(累)积病 肝臓リポイド沈着症 かんぞうlipoidちんちゃくしょう

肝脏灭能 肝臓不活性化 かんぞうふかっせいか

肝脏牵开器 肝臓牽引子 かんぞうけんいんし

肝脏扫描 肝臓走査,肝スキャンニング かんぞうそうさ,かんscanning

肝脏疼痛综合征 肝臓疼痛症候群 かんぞうとうつうしょうこうぐん

肝脏微粒体酶 肝臓マイクロソーム酵素 かんぞうmicrosomeこうそ

肝脏纤维多囊病 肝臓線維多嚢病 かんぞうせんいたのうびょう

肝〔脏〕相对浊音 肝臓相対性濁音 かんぞうそうたいせいだくおん

肝〔脏〕移植〔术〕 肝臓移植術 かんぞういしょくじゅつ

肝脏营养素 強肝剤 きょうかんざい

肝造口术 肝臓開口術 かんぞうかいこうじゅつ

肝造血素 アナヘミン anahemin

肝造影术 肝臓造影法 かんぞうぞうえいほう

肝战伤 肝臓戦〔争負〕傷 かんぞうせん〔そうふ〕しょう

肝掌 肝性手掌紅斑 かんせいしゅしょうこうはん

肝支 肝枝 かんし

肝支睾吸虫病 肝吸虫病 かんきゅうちゅうびょう

肝支气管瘘 肝気管支瘻〔孔〕 かんきかんしろう〔こう〕

肝脂肪变性 肝脂肪変性 かんしぼうへんせい

肝脂肪瘤 肝脂肪腫 かんしぼうしゅ

肝脂肪性浸润 肝脂肪性浸潤 かんしぼうせいしんじゅん

肝脂质沉着症 肝臓脂肪症 かんぞうしぼうしょう

肝质疗法 肝臓製剤療法 かんぞうせいざいりょうほう

肝中静脉 中肝静脈 ちゅうかんじょうみゃく

肝中央静脉 肝臓中心静脈 かんぞうちゅうしんじょうみゃく

肝肿大 肝腫脹 かんしゅちょう

肝肿瘤 肝臓腫瘍 かんぞうしゅよう

肝周炎 肝周囲炎 かんしゅういえん

肝注射液 肝臓注射液 かんぞうちゅうしゃえき

肝浊音区(界) 肝濁音界 かんだくおんかい

肝浊音区缩小 肝濁音界縮小 かんだくおんかいしゅくしょう

肝紫癜症　肝紫斑病　かんしはんびょう
肝自体中毒　ヘパタルギア　hepatargia
肝总动脉　総肝動脈　そうかんどうみゃく
肝总管　総肝管　そうかんかん
肝阻性充血　肝受動性充血　かんじゅどうせいじゅうけつ
肝左动脉　左肝動脈　ひだりかんどうみゃく
肝左管　左肝管　ひだりかんかん
肝左静脉　左肝静脈　ひだりかんじょうみゃく
肝左三角韧带　肝左三角間膜　かんひだりさんかくかんまく
肝左外侧叶切除术　肝左外側葉切除術　かんさがいそくようせつじょじゅつ
肝左叶　肝左葉　かんさよう
坩埚　るつぼ
　古奇氏坩埚　グーチるつぼ　Goochるつぼ
坩埚盖　るつぼふた
坩锅钳(夹)　るつぼ鋏　るつぼばさみ
坩埚(用)三脚(架)　るつぼ三脚(架)　るつぼさんきゃく(か)
苷(甙)　グルコシド　glucoside
　卡罗托苷　カロトロピン　calotropin
苷(甙)蛋白　グリコシドプロテイン　glycosidoprotein
苷基转移(作用)　グリコシド転移(作用)　glycosideてんい(さよう)
苷键(配糖)　配糖体結合　はいとうたいけつごう
苷配基　アグリコン　aglycone
苷树脂　グリコシド樹脂　glycosideじゅし
苷原　アグリコン　aglycone
　卡罗托苷原　カロトロパゲニン　calotropagenin
柑　蜜柑　ミカン
柑桔甙元　ナリンゲニン　naringenin
柑桔(黄)甙　ナリンギン　naringin
柑桔(黄)素　ナリンゲニン　naringenin
柑皮　橙皮　トウヒ
酐　無水物　むすいぶつ
gǎn　杆感橄
杆　杆(状)体,杆　かん(じょう)たい,かん
杆菌　杆菌　かんきん
　巴氏杆菌　パスツール杆菌　Pasteurかんきん
　巴斯德氏杆菌　パスツール杆菌　Pasteurかんきん
　巴斯德氏乳杆菌　パスツール乳酸杆菌　Pasteurにゅうさんかんきん
　博-奥二氏杆菌　ボアス・オプラー杆菌　Boas-Opplerかんきん
　大肠埃希氏杆菌　エシェリッヒ大腸菌　Escherichだいちょうきん
　戴文氏杆菌　ダヴァイン杆菌　Davaineかんきん
　杜克雷氏(嗜血)杆菌　デュクレー杆菌　Ducreyかんきん
　发否氏杆菌　プファイファー杆菌　Pfeifferかんきん
　芬-普二氏杆菌　フィンクレル・プリオル杆菌　Finkler-Priorかんきん
　奋森氏杆菌　バンサン菌　Vincentきん
　弗累克斯讷氏杆菌　フレクスナー杆菌　Flexnerかんきん
　弗里德兰德氏杆菌　フリードレンデル杆菌　Friedlanderかんきん
　格特内杆菌　ゲルトネル杆菌　Gartnerかんきん
　郭-威二氏杆菌　コッホ・ウィークス杆菌　Koch-Weeksかんきん

　郭-魏二氏杆菌　コッホ・ウィークス杆菌　Kock-Weeksかんきん
　汉森氏杆菌　ハンゼン杆菌　Hansenかんきん
　慧特莫尔氏杆菌　ホワイトモーア杆菌　Whitmoreかんきん
　霍夫曼氏杆菌　ホフマン杆菌　Hoffmannかんきん
　克-吕二氏杆菌　クレーブス・レフレラー杆菌　Klebs-Löfflerかんきん
　流产布鲁氏(杆)菌　ウシ流産菌　ウシりゅうざんきん
　吕弗勒氏杆菌　レフレラ杆菌　Löfflerかんきん
　摩根氏(变形)杆菌　モーガン(変形)杆菌　Morgan(へんけい)かんきん
　穆赫氏杆菌　ムーフ菌　Machきん
　尼科莱尔氏杆菌　ニコライアー杆菌　Nicolaierかんきん
　牛流产布氏杆菌　ウシ流産菌　ウシりゅうざんきん
　普-诺二氏杆菌　プライズ・ノーカル杆菌　Preisz-Nocardかんきん
　沙雷氏杆菌　セラチア杆菌　Serratiaかんきん
　施米茨氏痢疾杆菌　シュミッツ赤痢杆菌　Schmitzせきりかんきん
　魏尔希氏杆菌　ウェルシュ杆菌　Welchかんきん
　魏克塞尔胞姆氏杆菌　ワイクセルバウム杆菌　Weichselbaumかんきん
　魏氏杆菌　ウェルシュ杆菌　Welchかんきん
　魏氏梭状芽胞杆菌　ウェルシュ菌A型,クロストリジウム・ウェルシュ　WelchきんAがた,Closstridium welch
　约内氏杆菌　ヨーネ杆菌　Johneかんきん
　志贺氏杆菌　志賀杆菌　しがかんきん
杆菌病　細菌感染(症)　さいきんかんせん(しょう)
　牛布氏杆菌病　ウシブルセラ症　ウシBrucellaしょう
　沙门氏杆菌病　サルモネラ症　Salmonellaしょう
杆菌毒霉素　トキシマイシン　toximycin
杆菌检视法　細菌検査法　さいきんけんさほう
杆菌痢疾　杆菌性赤痢　かんきんせいせきり
杆菌尿　細菌尿症　さいきんにょうしょう
杆菌培养　杆菌培養　かんきんばいよう
杆菌溶素　バシリシン　bacilysin
杆菌属　バクテリウム属　Bacteriumぞく
杆菌素　バシリン　bacillin
杆菌肽　バシトラシン　bacitracin
杆菌性肺炎　クレブシェラ肺炎　klebsillaはいえん
杆菌(性)痢疾　細菌性赤痢　さいきんせいせきり
杆菌性脑膜炎　細菌性髄膜炎　さいきんせいずいまくえん
杆菌血症　杆菌血症　かんきんけっしょう
杆菌状巴尔通氏体　バチルス形バルトネラ　bacillusけいBartonella
杆双极细胞　杆状双極細胞　かんじょうそうきょくさいぼう
杆体锥体层　杆錐(状)体層　かんすい(じょう)たいそう
杆小球　杆球状体　かんきゅうじょうたい
杆状核　杆状核　かんじょうかく
杆状核粒细胞　杆状核顆粒球　かんじょうかくかりゅうきゅう
杆状核细胞　杆状核細胞　かんじょうかくさいぼう
杆状核中性白细胞　杆状核好中球　かんじょうかくこうちゅうきゅう
感毒性　アトピー　atopy
感官　感覚器官　かんかくきかん

α感官　α-受容体,α-レセプター　α-じゅようたい,α-receptor

β感官　β-受容体　β-じゅようたい

感光　感光　かんこう

感光材料　感光材料　かんこうざいりょう

感光层　感光層　かんこうそう

感光度　感光度　かんこうど

感光过度　露出過度　ろしゅつかど

感光黄素　6,7-ジメチルイソアロキサジン　6,7-dimethy-lisoalloxazine

感光计　感光計　かんこうけい

感光记录器　光量測定器　こうりょうそくていき

感光剂　感光剤　かんこうざい

感光胶片　感光フィルム　かんこうfilm

感光能力　感光能力　かんこうのうりょく

感光色素　感光色素　かんこうしきそ

感光细胞　感光細胞　かんこうさいぼう

感光性　感光性　かんこうせい

感光性卤化物　感光性ハロゲン塩　かんこうせいhalogenえん

感光作用　光感作　こうかんさ

感胶离子序　離液順序　りえきじゅんじょ

感觉迟钝　知覚遅鈍　ちかくちどん

感觉迟顿测器　知覚遅鈍測定器　ちかくちどんそくていき

感觉传导功能　感覚伝導機能　かんかくでんどうきのう

感觉传导路　感覚経路　かんかくけいろ

感觉错乱　感覚異常〔症〕　かんかくいじょう〔しょう〕

感觉单位　感覚単位　かんかくたんい

感觉倒错　感覚異常　かんかくいじょう

感觉点　感覚点　かんかくてん

感觉分离　知覚解離　ちかくかいり

感觉分离现象　知覚解離現象　ちかくかいりげんしょう

感觉分离症状　知覚解離症状　ちかくかいりしょうじょう

感觉根　知覚根　ちかくこん

感觉功能　感覚機能　かんかくきのう

感觉过敏　知覚過敏,感覚過敏　ちかくかびん,かんかくかびん

感觉过敏区　感覚過敏帯　かんかくかびんたい

感觉核　感覚神経核　かんかくしんけいかく

感觉计　〔皮膚〕感覚計　〔ひふ〕かんかくけい

感觉减退　知覚減退〔症〕　ちかくげんたい〔しょう〕

感觉交叉　知感神経交叉　ちかくしんけいこうさ

感觉麻痹　感覚麻痺　かんかくまひ

感觉毛　感覚毛　かんかくもう

感觉毛细胞　感覚毛細胞　かんかくもうさいぼう

感觉描记法　皮膚感覚描画法　ひふかんかくびょうがほう

感觉敏锐　感覚過敏　かんかくかびん

感觉囊　感覚囊　かんかくのう

感觉泡　感覚小胞　かんかくしょうほう

感觉皮层　知覚皮質　ちかくひしつ

感觉器〔官〕　感覚器,知覚器　かんかくき,ちかくき

感觉区　感覚野,知覚野　かんかくや,ちかくや

感觉缺失　知覚消失　ちかくしょうしつ

感觉上皮　感覚上皮　かんかくじょうひ

感觉上皮细胞　感覚上皮細胞　かんかくじょうひさいぼう

感觉神经　知覚神経　ちかくしんけい

感觉神经麻痹　知覚神経麻痺　ちかくしんけいまひ

感觉神经末梢　知覚神経終末　ちかくしんけいしゅうまつ

感觉神经性耳聋〔症〕　感覚神経性難聴〔症〕　かんかくしんけいせいなんちょう〔しょう〕

感觉神经元　感覚ニューロン　かんかくneuron

感觉通道　感覚通路　かんかくつうろ

感觉温度　感覚温度　かんかくおんど

感觉窝　感覚小窩　かんかくしょうか

感觉细胞　感覚細胞　かんかくさいぼう

感觉纤维　感覚線維　かんかくせんい

感觉消(缺)失〔症〕　無感覚症　むかんかくしょう

感觉性　感受性,感覚(知覚)能　かんじゅせい,かんかく(ちかく)のう

感觉性单肢轻瘫　知覚性不全単麻痺　ちかくせいふぜんたんまひ

感觉性癫痫　感覚性てんかん　かんかくせいてんかん

感觉性共济运动失调　感覚性運動失調　かんかくせいうんどうしっちょう

感觉性后发放　感覚性後発射　かんかくせいこうはっしゃ

〔感觉性〕脊神经节　感覚性脊髄神経節　かんかくせいせきずいしんけいせつ

感觉性神经节　知覚性神経節　ちかくせいしんけいせつ

感觉性失语〔症〕　知覚性失語〔症〕　ちかくせいしつご〔しょう〕

感觉性语言中枢　感覚性言語中枢　かんかくせいげんごちゅうすう

感觉学　感覚学　かんかくがく

感觉异常　知覚異常　ちかくいじょう

感觉异常性股痛　知覚異常性大腿神経痛　ちかくいじょうせいだいたいしんけいつう

感觉异常性股痛综合征　知覚異常性大腿神経痛症候群　ちかくいじょうせいだいたいしんけいつうしょうこうぐん

感觉抑制　感覚抑制　かんかくよくせい

感觉印象　感覚印象　かんかくいんしょう

〔感觉〕國外幻觉　域外幻覚　いきがいげんかく

感觉阈〔值〕　感覚域(値)　かんかくいき〔ち〕

感觉增强　感覚(知覚)増加　かんかく(ちかく)ぞうか

感觉障碍　知覚障害　ちかくしょうがい

感觉遮断实验　感覚遮断実験　かんかくしゃだんじっけん

感觉正常　感覚正常　かんかくせいじょう

感觉质变　感覚倒錯　かんかくとうさく

感觉中继核　感覚中継核　かんかくちゅうけいかく

感觉中枢　感覚中枢　かんかくちゅうすう

感觉阻断　感覚遮断　かんかくしゃだん

感冷　寒冷感　かんれいかん

感量　感量　かんりょう

感流　誘導電流　ゆうどうでんりゅう

感冒　感冒,風邪　かんぼう,かぜ

感冒综合征　風邪症候群　かぜしょうこうぐん

感情　感情,情緒　かんじょう,じょうしょ

感情迟钝　感情遅鈍　かんじょうちどん

感情冲动　感情衝動　かんじょうしょうどう

感情激动　情緒興奮　じょうしょこうふん

感情缺失　無感覚　むかんかく

感染　感染　かんせん

　奋森氏感染　ワンサン感染　Vincentかんせん

　立克次氏体感染　リケッチァ感染　Rickettsiaかんせん

感染度　感染力,感染性　かんせんりょく,かんせんせい

感染方式　感染方式　かんせんほうしき

感染根管　感染根管　かんせんこんかん

感染骨折　感染骨折　かんせんこっせつ

感染关节炎　感染関節炎　かんせんかんせつえん

感染过程　感染過程　かんせんかてい

感染后扁桃体肥大　感染後扁桃腺肥大　かんせんごへんとうせんひだい

感染后脑病　感染後脳疾患　かんせんごのうしっかん

感染后脑积水　感染後水頭症　かんせんごすいとうしょう

感染后脑脊髓炎　感染後脳脊髄炎　かんせんごのうせきずいえん

感染后脑炎　感染後脳炎　かんせんごのうえん

感染后小肠瘘　感染後小腸瘻　かんせんごしょうちょうろう

感染坏死性结膜炎　伝染性壊死性結膜炎　でんせんせいえしせいけつまくえん

感染菌　感染バクテリア　かんせんbacteria

感染力　感染力　かんせんりょく

感染率　感染率　かんせんりつ

感染期　感染期　かんせんき

感染期卵　感染期卵　かんせんきらん

感染期幼虫　感染期幼虫　かんせんきようちゅう

感染期蚴　感染期幼虫　かんせんきようちゅう

感染伤　感染性創傷　かんせんせいそうしょう

感染性鼻溃疡　感染性鼻潰瘍　かんせんせいびかいよう

感染性鼻腔粘连　感染性鼻腔癒着　かんせんせいびこうゆちゃく

感染性鼻中隔偏曲　感染性鼻中隔反屈　かんせんせいびちゅうかくはんくつ

感染性扁桃体肥大　感染性扁桃〔腺〕肥大　かんせんせいへんとう〔せん〕ひだい

感染性扁桃体周围组织出血　感染性扁桃周囲組織出血　かんせんせいへんとうしゅういそしきしゅっけつ

感染性肠炎　感染性腸炎　かんせんせいちょうえん

感染性虫蚴　感染性幼虫　かんせんせいようちゅう

感染性创伤　感染創　かんせんそう

感染性垂体变性　感染性下垂体変性　かんせんせいかすいたいへんせい

感染性单核细胞病　感染性単球増加症　かんせんせいたんきゅうぞうかしょう

感染性动脉瘤　感染性動脈瘤　かんせんせいどうみゃくりゅう

感染性多发性神经根炎　感染性多発性神経根炎　かんせんせいたはつせいしんけいこんえん

感染性耳廓坏疽　感染性耳介壊疽　かんせんせいじかいえそ

感染性耳廓畸形　感染性耳介奇形　かんせんせいじかいけい

感染性肥厚性鼻炎　感染性肥厚性鼻炎　かんせんせいひこうせいびえん

感染性肺水肿　感染性肺水腫　かんせんせいはいすいしゅ

感染性附睾瘘　感染性副睾丸瘻　かんせんせいふくこうがんろう

感染性附睾纤维化　感染性副睾丸線維形成　かんせんせいふくこうがんせんいけいせい

感染性肛瘘　感染性肛門瘻　かんせんせいこうもんろう

感染性脑肉芽肿　感染性脳肉芽腫　かんせんせいのうにくがしゅ

感染性尿道狭窄　感染性尿道狭窄　かんせんせいにょうどうきょうそく

感染性脾大　感染性脾腫大　かんせんせいひしゅだい

感染性贫血　感染性貧血　かんせんせいひんけつ

感染性葡萄膜炎　感染性ブドウ膜炎　かんせんせいブドウまくえん

感染性气喘　感染性喘息　かんせんせいぜんそく

感染性肉芽肿　感染性肉芽腫　かんせんせいにくがしゅ

感染性舌扁桃体肥大　感染性舌扁桃肥大　かんせんせいぜつへんとうひだい

感染性神经根炎　ギラン・バレー症候群　Guillain-Barreしょうこうぐん

感染性神经炎　感染性神経炎　かんせんせいしんけいえん

感染性神经元炎　感染性ニューロン炎　かんせんせいneuronえん

感染性肾动脉血栓形成　感染性腎動脈血栓形成　かんせんせいじんどうみゃくけっせんけいせい

感染性肾上腺变性　感染性副腎変性　かんせんせいふくじんへんせい

感染性声门梗阻性水肿　感染性声門閉塞性水腫　かんせんせいせいもんへいそくせいすいしゅ

感染性视神经炎　感染性視神経炎　かんせんせいししんけいえん

感染性输尿管瘘　感染性尿管瘻　かんせんせいにょうかんろう

感染性输尿管膀胱开口处挛缩　感染性尿管膀胱開口部痙縮　かんせんせいにょうかんぼうこうかいこうぶけいしゅく

感染性输尿管狭窄　感染性尿管狭窄　かんせんせいにょうかんきょうさく

感染性栓塞　感染性栓塞〔症〕　かんせんせいせんそく〔しょう〕

感染性萎缩性喉炎　感染性萎縮性喉頭炎　かんせんせいいしゅくせいこうとうえん

感染性胃肠炎　感染性胃腸炎　かんせんせいいちょうえん

感染性胃炎　感染性胃炎　かんせんせいいえん

感染性哮喘　感染性喘息　かんせんせいぜんそく

感染性心肌炎　感染性心筋炎　かんせんせいしんきんえん

感染性心内膜炎　感染性心内膜炎　かんせんせいしんないまくえん

感染性胸导管瘘　感染性胸管瘻　かんせんせいきょうかんろう

感染性胸膜炎　感染性胸膜炎　かんせんせいきょうまくえん

感染性休克　感染性ショック　かんせんせいshock

感染性嗅觉缺失　感染性無嗅覚〔症〕　かんせんせいむしゅうかく〔しょう〕

感染性咽鼓管狭窄　感染性エウスターキ管狭窄　かんせんせいEustachiかんきょうさく

感染性咽粘连　感染性咽頭癒着　かんせんせいいんとうゆちゃく

感染性眼肌麻痹　感染性眼筋麻痺　かんせんせいがんきんまひ

感染性砧镫关节强硬(直)　感染性きぬたあぶみ関節強直〔症〕　かんせんせいきぬたあぶみかんせつきょうちょく〔しょう〕

感染性直肠狭窄　感染性直腸狭窄　かんせんせいちょくちょうきょうさく

感染性中毒性贫血　感染性中毒性貧血　かんせんせいちゅうどくせいひんけつ

感染〔学〕说　感染説　かんせんせつ

感染因素 感染因子 かんせんいんし
感染源 感染源 かんせんげん
感染灶 感染病巣 かんせんびょうそう
感染中毒性精神障碍 感染性中毒性精神病 かんせんせい
　ちゅうどくせいせいしんびょう
感生电流 誘導電流 ゆうどうでんりゅう
感生放射性 誘導放能 ゆうどうほうしゃのう
感受器 レセプター,受容器 receptor,じゅようき
感受器电位 受容器電位 じゅようきでんい
感受器特异性 受容器特異性 じゅようきとくいせい
感受性 感受性 かんじゅせい
感受性过强 感受性過度 かんじゅせいかど
感受(音)性聋 感受性難聴 かんおんせいなんちょう
感受性木僵 感受性昏迷 かんじゅせいこんめい
感受野 受容野 じゅようや
感受质 受容物質 じゅようぶっしつ
感受中枢 受容中枢 じゅようちゅうすう
感性认识 感性認識 かんせいにんしき
感音机能 感音機能 かんおんきのう
感音性老年聋 感音性老年性難聴 かんおんせいろうねん
　せいなんちょう
感音装置 感音装置 かんおんそうち
感应(生) 感応 かんのう
感应电 感応電流 かんのうでんりゅう
感应电刺激器 感応電流刺激器 かんのうでんりゅうしげ
　きき
感应电刺激物 感応電流刺激物 かんのうでんりゅうしげ
　きぶつ
感应电疗 感応電流治療 かんのうでんりゅうちりょう
感应电疗法 感応電流療法 かんのうでんりゅうりょうほ
　う
感应电〔流〕 感応電流 かんのうでんりゅう
感应电流计 感応電流計 かんのうでんりゅうけい
感应电〔流〕针刺法 感応電流穿刺法 かんのうでんりゅう
　せんしほう
感应电强直刺激 感応電流強直性刺激 かんのうでんりゅ
　うきょうちょくせいしげき
感应电浴 感応電気浴 かんのうでんきよく
感应电震 感応電流ショック かんのうでんりゅうshock
感应力 感応力 かんのうりょく
感应器 感応器 かんのうき
感应热疗机 感応電熱療法装置 かんのうでんねつりょう
　ほうそうち
感应热灭菌法 感応高熱滅菌法 かんのうこうねつめっき
　んほう
感应透热疗法 感応電熱療法 かんのうでんねつりょうほ
　う
感应系数 インダクタンス inductance
感应〔现象〕 感応現象 かんのうげんしょう
感应〔线〕圈 感応コイル かんのうcoil
感应性 感応性 かんのうせい
感应性精神病 感応精神病 かんのうせいしんびょう
感应性妄想 感応性妄想 かんのうせいもうそう
感知 知覚,認知 ちかく,にんち
感知功能 知覚機能 ちかくきのう
感知性精神病 外界認識障害精神病 がいかいにんしき
　しょうがいせいびょう
感知障碍 知覚障害 ちかくしょうがい

感知综合障碍 知覚障害症候群 ちかくしょうがいしょう
　こうぐん
橄榄 橄欖,オリーブ カンラン,olive
橄榄耳蜗束 オリーブ蝸牛束 oliveかぎゅうそく
橄榄核 オリーブ核 oliveかく
橄榄核间综合征 オリーブ核間症候群 oliveかくかんしょ
　うこうぐん
橄榄红核小脑性萎缩 オリーブ赤核小脳萎縮 oliveせっか
　くしょうのういしゅく
橄榄后沟 オリーブ後溝 oliveこうこう
橄榄后区 オリーブ後部 oliveこうぶ
橄榄脊髓束 オリーブ脊髄路 oliveせきずいろ
橄榄科 橄欖科 カンランか
橄榄连合 オリーブ交連 oliveこうれん
橄榄霉素 オリボマイシン olivomycin
橄榄属 橄欖属 カンランぞく
橄榄〔树〕 橄欖 カンラン
橄榄〔体〕 オリーブ olive
橄榄体脑桥小脑萎缩 オリーブ橋小脳萎縮 oliveきょうしょ
　うのういしゅく
橄榄烷 マリアン maliane
橄榄小脑束 オリーブ小脳路 oliveしょうのうろ
橄榄小脑纤维 オリーブ小脳線維 oliveしょうのうせんい
橄榄样腹块 腹内のオリーブ様塊 ふくないのoliveようか
　たまり
橄榄油 オリーブ油 oliveゆ
橄榄脂素 オリビル olivil
橄榄状 オリーブ形(状) oliveがた(じょう)

gàn 干绀

干细胞 幹細胞 かんさいぼう
干细胞缺陷 幹細胞欠損 かんさいぼうけっそん
干细胞性白血病 幹細胞性白血病 かんさいぼうせいはっ
　けつびょう
干细胞性恶性淋巴瘤 幹細胞悪性リンパ腫 かんさいぼう
　あくせいlymphしゅ
绀红皮病 皮膚紅色チアノーゼ症 ひふこうしょくcyanosis
　しょう
绀青 紺青 こんじょう
绀青细胞综合征 紺青細胞症候群 こんじょうさいぼう
　しょうこうぐん
绀色 紺色 こんいろ
绀色萎缩 紫藍性萎縮 しらんせいいしゅく
绀血症 青色血〔症〕 せいしょくけつ〔しょう〕

GANG 冈刚肛钢岗港杠

gāng 冈刚肛钢

冈比亚按蚊 ガンビアアノフェレス gambia anopheles
冈比亚锥虫 ガンビアトリパノソーマ
　gambia trypanosoma
冈宁氏反应 ガンニング反応 Gunningはんのう
冈宁氏夹 ガンニング副木 Gunningふくぼく
冈崎片段 岡崎断片,岡崎フラグメント おかざきだんぺ
　ん,おかざきfragment
冈上肌 棘上筋 きょくじょうきん
冈上肌〔肌〕腱炎 棘上筋腱炎 きょくじょうきんけんえん
冈上肌腱断(破)裂 棘上筋腱断(破)裂 きょくじょうきん
　けんだん(は)れつ
冈上肌腱钙化 棘上筋腱石灰化 きょくじょうきんけんせっ

かいか

冈上肌综合征　棘上筋症候群　きょくじょうきんしょうこうぐん

冈上筋膜　棘上筋腱膜　きょくじょうきんけんまく

冈上区　棘上部　きょくじょうぶ

冈上窝　棘上窩　きょくじょうか

冈氏病灶　ゴーン病巣　Ghonびょうそう

冈氏〔结核〕灶　ゴーン結核巣　Ghonけっかくそう

冈下肌　棘下筋　きょくかきん

冈下肌反射　棘下筋反射　きょくかきんはんしゃ

冈下肌腱下囊　棘下筋腱下包　きょくかきんけんかほう

冈下区　棘下部　きょくかぶ

冈下窝　棘下窩　きょくかか

冈盂切迹　肩甲骨棘関節窩切痕　けんこうこつきょくかんせつかせっこん

刚果红　コンゴ レッド　Congo red

刚果红测验　コンゴ レッド試験　Congo redしけん

刚果红染剂　コンゴ レッド染料　Congo redせんりょう

刚果红色热　コンゴ紅熱　Congoこうねつ

刚果红试（测）验　コンゴレッド試験　Congo redしけん

刚果红试纸　コンゴ レッド試験紙　Congo redしけんし

刚果蓝　コンゴブルー　Congo blue

刚果裂体吸虫　ビルハルツ住血吸虫　Bilharzじゅうけつきゅうちゅう

刚果杀菌素　コンゴシジン　Congocidin

刚果锥虫　コンゴ トリパノソーマ　Congo trypanosoma

刚果锥虫病　コンゴ トリパノソーマ病　Congo trypanosomaびょう

刚毛　剛毛　ごうもう

刚性　剛性　ごうせい

刚性分子　剛性分子　ごうせいぶんし

刚玉　コランダム　corumdum

肛　肛門　こうもん

肛白线　櫛状線　しつじょうせん

肛板　肛門膜　こうもんまく

肛瓣　肛門弁　こうもんべん

肛表　肛門用体温計　こうもんようたいおんけい

肛表皮样癌　肛門類表皮癌　こうもんるいひょうひがん

肛部痛　直腸〔神経〕痛　ちょくちょう〔しんけい〕つう

肛擦烂　肛門間擦疹　こうもんかんさつしん

肛侧板　直腸旁〔結合〕組織　ちょくちょうほう〔けつごう〕そしき

肛测法　直腸温度測定法　ちょくちょうおんどそくていほう

肛成形术　肛門形成術　こうもんけいせいじゅつ

肛出血　肛門出血　こうもんしゅっけつ

肛道　肛門管　こうもんかん

肛动脉　肛門動脈　こうもんどうみゃく

肛窦　肛門洞,直腸洞　こうもんどう,ちょくちょうどう

肛窦炎　肛門洞炎　こうもんどうえん

肛腹诊　直腸腹部診察　ちょくちょうふくぶしんさつ

肛沟　肛門溝　こうもんこう

肛管　肛門管　こうもんかん

肛管癌　肛門管癌　こうもんかんがん

肛管基底细胞癌　肛門管基底細胞癌　こうもんかんきていさいぼうがん

肛管括约肌　肛門括約筋　こうもんかつやくきん

肛管括约肌松弛　肛門括約筋弛緩　こうもんかつやくきん

しかん

肛管排气〔法〕　排気浣腸〔法〕　はいきかんちょう〔ほう〕

肛管腺癌　肛門管腺癌　こうもんかんせんがん

肛管直肠狭窄　肛門直腸狭窄〔症〕　こうもんちょくちょうきょうさく〔しょう〕

肛管直肠周脓肿　肛門直腸周囲膿瘍　こうもんちょくちょうしゅういのうよう

肛后横沟　肛門後横溝　こうもんこうおうこう

肛后中沟　肛門後正中溝　こうもんこうせいちゅうこう

肛环　肛門輪　こうもんりん

肛节　肛節　こうせつ

肛筋膜　肛門筋膜　こうもんきんまく

肛静脉　肛門静脈　こうもんじょうみゃく

肛括约肌成形术　肛門括約筋形成術　こうもんかつやくきんけいせいじゅつ

肛括约肌痉挛　肛門括約筋攣縮〔症〕　こうもんかつやくきんれんしゅく〔しょう〕

肛括约肌切断术　肛門括約筋切断術　こうもんかつやくきんせつだんじゅつ

肛括约肌切开术　肛門括約筋切開術　こうもんかつやくきんせっかいじゅつ

肛括约肌失禁　肛門括約筋失禁　こうもんかつやくきんしっきん

肛括约肌撕裂伤　肛門括約筋裂創　こうもんかつやくきんれっそう

肛括约肌修复术　肛門括約筋修復術　こうもんかつやくきんしゅうふくじゅつ

肛括约肌再造术　肛門括約筋再建術　こうもんかつやくきんさいけんじゅつ

肛裂　肛門裂〔創〕,裂肛　こうもんれつ〔そう〕,れっこう

肛裂切除术　肛門裂切除術　こうもんれつせつじょじゅつ

肛瘘　肛門フィステル,痔瘻　こうもんFistel,じろう

肛瘘挂线疗法　肛門瘻〔管〕結紮法　こうもんろう〔かん〕けっさつほう

肛瘘切除缝〔合〕术　肛門瘻切除縫合術　こうもんろうせつじょほうごうじゅつ

肛瘘切除术　肛門フィステル切除術　こうもんFistelせつじょじゅつ

肛瘘切开术　肛門フィステル切開術　こうもんFistelせっかいじゅつ

肛毛倒生　肛門逆毛症　こうもんぎゃくもうしょう

肛〔门〕　肛門　こうもん

肛门闭锁　肛門閉鎖,鎖肛　こうもんへいさ,さこう

肛门成形术　肛門形成術　こうもんけいせいじゅつ

肛门出血　肛門出血　こうもんしゅっけつ

肛门丛　肛門神経叢　こうもんしんけいそう

肛门大汗腺腺瘤　肛門アポクリン腺腫　こうもんapocrineせんしゅ

肛〔门〕动脉　肛門動脈　こうもんどうみゃく

肛门恶性黑色素瘤　肛門悪性黒色腫　こうもんあくせいこくしょくしゅ

肛门反射　肛門反射　こうもんはんしゃ

肛〔门〕孤立溃疡　孤立性肛門潰瘍　こりつせいこうもんかいよう

肛门尖锐湿疣　肛門尖形コンジローム　こうもんせんけいcondyloma

肛门检查（指诊）　肛門検査,直腸診　こうもんけんさ,ちょくちょうしん

肛〔门〕静脉　下直腸静脈　かちょくちょうじょうみゃく

肛〔门〕镜　肛門鏡　こうもんきょう

肛〔门〕镜检查　肛門鏡検査　こうもんきょうけんさ

肛〔门〕括约肌　肛門括約筋　こうもんかつやくきん

肛门括约肌镜　肛門括約筋鏡　こうもんかつやくきんきょう

肛门括约肌镜检查　肛門括約筋鏡検査法　こうもんかつやくきんきょうけんさほう

肛门扩张器　肛門拡張器　こうもんかくちょうき

肛门扩张术　肛門拡張術　こうもんかくちょうじゅつ

肛〔门〕裂　肛門裂創，痔裂　こうもんれっそう，じれつ

肛门鳞状细胞癌　肛門扁平上皮癌　こうもんへんぺいじょうひがん

肛门瘘　痔瘻，肛門瘻　じろう，こうもんろう

肛门内括约肌　内肛門括約筋　ないこうもんかつやくきん

肛门旁皮下脓肿　肛門周囲皮下膿瘍　こうもんしゅういひかのうよう

肛门钳　肛門鉗子　こうもんかんし

肛门缺失　肛門欠如　こうもんけつじょ

肛门乳头〔状〕瘤　肛門乳頭腫　こうもんにゅうとうしゅ

肛门三角　肛門三角　こうもんさんかく

肛门瘙痒〔症〕　肛門瘙痒〔症〕　こうもんそうよう〔しょう〕

肛门神经　下直腸神経　かちょくちょうしんけい

肛门生殖器瘙痒　肛門性器瘙痒〔症〕　こうもんせいきそうよう〔しょう〕

肛门湿疹　肛門湿疹　こうもんしっしん

肛〔门〕拭〔子〕　肛門綿棒，肛門スワブ　こうもんめんぼう，こうもんswab

肛门栓　直腸坐薬　ちょくちょうざやく

肛门栓剂模　直腸坐薬鋳型　ちょくちょうざやくいがた

肛〔门体温〕表　肛門用体温計　こうもんようたいおんけい

肛门外括约肌　外肛門括約筋　がいこうもんかつやくきん

肛门外结肠直肠吻合术　肛門外結腸直腸吻合術　こうもんがいけっちょうちょくちょうふんごうじゅつ

肛门温度计　肛門用体温計　こうもんようたいおんけい

肛〔门〕狭窄　肛門狭窄　こうもんきょうさく

肛〔门〕腺　肛門腺　こうもんせん

肛门炎　肛門炎　こうもんえん

肛门张开器　肛門鏡　こうもんきょう

肛门直肠感染　肛門直腸感染　こうもんちょくちょうかんせん

肛门直肠环　肛門直腸輪　こうもんちょくちょうりん

肛门直肠瘘　肛門直腸フィステル　こうもんちょくちょうFistel

肛门直肠战伤　肛門直腸戦傷　こうもんちょくちょうせんしょう

肛〔门〕周〔围〕脓肿　肛門周囲膿瘍　こうもんしゅういのうよう

肛门周围腺　肛門周囲腺　こうもんしゅういせん

肛膜　肛門膜　こうもんまく

肛膜切开术　肛門膜切開術　こうもんまくせっかいじゅつ

肛旁脓肿　肛門周囲膿瘍　こうもんしゅういのうよう

肛皮线　肛門皮膚線　こうもんひふせん

肛前横沟　肛門前横溝　こうもんぜんおうこう

肛区　肛門部　こうもんぶ

肛乳头　肛門乳頭　こうもんにゅうとう

肛乳头肥大　肛門乳頭肥大　こうもんにゅうとうひだい

肛乳头〔状〕瘤　肛門乳頭腫　こうもんにゅうとうしゅ

肛神经　下直腸神経　かちょくちょうしんけい

肛梳　肛門櫛　こうもんしつ

肛提肌　肛門挙筋　こうもんきょきん

肛提肌腱弓　肛門挙筋腱弓　こうもんきょきんけんきゅう

肛提肌收缩力　肛門挙筋収縮力　こうもんきょきんしゅうしゅくりょく

肛尾丛　肛〔門〕尾〔骨〕神経叢　こう〔もん〕び〔こつ〕しんけいそう

肛尾韧带　肛門尾骨靱帯　こうもんびこつじんたい

肛尾神经　肛〔門〕尾〔骨〕神経　こう〔もん〕び〔こつ〕しんけい

肛吸盘　肛門吸盤　こうもんきゅうばん

肛纤维瘤　肛門線維腫　こうもんせんいしゅ

肛腺　肛門腺　こうもんせん

肛腺癌　肛門腺癌　こうもんせんがん

肛修复术　肛門修復術　こうもんしゅうふくじゅつ

肛液溢　肛門粘液漏　こうもんねんえきろう

肛直肠线　肛門直腸線　こうもんちょくちょうせん

肛周感染　肛門周囲感染　こうもんしゅういかんせん

肛周脓肿　肛門周囲膿瘍　こうもんしゅういのうよう

肛周脓肿切开引流术　肛門周囲膿瘍切開排膿法　こうもんしゅういのうようせっかいはいのうほう

肛周瘙痒　肛門周囲瘙痒〔症〕　こうもんしゅういそうよう〔しょう〕

肛周腺　肛門周囲腺　こうもんしゅういせん

肛柱　肛門柱　こうもんちゅう

钢　鋼　こう

钢板　鋼板　こうばん

钢板内固定术　鋼板内固定術　こうばんないこていじゅつ

钢化玻璃　鋼化ガラス　こうかglass

钢丝　針金，ワイヤ，鋼線　はりがね，wire，こうせん

　基尔希讷氏钢丝　キルシュナー鋼線　Kirschnerこうせん

　斯坦曼氏钢丝　スタインマン鋼線　Steinmannこうせん

钢丝穿引针　鋼線針　こうせんしん

钢丝导引器　鋼線誘導針　こうせんゆうどうしん

钢丝缚扎器　鋼線結締器　こうせんけっていき

钢丝固定　針金固定　はりがねこてい

钢丝剪　鋼線ばさみ　こうせんばさみ

钢丝锯　ワイヤソー，ジーリー線のこぎり　wire saw，Gigliせんのこぎり

钢丝钳　ペンチ　pinchers

钢丝套圈　鋼線輪　こうせんりん

钢丝针固定　鋼線針固定　こうせんしんこてい

钢丝针芯　鋼線針スタイレット　こうせんしんstylet

钢铁工业废水　鋼鉄工業廃水　こうてつこうぎょうはいすい

钢牙钻　歯科用バー　しかようbur

钢质刀口　鋼質刀刃　こうしつとうじん

gǎng　岗港

岗位　職場　しょくば

岗位责任制　個人役目責任制度　こじんやくめせきにんせいど

港口卫生　海港衛生　かいこうえいせい

gàng　杠

杠杆　挺子，レバー　てこ，lever

杠杆原理　レバー原理　leverげんり

杠柳　杠柳　コウリュウ

杠柳甙　ペリプロシン　periplocin

杠柳甙元　ペリプロゲニン　periplogenin
杠〔柳毒〕苷　ペリプロシン　periplocin
杠柳属　ペリプロカ属　Periplocaぞく
杠柳中毒　ペリプロカ中毒　periplocaちゅうどく

GAO　高睾膏告锆

gāo　高睾膏

高安氏病　高安病,脉なし病　たかやすびょう,みゃくなしびょう
高安氏综合征　高安症候群　たかやすしょうこうぐん
高氨基酸尿〔症〕　高アミノ酸尿〔症〕　こうaminoさんにょう〔しょう〕
高氨尿　高アンモニア尿　こうammoniaにょう
高氨血〔症〕　高アンモニア血〔症〕　こうammoniaけつ〔しょう〕
高白屈菜碱　ホモケリドニン　homochelidonine
高半胱氨酸　ホモシステイン　homocysteine
高半胱氨酸尿〔症〕　ホモシステイン尿症　homocysteineにょうしょう
高倍接物镜　強拡大対物鏡　きょうかくだいたいぶつきょう
高倍镜　高倍率レンズ　こうばいりつlens
高倍目镜　高倍率接眼鏡　こうばいりつせつがんきょう
高倍视野　高倍率視野,強拡大視野　こうばいりつしや,きょうかくだいしや
高倍显微镜　高倍率顕微鏡　こうばいりつけんびきょう
高苯丙氨酸血〔症〕　高フェニールアラニン血〔症〕　こうphenylalaninけつ〔しょう〕
高比重尿　高比重尿　こうひじゅうにょう
高(超)变区　高変数領域　こうへんすうりょういき
高变位　高変数部位　こうへんすうぶい
高槟榔碱　ホモアレコリン　homoarecoline
高β-丙氨酸血症　高β-アラニン血症　こうβ-alanineけっしょう
高丙体六六六　リンデン　lindane
高丙种球蛋白血〔症〕　高γ-グロブリン血〔症〕　こうγ-globulinけつ〔しょう〕
高草酸尿〔症〕　高シュウ酸尿症　こうシュウさんにょうしょう
高侧壁心肌梗塞　高側壁心筋梗塞　こうそくへきしんきんこうそく
高产率　高出産率　こうしゅっさんりつ
高车前苷　ホモプランタギニン　homoplantaginin
高处跌伤　高所落下損傷　こうしょらっかそんしょう
高处恐怖　高所恐怖〔症〕　こうしょきょうふ〔しょう〕
高雌激素血〔症〕　過エストロゲン血〔症〕　かestrogenけつ〔しょう〕
高促性腺激素血〔症〕　高プロラン血〔症〕　こうprolanけつ〔しょう〕
高代谢率　高代謝率　こうたいしゃりつ
高胆固醇血〔症〕　高コレステロール血〔症〕　こうcholesterolけつ〔しょう〕
高胆红素血〔症〕　高ビリルビン血〔症〕　こうbilirubinけつ〔しょう〕
　阿利亚斯氏型高胆红素血症　アリアス型高ビリルビン血症　Ariasがたこうbilirubinけっしょう
高蛋氨酸血〔症〕　高メチオニン血〔症〕　こうmethioninけつ〔しょう〕

高蛋白　高蛋白　こうたんぱく
高蛋白血〔症〕　高蛋白血〔症〕　こうたんぱくけつ〔しょう〕
高蛋白饮食　高蛋白食　こうたんぱくしょく
高氮尿〔症〕　高窒素尿〔症〕,窒素過剰尿　こうちっそにょう〔しょう〕,ちっそかじょうにょう
高氮血〔症〕　高窒素血〔症〕,窒素過剰血　こうちっそけつ〔しょう〕,ちっそかじょうけつ
高登氏征　ゴードン徴候　Gordonちょうこう
高等哺乳动物　高等哺乳動物　こうとうほにゅうどうぶつ
高等菌瘤　バトノーマ　batonoma
高等细菌　高等バクテリア　こうとうbacteria
高等植物　高等植物　こうとうしょくぶつ
高低温箱　高低温箱　こうていおんばこ
高地疗法　高山療法　こうざんりょうほう
高地适应　高所順応(適応)　こうしょじゅんのう(てきおう)
高碘酸　過ヨウ素酸　かヨウそさん
高碘酸钾　過ヨウ素酸カリウム　かヨウそさんkalium
高碘酸钠　過ヨウ素酸ナトリウム　かヨウそさんnatrium
高碘酸盐　過ヨウ素酸塩　かヨウそさんえん
高碘血〔症〕　高ヨウ素血〔症〕　こうヨウそけつ〔しょう〕
高电解质血〔症〕　高電解質血〔症〕,電解質過剰血〔症〕　こうでんかいしつけつ〔しょう〕,でんかいしつかじょうけつ〔しょう〕
高调呼吸音　高調呼吸音　こうちょうこきゅうおん
高动力型休克　収縮過多性ショック　しゅうしゅくかたせいshock
高动力性　収縮過多性　しゅうしゅくかたせい
高动力性β-肾上腺能性循环状态　収縮過多性β-アドレナリン作動性循環状態　しゅうしゅくかたせいβ-adrenerinさどうせいじゅんかんじょうたい
高动力性循环　収縮過多性循環　しゅうしゅくかたせいじゅんかん
高动力循环状态　収縮過多性循環状態　しゅうしゅくかたせいじゅんかんじょうたい
高动脉压　動脈高血圧　どうみゃくこうけつあつ
高毒物质　劇毒物質　げきどくぶっしつ
高毒性　劇毒性　げきどくせい
高度发绀　高度チアノーゼ　こうどZyanose
高度房室传导阻滞　高度房室ブロック　こうどぼうしつblock
高〔度〕分化　高度分化　こうどぶんか
高度感染　重感染,過剰感染　じゅうかんせん,かじょうかんせん
高度计　高度計　こうどけい
高度近视　強度近視　きょうどきんし
高度免疫　高度免疫　こうどめんえき
高度免疫法　高度免疫法　こうどめんえきほう
高度青紫　高度チアノーゼ　こうどZyanose
高度选择性迷走神经切断术　高度選択性迷走神経切断術　こうどせんたくせいめいそうしんけいせつだんじゅつ
高度远视　過遠視眼　かえんしがん
高多肽血〔症〕　過ポリペプチド血〔症〕　かpolypeptideけつ〔しょう〕
高尔基附加体　ゴルジ附加体　Golgiふかたい
高尔基复合体(物)　ゴルジ複合体　Golgiふくごうたい
高尔基氏法　ゴルジ法　Golgiほう

高尔基氏混合染色法　ゴルジ混合染色法　Golgiこんごうせんしょくほう

高尔基氏混合染色网体　ゴルジ混合染色網状体　Golgiこんごうせんしょくもうじょうたい

高尔基氏肌腺小体　ゴルジ小体　Golgiしょうたい

高尔基氏腱器　ゴルジ腱器官　Golgiけんきかん

〔高尔基氏〕内网器　ゴルジ内網装置　Golgiないもうそうち

高尔基氏器　ゴルジ装置　Golgiそうち

高尔基〔氏〕体　ゴルジ体　Golgiたい

高尔基氏体溶解　ゴルジ体溶解　Golgiたいようかい

高尔基氏细胞　ゴルジ細胞　Golgiさいぼう

高尔基氏学说　ゴルジ説　Golgiせつ

高尔基小泡　ゴルジ小胞　Golgiしょうほう

高尔基型　ゴルジ型　golgiがた

高尔基Ⅰ型神经元　ゴルジⅠ型ニューロン　GolgiⅠがたneuron

高尔基Ⅱ型神经元　ゴルジⅡ型ニューロン　GolgiⅡがたneuron

高尔斯氏中间突　ガワース中間突起　Gowersちゅうかんとっき

高尔斯氏柱　ガワース束　Gowersそく

高尔斯氏综合征　ガワース症候群　Gowersしょうこうぐん

高尔斯收缩　ガワース攣縮　Gowersれんしゅく

高反射　高反射　こうはんしゃ

高非结合胆红素血〔症〕　無結合高ビリルビン血〔症〕　むけつごうこうbilirubinけつ〔しょう〕

高沸点　高沸点　こうふってん

高沸点烃类　高沸点炭化水素　こうふってんたんかすいそ

高沸化合物　高沸点化合物　こうふってんかごうぶつ

高分辨液相色谱法　高分解能液相クロマトグラフィー　こうぶんかいのうえきそうChromatography

高分辨质谱测定法　高分解能質量分析法　こうぶんかいのうしつりょうぶんせきほう

高分辨质谱计　高分解能質量分析計　こうぶんかいのうしつりょうぶんせきけい

高分化癌　高分化癌　こうぶんかがん

高分化淋巴细胞型恶性淋巴瘤　高分化リンパ細胞悪性リンパ腫　こうぶんかlymphさいぼうあくせいlymphしゅ

高分化鳞状细胞癌　高分化扁平上皮癌　こうぶんかへんぺいじょうひがん

高分化肉瘤　高分化肉腫　こうぶんかにくしゅ

高分子　高分子　こうぶんし

高分子电解质　高分子電解質　こうぶんしでんかいしつ

高分子化合物　高分子化合物　こうぶんしかごうぶつ

高〔分子〕聚合化学　高分子重合体化学　こうぶんしじゅうごうたいかがく

高分子聚合物　高分子重合体　こうぶんしじゅうごうたい

高分子溶液　高分子溶液　こうぶんしようえき

高分子性质　高分子性質　こうぶんしせいしつ

高分子絮凝剂　高分子凝集薬　こうぶんしぎょうしゅうやく

高脯氨酸血〔症〕　高プロリン血〔症〕　こうprolinけつ〔しょう〕

高钙尿〔症〕　高カルシウム尿〔症〕　こうcalciumにょう〔しょう〕

高钙性肾病　高カルシウム性ネフロパシー　こうcalciumせいnephropathy

高钙血性尿毒症　高カルシウム血性尿毒症　こうcalcium

高钙血〔症〕　高カルシウム血〔症〕　こうcalciumけつ〔しょう〕

高甘氨酸血〔症〕　高グリジン血症　こうglycinけつしょう

高甘油三酯血〔症〕　高トリグリセリド血〔症〕　こうtriglyceridけつ〔しょう〕

高甘油酯血〔症〕　高グリセリド血〔症〕　こうglyceridけつ〔しょう〕

高肝素血〔症〕　高ヘパリン血〔症〕　こうheparinけつ〔しょう〕

高弓足　凹足，陥凹足　おうそく，かんおうそく

高汞离子　二価水銀イオン　にかすいぎんion

高胍血〔症〕　高グアニジン血〔症〕　こうguanidinけつ〔しょう〕

高胱氨酸　ホモシスチン　homocystine

高胱氨酸尿〔症〕　ホモシスチン尿〔症〕　homocystinにょう〔しょう〕

高胱氨酸血〔症〕　ホモシスチン血〔症〕　homocystinけつ〔しょう〕

高胡萝卜素血〔症〕　高カロチン血〔症〕　こうCarrotinけつ〔しょう〕

高黄体激素血〔症〕　高黄体ホルモン血〔症〕　こうおうたいhormoneけつ〔しょう〕

高磺胺　マルファニール，ホモスルファミン　marfanil, homosulfamin

高活性区　高活性区　こうかっせいく

高级醇　高級アルコール　こうきゅうalcohol

高级芳烃　高級芳香族炭化水素　こうきゅうほうこうぞくたんかすいそ

高级染料　高級染料　こうきゅうせんりょう

高级神经活动　高級神経活動　こうきゅうしんけいかつどう

高级神经活动学说　高級神経活動説　こうきゅうしんけいかつどうせつ

　　巴甫洛夫高级神经活动学说　パブロフ高級神経活動説　Pavlovこうきゅうしんけいかつどうせつ

高级视中枢　高級視覚中枢　こうきゅうしかくちゅうすう

高级同系物　高級同族体　こうきゅうどうぞくたい

高级衍生物　高級誘導体　こうきゅうゆうどうたい

高级脂肪酸　高級脂肪酸　こうきゅうしぼうさん

高加索白蛉　コーカサスサシチョウバエ　Caucasusサシチョウバエ

高甲硫氨酸血〔症〕　高メチオニン血〔症〕　こうmethioninけつ〔しょう〕

高甲状腺素血〔症〕　高サイロキシン血〔症〕　こうthyroxinけつ〔しょう〕

高钾血性周期性瘫痪　高カリウム血性周期性〔四肢〕麻痺　こうkaliumけっせいしゅうきせい〔しし〕まひ

高钾血〔症〕　高カリウム血〔症〕　こうkaliumけつ〔しょう〕

高价免疫血清疗法　高度免疫血清療法　こうどめんえきけっせいりょうほう

高价铜　第二銅　だいにどう

高肩胛〔症〕　肩甲〔骨〕高位〔症〕　けんこう〔こつ〕こうい〔しょう〕

高结合胆红素血症　高結合ビリルビン血症　こうけつごうbilirubinけっしょう

高界面张力　高界面張力　こうかいめんちょうりょく

高聚物　高重合体　こうじゅうごうたい

高空(原)病　高所病　こうしょびょう

高空减压症　高所減圧症　こうしょげんあつしょう

高空碱尿〔症〕　高所アルカリ尿〔症〕　こうしょalkaliにょう〔しょう〕

高空碱血〔症〕　高所アルカリ血症　こうしょalkaliけっしょう

高空碱中毒　高所アルカリ中毒　こうしょalkaliちゅうどく

高空痉挛　高所痙攣, 高所テタニー　こうしょけいれん, こうしょtetany

高空空气　高所空気　こうしょくうき

高空恐怖　高所恐怖〔症〕　こうしょきょうふ〔しょう〕

高空耐力　高所耐性　こうしょたいせい

高空缺氧　高所無酸素　こうしょむさんそ

高空试验舱　高所試験室　こうしょしけんしつ

高空适应　高所順応(適応)　こうしょじゅんのう(てきおう)

高酪氨酸血〔症〕　高チロシン血〔症〕　こうtyrosineけつ〔しょう〕

高离析液相色谱　高分解液相クロマトグラフィ　こうぶんかいえきそうchromatography

高锂血〔症〕　高リチウム血〔症〕　こうlithiumけつ〔しょう〕

高丽伊蚊　チョウセンヤブカ

高良姜(黄)素　ガランギン　galangin

高量负荷　限界負荷　げんかいふか

高磷酸盐尿　高(過)リン酸塩尿　こう(か)リンさんえんにょう

高磷酸盐血〔症〕　高リン酸塩血〔症〕　こうリンさんえんけつ〔しょう〕

高磷酸酯酶　高ホスファターゼ　こうphosphatase

高龄酸高齡　こうれい

高岭土尘肺　カオリン肺塵症　Kaolinはいじんしょう

高(过)硫酸铵试法　過硫酸アンモニウム試験法　かりゅうさんammoniumしけんほう

高(过)硫酸钾　過硫酸カリウム　かりゅうさんkalium

高(过)硫酸盐法　過硫酸塩法　かりゅうさんえんほう

高氯尿　高塩素尿　こうえんそにょう

高氯酸　過塩素酸　かえんそさん

高氯酸铵　過塩素酸アンモニウム　かえんそさんammonium

高氯酸钡　過塩素酸バリウム　かえんそさんbarium

高氯酸吡啶　過塩素酸ピリジン　かえんそさんpyridine

高氯酸汞　過塩素酸第二水銀　かえんそさんだいにすいぎん

高氯酸钾　過塩素酸カリウム　かえんそさんkalium

高氯酸镁　過塩素酸マグネシウム　かえんそさんmagnesium

高氯酸钠　過塩素酸ナトリウム　かえんそさんnatrium

高氯酸铅　過塩素酸鉛　かえんそさんなまり

高氯酸铷　過塩素酸ルビジウム　かえんそさんrubidium

高氯酸铯　過塩素酸セシウム　かえんそさんcesium

高氯酸亚铁　過塩素酸第一鉄　かえんそさんだいいちてつ

高氯酸盐　過塩素酸塩　かえんそさんえん

高氯酸铟　過塩素酸インジウム　かえんそさんindium

高氯酸银　過塩素酸銀　かえんそさんぎん

高氯(血)性酸中毒　高塩素血アシドーシス　こうえんそけつacidosis

高氯血〔症〕　高塩素血症　こうえんそけっしょう

高镁血〔症〕　高マグネシウム血〔症〕　こうmagnesiumけつ〔しょう〕

高锰酸　過マンガン酸　かmanganeseさん

高锰酸铵　過マンガン酸アンモニウム　かmanganeseさんammonium

高锰酸钡　過マンガン酸バリウム　かmanganeseさんbarium

高锰酸铋　過マンガン酸蒼鉛　かmanganeseさんそうえん

高锰酸钙　過マンガン酸カルシウム　かmanganeseさんcalcium

高锰酸钾　過マンガン酸カリウム　かmanganeseさんkalium

高锰酸钾(滴定)法　過マンガン酸カリウム法　かmanganeseさんkaliumほう

高锰酸钾试法　過マンガン酸カリウム試験法　かmanganeseさんkaliumしけんほう

0.1%高锰酸钾漱口液　0.1%過マンガン酸カリウム含嗽剤　0.1%かmangansんkaliumがんそうざい

高锰酸钾中毒　過マンガン酸カリウム中毒　かmanganeseさんkaliumちゅうどく

高锰酸钠　過マンガン酸ナトリウム　かmanganeseさんnatrium

高锰酸锌　過マンガン酸亜鉛　かmanganeseさんあえん

高锰酸盐　過マンガン酸塩　かmanganeseさんえん

高锰酸盐(滴定)法　過マンガン酸滴定法　かmanganeseさんてきていほう

高锰酸盐(法)　過マンガン酸塩法　かmanganeseさんえんほう

高锰酸盐〔钾〕法　過マンガン酸塩滴定法　かmanganeseさんえんてきていほう

高锰酸盐值　過マンガン酸塩数　かmanganeseさんえんすう

高密度气相色谱法　高密度ガスクロマトグラフィ　こうみつどgaschromatography

高密度脂蛋白　高密度リポ蛋白　こうみつどlipoたんぱく

高密度脂质缺乏〔症〕　高密度リポイド欠乏〔症〕　こうみつどlipoidけつぼう〔しょう〕

高敏〔感〕性　過敏性　かびんせい

高(过)钼酸　過モリブデン酸　かmolybdenさん

高钠血〔症〕　高ナトリウム血〔症〕　こうnatriumけつ〔しょう〕

高钠〔血症〕综合征　高ナトリウム血症候群　こうnatriumけつしょうこうぐん

高能放射治疗机　高エネルギー放射線治療装置　こうEnergieほうしゃせんちりょうそうち

高能辐(放)射　高エネルギー放射　こうEnergieほうしゃ

高能核磁共振仪　高エネルギー核磁共振検出器　こうEnergieかくじきょうしんけんしゅつき

高能键　高エネルギー結合　こうEnergieけつごう

高能结合　高エネルギー結合　こうEnergieけつごう

高能粒子　高エネルギー粒子　こうEnergieりゅうし

高能粒子摄影　高エネルギー粒子撮影　こうEnergieりゅうしさつえい

高能量　高エネルギー　こうEnergie

高能磷酸化〔合〕物　高エネルギーリン酸化合物　こうEnergieリンさんかごうぶつ

高能磷酸键　高エネルギーリン酸結合　こうEnergieリンさんけつごう

高能硫酯键　高エネルギーチォエステル結合　こうEnergiethioesterけつごう

高能射线　高エネルギー放射線　こうEnergieほうしゃせん

高能中子　高エネルギーニュートロン,高エネルギー中性子　こうEnergie neutron,こうEnergieちゅうせいし

高年初产　高年初産　こうねんしょさん

高粘稠(滞)度综合征　過粘稠度症候群　かねんちょうどしょうこうぐん

高鸟氨酸血〔症〕　高オルニチン血〔症〕　こうornithinけつ〔しょう〕

高尿钙症　高カルシウム尿症　こうcalciumにょうしょう

高尿蓝母血〔症〕　高インジカン血〔症〕　こうindicaneけつ〔しょう〕

高尿酸尿〔症〕　高尿酸尿〔症〕　こうにょうさんにょう〔しょう〕

高尿酸血〔症〕　高尿酸血〔症〕　こうにょうさんけつ〔しょう〕

高凝〔结〕状态　高凝固状態　こうぎょうこじょうたい

高凝血酶血〔症〕　高トロンビン血〔症〕　こうthrombinけつ〔しょう〕

高凝血酶原血〔症〕　高プロトロビン血〔症〕　こうprothrombinけつ〔しょう〕

高浓度氧　高濃度酸素　こうのうどさんそ

高疟区　マラリア高発区　malariaこうはつく

高排低阻型休克　高拍出量低抵抗型ショック　こうはくしゅつりょうていていこうがたshock

高排血量心力衰竭　高拍出量心不全　こうはくしゅつりょうしんふぜん

高排血量综合征　高拍出量症候群　こうはくしゅつりょうしょうこうぐん

高硼酸钠　高ホウ酸ナトリウム　こうホウさんnatrium

高频　高頻度,高周波　こうひんど,こうしゅうは

高频变压器　高周波変圧器　こうしゅうはへんあつき

高频场强　高周波電(磁)場強度　こうしゅうはでん(じ)ばきょうど

高频传导　高頻度〔形質〕導入　こうひんど〔けいしつ〕どうにゅう

高频滴定法　高周波滴定法　こうしゅうはてきていほう

高频滴定计　高周波滴定計　こうしゅうはてきていけい

高频滴定器　高周波滴定装置　こうしゅうはてきていそうち

高频电磁场　高周波電磁場　こうしゅうはでんじば

高频电刀　高周波焼灼切開刀　こうしゅうはしょうしゃくせっかいとう

高频电疗法　高周波電気療法　こうしゅうはでんきりょうほう

高频电流离心铸造机　高周波電流遠心鋳造機械　こうしゅうはでんりゅうえんしんちゅうぞうきかい

高频电流灭菌〔法〕　高周波電流滅菌〔法〕　こうしゅうはでんりゅうめっきん〔ほう〕

高频电灼　高周波電気焼灼　こうしゅうはでんきしょうしゃく

高频感受性聋〔症〕　高周波感音〔性〕難聴　こうしゅうはかんおん〔せい〕なんちょう

高频光谱　高周波スペクトル　こうしゅうはspectrum

高频加热　高周波加熱　こうしゅうはかねつ

高频率　高周波　こうしゅうは

高频〔率〕电流　高周波電流　こうしゅうはでんりゅう

高频率抗原　高周波抗原　こうしゅうはこうげん

高频脉冲发生器　高周波インパルス発生器　こうしゅうはimpulseはっせいき

高频密度计　高周波密度計　こうしゅうはみつどけい

高频手术刀　高周波手術刀　こうしゅうはしゅじゅつとう

高频无电极放电灯　高周波無電極放電ランプ　こうしゅうはむでんきょくほうでんlamp

高频影响　高周波効果　こうしゅうはこうか

高频振荡器　高周波振動器　こうしゅうはしんどうき

高频治疗机　高周波治療装置　こうしゅうはちりょうそうち

高频铸造用钴铬合金　高周波鋳造用コバルトークロム合金　こうしゅうはちゅうぞうようcobalt-chromごうきん

高频转移　高頻度転移　こうひんどてんい

高频紫外线灯　高周波紫外線ランプ　こうしゅうはしがいせんlamp

高起鱼鳞病　ヤマアラシ状魚鱗癬　ヤマアラシじょうぎょりんせん

高气压　高気圧　こうきあつ

高气压病　高気圧病　こうきあつびょう

高铅酸盐　過鉛酸塩　かなまりさんえん

高前β脂蛋白血〔症〕　高前-β-リポ蛋白血〔症〕　こうぜん-β-lipoたんぱくけつ〔しょう〕

高强度冷光源　高強度冷光灯　こうきょうどれいこうとう

高球蛋白血〔症〕　高グロブリン血〔症〕　こうglobulinけつ〔しょう〕

高γ球蛋白血〔症〕　高γグロブリン血〔症〕　こうγglobulinけつ〔しょう〕

高球蛋白血症性紫癜　高グロブリン血症性紫斑　こうglobulinけっしょうせいしはん

高醛固酮症　高アルドステロン症,アルドステロン過剰症　こうaldosteronしょう,aldosteronかじょうしょう

高醛皮质酮〔症〕　高アルドコルチコスラロン〔症〕　こうaldocorticosteron〔しょう〕

高醛甾酮尿〔症〕　高アルドステロン尿〔症〕　こうaldosteronにょう〔しょう〕

高热持续期　高熱持続期　こうねつじぞくき

高热惊厥　超高熱痙攣　ちょうこうねつけいれん

高热量饮食　高熱量飲食,高カロリー食　こうねつりょういんしょく,こうcaloriしょく

高热性气促　高温呼吸促迫　こうおんこきゅうそくはく

高热性日射病　高熱日射病　こうねつにっしゃびょう

高热〔症〕　高熱〔症〕　こうねつ〔しょう〕

高熔铸金包埋料　高融点鋳造金属埋没材　こうゆうてんちゅうぞうきんぞくまいぼつざい

高乳糜微粒血症　高乳び血症　こうにゅうびけっしょう

高三碘甲状腺原氨酸血〔症〕　高トリヨードチロニン血〔症〕　こうtriiodothyroninけつ〔しょう〕

高三尖杉酯碱　ホモハリングトニン　homoharringtonin

高色素性大红细胞症　高色素性大赤血球症　こうしきそせいだいせっけっきゅうしょう

高色〔指数〕性贫血　高色素性貧血　こうしきそせいひんけつ

高山病　高山病,山酔　こうざんびょう,やまよい

高山带　高山帯　こうざんたい

高山反应　高所反応　こうしょはんのう

高山腹泻　高地下痢　こうちげり

高山疗法　高地生活療法　こうちせいかつりょうほう

高山贫血　高山貧血　こうざんひんけつ

高山气候　高山気候,高地気候　こうざんきこう,こうちきこう

高山缺氧　高山低酸素　こうざんていさんそ

高山氏溶液　高山溶液　たかやまようえき

高山(原)适应　高所順応(適応)　こうしょじゅんのう(てきおう)

高山太阳灯　高山太陽ランプ　こうざんたいようlamp

高山作用　高山作用　こうざんさよう

高烧　高熱　こうねつ

高肾上腺素血〔症〕　高アドレナリン血〔症〕　こうadrenalin
けつ〔しょう〕

高肾素性高血压　高レニン高血圧　こうreninこうけつあつ

高渗　高浸透〔圧〕　こうしんとう〔あつ〕

高渗保藏　高張保存　こうちょうほぞん

高渗减压术　高張減圧術　こうちょうげんあつじゅつ

高渗尿　高張尿　こうちょうにょう

高渗葡萄糖注射液　高張ブドウ糖注射液　こうちょうブド
ウとうちゅうしゃえき

高渗溶液　高張溶液　こうちょうようえき

高渗性　高張性　こうちょうせい

高渗性非酮症昏迷综合征　高張性非ケトン症昏睡症候群
こうちょうせいひketonしょうこんすいしょうこうぐん

高渗性非酮症性(糖尿病性)昏迷　高張性非ケトン症性糖尿
病性昏睡　こうちょうせいひketonしょうせいとうにょう
ひょうせいこんすい

高渗性昏迷　高張性昏睡　こうちょうせいこんすい

高渗性少尿　高張性乏尿〔症〕　こうちょうせいぼうにょう
〔しょう〕

高渗(性)脱水　高張性脱水　こうちょうせいだっすい

高渗压　高張　こうちょう

高渗盐水　高張食塩水　こうちょうしょくえんすい

高渗盐水试验　高張食塩水テスト　こうちょうしょくえん
すいtest

高渗盐水注射　高張食塩水注射　こうちょうしょくえんす
いちゅうしゃ

高渗状态　高浸透圧状態　こうしんとうあつじょうたい

高圣草素　ホモエリオジクチオール　homoeriodictyol

高湿度试验箱　高湿度試験箱　こうしつどしけんばこ

高铈　第二セリウム　だいにcerium

高输出激光系统　高輸出レーザー系統　こうゆしゅつlaser
けいとう

高输出量心〔力〕衰〔竭〕　高拍出心不全　こうはくしゅつし
んふぜん

高输出心室起搏器　高拍出心室ペースメーカ　こうはく
しゅつしんしつpacemaker

高丝氨酸　ホモセリン　homoserine

高斯　ガウス　gauss

高斯定理　ガウス定理　Gaussていり

高斯分布　ガウス分布　Gaussぶんぷ

高斯曲线　ガウス曲線　Gaussきょくせん

高斯氏点　ガウス点　Gaussてん

高斯氏法　ガウス法　Gaussほう

高斯氏征　ガウス徴候　Gaussちょうこう

高死亡率　高死亡率　こうしぼうりつ

高速　高速度　こうそくど

高速超微血量离心机　高速度超ミクロヘマトクリット遠心
器　こうそくどちょうmicrohematocritえんしんき

高速缓冲存储器　キャッシュメモリ　Cache memory

高速机头　高速度ハンドピース　こうそくどhandpiece

高速离心　超遠心〔分離〕　ちょうえんしん〔ぶんり〕

高速离心机　超遠心〔分離〕機　ちょうえんしん〔ぶんり〕き

高速连续流动离心机　高速度連続流動遠心機　こうそくど
れんぞくりゅうどうえんしんき

高速滤池　高速度濾過器　こうそくどろかき

高速闪烁放射自显影〔术〕　高速度シンチレーションオート
ラジオグラフィー　こうそくど scintillation
autoradiography

高速通气法　高速度通気法　こうそくどつうきほう

高速消毒器　高速度滅菌器　こうそくどめっきんき

高速牙钻　高速度歯バー　こうそくどしbur

高速液相层分析仪　高速度液相クロマトグラフ　こうそ
くどえきそうchromatograph

高速液相色谱法　高速度液相クロマトグラフィ　こうそく
どえきそうchromatography

高速液相色谱仪　高速度液相クロマトグラフ　こうそくど
えきそうchromatograph

高碳钢　高炭素鋼　こうたんそこう

高碳酸血〔症〕　二酸化炭素過剰血症,高炭酸〔症〕,炭酸過剰
〔症〕　にさんかたんそかじょうけっしょう,こうたんさん
〔しょう〕,たんさんかじょう〔しょう〕

高碳酸血症〔性〕呼吸衰竭　高炭酸症性呼吸不全　こうたん
さんしょう〔せい〕こきゅうふぜん

高糖皮肤病　皮膚性糖尿病　ひふせいとうにょうびょう

高糖饮食　高炭水化合物食　こうたんすいかごうぶつしょ
く

高体温　超高熱　ちょうこうねつ

高田-荒二氏试验　高田・荒試験　たかた-あらしけん

高田-荒反应　高田・荒反応　たかた-あらはんのう

高田氏反应　高田反応　たかたはんのう

高田氏试剂　高田試薬　たかたしやく

高萜酸　ホモテルペニル酸　homoterpenylさん

高铁红细胞　シデロサイト　siderocyte

高铁酸钾　鉄酸カリウム　てつさんkalium

高铁血　シデローシス,鉄沈着〔症〕　siderosis,てつちんちゃ
く〔しょう〕

高铁血红蛋白　メトヘモグロビン　methemoglobin

高铁血红蛋白还原酶　メトヘモグロビン還元酵素　me-
themoglobinかんげんこうそ

高铁血红蛋白还原试验　メトヘモグロビン還元試験
methemoglobinかんげんしけん

高铁血红蛋白还原系统　メトヘモグロビン還元系
methemoglobinかんげんけい

高铁血红蛋白形成剂　メトヘモグロビン生成薬
methemoglobinせいせいやく

高铁血红蛋白血〔症〕　メトヘモグロビン血〔症〕
methemoglobinけつ〔しょう〕

高铁血红素　ヘマチン　hematin

高铁血红素白蛋白　ヘマチンアルブミン　hematin
albumin

高铁盐　第二鉄塩　だいにてつえん

高铁原卟啉　ヘミン　hemin

高通滤波器　高域フィルタ　こういきfilter

高酮血〔症〕　過ケトン血〔症〕　かketonけつ〔しょう〕

高危妊娠　高危険率妊娠　こうきけんりつにんしん

高危妊娠病房　高危険率妊娠病棟　こうきけんりつにんし
んびょうとう

高危胎儿　高危険率胎児　こうきけんりつたいじ

高位产钳　高位鉗子　こういかんし

高位产钳分娩　高位鉗子分娩　こういかんしぶんべん
高位肠闭锁　高位腸閉鎖　こういちょうへいさ
高位肛瘘　高位痔フィステル　こういじFistel
高位灌肠〔法〕　高位浣腸〔法〕　こういかんちょう〔ほう〕
高位肩胛　上位肩甲骨　じょういけんこうこつ
高位结扎术　高位結紮術　こういけっさつじゅつ
高位截肢　高位切断術　こういせつだんじゅつ
高位阑尾　高位虫垂　こういちゅうすい
高位阑尾穿孔　高位虫垂穿孔　こういちゅうすいせんこう
高位盲肠　盲腸高位症　もうちょうこういしょう
高位气管镜检查　高位気管鏡検査　こういきかんきょうけんき
高位气管切开术　高位気管切開術　こういきかんせっかいじゅつ
高位钳　高位鉗子　こういかんし
高位钳产术　高位鉗子分娩術　こういかんしぶんべんじゅつ
高位缺损　高位欠損　こういけっそん
高位胃溃疡　高位胃潰瘍　こういいかいよう
高位小肠梗阻　高位腸閉塞〔症〕　こういちょうへいそく〔しょう〕
高胃蛋白酶尿〔症〕　高ペプシン尿〔症〕　こうpepsinにょう〔しょう〕
高胃蛋白酶血〔症〕　高ペプシン血〔症〕　こうpepsinけつ〔しょう〕
高温　高体温,高熱　こうたいおん,こうねつ
高温巴氏灭菌法　高温パスツール滅菌法　こうおんPasteurめっきんほう
高温包埋料　高温埋没材　こうおんまいぼつざい
高温保藏〔法〕　高温保存〔法〕　こうおんほぞん〔ほう〕
高温病　高温病　こうおんびょう
高温车间　高温職場　こうおんしょくば
高温电离　熱イオン化　ねつionか
高温镀银卡他温度计　高温銀めっきカタ温度計　こうおんぎんめっきKataおんどけい
高温短时巴氏灭菌法　高温短時間パスツール滅菌法　こうおんたんじかんPasteurめっきんほう
高温分解　熱分解　ねつぶんかい
高温环境　高温環境　こうおんかんきょう
高温计　高温計　こうおんけい
高温蜡　高温ろう　こうおんろう
高温灭菌法　高温滅菌法　こうおんめっきんほう
高温气候　高温気候　こうおんきこう
高温生活　高温生活　こうおんせいかつ
高温试验箱　高温試験箱　こうおんしけんばこ
高温纤维〔素〕分解菌　高温セルロース分解バクテリア　こうおんcelluloseぶんかいbacteria
高温性水肿　熱性水腫　ねっせいすいしゅ
高温浴　過熱浴　かねつよく
高温作业　高温作業　こうおんさぎょう
高纤维蛋白溶酶血〔症〕　高プラスミン血〔症〕　こうplasminけつ〔しょう〕
高香草酸　ホモバニリン酸　homovanillinさん
高香草酸测定　ホモバニリン酸測定　homovanillinさんそくてい
高效薄层层析法　高パーフォーマンス薄層クロマトグラフィ　こうperformanceはくそうchromatography
高效能　高能力,高効力　こうのうりょく,こうこうりょく

高效液相层析法　高パーフォーマンス液相クロマトグラフィ　こうperformanceえきそうchromatography
高效液相色谱法　高パーフォーマンス液相クロマトグラフィ　こうperformanceえきそうchromatography
高歇氏病〔症〕　ゴーシェ病〔症〕　Gaucherびょう〔しょう〕
高歇氏细胞　ゴーシェ細胞　Gaucherさいぼう
高缬氨酸血〔症〕　高バリン血症　こうvalinけっしょう
高心排血量状态　高心臓拍出状態　こうしんぞうはくしゅつじょうたい
高辛烷值汽油　高オクタンガソリン　こうoctane gasoline
高型烧杯　トールビーカー　tall beaker
高（过）溴酸　過臭素酸　かしゅうそさん
高血氨〔症〕　高アンモニア血症　こうammoniaけっしょう
高血非结合性胆红素黄疸　非結合性高ビリルビイン黄疸　ひけつごうせいこうbilirubinおうだん
高血钙〔症〕　高カルシウム血〔症〕　こうcalciumけつ〔しょう〕
高血钙综合征　高カルシウム血症候群　こうcalciumけつしょうこうぐん
高血红蛋白血〔症〕　高ヘモグロビン血〔症〕　こうhemoglobinけつ〔しょう〕
高血钾〔症〕　高カリウム血〔症〕　こうkaliumけつ〔しょう〕
高血结合性胆红素黄疸　結合性高ビリルビン黄疸　けつごうせいこうbilirubinおうだん
高血磷〔症〕　高リン血〔症〕　こうリンけつ〔しょう〕
高血氯〔症〕　高塩素血〔症〕　こうえんそけつ〔しょう〕
高血镁〔症〕　高マグネシウム血〔症〕　こうmagnesiumけつ〔しょう〕
高血钠〔症〕　高ナトリウム血〔症〕　こうnatriumけつ〔しょう〕
高血糖　高血糖　こうけっとう
高血糖素　グルカゴン　glucagon
高血糖素分泌异常　グルカゴン分泌異常　glucagonぶんぴついじょう
高血糖因素　高血糖因子　こうけっとういんし
高血糖〔症〕　高血糖〔症〕　こうけっとう〔しょう〕
高血糖指数　高血糖指数　こうけっとうしすう
高血压〔病〕　高血圧〔症〕　こうけつあつ〔しょう〕
　戈德布拉特氏高血压　ゴールドブラット高血圧〔症〕　Goldblattこうけつあつ〔しょう〕
高血压蛋白　ハイパーテンシン,アンギオトニン　hypertensin,angiotonin
高血压蛋白酶　ハイパーテンシナーゼ,アンギオトナーゼ　hypertensinase,angiotonase
高血压蛋白原　アンギオテンシノゲン,ハイパーテンシノーゲン　angiotensinogen,hypertensinogen
高血压蛋白原酶　レニン　renin
高血压动脉硬化性心脏病　高血圧動脈硬化性心疾患　こうけつあつどうみゃくこうかせいしんしっかん
高血压合并妊娠毒血症　高血圧併発妊娠毒血症　こうけつあつへいはつにんしんどくけっしょう
高血压脑出血　高血圧性脳出血　こうけつあつせいのうしゅっけつ
高血压脑症状　高血圧性脳症状　こうけつあつせいのうしょうじょう
高血压素原　ハイパーテンシノーゲン,アンギオテンシノゲン　hypertensinogen,angiotensinogen
高血压危象　高血圧発症　こうけつあつはっしょう

高血压心脏病　高血圧性心疾患　こうけつあつせいしんしっかん

高血压性红细胞增多症　高血圧性赤血球増加症　こうけつあつせいせっけっきゅうぞうかしょう

高血压〔性〕脑病　高血圧性脳症　こうけつあつせいのうしょう

高血压性肾病　高血圧性腎症　こうけつあつせいじんしょう

高血压性〔视〕乳头视网膜病　高血圧性乳頭網膜症　こうけつあつせいにゅうとうもうまくしょう

高血压性视网膜病〔变〕　高血圧性網膜症　こうけつあつせいもうまくしょう

高血压性视网膜动脉痉挛　高血圧性網膜動脈痙攣　こうけつあつせいもうまくどうみゃくけいれん

高血压性视网膜动脉硬化　高血圧性網膜動脈硬化　こうけつあつせいもうまくどうみゃくこうか

高血压〔性〕心脏病　高血圧性心疾患　こうけつあつせいしんしっかん

高血脂〔症〕　高脂〔肪〕血〔症〕　こうし〔ぼう〕けつ〔しょう〕

高压变换器　高圧変換器　こうあつへんかんき

高压舱　高圧室　こうあつしつ

高压纯氧浸透法　高圧酸素浸透法　こうあつさんそしんとうほう

高压电　高圧電気　こうあつでんき

高压电极　高圧電極　こうあつでんきょく

高压电缆　高圧ケーブル　こうあつcable

高压电容器　高圧電気容量器　こうあつでんきようりょうき

高压电泳　高圧電気泳動　こうあつでんきえいどう

高压电子显微术　高圧電子顕微鏡検査法　こうあつでんしけんびきょうけんさほう

高压负离子发生器　高圧陰イオン発生器　こうあついんionはっせいき

高压汞灯　高圧水銀灯　こうあつすいぎんとう

高压过滤器　高圧濾過器　こうあつろかき

高压环境　高圧環境　こうあつかんきょう

高压继电器　高圧継電器　こうあつけいでんき

高压静电治疗机　高圧静電治療装置　こうあつせいでんちりょうそうち

高压脉　高圧脈　こうあつみゃく

高压灭菌　高圧滅菌　こうあつめっきん

高压灭菌法　高圧滅菌法　こうあつめっきんほう

高压灭菌器　オートクレーブ,高圧滅菌器　autoclave,こうあつめっきんき

高压灭菌器温度指示管　高圧滅菌器温度制御器　こうあつめっきんきおんどせいぎょ

高压气相色谱法　高圧気相クロマトグラフィ　こうあつきそうchromatography

高压氢化　高圧水素添加〔作用〕　こうあつすいそてんか〔さよう〕

高压摄影Ｘ线机　高圧Ｘ線写真機　こうあつXせんしゃしんき

高压室　高圧室　こうあつしつ

高压素　ハイパーテンシン,アンギオトニン　hypertensin,angiotonin

高压素酶　ハイパーテンシナーゼ,アンギオトナーゼ　hypertensinase,angiotonase

高压素原　ハイパーテンシノーゲン　hypertensinogen

高压线　高圧ケーブル　こうあつcable

高压Ｘ线疗法　高圧レントゲン療法　こうあつroentgenりょうほう

高压消毒器　高圧滅菌(消毒)器　こうあつめっきん(しょうどく)き

高压性脑积水　高圧性水頭〔症〕　こうあつせいすいとう〔しょう〕

高压性气胸　緊張性気胸　きんちょうせいききょう

高压性视网膜病　高圧性網膜症　こうあつせいもうまくしょう

高压性自发性气胸　高圧性自然気胸　こうあつせいしぜんききょう

高压氧　高圧酸素　こうあつさんそ

高压氧舱　高圧〔酸素〕室　こうあつ〔さんそ〕しつ

高压氧舱疗法　高圧〔酸素〕室療法　こうあつ〔さんそ〕しつりょうほう

高压氧疗法　高圧酸素療法　こうあつさんそりょうほう

高压氧治疗　高圧酸素治療　こうあつさんそちりょう

高压液体(相)色谱法　高圧液体(相)クロマトグラフィ　こうあつえきそうchromatography

高压液相层析　高圧液相クロマトグラフィ　こうあつえきそうchromatography

高压蒸锅　高圧蒸気ボイラー　こうあつじょうきboiler

高压蒸汽　高圧蒸気　こうあつじょうき

高压蒸汽消毒灭菌法　高圧蒸気滅菌法　こうあつじょうきめっきんほう

高压蒸汽消毒器　高圧蒸気消毒器　こうあつじょうきしょうどくき

高压注射器　高圧注射器　こうあつちゅうしゃき

高氧血　高酸素血　こうさんそけつ

高氧血症　高酸素血症　こうさんそけっしょう

高氧症　高酸素症　こうさんそしょう

高胰岛素血〔症〕　高インス(シュ)リン血〔症〕　こうinsulinけつ〔しょう〕

高异亮氨酸　ホモイソロイシン　homoisoleucine

高异柠檬酸　ホモイソクエン酸　homoisoクエンさん

高音调　高音調　こうおんちょう

高音听诊器　高音聴診器　こうおんちょうしんき

高营养导管　過栄養管　かえいようかん

高原病　高所病　こうしょびょう

高原低血压　高所低血圧　こうしょていけつあつ

高原反应　高所反応　こうしょはんのう

高原肺水肿　高所肺水腫　こうしょはいすいしゅ

高原高血压　高所高血圧　こうしょこうけつあつ

高原红细胞增多症　高所赤血球増加症　こうしょせっけっきゅうぞうかしょう

高原环境　高所環境　こうしょかんきょう

高原昏迷　高所昏睡　こうしょこんすい

高原耐性　高所耐性　こうしょたいせい

高原气候　高所気候　こうしょきこう

高原生理学　高所生理学　こうしょせいりがく

高原(地)适应　高所順応　こうしょじゅんのう

高原(地)适应不全症　高所順応不全症　こうしょじゅんのうふぜんしょう

高原〔性〕肺水肿　高所性肺水腫　こうしょせいはいすいしゅ

高原〔性〕心脏病　高所〔性〕心疾患　こうしょ〔せい〕しんしっかん

高原血压异常　高所血圧異常　こうしょけつあついじょう

高原训练　高所訓練　こうしょくんれん

高原晕厥　高所失神　こうしょしっしん

高孕酮血　高黄体ホルモン血〔症〕　こうおうたいhormoneけつ〔しょう〕

高张力　高張,緊張亢進　こうちょう,きんちょうこうしん

高张〔力〕性子宫功能异常　高張性子宮機能不全　こうちょうせいしきゅうきのうふぜん

高张力性宫缩乏力　高張性子宮機能不全　こうちょうせいしきゅうきのうふぜん

高张性挛缩　高張性拘縮　こうちょうせいこうしゅく

高张性膀胱　高張性膀胱　こうちょうせいぼうこう

高张盐水　高張食塩水　こうちょうしょくえんすい

高张盐水静脉注射试验　高張食塩水静脈注射試験,ヒッケイ・ヘーア試験　こうちょうしょくえんすいじょうみゃくちゅうしゃしけん,Hickey-Hareしけん

高张盐水羊膜腔注射妊娠终止　高張食塩水羊膜内注射妊娠終止　こうちょうしょくえんすいようまくないちゅうしゃにんしんしゅうし

高真空　高真空　こうしんくう

高真空泵　高真空ポンプ　こうしんくうpump

高真空计　高真空ゲージ　こうしんくうgauge

高真空蒸馏　高真空蒸留　こうしんくうじょうりゅう

高振幅　高振幅　こうしんぷく

高脂蛋白血〔症〕　高リポ蛋白血〔症〕　こうlipoたんぱくけつ〔しょう〕

高β脂蛋白血〔症〕　高β-リポ蛋白血〔症〕　こうβ-lipoたんぱくけつ〔しょう〕

高脂〔肪〕饮食　高脂食　こうししょく

高脂血〔症〕　高脂〔肪〕血〔症〕,脂肪過剰血〔症〕　こうし〔ぼう〕けつ〔しょう〕,しぼうかじょうけつ〔しょう〕

高脂质血〔症〕　高脂質血〔症〕　こうししつけつ〔しょう〕

高直位　前頂胎位　ぜんちょうたいい

高自动化短波透热机　超自動短波透熱装置　ちょうじどうたんぱとうねつそうち

高自旋　高スピン　こうspin

高自旋络合物　高スピン錯化合物　こうspinさくかごうぶつ

高组胺血　高ヒスタミン血〔症〕　こうhistamineけつ〔しょう〕

睾提肌　挙睾筋,精巣挙筋　きょこうきん,せいそうきょきん

睾酮　テストステロン　testosterone

睾丸　睾丸　こうがん

睾丸癌　睾丸癌　こうがんがん

睾丸白膜　睾丸白膜　こうがんはくまく

〔睾丸〕白膜切开术　睾丸白膜切開術　こうがんはくまくせっかいじゅつ

睾丸变性　睾丸変性　こうがんへんせい

睾丸病　睾丸疾患　こうがんしっかん

睾丸不发育　睾丸発育不全　こうがんはついくふぜん

睾丸残余　睾丸残余　こうがんざんよ

睾丸颤搐　睾丸痙攣　こうがんけいれん

睾丸成形术　睾丸形成術　こうがんけいせいじゅつ

睾丸雌性化综合征　睾丸女性化症候群　こうがんじょせいかしょうこうぐん

睾丸丛　精巣動脈神経叢　せいそうどうみゃくしんけいそう

睾丸挫伤　睾丸挫傷　こうがんざしょう

睾丸错向下降　睾丸奇異下降　こうがんきいかこう

睾丸动脉　睾丸動脈,精巣動脈　こうがんどうみゃく,せいそうどうみゃく

睾丸窦道　睾丸洞　こうがんどう

睾丸恶性支持细胞瘤　睾丸悪性セルトーリ細胞腫瘍　こうがんあくせいsertoliさいぼうしゅよう

睾丸发育不全　睾丸発育不全,睾丸形成不全　こうがんはついくふぜん,こうがんけいせいふぜん

睾丸放线菌病　睾丸放線菌症　こうがんほうせんきんしょう

睾丸非生殖细胞瘤　睾丸非胚〔芽〕細胞腫　こうがんひはい〔が〕さいぼうしゅ

睾丸肥大　睾丸肥大　こうがんひだい

睾丸缝〔合〕术　睾丸縫合術　こうがんほうごうじゅつ

睾丸附睾类肉瘤　睾丸副睾丸類肉腫　こうがんふくこうがんるいにくしゅ

睾丸附睾切除术　睾丸副睾丸摘除術　こうがんふくこうがんてきじょじゅつ

睾丸附睾炎　睾丸副睾丸炎　こうがんふくこうがんえん

睾丸附件　睾丸付属体　こうがんふぞくたい

睾丸附件扭转　睾丸付属体捻転　こうがんふぞくたいねんてん

睾丸腹肌反射　睾丸圧迫反射　こうがんあっぱくはんしゃ

睾丸功能不全　睾丸機能不全　こうがんきのうふぜん

睾丸功能检查〔方法〕　睾丸機能検査〔法〕　こうがんきのうけんさ〔ほう〕

睾丸功能性肿瘤　睾丸機能性腫瘍　こうがんきのうせいしゅよう

睾丸固定术　睾丸固定術　こうがんこていじゅつ

睾丸固有膜　睾丸固有層　こうがんこゆうそう

睾丸固有鞘膜　睾丸固有鞘膜　こうがんこゆうしょうまく

睾丸后倾　睾丸後傾〔症〕　こうがんこうけい〔しょう〕

睾丸坏死　睾丸壊死　こうがんえし

睾丸活组织检查　睾丸バイオプシー(生検)　こうがんbiopsy(せいけん)

睾丸机能减退　睾丸機能低下　こうがんきのうていか

睾丸机能亢进　睾丸機能亢進〔症〕　こうがんきのうこうしん〔しょう〕

睾丸肌瘤　睾丸筋腫　こうがんきんしゅ

睾丸畸胎癌　睾丸奇形癌,睾丸悪性奇形腫　こうがんきけいがん,こうがんあくせいきけいしゅ

睾丸畸胎瘤　睾丸奇形腫　こうかんきけいしゅ

睾丸畸形　睾丸奇形　こうがんきけい

睾丸激素　睾丸ホルモン　こうがんhormone

睾丸间介细胞机能缺失　ラィディヒ細胞〔機能〕不全　Leydigさいぼう〔きのう〕ふぜん

睾丸间介细胞增殖　ラィディヒ細胞増殖　Leydigさいぼうそうしょく

睾丸间质　睾丸間質組織　こうがんかんしつそしき

睾丸间质细胞　睾丸間質細胞,ラィディヒ細胞　こうがんかんしつさいぼう,Leydigさいぼう

睾丸间质细胞瘤　睾丸間質細胞腫,睾丸ラィディヒ細胞腫　こうがんかんしつさいぼうしゅ Leydigさいぼうしゅ

睾丸结核　睾丸結核　こうがんけっかく

睾丸精索鞘膜　睾丸精索鞘膜　こうがんせいさくしょうまく

睾丸精原细胞瘤　睾丸セミノーマ　こうがんseminoma

睾丸静脉　睾丸静脈　こうがんじょうみゃく

睾丸静脉造影　睾丸静脈造影　こうがんじょうみゃくぞうえい

睾丸决定因子　睾丸決定因子　こうがんけっていいんし

睾丸良性支持细胞瘤　睾丸良性セルトーリ細胞腫　こうがんりょうせいsertoliさいぼうしゅ

睾丸瘤　睾丸腫瘍　こうがんしゅよう

睾丸梅毒　睾丸梅毒　こうがんばいどく

睾丸男性母细胞瘤　睾丸男性胚〔細胞〕腫　こうがんだんせいはい〔さいぼう〕しゅ

睾丸脑状癌　睾丸脳様癌　こうがんのうようがん

睾丸内翻　睾丸内反〔症〕　こうがんないはん〔しょう〕

睾丸〔内分泌〕机能减退　睾丸機能低下〔症〕　こうがんきのうていか〔しょう〕

睾丸扭转　睾丸捻転　こうがんねんてん

睾丸脓肿　睾丸膿瘍　こうがんのうよう

睾丸脓肿切开引流术　睾丸膿瘍切開ドレナージ　こうがんのうようせっかいdrainage

睾丸女性化〔症〕　睾丸女性化〔症〕　こうがんじょせいか〔しょう〕

睾丸女性化综合征　睾丸性女性化症候群　こうがんせいじょせいかしょうこうぐん

睾丸胚胎性癌　睾丸胚芽性癌　こうがんはいがせいがん

睾丸破坏　睾丸破壊　こうがんはかい

睾丸鞘膜　睾丸鞘膜,内精筋膜　こうがんしょうまく,ないせいきんまく

睾丸鞘膜〔低位〕穿刺术　陰嚢下部水瘤穿刺法　いんのうかぶすいりゅうせんしほう

睾丸鞘膜翻转术　睾丸鞘膜外転術　こうがんしょうまくがいてんじゅつ

睾丸鞘膜积液　睾丸鞘膜水瘤　こうがんしょうまくすいりゅう

睾丸鞘膜积液根治术　睾丸鞘膜水瘤根治療法　こうがんしょうまくすいりゅうこんちりょうほう

睾丸鞘膜切除及外翻术　睾丸鞘膜切除外転術　こうがんしょうまくせつじょがいてんじゅつ

睾丸鞘膜切除术　睾丸鞘膜切除術　こうがんしょうまくせつじょじゅつ

睾丸鞘膜水囊肿　睾丸鞘膜水瘤　こうがんしょうまくすいりゅう

睾丸鞘膜纤维瘤　睾丸鞘膜線維腫　こうがんしょうまくせんいしゅ

睾丸鞘膜炎　睾丸鞘膜炎　こうがんしょうまくえん

睾丸鞘突　睾丸鞘状突起　こうがんしょうじょうとっき

睾丸切除术　睾丸切除術　こうがんせつじょじゅつ

睾丸切开术　睾丸切開術　こうがんせっかいじゅつ

睾丸曲细精管　睾丸曲精細管　こうがんきょくせいさいかん

睾丸缺失　睾丸欠如　こうがんけつじょ

睾丸绒毛膜〔上皮〕癌　睾丸絨毛上皮癌　こうがんじゅうもうじょうひがん

睾丸融合症　睾丸癒着症　こうがんゆちゃくしょう

睾丸神经痛　睾丸神経痛　こうがんしんけいつう

睾丸生殖母细胞性肿瘤　睾丸原生殖細胞性腫瘍,睾丸胚細胞腫瘍　こうがんげんせいしょくさいぼうせいしゅよう,こうがんはいさいぼうしゅよう

睾丸输出小管　睾丸輸出小管　こうがんゆしゅつしょうかん

睾丸树胶样肿　睾丸ゴム腫　こうがんgumしゅ

睾丸素　テストステロン　testosterone

睾丸髓样瘤　睾丸骨髄腫　こうがんこつずいしゅ

睾丸损伤　睾丸損傷　こうがんそんしょう

睾丸酮　テストステロン　testosterone

睾丸痛　睾丸痛　こうがんつう

睾丸突出　睾丸瘤,睾丸ヘルニア様脱出　こうがんりゅう,こうがんherniaようだっしゅつ

睾丸脱位　睾丸転位　こうがんてんい

睾丸网　精巣網　せいそうもう

睾丸萎缩　睾丸萎縮　こうがんいしゅく

睾丸未降　停留睾丸,潜伏睾丸　ていりゅうこうがん,せんぷくこうがん

睾丸未降手术　停留睾丸手術　ていりゅうこうがんしゅじゅつ

睾丸系膜　精巣間膜　せいそうかんまく

睾丸下垂　睾丸下垂　こうがんかすい

睾丸下降　睾丸下降　こうがんかこう

睾丸下降不全　睾丸下降不全　こうがんかこうふぜん

睾丸纤维瘤　睾丸線維腫　こうがんせんいしゅ

睾丸腺癌　睾丸腺癌　こうがんせんがん

睾丸腺瘤　睾丸腺腫　こうがんせんしゅ

睾丸消失综合征　睾丸消失症候群　こうがんしょうしつしょうこうぐん

睾丸小隔　睾丸中隔　こうがんちゅうかく

睾丸小叶　精巣小葉　せいそうしょうよう

睾丸形态原性分泌　睾丸形態発生性分泌　こうがんけいたいはっせいせいぶんぴつ

睾丸性休克　睾丸性ショック　こうがんせいshock

睾丸雄激素　アンドリン　andrin

睾丸血管瘤　睾丸血管腫　こうがんけっかんしゅ

睾丸血肿　睾丸血腫　こうがんけっしゅ

睾丸炎　睾丸炎　こうがんえん

睾丸炎球菌　オルキオコッカス　orchiococcus

睾丸异位　睾丸転位〔症〕　こうがんてんい〔しょう〕

睾丸阴囊疝　睾丸陰嚢ヘルニア　こうがんいんのうhernia

睾丸引带　精巣導帯　せいそうどうたい

睾丸粘连　睾丸癒着　こうがんゆちゃく

睾丸支持细胞-间质细胞瘤　睾丸セルトーリ細胞ライディヒ細胞腫　こうがんsertoliさいぼうLeydigさいぼうしゅ

睾丸支持细胞瘤　睾丸セルトーリ細胞腫　こうがんsertoliさいぼうしゅ

睾丸脂肪瘤　睾丸脂肪腫　こうがんしぼうしゅ

睾丸制剂疗法　睾丸製剤療法　こうがんせいざいりょうほう

睾丸肿瘤　睾丸腫瘍　こうがんしゅよう

睾丸中毒症　睾丸性中毒症　こうがんせいちゅうどくしょう

睾丸滋养细胞癌　睾丸支持細胞癌　こうがんしじさいぼうがん

睾丸绔隔　睾丸縦隔　こうがんじゅうかく

睾丸组织活检〔取样〕钳　睾丸生検鉗子　こうがんせいけんかんし

睾甾酮　テストステロン　testosterone

膏药　硬膏,硬剤　こうこう,こうざい

膏药罐　パスタポット　pasta pot

gào　**告锆**

告警信号灯　警報信号灯　けいほうしんごうとう

锆　ジルコニウム,Zr　zirconium
锆肉芽肿　ジルコニウム肉芽腫　zirconiumにくがしゅ
锆酸铅　ジルコン酸鉛　zirconさんなまり
锆盐-茜素试剂　ジルコニウムアリザリン試薬　zirconium-alizarinしやく

GE 戈哥胳鸽搁割歌革格葛蛤隔膈镉个各铬

gē 戈哥胳鸽搁割歌

戈德布拉特氏高血压　ゴールドブラット高血圧〔症〕Goldblattこうけつあつ〔しょう〕
戈德弗拉姆氏病　ゴルドフラム病　Goldflamびょう
戈德弗拉姆氏征　ゴルドフラム徴候　Goldflamちょうこう
戈德霍恩氏染色法　ゴルドホルン染色法　Goldhornせんしょくほう
戈德曼氏筋膜　ゴッドマン筋膜　Godmanきんまく
戈德韦特氏征　ゴルドウェート徴候　Goldthwaitちょうこう
戈德韦特氏症候　ゴルドウェート症状　Goldthwaitしょうじょう
戈登氏反射　ゴードン反射　Gordonはんしゃ
戈登氏征　ゴードン徴候　Gordonちょうこう
戈尔茨坦氏病　ゴールドスタイン病　Goldsteinびょう
戈尔茨坦氏咯血　ゴールドスタイン喀血　Goldsteinかっけつ
戈尔茨坦氏呕血　ゴールドスタイン吐血　Goldsteinとけつ
戈尔茨坦氏射线　ゴールドスタイン線　Goldsteinせん
戈尔茨坦氏征　ゴールドスタイン徴候　Goldsteinちょうこう
戈尔德伯格氏饮食　ゴルドベーガー食　Goldbergerしょく
戈尔登氏征　ゴルデン徴候　Goldenちょうこう
戈尔顿氏遗传定律　ゴールトンの法則　Galtonのほうそく
戈尔特氏反射　ゴールト反射　Gaultはんしゃ
戈雷氏方程　ゴレー方程式　Golayほうていしき
戈雷氏柱　ゴレー柱　Golayちゅう
戈维恩氏液　ガウェン液　Gauvainえき
哥伦比亚热　コロンビア扁蝨熱　Colombiaへんしつねつ
哥罗丁　クロロダイン　chlorodyne
哥罗米酚　クロミフェン　clomiphene
哥沙西林　クロキサシリン　cloxacillin
胳臂（膊）　腕　うで,わん
鸽鸠　ハト
鸽尾固位形　ドーブテール固定形　dovetailこていけい
搁臂架　ひじ掛け　ひじかけ
搁脚　足かけ,足台　あしかけ,あしだい
搁置寿命　貯蔵寿命　ちょぞうじゅみょう
割〔切〕伤　切創,切りきず　せっそう,きりきず
割痛　切傷様痛　せっしょうようつう
歌〔唱〕者声带炎　歌手声帯炎　かしゅせいたいえん
歌手结节　歌手結節　かしゅけっせつ

gé 革格葛蛤隔膈镉

革兰氏两染性　グラム両染性　Gramりょうせんせい
革兰氏染料　グラム染料　Gramせんりょう
革兰氏〔染色〕不定细菌　グラム〔染色〕不定バクテリア　Gram〔せんしょく〕ふていbacteria
革兰氏染色〔法〕　グラム染色法　Gramせんしょくほう
革兰氏溶液　グラム液　Gramえき
革兰氏阳性〔细〕菌　グラム陽性〔細〕菌　Gramようせい〔さいきん
革兰氏阴性　グラム陰性　Gramいんせい

革兰氏阴性菌增菌肉汤　グラム陰性増菌ブィヨン　Gramいんせいぞうきんbouillon
革兰氏阴性〔细〕菌　グラム陰性菌　Gramいんせいきん
革螨　ガマシドダニ　gamasidダニ
革螨类　ガマシドダニ類　gamasidダニるい
革蜱　カクマダニ
革蜱属　カクマダニ属　カクマダニぞく
革质（朊）　ケラチン　keratin
格-巴二氏综合征　ギラン・バレー症候群　Guillain-Barreしょうこうぐん
格恩氏现象　ガン現象　Gunnげんしょう
格尔森氏饮食　ゲルソン食　Gersonしょく
格-肥二氏反应　グルーバー・ウィダル反応　Gruber-widalはんのう
格-肥二氏试验　グルーバー・ウィダル試験　Gruber-widalしけん
格根包尔氏细胞　ゲーゲンバウェル細胞　Gegenbauerさいぼう
格哈特氏反应　ゲールハルト反応　Gerhardtはんのう
格哈特氏试验　ゲールハルト試験　Gerhardtしけん
格哈特氏征　ゲールハルト徴候　Gerhardtちょうこう
格〔罕姆〕氏丽蝇　グレアムクロバエ　Grahamクロバエ
格-赫二氏饮食　ゲルソン・ヘルマンドルフェル食事　Gerson-Herrmandorferしょくじ
格拉代尼果氏综合征　グラデニーゴ症候群　Gradenigoしょうこうぐん
格拉赫氏瓣　ゲルラッハ弁　Gerlachべん
格拉赫氏扁桃体　ゲルラッハ扁桃　Gerlachへんとう
格拉赫氏环状腱　ゲルラッハ輪状腱　Gerlachりんじょうけん
格拉斯哥氏征　グラスゴー徴候　Glasgowちょうこう
格腊塞氏定律　グラセット法則　Grassetほうそく
格腊塞氏现象　グラセット現象　Grassetげんしょう
格腊塞氏征　グラセット徴候　Grassetちょうこう
格〔腊提奥累〕氏视放射　グラショオレー視放射　Gratioletしほうしゃ
格腊维次氏变性　グラーウィッツ変性　Grawitzへんせい
格腊维次氏恶液质　グラーウィッツ悪液質　Grawitzあくえきしつ
格腊维次氏睡眠细胞　グラーウィッツ休止細胞　Grawitzきゅうしさいぼう
格腊维次氏〔肿〕瘤　グラーウィッツ腫瘍　Grawitzしゅよう
格蜡泽氏憩室　グラーゼル憩室　Graserけいしつ
格来弗德氏综合征　クラインフェルター症候群　klinefelterしょうこうぐん
格兰茨曼氏病　グランツマン病　Glanzmamびょう
格兰哲氏征　グランゼー徴候　Gramgerちょうこう
格朗歌氏病　グランシェー病　Grancherびょう
格朗歌氏三征　グランシェー三徴　Grancherさんちょう
格朗歌氏综合征　グランシェー症候群　Grancherしょうこうぐん
格-勒二氏三角　グランフェルト・レスハフト三角　Grynfeltt-Lesshaftさんかく
格雷费氏试验　グレーフェ試験　Graefeしけん
格雷芬伯格氏环　グレーフェンベルグ輪　Graefenbergりん
格雷夫氏瘤反应　グリーウ腫瘍反応　Greveしゅようはんのう
格雷夫氏卵泡　グラーフ卵胞　Graafらんぽう

格雷夫斯氏病　グレーウス病　Grevesびょう
格雷弗氏病　グレーフェ病　Graefeびょう
格雷弗氏征　グレーフェ徴候　Graefeちょうこう
格雷戈里氏散　グレゴリー散　Gregoryさん
格雷戈里氏征　グレゴリー徴候　Gregoryちょうこう
格雷汉氏 α-萘酚派若宁染色法　グレーアム α-ナフトールピロニン染色法　Graham α-naphtol pyroninせんしょくほう
格雷汉氏试验　グレーアム試験　Grahamしけん
格雷汉－斯蒂尔二氏杂音　グレーアム・スティール雑音　Graham-Steellざつおん
格雷氏点　グレー点　Grayてん
格累格氏合剂　グレッグ合剤　Gleggごうざい
格累纳氏病　グレナール病　Glenardびょう
格累纳氏试验　グレナール試験　Glenardしけん
格累氏细胞　グレー細胞　Gleyさいぼう
格累氏腺　グレー腺　Gleyせん
格里夫氏瘤反应　グリーフ腫瘍反応　Greveしゅようはんのう
格里津格氏病　グリージンガー病　Gresingerびょう
格里尼亚氏反应　グリニャール反応　Grignardはんのう
格里尼亚氏试剂　グリニャール試薬　Grignardしやく
格里佐耳氏征　グリソル徴候　Grisolleちょうこう
格利森氏病　グリソン病　Glissonびょう
格利森氏肝硬变　グリソン肝硬変　Glissonかんこうへん
格利森氏囊　グリソン鞘　Glissonしょう
格利森氏悬带　グリソン係蹄　Glissonけいてい
格林登氏病　グリンドン病　Grindonびょう
格林费尔德氏病　グリーンフィールド病　Greenfieldびょう
格林费尔特氏三角　グリンフェルト三角　Grynfeltさんかく
格林费尔特氏疝　グリンフェルト ヘルニア　Gryntelt hernia
格林豪氏病　グリノー病　Greenhowびょう
格林氏征　グリーン徴候　Greeneちょうこう
格鲁比氏病　グルービー病　Grubyびょう
格鲁伯氏疝　グルーバー ヘルニア　Gruber hernia
格鲁布　クループ　croup
格鲁布性鼻炎　クループ性鼻炎　croupせいびえん
格鲁布性肺炎　クループ性肺炎　croupせいはいえん
格鲁布性喉炎　クループ性喉頭炎　croupせいこうとうえん
格鲁布性结膜炎　クループ性結膜炎　croupせいけつまくえん
格鲁布性炎　クループ性炎症　croupせいえんしょう
格鲁布性支气管炎　クループ性気管支炎　croupせいきかんしえん
格鲁布性子宫内膜炎　クループ性子宮内膜炎　croupせいしきゅうないまくえん
格伦费耳德氏趾反射　グリュンフェルデル趾反射　Grünfelderしはんしゃ
格罗科氏三角　グロッコ三角　Groccoさんかく
格罗科氏征　グロッコ徴候　Groccoちょうこう
格罗斯曼氏征　グロスマン徴候　Grossmanちょうこう
格罗斯氏病　グロス病　Grossびょう
格罗塔氏法　ジェロータ法　Gerotaほう
格罗西克氏〔消毒〕法　グロシッヒ〔消毒〕法　Grossich〔しょうどく〕ほう
格罗伊普内氏法　グロイプネル試験　Graupnerしけん
格梅林氏反应　グメリン反応　Gmelinはんのう

格氏反应　グリニャール反応　Grignardはんのう
格-斯二氏综合症　グレンブラッド・ストランドベリー症候群　Grönblad-Strandbergしょうこうぐん
格特林氏指数　ゲトリン指数　Gothlinしすう
格特内杆菌　ゲルトナー杆菌　Gärtnerかんきん
格特内氏法　ゲルトナー法　Gärtnerほう
格特内氏〔静脉〕现象　ゲルトナー〔静脈〕現象　Gärtner〔じょうみゃく〕げんしょう
格特内氏血压计　ゲルトナー圧力計　Gärtnerあつりょくけい
格-瓦二氏定律　ゲルトベルク・ワーゲ法則　Guldberg-Waageほうそく
格瓦思米氏油醚〔直肠〕麻醉　グワスメー エーテル油麻酔　Gwathmey etherゆますい
格子细胞　格子細胞　こうしさいぼう
格子状角膜变性　格子状角膜変性　こうしじょうかくまくへんせい
葛根　葛根　カッコン
葛根缕酶　カルボン　carvone
葛根属　葛根属　カッコンぞく
蛤贝　胎貝　イガイ
蛤贝充血毒〔素〕　ミチロコンヂスチン　mytilocongestin
蛤贝毒　ミチロトキシン　mytirotoxin
蛤贝肌醇　ミチリート　mytilite
蛤贝中毒　胎貝中毒〔症〕　イガイちゅうどく〔しょう〕
隔代遗传　隔世遺伝　かくせいいでん
隔代诱发　前誘発　ぜんゆうはつ
隔光器　隔板　かくばん
隔行扫描　飛越し走査　とびこしそうさ
隔〔尖〕瓣　中隔尖　ちゅうかくせん
隔绝抗原　分離抗原　ぶんりこうげん
隔离　隔離　かくり
隔离病室　隔離病棟　かくりびょうとう
隔离病（医）院　隔離病院　かくりびょういん
隔离二烯烃　隔離ジェン　かくりdiene
隔离法　隔離法　かくりほう
隔离期间　隔離期間　かくりきかん
隔离器　アィソレータ　isolator
隔离式防护　隔離式防護　かくりしきぼうご
隔离室　隔離室　かくりしつ
隔离双键　隔離二重結合　かくりにじゅうけつごう
隔离性囊肿　隔離性嚢胞　かくりせいのうほう
隔离衣　防護衣　ぼうごい
隔镰　中隔鎌　ちゅうかくれん
隔面梗死　中隔心筋梗塞　ちゅうかくしんきんこうそく
隔膜电池　隔膜電池　かくまくでんち
隔膜电流　隔膜電流　かくまくでんりゅう
隔膜型二尖瓣狭窄　隔膜型僧帽弁狭窄　かくまくがたそうぼうべんきょうさく
隔片（板）　隔板　かくばん
隔区　中隔野　ちゅうかくや
隔热　断熱　だんねつ
隔热措施　断熱措置　だんねつそち
隔乳头肌　中隔乳頭筋　ちゅうかくにゅうとうきん
隔声（音）　遮音　しゃおん
隔声器　遮音装置　しゃおんそうち
隔室　コンパートメント　compartment
隔室模型　コンパートメントモデル　compartment model

隔细胞　中隔細胞　ちゅうかくさいぼう
隔音室　防音室　ぼうおんしつ
隔缘束　中隔縁束　ちゅうかくえんそく
隔振　振動絶縁　しんどうぜつえん
膈　横隔膜　おうかくまく
膈癌　横隔膜癌　おうかくまくがん
膈重复　横隔膜重複　おうかくまくじゅうふく
膈抽搐　横隔膜痙攣　おうかくまくけいれん
膈动脉　横隔動脈　おうかくどうみゃく
膈动描记(写)器　横隔膜運動描写器　おうかくまくうんどうびょうしゃき
膈副神经　副横隔神経　ふくおうかくしんけい
膈高位　横隔膜高位　おうかくまくこうい
膈功能紊乱　横隔膜機能障害　おうかくまくきのうしょうがい
膈壶腹　横隔膜膨大部　おうかくまくぼうだいぶ
膈〔肌〕　横隔膜　おうかくまく
膈肌麻痹　横隔膜麻痺　おうかくまくまひ
膈肌损伤　横隔膜損傷　おうかくまくそんしょう
膈寄生虫病　横隔膜寄生虫病　おうかくまくきせいちゅうびょう
膈脚　横隔膜脚　おうかくまくきゃく
膈结肠固定术　横隔膜結腸固定術　おうかくまくけっちょうこていじゅつ
膈结肠韧带　横隔膜結腸靭帯　おうかくまくけっちょうじんたい
膈结核　横隔膜結核　おうかくまくけっかく
膈筋膜　横隔筋膜　おうかくきんまく
膈痉挛　横隔膜痙攣　おうかくまくけいれん
膈肋窦　横隔肋骨洞　おうかくろっこつどう
膈肋膜炎　肋骨横隔膜炎　ろっこつおうかくまくえん
膈良性肿瘤　横隔膜良性腫瘍　おうかくまくりょうせいしゅよう
膈裂　ボホダレク孔　Bochdalekこう
膈淋巴结　横隔リンパ節　おうかくlymphせつ
膈瘘　横隔フィステル　おうかくFistel
膈麻痹　横隔膜麻痺　おうかくまくまひ
膈面　横隔面　おうかくめん
膈面梗死　横隔面心筋梗塞　おうかくめんしんきんこうそく
膈面神经吻合术　横隔面神経吻合術　おうかくめんしんけいふんごうじゅつ
膈膜　横隔膜　おうかくまく
膈膜型　横隔膜型　おうかくまくがた
膈膜增厚型　横隔膜肥厚型　おうかくまくひこうがた
膈膜粘连型　横隔膜癒着型　おうかくまくゆちゃくがた
膈脓肿　横隔膜膿瘍　おうかくまくのうよう
膈膨出(升)　横隔膜ヘルニア,横隔膜脱出　おうかくまくhernia,おうかくまくだっしゅつ
膈膨升折术　横隔膜脱出ひだ形成術　おうかくまくだっしゅつひだけいせいじゅつ
膈脾韧带　横隔脾ひだ　おうかくひひだ
膈破裂　横隔膜破裂　おうかくまくはれつ
膈切除术　横隔膜切除術　おうかくまくせつじょじゅつ
膈穹窿　横隔膜円蓋　おうかくまくえんがい
膈缺损　横隔膜欠損　おうかくまくけっそん
膈疝　横隔膜ヘルニア　おうかくまくhernia
膈疝修补术　横隔膜ヘルニア修復術　おうかくまくhernia

しゅうふくじゅつ
膈上动脉　上横隔動脈　じょうおうかくどうみゃく
膈上静脉　上横隔静脈　じょうおうかくじょうみゃく
膈上淋巴结　上横隔リンパ節　じょうおうかくlymphせつ
膈上食管憩室　横隔膜上食道室　おうかくまくじょうしょくどうけいしつ
膈神经　横隔神経　おうかくしんけい
膈神经抽出术　横隔神経捻除術　おうかくしんけいねんじょじゅつ
膈神经刺激器　横隔神経刺激装置　おうかくしんけいしげきそうち
膈神经核　横隔神経核　おうかくしんけいかく
膈神经节　横隔神経節　おうかくしんけいせつ
膈神经切除钳　横隔神経切除鉗子　おうかくしんけいせつじょかんし
膈神经切除术　横隔神経切除術　おうかくしんけいせつじょじゅつ
膈神经切断术　横隔神経切断術　おうかくしんけいせつだんじゅつ
膈神经损伤　横隔神経損傷　おうかくしんけいそんしょう
膈神经痛　横隔神経痛　おうかくしんけいつう
膈神经压迫试验　横隔神経圧迫試験　おうかくしんけいあっぱくしけん
膈神经压轧术　横隔神経圧挫術　おうかくしんけいあっざじゅつ
膈式呼吸　横隔膜呼吸　おうかくまくこきゅう
膈松弛　横隔膜弛緩　おうかくまくしかん
膈瘫痪　横隔膜麻痺　おうかくまくまひ
膈痛　横隔膜痛　おうかくまくつう
膈突出　横隔膜性内臓転位　おうかくまくせいないぞうてんい
膈外伤　横隔膜損傷　おうかくまくそんしょう
膈胃部　横隔胃部　おうかくいぶ
膈胃综合征　横隔膜胃症候群　おうかくまくいしょうこうぐん
膈下垂　横隔膜下垂症　おうかくまくかすいしょう
膈下动脉　下横隔動脈　かおうかくどうみゃく
膈下间隙　横隔膜下間隙　おうかくまくかかんげき
膈下静脉　下横隔静脈　かおうかくじょうみゃく
膈下淋巴结　下横隔リンパ節　かおうかくlymphせつ
膈下脓气胸　横隔膜下膿気胸　おうかくまくかのうききょう
膈下脓肿　横隔膜下膿瘍　おうかくまくかのうよう
膈下脓肿切开引流术　横隔膜下膿瘍切開ドレナージ　おうかくまくかのうようせっかいdrainage
膈下脓肿引流术　横隔膜下膿瘍ドレナージ　おうかくまくかのうようdrainage
膈下隙　横隔膜下隙　おうかくまくかげき
膈下隐窝　横隔膜下陥凹　おうかくまくかかんおう
膈下游离气体　横隔膜下遊離気体　おうかくまくかゆうりきたい
膈现象　横隔膜現象　おうかくまくげんしょう
膈心包炎　横隔膜心膜炎　おうかくまくしんまくえん
膈性腹膜炎　横隔〔膜〕腹膜炎　おうかく〔まく〕ふくまくえん
膈性声门痉挛　横隔膜性声門痙攣　おうかくまくせいせいもんけいれん
膈胸膜　横隔胸膜　おうかくきょうまく

膈胸膜筋膜　横隔胸膜筋膜　おうかくきょうまくきんまく

膈胸膜炎　横隔胸膜炎　おうかくきょうまくえん

膈旋毛虫病　横隔膜旋毛虫症　おうかくまくせんもうちゅうしょう

膈炎　横隔膜炎　おうかくまくえん

膈右脚　横隔膜右脚　おうかくまくうきゃく

膈原发性恶性肿瘤　横隔膜原発性悪性腫瘍　おうかくまくげんはつせいあくせいしゅよう

膈〔运动〕征　横隔膜〔運動〕徴候　おうかくまく〔うんどう〕ちょうこう

膈粘连　横隔膜癒着　おうかくまくゆちゃく

膈中心腱　横隔膜腱中心　おうかくまくけんちゅうしん

膈肿瘤　横隔膜腫瘍　おうかくまくしゅよう

膈纵隔隐窝　横隔膜縦隔陥凹　おうかくまくじゅうかくかんおう

镉　カドミウム,Cd　cadmium

镉标准电池　カドミウム標準電池　cadmiumひょうじゅんでんち

镉尘肺　カドミウム塵肺　cadmiumじんはい

镉电池　カドミウム電池　cadmiumでんち

镉试剂　カドミウム試薬　cadmiumしやく

镉污染　カドミウム汚染　cadmiumおせん

镉吸收　カドミウム吸収　cadmiumきゅうしゅう

镉中毒　カドミウム中毒　cadmiumちゅうどく

gè　个各铬

个案病例调查　ケース サーベイ　case survey

个别精神疗法　個別精神療法　こべつせいしんりょうほう

个别精神治疗　個別精神治療　こべつせいしんちりょう

个别量　個別量　こべつりょう

个别试样　個別標本　こべつひょうほん

个别心理学　個人〔個体〕心理学　こじん〔こたい〕しんりがく

个别心理治疗　個別心理療法　こべつしんりりょうほう

个别牙错位　個別歯位置異常　こべつしいちいじょう

个别牙锁𬌗　個別歯咬合　こべつしこうごう

个别液体样本　個別液体サンプル　こべつえきたいsample

个人　個人　こじん

个人防护　個人防護　こじんぼうご

个人防护用品　個人防護用品　こじんぼうごようひん

个人剂量计　個人線量計　こじんせんりょうけい

个人计量误差　個人ディッピング誤差　こじんdippingごさ

个人识别　個人識別　こじんしきべつ

个人史　個人歴史　こじんれきし

个人卫生　個人衛生　こじんえいせい

个人预防　個人的予防　こじんてきよぼう

个人照射量计　個人照射量計　こじんしょうしゃりょうけい

个体变异　個体変異　こたいへんい

个体测验　個体検査　こたいけんさ

个体差异　個体差,個人差　こたいさ,こじんさ

个体成长率　個体生長率　こたいせいちょうりつ

个体发生　個体発生　こたいはっせい

个体发育　個体発育　こたいはついく

个体发育不良　個体異常発育　こたいいじょうはついく

个体反射　個体反射　こたいはんしゃ

个体防护　個人防護　こじんぼうご

个体节律　個人〔性〕リズム　こじん〔せい〕rhythm

个体免疫　個人免疫　こじんめんえき

个体敏感性　個体敏感性　こたいびんかんせい

个体耐受性　個体耐性　こたいたいせい

个体生态学　個体生態学　こたいせいたいがく

个体生物学　個体生物学　こたいせいぶつがく

个体死亡　個体死亡　こたいしぼう

个体特异性　個体特異性　こたいとくいせい

个体特征　個体特徴　こたいとくちょう

个体误差　個体誤差　こたいごさ

个体型　個体固有型　こたいこゆうがた

个体遗传　個体遺伝　こたいいでん

个体遗传型抗体　個体遺伝型抗体　こたいいでんがたこうたい

个体　個性　こせい

个性发生　個性発生　こせいはっせい

个性品质　個性品質　こせいひんしつ

各类〔型〕血细胞减少　汎血球減少　はんけっきゅうげんしょう

各向同性晶体　等方性〔結晶〕体　とうほうせい〔けっしょう〕たい

各向同性〔现象〕　等方性現象　とうほうせいげんしょう

各向异性化作用　異方性作用　いほうせいさよう

各向异性晶体　異方性結晶　いほうせいけっしょう

各向异性媒质　異方性媒質　いほうせいばいしつ

各向异性〔现象〕　異方性〔現象〕　いほうせい〔げんしょう〕

各型血细胞变性　汎血球癆　はんけっきゅうろう

铬　クロム,Cr　chromium,chrome

^{51}铬　クロム-51　chromium-51

铬氨络合物法　クロムアミノ錯化合物法　chromaminoさくかごうぶつほう

铬变酸　クロモトロプ酸　chromotropさん

^{51}铬标记红细胞　クロム51標識赤血球　chrome-51ひょうしきせっけっきゅう

^{51}铬测量红细胞寿命　赤血球寿命測定クロム^{51}標識法　せっけっきゅうじゅみょうそくていchrome-51ひょうしきほう

铬肠线　クロム カットグット　chrome catgut

铬疮　クロム〔性〕潰瘍　chrome〔せい〕かいよう

铬疮疤痕　クロム潰瘍瘢痕　chrome かいようはんこん

铬毒性溃疡　クロム潰瘍　chromeかいよう

铬酐　無水クロム酸　むすいchromeさん

铬黑Ｔ〔指示液〕　エリオクロムブラックＴ　eriochrome black T

铬红　クロム レッド　chrome red

^{51}铬红细胞　クロム51赤血球　chrome-51 せっけっきゅう

铬黄　クロムエロー　chrome yellow

铬溃疡　クロム性潰瘍　chrome せいかいよう

铬蓝黑Ｒ　エリオクロムブルーブラックＲ　eriochrome blue black R

铬绿　クロムグリーン　chrome green

铬〔明〕矾　クロムミョウバン　chrome ミョウバン

铬皮炎　クロム性皮膚炎　chrome せいひふえん

^{51}铬-人血清白蛋白　クロム51-人血清アルブミン　chrome-51-ヒトけっせいalbumin

铬酸　クロム酸　chrome さん

铬酸铵　クロム酸アンモニウム　chrome さん ammonium

铬酸钡　クロム酸バリウム　chrome さん barium

铬酸酐　無水クロム酸　むすいchromeさん

铬酸合剂　クロム酸合剤　chromeさんごうざい

铬酸混合液　クロム酸混合液　chromeさんこんごうえき

铬酸钾　クロム酸カリウム　chromeさんkalium

铬酸钠　クロム酸ナトリウム　chromeさんnatrium
铬酸铅　クロム酸鉛　chromeさんなまり
铬酸锶　クロム酸ストロンチウム　chromeさんstrontium
铬酸雾　クロム酸霧　chromeさんきり
铬酸盐　クロム酸塩　chromeさんえん
铬酸银　クロム酸銀　chromeさんぎん
铬铁矿　クロム鉄鉱　chromeてっこう
铬污染　クロム汚染　chromeおせん
铬酰　クロミル　chromyl
铬酰氯　塩化クロミル　えんかchromyl
铬营养　クロム栄養　chromeえいよう
铬中毒　クロム中毒　chromeちゅうどく
51-铬珠蛋白　クロム51グロビン　chrome-51 globin

GEI 给

gěi 给
给-吕萨克法　ゲーリュサック法　Cay-Lussacほう
给-吕萨克氏定律　ゲーリュサック第一法則　Cay-Lussacだ
　いいちほうそく

GEN 根跟

gēn 根跟
根　根　ね,こん
根被　根被　こんひ
根端部　根端部　こんたんぶ
根端囊肿　歯根嚢胞　しこんのうほう
根冠　根冠　こんかん
根管　根管　こんかん
根管超填术　根管過充塡術　こんかんかじゅうてんじゅつ
根管充填　根管充塡　こんかんじゅうてん
根管充填糊剂　根管充塡パスタ　こんかんじゅうてんpasta
根管充填器　根管充塡器　こんかんじゅうてんき
根管冲洗　根管洗浄　こんかんせんじょう
根管锉　根管やすり　こんかんやすり
根管分支　根管分枝　こんかんぶんし
根管封闭剂　根管密封剤　こんかんみっぷうざい
根管干燥器　根管乾燥器　こんかんかんそうき
根管扩孔钻　根管リーマー　こんかんreamer
根管内种植物　根管内インプラント　こんかんない
　implant
根管清扫剂　根管清掃剤　こんかんせいそうざい
根管塑化剂　根管樹脂化剤　こんかんじゅしかざい
根管塑化术　根管樹脂化療法　こんかんじゅしかりょうほ
　う
根管塑化液　根管樹脂化液　こんかんじゅしかえき
根管洗净针　根管灌注器,根管イルリガートル　こんかん
　かんちゅうき,こんかん irrigator
根管消毒　根管消毒　こんかんしょうどく
根管治疗　根管治療　こんかんちりょう
根管治疗器械　根管治療器械　こんかんちりょうきかい
根管钻　根管ドリル　こんかんdrill
根尖部　根尖部　こんせんぶ
根尖刮治术　根尖搔爬術　こんせんそうはじゅつ
根尖间脓肿　根尖間膿瘍　こんせんかんのうよう
根尖孔　根尖孔　こんせんこう
根尖瘘管　根尖フィステル　こんせん Fistel
根尖囊肿　根尖嚢胞　こんせんのうほう
根尖脓肿　根尖膿瘍　こんせんのうよう

根尖切除术　根尖切除術　こんせんせつじょじゅつ
根尖肉芽肿　根尖肉芽腫　こんせんにくがしゅ
根尖挺　根尖挺子　こんせんてこ
根尖纤维　根尖線維　こんせんせんい
根尖牙周炎　根尖歯周炎　こんせんししゅうえん
根尖炎　尖〔端〕炎　せん〔たん〕えん
根尖造口器　歯根尖切開器　しこんせんせっかいき
根尖造口术　歯根尖切開術　しこんせんせっかいじゅつ
根尖周病　歯根尖周囲病　しこんせんしゅういびょう
根尖周病变　歯根尖周囲病変　しこんせんしゅういびょう
　へん
根尖周感染　歯根尖周囲感染　しこんせんしゅういかんせ
　ん
根尖周囊肿　歯根尖周囲嚢胞　しこんせんしゅういのうほ
　う
根尖周围炎　歯根尖周囲炎　しこんせんしゅういえん
根茎　根茎　こんけい
根瘤　根瘤　こんりゅう
根瘤菌科　根生菌科　こんせいきんか
根瘤菌生物素　リオチン　rhiotin
根毛　毛根　もうこん
根霉菌属　リゾプス属　Rhizopsぞく
根皮甙(苷)　フロリジン　phlorhizin
根皮苷试验　フロリジン試験　phlorhizinしけん
根皮苷糖尿病　フロリジン糖尿病　phlorhizinとうにょう
　びょう
根皮素　フロレチン　phloretin
根切断术　根切断術　こんせつだんじゅつ
根曲菌　クモノスカビ属　クモノスカビぞく
根丝　細根　さいこん
根斯伦氏征　ゲンスレン徴候　Gaenslenちょうこう
根挺　歯根挺子　しこんてこ
根细胞　神経根細胞　しんけいこんさいぼう
根治　根治　こんじ
根治〔疗〕法　根治〔療〕法　こんじ〔りょう〕ほう
根治〔手〕术　根治手術　こんじしゅじゅつ
　法乐氏四联症根治术　ファロー四徴根治術　Fallotしちょ
　うこんじじゅつ
根治性肌瘤切除术　根治性筋腫摘除術　こんじせいきん
　しゅてきじょじゅつ
根治性膀胱切除术　根治性膀胱切除術　こんじせいぼうこ
　うせつじょじゅつ
根治性前列腺切除术　根治性前立腺切除術　こんじせいぜ
　んりつせんせつじょじゅつ
根治性切除〔手〕术　根治性切除術　こんじせいせつじょ
　じゅつ
根治性乳房切除术　根治性乳房切除術　こんじせいにゅう,
　ほうせつじょじゅつ
根治性肾切除术　根治性腎切除術　こんじせいじんせつ
　じょじゅつ
根治性外阴切除术　根治性外陰切除術　こんじせいがいい
　んせつじょじゅつ
根治性子宫切除术　根治性子宮切除術　こんじせいしきゅ
　うせつじょじゅつ
根周脓肿　歯根周囲膿瘍　しこんしゅういのうよう
根周龈炎　歯根周囲歯肉炎　しこんしゅういししにくえん
根足虫　根足虫　こんそくちゅう
根足虫纲　根足虫綱　こんそくちゅうこう

跟　踵　かかと
跟部　踵骨部　しょうこつぶ
跟部滑囊炎　踵骨滑液包炎　しょうこつかつえきほうえん
跟腓韧带　踵骨腓骨靱帯　しょうこつひこつじんたい
跟骨　踵骨　しょうこつ
跟骨持续骨牵引　踵骨連続骨牽引　しょうこつれんぞくこつけんいん
跟骨沟　踵骨溝　しょうこつこう
跟〔骨〕骨刺　踵骨棘　しょうこつきょく
跟骨〔骨〕骺炎　踵骨骨端炎　しょうこつこつたんえん
跟骨骨突炎　踵骨骨突起炎　しょうこつこつとっきえん
跟骨骨折　踵骨骨折　しょうこつこっせつ
跟骨结节　踵骨結節　しょうこつけっせつ
跟骨结节内侧突　踵骨結節内側突起　しょうこつけっせつないそくとっき
跟骨结节外侧突　踵骨結節外側突起　しょうこつけっせつがいそくとっき
跟骨牵引〔术〕　踵骨牽引〔術〕　しょうこつけんいん〔じゅつ〕
跟骨前上突骨折　踵骨前上突起骨折　しょうこつぜんじょうとっきこっせつ
跟骨小结节　踵骨結節　しょうこつけっせつ
跟骨炎　踵骨炎　しょうこつえん
跟骨载距突　踵骨載距突起　しょうこつさいきょとっき
跟后粘液囊炎　踵骨後滑液包炎　しょうこつごかつえきほうえん
跟腱　アキレス腱,踵骨腱　Achillesけん,しょうこつけん
跟腱部分断裂　踵骨腱部分断裂　しょうこつけんぶぶんだんれつ
跟腱短缩　踵骨腱短縮　しょうこつけんたんしゅく
跟腱断裂　アキレス腱断裂　Achillesけんだんれつ
跟腱反射　アキレス腱反射　Achillesけんはんしゃ
跟腱反射时间　アキレス腱反射時間　Achillesけんはんしゃじかん
跟腱缝术　アキレス腱縫合術　Achillesけんほうごうじゅつ
跟腱滑液囊炎　アキレス腱滑液包炎　Achillesけんかつえきほうえん
跟腱腱鞘炎　アキレス腱腱鞘炎　Achillesけんけんしょうえん
跟腱挛缩　アキレス腱拘縮　Achillesこうしゅく
跟腱囊　アキレス腱包　Achillesけんほう
跟腱囊炎　アキレス腱包炎　Achillesけんほうえん
跟腱〔粘液〕囊炎　アキレス腱包炎　Achillesけんほうえん
跟腱切断术　アキレス腱切断術　Achillesけんせつだんじゅつ
跟腱痛　アキレス腱痛症,踵骨腱痛　Achillesけんつうしょう,しょうこつけんつう
跟腱炎　アキレス腱炎　Achillesけんえん
跟腱延长术　アキレス腱延長術　Achillesけんえんちょうじゅつ
跟腱周围炎　アキレス腱周囲炎　Achillesけんしゅういえん
跟结节　踵骨隆起　しょうこつりゅうき
跟结节内侧突　踵骨隆起内側突起　しょうこつりゅうきないそくとっき
跟结节外侧突　踵骨隆起外側突起　しょうこつりゅうきがいそくとっき
跟胫韧带　踵骨脛骨靱帯　しょうこつけいこつじんたい
跟内侧支　内側踵骨枝　ないそくしょうこつし

跟皮下囊　踵骨皮下包　しょうこつひかほう
跟痛症　踵骨痛症　しょうこつつうしょう
跟骰背侧韧带　背側踵立方靱帯　はいそくしょうりっぽうじんたい
跟骰部　踵立方骨部　しょうりっぽうこつぶ
跟骰关节　踵立方関節　しょうりっぽうかんせつ
跟骰内侧韧带　内側踵立方靱帯　ないそくしょうりっぽうじんたい
跟骰韧带　踵立方靱帯　しょうりっぽうじんたい
跟骰足底韧带　底側踵立方靱帯　ていそくしょうりっぽうじんたい
跟外侧支　外側踵骨枝　がいそくしょうこつし
跟网　踵骨動脈網　しょうこつどうみゃくもう
跟膝试验　踵膝試験　かかとひざしけん
跟下滑囊炎　踵骨下滑液包炎　しょうこつかかつえきほうえん
跟震　かかと衝撃　かかとしょうげき
跟支　踵骨枝　しょうこつし
跟舟部　踵舟部　しょうしゅうぶ
跟舟韧带　踵舟靱帯　しょうしゅうじんたい
跟舟跖侧韧带　底側踵舟靱帯　ていそくしょうしゅうじんたい
跟舟足底韧带　底側踵舟靱帯　ていそくしょうしゅうじんたい
跟踪调查　追跡調査　ついせきちょうさ
跟踪系统　追跡系統　ついせきけいとう

GENG　更庚羹梗

gēng　更庚羹

更年后　更年期後　こうねんきご
更年期　更年期　こうねんき
更年期关节病　更年期関節病　こうねんきかんせつびょう
更年期精神病　更年期精神病　こうねんきせいしんびょう
更年期类偏狂　更年期妄想病　こうねんきもうそうびょう
更年期皮肤角化　更年期角化　こうねんきかっか
更年期偏执　更年期妄想　こうねんきもうそう
更年期偏执状态　更年期妄想状態　こうねんきもうそうじょうたい
更年期神经症　更年期神経症　こうねんきしんけいしょう
更年期妄想痴呆　更年期妄想痴呆　こうねんきもうそうちほう
更年期妄想症　更年期妄想症　こうねんきもうそうしょう
更年期卫生　更年期衛生　こうねんきえいせい
更年期忧(抑)郁症　更年期抑うつ症　こうねんきよくうつしょう
更年期月经　更年期月経　こうねんきげっけい
更年期月经不调　更年期月経不順　こうねんきげっけいふじゅん
更年期综合征　更年期症候群　こうねんきしょうこうぐん
更生霉素　ダクチノマイシン,アクチノマイシンD　dactinomycin, actinomycinD
更新　代謝回転　たいしゃかいてん
更新率　代謝回転率　たいしゃかいてんりつ
更新时间　代謝回転時間　たいしゃかいてんじかん
庚巴比妥　ヘプタバルビタール,メドミン　heptabarbital, medomin
庚醇　ヘプチルアルコール　heptyl alcohol
庚基　ヘプチル基　heptylき

庚醛 ヘプチルアルデヒド heptyl aldehyde
庚炔 ヘプチン heptyne
庚炔酸 ヘプチン酸 heptyneさん
庚酸 ヘプタン酸 heptaneさん
庚酮 ヘプタノン heptanone
庚烷 ヘプタン heptane
庚烯 ヘプテン heptene
羹匙 スープ用スプーン soupようspoon

gěng 梗

梗节 小花梗,小花柄 しょうかこう,しょうかへい
梗塞(死) 梗塞 こうそく
梗塞感 梗塞感覚 こうそくかんかく
梗塞后心绞痛 梗塞後心狭心症 こうそくごきょうしんしょう
梗塞面积 梗塞の大きさ こうそくのおおきき
梗塞前心绞痛 梗塞前狭心症 こうそくぜんきょうしんしょう
梗塞形成 梗塞形成 こうそくけいせい
梗塞性肺水肿 梗塞性肺水腫 こうそくせいはいすいしゅ
梗塞周围〔传导〕阻滞 梗塞周囲ブロック こうそくしゅういblock
梗死疤痕 梗塞瘢痕 こうそくはんこん
梗死后心绞痛 梗塞後狭心症 こうそくごきょうしんしょう
梗死灶 梗塞病巣 こうそくびょうそう
梗阻 閉塞〔症〕 へいそく〔しょう〕
梗阻(塞)感 閉塞感覚 へいそくかんかく
梗阻型 閉塞型 へいそくがた
梗阻型心肌病 閉塞型心筋症 へいそくがたしんきんしょう
梗阻性 閉塞性 へいそくせい
梗阻性肥厚性心肌病 閉塞性肥大性心筋症 へいそくせいひだいせいしんきんしょう
梗阻性分娩 閉塞性分娩 へいそくせいぶんべん
梗阻性呼吸困难 閉塞性呼吸困難 へいそくせいこきゅうこんなん
梗阻性黄疸 閉塞性黄疸,うっ滞〔性〕黄疸 へいそくせいおうだん,うったい〔せい〕おうだん
梗阻性痛经 閉塞性月経困難 へいそくせいげっけいこんなん
梗阻性吞咽困难 閉塞性嚥下困難 へいそくせいえんかこんなん

GONG 工弓公功攻供肱宫巩汞共

gōng 工弓公功攻供肱宫

工厂安全卫生 工場安全衛生 こうじょうあんぜんえいせい
工厂安全卫生规程 工場安全衛生規則 こうじょうあんぜんえいせいきそく
工厂保健站 工場保健所 こうじょうほけんしょ
工厂急救包 工場応救手当箱 こうじょうおうきゅうてあてばこ
工厂排水 工場排水 こうじょうはいすい
工厂医院 工場病院 こうじょうびょういん
工程聚合物 エンジニアリングポリマー engineering polymer
工疗组 作業療法グループ さぎょうりょうほうgroup
工伤 労働災害 ろうどうさいがい

工伤事故 産業事故 さんぎょうじこ
工业毒理学 工業毒物学 こうぎょうどくぶつがく
工业毒物 工業毒物 こうぎょうどくぶつ
工业法规 工業規約 こうぎょうきやく
工业废弃物 産業廃棄物 さんぎょうはいきぶつ
工业废水 産業廃水 さんぎょうはいすい
工业废水处理 工業廃水処理 こうぎょうはいすいしょり
工业废渣 工業残査 こうぎょうざんさ
工业废渣处理 工業残査処理 こうぎょうざんさしょり
工业废渣污染 工業残査汚染 こうぎょうざんさおせん
工业公害 工業公害 こうぎょうこうがい
工业固氮 工業窒素同化 こうぎょうちっそどうか
工业黑化现象 工業黒化現象 こうぎょうこっかげんしょう
工业精神病学 工業精神病学 こうぎょうせいしんびょうがく
工业酒精 工業用アルコール こうぎょうようalcohol
工业皮肤病 職業皮膚病 しょくぎょうひふびょう
工业企业卫生标准 産業衛生規格 さんぎょうえいせいきかく
工业溶剂 工業溶剤 こうぎょうようざい
工业三废 工業三廃 こうぎょうさんはい
工业三废排放试行标准 工業三廃排出試験標準 こうぎょうさんはいはいしゅつしけんひょうじゅん
工业外伤 工業外傷 こうぎょうがいしょう
工业微生物学 工業微生物学 こうぎょうびせいぶつがく
工业卫生 産業衛生 さんぎょうえいせい
工业卫生化学 産業衛生化学 さんぎょうえいせいかがく
工业卫生统计 産業衛生統計 さんぎょうえいせいとうけい
工业卫生学 産業衛生学 さんぎょうえいせいがく
工业污染 産業汚染 さんぎょうおせん
工业污水 工場下水 こうじょうげすい
工业细菌学 工業細菌学 こうぎょうさいきんがく
工业心理学 工業心理学 こうぎょうしんりがく
工业性皮肤病 工業性皮膚障害 こうぎょうせいひふしょうがい
工业性皮炎 工業性皮膚炎 こうぎょうせいひふえん
工业医学 産業医学 さんぎょういがく
工业灾害 工業災害 こうぎょうさいがい
工业噪音 工場騒音 こうじょうそうおん
工业照明 工業照明 こうぎょうしょうめい
工业中毒 工業中毒 こうぎょうちゅうどく
工字形 工字状 こうじじょう
工作地点 作業場所 さぎょうばしょ
工作电压 操作電圧,運転電圧 そうさでんあつ,うんてんでんあつ
工作服 作業服 さぎょうふく
工作环境 作業環境 さぎょうかんきょう
工作疗法 作業療法 さぎょうりょうほう
弓部 弓形部分 きゅうけいぶぶん
弓动脉 弓状動脈 きゅうじょうどうみゃく
弓蛔虫 トキサスカリス toxascaris
弓蛔虫病 トキソカラ症 toxocaraしょう
弓蛔虫属 トキソカラ属 Toxocaraぞく
弓间韧带 弓間靭帯 きゅうかんじんたい
弓浆虫病 トキソプラズマ病 toxoplasmaびょう
弓浆虫属 トキソプラズマ属 Toxoplasmaぞく
弓形暗点 弓形暗点 きゅうけいあんてん

弓形(状)带　弓形带　きゅうけいたい
弓形(状)动脉　弓形動脈　きゅうけいどうみゃく
弓形杆　アーチバー　arch bar
弓形骨锯　弓状骨鋸　きゅうじょうほねのこ〔ぎり〕
弓形桥　弓形義歯　きゅうけいぎし
弓形体病　トキソプラズマ症　toxoplasmaしょう
弓形体属　トキソプラズマ属　Toxoplasmaぞく
弓形体素　トキソプラスミン　toxoplasmin
弓形体性葡萄膜炎　トキソプラズマ性ブドウ膜炎
　toxoplasmaせいブドウまくえん
弓形体致热质　トキソプラズマ発熱質　toxoplasmaはつねつしつ
弓形腿　内反膝,彎脚,O脚　ないはんしつ,わんきゃく,O
　きゃく
弓形纹　弓形紋　きゅうけいもん
弓形趾　弓形趾　きゅうけいし
弓形子宫　弓形子宮　きゅうけいしきゅう
弓〔形〕足　凹足　おうそく
弓形钻　弓形ドリル　きゅうけいdril
弓型原虫脑炎　トキソプラズマ脳炎　toxoplasmaのうえん
弓状带　弓状帯　きゅうじょうたい
弓状动脉　弓状動脈　きゅうじょうどうみゃく
弓状核　弓状核　きゅうじょうかく
弓状集合小管　弓状集合小管　きゅうじょうしゅうごうしょうかん
弓状嵴　弓状稜　きゅうじょうりょう
弓状静脉　弓状静脈　きゅうじょうじょうみゃく
弓状连合　弓状交連　きゅうじょうこうれん
弓状隆起　弓状隆起　きゅうじょうりゅうき
弓状韧带　弓状靱帯　きゅうじょうじんたい
弓状下窝　弓下窩　きゅうかか
弓状纤维　弓状線維　きゅうじょうせんい
弓状线　弓状線　きゅうじょうせん
公费医疗〔制度〕　公費医療〔制度〕　こうひいりょうせいど
公共场所　公衆場所　こうしゅうばしょ
公共福利　公衆福祉　こうしゅうふくし
公共食堂　公衆食堂　こうしゅうしょくどう
公共卫生　公衆衛生　こうしゅうえいせい
公共卫生调查　公衆衛生調査　こうしゅうえいせいちょうさ
公共卫生工程　公衆衛生工学　こうしゅうえいせいこうがく
公共卫生护士　公衆衛生看護婦　こうしゅうえいせいかんごふ
公共卫生检验室　公衆衛生実験所　こうしゅうえいせいじっけんしょ
公共卫生细菌学　公衆衛生細菌学　こうしゅうえいせいさいきんがく
公共卫生学家　公衆衛生学者　こうしゅうえいせいがくしゃ
公共卫生医师　公衆衛生医　こうしゅうえいせいい
公共下水道　公共下水道　こうきょうげすいどう
公共浴室　公衆浴場　こうしゅうよくじょう
公害　公害　こうがい
公害病　公害病　こうがいびょう
公害事件　公害事件　こうがいじけん
公函数　公関数　こうかんすう
公率　公率　こうりつ

公溶温度　共溶温度　きょうようおんど
公式　公式　こうしき
　杜波衣斯氏公式　デュボイス公式　Du Boisこうしき
　盖耳氏公式　ゲール公式　Galeこうしき
公式化　公式化　こうしきか
公用事业　公益事業　こうえきじぎょう
公有抗原　公有抗原　こうゆうこうげん
功函数　仕事関数　しごとかんすう
功能　機能　きのう
功能不良(全)　機能不全　きのうふぜん
功能残气量　機能的残気量　きのうてきざんきりょう
功能测定仪　機能検出器　きのうけんしゅつき
功能层　機能層　きのうそう
功能成分　機能成分　きのうせいぶん
功能池　機能プール　きのうpool
功能重建手术　機能再建手術　きのうさいけんしゅじゅつ
功能代偿　機能代償　きのうだいしょう
功能单位　機能単位　きのうたんい
功能蛋白　機能蛋白　きのうたんぱく
功能低下　機能低下(不全)　きのうていか(ふぜん)
功能锻炼　機能鍛練　きのうたんれん
功能复位　機能整復　きのうせいふく
功能恢复性治疗器械　機能整復治療器械　きのうせいふくちりょうきかい
功能基〔团〕　官能基　かんのうき
功能基因　機能遺伝子　きのういでんし
功能检测　機能試験　きのうしけん
功能检查〔法〕　機能診察〔法〕　きのうしんさつ〔ほう〕
功能减退　機能減退　きのうげんたい
功能亢进　機能亢進　きのうこうしん
功能灵活性　機能可動性　きのうかどうせい
功能判断测试仪　機能判断試験器　きのうはんだんしけんき
功能评定　機能評定　きのうひょうてい
功能区　機能領域　きのうりょういき
功能区假说　機能領域仮説　きのうりょういきかせつ
功能生物化学　機能生物化学　きのうせいぶつかがく
功能失调　機能不全　きのうふぜん
功能失调性子宫出血〔病〕　機能不全性子宮出血　きのうふぜんせいしきゅうしゅっけつ
功能试验　機能試験　きのうしけん
功能特点　機能特性　きのうとくせい
功能团保留指数　官能基保定指数　かんのうきほていしすう
功能位　機能肢位　きのうしい
功能位石膏绷带　機能肢位石膏包帯　きのうしいせっこうほうたい
功能紊乱　機能障害,機能不全　きのうしょうがい,きのうふぜん
功能型　機能型　きのうがた
功能性变化　機能性変化　きのうせいへんか
功能〔性〕残(余)气量　機能性残気量　きのうせいざんきりょう
功能性出血　機能性出血　きのうせいしゅっけつ
功能性蛋白尿　機能性蛋白尿　きのうせいたんぱくにょう
功能性低血糖症　機能性低血糖症　きのうせいていけっとうしょう
功能性肥大　機能性肥大　きのうせいひだい

功能〔性〕复位　機能〔性〕整復　きのう〔せい〕せいふく

功能性腹泻　機能性下痢　きのうせいげり

功能性合胞体　機能性合胞体　きのうせいごうほうたい

功能性幻觉　機能性幻覚　きのうせいげんかく

功能性疾病　機能性疾病　きのうせいしっぺい

功能性脊柱侧凸　機能性〔脊柱〕側彎　きのうせい〔せきちゅう〕そくわん

功能性矫治法　機能性矯正治療　きのうせいきょうせいちりょう

功能性精神病　機能性精神病　きのうせいせいしんびょう

功能性抗体缺陷　機能性抗体欠乏　きのうせいこうたいけつぼう

功能性抗原　機能性抗原　きのうせいこうげん

功能性括约肌失调　機能性括約筋共調〔運動〕不能　きのうせいかつやくきんきょうちょう〔うんどう〕ふのう

功能性聋　機能性聾　きのうせいろう

功能性麻痹　機能性麻痺　きのうせいまひ

功能性粘膜　機能性粘膜　きのうせいねんまく

功能性青春期前阉割综合征　機能性青春前期去勢症候群，類宦官症　きのうせいせいしゅんぜんききょせいしょうこうぐん，るいかんがんしょう

功能性失声〔音〕〔症〕　機能性失声〔症〕　きのうせいしっせい〔しょう〕

功能性收缩期杂音　機能性収縮雑音　きのうせいしゅうしゅくざつおん

功能性死腔　機能性死腔　きのうせいしこう

功能性头痛　機能性頭痛　きのうせいずつう

功能性血尿　機能性血尿　きのうせいけつにょう

功能性腰背痛　機能性腰背痛　きのうせいようはいつう

功能性胰岛细胞腺瘤　機能性膵島細胞腺腫　きのうせいすいとうさいぼうせんしゅ

功能性月经失调　機能性月経困難　きのうせいげっけいこんなん

功能性杂音　機能性雑音　きのうせいざつおん

功能性早搏　機能性早期拍動　きのうせいそうきはくどう

功能异常　機能異常　きのういじょう

功能障碍　機能不全　きのうふぜん

功能障碍性吞咽困难　機能不全性嚥下困難　きのうふぜんせいえんかこんなん

功能〔障碍〕性子宫出血　機能〔不全〕性子宮出血　きのう〔ふぜん〕せいしきゅうしゅっけつ

功能诊断　機能診断　きのうしんだん

功能正常　機能正常　きのうせいじょう

功效比值　効率比率　こうりつひりつ

功用　功用　こうよう

攻击单位　攻撃単位　こうげきたんい

攻击反应　功撃反応　こうげきはんのう

攻击素　アグレシン，攻撃素　aggressin，こうげきそ

攻击素原　アグレシノジェン，攻撃素原　aggressinogen，こうげきそげん

攻击行为　功撃行為　こうげきこうい

攻击型人格　攻撃型人格　こうげきがたじんかく

攻下药　下剤，瀉下剤　げざい，しゃかざい

供电子　電子供与　でんしきょうよ

供电子基　電子供与基　でんしきょうよき

供电子体　電子供与体　でんしきょうよたい

供给矿质〔法〕　砿質供給〔法〕　こうしつきょうきゅう〔ほう〕

供给量　供給量　きょうきゅうりょう

供气　給気　きゅうき

供气控制台　給気制御盤　きゅうきせいぎょばん

供氢体　水素供与体　すいそきょうよたい

供水　給水　きゅうすい

供水处理　給水処理　きゅうすいしょり

供水率　給水率　きゅうすいりつ

供水卫生　給水衛生　きゅうすいえいせい

供水系统　給水系統　きゅうすいけいとう

供体(者)　供与体，ドナー　きょうよたい，donor

供体部位　供与体部位　きゅうよたいぶい

供体-接受体复合　供与体受容体複合　きょうよたいじゅようたいふくごう

供体(者)选择　供与体選択　きょうよたいせんたく

供血　血液供給　けつえききょうきゅう

供〔血〕者　供血者　きょうけつしゃ

供盐过多　食塩過剰投与　しょくえんかじょうとうよ

供氧装置　酸素供給装置　さんそきょうきゅうそうち

供液壶　給水つぼ　きゅうすいつぼ

供应室　中央材料室　ちゅうおうざいりょうしつ

供者　供与体　きょうよたい

供者的人工授精　非配偶者間人工授精　ひはいぐうしゃかんじんこうじゅせい

肱尺关节　腕尺関節　わんしゃくかんせつ

肱动脉　上腕動脈　じょうわんどうみゃく

肱二头肌　上腕二頭筋　じょうわんにとうきん

肱二头肌长头　上腕二頭筋長頭　じょうわんにとうきんちょうとう

肱二头肌长头肌腱鞘炎　上腕二頭筋長頭腱鞘炎　じょうわんにとうきんちょうとうけんしょうえん

肱二头肌短头　上腕二頭筋短頭　じょうわんにとうきんたんとう

肱二头肌断裂　上腕二頭筋断裂　じょうわんにとうきんだんれつ

肱二头肌反射　上腕二頭筋反射　じょうわんにとうきんはんしゃ

肱二头肌腱断裂　上腕二頭筋腱断裂　じょうわんにとうきんけんだんれつ

肱二头肌腱沟　上腕二頭筋腱溝　じょうわんにとうきんけんこう

肱二头肌腱腱鞘炎　上腕二頭筋腱鞘炎　じょうわんにとうきんけんしょうえん

肱二头肌腱膜　上腕二頭筋腱膜　じょうわんにとうきんけんまく

肱二头肌腱脱位　上腕二頭筋腱脱臼　じょうわんにとうきんけんだっきゅう

肱二头肌腱炎　上腕二頭筋腱炎　じょうわんにとうきんけんえん

肱二头肌内〔尺〕侧沟　尺側上腕二頭筋溝　しゃくそくじょうわんにとうきんこう

肱二头肌内侧头　上腕二頭筋内側頭　じょうわんにとうきんないそくとう

肱二头肌桡骨〔滑液〕囊　上腕二頭筋橈骨包　じょうわんにとうきんとうこつほう

肱二头肌外侧沟　外側上腕二頭筋溝　がいそくじょうわんにとうきんこう

肱二头肌外侧头　上腕二頭筋外側頭　じょうわんにとうきんがいそくとう

肱股指数　大腿上腕指数　だいたいじょうわんしすう

肱骨　上腕骨　じょうわんこつ

〔肱骨〕大结节　上腕骨大結節　じょうわんこつだいけっせつ

肱骨大结节骨折　上腕骨大結節骨折　じょうわんこつだいけっせつこっせつ

肱骨大结节撕脱骨折　上腕骨大結節剥離骨折　じょうわんこつだいけっせつはくりこっせつ

肱骨干骨折　上腕骨幹骨折　じょうわんこっかんこっせつ

肱骨干骨折内固定术　上腕骨幹骨折内側固定術　じょうわんこっかんこっせつないそくこていじゅつ

肱骨干骨折小夹板固定术　上腕骨幹骨折小副子固定　じょうわんこっかんこっせつしょうふくしこてい

肱骨骨骺骨折分离　上腕骨上骨端骨折分離　じょうわんこつじょうこつたんこっせつぶんり

肱骨骨折　上腕骨骨折　じょうわんこつこっせつ

肱骨滑车　上腕骨滑車　じょうわんこつかっしゃ

〔肱骨〕结节间沟　上腕骨結節間溝　じょうわんこつけっせつかんこう

肱骨解剖颈骨折　上腕骨解剖頸骨折　じょうわんこつかいぼうけいこっせつ

肱骨颈骨折　上腕骨頸骨折　じょうわんこつけいこっせつ

肱骨髁　上腕骨顆　じょうわんこつか

肱骨髁骨折　上腕骨顆骨折　じょうわんこつかこっせつ

肱骨髁间骨折　上腕骨顆間骨折　じょうわんこつかかんこっせつ

肱骨髁上骨折　上腕骨顆上骨折　じょうわんこつかじょうこっせつ

肱骨髁Y型骨折　上腕骨顆Y型骨折　じょうわんこつかYがたこっせつ

肱骨内髁骨折　上腕骨内顆骨折　じょうわんこつないかこっせつ

肱骨内上髁骨折　上腕骨内上顆骨折　じょうわんこつないじょうかこっせつ

肱骨内上髁骨骺骨折分离　上腕骨内上顆骨端骨折分離　じょうわんこつないじょうかこつたんこっせつぶんり

肱骨内上髁炎　上腕骨内上顆炎　じょうわんこつないじょうかえん

肱骨体　上腕骨体　じょうわんこつたい

肱骨头　上腕骨頭　じょうわんこつとう

肱骨头粉碎骨折　上腕骨頭粉砕性骨折　じょうわんこつとうふんさいせいこっせつ

肱骨头骨骺分离　上腕骨頭骨端分離　じょうわんこつとうこつたんぶんり

肱骨头骨折　上腕骨頭骨折　じょうわんこつとうこっせつ

肱骨投掷骨折　上腕骨投擲骨折　じょうわんこつとうてきこっせつ

肱骨外科颈骨折　上腕骨外科頸骨折　じょうわんこつげかけいこっせつ

肱骨外科颈骨折内固定术　上腕骨外科頸骨折内側固定術　じょうわんこつげかけいこっせつないそくこていじゅつ

肱骨外髁骨折　上腕骨外側顆骨折　じょうわんこつがいそくかこっせつ

肱骨外髁骨骺骨折分离　上腕骨外側顆骨端骨折分離　じょうわんこつがいそくかこつだんこっせつぶんり

肱骨外上髁炎　外側上腕骨上顆炎　がいそくじょうわんこつじょうかえん

肱骨下端骨骺分离　上腕骨下端骨端分離　じょうわんこつかたんこつたんぶんり

肱骨下端骨折内固定术　上腕骨下端骨折内側固定　じょうわんこつかたんこっせつないそくこてい

肱骨小头　上腕骨小頭　じょうわんこつしょうとう

肱骨小头骨骺炎　上腕骨小頭骨端炎　じょうわんこつしょうとうこつたんえん

肱骨小头软骨骨折　上腕骨小頭骨軟骨骨折　じょうわんこつしょうとうこつなんこつこっせつ

肱骨小头软骨炎　上腕骨小頭骨軟骨炎　じょうわんこつしょうとうこつなんこつえん

肱骨小头骨折　上腕骨小頭骨折　じょうわんこつしょうとうこっせつ

肱骨滋养动脉　上腕骨栄養動脈　じょうわんこつえいようどうみゃく

肱肌　上腕筋　じょうわんきん

肱胫骨钉　上腕骨脛骨釘　じょうわんこつけいこつてい

肱静脉　上腕静脈　じょうわんじょうみゃく

肱浅动脉　浅上腕動脈　せんじょうわんどうみゃく

肱桡关节　腕橈関節　わんとうかんせつ

肱桡肌　腕橈骨筋　わんとうこつきん

肱三头肌　上腕三頭筋　じょうわんさんとうきん

肱三头肌长头断裂　上腕三頭筋長頭断裂　じょうわんさんとうきんちょうとうだんれつ

肱三头肌反射　上腕三頭筋反射　じょうわんさんとうきんはんしゃ

肱三头肌腱断裂　上腕三頭筋腱断裂　じょうわんさんとうきんけんだんれつ

肱三头肌腱撕脱骨折　上腕三頭筋腱裂離骨折　じょうわんさんとうきんけんれつりこっせつ

肱三头肌腱下囊　上腕三頭筋腱下包　じょうわんさんとうきんけんかほう

肱深动脉　上腕深動脈　じょうわんしんどうみゃく

肱外侧肌间隔　外側上腕筋間隔　がいそくじょうわんきんかんかく

宫底　子宮底　しきゅうてい

宫颈　子宮頸　しきゅうけい

宫颈癌　子宮頸癌　しきゅうけいがん

宫颈癌前病变　子宮頸前癌病変　しきゅうけいぜんがんびょうへん

宫颈白斑　子宮頸白斑　しきゅうけいはくはん

宫颈瘢痕狭窄　子宮頸瘢痕性狭窄　しきゅうけいはんこんせいきょうさく

宫颈部先天性囊肿　子宮頸部先天性囊腫　しきゅうけいぶせんてんせいのうしゅ

宫颈大型楔状切除术　子宮頸圓錐切除術　しきゅうけいえんすいせつじょじゅつ

宫颈恶性瘤　悪性子宮頸腫瘤　あくせいしきゅうけいしゅりゅう

宫颈非典型增生　子宮頸非定型細胞増殖　しきゅうけいひていけいさいぼうぞうしょく

宫颈肥大　子宮頸肥大　しきゅうけいひだい

宫颈管储备细胞增生　子宮頸内膜予備細胞増殖　しきゅうけいないまくよびさいぼうぞうしょく

宫颈管扩张器　頸管拡張器　けいかんかくちょうき

宫颈管粘液栓　子宮頸管粘液栓　しきゅうけいかんねんえきせん

宫颈管涂片　子宮頸管塗抹標本　しきゅうけいかんとまつひょうほん

宫颈〔管〕消失　子宫頸〔管〕消失　しきゅうけい〔かん〕しょうしつ

宫颈过长　子宫頸過長　しきゅうけいかちょう

宫颈横韧带　子宫頸横靱帯　しきゅうけいおうじんたい

宫颈环扎术　子宫頸締結法　しきゅうけいていけつほう

宫颈活组织检查　子宫頸生検　しきゅうけいせいけん

宫颈机能不全　子宫頸機能不全　しきゅうけいきのうふぜん

宫颈尖锐湿疣　子宫頸尖形湿疣　しきゅうけいせんけいしつゆう

宫颈僵硬　子宫頸硬直　しきゅうけいこうちょく

宫颈节育器　子宫頸受胎調節具　しきゅうけいじゅたいちょうせつぐ

宫颈结核　子宫頸結核　しきゅうけいけっかく

宫颈痉挛　子宫頸痙攣　しきゅうけいけいれん

宫颈扩张袋　子宫頸拡張袋　しきゅうけいかくちょうたい

宫颈扩张器　子宫頸拡張器，子宫頸ブージー　しきゅうけいかくちょうき，しきゅうけいbougie

宫颈扩张术　子宫頸拡張術　しきゅうけいかくちょうじゅつ

〔宫颈〕扩张〔子宫〕刮术　子宫頸拡張〔子宫〕搔爬術　しきゅうけいかくちょう〔しきゅう〕そうはじゅつ

宫颈良性瘤　良性子宫頸腫瘍　りょうせいしきゅうけいしゅよう

宫颈裂伤　子宫頸裂傷　しきゅうけいれっしょう

宫颈裂伤缝合术　子宫頸裂傷縫合術　しきゅうけいれっしょうほうごうじゅつ

宫颈鳞状细胞癌　子宫頸扁平細胞癌　しきゅうけいへんぺいさいぼうがん

宫颈糜烂　子宫頸びらん　しきゅうけいびらん

宫颈难产　子宫頸性難産　しきゅうけいせいなんざん

宫颈内口松弛　内子宫頸口無力　ないしきゅうけいこうむりょく

宫颈内膜细胞　子宫頸内膜細胞　しきゅうけいないまくさいぼう

宫颈粘液　子宫頸粘液　しきゅうけいねんえき

宫颈粘液检查　子宫頸粘液検査　しきゅうけいねんえきけんさ

宫颈粘液席姆斯氏－胡讷氏试验　子宫頸粘液シムス・ヒューナー試験　しきゅうけいねんえきSims-Huhnerしけん

宫颈粘液羊齿状结晶　子宫頸粘液シダ状結晶　しきゅうけいねんえきシダじょうけっしょう

宫颈旁淋巴结　子宫頸旁リンパ結節　しきゅうけいぼうlymphけっせつ

宫颈旁阻滞　子宫頸旁ブロック　しきゅうけいぼうblock

宫颈前唇　子宫頸前唇　しきゅうけいぜんしん

宫颈钳　子宫頸鉗子　しきゅうけいかんし

宫颈切除术　子宫頸切除術　しきゅうけいせつじょじゅつ

宫颈切开〔术〕　子宫頸切開〔術〕　しきゅうけいせっかい〔じゅつ〕

宫颈妊娠　子宫頸妊娠　しきゅうけいにんしん

宫颈乳头〔状〕瘤　子宫頸乳頭腫　しきゅうけいにゅうとうしゅ

宫颈上皮内瘤样病变　子宫頸上皮内新形成　しきゅうけいじょうひないしんけいせい

宫颈烧灼术　子宫頸焼灼術　しきゅうけいしょうしゃくじゅつ

宫颈视诊　子宫頸視診　しきゅうけいししん

宫颈涂片　子宫頸塗抹標本　しきゅうけいとまつひょうほん

宫颈外侧韧带　子宫頸外側靱帯　しきゅうけいがいそくじんたい

宫颈息肉　子宫頸管ポリープ　しきゅうけいかんpolyp

宫颈息肉切除术　子宫頸ポリープ切除術　しきゅうけいpolypせつじょじゅつ

宫颈腺体囊肿　ナボット小胞嚢胞　Nabothしょうほうのうほう

宫颈炎　子宫頸炎　しきゅうけいえん

宫颈原位癌　子宫頸上皮内癌　しきゅうけいじょうひないがん

宫颈潴留囊肿　子宫頸停滞嚢胞　しきゅうけいていたいのうほう

宫颈锥形切除术　子宫頸円錐切除術　しきゅうけいえんすいせつじょじゅつ

宫内避孕器　子宫内避妊器具　しきゅうないひにんきぐ

宫内避孕器放置后宫内妊娠　子宫内避妊装置放置後子宫内妊娠　しきゅうないひにんそうちほうちごしきゅうないにんしん

宫内避孕器放置后异位妊娠　子宫内避妊装置放置後転位妊娠　しきゅうないひにんそうちほうちごてんいにんしん

宫内避孕器放置（入）术　子宫内避妊器放置術　しきゅうないひにんきほうちじゅつ

宫内避孕器钳闭　子宫内避妊器嵌頓　しきゅうないひにんきかんとん

宫内避孕器取出术　子宫内避妊器除去術　しきゅうないひにんきじょきょじゅつ

宫内避孕器脱落　子宫内避妊器脱出　しきゅうないひにんきだつじゅつ

宫内节育器　子宫内避妊器　しきゅうないひにんき

宫内妊娠　子宫内妊娠　しきゅうないにんしん

宫内死亡　子宫内死亡　しきゅうないしぼう

宫〔崎〕氏并殖吸虫　宫崎肺吸虫　みやざきはいきゅうちゅう

宫腔　子宫腔　しきゅうこう

宫腔冲洗液诊断　子宫腔注入液診断　しきゅうこうちゅうにゅうえきしんだん

宫腔镜　子宫鏡　しきゅうきょう

宫腔填塞纱布术　子宫腔ガーゼ充填術　しきゅうこうgauzeじゅうてんじゅつ

宫腔填塞术　子宫腔充填術　しきゅうこうじゅうてんじゅつ

宫腔粘连症　子宫腔癒着　しきゅうこうゆちゃく

宫入贝　ミヤイリガイ

宫缩　子宫収縮　しきゅうしゅうしゅく

宫缩测定计　子宫収縮測定計　しきゅうしゅうしゅくそくていけい

宫缩素引产术　オキシトシン分娩誘発法　oxytocinぶんべんゆうはつほう

宫缩无力　子宫無力　しきゅうむりょく

宫缩应激试验　子宫収縮ストレス試験　しきゅうしゅうしゅくstressしけん

宫体癌　子宫体癌　しきゅうたいがん

宫外孕　子宫外妊娠　しきゅうがいにんしん

gǒng　巩汞

巩固记忆痕迹　記憶痕跡強化　きおくこんせきききょうか

巩固期　強固期　きょうこき

巩固治疗　強化治療　きょうかちりょう

巩角膜　強角膜　きょうかくまく

巩膜　強膜　きょうまく
巩膜板　強膜板　きょうまくばん
巩膜变性　強膜変性　きょうまくへんせい
巩膜成形术　強膜形成術　きょうまくけいせいじゅつ
巩膜穿刺术　強膜穿刺術　きょうまくせんしじゅつ
巩膜穿通伤　強膜穿孔創　きょうまくせんこうそう
巩膜创伤　強膜創傷　きょうまくそうしょう
巩膜挫伤　強膜挫傷　きょうまくざしょう
巩膜刀　強膜刀　きょうまくとう
巩膜沟　強膜溝　きょうまくこう
巩膜固定镊　強膜固定鑷子　きょうまくこていせっし
巩膜固有质　強膜固有質　きょうまくこゆうしつ
巩膜黑变病　強膜黒皮症　きょうまくこくひしょう
巩膜-虹膜切除术　強膜虹彩切除術　きょうまくこうさいせつじょじゅつ
巩膜-虹膜切开术　強膜虹彩切開術　きょうまくこうさいせっかいじゅつ
巩膜虹膜炎　強膜虹彩炎　きょうまくこうさいえん
巩膜化角膜　眼球硬化症　がんきゅうこうかしょう
巩膜环钻　強膜穿孔器　きょうまくせんこうき
巩膜环钻术　強膜穿孔術　きょうまくせんこうじゅつ
巩膜黄染　強膜黄染　きょうまくおうせん
巩膜剪　強膜はさみ　きょうまくはさみ
巩膜角膜部　強角膜部　きょうかくまくぶ
巩膜角膜虹膜炎　強角膜虹彩炎　きょうかくまくこうさいえん
巩膜角膜炎　強角膜炎　きょうかくまくえん
巩膜结膜炎　強結膜炎　きょうけつまくえん
巩膜静脉　強膜静脈　きょうまくじょうみゃく
巩膜静脉窦　強膜静脈洞　きょうまくじょうみゃくどう
巩膜静脉窦切开术　強膜静脈洞切開術　きょうまくじょうみゃくどうせっかいじゅつ
巩膜矩　強膜矩　きょうまくきょ
巩膜溃疡　強膜潰瘍　きょうまくかいよう
巩膜瘘　強膜瘻　きょうまくろう
巩膜脉络膜炎　強膜脈絡膜炎　きょうまくみゃくらくまくえん
巩膜脓肿　強膜膿瘍　きょうまくのうよう
巩膜膨胀　強膜拡張,強膜膨出　きょうまくかくちょう,きょうまくぼうしゅつ
巩膜破裂　強膜破裂　きょうまくはれつ
巩膜破裂缝〔合〕术　強膜破裂縫合術　きょうまくはれつほうごうじゅつ
巩膜葡萄肿　強膜ブドウ〔膜〕腫　きょうまくブドウ〔まく〕しゅ
巩膜切除虹膜分离术　強膜切除虹彩剝離術　きょうまくせつじょこうさいはくりじゅつ
巩膜切除术　強膜切除術　きょうまくせつじょじゅつ
巩膜切开放血术　強膜切開排血術　きょうまくせっかいはいけつじゅつ
巩膜切开剪　強膜切開ばさみ　きょうまくせっかいばさみ
巩膜切开术　強膜切開術　きょうまくせっかいじゅつ
巩膜切开引流术　強膜切開排液法　きょうまくせっかいはいえきほう
巩膜肉芽肿　強膜肉芽腫　きょうまくにくがしゅ
巩膜软化〔症〕　強膜軟化〔症〕　きょうまくなんか〔しょう〕
巩膜色调异常　強膜変色　きょうまくへんしょく
巩膜色素细胞　強膜メラニン細胞　きょうまくmelaninさいぼう

巩膜筛板　強膜篩板　きょうまくしばん
巩膜筛区　強膜篩状部　きょうまくしじょうぶ
巩膜上动脉　強膜上動脈　きょうまくじょうどうみゃく
巩膜上静脉　強膜上静脈　きょうまくじょうじょうみゃく
巩膜上腔　強膜上腔　きょうまくじょうこう
巩膜烧伤　強膜火傷　きょうまくかしょう
巩膜视神经　強膜視神経　きょうまくししんけい
巩膜缩短术　強膜短縮術　きょうまくたんしゅくじゅつ
巩膜突　強膜棘突起　きょうまくきょくとっき
巩膜外层　強膜上板　きょうまくじょうばん
巩膜外层炎　強膜上板炎,上強膜炎　きょうまくじょうばんえん,じょうきょうまくえん
巩膜外腔　強膜外腔　きょうまくがいこう
巩膜外隙　強膜外隙　きょうまくがいげき
巩膜下巩膜切除术　強膜下強膜切除術　きょうまくかきょうまくせつじょじゅつ
巩膜纤维瘤　強膜繊維腫　きょうまくせんいしゅ
巩膜炎　強膜炎　きょうまくえん
巩膜咬切器　強膜パンチ　きょうまくpunch
巩膜移植术　強膜移植術　きょうまくいしょくじゅつ
巩膜异物　強膜異物　きょうまくいぶつ
巩膜造口术　強膜切開術　きょうまくせっかいじゅつ
巩膜植入术　強膜内植術　きょうまくないしょくじゅつ
巩膜灼烙术　強膜焼灼術　きょうまくしょうしゃくじゅつ
巩膜钻板镊　強膜円板ピンセット　きょうまくえんばんpincett
汞　水銀　すいぎん
196汞　水銀-196　すいぎん-196
汞巴酚　メルバフェン,ノバスロール　merbaphen,novasurol
汞白垩　水銀白堊　すいぎんはくあ
汞卟啉　マーフィリン　merphyrin
汞电极　水銀電極　すいぎんでんきょく
汞毒恶病质　水銀中毒性悪液質　すいぎんちゅうどくせいあくえきしつ
汞毒性溃疡　水銀中毒性潰瘍　すいぎんちゅうどくせいかいよう
汞毒性震颤　水銀中毒性振戦　すいぎんちゅうどくせいしんせん
汞合金充填器　アマルガム充填器　amalgamじゅうてんき
汞合金雕刻刀　アマルガム彫刻刀　amalgamちょうこくとう
汞合金雕刻器　アマルガム彫刻器　amalgamちょうこくき
汞合金输送器　アマルガムキャリヤ　amalgam carrier
汞合金型片　アマルガムマトリックス　amalgam matrix
汞合金研棒　アマルガム乳棒　amalgamにゅうぼう
汞合金研钵　アマルガム乳鉢　amalgamにゅうばち
汞合金研光器　アマルガム研磨器　amalgamけんまき
汞弧灯　水銀アークランプ　すいぎんarc lamp
汞化　水銀化　すいぎんか
汞化剂　水銀化剤　すいぎんかざい
汞化物　水銀化物　すいぎんかぶつ
汞甲基化　水銀メチル化　すいぎんmethylか
汞利尿剂(药)　水銀利尿剤　すいぎんりにょうざい
汞量滴定法　水銀滴定法　すいぎんてきていほう
汞量法　マーキュリメトリー　mercurimetry
汞络合物　水銀錯化合物　すいぎんさくかごうぶつ
汞齐　アマルガム　amalgam

汞齐法　アマルガム法　amalgamほう
汞齐化法　アマルガム化法　amalgamかほう
汞醛碘　水銀ヨード ホルマリン　すいぎんiodo-formaline
汞醛碘沉淀法　水銀ヨード ホルマリン沈殿法　すいぎん
　iodo-formalineちんでんほう
汞醛碘浓集法　水銀ヨード ホルマリン濃縮法　すいぎん
　iodo-formalineのうしゅくほう
汞撒利　マーサリル,サリルガン　mersalyl,salyrgan
汞撒利茶碱　マーサリルテオフィリン　mersalyl
　theophylline
汞丸　水銀丸剤　すいぎんがんざい
汞温度计　水銀温度計　すいぎんおんどけい
汞污染　水銀汚染　すいぎんおせん
汞吸收　水銀吸収　すいぎんきゅうしゅう
汞希德林　メルクヒドリン　mercuhydrin
汞溴红　メルブロミン,マーキュロクロム　merbromine,
　mercurochrome
汞盐　水銀塩　すいぎんえん
汞液滴定法　水銀液滴定法　すいぎんえきてきていほう
汞硬膏　水銀硬膏　すいぎんこうこう
汞蒸气测定仪　水銀蒸気計器　すいぎんじょうきけいき
汞制剂　水銀剤　すいぎんざい
汞中毒　水銀中毒　すいぎんちゅうどく
汞〔中〕毒性精神病　水銀中毒性精神病　すいぎんちゅうど
　くせいせいしんびょう
汞〔中〕毒性口炎　水銀中毒性口内炎　すいぎんちゅうどく
　せいこうないえん
汞柱　水銀柱　すいぎんちゅう

gòng　共

共变数分析　共分散分析　きょうぶんさんぶんせき
共轭　共役(軛)　きょうやく
共轭层　共役層　きょうやくそう
共轭点　共役点　きょうやくてん
共轭二烯　共役ジエン　きょうやくdiene
共轭化合物　共役化合物　きょうやくかごうぶつ
共轭碱　共役塩基　きょうやくえんき
共轭键　共役結合　きょうやくけつごう
共轭焦点　共役〔焦〕点　きょうやく〔しょう〕てん
共轭链　共役連鎖　きょうやくれんさ
共轭面　共役面　きょうやくめん
共轭能　共役エネルギー　きょうやくenergie
共轭偶〔对〕　共役対　きょうやくつい
共轭溶液　共役溶液　きょうやくようえき
共轭三元溶液　共役三元溶液　きょうやくさんげんようえ
　き
共轭双键　共役二重結合　きょうやくにじゅうけつごう
共轭双键系统　共役二重結合系　きょうやくにじゅうけつ
　ごうけい
共轭酸　共役酸　きょうやくさん
共轭酸碱偶（对）　共役酸塩基対　きょうやくさんえんきつ
　い
共轭〔体〕系　共役系　きょうやくけい
共轭烃　共役炭化水素　きょうやくたんかすいそ
共轭系〔统〕　共役系　きょうやくけい
共轭相　共役相　きょうやくそう
共轭效应　共役効果　きょうやくこうか
共轭作用　共役作用　きょうやくさよう
共沸点　共沸点　きょうふってん

共沸点变换　共沸点変換　きょうふってんへんかん
共沸过程　共沸過程　きょうふつかてい
共沸混合物　共沸混合物　きょうふつこんごうぶつ
共沸〔性〕　共沸性　きょうふつせい
共沸蒸馏　共沸蒸留　きょうふつじょうりゅう
共感性瞳孔反射　共感性瞳孔反射　きょうかんせいどうこ
　うはんしゃ
共济失调　運動失調　うんどうしっちょう
　布里凯氏共济失调　ブリケ運動失調　Briquetうんどう
　　しっちょう
　弗里德赖希氏共济失调　フリードライヒ運動失調
　　Friedreichうんどうしっちょう
　莱登氏共济失调　ライデン運動失調　Leydenうんどう
　　しっちょう
　马里氏共济失调　マリ運動失調　Mariうんどうしっちょ
　　う
　散-布二氏共济失调　サンガー・ブラウン運動失調
　　Sanger-Brownうんどうしっちょう
共济失调步态　失調性歩行　しっちょうせいほこう
共济失调肌萎缩　運動失調筋萎縮　うんどうしっちょうき
　んいしゅく
共济失调毛细血管扩张症　運動失調性毛細血管拡張症　う
　んどうしっちょうせいもうさいけっかんかくちょうしょう
共济失调描记波　運動失調図　うんどうしっちょうず
共济失调描记器　運動失調描画器　うんどうしっちょうびょ
　うがき
共济失调性表情不能　運動失調性無表情　うんどうしっ
　ちょうせいむひょうじょう
共济失调性步行不能　運動失調性歩行不能症　うんどう
　しっちょうせいほこうふのうしょう
共济失调性截瘫　運動失調性対麻痺　うんどうしっちょう
　せいついまひ
共济失调性小血管扩张综合征　運動失調性毛細血管拡張症
　候群　うんどうしっちょうせいもうさいけっかんかくちょ
　うしょうこうぐん
共济失调症　運動失調症　うんどうしっちょうしょう
共济运动　共調運動　きょうちょううんどう
共济运动检查　共調運動検査　きょうちょううんどうけん
　さ
共价　共有原子価　きょうゆうげんしか
共价半径　共有結合半径　きょうゆうけつごうはんけい
共价电子　共有電子　きょうゆうでんし
共价化合物　共有結合化合物　きょうゆうけつごうかごう
　ぶつ
共价键　共有結合　きょうゆうけつごう
共价键饱和性　共有結合飽和性　きょうゆうけつごうほう
　わせい
共价键方向性　共有結合方向性　きょうゆうけつごうほう
　こうせい
共价型氢化物　共有結合型水素化合物　きょうゆうけつご
　うがたすいそかごうぶつ
共浆体　合胞体　ごうほうたい
共聚合〔作用〕　共重合〔作用〕　きょうじゅうごう〔さよう〕
共聚物(体)　共重合体　きょうじゅうごうたい
共联〔键〕　橋かけ　橋かけ〔結合〕　はしかけ,はしかけ〔け
　つごう〕
共鸣　共鳴　きょうめい
共鸣火花　共鳴電気火花　きょうめいでんきひばな

共鸣火花电疗法　共鳴電気火花療法，ダルソンバリゼーション　きょうめいでんきひばなりょうほう d'arsonvalization

共鸣火花电疗机　共鳴電気火花治療装置　きょうめいでんきひばなちりょうそうち

共鸣器（箱）　共鳴器　きょうめいき

共鸣学说　共鳴説　きょうめいせつ

共平面性　共平面性　きょうへいめんせい

共栖　コンメンサリズム，片利共生 commensalism，へんりきょうせい

共栖关系　共棲関係　きょうせいかんけい

共栖生物　共棲生物　きょうせいせいぶつ

共栖现象　共棲現象　きょうせいげんしょう

共栖性寄生物　共生寄生虫　きょうせいきせいちゅう

共熔混合物　共融混合物　きょうゆうこんごうぶつ

共生　共生　きょうせい

共生固氮作用　共生窒素固定　きょうせいちっそこてい

共生关系　共生関係　きょうせいかんけい

共生生物　共生生物　きょうせいせいぶつ

共生噬菌体　共生バクテリオファージ　きょうせい bacteriophage

共生体　共生者　きょうせいしゃ

共生细菌　共生バクテリア　きょうせい bacteria

共生学说　共生説　きょうせいせつ

共同沉淀　共沈　きょうちん

共同感觉　共感　きょうかん

共同菌体抗原　共通菌体性抗原　きょうつうきんたいせいこうげん

共同抗体　共有抗体　きょうゆうこうたい

共同抗原　共有抗原　きょうゆうこうげん

共同离子效应　共通イオン効果　きょうつう ion こうか

共同生长　栄養共生　えいようきょうせい

共同（转）性内斜视　共同性内斜視　きょうどうせいないしゃし

共同（转）性外斜视　共同性外斜視　きょうどうせいがいしゃし

共同（转）性斜视　共同性斜視　きょうどうせいしゃし

共同中间代谢产物　中間代謝共通産物　ちゅうかんたいしゃきょうつうさんぶつ

共〔同〕轴性　同軸性　どうじくせい

共显性　相互優性　そうごゆうせい

共享电子　共用電子　きょうようでんし

共性　共通性質　きょうつうせいしつ

共用电子对　共用電子対　きょうようでんしつい

共振峰　共鳴ピーク　きょうめい peak

共振空间阻碍　共鳴立体阻害　きょうめいりったいそがい

共振能　共鳴エネルギー　きょうめい energie

共振频率　共振周波数，共鳴振動数　きょうしんしゅうはすう，きょうめいしんどうすう

共振〔谱〕线　共鳴線　きょうめいせん

共振吸收　共鳴吸収　きょうめいきゅうしゅう

共振〔现象〕　共鳴，共振　きょうめい，きょうしん

共振线　共鳴線　きょうめいせん

共振效应　共鳴効果　きょうめいこうか

共振学说　共鳴説　きょうめいせつ

共振杂化体　共鳴混成体　きょうめいこんせいたい

共振转移　共鳴転移　きょうめいてんい

共脂肪酶　コリパース　co-lipase

共质态　合胞体状態　ごうほうたいじょうたい

共质体　合胞体　ごうほうたい

共阻遏物　抑制補体，補レプレッサ　よくせいほたい，ほ repressor

GOU　勾佝沟钩狗枸构垢

gōu　勾佝沟钩

勾状字形视力表　スネレン視力表　Snellen しりょくひょう

佝偻病　佝僂病，くる病　くるびょう

佝偻病体质　佝僂病素因　くるびょうそいん

佝偻病性扁平骨盆　佝僂病性扁平骨盤　くるびょうせいへんぺいこつばん

佝偻病性串珠　佝僂病性じゅず　くるびょうせいじゅず

佝偻病性骨膜炎　佝僂病性骨膜炎　くるびょうせいこつまくえん

佝偻病性骨盆　佝僂病骨盤　くるびょうこつばん

佝偻病性侏儒骨盆　佝僂病小人骨盤　くるびょうこびとこつばん

佝偻病胸　佝僂病胸，はと胸　くるびょうむね，はとむね

沟　溝　みぞ，こう

　哈里逊氏沟　ハリソン溝　Harrison こう

沟连合动脉　溝交連動脈　こうこうれんどうみゃく

沟裂瓺　裂溝う食　れっこううしょく

沟裂舌　溝裂舌　こうれつぜつ

沟前部　溝前部　こうぜんぶ

沟缘束　溝縁束　こうえんそく

钩　鈎　かぎ，こう

　博塞氏钩　ボーゼ鈎　Bose こう

　布朗氏钩　ブラウン鈎　Braun こう

　提勒耳氏钩　ティレル鈎　Tyrrell こう

钩虫　鈎虫，十二指腸虫　こうちゅう，じゅうにしちょうちゅう

钩虫病　鈎虫病　こうちゅうびょう

钩虫病防治所（站）　鈎虫病防治所　こうちゅうびょうぼうちしょ

钩虫病（性）贫血　鈎虫病貧血　こうちゅうびょうひんけつ

钩虫感（传）染　鈎虫感染　こうちゅうかんせん

钩虫卵　鈎虫卵　こうちゅうらん

钩虫皮炎　鈎虫皮膚炎　こうちゅうひふえん

钩虫性匐行疹　鈎虫性蚴線疹　こうちゅうせいいんせんしん

钩虫痒病　皮膚鈎虫病　ひふこうちゅうびょう

钩端螺旋体　レプトスピラ　leptospira

钩〔端螺旋〕体病　レプトスピラ症　leptospira しょう

钩端螺旋体病性关节炎　レプトスピラ性関節炎　leptospira せいかんせつえん

钩端螺旋体病眼色素膜炎　レプトスピラ性ブドウ膜炎　leptospira せいブドウまくえん

钩端螺旋体感染　レプトスピラ感染　leptospira かんせん

钩端螺旋体属　レプトスピラ属　leptospira ぞく

钩端螺旋体性黄疸　レプトスピラ性黄疸，黄疸出血性レプトスピラ病　leptospira せいおうだん，おうだんしゅっけつせい leptospira びょう

钩端螺旋体性葡萄膜炎　レプトスピラ性ブドウ膜炎　leptospira せいブドウまくえん

钩端螺旋体疫苗（菌苗）　レプトスピラワクチン　leptospira vaccine

钩骨　有鈎骨　ゆうこうこつ

钩骨钩　有鈎骨鈎　ゆうこうこつこう

钩骨钩骨折　有鈎骨鈎骨折　ゆうこうこつこうこっせつ
钩回　鈎状回　こうじょうかい
钩〔回〕发作　鈎〔状回〕発作　こうじょうかいはっさ
钩口科　鈎虫科　こうちゅうか
钩口〔线虫〕病　鈎虫症　こうちゅうしょう
钩口〔线虫〕属　鈎虫属　こうちゅうぞく
钩毛蚴　コラシジウム　coracidium
钩球蚴　六鈎幼虫,オンコスフェル　ろっこうようちゅう,
　oncosphere
钩束　鈎状束　こうじょうそく
钩藤碱　リンコフィリン　rhynchophylline
钩突　鈎状突起　こうじょうとっき
钩吻碱甲　ゲルセミン　gelsemine
钩吻碱乙　ゲルセミシン　gelsemicine
钩吻碱子　クーミン　koumine
钩吻嘧啶碱　ゲルセミジン　gelsemidine
钩吻无定形碱　ゲルセミニン　gelseminine
钩吻中毒　ゲルセミン中毒　gelsemineちゅうどく
钩形　鈎状　こうじょう
钩形鼻　鈎状鼻　こうじょうび
钩形缝合针　鈎形縫合針　こうけいほうごうしん
钩形胃　鈎形胃　こうけいい
钩压法　鈎圧法　こうあつほう
钩蚴　鈎虫幼虫　こうちゅうようちゅう
钩状突　鈎状突起　こうじょうとっき
钩状字形视力表　スネレン視力表　snellenしりょくひょう

gǒu　狗枸

狗　犬　イヌ
狗固定器　犬固定器　イヌこていき
狗脊　クセキ,タカワラビ
狗疥螨　犬疥癬螨　イヌカイセンダニ
狗舌草次碱　プラチネシン　platynecine
狗舌草碱　プラチフィリン　platyphylline
狗头固定器　犬かしら固定器　イヌかしらこていき
狗咬伤　犬咬傷　けんこうしょう
枸杞子　枸杞の実,クコシ　クコのみ,クコシ

gòu　构垢

构成　構成,組成　こうせい,そせい
构成比　成分比率　せいぶんひりつ
构成部分　構成部分　こうせいぶぶん
构图　構図　こうず
构象　配座　はいざ
构象分析　配座解析　はいざかいせき
构象干扰作用　配座の干渉　はいざのかんしょう
构象异构体　配座異性体　はいざいせいたい
构效关系　構造活性相関　こうぞうかっせいそうかん
构型　配置　はいち
β-构型　β-配置　β-はいち
构型变化　立体配置変化　りったいはいちへんか
构型学说　配置説　はいちせつ
构音不良(困难)　構語障害　こうごしょうがい
构音倒错　言語錯誤　げんごさくご
构造　構造　こうぞう
垢性龈炎　石灰性歯肉炎　せっかいせいしにくえん

GU　估咕姑孤箍古谷股骨钴鼓固故顾瘤

gū　估咕姑孤箍
估计　推定　すいてい

估计法　推定法　すいていほう
估计人口　推定人口　すいていじんこう
估计寿命　推定寿命　すいていじゅみょう
估计误差　推定誤差　すいていごさ
估计值　推定数値　すいていすうち
估价　評価　ひょうか
咕吨酮　キサントン　xanthone
咕噜音　グル音　グルおん
姑息剂　姑息剤　こそくざい
姑息疗法　待期的療法　たいきてきりょうほう
姑息切除术　待期的切除術　たいきてきせつじょじゅつ
姑息手术　待期的手術　たいきてきじゅじゅつ
姑息性肺叶切除术　待期的肺葉切除術　たいきてきはいよ
　うせつじょじゅつ
姑息性分流手术　待期的短絡手術　たいきてきたんらく
　しゅじゅつ
孤雌生殖　単為生殖　たんいせいしょく
孤独　孤独　こどく
孤独癖　自閉〔症〕　じへいしょう
孤立病灶　孤立病巣　こりつびょうそう
孤立淋巴滤泡　孤立リンパ濾胞　こりつ lymphろほう
孤立淋巴〔小〕结　孤立リンパ小節　こりつ lymphしょうせ
　つ
孤立肾　孤立腎,単腎　こりつじん,たんじん
孤立双键　孤立二重結合　こりつにじゅうけつごう
孤立体系　孤立系　こりつけい
孤立性肝囊肿　孤立性肝嚢胞　こりつせいかんのうほう
孤立性骨囊肿　孤立性骨嚢胞　こりつせいこつのうほう
孤立性黄体囊肿　孤立性黄体嚢腫　こりつせいおうたいの
　うしゅ
孤立性良性雪旺氏细胞瘤　孤立性良性シュワン腫瘍　こり
　つせいりょうせいSchwannしゅよう
孤立性卵泡囊肿　孤立性卵胞嚢胞　こりつせいらんほうの
　うほう
孤立性脉络膜结核瘤　孤立性脈絡膜結核腫　こりつせい
　みゃくらくまくけっかくしゅ
孤立性神经纤维瘤　孤立性神経繊維腫　こりつせいしんけ
　いせんいしゅ
孤立性肾囊肿　孤立性腎嚢腫　こりつせいじんのうしゅ
孤立性心肌炎　特発性心筋炎　とくはつせいしんきんえん
孤立性圆形病灶　孤立性円形病巣　こりつせいえんけい
　びょうそう
孤束　孤束　こそく
孤束核　孤束核　こそくかく
孤束旁核　孤束旁核　こそくぼうかく
箍指病　アイユーム　ainhum

gǔ　古谷股骨钴鼓

古布累氏瘤　グブレー腫瘍　Gublerしゅよう
古布累氏麻痹　グブレー麻痺　Gublerまひ
古布累氏征　グブレー徴候　Gublerちょうこう
古蔡氏法　グートツァイト法　Gutzeitほう
古德帕斯彻氏染色法　グッドパスチュア染色法　
　Goodpastureせんしょくほう
古德帕斯彻氏综合征　グッドパスチェア症候群　
　Goodpastureしょうこうぐん
古典法电诊断仪　古典電気診断装置　こてんでんきしんだ
　んそうち
古典肝小叶　古典的肝臓小葉　こてんてきかんぞうしょう

古典生物型霍乱弧菌　古典生物型コレラ菌　こてんせいぶつがたcholeraきん

古典式剖腹产术　古典的帝王切開術　こてんてきていおうせっかいじゅつ

古豆醇碱　ハイグロリン　hygroline

古豆碱　ハイグリン　hygrine

古尔论氏俯首(倾头)征　グールド徴候　Gouldちょうこう

古尔维奇氏射线　グルビッチ線　Gurvichせん

古柯　コカ　coca

古柯碱　コカイン　cocain

古柯科　コカノキ科　コカノキか

古利氏导管　グーレーカテーテル　Gouley catheter

古利氏综合征　グーレー症候群　Gouleyしょうこうぐん

古列兰　グレラン　grelan

古罗糖　グーロース　gulose

古罗糖醛酸　グロン酸　gulonさん

古(旧)皮质　旧皮質,古皮質　きゅうひしつ,こひしつ

古(旧)皮质系统　旧皮質系　きゅうひしつけい

古奇坩埚　グーチるつぼ　Goochるつぼ

古奇滤器　グーチ濾過器　Goochろかき

古热罗氏病　グージェロー病　Gougerotびょう

古人类学　古代人類学　こだいじんるいがく

古人类学家　古代人類学者　こだいじんるいがくしゃ

古森包厄氏缝术　グッセンバウエル縫合術　Gussenbauerほうごうしゅつ

古生代　古生代　こせいだい

古生物学　古生物学　こせいぶつがく

古氏坩埚　グーチるつぼ　Goochるつぼ

古氏漏斗　グーチ漏斗　Goochろうと

古塔波胶溶液　グッタペルカ液　gutta-perchaえき

古特曼氏征　グットマン徴候　Guttmannちょうこう

古铜色　ブロンズ色,青銅色　bronzeしょく，せいどうしょく

古纹状体症候群　旧線状体症候群　きゅうせんじょうたいしょうこうぐん

古小脑　旧小脳,原小脳　きゅうしょうのう，げんしょうのう

古芸烯　グルジュネン　gurjunene

古〔兹〕锥虫病　クルーズトリパノソーマ症　cruz trypanosomaしょう

古植物学　古生植物学　こせいしょくぶつがく

谷氨酸　グルタミン酸　glutaminさん

谷氨酸半醛　グルタミン酸セミアルデヒド　glutaminさん semialdehyde

谷〔氨酸〕丙〔酮酸〕转氨酶　グルタミン酸ピルビン酸トランスアミナーゼ　glutaminさんpyruvinさんtransaminase

谷〔氨酸〕草〔酰乙酸〕转氨酶　グルタミン酸オキシ酢酸トランスアミナーゼ　glutaminさんoxyさくさんtransaminase

谷氨酸钙　グルタミン酸カルシウム　glutaminさん calcium

谷氨酸钾　グルタミン酸カリウム　glutaminさんkalium

谷氨酸钠　グルタミン酸ナトリウム　glutaminさん natrium

谷氨酸-γ-醛　グルタミン酸 γ-アルデヒド　glutaminさん-r-aldehyde

谷氨酸摄入过量综合征　グルタミン酸摂取過剰症候群　glutaminさんせっしゅかじょうしょうこうぐん

谷氨酸脱氢酶　グルタミン酸脱水素酵素　glutaminさんだっすいそこうそ

L-谷氨酸脱氢酶　L-グルタミン酸脱水素酵素　L-glutaminさんだっすいそこうそ

谷氨酸脱羧酶　グルタミン酸脱炭酸酵素　glutaminさんだったんさんこうそ

谷氨酸盐　グルタミン酸塩　glutaminさんえん

γ-谷氨酸转肽酶　γ-グルタミルトランスペプチダーゼ　γ-glutamyltranspeptidase

γ-谷氨酰氨基酸　γ-グルタミルアミノ酸　γ-glutamylaminoさん

谷氨酰胺　グルタミン　glutamine

谷氨酰胺-谷氨酰转换酶　グルタミン グルタミル転移酵素　glutamine-glutamylてんいこうそ

谷氨酰胺合成酶　グルタミン合成酵素　glutamineごうせいこうそ

谷〔氨〕酰胺酶　グルタミナーゼ　glutaminase

谷氨酰胺转氨酶　グルタミントランスアミナーゼ　glutamine transaminase

γ-谷氨酰半胱氨酸　γ-グルタミル システイン　γ-glutamyl cysteine

γ-谷氨酰半胱氨酸合成酶　γ-グルタミルシステイン合成酵素　γ-glutamyl cysteineごうせいこうそ

γ-谷氨酰甘氨酸　γ-グルタミル グリシン　γ-glutamyl glycine

γ-谷氨酰环化转移酶　γ-グルタミルシクロ転移酵素　γ-glutamyl cycloてんいこうそ

γ-谷氨酰〔基〕循环　γ-グルタミル循環　γ-glutamyl じゅんかん

谷氨酰转肽酶　グルタミルペプチド転移酵素　glutamyl peptideてんいこうそ

γ-谷氨酰转肽酶　γ-グルタミルペプチド転移酵素　γ-glutamyl peptideてんいこうそ

γ-谷氨酰转肽酶测定　γ-グルタミルペプチド転移酵素測定　γ-glutamyl peptideてんいこうそそくてい

γ-谷氨酰转移酶　γ-グルタミル転移酵素　γ-glutamyl てんいこうそ

谷白蛋白　ロイコシン　leucosin

谷丙转氨酶　グルタミン酸ピルビン酸トランスアミナーゼ　glutaminさんpyruvinさんtransaminase

谷草转氨酶　グルタミン酸オキサル酢酸トランスアミナーゼ　glutaminさんoxalさくさんtransaminase

谷尘肺　グレーン塵肺症　grainじんはいしょう

谷蛋白　グルテリン　glutelin

谷淀粉酶　セリアリン　cerealin

谷粉(面粉)　穀粉　こくふん

谷固醇　シトステロール　sitosterol

谷胱甘肽　グルタチオン　glutathione

谷胱甘肽过氧化物酶　グルタチオニン ペルオキシダーゼ　glutathionine Peroxidase

谷胱氨肽合成酶　グルタチオン合成酵素　glutathioneごうせいこうそ

谷胱氨肽还原酶　グルタチオン還元酵素　glutathioneかんげんこうそ

谷胱氨肽还原酶缺乏症　グルタチオン還元酵素欠乏症　glutathioneかんげんこうそけつぼうしょう

谷胱氨肽-S 环氧化物转移酶　グルタチオン-S-エポキシド転移酵素　glutathione-S-epoxidてんいこうそ

谷胱氨肽稳定试验　グルタチオン安定試験　glutathioneあ

んていしけん

谷胱氨肽血症　グルタチオン血症　glutathioneけっしょう

谷胱氨肽-胰岛素转氢酶　グルタチオン-インシュリントランスヒドロゲナーゼ　glutathione-insulin tran-shydrogenase

谷胱甘肽转移酶　グルタチオン転移酵素　glutathioneてんいこうそ

谷精草　コクセイソウ

谷乐生(农药)　エチルリン酸第二水銀　ethylリンさんだいにすいぎん

谷硫磷　グチオン　guthion

谷维素　オリザノール　oryzanol

谷酰胺　グルタミン　glutamine

谷酰胺酶　グルタミナーゼ　glutaminase

谷痒病(症)　穀物瘙痒症,穀物かゆみ症　こくもつそうようしょう,こくもつかゆみしょう

谷甾醇　シトステロール　sitosterol

β-谷甾醇　β-シトステロール　β-sitosterol

谷甾烷　シトスタン　sitostane

股　大腿　だいたい

股白肿　有痛〔性〕白股腫　ゆうつう〔せい〕はくこしゅ

股薄肌　〔大腿〕薄筋　〔だいたい〕はくきん

股部大隐静脉剖开术　〔大腿〕大伏在静脉切開術　〔だいたい〕だいふくざいじょうみゃくせっかいじゅつ

股丛　大腿神経叢　だいたいしんけいそう

股动脉　大腿動脈　だいたいどうみゃく

股动脉剖开术　大腿動脈切開術　だいたいどうみゃくせっかいじゅつ

股动脉枪击音　ピストル射撃様大腿動脈音　pistolしゃげきようだいたいどうみゃくおん

股动脉双杂音　デュロジェー重複雑音　Durozierじゅうふくざつおん

股动脉造影　大腿動脈造影　だいたいどうみゃくぞうえい

股二头肌　大腿二頭筋　だいたいにとうきん

股二头肌断裂　大腿二頭筋断裂　だいたいにとうきんだんれつ

股二头肌腱下囊　大腿二頭筋腱下包　だいたいにとうきんけんかほう

股二头肌腱延长术　大腿二頭筋腱延長術　だいたいにとうきんけんえんちょうじゅつ

股二头肌上囊　大腿二頭筋上〔滑液〕包　だいたいにとうきんじょう〔かつえき〕ほう

股二头肌下囊　大腿二頭筋下〔滑液〕包　だいたいにとうきんか〔かつえき〕ほう

股反射　大腿反射　だいたいはんしゃ

股方肌　大腿方形筋　だいたいほうけいきん

股方肌神经　大腿方形筋神経　だいたいほうけいきんしんけい

股骨　大腿骨　だいたいこつ

股骨粗隆间骨折　大腿骨転子間骨折　だいたいこつてんしかんこっせつ

股骨粗隆间切骨术　大腿骨転子間骨切り術　だいたいこつてんしかんほねきりじゅつ

股骨粗隆下切除术　大腿骨転子下骨切り術　だいたいこつてんしかほねきりじゅつ

股骨大粗隆滑囊炎　大腿骨大転子滑液包炎　だいたいこつだいてんしかつえきほうえん

股骨大转子骨折　大腿骨大転子骨折　だいたいこつだいてんして

んしこっせつ

股骨大转子间径　大腿骨転子間径　だいたいこつてんしかんけい

股骨单髁骨折　大腿骨単顆骨折　だいたいこつたんかこっせつ

股骨钉　大腿骨釘　だいたいこつてい

股骨钉定位导引针　大腿骨釘位置固定用誘導子　だいたいこつていいちこていようゆうどうし

股骨干骨折　大腿骨幹骨折　だいたいこっかんこっせつ

股骨干骨折内固定术　大腿骨幹骨折内固定術　だいたいこっかんこっせつないこていじゅつ

股骨干骨折小夹板固定术　大腿骨幹骨折小副子固定術　だいたいこっかんこっせつしょうふくしこていじゅつ

股骨骺分离　大腿骨端分離　だいたいこつこつたんぶんり

股骨骨折　大腿骨骨折　だいたいこつこっせつ

股骨骺骨软骨病　カルベ・レッグ-ペルテス病　Calve-Legg-Perthesびょう

股骨嵴(粗线)　大腿骨稜(粗線)　だいたいこつりょう(そせん)

股骨颈　大腿骨頸　だいたいこつけい

股骨颈板　大腿骨頸板　だいたいこつけいばん

股骨颈定位导引针　大腿骨頸位置固定消息子　だいたいこつけいいちこていしょうそくし

股骨颈骨折　大腿骨頸骨折　だいたいこつけいこっせつ

股骨颈骨折手术器械包　大腿骨頸骨折手術器械セット　だいたいこつけいこっせつしゅじゅつきかいset

股骨颈基底部　大腿骨頸基底部　だいたいこつけいきていぶ

股骨髁　大腿骨顆　だいたいこつか

股骨髁骨折　大腿骨顆骨折　だいたいこつかこっせつ

股骨髁间骨折　大腿骨顆間部骨折　だいたいこつかかんぶこっせつ

股骨髁上骨牵引术　大腿骨顆上牽引術　だいたいこつかじょうけんいんじゅつ

股骨髁上骨折　大腿骨顆上骨折　だいたいこつかじょうこっせつ

股骨髁上骨折内固定术　大腿骨顆上骨折内固定術　だいたいこつかじょうこっせつないこていじゅつ

股骨髁上截肢术　大腿骨顆上切断術　だいたいこつかじょうせつだんじゅつ

股骨髁上切骨术　大腿骨顆上骨切り術　だいたいこつかじょうほねきりじゅつ

股骨螺钉　大腿骨ねじ　だいたいこつねじ

股骨内上髁　大腿骨内側上顆　だいたいこつないそくじょうか

股骨切骨术　大腿骨骨切り術　だいたいこつほねきりじゅつ

股骨上端骨骺分离　大腿骨近位端分離　だいたいこつきんいたんぶんり

股骨上端骨骺滑脱移位　大腿骨近位端滑脱転位　だいたいこつきんいたんかつだつてんい

股骨体　大腿骨体　だいたいこつたい

股骨头　大腿骨頭　だいたいこつとう

股骨头凹　大腿骨頭窩　だいたいこつとうか

股骨头骨骺分离　大腿骨頭骨端分離　だいたいこつとうこつたんぶんり

股骨头骨骺骨软骨病　大腿骨頭骨端骨軟骨症,カルベ・ペ

ルテス病　だいたいこつとうこつたんこつなんこつしょう，Calvé-Perthesびょう

股骨头骨骺骨软骨炎　大腿骨頭骨端骨軟骨炎　だいたいこつとうこつたんこつなんこつえん

股骨头骺滑脱　大腿骨頭骨端すべり症　だいたいこつとうこつたんすべりしょう

股骨头骺滑移症　大腿骨頭骨端すべり症　だいたいこつとうこつたんすべりしょう

股骨头骨软骨炎　大腿骨頭骨軟骨炎　だいたいこつとうこつなんこつえん

股骨头骨折　大腿骨頭骨折　だいたいこつとうこっせつ

股骨头缺血性坏死　大腿骨頭乏血性壊死　だいたいこつとうぼうけつせいえし

股骨头韧带　大腿骨頭靭帯　だいたいこつとうじんたい

股骨头软骨无血管性坏死　大腿骨頭無血管性軟骨壊死　だいたいこつとうむけっかんせいなんこつえし

股骨头塌陷　大腿骨頭崩壊　だいたいこつとうほうかい

股骨头无菌性坏死　大腿骨頭無菌性壊死　だいたいこつとうむきんせいえし

股骨外上髁　大腿骨外側上顆　だいたいこつがいそくじょうか

股骨下端骨骺分离　大腿骨遠位骨端分離　だいたいこつえんいこつたんぶんり

股骨下端骨折内固定术　大腿骨下端骨折内固定術　だいたいこつかたんこっせつないこていじゅつ

股骨下端牵引术　大腿骨遠位端牽引術　だいたいこつえんいたんけんいんじゅつ

股骨小转子骨折　大腿骨小転子骨折　だいたいこつしょうてんしこっせつ

股骨远端骨骺分离　大腿骨遠位端骨端分離　だいたいこつえんいたんこつたんぶんり

股骨转子间骨折　大腿骨転子間骨折　だいたいこつてんしかんこっせつ

〔股骨〕转子间径　大腿骨転子間径　だいたいこつてんしかんけい

股骨转子下骨折　大腿骨転子下骨折　だいたいこつてんしかこっせつ

股关节脱位　股関節脱臼　こかんせつだっきゅう

股管　大腿管　だいたいかん

股管淋巴结　大腿管リンパ節　だいたいかんlymphせつ

股腘管　内転筋管　ないてんきんかん

股腘静脉　大腿膝窩静脈　だいたいしつかじょうみゃく

股后皮神经　後大腿皮神経　こうだいたいひしんけい

股环　大腿輪　だいたいりん

股环隔　大腿輪中隔　だいたいりんちゅうかく

股间肌　〔大腿〕中間広筋　〔だいたい〕ちゅうかんこうきん

股静脉　大腿静脈　だいたいじょうみゃく

股静脉穿刺　大腿静脈穿刺　だいたいじょうみゃくせんし

股静脉鞘　大腿静脈鞘　だいたいじょうみゃくしょう

股静脉血栓静脉炎　大腿静脈血栓〔性〕静脈炎　だいたいじょうみゃくけっせん〔せい〕じょうみゃくえん

股内侧肌间隔　大腿内側筋間中隔　だいたいないそくきんかんちゅうかく

股内侧浅静脉　内側大腿浅静脈　ないそくだいたいせんじょくみゃく

股内肌　〔大腿〕内側広筋　〔だいたい〕ないそくこうきん

股浅静脉　大腿表在静脈　だいたいひょうざいじょうみゃく

股鞘　大腿鞘　だいたいしょう

股三角　大腿三角　だいたいさんかく

股三角区　大腿三角区　だいたいさんかくく

股疝　大腿ヘルニア　だいたいhernia

股疝修补术　大腿ヘルニア修復術　だいたいherniaしゅうふくじゅつ

股深动脉　大腿深動脈　だいたいしんどうみゃく

股深静脉　大腿深静脈　だいたいしんじょうみゃく

股神经　大腿神経　だいたいしんけい

股神经缝〔合〕术　大腿神経縫合術　だいたいしんけいほうごうじゅつ

股神经牵拉试验　大腿神経引張試験　だいたいしんけいいんちょうしけん

股神经损伤　大腿神経損傷　だいたいしんけいそんしょう

股神经移植术　大腿神経移植術　だいたいしんけいいしょくじゅつ

股神经阻滞麻醉　大腿神経ブロック麻酔　だいたいしんけいblockますい

股生殖神经　陰部大腿神経　いんぶだいたいしんけい

股四头肌　大腿四頭筋　だいたいしとうきん

股四头肌成形术　大腿四頭筋形成術　だいたいしとうきんけいせいじゅつ

股四头肌挫伤　大腿四頭筋挫傷　だいたいしとうきんざしょう

股四头肌断裂　大腿四頭筋断裂　だいたいしとうきんだんれつ

股四头肌反射　大腿四頭筋反射,膝〔蓋〕反射　だいたいしとうきんはんしゃ,しつ〔がい〕はんしゃ

股四头肌骨化性肌炎　大腿四頭筋骨化〔性〕筋炎　だいたいしとうきんこっか〔せい〕きんえん

股四头肌腱损伤　大腿四頭筋腱損傷　だいたいしとうきんけんそんしょう

股四头肌挶伤　大腿四頭筋捻挫　だいたいしとうきんねんざ

股四头肌麻痹肌腱移殖术　大腿四頭筋麻痺筋腱移植術　だいたいしとうきんまひきんけんいしょくじゅつ

股四头肌瘫痪　大腿四頭筋麻痺　だいたいしとうきんまひ

股四头肌萎缩　大腿四頭筋萎縮　だいたいしとうきんいしゅく

股四头肌下血肿　大腿四頭筋下血腫　だいたいしとうきんかけっしゅ

股痛　大腿痛　だいたいつう

股外侧肌　大腿外側広筋　だいたいがいそくこうきん

股外侧肌间隔　大腿外側広筋間中隔　だいたいがいそくこうきんちゅうかく

股外侧皮神经　外側大腿皮神経　がいそくだいたいひしんけい

股外侧皮神经炎　外側大腿皮神経炎　がいそくだいたいひしんけいえん

股外侧浅静脉　外側大腿表在静脈　がいそくだいたいひょうざいじょうみゃく

股外静脉　外側大腿静脈　がいそくだいたいじょうみゃく

股癣　股部白癬　こぶはくせん

股直肌　大腿直筋　だいたいちょっきん

股中间肌　大腿中間広筋　だいたいちゅうかんこうきん

骨　骨　ほね,こつ

骨癌　骨癌　こつがん

骨板　骨層板　こつそうばん

　哈佛氏骨板　ハバース骨層板　Haversこつそうばん

骨板接合钉　骨層板合釘　こつそうばんごうてい

骨半规管　骨半規管　こつはんきかん

骨瓣开颅　骨弁開頭　こつべんかいとう

骨瓣开颅术　骨弁開頭術　こつべんかいとうじゅつ

骨瓣开颅血肿清除术　骨弁開頭血腫クリアランス　こつべんかいとうけっしゅ　clearance

骨包虫病　骨包虫症　こつほうちゅうしょう

骨包虫囊肿　骨包虫性嚢腫　こつほうちゅうせいのうしゅ

骨包壳　骨外皮　こつがいひ

骨鼻中隔　骨鼻中隔　こつびちゅうかく

骨病　骨症　こつしょう

骨病理学　骨病理学　こつびょうりがく

骨不连接(合)　偽関節　ぎかんせつ

骨擦音　骨摩擦音　こつまさつおん

骨测量法　骨計測法　こつけいそくほう

骨产道　骨産道　こつさんどう

骨产道异常　骨産道異常　こつさんどういじょう

骨成形瓣　骨形成弁　こつけいせいべん

骨成形术　骨形成術　こつけいせいじゅつ

骨成形性切断术　骨形成性切断術　こつけいせいせいせつだんじゅつ

骨充血　骨充血　こつじゅうけつ

骨出血　骨出血　こつしゅっけつ

骨穿刺〔术〕　骨穿刺〔術〕　こつせんし〔じゅつ〕

骨传导　骨伝導,骨導　こつでんどう,こつどう

骨〔传〕导比试验　シュワバッハ試験　Schwabachしけん

骨锤(锤)　骨槌　ほねづち

骨刺　骨棘　こっきょく

骨刺形成　骨棘形成　こっきょくけいせい

骨脆症(病)　骨脆弱〔症〕　こつぜいじゃく〔しょう〕

骨锉　骨やすり　ほねやすり

骨错构瘤　骨過誤腫　こつかごしゅ

骨打孔器　骨穿孔器　こつせんこうき

骨单位　骨単位　こつたんい

骨刀　骨刀　こつとう

骨导对比试验　シュワバッハ試験　Schwabachしけん

骨导耳机　骨導レシーバー　こつどうreceiver

骨导偏向试验　ベーバー聴覚試験　Weberちょうかくしけん

骨导音检查法　骨伝導測定法　こつでんどうそくていほう

骨导音检查器　骨伝導測定器　こつでんどうそくていき

骨导助听器　骨伝導補聴器　こつでんどうほちょうき

骨岛　骨島　こつとう

骨碟形手术　骨杯形成術　こつはいけいせいじゅつ

骨(折)钉　骨〔折〕釘　こつ〔せつ〕てい

骨钉切断钳　骨釘切断鉗子　こつていせつだんかんし

骨断端　骨断端　こつだんたん

骨恶性黑〔色素〕瘤　骨悪性黒色腫　こつあくせいこくしょくしゅ

骨恶性巨细胞瘤　骨悪性巨細胞腫　こつあくせいきょさいぼうしゅ

骨恶性纤维组织细胞瘤　骨悪性繊維組織腫　こつあくせいせんいそしきしゅ

骨腭　骨口蓋　こつこうがい

骨发生　骨発生　こつはっせい

骨发生组织　骨形成〔性〕組織　こつけいせい〔せい〕そしき

骨发育(结构)不良　骨異栄養症　こついえいようしょう

骨发育不全　骨発育不全　こつはついくふぜん

骨发育不全性骨折　骨発育不全性骨折　こつはついくふぜんせいこっせつ

骨发育过度　骨組織形成過度　こつそしきけいせいかど

骨发育障碍(异常)　骨形成不全〔症〕,異骨症　こつけいせいふぜん〔しょう〕,いこつしょう

骨反射　骨反射　こつはんしゃ

骨肥厚　骨化過剰症,過骨症　こっかかじょうしょう,かこつしょう

骨分离　骨離開　こつりかい

骨缝骨化过早　頭蓋骨縫合早期癒合〔症〕　ずがいこつほうごうそうきゆごう〔しょう〕

骨缝术　骨縫合術　こつほうごうじゅつ

骨复折术　骨離断術　こつりだんじゅつ

骨〔钙〕质缺乏　骨軟化症　こつなんかしょう

骨感觉缺失　骨感覚脱失(消失)　こつかんかくだっしつ(しょうしつ)

骨感染　骨感染　こつかんせん

骨干　骨幹　こっかん

骨干发育不全　骨幹形成異常　こっかんけいせいいじょう

骨干骺融合术　骨幹骨端融合術　こっかんこつたんゆうごうじゅつ

骨干结构不良　骨幹形成異常　こっかんけいせいいじょう

骨干切除术　骨幹部切除術　こっかんぶせつじょじゅつ

骨干〔性〕绫连症　骨幹病的組織結合　こっかんびょうてきそしきけつごう

骨干炎　骨幹炎　こっかんえん

骨杠杆　骨レバー,骨挺子　こつlever,こつてこ

骨骼　骨格　こっかく

骨骼蛋白　スケレチン　skeletin

骨骼变化　骨格変化　こっかくへんか

骨骼发育不全　骨格無発育　こっかくむはついく

骨骼发育紊乱　骨格発育不良　こっかくはついくふりょう

骨骼固定　骨格固定　こっかくこてい

骨骼肌　骨格筋　こっかくきん

骨骼肌松弛药　骨格筋弛緩薬　こっかくきんしかんやく

骨骼〔肌〕心〔肌〕抗体　骨格筋心筋抗体　こっかくきんしんきんこうたい

骨骼畸形　骨格奇形　こっかくきけい

骨骼检验　骨格検査　こっかくけんさ

骨骼年龄　骨格年齢　こっかくねんれい

骨骼牵引　骨格牽引　こっかくけんいん

骨骼缺陷　骨格欠陥　こっかくけっかん

骨骼石化症　大理石骨病　だいりせきこつびょう

骨骼系〔统〕　骨格系　こっかくけい

骨骼形成　骨格形成　こっかくけいせい

骨骼学　骨格学　こっかくがく

骨骼学家　骨学者　こつがくしゃ

骨骼组织　骨格組織　こっかくそしき

骨骨膜炎　骨骨膜炎　こつこつまくえん

骨刮　骨膜剥離子　こつまくはくりし

骨刮匙　骨キューレット,骨鋭ひ(匙)　こつcurette,こつえいひ

骨刮除术　骨搔は(爬)術　こつそうはじゅつ

骨关节病　骨関節症　こっかんせつしょう

骨关节端切开术　骨関節切開術　こっかんせつせっかいじゅつ

骨关节损伤　骨関節損傷　こっかんせつそんしょう

骨关节炎　骨関節炎　こっかんせつえん

骨海绵状血管瘤　骨海綿状血管腫　こつかいめんじょうけっかんしゅ

骨核　骨核　こっかく

骨黑〔色素〕瘤　骨黒色腫　こつこくしょくしゅ

骨黑素母细胞瘤　骨メラニン芽細胞腫　こつmelaninがさいぼうしゅ

骨骺　骨端　こつたん

骨骺板（盘）　骨端板,骨端円板　こつたんばん,こつたんえんばん

骨骺部　骨端部　こつたんぶ

骨骺端　骨幹端,骨端線,メタフィーゼ　こっかんたん,こつたんせん,metaphysis

骨骺端脓肿　ブロディー膿瘍　Brodieのうよう

骨骺发育不良　骨端形成異常　こつたんけいせいいじょう

骨骺发育不全　骨端無発育　こつたんむはついく

骨骺分离　骨端分離　こつたんぶんり

骨骺骨软骨病　骨端骨軟骨症　こつたんこつなんこつしょう

骨骺骨折　骨端骨折　こつたんこっせつ

骨骺滑脱　骨端滑脱　こつたんかつだつ

骨骺撕脱　骨端捻除　こつたんねんじょ

骨骺损伤　骨端損傷　こつたんそんしょう

骨骺脱离　骨端〔線〕離開　こつたん〔せん〕りかい

骨骺线　骨端線　こつたんせん

〔骨〕骺炎　骨端炎　こつたんえん

骨骺炎综合征　骨端炎症候群　こつたんえんしょうこうぐん

骨壶腹　骨膨大部　こつぼうだいぶ

骨滑膜炎　骨滑液嚢炎　こつかつえきのうえん

骨化　骨化　こっか

骨化醇　カルシフェロール　calciferol

骨化点　骨化点　こっかてん

骨化过度　骨化過剰症　こっかかじょうしょう

骨化内障　骨性白内障　こつせいはくないしょう

骨化脓　骨化膿　こつかのう

骨化软骨　原始軟骨　げんしなんこつ

骨化素质　化骨性素因　かこつせいそいん

骨化纤维瘤　骨繊維腫　こつせんいしゅ

骨化性骨炎　骨化性骨炎,硬化性骨炎　こっかせいこつえん,こうかせいこつえん

骨化性肌炎　骨化性筋炎　こっかせいきんえん

骨化性脑膜炎　化骨性髄膜炎　かこつせいすいまくえん

骨化〔性〕纤维瘤　骨化性繊維腫　こっかせいせんいしゅ

骨化异常　異常骨化　いじょうこっか

骨化脂瘤　化骨性脂肪腫　かこつせいしぼうしゅ

骨化中心　骨核,骨化点　こっかく,こっかてん

骨坏死　骨壊死〔症〕　こつえし〔しょう〕

骨环带　骨環　こっかん

骨灰　骨灰　こっかい

骨基质　骨基質　こつきしつ

骨棘球蚴病　骨包虫症　こつほうちゅうしょう

骨痂　仮骨　かこつ

骨痂成熟阶段　仮骨成熟期　かこつせいじゅくき

骨痂形成　仮骨形成　かこつけいせい

骨痂形成不全　仮骨形成不全　かこつけいせいふぜん

骨痂形成过多　仮骨異常増殖　かこついじょうぞうしょく

骨痂形成期　仮骨形成期　かこつけいせいき

骨架　骨格,骸骨　こっかく,がいこつ

骨间背侧动脉　背側骨間動脈　はいそくこっかんどうみゃく

骨间背侧肌　背側骨間筋　はいそくこっかんきん

骨间背侧神经　背側骨間神経　はいそくこっかんしんけい

骨间返动脉　反回骨間動脈　はんかいこっかんどうみゃく

骨间后动脉　後骨間動脈　こうこっかんどうみゃく

骨间肌　骨間筋　こっかんきん

骨间嵴　骨間隆線,骨間稜　こっかんりゅうせん,こっかんりょう

骨间结扎法　骨間結紮法　こっかんけっさつほう

骨间裂孔　骨間裂孔　こっかんれっこう

骨间膜　骨間膜　こっかんまく

骨间前动脉　前骨間動脈　ぜんこっかんどうみゃく

骨间软骨　骨間軟骨　こっかんなんこつ

骨间掌侧动脉　掌側骨間動脈　しょうそくこっかんどうみゃく

骨间掌侧肌　掌側骨間筋　しょうそくこっかんきん

骨间掌侧神经　掌側骨間神経　しょうそくこっかんしんけい

骨间总动脉　総骨間動脈　そうこっかんどうみゃく

骨间足底肌　底側骨間筋　ていそくこっかんきん

骨剪　骨ばさみ　ほねばさみ

骨胶　骨ゼラチン　こつgelatin

骨胶原　オセイン,骨質　ossein,こつしつ

骨胶原纤维　骨膠原繊維　こつこうげんせんい

骨脚　骨脚　こっきゃく

骨结构　骨構造　こつこうぞう

骨结合　骨癒合〔症〕　こつゆごう〔しょう〕

骨结核　骨結核　こつけっかく

骨结核刮匙　骨結核キューレット　こつけっかくcurette

骨〔静脉〕血栓形成　骨静脈血栓形成　こつじょうみゃくけっせんけいせい

骨静脉炎　骨静脈炎　こつじょうみゃくえん

骨白　骨窩　こっか

骨疽(疡)　カリエス　caries

骨巨大畸形　骨の巨大発育症　ほねのきょだいはついくしょう

骨巨细胞瘤　骨巨細胞腫　こつきょさいぼうしゅ

骨巨细胞瘤切除术　骨巨細胞腫切除術　こつきょさいぼうしゅせつじょじゅつ

骨锯　骨のこ〔ぎり〕　ほねのこ〔ぎり〕

骨科　整形外科　せいけいげか

骨科缝合针　整形外科縫合針　せいけいげかほうごうしん

骨科钢丝牵引器械包　整形外科鋼線牽引器械セット　せいけいげかこうせんけんいんきかいset

骨科手术台　整形外科手術台　せいけいげかしゅじゅつだい

骨科医生　整形外科医　せいけいげかい

骨库　骨銀行　こつぎんこう

骨蜡　骨ろう（蠟）　こつろう

骨蜡样软化　蠟様骨軟化〔症〕　ろうようこつなんか〔しょう〕

〔骨〕连接不正　〔骨折〕変形癒合　〔こっせつ〕へんけいゆごう

骨连结　骨癒合　こつゆごう

骨淋巴肉瘤　骨リンパ肉腫　こつlymphにくしゅ

骨鳞状上皮细胞癌　骨扁平上皮細胞癌　こつへんぺいじょうひさいぼうがん

骨龄　骨年齢　こつねんれい
骨龄落后　骨年齢遅延　こつねんれいちえん
骨瘤　骨腫　こつしゅ
骨瘤病　骨腫症　こつしゅしょう
骨瘤切除术　骨腫切除術　こつしゅせつじょじゅつ
骨隆突(凸)　骨隆起　こつりゅうき
骨隆突修整术　骨隆起形成手術　こつりゅうきけいせい
　　しゅじゅつ
骨瘘〔口〕　骨瘻〔口〕　こつろう〔こう〕
骨颅　骨化頭蓋　こっかずがい
骨螺旋板　骨らせん板　こつらせんばん
骨螺旋板缘　骨らせん板縁　こつらせんばんえん
骨螺旋管　骨らせん管　こつらせんかん
骨毛玻璃现象　骨すりガラス現象　こつすりglassげんしょ
　う
骨梅毒　骨梅毒　こつばいどく
骨迷路　骨迷路　こつめいろ
骨迷路内耳骨折　骨迷路内耳骨折　こつめいろないじこっ
　せつ
骨密质　緻密質　ちみつしつ
骨面　骨面　こつめん
骨膜　骨膜　こつまく
骨膜板　骨膜層板　こつまくそうばん
骨膜剥离器　骨膜剥離器　こつまくはくりき
骨膜成形性切断术　骨膜形成性切断術　こつまくけいせい
　せいせつだんじゅつ
骨膜刀　骨膜刀　こつまくとう
骨膜反射　骨膜反射　こつまくはんしゃ
骨膜反应　骨膜反応　こつまくはんのう
骨膜分离器　骨膜剥離子　こつまくはくりし
骨膜缝术　骨膜縫合術　こつまくほうごうじゅつ
骨膜骨化　骨膜骨化,膜性骨化　こつまくこっか,まくせい
　こっか
骨膜骨赘　骨膜新生物　こつまくしんせいぶつ
骨膜瘤　骨膜腫　こつまくしゅ
骨膜内皮　骨膜内皮　こつまくないひ
骨膜起子　骨膜剥離子,骨膜起子　こつまくはくりし,こつ
　まくきし
骨膜牵开器　骨膜レトラクタ　こつまくretracter
骨膜撬　骨膜剥離子　こつまくはくりし
骨膜切开术　骨膜切開術　こつまくせっかいじゅつ
骨膜脱离　骨膜離開　こつまくりかい
骨膜外骨化　骨膜外骨化　こつまくがいこっか
骨膜外肉瘤　骨膜外肉腫,傍骨肉腫　こつまくがいにく
　しゅ,ぼうこつにくしゅ
骨膜下　骨膜下　こつまくか
骨膜下骨化　骨膜下骨化　こつまくかこっか
骨膜下骨折　骨膜下骨折　こつまくかこっせつ
骨膜下麻醉　骨膜下麻酔　こつまくかますい
骨膜下脓肿　骨膜下膿瘍　こつまくかのうよう
骨膜下血肿　骨膜下血腫　こつまくかけっしゅ
骨膜纤维肉瘤　骨膜繊維肉腫　こつまくせんいにくしゅ
骨膜炎　骨膜炎　こつまくえん
骨膜移植片　骨膜移植片　こつまくいしょくへん
骨膜增生　骨膜性増殖　こつまくせいぞうしょく
骨〔摩〕擦音　骨摩擦音　こつまさつおん
骨母细胞　骨芽細胞,造骨細胞　こつがさいぼう,ぞうこつ
　さいぼう

骨母细胞瘤　骨芽細胞腫　こつがさいほうしゅ
骨母细胞型成骨肉瘤　骨芽細胞骨原性肉腫　こつがさいぼ
　うこつげんせいにくしゅ
骨囊瘤　骨囊腫　こつのうしゅ
骨囊性纤维化　囊腫性多発性骨繊維腫症　のうしゅせいた
　はつせいこつせんいしゅしょう
骨囊肿　骨囊胞,骨囊腫　こつのうほう,こつのうしゅ
骨囊肿刮除植骨术　骨囊胞掻爬移植術　こつのうほうそう
　はいしょくじゅつ
骨内板　骨内層板　こつないそうばん
骨内袋　骨内ポケット　こつないpocket
骨内动脉瘤　骨内動脈瘤　こつないどうみゃくりゅう
骨内静脉造影　骨内静脈造影　こつないじょうみゃくぞう
　えい
骨内静脉造影术　骨内静脈造影法　こつないじょうみゃく
　ぞうえいほう
骨内麻醉　骨内麻酔　こつないますい
骨内膜　骨内膜　こつないまく
骨内膜炎　骨内膜炎　こつないまくえん
骨内皮细胞瘤　骨内皮腫　こつないひしゅ
骨内式骨移植　骨内式骨移植　こつないしきこついしょく
骨内纤维异样增殖综合症　アルブライト症候群　Albright
　しょうこうぐん
骨内转移癌　骨転移性癌　こつてんいせいがん
骨脓肿　骨膿瘍　こつのうよう
骨脓肿引流术　骨膿瘍排液(排膿)法　こつのうようはいえ
　き〔はいのう〕ほう
骨旁骨瘤　骨傍〔骨〕腫　こつぼう〔こつ〕しゅ
骨旁骨肉瘤　骨傍〔骨〕肉腫　こつぼう〔こつ〕にくしゅ
骨胚细胞瘤　骨芽細胞腫　こつがさいぼうしゅ
骨盆　骨盤　こつばん
　奥托氏骨盆　オットー骨盤　Ottoこつばん
　布拉格氏骨盆　プラーグ骨盤　Pragueこつばん
　德文特氏骨盆　デウエンテル骨盤　Deventerこつばん
　基利安氏骨盆　キーリアーン骨盤　Kilianこつばん
　罗伯特氏骨盆　ローベルト骨盤　Robertこつばん
　内格累氏骨盆　ネーゲレ骨盤　Nagelこつばん
骨盆部血管伤　骨盤部血管損傷　こつばんぶけっかんそん
　しょう
骨盆产科直径　産科的真結合線　さんかてきしんけつごう
　せん
骨盆测量法　骨盤計測法　こつばんけいそくほう
骨盆测量器　骨盤計測器　こつばんけいそくき
　马丁氏骨盆测量器　マルティン骨盤計測器　Martin　こつ
　　ばんけいそくき
骨盆成形术　骨盤形成術　こつばんけいせいじゅつ
骨盆充气〔X葉〕造影术　骨盤気体注入造影術　こつばんき
　たいちゅうにゅうぞうえいじゅつ
骨盆出口　骨盤出口　こつばんしゅっこう
骨盆出口横径　骨盤出口横径　こつばんしゅっこうこうけ
　い
骨盆出口后矢状径　骨盤出口後矢状径　こつばんしゅっこ
　うこうしじょうけい
骨盆出口平面　骨盤出口平面　こつばんしゅっこうへいめ
　ん
骨盆出口前后径　骨盤出口前後径　こつばんしゅっこうぜ
　んごけい
骨盆出口狭窄　骨盤出口狭窄　こつばんしゅっこうきょうさ

く

骨盆丛　骨盤神経叢　こつばんしんけいそう
骨盆带　骨盤帯　こつばんたい
骨盆底　骨盤底　こつばんてい
骨盆底机能不全　骨盤底〔機能〕不全　こつばんてい〔きのう〕ふぜん
〔骨〕盆骶骨　骨盤仙骨　こつばんせんこつ
骨盆〔分〕界线　骨盤分界線　こつばんぶんかいせん
骨盆骨折　骨盤骨折　こつばんこっせつ
骨盆骨折合并症　骨盤骨折合併症　こつばんこっせつがっぺいしょう
骨盆横韧带　骨盤横靱帯　こつばんおうじんたい
骨盆环　骨盤輪　こつばんりん
骨盆环破裂　骨盤輪破壊　こつばんりんはかい
骨盆畸形　骨盤奇形　こつばんきけい
骨盆挤压分离试验　骨盤加圧分離試験　こつばんかあつぶんりしけん
骨盆挤压试验　骨盤加圧試験　こつばんかあつしけん
骨盆计　骨盤計　こつばんけい
骨盆直径　骨盤直径　こつばんちょっけい
骨盆静脉曲张　骨盤静脈怒張　こつばんじょうみゃくどちょう
骨盆镜　骨盤鏡　こつばんきょう
骨盆漏斗韧带　骨盤漏斗靱帯　こつばんろうとじんたい
骨盆描记器　骨盤測定描記器　こつばんそくていびょうき
骨盆内径测量法　骨盤内計測法　こつばんないけいそくほう
骨盆内径测量器　骨盤内計測器　こつばんないけいそくき
〔骨〕盆内粘连　骨盤内癒着　こつばんないゆちゃく
骨盆器官固定术　骨盤臓器固定術　こつばんぞうきこていじゅつ
骨盆器官热疗器　骨盤温度療法器　こつばんおんどりょうほうき
骨盆器械测量法　骨盤器械計測法　こつばんきかいけいそくほう
骨盆牵引　骨盤牽引　こつばんけんいん
骨盆腔　骨盤腔　こつばんこう
〔骨〕盆腔腹膜炎　骨盤腹膜炎　こつばんふくまくえん
〔骨〕盆腔检查　骨盤腔検査　こつばんこうけんさ
〔骨〕盆腔镜　骨盤腔鏡　こつばんこうきょう
骨盆腔肿块　骨盤腔内のかたまり,骨盤腔内の腫物　こつばんこうないのかたまり,こつばんこうないのしゅもつ
骨盆切开术　骨盤切開術　こつばんせっかいじゅつ
骨盆倾斜　骨盤傾斜　こつばんけいしゃ
骨盆倾斜〔角〕度　骨盤傾斜〔角〕度　こつばんけいしゃ〔か〕ど
骨盆入口　骨盤入口　こつばんにゅうこう
骨盆入口平面　骨盤入口平面　こつばんにゅうこうへいめん
骨盆入口狭窄　骨盤入口狭窄　こつばんにゅうこうきょうさく
骨盆入口指数　骨盤入口指数　こつばんにゅうこうしすう
骨盆上口　骨盤上口　こつばんじょうこう
骨盆上口平面　骨盤上口平面　こつばんじょうこうへいめん
骨盆肾　骨盤腎　こつばんじん
骨盆损伤　骨盤損傷　こつばんそんしょう

骨盆胎头测量法　骨盤児頭計測〔法〕　こつばんじとうけいそく〔ほう〕
骨盆胎头Ｘ线测量术　骨盤児頭撮影法　こつばんじとうさつえいほう
骨盆抬高位　骨盤高位,トレンデレンブルグ体位　こつばんこうい,Trendelenburgたいい
骨盆痛　骨盤痛　こつばんつう
骨盆外测量器　骨盤外計測器　こつばんがいけいそくき
骨盆外径测量法　骨盤外計測法　こつばんがいけいそくほう
骨盆〔外形〕Ｘ线检查器　骨盤輪廓描画器　こつばんりんかくびょうがき
骨盆狭小　骨盤狭小　こつばんきょうしょう
骨盆狭窄平面　骨盤狭窄平面　こつばんきょうさくへいめん
骨盆下口　骨盤下口　こつばんかこう
骨盆下口平面　骨盤下口平面　こつばんかこうへいめん
骨盆Ｘ线照片　骨盤放射線図　こつばんほうしゃせんず
骨盆斜度　骨盤斜傾度　こつばんしゃけいど
骨盆斜度计　骨盤斜傾計　こつばんしゃけいけい
〔骨盆〕斜径　骨盤斜径　こつばんしゃけい
骨盆悬吊法　骨盤懸吊法　こつばんけんちょうほう
骨盆悬吊牵引　骨盤懸吊牽引　こつばんけんちょうけんいん
骨盆异常　骨盤異常　こつばんいじょう
骨盆战伤　骨盤戦傷　こつばんせんしょう
骨盆支持器　骨盤レスト　こつばんrest
骨盆直肠间隙　骨盤直腸隙　こつばんちょくちょうげき
骨盆直肠间隙脓肿　骨盤直腸隙膿瘍　こつばんちょくちょうげきのうよう
骨盆直肠瘘　骨盤直腸フィステル　こつばんちょくちょうFistel
骨盆直肠脓肿　骨盤直腸膿瘍　こつばんちょくちょうのうよう
骨盆直径　骨盤結合線　こつばんけつごうせん
骨盆轴　骨盤軸　こつばんじく
骨盆纵向牵引　骨盤縦軸牽引　こつばんじゅうじくけんいん
骨盆最宽平面　骨盤闊〔部〕　こつばんかつ〔ぶ〕
骨盆最窄平面　骨盤峡〔部〕　こつばんきょう〔ぶ〕
骨皮质　骨皮質　こつひしつ
骨皮质新骨形成　骨皮質新骨形成　こつひしつしんこつけいせい
骨片　骨片　こつへん
骨起子　骨膜剥離子　こつまくはくりし
骨牵引　骨牽引　こつけんいん
骨牵引器　骨牽引器　こつけんいんき
骨牵引术　骨牽引術　こつけんいんじゅつ
骨牵引针　骨牽引針　こつけんいんしん
骨钳〔子〕　骨鉗子　こつかんし
骨切除鼻形成术　骨切除鼻形成術　こつせつじょびけいせいじゅつ
骨切除术　骨切除術　こつせつじょじゅつ
骨切开术　骨切開術　こつせっかいじゅつ
骨球状囊肿　骨球状囊胞　こつきゅうじょうのうほう
骨屈曲　骨彎曲　こつわんきょく
骨缺血性坏死　骨乏血性壊死　こつぼうけつせいえし
骨韧带状纤维瘤　骨靱帯様繊維腫　こつじんたいようせん

いしゅ

骨肉瘤　骨肉腫　こつにくしゅ

骨肉样瘤病　骨サルコイド症,骨類肉腫症　こつsarcoidしょう,こつるいにくしゅしょう

骨软骨病　骨軟骨症　こつなんこつしょう

骨软骨发育不良　骨軟骨形成異常　こつなんこつけいせいいじょう

骨软骨关节炎　骨軟骨関節炎　こつなんこつかんせつえん

骨软骨瘤　骨軟骨腫　こつなんこつしゅ

骨软骨瘤病　骨軟骨腫症　こつなんこつしゅしょう

骨软骨瘤切除术　骨軟骨腫切除術　こつなんこつしゅせつじょじゅつ

骨软骨肉瘤　骨軟骨肉腫　こつなんこつにくしゅ

骨软骨脱离　骨軟骨分離　こつなんこつぶんり

骨软骨纤维瘤　骨軟骨繊維腫　こつなんこつせんいしゅ

骨软骨性外生骨疣　骨軟骨性外骨〔腫〕症　こつなんこつせいがいこつ〔しゅ〕しょう

骨软骨炎　骨軟骨炎　こつなんこつえん

骨软骨炎综合征　骨軟骨炎症候群　こつなんこつえんしょうこうぐん

骨软骨赘　骨軟骨新生物　こつなんこつしんせいぶつ

骨软化〔病〕　骨軟化〔症〕　こつなんか〔しょう〕

骨软化性骨盆　骨軟化症骨盤　こつなんかしょうこつばん

骨扫描　骨スキャン〔ニング〕　こつscanning

骨闪烁图　骨シンチグラム　こつscintigram

骨神经鞘瘤　骨神経鞘腫　こつしんけいしょうしゅ

骨神经痛　骨神経痛　こつしんけいつう

骨神经纤维瘤　骨神経繊維腫　こつしんけいせんいしゅ

骨神经纤维肉瘤　骨神経繊維肉腫　こつしんけいせんいにくしゅ

骨生成　骨形成　こつけいせい

骨生长残痕　掠痕　りょうこん

骨嗜伊红肉芽肿　骨好酸性肉芽腫　こつこうさんせいにくがしゅ

骨松质　骨海綿質　こつかいめんしつ

骨髓　骨髄　こつずい

骨髓病　骨髄障害,骨髄症,ミエロパチー　こつずいしょうがい,こつずいしょう,myelopathy

骨髓病性贫血　骨髄障害性貧血　こつずいしょうがいせいひんけつ

骨髓穿刺　骨髄穿刺　こつずいせんし

骨髓穿刺活组织检查　骨髄穿刺生検　こつずいせんしせいけん

骨髓穿刺术　骨髄穿刺術　こつずいせんしじゅつ

骨髓穿刺套管针　骨髄穿刺トロカール　こつずいせんしtrocar

骨髓穿刺涂片　骨髄穿刺スミア　こつずいせんしsmear

骨髓穿刺针　骨髄穿刺針　こつずいせんししん

骨髓发育不良　骨髄形成異常〔症〕　こつずいけいせいいじょう〔しょう〕

骨髓干细胞　骨髄幹細胞　こつずいかんさいぼう

骨髓功能不全　骨髄機能不全　こつずいきのうふぜん

骨髓活检　骨髄生検　こつずいせいけん

骨髓活检穿刺针　骨髄生検穿刺針　こつずいせいけんせんししん

骨髓活体组织检查〔术〕　骨髄生検〔術〕　こつずいせいけん〔じゅつ〕

骨髓鉴定　ミエロクリット　myelocrit

骨髓静脉造影　骨髄静脈造影　こつずいじょうみゃくぞうえい

骨髓巨核细胞　骨髄巨核球　こつずいきょかくきゅう

骨髓巨核细胞缺乏症　骨髄巨核球欠乏症　こつずいきょかくきゅうけつぼうしょう

骨髓痨　骨髄癆　こつずいろう

骨髓淋巴细胞　骨髄性リンパ球　こつずいせいlymphきゅう

骨髓瘤　骨髄腫　こつずいしゅ

骨髓瘤病　骨髄腫症　こつずいしゅしょう

骨髓瘤蛋白　骨髄腫蛋白質　こつずいしゅたんぱくしつ

骨髓瘤肾病　骨髄腫腎症　こつずいしゅじんしょう

骨髓瘤细胞　骨髄腫細胞　こつずいしゅさいぼう

骨髓瘤形成　骨髄腫症　こつずいしゅしょう

骨髓内麻醉　骨髄内麻酔　こつずいないますい

骨髓内溶血　骨髄内溶血　こつずいないようけつ

骨髓培养　骨髄培養　こつずいばいよう

骨髓腔　髄腔　ずいこう

骨髓腔夹板　骨髄内副木　こつずいないふくぼく

骨髓腔内插钉术　骨髄内釘打ち法　こつずいないくぎうちほう

骨髓肉瘤　骨髄肉腫　こつずいにくしゅ

骨髓肉瘤病　骨髄肉腫症　こつずいにくしゅしょう

骨髓输血法　骨髄輸血法　こつずいゆけつほう

骨髓输注　骨髄注入　こつずいちゅうにゅう

骨髓栓塞　骨髄塞栓　こつずいそくせん

骨髓细胞　骨髄球　こつずいきゅう

骨髓细胞瘤　骨髄球腫　こつずいきゅうしゅ

骨髓细胞样化生　骨髄球様化生　こつずいきゅうようかせい

骨髓铁　骨髄鉄　こつずいてつ

骨髓涂片　骨髄スミア　こつずいsmear

骨髓涂片检查　骨髄スミア検査　こつずいsmearけんさ

骨髓外造血　骨髄外造血　こつずいがいぞうけつ

骨髓细胞分类　骨髄球分類・こつずいきゅうぶんるい

骨髓细胞分类〔计数〕象　骨髄球分類〔計数〕像　こつずいきゅうぶんるい〔けいすう〕ぞう

骨髓细胞形态　骨髄球形態　こつずいきゅうけいたい

骨髓细胞形态检查法　骨髄球形態検査法　こつずいきゅうけいたいけんさほう

骨髓细胞学检查　骨髄細胞学検査　こつずいさいぼうがくけんさ

骨髓细胞增多症　骨髄球増加症　こつずいきゅうぞうかしょう

骨髓纤维变性　骨髄繊維症　こつずいせんいしょう

骨髓纤维化〔症〕　骨髄繊維化症　こつずいせんいかしょう

骨髓纤维性骨硬化　骨髄繊維性骨硬化　こつずいせんいせいこつこうか

骨髓X线照相术　骨髄X線撮影法　こつずいXせんさつえいほう

骨髓象　骨髄像　こつずいぞう

骨髓型放射病　骨髄性放射線病　こつずいせいほうしゃせんびょう

骨髓性白血病　骨髄性白血病　こつずいせいはっけつびょう

骨髓性骨病　骨髄性骨症　こつずいせいこつしょう

骨髓性骨肉瘤　骨髄性骨肉腫　こつずいせいこつにくしゅ

骨髓炎　骨髄炎　こつずいえん

骨髓炎窦道形成　骨髄炎フィステル形成　こつずいえん

Fistelけいせい

骨髄炎骨骺端脓肿　骨髄炎性ブローディー膿瘍　こつずいえんせいbrodieのうよう

骨髄炎空洞形成　骨髄炎空洞形成　こつずいえんくうどうけいせい

骨髄炎死骨形成　骨髄炎腐骨形成　こつずいえんふこつけいせい

骨髄衍生淋巴细胞　骨髄派生リンパ球　こつずいはせいlymphきゅう

骨髄样化生　骨髄様化生　こつずいようかせい

骨髄液涂片　骨髄液スミア　こつずいえきsmear

骨髄液细胞分类计数　骨髄液細胞分類計算　こつずいえきさいぼうぶんるいけいさん

骨髄液有核细胞分类计数　骨髄液有核細胞分類計算　こつずいえきゆうかくさいぼうぶんるいけいさん

骨髄移植〔术〕　骨髄移植〔術〕　こつずいいしょく〔じゅつ〕

骨髄抑制　骨髄抑制　こつずいよくせい

骨髄抑制性药物　骨髄抑制薬　こつずいよくせいやく

骨髄硬化〔症〕　骨髄硬化〔症〕　こつずいこうか〔しょう〕

骨髄造血　骨髄系造血　こつずいけいぞうけつ

骨髄增生程度　骨髄増殖度　こつずいぞうしょくど

骨髄增生性疾病　骨髄増殖性疾患　こつずいぞうしょくせいしっかん

骨髄增生性综合征　骨髄増殖症候群　こつずいぞうしょくせいしょうこうぐん

骨髄增殖症　骨髄増殖症　こつずいぞうしょくしょう

骨髄针拔出器　骨髄釘抽出器　こつずいていちゅうしゅつき

骨髄针打孔器械包　骨髄釘穿孔器械セット　こつずいていせんこうきかいset

骨髄针打入器　骨髄釘打ち込む器　こつずいていうちこむき

骨髄针固定器械包　骨髄釘固定器械セット　こつずいていこていきかいset

骨髄中毒性　骨髄中毒性　こつずいちゅうどくせい

骨髄转移瘤　骨髄転移癌　こつずいてんいがん

骨髄组织　骨髄組織　こつずいそしき

骨髄组织增生(殖)　骨髄組織過形成　こつずいそしきかけいせい

骨碎裂　骨分離　こつぶんり

骨碎片　骨細片　こつさいへん

骨损伤　骨損傷　こつそんしょう

骨炭　骨炭　こったん

骨探针　骨ゾンデ　こつsonde

骨体　骨幹　こっかん

骨痛　骨痛　こつつう

骨突　骨突起　こつとっき

骨突炎　骨突起炎　こつとっきえん

骨突折断　骨突起骨折　こつとっきこっせつ

骨脱钙　骨カルシウム除去　こつcalciumじょきょ

骨唾液酸糖蛋白　シャロプロティン　sialoprotein

骨外膜　骨膜　こつまく

骨外造血　骨髄外造血　こつずいがいぞうけつ

骨网织(状)细胞肉瘤　骨細網〔細胞〕肉腫　こつさいもう〔さいぼう〕にくしゅ

骨萎缩　骨萎縮　こついしゅく

骨无感觉　骨感覚脱(消)失　こつかんかくだっ(しょう)しつ

骨无菌性坏死　骨無菌壊死　こつむきんえし

骨吸收　骨吸収　こつきゅうしゅう

骨细胞　骨細胞　こつさいぼう

骨细胞谱系　骨細胞リニージ　こつさいぼうlineage

骨细胞性溶骨　骨細胞〔性〕骨溶解　こつさいぼう〔せい〕こつようかい

骨纤维　骨繊維　こつせんい

骨纤维变性　骨繊維症　こつせんいしょう

骨纤维管　骨繊維管　こつせんいかん

骨纤维瘤　骨繊維腫　こつせんいしゅ

骨纤维肉瘤　骨繊維肉腫　こつせんいにくしゅ

骨纤维软骨肉瘤　骨繊維軟骨肉腫　こつせんいなんこつにくしゅ

骨纤维性发育异常　骨繊維性形成異常　こつせんいせいけいせいいじょう

骨纤维性结构不良　骨繊維性形成異常　こつせんいせいけいせいいじょう

骨纤维异常增殖〔症〕　骨繊維過形成症　こつせんいかけいせいしょう

骨纤维增生　骨繊維増殖　こつせんいぞうしょく

骨纤维脂瘤　骨繊維脂肪腫　こつせんいしぼうしゅ

骨陷窝　骨凹窩　こつおうか

骨小管　骨小管,骨細管　こつしょうかん,こつさいかん

骨小梁　骨小柱,骨梁　こつしょうちゅう,こつりょう

骨小梁形成　骨小柱形成　こつしょうちゅうけいせい

骨小体　骨小体　こつしょうたい

骨形成不全　骨形成不全〔症〕　こつけいせいふぜん〔しょう〕

骨性半规管　骨半規管　こつはんきかん

骨性鼻腔　骨性鼻腔　こつせいびこう

骨性鼻中隔　骨鼻中隔　こつびちゅうかく

骨性部　骨〔性〕部　こつ〔せい〕ぶ

骨性恶病质　骨性悪液質　こつせいあくえきしつ

骨性耳道闭锁　骨性耳道閉鎖　こつせいじどうへいさ

骨性耳道骨折　骨性耳道骨折　こつせいじどうこっせつ

骨性耳道外生骨折　骨性耳道外因性骨折　こつせいじどうがいいんせいこっせつ

骨性骨痂　骨性仮骨　こつせいかこつ

骨性骨盆　骨性骨盤　こつせいこつばん

骨性关节强硬　骨性〔関節〕強直〔症〕　こつせい〔かんせつ〕きょうちょく〔しょう〕

骨〔性〕关节炎　骨関節炎　こつかんせつえん

骨性结合　骨癒合症　こつゆごうしょう

骨性口腔　骨性口腔　こつせいこうこう

骨性联接　骨性癒合　こつせいゆごう

骨性螺旋板　骨らせん板　こつらせんばん

骨性强直　骨性強直　こつせいきょうちょく

骨性融合　骨癒合症　こつゆごうしょう

骨性疝　①含骨性阴囊肿②含骨疝　①がんこつせいいんのうしゅ②がんこつhernia

骨性狮面　骨性獅子顔(面)　こつせいししがお(つら)

骨性胸廓　骨性胸郭　こつせいきょうかく

骨性牙质　骨様デンチン,骨様象牙質　こつようdentin,こつようぞうげしつ

骨性愈合　骨性癒合　こつせいゆごう

骨血管瘤　骨血管腫　こつけっかんしゅ

骨血管内皮瘤　骨血管内皮腫　こつけっかんないひしゅ

骨血管外皮细胞瘤　骨血管周囲細胞腫　こつけっかんしゅ

ういさいぼうしゅ

骨牙质瘤　骨象牙質腫　こつぞうげしつしゅ

骨炎　骨炎　こつえん

骨盐　骨塩　こつえん

骨疡　カリエス　caries

骨样骨瘤　類骨〔骨〕腫　るいこつ〔こつ〕しゅ

骨样骨瘤切除术　類骨腫切除術　るいこつしゅせつじょじゅつ

骨样牙骨质　骨様セメント質　こつようcementしつ

骨样组织　類骨組織　るいこつそしき

骨移植　骨移植　こついしょく

骨移植片　骨移植片　こついしょくへん

骨移植术　骨移植術　こついしょくじゅつ

骨移植物　骨移植片　こついしょくへん

骨移植用骨凿包　骨移植用骨切りのみセット　こついしょくようほねきりのみset

骨异位　骨転位　こつてんい

骨硬化病　大理石骨病，アルベルス・シエンベルグ病　たいりせきこつびょう，Albers-Schönbergびょう

骨硬化性贫血　骨硬化性貧血　こつこうかせいひんけつ

骨尤文氏肉瘤　骨のユーイング肉腫　ほねのEwingにくしゅ

骨油　骨油　こつゆ

骨愈合　骨癒合　こつゆごう

骨原性肉瘤　骨〔原性〕肉腫　こつ〔げんせい〕にくしゅ

骨原性纤维瘤　骨化性線維腫　こっかせいせんいしゅ

骨圆针　骨釘　こつてい

骨再生　骨再生　こつさいせい

骨再折术　再骨折術　さいこっせつじゅつ

骨凿　骨のみ，骨切りのみ　こつのみ，ほねきりのみ

骨折　骨折　こっせつ

　巴尔通氏骨折　バートン骨折　Bartonこっせつ

　贝奈特氏骨折　ベネット骨折　Bennettこっせつ

　波特氏骨折　ポット骨折　Pottこっせつ

　杜普伊特伦氏骨折　デュピュイトラン骨折　Dupuytrenこっせつ

　盖兰氏骨折　ゲラン骨折　Guerinこっせつ

　果斯兰氏骨折　ゴスラン骨折　Gosselinこっせつ

　华格斯塔夫氏骨折　ワグスタッフ骨折　Wagstaffeこっせつ

　加莱阿齐氏骨折　ガレアッチ骨折　Galeazziこっせつ

　科勒斯氏骨折　コリーズ骨折　Colles'こっせつ

　蒙特吉亚氏骨折　モンテッジャ骨折　Monteggiaこっせつ

　穆尔氏骨折　ムーア骨折　Mooreこっせつ

　史密斯氏骨折　スミス骨折　Smithこっせつ

　施提达氏骨折　シュティーダ骨折　Stiedaこっせつ

　斯基勒伦氏骨折　スキラーン骨折　Skillernこっせつ

　谢泼德氏骨折　シエパード骨折　Shepherdこっせつ

骨折闭合复位术　骨折非観血的整復法　こっせつひかんけつてきせいふくほう

骨折不连接　骨折癒合欠如　こっせつゆごうけつじょ

骨折不愈合　偽関節　ぎかんせつ

骨折不正连接　骨折不正癒合　こっせつふせいゆごう

骨折迟缓愈合　骨折癒合遅緩　こっせつゆごうちかん

骨折床　骨折ベット　こっせつbed

骨折钉　骨折固定釘　こっせつこていてい

骨折二期愈合　骨折二次癒合　こっせつにじゆごう

骨折分类　骨折分類　こっせつぶんるい

骨折分离　骨折分離　こっせつぶんり

骨折复位　骨折整復　こっせつせいふく

骨折复位挺子　骨折整復てこ　こっせつせいふくてこ

骨折骨瘤　骨折骨腫　こっせつこつしゅ

骨折固定夹　骨折固定クランプ，骨保持器　こっせつこていclamp，こつほじき

骨折固定器　骨折固定器，骨保持器　こっせつこていき，こつほじき

骨折固定术　骨折固定術　こっせつこていじゅつ

骨折畸形愈合　骨折変形治癒　こっせつへんけいちゆ

骨折急救　骨折救急　こっせつきゅうきゅう

骨折接合器械包　骨折接合器械セット　こっせつせつごうきかいset

骨折临床愈合　骨折臨床癒合　こっせつりんしょうゆごう

骨折内固定　骨折内固定　こっせつないこてい

骨折牵引丝　骨折牽引ワイヤー　こっせつけんいんwire

骨折嵌入拔出钳　埋伏骨片除去鉗子　まいふくこつへんじょきょかんし

骨折切开复位钢板螺丝钉内固定术　骨折切開整復金属板ねじ内固定術　こっせつせっかいせいふくきんぞくばんねじないこていじゅつ

骨折切开复位术　骨折切開整復術　こっせつせっかいせいふくじゅつ

骨折切开髓内针固定术　骨折切開髄内釘固定術　こっせつせっかいずいないていこていじゅつ

骨折水疱　骨折水疱　こっせつすいほう

骨折碎片持骨钳　骨折断片骨〔保持〕鉗子　こっせつだんぺんこつ〔ほじ〕かんし

骨折脱位　骨折脱臼　こっせつだっきゅう

　蒙特吉亚氏骨折脱位　モンテッジャ骨折脱臼　Monteggiaこっせつだっきゅう

骨折外固定　骨折外固定　こっせつがいこてい

骨折线　骨折線　こっせつせん

骨折学　骨折学　こっせつがく

骨折压力性垂体变性　骨折圧力性下垂体変性　こっせつあつりょくせいかすいたいへんせい

骨折一期愈合　骨折一次癒合　こっせついちじゆごう

骨折愈合　骨折癒合　こっせつゆごう

骨折整复　骨折整復　こっせつせいふく

骨折整复器械包　骨折整復器械セット　こっせつせいふくきかいset

骨针　スピクラ　spicule，spicula

骨真菌感染　骨真菌感染　こつしんきんかんせん

骨整形术　骨形成術　こつけいせいじゅつ

骨正中囊肿　骨正中囊胞　こつせいちゅうのうほう

骨脂〔肪〕肉瘤　骨脂肪肉腫　こつしぼうにくしゅ

骨脂瘤　骨脂肪腫　こつしぼうしゅ

骨脂软骨瘤　骨脂肪軟骨腫　こつしぼうなんこつしゅ

骨止血钩　骨止血鈎　こつしけつこう

骨止血器　骨止血器　こつしけつき

骨止血咬骨钳　骨止血鉗子　こつしけつかんし

骨质沉着性气管病　気管骨形成症　きかんこつけいせいしょう

骨质齿　硬化歯　こうかし

骨质连接　骨癒合　こつゆごう

骨质破坏　骨破壊　こつはかい

骨质缺损　骨欠損　こつけっそん

骨质溶解　骨溶解，骨軟化　こつようかい，こつなんか

骨质软化　骨軟化　こつなんか

骨质生成　骨形成　こつけいせい

骨〔质〕石化病　大理石骨病　だいりせきこつびょう

骨质疏松　オステオポローシス,骨粗鬆　osteoporosis,こつそしょう

骨质疏松症　骨多孔症,骨粗鬆症　こつたこうしょう,こつそしょうしょう

骨质疏松〔状态〕　骨希薄化　こつきはくか

骨质吸收　骨吸収　こつきゅうしゅう

骨质稀疏性骨炎　疏鬆性骨炎　そしょうせいこつえん

骨质象牙化　骨象牙質化　こつぞうげしつか

骨质性关节强硬　骨性関節強直　こつせいかんせつきょうちょく

骨质异形症　オステオポイキリー　Osteopoikilie

骨质营养不良　骨ジストロフィー,骨異栄養症　こつdystrophy,こついえいようしょう

骨质硬化　骨硬化　こつこうか

骨质增生　骨増殖　こつぞうしょく

骨质增生性骨炎　硬化性骨炎　こうかせいこつえん

骨肿瘤　骨腫瘍　こつしゅよう

骨肿瘤刮除植骨术　骨腫瘍搔爬移植術　こつしゅようそうはいしょくじゅつ

骨肿瘤切除术　骨腫瘍切除術　こつしゅようせつじょじゅつ

骨轴　骨軸　こつじく

骨潴留囊肿　骨貯留囊胞　こつちょりゅうのうほう

骨转移　骨転移　こつてんい

骨转移癌　骨転移癌　こつてんいがん

骨转移瘤　骨転移腫瘍　こつてんいしゅよう

骨状石细胞　硬化骨細胞　こうかこつさいぼう

骨锥　骨錐　ほねきり,こっすい

骨赘　骨棘,骨増殖体　こつきょく,こつぞうしょくたい

骨赘病　骨棘症,骨増殖症　こつきょくしょう,こつぞうしょくしょう

骨赘增生　骨棘増殖　こつきょくぞうしょく

骨自溶症　骨溶解症　こつようかいしょう

骨组织　骨組織　こつそしき

骨钻　骨ドリル　こつdrill

钴　コバルト,Co　cobalt

60钴　コバルト-60　cobalt-60

58钴　コバルト-58　cobalt-58

钴氨络合物　コバルトアンミン錯塩　cobaltammineさくえん

钴胺素　コバラミン,ビタミンB$_{12}$　cobalamin,vitaminB$_{12}$

钴胺素辅酶类　コバラミン補酵素類　cobalaminほこうそるい

钴玻璃　コバルトガラス　cobalt glass

钴博莱霉素　コバルトブレオマイシン　cobaltbleomycin

钴尘肺　コバルト塵肺　cobaltじんはい

钴反应　コバルト反応　cobaltはんのう

钴铬合金　コバルト クロム合金　cobalt chromごうきん

钴铬合金焊　コバルト クロムはんだ　cobalt chromはんだ

钴绿　コバルトグリーン　cobalt green

钴炮　コバルト爆弾　cobaltばくだん

57钴氰钴胺　コバルト-57 シアノコバラミン,ビタミンB$_{12}$　cobalt-57 cyanocobalamin,vitaminB$_{12}$

钴γ线　コバルトガンマ(γ)線　cobalt gamma(γ)せん

钴亚硝酸钾　コバルト亜硝酸カリウム　cobaltあしょうさんkalium

钴亚硝酸钠试法　コバルト亜硝酸ナトリウム試験法

cobaltあしょうさんnatriumしけんほう

钴营养　コバルト栄養　cobaltえいよう

钴60治疗机　コバルト-60治療装置　cobalt-60ちりょうそうち

鼓壁　鼓室壁　こしつへき

鼓部　鼓室部　こしつぶ

鼓肠　鼓腸　こちょう

鼓槌(锤)　ドラムスチック,大鼓ばち,太鼓ばち状核突起　drumstick,たいこばち,たいこばちじょうかくとっき

鼓唇缘　鼓室唇　こしつしん

鼓丛切断术　鼓室神経叢切断術　こしつしんけいそうせつだんじゅつ

鼓大棘　大鼓室棘　だいこしつきょく

鼓镫韧带联合　鼓室あぶみ骨靱帯結合　こしつあぶみこつじんたいけつごう

鼓窦　鼓室洞,乳突洞　こしつどう,にゅうとつどう

鼓窦入口　鼓室洞入口　こしつどうにゅうこう

鼓窦上鼓室凿开术　上鼓室乳突洞開放術　じょうこしつにゅうとつどうかいほうじゅつ

鼓房　乳〔様〕突〔起〕洞　にゅう〔よう〕とっ〔き〕どう

鼓沟　鼓膜溝　こまくこう

鼓环　鼓膜輪　こまくりん

鼓环咬骨钳　鼓膜輪骨鉗子　こまくりんこつかんし

鼓岬　鼓室岬角　こしつこうかく

鼓岬电极　鼓室岬角電極　こしつこうかくでんきょく

鼓阶　鼓室階　こしつかい

鼓鳞裂　鼓室鱗裂　こしつりんれつ

鼓膜　鼓膜こまく

鼓膜按摩　鼓膜マッサージ　こまくmassage

鼓膜爆震伤　鼓膜爆風傷害　こまくばくふうしょうがい

鼓膜壁　鼓膜壁　こまくへき

鼓膜成形术　鼓膜形成術　こまくけいせいじゅつ

鼓膜穿刺术　鼓膜穿刺術　こまくせんしじゅつ

鼓膜穿孔　鼓膜穿孔　こまくせんこう

鼓膜穿孔电极　鼓膜穿孔電極　こまくせんこうでんきょく

鼓膜刀　鼓膜切開刀　こまくせっかいとう

鼓膜反射　鼓膜反射　こまくはんしゃ

〔鼓膜〕光锥　〔鼓膜〕光錐　〔こまく〕こうすい

鼓膜后隐窝　後鼓膜陥凹　こうこまくかんおう

鼓膜后皱襞　後鼓膜ひだ　こうこまくひだ

鼓膜化学灼伤　鼓膜化学やけど　こまくかがくやけど

鼓膜检查镜　鼓膜鏡　こまくきょう

鼓膜紧张部　鼓膜緊張部　こまくきんちょうぶ

鼓膜紧张部穿孔　鼓膜緊張部穿孔　こまくきんちょうぶせんこう

鼓膜镜　鼓膜鏡　こまくきょう

〔鼓膜〕空气按摩法　〔鼓膜〕空気マッサージ　〔こまく〕くうきmassage

鼓膜霉菌病　鼓膜真菌症　こまくしんきんしょう

鼓膜内陷　鼓膜陥没　こまくかんぼつ

鼓膜粘膜层　鼓膜粘膜層　こまくねんまくそう

鼓膜皮层　鼓膜皮膚層　こまくひふそう

鼓膜破裂　鼓膜破裂　こまくはれつ

鼓膜脐　鼓膜臍　こまくせい

鼓膜前隐窝　前鼓膜陥凹　ぜんこまくかんおう

鼓膜前皱襞　前鼓膜ひだ　ぜんこまくひだ

鼓膜切除术　鼓膜切除術　こまくせつじょじゅつ

鼓膜切开刀　鼓膜切開刀　こまくせっかいとう

鼓膜切开术　鼓膜切開術　こまくせっかいじゅつ
鼓膜乳突炎　鼓膜乳突炎　こまくにゅうとつえん
鼓膜上隐窝　上鼓膜陥凹　じょうこまくかんおう
鼓膜松弛部　鼓膜弛緩部　こまくしかんぶ
鼓膜松弛部穿孔　鼓膜弛緩部穿孔　こまくしかんぶせんこう
鼓膜外伤性穿孔　鼓膜外傷性穿孔　こまくがいしょうせいせんこう
鼓膜外伤性破裂　鼓膜外傷性破裂　こまくがいしょうせいはれつ
鼓膜纤维软骨环　鼓膜繊維軟骨輪　こまくせんいなんこつりん
鼓膜形成术　鼓膜形成術　こまくけいせいじゅつ
鼓膜炎　鼓膜炎　こまくえん
鼓膜硬化　鼓膜硬化　こまくこうか
鼓膜缘　鼓膜縁　こまくえん
鼓膜张肌　鼓膜張筋　こまくちょうきん
鼓膜张肌半管　鼓膜張筋半管　こまくちょうきんはんかん
鼓膜张肌反射测定仪・鼓膜張筋反射計測器　こまくちょうきんはんしゃけいそくき
鼓膜张肌神经　鼓膜張筋神経　こまくちょうきんしんけい
鼓膜照相机　鼓膜カメラ　こまくcamera
鼓膜支　鼓膜枝　こまくし
鼓气耳镜　含気耳鏡，ジーグレ耳鏡　がんきじきょう，Siegleじきょう
鼓气电耳镜　含気電気耳鏡　かんきでんきじきょう.
鼓气机　送風機　そうふうき
鼓切迹　鼓膜切痕　こまくせっこん
鼓乳裂　鼓室乳突裂　こしつにゅうとつれつ
鼓腮　耳下腺部腫脹，耳下腺隆起　じかせんぶしゅちょう，じかせんりゅうき
鼓上隐窝　鼓室上陥凹　こしつじょうかんおう
鼓舌骨　鼓室舌骨　こしつぜっこつ
鼓式植皮刀（机）　鼓式ダーマトーム　こしきdermatome
鼓室　鼓室　こしつ
鼓室成形器械包　鼓室形成器械セット　こしつけいせいきかいset
鼓室成形术　鼓室形成術　こしつけいせいじゅつ
鼓室唇　鼓室唇　こしつしん
鼓室丛　鼓室神経叢　こしつしんけいそう
鼓室丛交通支　鼓室神経叢交通枝　こしつしんけいそうこうつうし
鼓室丛切除术　鼓室交感神経切除術　こしつこうかんしんけいせつじょじゅつ
鼓室底　鼓室床　こしつしょう
鼓室窦炎　〔乳突〕洞鼓室炎　〔にゅうとつ〕どうこしつえん
鼓室盖　鼓室蓋　こしつがい
鼓室功能曲线　鼓室機能曲線　こしつきのうきょくせん
鼓室后动脉　後鼓室動脈　こうこしつどうみゃく
鼓室肌反射测定仪　鼓室筋反射測定計　こしつきんはんしゃそくていけい
鼓室积气　中耳気腫　ちゅうじきしゅ
鼓室积水　鼓室内水症　こしつないすいしょう
鼓室积血　血鼓室　けつこしつ
鼓室积液　鼓室滲出　こしつしんしゅつ
鼓室检查　鼓室検査　こしつけんさ
鼓室交感神经切除术　鼓室交感神経切除術　こしつこうかんしんけいせつじょじゅつ

鼓室静脉　鼓室静脈　こしつじょうみゃく
鼓室迷路固定术　鼓室迷路固定術　こしつめいろこていじゅつ
鼓室粘膜　鼓室粘膜　こしつねんまく
鼓室切开术　鼓室切開術　こしつせっかいじゅつ
鼓室乳突壁　鼓室乳突壁　こしつにゅうとつへき
鼓室乳突炎　鼓室乳突炎　こしつにゅうとつえん
鼓室上动脉　上鼓室動脈　じょうこしつどうみゃく
鼓室上隐窝　鼓室上陥凹　こしつじょうかんおう
鼓室神经　鼓室神経　こしつしんけい
鼓室〔神经〕丛综合征　鼓室〔神経〕叢症候群　こしつ〔しんけい〕そうしょうこうぐん
鼓室神经节　鼓室神経節　こしつしんけいせつ
鼓室神经膨大　鼓室神経膨大　こしつしんけいぼうだい
鼓室神经痛　鼓室神経痛　こしつしんけいつう
鼓室下动脉　下鼓室動脈　かこしつどうみゃく
鼓室下颌软骨　鼓室下顎軟骨　こしつかがくなんこつ
鼓室小房　鼓室蜂巣　こしつほうそう
鼓室小管　鼓室神経小管　こしつしんけいしょうかん
鼓室压力计　鼓室圧力計　こしつあつりょくけい
鼓室炎　鼓室炎　こしつえん
鼓室硬化（症）　鼓室硬化〔症〕　こしつこうか〔しょう〕
鼓室隐窝　鼓室陥凹　こしつかんおう
鼓索襞　鼓索ひだ　こさくひだ
鼓索交通支　鼓索交通枝　こさくこうつうし
鼓索神经　鼓索神経　こさくしんけい
鼓索小管　鼓索神経小管　こさくしんけいしょうかん
鼓索小管鼓室口　鼓索小管鼓室口　こさくしょうかんこしつこう
鼓索性唾液　鼓索性唾液　こさくせいだえき
鼓小管上口　鼓室小管上口　こしつしょうかんじょうこう
鼓小管下口　鼓室小管下口　こしつしょうかんかこう
鼓小棘　小鼓室棘　しょうこしつきょく
鼓性叩响　鼓腸性打診共鳴音，打診鼓音　こちょうせいだしんきょうめいおん，だしんこおん
鼓音　鼓音　こおん
　斯叩达氏鼓音　スコダ鼓音　Skodaこおん
鼓胀　鼓腸　こちょう〔しょう〕

gù　固故顾痼

固〔阿尼尔〕氏小体　グアルニエーリ小体　Guarnieriしょうたい
固醇　ステロール　sterol
固醇激素　ステロイドホルモン　steroid hormone
固（甾）醇类　ステロイド類　steroidるい
固醇载体蛋白　ステロールキャリア蛋白，ステロール担体たんぱく　sterol carrierたんぱく，sterolたんたいたんぱく
固醇酯　ステロールエステル　sterol ester
固氮基因　窒素固定遺伝子　ちっそこていいでんし
固氮菌剂　窒素固定バクテリア薬　ちっそこていbacteriaやく
固氮酶　ニトロゲナーゼ　nitrogenase
固氮〔细〕菌　窒素固定バクテリア　ちっそこていbacteria
固氮作用　窒素固定作用　ちっそこていさよう
固定　固定　こてい
　卡诺依氏固定　カルノイ固定　Carnoyこてい
固定保持器　固定装置，維持装置　こていそうち，いじそうち
固定绷带　固定包帯　こていほうたい

固定标本　固定標本　こていひょうほん
固定病毒　固定ウイルス,固定毒　こてい virus,こていどく
固定残渣　固定残渣　こていざんさ
固定层　固定層　こていそう
固定点　固定点　こていてん
固定法　固定法　こていほう
固定反应　固定反応　こていはんのう
固定钩　固定鉤　こていこう
固定观念　固定観念　こていかんねん
固定化　固定化　こていか
固定化酶　固定化酵素　こていかこうそ
固定肌　固定筋　こていきん
固定剂　固定剤　こていざい
固定碱　不揮発性アルカリ　ふきはつせい alkali
固定矫正器　固定式矯正装置　こていしききょうせいそうち
固定巨噬细胞　固定マクロファージ,固定大食細胞　こてい macrophage,こていだいしょくさいぼう
固定开睑器　固定開眼器　こていかいがんき
固定滤线栅　固定格子　こていこうし
固定螺旋针　固定らせん針　こていらせんしん
固定镊　固定鑷子　こていせっし
固定频率起搏器　固定レート〔型〕ペースメーカ　こてい rate〔がた〕pacemaker
固定器　固定器　こていき
固定牵引　固定牽引　こていけんいん
固定桥　固定ブリッジ,固定橋義歯　こてい bridge,こていきょうぎし
固定绒毛　付着絨毛　ふちゃくじゅうもう
固定熔点　固定融点　こていゆうてん
固定生物碱　固定性アルカロイド　こていせい alkaloid
固定式离心机　固定式遠心機　こていしきえんしんき
固定式双筒放大镜　固定式双眼ルーペ　こていしきそうがん loupe
固定噬细胞　固定食細胞　こていしょくさいぼう
固定术　固定術　こていじゅつ
固定酸　固定酸　こていさん
固定污染源　固定汚染源　こていおせんげん
固定细胞　固定細胞　こていさいぼう
固定纤维　固定繊維　こていせんい
固定相　定常期,静止期　ていじょうき,せいしき
固定性骨盆倾斜　固定性骨盤傾斜　こていせいこつばんけいしゃ
固定性脊柱侧凸　固定性脊柱側彎　こていせいせきちゅうそくわん
固定性脊柱后凸　固定性脊柱後彎　こていせいせきちゅうこうわん
固定性瞳孔　固定瞳孔　こていどうこう
固定性斜视　固定性斜視　こていせいしゃし
固定性药疹　固定性薬疹　こていせいやくしん
固定性癔病　固定性ヒステリー　こていせい hysteria
固定性疹　固定疹　こていしん
固定血膜　固定血液スミア　こていけつえき smear
固定修复　固定プロテーゼ　こてい protheses(prosthesis)
固定阳极　固定陽極　こていようきょく
固定液　固定液　こていえき
　　阿耳特曼氏〔固定〕液　アルトマン固定液　Altmann こていえき

布安氏固定液　ブワン固定液　Bouin こていえき
岑克尔氏固定液　ツェンカー固定液　Zenker こていえき
德拉菲尔德氏〔固定〕液　デラフィールド固定液　Delafield こていえき
弗来明氏〔组织固定〕液　フレンミング固定液　Flemming こていえき
海利氏固定液　ヘリー固定液　Helly こていえき
苗勒氏固定液　ミュラー固定液　Muller こていえき
帕克氏固定液　パーカー固定液　Parker こていえき
瓦尔代尔氏固定液　ワルダイエル固定液　Waldeyer こていえき
固定义齿　固定義歯　こていぎし
固定疹型药物〔性〕皮炎　固定疹型薬物〔性〕皮膚炎　こていしんがたやくぶつ〔せい〕ひふえん
固定轴　固定軸　こていじく
固定助听器　固定補聴器　こていほちょうき
固定状态　定常状態　ていじょうじょうたい
固定作用　固定作用　こていさよう
固化　固化,凝固　こか,ぎょうこ
固化剂　固化薬　こかやく
固化酒精　固化アルコール　こか alcohol
固化热　固化熱　こかねつ
固化〔作用〕　固化〔作用〕,凝固作用　こか〔さよう〕,ぎょうこさよう
固件　ファームウェア　firmware
固结〔作用〕　固化〔作用〕,凝固〔作用〕　こか〔さよう〕,ぎょうこ〔さよう〕
固缩　濃縮　のうしゅく
固缩核　ピクノーゼ核,濃縮核　pyknose かく,のうしゅくかく
固缩肾　萎縮腎　いしゅくじん
固态　固態　こたい
固态电路　固体回路　こたいかいろ
固态电子学　固体電子学　こたいでんしがく
固态二氧化碳　固体二酸化炭素　こたいにさんかたんそ
固态反应　固相反応　こそうはんのう
固态化学　固体化学　こたいかがく
固态激光器　固体レーザー　こたい laser
固态 pH 计　固体 pH 計　こたい pH けい
固态物理学　固体物理学　こたいぶつりがく
固侉　固体　こたい
固体残渣　固体残渣　こたいざんさ
固体电路 pH 计　固体回路 pH 計　こたいかいろ pH けい
固体分散体　固体分散体　こたいぶんさんたい
固体分散系　固体分散系　こたいぶんさんけい
固体界面　固体界面　こたいかいめん
固体培养基　固体培地　こたいばいち
固体闪烁测量　固体シンチレータ計測　こたい scintillator けいそく
固体石蜡　固形パラフィン　こけい paraffin
固体食物　固形食　こけいしょく
固体探测器　固体検出器　こたいけんしゅつき
固体吸附剂　固体吸収剤　こたいきゅうしゅうざい
固体-液体提取　固体液体抽出　こたいえきたいちゅうしゅつ
固酮　ステローン　sterone
固位板　保定板　ほていばん
固位〔法〕　保定〔法〕　ほてい〔ほう〕

固位期　保定期　ほていき
固位体　保定装置,維持装置　ほていそうち,いじそうち
固位网　保定網,保定メッシュ　ほていもう,ほていmesh
固位形　保持形態　ほじけいたい
固相　固相　こそう
固相反应　固相反応　こそうはんのう
固相放射免疫测定　固相ラジオイムノアッセイ　こそう radioimmunoassay
固相合成　固相合成　こそうごうせい
固相聚合　固相重合〔作用〕　こそうじゅうごう〔さよう〕
固相酶　固相酵素　こそうこうそ
固相气溶胶　固相エアロゾール　こそうaerosol
固液平衡　固体液体平衡〔状態〕　こたいえきたいへいこう〔じょうたい〕
固有鼻腔　固有鼻腔　こゆうびこう
固有层　固有層　こゆうそう
固有反射　固有反射　こゆうはんしゃ
固有光　固有光　こゆうこう
固有肌　固有筋　こゆうきん
固有筋膜　固有筋膜　こゆうきんまく
固有口腔　固有口腔　こゆうこうこう
固有力　固有力　こゆうりょく
固有酶　固有酵素　こゆうこうそ
固有膜　固有膜　こゆうまく
固有频率　固有頻度　こゆうひんど
固有绒毛　付着絨毛　ふちゃくじゅうもう
固有视网膜　固有網膜　こゆうもうまく
固有束　固有束　こゆうそく
固有体腔　固有体腔　こゆうたいこう
固有性状　固有性状　こゆうせいじょう
固有牙槽骨　固有歯槽骨　こゆうしそうこつ
固有振动　固有振動　こゆうしんどう
固有质　固有質　こゆうしつ
固有周期　固有周期　こゆうしゅうき
固执观念体质　観念執着素質　かんねんしゅうちゃくそしつ
固着　固着　こちゃく
固着的抗体　固着抗体　こちゃくこうたい
固着器官　固着器官　こちゃくきかん
固着绒毛　付着絨毛　ふちゃくじゅうもう
固紫染色〔法〕　グラム染色〔法〕　gramせんしょく〔ほう〕
固紫阳性菌　グラム陽性菌　gramようせいきん
固紫阴性菌　グラム陰性菌　gramいんせいきん
故障　故障　こしょう
故障信号灯　非常灯　ひじょうとう
顾问　顧問　こもん
顾问医师　立会医,コンサルタント　たちあいい,consultant
痼疾　持病　じびょう

GUA　瓜刮胍栝寡挂

guā　瓜刮胍栝

瓜氨酸　シトルリン　citrulline
瓜氨酸尿症　シトルリン尿症　citrullineにょうしょう
瓜氨酸血症　シトルリン血症　cilrullineけっしょう
瓜蒂　カテイ,マクワウリのヘタ
瓜霉素　グアマイシン　guamycin
瓜尼埃里氏小体　ガルニエル小体　Guarnieriしょうたい
刮匙　キューレット,〔有窓〕鋭匙　curette,〔ゆうそう〕えいひ

刮除术　搔爬術　そうはじゅつ
刮根术　歯根搔爬術　しこんそうはじゅつ
刮宫〔术〕　子宮搔爬術　しきゅうそうはじゅつ
刮骨刀　骨えぐり刀,骨膜剥離器　ほねえぐりとう,こつまくはくりき
刮脸刀　かみそり
刮〔牙〕器　歯石除去器　しせきじょきょき
刮治(牙)术　スケーリング,歯石除去術　scaling,しせきじょきょじゅつ
胍　グアニジン　guanidine
胍基　グアニジノ基　guanidinoき
胍基醋酸　グアニジノ酢酸　gunidinoさくさん
胍基琥珀酸　グアニジノ琥珀酸　gunidinoコハクさん
胍基甲酰胺　ジシアンジアミジン　dicyandiamidine
胍基牛磺酸　グアニドタオリン　guanidotaurine
胍基酸　グアニジノ酸　guanidinoさん
胍基戊氨酸　アルギニン　arginine
胍基衍生物　グアニジン派生物　guanidineはせいぶつ
胍〔基〕乙酸　グアニジノ酢酸　guanidinoさくさん
胍氯酸　グアノクロール　guanoclor
胍酶　グアニダーゼ　Guanidase
胍哌甲基四环素　グアメシクリン　guamecycline
胍氧定　グアンシジン　guancydine
胍生　グアノキサン　guanoxane
胍血生　ピポブロマン　pipobroman
胍血症　グアニジン血症　guanidineけっしょう
胍盐　グアニジン塩　guanidineえん
胍乙啶　グアネチジン　guanethidine
胍乙酸转甲基酶　酢酸グアニジントランスメチラーゼ　さくさんguanidine transmethylase
栝(瓜)蒌　栝蔞　カロ
栝蒌根　栝蔞根　カロコン
栝蒌仁(子)　カロニン(カロシ)

guǎ　寡

寡基因　オリゴジーン　oligogene
寡〔聚〕蛋白质　オリゴ蛋白　oligoたんぱく
寡〔聚〕核苷酸　オリゴヌクレオチド　oligonucleotide
寡〔聚〕糖　少糖類　しょうとうるい
寡聚体(物)　オリゴマー　oligomer
寡霉素　オリゴマイシン　oligomycin
寡情症　病的無関心,関心薄弱　びょうてきむかんしん,かんしんはくじゃく
寡肽　オリゴペプチド　oligopeptide
寡枝神经胶质细胞瘤　乏突起〔神経〕膠腫　ぼうとっき〔しんけい〕こうしゅ

guà　挂

挂号　外來受付　がいらいうけつけ
挂号处　外來受付　がいらいうけつけ
挂号费　受付金　うけつけきん
挂号员　〔外來〕受付係　〔がいらい〕うけつけがかり
挂线疗法　掛線療法　かいせんりょうほう

GUAI　乖拐怪

guāi　乖

乖戾精神反应　パレルガシア　parergasia

guǎi　拐

拐杖　松葉杖　まつばづえ

guài　**怪**
怪网　怪網　かいもう
怪颜貌综合症　妖精症症候群　ようせいしょうしょうこうぐん

GUAN　关观官冠管贯惯盥灌罐

guān　**关观官冠**
关闭不全　閉鎖不全〔症〕　へいさふぜん〔しょう〕
关闭迟延　閉鎖遅延　へいさちえん
关闭连接　閉鎖連結　へいされんけつ
关闭型宫内节育器　閉鎖型IUD,閉鎖型子宮内避妊器具　へいさがたIUD,へいさがたしきゅうないひにんきぐ
关闭牙间隙　歯間腔閉鎖　しかんこうへいさ
关闭引流法　閉鎖排液法,閉鎖ドレナージ　へいさはいえききほう,へいさdrainage
关键　キー　key
关键词索引　キーワード索引　key wordさくいん
关键反应　キー反応　keyはんのう
关键酶　キー酵素　keyこうそ
关键性中间蛋白　キー中間蛋白　keyちゅうかんたんぱく
关节　関節　かんせつ
　布丹氏〔产科〕关节　ビュダン産科〔学〕的関節　Budinさんか〔がく〕てきかんせつ
　布罗迪氏关节　ブロデイー関節　Brodieかんせつ
　冯吉斯氏关节　フォンギース関節　Von Giesかんせつ
　克勒顿氏关节　クラットン関節　Cluttonかんせつ
　克律韦利埃氏关节　クリュベーリエ関節　Cruveilhierかんせつ
　利斯弗朗氏关节　リスフラーンク関節　Lisfrancかんせつ
　夏科氏关节　シャルコー関節　Charcotかんせつ
　肖帕尔氏关节　ショパール関節　Chopartかんせつ
关节癌　関節癌　かんせつがん
关节凹　関節陥凹　かんせつかんおう
关节半脱位　関節不全脱臼　かんせつふぜんだっきゅう
关节半月板　関節半月　かんせつはんげつ
关节襞　関節ひだ　かんせつひだ
关节变形　関節奇形　かんせつきけい
关节病　関節症　かんせつしょう
　夏科氏关节病　シャルコー関節症　Charcotかんせつしょう
关节病理学　関節病理学　かんせつびょうりがく
关节病素质　関節病体質　かんせつびょうたいしつ
关节病性牛皮癬(银屑病)　関節症性乾癬,アリベール・バザン病　かんせつしょうせいかんせん,Alibert-Bazinびょう
关节部分强硬　関節不全強直　かんせつふぜんきょうちょく
关节成形术　関節形成術　かんせつけいせいじゅつ
关节充气造影术　気体関節造影法　きたいかんせつぞうえいほう
关节出血症　関節血症　かんせつけっしょう
关节穿刺术　関節穿刺術　かんせつせんしじゅつ
关节唇　関節唇　かんせつしん
关节刀　関節刀　かんせつとう
关节动度计　関節計　かんせつけい
关节动脉网　関節動脈網　かんせつどうみゃくもう
关节断离(离断)术　関節離断術　かんせつりだんじゅつ
关节发育不良(异常)　関節異形成(形成障害)　かんせつい

けいせい(けいせいしょうがい)
关节风湿病　関節性リウマチ　かんせつせいrheumatism
关节干燥症　関節乾燥症　かんせつかんそうしょう
关节感觉　関節感覚　かんせつかんかく
关节功能　関節機能　かんせつきのう
关节骨瘤　関節骨腫　かんせつこつしゅ
关节骨软骨瘤病　関節骨軟骨腫症　かんせつこつなんこつしゅしょう
关节固定术　関節固定術　かんせつこていじゅつ
关节刮术　関節面掻爬術　かんせつめんそうはじゅつ
关节寒性脓肿　関節冷膿瘍　かんせつれいのうよう
关节化脓　関節化膿　かんせつかのう
关节坏疽　関節壊疽　かんせつえそ
关节活动术　関節強直くだき術　かんせつきょうちょくくだきじゅつ
关节肌　関節筋　かんせつきん
关节积脓　関節膿症　かんせつのうしょう
关节积气　関節気腫　かんせつきしゅ
关节积水　関節水症　かんせつすいしょう
关节积血　関節血症　かんせつけっしょう
关节积液　関節水症　かんせつすいしょう
关节积脂血病　脂肪血関節症　しぼうけつかんせつしょう
关节加压固定术　関節加圧固定術　かんせつかあつこていじゅつ
关节间隙　関節間隙　かんせつかんげき
关节间纤维软骨　関節間線維軟骨　かんせつかんせんいなんこつ
关节僵硬　関節強直　かんせつきょうちょく
关节矫形器　関節矯正器　かんせつきょうせいき
关节结核　関節結核　かんせつけっかく
关节结核性脓肿　関節結核性膿瘍　かんせつけっかくせいのうよう
关节结节　関節結節　かんせつけっせつ
关节结石　関節〔結〕石　かんせつ〔けっ〕せき
关节解剖学　関節解剖学　かんせつかいぼうがく
关节静脉　関節静脈　かんせつじょうみゃく
关节镜　関節鏡　かんせつきょう
关节镜检查　関節鏡検査　かんせつきょうけんさ
关节觉　関節覚　かんせつかく
关节溃疡　関節潰瘍　かんせつかいよう
关节劳损　関節過労　かんせつかろう
关节瘘管　関節フィステル　かんせつFistel
关节挛缩　関節拘縮　かんせつこうしゅく
关节螺旋体病　関節スピロヘータ症　かんせつspirochaetaしょう
关节麻风　関節らい　かんせつらい
关节面　関節面　かんせつめん
关节〔面〕骨折　関節〔面〕骨折　かんせつ〔めん〕こっせつ
关节〔面〕刮〔除〕术　関節〔面〕掻爬術　かんせつ〔めん〕そうはじゅつ
关节面破坏　関節面損害　かんせつめんそんがい
关节囊　関節包　かんせつほう
关节囊成形术　関節包形成術　かんせつほうけいせいじゅつ
〔关节〕囊缝术　関節包縫合術　かんせつほうほうごうじゅつ
关节囊紧缩术　関節包収縮術　かんせつほうしゅうしゅくじゅつ

关节囊内骨折　関節包内骨折　かんせつほうないこっせつ

关节囊内强直　関節包内強直　かんせつほうないきょうちょく

关节囊切开术　関節包切開術　かんせつほうせっかいじゅつ

关节囊松弛　関節包弛緩　かんせつほうしかん

关节囊外骨折　関節包外骨折　かんせつほうがいこっせつ

关节囊外强直　関節包外強直　かんせつほうがいきょうちょく

关节囊炎　関節包炎　かんせつほうえん

关节囊皱折　関節包ひだ　かんせつほうひだ

关节内固定术　関節内固定術　かんせつないこていじゅつ

关节〔内窥〕镜　関節鏡　かんせつきょう

关节〔内窥〕镜检查　関節鏡検査　かんせつきょうけんさ

关节内外固定术　内外関節固定術　ないがいかんせつこていじゅつ

关节内陷　関節陥入　かんせつかんにゅう

关节脓肿　関節膿瘍　かんせつのうよう

关节盘　関節円板　かんせつえんばん

关节盘穿孔　関節円板穿孔　かんせつえんばんせんこう

关节旁结节　関節近接小節　かんせつきんせつしょうせつ

关节前脱位　関節前方脱臼　かんせつぜんぽうだっきゅう

关节腔　関節腔　かんせつこう

关节〔腔〕出血〔症〕　関節血症　かんせつけっしょう

关节腔充气法　関節内ガス注入法　かんせつないgasちゅうにゅうほう

关节〔腔〕积脓　関節膿症　かんせつのうしょう

关节腔扩张　関節腔拡張〔症〕　かんせつこうかくちょう〔しょう〕

关节〔腔〕狭窄　関節〔腔〕狭窄　かんせつ〔こう〕きょうさく

关节腔硬化剂注射　関節腔硬化薬注射　かんせつこうこうかやくちゅうしゃ

关节强硬（直）　関節強直〔症〕　かんせつきょうちょく〔しょう〕

关节强硬性脊椎炎　関節強直性脊椎炎　かんせつきょうちょくせいせきついえん

关节切除术　関節切除術　かんせつせつじょじゅつ

关节切断术　関節離断術　かんせつりだんじゅつ

关节切开术　関節切開術　かんせつせっかいじゅつ

关节切开引流术　関節切開排液法　かんせつせっかいはいえきほう

关节清创术　関節創傷清拭術　かんせつそうしょうせいしきじゅつ

关节屈度计　関節計　かんせつけい

关节全脱位　関節完全脱臼　かんせつかんぜんだっきゅう

关节韧带撕裂　関節靭帯断裂　かんせつじんたいだんれつ

关节融合术　関節融合術　かんせつゆうごうじゅつ

关节软骨　関節軟骨　かんせつなんこつ

关节软骨炎　関節軟骨炎　かんせつなんこつえん

关节扫描剂　関節スキャン薬　かんせつscanやく

关节神经　関節神経　かんせつしんけい

关节神经痛　関節神経痛　かんせつしんけいつう

关节石〔病〕　関節石〔症〕　かんせつせき〔しょう〕

关节鼠　関節鼠　かんせつそ

关节水肿　関節水（浮）腫　かんせつすい（ふ）しゅ

关节松解术　関節剝離術　かんせつはくりじゅつ

关节损伤　関節損傷　かんせつそんしょう

关节弹响　関節クリッキング　かんせつclicking

关节探查术　関節探査術　かんせつたんさじゅつ

关节〔疼〕痛　関節痛　かんせつつう

关节痛风　関節性痛風　かんせつせいつうふう

关节头　関節頭　かんせつとう

关节突　関節突起　かんせつとっき

关节突出　関節突出　かんせつとっしゅつ

关节突骨折　関節突起骨折　かんせつとっきこっせつ

关节突关节　関節突起関節　かんせつとっきかんせつ

关节脱位（臼）　関節脱臼　かんせつだっきゅう

关节脱位复位术　関節脱臼整復術　かんせつだっきゅうせいふくじゅつ

关节外固定术　関節外〔関節〕固定術　かんせつがい〔かんせつ〕こていじゅつ

关节外强直　関節外強直　かんせつがいきょうちょく

关节外伤　関節外傷　かんせつがいしょう

关节弯曲　関節彎曲〔症〕　かんせつわんきょく〔しょう〕

关节稳定性　関節安定性　かんせつあんていせい

关节窝　関節窩　かんせつか

关节纤维性强直　関節繊維性硬直　かんせつせんいせいこうちょく

关节X线照片　関節造影図　かんせつぞうえいず

关节斜弯　関節屈曲　かんせつくっきょく

关节型过敏性紫癜　シェーンライン紫斑〔病〕　schönleinしはん〔びょう〕

关节学　関節学　かんせつがく

关节血管环　関節血管輪　かんせつけっかんりん

关节血管瘤　関節血管腫　かんせつけっかんしゅ

关节血肿　関節血腫　かんせつけっしゅ

关节炎　関節炎　かんせつえん

　　沙门氏菌性关节炎　サルモネラ性関節炎　Salmonellaせいかんせつえん

　　夏科氏关节炎　シャルコ関節炎　Charcotかんせつえん

关节炎性波体病　ライテル病　Reiterびょう

关节炎性螺旋体病　関節炎性スピロヘータ症　かんせつえんせいSpirochaetaしょう

关节炎〔性皮〕疹　関節炎疹　かんせつえんしん

关节疡　関節カリエス　かんせつcaries

关节液　関節〔滑〕液　かんせつ〔かつ〕えき

关节咿哑音　関節摩擦音　かんせつまさつおん

关节异物　関節異物　かんせついぶつ

关节硬化　関節硬化〔症〕　かんせつこうか〔しょう〕

关节游离体　関節鼠　かんせつそ

关节游离体摘除术　関節鼠切除術　かんせつそせつじょじゅつ

关节盂　肩関節窩　けんかんせつか

关节盂缘　関節唇　かんせつしん

关节运动学　関節運動学　かんせつうんどうがく

关节运动障碍　関節運動障害　かんせつうんどうしょうがい

关节造口术　関節切開術　かんせつせっかいじゅつ

关节造影　関節造影　かんせつぞうえい

关节照相术　関節撮影法　かんせつさつえいほう

关节支　関節枝　かんせつし

关节-指（趾）甲发育不良　関節-爪甲形成異常〔症〕　かんせつ-そうこうけいせいいじょう〔しょう〕

关节制动术　関節制動術　かんせつせいどうじゅつ

关节肿大（胀）　関節腫脹　かんせつしゅちょう

关节周脓肿　関節周囲膿瘍　かんせつしゅういのうよう

关节周炎 関節周囲炎 かんせつしゅういえん
关节注油疗法 関節内油剤注入療法 かんせつないゆざいちゅうにゅうりょうほう
关系妄想 関係妄想 かんけいもうそう
观察 観察 かんさつ
观察病室 観察病室 かんさつびょうしつ
观察单位 観察単位 かんさつたんい
观察对象 観察対象 かんさつたいしょう
观察孔 観察窓 かんさつそう
观察目镜 接眼鏡 せつがんきょう
观察数 観察数 かんさつすう
观察(测)误差 観測誤差 かんそくごさ
观察项目 観察項目 かんさつこうもく
观察(测)值 観測値 かんそくち
观念倒错(乖常) 思考錯乱症 しこうさくらんしょう
观念凝缩 観念凝縮 かんねんぎょうしゅく
观念性失用 観念性失行(症) かんねんせいしっこう〔しょう〕
官能 機能,官能 きのう,かんのう
官能团 官能基 かんのうき
官能团分析 官能基分析 かんのうきぶんせき
官能团(同分)异构 官能基異性 かんのうきいせい
官能性(疾)病 機能病 きのうびょう
官能性失语 機能性失語(症) きのうせいしつご〔しょう〕
官能性抑郁症 機能性うつ病 きのうせいうつびょう
冠脉循环 冠〔状〕〔動脈〕循環 かん〔じょう〕〔どうみゃく〕じゅんかん
冠毛 冠毛,うぶ毛 かんもう,うぶげ
冠醚 クラウンエーテル crown ether
冠内固定体 歯冠内固定装置 しかんないこていそうち
冠矢点 ブレグマ bregma
冠突 鉤状突起 こうじょうとっき
冠突窝 鉤突窩 こうとっか
冠臀长度 頂尾長 ちょうびちょう
冠外固定体 歯冠外固定装置 しかんがいこていそうち
冠心病监护病房 冠性心疾患集中治療部 かんせいしんしっかんしゅうちゅうちりょうぶ
冠心病诊断 冠状心疾患診断 かんじょうしんしっかんしんだん
冠心平 クロフィブレート clofibrate
冠心平Ⅱ シンフィブレート simfibrate
冠蚤属 エヒドノファーガ属 Echidnophaga
冠周脓肿 歯冠周囲膿瘍 しかんしゅういのうよう
冠周炎 歯周炎 ししゅうえん
冠周龈瓣楔形切除术 歯冠周囲弁楔状切除術 しかんしゅういべんけつじょうせつじょじゅつ
冠状(白)内障 冠状白内障 かんじょうはくないしょう
冠状病毒 コロナウイルス coronavirus
冠状T波 冠状T波 かんじょうTは
冠状动静脉瘘 冠状動静脈瘻 かんじょうどうじょうみゃくろう
冠状动静脉血氧差 冠動静脈酸素差 かんじょうどうじょうみゃくさんそさ
冠状动脉 冠〔状〕動脈 かん〔じょう〕どうみゃく
冠状动脉闭塞 冠〔状〕動脈閉塞(症) かん〔じょう〕どうみゃくへいそく〔しょう〕
冠状动脉病 冠〔状〕動脈疾患 かん〔じょう〕どうみゃくしっかん

冠状动脉导管 冠〔状〕動脈カテーテル かん〔じょう〕どうみゃくcatheter
冠状动脉-肺动脉瘘 冠〔状〕動脈肺動脈瘻 かん〔じょう〕どうみゃくはいどうみゃくろう
冠状动脉功(机)能不全 冠〔状〕動脈機能不全 かん〔じょう〕どうみゃくきのうふぜん
冠状动脉供血不足 冠〔状〕動脈不全 かん〔じょう〕どうみゃくふぜん
冠状动脉畸形 冠〔状〕動脈奇形 かん〔じょう〕どうみゃくきけい
冠状动脉架(搭)桥(旁路)术 冠〔状〕動脈バイパス手術 かん〔じょう〕どうみゃくby-passしゅじゅつ
冠状动脉痉挛 冠〔状〕動脈痙攣 かん〔じょう〕どうみゃくけいれん
冠状动脉口狭窄 冠〔状〕動脈口狭窄 かん〔じょう〕どうみゃくこうきょうさく
冠状动脉内膜剥脱术 冠〔状〕動脈内膜剥離術 かん〔じょう〕どうみゃくないまくはくりじゅつ
冠状动脉内膜切除术 冠〔状〕動脈内膜切除術 かん〔じょう〕どうみゃくないまくせつじょじゅつ
冠状动脉窃血(偷漏)综合征 冠〔状〕動脈盗血症候群 かん〔じょう〕どうみゃくとうけつしょうこうぐん
冠状动脉缺血 冠〔状〕動脈虚血 かん〔じょう〕どうみゃくきょけつ
冠状动脉栓塞 冠〔状〕動脈塞栓(症) かん〔じょう〕どうみゃくそくせん〔しょう〕
冠状动脉先天性异常 冠〔状〕動脈先天異常 かん〔じょう〕どうみゃくせんてんいじょう
冠〔状〕动脉性心(脏)病 冠〔状〕動脈性心疾患 かん〔じょう〕どうみゃくせいしんしっかん
冠状动脉血栓 冠〔状〕動脈血栓 かん〔じょう〕どうみゃくけっせん
冠状动脉血栓形成 冠〔状〕動脈血栓症 かん〔じょう〕どうみゃくけっせんしょう
冠状动脉炎 冠〔状〕動脈炎 かん〔じょう〕どうみゃくえん
冠状动脉异常起端 冠〔状〕動脈異常起始 かん〔じょう〕どうみゃくいじょうきし
冠状动脉硬化 冠〔状〕動脈硬化(症) かん〔じょう〕どうみゃくこうか〔しょう〕
冠状动脉硬化性心脏病 冠〔状〕動脈硬化性心疾患 かん〔じょう〕どうみゃくこうかせいしんしっかん
冠状动脉造影术 冠〔状〕動脈造影術 かん〔じょう〕どうみゃくぞうえいじゅつ
冠状动脉造影系统 冠〔状〕動脈造影系 かん〔じょう〕どうみゃくぞうえいけい
冠状动脉粥样硬化 冠〔状〕動脈アテローム〔性動脈〕硬化 かん〔じょう〕どうみゃくatherom〔せいどうみゃく〕こうか
冠状动脉粥样硬化性心脏病 冠〔状〕動脈アテローム〔性動脈〕硬化性心疾患 かん〔じょう〕どうみゃくatherom〔せいどうみゃく〕こうかせいしんしっかん
冠状窦 冠状〔静脈〕洞 かんじょう〔じょうみゃく〕どう
冠状窦瓣 冠状〔静脈〕洞弁 かんじょう〔じょうみゃく〕どうべん
冠状窦插管 冠状〔静脈〕洞カニューレ かんじょう〔じょうみゃく〕どうKannule
冠状窦结经心律 冠状〔静脈〕洞結節〔性〕律動 かんじょう〔じょうみゃく〕どうけっせつ〔せい〕りつどう
冠状窦口 冠状〔静脈〕洞口 かんじょう〔じょうみゃく〕どう

こう

冠状窦心律　冠状〔静脈〕洞律動　かんじょう〔じょうみゃく〕どうりつどう

冠状缝　冠状縫合　かんじょうほうごう

冠状沟　冠状溝　かんじょうこう

冠状腱　冠状腱　かんじょうけん

冠状面　冠状面　かんじょうめん

冠状平面　冠状平面　かんじょうへいめん

冠状韧带　冠状靭帯　かんじょうじんたい

冠〔状〕突　鉤状突起　こうじょうとっき

冠状血管　冠状血管　かんじょうけっかん

冠状血管间反射　冠状血管間反射　かんじょうけっかんかんはんしゃ

冠状血流　冠状血流　かんじょうけつりゅう

冠状血流量　冠状血流量　かんじょうけつりゅうりょう

冠状血流指数测定　冠状血流指数測定　かんじょうけつりゅうしすうそくてい

冠状血压　冠状血圧　かんじょうけつあつ

冠状循环　冠状循環　かんじょうじゅんかん

冠状循环衰竭　冠状循環不全　かんじょうじゅんかんふぜん

guǎn 管

管　管かん

阿尔科克氏管　アルコック管　Alcockかん

阿林氏滤过管　アリーン濾過管　Allihnろかかん

鲍曼氏管　ボーマン管　Bowmanかん

贝利尼氏管　ベリーニ管　Belliniかん

比沙氏管　ビシャー管　Bichatかん

波替氏管　プティ（チ）管　Petitかん

博塔洛氏管　ボタロ管　Botalloかん

布拉西乌斯氏管　ブラシウス管　Blasiusかん

布朗氏管　ブラウン管　Braunかん

多勒洛氏管　ドレロ管　Dorelloかん

丰塔纳氏管　フォンターナー管　Fontanaかん

富克曼氏管　フォルクマン管　Volkmannかん

盖斯勒氏管　ガイスラー管　Geisslerかん

哈佛氏管　ハーバース管　Haversかん

赫令氏管　ヘーリング管　Heringかん

亨森氏管　ヘンゼン管　Hensenかん

亨特氏管　ハンター管　Hunterかん

霍夫曼氏管　ホフマン管　Hoffmannかん

基利安氏管　キリアン管　Kilianかん

加塞氏管　ガッサー管　Gasserかん

加特内氏管　ガートナー管　Gartnerかん

居维叶氏管　キュビエー管　Cuvierかん

金-布二氏输血管　キンプトン・ブラウン管　Kimpton-Brownかん

柯替氏管　コルティ管　Cortiかん

科瓦列夫斯基氏管　コバレフスキ管　Kovalevskyかん

克洛凯氏管　クロケー管　Cloquetかん

莱迪希氏管　ライディヒ管　Leydigかん

劳〔勒〕氏管　ラウラー管　Laurerかん

林曾迈尔氏血沉管　リンツェンマイエル血沈管　Linzenmeierけっちんかん

伦纳德氏管　レオナルド管　Lecnardかん

米-艾二氏管　ミラ・アボット管　Miller-Abbottかん

苗勒氏管　ミュラー管　Müllerかん

内斯勒氏比色管　ネスラー比色管　Nesslerひしょくかん

内斯勒氏刻度比色管　ネスラー（目盛付）比色管　Nessler

〔めもりつき〕ひしょくかん

欧氏管　エウスターキオ管　Eustachioかん

契维尼尼氏管　チビニーニ管　Civininiかん

桑托里尼氏管　サントリーニ管　Santoriniかん

施累姆氏管　シュレム管　Schlemmかん

斯滕森氏管　ステンセン管　Stensenかん

瓦尔特氏管　ワルター管　Waltherかん

维尔松氏管　ウィルズング管　Wirsungかん

午非氏管　ウォルフ管　Wolffかん

希斯氏管　ヒス管　Hisかん

于吉埃氏管　ユギェー管　Huguierかん

管扁桃体　耳管扁桃　じかんへんとう

管蛋白　チューブリン　tubulin

管碟法　カップ法　cupほう

管（筒）箭毒碱　ツボクラリン　tubocurarine

管径　口径　こうけい

管径测量器　口径測定器，キャリブレータ　こうけいそくていき，calibrator

管口　口，開口部　こう，かいこうぶ

管口部皮结核　開口部皮膚結核　かいこうぶひふけっかく

管理毒品法令　毒物管理法令　どくぶつかんりほうれい

U-管流体压力计　位牌形圧力計　いはいがたあつりょくけい

管内型乳腺纤维腺瘤　管内性乳腺繊維腺腫　かんないせいにゅうせんせんいしゅ

管泡部　管状胞状部　かんじょうほうじょうぶ

管泡状腺　管状胞状腺　かんじょうほうじょうせん

管瓶　小瓶　しょうびん

管腔　管腔，内腔　かんこう，ないこう

管腔膜　管腔膜，内腔膜　かんこうまく，ないこうまく

管式磨　チューブミル　tube mill

管式取样　管式サンプリング　かんしきsampling

管式取样器　管式サンプラー　かんしきsampler

管刷　チューブブラシ　tube brush

管饲法　胃管栄養法　いかんえいようほう

管型　円柱　えんちゅう

管型尿　円柱尿〔症〕　えんちゅうにょう〔しょう〕

管性绒毛腺瘤　管性絨毛状腺腫　かんせいじゅうもうじょうせんしゅ

管周膜　管周囲膜　かんしゅういまく

管周型乳腺纤维腺瘤　管周囲性乳腺繊維腺腫　かんしゅういせいにゅうせんせんいせんしゅ

管状呼吸音　管状呼吸音　かんじょうこきゅうおん

管状花　管状花　かんじょうか

管状口器　サイホン　siphon

管状瘤　管状腫　かんじょうしゅ

管状瘘　管状瘻〔孔〕　かんじょうろう〔こう〕

管状皮瓣　管状皮膚弁　かんじょうひふべん

管状皮瓣移植术　管状皮膚弁移植術　かんじょうひふべんいしょくじゅつ

管状视　トンネル視　tunnelし

管状视野　管状視野　かんじょうしや

管状视野缩小　管状視野収縮　かんじょうしやしゅうしゅく

管状听诊器　管状聴診器　かんじょうちょうしんき

管状腺　管状腺　かんじょうせん

管状腺癌　管状腺癌　かんじょうせんがん

管状中柱　管状中心柱　かんじょうちゅうしんちゅう

管状组织肿瘤　管状腫　かんじょうしゅ

管征　管徴候　かんちょうこう
管座　真空管ソケット　しんくうかんsocket

guàn　贯惯盥灌罐

贯穿本领(能力)　透過能　とうかのう
贯穿缝合法　縫合結紮法　ほうごうけっさつほう
贯穿辐射　貫通放射　かんつうほうしゃ
贯穿结扎　縫合結紮　ほうごうけっさつ
贯穿切断术　貫通切断術　かんつうせつだんじゅつ
贯穿术　貫通穿刺術　かんつうせんしじゅつ
贯穿纤维　貫通繊維　かんつうせんい
贯穿针　穿刺針　せんしばり
贯通伤〔口〕　貫通創　かんつうそう
贯通性枪伤　穿通銃創　せんつうじゅうそう
贯众　貫衆　カンジュウ
贯众甙(苷)　シルトミン　cyrtomin
贯众素　シルトミネチン　cyrtominetin
惯性　慣性　かんせい
惯性除尘器　慣性集塵装置　かんせいしゅうじんそうち
惯性定律　慣性法則　かんせいほうそく
惯性力　慣性力　かんせいりょく
惯性系　慣性系　かんせいけい
惯性原理　慣性原理　かんせいげんり
盥洗室　洗面所,手洗所　せんめんじょ,てあらいしょ
灌肠〔冲洗〕器　浣腸器　かんちょうき
灌肠〔法〕　浣腸〔法〕,注腸〔法〕　かんちょう〔ほう〕,ちゅうちょう〔ほう〕
灌肠剂　浣腸剤　かんちょうざい
灌肠筒(器)　浣腸器　かんちょうき
灌肠液　浣腸液　かんちょうえき
灌肠注射器　浣腸注射器　かんちょうちゅうしゃき
灌溉污水处理　灌漑污水処理　かんがいおすいしょり
灌流(注)　灌注,灌流　かんちゅう,かんりゅう
灌流导管　灌流カテーテル　かんりゅうcatheter
灌流固定　灌流固定　かんりゅうこてい
灌流量　灌流量　かんりゅうりょう
灌流(注)液　灌流液　かんりゅうえき
灌水膀胱镜检查　水注入膀胱鏡検査　みずちゅうにゅうぼうこうきょうけんさ
灌洗法　洗浄法　せんじょうほう
灌洗剂　洗浄剤　せんじょうざい
灌洗器　洗浄器　せんじょうき
灌注法　灌流法　かんりゅうほう
灌注后综合征　灌流後症候群　かんりゅうごしょうこうぐん
灌注机　灌流装置　かんりゅうそうち
灌注扫描　灌流スキャンニング　かんりゅうscanning
灌注研究　灌流研究　かんりゅうけんきゅう
罐头开放灭菌法　缶詰開放滅菌法　かんづめかいほうめっきんほう
罐头食品　缶詰食品　かんづめしょくひん
罐头食物中毒　缶詰食中毒　かんづめしょくちゅうどく

GUANG　光胱广

guāng　光胱

光斑片试验　光パッチ試験　ひかりpatchしけん
光比色法　分光比色法　ぶんこうひしょくほう
光比色计　分光比色計　ぶんこうひしょくけい
光笔　ライトペン　light pen

光边菌落　全縁コロニー　ぜんえんcolony
光变性血红蛋白　フォトメトヘモグロビン　photomethemoglobin
光变应性　光線アレルギー　こうせんAllergie
光变应性反应　光線アレルギー反応　こうせんAllergieはんのう
光标　光標識　こうひょうしき
光波　光波　こうは
光波动说　光の波動説　ひかりのはどうせつ
光测法　測光法　そくこうほう
光磁电效应　光磁電気効果,PEM効果　こうじでんきこうか,PEMこうか
光磁效应　光磁性効果,磁気的光効果　こうじせいこうか,じきてきこうこうか
光磁性　光磁性　こうじせい
光刺激器　光刺激器　ひかりしげきき
光催化剂　光触媒　ひかりしょくばい
光催化作用　光触媒作用　ひかりしょくばいさよう
光存储器　光メモリ　ひかりmemory
光带　光帯　こうたい
光导管　光伝導管　こうでんどうかん
光导摄象管　ビジコン　vidicon
光导束脑内窥镜　繊維光学頭蓋内視鏡　せんいこうがくずがいないしきょう
光导纤维　光導繊維　こうどうせんい
光导纤维鼻咽镜　光導繊維鼻咽頭鏡　こうどうせんいびいんとうきょう
〔光导〕纤维喉镜　光導繊維喉頭鏡　こうどうせんいこうとうきょう
〔光导〕纤维内脏镜检查　光導繊維内視鏡検査　こうどうせんいないしきょうけんさ
〔光导〕纤维食管镜　光導繊維食道鏡　こうどうせんいしょくどうきょう
〔光导〕纤维支气管镜　光導繊維気管支鏡　こうどうせんいきかんしきょう
光导效率　光導効率　こうどうこうりつ
光的吸收　光の吸収　ひかりのきゅうしゅう
光点　光点　こうてん
光点〔反射式〕检流计　光点検流計　こうてんけんりゅうけい
光点扫描　光点スキャンニング　こうてんscanning
光点闪烁图　光点シンチグラム　こうてんscintigram
光点图象　光点像　こうてんぞう
光点照相　光点撮影　こうてんさつえい
光电倍增管　光電子増倍管　こうでんしぞうばいかん
光电比色法　光電比色法　こうでんひしょくほう
光电比色计　光電比色計　こうでんひしょくけい
光电比色剂　光電比色剤　こうでんひしょくざい
光电比浊法　光電比濁法　こうでんひだくほう
光电比浊计　光電比濁計　こうでんひだくけい
光电池　光電池　こうでんち
光电导　光伝導,光電導　こうでんどう,こうでんどう
光电导管　光伝導管　こうでんどうかん
光电导体　フォトコンダクタ,光導電体　photoconductor,こうどうでんたい
光电导效应　光伝導効果　こうでんどうこうか
光电导性　光伝導性　こうでんどうせい
光电滴定　光電滴定　こうでんてきてい

光电二极管　フォトダイオード　photodiode
光电放射体　光電エミッタ　こうでんemitter
光电阈　光電域値　こうでんいきち
光电法　光電法　こうでんほう
光电分光光度计　光電分光光度計　こうでんぶんこうこうどけい
光电管　光電管　こうでんかん
光电管传感器　光電管ピックオフ　こうでんかんpick-off
光电管型分次收集器　光電管型分別集電器　こうでんかんがたぶんべつしゅうでんき
光电光度计　光電光度計　こうでんこうどけい
光电核计数器　光電核計数器　こうでんかくけいすうき
光电计数器　光電計数器　こうでんけいすうき
光电继电器　光電リレー,光電継電器　こうでんrelay,こうでんけいでんき
光电检测器　光電検出器　こうでんけんしゅつき
光电晶体管　フォトトランジスター　phototransistor
光电控制器　光電制御器　こうでんせいぎょき
光电流　光電流　こうでんりゅう
光电流辐射探测器　光電流放射検出器　こうでんりゅうほうしゃけんしゅつき
光电碰撞　光電子衝突　こうでんししょうとつ
光电容积脉波检查　光電プレチスモグラフィ　こうでんplethysmography
光电容积描记器　光電プレチスモグラフ　こうでんplethysmograph
光电三极管　フォトトリオード　phototriode
光电摄象管　アイコノスコープ　iconoscope
光电式分光光度计　光電分光光度計　こうでんぶんこうこうどけい
光电式光密度计　光電密度計　こうでんみつどけい
光电吸收　光電吸収　こうでんきゅうしゅう
光电显像管　イメージ　アイコノスコープ　image iconoscope
光电学　光電学　こうでんがく
光电血红蛋白计　光電子血色素計　こうでんしけつしきそけい
光电颜色测定法　光電子色測定法　こうでんしいろそくていほう
光电转换效率　光電子変換効率　こうでんしへんかんこうりつ
光电子　光電子　こうでんし
光电子倍增管　光電子増倍管　こうでんしぞうばいかん
光电子发射　光電子放射　こうでんしほうしゃ
光动力学　光力学　ひかりりきがく
光动力学效应　光力学効果　ひかりりきがくこうか
光动力学作用　光力学作用　ひかりりきがく〔さよう〕
光动现象　光線運動,光活動　こうせんうんどう,ひかりかつどう
光毒性　光毒性　こうどくせい
光毒性反应　光毒性反応　こうどくせいはんのう
光毒性皮炎　光毒性皮膚炎　こうどくせいひふえん
光毒性作用　光毒性作用　こうどくせいさよう
光度　光度　こうど
光度测定法　測光法　そくこうほう
光度法测定　光度法測定　こうどほうそくてい
光度分析　光度分析　こうどうぶんせき
光度分析法　光度分析法　こうどうぶんせきほう

光度计　光度計　こうどうけい
光度控制装置　光度制御装置　こうどうせいぎょそうち
光度适应计　ビオフォトメーター　biophotometer
光度图形分析仪　光度図形分析器　こうどずけいぶんせき
　き
光钝化作用　光不活化作用　ひかりふかつかさよう
光二色性　光二色性　ひかりにしょくせい
光发射　光の放射　ひかりのほうしゃ
光反射　対光(光線)反射　たいこう(こうせん)はんしゃ
光反应　光反応　こうはんのう
光〔分〕解〔作用〕　光分解〔作用〕　こうぶんかい〔さよう〕
光峰　光電ピーク　こうでんpeak
光辐射　光の輻射　ひかりのふくしゃ
光复活　光回復　ひかりかいふく
光复活酶　光回復酵素　ひかりかいふくこうそ
光复活作用　光回復作用　ひかりかいふくさよう
光〔感〕觉　光感〔覚〕　ひかりかん〔かく〕
光感受器　光受容器　ひかりじゅようき
光感性皮炎　光線感受性皮膚炎　こうせんかんじゅせいひふえん
光杠杆　光てこ　ひかりてこ
光过敏　光アレルギー　ひかりAllergie
光合〔成〕作用　光合成作用　ひかりごうせいさよう
光合反应　光合成反応　ひかりごうせいはんのう
光合磷酸化〔作用〕　光合成リン酸化作用　ひかりごうせいリンさんかさよう
光合细菌　光合成細菌　ひかりごうせいさいきん
光合〔自养〕生物　光合成自己栄養生物　ひかりごうせいじこえいようせいぶつ
光合作用　光合成〔作用〕　ひかりごうせい〔さよう〕
光呼吸〔作用〕　光呼吸作用　ひかりこきゅうさよう
光滑菌落　スムーズ コロニー　smooth colony
光滑皮肤　無毛皮膚　むもうひふ
光滑舌　萎縮性舌炎　いしゅくせいぜつえん
光滑髓针　平滑抜髄針　へいかつばっずいしん
光滑型　スムーズ型　smoothがた
光滑型内质网　滑面小胞体　かつめんしょうほうたい
光化当量定律　光化学等(当)量法則　こうかがくとうりょうほうそく
光化反应　光化学反応　こうかがくはんのう
光化辐射　光化学輻射　こうかがくふくしゃ
光化活性　光化学活性　こうかがくかっせい
光化加成　光化学加成　こうかがくかせい
光化降解　光化学減成　こうかがくげんせい
光化吸收　光化学吸収　こうかがくきゅうしゅう
光化吸收〔定〕律　光化学吸収法則　こうかがくきゅうしゅうほうそく
光〔化〕线强度测定法　〔化学的〕光量測定法　〔かがくてき〕こうりょうそくていほう
光〔化〕线强度测定器　〔化学的〕光量計　〔かがくてき〕こうりょうけい
光化效应　光化学効果　こうかがくこうか
光化性唇炎　日射性口唇炎　にっしゃせいこうしんえん
光化性黑色素原　光線性メラノーゲン　こうせんせいmelanogen
光化性角化病　光線性角化症　こうせんせいかっかしょう
光化性皮炎　光線性皮膚炎　こうせんせいひふえん
光化性苔藓　光線性苔癬　こうせんせいたいせん

光化性弹性组织变性　光線性エラストイド変性　こうせんせいelastoidへんせい

光化性弹性组织增生　光線性弾力線維腫　こうせんせいだんりょくせんいしゅ

光化性眼炎　光線性眼炎　こうせんせいがんえん

光化学　光化学　こうかがく

光化学定律　光化学法則　こうかがくほうそく

光化学发光　光化学発光,光化学ルミネセンス　こうかがくはっこう,こうかがくluminescence

光化〔学〕反应　光化学反応　こうかがくはんのう

光化学效应　光化学効果　こうかがくこうか

光化学烟雾　光化学スモッグ　こうかがくsmog

光化学氧化剂　光化学オキシダント　こうかがくoxidant

光化诱导　光化学誘導　こうかがくゆうどう

光化作用　光化学作用　こうかがくさよう

光还原作用　光還元作用　ひかりかんげんさよう

光幻觉　光視症　こうししょう

光幻视　眼閃,閃光　がんせん,せんこう

光黄素　ルミフラビン　lumiflavin

光辉霉素　ミトラマイシン　mithramycin

光激性皮炎　光線性皮膚炎　こうせんせいひふえん

光激运动　光励起運動　ひかりれいきうんどう

光棘球海胆　キタムラサキウニ

光降解作用　光減成作用,光デグラデーション　ひかりげんせいさよう,ひかりdegradation

光解〔作用〕　光分解〔作用〕　こうぶんかい〔さよう〕

光介子　光中間子　ひかりちゅうかんし

光紧张　光線緊張　こうせんきんちょう

光觉　光〔知(感)〕覚　ひかり〔ち(かん)〕かく

光觉计　フォトプトメーター　photoptometer

光觉检查　光知(感)覚検査　ひかりち(かん)かくけんさ

光觉异常　網膜知覚異常　もうまくちかくいじょう

光恐怖　光線恐怖症,羞明　こうせんきょうふしょう,しゅうめい

光阑　絞り　しぼり

光离解〔作用〕　光解離〔作用〕　ひかりかいり〔さよう〕

光力　光力　こうりょく

光联觉　視覚性共感覚,偽光覚　しかくせいきょうかんがく,ぎこうかく

光亮计时器　フォトタイマ　phototimer

光量子　光〔量〕子　こう〔りょう〕し

光疗〔法〕　光線療法　こうせんりょうほう

光疗机　光線治療器　こうせんちりょうき

光疗装置　光線治療装置　こうせんちりょうそうち

光裂合酶　フォトリアーゼ　photolyase

光磷酸化〔作用〕　光リン酸化〔作用〕　ひかりリンさんか〔さよう〕

光卤化作用　光ハロゲン化作用　ひかりhalogenかさよう

光卤石　カーナリット　carnallite

光密度　光密度　こうみつど

光密度测定法　光密度測定法　こうみつどそくていほう

光面内质网　滑面小胞体　かつめんしょうほうたい

光灭活作用　光不活性化　こうふかっせいか

光敏材料　感光材料　かんこうざいりょう

光敏电阻〔器〕　フォトレジスター　photoresistor

光敏度　光感度　ひかりかんど

光敏二极管　フォトダイオード　photodiode

光敏反应　光感作性反応　ひかりかんさせいはんのう

光敏感试验　光感作性試験　ひかりかんさせいしけん

光敏〔感〕性　光感作(受)性　ひかりかんさ(じゅ)せい

光敏化氧化作用　光感作酸化作用　ひかりかんささんかさよう

光敏剂　光増感剤　ひかりぞうかんざい

光敏作用　光感作　ひかりかんさ

光明霉素　ルセンソマイシン　lucensomycin

光能测定器　アクチノメーター,光量計　actinometer,こうりょうけい

光能利用菌　光線栄養菌　こうせんえいようきん

光能自养菌　光合成無機栄養菌　ひかりごうせいむきえいようきん

光年　光年　こうねん

光凝固疗法　光凝固療法　ひかりぎょうこりょうほう

光凝固术　光凝固術　ひかりぎょうこじゅつ

光凝集素　光凝集素　ひかりぎょうしゅうそ

光钮　光ボタン　ひかりbutton

光偏振肿瘤探测仪　偏光腫瘍検出器　へんこうしゅようけんしゅつき

X光片　X線フィルム　Xせんfilm

X光片保存箱　X線フィルム貯蔵箱　Xせんfilmちょぞうばこ

X光片测量卡尺　X線フィルムキャリパス　Xせんfilm calipers

X光片快速干燥器　高速度フィルム乾燥器　こうそくどfilmかんそうき

X光片切片刀　フィルムカッタ　film cutter

X光片自动读片机　X線フィルム自動読み取り装置　Xせんfilmじどうよみとりそうち

光谱　スペクトル　spectrum

　喇曼光谱　ラマンスペクトル　Raman spectrum

光谱表示　スペクトル表示　spectrumひょうじ

光谱测定法　スペクトル測定法,スペクトロメトリー　spectrumそくていほう,spectrometry

光谱纯　スペクトル純粋　spectrumじゅんすい

光谱纯锌　スペクトル純粋亜鉛　spectrumじゅんすいあえん

光谱带　スペクトル帯,バンド　spectrumたい,band

光〔谱〕带吸收　スペクトル帯吸収,バンド吸収　spectrumたいきゅうしゅう,bandきゅうしゅう

光谱灯　スペクトルバーナー　spectrum burner

光谱反射率　スペクトル反射率　spectrumはんしゃりつ

光谱范围　スペクトル領域　spectrumりょういき

光谱分布　スペクトル分布　spectrumぶんぷ

光谱分析〔法〕　スペクトル分析〔法〕　spectrumぶんせき〔ほう〕

光谱分析器(仪)　スペクトル分析器　spectrumぶんせきき

光谱高温计　分光高温計　ぶんこうこうおんけい

光谱管　スペクトル管　spectrumかん

光谱过滤器　スペクトルフィルター　spectrum filter

光谱化学　分光化学　ぶんこうかがく

光谱化学分析　分光化学分析　ぶんこうかがくぶんせき

光谱计　スペクトル計,スペクトロメーター　spectrumけい,spectrometer

光谱棱晶　スペクトルプリズム　spectrum prism

光谱疗法　スペクトル療法　spectrumりょうほう

光谱敏感性　スペクトル感度　spectrumかんど

光谱密度函数　スペクトル密度関数　spectrumみつどかん

光谱频率　スペクトル頻度　spectrumひんど
光谱强度　スペクトル強度　spectrumきょうど
光谱图　分光写真,スペクトログラム　ぶんこうしゃしん,Spectrogram
光谱吸收　スペクトル吸収　Spectrumきゅうしゅう
光谱系　スペクトル系　Spectrumけい
光谱限度　スペクトルレンジ　Spectrum range
光谱线　スペクトル線　Spectrumせん
光谱项　スペクトル項　Spectrumこう
光谱心音描记法　スペクトル心音図検査法　Spectrumしんおんずけんさほう
光谱心音图　スペクトル心音図　Spectrumしんおんず
光谱选择性　スペクトル選択性　spectrumせんたくせい
光谱学　分光学　ぶんこうがく
光谱颜色　スペクトル色　Spectrumいろ
光谱仪　分光写真機　ぶんこうしゃしんき
光气　ホスゲン　phosgene
光气中毒　ホスゲン中毒　phosgeneちゅうどく
光气弹　ホスゲン弾　phosgeneだん
光强度　光の強度　ひかりのきょうど
X光强度计　X線強度計　Xせんきょうどけい
光圈　絞り　しぼり
光热箱　輻射熱箱　ふくしゃねつばこ
光热作用　光熱効果　こうねつこうか
光散射　光散乱　ひかりさんらん
光散射光度计　光散乱光度計　ひかりさんらんこうどけい
光散射仪　光散乱装置　ひかりさんらんそうち
光扫描器　光スキャンナー　ひかりscanner
光扫描图　フォトスキャン,光学走査図　photoscanこうがくそうさず
光色素　ルミクローム　lumichrome
光色素原　アクチニック メラノーゲン　actinic melanogen
光栅　格子,グレティング　こうし,grating
光栅分光计　格子分光計　こうしぶんこうけい
光栅光谱仪　格子分光写真器　こうしぶんこうしゃしんき
光神霉素　ミスラマイシン　mithramycin
光渗　光滲　こうしん
光生物学　光生物学　ひかりせいぶつがく
光视蛋白　ホトプミン　photopsin
光适应　明順応　めいじゅんおう
光受器　光受容器　ひかりじゅようき
光束分裂器　ビームスプリッター　beam splitter
光速〔度〕　光の速度　ひかりのそくど
光损伤　光損傷　ひかりそんしょう
光弹性　光の弾性　ひかりのだんせい
光田氏反应　光田反応　みつだはんのう
光痛　光痛症　こうつうしょう
光投射　光の投射　ひかりのとうしゃ
X光透射调节器　X線浸透調節器　Xせんしんとうちょうせつき
光线　光線　こうせん
光线疗法　光線療法　こうせんりょうほう
光线损害　光毒症　こうどくしょう
光效应　光電効果　こうでんこうか
光楔　光学くさび　こうがくくさび
光心　光心　こうしん
光形态建(形)成　光線形態発生　こうせんけいたいはっせい

い
光性躁狂　光線狂　こうせんきょう
光学　光学　こうがく
光学玻璃　光学ガラス　こうがくglass
光学纯度　光学純度　こうがくじゅんど
光学二向色性　光学二色性　こうがくにしょくせい
光学各向异性　光学異方性　こうがくいほうせい
光学虹膜切除术　光学的虹彩切除術　こうがくてきこうさいせつじょじゅつ
光学活性　光学活性　こうがくかっせい
光学录音机　光学録音機　こうがくろくおんき
光学纤维　光学線維　こうがくせんい
光学纤维结肠镜检查　光学線維結腸鏡検査　こうがくせんいけっちょうきょうけんき
光学显微镜　光学顕微鏡　こうがくけんびきょう
光学性质　光学的性質　こうがくてきせいしつ
光学仪器　光学器械　こうがくきかい
光学异构　光学異性　こうがくいせい
光学异构体　光学異性体　こうがくいせいたい
光学装置　光学装置　こうがくそうち
光学字符读出器　光学式文字読取り装置　こうがくしきもじよみとりそうち
光学指数　光学指数　こうがくしすう
X光衍射法　X線回折法　Xせんかいせつほう
光氧化〔作用〕　光酸化〔作用〕　ひかりさんか〔さよう〕
光药理学　光薬理学　ひかりやくりがく
光耀恐怖　閃光恐怖〔症〕　せんこうきょうふ〔しょう〕
光音器　光線電話　こうせんでんわ
光营养　光線栄養　こうせんえいよう
光浴　光浴　こうよく
光元素　光電元素　こうでんげんそ
光原〔性〕病　光線病　こうせんびょう
光原〔性〕肿　光線性腫脹　こうせんせいしゅちょう
光源　光源　こうげん
光源监视器　光源モニター　こうげんmonitor
光源稳压器　光源安定器　こうげんあんていき
光甾醇　ルミステロール　lumisterol
光泽〔性〕苔藓　光沢〔性〕苔癬　こうたく〔せい〕たいせん
光照发光　フォトルミネセンス,光ルミネッセンス　photoluminescence,ひかりluminescence
光照疗法　光線療法　こうせんりょうほう
光照逆转〔作用〕　光回復〔作用〕　ひかりかいふく〔さよう〕
光〔照相〕扫描　フォトスキャン　photoscan
光照性红斑　光線紅斑　こうせんこうはん
光照性甲松离　光線性爪〔甲〕離床症　こうせんせいそう〔こう〕りしょうしょう
光照性皮肤病　光線性皮膚症　こうせんせいひふしょう
光照性皮炎　光線性皮膚炎　こうせんせいひふえん
光照性溶血　光線性溶血　こうせんせいようけつ
光照性视网膜炎　光線性網膜炎　こうせんせいもうまくえん
光质子　光陽子　こうようし
光致发光　光ルミネッセンス　ひかりluminescence
光致反应　光反応　ひかりはんのう
光致复活(能)〔作用〕　光回復〔作用〕　ひかりかいふく〔さよう〕
光致激发　光励起　ひかりれいき
光〔致〕聚合〔作用〕　光重合〔作用〕　ひかりじゅうごう〔さよ

う〕

光致离解　光解離　ひかりかいり

光致磷酸化〔作用〕　光リン酸化〔作用〕　ひかりリンさんか〔さよう〕

光致敏〔作用〕　光感作　ひかりかんさ

光致漂白　光学漂白　こうがくひょうはく

光周期性　光周期性　ひかりしゅうきせい

光轴　光軸　こうじく

光轴计　光軸計　こうじくけい

光转筒记录器　フォトキモグラフ　photokymograph

光锥〔鼓膜の〕光錐,ポリッツェル光錐　〔こまくの〕こうすい,Politzerこうすい

光子　光子,フォトン　こうし,photon

光子焠灭　光子クェンチング　こうしquenching

光子导入肿瘤探测仪　光子伝導腫瘍検出器　こうしでんどうしゅりゅうけんしゅつき

光子活化分析　光子活性化分析　こうしかっせいかぶんせき

光子计数器　光子計数器　こうしけいすうき

光子能量　光子エネルギー　こうしenergie

光子探测器　光子検出器　こうしけんしゅつき

光子学　光子学　こうしがく

光子噪声　光子騒音　こうしそうおん

胱氨醇　シスチノール　cystinol

胱氨醇　シスチン　cystine

胱氨醇〔代谢〕病　シスチン〔蓄積〕病　cystine〔ちくせき〕びょう

胱氨酸二亚砜　シスチンジスルホキシド　cystine disulfoxide

胱氨酸佝偻病　シスチン佝僂病　cystineくるびょう

胱氨酸结石　シスチン結石　cystineけっせき

胱氨酸尿〔症〕　シスチン尿〔症〕　cystineにょう〔しょう〕

胱氨酸血症　シスチン血症　cystineけっしょう

胱氨酸症　シスチン症　シスチンしょう

胱氨酸中毒　シスチン中毒　cystineちゅうどく

胱氨酸贮（聚）积症　シスチン蓄積病　cystineちくせきびょう

胱氨酰基　シスチン基　cystylき

胱胺　シスタミン　cystamine

胱胺二亚砜　ミスタミンジスルホキシド　cystamine disulfoxide

胱硫醚　ミスタチオニン　cystathionine

胱硫醚酶　シスタチオナーゼ　cystathionase

胱硫醚尿　シスタチオニン尿〔症〕　cystathionineにょう〔しょう〕

胱硫醚血症　シスタチオニン血症　cystathionineけっしょう

guǎng　广

广场恐怖　広場恐怖〔症〕　ひろばきょうふ〔しょう〕

广豆根　広豆根　コウトウコン

广豆根酮　ソホラジン　sophoradin

广东瘤　広東腫　かんとんしゅ

广泛前壁心肌梗塞　広範前壁心筋梗塞　こうはんぜんぺきしんきんこうそく

广泛性肠梗死　広範性腸梗塞　こうはんせいちょうこうそく

广泛性出血　広範性出血　こうはんせいしゅっけつ

广泛性蜂窝〔组〕织炎　広範性蜂巣炎　こうはんせいほうそうえん

广泛性腹膜炎　広範性腹膜炎　こうはんせいふくまくえん

广泛性脓肿　広範性膿瘍　こうはんせいのうよう

〔广泛性〕纤维性囊性骨炎　〔広範性〕嚢胞性線維性骨炎　〔こうはんせい〕のうほうせいせんいせいこつえん

广泛性消化道息肉　広範性消化管ポリ〔ー〕プ　こうはんせいしょうかかんpolyp

广泛性粘连　広範性癒着　こうはんせいゆちゃく

广泛性自发性出血　広範性特発出血　こうはんせいとくはつしゅっけつ

广泛转移　広範転移　こうはんてんい

广藿香　ハイコウソウ,カッコウ

广藿香醇　パチュリーアルコール　patchouli alcohol

广寄生苷　アビクラリン　avicularin

广口瓶　広口びん　こうこうびん

广木香　広木香　コウモクコウ

广木香碱　サウスリン　saussurine

广谱　広域〔抗菌〕スペクトル　こういき〔こうきん〕spectrum

广谱激素　広域スペクトルホルモン　こういきspectrum hormone

广谱抗菌（生）素　広域スペクトル抗生物質　こういきspectrum こうせいぶっしつ

广谱青霉素　アンピシリン　ampicillin

广谱增效剂　トリメトプリム　trimethoprim

广食性　多種栄養性　たしゅえいようせい

广食性昆虫　多種栄養性昆虫　たしゅえいようせいこんちゅう

广视野目镜　広視野接眼鏡　こうしやせつがんきょう

广视野膀胱镜　広視野膀胱鏡　こうしやぼうこうきょう

广视野膀胱镜检查　広視野膀胱鏡検査　こうしやぼうこうきょうけんさ

广玉兰碱　マグノフロリン　magnoflorine

广义相对论　広義相対論　こうぎそうたいろん

GUI　归龟规硅鲑轨癸鬼柜贵桂

guī　归龟规硅鲑

归零制　アルゼット法　RZほう

归纳法　帰納法　きのうほう

归一化　正常化,規格化　せいじょうか,きかくか

归一化常数　正常化定数　せいじょうかていすう

归一化法　正常化法　せいじょうかほう

龟板　亀板　きばん

龟甲　亀甲　キコウ

龟裂　亀裂　きれつ

龟头　亀頭　きとう

龟头包皮炎　亀頭包皮炎　きとうほうひえん

龟头成形术　亀頭形成術　きとうけいせいじゅつ

龟头夹　亀頭クランプ　きとうclamp

龟头脓溢　亀頭漏　きとうろう

龟头膨出　亀頭嵌頓　きとうかんとん

龟头乳头〔状〕瘤　亀頭乳頭腫　きとうにゅうとうしゅ

龟头炎　亀頭炎　きとうえん

规定负荷　規定負荷　きていふか

规定酒精　プルーフ酒精　proofしゅせい

规定浓度　規定濃度,規定度　きていのうど,きていど

规定溶液　規定液　きていえき

规定温度　規定温度　きていおんど

规度（格）化　規格化　きかくか

规范 規範,標準 きはん,ひょうじゅん

规范化 規範化,標準化 きはんか,ひょうじゅんか

规格标准 規格標準,基準 きかくひょうじゅん,きじゅん

规律 法則 ほうそく

  奥-瑙二氏规律 荻野・クナウス法則 おぎの-Knausほうそく

  哈斯氏规律 ハーゼ法則 Haaseほうそく

  希斯氏规律 ヒス法則 Hisほうそく

规则散光 正乱視 せいらんし

规则系统 アルゴリズム algorithm

硅(矽) シリコーン,珪素,ケイ〔素〕,Si silicon,けいそ,ケイそ

硅鞭毛虫纲 ケイ質鞭毛藻綱 ケイしつべんもうそうこう

硅尘 ケイ酸粉塵 ケイさんふんじん

硅肺 ケイ〔粉〕肺〔症〕 ケイ〔ふん〕はい〔しょう〕

硅(矽)肺结核 ケイ肺結核〔症〕 ケイはいけっかく〔しょう〕

硅氟化钾 ケイフッ化カリウム ケイフッかkalium

硅含量测定 ケイ測定 ケイそくてい

硅化钡 ケイ化バリウム ケイかbarium

硅化钙 ケイ化カルシウム ケイかcalcium

硅化合物中毒 ケイ化物中毒 ケイかぶつちゅうどく

硅化锂 ケイ化リチウム ケイかlithium

硅化碳 ケイ化炭素 ケイかたんそ

硅剂 ケイ剤 ケイざい

硅胶 シリカゲル silica gel

硅胶干燥剂 シリカゲル乾燥剤 silica gelかんそうざい

硅胶印膜材料 シリコンゲル印像材料 silicone gelいんぞうざいりょう

硅胶植入术 シリコンゲル内植術 silicone gelないしょくじゅつ

硅结节 ケイ肺結節 ケイはいけっせつ

硅粘固粉 ケイ酸セメント ケイさんcement

硅粘固粉充填 ケイ酸セメント充填 ケイさんcementじゅうてん

硅粘固粉充填器 ケイ酸セメント充填器 ケイさんcementじゅうてんき

硅粘固粉液 ケイ酸セメント液 ケイさんcementえき

硅粘固粉调刀 ケイ酸セメントへら ケイさんcementへら

硅石 シリカ silica

硅酸 シリコン酸,ケイ酸 siliconさん,ケイさん

硅酸钡 ケイ酸バリウム ケイさんbarium

硅酸钙 ケイ酸カルシウム ケイさんcalcium

硅酸甲酯 ケイ酸メチル ケイさんmethyl

硅酸钾 ケイ酸カリウム ケイさんkalium

硅酸锂 ケイ酸リチウム ケイさんlithium

硅酸铝肺 ケイ酸アルミニウム塵肺 ケイさんaluminiumじんはい

硅酸镁 ケイ酸マグネシウム ケイさんmagnesium

硅酸镁钙 ケイ酸マグネシウムカルシウムケイさん magnesium calcium

硅酸锰 ケイ酸マンガン ケイさんmanganese

硅酸锰(Ⅱ) ケイ酸マンガン(Ⅱ) ケイさんmangan(Ⅱ)

硅酸钠 ケイ酸ナトリウム ケイさんnatrium

硅酸铍 ケイ酸ベリリウム ケイさんberyllium

硅酸铅 ケイ酸鉛 ケイさんなまり

硅酸锌 ケイ酸亜鉛 ケイさんあえん

硅酸盐 ケイ酸塩,シリケート ケイさんえん,silicate

硅酸盐绷带 ケイ酸塩包帯 ケイさんえんほうたい

硅酸盐〔尘〕肺 ケイ酸塩塵肺 ケイさんえんじんはい

硅酸盐沉着病 ケイ粉症 ケイふんしょう

硅酸盐肺 ケイ肺 ケイはい

硅酸乙酯 ケイ酸エチル ケイさんethyl

硅酸乙酯包埋料 ケイ酸エチルエステル埋没材 ケイさんethyl esterまいぼつざい

硅酸酯 ケイ酸エステル ケイさんester

硅铁 フェロシリコン ferrosilicon

硅酮 シリコーン silicone

硅土绷带 シリカ包帯 silicaほうたい

硅烷 シラン silane

硅烷醇 シラノール silanol

硅钨酸 シリコタングステン酸 silico tungstenさん

硅钨酸试验 シリコタングステン酸試験 silico tungstenさんしけん

硅线石 ケイ線石 ケイせんせき

硅橡胶 シラステイック silastic

硅橡胶节育环 シリコン避妊具 siliconひにんぐ

硅雄酮 シランドロン silandrone

硅氧烷 シロキサン siloxane

硅藻 ケイ藻 ケイそう

硅藻纲 ケイ藻綱 ケイそうこう

硅藻科 ケイ藻科 ケイそうか

硅藻素 ケイ藻素 ケイそうそ

硅藻土 ケイ藻土 ケイそうと

硅质细胞 シリカ細胞 silicaさいほう

鲑 鮭 サケ

鲑精蛋白 サルミン salmine

鲑鱼肉中毒 鮭中毒 サケちゅうどく

guǐ 轨癸鬼

轨道 軌道 きどう

轨道电子 軌道電子 きどうでんし

轨道对称守恒定理 軌道対称保存法則 きどうたいしょうほぞんほうそく

轨道对称性 軌道対称性 きどうたいしょうせい

轨道量子数 軌道量子数 きどうりょうしすう

轨道试验 軌道試験 きどうしけん

轨道相关图 軌道相関図 きどうそうかんず

轨道杂化 軌道混成 きどうこんせい

轨函数 軌道関数 きどうかんすう

轨迹 軌跡 きせき

癸醇 デカノール decanol

癸基 デシル基 decylき

癸醛 デシルアルデヒド decyl aldehyde

癸酸 カプリン酸 caprinさん

癸酸诺龙 ナンドロロン デカノエト nandrolone decanoate

癸酸盐 カプリン酸塩,デカノエト caprinさんえん,decanoate

癸烷 デカン decane

癸酰乙醛 テカノイル アセトアルデヒド decanoyl acetaldehyde

鬼白〔毒〕素 ポドフィロトキシン podophyllotoxin

guì 柜贵桂

柜 戸棚 とだな

柜式人工呼吸器 戸棚式人工呼吸器 とだなしきじんこうこきゅうき

贵橄榄石　カンラン岩　カンランがん
贵金属　貴金属　ききんぞく
贵要静脉　尺側皮静脈　しゃくそくひじょうみゃく
贵要正中静脉　尺側正中皮静脈　しゃくそくせいちゅうひ
　じょうみゃく
桂皮　桂皮　ケイヒ
桂皮醇　桂皮アルコール　ケイヒalcohol
桂皮醛　シナマール，シンナムアルデヒド　cinnamal，
　cinnamaldehyde
桂皮酸　桂皮酸　ケイヒさん
桂皮酸桂酯　スチラシン　styracin
桂皮酸钠　桂皮酸ナトリウム　ケイヒさんnatrium
桂皮酸盐　桂皮酸塩　ケイヒさんえん
桂皮酰　シンナモイル　cinnamoyl
桂皮酰古柯碱　シンナモイルゴカイン　cinnamoylcocaine
桂叶烯　ミルセン　myrcene
桂枝　桂枝　ケイシ

GUN 滚

gǔn 滚
滚动摩擦　回転摩擦　かいてんまさつ
滚动润滑模型　回転潤滑モデル　かいてんじゅんかつmodel
滚环模型　ころがり円モデル　ころがりえんmodel
滚压机　ローラーミル　roller mill
滚轴式切皮刀　回転式デルマトーム　かいてんしき
　dermatome
滚轴式植皮刀　回転式植皮刀　かんでんしきしょくひとう

GUO 郭锅国腘果裹过

guō 郭锅
郭霍氏定律　コッホ法則　Kochほうそく
郭霍氏反应　コッホ反応　Kochはんのう
郭霍氏浆苗　コッホワクチン　Koch vaccine
郭霍氏结　コッホ結節　Kochけっせつ
郭霍氏结核菌素　コッホツベルクリン　Koch tuberculin
郭霍氏试验　コッホ試験　Kochしけん
郭霍氏菌　コッホ菌　Kochきん
郭霍氏灭菌器　コッホ滅菌器　Kochめっきんき
郭霍氏现象　コッホ現象　Kochげんしょう
郭-威二氏杆菌　コッホ・ウィークス菌　Koch-Weeksきん
锅包衣〔法〕　パン　コーティング〔法〕　pan coating〔ほう〕

guó 国腘
国际标准烛光　国際標準燭　こくさいひょうじゅんしょく
国际单位　国際単位　こくさいたんい
国际单位制　国際単位システム　こくさいたんいsystem
国际分类法　国際分類法　こくさいぶんるいほう
国际辐射单位　国際輻射単位　こくさいふくしゃたんい
国际辐射防护委员会　国際放射線防護委員会　こくさいほ
　うしゃせんぼうごいいんかい
国际红十字会　国際赤十字社　こくさいせきじゅうじしゃ
国际疾病分类　国際疾病分類　こくさいしっぺいぶんるい
国际检疫　国際検疫　こくさいけんえき
国际命名法　国際命名法　こくさいめいめいほう
国际欧姆　国際オーム　こくさいohm
国际生物制品标准　国際生物製品標準　こくさいせいぶつ
　せいひんひょうじゅん
国际通用视力表　国際通用視力表　こくさいつうようし
　りょくひょう

国际卫生公约　国際衛生規約　こくさいえいせいきやく
国际心理卫生委员会　国際精神衛生委員会　こくさいせい
　しんえいせいいいんかい
国际心脏病学会　国際心臓病学会　こくさいしんぞうびょ
　うがっかい
国际血型　国際血液型　こくさいけつえきがた
国际药典　国際薬局方　こくさいやっきょくほう
国际原子量　国際原子量　こくさいげんしりょう
国际原子量表　国際原子量表　こくさいげんしりょうひょ
　う
国境卫生检疫　国境衛生検疫　こっきょうえいせいけんえ
　き
腘　膝窩　しつか，ひかがみ
腘动脉　膝窩動脈　しつかどうみゃく
腘动脉挤压综合征　膝窩動脈圧迫症候群　しつかどうみゃ
　くあっぱくしょうこうぐん
腘弓状韧带　弓状膝窩靭帯　ゆみじょうしつかじんたい
腘肌　膝窩筋　しつかきん
腘肌沟　膝窩筋溝　しつかきんこう
腘肌腱　膝窩筋腱　しつかきんけん
腘肌囊　膝窩筋包　しつかきんほう
腘肌下隐窝　膝窩筋下陥凹　しつかきんかかんおう
腘静脉　膝窩静脈　しつかじょうみゃく
腘淋巴结　膝窩リンパ節　しつかlymphせつ
腘面　膝窩面　しつかめん
腘平面　膝窩平面　しつかへいめん
腘浅淋巴结　浅膝窩リンパ節　せんしつかlymphせつ
腘深淋巴结　深膝窩リンパ節　しんしつかlymphせつ
腘神经　膝窩神経　しつかしんけい
腘绳肌损伤　膝窩腱損傷　しつかけんそんしょう
腘窝部　膝窩部　しつかぶ
腘窝囊肿　膝窩囊腫　しつかのうしゅ
腘窝粘液囊炎　膝窩粘液囊炎　しつかねんえきのうえん
腘窝压迫试验　膝窩圧迫試験　しつかあっぱくしけん
腘线　ヒラメ筋線　ヒラメきんせん
腘斜韧带　斜膝窩靭帯　しゃしつかじんたい

guǒ 果裹
果导　フェノールフタレイン錠剤　phenolphthaleinじょうざ
　い
果尔德筛德氏病，ゴルドシアイデル病　Goldscheiderびょう
果尔德筛德氏试验　ゴルドシアイデル試験　Goldscheider
　しけん
果尔氏束　ゴル束　Gollそく
果核　果実の核，仁　かじつのかく，じん
果吉亚氏征　ゴッジア徴候　Goggiaちょうこう
果胶　ペクチン　pectin
果胶糊　ペクチンパスタ　pectin Pasta
果胶类　ペクチン類　pectinるい
果胶酶　ペクチナーゼ　pectinase
果胶酸　ペクチン酸　pectinさん
果胶糖酶　ペクトース酵素　pectoseこうそ
果胶胰岛素　ペクチンインシュリン　pectin insuline
果聚糖　フルクトザン　fructosan
果郎波夫氏征　ゴロンボフ徴候　Golonbovちょうこう
果莫里氏脂酶测定法　ゴモリ脂肪分解酵素法　Gomoriしぼ
　うぶんかいこうそほう
果南氏手术　ゴナン手術　Goninしゅじゅつ
果皮　果皮　かひ

果肉　果肉　かにく

果实　果実　かじつ

果糖　果糖,フルクトース　かとう,fructose

果糖胺　フルクトサミン　fructosamine

果糖不耐症　果糖不耐症　かとうふたいしょう

果糖二磷酸　果糖二リン酸　かとうにリンさん

果糖-1,6-二磷酸　果糖-1,6-二リン酸　かとう-1,6-にリンさん

果糖-1,6-二磷酸酶　果糖-1,6-二リン酸酵素　かとう-1,6-にリンさんこうそ

果糖分解　果糖分解　かとうぶんかい

果糖苷(甙)　フルクトシド　fructoside

果糖苷(甙)酶　フルクトシダーゼ　fructosidase

果糖基转移酶　フルクトシール転移酵素　fructosylてんいこうそ

果糖激酶　フルクトキナーゼ　fructokinase

果糖己糖激酶　果糖ヘキソキナーゼ　かとうhexokinase

果糖-6-磷酸　果糖-6-リン酸　かとう-6-リンさん

果糖尿(症)　果糖尿(症)　かとうにょう(しょう)

果糖血症　果糖血症　かとうけっしょう

果特斯坦氏纤维　ゴットスタイン繊維　Gottsteinせんい

果特斯坦氏压迫填塞法　ゴットスタイン圧迫タンポン法　Gottsteinあっぱくtamponほう

果蝇　キイロショウジョウバエ

果汁　果物ジュースー　くだものjuice

果子酒　果実酒　かじつしゅ

果子露　果物シロップ　くだものsyrup

裹法　罨法,パック　あんぽう,pack

裹伤巾　包帯　ほうたい

裹扎站　包帯所　ほうたいしょ

guò 过

过饱和　過飽和　かほうわ

过饱和安全系数　過飽和安全係数　かほうわあんぜんけいすう

过饱和溶液　過飽和液　かほうわえき

过饱和现象　過飽和現象　かほうわげんしょう

过饱和蒸气　過飽和蒸気　かほうわじょうき

过饱和状态　過飽和状態　かほうわじょうたい

过饱性腹泻　暴(飲)食性下痢　ぼう(いん)しょくせいげり

过饱性绞痛　暴食仙痛　ぼうしょくせんつう

过苯(甲)酸　過安息香酸　かアンソクコウさん

过醋酸　過酢酸　かさくさん

过醋酸盐　過酢酸塩　かさくさんえん

过(高)碘酸　過ヨウ素酸　かヨウそさん

过碘酸盐　過ヨウ素酸塩　かヨウそさんえん

过度饱食　過食,暴食　かしょく,ぼうしょく

过(度成)熟(胎)儿　過度発育胎児　かどはついくたいじ

过度成熟(现象)　発育過度　はついくかど

过度充盈　過度充満　かどじゅうまん

过度负荷　過負荷　かふか

过度钙化　過石灰化　かせっかいか

过度换气(通气)　過換気(通気)　かかんき(つうき)

过度换气性手足搐搦　過呼吸性テタニー　かこきゅうせいtetany

过度换气(通气)综合征　過換気(通気)症候群　かかんき(つうき)しょうこうぐん

过度活动综合征　過度多動症候群　かどたどうしょうこうぐん

过度角化　角質増殖(症)　かくしつぞうしょく(しょう)

过度紧张　過度ストレス　かどstress

过(度)冷(却)　過冷　かれい

过(度)冷(却)(现象)　過冷(現象)　かれい(げんしょう)

过度膨胀　高度拡張　こうどかくちょう

过度疲劳　過労　かろう

过度牵引　過度牵引　かどけんいん

过度屈曲　過屈曲　かくっきょく

过度染色　染色過度　せんしょくかど

过度伸展　過度伸展　かどしんてん

过度外展综合征　過外転症候群　かがいてんしょうこうぐん

过度兴奋　過度興奮　かどこうふん

过度训练　過度訓練　かどくんれん

过度营养　過栄養　かえいよう

过度增生　過形成　かけいせい

过渡骨　移行骨　いこうこつ

过渡金属　遷移金属　せんいきんぞく

过渡金属元素　遷移金属元素　せんいきんぞくげんそ

过渡色　中間色　ちゅうかんしょく

过渡纤维　移行繊維　いこうせんい

过渡型细胞　移行細胞　いこうさいぼう

过渡型细胞癌　移行細胞癌　いこうさいぼうがん

过渡元素　遷移元素　せんいげんそ

过渡(状)态　過渡状態　かどじょうたい

过渡状态分子　過渡状態分子　かどじょうたいぶんし

过多　過剰　かじょう

过(二)硫酸　過硫酸,ペルオキシ二硫酸　かりゅうさん,peroxyにりゅうさん

过(二)硫酸铵　ペルオキシ二硫酸アンモニウム　peroxyにりゅうさんammonium

过(二)硫酸钡　ペルオキシ二硫酸バリウム　peroxyにりゅうさんbarium

过(二)硫酸钠　ペルオキシ二硫酸ナトリウム　peroxyにりゅうさんnatrium

过(二)硫酸铅　ペルオキシ二硫酸鉛　peroxyにりゅうさんなまり

过(二)硫酸盐　ペルオキシ二硫酸塩　peroxyにりゅうさんえん

过高热　過熱(病)　かねつ(びょう)

过高性高血糖　エクセッシブ高血糖(症)　excessiveこうけっとうしょう

过(高)溴酸　過臭素酸　かしゅうそさん

过铬酸铵　過クローム酸アンモニウム　かchromさんammonium

过铬酸钾　過クローム酸カリウム　かchromさんkalium

过铬酸钠　過クローム酸ナトリウム　かchromさんnatrium

过铬酸试法　過クローム酸試験法　かchromさんしけんほう

过极化　過分極　かぶんきょく

过继性免疫　養子免疫　ようしめんえき

过继性免疫疗法　養子免疫療法　ようしめんえきりょうほう

过甲酸　過ぎ酸　かぎさん

过劳　過労　かろう

过劳痛　過労痛　かろうつう

过劳性麻痹　過労性麻痺　かろうせいまひ

过劳性衰弱　過労性衰弱　かろうせいすいじゃく

过劳性足骨膜关节炎　マルチン病　Martinびょう

过冷液〔体〕　過冷液〔体〕　かれいえき〔たい〕

过量氯消毒法　過剰塩素殺菌法　かじょうえんそさっきんほう

过量乳酸盐　過剰乳酸塩　かじょうにゅうさんえん

过量维生素D肾病　過剰ビタミンD腎疾患　かじょうvitamineDじんしっかん

过磷酸　過リン酸　かりんさん

过磷酸石灰　過リン酸石灰　かりんさんせっかい

过磷酸盐　過リン酸塩　かりんさんえん

过硫代氰酸　ペルチオシアン酸　perthiocyanさん

过硫化物　多硫化物　たりゅうかぶつ

过硫酸　過硫酸　かりゅうさん

过一硫酸　ペルオキソ一硫酸　peroxoいちりゅうさん

过硫酸铵　過硫酸アンモニウム　かりゅうさんammonium

过硫酸钙　過硫酸カルシウム　かりゅうさんcalcium

过硫酸盐　過硫酸塩　かりゅうさんえん

过一硫酸盐　ペルオキソ一硫酸塩　peroxoいちりゅうさんえん

过氯化物试验　過塩化物試験　かえんかぶつしけん

过氯酸钾　過塩素酸カリウム　かえんそさんkalium

过氯酸钾释放试验　過塩素酸カリ排泄試験　かえんそさんkaliはいせつしけん

过氯酸盐排泌试验　過塩素酸塩排出試験　かえんそさんえんはいしゅつしけん

过氯酰氟　ペルクロリルフッ素　perchlorylフッそ

过滤　濾過　ろか

过滤板　濾過板　ろかばん

过滤泵　濾過ポンプ　ろかpump

过滤操作　濾過操作　ろかそうさ

过滤池　濾過タンク　ろかtank

过滤除尘法　濾過脱塵法　ろかだつじんほう

过滤管　濾過管　ろかかん

过滤介质　濾過媒質　ろかばいしつ

过滤离心机　濾過遠心分離機　ろかえんしんぶんりき

过滤漏斗　濾過漏斗　ろかろうと

过滤率　濾過率,濾過比,濾過速度　ろかりつ,ろかひ,ろかそくど

过滤灭菌法　濾過滅菌法　ろかめっきんほう

过滤母液　濾過母液　ろかぼえき

过滤器　濾過器　ろかき

过滤〔烧〕瓶　濾過フラスコ　ろかflask

过滤式防毒面具　濾過式防毒マスク　ろかしきぼうどくmask

过滤速度　濾過速度　ろかそくど

过滤吸管　濾過ピペット　ろかpipette

过滤效率　濾過効率　ろかこうりつ

过滤性　濾過性　ろかせい

过滤仪器　濾過装置　ろかそうち

过滤作用　濾過作用　ろかさよう

过锰酸钾　過マンガン酸カリウム　かmanganさんkalium

过锰酸钾漱口液　過マンガン酸カリウム含嗽薬　かmanganさんkaliumがんそうやく

过锰酸钾液　過マンガン酸カリウム液　かmanganさんkaliumえき

过锰酸镁　過マンガン酸マグネシウム　かmanganさんmagnesium

过密居住　過密居住　かみつきょじゅう

过敏毒素　アナフィラトキシン　anaphylatoxin

过敏毒素性反应　アナフィラトキシン反応　anaphylatoxinはんのう

过敏反应　アレルギー反応　Allergieはんのう

过〔敏反〕应性　パテルギー　pathergia

过敏反应性角膜溃疡　アレルギー角膜潰瘍　Allergieかくまくかいよう

过敏急死　アナフィラキシー急死　Anaphylaxieきゅうし

过敏史　アレルギー病歴　Allergieびょうれき

过敏试验　過感作試験　かかんさしけん

过敏素　アナフィラクチン　anaphylactin

过敏素质　アレルギー素質　Allergieそしつ

过敏性　アナフィラキシー,過敏性　Anaphylaxie,かびんせい

过敏性鼻炎　アレルギー性鼻炎　Allergieせいびえん

过敏性发生　アナフィラキシー発現　Anaphylaxieはつげん

过敏性肺炎　アナフィラキシー肺炎　Anaphylaxieはいえん

过敏性腹泻　アナフィラキシー下痢　Anaphylaxieげり

过敏性坏疽　アナフィラキシー壊疽　Anaphylaxieえそ

过敏性〔疾〕病　アナフィラキシー疾患　Anaphylaxieしっかん

过敏性接触性皮炎　アナフィラキシー接触性皮膚炎　Anaphylaxieせっしょくせいひふえん

过敏性结肠　過敏〔性〕結腸　かびん〔せい〕けっちょう

过敏性结膜炎　アナフィラキシー結膜炎　Anaphylaxieけつまくえん

过敏性颈动脉窦　過敏性頸動脈洞　かびんせいけいどうみゃくどう

过敏性抗体　アナフィラキシー抗体　Anaphylaxieせいこうたい

过敏性脉管炎　アナフィラキシー脈管炎　Anaphylaxieみゃっかんえん

过敏性膀胱炎　アナフィラキシー膀胱炎　Anaphylaxieぼうこうえん

过敏性皮炎　アナフィラキシー皮膚炎　Anaphylaxieひふえん

过敏性皮疹　アナフィラキシー皮疹　Anaphylaxieひしん

过敏性前列腺病　アナフィラキシー前立腺病　Anaphylaxieぜんりつせんびょう

过敏性曲菌病　アナフィラキシーアスペルギルス症　Anaphylaxie aspergillusしょう

过敏性肉芽肿　アレルギー性肉芽腫　Allergieせいにくがしゅ

过敏性嗜酸性粒细胞趋化因子　アレルギー性好酸球遊走因子　Allergieせいこうさんきゅうゆうそういんし

过敏性体质　アレルギー性体質　Allergieせいたいしつ

过敏性心肌炎　アレルギー性心筋炎　Allergieせいしんきんえん

过敏性休克　アナフィラキシーショック,アレルギー性ショック　Anaphylaxie shock,Allergieせいshock

过敏性血管炎　アレルギー性脈管炎　Allergieせいみゃっかんえん

过敏性血清　アレルギー性血清　Allergieせいけっせい

过敏性炎　アレルギー性炎症　Allergieせいえんしょう

过敏性样反应　アナフィラキシー様反応　Anaphylaxieようはんのう

过敏性样危象　アナフィラキシー様発症　Anaphylaxieようはっしょう

过敏性诊断法　アナフィラキシー診断法　Anaphylaxie しんだんほう

过敏性中毒　アナフィラキシー中毒　Anaphylaxie ちゅうどく

过敏性紫癜　アレルギー紫斑　Allergie しはん

过敏性紫癜肾炎　アレルギー紫斑性腎炎　Allergie しはんせいじんえん

过敏性紫癜性肾病　アレルギー紫斑性ネフロパシー　Allergie しはんせい nephropathy

过敏牙本质　過敏性象牙質　かびんせいぞうげしつ

过敏牙面　過敏歯面　かびんしめん

过敏原　アナフィラクトゲン，アレルゲン　anaphylactogen, allergen

过敏症　アナフィラキシス，過敏症　anaphylaxis，かびんしょう

过敏症迟缓反应物质　アナフィラキシー遅延反応物質　Anaphylaxie ちえんはんのうぶっしつ

过(高)钼酸　過モリブデン酸　か molybdin さん

过硼酸钙　過ホウ酸カルシウム　かホウさん calcium

过硼酸钠　過ホウ酸ナトリウム　かホウさん natrium

过硼酸锌　過ホウ酸亜鉛　かホウさんあえん

过硼酸盐　過ホウ酸塩　かホウさんえん

过曝　露光(露出)過度　ろこう(ろしゅつ)かど

过期产　過期産，晩熟産　かきさん，ばんじゅくさん

过期产儿　過期産児　かきさんじ

过期产活婴　過期産児　かきさんじ

过期分娩　遅発分娩　ちはつぶんべん

过期流产　稽留流産　けいりゅうりゅうざん

过期妊娠　遅延妊娠　ちえんにんしん

过期妊娠与胎盘功能不全综合征　遅延妊娠と胎盤不全症候群　ちえんにんしんとたいばんふぜんしょうこうぐん

过期胎儿　過期胎児　かきたいじ

过强反响性叩诊音　共鳴過度打診音　きょうめいかどだしんおん

过去病史　アナムネーゼ，既往歴　Anamnese，きおうれき

过染　染色過度　せんしょくかど

过热　過熱　かねつ

过热温度限界　過熱温度限界　かねつおんどげんかい

过热蒸气　過熱蒸気　かねつじょうき

过筛　スクリーニング　screening

过筛检查　スクリーニング検査　screening けんさ

过筛试验　スクリーニング試験　screening しけん

过伸　過伸展　かしんてん

过剩畸形　肥大性奇形　ひだいせいきけい

过时效　過時効　かじこう

过熟儿　過熟児　かじゅくじ

过熟期〔白〕内障　過熟白内障　かじゅくはくないしょう

过外展综合征　過外転症候群　かがいてんしょうこうぐん

过晚收缩　遅延性心臓収縮　ちえんせいしんぞうしゅしゅく

过小牙　小歯症　しょうししょう

过氧〔化〕苯〔甲〕酰　過酸化ベンゾイル　かさんか benzoyl

过氧化钡　過酸化バリウム　かさんか barium

过氧化氮　過酸化窒素　かさんかちっそ

过氧化反应　過酸化反応　かさんかはんのう

过氧化钙　過酸化カルシウム　かさんか calcium

过氧化汞　過酸化水銀　かさんかすいぎん

过氧化钾　過酸化カリウム　かさんか kalium

过氧化镁　過酸化マグネシウム　かさんか magnesium

过氧化钠　過酸化ナトリウム　かさんか natrium

过氧化铅　過酸化鉛　かさんかなまり

过氧化氢　過酸化水素　かさんかすいそ

过氧化氢酶　カタラーゼ　catalase

过氧化氢酶活性　カタラーゼ活性　catalase かっせい

过氧化氢酶缺乏症　無カタラーゼ血症　む catalase けっしょう

过氧化氢酶指数　カタラーゼ指数　catalase しすう

过氧化氢酶试验　カタラーゼ試験　catalase しけん

3%过氧化氢溶液　3%オキシドール　3%oxydol

过氧化氢试验　過酸化水素試験　かさんかすいそしけん

过氧化氢水　過酸化水素水　かさんかすいそすい

过氧化锶　過酸化ストロンチウム　かさんか strontium

过氧化物　ペルオキシド　peroxide

过氧化〔物〕酶　ペルオキシダーゼ　peroxydase

过氧化〔物〕酶反应　ペルオキシダーゼ反応　peroxydase はんのう

过氧化〔物〕酶染色　ペルオキシダーゼ染色　peroxydase せんしょく

过氧化〔物〕酶体　ペルオキシソーム　peroxisome

过氧化锌　過酸化亜鉛　かさんかあえん

过氧酰硝酸酯　パーオキシ アシルナイトレート，PAN　peroxy-acylnitrate

过早搏动(收缩)　期外収縮，早期収縮　きがいしゅうしゅく，そうきしゅうしゅく

过早硫化　スコーチング　scorching

过指试验　指示試験，偏示試験　しじしけん，へんじしけん

H

HA　哈铪蛤

hā　哈铪

哈伯曼氏病　ハーベルマン病　Habermann びょう

哈布氏变性　ハーブ変性　Haab へんせい

哈布氏〔瞳孔〕反射　ハーブ反射　Haab はんしゃ

哈〔代〕-温〔伯格〕氏定(规)律　ハルデイ・ワンバーグ法則　Hardy-Weinberg ほうそく

哈〔代〕-许〔尔次〕定律　ハルデイ・シェルツェ法則　Hardy-Schultze ほうそく

哈迪斯提氏试验　ハルデイスチー試験　Hardisty しけん

哈恩氏征　ハーン徴候　Hahn ちょうこう

哈尔班氏手术　ハルバン手術　Halban しゅじゅつ

哈尔班氏征　ハルバン徴候　Halban ちょうこう

哈尔伯斯泰特氏体　ハルベルステッテル小体　Halberstaedterしょうたい

哈尔斯坦病　ハルステルン病　Halsternびょう

哈尔瓦克氏效应　ハルワックス効果　Hallwachsこうか

哈尔宗病　ハルザン症　Halzounしょう

哈夫病　ハフ病　Haffびょう

哈夫金氏疫苗　ハフキン　ワクチン　Haffkine vaccine

哈夫尼菌属　ハフニア属　Hafniaぞく

哈弗氏骨板　ハバース層板　Haversそうばん

哈弗氏骨板系统　ハバース層板系　Haversそうばんけい

哈弗氏管　ハバース管　Haversかん

哈弗氏腔　ハバース腔(隙)　Haversこう(げき)

哈弗氏系　ハバース系　Haversけい

哈弗氏腺　ハバース腺　Haversせん

哈弗希尔热　ヘーバリル熱　Haverhillねつ

哈格多恩氏法　ハーゲドルン法　Hagedornほう

哈格曼氏因子　ハーゲマン因子　Hagemanいんし

哈-杰二氏血糖测定法　ハーゲドルン・イェンセン血糖測定法　Hagedorn-Jensenけっとうそくていほう

哈-克二氏综合征　ハッドフイールド・クラーク症候群　Hadfield-Clarkeしょうこうぐん

哈肯布鲁赫氏麻醉法　ハッケンブルッフ麻酔法　Hackenbruchますいほう

哈肯布鲁赫氏手术　ハッケンブルッフ手術　Hackenbruchしゅじゅつ

哈拉宗　ハラゾン　halazone

哈勒伏登-斯帕茨氏病　ハレルフォルデン・スパッツ病　Hallervorden-Spatzびょう

哈勒氏器　ハラー器官　Hallerきかん

哈勒氏血管膜　ハラー血管膜　Hallerけっかんまく

哈勒氏爪甲　ハラー爪　Hallerつめ

哈-雷二氏试验　ハリス・レー試験　Harris-Rayしけん

哈里斯氏缝术　ハリス縫合術　Harrisほうごうじゅつ

哈里斯氏苏木精染剂　ハリス ヘマトキシリン染料　Harris hematoxylinせんりょう

哈里逊氏沟　ハリソン溝　Harrisonこう

哈利氏病　ハーレー病　Harleyびょう

哈林顿氏溶液　ハリングトン液　Harringtonえき

哈林通碱　ハリングトニン　harringtonine

哈娄尔氏假说　ハロワー仮説　Harrowerかせつ

哈娄尔氏试验　ハロワー試験　Harrowerしけん

哈罗普氏饮食　ハロップ食　Harropしょく

哈洛漂氏病　アロボー病　Hallopeauびょう

哈〔曼〕氏内阿米巴　ハルトマン アメーバ　Hartmann amoeba

哈梅灵　ハルマリン　harmaline

哈霉素　ハマイシン　hamycin

哈孟氏病　ハンモンド病　Hammondびょう

哈密尔顿氏试验　ハミルトン試験　Hamiltonしけん

哈密尔顿氏征　ハミルトン徴候　Hamiltonちょうこう

哈默施拉格氏法　ハンマーシュラーグ法　Hammerschlagほう

哈默氏试验　ハンマー試験　Hammerしけん

哈姆氏试验　ハム試験　Hamしけん

哈姆逊　ハーモゾン　harmozon

哈普克氏现象　ハプケ現象　Hapkeげんしょう

哈普斯堡型突颌　ハプスブルグ顎　Hapsburgあご

哈奇考克氏征　ハッチコック徴候　Hatchcockちょうこう

哈塞尔巴克氏方程式　ハッセルバルヒ式　Hasselbalchしき

哈塞尔氏小体　ハッサル小体　Hassallしょうたい

哈-斯二氏综合征　①ハレルフオルデン・スパッツ症候群②ハレルマン・ストレフ症候群　①Hallervorden-Spatzしょうこうぐん,②Hallermann-Streiffしょうこうぐん

哈斯氏法　ハーゼ法　haaseほう

哈斯氏规律　ハーゼ法則　Haaseほうそく

哈斯氏疗法　ハース療法　Haasりょうほう

哈特曼氏囊　ハートマン囊　Hartmannのう

哈特曼氏溶液　ハートマン溶液　Hartmannようえき

哈特纳普氏病　ハルトナップ病　Hartnupびょう

哈特氏法　ハート法　Hartほう

哈廷氏小体　ハルチング小体　Hartingしょうたい

哈辛氏征　ハッシン徴候　Hassinちょうこう

哈-晏二氏法　ハーゲドルン・イエンセン血糖測定法　Hagedorn-Jensenけっとうそくていほう

哈-扬二氏反应方程式　ハルデン・ヤング方程式　Harden-Youngほうていしき

哈-扬二氏酯　ハルデン・ヤング エステル　Harden-Young ester

铪　ハフニウム,Hf　Hafnium

há　蛤

蛤素　メルセネン　mercenene

蛤仔毒素　ベネルーピン　venerupin

HAI　孩骸海胲亥害氩

hái　孩骸

孩儿参　朝鮮ニンジン　ちょうせんニンジン

孩儿参属　朝鮮ニンジン属　ちょうせんニンジンぞく

骸骨　骸骨　がいこつ

hǎi　海胲

海胲　ハイアミン　hyamine

海岸污染　海岸污染　かいがんおせん

海巴明青霉素 G　ヒドラバミンペニシリンG　hydrabamine penicillin G

海巴明青霉素 V　ヒドラバミンペニシリンV　hydrabamine penicillin V

海豹肢畸形　フォコメリー,アザラシ肢症,アザラシ状肢体　phocomelia, アザラシししょう,アザラシじょうしたい

海滨疗养院　海浜療養所　かいひんりょうようしょ

海滨群落　海浜群落　かいひんぐんらく

海滨治疗　海浜〔転地〕治療　かいひん〔てんち〕ちりょう

海波　ハイポ,チオ硫酸ナトリウム　hypo,thioりゅうさん natrium

海卜那　ヒプナル　hypnal

海布拉氏红糠疹　ヘブラ紅色粃糠疹　Hebraこうしょくひこうしん

海布拉氏痒疹　ヘブラ痒疹　Hebraようしん

海草酸　アルギン酸　alginさん

海草素　アルギン　algin

海蟾蜍毒素　マリノブファギン　marinobufagin

海葱甙　シラレン　scillaren

海葱甙元　シラリジン　scillaridine

海葱酊　海葱チンキ　カイソウtincture

海葱毒素　シリトキシン　scillitoxin

海葱类素　シリマリン　scillimarin

海葱属　海葱属　カイソウぞく

海葱中毒　海葱中毒　カイソウちゅうどく

海带 昆布 コンブ
海带氨酸 ラミニン laminine
海带聚糖 ラミナリン laminarin
海带科 昆布科 コンブか
海胆 海胆 ウニ
海胆毒液中毒 海胆毒液中毒 ウニどくえきちゅうどく
海胆色素 エキノクローム echinochrome
海得琴 ハイデルギン hydergin
海德堡人 ハイデルベルグ人 Heidelbergじん
海德堡学派 ハイデルベルグ学派 Heidelbergがくは
海德氏带(区) ヘッド帯 Headたい
海登海因氏铁苏木精染色法 ハイデンハイン鉄ヘマトキシリン染色法 Heidenhainてつhematoxylinせんしょくほう
海登海因氏小胃 ハイデンハイン小胃 Heidenhainしょうい
海登海因氏综合征 ハイデンハイン症候群 Heidenhainしょうこうぐん
海-窦二氏病 ヘルレル・デール病 Heller-Döhleびょう
海恩茨氏小体 ハインツ小体 Heinzしょうたい
海尔布伦内氏征 ハイルブロンネル徴候 Heilbronnerちょうこう
海夫内尔氏灯 ヘフネル灯 Hefnerとう
海港检疫 海港検疫 かいこうけんえき
〔海港〕检疫证书 入港許可証 にゅうこうきょかしょう
海金沙 海金砂 カニクサ,カイキンシャ
海金沙科 カニクサ科 カニクサか
海金沙素 リゴジン lygodin
海韭菜甙 トリグロキニン triglochinin
海可皂甙元 ヘコゲニン hecogenin
海-克-威三氏蛋白 ヘクトーン・クレッチメル・ウェルカー蛋白〔質〕 Hektoen-Kretschmer-Welkerたんぱく〔しつ〕
海葵毒〔素〕 コンジェスチン congestin
海葵珊瑚皮炎 イソギンチャク珊瑚皮膚炎 イソギンチャクサンゴひふえん
海葵属 イソギンチャク属 イソギンチャクぞく
海葵素 サラシン thalassin
海葵正铁血红素 アクチノヘマチン actinohematin
海勒氏试验 ヘルレル試験 Hellerしけん
海勒氏手术 ヘルレル手術 Hellerしゅじゅつ
海狸碱 カストラミン castoramine
海狸香 海狸香 カイリコウ
海狸香素 カストリン castorin
海利氏固定液 ヘリー固定液 Hellyこていえき
海林氏定律 ヘリン法則 Hellinほうそく
海龙 ヨウジウオ
海罗芬 ハロタン halothane
海螺 巻貝,法螺貝 マキガイ,ホラガイ
海洛因 ヘロイン heroin
海洛因肺水肿 ヘロイン肺水腫 heroinはいすいしゅ
海洛因瘾 ヘロイン嗜癖 heroinしへき
海洛因中毒症 ヘロイン中毒症 heroinちゅうどくしょう
海马槽 海馬白板,海馬槽 かいばはくばん,かいばそう
海马沟 海馬溝 かいばこう
海马回 海馬回 かいばかい
海马连合 海馬交連 かいばこうれん
海马裂 海馬裂 かいばれつ
海马旁回 海馬傍回 かいばぼうかい
海马丘脑下部束 海馬視床下部路 かいばししょうかぶろ

海马伞 海馬釆 かいばさい
海马足 海馬足 かいばそく
海杜果碱 セルベリン cerberine
海-梅二氏病 ハイネ・メジン病 Heine-Medinびょう
海-米二氏纵切横缝法 ハイネケ・ミクリッツ手術 Heineke-Mikuliczしゅじゅつ
海米那 ハイミナール hyminal
海绵 海綿,スポンジ かいめん,sponge
海绵斑 脈管帯 みゃっかんたい
海绵〔擦〕浴 海綿浴,スポンジ浴 かいめんよく,spongeよく
海绵层 海綿層 かいめんそう
海绵刺伤 海綿刺傷,スポンジ刺傷 かいめんししょう,spongeししょう
海绵丛 海綿叢 かいめんそう
海绵垫 スポンジ クッション sponge cushion
海绵动物 海綿動物 かいめんどうぶつ
海绵窦 海綿静脈洞 かいめんじょうみゃくどう
海绵窦部 海綿静脈洞部 かいめんじょうみゃくどうぶ
海绵窦间窦 海綿間静脈洞 かいめんかんじょうみゃくどう
海绵窦间后窦 後海綿間静脈洞 こうかいめんかんじょうみゃくどう
海绵窦间前窦 前海綿間静脈洞 ぜんかいめんかんじょうみゃくどう
海绵窦内动静脉瘘 海綿静脈洞内動静脈瘻 かいめんじょうみゃくどうないどうじょうみゃくろう
海绵窦栓塞综合征 海綿静脈洞塞栓症候群 かいめんじょうみゃくどうそくせんしょうこうぐん
海绵窦血栓形成 海綿静脈洞血栓〔症〕 かいめんじょうみゃくどうけっせんしょう
海绵窦血栓形成综合征 海綿洞血栓症症候群 かいめんどうけっせんしょうしょうこうぐん
海绵窦血栓〔性〕静脉炎 海綿静脈洞血栓性静脈炎 かいめんじょうみゃくどうけっせんせいじょうみゃくえん
海绵窦支 海綿静脈洞枝 かいめんじょうみゃくどうし
海绵窦综合征 海綿静脈洞症候群 かいめんじょうみゃくどうしょうこうぐん
海绵基质培养 スポンジ基質培養 spongeきしつばいよう
海绵棉花球 スポンジ綿球 spongeめんきゅう
海绵尿核苷 スポンゴウリジン spongouridine
海绵钳 スポンジ鉗子 spongeかんし
海绵塞条 スポンジ テント sponge tent
海绵体 海綿体 かいめんたい
海绵体白膜 海綿体白膜 かいめんたいはくまく
海绵体部 海綿体部 かいめんたいぶ
海绵体静脉 海綿体静脈 かいめんたいじょうみゃく
海绵体膜 海綿体膜 かいめんたいまく
海绵体炎 海綿体炎 かいめんたいえん
海绵体硬结 海綿体硬結 かいめんたいこうけつ
海绵体中隔 海綿体中隔 かいめんたいちゅうかく
海绵形痣 海綿状母斑 かいめんじょうぼはん
海绵胸腺嘧啶 スポンゴチミジン spongothymidin
海绵样动脉瘤 海綿様動脈瘤 かいめんようどうみゃくりゅう
海绵样骨瘤 海綿様骨腫 かいめんようこつしゅ
海绵样结构 海綿様構造 かいめんようこうぞう
海绵移植物 スポンジ移植片 spongeいしょくへん

海绵质　海綿質　かいめんしつ
海绵肿　海綿腫　かいめんしゅ
海绵状骨　海綿質〔骨〕　かいめんしつ〔こつ〕
海绵状虹膜炎　海綿状虹彩炎　かいめんじょうこうさいえん
海绵状淋巴管瘤　海綿状リンパ管腫　かいめんじょうlymphかんしゅ
海绵状退行性变　海綿状変性　かいめんじょうへんせい
海绵状细胞瘤　〔神経〕海綿状細胞腫　〔しんけい〕かいめんじょうさいぼうしゅ
海绵状血管瘤　海綿状血管腫　かいめんじょうけっかんしゅ
海绵状组织　海綿状組織　かいめんじょうそしき
海默尔氏窦　ハイモーア洞　Highmoreどう
海默尔氏体　ハイモーア体　Highmoreたい
海姆氏液　アイエム〔溶〕液　Hayem〔よう〕えき
海南粗榧内酯　ハイナノリド　hainanolide
海-欧二氏小体　ハインツ・エールリッヒ小体　Heinz-Ehrlichしょうたい
海帕乌头碱　ヒパコニチン　hypaconitine
海泡石　海泡石　かいほうせき
海鞘目　海鞘目　かいしょうもく
海群生　ヘトラザン　Hetrazan
海群生食盐　ヘトラザン食塩　Hetrazanしょくえん
海人草　海人草　カイニンソウ
海人草酸　カイニン酸　カイニンさん
海〔塞尔巴哈〕氏三角　ヘッセルバッハ三角　Hesselbachさんかく
海上卫生　海上衛生　かいじょうえいせい
海桑科　ハマザクロ科　ハマザクロか
海蛇　海蛇　ウミヘビ
海蛇头　メズサの頭　medusaのあたま
海参毒素　ホロトキシン　holotoxin
海石蕊紫　ロクセリン,アルキール　roccellin,archil
海水淡化　海水除塩　かいすいじょえん
海水疗法　海水療法　かいすいりょうほう
海水浴　海水浴　かいすいよく
海水浴耳病　海浜耳　かいひんじ
海水浴疗法　海水浴療法　かいすいよくりょうほう
海水浴荨麻疹　海水浴じんま疹　かいすいよくじんましん
海水浴性白斑病　水泳白斑　すいえいはくはん
海斯特氏瓣　ハイステル弁　heisterべん
海特琴　ヒデルギン　Hydergine
海兔毒素　アプリシアトキシン　aplysiatoxin
海豚　イルカ
海洋生物学　海洋生物学　かいようせいぶつがく
海洋污染　海洋污染　かいようおせん
海洋污染防止法规　海洋污染防止法規　かいようおせんぼうしほうき
海洋细菌学　海洋細菌学　かいようさいきんがく
海洋性气候　海洋気候　かいようきこう
海洋学　海洋学　かいようがく
海因　ヒダントイン　hydantoin
海因性淋巴组织瘤　ヒダントインリンパ節腫　hydantoinlymphせつしゅ
海晕宁　ジメンヒドリナート　dimenhydrinate
海藻病　海藻病　カイソウびょう
海藻酸　アルギン酸　alginさん
海藻酸钠　アルギン酸ナトリウム　alginさんnatrium

海藻酸钠印模材料　アルギン酸ナトリウム印像材　alginさんnatriumいんぞうざい
海藻酸盐牙科分离剂　〔歯科用〕アルギン酸塩分離剤　〔しかよう〕alginさんえんぶんりざい
海藻糖　トレハロース,ミコース　trehalose,mycose
海藻浴　海藻浴　カイソウよく
海蜇毒液中毒　クラゲ毒液中毒　クラゲどくえきちゅうどく
海蜇皮炎　クラゲ皮膚炎　クラゲひふえん
胲　ヒドロキシルアミン　hydroxylamine

hài　亥害氦

亥俄辛　ヒヨスチン　hyoscine
害虫　害虫　がいちゅう
氦　ヘリウム,He　helium
氦电离检测器　ヘリウムイオン化検出器　helium ionかけんしゅつき
氦镉激光器　ヘリウム カドミウムレーザー　helium cadmium laser
氦昏厥　ヘリウム失神　heliumしっしん
氦氖激光〔器〕　ヘリウム ネオン レーザー　helium neon laser
氦-氖激光治疗机　ヘリウム ネオン レーザー治療装置　helium neon laserちりょうそうち
氦〔气性〕语音　ヘリウム性音声　heliumせいおんせい

HAN　酣鼾含函焓寒汉汗旱薅

hān　酣鼾

酣睡不能　熟睡不能　じゅくすいふのう
鼾声呼吸　いびき性呼吸　いびきせいこきゅう
鼾睡　いびき性睡眠　いびきせいすいみん
鼾性震颤音　いびき性振盪音,気管支振盪音　いびきせいしんとうおん,きかんししんとうおん
鼾音　いびき様音　いびきようおん

hán　含函焓寒

含醇量测定　アルコール含量測定　alcoholがんりょうそくてい
含胆固醇抗原　コレステロール添加抗原　cholesterolてんかこうげん
含氮碱　窒素塩基　ちっそえんき
含氮量　窒素含量　ちっそがんりょう
含淀粉纤维素　アミロセルロース　amylocellulose
含酚甙　フェノールグリコシド　phenol glycoside
含酚废水　フェノール廃水　phenolはいすい
含睾丸母细胞瘤　アレノブラストーマ　arrhenoblastoma
含锆玻璃　ジルコニウム ガラス　zirconium glass
含汞血清　水銀剤添加血清　すいぎんざいてんかけっせい
含黄色素细胞　キサントフォア,黄色細胞,黄色素胞　Xanthophore,おうしょくさいぼう,おうしきそほう
含量　含量　がんりょう
含量测定　含量測定,定量〔法〕　がんりょうそくてい,ていりょう〔ほう〕
含硫氨基酸　含硫アミノ酸　がんりゅうaminoさん
含硫钾　硫化カリウム　りゅうかkalium
含氯石灰　クロル石灰　chlorせっかい
含钼玻璃　モリブデン ガラス　molybdenum glass
含脑苷脂网状内皮细胞病　ゴーシェー病　Gaucherびょう
含气骨　含気骨　がんきこつ
含气小房　含気蜂巣　がんきほうそう

含氰废水 シアン化物廃水 cyanかぶつはいすい
含氰苷 シアン配糖体 cyanはいとうたい
含氰苷植物 シアン配糖体植物 cyanはいとうたいしょくぶつ
含神经磷脂网状内皮细胞病 ニーマン・ピック病 niemann-Pickびょう
〔含〕漱剂 含嗽剤,うがい剤 がんそうざい,うがいざい
含水层 含水層 がんすいそう
含水酒精 含水アルコール がうすいalcohol
含水量 水分含量 すいぶんがんりょう
含水率 含水率 がんすいりつ
含水氯醛 抱水クロラール ほうすいchloral
含水醚 含水エーテル がんすいether
含水软膏 含水軟膏 がんすいなんこう
含水苏打 ナトロン natron
含水物 抱水物 ほうすいぶつ
含水羊毛脂 含水ラノリン がんすいlanolin
含糖量 糖分,糖含量 とうぶん,とうがんりょう
含糖胃蛋白酶 含糖ペプシン がんとうpepsin
含糖氧化铁 含糖酸化鉄 がんとうさんかてつ
含铁细胞 ヘモジデリン貪食細胞,鉄含有細胞 hemosiderinどんしょくさいぼう,てつがんゆうさいぼう
含铁小体 シデロソーム siderosome
含铁血黄素 血鉄素,ヘモジデリン けってつそ,hemosiderin
含铁血黄素沉积症 ヘモジデリン沈着症,血鉄症 hemosiderinちんちゃくしょう,けってつしょう
含铁血黄素颗粒 ヘモジデリン顆粒,血鉄素顆粒 hemosiderinかりゅう,けってつそかりゅう
含铁血黄素尿症 ヘモジデリン尿症 hemosiderinにょうしょう
含羞草 オジギソウ,ネムリグサ
含羞草碱 ミモシン mimosine
含羞草属 オジギソウ属,ネムリグサ属 オジギソウぞく,ネムリグサぞく
含牙囊肿 歯芽囊胞 しがのうほう
含氧化物 オキソ化合物 oxoかごうぶつ
含氧酸 酸素酸 さんそさん
含氧盐 酸素塩,オキシ塩 さんそえん,oxyえん
含氧杂环化合物 酸素ヘテロ環式化合物 さんそhetero かんしきかごうぶつ
含油废水 含油廃水 がんゆはいすい
含油树脂 オレオレジン oleoresin
函数 関数,函数 かんすう,かんすう
焓 エンタルピー,熱含量 enthalpy,ねつがんりょう
寒抗体 寒冷抗体 かんれいこうたい
寒冷 寒冷 かんれい
寒冷变应性 寒冷アレルギー かんれいAllergie
寒冷病 寒冷病 かんれいびょう
寒冷感 寒冷感 かんれいかん
寒冷恐怖〔症〕 寒冷恐怖〔症〕,恐寒症 かんれいきょうふ〔しょう〕,きょうかんしょう
寒冷耐性 寒冷耐性 かんれいたいせい
寒冷凝集反应 寒冷〔赤血球〕凝集反応 かんれい〔せっけっきゅう〕ぎょうしゅうはんのう
寒冷升压试验 寒冷昇圧試験 かんれいしょうあつしけん
寒冷适应 寒冷適応 かんれいてきおう
寒冷损伤 寒冷損傷 かんれいそんしょう

寒冷型疟 寒性マラリア かんせいmalaria
寒冷性刺激 寒冷刺激 かんれいしげき
寒冷性凝集疾病 寒冷凝集素疾患 かんれいぎょうしゅうそしっかん
寒冷性荨麻疹 寒冷じんま疹 かんれいじんましん
寒冷性衰竭 寒冷性疲憊 かんれいせいひはい
寒冷性血红蛋白尿 寒冷ヘモグロビン尿 かんれいhemoglobinにょう
寒冷性阵发性血红蛋白尿症 寒冷発作性ヘモグロビン(血色素)尿症 かんれいほっきせいhemoglobin(けっしきそ)にょうしょう
寒冷血管扩张 寒冷血管拡張 かんれいけっかんかくちょう
寒冷应激 寒冷ストレス かんれいstress
寒冷应激中枢 寒冷ストレス中枢 かんれいstressちゅうすう
寒暑表 寒暖計,温度計 かんだんけい,おんどけい
寒性坏疽 寒冷〔性〕壊疽 かんれい〔せい〕えそ
寒性脓肿 冷膿瘍,寒性膿瘍 れいのうよう,かんせいのうよう
寒战 戦慄,身震い せんりつ,みぶるい

hàn 汉汗旱薄

汉-阿二氏手术 ヘンレ・アルビー手術 Henle-Albeeしゅじゅつ
汉布格氏现象 ハンブルガー現象 Hamburgerげんしょう
汉-代二氏反应 ハンガナチウ・ダイヘル反応 Hanganatziu-Deicherはんのう
汉德氏病 ハンド病 Handびょう
汉防己 シマノハカブラ
汉防己甲素 テトランドリン tetrandrine
汉防己碱 テトランドリン tetrandrine
汉防己乙素 デメチルテトランドリン demethyltetrandrine
汉-哈二氏方程式 ヘンダーソン・ハッセルバルヒ式 Henderson-Hasselbalchしき
汉哈特氏侏儒症 ハンハート小人症 Hanhartこびとしょう
汉黄芩苷 ウォゴノシド wogonoside
汉黄芩素 ウォゴニン wogonin
汉肌松 テトランドリン ジメチオジト tetrandrine dimethiodide
汉克氏三角 ヘンケ三角 Henkeさんかく
汉-克二氏综合征 ハンド・クリスチャン症候群 Hand-Christianしょうこうぐん
汉勒氏层 ヘンレ層 Henleそう
汉勒氏反应 ヘンレ反応 Henleはんのう
汉勒氏壶腹 ヘンレ膨大部 Henleぼうだいぶ
汉勒氏祥 ヘンレ係蹄 Henleけいてい
汉勒氏〔神经〕鞘 ヘンレ鞘 Henleしょう
汉勒氏纤维 ヘンレ繊維 Henleせんい
汉勒氏纤维蛋白 ヘンレ フィブリン Henle fibrin
汉勒氏腺 ヘンレ腺 Henleせん
汉-罗二氏综合征 ヘンチ・ローゼンバーグ症候群 Hench-Rosenbergしょうこうぐん
汉姆氏试验 ハム試験 Hamしけん
汉-琼二氏病 ヘンダーソン・ジョーンス病 Henderson-Jonesびょう
汉森氏病 ハンセン病 Hansenびょう
汉森氏杆菌 ハンセン菌 Hansenきん

汉氏综合征　ハン症候群　Hannしょうこうぐん
汉斯氏口哨征　ヘーンス口笛微笑徴候　Hanesくちぶえび
　　しょうちょうこう
汉斯氏肾炎凝视征　ヘーンス腎炎性凝視徴候　Hanesじん
　　えんせいぎょうしちょうこう
汉希方程式　ハンシュ方程式　Hanschほうていしき
汉-许-克三氏病　ハンド・シュラー・クリスチャン病　Hand-
　　Schuller-Christianびょう
汉-许-克三氏综合征　ハンド・シュラー・クリスチャン症候群
　　Hand-Schuller-Christianしょうこうぐん
汗闭性外胚叶发育不良　無〔発〕汗性外胚葉異形成　む
　　〔はっ〕かんせいがいはいよういけいせい
汗闭〔症〕　無〔発〕汗〔症〕　む〔はっ〕かん〔しょう〕
汗臭症　臭汗症　しゅうかんしょう
汗〔分泌〕异常　異汗症　いかんしょう
汗管角化病　汗管角化症　かんかんかっかしょう
汗管瘤　汗管腫　かんかんしゅ
汗孔　汗孔　かんこう
汗孔角化病(症)　汗孔角化症　かんこうかっかしょう
汗孔瘤　汗孔腫　かんこうしゅ
汗孔周炎　汗孔周囲炎　かんこうしゅういえん
汗疱　汗疱　かんぽう
汗热病　粟粒熱　ぞくりゅうねつ
汗腺　汗腺　かんせん
汗腺癌　汗腺癌　かんせんがん
汗〔腺〕病　汗腺症　かんせんしょう
汗腺管　汗腺管　かんせんかん
汗腺混合瘤　汗腺混合腫　かんせんこんごうしゅ
汗腺肌上皮瘤　汗腺筋上皮腫　かんせんきんじょうひしゅ
汗腺囊瘤　汗腺囊腫　かんせんのうしゅ
汗腺脓肿　汗腺膿瘍　かんせんのうよう
汗腺疲劳　汗腺疲労　かんせんひろう
汗腺透明细胞肌上皮瘤　汗腺明細胞筋上皮腫　かんせんめ
　　いさいぼうきんじょうひしゅ
汗腺腺癌　汗腺腺癌　かんせんせんがん
汗腺〔腺〕瘤　汗腺腫　かんせんしゅ
汗腺炎　汗腺炎　かんせんえん
汗腺样瘤腺　汗腺様囊腺腫　かんせんようのうせんしゅ
汗〔液〕　汗　あせ
汗液过多　多汗　たかん
汗溢　皮膚漏,多汗症　ひふろう,たかんしょう
汗疹　汗疹　あせも,かんしん
汗潴留综合征　汗貯留症候群　かんちょりゅうしょうこうぐ
　　ん
旱金莲科　ノウゼンハレン科　ノウゼンハレンか
蒒菜素　ロリフオン　rorifone

HANG　行杭航

háng　行杭航

行列　行列　ぎょうれつ
行列式　行列式　ぎょうれつしき
行频　線周波数　せんしゅうはすう
杭纳氏溃疡　ハンナー潰瘍　Hunnerかいよう
杭纳氏狭窄　ハンナー狭窄　Hunnerきょうさく
杭廷顿氏舞蹈病　ハンチングトン舞踏病　Huntingtonぶと
　　うびょう
杭廷顿氏征　ハンチングトン徴候　Huntingtonちょうこう
航海坏血病　航海壊血病　こうかいかいけつびょう

航海呕吐　航海嘔吐　こうかいおうと
航海性恶心　航海悪心　こうかいおしん
航海医学　航海医学　こうかいいがく
航空病　航空病　こうくうびょう
航空病理学　航空病理学　こうくうびょうりがく
航空毒理学　航空毒物学　こうくうどくぶつがく
航空供氧系统　航空酸素供給系　こうくうさんそきょう
　　きゅうけい
航空检疫　航空検疫　こうくうけんえき
航空检疫站　航空検疫ステーション　こうくうけんえき
　　station
航空减压病　航空減圧病　こうくうげんあつびょう
航空救生　航空救助　こうくうきゅうじょ
航空器噪声　航空〔機〕騒音　こうくう〔き〕そうおん
航空生理学　航空生理学　こうくうせいりがく
航空事故　航空事故　こうくうじこ
航空体检医生　航空身体検査医　こうくうしんたいけんさ
　　い
航空体育运动　航空スポーツ　こうくうsports
航空外耳炎　航空〔性〕外耳炎　こうくう〔せい〕がいじえん
航空卫生学　航空衛生学　こうくうえいせいがく
航空心理学　航空心理学　こうくうしんりがく
航空性肺膨胀不全　航空無気肺　こうくうむきはい
航空〔性副〕鼻窦炎　航空〔性〕副鼻腔炎　こうくう〔せい〕ふ
　　くびこうえん
航空性关节病　航空性関節症　こうくうせいかんせつしょ
　　う
航空性气肿　航空性気腫　こうくうせいきしゅ
航空性神经官能症　航空神経症　こうくうしんけいしょう
航空性胃肠积气　航空性胃腸内空気貯留　こうくうせいい
　　ちょうないくうきちょりゅう
航空牙科学　航空歯科学　こうくうしかがく
航空牙痛　航空性歯痛　こうくうせいしつう
航空医生　航空医　こうくうい
航空医学　航空医学　こうくういがく
航空宇宙医学　〔航空〕宇宙医学　〔こうくう〕うちゅういが
　　く
航空晕　航空病,航空酔い　こうくうびょう,こうくうよい
航空中耳炎　航空〔性〕中耳炎　こうくう〔せい〕ちゅうじえ
　　ん
航天毒理学　宇宙毒物学　うちゅうどくぶつがく
航天服　宇宙服　うちゅうふく
航天疲劳　宇宙飛行疲労　うちゅうひこうひろう
航天医学　〔航空〕宇宙医学　〔こうくう〕うちゅういがく
航天员　宇宙飛行士　うちゅうひこうし
航天员医务监督　宇宙飛行士医学監督　うちゅうひこうし
　　いがくかんとく
航天噪音　宇宙〔飛行〕騒音　うちゅう〔ひこう〕そうおん
航天振动　宇宙飛行振動　うちゅうひこうしんどう
航运热　船積熱　ふなづみねつ

HAO　蒿毫豪蠔好郝号好耗

hāo　蒿

蒿淀粉　アルテモース　artemose

háo　毫豪蠔

毫安表　ミリアンペアメーター,ミリアンペア計　milli-
　　amper emeter,milliampereけい
毫安秒　ミリアンペア秒　milliampereびょう

毫安秒表　ミリアンペア秒計　milliampereびょうけい
毫安〔培〕計　ミリアンペア計　milliampereけい
毫当量　ミリグラム当量,mEq　milligramとうりょう
毫法　ミリファラッド　millifarad
毫分子〔量〕　ミリモール　millimole
毫伏〔特〕　ミリボルト,mV　millivolt
毫伏〔特〕計　ミリボルトメーター,ミリボルト計 millivoltmeter,millivoltけい
毫居里　ミリキューリー,mC　millicurie
毫克　ミリグラム,mg　milligram
毫克当量　ミリグラム当量　milligramとうりょう
毫〔克〕当量数　ミリグラム当量数　milligramとうりょうすう
毫克分子〔量〕　ミリモル,mM　millimole
毫克离子　ミリグラムイオン　milligramion
毫克原子　ミリグラム原子　milligramげんし
毫勒克司　ミリルックス,mlux　millilux
毫伦琴　ミリレントゲン,mr　milliroentgen
毫米　ミリメートル,mm　millimeter
毫米波　ミリメートル波　millimeterは
毫米汞柱　ミリメートル水銀柱,mmHg　millimeterすいぎんちゅう
毫秒　ミリセカンド,千分の一秒　millisecond,せんぶんのいちびょう
毫渗克分子　ミリオスモル　milliosmol
毫渗压　ミリオスモル　milliosmole
毫升　ミリリットル,ml　milliliter
毫微法　ナノファラッド　nanofarad
毫微居里　ナノキューリー　nanocurie
毫微米　ナノメートル,nm　nanometer
毫微秒　ミリミクロセカンド,ナノセカンド millimicrosecond,nanosecond
毫微秒荧光光谱学　ナノセカンド蛍光スペクトロスコピー nanosecondけいこうspectroscopy
毫微微克　フェムトグラム,10^{-15}gm femtogram
毫纤　ミクロミクロ　micromicro
豪德克氏龛　ハウデック型ニッシェ　Haudekがたniche
豪华德氏法　ハワード法　Howardほう
豪-罗二氏征　ハウシップ・ロンベルグ徴候　Howship-Rombergちょうこう
豪-若二氏体　ハウェル・ジョリー小体　Howell-Jollyしょうたい
豪斯顿氏瓣　ヒューストン弁　Houstonべん
豪威尔氏体　ハウェル〔小〕体　Howell〔しょう〕たい
豪希普氏腔隙小凹　ハウシップ小窩　Howshipしょうか
豪-谢二氏综合征　ホイブネル・シイルデル症候群 Heubner-Schilderしょうこうぐん
蠔中毒　カキ中毒症　カキちゅうどくしょう

háo　好郝

好转　改善,病状軽減　かいぜん,びょうじょうけいげん
郝-伯二氏病　ハッチンソン・ベック病　Hutchinson-Boeckびょう
郝夫曼-卡撒您氏试验　ハウフマン・カサニン試験 Haufmann—Kasaninしけん
郝秦生氏病　ハッチンソン病　Hutchinsonびょう
郝秦生氏三征候　ハッチンソン三徴　Hutchinsonさんちょう
郝秦生氏瞳孔　ハッチンソン瞳孔　Hutchinsonどうこう
郝秦生氏征　ハッチンソン徴候　Hutchinsonちょうこう

郝秦生氏综合征　ハッチンソン症候群　Hutchinsonしょうこうぐん

hào　号好耗

53号避孕药　53号避妊薬　53ごうひにんやく
好发部位　好発部位　こうはつぶい
好气分解〔作用〕　好気性分解〔作用〕　こうきせいぶんかい〔さよう〕
好气培养　好気培養　こうきばいよう
好气性微生物　好気性微生物　こうきせいびせいぶつ
耗竭　消耗　しょうもう
耗热量　熱消費量　ねつしょうひりょう
耗氧　酸素消耗(費)　さんそしょうもう(ひ)
耗氧过多性缺氧症　消耗性酸素欠乏症　しょうもうせいさんそけつぼうしょう
耗氧量　酸素消耗(費)量　さんそしょうもう(ひ)りょう
耗氧作用　酸素消費作用　さんそしょうひさよう
耗脂〔性〕肉芽肿　食脂性肉芽腫　しょくしせいにくがしゅ

HE　呵禾合何河和荷核骸颌赫褐

hē　呵

呵欠　欠伸　あくび

hé　禾合何河和荷核骸颌

禾胺　グラミン　gramine
禾本科　イネ科　イネか
禾草碱　グラミン　gramine
合瓣花　合弁花　ごうべんか
合瓣花冠　合弁花冠　ごうべんかかん
合瓣花亚纲　后生花被亜綱,合弁花亜綱　こうせいかひあこう,ごうべんかあこう
合胞体　合胞体,シンシチウム　ごうほうたい,syncytium
合胞体层　合胞体層　ごうほうたいそう
合胞体毒素　シンシチオトキシン　syncytiotoxin
合胞体结　合胞体性結節　ごうほうたいせいけっせつ
合胞体瘤　シンシチオーマ,合胞体腫　syncytioma,ごうほうたいしゅ
合〔胞〕体细胞　合胞体細胞　ごうほうたいさいぼう
合胞体芽　合胞体芽　ごうほうたいが
合胞体滋养层　合胞体栄養細胞層　ごうほうたいえいようさいぼうそう
合并感染　同時感染　どうじかんせん
合并麻醉　併用麻酔　へいようますい
合并消毒　同時消毒〔法〕　どうじしょうどく〔ほう〕
合并症　合併症　がっぺいしょう
合成　合成　ごうせい
合成氨　合成アンモニア　ごうせいammonia
合成产物　合成産物　ごうせいさんぶつ
合成雌激素　合成女性ホルモン　ごうせいじょせいhormone
合成催产素　シントシノン　syntocinon
合成代谢　同化〔作用〕,物質合成代謝　どうか〔さよう〕,ぶっしつごうせいたいしゃ
合成代谢过程　物質合成代謝過程　ぶっしつごうせいたいしゃかてい
合成代谢力　同化力　どうかりょく
合成蛋白〔质〕　合成蛋白〔質〕　ごうせいたんぱく〔しつ〕
合成方法　合成法　ごうせいほう
DNA合成后期　後DNA合成期　こうDNAごうせいき
合成结晶牛胰岛素　合成結晶性牛インス(シュ)リン　ごうせいけっしょうせいウシinsulin

合成聚合体　合成重合体　ごうせいじゅうごうたい
合成抗原　合成抗原　ごうせいこうげん
合成抗原胺剤　ヒスタジール　histadyl
合成率　合成率　ごうせいりつ
合成酶　シンセターゼ　sythetase
合成期　合成期　ごうせいき
DNA合成期　DNA合成期　DNAごうせいき
合成前期　前合成期　ぜんごうせいき
DNA合成前期　前DNA合成期　ぜんDNAごうせいき
合成染料　合成染料　ごうせいせんりょう
合成乳化剤　合成乳化剤　ごうせいにゅうかざい
合成麝香　人造麝香　じんぞうジャコウ
合成食用色素　合成食用色素　ごうせいしょくようしきそ
合成食用油　合成食用油　ごうせいしょくようゆ
合成樹脂　合成樹脂　ごうせいじゅし
合成塔　合成塔　ごうせいとう
合成体系　合成系　ごうせいけい
合成同位素　合成アイソトープ,合成同位元素　ごうせい
　　isotope,ごうせいどういげんそ
合成洗滌剤　合成洗〔浄〕剤　ごうせいせん〔じょう〕ざい
合成洗滌剤污染　合成洗〔浄〕剤污染　ごうせいせん〔じょ
　　う〕ざいおせん
合成纖維　合成線維　ごうせいせんい
合成纖維濾剤　合成線維濾過材料　ごうせいせんいろかざ
　　いりょう
合成橡胶　合成ゴム　ごうせいgum
合成橡胶廃水　合成ゴム廃水　ごうせいgumはいすい
合成雄性激素　合成男性ホルモン　ごうせいだんせい
　　hormone
合成薬物　合成薬　ごうせいやく
合成薬物化学　合成薬物化学　ごうせいやくぶつかがく
合成魚腥草素　デカノイルアセトアルデヒド　decanoyl
　　acetaldehyde
合成作用　合成作用　ごうせいさよう
合成子宮収縮剤　グラビトール　gravitol
合点　合点　がってん
合点受精　合点受精　がってんじゅせい
合法流产　合法人工流産　ごうほうじんこうりゅうざん
合法命名　合法命名　ごうほうめいめい
合核　融合核　ゆうごうかく
合核細胞　融合核細胞　ゆうごうかくさいぼう
合欢苷　アルビトシン　albitocin
合欢花　ゴウカン花　ゴウカンか
合欢皮　合歓皮　ゴウカンひ
合剤　合剤　ごうざい
　埃耳兹霍兹氏合剤　エルツホルツ合剤　Elzholzごうざい
　奥尔德里奇氏合剤　オルドリッチ合剤　Aldrichごうざい
　巴甫洛夫〔氏〕合剤　パブロフ合剤　Pavlovごうざい
　林格氏合剤　リンゲル合剤,リンゲル液　Ringerごうざ
　　い,Ringerえき
　迈尔氏甘油白蛋白合剤　マイエル グリセリン アルブミ
　　ン合剤　Mayer glycerin-albuminごうざい
　帕里希氏樟脑合剤　パリッシュ合剤　Parrishごうざい
合浆細胞样胸腺瘤　類合胞体胸腺腫　るいごうほうたい
　　きょうせんしゅ
合结　支索結び　しさくむすび
合金　合金　ごうきん
合金鋼　合金鋼　ごうきんこう

合金片碾圧机　合金圧延機　ごうきんあつえんき
合金嵌体　合金インレー　ごうきんinlay
合金牙背　合金裏装　ごうきんりそう
合金元素　合金元素　ごうきんげんそ
合金助焊膏　はんだペースト　はんだpaste
合理当量　合理当量　ごうりとうりょう
合理疗法　合理〔的〕療法　ごうり〔てき〕りょうほう
合理烹调　合理料理　ごうりりょうり
合理饮食　合理食　ごうりしょく
合理营养　適当栄養,合理栄養　てきとうえいよう,ごうり
　　えいよう
合理原子量　合理原子量　ごうりげんしりょう
合流制污水系统　合流下水システム　ごうりゅうげすい
　　system
合酶　シンターゼ　synthase
合霉素　シントマイシン　syntomycin
合霉素胶囊　シントマイシン カプセル〔剤〕　syntomycin
　　capsule〔ざい〕
合生　合生　ごうせい
合生叶　癒合(合着)葉　ゆごう(ごうちゃく)よう
合速度　合速度　ごうそくど
合体細胞　合胞体細胞　ごうほうたいさいぼう
合体細胞溶素　シンシチオリジン　syncytiolysin
合体細胞性子宫内膜炎　合胞細胞性子宮内膜炎　ごうほう
　　さいぼうせいしきゅうないまくえん
合体滋养层　合胞体栄養細胞層,シンチチオトロホブラス
　　ト　ごうほうたいえいようさいぼうそう,syncytiotro-
　　phoblast
合线期　合糸期　ごうしき
合像反射　融像反射　ゆうぞうはんしゃ
合脂酶　脂肪合成酵素　しぼうごうせいこうそ
合指症　合指症　ごうししょう
合趾猿　シヤーマン,フクロテナガザル　siamang
合趾猿属　シヤーマン属,フクロテナガザル属　Siamangぞ
　　く,フクロテナガザルぞく
合子　接合体,接合子　せつごうたい,せつごうし
合子核　接合子核　せつごうしかく
合子期　接合子期　せつごうしき
合子突变　接合子突然変異　せつごうしとつぜんへんい
合作医疗　合作医療,協同医療サービス　がっさくいりょ
　　う,きょうどういりょうservice
合作医疗站　合作診療所,協同医療ステーション　がっさく
　　しんりょうしょ,きょうどういりょうstation
合作医疗制度　合作医療制,協同医療制度　がっさくいりょ
　　うせい,きょうどういりょうせいど
何慈氏手术　ホッツ手術　Hotzしゅじゅつ
何杰金氏病　ホジキン病　Hodgkinびょう
何杰金氏肉瘤　ホジキン肉腫　Hodgkinにくしゅ
何杰金氏肉芽肿　ホジキン肉芽腫　Hodgkinにくがしゅ
何杰金氏細胞　ホジキン細胞　Hodgkinさいぼう
何杰金氏综合征　ホジキン症候群　Hodgkinしょうこうぐん
何诺氏综合征　ホルナー症候群　Hornerしょうこうぐん
何首乌　何首烏　ツルドクダミ,カシュウ
何首乌中毒　何首烏中毒,ツルドクダミ中毒　カシュウ
　　ちゅうどく,ツルドクダミちゅうどく
河川净化　河川浄化　かせんじょうか
河流污染　河川污染　かせんおせん
河马面　河馬顔　かばがお

河霉素　フルボマイシン　fluvomycin
河泥浴　軟泥浴　なんでいよく
河豚毒素　テトロドトキシン　tetrodotoxin
河豚毒中毒　テトロドトキシン中毒　tetrodotoxinちゅうどく
河豚肝毒素　フグ肝臓毒素　フグかんぞうどくそ
河豚属　フグ属　フグぞく
河豚〔魚〕中毒　フグ中毒　フグちゅうどく
和常山碱　オリキシン　orixine
和常山酮碱　オリキシノーン　orixinone
和〔厚〕朴酚　ホノキオール　honokiol
和胸茶剂　和胸茶剤　わきょうちゃざい
荷包口缝术　巾着縫合術　きんちゃくほうごうじゅつ
荷包牡丹碱　ビクークリン，ジセントリン　bicuculline, dicentrine
荷尔蒙　ホルモン　hormone
荷兰猪　モルモット，天竺鼠　marmot，テンジクネズミ
荷叶碱　ヌシフェリン　nuciferine
核　核　かく
　埃-韦二氏核　エーディンガー・ウェストフケル核　Edinger-Westphalかく
　巴比阿尼氏核　バルビアニ核　Balbianiかく
　劳拉氏核　ラウラ核　Lauraかく
　皮奥里氏核　ピオリー核　Piorryかく
　许旺氏核　シュワン核　Schwannかく
核白蛋白　ヌクレオアルブミン　nucleo-albumin
核白蛋白尿　ヌクレオアルブミン尿　nucleo-albuminにょう
核白蛋白脉　ヌクレオアルブモース　nucleo-albumose
核板　核板　かくばん
核爆炸冲击伤　核爆発衝撃傷　かくばくはつしょうげきしょう
核爆炸复合伤　核爆発複合傷　かくばくはつふくごうしょう
核爆炸恐怖　核爆発恐怖　かくばくはつきょうふ
核爆炸烧伤　核爆発火傷　かくばくはつかしょう
核被(包)膜　核エンベロープ，核膜　かくenvelope，かくまく
核变性　核変性　かくへんせい
核表面张力　核表面張力　かくひょうめんちょうりょく
核不均 RNA　不均質核 RNA　ふきんしつかくRNA
核层　核層　かくそう
核尘　核塵　かくじん
核磁共振　核磁気共鳴　かくじききょうめい
核磁共振癌肿探测器　核磁気共鳴癌検出器　かくじききょうめいがんけんしゅつき
核磁共振光谱检查法　核磁気共鳴分光検査法　かくじききょうめいぶんこうけんさほう
核磁共振谱　核磁気共鳴スペクトル　かくじききょうめいspectrum
核磁共振谱分析　核磁気共鳴スペクトル分析　かくじききょうめいspectrumぶんせき
核磁共振治疗仪　核磁気共鳴治療装置　かくじききょうめいちりょうそうち
核磁双共振　核磁気二重共鳴　かくじきにじゅうきょうめい
核粗粒体　核巨大顆粒　かくきょだいかりゅう
核甙(苷)　ヌクレオシド　nucleoside
核甙酶　ヌクレオシダーゼ　nucleosidase

核甙酸　ヌクレオチド　nucleotide
核甙酸酶　ヌクレオチダーゼ　nucleotidase
核袋(囊)纤维　核袋線維　かくたいせんい
核蛋白　核蛋白〔質〕　かくたんぱく〔しつ〕
核蛋白抗原　核蛋白〔質〕抗原　かくたんぱく〔しつ〕こうげん
核蛋白脉　ヌクレオース　nucleose
核蛋白体核糖核酸　リボソームー RNA，RNA　ribosome RNA
核蛋白体循环　リボソーム サイクル　ribosomal cycle
核蛋白体亚单位　リボソーム サブユニット　ribosom subunit
核蛋白注射疗法　核蛋白〔質〕療法　かくたんぱく〔しつ〕りょうほう
核点　核点　かくてん
核毒类药物　核毒薬物　かくどくやくぶつ
核毒素　核毒素　かくどくそ
核对表　チェックリスト　check list
核对试验　チェック試験　checkしけん
核对样品　チェック標本　checkひょうほん
核纺锤体　核紡錘　かくぼうすい
核分裂　①〔細胞〕核分裂②〔原子〕核分裂　①〔さいぼう〕かくぶんれつ②〔げんし〕かくぶんれつ
核分裂池　有糸〔核〕分裂プール　ゆうし〔かく〕ぶんれつpool
〔核〕分裂激素　ミトシン　mitosin
核分裂间期　〔細胞〕核分裂間期　〔さいぼう〕かくぶんれつかんき
核分裂期　核動期，有糸〔核〕分裂期　かくどうき，ゆうし〔かく〕ぶんれつき
核分裂前期　核分裂前期　かくぶんれつぜんき
核辐射　核輻射　かくふくしゃ
核辐射防护　核輻射防護　かくふくしゃぼうご
核辐射计数器　核輻射計数器　かくふくしゃけいすうき
核辐射损伤　核輻射損傷　かくふくしゃそんしょう
核肝脏病学　核肝臓病学　かくかんぞうびょうがく
核苷　ヌクレオシド　nucleoside
核苷二磷酸激酶　ヌクレオシド ジホスホキナーゼ　nucleoside diphosphokinase
核苷激酶　ヌクレオシド キナーゼ　nucleoside kinase
核苷磷酸激酶　ヌクレオシド モノホスフェートキナーゼ　nucleoside monophosphate kinase
核苷酶　ヌクレオシダーゼ　nucleosidase
核苷酸　ヌクレオチド　nucleotide
核苷酸基转移酶　ヌクレオチジルトランスフェラーゼ　nucleotidyltransferase
DNA 核苷酸基转移酶　DNAヌクレオチジルトランスフェラーゼ　DNA nucleotidyltransferase
核苷酸激酶　ヌクレオチドキナーゼ　nucleotidekinase
核苷酸焦磷酸酶　ヌクレオチドピロホスファターゼ　nucleotide pyrophosphatase
核苷酸酶　ヌクレオチダーゼ　nucleotidase
5'-核苷酸酶　5'-ヌクレオチダーゼ　5'-nucleotidase
核苷酸排列顺序　ヌクレオチド配列順〔序〕　nucleotideはいれつじゅん〔じょ〕
核固缩　核濃縮　かくのうしゅく
核冠　核冠　かっかん
核果　核果　かっか

核后盖 核後冠 かくこうかん
核后环 核後環 かくこうかん
核化学 〔原子〕核化学 〔げんし〕かくかがく
核环体 核周囲体 かくしゅういたい
核黄疸 核黄疸 かくおうだん
核黄素 リボフラビン,ビタミンB₂ riboflavin,vitamin B₂
核黄素激酶 リボフラビンキナーゼ riboflavin kinase
核黄素缺乏〔病〕 リボフラビン欠乏〔症〕 riboflavinけつぼう〔しょう〕
核基质 核基質 かくきしつ
核间距〔离〕 核間距離 かっかんきょり
核间束 核間路 かっかんろ
核间性眼肌麻痹 核間性眼筋麻痺 かっかんせいがんきんまひ
核浆 核質 かくしつ
核浆指数 核形成指数 かくけいせいしすう
核角蛋白 ヌクレオケラチン nucleokeratin
核结合能 〔核〕結合エネルギー 〔かく〕けつごうEnergie
核精蛋白 ヌクレオプロタミン nucleoprotamine
核径迹 核飛跡 かくひせき
核聚变 核融合 かくゆうごう
核壳体 ヌクレオカプシド nucleocapside
核孔 核〔膜〕孔 かく〔まく〕こう
核孔复合体 核〔膜〕孔複合体 かく〔まく〕こうふくごうたい
核力 核力 かくりょく
核粒 カリオソーム karyosome
核链纤维 核鎖繊維 かくさせんい
核裂变 〔原子〕核分裂 〔げんし〕かくぶんれつ
核裂细胞 分割細胞 ぶんかつさいぼう
核淋巴 核液 かくえき
核霉素 カリオマイシン caryomycin
核膜 核膜 かくまく
核内包涵体 核内封入体 かくないふうにゅうたい
核内分泌病学 核内分泌学 かくないぶんぴつがく
核内复制 核内倍加 かくないばいか
核内核分裂 核内有糸分裂 かくないゆうしぶんれつ
核内寄生虫 核内寄生虫 かくないきせいちゅう
核内晶体 核内結晶 かくないけっしょう
核内体 エンドソーム endosome
核内有丝分裂 核中有糸分裂 かくちゅうゆうしぶんれつ
核能 核エネルギー かくEnergie
核浓(固)缩 核濃縮 かくのうしゅく
核旁复合体 核旁複合体 かくぼうふくごうたい
核胚细胞 カリオブラスト karyoblast
核配合 カリオガミー,核結合 caryogamy,かくけつごう
核膨胀 核膨脹 かくぼうちょう
核嘌呤 ヌクレオプリン nucleopurine
核破碎 核崩壊 かくほうかい
核清蛋白 ヌクレオアルブミン nucleo-albumin
核球 球状核 きゅうじょうかく
核燃料 核燃料 かくねんりょう
核〔染〕色细胞 カリオクロム細胞,核染色性〔神経〕細胞 karyochromeさいぼう,かくせんせい〔しんけい〕さいぼう
核染〔色〕质 核染色質,クロマチン,カリオチン かくせんしょくしつ,chromatin,karyotin
核染质粒体 核染色質顆粒 かくせんしょくしつかりゅう
核染质碎裂 核染色質分解,核染色質破壊 かくせんしょく

しつぶんかい,かくせんしょくしつはかい
核染质体 核染色体 かくせんしょくたい
核染质屑 核染色質塵埃 かくせんしょくしつじんあい
核染质溢出 クロマチン流出,核染色質流出 chromatinりゅうしゅつ,かくせんしょくしつりゅうしゅつ
核仁 核小体,核仁 かくしょうたい,かくじん
核仁边集 核小体辺縁趨向 かくしょうたいへんえんすうこう
核仁肥大 核小体肥大,核仁肥大 かくしょうたいひだい,かくじんひだい
核仁管〔道〕系统 核小体管系 かくしょうたいかんけい
核仁内粒 核点,核胚,小核小体 かくてん,かくはい,しょうかくしょうたい
核仁内粒不等 核点不等 かくてんふとう
核仁内小体 核仁内小体 かくじんないしょうたい
核仁染色体 核点染色体,核仁染色体 かくてんせんしょくたい,かくじんせんしょくたい
核仁溶解 核小体溶解 かくしょうたいようかい
核仁随体 核仁付随体 かくじんふずいたい
核仁素 小核素 しょうかくそ
核仁小体 小仁 しょうじん
核仁〔细〕丝(线) 核小体糸 かくしょうたいし
核仁组织导体 〔核〕仁形成体 〔かく〕じんけいせいたい
核溶解 核溶解 かくようかい
核融合 核融合 かくゆうごう
核乳胶 核乳剤 かくにゅうざい
核杀菌素 ヌクレオシジン nucleocidin
核上区 核上部 かくじょうぶ
核上性麻痹 核上麻痺 かくじょうまひ
核深染 核過染色 かくかせんしょく
核神经病学 核神経医学 かくしんけいいがく
核生成 〔細胞〕核発生 〔さいぼう〕かくはっせい
核试验 核試験 かくしけん
核右移 〔核〕右方移動 〔かく〕うほういどう
核事故 核事故 かくじこ
核衰变 核崩壊 かくほうかい
核丝 リニン,核糸 linin,かくし
核素 ヌクレイン,核素,核種 nuclein,かくそ,かくしゅ
核素发生器 核種発生器 かくしゅはっせいき
核素计算机体层扫描 ヌクリド計算機断層スキャニング nuclideけいさんきだんそうscanning
核素闪烁扫描 ヌクリド シンチスキャニング nuclide scintiscanning
核素闪烁扫描器 ヌクリド シンチスキャナ nuclide scintiscanner
核素试剂 ヌクリド試薬 nuclideしやく
核素血管造影 RI血管造影 RIけっかんぞうえい
核酸 核酸,ヌクレイン酸 かくさん,nucleinさん
核酸分解酶 ヌクレイカシダーゼ nucleicacidase
核酸减少 核酸減少 かくさんげんしょう
核酸胶酶 ヌクレオゲラーゼ nucleogelase
核酸奎宁 核酸キニーネ かくさんqinine
核酸磷酸酶 ヌクレオホスファターゼ nucleophosphatase
核酸酶 ヌクレアーゼ nuclease
核酸钠 核酸ナトリウム かくさんnatrium
核酸内切酶 エンドヌクレアーゼ endonuclease
核酸脱氨酶 ヌクレイン デスアミナーゼ nuclein desaminase

核酸外切酶 エキソヌクレアーゼ exonuclease
核酸盐 核酸塩 かくさんえん
核酸银 核酸銀 かくさんぎん
核酸原肌球蛋白 ヌクレオトロポミオシン nucleotro-
　pomyosin
核酸组蛋白 ヌクレオヒストン nucleohistone
核碎块 核断片 かくだんぺん
核碎裂 核崩壊 かくほうかい
核损伤 核損傷 かくそんしょう
核糖 リボース ribose
核糖醇 リビトール ribitol
核糖蛋白 核糖蛋白〔質〕 かくとうたんぱく〔しつ〕
核糖苷 リボシド,リボース配糖体 riboside,riboseはいと
　うたい
核糖核蛋白 リボヌクレオプロテイン,リボ核蛋白
　ribonucleoprotein,riboかくたんぱく
〔核糖〕核蛋白体 リボソーム ribosome
核糖核苷 リボース配糖体,リボシド riboseはいとうた
　い,riboside
核糖核苷酸 リボヌクレオチド,リボチド ribonucleotide,
　ribotide
核糖核苷酸还原酶 リボヌクレオチド レダクターゼ
　ribonucleotide reductase
核糖核苷酸酶 リボヌクレオチダーゼ ribonucleotidase
核〔糖〕苷水解酶 リボシドヒドロラーゼ,リボース配糖
　体加水分解酵素 riboside hydrolase,riboseはいとうたい
　かすいぶんかいこうそ
核糖核酸 リボ核酸,RNA riboかくさん
核糖核酸病毒 リボウイルス,RNAウイルス ribovirus,
　RNAvirus
核糖核酸聚合酶 RNAポリメラーゼ RNA polymerase
核糖核酸聚合酶促成作用 RNA ポリメラーゼ触媒合成作
　用 RNA polymeraseしょくばいごうせいきよう
核糖核酸酶 リボヌクレアーゼ ribonuclease
核糖核酸-脱氧核糖核酸杂交体 RNA-DNAハイブリッド
　RNA-DNA hybrid
核糖尿嘧啶 リボシルウラシル ribosyluracil
5-核糖尿嘧啶 5-リボシルウラシル 5-ribosyluracil
核糖体 リボソーム ribosome
核铁质 フェラトゲン ferratogen
核同质异能素 核異性体 かくいせいたい
核透明质 リニン,核糸 linin,かくし
核突变 核突然変異 かくとつぜんへんい
核吞噬作用 食核作用 しょっかくさよう
核外电子 核外電子 かくがいでんし
核外电子的排布 核外電子の立体配置 かくがいでんしの
　りったいはいち
核外〔电子〕结构 核外電子構造 かくがいでんしこうぞう
核外染色粒 クロミディウム chromidium
核外染色质 クロミジア物質 chromidiaぶっしつ
核外染色质网 クロミジア網 chromidiaもう
核外遗传 核外遺伝 かくがいいでん
核外滋养染色粒 栄養クロミジア,営養性の核外染色質塊
　えいようchromidia,えいようせいのかくがいせんしょくし
　つかい
核网 核網 かくもう
核网丝 核基質 かくきしつ
核微粒 核ミクロソーム かくmicrosome

核微粒沾染 〔原子〕核降下塵汚染 〔げんし〕かくこうかじ
　んおせん
核稳定性 核安定性 かくあんていせい
核武器 核兵器 かくへいき
核武器热辐射烧伤 核兵器熱輻射損傷 かくへいきねつふ
　くしゃそんしょう
核武器试验 核兵器実験 かくへいきじっけん
核武器损伤 核兵器損傷 かくへいきそんしょう
核下区 核下部 かくかぶ
核〔象〕左移 〔核〕左方移動 〔かく〕さほういどう
核消耗 核消耗 かくしょうもう
核小体 核小体,核仁 かくしょうたい,かくじん
核心 核心 かくしん
核心脏病学 核心臓病学 かくしんぞうびょうがく
核形 核形態 かくけいたい
核型原子 有核原子 ゆうかくげんし
核性〔白〕内障 核性白内障 かくせいはくないしょう
核性别 核性別 かくせいべつ
核性麻痹(瘫痪) 核麻痺 かくまひ
核性眼肌麻痹 核性眼筋麻痺 かくせいがんきんまひ
核血液〔病〕学 核血液病学 かくけつえきびょうがく
核眼科学 核眼科学 かくがんかがく
核液(汁) 核液 かくえき
核衣壳 ヌクレオカプシド nucleocapsid
核衣细菌属 カリオファノン属 Caryophanonぞく
核医学 核医学 かくいがく
核医学数据处理装置 核医学データ処理装置 かくいがく
　dataしょりそうち
核仪器 核器械 かくきかい
核移动 核移動 かくいどう
核遗传学 核遺伝学 かくいでんがく
核异常 不良核形成,核異常 ふりょうかくけいせい,かく
　いじょう
核异型 核異型性,核非定型性 かくいけいせい,かくひて
　いけいせい
核异质细胞 不良核形成細胞,核異常細胞 ふりょうかくけ
　いせいさいぼう,かくいじょうさいぼう
核原浆 核質 かくしつ
核〔原生〕质 核質 かくしつ
核增生 核増殖 かくぞうしょく
核质比率 核原形質比 かくげんけいしつひ
核质反应 核質反応 かくしつはんのう
核质减少 核質減少 かくしつげんしょう
核质指数 核〔質〕指数 かく〔しつ〕しすう
核周膜 核周囲膜 かくしゅういまく
核周染粒 核周囲染色質 かくしゅういせんしょくしつ
核周隙 核膜腔 かくまくこう
核周晕 核周囲暈輪 かくしゅういうんりん
核周质 核周囲原形質 かくしゅういげんけいしつ
核周潴泡 核周囲槽 かくしゅういそう
核装置 核装置 かくそうち
核子 核子 かくし
核子仪器 核子器械 かくしきかい
核自旋 核スピン かくspin
核组蛋白 ヌクレオヒストン nucleohistone
狎 咬合 こうごう
狎板 咬合床 こうごうしょう
狎不密 不正咬合 ふせいこうごう

殆不全　不全咬合　ふぜんこうごう
殆尺　咬合測定器　こうごうそくていき
殆创伤　咬合性損傷　こうごうせいそんしょう
殆带　咬合帯　こうごうたい
殆堤　咬合堤　こうごうてい
殆垫　咬合パッド　こうごうpad
殆改正术　咬合調整法　こうごうちょうせいほう
殆畸形　咬合奇形　こうごうきけい
殆架　咬合框　こうごうきょう
殆力　咬合力　こうごうりょく
殆力计　咬合力計　こうごうりょくけい
殆力描记法　咬合描画法　こうごうびょうがほう
殆力学　顎力学　がくりきがく
殆面　咬合面　こうごうめん
殆面磨损　咬〔合面摩〕耗　こう〔ごうめんま〕もう
殆面龋　咬合面う食　こうごうめんうしょく
殆面早接触　咬合面早期接触　こうごうめんそうきせっしょく
殆片投照技术　咬合フィルム投影技術　こうごうfilmとうえいぎじゅつ
殆平面　咬合平面　こうごうへいめん
殆器　咬合器,オクルダー　こうごうき,occluder
殆锁　咬合床固定器,バイトロック　こうごうしょうこていき,bitelock
殆位　咬合位　こうごうい
殆线　咬合線　こうごうせん
殆型　咬合型　こうごうがた
殆压　咬合圧　こうごうあつ
殆翼片　咬翼付きフィルム　こうよくつきfilm
殆翼片投照技术　咬翼付きフィルム投影技術　こうよくつきfilmとうえいぎじゅつ
殆翼片X线照片　咬翼付きフィルム放射線写真　こうよくつきfilmほうしゃせんしゃしん
殆缘　咬合縁　こうごうえん
殆支托　咬合面支架　こうごうめんしか
頜　顎　あご,がく
頜凹中点　浅窩点　せんかてん
頜部寄生胎　顎寄生重複体　がくきせいじゅうふくたい
頜成形术　顎形成術　がくけいせいじゅつ
頜发育不全　顎発育不全　がくはついくふぜん
頜反射　下顎反射　かがくはんしゃ
頜骨　①顎骨　②下顎骨　①かっこつ　②かがくこつ
頜骨侧位片　下顎骨側面X線像　かがくこつそくめんXせんぞう
頜骨多发性骨折　下顎骨多発性骨折　かがくこつたはつせいこっせつ
頜骨方块切除术　下顎骨組織塊切除術　かがくこつそしきかいせつじょじゅつ
頜骨骨化纤维瘤　下顎骨骨化性繊維腫　かがくこつこっかせいせんいしゅ
頜骨骨瘤　下顎骨腫　かがくこつしゅ
頜骨骨肉瘤　下顎骨肉腫　かがくこつにくしゅ
頜骨骨髓炎　下顎骨骨髄炎　かがくこつこつずいえん
頜骨骨髓炎刮治术　下顎骨髄炎搔爬術　かがくこつずいえんそうはじゅつ
頜骨骨折复位术　下顎骨骨折整復法　かがくこつこっせつせいふくほう
頜骨骨折固定器械　下顎骨骨折固定装置　かがくこっせつこていそうち

頜骨骨折切开复位术　下顎骨折観血的整復法　かがくこっせつかんけつてきせいふくほう
頜骨火器伤性骨髓炎　射創性下顎骨骨髄炎　しゃそうせいかがくこつこつずいえん
頜骨结核性感染　下顎骨結核性感染　かがくこつけっかくせいかんせん
頜骨局部过度生长　下顎骨局所発育過度　かがくこつきょくしょはついくかど
頜骨巨细胞瘤　下顎骨巨大細胞腫　かがくこつきょだいさいぼうしゅ
頜骨巨细胞肉芽肿　下顎骨巨大細胞肉芽腫　かがくこつきょだいさいぼうにくがしゅ
頜骨隆突切除术　下顎隆起切除術　かがくりゅうきせつじょじゅつ
頜骨囊肿　下顎骨嚢胞　かがくこつのうほう
頜骨囊肿刮治术　下顎骨嚢胞搔爬術　かがくこつのうほうそうはじゅつ
頜骨囊肿摘除术　下顎骨嚢胞摘出術　かがくこつのうほうてきしゅつじゅつ
頜骨内肿瘤　下顎骨内腫瘍　かがくこつないしゅよう
頜骨膨大（胀）　下顎骨腫脹　かがくこつしゅちょう
頜骨切除〔术〕　下顎骨切除〔術〕　かがくこつせつじょ〔じゅつ〕
頜骨缺损　下顎骨欠損　かがくこつけっそん
頜骨软骨瘤　下顎骨軟骨腫　かがくこつなんこつしゅ
頜骨神经痛　下顎骨神経痛　かがくこつしんけいつう
頜骨手术器械　下顎骨手術器械　かがくこつしゅじゅつきかい
頜骨碎片　下顎骨破片　かがくこつはへん
頜骨体层摄影　下顎骨断層X線撮影　かがくこつだんそうXせんさつえい
頜骨增大症　ケルビスム症　cherubismしょう
頜骨中心性上皮肿瘤　下顎中心性上皮腫瘍　かがくちゅうしんせいじょうひしゅよう
頜骨棕色瘤　下顎褐色腫　かがくかっしょくしゅ
頜关系　顎関系　がくかんけい
頜殆关系　咬合関系　こうごうかんけい
頜后压痛点　後下顎圧痛点　こうかがくあっつうてん
頜后移　下顎後退　かがくこうたい
頜间安抗　顎間固定　がくかんこてい
頜间结扎法　顎間結紮法　がくかんけっさつほう
頜间力　顎間力　がくかんりょく
頜间挛缩　顎間拘縮　がくかんこうしゅく
頜间平衡　顎間平衡　がくかんへいこう
頜间弹性牵引复位法　顎間弾力牽引整復法　がくかんだんりょくけんいんせいふくほう
頜间隙　顎間隙　がくかんげき
頜颈联合根治术　顎頚連合根治手術　がくけいれんごうこんじしゅじゅつ
頜痉挛　顎痙攣　がくけいれん
頜泪缝　涙骨上顎縫合　るいこつじょうがくほうごう
頜裂　顎裂　がくれつ
頜麻痹　顎麻痺　がくまひ
頜面部　顎顔面部　がくがんめんぶ
頜面部冻伤　顎顔面部凍瘡　がくがんめんぶとうそう
頜面部发育不全　顎顔面異骨症　がくがんめんいこつしょう

颌面部放线菌病　顎顔面部放線菌症　がくがんめんぶほうせんきんしょう

颌面部感染　顎顔面部感染　がくがんめんぶかんせん

颌面部淋巴结炎　顎顔面部リンパ節炎　がくがんめんぶlymph せつえん

颌面部皮管移植　顎顔面部皮管移植　がくがんめんぶひかんいしょく

颌面部软组织损伤　顎顔面部軟組織損傷　がくがんめんぶなんそしきそんしょう

颌面部伤　顎顔面部損傷　がくがんめんぶそんしょう

颌面部先天畸形　顎顔面部先天性奇形　がくがんめんぶせんてんせいきけい

颌面部纤维瘤　顎顔面部繊維腫　がくがんめんぶせんいしゅ

颌面部小肿物切除术　顎顔面部小腫瘍切除術　がくがんめんぶしょうしゅようせつじょじゅつ

颌面部战伤　顎顔面部戦傷　がくがんめんぶせんしょう

颌面骨发育不全综合征　顎顔面異骨症症候群　がくがんめんいこつしょうしょうこうぐん

颌面外科　顎顔面外科　がくがんめんげか

颌面外渗性囊肿　顎顔面部滲出性囊胞　がくがんめんぶしんしゅつせいのうほう

颌面修复术　上顎顔面補綴術　じょうがくがんめんほてつじゅつ

颌内安抗　顎内固定　がくないこてい

颌内动脉　内顎動脈　ないがくどうみゃく

颌内静脉　内顎静脈　ないがくじょうみゃく

颌旁寄生胎　下顎結合奇形児　かがくけつごうきけいじ

颌前缝　切歯縫合　せっしほうごう

颌强硬　顎強直　がくきょうちょく

颌缺损　顎骨欠損　がっこつけっそん

颌舌嵴　顎舌骨隆線　がくぜつこつりゅうせん

颌神经痛　顎神経痛　がくしんけいつう

颌痛　顎痛　がくつう

颌外安抗　顎外固定　がくがいこてい

颌外动脉　外顎動脈　がいがくどうみゃく

颌弯曲畸形　曲顎症　きょくがくしょう

颌位记录　顎関係記録　がくかんけいきろく

颌下点　下顎点,グナチオン　かがくてん,gnathion

颌下蜂窝织炎　顎下フレグモーネ,顎下蜂巣炎　がっかphlegmone,がつかほうそうえん

颌下间隙　顎下隙　がっかげき

颌下间隙蜂窝织炎　顎下隙蜂巣炎　がっかげきほうそうえん

颌下间隙脓肿　顎下隙膿瘍　がっかげきのうよう

颌下淋巴结　下顎リンパ節　かがくlymphせつ

颌下淋巴结转移　下顎リンパ節転移　かがくlymphせつてんい

颌下区　顎下部　がっかぶ

颌下区肿　顎下部腫脹　がっかぶしゅちょう

颌下三角　顎下三角　がっかさんかく

颌下三角清扫术　顎下三角清掃術　がっかさんかくせいそうじゅつ

颌下神经节　顎下神経節　がっかしんけいせつ

颌下腺　顎下腺　がっかせん

颌下腺凹(窝)　顎下腺窩　がっかせんか

颌下腺病毒　顎下腺ウイルス　がっかせんvirus

颌下腺侧位投照技术　顎下腺側位放射線投射撮影技術　がっかせんそくいほうしゃせんとうしゃさつえいぎじゅつ

颌下腺导管　顎下腺管　がっかせんかん

颌下腺导管结石〔病〕　顎下線管結石〔症〕　がっかせんかんけっせき〔しょう〕

颌下腺导管结石除去术　顎下腺管結石除去術　がっかせんかんけっせきじょきょじゅつ

颌下腺恶性混合瘤　顎下腺悪性混合腫　がっかせんあくせいこんごうしゅ

颌下腺混合瘤　顎下腺混合腫　がっかせんこんごうしゅ

颌下腺瘘　顎下腺フィステル　がっかせんFistel

颌下腺囊肿　顎下腺囊胞　がっかせんのうほう

颌下腺脓肿切开引流术　顎下腺膿瘍切開排膿法　がっかせんのうようせっかいはいのうほう

颌下腺切除术　顎下腺切除術　がっかせんせつじょじゅつ

颌下腺涎　顎下腺唾液　がっかせんだえき

颌下腺腺样囊性癌　顎下腺様囊胞癌　がっかせんようのうほうがん

颌下腺血管瘤　顎下腺血管腫　がっかせんけっかんしゅ

颌下腺炎　顎下腺炎　がっかせんえん

颌炎　下顎炎　かがくえん

颌印摸托盘　下顎印像用トレー　かがくいんぞうようtray

颌缘牙　端生歯　たんせいし

颌阵挛　下顎クロ〔一〕ヌス　かがくclonus

颌指数　顎指数　がくしすう

颌纵裂　顎正中離開　がくせいちゅうりかい

hè　赫褐

赫伯特氏手术　ハーバー手術　Herbertしゅじゅつ

赫伯特氏小窝　ハーバー小窩　Herbertしょうか

赫-布二氏反射　ヘーリング・ブロイエル反射　Hering-Breuerはんしゃ

赫策尔氏征　ヘルツエル徴候　Hertzelちょうこう

赫-策二氏症状　ヘーリング・ツェルマーク症状　Hering-Czermakしょうじょう

赫德尔森氏试验　ハッドルソン試験　Huddlesonしけん

赫德逊氏线　ハドソン線維　Hudson せんい

赫恩氏小体　ハインツ小体　Heinz しょうたい

赫尔曼氏线　ヘルマン線　Hermennせん

赫-黑二氏偏斜　ヘーリング・ヘレブランド偏位　Hering-Hellebrand へんい

赫-霍二氏病　ヘルテル・ホイブネル病　Herter-Heubnerびょう

赫金森氏三联症　ハッチンソン三徴　Hutchinson さんちょう

赫-克二氏反应　ヒルシュフェルド・クリンゲル反応　Hirschfeld-Klingerはんのう

赫克塞姆氏酊　ハクサムチンキ　Huxham tincture

赫克斯海默氏反应　ヘルクスハイマー反応　Herxheimer はんのう

赫克斯海默氏螺旋　ヘルクスハイマー螺旋　Herxheimerらせん

赫克斯海默氏热　ヘルクスハイマー熱　Herxheimerねつ

赫林氏管　ヘーリング管　Hering かん

赫林氏试验　ヘーリング試験　Hering しけん

赫林氏调节血压神经　ヘーリング血圧調節神経　Heringけつあつちょうせつしんけい

赫林氏学说　ヘーリング〔反対色〕説　Hering〔はんたいしょく〕せつ

赫林氏征　ヘーリング徴候　Heringちょうこう

赫令氏体 ヘリング〔小〕体 Herying〔しょう〕たい
赫令氏征 ヘリング徴候 Heryingちょうこう
赫-洛二氏征 ヘーリング・ロンメル徴候 Hering-Lommel ちょうこう
赫-马氏征 ヘルトウィッグ・マジェンデー徴候 Hertwig-Magendie ちょうこう
赫-美氏反射 ヒルシュ・メーリング反射 Hirsch-Mehring はんしゃ
赫尼亚林 ヘルニアリン herniarin
赫珀特氏病 フッペルト病 Huppertびょう
赫斯氏病 ハース病 Hersびょう
赫斯特氏试验 ハースト試験 Hirstしけん
赫特利氏试验 ハルトレー試験 Hartleyしけん
赫特威希氏上皮根鞘 ヘルトウィヒ上皮鞘 Hertwigじょうひしょう
赫希伯格氏反射 ハーシュバーグ反射 Hirschberg はんしゃ
赫希伯格氏征 ハーシュバーグ徴候 Hirschbergちょうこう
赫希费尔德氏病 ヒルシュフェルド病 Hirschfeldびょう
赫希费尔德氏结核菌素 ハーシュフェルダ・ツベルクリン Hirschfelder tuberculin
赫希施普龙氏病 ヒルシュスプルング病 Hirschsprung びょう
赫-许二氏型红血病 ハイルマイエル・シェーネル赤血病 Heilmeyer-Schöner せっけつびょう
赫胥黎氏层 ハックスリー層 Huxloy そう
赫〔兹〕 ヘルツ,Hz hertz
赫兹共振器 ヘルツ共振器 hertzきょうしんき
赫兹氏射线 ヘルツ線 hertzせん
褐变 褐変,褐色化 かつへん,かっしょくか
褐肺病 褐色肺病 かっしょくはいびょう
褐黄斑 肝斑,褐色斑 かんぱん,かっしょくはん
褐黄病 組織黒変症,オクロノーシス そしきこくへんしょう,ochronosis
褐黄病性关节炎 組織黒変症性関節炎 そしきこくへんしょうせいかんせつえん
褐〔家〕鼠 ドブネズミ
褐鳞碱 ブルボカプニン bulbocapnine
褐鳞碱实验 ブルボカプニン実験 bulbocapnineじっけん
褐轮试法 褐色輪試験 かっしょくりんしけん
褐霉素 フスコマイシン fuscomycin
褐色斑 褐色斑,肝斑 かっしょくはん,かんばん
褐色犬蜱 クリイロコイタマダニ
褐色萎缩 褐色萎縮 かっしょくいしゅく
褐色细球菌 褐〔小〕球菌 かっしょく〔しょう〕きゅうきん
褐色硬结 褐色硬結 かっしょくこうけつ
褐色脂肪 褐色脂肪 かっしょくしぼう
褐尾蠹 毒蛾 ドクガ
褐尾蠹皮炎 毒蛾皮膚炎 ドクガひふえん
褐藻 褐藻 かっそう
褐藻门 褐藻門 かっそうもん
褐藻酸 アルギン酸 alginさん

HEI 黑

hēi 黑
黑暗产色菌 暗発色菌 あんはっしょくきん
黑暗恐怖 暗所恐怖 あんしょきょうふ
黑暗癖 暗所嗜好〔症〕 あんしょしこう〔しょう〕
黑白斑 白斑黒皮症 はくはんこくひしょう

黑白段毛发 白輪毛 はくりんもう
黑白混血儿 白黒混血児 しろくろこんけつじ
黑白皮病 白斑黒皮症 はくはんこくひしょう
黑白视觉物质 黒白視覚色素 くろしろしかくしきそ
黑斑 黒斑,黒色斑点 こくはん,こくしょくはんてん
黑斑病 黒斑症 こくはんしょう
黑斑甘薯中毒 黒斑サツマイモ中毒 こくはんサツマイモちゅうどく
黑孢子菌属 黒色胞子属 コクショクホウシぞく
黑变病 黒色症 こくしょくしょう
　里尔氏黑变病 リール黒色症 Riehlこくしょくしょう
黑变性瘰疬 黒色瘰疬 こくしょくひょうそ
黑便 メレナ,タール便 melena,tarべん
黑布腊氏病 ヘブラ病 Hebraびょう
黑布腊氏糠疹 ヘブラ粃糠疹 Hebraひこうしん
黑布腊氏痒疹 ヘブラ痒疹 Hebraようしん
黑布腊氏止痒软膏 ヘブラかゆみ止め軟膏 Hebraかゆみどめなんこう
黑醋栗疹 黒スグリ状疹 くろスグリじょうしん
黑胆汁 黒胆汁 こくたんじゅう
黑德氏综合征 ハイド症候群 Heydしょうこうぐん
黑地映光法 暗視野照明法 あんしやしょうめいほう
黑点癣 黒点状白癬 こくてんじょうはくせん
黑豆 黒豆 くろまめ
黑豆馏油膏 黒豆タール軟膏 くろまめtarなんこう
黑痘 黒痘瘡 くろとうそう
黑度计 黒度計 こくどけい
黑恩斯氏试验 ヘインズ法 Hainesほう
黑儿茶素 アカカテキン acacatechin
黑尔德氏束 ヘルド束 Heldそく
黑尔氏综合征 ヘーア症候群 Hare しょうこうぐん
黑尔维格氏束 ヘルウェグ束 Helwegそく
黑肺病 黒色肺 こくしょくはい
黑粉菌碱 ウスチラギン ustilagine
黑粉菌中毒 黒穂菌中毒症 くろほきんちゅうどくしょう
黑粪症 メレナ melena
黑福特氏病 ヘールフォルト病 Heerfordtびょう
黑腐酸 腐植酸,フミン酸 ふしょくさん,huminさん
黑膏药 黒色硬膏 こくしょくこうこう
黑格林氏综合征 ヘグリン症候群 Hegglinしょうこうぐん
黑格隆德氏病 ハグルンド病 Haglundびょう
黑汞洗液 黒色水銀ローション剤 こくしょくすいぎんlotionざい
黑寡妇毒蛛 黒色後家蜘蛛 こくしょくゴケクモ
黑光 不可視光 ふかしこう
黑果莓 黒莓 クロイチゴ
黑汗〔症〕 黒汗症 こっかんしょう
黑-赫二氏现象 ハンマン・ヒルシュマン現象 Hamman-Hirschmannげんしょう
黑化 メラニン沈着,黒化 melaninちんちゃく,こっか
黑棘皮病 黒色表皮〔肥厚〕症,黒色表皮腫 こくしょくひょうひ〔ひこう〕しょう,こくしょくひょうひしゅ
黑加氏征 ヘーガル徴候 Hegarちょうこう
黑加氏症状 ヘーガル症状 Hegarしょうじょう
黑加氏子宫颈扩张器 ヘーガル拡張器(ブジー) Hegarかくちょうき(bougie)
黑痂 焼痂,黒色痂皮 やけかさ,こくしょくかひ
黑〔家〕鼠 クマネズミ,クロクマネズミ

黑颊丽蝇　ミヤマクロバエ
黑甲　黒爪　こくそう
黑胶布　黒色絆創膏　こくしょくばんそうこう
黑脚病　黒足病　くろあしびょう
黑芥〔子〕　黒ガラシ　くろガラシ
黑芥子苷　シニグリン　sinigrin
黑糠疹　黒色粃糠疹　こくしょくひこうしん
黑克尔氏无核原虫　ヘッケルモネラ　Haeckel monera
黑狼蛛　黒タランチュラ　くろtarantula
黑藜芦　黒藜蘆　コクリロ
黑-里二氏综合征　ハンマン・リッチ症候群　Hamman-Rich
　しょうこうぐん
黑里克氏贫血　ヘリック貧血　Herrickひんけつ
黑利氏病　ヘーレー病　Haileyびょう
黑瘤病　黒色腫症　こくしょくしゅしょう
黑氯血红素　フェオヘミン　pheohemin
黑伦达尔氏征　ヘレンダール徴候　Hellendallちょうこう
黑螺科　カワニナ科　カワニナか
黑络丸菌　黒絡丸菌　こくらくがんきん
黑麻疹　出血性麻疹　しゅっけっせいハシカ
黑麦碱　セカリン　secalin
黑麦碱毒素　セカリントキシン　secalintoxin
黑麦气(哮)喘　ライ麦喘息　ライムギぜんそく
黑麦属　ライ麦属　ライムギぞく
黑麦糖　セカロース　secalose
黑曼氏病　ハンマン病　Hammanびょう
黑毛发　黒毛,黒髪　くろげ,くろかみ
黑毛霉素　ケートミン　chaetomin
黑毛舌　黒毛舌　こくもうぜつ
黑莓　クロイチゴ
黑霉菌　クロカビ
黑蒙　黒内障　こくないしょう
　伯恩斯氏黑蒙　バーンス黒内障　Burnsこくないしょう
　利伯氏黑蒙　レーバー黒内障　Leberこくないしょう
黑蒙性白痴　黒内障性白痴　こくないしょうせいはくち
黑蒙性家族性痴愚　家族性黒内障性白痴　かぞくせいこく
　ないしょうせいはくち
黑蒙性猫眼　黒内障性ネコの目　こくないしょうせいネコ
　のめ
黑蒙性眼球震颤　黒内障性眼〔球〕振〔盪〕　こくないしょう
　せいがん〔きゅう〕しん〔とう〕
黑墨色　墨色,黒インキ色　すみいろ(ぼくしょく),くろink
　いろ
黑内尔氏征　ヘーネル徴候　Haenelちょうこう
黑内尔氏综合征　ヘーネル症候群　Haenelしょうこうぐん
黑尿　黒色尿　こくしょくにょう
黑尿(水)热　黒水熱,マラリア性血色素尿症　こくすいね
　つ,malariaせいけっしきそにょうしょう
黑尿酸　アルカプトン　alkapton
黑尿酸酶　アルカプトン酵素,アルカプトナーゼ　alkapton
　こうそ,Alkaptonase
黑尿酸尿〔症〕　アルカプトン尿〔症〕　alkaptonにょう〔しょ
　う〕
黑皮病　黒皮症　こくひしょう
黑皮炎　黒色皮膚炎　こくしょくひふえん
黑球　黒球　こくきゅう
黑球温度　黒球温度　こくきゅうおんど
黑球温度计　黒球温度計　こくきゅうおんどけい

黑曲霉　黒色アスペルギルス　こくしょくAspergillus
黑热病　カラアザール　Kala-azar
黑热病原虫　リーシュマニアドノバン小体　Leishmania do
　no vanしょうたい
黑鞣酸　黒色没食子酸　こくしょくボッショクシさん(こく
　しょくモッショクシさん)
黑肉瘤　黒色肉腫　こくしょくにくしゅ
黑肉瘤病　黒色肉腫症　こくしょくにくしゅしょう
黑塞尔巴赫氏韧带　ヘッセルバッハ靭帯　Hesselbachじんた
　い
黑塞尔巴赫氏三角　ヘッセルバッハ三角　Hesselbachさんか
　く
黑塞尔巴赫氏疝　ヘッセルバッハヘルニア　Hesselbach
　hernia
黑色斑　黒色斑　こくしょくはん
黑色病　黒色病　こくしょくびょう
黑色发结节病　黒色砂毛〔症〕　こくしょくさもう〔しょう〕
黑色干葡萄状疹　黒スグリ状疹　くろスグリじょうしん
黑色划皮现象　黒色皮膚描記症,黒色皮膚紋画症　こくしょ
　くひふびょうきしょう,こくしょくひふもんがしょう
黑色坏疽　黒色壊疽　こくしょくえそ
黑色黄疸　黒色黄疸　こくしょくおうだん
黑〔色〕棘皮病　黒色表皮〔肥厚〕症,黒色表皮腫　こくしょく
　ひょうひ〔ひこう〕しょう,こくしょくひょうひしゅ
黑色角化病　黒色角化症　こくしょくかっかしょう
黑色酵母菌　黒色酵母菌　こくしょくこうぼきん
黑色痨　黒色癆,炭肺〔症〕　こくしょくろう,たんはい〔しょ
　う〕
黑色鳞毛(毛菌)病　黒菌毛症・くろきんもうしょう
黑色内障　黒色白内障　こくしょくはくないしょう
黑色泥状粪　黒色泥状便　こくしょくでいじょうべん
黑色尿　黒色尿　こくしょくにょう
黑色呕吐　黒吐〔症〕　こくと〔しょう〕
黑色呕吐物　黒色嘔吐物　こくしょくおうとぶつ
黑色皮脂溢　黒色脂漏　こくしょくしろう
黑色丘疹性棘皮症　黒色丘疹性アカントシース　こくしょ
　くきゅうしんせいacanthosis
黑色丘疹性皮〔肤〕病　黒色丘疹性皮膚病　こくしょくきゅ
　うしんせいひふびょう
黑色热　ロッキー山紅斑熱　Rockyさんこうはんねつ
黑色人种　黒色人種　こくしょくじんしゅ
黑〔色〕松脂　黒色テレビン油　こくしょくterebeneゆ
黑〔色〕素　メラニン,黒色色素　melaninこくしょくしきそ
黑〔色素〕癌　黒色癌　こくしょくがん
黑色素斑-胃肠息肉病　ポイツ・ジュガー症候群　peutz-
　Jegherしょうこうぐん
黑色素沉着(增多)症　黒色症,メラノーシス　こくしょく
　しょう,melanosis
黑色素刺激素　メラニン刺激ホルモン　melaninしげき
　hormone
黑色素颗粒(小体)　メラニン顆粒　melaninかりゅう
黑〔色素〕瘤　黒色腫　こくしょくしゅ
黑色素瘤病　黒色腫症　こくしょくしゅしょう
黑色素母细胞　メラニン芽細胞　melaninがさいぼう
黑〔色〕素细胞　メラニン〔形成〕細胞,黒色素細胞　melanin
　〔けいせい〕さいぼう,こくしきそさいぼう
黑〔色〕素细胞刺激素　メラニン細胞刺激ホルモン,メラノ
　ホリン　melaninさいぼうしげきhormone,melanophorin

黑色素细胞刺激素释放激素　メラニン細胞刺激ホルモン放出ホルモン　melaninさいぼうしげきhormoneほうしゅつhormone

黑色素细胞刺激素阻抑（抑制）激素　メラニン細胞刺激ホルモン抑製ホルモン　melaninさいぼうしげきhormoneよくせいhormone

黑色素〔性〕神经外胚瘤　メラニン〔性〕神経外胚葉腫　melanin〔せい〕しんけいがいはいようしゅ

黑色素厌氧菌　メラニン嫌気菌　melaninけんききん

黑色洗剂　黒色洗剤　こくしょくせんざい

黑色小孢子菌病　黒色小胞子菌症　こくしょくしょうほうしきんしょう

黑色样小体　ニグロイド体　nigroidたい

黑色硬结　黒色硬結　こくしょくこうけつ

黑上皮瘤　黒色上皮腫　こくしょくじょうひしゅ

黑舌〔病〕　黒〔色〕舌，黒舌病　こく〔しょく〕ぜつ，こくぜつびょう

黑舌病菌　黒舌病菌　こくぜつびょうきん

黑氏韧带　ヘー靭帯　Heyじんたい

黑氏疝　ヘーヘルニア　Hey hernia

黑氏手术　ヘー手術　Heyしゅじゅつ

黑氏膝关节不全脱位　ヘー膝関節内障　Heyしつかんせつないしょう

黑视　黒くらみ，ブラックアウト　くろくらみ，blackout

黑斯氏毛细血管试验　ヘス毛細血管〔抵抗〕試験　Hessもうさいけっかん〔ていこう〕しけん

黑斯氏粘度计　ヘス粘度計　Hessねんどけい

黑死病（鼠疫）　黒死病　こくしびょう

黑素沉降反应　メラニン沈降反応　melaninちんこうはんのう

黑素沉着病　メラノーシス　melanosis

黑素沉着性神经外胚层瘤　メラニン沈着性神経外胚葉腫瘍　melaninちんちゃくせいしんけいがいはいようしゅよう

黑素成釉细胞瘤　黒色エナメル上皮腫　こくしょくenamelじょうひしゅ

黑素蛋白　メラニン蛋白〔質〕　melaninたんぱく〔しつ〕

黑素棘皮瘤　メラニン棘細胞腫　melaninきょくさいぼうしゅ

黑素角化癌　メラノカンクロイド，メラニン類癌〔腫〕　melanocancroid,melaninるいがん〔しゅ〕

黑素粒　黒色顆粒　こくしょくかりゅう

黑素瘤病　黒色腫症　こくしょくしゅしょう

黑素肉瘤　黒色肉腫　こくしょくにくしゅ

黑素肉瘤病　黒色肉腫症　こくしょくにくしゅしょう

黑素上皮癌　黒色上皮腫　こくしょくじょうひしゅ

黑素生成　メラニン発生　melaninはっせい

黑素细胞瘤　メラノサイトーマ　melanocytoma

黑素絮凝反应　メラノ綿状反応　melanoめんじょうはんのう

黑素原　メラノーゲン　melanogen

黑素贮积病　メラニン蓄積症　melaninちくせきしょう

黑髓　黒色髄　こくしょくずい

黑穗病　黒穂病　くろほびょう

黑体　黒体　こくたい

黑体辐射　黒体輻射　こくたいふくしゃ

黑头粉刺　にきび

黑腿病　黒脚症，気腫疽，症状性炭疽　こくきゃくしょう，きしゅそ，しょうじょうせいたんそ

黑-温-格三氏试验　ヘヒト・ワインバーグ・クラッドウオール試験　Hecht-Weinberg-Gradwohlしけん

黑希特氏现象　ヘヒト現象　Hechtげんしょう

黑细球菌　黒色〔小〕球菌　こくしょく〔しょう〕きゅうきん

黑线　黒線　こくせん

黑箱　黒箱　くろばこ

黑箱理论　黒箱理論　くろばこりろん

黑猩猩　チンパンジー　chimpanzee

黑猩猩感冒病毒　チンパンジー鼻感冒因子,RSウイルス　chimpanzeeびかんぼういんし,RSvirus

黑血〔症〕　黒血症，メラニン血症　こくけっしょう，メラニンけっしょう

黑芽胞杆菌　黒色芽胞杆菌　こくしょくがほうかんきん

黑眼　眼瞼皮下出血　がんけんひかしゅっけつ

黑夜恐怖　暗夜恐怖　あんやきょうふ

黑蝇属　黒蝿属　クロバエぞく

黑硬癌　黒色硬性癌　こくしょくこうせいがん

黑硬斑病　黒色限局性強皮症　こくしょくげんきょくせいきょうひしょう

黑圆癣　黒色連環状輪癬　こくしょくれんかんじょうりんせん

黑泽尔氏系数　ヘーゼル系数　Haeserけいすう

黑质　黒質　こくしつ

黑质支　黒質枝　こくしつし

黑痣　ほくろ，黒色母斑　こくしょくぼはん

黑种草碱　ダマスセニン　damascenine

黑种人　黒人　こくじん

HEN 痕

hén 痕

痕迹反射　痕跡反射　こんせきはんしゃ

痕〔迹〕量　極微量　ごくびりょう，きょくびりょう

痕迹器官　痕跡器官　こんせききかん

痕迹条件反射　痕跡条件反射　こんせきじょうけんはんしゃ

痕量测定　痕跡定量〔法〕　こんせきていりょう〔ほう〕

痕量分析　痕跡分析　こんせきぶんせき

痕量元素　痕跡元素　こんせきげんそ

痕量杂质　痕跡不純物　こんせきふじゅんぶつ

痕量组份　痕跡成分　こんせきせいぶん

HENG 亨恒横

hēng 亨

亨-伯二氏病　ヘノッホ・ベルジェロン病　Henoch-Bergeronびょう

亨德松氏试验　ヘンダーソン試験　Hendersonしけん

亨利-达尔顿二氏定律　ヘンリー・ダルトンの法則　Henry-Daltonのほうそく

亨利定律　ヘンリ法則　Henryほうそく

亨利黑色素沉淀反应　ヘンリメラニン沈降反応　Henry melaninちんこうはんのう

亨利氏层　ヘンレ層　Henleそう

亨利氏括约肌　ヘンレ括約筋　Henleかつやくきん

亨利氏襻　ヘンレわな　Henleわな

亨内伯格氏反射　ヘンネヘルク硬口蓋反射　Hennebergこうこうがいはんしゃ

亨诺克氏紫癜　ヘノッホ紫斑病　Henochしはんびょう

亨森氏管　ヘンゼン管　Hensenかん

亨森氏结　ヘンゼン結節　Hensenけっせつ
亨森氏盘　ヘンゼン板　Hensenばん
亨-舍二氏紫癜　ヘノッホ・シエーンライン紫斑病　Henoch-Schönleinしはんびょう
亨特氏病　ハント病　Huntびょう
亨特氏反应　ハント反応　Huntはんのう
亨特氏管　ハンター管　Hunterかん
亨特氏(肌)萎缩　ハント萎縮　Huntいしゅく
亨特氏奇异现象　ハント逆現象　Huntぎゃくげんしょう
亨特氏韧带　ハンター靭帯　Hunterじんたい
亨特氏舌炎　ハンター舌炎　Hunterぜつえん
亨特氏神经痛　ハント神経痛　Huntしんけいつう
亨特氏纹状体综合征　ハント線状体症候群　Huntせんじょうたいしょうこうぐん
亨特氏线　ハンター線　Hunterせん
亨特氏综合征　ハント症候群　Huntしょうこうぐん
亨廷顿氏舞蹈症　ハンチングトン舞踏病　Huntingtonぶとうびょう

héng　恒横

恒冰点　一定冰点　いっていひょうてん
恒齿　永久歯　えいきゅうし
恒定　恒常,一定　こうじょう,いってい
恒定误差　恒常誤差　こうじょうごさ
恒定斜视　永久斜視　えいきゅうしゃし
恒(定)压(力)　一定圧,恒圧　いっていあつ,こうあつ
恒河猴　赤毛猿　アカケザル
恒河猴因子　Rh因子　Rhいんし
恒〔久〕牙槽　永久歯槽　えいきゅうしそう
恒量　定数,恒数　ていすう,こうすう
恒磨牙　永久大臼歯　えいきゅうだいきゅうし
恒切牙　永久切歯　えいきゅうせっし
恒肾　永久腎　えいきゅうじん
恒湿器　定湿器,恒湿器,ヒグロスタット　ていしつき,こうしつき,hygrostat
恒温　一定温度,定温,恒温　いっていおんど,ていおん,こうおん
恒温冲洗器　定温イリガートル,恒温灌注器　ていおんirrigator,こうおんかんちゅうき
恒稳态　定常状態　ていじょうじょうたい
恒压液泵　定圧液体ポンプ　ていあつえきたいpump
恒牙　永久歯　えいきゅうし
恒牙列　永久歯列　えいきゅうしれつ
恒牙萌出　永久歯萌出　えいきゅうしほうしゅつ
恒牙胚　永久歯蕾　えいきゅうしらい
恒牙早萌　永久歯早期萌出　えいきゅうしそうきほうしゅつ
恒牙早失　永久歯早期喪失　えいきゅうしそうきそうしつ
恒温动物　恒温動物,定温動物　こうおんどうぶつ,ていおんどうぶつ
恒温烘箱　恒(定)温オーブン(乾燥器)　こう(てい)おんoven(かんそうき)
恒温空气浴槽　恒温空気浴槽　こうおんくうきよくそう
恒温水浴　恒温水浴　こうおんすいよく
恒温调节器　恒温調節器　こうおんちょうせつき
恒温显影桶　恒温現像槽　こうおんげんぞうそう
恒温箱(器)　サーモスタット,恒温槽,定温器　thermostat,こうおんそう,ていおんき
恒温浴　恒温浴　こうおんよく

恒温装置　恒温装置　こうおんそうち
恒重　一定重量,定重　いっていじゅうりょう,ていじゅう
横波　横波　おうは,よこなみ
横部　横部　おうぶ
横产　横位分娩　おういぶんべん
横产位　横位　おうい
横川后殖吸虫　横川吸虫,横川メタゴニムス　よこがわきゅうちゅう,よこがわmetagonimus
横川毛睾吸虫　横川吸血線虫　よこがわきゅうけつせんちゅう
横带狭窄　拘束性狭窄　こうそくせいきょうさく
横窦　横静脈洞,横洞　おうじょうみゃくどう,おうどう
横窦沟　横洞溝　おうどうこう
横窦血栓形成　横洞血栓症　おうどうけっせんしょう
横窦炎　横静脈洞炎　おうじょうみゃくどうえん
横窦周围脓肿　横静脈洞周囲膿瘍　おうじょうみゃくどうしゅういのうよう
横断　横断　おうだん
横〔断〕骨折　横骨折　おうこっせつ
横断面　横断面　おうだんめん
横断性鹰嘴骨折　肘頭横骨折　ちゅうとうおうこっせつ
横帆　横帆　おうはん
横分性两性畸形　交叉性半陰陽　こうさせいはんいんよう
横杆　横杆　おうかん
横膈　横隔膜　おうかくまく
横膈痉挛　横隔膜痙攣　おうかくまくけいれん
横膈麻痹　横隔膜麻痺　おうかくまくまひ
横膈膨出　横隔膜脱出　おうかくまくだっしゅつ
横膈破裂　横隔膜破裂　おうかくまくはれつ
横膈缺如　横隔膜欠如　おうかくまくけつじょ
横膈软骨瘤　横隔膜軟骨腫　おうかくまくなんこつしゅ
横膈神经纤维瘤　横隔膜神経繊維腫　おうかくまくしんけいせんいしゅ
横膈抬高　横隔膜高位　おうかくまくこうい
横膈纤维瘤　横隔膜繊維腫　おうかくまくせんいしゅ
横膈旋毛虫病　横隔膜旋毛虫症　おうかくまくせんもうちゅうしょう
横膈脂肪瘤　横隔膜脂肪腫　おうかくまくしぼうしゅ
横弓　横弓　おうきゅう
横弓扁平足　横弓扁平足　おうきゅうへんぺいそく
横管　横行小管　おうこうしょうかん
横管系统　横行小管系,T系　おうこうしょうかんけい,Tけい
横贯性脊髓病　横断脊髄症　おうだんせきずいしょう
横贯性脊髓炎　横断脊髄炎　おうだんせきずいえん
横𬌗曲线　横咬合曲線　おうこうごうきょくせん
横肌　横筋　よこすじ,おうきん
横嵴　横稜　おうりょう
横节霉菌病　カララ菌症　chalaraきんしょう
横结肠　横行結腸　おうこうけっちょう
横结肠癌　横行結腸癌　おうこうけっちょうがん
横结肠切除术　横行結腸切除術　おうこうけっちょうせつじょじゅつ
横结肠双腔造瘘术　横行結腸二連フィステル形成術　おうこうけっちょうにれんFistelけいせいじゅつ
横结肠系膜　横行結腸間膜　おうこうけっちょうかんまく
横结肠-乙状结肠吻合术　横行結腸-S状結腸吻合術　おうこうけっちょう-Sじょうけっちょうふんごうじゅつ

横结肠造口术　横行結腸造瘻術　おうこうけっちょうぞうろじゅつ

横结肠-直肠吻合术　横行結腸-直腸吻合術　おうこうけっちょう-ちょくちょうふんごうじゅつ

横筋膜　横筋筋膜　おうきんきんまく

横径　横径　おうけい

横径狭窄骨盆　横径狭窄骨盤　おうけいきょうさくこつばん

横列　横列　おうれつ

横裂　水平裂,横裂　すいへいれつ,おうれつ

横面向量环　水平面ベクトル ループ　すいへいめんvector loop

横盘　横盤　おうばん

横剖面　水平面　すいへいめん

横桥　連結橋　れんけつきょう

横桥系统　連結橋系　れんけつきょうけい

横桥循环学说　連結橋循環説　れんけつきょうじゅんかんせつ

横切〔口〕　横切開　おうせっかい

横切面　横断面　おうだんめん

横切片　横切片　おうせっぺん

横神经褶　横神経ひだ　おうしんけいひだ

横索　横索　おうさく

横田氏反应　横田反応　よこたはんのう

横突　横突起　おうとっき

横突部　横突起部　おうとっきぶ

横突骨折　横突骨折　おうとつこっせつ

横突棘肌　横突棘筋　おうとつきょくきん

横突间肌　横突間筋　おうとつかんきん

横突间韧带　横突間靱帯　おうとつかんじんたい

横突孔　横突孔　おうとつこう

横突肋凹　横突肋骨窩　おうとつろっこつか

横位耳甲　垂耳　たれみみ

横位胎儿外倒转术　ウィガンド法　wigandほう

横位心　水平心,心〔臓〕水平転位　すいへいしん,しん〔ぞう〕すいへいてんい

横位自然分娩　ダグラス型自己娩出　Douglasがたじこべんしゅつ

横纹　横紋　おうもん

横纹肌　横紋筋　おうもんきん

横纹肌蜡样坏死　横紋筋蠟様壊死　おうもんきんろうようえし

横纹肌瘤　横紋筋腫　おうもんきんしゅ

横纹肌明板　横紋筋I帯　おうもんきんIたい

横纹肌母细胞　横紋筋芽細胞　おうもんきんがさいぼう

横纹肌粘液瘤　横紋筋粘液腫　おうもんきんねんえきしゅ

横纹肌肉瘤　横紋筋肉腫　おうもんきんにくしゅ

横纹肌透明变性　ツェンケル変性,横紋筋のヒアリン変性　Zenkerへんせい,おうもんきんのhyalineへんせい

横纹肌萎缩　横紋筋萎縮　おうもんきんいしゅく

横纹肌细胞　横紋筋細胞　おうもんきんさいぼう

横纹肌纤维　横紋筋繊維　おうもんきんせんい

横纹肌原纤维　横紋筋原繊維　おうもんきんげんせんい

横纹肌再生　横紋筋再生　おうもんきんさいせい

横狭点　ステニオン　stenion

横线　横線　おうせん

横向传播　水平伝播　すいへいでんぱ

横向加速度　横加速度　おうかそくど

横小管　①横小管　②横行小管　①おうしょうかん②おうこうしょうかん

横斜径狭窄骨盆　ロベルト骨盤,関節強直横狭骨盤　Robertこつばん,かんせつきょうちょくおうきょうこつばん

横行内翻缝合　ハルステッド皮下縫合　Halstedひかほうごう

横行切断术　横切断術　おうせつだんじゅつ

横行切开　横切開　おうせっかい

横振动　横振動　よこしんどう

横支　横枝　おうし

横〔中〕隔　横中隔　おうちゅうかく

横轴　横軸　おうじく

横阻　横位固定　おういこてい

横座标　横坐標　よこざひょう

HONG　烘红宏荭虹洪

hōng　烘

烘烙法　低温焼灼法　ていおんしょうしゃくほう

烘炉　マッフル〔炉〕,烙室　muffle〔ろ〕,らくしつ

烘箱　オーブン,乾燥器　oven,かんそうき

烘相器　プリント乾燥器　printかんそうき

hóng　红宏荭虹洪

红白血病　赤白血病　せきはくけつびょう

红白血病综合征　赤白血病症候群　せきはくけつびょうしょうこうぐん

红柏素　ツージャプリシン　thujaplicin

红斑　紅斑　こうはん

红斑痤疮　紅斑性痤瘡,赤鼻　こうはんせいざそう,あかばな

红斑丹毒丝菌　豚丹毒菌　とんたんどくきん

红斑毒素　発赤毒〔素〕　はっせきどく〔そ〕

红斑风团反应　紅斑膨疹反応　こうはんぼうしんはんのう

红斑狼疮　紅斑性狼瘡　こうはんせいろうそう

红斑狼疮细胞　LE細胞　LEさいぼう

红斑狼疮细胞检查　LE細胞検査　LEさいぼうけんさ

红斑狼疮因子　LE因子　LEいんし

红斑量　紅斑〔線〕量　こうはん〔せん〕りょう

红斑鳞屑性皮肤病　紅斑鱗屑性皮膚病　こうはんりんせつせいひふびょう

红斑皮炎　紅斑皮膚炎　こうはんひふえん

红斑区　紅斑帯　こうはんたい

红斑水肿性反应　紅斑水腫性反応　こうはんすいしゅせいはんのう

红斑性扁桃炎　紅斑性扁桃炎　こうはんせいへんとうえん

红斑性冻疮　紅斑性凍瘡　こうはんせいとうそう

红斑性红细胞增多〔症〕　紅斑性赤血病　こうはんせいせっけつびょう

红斑性酒渣鼻　紅斑性酒皶　こうはんせいしゅさ

红斑性口炎　紅斑性口内炎　こうはんせいこうないえん

红斑性梅毒疹　紅斑性梅毒疹　こうはんせいばいどくしん

红斑性面痛　顔面紅痛症　がんめんこうつうしょう

红斑性湿疹　紅斑性湿疹　こうはんせいしっしん

红斑性头痛　頭部皮膚紅痛症　とうぶひふこうつうしょう

红斑性天疱疮　紅斑性天疱瘡　こうはんせいてんぽうそう

红斑性肢痛病　肢端紅痛症　したんこうつうしょう

红斑样寻常狼疮　尋常性紅斑狼瘡　じんじょうせいこうはんろうそう

红斑阈　紅斑域値　こうはんいきち

红斑疹　紅疹　こうしん

红斑状湿疹　紅斑状湿疹　こうはんじょうしっしん

红斑作用　紅斑作用　こうはんさよう

红宝石　ルビー，紅玉　ruby，こうぎょく

红宝石激光　ルビーレーザー　ruby laser

红比霉素　ルビドマイシン，ダウノルビシン　rubidomycin，daunorubicin

红唇缘　赤唇縁　せきしんえん

红醋栗试验　アカスグリ試験　アカスグリしけん

红带毒蛛　ロシヤ蜘蛛　russiaクモ

红带锥椿　オオサシガメ

红丹　鉛丹　えんたん

红点性婴儿苔癣　赤色斑点状ストロフルス　せきしょくはんてんじょうstrophulus

〔红〕碘化汞　赤色ヨウ化水銀　せきしょくヨウかすいぎん

红淀粉糊精　エリトログラヌロース　erythro granulose

红蝶呤　エリトロプテリン　erythropterine

红豆碱　オルモシン　ormosine

红毒扁豆碱　ルブレセリン　rubre serine

红恶露　赤色悪露，血性悪露　せきしょくおろ，けっせいおろ

红矾钾　重クロム酸カリウム　じゅうchromさんkalium

红梗塞　赤色梗塞，出血性梗塞　せきしょくこうそく，しゅっけつせいこうそく

红汞　赤チン，マーキュロクローム　あかチン，mercurochrome

红古豆碱　クスコヒグリン　cuscohygrine

红骨髓　赤〔色〕骨髄　せき〔しょく〕こつずい

红孩病　クワシオルコル　Kwashiorkor

红海葱苷　シリロシド　scilliroside

红海葱苷元　シリロシジン　scillirosidin

红汗〔症〕　赤色汗〔症〕　せきしょくかん〔しょう〕

红核　赤核　せきかく

红核脊髓束　赤核脊髄路　せきかくせきずいろ

红核脊髓束交叉　赤核脊髄路交叉　せきかくせきずいろこうさ

红核脊髓系统　赤核脊髄系　せきかくせきずいけい

红核菌属　赤核菌属　せきかくきんぞく

红核丘脑束　赤核視床路　せきかくししょうろ

红核区病变综合征　クロード症候群　Claudeしょうこうぐん

红核网状束　赤核網様体路　せきかくもうようたいろ

红核支　赤核枝　せきかくし

红糊精　エリスロデキストリン　erythrodextrin

红花　ベニバナ，紅花　こうか

红花除虫菊　アカバナノムシヨケギク

红花苷（素）　カルタミン　carthamin

红花醌甙（苷）　カルタモン　carthamone

红肌　赤〔色〕筋　せき〔しょく〕きん

红肌纤维　赤〔色〕筋繊維　せき〔しょく〕きんせんい

红降汞　赤色酸化第二水銀　せきしょくさんかだいにすいぎん

红角皮病　紅斑角皮症　こうはんかくひしょう

红酵母属　ロードトルラ属　Rhodotorulaぞく

红金鸡纳皮　アカキナ皮　アカキナひ

红金鸡纳树　アカキナノキ

红镰霉素　ルブロフサリン　rubrofusarin

红磷　赤リン　せきリン

红绿色测试环　赤緑テスト環　せきりょくtestかん

红绿色盲　赤緑色盲　せきりょくしきもう

红绿视觉物质　赤緑視覚物質　せきりょくしかくぶっしつ

红绿视力表　赤緑視力表　せきりょくしりょくひょう

红绿视症　赤緑〔色〕視〔症〕　せきりょく〔しょく〕し〔しょう〕

红绿斜视测定装置　赤緑斜視計　せきりょくしゃしけい

红霉素　エリスロマイシン　erythromycin

红霉素丙酸酯　プロピオン酸エリスロマイシン　propionさんerythromycin

红霉素片　エリスロマイシン錠　erythromycinじょう

红霉素眼软膏　エリスロマイシン眼軟膏　erythromycinがんなんこう

红霉糖胺　エリスラロスアミン　erythralosamine

红尿症　赤尿症　せきにょうしょう

红皮病　紅皮症　こうひしょう

红皮水肿病　紅色水腫症，スウィフト病　こうしょくすいしゅしょう，Swiftびょう

红皮水肿性多发性神经病　多発神経病性紅色水腫〔症〕　たはつしんけいびょうせいこうしょくすいしゅ〔しょう〕

红皮素硫黄丁香油　トロフレオール　throphleol

红皮性牛皮癣　乾癬性紅皮症　かんせんせいこうひしょう

红皮炎　紅斑性皮膚炎　こうはんせいひふえん

红铅　赤鉛，光明丹　せきえん，こうめいたん

红青霉毒素　ルブラトキシン　rubratoxin

红球菌　ロドコッカス　rhodococcus

红曲　モナスクス　monascus

红乳　赤色乳　せきしょくにゅう

红色变性　赤色変性　せきしょくへんせい

红色表皮癣菌　赤色表皮系状菌　せきしょくひょうひしじょうきん

红色发癣菌　紅色白癬菌　こうしょくはくせんきん

红色放线菌　赤色放線菌　せきしょくほうせんきん

红色肝样变　赤色肝変　せきしょくかんへん

红色高血压　紅潮性高血圧　こうちょうせいこうけつあつ

红色梗塞　赤色梗塞　せきしょくこうそく

红色糊精　赤色デキストリン　せきしょくdextrin

红色幻视　赤色光点自覚症　せきしょくこうてんじかくしょう

红色胶枝菌素　ルブログリオクラジン　rubrogliocladin

红〔色〕糠疹　紅色粃糠疹，ばら色粃糠疹　こうしょくひこうしん，ばらいろひこうしん

红色链丝菌　赤色ストレプトトリックス　せきしょくstreptothrix

红色鳞毛病　紅菌毛症　こうきんもうしょう

红色螺菌　赤色スピリルム　せきしょくSpirillum

红色盲　赤〔色〕色盲　せき〔しょく〕しきもう

红色盲基因　赤色盲遺伝子　あかしきもういでんし

红色盲者　赤色盲者　あかしきもうしゃ

红色〔毛发〕癣菌　紅色白癬菌　こうしょくはくせんきん

红色毛菌病　紅菌毛症　こうきんもうしょう

红色念珠状苔癣　念珠状紅色苔癬　ねんじゅじょうこうしょくたいせん

红色皮疹　赤色皮膚疹　せきしょくひふしん

红色葡萄状瘤　赤色葡萄状腫　せきしょくぶどうじょうしゅ

红色热　コンゴ発疹熱，コンゴ紅熱　congoほっしんねつ，congoこうねつ

红色弱　赤色弱　あかしきじゃく

红色弱者　赤色弱者　あかしきじゃくしゃ
红色软化　赤色軟化　せきしょくなんか
红色石蕊试纸　赤色リトマス試験紙　せきしょくlitmusしけんし
红〔色〕粟〔粒〕疹　紅色汗疹,紅色粟粒疹　こうしょくかんしん,こうしょくぞくりゅうしん
红色萎黄病　赤色萎黄病　せきしょくいおうびょう
红色萎缩　赤色萎縮　せきしょくいしゅく
红色胃　赤色胃　せきしょくい
红色小孢子菌病　赤色小胞子菌症　せきしょくしょうほうしきんしょう
红色血栓　赤色血栓　せきしょくけっせん
红色氧化汞　赤色酸化第二水銀　せきしょくさんかだいにすいぎん
红色硬结　赤色硬結　せきしょくこうけつ
红色郁滞　赤色充血　せきしょくじゅうけつ
红湿疹　赤色湿疹　せきしょくしっしん
红十字　赤十字　せきじゅうじ
红十字会　赤十字社　せきじゅうじしゃ
红十字医院　赤十字病院　せきじゅうじびょういん
红视症　赤〔色〕視〔症〕　せき〔しょく〕し〔しょう〕
红薯　サツマイモ
红髓　①赤色〔骨〕髄②赤色脾髄　①せきしょく〔こつ〕ずい②せきしょくひずい
红髓索　赤色脾髄索　せきしょくひずいさく
红髓细胞　赤色〔骨〕髄細胞,赤色骨髄球　せきしょく〔こつ〕ずいさいぼう,せきしょくこつずいきゅう
红缩肾　赤色萎縮腎　せきしょくいしゅくじん
红苔癣　紅色苔癬　こうしょくたいせん
红体　血体,出血黄体　けったい,しゅっけつおうたい
红痛　皮膚紅痛〔症〕　ひふこうつう〔しょう〕
红头丽蝇　ホホアカクロバエ
红头啮毛虱　ヒツジハジラミ
红外分光光度法　赤外線分光光度法　せきがいせんぶんこうこうどほう
红外干燥　赤外線乾燥　せきがいせんかんそう
红外光谱　赤外線スペクトル　せきがいせんspectrum
红外光谱学　赤外線分光学　せきがいせんぶんこうがく
红外光谱仪　赤外線分光計　せきがいせんぶんこうけい
红外激光器　赤外線レーザー　せきがいせんlaser
红外加热　赤外線加熱　せきがいせんかねつ
红外检(探)测器　赤外線検出器　せきがいせんけんしゅつき
红外吸收光谱　赤外線吸収スペクトル　せきがいせんきゅうしゅうspectrum
红外吸收光谱学　赤外線吸収分光学　せきがいせんきゅうしゅうぶんこうがく
红外线　赤外線　せきがいせん
红外线灯　赤外線灯,赤外線ランプ　せきがいせんとう,せきがいせんlamp
红外线电池　赤外線電池　せきがいせんでんち
红外线范围　赤外線範囲　せきがいせんはんい
红外线放散器　赤外線放散器　せきがいせんほうさんき
红外〔线〕分光光度计　赤外線分光光度計　せきがいせんぶんこうこうどけい
红外线分析　赤外線分析　せきがいせんぶんせき
红外线分析器　赤外線分析器,赤外線アナライザー　せきがいせんぶんせきき,せきがいせんanalyzer
红外线辐射高温计　赤外線放射高温計　せきがいせんほうしゃこうおんけい
红外线辐射计　赤外線放射計　せきがいせんほうしゃけい
红外线辐射器　赤外線放射器　せきがいせんほうしゃき
红外线干涉分光计　赤外線干渉分光計　せきがいせんかんしょうぶんこうけい
红外线光谱图　赤外線分光写真　せきがいせんぶんこうしゃしん
红外线检偏镜　赤外線検光子　せきがいせんけんこうし
红外线疗法　赤外線療法　せきがいせんりょうほう
红外线频率　赤外線頻度　せきがいせんひんど
红外〔线〕谱带　赤外線スペクトル帯　せきがいせんspectrumたい
红外线扫描　赤外線スキャンニング　せきがいせんscanning
红外线扫描装置　赤外線スキャナー　せきがいせんscanner
红外线视网膜灼伤　赤外線網膜火傷　せきがいせんもうまくかしょう
红外线吸收　赤外線吸収　せきがいせんきゅうしゅう
红外线吸收分析法　赤外線吸収分析法　せきがいせんきゅうしゅうぶんせきほう
红外线照射　赤外線照射　せきがいせんしょうしゃ
红外线照相　赤外線写真　せきがいせんしゃしん
红外线诊断　赤外線診断　せきがいせんしんだん
红外线治疗　赤外線治療　せきがいせんちりょう
红外线治疗灯　赤外線治療灯　せきがいせんちりょうとう
红外线治疗椅　赤外線治療いす　せきがいせんちりょういす
红外相关图　赤外線相関図表　せきがいせんそうかんずひょう
红卫霉素　ルビドマイシン　rubidomycin
红雾视症　赤くらみ,レッドアウト　あかくらみ,red-out
红细胞　赤血球　せっけっきゅう
红细胞比积管　ウィントローベ〔ヘマトクリット〕管　wintrobe〔hematocrit〕かん
红细胞表面凝集原　赤血球表面凝集原　せっけっきゅうひょうめんぎょうしゅうげん
红细胞 G-6-PD 玻片洗脱法　赤血球 G-6-PD スライド溶離法　せっけっきゅうG-6-PDslideようりほう
红细胞沉淀素　赤血球沈降素　せっけっきゅうちんこうそ
红细胞沉降　赤血球沈降〔現象〕　せっけっきゅうちんこう〔げんしょう〕
红细胞沉降反应　赤血球沈降反応　せっけっきゅうちんこうはんのう
红细胞沉降率　赤血球沈降率　せっけっきゅうちんこうりつ
〔红细胞〕沉降时间　〔赤血球〕沈降時間　〔せっけっきゅう〕ちんこうじかん
红细胞沉降试验　赤血球沈降試験　せっけっきゅうちんこうしけん
红细胞成熟因子　赤血球成熟因子　せっけっきゅうせいじゅくいんし
红细胞除去法　赤血球除去法　せっけっきゅうじょきょほう
红细胞脆性　赤血球脆〔弱〕性　せっけっきゅうぜい〔じゃく〕せい
〔红细胞〕脆性试验　赤血球脆〔弱〕性試験　せっけっきゅうぜい〔じゃく〕せいしけん
红细胞〔大小〕不均　不同赤血球症　ふどうせっけっきゅう

〔红细胞〕带氧体　担酸素体　たんさんそたい
红细胞叠连　赤血球連銭形成　せっけっきゅうれんせんけいせい
红细胞毒素　赤血球毒素　せっけっきゅうどくそ
红细胞发生　赤血球生成　せっけっきゅうせいせい
红细胞发生不能　赤血球生成不能　せっけっきゅうせいせいふのう
〔红细胞〕废质性脾大　廃物性巨脾症　はいぶつせいきょひしょう
红细胞分解　赤血球離開　せっけっきゅうりかい
红细胞分裂　赤血球円板状変性　せっけっきゅうえんばんじょうへんせい
红细胞杆状小体　赤血球杆状体　せっけっきゅうかんじょうたい
红细胞骨髓病　赤血球骨髄症　せっけっきゅうこつずいしょう
红细胞固缩　赤血球濃縮　せっけっきゅうのうしゅく
红细胞管型　赤血球円柱　せっけっきゅうえんちゅう
红细胞过多〔症〕　赤血球増加〔症〕　せっけっきゅうぞうか〔しょう〕
红细胞后环　後赤血球サイクル　こうせっけっきゅうcycle
红细胞机械脆性试验　赤血球の機械的脆〔弱〕性試験　せっけっきゅうのきかいてきぜい〔じゃく〕せいしけん
红细胞基(浆)质　赤血球基質　せっけっきゅうきしつ
红细胞基质蛋白　ストロマチン　stromatin
红细胞畸形症　変形(異型)赤血球増加症　へんけい(いけい)せっけっきゅうぞうかしょう
红细胞激酶　エリスロキナーゼ　erythrokinase
红细胞集结　シンペキシス　sympexis
红细胞计数　赤血球算定,血算　せっけっきゅうさんてい,けっさん
红细胞计数法　赤血球計数法　せっけっきゅうけいすうほう
红细胞计数器　血球計算盤　けっきゅうけいさんばん
红细胞计数用吸管　赤血球計数用ピペット　せっけっきゅうけいすうようpipette
红细胞寄生物　赤血球寄生物　せっけっきゅうきせいぶつ
红细胞减少〔症〕　赤血球減少〔症〕　せっけっきゅうげんしょう〔しょう〕
红细胞浆迸出　赤血球形質崩壊　せっけっきゅうけいしつほうかい
红细胞抗体　赤血球抗体　せっけっきゅうこうたい
红细胞-抗体-补体玫瑰花结　赤血球抗体補体ロゼット　せっけっきゅうこうたいほたいrosette
红细胞-抗体玫瑰花结　赤血球抗体ロゼット　せっけっきゅうこうたいrosette
红细胞痨　赤血球形成障害　せっけっきゅうけいせいしょうがい
红细胞冷溶试验　赤血球寒冷溶血試験　せっけっきゅうかんれいようけつしけん
红细胞镰变试验　鎌状赤血球化試験　かまじょうせっけっきゅうかしけん
红细胞6-磷酸葡萄糖脱氢酶缺乏症　赤血球6-リン酸ブドウ糖脱水素酵素欠乏症　せっけっきゅう6-リンさんブドウとうだっすいそこうそけつぼうしょう
红细胞毛细管　赤血球毛細管　せっけっきゅうもうさいかん
红细胞玫瑰花结　赤血球ロゼット　せっけっきゅうrosette
红细胞酶　赤血球酵素　せっけっきゅうこうそ

红细胞酶型　赤血球酵素型　せっけっきゅうこうそがた
红细胞膜　赤血球膜　せっけっきゅうまく
红细胞内环　赤血球内サイクル　せっけっきゅうないcycle
红细胞内酶　赤血球内酵素　せっけっきゅうないこうそ
红细胞内期　赤血球〔内〕期　せっけっきゅう〔ない〕き
红细胞尿　赤血球尿,血尿　せっけっきゅうにょう,けつにょう
红细胞凝集　赤血球凝集　せっけっきゅうぎょうしゅう
红细胞凝集试验　赤血球凝集試験　せっけっきゅうぎょうしゅうしけん
红细胞凝集素　赤血球凝集素,ヘマグルチニン　せっけっきゅうぎょうしゅうそ,hemagglutinin
红细胞凝集现象　赤血球凝集現象　せっけっきゅうぎょうしゅうげんしょう
红细胞凝集抑制　赤血球凝集抑制　せっけっきゅうぎょうしゅうよくせい
红细胞凝集抑制试验　赤血球凝集抑制試験　せっけっきゅうぎょうしゅうよくせいしけん
红细胞平均常数　赤血球平均定数　せっけっきゅうへいきんていすう
红细胞平均厚度　平均赤血球厚径　へいきんせっけっきゅうこうけい
红细胞平均容(体)积　赤血球平均体積,平均血球容積　せっけっきゅうへいきんたいせき,へいきんけっきゅうようせき
红细胞平均血红蛋白　平均血球血色素　へいきんけっきゅうけっしきそ
红细胞平均血红蛋白浓度　平均血球血色素濃度　へいきんけっきゅうけっしきそのうど
红细胞破坏(碎)　赤血球崩壊　せっけっきゅうほうかい
红细胞破坏反应　溶血反応　ようけつはんのう
红细胞破坏性休克　赤血球崩壊性ショック　せっけっきゅうほうかいせいshock
红细胞前环　赤血球前サイクル　せっけっきゅうぜんcycle
红细胞前期　赤血球前期　せっけっきゅうぜんき
红细胞钱串〔形成〕　赤血球連銭,赤血球積み重ね　せっけっきゅうれんせん,せっけっきゅうつみかさね
红细胞〔缺乏〕性贫血　赤血球欠乏性貧血　せっけっきゅうけつぼうせいひんけつ
红细胞热溶试验　赤血球熱溶血試験　せっけっきゅうねつようけつしけん
红细胞容积　赤血球容積　せっけっきゅうようせき
红细胞溶解　赤血球溶解,溶血　せっけっきゅうようかい,ようけつ
红细胞溶解素　溶血素　ようけつそ
红细胞溶解液　赤血球溶解液　せっけっきゅうようかいえき
红细胞色素比率　〔赤〕血球色素比　〔せっ〕けっきゅうしきそひ
红细胞渗透脆性　赤血球浸透脆〔弱〕性　せっけっきゅうしんとうぜい〔じゃく〕せい
红细胞渗透脆性试验　赤血球浸透脆〔弱〕性試験　せっけっきゅうしんとうぜい〔じゃく〕せいしけん
红细胞生成　赤血球生成　せっけっきゅうせいせい
红细胞生成不足　赤血球生成不足　せっけっきゅうせいせいふそく
红细胞生成〔刺激〕素　エリスロポィエチン　erythropoietin
红细胞生成酶　エリトロゲニン　erythrogenin
红细胞生成性血卟啉病　赤血球生成性ポルフィリン症　せっけっきゅうせいせいせいporphyrinしょう

红细胞生成障碍　赤血球生成障害　せっけっきゅうせいせいしょうがい

红细胞失色症　赤血球無色症　せっけっきゅうむしょくしょう

红细胞寿命　赤血球寿命　せっけっきゅうじゅみょう

红细胞寿命测定　赤血球寿命測定　せっけっきゅうじゅみょうそくてい

红细胞数〔目〕　赤血球数　せっけっきゅうすう

红细胞素　エリトリン　erythrin

红细胞酸性磷酸酶　赤血球酸性ホスファターゼ　せっけっきゅうさんせいphosphatase

红细胞调理素　赤血球オプソニン　せっけっきゅうopsonin

红细胞铁更新率　赤血球鉄交代率　せっけっきゅうてつこうたいりつ

红细胞铁利用率　赤血球鉄利用率　せっけっきゅうてつりようりつ

红细胞同种抗体　赤血球同種抗体　せっけっきゅうどうしゅこうたい

红细胞透出　赤血球漏出,赤血球血管外遊出　せっけっきゅうろうしゅつ,せっけっきゅうけっかんがいゆうしゅつ

红细胞吞噬体　赤血球貪食体　せっけっきゅうどんしょくたい

红细胞外胆固醇沉着症　赤血球外コレステリン沈着〔症〕　せっけっきゅうがいcholesterinちんちゃく〔しょう〕

红细胞外环　赤血球外サイクル　せっけっきゅうがいcycle

红细胞外期　赤血球外期　せっけっきゅうがいき

红细胞吸附　赤血球吸着　せっけっきゅうきゅうちゃく

红细胞吸附抑制　赤血球吸着抑制　せっけっきゅうきゅうちゃくよくせい

红细胞吸管　血算ピペット　けっさんpipette

红细胞稀释液　赤血球希釈液　せっけっきゅうきしゃくえき

红细胞系　赤血球系列　せっけっきゅうけいれつ

红细胞系爆裂样集落　赤血球系細胞爆発様集落　せっけっきゅうけいさいぼうばくはつようしゅうらく

红细胞系爆裂样生成单位　赤血球系爆発様形成単位　せっけっきゅうけいばくはつようけいせいたんい

红细胞系集落生成单位　赤血球系集落形成単位　せっけっきゅうけいしゅうらくけいせいたんい

红细胞系细胞　赤血球系細胞　せっけっきゅうけいさいぼう

红细胞形态学　赤血球形態学　せっけっきゅうけいたいがく

红细胞镶嵌性　赤血球モザイク　せっけっきゅうmosaic

红细胞性蛋白尿　赤血球性蛋白尿　せっけっきゅうせいたんぱくにょう

红细胞悬液　赤血球懸濁液　せっけっきゅうけんだくえき

红细胞压积　ヘマトクリット　hematocrit

红细胞压积测定　ヘマトクリット測定　hematocritそくてい

红细胞压积测定管　ヘマトクリット管　hematocritかん

红细胞压积测定器　ヘマトクリット測定装置　hematocritそくていそうち

红细胞衍射(折光)晕测量器　ハロメーター　halometer

红细胞影　〔赤〕血球影　〔せっ〕けっきゅうえい

红细胞再生不能　赤血球再生不能　せっけっきゅうさいせいふのう

红细胞增多反应　赤血球増加反応　せっけっきゅうぞうかはんのう

红细胞增多性多血〔症〕　赤血球増加性多血症　せっけっきゅうぞうかせいたけっしょう

红细胞增多〔症〕　赤血球増加〔症〕　せっけっきゅうぞうか

〔しょう〕

红细胞增多症视网膜病　赤血球増加症網膜症　せっけっきゅうぞうかしょうもうまくしょう

红细胞正常　赤血球正常　せっけっきゅうせいじょう

红细胞脂蛋白　エリニン　elinin

红细胞直径过小　ミクロプラニア　microplania

红细胞直径曲线　プライス・ジョーンズ曲線,赤血球の直径の分布曲線　Price-Jonesきょくせん,せっけっきゅうのちょっけいのぶんぷきょくせん

红细胞指数　赤血球指数　せっけっきゅうしすう

红细胞致敏物质　赤血球感作物質　せっけっきゅうかんさぶっしつ

红细胞中血红蛋白缺乏　無血色素血症　むけつしきそけっしょう

红细胞皱缩症　棘状赤血球症　きょくじょうせっけっきゅうしょう

红细胞自溶试验　赤血球自己溶血試験　せっけっきゅうじこようけつしけん

红细胞自体抗体　赤血球自己抗体　せっけっきゅうじここうたい

红纤维　赤線維　あかせんい

红苋甾酮　ルブロステリン　rubrosterine

红线　赤線　せきせん

红须发　赤髪症　せきはつしょう

红癣　紅色陰癬　こうしょくいんせん

红血病　赤血病　せっけつびょう

红血病骨髓像　赤血病骨髄像　せっけつびょうこつずいぞう

红血球　赤血球　せっけっきゅう

红血栓　赤色血栓　せきしょくけっせん

红牙　赤色歯　せきしょくし

红眼病　急性出血性結膜炎　きゅうせいしゅっけつせいけつまくえん

红眼镜　赤色めがね　あかいろめがね

〔红〕氧化汞　赤色酸化第二水銀,赤降汞　せきしょくさんかだいにすいぎん,せきこうこう

红氧化铁　赤色酸化第二鉄　せきしょくさんかだいにてつ

红恙虫　赤虫,アカツツガムシ　アカムシ

红药水　マーキュロクローム　mercurochrome

红晕　赤暈,弱紅輪　あかかさ,じゃくこうりん

红藻　紅藻　こうそう

红藻门　紅藻門　こうそうもん

红疹毒素　発赤毒素　はっせきどくそ

红疹消退试验　皮疹消去試験　ひしんしょうきょしけん

红疹性鱼中毒　発疹性魚〔肉〕中毒〔症〕　ほっしんせいぎょ〔にく〕ちゅうどく〔しょう〕

红肢病　紅肢症　こうししょう

红紫素　プルプリン　purpurin

红紫酸铵　プルプリン酸アンモニウム,ムレキシド　purpurinさんammonium,murexide

宏观结构　肉眼構造　にくがんこうぞう

宏观世界　大宇宙,大世界　だいうちゅう,だいせかい

宏观系统　肉眼系　にくがんけい

宏观自体放射照相术　マクロオートラジオグラフィ　macro-autoradiography

荭草素　オリエンチン　orientin

虹彩轮症状　虹輪症状　こうりんしょうじょう

虹彩形红斑　虹彩状紅斑　こうさいじょうこうはん

虹膜 虹彩 こうさい

虹膜白化病 虹彩白化症 こうさいはっかしょう

虹膜闭锁 虹彩閉鎖症,鎖瞳 こうさいへいさしょう,さどう

虹膜襞 虹彩ひだ こうさいひだ

虹膜病 虹彩症 こうさいしょう

虹膜薄(萎)缩 虹彩萎縮 こうさいいしゅく

虹膜部 虹彩部 こうさいぶ

虹膜部分切除术 虹彩部分切除術 こうさいぶぶんせつじょじゅつ

虹膜铲 虹彩へら こうさいへら

虹膜出血 虹彩出血 こうさいしゅっけつ

虹膜穿孔 虹彩穿孔 こうさいせんこう

虹膜大动脉环 大虹彩動脈輪 だいこうさいどうみゃくりん

虹膜大环 大虹彩輪 だいこうさいりん

虹膜刀 虹彩刀 こうさいとう

虹膜动脉 虹彩動脈 こうさいどうみゃく

虹膜动脉大环 大虹彩動脈環 だいこうさいどうみゃくかん

虹膜动脉环 虹彩動脈環 こうさいどうみゃくかん

虹膜动脉小环 小虹彩動脈環 しょうこうさいどうみゃくかん

虹膜肥厚 虹彩肥大 こうさいひだい

虹膜分离 虹彩離解 こうさいりかい

虹膜分离切除术 虹彩切除内縁離断術 こうさいせつじょないえんりだんじゅつ

虹膜复位器 虹彩整復器 こうさいせいふくき

虹膜〔根部〕断(分)离术 虹彩離断術 こうさいりだんじゅつ

虹膜〔根部〕脱离 虹彩離開 こうさいりかい

虹膜巩膜切开术 虹彩強膜切開術 こうさいきょうまくせっかいじゅつ

虹膜钩 虹彩鉤 こうさいこう

虹膜固定术 虹彩結合(結紮)術 こうさいけつごう(けっさつ)じゅつ

虹膜贯穿术 虹彩貫通術 こうさいかんつうじゅつ

虹膜黑变病 虹彩黒色症 こうさいこくしょくしょう

虹膜后粘连 虹彩後癒着 こうさいこうゆちゃく

虹膜后粘着分开术 瞳孔剥離術 どうこうはくりじゅつ

虹膜环形粘连 輪状虹彩癒着 りんじょうこうさいゆちゃく

虹膜回复器 虹彩整復器 こうさいせいふくき

虹膜基质 虹彩支質 こうさいししつ

虹膜剪 虹彩鋏 こうさいばさみ

虹膜角 虹彩角 こうさいかく

虹膜角间隙 虹彩角膜間隙,虹彩角腔 こうさいかくまくかんげき,こうさいかっこう

虹膜角膜分离术 虹彩角膜剥離術 こうさいかくまくはくりじゅつ

虹膜角膜巩膜切除术 虹彩角膜強膜切除術 こうさいかくまくきょうまくせつじょじゅつ

〔虹膜角膜间〕前房角粘连 〔前房〕隅角癒着 〔ぜんぼう〕ぐうかくゆちゃく

虹膜角膜角 虹彩角膜角 こうさいかくまくかく

虹膜角膜角隙 虹彩角膜角隙 こうさいかくまくかくげき

虹膜角膜梳状韧带 虹彩角膜櫛状靱帯 こうさいかくまくしつじょうじんたい

虹膜角膜炎 虹彩角膜炎 こうさいかくまくえん

虹膜睫状体恶性黑〔色素〕瘤 虹彩毛様体悪性黒色腫 こうさいもうようたいあくせいこくしょくしゅ

虹膜睫状体脉络膜炎 虹彩毛様体脈絡膜炎 こうさいもうようたいみゃくらくまくえん

虹膜睫状体切除术 虹彩毛様体切除術 こうさいもうようたいせつじょじゅつ

虹膜睫状体炎 虹彩毛様体炎 こうさいもうようたいえん

虹膜睫状缘 虹彩の毛様体縁 こうさいのもうようたいえん

虹膜晶状体囊炎 虹彩水晶体囊炎 こうさいすいしょうたいのうえん

虹膜静脉环 虹彩静脈環 こうさいじょうみゃっかん

虹膜镜 虹彩鏡 こうさいきょう

虹膜镜检查 虹彩鏡検査 こうさいきょうけんさ

虹膜〔卷〕缩沟 虹彩収縮溝 こうさいしゅうしゅくこう

虹膜扩大肌 散瞳筋 さんどうきん

虹膜扩大剂 散瞳薬 さんどうやく

虹膜麻痹 虹彩〔括約筋〕麻痺 こうさい〔かつやくきん〕まひ

虹膜脉络膜炎 虹彩脈絡膜炎 こうさいみゃくらくまくえん

虹膜囊切除术 虹彩囊切出術 こうさいのうせつしゅつじゅつ

虹膜囊肿 虹彩囊胞 こうさいのうほう

虹膜内翻 虹彩内反 こうさいないはん

虹膜内缘粘着部分离 虹彩内縁剥離 こうさいないえんはくり

虹膜镊 虹彩ピンセット こうさいpincette

虹膜脓肿 虹彩膿瘍 こうさいのうよう

虹膜膨隆(起) 膨隆虹彩 ほうりゅうこうさい

虹膜劈裂〔症〕 虹彩分離〔症〕 こうさいぶんり〔しょう〕

虹膜破裂 虹彩破裂,虹彩断裂 こうさいはれつ,こうさいだんれつ

虹膜葡萄肿 虹彩ブドウ〔膜〕腫 こうさいブドウ〔まく〕しゅ

虹膜前粘连 虹彩前癒着 こうさいぜんゆちゃく

虹膜嵌顿 虹彩嵌頓 こうさいかんとん

虹膜嵌顿术 虹彩はめ込み術 こうさいはめこみじゅつ

虹膜切除嵌顿术 虹彩切除はめ込み術 こうさいせつじょはめこみじゅつ

虹膜切除术 虹彩切除術 こうさいせつじょじゅつ

虹膜切开术 虹彩切開術,瞳孔形成術 こうさいせっかいじゅつ,どうこうけいせいじゅつ

虹膜轻麻痹 虹彩不全麻痺 こうさいふぜんまひ

虹膜全切除术 全虹彩切除術 ぜんこうさいせつじょじゅつ

虹膜全粘连 全虹彩癒着 ぜんこうさいゆちゃく

虹膜缺失 無虹彩 むこうさい

虹膜缺损 虹彩欠損 こうさいけっそん

虹膜肉芽肿 虹彩肉芽腫 こうさいにくがしゅ

虹膜软化 虹彩軟化 こうさいなんか

虹膜色素 虹彩色素 こうさいしきそ

虹膜色素层 虹彩色素上皮層 こうさいしきそじょうひそう

虹膜伸缩 虹彩伸縮,虹彩運動 こうさいしんしゅく,こうさいうんどう

虹膜式光阑 アイリス絞り,虹彩遮光装置 irisしぼり,こう

さいしゃこうそうち
虹膜收缩反射　虹彩収縮反射　こうさいしゅうしゅくはんしゃ
虹膜收缩肌　虹彩括約筋　こうさいかつやくきん
虹膜梳状韧带　虹彩櫛状靭帯　こうさいしつじょうじんたい
虹膜撕裂法　虹彩断裂術,虹彩離断術　こうさいだんれつじゅつ,こうさいりだんじゅつ
虹膜撕脱　虹彩抉出　こうさいけっしゅつ
虹膜铁质沉着病　虹彩シデローシス　こうさいsiderosis
虹膜瞳孔缘　虹彩瞳孔縁　こうさいどうこうえん
虹膜痛　虹彩痛,瞳痛　こうさいつう,どうつう
虹膜突出　虹彩脱出　こうさいだっしゅつ
虹膜退色　虹彩白斑　こうさいはくはん
虹膜脱出(垂)　虹彩脱〔出症〕　こうさいだつ〔しゅつしょう〕
虹膜脱离　虹彩離断　こうさいりだん
虹膜外层　虹彩表層　こうさいひょうそう
虹膜外翻　虹彩外反　こうさいがいはん
虹膜萎缩　虹彩萎縮　こうさいいしゅく
虹膜纹理　虹彩線〔条〕　こうさいせん〔じょう〕
虹膜腺病　虹彩腺症　こうさいせんしょう
虹膜小动脉环　小虹彩動脈環　しょうこうさいどうみゃっかん
虹膜小环　小虹彩輪　しょうこうさいりん
虹膜学　虹彩学　こうさいがく
虹膜炎　虹彩炎　こうさいえん
虹膜移位　虹彩転位　こうさいてんい
虹膜异色〔病〕　虹彩異色〔症〕　こうさいいいしょく〔しょう〕
虹膜异色性〔白〕内障　虹彩異色性白内障　こうさいいいしょくせいはくないしょう
虹膜异位　虹彩転位　こうさいてんい
虹膜运动不能　虹彩運動不能,瞳孔強直　こうさいうんどうふのう,どうこうきょうちょく
虹膜粘连剥离刀　虹彩癒着剝離刀　こうさいゆちゃくはくりとう
虹膜粘连剥离器　虹彩癒着剝離器　こうさいゆちゃくはくりき
虹膜粘连剥离术　虹彩癒着剝離術　こうさいゆちゃくはくりじゅつ
虹膜展开术　虹彩拡張術　こうさいかくちょうじゅつ
虹膜诊断法　虹彩診断法　こうさいしんだんほう
虹膜震颤　虹彩振とう　こうさいしんとう
虹膜植入性囊肿　虹彩埋没性囊胞　こうさいまいぼつせいのうほう
虹膜中层　虹彩中層　こうさいちゅうそう
虹膜肿　虹彩腫瘍　こうさいしゅよう
虹膜周边切除术　周辺虹彩切除術　しゅうへんこうさいせつじょじゅつ
虹膜〔皱〕褶　虹彩ひだ　こうさいひだ
虹色　虹色　にじいろ
虹色病毒　虹色ウイルス　にじいろvirus
虹色菌落　虹色集落　にじいろしゅうらく
虹〔色〕细胞　虹色細胞　にじいろさいぼう
虹吸法　吸引洗浄〔法〕　きゅういんせんじょう〔ほう〕
虹吸管　サイホン,吸引管　siphon,きゅういんかん
虹吸现象　サイフォン現象　siphonげんしょう
虹吸作用　サイフォン作用　siphonさよう

虹蚁素　イリドミルメシン　iridomyrmecin
虹状苔癣　虹彩状苔癬　こうさいじょうたいせん
洪氏过滤改良计数法　ハング法　Hungほう
洪水恐怖　洪水恐怖　こうずいきょうふ
洪水热　洪水熱　こうずいねつ

HOU　喉猴骺瘊后厚候齁

hóu　喉猴骺瘊

喉　喉頭　こうとう
喉癌　喉頭癌　こうとうがん
喉白斑病　喉頭白斑症　こうとうはくはんしょう
喉白喉　ジフテリア性喉頭炎　diphtheriaせいこうとうえん
喉瘢痕性狭窄　喉頭瘢痕性狭窄　こうとうはんこんせいきょうさく
喉闭锁〔症〕　喉頭閉鎖　こうとうへいさ
喉病　喉頭病　こうとうびょう
喉病疗法　喉頭病療法　こうとうびょうりょうほう
喉部　喉頭部　こうとうぶ
喉部分切除术　部分喉頭切除術　ぶぶんこうとうせつじょじゅつ
喉测量法　喉頭測定法　こうとうそくていほう
喉插管术　喉頭挿管法　こうとうそうかんほう
喉成形术　喉頭形成術　こうとうけいせいじゅつ
喉抽搐　喉頭チック　こうとうtic
喉出血　喉頭出血　こうとうしゅっけつ
喉穿刺术　喉頭穿刺術　こうとうせんしじゅつ
喉〔喘〕鸣　喉頭喘鳴　こうとうぜんめい
喉刺伤　喉頭刺傷　こうとうししょう
喉挫伤　喉頭挫傷　こうとうざしょう
喉单纯疱疹　喉頭単純ヘルペス(疱疹)　こうとうたんじゅんherpes(ほうしん)
喉刀　喉頭刀　こうとうとう
喉刀刀包　喉頭刀セット　こうとうとうset
喉淀粉样变性　喉頭アミロイド症　こうとうamyloidしょう
喉动描记器　喉頭運動描器　こうとううんどうびょうがき
喉动态镜　喉頭ストロボスコープ　こうとうstroboscope
喉动态镜检查法　喉頭ストロボスコープ検査法　こうとうstroboscopeけんさほう
喉反射　喉頭反射　こうとうはんしゃ
喉反射镜检查法　間接喉頭鏡検査法　かんせつこうとうきょうけんさほう
喉返神经　反回神経　はんかいしんけい
喉返神经减压术　反回神経減圧術　はんかいしんけいげんあつじゅつ
喉返神经麻痹　反回神経麻痺　はんかいしんけいまひ
喉返神经损伤　反回神経損傷　はんかいしんけいそんしょう
喉返神经吻合术　反回神経吻合術　はんかいしんけいふんごうじゅつ
喉返神经修复术　反回神経修復術　はんかいしんけいしゅうふくじゅつ
喉返神经压迫　反回神経圧迫　はんかいしんけいあっぱく
〔喉〕方膜　四角膜　しかくまく
喉缝术　喉頭縫合術　こうとうほうごうじゅつ
喉钙化　喉頭石灰化　こうとうせっかいか
喉盖　喉頭蓋　こうとうがい
喉干燥〔症〕　喉頭乾燥〔症〕　こうとうかんそう〔しょう〕

喉感觉过敏　喉頭感覚過敏　こうとうかんかくかびん

喉感应电疗法　喉頭感応電流療法　こうとうかんのうでんりゅうりょうほう

喉梗阻　喉頭閉塞　こうとうへいそく

喉钩　喉頭鉤　こうとうこう

喉刮匙　喉頭有窓鋭匙　こうとうゆうそうえいひ

喉关节脱位　喉頭関節脱臼　こうとうかんせつだっきゅう

喉关节炎　喉頭関節炎　こうとうかんせつえん

喉厚皮病　喉頭強皮症　こうとうきょうひしょう

喉呼吸　喉頭式呼吸　こうとうしきこきゅう

喉化学性灼伤　喉頭化学性火傷　こうとうかがくせいかしょう

喉坏死　喉頭壊死　こうとうえし

喉环　ワルダイエル喉頭輪　Waldeyerこうとうりん

喉环甲关节脱位　喉頭輪状甲状関節脱臼　こうとうりんじょうこうじょうかんせつだっきゅう

喉环杓关节脱位　喉頭輪状披裂関節脱臼　こうとうりんじょうひれつかんせつだっきゅう

喉活检钳　喉頭生検鉗子　こうとうせいけんかんし

喉活组织检查　喉頭生検　こうとうせいけん

喉肌　喉頭筋　こうとうきん

喉〔肌〕痉挛　喉頭痙攣　こうとうけいれん

喉肌母细胞瘤　喉頭筋芽細胞腫,喉頭筋原細胞腫　こうとうきんがさいぼうしゅ,こうとうきんげんさいぼうしゅ

喉肌瘫痪　喉頭筋麻痺　こうとうきんまひ

喉肌无力〔症〕　喉頭筋無力〔症〕　こうとうきんむりょく〔しょう〕

喉肌运动障碍　喉頭筋機能障害　こうとうきんきのうしょうがい

喉甲状腺肿　喉頭甲状腺腫　こうとうこうじょうせんしゅ

喉剪　喉頭ばさみ（鋏）　こうとうばさみ

喉浆细胞瘤　喉頭形質細胞腫　こうとうけいしつさいぼうしゅ

喉角化症　喉頭角化症　こうとうかっかしょう

喉接触性溃疡　喉頭接触性潰瘍　こうとうせっしょくせいかいよう

喉结　喉頭隆起　こうとうりゅうき

喉结核　喉頭結核　こうとうけっかく

喉结皮下囊　喉頭隆起皮下囊　こうとうりゅうきひかのう

喉痉挛性口吃　喉頭痙攣性どもり　こうとうけいれんせいどもり

喉镜　喉頭鏡　こうとうきょう

喉镜检查〔法〕　喉頭鏡検査〔法〕　こうとうきょうけんさ〔ほう〕

喉镜-支气管镜喷雾器　喉頭気管支鏡噴霧器　こうとうきかんしきょうふんむき

喉科学　喉頭科学　こうとうかがく

喉科学家　喉頭科学者　こうとうかがくしゃ

喉口疮性溃疡　喉頭アフタ性潰瘍　こうとうaphthaせいかいよう

喉扩张导管　喉頭拡張カテーテル　こうとうかくちょうcatheter

喉镭疗支持器　喉頭部ラジウム保持器　こうとうぶradiumほじき

喉镭灼伤　喉頭ラジウム火傷　こうとうradiumかしょう

喉裂　喉頭裂　こうとうれつ

喉裂开术　喉頭切り術,喉頭切開術,喉頭開口術　こうとうきりじゅつ,こうとうせっかいじゅつ,こうとうかいこう

じゅつ

喉淋巴滤泡　喉頭リンパ濾胞　こうとうlymphろほう

喉淋巴小结　喉頭リンパ小節　こうとうlymphしょうせつ

喉瘘　喉頭瘻　こうとうろう

喉瘘闭合术　喉頭瘻閉鎖法　こうとうろうへいさほう

喉瘘管　喉頭瘻孔　こうとうろうこう

喉麻痹　喉頭〔筋〕麻痺　こうとう〔きん〕まひ

喉麻风　喉頭癩　こうとうらい

喉梅毒　喉頭梅毒　こうとうばいどく

喉模型　喉頭模型　こうとうもけい

喉囊肿　喉頭囊胞（腫）　こうとうのうほう（しゅ）

喉内插管术　喉頭挿管法,喉頭カテーテル法　こうとうそうかんほう,こうとうcatheterほう

喉内昆虫侵入　喉頭内昆虫侵入　こうとうないこんちゅうしんにゅう

喉内迷行甲状腺组织　喉頭内迷入甲状腺組織　こうとうないめいにゅうこうじょうせんそしき

喉内手术　喉頭内手術　こうとうないしゅじゅつ

喉内支交通支　喉頭内枝交通枝　こうとうないしこうつうし

喉粘液息肉　喉頭粘液ポリープ　こうとうねんえきpolyp

喉粘液溢　喉頭粘液漏　こうとうねんえきろう

喉脓囊肿　喉頭膿腫　こうとうのうしゅ

喉脓肿　喉頭膿瘍　こうとうのうよう

喉蹼　喉頭ウエッブ　こうとうweb

喉-气管切除术　喉頭気管切除術　こうとうきかんせつじょじゅつ

喉气管沟　喉頭気管溝　こうとうきかんこう

喉气管嵴　喉頭気管隆線　こうとうきかんりゅうせん

喉气管镜　喉頭気管鏡　こうとうきかんきょう

喉气管镜检查　喉頭気管鏡検査　こうとうきかんきょうけんさ

喉气管切开　喉頭気管切開　こうとうきかんせっかい

喉气管炎　喉頭気管炎　こうとうきかんえん

喉-气管异常连接　喉頭気管異常結合　こうとうきかんいじょうけつごう

喉气管支气管镜检查　喉頭気管気管支鏡検査　こうとうきかんきかんしきょうけんさ

喉气管支气管炎　喉頭気管気管支炎　こうとうきかんきかんしえん

喉气管自体移植术　喉頭気管自己移植術　こうとうきかんじこいしょくじゅつ

喉〔气〕囊肿　喉頭室囊胞（腫）　こうとうしつのうほう（しゅ）

喉憩室　喉頭憩室　こうとうけいしつ

〔喉〕前连合　〔喉頭〕前交連　〔こうとう〕ぜんこうれん

喉前淋巴结　喉頭前リンパ節　こうとうぜんlymphせつ

喉前庭　喉頭前庭　こうとうぜんてい

喉前庭炎　喉頭前庭炎　こうとうぜんていえん

喉钳　喉頭鉗子　こうとうかんし

喉腔　喉頭腔　こうとうこう

喉腔壁　喉頭腔壁　こうとうこうへき

喉切除术　喉頭切除術　こうとうせつじょじゅつ

喉切开活组织检查　喉頭切開生検　こうとうせっかいせいけん

喉切开术　喉頭切開術　こうとうせっかいじゅつ

喉切开探查术　喉頭切開診査術　こうとうせっかいしんさじゅつ

喉切开引流术　喉頭切開ドレナージ　こうとうせっかい drainage

喉切伤　喉頭切傷　こうとうせっしょう

喉全〔部〕切除术　全喉頭切除術　ぜんこうとうせつじょじゅつ

喉缺失　喉頭欠如　こうとうけつじょ

喉热灼伤　喉頭熱傷　こうとうねっしょう

喉肉瘤　喉頭肉腫　こうとうにくしゅ

喉肉芽肿　喉頭肉芽腫　こうとうにくがしゅ

喉乳头〔状〕瘤〔病〕　喉頭乳頭腫〔症〕　こうとうにゅうとうしゅ〔しょう〕

喉〔入〕口　喉頭口　こうとうこう

喉软骨　喉頭軟骨　こうとうなんこつ

喉软骨瘤　喉頭軟骨腫　こうとうなんこつしゅ

喉软骨膜放射性损伤　喉頭軟骨膜放射性損傷　こうとうなんこつまくほうしゃせいそんしょう

喉软骨膜炎　喉頭軟骨膜炎　こうとうなんこつまくえん

喉软骨软化病　喉頭軟骨軟化症　こうとうなんこつなんかしょう

喉软化　喉頭軟化　こうとうなんか

喉瘙痒症　喉頭瘙痒症　こうとうそうようしょう

喉上部切开术　上喉頭切開術　じょうこうとうせっかいじゅつ

喉上动脉　上喉頭動脈　じょうこうとうどうみゃく

喉上静脉　上喉頭静脈　じょうこうとうじょうみゃく

喉上皮细胞瘤　喉頭上皮腫　こうとうじょうひしゅ

喉上神经　上喉頭神経　じょうこうとうしんけい

喉上神经痛　上喉頭神経痛　じょうこうとうしんけいつう

喉神经襞　喉頭神経ひだ　こうとうしんけいひだ

喉食管咽切除术　喉頭食道咽頭切除術　こうとうしょくどういんとうせつじょじゅつ

喉拭子　咽喉スワブ（綿棒）　いんこうswab（めんぼう）

喉室　喉頭室　こうとうしつ

〔喉〕室带　喉頭室ひだ　こうとうしつひだ

〔喉〕室带性发音困难　喉頭室ひだ性発声障害　こうとうしつひだせいはっせいしょうがい

喉室附部　喉頭室附属体　こうとうしつふぞくたい

喉室沟　喉頭前庭窩　こうとうぜんていか

喉室声带切除术　喉頭声帯切除術　こうとうせいたいせつじょじゅつ

喉室脱垂　喉頭室脱〔出症〕　こうとうしつだつ〔しゅつしょう〕

喉室腺癌　喉頭室腺癌　こうとうしつせんがん

喉收肌麻痹　喉頭内転筋麻痺　こうとうないてんきんまひ

喉双侧麻痹　喉頭両側麻痺　こうとうりょうがわまひ

喉水肿　喉頭水腫　こうとうすいしゅ

喉损伤　喉頭損傷　こうとうそんしょう

喉弹性膜　喉頭弾性膜　こうとうだんせいまく

喉弹性圆锥切开术　喉頭円錐靱帯切開術　こうとうえんすいじんたいせっかいじゅつ

喉弹性圆锥　喉頭弾性円錐　こうとうだんせいえんすい

喉探子　喉頭探針　こうとうたんしん

喉听诊音　喉頭聴音　こうとうちょうおん

喉痛　喉頭痛　こうとうつう

喉头　喉頭　こうとう

喉头传声器　ラリンゴフォーン　laryngophone

喉头电子诊断仪　電気喉頭診断装置　でんきこうとうしんだんそうち

喉〔头〕痉挛　喉頭痙攣　こうとうけいれん

喉头卷棉子　喉頭塗布具,喉頭アプリケータ　こうとうとふぐ,こうとうapplicator

喉头喷雾器　喉頭噴霧器　こうとうふんむき

喉头软骨剪　喉頭軟骨鋏　こうとうなんこつばさみ

喉头舞蹈病　喉頭舞踏病　こうとうぶとうびょう

喉头息肉钳　喉頭ポリ〔ー〕プ鉗子　こうとうpolypかんし

喉头性癫痫　喉頭性てんかん　こうとうせいてんかん

喉头性眩晕　喉頭性めまい（眩暈）　こうとうせいめまい

喉头炎　喉頭炎　こうとうえん

喉头照相机　喉頭カメラ　こうとうcamera

喉外肌　喉頭外筋　こうとうがいきん

喉外科　喉頭外科　こうとうげか

喉危象　喉頭発症　こうとうはっしょう

喉息肉　喉頭ポリ〔ー〕プ　こうとうpolyp

喉息肉绞断器　喉頭ポリ〔ー〕プ係蹄　こうとうpolypけいてい

喉狭窄　喉頭狭窄　こうとうきょうさく

喉下部　下喉頭　かこうとう

喉下部切开术　下喉頭切開術　かこうとうせっかいじゅつ

喉下垂　喉頭下垂　こうとうかすい

喉下动脉　下喉頭動脈　かこうとうどうみゃく

喉下静脉　下喉頭静脈　かこうとうじょうみゃく

喉下神经　下喉頭神経　かこうとうしんけい

喉下神经交通支　下喉頭神経交通枝　かこうとうしんけいこうつうし

喉纤维瘤　喉頭線維腫　こうとうせんいしゅ

喉X线〔照〕片　喉頭X線写真　こうとうXせんしゃしん

喉X线照相术　喉頭X線撮影法　こうとうXせんさつえいほう

喉X线灼伤　喉頭X線火傷　こうとうXせんかしょう

喉腺癌　喉頭腺癌　こうとうせんがん

喉腺瘤　喉頭腺腫　こうとうせんしゅ

喉小囊　喉頭小囊　こうとうしょうのう

喉型伤寒　チフス性喉頭炎　typhusせいこうとうえん

喉性呼吸困难　喉頭性呼吸困難　こうとうせいこきゅうこんなん

喉性眩晕　喉頭性眩暈　こうとうせいめまい

喉性眩晕综合征　喉頭性眩暈症候群　こうとうせいめまいしょうこうぐん

喉性晕厥　喉頭性失神　こうとうせいしっしん

喉血清病　喉頭血清病　こうとうけっせいびょう

喉血肿　喉頭血腫　こうとうけっしゅ

喉压板　喉頭スパテル　こうとうspatel

喉咽部　咽頭〔の〕喉頭部　いんとう〔の〕こうとうぶ

喉咽部分切除术　部分咽喉頭切除術　ぶぶんいんこうとうせつじょじゅつ

喉咽下部　喉頭下咽頭　こうとうかいんとう

喉咽隐窝　喉頭咽頭陥凹　こうとういんとうかんおう

喉咽支　咽喉枝　いんこうし

喉炎　喉頭炎　こうとうえん

喉移植术　喉頭移植術　こうとういしょくじゅつ

喉异感症　喉頭感覚異常症　こうとうかんかくいじょうしょう

喉异物　喉頭異物　こうとういぶつ

喉音　咽喉声　いんこうせい

喉音振动测动器　オパイドスコープ　opeidoscope

喉硬结〔病〕　喉頭硬腫　こうとうこうしゅ

喉疣状癌　喉頭疣状癌　こうとうゆうじょうがん
喉原位癌　喉頭上皮内癌　こうとうじょうひないがん
喉造口瘘　喉頭開口フィステル　こうとうかいこうFistel
喉造口术　喉頭開口術　こうとうかいこうじゅつ
喉造影术　喉頭運動描画法　こうとううんどうびょうがほう
喉展肌麻痹　喉頭外転筋麻痺　こうとうがいてんきんまひ
喉照相术　喉頭撮影法　こうとうさつえいほう
喉正中切开术　〔正中〕喉頭切開術　〔せいちゅう〕こうとうせっかいじゅつ
喉脂肪瘤　喉頭脂肪腫　こうとうしぼうしゅ
喉直接镜检查　直達喉頭鏡検査　ちょくたつこうとうきょうけんさ
喉中部切开术　正中喉頭切開術　せいちゅうこうとうせっかいじゅつ
喉中间腔　中間喉頭腔　ちゅうかんこうとうこう
喉肿瘤　喉頭腫瘍　こうとうしゅよう
喉周炎　喉頭周囲炎　こうとうしゅういえん
喉灼伤　喉頭火傷　こうとうかしょう
喉阻塞　喉頭閉塞　こうとうへいそく
猴痘　サルポックス　サルpox
猴痘病毒　サルポックスウイルス　サルpox virus
猴核内包涵体病原体　サル核内封入体因子　サルかくないふうにゅうたいいんし
猴结节线虫　サル腸結節虫　サルちょうけっせつちゅう
猴疟　サルのマラリア　サルのmalaria
猴肉孢子虫　サル住肉胞子虫　サルじゅうにくほうしちゅう
猴肾细胞培养　猿腎細胞培養　サルじんさいぼうばいよう
猴头菌　ヤマブシタケ
骺　骨端　こったん
骺板　骨端板　こったんばん
骺病　骨端疾病　こったんしっぺい
骺骨板　骨端骨板　こったんこつばん
骺骨化中心　骨端骨化中心　こったんこっかちゅうしん
骺骨折　骨端骨折　こったんこっせつ
骺软骨　骨端軟骨　こったんなんこつ
骺软骨结合　骨端軟骨結合　こったんなんこつけつごう
骺脱离　骨端〔線〕離開　こったん〔せん〕りかい
骺线　骨端線　こったんせん
骺炎　骨端炎　こったんえん
疣　いぼ

hòu　**后厚候簄**

后半规管　後半規管　こうはんきかん
后备力量　予備力　よびりょく
后背片　後背板　こうはいばん
后鼻棘点　スタフィリオン　staphylion
后鼻镜　後鼻鏡　こうびきょう
后鼻镜检查　後鼻鏡検査　こうびきょうけんさ
后鼻孔　後鼻孔　こうびこう
后鼻孔闭锁　後鼻孔閉鎖　こうびこうへいさ
后鼻孔牵开器　後鼻孔牽引子（レトラクタ）　こうびこうけんいんし（retractor）
后鼻孔填塞　後鼻孔填塞　こうびこうてんそく
后鼻孔息肉　後鼻孔ポリープ　こうびこうpolyp
后鼻漏　後鼻漏　こうびろう
后鼻腔　後鼻腔　こうびこう
后壁　後壁　こうへき

后壁心肌梗塞　後壁心筋梗塞　こうへきしんきんこうそく
后鞭毛　後部鞭毛　こうぶべんもう
后侧壁心肌梗塞　後側壁心筋梗塞　こうそくへきしんきんこうそく
后侧腹膜外切开引流术　後腹膜外切開ドレナージ　こうふくまくがいせっかいdrainage
后侧腹膜外引流　後腹膜外ドレナージ　こうふくまくがいdrainage
后侧毛　後側面剛毛　こうそくめんごうもう
后侧片　後胸側板　こうきょうそくばん
后侧阴道痉挛　後部腟痙攣　こうぶちつけいれん
后肠　後腸　こうちょう
后肠管　胚の恒久腸管，胎児栄養管　はいのこうきゅうちょうかん，たいじえいようかん
后超极化　後高分極　こうこうぶんきょく
后超极化电位　後高分極電位　こうこうぶんきょくでんい
后成鼻腔　二次鼻腔　にじびこう
后成尿道　人工尿道，二次尿道　じんこうにょうどう，にじにょうどう
后成体腔　二次体腔　にじたいこう
后成质　後形質　こうけいしつ
后翅　後翅　こうし
后出生儿头　後続児頭　こうぞくじとう
后出头产钳术　パイパー鉗子応用　piperかんしおうよう
后除极化　後脱分極　こうだつぶんきょく
后处理　後処置　こうしょち
后穿质　後有孔質　こうゆうこうしつ
后床突　後床突起　こうしょうとっき
后唇　後唇　こうしん
后丛　第四脳室脈絡叢　だいよんのうしつみゃくらくそう
后代病毒　後代ウイルス　こうだいvirus
后堤　後堤　こうてい
后底段　後肺底区　こうはいていく
后底段支气管　後肺底区気管支　こうはいていくきかんし
后底支　後肺底枝　こうはいていし
后电流　後電流　こうでんりゅう
后电位　後電位　こうでんい
后蝶骨　後蝶形骨　こうちょうけいこつ
后顶联胎　二頭後頭部結合奇形　にとうこうとうぶけつごうきけい
后窦　後洞　こうどう
后发病　続発症，余病　ぞくはつしょう，よびょう
后房　後眼房　こうがんぼう
后放　後放電，後発射　こうほうでん，こうはっしゃ
后负荷　後負荷　こうふか
后副橄榄核　後副オリーブ核　こうふくoliveかく
后腹　後腹　こうふく
后盖　後弁蓋　こうべんがい
后感觉　残感覚　ざんかんかく
后干　後幹　こうかん
后睾科　オピストルキス科　opisthorchisか
后睾吸虫病　オピストルキス症　opisthorchisしょう
后睾吸虫属　オピストルキス属　Opisthorchisぞく
后隔　後中隔　こうちゅうかく
后根　後根　こうこん
后根电位　後根電位　こうこんでんい
后根反射　後根反射　こうこんはんしゃ
后根型感觉障碍　後根型感覚障害　こうこんがたかんかく

しょうがい

后跟关节面 後踵骨関節面 こうしょうこつかんせつめん

后弓 後弓 こうきゅう

后弓性破伤风 後方反張性破傷風 こうほうはんちょうせいはしょうふう

后巩膜脉络膜炎 後強膜脈絡膜炎 こうきょうまくみゃくらくまくえん

后巩膜葡萄肿 後強膜ブドウ膜腫 こうきょうまくブドウまくしゅ

后巩膜切开术 後強膜切開術 こうきょうまくせっかいじゅつ

后巩膜炎 後強膜炎 こうきょうまくえん

后骨半规管 後骨半規管 こうこつはんきかん

后骨壶腹 後骨膨大部 こうこつぼうだいぶ

后鼓室切开术 後鼓室切開術 こうこしつせっかいじゅつ

后固定 後固定 こうこてい

后固有束 後固有束 こうこゆうそく

后关节面 後関節面 こうかんせつめん

后核 後核 こうかく

后𬌗 後側咬合 こうそくこうごう

后𬌗导 後咬合導子 こうこうごうどうし

后横径 大横径 だいおうけい

后壶腹 後膨大部 こうぼうだいぶ

后〔灰〕柱 後柱 こうちゅう

后〔基〕底段 後肺底区 こうはいていく

后基底〔脑膜炎〕性凝视 後脳底性凝視 こうのうていせいぎょうし

后极 後極 こうきょく

后极化 後分極 こうぶんきょく

后极性白内障 後極性白内障 こうきょくせいはくないしょう

后继性运动 後運動 こううんどう

后继性知觉 後認知 こうにんち

后间壁心肌梗塞 後壁中隔心筋梗塞 こうへきちゅうかくしんきんこうそく

后降支〔动脉〕 後下行枝〔動脈〕 こうかこうし〔どうみゃく〕

后交叉韧带 後十字靱帯 こうじゅうじじんたい

后交通动脉 後交通動脈 こうこうつうどうみゃく

后角 後角 こうかく

后角边缘核 後角辺縁核 こうかくへんえんかく

后角固有核 後角固有核 こうかくこゆうかく

后角球 後角球 こうかくきゅう

后角型感觉障碍 後角型感覚障害 こうかくがたかんかくしょうがい

后结节 後結節 こうけっせつ

后结膜动脉 後結膜動脈 こうけつまくどうみゃく

后界层 後境界板 こうきょうかいばん

后精细胞 第二精芽細胞,第二精虫母細胞 だいにせいがさいぼう,だいにせいちゅうぼさいぼう

后颈沟 項溝 うなじみぞ

后距关节面 後距骨関節面 こうきょこつかんせつめん

后孔 第二胚門 だいにはいもん

后阔长头者 長頭広后頭体 ちょうとうこうこうとうたい

后阔头者 後頭骨拡大頭蓋体 こうとうこつかくだいずがいたい

后连合 後交連 こうこうれん

后连合纤维 後交連繊維 こうこうれんせんい

后马托品 ホマトロピン homatropine

后马托品眼液 ホマトロピン点眼液 homatropineてんがんえき

后面 后面 こうめん

后膜壶腹 後膜膨大部 こうまくぼうだいぶ

后囊(尾)蚴 メタセ(ケ)ルカリア metacercaria

后脑 後脳 こうのう

后脑突出 頭蓋背側脳脱,後脳脱出 ずがいはいそくのうだつ,こうのうだっしゅつ

后脑突出畸胎 後脳児 こうのうじ

后内侧连合 後内側交連 こうないそくこうれん

后内侧中央动脉 後内側中心動脈 こうないそくちゅうしんどうみゃく

后内角 後内側角 こうないそくかく

后尿道瓣膜 後部尿道弁 こうぶにょうどうべん

后尿道瓣膜切除术 後部尿道弁切除術 こうぶにょうどうべんせつじょじゅつ

后尿道瓣膜征 後部尿道弁徴候 こうぶにょうどうべんちょうこう

后尿道加温器 後尿道加温器 こうにょうどうかおんき

后尿道镜 後尿道鏡 こうにょうどうきょう

后尿道淋病 後部尿道淋病 こうぶにょうどうりんびょう

后尿道炎 後部尿道炎 こうぶにょうどうえん

后旁正中核 後正中傍核 こうせいちゅうぼうかく

后盆腔〔脏器〕清除(除去)术 後骨盤内容除出術 こうこつばんないようじょしゅつじゅつ

后葡萄膜炎 後部ブドウ膜炎 こうぶブドウまくえん

后葡萄肿 後極ブドウ〔膜〕腫 こうきょくブドウ〔まく〕しゅ

后期梅毒 晩期梅毒 ばんきばいどく

后期潜隐体 メタクリプトゾィト metacryptozoite

后气孔 後気門,後呼吸孔 こうきもん,こうこきゅうこう

后前位 後前位 こうぜんい

后前斜位 後前斜位 こうぜんしゃい

后勤部队 後方勤務部隊 こうほうきんむぶたい

后倾后屈 〔子宮〕後傾後屈 〔しきゅう〕こうけいこうくつ

后倾子宫移位 子宮後傾〔症〕 しきゅうこうけい〔しょう〕

后穹〔窿〕 ①後腟円蓋 ②ダグラス窩 ①こうちつえんがい ②Douglasか

后穹窿穿刺术 ダグラス窩穿刺術 Douglasかせんしじゅつ

后穹窿镜 ダグラス窩鏡 Douglasかきょう

后穹窿镜检查 ダグラス窩鏡検査 Douglasかきょうけんさ

后穹窿切开引流术 ダグラス窩切開ドレナージ Douglasかせっかいdrainage

后穹窿窝征 ダグラス窩徴候 Douglasかちょうこう

后穹窿吸取法 経腟円蓋吸引法 けいこうちつえんがいきゅういんほう

后穹窿子宫内膜异位〔症〕 ダグラス窩エンドメトリオーシス Douglasかendometriosis

后丘脑 視床後部 ししょうこうぶ

后屈束 反屈束 はんくっそく

后屈子宫移位 子宮後屈〔症〕 しきゅうこうくつ〔しょう〕

后去极化 後脱分極 こうだつぶんきょく

后去极化电位 後脱分極電位 こうだつぶんきょくでんい

后乳头肌 後乳頭筋 こうにゅうとうきん

后鳃体 後鰓体 こうさいたい

后鳃体细胞 後鰓体細胞 こうさいたいさいぼう

后筛窦 後部篩骨洞 こうぶしこつどう

后筛小〔房〕窦　後部篩骨蜂巣　こうぶしこつほうそう
后上齿槽神经　後上歯槽神経枝　こうじょうしそうしんけいし
后上牙槽动脉　後上歯槽動脈　こうじょうしそうどうみゃく
后上牙槽管　後上歯槽管　こうじょうしそうかん
后神经孔　後神経孔　こうしんけいこう
后肾　後腎　こうじん
后肾管　後腎管　こうじんかん
后肾胚基　後腎芽体　こうじんがたい
后肾小管　後腎小管　こうじんしょうかん
后升支　後上行枝　こうじょうこうし
后生动物　後生動物　こうせいどうぶつ
后生木质部　後生木部　こうせいもくぶ
后生皮层　後生皮膚層　こうせいひふそう
后生植物　後生植物　こうせいしょくぶつ
后十二指肠　後十二指腸　こうじゅうにしちょう
后十字韧带断裂　後十字靭帯断裂　こうじゅうじじんたいだんれつ
后矢状径　後矢状径　こうしじょうけい
后视觉　残像知覚　ざんぞうちかく
后室间沟　後室間溝　こうしつかんこう
后室间支　後室間枝　こうしつかんし
后室旁核　後室傍核　こうしつぼうかく
后收缩　後収縮　こうしゅうしゅく
后束　後神経束　こうしんけいそく
后髓帆　下髄帆　かずいはん
后索　後索　こうさく
后弹性层　後弾力膜　こうだんりょくまく
后弹性层突出　後弾力膜瘤　こうだんりょくまくりゅう
后弹性层炎　後弾力膜炎　こうだんりょくまくえん
后天白化病　後天性白子症,後天性白皮症　こうてんせいしらこしょう,こうてんせいはくひしょう
后天病　後天性疾病　こうてんせいしっぺい
后天痴呆　後天性痴呆　こうてんせいちほう
后天反射　獲得反射　かくとくはんしゃ
后天梅毒　後天梅毒　こうてんばいどく
后天免疫　後天（獲得）免疫　こうてん（かくとく）めんえき
后天耐受性　後天（獲得）耐性　こうてん（かくとく）たいせい
后天缺损　後天欠損　こうてんけっそん
后天溶血性黄疸　後天性溶血性黄疸　こうてんせいようけつせいおうだん
后天溶血性贫血　後天性溶血性貧血　こうてんせいようけつせいひんけつ
后天散光　後天性乱視　こうてんせいらんし
后天素因　後天性素因　こうてんせいそいん
后天性表皮松解　後天性表皮剥離　こうてんせいひょうひはくり
后天性癫痫　後天性てんかん　こうてんせいてんかん
后天性腭裂　後天性口蓋裂　こうてんせいこうがいれつ
后天性肺动静脉瘘　後天性肺動静脈瘻　こうてんせいはいどうじょうみゃくろう
后天性弓形体病　後天性トキソプラズマ病　こうてんせいtoxoplasmaびょう
后天性葫芦胃　後天性二房胃　こうてんせいにぼうい
后天性畸形　後天性奇形　こうてんせいきけい
后天性精神病　後天性精神病　こうてんせいせいしんびょう

后天性髋关节畸形　後天性股関節奇形　こうてんせいこかんせつきけい
后天性聋　後天性難聴　こうてんせいなんちょう
后天性跚内翻　後天性母趾内反　こうてんせいぼしないはん
后天性跚外翻　後天性母趾外反　こうてんせいぼしがいはん
后天性脑积水　後天性水頭症　こうてんせいすいとうしょう
后天性平足　後天性扁平足　こうてんせいへんぺいそく
后天〔性〕疝　後天性ヘルニア　こうてんせいhernia
后天性食管过短症　後天性食道過短症　こうてんせいしょくどうかたんしょう
后天性食管狭窄　後天性食道狭窄　こうてんせいしょくどうきょうさく
后天性输尿管憩室　後天性尿管憩室　こうてんせいにょうかんけいしつ
后天性素质　後天素質　こうてんそしつ
后天性心血管病　後天性心〔臓〕血管疾患　こうてんせいしん〔ぞう〕けっかんしっかん
后天性胸廓畸形　後天性胸郭奇形　こうてんせいきょうかくきけい
后天性阴道闭锁　後天性膣閉鎖　こうてんせいちつへいさ
后天性远心性白斑　後天性遠心性白斑　こうてんせいえんしんせいはくはん
后天性支气管食管瘘　後天性気管支食道瘻　こうてんせいきかんししょくどうろう
后突　後突起　こうとっき
后退　後退,後方突進　こうたい,こうほうとっしん
后退性斜视　後退性斜視,デュエン症候群　こうたいせいしゃし,Duaneしょうこうぐん
后腿基节　後脚基節　こうきゃくきせつ
后脱位　後方脱臼　こうほうだっきゅう
后外侧沟　後外側溝　こうがいそくこう
后外侧核　後外側核　こうがいそくかく
后外侧开胸术　後外側開胸術　こうがいそくかいきょうじゅつ
后外侧裂　後外側裂　こうがいそくれつ
后外侧切口开胸术　後外側胸腔切開術　こうがいそくきょうこうせっかいじゅつ
后外侧束　後外側束　こうがいそくそく
后外侧囟　後側頭泉門　こうそくとうせんもん
后外侧中央动脉　後外側中心動脈　こうがいそくちゅうしんどうみゃく
后外弓状纤维　後外側弓状線維　こうがいそくきゅうじょうせんい
后外柱　後外側柱　こうがいそくちゅう
后网期　卵子発育の第二期　らんしはついくのだいにき
后位子宫　子宮後位　しきゅうこうい
后吸盘　後吸盤　こうきゅうばん
后陷窝镜检查　ダグラス窩鏡検査　Douglasかきょうけんさ
后向性心力衰竭　後方心不全　こうほうしんふぜん
后像　残像　ざんぞう
后小动脉　メタ細動脈,後細動脈　metaさいどうみゃく,こうさいどうみゃく
后小静脉　メタ細静脈,後細静脈　metaさいじょうみゃく,こうさいじょうみゃく

后斜角肌　後斜角筋　こうしゃかっきん
后囟〔门〕　小泉門　しょうせんもん
后胸　後胸　こうきょう
后压觉　後圧覚　こうあっかく
后牙　後方歯,臼歯　こうほうし,きゅうし
后牙桥体　後架工歯　こうかこうし
后眼色素膜炎　後部ブドウ膜炎　こうぶブドウまくえん
后验概率　事後確率　じごかくりつ
后仰　仰向け,直立性後倒症　あおむけ,ちょくりつせいこうとうしょう
后叶　後葉　こうよう
〔后叶〕催产素　オキシトシン　oxytocin
后叶激素　後葉ホルモン　こうようhormone
后叶加〔血〕压素　バソプレシン　Vasopressin
后叶素　ピツイトリン,ヒポフイシン　pituitrin,hypophysin
后移　後退　こうたい
后〔遺〕效〔应〕　①後〔続〕効果②残効　①こう〔ぞく〕こうか②ざんこう
后遗眼球震颤　後眼振　こうがんしん
后遗症　後遺症　こういしょう
后遗作用　後続作用　こうぞくさよう
后抑制　後抑制　こうよくせい
后音觉　残聴　ざんちょう
后蚴部　下虫部　かちゅうぶ
后圆线虫属　メタストロンギルス属　Metastrongylusぞく
后缘　後縁　こうえん
后缘核　後縁核　こうえんかく
后枕部　後頭部　こうとうぶ
后阵痛　後陣痛　こうじんつう
后正中隔　後正中隔　こうせいちゅうかく
后正中沟　後正中溝　こうせいちゅうこう
后正中线　後正中線　こうせいちゅうせん
后支　後枝　こうし
后肢　後肢　こうし
后肢芽　後肢芽　こうしが
后殖吸虫病　メタゴニムス症　Metagonimusしょう
后殖吸虫属　メタゴニムス〔属〕　Metagonimusぞく
后中间沟　後中間溝　こうちゅうかんこう
后主静脉　後主静脈　こうしゅじょうみゃく
后柱　後柱　こうちゅう
后柱尖　後柱尖　こうちゅうせん
后子宫旁炎　後子宮旁〔結合〕組織炎　こうしきゅうぼう〔けつごう〕そしきえん
后纵隔　縦隔の後部　じゅうかくのこうぶ
后纵隔淋巴结　後縦隔リンパ節　こうじゅうかくlymphせつ
后纵韧带　後縦靱帯　こうじゅうじんたい
后纵韧带钙化　後縦靱帯石灰化　こうじゅうじんたいせっかいか
后纵韧带损伤　後縦靱帯損傷　こうじゅうじんたいそんしょう
后足　後脚　こうきゃく
后作用　後〔続〕作用　こう〔ぞく〕さよう
厚壁空洞　厚壁空洞　こうへきくうどう
厚壁组织　硬膜組織,厚膜組織　こうまくそしき,こうまくそしき
厚层样品　厚層サンプル　こうそうsample
厚带摄片法　ゾノグラフィー　zonography
厚度测量器　厚度計　こうどけい

厚度调节板　厚さ調節板　あつさちょうせつばん
厚分层皮移植片　分層皮膚移植片　ぶんそうひふいしょくへん
厚果唐松草碱　サリカルピン　thalicarpine
厚角组织　厚角組織　こうかくそしき
厚膜　厚膜　こうまく
厚膜孢子　厚膜胞子　こうまくほうし
厚膜试验　厚層試験,ロス試験　こうそうしけん,Rossしけん
厚膜芽生菌病　クラミドブラストミコーシス　chlamydoblastomycosis
厚皮　強皮症　きょうひしょう
厚皮性骨膜病　強皮骨膜症,硬皮骨膜症　きょうひこつまくしょう,こうひこつまくしょう
厚朴　厚樸　コウボク
厚朴酚　マグノロール　magnolol
厚朴箭毒碱　マグノクラリン　magnocurarine
厚苔舌　厚苔舌　こうたいぜつ
厚〔涂〕片〔法〕　厚スミア〔塗抹標本〕〔法〕　こうsmear（とまつひょうほん）〔ほう〕
厚血管翳　肥厚性パンヌス　ひこうせいpannus
厚血膜　厚血膜　こうけつまく
厚血膜法　厚血膜法　こうけつまくほう
厚硬性阴囊疝　硬化性陰囊ヘルニア　こうかせいいんのうhernia
候鸟　候鳥,ワタリドリ　コウチョウ
候普-赛勒氏法　ホッペ・セイラー法　Hoppe-Seylerほう
候普氏征　ホープ徴候　Hopeちょうこう
候诊室　待合室　まちあいしつ
鲎〔属〕　カブトガニ〔属〕　カブトガニ〔ぞく〕

HU　呼囫狐弧胡壶葫糊槲蝴虎琥互户护

hū　呼

呼出　呼息　こそく
呼出气　呼気　こき
呼救信号　遭難信号,sos標識　そうなんしんごう,sosひょうしき
呼气　呼気,呼息　こき,こそく
呼气储备量　補気量,予備呼気量　ほきりょう,よびこきりょう
呼气醇测定器　酩酊計　めいていけい
呼气肌　呼息筋　こそくきん
呼气流量　呼気流量　こきりゅうりょう
呼气流速高峰　最大呼気流量率　さいだいこきりゅうりょうりつ
呼气末正压　陽性呼気終圧　ようせいこきしゅうあつ
呼气相　呼息相　こそくそう
呼气性喉鸣　呼息性喘鳴　こそくせいぜんめい
呼气〔性呼吸〕困难　呼気性呼吸困難　こきせいこきゅうこんなん
呼气压　呼息圧　こそくあつ
呼气运动神经元　呼息運動ニューロン　こそくうんどうneuron
呼气延长　呼気延長　こきえんちょう
呼气中枢　呼息中枢　こそくちゅうすう
呼吸　呼吸　こきゅう
　比奥氏呼吸　ビオー呼吸　Biotこきゅう
　布许氏呼吸　ブーシュ呼吸　Bouchutこきゅう

陈－施二氏呼吸　チエーン・ストークス呼吸　Cheyne-Stokesこきゅう

科里根氏呼吸　コリガン呼吸　Corriganこきゅう

库斯毛尔氏呼吸　クスマウル呼吸　Kussmaulこきゅう

呼吸表浅　表在呼吸　ひょうざいこきゅう

呼吸不规则　不規則呼吸　ふきそくこきゅう

呼吸不全　呼吸不全　こきゅうふぜん

呼吸不足　呼吸低下　こきゅうていか

呼吸部　呼吸部　こきゅうぶ

呼吸波　呼吸性血圧波　こきゅうせいけつあつは

呼吸操练　呼吸練習　こきゅうれんしゅう

呼吸差　呼吸差　こきゅうさ

呼吸迟缓　緩呼吸　かんこきゅう

呼吸储备力　換気予備力　かんきよびりょく

呼吸传感器　呼吸トランスデューサー　こきゅうtransducer

呼吸次数　呼吸数　こきゅうすう

呼吸刺激剂　呼吸興奮薬　こきゅうこうふんやく

呼吸袋测压表　〔呼吸〕バッグ圧力計　〔こきゅう〕bagあつりょくけい

呼吸道　呼吸道,氣道　こきゅうどう,きどう

呼吸道病毒感染　呼吸道ウイルス感染　こきゅうどうvirusかんせん

呼吸道病原菌　呼吸道病原菌　こきゅうどうびょうげんきん

呼〔吸道〕肠〔道〕病毒　レオウイルス　reovirus

呼吸道肠道孤儿病毒　呼吸道腸内オーファンウイルス　こきゅうどうちょうないorphan virus

呼吸道传染病　呼吸道伝染病　こきゅうどうでんせんびょう

呼吸道感染　呼吸道感染　こきゅうどうかんせん

呼吸道梗阻　氣道閉塞　きどうへいそく

呼吸道合胞病毒肺炎　RSウイルス肺炎　RS virusはいえん

呼吸道合胞〔体〕病毒　RSウイルス　RS virus

呼吸道融合病毒　RSウイルス　RS virus

呼吸道烧伤　呼吸道火傷　こきゅうどうかしょう

呼吸道通气术　①氣管切開術　②呼吸道内挿管法　①きかんせっかいじゅつ　②こきゅうどうないそうかんほう

呼吸道萎缩　呼吸道虚脱　こきゅうどうきょだつ

呼吸道硬结症　呼吸道硬化症　こきゅうどうこうかしょう

呼吸道阻力　呼吸道抵抗　こきゅうどうていこう

呼吸动力功能　力学的呼吸機能　りきがくてきこきゅうのう

呼吸动力学　呼吸力学,呼吸動力学　こきゅうどうりょくがく,こきゅうりきがく

呼吸动作　呼吸動作　こきゅうどうさ

呼吸锻炼　呼吸訓練　こきゅうくんれん

呼吸法肾盂造影术　呼吸式腎盂造影法　こきゅうしきじんうぞうえいほう

呼吸反射　呼吸反射　こきゅうはんしゃ

呼吸反应　呼吸反応　こきゅうはんのう

呼吸反应测听仪　呼吸反応聴力計,呼吸反応オージオメーター　こきゅうはんのうちょうりょくけい,こきゅうはんのうaudiometer

呼吸辅助装置　呼吸補助装置　こきゅうほじょそうち

呼吸〔感〕觉　呼吸感覚　こきゅうかんかく

呼吸功　呼吸の仕事　こきゅうのしごと

呼吸功能　呼吸機能　こきゅうきのう

呼吸功能不全　呼吸〔機能〕不全　こきゅう〔きのう〕ふぜん

呼吸功能常数　呼吸機能定数　こきゅうきのうていすう

呼吸功能检查数据处理装置　呼吸機能検査データ処理装置　こきゅうきのうけんさdataしょりそうち

呼吸管　氣管　きかん

呼吸过大　呼吸過大症　こきゅうかだいしょう

呼吸过度　過呼吸,呼吸亢進　かこきゅう,こきゅうこうしん

呼吸缓慢　徐呼吸　じょこきゅう

呼吸机　レスピレータ,人工呼吸器　respirator,じんこうこきゅうき

呼吸机能　呼吸機能　こきゅうきのう

呼吸机能检查器　呼吸機能検査装置　こきゅうきのうけんさそうち

呼吸肌　呼吸筋　こきゅうきん

呼吸肌力测定法　呼吸筋筋力測定法　こきゅうきんきんりょくそくていほう

呼吸唧筒　呼吸ポンプ　こきゅうpump

呼吸急促　頻呼吸　ひんこきゅう

呼吸计　呼吸計　こきゅうけい

呼吸加深　増強呼吸　ぞうきょうこきゅう

呼吸加速　加速呼吸　かそくこきゅう

呼吸加速中枢　呼吸促進中枢　こきゅうそくしんちゅうすう

呼吸间歇〔期〕　呼吸休止〔期〕　こきゅうきゅうし〔き〕

呼吸减少　呼吸低下　こきゅうていか

呼吸节律　呼吸リズム　こきゅうrhythm

呼吸痉挛　呼吸痙攣　こきゅうけいれん

呼吸窘迫　呼吸窮迫　こきゅうきゅうはく

呼吸窘迫综合征　呼吸窮迫症候群　こきゅうきゅうはくしょうこうぐん

呼吸均匀　呼吸均整　こきゅうきんせい

呼吸控制型心脏起搏器　調節呼吸型ペースメーカ　ちょうせつこきゅうがたpacemaker

呼吸困难　呼吸困難　こきゅうこんなん

呼吸困难综合征　呼吸困難症候群　こきゅうこんなんしょうこうぐん

呼吸类型　呼吸型　こきゅうがた

呼吸链　呼吸鎖　こきゅうさ

呼吸量测定法　呼吸量測定法　こきゅうりょうそくていほう

呼吸量测定器　呼吸量計　こきゅうりょうけい

呼吸量测视法　スピロスコープ法　spiroscopeほう

呼吸量测视器　スピロスコープ　spiroscope

呼吸量曲线　呼吸量曲線　こきゅうりょうきょくせん

呼吸裂　〔喉頭〕前庭裂　〔こうとう〕ぜんていれつ

呼吸流量计　呼吸流量計　こきゅうりゅうりょうけい

呼吸流速仪传感器　呼吸流速計トランスデューサー　こきゅうりゅうそくけいtransducer

呼吸率　呼吸数　こきゅうすう

呼吸麻痹　呼吸麻痺　こきゅうまひ

呼吸脉搏比　呼吸脈拍比　こきゅうみゃくはくひ

呼吸慢深　徐深呼吸　じょしんこきゅう

呼吸酶　呼吸酵素　こきゅうこうそ

华伯氏呼吸酶　ワルブルグ呼吸酵素　Warburgこきゅうこうそ

呼吸面　呼吸面　こきゅうめん

呼吸面具　呼吸マスク　こきゅうmask

呼吸描记法　呼吸運動撮影法　こきゅううんどうさつえい

ほう

呼吸描记器 呼吸運動描写器,呼吸運動記録器 こきゅううんどうびょうしゃき,こきゅううんどうきろくき

呼吸描记图 呼吸運動曲線,スパイログラム こきゅううんどうきょくせん,spirogram

呼吸粘膜 呼吸粘膜 こきゅうねんまく

呼吸频率 呼吸頻度 こきゅうひんど

呼吸期 呼吸期 こきゅうき

呼吸气量测定法 呼吸量測定法 こきゅうりょうそくていほう

呼吸气量测定器 呼吸量計 こきゅうりょうけい

呼吸气流流速计 呼吸氣流計,呼吸流量計 こきゅうきりゅうけい,こきゅうりゅうりょうけい

呼吸气体分析 呼吸ガス分析 こきゅうgasぶんせき

呼吸气压速度描记器 呼吸〔運動〕記録器 こきゅう〔うんどう〕きろくき

呼吸器 レスピレータ,人工呼吸器,吸入器 respirator,じんこうこきゅうき,きゅうにゅうき

　德林克氏人工呼吸器 ドリンカー レスピレータ,鉄の肺 Drinker respirator,てつのはい

呼吸器官 呼吸器 こきゅうき

呼吸器死腔 呼吸器死腔,レスピレータの死腔 こきゅうきしこう,respiratorのしこう

呼吸浅快 表在頻呼吸 ひょうざいひんこきゅう

呼吸浅慢 低呼吸 ていこきゅう

呼吸抢救设备 呼吸救急器 こきゅうきゅうきゅうき

呼吸区 呼吸部 こきゅうぶ

呼吸曲线 呼吸曲線 こきゅうきょくせん

呼吸曲线记录器 呼吸曲線記録器 こきゅうきょくせんきろくき

呼吸热量计 呼吸熱量計 こきゅうねつりょうけい

呼吸容量 呼吸容量 こきゅうようりょう

呼吸鳃 呼吸鰓 こきゅうさい

呼吸色素 呼吸色素 こきゅうしきそ

呼吸商 呼吸商 こきゅうしょう

呼吸上皮 呼吸上皮,肺胞上皮 こきゅうじょうひ,はいほうじょうひ

呼吸深度 呼吸の深さ こきゅうのふかさ

呼吸深快 過呼吸 かこきゅう

呼吸神经 呼吸神経 こきゅうしんけい

呼吸神经症 呼吸神経症 こきゅうしんけいしょう

呼吸生理 呼吸生理 こきゅうせいり

呼吸声门 声門裂の軟骨間部 せいもんれつのなんこつかんぶ

呼吸数 呼吸数 こきゅうすう

呼吸衰竭 呼吸不全 こきゅうふぜん

呼吸死 呼吸死 こきゅうし

呼吸速度描记器 呼吸氣流計 こきゅうきりゅうけい

呼吸速度描记图 呼吸流量図 こきゅうりゅうりょうず

呼吸调节中枢 呼吸調節中枢 こきゅうちょうせつちゅうすう

呼吸听力计 呼吸聴力計 こきゅうちょうりょくけい

呼吸停止 呼吸停止 こきゅうていし

呼吸味 息のにおい いきのにおい

呼吸紊乱 呼吸障害 こきゅうしょうがい

呼吸无效区 呼吸死腔 こきゅうしこう

呼吸系并发症 呼吸器系合併症 こきゅうきけいがっぺいしょう

呼吸系病理学 呼吸器系病理学 こきゅうきけいびょうりがく

呼吸系数 呼吸係数 こきゅうけいすう

呼吸系统 呼吸器系 こきゅうきけい

呼吸系统毒理学 呼吸器系毒物学 こきゅうきけいどくぶつがく

呼吸系统疾病 呼吸器系疾患 こきゅうきけいしっかん

呼吸系统疾病急死 呼吸器系疾患突然死 こきゅうきけいしっかんとつぜんし

呼吸细支气管 呼吸細氣管支 こきゅうさいきかんし

呼吸相自动控制胸片拍摄仪 呼吸期胸部 X 線写真自動御制撮影装置 こきゅうききょうぶXせんしゃしんじどうぎょせいさつえいそうち

呼吸橡皮囊 呼吸バッグ こきゅうbag

呼吸兴奋剂 呼吸興奮薬 こきゅうこうふんやく

呼吸性不整脉 呼吸性不整脈 こきゅうせいふせいみゃく

呼吸性抽搐 呼吸性チック こきゅうせいtic

呼吸性代偿 呼吸性代償 こきゅうせいだいしょう

呼吸性过代偿 呼吸性代償過度 こきゅうせいだいしょうかど

呼吸性虹膜震颤 呼吸性瞳孔動揺 こきゅうせいどうこうどうよう

呼吸性间歇脉 呼吸性間欠脈 こきゅうせいかんけつみゃく

呼吸性碱中毒 呼吸性アルカローシス こきゅうせいalkalosis

呼吸性脉搏 呼吸脈 こきゅうみゃく

呼吸性脑病 呼吸性エンセファロパシー（脳障害,脳症） こきゅうせいencephalopathy（のうしょうがい,のうしょう）

呼吸性酸中毒 呼吸性アシドーシス こきゅうせいacidosis

呼吸性心律不齐 呼吸性不整脈 こきゅうせいふせいみゃく

呼吸性血压波动 呼吸性血圧動揺 こきゅうせいけつあつどうよう

呼吸性杂音 呼吸性雑音 こきゅうせいざつおん

呼吸徐缓 呼吸緩徐,〔緩〕徐呼吸 こきゅうかんじょ,〔かん〕じょこきゅう

呼吸异常 呼吸異常 こきゅういじょう

呼吸音 呼吸音 こきゅうおん

　奥斯汀－弗林特氏呼吸音 オースチン・フリント呼吸音 Austin-Flintこきゅうおん

呼吸音减弱 呼吸音減弱 こきゅうおんげんじゃく

呼吸音描记器 呼吸音記録器 こきゅうおんきろくき

呼吸音〔描记〕图 呼吸音図 こきゅうおんず

呼吸音消失 呼吸音消失 こきゅうおんしょうしつ

呼吸音延长 呼吸音延長 こきゅうおんえんちょう

呼吸音增强 呼吸音増強 こきゅうおんぞうきょう

呼吸运动 呼吸運動 こきゅううんどう

呼吸运动计 呼吸計 こきゅうけい

呼吸运动记录器 呼吸運動記録器 こきゅううんどうきろくき

呼吸杂音 呼吸雑音,肺雑音 こきゅうざつおん,はいざつおん

呼吸暂停 無呼吸 むこきゅう

呼吸增快 頻呼吸 ひんこきゅう

呼吸增强 増強呼吸 ぞうきょうこきゅう

呼吸振动 呼吸振動 こきゅうしんどう

呼吸镇静剂 呼吸鎮静薬 こきゅうちんせいやく

呼吸正常　正常呼吸,安静呼吸　せいじょうこきゅう,あんせいこきゅう

呼吸指数　呼吸指数　こきゅうしすう

呼吸中枢　呼吸中枢　こきゅうちゅうすう

呼吸周期　呼吸周期　こきゅうしゅうき

呼吸总量计算机　全呼吸量計算機　ぜんこきゅうりょうけいさんき

呼吸〔作用〕　呼吸〔作用〕　こきゅう〔さよう〕

hú　囫狐弧胡壶葫糊槲蝴

囫囵吞咽　荒食　あらくい

狐臭　臭汗症,腋臭　しゅうかんしょう,わきが

狐类脑炎　狐脳炎　きつねのうえん

弧度　ラジアン　radian

弧光　弧光　ここう

弧光灯　アークランプ,アーク灯　arclamp,arcとう

　芬森氏弧光灯　フィンゼンアーク灯　Finsen arcとう

弧菌　弧菌,ビブリオ　こきん,vibrio

　爱尔托弧菌　エルトール弧菌　El Torこきん

　麦奇尼科夫氏弧菌　メチニコフ弧菌　Metchnikovこきん

　西里伯斯弧菌　セレベス弧菌　Celebesこきん

弧菌病　ビブリオ症　vibrioしょう

弧菌溶血素　ビブリオリシン　vibriolysin

弧菌属　ビブリオ属　Vibrioぞく

弧菌素　ビブリオシン　vibriocin

弧菌性败血病　ビブリオ敗血症　vibrioはいけっしょう

弧三角形　セクター,扇形　Sector,せんけい

弧形暗点　弓状暗点　きゅうじょうあんてん

弧形缝合针　弓状縫合針　きゅうじょうほうごうしん

弧形切口　弓状切開　きゅうじょうせっかい

弧形视野计　球面視野計　きゅうめんしやけい

弧形子宫　弓状子宮　きゅうじょうしきゅう

弧影　半月　はんげつ

胡薄荷酮　プレゴン　pulegone

胡尔勒氏病　フルレル病　Hurlerびょう

胡尔勒氏综合征　フルレル症候群　Hurlerしょうこうぐん

胡蜂　オオクマバチ

胡蜂酒　胡蜂酒　コホウしゅ

胡佛氏征　フーバ徴候　Hooverちょうこう

胡瓜醇　胡瓜アルコール　きゅうりalcohol

胡-亨二氏综合征　フルレル・ハント症候群　Hurler-Huntしょうこうぐん

胡黄连　コオウレン

胡黄连醇　クトキノール　Kutkinol

胡黄连甙　クトコシド　Kutkoside

胡黄连苦甙　ピクロシド　picroside

胡黄连素　クトキン　Kutkin

胡黄连甾醇　クトキステロール　kutkisterol

胡椒　胡椒　コショウ

胡椒酚　カビコール　chavicol

胡椒酚甲醚　カビコール メチルエーテル　chavicol methylether

胡椒碱　ピペリン　piperine

胡椒科　胡椒科　コショウか

胡椒嗪　ピペラジン　piperazine

胡椒醛　ピペロナール　piperonal

胡椒属　胡椒属　コショウぞく

胡椒酸　ピペリン酸　piperinさん

胡椒酮　ピペリトン　piperitone

胡椒脂碱　カビシン　chavicine

胡椒中毒　胡椒中毒症　コショウちゅうどくしょう

胡芦巴　胡蘆巴　コロハ

胡芦巴碱　トリゴネリン　trigonelline

胡萝卜　人参　ニンジン

胡萝卜醇　フィトキサンチン　phytoxanthin

胡萝卜软腐欧氏菌素　カロトボリシン　carotovoricin

胡萝卜属　人参属　ニンジンぞく

胡萝卜素　カロチン　carotin

β-胡萝卜素　β-カロチン　β-carotin

胡萝卜素沉着　カロチン蓄積症　carotinちくせきしょう

胡萝卜素醇　カロテノール　carotenol

胡萝卜素黄皮病　柑〔色〕皮症　かん〔しょく〕ひしょう

胡萝卜素加氧酶　カロチン オキシゲナーゼ　carotin oxygenase

胡萝卜素酶　カロチナーゼ　carotinase

胡萝卜素血试验　カロチン血試験　carotinけつしけん

胡萝卜素血症　カロチン血〔症〕　carotinけっ〔しょう〕

β-胡萝卜酮　β-カロチノーン,β-カルチノン　β-carotenone

胡萝卜甾醇　ダウコステロール　daucosterol

胡萝卜子素　ダウカリン　daucarine

胡萝藤　コマンキョウ

胡麻　胡麻　ゴマ

胡麻科　胡麻科　ゴマか

胡麻油　胡麻油　ゴマゆ

胡讷氏试验　ヒューナー試験　Huhnerしけん

胡施克氏瓣　フシュケ弁　Huschkeべん

胡施克氏管　フシュケ管　Huschkeかん

胡施克氏孔　フシュケ孔　Huschkeこう

胡桃　テウチグルミ

胡桃苷　ジュグラニン　juglanin

胡桃科　クルミ科　クルミか

胡桃属　クルミ属　クルミぞく

胡桃素　ヌシン　nucin

胡桃酮(醌)　ジュグロン,ユグロン　juglone

胡颓子　ナワシログミ

胡颓子科　グミ科　グミか

胡须　鬚　ひげ

壶腹　膨大部　ぼうだいぶ

　法特氏壶腹　ファーテル膨大部　Vaterぼうだいぶ

　汉勒氏壶腹　ヘンレ膨大部　Henleぼうだいぶ

壶腹癌　膨大部癌　ぼうだいぶがん

壶腹部　膨大部　ぼうだいぶ

壶腹沟　膨大部溝　ぼうだいぶこう

壶腹骨脚　骨膨大部脚　こつぼうだいぶきゃく

壶腹嵴　膨大部稜　ぼうだいぶりょう

壶腹嵴终顶　膨大部稜終末頂　ぼうだいぶりょうしゅうまつちょう

壶腹脚　膨大部脚　ぼうだいぶきゃく

壶腹括约肌　膨大部括約筋　ぼうだいぶかつやくきん

壶腹瘤　膨大部腫瘍　ぼうだいぶしゅよう

壶腹帽　膨大部頂　ぼうだいぶちょう

壶腹膜　膨大部膜　ぼうだいぶまく

壶腹膜脚　膨大部膜脚　ぼうだいぶまくきゃく

壶腹憩室　膨大部憩室　ぼうだいぶけいしつ

壶腹妊娠　膨大部妊娠　ぼうだいぶにんしん

壶腹筛区　膨大部篩状野　ぼうだいぶしじょうや

壶腹神经　膨大部神経　ぼうだいぶしんけい

壶腹炎　膨大部炎　ぼうだいぶえん
壶腹周围癌　膨大部周囲癌　ぼうだいぶしゅういがん
　法特氏壶腹周围癌　ファーテル膨大部周囲癌　Vaterぼうだいぶしゅういがん
壶腹状动脉瘤　小囊性動脈瘤　しょうのうせいどうみゃくりゅう
壶螺属　アンプラリエラ属　Ampullariollaぞく
壶形腹　太鼓腹　たいこばら
葫芦　葫蘆　コロ
葫芦科　葫蘆科　ウリか
葫芦茶　葫蘆茶　ウリちゃ
葫芦素　ククルビタシン　cucurbitacin
葫芦胃　二房胃,砂時計胃　にぼうい,すなどけいい
葫芦烷　ククルビタン　cucurbitane
葫芦状瘤　亜鈴状腫瘍　あれいじょうしゅよう
葫芦状收缩　砂時計〔状〕収縮　すなどけい〔じょう〕しゅしゅく
糊粉粒　アリューロン細粒　aleuroneさいりゅう
糊剂　泥膏〔剤〕　でいこう〔ざい〕
糊精　デキストリン,糊精　dextrin,こせい
糊精化　デキストリン化,デキストリン形成　dextrinか,dextrinけいせい
糊精麦芽糖　デキストリマルトース　dextrimaltose
糊精酶　デキストリナーゼ　dextrinase
α-糊精酶　α-デキストリナーゼ　α-dextrinase
糊精尿　デキストリン尿　dextrinにょう
糊精糖　イソマルトース,異性麦芽糖　isomaltose,いせいばくがとう
槲寄生　宿り木　ヤドリギ　やどりぎ
槲寄生毒肽　ビスコトキシン　viscotoxin
槲寄生素　ビスシン　viscin
槲蕨　ハカマウラボシ,コツサイホ
槲皮醇　ケルシトール　quercitol
槲皮苷　ケルシトリン　quercitrin
槲皮黄甙　ケルシメリトリン　quercimeritrin
槲皮〔黄〕素　ケルセチン　quercetin
槲皮苦素　ケルシン　quercin
槲皮鞣仿　ケルシホルム,ケルシタンノホルム　querciform,quercitannoform
槲皮鞣酸　ケルシタンニン　quercitannin
槲皮万寿菊苷　ケエルセタギトリン　quercetagitrin
蝴蝶　蝶　ちょう
蝴蝶花　サンシキスミレ
蝴蝶状肺　蝶状肺　ちょうじょうはい

hǔ　虎琥

虎斑溶解　虎斑溶解　こはんようかい
虎斑乌贼　虎斑イカ　こはんイカ
虎斑小体　虎斑小体,ニッスル〔小〕体　こはんしょうたい,Nissl〔しょう〕たい
虎斑心　虎斑心〔臓〕　こはんしん〔ぞう〕
虎斑质　虎斑物質,色素親和体,ニッスル小体　こはんぶっしつ,しきそしんわたい,Nisslしょうたい
虎刺　虎刺　コシ
虎刺醇　ダムナカントール　damnacanthol
虎刺醛　ダムナカンタール　damnacanthal
虎耳草　コジソウ
虎耳草科　エキノシタ科　エキノシタか
虎耳草素　ベルゲニン　bergenin

虎骨　虎骨　ココツ
虎骨酒　虎骨酒　ココツしゅ
虎红　ローズベンガル　rose bengal
虎头钳　万力　まんりき
虎杖　虎杖,イタドリ　コジョウ
虎杖甙　ポリダチン　polydatin
琥珀　琥珀　コハク
琥珀磺酸二辛钠　スルホ琥珀酸ジオクチル ナトリウム　sulfoコハクさんdioctylnatrium
琥珀氯霉素　琥珀クロラムフェニコール　コハクchloramphenicol
琥珀密码子　アンバーコードン　amber codon
琥珀酸　琥珀酸　コハクさん
琥珀酸铵　琥珀酸アンモニウム　コハクさんammonium
琥珀酸半醛　琥珀酸セミアルデヒド　コハクさんsemialdehyde
琥珀酸硫激酶　琥珀酸チオキナーゼ　コハクさんthiokinase
琥珀酸钠氯霉素　琥珀酸クロラムフェニコール　ナトリウム　コハクさんchloramphenicol natrium
琥珀酸钠泼尼松龙　琥珀酸プレドニソロンナトリウム　コハクさんprednisolone natrium
琥珀酸脱氢酶　琥珀酸脱水素酵素　コハクさんだっすいそこうそ
琥珀酸亚铁　琥珀酸第一鉄　コハクさんだいいちてつ
琥珀酸盐　琥珀酸塩　コハクさんえん
琥珀酸氧化呼吸链　琥珀酸酸化呼吸鎖　コハクさんさんかこきゅうさ
琥珀酸氧化酶　琥珀酸オキシダーゼ　コハクさんoxidase
琥珀突变型　アンバー〔突然〕変異体　amber〔とつぜん〕へんいたい
琥珀〔酰〕胆碱　サクシニルコリン,スクシニルコリン　succinylcholine
琥珀酰辅酶A　サクシニルコエンチームA,サクシニルCoA　succinylcoenzyme A,succinyl CoA
琥珀酰辅酶A脱酰酶　サクシニルCoAデアシラーゼ　succinyl CoA deacylase
琥珀酰磺胺噻唑　サクシニルスルファチアゾール　succinylsulfathiazole
琥珀酰亚胺　サクシンイミド　succinimide
琥珀型三联体　アンバートリプレット　amber-triplet
琥珀油　コハク(琥珀)油　コハクゆ

hù　互户护

互比定律　相互比例法則　そうごひれいほうそく
互变　相互変換　そうごへんかん
互变异构　互変異性　ごへんいせい
互变异构平衡　互変異性平衡　ごへんいせいへいこう
互变异构式　互変異性式　ごへんいせいしき
互变异构体　互変〔異性〕体　ごへん〔いせい〕たい
互变〔异构〕形式　互変異性形態　ごへんいせいけいたい
互变异构性　互変異性　ごへんいせい
互补　相補〔性〕　そうほ〔せい〕
互补DNA　相補DNA　そうほDNA
互补基因　相補遺伝子　そうほいでんし
互补碱基　相補塩基　そうほえんき
互补碱基序(顺)列　相補塩基配列順〔序〕　そうほえんきはいれつじゅん〔じょ〕
互补色　補色,余色　ほしょく,よしょく
互补位　パラトープ　paratope

互补性 相補性 そうほせい
互补性原理 相補性原理 そうほせいげんり
互补转录 相補転写 そうほてんしゃ
互补作用 相補作用 そうほさよう
互斥 相互排除 そうごはいじょ
互感 相互感応 そうごかんのう
互感性光反射 同感性対光反射 どうかんせいたいこうはんしゃ
互换 交換 こうかん
互交 交雑 こうざつ
互〔利共〕生 相利共生 そうりきょうせい
互生 共棲,共存,共生 きょうせい,きょうぞん,きょうせい
互相交换 相互交換 そうごこうかん
戸山-铃木综合征 戸山・鈴木症候群 とやま・すずきしょうこうぐん
护床架 ベッド ケージ bedcage
护耳器 耳おおい みみおおい
护发术 美毛法,養毛法 びもうほう,ようもうほう
护肤膏 皮膚保護パスタ ひふほごpasta
护肝药 肝臓保護薬 かんぞうほごやく
护理 看護 かんご
护理部 看護科 かんごか
护理人员 看護要員 かんごよういん
护目镜 ちりよけ,紫外線よけ,防護眼鏡 しがいせんよけ,ぼうごがんきょう(めがね)
护生 看護学生 かんごがくせい
护士 看護婦 かんごふ
护士办公室 看護婦室 かんごふしつ
护士帽 看護婦帽 かんごふぼう
护士鞋 看護婦靴 かんごふくつ
护士学校 看護婦学校 かんごふがっこう
护士长 看護婦長,主任看護婦 かんごふちょう,しゅにんかんごふ
护膝 ひざ当て ひざあて
护胸 胸保護装置 むねほごそうち
护指套 指サック ゆびsac

HUA 花划华滑化桦

huā 花

花斑毛发病 白輪毛 はくりんもう
花斑癣 癜風,なまず でんぷう
花瓣 花弁 はなびら
花被 花被 かひ
花柄 花柄 かへい
花草病毒属 クロロジェナス属 Chlorogenusぞく
花草气喘 枯草喘息 コソウぜんそく
花茶 花入り茶 はないりちゃ
花葱属 花葱属 ハナシノブぞく
花萼 萼 がく
花粉 花粉 かふん
花粉变应原 花粉アレルゲン かふんallergen
花粉病 花粉症 かふんしょう
花粉毒素 花粉毒素 かふんどくそ
花粉过敏 花粉アレルギー かふんAllergie
花粉浸液 花粉エキス かふんextract
花粉抗毒素 花粉抗毒素 かふんこうどくそ
花粉抗原 花粉抗原 かふんこうげん
花粉块 花粉塊 かふんかい

花粉粒 花粉粒 かふんりゅう
花粉滤器 花粉濾過器 かふんろかき
花粉敏感性 花粉敏感性 かふんびんかんせい
花粉囊 花粉囊 かふんのう
花粉梳 花粉くし かふんくし
花粉性气喘 花粉喘息 かふんぜんそく
花梗 花梗 かこう
花冠 花冠 かかん
花冠病毒 コロナウイルス corona virus
花冠状白内障 冠状白内障 かんじょうはくないしょう
花黄素 キサンティン xanthein
花〔激〕素 フロリゲン,開花ホルモン,花成ホルモン florigen,かいかhormone,かせいhormone
花椒 山椒 サンショウ
花椒毒酚 キサントトキソール xanthotoxol
花椒毒素 キサントトキシン xanthotoxin
花椒甲氧内酯 キサントキシレチン xanthoxyletin
花椒内酯 キサンチレチン xanthyletin
花椒属 山椒属 サンショウぞく
花椒树皮素甲 キサントキシレチン xanthoxyletin
花椒树皮素乙 キサントキシリン xanthoxylin
花椒萜 キサントキシレン xanthoxylene
花椒酰胺 ファガラミド fagaramide
花椒〔油〕素 キサントキシリン xanthoxylin
花柳病 花柳病,性病 かりゅうびょう,せいびょう
花蕾 花蕾 からい
花蜜 花蜜 かみつ
花木通 花木通 カモクツウ
花蜱属 キララマダニ属 キララマダニぞく
花圃 花ばたけ,花圃 はなばたけ,かほ
花旗松素 タキシフォリン taxifolin
花青 シアニン cyanin
花青酸性蓝 シアニン酸ブルー cyanineさんblue
花青染剂 シアニン染料 cyanineせんりょう
花蕊石 花蕊石 カズイセキ
花伞形梅毒疹 花環状梅毒疹 はなわじょうばいどくしん
花色(青)甙(苷) アントシアン,花青素 anthocyan,かせいそ
花色甙尿 アントシアン尿 anthocyanにょう
花色苷血症 アントシアン血症 anthocyanけっしょう
花色素 アントシアニジン anthocyanidin
花色素类 アントシアン類 anthocyanるい
花生 落花生,南京豆 らっかせい,ナンキンマメ
花生酱 ピーナッツバター peanut butter
花生球蛋白 アラキン arachin
花生仁吸入性支气管炎 南京豆吸入性気管支炎 ナンキンマメきゅうにゅうせいきかんしえん
花生四烯酸 アラキドン酸 arachidonさん
花生酸 アラキン酸 arachinさん
花生态学 花の生態学 はなのせいたいがく
花生油烯酸 アラキドン酸 arachidonさん
花束期 花束期 はなたばき
花丝 花糸 かし
花图式 花式〔図〕 かしき〔ず〕
花托 花托,花床 かたく,かしょう
花序 花序 かじょ
花序轴 花序軸 かじょじく
花药 薬 やく

花药壁　薬壁　やくへき
花药培养　薬培養　やくばいよう
花椰菜样赘疣　花キャベツ状疣贅,尖形コンジローム　はなcabbageじょうゆうぜい,せんけいcondyloma
花蝇属　ハナバエ属　ハナバエぞく
花枝状终末　房状神経終末　ふさじょうしんけいしゅうまつ
花轴　花軸　かじく
花柱　花柱　かちゅう
花状内障　花弁状白内障　かべんじょうはくないしょう

huá　划华滑

划痕刀　乱切刀　らんせつとう
划痕法　乱切法　らんせつほう
划痕器　乱切器　らんせつき
划痕(破)试验　乱切試験,ひっかきテスト　らんせつしけん,ひっかきtest
划皮现象　皮膚描記症,皮膚紋画症　ひふびょうきしょう,ひふもんがしょう
划线接种　画線接種　がせんせっしゅ
划线培养　画線培養　がせんばいよう
划线(培养)平皿　画線培養平板　がせんばいようへいばん
划跖试验　バビンスキー試験　Babinskiしけん
划足外缘反射　チャドック反射　Chaddockはんしゃ
华北刀螂　カマギリ,チョウセンカマキリ
华伯氏测压计　ワルブルグ検圧計　Warburgけんあつけい
华伯氏辅酶　ワルブルグ補酵素　Warburgほこうそ
华伯氏呼吸酶　ワルブルグ呼吸酵素　Warburgこきゅうこうそ
华伯氏黄酶　ワルブルグ黄色酵素　Warburgおうしょくこうそ
华伯氏因子　ワルブルグ因子　Warburgいんし
华蟾蜍毒素　シノブフォトキシン　cinobufotoxin
华蟾蜍精　シノブファギン　cinobufagin
华蟾蜍它灵　シノブフォタリン　cinobufotalin
华-迪二氏代谢途径　ワルブルグ・ディケンズ経路　Warburg—Dickensけいろ
华顿氏管　ホウォートン管　Whartonかん
华顿氏管炎　ホウォートン管炎　Whartonかんえん
华顿氏胶(质)　ホウォートンゼリー　Wharton jelly
华尔特氏溴化物试验　ワルター臭素試験　Walterしゅうそしけん
华法令　ワルファリン　Warfarin
华防己碱　シノアクチン　sinoacutine
华-佛二氏综合征　ウォーターハウス・フリデリクセン症候群　Waterhouse-Friderichsenしょうこうぐん
华格纳氏病　ワグネル病　Wagnerびょう
华格纳氏小体　ワグネル小体　Wagnerしょうたい
华格斯塔夫氏骨折　ワグスタッフ骨折　Wagstaffeこっせつ
华黄芪　華黄耆　カオウギ
华-康二氏反应　ワッセルマン・カーン反応　Wassermann—Kahnはんのう
华勒定律　ウォラー法則　Wallerほうそく
华勒氏变性　ウォラー変性　Waller へんせい
华丽杜鹃素　ファレロール　farrerol
华林氏搅拌器　ワーリング ブレンダー　Waring blender
华氏温(度)标　華氏温度目盛り,ファーレンハイト度盛り　かしおんどめもり,Fahrenheitどもり
华氏温度计(表)　華氏温度計,ファーレンハイトサーモメーター　かしおんどけい,Fahrenheit thermometer
华滕伯格氏病　ワルテンベルグ病　Wartenbergびょう
华滕伯格氏现象　ワルテンベルグ現象　Wartenbergげんしょう
华溪蟹(属)　中華サワガニ(属)　チュウカサワガニ(ぞく)
华支睾吸虫　肝吸虫,肝ジストマ　かんきゅうちゅう,かんdistoma
华支睾吸虫病　肝吸虫症,肝ジストマ症　かんきゅうちゅうしょう,かんdistomaしょう
滑车　滑車　かっしゃ
滑车关节　車軸関節　しゃじくかんせつ
滑车棘　滑車棘　かっしゃきょく
滑车切迹　滑車切痕　かっしゃせっこん
滑车上动脉　滑車上動脈　かっしゃじょうどうみゃく
滑车上静脉　滑車上静脈　かっしゃじょうじょうみゃく
滑车上淋巴结　肘リンパ節,シグムンド腺　ちゅうlymphせつ,sigmundせん
滑车上神经　滑車上神経　かっしゃじょうしんけい
滑车神经　滑車神経　かっしゃしんけい
滑车神经核　滑車神経核　かっしゃしんけいかく
滑车神经交叉　滑車神経交叉　かっしゃしんけいこうさ
滑车神经交通支　滑車神経交通枝　かっしゃしんけいこうつうし
滑车神经麻痹　滑車神経麻痺　かっしゃしんけいまひ
滑车神经支　滑車神経枝　かっしゃしんけいし
滑车下神经　滑車下神経　かっしゃかしんけい
滑车小凹　滑車窩　かっしゃか
滑动瓣　滑り弁　すべりべん
滑动关节　スリップ関節　slipかんせつ
滑动肋　辷り肋骨　すべりろっこつ
滑动型裂孔疝　滑脱裂孔ヘルニア　かつだつれっこうhernia
滑动性脉搏　可動脈　かどうみゃく
滑(动性)疝　滑脱ヘルニア　かつだつhernia
滑动性疝修补术　滑脱ヘルニア縫合術　かつだつherniaほうごうじゅつ
滑结　すべり結び　すべりむすび
滑精　精液漏·せいえきろう
滑轮牵引架　滑車附牽引フレーム　かっしゃつきけんいんframe
滑落肩　辷り肩　すべりかた
滑面内质网　滑面小胞体　かつめんしょうほうたい
滑膜　滑膜　かつまく
滑膜层　滑膜層　かつまくそう
滑膜成纤维细胞　滑膜形成細胞　かつまくけいせいさいほう
滑膜关节　滑膜関節　かつまくかんせつ
滑膜活组织检查　滑膜生検　かつまくせいけん
滑膜结核　滑膜結核　かつまくけっかく
滑膜连结　滑膜性の連結　かつまくせいのれんけつ
滑膜瘤　滑膜腫　かつまくしゅ
滑膜囊　滑膜包(嚢)　かつまくほう(のう)
滑膜憩室　滑膜憩室　かつまくけいしつ
滑膜鞘瘰疬　滑液鞘瘰疬　かつえきしょうひょうそ
滑膜切除术　滑膜切除術　かつまくせつじょじゅつ
滑膜绒毛　滑膜絨毛　かつまくじゅうもう
滑膜肉瘤　滑膜肉腫　かつまくにくしゅ
滑膜软骨瘤病　滑液膜軟骨腫症　かつえきまくなんこつしゅしょう

滑膜突出 滑液包（囊）ヘルニア かつえきほう（のう）hernia

滑膜细胞 滑膜細胞 かつまくさいぼう

滑膜下囊肿 滑膜下囊胞 かつまくかのうほう

滑膜下吻合 滑膜下吻合〔術〕 かつまくかふんごう〔じゅつ〕

滑膜纤维层 滑膜繊維層 かつまくせんいそう

滑膜炎 滑膜炎 かつまくえん

滑膜周炎 滑膜周囲炎 かつまくしゅういえん

滑膜〔皱〕襞 滑膜ひだ かつまくひだ

滑囊 滑液囊（包） かつえきのう（ほう）

滑囊囊肿 滑液囊胞 かつえきのうほう

滑囊炎 滑液囊（包）炎 かつえきのう（ほう）えん

滑润茶剂 緩和茶剤 かんわちゃざい

滑润剂 潤滑剤，減摩剤 じゅんかつざい，げんまざい

滑石 滑石，タルク かっせき，talc

滑石斑 滑石斑 かっせきはん

滑石沉着病 滑石沈着症 かっせきちんちゃくしょう

滑石肺 滑石肺〔症〕 かっせきはい〔しょう〕

滑石粉 滑石粉，タルカン パウダー かっせきふん，talcan powder

滑脱 滑脱 かつだつ

滑行触诊法 すべり触診法 すべりしょくしんほう

滑液 滑液 かつえき

滑液蛋白 シノビン synovin

滑液检验（分析） 滑液分析 かつえきぶんせき

滑液囊 滑液包（囊） かつえきほう（のう）

滑液囊钙沉着 滑液包（囊）石灰沈着 かつえきほう〔のう〕せっかいちんちゃく

滑液囊脓肿 滑液包（囊）膿瘍 かつえきほう（のう）のうよう

滑液囊周炎 滑液包（囊）傍炎 かつえきほう（のう）ぼうえん

滑液鞘 滑液鞘 かつえきしょう

滑液缺乏 滑液欠乏 かつえきけつぼう

滑液腺 滑液腺，ヘーバース腺 かつえきせん，Havers せん

滑泽皮 平滑皮膚 へいかつひふ

滑泽绒（毛）膜 平滑絨毛膜，絨毛膜無毛部 へいかつじゅうもうまく，じゅうもうまくむもうぶ

滑椎症 脊椎すべり症 せきついすべりしょう

滑走切片机 すべりミクロトーム すべり microtome

huà **化桦**

化电流 ガルバニ電流 galvani でんりょう

化工 化学工業 かがくこうぎょう

化工厂 化学工場 かがくこうじょう

化工原料 工業化学原料 こうぎょうかがくげんりょう

化骨核 骨化中心 こっかちゅうしん

化骨性肌炎 骨化性筋炎 こっかせいきんえん

化合 化合 かごう

化合比例 化合比例 かごうひれい

化合价 化学結合価 かがくけつごうか

化合量 化合量 かごうりょう

化合量计算法 化合量計算法 かごうりょうけいさんほう

化合〔能〕力 化合力 かごうりょく

化合亲和力（势） 〔化合〕親和力 〔かごう〕しんわりょく

化合区 化合域 かごういき

化合热 化合熱 かごうねつ

化合水 化合水 かごうすい

化合体积 化合容積 かごうようせき

化合物 化合物 かごうぶつ

化蜡熔炉 パラフィン炉 paraffin ろ

化疗剂 化学療法薬 かがくりょうほうやく

化疗免疫 化学療法免疫 かがくりょうほうめんえき

化疗指数 化学療法指数 かがくりょうほうしすう

化能自养菌 化学的自己栄養菌，無機栄養微生物 かがくてきじこえいようきん，むきえいようびせいぶつ

化脓 化膿 かのう

化脓棒状杆菌 化膿性コリネバクテリウム かのうせい Corynebacterium

化脓菌 化膿菌 かのうきん

化脓期 化膿期 かのうき

〔化〕脓球菌 化膿球菌 かのうきゅうきん

化脓热 化膿熱 かのうねつ

化脓伤口 化膿創 かのうそう

化脓性白肿 化膿性白腫 かのうせいはくしゅ

化脓性鼻窦炎 化膿性副鼻腔炎 かのうせいふくびこうえん

化脓性扁桃体炎 化膿性扁桃炎 かのうせいへんとうえん

化脓性玻璃体炎 化膿性ガラス体炎 かのうせい glass たいえん

化脓性胆管炎 化膿性胆管炎 かのうせいたんかんえん

化脓性耳郭软骨膜炎 化膿性耳介軟骨膜炎 かのうせいじかいなんこつまくえん

化脓性肺炎 化膿性肺炎 かのうせいはいえん

化脓性腹膜炎 化膿性腹膜炎 かのうせいふくまくえん

化脓性肝炎 化膿性肝炎 かのうせいかんえん

化脓性感染 化膿性感染 かのうせいかんせん

化脓性根尖炎 化膿性〔歯〕根炎 かのうせい〔し〕こんえん

化脓性梗阻性胆管炎 化膿性閉塞性胆管炎 かのうせいへいそくせいたんかんえん

化脓性骨髓炎 化膿性骨髄炎 かのうせいこつずいえん

化脓性关节炎 化膿性関節炎 かのうせいかんせつえん

化脓性汗腺炎 化膿性汗腺炎 かのうせいかんせんえん

化脓性滑膜炎 化膿性滑膜炎 かのうせいかつまくえん

化脓性滑囊炎 化膿性滑液包（囊）炎 かのうせいかつえきほう（のう）えん

化脓性肌炎 化膿性筋炎 かのうせいきんえん

化脓性间质性肺炎 化膿性間質性肺炎 かのうせいかんしつせいはいえん

化脓性腱鞘炎 化膿性腱鞘炎 かのうせいけんしょうえん

化脓性角膜炎 化膿性角膜炎 かのうせいかくまくえん

化脓性颈淋巴结炎 化膿性頸リンパ節炎 かのうせいけい lymph せつえん

化脓性静脉炎 化膿性静脈炎 かのうせいじょうみゃくえん

化脓性口底蜂窝织炎 化膿性口底蜂巣炎 かのうせいこうていほうそうえん

化脓性阑尾炎 化膿性虫垂炎 かのうせいちゅうすいえん

化脓性肋软骨炎 化膿性肋軟骨炎 かのうせいろくなんこつえん

化脓性淋巴结炎 化膿性リンパ節炎 かのうせい lymph せつえん

化脓性脉络膜视网膜炎 化膿性脈絡網膜炎 かのうせいみゃくらくもうまくえん

化脓性脉络膜脱离 化膿性脈絡膜剥離 かのうせいみゃく

らくまくはくり

化脓性脉络膜炎 化膿性脈絡膜炎 かのうせいみゃくらくまくえん

化脓性毛囊周炎 化膿性毛包周囲炎 かのうせいもうほうしゅういえん

化脓性门静脉炎 化膿性門脈炎 かのうせいもんみゃくえん

化脓性迷路炎 化膿性迷路炎 かのうせいめいろえん

化脓性脑膜炎 化膿性髄膜炎 かのうせいずいまくえん

化脓性脑炎 化膿性脳炎 かのうせいのうえん

化脓性颞下颌关节炎 化膿性側頭下顎関節炎 かのうせいそくとうかがくかんせつえん

化脓性脓胸 化膿性膿胸 かのうせいのうきょう

化脓性破坏性汗腺炎 化膿性破壊性汗腺炎 かのうせいはかいせいかんせんえん

〔化〕脓性球菌 化膿球菌 かのうきゅうきん

化脓性肉芽肿 化膿性肉芽腫 かのうせいにくがしゅ

化脓性乳腺炎 化膿性乳腺炎 かのうせいにゅうせんえん

化脓性腮腺炎 化膿性耳下腺炎 かのうせいじかせんえん

化脓性舌扁桃体炎 化膿性舌扁桃炎 かのうせいぜつへんとうえん

化脓性肾炎 化膿性腎炎 かのうせいじんえん

化脓性肾盂炎 化膿性腎盂炎 かのうせいじんうえん

化脓性食管炎 化膿性食道炎 かのうせいしょくどうえん

化脓性朊尿 化膿性アルブモーゼ尿 かのうせいalbumose にょう

化脓性微生物 化膿性微生物 かのうせいびせいぶつ

化脓性胃炎 化膿性胃炎 かのうせいいえん

化脓性膝关节炎 化膿性膝関節炎 かのうせいしつかんせつえん

化脓性细球菌 化膿小球菌 かのうしょうきゅうきん

化脓性心包炎 化膿性心膜(包)炎 かのうせいしんまく（ほう）えん

化脓性胸膜炎 化膿性胸膜炎 かのうせいきょうまくえん

化脓性牙髓炎 化膿性歯髄炎 かのうせいしずいえん

化脓性牙周膜炎 化膿性歯周炎,化膿性歯根膜炎 かのうせいししゅうえん,かのうせいしこんまくえん

化脓性炎 化膿性炎〔症〕 かのうせいえん〔しょう〕

化脓性眼球囊炎 化膿性テノン囊炎 かのうせいtenon のうえん

化脓性眼炎 化膿性眼炎 かのうせいがんえん

化脓性指头炎 瘭疽 ひょうそ

化脓性胰炎 化膿性膵炎 かのうせいすいえん

化脓性阴道炎 化膿性膣炎 かのうせいちつえん

化脓性龈缘炎 化膿性歯肉縁炎 かのうせいしにくえんえん

化脓性中耳炎 化膿性中耳炎 かのうせいちゅうじえん

化脓性主动脉炎 化膿性大動脈炎 かのうせいだいどうみゃくえん

化脓症 化膿症 かのうしょう

化生 化生 かせい

化生区 化生帯 かせいたい

化生性骨化 変形骨化 へんけいこっか

化生性贫血 化生性貧血 かせいせいひんけつ

化石 化石 かせき

化石燃料 化石燃料 かせきねんりょう

化痰 去痰 きょたん

化痰药 去痰薬 きょたんやく

化纤 化学繊維 かがくせんい

化学 化学 かがく

化学比重计 化学〔液体〕比重計 かがく〔えきたい〕ひじゅうけい

化学变化 化学変化 かがくへんか

化学病理学 化学病理学 かがくびょうりがく

化学玻璃 化学ガラス かがくglass

化学不育〔孕〕剂 化学不妊剤 かがくふにんざい

化学槽 化学槽 かがくそう

化学测定 化学〔的〕測定 かがく〔てき〕そくてい

化学常数 化学定数 かがくていすう

化学沉淀〔作用〕 化学沈殿〔作用〕 かがくちんでん〔さよう〕

化学成分 化学組成 かがくそせい

化学澄清法 化学的純化 かがくてきじゅんか

化学传递 化学〔的〕伝達 かがく〔てき〕でんたつ

化学传递说 化学〔的〕伝達説 かがく〔てき〕でんたつせつ

化学传递突触 化学〔的〕伝達シナプス かがく〔てき〕でんたつsynapse

化学纯 化学純,化学的純粋 かがくじゅん,かがくてきじゅんすい

化学纯水银 化学的純粋水銀,化学純水銀 かがくてきじゅんすいすいぎん,かがくじゅんすいぎん

化学刺激 化学的刺激 かがくてきしげき

化学刺激物 化学的刺激物質 かがくてきしげきぶっしつ

化学促活现象 ケモキネシス chemokinesis

化学催化剂 化学触媒 かがくしょくばい

化学单位 化学単位 かがくたんい

化学当量 化学当量 かがくとうりょう

化学抵抗力 化学的抵抗力 かがくてきていこうりょく

化学递质 化学〔的〕伝達物質 かがく〔てき〕でんたつぶっしつ

化学电池 化学電池 かがくでんち

化学动力学 化学動力学 かがくどうりきがく

化学镀〔敷〕 化学めっき かがくめっき

化学钝性 かがく不動態 かがくふどうたい

化学发光 化学発光 かがくはっこう

化学发光反应 化学発光反応 かがくはっこうはんのう

化学发光试验 化学発光試験 かがくはっこうしけん

化学法 化学〔的〕方法 かがく〔てき〕ほうほう

化学反射 化学的反射 かがくてきはんしゃ

化学反应 化学反応 かがくはんのう

化学〔反应〕方程式 化学方程式 かがくほうていしき

化学反应器 化学反応器 かがくはんのうき

化学反应式 化学反応式 かがくはんのうしき

化学反应性 化学〔的〕反応性 かがく〔てき〕はんのうせい

化学防腐剂 化学防腐剤 かがくぼうふざい

化学防护 化学的防護 かがくてきぼうご

化〔学〕肥〔料〕 化学肥料 かがくひりょう

化学分化 化学分化 かがくぶんか

化学分解 化学的分解 かがくてきぶんかい

化学分析 化学分析 かがくぶんせき

化学符号 化学記号 かがくきごう

化学腐蚀 化学腐食 かがくふしょく

化学感觉 化学感覚 かがくかんかく

化学感受器 化学受容器 かがくじゅようき

化学感受神经元 化学受容性ニューロン かがくじゅようせいneuron

化学感受组织瘤　非クローム親和性傍神経節腫　ひchromしんわせいぼうしんけいせつしゅ

化学感受组织瘤切除术　非クローム親和性傍神経節腫切除術　ひchromしんわせいぼうしんけいせつしゅせつじょじゅつ

化学工程　化学工学　かがくこうがく

化学工业　化学工業　かがくこうぎょう

化学光谱　化学スペクトル　かがくspectrum

化学过程减弱　化学性衰弱　かがくせいすいじゃく

化学耗氧量　化学的酸素消費量　かがくてきさんそしょうひりょう

化学合成　化学的合成　かがくてきごうせい

化学〔环境〕恒定器　ケモスタット　chemostat

化学活度　化学活性度　かがくかっせいど

化学机理　化学的機序　かがくてききじょ

化学激光〔器〕　化学レーザー　かがくlaser

化学激活〔作用〕　ケモキネシス　chemokinesis

化学计量器　化学等量計　かがくとうりょうけい

化学计量学　化学量論　かがくりょうろん

化学计算〔法〕　化学計算法　かがくけいさんほう

化学记分　化学評点　かがくひょうてん

化学剂量计　化学線量計　かがくせんりょうけい

化学寄生学说　化学寄生説　かがくきせいせつ

化学加速〔作用〕　化学促進作用　かがくそくしんさよう

化学家　化学者　かがくしゃ

化学假同晶　化学仮晶　かがくかしょう

化学价　化学原子価　かがくげんしか

化学检验(查)　化学〔的〕検査　かがく〔てき〕けんさ

化学键　化学結合　かがくけつごう

化学键合型树脂　化学結合樹脂　かがくけつごうじゅし

化学搅拌器　化学撹拌器　かがくかくはんき

化学结构　化学構造　かがくこうぞう

化学结构式　化学式　かがくしき

化学解毒药　化学解毒薬　かがくげどくやく

化学介质　化学〔的〕媒介物質　かがく〔てき〕ばいかいぶっしつ

化学进化　化学進化　かがくしんか

化学觉　化学感覚　かがくかんかく

化学绝育　化学的不妊法　かがくてきふにんほう

化学绝育剂　化学不妊剤　かがくふにんざい

化学抗癌药物　化学制癌薬物　かがくせいがんやくぶつ

化学抗菌素　化学抗生物質　かがくこうせいぶっしつ

化学抗原　化学的抗原　かがくてきこうげん

化学烙术　化学〔的〕焼灼,化学〔的〕腐食　かがく〔てき〕しょうしゃく,かがく〔てき〕ふしょく

化学离子化　化学イオン化　かがくionか

化学力学耦(偶)联　化学力学カップリング　かがくりきがくcoupling

化学历程　ケミズム　chemism

化〔学〕疗〔法〕　化学療法　かがくりょうほう

化学流变学　化学レオロジー,ケモレオロジー　かがくrheology,chemorheology

化学酶　化学酵素　かがくこうそ

化学免疫性　化学免疫性　かがくめんえきせい

化学免疫学　化学免疫学　かがくめんえきがく

化学灭菌〔法〕　化学的滅菌法　かがくてきめっきんほう

化学敏化剂　化学敏感剤　かがくびんかんざい

化学名称　化学名称　かがくめいしょう

化学命名法　化学命名法　かがくめいめいほう

化学能　化学エネルギー　かがくEnergie

化学凝固法　化学凝固法　かがくぎょうこほう

化学农药　化学農薬　かがくのうやく

化学偶合(联)　化学カップリング　かがくcoupling

化学偶联学说　化学カップリング説　かがくcouplingせつ

化学〔品〕性腹膜炎　化学的腹膜炎　かがくてきふくまくえん

化学品种　化学的品種　かがくてきひんしゅ

化学平衡　化学平衡　かがくへいこう

化学平衡常数　化学平衡定数　かがくへいこうていすう

化学平衡理论　化学平衡論　かがくへいこうろん

化学亲和力(势)　化学親和力　かがくしんわりょく

〔化学〕趋化性　化学走化性,化学走性　かがくそうかせい,かがくそうせい

化学去皮质术　化学性皮質除去〔法〕　かがくせいひしつじょきょ〔ほう〕

化学热力学　化学熱力学　かがくねつりきがく

化学溶解　化学的溶解　かがくてきようかい

化学溶液　化学溶液　かがくようえき

化学杀菌法　化学的滅菌法　かがくてきめっきんほう

化学烧伤　化学〔的〕火傷　かがく〔てき〕かしょう,(かがく〔てき〕やけど)

化学渗透假说　化学浸透仮説　かがくしんとうかせつ

化学渗透作用　化学浸透作用　かがくしんとうさよう

化学生(致)癌作用　化学発癌〔現象〕　かがくはつがん〔げんしょう〕

化学生物动力学　化学生物動力学　かがくせいぶつどうりきがく

化学生物群落学　化学的生物群落学　かがくてきせいぶつぐんらくがく

化学生物学　化学生物学　かがくせいぶつがく

化学实验　化学実験　かがくじっけん

化学式　化学式　かがくしき

化学式量　化学式量　かがくしきりょう

化学势　化学ポテンシャル　かがくpotential

化学试剂　化学試薬　かがくしやく

化学受体　化学受容体　かがくじゅようたい

化学授精法　化学的授精法　かがくてきじゅせいほう

化学术语　化学術語　かがくじゅつご

化学水　化学合成水　かがくごうせいすい

化学塔　化学塔　かがくとう

化学特性　化学的性質,化学の特性　かがくてきせいしつ,かがくのとくせい

化学梯度　化学グレジエント　かがくgradient

化学天平　化学てんびん　かがくてんびん

化学添加剂　化学添加剤　かがくてんかざい

化学调味品　化学調味料　かがくちょうみりょう

化学脱垢　化学クリーニング,化学〔的〕清浄法　かがくcleaning,かがく〔てき〕せいじょうほう

化学脱皮法　化学的表皮剥離〔法〕　かがくてきひょうひはくり〔ほう〕

化学脱叶剂　化学落葉剤　かがくらくようざい

化学外科　化学外科　かがくげか

化学位移　化学シフト　かがくshift

化学温度计　化学温度計　かがくおんどけい

化学稳定性　化学安定性　かがくあんていせい

化学污染物　化学汚物　かがくおぶつ

化学武器 化学兵器 かがくへいき

化学物安全评价 化学薬品安全性評価 かがくやくひんあんぜんせいひょうか

化学物理〔学〕 化学物理学 かがくぶつりがく

化学物诱变作用 化学物質〔突然〕変異誘発作用 かがくぶっしつ〔とつぜん〕へんいゆうはつさよう

化学物质索引 化学物質索引 かがくぶっしつさくいん

化学物致癌作用 化学物質発癌〔現象〕 かがくぶっしつはつがん〔げんしょう〕

化学吸附 化学吸着 かがくきゅうちゃく

化学吸收 化学吸収 かがくきゅうしゅう

化学吸收剂 化学吸収剤 かがくきゅうしゅうざい

化学吸引 親和力 しんわりょく

化学细菌学说 化学細菌説 かがくさいきんせつ

化学纤维 化学線維 かがくせんい

化学显微术 化学顕微鏡検査法 かがくけんびきょうけんさほう

化学显像法 化学現像〔法〕 かがくげんぞう〔ほう〕

化学线粒体 エレクトロゾーム electrosome

化学线粒体学说 エレクトロゾーム説 electrosomeせつ

化学消毒法 化学的消毒法 かがくてきしょうどくほう

化学消化 化学的消化 かがくてきしょうか

化学效应 化学効果 かがくこうか

化学信息 化学情報 かがくじょうほう

化学性变态 化学性変体 かがくせいへんたい

化学性产热 化学性熱生産 かがくせいねつせいさん

化学性传递 化学性伝達 かがくせいでんたつ

化学性唇炎 化学性唇炎 かがくせいしんえん

化学性胆囊炎 化学性胆囊炎 かがくせいたんのうえん

化学性肺炎 化学性肺炎 かがくせいはいえん

化学性腹膜炎 化学性腹膜炎 かがくせいふくまくえん

化学性肝病 化学性肝臓疾患 かがくせいかんぞうしっかん

化学性感受器 化学性受容器 かがくせいじゅようき

化学性骨化 化学性骨化 かがくせいこっか

化学性坏疽 化学性壊疽 かがくせいえそ

化学〔性〕降解 化学的減成 かがくてきげんせい

化学性交感神经阻断术 化学性交感神経遮断術 かがくせいこうかんしんけいしゃだんじゅつ

化学〔性〕解毒剂 化学性解毒剤 かがくせいげどくざい

化学性配合禁忌 化学〔的〕配合禁忌 かがく〔てき〕はいごうきんき

化学性气管炎 化学性気管支炎 かがくせいきかんしえん

化学〔性〕烧伤 化学性火傷 かがくせいかしょう

化学性舌烧伤 化学性舌火傷 かがくせいぜつかしょう

化学性神经炎 化学性神経炎 かがくせいしんけいえん

化学性食管烧伤 化学性食道火傷 かがくせいしょくどうかしょう

化学性食管炎 化学性食道炎 かがくせいしょくどうえん

化学性食物中毒 化学性食中毒 かがくせいしょくちゅうどく

化学性损害 化学〔性損〕傷 かがく〔せいそん〕しょう

化学性糖尿病 化学的糖尿病 かがくてきとうにょうびょう

化学性体温调节 化学性体温調節 かがくせいたいおんちょうせつ

化学性体液调解 化学性体液調節 かがくせいたいえきちょうせつ

化学〔性〕突触 化学シナプス かがくsynapse

化学性危害 化学性災害 かがくせいさいがい

化学〔性〕消化 化学性消化 かがくせいしょうか

化学性炎 化学的炎症 かがくてきえんしょう

化学性眼灼伤 化学性眼火傷 かがくせいがんかしょう

化学性支气管肺炎 化学性気管支肺炎 かがくせいきかんしはいえん

化学性质 化学的性質 かがくてきせいしつ

化学性窒息 化学性窒息 かがくせいちっそく

化学修饰 化学修飾 かがくしゅうしょく

化学需氧量 化学的酸素要求量 かがくてきさんそようきゅうりょう

化学学说 化学説 かがくせつ

化学血清疗法 化学血清療法 かがくけっせいりょうほう

化学衍生(化) 化学誘導化 かがくゆうどうか

化学〔药〕剂 化学薬剤 かがくやくざい

化学药品 化学薬品 かがくやくひん

化学药物灭菌法 化学薬品滅菌法 かがくやくひんめっきんほう

化学〔药物〕预防 化学〔的〕予防〔法〕 かがく〔てき〕よぼう〔ほう〕

化学〔药物〕治疗 化学療法 かがくりょうほう

化学医学家 スパジリスト spagyrist

化学医学派 医療化学派,イアトロ化学 いりょうかがくは,iatroかがく

化学异养菌 有機栄養菌,化学従属栄養菌 ゆうきえいようきん,かがくじゅうぞくえいようきん

化学因数 化学因数 かがくいんすう

化学因素(子) 化学因子 かがくいんし

化学营养 化学物質栄養 かがくぶっしつえいよう

化学诱变 化学的〔突然〕変異誘発 かがくてき〔とつぜん〕へんいゆうはつ

化学诱变剂 化学的〔突然〕変異誘発物質,化学ムタゲン かがくてき〔とつぜん〕へんいゆうはつぶっしつ,かがくmutagen

化学诱导 化学誘導 かがくゆうどう

化学浴 化学浴 かがくよく

化学预防 化学予防〔法〕 かがくよぼう〔ほう〕

化学预防药 化学予防薬 かがくよぼうやく

化学元素 化学元素 かがくげんそ

化学原理 化学原理 かがくげんり

化学原子量 化学原子量 かがくげんしりょう

化学约束 化学抑制 かがくよくせい

化学増(激)活现象 ケモキネシス,化学運動性 chemokinesis,かがくうんどうせい

化学战争 化学戦争 かがくせんそう

化学诊断 化学診断 かがくしんだん

化学止血剂 化学止血薬 かがくしけつやく

化学制剂 化学制剤 かがくせいざい

化〔学治〕疗 化学療法 かがくりょうほう

化〔学治〕疗剂 化学療法薬 かがくりょうほうやく

化〔学治〕疗增效剂 化学療法増効剤 かがくりょうほうぞうこうざい

化学治疗指数 化学療法指数 かがくりょうほうしすう

化学致癌 化学発癌〔現象〕 かがくはつがん〔げんしょう〕

化学致癌物 化学発癌物質 かがくはつがんぶっしつ

化学致癌因素 化学発癌因子 かがくはつがんいんし

化学致敏物质 化学感作物質 かがくかんさぶっしつ

化学中毒　化学中毒　かがくちゅうどく
化学中毒学说　化学中毒説　かがくちゅうどくせつ
化学灼伤　化学的火傷　かがくてきかしょう
化学自养菌　無機栄養菌　むきえいようきん
化学组成　化学組成　かがくそせい
化学作用　化学作用　かがくさよう
化验单　検査報告用紙　けんさほうこくようし
化验〔检查〕　実験室検査　じっけんしつけんさ
化验检查所见　①検査所見②分析所見　①けんさしょけん
　②ぶんせきしょけん
化验结果　検査所見　けんさしょけん
化验室　検査室　けんさしつ
化验显微镜　検査用顕微鏡　けんさようけんびきょう
化验员　検査技師　けんさぎし
化蛹　蛹化　ようか
化妆品　化粧品　けしょうひん
化妆品皮炎　化粧品皮膚炎　けしょうひんひふえん
桦酶　ベチュラーゼ　betulase
桦木醇　ベチュリン　betulin
桦木科　カバノキ科　カバノキか
桦褶孔菌　カイガラタケ
桦叶烯三醇　ベチュラフォリエントリオール
　betulafolienetriol

HUAI　怀槐踝坏

huái　怀槐踝

怀〔庆〕地黄　アカヤジオウ
怀胎　妊娠　にんしん
怀特赫德氏手术　ホワイトヘッド手術　Whiteheadしゅじゅつ
怀特霍恩氏法　ホワイトホルン法　Whitehornほう
怀特氏病　ホイット病　Whyttびょう
怀孕　妊娠　にんしん
怀孕期　妊娠期　にんしんき
槐醇碱　ソホラノール　sophoranol
槐根碱　ソホカルピン　sophocarpine
槐花　槐花　カイカ
槐〔花〕二醇　ソホラジオール　sophoradiol
槐环黄素　ソホラノクロモン　sophoranochromone
槐黄二糖苷　ソホリコビオシド,ソホリコビオサイド
　sophoricobioside
槐黄素　ソホラノン　sophoranone
槐角　槐角　カイカク
槐米　槐米　カイベイ
槐属甙　ソホリコシド,ソホリコサイド　sophoricoside
槐属黄酮苷　ソホラフラボノロシド,ソホラフラボノロサ
　イド　sophoraflavonoloside
槐糖　ソホロース　sophorose
槐糖苷　ソホロシド,ソホロサイド　sophoroside
槐叶蘋　サンショウモ
踝部　くるぶし
踝部大隐静脉剖开术　くるぶし大伏在静脈切開術　くるぶ
　しだいふくざいじょうみゃくせっかいじゅつ
踝创伤性滑囊炎　くるぶし外傷性滑液囊炎　くるぶしがい
　しょうせいかつえきのうえん
踝反射　くるぶし反射　くるぶしはんしゃ
踝沟　くるぶし溝　くるぶしこう
踝骨折　くるぶし骨折　くるぶしこっせつ

踝骨折脱位　くるぶし骨折脱臼　くるぶしこっせつだっきゅ
　う
踝关节　足関節,距腿関節　そくかんせつ,きょたいかんせ
　つ
踝关节半脱位　足関節不全脱臼,足関節亜脱臼　そくかん
　せつふぜんだっきゅう,そくかんせつあだっきゅう
踝〔关节〕骨折脱位　足関節骨折脱臼　そくかんせつこっせ
　つだっきゅう
踝关节固定术　足関節固定術　そくかんせつこていじゅつ
踝关节结核　足関節結核　そくかんせつけっかく
踝关节内侧韧带断裂　足関節内側副韧帯断裂　そくかんせ
　つないそくふくじんたいだんれつ
踝关节扭伤　足関節捻挫　そくかんせつくじき,そくかん
　せつねんざ
踝关节强硬　足関節強直　そくかんせつきょうちょく
踝关节切开引流术　足関節切開ドレナージ　そくかんせつ
　せっかいdrainage
踝关节韧带断裂　足関節靱帯断裂　そくかんせつじんたい
　だんれつ
踝关节韧带损伤　足関節靱帯損傷　そくかんせつじんたい
　そんしょう
踝关节融合术　足関節融合術　そくかんせつゆうごうじゅ
　つ
踝关节脱臼(位)　足関節脱臼　そくかんせつだっきゅう
踝管综合征　足根管症候群　そっこんかんしょうこうぐん
踝后缘骨折　くるぶし後縁骨折　くるぶしこうえんこっせ
　つ
踝内翻　内反果　ないはんか
踝前缘骨折　くるぶし前縁骨折　くるぶしぜんえんこっせ
　つ
踝切离术　くるぶし靱帯切開〔術〕　くるぶしじんたいせっ
　かい〔じゅつ〕
踝上截肢术　果上切断術　かじょうせつだんじゅつ
踝外翻　外反果　がいはんか
踝膝胫试验　くるぶし膝胫試験　くるぶしひざすねしけん
踝阵挛　足クローヌス　あしclonus
踝阵挛中枢　足搐搦中枢　そくちくできちゅうすう

huài　坏

坏疽　壊疽　えそ
　富尼埃尔坏疽　フルニエー壊疽　Fournierえそ
　雷诺氏坏疽　レイノ壊疽　Raynaudえそ
坏疽崩蚀性溃疡　壊疽性侵食性潰瘍　えそせいしんしょく
　せいかいよう
坏疽形成　壊疽形成　えそけいせい
坏疽性白喉　壊疽性ジフテリア　えそせいdiphtheria
坏疽性鼻炎　壊疽性鼻炎　えそせいびえん
坏疽性丹毒　壊疽性丹毒　えそせつたんどく
坏疽性胆囊炎　壊疽性胆囊炎　えそせいたんのうえん
坏疽性龟头炎　壊疽性亀頭炎　えそせいきとうえん
坏疽性红斑　壊疽性紅斑　えそせいこうはん
坏疽性睑炎　壊疽性眼瞼炎　えそせいがんけんえん
坏疽性疖　壊疽性癤　えそせいせつ
坏疽性口炎　壊疽性口内炎　えそせいこうないえん
坏疽性溃疡　壊疽性侵食潰瘍　えそせいしんしょくかいよ
　う
坏疽性阑尾炎　壊疽性虫垂炎　えそせいちゅうすいえん
坏疽性牛痘　壊疽性〔種〕痘〔疹〕　えそせい〔しゅ〕とう〔し
　ん〕

坏疽性脓皮病　壊疽性膿皮症,壊疽性膿痂疹　えそせいのうひしょう,えそせいのうかしん
坏疽性脓肿　壊疽性膿瘍　えそせいのうよう
坏疽性皮炎　壊疽性皮膚炎　えそせいひふえん
坏疽性气肿　壊疽性気腫　えそせいきしゅ
坏疽性肉芽肿　壊疽性肉芽腫　えそせいにくがしゅ
坏疽性深脓疱　壊疽性膿瘡　えそせいのうそう
坏疽性水痘　壊疽性水痘　えそせいすいとう
坏疽性天疱疮　壊死性天疱瘡　えしせいてんぽうそう
坏疽性外阴炎　壊疽性外陰炎　えそせいがいいんえん
坏疽性牙　壊疽性歯　えそせいし
坏疽性牙髓炎　壊疽性歯髄炎　えそせいしずいえん
坏疽性咽峡炎　壊疽性アンギナ　えそせいangina
坏疽性咽炎　壊死性咽頭炎　えしせいいんとうえん
坏疽性直肠结肠炎　チウーファ　chiufa
坏疽性子宫内膜炎　壊疽性子宫内膜炎　えそせいしきゅうないまくえん
坏疽血清　抗壊疽血清　こうえそけっせい
坏死　壊死　えし
　岑克尔氏坏死　ツエンケル壊死　Zenkerえし
坏死斑　壊死斑　えしはん
坏死毒素　壊死毒,ネクロトキシン　えしどく,necrotoxin
坏死放线菌　壊死放線菌　えしほうせんきん
坏死杆菌　壊死杆菌　えしかんきん
坏死杆菌病　壊死杆菌症　えしかんきんしょう
坏死后性肝硬变　壊死後〔性〕肝硬変　えしご〔せい〕かんこうへん
坏死寄生菌　腐生菌　ふせいきん
坏死结节性皮炎　壊死性結節性皮膚炎　えしせいけっせつせいひふえん
坏死溃疡性龈炎　壊死潰瘍性歯肉炎,バンサン歯齦炎　えしかいようせいしにくえん,Vincentしぎんえん
坏死溶解　表皮融解　ひょうひゆうかい
坏死素　ネクロシン　necrosin
坏死梭形〔杆〕菌　壊死紡錘菌　えしぼうすいきん
坏死〔物〕切除术　壊死組織切除術,壊死部切除術　えしそしきせつじょじゅつ,えしぶせつじょじゅつ
坏死〔物质〕囊肿　壊死性囊胞　えしせいのうほう
坏死限（界）量　壊死限界量　えしげんかいりょう
坏死性痤疮　壊死性座瘡　えしせいざそう
坏死性动脉炎　壊死性動脈炎　えしせいどうみゃくえん
坏死性冻疮　壊死性凍傷　えしせいとうしょう
坏死性肝炎　壊死性肝炎　えしせいかんえん
坏死性骨软骨炎　壊死性骨軟骨炎　えしせいこつなんこつえん
坏死性龟头炎　壊死性亀頭炎　えしせいきとうえん
坏死性结肠炎　壊死性結腸炎　えしせいけっちょうえん
坏死性口炎　壊死性口内炎　えしせいこうないえん
坏死性流感肺炎　壊死性流感肺炎　えしせいりゅうかんはいえん
坏死性脉(血)管炎　壊死性脈管炎　えしせいみゃっかんえん
坏死性脑炎　壊死性脳炎　えしせいのうえん
坏死性脓皮病　壊死性膿皮症　えしせいのうひしょう
坏死性膀胱炎　壊死性膀胱炎　えしせいぼうこうえん
坏死性皮炎　壊死性皮膚炎　えしせいひふえん
坏死性龋　壊死性カリエス　えしせいcaries
坏死性肉芽肿　壊死性肉芽腫　えしせいにくがしゅ
坏死性肉芽肿病　壊死性肉芽腫症　えしせいにくがしゅ

しょう
坏死性肾变病　壊死性腎症　えしせいじんしょう
坏死性〔肾〕乳头炎　壊死性腎乳頭炎,腎乳頭部壊死　えしせいじんにゅうとうえん,じんにゅうとうぶえし
坏死性肾小球炎　壊死性系球体炎　えしせいしきゅうたいえん
坏死性外耳道炎　壊死性外耳炎　えしせいがいじえん
坏死性小肠炎　壊死性小腸炎　えしせいしょうちょうえん
坏死性小动脉炎　壊死性細動脈炎　えしせいさいどうみゃくえん
坏死性牙髓　壊死性歯髄　えしせいしずい
坏死性咽峡炎　壊死性アンギナ　えしせいangina
坏死性龈口炎　壊死性歯肉口内炎　えしせいしにくこうないえん
坏死性龈炎　壊死性歯齦炎　えしせいしぎんえん
坏死性紫癜　壊死性紫斑　えしせいしはん
坏死厌氧丝杆菌　壊死杆菌　えしかんきん
坏死组织　壊死組織　えしそしき
坏死组织激素　ネクロホルモン　necrohormone
坏血病　壊血病　かいけつびょう
坏血病贫血　壊血病性貧血　かいけつびょうせいひんけつ
坏血病素质　壊血病素質　かいけつびょうそしつ
坏血病性痤疮　壊血病性座瘡　かいけつびょうせいざそう
坏血病性佝偻病　壊血病性くる病　かいけつびょうせいくるびょう
坏血病性痢疾　壊血病性赤痢　かいけつびょうせいせきり
坏血病龈炎　壊血病性歯齦炎　かいけつびょうせいしぎんえん

HUAN　欢獾还环寰缓幻换患

huān　欢獾
欢乐恐怖　快楽恐怖症　かいらくきょうふしょう
欢笑疗法　哄笑療法　こうしょうりょうほう
獾　アナグマ
獾棘口吸虫　アナグマ棘口吸虫　アナグマきょっこうきゅうちゅう
獾油　アナグマ油　アナグマゆ
獾肉　アナグマ肉　アナグマにく

huán　还环寰
还原　還元　かんげん
　克莱门森还原　クレメンゼン還元　Clemmensenかんげん
　麦尔外英-彭道夫还原　メーヤワイン・ポンドルフ還元　Meerwein-Poundorfかんげん
还原测定　還元測定　かんげんそくてい
还原成形术　補整術,形成手術　ほせいじゅつ,けいせいしゅじゅつ
还原当量　還元当量　かんげんとうりょう
还原电位　還元電位　かんげんでんい
还原法　還元法　かんげんほう
还原剂　還元剤　かんげんざい
还原碱　還元性アルカリ　かんげんせいalkali
还原角蛋白　ケラテイン　kerateine
还原接种法　帰種,還帰種痘　きしゅ,かんきしゅとう
还原酶　レダクターゼ,還元酵素　reductase,かんげんこうそ
还原酶试验　レダクターゼ試験　reductaseしけん
还原内毒素　還元内毒素,還元エンドトキシン　かんげんないどくそ,かんげんendotoxin

还原能力 還元力 かんげんりょく
还原尿睾酮 エチオコラノロン etiocholanolone
还原桑橙素 マクロミン machromin
还原试验 還元試験 かんげんしけん
还原酸 レダクチン酸,還元酸 reductinさん,かんげんさん
还原酞 フタリン phthalin
还原糖 還元糖 かんげんとう
还原铁 還元鉄 かんげんてつ
还原酮类 レダクトン類 reductoneるい
还原脱氨基作用 還元性脱アミノ作用 かんげんせいだつaminoさよう
还原型辅酶 還元型補酵素 かんげんがたほこうそ
还原型辅酶Ⅰ 還元型補酵素Ⅰ かんげんがたほこうそⅠ
还原型辅酶Ⅱ 還元型補酵素Ⅱ かんげんがたほこうそⅡ
还原型谷胱甘肽 還元型グルタチオン かんげんがたglutathione
还原型黄酶 還元型黄色酵素 かんげんがたおうしょくこうそ
还原型黄素腺嘌呤二核苷酸 還元型フラビン・アデニン・ジヌクレオチド かんげんがたflavine adenine dinucleotide
还原型尼克酰胺腺嘌呤二核苷酸磷酸 還元型ニコチナミド・アデニン・ジヌクレオチド・ホスフェイト かんげんがたnicotinamide adenine dinucleotide phosphate
还原型三磷酸吡啶核苷酸 還元型トリホスホピリジン・ヌクレオチド かんげんがたtriphosphopyridine nucleotide
还原型烟酰胺腺嘌呤酸二核苷酸 還元型ニコチン酸アミド・アデニンジヌクレオチド かんげんがたnicotineさんamide adenine dinucleotide
还原性二糖 還元性二糖 かんげんせいにとう
还原性酸根 還元性酸根 かんげんせいさんこん
还原性脱硫 還元性脱硫 かんげんせいだつりゅう
还原性脱卤 還元性脱ハロゲン かんげんせいだつhalogen
还原性质 還元性質 かんげんせいしつ
还原血 還元血 かんげんけつ
还原血红蛋白 還元ヘモグロビン かんげんhemoglobin
还原血红素 還元ヘム かんげんheme
还原疫苗 再帰痘苗,レトロワクチン さいきとうびょう,retrovaccine
还原作用 還元作用 かんげんさよう
环 ①輪②環 ①わ(りん)②かん
　东德氏环 ドンデルス輪 Dondersりん
　卡伯特氏环 キャボット環 Cabotかん
　P环 Pループ P loop
　R环 Rループ,Rわな R loop
　QRS环 QRSループ QRS loop
　T环 Tループ T loop
环巴比妥 シクロバルビタール cyclobarbital
环斑按蚊 環状アノフェレス かんじょうAnopheles
环斑牛蜱 アメリカオウシマダニ Americanオウシマダニ
环板 環状層板 かんじょうそうばん
环胞苷 サイクロシチジン cyclocytidine
环抱试验 グレナール試験 Glénardしけん
环扁桃酯 シクランデレート,シクロスパスモール cyclandelate,cyclospasmol
环丙烷 シクロプロパン cyclopropane
环丙烷羧酸 シクロプロパンカルボン酸 cyclopropanecarbonさん

环丙烯基 シクロプロペニル基 cyclopropenylき
环层 輪層 りんそう
环层细胞 ラメラ細胞 lamellerさいぼう
环层小体 ラメラ小体 lamellerしょうたい
　帕氏环层小体 パチニ小体 Paciniしょうたい
环层小体炎 パチニ小体炎 paciniしょうたいえん
环插入测试仪 環状挿入試験機 かんじょうそうにゅうしけんき
环常绿黄杨碱 シクロビロブキシン cyclovirobuxine
环沉率 周囲沈殿率 しゅういちんでんりつ
环池 大脳大静脈槽 だいのうだいじょうみゃくそう
环虫沉淀 虫周囲沈殿 ちゅうしゅういちんでん
环臭蚁醛 イリドイズ iridoids
环醇 環状アルコール かんじょうalcohol
环带 環帯 かんたい
环带现象 環帯現象 かんたいげんしょう
环〔的〕方位 ダイレクションオフループ direction of loop
环〔的〕封闭 リング封じ ringふうじ
环蝶呤 シクロプテリン cycloputerin
环丁二烯 シクロブタジエン cyclobutadiene
环丁烷 シクロブタン cyclobutane
环封式麻醉 環状麻酔 かんじょうますい
环酐 環式無水物 かんしきむすいぶつ
环肛腺 肛囲腺 こういせん
环庚二烯 シクロヘプタジエン cycloheptadiene
环庚三烯酚酮 トロポロン tropolone
环庚酮 シクロヘプタノン cycloheptanone
环庚烷 シクロヘプタン cycloheptane
环庚烯 シクロヘプテン cycloheptene
环沟 輪状溝 りんじょうこう
环骨正中韧带 正中輪状甲状靭帯 せいちゅうりんじょうこうじょうじんたい
环广豆根酮 ソホラドクロメン sophoradochromene
环核苷酸 環状ヌクレオシド かんじょうnucleoside
环后癌 輪状軟骨後方の癌 りんじょうなんこつこうほうのがん
β-环糊精 β-シクロデキストリン β-cyclodextrin
环花科 パナマソウ科 パナマソウか
环化 環化 かんか
环化AMP サイクリックAMP cyclicAMP
环〔化〕加成 シクロ加成,環化付加 cycloかせい,かんかふか
环化水化酶 シクロヒドラーゼ cyclohdrase
环化缩合 環状縮合 かんじょうしゅくごう
环化脱水酶 シクロ脱水酵素,シクロデヒドラーゼ cyeloだっすいこうそ,cyclodehydrase
环〔化〕腺苷酸 環化アデノシン一燐酸,サイクリックAMP かんかadenosineいちりんさん,cyclic AMP
环化腺苷酸受体蛋白 環化アデノシン一燐酸受容体蛋白質 かんかadenosineいちりんさんじゅようたいたんぱくしつ
环肌 環状筋 かんじょうきん
环己氨基磺酸钙 サイクラミン酸カルシウム,シクロヘキシルスルファミン酸カルシウム cyclaminさんcalcium,cyclohexyl sulfamineさんcalcium
环己氨基磺酸钠 サイクラミン酸ナトリウム,シクロヘキシルスルファミン酸ナトリウム cyclaminさんnatrium,cyclohexyl sulfamineさんnatrium

环己胺　シクロヘキシルアミン　cyclohexylamine

环己巴比妥　ヘキソバルビタール　hexobarbital

环己醇　シクロヘキサノール　cyclohexanol

1,2-环己二胺四乙酸　プロピルヘキセドリン　propylhexedrine

环己六醇　イノシトール　inositol

环己酮　シクロヘキサノン　cyclohexanone

环己酮肟　シクロヘキサノンオキシーム　cyclohexanone oxime

环己酮中毒　シクロヘキサノン中毒　cyclohexanoneちゅうどく

环己烷　シクロヘキサン　cyclohexane

环己烷羧酸　シクロヘキサンカルボン酸　cyclohexane carbonさん

环己烯　シクロヘキセン　cyclohexene

环己烯巴比妥　メチルヘキサビタール　methylhexabital

环己烯醇　シクロヘキセノール　cyclohexenol

环己酰亚胺　シクロヘキイミド　cycloheximide

环己亚硝脲　ロムスチン　lomustine

环加氧酶　シクロオキシゲナーゼ　cyclo-oxygenase

环甲关节　輪状甲状関節　りんじょうこうじょうかんせつ

环甲关节囊　輪状甲状関節囊　りんじょうこうじょうかんせつのう

环甲关节韧带　輪状甲状関節靱帯　りんじょうこうじょうかんせつじんたい

环甲后肌麻痹　後輪状甲状筋の麻痺　こうりんじょうこうじょうきんのまひ

环甲肌　輪状甲状筋　りんじょうこうじょうきん

环甲肌支　輪状甲状筋枝　りんじょうこうじょうきんし

环甲膜　弾性円錐　だんせいえんすい

环甲膜穿刺　弾性円錐穿刺　だんせいえんすいせんし

环甲膜切开术　弾性円錐切開術　だいせいえんすいせっかいじゅつ

环甲韧带　輪状甲状靱帯　りんじょうこうじょうじんたい

环甲软骨切开术　輪状甲状軟骨切開術　りんじょうこうじょうなんこつせっかいじゅつ

环节动物　環形動物　かんけいどうぶつ

环境　環境　かんきょう

环境保护　環境保護　かんきょうほご

环境变异　環境変異　かんきょうへんい

环境病理学　環境病理学　かんきょうびょうりがく

环境毒理学　環境毒物学　かんきょうどくぶつがく

环境改善　環境改善　かんきょうかいぜん

环境工程　環境工学　かんきょうこうがく

环境化学　環境化学　かんきょうかがく

环境监测　環境モニタリング　かんきょうmonitoring

环境监测系统　環境モニタリングシステム　かんきょうmonitoring system

环境科学　環境科学　かんきょうかがく

环境控制系统　環境調節システム　かんきょうちょうせつsystem

环境流行病学　環境流行病学　かんきょうりゅうこうびょうがく

环境破坏　環境破壊　かんきょうはかい

环境生理学　環境生理学　かんきょうせいりがく

环境生态学　環境生態学　かんきょうせいたいがく

环境适应　環境適応　かんきょうてきおう

环境适应能力　環境適応能力　かんきょうてきおうのう

りょく

环境损害　環境損害　かんきょうそんがい

环境特点　環境特性　かんきょうとくせい

环境条件　環境条件　かんきょうじょうけん

环境危害　環境災害　かんきょうさいがい

环境微生物学　環境微生物学　かんきょうびせいぶつがく

环境卫生　環境衛生　かんきょうえいせい

环境卫生监测　環境衛生モニタリング　かんきょうえいせいmonitoring

环境卫生学　環境衛生学　かんきょうえいせいがく

环境温度　環境温度　かんきょうおんど

环境污染　環境汚染　かんきょうおせん

环境污染控制　環境汚染制御　かんきょうおせんせいぎょ

环境污染物　環境汚染物　かんきょうおせんぶつ

环境药理学　環境薬理学　かんきょうやくりがく

环境医学　環境医学　かんきょういがく

环境因素　環境因子,環境要因　かんきょういんし,かんきょうよういん

环境噪声　環境騒音,環境喧噪音　かんきょうそうおん,かんきょうけんそうおん

环境质量　環境品質　かんきょうひんしつ

环境治疗　環境治療　かんきょうちりょう

环境致癌物　環境発癌物質　かんきょうはつがんぶっしつ

环境致癌因素　環境発癌因子　かんきょうはつがんいんし

环锯　トレパン　trepan

环锯术　トレパネーション　trepanation

环口苍白区　口囲蒼白　こういそうはく

环链互变异构〔现象〕　環連鎖互変異性　かんれんさごへんいせい

环裂解酶　シクロリガーゼ　cycloligase

环裂开　環分裂　かんぶんれつ

环裂亚目　環裂亜目　かんれつあもく

环磷氮芥　シクロホスファミド　cyclophosphamide

环磷核糖基转移酶　シクロホスホヌクレオシジル転移酵素,シクロホスホヌクレオシジルトランスフェラーゼ　cyclophosphonucleosidylてんいこうそ,cyclophosphonucleosidyl transferase

环磷〔酸〕腺苷　サイクリックアデノシン一リン酸　cyclic adenosineいちりんさん

环磷酸腺苷竞争性结合分析法　サイクリックアデノシン一リン酸競合的結合評価分析　cyclic adenosine　いちりんさんきょうごうてきけつごうひょうかぶんせき

环磷酰胺　シクロホスファミド,エンドキサン　cyclophosphamide,endoxan

环六亚甲基四胺　ヘキサメチレンテトラミン　hexamethylentetramine

环氯胍　シクロクロログアニド　cyclochloroguanide

环氯素　シクロクロロチン　cyclochlorotine

环卵沉淀〔反应〕试验　環卵沈殿反応試験　かんらんちんでんはんのうしけん

环卵沉淀物　環卵沈殿物質　かんらんちんでんぶっしつ

环卵反应　環卵反応　かんらんはんのう

环内互变异构〔现象〕　環内互変異性　かんないごへんいせい

环鸟苷酸　環状グアニル酸　かんじょうguanylさん

环破裂　開環　かいかん

环气管韧带　輪状気管靱帯　りんじょうきかんじんたい

环钳　環状鉗子　かんじょうかんし

环青霉素 シクロシリン cyclocillin

环球间隙 眼球周隙 がんきゅうしゅうげき

环曲回 回旋回,缘上回 かいせんかい,えんじょうかい

环染细胞 散点状颗粒神经細胞,ジャイロクローム さんてんじょうかりゅうしんけいさいぼう,gyrochrome

环三次甲基三硝基胺 シクロトリメチレントリニトラミン,ヘキソゲン cyclotrimethylene trinitramine,hexogen

环上取代〔作用〕 核置换 かくちかん

环杓侧肌 外側輪状披裂筋 がいそくりんじょうひれつきん

环杓关节 輪状披裂関節 りんじょうひれつかんせつ

环杓关节强硬 輪状披裂関節強直 りんじょうひれつかんせつきょうちょく

环杓关节炎 輪状披裂関節炎 りんじょうひれつかんせつえん

环杓后肌 後輪状披裂筋 こうりんじょうひれつきん

环杓后韧带 後輪状披裂靱帯 こうりんじょうひれつじんたい

环蛇毒素 ブンガロトキシン bungarotoxin

环生 環生 かんせい

环(轮)生体 環生体,輪生体 かんせいたい,りんせいたい

环十肽 環状デカペプチド かんじょうdecapeptide

环食管腱 輪状食道腱 りんじょうしょくどうけん

环式绷带 輪状包帯 りんじょうほうたい

环丝氨酸 サイクロセリン cycloserine

环髓韧皮部 髄周囲靱皮部 ずいしゅういじんぴぶ

环缩二氨酸 ジケトピペラジン diketopiperazine

环缩作用 輪状収縮作用 りんじょうしゅうしゅくさよう

环糖 シクロース cyclose

环烃 環式炭化水素 かんしきたんかすいそ

环酮 環状ケトン かんじょうketone

环脱氨酶 シクロデアミナーゼ cyclodeaminase

环烷化 シクロアルキル化 cycloalkylか

环烷酸 ナフテン酸 naphtheneさん

环烷〔烃〕 シクロパラフィン cycloparaffin

环烷系 ナフテン系列 naphtheneけいれつ

环纹苦乳菇 環紋苦乳菇 かんもんくにゅうこ

环戊稠全氢化菲 シクロペンタノペルヒドロフェナントレン cyclopentanoperhydrophenanthrene

环戊醇 シクロペンタノール cyclopentanol

环戊二烯 シクロペンタジエン cyclopentadiene

环戊二烯-〔1,3〕 シクロペンタジエン-〔1,3〕 cyclopentadiene-〔1,3〕

环戊甲噻嗪 シクロペンチアジド cyclopenthiazide

环戊氯噻嗪 シクロペンクロロチアジド cyclopenchlorothiazide

环戊酮 シクロペンタノン cyclopentanone

环戊烷 シクロペンタン cyclopentane

环戊烷丙酸雌二醇 エストラジオール・シクロペンチルプロピオネート estradiol cyclopentyl propinate

环戊烷多氢菲 シクロペンタノペルヒドロフェナントレン cyclopentanoperhydrophenanthrene

环戊烷羧酸 シクロペンタンカルボン酸 cyclopentanecarbonさん

环戊烯 シクロペンテン cyclopentene

环戊烯多氢菲 シクロペンテノペルヒドロフェナントレン cyclopentenoperhydrophenanthrene

环烯〔烃〕 シクロオレフィン,シクレン cycloolefin,cyclene

环系索引 環系索引 かんけいさくいん

环纤维 輪状繊維 りんじょうせんい

环酰胺 環状酸アミド かんじょうさん amide

环腺苷一磷酸 環一燐酸アデノシン,サイクリックAMP かんいちリンさんadenosine,cyclic AMP

环腺苷一磷酸受体蛋白 サイクリックアデノシンーリン酸レセプタ・プロテイン cyclic adenosineいちリンさん receptor protein

环香豆素 シクロクマリン cyclocumarine

环小叶黄杨碱A シクロミクロフィリンA cyclomicrophylline A

环辛季铵 メチル硫酸トリメチジニウム methylりゅうさんtrimethidinum

环辛四烯 シクロオクタテトラエン cyclooctateraene

环行肌 輪〔状〕筋 りん〔じょう〕きん

环行葡萄肿 環状ブドウ〔膜〕腫 かんじょうブドウ〔まく〕しゅ

环行〔运动〕 輪回運動,循環運動,回旋運動,サーカス運動 りんかいうんどう,じゅんかんうんどう,かいせんうんどう,circusうんどう

环行运动学说 輪回運動仮説 りんかいうんどうかせつ

环形癌 環状癌 かんじょうがん

环形暗点 輪状暗点 りんじょうあんてん

环形绷带 環状包帯 かいじょうほうたい

环形瓣 円形皮〔膚〕弁 えんけいひ〔ふ〕べん

环形扁桃体切除刀 環状扁桃腺摘出刀 かんじょうへんとうせんてきしゅつとう

环形步态 捻り歩き ひねりあるき

环形处女膜 環状処女膜 かんじょうしょじょまく

环形断层摄影法 円軌道断層撮影法,サーカス・トモグラフィ えんきどうだんそうさつえいほう,circus tomography

环形发癣菌病 環状白せん(癬)症 かんじょうはく(せん)しょう

环形红斑 環状紅斑 かんじょうこうはん

环形角膜溃疡 輪状角膜潰瘍 りんじょうかくまくかいよう

环形菌落 環状集落 かんじょうしゅうらく

环形离心性红斑 遠心性環状紅斑 えんしんせいかんじょうこうはん

环形脓肿 環状膿瘍 かんじょうのうよう

环形疱疹 環状疱疹,環状ヘルペス かんじょうほうしん,かんじょうherpes

环形破裂 環状破裂 かんじょうはれつ

环形期 環状期 かんじょうき

环形切断术 環状切断〔術〕,環切〔術〕 かんじょうせつだん〔じゅつ〕,かんせつ〔じゅつ〕

环形肉芽肿 環状肉芽腫 かんじょうにくがしゅ

环形色谱法 環状クロマトグラフィ かんじょうchromatography

环形生长的 環状増殖の かんじょうぞうしょくの

环形视力表 ランドルト環式視力表 Landoltかんしきしりょくひょう

环形视网膜病 輪状網膜症 りんじょうもうまくしょう

环形视网膜炎 輪状網膜炎 りんじょうもうまくえん

环形胎盘 環状胎盤,輪状胎盤 かんじょうたいばん,りんじょうたいばん

环形天疱疮 環状天疱瘡 かんじょうてんぽうそう

环形狭窄　輪状狭窄　りんじょうきょうさく

环形纤维　輪走(輪状)繊維　りんそう(りんじょう)せんい

环形运动心动过速　循環運動頻脈　じゅんかんうんどうひんみゃく

环形展开法　環状展開〔法〕　かんじょうてんかい〔ほう〕

环形针　環状針　かんじょうしん

环形疹　環状疹　かんじょうしん

环形皱襞　輪状ひだ　りんじょうひだ

环形柱　環状柱　かんじょうちゅう

环形子宫托　環状ペッサリー　かんじょうpessary

环性精神病　循環精神病　じゅんかんせいしんびょう

环性气质　循環気質　じゅんかんきしつ

环旋末梢　らせん輪状神経終末　らせんりんじょうしんけいしゅうまつ

环压止血法　輪状圧迫止血法　りんじょうあっぱくしけつほう

环咽肌　輪状咽頭筋　りんじょういんとうきん

环咽肌失弛缓症　輪状咽頭筋し(弛)緩不能症　りんじょういんとうきんしかんふのうしょう

2,3-环氧-1-丙醇　2,3-エポキシ-1-プロパノール　2,3-epoxy-1-propanol

2,3-环氧丙醛　2,3-エポキシプロピオンアルデヒド　2,3-epoxypropion aldehyde

环氧丙烷　エポキシプロパン　epoxy propane

环氧长春碱　ロイロシン　leurosine

环氧丁烷　エポキシブタン　epoxybutane

环氧广豆根查耳酮　ソホラドクロモン　sophoradochromone

环氧胡罗卜素　カロチンエポキシド　carotene epoxide

环氧化物　エポキシド　epoxide

环氧化作用　エポキシ化　epoxyか

环氧氯丙烷　エピクロロヒドリン　epichlorohydrin

环氧树脂　エポキシ樹脂,スポキシレジン　epoxyじゅし,epoxy resin

环氧树脂衬　エポキシレジン裏装　epoxy resinりそう

环氧树脂中毒　エポキシレジン中毒,エポキシ樹脂中毒　epoxy resinちゅうどく,epoxyじゅしちゅうどく

环氧溴苯　エポキシブロモベンゼン　epoxybromobenzene

1,2-环氧乙基苯　1,2-エポキシエチルベンゼン　1,2-epoxyethyl bezene

环氧乙烷　エポキシエタン　epoxy ethane

环氧乙烷熏蒸法　エポキシエタン薫蒸法　epoxy ethaneくんじょうほう

环异构　環異性　かんいせい

环异构酶　シクロイソメラーゼ　cycloisomerase

环羽肌　中心腱周囲筋　ちゅうしんけんしゅういきん

环扎术　周囲結紮術　しゅういけっさつじゅつ

环指　第4指,薬指　だいよんし,くすりゆび

环中心粒　輪状中心粒　りんじょうちゅうしんりゅう

环转节律　輪回性律動　りんかいせいりつどう

环转眩晕　仮性めまい　かせいめまい

环转运动　①循環運動②回旋運動③輪回運動　①じゅんかんうんどう②かいせんうんどう③りんかいうんどう

环状 DNA　環状 DNA　かんじょうDNA

环状暗点　輪状暗点　りんじょうあんてん

环状板　環状層板　かんじょうそうばん

环状斑　溶菌斑　ようきんはん

环状襞　輪状ひだ　りんじょうひだ

环状扁平苔癣　環状扁平苔癬　かんじょうへんぺいたいせん

ん

环状玻片培养　リングスライド培養　ring slideばいよう

环状〔出血性〕损害　輪壁性病変　りんへきせいびょうへん

环状处女膜　輪形処女膜　りんけいしょじょまく

环状带　環状ベルト　かんじょうbelt

环状单键脱氧核糖核酸　環状単一結合 DNA　かんじょうたんいつけつごうDNA

环状刀　輪状刀　りんじょうとう

环状窦　輪状静脈洞　りんじょうじょうみゃくどう

环〔状〕二聚物　環状二量体　かんじょうにりょうたい

环状发　白輪毛　はくりんもう

环状缝术　輪状縫合術　りんじょうほうごうじゅつ

环状肝硬变　輪状肝硬変　りんじょうかんこうへん

环〔状〕杆菌素　サーキュリン　circulin

环状沟　輪状溝,ライル溝　りんじょうこう,Reilこう

环状巩膜炎　輪状強膜炎　りんじょうきょうまくえん

环状关节面　関節輪状面　かんせつりんじょうめん

环状核　輪状核　りんじょうかく

环状横纹　環状横紋　かんじょうおうもん

环状后囊纤维　輪状後被膜繊維　りんじょうこうひまくせんい

环状化合物　環式化合物　かんしきかごうぶつ

环状角膜溃疡　輪状角膜潰瘍　りんじょうかくまくかいよう

环状角膜炎　環状角膜炎　かんじょうかくまくえん

环状接触法　環式接触法　かんしきせっしょくほう

环状接合　環状連接　かんじょうれんせつ

环状结构　環式構造　かんしきこうぞう

环状睫状体纤维　輪状毛様体繊維　りんじょうもうようたいせんい

环状浸润皮病　環状皮膚症　かんじょうひふしょう

环状卷曲　環状コイル,環状線輪　かんじょうcoil,かんじょうせんりん

环状糠疹　連圏状ひこう疹　れんけんじょうひこうしん

环状颗粒　環状顆粒　かんじょうかりゅう

环状溃疡　環状潰瘍　かんじょうかいよう

环状狼疮　環状狼瘡　かんじょうろうそう

环状梅毒疹　環状梅毒疹　かんじょうばいどくしん

环〔状〕醚　環状エーテル,環式エーテル　かんじょうether,かんしきether

环状面　環状面　かんじょうめん

环状膜　環状膜　かんじょうまく

环状牛皮癣　環状乾癬　かんじょうかんせん

环状疱疹　環状ヘルペス,環状疱疹　かんじょうherpes,かんじょうほうしん

环状前囊纤维　輪状前被膜繊維　りんじょうぜんひまくせんい

环状切除成形法　輪切形成術　りんせつけいせいじゅつ

环状球　環状球　かんじょうきゅう

环状染色体　環状染色体　かんじょうせんしょくたい

环状肉芽肿　環状肉芽腫　かんじょうにくがしゅ

环状软骨　輪状軟骨　りんじょうなんこつ

环状软骨板　輪状軟骨板　りんじょうなんこつばん

环状软骨弓　輪状軟骨弓　りんじょうなんこつきゅう

环状软骨骨折　輪状軟骨骨折　りんじょうなんこつこっせつ

环〔状软骨〕后癌　輪状軟骨後部癌　りんじょうなんこつこうぶがん

环状软骨气管切开术　輪状軟骨気管切開術　りんじょうなんこつきかんせっかいじゅつ

环状软骨气管韧带　輪状軟骨気管靱帯　りんじょうなんこつきかんじんたい

环状软骨切除术　輪状軟骨切除〔術〕　りんじょうなんこつせつじょ〔じゅつ〕

环状软骨食管腱　輪状軟骨食道腱束　りんじょうなんこつしょくどうけんそく

环状软骨痛　輪状軟骨痛　りんじょうなんこつつう

环状软骨〔外〕侧结节　輪状軟骨外側隆起　りんじょうなんこつがいそくりゅうき

环状软骨咽韧带　輪状軟骨咽頭靱帯　りんじょうなんこついんとうじんたい

环状肾　ドーナツ腎　doughnutじん

环轮试验　環輪試験,リングテスト　かんりんしけん,ring test

环状视网膜变性　輪状網膜変性　りんじょうもうまくへんせい

环状视网膜病　輪状網膜症　りんじょうもうまくしょう

环状收缩　環状収縮　かんじょうしゅうしゅく

环状双键脱氧糖核酸　環状二重結合 DNA　かんじょうにじゅうけつごうDNA

环〔状〕缩合　環状縮合　かんじょうしゅくごう

环状缩醛　環状アセタール　かんじょうacetal

环状胎盘　環状胎盤　かんじょうたいばん

环状苔癣　環状苔癬　かんじょうたいせん

环状体　環状体,カボット環状体　かんじょうたい,Cabot かんじょうたい

环状同系现象　環状同族関係　かんじょうどうぞくかんけい

环状脱氧糖核酸　環状 DNA　かんじょうDNA

环状纤维　輪状（走）繊維　りんじょう（そう）せんい

环状酰脲　環状ウレイド　かんじょうureide

环状线　環状線　かんじょうせん

环状血管　環状血管　かんじょうけっかん

环状血栓　環状血栓　かんじょうけっせん

环状亚单位　環状亜単位　かんじょうあたんい

环状胰〔腺〕　輪状膵　りんじょうすい

环状阴影　環状輪,胸膜輪　かんじょうりん,きょうまくりん

环状硬化　輪状硬化〔症〕　りんじょうこうか〔しょう〕

环状有边糠疹　連圏状粃糠疹　れんけんじょうひこうしん

环状中间体　環状中間体　かんじょうちゅうかんたい

环状皱襞　輪状ひだ　りんじょうひだ

环状子宫托　環状ペッサリー　かんじょうpessary

环钻　トレフィン,トレパン,圓錐のこ　trephine,trepan,えんすいのこ

寰齿后关节　後環歯関節　こうかんしかんせつ

寰齿前关节　前環歯関節　ぜんかんしかんせつ

寰枢关节　環軸関節　かんじくかんせつ

寰枢后膜　後環軸膜　こうかんじくまく

寰枢前膜　前環軸膜　ぜんかんじくまく

寰枢外侧关节　外側環軸関節　がいそくかんじくかんせつ

寰枢正中关节　正中環軸関節　せいちゅうかんじくかんせつ

寰枢椎半脱位　環椎-軸椎亜脱臼　かんつい・じくついあだっきゅう

寰枢椎脱位　環椎-軸椎脱臼　かんつい・じくついだっきゅう

寰枢椎性斜颈　環軸性斜頸　かんじくせいしゃけい

寰枕骨性接合　後頭骨環椎愈合　こうとうこつかんついゆごう

寰枕关节　環椎後頭関節　かんついこうとうかんせつ

寰枕后膜　後環椎後頭膜　こうかんついこうとうまく

寰枕前膜　前環椎後頭膜　ぜんかんついこうとうまく

寰枕外侧韧带　外側環椎後頭靱帯　がいそくかんついこうとうじんたい

寰椎　環椎,第1頸椎　かんつい,だいいちけいつい

寰椎部　環椎部　かんついぶ

寰〔椎〕齿〔突〕　環〔椎〕歯突起　かん〔つい〕しとっき

寰椎横韧带　環椎横靱帯　かんついおうじんたい

寰椎后弓　〔環椎〕後弓　〔かんつい〕こうきゅう

寰椎后结节　〔環椎〕後結節　〔かんつい〕こうけっせつ

寰椎联胎　二頭奇形　にとうきけい

寰椎前弓　〔環椎〕前弓　〔かんつい〕ぜんきゅう

寰椎脱位　環椎脱臼　かんついだっきゅう

寰椎枕骨并联　環椎同化〔作用〕,扁平頭蓋底　かんついどうか〔さよう〕,へんぺいずがいてい

寰椎椎体裂开骨折　環椎体線状骨折　かんついたいせんじょうこっせつ

huǎn　缓

缓冲沉淀试验　緩衝沈殿試験　かんしょうちんでんしけん

缓冲对　緩衝対　かんしょうつい

缓冲基因　緩衝遺伝子　かんしょういでんし

缓冲剂　緩衝剤　かんしょうざい

勃-罗二氏缓冲剂　ブリットン・ロビンソン緩衝混合液　Britton－Robinsonかんしょうこんごうえき

缓冲碱　緩衝塩基　かんしょうえんき

缓冲碱测定　緩衝重炭酸塩基測定　かんしょうじゅうたんさんえんきそくてい

缓冲疗法　緩衝療法　かんしょうりょうほう

缓冲能〔力〕　緩衝能,緩衝値　かんしょうのう,かんしょうち

缓冲片　緩衝錠　かんしょうじょう

缓冲器　緩衝器　かんしょうき

缓冲容量　緩衝容量　かんしょうようりょう

缓冲〔溶〕液　緩衝溶液　かんしょうようえき

缓冲神经　緩衝神経　かんしょうしんけい

缓冲体系　緩衝系　かんしょうけい

缓冲物质　緩衝物質　かんしょうぶっしつ

缓冲系〔统〕　緩衝系　かんしょうけい

缓冲盐溶液　緩衝塩溶液,緩衝食塩水　かんしょうえんようえき,かんしょうしょくえんすい

缓冲盐水　緩衝塩水溶液　かんしょうえんすいようえき

缓冲液　緩衝液　かんしょうえき

索伦森氏缓冲液　セーレンセン緩衝液　Sorensenかんしょうえき

缓冲值　緩衝値　かんしょうち

缓冲指数　緩衝指数　かんしょうしすう

缓冲作用　緩衝作用　かんしょうさよう

缓动层　緩慢層　かんまんそう

缓发型　緩慢型　かんまんがた

缓发性孢子体　緩慢性スポロゾイト　かんまんせいsporozoite

缓腐梭状芽胞杆菌　腐敗杆菌　ふはいかんきん

缓给法　緩徐投与法　かんじょとうよほう

缓和剂〔药〕　緩和剤　かんわざい

缓和醚　緩和エーテル　かんわether
缓和器　緩和器　かんわき
缓和硝酸银　緩和硝酸銀　かんわしょうさんぎん
缓和泻剂　緩和下剤　かんわげざい
缓激肽　ブラジキニン,カリジン　bradykinin,callidin
缓激肽原　ブラジキニノゲン　bradykininogen
缓解　寛解,軽快　かんかい,けいかい
缓解毒素　トキソノイド　toxonoid
缓解率　寛解率　かんかいりつ
缓解期　軽快期,寛解期　けいかいき,かんかいき
缓解型　寛解型　かんかいがた
缓解型恶性贫血　ルンネベルグ型悪性貧血　Runneberg
　がたあくせいひんけつ
缓进型　緩慢進行性　かんまんしんこうせい
缓进型高血压〔病〕　慢性高血圧症　まんせいこうけつあつ
　しょう
缓脉　遅脈,徐脈　ちみゃく,じょみゃく
缓慢病毒　スローウイルス　slow virus
缓慢充盈期　緩慢充満期　かんまんじゅうまんき
缓慢出血　緩慢出血　かんまんしゅっけつ
缓慢胆甾醇反应　レントコール反応　lentocholはんのう
缓慢反应物　遅反応性物質　ちはんのうせいぶっしつ
缓慢射血期　緩慢駆出期　かんまんくしゅつき
缓慢氧化　緩慢酸化作用　かんまんさんかさよう
缓生长期　成長遅滞期　せいちょうちたいき
缓蚀剂　腐食抑制剤　ふしょくよくせいざい
缓释部分　緩慢放出部分　かんまんほうしゅつぶぶん
缓缩肌　緩徐筋　かんじょきん
缓退脉　漸弱脈　ぜんじゃくみゃく
缓泻药　緩下剤　かんげざい
缓血酸胺　トロメタミン,トロメタモール　tromethamine,
　trometamol
缓殖子　ブラデイゾイト　bradyzoite

huàn　幻换患

幻触　幻触　げんしょく
幻灯测听计　幻灯聴力計　げんとうちょうりょくけい
幻灯〔机〕　幻灯,スライド　げんとう,slide
幻灯片　幻灯板,スライドフィルム　げんとうばん,slide
　film
幻灯片盒　スライド フィルム箱　slide filmばこ
幻灯片夹　スライド ホルダー　slide holder
幻觉产生　幻覚発生　げんかくはっせい
幻觉妄想型　幻覚妄想型　げんかくもうそうがた
幻觉性癫痫　幻覚性てんかん　げんかくせいてんかん
幻觉性精神病　メンチズム　mentism
幻觉性木僵　幻覚性昏迷　げんかくせいこんめい
幻觉性偏狂状态　幻覚性パラノイア様状態　げんかくせい
　paranoiaようじょうたい
幻觉症　幻覚症　げんかくしょう
幻觉状态　幻覚状態　げんかくじょうたい
幻视　幻視　げんし
幻视器　ファンタスコープ　fantascope
幻听　幻聴　げんちょう
幻味　幻味　げんみ
幻想　幻想　げんそう
幻想瘤　幻想腫瘍　げんそうしゅよう
幻想性谎言癖　空想性虚言症　くうそうせいきょげんしょ

幻想性妄想痴呆　空想性パラフレニア　くうそうせい
　paraphrenia
幻想性虚构症　幻想性作話〔症〕　げんそうせいさくわ〔しょ
　う〕
幻想性虚谈症　幻想性作話〔症〕　げんそうせいさくわ〔しょ
　う〕
幻想者　空想者　くうそうしゃ
幻象　幻像,幻影　げんぞう,げんえい
幻象性错觉　幻像性錯覚　げんぞうせいさっかく
幻象学　幻像学　げんぞうがく
幻嗅　幻嗅　げんしゅう
幻影　幻影　げんえい
幻肢　幻〔想〕肢　げん〔そう〕し
幻肢痛　幻〔想〕肢痛　げん〔そう〕しつう
幻肢综合征　幻〔想〕肢症候群　げん〔そう〕ししょうこうぐ
　ん
换极连续波　陽極陰極波　ようきょくいんきょくは
换能测量装置　エネルギー変換測定装置　energyへんかん
　そくていそうち
换能器　エネルギー変換器,トランスデューサ　energyへん
　かん き,transducer
换能作用　エネルギー変換作用　energyへんかんさよう
换片器　カセット取換器　cassetteとりかえき
换气　換気　かんき
换气不足　換気過少　かんきかしょう
换气测量法　換気測定法　かんきそくていほう
换气肺炎　換気肺炎　かんきはいえん
换气功能障碍　換気機能障害　かんききのうしょうがい
换气灌注比率　換気血流比　かんきけつりゅうひ
换气过度　換気亢進,過換気　かんきこうしん,かかんき
换气过度性碱中毒　過度呼吸性アルカローシス,過換気性
　アルカローシス　かどこきゅうせいalkalosis,かかんきせ
　いalkalosis
换气过度综合征　過換気症候群　かかんきしょうこうぐん
换气量　換気量　かんきりょう
换气率　換気率　かんきりつ
换气试验　肺換気試験　はいかんきしけん
换气指数　換気指数　かんきしすう
换算表　換算表　かんさんひょう
换算图表　換算図表　かんさんずひょう
换算系数　換算係数　かんさんけいすう
换算因数　換算ファクター　かんさんfactor
换血〔疗法〕　交換輸血療法,置換輸血療法　こうかんゆけ
　つりょうほう,ちかんゆけつりょうほう
换牙期　歯の交換期　はのこうかんき
换药　包帯交換　ほうたいこうかん
换药碗　膿盆　のうぼん
换羽　羽毛交換　うもうこうかん
患病率　罹患率,疾病率　りかんりつ,しっぺいりつ
患部　患部　かんぶ
患者　患者,病人　かんじゃ,びょうにん
患肢固定　患肢固定　かんしこてい

HUANG　荒慌皇黄煌磺恍谎

huāng　荒慌

荒川-东二氏综合征　荒川・東症候群　あらかわ・あずましょ
　うこうぐん

荒川氏反应　荒川反応　あらかわはんのう
慌张步态　加速歩行　かそくほこう

huáng　皇黄煌磺

皇紫　ローヤル バイオレット　royal violet
黄鹌菜素　クレピン　crepin
黄柏苷(甙)　フェラムリン　phellamurin
黄柏碱　フェロデンドリン　phellodendrine
黄柏素　フェラムレチン　phellamuretin
黄柏酮　オバクノン　obacunone
黄斑　黄斑　おうはん
黄斑〔部〕变性　黄斑〔部〕変性　おうはん〔ぶ〕へんせい
黄斑部囊状变性　黄斑部囊腫様変性　おうはんぶのうしゅようへんせい
黄斑部樱桃红点　黄斑部さくらんぼ赤色斑〔点〕　おうはんぶさくらんぼせきしょくはん〔てん〕
黄斑部营养不良-聋哑综合征　黄斑部異栄養聾啞症候群　おうはんぶいえいようろうあしょうこうぐん
黄斑裂孔(洞)　黄斑裂孔　おうはんれっこう
黄斑瘤　黄色板症,眼瞼黄色腫　おうしょくばんしょう,がんけんおうしょくしゅ
黄斑盘状变性　黄斑円板状変性　おうはんえんばんじょうへんせい
黄斑盘状视网膜脉络膜病　黄斑円板状脈絡網膜病　おうはんえんばんじょうみゃくらくもうまくびょう
黄斑区　黄斑部　おうはんぶ
黄斑缺损　黄斑欠損〔症〕　おうはんけっそん〔しょう〕
黄斑上小动脉　上黄斑動脈　じょうおうはんどうみゃく
黄斑上小静脉　上黄斑静脈　じょうおうはんじょうみゃく
黄斑束　黄斑束　おうはんそく
黄斑下小动脉　下黄斑動脈　かおうはんどうみゃく
黄斑下小静脉　下黄斑静脈　かおうはんじょうみゃく
黄斑纤维　黄斑線維　おうはんせんい
黄斑中心凹　黄斑の中心窩　おうはんのちゅうしんか
黄变　黄変　おうへん
黄变米中毒　黄変米中毒　おうへんまいちゅうどく
黄常山　常山,蜀漆　ショウザン　ショクシツ
黄常山碱　ジクロイン　dichroine
黄叱精　クリソイジン　chrysoidine
黄带　黄色帯下　おうしょくたいげ
黄胆红酸　キサントビリルビン酸　xanthobilirubinさん
黄疸　黄疸　おうだん
黄〔疸〕病　黄疸病　おうだんびょう
黄疸弛张疟　胆汁〔症〕性弛張性マラリア　たんじゅう〔しょう〕せいしちょうせいmalaria
黄疸出血型　黄疸出血型　おうだんしゅっけつがた
黄疸杆菌　黄疸杆菌　おうだんかんきん
黄疸计　イクテロメータ　icterometer
黄疸螺旋体　黄疸出血症レプトスピラ　おうだんしゅっけつしょうLeptospira
黄疸期　黄疸期　おうだんき
黄疸前期　黄疸前期　おうだんぜんき
黄疸型病毒性肝炎　黄疸型ウイルス性肝炎　おうだんがたvirusせいかんえん
黄疸型传染性肝炎　黄疸型流行性肝炎　おうだんがたりゅうこうせいかんえん
黄疸型回归热　黄疸型回帰熱　おうだんがたかいきねつ
黄疸型血清性肝炎　黄疸型血清性肝炎　おうだんがたけっせいせいかんえん

黄疸性肝炎　黄疸性肝炎　おうだんせいかんえん
黄疸性痰　黄〔色〕痰　おう〔しょく〕たん
黄疸血红蛋白尿　黄疸血色素尿〔症〕　おうだんけっしきそにょう〔しょう〕
黄疸血尿　黄疸性血尿〔症〕　おうだんせいけつにょう〔しょう〕
黄疸样的　黄疸様の　おうだんようの
黄疸指数　黄疸指数　おうだんしすう
黄疸指数试验　黄疸指数試験　おうだんしすうしけん
黄蛋白反应　キサントプロテイン反応　xanthoproteinはんのう
黄蛋白酸　キサントプロテイン酸　xanthoproteinさん
黄蛋白〔质〕　キサントプロテイン　xanthoprotein
黄递酶　ジアフォラーゼ　diaphorase
黄碘化亚汞　黄ヨウ化第一水銀　おうヨウかだいいちすいぎん
黄蝶呤　キサントプテリン　xanthopterin
黄豆　大豆　ダイズ
黄豆苷　ダイジン　daidzin
黄豆苷元　ダイジェイン　daidzein
黄发症　黄毛症　おうもうしょう
黄凡士林　黄色ワセリン　おうしょくvaseline
黄粉牛肝菌　キイロイグチ
黄蜂　黄蜂,雀蜂　キバチ,スズメバチ
黄蜂毒　黄蜂毒　キバチどく
黄蜂激肽　黄蜂キニン　キバチkinin
黄〔蜂〕蜡　黄ろう,蜜ろう　おうろう,みつろう
黄蜂螫伤　黄蜂刺傷　キバチししょう
黄肤　皮膚黄変　ひふおうへん
黄腹厕蝇　姫家蠅　ヒメイエバエ
黄苷　キサントシン　xanthosine
黄苷酸　キサンチンヌクレオチド,キサンチル酸　xanthinenucleotide,xanthylさん
黄杆菌属　フラボバクテリウム属　Flavobacteriumぞく
黄〔骨〕髓　黄〔色〕骨髄　こう〔しょく〕こつずい
黄瓜状胫　胡瓜脛　きゅうり(キウリ)すね
黄光酸性红　ファストレッドA　fast red A
黄光酸性绿　エリオグリーンB　eriogreen B
黄褐斑　褐色斑,肝斑　かっしょくはん,かんはん
黄褐色　黄褐色　おうかっしょく
黄黑小斑蝥　黄黒小斑蝥　おうこくしょうはんみょう
黄红皮肤　黄色紅皮症　おうしょくこうひしょう
黄花败酱苷　スカヒオシド　scahioside
黄花蒿　クソニンジン,オウカコウ
黄花黄芩　キバナ黄芩　キバナオウゴン
黄花夹竹桃甙　テベチン　thevetine
黄花夹竹桃糖　テベトース　thevetose
黄花乌头　キバナトリカブト
黄花萱草　ワスレグサ,ホンカンゾウ
黄花洋地黄　キバナジギタリス　キバナdigitalis
黄化现象　黄化現象　おうかげんしょう
黄幻视　黄視〔症〕　おうし〔しょう〕
黄昏幻觉　夕暮幻覚　ゆうぐれげんかく
黄昏盲　たそがれ盲　たそがれもう
黄夹次苷(甙)丙　ルボシド　ruvoside
黄夹次苷(甙)丁　ペルシチン　perusitin
黄夹次苷(甙)甲　ペルボシド,ペルボサイド　peruvoside
黄夹次苷(甙)乙　ネリイフォリン　neriifolin

黄夹苷(甙)　テベチン　thevetin
黄甲　黄爪　おうそう
黄碱素　フラボン　flavone
黄降汞　黄降汞　おうこうこう
黄降汞软膏　黄降汞軟膏　おうこうこうなんこう
黄降汞眼膏　黄降汞眼軟膏　おうこうこうがんなんこう
黄金钉瓷牙　黄金ピン陶歯　おうごんpinとうし
黄堇碱　コリパリン　corypalline
黄荆　タイワンニンジンボク
黄精　オウセイ
黄精醌　ポリゴナキノン　polygona quinone
黄酒　黄酒,ラオチュウ(老酒)　コウシュ
黄蓝色盲　青黄色盲,黄青(色)盲　せいこうしきもう,こう
　せい〔しき〕もう
黄蓝视觉物质　黄青視覚色素　こうせいしかくしきそ
黄连　黄連　オウレン
黄连次碱　コプチン　coptine
黄连碱　コプチシン　coptisine
黄连流浸膏　黄連流動エキス　オウレンりゅうどうextract
黄连木属　ピスタチア属　Pistaciaぞく
黄连素　ベルベリン　berberine
黄链霉素　キサントマイシン　xanthomycin
黄链丝菌素　ストレプトリン　streptolin
黄楝树苦素　サマデリン　samaderin
黄楝树属　ニガキ属　ニガキぞく
黄磷　黄リン　おうリン
黄磷蛋白　ビテリン　Vitellin
黄硫酸汞　黄色硫酸水銀　おうしょくりゅうさんすいぎん
黄瘤〔病〕　黄色腫〔症〕　おうしょくしゅ〔しょう〕
黄瘤细胞　黄色腫細胞　おうしょくしゅさいぼう
黄瘤样泡膜细胞性纤维瘤　黄色腫様卵胞膜細胞繊維腫　お
　うしょくしゅようらんほうまくさいぼうせんいしゅ
黄龙胆　〔欧州産〕宿根草　〔おうしゅうさん〕シュクコンソ
　ウ
黄芦木　ヒロハヘビノボラス
黄芦木碱　ベルバムニン　berbamunine
黄栌色素　フスチン　fustin
黄绿青霉素　シトレオビリジン　citreoviridin
黄绿色滤色镜　黄緑色フィルター　おうりょくしょくfilter
黄绿色葡萄球菌　黄緑色ブドウ球菌　おうりょくしょくブ
　ドウきゅうきん
黄绿荧光　黄緑色蛍光　おうりょくしょくけいこう
黄卵黄　黄色卵黄　おうしょくらんおう
黄酶　黄色酵素　おうしょくこうそ
　华伯氏黄酶　ワルブルグ黄色酵素　Warburgおうしょく
　こうそ
黄霉素　フラボマイシン　flavomycin
黄米　粘着性稷,大粟　ねんちゃくせいきび,おおあわ
黄米霉素　ルテオスキリン　luteoskyrin
黄绵马酸　フラバスピト酸　flavaspidさん
黄明胶　黄色ゲラチン　おうしょくgelatin
黄尿酸尿症　キサンツレン酸尿症　xanthurenさんにょう
　しょう
黄尿酸〔烯〕　キサンツレン酸　xanthurenさん
黄脓痰　黄色膿性痰　おうしょくのうせいたん
黄皮症　皮膚黄変　ひふおうへん
黄嘌呤　キサンチン　xanthine
黄嘌呤核苷　キサントシン　xanthosine

黄〔嘌呤核〕苷(甙)酸　キサンチル酸　xanthylさん
黄嘌呤碱　キサンチン塩基　xanthineえんき
黄嘌呤结石　キサンチン結石　xanthineけっせき
黄嘌呤尿〔症〕　キサンチン尿〔症〕　xanthineによう〔しょう〕
黄嘌呤试验　キサンチン試験　xanthineしけん
黄嘌呤脱氢酶　キサンチン脱水素酵素　xanthineだっすいそ
　こうそ
黄嘌呤氧化酶　キサンチン酸化酵素,キサンチンオキシダ
　ーゼ　xanthineさんかこうそ,xanthine oxidase
黄芪　黄蓍　オウギ
黄芪甙(苷)　アストラグリン　astraglin
黄芪胶粉　トラガカント〔ゴム〕　tragacanth〔gum〕
黄芪属　黄蓍属　オウギぞく
黄芩　コガネバナ,黄芩　オウゴン(キン)
黄芩甙　バイカリン　baicalin
黄芩甙(苷)元　バイカレイン　baicalein
黄芩素　バイカレイン　baicalein
黄芩新素　ネオバイカレイン　neobaicalein
黄青霉素　キサントシリン　xanthocillin
黄球蛋白　キサントグロブリン　xanthoglobulin
黄曲霉〔毒〕素　アフラトキシン　aflatoxin
黄曲霉〔毒素〕中毒　アフラトキシン中毒　aflatoxinちゅうど
　く
黄曲〔霉〕菌　黄色アスペルギルス　おうしょくAspergillus
黄染料母醇　キサントヒドロール　xanthydrol
黄热病　黄熱〔病〕　おうねつ〔びょう〕
黄热病病毒　黄熱ウイルス　おうねつvirus
黄热病血清　抗黄熱血清　こうおうねつけっせい
黄热性类梅毒　フランベジア　frambesia
黄韧带　黄色靱帯　おうしょくじんたい
黄韧带肥(增)厚　黄色靱帯肥厚　おうしょくじんたいひこ
　う
黄肉瘤　黄色肉瘤　おうしょくにくしゅ
黄肉芽肿病　黄色肉芽腫症　おうしょくにくがしゅしょう
黄软骨　黄色軟骨　おうしょくなんこつ
黄色蛋白试验　キサントプロティン試験　xanthoprotein
　しけん
黄〔色〕蛋白〔质〕　黄〔色〕蛋白〔質〕　おう〔しょく〕たんぱく
　〔しつ〕
黄色〔肝〕萎缩　黄色肝萎縮　おうしょくかんいしゅく
黄色肝样变　黄色肝変　おうしょくかんへん
黄色幻视　黄色点視症　おうしょくてんししょう
黄色蜡状葡萄球菌　黄蠟色ブドウ状球菌　おうろうしょく
　ブドウじょうきゅうきん
黄色链霉菌　黄色ストレプトマイセス菌　おうしょく
　streptomycesきん
黄〔色〕瘤　黄色腫　おうしょくしゅ
黄色瘤病　黄色腫症　おうしょくしゅしょう
黄色瘤样细胞　黄色腫様細胞　おうしょくしゅようさいぼ
　う
黄色螺菌　黄色らせん菌　おうしょくらせんきん
黄色盲　黄〔色〕色盲　おう〔しょく〕しきもう
黄色霉素　ルテオスキリン　luteoskyrin
黄色酿母菌病　クロモブラストミコーシス　chromo-
　blastomycosis
黄色皮脂溢　黄色脂漏〔症〕　おうしょくしろう〔しょう〕
黄色人种　黄色人種　こうしょくじんしゅ,おうしょくじん
　しゅ

黄〔色〕肉瘤　黄色肉腫　おうしょくにくしゅ

黄〔色〕肉芽肿　黄色肉芽腫　おうしょくにくがしゅ

黄色肉芽肿性肾盂肾炎　黄色肉芽腫性腎盂腎炎　おうしょくにくがしゅせいじんうじんえん

黄色山道年　黄色サントニン　おうしょくsantonin

黄〔色〕曙红　エオジン　eosin

黄色洗液　黄色ローション剤　おうしょくlotionざい

黄色细胞　黄色細胞　おうしょくさいぼう

黄色细杆菌　黄色バクテリウム　おうしょくbacterium

黄色小孢子菌病　黄色小胞子菌症　おうしょくしょうほうしきんしょう

黄色血〔症〕　黄色血症　おうしょくけっしょう

黄色伊蚊　黄色ヤブカ　おうしょくヤブカ

黄色正铁血红素　キサントヘマチン　xanthematin

黄色脂肪瘤　黄色脂肪腫　おうしょくしぼうしゅ

黄杉素　タキシフォリン　taxifolin

黄舌　黄色舌　おうしょくぜつ

黄氏法　ウォング法　Wongほう

黄视〔症〕　黄視症　おうししょう

黄鼠李苷(甙)　キサントラムニン　xanthorhamnin

黄鼠鼠疫　ハタリスペスト　ハタリスpest

黄水疱　膿痂疹,インペチゴ　のうかしん,　impetigo

黄素　フラビン　flavin

黄素单核苷酸　フラビンモノヌクレオチド　flavin mono-nucleotide

黄素蛋白　フラボプロテイン　flavoprotein

黄素黄疸　フラビン黄疸　flavinおうだん

黄素激酶　フラボキナーゼ　flavokinase

黄素酶　フラボエンチム,フラビン酵素　flavo—enzyme,　flavinこうそ

黄素膜囊肿　卵胞膜黄体囊胞　らんほうまくおうたいのうほう

黄素膜细胞　卵胞膜黄体細胞　らんほうまくおうたいさいぼう

黄素腺嘌呤二核苷酸　フラビンアデニンジヌクレオチド　flavin adenine dinucleotide

黄色馨中毒　黄色ジャスミン中毒　おうしょくjasmineちゅうどく

黄酰丙氨酸　スルフォニルアラニン　sulfonylalanine

黄髓　黄色〔骨〕髄　おうしょく〔こつ〕ずい

黄髓瘤　黄色骨髄腫　おうしょくこつずいしゅ

〔黄〕弹性组织　黄色弾力組織　おうしょくだんりょくそしき

黄藤素　フィブラウレチン　fibrauretine

黄藤素甲　フィブラミン　fibramine

黄藤素乙　フィブラミニン　fibraminine

黄体　黄体　おうたい

黄体单位　黄体単位　おうたいたんい

黄体过早萎缩　黄体早発萎縮　おうたいそうはついしゅく

黄体化〔过程〕　黄体化,黄体形成　おうたいか,おうたいけいせい

黄体化过度　過黄体化症　かおうたいかしょう

黄体化激素　黄体化(形成)ホルモン　おうたいか(けいせい)hormone

黄体化激素释放因子　黄体化ホルモン放出因子　おうたいかhormoneほうしゅついんし

黄体机能亢进　黄体機能亢進　おうたいきのうこうしん

黄体〔激〕素　黄体ホルモン　おうたいhormone

黄体瘤　黄体腫　おうたいしゅ

黄体囊肿　黄体囊胞　おうたいのうほう

黄体内泌素类　プロゲストゲン類　progestogenるい

黄体破裂　黄体破裂　おうたいはれつ

黄体期　黄体期　おうたいき

黄体〔色〕素　ルテイン　lutein

黄体生成〔激〕素　黄体形成ホルモン　おうたいけいせいhormone

黄体生成素释放激素　黄体形成ホルモン放出ホルモン　おうたいけいせいhormoneほうしゅつhormone

黄体生成素释放因子　黄体形成ホルモン放出因子　おうたいけいせいhormoneほうしゅついんし

黄体素　ルテイン　lutein

黄体素细胞　ルテイン細胞　luteinさいぼう

黄体酮　プロゲステロン　progesterone

黄体酮试验　プロゲステロン試験　progesteroneしけん

黄体酮注射液　プロゲステロン注射液　progesteroneちゅうしゃえき

黄体退化　黄体退化　おうたいたいか

黄体萎缩　黄体萎縮　おうたいいしゅく

黄体萎缩不全　黄体不全萎縮　おうたいふぜんいしゅく

黄体形成　黄体形成　おうたいけいせい

黄体学说　黄体説　おうたいせつ

黄体营养激素　黄体刺激ホルモン,催乳ホルモン,プロラクチン　おうたいしげきhormone,さいにゅうhormone,prolactin

黄铁矿　硫化鉄鉱　りゅうかてっこう

黄铜色小体　真鍮様体　しんちゅうようたい

黄铜屑眼炎　真鍮工眼炎　しんちゅうこうがんえん

黄铜眼睑板　真鍮眼瞼板　しんちゅうがんけんばん

黄铜铸工寒战病　真鍮細工師震え　しんちゅうさいくしふるえ

黄铜铸工热病　真鍮細工師間欠熱　しんちゅうさいくしかんけつねつ

黄酮　フラボン　flavone

黄酮醇　フラボノール　flavonol

黄酮类　フラボン類　flavonるい

黄酮类似物　フラボノイド　flavonoid

黄烷醇　フラバノール　flavanol

黄烷酮　フラバノン　flavanone

黄纤维　弾性繊維　だんせいせんい

黄纤维瘤　繊維黄色腫　せんいおうしょくしゅ

黄癣　黄癬　おうせん

黄癣痂　黄癬痂皮,菌甲　おうせんかひ,きんこう

黄癣痂状鳞癣　楯形魚鱗癬　たてがたぎょりんせん

黄癣疹　黄癬疹　おうせんしん

黄血盐　フェロシアン化カリウム,黄血カリ　ferrocyaneかkalium,おうけつkali

黄颜木素　フスチン　fustin

黄杨　黄楊　ツゲ

黄杨碱　ブキシン　buxine

黄杨科　黄楊科　ツゲか

黄杨生物碱　黄楊アルカロイド　ツゲalkaloid

黄杨烯碱G　ブキセニンG　buxeninG

黄氧化汞　黄色酸化第二水銀　おうしょくさんかだいにすいぎん

黄氧化汞软膏　黄色酸化水銀軟膏　おうしょくさんかすいぎんなんこう

黄氧化汞眼膏　黄色酸化水銀眼軟膏　おうしょくさんかすいぎんがんなんこう

黄药子　黄薬子　コウヤクシ

黄油　バター　butter

黄油样粪　バター〔様〕便　butter〔よう〕べん

黄油样囊肿　バター様囊胞　butterようのうほう

黄油样肿胀　バター状腫脹　butterじょうしゅちょう

黄疽　バター腫　butterしゅ

黄鼬　イタチ

黄郁金　黄うっ金,うこん　おううっきん

黄原素　キサントトキシン　xanthotoxin

黄原酸纤维素　セルロースキサントゲン酸塩　cellulose xanthogenさんえん

黄原酸盐　キサントゲン酸塩　xanthogenさんえん

黄樟脑(素)　サフロール　safrol

黄〔指〕甲综合征　黄色爪症候群　おうしょくそうしょうこうぐん

黄脂瘤病　ハンド・シュルレル・クリスチャン病　Hand-Schüller-Christianびょう

黄脂增生病　黄色腫症　おうしょくしゅしょう

黄种　黄色人種　こうしょくじんしゅ

煌焦油蓝　ブリリアントクレジルブルー　brilliant cresyl blue

煌蓝　ブリリアントブルー　brillant blue

煌绿　ブリリアントグリーン　brilliant green

煌绿胆盐培养基　ブリリアントグリーン胆汁酸塩培地　brilliant greenたんじゅうさんえんばいち

煌绿胆盐琼脂　ブリリアントグリーン胆汁酸塩寒天　brilliant greenたんじゅうさんえんかんてん

磺氨苄青霉素钠　サンシリンナトリウム　suncillin natrium

磺胺　スルファニルアミド　sulfanilamide

磺胺薄膜　サルファ剤フィルム　sulfaざいfilm

磺胺苯吡唑　スルファフェナゾール　sulfaphenazole

磺胺苯沙明　スルファベンザミン　sulfabenzamine

磺胺吡啶　スルファピリジン　sulfapyridine

磺胺吡啶钠　スルファピリジンナトリウム　sulfapyridine natrium

磺胺吡咯　スルファピロール　sulfapyrrole

磺胺醋酰　スルファセタミド　sulfacetamide

磺胺醋酰钠　スルファセタミドナトリウム　sulfacetamide natrium

磺胺哒嗪　スルファジアジン　sulfadiazine

磺胺胆　スルフォンアミド胆汁症　sulfonamideたんじゅうしょう

磺胺胆酰肼　スルファコラジン　sulfacholazine

磺胺丁脲　カルブタミド　carbutamide

磺胺对甲氧嘧啶　スルファメトキシジアジン　sulfamethoxydiazine

磺胺二甲噁唑咪　スルファグアノール　sulfaguanol

磺胺二甲嘧啶　スルファメタジン,スルファジミジン　sulfamethazine,sulfadimidine

磺胺二甲氧嘧啶　スルファジメトキシン　sulfadimethoxine

磺胺二甲异噁唑　スルフィソキサゾール　sulfisoxazole

磺胺二甲异嘧啶　スルフィソミジン　sulfisomidine

N-磺胺甘氨酸　N-スルファニルグリシン　N-sulfanil-glycine

磺胺胍　スルファグァニジン　sulfaguanidine

磺胺琥珀酰胺钠　スルファ琥珀酸アミド ナトリウム　sulfa コハクさんamide natrium

磺胺剂疗法　スルファ剤療法　sulfaざいりょうほう

磺胺剂性贫血　スルファ剤貧血　sulfaざいひんけつ

磺胺剂性无尿　スルファ剤無尿症　sulfaざいむにょうしょう

磺胺甲基嘧啶　スルファメラジン　sulfamerazine

磺胺甲基异噁唑　スルファメトキサゾール　sulfamethoxazole

磺胺甲基异噻唑　スルファソミゾール　sulfasomizole

磺胺甲嘧啶复方制剂　スプロナール　supronal

磺胺甲氧吡嗪　スルファメトキシピラジン　sulfamethoxypyrazine

磺胺甲氧哒嗪　スルファメトキシピリダジン　sulfamethoxypyridazine

2磺胺-3-甲氧吡嗪　スルファレン　sulfalene

磺胺-5-甲氧嘧啶　スルファメトキシジアジン　sulfamethoxydiazine

磺胺-6-甲氧嘧啶　スルファモノメトキシン　sulfamonomethoxine

磺胺间甲氧嘧啶　スルファモノメトキシン　sulfamonomethoxine

磺胺结晶　スルフォンアミド結晶　sulfonamideけっしょう

磺胺奎宁　スルファニルアミドキニーネ　sulfanilamide quinine

磺胺喹噁啉　スルファキノキサリン　sulfaquinoxaline

磺胺类药物　スルファ剤,スルファミン剤　sulfaざい,sulfamineざい

磺胺类中毒　スルフォンアミド中毒　sulfonamideちゅうどく

磺胺硫脲　スルファチオ尿素　sulfathioにょうそ

磺胺铝　スルファニルアミド アルミニウム　sulfanilamide aluminum

磺胺咪(胍)　スルファグアニジン,スルファミジン　sulfaguanidine,sulfa midine

磺胺米隆　スルファミロン　sulfamylon

磺胺米隆冷霜　スルファミロン軟膏　sulfamylonなんこう

磺胺嘧啶　スルファダイアジン,スルファジアジン　sulfadiazine

磺胺嘧啶结晶　スルファダイアジン結晶　sulfadiazine けっしょう

磺胺嘧啶钠　スルファダイアジンナトリウム　sulfadiazine natrium

磺胺嘧啶片　スルファダイアジン錠　sulfadiazineじょう

磺胺嘧啶三合剂　メトーダイアーメルスルフォンアミド剤,トリスルフォンアミド錠　meth-dia-mer sulfonamideざい,trisulfonamideじょう

磺胺嘧啶银〔盐〕　スルファダイアジン銀塩　sulfadiazineぎんえん

磺胺灭脓　スルファミロン,ホモスルファミン　sulfamylon,homosulfamin

磺胺尿　スルフォンアミド尿症　sulfonamideにょうしょう

磺胺片　スルファニルアミド錠　sulfanilamideじょう

磺胺噻二唑　スルファチアジアゾール　sulfathiadiazole

磺胺噻唑　スルファチアゾール　sulfathiazole

磺胺噻唑结晶　スルファチアゾール結晶　sulfathiazoleけっしょう

磺胺噻唑钠　スルファチアゾールナトリウム　sulfathiazole natrium

磺胺杀利定　スルファタリジン　sulfathalidine

磺胺酸铵 スルファミン酸アンモニウム sulfamineさんammonium

磺胺血〔症〕 スルフォンアミド血〔症〕 sulfonamideけっ〔しょう〕

磺胺药 スルフォンアミド剤,サルファ剤 sulfonamideざい,sulfaざい

磺胺药物结晶 サルファ剤結晶 sulfaざいけっしょう

磺胺异噁唑 スルフィソキサゾール sulfisoxazole

磺胺异甲唑 スルフィソメゾール sulfisomezole

磺胺增效剂 トリメトプリム,TMP trimethoprim

磺胺增效片 A TMP−SMZ 合剤 TMP−SMZごうざい

磺胺〔中毒〕性甲状腺肿 スルファミン中毒性甲状腺腫 sulfamineちゅうどくせいこうじょうせんしゅ

磺苄青霉素 スルホシリン sulfocillin

磺苄青霉素钠盐 スルホシリンナトリウム sulfocillin natrium

磺醋酰胺 スルファセタミド sulfacetamide

磺碘喹 キニオフォン chiniofon

磺化 スルホン化 sulfonか

磺化剂 スルホン化剤 sulfonかざい

磺化沥青火棉胶 スルホン化瀝青コロジオン sulfonかれきせいcollodion

磺化油 スルホン化油 sulfonかゆ

磺化作用 スルホン化作用 sulfonかさよう

磺基苯甲酸钠 スルホ安息香酸ナトリウム sulfoアンソクコウさんnatrium

磺基蓖麻〔油〕酸 スルホリシノール酸 sulforicinolさん

磺基蓖麻〔油〕酸钠 スルホリシノール酸ナトリウム sulforicinolさんnatrium

磺〔基〕丙氨酸 システイン酸 cysteinさん

磺基萘红 スルホナフチルレッド sulfo-naphthyl red

磺〔基〕水杨酸 スルホサリチル酸 sulfosalicylさん

磺基水杨酸环六亚甲基四胺 スルホサリチル酸ヘキサメチレンテトラミン sulfosalicylさんhexamethylene tetramine

磺基乙酸 スルホ酢酸 sulfoさくさん

磺基鱼石脂酸锌 スルホイヒチオール酸亜鉛 sulfoichthyolさんあえん

磺基转移酶 スルホトランスフェラーゼ sulfotransferase

磺柳酸 スルホサリチル酸 sulfosalicylさん

磺脲类药 スルファ尿素薬 sulfaにょうそやく

磺酸 スルホン酸 sulfonさん

磺酸金属盐 スルホン酸金属塩 sulfonさんきんぞくえん

磺酸钠噻吩 チオフェンスルホン酸ナトリウムthiophe-nesulfonさんnatrium

磺酸盐 スルホン酸塩 sulfonさんえん

磺酸酯 スルホン酸エステル sulfonさんester

磺酞 スルホンフタレイン sulfonephthalein

磺酰胺 スルホンアミド sulfonamide

磺酰胺化合物 スルホンアミド化合物 sulfonamideかごうぶつ

S-磺酰半胱氨酸 S-スルホシステイン S-sulfocysteine

磺酰基 スルホニル基 sulfonylき

磺酰氯 スルホンクロリド sulphonchloride

磺酰脲 スルホニル尿素 sulfonylにょうそ

磺酰亚胺 スルフイマイド sulfimide

磺溴酞 スルホブロモフタレイン sulfobromophthalein

磺溴酞钠 スルホブロモフタレインナトリウム sulfo-bromophthalein natrium

磺溴酞钠〔滞留〕试验 スルホブロモフタレイン ナトリウム〔貯留〕試験 sulfobromophthalein natrium〔ちょりゅう〕しけん

磺乙酰胺 スルファセタミド sulfacetamide

huǎng 恍谎

恍惚 恍惚 こうこつ

恍惚性昏迷 トランス昏睡 tranceこんすい

恍惚状态 恍惚状態,トランス状態 こうこつじょうたい,tranceじょうたい

谎言〔求医〕癖 虚言狂,ミュンヒハウゼン症候群 きょげんきょう,Münchausenしょうこうぐん

谎语狂 病的虚言症 びょうてききょげんしょう

HUI 灰恢挥辉回茴蛔毁汇会绘秽惠彗喙

huī 灰恢挥辉

灰〔白〕结节 灰白結節 かいはくけっせつ

灰白色大便 灰白色便 かいはくしょくべん

灰斑热 ブルピス bulpiss

灰包科 ホコリタケ科 ホコリタケか

灰尘 塵埃,ダスト じんあい,dust

灰尘病 塵埃症 じんあいしょう

灰尘计 空中塵埃数計算器 くうちゅうじんあいすうけいさんき

灰发〔症〕 白毛〔症〕 はくもう〔しょう〕

灰分 アッシュ ash

灰分定量测定 アッシュ定量検査 ashていりょうけんさ

灰分定性测定 アッシュ定性検査 ashていせいけんさ

灰分含量 アッシュ含量 ashがんりょう

灰分试验 アッシュ試験 ashしけん

灰分组成 アッシュ組成 ashそせい

灰腹厕蝇 便所蝿 べんじょバエ

灰胡桃 バターナット,西洋クルミ butternut,せいようクルミ

灰化 灰化 かいか

灰黄霉素 グリセオフルビン griseofulvin

灰交通支 灰〔色〕交通枝 かい〔しょく〕こうつうし

灰菊素 シネリン cinerine

灰连合 灰白交連 かいはくこうれん

灰绿霉素 グリセオビリジン griseoviridin

灰绿曲霉 青灰色アスペルギルス せいかいしょくAspergillus

灰霉素 グリセイン grisein

灰色肝样变 灰色肝変 かいしょくかんへん

灰色结核〔结〕节 灰色結核結節,粟粒〔結核〕結節 かいしょくけっかくけっせつ,ぞくりゅう〔けっかく〕けっせつ

灰色浸润 灰白色浸潤 かいはくしょくしんじゅん

灰色霉素 グリセオマイシン griseomycin

灰色内障 灰色白内障 かいしょくはくないしょう

灰色软化 灰白色軟化 かいはくしょくなんか

灰色萎缩 灰色萎縮 かいしょくいしゅく

灰色洗液 灰色洗浄剤 かいしょくせんじょうざい

灰色硬结 灰白色硬結 かいはくしょくこうけつ

灰石沉着病 石灰〔沈着〕症 せっかい〔ちんちゃく〕しょう

灰体 灰色体 かいしょくたい

灰髓炎 灰白脊髄炎 かいはくせきずいえん

灰网状结构 灰色網様体 かいしょくもうようたい

灰硒 灰色セレン かいしょくSelen

灰纤维　無髓〔神経〕繊維　むずい〔しんけい〕せんい
灰线　灰色線　かいしょくせん
灰像　スポドグラム　spodogram
灰〔小〕结节　灰白結節　かいはくけっせつ
灰叶素　テフロシン　tephrosine
灰翼　灰白翼　かいはくよく
灰翼核　灰白翼核　かいはくよくかく
灰婴综合征　灰色乳児症候群　かいしょくにゅうじしょうこうぐん
灰质　灰白質　かいはくしつ
灰质侧角　灰白側角　かいはくそくかく
灰质核　灰白質核　かいはくしつかく
灰质后角　灰白後角　かいはくこうかく
灰质后连合　灰白後交連　かいはくこうこうれん
灰质角　灰白角　かいはくかく
灰〔质〕连合　灰白交連　かいはくこうれん
灰质前角　灰白前角　かいはくぜんかく
灰质前连合　灰白前交連　かいはくぜんこうれん
灰质软化　灰白質軟化〔症〕　かいはくしつなんか〔しょう〕
灰质萎缩　ポリオジストロフイー,灰白〔質〕異栄養〔症〕poliodystrophy,かいはく〔しつ〕いえいよう〔しょう〕
灰质卫星细胞　灰白質衛星細胞　かいはくしつえいせいさいぼう
灰质新月　灰白半　かいはくはんげつ
灰质炎　灰白髄炎　かいはくずいえん
灰〔质〕柱　灰白柱　かいはくちゅう
恢复　回復　かいふく
恢复常数　回復定数　かいふくていすう
恢复率　回復比率　かいふくひりつ
恢复期　回復期　かいふくき
恢复期病人　回復期患者　かいふくきかんじゃ
恢复期带菌者　回復期保菌者　かいふくきほきんしゃ
恢复期疗法　アフタケア,後療法　after care,こうりょうほう
恢复期血清　回復期血清　かいふくきけっせい
恢复期血清疗法　回復期血清療法　かいふくきけっせいりょうほう
恢复期血清预防法　回復期血清予防法　かいふくきけっせいよぼうほう
恢复期饮食　回復期食　かいふくきしょく
恢复曲线　回復曲線　かいふくきょくせん
恢复热　回復熱　かいふくねつ
恢复时间　回復時間　かいふくじかん
恢复室　回復室,リカバリー　ルーム　かいふくしつ,recovery room
恢复系数　回復係数　かいふくけいすう
恢复知觉　意識回復,覚醒　いしきかいふく,かくせい
恢复指数　回復指数　かいふくしすう
恢复周期　回復周期　かいふくしゅうき
恢压敏　ワイアミン,硫酸メフェンテルミン　wyamin,りゅうさんmephentermine
挥发法　揮発法　きはつほう
挥发芥子油　揮発性芥子油　きはつせいカラシあぶら
挥发酸　揮発酸　きはつさん
挥发物〔质〕　揮発物質　きはつぶっしつ
挥发杏仁油　揮発性扁桃油　きはつせいヘントウゆ
挥发性　揮発性　きはつせい
挥发性搽剂　揮発性擦剤　きはつせいさつざい

挥发性毒物　揮発性毒物　きはつせいどくぶつ
挥发性碱　揮発性アルカリ　きはつせいalkali
挥发性麻醉剂　揮発性麻酔薬　きはつせいますいやく
挥发性溶剂　揮発性溶剤　きはつせいようざい
挥发性杀〔昆〕虫剂　揮発性殺虫薬　きはつせいさっちゅうやく
挥发性生物碱　揮発性アルカロイド　きはつせいalkaloid
挥发性酸　揮発性酸　きはつせいさん
挥发性液体　揮発性液体　きはつせいえきたい
挥发油　揮発油　きはつゆ
挥发〔作用〕　揮発〔作用〕　きはつ〔さよう〕
辉光　グロー　glow
辉光灯　グロー灯　glowとう
辉光放电管　グロー放電管　glowほうでんかん
辉光放电检测器　グロー放電検出器　glowほうでんけんしゅつき
辉钼矿　輝水鉛鉱　きすいえんこう

huí　回茴蛔

回避反应　回避反応　かいひはんのう
回避反应试验　回避反応試験　かいひはんのうしけん
回避行动　回避行動　かいひこうどう
回波　エコー　echo
回波〔描记〕图　エコーグラム　echogram
回肠　回腸　かいちょう
回肠冲洗　回腸灌注〔法〕,回腸洗浄　かいちょうかんちゅう〔ほう〕,かいちょうせんじょう
回肠代膀胱术　回腸膀胱再建手術　かいちょうぼうこうさいけんしゅじゅつ
回肠代输尿管术　回腸尿管再建手術　かいちょうにょうかんさいけんしゅじゅつ
回肠动脉　回腸動脈　かいちょうどうみゃく
回肠缝术　回腸縫合術　かいちょうほうごうじゅつ
回肠横结肠吻合术　回腸横行結腸吻合術　かいちょうおうこうけっちょうふんごうじゅつ
回肠后位　回腸後位　かいちょうこうい
回肠回肠侧侧吻合术　側側回腸吻合術　そくそくかいちょうふんごうじゅつ
回肠回肠端侧吻合术　端側回腸吻合術　たんそくかいちょうふんごうじゅつ
回肠回肠端端吻合术　端端回腸吻合術　たんたんかいちょうふんごうじゅつ
回肠回肠吻合术　回腸回腸吻合術　かいちょうかいちょうふんごうじゅつ
回肠结肠切开术　回結腸切開術　かいけっちょうせっかいじゅつ
回肠结肠套叠　回〔腸〕結腸重積〔症〕　かい〔ちょう〕けっちょうじゅうせき〔しょう〕
回肠结肠吻合术　回結腸吻合術　かいけっちょうふんごうじゅつ
回肠结肠炎　回結腸炎　かいけっちょうえん
回肠静脉　回腸静脈　かいちょうじょうみゃく
回肠空肠炎　回腸空腸炎　かいちょうくうちょうえん
回肠阑尾窝疝　回虫垂凹窩ヘルニア　かいちゅうすいおうかhernia
回肠盲肠套叠　回盲部腸重積〔症〕　かいもうぶちょうじゅうせき〔しょう〕
回肠盲肠吻合术　回〔腸〕盲〔腸〕吻合術　かい〔ちょう〕もう〔ちょう〕ふんごうじゅつ

回肠末端　終末回腸　しゅうまつかいちょう

回肠末端炎　終末回腸炎　しゅうまつかいちょうえん

回肠扭结　回腸屈曲,レーン屈曲　かいちょうくっきょく,Laneくっきょく

回肠膀胱成形术　回腸膀胱形成術　かいちょうぼうこうけいせいじゅつ

回肠前位　回腸前位　かいちょうぜんい

回肠切除术　回腸切除術　かいちょうせつじょじゅつ

回肠切开术　回腸切開術　かいちょうせっかいじゅつ

回肠套叠　回腸重積〔症〕　かいちょうじゅうせき〔しょう〕

回肠胃反射　回腸胃反射　かいちょういはんしゃ

回肠下位　回腸下位　かいちょうかい

回肠炎　回腸炎　かいちょうえん

回肠乙状结肠吻合术　回腸S状結腸吻合術　かいちょうS
じょうけっちょうふんごうじゅつ

回肠瘀滞　回腸うっ滞　かいちょううったい

回肠远端憩室　メッケル憩室　Meckelけいしつ

回肠远端憩室炎　メッケル憩室炎　Meckelけいしつえん

回肠造口术　回腸フィステル形成術,回腸造瘻術　かいちょ
うFistelけいせいじゅつ,かいちょうぞうろうじゅつ

回肠支　回腸枝　かいちょうし

回肠直肠吻合术　回腸直腸吻合術　かいちょうちょくちょう
ふんごうじゅつ

回春　若返り　わかがえり

回滴定　逆滴定　ぎゃくてきてい

回反绷带　反回包帯　はんかいほうたい

回反感觉　回帰〔性〕感覚　かいき〔せい〕かんかく

回返抑制　回帰性抑制　かいきせいよくせい

回复术　整復術　せいふくじゅつ

回复突变　復帰〔突然〕変異　ふっき〔とつぜん〕へんい

回顾调查研究　回想的調査　かいそうてきちょうさ

回顾性分析　回想的分析　かいそうてきぶんせき

回归　回帰　かいき

回归搏动　回帰拍動　かいきはくどう

回归发热性非化脓性结节性脂膜炎　回帰熱性非化膿性結節
性皮下脂肪組織炎　かいきねっせいひかのうせいけっせ
つせいひかしぼうそしきえん

回归方程　回帰方程式　かいきほうていしき

回归分析　回帰分析　かいきぶんせき

回归曲面　回帰曲面　かいききょくめん

回归曲线　回帰曲線　かいききょくせん

回归热　回帰熱　かいきねつ

回归热包柔氏螺旋体　回帰熱ボレリア　かいきねつBorrelia

回归热疗法　回帰熱療法　かいきねつりょうほう

回归热螺旋体　回帰熱スピロヘータ　かいきねつ
Spirochaeta

回归热密螺旋体　回帰熱トレポネーマ　かいきねつ
Treponema

回归系数　回帰係数　かいきけいすう

回交　もどし交配,もどし交雑　もどしこうはい,もどしこ
うざつ

回交比率　もどし交雑比率　もどしこうざつひりつ

回结肠襞　回結腸ひだ　かいけっちょうひだ

回结肠动脉　回結腸動脈　かいけっちょうどうみゃく

回结肠静脉　回結腸静脈　かいけっちょうじょうみゃく

回结肠淋巴结　回結腸リンパ節　かいけっちょうlymphせつ

回流　逆流,還流　ぎゃくりゅう,かんりゅう

回流加热　還流加熱　かんりゅうかねつ

回流冷凝器　還流冷却器　かんりゅうれいきゃっき

回流受阻　逆流遮断　ぎゃくりゅうしゃだん

回流速率　還流速度　かんりゅうそくど

回流性黄疸　逆流性黄疸,反流性黄疸,逆行性黄疸　ぎゃく
りゅうせいおうだん,はんりゅうせいおうだん,ぎゃっこう
せいおうだん

回流性杂音　逆流性雑音　ぎゃくりゅうせいざつおん

回流蒸馏　還流蒸留　かんりゅうじょうりゅう

回盲瓣　回盲弁　かいもうべん

回盲瓣系带　回盲弁小帯　かいもうべんしょうたい

回盲瓣炎　回盲弁炎　かいもうべんえん

回盲瓣综合征　回盲弁症候群　かいもうべんしょうこうぐ
ん

回盲襞　回盲ひだ　かいもうひだ

回盲部旷置术　回盲部空置術　かいもうぶくうちじゅつ

回盲部切除术　回盲部切除術　かいもうぶせつじょじゅつ

回盲部升结肠切除术　回盲部上行結腸切除術　かいもうぶ
じょうこうけっちょうせつじょじゅつ

回盲〔肠〕括约肌　回盲腸括約筋　かいもうちょうかつやく
きん

回盲结肠口　回盲結腸口　かいもうけっちょうこう

回盲口　回盲口　かいもうこう

回盲上襞　上回盲ひだ　じょうかいもうひだ

回盲上隐窝　上回盲陥凹　じょうかいもうかんおう

回盲下隐窝　下回盲陥凹　かかいもうかんおう

回纳　還納　かんのう

回奶　乳汁分泌停止　にゅうじゅうぶんぴつていし

回乳剂　乳汁分泌抑制薬,制乳薬　にゅうじゅうぶんぴつよ
くせいやく,せいにゅうやく

回生　蘇生　そせい

回声　エコー,反響　echo,はんきょう

回声测距　反響距離測定　はんきょうきょりそくてい

回声轨迹　反響軌跡　はんきょうきせき

回声描记术　反響検査法,エコーグラフィ　はんきょうけん
さほう,echography

回声脑部描记法　脳エコー検査法,超音波脳検査法　のう
echoけんさほう,ちょうおんぱのうけんさほう

回声听诊器　エコースコープ,反響聴診器　echoscope,はん
きょうちょうしんき

回声显示器　スーパーソニックデテクター　supersonic
detector

回声心动描记法　心臓エコー検査法,超音波心臓検査法
しんぞうechoけんさほう,ちょうおんぱしんぞうけんさほ
う

回声征　反響徴候　はんきょうちょうこう

回收率　回収率　かいしゅうりつ

回苏剂　蘇生薬　そせいやく

回苏灵　ジメフリン　dimefline

回缩（弹）　①退縮②跳ね返り,反跳　①たいしゅく②はねか
えり,はんちょう

回缩球　退縮球　たいしゅっきゅう

回缩试验　反跳試験,跳ね返り試験　はんちょうしけん,は
ねかえりしけん

回缩现象　反跳現象,跳ね返り現象　はんちょうげんしょ
う,はねかえりげんしょう

回位波　反跳波,重拍〔脈〕波　はんちょうは,じゅうはく
〔みゃく〕は

回吸收　再吸収　さいきゅうしゅう

回吸液　再帰液　さいきえき
回心血量　復帰血液量　ふっきけつえきりょう
回旋　回旋　かいせん
回旋喉镜　ストロボ喉頭鏡　stroboこうとうきょう
回旋肌　回旋筋　かいせんきん
回旋加速器　サイクロトロン　cyclotron
回旋粘度计　回転粘度計　かいてんねんどけい
回旋盘　ターンテーブル　turn table
回旋运动　回(転)運動,回旋(旋回)運動　かいてんうんどう,かいせん(せんかい)うんどう
回旋状脉络膜萎缩　脳回状脈絡膜萎縮　のうかいじょうみゃくらくまくいしゅく
回旋状牛皮癣(银屑病)　花環状乾癬　かかんじょうかんせん
回忆反应　既往〔抗体〕反応　きおう〔こうたい〕はんのう
回忆性　回想性　かいそうせい
回忆性神经痛　回想〔性〕神経痛　かいそう〔せい〕しんけいつう
回忆应答　既往応答　きおうおうとう
回转器　回転儀,ジャイロスコープ　かいてんぎ,gyroscope
回状红斑　迂回性紅斑　うかいせいこうはん
回状卵巢　脳回状卵巣　のうかいじょうらんそう
回状头皮　脳回状頭皮　のうかいじょうとうひ
茴芹内酯　ピンピネリン　pimpinellin
茴香　茴香　ウイキョウ
茴香胺　アニシジン　anisidine
茴香虫　茴香虫　ウイキョウチュウ
茴香醇　アニスアルコール　anisalcohol
茴香弍　フェニクリン　foeniculin
茴香霉素　アニソマイシン　anisomycin
茴香醚　アニソール　anisol
茴香脑　アネトール　anethole
茴香醛　アニスアルデヒド　anisaldehyde
茴香酸　アニス酸　Anisさん
茴香油　アニス油　Anisあぶら
蛔虫　回虫　かいちゅう
蛔虫病　回虫症　かいちゅうしょう
蛔虫残体　回虫残留体　かいちゅうざんりゅうたい
蛔虫肠梗阻　回虫性腸閉塞症,回虫性イレウス　かいちゅうせいちょうへいそくしょう,かいちゅうせいileus
蛔虫感染　回虫感染　かいちゅうかんせん
蛔虫科　回虫科　かいちゅうか
蛔虫属　回虫属　かいちゅうぞく
蛔虫性阑尾炎　回虫性虫垂炎　かいちゅうせいちゅうすいえん
蛔虫性哮喘　回虫性喘息　かいちゅうせいぜんそく
蛔虫阴影　回虫陰影　かいちゅういんえい
蛔蒿素　サントニン　santonin

huǐ 毁
毁坏性毒物　破壊性毒物　はかいせいどくぶつ
毁坏性绒毛膜腺瘤　破壊性絨毛腺腫　はかいせいじゅうもうせんしゅ
毁灭恐怖　破滅恐怖　はめつきょうふ
毁胎术　胎児切断術,切胎術　たいじせつだんじゅつ,せったいじゅつ
毁形性鼻咽炎　ガンゴサ,断節性鼻咽頭炎　gangosa,だんせつせいびいんとうえん
毁血器官　血球破壊器官　けっきゅうはかいきかん

huì　汇会绘秽惠彗喙
汇管区　門脈区　もんみゃっく
汇合　交会　こうかい
汇入　注入,混流　ちゅうにゅう,こんりゅう
会聚　輻輳,収束,収斂　ふくそう,しゅうそく,しゅうれん
会聚点　輻輳点　ふくそうてん
会聚幅度　輻輳幅　ふくそうはば
会聚角　輻輳角　ふくそうかく
会聚射线　輻輳線　ふくそうせん
会聚投射学说　輻輳投射説　ふくそうとうしゃせつ
会聚透镜　収斂レンズ　しゅうれんlens
会聚性斜视　輻輳内斜視　ふくそうないしゃし
会聚性眼球震颤　輻輳眼振　ふくそうがんしん
会厌　喉頭蓋　こうとうがい
会厌癌　喉頭蓋癌　こうとうがいがん
会厌擦伤　喉頭蓋擦過傷　こうとうがいさっかしょう
会厌垫　喉頭蓋クッション　こうとうがいcushion
会厌发育不全　喉頭蓋発育不全　こうとうがいはついくふぜん
会厌分叉　二裂喉頭蓋　にれつこうとうがい
会厌谷(溪)　喉頭蓋谷　こうとうがいこく
会厌结节　喉頭蓋結節　こうとうがいけっせつ
会厌裂　喉頭蓋裂　こうとうがいれつ
会厌囊肿　喉頭蓋嚢胞　こうとうがいのうほう
会厌脓肿　喉頭蓋膿瘍　こうとうがいのうよう
会厌切除术　喉頭蓋切除術　こうとうがいせつじょじゅつ
会厌热灼伤　喉頭蓋熱傷　こうとうがいねっしょう
会厌软骨　喉頭蓋軟骨　こうとうがいなんこつ
会厌软骨茎　喉頭蓋軟骨茎　こうとうがいなんこつけい
会厌软骨切除钳　喉頭蓋軟骨切除鉗子　こうとうがいなんこつせつじょかんし
会厌炎　喉頭蓋炎　こうとうがいえん
会阴　会陰　えいん
会阴瘢痕　会陰瘢痕　えいんはんこん
会阴保护法　会陰保護法　えいんほごほう
会阴部尿道切开术　会陰尿道切開術,外尿道切開術　えいんにょうどうせっかいじゅつ,がいにょうどうせっかいじゅつ
会阴部切开取石术　会陰切石術　えいんせっせきじゅつ
会阴侧切　会陰側切開〔術〕　えいんそくせっかい〔じゅつ〕
会阴成形术　会陰形成術　えいんけいせいじゅつ
会阴动脉　会陰動脈　えいんどうみゃく
会阴第三度裂伤　第三度会陰裂傷　だいさんどえいんれっしょう
会阴第三度撕裂修补术　第三度会陰裂傷修復術　だいさんどえいんれっしょうしゅうふくじゅつ
会阴缝　会陰縫線　えいんほうせん
会阴缝合用阴道牵开器　会陰縫合用膣鉤　えいんほうごうようちつこう
会阴缝术　会陰縫合術　えいんほうごうじゅつ
会阴肛门成形术　会陰肛門形成術　えいんこうもんけいせいじゅつ
会阴肛三角　会陰肛門三角　えいんこうもんさんかく
会阴横肌　会陰横筋　えいんおうきん
会阴横韧带　会陰横靭帯　えいんおうじんたい
会阴肌　会陰筋　えいんきん
会阴坚韧　会陰硬直　えいんこうちょく
会阴剪　会陰鋏　えいんばさみ

会阴筋膜　会陰筋膜　えいんきんまく
会阴痉挛　会陰痙縮　えいんけいしゅく
会阴静脉　会陰静脈　えいんじょうみゃく
会阴裂伤　会陰裂傷　えいんれっしょう
会阴裂伤修补术　会陰裂傷修復術　えいんれっしょうしゅうふくじゅつ
会阴泌尿生殖三角　泌尿生殖三角　ひにょうせいしょくさんかく
会阴膜　会陰膜　えいんまく
会阴尿道下裂　会陰尿道下裂　えいんにょうどうかれつ
会阴尿道造口术　ポンセー手術,会陰式尿道造瘻術　Poncetしゅじゅつ,えいんしきにょうどうぞうろうじゅつ
会阴破裂　会陰破裂　えいんはれつ
会阴牵开器　会陰牽引子,会陰鉤　えいんけんいんし,えいんこう
会阴浅横肌　淺会陰横筋　せんえいんおうきん
会阴浅间隙　淺会陰隙　せんえいんげき
会阴浅筋膜　淺会陰筋膜　せんえいんきんまく
会阴切开　会陰切開　えいんせっかい
会阴曲　会陰曲　えいんきょく
会阴疝　会陰ヘルニア　えいんhernia
会阴深横肌　深会陰横筋　しんえいんおうきん
会阴深间隙　深会陰隙　しんえいんげき
会阴深筋膜　深会陰筋膜　しんえいんきんまく
会阴神经　会陰神経　えいんしんけい
会阴收缩力计　会陰腔圧測定器　えいんこうあつそくていき
会阴撕裂　会陰裂傷　えいんれっしょう
会阴体　会陰腱中心　えいんけんちゅうしん
会阴性阴道痉挛　会陰性膣痙　えいんせいちつけい
会阴修补术　会陰整復術　えいんせいふくじゅつ
会阴血肿清除　会陰血腫除去　えいんけっしゅじょきょ
会阴阴道瘘　会陰膣フィステル　えいんちつFistel
会阴阴道直肠肌瘤切除术　会陰膣直腸筋腫切除術　えいんちつちょくちょうきんしゅせつじょじゅつ
会阴正中切开术　正中会陰切開術　せいちゅうえいんせっかいじゅつ
会阴支　会陰枝　えいんし
会阴支器　会陰支持架　えいんしじか
会阴中侧切开术　中外側会陰切開術　ちゅうがいそくえいんせっかいじゅつ
会阴中心腱　会陰中心腱　えいんちゅうしんけん
会诊　立会診察,対診　たちあいしんさつ,たいしん
会诊记录　立会診察記録　たちあいしんさつきろく
会诊医师　立会医,コンサルタント　たちあいい,consultant
绘图机　制図器　せいずき
秽亵行为　みだらなおこない,わいせつ行為　わいせつこうい
秽亵言语　猥言,汚言　わいげん,おげん
秽语症　醜語症　しゅうごしょう
惠更斯原理　ホイゲンス原理　Huygensげんり
惠普尔氏病　ホイプル病　Whippleびょう
惠普尔氏病性关节炎　ホイプル病性関節炎　Whippleびょうせいかんせつえん
惠普尔氏三征　ホイップル三徴候　Whippleさんちょうこう
惠普尔氏手术　ホイップル手術　Whippleしゅじゅつ
惠〔特曼〕氏白蛉　ホイットマンサシチョウバエ　Whitmanサシチョウバエ

惠特曼氏整复固定法　ホイットマン整復固定法　Whitmanせいふくこていほう
惠特莫尔氏病　ホイットモーア病　Whitmoreびょう
惠特莫尔氏杆菌　ホイットモーア杆菌　Whitmoreかんきん
惠特莫尔氏热　ホイットモーア熱　Whitmoreねつ
惠-约二氏试验　ホイーラー・ジョンソン試験　Wheeler-Johnsonしけん
彗星恐怖　彗星恐怖〔症〕　すいせいきょうふ〔しょう〕
彗星细胞　彗星状細胞　すいせいじょうさいぼう
喙肱肌　烏口腕筋　うこうわんきん
喙肱肌囊　烏口腕筋嚢　うこうわんきんのう
喙肱韧带　烏口上腕靭帯　うこうじょうわんじんたい
喙肩弓　烏口肩峰弓　うこうけんほうきゅう
喙肩韧带　烏口肩峰靭帯　うこうけんほうじんたい
喙锁韧带　烏口鎖骨靭帯　うこうさこつじんたい
喙锁胸筋膜　烏口鎖骨胸筋筋膜　うこうさこつきょうきんきんまく
喙突下滑液囊炎　烏口突起下滑液嚢炎　うこうとっきかかつえきのうえん
喙突下脱位　烏口突起下脱臼　うこうとっきかだっきゅう
喙突下胸小肌综合征　烏口突起下小胸筋症候群　うこうとっきかしょうきょうきんしょうこうぐん
喙突炎　烏口〔突起〕炎　うこう〔とっき〕えん
喙状鼻　象鼻〔奇形〕症　ぞうび〔きけい〕しょう
喙状鼻畸胎　象鼻〔奇形〕体　ぞうび〔きけい〕たい
喙状骨盆　嘴状骨盤　くちばしじょうこつばん
喙〔状〕突　烏口突起　うこうとっき
喙〔状〕突骨髓炎　烏口突起骨髄炎　うこうとっきこつずいえん

HUN 昏婚浑混

hūn　昏婚

昏呆　昏迷　こんめい
昏倒　失神,卒倒　しっしん,そっとう
昏糊痉挛　昏睡性痙攣　こんすいせいけいれん
昏厥　失神,気絶　しっしん,きぜつ
昏迷　昏睡　こんすい
昏迷后遗症　昏睡後遺症,昏睡続発症　こんすいこういしょう,こんすいぞくはつしょう
昏迷期　昏睡期　こんすいき
昏迷前期　昏睡前期　こんすいぜんき
昏迷性疟　昏睡性マラリア　こんすいせいmalaria
昏迷〔兆〕管型　昏睡尿円柱　こんすいにょうえんちゅう
昏迷〔状态〕　昏睡状態　こんすいじょうたい
昏睡　嗜眠　しみん
昏睡病　嗜眠病　しみんびょう
昏睡期　嗜眠期　しみんき
昏睡性木僵　嗜眠性昏迷　しみんせいこんめい
昏睡性脑炎　嗜眠性脳炎　しみんせいのうえん
昏睡状态　嗜眠状態　しみんじょうたい
昏眩　眩暈　めまい,げんうん
婚后梅毒　婚姻梅毒　こんいんばいどく
婚后弱视　新婚後弱視　しんこんごじゃくし
婚龄　結婚年齢　けっこんねんれい
婚姻法　婚姻法　こんいんほう
婚姻史　婚姻歴　こんいんれき
婚姻统计〔学〕　婚姻統計〔学〕　こんいんとうけい〔がく〕
婚姻咨询　結婚カウンセリング　けっこんcounseling

婚育史　産科歴　さんかれき

hún 浑

浑身疼痛　全身痛　ぜんしんつう

浑浊　混濁　こんだく

浑浊化　混濁化　こんだくか

hùn 混

混雌激素　アムネストロゲン　amnestrogen

混汞〔合金〕器　アマルガメータ　amalgamator

混合　混合　こんごう

混合白细胞反应　混合白血球反応　こんごうはっけっきゅうはんのう

混合白细胞培养　白血球混合培養　はっけっきゅうこんごうばいよう

混合斑检验　混合斑検査　こんごうはんけんさ

混合变性　結合変性　けつごうへんせい

混合变异　混合変異　こんごうへんい

混合槽　混合槽,混合タンク　こんごうそう,こんごうtank

混合尘性尘肺　混合塵埃性塵肺　こんごうじんあいせいじんはい

混合充血　混合充血　こんごうじゅうけつ

混合电极　混合電極　こんごうでんきょく

混合电流治疗机　混合電流治療装置　こんごうでんりゅうちりょうそうち

混合发酵　混合〔培養〕発酵　こんごう〔ばいよう〕はっこう

混合感染　混合感染　こんごうかんせん

混合功能氧化酶　混合機能酸化酵素　こんごうきのうさんかこうそ

混合功能氧化酶系统　混合機能酸化酵素系　こんごうきのうさんかこうそけい

混合冠　混合冠　こんごうかん

混合锅　混合釜　こんごうかま

混合磺胺剂　スプロナール　supronal

混合计算机　ハイブリッド　コンピュータ　hybrid computer

混合结缔组织病　混合結合〔組〕織病　こんごうけつごう〔そ〕しきびょう

混〔合〕晶　混合結晶　こんごうけっしょう

混合精神病　復合精神病　ふくごうせいしんびょう

混合静脉血含氧量　混合静脈血酸素含量　こんごうじょうみゃくけつさんそがんりょう

混合酒中毒　多種アルコール中毒　たしゅalcoholちゅうどく

混合菌(疫)苗　混合ワクチン　こんごうvaccine

混合口腔腺　混合口腔腺　こんごうこうこうせん

混合冷凝器　混合型コンデンサー　こんごうがたcondenser

混合疗法　混合療法　こんごうりょうほう

混合淋巴细胞培养　リンパ球混合培養　lymphきゅうこんごうばいよう

混合淋巴细胞相互作用　リンパ球混合相互作用　lymphきゅうこんごうそうごさよう

混合瘤　混合腫瘍　こんごうしゅよう

混合瘤摘除术　混合腫瘍切除術　こんごうしゅようせつじょじゅつ

混合麻风　混合癩　こんごうらい

混合麻醉　混合麻酔　こんごうますい

混合醚　混成エーテル　こんせいether

混合免疫　混合免疫　こんごうめんえき

混合内障　混合白内障　こんごうはくないしょう

混合凝集反应　混合凝集反応　こんごうぎょうしゅうはんのう

混合疟　混合型マラリア　こんごうがたmalaria

混合培养　混合培養　こんごうばいよう

混合配位体络合物　混合配位子錯化合物　こんごうはいいしくかごうぶつ

混合切断术　混合式切断術　こんごうしきせつだんじゅつ

混合器　混合器　こんごうき

混合热　混合熱　こんごうねつ

混合妊娠　子宮内外妊娠　しきゅうないがいにんしん

混合熔点　混融点　こんゆうてん

混合溶剂　混合溶剤　こんごうようざい

混合溶媒　混合溶媒　こんごうようばい

混合散光　混合〔性〕乱視,雑性乱視　こんごう〔せい〕らんし,ざっせいらんし

混合扫描机　ハイブリッド　スキャンナ　hybrid scanner

混合色　混合色　こんごうしょく

混合膳食　混合食　こんごうしょく

混合上皮　混合上皮　こんごうじょうひ

混合神经　混合神経　こんごうしんけい

混合式电刀　混合式電気メス　こんごうしきでんきmes

混合试样　混合試料　こんごうしりょう

混合糖尿病　混合型糖尿病　こんごうがたとうにょうびょう

混合烃　炭化水素混合物　たんかすいそこんごうぶつ

混合酮　混合ケトン　こんごうketone

混合突触　混合シナプス　こんごうsynapse

混合臀先露　複殿位　ふくでんい

混合脱位　複雑脱臼　ふくざつだっきゅう

混合喂(营)养　混合栄養　こんごうえいよう

混合物　混合物　こんごうぶつ

混合细胞培养　混合細胞培養　こんごうさいぼうばいよう

混合细胞肉瘤　混合細胞肉腫　こんごうさいぼうにくしゅ

混合细胞型　混合細胞型　こんごうさいぼうがた

混合细胞型恶性淋巴瘤　混合細胞型悪性リンパ腫　こんごうさいぼうがたあくせいlymphしゅ

混合细胞型何杰金氏病　混合細胞型ホジキン病　こんごうさいぼうがたHodgkinびょう

混合细胞型淋巴瘤　混合細胞型リンパ腫　こんごうさいぼうがたlymphしゅ

混合腺　混合腺　こんごうせん

混合相　混合相　こんごうそう

混合型　混合型　こんごうがた

混合型卟啉病　混合型ポルフィリン症　こんごうがたporphyrinしょう

混合型钙质牙瘤　混合型石灰化歯牙腫　こんごうがたせっかいかしがしゅ

混合型骨盆　混合型骨盤　こんごうがたこつばん

混合型何杰金氏病　混合型ホジキン病　こんごうがたHodgkinびょう

混合型滑膜肉瘤　混合型滑膜肉腫　こんごうがたかつまくにくしゅ

混合型间皮瘤　混合型中皮腫　こんごうがたちゅうひしゅ

混合型间皮肉瘤　混合型中皮肉腫　こんごうがたちゅうひにくしゅ

混合型结缔组织病　混合型結合組織病　こんごうがたけつごうそしきびょう

混合型精神病　混合型精神病　こんごうがたせいしんびょう

混合型裂孔疝　混合型裂孔ヘルニア　こんごうがたれっこ

う hernia

混合型鞘膜积液 混合型睾丸水瘤 こんごうがたこうがんすいりゅう

混合型酸碱紊乱 混合型酸塩基平衡異常 こんごうがたさんえんきへいこういじょう

混合型星形胶质细胞 混合型〔神経膠〕星〔状〕細胞 こんごうがた〔しんけいこう〕せい〔じょう〕さいぼう

混合型胸腺瘤 混合型胸腺腫 こんごうがたきょうせんしゅ

混合型血管瘤 混合型血管腫 こんごうがたけっかんしゅ

混合型支气管扩张 混合型気管支拡張〔症〕 こんごうがたきかんしかくちょう〔しょう〕

混合型脂肉瘤 混合型脂肪肉腫 こんごうがたしぼうにくしゅ

混合性尘肺 混合性塵肺〔症〕 こんごうせいじんはい〔しょう〕

混合性胆甾醇结石 混合性コレステロール結石 こんごうせいcholesterolけっせき

混合性蛋白尿 混合性蛋白尿〔症〕 こんごうせいたんぱくにょう〔しょう〕

混合性多胎 混合性多胎 こんごうせいたたい

混合性耳聋 混合性難聴 こんごうせいなんちょう

混合性粉尘 混合性粉塵 こんごうせいふんじん

混合〔性〕粉尘尘肺 混合性粉(塵)肺〔症〕 こんごうせいふん〔じん〕はい〔しょう〕

混合性肝硬变 混合性肝硬変 こんごうせいかんこうへん

混合性呼吸音 混合性呼吸音 こんごうせいこきゅうおん

混合性坏疽 混合性壊疽 こんごうせいえそ

混合性碱中毒 混合性アルカローシス こんごうせいalkalosis

混合性胶质细胞瘤 混合性〔神経〕膠腫 こんごうせい〔しんけい〕こうしゅ

混合〔性〕结石 混合性結石 こんごうせいけっせき

混合性冷球蛋白〔症〕 混合性クリオグロブリン血〔症〕 こんごうせいcryoglobulineけつ〔しょう〕

混合性麻痹 混合性麻痺 こんごうせいまひ

混合性散光 混合性乱視 こんごうせいらんし

混合性肾上腺病 混合性副腎病,ダブレー・フィビゲル症候群 こんごうせいふくじんびょう,Debre-Fibigerしょうぐん

混合性失语 混合性失語〔症〕 こんごうせいしつご〔しょう〕

混合性酸中毒 混合性アシドーシス こんごうせいacidosis

混合性损害 混合性病変 こんごうせいびょうへん

混合性通气功能障碍 混合性換気機能障害 こんごうせいかんききのうしょうがい

混合性下疳 混合性下疳 こんごうせいげかん

混合〔性〕腺鳞癌 混合腺扁平上皮癌 こんごうせんへんぺいじょうひがん

混合性腺泡 混合性腺房 こんごうせいせんぼう

混合性性腺发育不良症 混合性性腺発育不全症 こんごうせいせいせんはついくふぜんしょう

混合性牙瘤 混合性歯牙腫 こんごうせいしがしゅ

混合性牙原性肿瘤 混合性歯原性腫瘍 こんごうせいしげんせいしゅよう

混合性硬变 混合性硬変〔症〕 こんごうせいこうへん〔しょう〕

混合性肿瘤 混合腫瘍 こんごうしゅよう

混合血清 混合血清 こんごうけっせい

混合血栓 混合血栓 こんごうけっせん

混合牙列 混合歯列 こんごうしれつ

混合盐 混合塩 こんごうえん

混合液检验 混合液検査 こんごうえきけんさ

混合胰岛细胞外分泌腺癌 島細胞外分泌腺混合癌 とうさいぼうがいぶんぴつせんこんごうがん

混合饮食 混〔合〕食 こん〔ごう〕しょく

混合指示剂 混合指示薬 こんごうしじやく

混合痔 混合痔 こんごうじ

混合痣 混合母斑 こんごうぼはん

混合柱 混合柱 こんごうちゅう

混化骨盆 癒合骨盤 ゆごうこつばん

混晶形成 混合結晶形成 こんごうけっしょうけいせい

混凝沉淀 混合凝固沈降 こんごうぎょうこちんこう

混凝沉淀池 混合凝固沈降池 こんごうぎょうこちんこうち

混凝剂 混合凝固剤 こんごうぎょうこざい

混凝土灼伤 コンクレート火傷 concreteやけど

混频管 ミキサー管 mixerかん

混色板 混色板 こんしょくばん

混酸 混酸 こんさん

混涎作用 混唾作用 こんださよう

混淆色 錯色 さくしょく

混旋氯霉素 シントマイシン syntomycin

混悬物〔质〕 懸濁物質 けんだくぶっしつ

混悬(悬浮)液 懸濁液 けんだくえき

混血儿 混血児,合の子 こんけつじ,あいのこ

混浊 混濁 こんだく

〔混〕浊度 混濁度,濁り度 こんだくど,にごりど

混浊尿 混濁尿 こんだくにょう

混浊指示剂 混濁〔度〕指示剤 こんだく〔ど〕しじざい

混浊肿胀 混濁腫脹 こんだくしゅちょう

混浊状态 混濁状態 こんだくじょうたい

HUO 活火钬或获惑霍霍

huó 活

活瓣 弁,バルブ べん,valve

活瓣调整装置 チェックバルブ機構 check-valveきこう

活瓣性气胸 弁性気胸 べんせいききょう

活病毒 生ウイルス いきvirus

活产 生児出生,生産 いきじしゅっせい,せいさん

活动保持器 可撤性維持(固定)装置 かてつせいいじ(こてい)そうち

活动度 活動度 かつどうど

活动关节(靠背)床 ギャッチ ベッド gatch bed

活动过度 活動過度 かつどうかど

活动过强(亢进) 活動亢進 かつどうこうしん

活动汗腺 活性汗腺 かっせいかんせん

活动夹 移動性副子 いどうせいふくし

活动减退 活動低下 かつどうていか

活动矫正器 可撤歯科矯正装置 かてつしかきょうせいそうち

活动精子百分率 運動型精子の百分率 うんどうがたせいしのひゃくぶんりつ

活动滤线器 可動格子,ブッキー絞り かどうこうし,Buckyしぼり

〔活〕动能〔量〕 運動エネルギー うんどうEnergie

活动平板测力计　踏み板作業計　ふみいたさぎょうけい
活动平板试验　踏み板試験　ふみいたしけん
活动平板运动试验　踏み板運動試験　ふみいたうんどうしけん
活动期　活動期　かつどうき
活动肾　遊走腎　ゆうそうじん
活动室　活動室　かつどうしつ
活动调节　活動調節　かつどうちょうせつ
活动协调　活動協調　かつどうきょうちょう
活动型　活動型　かつどうがた
活动性　活動性　かつどうせい
活动性八叠球菌　活動性八連球菌　かつどうせいはちれんきゅうきん
活动性出血　活動性出血　かつどうせいしゅっけつ
活动性大肠杆菌　運動性大腸菌　うんどうせいだいちょうきん
活动性脊柱侧凸　可動性側彎〔症〕　かどうせいそくわん〔しょう〕
活动性结核　活動性結核〔症〕　かつどうせいけっかく〔しょう〕
活动性染色质　活動性染色質　かつどうせいせんしょくしつ
活动性肾盂肾炎　活動性腎盂腎炎　かつどうせいじんうじんえん
活动性消失　非活動化　ひかつどうか
活动性休息　活動性休憩　かつどうせいきゅうけい
活动〔眼〕折射　動的屈折　どうてきくっせつ
活动义齿　可撤性義歯　かてつせいぎし
活动义齿清洁液　可撤性義歯清浄液　かてつせいぎしせいじょうえき
活动抑制　運動抑制　うんどうよくせい
活动印模托盘　可調性印象用トレー　かちょうせいいんぞうようtray
活动增强　活動亢進　かつどうこうしん
活动正畸器　可撤性歯科矯正装置　かてつせいしかきょうせいそうち
活动状态　活動状態　かつどうじょうたい
活度　活性度　かっせいど
活度常数　活性度定数　かっせいどていすう
活度分析　活性度分析　かっせいどぶんせき
活度积　活性度積　かっせいどせき
活度系数　活性度係数　かっせいどけいすう
活度序　活性度列　かっせいどれつ
活合金管　ビタリウム管　vitalliumかん
活化　活性化　かっせいか
活化氨基酸　活性化アミノ酸　かっせいかaminoさん
活化反应　活性化反応　かっせいかはんのう
活化分析　活性化分析　かっせいかぶんせき
活化分子　活性化分子　かっせいかぶんし
活化基　活性化基　かっせいかき
活化剂　活性化剤　かっせいかざい
活化巨噬细胞　活性化大食細胞,活性化マクロファージ　かっせいかたいしょくさいぼう,かっせいかmacrophage
活化酶　活性〔化〕酵素　かっせい〔か〕こうそ
活化能　活性化エネルギー　かっせいかEnergie
活化凝血活酶　活性化トロンボキナーゼ　かっせいかthrombokinase
活化热　活性化熱　かっせいかねつ

活化熵　活性化エントロピー　かっせいかentropy
活化素　賦活体,賦活物質　ふかつたい,ふかつぶっしつ
活化同位素　活性化同位元素　かっせいかどういげんそ
活化污泥　活性化汚泥,活性化スラッジ　かっせいかおでい,かっせいかsludge
活化污水　活性化下水　かっせいかげすい
活化吸附　活性化吸着　かっせいかきゅうちゃく
活化型　活性型　かっせいがた
活化因子　賦活因子　ふかついんし
活化中心　活性化中心　かっせいかちゅうしん
活化〔状〕态　活性化状態　かっせいかじょうたい
活化作用　活性化作用,賦活作用　かっせいかさよう,ふかつさよう
活检标本　生検標本　せいけんひょうほん
活检钳　生検鉗子　せいけんかんし
活检肾　腎生検　じんせいけん
活检针　生検針,生検用穿刺針　せいけんはり,せいけんようせんししん
活结(扣)　引き解け結び,蝶結び　ひきとけむすび,ちょうむすび
活菌苗　生ワクチン　なまvaccine
活菌苗糖丸　生ワクチン糖丸剤　なまvaccineとうがんざい
活力　活力,生命力　かつりょく,せいめいりょく
活力论　活力説　かつりょくせつ
活粒　ビオプラスト　bioplast
活埋　生〔き〕埋め　いきうめ
活门　バルブ　valve
活命器官　生命枢要器　せいめいすうようき
活泼　活発　かっぱつ
活泼分子　活性分子　かっせいぶんし
活泼氢　活性水素　かっせいすいそ
活泼型　活発型,活動型　かっぱつがた,かつどうがた
活染(性)红　バイタルレッド,生体レッド　vitalred,せいたいred
活塞滴定管　活栓ビュレット　かっせんburette
活塞记录器　ピストン記録器　pistonきろくき
活塞状脉　ピストン脈　pistonみゃく
活栓润滑脂　活栓グリース　かっせんgrease
活髓　生活歯髄　せいかつしずい
活髓保存疗法　生活歯髄保存療法　せいかつしずいほぞんりょうほう
活髓切断术　生活歯髄切断術　せいかつしずいせつだんじゅつ
活髓牙　生活歯　せいかつし
活体观察　生体観察〔法〕　せいたいかんさつ〔ほう〕
活体灌注　生体灌流　せいたいかんりゅう
活体检查　生検,バイオプシー　せいけん,biopsy
活体鉴定　生体鑑定　せいたいかんてい
活体解剖〔法〕　（動物)生体解剖法　（どうぶつ)せいたいかいぼうほう
活体解剖禁止论　生体解剖廃止論　せいたいかいぼうはいしろん
活体解剖室　生体解剖室　せいたいかいぼうしつ
活体解剖者　〔動物〕生体解剖施行者　〔どうぶつ〕せいたいかいぼうしこうしゃ
活体筋膜缝线　生体筋膜縫合系　せいたいきんまくほうごうし
活〔体〕扩散法　生体拡散法　せいたいかくさんほう

活体酶　活性酵素　かっせいこうそ

活〔体〕膜透析　生体透析　せいたいとうせき

〔活〕体内　生体内の,インビボ　せいたいないの,in vivo

活体剖检　生体剖検　せいたいほうけん

活体取样钳　生検鉗子　せいけんかんし

活体染剂　生体染料　せいたいせんりょう

活〔体〕染色法　生体染色法　せいたいせんしょくほう

〔活〕体外　〔試験〕管内の,生体外の,インビトロ　〔しけん〕かんないの,せいたいがいの,in vitro

活体〔显微〕镜检〔查〕法　生体〔内〕顕微鏡検査法　せいたい〔ない〕けんびきょうけんさほう

活体研究　生活現象研究〔法〕　せいかつげんしょうけんきゅう〔ほう〕

活体组织穿刺针　生検針　せいけんはり

活细胞　生活細胞　せいかつさいぼう

活细胞核　生活細胞核　せいかつさいぼうかく

活细胞培养法　生活細胞培養法　せいかつさいぼうばいようほう

活细胞趋性　生活細胞間走性　せいかつさいぼうかんそうせい

活性　活性　かっせい

活性部位　活性部位　かっせいぶい

活性测定　活性測定　かっせいそくてい

活性成分　活性成分　かっせいせいぶん

活性单位　活性単位　かっせいたんい

活性点　活性点　かっせいてん

活性碘　活性ヨウ素　かっせいヨウそ

活性〔化〕络合物　活性錯化合物　かっせいさくかごうぶつ

活性基　活性基　かっせいき

活性离子电解槽　活性イオン電解槽　かっせいionでんかいそう

活性硫酸根　活性硫酸根　かっせいりゅうさんこん

活性酶　活性酵素　かっせいこうそ

活性氢　活性水素　かっせいすいそ

活性染色　生体染色〔法〕　せいたいせんしょく〔ほう〕

活性炭　活性炭　かっせいたん

活性炭尘肺　活性炭塵肺〔症〕　かっせいたんじんはい〔しょう〕

活性炭氯仿萃取物　活性炭クロロホルム抽出物　かっせいたんchloroformちゅうしゅつぶつ

活性填料　活性充填剤　かっせいじゅうてんざい

活性维生素D　活性ビタミンD　かっせいvitaminD

活性污泥　活性汚泥,活性スラッジ　かっせいおでい,かっせいsludge

活性污泥法　活性汚泥法　かっせいおでいほう

活性物质　活性物質　かっせいぶっしつ

活性吸附　活性化吸着　かっせいかきゅうちゃく

活性系数　活動度係数　かつどうどけいすう

活性型受体　能動受容体　のうどうじゅようたい

活性血清　活性血清　かっせいけっせい

活性氧化铝　活性アルミナ　かっせいalumina

活性胰酶　活性パンクレアチン　かっせいpancreatin

活性运转　能動輸送　のうどうゆそう

活性载体　活性担体　かっせいたんたい

活性中心　活性中心　かっせいちゅうしん

活性状态　活性状態　かっせいじょうたい

活疫苗　生ワクチン　なまvaccine

活质　①ビオプラスマ②生命物質　①bioplasm②せいめいぶっしつ

活质分子　生体分子　せいたいぶんし

活质粒　ビオモン　biomone

活组织　生体組織　せいたいそしき

活组织标本　生体組織標本　せいたいそしきひょうほん

活组织二氧化碳测定仪　バイオメータ　biometer

活组织分光镜　生体分光計　せいたいぶんこうけい

活组织分光镜检查　生体分光鏡検査　せいたいぶんこうきょうけんさ

活组织检查　生検,バイオプシー,生体組織検査〔法〕　せいけん,biopsy,せいたいそしきけんさ〔ほう〕

活组织切片　生体組織切片　せいたいそしきせっぺん

活组织染色　生体染色　せいたいせんしょく

活组织显微镜　生体顕微鏡,ビオミクロスコープ　せいたいけんびきょう,biomicroscope

活组织〔显微〕镜检查　生体〔顕微〕鏡検〔査〕〔法〕　せいたい〔けんび〕きょうけん〔さ〕〔ほう〕

huǒ　火鈥

火车损伤　鉄道損傷　てつどうそんしょう

火车头奔马律　機関車様奔馬〔性〕リズム,機関車様奔馬律〔動〕　きかんしゃようほんば〔せい〕rhythm,きかんしゃようほんばりつ〔どう〕

火车性眼球震颤　鉄道眼振,車窓眼振,視〔線運〕動性眼振　てつどうがんしん,しゃそうがんしん,し〔せんうん〕どうせいがんしん

火罐　吸角,吸い玉　きゅうかく,すいだま

火罐式吸宫瓶　ドライカップ式子宮吸引瓶　dry cupしきしきゅうきゅういんびん

火花电离室　火花電離室　ひばなでんりしつ

火花放电　火花放電　ひばなほうでん

火花光谱　火花スペクトル　ひばなspectrum

火花线圈　律動絶電器　りつどうぜつでんき

火化(葬)　火葬　かそう

火激红斑　日焼け紅斑　ひやけこうはん

火箭　ロケット　rocket

火箭电泳　ロケット電気泳動　rocketでんきえいどう

火箭免疫电泳　ロケット免疫電気泳動　rocketめんえきでんきえいどう

火烙术　焼灼法　しょうしゃくほう

火棉　綿火薬,硝化綿　めんかやく,しょうかめん

火棉胶　コロジオン　collodion

火棉胶法　コロジオン処理法　collodionしょりほう

火棉胶膜　コロジオン膜　collodionまく

火棉胶切片　セロイジン切片　celloidinせっぺん

火棉胶-石蜡双重包埋法　セロイジン　パラフィン二重包埋法　celloidin-paraffinにじゅうほうまいほう

火棉胶样婴儿　コロジオン児　collodionじ

火棉液　セロイジン　celloidin

火绒　アマツー　amadou

火山口状溃疡　火山口状潰瘍　かざんこうじょうかいよう

火山口状血细胞　噴火口状赤血球　ふんかこうじょうせっけっきゅう

火石肝　火打〔ち〕石肝　ひうちいしかん

火腿脾　ベーコン脾　baconひ

火线抢救　前線救急　ぜんせんきゅうきゅう

火眼　急性カタル性結膜炎　きゅうせいcatarrhせいけつまくえん

火焰分光　フレーム分光　flameぶんこう

火焰辐射　炎光輻射　えんこうふくしゃ

火焰灯　炎光灯　えんこうとう

火焰电离检测器　炎光電離検出器　えんこうでんりけんしゅつき

火焰发射　炎光射出　えんこうしゃしゅつ

火焰发射度　炎光放射率　えんこうほうしゃりつ

火焰辐射带　炎光輻射帯　えんこうふくしゃたい

火焰光度测定法　炎光光度測定法　えんこうこうどそくていほう

火焰光度计　炎光光度計　えんこうこうどけい

火焰光谱　炎光スペクトル　えんこうspectrum

火焰光谱法　炎光測光法　えんこうそくこうほう

火焰恐怖　恐火症　きょうかしょう

火焰面积　炎光面積　えんこうめんせき

火焰灭菌法　火炎滅菌法　かえんめっきんほう

火焰喷射　火炎噴射　かえんふんしゃ

火焰温度　火炎温度　かえんおんど

火焰稳定器　火炎安定器　かえんあんていき

火焰状出血点　火炎斑　かえんはん

火药　火薬　かやく

火药残留物　火薬残留物　かやくざんりゅうぶつ

火药沉着　火薬沈着　かやくちんちゃく

火葬场　火葬場　かそうじょう

钬　ホルミウム,Ho　holmium

钬激光器　ホルミウムレーザー　holmium laser

huò　或获惑霍藿

或然率　確率　かくりつ

或然误差　確率誤差　かくりつごさ

获得电子　獲得電子　かくとくでんし

获得性　後天(獲得)性　こうてん(かくとく)せい

获得性过敏〔症〕　後天(獲得)性アナフィラキシー　こうてん(かくとく)せいAnaphylaxie

获得性肌病　後天性筋病　こうてんせいきんびょう

获得性聋　後天性難聴　こうてんせいなんちょう

获得性免疫　後天免疫　こうてんめんえき

获得性免疫机制　獲得免疫機構　かくとくめんえききこう

获得性免疫耐受性　獲得性免疫寛容　かくとくせいめんえきかんよう

获得性免疫缺乏　後天(獲得)性免疫欠乏　こうてん(かくとく)せいめんえききけつぼう

获得性免疫缺损综合征　後天免疫不全症候群　こうてんめんえきふぜんしょうこうぐん

获得性凝血因子缺乏　獲得性凝固因子欠乏　かくとくせいぎょうこいんしけつぼう

获得性溶血性贫血　獲得性溶血性貧血　かくとくせいようけつせいひんけつ

获得性神经衰弱　獲得性神経衰弱〔症〕　かくとくせいしんけいすいじゃく〔しょう〕

获得性秃发　後天性脱毛〔症〕　こうてんせいだつもう〔しょう〕

获得性细胞免疫　獲得性細胞性免疫　かくとくせいさいぼうせいめんえき

获得性纤维蛋白原血症　獲得性線維素原血症,後天性フィブリノ〔ー〕ゲン血〔症〕　かくとくせいせんいそげんけっしょう,こうてんせいfibrinogenけっ〔しょう〕

获得性状　後天(獲得)形質　こうてん(かくとく)けいしつ

获能　受精能獲得　じゅせいのうかくとく

获能因子　受精能獲得因子　じゅせいのうかくとくいんし

惑乱性精神病　錯乱性精神病　さくらんせいせいしんびょう

霍-比二氏法　ホロウィッツ・ビードル　コリン定量法　Horowitz-Beadle cholineていりょうほう

霍布卡拉特　ホプカライト　hopcalite

霍达腊氏病　ホダラ病　Hodaraびょう

霍多林碱　ホルドリン　hordorine

霍顿氏动脉炎　ホルトン動脈炎　Hortonどうみゃくえん

霍顿氏试验　ハウトン試験法　Houghtonしけんほう

霍顿氏头痛　ホルトン頭痛　Hortonずつう

霍恩氏变性　ホルン変性　Hornへんせい

霍恩氏征　ホルン徴候　Hornちょうこう

霍尔茨克内希特氏单位　ホルツクネヒト単位　Holzknechtたんい

霍尔茨克内希特氏间隙　ホルツクネヒト腔　Holzknechtこう

霍尔登氏标度　ハルデーン目盛り　Haldaneめもり

霍尔登氏血液碳氧分析器　ホールデン血液ガス分析器　Haldaneけつえきgasぶんせきき

霍尔氏征　ホール徴候　Hallちょうこう

霍尔斯特德氏手术　ホルステッド手術　Halstedしゅじゅつ

霍尔斯特德氏缝术　ホルステッド縫合術　Halstedほうごうじゅつ

霍尔特豪斯氏疝　ホルトハウス　ヘルニア　Holthouse hernia

霍法氏病　ホッファ病　Hoffaびょう

霍费斯氏膜　ホビウス膜　Hoviusまく

霍夫包尔氏细胞　ホフバウエル細胞　Hofbauerさいぼう

霍夫迈斯特氏吻合术　ホフマイスター吻合術　Hofmeisterふんごうじゅつ

霍夫迈斯特氏系列　ホフマイスター係列　Hofmeisterけいれつ

霍夫曼降解　ホッフマン分解　Hofmannぶんかい

霍夫曼氏〔棒状〕杆菌　ホッフマン杆菌　Hofmannかんきん

霍夫曼氏反射　ホッフマン反射　Hofmannはんしゃ

霍夫曼氏管　ホッフマン管　Hofmannかん

霍夫曼氏肌萎缩　ホッフマン筋萎縮　Hofmannきんいしゅく

霍夫曼氏试验　ホッフマン試験　Hofmannしけん

霍夫曼氏征　ホッフマン徴候　Hofmannちょうこう

霍-戈二氏病　ホッペ・ゴルドフラム病　Hoppe-Goldflamびょう

霍格本氏试验　ホグベン試験　Hogbenしけん

霍格特氏手法　ホグト手技　Hoguetしゅぎ

霍亨内格氏征候　ホッヘネグ徴候　Hocheneggちょうこう

霍亨内格氏症状　ホッヘネグ症候　Hocheneggしょうこう

霍季森氏病　ホジソン病　Hodgsonびょう

霍季氏〔产科〕手法　ホッジ手技　Hodgeしゅぎ

霍-柯二氏反应　ホプキンス・コール反応　Hopkins-Coleはんのう

霍克辛格氏三征　ホッホジンゲル三徴候　Hochsingerさんちょうこう

霍克辛格氏现象　ホッホジンゲル現象　Hochsingerげんしょう

霍克辛格氏征　ホッホジンゲル徴候　Hochsingerちょうこう

霍拉病　ホラ地方病　Hollaちほうびょう

霍乱　コレラ　cholera

霍乱肠毒素　コレラ腸毒素,コレラゲン　choleraちょうどくそ,choleragen

霍乱红反应　コレラレッド反応　cholera redはんのう
霍乱红色素　コレラレッド色素　cholera redしきそ
霍乱红试验　コレラレッド試験　cholera redしけん
霍乱弧菌　コレラ菌　choleraきん
霍乱弧菌胞浆素　コレラプラスミン　choleraplasmin
霍乱弧菌酶　コレラーゼ　cholerase
霍乱弧菌噬菌体　コレラ菌ファージ　choleraきんphage
霍乱菌苗　コレラ〔菌〕ワクチン　cholera〔きん〕vaccine
霍乱恐怖　コレラ恐怖〔症〕　choleraきょうふ〔しょう〕
霍乱蓝色素　コレラブルー色素　cholerablueしきそ
霍乱蔷薇疹　コレラ性バラ疹　choleraせいバラしん
霍乱琼脂　コレラ寒天〔培地〕　choleraかんてん〔ばいち〕
霍乱热　コレラ熱　choleraねつ
霍乱伤寒副伤寒甲乙混合菌苗　コレラ　腸チフス　パラチフス　AB混合ワクチン　cholera-ちょうtyphus-paratyphus AB こんごうvaccine
霍乱伤寒混合菌苗　コレラ腸チフス混合ワクチン　choleraちょうtyphusこんごうvaccine
霍乱嘶哑音　コレラかれ声，コレラ嗄声　choleraかれごえ，choleraしゃがれごえ
霍乱性躁病　コレラ性躁病　choleraせいそうびょう
霍乱血清　抗コレラ血清　こうcholeraけっせい
霍乱样腹泻　コレラ性下痢　choleraせいげり
霍乱预防接种　コレラ予防接種　choleraよぼうせっしゅ
霍洛卡因　ホロカイン　holocaine
霍-麦-克三氏征　ホルトン・マクレーン・クレーグ徴候 Horton-Maclean-Craigちょうこう
霍曼斯氏征　ホーマンス徴候　Homansちょうこう
霍-梅-欧三氏测抗坏血酸法　ホッホベルグ・メルニック・オザ-法　Hochberg-Melnick-Oserほう
霍门氏综合征　ホーメン症候群　Homenしょうこうぐん
霍姆格伦氏试验　ホルムグレン試験　Holmgrenしけん
霍姆斯氏变性　ホームス変性　Holmessへんせい
霍姆斯氏现象　ホームス現象　Holmessげんしょう
霍纳尔氏综合征　ホルナー症候群　Hornerしょうこうぐん
霍纳氏上睑下垂　ホルナー〔上〕眼瞼下垂　Horner〔じょう〕がんけんかすい
霍纳氏征　ホルナー徴候　Hornerちょうこう
霍普金氏血管夹　ホプキンス血管クランプ　Hopkinsけっかんclamp
霍-斯二氏现象　ホームス・ステワルト現象　Holmes-Stewartげんしょう
霍斯利氏征　ホースレー徴候　Horsleyちょうこう
霍特加氏细胞　オルテガ細胞　Hortegaさいぼう
霍特加氏银染色法　オルテガ銀染色法　Hortegaぎんせんしょくほう
霍-韦二氏综合征　ホッフマン・ウェドニッヒ症候群　Hoffmann-Werdnigしょうこうぐん
霍伊布内氏梅毒性动脉内膜炎　ホイブネル梅毒性動脈内膜炎　Heubnerばいどくせいどうみゃくないまくえん
霍伊塞氏膜　ホイゼル膜　Heuserまく
藿香　藿香，カワミドリ　カッコウ

J

JI　击饥机肌矶鸡奇唧积基畸稽激吉极即急疾棘集蒺嵴几己挤给脊计记技忌季剂荠既继寄

jī　击饥机肌矶鸡奇唧积基畸稽激

击打法　叩打法　こうだほう
击剑姿势　フェンシング姿勢　fencingしせい
击水音　拍水音　はくすいおん
饥饿　飢餓　きが
饥饿病　飢餓病　きがびょう
饥饿感　飢餓感　きがかん
饥饿疗法　飢餓療法　きがりょうほう
饥饿热　飢餓〔性〕熱　きが〔せい〕ねつ
饥饿试验　飢餓試験，断食試験　きがしけん，だんじきしけん
饥饿收缩　飢餓収縮　きがしゅうしゅく
饥饿痛　空腹痛，飢餓痛　くうふくつう，きがつう
饥饿痛综合征　空腹(飢餓)痛症候群　くうふく(きが)つうしょうこうぐん
饥饿性低血糖〔症〕　空腹性低血糖〔症〕，飢餓性低血糖〔症〕　くうふくせいていけっとう〔しょう〕，きがせいていけっとう〔しょう〕
饥饿性骨病　飢餓性骨病　きがせいこつびょう
饥饿性精神病　飢餓性精神病　きがせいせいしんびょう
饥饿性水肿　飢餓性浮腫　きがせいふしゅ
饥饿性糖尿病　飢餓〔性〕糖尿病　きが〔せい〕とうにょうびょう
饥饿性酮症　飢餓〔性〕ケトージス　きが〔せい〕ketosis
饥饿性萎缩　飢餓性萎縮　きがせいいしゅく
机场救护　空港救急　くうこうきゅうきゅう
机场卫生　空港衛生　くうこうえいせい
机动车损伤　自動車損傷　じどうしゃそんしょう
机动性　機動性　きどうせい
机构　機構，メカニズム　きこう，mechanism
机化　オルガニゼーション，器質化　organization，きしつか
机理　機序，機転，メカニズム　きじょ，きてん，mechanism
机率　確率　かくりつ
机率单位　プロビット単位　Probitたんい
机率单位对数剂量曲线　プロビット対数剤量曲線　probitたいすうざいりょうきょくせん
机率单位法　プロビット方法　probitほうほう
机率对数图纸　プロビット対数図表　probitたいすうずひょう
机率水平　プロビット レベル　probit level
机鸣杂音　機械性雑音　きかいせいざつおん
机能　機能，官能　きのう，かんのう
机能病理学　機能病理学　きのうびょうりがく
机能不良(全)　機能不全　きのうふぜん
机能层　機能層　きのうそう
机能错乱　機能異常　きのういじょう

机能定位　機能定位　きのうていい
机能核　機能核　きのうかく
机能活动　機能活動　きのうかつどう
机能检查　機能検査　きのうけんさ
机能减弱(退)　機能減弱　きのうげんじゃく
机能解剖学　機能解剖学　きのうかいぼうがく
机能进化　機能進化,機能発達　きのうしんか,きのうはったつ
机能亢进　機能亢進　きのうこうしん
机能皮层化　機能皮質化,機能大脳化　きのうひしつか,きのうだいのうか
机能期　機能期　きのうき
机能欠缺　無機能,機能欠如　むきのう,きのうけつじょ
机能生物化学　機能生化学　きのうせいかがく
机能失调(紊乱)　機能失調　きのうしっちょう
机能相关　機能相関　きのうそうかん
机能镶嵌　機能モザイク　きのうmosaic
机能协调　機能協調　きのうきょうちょう
机能性病　機能病　きのうびょう
机能(性)变化　機能変化　きのうへんか
机能性肠梗塞　機能的腸閉塞〔症〕　きのうてきちょうへいそく〔しょう〕
机能性充血　機能的充血　きのうてきじゅうけつ
机能性出血　機能的出血　きのうてきしゅっけつ
机能性卒中　機能性卒中　きのうせいそっちゅう
机能性蛋白尿　機能性蛋白尿　きのうせいたんぱくにょう
机能性肥大　機能性肥大　きのうせいひだい
机能性合胞体　機能性シンシチウム　きのうせいsyncytium
机能性𬌗　機能性咬合　きのうせいこうごう
机能性幻觉　機能性幻覚　きのうせいげんかく
机能性黄疸　機能性黄疸　きのうせいおうだん
机能性恢复　機能性回復　きのうせいかいふく
机能性疾病　機能性疾病　きのうせいしっぺい
机能性脊柱侧凸　機能性〔脊椎〕側彎〔症〕　きのうせい〔せきつい〕そくわん〔しょう〕
机能性间隙保持器　機能性間隙保持器　きのうせいかんげききほじき
机能性精神病　機能性精神病　きのうせいせいしんびょう
机能性痉挛　機能性痙縮　きのうせいけいしゅく
机能性聋　機能性難聴　きのうせいなんちょう
机能性挛缩　機能性拘縮　きのうせいこうしゅく
机能性麻痹　機能麻痺　きのうまひ
机能性盲　機能盲　きのうもう
机能性失音〔症〕　機能性失声〔症〕　きのうせいしっせい〔しょう〕
机能性失语　機能性失語〔症〕　きのうせいしつご〔しょう〕
机能性损害　機能性損害　きのうせいそんがい
机能性疼痛　機能性疼痛　きのうせいとうつう
机能性体位　機能体位　きのうたいい
机能性痛经　機能性月経困難〔症〕　きのうせいげっけいこんなん〔しょう〕
机能性消化不良　機能性消化不良　きのうせいしょうかふりょう
机能性斜视　機能的斜視　きのうてきしゃし
机能性心血管病　機能性心〔臓〕血管疾病　きのうせいしん〔ぞう〕けっかんしっぺい
机能性心杂音　機能性心〔臓〕雑音　きのうせいしん〔ぞう〕ざつおん

机能性阳萎　機能性陰萎,機能性インポテンス　きのうせいいんい,きのうせいimpotence
机能性应力　機能性ストレス　きのうせいstress
机能性月经过多　機能性月経過多　きのうせいげっけいかた
机能性杂音　機能性雑音　きのうせいざつおん
机能〔性〕障碍　機能障害　きのうしょうがい
机能性子宫出血病　機能性子宮出血症　きのうせいしきゅうしゅっけつしょう
机能蓄积　機能蓄積　きのうちくせき
机能训练　機能訓練　きのうくんれん
机能异常　機能異常　きのういじょう
机能障碍性毒物　機能障害性毒物　きのうしょうがいせいどくぶつ
机能诊断　機能診断　きのうしんだん
机能正常　機能正常　きのうせいじょう
机器声样杂音　機械様雑音　きかいようざつおん
机体　生体,有機体　せいたい,ゆうきたい
机体反应性　生体反応性　せいたいはんのうせい
机体适应性　生体適応性　せいたいてきおうせい
机械瓣膜　機械弁膜　きかいべんまく
机械刺激物　機械的刺激物　きかいてきしげきぶつ
机械充气　機械エアレーション　きかいaeration
机械电效应　機械電気効果　きかいでんきこうか
机械定时器　機械タイマー　きかいtimer
机械法　機械法　きかいほう
机械分散法　機械分散法　きかいぶんさんほう
机械功　機械仕事　きかいしごと
机械灌注法　機械灌流法　きかいかんりゅうほう
机械呼吸管理　機械呼吸管理　きかいこきゅうかんり
机械计算机　機械計算機　きかいけいさんき
机械记录器　機械記録器　きかいきろくき
机械搅拌　機械撹拌　きかいかくはん
机械搅拌器　機械撹拌器　きかいかくはんき
机械力　機械力　きかいりょく
机械疗法　機械療法　きかいりょうほう
机械论　機械論　きかいろん
机械能　機械的エネルギー　きかいてきEnergie
机械能效应　機械エネルギー効果　きかいEnergieこうか
机械取样　機械試料採集　きかいしりょうさいしゅう
机械热效应　機械熱効果　きかいねつこうか
机械式快扫描型显象仪　機械式高速扇形走査器　きかいしきこうそくせんけいそうさき
机械收缩　機械収縮　きかいしゅうしゅく
机械手　機械手　きかいしゅ
机械通风　機械換気　きかいかんき
机械消化　機械消化　きかいしょうか
机械效率　機械効率　きかいこうりつ
机械性肠梗阻　機械的腸閉塞〔症〕　きかいてきちょうへいそく〔しょう〕
机械性〔刺激〕感受器　機械的受容器　きかいてきじゅようき
机械性刺激物　機械的刺激物　きかいてきしげきぶつ
机械性充血　機能性充血　きかいせいじゅうけつ
机械〔性〕传播　機械性伝播　きかいせいでんぱ
机械性创伤　機械的外傷　きかいてきがいしょう
机械性脆性　機械的脆弱性　きかいてきぜいじゃくせい
机械性梗阻　機械性閉塞〔症〕　きかいせいへいそく〔しょう〕

机械性关系　機械的関係　きかいてきかんけい

机械性过负荷　機械性負荷過度　きかいせいふかかど

机械性黄疸　機械性黄疸,閉塞性黄疸　きかいせいおうだん,へいそくせいおうだん

机械性睑内翻　機械性眼瞼内反　きかいせいがんけんないはん

机械性睑外翻　機械性眼瞼外反　きかいせいがんけんがいはん

机械〔性〕解毒药　機械的解毒薬〔剤〕　きかいてきげどくやく〔ざい〕

机械性老年聋　機械性老年難聴　きかいせいろうねんなんちょう

机械性麻痹　機械性麻痺　きかいせいまひ

机械〔性〕媒介物　機械性媒介物　きかいせいばいかいぶつ

机械性尿路梗阻　機械性尿路閉鎖〔症〕　きかいせいにょうろへいさ〔しょう〕

机械性偶联　機械性結合　きかいせいけつごう

机械性上睑下垂　機械性上眼瞼下垂症　きかいせいじょうがんけんかすいしょう

机械性损伤　機械性損傷　きかいせいそんしょう

机械性痛经　機械性月経困難　きかいせいげっけいこんなん

机械性外伤性白内障　機械性外傷性白内障　きかいせいがいしょうせいはくないしょう

机械性萎缩　機械性萎縮　きかいせいいしゅく

机械性斜视　機械的斜視　きかいてきしゃし

机械性携带者　機械的保有者　きかいてきほゆうしゃ

机械性眼外伤　機械的眼外傷　きかいてきがんがいしょう

机械性止血药　機械的止血薬　きかいてきしけつやく

机械性窒息　機械性窒息　きかいせいちっそく

机械性阻塞学说　機械性閉鎖(塞)説　きかいせいへいさ(そく)せつ

机械阈　機械域値　きかいいいきち

机械振动　機械振動　きかいしんどう

机械振动器　機械振動器,機械バイブレータ　きかいしんどうき,きかいvibrator

机械震颤按摩　機械振動マッサージ　きかいしんどうmassage

机械智能　機械知能　きかいちのう

机械助听器　機械補聴器　きかいほちょうき

机械组织　器械組織　きかいそしき

机遇性肺部感染　偶発性肺感染　ぐうはつせいはいかんせん

机制　機転,機序,メカニズム　きてん,きじょ,mechanism

肌　筋,筋肉　きん,きんにく

　奥克斯纳氏十二指肠括约肌　オクスナー十二指腸括約筋　Ochsnerじゅうにしちょうかつやくきん

　加思里氏肌　ガスリー筋　Guthrieきん

　卡塞氏肌　カッセル筋　Casserきん

　科伊透氏肌　コイテル筋　Koyterきん

　里奥郎氏肌　リオラン筋　Riolanきん

　美克尔氏肌　メルケル筋　Merkelきん

　苗勒氏肌　ミューレル筋　Müllerきん

　欧氏肌　オイスタヒイ筋　Eustachiきん

　荣格氏肌　ユング筋　Jungきん

　特赖茨氏肌　トライツ筋　Treitzきん

　威尔逊氏肌　ウィルソン筋　Wilsonきん

　希尔顿氏肌　ヒルトン筋　Hiltonきん

　休斯顿氏肌　ヒューストン筋　Houstonきん

肌安宁　カリソプロドール　carisoprodol

肌安松　パラマイオン　paramyon

肌氨酸　サルコシン,N-メチルグリシン　sarcosine,N-methylglycine

肌氨酸血症　サルコシン血症　sarcosineけっしょう

肌白蛋白　ミオアルブミン　myoalbumin

肌瘢痕切除术　筋瘢痕切除術きんはんこんせつじょじゅつ

肌瓣　筋肉弁　きんにくべん

肌瓣移植术　筋肉弁移植術　きんにくべんいしょくじゅつ

肌泵　筋ポンプ　きんpump

肌壁间肌瘤　壁内〔性〕筋腫　へきない〔せい〕きんしゅ

肌壁间(层内)子宫肌瘤　壁内子宮筋腫　へきないしきゅうきんしゅ

肌变性　筋変性　きんへんせい

肌丙抗增压素　サララシン　saralasin

肌病　筋障害　きんしょうがい

肌病性脊柱侧凸筋障害性脊柱側彎〔症〕　きんしょうがいせいせきちゅうそくわん〔しょう〕

肌病性痉挛　筋障害性痙縮きんしょうがいせいけいしゅく

肌病性面容　筋障害性顔貌　きんしょうがいせいがんぼう

肌病性萎缩　筋障害性萎縮　きんしょうがいせいいしゅく

肌病性子宫出血　筋障害性子宮出血　きんしょうがいせいしきゅうしゅっけつ

肌部　筋部　きんぶ

肌部分切除术　部分的筋切除術　ぶぶんてききんせつじょじゅつ

肌层　筋層　きんそう

肌层缺损　筋層欠損　きんそうけっそん

肌颤　筋肉細動　きんにくさいどう

肌颤搐　〔筋〕単収縮　〔きん〕たんしゅうしゅく

肌成形术　筋形成術　きんけいせいじゅつ

肌弛缓　筋弛緩〔症〕,筋無緊張〔症〕,筋無力〔症〕　きんちかん〔しょう〕,きんむきんちょう〔しょう〕,きんむりょく〔しょう〕

肌弛缓药　筋弛緩剤　きんちかんざい

肌醇　イノシトール　inositol

肌醇单酮　イノソース　inosose

肌醇磷脂　ホスファチジル　イノシトール　phosphatidyl inositol

肌醇六磷酸　フィチン酸　phytinさん

肌醇六磷酸钙镁　フィチン　phytin

肌醇六磷酸酶　フィチン分解酵素,フィターゼ　phytinぶんかいこうそ,phytase

肌醇尿　イノシトール尿〔症〕　inositolにょう〔しょう〕

肌醇血　イノシトール血〔症〕　inositolけっ〔しょう〕

肌刀　筋切開刀　きんせっかいとう

肌抵抗　筋抵抗　きんていこう

肌电波描记法　レオタキグラフィー,筋電図描記法　rheotachygraphy,きんでんずびょうきほう

肌单位　筋単位　きんたんい

肌蛋白　ミオゲン　myogen

肌蛋白酶　ミオプシン　myopsin

肌蛋白䏊　ミオプロテオーゼ　myoproteose

肌蛋白质　ミオプロティン　myoprotein

肌电积分图　筋電積分図　きんでんせきぶんず

肌电积分仪　筋電積分器　きんでんせきぶんき

肌电计　筋電位計　きんでんいけい

肌电描记平衡　筋電描写平衡　きんでんびょうしゃへいこう

肌电图测量电极　筋電図測定電極　きんでんずそくていで

んきょく

肌电图机　筋電描写器　きんでんびょうしゃき

肌电信号　筋電信号,筋電シグナル　きんでんしんごう,きんでんsignal

肌电仪　筋電装置　きんでんそうち

肌动蛋白　アクチン　actin

肌动蛋白结合蛋白　アクチン結合蛋白質　actinけつごうたんぱくしつ

肌动蛋白微丝　アクチンフィラメント　actin filament

肌动电流机　筋〔動電〔流〕器　きん〔どう〕でん〔りゅう〕き

肌〔动电〔流〕描记法　筋電図描画法　きんでんずびょうがほう

肌〔动电〔流〕描记器　筋〔動電〔流〕描写器　きん〔どう〕でん〔りゅう〕びょうしゃき

肌〔动电〔流〕图　筋〔動電〔流〕図　きん〔どう〕でん〔りゅう〕ず

肌〔动反应延缓　筋収縮遅延,マイオートノミ　きんしゅうしゅくちえん,myautonomy

肌动假肢　筋動義肢　きんどうぎし

肌〔动力描记器　筋力描写器,エルゴグラフ　きんりょくびょうしゃき,ergograph

肌动力学　筋動力学　きんどうりきがく

肌动描记法　筋運動描写法,マイオグラフィ　きんうんどうびょうしゃほう,myography

肌动描记器　マイオグラフ,筋動描写器　myograph,きんどうびょうしゃき

肌动描记图　筋運動記録図,マイオグラム　きんうんどうきろくず,myogram

肌动球(凝)蛋白　アクトミオシン　actomyosin

肌动球(凝)蛋白系　アクトミオシン系　actomyosinけい

肌动时间测量器　筋伝導速度測定器　きんでんどうそくどそくていき

肌动图　筋運動記録図　きんうんどうきろくず

肌毒　筋肉毒　きんにくどく

肌断裂　筋断裂　きんだんれつ

肌发生　筋発生　きんはっせい

肌发育不全　筋形成不全〔症〕　きんけいせいふぜん〔しょう〕

肌发育异常　筋異形成〔症〕　きんいけいせい〔しょう〕

肌反射　筋反射　きんはんしゃ

肌反应迟钝　筋収縮遅滞　きんしゅうしゅくちたい

肌防御　筋防御　きんぼうぎょ

肌肥大　筋肥大〔症〕　きんひだい〔しょう〕

肌分离　筋裂　きんれつ

肌风湿病　筋肉リウマチ　きんにくrheumatism

肌蜂窝织炎　筋蜂巣織炎　きんほうそうしきえん

肌缝合术　筋縫合術　きんほうごうじゅつ

肌附着　筋付着　きんふちゃく

肌附着线　筋付着線　きんふちゃくせん

肌腹　筋腹　きんふく

肌苷(貳)　イノシン,ヒポキサンチン　inosine,hypo-xanthine

肌苷磷酸化酶　イノシンフォスフォリラーゼ　Inosinephosphorylase

肌苷磷酸钠　イノシンリン酸ナトリウム　inosineリンさんnatrium

肌苷酸　イノシン酸　inosineさん

肌苷酸钠　イノシン酸ナトリウム　inosineさんnatrium

肌感觉　筋感覚　きんかんかく

肌感受器　筋受容器　きんじゅようき

肌膈动脉　筋横隔動脈　きんおうかくどうみゃく

肌膈静脉　筋横隔静脈　きんおうかくじょうみゃく

肌共济失调　筋性運動失調〔症〕　きんせいうんどうしっちょう〔しょう〕

肌骨化　筋肉骨化〔症〕　きんにくこっか〔しょう〕

肌骨瘤　筋骨腫　きんこつしゅ

肌管　筋管,ミオチューブ　きんかん,myotube

肌管系统　ミオチューブシステム　myotube system

肌黑变　筋黒色症　きんこくしょくしょう

肌红蛋白　ミオグロビン　myoglobin

肌红蛋白尿〔症〕　ミオグロビン尿〔症〕　myoglobinにょう〔しょう〕

肌滑车　筋滑車　きんかっしゃ

肌坏死　筋壊死　きんえし

肌活动　筋活動　きんかつどう

肌活组织检查　筋肉生検法　きんにくせいけんほう

肌机能性疗法　筋機能性療法　きんきのうせいりょうほう

肌基质　筋基質,ミオストローム　きんきしつ,myostroma

肌基质蛋白　ミオストロミン　myostromin

肌激酶　ミオキナーゼ　myokinase

肌记纹鼓　筋肉キモグラフ　きんにくkymograph

肌夹　筋クランプ　きんClamp

肌间隔　筋間中隔　きんかんちゅうかく

肌腱　筋腱　きんけん

肌腱剥离器　腱剝離器　けんはくりき

〔肌〕腱成形术　腱形成術　けんけいせいじゅつ

肌腱持钳　腱把持鉗子　けんはじかんし

肌腱导入器　筋腱挿管器　きんけんそうかんき

肌腱端〔端〕缝合术　腱端〔端〕縫合術　けんたん〔たん〕ほうごうじゅつ

肌腱断裂　筋腱破裂,腱断裂　きんけんはれつ,けんだんれつ

肌腱反射中枢　筋腱反射中枢　きんけんはんしゃちゅうすう

肌腱缝合法　腱縫合術　けんほうごうじゅつ

肌腱缝〔合〕针　腱縫合針　けんほうごうしん

肌腱固定术　腱固定術　けんこていじゅつ

肌腱滑脱　筋腱滑脱　きんけんかつだつ

肌腱黄色瘤　筋腱黄色腫　きんけんおうしょくしゅ

肌腱计　筋腱計　きんけんけい

肌腱〔拉〕钩　腱ホック　けんhook

肌腱镊　腱鉗子　けんかんし

肌腱切断术　筋腱切断術　きんけんせつだんじゅつ

肌腱手术　腱手術　けんしゅじゅつ

肌腱松解术　腱弛緩術　けんしかんじゅつ

肌腱损伤　筋腱損傷　きんけんそんしょう

肌腱缩短术　筋腱短縮術　きんけんたんしゅくじゅつ

〔肌〕腱转移术　腱転移術　けんてんいじゅつ

肌腱自发性断裂　腱自発破裂　けんじはつはれつ

肌浆　筋〔細胞〕原形質,ミオプラズマ　きん〔さいぼう〕げんけいしつ,　myoplasma

肌浆蛋白　ミオゲン,ミオシノゲン,筋漿蛋白　myogen,myosinogen,　きんしょうたんぱく

肌〔浆〕球(凝)蛋白　ミオシン,ミオグロブリン　myosin,myoglobulin

弗思氏肌〔浆〕球蛋白　ヒュルトミオシン　Furth myosin

肌〔浆〕球蛋白酶　ミオシナーゼ　myosinase

肌〔浆〕球蛋白尿　ミオシン尿〔症〕,ミオグロブリン尿〔症〕　myosinにょう〔しょう〕,myoglobulinにょう〔しょう〕

肌〔浆〕球〔蛋白〕胨　ミオシノーゼ　myosinose
肌浆网　筋小胞体　きんしょうほうたい
肌胶质　筋膠細胞,ミオグリア　きんこうさいぼう,myoglia
肌节　筋節　きんせつ
肌节腔　筋節腔　きんせつこう
肌结构　筋肉構造　きんにくこうぞう
肌筋膜　筋筋膜　きんきんまく
肌筋膜炎　筋筋膜炎　きんきんまくえん
肌紧张过度　筋緊張過度　きんきんちょうかど
肌紧张减退　筋緊張低下　きんきんちょうていか
肌紧张亢进　筋緊張亢進　きんきんちょうこうしん
肌紧张性头痛　筋緊張性頭痛　きんきんちょうせいずつう
肌紧张运动神经元　筋緊張運動ニューロン　きんきんちょ
　ううんどうneuron
肌紧张中枢　筋緊張中枢　きんきんちょうちゅうすう
肌静息长度　静止筋長　せいしきんちょう
肌局部缺血　筋乏血〔症〕　きんぼうけつ〔しょう〕
肌觉　筋〔深部〕感覚　きん〔しんぶ〕かんかく
肌蜡样变性　筋蠟様変性　きんろうようへんせい
肌力测定法　筋力測定法,ダイナモメトリ　きんりょくそく
　ていほう,　dynamometry
肌力测定器　筋力計　きんりょくけい
肌力计　筋力計　きんりょくけい
肌力检查　筋力検査　きんりょくけんさ
肌力描记器　筋力記録器　きんりょくきろくき
肌粒　筋粒体　きんりゅうたい
肌磷酸化酶　ミオホスホリラーゼ　myophosphorylase
肌磷酸化酶缺乏型糖原贮积病　ミオホスホリラーゼ欠乏性
　グリコゲノーシス　myophosphorylaseけつぼうせい
　glycogenosis
肌瘤〔病〕　筋腫〔症〕　きんしゅ〔しょう〕
肌瘤发生　筋腫発生　きんしゅはっせい
肌瘤切除术　筋腫切除術　きんしゅせつじょじゅつ
肌瘤切开术　筋腫切開術　きんしゅせっかいじゅつ
肌瘤形成　筋腫発生　きんしゅはっせい
肌瘤子宫部分切除术　筋腫子宮部分切除術　きんしゅし
　きゅうぶぶんせつじょじゅつ
肌瘤子宫切除术　筋腫子宮切除術　きんしゅしきゅうせつ
　じょじゅつ
肌律动　ミオリトミー　myorhythmia
肌挛缩　筋拘縮　きんこうしゅく
肌麻痹　筋麻痺〔症〕　きんまひ〔しょう〕
肌命名法　筋命名法　きんめいめいほう
肌膜　筋鞘,筋線維膜　きんしょう,きんせんいまく
肌膜管　筋膜管　きんまくかん
肌母细胞　筋芽細胞　きんがさいぼう
肌母细胞瘤　筋芽細胞腫　きんがさいぼうしゅ
肌耐力　筋耐力　きんたいりょく
肌内反射　筋〔肉〕内反射　きん〔にく〕ないはんしゃ
肌内给(投)药　筋内投薬　きんないとうやく
肌内膜　筋内膜　きんないまく
肌内皮连接　筋内皮性連結　きんないひせいれんけつ
肌内腺　筋内腺　きんないせん
肌〔内〕注〔射〕　筋〔肉〕内注射　きん〔にく〕ないちゅうしゃ
肌凝(球)蛋白　ミオシン　myosin
肌皮瓣　筋皮弁　きんひべん
肌皮瓣切断术　筋皮弁切断術　きんひべんせつだんじゅつ
肌皮神经　筋皮神経　きんひしんけい

肌皮神经损伤　筋皮神経損傷　きんひしんけいそんしょう
肌疲劳　筋疲労　きんひろう
肌起端　筋肉起点　きんにくきてん
肌牵张　筋伸張　きんしんちょう
肌牵张应激性　筋伸張感応性　きんしんちょうかんのうせい
肌腔隙　筋間隙　きんかんげき
肌强直〔病〕　筋強直〔症〕　きんきょうちょく〔しょう〕
肌强直电位　筋緊張性電位　きんきんちょうせいでんい
肌强直性〔白〕内障　筋緊張性白内障　きんきんちょうせい
　はくないしょう
肌强直〔性〕反应　筋強直反応　きんきょうちょくはんのう
肌强直性萎缩　筋緊張性萎縮　きんきんちょうせいいしゅく
肌强直〔性〕营养不良　筋緊張性異栄養　きんきんちょうせ
　いいえいよう
肌强直营养障碍性上睑下垂　筋緊張性異栄養上瞼下垂〔症〕
　きんきんちょうせいいえいようじょうけんかすい〔しょ
　う〕
肌强直营养障碍性斜视　筋緊張性異栄養斜視　きんきん
　ちょうせいいえいようしゃし
肌强直状态　筋強直状態　きんきょうちょくじょうたい
肌强直综合征　筋緊張症候群　きんきんちょうしょうこう
　ぐん
肌切开术　筋切開術　きんせっかいじゅつ
肌清　筋血清　きんけっせい
肌清蛋白　筋アルブミン　きんalbumin
肌球蛋白　ミオグロブリン　myoglobulin
肌球蛋白尿　ミオグロブリン尿〔症〕　myoglobulinにょう
　〔しょう〕
肌球(凝)蛋白头　ミオシン頭　myosinとう
肌球(凝)蛋白微丝　ミオシンフィラメント　myosin
　filament
肌缺血性萎缩　乏血性筋萎縮　ぼうけつせいきんいしゅく
肌群　筋群　きんぐん
肌溶解　筋変性　きんへんせい
肌肉　筋,筋肉　きん,きんにく
肌肉标本　筋〔肉〕標本　きん〔にく〕ひょうほん
肌肉剥开凿　筋剝離子　きんはくりし
肌肉不安综合征　ストリュンペル症候群　Strümpellしょう
　こうぐん
肌肉颤搐　筋攣縮　きんれんしゅく
肌肉弛缓　筋弛緩　きんしかん
肌肉刺激器　筋肉刺激器　きんにくしげきき
肌肉等长收缩　筋肉等尺性収縮　きんにくとうしゃくせい
　しゅうしゅく
肌肉等张收缩　筋肉等張〔力〕性収縮　きんにくとうちょう
　〔りょく〕せいしゅうしゅく
肌肉断裂　筋〔肉断〕裂　きん〔にくだん〕れつ
肌肉反跳现象　筋反跳現象　きんはんちょうげんしょう
肌肉分解　筋肉分解　きんにくぶんかい
肌肉分离切开　筋肉分離切開　きんにくぶんりせっかい
肌肉杠杆　筋レバー　きんlever
肌肉活动电流　筋活動電流　きんかつどうでんりゅう
肌肉活动电位　筋活動電位　きんかつどうでんい
肌肉活动生理学　筋活動生理学　きんかつどうせいりがく
肌肉活动整合作用　筋活動統合作用　きんかつどうとうご
　うさよう
肌肉肌腱损伤　筋肉筋腱損傷　きんにくきんけんそんしょ
　う

肌肉唧筒　筋ポンプ　きんpump

肌〔肉〕紧张　筋緊張　きんきんちょう

肌〔肉〕痉挛　筋痙攣　きんけいれん

肌肉拉力　筋収縮性　きんしゅうしゅくせい

肌肉劳损　筋疲労　きんひろう

肌肉挫伤　筋肉捻挫　きんにくねんざ

肌肉瘤　筋肉腫　きんにくしゅ

肌肉描记法　筋運動描記法，ミオグラフィー　きんうんどうびょうきほう，myography

肌肉囊虫病　筋嚢虫症，筋肉胞虫症　きんのうちゅうしょう，きんにくほうちゅうしょう

肌肉内血管瘤　筋肉内血管腫　きんにくないけっかんしゅ

肌肉粘滞性　筋粘性　きんねんせい

肌肉牵开器　筋肉レトラクター　きんにくretractor

肌肉牵拉　筋肉牵引　きんにくけんいん

肌〔肉〕神经接头（点）　神経筋接合部　しんけいきんせつごうぶ

肌肉神经痛　筋神経痛　きんにくしんけいつう

肌〔肉〕收缩　筋〔肉〕収縮　きん〔にく〕しゅうしゅく

肌〔肉〕松弛　筋〔肉〕弛緩　きん〔にく〕しかん

肌〔肉〕松〔弛〕药　筋〔肉〕弛緩薬　きん〔にく〕しかんやく

肌肉弹性　筋肉弾〔力〕性　きんにくだん〔りょく〕せい

肌肉疼痛　筋肉疼痛　きんにくとうつう

肌肉填塞法　筋肉充填法　きんにくじゅうてんほう

肌〔肉〕萎缩　筋萎縮　きんいしゅく

肌肉温度　筋温度　きんおんど

肌肉系统　筋肉系，筋系　きんにくけい，きんけい

肌肉纤维　筋繊維　きんせんい

肌肉纤维性颤动　筋繊維性細動　きんせんいせいさいどう

肌肉兴奋　筋興奮　きんこうふん

肌肉训练　筋訓練，筋トレーニング　きんくんれん，きんtraining

肌肉移位术　筋転移術　きんてんいじゅつ

肌肉移植术　筋移植術　きんいしょくじゅつ

肌肉运动　筋〔肉〕運動　きん〔にく〕うんどう

肌肉再生　筋肉再生　きんにくさいせい

肌肉震颤　筋振戦　きんしんせん

肌肉组织　筋組織　きんそしき

肌软化　筋軟化〔症〕　きんなんか〔しょう〕

肌三角　筋三角　きんさんかく

肌色素　筋色素　きんしきそ

肌色原　筋色素原　きんしきそげん

肌上皮　筋上皮　きんじょうひ

肌上皮瘤　筋上皮腫　きんじょうひしゅ

肌上皮细胞　筋上皮細胞　きんじょうひさいぼう

肌上皮〔细胞〕瘤　ミオエピセリオーマ，筋上皮〔細胞〕腫　myoepithelioma，きんじょうひ〔さいぼう〕しゅ

肌伸张（长）　筋伸張　きんしんちょう

肌伸张反射　筋伸展反射　きんしんてんはんしゃ

肌神经　筋神経　きんしんけい

肌神经机能病　筋神経症　きんしんけいしょう

肌神经瘤　筋神経腫　きんしんけいしゅ

肌神经切断术　筋神経切断術　きんしんけいせつだんじゅつ

肌神经衰弱　筋神経衰弱　きんしんけいすいじゃく

肌神经痛　筋神経痛　きんしんけいつう

肌神经细胞　筋神経細胞　きんしんけいさいぼう

肌神经障碍　筋神経障害　きんしんけいしょうがい

肌生成　筋肉形成　きんにくけいせい

肌式肾固定术　筋腎固定術　きんじんごていじゅつ

肌收缩计　筋攣縮描画器　きんれんしゅくびょうがき

肌收缩力　筋収縮力　きんしゅうしゅくりょく

肌收缩酶　筋収縮酵素　きんしゅうしゅくこうそ

肌收缩性头痛　筋収縮性頭痛　きんしゅうしゅくせいずつう

肌收缩原　イノゲン　inogen

肌收缩增强　筋収縮増強　きんしゅうしゅくぞうきょう

肌束　筋束　きんそく

肌束颤搐　筋束攣縮　きんそくれんしゅく

肌束膜　筋周膜　きんしゅうまく

肌束膜炎　筋周膜炎　きんしゅうまくえん

肌衰弱　筋衰弱　きんすいじゃく

肌水肿　筋水腫　きんすいしゅ

肌丝　ミオフィラメント　myofilament

肌丝滑动学说　筋フィラメント滑動説　きんfilamentかつどうせつ

肌丝菌　マスクロマイシス菌　Musculomycesきん

肌撕裂　筋〔断〕裂　きん〔だん〕れつ

肌松弛〔激〕素　ミオレラキシン　myorelaxin

肌酸　クレアチン　creatine

肌酸测定　クレアチン測定　creatineそくてい

肌〔酸〕酐　クレアチニン　creatinine

肌〔酸〕酐测定　クレアチニン測定　creatinine そくてい

肌〔酸〕酐廓清率　クレアチニン清掃率　creatinineせいそうりつ

肌〔酸〕酐廓清试验　クレアチニンクリアランス試験　creatinine clearance しけん

肌〔酸〕酐酶　クレアチニン酵素，クレアチニナーゼ　creatinineこうそ，creatininase

肌〔酸〕酐系数　クレアチニン係数　creatinineけいすう

肌酸激酶　クレアチンキナーゼ　Creatinekinase

肌酸磷酸激酶　クレアチン ホスホキナーゼ　creatine phosphokinase

肌酸磷酸盐　クレアチンリン酸塩　creatineリンさんえん

肌酸耐量指数　クレアチン指数　creatineしすう

肌酸尿　クレアチン尿〔症〕　creatineにょう〔しょう〕

肌酸〔脱水〕酶　クレアチン分解酵素，クレアチナーゼ　Creatineぶんかいこうそ，creatinase

肌酸血　クレアチン血〔症〕　creatineけつ〔しょう〕

肌梭　筋紡錘　きんぼうすい

肌梭Ⅰ类传入纤维　筋紡錘体Ⅰ型輸入繊維　きんぼうすいたいいちがたゆにゅうせんい

肌梭Ⅱ类传入纤维　筋紡錘体Ⅱ型輸入繊維　きんぼうすいたいにがたゆにゅうせんい

肌梭内纤维发放　筋紡錘体内繊維放電　きんぼうすいたいないせんいほうでん

肌梭运动纤维　筋紡錘体運動繊維　きんぼうすいたいうんどうせんい

肌缩短术　筋短縮術　きんたんしゅくじゅつ

肌缩观测器　筋収縮計，ミオスコープ　きんしゅうしゅくけい，myoscope

肌肽　カルノシン　carnosin

肌肽酶　カルノシナーゼ　carnosinase

肌肽血症　カルノシン血症　carnosinけっしょう

肌瘫痪　筋麻痺　きんまひ

肌弹性　筋弾力　きんだんりょく

肌探查术　筋診査法　きんしんさほう

肌糖恒定激素　筋糖〔原〕定常〔性〕ホルモン　きんとう〔げん〕ていじょう〔せい〕hormone

肌糖性糖尿病　モスラー糖尿病　Moslerとうにょうびょう

肌糖原　筋糖原　きんとうげん

肌跳　チック　tic

肌痛〔病〕　筋痛〔症〕　きんつう〔しょう〕

肌痛觉过敏　筋痛覚過敏　きんつうかくかびん

肌痛性痉挛　筋痛性痙攣　きんつうせいけいれん

肌痛性衰弱　筋痛性無力症　きんつうせいむりょくしょう

肌突　筋突起　きんとっき

肌外膜　筋外膜　きんがいまく

肌〔微〕〔细〕丝　ミオフィラメント，筋フィラメント　myofilament，きんfilament

肌萎缩　筋萎縮〔症〕　きんいしゅく〔しょう〕
　　杜-阿二氏肌萎缩　デュシェン・アラン筋萎縮〔症〕　Duchenne-Aranきんいしゅく〔しょう〕
　　亨特氏〔肌〕萎缩　ハント萎縮　Huntいしゅく
　　霍夫曼氏肌萎缩　ホッフマン筋萎縮　Hoffmannきんいしゅく

肌萎缩性侧索硬化　筋萎縮性側索硬化症　きんいしゅくせいそくさくこうかしょう

肌萎缩性麻痹　筋萎縮性麻痺　きんいしゅくせいまひ

肌无力　筋無力〔症〕　きんむりょく〔しょう〕

肌无力测量器　アスセノメーター　asthenometer

肌无力-肌病综合征　〔筋〕無力-筋病症候群　〔きん〕むりょく-きんびょうしょうこうぐん

肌无力性反应　筋無力性反応　きんむりょくせいはんのう

肌无力性假麻痹　筋無力性偽麻痺　きんむりょくせいぎまひ

肌无力性危象　筋無力性発症　きんむりょくせいはっしょう

肌无力综合征　筋無力症候群　きんむりょくしょうこうぐん

肌细胞　筋細胞　きんさいぼう
　　阿尼奇科夫氏肌细胞　アニチコフ氏筋細胞　Anitschkowきんさいぼう

肌细胞间质　筋細胞間質　きんさいぼうかんしつ

肌细胞瘤　筋細胞腫　きんさいぼうしゅ

肌细胞破坏　筋細胞破壊　きんさいぼうはかい

肌细胞色素　ミオヘマチン　myohematin

肌细胞体　筋細胞体　きんさいぼうたい

肌下滑膜囊　筋下滑液包　きんかかつえきほう

肌下节　筋下節　きんかせつ

肌下粘液囊　筋下粘液囊　きんかねんえきのう

肌纤蛋白　アクチン　actin

肌纤凝蛋白　アクトミオシン　actomyosin

肌纤维　筋繊維　きんせんい

肌纤维变性　筋繊維変性　きんせんいへんせい

肌纤维颤搐　筋波動〔症〕，ミオキミア，繊維性筋間代痙攣　きんはどう〔しょう〕，myokymia，せんいせいきんかんだいけいれん

肌纤维瘤　筋繊維腫　きんせんいしゅ

肌纤维膜　筋繊維鞘　きんせんいしょう

肌纤维破坏　筋繊維崩解　きんせんいほうかい

肌纤维鞘炎　筋繊維膜炎　きんせんいまくえん

肌纤维束　筋繊維束　きんせんいそく

肌纤维素　ミオリン　myolin

肌纤维束自发性收缩　筋繊維束自発収縮　きんせんいそく

じはつしゅうしゅく

肌小管　筋小管　きんしょうかん

肌小管肌病　筋小管筋病　きんしょうかんきんびょう

肌小体　筋粒体　きんりゅうたい

肌性动脉　筋性動脈　きんせいどうみゃく

肌性防御　筋性デファンス　きんせいdefence

肌性隔膜　筋性隔膜　きんせいかくまく

肌性骨连接　筋骨連結　きんこつれんけつ

肌性脊椎炎　筋性脊椎炎　きんせいせきついえん

肌性睑内翻　筋性眼瞼内反　きんせいがんけんないはん

肌性消化不良　筋性消化不良〔症〕　きんせいしょうかふりょう〔しょう〕

肌性斜颈　筋性斜頸　きんせいしゃけい

肌性增生　筋性過形成　きんせいかけいせい

肌学　筋学　きんがく

肌学家　筋学家　きんがっか

肌芽　筋芽　きんが

肌咽鼓管　筋耳管管　きんじかんかん

肌咽鼓管隔　筋耳管管中隔　きんじかんかんちゅうかく

肌炎　筋炎　きんえん

肌样体(质)　筋様体　きんようたい

肌样细胞　筋様細胞　きんようさいぼう

肌样细胞抗体　筋様細胞抗体　きんようさいぼうこうたい

肌移位术　筋転位術　きんてんいじゅつ

肌异位　筋転位　きんてんい

肌音　筋収縮音　きんしゅうしゅくおん

肌音波机　フォノミオグラフ　phonomyograph

肌音描记法　筋音描写法，フォノミオグラフィ　きんおんびょうしゃほう，phonomyography

肌音听诊器　筋収縮音聴診器，ミオフォン　きんしゅうしゅくおんちょうしんき，myophone

肌音图　筋音図　きんおんず

肌营养　筋栄養　きんえいよう

肌营养不良〔症〕　筋異栄養〔症〕，筋ジストロフィ　きんいえいよう〔しょう〕，きんdystrophy

肌营养神经病　筋栄養神経症　きんえいようしんけいしょう

肌营养障碍　筋栄養障害　きんえいようしょうがい

肌应激性　筋興奮性　きんこうふんせい

肌硬变　筋硬化〔症〕　きんこうか〔しょう〕

肌硬直　筋強直，筋硬直　きんきょうちょく，きんこうちょく

肌游离移植术　筋遊離移植術　きんゆうりいしょくじゅつ

肌原蛋白Ⅰ　トロポニンⅠ　troponin I

肌原蛋白C　トロポニンC　troponin C

肌原蛋白T　トロポニンT　troponin T

肌〔原〕钙蛋白　トロポニン　troponin

肌〔原〕力　筋力　きんりょく

肌原球蛋白　トロポミオシン　tropomyosin

肌原细胞　筋原細胞　きんげんさいぼう

肌原纤维　筋原繊維　きんげんせんい

肌原纤维节　筋節　きんせつ

肌原性麻痹　筋性麻痺　きんせいまひ

肌原性轻瘫性斜视　筋性麻痺性斜視　きんせいまひせいしゃし

肌〔原〕性斜颈　筋性斜頸　きんせいしゃけい

肌原学说　筋原説　きんげんせつ

肌运动　筋運動　きんうんどう

肌〔运动〕描记器　筋運動描記器，ミオグラフ　きんうんど

うびょうきき,myograph

肌运动图　筋運動記録図,ミオグラム　きんうんどうきろくず,myogam

肌粘连　筋癒着　きんゆちゃく

肌张力　筋〔肉〕張力　きん〔にく〕ちょうりょく

肌张力不全　筋張力不全　きんちょうりょくふぜん

肌张力测量器　筋張力計,ミオトノメータ　きんちょうりょくけい　myotonometer

肌张力过低症　筋低張症　きんていちょうしょう

肌张力检查　筋張力検査　きんちょうりょくけんさ

肌张力降低　筋張力減退,ヒポミオトニア　きんちょうりょくげんたい,hypomyotonia

肌张力增高　筋緊張過度,ヒペルミオトニア　きんきんちょうかど, hypermyotonia

肌张力障碍　筋張力障害　きんちょうりょくしょうがい

肌阵挛发作　筋間代発作　きんかんだいほっさ

肌阵挛反射　筋間代反射　きんかんだいはんしゃ

肌阵挛性癫痫　筋間代性てんかん　きんかんだいせいてんかん

肌阵挛小脑协同失调　間代性小脳性筋失調　かんだいせいしょうのうせいきんしっちょう

肌阵挛〔症〕　筋間代〔症〕,ミオクロ〔ー〕ヌス　きんかんだい〔しょう〕,myoclonus

肌阵挛状态　筋間代状態,パラミオクロ〔ー〕ヌス　きんかんだいじょうたい,paramyoclonus

肌震颤　筋振戦　きんしんせん

肌震颤性综合征　筋振戦症候群　きんしんせんしょうこうぐん

肌支　筋枝　きんし

肌脂肪变性　筋脂肪変性　きんしぼうへんせい

肌脂瘤　筋脂肪腫　きんしぼうしゅ

肌止端　筋付着点,筋停止点　きんふちゃくてん,きんていしてん

肌质(浆)　筋形質,ミオプラスム　きんけいしつ,myoplasm

肌肿瘤切除术　筋腫切除術　きんしゅせつじょじゅつ

肌周炎　筋周囲炎　きんしゅういえん

肌组织　筋〔肉〕組織　きん〔にく〕そしき

肌组织X线照相术　筋〔組織〕X線撮影法　きん〔そしき〕Xせんさつえいほう

矾松素　プルムバギン　plumbagin

鸡白喉病毒　鳥禽ジフテリア・ウイルス　ちょうきん diphtheria virus

鸡白痢　鳥禽白痢　ちょうきんはくり

鸡白血病病毒　鳥禽白血病ウイルス　ちょうきんはっけつびょうvirus

鸡蛋花苷　アゴニアジン,プルミエリド　agoniadin, plumieride

鸡蛋花素　プルメリシン　plumericin

鸡蛋培养基　卵培地　らんばいち

鸡骨常山毒碱　ジタイン,エキタミン　ditaine,echitamine

鸡骨常山属　夾竹桃属　キョウチクトウぞく

鸡冠　鶏冠　けいかん

鸡冠花　鶏頭の花　けいとうのはな

鸡冠生长试验　鶏冠成長試験　けいかんせいちょうしけん

鸡冠试验　鶏冠試験　けいかんしけん

鸡冠翼　鶏冠翼　けいかんよく

鸡霍乱　鶏コレラ　けいcholera

鸡奸　獣姦,ソドミー　じゅうかん,sodomy

鸡结核　トリ結核　トリけっかく

鸡卵　鶏卵　けいらん

鸡螺旋体病　トリスピロヘータ症　トリSpirochetaしょう

鸡纳酸　キノバ酸　quinovaさん

鸡纳酸乌洛托品　キノトロピン　quinotropin

鸡内金　鶏内金　けいないきん

鸡疟原虫　トリマラリア原虫　トリmalariaげんちゅう

鸡胚　鶏胚　けいはい

鸡胚接种　鶏胚接種〔法〕　けいはいせっしゅ〔ほう〕

鸡胚浸液　鶏胚抽出液　けいはいちゅうしゅつえき

鸡胚抗原　鶏胚抗原　けいはいこうげん

鸡胚卵黄囊　鶏胚卵黄嚢　けいはいらんおうのう

鸡胚尿囊　鶏胚尿膜　けいはいにょうまく

鸡胚尿囊腔　鶏胚尿膜腔　けいはいにょうまくこう

鸡胚培养　鶏胚培養　けいはいばいよう

鸡胚气室　鶏胚空気嚢　けいはいくうきのう

鸡胚绒毛尿囊膜　鶏胚絨毛尿嚢膜　けいはいじゅうもうにょうのうまく

鸡胚细胞　鶏胚細胞　けいはいさいぼう

鸡胚细胞培养　鶏胚細胞培養　けいはいさいぼうばいよう

鸡胚细胞疫苗　鶏胚細胞ワクチン　けいはいさいぼうvaccine

鸡胚纤维母细胞　鶏胚線維芽細胞　けいはいせんいがさいぼう

鸡胚羊膜腔　鶏胚羊膜嚢　けいはいようまくのう

鸡皮刺螨　ワクモ,ニワトリダニ

鸡皮疙瘩　鷲皮,鳥肌　がひ,とりはだ

鸡肉瘤　家鶏肉腫　かけいにくしゅ

鸡沙门氏菌　トリチフス菌　トリtyphusきん

鸡矢藤苷　ペデロサイド　paederoside

鸡矢藤苷酸　ペデロサイド酸　paederosideさん

鸡矢藤属　ペーデリア属　Paederiaぞく

鸡树条　鶏樹条　けいじゅじょう

鸡瘟病毒　家禽ペスト・ウイルス　かきんpest virus

鸡胸　鳩胸　はとむね

鸡胸变形　鳩胸変形　はとむねへんけい

鸡血藤　鶏血藤　ケイケットウ

鸡眼　魚の目,鶏眼　うおのめ,けいがん

鸡眼刀　魚の目除刀　うおのめせつじょとう

鸡眼切除术　魚の目切除術　うおのめせつじょじゅつ

鸡眼硬膏　鶏眼硬膏　けいがんこうこう

奇电子键　奇数電子ボンド　きすうでんしbond

奇冯尼尔氏病　シフォンニエー病　Chiffonnierびょう

奇价元素　奇価元素　きかげんそ

奇静脉　奇静脈　きじょうみゃく

奇静脉扩张　奇静脈拡張　きじょうみゃくかくちょう

奇静脉造影法　奇静脈造影法　きじょうみゃくぞうえいほう

奇静脉造影照片　奇静脈造影写真　きじょうみゃくぞうえいしゃしん

奇-马二氏法　チック・マルチン法　Chick-Martinほう

奇脉　奇脈,クスマウル奇脈　きみゃく,kussmaulきみゃく

奇神经节　不対神経節　ふついしんけいせつ

奇数　奇数　きすう

奇数碳原子脂肪酸　奇数炭素脂肪酸　きすうたんそしぼうさん

奇数羽状复叶　奇数羽状復葉　きすううじょうふくよう

奇酸　ギベレリン　gibberellin

奇蹄目　奇蹄目　きていもく
奇叶　奇数葉　きすうよう
奇异变形杆菌　プロテウス・ミラビリス　proteus mirabilis
唧筒　ポンプ　pump
积存　蓄積　ちくせき
积分　積分　せきぶん
积分电路　積分回路　せきぶんかいろ
积分法　積分法　せきぶんほう
积分流量计　積分流量計　せきぶんりゅうりょうけい
积分器　積分器　せきぶんき
积分式浓度计　積分濃度計　せきぶんのうどけい
积粪性腹泻　宿便性下痢　しゅくべんせいげり
积极疗法　積極療法　せっきょくりょうほう
积极休息　積極性休憩　せっきょくせいきゅうけい
积极优生学　積極的優生学　せっきょくてきゆうせいがく
积聚(累)　蓄積,集積　ちくせき,しゅうせき
积累辐射剂量　蓄積放射線量　ちくせきほうしゃせんりょ
　　う
积累剂量　蓄積線量　ちくせきせんりょう
积累假说　蓄積仮説　ちくせきかせつ
积脓　蓄膿　ちくのう
积气〔症〕　気症,気腫　きしょう,きしゅ
积食　食物貯留　しょくもつちょりゅう
积水(液)　水症,水腫　すいしょう,すいしゅ
积水性脊髓膜突出　水腫性脊髄膜瘤　すいしゅせいせきず
　　いまくりゅう
积水性脑膜突出　脳室水腫性軟〔髄〕膜脱出　のうしつすい
　　しゅせいなん〔ずい〕まくだっしゅつ
积水性脑突出　脳室水腫性脳脱出　のうしつすいしゅせい
　　のうだっしゅつ
积水性腮腺炎　水耳下腺炎　すいじかせんえん
积水性无脑畸形　水無脳奇形　すいむのうきけい
积水性心包炎　水心膜炎　すいしんまくえん
积水性胸膜炎　水肋膜炎　すいろくまくえん
积蓄试验　蓄積試験　ちくせきしけん
积雪草　積雪草　セキセツソウ
积雪草酸　アジア酸　asiaさん
积雪草〔皂〕苷　アジアチコサイド　asiaticoside
积血　血囊腫　けつのうしゅ
积脂　脂肪貯留　しぼうちょりゅう
基本电节律　基本電気律動　きほんでんきりつどう
基本分生组织　基本分裂組織　きほんぶんれつそしき
基本功　基本訓練　きほんくんれん
基本过程　基本過程　きほんかてい
基本技术　基本手技,基本テクニク　きほんしゅぎ,きほん
　　technique
基本检查方法　基本検診方法　きほんけんしんほうほう
基本颗粒　基本顆粒　きほんかりゅう
基本粒子(质点)　基本粒子　きほんりゅうし
基本(础)培养基　基本培地　きほんばいち
基〔本〕频〔率〕　基本周波数　きほんしゅうはすう
基本韧带　基本靱帯　きほんじんたい
基本色　原始色,基本色　げんししょく,きほんしょく
基本外科手术器械　一般手術器械　いっぱんしゅじゅつきか
　　い
基本脂　基本脂質　きほんししつ
基本组织　基本組織　きほんそしき
基部　基部,根元　きぶ,ねもと

基层　基底層　きていそう
基层板　基底板　きていばん
基础　基底,基礎　きてい,きそ
基础安眠药　基礎催眠薬　きそさいみんやく
基础沉淀〔物〕　基礎沈殿物　きそちんでんぶつ
基础代谢　基礎代謝　きそたいしゃ
基础代谢〔测定〕仪(计)　基礎代謝測定器(装置)　きそたい
　　しゃそくていき(そうち)
基础代谢测量法　基礎代謝測定法　きそたいしゃそくてい
　　ほう
基础代谢率　基礎代謝率　きそたいしゃりつ
基础代谢率测定　基礎代謝率測定　きそたいしゃりつそく
　　てい
基础代谢率减退　基礎代謝率低下　きそたいしゃりつてい
　　か
基础代谢试验　基礎代謝試験　きそたいしゃしけん
基础反射　基礎反射　きそはんしゃ
基础科学　基礎科学　きそかがく
基础麻醉　基礎麻酔　きそますい
基础免疫　基礎免疫　きそめんえき
基础体温　基礎体温　きそたいおん
基础药理学　基礎薬理学　きそやくりがく
基础医学　基礎医学　きそいがく
基德抗体　キッド抗体　Kiddこうたい
基德抗原　キッド抗原　Kiddこうげん
基德氏血型分类法　キッド式血液型分類法　Kiddしきけつ
　　えきがたぶんるいほう
基底　基底　きてい
基底部　基底部　きていぶ
基底层　基底層板　きていそうばん
基底层上皮细胞　基底層上皮細胞　きていそうじょうひさ
　　いぼう
基底层细胞　基底層細胞　きていそうさいぼう
基〔底层〕细胞癌　基底細胞癌　きていさいぼうがん
基底动脉　基底動脈　きていどうみゃく
基底动脉环　大脳動脈輪　だいのうどうみゃくりん
基底段　底区　ていく
基底沟　基底溝　きていこう
基底核　基底核　きていかく
基底嵴　基底稜　きていりょう
基底静脉　基底静脈　きていじょうみゃく
基底〔静脉〕丛　基底〔静脈〕叢　きてい〔じょうみゃく〕そう
基底颗粒细胞　基底顆粒細胞　きていかりゅうさいぼう
基底面　基底面　きていめん
基底膜　基底膜,基礎膜　きていまく,きそまく
基底圈　基底コイル　きていcoil
基底神经节　基底神経節　きていしんけいせつ
基底神经节性麻痹　基底神経節性麻痺　きていしんけいせ
　　つせいまひ
基底受精　基底受精　きていじゅせい
基底胎盘　基底胎盤　きていたいばん
基底托盘　基底盆　きていぼん
基底外侧部　基底外側部　きていがいそくぶ
基〔底〕细胞　基底細胞　きていさいぼう
基〔底〕细胞黑素瘤　基底細胞メラノーマ,基底細胞黒色腫
　　きていさいぼうmelanoma,きていさいぼうこくしょくしゅ
基〔底〕细胞空泡变性　基底細胞空胞変性　きていさいぼう
　　くうほうへんせい

基〔底〕细胞瘤　基底細胞腫　きていさいぼうしゅ
基〔底〕细胞母斑综合征　基底細胞母斑症候群　きていさいぼうぼはんしょうこうぐん
基〔底〕细胞乳头〔状〕瘤　基底細胞乳頭腫　きていさいぼうにゅうとうしゅ
基〔底〕细胞上皮瘤　基底細胞上皮腫　きていさいぼうじょうひしゅ
基〔底〕细胞腺癌　基底細胞腺癌　きていさいぼうせんがん
基〔底〕细胞型造釉细胞瘤　基底細胞型エナメル芽細胞腫　きていさいぼうがた enamel がさいぼうしゅ
基〔底〕细胞液化　基底細胞液化　きていさいぼうえきか
基〔底〕细胞增生　基底細胞過形成　きていさいぼうかけいせい
基底纤维　基底線維　きていせんい
基底小体　基底小体　きていしょうたい
基底型　基底型　きていがた
基底性脑膜炎　基底脳膜炎　きていのうまくえん
基底性偏头痛　基底片頭痛　きていへんずつう
基底纵纹　基底線条　きていせんじょう
基地医院　基地病院　きちびょういん
基电流　基電流　きでんりゅう
基恩氏点　キーン点　Keenてん
基尔霍夫定律　キルヒホフ法則　Kirchhoffほうそく
基尔米松氏手术　カーメソン手術　Kirmissonしゅじゅつ
基尔希麦尔氏腱缝合术　キルヒマイヤー腱縫合術　Kirchmayerけんほうごうじゅつ
基尔希纳氏钢丝　キルシュナー針金　Kirschnerはりがね
基尔希纳氏钢丝牵引法　キルシュナー針金牽引法　Kirschnerはりがねけんいんほう
基尔希纳氏憩室　キルシュナー憩室　Kinschnerけいしつ
基弗尔氏染剂　キーファー染剤　Kiefferせんざい
基-弗二氏结　キース・フラック結節（洞房結節）　Keith-Flackけっせつ（どうぼうけっせつ）
基-冈二氏测氮法　ケルダール・ガンニング窒素定量法　Kjeldahl-Gunning ちっそていりょうほう
基-华二氏分类　キース・ワージナ分類　Keith-Wagenerぶんるい
基极　ベース電極　baseでんきょく
基节　基節　きせつ
基节腺　基節腺　きせつせん
基节腺口　基節腺口　きせつせんこう
基节液　基節液　きせつえき
基-雷二氏孔　ケーイ・レチュース孔　Key-Retziusこう
基利安氏骨盆　キリアン骨盤　Kilianこつばん
基利安氏管　キリアン管　Kilianかん
基利安氏手术　キリアン手術　Kilianしゅじゅつ
基利安氏线　キリアン線　Kilianせん
基粒　基粒　きりゅう
基粒间膜　基粒間膜　きりゅうかんまく
基林　ケリン　khellin,kellin
基膜　基底膜　きていまく
基默斯提氏病　キンメルスチール病　Kimmelstielびょう
基宁氏法　カイニング法　Keiningほう
基片　基板　きばん
基普氏〔气体〕发生器　キップガス発生器　Kipp gasはっせいき
基强度　基電流,基電圧　きでんりゅう,きでんあつ
基萨纳森林病　キャサヌール森林熱　Kyasanurしんりんねつ

基塞尔巴赫氏区　キーゼルバッハ部位　Kisselbachぶい
基施氏反射　キシュ反射　Kisschはんしゃ
基数　基数　きすう
基思氏低离子饮食　キース低イオン化食餌　Keithていion かしょくじ
基思氏结　キース結節　Keithけっせつ
基思氏束　キース氏束　Keithしそく
基态　基底状態　きていじょうたい
基态能级　基底状態レベル　きていじょうたいlevel
基特耳氏疗法　キッテル療法　Kittelりょうほう
基体　基底小体　きていしょうたい
基团　グループ,群,団　group,ぐん,だん
基蜕膜　基底脱落膜　きていだつらくまく
基托　基底板,基礎床　きていばん,きそしょう
基托垫底　基礎床裏装　きそしょうりそう
基托蜡　基底板蠟,基礎蠟　きていばんろう,きそしょうろう
基托折裂　基底板断裂　きていばんだんれつ
基细胞层　基底細胞層　きていさいぼうそう
基线　基線　きせん
基线不稳　基線不安定　きせんふあんてい
基〔谐〕波　基本波　きほんは
基牙　支台歯　しだいし
基耶达氏测氮法　ケルダール窒素定量法　Kjeldahlちっそていりょうほう
基耶达氏法　ケルダール法　Kjeldahlほう
基耶达氏烧瓶　ケルダールフラスコ　Kjeldahl flask
基耶兰德氏产钳　キーランド鉗子　Kiellandかんし
基因　遺伝子　いでんし
　C基因　C遺伝子　Cいでんし
　V基因　V遺伝子　Vいでんし
基因表达　遺伝子発現　いでんしはつげん
基因病　遺伝子病　いでんしびょう
基因重组　遺伝子組換え　いでんしくみかえ
基因簇　遺伝子クラスター　いでんしcluster
基因定位　遺伝子座,決定　いでんしざ,けってい
基因多效性　遺伝子多面作用　いでんしためんさよう
基因放大作用　遺伝子拡大作用　いでんしかくだいさよう
基因分离　遺伝子分離　いでんしぶんり
基因分配　遺伝子配列　いでんしはいれつ
基因复制（拷贝）　遺伝子複写,遺伝子転写,遺伝子コピー　いでんしふくしゃ,いでんしてんしゃ,いでんしcopy
基因工程　遺伝子工学　いでんしこうがく
基因互相作用　遺伝子相互作用　いでんしそうごさよう
基因活性　遺伝子活性　いでんしかっせい
基因基础　遺伝子基礎　いでんしきそ
基因激素　遺伝子ホルモン　いでんしhormone
基因〔剂〕量　遺伝子量　いでんしりょう
基因剂量补偿　遺伝子量補償　いでんしりょうほしょう
基因交流　遺伝子交換　いでんしこうかん
基因库　遺伝子プール,遺伝子給源　いでんしpool,いでんしきゅうげん
基因连接图　遺伝子結合図　いでんしけつごうず
基因疗法　遺伝子療法　いでんしりょうほう
基因流动　遺伝子流動　いでんしりゅうどう
基因论　遺伝子説　いでんしせつ
基因频率　遺伝子頻度　いでんしひんど

基因平衡 遗传子平衡 いでんしへいこう
基因缺陷 遗伝子欠陥 いでんしけっかん
基因失衡 遺伝子不平衡,遺伝子不均衡 いでんしふへいこう,いでんしふきんこう
基因体 ゲノソーム genosome
基因调节系统 遺伝子調整系 いでんしちょうせいけい
基因突变 遺伝子突然変異 いでんしとつぜんへんい
基因突变率 遺伝子突然変異率 いでんしとつぜんへんいりつ
基因图 遺伝地図 いでんちず
基因位点 遺伝子座 いてんしざ
基因效应 遺伝子効果 いでんしこうか
基因携带者 遺伝子保有者 いでんしほゆうしゃ
基因型 遺伝子型,ゲノタイプ いでんしがた, genotype
基因型比率 遺伝子型比率 いでんしがたひりつ
基因型频率 遺伝子型頻度 いでんしがたひんど
基因序列 遺伝子順序 いでんしじゅんじょ
基因杂交 遺伝子交雑 いでんしこうざつ
基因直线排列 遺伝子直線排列 いでんしちょくせんはいれつ
基因治疗 遺伝子治療 いでんしちりょう
基因置换 遺伝子置換 いでんしちかん
基因中心 遺伝子中心 いでんしちゅうしん
基因转换 遺伝子変換 いでんしへんかん
基因转移 遺伝子転移 いでんしてんい
基因组 ゲノム genome
基因组合 遺伝子の組合せ いでんしのくみあわせ
基因作用 遺伝子作用 いでんしさよう
基音 基本音,基音 きほんおん,きおん
基质 基質 きしつ
基质蛋白 ストロマチン stromatin
基质黄体化 基質黄体化 きしつおうたいか
基质颗粒 基質顆粒 きしつかりゅう
基质膜 基質膜 きしつまく
基质区 基質区 きしつく
基质溶解 基質溶解 きしつようかい
基质小泡 基質小泡 きしつしょうほう
基质性子宫内膜异位 基質性子宮内膜偏位 きしつせいしきゅうないまくへんい
基质学说 基質説 きしつせつ
基质滋养芽 基質栄養芽 きしつえいようが
基准水平 基準面 きじゅんめん
畸变 変形 へんけい
畸变病 奇形病 きけいびょう
畸变峰 変形ピーク へんけいpeak
畸变系数 変形係数 へんけいけいすう
畸胎 奇形児 きけいじ
畸胎瘤 奇形腫 きけいしゅ
畸胎囊肿 奇形腫嚢胞 きけいしゅのうほう
畸胎生成性 催奇形性,催奇性 さいきけいせい,さいきせい
畸胎(形)形成(发生) 胚子奇形発生 はいしきけいはっせい
畸胎形成剂 催奇形物質 さいきけいぶっしつ
畸胎学 奇形学 きけいがく
畸胎样瘤 奇形芽腫 きけいがしゅ
畸形 奇形 きけい
　阿-希二氏畸形 アノルド・チャリ奇形 Arnold-Chiari

　きけい
　福尔克曼氏畸形 フォルクマン奇形 Volkmannきけい
　马德隆氏畸形 マーデルング奇形 Madelungきけい
　施普伦格氏畸形 スプレンゲル奇形 Sprengelきけい
畸形发展 奇形発展 きけいはってん
畸形房室激动 奇形房室興奮 きけいぼうしつこうふん
畸形骨盆 奇形骨盤 きけいこつばん
畸形核 奇形核 きけいかく
畸形精子〔症〕 奇形精子〔症〕 きけいせいし〔しょう〕
畸形生长型 奇形生長型 きけいせいちょうがた
畸形手 変形手,彎曲手 へんけいしゅ,わんきょくしゅ
畸形体型 異形成,形成障礙 いけいせい,けいせいしょうがい
畸形现象 異常現象,変形現象 いじょうげんしょう,へんけいげんしょう
畸形性骨炎 奇形性骨炎 へんけいせいこつえん
畸形学 奇形学 きけいがく
畸形学家 奇形学者 きけいがくしゃ
畸形牙 奇形歯 きけいし
畸形中央尖 奇形中央尖 きけいちゅうおうせん
畸形足 変形足 へんけいそく
畸肢病毒 エクトロメリア ウイルス ectromelia Virus
稽留分娩 稽留分娩 けいりゅうぶんべん
稽留流产 稽留流産 けいりゅうりゅうざん
稽留脉 稽留脈 けいりゅうみゃく
稽留热 稽留熱 けいりゅうねつ
稽留性肢端皮炎 連続性先端(肢端)皮膚炎 れんぞくせいせんたん(したん)ひふえん
稽延性昏迷 遅延性昏睡 ちえんせいこんすい
稽延性紧张症 遅延性緊張病 ちえんせいきんちょうびょう
激动频率 激動頻度 げきどうひんど
激动药 興奮薬 こうふんやく
激发波 励起波 れいきは
激发电子 励起電子 れいきでんし
激发光谱 励起スペクトル れいきspectrum
激发剂(药) ブースター booster
激发〔剂〕量 ブースター量 boosterりょう
激发滤色镜 励起フイルター れいきfilter
激发态 励起状態 れいきじょうたい
激(诱)发性电位 励起電位 れいきでんい
激发原子 励起原子 れいきげんし
激发注射 ブースター注射 boosterちゅうしゃ
激发子 エクサイター excitor
激发作用 引金作用 ひきがねさよう
激光 レーザー laser
激光安全水平 レーザー安全レベル laserあんぜんlevel
激光—超声全息照相 レーザー超音波ホログラフィー laserちょうおんぱholography
激光发射机 レーザー送信機 laserそうしんき
激光分光光度计 レーザー分光光度計 laserぶんこうこうどけい
激光干涉仪 レーザー干渉計 laserかんしょうけい
激光光谱分析 レーザースペクトル分析 laser spectrum ぶんせき
激光光谱学 レーザースペクトル学 laser spectrumがく
激光焊接机 レーザー溶接機 laserようせつき
激光颌牙活动记录器 レーザー顎記録計 laserがくきろく

けい

激光虹膜切除术　レーザー虹彩切除術　laserこうさいせつじょじゅつ

激光拉曼光谱　レーザーラマンスペクトル　laser-Raman spectrum

激光拉曼光谱学　レーザーラマンスペクトル学　laser-Raman spectrumがく

激光疗法　レーザー療法　laserりょうほう

激光滤片　レーザーフィルター　laser filter

激光凝固（结）　レーザー凝固　laserぎょうこ

激光凝固（结）器　レーザー凝固器　laserぎょうこき

激光破碎　レーザー破砕　laserはさい

激光气化　レーザー気化　laserきか

激光气化光谱分析仪　レーザー気化スペクトル分析器　laserきかspectrumぶんせきき

激光气化器　レーザー気化器　laserきかき

激光器振荡条件　レーザー発振条件　laserはっしんじょうけん

激光枪　レーザー銃　laserじゅう

激光全息照相术　レーザーホログラフィー　laser － holography

激光热解器　レーザー熱分解器　laserねつぶんかいき

激光生物效应　レーザー生物学効果　laserせいぶつがくこうか

激光生物学　レーザー生物学　laserせいぶつがく

激光视网膜凝固器　レーザー網膜光凝固器　laserもうまくひかりぎょうこき

激光手术　レーザー手術　laserしゅじゅつ

激光手术刀　レーザーナイフ　laser knife

激光束　レーザービーム　laser beam

激光束亮度　レーザービーム輝度　laser beamきど

激光损伤　レーザー損傷　laserそんしょう

激光探测器　レーザー検波器　laserけんはき

激光外科　レーザー外科　laserげか

激光纤维　レーザー線維　laserせんい

激光穴位治疗仪　レーザー穴位治療装置　laserけついちりょうそうち

激光血球计数器　レーザー血球計算器　laserけっきゅうけいさんき

激光牙髓烧灼器　レーザー歯髄焼灼器　laserしずいしょうしゃくき

激光牙釉溶合器　レーザーエナメル溶融機　laser enamelようゆうき

激光影响　レーザー効果，レーザー作用　laserこうか，laserさよう

激光诱发〔白〕内障　レーザー誘発白内障　laserゆうはつはくないしょう

激光阈值　レーザー域値　laserいきち

激光元素含量分析癌肿诊断仪　レーザー元素分析癌〔腫〕診断器　laserげんそぶんせきがん〔しゅ〕しんだんき

激光照明器　レーザー照明器　laserしょうめいき

激光照射　レーザー照射　laserしょうしゃ

激光诊断　レーザー診断　laserしんだん

激光振荡器　レーザー発振器　laserはっしんき

激光止血　レーザー止血　laserしけつ

激光治疗　レーザー治療　laserちりょう

激光治疗机　レーザー治療装置　laserちりょうそうち

激光装置　レーザー装置　laserそうち

激光作用　レーザー作用　laserさよう

激活　活性化　かっせいか

激活剂　活性化薬　かっせいかやく

激活剂前体　プロアクチベーター　proactivator

激活媒质　活性煤質　かっせいばいしつ

激〔活〕酶　キナーゼ　kinase

激活能　活性化エネルギー　かっせいかEnergie

激活系统　活性化系統　かっせいかけいとう

激活腺苷环化酶　活性化アデニール サイクラーゼ　かっせいかadenyl cyclase

激活腺苷三磷酸　活性化アデノシン三リン酸　かっせいかadenosineさんリンさん

激活原子　活性化原子　かっせいかげんし

激活质　賦活体，アクチベーター　ふかつたい，　activator

激〔活〕子　エキシトン，励起子　exciton,れいきし

激活作用　活性化，賦活作用　かっせいか，ふかつさよう

激励器　エクサイター，励磁機，激励機　exciter，れいじき，げきれいき

激酶原　プロキナーゼ　prokinase

激惹　興奮，刺激反応性　こうふん，しげきはんのうせい

激惹心脏综合征　刺激反応性心〔臓〕症候群　しげきはんのうせいしん〔ぞう〕しょうこうぐん

激惹性结肠　刺激反応性結腸　しげきはんのうせいけっちょう

激惹性结肠综合征　刺激反応性結腸症候群　しげきはんのうせいけっちょうしょうこうぐん

激惹性心脏　刺激反応性心〔臓〕　しげきはんのうせいしん〔ぞう〕

激惹征　刺激反応性徴候　しげきはんのうせいちょうこう

激素　ホルモン　hormone

艾-道二氏激素　アレン・ドイジーホルモン　Allen-Doisy hormone

激素代谢　ホルモン代謝　hormoneたいしゃ

激素放射免疫测定　ホルモン放射線免疫効力検定，ホルモンラジオイムノアッセイ，hormoneほうしゃせんめんえきこうりょくけんてい，　hormone radioimmunoassay

激素分泌调节　ホルモン分泌調節　hormoneぶんぴつちょうせつ

激素过多〔症〕　ホルモノージス　hormonosis

激素节育法　ホルモン不妊法　hormoneふにんほう

激素类中毒　ホルモン中毒　hormoneちゅうどく

激素疗法　ホルモン療法　hormoneりょうほう

激素敏感型　ホルモン過敏型　hormoneかびんがた

激素敏感脂肪酶　ホルモン過敏リパーゼ，ホルモン過敏脂肪分解酵素　hormoneかびんlipase,hormoneかびんしぼうぶんかいこうそ

激素培养基　ホルモン培地　hormoneばいち

激素前身　ホルモン前駆物　hormoneぜんくぶつ

激素缺乏　ホルモン欠乏　hormoneけつぼう

激素生成　ホルモン発生，ホルモン生成 hormoneはっせい，hormoneせいせい

激素释放作用　ホルモン放出作用　hormoneほうしゅつさよう

激素受体　ホルモン受容体　hormoneじゅようたい

激素调节　ホルモン調節　hormoneちょうせつ

激素无效型　ホルモン無効力型　hormoneむこうりょくがた

激素先质　ホルモン前駆体　hormoneぜんくたい

激素性钠潴留　ホルモン性ナトリウム停留　hormoneせい

natriumていりゅう

激素性致癌物质　ホルモン性発癌物質　hormoneせいはつがんぶっしつ

激素学　ホルモン学,ホルモノロギー　hormoneがく, hormonology

激素学说　ホルモン説　hormoneせつ

激素依赖型　ホルモン依存型　hormoneいぞんがた

激素障碍性甲状腺肿　ホルモン合成障害性甲状腺腫　hormoneごうせいしょうがいせいこうじょうせんしゅ

激素治疗　ホルモン治療　hormoneちりょう

激素中毒　ホルモン中毒　hormoneちゅうどく

激肽　キニン　kinin

激肽酶　キニナーゼ　kininase

激肽原　キニノーゲン　kininogen

激肽释放酶　キニン放出酵素,カリクレイン　kininほうしゅつこうそ, kallikrein

激肽释放酶原　カリクレイノーゲン,プレカリクレン　Kallikreinogen,prekallikrein

激肽系统　キニン系　kininけい

激肽原酶　キニノゲナーゼ　kininogenase

激越型　激越型　げきえつがた

激越性抑郁症　激越性抑うつ症　げきえつせいよくうつしょう

激子转移　励起子転移　れいきしてんい

jí 吉极即急疾棘集蒺嶝

吉勃氏-赫姆霍兹方程式　ギブス・ヘルムホルツ式　Gibbs-Helmholtzしき

吉勃氏吸附公式　ギブス吸着式　Gibbsきゅうちゃくしき

吉布尼氏病　ギブニー病　Gibneyびょう

吉布逊氏杂音　ギブソン雑音　Gibsonざつおん

吉尔伯〔特〕氏病　ギルバート病　Gilbertびょう

吉尔伯〔特〕氏胆血症　ギルバート胆血症　Gilbertたんけっしょう

吉尔伯〔特〕氏综合征　ギルバート症候群　Gilbertしょうこうぐん

吉尔克氏病　ギールケ病　Gierkeびょう

吉佛氏缓冲液　ギフォード緩衝液　Giffordsかんしょうえき

吉拉得试剂　ジラルド試薬　Girardしやく

吉利姆氏手术　ギリアム手術　Gilliamしゅじゅつ

吉马烷　ゲルマクレン　germacrene

吉姆萨〔氏〕染色法　ギームザ染色法　Giemsaせんしょくほう

吉姆萨氏染剂　ギームサ染色液　Giemsaせんしょくえき

吉纳根　ギネルゲン　gynergen

吉农氏病　ギノン病　Guinonびょう

吉他林　ギタリン　gitalin

吉他洛苷　ギタロキシン　gitaloxin

吉他洛苷元　ギタロキシゲン　gitaloxigen

吉特拉斯氏病　グィテラス病　Guiterasびょう

吉田肉瘤　吉田肉腫　よしだにくしゅ

吉托司廷　ギトスチン　gitostin

极板　極板　きょくばん

极差　較差　かくさ

极差分析　較差分析　かくさぶんせき

极刺激　極刺激　きょくしげき

极大　極大　きょくだい

极大点　極大点　きょくだいてん

极大强度　極大強度　きょくだいきょうど

极低密度脂蛋白　超低比重リポ蛋白　ちょうていひじゅうlipoたんぱく

极地贫血　極地貧血　きょくちひんけつ

极垫　極クッション　きょくcushion

极度矮小　体軀極度矮小　たいくきょくどわいしょう

极度巨大发育　高度巨人症　こうどきょじんしょう

极度疲劳　極度疲労　きょくどひろう

极度虚弱　極度衰弱　きょくどすいじゃく

极端值　極値　きょくち

极端滋养层　極栄養芽層　きょくえいようがそう

极核　極核　きょくかく

极化　分極　ぶんきょく

极化测定　分極測定　ぶんきょくそくてい

极化电池　分極電池　ぶんきょくでんち

极化电流　分極電流　ぶんきょくでんりゅう

极化电势位　分極電圧　ぶんきょくでんあつ

极化度　分極率　ぶんきょくりつ

极化计　分極計　ぶんきょくけい

极化记录器　ポラログラフ　polarograph

极化疗法　分極療法　ぶんきょくりょうほう

极化率　分極率　ぶんきょくりつ

极化强度　分極強度　ぶんきょくきょうど

极化溶剂液体　分極溶媒液　ぶんきょくようばいえき

极化效应　分極効果　ぶんきょくこうか

极化液疗法　分極液療法　ぶんきょくえきりょうほう

极化状态　分極状態　ぶんきょくじょうたい

极化子　ポラロン　polaron

极化作用　分極作用　ぶんきょくさよう

极环　極輪　きょくりん

极量　極量　きょくりょう

极量运动试验　極量運動試験　きょくりょううんどうしけん

极帽　極冠　きょくかん

极谱　ポラログラフ　polarograph

极谱波　ポラログラフ波　polarographは

极谱测定　ポラログラフ波測定　polarographはそくてい

极谱滴定　ポラログラフ滴定　polarographてきてい

极谱电路　ポラログラフ回路　polarographかいろ

极谱法　ポラログラフィー　polarography

极谱分析法　ポラログラフ分析法　polarographぶんせきほう

极谱记录器　ポラログラムレコーダー　polarogram recorder

极谱图　ポラログラム　polarogram

极谱仪　ポラログラフ　polarograph

极谱纸　ポールペーパー　pole paper

极期　極期　きょくき

极〔生微〕粒　極小体　きょくしょうたい

极丝　極糸　きょくし

极体　極体　きょくたい

极微〔量〕　極微〔量〕　きょくび〔りょう〕

极微溶解　極微溶解　きょくびようかい

极细胞　極細胞　きょくさいぼう

极限　極限　きょくげん

极限波长　限界波長　げんかいはちょう

极限电流　限界電流　げんかいでんりゅう

极限定律　極限法則　きょくげんほうそく

极限浓度　限界濃度　げんかいのうど

极限强度　最大强度　さいだいきょうど

极限下强度　最大下強度　さいだいかきょうど

极限下吸氧量　最大下酸素摂取量　さいだいかさんそせっしゅりょう

极限运动　最大運動　さいだいうんどう

极性成胶质细胞瘤　極性膠芽腫　きょくせいこうがしゅ

极限值　極限値　きょくげんち

极小　極小　きょくしょう

极小点　最小点　さいしょうてん

极小〔有效〕量　最小量　さいしょうりょう

极兴奋法则　極興奮法則　きょくこうふんほうそく

极性　極性　きょくせい

极性成胶质瘤　極性膠芽腫　きょくせいこうがしゅ

极性反应　極性反応　きょくせいはんのう

极性分子　極性分子　きょくせいぶんし

极性共价　極性共有原子価　きょくせいきょうゆうげんしか

极性化合物　極性化合物　きょくせいかごうぶつ

极性基〔团〕　極性基　きょくせいき

极性价数　極数　きょくすう

极性键　極性結合　きょくせいけつごう

极性溶剂　極性溶剤　きょくせいようざい

极性溶媒　極性溶媒　きょくせいようばい

极性相　極性相　きょくせいそう

极性消失　極性消失　きょくせいしょうしつ

极〔性〕兴奋　極〔性〕興奮　きょく〔せい〕こうふん

极值　極値　きょくち

极坐标　極座標　きょくざひょう

极坐标图　極座標図　きょくざひょうず

即刻变应性　即時〔型〕アレルギー　そくじ〔がた〕Allergie

即刻回(记)忆　即時記憶　そくじきおく

即刻诊断　即時診断　そくじしんだん

即时反应　即時反応　そくじはんのう

即时联想　即時連想　そくじれんそう

即时死　即死　そくし

即时消毒　即時消毒　そくじしょうどく

急产　急産,墜落分娩　きゅうざん,ついらくぶんべん

急腹症　急性腹部疾患,急性腹症　きゅうせいふくぶしっかん,きゅうせいふくしょう

急进型高血压〔病〕　悪性高血圧　あくせいこうけつあつ

急进性肾小球肾炎　急性進行性糸球体腎炎　きゅうせいしんこうせいしきゅうたいじんえん

急救　救急　きゅうきゅう

急救措施　救急処置　きゅうきゅうしょち

急救担架　救急ストレッチャ　きゅうきゅうstretcher

急救法　救急法　きゅうきゅうほう

急救缝合手术包　救急縫合手術セット　きゅうきゅうほうごうしゅじゅつset

急救气管切开器械包　救急気管切開器械セット　きゅうきゅうきかんせっかいきかいset

急救人员　救急人員　きゅうきゅうじんいん

急救手术　救急手術　きゅうきゅうしゅじゅつ

急救箱(包)　救急箱　きゅうきゅうばこ

急救药品　救急薬品　きゅうきゅうやくひん

急救站　救急所　きゅうきゅうしょ

急救组织　救急機構　きゅうきゅうきこう

急剧变化　急激変化　きゅうげきへんか

急剧上升　急激上昇　きゅうげきじょうしょう

急剧下降　急激下降　きゅうげきかこう

急流水槽征　水洗槽徴候　すいせんそうちょうこう

急迫排尿　急迫放尿　きゅうはくほうにょう

急死　突然死,急死　とつぜんし,きゅうし

急速减压　急速減圧　きゅうそくげんあつ

急型克山病　急性克山病　きゅうせいこくざんびょう

急性巴比妥中毒　急性バルビタール中毒〔症〕　きゅうせいbarbitalちゅうどく〔しょう〕

急性白喉性结膜炎　急性ジフテリア結膜炎　きゅうせいdiphtheriaけつまくえん

急性白血病　急性白血病　きゅうせいはっけつびょう

急性暴发性脑膜炎球菌血症　急性電撃性髄膜炎菌血症　きゅうせいでんげきせいずいまくえんきんけっしょう

急性苯中毒　急性ベンゼン中毒　きゅうせいbenzeneちゅうどく

急性鼻窦炎　急性副鼻腔炎　きゅうせいふくびこう(くう)えん

急性鼻炎　急性鼻炎　きゅうせいびえん

急性闭角型青光眼　急性閉塞〔隅〕角緑内障　きゅうせいへいそく〔ぐう〕かくりょくないしょう

急性闭塞性细支气管炎　急性閉塞性細気管支炎　きゅうせいへいそくせいさいきかんしえん

急性扁桃体炎　急性扁桃炎　きゅうせいへんとうえん

急性病　急性病,急性疾患　きゅうせいびょう,きゅうせいしっかん

急性病毒性肝炎　急性ウイルス肝炎　きゅうせいvirusかんえん

急性病容　急性顔貌　きゅうせいがんぼう

急性播散性红斑狼疮　急性播種性紅斑狼瘡　きゅうせいはしゅせいこうはんろうそう

急性播散性脑脊髓膜炎　急性播種性脳脊髄炎　きゅうせいはしゅせいのうせきずいえん

急性肠梗阻　急性腸閉塞〔症〕,急性イレウス　きゅうせいちょうへいそく〔しょう〕,きゅうせいileus

急性肠扭转　急性腸捻転　きゅうせいちょうねんてん

急性肠套迭　急性腸重積〔症〕　きゅうせいちょうじゅうせき〔しょう〕

急性肠系膜淋巴结炎　急性腸間膜リンパ節炎　きゅうせいちょうかんまくlymphせつえん

急性肠系膜上动脉栓塞　急性上腸間膜動脈塞栓〔症〕　きゅうせいじょうちょうかんまくどうみゃくそくせん〔しょう〕

急性肠炎　急性腸炎　きゅうせいちょうえん

急性成髓细胞性白血病　急性骨髄芽球性白血病　きゅうせいこつずいがきゅうせいはっけつびょう

急性充血性扁桃体炎　急性うっ血性扁桃炎　きゅうせいうっけつせいへんとうえん

急性充血性青光眼　急性充血性緑内障　きゅうせいじゅうけつせいりょくないしょう

急性出血后性贫血　急性出血後貧血　きゅうせいしゅっけつごひんけつ

急性出血性白质脑炎　急性出血性白質脳炎　きゅうせいしゅっけつせいはくしつのうえん

急性出血性坏死性肠炎　急性出血性壊死性腸炎　きゅうせいしゅっけつせいえしせいちょうえん

急性出血性坏死性小肠炎　急性出血性壊死性小腸炎　きゅうせいしゅっけつせいえしせいしょうちょうえん

急性出血性结膜炎　急性出血性結膜炎　きゅうせいしゅっけつせいけつまくえん

急性出血性脳灰质炎　急性出血性灰白質脳炎　きゅうせいしゅっけつせいかいはくしつのうえん

急性出血性脳炎　急性出血性脳炎　きゅうせいしゅっけつせいのうえん

急性出血性乳突炎　急性出血性乳様突起炎　きゅうせいしゅっけつせいにゅうようとっきえん

急性出血性腎小球腎炎　急性出血性糸球体腎炎　きゅうせいしゅっけつせいしきゅうたいじんえん

急性出血性胃炎　急性出血性胃炎　きゅうせいしゅっけつせいいえん

急性出血性胰〔腺〕炎　急性出血性膵炎　きゅうせいしゅっけつせいすいえん

急性触染性結膜炎　急性伝染性結膜炎　きゅうせいでんせんせいけつまくえん

急性穿孔　急性穿孔　きゅうせいせんこう

急性伝染〔病〕　急性伝染〔病〕　きゅうせいでんせん〔びょう〕

急性伝染病急死　急性伝染病急死　きゅうせいでんせんびょうきゅうし

急性伝染性淋巴細胞増多〔症〕　急性伝染性リンパ球増加〔症〕　きゅうせいでんせんせいlymphきゅうぞうか〔しょう〕

急性伝染性麻痹　急性伝染性麻痺　きゅうせいでんせんせいまひ

急性伝染性胃腸炎　急性伝染性胃腸炎　きゅうせいでんせんせいいちょうえん

急性伝染性紫癜　急性伝染性紫斑病　きゅうせいでんせんせいしはんびょう

急性創傷性咬牙合　急性外傷性咬合　きゅうせいがいしょうせいこうごう

急性唇炎　急性口唇炎　きゅうせいこうしんえん

急性大出血　急性大〔量〕出血　きゅうせいたい〔りょう〕しゅっけつ

急性大疱性鼓膜炎　急性水疱性鼓膜炎　きゅうせいすいほうせいこまくえん

急性単純性扁桃体炎　急性単純性扁桃炎　きゅうせいたんじゅんせいへんとうえん

急性単純性喉炎　急性単純性喉頭炎　きゅうせいたんじゅんせいこうとうえん

急性単純性闌尾炎　急性単純性虫垂炎　きゅうせいたんじゅんせいちゅうすいえん

急性単純性胃炎　急性単純性胃炎　きゅうせいたんじゅんせいいえん

急性単核細胞性白血病　急性単球性白血病　きゅうせいたんきゅうせいはっけつびょう

急性胆管炎　急性胆管炎　きゅうせいたんかんえん

急性胆囊炎　急性胆囊炎　きゅうせいたんのうえん

急性低搏出量性心力衰竭　急性低拍出量心不全　きゅうせいていはくしゅつりょうしんふぜん

急性骶髂关节扭伤　急性仙腸関節捻挫　きゅうせいせんちょうかんせつねんざ

急性蝶窦炎　急性蝶形骨洞炎　きゅうせいちょうけいこつどうえん

急性动脉阻塞　急性動脈閉塞　きゅうせいどうみゃくへいそく

急性痘样苔癣样糠疹　急性痘瘡状苔癬状粃糠疹,ムハ・ハーベルマン症候群　きゅうせいとうそうじょうたいせんじょうひこうしん,Mucha−Habermannしょうこうぐん

急性痘疹様膿疱病　急性牛痘状膿疱症　きゅうせいぎゅうとうじょうのうほうしょう

急性毒性　急性毒性　きゅうせいどくせい

急性毒性試験　急性毒性試験　きゅうせいどくせいしけん

急性毒性症状　急性毒性症状　きゅうせいどくせいしょうじょう

急性毒作用帯　急性毒性作用帯　きゅうせいどくせいさようたい

急性多发性神経根炎　急性多発性神経根炎　きゅうせいたはつせいしんけいこんえん

急性額窦炎　急性前頭洞炎　きゅうせいぜんとうどうえん

急性発熱　急性熱病　きゅうせいねつびょう

急性発熱性黄疸　急性熱性黄疸　きゅうせいねっせいおうだん

急性発熱性皮肤淋巴结综合征　急性熱性皮膚リンパ節症候群　きゅうせいねっせいひふlymphせつしょうこうぐん

急性発熱性貧血　急性熱性貧血　きゅうせいねっせいひんけつ

急性発熱性中性白細胞増多性皮病　急性熱性好中球性皮膚病　きゅうせいねっせいこうちゅうきゅうせいひふびょう

急性発作　急性発作　きゅうせいほっさ

急性放射病　急性放射線病　きゅうせいほうしゃせんびょう

急性放射病出血综合征　急性放射病性出血性症候群　きゅうせいほうしゃびょうせいしゅっけつせいしょうこうぐん

急性放射性皮炎　急性放射線性皮膚炎　きゅうせいほうしゃせんせいひふえん

急性放射性小肠结肠炎　急性放射線性小腸結腸炎　きゅうせいほうしゃせんせいしょうちょうけっちょうえん

急性放射性综合征　急性放射線性症候群　きゅうせいほうしゃせんせいしょうこうぐん

急性非化脓性甲状腺炎　急性非化膿性甲状腺炎　きゅうせいひかのうせいこうじょうせんえん

急性非化脓性中耳炎　急性非化膿性中耳炎　きゅうせいひかのうせいちゅうじえん

急性非淋巴細胞性白血病　急性非リンパ性白血病　きゅうせいひlymphせいはっけつびょう

急性非特异性膀胱炎　急性非特異性膀胱炎　きゅうせいひとくいせいぼうこうえん

急性非特异性心包炎　急性非特異性心膜炎　きゅうせいひとくいせいしんまくえん

急性肺动脉栓塞　急性肺動脈栓〔症〕　きゅうせいはいどうみゃくそくせん〔しょう〕

急性肺脓肿　急性肺膿瘍　きゅうせいはいのうよう

急性肺泡炎　急性肺胞炎　きゅうせいはいほうえん

急性肺栓塞　急性肺塞栓　きゅうせいはいそくせん

急性肺水肿　急性肺水腫　きゅうせいはいすいしゅ

急性肺炎　急性肺炎　きゅうせいはいえん

急性肺原性心脏病　急性肺性心臓病　きゅうせいはいせいしんぞうびょう

急性风湿病　急性リウマチ　きゅうせいrheumatism

急性蜂窝织炎　急性蜂巣〔織〕炎　きゅうせいほうそう〔しき〕えん

急性蜂窝织炎性阑尾炎　急性フレグモーネ虫垂炎,急性蜂巣織炎性虫垂炎　きゅうせいphlegmoneちゅうすいえん,きゅうせいほうそうしきえんせいちゅうすいえん

急性蜂窝织炎性小肠炎　急性フレグモーネ腸炎　きゅうせいphlegmoneちょうえん

急性蜂窝组织胃炎　急性フレグモーネ胃炎　きゅうせい

phlegmoneいえん

急性辐射损伤　急性放射線損傷　きゅうせいほうしゃせんそんしょう

急性腐蚀性胃炎　急性腐食性胃炎　きゅうせいふしょくせいいえん

急性附睾炎　急性副睾丸炎　きゅうせいふくこうがんえん

急性复发性胰腺炎　急性再発性膵臓炎　きゅうせいさいはつせいすいぞうえん

急性腹膜炎　急性腹膜炎　きゅうせいふくまくえん

急性腹痛　急性腹痛　きゅうせいふくつう

急性腹泻　急性下痢　きゅうせいげり

急性肝功能不全　急性肝〔機能〕不全〔症〕　きゅうせいかん〔きのう〕ふぜん〔しょう〕

急性肝功能衰竭　急性肝〔機能〕不全　きゅうせいかん〔きのう〕ふぜん

急性肝坏死　急性肝壊死　きゅうせいかんえし

急性肝萎缩　急性肝萎縮　きゅうせいかんいしゅく

急性肝性脑病　急性肝性脳疾患　きゅうせいかんせいのうしっかん

急性肝炎　急性肝炎　きゅうせいかんえん

急性杆菌〔性〕痢疾　急性杆菌性赤痢　きゅうせいかんきんせいせきり

急性感染　急性感染　きゅうせいかんせん

急性感染性多发性神经炎　急性感染性多発神経炎,ギラン・バレー症候群　きゅうせいかんせんせいたはつしんけいえん,Guillain-Barréしょうこうぐん

急性感染性淋巴结炎　急性感染性リンパ節炎　きゅうせいかんせんせいlymphせつえん

急性感染性鞘膜积液　急性感染性鞘膜水腫　きゅうせいかんせんせいしょうまくすいしゅ

急性感染性胃肠炎　急性感染性胃腸炎　きゅうせいかんせんせいいちょうえん

急性干细胞性白血病　急性幹細胞白血病　きゅうせいかんさいぼうはっけつびょう

急性高空(原)病　急性高所病　きゅうせいこうしょびょう

急性睾丸炎　急性睾丸炎　きゅうせいこうがんえん

急性膈胸膜炎　急性横隔胸膜炎　きゅうせいおうかくきょうまくえん

急性根尖炎　急性〔歯〕根尖炎　きゅうせいしこんせんえん

急性根尖周围炎　急性〔歯〕根尖周囲炎　きゅうせい〔し〕こんせんしゅういえん

急性梗阻性化脓性胆管炎　急性閉塞性化膿性胆管炎　きゅうせいへいそくせいかのうせいたんかんえん

急性孤立性心肌炎　急性隔離性心筋炎　きゅうせいかくりせいしんきんえん

急性骨膜炎　急性骨膜炎　きゅうせいこつまくえん

急性骨髓性白血病　急性骨髄性白血病　きゅうせいこつずいせいはっけつびょう

急性骨髓炎　急性骨髄炎　きゅうせいこつずいえん

急性鼓膜炎　急性鼓膜炎　きゅうせいこまくえん

急性关节风湿〔病〕　急性関節リウマチ　きゅうせいかんせつrheumatism

急性冠状动脉功能不全　急性冠状動脈〔機能〕不全　きゅうせいかんじょうどうみゃく〔きのう〕ふぜん

急性冠状动脉供血不足　急性冠状動脈〔機能〕不全　きゅうせいかんじょうどうみゃく〔きのう〕ふぜん

急性颌骨骨髓炎　急性顎骨骨髄炎　きゅうせいがくこつずいえん

急性红皮病　急性紅皮症　きゅうせいこうひしょう

急性红色肝萎缩　急性赤色肝萎縮　きゅうせいせきしょくかんいしゅく

急性红血病　急性赤血病　きゅうせいせきけつびょう

急性虹膜睫状体炎　急性虹彩毛様体炎　きゅうせいこうさいもうようたいえん

急性虹膜炎　急性虹彩炎　きゅうせいこうさいえん

急性喉气管炎　急性喉頭気管炎　きゅうせいこうとうきかんえん

急性喉炎　急性喉頭炎　きゅうせいこうとうえん

急性呼吸窘迫综合征　急性呼吸不全症候群　きゅうせいこきゅうふぜんしょうこうぐん

急性呼吸衰竭　急性呼吸不全　きゅうせいこきゅうふぜん

急性化脓性鼻窦炎　急性化膿性副鼻腔炎　きゅうせいかのうせいふくびこうえん

急性化脓性扁桃体炎　急性化膿性扁桃炎　きゅうせいかのうせいへんとうえん

急性化脓性胆管炎　急性化膿性胆管炎　きゅうせいかのうせいたんかんえん

急性化脓性睾丸炎　急性化膿性睾丸炎　きゅうせいかのうせいこうがんえん

急性化脓性根尖炎　急性化膿性〔歯〕根尖炎　きゅうせいかのうせい〔し〕こんせんえん

急性化脓性根尖周围炎　急性化膿性〔歯〕根尖周囲炎　きゅうせいかのうせい〔し〕こんせんしゅういえん

急性化脓性关节炎　急性化膿性関節炎　きゅうせいかのうせいかんせつえん

急性化脓性脊髓炎　急性化膿性脊髄炎　きゅうせいかのうせいせきずいえん

急性化脓性甲状腺炎　急性化膿性甲状腺炎　きゅうせいかのうせいこうじょうせんえん

急性化脓性颅骨骨髓炎　急性化膿性頭蓋骨骨髄炎　きゅうせいかのうせいずがいこつこつずいえん

急性化脓性脑膜炎　急性化膿性脳膜炎　きゅうせいかのうせいのうまくえん

急性化脓性内耳炎　急性化膿性内耳炎　きゅうせいかのうせいないじえん

急性化脓性鞘膜积液　急性化膿性鞘膜水腫　きゅうせいかのうせいしょうまくすいしゅ

急性化脓性腮腺炎　急性化膿性耳下腺炎　きゅうせいかのうせいじかせんえん

急性化脓性肾炎　急性化膿性腎炎　きゅうせいかのうせいじんえん

急性化脓性中耳炎　急性化膿性中耳炎　きゅうせいかのうせいちゅうじえん

急性化学性肺水肿　急性化学性肺水腫　きゅうせいかがくせいはいすいしゅ

急性化学性气管支气管炎　急性化学性気管気管支炎　きゅうせいかがくせいきかんきかんしえん

急性化学性支气管炎　急性化学性気管支炎　きゅうせいかがくせいきかんしえん

急性坏疽性阑尾炎　急性壊疽性虫垂炎　きゅうせいえそせいちゅうすいえん

急性坏死　急性壊死　きゅうせいえし

急性坏死乳突炎　急性壊死性乳様突起炎　きゅうせいえそせいにゅうようとっきえん

急性坏死性肾乳头炎　急性壊死性腎乳頭炎　きゅうせいえそせいじんにゅうとうえん

急性坏死性肾小球肾炎　急性壊死性糸球体腎炎　きゅうせいえしせいしきゅうたいじんえん

急性坏死性胰〔腺〕炎　急性壊死性膵臓炎　きゅうせいえしせいすいぞうえん

急性幻觉性躁狂　急性幻覚性躁病，ガンサー症候群　きゅうせいげんかくせいそうびょう Ganser しょうこうぐん

急性黄疸性肝炎　急性黄疸性肝炎　きゅうせいおうだんせいかんえん

急性黄色肝萎缩　急性黄色肝萎縮　きゅうせいおうしょくかんいしゅく

急性黄色萎缩　急性黄色萎縮　きゅうせいおうしょくいしゅく

急性会厌炎　急性喉頭蓋炎　きゅうせいこうとうがいえん

急性肌炎性斜视　急性筋炎性斜視　きゅうせいきんえんせいしゃし

急性脊髓梗塞　急性脊髄梗塞〔症〕　きゅうせいせきずいこうそく〔しょう〕

急性脊髓灰质炎　急性灰白髄炎　きゅうせいかいはくずいえん

急性脊髓灰质炎后遗影响　急性灰白髄炎後遺症　きゅうせいかいはくずいえんこういしょう

急性脊髓前角灰质炎　急性脊髄前角炎　きゅうせいせきずいぜんかくえん

急性甲状腺炎　急性甲状腺炎　きゅうせいこうじょうせんえん

急性甲状腺肿　急性甲状腺腫　きゅうせいこうじょうせんしゅ

急性假膜性结膜炎　急性偽膜性結膜炎　きゅうせいぎまくせいけつまくえん

急性间质性肺炎　急性間質性肺炎　きゅうせいかんしつせいはいえん

急性间质性肾炎　急性間質性腎〔臓〕炎　きゅうせいかんしつせいじん〔ぞう〕えん

急性间质性胰腺炎　急性間質性膵炎　きゅうせいかんしつせいすいえん

急性肩关节滑膜炎　急性肩関節滑膜炎　きゅうせいけんかんせつかつまくえん

急性间歇性卟啉症　急性間欠性ポルフィリン症　きゅうせいかんけつせいporphyrinしょう

急性浆细胞性白血病　急性形質プラスマ細胞〔性〕白血病　きゅうせいけいしつ(plasma)さいぼう〔せい〕はっけつびょう

急性浆液纤维素性胸膜炎　急性漿液繊維素性胸膜炎　きゅうせいしょうえきせんいそせいきょうまくえん

急性浆液性肝肾炎　急性漿液性肝腎炎，肝腎症候群　きゅうせいしょうえきせいかんじんえん，かんじんしょうこうぐん

急性浆液性根尖炎　急性漿液〔性〕尖端歯根膜炎　きゅうせいしょうえき〔せい〕せんたんしこんまくえん

急性浆液性根尖周围炎　急性漿液〔性〕歯根尖〔端〕周囲炎　きゅうせいしょうえき〔せい〕しこんせん〔たん〕しゅういえん

急性焦虑症　急性不安症　きゅうせいふあんしょう

急性绞窄性肠梗阻　急性絞扼性腸閉塞〔症〕　きゅうせいこうやくせいちょうへいそく〔しょう〕

急性结肠炎　急性大腸炎　きゅうせいだいちょうえん

急性结膜炎　急性結膜炎　きゅうせいけつまくえん

急性进行性肌炎　急性進行性筋炎　きゅうせいしんこうせいきんえん

急性精囊炎　急性精嚢炎　きゅうせいせいのうえん

急性精神分裂性发作　急性〔精神〕分裂性発作　きゅうせい〔せいしん〕ぶんれつせいほっき

急性精神混乱状态　急性錯乱状態　きゅうせいさくらんじょうたい

急性精神危象　急性精神発症　きゅうせいせいしんはっしょう

急性精神障碍　急性精神病　きゅうせいせいしんびょう

急性精索炎　急性精索炎　きゅうせいせいさくえん

急性酒精中毒　急性アルコール中毒　きゅうせいalcoholちゅうどく

急性酒〔精中〕毒性幻觉症　急性アルコール性幻覚症　きゅうせいalcoholせいげんかくしょう

急性局限性肠炎　急性限局性〔回〕腸炎，クローン病　きゅうせいげんきょくせい〔かい〕ちょうえん，Crohnびょう

急性菌痢(痢疾)　急性〔細菌性〕赤痢　きゅうせい〔さいきんせい〕せきり

急性卡他性扁桃体炎　急性カタル性扁桃炎　きゅうせいcatarrhせいへんとうえん

急性卡他性喉炎　急性カタル性喉頭炎　きゅうせいcatarrhせいこうとうえん

急性卡他性膀胱炎　急性カタル性膀胱炎　きゅうせいcatarrhせいぼうこうえん

急性卡他性中耳炎　急性カタル性中耳炎　きゅうせいcatarrhせいちゅうじえん

急性阑尾炎　急性虫垂炎　きゅうせいちゅうすいえん

急性泪囊炎　急性涙嚢炎　きゅうせいるいのうえん

急性泪腺炎　急性涙腺炎　きゅうせいるいせんえん

急性类风湿性关节炎　急性リウマチ様関節炎　きゅうせいrheumatismようかんせつえん

急性粒细胞性白血病　急性顆粒球性白血病　きゅうせいかりゅうきゅうせいはっけつびょう

急性良性心包炎　急性良性心膜炎　きゅうせいりょうせいしんまくえん

急性淋巴管炎　急性リンパ管炎　きゅうせいlymphかんえん

急性淋巴结炎　急性リンパ節炎　きゅうせいlymphせつえん

急性淋巴细胞性白血病　急性リンパ球性白血病　きゅうせいlymphきゅうせいはっけつびょう

急性淋病　急性淋疾　きゅうせいりんしつ

急性淋病性结膜炎　急性淋疾性結膜炎　きゅうせいりんしつせいけつまくえん

急性滤泡性扁桃体炎　急性濾胞性扁桃炎　きゅうせいろほうせいへんとうえん

急性氯化苦中毒　急性クロリピクリン中毒　きゅうせいChloropicrinちゅうどく

急性滤泡性肠炎　急性濾胞性腸炎　きゅうせいろほうせいちょうえん

急性盲肠炎　急性盲腸炎　きゅうせいもうちょうえん

急性门静脉血栓形成　急性門脈血栓症　きゅうせいもんみゃくけっせんしょう

急性弥漫性腹膜炎　急性弥漫性腹膜炎　きゅうせいびまんせいふくまくえん

急性弥漫性化脓性迷路炎　急性弥漫性化膿性迷路炎　きゅうせいびまんせいかのうせいめいろえん

急性弥漫性葡萄膜炎综合征　フォークト・小柳症候群　Vogt-こやなぎしょうこうぐん

急性弥漫性肾小球肾炎　急性弥漫性系球体腎炎　きゅうせ

いびまんせいしきゅうたいじんえん
急性糜烂出血性胃炎　急性びらん性出血性胃炎　きゅうせいびらんせいしゅっけっせいいえん
急性糜烂胃炎　急性びらん性胃炎　きゅうせいびらんせいいえん
急性泌尿道感染　急性尿路感染　きゅうせいにょうろかんせん
急性木僵　急性昏迷　きゅうせいこんめい
急性脑灰质炎　急性灰白脳炎　きゅうせいかいはくのうえん
急性脑积水　急性水頭症　きゅうせいすいとうしょう
急性脑脊髓炎　急性脳脊髄炎　きゅうせいのうせきずいえん
急性脑膜脑炎　急性髄膜脳炎　きゅうせいずいまくのうえん
急性脑受压　急性脳圧迫　きゅうせいのうあっぱく
急性脑性小儿麻痹　急性脳性小児麻痺　きゅうせいのうせいしょうにまひ
急性脑综合征　急性脳症候群　きゅうせいのうしょうこうぐん
急性内出血　急性内出血　きゅうせいないしゅっけつ
急性尿道球腺炎　急性カウパー腺炎　きゅうせい Cowper せんえん
急性尿道炎　急性尿道炎　きゅうせいにょうどうえん
急性尿潴留　急性尿閉　きゅうせいにょうへい
急性脓性腱鞘炎　急性化膿性腱鞘炎　きゅうせいかのうせいけんしょうえん
急性脓胸　急性膿胸　きゅうせいのうきょう
急性女阴溃疡　急性外陰部潰瘍　きゅうせいがいいんぶかいよう
急性排斥(异)反应　急性拒絶反応　きゅうせいきょぜつはんのう
急性膀胱炎　急性膀胱炎　きゅうせいぼうこうえん
急性盆腔蜂窝组织炎症　急性骨盤蜂巣炎　きゅうせいこつばんほうそうえん
急性盆腔炎　急性骨盤内炎症性疾患　きゅうせいこつばんないえんしょうせいしっかん
急性铍中毒　急性ベリリウム中毒　きゅうせい beryllium ちゅうどく
急性脾炎　急性脾炎　きゅうせいひえん
急性脾肿〔胀〕　急性脾腫脹　きゅうせいひしゅちょう
急性偏执反应　急性偏執病反応　きゅうせいへんしつびょうはんのう
急性期　急性期　きゅうせいき
急性起病　急性開始　きゅうせいかいし
急性气管炎　急性気管炎　きゅうせいきかんえん
急性气管支气管炎　急性気管気管支炎　きゅうせいきかんきかんしえん
急性荨麻疹　急性じんま疹　きゅうせいじんましん
急性前壁心肌梗塞　急性前壁心筋梗塞〔症〕　きゅうせいぜんぺきしんきんこうそく〔しょう〕
急性前列腺炎　急性前立腺炎　きゅうせいぜんりつせんえん
急性鞘膜感染　急性鞘膜感染　きゅうせいしょうまくかんせん
急性青光眼　急性緑内障　きゅうせいりょくないしょう
急性轻症型肝炎　急性軽症肝炎　きゅうせいけいしょうかんえん

急性情绪反应　急性情緒反応　きゅうせいじょうしょはんのう
急性龋　急性カリエス,急性う食　きゅうせい caries,きゅうせいうしょく
急性全〔鼻〕窦炎　急性全副鼻洞炎　きゅうせいぜんふくびどうえん
急性全身性红斑狼疮　急性全身性紅斑狼瘡　きゅうせいぜんしんせいこうはんせいろうそう
急性缺氧　急性無酸素〔症〕　きゅうせいむさんそ〔しょう〕
急性热病性多神经炎　急性熱性多発神経炎　きゅうせいねっせいたはつしんけいえん
急性韧带扭伤　急性靱帯捻挫　きゅうせいじんたいねんざ
急性妊娠脂肪肝　急性妊娠脂肪肝　きゅうせいにんしんしぼうかん
急性妊娠中毒症　急性妊娠中毒症　きゅうせいにんしんちゅうどくしょう
急性溶血　急性溶血　きゅうせいようけつ
急性溶血性贫血　急性溶血性貧血　きゅうせいようけつせいひんけつ
急性乳突炎　急性乳様突起炎　きゅうせいにゅうようとっきえん
急性乳腺炎　急性乳腺炎　きゅうせいにゅうせんえん
急性筛窦炎　急性篩骨洞炎　きゅうせいしこつどうえん
急性上颌窦炎　急性上顎洞炎　きゅうせいじょうがくどうえん
急性上呼吸道感染　急性上気道感染　きゅうせいじょうきどうかんせん
急性上呼吸道阻塞　急性上気道閉鎖〔症〕　きゅうせいじょうきどうへいさ〔しょう〕
急性上升性〔脊髓〕麻痹　急性上行性脊髄麻痺　きゅうせいじょうこうせいせきずいまひ
急性上消化道出血　急性上部消化管出血　きゅうせいじょうぶしょうかかんしゅっけつ
急性上行性多神经炎　急性上行性多発性神経炎　きゅうせいじょうこうせいたはつせいしんけいえん
急性上行性脊髓麻痹　急性上行性脊髄麻痺,ランドリー症候群　きゅうせいじょうこうせいせきずいまひ,Landry しょうこうぐん
急性舌扁桃体炎　急性舌扁桃炎　きゅうせいぜつへんとうえん
急性舌炎　急性舌炎　きゅうせいぜつえん
急性砷中毒　急性ヒ素中毒　きゅうせいヒそちゅうどく
急性神经(原)性心血管衰竭　急性神経原性心〔臓〕血管不全〔症〕　きゅうせいしんけいげんせいしん〔ぞう〕けっかんふぜん〔しょう〕
急性肾功能不全(衰竭)　急性腎不全〔症〕　きゅうせいじんふぜん〔しょう〕
急性肾上腺皮质功能减退症　急性副腎皮質機能減退症　きゅうせいふくじんひしつきのうげんたいしょう
急性肾上腺皮质机能不全　急性副腎皮質不全〔症〕　きゅうせいふくじんひしつふぜん〔しょう〕
急性肾上腺皮质机能不全危象　急性副腎皮質不全クリーゼ　きゅうせいふくじんひしつふぜん crisis
急性肾上腺皮质危象　急性副腎皮質発症　きゅうせいふくじんひしつはっしょう
急性肾上腺炎　急性副腎炎　きゅうせいふくじんえん
急性肾衰竭　急性腎不全症　きゅうせいじんふぜんしょう
急性肾小管坏死　急性腎小管壊死　きゅうせいじんしょう

かんえし

急性腎小球坏死　急性糸球体壊死　きゅうせいしきゅうたいえし

急性腎小球腎炎　急性係球体腎炎　きゅうせいしきゅうたいじんえん

急性腎炎　急性腎炎　きゅうせいじんえん

急性腎盂积脓　急性膿腎〔症〕　きゅうせいのうじん〔しょう〕

急性腎盂腎炎　急性腎盂腎炎　きゅうせいじんうじんえん

急性腎周炎　急性腎周囲炎　きゅうせいじんしゅういえん

急性滲出性膀胱炎　急性滲出性膀胱炎　きゅうせいしんしゅっせいぼうこうえん

急性滲出性腎小球腎炎　急性滲出性糸球体腎炎　きゅうせいしんしゅっせいしきゅうたいじんえん

急性声門下喉炎　急性声門下喉頭炎　きゅうせいせいもんかこうとうえん

急性失血　急性失血　きゅうせいしっけつ

急性失血性贫血　急性失血性貧血　きゅうせいしっけつせいひんけつ

急性湿疹　急性湿疹　きゅうせいしっしん

急性实验　急性実験　きゅうせいじっけん

急性实质性扁桃体炎　急性実質性扁桃炎　きゅうせいじっしつせいへんとうえん

急性室管膜炎　急性脳室上衣炎　きゅうせいのうしつじょういえん

急性输精管炎　急性精管炎　きゅうせいせいかんえん

急性输卵管炎　急性卵管炎　きゅうせいらんかんえん

急性输尿管炎　急性尿管炎　きゅうせいにょうかんえん

急性水肿性胰腺炎　急性水腫状(性)膵炎　きゅうせいすいしゅじょう(せい)すいえん

急性粟粒型肺结核　急性粟粒性肺結核〔症〕　きゅうせいぞくりゅうせいはいけっかく〔しょう〕

急性粟粒性结核　急性粟粒性結核〔症〕　きゅうせいぞくりゅうせいけっかく〔しょう〕

急性髓鞘脱失病　急性脱髄病　きゅうせいだつずいびょう

急性髓细胞性白血病　急性骨髄球性白血病　きゅうせいこつずいきゅうせいはっけつびょう

急性损伤性颅内血肿　急性損傷性頭蓋内血腫　きゅうせいそんしょうせいずがいないけっしゅ

急性损伤性幕上血肿　急性損傷性テント上血腫　きゅうせいそんしょうせいtentじょうけっしゅ

急性损伤性幕下血肿　急性損傷性テント下血腫　きゅうせいそんしょうせいtentかけっしゅ

急性苔癣痘疹样糠疹　急性苔癬様痘瘡様粃糠疹　きゅうせいたいせんようとうそうようひこうしん

急性糖尿病　急性糖尿病　きゅうせいとうにょうびょう

急性特发性卟啉病　急性特発性ポルフィリン症　きゅうせいとくはつせいporphyrinしょう

急性特发性肺充血　急性特発性肺うっ血　きゅうせいとくはつせいはいうっけつ

急性特发性获得性溶血性贫血　レーデラー貧血　Ledererひんけつ

急性痛风　急性痛風　きゅうせいつうふう

急性痛风性关节炎　急性痛風性関節炎　きゅうせいつうふうせいかんせつえん

急性外伤性骨萎缩　急性外傷性骨萎縮　きゅうせいがいしょうせいこついしゅく

急性外伤性鼓膜炎　急性外傷性鼓膜炎　きゅうせいがい

しょうせいこまくえん

急性外阴溃疡　急性外陰潰瘍　きゅうせいがいいんかいよう

急性萎缩性麻痹　急性萎縮性麻痺　きゅうせいいしゅくせいまひ

急性未分化性白血病　急性未分化性白血病　きゅうせいみぶんかせいはっけつびょう

急性胃病发作　急性胃病発作　きゅうせいいびょうほっさ

急性胃肠炎　急性胃腸炎　きゅうせいいちょうえん

急性胃穿孔　急性胃穿孔　きゅうせいいせんこう

急性胃溃疡　急性胃潰瘍　きゅうせいいかいよう

急性胃扩张　急性胃拡張　きゅうせいいかくちょう

急性胃粘膜出血性病变　急性胃粘膜出血性病変　きゅうせいいねんまくしゅっけつせいびょうへん

急性胃炎　急性胃炎　きゅうせいいえん

急性无黄疸型肝炎　急性無黄疸性肝炎　きゅうせいむおうだんせいかんえん

急性无菌性脑膜炎　急性無菌性脳膜炎　きゅうせいむきんせいのうまくえん

急性硒中毒　急性セレニウム中毒　きゅうせいseleniumちゅうどく

急性细菌性心肌炎　急性細菌性心筋炎　きゅうせいさいきんせいしんきんえん

急性细菌性心内膜炎　急性細菌性心内膜炎　きゅうせいさいきんせいしんないまくえん

急性细支气管炎　急性細気管支炎　きゅうせいさいきかんしえん

急性下腹痛　急性下腹痛　きゅうせいかふくつう

急性纤维蛋白性肠炎　急性繊維素〔性〕腸炎　きゅうせいせんいそ〔せい〕ちょうえん

急性纤维蛋白性喉气管支气管炎　急性繊維素〔性〕喉頭気管気管支炎　きゅうせいせんいそ〔せい〕こうとうきかんきかんしえん

急性纤维蛋白性心包炎　急性繊維素〔性〕心膜炎　きゅうせいせんいそ〔せい〕しんまくえん

急性涎腺炎　急性唾液腺炎　きゅうせいだえきせんえん

急性陷窝性扁桃体炎　急性腺窩性扁桃炎　きゅうせいせんかせいへんとうえん

急性消瘦性麻痹　急性消耗性麻痺　きゅうせいしょうもうせいまひ

急性心包填塞　急性心膜タンポナーデ　きゅうせいしんまくtamponade

急性心包炎　急性心膜炎　きゅうせいしんまくえん

急性心功能不全　急性心臓〔機能〕不全　きゅうせいしんぞう〔きのう〕ふぜん

急性心肌梗塞死　急性心筋梗塞　きゅうせいしんきんこうそく

急性心肌炎　急性心筋炎　きゅうせいしんきんえん

急性心力衰竭　急性心不全　きゅうせいしんふぜん

急性心内膜下心肌梗塞　急性心内膜下心筋梗塞　きゅうせいしんないまくかしんきんこうそく

急性心内膜炎　急性心内膜炎　きゅうせいしんないまくえん

急性心压塞　急性心臓タンポナーデ　きゅうせいしんぞうtamponade

急性心脏性死亡　急性心臓死　きゅうせいしんぞうし

急性型骨髓纤维化　急性骨髄繊維症　きゅうせいこつずいせんいしょう

急性血管内溶血　急性血管内溶血　きゅうせいけっかんないようけつ

急性血管神经性水肿　急性血管神経症性浮腫　きゅうせいけつかんしんけいしょうせいふしゅ

急性血管性紫癜　急性血管性紫斑〔症〕　きゅうせいけっかんせいしはん〔しょう〕

急性血行播散型肺结核　急性血行性播種性肺結核　きゅうせいけっこうせいはしゅせいはいけっかく

急性血行播散性结核　急性血行性播種性結核　きゅうせいけっこうせいはしゅせいけっかく

急性血源性骨髓炎　急性血行性骨髄炎　きゅうせいけっこうせいこつずいえん

急性循环功能不全　急性循環不全〔症〕　きゅうせいじゅんかんふぜん〔しょう〕

急性循环功能不全综合征　急性循環不全症候群　きゅうせいじゅんかんふぜんしょうこうぐん

急性牙髓炎　急性歯髄炎　きゅうせいしずいえん

急性牙龈炎　急性歯肉炎　きゅうせいしにくえん

急性咽鼓管炎　急性耳管炎　きゅうせいじかんえん

急性咽－喉－气管炎　急性咽頭喉頭気管炎　きゅうせいいんとうこうとうきかんえん

急性咽后壁脓肿　急性咽頭後膿瘍　きゅうせいいんとうごのうよう

急性咽炎　急性咽頭炎　きゅうせいいんとうえん

急性炎症　急性炎症　きゅうせいえんしょう

急性眼压增高　急性眼〔内〕圧増加　きゅうせいがん〔ない〕あつぞうか

急性羊水过多　急性羊水過多　きゅうせいようすいかた

急性痒疹　急性痒疹　きゅうせいようしん

急性腰骶关节扭伤　急性腰仙関節捻挫　きゅうせいようせんかんせつねんざ

急性腰肌扭伤　急性腰筋捻挫　きゅうせいようきんねんざ

急性腰扭伤　急性腰部捻挫　きゅうせいようぶねんざ

急性胰腺炎　急性膵〔臓〕炎　きゅうせいすい〔ぞう〕えん

急性胰腺炎脂肪坏死　急性膵〔臓〕炎脂肪〔組織〕壊死　きゅうせいすい〔ぞう〕えんしぼう〔そしき〕えし

急性阴道炎　急性膣炎　きゅうせいちつえん

急性阴囊感染　急性陰嚢感染　きゅうせいいんのうかんせん

急性龈炎　急性歯肉炎　きゅうせいしにくえん

急性婴幼儿网细胞增生症　急性乳児細網症，レッテラー・ジーウェ病　きゅうせいにゅうじさいもうしょう，Lettere-Siweびょう

急性应激反应　急性ストレス反応　きゅうせいstressはんのう

急性硬脑膜下出血　急性硬膜下出血　きゅうせいこうまくかしゅっけつ

急性阈剂量　急性域値量　きゅうせいいきちりょう

急性阈浓度　急性域値濃度　きゅうせいいきちのうど

急性早幼粒细胞性白血病　急性前骨髄球性白血病　きゅうせいぜんこつずいきゅうせいはっけつびょう

急性躁狂　急性躁病　きゅうせいそうびょう

急性增殖腺炎　急性アデノイド咽頭炎（扁桃炎）　きゅうせいadenoidいんとうえん（へんとうえん）

急性增殖性肾小球肾炎　急性増殖性糸球体腎炎　きゅうせいぞうしょくせいしきゅうたいじんえん

急性谵妄　急性譫妄　きゅうせいせんぼう

急性照射　急性照射　きゅうせいしょうしゃ

急性支气管炎　急性気管支炎　きゅうせいきかんしえん

急性脂肪肝　急性脂肪肝　きゅうせいしぼうかん

急性直肠炎　急性直腸炎　きゅうせいちょくちょうえん

急性致死性躁狂症　急性致死性躁病　きゅうせいちしせいそうびょう

急性中耳炎　急性中耳炎　きゅうせいちゅうじえん

急性中毒　急性中毒　きゅうせいちゅうどく

急性中毒性脑病　急性中毒性脳症，急性中毒性エンセファロパシー　きゅうせいちゅうどくせいのうしょう，きゅうせいちゅうどくせいencephalo pathy

急性重症型肝炎　急性劇（激）症肝炎　きゅうせいげきしょうかんえん

急性周围循环衰竭　急性末梢循環不全〔症〕　きゅうせいまっしょうじゅんかんふぜん〔しょう〕

急性子宫颈炎　急性子宮頸炎　きゅうせいしきゅうけいえん

急性子宫内翻　急性子宮内反　きゅうせいしきゅうないはん

急性子宫内膜炎　急性子宮内膜炎　きゅうせいしきゅうないまくえん

急性子宫旁〔组织〕炎　急性子宮傍組織炎　きゅうせいしきゅうぼうそしきえん

急性自发水肿　急性特発性（本態性）水腫　きゅうせいとくはつせい（ほんたいせい）すいしゅ

急性纵隔炎　急性縦隔炎　きゅうせいじゅうかくえん

急性组织细胞性白血病　急性組織球性白血病　きゅうせいそしききゅうせいはっけつびょう

急压触诊　ディッピング〔法〕　dipping〔ほう〕

急诊　救急　きゅうきゅう

急诊病例　救急症例　きゅうきゅうしょうれい

急诊室　救急室　きゅうきゅうしつ

急症　急病　きゅうびょう

急症手术　救急手術　きゅうきゅうしゅじゅつ

急骤增强　急速増強　きゅうそくぞうきょう

疾病　疾病，疾患　しっぺい，しっかん

疾病保险　疾病保険　しっぺいほけん

疾病报告　疾病報告　しっぺいほうこく

疾病传播　疾病伝播　しっぺいでんぱ

疾病单元　疾病単位　しっぺいたんい

疾病地理范围　疾病地理学範囲　しっぺいちりがくはんい

疾病地理学　疾病地理学　しっぺいちりがく

疾病调查　疾病調査　しっぺいちょうさ

疾病发生学　原因病理学，病因論，病原論　げんいんびょうりがく，びょういんろん，びょうげんろん

疾病发作　疾病発作　しっぺいほっさ

疾病分布学　疾病分布学　しっぺいぶんぷがく

疾病分类　疾病分類　しっぺいぶんるい

疾病分类法　疾病分類法　しっぺいぶんるいほう

疾病分类学　疾病分類学　しっぺいぶんるいがく

疾病感缺失　病態失認　びょうたいしつにん

疾病监视　疾病監視　しっぺいかんし

疾病恐怖　疾病恐怖〔症〕　しっぺいきょうふ〔しょう〕

疾病内因　疾病内因　しっぺいないいん

疾病人群现象　疾病集団〔流行〕現象　しっぺいしゅうだん〔りゅうこう〕げんしょう

疾病死亡比率　疾病死亡率　しっぺいしぼうりつ

疾病统计　疾病統計　しっぺいとうけい

疾病外因　疾病外因，外的病因　しっぺいがいいん，がいてき

きびょういん

疾病一元论　疾病一元論　しっぺいいちげんろん

〔疾〕病〔状〕态　病態　びょうたい

棘　棘　きょく

棘波　棘波,スパイク　きょくは,spike

棘层　有棘層　ゆうきょくそう

棘层肥厚　表皮肥厚〔症〕,有棘層肥厚　ひょうひこう〔しょう〕,ゆうきょくそうひこう

棘层松解　棘細胞離開,棘融解　きょくさいぼうりかい,きょくゆうかい

棘唇虫病　常在糸状虫症　じょうざいしじょうちゅうしょう

棘颌口线虫　有棘顎口虫　ゆうきょくがくこうちゅう

棘横肌　横突棘筋　おうとつきょくきん

棘红细胞　有棘赤血球　ゆうきょくせっけっきゅう

棘肌　棘筋　きょくきん

棘间肌　棘間筋　きょくかんきん

棘间平面　棘間平面　きょくかんへいめん

棘间韧带　棘間靭帯　きょくかんじんたい

棘间韧带断裂　棘間靭帯断裂　きょくかんじんたいだんれつ

棘间韧带损伤　棘間靭帯損傷　きょくかんじんたいそんしょう

棘间线　棘間線　きょくかんせん

棘孔　棘孔　きょくこう

棘口吸虫病　棘口吸虫症　きょくこうきゅうちゅうしょう

棘慢波复合体　スパイク複合波,棘徐波複合　spikeふくごうは,きょくじょはふくごう

棘慢节律　ヒプサリスミア　hypsarhythmia

棘毛　棘毛　きょくもう

棘皮动物　棘皮動物　きょくひどうぶつ

棘皮瘤　棘細胞腫　きょくさいぼうしゅ

棘皮瘤型造釉细胞瘤　棘細胞腫型エナメル芽細胞腫　きょくさいぼうしゅかたenamelがさいぼうしゅ

棘皮症　棘細胞症　きょくさいぼうしょう

棘球囊　包虫,包虫囊　ほうちゅう,ほうちゅうのう

棘球属　エキノコックス属　Echinococcusぞく

棘丝胞　毛胞　もうほう

棘球蚴钩　包虫囊腫鉤　ほうちゅうのうしゅこう

棘球蚴囊　包虫囊腫　ほうちゅうのうしゅ

棘球蚴砂　包虫砂　ほうちゅうしゃ

棘球蚴性毒血症　包虫性毒血症　ほうちゅうせいどくけっしょう

棘球蚴症　包虫症　ほうちゅうしょう

棘上韧带　棘上靭帯　きょくじょうじんたい

棘上韧带损伤　棘上靭帯損傷　きょくじょうじんたいそんしょう

棘头虫病　鉤頭虫症　こうとうちゅうしょう

棘头虫纲　鉤頭虫綱　こうとうちゅうこう

棘头动物门　鉤頭虫門　こうとうちゅうもん

棘突　棘突起　きょくとっき

棘突骨折　棘突起骨折　きょくとっきこっせつ

棘突间肌　棘間筋　きょくかんきん

棘突剪　棘鋏　きょくばさみ

棘突切除钳　棘切除鉗子　きょくせつじょかんし

棘突牵开器　棘レトラクタ,棘開創器　きょくretractor,きょくかいそうき

棘突痛　棘突起痛　きょくとっきつう

棘突咬骨钳　棘骨鉗子　きょくこつかんし

棘细胞　棘細胞　きょくさいぼう

棘细胞层　有棘層　ゆうきょくそう

棘〔形〕红细胞〔增多〕症　有棘赤血球増加〔症〕　ゆうきょくせっけっきゅうぞうか〔しょう〕

棘质瘤　棘細胞腫　きょくさいぼうしゅ

棘状骨盆　棘状骨盤　きょくじょうこつばん

棘状毛囊角化病　棘状毛包性角化症　きょくじょうもうほうせいかっしょう

棘状苔藓　棘状苔癬　きょくじょうたいせん

集尘器　集塵器　しゅうじんき

集尘室　集塵室　しゅうじんしつ

集成电路　集積回路　しゅうせきかいろ

集成电路心电图机　集積回路心電図描画装置,集積回路エレクトロカルジオグラフ　しゅうせきかいろしんでんずびょうがそうち,しゅうせきかいろelectrocardiograph

集成电路型微电极　集積回路微小電極　しゅうせきかいろびしょうでんきょく

集电极　集電極　しゅうでんきょく

集光器　集光鏡　しゅうこうきょう

集合　集合　しゅうごう

集合反射　輻輳反射　ふくそうはんしゃ

集合管　集合管　しゅうごうかん

集合结节　集合〔結核〕結節　しゅうごう〔けっかく〕けっせつ

集合淋巴结　集合リンパ節　しゅうごうlymphせつ

集合淋巴滤泡　集合リンパ濾泡　しゅうごうlymphろほう

集合淋巴小结　集合リンパ小節　しゅうごうlymphしょうせつ

集合微静脉　集合細静脈　しゅうごうさいじょうみゃく

集合物　集合物　しゅうごうぶつ

集合小管　集合管　しゅうごうかん

集卵法　集卵法　しゅうらんほう

集落刺激因子　コロニー形成刺激因子　colonyけいせいしげきいんし

集落形成单位　コロニー形成単位　colonyけいせいたんい

集落抑制试验　コロニー形成抑制試験　colonyけいせいよくせいしけん

集落抑制因子　コロニー形成抑制因子　colonyけいせいよくせいいんし

集体传染　集団感染　しゅうだんかんせん

集体催眠治疗　集団睡眠治療　しゅうだんすいみんちりょう

集体护理　集団看護　しゅうだんかんご

集体检查　集団検診　しゅうだんけんしん

集体检查式肺量计　集〔団〕検〔査〕呼吸計　しゅう〔だん〕けん〔さ〕こきゅうけい

集体检疫　集団検疫　しゅうだんけんえき

集体精神治疗　集団精神治療　しゅうだんせいしんちりょう

集体宿舍　集団寄宿舎　しゅうだんきしゅくしゃ

集体胃肠检查X线电视　集団胃腸検診X線テレビ　しゅうだんいちょうけんしんXせんtelevision

集体心理治疗　集団心理治療　しゅうだんしんりちりょう

集体性幻觉　集団幻覚　しゅうだんげんかく

集体预防　集団予防　しゅうだんよぼう

集体治疗　集団治療　しゅうだんちりょう

集体助听器　集団補聴器　しゅうだんほちょうき

集团蠕动　集団蠕動　しゅうだんぜんどう

集团运动　集団運動　しゅうだんうんどう

集中采暖　中央暖房　ちゅうおうだんぼう
集中常数　集中定数　しゅうちゅうていすう
集中点　集中点　しゅうちゅうてん
集中趋势　中心傾向　ちゅうしんけいこう
集中式给水　集中式給水　しゅうちゅうしききゅうすい
集中性痤疮　顔面部痘瘡様痤瘡,バルテルミー病　がんめ
　んぶとうそうようざそう,Barthelemyびょう
蒺藜　ハマビシ,シツリツ
蒺藜科　ハマビシ科　ハマビシか
蒺藜中毒　ハマビシ中毒　ハマビシちゅうどく
嵴　櫛,稜　しつ,りょう
嵴间腔(隙)　櫛間隙　しつかんげき
嵴上平面　稜上平面　りょうじょうへいめん
嵴状突触　稜状シナプス　りょうじょうsynapse

jǐ　几己挤给脊

几丁质　キチン　chitin
几何构型　幾何学的配置　きかがくてきはいち
几何光学　幾何光学　きかこうがく
几何级数　幾何級数　きかきゅうすう
几何〔平〕均数　幾何平均数　きかへいきんすう
几何条件　幾何条件　きかじょうけん
几何图形　幾何図　きかず
几何异构体　幾何異性体　きかいせいたい
几何异构现象　幾何異性現象　きかいせいげんしょう
几何异构性　幾何異性　きかいせい
几何因素　幾何学的因子　きかがくてきいんし
己胺　ヘキシルアミン　hexylamine
己〔撑〕二胺　ヘキサメチレン　ジアミン　hexamethylene
　diamine
己雌酚　ヘキセストロール　hexestrol
己丁聚糖　キトーザン　chitosan
己二醇　ヘキサンジオール　hexanediol
己二醛　ヘキサンジアール　hexanedial
己二酸　アジピン酸　adipinさん
己二酸酐　無水アジピン酸　むすいadipinさん
己二糖　ヘキソビオース　hexobiose
己二酮　ヘキサンジオン　hexanedione
己二酰双氨基苯甲酸钠　コログラフィン　cholografin
己基间苯二酚　ヘキシルレゾルシン　hexyl resorcin
己基卡因　ヘキシルカィン　hexylcaine
己聚糖　ヘキソサン　hexosan
己硫醇　ヘキシル　メルカプタン　hexyl mercaptan
己内酰胺　カプロラクタム　caprolactam
己内酰胺聚合〔作用〕　カプロラクタム　ポリメリゼーショ
　ン　caprolactam polymerization
己内酰胺中毒　カプロラクタム中毒　caprolactam　ちゅう
　どく
己内酯　カプロラクトン　caprolactone
ε-己内酯　ε-カプロラクトン　ε-caprolactone
γ-己内酯　γ-カプロラクトン　γ-caprolactone
己醛　ヘキサナール　hexanal
己醛糖　アルドヘキソース　aldohexose
己酸　カプロン酸　capronさん
己酸甘油酯　カプロイン　caproin
己酸孕酮　カプロン酸ヒドロキシプロゲステロン　capron
　さんhydroxy progesterone
己糖　ヘキソース　hexose
己糖胺　ヘキソサミン　hexosamine

己糖醇　ヘキシトール　hexitol
己糖单磷酸盐径路　ヘキソース　モノホスファート分路
　hexose monophosphateぶんろ
己糖二磷酸　ヘキソース　ジホスファート　hexose
　diphosphate
己糖二磷酸〔酯〕酶　ヘキソース　ジホスファターゼ
　hexose diphosphatase
己糖磷酸　ヘキソース　ホスファート　hexose phosphate
己糖-6-磷酸　ヘキソース-6-ホスファート　hexose-6-
　phosphate
己糖〔磷酸〕激酶　ヘキソキナーゼ　hexokinase
己糖磷酸酶　ヘキソホスファターゼ　hexophosphatase
己糖醛酸　ヘキスロン酸　hexuronさん
己糖酸　ヘキソン酸　hexonさん
2-己酮　2-ヘキサノン　2-hexanone
己酮可可豆碱　ペントキシフィリン　pentoxifylline
己酮酸　ケトカプロン酸　ketocapronさん
己酮糖　ケトヘキソース　ketohexose
己酮糖酸　ケトヘキソン酸　ketohexonさん
己烷　ヘキサン　hexane
己烷雌酚　ヘキセストロール　hexestrol
己烯　ヘキセン　hexene
己烯雌酚　スチルベストロール,ジエチルスチルベストロ
　ール　stilbestrol,diethylstilbestrol
己烯醛　ヘキセンアルデヒド　hexenealdehyde
己烯酸　ヘキセン酸　hexeneさん
己烯酮　ヘキセノン　hexenone
挤奶人结节　ミルカー結節,乳しぼり人結節　milker　けっ
　せつ,ちちしぼりにんけっせつ
挤切法　ギロチン手術　guillotineしゅじゅつ
挤压　圧挫　あっざ
挤压夹　圧挫クランプ　あっざclamp
挤压伤　圧挫傷　あっざしょう
挤压式骨传导　加圧式骨伝導　かあっしきこつでんどう
挤压手法　圧挫手技　あっざしゅぎ
挤压性断离　圧挫性断離　あっざせいだんり
挤压性眶尖综合征　眼窩尖端圧挫症候群　がんかせんたん
　あっざしょうこうぐん
挤压性神经病变　圧挫神経病変　あっざしんけいびょうへ
　ん
挤压性肾炎　圧挫腎炎　あっざじんえん
挤压综合征　圧挫症候群　あっざしょうこうぐん
给水　給水　きゅうすい
给水泵站　給水ポンプ　ステーション　きゅうすいpump
　station
给水处理　給水処理　きゅうすいしょり
给水卫生　給水衛生　きゅうすいえいせい
给水卫生检查　給水衛生検査　きゅうすいえいせいけんさ
给水系统　給水システム　きゅうすいsystem
给药　投薬　とうやく
给药量　投薬量　とうやくりょう
给药途径　投薬経路　とうやくけいろ
给药途径的依赖性　投薬経路依存性　とうやくけいろいぞ
　んせい
给予体溶剂　供与体溶剤　きょうよたいようざい
给予体溶质　供与体溶質　きょうよたいようしつ
脊弓裂　脊椎披裂,二分脊椎　せきついひれつ,にぶんせき
　つい

脊肋角　脊椎肋骨角　せきついろっこつかく

脊膜　脊髄膜　せきずいまく

脊膜返支　〔脑脊〕髓膜反回枝　〔のうせき〕ずいまくはんかいし

脊膜脊髓膨出　髓膜脊髓瘤　ずいまくせきずいりゅう

脊膜瘤　髓膜腫　ずいまくしゅ

脊膜螺旋体属　クリスチスピラ属　Cristispiraぞく

脊膜膨出　髓膜瘤，髓膜ヘルニア　ずいまくりゅう，ずいまくhernia

脊膜支　硬膜枝　こうまくし

脊旁脓肿　脊椎傍膿瘍　せきついぼうのうよう

脊前动脉血栓形成　前脊髄動脈血栓症　ぜんせきずいどうみゃくけっせんしょう

脊神经　脊髄神経　せきずいしんけい

脊神经丛　脊髄神経叢　せきずいしんけいそう

脊神经干　脊髄神経幹　せきずいしんけいかん

脊神经根挫伤　脊髄神経根挫傷　せきずいしんけいこんざしょう

脊神经根切断术　脊髄神経根切断術　せきずいしんけいこんせつだんじゅつ

脊神经根炎　脊髄神経根炎　せきずいしんけいこんえん

脊神经沟　脊髄神経溝　せきずいしんけいこう

脊神经后支　脊髄神経後枝　せきずいしんけいこうし

脊神经节　脊髄神経節　せきずいしんけいせつ

脊神经前根　脊髄神経前根　せきずいしんけいぜんこん

脊神经前支　脊髄神経前支　せきずいしんけいぜんし

脊神经损伤　脊髄神経損傷　せきずいしんけいそんしょう

脊髓　脊髄　せきずい

脊髓半侧损伤综合征　脊髄半側損傷症候群，ブラウン・セカール症候群　せきずいはんそくそんしょうしょうこうぐん，Brown－Sequardしょうこうぐん

脊髓半横切　脊髄片側切断　せきずいへんそくせつだん

脊髓背侧角　脊髄後角　せきずいこうかく

脊髓背侧索　脊髄後索　せきずいこうさく

脊髓背侧柱　脊髄後柱　せきずいこうちゅう

脊髓背面电位　脊髄背面電位　せきずいはいめんでんい

脊髓病变　脊髄病変　せきずいびょうへん

脊髓病性肌萎缩　脊髄性筋萎縮，ミエロパシー筋萎縮　せきずいせいきんいしゅく，myelopathyきんいしゅく

脊髓剥离器　脊髄エレベータ，脊髄剥離子　せきずいelevator，せきずいはくりし

脊髓侧方压迫-脊髓半断综合征　脊髄ブラウン・セカール症候群　せきずいBrown-Sequardしょうこうぐん

脊髓侧索硬化　脊髄側索硬化〔症〕　せきずいそくさくこうか〔しょう〕

脊髓侧柱　脊髄側柱　せきずいそくちゅう

脊髓充气造影术　気体脊髄造影法　きたいせきずいぞうえいほう

脊髓出血　脊髄出血　せきずいしゅっけつ

脊髓挫裂伤　脊髄挫裂傷　せきずいざれっしょう

脊髓挫伤　脊髄挫傷　せきずいざしょう

脊髓碘油造影　脊髄ヨード油造影〔法〕　せきずいiodoゆぞうえい〔ほう〕

脊髓电流描记图　脊髄電〔気記録〕図　せきずいでん〔ききろく〕ず

脊髓电位变化　コード ポテンシャル変化　cord potentialへんか

脊髓顶盖束　脊髄視蓋路　せきずいしがいろ

脊髓动物　脊髄動物　せきずいどうぶつ

脊髓恶性肿瘤　脊髄悪性腫瘍　せきずいあくせいしゅりゅう

脊髓发育不良　脊髄異形成　せきずいいけいせい

脊髓发育不全　脊髄発育不全　せきずいはついくふぜん

脊髓反射　脊髄反射　せきずいはんしゃ

脊髓腹侧角　脊髄前角　せきずいぜんかく

脊髓腹侧索　脊髄前索　せきずいぜんさく

脊髓腹侧柱　脊髄前柱　せきずいぜんちゅう

脊髓肥大　脊髄肥大　せきずいひだい

脊髓橄榄束　脊髄オリーブ路　せきずいoliveろ

脊髓根　脊髄根　せきずいこん

脊髓梗塞　脊髄梗塞　せきずいこうそく

脊髓刮匙　脊髄有窓鋭匙，脊髄キューレット　せきずいゆうそうえいひ，せきずいcurette

脊髓〔管〕囊肿　脊髄囊腫　せきずいのうしゅ

脊髓X光像　脊髄レントゲン造影図　せきずいroentgenぞうえいず

脊髓横断(切)　脊髄横断　せきずいおうだん

脊髓横断损伤(害)　脊髄横断性損傷　せきずいおうだんせいそんしょう

脊髓后侧索硬化　脊髄後索側索硬化〔症〕　せきずいこうさくそくさくこうか〔しょう〕

脊髓后动脉　後脊髄動脈　こうせきずいどうみゃく

脊髓后动脉综合征　後脊髄動脈症候群　こうせきずいどうみゃくしょうこうぐん

脊髓后方压迫综合征　脊髄後方圧迫症候群　せきずいこうほうあっぱくしょうこうぐん

脊髓后角　脊髄後角　せきずいこうかく

脊髓后角底　脊髄後角底　せきずいこうかくてい

脊髓后角尖　脊髄後角尖　せきずいこうかくせん

脊髓后角颈　脊髄後角頸　せきずいこうかくけい

脊髓后角头　脊髄後角頭　せきずいこうかくとう

脊髓后连合切开术　脊髄後交連切開術　せきずいこうこうれんせっかいじゅつ

脊髓后神经根切断术　脊髄後神経根切断術　せきずいこうしんけいこんせつだんじゅつ

脊髓后索　脊髄後索　せきずいこうさく

脊髓后索硬化　脊髄後索硬化〔症〕　せきずいこうさくこうか〔しょう〕

脊髓后正中沟　脊髄後正中溝　せきずいこうせいちゅうこう

脊髓后柱　脊髄後柱　せきずいこうちゅう

脊髓灰质炎　脊髄灰白髄炎　せきずいかいはくずいえん

脊髓灰质炎病毒　脊髄灰白髄炎ウイルス，小児麻痺ウイルス　せきずいかいはくずいえんvirus，しょうにまひvirus

脊髓灰质炎后骨病　脊髄灰白髄炎後骨病　せきずいかいはくずいえんごこつびょう

脊髓灰质炎后遗症　脊髄灰白髄炎続発症　せきずいかいはくずいえんぞくはつしょう

脊髓灰质炎减毒活疫苗　弱毒性ポリオ生ワクチン，小児麻痺弱毒化生ワクチン　じゃくどくせいpolioなまvaccine，しょうにまひじゃくどくかなまvaccine

脊髓灰质炎疫苗　脊髄灰白髄炎ワクチン　せきずいかいはくずいえんvaccine

脊髓灰质综合征　脊髄灰白質症候群　せきずいかいはくしつしょうこうぐん

脊髓灰柱　脊髄灰白柱　せきずいかいはくちゅう

脊髓积水　脊髓〔中心〕水腫,水脊髓〔症〕　せきずい〔ちゅうしん〕すいしゅ,すいせきずい〔しょう〕

脊髓畸形　脊髓奇形　せきずいきけい

脊髓脊膜病　髄膜脊髄膜症　ずいまくせきずいまくしょう

脊髓脊膜囊肿状突出　脊髄嚢髄膜瘤　せきずいのうずいまくりゅう

脊髓脊膜膨出　脊髄髄膜瘤　せきずいずいまくりゅう

脊髓脊膜膨出修补术　髄膜脊髄瘤修復術　ずいまくせきずいりゅうしゅうふくじゅつ

脊髓脊膜炎　髄膜脊髄炎　ずいまくせきずいえん

脊髓减压术　脊髄減圧術　せきずいげんあつじゅつ

脊髓节　脊髄神経節　せきずいしんけいせつ

脊髓节段　脊髄分節　せきずいぶんせつ

脊髓节段综合征　脊髄分節症候群　せきずいぶんせつしょうこうぐん

脊髓痉挛性麻痹　痙性脊髄麻痺　けいせいせきずいまひ

脊髓静脉　脊髄静脈　せきずいじょうみゃく

脊髓空洞症　脊髄空洞症　せきずいくうどうしょう

脊髓孔　脊髄孔　せきずいこう

脊髓痨　脊髄痨　せきずいろう

脊髓痨危象　脊髄痨発症　せきずいろうはっしょう

脊髓痨性关节炎　脊髄痨性関節炎　せきずいろうせいかんせつえん

脊髓痨性视神经萎缩　脊髄痨性視神経萎縮〔症〕　せきずいろうせいししんけいいしゅく〔しょう〕

脊髓良性肿瘤　脊髄良性腫瘍　せきずいりょうせいしゅりゅう

脊髓裂　脊髄裂　せきずいれつ

脊髓裂伤　脊髄裂傷　せきずいれっしょう

脊髓麻痹　脊髄麻痺　せきずいまひ

脊髓麻醉法　脊髄麻酔法　せきずいますいほう

　江内斯科氏脊髓麻醉法　ヨネスコ脊髄麻酔法　Jonnescoせきずいますいほう

脊髓麻醉注射针　脊髄麻酔針　せきずいますいしん

脊髓梅毒　脊髄梅毒　せきずいばいどく

脊髓膜　脊髄膜　せきずいまく

脊髓膜膨出　脊髄髄膜瘤　せきずいずいまくりゅう

脊髓囊尾蚴病　脊髄嚢虫症,脊髄胞虫症　せきずいのうちゅうしょう,せきずいほうちゅうしょう

脊髓囊肿　脊髄嚢腫　せきずいのうしゅ

脊髓囊状突出　脊髄嚢瘤　せきずいのうりゅう

脊髓内瘤　脊髄髄内腫瘍　せきずいずいないしゅよう

脊髓脓肿　脊髄膿瘍　せきずいのうよう

脊髓脓肿切除术　脊髄膿瘍切除術　せきずいのうようせつじょじゅつ

脊髓排尿中枢　脊髄排尿中枢　せきずいはいにょうちゅうすう

脊髓膨出　脊髄嚢瘤,脊髄瘤,脊髄脱出　せきずいのうりゅう,せきずいりゅう,せきずいだっしゅつ

脊髓偏侧综合征　脊髄片側(半側)症候群　せきずいへんそく(はんそく)しょうこうぐん

脊髓前侧索切断术　脊髄前索側索切断術　せきずいぜんさくそくさくせつだんじゅつ

脊髓前侧索硬化　脊髄前索側索硬化〔症〕　せきずいぜんさくそくさくこうか〔しょう〕

脊髓前侧索综合征　脊髄前索側索症候群　せきずいぜんさくそくさくしょうこうぐん

脊髓前动脉　前脊髄動脈　ぜんせきずいどうみゃく

脊髓前动脉血栓形成　前脊髄動脈血栓症　ぜんせきずいどうみゃくけっせんしょう

脊髓前动脉综合征　前脊髄動脈症候群　ぜんせきずいどうみゃくしょうこうぐん

脊髓前灰柱　脊髄前灰白柱　せきずいぜんかいはくちゅう

脊髓前角　脊髄前角　せきずいぜんかく

脊髓前角灰质炎　脊髄前角灰白髄炎　せきずいぜんかくかいはくずいえん

脊髓前角综合征　脊髄前角症候群　せきずいぜんかくしょうこうぐん

脊髓前连合切开术　脊髄前交連切開術　せきずいぜんこうれんせっかいじゅつ

脊髓前神经根切除术　脊髄前根神経切除術　せきずいぜんこんしんけいせつじょじゅつ

脊髓前索　脊髄前索　せきずいぜんさく

脊髓前外束切断术　脊髄前外索切離術　せきずいぜんがいさくせつりじゅつ

脊髓前柱　脊髄前柱　せきずいぜんちゅう

脊髓切开刀　脊髄切開刀　せきずいせっかいとう

脊髓切开术　脊髄切開術　せきずいせっかいじゅつ

脊髓切开术用钩　脊髄切開用ホーク　せきずいせっかいようhook

脊髓丘脑侧束　外側脊髄視床路　がいそくせきずいししょうろ

脊髓丘脑前束　前脊髄視床路　ぜんせきずいししょうろ

脊髓丘脑束　脊髄視床路　せきずいししょうろ

脊髓丘脑外侧束　外側脊髄視床路　がいそくせきずいししょうろ

脊髓软化　脊髄軟化〔症〕　せきずいなんか〔しょう〕

脊〔髓〕神经根炎　脊髄神経根炎　せきずいしんけいこんえん

脊髓神经胶质瘤　脊髄神経膠腫,脊髄グリオーマ　せきずいしんけいこうしゅ,せきずいglioma

脊髓神经系　脊髄神経系　せきずいしんけいけい

脊髓牵引器　脊髄レトラクタ,脊髄牽引子　せきずいretractor,せきずいけんいんし

脊髓受压　脊髄圧迫　せきずいあっぱく

脊髓松解术　脊髄分離術　せきずいぶんりじゅつ

脊髓损伤　脊髄損傷　せきずいそんしょう

脊髓索　脊髄索　せきずいさく

脊髓痛　脊髄痛　せきずいつう

脊髓突出　脊髄ヘルニア,脊髄瘤,脊髄脱出　せきずいhernia,せきずいりゅう,せきずいだっしゅつ

脊髓外瘤　脊髄髄外腫瘍　せきずいずいがいしゅよう

脊髓外伤　脊髄外傷　せきずいがいしょう

脊髓外伤性空腔形成　外傷性脊髄空洞症　がいしょうせいせきずいくうどうしょう

脊髓外硬膜内肿瘤　脊髄外硬膜内腫瘍　せきずいがいこうまくないしゅよう

脊髓外周神经　脊髄末梢〔性〕神経　せきずいまっしょう〔せい〕しんけい

脊髓网状束　脊髄網様路　せきずいもうようろ

脊髓萎缩　脊髄萎縮　せきずいいしゅく

脊髓X线造影术　脊髄造影法　せきずいぞうえいほう

脊髓〔X线〕造影照片　脊髄レントゲン造影図,ミエログラム せきずいroentgenぞうえいず,myelogram

脊髓小脑背侧束　後脊髄小脳路　こうせきずいしょうのうろ

脊髓小脑腹侧束　前脊髓小脑路　ぜんせきずいしょうのうろ

脊髓小脑后束　後脊髓小脳路　こうせきずいしょうのうろ

脊髓小脑前束　前脊髓小脳路　ぜんせきずいしょうのうろ

脊髓小脑性共济失调　脊髓小脳性〔運動〕失調　せきずいしょうのうせい〔うんどう〕しっちょう

脊髓型感觉障碍　脊髄性知覚障害　せきずいせいちかくしょうがい

脊髓性进行性肌萎缩　脊髄進行性筋萎縮　せきずいしんこうせいきんいしゅく

脊髓性偏身麻木　脊髄片側無感覚〔症〕　せきずいへんそくむかんかく〔しょう〕

脊髓性偏瘫　脊髄性片麻痺　せきずいせいへんまひ

脊髓性神经衰弱　脊髄性神経症　せきずいせいしんけいしょう

脊髓胸核　脊髓胸髓核　せきずいきょうずいかく

脊髓休克　脊髄性ショック　せきずいせいshock

脊髓血管畸形　脊髄血管奇形　せきずいけっかんきけい

脊髓血管梅毒　脊髄血管梅毒　せきずいけっかんばいどく

脊髓血管性疾病　脊髄血管病　せきずいけっかんしっぺい

脊髓血管造影术　脊髄血管造影法　せきずいけっかんぞうえいほう

脊髓血吸虫病　脊髄住血吸虫症　せきずいじゅうけつきゅうちゅうしょう

脊髓压板　脊髓へら　せきずいへら

脊髓压迫症　脊髄圧迫症　せきずいあっぱくしょう

脊髓亚急性联合变性　脊髄亜急性連合性変性　せきずいあきゅうせいれんごうせいへんせい

脊髓炎　脊髄炎　せきずいえん

脊髓液　髄液　ずいえき

脊髓液细胞计数　髄液細胞数算定　ずいえきさいぼうすうさんてい

脊髓液细胞增多症　髄液細胞増加症　ずいえきさいぼうぞうかしょう

脊髓硬化　脊髄硬化〔症〕　せきずいこうか〔しょう〕

脊髓硬脊膜外脓肿　脊髄硬膜外膿瘍　せきずいこうまくがいのうよう

脊髓圆锥　脊髄円錐　せきずいえんすい

脊髓圆锥综合征　脊髄円錐症候群　せきずいえんすいしょうこうぐん

脊髓造影术　脊髄造影法,ミエログラフィー　せきずいぞうえいほう,myelography

脊髓造影照片　脊髓像,ミエログラム　せきずいぞう,myelogram

脊髓震荡　脊髄振盪〔症〕　せきずいしんとう〔しょう〕

脊髓直流电疗法　脊髄平流電気刺激療法　せきずいへいりゅうでんきしげきりょうほう

脊髓中线　脊髄中線　せきずいちゅうせん

脊髓中央管突出　脊髄中心管突出　せきずいちゅうしんかんとっしゅつ

脊髓肿瘤　脊髄腫瘍　せきずいしゅよう

脊髓蛛网膜　脊髄クモ膜　せきずいクモまく

脊髓蛛网膜下腔　脊髄クモ膜下腔　せきずいクモまくかこう(くう)

脊髓蛛网膜下腔出血　脊髄クモ膜下腔出血　せきずいクモまくかこうしゅっけつ

脊髓蛛网膜下腔化学药物注射术　脊髄クモ膜下腔化学薬品注射術　せきずいクモまくかこうかがくやくひんちゅうしゃじゅつ

脊髓蛛网膜下腔扫描　脊髄クモ膜下腔走査　せきずいクモまくかこうそうさ

脊髓蛛网膜炎　脊髄クモ膜炎　せきずいクモまくえん

脊髓蛛网膜粘连松解术　脊髄クモ膜癒着分離術　せきずいクモまくゆちゃくぶんりじゅつ

脊髓转移癌　脊髄転移癌　せきずいてんいがん

脊髓自主性柱　脊髄自律性柱　せきずいじりつせいちゅう

脊髓纵裂　脊髄正中裂開　せきずいせいちゅうれっかい

脊髓纵裂畸形　二重脊髄症　にじゅうせきずいしょう

脊髓组织增生　脊髄症,ミエローゼ　せきずいしょう,Myelose

脊索　脊索　せきさく

脊索板　脊索板　せきさくばん

脊索动物门　脊索動物門　せきさくどうぶつもん

脊索管　脊索管　せきさくかん

脊索瘤　脊索腫　せきさくしゅ

脊索〔上皮〕瘤　脊索上皮腫　せきさくじょうひしゅ

脊索形成　脊索発生　せきさくはっせい

脊尾麻醉　仙骨麻酔〔法〕,仙麻　せんこつますい〔ほう〕,せんま

脊液　髄液　ずいえき

脊液蛋白定性试验(反应)　パンジー試験(反応)　Pandyしけん(はんのう)

脊文　脊椎枝　せきついし

脊柱　脊柱　せきちゅう

脊柱被动伸展试验　脊柱受動伸展試験　せきちゅうじゅどうしんてんしけん

脊柱病　脊柱病　せきちゅうびょう

脊柱不全裂　脊椎披裂,部分的二分脊椎　せきついひれつ,ふぶんてきにぶんせきちゅう

脊柱侧凸(弯)　脊柱側彎〔症〕　せきちゅうそくわん〔しょう〕

脊柱侧凸〔测量〕计　脊柱側彎計　せきちゅうそくわんけい

脊柱侧凸佝偻病性骨盆　くる病性脊柱側彎性骨盤　くるびょうせいせきちゅうそくわんせいこつばん

脊柱侧凸矫正器　脊柱側彎矯正器　せきちゅうそくわんきょうせいき

脊柱侧凸性骨盆　脊柱側彎性骨盤　せきちゅうそくわんせいこつばん

脊柱骨关节炎　脊柱骨関節炎　せきちゅうこつかんせつえん

脊柱骨疽　脊椎カリエス　せきついcaries

脊柱骨软骨病　若年性円背,ショイエルマン病　じゃくねんせいえんはい,Scheuermannびょう

脊柱骨折　脊柱骨折　せきちゅうこっせつ

脊柱骨折脱位　脊柱骨折転位　せきちゅうこっせつてんい

脊柱骨折脱位合并症　脊柱骨折転位合併症　せきちゅうこっせつてんいがっぺいしょう

脊柱骨质疏松　脊柱骨粗鬆症,脊柱オステオポローシス　せきちゅうこつそしょうしょう,せきちゅうosteoporosis

脊柱固定术　脊柱固定術　せきちゅうこていじゅつ

脊柱管　脊柱管　せきちゅうかん

脊柱过伸试验　脊柱過伸展試験　せきちゅうかしんてんしけん

脊柱后侧凸(突)　脊柱後側彎〔症〕　せきちゅうこうそくわん〔しょう〕

脊柱后侧凸性心脏病　脊柱後側彎性心臓病　せきちゅうこうそくわんせいしんぞうびょう

脊柱后凸(突)　脊柱後彎〔症〕　せきちゅうこうわん〔しょう〕

脊柱后凸性骨盆　脊柱後彎性骨盤　せきちゅうこうわんせいこつばん

脊柱畸形　脊柱奇形　せきちゅうきけい

脊柱脊髓手术器械包　脊柱脊髄手術器械セット　せきちゅうせきずいしゅじゅつきかいset

脊柱脊髓战伤　脊柱脊髄戦傷　せきちゅうせきずいせんしょう

脊柱夹板　脊柱副木　せきちゅうふくぼく

脊柱结核　脊柱結核〔症〕　せきちゅうけっかく〔しょう〕

脊柱结核病损切除术　脊柱結核病変切除術　せきちゅうけっかくびょうへんせつじょじゅつ

脊柱结核性截瘫　ポット対麻痺　Pottついまひ

脊柱颈段　脊柱頸部　せきちゅうけいぶ

脊柱联胎　脊椎結合体　せきついけつごうたい

脊柱联胎畸形　脊椎結合奇形　せきついけつごうきけい

脊柱裂　脊椎披裂　せきついひれつ

脊柱裂畸形　脊椎披裂奇形，二分脊椎奇形　せきついひれつきけい，にぶんせきついきけい

脊柱内固定　脊柱内固定　せきちゅうないこてい

脊柱内结核性脓肿　脊椎内結核性膿瘍　せきついないけっかくせいのうよう

脊柱内脓肿　脊椎内膿瘍　せきついないのうよう

脊柱内硬膜下脓肿　脊椎内硬膜下膿瘍　せきついないこうまくかのうよう

脊柱脓肿　脊椎膿瘍　せきついのうよう

脊柱旁淋巴结　脊椎傍リンパ節　せきついぼう　lymphせつ

脊柱旁三角　脊椎傍三角　せきついぼうさんかく

脊柱旁线　脊椎傍線　せきついぼうせん

脊柱披裂　脊柱披裂　せきちゅうひれつ

脊柱牵开器　脊椎牽引子，脊椎レトラクタ　せきついけんいんし，せきつい　retactor

脊柱前侧凸　脊柱前側彎　せきちゅうぜんそくわん

脊柱前凸(突)　脊柱前彎〔症〕　せきちゅうぜんわん〔しょう〕

脊柱前凸性骨盆　脊柱前彎性骨盤　せきちゅうぜんわんせいこつばん

脊柱强直　硬直脊椎　こうちょくせきつい

脊柱切开刀　脊椎切開刀　せきついせっかいとう

脊柱切开锯　脊椎切開鋸　せきついせっかいのこぎり

脊柱切开术　脊椎切開術　せきついせっかいじゅつ

脊柱区　脊椎区域　せきついくいき

脊柱全裂　全脊柱裂，完全二分脊椎　ぜんせきちゅうれつ，かんぜんにぶんせきつい

脊柱融合术　脊椎融合術　せきついゆうごうじゅつ

脊柱融合术骨凿　脊椎融合術〔用〕骨切りのみ　せきついゆうごうじゅつ〔よう〕ほねきりのみ

脊柱融合术刮匙　脊椎融合術〔用〕〔有窓〕鋭匙　せきついゆうごうじゅつ〔よう〕〔ゆうそう〕えいひ

脊柱损伤　脊椎損傷　せきついそんしょう

脊柱痛　脊柱痛　せきちゅうつう

脊柱弯度测量器　脊柱彎曲計　せきちゅうわんきょくけい

脊柱弯曲　脊柱彎曲　せきちゅうわんきょく

脊柱X线〔照〕片　脊柱造影図　せきちゅうぞうえいず

脊柱炎　脊椎炎　せきついえん

脊柱腰段　脊柱腰部　せきちゅうようぶ

脊柱圆骨凿　椎骨骨切りのみ　ついこつほねきりのみ

脊柱缘　椎骨縁　ついこつえん

脊柱增生性病变　椎骨過形成症，椎骨増殖症　ついこつかけいせいしょう，ついこつぞうしょくしょう

脊椎制动术　椎骨癒着術　ついこつゆちゃくじゅつ

脊椎肿瘤　脊椎腫瘍　せきついしゅよう

脊椎椎体结核病灶清除术　脊椎椎骨結核病巣クレアランス　せきちゅうついこつけっかくびょうそうclearanece

脊椎　脊椎　せきつい

脊椎病　脊椎病　せきついびょう

脊椎侧凸　脊椎側彎〔症〕　せきついそくわん〔しょう〕

脊椎穿刺针　脊椎穿刺針　せきついせんししん

脊椎动物　脊椎動物　せきついどうぶつ

脊椎动物亚门　脊椎動物亜門　せきついどうぶつあもん

脊椎根炎　脊椎根炎，根性脊椎炎　せきついこんえん，こんせいせきついえん

脊椎裂　脊椎披裂　せきついひれつ

脊椎骨　脊椎骨　せきついこつ

脊椎骨肥厚　脊椎骨化過剰〔症〕　せきついこっかじょう〔しょう〕

脊椎〔骨〕骨髓炎　脊椎骨髄炎　せきついこつずいえん

脊椎骨骺发育不良　脊椎骨端異形成〔症〕　せきついこつたんいけいせい〔しょう〕

脊椎骨骺骨软骨炎　脊椎骨端骨軟骨炎　せきついこつたんこつなんこつえん

〔脊〕椎骨脱离　脊椎分離〔症〕　せきついぶんり〔しょう〕

〔脊〕椎骨脱位　脊椎分離〔症〕　せきついぶんり〔しょう〕

脊椎骨性关节病　脊椎骨関節症　せきついこつかんせつしょう

脊椎骨折悬吊复位　脊椎骨折懸弔整復　せきついこっせつけんちょうせいふく

脊椎骨折姿势性复位　脊椎骨折姿勢性整復　せきついこっせつしせいせいせいふく

脊椎固定术　脊椎関節固定術　せきついかんせつこていじゅつ

〔脊〕椎关节强直　脊椎関節強直　せきついかんせつきょうちょく

脊椎关节炎　脊椎〔関節〕炎　せきつい〔かんせつ〕えん

脊椎管　脊椎管　せきついかん

脊椎管狭窄　脊椎管狭窄〔症〕　せきついかんきょうさく〔しょう〕

脊椎后凸　脊椎後彎〔症〕　せきついこうわん〔しょう〕

脊椎滑出性骨盆　脊椎すべり症骨盤　せきついすべりしょうこつばん

脊椎滑脱　脊椎すべり〔症〕　せきついすべり〔しょう〕

脊椎化脓　脊椎化膿〔症〕　せきついかのう〔しょう〕

脊椎脊髓炎　脊椎脊髄炎　せきついせきずいえん

脊椎结核〔病〕　脊椎結核〔症〕　せきついけっかく〔しょう〕

脊椎裂　脊椎披裂　せきついひれつ

脊椎麻醉　脊椎麻酔〔法〕　せきついますい〔ほう〕

脊椎〔膜〕穿刺　脊椎穿刺　せきついせんし

脊椎平片　脊椎平面フィルム　せきついへいめんfilm

脊椎牵引器　脊椎牽引子　せきついけんいんし

脊椎前凸　脊椎(柱)前彎〔症〕　せきつい(ちゅう)ぜんわん〔しょう〕

脊椎切开术　脊椎切開術　せきついせっかいじゅつ

脊椎融合术　脊椎固定術　せきついこていじゅつ
脊椎软化　脊椎軟化〔症〕　せきついなんか〔しょう〕
脊椎痛　脊椎痛　せきついつう
脊椎脱位　脊椎脱臼　せきついだっきゅう
脊椎炎　脊椎炎,椎骨炎　せきついえん,ついこつえん
　坎梅尔氏脊椎炎　カンメル脊椎炎,外傷後脊椎炎　Kummellせきついえん,がいしょうごせきついえん
　马-施二氏脊椎炎　マレ・ストランペル脊椎炎　Marie-Strumpellせきついえん
脊椎诊断法　脊椎診断法　せきついしんだんほう

jì　计记技忌季剂荠既继寄

计滴器　滴数計　てきすうけい
计划生育　計画出産　けいかくしゅっさん
计划生育率　計画出産率　けいかくしゅっさんりつ
计划生育统计　計画出産統計　けいかくしゅっさんとうけい
计量　計量　けいりょう
计量烧瓶　メスフラスコ,定容瓶　mess flask,ていようびん
计量数据(资料)　計量データ　けいりょうdata
计量诊断　計量診断　けいりょうしんだん
计米丁碱　ゲルミジン　germidine
计米特林碱　ゲルミトリン　germitrine
计明胺　ゲルミン　germine
计末林碱　ゲルメリン　germerine
计时器　タイマー,計時装置　timer,けいじそうち
计数　計算　けいさん
　艾迪斯氏计数　アジス計算　Addisけいさん
计数杯　計算バイアル　けいさんvial
计数池(室)　血球計算室,計算盤　けっきゅうけいさんしつ,けいさんばん
计数法　計算法　けいさんほう
　洪氏计数法　ホン計算法　Hungけいさんほう
计数管　計数管,カウンター　けいすうかん,counter
计数率　計数率　けいすうりつ
计数率计　計数率計　けいすうりつけい
计数器　計数器,カウンター　けいすうき,counter
计数数据(资料)　計数データ　けいすう data
计数相关　算出相関　さんしゅつそうかん
计数效率　計数効率　けいすうこうりつ
计数装置　計数器　けいすうき
计算不能　計算不能〔症〕　けいさんふのう〔しょう〕
计算尺　計算尺　けいさんじゃく
计算规则　計算規則　けいさんきそく
计算机　コンピューター　computer
计算机分析　計算機分析　けいさんきぶんせき
计算机程序　コンピューター　プログラム,計算機プログラム　computer program,けいさんきprogram
计算机程序设计　計算機プログラム作成　けいさんきprogramさくせい
计算机存储器　計算機ストレージ,計算機記憶装置　けいさんきstorage,けいさんききおくそうち
计算机代码　計算機コード　けいさんきcode
计算机档案　計算機フアイル　けいさんき file
计算机断层摄影　計算機断層撮影　けいさんきだんそうきつえい
计算机化X线体层扫描机　CTスキャンナー　CT scanner
计算机计时器　計算機クロノグラフ　けいさんきchronograph
计算机监护　計算機モニタリング　けいさんきmonitoring
计算机模拟　コンピューター　シミュレーション　computer simulation
计算机软件　計算機ソフトウエア　けいさんきsoftware
计算机硬件　計算機ハードウエア　けいさんきhardware
计算狂　計算癖　けいさんへき
计算困难〔障碍〕　計算不全　けいさんふぜん
计算图　計算図表　けいさんずひょう
计算员　計算者　けいさんしゃ
计算中心　計算センター,計算中心　けいさん center,けいさんちゅうしん
计温术　温度測定法　おんどそくていほう
记波法　キモグラフィー波動描記法　kymographyはどうびょうきほう
记波图　波動描記図,キモグラム　はどうびょうきず,kymogram
记波〔纹〕器　キモグラフ,波動描記器　kymograph,はどうびょうきき
记分　スコア　score
　阿普加氏记分　アプガースコア　Apgar score
记号　マーク,標識　mark,ひょうしき
记录电极　記録電極　きろくでんきょく
记录分光光度计　記録分光光度計　きろくぶんこうこうどけい
记录机　記録器,レコーダー　きろくき,recorder
记录墨水　記録インキ　きろくink
记录片　記録フィルム　きろくfilm
记录器纸带　レコーダー　テープ　recorder tape
记录式分光计　記録式スペクトロメーター,記録式分光計　きろくしきspectrometer,きろくしきぶんこうけい
记录式干湿球湿度计　記録式乾湿球湿度計　きろくしきかんしつきゅうしつどけい
记录式记时器　記録式クロノメーター　きろくしきchronometer
记录式量热器　記録式熱量計　きろくしきねつりょうけい
记录式流量计　記録式流速計　きろくしきりゅうそくけい
记录式微量滴定　記録式微量滴定　きろくしきびりょうてきてい
记录式温度计　記録式温度計　きろくしきおんどけい
记录信息　情報記録　じょうほうきろく
记录纸　記録紙　きろくし
记录装置(仪器)　記録装置　きろくそうち
记秒表　ストップウオッチ　stop—wath
记时标　タイムマーカー　time marker
记时法　時間記録法　じかんきろくほう
记时计　クロノメーター　chronometer
记纹气鼓　タンブール　tambour
记纹纸　キモグラフペーパー　kymograph paper
记性(忆)增强　記憶増進　きおくぞうしん
记忆　記憶,メモリ　きおく,memory
记忆保持　記憶保持　きおくほじ
记忆错误　記憶錯誤　きおくさくご
记忆分子　記憶分子　きおくぶんし
记忆痕　記憶痕跡　きおくこんせき
记忆卡片　記憶カード　きおくcard
记忆力　記憶力　きおくりょう
记忆〔力〕减退　記憶減退　きおくげんたい

记忆淋巴细胞　記憶リンパ球　きおくlymphきゅう
记忆缺失　健忘〔症〕　けんぼう〔しょう〕
记忆丧失　記憶喪失　きおくそうしつ
记忆细胞　記憶細胞　きおくさいぼう
记忆效应　記憶効果　きおくこうか
记忆性T细胞　記憶T細胞　きおくTさいぼう
记忆障碍　記憶障害　きおくしょうがい
记忆中枢　記憶中枢　きおくちゅうすう
技术　技術　ぎじゅつ
　法尔氏技术　フアール技術　Farrぎじゅつ
技术事故　技術事故　ぎじゅつじこ
技术误差　技術誤差　ぎじゅつごさ
技术员　技術員　ぎじゅついん
忌妒　嫉妬　しっと
忌妒妄想　嫉妬妄想　しっともうそう
忌食减肥疗法　バンチング式食事療法　bantingしきしょくじりょうほう
季铵　第四アンモニウム　だいしammonium
季铵碱　第四アンモニウム塩基　だいしammoniumえんき
季铵类解痉药　第四アンモニウム鎮痙薬　だいしammoniumちんけいやく
季铵盐　第四アンモニウム塩　だいしammoniumえん
季格利氏线锯　ギーリワイヤーソー　Gigli wire saw
季节病　季節病　きせつびょう
季节性　季節性　きせつせい
季节〔性〕变化　季節性変化　きせつせいへんか
季节性变态反应性鼻炎　季節性アレルギー性鼻炎　きせつせいAllergieせいびえん
季节性波动　季節性波動　きせつせいはどう
季节性枯草热　季節性枯草熱　きせつせいこそうねつ
季节性迁移　季節性移動　きせつせいいどう
季节性升高　季節性上昇　きせつせいじょうしょう
季肋部　季肋部　きろくぶ
季肋肝间沟　ストークス溝　Stokesこう
季-塞二氏病　ギー・テーゼン病　Gee-Thaysenびょう
季氏病　ギー病　Geeびょう
季碳原子　第四炭素原子　だいしたんそげんし
剂量　①〔薬剤〕投与量②〔放射〕線量　①〔やくざい〕とうよりょう,②〔ほうしゃ〕せんりょう
剂量补偿　線量補償　せんりょうほしょう
剂量测定法　線量測定法　せんりょうそくていほう
剂量当量　線量当量　せんりょうとうりょう
剂量反应关系　用量反応関係　ようりょうはんのうかんけい
剂量反应曲线　用量反応曲線　ようりょうはんのうきょくせん
剂量反应相关　用量反応相関　ようりょうはんのうそうかん
剂量计　線量計　せんりょうけい
剂量计数器　線量計数器　せんりょうけいすうき
剂量率　線量率　せんりょうりつ
剂量效应关系　線（用）量効果関係　せん（よう）りょうこうかかんけい
〔剂〕量效〔应〕曲线　線（用）量効果曲線　せん（よう）りょうこうかきょくせん
荠菜　ナズナ
既往史　既往歴,アナムネーゼ　きおうれき,anamnesis
既往症　既往症　きおうしょう

继代培养　継代培養　けいだいばいよう
继发癌　二次癌　にじがん
继发病　続発症　ぞくはつしょう
继发病变　二次病変　にじびょうへん
继发病例　二次症例　にじしょうれい
继发骨化点　二次骨化中心　にじこつかちゅうしん
继发肝细胞性黄疸　続発肝細胞性黄疸　ぞくはつかんさいぼうせいおうだん
继发感染　二次感染　にじかんせん
继发隔　二次中隔　にじちゅうかく
继发缓冲〔作用〕　二次性緩衝作用　にじせいかんしょうさよう
继发孔缺损　心房二次口欠損　しんぼうにじこうけっそん
继发瘤　二次腫瘍　にじしゅよう
继发脓疱　続発性膿疱　ぞくはつせいのうほう
继发龋　二次う食　にじうしょく
继发收缩　二次収縮　にじしゅうしゅく
继发纤维蛋白溶解症　二次線維素溶解症　にじせんいそようかいしょう
继发效应　二次効果　にじこうか
继发性〔白〕内障　続発性白内障　ぞくはつせいはくないしょう
继发性闭经　続発〔性〕無月経　ぞくはつ〔せい〕むげつけい
继发性变化　二次変化　にじへんか
继发性变性　二次変性　にじへんせい
继发性病灶　二次病巣　にじびょうそう
继发性不育症　続発性不妊症　ぞくはつせいふにんしょう
继发性糙皮病　続発性ペラグラ　ぞくはつせい　pellagra
继发性痴呆　二次性痴呆　にじせいちほう
继发性出血　続発性出血　ぞくはつせいしゅっけつ
继发性胆道运动功能失调　続発性胆管運動異常,続発性胆管（道）ジスキネジア　ぞくはつせいたんかんうんどういじょう,ぞくはつせいたんかん（どう）dyskinesia
继发性胆汁性肝硬变　続発性胆汁性肝硬変　ぞくはつせいたんじゅうせいかんこうへん
继发性胆脂瘤　続発性コレステリン腫　ぞくはつせいcholesterinしゅ
继发性低血糖　続発性低血糖〔症〕　ぞくはつせいていけつとう〔しょう〕
继发性癫痫　続発性てんかん,症候てんかん　ぞくはつせいてんかん,しょうこうてんかん
继发性淀粉样变性　続発性アミロイド症　ぞくはつせいamyloidしょう
继发性动脉瘤　続発性動脈瘤　ぞくはつせいどうみゃくりゅう
继发性耳痛　続発性耳痛　ぞくはつせいじつう
继发性肺淀粉样变性　続発性肺アミロイド症　ぞくはつせいはいamyloidしょう
继发性肺动脉高压　二次性肺高血圧症　にじせいはいこうけつあつしょう
继发性肺结核　続発性肺結核　ぞくはつせいはいけっかく
继发性肺脓肿　続発性肺膿瘍　ぞくはつせいはいのうよう
继发性肺炎　続発性肺炎　ぞくはつせいはいえん
继发性肺炎型鼠疫　続発性肺ペスト　ぞくはつせいはいpest
继发性腹膜炎　続発性腹膜炎　ぞくはつせいふくまくえん
继发性腹腔妊娠　続発性腹腔妊娠　ぞくはつせいふっこうにんしん

继发性肝癌　続発性肝癌　ぞくはつせいかんがん

继发〔性〕感染　続発感染　ぞくはつかんせん

继发性高血压　継発性高血圧，二次性高血圧　ぞくはつせいこうけつあつ，にじせいこうけつあつ

继发性高血压性视网膜病　続発性高血圧性網膜症　ぞくはつせいこうけつあつせいもうまくしょう

继发性睾丸机能减退　続発性睾丸機能低下　ぞくはつせいこうがんきのうていか

继发性膈肿瘤　続発性横隔膜腫瘍　ぞくはつせいおうかくまくしゅよう

继发〔性〕宫缩(子宫)无力　続発性子宮無力　ぞくはつせいしきゅうむりょく

继发性骨折　二次的骨折　にじてきこっせつ

继发性固缩肾　続発性萎縮腎　ぞくはつせいいしゅくじん

继发性红细胞增多症　続発性赤血球増加症　ぞくはつせいせっけっきゅうぞうかしょう

继发性呼吸抑制　続発性呼吸抑制　ぞくはつせいこきゅうよくせい

继发性坏疽　続発性壊疽　ぞくはつせいえそ

继发性肌无力综合征　続発性〔筋〕無力症候群　ぞくはつせい〔きん〕むりょくしょうこうぐん

继发性甲亢　続発性甲状腺機能亢進〔症〕　ぞくはつせいこうじょうせんきのうこうしん〔しょう〕

继发性甲状旁腺功能减退　続発性上皮小体機能減退〔症〕　ぞくはつせいじょうひしょうたいきのうげんたい〔しょう〕

继发性甲状旁腺功能亢进　続発性上皮小体機能亢進〔症〕　ぞくはつせいじょうひしょうたいきのうこうしんしょう

继发性甲状腺功能减退　続発性甲状腺機能減退〔症〕　ぞくはつせいこうじょうせんきのうげんたい〔しょう〕

继发性甲状腺功能亢进　続発性甲状腺機能亢進〔症〕　ぞくはつせいこうじょうせんきのうこうしん〔しょう〕

继发性角膜炎　続発性角膜炎　ぞくはつせいかくまくえん

继发性接种反应　続発性接種反応　ぞくはつせいせっしゅはんのう

继发性结核　二次性結核〔症〕　にじせいけっかく〔しょう〕

继发性经闭　続発性無月経　ぞくはつせいむげっけい

继发性精神病　続発性精神障害　ぞくはつせいせいしんしょうがい

继发性巨胃　続発性巨大胃〔症〕　ぞくはつせいきょだいい〔しょう〕

继发性抗体缺乏综合征　二次的抗体欠乏症候群　にじてきこうたいけつぼうしょうこうぐん

继发性免疫缺陷〔症〕　二次的免疫欠陥〔症〕　にじてきめんえきけっかん〔しょう〕

继发性脑积水　二次性水頭〔症〕　にじせいすいとう〔しょう〕

继发〔性〕脓胸　続発性膿胸　ぞくはつせいのうきょう

继发性帕金森氏综合征　続発性パーキンソン症候群　ぞくはつせい Parkinson しょうこうぐん

继发性脾功能亢进　続発性脾機能亢進　ぞくはつせいひきのうこうしん

继发性贫血　続発性貧血　ぞくはつせいひんけつ

继发性气胸　続発性気胸　ぞくはつせいききょう

继发性青光眼　続発性緑内障　ぞくはつせいりょくないしょう

继发性醛甾酮增多症　続発性アルドステロン症　ぞくはつせいaldosteron しょう

继发性蠕动　続発性蠕動　ぞくはつせいぜんどう

继发性乳腺癌　続発性乳腺癌　ぞくはつせいにゅうせんがん

继发性三叉神经痛　続発性三叉神経痛　ぞくはつせいさんさしんけいつう

继发性肾原性甲状旁腺功能亢进　続発性腎性上皮小体機能亢進　ぞくはつせいじんせいじょうひしょうたいきのうこうしん

继发性视神经萎缩　続発性視神経萎縮〔症〕　ぞくはつせいししんけいいしゅく〔しょう〕

继发性视网膜脱离　続発性網膜剥離　ぞくはつせいもうまくはくり

继发性损害　続発性損害　ぞくはつせいそんがい

继发性痛经　続発性月経困難　ぞくはつせいげっけいこんなん

继发性妄想　続発性妄想　ぞくはつせいもうそう

继发性纤溶亢进　二次線維素溶解亢進　にじせんいそようかいこうしん

继发性纤溶期　二次線維素溶解期　にじせんいそようかいき

继发性心肌病　続発性心筋病　ぞくはつせいしんきんびょう

继发性胸膜炎　続発性胸膜炎　ぞくはつせいきょうまくえん

继发性休克　二次〔性〕ショック　にじ〔せい〕shock

继发性血尿　続発性血尿　ぞくはつせいけつにょう

继发性血小板减少性紫癜　続発性血小板減少性紫斑病　ぞくはつせいけっしょうばんげんしょうせいしはんびょう

继发性血小板增多〔症〕　続発性血小板血症　ぞくはつせいけっしょうばんけっしょう

继发性疑病症　続発性心気症　ぞくはつせいしんきしょう

继发性抑郁症　続発性抑うつ症　ぞくはつせいよくうつしょう

继发性营养不良　続発性栄養失調　ぞくはつせいえいようしっちょう

继发性釉护膜　二次エナメル小皮　にじ enamel しょうひ

继发性原因　二次的原因　にじてきげんいん

继发性粘连　二次癒着　にじゆちゃく

继发性支气管炎　続発性気管支炎　ぞくはつせいきかんしえん

继发性窒息　続発性窒息(仮死)　ぞくはつせいちっそく(かし)

继发性综合征　続発性症候群　ぞくはつせいしょうこうぐん

继发性组织胞浆菌病　続発性ヒストプラズマ症　ぞくはつせいhistoplasma しょう

继发血栓　続発性血栓　ぞくはつせいけっせん

继发牙本质　第二象牙質　だいにぞうげしつ

继发症　続発症　ぞくはつしょう

继发作用　続発作用　ぞくはつきよう

继时对比　続時対比　けいじたいひ

继时空间　続時空間　けいじくうかん

继时条件反射　続時条件反射　けいじじょうけんはんしゃ

寄居蟹　寄生蟹　きせいガニ

寄居物　寄生体　きせいたい

寄螨目　寄生螨目　きせいダニもく

寄螨总科　寄生略類　きせいダニるい

寄入(存)器　レジスタ　register

寄生　寄生　きせい

寄生部位　寄生部位　きせいぶい

寄生虫　寄生虫　きせいちゅう

寄生虫包嚢　寄生虫嚢胞　きせいちゅうのうほう

寄生虫病　寄生虫病　きせいちゅうびょう

寄生虫病防治所　寄生虫病予防治療所　きせいちゅうびょうよぼうちりょうしょ

寄生虫病妄想　寄生虫被害妄想　きせいちゅうひがいもうそう

寄生虫肝硬变　寄生虫病性肝硬变　きせいちゅうびょうせいかんこうへん

寄生虫(性)感染　寄生虫感染　きせいちゅうかんせん

寄生虫感染性肺炎　寄生虫感染性肺炎　きせいちゅうかんせんせいはいえん

寄生虫计数　寄生虫算定　きせいちゅうさんてい

寄生虫咯血　寄生虫性喀血　きせいちゅうせいかっけつ

寄生虫恐怖病　寄生虫恐怖症　きせいちゅうきょうふしょう

寄生虫卵　寄生虫卵　きせいちゅうらん

寄生虫密度　寄生虫密度　きせいちゅうみつど

寄生虫潜伏期　寄生虫潜伏期　きせいちゅうせんぷっき

寄生虫性动物源疾病　寄生虫性動物原性感染症　きせいちゅうせいどうぶつげんせいかんせんしょう

寄生虫性腹泻　寄生虫性下痢　きせいちゅうせいげり

寄生虫性假阑尾炎　寄生虫性偽虫垂炎　きせいちゅうせいぎちゅうすいえん

寄生虫性结膜炎　寄生虫性結膜炎　きせいちゅうせいけつまくえん

寄生虫性脑炎　寄生虫性脳炎　きせいちゅうせいのうえん

寄生虫性囊肿　寄生虫性囊腫　きせいちゅうせいのうしゅ

寄生虫性心包炎　寄生虫性心膜炎　きせいちゅうせいしんまくえん

寄生虫性胸膜渗液　寄生虫性胸膜滲出液　きせいちゅうせいきょうまくしんしゅつえき

寄生虫性阴囊乳糜样水囊肿(瘤)　寄生虫性乳糜性陰嚢水腫(瘤)　きせいちゅうせいにゅうびせいいんのうすいしゅ(りゅう)

寄生虫学　寄生虫学　きせいちゅうがく

寄生虫血症　寄生虫血症　きせいちゅうけっしょう

寄生虫指数　寄生虫指数　きせいちゅうしすう

寄生动物　動物性寄生体　どうぶつせいきせいたい

寄生草螨　寄生ガマシドダニ　きせいgamasidダニ

寄生关系　寄生関係　きせいかんけい

寄生畸胎　寄生性奇形　きせいせいきけい

寄生菌　寄生菌　きせいきん

寄生昆虫　寄生昆虫　きせいこんちゅう

寄生螺旋体　寄生スピロヘータ　きせいspirochaeta

寄生目　寄生目　きせいもく

寄生生活　寄生生活　きせいせいかつ

寄生世代　寄生世代　きせいせだい

寄生宿主　寄生宿主　きせいしゅくしゅ

寄生物　寄生体　きせいたい

寄生物性耳炎　寄生虫性耳炎　きせいちゅうせいじえん

寄生物性皮肤病　寄生虫性皮膚病　きせいちゅうせいひふびょう

寄生习性　寄生習性　きせいしゅうせい

寄生现象　寄生現象　きせいげんしょう

寄生性黑皮病　寄生虫性黒皮病　きせいちゅうせいこくひびょう

寄生(性)肌瘤　寄生筋腫　きせいきんしゅ

寄生性口炎　寄生性口内炎　きせいせいこうないえん

寄生性脓疱病　寄生性膿疱症　きせいせいのうほうしょう

寄生性肉芽肿　寄生性肉芽腫　きせいせいにくがしゅ

寄生性炎　寄生性炎症　きせいせいえんしょう

寄生性营养　寄生性栄養　きせいせいえいよう

寄生性子宫平滑肌瘤　寄生性子宮筋腫　きせいせいしきゅうきんしゅ

寄生性〔致病性〕钩端螺旋体　寄生性病源性レプトスピーラ　きせいせいびょうげんせいleptospira

寄生原生动物　寄生原生動物　きせいげんせいどうぶつ

寄生原生动物学　寄生原虫学　きせいげんちゅうがく

寄生植物　寄生植物　きせいしょくぶつ

寄主　宿主　しゅくしゅ

寄主专一性　宿主特異性　しゅくしゅとくいせい

JIA　加夹伽痂家镓荚颊甲岬贾钾假价嫁

jiā　加夹伽痂家镓

加氨〔作用〕　アンモニア附加〔作用〕　ammoniaふか〔さよう〕

加巴斯托氏胎盘注入法　ガバストウ胎盤注入法　Gabastouたいばんちゅうにゅうほう

加尔氏病　ガル病　Gullびょう

加倍剂量　倍増量　ばいぞうりょう

加成　附加　ふか

加成〔产〕物　附加生成物　ふかせいせいぶつ

加成二聚合作用　重附加作用　じゅうふかさよう

加成二聚物　附加二量体　ふかにりょうたい

加成反应　附加反応　ふかはんのう

加成化合物　附加化合物　ふかかごうぶつ

加成聚合〔作用〕　重附加〔作用〕,附加重合〔作用〕　じゅうふか〔さよう〕,ふかじゅうごう〔さよう〕

加成作用　附加作用　ふかさよう

加德霉素　カンジシジン　candicidin

加德纳瘤　ガードナー腫瘍　Gardnerしゅよう

加德纳氏综合征　ガードナー症候群　Gardnerしょうこうぐん

加电子作用　電子添加作用　でんしてんかさよう

加尔辛氏综合症　ガルサン症候群　Garcinしょうこうぐん

加法累加器　加算累算器　かさんるいさんき

加法器　加算器　かさんき

加法示波器　メモリー　オシロスコープ　memory oscilloscope

加夫基氏表　カフキーの表　Caffkyのひょう

加合物　附加物　ふかぶつ

加合物形成剂　附加物形成剤　ふかぶつけいせいざい

加合性　附加性　ふかせい

加碱熔化　アルカリ熔,アルカリフュージョン　alkaliよう,alkaline fusion

加剧　激化　げきか

加拉西氏现象　ガラッシ現象　Galassiげんしょう

加莱阿蒂氏腺　ガレアッチ腺　Galeatiせん

加莱阿齐氏骨折　ガレアッチ骨折　Galeazziこっせつ

加兰德氏三角　ガーランド三角　Garlandさんかく

加兰他敏　ガランタミン　galanthamine

加兰他敏氢溴酸盐　ガランタミン臭化水素酸塩　galanthamineしゅうかすいそさんえん

加勒森氏电路　ガレットソン回路　Garretsonかいろ

加雷尔氏征　ガレル徴候　Garelちょうこう

加雷氏病　ガレー病　Garreびょう

加雷氏〔硬化性〕骨髓炎　ガレー骨髄炎　Garreこつずいえん

加里福尼亚病毒　カリフォルニアウイルス　California virus

加量组织胺试验　増量ヒスタミン試験　ぞうりょうhistamineしけん

加氯〔消毒〕法　塩素消毒法　えんそしょうどくほう

加姆纳氏病　ガムナ病　Gamnaびょう

加姆纳氏结节　ガムナ結節　Gamnaけっせつ

加拿大麻醇苷　シマロール　cymarol

加拿大麻苷　シマリン　cymarin

加拿大香脂　カナダバルザム　Canada balsam

加强　強化,補強　きょうか,ほきょう

加强网　増強網　ぞうきょうもう

加氢过程　水素添加過程　すいそてんかかてい

加氢精制　水素添加精製　すいそてんかせいせい

加氢裂化　水素添加分解　すいそてんかぶんかい

加氢缩合反应　水素添加縮合反応　すいそてんかしゅくごうはんのう

加氢作用　水素添加作用　すいそてんかさよう

加权平均皮温　重みつき平均皮膚温　おもみつきへいきんひふおん

加权平均数　重みつき平均値　おもみつきへいきんち

加权熵　重みつきエントロピー　おもみつきentropy

加权性质　重みつき性質　おもみつきせいしつ

加权因子　重みつき因子　おもみつきいんし

加权直线回归法　重みつき線形回帰法　おもみつきせんけいかいきほう

加热　加熱　かねつ

加热醋酸法　加熱酢酸法　かねつさくさんほう

加热固化型塑料　加熱硬化プラスチック　かねつこうかplastic

加热漏斗　加熱漏斗　かねつろうと

加热炉　加熱炉　かねつろ

加热器　加熱器,ヒーター　かねつき,heater

加热设备　加熱設備　かねつせつび

加-萨二氏病　ガル・サットン病　Gull-Suttonびょう

加塞氏管　ガッセル管　Gasserかん

加塞氏神经节　ガッセル神経節　Gasserしんけいせつ

加塞氏神经节减压法　ガッセル神経節減圧術　Gasserしんけいせつげんあつじゅつ

加塞氏神经炎　ガッセル神経炎　Gasserしんけいえん

加色法　色つけ法　いろつけほう

加数法　ナンバープラス法　number plusほう

加湿器　給湿器　きゅうしつき

加双氧酶　ジオキシゲナーゼ添加,過酸素化酵素添加　dioxygenaseてんか,かさんそかこうそてんか

加水脱氢　加水脱水素化作用　かすいだつすいそかさよう

加水脱氢反应　加水脱水素化反応　かすいだっすいそかはんのう

加思里氏肌　ガスリー筋　Guthrieきん

加速度　加速度　かそくど

加速度感觉　加速度感覚　かそくどかんかく

加速度计　加速度計　かそくどけい

加速度耐力　加速度耐性　かそくどたいせい

加速度性虚脱　加速度性虚脱　かそくどせいきょだつ

加速度〔致〕肺不张　加速度無気肺〔症〕　かそくどむきはい〔しょう〕

加速度作用　加速度作用　かそくどさよう

加速反应　加速反応　かそくはんのう

加速剂　促進剤　そくしんざい

加速期　加速期　かそくき

加速器　アクセレレーター,加速器　accelerator,かそくき

加速器型中子发生器　加速器型中性子発生器　かそくきがたちゅうせいしはっせいき

加速器治疗　加速器治療　かそくきちりょう

加速球蛋白　アクセレレーターグロブリン,促進グロブリン　accelerator globulin,そくしんglobulin

加速神经　促進神経　そくしんしんけい

加速试验法　加速試験法　かそくしけんほう

加速物　促進物質　そくしんぶっしつ

加速心室自主心律　加速心室固有リズム　かそくしんしつこゆうrhythm

加速型心音图微音器　加速型心音図マイクロフォーン　かそくがたしんおんずmicrophon

加速型移植物排斥　加速組織移植拒絶　かそくそしきいしょくきょぜつ

加速应激反应　加速ストレス　かそくstress

加酸分解　酸性分解　さんせいぶんかい

加酸水解　酸性加水分解　さんせいかすいぶんかい

加酸皂化　酸性石鹸化　さんせいせっけんか

加特纳氏管　ガルトネル管　Gartnerかん

加特纳氏囊肿　ガルトネル嚢腫　Gartnerのうしゅ

加温　加温　かおん

加温器　加温器　かおんき

加压舱(室)　与圧室　よあつしつ

加压单极肢体导联　増高単極肢誘導　ぞうこうたんきょくしゆうどう

加压锻炼　加圧練習　かあつれんしゅう

加压反射　増圧反射　ぞうあつはんしゃ

加压服　増圧服　ぞうあつふく

加压钢板固定术　加圧平板固定術　かあつへいばんこていじゅつ

加压呼吸　加圧呼吸　かあつこきゅう

加压呼吸调节器　加圧呼吸調整器　かあつこきゅうちょうせいき

加压剂　昇圧剤　しょうあつざい

加压聚合器　加圧重合器　かあつじゅうごうき

加压喷雾洗涤法　加圧噴霧洗濯法　かあつふんむせんたくほう

加压氢化　加圧水素化　かあつすいそか

加压人工呼吸　加圧人工呼吸　かあつじんこうこきゅう

加压神经　昇圧神経　しょうあつしんけい

加压素　バゾプレッシン　vasopressin

加压素试验　バゾプレッシン試験　vasopressinしけん

加压素注射液　バゾプレッシン注射液　vasopressinちゅうしゃえき

加压系统　加圧系統　かあつけいとう

加压效应　加圧効果　かあつこうか

加压性关节痛　加圧性関節痛　かあつせいかんせつつう

加压蒸气　加圧蒸気　かあつじょうき

加压治疗　加圧治療　かあつちりょう

加盐分离　塩析　えんせき

加氧酶　オキシゲナーゼ　oxygenase

加叶氏病　ガエー病　Gayetびょう

加重　増悪　ぞうあく

夹〔板〕　副子,副木,スプリント　ふくし,ふくぼく,splint

托马斯氏膝架夹　トーマス膝副木　Thomasしつふくぼく

夹板固定　副木固定　ふくぼくこてい

夹板疗法　副木療法　ふくぼくりょうほう

夹层动脉瘤　解離性動脈瘤　かいりせいどうみゃくりゅう

夹层技术　サンドウイッチ技術　sandwichぎじゅつ

夹层主动脉瘤　解離性大動脈瘤　かいりせいだいどうみゃくりゅう

夹二氮蒽　フェナジン　phenazine

夹合缝　夾結(接)合　きょうけつ(せつ)ごう

夹肌　板状筋　はんじょうきん

夹具　鉗子,クランプ　かんし,clamp

夹克刀位置　ジャックナイフ位　jackknifeい

夹棉器　棉クランプ　わたclamp

夹套管用钳　カニューレ支持鉗子　Kanüleしじかんし

夹杂症　随伴疾病　ずいはんしっぺい

夹竹桃　夾竹桃,オレアンダー　キョウチクトウ,oleander

夹竹桃苷　オレアンドリン　oleandrin

夹竹桃科　夾竹桃科　キョウチクトウか

夹竹桃霉素　オレアンドマイシシ　oleandomycin

夹竹桃糖　オレアンドロース　oleandrose

夹子　鉗子,クフンプ　かんし,clamp

伽玛辐射探测器　γ放射線検出器　γほうしゃせんけんしゅつき

伽玛光子　γ光子　γこうし

痂〔皮〕　痂皮　かさぶた,かひ

痂皮脱落　痂皮脱落,痂皮剝離　かひだつらく,かひはくり

痂切除　痂皮切除術　かひせつじょじゅつ

痂下愈合　痂皮下癒合　かひかゆごう

家蝙蝠　アブラコウモリ

家蚕　カイコ

家谱　家族系図　かぞくけいず

家禽白喉　家禽ジフテリア　かきんdiphtheria

家禽螺旋体　家禽スピロヘータ　かきんspirochaeta

家鼠属　家鼠属　イエネズミぞく

家庭隔离　家族隔離　かぞくかくり

家庭接生　家庭助産　かていじょさん

家庭精神病学　家族精神病学　かぞくせいしんびょうがく

家庭垃圾　家庭塵芥　かていじんかい

家庭污水　家庭下水　かていげすい

家庭医师　家庭医者,ホームドクター　かていいしゃ,home doctor

家庭用药　家庭用薬　かていようやく

家庭治疗　家庭治療　かていちりょう

家兔　家兎,ラビット　カト,rabbit

家兔唇坏死病　家兎口唇壊死病　カトこうしんえしびょう

家兔发热试验　家兎発熱性試験　カトはつねつせいしけん

家兔坏死放线菌　家兎壊死放線菌　カトえしほうせんきん

家兔密螺旋体病　家兎トレポネーマ症　カトTreponemaしょう

家蚊　イエカ

家系　家族系　かぞくけい

家系调查　家族系調査　かぞくけいちょうさ

家蝇蛆病　ハエ蛆病,ハエ幼虫症　ハエウジびょう,ハエようちゅうしょう

家蝇属　家蝿属　イエバエぞく

家用杀虫剂　家庭用殺虫剤　かていようさっちゅうざい

家族脊髓性肌萎缩　家族性脊髄性筋萎縮,ウェルドニッヒ・ホフマン麻痺　かぞくせいせきずいせいきんいしゅく,Werdnig-Hoffmannまひ

家族史　家族歴　かぞくれき

家族素因　家族素因　かぞくそいん

家族性肠息肉病　家族性腸ポリープ症　かぞくせいちょうpolypしょう

家族性成骨不全　家族性骨形成不全〔症〕　かぞくせいこつけいせいふぜん〔しょう〕

家族性痴呆　家族性白痴　かぞくせいはくち

家族性呆小病　庭性クレチン病　かぞくせいcretinびょう

家族性胆血症　家族性胆血症　かぞくせいたんけっしょう

家族性低β-脂蛋白血〔症〕　家族性低β-リポ蛋白血〔症〕　かぞくせいていβ-lipoたんぽくけつ〔しょう〕

家族性地中海热　家族性地中海熱　かぞくせいちちゅうかいねつ

家族性多浆膜炎　家族性多発性漿膜炎　かぞくせいたはつせいしょうまくえん

家族性房室传导阻滞　家族性房室伝導ブロック　かぞくせいぼうしつでんどうblock

家族性非溶血性黄疸　家族性非溶血性黄疸　かぞくせいひようけつせいおうだん

家族性肥厚性心肌病　家族性肥厚性心筋病　かぞくせいひこうせいしんきんびょう

家族性肺动脉高压　家族性肺動脈高血圧　かぞくせいはいどうみゃくこうけつあつ

家族性肺气肿　家族性肺気腫　かぞくせいはいきしゅ

家族性高胆固(甾)醇血症　家族性高コレステロール血症　かぞくせいこうcholesterolけっしょう

家族性高甘油三酯血症　家族性高トリグリセリド血症　かぞくせいこうtriglyceridけっしょう

家族性高密度脂蛋白缺乏症　家族性高密度リポプロティン欠乏症　かぞくせいこうみつどlipoproteinけつぼうしょう

家族性共济失调　家族性運動失調〔症〕　かぞくせいうんどうしっちょう〔しょう〕

家族性骨硬化病　家族性大理石骨病　かぞくせいだいりせきこつびょう

家族性颌骨增大　ケルビスム症,家族性顎骨増大　cherubismしょう,かぞくせいがくこつぞうだい

家族性黑蒙性白痴　家族性黒内障白痴,テー・サックス病　かぞくせいこくないしょうはくち,Tay-Sachsびょう

家族性红细胞增多症　家族性赤血球増多症　かぞくせいせっけっきゅうぞうたしょう

家族性甲状腺肿　家族性甲状腺腫　かぞくせいこうじょうせんしゅ

家族性结肠息肉病　家族性結腸ポリープ症　かぞくせいけっちょうpolypしょう

家族性结肠腺瘤病　家族性大腸腺腫症　かぞくせいだいちょうせんしゅしょう

家族性颈部强硬　家族性頸強直　かぞくせいけいきょうちょく

家族性痉挛性截瘫　家族性強直性対麻痺　かぞくせいきょうちょくせいついまひ

家族性类脂性视网膜变性　家族性リポイド網膜症　かぞくせいlipoidもうまくしょう

家族性粒细胞减少症　家族性顆粒球減少症　かぞくせいかりゅうきゅうげんしょうしょう

家族性良性慢性天疱疮　家族性良性慢性天疱瘡　かぞくせいりょうせいまんせいてんぽうそう

家族性卵磷脂缺乏症　家族性レシチン欠乏症　かぞくせい lecithinけつぼうしょう

家族性囊性淋巴管扩张症　家族性囊胞性リンパ管拡張症　かぞくせいのうほうせいlymphかんかくちょうしょう

家族性脑病　家族性脳症　かぞくせいのうしょう

家族性脑中叶硬化　家族性脳中葉硬化〔症〕　かぞくせいのうちゅうようこうか〔しょう〕

家族性脾性贫血　家族性脾性貧血，ゴーシェー病　かぞくせいひせいひんけつ，Gaucherびょう

家族性普茨氏综合征　家族性ポイツ症候群　かぞくせいPeutzしょうこうぐん

家族性普茨-耶〔格〕二氏综合征　家族性ポイツ・エガー症候群　かぞくせいPeutz-Jegherしょうこうぐん

家族性球形红细胞症　家族性球形赤血球症　かぞくせいきゅうけいせっけっきゅうしょう

家族性溶血性贫血　家族性溶血性貧血　かぞくせいようけつせいひんけつ

家族性嗜铬细胞瘤病　家族性クローム親和性細胞腫　かぞくせいchromaしんわせいさいぼうしゅ

家族性嗜曙红细胞增多　家族性好酸球増多〔症〕　かぞくせいこうさんきゅうぞうた〔しょう〕

家族性脱髓鞘性脑病　家族性脱髓性脳硬化症　かぞくせいだつずいせいのうこうかしょう

家族性天疱疮　家族性天疱瘡　かぞくせいてんぽうそう

家族性无胆色素尿性黄疸　家族性無胆汁尿性黄疸　かぞくせいむたんじゅうにょうせいおうだん

家族性 C₅ 无能症　家族性C₅発育不全　かぞくせいC₅はついくふぜん

家族性息肉病　家族性ポリープ症　かぞくせいpolypしょう

家族性腺瘤病　家族性腺腫症　かぞくせいせんしゅしょう

家族性小红细胞性贫血　家族性小赤血球性貧血　かぞくせいしょうせっけっきゅうせいひんけつ

家族性小头畸形　家族性小頭症　かぞくせいしょうとうしょう

家族性心肌病　家族性心筋症　かぞくせいしんきんしょう

家族性心脏肥大　家族性心臓肥大〔症〕　かぞくせいしんぞうひだい〔しょう〕

家族性血胆甾醇过多性黄瘤　家族性高コレステロール血症性黄色腫　かぞくせいこうcholesterolけっしょうせいおうしょくしゅ

家族性遗传性毛细血管扩张症　ゴルドスタイン病　Goldsteinびょう

家族性遗传性皮肤综合症　ロトムンド・トムソン症候群　Rothmund-Thomsonしょうこうぐん

家族性原发性黄瘤病　家族性原発性黄色腫症　かぞくせいげんはつせいおうしょくしゅしょう

家族性再生不良性贫血　家族性再生不全性貧血　かぞくせいさいせいふぜんせいひんけつ

家族性 α-脂蛋白缺乏症　家族性α-リポ蛋白欠乏症　かぞくせいα-lipoたんぱくけつぼうしょう

家族性植物神经失调综合征　家族性自律神経失調症候群　かぞくせいじりつしんけいしっちょうしょうこうぐん

家族性植物神经性疾病　家族性自律神経疾患　かぞくせいじりつしんけいしっかん

家族性中性粒细胞减少症　家族性好中球減少症　かぞくせいこうちゅうきゅうげんしょうしょう

家族性周期性瘫〔痪〕　家族性周期性麻痺　かぞくせいしゅうきせいまひ

家族性自律机能不良　家族性自律性機能不全　かぞくせいじりつせいきのうふぜん

家族性自主神经机能异常　家族性自律神経機能不全　かぞくせいじりつしんけいきのうふぜん

家族遗传性视神经萎缩　家族遺伝性視神経萎縮〔症〕，レーベル病　かぞくいでんせいししんけいいしゅく〔しょう〕，Leberびょう

家族遗传性震颤　家族遺伝性振戦　かぞくいでんせいしんせん

镓　ガリウム，Ga　gallium

⁶⁷镓枸橼（柠檬）酸盐　ガリウム-67クエン酸塩　gallium-67クエンさんえん

镓-乙二胺四乙酸　エチレンジアミン四酢酸ガリウム　ethylen diamineしさくさんgallium

jiá　荚颊

荚豆苷　ビシアニン　vicianin

荚果　豆果　とうか

荚膜　莢膜　きょうまく

荚膜多糖　莢膜多糖　きょうまくたとう

荚膜杆菌属　莢膜杆菌属，クレブシェラ属　きょうまくかんきんぞく，Klebsiellaぞく

荚膜抗体　莢膜抗体　きょうまくこうたい

荚膜抗原　莢膜抗原　きょうまくこうげん

荚膜膨胀试验　莢膜膨化試験　きょうまくぼうかしけん

荚膜染色法　莢膜染色法　きょうまくせんしょくほう

　希斯氏荚膜染色法　ヒス莢膜染色法　Hissきょうまくせんしょくほう

荚膜组织胞浆菌　ヒストプラスマカプスラツム　Histoplasma capsulatum

荚膜组织胞浆菌病　ヒストプラスマ症　histoplasmaしょう

荚膜组织胞浆菌素　ヒストプラスミン　histoplasmin

荚膜组织胞浆菌素皮肤试验　ヒストプラスミン皮膚反応　histoplasminひふはんのう

荚膜组织胞浆菌性食管炎　ヒストプラスマ食道炎　histoplasmaしょくどうえん

颊　頬　ほほ（お）

颊瓣　頬側皮膚弁　きょうそくひふべん

颊包柔氏螺旋体　口腔スピロヘータ　こうこうspirochaeta

颊壁　頬面壁　きょうめんへき

颊部贯通伤　頬側穿通傷　きょうそくせんつうしょう

颊部涂片　頬側塗抹〔標本〕　きょうそくとまつ〔ひょうほん〕

颊成形术　頬形成術　ほほけいせいじゅつ

颊唇成形术　頬唇形成術　きょうしんけいせいじゅつ

颊动脉　頬動脈　きょうどうみゃく

颊耳畸形　頬耳症　きょうじしょう

颊根　頬側根　きょうそくこん

颊沟　頬側面溝　きょうそくめんこう

颊骨　頬骨　きょうこつ

颊含片　バッカル錠〔剤〕　buccalじょう〔ざい〕

颊肌　頬筋　きょうきん

颊肌嵴　頬筋稜　きょうきんりょう

颊肌淋巴结　頬筋リンパ節　きょうきんlymphせつ

颊肌支　頬筋支，頬枝　きょうきんし，きょうし

颊间隙　頬腔〔隙〕　きょうこう〔げき〕

颊间隙蜂窝织炎　頬腔〔隙〕蜂巣炎　きょうくう〔げき〕ほうそうえん

颊间隙感染　頬腔〔隙〕感染　きょうこう〔げき〕かんせん

颊角　頬角　きょうかく
颊颈成形术　頬頸形成術　きょうけいけいせいじゅつ
颊颈嵴　頬頸稜　きょうけいりょう
颊瘤　頬腫瘍　きょうしゅよう
颊瘘　頬フィステル　きょうFistel
颊螺旋体　頬スピロヘータ　きょうspirochaeta
颊毛(须)　須毛,ひげ,あごひげ　しゅもう
颊面　頬面　きょうめん
颊囊　頬囊　きょうのう
颊粘膜　頬粘膜　きょうねんまく
颊粘膜癌　頬粘膜癌　きょうねんまくがん
颊粘膜白斑病　頬粘膜白斑病　きょうねんまくはくはんびょう
颊粘膜骨膜　頬粘膜性骨膜　きょうねんまくせいこつまく
颊粘膜皱襞　頬粘膜ひだ　きょうねんまくひだ
颊牵开器　頬牽引子　きょうけんいんし
颊区　頬部　きょうぶ
颊前庭　頬前庭　きょうぜんてい
颊缺损　頬欠損　きょうけっそん
颊舌关系　頬舌関係　きょうぜつかんけい
颊舌径　頬舌径　きょうぜつけい
颊神经　頬神経　きょうしんけい
颊神经麻醉　頬神経麻酔〔法〕　きょうしんけいますい〔ほう〕
颊涂片分析　頬塗抹〔標本〕分析　きょうとまつ〔ひょうほん〕ぶんせき
颊窝　えくぼ
颊系带　頬小帯　きょうしょうたい
颊现象　ブルジンスキー徴候　Brudzinskiちょうこう
颊腺　頬腺　きょうせん
颊向错位　頬傾斜　きょうけいしゃ
颊向阻生第三磨牙　頬埋伏第三臼歯　きょうまいふくだいさんきゅうし
颊咽部　頬咽頭部　きょういんとうぶ
颊咽缝　頬咽頭縫線　きょういんとうほうせん
颊咽筋膜　頬咽頭筋膜　きょういんとうきんまく
颊翼区　頬側フレンジ部　きょうそくflangeぶ
颊脂垫　頬パット　きょうpad
颊脂体　頬脂肪体　きょうしぼうたい
颊鬃　頬剛毛　きょうごうもう

jiǎ　甲岬贾钾假

甲　①爪②甲介　①つめ,そう②こうかい
甲氨蝶呤　メソトレキセート　methotrexate
甲氨二氮䓬　クロルジアゼポキシド　chlordiazepoxide
甲氨基酚皮炎　メチルアミノフェノール皮膚炎　methylaminophenolひふえん
甲胺　メチルアミン　methylamine
甲胺磷　メタアミドホス　methamidophos
甲胺乙吡啶　ベータヒスチン　betahistine
甲白斑症　爪〔甲〕白斑〔症〕　そう〔こう〕はくはんしょう
甲半月(弧影)　爪半月　そうはんげつ
甲拌磷　シメット,フォレート　thimet,phorate
甲拌磷中毒　シメット中毒　thimetちゅうどく
甲苯　トルエン,メチルベンゼン　toluene,methyl benzene
甲苯胺蓝　トルイジンブルー　toluidine blue
甲苯胺蓝-碘染色液　アルベルト染色液　Albertせんしょくえき
甲苯胺蓝纠正试验　トルイジンブルー矯正試験　toluidine blueきょうせいしけん
甲苯胺蓝中和试验　トルイジンブルー中和試験　toluidine blueちゅうわしけん
甲苯〔丙〕酮　メチラポン　metyrapone
甲苯〔丙〕酮试验　メチラポン試験　metyraponeしけん
甲苯哒唑　メベンダゾール　mebendazol
甲苯丁胺　メフェンテルミン　mephentermine
甲苯二胺　トルエンジアミン　toluenediamine
甲苯-3,4-二硫酚　トルエン-3,4-ジチオール　toluene-3,4-dithiol
甲苯法　トルエン法　tolueneほう
甲苯酚　クレゾール　cresol
甲〔苯〕酚红　クレゾール　レッド　cresol red
甲〔苯〕磺丁脲片　トルブタミド錠　tolbutamideじょう
甲〔苯〕磺丁脲试验　トルブタミド試験　tolbutamideしけん
甲〔苯〕磺〔酰〕丁脲　トルブタミド　tolbutamide
甲苯磺酰氯　トルエンスルフォクロリード　toluene sulfochloride
甲苯肼　トリルヒドラジン　tolylhydrazine
甲苯喹唑酮　メタクワロン　methaqualone
甲苯咪唑　メベンダゾール　mebendazole
甲苯乙基内酰脲　メサントイン　mesantoin
甲苯中毒　トルエン中毒　tolueneちゅうどく
甲吡酮　メトピロン　metopyrone
甲襞　爪ひだ　つめひだ
甲变形　爪形成異常症,爪ジストロフィ　つめけいせいいじょうしょう,つめdystrophy
甲骸〔骨〕综合征　爪膝蓋骨症候群　つめしつがいこつしょうこうぐん
甲骸肋发育不全综合征　爪膝蓋肋骨症候群　つめしつがいろっこつしょうこうぐん
甲病　爪障碍　つめしょうがい
甲虫　甲虫　カブトムシ
N^5,N^{10}-甲川四氢叶酸　N^5,N^{10}-メチニル テトラヒドロフォリン酸　N^5,N^{10}-methenyl tetrahydrofolinさん
甲床　爪床　そうしょう
甲床黑素瘤　爪床メラノーマ,爪床黒色腫　そうしょうmelanoma,そうしょうこくしょくしゅ
甲床化脓　上爪皮膿疱,エポニチア　じょうそうひのうほう,eponychia
甲床嵴　爪床稜　そうしょうりょう
甲床甲沟炎　爪床爪溝炎,瘭疽　そうしょうそうこうえん,ひょうそ
甲床角化过度　爪床肥厚〔症〕,爪下角質増殖〔症〕　そうしょうひこう〔しょう〕,そうかかくしつぞうしょく〔しょう〕
甲床瘤　爪腫,オニコーマ　そうしゅ,onychoma
甲床炎　爪〔床〕炎　そう〔しょう〕えん,
甲醇　メタノール,メチルアルコール　methanol,methyl alcohol
甲醇钠　ナトリウム メトキシド　natrium methoxide
甲醇提取物残渣　メタノール抽出物残渣　methanolちゅうしゅつぶつざんさ
甲醇中毒　メチルアルコール中毒　methyl alcoholちゅうどく
甲刺　逆剥　さかむけ
甲粗隆　爪粗面　そうめん
甲醋唑(氮酰)胺・メタゾールアミド　methazolamide
甲低性心脏病　甲状腺〔機能〕低下性心臓病　こうじょうせ

ん〔きのう〕ていかせいしんぞうびょう

甲地孕酮 メゲストロール megestrol

甲碘安 トリヨードチロニン ナトリウム,チオチロニン ナトリウム triioldothyronine natrium, tiothyronine natrium

甲碘吡酮酸钠 ヨートキシール,ヨードメタメート ナトリウム iodoxyl,iodomethamate natrium

甲丁双脲 メプロバメート meprobamate

甲肥厚 爪肥大〔症〕そうひだい〔しょう〕

甲吩噻嗪乙酸 メチアジン酸 metiazinさん

甲酚 クレゾール cresol

甲酚红 クレゾール レッド cresol red

甲酚酞 クレゾールフタレイン cresolphthalein

甲酚皂溶液 クレゾール石鹼液 cresolせっけんえき

甲酚紫 クレゾール バイオレット cresol violet

甲砜〔氯〕霉素 チオシメチン,チアンフェニコール thiocymetin,thiamphenicol

甲氟磷酸异丙酯 サリン sarin

甲氟噻嗪 ヒドロフルメチアジド hydroflumethiazide

甲氟烯素 デキサメタゾン dexamethasone

甲根 爪根 そうこん

甲根肉瘤 爪根肉腫 そうこんにくしゅ

甲庚胺 メチルアミノヘプタン methylaminoheptane

甲沟 爪床溝 そうしょうこう

甲沟脓炎 上爪皮膿疱 じょうそうひのうほう

甲沟炎 爪〔周〕囲炎 そう〔しゅう〕いえん

甲钴胺素 メチルコバラミン methyl cobalamin

甲胍乙酸 クレアチン creatine

甲关节面 甲状関節面 こうじょうかんせつめん

甲冠 ジヤケットクラウン jacket crown

甲廓 爪郭 そうかく

甲硅烷 シリカン silicane

甲黄癣 爪黄癬 そうおうせん

甲磺灭脓 マルファニール,スルファミロン marfanil, sulfamylon

甲磺苄胺唑啉 フェントルアミン メタンスルホナート phentolamine methanesulfonate

甲磺酸甲基酯 メチルスルホン酸メチルエステル methylsufonさんmethylester

甲磺烟肼钠 メタンニアジド methaniazide

甲会厌肌 甲状喉頭蓋筋 こうじょうこうとうがいきん

甲基 メチル methyl

甲一〇五九 メチルデメトン methyl demeton

甲一六〇五 メチルパラチオン methyl parathion

甲基阿托品(颠茄素) メチル アトロピン methyl atropine

甲基爱康宁 メチル エルゴニン methyl ergonine

甲基氨基甲酸酯 メチル カーバメート methyl carbamate

甲基巴豆酰辅酶A β-メチルクロトニル コエンザイムA β-methylcrotonyl CoA

β-甲基巴豆酰甘氨酸尿症 β-メチルクロトニル グリシン尿症 β-methyl crotonyl glycinにょうしょう

甲基百里酚蓝 メチルチモール ブルー methylthymol blue

5-甲基胞嘧啶 5-メチルサイトシン 5-methylcytosine

甲〔基〕苯胺 メチルアニリン,トルイジン,アミノトルエン methylanilin,toluidine,aminotoluene

甲〔基〕苯巴比妥 メチル フェノバルビタール methyl phenobarbital

甲基苯丙胺 メタアンフェタミン methamphetamine

2-甲基-1-苯基—5-吡唑啉 2-メチル-1-フェニル-5-ピラゾロン 2-methyl-1-phenyl-5-pyrazolone

α-甲基苯乙烯 α-メチルスチレン α-methylstyrene

N-甲基吡咯啉 N-メチルピロリン N-methylpyrroline

甲基苄肼 プロカルバジン procarbazine

甲基丙二酸 メチル マロン酸 methyl malonさん

甲基丙二酸单醛 メチルマロニック セミアルテヒド methylmalonic semialdehyde

甲基丙二酸单酰辅酶A メチルマロニル コエンザイムA methylmalonyl-CoA

甲基丙二酸单酰辅酶A变位酶 メチルマロニル コエンザイムAムターゼ methylmalonyl-CoA mutase

甲基丙二酸单酰辅酶A异构酶 メチルマロニル コエンザイムAイソメラーゼ methylmalonyl-CoA isomerase

甲基丙二酸尿症 メチルマロン酸尿症 methylmalonさんにょうしょう

甲基丙二酸血症 メチルマロン酸血症 methylmalonさんけっしょう

甲基丙二酸酯 マロン酸メチル malonさんmethyl

甲基丙烯腈 メタアクリルニトリル methacrylonitrile

甲基丙烯酸甲酯 メタアクリル酸メチル methacrylさんmethyl

甲基丙烯酸甲酯弹性塑料 弾性メチルメタアクリレート だんせいmethyl methacrylate

甲基丙烯酸甲酯中毒 メタアクリル酸メチル中毒 methacrylさんmethylちゅうどく

甲基丙烯酰辅酶A メチルアクリロイル コエンザイムA methylacryloyl-CoA

甲基橙 メチル オレンジ methyl orange

甲基橙皮苷 メチル ヘスペリジン methyl hesperidin

甲基橙试纸 メチル オレンジ試験紙 methyl orangeしけんし

1-甲基次黄 1-メチル ヒポキサンチン 1-methyl hypoxanthine

甲基刺桐定碱 メチル エリソートリン methyl erysotrine

甲基醋酸盐中毒 酢酸メチル中毒 さくさんmethylちゅうどく

甲基甙 メチル グルコシド methyl glucosid

甲基胆蒽 メチル コラントレン methyl cholanthrene

甲基氮萘红 クイナルジン レッド quinaldine red

甲基敌百虫 メチル ジプテレックス methyl dipterex

2-甲基丁二烯 2-メチル ブタジェン 2-methyl butadiene

α-甲基丁酸 α-メチル酪酸 α-methylらくさん

2-甲基-1-丁烯-3-酮 2-メチル-1-ブテン-3-オン 2-methyl-1-butene-3-one

甲基丁烯酰辅酶A メチルブチリル コエンザイムA methylbutyryl-CoA

甲基丁香酚 メチルオイゲノール methyleugenol

甲基对硫磷 メチル パラチオン methyl parathion

甲基对硫磷中毒 メチル パラチオン中毒 methyl parathionちゅうどく

甲基多巴 メチル ドーパ methyl dopa

N-甲基多巴胺 N-メチル ドーパミン N-methyl dopamine

甲基儿茶酚 メチル カテコール methyl catechol

甲基二羟戊酸 メチルジヒドロキシペンタン酸 methyldihydroxypentanさん

甲基二氢吗啡酮 メトポン metopon

甲〔基〕甘氨酸 メチル グリシン,サルコシン methyl

glycin,sarcosine

甲基甘氨酸血症　メチルグリシン血症　methylglycinけっしょう

甲基苷(贰)　メチルグルコサイド　methyl glucoside

甲基睾丸素(酮)　メチルテストステロン　methyl testosterone

甲基汞　メチル水銀　methyl すいぎん

甲基汞中毒　メチル水銀中毒　methylすいぎんちゅうどく

甲基谷硫磷　メチルアジンフォース　methyl azinphos

甲基钴胺素　メチルコバラミン　methyl cobalamin

甲基胍　メチルグアニジン　methylguanidine

2-0-甲基核糖　2-0-メチルリボース　2-0-methylribose

甲基红　メチルレッド　methyl red

甲基红酚酞　メチルレッド　フェノールフタレイン　methyl red phenolphthalein

甲基红试验　メチルレッド試験　methyl redしけん

甲基胡椒酚　メチルチャビコール　methyl chavicol

甲基化　メチル化　methylか

甲基化剂　メチル化剤　methylかざい

甲基化作用　メチル化作用　methylかさよう

甲基环己酮　メチルサイクロヘキサノン　methyl cyclohexanone

甲基环己烷　メチルサイクロヘキサン　methyl cyclohexane

甲基环己亚硝脲　セムスチン　semustine

甲基环戊烷　メチルサイクロペンタン　methyl cyclopentane

甲基黄　メチルエロー　methyl yellow

甲基黄连碱　ウォレニン　worenine

甲基磺酸菲托拉明酚妥　メタンスルホン酸フェントラミン　methanesulfonさんphentolamine

甲基肌醇　メチルイノシトール　methyl-inositol

甲基己烯酮　メチルヘキセノン　methyl hexenone

甲基甲麦角新碱　メチルエルゴノビン　methyl ergonovine

甲基金雀花碱　メチルシチシン　methylcytisine

甲基肼　メチルヒドラジン　methyl hydrazine

甲基蓝　メチルブルー　methyl blue

N-甲基酪胺　N-メチルチラミン　N-methyltyramine

甲基锂　メチルリチウム　methyl lithium

甲基莲心碱　ネフェリン　neferine

5-甲基-2-硫尿(氧)嘧啶　5-メチル-2-チオウラシル　5-methyl-2-thiouracil

甲基硫酸康非定　メチル硫酸カンフェジン　methylりゅうさんcamphidine

甲基硫酸新斯的明　メチル硫酸ネオスチグミン　methylりゅうさんneostigmine

甲基硫氧嘧啶　メチルチオウラシル　methylthiouracil

甲基绿　メチルグリーン　methyl green

甲基绿派若宁核糖核酸酶法　メチルグリーン　ピロニン　リボヌクレアーゼ法　methyl green pyronin ribonucleaseほう

甲基绿派若宁染色　メチルグリーン　ピロニン染色〔法〕　methyl green-pyroninせんしょく〔ほう〕

甲基氯　メチルクロリド,クロルメタン　methyl chloride, chlormethane

2-甲基-4-氯苯氧乙酸　2-メチル-4-クロルフェノキシ酢酸　2-methyl-4-chlorphenoxyさくさん

甲基氯化吡啶醛肟　2-ピリジン　アルドキシン　メソクロリド　2-pyridine aldoxine methochloride

甲基麻黄碱　メチルエフェドリン　methyl ephedrine

甲基吗啡　メチルモルフィン　methyl morphine

甲基酶　メチラーゼ　Methylase

4-甲基咪唑　4-メチルイミダゾール　4-methyl imidazole

甲基钠　メチルナトリウム　methyl natrium

2-甲基-1,4-萘醌　2-メチル-1,4-ナフトキノン　2-methyl-1,4-naphthoquinone

甲基内吸磷　メチルデメトン　methyl demeton

甲基内吸磷中毒　メチルデメトン中毒　methyl demetonちゅうどく

甲基鸟嘌呤　メチルグアニン　methyl guanine

甲基鸟嘌呤核苷　メチルグアノシン　methyl guanosine

5-甲基尿嘧啶　5-メチルウラシル　5-methyluracil

甲〔基〕泼尼(强的)松龙　メチルプレドニゾロン　methyl prednisolone

甲基泼尼松龙琥珀酸酯钠　琥珀酸ナトリウム　メチルプレドニゾロン　コハクさんnatrium methylprednisolone

甲基羟戊二酰辅酶A还原酶　メチルヒドロキシグルタリル　コエンザイムAレダクターゼ　methylhydroxyglutaryl CoA reductase

甲基氰　アセトニトリル,シアン化メチル　acetonitrile, cyanかmethyl

α-甲基去甲肾上腺素　α-メチルノルアドレナリン　α-methyl noradrenaline

甲基去氢氢化可的松　メチルプレドニゾロン　methyl prednisolone

甲基去氢氢化可的松琥珀酸钠　コハク酸ナトリウムメチルプレドニゾロン　コハクさんnatrium methylprenisolone

18-甲〔基〕炔诺酮　メチルノルエチンドロン　methyl norethindron

甲基溶纤剂　メチルセロソルブ　methyl cellosolve

甲基三羟基芴　メチルトリヒドロキシフルオレン　methyl trihydroxy fluorene

甲基三烯炔诺酮　メチルノルゲストリエノン　methyl norgestrienone

4-甲基伞形酮　4-メチルウンベリフェロン　4-methyl umbelliferone

甲〔基〕胂酸钠　メチルアルソン酸ナトリウム,メチルヒ酸ナトリウム　methyl arsonさんnatrium,methyl ひさん natrium

甲基胂酸钙　メチルアルソン酸カルシウム　methyl arsonさんcalcium

甲基胂酸锌　メチルアルソン酸亜鉛　methyl arsonさんあえん

甲基鼠李〔黄〕素　ラムナジン　rhamnazin

甲基双吡啶丙酮　メタピロン　metapyrone

甲基丝裂霉素　メチルマイトマイシン　methyl mitomycin

甲基丝裂霉素C　メチルマイトマイシンC　methyl mitomycin C

N^5-甲基四氢叶酸　N^5-メチル　テトラヒドロフォリン酸　N^5-methyl tetrahydrofolinさん

N^5-甲基四氢叶酸转甲基酶　N^5-メチル　テトラヒドロフォレートメチルトランスフェラーゼ　N-methyl tetrahydrofolate methyl transferase

甲基脱硫氢对甲苯胺磺酸盐　チオフラビン　thioflavine

β-羟基 β-甲基戊二酰辅酶A　β-ヒドロキシ-β-メチルグルタリル コエンザイムA　β-hydroxy-β-methyl glutaryl-CoA

甲基戊糖　メチル ペントース　methyl pentose

甲基戊酮　メチル ペンタノン　methyl pentanone

4-甲基-2-戊酮　4-メチル-2-ペンタノン　4-methyl-2-pentanone

β-甲基戊烯二酰辅酶 A　β-メチルグルタコニル コエンザイムA　β-methylglutaconyl coenzymeA

4-甲基-3-戊烯-2 酮　4-メチル-3-ペンテン-2-オン　4-methyl-3-pentene-2-one

甲基纤维素　メチル セルローズ　methyl cellulose

甲基腺嘌呤　メチル アデニン　methyl adenine

N-甲基-N-硝基-N-亚硝基胍　N-メチル-N-ニトロ-N-ニトロゾグアニジン　N-methyl-N-nitro-N-nitrosoguanidine

甲基溴化阿托品　アトロピンメチルブロマイド，アトロピン臭化メチル　atropine methylbromide, atropineしゅうか methyl

甲基溴中毒　臭化メチル中毒　しゅうか methylちゅうどく

甲基亚砜　メチル スルホキサイド　methyl sulfoxide

甲基移换（转移）酶　メチルトランスフェラーゼ　Methyltransferase

甲基乙二醛　メチル グリオキサール　methyl glyoxal

甲基乙基甲酮　メチル エチルケトン　methyl ethylketone

甲基乙酰乙酸尿症　メチルアセト酢酸尿症　methyl-acetoさくさんにょうしょう

甲基异吡唑　メチル ギオキサリジン　methyl gyoxalidin

甲基异丙基苯　シメン　cymene

5-甲基-2-异丙基苯酚　チモール　thymol

甲基异丙烯甲酮　メチル イソプロペニル ケトン　methyl isopropenyl ketone

甲基异丁基甲酮　メチル イソブチル ケトン　methyl isobutyl ketone

甲基异丁烯甲酮　メチル イソブテニル ケトン　methyl isobutenyl ketone

甲基异石榴皮碱　メチル イソペレチェリン　methyl isopelletierine

甲基异吸磷　メチル イソシストックス　methyl isosystox

甲基吲哚　メチル インドール，スカトール　methyl indol, skatole

甲基吲哚二酮缩氨硫脲　メチサゾン　methisazone

甲基正丙基甲酮　メチル-n-プロピルケトン　methyl-n-n-propyl ketone

甲基正丁基甲酮　メチル-n-ブチルケトン　methyl n-butyl ketone

甲基质　爪床基質　そうしょうきしつ

甲基转移〔作用〕　メチル基転移〔作用〕　methylきてんい〔さよう〕

甲（基）紫　メチル バイオレット　methyl violet

甲（基）紫 B　メチル バイオレットB　methyl violet B

甲己炔巴比妥钠　ブレビタール ナトリウム　brevital natrium

甲亢　甲状腺機能亢進〔症〕　こうじょうせんきのうこうしん〔しょう〕

甲亢毒症　甲状腺中毒〔症〕　こうじょうせんちゅうどく〔しょう〕

甲亢平　ネオマーカゾール，カルビマゾール　neomercazole, carbimazole

甲亢性肌病　甲状腺機能亢進性筋障害，甲状腺機能亢進性ミオパシー　こうじょうせんきのうこうしんせいきんしょうがい，こうじょうせんきのうこうしんせいmyopathy

甲亢性心脏病　甲状腺機能亢進性心臓病　こうじょうせんきのうこうしんせいしんぞうびょう

甲颗粒　α-グラニュル　α-granule

甲壳酶　キチナーゼ　chitinase

甲壳质　キチン，甲角素　chitin, こうかくそ

甲壳质壁　キチン壁　chitinへき

甲溃疡　爪潰瘍　そうかいよう

甲类传染病　A 類伝染病　Aるいでんせんびょう

甲裂　爪分裂〔症〕，裂爪症　そうぶんれつ〔しょう〕，れつそうしょう

甲硫氨酸　メチオニン　methionine

甲硫醇　メチルメルカプタン　methylmercaptan

甲硫哒嗪　チオリダジン　thioridazine

甲硫咪胺　メチアミド　metiamide

甲硫咪唑　メチマゾール，チアマゾール　methimazole, thiamazole

甲硫氧嘧啶　メチルチオウラシル　methylthiouracil

甲氯灭酸　メクロフェナム酸　meclofenamさん

甲梅毒　梅毒性爪病　ばいどくせいそうびょう

甲霉菌病　爪〔甲〕真菌症　そう〔こう〕しんきんしょう

甲醚　メチル エーテル　methyl ether

甲醚香豆素　スコパロン　scoparone

甲灭酸　メフェナム酸　mefenamさん

甲萘醌　メナジオン，ビタミンK₃　menadione, vitamineK$_3$

甲念珠菌病　爪糸状菌病　そうしじょうきんびょう

甲哌啶嗪　メパジン　mepazine

甲哌力复霉素　リファンピン，リファンピシン　rifampin, rifampycin

甲哌氯丙嗪　プロクロルペラジン　prochlorperazine

甲哌四环素　メピサイクリン　mepicycline

甲硼烷　ボラン　borane

甲硼烷中毒　ボラン中毒　boraneちゅうどく

甲普龙　メチルプリロン　methylprylon

甲壳　甲殻　こうかく

甲壳动物　甲殻動物　こうかくどうぶつ

甲壳纲　甲殻綱　こうかくこう

甲切除术　爪切除術　そうせつじょじゅつ

6-甲氢化泼尼松龙　6-メチルプレドニゾロン　6-methylprednisolone

甲氰(脒)咪胺(胍)　シメチジン　cimetidine

甲巯基咪唑　メチマゾール　methimazole

甲醛　フォルムアルデヒド　formaldehyde

甲醛滴定〔法〕　フォルモル滴定〔法〕　formolてきてい〔ほう〕

甲醛反应　フォルムアルデヒド反応　formaldehydeはんのう

甲醛化亚硫酸氢钠　重亜硫酸フォルムアルデヒドナトリウム　じゅうありゅうさんformaldehyde natrium

甲醛甲酚合剂　フォルモクレゾール合剤　formo-cresolごうざい

甲醛木溜油　クレオソート フォルムアルデヒド　creosote formaldehyde

甲醛凝胶试验　フォルモル ゲル試験　formolgelしけん

甲醛溶液　フォルマリン，フォルムアルデヒド液　formalin, formaldehydeえき

甲醛试验　フォルムアルデヒド試験　formaldehydeしけん

甲醛缩二甲醇　メチラール　methylal

甲醛肟　フォルムアルトキシム　formaldoxime

甲醛醑　フォルムアルデヒド スピリト　formaldehyde spirit

甲醛乙醚浓集法　フォルマリン エーテル濃縮法　formalin-etherのうしゅくほう

甲醛诱发荧光法　フォルムアルデヒド誘発蛍光法　formaldehydeゆうはつけいこうほう

甲醛中毒　フォルムアルデヒド中毒　formaldehydeちゅうどく

甲软化　爪軟化〔症〕　そうなんか〔しょう〕

甲噻嘧啶　モランテル　morantele

甲上皮　上爪皮　じょうそうひ

甲构肌　甲状披裂筋　こうじょうひれつきん

甲肿铁胺　メタンアルソン酸鉄アンモニウム　methane arsonさんてつammonium

甲双吡丙酮　メチラポン　methyrapone

甲松离　爪〔甲〕剥離〔症〕　そう〔こう〕はくり〔しょう〕

甲酸　蟻酸　ぎさん

甲酸胺　蟻酸アンモニウム　ぎさんammonium

甲酸丙烯酯　蟻酸アリル　ぎさんallyl

甲酸杆菌　蟻酸杆菌　ぎさんかんきん

甲酸甲酯　蟻酸メチル　ぎさんmethyl

甲酸钠　蟻酸ナトリウム　ぎさんnatrium

甲酸乙酯　蟻酸エチル　ぎさんethyl

甲酸酯　蟻酸エステル　ぎさんester

甲缩醛　メチラール　methylal

甲缩醛乙二醇　エチレン グリコール フォルマル　ethylene glycol formal

甲胎蛋白放射免疫测定　フェトプロテイン ラジオイムノアッセー　fetoprotein radioimmunoassay

甲糖宁　トルブタミド　tolbutamide

甲体　爪体　そうたい

甲痛　爪痛　そうつう

甲脱离　爪〔甲〕離床〔症〕　そう〔こう〕りしょう〔しょう〕

甲脱落　爪〔甲〕脱落〔症〕　そう〔こう〕だつらく〔しょう〕

甲妥英片　メトイン錠　methoinじょう

甲弯曲　爪〔甲〕鉤彎〔症〕　そう〔こう〕こうわん〔しょう〕

甲烷　メタン　methane

甲烷化作用　メタン化作用　methanかさよう

甲烷磺酰氯　塩化 メタンスルホニル　えんかmethane sulfonyl

甲烷细菌　メタンバクテリア　methane bacteria

甲萎缩　爪萎縮　そういしゅく

9-甲位-氟皮质醇　9-アルファ-フルオロヒドロコーチゾン　9-alpha-fluorohydrocortisone

甲戊二羟酸　メバロン酸　mevalonさん

甲戊二羟酸途径　メバロン酸経路　mevalonさんけいろ

甲烯蓝　メチレン ブルー　methylene blue

甲烯绿　メチレン グリーン　methylene green

甲烯土霉素　メタサイクリン　methacycline

甲细胞　A細胞　Aさいぼう

甲下脓肿　爪下膿瘍　そうかのうよう

甲下皮　下爪皮　かそうひ

甲下外生骨疣　爪下外骨腫〔症〕　そうかがいこつしゅ〔しょう〕

甲下疣　爪下疣贅,爪下いぼ　そうかゆうぜい,そうかいぼ

甲下瘀斑　爪床溢血　そうしょういつけつ

甲酰胺　フォルムアミド　formamide

甲酰丙酮　フォルミル アセトン　formyl acetone

甲酰醋酸　フォルミル酢酸　formylさくきん

甲酰蛋氨酰　フォルミル メチイオニル　formyl methionyl

N-甲酰蛋氨酰转移核糖核酸　N-フォルミルメチイオニル-tRNA　N-formylmethionyl-tRNA

N-甲酰甘氨脒核苷酸　N-フォルミルグリシナミジン リボチド　N-formylglycinamidine ribotide

N-甲酰甘氨酰胺核苷酸　ホスホリボシル-N-フォルミルグリシナミド　phosphoribosyl-N-formylglycinamide

甲酰化〔作用〕　フォルミレーション　formylation

甲酰基　フォルミル　formyl

甲酰基转移酶　トランスフォルミラーゼ　transformylase

N-甲酰甲硫氨酸　N-フォルミルメチオネン　N-formylmethionine

甲酰犬尿氨酰　フォルミルキヌレニン　formylkynurenine

N-甲酰溶肉瘤素　N-フォルミル サルコライシン　N-formyl sarcolysin

甲酰四氢叶酸　フォルミルテトラヒドロ葉酸　formyl tetrahydroようさん

甲腺乙酸　テトラヨードチロ酢酸　tetraiodothyroさくさん

甲硝哒唑　メトロニダゾール　metronidazole

甲型病毒　A型ウイルス　Aがたvirus

甲型肺炎性病毒　A型肺炎性ウイルス　Aがたはいえんせいvirus

甲型(种)副伤寒　A型パラチフス　Aがたparatyphus

甲型副伤寒杆菌　A型パラチフス杆菌,パラチフスA菌　Aがたparatyphusかんきん,paratyphusAきん

甲型肝炎　A型肝炎　Aがたかんえん

甲型肝炎病毒　A型肝炎ウイルス　Aがたかんえんvirus

甲型肝炎抗原　A型肝炎抗原　Aがたかんえんこうげん

甲型流感病毒　A型インフルエンザウイルス　Aがたinfluenza virus

甲型溶血性链球菌　α型溶血性連鎖球菌　αがたようけつせいれんさきゅうきん

甲型萎缩性胃炎　A型萎縮性胃炎　Aがたいしゅくせいいえん

甲型血友病　血友病A　けつゆうびょうA

甲癣　爪〔甲〕真菌症　そう〔こう〕しんきんしょう

甲亚胺青霉素　メシリナム　mecillinam

甲氧胺　メトキサミン　methoxamine

甲氧苯青霉素　ジメトキシフェニル ペニシリン,メチシリン　dimethoxyphenyl penicillin,methicillin

甲氧苯青霉素钠　ジメトキシフェニル ペニシリン ナトリウム　dimethoxy phenylpenicillin natrium

甲氧苄胺嘧啶　メトキシベンジル アミノピリミジン,トリメトプリム　methoxybenzyl aminopyrimidine,trimethoprim

甲氧芳芥　メトキシサルコライシン,メトキシメルファラン　methoxysarcolysine,methoxymelphalan

甲氧芳芥试验　メトキシサルコライシン試験　methoxysarcolysineしけん

甲氧氟烷　メトキシフルレン,ペントレン　methoxyflurane,penthrane

甲氧氟烷麻醉　メトキシフルレン麻酔　methoxyfluraneますい

甲氧基　メトキシル　methoxyl

甲氧基苯丙胺　オルトキシン　orthoxine

甲氧基化　メトキシル化　methoxylか

甲氧基氯化苄　塩化 メトキシベンジル　えんかmethoxybenzyl

甲氧基欧芹酚　オストール　osthole

3-甲氧基-4-羧基苯乙二醇 3-メトキシ-4-カルボキシル フェニルグリコール 3-methoxy-4-carboxyl phenylglycol

3-甲氧基-4-羟基苯乙酸 3-メトキシ-4-ヒドロキシ フェニル 酢酸 3-methoxy-4-hydroxy phenyl さくさん

3-甲氧基-4-羟基苦杏仁酸 3-メトキシ-4-ヒドロキシマンデ ル酸 3-methoxy-4-hydroxy mandelさん

甲氧基去甲肾上腺 メトキシノルアドレナリン methoxynoradrenalin

3-甲氧基肾上腺素 メタネフリン metanephrine

甲氧基乙酰苯胺 メトキシアセトアニリド methoxyacetanilide

5-甲氧基-N-乙酰-色胺 5-メトキシ-N-アセチル トリプタ ミン，メラトニン 5-methoxy-N-acetyl tryptamine, melatonin

3-甲氧基异丙肾上腺素 3-メトキシイソプレナリン 3-methoxyisoprenaline

3-甲氧-4-羟扁桃酸 ワニリルマンデル酸 vanillylmandelさ ん

甲氧溶肉瘤素 メトキシサルコライシン methoxysarcolysine

甲氧噻吩头孢菌素 セフォキシチン cefoxitin

5-甲氧色胺 5-メトキシトリプタミン 5-methoxy-tryptamine

甲氧头孢菌素C セファマイシンC cephamycin C

甲氧西林 メチシリン ナトリウム methicillin natrium

甲氧异丁嗪 メソトリメプラジン methotrimeprazine

甲乙双酮 パラメタジオン paramethadione

1-甲-7-异丙基菲 1-メチル-7-イソプロピルフエナンスレン 1-methyl-7-isopropylphenanthrene

甲翼状胬肉 爪翼状片 そうよくじょうへん

甲叽噻腙 メチザゾン methisazone

甲营养障碍 爪異栄養症 そういえいようしょう

甲缘 爪縁 そうえん

甲孕酮 メドロキシプロゲステロン medroxyprogesterone

甲䐶 フォルマザン formazane

甲褶(皱) 爪ひだ つめひだ

甲真菌病 爪〔甲〕真菌症 そう〔こう〕しんきんしょう

甲酯 メチル エステル methyl ester

甲种免疫球蛋白缺乏症 A型免疫グロブリン欠乏症，免疫 グロブリンA欠乏症 Aがためんえきglobulinけつぼう しょう，めんえきglobulinAけつぼうしょう

甲〔种〕胎〔儿〕蛋白 α-フェトプロテイン，α-フェトグロブリ ン α-fetoprotein,α-fetoglobulin

甲种维生素 ビタミンA vitamin A

甲周膜 爪床周囲膜 そうしょうしゅういまく

甲周炎 爪床周囲炎 そうしょうしゅういえん

甲皱毛细血管袢 爪ひだ毛細血管係蹄 つめひだもうさい けつかんけいてい

甲皱微循环检查 爪ひだ微小循環検査 つめひだびしょう じゅんかんけんさ

甲皱循环 爪ひだ微小循環 つめひだびしょうじゅんかん

甲状会厌肌 甲状喉頭蓋筋 こうじょうこうとうがいきん

甲状会厌韧带 甲状喉頭蓋靭帯 こうじょうこうとうがい じんたい

甲状颈干 甲状頸動脈幹 こうじょうけいどうみゃくかん

甲状滤泡旁细胞 小(濾)胞周縁細胞 しょう(ろ)ほうしゅ うえんさいぼう

甲状旁腺 上皮小体,副甲状腺 じょうひしょうたい,ふく

こうじょうせん

甲状旁腺病 上皮小体疾患 じょうひしょうたいしっかん

甲状旁腺放射线辐射损伤 上皮小体放射損傷 じょうひ しょうたいほうしゃそんしょう

甲状旁腺功能 上皮小体機能 じょうひしょうたいきのう

甲状旁腺功能低下 上皮小体机能低下〔症〕 じょうひしょ うたいきのうていか〔しょう〕

甲状旁腺功能检查 上皮小体機能試験 じょうひしょうた いきのうしけん

甲状旁腺功能减退 上皮小体機能減退 じょうひしょうた いきのうげんたい

甲状旁腺功能亢进 上皮小体機能亢進〔症〕 じょうひしょ うたいきのうこうしん〔しょう〕

甲状旁腺混合细胞腺瘤 上皮小体混合細胞腺腫 じょうひ しょうたいこんごうさいぼうせんしゅ

甲状旁腺激素 上皮小体ホルモン じょうひしょうたい hormone

甲状旁腺瘤 上皮小体腫瘍 じょうひしょうたいしゅよう

甲状旁腺内出血 上皮小体内出血 じょうひしょうたいな いしゅっけつ

甲状旁腺切除 上皮小体切除 じょうひしょうたいせつじょ

甲状旁腺缺失性手足搐搦 上皮小体欠損性テタニー じょ うひしょうたいけっそんせいtetany

甲状旁腺缺失状态 上皮小体欠如〔症〕 じょうひしょうた いけつじょ〔しょう〕

甲状旁腺素测定 上皮小体ホルモン測定 じょうひしょう たいhormoneそくてい

甲状旁腺素原 プロパラトホルモン proparathormone

甲状旁腺损伤 上皮小体損傷 じょうひしょうたいそんしょ う

甲状旁腺探查 上皮小体診察 じょうひしょうたいしんさ つ

甲状旁腺危象 上皮小体発症 じょうひしょうたいはっしょ う

甲状旁腺腺癌 上皮小体腺癌 じょうひしょうたいせんが ん

甲状旁腺腺瘤 上皮小体腺腫 じょうひしょうたいせんしゅ

甲状旁腺性骨营养不良 上皮小体性骨異栄養〔症〕 じょう ひしょうたいせいこついえいよう〔しょう〕

甲状旁腺性手足搐搦 上皮小体性テタニー じょうひしょ うたいせいtetany

甲状旁腺移植 上皮小体移植 じょうひしょうたいいしょく

甲状旁腺增生 上皮小体増殖 じょうひしょうたいぞうしょ く

甲状旁腺肿瘤 上皮小体腫瘍 じょうひしょうたいしゅよう

甲状旁腺中毒症 上皮小体中毒症 じょうひしょうたいちゅ うどくしょう

甲状旁腺主细胞腺瘤 上皮小体主細胞腺腫 じょうひしょ うたいしゅさいぼうせんしゅ

甲状披裂肌麻痹 甲状披裂筋麻痺 こうじょうひれつきん まひ

甲状软骨 甲状軟骨 こうじょうなんこつ

甲状软骨板 甲状軟骨板 こうじょうなんこつばん

甲状软骨刀 甲状軟骨切開刀 こうじょうなんこつせっか いとう

甲状软骨腹侧全裂 甲状軟骨腹側全裂 こうじょうなんこ つふくそくぜんれつ

甲状软骨骨折 甲状軟骨骨折 こうじょうなんこつこっせ

つ

甲状软骨开口术　甲状軟骨開口術　こうじょうなんこつかいこうじゅつ

甲状软骨孔　甲状軟骨孔　こうじょうなんこつこう

甲状软骨切开术　甲状軟骨切開術　こうじょうなんこつせっかいじゅつ

甲状软骨上角骨折　甲状軟骨上角骨折　こうじょうなんこつじょうかくこっせつ

甲状软骨上结节　上甲状軟骨結節　じょうこうじょうなんこつけっせつ

甲状软骨上切迹　上甲状軟骨切痕　じょうこうじょうなんこつせっこん

甲状软骨舌骨异常连接　甲状軟骨舌骨異常結合　こうじょうなんこつぜっこついじょうけつごう

甲状软骨下结节　下甲状軟骨結節　かこうじょうなんこつけっせつ

甲状软骨下切迹　下甲状軟骨切痕　かこうじょうなんこつせっこん

甲状舌骨肌　甲状舌骨筋　こうじょうぜっこつきん

甲状舌骨肌支　甲状舌骨筋枝　こうじょうぜっこつきんし

甲状舌骨膜　甲状舌骨膜　こうじょうぜっこつまく

甲状舌骨外侧韧带　外側甲状舌骨靭帯　がいそくこうじょうぜっこつじんたい

甲状舌骨正中韧带　正中甲状舌骨靭帯　せいちゅうこうじょうぜっこつじんたい

甲状腺　甲状腺　こうじょうせん

甲状腺癌　甲状腺癌　こうじょうせんがん

甲状腺氨酸　チロニン　thyronine

甲状腺病　甲状腺病　こうじょうせんびょう

甲状腺剥离器　甲状腺剥離器　こうじょうせんはくりき

甲状腺部分切除术　部分甲状腺切除術　ぶぶんこうじょうせんせつじょじゅつ

甲状腺刺激试验　甲状腺刺激試験　こうじょうせんしげきしけん

甲状腺出血　甲状腺出血　こうじょうせんしゅっけつ

甲状腺穿刺活检　甲状腺穿刺生検　こうじょうせんせんしせいけん

甲状腺次全切除术　亜全甲状腺切除術　あぜんこうじょうせんせつじょじゅつ

甲状腺刺激激素　甲状腺刺激ホルモン　こうじょうせんしげきhormone

甲状腺大部分切除术　大部分甲状腺切除術　だいぶぶんこうじょうせんせつじょじゅつ

甲状腺单个结节　甲状腺孤立〔性〕結節　こうじょうせんこりつ〔せい〕けっせつ

甲状腺蛋白　チロプロテイン,甲状腺蛋白〔質〕　thyroprotein,こうじょうせんたんぱく〔しつ〕

甲状腺碘消除率　甲状腺ヨウ素清掃率　こうじょうせんヨウそせいそうりつ

甲状腺碘质　ヨードチリン　iodothyrine

甲状腺碘质中毒　ヨードチリン中毒　iodothyrineちゅうどく

甲状腺动脉造影术　甲状腺動脈造影法　こうじょうせんどうみゃくぞうえいほう

甲状腺毒素　チロトキシン,チロイドトキシン　thyrotoxin,thyroidotoxin

甲状腺毒素性突眼　甲状腺中毒性眼球突出〔症〕　こうじょうせんちゅうどくせいがんきゅうとつしゅつ〔しょう〕

甲状腺毒性肌病　甲状腺中毒性ミオパシー　こうじょうせんちゅうどくせいmyopathy

甲状腺毒性脑病　甲状腺中毒性脳症　こうじょうせんちゅうどくせいのうしょう

甲状腺毒性心脏病　甲状腺中毒性心臓病　こうじょうせんちゅうどくせいしんぞうびょう

甲状腺毒症　甲状腺中毒症　こうじょうせんちゅうどくしょう

甲状腺发育不全　甲状腺発育不全　こうじょうせんはついくふぜん

甲状腺非典型性腺瘤　甲状腺非定型腺腫　こうじょうせんひていけいせんしゅ

甲状腺分泌减少　甲状腺分泌減少症　こうじょうせんぶんぴつげんしょうしょう

甲状腺粉　甲状腺散剤,甲状腺粉末　こうじょうせんさんざい,こうじょうせんふんまつ

甲状腺封闭　甲状腺ブロック　こうじょうせんblock

甲状腺梗塞　甲状腺梗塞　こうじょうせんこうそく

甲状腺功(机)能　甲状腺機能　こうじょうせんきのう

甲状腺功能测定　甲状腺機能測定　こうじょうせんきのうそくてい

甲状腺功能低下(不足)〔症〕　甲状腺〔機能〕低下(不全)〔症〕　こうじょうせん〔きのう〕ていか(ふぜん)〔しょう〕

甲状腺功能减退性心脏病　甲状腺機能減退性心臓病　こうじょうせんきのうげんたいせいしんぞうびょう

甲状腺功能减退症　甲状腺機能減退症　こうじょうせんきのうげんたいしょう

甲状腺功能亢进外科治疗　甲状腺機能亢進〔症〕外科療法　こうじょうせんきのうこうしん〔しょう〕げかりょうほう

甲状腺功能亢进危象　甲状腺機能亢進発症　こうじょうせんきのうこうしんはっしょう

甲状腺功能亢进性肌病　甲状腺中毒性筋病　こうじょうせんちゅうどくせいきんびょう

甲状腺功能亢进性精神病　甲状腺機能亢進〔性〕精神病　こうじょうせんきのうこうしん〔せい〕せいしんびょう

甲状腺功能亢进性突眼〔症〕　甲状腺機能亢進性眼球突出〔症〕　こうじょうせんきのうこうしんせいがんきゅうとっしゅつ〔しょう〕

甲状腺功能亢进性心脏病　甲状腺機能亢進性心臓病　こうじょうせんきのうこうしんせいしんぞうびょう

甲状腺功能亢进〔症〕　甲状腺機能亢進〔症〕　こうじょうせんきのうこうしん〔しょう〕

甲状腺功能试验　甲状腺機能試験　こうじょうせんきのうしけん

甲状腺固定术　甲状腺固定術　こうじょうせんこていじゅつ

甲状腺核白蛋白　甲状腺核アルブミン　こうじょうせんかくalbumin

甲状腺活组织检查　甲状腺生検　こうじょうせんせいけん

甲状腺机能病　甲状腺機能障害　こうじょうせんきのうしょうがい

甲状腺机能不良　甲状腺機能障碍　こうじょうせんきのうしょうがい

甲状腺机能不足性肌病　甲状腺〔機能〕低下性筋病　こうじょうせん〔きのう〕ていかせいきんびょう

甲状腺机能减退性肥胖　甲状腺〔機能〕低下性肥満〔症〕　こうじょうせん〔きのう〕ていかせいひまん〔しょう〕

甲状腺激素　甲状腺ホルモン　こうじょうせんhormone

甲状腺激素代谢效应试验　甲状腺ホルモン代謝効果試験　こうじょうせんhormoneたいしゃこうかしけん

甲状腺激素合成　甲状腺ホルモン合成　こうじょうせんhormoneごうせい

甲状腺激素结合试验　甲状腺ホルモン結合試験　こうじょうせんhormoneけつごうしけん

甲状腺激素尿浓度测定　甲状腺ホルモン尿濃度測定　こうじょうせんhormoneにょうのうどそくてい

甲状腺激素生成　甲状腺ホルモン発生　こうじょうせんhormoneはっせい

甲状腺激素血浓度测定　甲状腺ホルモン血液濃度測定　こうじょうせんhormoneけつえきのうどそくてい

甲状腺〔剂〕疗法　甲状腺製剤療法　こうじょうせんせいざいりょうほう

甲状腺剂中毒　甲状腺〔製〕剤中毒　こうじょうせん〔せい〕ざいちゅうどく

甲状腺甲状旁腺切除术　甲状腺上皮小体切除術　こうじょうせんじょうひしょうたいせつじょじゅつ

甲状腺剪　甲状腺鋏　こうじょうせんばさみ

甲状腺降钙素　サイロカルシトニン　thyrocalcitonin

甲状腺降钙素分泌障碍　サイロカルシトニン分泌障害　thyrocalcitoninぶんぴつしょうがい

甲状腺胶体　甲状腺コロイド　こうじょうせんcolloid

甲状腺胶样腺瘤　甲状腺コロイド腺腫　こうじょうせんcolloidせんしゅ

甲状腺结合球蛋白　甲状腺結合性グロブリン　こうじょうせんけつごうせいglobulin

甲状腺结核　甲状腺結核　こうじょうせんけっかく

甲状腺结节　甲状腺結節　こうじょうせんけっせつ

甲状腺结节性肿大　結節〔性〕甲状腺腫　けっせつ〔せい〕こうじょうせんしゅ

甲状腺巨大　巨甲状腺〔症〕　きょこうじょうせん〔しょう〕

甲状腺巨细胞癌　甲状腺巨細胞癌　こうじょうせんきょきいぼうがん

甲状腺抗体　甲状腺抗体　こうじょうせんこうたい

甲状腺良性肉芽肿　甲状腺良性肉芽腫　こうじょうせんりょうせいにくがしゅ

甲状腺淋巴结　甲状腺リンパ節　こうじょうせんlymphせつ

甲状腺鳞状细胞癌　甲状腺扁平上皮細胞癌　こうじょうせんへんぺいじょうひさいぼうがん

甲状腺瘤　甲状腺腫　こうじょうせんしゅ

甲状腺滤泡　甲状腺濾胞　こうじょうせんろほう

甲状腺滤泡癌　甲状腺濾胞癌　こうじょうせんろほうがん

甲状腺滤泡旁细胞　甲状腺傍濾胞細胞　こうじょうせんぼうろほうさいぼう

甲状腺滤泡性腺癌　甲状腺濾胞性腺癌　こうじょうせんろほうせいせんがん

甲状腺梅毒瘤　甲状腺梅毒腫　こうじょうせんばいどくしゅ

甲状腺弥漫性肿大　び漫性甲状腺腫　びまんせいこうじょうせんしゅ

甲状腺囊泡上皮细胞　甲状腺濾胞上皮細胞　こうじょうせんろほうじょうひさいぼう

甲状腺囊炎　甲状腺周囲炎　こうじょうせんしゅういえん

甲状腺囊肿　甲状腺嚢胞　こうじょうせんのうほう

甲状腺囊肿切除术　甲状腺嚢胞切除術　こうじょうせんのうほうせつじょじゅつ

甲状腺脓肿　甲状腺膿瘍　こうじょうせんのうよう

甲状腺胚胎性腺瘤　甲状腺胎生性腺腫　こうじょうせんたいせいせいせんしゅ

甲状腺片　甲状腺錠〔剤〕　こうじょうせんじょう〔ざい〕

甲状腺牵开器　甲状腺牽引子　こうじょうせんけんいんし

甲状腺钳　甲状腺鉗子　こうじょうせんかんし

甲状腺切除后恶病质　甲状腺除去性悪液質　こうじょうせんじょきょせいあくえきしつ

甲状腺切除后粘液性水肿　甲状腺切除後粘液水腫　こうじょうせんせつじょごねんえきすいしゅ

甲状腺切除后手足搐搦　甲状腺除去性テタニー　こうじょうせんじょきょせいtetany

甲状腺切除后状态　甲状腺除去状態　こうじょうせんじょきょじょうたい

甲状腺切除术　甲状腺切除術　こうじょうせんせつじょじゅつ

甲状腺切除细胞　甲状腺切除細胞　こうじょうせんせつじょさいぼう

甲状腺球蛋白　サイログロブリン　thyroglobulin

甲状腺区　甲状腺区　こうじょうせんく

甲状腺全部切除术　甲状腺全切除術　こうじょうせんぜんせつじょじゅつ

甲状腺全叶切除术　甲状腺葉切除術　こうじょうせんようせつじょじゅつ

甲状腺缺乏症　甲状腺欠如症　こうじょうせんけつじょしょう

甲状腺缺失　甲状腺欠失　こうじょうせんけっしつ

甲状腺乳头状癌　甲状腺乳頭〔状〕癌　こうじょうせんにゅうとう〔じょう〕がん

甲状腺乳头状囊腺癌　甲状腺乳頭〔状〕嚢胞腺癌　こうじょうせんにゅうとう〔じょう〕のうほうせんがん

甲状腺乳头状囊腺瘤　甲状腺乳頭〔状〕嚢胞腺腫　こうじょうせんにゅうとう〔じょう〕のうほうせんしゅ

甲状腺乳头状腺癌　甲状腺乳頭〔状〕腺瘤　こうじょうせんにゅうとう〔じょう〕せんがん

甲状腺乳头状腺瘤　甲状腺乳頭状腺腫　こうじょうせんにゅうとうじょうせんしゅ

甲状腺扫描　甲状腺走査, チロイドスキャンニング　こうじょうせんそうさ, thyroid scanning

甲状腺闪烁探测器　チロイドシンチレーター　thyroid scintillater

甲状腺闪烁照相　甲状腺シンチグラフィ　こうじょうせんscintigraphy

甲状腺上动脉　上甲状腺動脈　じょうこうじょうせんどうみゃく

甲状腺上动脉插管　上甲状腺動脈カニューレ　じょうこうじょうせんどうみゃくKannüle

甲状腺上动脉插管术　上甲状腺動脈カニューレ挿入法　じょうこうじょうせんどうみゃくKannüleそうにゅうほう

甲状腺上静脉　上甲状腺静脈　じょうこうじょうせんじょうみゃく

甲状〔腺〕舌管　甲状舌管　こうじょうぜっかん

甲状〔腺〕舌管瘘　甲状舌管瘻　こうじょうぜっかんろう

甲状〔腺〕舌管囊肿　甲状舌管嚢胞　こうじょうぜっかんのうほう

甲状腺131I摄取率　甲状腺ヨウ素-131摂取率　こうじょうせんヨウそ-131せっしゅりつ

甲状腺嗜酸性〔细胞〕腺瘤　甲状腺好酸性〔細胞〕腺腫　こうじょうせんこうさんせい〔さいぼう〕せんしゅ

甲状腺素　サイロキシン　thyroxin

甲状腺素测定　サイロキシン測定　thyroxinそくてい

甲状腺素结合白蛋白　サイロキシン結合アルブミン　thyroxineけつごうalbumin

甲状腺素结合力　サイロキシン結合能　thyroxineけつごうのう

甲状腺素结合球蛋白　サイロキシン結合グロブリン　thyroxineけつごうglobulin

甲状腺素钠　サイロキシンナトリウム　thyroxin natrium

甲状腺素缺少性甲状腺功能减退　サイロキシン欠乏性甲状腺機能低下　thyroxinけつぼうせいこうじょうせんきのうていか

甲状腺素休克　サイロキシン ショック　thyroxin shock

甲状腺素血〔症〕　サイロキシン血〔症〕　thyroxinけっ〔しょう〕

甲状腺髓样癌　甲状腺髓様癌　こうじょうせんずいようがん

甲状腺胎儿型腺瘤　甲状腺胎児性腺腫　こうじょうせんたいじせいせんしゅ

甲状腺提肌　甲状腺挙筋　こうじょうせんきょきん

甲状腺体质　甲状腺体質　こうじょうせんたいしつ

甲状腺透明细胞癌　甲状腺明細胞癌　こうじょうせんめいさいぼうがん

甲状腺危象　甲状腺発症,甲状腺クリーゼ　こうじょうせんはっしょう,こうじょうせんkrise

甲状腺萎缩　甲状腺萎縮〔症〕　こうじょうせんいしゅく〔しょう〕

甲状腺未分化癌　甲状腺未分化癌　こうじょうせんみぶんかがん

甲状腺吸碘率　甲状腺ヨウ素摂取率,甲状腺ヨウ素取り込み率　こうじょうせんヨウそせっしゅりつ,こうじょうせんヨウそとりこみりつ

甲状腺吸引活组织检查　甲状腺吸引生検　こうじょうせんきゅういんせいけん

甲状腺C细胞　甲状腺C細胞　こうじょうせんCさいぼう

甲状腺峡部　甲状腺峡部　こうじょうせんきょうぶ

甲状腺峡部切除术　甲状腺峡部切除術　こうじょうせんきょうぶせつじょじゅつ

甲状腺下动脉　下甲状腺動脈　かこうじょうせんどうみゃく

甲状腺下静脉　下甲状腺静脈　かこうじょうせんじょうみゃく

甲状腺下移　甲状腺下垂〔症〕　こうじょうせんかすい〔しょう〕

甲状腺纤维肉瘤　甲状腺線維肉腫　こうじょうせんせんいにくしゅ

甲状腺腺癌　甲状腺腺癌　こうじょうせんせんがん

甲状腺腺瘤　甲状腺腺腫　こうじょうせんせんしゅ

甲状腺小滤泡性腺瘤　甲状腺小濾胞性腺腫　こうじょうせんしょうろほうせいせんしゅ

甲状腺小细胞癌　甲状腺小細胞癌　こうじょうせんしょうさいぼうがん

甲状腺小细胞未分化性癌　甲状腺小細胞未分化性癌　こうじょうせんしょうさいぼうみぶんかせいがん

甲状腺性神经衰弱　甲状腺〔機能〕低下(不全)性神経衰弱　こうじょうせん〔きのん〕ていか(ふぜん)せいしんけいすいじゃく

甲状腺性肢端病　甲状腺性先端(肢端)疾患　こうじょうせんせいせんたん(したん)しっかん

甲状腺许特莱氏细胞腺癌　甲状腺ヒュトレ細胞腺癌　こうじょうせんHürthleさいぼうせんがん

甲状腺许特莱氏细胞腺瘤　甲状腺ヒュトレ細胞腺腫　こうじょうせんHürthleさいぼうせんしゅ

甲状腺压迫器　甲状腺圧抵器　こうじょうせんあっていき

甲状腺炎　甲状腺炎　こうじょうせんえん

　桥本氏甲状腺炎　橋本甲状腺炎　はしもとこうじょうせんえん

甲〔状〕腺原氨酸　チロニン　thyronine

甲状腺抑制试验　甲状腺抑制試験　こうじょうせんよくせいしけん

T₃甲状腺抑制试验　T₃甲状腺抑制試験　T₃こうじょうせんよくせいしけん

T₄甲状腺抑制试验　T₄甲状腺抑制試験　T₄こうじょうせんよくせいしけん

甲状腺征　甲状腺徴候　こうじょうせんちょうこう

甲状腺中静脉　中甲状腺静脈　ちゅうこうじょうせんじょうみゃく

甲状腺肿　甲状腺腫　こうじょうせんしゅ

　桥本氏甲状腺肿　橋本甲状腺腫　はしもとこうじょうせんしゅ

甲状腺肿大　甲状腺腫大　こうじょうせんしゅだい

甲状腺肿呆小症　甲状腺腫クレチン病　こうじょうせんしゅcretinびょう

甲状腺肿瘤　甲状腺腫瘍　こうじょうせんしゅよう

甲状腺肿瘤局部切除术　甲状腺腫瘍部分切除術　こうじょうせんしゅようぶぶんせつじょじゅつ

甲状腺肿样卵巢瘤　卵巣甲状腺腫　らんそうこうじょうせんしゅ

甲状腺肿原　甲状腺腫誘発物質　こうじょうせんしゅゆうはつぶっしつ

甲状腺中毒危象　甲状腺中毒発症　こうじょうせんちゅうどくはっしょう

甲状腺中毒症　甲状腺中毒症　こうじょうせんちゅうどくしょう

甲紫　ゲンチアナ バイオレット,メチル バイオレット　gentiana violet,methyl violet

甲紫片　メチル バイオレット錠　methyl violetじょう

甲紫溶液　メチル バイオレット溶液　methyl violetようえき

岬　岬角　こうかく

岬沟　岬角溝　こうかくこう

岬下托　岬角支脚　こうかくしきゃく

贾第鞭毛虫病　ラムブル鞭毛虫症　lamblべんもうちゅうしょう

贾第鞭毛虫属　ジアルジア属　Giardiaぞく

贾第鞭毛虫〔性〕痢疾　ジアルジア赤痢　giardiaせきり

贾(杰)克森氏癫痫　ジャクソンてんかん　Jacksonてんかん

贾努氏新月形腺细胞　ジャンヌッチ半月体細胞　Giannuzziはんげつたいさいぼう

贾诺替氏综合征　ジャノッテイ症候群　Gianottiしょうこうぐん

钾　ポタシウム,カリウム,K　potassium,kalium

钾泵　カリウムポンプ　kalium pump

钾矾　カリウム明礬　kaliumみょうばん

钾负荷试验　カリウム負荷試験　kaliumふかしけん

钾过多　カリウム過剰　kalium かじょう

钾碱　ポタシュ　potash

钾离子浓度测定仪　カリウムイオン濃度定量装置　kalium ionのうどていりょうそうち

钾滤色镜　カリウムフィルター　kalium filter

钾耐量试验　カリウム耐性試験　kaliumたいせいしけん

钾平衡　カリウムバランス　kalium balance

钾盐　カリウム塩　kaliumえん

钾营养　カリウム栄養　kaliumえいよう

假癌　偽〔性〕癌　ぎ〔せい〕がん

假癌样增生　偽〔性〕癌性増殖　ぎ〔せい〕がんせいぞうしょく

假白斑病外阴炎　偽性白斑症外陰炎　ぎ〔せい〕はくはんしょうがいいんえん

假白喉　偽〔性〕ジフテリア　ぎせいdiphtheria

假白喉杆菌　偽〔性〕ジフテリア菌　ぎ〔せい〕diphtheriaきん

假白血病　偽白血病　ぎはっけつびょう

假斑秃　萎縮性脱毛症　いしゅくせいだつもうしょう

假斑疹伤寒　偽発疹チフス　ぎほ(は)っしんtyphus

假瘢痕瘤　偽蟹足腫　ぎかいそくしゅ

假瓣膜　偽〔性〕弁　ぎ〔せい〕べん

假包膜　偽〔性〕被膜　ぎ〔せい〕ひまく

假包囊　偽〔性〕嚢胞　ぎ〔せい〕のうほう

假鼻　義鼻　ぎび

假鼻疽杆菌　偽馬鼻疽菌　ぎばびそきん

假鼻疽溃疡性淋巴管炎　偽馬鼻疽潰瘍性リンパ管炎　ぎばびそかいようせいリンパかんえん

假不对称　擬似不斉　ぎじふせい

假糙皮病　偽〔性〕ペラグラ　ぎ〔せい〕pellagra

假肠虫　偽蟯虫　ぎぎょうちゅう

假肠梗阻　プソイドイレウス,偽〔性〕イレウス　pseudoileus,ぎ〔せい〕ileus

假出院　仮退院　かたいいん

假卒中　偽〔性〕卒中　ぎ〔せい〕そっちゅう

假丹毒　偽丹毒　ぎたんどく

假单胞菌属　プソイドモナス属　pseudomonasぞく

假单胞菌性肺炎　プソイドモナス性肺炎　pseudomonasせいはいえん

假单极神经元　偽〔性〕単極ニューロン　ぎ〔せい〕たんきょくneuron

假胆管　偽胆管　ぎたんかん

假胆碱酯酶　偽コリンエステラーゼ　ぎCholinesterase

假胆碱酯酶缺乏　偽コリンエステラーゼ欠乏〔症〕　ぎCholinesteraseけつぼう〔しょう〕

假胆囊炎　偽胆囊炎　ぎたんのうえん

假胆脂瘤　偽真珠腫　ぎしんじゅしゅ

假蛋白尿　偽〔性〕蛋白尿〔症〕　ぎ〔せい〕たんぱくにょう〔しょう〕

假癫痫　偽てんかん　ぎてんかん

假定　仮定　かてい

假定均数　仮定平均数　かていへいきんすう

假定试验　仮定試験　かていしけん

假动脉硬化　偽〔性〕動脈硬化症　ぎ〔せい〕どうみゃくこうかしょう

假多倍体　偽〔性〕倍数体　ぎ〔せい〕ばいすうたい

假恶性病　偽悪性病　ぎあくせいびょう

假反射　偽〔性〕反射　ぎ〔せい〕はんしゃ

假放线菌病　偽放線菌症　ぎほうせんきんしょう

假肥大型进行性肌营养障碍　仮性肥大型進行性筋ジストロフィ　かせいひだいがたしんこうせいきんdystrophy

假肥大性肌麻痹　筋偽〔性〕肥大性麻痺　きんぎ〔せい〕ひだいせいまひ

假肺炎　偽〔性〕肺炎　ぎ〔せい〕はいえん

假分化组织瘤　偽成熟組織細胞腫　ぎせいじゅくそしききいぼうしゅ

假分节　偽〔性〕体節性　ぎ〔せい〕たいせつせい

假风湿病　偽リウマチ　ぎrheumatism

假风疹　偽〔性〕風疹　ぎ〔せい〕ふうしん

假峰　ゴーストピーク　ghost peak

假蜂窝织炎　偽〔性〕蜂巣炎　ぎ〔せい〕ほうそうえん

假复层上皮　偽〔性〕重層上皮　ぎ〔せい〕じゅうそうじょうひ

假复层纤毛柱状上皮　偽〔性〕重層繊毛円柱上皮　ぎ〔せい〕じゅうそうせんもうえんちゅうじょうひ

假腹膜炎　偽〔性〕腹膜炎　ぎ〔せい〕ふくまくえん

假肝硬变　偽〔性〕肝硬変　ぎ〔せい〕かんこうへん

假杆菌　偽〔性〕杆菌　ぎ〔せい〕かんきん

假格鲁布　偽性クループ　ぎせいcroup

假根　仮根　かこん

假共济失调　偽〔性〕運動失調〔症〕　ぎ〔せい〕うんどうしっちょう〔しょう〕

假佝偻病　偽〔性〕くる病　ぎ〔せい〕くるびょう

假骨　仮骨　かこつ

假骨盆　偽骨盤　ぎこつばん

假骨折　偽骨折　ぎこっせつ

假关节　偽関節　ぎかんせつ

假关节形成　偽関節形成　ぎかんせつけいせい

假管型　偽円柱　ぎえんちゅう

假过敏性　偽〔性〕アナフィラキシー　ぎ〔せい〕Anaphylaxie

假核　偽核　ぎかく

假核仁　偽小核　ぎしょうかく

假褐黄病　偽〔性〕オクロノーシス　ぎ〔せい〕ochronosis

假黑变病　偽〔性〕黒色症　ぎ〔せい〕こくしょくしょう

假虹膜缺损　偽〔性〕虹彩欠損　ぎ〔せい〕こうさいけっそん

假喉音　偽〔音〕声　ぎ〔おん〕せい

假化合物　プソイド化合物　pseudoかごうぶつ

假黄疸　偽〔性〕黄疸　ぎ〔せい〕おうだん

假黄〔色〕瘤　偽〔性〕黄色腫　ぎ〔せい〕おうしょくしゅ

假黄〔色〕瘤细胞　偽〔性〕黄色腫細胞　ぎ〔せい〕おうしょくしゅさいぼう

假黄休　偽黄体　ぎおうたい

假脊髓痨　偽性脊髄癆　ぎせいせきずいろう

假寄生物　偽寄生体　ぎきせいたい

假假性甲状旁腺机能减退　偽性偽性上皮小体機能低下〔症〕　ぎせいぎせいじょうひしょうたいきのうていか〔しょう〕

假拮抗肌　偽拮抗筋　ぎきっこうきん

假结　偽結節　ぎけっせつ

假结肠梗阻　偽性結腸閉塞症　ぎせいけっちょうへいそくしょう

假结核病　偽結核症　ぎけっかくしょう

假结核杆菌　偽結核杆菌　ぎけっかくかんきん

假结核结节　偽結核結節　ぎけっかくけっせつ

假结核瘤　偽結核腫　ぎけっかくしゅ

假结石病　偽〔性〕結石症　ぎ〔せい〕けっせきしょう

假截瘫　偽〔性〕対麻痺　ぎ〔せい〕ついまひ

假静脉炎　偽〔性〕静脈炎　ぎ〔せい〕じょうみゃくえん

假巨结肠　偽〔性〕巨大結腸　ぎ〔せい〕きょだいけっちょう

假菌落 偽集落 ぎしゅうらく
假菌丝 偽〔性〕菌糸 ぎ〔せい〕きんし
假菌丝体 偽性菌糸体 ぎせいきんしたい
假喀血 偽喀血 ぎかっけつ
假空泡 偽空胞 ぎくうほう
假狂 偽精神病 ぎせいしんびょう
假狂犬病 偽狂犬病 ぎきょうけんびょう
假阑尾炎 偽〔性〕虫垂炎 ぎ〔せい〕ちゅうすいえん
假狼疮 偽狼瘡 ぎろうそう
假痨病 偽痨 ぎろう
假肋 仮肋 かろく
假痢疾 偽〔性〕赤痢 ぎ〔せい〕せきり
假两性畸形 偽〔性〕半陰陽 ぎ〔せい〕はんいんよう
假两性人(体) 偽半陰陽者 ぎはんいんようしゃ
假〔临〕产 偽〔性〕分娩 ぎ〔せい〕ぶんべん
假淋巴细胞性脉络丛脑膜炎 偽〔性〕リンパ球性脈絡髄膜炎 ぎ〔せい〕lymphきゅうせいみゃくらくずいまくえん
假淋病 偽〔性〕淋疾 ぎ〔せい〕りんしつ
假淋球菌 偽〔性〕淋菌 ぎ〔せい〕りんきん
假流涎 偽流涎症 ぎりゅうぜんしょう
假流行性感冒 プソイドインフルエンザ,偽〔性〕インフルエンザ pseudoinfluenza,ぎ〔せい〕influenza
假瘤 偽腫瘍 ぎしゅよう
假卤离子 プソイドハロゲンイオン pseudo halogen ion
假卤素 プソイドハロゲン pseudo halogen
假麻痹 偽〔性〕麻痺 ぎ〔せい〕まひ
假麻痹性重症肌无力 偽〔性〕麻痺性重症筋無力症 ぎ〔せい〕まひせいじゅうしょうきんむりょくしょう
假麻黄碱 プソイドエフェドリン pseudoephedrine
假〔马〕鼻疽 偽馬鼻疽 ぎばびそ
假吗啡 プソイドモルフィン Pseudomorphine
假毛线虫 偽〔性〕旋毛虫症 ぎ〔せい〕せんもうちゅうしょう
假梅毒 偽梅毒 ぎばいどく
假面具样表情 仮面状顔貌 かめんじょうがんぼう
假膜 偽膜 ぎまく
假膜性肠炎 偽膜性腸炎 ぎまくせいちょうえん
假膜性耳炎 偽膜性耳炎 ぎまくせいじえん
假膜性坏死 偽膜性壊死 ぎまくせいえし
假膜性结膜炎 偽膜性結膜炎 ぎまくせいけつまくえん
假膜性痛经 偽膜性月経困難〔症〕 ぎまくせいげっけいこんなん〔しょう〕
假膜性胃炎 偽膜性胃炎 ぎまくせいいえん
假膜性小肠结肠炎 偽膜性小腸結腸炎 ぎまくせいしょうちょうけっちょうえん
假膜性炎症 偽膜性炎症 ぎまくせいえんしょう
假囊性输卵管炎 偽濾胞性卵管炎 ぎろほうせいらんかんえん
假脑畸胎 偽脳体 ぎのうたい
假脑膜炎 偽〔性〕髄膜炎 ぎ〔せい〕ずいまくえん
假脑膜炎球菌 偽〔性〕髄膜炎菌 ぎ〔せい〕ずいまくえんきん
假脑炎 偽脳炎 ぎのうえん
假粘蛋白性囊腺癌 プソイドムチン性囊腺癌 pseudomucinせいのうせんがん
假粘液蛋白 プソイドムチン,偽〔性〕ムチン pseudomucin,ぎ〔せい〕mucin

假粘液瘤 偽〔性〕粘液腫 ぎ〔せい〕ねんえきしゅ
假粘液瘤性腹膜炎 偽性粘液腫性腹膜炎 ぎせいねんえきしゅせいふくまくえん
假尿毒症 偽性尿毒症 ぎせいにょうどくしょう
假尿嘧啶核苷 プソイドウリジン pseudouridine
假尿嘧啶核苷酸 プソイドウリジル酸 pseudouridylさん
假凝集 偽〔性〕凝集 ぎ〔せい〕ぎょうしゅう
假怒 仮怒 かど
假疟疾 偽〔性〕マラリア ぎ〔せい〕malaria
假贫血 偽〔性〕貧血 ぎ〔せい〕ひんけつ
假破伤风 偽〔性〕テタヌス 偽〔性〕破傷風 ぎ〔せい〕tetanus,ぎ〔せい〕はしょうふう
假〔葡萄〕糖苷(式)酶 プソイドグルコシダーゼ pseudoglucosidase
假气喘 偽性喘息 ぎせいぜんそく
假气肿 偽〔性〕気腫 ぎ〔せい〕きしゅ
假青光眼 偽〔性〕緑内障 ぎ〔せい〕りょくないしょう
假球蛋白 プソイドグロブリン pseudoglobulin
假染色体 偽〔性〕染色体 ぎ〔せい〕せんしょくたい
假妊娠 偽妊娠,想像妊娠 ぎにんしん,そうぞうにんしん
假肉瘤癌 偽肉腫様癌 ぎにくしゅようがん
假肉瘤性筋膜炎 偽肉腫〔性〕筋膜炎 ぎにくしゅ〔せい〕きんまくえん
假乳房 偽乳房 ぎにゅうぼう
假软骨 偽〔性〕軟骨 ぎ〔せい〕なんこつ
假色 色盲症色 しきもうしょうしょく
假色觉 彩視症 さいししょう
假沙眼 偽〔性〕トラコーマ ぎ〔せい〕trachoma
假疝 偽〔性〕ヘルニア ぎ〔せい〕hernia
假伤寒 偽〔性〕腸チフス ぎ〔せい〕ちょうtyphus
假伤寒性脑膜炎 偽〔性〕腸チフス性髄膜炎 ぎ〔せい〕ちょうtyphusせいずいまくえん
假设 仮定 かてい
假设检验 仮説検定 かせつけんてい
假神经〔传导〕递质 偽神経伝達物質 ぎしんけいでんたつぶっしつ
假神经胶质瘤 偽〔性〕〔神経〕膠腫 ぎ〔せい〕〔しんけい〕こうしゅ
假神经瘤 偽〔性〕神経腫 ぎ〔せい〕しんけいしゅ
假神经症型精神分裂症 偽〔性〕神経症型〔精神〕分裂病 ぎ〔せい〕しんけいしょうがた〔せいしん〕ぶんれつびょう
假肾上腺素能介质 偽アドレナリン性伝達物質 ぎadrenalineせいでんたつぶっしつ
假肾盂积水 偽水腎〔症〕 ぎすいじん〔しょう〕
假声带 偽声帯 ぎせいたい
假失用〔症〕 偽失行〔症〕 ぎしっこう〔しょう〕
假视觉 偽視,幻視 ぎし,げんし
假〔视神经〕乳头水肿 偽〔視神経〕乳頭浮腫 ぎ〔ししんけい〕にゅうとうふしゅ
假〔视神经〕乳头炎 偽〔視神経〕乳頭炎 ぎ〔ししんけい〕にゅうとうえん
假视神经炎 偽〔性〕視神経炎 ぎ〔せい〕ししんけいえん
假手 義手,人工手 ぎしゅ,じんこうしゅ
假水肿 偽性水腫 ぎせいすいしゅ
假说 仮説 かせつ
阿伏伽德罗假说 アボガドロ仮説 Avogadroかせつ
德布罗意氏假说 デブログリ仮説 deBrogliかせつ
哈娄尔氏假说 ハロワー仮説 Harrowerかせつ

赖昂氏假说　ライオン仮説　Lyonかせつ
欧利希氏假说　エールリッヒ仮説　Ehrlichかせつ
假丝酵母病　カンジダ症　candidaしょう
假死　仮死　かし
假饲　擬給食　ぎきゅうしょく
假癱　偽麻痺　ぎまひ
假糖尿　偽糖尿　ぎとうにょう
假特纳氏综合征　偽ターナー症候群　ぎTurnerしょうこうぐん
假体　プロテーゼ　prosthese
假体腔　偽体腔　ぎたいこう
假同晶　仮晶　かしょう
假同色板　仮性同色性板　かせいどうしょくせいばん
假突眼　偽眼球突出〔症〕　ぎがんきゅうとっしゅつ〔しょう〕
假腿　義脚　ぎきゃく
假脱位　偽性脱臼　ぎせいだっきゅう
假外消旋体　偽ラセミ体　ぎracemeたい
假味觉　偽味覚　ぎみかく
假乌头碱　プソイドアコニチン　pseudoaconitine
假舞蹈病　偽〔性〕舞踏病　ぎ〔せい〕ぶとうびょう
假吸附　偽〔性〕吸着　ぎ〔せい〕きゅうちゃく
假膝关节炎　偽性膝関節炎　ぎせいしつかんせつえん
假下疳　偽〔性〕下疳　ぎ〔せい〕げかん
假纤维瘤　偽〔性〕線維腫　ぎ〔せい〕せんいしゅ
假小叶　偽小葉　ぎしょうよう
假心包炎　偽性心膜炎　ぎせいしんまくえん
假心律失常　偽性不整脈　ぎせいふせいみゃく
假猩红热　偽性猩紅熱　ぎせいしょうこうねつ
假〔性〕斑秃　萎縮性脱毛症　いしゅくせいだつもうしょう
假〔性〕半阴阳　偽半陰陽　ぎはんいんよう
假性壁内憩室　偽性壁内憩室　ぎせいへきないけいしつ
假性波动感　偽性波動感覚　ぎせいはどうかんかく
假性痴呆　偽性痴呆　ぎせいちほう
假性蛋白尿　偽性蛋白尿　ぎせいたんぱくにょう
假性电轴左偏　偽性左軸偏位　ぎせいきじくへんい
假〔性〕动脉瘤　偽性動脈瘤　ぎせいどうみゃくりゅう
假性毒性甲状腺肿　偽性バセドウ病　ぎせいBasedowびょう
假〔性〕反应　偽反応　ぎはんのう
假性肥大　偽性肥大　ぎせいひだい
假性肥大性肌营养不良　偽〔性〕肥大性筋異栄養〔症〕　ぎ〔せい〕ひだいせいきん いえいよう〔しょう〕
假性肥大性心肌　偽〔性〕肥大性心筋　ぎ〔せい〕ひだいせいしんきん
假性腹泻　偽性下痢　ぎせいげり
假性肝肾综合征　偽性肝腎症候群　ぎせいかんじんしょうこうぐん
假性骨软化　偽性骨軟化〔症〕　ぎせいこつなんか〔しょう〕
假性关节强直　偽性関節強直　ぎせいかんせつきょうちょく
假性关节炎　偽性関節炎　ぎせいかんせつえん
假性黑棘皮病　偽性黒色表皮腫　ぎせいこくしょくひょうひしゅ
假性幻觉　偽性幻覚　ぎせいげんかく
假性黄疸　偽性黄疸　ぎせいおうだん
假性昏迷　偽性昏睡　ぎせいこんすい
假〔性〕霍乱　偽〔性〕コレラ　ぎせいcholera
假性肌肥大　筋性偽〔性〕肥大　きんせいぎ〔せい〕ひだい
假性肌强直　偽筋緊張〔症〕　ぎきんきんちょう〔しょう〕

假性肌无力综合征　偽筋無力性症候群　ぎきんむりょくせいしょうこうぐん
假性积水　偽水症　ぎすいしょう
假〔性〕脊髓空洞症　偽脊髄空洞症　ぎせきずいくうどうしょう
假性脊髓痨　偽性脊髄痨　ぎせいせきずいろう
假性甲状旁腺功能不全(低下)〔症〕　偽性上皮小体機能低下〔症〕　ぎせいじょうひしょうたいきのうていか〔しょう〕
假性甲状旁腺功能减退综合征　偽上皮小体機能低下症候群　ぎじょうひしょうたいきのうていかしょうこうぐん
假性睑板腺囊肿　偽霰粒腫　ぎさんりゅうしゅ
假性睑下垂　偽眼瞼下垂〔症〕　ぎがんけんかすい〔しょう〕
假〔性〕近视　偽近視　ぎきんし
假〔性〕咯血　偽咯血　ぎかっけつ
假〔性〕髋关节痛　偽〔性〕股関節痛　ぎ〔せい〕こかんせつつう
假〔性〕髋关节炎　偽〔性〕股関節炎　ぎ〔せい〕こかんせつえん
假〔性〕狂犬病　偽狂犬病　ぎきょうけんびょう
假性阔韧带内妊娠　仮性広靭内妊娠　かせいこうじんたいないにんしん
假〔性〕阑尾炎　偽虫垂炎　ぎちゅうすいえん
假性类无睾综合征　偽類宦官症症候群　ぎるいかんがんしょうしょうこうぐん
假性粒细胞减少症　偽顆粒球減少症　ぎかりゅうきゅうげんしょうしょう
假性两眼距离过远症　偽両眼隔離症　ぎりょうがんかくりしょう
假性淋巴瘤　偽性リンパ腫　ぎせいlymphしゅ
假性瘤　偽腫瘍　ぎしゅよう
假性糜烂　偽性びらん　ぎせいびらん
假性〔男子〕女性型乳房　偽女性型乳房　ぎじょせいがたにゅうぼう
假性囊肿　偽囊腫　ぎのうしゅ
假性脑积水　偽性水頭症,ホール病　ぎせいすいとうしょう,Hallびょう
假性脑〔脊〕膜炎　偽〔性〕髄膜炎　ぎ〔せい〕ずいまくえん
假性脑瘤　偽脳腫瘍　ぎのうしゅよう
假性脑膜膨出　偽〔性〕髄膜瘤　ぎ〔せい〕ずいまくりゅう
假性脑突出　偽性脳ヘルニア　ぎせいのうhernia
假性粘液囊肿　偽性ムチン嚢腫　ぎせいmucinのうしゅ
假〔性〕尿失禁　偽尿失禁　ぎにょうしっきん
假〔性〕呕血　偽吐血〔症〕　ぎとけつ〔しょう〕
假性膀胱憩室　偽性膀胱憩室　ぎせいぼうこうけいしつ
假性皮萎缩　偽性皮膚萎縮〔症〕　ぎせいひふいしゅく〔しょう〕
假〔性〕贫血　偽〔性〕貧血　ぎ〔せい〕ひんけつ
假〔性〕丘脑综合征　偽視床症候群　ぎししょうしょうこうぐん
假性球麻痹　偽性球麻痺　ぎせいきゅうまひ
假〔性〕醛固酮增多症　偽アルドステロン過剰症　ぎaldosteroneかじょうしょう
假〔性〕软骨发育不全　偽軟骨形成不全〔症〕　ぎなんこつけいせいふぜん〔しょう〕
假〔性〕腮腺炎　偽耳下腺炎　ぎじかせんえん
假〔性〕上皮瘤增生　偽上皮腫増殖　ぎじょうひしゅぞうしょく
假性神经递质　偽性神経伝達物質　ぎせいしんけいでんた

つぶっしつ

假性神经化学递质　偽性神経化学伝達物質　ぎせいしんけいかがくでんたつぶっしつ

假〔性〕神经瘤　偽〔性〕神経腫　ぎせいしんけいしゅ

假〔性〕失写症　偽失書症　ぎしっしょしょう

假性视乳头水肿　偽性視神経乳頭水腫　ぎせいししんけいにゅうとうすいしゅ

假性视神经乳头炎　偽性視神経乳頭炎　ぎせいししんけいにゅうとうえん

假〔性〕手足徐动症　偽アテトーシス　ぎathetosis

假性瘫痪　偽性麻痺　ぎせいまひ

假性弹力性黄色瘤　偽弾性黄色腫　ぎだんせいおうしょくしゅ

假性痛风　偽痛風　ぎつうふう

假〔性〕秃发　偽〔性〕脱毛〔症〕　ぎ〔せい〕だつもう〔しょう〕

假性无晶状体〔症〕　偽性無水晶体〔症〕,偽性水晶体欠如〔症〕　ぎせいむすいしょうたい〔しょう〕,ぎせいすいしょうたいけつじょ〔しょう〕

假〔性〕系统性变性　偽系統性変性　ぎけいとうせいへんせい

假〔性〕哮吼症　偽クループ　ぎcroup

假〔性〕斜视　偽斜視　ぎしゃし

假〔性〕心绞痛　偽アンギナ,偽性狭心症　ぎangina,ぎせいきょうしんしょう

假〔性〕心脏病　偽心疾患　ぎしんしっかん

假〔性〕血尿　偽血尿　ぎけつにょう

假〔性〕血细胞凝集　偽血球凝集　ぎけっきゅうぎょうしゅう

假〔性〕血友病　偽血友病　ぎけつゆうびょう

假〔性〕言语无序　偽不全失語〔症〕,偽錯語症　ぎふぜんしつご〔しょう〕,ぎさくごしょう

假性厌食症　偽性無食欲症　ぎせいむしょくよくしょう

假〔性〕胰腺囊肿　偽膵臓嚢腫　ぎすいぞうのうしゅ

假性翼状胬肉　偽性翼状片　ぎせいよくじょうへん

假性硬化　偽性硬化〔症〕,ウィルソン病　ぎせいこうか〔しょう〕,Wilsonびょう

假〔性〕运动失调　偽〔性〕運動失調〔症〕　ぎ〔せい〕うんどうしっちょう〔しょう〕

假性早熟　偽性早熟　ぎせいそうじゅく

假〔性〕肿瘤　偽腫瘍　ぎしゅよう

假〔性〕主动脉瓣闭锁不全　偽大動脈弁閉鎖不全〔症〕　ぎだいどうみゃくべんへいさふぜん〔しょう〕

假〔性〕子宫内膜炎　偽子宮内膜炎　ぎしきゅうないまくえん

假胸膜性肺炎　偽胸膜性肺炎　ぎきょうまくせいはいえん

假血管瘤　偽血管腫　ぎけっかんしゅ

假血红蛋白　偽血色素　ぎけっしきそ

假牙　義歯　ぎし

假牙面　前装　ぜんそう

假牙排列　義歯排列　ぎしはいれつ

假牙修复学　歯科補綴学,義歯学　しかほてつがく,ぎしがく

假盐　偽性塩　ぎせいえん

假眼　義眼　ぎがん

假眼球突出　偽性眼球突出　ぎせいがんきゅうとっしゅつ

假眼球震颤　偽性眼振　ぎせいがんしん

假羊膜　偽羊膜　ぎようまく

假阳性　偽陽性　ぎようせい

假阳性反应　偽陽性反応　ぎようせいはんのう

假叶目　擬葉目　ぎょうもく

假叶目绦虫　擬葉目条虫　ぎょうもくじょうちゅう

假异位　偽性転位　ぎせいてんい

假阴性　偽陰性　ぎいんせい

假阴性反应　偽陰性反応　ぎいんせいはんのう

假幽门腺化生症　偽幽門腺化生症　ぎゆうもんせんかせいしょう

假幽门型　偽幽門型　ぎゆうもんがた

假右位心　偽右心〔症〕　ぎうしん〔しょう〕

假月经　偽月経　ぎげっけい

假孕　偽妊娠　ぎにんしん

假早熟青春期　偽早発思春期　ぎそうはつししゅんき

假阵挛　偽〔性〕クローヌス　ぎ〔せい〕clonus

假阵痛　偽陣痛　ぎじんつう

假震颤　偽性振戦　ぎせいしんせん

假正铁血红蛋白　偽メトヘモグロビン　ぎmethemoglobin

假肢　義肢　ぎし

假肢端肥大症　偽性先端巨大症　ぎせいせんたんきょだいしょう

假肢痛　幻〔想〕肢痛　げん〔そう〕しつう

假脂瘤　偽脂肪腫　ぎしぼうしゅ

假肿瘤胃窦炎　偽性腫瘍胃洞炎　ぎせいしゅよういどうえん

假种皮　仮種皮　かしゅひ

假装病　仮病　けびょう

假椎　偽脊椎　ぎせきつい

假足　義足　ぎそく

假组份　偽成分　ぎせいぶん

jià　价嫁

价　原子価　げんしか

价电子　価電子　かでんし

价键　原子価結合　げんしかけつごう

价键理论　原子価結合説　げんしかけつごうせつ

价数　原子価数　げんしかすう

嫁接　接枝　せっし

嫁接性青春期痴呆　接枝性破瓜病　せっしせいはかびょう

嫁接性精神病　接枝性精神病　せっしせいせいしんびょう

嫁接性精神分裂症　接枝性精神分裂病　せっしせいせいしんぶんれつびょう

JIAN　尖坚间肩监兼绦煎检减剪睑简碱见间建剑健舰渐践腱鉴键箭

jiān　尖坚间肩监兼绦煎

尖刺碱　オキシアカンチン　oxyacanthine

尖底离心管　円錐形遠心管　えんすいけいえんしんかん

尖端电极　点電極　てんでんきょく

尖段　肺尖区　はいせんく

尖段支气管　肺尖区気管支　はいせんくきかんし

尖后段　尖後区　せんごく

尖后段支气管　尖後区気管支　せんごくきかんし

尖后支　尖後枝　せんごし

尖淋巴结　尖リンパ節　せんlymphせつ

尖颅头〔畸形〕　塔状頭蓋〔奇形〕　とうじょうずがい〔きけい〕

尖刃手术刀　尖刃手術刀　せんじんしゅじゅつとう

尖锐湿疣　尖形コンジローム　せんけいkondylom

尖锐胸痛　鋭い胸郭痛　するどいきょうかくつう

尖探针　鋭探針　えいたんしん

尖头并指畸形　アペール症候群　Apertしょうこうぐん
尖牙　犬歯　けんし
尖牙肌　犬歯筋　けんしきん
尖牙窝　犬歯窩　けんしか
尖音库蚊　赤家蚊　アカイエカ
尖周脓肿　根尖周囲膿瘍　こんせんしゅういのうよう
尖钻头　鋭ドリル　えいdrill
坚果　堅果　けんか
坚牢红　ファスト レッド　fast red
坚牢黄　ファスト エロー　fast yellow
坚牢酸性蓝R　ファスト アシッド ブルーR　fast acid blue R
间脑　間脳　かんのう
间脑内部结构　間脳内部構造　かんのうないぶこうぞう
间脑丘脑下部综合征　間脳視床下部症候群　かんのうし
　ょうかぶしょうこうぐん
间脑腺　間脳腺　かんのうせん
间脑〔性〕癫痫　間脳性てんかん　かんのうせいてんかん
间脑自发性癫痫　間脳自律性てんかん　かんのうじりつせ
　いてんかん
间脑综合征　間脳症候群　かんのうしょうこうぐん
肩　肩　かた
肩部肌肉劳损　肩部筋挫傷　けんぶきんざしょう
肩垂病　肩下垂症　けんかすいしょう
肩带肌　肩甲帯筋　けんこうたいきん
肩峰　①肩峰②ショルダー ピーク　①けんぽう②shoulder
　peak
肩峰端　肩峰端　けんぽうたん
肩峰关节面　肩峰関節面　けんぽうかんせつめん
肩峰滑囊　肩峰滑液包　けんぽうかつえきほう
肩峰角　肩峰角　けんぽうかく
肩峰皮下囊　肩峰皮下包　けんぽうひかほう
肩峰网　肩峰動脈網　けんぽうどうみゃくもう
肩峰下滑〔液〕囊炎　肩峰下滑液包炎　けんぽうかかつえき
　ほうえん
肩峰下囊　肩峰下包　けんぽうかほう
肩峰支　肩峰枝　けんぽうし
肩关节　肩関節　けんかんせつ
肩关节病　肩関節病　けんかんせつびょう
肩关节陈旧脱位　肩関節陳旧性脱臼　けんかんせつちん
　きゅうせいだっきゅう
肩关节穿刺术　肩関節穿刺術　けんかんせつせんしじゅつ
肩关节冻结症　五十肩, 肩凝　ごじゅうかた, かたこり
肩关节断离术　肩関節離断術　けんかんせつりだんじゅつ
肩关节固定术　肩関節固定術　けんかんせつこていじゅつ
肩关节后脱位　肩関節後方脱臼　けんかんせつこうほう
　だっきゅう
肩关节滑膜炎　肩関節滑膜炎　けんかんせつかつまくえん
肩关节结核　肩関節結核〔症〕　けんかんせつけっかく〔しょ
　う〕
肩关节扭伤　肩関節捻挫　けんかんせつねんざ
肩关节前脱位　肩関節前方脱臼　けんかんせつぜんぽう
　だっきゅう
肩关节切除术　肩関節切除術　けんかんせつせつじょじゅ
　つ
肩关节切开引流术　肩関節切開排液法　けんかんせつせっ
　かいはいえきほう
肩关节融合术　肩関節融合術　けんかんせつゆうごうじゅ
　つ

肩关节痛　肩関節痛　けんかんせつつう
肩关节痛风　肩関節痛風　けんかんせつつうふう
肩关节脱位　肩関節脱臼　けんかんせつだっきゅう
肩关节习惯性脱位　肩関節習慣性脱臼　けんかんせつしゅ
　うかんせいだっきゅう
肩关节下脱位　肩関節下脱臼　けんかんせつかだっきゅう
肩关节炎　肩関節炎　けんかんせつえん
肩关节粘连　肩関節癒着　けんかんせつゆちゃく
肩过度外展综合征　肩関節過外転症候群　けんかんせつか
　がいてんしょうこうぐん
肩过外展试验　肩関節過外転試験　けんかんせつかがいて
　んしけん
肩胛背动脉　肩甲背動脈　けんこうはいどうみゃく
肩胛背静脉　肩甲背静脈　けんこうはいじょうみゃく
肩胛背神经　肩甲背神経　けんこうはいしんけい
肩胛带　肩甲帯　けんこうたい
肩胛带肌群瘫痪　肩甲帯筋麻痺　けんこうたいきんまひ
肩胛带综合征　肩甲帯症候群　けんこうたいしょうこうぐ
　ん
肩胛动脉网　肩甲動脈網　けんこうどうみゃくもう
肩胛反射　肩甲反射　けんこうはんしゃ
肩胛冈　肩甲棘　けんこうきょく
肩胛冈骨折　肩甲棘骨折　けんこうきょくこっせつ
肩胛肱骨纤维〔组〕织炎　肩甲上腕骨繊維組織炎　けんこう
　じょうわんこつせんいそしきえん
肩胛骨　肩甲骨　けんこうこつ
肩胛骨骨折　肩甲骨骨折　けんこうこつこっせつ
肩胛骨喙突骨折　肩甲骨烏口突起骨折　けんこうこつうこ
　うとっきこっせつ
肩胛骨结构不良　肩甲骨形成異常　けんこうこつけいせい
　いじょう
肩胛骨颈　肩甲骨頸　けんこうこつけい
肩胛骨颈骨折　肩甲骨頸骨折　けんこうこつけいこっせつ
肩胛骨牵开器　肩甲骨レトラクタ　けんこうこつretractor
肩胛骨体部骨折　肩甲骨体部骨折　けんこうこつたいぶ
　こっせつ
肩胛固定术　肩甲骨固定術　けんこうこつこていじゅつ
肩胛间区　肩甲間部　けんこうかんぶ
肩胛角　肩甲角　けんこうかく
肩胛筋膜　肩甲筋膜　けんこうきんまく
肩〔胛〕肋〔骨〕综合征　肩甲肋骨症候群　けんこうろっこつ
　しょうこうぐん
肩胛切迹　肩甲切痕　けんこうせっこん
肩胛区　肩甲部　けんこうぶ
肩胛上动脉　肩甲上動脈　けんこうじょうどうみゃく
肩胛上横韧带　肩甲上横靭帯　けんこうじょうおうじんた
　い
肩胛上静脉　肩甲上静脈　けんこうじょうじょうみゃく
肩胛上区　肩甲上区　けんこうじょうく
肩胛上神经　肩甲上神経　けんこうじょうしんけい
肩胛上神经麻痹　肩甲上神経麻痺　けんこうじょうしんけ
　いまひ
肩胛上神经损伤　肩甲上神経損傷　けんこうじょうしんけ
　いそんしょう
肩胛舌骨肌　肩甲舌骨筋　けんこうぜっこつきん
肩胛舌骨肌上腹　肩甲舌骨筋上腹　けんこうぜっこつきん
　じょうふく
肩胛舌骨肌锁骨三角　肩甲舌骨筋鎖骨三角　けんこうぜっ

こつきんさこつさんかく

肩胛舌骨肌下腹　肩甲舌骨筋下腹　けんこうぜっこつきんかふく

肩胛舌骨肌斜方肌三角　肩甲舌骨筋僧帽筋三角　けんこうぜっこつきんそうぼうきんさんかく

肩胛锁骨三角　肩甲鎖骨三角　けんこうさこつさんかく

肩胛抬起畸形　スプレンゲル奇形　Sprengelきけい

肩胛提肌　肩甲挙筋　けんこうきょきん

肩胛痛　肩甲〔骨〕痛　けんこう〔こつ〕つう

肩胛下动脉　肩甲下動脈　けんこうかどうみゃく

肩胛下横韧带　肩甲下横靭帯　けんこうかおうじんたい

肩胛下肌　肩甲下筋　けんこうかきん

肩胛下肌滑〔液〕囊　肩甲下筋滑液包　けんこうかきんかつえきほう

肩胛下肌腱滑〔液〕囊　肩甲下筋腱下滑液包　けんこうかきんけんかかつえきほう

肩胛下肌腱下囊　肩甲下筋腱下包　けんこうかきんけんかほう

肩胛下淋巴结　肩甲下リンパ節　けんこうかlymphせつ

肩胛下区　肩甲下部　けんこうかぶ

肩胛下神经　肩甲下神経　けんこうかしんけい

肩胛下窝　肩甲下窩　けんこうかか

肩胛下线　肩甲下線　けんこうかせん

肩胛下支　肩甲下枝　けんこうかし

肩胛线　肩甲線　けんこうせん

肩胛胸廓间离断术　肩甲胸郭間切断術　けんこうきょうかくかんせつだんじゅつ

肩胛盂骨折　関節窩骨折　かんせつかこっせつ

肩鞏　肩掛け　かたかけ

肩扭伤　肩捻挫　けんねんざ

肩髂先露　肩腸骨胎位,肩腸位　けんちょうこつたいい,けんちょうい

肩前位　肩前位　けんぜんい

肩手综合征　肩手症候群　けんしゅしょうこうぐん

肩锁关节　肩鎖関節　けんさかんせつ

肩锁关节半脱位　肩鎖関節不全脱臼　けんさかんせつふぜんだっきゅう

肩锁关节固定术　肩鎖関節固定術　けんさかんせつこていじゅつ

肩锁关节扭伤　肩鎖関節捻挫　けんさかんせつねんざ

肩锁关节损伤　肩鎖関節損傷　けんさかんせつそんしょう

肩锁关节脱位　肩鎖関節脱臼　けんさかんせつだっきゅう

肩锁韧带　肩鎖靭帯　けんさじんたい

肩痛　肩痛　けんつう

肩下垂　肩甲下垂　けんこうかすい

肩先露　肩甲位　けんこうい

肩胸间切断术　肩甲-胸間切断術　けんこうきょうかんせつだんじゅつ

肩袖创伤性肌腱炎　肩の回旋腱板外傷性筋腱炎　かたのかいせんけんばんがいしょうせいきんけんえん

肩袖断裂　肩の回旋腱板断裂　かたのかいせんけんばんだんれつ

肩袖损伤　肩の回旋腱板損傷　かたのかいせんけんばんそんしょう

肩炎　肩甲炎　けんこうえん

肩右后　肩右後　けんうこう

肩右前　肩右前　けんうぜん

肩周炎　肩関節周囲炎　けんかんせつしゅういえん

肩左后　肩左後　けんさこう

肩左前　肩左前　けんさぜん

监测　監視,モニター〔リング〕　かんし,monitoring

监测标准　監視標準　かんしひょうじゅん

监测车　監視車　かんししゃ

监测船　監視船　かんしせん

监测塔　監視塔　かんしとう

监测网　監視網　かんしもう

监测仪器　監視器械　かんしきかい

监测站　監視所　かんししょ

监测植物　監視植物　かんししょくぶつ

监护(控)　監視,モニターリング　かんし,monitoring

监护病例　監視症例　かんししょうれい

监护技术　監視技術　かんしぎじゅつ

监护系统　モニター　システム　monitor　system

监护装置　監視装置　かんしそうち

监禁　監禁　かんきん

监控记录器　監視記録器　かんしきろっき

监控(视)(护)器　監視器,モニター　かんしき,monitor

监听器　監聴器　かんちょうき

监听听力计　監聴聴力計　かんちょうちょうりょくけい

监狱精神病　拘禁精神病　こうきんせいしんびょう

兼嗜性　両染性　りょうせんせい

兼性分枝杆菌　通性ミコバクテリウム　つうせいmycobacterium

兼性寄生虫　通性寄生体　つうせいきせいたい

兼性离子　ハイブリッド　イオン　hybrid ion

兼性嫌气性寄生虫　通性嫌気性寄生虫　つうせいけんきせいきせいちゅう

兼性厌氧菌　通性嫌気菌　つうせいけんききん

缄默症　無言症　むごんしょう

煎剂　煎剤　せんざい

煎〔煮〕法　煎法　せんほう

jiān　**检减剪睑简碱**

检波器　検波器　けんはき

检波系数　検波係数　けんはけいすう

检测　検測,検出,検知　けんそく,けんしゅつ,けんち

检测管(器)　検知管(器)　けんちかん(き)

检测极限　検出限度　けんしゅつげんど

检测仪表　計測装置　けいそくそうち

检查　検査　けんさ

检查表　チェック　リスト　check list

检查床　診察台　しんさつだい

检查灯　診察灯　しんさつとう

检查及冲洗用膀胱镜　診察洗浄用膀胱鏡　しんさつせんじょうようぼうこうきょう

检查窥镜　診察内視鏡　しんさつないしきょう

检查用膀胱镜　診察用膀胱鏡　しんさつようぼうこうきょう

检查者　検査者　けんさしゃ

检肠镜　腸検査鏡　ちょうけんさきょう

检出率　検出率　けんしゅつりつ

检出限量　検出限界　けんしゅつげんかい

检弹探子　小銃弾消息子　しょうじゅうだんしょうそくし

检电器　検電器　けんでんき

检定　検定　けんてい

检定滴定管　検定ビュレット　けんていburette

检定砝码　検定分銅,検定おもり　けんていぶんどう,けん

ていおもり

检定量瓶　検定メスフラスコ　けんていmess flask

检定吸移管　検定ピペット　けんていpipette

检耳镜　耳鏡,オトスコープ　じきょう,otoscope

检尿法　検尿法　けんにょうほう

检偏〔振〕器（镜）　偏光検光子　へんこうけんこうし

检气法　ガス検出法　gasけんしゅつほう

检气管　ガス検出管　gasけんしゅつかん

检体诊断　理学的診断　りがくてきしんだん

检温器　測温計　そくおんけい

检压计　マノメーター　manometer

检牙镜　検歯鏡,オドントスコープ　けんしきょう, odontoscope

检眼灯　検眼灯　けんがんとう

检眼计　角膜曲率計オフサルモメータ,かくまくきょくりつけい,ophthalmometer

检眼镜　検眼鏡,オフサルモスコープ　けんがんきょう, ophthalmoscope

检眼镜检查〔法〕　検眼鏡検査〔法〕　けんがんきょうけんさ〔ほう〕

检眼镜片箱　検眼鏡レンズセット　けんがんきょうlens set

检眼屈光镜　眼曲率眼底鏡　がんきょくりつがんていきょう

检眼椅　検眼椅子　けんがんいす

检验　検査　けんさ

检验计数器　モニター　カウンター　monitor counter

检验室　実験室,試験室,検査室　じっけんしつ,しけんしつ,けんさしつ

检验员　①実験〔室〕助手②検査技師③インスペクター　①じっけん〔しつ〕じょしゅ②けんさぎし③inspector

检疫　検疫　けんえき

检疫传染病　検疫伝染病　けんえきでんせんびょう

检疫范围　検疫範囲　けんえきはんい

检疫旗　検疫旗　けんえきき

检疫期　検疫期　けんえきき

检疫所　検疫所　けんえきしょ

检疫员　検疫係　けんえきがかり

检疫证明书　検疫証明書　けんえきしょうめいしょ

检影法　検影法,スキアスコーピィ　けんえいほう,skiascopy

减半作用　半数減数分裂　はんすうげんすうぶんれつ

减饱和〔作用〕　不飽和化〔作用〕　ふほうわか〔さよう〕

减毒活结核菌素　弱毒化ツベルクリン　じゃくどくかtuberculin

减毒活疫苗　弱毒生ワクチン　じゃくどくなまvaccine

减毒灰髓炎〔病毒〕疫苗　弱毒化灰白髄炎〔ウイルス〕ワクチン　じゃくどくかかいはくずいえん〔virus〕vaccine

减毒流感病毒　弱毒化インフルエンザウイルス　じゃくどくかinfluenza virus

减毒性结核菌　弱毒化結核菌　じゃくどくかけっかくきん

减毒疫苗　弱毒化ワクチン　じゃくどくかvaccine

减毒〔作用〕　弱毒化〔作用〕　じゃくどくか〔さよう〕

减幅　振動逓減　しんぷくていげん

减力毒素　トキソン　toxon

减敏感作用　減感作用　げんかんさきよう

减轻　寛解　かんかい

减轻刺激　刺激除去　しげきじょきょ

减弱　減衰　げんすい

减弱病毒　弱毒化ウイルス　じゃくどくかvirus

减色变化　低色素性変化　ていしきそせいへんか

减色现象　低色素現象　ていしきそげんしょう

减少　減少　げんしょう

减声器　消音器　しょうおんき

减湿剂　減湿剤　げんしつざい

减食疗法　減食療法　げんしょくりょうほう

减数分裂　減数分裂　げんすうぶんれつ

减数分裂间期　減数分裂中間期　げんすうぶんれつちゅうかんき

减速〔度〕　減速〔度〕　げんそく〔ど〕

减速度试验　減速度試験　げんそくどしけん

减速计　減速計　げんそくけい

减速剂　減速剤　げんそくざい

减速期　減速期　げんそくき

减速运动　減速運動　げんそくうんどう

减体重　体重減少　たいじゅうげんしょう

减压病　減圧病　げんあつびょう

减压反射　降圧反射　こうあつはんしゃ

减压神经　減圧神経　げんあつしんけい

减压室　減圧室　げんあつしつ

减压术　減圧術　げんあつじゅつ

减压术牵开器　減圧牽引子　げんあつけんいんし

减压痛　減圧痛　げんあつつう

减压箱　減圧キャビネット　げんあつcabinet

减压性骨坏死　減圧性骨壊死　げんあつせいこつえし

减压引流　減圧ドレナージ　げんあつdrainage

减压症　減圧症,潜函症　げんあつしょう,せんかんしょう

减液反应　枯渇反応　こかつはんのう

减张缝合法　弛緩縫合法　しかんほうごうほう

减张切开　減圧切開　げんあつせっかい

减震器　振動吸収器　しんどうきゅうしゅうき

减重饮食　体重減量食　たいじゅうげんりょうしょく

剪　鋏　はさみ

德韦克尔氏剪　ドウィッケル鋏　de Weckerはさみ

利斯顿氏剪　リストン鋏　Listonはさみ

斯梅利氏剪　スメリー鋏　Smellie　はさみ

剪彩状处女膜　採状処女膜　ふさじょうしょじょまく

剪创　剪傷　はさみきず,せんしょう

剪刀步态　鋏状歩行　はさみじょうほこう

剪骨钳　骨切り鉗子　ほねきりかんし

剪肋骨钳　肋骨骨切り鉗子　ろっこつほねきりかんし

剪〔切〕力　剪断力　せんだんりょく

剪〔切〕应力　剪断応力　せんだんおうりょく

睑　眼瞼　がんけん

睑板　瞼板　けんばん

睑板变性　瞼板変性　けんばんへんせい

睑板部分切除法　瞼板部分切除術,ホッツ手術　けんばんぶぶんせつじょじゅつ,Hotzしゅじゅつ

睑板动脉弓　瞼板動脈弓　けんばんどうみゃくきゅう

睑板肌　瞼板筋　けんばんきん

睑板夹　瞼板鉗子　けんばんかんし

睑板瘤　瞼板腫　けんばんしゅ

睑板前血管丛　瞼板前血管叢　けんばんぜんけっかんそう

睑板切除术　瞼板切除術　けんばんせつじょじゅつ

睑板切断灼烙法　瞼板切開焼灼術　けんばんせっかいしょうしゃくじゅつ

睑板软骨　瞼板軟骨　けんばんなんこつ

睑板软化　瞼板軟化〔症〕　けんばんなんか〔しょう〕
睑板下沟　瞼板下溝　けんばんかこう
睑板腺　瞼板腺　けんばんせん
睑板腺癌　瞼板腺癌　けんばんせんがん
睑板腺梗塞　瞼板腺梗塞　けんばんせんこうそく
睑板腺囊肿　霰粒腫　さんりゅうしゅ
睑板腺囊肿刮匙　霰粒腫鋭匙　さんりゅうしゅえいひ
睑板腺囊肿切除术　霰粒腫搔爬術　さんりゅうしゅそうはじゅつ
睑板腺囊肿钳　霰粒腫鑷子　さんりゅうしゅせっし
睑板腺囊肿切开刮除术　霰粒腫切開搔爬術　さんりゅうしゅせっかいそうはじゅつ
睑板腺腺瘤　瞼板腺腫　けんばんせんせんしゅ
睑板腺炎　瞼板腺炎　けんばんせんえん
睑板腺脂肪变性　瞼板腺脂肪変性　けんばんせんしぼうへんせい
睑板炎　瞼板炎　けんばんえん
睑鼻襞　瞼鼻ひだ　けんびひだ
睑闭反射　閉眼反射　へいがんはんしゃ
睑变形　眼瞼変形　がんけんへんけい
睑部　眼瞼部　がんけんぶ
睑糙皮病　眼瞼ペラグラ　がんけんpellagra
睑成形术　眼瞼形成術　がんけんけいせいじゅつ
睑出血　眼瞼出血　がんけんしゅっけつ
睑肥厚　眼瞼肥厚〔症〕　がんけんひこう〔しょう〕
睑粉瘤　眼瞼粉瘤,眼瞼囊腫,眼瞼アテローム　がんけんふんりゅう,がんけんしのうしゅ,かんけんAtherom
睑蜂窝织炎　眼瞼蜂巣織炎　がんけんほうそうしきえん
睑缝术　瞼板縫合術　けんばんほうごうしゅつ
睑黑斑　眼瞼黒斑　がんけんこくはん
睑后面　眼瞼後面　がんけんこうめん
睑后缘　後眼瞼縁　こうがんけんえん
睑坏疽　眼瞼壊疽　がんけんえそ
睑坏死　眼瞼壊死　がんけんえし
睑黄瘤病　眼瞼黄色腫症　がんけんおうしょくしゅしょう
睑基底细胞癌　眼瞼基底細胞癌　がんけんきていさいぼうがん
睑角化病　眼瞼角化症　がんけんかっかしょう
睑结膜　眼瞼結膜　がんけんけつまく
睑结膜动脉　眼瞼結膜動脈　がんけんけつまくどうみゃく
睑结膜炎　眼瞼結膜炎　がんけんけつまくえん
睑静脉　眼瞼静脈　がんけんじょうみゃく
睑痉挛　眼瞼痙攣　がんけんけいれん
睑昆虫刺(咬)伤　眼瞼昆虫刺(咬)傷　がんけんこんちゅうし(こう)しょう
睑老年疣　眼瞼老人性疣　がんけんろうじんせいゆう
睑裂　〔眼〕瞼裂　〔がん〕けんれつ
睑裂斑　瞼裂斑　けんれつはん
睑裂缝合术　瞼裂縫合術　けんれつほうごうじゅつ
睑裂畸形　瞼裂奇形　けんれつきけい
睑裂伤　眼瞼裂傷　がんけんれっしょう
睑裂隙扩大　〔眼〕瞼裂拡大　〔がん〕けんれつかくだい
睑裂狭小　〔眼〕瞼裂縮小　〔がん〕けんれつしゅくしょう
睑鳞状上皮癌　眼瞼扁平上皮癌　がんけんへんぺいじょうひがん
睑瘤　眼瞼腫瘍　がんけんしゅよう
睑内侧动脉　内側眼瞼動脈　ないそくがんけんどうみゃく
睑内侧连合　内側眼瞼交連　ないそくがんけんこうれん

睑内侧韧带　内側眼瞼靭帯　ないそくがんけんじんたい
睑内翻　眼瞼内反　がんけんないはん
睑内翻缝术　眼瞼内反縫合術　がんけんないはんほうごうじゅつ
睑内翻矫正术　眼瞼内反矯正術　がんけんないはんきょうせいじゅつ
睑内翻镊　眼瞼内反鑷子　がんけんないはんせっし
睑粘液性水肿　眼瞼粘液水腫　がんけんねんえきすいしゅ
睑脓溢　眼瞼結膜膿漏　がんけんけつまくのうろう
睑脓肿　眼瞼膿瘍　がんけんのうよう
睑皮松垂症　眼瞼皮膚弛緩症　がんけんひふしかんしょう
睑皮炎　眼瞼皮膚炎,眼瞼縁炎　がんけんひふえん,がんけんえんえん
睑牵开器　開瞼器　かいけんき
睑前面　前眼瞼面　ぜんがんけんめん
睑前缘　前眼瞼縁　ぜんがんけんえん
睑切除术　眼瞼切除術　がんけんせつじょじゅつ
睑球部分粘连　瞼球部分癒着〔症〕　けんきゅうぶぶんゆちゃく〔しょう〕
睑球后粘连　後瞼球癒着〔症〕　こうけんきゅうゆちゃく〔しょう〕
睑球前粘连　前瞼球癒着〔症〕　ぜんけんきゅうゆちゃく〔しょう〕
睑球全粘连　瞼球〔完〕全癒着〔症〕　けんきゅう〔かん〕ぜんゆちゃく〔しょう〕
睑球粘连　瞼球癒着〔症〕　けんきゅうゆちゃく〔しょう〕
睑缺损　眼瞼欠損　がんけんけっそん
睑肉芽肿　眼瞼肉芽腫　がんけんにくがしゅ
睑乳头〔状〕瘤　眼瞼乳頭腫　がんけんにゅうとうしゅ
睑蜀黍红斑　眼瞼ペラグラ　がんけんpellagra
睑水肿　眼瞼浮腫　がんけんふしゅ
睑粟粒疹　眼瞼粟粒疹　がんけんぞくりゅうしん
睑透明性浸润　眼瞼ヒアリン様浸潤　がんけんhyalineようしんじゅん
睑外侧动脉　外側眼瞼動脈　がいそくがんけんどうみゃく
睑外侧缝　外側眼瞼縫線　がいそくがんけんほうせん
睑外侧连合　外側眼瞼交連　がいそくがんけんこうれん
睑外侧韧带　外側眼瞼靭帯　がいそくがんけんじんたい
睑外翻　眼瞼外反〔症〕　がんけんがいはん〔しょう〕
睑外翻矫正术　眼瞼外反矯正術　がんけんがいはんきょうせいじゅつ
睑位置异常　眼瞼位置異常　がんけんいちいじょう
睑下垂　〔眼〕瞼下垂〔症〕　〔がん〕けんかすい〔しょう〕
睑下垂矫正术　瞼下垂矯正術　けんかすいきょうせいじゅつ
睑下沟　眼瞼下溝　がんけんかこう
睑腺癌　眼瞼腺癌　がんけんせんがん
睑腺瘤　眼瞼腺腫　がんけんせんしゅ
睑腺炎　麦粒腫　ばくりゅうしゅ
睑血肿　眼瞼血腫　がんけんけっしゅ
睑炎　眼瞼炎　がんけんえん
睑异常　眼瞼異常　がんけんいじょう
睑缘　眼瞼縁　がんけんえん
睑缘成形术　眼瞼縁形成術　がんけんえんけいせいじゅつ
睑缘重建术　眼瞼縁再建術　がんけんえんさいけんじゅつ
睑缘肥厚　眼瞼縁肥厚〔症〕　がんけんえんひこう〔しょう〕
睑缘缝合术　瞼板縫合術　けんばんほうごうじゅつ
睑缘撕脱伤缝合术　眼瞼縁裂傷縫合術　がんけんえんれっ

しょうほうごうじゅつ

睑缘腺　ツァイス腺　Zeisせん

睑缘癣　眼瞼白癬　がんけんはくせん

睑缘炎　眼瞼縁炎　がんけんえんえん

睑〔缘〕粘连　眼瞼癒着　がんけんゆちゃく

睑褶　眼瞼ひだ　がんけんひだ

睑阵挛　眼瞼間代性痙攣　がんけんかんだいせいけいれん

睑支　眼瞼枝　がんけんし

睑赘皮　眼瞼贅皮　がんけんぜいひ

简单半抗原　単純ハプテン　たんじゅんhapten

简单蛋白质　単純蛋白質　たんじゅんたんぱくしつ

简单对称轴　単純対称軸　たんじゅんたいしょうじく

简单反射　単純反射　たんじゅんはんしゃ

简单反应　単純反応　たんじゅんはんのう

简单扩散　単純拡散〔法〕　たんじゅんかくさん〔ほう〕

简单立方点阵　単純立方格子　たんじゅんりっぽうこうし

简单醚　単一エーテル　たんいつether

简单抛物线　単純パラボラ　たんじゅんparabola

简单染色法　単純染色法　たんじゅんせんしょくほう

简单酮　単一ケトン　たんいつketone

简单遗传现象　単純遺伝現象　たんじゅんいでんげんしょう

简单自动症　単純自動症　たんじゅんじどうしょう

简捷法　簡便法　かんべんほう

简式低温仪　簡易低温装置　かんいていおんそうち

简谐波　単調和波　たんちょうわは

简谐运动　単振動　たんしんどう

简易病房　簡易病棟　かんいびょうとう

简易复苏器　簡易蘇生器　かんいそせいき

简易凝血活酶生成试验　簡易トロンボプラスチン生成試験　かんいthromboplastinせいせいしけん

简易凝血活酶时间测定　簡易トロンボプラスチン時間測定　かんいthromboplastinじかんそくてい

简易切片器　簡易ミクロトーム　かんいmicrotome

简易式静脉输液器　簡易静脈注入器　かんいじょうみゃくちゅうにゅうき

简易手术台　簡易手術台　かんいしゅじゅつだい

简易输血器　簡易輸血器　かんいゆけつき

简易盐水试验　簡易食塩水試験　かんいしょくえんすいしけん

简易异物定位器　簡易異物定位器　かんいいぶつていいき

碱　アルカリ,塩基　alkali,えんき

曼尼希碱　マンニッヒ塩基　Mannichえんき

米龙氏碱　ミロン塩基　Millonえんき

碱白蛋白　アルカリアルブミン　alkalialbumin

碱变性试验　アルカリ変性試験　alkaliへんせいしけん

碱潮　一過性アルカリ尿　いっかせいalkaliにょう

碱储〔备〕　アルカリ予備　alkaliよび

碱储量　アルカリ予備量　alkaliよびりょう

碱催化重排　塩基触媒転位　えんきしょくばいてんい

碱催化剂　塩基触媒　えんきしょくばい

碱催化作用　塩基触媒作用　えんきしょくばいさよう

碱电离常数　アルカリ電離定数　alkaliでんりていすう

碱定量法　アルカリ滴定法　alkaliてきていほう

碱定量器　アルカリメーター　alkalimeter

碱毒病　アルカリ中毒性疾病　alkaliちゅうどくせいしっぺい

碱度　塩基度　えんきど

碱度〔量〕计　アルカリメーター　alkalimeter

碱度减少　アルカリ減少〔症〕　alkaliげんしょう〔しょう〕

碱酐　塩基性無水物　えんきせいむすいぶつ

碱过剩　アルカリ過剰　alkaliかじょう

碱化　アルカリ化　alkaliか

碱化剂　塩基化剤　えんきかざい

碱化尿液　アルカリ化尿　alkaliかにょう

碱化饮食　アルカリ性食　alkaliせいしょく

碱化〔作用〕　アルカリ化〔作用〕　alkaliか〔さよう〕

碱基　塩基,アルカリ　えんき,alkali

碱基化　アルカリ化　alkaliか

碱基对　塩基対　えんきつい

碱基对取代作用　塩基対置換作用　えんきついちかんさよう

碱基配对　塩基対合　えんきついごう

碱基顺序　塩基配列順序　えんきはいれつじゅんじょ

碱降解　アルカリ分解　alkaliぶんかい

碱金属　アルカリ金属　alkaliきんぞく

碱金属肥皂　アルカリ金属石鹸　alkaliきんぞくせっけん

碱量滴定法　アルカリ滴定法　alkaliてきていほう

碱疗法　アルカリ療法　alkaliりょうほう

碱耐量试验　アルカリ耐性試験　alkaliたいせいしけん

碱尿　アルカリ尿　alkaliにょう

碱熔法　アルカリ溶融法　alkaliようゆうほう

碱烧伤　アルカリ火傷　alkaliかしょう

碱石灰　ソーダ石灰,ソーダライム　sodaせっかい,sodalime

碱式醋(乙)酸铝　塩基性酢酸アルミニウム　えんきせいさくさんaluminium

碱式醋(乙)酸铅　塩基性酢酸鉛　えんきせいさくさんなまり

碱式醋(乙)酸铁　塩基性酢酸鉄　えんきせいさくさんてつ

碱式醋(乙)酸铜　塩基性酢酸銅　えんきせいさくさんどう

碱式醋(乙)酸盐　塩基性酢酸塩　えんきせいさくさんえん

碱式滴定管　アルカリ性ビュレット　alkaliせいburette

碱式试验法　アルカリ試験法　alkaliしけんほう

碱式水杨酸铋　塩基性サリチル酸蒼鉛,次サリチル酸蒼鉛　えんきせいsalicylさんそうえん,じsalicylさんそうえん

碱式碳酸铋　塩基性炭酸ビスムス　えんきせいたんさんbismuth

碱式碳酸钴　塩基性炭酸コバルト　えんきせいたんさんcobalt

碱式碳酸镁　塩基性炭酸マグネシウム　えんきせいたんさんmagnesium

碱式碳酸铅　塩基性炭酸鉛　えんきせいたんさんなまり

碱式碳酸锌　塩基性炭酸亜鉛　えんきせいたんさんあえん

碱式碳酸盐　塩基性炭酸塩　えんきせいたんさんえん

碱式硝酸铋　塩基性硝酸蒼鉛　えんきせいしょうさんそうえん

碱式盐　塩基性塩　えんきせいえん

碱水解　塩基性加水分解　えんきせいかすいぶんかい

碱土金属　アルカリ土類金属　alkaliどるいきんぞく

碱洗　アルカリ溶出　alkaliようしゅつ

碱洗液　アルカリ洗浄液,アルカリ溶出液　alkaliせんじょうえき,alkaliようしゅつえき

碱纤维素　アルカリセルロース　alkali cellulose

碱性氨基酸　塩基性アミノ酸　えんきせいaminoさん

碱性不足　アルカリ性不足　alkaliせいふそく

碱性沉着性膀胱炎　塩基性沈着性膀胱炎　えんきせいちん

ちゃくせいぼうこうえん
碱性蛋白胨水　塩基性ペプトン水　えんきせいpeptoneすい
碱性蛋白质　塩基性蛋白質　えんきせいたんぱくしつ
碱性多肽　塩基性ポリペプチド　えんきせいpolypeptide
碱性反流性胃炎　アルカリ性逆流性胃炎　alkaliせいぎゃく
　りゅうせいいえん
碱性反应　アルカリ性反応　alkaliせいはんのう
碱性废水　アルカリ性廃水　alkaliせいはいすい
碱性复(品)红　塩基性フクシン　えんきせいfuchsine
〔碱性〕槐(金)黄　オーラミン　auramine
碱性鸡蛋培养基　アルカリ性卵培地　alkaliせいらんばいち
碱性结核菌素　アルカリ性ツベルクリン　alkaliせい
　tuberculin
碱性酒石酸铜溶液　塩基性酒石酸銅溶液　えんきせいしゅ
　せきさんどうようえき
碱性矿泉水　アルカリ鉱泉水　alkaliこうせんすい
碱性蓝　アルカリブルー　alkali blue
碱性亮绿　ブリリアント グリーン　brilliant green
碱性磷酸酶染色　アルカリ性ホスファターゼ染色　alkaliせ
　いphosphataseせんしょく
碱性磷酸〔酯〕酶　アルカリ性ホスファターゼ　alkaliせい
　phosphatase
碱性美蓝　アルカリ性メチレン ブルー　alkaliせい
　methylene blue
碱性尿　アルカリ性尿　alkaliせいにょう
碱性培养基　アルカリ性培地　alkaliせいばいち
碱性染剂(料)　塩基性染料　えんきせいせんりょう
碱性染色质　塩基性染色質　えんきせいせんしょくしつ
碱性蕊香红　ローダミン　rhodamine
碱性试剂　アルカリ性試薬　alkaliせいしやく
碱性肽　塩基性ペプチド　えんきせいpeptide
碱性填料　アルカリ性充填剤　alkaliせいじゅうてんざい
碱性戊二醛　アルカリ性グルタルジアルデヒド　alkaliせい
　glutardialdehyde
碱性消化不良　アルカリ性消化不良〔症〕　alkaliせいしょう
　かふりょう〔しょう〕
碱性血红素　アルカリ性ヘム　alkaliせいheme
碱性亚甲蓝　アルカリ性メチレン ブルー　alkaliせい
　methylene blue
碱性药物　アルカリ性薬物　alkaliせいやくぶつ
碱性饮食　アルカリ〔性〕食　alkali〔せい〕しょく
碱性藏红T　サフラニンT　safranine T
碱血〔症〕　アルカリ血〔症〕　alkaliけつ〔しょう〕
碱焰离子化检测器　アルカリ フレーム イオン化検出器
　alkaliflame ionかけんしゅつき
碱液　アルカリ液　alkaliえき
碱液比重计　アルカリ液比重計　alkaliえきひじゅうけい
碱中和值　アルカリ中和数　alkaliちゅうわすう
碱中毒　アルカローシス　alkalosis
碱中毒性 手足搐搦　アルカローシス テタニー　alkalosis
　tetany
碱中毒综合征　アルカローシス症候群　alkalosisしょうこう
　ぐん
碱值　アルカリ価　alkaliか
jiàn　见间建剑健舰渐践腱鉴键箭
见红　産徴　さんちょう
见习医生　インターン,医学修練生　intern,いがくしゅうれ
　んせい

α-见血封喉苷　α-アンチアリン　α-antiarin
间氨基苯磺酸　メタニル酸　metanilさん
间氨基苯砷酸　メタアミノベンゼンアルソン酸
　metaaminobenzenearsonさん
间氨基苯酸　メタアミノ安息香酸　metaaminoアンソクコ
　ウさん
间胺黄　メタニル エロー　metanil yellow
间苯二胺　メタフェニレンジアミン　metaphenylenediamine
间苯二酚　レゾルシン　resorcin
间苯二酚蓝　レゾルシン ブルー　resorcin blue
间苯二酚中毒　レゾルシン中毒〔症〕　resorcinちゅうどく
　〔しょう〕
间苯二〔甲〕酸　m-フタル酸　m-phthalさん
间苯三酚　フロログルシン　phloroglucin
间苯三酚醛　フロログルシン アルデヒド　phloroglucin
　aldehyde
间充质(胚叶)　間葉　かんよう
间充质瘤　間葉〔細胞〕腫　かんよう〔さいぼう〕しゅ
间充质上皮样细胞　間葉上皮様細胞　かんようじょうひよ
　うさいぼう
间充质细胞　間葉細胞　かんようさいぼう
间断变量　不連続変量　ふれんぞくへんりょう
间断缝合〔术〕　結節縫合〔術〕　けっせつほうごう〔じゅつ〕
间断光谱　不連続スペクトル　ふれんぞく spectrum
间断光谱吸收　不連続スペクトル吸収　ふれんぞく
　spectrumきゅうしゅう
间断浆肌层缝合术　断続性漿膜筋層縫合術　だんぞくせい
　しょうまくきんそうほうごうじゅつ
间断全层内翻缝合术　断続性全層内翻縫合術　だんぞくせ
　いぜんそうないはんほうごうじゅつ
间断性　不連続性,断続性　ふれんぞくせい,だんぞくせい
间断性呼吸　断続性呼吸,中絶性呼吸　だんぞくせいこきゅ
　う,ちゅうぜつせいこきゅう
间断性噪声　不連続性騒音　ふれんぞくせいそうおん
间断语言　断続性言語　だんぞくせいげんご
间断直流感应仪　断続性直流感応装置　だんぞくせいちょ
　くりゅうかんのうそうち
间二氮杂苯　ピリミジン　pyrimidine
间二酚偶氮苯磺酸　レゾルシン アゾベンゼン スルホン酸
　resorcine azobenzene sulfonさん
间二甲苯　m-キシレン　m-xylene
间二羟基苯　レゾルシン　resorcin
间发病　介入性疾患　かいにゅうせいしっかん
间发性酒狂　発作性大酒症　ほっさせいだいしゅしょう
间隔　間隔　かんかく
间隔穿透率　中隔浸透率　ちゅうかくしんとうりつ
间隔缺损　中隔欠損　ちゅうかくけっそん
间隔线　中隔線　ちゅうかくせん
间隔支　中隔枝　ちゅうかくし
间隔支阻滞　中隔枝遮断,中隔枝ブロック　ちゅうかくし
　しゃだん,ちゅうかくしblock
间骨板　介在層板　かいざいそうばん
间接暴力　間接暴力　かんせつぼうりょく
间接鼻咽镜检查　間接鼻咽頭鏡検査　かんせつびいんとう
　きょうけんさ
间接变态　間接変態　かんせつへんたい
间接测热〔法〕　間接測熱〔法〕　かんせつそくねつ〔ほう〕
间接冲击触诊〔法〕　間接浮球感診査〔法〕　かんせつふきゅ

うかんしんさ〔ほう〕

间接传染　間接伝染　かんせつでんせん

间接刺激　間接刺激　かんせつしげき

间接胆红素　間接ビリルビン　かんせつbilirubin

间接滴定　間接滴定　かんせつてきてい

间接断面造影术　間接切断面撮影術　がんせつせつだんめんさつえいじゅつ

间接发育　間接発育　かんせつはついく

间接法　間接法　かんせつほう

间接法标准化率　間接法標準化率　かんせつほうひょうじゅんかりつ

间接反向血球凝集试验　間接逆向血球凝集試験　かんせつぎゃっこうけっきゅうぎょうしゅうしけん

间接反应　間接反応　かんせつはんのう

间接反应胆红素　間接反応ビリルビン　かんせつはんのうbilirubin

间接分裂　間接分裂　かんせつぶんれつ

间接分析　間接分析　かんせつぶんせき

间接盖髓术　間接覆髄法　かんせつふくずいほう

间接骨折　間接骨折　かんせつこっせつ

间接固位体　間接保定器　かんせつほていき

间接光反射　間接光反射　かんせつひかりはんしゃ

间接核分裂　間接核分裂　かんせつかくぶんれつ

间接红细胞溶解试验　間接溶血試験　かんせつようけつしけん

间接喉镜　間接喉頭鏡　かんせつこうとうきょう

间接喉镜检查　間接喉頭鏡検査　かんせつこうとうきょうけんさ

间接喉钳　間接喉頭鉗子　かんせつこうとうかんし

间接华勒氏变性　間接ワラー変性　かんせつWallerへんせい

间接活化　間接活性化　かんせつかっせいか

间接机械性传染　間接機械的伝染　かんせつきかいてきでんせん

间接检眼镜　間接検眼鏡　かんせつけんがんきょう

间接胶乳钩端螺旋体凝集试验　ラテックス レプトスピラ凝集試験　latex-leptospiraぎょうしゅうしけん

间接胶乳钩端螺旋体凝集抑制试验　ラテックス レプトスピラ凝集抑制試験　latex-leptospiraぎょうしゅうよくせいしけん

间接接触　間接接触　かんせつせっしょく

间接抗球蛋白试验　間接抗グロブリン試験　かんせつこうglobulinしけん

间接抗人球蛋白试验　間接抗ヒトグロブリン試験　かんせつこうヒトglobulinしけん

间接叩诊法　間接打診法　かんせつだしんほう

间接库姆斯试验　間接クームス試験　かんせつCoombsしけん

间接量热法　間接熱量測定法　かんせつねつりょうそくていほう

间接模板学说　間接型板説,鋳型説　かんせつかたいたせつ,いがたせつ

间接凝集反应　間接凝集反応　かんせつぎょうしゅうはんのう

间接凝集试验　間接凝集試験　かんせつぎょうしゅうしけん

间接判定　間接判断　かんせつはんだん

间接配血　間接血液配合　かんせつけつえきはいごう

间接染色法　間接染色法　かんせつせんしょくほう

间接视　間接視　かんせつし

间接输血法　間接輸血法　かんせつゆけつほう

间接胎盘X线造影术　間接放射線胎盤造影法　かんせつほうしゃせんたいばんぞうえいほう

间接听诊法　間接聴診法　かんせつちょうしんほう

间接效应　間接効果　かんせつこうか

间接血凝反应　間接〔赤〕血球凝集反応　かんせつ〔せっ〕けっきゅうぎょうしゅうはんのう

间接血凝试验　間接血球凝集試験,かんせつけっきゅうぎょうしゅうしけん

间接血凝抑制反应　間接血球凝集抑制反応　かんせつけっきゅうぎょうしゅうよくせいはんのう

间接血凝抑制试验　間接血球凝集抑制試験　かんせつけっきゅうぎょうしゅうよくせいしけん

间接眼底镜　間接検眼鏡　かんせつけんがんきょう

间接遗传　間接遺伝　かんせついでん

间接抑制剂　間接抑制剤　かんせつよくせいざい

间接荧光抗体　間接蛍光抗体　かんせつけいこうこうたい

间接照明法　間接照明法　かんせつしょうめいほう

间接征象　間接徴候　かんせつちょうこう

间接症状　間接症状　かんせつしょうじょう

间接致癌原(物)　間接発癌物質　かんせつはつがんぶっつ

间接作用　間接作用　かんせつさよう

间介中胚层　中間中胚葉　ちゅうかんちゅうはいよう

间胚叶混合瘤　間葉性混合腫瘍　かんようせいこんこうしゅよう

间胚叶性软骨肉瘤　間葉性軟骨肉腫　かんようせいなんこつにくしゅ

间皮　中皮　ちゅうひ

间皮膜　中皮膜　ちゅうひまく

间皮细胞　中皮細胞　ちゅうひさいぼう

间皮〔细胞〕瘤　中皮腫　ちゅうひしゅ

间期　間隔,中間期　かんかく,ちゅうかんき

间期核　中間期核　ちゅうかんきかく

P-R间期延长　P-R間隔延長　P-Rかんかくえんちょう

Q-T间期延长　Q-T間隔延長　Q-Tかんかくえんちょう

Q-T间期延长综合征　Q-T間隔延長症候群　Q-Tかんかくえんちょうしょうこうぐん

间羟胺　メタラミノール,アラミン　metaraminol,aramine

间羟基去甲麻黄碱　メタラミノール　metaraminol

间羟舒喘宁(喘必妥)　テルブタリン　terbutaline

间羟异丙肾上腺素　オルシプレナリン　orciprenaline

间缺　間欠　かんけつ

间日疟　三日熱マラリア　みっかねつmalaria

间日疟原虫　三日熱マラリア原虫　みっかねつmalariaげんちゅう

间日热　三日熱　みっかねつ

间神经胶质　メソグリア　mesoglia

间神经胶质瘤　メソグリア腫　mesogliaしゅ

间生态　パラビオージス　parabiosis

间双没食子酸　メタ二没食子酸　metaにモッショクシさん

间体　メソソーム　mesosome

间停性呼吸　ビオー呼吸　Biotこきゅう

间位定向作用　間位配向性作用　かんいはいこうせいさよう

间位化合物　メタ化合物　metaかごうぶつ

间位取代作用　メタ置換作用　metaちかんさよう

间位辛伯托　メタジンパトール　metasympatol

间位衍生物　メタ誘導体　metaゆうどうたい

间隙　間隙　かんげき

　迪塞氏间隙　デイッセ間隙　Disseかんげき

　丰塔纳氏间隙　フオンターナ間隙　Fontanaかんげき

　霍尔茨克内希特氏间隙　ホルツクネヒト間隙　Holzknechtかんげき

　雷济厄斯氏间隙　レッチウス間隙　Retziusかんげき

　莫伦海姆氏间隙　モーレンハイム間隙　Mohrenheimかんげき

　特农氏间隙　テノン間隙　Tenonかんげき

　普鲁萨克氏间隙　プルサク間隙　Prussakかんげき

　普瓦泽伊氏间隙　ポワズーユ間隙　Poiseuilleかんげき

　施瓦尔贝氏间隙　シュワルベ間隙　Schwalbeかんげき

间隙保持(固位)器　間隙保定器　かんげきほていき

间硝基苯磺酰氯　塩化メタニトロベンゼンスルフォニル　えんか m-nitrobenzene sulfonyl

间硝基苯甲醛　メタニトロベンズアルデヒト　m-nitrobenzaldehyde

间硝基酚　メタニトロフェノール　m-nitrophenol

间歇　間欠　かんけつ

间歇带菌者　間欠保菌者　かんけつほきんしゃ

间歇给氧疗法　間欠酸素療法　かんけつさんそりょうほう

间歇寄生虫　間欠性寄生虫　かんけつせいきせいちゅう

间歇精馏　回分精留　かいぶんせいりゅう

间歇疗法　間欠性療法　かんけつせいりょうほう

间歇脉　間欠脈　かんけつみゃく

间歇灭菌〔法〕　間欠滅菌〔法〕　かんけつめっきん〔ほう〕

间歇膀胱冲洗　間欠的膀胱洗浄〔法〕　かんけつてきぼうこうせんじょう〔ほう〕

间歇期　間欠期　かんけつき

间歇热　間欠熱　かんけつねつ

间歇宿主　間欠宿主　かんけつしゅくしゅ

间歇性跛行　間欠性跛行〔症〕　かんけつせいはこう〔しょう〕

间歇性跛行综合征　間欠性跛行症候群　かんけつせいはこうしょうこうぐん

间歇性卟啉症　間欠性ポルフィリン症　かんけつせいporphyrinしょう

间歇性低热　間欠性低熱　かんけつせいていねつ

间歇性耳痛　間欠性耳痛　かんけつせいじつう

间歇性发作　間欠性発作　かんけつせいほっさ

间歇性关节痛　間欠性関節痛　かんけつせいかんせつつう

间歇性呼吸　間欠性呼吸　かんけつせいこきゅう

间歇性呼吸暂停　間欠性無呼吸　かんけつせいむこきゅう

间歇性精神病　間欠性精神病　かいけつせいせいしんびょう

间歇性麻痹　間欠性麻痺　かんけつせいまひ

间歇性内斜视　間欠性内斜視　かんけつせいないしゃし

间歇性排尿　間欠性排尿　かんけつせいはいにょう

间歇性前驱期青光眼　間欠性前駆期緑内障　かんけつせいぜんくきりょくないしょう

间歇性全血尿　間欠性全血尿　かんけつせいぜんけつにょう

间歇性输卵管积水　間欠性卵管水腫　かんけつせいらんかんすいしゅ

间歇性束支阻滞　間欠性脚ブロック　かんけつせいきゃくblock

间歇性糖尿病　間欠性糖尿病　かんけつせいとうにょうびょう

间歇性突眼〔症〕　間欠性眼球突出〔症〕　かんけつせいがんきゅうとっしゅつ〔しょう〕

间歇性外斜视　間欠性外斜視　かんけつせいがいしゃし

间歇性斜视　間欠性斜視　かんけつせいしゃし

间歇性心缺血　間欠性心臓虚血　かんけつせいしんぞうきょけつ

间歇性血卟啉症　間欠性ヘマトポルフィリン症　かんけつせいhematoporphyrinしょう

间歇性血红蛋白尿　間欠性血色素尿　かんけつせいけっしきそにょう

间歇性血尿　間欠性血尿　かんけつせいけつにょう

间歇性预激综合征　間欠性早期興奮症候群　かんけつせいそうきこうふんしょうこうぐん

间歇性正压呼吸　間欠性陽圧呼吸　かんけつせいようあつこきゅう

间歇性正压呼吸器　間欠性陽圧呼吸器　かんけつせいようあつこきゅうき

间歇性正压通气　間欠性陽圧呼吸　かんけつせいようあつこきゅう

间歇训练　間隔訓練　かんかくくんれん

间性体　間性,半陰陽　かんせい,はんいんよう

间叶髓质瘤　間葉髄質腫　かんようずいしつしゅ

间叶细胞　間葉細胞　かんようさいぼう

间叶性肉瘤　間葉性肉腫　かんようせいにくしゅ

间叶性牙源性肿瘤　間葉性歯源性腫瘤　かんようせいしげんせいしゅよう

间叶肿瘤　間葉〔細胞〕腫　かんよう〔さいぼう〕しゅ

间叶组织　間葉組織　かんようそしき

间叶组织肿瘤　間葉組織腫瘍　かんようそしきしゅよう

间液　間質液　かんしつえき

间杂性变异数　不均一性分散　ふきんいつせいぶんさん

间质病　間質病　かんしつびょう

间质部妊娠　〔卵管〕間質妊娠　〔らんかん〕かんしつにんしん

间质发育异常　間質成長障害　かんしつせいちょうしょうがい

间质瘤　間質腫　かんしつしゅ

间质内分泌细胞　間質内分泌細胞　かんしつないぶんぴつさいぼう

间质细胞　間質細胞　かんしつさいぼう

　莱迪希氏间质细胞　ライディヒ間質細胞　Leydigかんしつさいぼう

间质细胞刺激素　間質細胞刺激ホルモン　かんしつさいぼうしげきhormone

间质细胞瘤　間質細胞腫　かんしつさいぼうしゅ

间质细胞肉瘤　間質細胞肉腫　かんしつさいぼうにくしゅ

间质纤维　間質繊維　かんしつせんい

间质腺　間質腺　かんしつせん

间质性肺气肿　間質性肺気腫　かんしつせいはいきしゅ

间质性肺炎　間質性肺炎　かんしつせいはいえん

间质性肌炎　間質性筋炎　かんしつせいきんえん

间质性脊髓炎　間質性脊髄炎　かんしつせいせきずいえん

间质性浆细胞性肺炎　間質性プラスマ細胞性肺炎　かんしつせいplasmaさいぼうせいはいえん

间质性角膜炎　間質性角膜炎　かんしつせいかくまくえん

间质性膀胱炎　間質性膀胱炎　かんしつせいぼうこうえん

间质性乳腺炎　間質性乳腺炎　かんしつせいにゅうせんえん

间质性肾炎　間質性腎炎　かんしつせいじんえん

间质性神经炎　間質性神経炎　かんしつせいしんけいえん

间质性输卵管炎　間質性卵管炎　かんしつせいらんかんえん

间质性水肿　間質性水(浮)腫　かんしつせいすい(ふ)しゅ

间质性纤维化　間質性繊維化　かんしつせいせんいか

间质性心肌炎　間質性心筋炎　かんしつせいしんきんえん

间质性炎症　間質性炎症　かんしつせいえんしょう

间质性胰炎　間質性膵臓炎　かんしつせいすいぞうえん

间质性龈炎　間質性歯肉炎　かんしつせいしにくえん

间质炎性浸润　間質性炎症性浸潤　かんしつせいえんしょうせいしんじゅん

间质增生　間質増殖　かんしつぞうしょく

间质组织　間質組織　かんしつそしき

建材制造工人皮肤癌　コルクストン製造人癌　corkstoneせいぞうじんがん

建筑密度　建築密度　けんちくみつど

建筑面积　建築面積　けんちくめんせき

建筑物朝向　建築物の方向　けんちくぶつのほうこう

建筑物间距　建築物の距離　けんちくぶつのきょり

剑麻皂苷(甙)原　シサラゲニン　sisalagenin

剑水蚤属　ケンミジンコ属　ケンミジンコぞく

剑突　剣状突起　けんじょうとっき

剑突过敏综合征　剣状突起過敏症候群　けんじょうとっきかびんしょうこうぐん

剑突痛　剣状突起痛　けんじょうとっきつう

剑突炎　剣状突起炎　けんじょうとっきえん

剑突综合征　剣状突起症候群　けんじょうとっきしょうこうぐん

健存肾单位学说　無傷ネフロン説　むしょうnephronせつ

健岛　オアシス　oasis

健康保险　健康保険　けんこうほけん

健康带虫者　健康保虫者　けんこうほちゅうしゃ

健康带菌者　健康保菌者　けんこうほきんしゃ

健康调查　健康調査　けんこうちょうさ

健康管理　健康管理　けんこうかんり

健康监护　健康監督　けんこうかんとく

健康检查　健康検査,健康診断　けんこうけんさ,けんこうしんだん

健康普查　健康スクリーニング　けんこうscreening

健康人〔血冻干〕血浆　ヒト凍結乾燥血漿　ヒト〔とうけつかんそう〕けっしょう

健康统计　健康統計　けんこうとうけい

健康诊断　健康診断,検診　けんこうしんだん,けんしん

健康证　健康診断書　けんこうしんだんしょ

健康状态　健康状態　けんこうじょうたい

健美体操　柔軟体操　じゅうなんたいそう

健脑合剂　脳強壮合剤　のうきょうそうごうざい

健身房　室内運動場,体育館　しつないうんどうじょう,たいいくかん

健神经药　神経強壮剤　しんけいきょうそうざい

健忘〔症〕　健忘〔症〕　けんぼう〔しょう〕

健忘综合征　健忘症〔性〕症候群　けんぼうしょう〔せい〕しょうこうぐん

健胃药　消化剤　しょうかざい

健牙　健康歯　けんこうし

健龈　健康歯肉　けんこうしにく

舰艇防疫　軍艦防疫　ぐんかんぼうえき

渐成论　後成説　こうせいせつ

渐递减杂音　漸弱雑音　ぜんじゃくざつおん

渐近线　漸近線　ぜんきんせん

渐进性坏死　進行性壊死　しんこうせいえし

渐进性黄疸　進行性黄疸　しんこうせいおうだん

渐进性心绞痛　進行性狭心症　しんこうせいきょうしんしょう

渐强性睡眠　漸強性睡眠　ぜんきょうせいすいみん

渐强性杂音　漸強性〔心〕雑音　ぜんきょうせい〔しん〕ざつおん

渐弱-渐强性杂音　漸弱・漸強性雑音　ぜんじゃく・ぜんきょうせいざつおん

渐退型　逆行型,退行型　ぎゃくこうがた,たいこうがた

渐增反应　増強反応　ぞうきょうはんのう

践伤　踏傷　とうしょう

腱包膜　腱鞘　けんしょう

腱成形术　腱形成術　けんけいせいじゅつ

腱成形移植术　腱形成移植術　けんけいせいいしょくじゅつ

腱断裂　腱断裂　けんだんれつ

腱反射　腱反射　けんはんしゃ

腱反射亢进　腱反射亢進　けんはんしゃこうしん

腱缝〔合〕术　腱縫合術　けんほうごうじゅつ

腱钙化　腱石灰化　けんせっかいか

腱感受器　腱受容器　けんじゅようき

腱弓　腱弓　けんきゅう

腱骨化　腱骨化〔症〕　けんこっか〔しょう〕

腱固定术　腱固定術　けんこていじゅつ

腱滑膜鞘　腱滑液鞘　けんかつえきしょう

腱划　腱画　けんかく

腱环　腱輪　けんりん

　窦林格氏腱环　デリンガー腱輪　Dölingerけんりん

腱间结合　腱間結合　けんかんけつごう

腱交叉　腱交叉　けんこうさ

腱觉　腱感覚　けんかんかく

腱裂孔　腱裂孔　けんれっこう

腱挛缩　腱攣縮　けんれんしゅく

腱膜　腱膜　けんまく

腱膜切开术　腱膜切開術　けんまくせっかいじゅつ

腱膜下层　腱膜下層　けんまくかそう

腱膜炎　腱膜炎　けんまくえん

腱纽　腱のひも　けんのひも

腱脓肿　腱膿瘍　けんのうよう

腱破裂　腱破裂　けんはれつ

腱器官　ゴルジ腱器官　Golgiけんきかん

腱鞘　腱鞘　けんしょう

腱鞘成形术　腱鞘形成術　けんしょうけいせいじゅつ

腱鞘滑囊结核　腱鞘滑液包結核　けんしょうかつえきほうけっかく

腱鞘巨细胞瘤　腱鞘巨細胞腫　けんしょうきょさいぼうしゅ

腱鞘囊肿　腱鞘囊胞　けんしょうのうほう

腱鞘囊肿切除术　腱鞘囊胞切除術　けんしょうのうほうせつじょじゅつ

腱鞘切除术　腱鞘切除術　けんしょうせつじょじゅつ

腱鞘切开术　腱鞘切開術　けんしょうせっかいじゅつ

腱鞘炎　腱鞘炎　けんしょうえん
腱切除术　腱切除術　けんせつじょじゅつ
腱〔切断〕刀　テノトム,腱切り刀　tenotome,けんきりとう
腱切断术　腱切り術,切腱術　けんきりじゅつ,せっけんじゅつ
腱束（索）　腱索　けんさく
腱松弛　腱弛緩　けんしかん
腱松解术　腱弛緩術　けんしかんじゅつ
腱损伤　腱損傷　けんそんしょう
腱梭　腱紡錘　けんぼうすい
腱缩短术　腱短縮法　けんたんしゅくほう
腱索断裂　腱索断裂　けんさくだんれつ
腱跳动　腱跳動　けんちょうどう
腱痛　腱痛　けんつう
腱徙后术　腱後転術　けんこうてんじゅつ
腱系膜　腱間膜　けんかんまく
腱细胞　腱細胞　けんさいぼう
腱下滑膜囊　腱下滑液包　けんかかつえきほう
腱纤维　腱繊維　けんせんい
腱纤维鞘　腱繊維鞘　けんせんいしょう
腱延长术　腱延長術　けんえんちょうじゅつ
腱炎　腱炎　けんえん
腱移位术　腱移行術　けんいこうじゅつ
腱移植术　腱移植術　けんいしょくじゅつ
腱粘连松解术　腱癒着剝離術　けんゆちゃくはくりじゅつ
腱转移术　腱転移術　けんてんいじゅつ
鉴别　鑑別,同定　かんべつ,どうてい
鉴别标志　鑑別マーカー　かんべつmarker
鉴别反应　鑑別反応,同定反応　かんべつはんのう,どうていはんのう
鉴别寄主　鑑別宿主　かんべつしゅくしゅ
鉴别率　鑑別率　かんべつりつ
鉴别培养基　鑑別培地　かんべつばいち
鉴别器　鑑別器　かんべつき
鉴别染色法　鑑別染色法　かんべつせんしょくほう
鉴别性〔结核菌素〕皮肤反应　鑑別性〔ツベルクリン〕皮膚反応　かんべつせい〔tuberculin〕ひふはんのう
鉴别〔用〕试剂　鑑別試薬　かんべつしやく
鉴别诊断　鑑別診断　かんべつしんだん
鉴定　鑑定,同定　かんてい,どうてい
鉴定细菌学　同定細菌学　どうていさいきんがく
鉴频器　頻率鑑別器　ひんりつかんべつき
键　結合　けつごう
　范德华氏键　ワンデルワール結合　Van der Waalけつごう
　e键　e結合　eけつごう
　δ键　δ結合　δけつごう
　π键　π結合　πけつごう
键半径　結合半径　けつごうはんけい
键参数　結合パラメータ　けつごうparameter
键长　結合長さ　けつごうながさ
键〔的〕互变异构　結合互変異性　けつごうごへんいせい
键〔的〕极化　結合分極　けつごうぶんきょく
键〔的〕极性　結合極性　けつごうきょくせい
键〔的〕折射　結合屈折　けつごうくっせつ
键〔的〕折射性　結合屈折性　けつごうくっせつせい
键电子　結合性電子　けつごうせいでんし
键焓　結合合熱量　けつごうがんねつりょう

键合相　結合相　けつごうそう
键合相层折　結合相クロマトグラフィー　けつごうそうchromatography
键合相填料　結合相パッキング　けつごうそうpacking
键级　結合次数　けつごうじすう
键角　結合角　けつごうかく
键角变形　結合角変形　けつごうかくへんけい
键距　結合距離　けつごうきょり
键离解能　結合解離エネルギー　けつごうかいりEnergie
键能　結合エネルギー　けつごうEnergie
键轴　結合軸　けつごうじく
箭毒　クラーレ　curare
箭毒化　クラーレ化　curareか
箭毒碱　クラリン　curarine
箭毒样药物　クラレー様薬物　curareようやくぶつ
箭叶淫羊藿　ホザキイカリソウ

JIANG　江姜浆僵缰降酱

jiāng　江姜浆僵缰

江湖医生　薮医者　やぶいしゃ
江内斯科氏脊髓麻醉　イヨネスコ脊髄麻酔　Jonnescoせきずいますい
江鳕鱼肝油　バーボット肝油　burbotかんゆ
姜　生薑ショウガ,生薑　ショウキョウ
姜醇　ジンジベロール　zingiberol
姜酊　生薑チンキ　ショウガtincture
姜黄粉　クルクマ粉　curcumaふん
姜黄醇　ツルメロール　turmerol
姜黄〔色〕素　クルクミン　curcumin
姜黄〔色〕素试法　クルクミン試験　curcuminしけん
姜黄试纸　クルクミン試験紙　curcuminしけんし
姜黄酮　ツルメロン　turmerone
β-姜黄烯　β-クルクメン　β-curcumene
姜科　ショウガ科　ショウガか
姜辣素　ジンゲロール　gingerol
姜片虫　肥大吸虫　ヒダイキュウチュウ
姜片虫病　肥大吸虫症　ヒダイキュウチュウしょう
姜片虫属　肥大吸虫属　ヒダイキュウチュウぞく
姜汤　生薑煎剤　ショウガせんざい
姜糖浆　生薑シロップ剤　ショウガsyrupざい
姜酮　ジンギベロン　zingiberone
姜烯　ジンギベレン　zingiberene
姜烯酚　ショウガオール　shogaol
浆果　漿果　しょうか
浆肌层　漿膜筋層　しょうまくきんそう
浆肌层缝合法　漿膜筋層縫合法　しょうまくきんそうほうごうほう
浆剂　漿剤　しょうざい
浆膜　漿膜　しょうまく
浆膜层　漿膜層　しょうまくそう
浆膜结核　漿膜結核　しょうまくけっかく
浆膜腔　漿膜腔　しょうまくこう
浆膜腔穿刺液　漿膜腔穿刺液　しょうまくこうせんしえき
浆膜腔穿刺液检查　漿膜腔穿刺液検査〔法〕　しょうまくこうせんしえきけんさ〔ほう〕
浆膜腔积液　漿膜腔水症　しょうまくこうすいしょう
浆膜外筋膜　漿膜外筋膜　しょうまくがいきんまく
浆膜下层　漿膜下層　しょうまくかそう

浆膜下丛　漿膜下叢　しょうまくかそう
浆膜下肌瘤　漿膜下筋腫　しょうまくかきんしゅ
浆膜下麻醉　漿膜下麻酔　しょうまくかますい
浆膜下子宫肌瘤　漿膜下子宮筋腫　しょうまくかしきゅうきんしゅ
浆膜下子宫平滑肌瘤　漿膜下子宮平滑筋腫　しょうまくかしきゅうへいかつきんしゅ
浆膜下组织　漿膜下組織　しょうまくかそしき
浆膜心包　漿膜心膜　しょうまくせいしんまく
浆膜炎　漿膜炎　しょうまくえん
浆母细胞　形質芽球　けいしつがきゅう
浆粘液细胞　漿粘液細胞　しょうねんえきさいぼう
浆粘液腺　漿粘液腺　しょうねんえきせん
浆细胞　プラスマ細胞,形質細胞　plasmaさいぼう,けいしつさいぼう
浆细胞疾病　形質細胞病　けいしつさいぼうびょう
浆细胞瘤　形質細胞腫　けいしつさいぼうしゅ
浆细胞前体　形質細胞前駆体　けいしつさいぼうぜんくたい
浆细胞肉芽肿　形質細胞肉芽腫　けいしつさいぼうにくがしゅ
浆细胞外阴炎　形質細胞外陰炎　けいしつさいぼうがいいんえん
浆细胞系　形質細胞系　けいしつさいぼうけい
浆细胞型淋巴细胞样错构瘤　形質細胞型リンパ球様過誤腫　けいしつさいぼうがたlymphきゅうようかごしゅ
浆细胞性白血病　形質細胞性白血病　けいしつさいぼうせいはっけつびょう
浆细胞性肺炎　形質細胞性肺炎　けいしつさいぼうせいはいえん
浆细胞性骨髓瘤　形質細胞性骨髄腫　けいしつさいぼうせいこつずいしゅ
浆细胞性乳腺炎　形質細胞性乳腺炎　けいしつさいぼうせいにゅうせんえん
浆细胞增多症　形質細胞増加症　けいしつさいぼうぞうかしょう
浆细胞增生性红斑　形質細胞紅色肥厚〔症〕　けいしつさいぼうこうしょくひこう〔しょう〕
浆液　漿液　しょうえき
浆液蛋白定性试验　リバルタ試験　Rivaltaしけん
浆液分泌　漿液分泌　しょうえきぶんぴつ
浆液浸润　漿液浸潤　しょうえきしんじゅん
浆液囊肿　漿液嚢腫　しょうえきのうしゅ
浆液粘液腺　漿液粘液腺　しょうえきねんえきせん
浆液气胸　漿液性気胸　しょうえきせいききょう
浆液细胞　漿液細胞　しょうえきさいぼう
浆液纤维蛋白性胸膜炎　漿液線維素性胸膜炎　しょうえきせんいそせいきょうまくえん
浆液腺　漿液腺　しょうえきせん
浆液性　漿液性　しょうえきせい
浆液性肠炎　漿液性腸炎　しょうえきせいちょうえん
浆液性出血　漿液性出血　しょうえきせいしゅっけつ
浆〔液〕性恶露　漿液性悪露　しょうえきせいおろ
浆液性腹膜炎　漿液性腹膜炎　しょうえきせいふくまくえん
浆液性腹泻　漿液性下痢　しょうえきせいげり
浆液性根尖炎　漿液性根尖炎　しょうえきせいこんせんえん

浆液性虹膜炎　漿液性虹彩炎　しょうえきせいこうさいえん
浆液性滑膜炎　漿液性滑膜炎　しょうえきせいかつまくえん
浆液性精索周炎　漿液性精索周囲炎　しょうえきせいせいさくしゅういえん
浆液性卡他　漿液性カタル　しょうえきせいcatarrh
浆液性卵巢囊腺瘤　漿液性卵巣嚢腺腫　しょうえきせいらんそうのうせんしゅ
浆液性卵巢乳头〔状〕囊腺瘤　漿液性卵巣乳頭〔状〕嚢腺腫　しょうえきせいらんそうにゅうとう〔じょう〕のうせんしゅ
浆液性迷路炎　漿液性迷路炎　しょうえきせいめいろえん
浆液性脑膜炎　漿液性髄膜炎　しょうえきせいずいまくえん
浆液性囊腺癌　漿液性嚢腺癌　しょうえきせいのうせんがん
浆液性囊腺瘤　漿液性嚢腺腫　しょうえきせいのうせんしゅ
浆液性脓　漿液性膿　しょうえきせいのう
浆液性皮病　漿液性皮膚症　しょうえきせいひふしょう
浆液性皮炎　漿液性皮膚炎　しょうえきせいひふえん
浆液性贫血　漿液性貧血　しょうえきせいひんけつ
浆液性乳头〔状〕瘤病　漿液性乳頭〔状〕腫症　しょうえきせいにゅうとう〔じょう〕しゅしょう
浆液性乳头状囊腺瘤　漿液性乳頭状嚢腺腫　しょうえきせいにゅうとうじょうのうせんしゅ
浆液性色素上皮脱离　漿液性色素〔性〕上皮剥離　しょうえきせいしきそ〔せい〕じょうひはくり
浆液性渗出物　漿液性滲出物　しょうえきせいしんしゅつぶつ
浆液性渗漏液　漿液性滲出液　しょうえきせいしんしゅつえき
浆液性视网膜炎　漿液性網膜炎　しょうえきせいもうまくえん
浆液性痰　漿液性痰　しょうえきせいたん
浆液性萎缩　漿液性萎縮　しょうえきせいいしゅく
浆液性腺泡　漿液性腺房　しょうえきせいせんぽう
浆液性心肌炎　漿液性心筋炎　しょうえきせいしんきんえん
浆液性胸膜炎　漿液性胸膜炎　しょうえきせいきょうまくえん
浆液性牙髓炎　漿液性歯髄炎　しょうえきせいしずいえん
浆液性炎症　漿液性炎症　しょうえきせいえんしょう
浆液性中耳炎　漿液性中耳炎　しょうえきせいちゅうじえん
浆液性中心性视网膜炎　漿液性中心性網膜炎　しょうえきせいちゅうしんせいもうまくえん
浆液血性恶露　漿液血液性悪露　しょうえきけつえきせいおろ
浆液溢　漿液漏　しょうえきろう
浆状体　ゼリー,凝膠体　jelly,ぎょうこうたい
浆状填充法　スラリ充填法　slurryじゅうてんほう
僵𧿹　強直母趾　きょうちょくぼし
僵化　硬化　こうか
僵尸　死骸,死体　しがい,したい
僵硬(直)　硬直　こうちょく
僵硬心脏综合征　強直性心臓症候群　きょうちょくせいしんぞうしょうこうぐん

缰　手網　たづな
缰沟　手網溝　たづなこう
缰连合　手網交連　たづなこうれん
缰内侧核　内側手網核　ないそくたづなかく
缰三角　手網三角　たづなさんかく
缰外侧核　外側手網核　がいそくたづなかく

jiàng　降酱

降阿托品　ノルアトロピン　noratropine
降鼻中隔肌　鼻中隔下制筋　びちゅうかくかせいきん
降部　下行部　かこうぶ
降尘　降下塵埃　こうかじんあい
降胆胺　コレスチラミン　cholestyramine
降低胆甾醇药　コレステロール降下薬　cholesterolこうか
　やく
降荷叶碱　ノルヌシフェリン　nornuciferine
降肌　下制筋　かせいきん
降结肠　下行結腸　かこうけっちょう
降结肠癌　下行結腸癌　かこうけっちょうがん
降结肠系膜　下行結腸間膜　かこうけっちょうかんまく
降解产气反应　分解産気反応　ぶんかいさんきはんのう
降解产物　分解産物　ぶんかいさんぶつ
降解反应　分解反応　ぶんかいはんのう
降解〔作用〕　デグラデーション,分解〔作用〕degradation,
　ぶんかい〔さよう〕
降口角肌　口角下制筋　こうかっかせいきん
降落伞反应　パラシュート反応　parachuteはんのう
降眉肌　眉毛下制筋　びもうかせいきん
降眉间肌　鼻根筋　びこんきん
降水　降水　こうすい
降糖灵　フェンフォルミン　phenformin
降糖片　メルビン　melbine
降糖素　アセトヘクサミド　acetohexamide
降温　①冷却②降体温〔症〕　①れいきゃく②こうたいおん
　〔しょう〕
降下唇肌　下唇下制筋　かしんかせいきん
降线二波脉　降脚二重脈　こうきゃくにじゅうみゃく
降线三波脉　降脚三重脈　こうきゃくさんじゅうみゃく
降线一波脉　降脚脈　こうきゃくみゃく
降〔血〕钙素　カルチトニン　calcitonin
降血糖药　血糖降下薬　けっとうこうかやく
降〔血〕压药　血圧降下薬,降圧薬　けつあつこうかやく,こ
　うあつやく
降压病　減圧症,潜函病　げんあつしょう,せんかんびょう
降压灵　ベルティシン　verticin
降压片　塩酸クロニジン　えんさんclonidine
降压器　降圧変圧器　こうあつへんあつき
降压神经　減圧神経　げんあつしんけい
降压物质　減圧物質　げんあつぶっしつ
降油池　油抜き槽　あぶらぬきそう
降支　下行枝　かこうし
降脂树脂Ⅰ号　コレスチラミン,キューミド
　cholestyramine,cuemid
降脂树脂Ⅱ号　コレスチポール　colestipol
降脂酰胺　ハロフェネート　halofenate
降主动脉　下行大動脈　かこうだいどうみゃく
降主动脉-肺动脉侧侧吻合术　下行大動脈・肺動脈側側吻合
　術　かこうだいどうみゃく・はいどうみゃくそくそくふん
　ごうじゅつ

降主动脉-肺动脉吻合术　下行大動脈・肺動脈吻合術　かこ
　うだいどうみゃく・はいどうみゃくふんごうじゅつ
酱油色尿　醤油色尿　しょうゆいろにょう

JIAO　交胶焦椒鲛嚼角绞脚矫搅校酵

jiāo　交胶焦椒鲛

交变　交代　こうだい
交变电流　交流　こうりゅう
交叉　交差　こうさ
交叉保护作用　交差防護作用　こうさぼうごさよう
交叉比较　交差比較　こうさひかく
交叉池　交叉槽　こうさそう
交叉传染　交差感染　こうさかんせん
交叉刺激　交差刺激　こうさしげき
交叉存储　交差蓄積　こうさちくせき
交叉电泳　交差〔免疫〕電気泳動　こうさ〔めんえき〕でんき
　えいどう
交叉反射　交差反射　こうさはんしゃ
交叉反应　交差反応　こうさはんのう
交叉反应抗原　交差反応抗原　こうさはんのうこうげん
交叉反应物质　交差反応物質　こうさはんのうぶっしつ
交叉反应性抗体　交叉反応性抗体　こうさはんのうせいこ
　うたい
交叉共轭　交差共役　こうさきょうやく
交叉沟　交差溝　こうさこう
交叉构象　交差立体配座　こうさりったいはいざ
交叉过敏性　交差過敏性　こうさかびんせい
交叉殆　交差咬合　こうさこうごう
交叉划线法　交叉画線法　こうさがせんほう
交叉肌　十字形筋　じゅうじがたきん
交叉抗性　交差抵抗性　こうさていこうせい
交叉抗药性　交差耐性　こうさたいせい
交叉联结　クロスリンク　cross link
交叉疗法　交差療法　こうさりょうほう
交叉免疫　交差免疫　こうさめんえき
交叉免疫电泳　交差免疫電気泳動　こうさめんえきでんき
　えいどう
交叉耐受(药)性　交差耐性　こうさたいせい
交叉凝集　交差凝集　こうさぎょうしゅう
交叉凝集反应　交差凝集反応　こうさぎょうしゅうはんの
　う
交叉凝集试验　交差凝集試験　こうさぎょうしゅうしけん
交叉(互)配血〔试验〕　血液型交差試験　けつえきがたこう
　さしけん
交叉偏盲　交差半盲　こうさはんもう
交叉前沟　交差前溝　こうさぜんこう
交叉韧带　十字靭帯　じゅうじじんたい
交叉伸肌反应　交差性伸筋反射　こうさせいしんきんはん
　しゃ
交叉声反应　交差聴音反応　こうさちょうおんはんのう
交叉式　交差型　こうさがた
交叉适应　交差適応　こうさてきおう
交叉输注　交差注入　こうさちゅうにゅう
交叉听觉　交差聴覚　こうさちょうかく
交叉污染　交差汚染　こうさおせん
交叉吸收　交差吸収　こうさきゅうしゅう
交叉吸收试验　交差吸収試験　こうさきゅうしゅうしけん
交叉膝反射　交差膝〔蓋〕腱反射,マコルマーク反射　こう

さしつ〔がい〕けんはんしゃ,McCormacはんしゃ

交叉纤维 交差線維 こうさせんい

交叉兴奋 交差興奮 こうさこうふん

交叉型实验 交差型実験 こうさがたじっけん

交叉型真两性畸形 交差型真半陰陽 こうさがたしんはんいんよう

交叉性感觉障碍 交差性感覚障碍 こうさせいかんかくしょうがい

交叉性麻痹 交差麻痺 こうさまひ

交叉性偏瘫 交差性片麻痺 こうさせいへんまひ

交叉性屈曲反射 交差性屈筋反射 こうさせいくっきんはんしゃ

交叉性神经支配 交差性神経支配 こうさせいしんけいしはい

交叉性瘫痪 交叉性麻痺 こうさせいまひ

交叉性突触前抑制 交差性前シナップス性抑制 こうさせいぜんsynapsせいよくせい

交叉循环 交差循環 こうさじゅんかん

交叉训练 交差訓練 こうさくんれん

交叉压迫 交差圧迫 こうさあっぱく

交叉掩蔽 交叉隠蔽 こうさいんぺい

交叉遗传 十〔文〕字遺伝,筋交い遺伝 じゅう〔も〕じいでん,すじかいいでん

交叉圆柱镜 交差円柱レンズ こうさえんちゅうlens

交叉中和试验 交差中和試験 こうさちゅうわしけん

交错畸形 キアリ奇形 chiariきけい

交错〔相嵌〕网状细胞 交互嵌合網状細胞 こうごかんごうもうじょうさいぼう

交感胺 カテコラミン catecholamine

交感部 交感部 こうかんぶ

交感成神经细胞 交感神経性神経芽細胞 こうかんしんけいせいしんけいがさいぼう

交感传出纤维 交感神経遠心性線維 こうかんしんけいえんしんせいせんい

交感醇 シネフリン synephrine

交感干神经节 交感幹神経節 こうかんかんしんけいせつ

交感根 交感神経根 こうかんしんけいこん

交感根细胞 交感神経根細胞 こうかんしんけいこんさいぼう

交感神经 交感神経 こうかんしんけい

交感神经刺激疗法 交感神経刺激療法 こうかんしんけいしげきりょうほう

交感〔神经〕丛 交感神経叢 こうかんしんけいそう

交感〔神经〕干 交感神経幹 こうかんしんけいかん

交感神经功能亢进 交感神経機能亢進 こうかんしんけいきのうこうしん

交感神经节 交感神経節 こうかんしんけいせつ

交感神经节前纤维切断术 交感神経節前線維切断術 こうかんしんけいせつぜんせんいせつだんじゅつ

交感神经节切除术 交感神経節切除術 こうかんしんけいせつせつじょじゅつ

交感神经节痛 交感神経節痛 こうかんしんけいせつつう

交感神经节细胞 交感神経節細胞 こうかんしんけいせつさいぼう

交感神经节炎 交感神経節炎 こうかんしんけいせつえん

交感神经节阻滞 交感神経節遮断(ブロック) こうかんしんけいせつしゃだん(block)

交感神经解药 交感神経遮断薬 こうかんしんけいしゃだ

んやく

交感神经紧张〔症〕 交感神経緊張〔症〕 こうかんしんけいきんちょう〔しょう〕

交感神经瘤 交感神経腫 こうかんしん'けいしゅ

交感神经母细胞瘤 交感神経芽細胞腫 こうかんしんけいがさいぼうしゅ

交感神经切除钩 交感神経切除鈎 こうかんしんけいせつじょこう

交感神经切除术 交感神経切除術 こうかんしんけいせつじょじゅつ

交感神经 β-受体功能亢进综合征 交感神経 β-受容体機能亢進症候群 こうかんしんけいβ-じゅようたいきのうこうしんしょうこうぐん

交感〔神经〕素 シンパチン sympathin

交感神经痛 交感神経痛 こうかんしんけいつう

交感神经系〔统〕 交感神経系 こうかんしんけいけい

交感神经系统病 交感神経症 こうかんしんけいしょう

交感神经系统抑制药 交感神経抑制剤 こうかんしんけいよくせいざい

交感神经性血管扩张 交感神経性血管拡張 こうかんしんけいせいけっかんかくちょう

交感神经压轧术 交感神経圧挫術 こうかんしんけいあっざじゅつ

交感神经炎 交感神経炎 こうかんしんけいえん

交感神经元 交感神経ニューロン こうかんしんけいneuron

交感神经原细胞 交感神経産生細胞 こうかんしんけいさんせいさいぼう

交感神经支配 交感神経支配 こうかんしんけいしはい

交感神经阻滞 交感神経ブロック こうかんしんけいblock

交感神经阻滞药 交感神経ブロック剤 こうかんしんけいblockざい

交感-肾上腺髓质系统 交感神経副腎髄質系統 こうかんしんけいふくじんずいしつけいとう

〔交感〕嗜铬细胞 クローム親和性交感神経細胞 chromしんわせいこうかんしんけいさいぼう

交感缩血管神经 交感神経性血管収縮神経 こうかんしんけいせいけっかんしゅうしゅくしんけい

交感缩血管中枢 交感神経性血管収縮中枢 こうかんしんけいせいけっかんしゅうしゅくちゅうすう

交感性刺激 交感神経性刺激 こうかんしんけいせいしげき

交感性过早搏动 交感性早期拍動 こうかんせいそうきはくどう

交感性虹膜炎 交感性虹彩炎 こうかんせいこうさいえん

交感性眼炎 交感性眼炎 こうかんせいがんえん

交感血管舒张神经 交感性血管拡張神経 こうかんせいけっかんかくちょうしんけい

交感症状 交感性症状 こうかんせいしょうじょう

交感支 交感枝 こうかんし

交感中枢 交感神経中枢 こうかんしんけいちゅうすう

交感〔作用〕 相互感応 そうごかんおう

交媾 性交 せいこう

交媾困难 性交困難 せいこうこんなん

交合 交合 こうごう

交合刺 交接刺 こうせつし

交合刺鞘 交接刺鞘 こうせつししょう

交合口 交尾口 こうびこう

交合囊（伞）　交尾囊　こうびのう
交合器　交尾器　こうびき
交互安抗　相反固定　そうはんこてい
交互輸血法　相互輸血法　そうごゆけつほう
交互抑制法　相互抑制法　そうごよくせいほう
交互作用　相互作用　そうごさよう
交换　交換　こうかん
交换反应　パームトイド反応　permutoidはんのう
交换扩散　交換拡散　こうかんかくさん
交换频率　交換頻度　こうかんひんど
交换容量　交換容量　こうかんようりょう
交换输血法　交換輸血法　こうかんゆけつほう
交换吸附　交換吸着　こうかんきゅうちゃく
交换型　交換型　こうかんがた
交换性钾　交換性カリウム　こうかんせいkalium
交换性钠　交換性ナトリウム　こうかんせいnatrium
交换值　交換値　こうかんち
交换子　リコン　recon
交接处心律　接合部リズム　せつごうぶrhythm
交接处性过早搏动　接合部早期拍動　せつごうぶそうきはくどう
交接器官　交尾器官　こうびきかん
交界　接合部　せつごうぶ
交界分离术后综合征　接合部分離術後症候群　せつごうぶぶんりじゅつごしょうこうぐん
交界性反复心律　接合部回帰律動　せつごうぶかいきりつどう
交界性节律　接合部律動　せつごうぶりつどう
交界性期前收缩　接合部期外収縮　せつごうぶきがいしゅうしゅく
交界性上皮瘤　接合部上皮腫　せつごうぶじょうひしゅ
交界性心动过速　接合部頻拍〔症〕　せつごうぶひんぱく〔しょう〕
交界性逸搏　接合部逸脱拍動　せつごうぶいつだつはくどう
交界性逸搏性心律　接合部逸脱律動　せつごうぶいつだつりつどう
交界痣　接合部母斑　せつごうぶぼはん
交联　交叉結合　こうさけつごう
交联度　交叉結合度　こうさけつごうど
交联剂　交叉結合剤　こうさけつごうざい
交联葡聚糖　クロスリンクデキストラン　cross-link dextran
交联葡聚糖凝胶　クロスリンクデキストラン,セファデックス　cross-link dextran,sephadex
交联作用　交叉結合作用　こうさけつごうさよう
交流电　交流　こうりゅう
交流电干扰　交流干渉　こうりゅうかんしょう
交流电路　交流回路　こうりゅうかいろ
交流电桥　交流橋　こうりゅうきょう
交流电休克　交流ショック　こうりゅうshock
交流电源　交流電源　こうりゅうでんげん
交流检眼镜　交流検眼鏡　こうりゅうけんがんきょう
交流声　コマ音　コマおん
交配附器　交尾附属器　こうびふぞくき
交配管　交尾管　こうびかん
交配季〔节〕　交配季節　こうはいきせつ
交配期　交配期　こうはいき

交配型　交配型　こうはいがた
交沙霉素　ジョサマイシン　josamycin
交替　交互,交代,交番　こうご,こうたい,こうばん
交替电波　交互電波　こうごでんぱ
交替脉　交互脈　こうごみゃく
交替人格　交代性人格　こうたいせいじんかく
交替收缩　交番収縮　こうばんしゅうしゅく
交替宿主　交番宿主　こうばんしゅくしゅ
交替途径学说　交互経路説　こうごけいろせつ
交替兴奋　交互興奮　こうごこうふん
交替性斜视　交代性斜視　こうたいせいしゃし
交替运动　交互運動　こうごうんどう
交通动脉　交通動脈　こうつうどうみゃく
交通事故　交通事故　こうつうじこ
交通性睾丸鞘膜积液根治术　交通性睾丸鞘膜水瘤根治術　こうつうせいこうがんしょうまくすいりゅうこんじじゅつ
交通性脑积水　交通性水頭症　こうつうせいすいとうしょう
交通噪音　交通騒音　こうつうそうおん
交通支　交通枝　こうつうし
交通支瓣膜　交通枝弁膜　こうつうしべんまく
交通检疫员　交通検疫員　こうつうけんえきいん
交通检疫站　交通検疫ステーション　こうつうけんえきstation
交尾　交尾　こうび
交尾排卵　交尾排卵　こうびはいらん
交直流计　交直流計　こうちょくりゅうけい
交酯　ラクチド　lactide
胶　グリュ,膠　glue,にかわ
胶布　絆創膏　ばんそうこう
胶布绷带　絆創膏包帯　ばんそうこうほうたい
胶布固定　絆創膏固定　ばんそうこうこてい
胶淀粉　アミロペクチン　amylopectin
胶淀粉酶　アミロペクターゼ　amylopectase
胶冻　ゼリー　Jelly
胶固补体吸收（附）试验　膠着補体吸収（着）試験　こうちゃくほたいきゅうしゅう（ちゃく）しけん
胶固反应　膠着反応　こうちゃくはんのう
胶固抗体　膠着抗体　こうちゃくこうたい
胶固试验　膠着試験　こうちゃくしけん
胶固素　膠着素,コングルチニン　こうちゃくそ,conglutinin
胶固素原　膠着素原,コングルチノゲン　こうちゃくそげん,conglutinogen
胶固素原活化因子　膠着素原活性化因子　こうちゃくそげんかっせいかいんし
胶固作用　膠着作用　こうちゃくさよう
胶浆　①膠状原形質②粘漿　①こうじょうげんけいしつ②ねんしょう
胶浆剂　粘漿剤　ねんしょうざい
胶接剂　接合剤　せつごうざい
胶粒（团）　ミセル　micelle
胶粒化　ミセル化　micelleか
胶囊灌药器　カプセル充填器　capsuleじゅうてんき
胶囊剂　カプセル剤　capsuleざい
胶粘　粘稠　ねんちゅう
胶粘剂　接着剤　せっちゃくざい
胶凝剂　ゲル化剤　gelかざい
胶凝体　ゲル,膠化体　gel,こうかたい

胶凝状态　ゲル状態　gelじょうたい
胶凝〔作用〕　ゲル化〔作用〕　gelか〔さよう〕
胶皮　ゴム　gum
胶皮管　ゴム管　gumかん
胶皮　フィルム　film
胶片保护夹　フィルム枠　filmわく
胶片干燥箱　フィルム乾燥箱　filmかんそうばこ
胶片〔挂〕架　フィルム弔棚　filmつりだな
胶片剂量计　フィルムバッジ　filmbadge
胶片夹　フィルムクリップ　filmclip
胶片贮柜　フィルム箱　filmばこ
胶溶　解膠〔作用〕，ペプチゼーション　かいこう〔さよう〕，peptization
胶溶剂　解膠剤　かいこうざい
胶溶体　ゾル　Sol
胶乳　ラテックス　latex
胶乳甲状腺球蛋白凝聚试验　ラテックスサイログロブリン凝集試験　latexthyroglobulinぎょうしゅうしけん
胶乳结合试验　ラテックス吸着試験　latexきゅうちゃくしけん
胶乳颗粒凝集试验　ラテックス粒子凝集試験　latexりゅうしぎょうしゅうしけん
胶乳凝集反应　ラテックス凝集反応　latexぎょうしゅうはんのう
胶乳凝集试验　ラテックス凝集試験　latexぎょうしゅうしけん
胶乳凝集抑制试验　ラテックス凝集阻止試験　latexぎょうしゅうそししけん
胶乳絮状试验　ラテックス綿状試験　latexめんじょうしけん
胶素　グレーリン　glairin
胶树脂　ゴム樹脂　gumじゅし
胶水　粘滑剤　ねんかつざい
胶态　膠〔質状〕態，コロイド状態　こう〔しつじょう〕たい，colloidじょうたい
胶态安息香试验　コロイド安息香試験，ベンゾイン試験　colloidアンソクコウしけん，benzoinしけん
胶态沉淀　コロイド状沈殿　colloidじょうちんでん
胶态电解质　コロイド電解質　colloidでんかいしつ
胶态发射药　コロイド噴射剤　colloidふんしゃざい
胶态分散系　コロイド分散系　colloidぶんさんけい
胶态汞　コロイド水銀　colloidすいぎん
胶态〔体〕金　コロイド金　colloidきん
胶态金试验　コロイド金試験，膠状塩化金試験　colloidきんしけん，こうじょうえんかきんしけん
胶态离子　膠態イオン　こうたいion
胶态硫　コロイド硫黄　colloidいおう
胶〔态〕悬〔浮〕体　コロイド懸濁体　colloidけんだくたい
胶态悬液　コロイド懸濁液　colloidけんだくえき
胶态运动　コロイド運動　colloidうんどう
胶态载体　コロイド担体　colloidたんたい
胶糖诊断法　ゲル鑑別法　gelかんべつほう
胶体〔质〕　コロイド，膠質　colloid，こうしつ
胶〔体〕变〔性〕质　コロイジン　colloidin
胶体沉淀　コロイド状沈殿　colloidじょうちんでん
胶体固定〔作用〕　膠質固定〔作用〕　こうしつこてい〔さよう〕
胶体化学　コロイド化学　colloidかがく

胶体介质试验　コロイド媒質試験　colloidばいしつしけん
胶体198金　コロイド198金　colloid198きん
胶〔体〕金曲线　金コロイド曲線　きんcolloidきょくせん
胶体金属　コロイド状金属　colloidじょうきんぞく
胶体颗（微）粒　コロイド粒子　colloidりゅうし
胶体粒子　コロイド粒子　colloidりゅうし
胶体磷　コロイドリン　colloidリン
胶体磨　コロイド粉砕機　colloidふんさいき
胶体染料　コロイド染料　colloidせんりょう
胶体溶液　膠質溶液　こうしつようえき
胶体平衡　膠質平衡　こうしつへいこう
胶体渗透压　コロイド浸透圧　colloidしんとうあつ
胶体试验　コロイド試験　colloidしけん
胶体悬液　コロイド懸濁液　colloidけんだくえき
胶体学说　コロイド説　colloidせつ
胶性（体）甲状腺肿　コロイド甲状腺腫　colloidこうじょうせんしゅ
胶样变性　膠様変性，コロイド変性　こうようへんせい，colloidへんせい
胶样变脂肪瘤　膠様変性脂肪腫　こうようへんせいしぼうしゅ
胶样骨髓　膠様骨髄　こうようこつずい
胶样结膜变性　結膜膠様変性　けつまくこうようへんせい
胶样瘤　膠様腫　こうようしゅ
胶样囊肿　膠様嚢胞　こうようのうほう
胶样腺瘤　膠様腺腫　こうようせんしゅ
胶样组织　ガレルト組織　gallertそしき
胶液　膠液　にかわえき
胶原　膠原，コラーゲン　こうげん，collagen
胶原病性神经炎　膠原病性神経炎　こうげんびょうせいしんけいえん
胶原单位　膠原単位，トロポコラーゲン　こうげんたんい，tropocollagen
胶原〔蛋白〕　膠原質，コラーゲン　こうげんしつ，collagen
胶原〔蛋白〕酶　膠原酵素，コラゲナーゼ　こうげんこうそ，collagenase
胶原化　膠原化　こうげんか
胶原坏死　膠原壊死　こうげんえし
胶原基质　膠原基質　こうげんきしつ
胶原结缔组织　膠原結合〔組〕織　こうげんけつごう〔そ〕しき
胶原纤维　膠原繊維　こうげんせんい
胶原纤维束　膠原繊維束　こうげんせんいそく
胶原〔性〕〔疾〕病　膠原症，膠原病　こうげんしょう，こうげんびょう
胶原性胸膜渗液　膠原性胸膜滲出液　こうげんせいきょうまくしんしゅつえき
胶原原纤维　膠原原繊維　こうげんげんせんい
胶原组织　膠原組織　こうげんそしき
胶质二氧化钍　トロトラスト　thorotrast
胶质界膜　グリア境界膜　gliaきょうかいまく
胶质粒　グリオゾーム　gliosome
胶质瘤　神経膠腫，グリオーム　しんけいこうしゅ，glioma
胶质瘤息肉综合征　神経膠腫ポリープ症候群　しんけいこうしゅpolypしょうこうぐん
胶质（状）膜　膠状膜　こうじょうまく
胶质母细胞瘤　〔神経〕膠芽細胞腫　〔しんけい〕こうがさいぼうしゅ

胶质素　コラシン,コラスチン　collacin,collastin
胶质细胞　〔神经〕膠細胞,グリア細胞　〔しんけい〕こうさいぼう,gliaさいぼう
胶质细胞瘤　〔神经〕膠腫　〔しんけい〕こうしゅ
胶质小结　〔神经〕膠小〔結〕節　〔しんけい〕こうしょう〔けっ〕せつ
胶质原纤维酸性蛋白　〔神经〕膠原線維酸性蛋白　〔しんけい〕こうげんせんいさんせいたんぱく
胶质增生　膠質増殖　こうしつぞうしょく
胶状(样)癌　膠様癌　こうようがん
胶状金反应　金ゾル反応,コロイド金反応　きんsolはんのう,colloidきんはんのう
胶状(样)粟粒疹　コロイド稗粒腫　colloidひりゅうしゅ
胶状(样)物(质)　膠状物質,ゲル状物質　こうじょうぶっしつ,gelじょうぶっしつ
焦梧酚　ピロガロール　pyrogallol
焦卟啉　ピロポルフィリン　pyrroporphyrin
焦达诺氏括约肌　ジオダノ括約筋　Giodanoかつやくきん
焦点　焦点,フォーカス　しょうてん,focus
焦〔点底〕片距〔离〕　線源フィルム間距離　せんげんfilmかんきょり
焦点感应电疗法　焦点感心電気療法　しょうてんかんのうでんきりょうほう
焦点皮肤间距　線源皮膚間距離　せんげんひふかんきょり
焦度计　レンズメータ　lensmeter
焦儿茶酚尿　ピロカテキン尿症　pyrocatechineにょうしょう
焦耳　ジュール　Joule
焦耳热　ジュール熱　Jouleねつ
焦耳热量计　ジュールカロリメータ　Joule calorimeter
焦耳氏当量　ジュール当量　Jouleとうりょう
焦耳-汤姆孙效应　ジュール・トムソン効果　Joule-Thomsonこうか
焦钒酸钡　ピロバナジン酸バリウム　pyrovanadinさんbarium
焦钒酸钠　ピロバナジン酸ナトリウム　pyrovanadinさんnatrium
焦钒酸亚铊　ピロバナジン酸タリウム〔Ⅰ〕　pyrovanadinさんthallium〔Ⅰ〕
焦钒酸银　ピロバナジン酸銀　pyrovanadinさんぎん
焦谷氨酸　ピログルタミン酸　pyroglutaminさん
焦骨化醇　ピロカルシフェロル　pyrocalciferol
焦化　コークス化　kokesか
焦痂　焼痂　しょうか
焦痂切除术　焼痂切除術　しょうかせつじょじゅつ
焦痂形成　焼痂形成　しょうかけいせい
焦痂性皮炎　焼痂性皮膚炎　しょうかせいひふえん
焦距　焦点距離　しょうてんきょり
焦磷酸　ピロリン酸　pyroリンさん
焦磷酸法尼脂　ピロリン酸ファルネジール　pyroリンさんfarnesyl
焦磷酸钙　ピロリン酸カルシウム　pyroリンさんcalcium
焦磷酸化酶　ピロホスホリラーゼ　pyrophosphorylase
5-焦磷酸甲羟戊酸　5-ピロホスホメバロン酸　5-pyrophosphomevalonさん
焦磷酸钾　ピロリン酸カリウム　pyroリンさんkalium
焦磷酸交换反应　ピロリン酸交換反応　pyroリンさんこうかんはんのう
焦磷酸解作用　ピロリン酸分解作用　pryoリンさんぶんか

いさよう
1-焦磷酸-5-磷酸核糖　1-ピロリン酸-5-リン酸リボース　1-pyroリンさん-5-リンさんlibose
焦磷酸硫胺　ピロリン酸チアミン　pyroリンさんthiamine
焦磷酸酶　ピロホスファターゼ　pyrophosphatase
焦磷酸镁　ピロリン酸マグネシウム　pyroリンさんmagnesium
焦磷酸钠　ピロリン酸ナトリウム　pyroリンさんnatrium
焦磷酸四乙酯　ピロリン酸テトラエチル　pyroリンさんtetraethyl
焦磷酸铁　ピロリン酸鉄　pyroリンさんてつ
焦磷酸盐　ピロリン酸塩　pyroリンさんえん
焦磷酸酯　ピロリン酸エステル　pyroリンさんester
焦硫酸　ピロ硫酸　pyroりゅうさん
焦硫酸钾　ピロ硫酸カリウム　pyroりゅうさんkalium
焦硫酸盐　ピロ硫酸塩　pyroりゅうさんえん
焦虑　不安,苦悶　ふあん,くもん
焦虑紧张状态　不安緊張状態　ふあんきんちょうじょうたい
焦虑性神经症　不安神経症　ふあんしんけいしょう
焦虑性歇斯底里　不安性ヒステリア　ふあんせいhysteria
焦虑性抑郁综合症　不安性抑うつ症候群　ふあんせいよくうつしょうこうぐん
焦虑谵妄　不安譫妄　ふあんせんぼう
焦虑〔症〕　不安神経症　ふあんしんけいしょう
焦虑(急)状态　不安状態　ふあんじょうたい
焦麦芽酚　マルトール　maltol
焦木酸　木酢　もくさく
焦粘液酸　ピロムチン酸　pyromucinさん
焦平面　焦平面　しょうへいめん
焦砷酸　ピロヒ酸　pyroヒさん
焦炭　コークス,骸炭　cokes,がいたん
焦糖　キャラメル　caramel
焦糖化〔作用〕　キャラメル化〔作用〕　caramelか〔さよう〕
焦糖色　キャラメル色　caramelいろ
焦锑酸　ピロアンチモン酸　pyroantimonさん
焦锑酸钾　ピロアンチモン酸カリウム　pyroantimonさんkalium
焦锑酸钠　ピロアンチモン酸ナトリウム　pyroantimonさんnatrium
焦〔性〕儿茶酚　ピロカテコール　pyrocatechol
焦性没食子酸　ピロガロル,焦性没食子酸　pyrogallol,しょうせいモッショクシさん
焦性没食子酸铋　焦性没食子酸ビスマス　しょうせいモッショクシさんbithmus
焦性日本乌头硷　ピロヤパコニチン　pyrojaponitine
焦亚磷酸　ピロ亜リン酸　pyroありんさん
焦亚硫酸钾　ピロ亜硫酸カリウム　pyroありゅうさんkalium
焦亚硫酸钠　ピロ亜硫酸ナトリウム　pyroありゅうさんnatrium
焦亚硫酸盐　ピロ亜硫酸塩　pyroありゅうさんえん
焦油　タール　tar
焦油膏　タール パスタ　tar pasta
焦油痤疮　タール痤瘡　tarざそう
焦油蓝　クレシルブルー　cresyl blue
焦油皮炎　タール皮膚炎　tarひふえん
焦油性黑变病　タール性黒色症,タール メラノーシス　tar

せいこくしょくしょう,tar melanosis
焦油性角化病　タール性角化症,タール性角質増殖　tarせいかっかしょう,tarせいかくしつぞうしょく
焦躁 不安　ふあん
椒酰胺　ファガラミド　fagaramide
鲛鲨鱼肝油　サメ肝油　サメかんゆ

jiáo　嚼
嚼肌　咬筋　こうきん
嚼肌肥大症　咬筋肥大症,咬筋過栄養　こうきんひだいしょう,こうきんかえいよう
嚼肌间隙蜂窝织炎　咬筋隙蜂巣織炎　こうきんげきほうそうしきえん
嚼肌间隙感染　咬筋隙感染　こうきんげきかんせん
嚼肌痉挛　咬筋痙攣　こうきんけいれん
嚼肌良性肥大　咬筋良性肥大　こうきんりょうせいひだい
嚼肌挛缩　咬筋拘縮　こうきんこうしゅく
嚼肌麻痹　咬筋麻痺　こうきんまひ
嚼面　咬合面　こうごうめん
嚼牙　咬合歯　こうごうし
嚼用片　咀嚼錠　そしゃくじょう

jiǎo　角绞脚矫搅
角　角　かく
多邦通氏角　ドウベントン角　Daubentonかく
角板　角板　かくばん
角叉菜胶　カラジーナン　carrageenan
角层下脓疱病　角質層下膿疱症　かくしつそうかのうほうしょう
角蛋白　ケラチン,角素　keratin,かくそ
角蛋白酶　ケラチナーゼ　keratinase
角〔蛋白〕脎　ケラチノース　keratinose
角蛋白小体　ケラチノゾーム　keratinosome
角动量　角運動量　かくうんどうりょう
角度　角度　かくど
角度变换　角変換　かくへんかん
角度固定踏板　角度固定ペダル　かくどこていpedal
角度计　角度計　かくどけい
角度运动　角運動　かくうんどう
角苷脂　ケラシン　kerasin
角弓反张　弓なり緊張　ゆみなりきんちょう
角弓反张位置　弓なり緊張位置　ゆみなりきんちょういち
角巩膜缝合术　角膜強膜縫合術　かくまくきょうまくほうごうじゅつ
角巩膜环钻　角膜強膜トレフィン　かくまくきょうまくtrephine
角巩膜环钻术　角膜強膜穿孔術　かくまくきょうまくせんこうじゅつ
角巩膜镊　角膜強膜鑷子　かくまくきょうまくせっし
角巩膜咬切器　角膜強膜パンチ　かくまくきょうまくpunch
角胡麻科　ツノゴマ科　ツノゴマか
角化　角化　かっか
角化癌　角質癌,角〔化〕癌　かくしつがん,かく〔か〕がん
角化病　角化症　かっかしょう
角化不良(全)〔症〕　角化不全〔症〕,錯角化〔症〕　かっかふぜん〔しょう〕,さくかっか〔しょう〕
角化层　角質層　かくしつそう
角化复层扁平上皮　角化重層扁平上皮　かっかじゅうそうへんぺいじょうひ
角化过度〔症〕　角質増殖〔症〕　かくしつぞうしょく〔しょ

う〕
角化棘皮瘤　角化棘細胞腫　かっかきょくさいぼうしゅ
角化囊肿　角化囊腫　かっかのうしゅ
角化栓　角化栓〔子〕　かっかせん〔し〕
角化性扁平细胞癌　角化型扁平細胞癌　かっかがたへんぺいさいぼうがん
角化性痤疮　角質痤瘡　かくしつざそう
角化异常　角化不全〔症〕　かっかふぜん〔しょう〕
角化珠　ケラチン真珠　keratinしんじゅ
角化作用　角化作用　かっかさよう
角环肌　下角輪状筋　かかくりんじょうきん
角回　角回　かっかい
角回动脉　角回動脈　かっかいどうみゃく
角棘　角棘　かくきょく
角加速度　角加速度　かくかそくど
角结膜疱疹　角膜結膜ヘルペス　かくまくけつまくherpes
角淋巴结　角リンパ節　かくlymphせつ
角膜　角膜　かくまく
角膜白斑　角膜白斑　かくまくはくはん
角膜白斑染黑术　角膜白斑いれずみ術　かくまくはくはんいれずみじゅつ
角膜斑〔翳〕　角膜斑　かくまくはん
角膜板层管　角膜管　かくまくかん
角膜边缘(周边)变性　角膜辺縁変性　かくまくへんえんへんせい
角膜变性　角膜変性　かくまくへんせい
角膜病　角膜症　かくまくしょう
角膜〔薄〕〔云〕翳　角膜白濁,パンヌス　かくまくはくだく,pannus
角膜擦伤　角膜擦過傷　かくまくさっかしょう
角膜成形术　角膜形成術　かくまくけいせいじゅつ
角膜穿刺术　角膜穿刺術　かくまくせんしじゅつ
角膜穿孔　角膜穿孔　かくまくせんこう
角膜穿通伤　角膜穿通性創傷　かくまくせんつうせいそうしょう
角膜挫伤　角膜挫傷　かくまくざしょう
角膜带状变性　帯状角膜変性　たいじょうかくまくへんせい
角膜刀　角膜切開刀　かくまくせっかいとう
角膜点墨针　角膜いれずみ針　かくまくいれずみはり
角膜点状变性　滴状角膜　てきじょうかくまく
角膜顶　角膜頂　かくまくちょう
角膜发育异常　角膜発育異常　かくまくはついくいじょう
角膜反射　角膜反射　かくまくはんしゃ
角膜-房水屏障　角膜・房水関門　かくまく・ぼうすいかんもん
角膜肥厚　角膜肥厚　かくまくひこう
角膜粉屑样变性　粉状角膜　ふんじょうかくまく
角膜干燥〔症〕　角膜乾燥〔症〕　かくまくかんそう〔しょう〕
角膜弓　角膜弓　かくまくきゅう
角〔膜〕巩膜　角膜強膜　かくまくきょうまく
角膜巩膜部　角膜強膜部　かくまくきょうまくぶ
角膜巩膜层　角膜強膜層　かくまくきょうまくそう
角膜巩膜炎　角膜強膜炎　かくまくきょうまくえん
角膜固定镊　角膜固定鑷子　かくまくこていせっし
角膜固有质　角膜固有質　かくまくこゆうしつ
角膜黑变病　角膜黒色症　かくまくこくしょくしょう
角膜虹膜睫状体炎　角膜虹彩毛様体炎　かくまくこうさい

もうようたいえん

角膜虹膜镜　角膜虹彩鏡　かくまくこうさいきょう

角膜虹膜炎　角膜虹彩炎　かくまくこうさいえん

角膜后沉着物　角膜裏面沈着物　かくまくりめんちんちゃくぶつ

角膜后弹性层膨出　角膜デスメ瘤　かくまくdescemeりゅう

角膜划痕法　角膜乱切法　かくまくらんせつほう

角膜化学灼伤　角膜化学火傷　かくまくかがくかしょう

角膜环钻　角膜トレフィン　かくまくtrephine

角膜混浊　角膜混濁　かくまくこんだく

角膜混浊性视力障碍　角膜混濁性弱視　かくまくこんだくせいじゃくし

角膜基底细胞癌　角膜基底細胞癌　かくまくきていさいぼうがん

角膜计　角膜計　かくまくけい

角膜剪　角膜ばさみ　かくまくばさみ

角膜睑粘连　角膜眼瞼癒着　かくまくがんけんゆちゃく

角膜碱性灼伤　角膜アルカリ性火傷　かくまくalkaliせいかしょう

角膜间隙　角膜間隙　かくまくかんげき

角膜角化病　角膜角化症　かくまくかっかしょう

角膜接种　角膜接種〔法〕　かくまくせっしゅ〔ほう〕

角膜结膜炎　角膜結膜炎　かくまくけつまくえん

角膜浸润　角膜浸潤　かくまくしんじゅん

角膜镜　角膜鏡　かくまくきょう

角膜镜检查　角膜鏡検査　かくまくきょうけんさ

角膜溃疡　角膜潰瘍　かくまくかいよう

角膜溃疡形成　角膜潰瘍形成　かくまくかいようけいせい

角膜扩张　角膜拡張　かくまくかくちょう

角膜裂伤　角膜裂傷　かくまくれっしょう

角膜鳞状上皮细胞癌　角膜扁平上皮癌　かくまくへんぺいじょうひがん

角膜瘘　角膜瘻　かくまくろう

角膜墨针术　角膜いれずみ術　かくまくいれずみじゅつ

角膜内皮　角膜内皮　かくまくないひ

角膜内皮营养不良　角膜内皮異栄養症　かくまくないひいえいようしょう

角膜脓肿　角膜膿瘍　かくまくのうよう

角膜疱疹　角膜ヘルペス　かくまくherpes

角膜皮样囊肿　角膜類皮腫　かくまくるいひしゅ

角膜破裂　角膜破裂　かくまくはれつ

角膜破裂缝〔合〕术　角膜破裂縫合術　かくまくはれつほうごうじゅつ

角膜葡萄肿　角膜ブドウ〔膜〕腫　かくまくブドウ〔まく〕しゅ

角膜切除术　角膜切除術　かくまくせつじょじゅつ

角膜切开术　角膜切開術　かくまくせっかいじゅつ

角膜（球面弯）曲度　角膜前面曲率　かくまくぜんめんきょくりつ

角膜曲率计　角膜曲率計　かくまくきょくりつけい

角膜软化〔症〕　角膜軟化〔症〕　かくまくなんか〔しょう〕

角膜锐匙　角膜鋭匙　かくまくえいひ

角膜散光测量法　角膜曲率測定法　かくまくきょくりつそくていほう

角膜色素沉着　角膜色素沈着　かくまくしきそちんちゃく

角膜色素环　角膜色素沈着環　かくまくしきそちんちゃくかん

角膜上皮　角膜上皮　かくまくじょうひ

角膜上皮脱落　角膜上皮剝脱　かくまくじょうひはくだつ

角膜上皮营养不良　角膜上皮異栄養症　かくまくじょうひいえいようしょう

角膜始基　角膜原基　かくまくげんき

角膜试验　角膜試験　かくまくしけん

角膜水泡　角膜フリクテン　かくまくphlycten

角膜酸性灼伤　角膜酸性火傷　かくまくさんせいかしょう

角膜损伤　角膜損傷　かくまくそんしょう

角膜痛　角膜痛　かくまくつう

角膜突出　角膜突出　かくまくとっしゅつ

角膜外层　角膜外被　かくまくがいひ

角膜外伤　角膜外傷　かくまくがいしょう

角膜网状营养不良　角膜網様異栄養症　かくまくもうよういえいようしょう

角膜下颌反射　角膜下顎反射　かくまくかがくはんしゃ

角膜显微镜　角膜顕微鏡　かくまくけんびきょう

角膜小体　角膜小体　かくまくしょうたい

角膜性散光　角膜乱視　かくまくらんし

角膜血管翳　角膜パンヌス　かくまくpannus

角膜炎　角膜炎　かくまくえん

　迪默尔氏角膜炎　ディンマー角膜炎　Dimmerかくまくえん

角膜移植刀　角膜移植刀　かくまくいしょくとう

角膜移植片　角膜移植片　かくまくいしょくへん

角膜移植手术器械包　角膜移植術器械セット　かくまくいしょくじゅつきかいset

角膜移植术　角膜移植術　かくまくいしょくじゅつ

角膜异常　角膜異常　かくまくいじょう

角膜异物　角膜異物　かくまくいぶつ

角膜异物除去术　角膜異物除去術　かくまくいぶつじょきょじゅつ

角膜异物镊　角膜異物鑷子　かくまくいぶつせっし

角膜翳性视力障碍　角膜混濁性弱視　かくまくこんだくせいじゃくし

角膜荧光素染色法　角膜フルオレセイン染色法　かくまくfluoresceinせんしょくほう

角膜营养不良　角膜異栄養症　かくまくいえいようしょう

角膜缘　角膜縁　かくまくえん

角膜缘溃疡　角膜縁潰瘍　かくまくえんかいよう

角膜缘袢　角膜縁係蹄　かくまくえんけいてい

角膜缘性巩膜炎　角膜縁性強膜炎　かくまくえんせいきょうまくえん

角膜真菌病　角膜真菌症　かくまくしんきんしょう

角膜知觉　角膜感覚　かくまくかんかく

角膜脂肪变性　角膜脂肪変性　かくまくしぼうへんせい

角膜脂肪性营养不良　角膜脂肪性異栄養〔症〕　かくまくしぼうせいいえいよう〔しょう〕

角膜肿瘤　角膜腫瘍　かくまくしゅよう

角膜皱缩　角膜ひだ形成　かくまくひだけいせい

角膜灼伤　角膜火傷　かくまくかしょう

角膜着色　角膜着色〔症〕　かくまくちゃくしょく〔しょう〕

角母蛋白　エレイジン　eleidin

角皮　角皮　かくひ

角皮病　角皮症　かくひしょう

角皮层　角皮層　かくひそう

角切迹　角切痕　かくせっこん

角鲨烯　スクアレン　squalene

角鲨烯合成酶　スクアレン合成酵素　squaleneごうせいこ

うそ

角闪石　角閃石　かくせんせき

角速度　角速度　かくそくど

角位移　角変位　かくへんい

角形刀　角刀　かくとう

角形环匙　角係蹄　かくけいてい

角形手术剪　角形手術ばさみ　かくけいしゅじゅつばさみ

角型胃　牛角形胃　ぎゅうかくけいい

角叶蚤科　セラトフィルス科　ceratophyllusか

角叶蚤属　セラトフィルス属　Ceratophyllusぞく

角衣片　ケラチノイド　keratinoid

角质　角質,ケラチン　かくしつ,keratin

角质〔表皮〕透明蛋白　ケラトヒアリン　keratohyalin

角质层　角質層　かくしつそう

角质层分离　角質層剥離　かくしつそうはくり

角质层分离药　角質層溶解剤　かくしつそうようかいざい

角质层透明质　ケラトヒアリン　keratohyalin

角质蛋白　ケラトプロテイン,角質蛋白質　keratoprotein, かくしつたんぱくしつ

角质化　角質化　かくしつか

角质化壁　角質化壁　かくしつかへき

角质化系统　角質化系統　かくしつかけいとう

角质化细胞　角質化細胞　かくしつかさいぼう

角质崎　角質稜　かくしつりょう

角质鳞　角質鱗　かくしつりん

角质硫酸盐尿　角質硫酸塩尿　かくしつりゅうさんえんにょう

角质瘤　角質腫　かくしつしゅ

角质膜　角質膜　かくしつまく

角质鞘　角質鞘　かくしつしょう

角质生成　角質形成　かくしつけいせい

角质细胞　角質細胞　かくしつさいぼう

角〔质〕疣　角質疣　かくしついぼ

角质增生　角質増殖〔症〕　かくしつぞうしょく〔しょう〕

绞死　絞殺　こうさつ

绞痛　仙痛　せんつう

绞窄　絞扼　こうやく

绞窄部　絞扼部(区)　こうやくぶ(く)

绞窄性肠梗阻　絞扼性腸閉塞〔症〕,絞扼性イレウス　こうやくせいちょうへいそく〔しょう〕,こうやくせいileus

绞窄性腹股沟斜疝　絞扼性鼠径〔部〕間接ヘルニア　こうやくせいそけい〔ぶ〕かんせつhernia

绞窄性内痔　絞扼性内痔〔核〕　こうやくせいないじ〔かく〕

绞窄性疝　絞扼性ヘルニア　こうやくせいhernia

绞窄性疝切开术　絞扼性ヘルニア切開術　こうやくせいherniaせっかいじゅつ

绞窄性外痔　絞扼性外痔〔核〕　こうやくせいがいじ〔かく〕

脚　①足②脚　①あし,そく②きゃく

脚板　足底,足蹠　そくてい,そくせき

脚背　足背　そくはい

脚病　足病　そくびょう

脚底　大脳脚底　だいのうきゃくてい

脚跟　踵　かかと

脚间池　脚間槽　きゃくかんそう

脚间穿质　脚間有孔質　きゃっかんゆうこうしつ

脚间核　脚間核　きゃっかんかく

脚间窝　脚間窩　きゃっかんか

脚间纤维　脚間線維　きゃっかんせんい

脚内核　脚内核　きゃくないかく

脚气〔病〕　脚気　かっけ

脚气〔病〕性神经炎　脚気性神経炎　かっけせいしんけいえん

脚气病性心脏病　脚気性心臓病,脚気心　かっけせいしんぞうびょう,かっけしん

脚气样综合征　脚気様症候群　かっけようしょうこうぐん

脚踏车试验　踏み板試験　ふみいたしけん

脚〔踏〕开关　足踏スイッチ　あしぶみswitch

脚踏污物桶　足踏汚物筒　あしぶみおぶつとう

脚踏吸引器　足踏吸引器　あしぶみきゅういんき

脚癣　足部白癬　そくぶはくせん

脚指甲　足指爪,趾爪　そくしそう,しそう

脚趾　足指　あしゆび,そくし

矫形　整形　せいけい

矫形(正)疗法　〔奇形〕矯正療法　〔きけい〕きょうせいりょうほう

矫形器械　整形外科器械　せいけいげかきかい

矫形钳　整形外科鉗子　せいけいげかかんし

矫形手术台　整形外科手術台　せいけいげかしゅじゅつだい

矫形术　整形法　せいけいほう

矫形体操　整形体操　せいけいたいそう

矫形〔外〕科　整形外科　せいけいげか

矫形外科手术器械　整形外科手術器械　せいけいげかしゅじゅつきかい

矫形外科医师　整形外科医　せいけいげかい

矫形牙科学　整形歯科学　せいけいしかがく

矫形医院　整形外科病院　せいけいげかびょういん

矫嗅剂　矯味矯臭剤　きょうみきょうしゅうざい

矫正法(术)　矯正術　きょうせいじゅつ

矫正过度　矯正過度　きょうせいかど

矫正角膜术　角膜矯正術　かくまくきょうせいじゅつ

矫正器　歯科矯正装置　しかきょうせいそうち

矫正视力　矯正視力　きょうせいしりょく

矫正药　矯正薬　きょうせいやく

矫正运动　矯正運動　きょうせいうんどう

矫正治疗　矯正治療　きょうせいちりょう

搅拌(动)　撹拌　かくはん

搅〔拌〕棒　撹拌器　かくはんき

搅拌机　撹拌機　かくはんき

搅拌装置　撹拌装置　かくはんそうち

搅动结晶器　撹拌結晶器　かくはんけっしょうき

搅动作用　撹拌作用　かくはんさよう

搅混(和)　撹拌混合　かくはんこんごう

搅匀　撹拌均質化　かくはんきんしつか

jiào　**校酵**

校对　校正　こうせい

校核　校正,監査　こうせい,かんさ

校核分析　チェック分析　checkぶんせき

校核结果　チェック結果　checkけっか

校核液　対照溶液　たいしょうようえき

校验　立証試験　りっしょうしけん

校验零点　零点調べ　れいてんしらべ

校验数位　チェック ディジット　check didit

校验仪表　チェックゲージ　check gauge

校正　調整,補正　ちょうせい,ほせい

校正保留体积　調整保持容積　ちょうせいほじようせき

校正的红细胞沉降率　補正赤血球沈降速度　ほせいせっけっきゅうちんこうそくど

校正电路　修正回路　しゅうせいかいろ

校正机　校正機　こうせいき

校正清除率　矯正清掃率　きょうせいせいそうりつ

校正数　校正数　こうせいすう

校正水准　校正レベル　こうせいlevel

校正系数　補正係数　ほせいけいすう

校正项　修正項　しゅうせいこう

校正因数　校正因数　こうせいいんすう

校正因子　補因子　ほいんし

校准　目盛定め,較正　めもりさだめ,かくせい

校准表　較正表,修正表　かくせいひょう,しゅうせいひょう

校准器　キャリブレーター　calibrator

校准法　較正法　かくせいほう

校准曲线　較正曲線,検量線　かくせいきょくせん,けんりょうせん

校准用滴定管　較正用ビュレット　かくせいようburette

校准用器　較正用器械　かくせいようきかい

校准用吸移管　較正用ピペット　かくせいようpipette

酵解〔作用〕　発酵〔作用〕　はっこう〔さよう〕

酵母　酵母　こうぼ

酵母丙氨酸转移核糖核酸基因　酵母アラニンtRNA遺伝子　こうぼalanine tRNAいでんし

酵母病　酵母菌症　こうぼきんしょう

酵母多糖　チモサン　zymosan

酵母菌　酵母菌　こうぼきん

酵母菌属　酵母菌属　こうぼきんぞく

酵母菌纤维素　メンブラニン　membranin

酵母片　イースト　yeast

酵母洗脱因子　酵母溶離因子　こうぼようりいんし

酵母细胞　酵母細胞　こうぼさいぼう

酵母血清　酵母血清　こうぼけっせい

酵母样菌落　酵母様集落　こうぼようしゅうらく

酵母甾醇　チモステロール　zymosterol

酵素　酵素　こうそ

JIE　阶疖接街子节杰拮洁结桔捷睫截姐解介芥戒界疥

jiē　阶疖接街

阶乘　階乗　かいじょう

阶度　勾配　こうばい

阶梯恐怖　階段恐怖〔症〕　かいだんきょうふ〔しょう〕

阶梯试验　ステップ テスト,階段試験　step test,かいだんしけん

阶梯现象　階段現象　かいだんげんしょう

疖　癤,フルンケル　せつ,furuncle

疖病　フルンケル〔多発〕症　furuncle〔たはつ〕しょう

疖痈　癤と癰腫　せつとようしゅ

接产(生)　助産　じょさん

接触变应性　接触アレルギー　せっしょくAllergie

接触部位　接触部位　せっしょくぶい

接触传播　接触伝播　せっしょくでんぱ

接触传染　接触感染　せっしょくかんせん

接触传染病　接触感染症　せっしょくかんせんしょう

接触传染物　接触感染病原体,接触伝染病原体　せっしょくかんせんびょうげんたい,せっしょくでんせんびょうげんたい

〔接〕触〔传〕染性软疣　接触伝染性軟疣　せっしょくでんせんせいなんゆう

接触催化　接触触媒作用　せっしょくしょくばいさよう

接触带菌者　接触保菌者　せっしょくほきんしゃ

接触点　接触点　せっしょくてん

接触电势　接触電位差　せっしょくでんいさ

接触毒　接触毒　せっしょくどく

接触法　接触法　せっしょくほう

接触反射　接触反射　せっしょくはんしゃ

接触反应　接触反応　せっしょくはんのう

接触粉尘累积值　接触塵埃蓄積指数　せっしょくじんあいちくせきしすう

接触感受器　接触受容体　せっしょくじゅようたい

接触过敏　接触アレルギー　せっしょくAllergie

接触激活作用　接触活性化　せっしょくかっせいか

接触激酶　接触〔賦〕活素,接触キナーゼ　せっしょく〔ふ〕かつそ,せっしょくKinase

接触角　接触角　せっしょくかく

接触镜〔片〕　コンタクトレンズ,接触レンズ　contact lens,せっしょくlens

接触恐怖　〔他人〕接触恐怖〔症〕　〔たにん〕せっしょくきょうふ〔しょう〕

接触麻醉　接触麻酔　せっしょくますい

接触面　接触面　せっしょくめん

接触酶　カタラーゼ　catalase

接触酶试验　カタラーゼ試験　catalaseしけん

接触溶解　接触溶解　せっしょくようかい

接触时间　接触時間　せっしょくじかん

接触史　接触史　せっしょくし

接触式透镜　コンタクトレンズ　contact lens

接触试验　貼付試験　ちょうふしけん

接触温度计　接触温度計　せっしょくおんどけい

接触物　接触物　せっしょくぶつ

接触性癌　接触癌　せっしょくがん

接触性超敏反应　接触過敏症反応　せっしょくかびんしょうはんのう

接触〔性〕传染　接触性伝染　せっしょくせいでんせん

接触性结核菌素　接触性結核菌素,接触性ツベルクリン　せっしょくせいけっかくきんそ,せっしょくせいtuberculin

接触性口炎　接触性口内炎　せっしょくせいこうないえん

接触性溃疡　接触性潰瘍　せっしょくせいかいよう

接触性脓疱皮炎病毒　接触性膿疱〔性〕皮膚炎ウイルス　せっしょくせいのうほう〔せい〕ひふえんvirus

接触性皮炎　接触皮膚炎　せっしょくひふえん

接触性溶血　接触溶血　せっしょくようけつ

接触〔性〕抑制　接触抑制　せっしょくよくせい

接触性转移　接触性転移　せっしょくせいてんい

接触异性欲　異性接触欲　いせいせっしょくよく

接触因子　接触因子　せっしょくいんし

接触照明　接触照明　せっしょくしょうめい

接触者　接触者　せっしょくしゃ

接地　接地　せっち

接地线　地線　ちせん

接点　接点　せってん

接耳端(管)　イアピース　ear piece

接骨　骨折整復　こっせつせいふく

接骨板　骨折板　こっせつばん

接骨板夹持钳　骨板把持器　こつばんはじき

接骨板折弯器　骨板曲げ器　こつばんまげき
接骨草　接骨草　セッコツソウ
接骨螺钉　骨ねじ　ほねねじ
接骨螺钉夹持钳　骨ねじ把持器　ほねねじはじき
接骨螺钉深度测量器　骨ねじ深さゲージ　ほねねじふかさ
　gauge
接骨木苷　サムブニグリン　sambunigrin
接骨木属　ニワトコ属　ニワトコぞく
接骨器械包　骨折手術器械セット　こっせつしゅじゅつきか
　いset
接管　接合管　せつごうかん
接合　接合　せつごう
接合孢子　接合孢子　せつごうほうし
接合孢子菌属　オオスポラ属　Oosporaぞく
接〔合〕点　接合部　せつごうぶ
接合钉切割器　合釘カッタ　ごうていcutter
接合管　アダプター　adapter
接合剂　接合剤　せつごうざい
接合菌纲　接合菌綱　せつごうきんこう
接合酶　接合酵素　せつごうこうそ
接合器　アダプタ装置　adapterそうち
接合生殖　接合生殖　せつごうせいしょく
接合子　接合子　せつごうし
接合作用　接合作用　せつごうさよう
接目端　アイピース終末　eyepieceしゅうまつ
接目镜　接眼レンズ　せつがんlens
接目镜测微计　アイピース マイクロメーター　eyepiece
　micrometer
接生　助産　じょさん
接生模型　助産模型　じょさんもけい
接生员　助産婦　じょさんふ
接生站　助産所，産院　じょさんしょ，さんいん
接受〔收〕器　受け器，アクセプタ　うけき，acceptor
接受体　アクセプタ　acceptor
接头　接合部　せつごうぶ
接头传导　接合部伝導　せつごうぶでんどう
接物镜　対物レンズ　たいぶつlens
接物镜测微计　対物ミクロメーター　たいぶつmicrometer
接物镜光寻窗　対物レンズ透光窓　たいぶつlensとうこう
　そう
接线图　配線図　はいせんず
接种　接種〔法〕　せっしゅ〔ほう〕
接种对象　接種対象　せっしゅたいしょう
接种反应　接種反応　せっしゅはんのう
接种红晕　接種量　せっしゅうん
接种后脑炎　接種後脳炎　せっしゅごのうえん
接种后天花　接種性痘瘡　せっしゅせいとうそう
接种剂量　接種量　せっしゅりょう
接种率　接種率　せっしゅりつ
接种疟　接種マラリア　せっしゅmalaria
接种器　接種器　せっしゅき
接种热　ワクチン〔接種〕熱　vaccine〔せっしゅ〕ねつ
接种试验　接種試験　せっしゅしけん
接种体　接種体，接種物　せっしゅたい，せっしゅぶつ
接种途径　接種径路　せっしゅけいろ
接种豚鼠　接種モルモット　せっしゅmarmot
接种物　接種物　せっしゅぶつ
接种性结核　接種性ツベルクロシス　せっしゅせい

tuberculosis
接种性皮结核　接種性皮膚ツベルクロシス　せっしゅせい
　ひふtuberculosis
接种员　ワクチン接種者　vaccineせっしゅしゃ
接种针　接種針　せっしゅしん
接种注射器　接種注射器　せっしゅちゅうしゃき
街道恐怖　街頭恐怖〔症〕　がいとうきょうふ〔しょう〕
街道噪音　街頭騒音　がいとうそうおん
街〔上〕病毒　街上ウイルス，街上毒　がいじょうvirus，がい
　じょうどく

jié　子节杰拮洁结桔捷睫截

子孓　ボウフラ
节　節　せつ，ふし
节点　節点　せってん
R-T节段　R-T部　R-Tぶ
S-T节段　S-T部　S-Tぶ
节段性　分節性　ぶんせつせい
节段性肠炎　限局性腸炎　げんきょくせいちょうえん
节段性回肠炎　限局性回腸炎　げんきょくせいかいちょう
　えん
节段性阑尾炎　区分性虫垂炎　くぶんせいちゅうすいえん
节骨滑车　節骨滑車　せっこつかっしゃ
节后〔神经〕纤维　〔神経〕節後〔神経〕線維　〔しんけい〕せつ
　こう〔しんけい〕せんい
节后神经元　〔神経〕節後ニューロン　〔しんけい〕せつこう
　neuron
节间　体節間　たいせつかん
节间动脉　体節間動脈　たいせつかんどうみゃく
节间支　節間枝　せっかんし
节律　リズム，律動，調律　rhythm，りつどう，ちょうりつ
节律不齐　不整律動　ふせいりつどう
节律疗法　リズム療法　rhythmりょうほう
节律性　律動性　りつどうせい
节律性搏动　律動性拍動　りつどうせいはくどう
节律性抽搐　律動性痙攣　りつどうせいけいれん
节律性腭咽部肌阵挛　律動性咽頭口蓋筋痙縮　りつどうせ
　いいんとうこうがいきんけいしゅく
节律性呼吸　律動性呼吸　りつどうせいこきゅう
节律性感应电疗法　律動性感応電気療法　りつどうせいか
　んのうでんきりょうほう
节律性脉搏　律動性脈拍，律動性パルス　りつどうせいみゃ
　くはく，りつどうせいpulse
节律性收缩　律動性収縮　りつどうせいしゅうしゅく
节律性舞蹈病　律動性舞踏病　りつどうせいぶとうびょう
节律性兴奋　律動性興奮　りつどうせいこうふん
节律性眼球震颤　律動性眼振　りつどうせいがんしん
节律异常　律動不整　りつどうふせい
节律运动　律動性運動　りつどうせいうんどう
节律障碍　律動異常　りつどういじょう
节拍器　メトロノーム，拍節器　metronome，はくせつき
节片　片節　へんせつ
节〔片〕面　節平面　せつへいめん
节前〔神经〕纤维　〔神経〕節前〔神経〕線維　〔しんけい〕せつ
　ぜん〔しんけい〕せんい
节前神经元　〔神経〕節前神経単位　〔しんけい〕せつぜんし
　んけいたんい
节食　節食　せっしょく
节细胞　神経節細胞　しんけいせつさいぼう

节细胞层　神経節細胞層　しんけいせつさいぼうそう

节细胞神经瘤　神経節細胞腫　しんけいせつさいぼうしゅ

节细胞神经母细胞瘤　神経節芽細胞腫　しんけいせつがさいぼうしゅ

节性神经痛　分節〔性〕神経痛　ぶんせつ〔せい〕しんけいつう

节饮疗法　口渇療法,渇療法　こうかつりょうほう,かつりょうほう

节育　計画出産　けいかくしゅっさん

节育方法　受胎調節方法　じゅたいちょうせつほうほう

节育环　避妊リング　ひにんring

节育环放置器　避妊リング導入器　ひにんringどうにゅうき

节育环取出器　避妊リング除去器　ひにんringじょきょき

节育率　受胎調節率　じゅたいちょうせつりつ

节育门诊部　受胎調節クリニック　じゅたいちょうせつclinic

节育器　避妊具　ひにんぐ

节育手术　避妊手術　ひにんしゅじゅつ

节育因子　避妊因子　ひにんいんし

节欲　性欲節制　せいよくせっせい

节肢动物　節足動物　せっそくどうぶつ

节肢动物传播病毒　節足動物媒介性ウイルス　せっそくどうぶつばいかいせいvirus

节肢动物传播的出血热　節足動物媒介出血熱　せっそくどうぶつばいかいしゅっけつねつ

节肢动物传染　節足動物媒介感染　せっそくどうぶつばいかいかんせん

节肢动物媒介传染病　節足動物媒介感染病　せっそくどうぶつばいかいかんせんびょう

节肢动物媒介病毒　節足動物媒介ウイルス　せっそくどうぶつばいかいvirus

节肢动物门　節足動物門　せっそくどうぶつもん

节肢昆虫　節足昆虫　せっそくこんちゅう

节〔制生〕育　受胎制限　じゅたいせいげん

节制索　減速帯　げんそくたい

节状蜕膜　結節状脱落膜　けっせつじょうだつらくまく

节奏　リズム,律動　rhythm,りつどう

杰尔克斯氏手术　ジェルクス手術　Jelksしゅじゅつ

杰克逊规律　ジャックソン法則　Jacksonほうそく

杰克逊氏安全三角　ジャックソン安全三角　Jacksonあんぜんさんかく

杰克逊氏〔粘连〕膜　ジャックソン薄膜　Jacksonはくまく

杰克逊氏征　ジャックソン徴候　Jacksonちょうこう

杰克逊氏综合征　ジャックソン症候群　Jacksonしょうこうぐん

杰腊提氏试验　ゲラティー試験　Geraghtyしけん

杰-麦二氏综合征　ジャックソン・マッケンジー症候群,発声困難症候群　Jackson-Mackenzieしょうこうぐん,はっせいこんなんしょうこうぐん

杰纳斯绿　ヤーヌスグリーン　Janus green

拮抗　拮抗　きっこう

拮抗肌　拮抗筋　きっこうきん

拮抗剂(药)　拮抗薬　きっこうやく

拮抗神经支配　拮抗神経支配　きっこうしんけいしはい

拮抗物　拮抗物　きっこうぶつ

拮抗效应　拮抗効果　きっこうこうか

拮抗性反射　拮抗〔性〕反射　きっこう〔せい〕はんしゃ

拮抗性共生　拮抗性共生　きっこうせいきょうせい

拮抗性抑制　拮抗性抑制　きっこうせいよくせい

拮抗运动　拮抗運動　きっこううんどう

拮抗作用　拮抗作用　きっこうさよう

洁齿刷轮　歯刷子輪　しさっしりん

洁尔灭　ゲラミン　geramine

洁尔灭酊剂　ゲラミンチンキ　geramine tincture

洁霉素　リンコマイシン　lincomycin

洁牙剂　歯みがき〔剤〕　はみがき〔ざい〕

洁治器　エキスカベータ　excavator

洁治〔术〕　スケーリング　scaling

结　結節　けっせつ

　　阿孝夫氏结　アショフ結節　Aschoffけっせつ

　　奥斯勒氏结　オースラー結節　Oslerけっせつ

　　亨森氏结　ヘンゼン結節　Hensenけっせつ

　　基-弗二氏结　キース・フラック結節　Keith-Flackけっせつ

　　基思氏结　キース結節　Keithけっせつ

　　郎飞氏结　ランビエ結節　Ranvierけっせつ

　　特鲁瓦西埃氏结　トロワジェ結節　Troisierけっせつ

　　田原氏结　田原結節　たわらけっせつ

结疤　瘢痕形成,瘢痕〔症〕　はんこんけいせい,はんこん〔しょう〕

结瘢梗塞　瘢痕性梗塞　はんこんせいこうそく

结肠　結腸　けっちょう

结肠癌　結腸癌,大腸癌　けっちょうがん,だいちょうがん

结肠半月襞　結腸半月ひだ　けっちょうはんげつひだ

结肠瓣　結腸弁,回盲弁　けっちょうべん,かいもうべん

结肠瓣闭锁不全　回盲弁閉鎖不全　かいもうべんへいさふぜん

结肠闭锁　結腸〔先天性〕閉鎖〔症〕　けっちょう〔せんてんせい〕へいさ〔しょう〕

结肠壁脓肿　結腸壁膿瘍　けっちょうへきのうよう

结肠病　結腸疾患　けっちょうしっかん

结肠部分切除术　部分結腸切除術　ぶぶんけっちょうせつじょじゅつ

结肠出血　結腸出血　けっちょうしゅっけつ

结肠穿刺术　結腸穿刺術　けっちょうせんしじゅつ

结肠穿孔　結腸穿孔　けっちょうせんこう

结肠带　結腸ひも　けっちょうひも

结肠单纯癌　結腸単純癌　けっちょうたんじゅんがん

结肠多发性腺瘤　結腸多発性腺腫　けっちょうたはつせいせんしゅ

结肠多发性腺瘤性息肉　結腸多発性腺腫様ポリープ　けっちょうたはつせいせんしゅようpolyp

结肠恶性淋巴瘤　結腸悪性リンパ腫　けっちょうあくせいlymphしゅ

结肠恶性肿瘤　結腸悪性腫瘍　けっちょうあくせいしゅよう

结肠缝术　結腸縫合術　けっちょうほうごうじゅつ

结肠腹壁造口　腹式結腸造瘻術　ふくしきけっちょうぞうろうじゅつ

结肠腹膜炎　結腸外層炎　けっちょうがいそうえん

结肠肝固定术　結腸肝臓固定術　けっちょうかんぞうこていじゅつ

结肠肝脾曲部的良性肠狭窄　パイル病　Payrびょう

结肠肝(右)曲　右結腸曲　みぎけっちょうきょく

结肠梗阻(阻塞)　結腸閉塞(閉鎖)〔症〕　けっちょうへいそく(へいさ)〔しょう〕

结肠固定切开术　結腸固定切開術　けっちょうこていせっかいじゅつ

结肠固定术　結腸固定術　けっちょうこていじゅつ

结肠固定造口术　結腸固定造瘻術　けっちょうこていぞうろうじゅつ

结肠灌（注）洗　結腸灌注洗浄　けっちょうかんちゅうせんじょう

结肠过长　結腸余分,結腸過長　けっちょうよぶん,けっちょうかちょう

结肠过敏　結腸過敏　けっちょうかびん

结肠过敏（激惹）综合征　結腸過敏症候群　けっちょうかびんしょうこうぐん

结肠黑变病　結腸黒色症　けっちょうこくしょくしょう

结肠后胃空肠吻合术　結腸後胃空腸吻合術　けっちょうごいくうちょうふんごうじゅつ

结肠后吻合术　結腸後吻合術　けっちょうごふんごうじゅつ

结肠坏疽　結腸壊疽　けっちょうえそ

结肠活动测定器　結腸運動測定器　けっちょううんどうそくていき

结肠积气　結腸内空気貯留,気腸〔症〕　けっちょうないくうきちょりゅう,きちょう〔しょう〕

结肠假息肉　結腸偽ポリープ　けっちょうぎpolyp

结肠浆膜炎　結腸漿膜炎　けっちょうしょうまくえん

结肠结肠吻合术　結腸結腸吻合術　けっちょうけっちょうふんごうじゅつ

结肠结核　結腸結核〔症〕　けっちょうけっかく〔しょう〕

结肠痉挛　痙性結腸　けいせいけっちょう

结肠镜　結腸鏡　けっちょうきょう

结肠镜检查　結腸鏡検査〔法〕　けっちょうきょうけんさ〔ほう〕

结肠克隆氏病　結腸クローン病　けっちょうCrohnびょう

结肠溃疡穿孔　結腸潰瘍穿孔　けっちょうかいようせんこう

结肠扩张　結腸拡張,結腸拡大　けっちょうかくちょう,けっちょうかくだい

结肠类癌　結腸類癌腫,大腸カルチノイド　けっちょうるいがんしゅ,だいちょうcarcinoid

结肠良性肿瘤　結腸良性腫瘍　けっちょうりょうせいしゅよう

结肠淋巴结　結腸リンパ節　けっちょうlymphせつ

结肠瘘　結腸瘻　けっちょうろう

结肠麻醉　結腸麻酔　けっちょうますい

结肠盲肠吻合术　結腸盲腸吻合術　けっちょうもうちょうふんごうじゅつ

结肠面　結腸面　けっちょうめん

结肠内阿米巴　結腸内アメーバ,大腸内アメーバ　けっちょうないamoeba,だいちょうないamoeba

结肠粘液性腺癌　結腸粘液性腺癌,結腸ムコイド腺癌　けっちょうねんえきせいせんがん,けっちょうmucoidせんがん

结肠粘液溢　結腸性下痢　けっちょうせいげり

结肠扭转　結腸軸捻　けっちょうじくねん

结肠旁沟　結腸傍溝　けっちょうぼうこう

结肠旁淋巴结　結腸傍リンパ節　けっちょうぼうlymphせつ

结肠旁隐窝　結腸傍陥凹　けっちょうぼうかんおう

结肠膀胱瘘修补术　結腸膀胱瘻補修術　けっちょうぼうこうろうほしゅうじゅつ

结肠脾（左）曲　脾曲,左結腸曲　ひきょく,ひだりけっちょうきょく

结肠脾曲综合征　脾曲症候群　ひきょくしょうこうぐん

结肠破裂　結腸破裂　けっちょうはれつ

结肠憩室　結腸憩室　けっちょうけいしつ

结肠憩室病　結腸憩室病　けっちょうけいしつびょう

结肠憩室炎　結腸憩室炎　けっちょうけいしつえん

结肠前胃空肠吻合术　結腸前胃空腸吻合術　けっちょうぜんいくうちょうふんごうじゅつ

结肠前吻合术　結腸前吻合術　けっちょうぜんふんごうじゅつ

结肠钳　結腸鉗子　けっちょうかんし

结肠强直　結腸強直　けっちょうきょうちょく

结肠切除术　結腸切除術　けっちょうせつじょじゅつ

结肠切开术　結腸切開術　けっちょうせっかいじゅつ

结肠全部切除术　結腸全切除術　けっちょうぜんせつじょじゅつ

结肠绒毛腺瘤　結腸絨毛腺腫　けっちょうじゅうもうせんしゅ

结肠乳头状腺瘤　結腸乳頭〔状〕腺腫　けっちょうにゅうとう〔じょう〕せんしゅ

结肠双重造影　結腸二重造影　けっちょうにじゅうぞうえい

结肠松解术　結腸剥離術　けっちょうはくりじゅつ

结肠套叠　結腸重積　けっちょうじゅうせき

结肠痛　結腸痛,大腸痛　けっちょうつう,だいちょうつう

结肠透析　結腸透析　けっちょうとうせき

结肠外瘘闭合术　結腸外瘻閉鎖術　けっちょうがいろうへいさじゅつ

结肠无力　結腸無緊張症,結腸アトニー　けっちょうむきんちょうしょう,けっちょうatony

结肠息肉　結腸ポリープ　けっちょうpolyp

结肠息肉病　多発結腸ポリープ症　たはつけっちょうpolypしょう

结肠息肉样腺瘤　結腸ポリープ状腺腫　けっちょうpolypじょうせんしゅ

结肠系膜　結腸間膜　けっちょうかんまく

结肠系膜带　結腸間膜ひも　けっちょうかんまくひも

结肠系膜固定术　結腸間膜固定術　けっちょうかんまくこていじゅつ

结肠系膜淋巴结　結腸間膜リンパ節　けっちょうかんまくlymphせつ

结肠系膜疝　結腸間膜ヘルニア　けっちょうかんまくhernia

结肠狭窄　結腸狭窄〔症〕　けっちょうきょうさく〔しょう〕

结肠下垂　結腸下垂〔症〕　けっちょうかすい〔しょう〕

结肠纤维窥镜　結腸ファイバースコープ　けっちょうfiberscope

结肠腺癌　結腸腺癌　けっちょうせんがん

结肠腺瘤　結腸腺腫,結腸アデノーマ　けっちょうせんしゅ,けっちょうadenoma

结肠腺瘤样息肉　結腸アデノーマ様ポリープ　けっちょうadenomaようpolyp

结肠小袋〔纤毛〕虫　大腸バランチジウム　だいちょうBalantidium

结肠小袋〔纤毛〕虫病　大腸バランチジウム病　だいちょうBalantidiumびょう

结肠型伤寒　大腸チフス　だいちょうtyphus

结肠性便秘　結腸便秘〔症〕　けっちょうべんぴ〔しょう〕

结肠性腹泻　結腸下痢　けっちょうげり

结肠性消化不良　結腸性消化不良〔症〕　けっちょうせいしょうかふりょう〔しょう〕

结肠血管瘤　結腸血管腫　けっちょうけっかんしゅ

结肠血吸虫病　結腸住血吸虫症　けっちょうじゅうけつきゅ

うちゅうしょう

结肠压迹　結腸圧痕　けっちょうあっこん

结肠炎　結腸炎　けっちょうえん

结肠移位　結腸転位　けっちょうてんい

结肠乙状结肠吻合术　結腸Ｓ字状結腸吻合術　けっちょうＳじじょうけっちょうふんごうじゅつ

结肠异物　結腸異物　けっちょういぶつ

结肠印戒细胞癌　結腸印環細胞癌腫　けっちょういんかんさいぼうがんしゅ

结肠硬癌　結腸硬性癌　けっちょうこうせいがん

结肠右动脉　右結腸動脈　みぎけっちょうどうみゃく

结肠造口术　結腸造瘻術　けっちょうぞうろうじゅつ

结肠粘连　結腸癒着　けっちょうゆちゃく

结肠折〔叠〕术　結腸造襞術　けっちょうぞうへきじゅつ

结肠脂垂炎　結腸脂肪組織炎　けっちょうしぼうそしきえん

结肠直肠粪块嵌塞　結腸直腸糞便嵌頓　けっちょうちょくちょうふんべんかんとん

结肠直肠吻合术　結腸直腸吻合術　けっちょうちょくちょうふんごうじゅつ

结肠直肠炎　結腸直腸炎　けっちょうちょくちょうえん

结肠中动脉　中結腸動脈　ちゅうけっちょうどうみゃく

结肠周膜　結腸周囲膜　けっちょうしゅういまく

结肠周膜综合征　結腸周囲膜症候群　けっちょうしゅういまくしょうこうぐん

结肠周炎　結腸周囲炎　けっちょうしゅういえん

结肠转位　結腸変位　けっちょうへんい

结肠子宫内膜症　結腸子宮内膜症　けっちょうしきゅうないまくしょう

结肠左动脉　左結腸動脈　ひだりけっちょうどうみゃく

结缔织过多　結合織過多　けつごうしきかた

结缔织肿瘤　結合織腫瘍　けつごうしきしゅよう

结缔组织　結合〔組〕織　けつごう〔そ〕しき

结缔组织病　結合織病　けつごうしきびょう

结缔组织病性关节炎　結合織病性関節炎　けつごうしきびょうせいかんせつえん

结缔组织病性肌病　結合織病性筋疾患,結合織病性ミオパシー　けつごうしきびょうせいきんしっかん,けつごうしきびょうせいmyopathy

结缔组织玻璃样变　結合織ガラス様変性　けつごうしきglassようへんせい

结缔组织瘤　結合織腫　けつごうしきしゅ

结缔组织染剂　結合織染料　けつごうしきせんりょう

　馬洛里氏结缔组织染剂　マローリ結合織染料　Malloryけつごうしきせんりょう

结缔组织试验　結合織試験　けつごうしきしけん

结缔组织细胞　結合織細胞　けつごうしきさいぼう

结缔组织细胞增生　結合織〔細胞〕増殖　けつごうしき〔さいぼう〕ぞうしょく

结缔组织纤维　結合織線維　けつごうしきせんい

结缔组织炎　結合織炎　けつごうしきえん

结缔组织增生　結合織増殖　けつごうしきぞうしょく

结缔组织痣　結合織母斑　けつごうしきぼはん

结构　構造　こうぞう

β-结构　β-構造　β-こうぞう

结构不良　異形成,形成異常　いけいせい,けいせいいじょう

结构蛋白质　構造蛋白〔質〕　こうぞうたんぱく〔しつ〕

结构非特异性药物　構造非特異〔性〕薬　こうぞうひとくい〔せい〕やく

结构分析　構造分析　こうぞうぶんせき

结构改变　構造変化　こうぞうへんか

结构化粘度　構造粘〔稠〕度　こうぞうねん〔ちゅう〕ど

结构化学　構造化学　こうぞうかがく

结构-活性相关　構造-活性相関　こうぞう-かっせいそうかん

结构基因　構造遺伝子　こうぞういでんし

结构鉴定　構造同定　こうぞうどうてい

结构理论　構造説　こうぞうせつ

结构控制　構造コントロール　こうぞうcontrol

结构破坏　構造破壊　こうぞうはかい

结构式　構造式　こうぞうしき

结构损害　構造病変　こうぞうびょうへん

结构〔同分〕异构体　構造異性体　こうぞういせいたい

结构同分异构现象　構造異性体現象　こうぞういせいたいげんしょう

结构突变　構造突然変異　こうぞうとつぜんへんい

结构性脊柱侧凸　構造性〔脊柱〕側彎〔症〕　こうぞうせい〔せきちゅう〕そくわん〔しょう〕

结构因数　構造因子　こうぞういんし

结构杂合子　構造異種(ヘテロ)接合体　こうぞういしゅ〔hetero〕せつごうたい

结构杂种　構造雑種　こうぞうざっしゅ

结构转化　構造変態　こうぞうへんたい

结合臂　結合腕　けつごうわん

结合臂交叉　結合腕交差　けつごうわんこうさ

结合部位　結合部位　けつごうぶい

结合常数　結合定数　けつごうていすう

结合簇　付着部,結合部　ふちゃくぶ,けつごうぶ

结合胆红素　抱合ビリルビン　ほうごうbilirubin

结合胆汁酸　抱合胆汁酸　ほうごうたんじゅうさん

结合蛋白〔质〕　複合蛋白〔質〕　ふくごうたんぱく〔しつ〕

结合堤　ターミナルバー　terminal bar

结合毒血症　結合毒血症　けつごうどくけっしょう

结合二氧化碳　結合二酸化炭素　けつごうにさんかたんそ

结合反应位置　結合反応部位　けつごうはんのうぶい

结合钙　結合カルシウム　けつごうcalcium

结合高脂血〔症〕　複合型高脂質血〔症〕　ふくごうがたこうししけつ〔しょう〕

结合管　結合管　けつごうかん

结合剂　結合剤　けつごうざい

结合抗原　接合抗原　せつごうこうげん

结合力　結合力　けつごうりょく

结合硫酸盐　抱合性硫酸塩　ほうごうせいりゅうさんえん

结合酶　コンジュガーゼ,結合酵素　Conjugase,けつごうこうそ

结合免疫缺乏　複合型免疫欠乏〔症〕　ふくごうがためんえきけつぼう〔しょう〕

结合能　結合エネルギー　けつごうEnergie

结合水　結合水　けつごうすい

结合速率　結合速度　けつごうそくど

结合牙　癒合歯　ゆごうし

结合脂肪酸　結合脂肪酸　けつごうしぼうさん

结合珠蛋白　ハプトグロビン　haptoglobin

结合作用　結合作用　けつごうさよう

结核安　アミチオゾン,チアセタゾン　amithiozone,

thiacetazone

结核变态反应性关节炎　結核性アレルギー性関節炎　けっかくせいAllergieせいかんせつえん

结核〔病〕　結核〔症〕　けっかく〔しょう〕

结核病房　結核病棟　けっかくびょうとう

结核病褐黄斑　結核性肝斑　けっかくせいかんはん

结核病恐怖　結核恐怖〔症〕　けっかくきょうふ〔しょう〕

结核病疗法　結核療法　けっかくりょうほう

结核病疗养院　結核療養所　けっかくりょうようしょ

结核〔病〕妄想　結核狂　けっかくきょう

结核病学　結核病学　けっかくびょうがく

结核病血清菌苗　結核病血清ワクチン　けっかくびょうけっせいvaccine

结核病（医）院　結核病院　けっかくびょういん

结核病研究所　結核病研究所　けっかくびょうけんきゅうしょ

结核病灶刮除术　結核病巣搔爬術　けっかくびょうそうそうはじゅつ

结核病诊断仪　結核診断装置　けっかくしんだんそうち

结核病专家　結核病専門医　けっかくびょうせんもんい

结核播散性脉络膜炎　結核播種性脈絡膜炎　けっかくはしゅせいみゃくらくまくえん

结核毒性反应　結核毒性反応　けっかくどくせいはんのう

结核毒血症　結核毒血症　けっかくどくけっしょう

结核放线菌毒　ツベルアクチノマイシン　tuberactinomycin

结核放线菌素A　ツベルアクチノマイシンA　tuberactinomycinA

结核放线菌素N　ツベルアクチノマイシンN　tuberactinomycinN

结核〔分枝〕杆菌　結核菌　けっかくきん

结核过敏反应　結核アナフィラキシー反応　けっかくAnaphylaxieはんのう

结核活菌〔疫〕苗　BCGワクチン　BCG vaccine

结核结节　結核結節　けっかくけっせつ

结核〔结〕节形成　結核結節形成　けっかくけっせつけいせい

结核浸润　結核性浸潤　けっかくせいしんじゅん

结核菌胺　ツベルクロサミン　tuberculosamine

结核菌白蛋白　ツベルクロアルブミン　tuberculoalbumin

结核菌变性毒素　ツベルクロトキソイジン　tuberculotoxoidin

结核菌蛋白　結核菌蛋白質　けっかくきんたんぱくしつ

结核菌毒素　結核菌毒素，ツベルクロトキシン　けっかくきんどくそ，tuberculotoxin

结核菌〔核〕酸　ツベルクリン酸　tuberculinさん

结核菌浸剂　ツベルクレース　tuberculase

结核菌类　結核菌類　けっかくきんるい

结核菌粘蛋白　ツベルクロムチン　tuberculomucin

结核菌素　ツベルクリン　tuberculin

　贝林格氏结核菌素　ベーリング ツベルクリン　Behring tuberculin

　布赫内氏结核菌素　ブーフナー ツベルクリン　Buchner tuberculin

　德雷尔氏结核菌素　ドレーアー ツベルクリン　Dreyer tuberculin

　迪克逊氏结核菌素　ディクソン ツベルクリン　Dixon tuberculin

　郭霍氏结核菌素　コッホ ツベルクリン　Koch

tuberculin

赫希费尔德氏结核菌素　ヒルシュフェルド ツベルクリン　Hirschfeld tuberculin

卡尔默特氏结核菌素　カルメット ツベルクリン　Calmette tuberculin

克雷白氏结核菌素　クレブ ツベルクリン　Klebs tuberculin

克伦珀勒氏结核菌素　クレンペラー ツベルクリン　Klemperer tuberculin

兰德曼氏结核菌素　ランドマン ツベルクリン　Landmann tuberculin

罗森巴赫氏结核菌素　ローゼンバッハ ツベルクリン　Rosenbach tuberculin

马拉格利阿诺氏结核菌素　マラグリヤノ ツベルクリン　Maragliano tuberculin

马雷夏尔氏结核菌素　マレシャール ツベルクリン　Marechal tuberculin

莫罗氏结核菌素　モロ ツベルクリン　Moro tuberculin

塞尔特氏结核菌素　ゼルター ツベルクリン　Selter tuberculin

赛伯特氏结核菌素　サイバート ツベルクリン　Seibert tuberculin

斯彭格勒氏结核菌素　スペングレル ツベルクリン　Spengler tuberculin

塔姆氏结核菌素　タム ツベルクリン　Thamm tuberculin

结核菌素表皮反应　皮膚ツベルクリン反応　ひふtuberculinはんのう

结核菌素沉淀　ツベルクリン沈殿　tuberculinちんてん

结核菌素单位　ツベルクリン単位　tuberculinたんい

结核菌素反应　ツベルクリン反応　tuberculinはんのう

结核菌素反应测定板　ツベルクリン反応測定板　tuberculinはんのうそくていばん

结核菌素分级试验　ツベルクリン力価試験　tuberculinりきかしけん

结核菌素浮液　ツベルクリン浮游液　tuberculinふゆうえき

结核菌素疗法　ツベルクリン療法　tuberculinりょうほう

结核菌素皮内试验反应　ツベルクリン皮内反応　tuberculinひないはんのう

结核菌素皮〔肤〕试〔验〕　ツベルクリン皮膚試験　tuberculinひふしけん

结核菌素软膏敷贴试验　経皮ツベルクリン試験　けいひtuberculinしけん

结核菌素试验　ツベルクリン試験　tuberculinしけん

结核菌素阳性反应　ツベルクリン陽性反応　tuberculinようせいはんのう

结核菌素异染质　ツベルクリン ボルチン　tuberculin volutin

结核菌素阴性反应　ツベルクリン陰性反応　tuberculinいんせいはんのう

结核菌素诊断试验　ツベルクリン診断試験　tuberculinしんだんしけん

结核菌素治疗　ツベルクリン治療　tuberculinちりょう

结核菌素注射器　ツベルクリン注射器　tuberculinちゅうしゃき

结核菌素注射针　ツベルクリン針　tuberculinしん

结核菌糖　ツベルクロサッカリド　tuberculosacharide

结核菌调理素指数　結核オプソニン指数　けっかくopsoninしすう

结核菌抑制药　結核菌抑制剤　けっかくきんよくせいざい

结核菌原浆　ツベルクロプラズミン　tuberculoplasmin

结核咯血　結核喀血　けっかくかっけつ

结核空洞　結核空洞　けっかくくうどう

结核空洞造口术　結核空洞造瘻術　けっかくくうどうぞうろうじゅつ

结核类脂质　ツベルクロナスチン　tuberculonastin

结核瘤（球）　結核腫　けっかくしゅ

结核霉素　カプレオマイシン　capreomycin

结核矽肺　ツベルクロシリコーシス，結核ケイ肺〔症〕　tuberculosilicosis，けっかくケイはい〔しょう〕

结核性鼻炎　結核性鼻炎　けっかくせいびえん

结核性变态反应性关节炎　結核性アレルギー〔性〕関節炎　けっかくせいAllergie〔せい〕かんせつえん

结核性肠溃疡　結核性腸潰瘍　けっかくせいちょうかいよう

结核性多发性浆膜炎　結核性多発性漿膜炎　けっかくせいたはつせいしょうまくえん

结核性多关节炎　結核性多発〔性〕関節炎　けっかくせいたはつ〔せい〕かんせつえん

结核性肺门淋巴结肿大（胀）　結核性肺門リンパ節腫脹　けっかくせいはいもんlymphせつしゅちょう

结核性肺炎　結核性肺炎　けっかくせいはいえん

结核性肺硬变　結核性肺硬変　けっかくせいはいこうへん

结核性风湿症（病）　結核性リウマチズム　けっかくせいrheumatism

结核性附睾〔丸〕炎　結核性副睾丸炎　けっかくせいふくこうがんえん

结核性腹膜炎　結核性腹膜炎　けっかくせいふくまくえん

结核性腹泻　結核性下痢　けっかくせいげり

结核性肛瘘　結核性痔フィステル　けっかくせいじFistel

结核性睾丸炎　結核性睾丸炎　けっかくせいこうがんえん

结核性骨干炎　結核性骨幹炎　けっかくせいこっかんえん

结核性关节炎　結核性関節炎，関節結核　けっかくせいかんせつえん，かんせつけっかく

结核性喉炎　結核性喉頭炎　けっかくせいこうとうえん

结核性滑膜炎　結核性滑膜炎　けっかくせいかつまくえん

结核性脊柱内脓肿　結核性脊椎管内膿瘍　けっかくせいせきついかんないのうよう

结核性脊椎旁脓肿　結核性脊椎傍膿瘍　けっかくせいせきついぼうのうよう

结核性脊椎炎　結核性脊椎炎　けっかくせいせきついえん

结核性假白血病　結核性偽白血病　けっかくせいぎはっけつびょう

结核性睑板腺炎　結核性瞼板腺炎　けっかくせいけんばんせんえん

结核性睑板炎　結核性瞼板炎　けっかくせいけんばんえん

结核性腱鞘炎　結核性腱滑膜炎　けっかくせいけんかつまくえん

结核性结节红斑　結核性結節性紅斑　けっかくせいけっせつせいこうはん

结核性结节巨细胞　結核性結節巨細胞　けっかくせいけっせつきょさいぼう

结核性浸润　結核性浸潤　けっかくせいしんじゅん

结核性颈椎炎　結核性頸椎炎　けっかくせいけいついえん

结核性空洞　結核性空洞　けっかくせいくうどう

结核性溃疡　結核性潰瘍　けっかくせいかいよう

结核性阑尾炎　結核性虫垂炎　けっかくせいちゅうすいえん

结核性狼疮　結核性狼瘡　けっかくせいろうそう

结核性淋巴管炎　結核性リンパ管炎　けっかくせいlymphかんえん

结核性淋巴结炎　結核性リンパ節炎　けっかくせいlymphせつえん

结核性脉络膜炎　結核性脈絡膜炎　けっかくせいみゃくらくまくえん

结核性脑膜炎　結核性髄膜炎　けっかくせいずいまくえん

结核性脑肉芽肿　結核性脳肉芽腫　けっかくせいのうにくがしゅ

结核性脓胸　結核性膿胸　けっかくせいのうきょう

结核性脓液　結核性膿　けっかくせいのう

结核性脓肿　結核性膿瘍　けっかくせいのうよう

结核性膀胱炎　結核性膀胱炎　けっかくせいぼうこうえん

结核性盆腔炎　結核性骨盤炎　けっかくせいこつばんえん

结核性皮肤痒疹　結核性皮膚痒疹　けっかくせいひふようしん

结核性气胸　結核性気胸　けっかくせいききょう

结核性肉芽肿　結核性肉芽腫　けっかくせいにくがしゅ

结核性肉芽组织　結核性肉芽組織　けっかくせいにくがそしき

结核性软脑膜炎　結核性軟膜炎　けっかくせいなんまくえん

结核性肾炎　結核性腎炎　けっかくせいじんえん

结核性肾盂肾炎　結核性腎盂腎炎　けっかくせいじんうじんえん

结核性食管炎　結核性食道炎　けっかくせいしょくどうえん

结核性输卵管炎　結核性卵管炎　けっかくせいらんかんえん

结核性膝关节炎　結核性膝関節炎　けっかくせいしつかんせつえん

结核性小水疱病　結核性小水疱症　けっかくせいしょうすいほうしょう

结核性心包炎　結核性心膜炎　けっかくせいしんまくえん

结核性胸膜渗液　結核性胸水　けっかくせいきょうすい

结核性胸膜炎　結核性胸膜炎　けっかくせいきょうまくえん

结核性咽后脓肿　結核性咽〔頭〕後〔方〕膿瘍　けっかくせいいん〔とう〕こう〔ほう〕のうよう

结核性眼炎　結核性眼炎　けっかくせいがんえん

结核性幽门狭窄　結核性幽門狭窄　けっかくせいゆうもんきょうさく

结核性支气管肺炎　結核性気管支肺炎　けっかくせいきかんしはいえん

结核性支气管扩张　結核性気管支拡張〔症〕　けっかくせいきかんしかくちょう〔しょう〕

结核性支气管炎　結核性気管支炎　けっかくせいきかんしえん

结核性直肠炎　結核性直腸炎　けっかくせいちょくちょうえん

结核性椎关节强硬　結核性脊椎症　けっかくせいせきついしょう

结核性子宫内膜炎　結核性子宮内膜炎　けっかくせいしきゅうないまくえん

结核样麻风　結核様癩　けっかくようらい

结核疹　結核疹　けっかくしん

结婚恐怖(惧)〔症〕　結婚恐怖〔症〕　けっこんきょうふ〔しょう〕

结痂　痂皮形成,痂皮化　かひけいせい,かひか

结痂性膀胱炎　結痂性膀胱炎　けっかせいぼうこうえん

结间部　結節間部　けっせつかんぶ

结间束　結〔節〕間路　けっ〔せつ〕かんろ

结节　結節　けっせつ

　　巴贝斯氏结节　バーベス結節　Babesけっせつ

　　法尔氏结节　ファール結節　Farrけっせつ

　　蒙哥马利氏结节　モントゴメリー結節　Montgomeryけっせつ

　　苗勒氏结节　ミュラー結節　Müllerけっせつ

结节癌　結節癌　けっせつがん

结节病　結節症,サルコイドーシス,類肉腫症　けっせつしょう,sarcoidosis,るいにくしゅしょう

结节病抗原　結節症抗原　けっせつしょうこうげん

结节病性肺门淋巴结肿大(胀)　結節症性肺門リンパ節腫脹　けっせつしょうせいはいもんlymphせつしゅちょう

结节病性胸膜炎　結節症性胸膜炎　けっせつしょうせいきょうまくえん

结节部　結節部　けっせつぶ

结节核　隆起核　りゅうきかく

结节坏死性静脉炎　結節性壊死性静脈炎　けっせつせいえしせいじょうみゃくえん

结节间沟　結節間溝　けっせつかんこう

结节间滑膜鞘　結節間滑膜鞘　けっせつかんかつまくしょう

结节间径　結節間直径　けっせつかんちょっけい

结节间平面　結節間平面,隆起間平面　けっせつかんへいめん,りゅうきかんへいめん

结节漏斗核　結節漏斗核　けっせつろうとかく

结节区　結節区　けっせつく

结节线虫病　エソファゴストム症　esophagostomumしょう

结节型　結節型　けっせつがた

结节性出血性紫癜　結節性出血性紫斑病　けっせつせいしゅっけつせいしはんびょう

结节性脆(断)发病　結節性裂毛症　けっせつせいれつもうしょう

结节性动脉外膜炎　結節性動脈周囲炎　けっせつせいどうみゃくしゅういえん

结节性多动脉炎眼底改变　結節性多発〔性〕動脈炎眼底変化　けっせつせいたはつ〔せい〕どうみゃくえんがんていへんか

结节性多(发性)动脉炎　結節性多発〔性〕動脈炎　けっせつせいたはつ〔せい〕どうみゃくえん

结节性非毒性甲状腺肿　結節性非中毒性甲状腺腫　けっせつせいひちゅうどくせいこうじょうせんしゅ

结节性非化脓性脂膜炎　結節性非化膿性皮下脂肪組織炎　けっせつせいひかのうせいひかしぼうそしきえん

结节性肝细胞癌　結節性肝細胞癌　けっせつせいかんさいぼうがん

结节性肝硬变　結節性肝硬変　けっせつせいかんこうへん

结节性巩膜炎　結節性強膜炎　けっせつせいきょうまくえん

结节〔性〕红斑　結節性紅斑　けっせつせいこうはん

结节性坏死性巩膜炎　結節性壊死性強膜炎　けっせつせいえしせいきょうまくえん

结节性黄〔色〕瘤　結節状黄色腫　けっせつじょうおうしょく

结节性甲状腺肿　結節性甲状腺腫　けっせつせいこうじょうせんしゅ

结节性结核　結節性結核　けっせつせいけっかく

结节性结核性静脉炎　結節性結核性静脈炎　けっせつせいけっかくせいじょうみゃくえん

结节性腱鞘炎　結節性腱鞘炎　けっせつせいけんしょうえん

结节性筋膜炎　結節性筋膜炎　けっせつせいきんまくえん

结节性局限性脂肪过多症　結節性限局性脂肪腫症　けっせつせいげんきょくせいしぼうしゅしょう

结节性狼疮　結節性狼瘡　けっせつせいろうそう

结节性麻风　結節癩　けっせつらい

结节性脉管炎　結節性脈管炎　けっせつせいみゃっかんえん

结节性毛菌病　結節性毛髪糸状菌症　けっせつせいもうはつじょうきんしょう

结节性梅毒疹　結節性梅毒疹　けっせつせいばいどくしん

结节性〔脑〕硬化〔症〕　結節性〔脳〕硬化〔症〕　けっせつせい〔のう〕こうか〔しょう〕

结节性皮肤多发性动脉炎综合征　結節性皮膚多発動脈炎症候群　けっせつせいひふたはつどうみゃくえんしょうこうぐん

结节性皮炎　結節性皮膚炎　けっせつせいひふえん

结节性神经间质炎　結節性間質性神経炎　けっせつせいかんしつせいしんけいえん

结节性神经炎　結節性神経炎　けっせつせいしんけいえん

结节性肾小球硬化　結節性糸球体硬化　けっせつせいしきゅうたいこうか

结节性声带炎　結節性声帯炎　けっせつせいせいたいえん

结节性输卵管峡〔部〕炎　結節性峡部卵管炎　けっせつせいきょうぶらんかんえん

结节性输卵管炎　結節性卵管炎　けっせつせいらんかんえん

结节性纤维肌炎　結節性線維筋炎　けっせつせいせんいきんえん

结节性血管炎　結節性脈管炎　けっせつせいみゃっかんえん

结节性眼炎　結節性眼炎　けっせつせいがんえん

结节性痒疹　結節性痒疹,ハイド病　けっせつせいようしん,Hydeびょう

结节性脂膜炎　結節性皮下脂肪組織炎　けっせせついひかしぼうそしきえん

结节硬化型何杰金氏病　結節性硬化性ホジキン病　けっせつせいこうかせいHodgkinびょう

结节硬化型淋巴肉瘤　結節性硬化性リンパ肉腫　けっせつせいこうかせいlymphこくしゅ

结节状角膜变性　結節状角膜変性　けっせつじょうかんまくへんせい

结节状软骨病　結節状軟骨疾患　けっせつせいなんこつしっかん

结节状软骨病综合征　結節状軟骨疾患症候群　けっせつじょうなんこつしっかんしょうこうぐん

结节状视网膜硬化　結節性網膜硬化　けっせつせいもうまくこうか

结晶测验器　結晶測定器　けっしょうそくていき

结晶醋酸钠　結晶酢酸ナトリウム　けっしょうさくさんnatrium

结晶毒素　結晶性毒素　けっしょうせいどくそ

结晶格子　結晶格子　けっしょうこうし

结晶化学分析　結晶化学分析　けっしょうかがくぶんせき
结晶聚集　結晶凝集　けっしょうぎょうしゅう
结晶硫酸铜　結晶硫酸銅　けっしょうりゅうさんどう
结晶皿　結晶皿　けっしょうざら
结晶尿汗症　結晶〔性〕尿汗症　けっしょう〔せい〕にょうかんしょう
结晶尿〔症〕　結晶尿〔症〕　けっしょうにょう〔しょう〕
结晶腔　結晶腔　けっしょうこう
结晶度　結晶度　けっしょうど
结晶青霉素　結晶性ペニシリン　けっしょうせいpenicillin
结晶水　結晶水　けっしょうすい
结晶速率　結晶速度　けっしょうそくど
结晶体　結晶体　けっしょうたい
结晶习惯　晶癖　しょうへき
结晶形毒毛旋花〔子〕苷〔貳〕　結晶ストロファンチン　けっしょうstrophanthin
结晶形藜芦碱　結晶ベラトリン　けっしょうveratrine
结晶形〔状〕　結晶形　けっしょうけい
结晶性　結晶性　けっしょうせい
结晶性粉末　結晶性粉末　けっしょうせいふんまつ
结晶〔性〕固体　結晶性固体　けっしょうせいこたい
结晶性毛地黄貳　結晶性ジギタリン　けっしょうせいdigitalin
结晶性石蕊红素　結晶性エリトロリトミン　けっしょうせいerythrolitmin
结晶性生物　結晶性生物　けっしょうせいせいぶつ
结晶学　結晶学　けっしょうがく
结晶样视网膜变性　結晶性網膜変性　けっしょうせいもうまくへんせい
结晶样体　類晶質　るいしょうしつ
结晶胰岛素　結晶体インシュリン　けっしょうせいinsulin
结晶直链淀粉　結晶性アミロース　けっしょうせいamylose
结晶轴　結晶軸　けっしょうじく
结晶紫　クリスタルバイオシット　crystal violet
结晶组份　結晶成分　けっしょうせいぶん
结晶作用　結晶化　けっしょうか
结膜　結膜　けつまく
结膜半月襞　結膜半月　ひだ　けつまくはんげつひだ
结膜瓣　結膜弁　けつまくべん
结膜变色　結膜変色　けつまくへんしょく
结膜变性　結膜変性　けつまくへんせい
结膜成形术　結膜形成術　けつまくけいせいじゅつ
结膜充血　結膜充血　けつまくじゅうけつ
结膜恶性黑〔色素〕瘤　結膜悪性黒〔色〕腫　けつまくあくせいこく〔しょく〕しゅ
结膜反应　結膜反応　けつまくはんのう
结膜反射　結膜反射　けつまくはんしゃ
结膜肥厚性睑外翻　結膜肥厚性眼瞼外反　けつまくひこうせいがんけんがいはん
结膜缝合术　結膜縫合術　けつまくほうごうじゅつ
结膜干燥斑　ビート斑　Bitotはん
结膜干燥棒状杆菌　結膜乾燥菌　けつまくかんそうきん
结膜干燥〔症〕　結膜乾燥〔症〕　けつまくかんそう〔しょう〕
结膜黑变病　結膜黒色症　けつまくこくしょくしょう
结膜黑〔色素〕瘤　結膜黒色腫　けつまくこくしょくしゅ
结膜后动脉　後結膜動脈　こうけつまくどうみゃく
结膜后静脉　後結膜静脈　こうけつまくじょうみゃく
结膜环　結膜輪　けつまくりん

结膜黄斑　結膜黄斑　けつまくおうはん
结膜剪　結膜鋏　けつまくばさみ
结膜浆细胞瘤　結膜形質細胞腫　けつまくけいしつさいぼうしゅ
结膜角化　結膜角化　けつまくかっか
结膜结石　結膜結石　けつまくけっせき
结膜静脉　結膜静脈　けつまくじょうみゃく
结膜静脉曲张　結膜静脈瘤　けつまくじょうみゃくりゅう
结膜溃疡　結膜潰瘍　けつまくかいよう
结膜裂伤　結膜裂傷　けつまくれっしょう
结膜鳞状上皮细胞癌　結膜扁平上皮癌　けつまくへんぺいじょうひがん
结膜瘤　結膜腫　けつまくしゅ
结膜滤泡增殖症　結膜濾胞症　けつまくろほうしょう
结膜囊　結膜囊　けつまくのう
结膜囊鼻腔造口术　結膜鼻造瘻術　けつまくびぞうろうじゅつ
结膜囊泪囊造口术　結膜涙囊造瘻術　けつまくるいのうぞうろうじゅつ
结膜囊肿　結膜囊胞（腫）　けつまくのうほう（しゅ）
结膜囊肿摘除术　結膜囊腫除去術　けつまくのうしゅじょきょじゅつ
结膜镊　結膜鑷子　けつまくせっし
结膜前动脉　前結膜動脈　ぜんけつまくどうみゃく
结膜前静脉　前結膜静脈　ぜんけつまくじょうみゃく
结膜切开术　結膜切開術　けつまくせっかいじゅつ
结膜穹窿　結膜円蓋　けつまくえんがい
结膜肉芽肿　結膜肉芽腫　けつまくにくがしゅ
结膜上皮瘤　結膜上皮腫　けつまくじょうひしゅ
结膜上穹　上結膜円蓋　じょうけつまくえんがい
结膜手术　結膜手術　けつまくしゅじゅつ
结膜铁质沉着　結膜シデローシス　けつまくsiderosis
结膜外伤　結膜外傷　けつまくがいしょう
结膜吸吮线虫病　テラジア　カリパエダ病　Thelazia Callipaedaびょう
结膜息肉切除术　結膜ポリープ切除術　けつまくpolypせつじょじゅつ
结膜下出血　結膜下出血　けつまくかしゅっけつ
结膜下穹　下結膜円蓋　かけつまくえんがい
结膜下移植法　結膜下移植術　けつまくかいしょくじゅつ
结膜下注射　結膜下注射　けつまくかちゅうしゃ
结膜下组织　結膜下組織　けつまくかそしき
结膜腺　結膜腺　けつまくせん
结膜-腺综合征　結膜腺症候群　けつまくせんしょうこうぐん
结膜循环障碍　結膜循環障害　けつまくじゅんかんしょうがい
结膜炎　結膜炎　けつまくえん
结膜炎摩拉克氏菌　結膜炎好血菌,モラー・アクセンフェルト菌　けつまくえんこうけつきん,Morax-Axenfeldきん
结膜炎嗜血杆菌　コッホ・ウィークス菌,エジプト　ヘモフィルス　Koch-WeeksきんEgypt hemophilus
结膜异常　結膜異常　けつまくいじょう
结膜异物　結膜異物　けつまくいぶつ
结膜银质沉着病　結膜銀沈着症　けつまくぎんちんちゃくしょう
结膜瘀斑　結膜斑状出血　けつまくはんじょうしゅっけつ
结膜缘瘤　結膜縁腫瘍　けつまくえんしゅよう

结膜脂肪皮样囊肿　結膜脂肪類皮腫　けつまくしぼうるいひしゅ

结膜肿瘤　結膜腫瘍　けつまくしゅよう

结区　結節〔性〕区　けっせつ〔せい〕く

结舌　短舌　たんぜつ

结舌刀　短舌離断器　たんぜつりだんき

结石测定器　結石測定器　けっせきそくていき

结石发生　結石生成,結石形成　けっせきせいせい,けっせきけいせい

结石尿　尿酸〔塩〕尿　にょうさん〔えん〕にょう

结石排出　結石排出　けっせきはいしゅつ

结石溶解　結石溶解　けっせきようかい

结石溶解剂　結石溶剤　けっせきようざい

结石软解法　結石軟化法　けっせきなんかほう

结石形成　結石形成　けっせきけいせい

结石性胆管炎　結石性胆管炎　けっせきせいたんかんえん

结石性结膜炎　結石性結膜炎　けっせきせいけつまくえん

结石性淋巴结炎　結石性リンパ節炎　けっせきせいlymphせつえん

结石性肾炎　結石性腎炎　けっせきせいじんえん

结石性肾盂肾炎　結石性腎盂腎炎　けっせきせいじんうじんえん

结石性无尿　結石性無尿　けっせきせいむにょう

结石性胰炎　結石性膵〔臓〕炎　けっせきせいすい〔ぞう〕えん

结石学　結石学　けっせきがく

结石钻孔术　結石穿孔術　けっせきせんこうじゅつ

结霜样肝　糖衣肝　とういかん

结性二联律　結節性二連脈　けっせつせいにれんみゃく

结性节律　結節性律動(調律)結節リズム　けっせつせいりつどう(ちょうりつ)けっせつrhythm

结性过早搏动　結節性早期拍動　けっせつせいそうきはくどう

结性期前收缩　結節性早期(期外)収縮　けっせつせいそうき(きがい)しゅうしゅく

结性心动过速　結節性〔心〕頻拍　けっせつせい〔しん〕ひんぱく

结性自主心律　固有結節律動　こゆうけっせつりつどう

结絮试验　凝結試験　ぎょうけつしけん

结集〔作用〕　凝集〔作用〕　ぎょうしゅう〔さよう〕

结扎法〔术〕　結紮法(術)　けっさつほう(じゅつ)

　　斯坦尼乌斯结扎法　シュタンニウス結紮法　Stanniusけっさつほう

结扎钩　結紮鉤　けっさつこう

结扎疗法　結紮療法　けっさつりょうほう

结扎镊　結紮鑷子　けっさつせっし

结扎器　結紮器　けっさつき

结扎钳　結紮鉗子　けっさつかんし

结扎丝线　結紮絹糸　けっさつけんし

结扎线　結紮糸(線)　けっさつし(せん)

结扎线输送钳　結紮糸送り器　けっさつしおくりき

结扎线输送针　結紮糸送り針　けっさつしおくりしん

结扎针　結紮針　けっさつしん

结扎止血　結紮止血　けっさつしけつ

结状神经节　結節状神経節　けっせつじょうしんけいせつ

桔梗(科)　桔梗〔科〕　キキョウ〔か〕

桔梗根　桔梗根　キキョウコン

桔梗流浸膏　桔梗流動エキス　キキョウワゅうどうextract

捷径术　副行路手術,バイパス術　ふくこうろしゅじゅつ,bypassじゅつ

睫后长动脉　長後毛様体動脈　ちょうこうもうようたいどうみゃく

睫后短动脉　短後毛様体動脈　たんこうもうようたいどうみゃく

睫脊反射　毛様体脊髄反射　もうようたいせきずいはんしゃ

睫毛　睫毛　まつげ

睫毛电解术　睫毛電気分解法　まつげでんきぶんかいほう

睫毛反射　睫毛反射　まつげはんしゃ

睫毛镊　睫毛鑷子　まつげせっし

睫毛脱落　睫毛禿,睫毛脱落症　まつげはげ,まつげだつらくしょう

睫〔毛〕腺　睫毛腺,モル腺　まつげせん,Mollせん

睫毛性眼睑炎　睫毛性眼瞼炎　まつげせいがんけんえん

睫前动脉　前毛様体動脈　ぜんもうようたいどうみゃく

睫前静脉　前毛様体静脈　ぜんもうようたいじょうみゃく

睫虱病　睫毛シラシ寄生症　まつげシラシきせいしょう

睫状襞　毛様体ひだ　もうようたいひだ

睫状长神经　長毛様体神経　ちょうもうようたいしんけい

睫状充血　毛様体充血　もうようたいじゅうけつ

睫状动脉　毛様体動脈　もうようたいどうみゃく

睫状辐射线　毛様体放線　もうようたいほうせん

睫状冠　毛様体冠　もうようたいかん

睫状后长动脉〔血管〕电透术　長後毛様体動脈ジアテルミー　ちょうこうもうようたいどうみゃくdiathermy

睫状后静脉　後毛様体静脈　こうもうようたいじょうみゃく

睫状后囊纤维　毛様体後包線維　もうようたいこうほうせんい

睫状环　毛様体輪(環)　もうようたいりん(かん)

睫状环阻塞性闭角青光眼　毛様体輪ブロック角閉鎖緑内障　もうようたいりんblockかくへいさりょくないしょう

睫状肌　毛様体筋　もうようたいきん

睫状肌刀　毛様体切開刀　もうようたいせっかいとう

睫状肌环状纤维　毛様体筋輪状繊維　もうようたいきんりんじょうせんい

睫状肌经线纤维　毛様体筋縦走繊維　もうようたいきんじゅうそうせんい

睫状肌麻痹　毛様体筋麻痺　もうようたいきんまひ

睫状肌麻痹不均　毛様体筋麻痺不等　もうようたいきんまひふとう

睫状肌麻痹药　毛様体筋麻痺薬　もうようたいきんまひやく

睫状肌切开术　毛様体筋切開術　もうようたいきんせっかいじゅつ

睫状肌屈光度　毛様体筋屈折度　もうようたいきんくっせつど

睫状肌纬线纤维　毛様体筋赤道繊維　もうようたいきんせきどうせんい

睫状静脉　毛様体静脈　もうようたいじょうみゃく

睫状前动脉　前毛様体動脈　ぜんもうようたいどうみゃく

睫状前静脉　前毛様体静脈　ぜんもうようたいじょうみゃく

睫状神经　毛様体神経　もうようたいしんけい

睫状神经节　毛様体神経節　もうようたいしんけいせつ

睫状〔神经〕节长根　毛様体神経節長根　もうようたいしん

けいせつちょうこん

睫状〔神経〕节短根　毛様体神経節短根　もうようたいしん
けいせつたんこん

睫状神経节交通支　毛様体神経節交通枝　もうようたいし
んけいせつこうつうし

睫状神经切断术　毛様体神経切断術　もうようたいしんけ
いせつだんじゅつ

睫状神经痛　毛様体神経痛　もうようたいしんけいつう

睫状视网膜动脉　毛様体網膜動脈　もうようたいもうまく
どうみゃく

睫状体　毛様体　もうようたい

睫状体扁平部　毛様体扁平部　もうようたいへんぺいぶ

睫状体剥(分)离术　毛様体剥離術　もうようたいはくり
じゅつ

睫状体部分切除术　毛様体部分切除術　もうようたいぶぶ
んせつじょじゅつ

睫状体电解术　毛様体電気分解法　もうようたいでんきぶ
んかいほう

睫状体电透热〔凝固〕术　毛様体ジアテルミー　もうようた
いdiathermy

睫状体恶性上皮瘤　毛様体悪性上皮腫　もうようたいあく
せいじょうひしゅ

睫状体分离器　毛様体分離器　もうようたいぶんりき

睫状体角膜炎　毛様体角膜炎　もうようたいかくまくえん

睫状体痉挛　毛様体痙攣　もうようたいけいれん

睫状体冷冻治疗　毛様体寒冷治療　もうようたいかんれい
ちりょう

睫状体脉络膜炎　毛様体脈絡膜,脈絡膜毛様体炎　もうよ
うたいみゃくらくきくえん,みゃくらくまくもうようたい
えん

睫状体囊刀　毛様体切囊刀　もうようたいせつのうとう

睫状体贫血术　毛様体貧血法　もうようたいひんけつほう

睫状体葡萄肿　毛様体ブドウ〔膜〕腫　もうようたいブドウ
〔まく〕しゅ

睫状体切开术　毛様体切開術　もうようたいせっかいじゅ
つ

睫状体上皮　毛様体上皮　もうようたいじょうひ

睫状体上皮瘤　毛様体上皮腫　もうようたいじょうひしゅ

睫状体脱出　毛様体脱〔出症〕　もうようたいだつ〔しゅつ
しょう〕

睫状体脱离　毛様体脱離　もうようたいぞつり

睫状体炎　毛様体炎　もうようたいえん

睫状体炎青光眼危象综合征　毛様体炎緑内障発症症候群
もうようたいえんりょくないしょうはっしょうしょうこう
ぐん

睫状突　毛様体突起　もうようたいとっき

睫状突间纤维　毛様体突起間繊維　もうようたいとっきか
んせんい

睫状纹　毛様体線条　もうようたいせんじょう

睫状小带　毛様〔体〕小帯　もうようたいしょうたい

睫状缘　毛様体縁　もうようたいえん

截断　切断　せつだん

截断刀　切断刀　せつだんとう

截断锯　切断鋸　せつだんのこ

截根手术　〔歯〕根尖端切除術　〔し〕こんせんたんせつじょ
じゅつ

截骨刀　截骨刀,骨切り刀　せっこつとう,ほねきりとう

截骨术　骨切り術　ほねきりじゅつ

截面　横断面　おうだんめん

截面积电离检测器　横断面積電離検出器　おうだんめんせ
きでんりけんしゅつき

截切机　切断機　せつだんき

截石位　切石位　せっせきい

截瘫　対麻痺　ついまひ

　波特氏截瘫　ポット対麻痺　Pottついまひ

截瘫步态　対麻痺性歩行　ついまひせいほこう

截瘫性白痴　対麻痺性白痴　ついまひせいはくち

截瘫样　対麻痺状　ついまひじょう

截肢术　肢端切断術　したんせつだんじゅつ

截肢残端痛　断端神経痛　だんたんしんけいつう

截肢刀　切断刀　せつだんとう

截肢平面　切断平面　せつだんへいめん

截肢牵开器　切断牽引子,切断レトラクタ　せつだんけん
いんし,せつだん retractor

截肢性神经瘤　切断神経腫　せつだんしんけいしゅ

截肢性神经纤维瘤　切断神経繊維腫　せつだんしんけいせ
んいしゅ

截肢者　〔肢〕切断患者　〔し〕せつだんかんじゃ

截指术　指切断術　ゆびせつだんじゅつ

jié　姐解

姐妹染色单体　姉妹染色分体　しまいせんしょくぶんたい

姐妹染色单体交换试验　姉妹染色分体交換試験　しまいせ
んしょくぶんたいこうかんけん

解氨酸　アンモニアリアーゼ　ammonialyase

解除催眠作用　覚醒作用　かくせいさよう

解毒膏　テリアカ　theriaca

解毒功能　解毒機能　げどくきのう

解毒剂(药)　解毒薬　げどくやく

解毒疗法　解毒療法　げどくりょうほう

解毒气　毒ガス除去　どくgasじょきょ

解毒素　トキソリジン　toxolysin

解毒〔作用〕　解毒〔作用〕　げどく〔さよう〕

解氟灵　アセトアミド　acetamide

解汞毒药(剂)　水銀中毒解毒剤　すいぎんちゅうどくげど
くざい

解碱药(剂)　解鹸剤　かいけんざい

解芥子毒气法　マスタード毒ガス除去法・mustardどくgas
じょきょほう

解痉法　鎮痙法　ちんけいほう

解痉素　アジフェニン　adiphenine

解痉药(剂)　鎮痙剤　ちんけいざい

解聚酶　デポリメラーゼ　depolymerase

解聚作用　解重合作用　かいじゅうごうさよう

解离　解離　かいり

解离常数　解離定数　かいりていすう

解离度　解離度　かいりど

解离曲线　解離曲線　かいりきょくせん

解离试验　解離試験　かいりしけん

解离指数　解離指数　かいりしすう

解磷定　ピリジン　アルドキシム　ヨウ化メチル,パム
pyridine aldoxime ヨウか methyl,PAM

解码　デコージングdecoding

解码器　デコーダー　decoder

解梦诊断法　蘿解釈診断法　ゆめかいしゃくしんだんほう

解偶联剂　脱共役剤　だつきょうやくざい

解偶联作用　脱共役作用　だつきょうやくさよう

解剖 解剖 かいぼう
解剖部位 解剖部位 かいぼうぶい
解剖刀 解剖刀 かいぼうとう
解剖尸体 死体解剖 したいかいぼう
解剖复位 切開整復 せっかいせいふく
解剖剪 解剖鋏 かいぼうばさみ
解剖〔教〕室 解剖室 かいぼうしつ
解剖颈 解剖頸 かいぼうけい
解剖镊 解剖鑷子 かいぼうせっし
解剖器 切開用器 せっかいようき
解剖钳 解剖鉗子 かいぼうかんし
解剖死腔 解剖死腔 かいぼうしこう
解剖死腔气量 解剖死腔容積 かいぼうしこうようせき
解剖台 解剖台 かいぼうだい
解剖无效腔 解剖学的死腔 かいぼうがくてきしこう
解剖显微镜 解剖顕微鏡 かいぼうけんびきょう
解剖型 解剖形態 かいぼうけいたい
解剖学 解剖学 かいぼうがく
解剖学方位 解剖学的位置 かいぼうがくてきいち
解剖学家 解剖学者 かいぼうがくしゃ
解剖学名词 解剖学用語 かいぼうがくようご
解剖〔学〕模型 解剖標本,解剖学モデル,解剖〔学〕模型かい
  ぼうひょうほん,かいぼうがくmodel,がいぼう〔がく〕も
  けい
解剖学术语 解剖学術語 かいぼうがくじゅつご
解剖学诊断 解剖学的診断 かいぼうがくてきしんだん
解剖牙冠 解剖歯冠 かいぼうしかん
解剖医学 解剖医学 かいぼういがく
解剖者 解剖者 かいぼうしゃ
解铅乐 カルシウム ジナトリウム エデテート calcium
  dinatrium edetate
解曲蛋白 解撚蛋白 かいねんたんぱく
解热药 解熱薬 げねつやく
解热镇痛药 解熱〔性〕鎮痛薬 げねつ〔せい〕ちんつうやく
解乳化〔作用〕速率 解乳化速度 かいにゅうかそくど
解蛇毒药 抗蛇毒剤 こうじゃどくざい
解砷毒药(剂) ヒ素解毒剤 ヒそげどくざい
解酸剂(药) 制酸薬 せいさんやく
解碳链酶 テスモラーゼ Desmolase
解调〔制〕 復調 ふくちょう
解调〔制〕器 復調器 ふくちょうき
解吸作用 解着作用 かいちゃくさよう
解旋 らせん解体 らせんかいたい
解压 減圧 げんあつ
解脂酶 脂肪分解酵素 しぼうぶんかいこうそ

jiè 介芥戒界疥

介电常数 電媒定数 でんばいていすう
介电击穿 誘電破壊 ゆうでんはかい
介电极化 誘電分極 ゆうでんぶんきょく
介电质 誘電体 ゆうでんたい
介芬胺 ジェルビン jervine
介(白)藜芦胺 ジェルビン jervine
介脉 間入性期外収縮 かんにゅうせいきがいしゅうしゅく
介壳 貝殻 かいがら
介壳虫酸 ケルメス酸 Kermes さん
介水传染病 水系伝染病 すいけいでんせんびょう
介体 アンボセプタ〔ー,〕伝達物質 amboceptor,でんたつ
  ぶっしつ

介体单位 アンボセプタ単位 amboceptorたんい
介体试纸 アンボセプタ試験紙 amboceptor しけんし
介体血清 アンボセプタ血清 amboceptor けっせい
介体原 アンボセプトルゲン amboceptorgen
介亚稳平衡 準安定平衡 じゅんあんていへいこう
介亚稳状态 準安定状態 じゅんあんていじょうたい
介质 ①伝達物質,アンボセプタ〔ー〕②媒質 ①でんたつ
  ぶっしつ,amboceptor ②ばいしつ
介子 中間子,メソトロン ちゅうかんし,mesotron
芥末 芥子粉末 カラシふんまつ
芥末浴 カラシ浴 カラシよく
芥子 芥子 カラシ
芥子苷(甙) シニグリン sinigrin
芥子碱 シナピン sinapine
芥子喹阿因 キナクリン マスタード,QM quinacrine
  mustard
芥子酶 ミロシナーゼ,ミロシン myrosinase,myrosin
芥子泥 芥子泥 カラシでい
芥子泥罨 芥子泥湿布 カラシでいしつぷ
芥子气 マスタードガス,イペリット mustard gas,yperite
芥子气角膜炎 マスタードガス角膜炎 mustard gas かく
  まくえん
芥子气中毒 マスタードガス中毒 mustard gas ちゅうどく
芥子酸 シナピン酸 sinapin さん
芥子油 マスタード(芥子)油 mustard(カラシ)あぶら
戒除 禁断 きんだん
戒断现象 禁断現象 きんだんげんしょう
戒断症状 禁断症状 きんだんしょうじょう
戒断综合征 禁断症候群 きんだんしょうこうぐん
戒酒 アルコール禁断 alcoho lきんだん
戒酒硫 ジスルフィラム disulfiram
戒瘾 禁断 きんだん
界 界 かい
界板 界板 かいばん
界标 境界標 きょうかいひょう
界沟 分界溝 ぶんかいこう
界化学 界面化学 かいめんかがく
界崤 分界稜 ぶんかいりょう
界裂 界限裂 かいげんれつ
界面 界面 かいめん
界面层 界面層 かいめんそう
界面反应 界面反応 かいめんはんのう
界面活性 界面活性,界面活動度 かいめんかっせい,かい
  めんかつどうど
界面介质 界面媒質 かいめんばいしつ
界面能 界面エネルギー かいめん Energie
界面势 界面電位,界面ポテンシャル かいめんでんい,か
  いめん potential
界面现象 界面現象 かいめんげんしょう
界面张力 界面張力 かいめんちょうりょく
界面脂 界面脂質 かいめんししつ
界膜 限界膜 げんかいまく
界线 分界線 ぶんかいせん
界限 限界 げんかい
界限性遗忘 局限性健忘 きょくげんせいけんぼう
疥虫 疥癬虫 かいせんちゅう
疥虫病 ダニ症 ダニしょう
疥疮 疥癬ひぜん かいせん

疥疮溃疡　疥癣性潰瘍　かいせんせいかいよう

疥蛤蟆　蟾蜍　センジョ

疥螨病　疥癬,ひぜん　かいせん

疥螨科　疥癬虫科　ヒゼンノムシか

疥螨属　疥癬虫属　ヒゼンノムシぞく

JIN 巾今金筋紧堇锦进近浸禁

jīn 巾今金筋

巾擦法　乾布摩擦法　かんぷまさつほう

巾夹　タオル　クリップ　towel clip

巾镊　タオル鑷子　towel せっし

巾钳　タオル鉗子　towel かんし

今今尼亚病　ジン　ジニア病　Jhin Jhinia びょう

今生物学　現在生物学　げんざいせいぶつがく

金　金,Au　きん

^{198}金　金-198　きん-198

金-阿姆斯特朗单位　キング・アームストロング単位 King-Armstrong たんい

金伯克氏病　キーンベック病　Kienböck びょう

金伯克氏骨萎缩　キーンベック骨萎縮　Kienböck こついしゅく

金伯克氏现象　ギーンベック現象　Kienböck げんしょう

金-布二氏输血管　ギンプトン・ブラウン管　Kimpton-Brown かん

金彻氏钉　キュンチャー釘　Küntscher てい

金尘肺　金肺症　きんはいしょう

金沉着性皮变色　金皮症　きんひしょう

金当量　金塩当量　きんえんとうりょう

金地鼠　ゴルデン　ハムスター　golden hamster

金毒性口炎　金口内炎　きんこうないえん

金刚绿　ダイアモンド　グリーン　diamond green

金刚砂　カルボランダム　carborundum

金刚石　ダイヤモンド　diamond

金刚烷　アダマンタン　adamantane

金刚烷胺　アマンタジン　amantadine

金刚烷加氧作用　アダマンタン酸化作用　adamantane さん かさよう

金刚〔烷〕青霉素　アマントシリン　amantocillin

金冠成形钳　金冠形成鉗子　きんかんけいせいかんし

金龟豆中毒　ジェンコル中毒　jengkol ちゅうどく

金龟子　ブンブン虫　ブンブンムシ

金孩病　クワシオルコル　Kwashiorkor

金焊　金ろう　きんろう

金合欢醇　ファルネソール　farnesol

金合欢烯　ファルネセン　farnesene

金合金焊　金合金ろう　きんごうきんろう

金花菊属　オウハンゴンソウ属　オウハンゴンソウぞく

金环蛇毒　ブンガロトキシン　bungarotoxin

金环蛇属　アマガサヘビ属　アマガサヘビぞく

金黄色杆菌　黄金色杆菌　おうごんしょくかんきん

金黄色弧菌　黄金色弧菌　おうごんしょくこきん

金黄色酿（化）脓葡萄球菌　黄色化膿性ブドウ球菌　おうしょくかのうせいブドウきゅうきん

金黄色葡萄球菌　黄色ブドウ球菌　おうしょくブドウきゅうきん

金黄色葡萄球菌肠炎　黄色ブドウ球菌腸炎　おうしょくブドウきゅうきんちょうえん

金黄色葡萄球菌性关节炎　黄色ブドウ球菌関節炎　おう しょくブドウきゅうきんかんせつえん

金黄色细球菌　黄金色ミクロコッカス　おうごんしょく micrococcus

金黄田(色仓)鼠　ゴルデンハムスター　golden hamster

金鸡菊苷　マリチメイン　maritimein

金鸡菊素　マリチメチン　maritimetin

金鸡纳化　キニーネ投与　quinine とうよ

金鸡纳碱(霜)　キニーネ　quinine

金鸡纳全碱　トタキン　totaquine

金鸡纳鞣酸　シンコタンニン　cinchotannin

金鸡纳〔树〕皮　キナ皮　quina ひ

金鸡纳〔树皮〕苷　キノビン　chinovin,quinovin

金鸡纳酸　キナ酸　quinaさん

金鸡纳酸盐　キナ酸塩　quina さんえん

金鸡纳学　シンコナ学　cinchona がく

金鸡纳中毒　キニーネ中毒　quinine ちゅうどく

金鸡尼丁　シンコニジン　cinchonidine

金鸡宁　シンコニン　cinchonine

金剂性皮肤变色　金色皮膚〔症〕,金皮症　きんしょくひふ〔しょう〕,きんひしょう

金剂疹　金疹　きんしん

金胶液试验　金ゾル試験　きんsol しけん

金精　オーリン　aurin

金精三羧酸　アウリントリカルボジ酸　aurin tricarbon さん

金莲橙　トロペオリン　tropeolin

金莲橙D　トロペオリンD　tropeolin D

金莲花黄素　トロリキサンチン　trollixanthin

金链〔霉〕菌素　アウレオチン　aureothin

金疗法　金療法　きんりょうほう

金缕梅科　マンサク科　マンサクか

金霉素　クロルテトラサイクリン,オーレオマイシン chlorotetracycline,aureomycin

金霉素盐酸胶囊　塩酸クロルテトラサイクリン　カプヤル えんさんchlorotetracycline capsule

金霉素盐酸盐片　塩酸クロルテトラサイクリン錠　えんさんchlorotetracycline じょう

金霉素眼膏　クロルテトラサイクリン眼軟膏 chlorotetracycline がんなんこう

金霉酸　オーレオリン酸　aureolin さん

金钱草　金銭草　キンセンソウ

金雀花　エニシダ

金雀花素　スコパリン　scoparin

金雀花属　エニシダ属　エニシダぞく

金雀花〔酮〕碱　シチシン　cytisine

金雀花中毒　シチシン中毒　cytisine ちゅうどく

金〔色〕胺　オーラミン　auramine

金色抗霉素　オーレオスリシン　aureothricin

金色霉素　クリソマイシン　chrysomycin

金氏法　キング方法　King ほうほう

金氏染色法　キング染色法　King せんしょくほう

金属　金属　きんぞく

金属杯成形术　金属カップ形成術　きんぞく cupけいせいじゅつ

金属〔触〕觉　金属触知　きんぞくしょくち

金属导电性　金属電気伝導性　きんぞくでんきでんどうせい

金属导尿管　金属尿道カテーテル　きんぞくにょうどう

catheter

金属导尿管引条　金属尿道カテーテル　スタイレット　きんぞくにょうどうcatheter stylet

金属导体　金属〔伝〕導体　きんぞく〔でん〕どうたい

金属滴管　金属点滴用ピペット　きんぞくてんてきようpipette

金属电极　金属電極　きんぞくでんきょく

金属电胶液　金属電気性ゾル　きんぞくでんきせいsol

金属电解　金属電解　きんぞくでんかい

金属反应检查法　金属検定法　きんぞくけんていほう

金属缝线　金属縫合糸　きんぞくほうごうし

金属腐蚀　金属腐食　きんぞくふしょく

金属冠　金属冠　きんぞくかん

金属殆面　金属咬合面　きんぞくこうごうめん

金属黄素蛋白　メタロフラビン蛋白　metalloflavinたんぱく

金属夹　金属クリップ　きんぞくclip

金属键　金属結合　きんぞくけつごう

金属〔结合〕蛋白〔质〕　金属結合蛋白〔質〕　きんぞくけつごうたんぱく〔しつ〕

金属〔结合〕酶　金属結合酵素　きんぞくけつごうこうそ

金属解毒剂（药）　金属解毒薬　きんぞくげどくやく

金属离子缓冲　金属イオン緩衝　きんぞくionかんしょう

金属疗法　金属療法　きんぞくりょうほう

金属硫蛋白　金属チオニン　きんぞくthionine

金属滤泵　金属フイルタ　ポンプ　きんぞくfilter pump

金属络合物的稳定性　金属キレート安定性　きんぞくcheleteあんていせい

金属络合物的灼烧　金属キレート燃焼　きんぞくchelateねんしょう

金属络合物结构　金属キレート構造　きんぞくchelateこうぞう

金属络合物颜色　金属キレート色　きんぞくchelateいろ

金属清洁液　金属清浄溶液　きんぞくせいじょうようえき

金属氰化物　金属シアン化物　きんぞくcyanかぶつ

金属溶胶　金属ゾル　きんぞくsol

金属筛网　金属篩網　きんぞくふるいあみ

金属丝固定术　針金〔線〕固定術　はりがね〔せん〕こていじゅつ

金属探测器　金属検出器　きんぞくけんしゅっき

金属探子　金属消息子,金属ブジー　きんぞくしょうそくし,きんぞくBougie

金属陶瓷联合冠　金属陶歯冠　きんぞくとうしかん

金属温度计　金属温度計,(寒暖計)きんぞくおんどけい(かんだんけい)

金属线　金属線　きんぞくせん

金属性毒物　金属性毒物　きんぞくせいどくぶつ

金属〔性〕粉尘　金属〔性〕塵埃　きんぞく〔せい〕じんあい

金属性呼吸音　金属性呼吸音　きんぞくせいこきゅうおん

金属性回声　金属性反響　きんぞくせいはんきょう

金属压舌板　金属舌圧子　きんぞくぜつあっし

金属〔烟雾〕热　金属蒸気熱　きんぞくじょうきねつ

金属异物探测器　ボロスコープ,金属異物探知器　boloscope,きんぞくいぶつたんちき

金属音　金属音　きんぞくおん

金属音色　金属音色　きんぞくおんしょく

金属元素　金属元素　きんぞくげんそ

金属指示剂（药）　金属指示薬　きんぞくしじやく

金属中毒　金属中毒　きんぞくちゅうどく

金属中毒性震颤　金属中毒性振戦　きんぞくちゅうびくせいしんせん

金属注射器　金属注射器　きんぞくちゅうしゃき

金属组织学　金属組織学　きんぞくそしきがく

金丝碱　ゲネセリン　geneserine

金丝灵　ゲネセロリン　geneseroline

金丝雀痘病毒　カナリアポックス　ウイルス　canarypox virus

金丝桃贰　ヒペリン　hyperin

金丝桃科　オトギリソウ科　オトギリソウか

金丝桃属　ビヨウヤナギ属　ビヨウヤナギぞく

金丝桃素　ヒペリシン　hypericin

金粟兰科　センリョウ科　センリョウか

金罂粟碱　スチロピン　stylopine

金罂粟属　ヤマブキソウ属　ヤマブキソウぞく

金蝇属　オビキンバエ属　オビキンバエぞく

金油疗法　金塩油剤療法　きんえんゆざいりょうほう

金鱼草属　金魚草属　キンギョソウぞく

金盏花属　金盞花属　キンセンカぞく

金值　黄金数　おうごんすう

金值试验　黄金数試験　おうごんすうしけん

金质沉着病　金皮症　きんひしょう

金中毒性多神经炎　金中毒多発〔性〕神経炎　きんちゅうどくたはつ〔せい〕しんけいえん

筋骨草糖　アジュゴース　ajugose

筋骨草甾酮　アジュガステロン　ajugasterone

筋膜　筋膜　きんまく

艾伯内西氏筋膜　アバーネシー筋膜　Abernethy きんまく

布克氏筋膜　バック筋膜　Buck きんまく

坎珀尔氏筋膜　カンペル筋膜　Camper きんまく

科勒斯氏筋膜　コリーズ筋膜　Colles きんまく

克律韦利埃氏筋膜　クリュベーリエ筋膜　Cruveilhier きんまく

库柏氏筋膜　クーパー筋膜　Cooper きんまく

斯卡帕氏筋膜　スカルパ筋膜　Scarpa きんまく

塔兰氏筋膜　タランス筋膜　Tarin きんまく

提勒尔氏筋膜　テイレル筋膜　Tyrrell きんまく

筋膜成形术　筋膜形成術　きんまくけいせいじゅつ

筋膜刀　筋膜刀　きんまくとう

筋膜反射　筋膜反射　きんまくはんしゃ

筋膜缝合　筋膜縫合　きんまくほうごう

筋膜骨化增生　筋膜骨化性増殖　きんまくこっかせいぞうしょく

筋膜间隙　筋膜隙　きんまくげき

筋膜间隙充气造影照片　気体筋膜造影図　きたいきんまくぞうえいず

筋膜囊　筋膜嚢　きんまくのう

筋膜平面　筋膜平面　きんまくへいめん

筋膜破裂　筋膜破裂,筋膜離断　きんまくはれつ,きんまくりだん

筋膜切除术　筋膜切除術　きんまくせつじょじゅつ

筋膜切割器　筋膜除去器　きんまくじょきょき

筋膜切开刀　筋膜切開刀　きんまくせっかいとう

筋膜切开术　筋膜切開術　きんまくせっかいじゅつ

筋膜肉瘤　筋膜肉腫　きんまくにくしゅ

筋膜疝　筋膜ヘルニア　きんまくhernia

筋膜下滑膜囊　筋膜下滑液囊　きんまくかかつえきのう
筋膜下脓肿　筋膜下膿瘍　きんまくかのうよう
筋膜炎　筋膜炎　きんまくえん
筋膜移植　筋膜移植　きんまくいしょく
筋膜移植片　筋膜移植片　きんまくいしょくへん
筋膜造影片　筋膜X線像　きんまくXせんぞう
筋膜造影术　筋膜X線造影法　きんまくXせんぞうえいほう
筋膜-脂肪移植　筋膜脂肪移植　きんまくしぼういしょく

jǐn 紧堇锦

紧抱反射　抱擁反射　ほうようはんしゃ
紧闭容器　気密容器　きみつようき
紧闭式麻醉　閉鎖〔式〕麻酔　へいさ〔しき〕ますい
紧闭循环麻醉　閉鎖〔式〕循環麻酔　へいさ〔しき〕じゅんかんますい
紧急措施　緊急（応急）措置（処置）　きんきゅう（おうきゅう）そち（しょち）
紧急反应　緊急反応　きんきゅうはんのう
紧急控制　緊急制御　きんきゅうせいぎょ
紧急气管切开术　緊急気管切開術　きんきゅうきかんせっかいじゅつ
紧急手术　緊急（応急）手術　きんきゅう（おうきゅう）しゅじゅつ
紧急心脏起搏法　緊急心臓ペースメーキング法　きんきゅうしんぞうpacemakingほう
紧急信号　緊急信号　きんきゅうしんごう
紧急信息激素　緊急フェロモン　きんきゅうpheromone
紧急药物分析　緊急薬物分析　きんきゅうやくぶつぶんせき
紧急状态　緊急状態　きんきゅうじょうたい
紧脉　緊張脈　きんちょうみゃく
紧密度　緊密度　きんみつど
紧密联结　緊密連結　きんみつれんけつ
紧密性　緊密性　きんみつせい
紧密装填　緊密充填　きんみつじゅうてん
紧迫流产　切迫流産　せっぱくりゅうざん
紧缩感　帯状感　たいじょうかん
紧缩性疼痛　帯状痛　たいじょうつう
紧压感　圧迫感　あっぱくかん
紧压性视网膜　漏斗状網膜　ろうとじょうもうまく
紧要器官　決定器官　けっていきかん
紧窄感　絞窄感　こうさくかん
紧张性　緊張性　きんちょうせい
紧张不全性反应　緊張失調反応　きんちょうしっちょうはんのう
紧张部　緊張部　きんちょうぶ
紧张低下　緊張低下　きんちょうていか
紧张度　緊張度　けんちょうど
紧张感觉　緊張感覚　きんちょうかんかく
紧张过度　緊張過度　きんちょうかど
紧张亢进　緊張亢進　きんちょうこうしん
紧张力　緊張力　きんちょうりょく
紧张型　緊張型　きんちょうがた
紧张型精神分裂症　緊張型精神分裂病　きんちょうがたせいしんぶんれつびょう
紧张性反射　緊張性反射　きんちょうせいはんしゃ
紧张性分泌　緊張性分泌　きんちょうせいぶんぴつ
紧张性肌营养障碍　異栄養性筋緊張症,異栄養性シオトニー　いえいようせいきんきんちょう〔しょう〕,いえいようせいmyotonia
紧张性激醒　緊張性覚醒　きんちょうせいかくせい
紧张性痉挛　緊張性痙攣　きんちょうせいけいれん
紧张性颈反射　緊張性頸反射　きんちょうせいけいはんしゃ
紧张性木僵　緊張性昏迷　きんちょうせいこんめい
紧张性木僵精神分裂性精神病　緊張性昏迷精神分裂性精神病　きんちょうせいこんめいせいしんぶんれつせいせいしんびょう
紧张性神经肌单位　緊張性神経筋単位　きんちょうせいしんけいきんたんい
紧张性收缩　緊張性収縮　きんちょうせいしゅうしゅく
紧张性瞳孔　緊張性瞳孔　きんちょうせいどうこう
紧张性瞳孔反射　緊張性瞳孔反射,アジー瞳孔　きんちょうせいどうこうはんしゃ,Adieどうこう
紧张性兴奋　緊張性興奮　きんちょうせいこうふん
紧张性兴奋精神分裂性精神症　緊張性興奮精神分裂性精神病　きんちょうせいこうふんせいしんぶんれつせいせいしんびょう
紧张性运动单位　緊張性運動単位　きんちょうせいうんどうたんい
紧张性运动神经元　緊張性運動ニューロン　きんちょうせいうんどうneuron
紧张性增高反应　高張性反応　こうちょうせいはんのう
紧张症　緊張病,カタトニー　きんちょうびょう,catatony
紧张症型痴呆　緊張病性痴呆　きんちょうびょうせいちほう
紧张症型精神分裂症　緊張型精神分裂病　きんちょうかたせいしんぶんれつびょう
紧张状态　緊張状態,ストレス　きんちょうじょうたい,stress
紧张综合征　緊張症候群　きんちょうしょうこうぐん
堇菜　スミレ
堇菜苷　ビオルチン　violutin
堇菜黄质　ビオラキサンチン　violaxanthin
堇菜科　スミレ科　スミレか
堇菜属　スミレ属　スミレぞく
堇色八叠球菌　紫色八連球菌　ししょくはちれんきゅうきん
堇色发癣菌　紫色白癬菌　ししょくはくせんきん
堇色杆菌　紫色杆菌　ししょくかんきん
堇色链丝菌　紫色ストレプトトリクス　ししょくStreptothrix
堇色螺菌　紫色らせん菌　ししょくらせんきん
堇色细球菌　紫色小球菌　ししょくしょうきゅうきん
堇紫色　バイオレット　violet
锦鸡菌素　ヘレナリン　helenalin
锦葵甙元　マルビジン　malvidin
锦葵花苷　マルビン　malvin
锦葵科　アオイ科　アオイか
锦葵属　アオイ属　アオイぞく
锦纶　ポリアミド線維　polyamideせんい
锦纶丝线　ナイロン糸　nylonし
锦蛇　シュウダ

jìn 进近浸禁

进化方式　進化様式　しんかようしき
进化论　進化論　しんかろん

进口检疫　输入検疫　ゆにゅうけんえき

进气量　空気吸入量　くうききゅうにゅうりょう

进气压力　空気吸入圧力　くうききゅうにゅうあつりょく

进入途径　進入経路　しんにゅうけいろ

进食恐怖　恐食〔症〕　きょうしょく〔しょう〕

进食量　摂食量　せっしょくりょう

进食器　フイーダー　feeder

进位寄存器　キャリア蓄積計数器　carrir ちくせきちすうき

进行期　進行期　しんこうき

进行型　進行型　しんこうがた

进行型精神分裂症　進行性精神分裂病　しんこうせいせいしんぶんれつびょう

进行型心绞痛　進行性アンギナ，進行性狭心症　しんこうせいangina，しんこうせいきょうしんしょう

进行性癌　進行性癌　しんこうせいがん

进行性半面萎缩症　進行性顔面半側萎縮症　しんこうせいがんめんはんそくいしゅくしょう

进行性苍白球变性　進行性淡蒼球変性〔症〕　しんこうせいたんそうきゅうへんせい〔しょう〕

进行性卒中　進行性卒中〔発作〕　しんこうせいそっちゅう〔ほっさ〕

进行性大块纤维变　進行性塊状線維症　しんこうせいかいじょうせんいしょう

进行性豆状核变性　進行性レンズ核変性〔症〕　しんこうせいlens かくへんせい〔しょう〕

进行性痘疹　進行性痘疹　しんこうせいとうしん

进行性多发性浆膜炎　多発性進行性漿膜炎　たはつせいしんこうせいしょうまくえん

进行性多灶性白质脑病　進行性多巣性白質脳症　しんこうせいたそうせいはくしつのうしょう

进行性恶性贫血　進行性悪性貧血　しんこうせいあくせいひんけつ

进行性肺间质纤维变性症　進行性肺間質性繊維症　しんこうせいはいかんしつせいせんいしょう

进行性分化　進行性分化　しんこうせいぶんか

进行性骨干发育不良　カムラチ・エンゲルマン症候群 Camurati-Engelmann しょうこうぐん

进行性骨化性肌炎　進行性化骨性筋炎　しんこうせいかこつせいきんえん

进行性核上性麻痹　進行性核上麻痺　しんこうせいかくじょうまひ

进行性黑蒙　進行性黒内障　しんこうせいこくないしょう

进行性坏死　進行性壊死　しんこうせいえし

进行性肌萎缩　進行性筋萎縮　しんこうせいきんいしゅく

进行性肌营养不良　進行性筋ジストロフィ，進行性筋異栄養　しんこうせいきんdystrophy，しんこうせいきんいえいよう

进行性肌营养障碍性斜视　進行性筋異栄養性斜視　しんこうせいきんいえいようせいしゃし

进行性肌硬化　進行性筋硬化　しんこうせいきんこうか

进行性脊髓性肌萎缩〔症〕　進行性脊髄性筋異栄養　しんこうせいせきずいせいきんいえいよう

进行性脊髓性麻痹　進行性脊髄性麻痺　しんこうせいせきずいせいまひ

进行性脊柱前凸性步行困难　進行性脊柱前彎性歩行困難　しんこうせいせきりゅうぜんわんせいほこうこんなん

进行性近视　進行性近視　しんこうせいきんし

进行性痉挛性截瘫　進行性痙攣性対麻痺　しんこうせいけいれんせいついまひ

进行性眶脂肪营养障碍　進行性眼窩脂肪異栄養　しんこうせいがんかしぼういえいよう

进行性流产　進行性流産　しんこうせいりゅうざん

进行性聋　進行性聾　しんこうせいろう

进行性麻痹痴呆　〔進行性〕麻痺性痴呆　しんこうせいまひせいちほう

进行性脉络膜萎缩　進行性脈絡膜萎縮　しんこうせいみゃくらくまくいしゅく

进行性脑灰质营养不良症　進行性灰白質異栄養症　しんこうせいかいはくしついえいようしょう

进行性内障　進行性白内障　しんこうせいはくないしょう

进行性扭转痉挛　進行性捻転痙攣　しんこうせいねんてんけいれん

进行性皮萎缩　進行性皮膚萎縮　しんこうせいひふいしゅく

进行性皮质下脑病　進行性皮質下脳症　しんこうせいひしつかのうしょう

进行性偏侧舌萎缩　進行性半側性舌萎縮　しんこうせいはんそくせいぜついしゅく

进行性球孢子菌病　進行性コクシジオイデス症　しんこうせいCoccidioides しょう

进行性全身性硬化　全身性進行性硬化　ぜんしんせいしんこうせいこうか

进行性全身性硬皮病　全身性進行性強皮症　ぜんしんせいしんこうせいきょうひしょう

进行性染色　進行性染色　しんこうせいせんしょく

进行性色素性紫癜　進行性色素〔性〕紫斑　しんこうせいしきそ〔せい〕しはん

进行性上行性偏瘫　進行性上行性片麻痺　しんこうせいじょうこうせいへんまひ

进行性神经病性肌萎缩　進行性神経障害性筋萎縮　しんこうせいしんけいしょうがいせいきんいしゅく

进行性特发性皮〔肤〕萎缩　進行性特発性皮膚萎縮　しんこうせいとくはつせいひふいしゅく

进行性先天性红斑角化病　進行性先天性紅斑角化病　しんこうせいせんてんせいこうはんかっかびょう

进行性消瘦　進行性羸痩　しんこうせいるいそう

进行性延髓麻痹　進行性球（延髄）麻痺　しんこうせいきゅう（えんずい）まひ

进行性〔颜〕面半（偏）侧萎缩症　進行性顔面半側萎縮症　しんこうせいがんめんはんそくいしゅくしょう

进行性眼肌麻痹　進行性眼筋麻痺　しんこうせいがんきんまひ

进行性眼外肌麻痹性斜视　運動性斜視　うんどうせいしゃし

进行性肢端色素沉着病　進行性先端色素沈着症　しんこうせいせんたんしきそちんちゃくしょう

进行性脂肪营养不良〔症〕　進行性脂肪異栄養〔症〕　しんこうせいしぼういえいよう〔しょう〕

进行性周身硬化症　全身性進行性硬化症　ぜんしんせいしんこうせいこうかしょう

进行性着色皮肤病　進行性色素性皮膚病　しんこうせいしきそせいひふびょう

进液过多　過飲　かいん

进展期　進展期　しんてんき

进展期青光眼　進展期緑内障　しんてんきりょくないしょう

进展期胃癌　進展期胃癌　しんてんきいがん
近侧扎法　近位結紮法　きんいけっさつほう
近侧血块　近位血餅　きんいけっぺい
近侧指间关节　近位指骨間関節　きんいしこつかんかんせつ
近代液相色谱　近代液相クロマトグラフィ　きんだいえきそう chromatography
近代医学　近代医学　きんだいいがく
近点　近点　きんてん
近点反应　近点反応　きんてんはんのう
近点视力表(计)　近点眼計測計　きんてんがんけいそくけい
近端　近位端　きんいたん
近端曲小管　近位曲細管　きんいきょくさいかん
近端肾小管细胞　近位尿細管細胞　きんいにょうさいかんさいぼう
近端肾小管综合征　近位尿細管症候群　きんいにょうさいかんしょうこうぐん
近端小管　近位細管　きんいさいかん
近端小管曲部　近位細管曲部　きんいさいかんきょくぶ
近端小管直部　近位細管直部　きんいさいかんちょくぶ
近端复视　近位複視　きんいふくし
近反射　近距離反射　きんきょりはんしゃ
近肝端肝动脉插管术　肝動脈近位肝内カテーテル挿入法　かんどうみゃくきんいかんないcatheter そうにゅうほう
近关节痛性肥胖　関節近接有痛性肥満　かんせつきんせつゆうつうせいひまん
近红外线　近赤外線　きんせきがいせん
近骺血管　近骨端線血管　きんこつたんせんけっかん
近交　同系交配,近親交配　どうけいこうはい,きんしんこうはい
近交系　近交系　きんこうけい
近节指骨　近位指節骨　きんいしせっこつ
近距放射疗法　短放射療法　たんほうしゃりょうほう
近距离射击　近距離射撃　きんきょりしゃげき
近距视觉　近距視覚　きんきょしかく
近迫性心肌梗塞　切迫性心筋梗塞　せっぱくせいしんきんこうそく
近期心绞痛　近時アンギナ,近時狭心症　きんじangina,きんじきょうしんしょう
近亲　近親　きんしん
近亲繁殖　近親繁殖　きんしんはんしょく
近亲(族)婚配(结婚)　近親結婚　きんしんけっこん
近亲相奸　近親相姦　きんしんそうかん
近〔肾小〕球细胞　旁糸球体細胞　ぼうしきゅうたいさいぼう
近事遗忘症　逆向健忘症　ぎゃっこうけんぼうしょう
近视　近視　きんし
近视反射　近視反射　きんしはんしゃ
近视矫正　近視矯正　きんしきょうせい
近视矫正器　近視矯正器　きんしきょうせいき
近视镜片　近視レンズ　きんしlens
近视力　近距離視力　きんきょりしりょく
近视力表　近距離視力表　きんきょりしりょくひょう
近视力检查法　近距離視力試験法　きんきょりしりょくしけんほう
近视乳头光性视网膜脉络膜炎　乳頭隣接網膜脈絡膜炎　にゅうとうりんせつもうまくみゃくらくまくえん

近视弱视矫正器　近視弱視矯正装置　きんしじゃくしきょうせいそうち
近视散光　近視性乱視　きんしせいらんし
近视性脉络膜萎缩　近視性脈絡膜萎縮　きんしせいみゃくらくまくいしゅく
近视性脉络膜炎　近視性脈絡膜炎　きんしせいみゃくらくまくえん
近视眼镜　近視眼鏡　きんしがんきょう
近视者　近視眼の人　きんしがんのひと
近似成分　近似成份　きんじせいぶん
近似读数　近似読数　きんじどくすう
近似法　近似法　きんじほう
近似分析　近似分析　きんじぶんせき
近似计算　近似計算　きんじけいさん
近似溶解度　近似溶解度　きんじようかいど
近似诊断　近似診断　きんじしんだん
近似值　近似値　きんじち
近似致癌原(物)　近似発癌〔性〕物質　きんじはつがん〔せい〕ぶっしつ
近似组成　近似組成　きんじそせい
近髓肾单位　髄質近接部ネフロン　ずいしつきんせつぶ nephron
近血管球体　旁糸球体装置,糸球体近接部装置,糸球体近接細胞　ぼうしきゅうたいそうち,しきゅうたいきんせつぶそうち,しきゅうたいきんせつさいぼう
近真误差　確率誤差,有りそうな誤差　かくりつごさ,ありそうなごさ
近中错位　近心転位　きんしんてんい
近中根　近心根　きんしんこん
近中牙合　近心咬合　きんしんこうごう
近中面　近心面　きんしんめん
近中缘　近心縁　きんしんえん
近中阻性第三磨牙　近心埋伏第三大臼歯　きんしんまいふくだいさんだいきゅうし
近子宫颈膀胱阴道瘘　子宮頸近接膀胱膣瘻　しきゅうけいきんせつぼうこうちつろう
近紫外线　近紫外線　きんしがいせん
浸出　浸出　しんしゅつ
浸出添加剂　浸出添加剤　しんしゅつてんかざい
浸出瓶　抽出瓶,抽出フラスコ　ちゅうしゅつびん,ちゅうしゅつ flask
　　索格利特氏浸出瓶　ソックスレット抽出瓶　Soxhlet ちゅうしゅつびん
浸出物　抽出物　ちゅうしゅつぶつ
浸出物测定　抽出物測定　ちゅうしゅつぶつそくてい
浸出液　抽出液　ちゅうしゅつえき
浸出用滤纸筒　抽出用濾紙円筒　ちゅうしゅつようろしえんとう
浸膏调刀　エキスへら　extract へら
浸膏〔剂〕　エキス〔剤〕　extract〔ざい〕
浸剂　浸剤　しんざい
浸剂沉淀物　浸剤沈殿物　しんざいちんでんぶつ
浸剂罐　浸剤罐　しんざいかん
浸煎剂　浸煎剤　しんせんざい
浸酒　チンキ剤　tincture ざい
浸蜡法　パラフィン浴法　paraffin よくほう
浸滤　浸出〔溶解〕法　しんしゅつ〔ようかい〕ほう
浸滤液　浸出〔溶解〕液　しんしゅつ〔ようかい〕えき

浸媒　エクストラクタント　extractant
浸没培养　埋没培養　まいぼつばいよう
浸泡　浸漬　しんし
浸泡液　浸漬液　しんしえき
浸泡足　浸水足　しんすいそく
浸皮试验　皮膚浸漬試験　ひふしんししけん
浸染　浸染　しんぜん
浸软　浸軟　しんなん
浸软胎儿　浸軟胎児　しんなんたいじ
浸润　浸潤　しんじゅん
浸润进行期　浸潤進行期　しんじゅんしんこうき
浸润麻醉　浸潤麻酔　しんじゅんますい
浸润期　浸潤期　しんじゅんき
浸润期尸斑　浸潤期死斑　しんじゅんきしはん
浸润无痛法　浸潤性〔麻酔〕無痛覚法　しんじゅんせい〔ますい〕むつうかくほう
浸润物　浸潤物　しんじゅんぶつ
浸润型　浸潤型　しんじゅんがた
浸润型肺结核　浸潤型肺結核　しんじゅんがたはいけっかく
浸润型胃癌　浸潤型胃癌　しんじゅんがたいがん
浸润型脂肪瘤　浸潤型脂肪腫　しんじゅんがたしぼうしゅ
浸润〔性〕癌　浸潤〔型〕癌　しんじゅん〔がた〕がん
浸润性喉炎　浸潤性喉頭炎　しんじゅんせいこうとうえん
浸润性瘤　浸潤型腫瘍　しんじゅんがたしゅよう
浸润性生长　浸潤性生長,浸潤性増殖　しんじゅんせいせいちょう,しんじゅんせいぞうしょく
浸润性突眼症　浸潤性眼球突出症　しんじゅんせいがんきゅうとっしゅつしょう
浸渗压　浸染圧　しんぜんあつ
浸蚀试法　浸食試験　しんしょくしけん
浸提率　抽出率　ちゅうしゅつりつ
浸透　浸透　しんとう
浸尾试验　尾浸漬試験　びしんししけん
浸液过滤器　液浸濾過器　えきしんろかき
浸渍槽　浸漬タンク　しんしtank
浸渍法　浸漬法　しんしほう
浸〔渍〕剂　浸漬剤　しんしざい
禁断症状　禁断症状　きんだんしょうじょう
禁忌克隆　禁止クローン　きんしclone
禁忌克隆学说　禁止クローン説　きんしclome せつ
禁忌〔无性繁殖〕细胞系　禁止クローン係　きんしcloneけい
禁忌细胞学说　禁止細胞説　きんしさいぼうせつ
禁忌征　禁忌徴候　きんきちょうこう
禁忌症　禁忌症　きんきしょう
禁戒跃迁　禁製遷(転)移　きんせいせん(てん)い
禁食　絶食　ぜっしょく
禁食疗法　飢餓療法　きがりょうほう
禁水试验　摂水妨害試験　せっすいぼうがいしけん
禁止电路　抑止回路　よくしかいろ

JING 茎经荆惊晶腈精鲸井胼颈景警净径胫竞痉静境镜

jīng 茎经荆惊晶腈精鲸

茎　茎　くき,けい
茎乳动脉　茎乳突動脈　けいにゅうとつどうみゃく
茎乳静脉　茎乳突静脈　けいにゅうとつじょうみゃく
茎乳孔　茎乳突孔　けいにゅうとつこう

茎突　茎〔状〕突〔起〕　けい〔じょう〕とっき
茎突部分切除〔术〕　茎状突起部分切除〔術〕　けいじょうとっきぶぶんせつじょ〔じゅつ〕
茎突过长症　茎突過長症　けいとつかちょうしょう
茎突鞘　茎突鞘　けいとつしょう
茎突舌骨肌　茎突舌骨筋　けいとつぜっこつきん
茎突舌骨肌支　茎突舌骨筋枝　けいとつぜっこつきんし
茎突舌骨韧带　茎突舌骨靭帯　けいとつぜっこつじんたい
茎突舌肌　茎突舌筋　けいとつぜっきん
茎突凸　茎突隆起　けいとつりゅうき
茎突下颌韧带　茎突下顎骨靭帯　けいとつかがっこつじんたい
茎突咽肌　茎突咽頭筋　けいとついんとうきん
茎突咽肌支　茎突咽頭筋枝　けいとついんとうきんし
茎突炎　茎突炎　けいとつえん
茎突过长综合征　茎突過長症候群　けいとつかちょうしょうこうぐん
茎细胞　柄細胞　へいさいぼう
茎状骨赘　柱状外骨症　ちゅうじょうがいこつしょう
茎状叶　茎状葉　けいじょうよう
经闭　無月経　むげっけい
经闭乳溢综合征　無月経乳汁漏出症候群　むげっけいにゅうじゅうろうしゅつしょうこうぐん
经胼胝体第三脑室造瘘术　経脳梁第三脳室造瘻術　けいのうりょうだいさんのうしつぞうろうじゅつ
经产　経産　けいさん
经产妇　経産婦　けいさんぷ
经潮期　月経年令　げっけいねんれい
经尺骨鹰嘴骨牵引术　経尺骨肘頭骨牽引術　けいしゃっこつちゅうとうこつけんいんじゅつ
经初期　月経開始期　げっけいかいしき
经初期延迟　初経遅延　しょけいちえん
经骶麻醉　経仙骨麻酔　けいせんこつますい
经骶阻滞　経仙骨ブロック　けいせんこつblock
经典扩散　古典拡散　こてんかくさん
经典理论　古典学説　こてんがくせつ
经典力学　古典力学　こてんりきがく
经典途径　古典経路　こてんけいろ
经喋窦垂体肿瘤切除术　経蝶形骨下垂体腫瘍切除術　けいちょうけいこつかすいたいしゅようせつじょじゅつ
经蝶窦蝶鞍内肿瘤手术　経蝶形骨下垂体窩腫瘍手術　けいちょうけいこつかすいたいかしゅようしゅじゅつ
经断　月経閉止　げっけいへいし
经耳道鼓室上切开术　経外耳道上鼓室切閉術　けいがいじどうじょうこしつせっかいじゅつ
经耳道前鼓室切开术　経外耳道前鼓室切開術　けいがいじどうぜんこしつせっかいじゅつ
经腹壁羊膜穿刺术　経腹壁羊水穿刺術　けいふくへきようすいせんしじゅつ
经腹部结肠镜检查　経腹大腸鏡検査　けいふくだいちょうきょうけんさ
经腹会阴肛管切除术　経腹部肛門会陰切除術　けいふくぶこうもんえいんせつじょじゅつ
经腹会阴直肠癌根治术　マイルス手術　Miles しゅじゅつ
经腹膜切开引流术　経腹膜切開ドレナージ　けいふくまくせっかいdrainage
经膜肾切除术　腹式腎切除術　ふくしきじんせつじょじゅつ

经腹肾切开术 腹式腎切開術 ふくしきじんせっかいじゅつ

经腹食管裂孔疝修补术 経腹食道裂孔ヘルニア修復術 けいふくしょくどうれっこうherniaしゅうふくじゅつ

经腹输卵管切除术 経腹卵管切除術 けいふくらんかんせつじょじゅつ

经腹直肌切口 直筋切開 ちょっきんせっかい

经腹子宫次全切除术 腹式子宮亜全切除術 ふくしきしきゅうあぜんせつじょじゅつ

经腹子宫全切除术 腹式子宮全切除術 ふくしきしきゅうぜんせつじょじゅつ

经肛 経肛門 けいこうもん

经骨静脉造影 経骨髄性静脈造影 けいこつずいせいじょうみゃくぞうえい

经鼓窦后鼓室切开术 経洞後鼓室切開術 けいどうこうこしつせっかいじゅつ

经过时间 経過時間 けいかじかん

经喉直接内窥镜 直接喉頭鏡 ちょくせつこうとうきょう

经后期 月経後期 げっけいこうき

经会阴膀胱切开术 会陰式膀胱切開術 えいんしきぼうこうせっかいじゅつ

经会阴前列腺切除术 会陰式前立腺切除術 えいんしきぜんりつせんせつじょじゅつ

经会阴前列腺全切除术 会陰式前立腺全切除術 えいんしきぜんりつせんぜんせつじょじゅつ

经济疗法 経済療法 けいざいりょうほう

经间期 月経間期 げっけいかんき

经间期出血 月経間期出血 げっけいかんきしゅっけつ

经间期热 月経間期熱 げっけいかんきねつ

经间〔期〕痛 月経間期痛,月経中間痛 げっけいかんきつう,げっけいちゅうかんつう

经颈部切除法 経頸部切除術 けいけいぶせつじょじゅつ

经静脉导管起搏器 経静脈カテーテルペースメーカ けいじょうみゃくcatheter pacemaker

经绝后出血 閉経期後出血 へいけいきこうしゅっけつ

经绝期 閉経期,月経閉止期 へいけいき,げっけいへいしき

经绝期后骨质疏松 閉経期後オステオポロシス,閉経期後骨粗鬆症 へいけいきこうosteoporosis,へいけいきこうこつそしょうしょう

经绝期精神病 更年期精神障害 こうねんきせいしんしょうがい

经绝期皮肤角化病 更年期角皮症 こうねんきかくひしょう

经绝期忧郁症 更年期うつ病 こうねんきうつびょう

经绝期综合征 更年期症候群 こうねんきしょうこうぐん

经髁骨折 通顆間骨折 つうかかんこっせつ

经口 経口 けいこう

经口传染 経口感染 けいこうかんせん

经口内眼底透照镜 経口眼底徹照器 けいこうがんていてっしょうき

经口气管镜检查 経口気管鏡検査 けいこうきかんきょうけんさ

经口倾向 経口傾向 けいこうけいこう

经口小儿麻痹活毒疫苗 セービンワクチン Sabin vaccine

经理病 マネジャー病 manager びょう

经量过多 月経過多 げっけいかた

经量减少 月経過少 げっけいかしょう

经路 経路 けいろ

经卵巢感染 経卵巣感染 けいらんそうかんせん

经卵传代(传递) 経卵継代(伝達) けいらんけいだい(でんたつ)

经络 経絡 けいらく

经内窥镜活组织检查 内視鏡生検 ないしきょうせいけん

经内窥镜结石取除术 内視鏡結石摘除術 ないしきょうけっせきてきじょじゅつ

经内窥镜异物取除术 内視鏡異物摘出術 ないしきょういぶつてきしゅつじゅつ

经尿道括约肌切开术 経尿道括約筋切開術 けいにょうどうかつやくきんせっかいじゅつ

经尿道膀胱颈切开术 経尿道膀胱頸切開術 けいにょうどうぼうこうけいせっかいじゅつ

经尿道前列腺切除术 経尿道前立腺切除術 けいにょうどうぜんりつせんせつじょじゅつ

经皮肤传染 経皮感染 けいひかんせん

经皮〔肤〕肝〔内〕胆管造影术 経皮性肝内胆管造影法 けいひせいかんないたんかんぞうえいほう

经脾肝X线造影术 経脾性肝X線造影法 けいひせいかんXせんぞうえいほう

经皮脾穿刺门静脉造影术 経皮脾穿刺門脈造影法 けいひせんしもんみゃくぞうえいほう

经期 月経期 けっけいき

经期白带 月経性〔白〕帯下 げっけいせい〔はく〕たいげ

经期癫痫 月経性てんかん げっけいせいてんかん

经期毒血症 月経性毒血症 げっけいせいどくけっしょう

经期发音困难 月経性発声困難 げっけいせいはっせいこんなん

经期精神病 月経性精神病 げっけいせいせいしんびょう

经期溃疡 月経潰瘍 げっけいかいよう

经期疱疹 月経疱疹,月経ヘルペス げっけいほうしん,げっけいherpes

经期前虹膜炎 月経前虹彩炎 げっけいぜんこうさいえん

经期前中毒 月經前中毒 げっけいぜんちゅうどく

经期蜕膜 月経脱落膜 げっけいだつらくまく

经期违和 月経困難 げっけいこんなん

经期卫生 月経衛生 げっけいえいせい

经期延长 月経期間延長 げっけいきかんえんちょう

经期中毒 月経期中毒 げっけいきちゅうどく

经脐静脉门静脉肝造影术 経臍静脈門脈肝造影法 けいさいじょうみゃくもんみゃくかんぞうえいほう

经脐平面 経臍平面 けいさいへいめん

经前臂切断术 経前腕切断術 けいぜんわんせつだんじゅつ

经前经闭 閉経前無月経 へいけいぜんむげっけい

经前期 月経前期 げっけいぜんき

经前期出血 月経前出血 げっけいぜんしゅっけつ

经前期紧张〔症〕 月経前緊張〔症〕 げっけいぜんきんちょう〔しょう〕

经前期紧张综合征 月経前緊張症候群 げっけいぜんきんちょうしょうこうぐん

经前〔期〕违和 月経前モリミナ げっけいぜんmolimina

经前期综合征 月経前症候群 げっけいぜんしょうこうぐん

经上颌窦筛窦手术 経上顎篩骨洞開放術 けいじょうがくしこつどうかいほうじゅつ

〔经〕手传染 経手感染 けいしゅかんせん

经水传播　水系伝播　すいけいでんぱ
经水传染　水系感染　すいけいかんせん
经锁骨上路臂丛阻滞　クーレンカンプ麻酔　Kulenkampff ますい
经胎盘感染　経胎盤感染　けいたいばんかんせん
经纬仪　経緯儀　けいいぎ
经线　経線　けいせん
经线纤维　経線状線維　けいせんじょうせんい
经线型　経線型　けいせんがた
经胸切开术　胸郭切開術　きょうかくせっかいじゅつ
经胸食管裂孔疝修补术　経胸食道裂孔ヘルニア整復術　けいきょうしょくどうれっこうherniaせいふくじゅつ
经血滞留　月経閉塞〔症〕　げっけいへいそく〔しょう〕
经验〔公〕式　実験式，経験式　じっけんしき，けいけんしき
经验医学　経験医学　けいけんいがく
经验治疗　経験治療　けいけんちりょう
经腰部主动脉造影术　経腰の大動脈造影法　けいようてきだいどうみゃくぞうえいほう
经腰肾切开术　腰〔部〕腎切開術　よう〔ぶ〕じんせっかいじゅつ
经阴道肠疝修补术　経腟腸ヘルニア修復術　けいちつちょうherniaしゅうふくじゅつ
经阴道后穹隆切开引流术　後腟円蓋切開　ドレナージ　こうちつえんがいせっかいdrainage
经阴道全子宫切除术　経腟子宮全部切除術　けいちつしきゅうぜんぶせつじょじゅつ
经阴道输卵管结扎术　経腟卵管結紮術　けいちつらんかんけっさつじゅつ
经阴道输卵管伞端切除术　経腟卵管ふさ切除術　けいちつらんかんふさせつじょじゅつ
经孕妇　経妊婦　けいにんぷ
经直肠前壁引流术　経直腸前壁排液（排膿）法　けいちょくちょうぜんぺきはいえき（はいのう）ほう
经转子骨折　経転子骨折　けいてんしこっせつ
经纵隔肺疝　経縦隔肺ヘルニア　けいじゅうかくはいhernia
荆豆碱　ウレキシン，シチシン　ulexine，cytisine
荆芥　荊芥　ケイガイ
惊愕反应　驚愕反応　きょうがくはんのう
惊风　小児痙攣　しょうにけいれん
惊厥　痙攣　けいれん
惊厥持续状态　痙攣持続状態　けいれんじぞくじょうたい
惊厥反射　痙攣性反射　けいれんせいはんしゃ
惊厥后木僵　痙攣後昏迷　けいれんごこんめい
惊厥剂（药）　痙攣薬　けいれんやく
惊厥前期　痙攣前期　けいれんぜんき
惊厥先兆　痙攣前兆　けいれんぜんちょう
惊厥型疟　痙攣〔性〕マラリア　けいれん〔せい〕malaria
惊厥性白痴　痙攣性白痴　けいれんせいはくち
惊厥性尿　痙攣性尿　けいれんせいにょう
惊厥性尿毒症　痙攣性尿毒症　けいれんせいにょうどくしょう
惊厥性震颤　痙攣性振戦　けいれんせいしんせん
惊厥休克疗法　痙攣性ショック療法　けいれんせいshockりょうほう
惊厥阈　痙攣域値　けいれんいきち
惊厥中枢　痙攣中枢　けいれんちゅうすう
惊恐(吓)反应　恐怖反応　きょうふはんのう
惊恐性失语　感動性失語〔症〕　かんどうせいしつご〔しょう〕

う〕
惊吓期　恐怖期　きょうふき
惊吓性神经机能病　恐怖神経症　きょうふしんけいしょう
晶白蛋白　クリスタルブミン　crystalbumin
晶簇　晶簇　しょうぞく
晶簇结构　晶簇構造　しょうぞくこうぞう
晶格　結晶格子　けっしょうこうし
晶格常数　格子定数　こうしていすう
晶格能〔量〕　格子エネルギー　こうしEnergie
晶格缺陷　格子欠陥　こうしけっかん
晶格水　格子水　こうしすい
晶格振动　格子振動　こうししんどう
晶核　結晶核　けっしょうかく
晶碱　結晶炭酸ナトリウム　けっしょうたんさんnatrium
晶粒　結晶性グレーン，結晶性〔細〕粒体　けっしょうせいgrain，けっしょうせい〔さい〕りゅうたい
晶类　結晶類　けっしょうるい
晶霉素　クリ・スタロマイシン　crystallomycin
晶尿症　結晶尿〔症〕　けっしょうにょう〔しょう〕
晶态　結晶状態　けっしょうじょうたい
晶体　結晶　けっしょう
　岑克尔氏晶体　ツェンカー結晶　Zenkerけっしょう
　来登氏晶体　ライデン結晶　Leydenけっしょう
　夏-来二氏晶体　シャルコ・ライデン結晶　Charcot-Leydenけっしょう
晶体场分裂　結晶場分裂　けっしょうばぶんれつ
晶体场理论　結晶場理論　けっしょうばりろん
晶体场稳定化能　結晶場安定化エネルギー　けっしょうばあんていかEnergie
晶〔体〕场效应　結晶場効果　けっしょうばこうか
晶体成长　結晶成長　けっしょうせいちょう
晶体磁学　結晶磁性学　けっしょうじせいがく
晶体点阵　結晶格子　けっしょうこうし
晶体耳机　結晶イヤホン　けっしょうearphone
晶体复合物　結晶複合体　けっしょうふくごうたい
晶体管牙科电机　トランジスター歯科用エンジン　transistorしかよう engine
晶体管眼压计　トランジスター眼圧計　transistorがんあつけい
晶体过敏性眼内炎　水晶体アナフイラキシー内眼球炎　すいしょうたいAnaphylaxieないがんきゅうえん
晶体计数器　結晶計数器　けっしょうけいすうき
晶体结构　結晶構造　けっしょうこうぞう
晶〔体平〕面　結晶面　けっしょうめん
晶体破囊镊　水晶体包切開鑷子　すいしょうたいほうせっかいせっし
晶体全脱位　水晶体全脱臼　すいしょうたいぜんだつきゅう
晶体溶液　結晶溶液　けっしょうようえき
晶体〔三级〕管　トランジスター　transistor
晶体闪烁计数器　結晶シンチレーション計数器　けっしょうscintillationけいすうき
晶体X射线结构　結晶X線構造　けっしょうXせんこうぞう
晶体渗透压　結晶浸透圧　けっしょうしんとうあつ
晶体图　結晶図　けっしょうず
晶体学　結晶学　けっしょうがく
晶体衍射　結晶回折　けっしょうかいせつ
晶体衍射图　結晶回折図　けっしょうかいせつず

晶系　結晶系,晶系　けっしょうけい,しょうけい

晶纤维蛋白　結晶線維素　けっしょうせんいそ

晶形　結晶形　けっしょうけい

晶样体　仮晶体　かしょうたい

晶种　晶子　しょうし

晶轴　結晶軸　けっしょうじく

晶状毒素　結晶毒素　けっしょうどくそ

晶状体　水晶体　すいしょうたい

晶状体凹　水晶体小窩　すいしょうたいしょうか

晶状体〔白〕内障　水晶体白内障　すいしょうたいはくないしょう

晶状体板　水晶体板　すいしょうたいばん

晶状体半径　水晶体半径　すいしょうたいはんけい

晶状体半脱位　水晶体半脱臼　すいしょうたいはんだっきゅう

晶状体不全脱位　水晶体亜脱臼　すいしょうたいあだっきゅう

晶状体测量器　眼水晶体面測度計　がんすいしょうたいめんそくどけい

晶状体匙　水晶体匙　すいしょうたいひ

晶状体赤道部　水晶体赤道部　すいしょうたいせきどうぶ

晶状体刺开针　白内障用針状刀　はくないしょうようしんじょうとう

晶状体蛋白　クリスタリン　crystallin

晶状体〔蛋白〕过敏性　水晶体アナフィラキシー　すいしょうたいAnaphylaxie

晶状体缝　水晶体縫合　すいしょうたいほうごう

晶状体辐射线　水晶体放線　すいしょうたいほうせん

晶状体核　水晶体核　すいしょうたいかく

晶状体后极　水晶体後極　すいしょうたいこうきょく

晶状体后面　水晶体後面　すいしょうたいこうめん

晶状体后纤维增生〔症〕　後水晶体線維増殖〔症〕　こうすいしょうたいせんいぞうしょく〔しょう〕

晶状体混浊　水晶体混濁　すいしょうたいこんだく

晶状体基板　レンズ板　lensばん

晶状体镜　水晶体鏡　すいしょうたいきょう

晶状体镜检查　水晶体鏡検査　すいしょうたいきょうけんさ

晶状体瘤　水晶体腫　すいしょうたいしゅ

晶状体酶　水晶体酵素　すいしょうたいこうそ

晶状体囊　水晶体包　すいしょうたいほう

晶状体囊剥离　水晶体包剝脱　すいしょうたいほうはくだつ

晶状体囊刀　水晶体包切開刀　すいしょうたいほうせっかいとう

晶状体囊后部　水晶体包後部　すいしょうたいほうこうぶ

晶〔状〕体囊镊　水晶体包鑷子　すいしょうたいほうせっし

晶状体囊破裂　水晶体包破裂　すいしょうたいほうはれつ

晶状体囊前部　水晶体包前部　すいしょうたいほうぜんぶ

晶状体囊切除术　水晶体包切除術　すいしょうたいほうせつじょじゅつ

晶状体囊切开器　水晶体包切開器　すいしょうたいほうせっかいき

晶状体囊切开术　水晶体包切開術　すいしょうたいほうせっかいじゅつ

晶状体囊炎　水晶体包炎　すいしょうたいほうえん

晶状体脓肿　水晶体膿瘍　すいしょうたいのうよう

晶状体泡　水晶体胞　すいしょうたいほう

晶状体皮质　水晶体皮質　すいしょうたいひしつ

晶状体前极　水晶体前極　すいしょうたいぜんきょく

晶状体前面　水晶体前面　すいしょうたいぜんめん

晶状体前囊粘连　前水晶体包癒着　ぜんすいしょうたいほうゆちゃく

晶状体嵌塞　水晶体埋伏　すいしょうたいまいふく

晶状体切除术　水晶体切除術　すいしょうたいせつじょじゅつ

晶状体切开术　水晶体切開術　すいしょうたいせっかいじゅつ

晶状体青光眼　水晶体性緑内障　すいしょうたいせいりょくないしょう

晶状体屈光计　眼水晶体面測度計　がんすいしょうたいめんそくどけい

晶状体缺损　水晶体欠損　すいしょうたいけっそん

晶状体溶解　水晶体融解　すいしょうたいゆうかい

晶状体溶解性青光眼　水晶体融解性緑内障　すいしょうたいゆうかいせいりょくないしょう

晶状体溶素　ファコリジン　phacolysin

晶状体软化　水晶体軟化　すいしょうたいなんか

晶状体上皮　水晶体上皮　すいしょうたいじょうひ

晶状体铜屑沉着病　水晶体銅症　すいしょうたいどうしょう

晶状体透热摘出器　ジアテルミー水晶体摘出器　diathermyすいしょうたいてきしゅっき

晶状体突（膨）出　水晶体ヘルニア,水晶体転位　すいしょうたいhernia,すいしょうたいてんい

晶状体脱（移）位　水晶体脱臼　すいしょうたいだっきゅう

晶状体微粒　水晶体粒子　すいしょうたいりゅうし

晶状体小窝　水晶体小窩　すいしょうたいしょうか

晶状体吸出术　水晶体吸引術　すいしょうたいきゅういんじゅつ

晶状体吸盘　水晶体包吸引器,エリシフェーク　すいしょうたいほうきゅういんき,erisiphake

晶状体纤维　水晶体線維　すいしょうたいせんい

晶状体性散光　水晶体乱視　すいしょうたいらんし

晶状体性调节机能减退　水晶体性調節機能減退　すいしょうたいせいちょうせつきのうげんたい

晶状体悬器　水晶体懸吊装置　すいしょうたいかけつりそうち

晶状体悬〔韧〕带　水晶体提靭帯　すいしょうたいていじんたい

晶状体炎　水晶体炎　すいしょうたいえん

晶状体异常　水晶体異常　すいしょうたいいじょう

晶状体异位　水晶体転位〔症〕,水晶体偏位　すいしょうたいてんい〔しょう〕,すいしょうたいへんい

晶状体硬化　水晶体硬化〔症〕　すいしょうたいこうか〔しょう〕

晶状体游动　水晶体遊走　すいしょうたいゆうそう

晶状体再生　水晶体再生　すいしょうたいさいせい

晶状体摘除术　水晶体摘出術　すいしょうたいてきしゅつじゅつ

晶状体质　水晶体質　すいしょうたいしつ

晶状体中央混浊　水晶体中心混濁　すいしょうたいちゅうしんこんだく

晶状体周隙　水晶体周囲隙　すいしょうたいしゅういげき

晶状体轴　水晶体軸　すいしょうたいじく

晶紫　クリスタル バイオレット　crystal-violet

腈　ニトリル　nitrile

腈纶　ポリアクリロニトリル　polyacrylonitrile

腈水解酶　ニトリル分解酵素　nitrileぶんかいこうそ

精氨〔基〕琥珀酸　アルギニノコハク酸　argininoコハクさん

精氨〔基〕琥珀酸合成酶　アルギニノコハク酸シンテターゼ　argininoコハクさんsynthetase

精氨〔基〕琥珀酸尿〔症〕　アルギニノコハク酸尿〔症〕　argininoコハクさんにょう〔しょう〕

精氨〔基〕琥珀酰裂解酶　アルギニノコハク酸リアーゼ　argininoコハクさんlyase

精氨碱　スペルミジン　spermidine

精氨酸　アルギニン　arginine

δ-精氨酸催产素　δ-アルギニン バソトシン　δ-arginine-vasotocin

精氨酸甘氨酸转脒基酶　アルギニン グリシン トランスアミジナーゼ　arginine glycine Transamidinase

精氨酸加压素　アルギニン バソプレシン　arginine vasopressin

精氨酸磷酸激酶　アルギニン ホスホキナーゼ　arginine phosphokinase

精氨酸酶　アルギナーゼ　arginase

精氨酸尿　アルギニン尿〔症〕　arginineにょう〔しょう〕

精氨酸血症　アルギニン血症　arginineけっしょう

精氨酰琥珀酸尿症　アルギニルコハク酸尿症　arginylコハクさんにょうしょう

精氨酸循环　アルギニン サイクル　arginine cycle

精胺　スペルミン　spermine

精斑检验　精液斑検査　せいえきはんけんさ

精巢　精巣,睾丸　せいそう,こうがん

精虫缺乏　無精子症,精虫欠乏〔症〕　むせいししょう,せいちゅうけつぼう〔しょう〕

精虫头粒蛋白　アクロシン　acrosin

精蛋白　プロタミン　protamine

精蛋白钙胰岛素　プロタミン カルシウム インシュリン　protamine calcium insulin

精蛋白杆菌属　プロタミノバクター属　Protaminobacterぞく

精蛋白核酸酯　ヌクレイン酸プロタミン　nucleinさんprotamine

精蛋白酶　プロタミナーゼ　protaminase

精蛋白锌胰岛素　プロタミン亜鉛インシュリン　protamineあえんinsulin

精蛋白锌胰岛素注射液　プロタミン亜鉛インシュリン注射液　protamineあえんinsulinちゅうしゃえき

精蛋白胰岛素　プロタミンインシュリン　protamine insulin

精阜　精丘　せいきゅう

精阜切除术　精丘切除術　せいきゅうせつじょじゅつ

精阜炎　精丘炎　せいきゅうえん

精管　精管　せいかん

精核　精子核　せいしかく

精核染色体　精子粒　せいしりゅう

精馏　精留　せいりゅう

精馏酒精　精留アルコール　せいりゅうalcohol

精馏器　精留器　せいりゅうき

精馏塔　精留塔,精留タワー　せいりゅうとう,せいりゅうtower

精漏　遺精　いせい

精卵细胞　精卵細胞　せいらんさいぼう

精脒　スペルミジン　spermidine

精电位差计　精密電位差計　せいみつでんいさけい

精密度　精〔密〕度　せい〔みつ〕ど

精密度指数　精密度指数　せいみつどしすう

精密分馏　画温蒸留　かくおんじょうりゅう

精密记时器　マイクロクロノスコープ　microchronoscope

精密刻度注射器　精密目盛附き注射器　せいみつめもりつきちゅうしゃき

精密手摇切片机　精密回転ミクロトーム　せいみつかいてん microtome

精密天平　精密天秤　せいみつてんびん

精密嗅觉计　精密嗅覚計　せいみつしゅうかくけい

精密研究用测听计　研究用精密聴力計　けんきゅうようせいみつちょうりょくけい

精密仪器　精密機械　せいみつきかい

精密折射计　精密屈折計　せいみつくっせつけい

精母细胞　精母細胞　せいぼさいぼう

精母细胞发生　精母細胞形成　せいぼさいぼうけいせい

精囊　精嚢　せいのう

精囊癌　精嚢癌　せいのうがん

精囊把持钳　精嚢把握鉗子　せいのうはあくかんし

精囊放线菌病　精嚢放線菌症　せいのうほうせんきんしょう

精囊化脓　精嚢化膿　せいのうかのう

精囊畸胎瘤　精嚢奇形腫　せいのうきけいしゅ

精囊检查　精嚢検査〔法〕　せいのうけんさ〔ほう〕

精囊结核　精嚢結核　せいのうけっかく

精囊结石　精嚢結石　せいのうけっせき

精囊梅毒　精嚢梅毒　せいのうばいどく

精囊囊肿　精嚢嚢腫　せいのうのうしゅ

精囊脓肿　精嚢膿瘍　せいのうのうよう

精囊平滑肌瘤　精嚢平滑筋腫　せいのうへいかつきんしゅ

精囊钳　精嚢鉗子　せいのうかんし

精囊切除术　精嚢切除術　せいのうせつじょじゅつ

精囊切开术　精嚢切開術　せいのうせっかいじゅつ

精囊肉瘤　精嚢肉腫　せいのうにくしゅ

精囊乳头状瘤　精嚢乳頭腫　せいのうにゅうとうしゅ

精囊纤维化　精嚢繊維症　せいのうせんいしょう

精囊纤维瘤　精嚢繊維腫　せいのうせんいしゅ

精囊腺　精嚢腺　せいのうせん

精囊腺癌　精嚢腺癌　せいのうせんがん

精囊腺瘤　精嚢腺腫　せいのうせんしゅ

精囊腺素　ベシグランジン　vesiglandin

精囊炎　精嚢炎　せいのうえん

精囊液　精嚢液　せいのうえき

精囊造影　精嚢造影〔法〕　せいのうぞうえい〔ほう〕

精囊肿瘤　精嚢腫瘍　せいのうしゅよう

精囊周炎　精嚢周囲炎　せいのうしゅういえん

精气　①靈気　②精神　①れいき②せいしん

精球　精莢,精包　せいきょう,せいほう

精曲小管　曲精細管　きょくせいさいかん

精神安定剂　精神安定剤　せいしんあんていざい

精神暗示　精神暗示　せいしんあんじ

精神变态　精神病質,精神障害　せいしんびょうしつ,せいしんしょうがい

精神表演疗法　精神〔演〕劇療法　せいしん〔えん〕げきりょうほう

精神病　精神病　せいしんびょう

　　法尔雷氏循环性精神病　ファルレー循環性精神病　Falret
　　じゅんかんせいせいしんびょう

　　科尔萨科夫氏精神病　コルサコーフ精神病　Korsakoffせ
　　いしんびょう

精神病暴发　爆発性精神的発作　ばくはつせいせいしんて
きほっさ

精神病发作　精神病発作　せいしんびょうほっさ

精神病反应　精神病反応　せいしんびょうはんのう

精神病患者　精神病患者　せいしんびょうかんじゃ

精神病菌苗接种疗法　精神病ワクチン接種療法　せいしん
びょうvaccineせっしゅりょうほう

精神病恐怖　精神病恐怖〔症〕　せいしんびょうきょうふ
〔しょう〕

精神病理学　精神病理学　せいしんびょうりがく

精神病流行病学　精神医学流行病学　せいしんいがくりゅ
うこうびょうがく

精神病室　精神病棟　せいしんびょうとう

精神病收容所　精神病収容所　せいしんびょうしゅうよう
しょ

精神病素因　精神病素因　せんしんびょうそいん

精神病素(体)质　精神病素質　せいしんびょうそしつ

精神病痛经　精神病性月経困難〔症〕　せいしんびょうせい
げっけいこんなん〔しょう〕

精神病外科学　精神病外科学　せいしんびょうげかがく

精神病心理学　病態心理学　びょうたいしんりがく

精神病性癫痫　精神病性てんかん　せいしんびょうせいて
んかん

精神病性流产　精神病性流産　せいしんびょうせいりゅう
ざん

精神病性抑郁症　精神病性うつ病　せいしんびょうせいう
つびょう

精神病学　精神医学　せいしんいがく

精神病医师　精神科医　せいしんかい

精神病医院　精神病院　せいしんびょういん

精神病预防　精神病予防　せいしんびょうよぼう

精神病状态　精神病状態　せいしんびょうじょうたい

精神薄弱　精神薄弱　せいしんはくじゃく

精神不健全　精神異常　せいしんいじょう

精神不振　精神不振　せいしんふしん

精神测定法　精神測定法　せいしんそくていほう

精神测定器　精神測定器　せいしんそくていき

精神测定学　精神測定学　せいしんそくていがく

精神迟钝　精神的遅鈍,精神機能減退　せいしんてきちど
ん,せいしんきのうげんたい

精神冲动　爆発性精神的発作　ばくはつせいせいしんてき
ほっさ

精神冲突　精神衝突　せいしんしょうとつ

精神创伤　精神的損傷　せいしんてきそんしょう

精神猝衰　精神麻痺　せいしんまひ

精神错(混)乱〔状态〕　精神錯乱〔状態〕　せいしんさくらん
〔じょうたい〕

精神电流反射　精神電流反射　せいしんでんりゅうはん
しゃ

精神电流反应　精神電流反応　せいしんでんりゅうはんの
う

精神动力学　精神力学　せいしんりきがく

精神发(疏)泄　精神カタルシス,精神浄化〔法〕　せいしん
catharsis,せいしんじょうか〔ほう〕

精神发育不全　精神薄弱　せいしんはくじゃく

精神发育迟缓(阻滞)　精神〔発達〕遅滞　せいしん〔はった
つ〕ちたい

精神〔反应〕过敏　精神アレルギー　せいしんAllergie

精神分裂气质(变态)　分裂病(気)質,シゾチーメ　ぶんれ
つびょう(き)しつ,Schizothyme

精神分裂性发作　精神分裂性発作　せいしんぶんれつせい
ほっさ

精神分裂性反应　精神分裂性反応　せいしんぶんれつせい
はんのう

精神分裂性格　精神分裂性性格　せいしんぶんれつせいせ
いかく

精神分裂性精神病　精神分裂性精神病　せいしんぶんれつ
せいせいしんびょう

精神分裂性躁狂　分裂病　ぶんれつそうびょう

精神分裂性障碍　精神分裂性障害　せいしんぶんれつせい
しょうがい

精神分裂样气质　精神分裂病質　せいしんぶんれつびょう
しつ

精神分裂样人格　精神分裂性格　せいしんぶんれつせいか
く

精神分裂样人格障碍　分裂病質性人格異常　ぶんれつびょ
うしつせいじんかくいじょう

精神分裂样谵妄　精神分裂病様譫妄　せいしんぶんれつ
びょうようせんぼう

精神分裂症　精神分裂症　せいしんぶんれつしょう

精神分裂症缓解　精神分裂症寛解　せいしんぶんれつしょ
うかんかい

精神分裂症患者　精神分裂症患者　せいしんぶんれつしょ
うかんじゃ

精神分裂症型　分裂病質型　ぶんれつびょうしつがた

精神分裂症性兴奋　精神分裂症性興奮　せいしんぶんれつ
しょうせいこうふん

精神分裂症样精神病　精神分裂症様精神病　せいしんぶん
れつしょうようせいしんびょう

精神分析　精神分析　せいしんぶんせき

精神分析家　精神分析専門医　せいしんぶんせきせんもん
い

精神分析精神病学　精神分析精神医学　せいしんぶんせき
せいしんいがく

精神分析学　精神分析学　せいしんぶんせきがく

精神分析学派　精神分析学派　せいしんぶんせきがくは

精神分析治疗　精神分析治療　せいしんぶんせきちりょう

精神负担　精神荷重　せいしんかじゅう

精神感觉幻觉　精神感覚性幻覚　せいしんかんかくせいげ
んかく

精神感觉性癫痫　精神感覚性てんかん　せいしんかんかく
せいてんかん

精神感觉性失语　精神感覚性失語〔症〕　せいしんかんかく
せいしつご〔しょう〕

精神感应〔现象〕　テレパシー　telepathy

精神贯注不能　精神混乱症　せいしんこんらんしょう

精神化学　精神化学　せいしんかがく

精神活动　精神運動　せいしんうんどう

精神活动过度　精神発揚　せいしんはつよう

精神活动过速　精神作用急速,精神敏活　せいしんさよう
きゅうそく,せいしんびんかつ

精神活泼　精神活発　せいしんかっぱつ

精神疾患　精神病　せいしんびょう

精神检查　精神〔的〕検査〔法〕　せいしん〔てき〕けんさ〔ほう〕

精神健全　精神健全　せいしんけんぜん

精神鉴定　精神同定　せいしんどうてい

精神紧张　精神的緊張　せいしんてききんちょう

精神亢进　精神発揚　せいしんはつよう

精神口腔科学　精神口腔科学　せいしんこうくうかがく

精神苦闷　精神苦悶　せいしんくもん

精神狂乱　精神錯乱　せいしんさくらん

精神疗法　精神療法　せいしんりょうほう

精神麻痹　精神麻痺　せいしんまひ

精神麻醉分析　精神麻酔分析　せいしんますいぶんせき

精神迷乱　精神異常　せいしんいじょう

精神内分泌学　精神内分泌学　せいしんないぶんぴつがく

精神内向　内向〔性〕　ないこう〔せい〕

精神内向型　内向型　ないこうがた

精神疲劳　精神疲労　せいしんひろう

精神躯体性疾病　精神身体性疾病,心身症　せいしんしんたいせいしっぺい,しんしんしょう

精神缺陷　精神欠陥　せいしんけっかん

精神经病理学　精神神経病理学　せいしんしんけいびょうりがく

精神经病学　精神神経病学　せいしんしんけいびょうがく

精神经〔功能〕病　精神神経症　せいしんしんけいしょう

精神生理疾患　精神生理性疾病　せいしんせいりせいしっぺい

精神生理学　精神生理学　せいしんせいりがく

精神生物化学　精神生化学　せいしんせいかがく

精神生物学　精神生物学　せいしんせいぶつがく

精神生物学派　精神生物学派　せいしんせいぶつがくは

精神生物学说　精神生物学説　せいしんせいぶつがくせつ

精神失常（紊乱）　精神異常（錯乱,障害）　せいしんいじょう（さくらん,しょうがい）

精神失调　精神失調〔症〕　せいしんしっちょう〔しょう〕

精神视觉　精神視覚性感覚　せいしんしかくせいかんかく

精神手淫　精神オナニー,精神自瀆　せんしんOnanie,せいしんじとく

精神衰弱　精神衰弱　せいしんすいじゃく

精神衰弱性格　精神衰弱〔症〕性格　せいしんすいじゃく〔しょう〕せいかく

精神衰弱者　精神衰弱患者　せいしんすいじゃくかんじゃ

精神衰退　精神衰退　せいしんすいたい

精神特征　精神特徴　せいしんとくちょう

精神痛苦　精神性苦痛　せいしんせいくつう

精神突变　サイコレプシー　psycholepsy

精神外科学　精神外科学　せいしんげかがく

精神萎靡　意気消沈　いきしょうちん

精神卫生学　精神衛生学　せいしんえいせいがく

精神物理定律　ウェバー・フェヒナー法則　Weber-Fechnerほうそく

精神物理学　精神物理学　せいしんぶつりがく

精神细胞　精神細胞　せいしんさいぼう

精神兴奋过度　精神異常興奮　せいしんいじょうこうふん

精神兴奋药　精神興奮剤　せいしんこうふんざい

精神形态学派　精神形態学派　せいしんけいたいがくは

精神性迟语症　精神病性言語緩徐症　せいしんびょうせいげんごかんじょしょう

精神性出汗　精神性発汗　せいしんせいはっかん

精神-性等同障碍　精神性〔的〕同一障害　せいしんせい〔てき〕どういつしょうがい

精神性癫痫　精神性てんかん　せいしんせいてんかん

精神性点痛　精神性局所疼痛　せいしんせいきょくしょとうつう

精神性多饮　心因〔性〕煩渇多飲〔症〕　しんいん〔せい〕はんかつたいん〔しょう〕

精神性发音无力　精神性発音困難　せいしんせいはつおんこんなん

精神性发作　精神的発作　せいしんてきほっさ

精神性分泌　精神性分泌　せいしんせいぶんぴつ

精神性感觉缺失　精神性感覚欠如　せいしんせいかんかくけつじょ

精神性幻觉　精神的幻覚　せいしんてきげんかく

精神性昏迷　精神性昏睡　せいしんせいこんすい

精神性肌病　筋精神病　きんせいしんびょう

精神性假妊娠　精神性偽妊娠　せいしんせいぎにんしん

精神〔性〕聋　精神ろう,聴覚失認〔症〕　せいしんろう,ちょうかくしつにん〔しょう〕

精神〔性〕盲　精神盲,視覚失認〔症〕　せいしんもう,しかくしつにん〔しょう〕

精神性敏感症　神経性アナフィラキシー　せいしんせいAnaphylaxie

精神性木僵　精神性昏迷　せいしんせいこんめい

精神性凝视麻痹　精神性凝視麻痺　せいしんせいぎょうしまひ

精神性呕吐　精神性嘔吐　せいしんせいおうと

精神性排尿困难　精神性排尿障害　せいしんせいはいにょうしょうがい

精神性搔痒症　精神性搔痒症　せいしんせいそうようしょう

精神性失明　精神性盲,精神性失明　せいしんせいもう,せいしんせいしつめい

精神性失音　精神性失声〔症〕　せいしんせいしっせい〔しょう〕

精神性失语症　精神性失語症　せいしんせいしつごしょう

精神性疼痛　精神性疼痛　せいしんせいとうつう

精神性痛经　精神性月経困難症　せいしんせいげっけいこんなんしょう

精神〔性〕先兆　精神性前兆　せいしんせいぜんちょう

精神性消化不良　精神性消化不良　せいしんせいしょうかふりょう

精神性斜颈　精神性斜頸　せいしんせいしゃけい

精神性性交困难　精神性性交疼痛〔症〕　せいしんせいせいこうとうつう〔しょう〕

精神性休克　精神性ショック　せいしんせいshock

精神性眩晕　精神性眩暈　せいしんせいげんうん（めまい）

精神性阳萎　精神的陰萎,精神的〔勃起〕不能　せいしんてきいんい,せいしんてき〔ぼっき〕ふのう

精神性阴道痉挛　精神的膣痙　せいしんてきちつけい

精神性运动不能　失行症　しっこうしょう

精神性周期性呕吐　精神性周期〔性〕嘔吐〔症〕　せいしんせいしゅうき〔せい〕おうと〔しょう〕

精神性紫斑病　精神性紫斑病　せいしんせいしはんびょう

精神药理学　精神薬理学　せいしんやくりがく

精神药物　精神作用〔性〕薬物　せいしんさよう〔せい〕やくぶつ

精神医学　精神医学　せいしんいがく

精神依赖性　精神依存性　せいしんいぞんせい

精神异常　精神異常　せいしんいじょう

精神抑郁　精神抑うつ　せいしんよくうつ

精神抑制药　精神抑制薬　せいしんよくせいやく

精神意象　心象,表象　しんしょう,ひょうしょう

精神因素　精神因子　せいしんいんし

精神癖癖　精神依存〔症〕　せいしんいぞん〔しょう〕

精神幼稚症　精神薄弱　せいしんはくじゃく

精神诱导　精神的暗示　せいしんてきあんじ

精神运动性癫痫　精神運動性てんかん　せいしんうんどうせいてんかん

精神运动性发作　精神運動性発作　せいしんうんどうせいほっさ

精神运动性幻觉　精神運動性幻覚　せいしんうんどうせいげんかく

精神运动性兴奋　精神運動性興奮　せいしんうんどうせいこうふん

精神运动性抑制　精神運動性抑制　せいしんうんどうせいよくせい

精神运动性障碍　精神運動障害　せいしんうんどうしょうがい

精神运动性阻滞　精神運動遅滞　せいしんうんどうちたい

精神增强剂　精神賦活薬,向精神薬　せいしんふかつやく,こうせいしんやく

精神障碍　精神障害,精神異常　せいしんしょうがい,せいしんいじょう

精神振奋药　精神興奮薬　せいしんこうふんやく

精神正常　精神正常　せいしんせいじょう

精神症状　精神症状　せいしんしょうじょう

精神治疗　精神治療〔法〕　せいしんちりょう〔ほう〕

精神〔智力〕测定学　精神〔智能〕測定学　せいしん〔ちのう〕そくていがく

精神状态　精神状態　せいしんじょうたい

精神自动症　精神自動症　せいしんじどうしょう

精神作用　精神作用　せいしんさよう

精素　スペルミン　spermin

精索　精索　せいさく

精索癌　精索癌　せいさくがん

精索部鞘状突　精索鞘状突起　せいさくしょうじょうとっき

精索钩　精索鉤　せいさくこう

精索固定钳　精索固定鉗子　せいさくこていかんし

精索固定术　精索固定術　せいさくこていじゅつ

精索腱下移位法　バッシーニ手術　Bassiniしゅじゅつ

精索筋膜　精索筋膜　せいさくきんまく

精索静脉　精索静脈　せいさくじょうみゃく

精索静脉丛　精索静脈叢　せいさくじょうみゃくそう

精索静脉曲张　精索静脈瘤　せいさくじょうみゃくりゅう

精索静脉曲张切除术　精索静脈瘤切除術　せいさくじょうみゃくりゅうせつじょじゅつ

精索静脉曲张水囊肿　精索静脈瘤水瘤　せいさくじょうみゃくりゅうすいりゅう

精索囊肿　精索嚢胞　せいさくのうほう

精索内动脉　内精動脈　ないせいどうみゃく

精索内筋膜　内精筋膜　ないせいきんまく

精索内静脉　内精静脈　ないせいじょうみゃく

精索内静脉高位结扎术　内精静脈高位結紮術　ないせいじょうみゃくこういけっさつじゅつ

精索扭转　精索捻転〔症〕　せいさくねんてん〔しょう〕

精索脓肿　精索膿瘍　せいさくのうよう

精索切除术　精索切除術　せいさくせつじょじゅつ

精索皮下移位法　精索皮下転位法　せいさくひかてんいほう

精索皮样囊肿　精索類皮嚢胞　せいさくるいひのうほう

精索钳　精索鉗子　せいさくかんし

精索鞘膜积液　精索水瘤　せいさくすいりゅう

精索鞘膜积液根治术　精索水瘤根治術　せいさくすいりゅうこんじじゅつ

精索鞘膜积液切除术　精索水瘤切除術　せいさくすいりゅうせつじょじゅつ

精索〔鞘膜〕水囊肿　精索水瘤　せいさくすいりゅう

精索切开引流术　精索切開排液法　せいさくせっかいはいえきほう

精索缺失　精索欠失　せいさくけっしつ

精索肉瘤　精索肉腫　せいさくにくしゅ

精索神经痛　精索神経痛　せいさくしんけいつう

精索水肿　精索水腫　せいさくすいしゅ

精索丝虫病　精索 フィラリア 症　せいさく Filaria しょう

精索损伤　精索損傷　せいさくそんしょう

精索突　精索突起　せいさくとっき

精索外动脉　外精索動脈　がいせいさくどうみゃく

精索外筋膜　外精筋膜　がいせいきんまく

精索纤维瘤　精索線維腫　せいさくせんいしゅ

精索血肿　精索血腫　せいさくけっしゅ

精索炎　精索炎　せいさくえん

精索硬结　精索小〔結〕節　せいさくしょう〔けっ〕せつ

精索脂肪瘤　精索脂肪腫　せいさくしぼうしゅ

精索肿瘤　精索腫瘍　せいさくしゅよう

精微测量器　微細物測定計　びさいぶつそくていけい

精细胞胚基　精子細胞芽体　せいしさいぼうがたい

精细胞球　精子細胞球　せいしさいぼうきゅう

精细动作　精細運動　せいさいうんどう

精细砝码　精密分銅　せいみつぶんどう

精细缝合用持针钳　繊細縫合持針器　せんさいほうごうじしんき

精细感觉　精密弁別感覚　せいみつべんべつかんかく

精细结构　微細構造　びさいこうぞう

精细解剖镊　微細解剖鑷子　びさいかいぼうせっし

精细镊　微細鑷子　びさいせっし

精小管上皮细胞　細精管上皮細胞　さいせいかんじょうひさいぼう

精星体　精子単星　せいしたんせい

精液　精液　せいえき

精液斑　精液斑　せいえきはん

精液病　精液病　せいえきびょう

精液蛋白　スペルマチン　spermatin

精液分泌　精液分泌　せいえきぶんぴつ

精液分泌抑制　精液分泌抑制　せいえきぶんぴつよくせい

精液过多　多精液症　たせいえきしょう

精液检查　精液検査〔法〕　せいえきけんさ〔ほう〕

精液减少　精液減少症　せいえきげんしょう〔しょう〕

精液结晶　スペルミン結晶　spermineけっしょう

精液粒　精液顆粒　せいえきかりゅう

精液瘘　精液瘻　せいえきろう

精液囊肿　精液嚢腫,精液瘤　せいえきのうしゅ,せいえきりゅう

精液尿　精液尿〔症〕　せいえきにょう〔しょう〕

精液培养〔检查〕　精液培養〔検査〕　せいえきばいよう〔けんさ〕

精液缺乏　無精液〔症〕　むせいえき〔しょう〕

精液生成　精液形成　せいえきけいせい

精液素　スペルミジン　spermidine

精液微粒　精子球,精液微小体　せいしきゅう,せいえきびしょうたい

精液学　精液学　せいえきがく

精液阻塞　精管閉塞〔症〕　せいかんへいそく〔しょう〕

精溢　精液漏　せいえきろう

精原核　雄性前核　ゆうせいぜんかく

精原细胞　精祖細胞,精原細胞　せいそさいぼう,せいげんさいぼう

精原细胞瘤　精原細胞腫　せいげんさいぼうしゅ

精源论　精子論　せいしろん

精直小管　直精細管　ちょくせいさいかん

精制白喉抗毒素　精製ジフテリア抗毒素　せいせいdiphtheriaこうどくそ

精制〔产〕品　精製産物　せいせいさんぶつ

精制蛋白衍生物　精製蛋白質誘導体　せいせいたんぱくしつゆうどうたい

精制动物炭　精製獣炭　せいせいじゅうたん

精制〔抗〕白喉血清　精製抗ジフテリア血清　せいせいこうdiphtheriaけっせい

精制抗蛇毒血清　精製抗蛇毒血清　せいせいこうじゃどくけっせい

精制炉甘石　精製カラミン　せいせいcalamine

精制醚　精製エーテル　せいせい ether

精制棉　精製綿　せいせいめん

精制破伤风抗毒素　精製破傷風抗毒素　せいせいはしょうふうこうどくそ

精制气性坏疽抗毒素　精製ガス壊疽抗毒素　せいせいgasえそこうどくそ

精制肉毒抗毒素　精製ボツリヌス抗毒素　せいせいbotulinusこうどくそ

精制糖　精製糖　せいせいとう

精制胃蛋白酶　精製ペプシン　せいせいpepsin

精制盐　精〔製〕塩　せい〔せい〕えん

精子　精子　せいし

精子包被抗原　精子外膜抗原　せいしがいまくこうげん

精子包囊　精包　せいほう

精子成熟　精子完成　せいしかんせい

精子毒素　精子毒素　せいしどくそ

精子发生（生成）　精子形成,精子発生　せいしけいせい,せいしはっせい

精子发生图　精子像　せいしぞう

精子发生周期　精子形成周期　せいしけいせいしゅうき

精子发育不良　精子発育不良　せいしはついくふりょう

精子发育完成　精子発育完成　せいしはついくかんせい

精子放出　精子放出　せいしほうしゅつ

精子过少症　精子過少症,精子欠乏症　せいしかしょうしょう,せいしけつぼうしょう

精子核酸　精子核酸　せいしかくさん

精子活动力　精子運動性　せいしうんどうせい

精子活力不足　精子無力症　せいしむりょくしょう

精子计数　精子計算　せいしけいさん

精子减少　精子過少(減少)〔症〕　せいしかしょう(げんしょう)〔しょう〕

精子颈部　精子頸部　せいしけいぶ

精子抗原　精子抗原　せいしこうげん

精子酶　アクロシン　acrosin

精子囊肿　精液瘤　せいえきりゅう

精子囊肿切除术　精液瘤切除術　せいえきりゅうせつじょじゅつ

精子凝集　精子凝集　せいしぎょうしゅう

精子凝集素　精子凝集素　せいしぎょうしゅうそ

精子器　精子器　せいしき

精子去能因子　受精能獲得抑制因子　じゅせいのうかくとくよくせいいんし

精子缺乏　無精子症　むせいししょう

精子溶解　精子溶解　せいしようかい

精子生成缺乏〔症〕　精子形成欠如〔症〕　せいしけいせいけつじょ〔しょう〕

精子受体　精子受容体　せいしじゅようたい

精子丝　精虫線糸,精虫線維　せいちゅうせんし,せいちゅうせんい

精子头部　精子頭　せいしとう

精子头粒蛋白　アクロソミン　acrosomin

精子尾部　精子尾部　せいしびぶ

精〔子〕细胞　精子細胞　せいしさいぼう

精子星状体　精子星(芒)状体　せいしせい(ぼう)じょうたい

精子形成障碍　精子形成異常　せいしけいせいいじょう

精子形态检查　精子形態学検査　せいしけいたいがくけんさ

精子异常　精子異常　せいしいじょう

精子着色　精子着色　せいしちゃくしょく

鲸〔肝〕醇　キトール　kitol

鲸蜡　鯨蠟　げいろう

鲸蜡醇　セタノール　cetanol

鲸蜡醇醋酸酯　セチルアセテート　cetyl acetate

鲸蜡基　セチル基　cetylき

鲸蜡素　セチン　cetin

鲸目　鯨目　くじらもく

jǐng　井胼颈景警

井出氏试验　井出試験　いでしけん

井出水量　井戸水発生量　いどみずはっせいりょう

井冈霉素　ジンガンマイシン　jinggangmycin

井水消毒　井戸水消毒　いどみずしょうどく

井型闪烁计数器　井戸型シンチレーション計数器　いどがたscintillationけいすうき

井型闪烁晶体　井戸型シンチレーション結晶　いどがたscintillationけっしょう

胼苯哒（酞）嗪　ヒドララジン　hydralazine

胼苯哒嗪综合征　ヒドララジン症候群　hydralazineしょうこうぐん

胼撑苯　ヒドラゾベンゼン　hydrazobenzene

胼化物　ヒドラジン化合物　hydrazineかごうぶつ

胼解作用　ヒドラジノリシス　hydrazinolysis

胼衍生物　ヒドラジン誘導体　hydrazine ゆうどうたい

胼中毒　ヒドラジン中毒　hydrazineちゅうどく

颈　頸　くび,けい

　马德隆氏颈　マデルング頸　Madelungけい

颈半棘肌　頸半棘筋　けいはんきょくきん
颈臂〔丛〕综合征　頸腕症候群　けいわんしょうこうぐん
颈臂痛　頸腕痛　けいわんつう
颈病学　頸学　けいがく
颈病学家　頸学者　けいがくしゃ
颈部（段）　頸部　けいぶ
颈部白皮病　頸部白斑症　けいぶはくはんしょう
颈部瘢痕挛缩　頸部瘢痕攣縮　けいぶはんこんれんしゅく
颈部创伤　頸部外傷　けいぶがいしょう
颈部黑白皮病　頸部白斑黒皮症　けいぶはくはんこくひしょう
颈部后纵韧带骨化　頸部後縦靱帯骨化　けいぶこうじゅうじんたいこっか
颈部环形脂瘤　頸部環状脂肪腫　けいぶかんじょうしぼうしゅ
颈部脊柱狭窄　頸部脊柱狭窄　けいぶせきちゅうきょうさく
颈部假性动脉瘤　頸部偽性動脈瘤　けいぶぎせいどうみゃくりゅう
颈部交感神经麻痹综合征　ホルネル症候群　Hornerしょうこうぐん
颈部颈内动脉　頸部内頸動脈　けいぶないけいどうみゃく
颈部淋巴管瘤切除术　頸部リンパ管腫切除術　けいぶlymphかんしゅせつじょじゅつ
颈〔部〕淋巴结　頸部リンパ節　けいぶlymphせつ
颈〔部〕淋巴〔结〕结核　結核性頸部リンパ節炎　けっかくせいけいぶlymphせつえん
颈部淋巴结切除术　頸部リンパ節切除術　けいぶlymphせつせつじょじゅつ
颈部淋巴结转移　頸部リンパ節転移　けいぶlymphせつてんい
颈部梅毒白皮病　頸部梅毒性白斑症　けいぶばいどくせいはくはんしょう
颈部打诊　頸部触診〔法〕　けいぶしょくしん〔ほう〕
颈部弥漫性脂肪瘤　マデルング頸,頸部環状脂肪腫　Madelungけい,けいぶかんじょうしぼうしゅ
颈部囊性水瘤　頸部ヒグローマ　けいぶhygroma
颈部膨大　頸膨大　けいぼうだい
颈部气管　頸部気管　けいぶきかん
颈部牵引装置　頸部牽引装置　けいぶけんいんそうち
颈部软组织感染　頸部軟組織感染　けいぶなんそしきかんせん
颈部三角　頸部三角　けいぶさんかく
颈部食管　頸部食道　けいぶしょくどう
颈部手术器械包　頸部手術器械セット　けいぶしゅじゅつきかいset
颈部水囊瘤　頸部ヒグローマ　けいぶhygroma
颈部先天性囊肿　先天性頸部嚢胞(腫)　せんてんせいけいぶのうほう(しゅ)
颈部纤维瘤病　頸部線維腫症　けいぶせんいしゅしょう
颈部腺炎　頸リンパ節炎　けいlymphせつえん
颈部腺肿大　頸リンパ節腫脹　けいlymphせつしゅちょう
颈部胸导管　頸部胸管　けいぶきょうかん
颈部血管瘤　頸部血管腫　けいぶけっかんしゅ
颈部血管伤　頸部血管損傷　けいぶけっかんそんしょう
颈部血肿　頸部血腫　けいぶけっしゅ
颈部隐性脊柱裂　頸部潜在性脊柱裂　けいぶせんざいせいせきちゅうれつ

颈部战伤　頸部戦傷　けいぶせんしょう
颈部肿大　頸部腫脹　けいぶしゅちょう
颈部转移癌　頸部転移癌　けいぶてんいがん
颈部姿势试验　頸部姿勢試験　けいぶしせいしけん
颈长肌　頸長筋　けいちょうきん
颈丛　頸神経叢　けいしんけいそう
颈导管水囊肿　頸部水瘤　けいぶすいりゅう
颈动脉　頸動脈　けいどうみゃく
颈动脉按摩　頸動脈マッサージ　けいどうみゃくmassage
颈动脉波图　頸動脈脈波曲線　けいどうみゃくみゃくはきょくせん
颈动脉搏动　頸動脈拍動　けいどうみゃくはくどう
颈动脉搏动图　頸動脈脈波曲線　けいどうみゃくみゃくはきょくせん
颈动脉穿刺针　頸動脈穿刺針　けいどうみゃくせんししん
颈动脉窦　頸動脈洞　けいどうみゃくどう
颈动脉窦按摩　頸動脈洞マッサージ　けいどうみゃくどうmassage
颈动脉窦反射　頸動脈洞反射　けいどうみゃくどうはんしゃ
颈动脉窦〔功能不全〕综合征　頸動脈洞〔不全〕症候群　けいどうみゃくどう〔ふぜん〕しょうこうぐん
颈动脉窦减压反射　頸動脈洞減圧反射　けいどうみゃくどうげんあつはんしゃ
颈动脉窦去神经术　頸動脈洞除神経法　けいどうみゃくどうじょしんけいほう
颈动脉窦压力感受器　頸動脈洞圧受容器　けいどうみゃくどうあつじゅようき
颈动脉窦晕厥　頸動脈洞失神　けいどうみゃくどうしっしん
颈动脉窦支　頸動脈洞枝　けいどうみゃくどうし
颈动脉分叉部动脉扩张　総頸動脈分岐部拡張〔症〕　そうけいどうみゃくぶんきぶかくちょう〔しょう〕
颈动脉沟　頸動脈溝　けいどうみゃくこう
颈动脉管　頸動脈管　けいどうみゃっかん
颈动脉管内口　頸動脈管内口　けいどうみゃっかんないこう
颈动脉管外口　頸動脈管外口　けいどうみゃっかんがいこう
颈动脉海绵窦瘘　頸動脈海綿洞フィステル　けいどうみゃくかいめんどうFistel
颈动脉嵴　頸動脈隆線　けいどうみゃくりゅうせん
颈动脉夹　頸動脈止血鉗子　けいどうみゃくしけつかんし
颈动脉结节　頸動脈結節,頸動脈隆起　けいどうみゃくけっせつ,けいどうみゃくりゅうき
颈动脉孔　頸動脈孔　けいどうみゃくこう
颈动脉瘤　頸動脈瘤　けいどうみゃくりゅう
颈动脉内膜切除术　頸動脈内膜切除術　けいどうみゃくないまくせつじょじゅつ
颈动脉鞘　頸動脈鞘　けいどうみゃくしょう
颈动脉球(体)　頸動脈小体　けいどうみゃくしょうたい
颈动脉三角　頸動脈三角　けいどうみゃくさんかく
颈动脉神经节　頸動脈神経節　けいどうみゃくしんけいせつ
颈动脉体反射　頸動脈小体反射　けいどうみゃくしょうたいはんしゃ
颈动脉体瘤　頸動脈小体腫瘍　けいどうみゃくしょうたいしゅよう

颈动脉体瘤切除术　頸動脈小体腫瘍切除術　けいどうみゃくしょうたいしゅようせつじょじゅつ

颈动脉痛　頸動脈圧痛　けいどうみゃくあっつう

颈动脉下神经节　下頸動脈神経節　かけいどうみゃくしんけいせつ

颈动脉压迫　頸動脈圧迫〔症〕　けいどうみゃくあっぱく〔しょう〕

颈动脉炎　頸動脈炎　けいどうみゃくえん

颈动脉异常搏动　頸動脈異常拍動　けいどうみゃくいじょうはくどう

颈动脉造影　頸動脈造影〔法〕　けいどうみゃくぞうえい〔ほう〕

颈动脉造影穿刺针　頸動脈〔血管〕造影穿刺針　けいどうみゃく〔けっかん〕ぞうえいせんししん

颈窦　頸洞　けいどう

颈段食管良性狭窄　頸部食道良性狭窄　けいぶしょくどうりょうせいきょうさく

颈段食管伤　頸部食道損傷　けいぶしょくどうそんしょう

颈翻正反射　頸立ち直り反射　くびたちなおりはんしゃ

颈反射　頸反射　けいはんしゃ

颈鼓动脉　頸動脈鼓室枝　けいどうみゃくこしつし

颈鼓神经　頸動脈鼓室神経　けいどうみゃくこしつしんけい

颈管内刮匙　子宮頸内膜有窓鋭匙　しきゅうけいないまくゆうそうえいひ

颈管内活检刮匙　子宮頸内膜生検有窓鋭匙　しきゅうけいないまくせいけんゆうそうえいひ

颈管粘膜外翻　頸管粘膜外反〔症〕　けいかんねんまくがいはん〔しょう〕

颈管粘液栓　頸管粘液栓　けいかんねんえきせん

颈管外口　外子宮口　がいしきゅうこう

颈管消失　頸管消失　けいかんしょうしつ

颈横动脉　頸横動脈　けいおうどうみゃく

颈横静脉　頸横静脈　けいおうじょうみゃく

颈横神经　頸横神経　けいおうしんけい

颈横突间后肌　頸後横突間筋　けいこうおうとつかんきん

颈横突间前肌　頸前横突間筋　けいぜんおうとつかんきん

颈后交感〔神经〕综合征　後頸部交感神経症候群　こうけいぶこうかんしんけいしょうこうぐん

颈后倾　頸後屈　けいこうくつ

颈后三角　後頸三角　こうけいさんかく

颈回旋肌　頸回旋筋　けいかいせんきん

颈肌　頸筋　けいきん

颈肌痉挛　頸筋痙攣　けいきんけいれん

颈肌炎　頸筋炎　けいきんえん

颈棘肌　頸棘筋　けいきょっきん

颈棘间肌　頸棘間筋　けいきょっかんきん

颈〔脊〕椎病　頸〔脊〕椎症　けい〔せき〕ついしょう

颈夹肌　頸板状筋　けいばんじょうきん

颈交感神经封闭　頸交感神経遮断（ブロック）　けいこうかんしんけいしゃだん（block）

颈交感神经节封闭　頸交感神経節遮断（ブロック）　けいこうかんしんけいせつしゃだん（block）

颈交感神经麻痹　頸交感神経麻痺　けいこうかんしんけいまひ

颈交感神经〔系统〕瘫痪症　頸交感神経系麻痺症,ホルナー症候群　けいこうかんしんけいけいまひしょう,Hornerしょうこうぐん

颈交感神经压迫综合征　頸交感神経圧迫症候群　けいこうかんしんけいあっぱくしょうこうぐん

颈筋膜　頸筋膜　けいきんまく

颈筋膜气管前层　頸筋膜気管前葉　けいきんまくきかんぜんよう

颈筋膜浅层　浅頸筋膜　せんけいきんまく

颈筋膜深层　深頸筋膜　しんけいきんまく

颈筋膜中层　中頸筋膜　ちゅうけいきんまく

颈筋膜椎前层　頸筋膜椎前葉　けいきんまくついぜんよう

颈紧张反射　頸緊張性反射　けいきんちょうせいはんしゃ

颈静脉　頸静脈　けいじょうみゃく

颈静脉搏动　頸静脈拍動　けいじょうみゃくはくどう

颈静脉穿刺　頸静脈穿刺　けいじょうみゃくせんし

颈静脉弓　頸静脈弓　けいじょうみゃくきゅう

颈静脉加压试验　頸静脈圧迫試験　けいじょうみゃくあっぱくしけん

颈静脉结节　頸静脈結節　けいじょうみゃくけっせつ

颈静脉孔　頸静脈孔　けいじょうみゃくこう

颈静脉孔内突　頸静脈孔内突起　けいじょうみゃくこうないとっき

颈静脉孔周围综合征　頸静脈孔周囲症候群　けいじょうみゃくこうしゅういしょうこうぐん

颈静脉孔综合征　頸静脈孔症候群　けいじょうみゃくこうしょうこうぐん

颈静脉扩张　頸静脈拡張　けいじょうみゃくかくちょう

颈静脉怒张　頸静脈怒張　けいじょうみゃくどちょう

颈静脉切迹　頸静脈切痕　けいじょうみゃくせっこん

颈静脉球(体)　頸静脈球　けいじょうみゃくきゅう

颈静脉球瘤　頸静脈球腫瘍　けいじょうみゃくきゅうしゅよう

颈静脉上球　頸静脈上球　けいじょうみゃくじょうきゅう

颈静脉神经　頸静脈神経　けいじょうみゃくしんけい

颈静脉神经节　頸静脈神経節　けいじょうみゃくしんけいせつ

颈静脉突　頸静脈突起　けいじょうみゃくとっき

颈静脉萎陷　頸静脈虚脱　けいじょうみゃくきょだつ

颈静脉窝　頸静脈窩　けいじょうみゃくか

颈静脉下球　頸静脈下球　けいじょうみゃくかきゅう

颈静脉压迫试验　頸静脈圧迫試験　けいじょうみゃくあっぱくしけん

颈静脉征　クエッケンシュテット徴候　Queckenstedtちょうこう

颈阔肌　広頸筋　こうけいきん

颈阔肌瞳孔反射　広頸筋瞳孔反射　こうけいきんどうこうはんしゃ

颈阔肌现象　広頸筋現象　こうけいきんげんしょう

颈肋　頸肋　けいろく

颈肋综合征　頸肋症候群　けいろくしょうこうぐん

颈裂畸胎　頸裂奇形　けいれつきけい

颈〔淋巴〕干　頸リンパ幹　けいlymphかん

颈淋巴〔结〕清除术　頸リンパ節郭清術　けいlymphせつかくせいじゅつ

颈淋巴结炎　頸リンパ節炎　けいlymphせつえん

颈颅综合征　頸頭蓋症候群　けいずがいしょうこうぐん

颈面部色素沉着　頸顔面着色　けいがんめんちゃくしょく

颈脑畸胎　頭頸不全体　とうけいふぜんたい

颈内侧三角　頸内側三角　けいないそくさんかく

颈内动脉　内頸動脈　ないけいどうみゃく

颈内动脉丛　内頸動脈神経叢　ないけいどうみゃくしんけいそう

颈内动脉海绵窦瘘　内頸動脈海綿洞瘻　ないけいどうみゃくかいめんどうろう

颈内动脉海绵窦瘘综合征　内頸動脈海綿洞瘻症候群　ないけいどうみゃくかいめんどうろうしょうこうぐん

颈内动脉静脉丛　内頸動脈静脈叢　ないけいどうみゃくじょうみゃくそう

颈内动脉瘤综合征　内頸動脈瘤症候群　ないけいどうみゃくりゅうしょうこうぐん

颈内动脉神经　内頸動脈神経　ないけいどうみゃくしんけい

颈内动脉血栓　内頸動脈血栓〔症〕　ないけいどうみゃくけっせん〔しょう〕

颈内动脉造影术　内頸動脈造影法　ないけいどうみゃくぞうえいほう

颈内静脉　内頸静脈　ないけいじょうみゃく

颈内静脉穿刺　内頸静脈穿刺　ないけいじょうみゃくせんし

颈内静脉二腹肌淋巴结　内頸静脈二腹筋リンパ節　ないけいじょうみゃくにふくきんlymphせつ

颈内静脉肩胛舌骨肌淋巴结　内頸静脈肩甲舌骨筋リンパ節　ないけいじょうみゃくけんこうぜっこつきんlymphせつ

颈内静脉前淋巴结　内頸静脈前リンパ節　ないけいじょうみゃくぜんlymphせつ

颈内静脉上球　内頸静脈上球　ないけいじょうみゃくじょうきゅう

颈内静脉栓塞　内頸静脈塞栓〔症〕　ないけいじょうみゃくそくせん〔しょう〕

颈内静脉外侧淋巴结　内頸静脈外側リンパ節　ないけいじょうみゃくがいそくlymphせつ

颈内静脉下球　内頸静脈下球　ないけいじょうみゃくかきゅう

颈粘液细胞　頸粘液細胞　けいねんえきさいぼう

颈祥　頸神経係蹄　けいしんけいけいてい

颈膨大　頸膨大　けいぼうだい

颈皮神经　頸皮神経　けいひしんけい

颈皮下筋膜　淺頸筋膜　せんけいきんまく

颈髂肋肌　頸腸肋筋　けいちょうろっきん

颈牵引带　頸牽引帯　けいけんいんたい

颈前静脉　前頸静脈　ぜんけいじょうみゃく

颈前淋巴结　前頸リンパ節　ぜんけいlymphせつ

颈前浅静脉　淺前頸静脈　せんぜんけいじょうみゃく

颈前浅淋巴结　淺前頸リンパ節　せんぜんけいlymphせつ

颈前倾　頸前傾　けいぜんけい

颈前区　頸前区　けいぜんく

颈前三角　前頸三角　ぜんけいさんかく

颈前深淋巴结　深前頸リンパ節　しんぜんけいlymphせつ

颈浅动脉　淺頸動脈　せんけいどうみゃく

颈浅肌群　淺頸筋　せんけいきん

颈浅筋膜　淺頸筋膜　せんけいきんまく

颈浅静脉　淺頸静脈　せんけいじょうみゃく

颈浅淋巴结　淺頸リンパ節　せんけいlymphせつ

颈强直　頸強直　けいきょうちょく

颈曲　頸曲　けいきょく

颈韧带　頸靭帯　けいじんたい

颈乳头状瘤　頸乳頭腫　けいにゅうとうしゅ

颈上神经节　上頸神経節　じょうけいしんけいせつ

颈上心神经　上〔頸〕心臓神経　じょう〔けい〕しんぞうしんけい

颈上心支　上頸心臓枝　じょうけいしんぞうし

颈深部脓肿　頸深部膿瘍　けいしんぶのうよう

颈深动脉　深頸動脈　しんけいどうみゃく

颈深筋膜　深頸筋膜　しんけいきんまく

颈深静脉　深頸静脈　しんけいじょうみゃく

颈深淋巴结　深頸リンパ節　しんけいlymphせつ

颈深上淋巴结　上深頸リンパ節　じょうしんけいlymphせつ

颈深下淋巴结　下深頸リンパ節　かしんけいlymphせつ

颈神经　頸神経　けいしんけい

颈神经根病损　頸神経根病変　けいしんけいこんびょうへん

颈神经根综合征　頸神経根症候群　けいしんけいこんしょうこうぐん

颈升动脉　上行頸動脈　じょうこうけいどうみゃく

颈痛　頸痛　けいつう

颈痛风　頸痛風　けいつうふう

颈痛综合征　頸痛症候群　けいつうしょうこうぐん

颈臀长度　頸殿部長さ　けいでんぶながさ

颈外侧淋巴结　外側頸リンパ節　がいそくけいlymphせつ

颈外侧浅淋巴结　外側浅頸リンパ節　がいそくせんけいlymphせつ

颈外侧区　側頸区　そくけいく

颈外侧三角　側頸三角　そくけいさんかく

颈外侧深淋巴结　外側深頸リンパ節　がいそくしんけいlymphせつ

颈外动脉　外頸動脈　がいけいどうみゃく

颈外动脉丛　外頸動脈神経叢　がいけいどうみゃくしんけいそう

颈外动脉结扎术　外頸動脈結紮法　がいけいどうみゃくけっさつほう

颈外动脉神经　外頸動脈神経　がいけいどうみゃくしんけい

颈外动脉造影术　外頸動脈造影法　がいけいどうみゃくぞうえいほう

颈外静脉　外頸静脈　がいけいじょうみゃく

颈外浅静脉　淺外頸静脈　せんがいけいじょうみゃく

颈下神经节　下頸神経節　かけいしんけいせつ

颈下心神经　下頸心臓神経　かけいしんぞうしんけい

颈下心支　下頸心臓枝　かけいしんぞうし

颈项脊柱牵伸悬带　グリソン係蹄　Glissonけいてい

颈项强直　項〔部〕硬直，頸硬直　こう〔ぶ〕こうちょく，けいこうちょく

颈胸神经节　頸胸神経節　けいきょうしんけいせつ

颈-眼-耳综合征　頸眼耳症候群　けいがんじしょうこうぐん

颈腰现象　頸腰現象　けいようげんしょう

颈〔源〕性眩晕　頸性眩暈　けいせいめまい

颈粘连　頸癒着　けいゆちゃく

颈枕神经痛　頸後頭〔部〕神経痛　けいこうとう〔ぶ〕しんけいつう

颈正中静脉　頸正中静脈　けいせいちゅうじょうみゃく

颈支　頸枝　けいし

颈中间隔　中間頸部中隔　ちゅうかんけいぶちゅうかく

颈中神经节　中頸神経節　ちゅうけいしんけいせつ

颈中心神经　中頸心臓神経　ちゅうけいしんぞうしんけい

颈椎　頸椎　けいつい

颈椎半脱位　頸椎不全脱臼　けいついふぜんだっきゅう
颈椎病　頸椎症　けいついしょう
颈椎病综合征　頸椎症候群　けいついしょうこうぐん
颈椎骨关节炎　頸椎骨関節炎　けいついこつかんせつえん
颈椎骨折　頸椎骨折　けいついこっせつ
颈椎骨折脱位　頸椎骨折脱臼　けいついこっせつだっきゅう
颈椎关节强硬　頸椎関節硬直　けいついかんせつこうちょく
颈椎关节突骨折　頸椎関節突起骨折　けいついかんせつとっきこっせつ
颈椎关节脱位　頸椎関節脱臼　けいついかんせつだっきゅう
颈椎间盘变性　頸椎間板変性　けいついかんばんへんせい
颈椎间盘部分切除术　頸椎間板部分切除術　けいついかんばんぶぶんせつじょじゅつ
颈椎间盘髓核摘除术　頸椎間板髄核切除術　けいついかんばんずいかくせつじょじゅつ
颈椎间盘突出〔症〕　頸椎間板突出〔症〕，頸部椎間板ヘルニア　けいついかんばんとっしゅつ〔しょう〕，けいぶついかんばん hernia
颈椎间盘综合征　頸椎間板症候群　けいついかんばんしょうこうぐん
颈椎脑突出　頸椎部脳脱出奇形　けいついぶのうだっしゅつきけい
颈椎平骨凿　頸椎チゼル　けいついchisel
颈椎脱位　頸椎脱臼　けいついだっきゅう
颈椎异常融合　頸椎異常融合　けいついいじょうゆうごう
颈椎椎体骨折　頸椎椎体骨折　けいついついたいこっせつ
颈椎椎体异常融合　頸椎椎体異常融合　けいついついたいいじょうゆうごう
颈椎自发性半脱位　頸椎自発性不全脱臼　けいついじはつせいふぜんだっきゅう
颈椎钻孔保护器　頸椎ドリル保護器　けいついdrillほごき
颈综合征　頸部症候群　けいぶしょうこうぐん
颈总动脉　総頸動脈　そうけいどうみゃく
颈总动脉丛　総頸動脈神経叢　そうけいどうみゃくしんけいそう
颈总动脉鞘　総頸動脈鞘　そうけいどうみゃくしょう
颈总动脉压迫试验　総頸動脈圧迫試験　そうけいどうみゃくあっぱくしけん
颈最长肌　頸最長筋　けいさいちょうきん
景天庚〔酮〕糖　セドヘプツロース　sedoheptulose
景天科　ベンケイソウ科　ベンケイソウか
景天糖　セドペプトース　sedopeptose
警戒色　警戒色　けいかいしょく

jǐng　净径胫竞痉静境镜
净化　浄化，精製，純化　じょうか，せいせい，じゅんか
净化场　浄化場　じょうかじょう
净化滑石粉　精製タルク　せいせいtalc
净化剂　清浄剤　せいじょうざい
净化水　浄化水　じょうかすい
净化效率　浄化能率　じょうかのうりつ
净化作用　浄化作用　じょうかさよう
净热值　真発熱量　しんはつねつりょう
净生成　純形成　じゅんけいせい
净水厂　浄水場　じょうすいじょう
净重　正味重量　しょうみじゅうりょう
径迹　飛跡　ひせき

径迹放射自显影术　飛跡ラジオオートグラフィ〔ー〕　ひせきradioautography
径迹分析　飛跡分析　ひせきぶんせき
径路　経路　けいろ
径尿酸　ジアルル酸　dialurさん
径向　半径方向　はんけいほうこう
径向分布函数　動径分布関数　どうけいぶんぷかんすう
径向几率密度　動径確率密度　どうけいかくりつみつど
径向节面　動径結節平面　どうけいけっせつへいめん
径向切面　動径断面　どうけいだんめん
径向速度　動径速度　どうけいそくど
胫侧副韧带　内側側副靭帯　ないそくそくふくじんたい
胫侧交通支　脛側交通枝　けいそくこうつうし
胫侧面　脛側面　けいそくめん
胫侧缘　脛側縁　けいそくえん
胫腓骨干双骨折小夹板固定术　脛腓骨幹双骨折小副子固定術　けいひこっかんそうこっせつしょうふくしこていじゅ
胫腓骨骨干骨折　脛腓骨幹骨折　けいひこっかんこっせつ
胫腓骨双骨折　脛腓骨双骨折　けいひこつそうこっせつ
胫腓关节　脛腓関節　けいひかんせつ
胫腓后韧带　後脛腓靭帯　こうけいひじんたい
胫腓前韧带　前脛腓靭帯　ぜんけいひじんたい
胫腓韧带连合　脛腓靭帯結合　けいひじんたいけつごう
胫跟部　脛踵部　けいしょうぶ
胫骨　脛骨　けいこつ
胫骨成角〔畸形〕　脛骨〔屈曲〕角形成〔奇形〕　けいこつ〔くっきょく〕かくけいせい〔きけい〕
胫骨穿刺　脛骨穿刺　けいこつせんし
胫骨粗隆　脛骨粗面　けいこつそめん
胫骨粗隆骨软骨病　オスグッド・シュラッター病　Osgood-Schlatter びょう
胫骨粗隆皮下囊　脛骨粗面皮下包　けいこつそめんひかほう
胫骨粗隆牵引术　脛骨粗面骨骼牽引術　けいこつそめんこっかくけんいんじゅつ
胫骨干骨折　脛骨幹骨折　けいこっかんこっせつ
胫骨骨折　脛骨骨折　けいこつこっせつ
胫骨后肌　後脛骨筋　こうけいこっきん
胫骨后肌腱鞘　後脛骨筋腱鞘　こうけいこっきんけんしょう
胫骨棘　脛骨棘　けいこっきょく
胫骨棘骨折　脛骨棘骨折　けいこっきょくこっせつ
胫骨棘撕脱骨折　脛骨棘剥離骨折　けいこっきょくはくりこっせつ
胫骨假关节　脛骨偽関節　けいこつぎかんせつ
胫骨结节　脛骨結節（粗面）　けいこつけっせつ（そめん）
胫骨结节骨骺炎　脛骨結節骨端炎　けいこつけっせつこつたんえん
胫骨结节骨牵引　脛骨結節骨骼牽引　けいこつけっせつこっかくけんいん
胫骨结节骨软骨炎　脛骨結節骨軟骨炎　けいこつけっせつこつなんこつえん
胫骨结节撕脱骨折　脛骨結節剥離骨折　けいこつけっせつはくりこっせつ
胫骨髁　脛骨顆　けいこつか
胫骨髁骨折　脛骨顆骨折　けいこつかこっせつ
胫骨螺旋形骨折　脛骨らせん形骨折　けいこつらせんけい

こっせつ

胫骨内翻　脛骨内反　けいこつないはん

胫骨内收肌反射　脛骨内転筋反射　けいこつないてんきんはんしゃ

胫骨片采取法　脛骨移植片採取法　けいこつついしょくへんさいしゅほう

胫骨平台骨折　脛骨高平部（プラトー）骨折　けいこつこうへいぶ(plateau)こっせつ

胫骨前肌　前脛骨筋　ぜんけいこっきん

胫骨前肌腱鞘　前脛骨筋腱鞘　ぜんけいこつきんけんしょう

胫骨前肌腱下囊　前脛骨筋腱下包　ぜんけいこつきんけんかほう

胫骨前肌征　前脛骨筋徴候　ぜんけいこつきんちょうこう

胫骨前肌综合征　前脛骨筋症候群　ぜんけいこつきんしょうこうぐん

胫骨前粘液水肿　脛骨前粘液水腫　けいこつぜんねんえきすいしゅ

胫骨上端骨碎骨折　脛骨上端粉砕性骨折　けいこつじょうたんふんさいせいこっせつ

胫骨上端骨折　脛骨上端骨折　けいこつじょうたんこっせつ

胫骨上骨骺分离　脛骨上骨端分離　けいこつじょうこつたんぶんり

胫骨体　脛骨体　けいこつたい

胫骨痛　脛骨痛　けいこつつう

胫骨外翻　脛骨外反　けいこつがいはん

胫骨下端V形骨折　ゴスラン骨折　Gosselinこっせつ

胫骨楔形切骨术　脛骨楔形骨切り術　けいこつせっけいほねきりじゅつ

胫骨斜形骨折　脛骨斜骨折　けいこつしゃこっせつ

胫骨炎　脛骨炎　けいこつえん

胫骨应力性骨膜炎　脛骨応力性骨膜炎　けいこつおうりょくせいこつまくえん

胫骨应力性骨折　脛骨応力性骨折　けいこつおうりょくせいこっせつ

胫骨远端骨骺分离　脛骨遠位骨端分離　けいこつえんいこつたんぶんり

胫骨滋养动脉　脛骨栄養動脈　けいこつえいようどうみゃく

胫后动脉　後脛骨動脈　こうけいこつどうみゃく

胫后返动脉　後脛骨反回動脈　こうけいこつはんかいどうみゃく

胫后肌腱鞘炎　後脛骨筋腱鞘炎　こうけいこつきんけんしょうえん

胫后静脉　後脛骨静脈　こうけいこつじょうみゃく

胫后淋巴结　後脛骨リンパ節　こうけいこつlymphせつ

胫后神经缝合术　後脛骨神経縫合術　こうけいこつしんけいほうごうじゅつ

胫距后部　後脛距部　こうけいきょぶ

胫距前部　前脛距部　ぜんけいきょぶ

胫前创伤性血肿　脛骨前部外傷〔性〕血腫　けいこつぜんぶがいしょう〔せい〕けっしゅ

胫前动脉　前脛骨動脈　ぜんけいこつどうみゃく

胫前返动脉　前脛骨反回動脈　ぜんけいこつはんかいどうみゃく

胫前肌反射　前脛骨筋反射，ピオトロウスキー徴候　ぜんけいこつきんはんしゃ，Piotrowskiちょうこう

胫前肌腱腱鞘炎　前脛骨筋腱鞘炎　ぜんけいこつきんけんしょうえん

胫前肌腱炎　前脛骨筋腱炎　ぜんけいこつきんけんえん

胫前肌征　ピオトロウスキー徴候　Piotrowskiちょうこう

胫前静脉　前脛骨静脈　ぜんけいこつじょうみゃく

胫前淋巴结　前脛骨リンパ節　ぜんけいこつlymphせつ

胫前粘液〔性〕水肿　前脛骨粘液水腫　ぜんけいこつねんえきすいしゅ

胫前皮疹热　前脛骨熱　ぜんけいこつねつ

胫神经　脛骨神経　けいこつしんけい

胫神经肌支切断术　脛骨神経筋枝切断術　けいこつしんけいきんしせつだんじゅつ

胫神经损伤　脛骨神経損傷　けいこつしんけいそんしょう

胫神经显露法　脛骨神経露出法　けいこつしんけいろしゅつほう

胫舟韧带　脛舟靭帯　けいしゅうじんたい

竞争心律　競争性心〔臓〕リズム　きょうそうせいしん〔ぞう〕rhythm

竞争型肌松药　競争性筋弛緩薬　きょうそうせいきんしかんやく

竞争性蛋白结合测定　競争性蛋白結合検定　きょうそうせいたんぱくけつごうけんてい

竞争性放射性测定　競争性放射定量〔法〕　きょうそうせいほうしゃていりょう〔ほう〕

竞争性结合　競争性結合　きょうそうせいけつごう

竞争性酶免疫检定　競争性酵素免疫〔学的〕検定　きょうそうせいこうそめんえき〔がくてき〕けんてい

竞争性抑制　競争性抑制　きょうそうせいよくせい

竞争性抑制反应　競争性抑制反応　きょうそうせいよくせいはんのう

竞争性抑制剂　競争性抑制薬　きょうそうせいよくせいやく

竞争抑制试验　競争性抑制試験　きょうそうせいよくせいしけん

竞争者　競争者　きょうそうしゃ

痉咳　痙性せき,痙咳　けいせいせき,けいがい

痉咳期　痙性せき期,痙咳期　けいせいせきき,けいがいき

痉挛　痙攣　けいれん

弗里德赖希氏痉挛　フリードライヒ痙攣　Friedreichけいれん

痉挛步态　痙性歩行　けいせいほこう

痉挛等值症　痙攣性等価症　けいれんせいとうかしょう

痉挛毒素　痙攣毒素,スパスモトキシン　けいれんどくそ,spasmotoxin

痉挛疗法　痙攣療法　けいれんりょうほう

痉挛素原　スパスモゲン　spasmogen

痉挛素质　痙攣〔性〕体質　けいれん〔せい〕たいしつ

痉挛性扁平足　痙攣性扁平足　けいれんせいへんぺいそく

痉挛性便秘　痙攣性便秘〔症〕　けいれんせいべんぴ〔しょう〕

痉挛性步行不能　痙性歩行不能〔症〕　けいせいほこうふのう〔しょう〕

痉挛性肠梗阻　痙攣性腸閉塞〔症〕,痙性イレウス　けいれんせいちょうへいそく〔しょう〕,けいせいileus

痉挛性抽搐　痙性チック　けいせいtic

痉挛性卒中　痙攣性卒中　けいれんせいそっちゅう

痉挛性大脑性两侧瘫　脳性痙攣性両麻痺　のうせいけいれんせいりょうまひ

痉挛性单瘫 痙攣性一側性麻痺 けいれんせいいっそくせいまひ

痉挛性呃逆 痙性吃逆 けいせいきっぎゃく（しゃっくり）

痉挛性发音困难 痙攣性発声困難 けいれんせいはっせいこんなん

痉挛性共济失调 痙攣性運動失調 けいれんせいうんどうしっちょう

痉挛性呼吸困难 痙攣性呼吸困難〔症〕 けいれんせいこきゅうこんなん〔しょう〕

痉挛性脊髓痨 痙攣性脊髄痨 けいれんせいせきずいろう

痉挛性脊髓麻痹 痙性脊髄麻痺 けいせいせきずいまひ

痉挛性假硬化 痙攣性偽〔性〕硬化〔症〕 けいれんせいぎ〔せい〕こうか〔しょう〕

痉挛性睑抽动 眼瞼間代 がんけんかんだい

痉挛性睑内翻 痙攣性眼瞼内反〔症〕 けいれんせいがんけんないはん〔しょう〕

痉挛性睑外翻 痙攣性眼瞼外反〔症〕 けいれんせいがんけんがいはん〔しょう〕

痉挛性睑外翻矫正术 痙攣性眼瞼外反〔症〕矯正術 けいれんせいがんけんがいはん〔しょう〕きょうせいじゅつ

痉挛性结肠 痙攣性結腸 けいれんせいけっちょう

痉挛性结肠炎 痙攣性大腸炎 けいれんせいだいちょうえん

痉挛性截瘫 痙性対麻痺 けいせいついまひ

痉挛性咳嗽 痙性せき けいせいせき

痉挛性麻痹 痙性麻痺 けいせいまひ

痉挛性尿闭 痙攣性尿閉 けいれんせいにょうへい

痉挛性排尿困难 痙攣性排尿障害 けいれんせいはいにょうしょうがい

痉挛性膀胱 痙攣性膀胱 けいれんせいぼうこう

痉挛性喷嚏 痙性くしゃみ けいせいくしゃみ

痉挛性皮病 皮膚痙攣〔症〕 ひふけいれん〔しょう〕

痉挛性偏瘫 痙攣性片麻痺 けい〔れん〕せいへんまひ

痉挛性贫血 痙攣性貧血 けいれんせいひんけつ

痉挛性气喘 痙性喘息 けいせいぜんそく

痉挛性气管炎 痙攣性気管炎 けいれんせいきかんえん

痉挛性失声(音)（症） 痙性失声症 けいせいしっせいしょう

痉挛性失调 痙攣性運動失調 けいれんせいうんどうしっちょう

痉挛性失语 筋痙攣性失語〔症〕 きんけいれんせいしつご〔しょう〕

痉挛性收缩 痙攣性収縮 けいれんせいしゅうしゅく

痉挛性双瘫 痙攣性両麻痺 けいれんせいりょうまひ

痉挛性瘫痪 痙性麻痺 けいせいまひ

痉挛性瞳孔开大 痙攣性散瞳 けいれんせいさんどう

痉挛性瞳孔缩小 痙攣性縮瞳 けいれんせいしゅくどう

痉挛性痛经 痙攣性月経困難〔症〕 けいれんせいげっけいこんなん〔しょう〕

痉挛性吞咽困难 痙攣性嚥下困難 けいれんせいえんかこんなん

痉挛性狭窄 痙攣性狭窄 けいれんせいきょうさく

痉挛性斜颈 痙性斜頸 けいせいしゃけい

痉挛性斜视 痙性斜視 けいせいしゃし

痉挛性血管收缩危象 痙攣性血管収縮発症 けいれんせいけっかんしゅうしゅくはっしょう

痉挛性眼球震颤 痙攣性眼〔球〕振〔盪症〕 けいれんせいがん〔きゅう〕しん〔とうしょう〕

痉挛性支气管狭窄 痙攣性気管支狭窄 けいれんせいきかんしきょうさく

痉挛性支气管炎 痙攣性気管支炎 けいれんせいきかんしえん

痉挛学 痙攣学 けいれんがく

痉挛易发状态 痙攣準備状態 けいれんじゅんびじょうたい

痉挛阵痛 痙攣陣痛 けいれんじんつう

痉挛中枢 痙攣中枢 けいれんちゅうすう

痉挛状态 痙攣状態 けいれんじょうたい

痉笑 痙笑 けいしょう

痉笑综合征 痙笑症候群 けいしょうしょうこうぐん

痉语 痙攣性言語 けいれんせいげんご

静斑虻 メクラアブ

静电 静電気 せいでんき

静电测量器 検電器 けんでんき

静电沉淀 静電気沈殿 せいでんきちんでん

静电除尘器 電気集塵器 でんきしゅうじんき

静电法 静電気法 せいでんきほう

静电伏特计 静電気電圧計 せいでんきでんあつけい

静电感应 静電気誘導 せいでんきゆうどう

静电感应加速器 静電気誘導加速装置 せいでんきゆうどうかそくそうち

静电荷 静電荷 せいでんか

静电火花疗法 静電気火花療法 せいでんきひばなりょうほう

静电加速器 静電気加速装置 せいでんきかそくそうち

静电力 静電力 せいでんりょく

静电力线 静電力線 せいでんりょくせん

静电疗法 静電気療法 せいでんきりょうほう

静电流 静電流 せいでんりゅう

静电排斥 静電反発 せいでんはんぱつ

静电屏蔽 静電遮蔽 せいでんしゃへい

静电系电势差单位 静電電位差単位 せいでんでんいさたんい

静电效应 静電効果 せいでんこうか

静电休克 静電ショック せいでんshock

静电学 静電学 せいでんがく

静电照相 静電撮影 せいでんさつえい

静电治疗机 静電治療装置 せいでんちりょうそうち

静力静电计 静電計 せいでんけい

静力平衡 静平衡 せいへいこう

静力学 静力学 せいりきがく

静力压 静圧 せいあつ

静立疲劳 姿勢疲労，直立疲労 しせいひろう，ちょくりつひろう

静立试验 静止試験 せいししけん

静脉 静脈 じょうみゃく

　盖仑氏静脉 ガレン静脈 Galenじょうみゃく

静脉瓣 静脈弁 じょうみゃくべん

静脉瓣窦 静脈弁洞 じょうみゃくべんどう

静脉瓣骨化 静脈弁骨化〔症〕 じょうみゃくべんこっか〔しょう〕

静脉壁无力 静脈壁脆弱〔症〕 じょうみゃくへきぜいじゃく〔しょう〕

静脉病 静脈病 じょうみゃくびょう

静脉剥除术 静脈剥離術 じょうみゃくはくりじゅつ

静脉剥离器 静脈剥離器 じょうみゃくはくりき

静脉剥脱术　静脉抜去術　じょうみゃくばっきょじゅつ

静脉搏　静脉拍動　じょうみゃくはくどう

静脉搏动描记法　静脉波描写法　じょうみゃくはびょうしゃほう

静脉搏动描记器　静脉波計　じょうみゃくはけい

静脉搏动描记图　静脉波図　じょうみゃくはず

静脉搏〔描记〕波　静脉波　じょうみゃくは

静脉侧支循环　静脉側副血行　じょうみゃくそくふくけっこう

静脉插(套)管　静脉カニューレ　じょうみゃくKanule

静脉插管注射器　静脉内カニューレ注射器　じょうみゃくないKanuleちゅうしゃき

静脉成形术　静脉形成術　じょうみゃくけいせいじゅつ

静脉充盈　静脉充血　じょうみゃくじゅうけつ

静脉抽出术　静脉切除術　じょうみゃくせつじょじゅつ

静脉出血　静脉出血　じょうみゃくしゅっけつ

静脉穿刺术　静脉穿刺術　じょうみゃくせんしじゅつ

静脉丛　静脉叢　じょうみゃくそう

静脉胆道造影术　静脉〔内〕胆管造影法　じょうみゃく〔ない〕たんかんぞうえいほう

静脉刀　静脉切開刀　じょうみゃくせっかいとう

静脉导管起搏器　静脉カテーテル　ペースメーカ　じょうみゃくcatheter pacemaker

静脉滴注　静脉内滴注　じょうみゃくないてきちゅう

静脉滴注麻醉　静脉滴注麻醉　じょうみゃくてきちゅうますい

静脉窦　静脉洞　じょうみゃくどう

〔静脉〕窦结　〔静脉〕洞結節　〔じょうみゃく〕どうけっせつ

静脉窦解剖　静脉洞解剖　じょうみゃくどうかいぼう

静脉窦螺旋系统　静脉洞らせん系　じょうみゃくどうらせんけい

静脉窦缺损　静脉洞欠損　じょうみゃくどうけっそん

静脉窦损伤　静脉洞損傷　じょうみゃくどうそんしょう

静脉窦血栓形成　静脉洞血栓症　じょうみゃくどうけっせんしょう

静脉窦炎　静脉洞炎　じょうみゃくどうえん

静脉发育不全　静脉発育不全　じょうみゃくはついくふぜん

静脉发育过度　静脉発育過度　じょうみゃくはついくかど

静脉放血　静脉瀉血　じょうみゃくしゃけつ

静脉分布　静脉分布〔状態〕　じょうみゃくぶんぷ〔じょうたい〕

静脉分流　静脉シャント　じょうみゃくshunt

静脉缝合术　静脉縫合術　じょうみゃくほうごうじゅつ

静脉缝合针　静脉縫合針　じょうみゃくほうごうしん

静脉梗塞(阻)　静脉梗塞　じょうみゃくこうそく

静脉弓　静脉弓　じょうみゃくきゅう

静脉固定术　静脉固定術　じょうみゃくこていじゅつ

静脉回流　静脉還流　じょうみゃくかんりゅう

静脉回流量　静脉還流量　じょうみゃくかんりゅうりょう

静脉回心血液　静脉還流血液　じょうみゃくかんりゅうけつえき

静脉机能不全　静脉機能不全　じょうみゃくきのうふぜん

静脉肌瘤病　静脉筋層増殖症　じょうみゃくきんそうぞうしょくしょう

静脉间结节　静脉間結節　じょうみゃくかんけっせつ

静脉剪　静脉鋏　じょうみゃくはさみ

静脉角　静脉角　じょうみゃくかく

静脉口　静脉口　じょうみゃくこう

静脉扩张　静脉拡張　じょうみゃくかくちょう

〔静脉〕扩张性血栓形成　静脉拡張性血栓症　じょうみゃくかくちょうせいけっせんしょう

静脉拉钩　静脉レトラクター　じょうみゃくretractor

静脉瘤　静脉瘤　じょうみゃくりゅう

静脉瘘　静脉瘻　じょうみゃくろう

静脉麻醉　静脉〔内〕麻醉　じょうみゃく〔ない〕ますい

静脉麻醉法　静脉〔内〕麻醉法　じょうみゃく〔ない〕ますいほう

静脉麻醉药　静脉〔内〕麻醉薬　じょうみゃく〔ない〕ますいやく

静脉脉波　静脉波　じょうみゃくは

静脉〔脉〕搏　静脉拍動　じょうみゃくはくどう

静脉毛细管　静脉毛細血管　じょうみゃくもうさいけっかん

静脉泌尿系造影　静脉泌尿器系造影　じょうみゃくひにょうきけいぞうえい

静脉囊肿　静脉囊胞　じょうみゃくのうほう

静脉内导管式探头　静脉管状ゾンデ　じょうみゃくかんじょうSonde

静脉内高营养疗法　静脉内栄養過給療法　じょうみゃくないえいようかきゅうりょうほう

静脉内膜炎　静脉内膜炎　じょうみゃくないまくえん

静脉内探头　静脉内ゾンデ　じょうみゃくない sonde

静脉内营养法　静脉内栄養法　じょうみゃくないえいようほう

静脉内注射　静脉内注射　じょうみゃくないちゅうしゃ

静脉扭转术　静脉捻転術　じょうみゃくねんてんじゅつ

静脉怒张　静脉怒張　じょうみゃくどちょう

静脉破裂　静脉破裂　じょうみゃくはれつ

静脉剖开术　静脉切開術　じょうみゃくせっかいじゅつ

静脉葡萄糖耐量试验　静脉ブドウ糖耐性試験　じょうみゃくブドウとうたいせいしけん

静脉牵开器　静脉レトラクター　じょうみゃくretractor

静脉切除术　静脉切除術　じょうみゃくせつじょじゅつ

静脉切开　静脉切開　じょうみゃくせっかい

静脉切开放血术　静脉切開瀉血法　じょうみゃくせっかいしゃけつほう

静脉切开术　静脉切開術　じょうみゃくせっかいじゅつ

静脉曲张　静脉瘤　じょうみゃくりゅう

静脉曲张病　静脉瘤症　じょうみゃくりゅうしょう

静脉曲张形成　静脉瘤形成　じょうみゃくりゅうけいせい

静脉曲张性动脉瘤　静脉瘤性動脈瘤　じょうみゃくりゅうせいどうみゃくりゅう

静脉曲张性溃疡　静脉瘤性潰瘍　じょうみゃくりゅうせいかいよう

静脉曲张性皮肤肥厚　静脉瘤性皮膚肥厚　じょうみゃくりゅうせいひふひこう

静脉曲张性皮炎　静脉瘤性皮膚炎　じょうみゃくりゅうせいひふえん

静脉曲张性湿疹　静脉瘤性湿疹　じょうみゃくりゅうせいしっしん

静脉曲张性眼炎　静脉瘤性眼炎　じょうみゃくりゅうせいがんえん

静脉曲张性综合征　静脉瘤症候群　じょうみゃくりゅうしょうこうぐん

静脉曲张性坐骨神经痛　静脉瘤性坐骨神経痛　じょうみゃくりゅうせいざこつしんけいつう

静脉曲张状态〔静脉瘤症状　じょうみゃくりゅうしょうじょう

静脉韧带　静脉靭帯　じょうみゃくじんたい

静脉韧带裂　静脉靭帯裂　じょうみゃくじんたいれつ

静脉肾盂造影术　静脉性腎盂造影法　じょうみゃくせいじんうぞうえいほう

静脉石　静脉結石　じょうみゃくけっせき

静脉石病　静脉結石症　じょうみゃくけっせきしょう

静脉受压　静脉圧迫　じょうみゃくあっぱく

静脉输入　静脉輸入　じょうみゃくゆにゅう

静脉输血　静脉輸血　じょうみゃくゆけつ

静脉输液　静脉〔内〕輸液　じょうみゃく〔ない〕ゆえき

静脉输液法　静脉輸液法　じょうみゃくゆえきほう

静脉输液器械包　静脉輸液器械セット　じょうみゃくゆえききかいset

静脉输液针　静脉輸液針　じょうみゃくゆえきしん

静脉输注　静脉内注射　じょうみゃくないちゅうしゃ

静脉栓塞症　静脉塞栓症　じょうみゃくそくせんしょう

静脉套管　静脉カニューレ　じょうみゃくcannula

静脉痛　静脉神経痛　じょうみゃくしんけいつう

静脉网　静脉網　じょうみゃくもう

静脉吻合术　静脉吻合術　じょうみゃくふんごうじゅつ

静脉吸收　静脉吸収　じょうみゃくきゅうしゅう

静脉狭窄　静脉狭窄　じょうみゃくきょうさく

静脉纤维变性　静脉線維変性　じょうみゃくせんいへんせい

静脉纤维化　静脉線維化　じょうみゃくせんいか

静脉X线电影照相术　静脉X線映画写真法　じょうみゃくXせんえいがしゃしんほう

静脉X线造影术　静脉X線造影法　じょうみゃくXせんぞうえいほう

静脉心血管造影术　静脉心臓血管造影法　じょうみゃくしんぞうけっかんぞうえいほう

静脉性跛行　静脉性跛行　じょうみゃくせいはこう

静脉性充血　静脉性充血　じょうみゃくせいじゅうけつ

静脉性动脉　静脉性動脉，肺動脉　じょうみゃくせいどうみゃく，はいどうみゃく

静脉性过度　過度静脉血性　かどじょうみゃくけっせい

静脉性坏疽　静脉性壊疽　じょうみゃくせいえそ

静脉性水肿　静脉性水腫　じょうみゃくせいすいしゅ

静脉学　静脉学　じょうみゃくがく

静脉血　静脉血　じょうみゃくけつ

静脉血过多　静脉血過多　じょうみゃくけつかた

静脉血回流　静脉還流　じょうみゃくかんりゅう

静脉血凝固　静脉血凝固　じょうみゃくけつぎょうこ

静脉血色素　フレビン　phlebin

静脉血栓　静脉血栓　じょうみゃくけっせん

静脉血栓形成　静脉血栓〔症〕　じょうみゃくけっせん〔しょう〕

静脉血栓征　静脉血栓徴候　じょうみゃくけっせんちょうこう

静脉血停滞波　静脉うっ血波　じょうみゃくうっけつは

静脉〔血〕压　静脉血圧　じょうみゃくけつあつ

静脉〔血〕压表　静脉血圧計　じょうみゃくけつあつけい

静脉血液动脉化　静脉血液動脉化　じょうみゃくけつえきどうみゃくか

静脉压测定　静脉血圧測定　じょうみゃくけつあつそくてい

静脉压测量法　静脉血圧測定法　じょうみゃくけつあつそくていほう

静脉压力曲线　静脉血圧曲線　じょうみゃくけつあつきょくせん

静脉压上升　静脉血圧上昇　じょうみゃくけつあつじょうしょう

静脉炎　静脉炎　じょうみゃくえん

静脉炎后综合征　静脉炎後症候群　じょうみゃくえんごしょうこうぐん

静脉炎性败血病　静脉炎性敗血症　じょうみゃくえんせいはいけっしょう

静脉移植术　静脉移植術　じょうみゃくいしょくじゅつ

静脉异位　静脉転位　じょうみゃくてんい

静脉营养法　静脉栄養補給法　じょうみゃくえいようほきゅうほう

静脉硬化　静脉硬化〔症〕　じょうみゃくこうか〔しょう〕

静脉硬化法　静脉硬化法　じょうみゃくこうかほう

静脉迂曲　静脉蛇行　じょうみゃくだこう

静脉淤血　静脉うっ血　じょうみゃくうっけつ

静脉郁滞　静脉血うっ滞　じょうみゃくけつうったい

静脉郁滞法　静脉血うっ滞法　じょうみゃくけつうったいほう

静脉郁阻器　静脉血うっ滞用器　じょうみゃくけつうったいようき

静脉杂音　静脉雑音　じょうみゃくざつおん

静脉造影术　静脉造影術　じょうみゃくぞうえいじゅつ

静脉造影〔照〕片　静脉造影図　じょうみゃくぞうえいず

静脉张力　静脉張力　じょうみゃくちょうりょく

静脉止血法　静脉止血法　じょうみゃくしけつほう

静脉中层　静脉中膜　じょうみゃくちゅうまく

静脉〔中层〕纤维变性　静脉〔中膜〕線維化　じょうみゃく〔ちゅうまく〕せんいか

静脉中层炎　静脉中膜炎　じょうみゃくちゅうまくえん

静脉周炎　静脉周囲炎　じょうみゃくしゅういえん

静脉注射　静脉〔内〕注射　じょうみゃく〔ない〕ちゅうしゃ

静脉注射疗法　静脉注射療法　じょうみゃくちゅうしゃりょうほう

静脉阻塞性疾病　静脉閉塞性疾患　じょうみゃくへいそくせいしっかん

静平衡试验　静平衡試験　せいへいこうしけん

静时震颤　起立振戦　きりつしんせん

静水压　静水圧　せいすいあつ

静水柱　静水柱　せいすいちゅう

静态　静止状態　せいしじょうたい

静态法　静止法　せいしほう

静态平衡　静平衡　せいへいこう

静态人口统计　定常人口統計　ていじょうじんこうとうけい

静态人口学　定常人口学　ていじょうじんこうがく

静态生物学　静態生物学　せいたいせいぶつがく

静态瞳孔异常　静態瞳孔異常　せいたいどうこういじょう

静态诱导效应　静電誘導効果　せいでんゆうどうこうか

静态作业　静的作業　せいてきさぎょう

静位紧张反射　平衡持続性〔迷路〕反射，緊張性迷路反射　へいこうじぞくせい〔めいろ〕はんしゃ，きんちょうせいめいろはんしゃ

静位觉　平衡〔感〕覚　へいこう〔かん〕かく

静息电流　静止電流　せいしでんりゅう

静息电位　静止電位　せいしでんい
静息电位差　静止電位差　せいしでんいさ
静息膜电位　静止膜電位　せいしまくでんい
静息期　休止期　きゅうしき
静息痛　休息痛　きゅうそくつう
静纤毛　不動〔線〕毛　ふどう〔せん〕もう
静象　静止形態　せいしけいたい
静性坏死　静止性壊死　せいしせいえし
静压　静圧　せいあつ
静止基因　沈黙遺伝子　ちんもくいでんし
静止界面　静止界面　せいしかいめん
静止跨膜电位　静止膜内外電位　せいしまくないがいでんい
静止囊肿　静止囊胞　せいしのうほう
静止瘤　静止腫瘍　せいししゅよう
静止期　静止期　せいしき
静止期毛发　休止期毛　きゅうしきもう
静止期乳腺　休止期乳腺　きゅうしきにゅうせん
静止软骨区　静止軟骨帯　せいしなんこつたい
静止细胞　休止細胞　きゅうしさいぼう
静止相　静止相　せいしそう
静止性共济失调　静止性運動失調　せいしせいうんどうしっちょう
静止性虹膜炎　静止性虹彩炎　せいしせいこうさいえん
静止性结核　静止性結核　せいしせいけっかく
静止性内障　静止性白内障　せいしせいはくないしょう
静止性龋　静止性カリエス　せいしせいcaries
静止性训练　静止性訓練　せいしせいくんれん
静止性震颤　起立振戦　きりつしんせん
静止质量　静止質量　せいししつりょう
静坐不能　静座不能　せいざふのう
静坐作业　坐業　ざぎょう
境界瘤　境界腫瘍　きょうかいしゅよう
境界〔射〕线　グレンツ線　grenzせん
境界〔射〕线管　グレンツ線管　grenzせんかん
境遇适应性反应　環境適応性反応　かんきょうてきおうせいはんのう
镜　鏡　かがみ
镜度计　レンズ測定計　lensそくていけい
镜架宽度计　眼鏡枠幅測定器　めがねわくはばそくていき
镜检　鏡検　きょうけん
镜检法　顕微鏡検査〔法〕　けんびきょうけんさ〔ほう〕
镜检凝集　鏡検凝集　きょうけんぎょうしゅう
镜片　レンズ　lens
镜片光心　レンズの光学的中心　lensのこうがくてきちゅうしん
镜片屈光力鉴定　レンズの屈折力鑑定　lensのくっせつりょくかんてい
镜热　カガミ熱　カガミねつ
镜台　載物台　さいぶつだい
镜台测微计　載物台測微計　さいぶつだいそくびけい
镜台下部　サブステージ　substage
镜台下聚光镜　サブステージ集光器　substageしゅうこうき
镜头　①カメラレンズ②顕微鏡レンズ　①camera lens②けんびきょうlens
镜下血尿　顕微〔鏡的〕血尿　けんび〔きょうてき〕けつにょう
镜象　鏡像　きょうぞう

镜象对称性　鏡像対称性　きょうぞうたいしょうせい
镜象体　鏡像〔異性体〕　きょうぞう〔いせいたい〕
镜象型右位　鏡像型右位　きょうぞうがたうい
镜象异构现象　鏡像異性体現象　きょうぞういせいたいげんしょう
镜轴测量法　鏡軸計測法　きょうじくけいそくほう

JIU　纠九久韭酒旧臼厩救就

jiǔ　纠

纠发病　糾髪症　きゅうはつしょう
纠正试验　矯正試験　きょうせいしけん
纠正型大血管错位　矯正型大血管転位　きょうせいがたただいけっかんてんい

jiǔ　九久韭酒

九产妇　九回経産婦　きゅうかいけいさんぷ
九二〇　ギベレリン　gibberellin
九里香草　九里香草　キュウリコウソウ
九日红斑　ミリアン紅斑　Milianこうはん
九肽　ノナペプチド　nonapeptide
九香虫　九香虫　キュウコウチュウ
九一四　ネオアルスフェナミン　neoarsphenamine
久病　持病，長患い　じびょう，ながわずらい
久病病例　持病症例　じびょうしょうれい
久病衰弱　持病衰弱　じびょうすいじゃく
久存性动脉导管　動脈管開存〔症〕　どうみゃっかんかいぞん〔しょう〕
久存性动脉干　総動脈幹開存　そうどうみゃっかんかいぞん
久存性脐尿管　尿膜管開存　にょうまくかんかいぞん
久存性胸腺　胸腺遺残　きょうせんいざん
久莫霉素　キオモマイシン　chiomomycin
久期方程式　永年方程式　ながねんほうていしき
久卧性麻痹　褥瘡麻　じょくそうまひ
韭菜子　ニラ種子　ニラシュシ
酒　酒　さけ
酒臭　アルコール性臭気　alcoholせいしゅうき
酒刺　面皰　にきび
酒毒迷睡　アルコール性トランス　alcoholせいtrance
酒毒性迟钝　アルコール性遅鈍　alcoholせいちどん
酒毒性肺炎　アルコール性肺炎　alcoholせいはいえん
酒毒性共济失调　アルコール性運動失調　alcoholせいうんどうしっちょう
酒毒性恍惚　アルコール性トランス　alcoholせいtrance
酒毒性精神病　アルコール性精神病　alcoholせいせいしんびょう
酒毒性脑膜炎　アルコール性髄膜炎　alcoholせいずいまくえん
酒毒性神经炎　アルコール性神経炎　alcoholせいしんけいえん
酒毒性妄想狂　アルコール性妄想症　alcoholせいもうそうしょう
酒毒性胃病　アルコール〔飲料〕性胃病　alcohol〔いんりょう〕せいいびょう
酒〔毒性躁〕狂　アルコール性躁病　alcoholせいそうびょう
酒毒性谵妄　アルコール性譫妄　alcoholせいせんぼう
酒红斑　アルコール性紅斑　alcoholせいこうはん
酒红色　クラレット　レッド　claret red
酒花　ホップ　hops

酒花酮　ルプロン　lupulon
酒窖　酒貯蔵室　さけちょぞうしつ
酒精　アルコール　alcohol
酒精比重计　アルコール比重計　alcoholひじゅうけい
酒精擦浴　アルコール浴　alcoholよく
酒精槽　アルコール槽　alcoholそう
酒精测定　アルコール測定　alcoholそくてい
酒精沉淀试验　アルコール沈殿試験　alcoholちんでんしけん
酒精灯　アルコール灯　alcoholとう
酒精酵母　アルコール酵母　alcoholこうぼ
酒精戒除综合征　アルコール禁断症候群　alcoholきんだんしょうこうぐん
酒精溶液　アルコール溶液　alcoholようえき
酒精水平仪　アルコール水準器　alcoholすいじゅんき
酒精提出物　アルコール性エキス　alcoholせいextract
酒精提取　アルコール抽出　alcoholちゅうしゅつ
酒精脱氢酶　アルコール　デヒドロゲナーゼ　alcohol dehydrogenase
酒精温度计　アルコール温度計　alcoholおんどけい
酒精性低血糖症　アルコール性低血糖症　alcoholせいていけっとうしょう
酒精性多发性神经炎　アルコール性多発性神経炎　alcoholせいたはつせいしんけいえん
酒精性多神经炎性精神病　アルコール性多発神経炎性精神病　alcoholせいたはつしんけいえんせいせいしんびょう
酒精性肝炎　アルコール性肝炎　alcoholせいかんえん
酒精性肝硬变　アルコール性肝硬変〔症〕　alcoholせいかんこうへん〔しょう〕
酒精性昏迷　アルコール性昏睡　alcoholせいこんすい
酒精性心肌病　アルコール性心筋症　alcoholせいしんきんしょう
酒精性心脏病　アルコール性心臓病　alcoholせいしんぞうびょう
酒精饮料　アルコール飲料　alcoholいんりょう
酒精中毒　アルコール中毒　alcoholちゅうどく
酒〔精中〕毒性痴呆　アルコール中毒性痴呆　alcoholちゅうどくせいちほう
酒精中毒性幻觉症　アルコール中毒性幻覚症　alcoholちゅうどくせいげんかくしょう
酒精中毒性精神病　アルコール中毒性精神病　alcoholちゅうどくせいせいしんびょう
酒精中毒性脑病　アルコール性脳症　alcoholせいのうしょう
酒精中毒性偏执狂　アルコール中毒性偏執症　alcoholちゅうどくせいへんしつしょう
酒精中毒性衰退　アルコール性衰退　alcoholせいすいたい
酒精注射　アルコール注射　alcoholちゅうしゃ
酒类醇量计　酒類アルコール量測定器　しゅるいalcoholりょうそくていき
酒曲菌属　クモノスカビ属　クモノスカビぞく
酒石黄　タルトラジン　tartrazine
酒石酸　酒石酸　しゅせきさん
酒石酸铵　酒石酸アンモニウム　しゅせきさんammonium
酒石酸苯茚达明　酒石酸フェニンダミン　しゅせきさんphenindamine
酒石酸铋　酒石酸蒼鉛　しゅせきさんそうえん
酒石酸二甲基哌嗪　酒石酸ジメチルピペラジン　しゅせきさんdimethylpiperazine
酒石酸钙　酒石酸カルシウム　しゅせきさんcalcium
酒石酸钾　酒石酸カリウム　しゅせきさんkalium
酒石酸钾铵　酒石酸カリウムアンモニウム　しゅせきさんkalium ammonium
酒石酸喷托林　酒石酸ペントリン　しゅせきさんpentoline
酒石酸氢铵　酒石酸水素アンモニウム　しゅせきさんすいそammonium
酒石酸氢钾　酒石酸水素カリウム　しゅせきさんすいそkalium
酒石酸氢钠　酒石酸水素ナトリウム　しゅせきさんすいそnatrium
酒石酸锑钠　酒石酸アンチモニー　ナトリウム　しゅせきさんantimony natrium
酒石酸铁铵　酒石酸鉄アンモニウム　しゅせきさんてつammonium
酒石酸铁蛋白　酒石酸フェリチン　しゅせきさん ferritin
酒石酸铁钾　酒石酸カリウム鉄　しゅせきさんkalium てつ
酒石酸铜　酒石酸銅　しゅせきさんどう
酒石酸五吡咯烷　アンソライセン　ansolysen
酒石酸五甲哌啶　酒石酸ペンピジン　しゅせきさんpempidine
酒石酸辛内弗林　酒石酸シネフリン　しゅせきさんsynephrine
酒石酸性肾炎　酒石酸性腎炎　しゅせきさんせいじんえん
酒石酸盐　酒石酸塩　しゅせきさんえん
酒石酸银　酒石酸銀　しゅせきさんぎん
酒酸　ブドウ酒酸　ブドウしゅさん
酒氧化酶　エノキシダーゼ　enoxidase
酒瘾综合征　アルコール依存症候群　alcoholいぞんしょうこうぐん
酒渣鼻　酒皶　しゅさ
酒渣鼻性痤疮　酒皶性痤瘡　しゅさせいざそう
酒渣鼻性睑结膜炎　酒皶性眼瞼結膜炎　しゅさせいがんけんけつまくえん
酒渣鼻性角膜炎　酒皶性角膜炎　しゅさせいかくまくえん
酒渣样结核疹　酒皶性結核疹　しゅさせいけっかくしん
酒制酊〔剂〕　チンキ〔剂〕　tincture〔ざい〕
酒醉　酩酊　めいてい

jiù　旧白厩救就

旧〔大脑〕皮质　旧皮質　きゅうひしつ
旧感觉　旧感覚　きゅうかんかく
旧结核菌素　旧ツベルクリン　きゅうtuberculin
旧金山病毒　サンフランシスコウイルス　San Francisco virus
旧链　旧鎖　きゅうさ
旧脑　旧脳　きゅうのう
旧皮质系统　旧皮質系　きゅうひしつけい
旧丘脑　旧視床　きゅうししょう
旧事如新症　未視感〔症〕　みしかん〔しょう〕
旧纹状体　旧線条体　きゅうせんじょうたい
旧纹状体综合征　旧線条体症候群　きゅうせんじょうたいしょうこうぐん
旧小脑　旧小脳　きゅうしょうのう
旧型外科刀　旧式外科用メス　きゅうしきげかようmes
旧运动区系统　旧運動系　きゅううんどうけい
臼〔加〕盖术　シェルビング手術　shelvingしゅじゅつ
厩肥　畜舎肥料　ちくしゃひりょう

厩腐蝇　大家蝿　オオイエバエ

厩螫蝇　サシバエ

救护车　救急車　きゅうきゅうしゃ

救护船　救急船　きゅうきゅうせん

救护队　救急隊　きゅうきゅうたい

救护飞机　救急飛行機　きゅうきゅうひこうき

救护中心　救急救命センター　きゅうきゅうきゅうめい
center

救命　救命　きゅうめい

救生　救命　きゅうめい

救生背包　救命バックパック　きゅうめい back pack

救生背心　救命ジャケット　きゅうめいjacket

救生舱　救命カプセル　きゅうめいcapsule

救生车　救命車　きゅうめいしゃ

救生船　救命船　きゅうめいせん

救生服　救命服　きゅうめいふく

救生设(装)备　救命装置　きゅうめいそうち

救生氧气　救命酸素　きゅうめいさんそ

救生衣　救命胴衣　きゅうめいどうい

救生员　救難隊員　きゅうなんたいいん

救援车　救命車　きゅうめいしゃ

救援疗法　救急療法　きゅうきゅうりょうほう

就地检查　現場検査　げんばけんさ

就业禁忌〔症〕　就職禁忌〔症〕　しゅうしょくきんき〔しょう〕

就业前健康检查　就職前健康検査　しゅうしょくぜんけん
こうけんさ

就业前体检　就職前身体検査　しゅうしょくぜんしんたい
けんさ

JU　拘居鞠局桔菊锔咀枸举矩巨拒具剧惧距
锯聚

jū　拘居鞠

拘禁　拘禁　こうきん

拘禁性精神病　拘禁性精神病　こうきんせいせいしんびょ
う

居间分生组织　中間裂生組織　ちゅうかんれっせいそしき

居间射线　中間放射線　ちゅうかんほうしゃせん

居里　キュリー　curie

居里点　キュリー点　Curieてん

居里点热解器　キュリー点熱解器　Curieてんねつかいき

居里定律　キュリー法則　Curieほうそく

居里疗法　キュリー療法　Curieりょうほう

居里强度　キュリー強度　Curieきょうど

居里小时　キュリー時　Curieじ

居留细胞　定住細胞　ていじゅうさいぼう

居室高度　居室高度　きょしつこうど

居室进深　居室深度　きょしつしんど

居室面积　居室面積　きょしつめんせき

居维叶氏窦　クーベー洞　Cuvierどう

居维叶氏管　クーベー管　Cuvierかん

居永氏法　ギョン法　Guyonほう

居永氏峡　ギョン峡部　Guyonきょうぶ

居永氏征　ギョン徴候　Guyonちょうこう

居住净面积　居室純面積　きょしつじゅんめんせき

居住面积　居室面積　きょしつめんせき

居住条件　居住条件　きょじゅうじょうけん

鞠躬状抽搐　鞠躬状チック　きっきゅうじょうtic

jú　局桔菊锔

局部白化病　限局性白皮症　げんきょくせいはくひしょう

局部病　限局性疾病　げんきょくせいしっぺい

局部抽搐　限局性痙攣　げんきょくせいけいれん

局部刺激　局所刺激　きょくしょしげき

局部刺激状态　局所刺激状態　きょくしょしげきじょうたい

局部存储器　局所記憶装置　きょくしょきおくそうち

局部电池　局所電池　きょくしょでんち

局部电流　局所電流　きょくしょでんりゅう

局部电位　局所電位　きょくしょでんい

局部多汗〔症〕　局所性多汗〔症〕　きょくしょせいたかん
〔しょう〕

局部发绀　局所性チアノーゼ　きょくしょせいcyanosis

局部发热　局所性発熱　きょくしょせいはつねつ

局部发育不全　局所発育不全　きょくしょはついくふぜん

局部反射　局所反射　きょくしょはんしゃ

局部反应　局所〔性〕反応　きょくしょ〔せい〕はんのう

局部防卫法　局所〔感染〕防衛法　きょくしょ〔かんせん〕ぼ
うえいほう

局部放血　局所瀉血　きょくしょしゃけつ

局部分化　局部分化　きょくぶぶんか

局部分泌　局部分泌　きょくぶぶんぴつ

局部腐蚀　局部腐食　きょくぶふしょく

局部干燥　局部乾燥　きょくぶかんそう

局部感觉迟钝　局所的感覚鈍麻　きょくしょてきかんかく
どんま

局部感觉异常　局所性知覚異常　きょくしょせいちかくい
じょう

局部感染　局所感染　きょくしょかんせん

局部光浴　局部光線浴　きょくぶこうせんよく

局部过敏反应　アルサス反応　Arthusはんのう

局部过敏性　局所アナフィラキシー　きょくしょ
Anaphylaxie

局部坏死　局所性壊死　きょくしょせいえし

局部环路　局地回線　きょくちかいせん

局部剂量　局所〔適〕用量,局所線量　きょくしょ〔てき〕よう
りょう,きょくしょせんりょう

局部检查　局所診察　きょくしょしんさつ

局部接合　局部結合　きょくぶけつごう

局部解剖　局所解剖　きょくしょかいぼう

局部解剖学　局所解剖学　きょくしょかいぼうがく

局部浸润　局所浸潤　きょくしょしんじゅん

局部浸润麻醉　局部浸潤麻酔　きょくぶしんじゅんますい

局部痉挛　局所性痙攣　きょくしょせいけいれん

局部静脉麻醉　局所静脈麻酔　きょくしょじょうみゃくます
い

局部巨大发育　局部巨大発育　きょくぶきょだいはついく

局部菌苗疗法　局所ワクチン療法　きょくしょvaccinりょう
ほう

局部冷冻疗法　局所冷凍療法　きょくしょれいとうりょうほ
う

局部冷冻麻醉　局所冷凍麻酔　きょくしょれいとうますい

局部疗法　局所療法　きょくしょりょうほう

局部淋巴结肿大　局所リンパ節腫脹　きょくしょlymphせつ
しゅちょう

局部隆起　局所隆起　きょくしょりゅうき

局部麻痹　局所麻痺　きょくしょまひ

局部麻醉　局所麻酔　きょくしょますい

比尔氏局部麻醉　ビール局所麻酔　Bierきょくしょますい

局部麻醉药 局所麻醉薬 きょくしょますいやく

局部免疫 局所免疫 きょくしょめんえき

局部缺血 局所虚血,局所乏血 きょくしょきょけつ,きょくしょぼうけつ

局部缺血性肌痛 局所虚血性筋痛 きょくしょきょけつせいきんつう

局部缺血性麻痹 局所虚血性麻痺 きょくしょきょけつせいまひ

局部缺血性疲劳 局所虚血性疲労 きょくしょきょけつせいひろう

局部贫血 局所〔性〕貧血 きょくしょ〔せい〕ひんけつ

局部乳房切除术 局部乳房切除術 きょくぶにゅうぼうせつじょじゅつ

局部神经机能病 局所神経症 きょくしょしんけいしょう

局部水肿 局所水腫 きょくしょすいしゅ

局部睡眠 局所睡眠 きょくしょすいみん

局部损伤 局所損傷 きょくしょそんしょう

局部调节 局部調節 きょくぶちょうせつ

局部痛 局所疼痛 きょくしょとうつう

局部外科 局所外科 きょくしょげか

局部温度觉测量器 局所温度感覚測定器 きょくしょおんどかんかくそくていき

局部污染 局所汚染 きょくしょおせん

局部舞蹈病 局所性舞踏病 きょくしょせいぶとうびょう

局部效应 局部効果 きょくぶこうか

局部兴奋剂 局所興奮薬 きょくしょこうふんやく

局部兴奋状态 局所的興奮状態 きょくしょてきこうふんじょうたい

局部型过敏症 局所型過敏症 きょくしょがたかびんしょう

局部性多毛〔症〕 局所性多毛〔症〕 きょくしょせいたもう〔しょう〕

局部血肿 局所血腫 きょくしょけっしゅ

局部药 局所剤 きょくしょざい

局部义齿 局部義歯 きょくぶぎし

局部抑制 局所抑制 きょくしょよくせい

局部因素 局部因子 きょくぶいんし

局部应用 局部応用 きょくぶおうよう

局部瘀血 局所性うっ血 きょくしょせいうっけつ

局部原因 局部原因 きょくぶげんいん

局部照明 局部照明 きょくぶしょうめい

局部照射 局部照射 きょくぶしょうしゃ

局部诊断 局所診断 きょくしょしんだん

局部振动 局部振動 きょくぶしんどう

局部症状 局所症状 きょくしょしょうじょう

局部肿胀 局所腫脹 きょくしょしゅちょう

局部阻力 局所抵抗 きょくしょていこう

局部组织学 局所組織学 きょくしょそしきがく

局部作用 局所作用 きょくしょさよう

局限 限局 げんきょく

局限包囊性血胸 限局性被包性血胸 げんきょくせいひほうせいけっきょう

局限型 限局型 げんきょくがた

局限性白喉 限局性ジフテリア げんきょくせい diphtheria

局限性变形 限局性変形 げんきょくせいへんけい

局限性剥脱性舌炎 限局性剝脱性舌炎 げんきょくせいはくだつせいぜつえん

局限性抽搐 限局性痙攣 げんきょくせいけいれん

局限性癫痫 限局性てんかん げんきょくせいてんかん

局限性淀粉样变 限局性アミロイド症 げんきょくせいamyloidしょう

局限性动脉瘤 限局性動脈瘤 げんきょくせいどうみゃくりゅう

局限性腹壁紧张 限局性腹壁緊張 げんきょくせいふくへききんちょう

局限性腹膜炎 限局性腹膜炎 げんきょくせいふくまくえん

局限性骨化性肌炎 限局性骨化性筋炎 げんきょくせいこつかせいきんえん

局限性回肠炎 限局性回腸炎 げんきょくせいかいちょうえん

局限性浆液性脑膜炎 限局性漿液性髄膜炎 げんきょくせいしょうえきせいずいまくえん

局限性强直 限局性強直(強縮) げんきょくせいきょうちょく(きょうしゅく)

局限性惊厥 限局性痙攣 げんきょくせいけいれん

局限性淋巴管瘤 限局性リンパ管腫 げんきょくせいlymphかんしゅ

局限性迷路炎 限局性迷路炎 げんきょくせいめいろえん

局限性粘液水肿 限局性粘液水腫 げんきょくせいねんえきすいしゅ

局限性脓肿 限局性膿瘍 げんきょくせいのうよう

局限性皮肤毛细血管扩张 限局性皮膚毛細血管拡張 げんきょくせいひふもうさいけっかんかくちょう

局限性皮肤水肿 限局性皮膚水腫 げんきょくせいひふすいしゅ

局限性皮内钙质沉着 限局性皮膚石灰症 げんきょくせいひふせっかいしょう

局限性扁平苔癣 限局性扁平苔癬 げんきょくせいへんぺいたいせん

局限性破伤风 限局性破傷風 げんきょくせいはしょうふう

局限性全萎缩 限局性汎萎縮〔症〕 げんきょくせいはんいしゅく〔しょう〕

局限性乳腺结缔组织增生 限局性乳腺結合組織増殖 げんきょくせいにゅうせんけつごうそしきぞうしょく

局限性瘙痒 限局性瘙痒〔症〕 げんきょくせいそうよう〔しょう〕

局限性水肿 限局性水腫 げんきょくせいすいしゅ

局限性脱发 限局性脱毛〔症〕 げんきょくせいだつもう〔しょう〕

局限性外耳道疖 限局性外耳道癤 げんきょくせいがいじどうせつ

局限性外耳道炎 限局性外耳道炎 げんきょくせいがいじどうえん

局限性先天性肌营养不良综合征 限局性先天性筋ジストロフィ症候群 げんきょくせいせんてんせいきんdystrophyしょうこうぐん

局限性纤维性骨炎 限局性線維性骨炎 げんきょくせいせんいせいこつえん

局限性纤维性骨营养不良 限局性線維性骨ジストロフィ げんきょくせいせんいせいこつdystrophy

局限性哮鸣音 限局性喘鳴音 げんきょくせいぜんめいおん

局限性压痛 限局性圧痛 げんきょくせいあっつう

局限性遗忘 限局性健忘〔症〕 げんきょくせいけんぼう〔しょう〕

局限性硬皮病　限局性硬皮症　げんきょくせいこうひしょう

局限性脂肪萎缩　限局性脂肪組織萎縮　げんきょくせいしぼうそしきいしゅく

局限性椎板切除术　限局性椎弓切除術　げんきょくせいついきゅうせつじょじゅつ

局限性子宫收缩环　限局性子宮収縮輪　げんきょくせいしきゅうしゅうしゅくりん

局限性自体免疫过程　限局性自己免疫過程　げんきょくせいじこめんえきかてい

局限增殖型　限局性増殖型　げんきょくせいぞうしょくがた

局灶病　病巣疾患　びょうそうしっかん

局灶浸润　病巣浸潤　びょうそうしんじゅん

局灶性病变　病巣状病変　びょうそうじょうびょうへん

局灶性玻璃样变〔性〕　病巣性ヒアリン様変性　びょうそうせいhyalineようへんせい

局灶性癫痫　病巣性てんかん　びょうそうせいてんかん

局灶性肺结核　病巣性肺結核　びょうそうせいはいけっかく

局灶性感染　病巣感染　びょうそうかんせん

局灶性坏死　病巣性壊死　びょうそうせいえし

局灶性毛细血管间质病性肾小球肾炎　病巣性毛細血管間質病性糸球体腎炎　びょうそうせいもうさいけっかんかんしつびょうせいしきゅうたいじんえん

局灶性上皮增殖　病巣性上皮増殖　びょうそうせいじょうひぞうしょく

局灶性肾小球肾炎　病巣性糸球体腎炎　びょうそうせいしきゅうたいじんえん

局灶性肾炎　病巣性腎炎　びょうそうせいじんえん

局灶性损害　病巣性損傷　びょうそうせいそんしょう

局灶性炎　病巣性炎症　びょうそうせいえんしょう

局灶性硬化　巣状硬化〔症〕,病巣性硬化〔症〕　そうじょうこうか〔しょう〕,びょうそうせいこうか〔しょう〕

局灶性增殖　病巣性増殖　びょうそうせいぞうしょく

局灶性真皮发育不全综合征　病巣性皮膚発育不全症候群　びょうそうせいひふはついくふぜんしょうこうぐん

局灶性症状　病巣性症状　びょうそうせいしょうじょう

局灶诊断　病巣診断　びょうそうしんだん

桔红　オレンジレッド　orange red

桔黄　オレンジエロー　orange yellow

桔黄色　アウランチア　aurantia

桔霉素　シトリニン　citrinin

桔皮苷　ヘスペリジン　hesperidin

桔皮晶　タンゲリチン　tangeritin

桔皮样外观　蜜柑膚外観　みかんふがいかん

桔皮征　蜜柑膚徴候　みかんふちょうこう

菊醇　アラントール　alantol

菊粉　イヌリン　inulin

菊粉酶　イヌリナーゼ　inulinase

菊粉（糖）清除率　イヌリンクリアランス　inulin clearance

菊粉（糖）清除（廓）试验　イヌリンクリアランス試験　inulin clearanceしけん

菊花　菊の花　キクのハナ

菊〔花〕苷（甙）　クリサンテミン　chrysanthemin

菊花酮　クリサンテノン　chrysanthenone

菊苣　チコリー　chicory

菊科　菊科　キクか

菊糖血清培养基　イヌリン血清培地　inulinけっせいばいち

锔　キュリウム,Cm　curium

jǔ　咀枸举矩

咀嚼　咀嚼　そしゃく

咀嚼不能　咀嚼不能　そしゃくふのう

咀嚼动作　咀嚼運動　そしゃくうんどう

咀嚼功能　咀嚼機能　そしゃくきのう

咀嚼活动　咀嚼活動　そしゃくかつどう

咀嚼肌　咀嚼筋　そしゃくきん

咀嚼肌间隙　咀嚼筋間隙　そしゃくきんかんげき

咀嚼肌痉挛　咀嚼筋痙攣　そしゃくきんけいれん

咀嚼系统　咀嚼系　そしゃくけい

咀嚼作用　咀嚼作用　そしゃくさよう

咀嚼中枢　咀嚼中枢　そしゃくちゅうすう

枸环戊酯　クエン酸カルベタペンタン　クエンさんcarbetapentane

枸橼酊　レモンチンキ　lemon tinctura

枸橼酸　クエン酸　クエンさん

枸橼酸阿斯维林　クエン酸アスベリン　クエンさんasverine

枸橼酸铵　クエン酸アンモニウム　クエンさんammonium

枸橼酸二氢胆碱　二水素クエン酸コリン　にすいそクエンさんcholine

枸橼酸芬太尼　クエン酸フェンタニール　クエンさんfentanyl

枸橼酸杆菌　シトロバクター菌　citrobacterきん

枸橼酸杆菌属　シトロバクター菌属　Citrobacterきんぞく

枸橼酸胡椒嗪　クエン酸ピペラジン　クエンさんpiperazine

枸橼酸钾　クエン酸カリウム　クエンさんkalium

枸橼酸咳必清　クエン酸カルベタペンテン　クエンさんcorbetapentane

枸橼酸镁　クエン酸マグネシウム　クエンさんmagnesium

枸橼酸钠　クエン酸ナトリウム　クエンさんnatrium

枸橼酸钠输血法　クエン酸ナトリウム輸血法　クエンさんnatriumゆけつほう

枸橼酸钠血浆　クエン酸ナトリウム血漿　クエンさんnatriumけっしょう

枸橼酸哌嗪　クエン酸ピペラジン　クエンさんpiperazine

枸橼酸哌嗪片　クエン酸ピペラジン錠　クエンさんpiperazineじょう

枸橼酸铁铵　クエン酸鉄アンモニウム　クエンさんてつammonium

枸橼酸铁奎宁　クエン酸鉄キニーネ　クエンさんてつquinine

枸橼酸盐　クエン酸塩　クエンさんえん

枸橼酸盐利用试验　クエン酸塩利用試験　クエンさんえんりようしけん

枸橼酸盐尿症　クエン酸塩尿症　クエンさんえんにょうしょう

枸橼酸盐斜面培养基　クエン酸塩斜面培地　クエンさんえんしゃめんばいち

枸橼酸乙胺嗪　クエン酸ジエチルカルバマジン　クエンさんdiethylcarbamazine

枸橼酸乙胺嗪片　クエン酸ジエチルカルバマジン錠　クエンさんdiethylcarbamazineじょう

枸橼酸银　クエン酸銀　クエンさんぎん

举名性困难（失语）　名義失語〔症〕　めいぎしつご〔しょう〕

矩形　矩形　くけい

矩形波　方形波　ほうけいは
矩形分布　矩形分布　くけいぶんぷ
矩形图　ヒストグラム　histogram
矩阵　マトリクス　matrix
矩阵代数　マトリクス代数　matrixだいすう
矩阵分析　マトリクス分析　matrixぶんせき
矩阵求逆　マトリクス反転　matrixはんてん
矩阵微分方程　マトリクス微分方程式　matrixびぶんほうていしき
矩阵运算　マトリクス演算　matrixえんざん

jù 巨拒具剧惧距锯聚

巨斑刺蛾　アイウ蛾　アイウが
巨斑刺蛾幼虫皮炎　アイウ蛾幼虫皮膚炎　アイウがようちゅうひふえん
巨鼻　巨鼻症　きびしょう
巨臂　巨腕　きょわん
巨并指　巨合指症　きょごうししょう
巨肠　巨大腸〔症〕　きょだいちょう〔しょう〕
巨成红细胞性贫血　巨赤芽球性貧血　きょせきがきゅうせいひんけつ
巨成髓细胞　大骨髄芽球　だいこつずいがきゅう
巨唇　大唇〔症〕　だいしん〔しょう〕
巨大电位　巨大電位　きょだいでんい
巨〔大〕淀粉酶　マクロアミラーゼ　macroamylase
巨大淀粉酶血症　マクロアミラーゼ血症　macroamylaseけっしょう
巨大肥厚性胃炎　巨大肥厚性胃炎　きょだいひこうせいいえん
巨大分子　高分子　こうぶんし
巨大红细胞　巨(大)赤血球　きょ(だい)せっけっきゅう
巨大菌落　巨大集落　きょだいしゅうらく
巨〔大内〕脏　巨大内臓　きょだいないぞう
巨大膀胱输尿管综合征　巨大膀胱尿管症候群　きょだいぼうこうにょうかんしょうこうぐん
巨大性荨麻疹　巨大性じんま疹　きょだいせいじんましん
巨大球形心　巨大球状心　きょだいきゅうじょうしん
巨大染色体　巨大染色体　きょだいせんしょくたい
巨大肾积水　巨大水腎症　きょだいすいじんしょう
巨大肾盂输尿管综合征　巨大腎盂尿管症候群　きょだいじんうにょうかんしょうこうぐん
巨大纤毛菌　巨大毛状菌,巨大レプトスリックス　きょだいもうじょうきん,きょだいLeptothrix
巨大线粒体　巨大糸粒体　きょだいしりゅうたい
巨大芽胞杆菌　巨大杆菌　きょだいかんきん
巨大有核红细胞　巨大赤芽球　きょだいせきがきゅう
巨淀粉酶血　マクロアミラーゼ血　macroamylaseけつ
巨多叶中性粒细胞　巨大多形好中球　きょだいたけいこうちゅうきゅう
巨耳　大耳〔症〕　だいじ〔しょう〕
巨腹　巨大内臓　きょだいないぞう
巨杆菌素　メガシン　megacin
巨跟骨　足跟骨肥大〔症〕　そっこんこつひだい〔しょう〕
巨核淋巴细胞　巨核リンパ芽球　きょかくlymphがきゅう
巨核母细胞　〔骨髄〕巨核芽球　〔こつずい〕きょかくがきゅう
巨核细胞　巨核球　きょかくきゅう
巨核细胞白血病　巨核球性白血病　きょかくきゅうせいはっけつびょう

巨核细胞多倍体　巨核球倍数体　きょかくきゅうばいすうたい
巨核细胞集落刺激因子　巨核球集落刺激因子　きょかくきゅうしゅうらくしげきいんし
巨核细胞缺乏症　巨核球欠乏症　きょかくきゅうけつぼうしょう
巨核细胞系　巨核球系　きょかくきゅうけい
巨核细胞系集落生成细胞　巨核球系集落形成細胞　きょかくきゅうけいしゅうらくけいせいさいぼう
巨核细胞增多症　巨核球増多症　きょかくきゅうぞうたしょう
巨颌　大上顎〔症〕　だいじょうがく〔しょう〕
巨红细胞性贫血　巨赤血球性貧血　きょせっけっきゅうせいひんけつ
巨红细胞症　巨赤血球症　きょせっけっきゅうしょう
巨睑　大眼瞼　だいがんけん
巨胶质细胞　アルツハイメル細胞　Alzheimerさいぼう
巨角膜　巨大角膜　きょだいかくまく
巨结肠　巨大結腸　きょだいけっちょう
巨结肠综合征　巨大結腸症候群　きょだいけっちょうしょうこうぐん
巨菌丛　マクロコロニー　macrocolony
巨颏　大下顎〔症〕　だいかがく〔しょう〕
巨口〔症〕　巨口〔症〕　きょこう〔しょう〕
巨块型肝癌　巨大塊状肝癌　きょだいかいじょうかんがん
巨眶　大眼窩　だいがんか
巨粒嗜曙红白细胞　大顆粒好酸球　だいかりゅうこうさんきゅう
巨颅者　大頭蓋〔症〕者　だいずがい〔しょう〕しゃ
巨滤泡性成淋巴细胞瘤　巨大濾泡性リンパ芽球腫　きょだいろほうせいlymphがきゅうしゅ
巨滤泡性淋巴结病　巨大濾胞性リンパ節病　きょだいろほうせいlymphせつびょう
巨滤泡性淋巴瘤　巨大濾胞性リンパ腫　きょだいろほうせいlymphしゅ
巨滤泡增生　巨大濾胞増殖　きょだいろほうぞうしょく
巨脉冲激光器　ジャイアント パルス レーザー　giant pulse laser
巨盲肠　巨大盲腸〔症〕　きょだいもうちょう〔しょう〕
巨毛霉素　マクロマイシン,マクロモマイシン　macromycin,macromomycin
巨毛癣菌属　大型白癬菌属　おおがたはくせんきんぞく
巨面　大顔〔症〕　だいがん〔しょう〕
巨面者　大顔〔症〕者　だいがん〔しょう〕しゃ
巨囊　大囊胞　だいのうほう
巨脑回　大回脳〔症〕　だいかいのう〔しょう〕
巨脑〔畸形〕　巨大脳〔奇形〕　きょだいのう〔きけい〕
巨膀胱　巨大膀胱〔症〕　きょだいぼうこう〔しょう〕
巨胚　巨〔大〕胚〔子〕　きょ〔だい〕はい〔し〕
巨胚红细胞　巨〔大〕赤芽球　きょ〔だい〕せきがきゅう
巨配子　大配偶子,マクロガメート　だいはいぐうし,macrogamete
巨脾　巨〔大〕脾〔症〕　きょ〔だい〕ひ〔しょう〕
巨脾性红细胞增多　巨脾性赤血球増加〔症〕　きょひせいせっけっきゅうぞうか〔しょう〕
巨脾性无胆色素尿性溶血性黄疸　巨脾性無胆汁色素尿性溶血性黄疸　きょひせいむたんじゅうしきそにょうせいようけつせいおうだん

巨憩室　巨大憩室　きょだいけいしつ

巨球蛋白　マクログロブリン　macroglobulin

巨球蛋白血症　マクロクロブリン血症　macroglobulinけっしょう

巨曲霉　巨大アスペルギルス　きょだいAspergillus

巨染色体　巨大染色体　きょだいせんしょくたい

巨人　巨人　きょじん

巨人性肢端肥大症　巨人性先端巨大症　きょじんせいせんたんきょだいしょう

巨人症　巨人症　きょじんしょう

巨乳房　巨大乳房〔症〕　きょだいにゅうぼう〔しょう〕

巨舌症　巨舌症　きょぜつしょう

巨肾　腎肥大〔症〕　じんひだい〔しょう〕

巨十二指肠　巨大十二指腸〔症〕　きょだいじゅうにしちょう〔しょう〕

巨食管〔症〕　巨大食道〔症〕　きょだいしょくどう〔しょう〕

巨视解剖学　肉眼的解剖学　にくがんてきかいぼうがく

巨嗜酸细胞　大顆粒好酸球　だいかりゅうこうさんきゅう

巨噬细胞　マクロファージ,大食球　macrophage,だいしょっきゅう

巨噬细胞活化　マクロファージ活性化　macrophageかっせいか

巨噬细胞活化因子　マクロファージ活性化因子　macrophageかっせいかいんし

巨噬细胞激活因子　マクロファージ活性化因子　nacrophageかっせいかいんし

巨噬细胞集合因子　マクロファージ集合因子　macrophageしゅうごういんし

巨噬细胞检查　マクロファージ検査　macrophageけんさ

巨噬细胞结合免疫球蛋白　マクロファージ結合免疫クロブリン　macrophageけつごうめんえき globulin

巨噬细胞凝聚因子　マクロファージ凝集因子　macrophageぎょうしゅういんし

巨噬细胞趋化因子　マクロファージ走化因子　macrophageそうかいんし

巨噬细胞吞噬功能试验　マクロファージ食細胞機能試験　macrophageしょくさいぼうきのうしけん

巨噬细胞系统　マクロファージ系　macrophageけい

巨噬细胞相关免疫球蛋白　マクロファージ関連免疫グロブリン　macrophageかんれんめんえきglobulin

巨噬细胞消失反应　マクロファージ消失反応　macrophageしょうしつはんのう

巨噬细胞消失因子　マクロファージ消失因子　macrophageしょうしついんし

巨噬细胞移动抑制试验　マクロファージ游走阻止試験　macrophageゆうそうそししけん

巨噬细胞移动抑制现象　マクロファージ游走阻止現象　macrophageゆうそうそしげんしょう

巨噬细胞移动(游走)抑制因子　マクロファージ游走阻止因子　macrophageゆうそうそしいんし

巨噬细胞抑制试验　マクロファージ抑制試験　macrophageよくせいしけん

巨噬细胞因子　マクロファージ因子　macrophageいんし

巨手　巨手〔症〕　きょしゅ〔しょう〕

巨输尿管　巨大尿管　きょだいにょうかん

巨输尿管-巨膀胱综合征　巨大尿管膀胱症候群　きょだいにょうかんぼうこうしょうこうぐん

巨胎　巨大胎児　きょだいたいじ

巨头〔畸形〕　巨大頭蓋〔症〕　きょだいずがい〔しょう〕

巨头胎儿　巨大頭蓋胎児　きょだいずがいたいじ

巨腿　巨大脚　きょだいきゃく

巨网织〔状〕细胞　ステルンベルグ巨細胞　sternbergきょさいぼう

巨胃　巨大胃〔症〕　きょだいい〔しょう〕

巨胃粘膜肥厚病　巨大肥厚性胃炎　きょだいひこうせいいえん

巨吻棘虫属　マクロアカントリンクス属　Macracanthorhynchusぞく

巨吻棘头虫病　マクロアカントリンクス症　Macracanthorhynchusしょう

巨细胞　巨〔大〕細胞　きょ〔だい〕さいぼう

　朗罕氏巨细胞　ラングハンス巨細胞　Langhansきょさいぼう

　斯特恩伯格氏巨细胞　ステルンベルグ巨細胞　Sternbergきょさいぼう

巨细胞癌　巨細胞癌　きょさいぼうがん

巨细胞病毒　サイトメガロウイルス　cytomegalovirus

巨细胞肺癌　巨細胞肺癌　きょさいぼうはいがん

巨细胞间质性肺炎　巨細胞間質性肺炎　きょさいぼうかんしつせいはいえん

巨细胞瘤　巨細胞腫〔瘍〕　きょさいぼうしゅ〔よう〕

巨〔细〕胞性包涵体病　巨細胞性封入体病　きょさいぼうせいふうにゅうたいびょう

巨细胞性动脉炎　巨細胞性動脈炎　きょさいぼうせいどうみゃくえん

巨细胞性肺炎　巨細胞性肺炎　きょさいぼうせいはんえん

巨细胞性肝炎　巨細胞性肝炎　きょさいぼうせいかんえん

巨细胞性骨髓瘤　巨細胞性骨髄腫　きょさいぼうせいこつずいしゅ

巨细胞性甲状腺炎　巨細胞性甲状腺炎　きょさいぼうせいこうじょうせんえん

巨细胞性结核〔结〕节　巨細胞性結核結節　きょさいぼうせいけっかくけっせつ

巨细胞性贫血　巨細胞性貧血　きょさいぼうせいひんけつ

巨细胞性心肌炎　巨細胞性心筋炎　きょさいぼうせいしんきんえん

巨细胞性牙龈瘤　巨細胞性歯肉腫　きょさいぼうせいしにくしゅ

巨细胞修复性肉芽肿　巨大細胞修復性肉芽腫　きょだいさいぼうしゅうふくせいにくがしゅ

巨线粒体　巨大糸粒体　きょだいしりゅうたい

巨小腿　巨大下肢　きょだいかし

巨心　牛心　ぎゅうしん

巨心畸胎　巨大心奇形　きょだいしんきけい

巨型两极细胞　巨大双極細胞　きょだいそうきょくさいぼう

巨型球菌　大球菌　だいきゅうさん

巨型染色体　マクロクロモソーム　macrochromosome

巨型网状细胞　巨大網状細胞　きょだいもうじょうさいぼう

巨型细菌　巨大バクテリア　きょだいbacteria

巨型纤维腺瘤　巨大線維腺腫　きょだいせんいせんしゅ

巨胸腺　胸腺肥大症　きょうせんひだいしょう

巨血小板　巨大血小板　きょだいけっしょうばん

巨牙　巨大歯　きょだいし

巨牙者　巨大歯者　きょだいししゃ

巨咽症 巨(大)咽頭症 きょだいいんとうしょう

巨眼 大眼症 だいがんしょう

巨乙状结肠 巨大S状結腸〔症〕 きょだいSじょうけっちょう〔しょう〕

巨阴蒂 巨(大)陰核 きょ(だい)いんかく

巨阴茎 巨(大)陰茎 きょ(だい)いんけい

巨龈 歯肉肥大症 しにくひだいしょう

巨〔幼〕成红细胞 巨(大)赤芽球 きょ(だい)せきがきゅう

巨〔幼〕红细胞系 巨(大)赤芽球系 きょ(だい)せきがきゅうけい

巨〔幼〕红细胞性大红细胞性贫血 巨(大)赤芽球性大赤血球性貧血 きょ(だい)せきがきゅうせいだいせっけっきゅうせいひんけつ

巨〔幼〕红细胞样变 巨(大)赤芽球様変化 きょ(だい)せきがきゅうようへんか

巨肢 巨(大)肢 きょ(だい)し

巨肢者 大肢奇形体 だいしきけいたい

巨〔指〕甲 大爪症 だいそうしょう

巨〔直肠〕 巨(大)直腸 きょ(だい)ちょくちょう

巨直肠乙状结肠 巨(大)直腸S状結腸 きょ(だい)ちょくちょうSじょうけっちょう

巨指 巨指(趾)〔症〕 きょし(し)〔しょう〕

巨锥体细胞 錐体神経節巨細胞 すいたいしんけいせつきょさいぼう

巨足 巨(大)足〔症〕 きょ(だい)そく〔しょう〕

拒龙胆紫性 ゲンチアナバイオレット嫌性 gentianaviolet けんせい

拒染〔色〕性腺瘤 色素嫌性腺腫 しきそけんせいせんしゅ

拒染细胞 色素嫌性細胞 しきそけんせいさいぼう

拒染性 色素嫌性 しきそけんせい

拒食 拒食 きょしょく

拒食症 嫌食症,拒食症 けんしょくしょう,きょしょくしょう

拒苏丹单位 スダン嫌性単位 sudanげんせいたんい

拒饮 拒飲 きょいん

具带蚤 ヨーロッパネズミノミ Europaネズミノミ

具环牛蜱 アメリカオウシマダニ

具窍蝮蛇〔神经〕毒素 ボスロポクシン bothrpoxin

具窍蝮蛇属 蝮膜属 ふくだぞく

具缘纹孔 有縁膜孔 ゆうえんまくこう

具缘纹孔导管 有縁膜孔カテーテル ゆうえんまくこう catheter

剧臭杆菌 臭杆菌 しゅうかんきん

剧毒 劇毒 げきどく

剧毒物质 劇毒物質 げきどくぶっしつ

剧毒性 劇毒性 げきどくせい

剧汗型伤寒 発汗性腸チフス はっかんせいちょうtyphus

剧咳后晕 咳失神 せきしっしん

剧渴性癫狂 口渇狂 こうかつきょう

剧烈 劇烈 げきれつ

剧烈头痛 劇烈頭痛 げきれつずつう

剧烈运动 劇烈運動 げきれつうんどう

剧痛 激(劇)痛 げきつう

剧吐 劇性嘔吐 げきせいおうと

剧泻剂 峻下剤 しゅんかざい

剧性骨病 劇性骨症 げきせいこつしょう

剧性静脉扩张 劇性静脈拡張 げきせいじょうみゃくかくちょう

剧痒性婴儿苔癣 瘙痒性小児ストロフルス そうようせいしょうにstrophulus

剧药 劇薬 げきやく

惧寒症 恐寒症 きょうかんしょう

距 距 あこつ,けづめ

距腓后韧带 後距腓靭帯 こうきょひじんたい

距腓前韧带 前距腓靭帯 ぜんきょひじんたい

距跟骨间韧带 骨間距踵靭帯 こっかんきょしょうじんたい

距跟关节 距踵関節 きょしょうかんせつ

距跟内侧韧带 内側距踵靭帯 ないそくきょしょうじんたい

距跟外侧韧带 外側距踵靭帯 がいそくきょしょうじんたい

距跟舟关节 距踵舟関節 きょしょうしゅうかんせつ

距骨 距骨 きょこつ

距骨半脱位 距骨不全脱臼 きょこつふぜんだっきゅう

距骨剥脱性骨软骨炎 距骨解離性骨軟骨炎 きょこつかいりせいこつなんこつえん

距骨沟 距骨溝 きょこつこう

距骨骨折 距骨骨折 きょこつこっせつ

距骨后结节延长 後距骨結節延長 こうきょこつけっせつえんちょう

距骨后突 距骨後突起 きょこつこうとっき

距骨滑车 距骨滑車 きょこつかっしゃ

距骨颈 距骨頸 きょこつけい

距骨切除术 距骨切除術 きょこつせつじょじゅつ

距骨体 距骨体 きょこつたい

距骨体骨折 距骨体骨折 きょこつたいこっせつ

距骨体缺血性坏死 距骨体虚血性壊死 きょこつたいきょけつせいえし

距骨头 距骨頭 きょこつとう

距骨外〔侧〕突 距骨外側突起 きょこつがいそくとっき

距骨下切断术 距骨下切断術 きょこつかせつだんじゅつ

距骨小腿关节 距腿関節 きょたいかんせつ

距骨周围脱位 距骨周囲脱臼 きょこつしゅういだっきゅう

距胫后韧带 後脛距靭帯 こうけいきょじんたい

距离标志 距離標識 きょりひょうしき

距离测定计 距離測定計 きょりそくていけい

距离防护 距離防護 きょりぼうご

距离感受器 距離受容体 きょりじゅようたい

距离感受性 距離感受性 きょりかんじゅせい

距离刻度 距離目盛 きょりめもり

距离-时间曲线 距離時間曲線 きょりじかんきょくせん

距离试验 距離試験 きょりしけん

距上骨 距骨上骨 きょこつじょうこつ

距下关节 距骨下関節 きょこつかかんせつ

距下关节损伤性关节炎 距骨下関節損傷性関節炎 きょこつかかんせつそんしょうせいかんせつえん

距小腿关节 距腿関節 きょたいかんせつ

距小腿后区 後距腿部 こうきょたいぶ

距小腿前区 前距腿部 ぜんきょたいぶ

距舟关节创伤性关节炎 距舟関節外傷性関節炎 きょしゅうかんせつがいしょうせいかんせつえん

距舟韧带 距舟靭帯 きょしゅうじんたい

距状沟 距状溝 きょじょうこう

距状裂 鳥距裂 ちょうきょれつ

距状裂支 鳥距裂枝 ちょうきょれつし

锯齿 鋸歯 きょし

锯齿脉冲　鋸歯状脈拍　きょしじょうみゃくはく
锯齿溪蟹　鋸歯状サワダニ　きょしじょうサワダニ
锯齿形　鋸歯状　きょしじょう
锯齿形改变　鋸歯状変化　きょしじょうへんか
锯齿形激光器　鋸歯状レーザー　きょしじょうlaser
锯齿形牙　ハッチンソン型歯牙　Hutchinsonがたしが
锯齿状边缘反射　鋸歯状輪郭反射　きょしじょうりんかくはんしゃ
锯齿状处女膜　歯状処女膜　しじょうしょじょまく
锯齿状骨折　鋸歯状骨折　きょしじょうこっせつ
锯齿状器官　鋸歯状器官　きょしじょうきかん
锯齿状切开　ジグザグ切開　zigzagせっかい
锯齿状球菌　鋸歯状球菌　きょしじょうきゅうきん
锯齿状缘　鋸状縁　きょじょうえん
锯肌　鋸筋　きょきん
锯鳞蝰　鋸状鱗毒蛇　きょじょうりんどくしゃ
锯木状按摩法　シァージ マッサージ　sciage massage
锯叶棕属　ノコギリヤシ属　ノコギリヤシぞく
锯状缝　鋸状縫合　きょじょうほうごう
聚氨〔基甲酸〕酯　ポリウレタン　polyurethane
聚氨基酸　ポリアミノ酸　polyaminoさん
聚胺　ポリアミン　polyamine
聚胺甲烯树脂　ポリアミンメチレン樹脂　polyamine-methyleneじゅし
聚半乳糖醛酸苷酶　ポリガラクツロナーゼ　polygalacturonase
聚苯二甲酸乙二酯纤维　ダクロン　dacron
聚苯乙烯　ポリスチレン　polystyrene
聚苯乙烯胶乳　ポリスチレンラテックス　polystyrene latex
聚变　融合　ゆうごう
聚变反应　融合反応　ゆうごうはんのう
聚变反应堆　融合反応堆　ゆうごうはんのうたい
聚丙二醇　ポリプロピレングリコール　polypropylene glycol
聚丙烯　ポリプロピレン　polypropylene
聚丙烯腈　ポリアクリロニトリル　polyacrylonitrile
聚丙烯腈纤维　ポリアクリロニトリル線維　polyacrylonitrileせんい
聚丙烯酸　ポリアクリル酸　polyacrylさん
聚丙烯酸胺　ポリアクリルアミド　polyacrylamide
聚丙烯酰胺凝胶　ポリアクリラミドゲル　polyacrylamide gel
聚丙烯酰胺凝胶电泳　ポリアクリラミドゲル電気泳動　polyacrylamide gelでんきえいどう
聚尘器　集塵器　しゅうじんき
聚沉　凝析　ぎょうせき
聚沉值　凝析価　ぎょうせきか
聚醋酸乙烯　ポリビニルアセテート　polyvinyl acetate
聚对苯二酸乙二醇酯　ポリエチレンテレフタレート　polyethylene terephthalate
聚二甲硅氧烷　ジメチコーン　dimthicone
聚呋喃果糖苷　ポリフルクトフラノシド　polyfructofuranoside
聚氟乙烯人造血管　テフロン人工血管　teflonじんこうけっかん
聚光灯　①映写用ランプ ②スポットライト　①えいしゃよう lamp ②spotlight

聚光气　ジホスゲン　diphosgene
聚光器　コンデンサー,集光器　condenser,しゅうこうき
阿贝氏聚光器　アベー集光器　Abbeしゅうこうき
聚光透镜　集光レンズ　しゅうこうlens
聚硅酮　シリコン　silicone
聚合　重合作用　じゅうごうさよう
聚合鞭毛蛋白　重合フラゲリン　じゅうごうflagellin
聚合催化剂　重合触媒　じゅうごうしょくばい
聚合度　重合度　じゅうごうど
聚合反射　輻輳反射　ふくそうはんしゃ
聚合反应　重合反応　じゅうごうはんのう
聚合管　重合管　じゅうごうかん
聚合果　集合果　しゅうごうか
聚合化　重合作用　じゅうごうさよう
聚合酶　ポリメラーゼ　polymerase
聚合速率　重合速度　じゅうごうそくど
聚合体　ポリマー　polymer
聚合调节反应　重合調節反応　じゅうごうちょうせつはんのう
聚合物　重合体　じゅうごうたい
聚合〔物〕烟雾热　重合フューム熱　じゅうごうfumeねつ
聚合现象　重合現象　じゅうごうげんしょう
聚合性痤疮　集簇性座瘡　しゅうぞくせいざそう
聚合性石末沉着病　集合性ケイ〔粉〕肺〔症〕　しゅうごうせいケイ〔ふん〕はい〔しょう〕
聚合性矽肺　集合性ケイ〔粉〕肺〔症〕　しゅうごうせいケイ〔ふん〕はい〔しょう〕
聚合抑止剂　重合抑制薬　じゅうごうよくせいやく
聚合引发剂　重合イニシャター,重合起爆剤　じゅうごうinitiator,じゅうごうきばくざい
聚合作用　重合作用　じゅうごうさよう
聚核蛋白体　ポリリボソーム　polyribosome
聚花罂粟碱　フロリブンジン　floribundine
聚肌胞苷酸　ポリイノシン酸,ポリシチジル酸　polyinosinさん,polycytidylさん
聚积器官　蓄積器官　ちくせききかん
聚集　①集合 ②凝集 ③集積　①しゅうごう ②ぎょうしゅう ③しゅうせき
聚集采样　集積サンプリング　しゅうせきsampling
聚集素　アクラシン　acrasin
聚集稳定性　凝集安定性　ぎょうしゅうあんていせい
聚集状态　凝集状態　ぎょうしゅうじょうたい
聚集作用　凝集作用　ぎょうしゅうさよう
聚己二酰己二胺　ナイロン-66　nylon-66
聚己内酰胺纤维　ナイロン-6　nylon-6
聚甲基丙烯酸酯凝胶　ポリメタクリル酸ゲル　polymethacrylさんgel
聚甲醛　メタフォルムアルデヒド　metaformaldehyde
聚甲醛失活剂　パラホルムアルデヒド失活剤　paraformaldehydeしっかつざい
聚甲烯　ポリメチレン　polymethylene
聚焦　集束　しゅうそく
聚焦电泳　集束電気泳動　しゅうそくでんきえいどう
聚焦法　集束法　しゅうそくほう
聚焦反射器　集束反射器　しゅうそくはんしゃき
聚焦节距镜　集束望遠鏡　しゅうそくぼうえんきょう
聚结　凝結　ぎょうけつ
聚赖氨酸　ポリリジン　polylysine

聚类分析 クラスター分析 clusterぶんせき
聚硫橡胶 チオコール thiokol
聚氯丁烯〔橡胶〕 ポリクロロプレン, ネオプレン polychloroprene, neoprene
聚氯联苯 塩化ビフェニール えんかbiphenyl
聚氯醛 メタクロラール, パラクロラール metachloral, parachloral
聚氯醛糖 パラクロラロース parachloralose
聚氯乙烯 塩化ポリビニル えんかpolyvinyl
聚醚橡胶印模材料 ポリエーテルゴム印像材料 polyethergumいんぞうざいりょう
聚囊粘菌属 シナンジウム属 Synangiumぞく
聚凝胺 ポリブレン polybrene
聚尿苷酸 ポリウリジル酸 polyuridylさん
聚球蛋白 重合γグロブリン じゅうごうγglobulin
聚醛酶 カルボリガーゼ Carboligase
聚醛树酯 アルデヒド樹脂 aldehydeじゅし
聚三氯乙酸 メタクロラール, パラクロラール metachloral, parachloral
聚伞花序 集散花序 しゅうさんかじょ
聚山梨醇酯八十 ポリソルベート80 polysorbate80
聚四氟乙烯 ポリテトラフルオロエチレン polytetrafluoroethylene
聚羧酸粘固粉 ポリカルボキシレート セメント polycarboxylate cement
聚羧酸锌粘固粉 ポリカルボキシレート亜鉛セメント polycarboxylateあえんcement
聚缩醛 ポリアセタール polyacetal
聚碳酸盐 ポリカルボン酸塩 polycarbonさんえん
聚烯吡酮 ポリビニルピロリドン polyvinyl pyrolidone
聚酰胺 ポリアミド polyamide
聚酰胺纤维 ポリアミド線維 polyamideせんい
聚腺苷酸 ポリアデニル酸 polyadenylさん
聚氧乙〔烯〕二醇 ポリエチレン グリコール polyethylene glycol
聚乙醛 メトアセトアルデヒド metacetaldehyde
聚乙酸乙烯酯 ポリビニル アセテート polyvinyl acetate
聚乙酸乙烯酯凝胶 ポリビニル アセテート ゲル polyvinyl acetate gel
聚乙烯 ポリエチレン polyethylene
聚〔乙〕烯吡〔咯烷〕酮 ポリビニル ピロリドン polyvinyl pyrrolidone
聚乙烯醇 ポリビニル アルコール polyvinyl alcohol
聚乙烯醇缩甲醛纤维 ビニロン vinylon
聚乙〔烯〕二醇 ポリエチレン グリコール polyethylene glycol
聚乙烯硫酸 ポリビニル硫酸 polyvinylりゅうさん
聚异丁烯酸树脂 プレキシグラス plexiglass
聚异戊二烯 ポリイソプレン polyisoprene
聚翼薄壁组织 融合性柔組織 ゆうごうせいじゅうそしき
聚音听诊器 レフラクトスコープ refractoscope
聚酯 ポリエステル polyester
聚酯树脂 ポリエステル樹脂 polyesterじゅし
聚酯塑料 ポリエステル プラスチック polyester plastics
聚酯纤维 ポリエステル繊維 polyesterせんい

JUAN 卷倦圈

juǎn 卷

卷柏 ケンパク
卷柏科 イワヒバ科 イワヒバか
卷柏属 イワヒバ属 イワヒバぞく
卷绷带机 包帯ローラー ほうたいroller
卷带器 包帯巻取器 ほうたいまきとりき
卷发 捲線毛髪, 縮毛 まきせんもうはつ, ちぢれけ
卷发形菌落 巻き毛コロニー まきけcolony
卷杆菌糖 レブリン levilin
卷毛 巻き毛 まきけ
卷棉子 棉棒, スワブ めんぼう, swab
卷曲(须)霉素 カプレオマイシン capreomycin
卷心菜 キャベツ cabbage
卷心菜素 ビタミンU vitamin U
卷须 巻きひげ まきひげ
卷烟式引流管 巻タバコ式ドレン管 まきダバコしきdrainかん
卷烟式引流条 巻タバコ式ドレン まきタバコしきdrain

juàn 倦圈

倦怠 倦怠 けんたい
倦睡 倦睡 けんすい
圈肥 廐肥 きゅうひ
圈杆菌素 サークリン circulin
圈养 廐舎飼育 きゅうしゃしいく

JUE 噘决觉绝倔掘蕨爵

juē 噘

噘嘴痉挛 作嘴痙攣 さくしけいれん

jué 决觉绝倔掘蕨爵

决定不能 決定不能 けっていふのう
决定簇 決定子 けっていし
决定簇测定 決定子測定 けっていしそくてい
决定论 決定論 けっていろん
决定期 決定期 けっていき
决定性实验 決定性実験 けっていせいじっけん
决定因素 決定因子 けっていいんし
决明素 オブツシン obtusin
觉醒 覚醒 かくせい
觉醒胺 覚醒アミン かくせいamine
觉醒不全 覚醒不全 かくせいふぜん
觉醒反应 覚醒反応 かくせいはんのう
觉醒力 覚醒力 かくせいりょく
觉醒中枢 覚醒中枢 かくせいちゅうすう
觉醒状态 覚醒状態 かくせいじょうたい
绝对比重 絶対比重 ぜったいひじゅう
绝对标准熵 絶対標準エントロピー ぜったいひょうじゅんentropy
绝对不对称合成 絶対非対称合成 ぜったいひたいしょうごうせい
绝对不应(乏奋)期 絶対不応期 ぜったいふおうき
绝对不整脉 絶対不整脈 ぜったいふせいみゃく
绝对测定 絶対測定 ぜったいそくてい
绝对单位 絶対単位 ぜったいたんい
绝对滴定度(值) 絶対滴定量 ぜったいてきていりょう
绝对毒性 絶対毒性 ぜったいどくせい
绝对反应速率理论 絶対反応速度説 ぜったいはんのうそくどせつ
绝对放射法 絶対放射法 ぜったいほうしゃほう
绝对放射性 絶対放射性 ぜったいほうしゃせい

绝对沸点　绝対沸点　ぜったいふってん
绝对干燥　絶対乾燥　ぜったいかんそう
绝对构型　絶対結構　ぜったいけっこう
绝对骨传导　絶対骨伝導　ぜったいこつでんどう
绝对骨传导试验　絶対骨伝導試験　ぜったいこつでんどうしけん
绝对观念　絶対観念　ぜったいかんねん
绝对活性　絶対活性　ぜったいかっせい
绝对肌力　絶対筋力　ぜったいきんりょく
绝对价　絶対価　ぜったいか
绝对近点　絶対近点　ぜったいきんてん
绝对禁食　絶対禁食　ぜったいきんしょく
绝对酒精　無水アルコール　むすいalcohol
绝对可靠　絶対信頼　ぜったいしんらい
绝对力量　絶対強さ　ぜったいつよさ
绝对零度　絶対零度　ぜったいれいど
绝对密度　絶対密度　ぜったいみつど
绝对免疫　絶対免疫　ぜったいめんえき
绝对粘度　絶対粘度　ぜったいねんど
绝对期青光眼　絶対緑内障　ぜったいりょくないしょう
绝对期先天性青光眼　絶対先天性緑内障　ぜったいせんてんせいりょくないしょう
绝对容量　絶対容量　ぜったいようりょう
绝对散射本领　絶対散乱力　ぜったいさんらんりょく
绝对熵　絶対エントロピー　ぜったいentropy
绝对生长　絶対生長　ぜったいせいちょう
绝对湿度　絶対湿度　ぜったいしつど
绝对书写不能　絶対失書症　ぜったいしっしょしょう
绝对数　絶対数　ぜったいすう
绝对素食者　絶対菜食者　ぜったいさいしょくしゃ
绝对素食主义　絶対菜食主義　ぜったいさいしょくしゅぎ
绝对特〔异反〕应性　絶対特異体質　ぜったいとくいたいしつ
绝对温度　絶対温度　ぜったいおんど
绝对卧床　絶対臥床　ぜったいがしょう
绝对误差　絶対誤差　ぜったいごさ
绝对心浊音　絶対心濁音　ぜったいしんだくおん
绝对〔性〕暗点　絶対暗点　ぜったいあんてん
绝对性红细胞增多〔症〕　絶対性赤血球増加〔症〕　ぜったいせいせっけっきゅうぞうか〔しょう〕
绝对性调节〔整〕　絶対性調整　ぜったいせいちょうせい
绝对性斜视　絶対性斜視　ぜったいせいしゃし
绝对血细胞计数　絶対血球計数　ぜったいけっきゅうけいすう
绝对音感　絶対音感覚　ぜったいおんかんかく
绝对优势　絶対優勢　ぜったいゆうせい
绝对阈　絶対域値　ぜったいいいち
绝对远视　絶対遠視　ぜったいえんし
绝对增长量　絶対増加量　ぜったいぞうかりょう
绝对增加　絶対増加　ぜったいぞうか
绝对值　絶対値　ぜったいち
绝对致病菌　絶対病原性菌　ぜったいびょうげんせいきん
绝对致命伤　絶対致死的創傷　ぜったいちしてきそうしょう
绝对致死量　絶対致死量　ぜったいちしりょう
绝对致死浓度　絶対致死濃度　ぜったいちしのうど
绝对专一性　絶対特異性　ぜったいとくいせい
绝对浊音区　絶対的濁音界　ぜったいてきだくおんかい

绝经　月経閉止,閉経　げっけいへいし,へいけい
绝经期　閉経期　へいけいき
绝经期潮红　閉経期潮紅　へいけいきちょうこう
绝经期出血　閉経期出血　へいけいきしゅっけつ
绝经期促性腺激素　閉経期ゴナドトロピン　へいけいきgonadotropin
绝经期发音困难　閉経期発声困難　へいけいきはっせいこんなん
绝经期骨脆症　閉経期骨脆弱症　へいけいきこつぜいじゃくしょう
绝经期关节炎　閉経期関節炎　へいけいきかんせつえん
绝经期后出血　閉経期後出血　へいけいきこうしゅっけつ
绝经期后骨质疏松　閉経期後オステオポローシス　へいけいきごosteoporosis
绝经期皮肤角化病　閉経期角皮症　へいけいきかくひしょう
绝经期状态　閉経期状態　へいけいきじょうたい
绝经期综合征　閉経期症候群　へいけいきしょうこうぐん
绝经前闭经　閉経前無月経　へいけいぜんむげっけい
绝热变化　断熱変化　だんねつへんか
绝热材料　熱絶縁材　ねつぜつえんざい
绝热管　断熱管　だんねつかん
绝热过程　断熱過程　だんねつかてい
绝热冷却　断熱冷却　だんねつれいきゃく
绝热冷却线　断熱冷却線　だんねつれいきゃくせん
绝热膨胀　断熱膨張　だんねつぼうちょう
绝热曲线　断熱曲線　だんねつきょくせん
绝热式精馏柱　断熱式精留柱　だんねつしきせいりゅうちゅう
绝热式量热器　断熱式熱量計　だんねつしきねつりょうけい
绝热系统　断熱系統　だんねつけいとう
绝热线　断熱線　だんねつせん
绝热压缩　断熱圧縮　だんねつあっしゅく
绝热指数　断熱指数　だんねつしすう
绝食　絶食　ぜっしょく
绝食自杀　絶食自殺　ぜっしょくじさつ
绝望情绪　絶望情緒　ぜつぼうじょうちょ
绝育　不妊法　ふにんほう
绝育法律　不妊法律　ふにんほうりつ
绝育率　不妊率　ふにんりつ
绝育器械　不妊器械　ふにんきかい
绝育手术　不妊手術　ふにんしゅじゅつ
绝育药　不妊薬　ふにんやく
绝育药物螺旋推进器　不妊薬らせん状エジェクタ　ふにんやくらせんじょうejector
绝缘　絶縁　ぜつえん
绝缘管　絶縁チューブ　ぜつえんtube
绝缘体　絶縁体　ぜつえんたい
绝缘性传导　絶縁性伝導　ぜつえんせいでんどう
绝缘子　インシュレータ　insulator
绝症　不治の病　ふちのやまい
倔强症　カタレプシー　catalepsy
掘地小栗鼠属　栗鼠属　りすぞく
蕨　ワラビ
蕨纲　シダ綱　シダこう
蕨类植物　シダ植物　シダしょくぶつ
蕨类植物门　シダ植物門　シダしょくぶつもん

蕨类植物学　シダ植物学　シダしょくぶつがく
蕨属　シダ属　シダぞく
蕨样变〔现象〕　シダ状結晶形成現象　シダじょうけっしょうけいせいげんしょう
蕨中毒　ワラビ中毒　ワラビちゅうどく
爵床　爵床　キツネノマゴ
爵床定C　ジュスチシジンC　justicidin C
爵床科　キツネノマゴ科　キツネノマゴか
爵床素　ジュスチシン　justicin
爵床脂素　ジュスチシジン　justicidin

JUN　军均君菌鞍峻

jūn　军均君菌鞍

军刀状胫　剣状脛　けんじょうけい
军刀状腿　ザーベル脚　saberきゃく
军队流行病学　軍隊流行病学　ぐんたいりゅうこうびょうがく
军队卫生防疫　軍隊衛生防疫　ぐんたいえいせいぼうえき
军队卫生勤务　軍隊衛生サービス　ぐんたいえいせいservice
军队卫生学　軍隊衛生学　ぐんたいえいせいがく
军队医疗预防　軍隊医療予防　ぐんたいいりょうよぼう
军队医院管理　軍隊病院管理　ぐんたいびょういんかんり
军舰卫生所　軍艦診療所,軍艦クリニック　ぐんかんしんりょうしょ,ぐんかんクリニック
军人斑　兵隊斑　へいたいはん
军事毒理学　軍事毒物学　ぐんじどくぶつがく
军事精神病学　軍事精神病学　ぐんじせいしんびょうがく
军事科学　軍事科学　ぐんじかがく
军事劳动生理学　軍事労働生理学　ぐんじろうどうせいりがく
军事劳动卫生　軍事労働衛生　ぐんじろうどうえいせい
军事施工卫生　軍事施工衛生　ぐんじしこうえいせい
军事外科　軍事外科　ぐんじげか
军事医学　軍事医学　ぐんじいがく
军医　軍医　ぐんい
军医大学　軍医大学　ぐんいだいがく
军医学校　軍医学校　ぐんいがっこう
军医院　軍隊病院　ぐんたいびょういん
军用毒剂(物)　軍用毒物　ぐんようどくぶつ
军用毒剂损伤　軍用毒物損傷　ぐんようどくぶつそんしょう
军用毒剂中毒　軍用毒物中毒　ぐんようどくぶつちゅうどく
军用毒气　軍用毒ガス　ぐんようどくgas
均差　平均偏差　へいきんへんさ
均大骨盆　均等膨大骨盤　きんとうぼうだいこつばん
均等成熟分裂　均等成熟分裂　きんとうせいじゅくぶんれつ
均等分裂　等数分裂　とうすうぶんれつ
均〔等〕分〔配〕　均等分配　きんとうぶんぱい
均等化　均等化　きんとうか
均等期　均等期　きんとうき
均等相　均等相　きんとうそう
均等兴奋性　等興奮性　とうこうふんせい
均等增生　等速成長　とうそくせいちょう
均等状态　平衡状態　へいこうじょうたい
均方　平均平方　へいきんへいほう

均方差　平均平方差　へいきんへいほうさ
均方根速度　平均平方根速度　へいきんへいほうこんそくど
均方回归　平均平方回帰　へいきんへいほうかいき
均分〔剂〕量　分割用量　ぶんかつようりょう
均衡期　平衡期　へいこうき
均衡型　平衡型　へいこうがた
均衡性测验　平衡性試験　へいこうせいしけん
均衡饮食　平衡食　へいこうしょく
均衡状态　平均状態　へいこうじょうたい
均化器　ホモジナイザー　homogenizer
均化溶剂　均質化溶剤　きんしつかようざい
均化效应　均質化効果　きんしつかこうか
均化作用　均質化作用　きんしつかさよう
均黄卵　等卵黄卵　とうらんおうらん
均聚体　ホモポリマー　homopolymer
均裂　均質性分割　きんしつせいぶんかつ
均裂反应　均質分割反応　きんしつぶんかつはんのう
均脉　等分脈拍　きんとうみゃくはく
均三甲苯　メシチレン　mesitylene
均三嗪　シムトリアジン　sym-triazine
均势　平衡　へいこう
均数　平均値　へいきんち
均数标准差　平均値標準偏差　へいきんちひょうじゅんへいさ
均相测量　均質相測定　きんしつそうそくてい
均相催化　均質相触媒作用　きんしつそうしょくばいさよう
均相催化剂　均質相触媒　きんしつそうしょくばい
均相反应　均質相反応　きんしつそうはんのう
均相化学平衡　均質相化学平衡　きんしつそうかがくへいこう
均相酶免疫试验　均質相酵素免疫試験　きんしつそうこうそめんえきしけん
均相体系　均質相系　きんしつそうけい
均小骨盆　全狭骨盤　ぜんきょうこつばん
均小性狭窄性骨盆　均等狭窄性骨盤　きんとうきょうさくせいこつばん
均一性　均質性　きんしつせい
均匀电流　均等電流　きんとうでんりゅう
均匀放射　均等放射　きんとうほうしゃ
均匀分布　均等分布　きんとうぶんぷ
均匀呼吸　均斉呼吸　きんせいこきゅう
均匀混合　均等混合　きんとうこんごう
均匀混合物　均等混合物　きんとうこんごうぶつ
均匀浸液　均質浸液　きんしつしんえき
均匀系　均質系　きんしつけい
均匀相　均質相　きんしつそう
均匀性　均質性　きんしつせい
均值　平均値　へいきんち
均值记忆示波器　平均値記憶オシロスコープ　へいきんちきおくoscilloscope
均质膜　均質膜　きんしつまく
君迁子　サルガキ,マメガキ,シナノガキ
君影草　キミカゲソウ,スズラン
菌　バクテリア,細菌　bacteria　さいきん
　革兰氏阳性菌　グラム陽性菌　Gramようせいきん
　黄色奈瑟氏菌　黄色ナィセリア菌　おうしょくNeisseriaき

ん

卡他奈瑟氏菌　カタル ニセリア菌　catarrh Neisseriaきん

牛流产沙门氏菌　ウシ流産菌　ウシりゅうざんきん

沙门氏菌　サルモネラ菌　Salmonellaきん

托普森沙门氏菌　トムソンサルモネラ菌　Thompson salmonellaきん

菌斑　菌垢,菌苔　しこう,きんたい

菌表抗原　エキソ-アンチゲン　exo-antigen

菌柄　菌柄　きんへい

菌醇　ミコール　mykol

菌丛(群)　細菌叢,細菌フローラ　さいきんそう,さいきん flora

菌丛失调　菌叢平衡失調　きんそうへいこうしっちょう

菌簇　バクテリオフローラ　bacterioflora

菌胆汁症　胆管細菌症　たんかんさいきんしょう

菌蛋白　ミコプロテイン　mycoprotein

菌蛋白接种　ミコプロテイン接種　mycoproteinせっしゅ

菌得清　スルフィソキサゾール　sulfisoxazole

菌淀粉青素　アミロシアニン　amylocyanin

菌毒败血症　毒血症性敗血症　どくけつしょうせいはいけっしょう

菌多糖　グラヌロース　granulose

菌防卫素　ミコソジン　mycosozin

菌防御素　ミコフィラキシン　mycophylaxin

菌肥　細菌性肥料　さいきんせいひりょう

菌盖　菌傘　きんさん,きのこかさ

菌根　菌根　きんこん

菌根真菌　菌根真菌　きんこんしんきん

菌管型　細菌円柱　さいきんえんちゅう

菌核　菌核　きんかく

菌红素　バクテリオルベレン　bacterioruberin

菌红质　バクテリオ エリトリン　bacterio-erythrin

菌环　白金耳　はっきんじ

菌胶冻　細菌〔性〕凝膠体　さいきん〔せい〕ぎょうこうたい

菌胶团　粘着集落　ねんちゃくしゅうらく

菌胶团期　粘着集落期　ねんちゃくしゅうらくき

菌力〔病〕毒力,菌力　〔びょう〕どくりょく,きんりょく

菌痢　細菌性赤痢　さいきんせいせきり

弗累克斯纳氏菌痢　フレクスナー赤痢　Flexnerせきり

宋内氏菌痢　ソ(ン)ネ赤痢　Sonneせきり

菌龄　細菌年齢　さいきんねんれい

菌落　コロニー,集落　colony,しゅうらく

菌落计数　集落計数　しゅうらくけいすう

菌落计数器　集落計数器　しゅうらくけいすうき

菌落突变　集落突然変異　しゅうらくとつぜんへんい

菌落显微镜　集落顕微鏡　しゅうらくけんびきょう

菌落形成　集落形成　しゅうらくけいせい

菌落形态　集落形態　しゅうらくけいたい

菌落形态学　集落形態学　しゅうらくけいたいがく

菌落运动　集落運動　しゅうらくうんどう

菌毛　細菌線毛　さいきんせんもう

菌毛抗原　細菌線毛抗原　さいきんせんもうこうげん

菌毛形成　細菌線毛形成　さんきんせんもうけいせい

菌免疫　細菌免疫　さいきんめんえき

菌苗　ワクシ(チ)ン　vaccine

德雷尔氏菌苗　ドレーアー ワクシン　Dreyer vaccine

冻干布鲁氏菌苗　凍結乾燥ブルセラ ワクシン　とうけつ

かんそうBrucella vaccine

菌苗反应　ワクシン接種後の副作用　vaccineせっしゅごのふくさよう

菌苗接种　ワクシン接種　vaccineせっしゅ

菌苗疗法　ワクシン療法　vaccineりょうほう

菌苗试验　ワクシン試験　vaccineしけん

菌苗源　痘苗源　とうびょうげん

菌苗治疗　ワクシン治療　vaccineちりょう

菌苗注射　ワクシン注射　vaccineちゅうしゃ

菌膜　菌膜　きんまく

菌粘素　グリスクリン　glischrin

菌尿　細菌尿〔症〕　さいきんにょう〔しょう〕

菌群　フローラ　flora

菌群变迁　フローラ変遷　floraへんせん

菌群分类　フローラ分類　floraぶんるい

菌群交替症　菌交代現象　きんこうだいげんしょう

菌群失调　フローラ平衡失調〔症〕　floraへいこうしっちょう〔しょう〕

菌群失调性假膜性肠炎　フローラ失調性偽膜性腸炎　floraしっちょうせいぎまくせいちょうえん

菌乳剂　菌乳剤　きんにゅうざい

菌乳剂结核菌素　菌乳剤ツベルクリン　きんにゅうざいtuberculin

菌属　バクテリウム属,菌属　Bacteriumぞく,きんぞく

埃〔舍利〕希氏杆菌属　エシェリキア杆菌属　Escherichiaかんきんぞく

爱德华氏菌属　エドワーズ菌属　Edwardsきんぞく

巴斯德氏菌属　パスツレラ属　pasteurellaぞく

博代氏杆菌属　ボルデテラ属　Bordetellaぞく

布鲁氏菌属　ブルセラ属　Brucellaぞく

哈夫尼亚氏菌属　ハフニア属　Hafniaぞく

克雷白氏杆菌属　クレブシェラ杆菌属　Klebsiellaかんきんぞく

摩拉克氏菌属　モラクセラ菌属　Moraxellaきんぞく

奈瑟氏菌属　ニセリア菌属　Neisseriaきんぞく

沙雷氏菌属　セラチア菌属　Serratiaきんぞく

沙门氏菌属　サルモネラ菌属　Salmonellaきんぞく

志贺氏杆菌属　志賀杆菌属　しがかんきんぞく

菌丝　菌糸　きんし

菌丝胺　マイセリアナミド　mycelianamide

菌丝体　菌糸体　きんしたい

菌丝状菌落　菌糸状集落　きんしじょうしゅうらく

菌丝组织　菌糸組織　きんしそしき

菌体　菌体　きんたい

菌体表面抗原　菌体表面抗原　きんたいひょうめんこうげん

菌体抗体　菌体抗体　きんたいこうたい

菌体抗原　菌体抗原　きんたいこうげん

菌体凝集　菌体凝集　きんたいぎょうしゅう

菌体凝集素　菌体凝集素　きんたいぎょうしゅうそ

菌体肿胀　菌体膨脹　きんたいぼうちょう

菌团　細菌群体　さいきんぐんたい

菌托　きのこつぼ

菌细胞　細菌細胞　さいきんさいぼう

菌型　細菌型　さいきんがた

菌血病　菌血症　きんけっしょう

菌血性败血病　菌血症性敗血症　きんけっしょうせいはいけっしょう

菌叶绿素　バクテリオクロロフィル，細菌葉緑素　bacteriochlorophyl，さいきんようりょくそ

菌荧光素　バクテリオフルオレシン　bacteriofluorescein

菌藻植物　葉状植物　ようじょうしょくぶつ

菌疹　細菌疹　さいきんしん

菌株　菌株　きんしゅ

菌状乳头　ポリープ状乳頭　polypじょうにゅうとう

菌紫素　バクテリオプルプリン　bacteriopurpurin

鞍裂　亀裂　きれつ

鞍裂性丘疹　亀裂性丘疹　きれつせいきゅうしん

鞍裂性湿疹　亀裂性湿疹　きれつせいしっしん

jùn　**峻**

峻泻药　峻下薬　しゅんかやく

K

KA　咖喀卡咔咯胩

kā　咖喀

咖啡　コーヒー　coffee，caffee

咖啡醇　カフェオル　caffeol

咖啡啶　カフェイジン　caffeidine

咖啡豆　コーヒー豆　coffeeまめ

咖啡豆征　コーヒー豆徴候　coffeeまめちょうこう

咖啡〔激发〕试验　コーヒー試験　coffeeしけん

咖啡尿酸　カフル酸，カフェイン尿酸　caffurさん，caffeineにょうさん

咖啡尿质　コッフェウリン　coffeurin

咖啡牛乳色斑　ミルクコーヒー様斑点，カフェオーレ斑　milk coffeeようはんてん，cafeaueaitはん

咖啡鞣酸　クロロゲン酸　chlorogenさん

咖啡色呕出物　コーヒー色吐物　coffeeいろとぶつ

咖啡属　コーヒー属　coffeeぞく

咖啡树　コーヒーの木　coffeeのき

咖啡酸　カフェー酸　caffeさん

咖啡因（碱）　カフェイン　caffeine

咖啡因苯酚盐　カフェイン石炭酸塩　caffeineせきたんさんえん

咖啡因苯甲酸钠　安息香酸ナトリウム カフェイン　アンソクコウさんnatrium caffeine

咖啡因磺酸锂　サルフォン酸カフェイン リチウム　sulfonさんcaffein lithium

咖啡因氯醛　カフェインクロラール　caffeine chloral

咖啡因中毒　カフェイン中毒症　caffeineちゅうどくしょう

咖啡甾醇　カフェストロル　cafestrol

咖啡渣　コーヒーかす　coffeeかす

喀喇音综合征　クリック症候群　clickしょうこうぐん

喀痰　喀痰　かくたん

kǎ　卡咔咯胩

卡-埃二氏小体　コール・エクスナー小体　Call-Exner しょうたい

卡巴可　カルバコール，カルバコリン　carbachol，carbacholine

卡巴浦尔934　カルボキシポリメチリン934　carboxypolymethylene 934

卡巴胂　カルバルソン，アミナルソーン　carbarsone，aminarsone

卡巴胂片　カルバルソン錠　carbarsoneじょう

卡巴胂中毒　カルバルソン中毒　carbarsoneちゅうどく

卡巴契尼克氏试验　カバチニク試験　Kabatschnikしけん

卡巴因子　カッパ因子　Kappaいんし

卡白京　ビタミンU，抗潰瘍性因子　Vitamine U，こうかいようせいいんし

卡-鲍-魏三氏试验　カトラー・パワー・ウィルダ試験　Cutler-Power-Wilderしけん

卡-贝二氏病　カッシン・ベック病　Kaschin-Beckびょう

卡-贝氏点　キャノン・ベーム点　Cannon-Boehmてん

卡比咪嗪　カルピプラミン　carpipramine

卡比西林　カルベニシリン　carbenicillin

卡必醇　カルビトール　carbitol

卡波济氏病　カポジー病　Kaposiびょう

卡波济氏肉瘤　カポジー肉腫　Kaposiにくしゅ

卡波济氏水痘样疹　カポジー水痘様発疹症　Kaposiすいとうようほっしんしょう

卡波卡因　カルボカイン　carbocaine

β-卡波林　β-カルボリン　β-carboline

卡伯特氏环体　カボット環状体　Cabotかんじょうたい

卡伯特氏夹　カボットスプリント　Cabot splint

卡岑斯坦氏试验　カッツェンスタイン試験　Katzensteinしけん

卡-达二氏溶液　カレル・デーキン液　Carrel-Dakinえき

卡喀音　クリック音　clickおん

卡喀音气胸　雑音性気胸　ざつおんせいききょう

卡氮芥　カルムスチン　carmustine

卡地阿唑　カルジアゾール　cardiazol

卡地阿唑〔痉挛〕疗法　カルジアゾール療法　cardiazolりょうほう

卡尔顿氏斑　カールトン斑点　Carletonはんてん

卡尔默特氏反应　カルメット反応　Calmetteはんのう

卡尔默特氏结核菌素　カルメットツベルクリン　Calmette tuberculin

卡尔默特氏血清　カルメット血清　Calmetteけっせい

卡法根　カバー　Kava

卡法根素　カワイン　Kavaine

卡法树脂　カウイン　kawine

卡方　カイ平方　chiへいほう

卡方检验　カイ平方試験　chiへいほうしけん

卡菲氏病　カフィー病　Caffevびょう

卡夫卡氏试验　カフカ試験　Kafkaしけん

卡哈尔氏金氯化汞溶液　カハール金昇汞溶液　Cajalきんしょうこうようえき

卡哈尔氏〔染色〕法　カハール〔染色〕法　Cajal〔せんしょく〕

ほう

卡哈尔氏细胞　カハール細胞　Cajalさいぼう
卡红　カルミン,コクシネリン　carmine,coccinellin
卡红明矾染液　カルマラム　carmalum
卡红溶液　カルミン溶液　carmineようえき
卡红酸　カルミン酸　carmineさん
卡计　熱量計　ねつりょうけい
卡介菌　カルメット・ゲラン杆菌　Calmette-Guerinかんきん
卡介苗　BCG(結核予防)ワクチン　BCG(けっかくよぼう)vaccine
卡介苗反应　BCG反応　BCGはんのう
卡介苗接种　BCGワクチン接種〔法〕　BCG vaccineせっしゅ〔ほう〕
卡金斯氏胎盘压出法　カルキンス胎盤圧出法　Calkinsたいばんあっしゅつほう
卡-卡二氏咖啡因法　カッチ・カルク カフェイン法　Katsch-Kalk caffeineほう
卡卡因　カカイン,テオブロミン　cacaine,theobromine
卡可林　カルコリン,カルバコール　carcholin,carbachol
卡可西灵试法　カコテリン試験　cacothelinしけん
卡拉巴豆　カラバル豆　calabarまめ
卡拉巴豆碱　カラバリン　calabarine
卡拉巴豆中毒　カラバル豆中毒　calabarまめちゅうどく
卡拉巴尔肿胀　カラバール腫脹　Calabarしゅちょう
卡拉巴丝虫肿　カラバール浮腫　Calabarふしゅ
卡拉牙胶　カラヤゴム　karaya gum
卡腊米芬　カラミフェン　caramiphen
卡勒氏病　カーレル病　Kahlerびょう
卡冷德氏截肢术　キャランダ切断法　Callanderせつだんほう
卡里定　カリジン　kallidin
卡里森氏液　カリソン液　Callisonえき
卡里翁氏病　カリオン病　Carrionびょう
卡利奥本　カリオベン　calioben
卡利歇氏病　カリッシャー病　Kalisherびょう
卡列尔氏饮食　カーレル食　Karellしょく
卡〔路里〕　カロリー　calorie,calory
卡〔路里〕的电当量　カロリーの電気当量　calorieのでんきとうりょう
卡伦氏征　カレン徴候　Cullenちょうこう
卡罗托苷　カロトロピン　calotropin
卡洛氏三角　カロー三角　Calotさんかく
卡麻拉　カマラ　kamala
卡马风　カムホルム　camoform
卡马特灵　ケマドリン　Kemadrin
卡曼氏听诊器　カンマン聴診器　Cammannちょうしんき
卡曼氏征　カルマン徴候　Carmanちょうこう
卡米季氏反应　カミッジ反応　Cammidgeはんのう
卡米诺伊德　カミノイズ　Caminoids
卡那霉素　カナマイシン　kanamycin
卡那霉素B　カネンドマイシン　kanendomycin
卡纳佛尔氏征　カナーベル徴候　Kanavelちょうこう
卡农氏点　キャンノン点　Cannonてん
卡诺石　カルノー石　carnoいし
卡诺依氏固定液　カルノイ固定液　Carnoyこていえき
卡-佩二氏病　カルベ・ペルテス病　Calve-Perthesびょう
卡片　カード　card

卡片编辑程序　カードエディター　card editor
卡片程序电子计算机　カードプログラム　コンピューター　card program computer
卡片袋　カード袋　cardぶくろ
卡片读出穿孔机　カード読取穿孔装置　cardよみとりせんこうそうち
卡片记录器　カード記録計器　cardきろくけいき
卡片解释程序　カード解明プログラム　cardかいめいprogram
卡片输入　カードインプット　card input
卡片文件　カードファイル　card file
卡片正面　カードのおもて　cardのおもて
卡普拉斯氏征　カルプラス徴候　Karplusちょうこう
卡普隆氏点　カプロン点　Capuronてん
卡普纶　カプロン　capron
卡普斯氏反射　キャップス反射　Cappsはんしゃ
卡塞氏肌　カッセル筋　Casserきん
卡赛病　カサイ病　Kasaiびょう
卡-斯二氏综合征　カシディ・ショルテ症候群　Cassidy-Scholteしょうこうぐん
卡斯尔氏内〔源〕因子　キャッスル内因子　Castle ないいんし
卡斯尔氏外〔源〕因子　キャッスル外因子　Castleがいいんし
卡斯珀法则　カスパー法則　Casperほうそく
卡斯太拉尼氏病　カステラニ病　Castellaniびょう
卡〔斯太拉尼〕氏长粉螨　カステラニ チログリフス　Castellani Tyroglyphus
卡〔斯太拉尼〕氏真菌属　カステラニ真菌属　Castellaniしんきんぞく
卡〔斯太拉尼〕氏支气管炎　カステラニ気管支炎　Castellaniきかんしえん
卡〔斯太拉尼〕氏锥虫　カステラニ トリパノソーマ　Castellani trypanosoma
卡〔斯太拉尼〕氏锥虫类　トリポカステラネレー　Trypocastellanelleae
卡斯特纳尔皮肤毛细管反应　ケストネル皮膚毛細管反応　Kestnerひふもうさいかんはんのう
卡索尼氏皮内试验　カソニ皮内試験　Casoniひないしけん
卡他　カタル　catarrh
卡他林　カタリン　catalin
卡他奈瑟氏〔球〕菌　カタル球菌　Catarrhきゅうきん
卡他热　カタル熱　catarrhねつ
卡他素质　カタル性素質　catarrhせいそしつ
卡他温度计　カタ温度計　Kataおんどけい
卡他性鼻炎　カタル性鼻炎　catarrhせいびえん
卡他性肠炎　カタル性腸炎　catarrhせいちょうえん
卡他性胆管炎　カタル性胆管炎　catarrhせいたんかんえん
卡他性肺炎　カタル性肺炎　catarrhせいはいえん
卡他性腹泻　カタル性下痢　catarrhせいげり
卡他性格鲁布　カタル性喉頭炎,カタル性クループ　catarrhせいこうとうえん,catarrh せいcroupe
卡他性黄疸　カタル性黄疸　catarrhせいおうだん
卡他性角膜溃疡　カタル性角膜潰瘍　catarrhせいかくまくかいよう
卡他性结膜炎　カタル性結膜炎　catarrhせいけつまくえん
卡他性口炎　カタル性口内炎　catarrhせいこうないえん
卡他性阑尾炎　カタル性虫垂炎　catarrhせいちゅうすいえん
卡他性痢疾　カタル性赤痢　catarrhせいせきり

卡他性肾炎　カタル性腎炎　catarrhせいじんえん

卡他性胃肠炎　カタル性胃腸炎　catarrhせいいちょうえん

卡他性胃炎　カタル性胃炎　catarrhせいいえん

卡他性消化不良　カタル性消化不良　catarrhせいしょうかふりょう

卡他性咽峡炎　カタル性アンギナ　catarrhせいangina

卡他性咽炎　カタル性咽頭炎　catarrhせいいんとうえん

卡他性炎　カタル性炎症　catarrhせいえんしょう

卡他性眼炎　カタル性眼炎　catarrhせいがんえん

卡他性支气管炎　カタル性気管支炎　catarrhせいきかんしえん

卡他性中耳炎　カタル性中耳炎　catarrhせいちゅうじえん

卡塔格内氏综合征　カルタゲネル症候群　Kartagenerしょうこうぐん

卡塔尼氏〔人造〕血清　カッターニ血清　Cattaniけっせい

卡太尔氏婴儿智力等级试验　カテル乳児知能検査　Cattellにゅうじちのうけんさ

卡特林氏法　カテリン法　Cathelinほう

卡特氏包柔氏螺旋体　カーター　ボレルスピロヘータ　Carter Borreli spirochaeta

卡特氏热　カーター熱　Carterねつ

卡万氏试验　クベム反応　Kveimはんのう

卡魏尔氏病　カバレ病　Cavareびょう

卡耶哈氏岛　カレーヤ島　Callejaとう

卡值　熱量値,カロリー価　ねつりょうち,calorieか

咔啉　カルボリン　carboline

咔唑　カルバゾール　carbazole

咯脓　吐膿症　とのうしょう

咯血　喀血　かっけつ

　戈尔茨坦氏咯血　ゴルドスタイン喀血　Goldsteinかっけつ

胩　カルビラミン,カルビルアミン　carbylamine

KAI　开锎凯铠噚

kāi　开锎

开瓣锐声　開口音　かいこうおん

开窗匙　開窓杓子　かいそうしゃくし

开窗刀　開窓刀　かいそうとう

开窗〔手〕术　開窓〔手術〕,造窓術　かいそう〔しゅ〕じゅつ,ぞうそうじゅつ

开放迟延　遅延開放　ちえんかいほう

开放导液法　開放ドレナージ　かいほうdrainage

开放点滴法　開放点滴法　かいほうてんてきほう

开放点滴麻醉　オープン　ドロップ麻酔　open dropますい

开放截肢术　開放切断術　かいほうせつだんじゅつ

开放拍击音　開弁期弾撥音　かいべんきだんぱつおん

开放气胸　開放性気胸　かいほうせいききょう

开放式麻醉　開放式麻酔　かいほうしきますい

开放式麻醉罩　開放式マスク　かいほうしきmask

开放吸入法　開放性吸入法　かいほうせいきゅうにゅうほう

开放系统　開放系　かいほうけい

开放系统热力学　開放系熱力学　かいほうけいねつりきがく

开放性鼻音　開鼻声　かいびせい

开放性骨折　開放性骨折　かいほうせいこっせつ

开放性环状断脱伤　開放性環形捻除　かいほうせいかんけいねんじょ

开放性结核　開放性結核　かいほうせいけっかく

开放性颅骨骨折　開放性頭蓋骨骨折　かいほうせいずがいこつこっせつ

开放性脑损伤　開放性脳損傷　かいほうせいのうそんしょう

开放性脐尿管　開放性臍尿管　かいほうせいせいにょうかん

开放性损伤　開放性損傷　かいほうせいそんしょう

开放性脱位　開放性脱臼　かいほうせいだっきゅう

开放性愈合　開放性愈合　かいほうせいゆごう

开放性自发性气胸　開放性自然気胸　かいほうせいしぜんききょう

开放循环系　開放循環系　かいほうじゅんかんけい

开放医院　オープン(開放)式病院　open(かいほう)しきびょういん

开放引流法　開放排液法,開放導膿法　かいほうはいえきほう,かいほうどうのうほう

开腹复位　開腹整復　かいふくせいふく

开腹术　開腹術　かいふくじゅつ

开腹探查术　診査開腹術,試験〔的〕開腹術　しんさかいふくじゅつ,しけん〔てき〕かいふくじゅつ

开关　スイッチ　switch

开咬　離開咬合　りかいこうごう

开花期　開花期　かいかき

开环〔作用〕　環開裂　かんかいれつ

开皇客蚤　ケオプスネズミノミ,インドネズミノミ　cheopsネズミノミ,Indiaネズミノミ

开睑器　開瞼器　かいけんき

开角青光眼　開角緑内障　かいかくりょくないしょう

开孔绷带　有窓包帯　ゆうそうほうたい

开孔敷布　有窓湿布　ゆうそうしっぷ

开口期　開口期　かいこうき

开口器　開口器　かいこうき

开眶术　眼窩切開術　がんかせっかいじゅつ

开眶探查术　診査眼窩切開術,試験〔的〕眼窩切開術　しんさがんかせっかいじゅつ,しけん〔てき〕がんかせっかいじゅつ

开链　開鎖　かいさ

开链化合物　開鎖化合物,鎖状化合物　かいさかごうぶつ,さじょうかごうぶつ

开链烃　開鎖炭化水素,鎖式炭化水素　かいさたんかすいそ,さしきたんかすいそ

开链有机化合物　開鎖有機化合物,鎖状有機化合物　かいさゆうきかごうぶつ,さじょうゆうきかごうぶつ

开裂　披裂,裂開　ひれつ,れっかい

开颅冲洗术　開頭洗浄術　かいとうせんじょうじゅつ

开颅器　開頭器　かいとうき

开颅术　開頭術　かいとうじゅつ

开颅血肿清除术　開頭血腫除去術　かいとうけっしゅじょきょじゅつ

开马君　ケマドリン　Kemadrin

开面冠　有窓歯冠　ゆうそうしかん

开扇征　開扇徴候　かいせんちょうこう

开始血尿　初期血尿　しょきけつにょう

开髓　歯髄腔開放　しずいこうかいほう

开他敏　〔塩酸〕ケタミン　〔えんさん〕Ketamine

开胃药　食欲増進剤　しょくよくぞうしんざい

开胸刀　開胸刀　かいきょうとう

开胸术　開胸術,胸腔切開術　かいきょうじゅつ,きょうこうせっかいじゅつ

开胸探查术　診查開胸術,試験〔的〕開胸術　しんさかいきょうじゅつ,しけん〔てき〕かいきょうじゅつ

开胸心包切开后综合征　開胸心膜切開後症候群　かいきょうしんまくせっかいごしょうこうぐん

开胸心脏按摩术　開胸心マッサージ　かいきょうしんmassage

开业医师　開業医　かいぎょうい

开张器　鏡,スペキュラム　きょう,speculum

锏　カリフォルニウム,Cf　californium

锏针　カリフォルニウム針　californiumしん

kǎi　凯铠酱

凯尔抗体　ケル抗体　Kellこうたい

凯尔血型　ケル血液型　Kellけつえきがた

凯-弗二氏环　カイゼル・フライシェル輪　Kayser-Fleischerりん

凯腊氏增殖性红斑　ケーラー紅色肥厚症　Queyratこうしょくひこうしょう

凯利氏试验　ケリー試験　Kellyしけん

凯利氏征　ケリー徴候　Kellyちょうこう

凯利氏止血钳　ケリー止血鉗子　Kellyしけつかんし

凯林　ケ〔ー〕リン　khellin

凯林苷　ケリニン　khellinin

凯林氏试验　ケリング試験　Kellingしけん

凯林酮　ケリノン　khellinone

凯洛克氏征　ケロック徴候　Kellockちょうこう

凯麦勒氏定律　カメレル法則　Camererほうそく

凯-穆二氏征　ケヌー・ミュレー徴候　Quenu-Muretちょうこう

凯牛氏病　ケヌー病　Quenuびょう

凯撒绿蝇　キンバエ

凯氏定氮法　ケルダール法　Kjeldahlほう

凯氏综合征　ケーイ症候群　Keyeしょうこうぐん

凯特累氏规律　ケテレー法則　Queteletほうそく

凯泽林式溶液　カイゼルリング液　Kaiserlingえき

凯泽氏病　カイゼル病　Kayserびょう

铠甲状癌　コルセット癌　corsetがん

酱　カラン　carane

酱酮　カロン　carone

KAN　看龛坎砍茋看

kān　看龛

看护　看護　かんご

看守淋巴结　前哨リンペ節　ぜんしょうlymphせつ

龛〔影〕　壁龕,ニッシェ　へきがん,niche

kǎn　坎砍茋

坎贝尔氏韧带　キャンベル支持帯　Campbellしじたい

坎-恩二氏综合征　カムラチ・エンゲルマン症候群　Camurati-Emgelmanしょうこうぐん

坎科氏病　キンコー病　Quinquaudびょう

坎梅尔氏病　キュンメル病　Kümmellびょう

坎梅尔氏点　キュンメル点　Kümmellてん

坎梅尔氏脊椎炎　キュンメル脊椎炎,外傷後脊椎炎　kümmell せきついえん,がいしょうごせきついえん

坎尼生　カネシン,デセルピジン　canescine,deserpidine

坎珀尔氏筋膜　カンペル筋膜　Camperきんまく

坎珀尔氏韧带　カンペル靭帯　Camperじんたい

坎特氏征　カンター徴候　Kanterちょうこう

坎-韦二氏病　キュンメル・ベルネーユ病　Kummell-Verneuilびょう

砍创　切断創　せつだんそう

茋　カンファン　camphane

茋醇　ボルネオール　borneol

茋〔烷〕　カンファン　camphane

茋烯　カンフェン　camphene

茋烯脑酸　カンフェノリ酸　camphenoliさん

茋烯酮　カンフェノン　camphenone

kàn　看

看片灯　陰像観察器　いんぞうかんさつき

KANG　康糠抗钪

kāng　康糠

康-布二氏病　コノル・ブルッフ病　Conor-Bruchびょう

康德郎皮苷　コンズランギン　condurangin

康多累昂氏手术　コンドレオン手術　Kondoleonしゅじゅつ

康恩氏综合征　コーン症候群　Connしょうこうぐん

康费克坦　コンフェクタント　confectant

康复　回復,リハビリテーション　かいふく,rehabilitation

康复期　回復期　かいふくき

康复医院　回復病院　かいふくびょういん

康卡斯可宁　コンクスコニン　concusconine

康凯腊米丁　コンカイラミジン　conchairamidine

康凯腊明　コンカイラミン　conchairamine

康克尔氏试验　クンケル試験　Kunkelしけん

康奎胺　コンキナミン　conquinamine

康奎宁　キニジン　quinidine

康里新　コネシン　conessine

康力龙　スタノゾロール　stanozolol

康奈尔氏肠缝术　コンネル腸縫合術　Connellちょうほうごうじゅつ

康尼扎罗氏反应　カニッツァーロ反応　Cannizzaroはんのう

康诺尔氏立克次氏体　コノリ　リケッチア　Conorii rickettsia

康帕嗪　コンパジン,プロクロルペラジン　compazine, prochlorperazine

康毗箭毒　コンベ　kombe

康普顿电子　コンプトン電子　Comptonでんし

康普顿效应　コンプトン効果　Comptonこうか

康氏反应　カーン癌診断法　Kahn　がんしんだんほう

康氏试验　カーン梅毒血清試験　Kahnばいどくけっせいしけん

康斯塔姆氏现象　コーンスタム現象　Kohnstammげんしょう

康塔尼氏饮食　カンタニ食　Cantaniしょく

康特利氏征　カンテリ徴候　Cantelliちょうこう

康铜　コンスタンタン　constantan

康铜热电偶　コンスタンタン熱電対　constantanねつでんつい

康西尔曼氏肝损伤　カンシルマン肝病変　Councilmanかんびょうへん

康胃素　DL塩化カルニチン　DLえんかcarnitin

糠　ぬか,もみぬか

糠秕性脱发　粃糠性脱毛症　ひこうせいだつもうしょう

糠基　フルフリル基　furfurylき

糠甲碘　ヨウ化フルメサイド　ヨウかfurmethide

糠馏油　ピチロール　pityrol
糠醛　フルフラル　furfural
糠醛试验　フルフロル試験　furfurolしけん
糠样肾　糠状腎　こう(ぬか)じょうじん
糠样脱屑　粃糠状落屑　ひこうじょうらくせつ
糠浴　もみがら浴　もみがらよく
糠疹　粃糠疹　ひこうしん
黑布腊氏糠疹　ヘブラ粃糠疹　Hebraひこうしん
糠疹癣菌属　ピチロスポルム属　pityrosporumぞく
糠疹样脓疱病　粃糠性膿痂疹　ひこうせいのうかしん
糠状毛发病　粃糠性毛髪病　ひこうせいもうはつびょう
糠状皮脂溢　粃糠性脂漏〔症〕　ひこうせいしろう〔しょう〕

kàng　抗钪

抗阿米巴药　抗アメーバ薬,抗原虫剤　こうamebaやく,こうげんちゅうざい
抗癌剂（药）　制癌剤,抗癌剤　せいがんざい,こうがんざい
抗癌抗体　アンチカンクリン　anticancrin
抗癌霉素　ザルコマイシン　sarkomycin
抗癌血清　制癌血清　せいがんけっせい
抗胺莩　塩酸プロメタジン　えんさんpromethazine
抗白细胞蛋白酶　抗ロイコプロテアーゼ　こう leuko-
protease
抗白细胞毒素　抗ロイコトキシン　こうleukotoxin
抗白细胞酶　抗白血球酵素　こうはっけっきゅうこうそ
抗百日咳血清　抗百日咳血清　こうひゃくにちぜきけっせい
抗斑疹伤寒血清　抗チフス血清　こうtyphusけっせい
抗爆剂　耐爆剤,アンチノック剤　たいばくざい,antinockざい
抗蓖麻毒蛋白　リシン抗毒素　ricinこうどくそ
抗变态反应剂　抗アレルギー剤　こうAllergieざい
抗变性蛋白　アンチアルブメート　antialbumate
抗病毒蛋白　抗ウイルス蛋白質　こうvirusたんぱくしつ
抗病毒红素　アンチビルビン　antivirubin
抗病毒剂　抗ウイルス剤　こうvirusざい
抗病毒抗体　抗ウイルス抗体　こうvirusこうたい
抗病毒免疫　抗ウイルス性免疫　こうvirusせいめんえき
抗病毒素　アンチウイルス　antivirus
抗病毒性　抗ウイルス性　こうvirusせい
抗病毒血清　抗ウイルス血清　こうvirusけっせい
抗病原物质　抗病原菌物質　こうびょうげんきんぶっしつ
抗补体　抗補体　こうほたい
抗补体血清　抗補体血清　こうほたいけっせい
抗不育维生素　抗不妊症ビタミン　こうふにんしょうvitamine
抗不育因子　抗不妊症因子　こうふにんしょういんし
抗糙皮病维生素　抗ペラグラビタミン　こうpellagra vitamin
抗糙皮病因子　抗ペラグラ因子　こう pellagraいんし
抗蟾蜍毒素　蟾蜍毒アンチトキシン　せんじょどくantitoxin
抗肠虫药　駆虫薬〔剤〕　くちゅうやく〔ざい〕
抗沉淀素　抗沈降素　こうちんこうそ
抗赤霉素　アンチギブベレリン　antigibberellin
抗虫灵　ピランテル　pyrantel
抗出血维生素　抗出血性ビタミン　こうしゅっけつせいvitamin
抗出血因子　抗出血因子　こうしゅっけついんし

抗磁性　反磁性　はんじせい
抗雌激素药　抗エストロゲン薬　こうestrogenやく
抗刺槐毒素　アンチローピン　antirobin
抗刺激法　鎮静療法　ちんせいりょうほう
抗刺激药　反対刺激剤　はんたいしげきざい
抗促甲状腺激素　抗向甲状腺性ホルモン　こうこうじょうせんせいhormone
抗促性腺激素　抗性腺刺激ホルモン　こうせいせんしげきhormone
抗催化剂　負触媒　ふしょくばい
抗催化酶　アンチカタラーゼ　anticatalase
抗大肠菌血清　抗大腸菌性血清　こうだいちょうきんせいけっせい
抗代谢物　抗代謝物　こうたいしゃぶつ
抗代谢药　代謝拮抗薬　たいしゃきっこうやく
抗丹毒血清　抗丹毒血清　こうたんどくけっせい
抗胆碱〔能〕药物　コリン作用抑制性薬物　cholinさようよくせいせいやくぶつ
抗胆碱酯酶　抗コリンエステラーゼ　こうCholinesterase
抗蛋白酶　抗蛋白分解酵素　こうたんぱくぶんかいこうそ
抗稻瘟霉素　アンチピリカリン　antipiriculin
抗滴虫霉素　トリコマイシン　trichomycin
抗滴虫药　抗トリコモナス薬　こうtrichomonasやく
抗癫痫药　抗てんかん薬　こうてんかんやく
抗淀粉酶　抗アミラーゼ　こうamylase
抗动脉粥样硬化剂　抗アテローム〔性動脈〕硬化剤　こうatheroma〔せいどうみゃく〕こうかざい
抗胨　アンチペプトン,抗ペプトン　antipeptone,こうpeptone
抗毒防御素　毒素抵抗素　どくそていこうそ
抗毒素　抗毒素,アンチトキシン　こうどくそ,antitoxin
抗毒素单位　抗毒素単位　こうどくそたんい
抗毒素疗法　抗毒素療法　こうどくそりょうほう
抗毒素免疫　抗毒素免疫　こうどくそめんえき
抗毒素血清　抗毒素血清　こうどくそけっせい
抗毒素原　抗毒素原　こうどくそげん
抗毒作用　抗毒作用　こうどくさよう
抗敌素　ポリミキシンE,〔硫酸〕コリスチン　Polymyxin E,〔りゅうさん〕colistin
抗多糖抗体　抗多糖抗体　こうたとうこうたい
抗恶性贫血维生素　抗悪性貧血ビタミン　こうあくせいひんけつvitamin
抗恶性贫血因子（素）　抗悪性貧血因子　こうあくせいひんけついんし
抗〔发〕酵剂　抗酵素剤　こうこうそざい
抗肥胖作用　抗肥満作用　こうひまんさよう
抗肺炎毒素　肺炎抗毒素　はいえんこうどくそ
抗肺炎球菌血清单位　抗肺炎菌血清単位　こうはいえんきんけっせいたんい
抗分生霉素　アンチメリステム　antimeristem
抗风湿〔病〕药　抗リウマチ薬　こうrheumatismやく
抗风湿灵　クロフェナム酸　chlofenamさん
抗辐射效应　抗輻射効果　こうふくしゃこうか
抗福斯曼氏抗体　抗フォルスマン抗体　こうForssmanこうたい
抗腐蚀合金　耐食性合金　たいしょくせいごうきん
抗复发药　抗再発薬　こうさいはつやく
抗复发治疗　抗再発治療　こうさいはつちりょう

抗副交感神经药　副交感神経遮断剤,抗副交感神経〔興奮〕薬,抗コリン〔作用〕薬　ふくこうかんしんけいしゃだんざい,こうふくこうかんしんけい〔こうふん〕やく,こうcholine〔さよう〕やく

抗副伤寒血清　抗パラチフス血清　こうparatypusけっせい

抗干扰　抗干渉　こうかんしょう

抗干扰素　アンチインターフェロン　antiinterferon

抗干眼醇　アゼロフソール　axerophthol

抗干眼因子　抗結膜乾燥症因子　こうけつまくかんそうしょういんし

抗干眼症维生素　抗眼球乾燥性ビタミン　こうがんきゅうかんそうせいvitamin

抗甘露聚糖酶　アンチマンナーゼ　antimannase

抗肝素　抗へパリン　こうheparin

抗肝素因子　抗へパリン因子　こうheparinいんし

抗感明　トリメトン,プロフェンピリダミン　trimeton, prophenpyridamine

抗感染免疫　抗感染免疫　こうかんせんめんえき

抗感染维生素　抗感染ビタミン　こうかんせんvitamin

抗感染药（剂）　抗感染剤　こうかんせんざい

抗感染药物中毒　抗感染薬品中毒　こうかんせんやくひんちゅうどく

抗高胆甾醇血药　抗高コレステロール血症薬　こうこうchoiesterolけっしょうやく

抗高血糖药　抗高血糖薬　こうこうけ とうやく

抗高血压药　抗高血圧薬　こうこうけつあつやく

抗高脂蛋白血症药　抗高リポ蛋白血症薬　こうこうlipoたんぱくけっしょうやく

抗个体基因型抗体　抗個体遺伝型抗体　こうたいいでんがたこうたい

抗攻击素　抗攻撃素　こうこうげきそ

抗佝偻病射线　抗佝僂病紫外線　こうくるびょうしがいせん

抗佝偻病因子　抗佝僂病因子　こうくるびょういんし

抗关节炎药　抗関節炎薬　こうかんせつえんやく

抗过敏素　アナフィラクチン拮抗素,抗過敏素,アンチセンシビリジン　anaphylactinきっこうそ,こうかびんそ,antisensibilisin

抗过敏性　抗アナフィラキシー　こうAnaphylaxie

抗过敏症药　抗アレルギー薬　こうAllergieやく

抗过敏治疗　抗アナフィラキシー治療,抗過敏治療　こうAnaphylaxieちりょう,こうかびんちりょう

抗过氧化氢酶　アンチカタラーゼ　Anticatalase

抗荷服　抗重力服　こうじゅうりょくふく

抗核黄素　抗リボフラビン物質　こうriboflavinぶっしつ

抗核抗体　抗核抗体　こうかくこうたい

抗核仁抗体　抗核仁抗体　こうかくじんこうたい

抗核因子　抗核因子　こうかくいんし

抗黑变激素　メラトニン　melatonin

抗黑热病药　抗カラアザール薬　こうKala-azarやく

抗黑舌病因子　抗黒舌症因子　こうこくぜっしょういんし

抗黑视法　暗点予防法　あんてんよぼうほう

抗红蓝花酶　抗シナラーゼ　こうcynarase

抗红细胞凝集素　抗〔赤〕血球凝集素　こう〔せっ〕けっきゅうぎょうしゅうそ

抗花〔激〕素　妨花素　ぼうかそ

抗坏疽血清　抗壊疽血清　こうえそけっせい

抗坏血病维生素　抗壊血病〔性〕ビタミン　こうかいけつ

びょう〔せい〕vitamin

抗坏血病药　抗壊血病薬　こうかいけつびょうやく

抗坏血病因子　抗壊血病因子　こうかいけつびょういんし

抗坏血酸　アスコルビン酸　ascorbinさん

抗坏血酸二异丙胺　アスコルビン酸ジイソプロピルアミン　ascorbinさんdiisopropylamine

抗坏血酸酶　アスコルビン酸酵素　ascorbinさんこうそ

抗坏血酸钠　アスコルビン酸ナトリウム　ascorbinさんnatrium

抗坏血酸尿　アスコルビン酸尿　ascorbinさんにょう

抗坏血酸片　アスコルビン酸錠〔剤〕　ascorbinさんじょう〔ざい〕

抗坏血酸缺乏　アスコルビン酸欠乏　ascorbinさんけつぼう

抗坏血酸铁　アスコルビン酸鉄　ascorbinさんてつ

抗坏血酸血　アスコルビン酸血〔症〕　ascorbinさんけっ〔しょう〕

抗坏血酸氧化酶　アスコルビン酸酸化酵素　ascorbinさんさんかこうそ

抗幻觉剂　抗幻覚剤　こうげんかくざい

抗黄蜂毒素　黄蜂毒抗毒素　こうほうどくこうどくそ

抗黄热病血清　抗アマリル血清　こうamarillけっせい

抗霍乱菌素　コレラ抗毒素　choleraこうどくそ

〔抗〕霍乱血清　抗コレラ血清　こうcholeraけっせい

抗肌酸酐　アンチクレアチニン　anticreatinine

抗肌样细胞抗体　抗筋様細胞抗体　こうきんようさいぼうこうたい

抗基底膜病　抗基底膜疾患　こうきていまくしっかん

抗激酶　抗賦活体,抗キナーゼ　こうふかつたい,こうKinase

抗激素　アンチホルモン,抗ホルモン　antihormone,こうhormone

抗寄生虫免疫　抗寄生虫免疫　こうきせいちゅうめんえき

抗寄生物药　駆虫剤　くちゅうざい

抗甲种血友球蛋白　抗血友病Aグロブリン　こうけつゆうびょうA globulin

抗甲状腺抗体　抗甲状腺抗体　こうこうじょうせんこうたい

抗甲状腺球蛋白抗体　抗甲状腺グロブリン抗体　こうこうじょうせんglobulinこうたい

抗甲状腺素　抗甲状腺物質　こうこうじょうせんぶっしつ

抗甲状腺素生成　抗チロキシン発生　こうthyroxinはっせい

抗甲状腺药　抗甲状腺薬　こうこうじょうせんやく

抗箭毒药（剂）　抗クラーレ薬〔剤〕　こうcurareやく（ざい）

抗交感〔神经〕素　抗シンパチン　こうsympathin

抗交感神经药　交感神経遮断薬,抗交感神経〔興奮〕薬,抗アドレナリン〔作用〕薬　こうかんしんけいしゃだんやく,こうこうかんしんけい〔こうふん〕やく,こうadrenaline〔さよう〕やく

抗胶原酶　抗膠原酵素　こうこうげんこうそ

抗焦虑药　抗気ずかい薬,抗不安薬　こうきずかいやく,こうふあんやく

抗脚气病维生素　抗脚気ビタミン　こうかっけvitamin

抗酵剂　抗酵素剤　こうこうそざい

抗节律失常药　抗不整脈薬　こうふせいみゃくやく

抗结肠上皮细胞抗体　抗結腸上皮細胞抗体　こうけっちょうじょうひさいぼうこうたい

抗结核〔病〕药　抗結核病薬　こうけっかくびょうやく

抗结核菌蜡　アンチチュレース　antitulase
抗结核菌素　ツベルクリン抗体　tuberculinこうたい
抗结核血清　抗結核血清　こうけっかくけっせい
抗解毒药　抗解毒剤　こうげどくざい
抗疥螨剂　殺疥癬虫薬,疥癬虫撲滅薬　さつかいせんちゅうやく,かいせんちゅうぼくめつやく
抗浸服　防水服　ぼうすいふく
抗惊厥药　鎮痙薬　ちんけいやく
抗惊厥药物中毒　鎮痙薬中毒　ちんけいやくちゅうどく
抗精神病药　抗精神病薬　こうせいしんびょうやく
抗精神分裂药　抗精神分裂症薬　こうしんけいぶんれつしょうやく
抗精子毒素　抗精子毒素　こうせいしどくそ
抗精子凝集素　抗精子凝集素　こうせいしぎょうしゅうそ
抗竞争性抑制　抗競合的抑制　こうきょうごうてきよくせい
抗痉挛药(剂)　鎮痙薬(剤)　ちんけいやく(ざい)
抗静电附加剂　帯電防止添加物　たいでんぼうしてんかぶつ
抗拒症　拒絶症　きょぜつしょう
抗菌　抗生　こうせい
抗菌法　防腐法　ぼうふほう
抗菌剂　殺菌剤,防腐剤　さっきんざい,ぼうふざい
抗菌抗体　抗菌〔性〕抗体　こうきん〔せい〕こうたい
抗菌免疫　抗菌〔性〕免疫　こうきん〔せい〕めんえき
抗菌谱　殺菌スペクトル　さっきん spectrum
抗菌溶液　防腐液　ぼうふえき
抗菌素　抗生物質,抗生剤　こうせいぶっしつ,こうせいざい
抗菌素肠炎　抗生物質腸炎　こうせいぶっしつちょうえん
抗菌素疗法　抗生物質療法　こうせいぶっしつりょうほう
抗菌素敏感试验　抗生物質敏感試験　こうせいぶっしつびんかんしけん
抗菌素耐药性　抗生物質耐性　こうせいぶっしつたいせい
抗菌素喷雾器　抗生物質噴霧器　こうせいぶっしつふんむき
抗菌素研究所　抗生物質研究所　こうせいぶっしつけんきゅうじょ
抗菌素药物中毒　抗生物質薬品中毒　こうせいぶっしつやくひんちゅうじく
抗菌物〔质〕　抗生物〔質〕　こうせいぶっ〔しつ〕
抗菌血清　抗菌性血清　こうきんせいけっせい
抗菌药　防腐薬,抗菌薬,消毒剤　ぼうふやく,こうきんやく,しょうどくざい
抗菌指数　抗菌指数　こうきんしすう
抗抗毒素　抗抗毒素　こうこうどくそ
抗抗酶　抗抗酵素　こうこうこうそ
抗抗体　抗抗体　こうこうたい
抗枯草热血清　抗枯草熱血清　こうこそうねつけっせい
抗狂犬病毒抗体　狂犬病中和免疫抗体　きょうけんびょうちゅうわめんえきこうたい
抗矿质皮质素物质　抗鉱質コルチコイド物質　こうこうしつcorticoidぶっしつ
抗溃疡素　ウロガストロン　urogastrone
抗溃疡维生素　抗潰瘍ビタミン　こうかいようvitamin
抗溃疡因子　抗潰瘍因子,抗潰瘍ファクター　こうかいよういんし,こうかいようfactor
抗癞露　抗レプロール　こうleprol

抗痨素　抗結核素　こうけっかくそ
抗酪氨酸酶　抗チロジン酵素,アンチチロジナーゼ　こうtyrosinこうそ,Antityrosinase
抗酪蛋白血清　カゼイン抗血清　caseinこうけっせい
抗类丹毒血清　抗類丹毒血清　こうるいたんどくけっせい
抗类脂〔物质〕　類脂質拮抗物　るいししつきっこうぶつ
抗立克次体药　抗リケッチア薬　こうrickettsiaやく
抗利尿〔激〕素　抗利尿ホルモン　こうりにょうhormone
抗利尿激素分泌过多症　抗利尿ホルモン分泌過多症　こうりにょうhormoneぶんぴつかたしょう
抗利尿激素分泌异常综合征　抗利尿ホルモン分泌異常症候群　こうりにょうhormoneぶんぴついじょうしょうこうぐん
抗利尿激素静脉注射补充试验　抗利尿ホルモン静脈内注射補充試験　こうりにょうhormoneじょうみゃくないちゅうしゃほじゅうしけん
抗利尿物质　抗利尿物質　こうりにょうぶっしつ
抗利什曼虫药　抗レーシュマニア薬　こうleishmaniaやく
抗利痛　アミノエチル　イソチウロニウム　aminoethyl-isothiuronium
抗痢疾血清　抗赤痢血清　こうせきりけっせい
抗痢剂(药)　抗赤痢薬　こうせきりやく
抗痢木次碱　クルチェイン,クルヘイン　kurcheine
抗痢木皮　クルチ根皮　kurchiこんぴ
抗链球菌激酶　抗ストレプトキナーゼ　こうStreptokinase
抗链球菌溶血素　抗ストレプトリジン　こうstreptolysin
抗链球菌溶血素O　抗ストレプトリジンO　こうstreptolysin O
抗链球菌溶血素O试验　抗ストレプトリジンO試験　こうstreptolysin Oしけん
抗链球菌脱氧核糖核酸酶　抗スレプトデオキシリボヌクレアーゼ　こうstrepto-deoxyribonuclease
抗淋巴细胞球蛋白　抗リンパ球グロブリン　こうlymphきゅうglobulin
抗淋巴细胞血清　抗リンパ球血清　こうlymphきゅうけっせい
抗淋病血清　抗淋病血清　こうりんびょうけっせい
抗淋病药　抗淋病薬　こうりんびょうやく
抗淋球菌剂　殺淋菌剤　さつりんきんざい
抗流感马血清　抗流感馬血清　こうりゅうかんウマけっせい
抗流感血清　抗流感血清　こうりゅうかんけっせい
抗硫胺素　アンチアミン　antithiamine
抗路易士剂　バル　BAL
抗氯喹虫株　抗クロロキン株　こうchloroquineしゅ
抗卵白(清)蛋白　抗卵アルブミン,アンチオバルブミン　こうらんalbumin,antiovalbumin
抗卵磷脂酶　抗レシチナーゼ　こうLecithinase
抗螺旋体药　抗スピロヘータ薬　こうspirochaetaやく
〔抗〕麻风血清　抗癩血清　こうらいけっせい
抗麻风药　抗癩薬,癩治療薬　こうらいやく,らいちりょうやく
抗麻风油　抗レプロール　こうleprol
抗鳗毒素　鰻アンチトキシン　ウナギantitoxin
抗梅毒螺旋体素　アンチルエチン　antiluetin
抗梅毒血清　駆梅血清　くばいけっせい
抗梅毒药　駆梅薬　くばいやく
抗酶　抗酵素　こうこうそ

抗酶血清　抗酵素血清　こうこうそけっせい

抗霉链丝菌素　マイコトリシン　mycothricin

抗霉素　アンチマイシン　antimycin

抗猕因子　抗 Rh〔血液〕因子　こう Rh〔けつえき〕いんし

抗猕因子血清　抗 Rh〔血液因子〕血清　こう Rh〔けつえきいんし〕けっせい

抗嘧啶类　抗ピリミジン類　こう pyrimidine るい

抗眠药　不眠薬,覚醒剤　ふみんやく,かくせいざい

抗免疫体　抗免疫体　こうめんえきたい

抗敏胺　フェニンダミン　phenindamine

抗明胶酶　ゲラチン分解抑制酵素　gelatin ぶんかいよくせいこうそ

抗脑膜炎球菌血清　抗髄膜炎菌血清　こうずいまくえんきんけっせい

抗内毒素　抗内毒素　こうないどくそ

抗粘液病毒霉素　抗粘液ビロマイシン　こうねんえきviromycin

抗尿激酶　抗ウロキナーゼ　こう Urokinase

抗尿钠排泄　抗ナトリウム排泄　こう natrium はいせつ

抗尿素酶　抗尿素分解酵素　こうにょうそぶんかいこうそ

抗凝固血清　抗凝固血清　こうぎょうこけっせい

抗凝集素　抗凝集素　こうぎょうしゅうそ

抗凝枸橼酸钠溶液　抗凝血性クエン酸ナトリウム溶液　こうぎょうけっせいクエンさん natrium ようえき

抗凝枸橼酸葡萄糖溶液　抗凝血性クエン酸ブドウ糖液,ACD 液　こうぎょうけっせいクエンさんブドウとうえき,ACD えき

抗凝乳蛋白酶　抗キモトリプシン　こう chymotrypsin

抗凝乳酶　抗レンニン酵素　こう rennin こうそ

抗凝血毒素　抗凝血毒素　こうぎょうけつどくそ

抗凝血机理　抗凝血メカニズム　こうぎょうけつ mechanism

抗凝血激酶　アンチトロンボプラスチン　antithromboplastin

抗凝血剂　抗凝血薬　こうぎょうけつやく

抗凝血疗法　抗凝血療法　こうぎょうけつりょうほう

抗凝血酶　アンチトロンビン　antithrombin

抗凝血酶试验　アンチトロンビン試験　antithrombin しけん

抗凝血酶原　アンチプロトロンビン　antiprothrombin

抗凝血酶致活酶　アンチトロンボプラスチン　antithromboplastin

抗凝血素　アンチコアグリン　anticoagulin

抗凝血物质　抗凝血物質　こうぎょうけつぶっしつ

抗凝血系统　抗凝血素　こうぎょうけつけい

抗凝血性膜　抗凝血性膜　こうぎょうけつせいまく

抗疟药　抗マラリア薬　こう malaria やく

抗帕金森氏病药　抗パーキンソン病薬　こう parkinson びょうやく

抗配子体　抗ガメトサイート　こう gametocyte

抗皮肤抗体　抗皮膚抗体　こうひふこうたい

抗皮炎素　アデルミン　adermin

抗皮炎维生素　抗皮膚炎ビタミン　こうひふえん vitamin

抗皮脂溢药　抗脂漏薬　こうしろうやく

抗疲倦毒素　抗ケノトキシン　こう kenotoxin

抗嘌呤类　抗プリン薬　こう purine やく

抗贫血素　抗アニーミン　こう anemin

抗贫血因子　抗貧血因子,抗貧血ファクター　こうひんけついんし,こうひんけつ factor

抗〔平〕衡离子　對イオン　たい ion

抗平滑肌抗体　抗平滑筋抗体　こうへいかつきんこうたい

抗破伤风〔溶血〕素　抗破傷風菌溶血素　こうはしょうふうきんようけつそ

抗破伤风血清　抗破傷風血清　こうはしょうふうけっせい

抗葡萄球菌〔溶血〕素　抗スタフィロリジン　こう staphylolysin

抗呕剂　制吐剤,鎮吐剤　せいとざい,ちんとざい

抗气性坏疽血清　抗ガス壊疽血清　こう gas えそけっせい

抗 5 羟色胺　抗セロトニン,アンチ-5-HT　こう Serotonin, anti-5-HT

抗亲脂性　抗脂肪親和性　こうしぼうしんわせい

抗侵袭素　アンチインベージン　anti-invasin

抗青光眼虹膜切除术　抗緑内障虹彩切除術　こうりょくないしょうこうさいせつじょじゅつ

抗青光眼手术　抗緑内障手術　こうりょくないしょうしゅじゅつ

抗轻链抗体　抗軽鎖抗体　こうけいさこうたい

抗球蛋白　アンチグロブリン,抗グロブリン　antiglobulin, こう globulin

抗球蛋白试验　抗グロブリン試験　こう globulin しけん

抗球蛋白消耗试验　抗グロブリン消費試験　こう globulin しょうひしけん

抗祛痰剂　抗去痰剤　こうきょたんざい

抗去氧核糖核酸酶　抗デスオキシリボ核酸酵素　こう desoxyribo かくさんこうそ

抗热性　耐熱性　たいねつせい

抗人球蛋白　抗人グロブリン　こうヒト globulin

抗人球蛋白抗体试验　抗人グロブリン抗体試験　こうヒト globulin こうたいしけん

抗人球蛋白试验　抗人グロブリン試験　こうヒト globulin しけん

抗人球蛋白消耗试验　抗人グロブリン消費試験　こうヒト globulin しょうひしけん

抗人球蛋白血清　抗人グロブリン血清　こうヒト globulin けっせい

抗人生长激素　抗ヒト成長ホルモン　こうヒトせいちょう hormone

抗人血红蛋白沉淀法　抗人ヘモグロビン沈降法　こうヒト hemoglobin ちんこうほう

抗人血红蛋白沉淀素试法　抗人ヘモグロビン沈降素試験法　こうヒト hemoglobin ちんこうそしけんほう

抗人血清沉淀素试法　抗人血清プレシピチン試験法　こうヒトけっせい precipitin しけん

抗溶菌素　抗溶菌素　こうようきんそ

抗溶素作用　抗溶解素作用,抗リジン作用　こうようかいそさよう,こう lysin さよう

抗溶细胞素　抗細胞溶解素　こうさいぼうようかいそ

抗溶血反应　抗溶血反応　こうようけつはんのう

抗溶血素　抗溶血素　こうようけつそ

抗溶血作用　抗溶血作用　こうようけつさよう

抗肉毒中毒血清　アンチボツリスム血清　antibotulism けっせい

抗乳酸能力　抗乳酸能力　こうにゅうさんのうりょく

抗乳糖酶　乳糖分解酵素拮抗物　にゅうとうぶんかいこうそきっこうぶつ

抗乳血清　抗乳血清　こうにゅうけっせい

抗杀白细胞素　抗ロイコチジン　こう leukocidin

抗伤寒菌苗接种　チフス予防ワクチン接種　typhusよぼう vaccineせっしゅ

〔抗〕伤寒血清　チフス予防血清　typhusよぼうけっせい

抗蛇毒素　抗ヘビ毒素,アンチベニン　こうヘビどくそ, antivenin

抗蛇毒素单位　抗ヘビ毒素単位　こうヘビどくそたんい

抗蛇毒血清　抗ヘビ毒血清　こうヘビどくけっせい

抗砷素　アンチアルセニン　antiarsenin

抗神经毒素　神経毒拮抗薬　しんけいどくきっこうやく

抗神经炎维生素　抗神経炎ビタミン　こうしんけいえん vitamin

抗神经炎因子　抗神経炎因子,抗神経炎ファクター　こうし んけいえんいんし,こうしんけいえんfactor

抗肾抗体型肾炎　抗腎抗体型腎炎　こうじんこうたいがた じんえん

抗肾上腺素能药　抗アドレナリン作働性薬　こうadrenaline さどうせいやく

抗α-肾上腺素能药　抗α-アドレナリン作働性薬　こうα- adrenalinさどうせいやく

抗肾上腺素药　抗アドレナリン薬　こうadrenalineやく

抗肾小球　抗糸球体　こうしきゅうたい

抗肾小球基底膜抗体　抗糸球体基底膜抗体　こうしきゅう たいきていまくこうたい

抗肾小球基底膜性肾炎　抗糸球体基底膜性腎炎　こうし きゅうたいきていまくせいじんえん

抗肾炎药　抗腎〔臓〕炎薬　こうじん〔ぞう〕えんやく

抗生(菌)　抗生　こうせい

抗生素　抗生物質,抗生素　こうせいぶっしつ,こうせいそ

抗生素保藏法　抗生素保存法　こうせいそほぞんほう

抗生素类阻断剂　抗生素レプレッサー　こうせいそ repressor

抗生糖尿激素　抗糖尿病発生ホルモン　こうとうにょう びょうはっせいhormone

抗生酮激素　ケトン体生成阻止ホルモン　ketonたいせいせ いそしhormone

抗生酮物质　抗ケトン体生成物質　こうketonたいせいせい ぶっしつ

抗生酮作用　ケトン体生成阻止作用　ketonたいせいせいそ しさよう

抗生物　抗生物質　こうせいぶっしつ

抗生物素　抗バイオチン　こうbiotin

抗生物素蛋白　アビジン　avidin

抗生育药　抗受精薬　こうじゅせいやく

抗生育因子　抗受精因子,抗受精ファクター　こうじゅせい いんし,こうじゅせいfactor

抗生长激素　生長阻止ホルモン　せいちょうそしhormone

抗生长素　アンチオウキシン　antiauxin

抗虱剂　虱撲滅剤　シラミぼくめつざい

抗噬菌素　抗食素　こうしょくそ

抗噬菌体　抗ファージ　こう　phage

抗噬菌因素　抗ファージ因子,抗ファージファクター　こう phageいんし,こうphage factor

抗胨　アンチアルブモーゼ　Antialbumose

抗嗜血球蛋白　抗血友病グロブリン　こうけつゆうびょう globulin

抗受精素　抗受精素　こうじゅせいそ

抗受体抗体　抗受容体抗体　こうじゅようたいこうたい

抗鼠疫血清　ペスト予防血清　pestよぼうけっせい

抗水肿药　抗水(浮)腫薬　こうすい(ふ)しゅやく

抗酸杆菌　抗酸菌　こうさんきん

抗酸剂(药)　制酸薬　せいさんやく

抗酸性　耐酸性,抗酸性　たいさんせい,こうさんせい

抗酸性染色法　抗酸性染色法　こうさんせいせんしょくほ う

抗炭疽血清　抗炭疽血清　こうたんそけっせい

抗糖尿病药　抗糖尿病〔性〕薬　こうとうにょうびょう〔せ い〕やく

抗体　抗体　こうたい

　H抗体　H抗体　Hこうたい

　O抗体　O抗体　Oこうたい

　Rh抗体　Rh抗体　Rhこうたい

　Si抗体　Si抗体　Siこうたい

　Vi抗体　Vi抗体　Viこうたい

抗体包裹　抗体被覆物　こうたいひふくぶつ

抗体不均一性　抗体異質性,抗体不均質性　こうたいいし つせい,こうたいふきんしつせい

抗体不足综合征　抗体不足症候群　こうたいふそくしょう こうぐん

抗体产生细胞　抗体生成細胞　こうたいせいせいさいぼう

抗体滴定　抗体滴定　こうたいてきてい

抗体多样性　抗体多様性　こうたいたようせい

抗体多样性学说　抗体多様性説　こうたいたようせいせつ

抗体分泌细胞　抗体分泌細胞　こうたいぶんぴさいぼう

抗体过剩区(带)　抗体過剰部(帯)　こうたいかじょうぶ(た い)

抗体活性　抗体活性　こうたいかっせい

抗体活性簇　抗体活性サイト　こうたいかっせいsite

抗体价　抗体価　こうたいか

抗体球蛋白　抗体グロブリン　こうたいglobnlin

抗体试验　抗体試験　こうたいしけん

抗体吸收试验　抗体吸収試験　こうたいきゅうしゅうしけ ん

抗体形成　抗体形成　こうたいけいせい

抗体形成细胞　抗体形成細胞　こうたいけいせいさいぼう

抗体样受体　抗体様レセプター　こうたいようreceptor

抗体依赖细胞介导性细胞毒性试验　抗体依存細胞仲介性細 胞毒性試験　こうたいいぞんさいぼうちゅうかいせいさ いぼうどくせいしけん

抗体依赖性　抗体依存性　こうたいいぞんせい

抗体依赖性淋巴细胞　抗体依存性リンパ球　こうたいいぞ んせいlymphきゅう

抗体依赖性细胞介导性细胞毒性　抗体依存性細胞仲介性細 胞毒性　こうたいいぞんせいさいぼうちゅうかいせいさ いぼうどくせい

抗调理素　アンチオプソニン,抗オプソニン物質 antiopsonin,こうopsoninぶっしつ

抗同效维生素　アンチビタマー　antivitamer

抗同种溶素　抗同種溶解素　こうどうしゅようかいそ

抗透明质酸酶　アンチヒアルロニダーゼ Antihyaluronidase

抗透明质酸酶效价　アンチヒアルロニダーゼ力価 Antihyaluronidaseりきか

抗吐剂　制吐剤,鎮吐剤　せいとざい,ちんとざい

抗兔热病血清　抗野兎病血清　こうやとびょうけっせい

抗吞噬素　抗食素　こうしょくそ

抗脱发因子　抗脱毛因子,抗脱毛ファクター　こうだつもう

いんし,こうだつもうfactor

抗网织细胞毒〔素〕血清　抗網糸細胞毒血清　こうさいもうけいさいぼうどくけっせい

抗微粒体抗体　抗ミクロソーム抗体　こうmicrosomeこうたい

抗微生物免疫　抗微生物免疫　こうびせいぶつめんえき

抗微生物谱　抗微生物スペクトル　こうびせいぶつspectrum

抗微生物药　抗菌薬　こうきんやく

抗维生素　抗ビタミン　こうvitamin

抗维生素D佝偻病　ビタミンD抵抗性くる病　vitamin D ていこうせいくるびょう

抗胃蛋白酶　ペプシン中和酵素　pepsinちゅうわこうそ

抗蜥蜴毒素　抗トカゲ毒素　こうトカゲどくそ

抗细胞毒素　抗細胞毒素　こうさいぼうどくそ

抗细胞毒血清　抗細胞毒血清　こうさいぼうどくけっせい

抗细菌剂　抗菌薬　こうきんやく

抗细菌免疫　抗菌性免疫　こうきんせいめんえき

抗纤丝型噬菌体物质　抗糸状体ファージ物質　こうしじょうたいphageぶっしつ

抗纤维蛋白溶解　抗フィブリン溶解〔現象〕　こうfibrinようかい〔げんしょう〕

抗纤维蛋白〔溶〕酶　アンチフィブリノリシン,アンチプラスミン　antifibrinolysin,antiplasmin

抗纤维性颤动药　抗線維性細動薬　こうせんいせいさいどうやく

抗痫灵　抗エピレプシリン　こうepilepsirin

抗线虫药　線虫駆除薬　せんちゅうくじょやく

抗线粒体抗体　抗糸粒体抗体　こうしりゅうたいこうたい

抗相思豆毒素　アブリン抗毒素　abrinこうどくそ

抗相思豆毒血清　アブリン抗毒素血清　abrinこうどくそけっせい

抗响尾蛇毒血清　抗響尾蛇毒血清　こうきょうびじゃどくけっせい

抗蝎毒素　サソリ毒抗毒素　サソリどくこうどくそ

抗心肌抗体　抗心筋抗体　こうしんきんこうたい

抗心绞痛药　抗アンギナ薬　こうanginaやく

抗心律失常药　抗不整脈薬　こうふせいみゃくやく

抗兴奋剂(药)　鎮静薬　ちんせいざい

抗兴奋〔疗〕法　鎮静療法　ちんせいりょうほう

抗猩红热血清　抗猩紅熱血清　こうしょうこうねつけっせい

抗性转移因子　耐性転移因子,耐性転移ファクター　たいせいてんいいんし,たいせいてんいfactor

抗雄激素　抗男性ホルモン,アンチアンドロジェン　こうだんせいhormone,antiandrogen

抗休克〔作用〕　抗ショック〔作用〕　こうshock〔さよう〕

抗锈　錆止　さびどめ

抗眩晕药　抗眩暈薬　こうげんうんやく,こうめまいやく

抗血凝集素　抗〔赤〕血球凝集素　こう〔せっ〕けっきゅうぎょうしゅうそ

抗A血凝素　抗A血球凝集素　こうAけっきゅうぎょうしゅうそ

抗B血凝素　抗B血球凝集素　こうBけっきゅうぎょうしゅうそ

抗血清　抗血清　こうけっせい

抗Rh血清　抗Rh血清　こうRhけっせい

抗血清过敏性　抗血清アナフィラキシー　こうけっせい

Anaphylaxie

抗血清素　抗セロトニン　こうserotonin

抗血清素药物　抗セロトニン剤　こうserotoninざい

抗血吸虫剂(药)　抗住血吸虫薬　こうじゅうけつきゅうちゅうやく

抗血小板血清　抗血小板血清　こうけっしょうばんけっせい

抗血友病球蛋白　抗血友病性グロブリン　こうけつゆうびょうせいglobulin

抗血友病性(球)蛋白缺乏症　抗血友病性グロブリン欠乏症　こうけつゆうびょうせいglobulinけつぼうしょう

抗血友病药　抗血友病薬　こうけつゆうびょうやく

抗血友病因子　抗血友病因子,抗血友病ファクター　こうけつゆうびょういんし,こうけつゆうびょうfactor

抗血友病因子丙　抗血友病因子C,抗血友病ファクターC　こうけつゆうびょういんしC,こうけつゆうびょうfactorC

抗血友病因子甲　抗血友病因子A,抗血友病ファクター－A　こうけつゆうびょういんしA,こうけつゆうびょうfactorA

抗血友病因子乙　抗血友病因子B,抗血友病ファクターB　こうけつゆうびょういんしB,こうけつゆうびょうfactorB

抗血脂药　抗脂肪血薬　こうしぼうけつやく

抗压衣　抗圧シャツ　こうあつshirt

抗芽生菌血清　抗分芽菌血清　こうぶんがきんけっせい

抗烟酸　抗ニコチン酸　こうnicotinさん

抗炎疗法　抗炎療法　こうえんりょうほう

抗炎皮质类固醇　抗炎性コルチコイド　こうえんせいcorticoid

抗炎松　アンチフラミソン　antiflamison

抗炎酸　抗炎酸,メクロフェナム酸　こうえんさん,meclofenamさん

抗炎药　抗炎症薬　こうえんしょうやく

抗炎吲哚酸　インドメサシン　indomethacin

抗盐皮质素　抗鉱質コルチコイド　こうこうしつcorticoid

抗眼干燥症维生素　抗眼球乾燥性ビタミン　こうがんきゅうかんそうせいvitamin

抗氧化〔剂〕　抗酸化薬,酸化防止剤　こうさんかやく,さんかぼうしざい

抗氧化酶　抗酸化酵素　こうさんかこうそ

抗氧化〔作用〕　抗酸化　こうさんか

抗药性　薬物耐性　やくぶつたいせい

抗药因子　耐性因子,耐性ファクター　たいせいいんし,たいせいfactor

抗叶酸A　抗葉酸A　こうようさんA

抗叶酸剂(药)　葉酸代謝拮抗薬　ようさんたいしゃきっこうやく

抗胰蛋白酶　抗トリプシン　こうtrypsin

α-抗胰蛋白酶　α-抗トリプシン　α-こうtrypsin

抗胰蛋白酶反应　抗トリプシン反応　こうtrypsinはんのう

抗胰蛋白酶缺乏　抗トリプシン欠乏　こうtrypsinけつぼう

α-抗胰蛋白酶缺乏性肝硬变　α-抗トリプシン欠乏性肝硬変　α-こうtrypsinけつぼうせいかんこうへん

抗胰蛋白酶试验　抗トリプシン試験　こうtrypsinしけん

抗胰蛋白酶指数　抗トリプシン指数　こうtrypsinしすう

抗胰岛素　インスリン拮抗剤　insulinきっこうざい

抗胰岛素酶　抗インスリン酵素　こうinsulinこうそ

抗胰岛素试验　抗インスリン試験　こうinsulinしけん

抗胰岛素因子　抗インスリン因子　こうinsulinいんし

抗胰〔脂〕酶　抗ステアプシン　こうsteapsin

抗移植物反应　抗移植片反応　こういしょくへんはんのう

抗移植物抗体 抗移植片抗体 こういしょくへんこうたい

抗异种溶素 抗異性溶解素 こういせいようかいそ

抗抑素 アンチカーロン,抗カーロン antichalone,こう chalone

抗抑郁剂(药) 抗うつ薬 こううつやく

抗癔病药 ヒステリー治療薬 hysteriaちりょうやく

抗 Rh 因子 抗 Rh 因子,抗 Rhファクター こうRhいんし,こうRh factor

抗引力肌 抗重力筋 こうじゅうりょくきん

抗忧郁症药 抗〔抑〕うつ症薬 こう〔よく〕うつしょうやく

抗诱变因素 抗変異誘発因子 こうへんいゆうはついんし

抗诱导物 抗誘導質 こうゆうどうしつ

抗鱼毒素 魚毒抗毒素 ぎょどくこうどくそ

抗原 抗原 こうげん

澳大利亚抗原 オーストラリア抗原,肝炎抗原 Australiaこうげん,かんえんこうげん

博伊文抗原 ボイバン抗原 Boivanこうげん

弗赖氏抗原 フライ抗原 Freiこうげん

福斯曼氏抗原 フォルスマン抗原,異性抗原 Forssmanこうげん,いせいこうげん

F 抗原 F 抗原 Fこうげん

H 抗原 H 抗原 Hこうげん

K 抗原 K 抗原 Kこうげん

NP 抗原 NP 抗原 NPこうげん

O 抗原 O 抗原 Oこうげん

R 抗原 R 抗原 Rこうげん

Rh 抗原 Rh 抗原 Rhこうげん

S 抗原 S 抗原 Sこうげん

T 抗原 T 抗原 Tこうげん

V 抗原 V 抗原,ウイルス抗原 Vこうげん,virusこうげん

VDRL 抗原 VDRL 抗原 VDRLこうげん

Vi 抗原 ビルレンス抗原,Vi 抗原 virulenceこうげん,Viこうげん

抗原变异 抗原変異 こうげんへんい

抗原捕捉(获)细胞 抗原トラピング細胞 こうげんtrappingさいぼう

抗原成分 抗原成分 こうげんせいぶん

抗原虫药(剂) 抗原虫薬 こうげんちゅうやく

抗原刺激 抗原刺激 こうげんしげき

抗原单位 抗原単位 こうげんたんい

抗原反应细胞 抗原反応細胞 こうげんはんのうさいぼう

抗原分析 抗原分析 こうげんぶんせき

抗原封闭 抗原遮断 こうげんしゃだん

抗原公式 抗原公式 こうげんこうしき

抗原过剩带(区) 抗原過剰域 こうげんかじょういき

抗原结合簇(点) 抗原結合部 こうげんけつごうぶ

抗原结合分段 抗原結合断片 こうげんけつごうだんぺん

抗原介绍细胞 抗原紹介細胞,抗原提供細胞 こうげんしょうかいさいぼう,こうげんていきょうさいぼう

抗原竞争 抗原競合 こうげんせりあい

抗原决定基(簇) 抗原決定基 こうげんけっていき

抗原抗体比率 抗原抗体比率 こうげんこうたいひりつ

抗原抗体反应 抗原抗体反応 こうげんこうたいはんのう

抗原抗体复合物 抗原抗体複合体 こうげんこうたいふくごうたい

抗原疗法 抗原療法 こうげんりょうほう

抗原敏感细胞 抗原敏感細胞 こうげんびんかんさいぼう

抗原生动物药 抗原虫薬 こうげんちゅうやく

抗原识别 抗原認識 こうげんにんしき

抗原识别受体 抗原認識受容体 こうげんにんしきじゅようたい

抗原试纸 抗原試験紙 こうげんしけんし

抗原特异性巨噬细胞抑制因子 抗原特異性大食細胞抑制因子 こうげんとくいせいたいしょくさいぼうよくせいいんし

抗原突变型 抗原〔突然〕変異体 こうげん〔とつぜん〕へんいたい

抗原性 抗原性 こうげんせい

抗原性变位 抗原性変位 こうげんせいへんい

抗原性丢失 抗原性喪失 こうげんせいそうしつ

抗原性逆转 抗原性反転 こうげんせいはんてん

抗原性偏(漂)移 抗原性ドリフト こうげんせいdrift

抗原性调节(整) 抗原性調節 こうげんせいちょうせつ

抗原性肿瘤细胞 抗原性腫瘍細胞 こうげんせいしゅようさいぼう

抗原血症 抗原血症 こうげんけっしょう

抗原阳性突变株 抗原陽性〔突然〕変異株 こうげんようせい〔とつぜん〕へんいしゅ

抗原因子 抗原因子 こうげんいんし

抗原阴性突变株 抗原陰性〔突然〕変異株 こうげんいんせい〔とつぜつ〕へんいしゅ

抗原制剂 抗原制剤 こうげんせいざい

抗躁狂〔症〕药 抗躁病薬 こうそうびょうやく

抗真菌 I 号 クロトリマゾール clotrimazole

抗真菌剂(药) 抗真菌剤,抗カビ薬 こうしんきんざい,こうカビやく

〔抗〕真菌霉素 フンギマイシン fungimycin

抗真菌免疫 抗真菌性免疫 こうしんきんせいめんえき

抗震颤麻痹药 抗パーキンソン病薬,抗振戦麻痺薬 こうPakinsonびょうやく,こうしんせんまひやく

抗症状疗法 非特異療法 ひとくいりょうほう

抗肢痛因子 抗アクロジニア因子 こうacrodyniaいんし

抗脂肪肝药 抗脂肪肝薬 こうしほうかんやく

抗脂肪肝因素 リポケイック,抗脂肪肝因子 lipocaic,こうしほうかんいんし

抗脂酶 アンチリパーゼ Antilipase

抗蜘蛛毒素 蜘蛛毒抗毒素 クモどくこうどくそ

抗植物生长激素 アンチオウキシン antiauxin

抗植物性毒素 抗植物毒素,抗フィトトキシン こうしょくぶつどくそ,こうphytotoxin

抗(制)殖素 アブラスチン ablastin

抗酯酶 アンチエステラーゼ Antiesterase

抗致活酶 アンチキナーゼ Antikinase

抗致敏〔作用〕 逆感作,抗感作 ぎゃくかんさ,こうかんさ

抗终止因子 抗終止因子 こうしゅうしいんし

抗肿瘤发生 腫瘍発生阻止 しゅようはっせいそし

抗肿瘤活性 抗腫瘍活性 こうしゅようかっせい

抗肿瘤抗菌素 抗腫瘍抗生物質 こうしゅようこうせいぶっしつ

抗肿瘤药 抗腫瘍薬 こうしゅようやく

抗肿瘤药物中毒 抗腫瘍薬中毒 こうしゅようやくちゅうどく

抗蛛毒溶血素 抗アラヒノリシン,アンチアラヒノリシン こうarachnolysin,antiarachnolysin

抗锥虫药　抗トリパノソーマ薬　こうtrypanosomaやく
抗自溶素　抗自己融解素　こうじこゆうかいそ
抗阻运动　抵抗運動　ていこううんどう
抗组胺　抗ヒスタミン　こうhistamine
抗组胺剂（药）　抗ヒスタミン剤　こうhistamineざい
抗组胺类药物中毒　抗ヒスタミン剤中毒　こうhistamineざいちゅうどく
钪　スカンジウム,Sc　Scandium

KAO　考烤

kǎo　考烤

考的松　コルチゾン　cortisone
考的松直流电离子导入疗法　コルチゾン イオン導入法　cortisone ionどうにゅうほう
考的索　コルチゾール,ヒドロコルチゾン　cortisol, hydrocortisone
考多苷（甙）　カウドシド　caudoside
考多苷元　カウドゲニン　caudogenin
考多异甙　カウドストロシド　caudostroside
考夫曼氏肺炎　カウフマン肺炎　Kaufmanはいえん
考夫曼氏水试验　カウフマン水試験　Kaufmanみずしけん
考里奥果宁　コリオゴニン　choriogonin
考里树胶　カウリゴム　Kauri gum
考林氏公式　カウリング式　Cowlingしき
考-路二氏手术　カルドウェル・ラック上顎洞手術　Caldwell-Lucじょうがくどうしゅじゅつ
考马斯亮蓝　クーマシー ブリリアント ブルー　Coomassie brilliant blue
考-莫二氏分类　カルドウェル・モロイ骨盤分類法　Caldwell-Moloyこつばんぶんるいほう
考普指数　カウプ指数　Kaupしすう
考试恐怖　試験恐怖〔症〕　しけんきょうふ〔しょう〕
烤磁技术　陶材術　とうざいじゅつ

KE　苛柯科颏颗瞌蝌髁壳咳可渴克刻客氪

kē　苛柯科颏颗瞌蝌髁

苛性钾　苛性カリ　かせいKali
苛性钾溶液　苛性カリ溶液　かせいKaliようえき
苛性碱　苛性アルカリ　かせいalkali
苛性钠　苛性ソーダ　かせいsoda
苛性药　腐食剤　ふしょくざい
柯巴西尔　コルバシル　corbasil
柯苯胺　クリサニリン　chrysaniline
柯布氏色素沉着热　コブ着色熱　Cobbちゃくしょくねつ
柯蒂斯氏病　カーチス病　Curtisびょう
柯顿氏处理醚　コットン加工エーテル　Cottonかこうether
柯尔贝-斯密特反应　コルベ・シュミット反応　Kolbe-Schmidtはんのう
柯尔萨可夫氏精神病　コルサコフ精神病　Korsakoffせいしんびょう
柯尔氏技术　ケル手技　Kellしゅぎ
柯尔氏血型　ケル血液型　Kellけつえきがた
柯赫尔氏处置　コッヘル処置　Kocherしょち
柯赫尔氏点　コッヘル点　Kocherてん
柯赫尔氏反射　コッヘル反射　Kocherはんしゃ
柯赫尔氏扩张性溃疡　コッヘル拡張性潰瘍　Kocherかくちょうせいかいよう
柯赫尔氏止血钳　コッヘル鉗子　Kocherかんし

柯赫尔氏征　コッヘル徴候　Kocherちょうこう
柯卡-金井氏试验　コカ・金井判定法　Coca-かないはんていほう
柯克兰氏病　カークランド病　Kirklandびょう
柯克兰氏牙龈切除刀　カークランド歯肉切除刀　Kirklandしにくせつじょとう
柯克氏截肢术　カーク切断術　Kirkせつだんじゅつ
柯克氏手术　コック手術　Cockしゅじゅつ
柯克斯氏改良高尔基氏升汞染色法　ゴルジ昇汞染色のコックス改良法　GolgiしょうこうせんしょくのCoxかいりょうほう
柯克斯〔立克次〕体属　コクシェラ属　Coxillaぞく
柯克斯氏疫苗　コックス ワクチン　cox vaccine
柯拉酚　コラテイン　colatein
柯拉素　コラニン　kolanin
柯拉廷　コラチン　kolatin
柯拉子　コラ　kola,cola
柯里奥利氏效果　コリオリ効果　Corioliこうか
柯里氏病　コリ病　Coriびょう
柯里氏循环　コリサイクル　Cori cycle
柯林氏溃疡　カーリング潰瘍　Curlingかいよう
柯咻环　コリン環　Corrinかん
柯-陆二氏手术　コールドウェル・リュック手術　Caldwell-Lucしゅじゅつ
柯鲁齐菲尔德氏牵引法　クラッチフィール牽引法　Crutchfieldけんいんほう
柯密菌素　コミリン　comirin
柯纳尔氏核黄素单位　コーネル リボフラビン単位　Cornell riboflavinたんい
柯纳尔氏医学指数　コーネル医学指数　Cornellいがくしすう
柯纳尔氏征　コーネル徴候　Cornellちょうこう
柯楠次碱　コリナンチン　corynanthine
柯楠属　規那樹属　キナジュぞく
柯楠因　コリナンテイン　corynantheine
柯普氏点　コープ点　Copeてん
柯普氏征　コープ徴候　Copeちょうこう
柯萨基病毒　コックスサッキー ウイルス　Coxsackie virus
柯萨基病毒感染　コックスサッキー ウイルス感染　Coxsackie virusかんせん
柯氏位　コードウェル位　Caldwellい
柯斯顿氏综合征　コステン症候群　Costenしょうこうぐん
柯索夫培养基　コルソフ培地　Korthofばいち
柯替氏弓　コルティ弓　Cortiきゅう
柯替氏管　コルティ管　Cortiかん
柯替氏膜　コルティ膜　Cortiまく
柯替氏器（官）　コルティ器官　Cortiきかん
柯替氏器缺失　コルティ器官欠失〔症〕　Cortiきかんけっしつ〔しょう〕
柯替氏细胞　コルティ細胞　Cortiさいぼう
柯替氏纤维　コルティ繊維　Cortiせんい
柯托苷（甙）　コトイン　Cotoin
柯托〔树〕皮　コト樹皮　Cotoじゅひ
柯-乌二氏反应　ケーニッヒスタイン・ウルバッハ反応　Koenigstein-Urbachはんのう
柯兴氏综合征　クッシング症候群　Cushingしょうこうぐん
柯丫粉　ゴア粉末　Goaふんまつ
柯丫树　ゴア樹　Goaじゅ

柯丫树碱　アンジリン　andirine
柯丫树属　アンジラ属　andiraぞく
柯丫素　クリサロビン　chrysarobin
柯衣定　クリソイジン　chrysoidin
科巴斯氏病　コルバス病　Corbusびょう
科布内氏病　コブナー病　Köbnerびょう
科多尔　コルドール　cordol
科恩伯格酶　コルンベルグ酵素　Kornbergこうそ
科尔迪因　コルデイン　cordein
科尔夫氏纤维　コルフ繊維　Korffせんい
科尔默氏试验　コルマー試験　Kolmerしけん
科尔萨科夫氏精神病　コルサコフ精神病　Korsakoffせいしんびょう
科尔萨科夫氏综合征　コルサコフ症候群　Korsakoffしょうこうぐん
科冈氏综合征　コーガン症候群　Coganしょうこうぐん
科克罗夫特氏电路　コッククロフト回路　Cockcroftかいろ
科拉尼氏胸膜渗出征　コラニイ胸膜滲出徴候　Koranyiきょうまくしんしゅつちょうこう
科勒氏病　ケーレル病　Kölherびょう
科勒氏骨病　ケーレル骨病　Kölherこつびょう
科勒氏照明法　ケーレル照明法　Kölherしょうめいほう
科勒斯氏骨折　コリース骨折　Collesこっせつ
科勒斯氏筋膜　コリース筋膜　Collesきんまく
科里根氏病　コリガン病　Corriganびょう
科里根氏肺炎　コリガン肺炎　Corriganはいえん
科里根氏肺硬变　コリガン肺硬変　Corriganはいこうへん
科里根氏呼吸　コリガン呼吸　Corriganこきゅう
科里根氏脉　コリガン脈　Corriganみゃく
科里根氏征　コリガン徴候　Corriganちょうこう
科利当　コリドン　kollidon
科利佛氏症状　コリバー症状　Colliverしょうじょう
科利普氏激素　コリップホルモン　Collip hormone
科隆纳氏手术　コロンナ法　Colonnaほう
科罗病　クローク口ー病　craw-crawびょう
科罗拉多蜱传热　コロラドダニ熱　Coloradoダニねつ
科罗特科夫氏法　コロトコフ聴診法　Korotkoffちょうしんほう
科罗特科夫氏试验　コロトコフ試験　Korotkoffしけん
科〔罗特科夫〕氏音　コロトコフ音　Korotkoffおん
科莫利氏征　コモリ徴候　Comolliちょうこう
科内特氏钳　コルネット鉗子　Cornetかんし
科纽氏试验　コニュ試験　Konewしけん
科-佩-施三氏病　ケーレル・ペレグリニ・スチーダ病　Kohler-Pellegrini-Stiedaびょう
科〔泼力克〕氏斑　コプリック斑〔点〕　Koplik はん〔てん〕
科普氏气喘　コップ喘息　Koppぜんそく
科普氏〔小〕结节　ケッペ小結節　Koeppeしょうけっせつ
科塔尔氏综合征　コタール症候群　Cotardしょうこうぐん
科图尼约氏神经　コツニアス神経　Cotuniusしんけい
科瓦尔斯基氏非蛋白氮定量法　コワルスキー残余窒素定量法　Kowarskyざんよちっそていりょうほう
科瓦列夫斯基氏管　コバレフスキ管　Kovalevskyかん
科瓦氏点　コバ点　Covaてん
科-威二氏杆菌　コッホ・ウィクス菌　Koch-Weeksきん
科维扎尔氏病　コルビザール病　Corvisartびょう
科-西二氏综合征　コレ・シカール症候群　Collet-Sicardしょうこうぐん

科-谢二氏饮食　コールマン・シャファ食　Coleman-Shafferしょく
科谢夫尼科夫氏病　コシェフニコフ病　Koshevnikoffびょう
科伊透氏肌　コイテル筋　Koyterきん
颏　おとがい
颏成形术　おとがい形成術　おとがいけいせいじゅつ
颏唇沟　おとがい唇溝　おとがいしんこう
颏动脉　おとがい動脈　おとがいどうみゃく
颏兜　チンキャップ　chin cap
颏反射　おとがい反射　おとがいはんしゃ
颏横肌　おとがい横筋　おとがいおうきん
颏横位　おとがい横位　おとがいおうい
颏后位　おとがい後位　おとがいこうい
颏肌　おとがい筋　おとがいきん
颏棘　おとがい棘　おとがいきょく
颏尖　ゲニオン　genion
颏结节　おとがい結節　おとがいけっせつ
颏孔　おとがい孔　おとがいこう
颏联合　おとがい結合　おとがいけつごう
颏隆凸　おとがい隆起　おとがいりゅうき
颏前位　おとがい前位　おとがいぜんい
颏区　おとがい部　おとがいぶ
颏上点　プロスチオン　prosthion
颏舌骨肌　おとがい舌骨筋　おとがいぜっこつきん
颏舌肌　おとがい舌筋　おとがいぜっきん
颏神经　おとがい神経　おとがいしんけい
颏神经麻醉法　おとがい神経麻酔法　おとがいしんけいますいほう
颏神经损伤　おとがい神経損傷　おとがいしんけいそんしょう
颏下点　グナチオン　gnathion
颏下动脉　おとがい下動脈　おとがいかどうみゃく
颏下间隙　おとがい下隙　おとがいかげき
颏下间隙感染　おとがい下隙感染　おとがいかげきかんせん
颏下静脉　おとがい下静脈　おとがいかじょうみゃく
颏下淋巴结　おとがい下リンパ節　おとがいかlymphせつ
颏下皮样囊肿　おとがい下皮様嚢腫　おとがいかひようのうしゅ
颏下前囟径　おとがい下ブレグマ直径，おとがい下大泉門径　おとがいかbregmaちょっけい，おとがいかだいせんもんけい
颏下区　おとがい下部　おとがいかぶ
颏下三角　おとがい下三角　おとがいかさんかく
颏右横位　右おとがい横位　みぎおとがいおうい
颏右后位　右おとがい後位　みぎおとがいこうい
颏右前位　右おとがい前位　みぎおとがいぜんい
颏枕径　大斜径，おとがい後頭径　だいしゃけい，おどがいこうとうけい
颏支　おとがい枝　おとがいし
颏左横位　左おとがい横位　ひだりおとがいおうい
颏左后位　左おとがい後位　ひだりおとがいこうい
颏左前位　左おとがい前位　ひだりおとがいぜんい
颗粒　顆粒　かりゅう
颗粒白细胞特异性抗核因子　顆粒球特異性抗核因子　かりゅうきゅうとくいせいこうかくいんし
颗粒变性　顆粒変性　かりゅうへんせい
颗粒部分　顆粒部　かりゅうぶ

颗粒测量仪　颗粒计　かりゅうけい
颗粒层　顆粒層　かりゅうそう
颗粒层黄体细胞　顆粒膜黄体細胞　かりゅうまくおうたいさいぼう
颗粒催化剂　珠状触媒　しゅじょうしょくばい
颗粒大小　顆粒サイズ　かりゅうsize
颗粒肥料　粒状肥料　りゅうじょうひりょう
颗粒感　〔顆〕粒状感　〔か〕りゅうじょうかん
颗粒固定　顆粒固定　かりゅうこてい
颗粒管型　顆粒状円柱　かりゅうじょうえんちゅう
颗粒机　造粒機,グラニュレーター　ぞうりゅうき,granulator
颗粒剂　顆粒剤　かりゅうざい
颗粒密度放射自显影术　顆粒密度オートラジオグラフィ〔一〕　かりゅうみつどautoradiography
颗粒膜　顆粒膜　かりゅうまく
颗粒-泡膜细胞瘤　顆粒膜卵胞膜細胞腫　かりゅうまくらんほうまくさいぼうしゅ
颗粒散剂　粒状散剤　りゅうじょうさんざい
颗粒体　顆粒体　かりゅうたい
颗粒团形成　顆粒症　かりゅうしょう
颗粒物质　顆粒状物質　かりゅうじょうぶっしつ
颗粒细胞　顆粒球,顆粒細胞　かりゅうきゅう,かりゅうさいぼう
颗粒细胞减少症　顆粒球減少症　かりゅうきゅうげんしょうしょう
颗粒细胞缺乏症　無顆粒球症,無顆粒細胞症　むかりゅうきゅうしょう,むかりゅうさいぼうしょう
颗粒细胞性生成釉细胞瘤　顆粒細胞性エナメル芽細胞腫　かりゅうさいぼうせいenamelがさいぼうしゅ
颗粒细胞性肌母细胞瘤　顆粒細胞性筋芽細胞腫　かりゅうさいぼうせいきんがさいぼうしゅ
颗粒小凹　〔くも膜〕顆粒小窩　〔くもまく〕かりゅうしょうか
颗粒小体　顆粒小体　かりゅうしょうたい
颗粒型巨核细胞　顆粒状巨核球　かりゅうじょうきょかくきゅう
颗粒型糜烂　顆粒状びらん　かりゅうじょうびらん
颗粒〔型〕内质网　粗面小胞体　そめんしょうほうたい
颗粒型突触小泡　顆粒性シナプス小胞　かりゅうせいsynapseしょうほう
颗粒性固缩肾　顆粒〔性〕萎縮腎　かりゅう〔せい〕いしゅくじん
颗粒性结膜炎　顆粒〔性〕結膜炎　かりゅう〔せい〕けつまくえん
颗粒性淋巴瘤病　リンパ肉芽腫症　lymphにくがしゅしょう
颗粒性外膜　顆粒性外膜　かりゅうせいがいまく
颗粒性咽炎　顆粒性咽頭炎　かりゅうせいいんとうえん
颗粒性硬结　顆粒状硬結　かりゅうじょうこうけつ
颗粒遗传学说　粒子遺伝説　りゅうしいでんせつ
颗粒原生质　顆粒原形質　かりゅうげんけいしつ
颗粒状混浊　顆粒状混濁　かりゅうじょうこんだく
颗粒状角膜变性　顆粒状角膜変性　かりゅうじょうかくまくへんせい
颗粒状肾　顆粒状腎　かりゅうじょうじん
瞌睡状态　うとうと状態　うとうとじょうたい
蝌蚪　オタマジャクシ
蝌蚪期胚胎　オタマジャクシ期胚〔子〕　オタマジャクシきはい〔し〕

蝌蚪形癌细胞　オタマジャクシ形癌細胞　オタマジャクシがたがんさいぼう
髁　顆　か
髁导　コンディラ ガイタンス,コンディラ ガイド　condylar guidance,condylar guide
髁导静脉　顆導静脈　かどうじょうみゃく
髁道　顆路　かろ
髁管　顆管　かかん
髁骨折　顆部骨折　かぶこっせつ
髁间后区　後顆間区　こうかかんく
髁间隆起　顆間隆起　かかんりゅうき
髁间隆起骨折内固定术　顆間隆起骨折内固定術　かかんりゅうきこっせつないこていじゅつ
髁间前区　前顆間区　ぜんかかんく
髁间窝(凹)　顆間窩　かかんか
髁间线　顆間線　かかんせん
髁孔　顆〔の〕孔　か〔の〕こう
髁切除术　顆切除術　かせつじょじゅつ
髁切开术　顆〔状〕突起切開術,顆切開術　か〔じょう〕とっきせっかいじゅつ,かせっかいじゅつ
髁上骨折　顆上骨折　かじょうこっせつ
髁上截肢术　カーク切断術　Kirkせつだんじゅつ
髁上突　顆上突起　かじょうとっき
髁脱位　顆脱臼　かだっきゅう
髁窝　顆窩　かか
髁状关节　顆状関節　かじょうかんせつ

ké　壳咳

壳　被殻　ひかく
壳层电子　外殻電子　がいかくでんし
壳蛋白　ヘキソン　hexon
壳多糖酶　キチナーゼ　chitinase
壳二糖　キトビオース　chitobiose
壳冠　殻状歯冠　かくじょうしかん
壳聚糖　キトーサン　chitosan
壳粒　カプソメア　capsomer
壳膜　殻膜　かくまく
壳三糖　キトトリオース　chitotriose
壳糖　キトース　chitose
壳体　カプシド　capsid
壳质　キチン〔質〕,甲角素　chitin〔しつ〕,こうかくそ
壳质化　キチン〔質〕化　chitin〔しつ〕か
壳质酶　キチナーゼ　chitinase
咳〔嗽〕　咳,咳嗽　せき,がいそう
咳必清　カルベタペンタン,トクラス　carbetapentane,toclase
咳必清糖浆　トクラスシロップ　toclase syrup
咳出物　咳出物　がいしゅつぶつ
咳黑痰　黒色喀痰　こくしょくかくたん
咳后回吸音　咳後吸引音　せきごきゅういんおん
咳乐钠　クロモティン ナトリウム　cromotyn natrium
咳美芬　カラミフェン　caramiphen
咳皿　咳平板　せきへいばん
咳皿培养法　咳平板培養法　せきへいばんばいようほう
咳宁　ジブナート ナトリウム　dibunate natrium
咳宁醇　ピニトール　pinitol
咳平　〔塩酸〕クロペラスチン　〔えんさん〕chloperastine
咳散　ジメトキサネート　dimethoxanate
咳嗽反射　咳反射　せきはんしゃ

咳嗽后啰音　咳後ラ音　せきごラおん
咳嗽征　咳徴候　せきちょうこう
咳嗽中枢　咳中枢　せきちゅうすう
咳嗽综合征　咳症候群　せきしょうこうぐん
咳痰　喀痰　かくたん

kě 可渴

可凹性水肿　陥凹浮(水)腫　かんおうふ(すい)しゅ
可贝弗林　コベフリン　cobefrin
可比性　可比性　かひせい
可变电容器　可変コンデンサー　かへんcondenser
可变光阑　可変絞り　かへんしぼり
可变基因　可変遺伝子　かへんいでんし
可变焦距透镜　可変焦点レンズ　かへんしょうてんlens
可变焦物镜　可変焦点対物鏡　かへんしょうてんたいぶつきょう
可变量　変量　へんりょう
可变脉冲超声波治疗机　可変パルス超音波治療装置　かへんpulseちょうおんぱちりょうそうち
可变区　可変部　かへんぶ
可变性　可変性　かへんせい
可变脂　可変性リピド　かへんせいlipid
可充电电池　可充電〔性〕電池　かじゅうでん〔せい〕でんち
可触啰音　触知可能ラ音　しょくちかのうラおん
可穿透性　穿通可能性　せんつうかのうせい
可达明　コダミン　codamine
可达托因　コダルトイン　codalltoin
可代谢的能量　代謝可能エネルギー　たいしゃかのうEnergie
可待恩纳　コデオナル　codeonal
可待因　コデイン　codein
可待因糖浆　コデインシロップ剤　codein syrupざい
可待因中毒　コデイン中毒　codeinちゅうどく
可戴助听器　着用式補聴器　ちゃくようしきほちょうき
可德伦宁　コドレニン　codrenin
可滴定酸度　滴定可能酸度　てきていかのうさんど
可地阿明　コルジアミン　cordiamine
可的松　コルチゾン　cortisone
可的松葡萄糖耐量试验　コルチゾン　ブドウ糖耐性試験　cortisoneブドウとうたいせいしけん
可的索　コルチゾール　cortisol
可动骨缝　可動性〔骨〕縫合　かどうせい〔こつ〕ほうごう
可动粘膜　可動型粘膜　かどうがたねんまく
可动突　可動性突起　かどうせいとっき
可动性　可動性　かどうせい
可动椅　可動性椅子　かどうせいいす
可分量　アリクウォット，アリコート　aliquot
可复现性　再現性　さいげんせい
可复性腹股沟斜疝　還納性間接鼠径ヘルニア　かんのうせいかんせつそけいhernia
可复性股疝　還納性大腿ヘルニア　かんのうせいだいたいhernia
可复性疝　還納性ヘルニア　かんのうせいhernia
可复性斜疝　還納性斜ヘルニア　かんのうせいしゃhernia
可换式牙面　可撤前装　かてつぜんそう
可见度　可視度　かしど
可见分光光度法　可視分光測光法　かしぶんこうそっこうほう
可见分光光度计　可視分光光度計　かしぶんこうこうどけ

い
可见光　可視光　かしこう
可见光补色滤色镜　可視光補色フィルター　かしこうほしょくfilter
可见光范围吸收光谱测定法　可視光吸収スペクトル測定法　かしこうきゅうしゅうspectrumそくていほう
可见光滤色镜　可視光フィルター　かしこうfilter
可见光谱　可視スペクトル　かしspectrum
可见光线疗法　可視光線療法　かしこうせんりょうほう
可见区　可視範囲　かしはんい
可见限度　極限視度　きょくげんしど
可见性　可視性　かしせい
可交换性钾　交換性カリウム　こうかんせいkalium
可交换性钠　交換性ナトリウム　こうかんせいnatrium
可接受性　①受容性②許容性　①じゅようせい②きょようせい
可接种性　接種可能性　せっしゅかのうせい
可卡尔病毒　コカル ウイルス　cocal virus
可卡因　コカイン　cocaine
可卡因鼻杆剂　コカインブジー剤　cocaine Bougieざい
可卡因滴眼剂　コカイン点眼剤　cocaineてんがんざい
可卡因后马托品滴眼剂　コカインホマトロピン点眼剤　cocaine homatropineてんがんざい
可卡因化　コカイン化，コカイン飽和，コカイン適用　cocaineか，cocaineほうわ，cocaineてきよう
可卡因类药物中毒　コカイン類薬物中毒　cocaineるいやくぶつちゅうどく
可卡因麻醉法　コカイン麻酔法　cocaineますいほう
可卡因慢性中毒　コカイン慢性中毒〔症〕　cocaineまんせいちゅうどく〔しょう〕
可卡因尼定　コカイニジン　cocainidine
可卡因咽喉喷雾器　コカイン噴霧器，コカインスプレーヤー　cocaineふんむき，cocaine sprayer
可卡因瘾　コカイン嗜好症，コカイン中毒〔症〕　cocaineしこうしょう，cocaineちゅうどく〔しょう〕
可卡因瘾者　コカイン中毒患者　cocaineちゅうどくかんじゃ
可卡因谵妄　コカイン譫妄　cocaineせんぼう
可靠性　信頼度，信頼性　しんらいど，しんらいせい
可可　ココア　cocoa
可可豆　ココア豆　cocoaとう
可可〔豆〕碱　テオブロミン　theobromine
可可〔豆〕碱锂　テオブロミンリチウム　theobromine lithium
可可〔豆〕油(脂)　ココア脂　cocoaし
可可红　ココア レッド　cocoa red
可可菌素　ココアマイセチン　cocoamycetin
可可霉素　ココアマイシン　cocoamycin
可可属　テオブロマ属　Theobromaぞく
可可酸　テオブロム酸　theobromさん
可可维生素　ココ ビタミン　coco vitamine
可库沙吉宁　コクサギニン　kokusaginine
可库沙京　コクサギン　kokusagine
可扩散性钙　拡散性カルシウム　かくさんせいcalcium
可拉明　コラミン　coramine
可拉佐　コラゾール　corazol
可来达明　コリダルミン　corydalmine
可乐宁(亭)　塩酸クロニジン，カタプレス　えんさん

clonidine,catapress

可力丁　コリジン　collidine

可鲁勃林　コルブリン　colubrine

可滤过性　濾過可能性　ろかかのうせい

可伦布林　コロンブリン　columbrin

可扪肾　触知可能腎　しょくちかのうじん

可挠曲性　屈撓可能性　くっとうかのうせい

可能误差　確率誤差,公算誤差　かくりつごさ,こうさんごさ

可尼盖灵碱　コルニゲリン　cornigerine

可逆变化　可逆変化　かぎゃくへんか

可逆电池　可逆電池　かぎゃくでんち

可逆反应　可逆反応　かぎゃくはんのう

可逆过程　可逆過程　かぎゃくかてい

可逆加成反应　可逆付加反応　かぎゃくふかはんのう

可逆结合　可逆結合　かぎゃくけつごう

可逆扩散　可逆拡散　かぎゃくかくさん

可逆吸附　可逆吸着　かぎゃくきゅうちゃく

可逆性　可逆性　かぎゃくせい

可逆性休克　可逆性ショック　かぎゃくせいshock

可逆性抑制　可逆性抑制　かぎゃくせいよくせい

可凝蛋白　凝固可能性蛋白質　ぎょうこかのうせいたんぱくしつ

可凝集物质　凝集可能性物質　ぎょうしゅうかのうせいぶっしつ

可凝集性　凝集可能性　ぎょうしゅうかのうせい

可配伍性　適合性　てきごうせい

可燃气体　可燃ガス　かねんgas

可燃物　可燃物質　かねんぶっしつ

可燃性　可燃性　かねんせい

可染性　可染性　かせんせい

可容许线量　許容〔線〕量　きょよう〔せん〕りょう

可溶化结扎线　溶解〔性〕結紮糸　ようかい〔せい〕けっさつし

可溶蓝　可溶性ブルー　かようせいblue

可溶酶　リオ酵素　lyoこうそ

可溶性　可溶性　かようせい

可溶性玻璃　可溶性ガラス　かようせいglass

可溶性碘酚酞　可溶性ヨードフタレイン　かようせいiodophthalein

可溶性淀粉　水溶性殿粉　すいようせいでんぷん

可溶性毒素　水溶性毒素　すいようせいどくそ

可溶性核糖核酸　可溶性リボ核酸　かようせいriboかくさん

可溶性环己烯巴比妥　可溶性ヘキソバルビタール　かようせいhexobarbital

可溶性磺胺噻唑　可溶性スルファチアゾール　かようせいsulfathiazole

可溶性胶原　可溶性膠原,可溶性コラ〔ー〕ゲン　かようせいこうげん,かようせいcollagen

可溶性焦磷酸铁　可溶性焦性リン酸鉄　かようせいしょうせいリンさんてつ

可溶性抗原　可溶性抗原　かようせいこうげん

可溶性淋巴细胞因子　可溶性リンパ細胞因子　かようせいlymphさいぼういんし

可溶性磷酸铁　可溶性リン酸鉄　かようせいリンさんてつ

可溶性氯化物　可溶性塩化物　かようせいえんかぶつ

可溶性酶　可溶酵素　かようこうそ

可溶性免疫应答抑制因子　可溶性免疫応答抑制因子　かようせいめんえきおうとうよくせいいんし

可溶性明胶　溶解性ゼラチン　ようかいせいgelatin

可溶性色泼他辛　可溶性セプタシン　かようせいseptasine

可溶性曙红　可溶性エオシン　かようせいeosine

可溶性弹性蛋白原　可溶性トロポエラスチン　かようせいtropoelastin

可溶性糖精　可溶性サッカリン　かようせいsaccharin

可溶性脡波散　可溶性スチボサン　かようせいstibosan

可溶性纤维蛋白复合物　可溶性フィブリン複合体　かようせいfibrinふくごうたい

可溶性纤维蛋白聚合体　可溶性フィブリン重合体　かようせいfibrinじゅうごうたい

可溶性阳离子组　可溶性陽イオン群　かようせいようionぐん

可溶性因子　可溶性因子　かようせいいんし

可溶性阴离子组　可溶性陰イオン群　かようせいいんionぐん

可溶胰岛素　溶解性インス（シュ）リン　ようかいせいinsulin

可溶脂酶　リオリパーゼ　Lyolipase

可湿性　湿潤性　しつじゅんせい

可视线　可視光線　かしこうせん

可视性　可視性　かしせい

可视指示剂　可視指示薬　かししじやく

可收缩容器　収縮性容器　しゅうしゅくせいようき

可收缩纤维细胞　収縮性線維細胞　しゅうしゅくせいせんいさいぼう

可伸缩中心定位钻　伸縮性中心定位ドリル　しんしゅくせいちゅうしんていいdrill

可手术性　手術可能性　しゅじゅつかのうせい

可水解鞣质　水解性タンニン　すいかいせいtannin

可塑性　〔可〕塑性　〔か〕そせい

可塑性变形　〔可〕塑性変形　〔か〕そせいへんけい

可塑性反射　〔可〕塑性反射　〔か〕そせいはんしゃ

可塑状态　〔可〕塑性状態　〔か〕そせいじょうたい

可他敏　ジフェンヒドラミン　diphenhydramine

可塔宁　コタルニン　cotarnine

可探测率　可検出率　かけんしゅつりつ

可调频率心室抑制起搏器　調節速度心室抑制パースメーカ　ちょうせつそくどしんしつよくせいpacemaker

可调式器械桌　調節しうる器械テーブル　ちょうせつしうるきかいtable

可调式双筒放大镜　調節しうる双眼ルーペ　ちょうせつしうるそうがんloupe

可听〔限〕度　可聴限界　かちょうげんかい

可听阈　可聴域値　かちょういきち

可通　コートン　corton

可通性狭窄　通過性狭窄　とうかせいきょうさく

可透〔性〕膜　透性膜　とうせいまく

可突变性　突然変異可能性　とつぜんへんいかのうせい

可吸收结扎线　被吸収性結紮糸　ひきゅうしゅうせいけっさつし

可吸收铁　有効鉄　ゆうこうてつ

可吸收〔性〕纤维素　被吸収性セルロース　ひきゅうしゅうせいcellulose

可吸收止血棉　被吸収性止血綿　ひきゅうしゅうせいしけつめん

可吸收止血纱布　被吸収性止血ガーゼ　ひきゅうしゅうせいしけつgauze

可消化的营养素　完全栄養素　かんぜんえいようそ

可信区间　信頼区間　しんらいくかん

可信限　信頼限界　しんらいげんかい

可信限率　信頼限界率　しんらいげんかいりつ

可兴奋组织　興奮性組織　こうふんせいそしき

可旋转点眼瓶架　回転式点眼瓶スタンド　かいてんしきてんがんびんstand

可咽电极　咽下〔電〕導子　えんげ〔でん〕どうし

可〔移〕动性　可動性　かどうせい

可用能　有効エネルギー　ゆうこうEnergie

可用性　有効性　ゆうこうせい

可游离银　イオン化可能の銀　ionかかのうのぎん

可愈性痴呆　治療（根治）可能痴呆　ちりょう（こんじ）かのうちほう

可摘局部义齿　可撤性部分（局部）義歯　かてっせいぶぶん（きょくぶ）ぎし

可置换氢　置換性水素　ちかんせいすいそ

渴　渴き　かわき

渴感　渴感覚　かっかんかく

渴感过少　乏渴感覚症　ぼうかっかんかくしょう

渴中枢　飲〔水〕中枢　いん〔すい〕ちゅうすう

kè　**克刻客氪**

克　グラム　gram

克-包二氏肝硬变　クリベイエ・バウムガルテン肝硬変　Cruveilhier-Baumgartenかんこうへん

克-包二氏综合征　クリベイエ・バウムガルテン症候群　Cruveilhier-Baumgartenしょうこうぐん

克-伯-霍三氏综合征　クロード・ベルナール・ホルネル症候群　Claude-Bernard-Hornerしょうこうぐん

克喘嗪　デクロキシジン　decloxizine

克当量　グラム当量　gramとうりょう

克当量浓度　グラム当量濃度　gramとうりょうのうど

克汀病　クレチン病　Cretinびょう

克汀病性白痴　クレチン性白痴　Cretinせいはくち

克尔克林氏襞　クルクリングひだ　Kerckringひだ

克尔克林氏小结　ケルクリング小結節　Kerckringしょうけっせつ

克尔氏征　①カアー徴候②ケルー徴候　①Kerrちょうこう②Kehlちょうこう

克分子　グラム分子,モル　gramぶんし,mole

克分子比率　モル比率　moleひりつ

克分子电导率　モル電気伝導率　moleでんきでんどうりつ

克分子分数　モル比率　moleひりつ

克分子极化　モル分極　moleぶんきょく

克分子量　モル量,グラム分子量　moleりょう,gramぶんしりょう

克分子凝固点降低　モル凝固点降下,モル氷点降下　moleぎょうこてんこうか,moleひょうてんこうか

克分子浓度　モル濃度　moleのうど

克分子汽化热　モル気化熱　moleきかねつ

克分子热容〔量〕　モル熱容量　moleねつようりょう

克分子溶液　モル液　moleえき

克分子体积　モル容積　moleようせき

克分子吸光系数　モル吸光係数　moleきゅうこうけいすう

克分子吸收系数　モル吸収係数　moleきゅうしゅうけいすう

克分子吸引常数　モル吸引定数　moleきゅういんていすう

克分子旋光度　モル旋光度　moleせんこうど

克分子折射度　モル屈折力　moleくっせつりょく

克分子自由能　モル自由エネルギー　moleじゆうEnergie

克-弗二氏综合征　クリッペル・ファイル症候群　Klippel-Feilしょうこうぐん

克冠二胺　ヘキソベンジン　hexobendine

克菌丹　キャプタン　captan

克菌定　塩化デクアリニウム　えんかdequalinium

克卡　グラム　カロリー　gram calorie

克拉多氏点　クラド点　Cladoてん

克拉多氏韧带　クラド靭帯　Cladoじんたい

克拉克氏征　クラーク徴候　Clarkちょうこう

克拉克氏柱　クラーク柱　Clarkちゅう

克拉普顿氏线　クラプトン歯肉線　Claptonしにくせん

克拉普氏切皮法　クラップ皮切法　Klappひせつほう

克腊伯氏病　クラッベ病　Krabbeびょう

克腊默氏夹　クラーメルスプリント　Cramer splint

克腊斯克氏手术　クラスケ手術　Kraskeしゅじゅつ

克腊斯克氏卧位　クラスケ体位　Kraskeたいい

克来恩费尔特氏综合征　クラインフェルター症候群　Klinefelterしょうこうぐん

克来恩氏试验　クライン試験　Klineしけん

克来济希氏征　クライジッヒ徴候　Kreysigちょうこう

克来门氏试验　クレメン試験　Clemenしけん

克莱布特里氏效应　クラブトリー効果　Crabtreeこうか

克莱森重排〔作用〕　クライゼン転位　Claisenてんい

克莱森氏反应　クライゼン反応　Claisenはんのう

克莱森〔蒸馏〕瓶　クライゼン蒸留フラスコ　Claisenじょうりゅうflask

克兰德尔氏征　ケランデル徴候　Kerandelちょうこう

克劳伯格氏单位　クラウベルグ単位　Claubergたんい

克劳氏肺量计　クロー呼吸ガス代謝測定器　Kroghこきゅうgasたいしゃそくていき

克劳氏微测压计　クロー血液ガス張力微量測定器　Kroghけつえきgasちょうりょくびりょうそくていき

克劳斯纳氏试验　クラウスネル反応　Klausnerはんのう

克劳修-克拉珀龙方程式　クラウシウス・クラペロン式　Clausius-Clapeyronしき

克劳泽氏膜　クラウゼ膜　Krauseまく

克劳泽氏腺　クラウゼ腺　Krauseせん

克劳泽氏小体　クラウゼ小体　Krauseしょうたい

克勒德氏防腐剂　クレデ防腐薬　Credeぼうふやく

克勒德氏〔手〕法　クレデ手技　Credeしゅぎ

克勒德氏胎盘挤出法　クレデ胎盤圧出法　Credeたいばんあっしゅつほう

克勒德氏〔新生儿硝酸银〕点眼法　クレデ点眼法　Credeてんがんほう

克勒顿氏关节　クルトン関節　Cluttonかんせつ

克勒尔氏反射　ケーレル反射　Kehrerはんしゃ

克勒尼希氏技术　クレーニヒ手技　Krönigしゅぎ

克勒尼希氏阶梯　クレーニヒ階段　Krönigかいだん

克勒尼希氏峡　クレーニヒ峡　Krönigきょう

克雷白氏杆菌属　クレブシエラ属　Klebsiellaぞく

克雷白氏杆菌性肺炎　肺炎杆菌性肺炎　はいえんかんきんせいはいえん

克雷白氏结核菌素　クレブスツッベルクリン　Klebs tuberculin

克雷布氏循环　クレーブス　サイクル，トリカルボン酸サイクル　Krebs cycle，tricarbonさんcycle

克雷布氏液　クレーブス液　Krebsえき

克雷曼氏征　クリーマン徴候　Cleemanちょうこう

克雷佩林氏试验　クレペリン試験　Kraepelinしけん

克累姆氏征　クレム徴候　Klemmちょうこう

克累韦东氏正压呼吸器　クレベドン正圧呼吸器　Clevedonせいあつこきゅうき

克厘米　グラム センチメートル　gram centimetre

克离子　グラム イオン　gram ion

克里厄氏牙挺　クライヤー歯根挺子　Cryerしこんてこ

克-里二氏综合征　クロー・リヒター症候群　Clough-Richterしょうこうぐん

克里米亚出血热　クリミア出血熱　Crimeaしゅっけつねつ

克里米亚出血热刚果病毒　CHFコンゴ ウイルス　CHF Congo virus

克里萨贝氏病　クリスハーベル病　Krishaberびょう

克里斯马斯病　クリスマス病　Christmasびょう

克里斯马斯氏因子　クリスマス因子　Christmasいんし

克里斯琴氏病　クリスチャン病　Christianびょう

克里斯琴氏综合征　クリスチャン症候群　Christianしょうこうぐん

克里斯琴逊氏综合征　クリスチャンセン症候群　Christiansenしょうこうぐん

克里斯特勒氏法　クリステレル法　Kristellerほう

克鲤鱼属　メダカ属　メダカぞく

克利多平　クリプトピン　cryptopine

克利夫兰得带线钳　クリブラン結紮糸誘導　Clevelandけっさつしゆうどう

克利各来氏培养基　クリグラー培地　Kliglerばいち

克利克尔氏膜　コリケル膜　Kollikerまく

克利佩尔氏病　クリッペル病　Klippelびょう

克痢定　コリセプタル　coliseptale

克-列二氏综合征　クライン・レビン症候群　Klein-Levinしょうこうぐん

克列苏夫斯基征　クリソウスキ徴候　Krisovskiちょうこう

克隆　クローン　clone

克隆白克尔氏皮肤癌　クロムペッヘル皮膚癌　Krompecherひふがん

克隆普克氏麻痹　クルンプケ麻痺　Klumpkeまひ

克隆嵌板法　クローン モザイク法　clone mosaicほう

克隆氏病　クローン病　Crohnびょう

克隆选择学说　クローン選択説　cloneせんたくせつ

克-鲁二氏食盐微量定量法　コラニー・ルッサニヤーク食塩微量定量法　Koranyi-Ruszniakしょくえんびりょうていりょうほう

克鲁克斯氏管　クルックス管　Crookesかん

克鲁肯伯格氏静脉　クルーケンベルグ静脈　Krukenbergじょうみゃく

克鲁肯伯格氏瘤　クルーケンベルグ腫　Krukenbergしゅ

克〔鲁斯〕氏锥虫　クルーズ トリパノソーマ　Cruzi trypanosoma

克鲁宗氏病　クルゾン病　Crouzonびょう

克-吕二氏杆菌　クレーブス・レッフレル杆菌　Klebs-Löfflerかんきん

克律韦利埃氏关节　クリュベーリエ関節　Cruveilhierかんせつ

克律韦利埃氏筋膜　クリュベーリエ筋膜　Cruveilhierきんま

く

克律韦利埃氏麻痹　クリュベーリエ　麻痺　Cruveilhierまひ

克律歇氏病　クルシェー病　Cruchetびょう

克伦来因氏疝　クレーンラインヘルニア　Kronlein hernia

克伦珀勒氏病　クレンペラー病　Klempererびょう

克伦珀勒氏结核菌素　クレンペラー　ツベルクリン　Klemperer tuberculin

克伦琴　グラム レントゲン　gramme-roentgen

克罗巴克氏钳　クロバック鉗子　Chrobakかんし

克罗恩氏病　クローン病　Crohnびょう

克罗卡因　ケロカイン　Kerocaine

克罗米芬　クロミフェン　clomiphene

克洛凯淋巴结　クロケー　リンパ節　Cloquet lymphせつ

克洛凯氏管　クロケー管　Cloquetかん

克洛凯氏疝　クロケーヘルニア　Cloquet hernia

克洛凯氏神经节　クロケー神経節　Cloquetしんけいせつ

克洛凯氏针征　クロケー針徴候　Cloquetしんちょうこう

克霉唑　クロトリマゾール　clotrimazole

克霉唑霜　クロトリマゾール クリーム　clotrimazole cream

克米　グラムメートル　grammeter

克秒　グラム秒　gramびょう

克-纳二氏病　クリグラー・ナジャール病　Crigler-Najjarびょう

克-纳二氏综合征　クリグラー・ナジャール症候群　Crigler-Najjarしょうこうぐん

克脑文盖尔反应　クノウベンゲル反応　Knovengelはんのう

克内克氏试验　ケーネック試験　Koeneckeしけん

克尼格氏试验　ケルニッヒ試験　Kernigしけん

克尼格氏征　ケルニッヒ徴候　Kernigちょうこう

克尼格氏综合征　ケルニッヒ症候群　Kernigしょうこうぐん

克尼平氏基础代谢测定法　クニッピング基礎代謝測定法　Knippingきそたいしゃそくていほう

克念菌素　カンニトラチン　cannitracin

克尿噻　クロロサイアザイド，クロロチアジド　chlorothiazide

克-恰二氏病　クルーズ・シヤガス病　Crus-Chagasびょう

克-塞二氏血糖定量法　クレセリアス・サイファート血糖定量法　Crecerius-Seifertけっとうていりょうほう

克山病　克山病　こくざんびょう

克式量　グラム式量　gramしきりょう

克式浓度　化学式濃度　かがくしきのうど

克氏针固定　キルシュネル針金固定　Kirschnerはりがねこてい

克氏终球　クラウゼ終球　Krauseしゅうきゅう

克丝钳　切線鉗子　せっせんかんし

克-特二氏综合征　クリッペル・トレノーナイ症候群　Klippel-Trenaunayしょうこうぐん

克特-佐佐木氏核形左右移指数　コーテ・佐佐木核形左右移指数　Kotheささきかくけいさゆういしすう

克汀病　クレチン病　cretinびょう

克-威二氏病　ケーニッヒ・ウイクマン病　Koenig-Wichmannびょう

克-韦二氏病　クリスチャン・ウェーバ病　Christian-Weberびょう

克-魏二氏征　クリッペル・ワイル徴候　Klippel-Weilちょうこう

克温抗原　クベム抗原　Kveimこうげん

克矽平　オキシポビジン　oxypovidine

克泻痢宁　オキシキノリン　フタリルスルファチアゾール　oxyquinoline phthalyl sulfathiazole

克-雅二氏综合征　クロイツフエルト・ヤコブ症候群　Creutzfeldt-Jakobしょうこうぐん

克原子　グラム原子　gramげんし

克原子比　グラム原子比率　gramげんしひりつ

克原子量　グラム原子量　gramげんしりょう

刻板动作　常同〔性〕動作,紋切り型動作　じょうどう〔せい〕どうさ,もんきりがたどうさ

刻板言语　言語常同症　げんごじょうどうしょう

刻板症　常同症　じょうどうしょう

刻板姿势　常同〔性〕姿態　じょうどう〔せい〕したい

刻度　目盛り　めもり

刻度导尿管　目盛り付き尿管カテーテル　めもりつきにょうかんcatheter

刻度离心管　目盛り付き遠心管　めもりつきえんしんかん

刻度量器　目盛り付き計量器　めもりつきけいりょうき

刻度量筒　目盛り付きシリンダー　めもりつきcylinder

刻度盘　ダイア(ヤル)　dial

刻度瓶　目盛り付き瓶　めもりつきびん

刻度试管　目盛り付き試験管　めもりつきしけんかん

刻度探条　目盛り付きブジー　めもりつきBougie

刻度吸(量)移管　目盛り付きピペット,メスピペット　めもりつきpipette,messpipette

刻度牙周探针　目盛り付き歯周消息子　めもりつきししゅうしょうそくし

刻痕　刻み目,切痕　きざみめ,せっこん

刻划刀　刻み刀　きざみとう

客观测听法　他覚的聴力検査法　たかくてきちょうりょくけんさほう

客观精神生物学　客観的精神生物学　きゃっかんてきせいしんせいぶつがく

客观心理学　客観的心理学　きゃっかんてきしんりがく

客观性耳鸣　他覚的耳鳴　たかくてきみみなり

客观征象　他覚の徴候　たかくてきちょうこう

客观症状　他覚症状　たかくしょうじょう

客蚤属　ケオプスネズミノミ属　ケオプスネズミノミぞく

氪　クリプトン,Kr　Krypton

KEN　肯

kěn　肯

肯达尔氏化合物 A　ケンダル化合物 A　Kendallかごうぶつ A

肯达尔氏化合物 E　ケンダル化合物 E　Kendallかごうぶつ E

肯达尔氏化合物 F　ケンダル化合物 F　Kendallかごうぶつ F

肯尼迪氏征　ケネディー徴候　Kennedyちょうこう

肯尼迪氏综合征　ケネディー症候群　Kennedyしょうこうぐん

肯尼亚斑疹热　ケニヤ熱　Kenyaねつ

肯特氏束　ケント束　Kentそく

肯-希二氏束　房室束,ケント・ヒス束　ほうしつそく,Kent-Hisそく

KENG　坑

kēng　坑

坑道卫生　坑道衛生　こうどうえいせい

KONG　空孔恐空控

kōng　空

空凹手　陥凹手　かんおうしゅ

空凹外翻足　外反凹足　がいはんおうそく

空斑技术　プラク技術　plaqueぎじゅつ

空斑形成单位　プラク形成単位　plaqueけいせいたんい

空斑形成试验　プラク形成試験　plaqueけいせいしけん

空斑形成细胞　プラク形成細胞　plaqueけいせいさいぼう

空斑抑制试验　プラク抑制試験　plaqueよくせいしけん

空肠　空腸　くうちょう

空肠出血　空腸出血　くうちょうしゅっけつ

空肠穿孔　空腸穿孔　くうちょうせんこう

空肠代食管〔再建〕术　空腸代食道再建手術　くうちょうだいしょくどうさいけんしゅじゅつ

空肠代胃术　空腸代胃再建手術　くうちょうだいいさいけんしゅじゅつ

空肠动脉　空腸動脈　くうちょうどうみゃく

空肠缝术　空腸縫合術　くうちょうほうごうじゅつ

空肠梗阻　空腸閉塞〔症〕　くうちょうへいそく〔しょう〕

空〔肠〕回肠　空回腸　くうかいちょう

空肠回肠吻合术　空回腸吻合術　くうかいちょうふんごうじゅつ

空肠静脉　空腸静脈　くうちょうじょうみゃく

空肠空肠侧侧吻合术　側側空腸空腸吻合術　そくそくくうちょうくうちょうふんごうじゅつ

空肠空肠端侧吻合术　端側空腸空腸吻合術　たんそくくうちょうくうちょうふんごうじゅつ

空肠空肠端端吻合术　端端空腸空腸吻合術　たんたんくうちょうくうちょうふんごうじゅつ

空肠空肠吻合术　空腸空腸吻合術　くうちょうくうちょうふんごうじゅつ

空肠空肠 Y 形吻合术　Y 形空腸空腸吻合術　Yがたくうちょうくうちょうふんごうじゅつ

空肠溃疡　空腸潰瘍　くうちょうかいよう

空肠扩张症　空腸拡張症　くうちょうかくちょうしょう

空肠盲肠吻合术　空盲腸吻合術　くうもうちょうふんごうじゅつ

空肠扭转　空腸軸捻〔症〕　くうちょうじくねん〔しょう〕

空肠切除术　空腸切除術　くうちょうせつじょじゅつ

空肠切开术　空腸切開術　くうちょうせっかいじゅつ

空肠输入袢梗阻　空腸輸入係蹄閉鎖〔症〕　くうちょうゆにゅうけいていへいさ〔しょう〕

空肠胃套叠　空腸胃重積〔症〕　くうちょういじゅうせきしょう

空肠系膜　空腸間膜　くうちょうかんまく

空肠炎　空腸炎　くうちょうえん

空肠造口术　空腸造瘻術,空腸フィステル形成術　くうちょうぞうろうじゅつ,くうちょうFistelけいせいじゅつ

空肠周炎　空腸周囲炎　くうちょうしゅういえん

空传花粉　空気伝播花粉　くうきでんぱかふん

空传疾病　空気伝播疾患　くうきでんぱしっかん

空传污染　空気伝播汚染　くうきでんぱおせん

空传噪声　空気伝播騒音　くうきでんぱそうおん

空传致病生物　空気伝播病原生物　くうきでんぱびょうげんせいぶつ

空蝶鞍综合征　トルコ鞍空虚症候群　trukあんくうきょしょ

うこうぐん
空洞 空洞 くうどう
空〔洞〕化〔作用〕 空洞化 くうどうか
空洞切开术 空洞切開術 くうどうせっかいじゅつ
空洞形成 空洞形成 くうどうけいせい
空洞性肺结核 空洞性肺結核 くうどうせいはいけっかく
空洞性呼吸音 空洞性呼吸音 くうどうせいこきゅうおん
空洞性脊髓突出 空洞性脊髄脱出 くうどうせいせきずいだっしゅつ
空洞性脊髓炎 炎症性脊髄空洞症 えんしょうせいせきずいくうどうしょう
空洞性啰音 空洞性ラ音 くうどうせいラおん
空洞胸语音 空洞音 くうどうおん
空洞引流术 空洞ドレナージ くうどうdrainage
空洞造口术 空洞造瘻術 くうどうぞうろうじゅつ
空洞造影照片 〔肺〕空洞造影図 〔はい〕くうどうぞうえいず
空腹 空腹 くうふく
空腹痛 空腹痛 くうふくつう
空腹胃液癌细胞采集法 空腹時胃液癌細胞採集法 くうふくじいえきがんさいぼうさいしゅうほう
空腹血糖 空腹時血糖〔値〕 くうふくじけっとう〔ち〕
空腹血糖浓度 空腹時血糖濃度 くうふくじけっとうのうど
空盒音 空箱音 からばこおん
空间 空間 くうかん
空间点阵 空間格子 くうかんこうし
空间定向 空間方向定位,空間見当識,空間指南 くうかんほうこうていい,くうかんけんとうしき,くうかんしなん
空间分辨率 空間分解能 くうかんぶんかいのう
空间构型 立体配置,空間配置 りったいはいち,くうかんはいち
空间技术 宇宙科学技術 うちゅうかがくぎじゅつ
空间结构 空間構造 くうかんこうぞう
空间觉 空間〔感〕覚 くうかん〔かん〕かく
空间排列 空間配列 くうかんはいれつ
空间实验室 宇宙実験室 うちゅうじっけんしつ
空间视觉 空間視覚 くうかんしかく
空间位置 空間位置 くうかんいち
空间向量 立体(空間)ベクトル りったい(くうかん)vector
空间向量心电图 立体(空間)ベクトル心電図 りったい(くうかん)vectorしんでんず
空间心电向量描记法 立体(空間)ベクトル心電図〔記録〕法 りったい(くうかん)vectorしんでんず〔きろく〕ほう
空间性总和 空間的総和 くうかんてきそうわ
空间异构 立体〔化学〕異性 りったい〔かがく〕いせい
空间阈 空間域値 くうかんいきち
空间站 宇宙空間ステーション うちゅう〔くうかん〕station
空距失判征 空間距離〔感〕覚障害 くうかんきょり〔かん〕かくしょうがい
空壳取样 ゴースト サンプリング ghost sampling
空泡 空胞 くうほう
空泡变性 空胞変性 くうほうへんせい
空泡病毒 空胞ウイルス くうほうvirus
空泡肌病 空胞性ミオパシー,空胞性筋障害 くうほうせいmyopathy,くうほうせいきんしょうがい
空泡细胞 空胞〔状〕細胞 くうほう〔じょう〕さいぼう
空泡形成 空胞形成 くうほうけいせい

空气按摩法 空気マッサージ くうきmassage
空气泵 空気ポンプ くうきpump
空气变应原 空気アレルゲン くうきAllergen
空气采样 大気捕集,エア サンプリング だいきほしゅう,air sampling
空气采样器 大気捕集器,エア サンプラ だいきほしゅうき,air sampler
空气传导 空気伝導 くうきでんどう
空气传导助听器 空気伝導補聴器 くうきでんどうほちょうき
空气传染 空気伝染 くうきでんせん
空气传染疾病 空気伝染疾病 くうきでんせんしっぺい
空气吹淋器 空気シャワー くうきshower
空气纯度测定法 空気純度測定法 くうきじゅんどそくていほう
空气纯度测定器 空気純度検査計,ユーデイオメーター,検気器 くうきじゅんどけんさけい,eudiometer,けんきき
空气纯度〔检查〕镜 エアロスコープ aeroscope
空气纯度镜检查 エアロスコープ検査〔法〕 aeroscopeけんさ〔ほう〕
空气等效材料 空気等価材料 くうきとうかざいりょう
空气电离〔作用〕 空気イオン化 くうきionか
空气飞沫传染 空気飛沫伝(感)染 くうきひまつ(しぶき)でん(かん)せん
空气分离器 空気分離器 くうきぶんりき
空气分析 空気分析 くうきぶんせき
空气浮游生物 空中プランクトン くうちゅうplankton
空气干燥器 空気乾燥器 くうきかんそうき
空气供给 空気供給 くうききょうきゅう
空气灌肠 空気灌腸 くうきかんちょう
空气过滤器 空気フィルター くうきfilter
空气饥 空気渇望,空気飢餓 くうきかつぼう,くうききが
空气加温法 空気加熱法 くうきかねつほう
空气净化 空気清浄 くうきせいじょう
空气净化装置 空気清浄装置 くうきせいじょうそうち
空气冷却法 空気冷却法 くうきれいきゃくほう
空气冷凝器 空気冷却器 くうきれいきゃくき
空气离子化 空気イオン化 くうきionか
空气离子化疗法 空気イオン導入療法 くうきionどうにゅうりょうほう
空气离子治疗机 空気イオン治療装置 くうきionちりょうそうち
空气力学 大気力学 だいきりきがく
空气疗法 大気療法 だいきりょうほう
空气流速计 空気流速計 くうきりゅうそくけい
空气排除 空気排出,排気 くうきはいしゅつ,はいき
空气平衡 空気平衡 くうきへいこう
空气气泡法 空気気泡法 くうききほうほう
空气气味 空気におい くうきにおい
空气缺氧性窒息 大気中酸素欠乏性窒息 だいきちゅうさんそけつぼうせいちっそく
空气溶胶 エアロゾール aerosol
空气栓塞 空気塞栓〔症〕 くうきそくせん〔しょう〕
空气调节 空〔気〕調〔節〕,エアコン くう〔き〕ちょう〔せつ〕,air control
空气调节器 空調器,空調装置 くうちょうき,くうちょうそうち
空气调节室 空調室 くうちょうしつ

空气微过滤器　大気ミクロフィルター　たいきmicrofilter

空气微粒检测器　空気粒子検出器　くうきりゅうしけんしゅつき

空气微生物取样器　空中微生物採集器　くうちゅうびせいぶつさいしゅうき

空气卫生　大気衛生　たいきえいせい

空气温度计　大気温度計　たいきおんどけい

空气污染　大気汚染　たいきおせん

空气污染测定　大気汚染測定　たいきおせんそくてい

空气污染监视　大気汚染監視　たいきおせんかんし

空气污染检查器　大気汚染測定計　たいきおせんそくていけい

空气污染物　大気汚染物質　たいきおせんぶっしつ

空气吸入　空気吸入,吸気　くうききゅうにゅう,きゅうき

空气吸入采样法　大気吸入捕集法　たいききゅうにゅうほしゅうほう

空气稀薄　空気希薄　くうききはく

空气细菌　空中細菌　くうちゅうさいきん

空气细菌计数器　空中細菌計数器　くうちゅうさいきんけいすうき

空气细菌学　大気細菌学　たいきさいきんがく

空气消毒剂　空気消毒剤　くうきしょうどくざい

空气消毒器　空気消毒器　くうきしょうどっき

空气压缩机　空気圧縮機　くうきあっしゅくき

空气氧化　空気酸化　くうきさんか

空气有机质测定计　セプソメーター　sepsometer

空气浴　空気浴　くうきよく

空气预热器　空気予熱器　くうきよねつき

空气中毒物浓度　空気中毒物濃度　くうきちゅうどくぶつのうど

空气注射法　空気注射法　くうきちゅうしゃほう

空气注射器　空気注射器　くうきちゅうしゃき

空气阻尼天平　空気制動天秤,エアダンピング天秤　くうきせいどうてんびん,air dampingてんびん

空气阻滞　空気遮断　くうきしゃだん

空腔　空洞　くうどう

空腔形成　空洞形成　くうどうけいせい

空腔性脏器损伤　中空臓器損傷　ちゅうくうぞうきそんしょう

空室恐怖　空〔き〕間恐怖〔症〕　あきまきょうふ〔しょう〕

空调系统　空〔気〕調〔節〕システム,エアコンシステム　くう〔き〕ちょう〔せつ〕system,air conditioning system

空胃痛　空腹痛　くうふくつう

空瓮〔性啰〕音　空壺音性ラ音　くうこおんせいラおん

空瓮性语音　空壺音様発声　くうこおんようはっせい

空匣音　匣音　こうおん

空想癖　空想狂　くうそうきょう

空想性错视　空想性錯視　くうそうせいさくし

空心管柱　中空管柱　ちゅうくうかんちゅう

空心纤维人工肾　中空線維人工腎〔臓〕　ちゅうくうせんいじんこうじん〔ぞう〕

空心针　中空針　ちゅうくうしん

空性叩音　共鳴性打診音　きょうめいせいだしんおん

空穴　空穴,正孔　からあな,せいこう

空穴传导　正孔伝導　せいこうでんどう

空穴电流　正孔電流　せいこうでんりゅう

空穴色谱法　空孔クロマトグラフィ　くうこうchromatography

空晕病　航空病,航空酔い　こうくうびょう,こうくうよい

空中浮游尘埃　浮游塵埃　ふゆうじんあい

空中救援　空中救助　くうちゅうきゅうじょ

空中微生物　空中微生物　くうちゅうびせいぶつ

kŏng　孔恐

孔　孔　こう

　杜佛内氏孔　デュベルネ網嚢孔　Duverneyもうのうこう

　费蓝氏孔　フェレイン裂孔　Ferreinれっこう

　基—雷二氏孔　ケーイ・レチゥス孔　Key—Retziusこう

　马让迪氏孔　マジャンジー孔　Magendieこう

　施瓦尔贝氏孔　シュワルベ孔　Schwalbeこう

　斯卡帕氏孔　スカルパ孔　Scarpaこう

　温斯娄氏孔　ウィンスロー孔　Winslowこう

孔比氏征　コンビ徴候　Combyちょうこう

孔道狭窄　管道狭窄　かんどうきょうさく

孔洞脑畸胎　脳空洞体　のうくうどうたい

孔洞脑〔畸形〕　脳空洞〔症〕,穿孔脳〔症〕　のうくうどう〔しょう〕,せんこうのう〔しょう〕

孔海姆氏区　コーンハイム野　Cohnheimや

孔海姆氏学说　コーンハイム説　Cohnheimせつ

孔径　口径　こうけい

孔卡托氏病　コンカト病　Concatoびょう

孔率　口径比　こうけいひ

孔雀绿　マラカイト　グリーン　malachite green

孔雀绿琼脂　マラカイト　グリーン寒天培地　malachite green　かんてんばいち

孔雀绿肉汤　マラカイト　グリーン　ブイヨン　malachite green bouillon

孔雀绿试验　マラカイト　グリーン試験　malachite green しけん

孔雀石　孔雀石,マラカイト　くじゃくせき,　malachite

孔氏综合征　コーン症候群　Connしょうこうぐん

孔纹导管　孔紋導管　こうもんどうかん

孔纹组织　孔紋組織　こうもんそしき

孔隙性　有孔性　ゆうこうせい

孔状骨折　孔状骨折　こうじょうこっせつ

恐癌症　癌恐怖症　がんきょうふしょう

恐怖缺乏　無恐症　むきょうしょう

恐怖性神经症　恐怖神経症,驚愕神経症　きょうふしんけいしょう,きょうがくしんけいしょう

恐怖症　恐怖症　きょうふ〔しょう〕

恐怖状态　恐怖状態　きょうふじょうたい

恐吃症　恐食症　きょうしょくしょう

恐电症　電気恐怖症　でんききょうふしょう

恐高症　高所恐怖症　こうしょきょうふしょう

恐黑症　暗闇恐怖症,恐暗症　くらやみきょうふしょう,きょうあんしょう

恐慌　恐慌　きょうこう

恐惧　恐怖　きょうふ

恐惧反射　恐怖反射,恐れ反射　きょうふはんしゃ,おそれはんしゃ

恐惧反应　恐怖反応,恐れ反応　きょうふはんのう,おそれはんのう

恐恐惧症　恐怖症恐怖　きょうふしょうきょうふ

恐龙　恐竜,ダイノソア　きょうりゅう,dinosaur

恐男症　男性恐怖症　だんせいきょうふしょう

恐女症　女性恐怖症　じょせいきょうふしょう

恐犬症　恐犬症,イヌ恐怖症　きょうけんしょう,イヌきょう

ふしょう

恐水症　恐水病,狂犬病　きょうすいびょう,きょうけんびょう

恐血症　恐血症,血液恐怖症　きょうけつしょう,けつえききょうふしょう

恐蜘蛛症　蜘蛛恐怖症　クモきょうふしょう

kòng　空控

空白对照　空白対照　くうはくたいしょう

空白分析　空白分析　くうはくぶんせき

空白试验　盲試験,盲験,空試験,ブランク　テスト　めくらしけん,もうけん,くうしけん,blank test

控制　制御,コントロール　せいぎょ　control

控制传染源　感染源管制　かんせんげんかんせい

控制存储器　コントロール　メモリ　control memory

控制点　制御点,調節点　せいぎょてん,ちょうせつてん

控制电路　制御回路,調節回路　せいぎょかいろ,ちょうせつかいろ

控制风速　調節風速　ちょうせつふうそく

控制感染　感染防止　かんせんぼうし

控制工具　制御装置　せいぎょそうち

控制力减弱　調和減退　ちょうわげんたい

控制联想　統制連想　とうせいれんそう

控制论　サイバーネティックス　cybernetics

控制起搏器　ディマント型ペースメーカ,応需型ペースメーカ　demandがたpacemaker,おうじゅがたpacemaker

控制器　制御器,コントローラー　せいぎょき,　controller

控制区　制御部,調節部　せいぎょぶ,ちょうせつぶ

控制湿度〔下的〕干燥法　調節湿度下での乾燥法　ちょうせつしつどかでのかんそうほう

控制式引流管　制御式ドレーン,調節ドレーン　せいぎょしきdrain,ちょうせつdrain

控制台　制御台,調節台,コンソール　せいぎょだい,ちょうせつだい,console

控制台打字机　コンソール　タイプライター　console typewriter

控制温度　制御温度　せいぎょおんど

控制系统　制御系,コントロール　システム　せいぎょけい,control system

控制性低血压　低血圧法　ていけつあつほう

控制性低血压麻醉　低血圧麻酔法　ていけつあつますいほう

控制性交避孕　保留性交　ほりゅうせいこう

控制有害因素　有害因子防除　ゆうがいいんしぼうじょ

控制注射器　調節注射器　ちょうせつちゅうしゃき

KOU　犰口叩扣寇

kōu　犰

犰脉　犰脈　こうみゃく

kǒu　口

口凹　口陥,口道　こうかん,こうどう

口白斑病　口腔白斑症　こうこうはくはんしょう

口瘢痕挛缩　口の瘢痕拘縮　くちのはんこんこうしゅく

口闭锁　口腔閉鎖〔症〕　こうこうへいさ〔しょう〕

口表　口腔温度計　こうこうおんどけい

口测法　口腔測定法　こうこうそくていほう

口吃　どもり,吃音　きつおん

口臭　口臭　こうしゅう

口臭症　口臭症　こうしゅうしょう

口出血　口内出血　こうないしゅっけつ

口疮　アフタ　aphtha

口疮病　アフタ症　aphthaしょう

口疮性口炎　アフタ性口内炎　aphthaせいこうないえん

口疮性溃疡　アフタ性潰瘍　aphthaせいかいよう

口唇　口唇　こうしん,くちびる

口唇闭锁　口唇閉鎖症　こうしんへいさ〔しょう〕

口唇病变　口角症,唇病　こうかくしょう,しんびょう

口唇干燥　口唇乾燥〔症〕　こうしんかんそう〔しょう〕

口唇拉钩　開唇鉤　かいしんこう

口唇疱疹　口唇ヘルペス,口唇疱疹　こうしんherpes,こうしんほうしん

口唇腺　口唇腺　こうしんせん

口唇征　口唇徴候　こうしんちょうこう

口道　口道　こうどう

口底　口底　こうてい

口底癌　口底癌　こうていがん

口底部蜂窝织炎　ルドウイッヒ口峡炎　Ludwigこうきょうえん

口点　ストミオン　stomion

口窦瘘　口腔上顎洞フィステル　こうこうじょうがくどうFistel

口对口呼吸法　口・口〔式〕人工呼吸法　こう・こう〔しき〕じんこうこきゅうほう

口飞沫　口の飛沫,マウス　スプレー　くちのしぶき,mouth spray

口服　経口適用,内服　けいこうてきよう,ないふく

口服避孕药　経口適用避妊薬　けいこうてきようひにんやく

口服胆囊造影〔法〕　経口適用的胆囊造影〔法〕　けいこうてきようてきたんのうぞうえい〔ほう〕

口服脊髓灰质炎疫苗　経口適用ポリオワクチン　けいこうてきようpolio vaccine

口服降糖药　経口適用抗高血糖薬　けいこうてきようこうこうけっとうやく

口服抗菌素　経口適用抗生物質　けいこうてきようこうせいぶっしつ

口服抗糖尿病　経口適用抗糖尿病薬　けいこうてきようこうとうにょうびょうやく

口服利尿药　経口適用利尿薬　けいこうてきようりにょうやく

口服葡萄糖耐量试验　経口的ブドウ糖負荷試験　けいこうてきブドウとうふかしけん

口干〔症〕　口内乾燥〔症〕　こうないかんそう〔しょう〕

口沟　口溝　こうこう

口钩　口鈎　こうこう

口垢　歯垢　しこう

口含片　バッカル〔剤〕,口内錠　buccal〔ざい〕,こうないじょう

口颌生理学　口顎生理学　こうがくせいりがく

口颌系统　口顎系　こうがくけい

口黑瘤　口腔黒色腫　こうこうこくしょくしゅ

口红　口紅,ルージュ　くちべに,　rouge

口呼吸　口呼吸　こうこきゅう

口颊坏死　口内壊死,水癌　こうないえし,すいがん

口角　口角　こうかく

口角成形术　口角形成術　こうかくけいせいじゅつ

口角干裂　口角亀裂〔症〕　こうかくきれつ〔しょう〕

口角糜烂　口角びらん　こうかくびらん

口角牵开器　口角器　こうかくき

口角提肌　口角挙筋　こうかくきょきん

口角歪斜　唇角斜位　こうしんかくしゃい

口角歪斜矫正术　唇角斜位矯正術　こうしんかくしゃいきょうせいじゅつ

口角下垂　口角下垂〔症〕　こうかくかすい〔しょう〕

口角炎　口角炎　こうかくえん

口径　口径　こうけい

口渴〔感〕　口内乾燥〔感〕　こうないかんそう〔かん〕

口孔　口孔　こうこう

口溃疡　口角潰瘍　こうかくかいよう

口裂〔畸形〕　口腔裂〔奇形〕　こうこうれつ〔きけい〕

口瘤　口腫瘍　くちしゅよう

口轮肌反射　口輪筋反射　こうりんきんはんしゃ

口轮匝肌　口輪筋　こうりんきん

口霉菌病　口腔真菌症　こうこうしんきんしょう

口-面-指综合征　口顔面指症候群　くちがんめんゆびしょうこうぐん

口蘑氨酸　トリコロム酸　tricholomさん

口囊　口囊　こうのう

口内法　口内法　こうないほう

口内麻醉　口内麻酔〔法〕　こうないますい〔ほう〕

口内切开复位法　口内切開整復法　こうないせっかいせいふくほう

口内切开排脓法　口内切開ドレナージ　こうないせっかいdrainage

口内X线照片　口内の放射線写真　こうないのほうしゃせんしゃしん

口粘膜黑斑　口腔黒斑症　こうこうこくはんしょう

口喷出物　口の飛沫，マウス スプレー　くちのしぶき，mouth spray

口皮样囊肿　口腔類皮囊腫,口腔皮様囊胞　こうこううるいひのうしゅ,こうこうひようのうほう

口器　口器　こうき

口前肠　前腸,ゼーセル小囊　こうぜんちょう, seesselしょうのう

口前听诊　前聴診〔法〕　こうぜんちょうしん〔ほう〕

口前庭膜　口腔前庭粘膜　こうこうぜんていねんまく

口腔　口腔　こうくう(こう)

口腔癌　口腔癌　こうくうがん

口腔白色念珠菌病　口腔カンジダ　アルビカンス症,鵞口瘡　こうくう　Candida albicansしょう,がこうそう

口腔斑纹　口腔斑紋　こうくうはんもん

口腔比较解剖学　口腔比較解剖学　こうくうひかくかいぼうがく

口腔扁平苔癣　口腔扁平苔癬　こうくうへんぺいたいせん

口〔腔〕病　口腔病　こうくうびょう

口腔病理学　口腔病理学　こうくうびょうりがく

口〔腔〕病损切除术　口腔病変切除術　こうくうびょうへんせつじょじゅつ

口腔病预防　口腔病予防　こうくうびょうよぼう

口腔病灶感染　口腔病巣感染　こうくうびょうそうかんせん

口腔病诊断学　口腔診断学　こうくうしんだんがく

口腔病治疗学　口腔病の治療学　こうくうびょうのちりょうがく

口〔腔〕成形术　口内形成術　こうないけいせいじゅつ

口腔穿通　口腔貫通　こうくうかんつう

口腔穿通伤缝合术　口腔貫通創縫合術　こうくうかんつうそうほうごうじゅつ

口〔腔〕底切开引流术　口底切開ドレナージ　こうていせっかいdrainage

口腔恶性肿瘤　口腔悪性腫瘍　こうくうあくせいしゅよう

口〔腔〕发育不全　口腔発育不全　こうくうはついくふぜん

口腔分泌物　口腔分泌物　こうくうぶんぴぶつ

口〔腔〕奋森氏感染　バンサン口腔感染　Vincentこうくうかんせん

口〔腔〕缝〔合〕术　口腔縫合術　こうくうほうごうじゅつ

口腔干燥　口内乾燥〔症〕　こうないかんそう〔しょう〕

口腔感觉功能　口腔感覚機能　こうくうかんかくきのう

口腔颌面畸形　口腔顎顔面奇形　こうくうがくがんめんきけい

口腔颌面缺损　口腔顎顔面欠損　こうくうがくがんめんけっそん

口腔颌面损伤　口腔顎顔面損傷　こうくうがくがんめんそんしょう

口腔颌面外科手术　口腔顎顔面外科手術　こうくうがくがんめんげかしゅじゅつ

口腔红斑狼疮　口腔紅斑性狼瘡　こうくうこうはんせいろうそう

口腔厚皮病　口腔強(硬)皮症　こうくうごう(こう)ひしょう

口腔坏疽　口腔壊疽　こうくうえそ

口腔疾病　口腔疾患　こうくうしっかん

口腔剂　リングエット　Linguet

口腔健康检查　口腔健康検査　こうくうけんこうけんさ

口腔浆液腺　口腔漿液腺　こうくうしょうえきせん

口腔矫形科　補綴歯科　ほていしか

口腔酵母菌病　口腔酵母菌症　こうくうこうぼきんしょう

口腔结核病　口腔結核症　こうくうけっかくしょう

口腔结节病　口腔結節症　こうくうけっせつしょう

口腔解剖学　口腔解剖学　こうくうかいぼうがく

口〔腔〕镜　口腔鏡　こうくうきょう

口腔镜检查　口腔鏡検査　こうくうきょうけんさ

口腔菌丛　口腔菌叢　こうくうきんそう

口腔科　口腔科　こうくうか

口腔科X线机　歯科X線装置　しかXせんそうち

口腔科医师　歯科医,口腔病専門医　しかい,こうくうびょうせんもんい

口腔溃疡　口腔潰瘍　こうくうかいよう

口腔毛滴虫　口腔トリコモナス　こうくうtrichomonas

口腔毛滴虫病　口腔トリコモナス症　こうくうtrichomonasしょう

口腔内科　口腔内科　こうくうないか

口腔粘膜　口腔粘膜　こうくうねんまく

口腔粘膜癌　口腔粘膜癌　こうくうねんまくがん

口腔粘膜白斑　口腔粘膜白斑　こうくうねんまくはくはん

口腔粘膜病　口腔粘膜疾患　こうくうねんまくしっかん

口腔粘膜皮内异位脂腺肥大　フォダイス病　Fordyceびょう

口腔粘膜涂片　口腔粘膜塗抹標本　こうくうねんまくとまつひょうほん

口腔粘膜下层组织　口腔粘膜下組織　こうくうねんまくかそしき

口腔粘膜血泡　口腔粘膜血腫　こうくうねんまくけっしゅ

口腔念珠菌病　口腔カンジダ症　こうくうcandidaしょう

口腔脓毒病　口腔セプシス　こうくう　sepses
口〔腔〕脓肿切开引流术　口腔膿瘍切開ドレナージ　こうくうのうようせっかいdrainage
口〔腔〕疱疹　口腔ヘルペス　こうくうherpes
口腔前庭　口腔前庭　こうくうぜんてい
口腔前庭成形术　口腔前庭形成術　こうくうぜんていけいせいじゅつ
口腔肉样瘤病　口腔サルコイドーシス,口腔類肉腫症　こうくうsarcoidosis,こうくうるいにくしゅしょう
口腔乳头状瘤　口腔乳頭腫　こうくうにゅうとうしゅ
口腔软化　口内軟化　こうないなんか
口腔上颌窦瘘　口腔上顎洞瘻　こうくうじょうがくどうろう
口腔上颌瘘修补术　口腔上顎洞瘻修復術　こうくうじょうがくどうろうしゅうふくじゅつ
口腔上皮　口腔上皮　こうくうじょうひ
口腔摄护　口腔ケア　こうくうcare
口腔生理学　口腔生理学　こうくうせいりがく
口〔腔〕损伤　口腔損傷　こうくうそんしょう
口〔腔体温〕表　口腔温度計　こうくうおんどけい
口腔天疱疹　口腔天疱瘡　こうくうてんぽうそう
口腔听诊器　口腔聴診器　こうくうちょうしんき
口〔腔〕痛　口腔痛　こうくうつう
口腔外科　口腔外科　こうくうげか
口腔外科器械包　口腔外科器械セット　こうくうげかきかいset
口腔卫生　口腔衛生　こうくうえいせい
口腔温度　口腔温　こうくうおん
口腔温度计　口腔温度計　こうくうおんどけい
口腔吸收　口腔吸収　こうくうきゅうしゅう
口腔纤维瘤　口腔線維腫　こうくうせんいしゅ
口腔X线摄影机　口腔X線装置　こうくうXせんそうち
口腔腺　口腔腺　こうくうせん
口腔腺瘤　口腔腺腫　こうくうせんしゅ
口腔心理学　口腔心理学　こうくうしんりがく
口腔学　口腔病学　こうくうびょうがく
口腔学家　口腔病学者　こうくうびょうがくしゃ
口腔炎　口内炎　こうないえん
口腔医院　口腔病院,歯科病院　こうくうびょういん,しかびょういん
口腔异物　口腔異物　こうくういぶつ
口腔预防保健　口腔予防保健　こうくうよぼうほけん
口腔预防保健组织　口腔予防保健機構　こうくうよぼうほけんきこう
口腔照明灯　口腔照明灯　こうくうしょうめいとう
口腔支原体　口腔マイ（ミ）コプラスマ　こうくうmycoplasma
口腔职业病　口腔職業病　こうくうしょくぎょうびょう
口腔综合治疗机　歯科用ユニット　しかようunit
口区　口部　こうぶ
口刷　口刷毛　こうさつもう
口舌炎　口舌炎　こうぜつえん
口神经机能病　口腔神経症　こうくうしんけいしょう
口水　唾液,つば　だえき
口酸度　口の酸性度　くちのさんせいど
口蹄疫　口蹄疫　こうていえき
口蹄疫病毒　口蹄疫ウイルス　こうていえきvirus
口外安抗　口外固定〔法〕　こうがいこてい〔ほう〕

口外麻醉　口外麻酔　こうがいますい
口外切开复位法　口外切開整復術　こうがいせっかいせいふくじゅつ
口外喂养　口外給食,口外栄養　こうがいきゅうしょく,こうがいえいよう
口外X线照片投照技术　口外X線撮影技術　こうがいXせんさつえいぎしゅつ
口萎缩　口萎縮　こういしゅく
口吻　口吻,口さき　こうふん,くちさき
口窝　ラトケ嚢,頭蓋頬嚢　Rathkeのう,ずがいきょうのう
口吸盘　口吸盤　こうきゅうばん
口狭窄　口腔狭窄　こうこうきょうさく
口下板　下口体,口丘　かこうたい,こうきゅう
口纤维瘤　口繊維腫　こうせんいしゅ
口涎腺型混合瘤　口唾液腺型混合腫瘍　こうだえきせんがたこんごうしゅよう
口涎增多　流涎〔症〕,唾液〔分泌〕過多　りゅうせん〔しょう〕,だえきぶんぴつかた
口咽　口咽頭,中咽頭　こういんとう,ちゅういんとう
口炎　口内炎　こうないえん
　奋森氏口炎　ワンサン口内炎　Vincentこうないえん
口炎性腹泻　スプルー　sprue
口眼干燥和关节炎综合征　シェグレン症候群　Sjögrenしょうこうぐん
口-眼-生殖器综合征　口・眼・生殖器症候群　こう・がん・せいしょっきしょうこうぐん
口罩　マスク　mask
口周苍白　口周（囲）蒼白　こうしゅう（い）そうはく
口周皮炎　口周囲皮膚炎　こうしゅういひふえん
口周雀斑　口周囲雀斑　こうしゅういそばかす
口周围肌　口周囲筋　こうしゅういきん

kòu　叩扣寇

叩卜林　クプレイン　cupreine
叩打　叩く,叩打　たたく,こうだ
叩打法　たたき法,叩打法　たたきほう,こうだほう
叩跟试验　踵叩打試験　かかとこうだしけん
叩喉听诊法　喉頭叩打聴診法　こうとうこうだちょうしんほう
叩击痛　打診痛　だしんつう
叩听诊法　聴打診法　ちょうだしんほう
叩听诊器　聴打診器　ちょうだしんき
叩响　打診音　だしんおん
叩诊　打診（法）　だしん〔ほう〕
叩诊板　打診板　だしんばん
叩诊锤　打診槌　だしんつい
叩诊方法　打診法　だしんほう
叩诊器　打診器　だしんき
叩诊音　打診音　だしんおん
叩跖反射　足底叩打反射,ライマ反射　そくていこうだはんしゃ,Reimerはんしゃ
扣带沟　帯状溝　たいじょうこう
扣带回　帯状回　たいじょうかい
扣带回切除术　帯状回切除術　たいじょうかいせつじょじゅつ
扣带回切开术　帯状回切開術　たいじょうかいせっかいじゅつ
扣带回峡　帯状回峡　たいじょうかいきょう
扣带支　帯状枝　たいじょうし

扣针缝术　ピン縫合術　pinほうごうじゅつ
寇茨氏病　コーツ病　Coatsびょう
寇湊利瑙氏区　コッツォリーノ帯，窓前小裂　Cozzolinoたい，
　そうぜんしょうれつ

KU　枯哭苦库

kū　枯哭

枯草杆菌　枯草菌　こそうきん
枯草〔杆〕菌蛋白酶　サブチリシン　subtilisin
枯草杆菌内溶素　エンドザブチリシン　endosubtilysin
枯草杆菌素　サブチリン　subtilin
枯草杆菌肽　バシトラシン　bacitracin
枯草气喘　枯草喘息　こそうぜんそく
枯草热　枯草熱，ボストック病　こそうねつ，Bostockびょ
　う
枯草热血清　枯草熱血清　こそうねつけっせい
枯醇　クミンアルコール　cumin alcohol
枯否氏细胞　クッペル細胞，星細胞　Kupfferさいぼう，せい
　さいぼう
枯否氏细胞肉瘤　クッペル細胞肉腫，星細胞肉腫　Kupffer
　さいぼうにくしゅ，せいさいぼうにくしゅ
枯骨状手　骸骨様手　がいこつようしゅ
枯茗　クミン，蒔蘿　cumin，ジラ
枯酸　クミン酸　cuminさん
枯烯　クーメン，イソプロピルベンゼン　Cumene,isopropyl
　benzene
枯叶蛾科　枯葉蛾科　コヨウガか
枯痔丁植入疗法　枯痔丁（クーズディン）挿入療法
　kuzhiding　そうにゅうりょうほう
哭时遗尿　流涙放尿〔症〕　りゅうるいほうにょう〔しょう〕

kǔ　苦

苦艾　ニガヨモギ，アブシンチウム　absinthium
苦艾酒　アブサン　absinthe
苦艾酒中毒　アブサン中毒〔症〕　absintheちゅうどく〔しょ
　う〕
苦艾脑　アブシントール　absinthol
苦艾内酯　アルテミシン　artemisin
苦艾油　アブサン油　absintheあぶら
苦艾油酸　アブシンチン酸　absinthinさん
苦氨酸　ピクラミン酸　picraminさん
苦巴旦杏　苦扁桃　くへんとう
苦扁桃　苦扁桃　くへんとう
苦扁桃仁　苦扁桃仁　くへんとうじん
苦扁桃仁苷　アミグダリン　amygdalin
苦扁桃〔仁〕油　苦扁桃仁油　くへんとうじんあぶら
苦橙苷　アウランチアマリン　aurantiamarin
苦橙花醇　ネロリドール　nerolidol
苦橙皮油　苦橙皮油　クトウヒあぶら
苦橙酸　アウランチアマリン酸　aurantiamarinさん
苦楝根皮　シマルバ根皮　simarubaこんぴ
苦楝属　シマルバ属　Simarubaぞく
苦瓜　ニガウリ
苦槛蓝科　ハマジンチョウ科　ハマジンチョウか
苦苣菜属　ノゲシ属　ノゲシぞく
苦苣苔科　イワタバコ科　イワタバコか
苦咳　苦しい咳　くるしいせき
苦兰加苦苷(甙)　クランギン　curangin
苦枥白蜡树　チョウセントネリコ

苦楝醇　メリアノール　melianol
苦楝皮　苦楝皮　クレンピ
苦楝三醇　メリアノトリオール　melianotriol
苦楝酮　メリアノン　melianone
苦楝酮二醇　メリアノジアール　melianodial
苦楝油　センダン油　センダンゆ
苦楝中毒　センダン中毒　センダンちゅうどく
苦硫酸　ピクロ硫酸　picroりゅうさん
苦马酸　クマリン酸　cumarinさん
苦霉素　ピクロマイシン　picromycin
苦闷　苦悶　くもん
苦木属　苦木属　ニガキぞく
苦木素　クアシン　quassin
苦茄碱　ソラマリン　solamarine
苦乳　苦味乳　くにゅう
苦参　苦参　クジン
苦参次碱　マトリジン　matridine
苦参碱　マトリン　matrine
苦参素　クラリノン　kurarinone
苦参烯砒　ソホカルピン　sophocarpine
苦参中毒　苦参中毒　クジンちゅうどく
苦苏毒素　コソトキシン　kosotoxin
苦苏花　クッソ花，クーソ花，コソ花　クッソか，クーソか，
　コソか
苦苏属　クッソ属　クッソぞく
苦苏素　クーセイン　coussein,koussein
苦酮酸　ピクロロン酸　picrolonさん
苦酮酸盐　ピクロロン酸塩　picrolonさんえん
苦土　苦土，酸化マグネシウム　くど，さんかmagnesium
苦味酊　苦味チンキ　くみtincture
苦味毒　ピクロトキシン　picrotoxin
苦味霉素　アマロマイシン　amaromycin
苦味酸　ピクリン酸，苦味酸　picrinさん，くみさん
苦味酸安替比林　ピクロピリン　picropyrine
苦味酸苯胺黑　ピクロニグロシン　picronigrosin
苦味酸苯汞　ピクリン酸フェニル水銀　picrinさんphenylす
　いぎん
苦味酸甲醛　ピクロフォルマル　picroformal
苦味酸卡红　ピクロカルミン　picrocarmine
苦味酸试验　ピクリン酸試験　picrinさんしけん
苦味酸锌　ピクリン酸亜鉛　picrinさんあえん
苦味酸性黄疸　ピクリン酸黄疸　picrinさんおうだん
苦味酸盐　ピクリン酸塩，ピクラート　picrinさんえん，
　picrate
苦味酸银　ピクリン酸銀　picrinさんぎん
苦味泻素　カサルチン　cathartin
苦味药　苦味薬　くみやく
苦味异常　病的苦味感覚　びょうてきくみかんかく
苦味质　苦味質　くみしつ
苦乌头碱　ピクロアコニチン　picroaconitine
苦硝酸　ピクリ硝酸　picriしょうさん
苦笑面容　苦笑い顔，痙笑　にがわらいかお，けいしょう
苦杏仁　苦杏仁　クキョウニン
苦杏仁苷　アミグダリン　amygdalin
苦杏仁苷酶　アミグダラーゼ　amydalase
苦杏仁酶　エムルシン　emulsin
苦杏仁酸安替比林　マンデル酸アンチピリン　mandelさん
　antipyrine

苦杏仁糖　アミグダロース　amygdalose
苦杏仁油　苦杏仁油　クキョウニンあぶら
苦杏仁中毒　苦杏仁中毒　クキョウニンちゅうどく
苦杏素　アマリン　amarine
苦盐　硫酸マグネシウム　りゅうさんmagnesium
苦鱼　ビタリング　bitterling

kù　库

库柏氏筋膜　クーパー筋膜,挙睾筋筋膜　Cooperきんまく,きょこうきんきんまく
库柏氏韧带　クーパー靭帯,恥骨櫛靭帯　Cooperじんたい,ちこつしつじんたい
库柏氏疝　クーパーヘルニア　Cooper hernia
库柏氏悬韧带　クーパー懸垂靭帯　Cooperけんすいじんたい
库贝姆氏反应　クベイム反応　Kveimはんのう
库伯内尔氏征　クーパーネール徴候　Coopernailちょうこう
库伯氏病　クーパー病　Cooperびょう
库伯氏〔杠杆〕法　クーパー〔上腕骨整復〕法　Cooper〔じょうわんこつせいふく〕ほう
库德帕斯彻氏综合征　グッドパスチュア症候群　Goodpastureしょうこうぐん
库顿氏病　クートン病　Coutonびょう
库尔洛夫氏体　クルロフ小体　Kurloffしょうたい
库弗莱尔氏子宫　クーベレーア子宮〔症〕　Couvelaire しきゅう〔しょう〕
库福斯氏病　クフース病　Kufsびょう
库亨特氏压榨钳　クーント圧出鉗子　Kuhuntあっしゅつかんし
库库鲁库病　ククルク病　Kukurukuびょう
库里吉氏管　クーリッジ管　Coolidgeかん
库利氏贫血　クーリー貧血　Cooleyひんけつ
库林酮　クリノン　kulinone
库鲁涅加拉溃疡　クルネガラ潰瘍　Kurunegalaかいよう
库伦　クーロン　coulomb
库伦定律　クーロン法則　Coulombほうそく
库伦积分　クーロン積分　Coulombせきぶん
库伦计　クーロン計　coulombけい
库伦康普氏麻醉　クーレンカンフ麻酔　Kulenkampffますい
库蠓属　沼蚊属　ヌマカぞく
库姆斯氏试验　クームス試験　Coombsしけん
库珀氏腺　カウパー腺　Cowperせん
库契次碱　クルチェイン　kurchein
库契碱　クルチシン　kurchicine
库契皮　クルチ根皮　kurchiこんぴ
库施曼氏螺旋物　クルシュマン螺旋体　Curschmannらせんたい
库施曼氏糖衣肝　クルシュマン糖衣肝　Curschmannとういかん
库施曼氏〔套〕针　クルシュマン針　Curschmannしん
库施曼氏型　クルシュマン型　Curschmannがた
库施曼氏征　クルシュマン徴候　Curschmannちょうこう
库-斯二氏病　クルシュマン・スタイネルト病　Curschmann-Steinertびょう
库斯毛尔氏病　クスマウル病　Kussmaulびょう
库斯毛尔氏呼吸　クスマウル呼吸　Kussmaulこきゅう
库斯毛尔氏昏迷　クスマウル昏睡　Kussmaulこんすい
库斯毛尔氏麻痹　クスマウル麻痺　Kussmaulまひ

库斯毛尔氏脉　クスマウル奇脈　Kussmaulきみゃく
库斯毛尔氏症状　クスマウル徴候　Kussmaulちょうこう
库塔氏法　クウタール法　Coutardほう
库-太二氏综合征　クルボワジェ・テリエー症候群　Courvoisier-Terrierしょうこうぐん
库瓦济埃氏定律　クルボワジェ法則　Courvoisierほうそく
库瓦济埃氏征　クルボワジェ徴候　Courvoisierちょうこう
库蚊　イエカ
库蚊属　イエカ属　イエカぞく
库蚊亚科　イエカ亜科　イエカあか
库兴氏病　クッシング病　Cushingびょう
库兴氏反应　クッシング反応　Cushingはんのう
库兴氏缝术　クッシング縫合術　Cushingほうごうじゅつ
库兴氏溃疡　クッシング潰瘍　Cushingかいよう
库兴氏现象　クッシング現象　Cushingげんしょう
库兴氏综合征　クッシング症候群　Cushingしょうこうぐん
库血　〔銀行〕保存血,預血　〔ぎんこう〕ほぞんけつ,よけつ
库页白芷　エゾノヨロイグサ

KUA　夸跨胯

kuā　夸

夸病癖　疾病誇大妄想　しっぺいこだいもうそう
夸大病情　病状誇大　びょうじょうこだい
夸大狂者　誇大妄想者　こだいもうそうしゃ
夸大妄想　誇大妄想　こだいもうそう
夸大〔妄想〕狂　誇大妄想狂　こだいもうそうきょう
夸脱　クォート　quart
夸希奥科病　クワシオルコル病　kwashiorkorびょう
夸张性　誇張性　こちょうせい

kuà　跨胯

跨壁压　壁内外圧差　へきないがいあっさ
跨步反射　足踏み反射　あしぶみはんしゃ
跨肺压　肺内外圧差　はいないがいあっさ
跨界〔射〕线　限界線,グレンツ線　げんかいせん,grenzせん
跨膜电位　膜内外電位　まくないがいでんい
跨膜电位差　膜内外電位差　まくないがいでんいさ
跨膜动作电位　膜内外活動電位　まくないがいかつどうでんい
跨膜静息电位　膜内外静止電位　まくないがいせいしでんい
跨膜连结丝　膜内外結合線　まくないがいけつごうせん
跨粘膜电位　粘膜内外電位　ねんまくないがいでんい
跨神经元溃变　経ニューロン変性　けいneuronへんせい
跨突触溃变　経シナプス変性　けいsynapseへんせい
跨阈(越)步态　鶏歩,ニワトリ歩き　けいほ,ニワトリあるき
胯骨　寛骨　かんこつ

KUAI　块快

kuài　块快

块块　かい,かたまり
块根　塊根　かいこん
块根油酮　ツベロン　tuberon
块茎　塊茎　かいけい
块茎糖　レブリン　levulin
块茎糖酸　レブリン酸　levulinさん
块茎糖酸钙　レブリン酸カルシウム　levulinさんcalcium
块茎糖酸盐　レブリン酸塩　levulin さんえん

块形无头畸胎 塊状無頭体 かいじょうむとうたい
块状肾 塊状腎 かいじょうじん
快波 速波 そくは
快波睡眠 速波睡眠 そくはすいみん
快反应电位 敏速反応電位 びんそくはんのうでんい
快反应自律细胞 敏速反応自律細胞 びんそくはんのうじりつさいぼう
快感 快感 かいかん
快感倒错 性快感倒錯,色情倒錯 せいかいかんとうさく,しょくじょうとうさく
快感过敏 快感過敏〔症〕 かいかんかびん〔しょう〕
快感减少 快感減退 かいかんげんたい
快感缺乏 性快感欠乏〔症〕,性的冷感〔症〕 せいかいかんけつぼう〔しょう〕,せいてきれいかん〔しょう〕
快口采血针 鋭鋒採血器 えいほうさいけつき
快口尖型缝合针 尖鋭縫合針 せんえいほうごうばり
快乐恐怖 快楽恐怖〔症〕 かいらくきゅうふ〔しょう〕
快乐狂 快活狂,病的快楽 かいかつきょう,びょうてきかいらく
快滤 急速濾過法 きゅうそくろかほう
快沙滤〔池〕 急速砂濾床 きゅうそくさろしょう
快速波长推进器 急速波長ドライバー きゅうそくはちょうdriver
快速充盈波 急速充満波 きゅうそくじゅうまんば
快速充盈期 急速充満期 きゅうそくじゅうまんき
快速胆甾醇试验 シトコール試験 citocholしけん
快速发生 急速発生 きゅうそくはっせい
快速反应 急速反応 きゅうそくはんのう
快速放射免疫测定法 急速放射〔標識〕免疫定量法 きゅうそくほうしゃ〔ひょうしき〕めんえきていりょうほう
快速分析 迅速分析 じんそくぶんせき
快速感光即印照相机 ポラロイド カメラ polaroid camera
快速过滤漏斗 迅速濾過漏斗 じんそくろかろうと
快速呼吸 頻呼吸 ひんこきゅう
快速换针康式注射器 カートリッジ注射器 Cartridgeちゅうしゃき
快速计算机 高速計算機 こうそくけいさんき
快速减敏(免疫)性 タキフィラキシー tachyphylaxis
快速静脉点滴 快速静脈点滴 かいそくじょうみゃくてんてき
快速连续〔静脉〕尿路造影 急速連続尿路造影〔法〕 きゅうそくれんぞくにょうろぞうえい〔ほう〕
快速连续摄影 急速連続撮影〔法〕 きゅうそくれんぞくさつえい〔ほう〕
快速牛奶消毒法 牛乳の急速低温殺菌法 ぎゅうにゅうのきゅうそくていおんさっきんほう
快速气管切开术 救急気管切開術 きゅうきゅうきかんせつかいじゅつ
快速燃烧 迅速燃焼 じんそくねんしょう
快速染色 急速染色〔法〕 きゅうそくせんしょく〔ほう〕
快速射血期 急速駆出期 きゅうそくくしゅつき
快速石蜡包埋法 急速パラフイン包埋法 きゅうそくparaffinほうまいほう
快速试验 敏速試験 びんそくしけん
快速视野计 迅速視野計 じんそくしやけい
快速心房刺激器 急速心房刺激器 きゅうそくしんぼうしげきき

快速心房起搏 急速心房ペシング,ペースメーキング きゅうそくしんぼうpacing,pace-making
快速性心律失常 不整頻脈 ふせいひんみゃく
快速血浆反应素试验 快速血漿レアギン試験 かいそくけっしょうreaginしけん
快速眼运动 急速眼〔球〕運動,レム きゅうそくがん〔きゅう〕うんどう，REM
快速眼运动睡眠 急速眼〔球〕運動睡眠,レム睡眠 きゅうそくがん〔きゅう〕うんどうすいみん,REMすいみん
快速诊断 迅速診断 じんそくしんだん
快缩肌 敏速筋 びんそっきん
快缩肌纤维 敏速筋線維 びんそっきんせんい
快通道 速い通路,敏速通路 はやいつうろ,びんそくつうろ
快中子 高速中性子 こうそくちゅうせいし
快中子发生器 高速中性子発生器 こうそくちゅうせいしはっせいき
快中子放射源 高速中性子放射源 こうそくちゅうせいしほうしゃげん
快中子加速器 高速中性子加速装置,アクセルレータ こうそくちゅうせいしかそくそうち,Akzelerator

KUAN 宽髋款

kuān 宽髋
宽带 たたみ三角巾 たたみさんかっきん
宽度 幅 はば
宽角 広角,広隅角 こうかく,こうぐうかく
宽束γ-射线 広束γ-線 こうそくγ-せん
宽特氏征 クアント徴候 Quantちょうこう
宽β-脂蛋白血症 広域β-リポ蛋白血症 こういきβ-lipoたんぱくけっしょう
髋 股関節部,寬骨部 こかんせつぶ,かんこつぶ
髋部分切除术 寬骨部分切除術 かんこつぶぶんせつじょじゅつ
髋股痛 股大腿痛,大腿寬骨部痛 こだいたいつう,だいたいかんこつぶつう
髋骨 寬骨 かんこつ
髋骨截骨术 寬骨骨切り術 かんこつほねきりじゅつ
髋关节 股関節 こかんせつ
髋关节病 股関節病 こかんせつびょう
髋关节病性骨盆 股関節症性骨盤 こかんせつしょうせいこつばん
髋关节陈旧性脱位 股関節陳旧性脱臼 こかんせつちんきゅうせいだっきゅう
髋关节成形术 股関節形成術 こかんせつけいせいじゅつ
髋关节穿刺术 股関節穿刺術 こかんせつせんしじゅつ
髋关节创伤性关节炎 股関節外傷性関節炎 こかんせつがいしょうせいかんせつえん
髋关节发育不良 股関節発育不全,股関節形成異常〔症〕 こかんせつはついくふぜん,こかんせつけいせいいじょう〔しょう〕
髋关节固定术 股関節固定術 こかんせつこていじゅつ
髋关节后脱位 股関節後方脱臼 こかんせつこうほうだっきゅう
髋关节畸形 股関節奇形 こかんせつきけい
髋关节结核 股関節結核 こかんせつけっかく
髋关节结核病灶清除术 股関節結核病巣清掃術 こかんせつけっかくびょうそうせいそうじゅつ

髋关节离断术　股関節離断術　こかんせつりだんじゅつ

髋关节内陷　オット骨盤,股関節寛骨臼底沈下症　Ottoこつばん,こかんせつかんこつきゅうていちんかしょう

髋关节前脱位　股関節前方脱臼　こかんせつぜんぽうだっきゅう

髋关节切除术　股関節切除術　こかんせつせつじょじゅつ

髋关节切开术　股関節切開術　こかんせつせっかいじゅつ

髋关节切开引流术　股関節切開ドレナージ　こかんせつせっかいdrainage

髋关节屈曲挛缩　股関節屈曲拘縮　こかんせつくっきょくこうしゅく

髋关节屈曲试验　トーマス徴候　Thomasちょうこう

髋关节损伤后遗症　股関節損傷後遺症　こかんせつそんしょうこういしょう

髋关节弹响　弾撥股,ばね股,ペリン・フェラトン病　だんばつこ,ばねこ,Perrin-Ferratonびょう

髋关节痛风　股関節痛風　こかんせつつうふう

髋关节脱位　股関節脱臼　こかんせつだっきゅう

髋关节炎　股関節炎　こかんせつえん

髋关节真菌病　股関節真菌病　こかんせつしんきんしょう

髋关节制动术　股関節制動術　こかんせつせいどうじゅつ

髋关节中心脱位　股関節中心脱臼　こかんせつちゅうしんだっきゅう

髋关节周炎　股関節周囲炎　こかんせつしゅういえん

髋臼　寛骨臼,股臼　かんこつきゅう,こきゅう

髋臼成形术　寛骨臼形成術,股臼形成術　かんこつきゅうけいせいじゅつ,こきゅうけいせいじゅつ

髋臼唇　寛骨臼関節唇,股臼唇　かんこつきゅうかんせつしん,こきゅうしん

髋臼骨关节突出　オット病　Ottoびょう

髋臼骨折　寛骨臼骨折　かんこつきゅうこっせつ

髋臼横韧带　寛骨臼横靱帯　かんこつきゅうおうじんたい

髋臼后上缘骨折　寛骨臼上後縁骨折　かんこつきゅうじょうこうえんこっせつ

髋臼加盖术　股関節柵架手術　こかんせつさくかしゅじゅつ

髋臼前突　寛骨臼突出〔症〕　かんこつきゅうとっしゅつ〔しょう〕

髋臼切除术　寛骨臼切除術,股臼切除術　かんこつきゅうせつじょじゅつ,こきゅうせつじょじゅつ

髋臼切迹　寛骨臼切痕　かんこつきゅうせっこん

髋臼上沟　寛骨臼上溝　かんこつきゅうじょうこう

髋臼窝　寛骨臼窩　かんこつきゅうか

髋臼性髋关节炎　寛骨臼股関節炎　かんこつきゅうこかんせつえん

髋臼缘　寛骨臼縁　かんこつきゅうえん

髋臼支　寛骨臼枝　かんこつきゅうし

髋内翻　内反股　ないはんこ

髋膨大　過大〔大腿〕骨頭　かだい〔だいたい〕こつとう

髋前上棘撕脱骨折　上前腸骨棘裂離骨折　じょうぜんちょうこつきょくれつりこっせつ

髋人字石膏包扎法　寛骨部麦穂ギプス包帯法　かんこつぶばくすいGipsほうたいほう

髋痛　股関節痛　こかんせつつう

髋外翻　外反股　がいはんこ

kuǎn　款

款冬　フキタンポポ,款冬　カントウ

款冬二醇　ファラジオール　Faradiol

款冬花　フキタンポポの花,款冬花　フキタンポポのはな,カントウカ

款冬属　款冬属　カントウぞく

款冬叶　款冬葉　カントウよう

KUANG　狂矿框眶

kuáng　狂

狂　狂気　きょうき

狂暴性谵妄　狂暴性譫妄　きょうぼうせいせんぼう

狂奔发作　狂奔発作　きょうほんほっさ

狂犬病　狂犬病,恐水病　きょうけんびょう,きょうすいびょう

狂犬病包涵体　狂犬病封入小体,ネグリ小体　きょうけんびょうふうにゅうしょうたい,Negriしょうたい

狂犬病病毒　狂犬病ウイルス　きょうけんびょう　virus

狂犬病固定毒　狂犬病固定毒　きょうけんびょうこていどく

狂犬病患者　狂犬病患者　きょうけんびょうかんじゃ

狂犬病结节　狂犬病結節　きょうけんびょうけっせつ

狂犬病抗毒素　狂犬病抗毒素　きょうけんびょうこうどくそ

狂犬病恐怖　狂犬病恐怖〔症〕　きょうけんびょうきょうふ〔しょう〕

狂犬病疫苗　恐水病ワクチン,狂犬病ワクチン　きょうすいびょうvaccine,きょうけんびょうvaccine

狂犬病预防　狂犬病予防　きょうけんびょうよぼう

狂犬咬伤　狂犬咬傷　きょうけんこうしょう

狂蝇科　ヒツジバエ科　ヒツジバエか

狂蝇蛆病　ヒツジバエ蛆症　ヒツジバエウジしょう

狂蝇属　ヒツジバエ属　ヒツジバエぞく

狂躁　躁病　そうびょう

kuàng　矿框眶

矿尘　鉱塵　こうじん

矿化作用　鉱化作用　こうかさよう

矿内毒气　坑内毒ガス　こうないどくgas

矿泥　ファンゴ　fango

矿泉　鉱泉　こうせん

矿泉疗法　鉱泉療法　こうせんりょうほう

矿泉疗养学　鉱泉治療学　こうせんちりょうがく

矿泉疗养院　鉱泉療養所　こうせんりょうようしょ

矿〔泉〕水　鉱泉水,ミネラル ウォーター　こうせんすい,mineral water

矿山废水　鉱山廃水　こうざんはいすい

矿山救护　鉱山救急　こうざんきゅうきゅう

矿山污染　鉱山汚染　こうざんおせん

矿物　鉱物　こうぶつ

矿物燃料　鉱物燃料　こうぶつねんりょう

矿物性粉尘　鉱物性塵埃　こうぶつせいじんあい

矿物性滤材　鉱物性濾材　こうぶつせいろざい

矿物药物学　鉱物薬品学　こうぶつやくひんがく

矿物油　鉱油　こうゆ

矿物质　鉱質　こうしつ

矿物质代谢　鉱質代謝　こうしつたいしゃ

矿物质代射紊乱　鉱質代謝障害　こうしつたいしゃしょうがい

矿质过多　無機質過剰〔症〕　むきしつかじょう〔しょう〕

矿质过少　無機質減少〔症〕　むきしつげんしょう〔しょう〕

矿质化壁　鉱化壁　こうかへき

矿质〔肾上腺〕皮质激素　鉱質コルチコイド　こうしつ corticoid

框　枠　わく

框图　ブロック図　blockず

眶　眼窩　がんか

眶板　眼窩板　がんかばん

眶壁　眼窩壁　がんかへき

眶部　眼窩部　がんかぶ

眶部损伤　眼窩部損傷　がんかぶそんしょう

眶出血　眼窩内出血　がんかないしゅっけつ

眶穿刺探查术　眼窩診査穿刺術　がんかしんさせんししゅじゅつ

眶底重建术　眼窩床再建手術　がんかしょうさいけんしゅじゅつ

眶底骨折　眼窩床骨折　がんかしょうこっせつ

眶顶粉碎骨折　眼窩上壁粉砕骨折　がんかじょうへきふんさいこっせつ

眶动静脉瘘　眼窩動静脈瘻　がんかどうじょうみゃくろう

眶恶性淋巴瘤　眼窩悪性リンパ腫　がんかあくせいlymphしゅ

眶蜂窝织炎　眼窩フレグモーネ,眼窩蜂巣炎　がんかphlegmone,がんかほうそうえん

眶隔　眼窩隔膜　がんかかくまく

眶沟　眼窩溝　がんかこう

眶骨骨折　眼窩骨骨折　がんかこつこっせつ

眶骨膜　眼窩骨膜　がんかこつまく

眶骨膜炎　眼窩骨膜炎　がんかこつまくえん

眶横纹肌肉瘤　眼窩横紋筋肉腫　がんかおうもんきんにくしゅ

眶坏死性肉芽肿病　眼窩壊死性肉芽腫症　がんかえしせいにくがしゅしょう

眶黄色瘤病　眼窩黄色腫症　がんかおうしょくしゅしょう

眶回　眼窩回　がんかかい

眶肌　眼窩筋　がんかきん

眶畸形　眼窩奇形　がんかきけい

眶寄生虫病　眼窩寄生虫病　がんかきせいちゅうびょう

眶假性肿瘤　眼窩偽腫瘍　がんかぎしゅよう

眶尖　眼窩尖　がんかせん

眶尖综合征　眼窩尖症候群　がんかせんしょうこうぐん

眶胶质瘤　眼窩神経膠腫,眼窩グリオーム　がんかしんけいこうしゅ,がんかglioma

眶筋膜　眼窩筋膜　がんかきんまく

眶静脉血栓形成　眼窩静脈血栓症　がんかじょうみゃくけっせんしょう

眶静脉造影　眼窩静脈造影〔法〕　がんかじょうみゃくぞうえい〔ほう〕

眶口　眼窩口　がんかこう

眶淋巴瘤　眼窩リンパ腫　がんかlymphしゅ

眶淋巴肉瘤　眼窩リンパ肉腫　がんかlymphにくしゅ

眶颅管　眼窩頭蓋管　がんかずがいかん

眶面　眼窩面　がんかめん

眶囊肿　眼窩囊胞　がんかのうほう

眶脑膜瘤　眼窩髄膜腫　がんかずいまくしゅ

眶脑膜膨出　眼窩髄膜瘤,眼窩髄膜ヘルニア　がんかずいまくりゅう,がんかずいまくhernia

眶内脓肿　眼窩内膿瘍　がんかないのうよう

眶内容剜出术　眼窩内容除去術　がんかないようじょきょじゅつ

眶内血栓性静脉炎　眼窩内血栓性静脈炎　がんかないけっせんせいじょうみゃくえん

眶内血肿　眼窩内血腫　がんかないけっしゅ

眶内炎症　眼窩内炎症　がんかないえんしょう

眶内炎症性假瘤　眼窩内炎症性偽腫瘍　がんかないえんしょうせいぎしゅよう

眶内〔眼〕肌炎　眼窩内筋炎　がんかないきんえん

眶内异物　眼窩内異物　がんかないいぶつ

眶内异物摘除术　眼窩内異物摘出術　がんかないいぶつてきしゅつじゅつ

眶内肿瘤切除术　眼窩内腫瘍切除術　がんかないしゅようせつじょじゅつ

眶内肿物探查术　眼窩内腫瘍診査手術　がんかないしゅようしんさしゅじゅつ

眶粘液囊肿　眼窩粘液囊胞　がんかねんえきのうほう

眶皮样囊肿　眼窩類皮囊胞,眼窩皮様囊腫　がんかるいひのうほう,がんかひようのうしゅ

眶平面　眼窩平面　がんかへいめん

眶前路切开术　前眼窩切開術　ぜんがんかせっかいじゅつ

眶切开术　眼窩切開術　がんかせっかいじゅつ

眶切开探查术　眼窩診査切開術　がんかしんさせっかいじゅつ

眶球粘连　眼窩眼球癒着　がんかがんきゅうゆちゃく

眶区　眼窩部　がんかぶ

眶肉瘤　眼窩肉腫　がんかにくしゅ

眶肉芽肿　眼窩肉芽腫　がんかにくがしゅ

眶上壁　眼窩上壁　がんかじょうへき

眶上动脉　眼窩上動脈　がんかじょうどうみゃく

眶上静脉　眼窩上静脈　がんかじょうじょうみゃく

眶上孔　眼窩上孔　がんかじょうこう

眶上裂　上眼窩裂　じょうがんかれつ

眶上裂综合征　上眼窩裂症候群　じょうがんかれつしょうこうぐん

眶上切迹　眼窩上切痕　がんかじょうせっこん

眶上神经　眼窩上神経　がんかじょうしんけい

眶上神经撕脱术　眼窩上神経捻除術　がんかじょうしんけいねんじょじゅつ

眶上神经痛　眼窩上神経痛　がんかじょうしんけいつう

眶上索　眼窩上帯　がんかじょうたい

眶上缘　眼窩上縁　がんかじょうえん

眶神经纤维瘤　眼窩神経繊維腫　がんかしんけいせんいしゅ

眶突　眼窩突起　がんかとっき

眶外壁切开术　眼窩外側壁切開術　がんかがいそくへきせっかいじゅつ

眶萎缩　眼窩萎縮　がんかいしゅく

眶下壁　眼窩下壁　がんかかへき

眶下动脉　眼窩下動脈　がんかかどうみゃく

眶下缝　眼窩下縫合　がんかかほうごう

眶下沟　眼窩下溝　がんかかこう

眶下管　眼窩下管　がんかかかん

眶下间隙　眼窩下隙　がんかかげき

眶下间隙蜂窝织炎　眼窩下隙蜂巣織炎,眼窩下隙フレグモーネ　がんかかげきほうそうしきえん,がんかかげきphlegmone

眶下孔　眼窩下孔　がんかかこう

眶下裂　下眼窩裂　かがんかれつ

眶下区　眼窩下部　がんかかぶ

眶下神经　眼窩下神経　がんかかしんけい
眶下神经麻醉　眼窩下神経麻酔〔法〕　がんかかしんけいますい〔ほう〕
眶下神经撕脱术　眼窩下神経捻除術　がんかかしんけいねんじょじゅつ
眶下缘　眼窩下緑　がんかかえん
眶纤维瘤　眼窩繊維腫　がんかせんいしゅ
眶形奈瑟氏菌　ナイセリア オルビクラータ　Neisseria orbiculata
眶血管瘤　眼窩血管腫　がんかけっかんしゅ
眶血性囊肿　眼窩血液嚢胞　がんかけつえきのうほう
眶压测量法　眼窩内圧測定法　がんかないあつそくていほう
眶压计　眼窩内圧計　がんかないあつけい
眶炎　眼窩炎　がんかえん
眶油性囊肿　眼窩嚢胞性脂肪腫　がんかのうほうせいしぼうしゅ
眶缘　眼窩緑　がんかえん
眶支　眼窩枝　がんかし
眶脂肪肉芽肿病　眼窩脂肪肉芽腫症　がんかしぼうにくがしゅしょう
眶脂肪营养障碍　眼窩脂肪異栄養症　がんかしぼういえいようしょう
眶脂体　眼窩脂肪体　がんかしぼうたい
眶植入性囊肿　眼窩内移植嚢胞,眼窩埋没性嚢胞　がんかないいしょくのうほう,がんかまいぼつせいのうほう
眶肿瘤　眼窩腫瘍　がんかしゅよう
眶轴计　眼窩軸測定器　がんかじくそくていき
眶转移癌　眼窩転移癌　がんかてんいがん
眶最下点　オルビターレ　orbitale

KUI　盔窥奎葵喹蝰溃

kuī　盔窥
盔状细胞　ヘルメット状細胞　helmetじょうさいぼう
窥镜恐怖　鏡〔像〕恐怖〔症〕,恐鏡症　きょう〔ぞう〕きょうふ〔しょう〕,きょうきょうしょう
窥脑器　脳鏡　のうきょう
窥器　鏡　きょう
　福格逊氏窥器　ファーガソン鏡　Fergussonきょう
　凯利氏肛门窥器　ケリー肛門鏡　Kellyこうもんきょう
　马丁氏直肠窥器　マーティン鏡　Martinきょう
　马修斯氏窥器　マシューズ鏡　Mathewsきょう
　曲斯科氏窥器　キュスコー鏡　Cuscoきょう
　特雷拉氏窥器　トレラー鏡　Trelatきょう
窥器检查　鏡検査〔法〕　きょうけんさ〔ほう〕
窥腔镜　空洞鏡,大腔内検査鏡　くうどうきょう,だいこうないけんさきょう
窥阴癖　窃視〔症〕　せっし〔しょう〕

kuí　奎葵喹蝰
奎胺　キナミン　quinamine
奎碘仿　キニオフォン　chiniofon
奎尔万氏病　カーベーン病　Quervainびょう
奎肯斯提特氏试验　クェッケンステット試験　Queckenstedtしけん
奎肯斯提特氏征　クェッケンステット徴候　Queckenstedtちょうこう
奎纳克林　キナクリン　quenacrine
奎萘酚　キナフトール　quinaphthol

奎尼丁　キニジン　quinidine
奎尼丁硫酸盐　キニジン硫酸塩　quinidineりゅうさんえん
奎尼丁样作用　キニジン様作用　quinidineようさよう
奎尼丁晕厥　キニジン失神　quinidineしっしん
奎尼丁中毒　キニジン中毒　quinidineちゅうどく
奎尼酸　キナ酸　quinaさん
奎尼辛　キニシン　quinicine
奎宁　キニーネ,キニン　quinine
奎宁-阿的平-朴疟喹〔啉〕治疗　キニン アテブリン プラスモキン治療　quinine-atebrin-plasmoquineちりょう
奎宁标准规定　キニーネ標準規格　quinineひょうじゅんきかく
奎宁毒性弱视　キニーネ弱視　quinineじゃくし
奎宁二盐酸盐注射液　キニーネ二塩酸注射液　quinineにえんさんちゅうしゃえき
奎宁环　キヌクリジン　quinuclidine
奎宁绿脂　クレイオキン　thalleioquin
奎宁皮　キナ　quina
奎宁热　キニン熱　quinineねつ
奎宁萨　キニサール　quinisal
奎宁酸　キニン酸　quinineさん
奎宁乌拉坦注射液　キニーネ ウレタン注射液　quinine urethanちゅうしゃえき
奎宁学　キニーネ学　quinineがく
奎宁氧化酶　キニーネオキシダーゼ　quinine oxidase
奎宁植酸钙镁　キニーネフィチン　quininephytin
奎宁中毒　キニーネ中毒　quinineちゅうどく
奎宁重硫酸盐片　キニーネ重硫酸塩錠　quinineじゅうりゅうさんえんじょう
奎诺仿　キノホルム　quinoform,chinoform
奎诺芬　シンコフェン,キノフェン　cinchophen,quinophen
奎诺酸　キノブ酸　quinovさん
奎诺糖　キノボース　quinovose
奎诺温　キノビン　quinovin
奎诺伊丁　キノヨジン　Chinoiodin
奎鞣酸　シンコタンニン　cinchotannin
奎因氏变性　キュエン変性　Quainへんせい,
葵花油　ヒマワリ種油　ヒマワリたねあぶら
葵花子　ヒマワリ種子　ヒマワリしゅし
喹碘仿　キニオフォン　chiniofon
喹噁啉　キノキサリン　quinoxaline
喹噁啉抗菌素　キノキサリン抗生物質　quinoxalineこうせいぶっしつ
喹啉　キノリン　quinoline
喹啉酸　キノリン酸　quinolineさん
喹啉羧酸　キノリンカルボン酸　quinoline carbonさん
喹哌啶　キナルジン　quinaldine
喹哌啶红　キナルジン レッド　quinaldin red
喹哌　ピペラキン　piperaquine
喹唑啉　キナゾリン　quinazoline
喹唑啉酮　キナゾロン　quinazolone
蝰〔蛇〕毒蛋白　エキドノトキシン　echidnotoxin
蝰〔蛇〕毒素　エキドニン　echidnin
蝰蛇属　クサリヘビ属　クサリヘビぞく

kuì　溃
溃斑　潰瘍斑点皮膚症　かいようはんてんひふしょう
溃变　変性　へんせい
溃烂　ただれ

溃烂性痤疮 破潰性痤瘡 はかいせいざそう
溃破 破潰 はかい
溃疡 潰瘍 かいよう
　阿林讷姆氏溃疡 アリンガム潰瘍 Allinghamかいよう
　迪厄拉富瓦氏溃疡 デユラフォイ潰瘍 Dieulafoyかいよう
　杭纳氏溃疡 ハンナー潰瘍 Hunnerかいよう
　柯林氏溃疡 カーリング潰瘍 Curlingかいよう
　克拉克氏溃疡 クラーク潰瘍 Clarkeかいよう
　利普许茨氏溃疡 リップシュッツ潰瘍 Lipschutzかいよう
　马乔林氏溃疡 マルジョラン潰瘍 Marjolinかいよう
　马拉巴尔溃疡 マラバル潰瘍 Malabarかいよう
　曼-威二氏溃疡 マン・ウィリアムソン潰瘍 Mann-Williamsonかいよう
　普劳特氏溃疡 プラウト潰瘍 Plautかいよう
　塞米施氏〔角膜〕溃疡 ゼーミッシュ潰瘍 Saemischかいよう
　雅各布氏溃疡 ジェーコブ潰瘍 Jacobかいよう
溃疡癌 潰瘍癌 かいようがん
溃疡癌变 潰瘍の癌化 かいようのがんか
溃疡成形术 潰瘍面植皮術 かいようめんしょくひじゅつ
溃疡坏死性口炎 潰瘍壊死性口内炎,ワンサン口内炎 かいようえしせいこうないえん,Vincentこうないえん
溃疡坏死性龈口炎 潰瘍壊死性歯肉口内炎 かいようえしせいしにくこうないえん
溃疡假膜性口炎 潰瘍膜性口内炎 かいようまくせいこうないえん
溃疡假膜性龈炎 潰瘍膜性歯肉炎 かいようまくせいしにくえん
溃疡旷置术 潰瘍空置術 かいようくうちじゅつ
溃疡膜性咽峡炎 潰瘍膜性アンギナ かいようまくせいangina
溃疡肉芽肿 潰瘍肉芽腫 かいようにくがしゅ
溃疡形成 潰瘍形成,潰瘍化 かいようけいせい,かいようか
　杜盖氏溃疡形成 デュゲ潰瘍形成 Duguetかいようけいせい
溃疡型肠结核 潰瘍性腸結核 かいようせいちょうけっかく
溃疡型皮肤利什曼病 潰瘍型皮膚リーシュマニア症 かいようがたひふLeishmaniaしょう
溃疡型食管癌 潰瘍性食道癌 かいようせいしょくどうがん
溃疡型胃癌 潰瘍性胃癌 かいようせいいがん
溃疡性癌 潰瘍性癌 かいようせいがん
溃疡性扁桃体炎 潰瘍性扁桃炎 かいようせいへんとうえん
溃疡性痤疮 潰瘍性痤瘡 かいようせいざそう
溃疡性睑〔缘〕炎 潰瘍性眼瞼炎 かいようせいがんけんえん
溃疡性角膜炎 潰瘍性角膜炎 かいようせいかくまくえん
溃疡性结肠炎 潰瘍性大腸炎 かいようせいだいちょうえん
溃疡性口炎 潰瘍性口内炎 かいようせいこうないえん
溃疡性狼疮 潰瘍性狼瘡 かいようせいろうそう
溃疡性内痔 潰瘍性内痔核 かいようせいないじかく
溃疡性脓皮病 潰瘍性膿皮症 かいようせいのうひしょう
溃疡性皮〔肤〕病 潰瘍性皮膚症 かいようせいひふしょう

溃疡性舌炎 潰瘍性舌炎 かいようせいぜつえん
溃疡性外阴炎 潰瘍性外陰炎 かいようせいがいいんえん
溃疡性外痔 潰瘍性外痔核 かいようせいがいじかく
溃疡性胃炎 潰瘍性胃炎 かいようせいいえん
溃疡性心内膜炎 潰瘍性心内膜炎 かいようせいしんないまくえん
溃疡性牙髓炎 潰瘍性歯髄炎 かいようせいしずいえん
溃疡性咽峡炎 潰瘍性アンギナ かいようせいangina
溃疡性咽炎 潰瘍性咽頭炎 かいようせいいんとうえん
溃疡性炎 潰瘍性炎症 かいようせいえんしょう
溃疡性龈炎 潰瘍性歯肉炎 かいようせいしにくえん
溃疡性直肠炎 潰瘍性直腸炎 かいようせいちょくちょうえん
溃疡学 潰瘍学 かいようがく
溃疡原性胰岛细胞瘤 潰瘍原性膵島細胞腫 かいようげんせいすいとうさいぼうしゅ

KUN 昆醌困

kūn 昆醌

昆巴病毒 コンバ ウイルス Kumba virus
昆布氨酸 ラミニン laminine
昆布二糖 ラミナリビオース laminaribiose
昆布科 昆布科 こんぶか
昆布塞条 ラミナリア栓塞杆,昆布栓塞杆 laminariaせんそくかん,こんぶせんそくかん
昆布三糖 ラミナリトリオース laminaritriose
昆布属 昆布属 こんぶぞく
昆布酸 タンギック酸 tangicさん
昆布糖 ラミナリン laminarin
昆布糖酶 ラミナリナーゼ laminarinase
昆虫 昆虫 こんちゅう
昆虫变态激素 昆虫変態ホリモン こんちゅうへんたいhormone
昆虫病 昆虫病 こんちゅうびょう
昆虫病毒 昆虫ウイルス こんちゅうvirus
昆虫触杀剂 接触殺虫薬〔剤〕 せっしょくさっちゅうやく(ざい)
昆虫传疾病 昆虫媒介病 こんちゅうばいかいびょう
昆虫传染 昆虫媒介伝染 こんちゅうばいかいでんせん
昆虫痘病毒 昆虫痘瘡ウイルス こんちゅうとうそうvirus
昆虫多角体病毒属 モラトル属 Moratorぞく
昆虫纲 昆虫綱 こんちゅうこう
昆虫盒 昆虫箱 こんちゅうばこ
昆虫寄生病 昆虫寄生病 こんちゅうきせいびょう
昆虫恐怖 昆虫恐怖〔症〕 こんちゅうきょうふ〔しょう〕
昆虫媒介 昆虫媒介 こんちゅうばいかい
昆虫散布度 昆虫散布度 こんちゅうさんぷど
昆虫生态学 昆虫生態学 こんちゅうせいたいがく
昆虫〔饲养〕室 昆虫飼育室 こんちゅうしいくしつ
昆虫学 昆虫学 こんちゅうがく
昆虫学家 昆虫学者 こんちゅうがくしゃ
昆虫咬伤 昆虫咬傷 こんちゅうこうしょう
昆虫志 昆虫誌 こんちゅうし
昆德腊德氏病 クンドラット病 Kundratびょう
昆克氏病 クインケ病 Quinckeびょう
昆克氏穿刺 クインケ穿刺術 Quinckeせんしじゅつ
昆克氏毛细血管征 クインケ毛細血管徴候 Quinckeもう

さいけっかんちょうこう

昆克氏脑膜炎　クインケ髄膜炎　Quinckeずいまくえん

昆克氏水肿　クインケ水腫　Quinckeすいしゅ

昆克氏征　クインケ徴候　Quinckeちょうこう

昆士兰蜱传伤寒　クインスランドチック（ダニ）チフス　Queensland tick（ダニ）typhus

昆特氏眦形成术　クーント眼角形術　Kuhntがんかくけいせいじゅつ

醌　キノーン　quinone

醌醇　キノール　quinol

醌二亚胺　キノーンジイミン　quinonedimine

醌环素　キノサイクリン　quinocycline

醌基　キノニール基　quinonylき

醌类化合物　キノーン化合物　quinoneかごうぶつ

醌霉素　キノマイシン　quinomycin

醌氢醌　キンヒドロン　quinhydrone

醌氢醌电极　キンヒドロン電極　quinhydroneでんきょく

醌色素　キノクローム　quinochrome

醌式红花甙　カルタモン　carthamone

醌肟　キノキシム　quinoxime

醌型　キノイト型　quinoidがた

醌型结构　キノイド型構造　quinoidがたこうぞう

kùn　困

困倦　困憊，睡気　こんぱい，ねむけ

KUO　扩括蛞阔廓

kuò　扩括蛞阔廓

扩充血容量　血液容量拡大　けつえきようりょうかくだい

扩创搔刮术　創傷清拭掻爬術　そうしょうせいしきそうはじゅつ

扩创术　創面切除術，創傷清拭，挫滅（壊死）組織除去　そうめんせつじょじゅつ，そうしょうせいしき，ざめつ（えし）そしきじょきょ

扩大根管　〔歯〕根管拡張術　〔し〕こんかんかくちょうじゅつ

扩大器　アンプリファイア　amplifier

扩大 T 细胞　増幅 T 細胞　ぞうふくTさいぼう

扩环作用　環拡大　かんかくだい

扩颈刮宫术　〔頸管〕拡張〔子宮〕掻爬術　〔けいかん〕かくちょう〔しきゅう〕そうはじゅつ

扩孔钻　リーマー　reamer

扩孔钻头　リーマービット　reamer bit

扩散　拡散　かくさん

扩散本领　拡散性，拡散能力　かくさんせい，かくさんのうりょく

扩散比〔率〕　拡散率　かくさんりつ

扩散层　拡散層　かくさんそう

扩散常数　拡散定数　かくさんていすう

扩散池　拡散セル　かくさんcell

扩散因子　拡散因子　かくさんいんし

扩散电流　拡散電流　かくさんでんりゅう

扩散电流常数　拡散電流定数　かくさんでんりゅうていすう

扩散电势　拡散電位　かくさんでんい

扩散定律　拡散法則　かくさんほうそく

扩散法　拡散法　かくさんほう

扩散反射　拡散反射　かくさんはんしゃ

扩散方程　拡散方程式　かくさんほうていしき

扩散分析　拡散分析　かくさんぶんせき

扩散盒　拡散チャンバー　かくさんchamber

扩散环　拡散環　かくさんかん

扩散流　拡散流　かくさんりゅう

扩散率测定器　拡散率測定器　かくさんりつそくていき

扩散膜系数　拡散膜係数　かくさんまくけいすう

扩散平衡　拡散平衡　かくさんへいこう

扩散期尸斑　拡散期死斑　かくさんきしはん

扩散器　拡散器　かくさんき

扩散速率　拡散率　かくさんりつ

扩散梯度　拡散グレジイエント　かくさんgradient

扩散物　拡散物　かくさんぶつ

扩散系数　拡散係数　かくさんけいすう

扩散现象　拡散現象　かくさんげんしょう

扩散效应　拡散効果　かくさんこうか

扩散型皮肤利什曼病　拡散型皮膚リーシュマニア症　かくさんがたひふLeishmaniaしょう

扩散性牛痘　副痘　ふくとう

扩散性疼痛　拡散痛　かくさんつう

扩散性抑制　拡散性抑制　かくさんせいよくせい

扩散性转移　拡散性転移　かくさんせいてんい

扩散因子　拡散因子　かくさんいんし

扩散指数　拡散指数　かくさんしすう

扩散轴周性脑炎　汎発軸索周囲性脳炎，シルダー病，Schilder病　はんはつじくさくしゅういせいのうえん，Schilderびょう

扩散作用　拡散作用　かくさんさよう

扩瞳试验　散瞳試験　さんどうしけん

扩瞳药〔剂〕　散瞳薬〔剤〕　さんどうやく〔ざい〕

扩胸器　開胸器　かいきょうき

扩延性抑制综合征　拡張性抑制症候群　かくちょうせいよくせいしょうこうぐん

扩音器　拡音器，マイクロフォーン　かくおんき，microphone

扩音听诊器　拡声聴診器　かくせいちょうしんき

扩音听诊器检查　拡声聴診器検査〔法〕　かくせいちょうしんきけんさ〔ほう〕

扩展性风疹　拡張性風疹　かくちょうせいふうしん

扩张　拡張　かくちょう

扩张棒　ツペロ　tupelo

扩张薄膜　拡張薄膜　かくちょうはくまく

扩张不全　拡張不全　かくちょうふぜん

扩张肌　拡大筋，散大筋　かくだいきん，さんだいきん

扩张剂　拡張剤　かくちょうざい

扩张尿道刀　尿道拡張用切開刀　にょうどうかくちょうようせっかいとう

扩张期痛　前陣痛，拡張痛　ぜんちんつう，かくちょうつう

扩张器　拡張器　かくちょうき

扩张器分离术　拡張器分離術　かくちょうきぶんりじゅつ

扩张肾　腎拡張〔症〕　じんかくちょう〔しょう〕

扩张式鼻镜　拡張式鼻鏡　かくちょうしきびきょう

扩张术　拡張法　かくちょうほう

扩张术和刮术　頸管拡張および子宮内膜掻爬術　けいかんかくちょうおよびしきゅうないまくそうはじゅつ

扩张探条　拡張用ブジー　かくちょうようBougie

扩张性搏动　拡張性拍動　かくちょうせいはくどう

扩张性肺气肿　肺胞拡張性気腫　はいほうかくちょうせいきしゅ

扩张〔性〕囊肿　拡張性囊胞　かくちょうせいのうほう

扩趾器　開趾器,趾開張器　かいしき,しかいちょうき
括约肌　括約筋　かつやくきん
　奥贝恩氏括约肌　オバーン括約筋　O'Beirneかつやくきん
　奥狄氏括约肌　オッジ括約筋　Oddiかつやくきん
　贝登氏括约肌　ボイデン括約筋　Baydenかつやくきん
　亨利氏括约肌　ヘンレ括約筋　Henleかつやくきん
　焦达诺氏括约肌　ジオルダノ括約筋　Giordanoかつやくきん
　内拉通氏括约肌　ネラトン括約筋　Nelatonかつやくきん
　希尔特尔氏括约肌　ヒルトル括約筋　Hyrtlかつやくきん
括约肌成形术　括約筋形成術　かつやくきんけいせいじゅつ
括约肌弛缓不能　括約筋弛緩不能〔症〕　かつやくきんしかんふのう〔しょう〕
括约肌肌电图　括約筋筋電図　かつやくきんきんでんず
括约肌痉挛　〔肛門〕括約筋攣縮　〔こうもん〕かつやくきんれんしゅく
括约肌切除术　〔瞳孔〕括約筋切除術　どうこうかつやくきんせつじょじゅつ
括约肌切开器　括約筋切開器　かつやくきんせっかいき
括约肌切开术　括約筋切開術　かつやくきんせっかいじゅつ
括约肌损伤　括約筋損傷　かつやくきんそんしょう
括约肌痛　〔肛門〕括約筋痛　〔こうもん〕かつやくきんつう
括约肌外瘘　括約筋外瘻　かつやくきんがいろう
括约肌炎　括約筋炎　かつやくきんえん
括约肌障碍　括約筋障害　かつやくきんしょうがい
蛞蝓　ナメクジウオ
阔鼻　広鼻　こうひ
阔骨盆　扁平骨盤　へんぺいこつばん
阔颌状态　巨大顎　きょだいがく
阔节裂头绦虫　廣節裂頭条虫,ミゾサナダ　こうせつれっとうじょうちゅう
阔节裂头绦虫病　広節裂頭条虫病　こうせつれっとうじょうちゅうびょう

阔节裂头绦虫性贫血　広節裂頭条虫性貧血　こうせつれっとうじょうちゅうせいひんけつ
阔筋膜　大腿筋膜　だいたいきんまく
阔筋膜张肌　大腿筋膜張筋　だいたいきんまくちょうきん
阔面　広顔　こうがん
阔盘吸虫属　ユーリトレマ属　Eurytremaぞく
阔韧带　子宮広間膜　しきゅうこうかんまく
阔韧带痉痛　子宮広間膜痙攣痛　しきゅうこうかんまくけいれんつう
阔韧带裂伤综合征　子宮広間膜裂傷症候群　しきゅうこうかんまくれっしょうしょうこうぐん
阔韧带囊肿　子宮広間膜囊胞　しきゅうこうかんまくのうほう
阔韧带内肌瘤　子宮広間膜筋腫　しきゅうこうかんまくきんしゅ
阔韧带内妊娠　子宮広間膜妊娠　しきゅうこうかんまくにんしん
阔韧带脓肿　子宮広間膜膿瘍　しきゅうこうかんまくのうよう
阔韧带胚胎遗留性结构　子宮広間膜痕跡構造　しきゅうこうかんまくこんせきこうぞう
阔韧带平滑肌瘤　子宮広間膜平滑筋腫　しきゅうこうかんまくへいかつきんしゅ
阔韧带血肿　子宮広間膜血腫　しきゅうこうかんまくけっしゅ
阔韧带肿瘤　子宮広間膜腫瘍　しきゅうこうかんまくしゅよう
阔韧带子宫内膜异位　子宮広間膜子宮内膜症　しきゅうこうかんまくしきゅうないまくしょう
阔眼裂　瞼裂開大　けんれつかいだい
阔咬口式持针钳　広開き持針器　ひろひらきじしんき
阔叶狗舌草碱　プラチフィリン　platyphylline
阔〔跖〕足　開張足,開張中足〔症〕　かいちょうそく,かいちょうちゅうそく〔しょう〕
廓清率　クリアランス　clearance
廓清试验　清掃試験　せいそうしけん

L

LA　垃拉喇腊蜡辣蝲

lā　垃拉

垃圾车　塵芥運搬車　じんかいうんぱんしゃ
垃圾臭气　ごみ臭気　ごみしゅうき
垃圾处理场　ごみ処理場　ごみしょりば
垃圾处置法　塵埃処理法　じんあいしょりほう
垃圾堆　ごみ置場,ごみ捨場　ごみおきば,ごみすてば
垃圾焚化　ごみ焼却　ごみしょうきゃく
垃圾焚化炉　ごみ焼却爐　ごみしょうきゃくろ
垃圾粉碎机　ごみ粉砕機　ごみふんさいき
垃圾收集　ごみ収集　ごみしゅうしゅう
垃圾桶　ごみカン　ごみkan
垃圾箱　ごみ箱　ごみばこ

垃圾箱冲洗器　ごみ箱洗浄器　ごみばこせんじょうき
拉埃奈克氏肝硬变　ラエネック肝硬変　Laënnecかんこうへん
拉巴腊克氏溶液　ラバラック液　Labarraqueえき
拉博德氏法　ラボールド法　Labordほう
拉博德氏试验　ラボールド試験　Labordしけん
拉博德氏征　ラボールド徴候　Labordちょうこう
拉茨科氏剖腹产　ラッコ帝王切開　Latzkoていおうせっかい
拉德　ラド　rad
拉-德二氏病　ラングドン・ダウン病　Langdon-Downびょう
拉德氏症状　レーデ症候　Ladeしょうこう
拉丁方设计　ラテン方格法配列　latinほうかくほうはいれ

つ
拉丁方试验　ラテン方格法試験　latinほうかくほうしけん
拉丁方阵随机化　ラテン方格法行列無作為化　latinほうか
　くほうぎょうれつむさくいか
拉福拉氏征　ラフォラ徴候　Laforaちょうこう
拉钩〔开〕创钩,牵引子　〔かい〕そうこう,けんいんし
　迪维尔氏拉钩　ディーバー牽引子　Deaverけんいんし
　福克曼氏拉钩　フォルクマン牽引子　Volkmannけんいん
　　し
　兰根贝克氏拉钩　ランゲンベック牽引子　Langenbeckけ
　　んいんし
拉-汉二氏综合征　ラムゼイ・ハント症候群　Ramsay-Hunt
　しょうこうぐん
拉赫尔氏征　ラルヘル徴候　Larcherちょうこう
拉锯样杂音　シーソー雑音,往復雑音　seesawざつおん,お
　うふくざつおん
拉克辛　ラケーシン　lachesine
拉力计　引張り動力計　ひっぱりどうりょくけい
拉马克学说　ラマルク説　Lamarckせつ
拉曼光谱　ラマン スペクトル　Raman spectrum
拉曼光谱测定法　ラマン分光法　Ramanぶんこうほう
拉曼光谱图　ラマン分光写真　Ramanぶんこうしゃしん
拉曼式散射　ラマン型散乱　Ramanがたさんらん
拉曼氏效应　ラマン効果　Ramanこうか
拉蒙氏点　ラモン点　Ramondてん
拉蒙氏征　ラモン徴候　Ramondちょうこう
拉莫尔频率　ラーマー頻度　Larmorひんど
拉纳吉托苷　ラナギトシド　lanagitoside
拉纳提果苷　ラナチゴシド　lanatigoside
拉诺辛　ラノキシン　lanoxin
拉帕醇　ラパコール　lapachol
拉普拉斯变换式　ラプラース変換式　Laplaceへんかんしき
拉普拉斯方程　ラプラース方程式　Laplaceほうていしき
拉普拉斯算子　ラプラース演算子　Laplaceえんさんし
拉普乌头碱　ラッパコニチン　lappaconitine
拉萨氏糊　ラッサール泥膏　Lassarでいこう
拉塞格氏征　ラセーグ徴候　Lasegueちょうこう
拉塞格氏症状　ラセーグ症状　Lasegueしょうじょう
拉塞格氏综合征　ラセーグ症候群　Lasegueしょうこうぐん
拉塞格试验　ラセーグ試験　Lasegueしけん
拉塞妥　ラキサトール　laxatol
拉森氏病　ラルセン病　Larsenびょう
拉沙热　ラッサ熱　Lassaねつ
拉手架　ハンドル枠　handleわく
拉斯克氏子宫收缩环　ラスク環　Luskかん
拉斯特氏病　ルスト病　Lustびょう
拉斯特氏反射　ルスト反射　Lustはんしゃ
拉斯特氏现象　ルスト現象　Lustげんしょう
拉塔病　ラーター　lata
拉坦尼根　ラタニア,クラメリア　rhatanhia,krameria
拉坦尼根素　ラタニン　rhatanhin
拉-外二氏病　ラレー・ワイル病　Larrey-Weilびょう
拉维塔斯氏点　ラビタス点　Lavitasてん
拉乌尔定律　ラウール法則　Raoultほうそく
拉信氏月经前唾液腺综合征　ラシーン月経前唾液腺症候群
　Racineげっけいぜんだえきせんしょうこうぐん

là　喇
喇叭虫蓝色素　ステントリン　stentorin

喇叭虫属　喇叭虫属　ラッパチュウぞく
喇叭状　ラッパ状　ラッパじょう

là　腊蜡辣喇
腊肠期幼虫　腸詰期幼虫　ちょうづめきようちゅう
腊肠形　腸詰形,ソーセージ形　ちょうづめがた,sausageが
　た
腊肠样杆菌　腸詰形杆菌　ちょうづめがたかんきん
腊肠样指　腸詰指,ソーセージ指　ちょうづめゆび,sausage
　ゆび
腊肠中毒　腸詰中毒,ソーセージ中毒　ちょうづめちゅうど
　く,sausageちゅうどく
腊肠状腹块　ソーセージ形腹塊　sausageがたふっかい
腊多维西氏征　ラドウィチ徴候　Radoviciちょうこう
腊梅　ロウバイ
腊梅花　ロウバイ花　ロウバイか
腊梅碱　カリカンチン　calycanthine
腊梅科　ロウバイ科　ロウバイか
腊蒙氏沉淀素反应　ラモン沈降素反応　Ramonちんこうそ
　はんのう
腊姆多尔氏缝术　ラムドール縫合術　Ramdohrほうごう
　じゅつ
腊姆斯提特氏手术　ラムステッド手術　Ramstedtしゅじゅつ
腊帕泡特氏法　ラパポート法　Rappaportほう
腊施氏征　ラッシュ徴候　Raschちょうこう
腊斯默森氏动脉瘤　ラスマッセン動脈瘤　Rasmussenどう
　みゃくりゅう
腊特克氏囊　ラトケ囊　Rathkeのう
腊特克氏囊瘤　ラトケ囊腫　Rathkeのうしゅ
腊维约氏征　ルベヨー徴候　Revilliodちょうこう
腊亚氏病　ラエー病　Rayerびょう
蜡　蠟　ろう
蜡匙　蠟匙　ろうさじ
蜡醇　セリル アルコール　ceryl alcohol
蜡刀　蠟刀,ろうへら　ろうとう
蜡雕刻刀　蠟彫刻刀　ろうちょうこくとう
蜡分离剂　蠟分離剤　ろうぶんりざい
蜡膏〔剂〕　蠟膏　ろうこう
蜡锅　蠟鍋　ろうなべ
蜡果杨梅　ヤチヤナギ,シロヤマモモ
蜡果杨梅根皮　ミリカ　myrica
蜡基质成粒法　ろう基質顆粒形成法　ろうきしつかりゅう
　けいせいほう
蜡精　セロチン　cerotin
蜡疗　蠟治療　ろうちりょう
蜡模(型)　蠟型　ろうがた
蜡模修整刀　蠟型刀　ろうがたとう
蜡酸　セロチン酸　cerotinさん
蜡酸盐　セロチン酸塩　cerotinさんえん
蜡碗　ろうわん
蜡型表面湿润剂　蠟型表面湿潤剤　ろうがたひょうめんし
　つじゅんざい
蜡型制作　蠟型製作　ろうがたせいさく
蜡样管型　蠟様円柱　ろうようえんちゅう
蜡样坏死　蠟様壊死　ろうようえし
蜡样浸润　蠟様浸潤　ろうようしんじゅん
蜡样(状)菌素　セレイン　cerein
蜡样皮脂溢　蠟様脂漏　ろうようしろう
蜡样屈曲　①蠟屈症②蠟様可撓性　①ろうくっしょう②ろ

うようかとうせい

蜡样小体　蠟様小体　ろうようしょうたい

蜡样芽胞杆菌　セレウス菌　cereusきん

蜡样芽胞杆菌食物中毒　セレウス菌中毒　cereusきんしょくちゅうどく

蜡浴　蠟浴　ろうよく

蜡浴器　蠟浴装置　ろうよくそうち

蜡脂质　セロリポイド　cerolipoid

蜡制海绵　ワックス スポンジ　wax sponge

辣薄荷醇　ピペリトール　piperitol

辣薄荷酮　ピペリトン　piperitone

辣根　ワサビダイコン

辣根过氧化物酶　ワサビダイコン過酸化酵素　ワサビダイコンかさんかこうそ

辣椒酊　トウガラシチンキ，カプサイシン チンキ　トウガラシtincture，capsaicin tincture

辣椒红呋喃素　カプソクロム　capsochrome

辣椒红素　カプソルビン　capsorubin

辣椒黄素　カプサンチン　capsanthin

辣椒黄素着色　カプサンチン着色　capsanthinちゃくしょく

辣椒〔挥发〕油　カプシコール　capsicol

辣椒碱　カプサイシン　capsaicin

辣椒胶　カプシシン　capsicin

辣椒辣素　カプサイシン　capsaicin

辣椒没药酊　トウガラシ没薬チンキ　トウガラシモツヤクtincture

辣椒茄碱　ソラノカプシン　solanocapsine

辣椒色原素　カプソクロム　capsochrome

辣椒嗜好(癖)　トウガラシ嗜食症　トウガラシしししょくしょう

辣椒属　トウガラシ属　トウガラシぞく

辣椒硬膏　トウガラシ硬膏　トウガラシこうこう

辣蓼　ボントクタデ

辣木果　ベヘン果　behenか

辣木油　ベヘン油　behenゆ

蝲蛄属　ザリガニ属　ザリガニぞく

LAI 来莱栋铼赖癞

lái 来莱栋铼

来得-斯伟二氏病　レッテレル・シベ病　Letterer-Siweびょう

来回式　往復式　おうふくしき

来回式麻醉器　往復式麻酔装置　おうふくしきますいそうち

来苏尔　リゾール　lysol

来苏糖　リキソース　lyxose

来苏糖苷　リキソシド　lyxoside

来苏中毒　リゾール中毒　lysolちゅうどく

来希敦斯坦氏征　ライヒテンステルン徴候　Leichtensternちょうこう

莱昂病毒　レオン ウイルス　Leon virus

莱奥塔氏征　レオッタ徴候　Leottaちょうこう

莱德朗氏缝术　レドラン縫合術　Ledranほうごうじゅつ

莱德勒氏贫血　レーデラ貧血　Ledererひんけつ

莱登瓶　ライデン瓶　Leydenびん

莱登氏晶体　ライデン結晶　Leydenけっしょう

莱登氏征　ライデン徴候　Leydenちょうこう

莱迪希氏管　ライディヒ管　Leydigかん

莱迪希氏〔间质〕细胞　ライディヒ〔間質〕細胞　Leydig〔かんしつ〕さいぼう

莱迪希氏细胞瘤　ライディヒ細胞腫　Leydigさいぼうしゅ

莱尔马耶氏综合征　レルムワイエー症候群　Lermoyezしょうこうぐん

莱菔　ライフク

莱菔子　ライフクシ

莱菔子素　ラファニン　raphanin

莱-洛二氏因子　ラキー・ローランド因子　Laki-Lorandいんし

莱-麦二氏综合征　レールミッテ・マッカルピン征候群　Lhermitte-McAlpineしょうこうぐん

莱内克氏试剂　ライネッケ試薬　Reineckeしやく

莱内氏病　ライネル病　Leinerびょう

莱斯-奈恩综合征　レッシュ・ナイハン症候群　Lesch-Nyhanしょうこうぐん

莱特尔氏病　ライテル病　Reiterびょう

莱特尔氏蛋白补体结合反应　ライテル蛋白補体結合試験　Reiterたんぱくほたいけつごうしけん

莱特尔氏综合征　ライテル症候群　Reiterしょうこうぐん

莱瓦洛芬　レバロルファン　Levallorphan

莱希曼氏乳杆菌　ライヒマン乳酸杆菌　Leichmannにゅうさんかんきん

莱因施氏试验　ラインシュ試験　Reinschしけん

栋木属　ヤマボウシ属　ヤマボウシぞく

铼　レニウム，Re　rhenium

lài 赖癞

赖氨酸　リジン　lysine

δ-赖氨酸催产素　δ-リジンバソトシン　δ-lysine vasotocin

赖氨酸加压素　リプレシン，リジン バソプレシン　lypressin，lysine-vasopressin

赖氨酸脱羧酶　リジン デカルボキシラーゼ　lysine decarboxylase

赖氨酸血症　リジン血症　lysineけっしょう

赖氨酰残基　リシル残基　lysylざんき

赖氨酰〔舒〕缓激肽　リシル ブラジキニン，カリジン　lysylbradykinin，kallidin

赖氨酰氧化酶　リシルオキシダーゼ　lysyloxidase

赖昂氏假说　ライオン仮説　Lyonかせつ

赖尔氏岛　ライル島　Reilとう

赖尔氏三角　ライル三角　Reilさんかく

赖尔氏死指　ライル死指　Reilしし

赖尔氏效应　ライル効果　Reilこうか

赖甲四环素　リメサイクリン，テトラサイクリン メチレンリジン　lymecycline，tetracycline methylenelysine

赖-迈二氏值　ライヘルト・マイスル数　Reichert-Misslすう

赖默氏反射　ライマー反射　Reimerはんしゃ

赖塞托　リセトール　lycetol

赖斯纳氏膜　ライスネル膜　Reissnerまく

赖塔泽氏神经　ラタルジェ神経　Latargetしんけい

赖特氏染剂　ライト染色液　Wrightせんしょくえき

赖特氏效应　ライト効果　Wrightこうか

赖-悌二氏反应　ライマー・テーマン反応　Reimer-Tiemannはんのう

赖西丁　リシジン　lysidine

赖希曼氏综合征　ライヒマン症候群　Reichmannしょうこうぐん

赖因氏电热血液流量计　ライン熱血流計　Reinねつけつりゅうけい

赖药性　薬物依存〔症〕　やくぶついぞん〔しょう〕

癞皮病　ペラグラ　pellagra

LAN　兰阑蓝篮镧榄烂滥

lán　兰阑蓝篮镧

兰玻-比尔二氏定律　ランベルト・ベール法則　Lambert-Beerほうそく

兰〔伯〕氏鞭毛虫病　ランブル鞭毛虫症　lambliaべんもうちゅうしょう

兰〔伯〕氏鞭毛虫属　ランブル鞭毛虫属　Lambliaべんもうちゅうぞく

兰〔伯〕氏贾第〔鞭毛〕虫　ランベル鞭毛虫　Lambliaブんもうちゅう

兰草　フジバカマ

兰草素　ユーパリン　euparin

兰茨氏点　ランツ圧痛点　Lanzあっつうてん

兰茨氏线　ランツ線　Lanzせん

兰德里氏麻痹　ランドリー麻痺　Landryまひ

兰德里氏综合征　ランドリー症候群　Landryしょうこうぐん

兰德雷尔氏疗法　ランデレル療法　Randererりょうほう

兰德曼氏结核菌素　ランドマン ツベルクリン　Landmann tuberculin

兰-迪二氏营养不良　ランドウージー・デージェーリン筋萎縮症　Landouzy-Dejerineきんいしゅくしょう

兰杜兹氏病　ランドウージー病　Landouzyびょう

兰杜兹氏紫癜　ランドウージー紫斑病　Landouzyしはんびょう

兰多尔菲氏征　ランドルフィ徴候　Landlfiちょうこう

兰戈里阿氏征　ランゴリア徴候　Langoriaちょうこう

兰给氏测量法　ランゲ計測法　Langeけいそくほう

兰给氏疗法　ランゲ法　Langeほう

兰给氏试验　ランゲ試験　Langeしけん

兰科　ラン科　ランか

兰克氏结核病分期分类法　ランケの結核病期分類法　Rankeのけっかくびょうきぶんるいほう

兰利氏粒　ラングレー顆粒　Langleyかりゅう

兰利氏神经　ラングレー神経　Langleyしんけい

兰帕氏内耳凿术　レンパート内耳開窓術　Lempertないじかいそうじゅつ

兰氏小岛　膵島,ランゲルハンス島　すいとう,Langerhansとう

兰梭平　ラントピン　lanthopine

兰逊氏吡啶银染剂　ランソンのピリジン銀染料　Ransonのpyridineぎんせんりょう

兰逊氏吡啶银染色法　ランソンのピリジン銀染色法　Ranson の pyridineぎんせんしよくほう

阑尾　虫垂　ちゅうすい

阑尾包块　虫垂触塊　ちゅうすいしょっかい

阑尾瓣　虫垂弁　ちゅうすいべん

阑尾病　虫垂症　ちゅうすいしょう

阑尾充盈不规则　虫垂の不規則充満　ちゅうすいのふきそくじゅうまん

阑尾穿孔　虫垂穿孔　ちゅうすいせんこう

阑尾刀　虫垂刀　すゅうすいとう

阑尾动脉　虫垂動脈　ちゅうすいどうみゃく

阑尾放线菌病　虫垂放線菌症　ちゅうすいほうせんきんしょう

阑尾粪石　虫垂糞石　ちゅうすいふんせき

阑尾蛔虫病(症)　虫垂回虫症　ちゅうすいかいちゅうしょう

阑尾积脓　虫垂蓄膿〔症〕　ちゅうすいちくのう〔しょう〕

阑尾畸形　虫垂奇形　ちゅうすいきけい

阑尾集合淋巴滤泡　虫垂集合リンパ濾胞　ちゅうすいしゅうごうlymphろほう

阑尾绞痛　虫垂仙痛　ちゅうすいせんつう

阑尾结核　虫垂結核〔症〕　ちゅうすいけっかく〔しょう〕

阑尾〔结〕石〔病〕　虫垂結石〔症〕　ちゅうすいけっせき〔しょう〕

阑尾静脉　虫垂静脈　ちゅうすいじょうみゃく

阑尾口　虫垂口　ちゅうすいこう

阑尾扩张　虫垂拡張〔症〕　ちゅうすいかくちょう〔しょう〕

阑尾类癌　虫垂カルシノイド,虫垂類癌腫　ちゅうすいcarcinoid,ちゅうすいるいがんしゅ

阑尾淋巴　虫垂リンパ　ちゅうすいlymph

阑尾淋巴结　虫垂リンパ節　ちゅうすいlymphせつ

阑尾瘘闭合术　虫垂瘻孔縫合術　ちゅうすいろうこうほうごうじゅつ

阑尾卵巢韧带　虫垂卵巢靭帯　ちゅうすいらんそうじんたい

阑尾盲肠吻合术　虫垂盲腸吻合術　ちゅうすいもうちょうふんごうじゅつ

阑尾粘膜炎　虫垂粘膜炎　ちゅうすいねんまくえん

阑尾粘液〔性〕囊腺瘤　虫垂粘液〔性〕囊腺腫　ちゅうすいねんえき〔せい〕のうせんしゅ

阑尾粘液性囊肿　虫垂粘液性囊腫　ちゅうすいねんえきせいのうしゅ

阑尾扭曲　虫垂捻転　ちゅうすいねんてん

阑尾脓肿　虫垂膿瘍　ちゅうすいのうよう

阑尾脓肿切开引流术　虫垂膿瘍切開排膿法　ちゅうすいのうようせっかいはいのうほう

阑尾平滑肌瘤　虫垂平滑筋腫　ちゅうすいへいかつきんしゅ

阑尾憩室　虫垂憩室　ちゅうすいけいしつ

阑尾切除拉钩　虫垂切除用開創鉤　ちゅうすいせつじょようかいそうこう

阑尾切除器械包　虫垂切除用器械セット　ちゅうすいせつじょようきかいset

阑尾切除钳　虫垂切除鉗子　ちゅうすいせつじょかんし

阑尾切除术　虫垂切除術　ちゅうすいせつじょじゅつ

阑尾疝　虫垂ヘルニア　ちゅうすいhernia

阑尾神经瘤　虫垂神経腫　ちゅうすいしんけいしゅ

阑尾套叠　虫垂重積　ちゅうすいじゅうせき

阑尾痛　虫垂痛　ちゅうすいつう

阑尾系膜　虫垂間膜　ちゅうすいかんまく

阑尾系膜炎　虫垂間膜炎　ちゅうすいかんまくえん

阑尾 X 线造影术　虫垂造影法　ちゅうすいぞうえいほう

阑尾腺癌　虫垂腺癌　ちゅうすいせんがん

阑尾腺瘤性息肉　虫垂腺腫性ポリ〔ー〕プ　ちゅうすいせんしゅせいpolyp

阑尾小肠吻合术　虫垂小腸吻合術　ちゅうすいしょうちょうふんごうじゅつ

阑尾血吸虫病　虫垂住血吸虫症　ちゅうすいじゅうけつきゅうちゅうしょう

阑尾〔压痛〕点　マックバーニー点　McBurneyてん

阑尾炎　虫垂炎　ちゅうすいえん
阑尾造口术　虫垂造瘻術,虫垂フィステル形成術　ちゅうすいぞうろうじゅつ,ちゅうすいFistelけいせいじゅつ
阑尾粘连　虫垂癒着　ちゅうすいゆちゃく
阑尾粘连分离术　虫垂剥離術　ちゅうすいはくりじゅつ
阑尾肿瘤　虫垂腫瘍　ちゅうすいしゅよう
阑尾周围脓肿　虫垂周囲膿瘍　ちゅうすいしゅういのうよう
阑尾周围脓肿切开引流术　虫垂周囲膿瘍切開排膿法　ちゅうすいしゅういのうようせっかいはいのうほう
阑尾周(旁)炎　虫垂周囲炎　ちゅうすいしゅういえん
阑尾阻塞　虫垂閉塞　ちゅうすいへいそく
蓝　青,ブルー　せい,あお,blue
　包柔氏蓝　ボレル　ブルー　Borrel blue
　柏林蓝　ベルリンブルー,紺青　Berlin blue,こんじょう
　刚果蓝　コンゴ　ブルー　congo blue
　普鲁士蓝　プルシアンブルー　Prussian blue
　滕氏蓝　タンブル　ブルー　Turnbull blue
蓝桉〔树〕　ユーカリのき　Eucalyのき
蓝斑　青斑　せいはん
蓝刺头碱　エキノプシン　echinopsine
蓝点状〔白〕内障　青色斑点状白内障　せいしょくはんてんじょうはくないしょう
蓝豆蛋白　コングルチン　conglutin
蓝矾　胆礬　たんばん
蓝巩膜综合征　青色強膜症候群　せいしょくきょうまくしょうこうぐん
蓝鼓膜　青色鼓膜　せいしょくこまく
蓝光幻视　青色光点自覚症　せいしょくこうてんじかくしょう
蓝光直接紫　ジアミン　ファスト　バイオレット　diamine fast violet
蓝黄色盲　青黄色盲　せいおうしきもう
蓝黄色盲者　青黄色盲者　せいおうしきもうしゃ
蓝堇碱　フマリン　fumarine
蓝堇科　ケマンソウ科　ケマンソウか
蓝晶质　シアノクリスタリン　cyanocrystallin
蓝菌素　シアネイン　cyanein
蓝绿氩激光器　青緑アルゴン　レーザー装置　せいりょくargon laserそうち
蓝绿藻类　藍藻類　らんそうるい
蓝尿布综合征　青むつき症候群　あおむつきしょうこうぐん
蓝脓　青色膿　せいしょくのう
蓝球菌　インジコックス　Indicoccus
蓝色病　青色病　せいしょくびょう
蓝色巩膜　青色強膜　せいしょくきょうまく
蓝色静脉炎　青色静脈炎　せいしょくじょうみゃくえん
蓝色盲　青色盲　せいしきもう
蓝色尿　青色尿〔症〕　せいしょくにょう〔しょう〕
蓝色尿综合征　青色尿症候群　せいしょくにょうしょうこうぐん
蓝色水肿　青色浮腫　せいしょくふしゅ
蓝色荧光　青色蛍光　せいしょくけいこう
蓝石　結晶硫酸銅　けっしょうりゅうさんどう
蓝石蕊试纸　青色リトマス紙　せいしょくlitmusし
蓝视〔症〕　青色視〔症〕　せいしょくし〔しょう〕
蓝曙红　サフロシン　safrosin

蓝斯朋氏溪蟹　ラスバン沢蟹　Rathbunサワガニ
蓝四氮唑　青色テトラゾリウム　せいしょくtetrazolium
蓝溪藻黄素甲　アファニゾフィル　aphanizophyll
蓝溪藻黄素乙　ミキソキサントフィル　myxoxanthophyll
蓝线　鉛線(緑)　なまりせん(えん)
蓝香油薁　カマズレン　chamazulene
蓝辛病毒　ランシング　ウイルス　Lansing virus
蓝雪科　イソマツ科　イソマツか
蓝焰　青炎　あおほのお
蓝龈　青色歯肉　せいしょくしにく
蓝藻目　藍藻目　ランソウもく
蓝障　青色障壁　せいしょくしょうへき
蓝痣　青色母斑　せいしょくぼはん
蓝棕属　ノコギリヤシ属　ノコギリヤシぞく
篮状细胞　かご細胞　かごさいぼう
镧　ランタン,La　lanthanum
镧系元素　ランタニド　lanthanide

làn　榄

榄香精　エレミシン　elemicin
β-榄香烯　β-エレメン　β-elemene
榄香脂　マニラ　エレミ　Manila elemi
榄香脂素　エレミシン　elemicin

làn　烂滥

烂斑　潰瘍斑点皮膚症　かいようはんてんひふしょう
滥食癖　乱(濫)食症　らんしょくしょう
滥用药物　薬物乱用　やくぶつらんよう
滥用止痛药综合征　鎮痛薬乱用症候群　ちんつうやくらんようしょうこうぐん

LANG　郎狼朗莨

láng　郎狼

郎贝尔氏缝〔合〕术　ランベール縫合術　Lembertほうごうじゅつ
郎都氏征　ランドウ徴候　Landouちょうこう
郎杜氏震颤　ランジュ振戦　Renduしんせん
郎飞氏触觉盘　ランビエ円板　Ranvierえんばん
郎飞氏结　ランビエ絞輪　Ranvierこうりん
郎飞氏氯化金染色法　ランビエ塩化金染色法　Ranvierえんかきんせんしょくほう
郎飞氏膜　ランビエ膜　Ranvierまく
郎飞氏细胞　ランビエ細胞　Ranvierさいぼう
郎格罕氏层　ランゲルハンス層　Langerhansそう
郎格罕氏岛　ランゲルハンス島　Langerhansとう
郎格罕氏体　ランゲルハンス体　Langerhansたい
郎格罕氏细胞　ランゲルハンス細胞　Langerhansさいぼう
郎格罕氏星状小体　ランゲルハンス星状小体　Langerhansせいじょうしょうたい
郎格氏线　ランガー線　Langerせん
郎罕氏层　ラングハンス層　Langhansそう
郎罕氏〔巨〕细胞　ラングハンス〔巨〕細胞　Langhans〔きょ〕さいぼう
郎罕氏纹　ラングハンス線条　Langhansせんじょう
郎契西氏征　ランチージ徴候　Lancisiちょうこう
郎瑟罗氏疗法　ランセロー療法　Lancereuxりょうほう
郎瑟罗氏糖尿病　ランセロー糖尿病　Lancereuxとうにょうびょう
郎氏二分之一冠　ランクの二分の一冠　Rankのにぶんのいちかん

狼疮　ループス,狼瘡　lupus,ろうそう
狼疮癌　狼瘡癌　ろうそうがん
狼疮结节　狼瘡結節　ろうそうけっせつ
狼疮素质　狼瘡素質　ろうそうそしつ
狼疮细胞　狼瘡細胞　ろうそうさいぼう
狼疮性肾炎　狼瘡性腎炎,ループス腎炎　ろうそうせいじんえん,Lupusじんえん
狼疮样痤疮　狼瘡様痤瘡　ろうそうようざそう
狼疮样肝炎　類狼瘡肝炎,ルポイド肝炎　るいろうそうかんえん,lupoidかんえん
狼疮样溃疡　狼瘡性潰瘍　ろうそうせいかいよう
狼疮样腺瘤　狼瘡状腺腫　ろうそうじょうせんしゅ
狼疮样须疮　狼瘡様毛瘡　ろうそうようもうそう
狼疮样综合征　狼瘡様症候群　ろうそうようしょうこうぐん
狼毒大戟　狼毒大戟　ろうどくたいげき
狼毒素　ステレリン　stellerine
狼毒乌头碱　セプテントリオナリン　septentrionaline
狼咽　口蓋裂,狼咽　こうがいれつ,ろういん
狼蛛　タランチュラ　tarantula

lǎng 朗

朗德因子　ランデ因子　Landeいんし
朗-马二氏病　ランセロー・マテュー病　Lanceraux-Mathieuびょう
朗迈尔氏手术　ロングマイヤー手術　Longmireしゅじゅつ

làng 莨

莨菪酊　ヒヨスチンキ　hyostincture
莨菪苷　ヒヨスチピクリン　hyoscypicrin
莨菪碱　ヒヨスチアミン　hyoscyamine
莨菪属　ヒヨス属,莨菪属　Hyosぞく,ロウトウぞく
莨菪酸　トロパ酸　tropaさん
莨菪酮　トロピノン　tropinone
莨菪油　ヒヨス油　hyosあぶら
莨菪中毒　ヒヨス中毒,莨菪中毒　hyosちゅうどく,ロウトウちゅうどく
莨菪子　莨菪子　ロウトウシ

LAO 牢劳痨锊老铑烙酪

láo 牢劳痨锊

牢固胎盘　嵌頓胎盤　かんとんたいぱん
劳埃德氏征　ロイド徴候　Lloydちょうこう
劳保　①劳衞保護②劳衞保険　①ろうどうほご②ろうどうほけん
劳保医疗　劳衞保護医療　ろうどうほごいりょう
劳贝尔氏层　ラウバー層　Rauberそう
劳-比二氏综合征　ローレンス・ビードル症候群　Laurence-Biedlしょうこうぐん
劳丹尼丁　ラウダニジン　laudanidine
劳丹宁　ラウダニン　laudanine
劳丹诺辛　ラウダノシン　laudanosine
劳动保护法规　劳衞保護法規　ろうどうほごほうき
劳动保险条例　劳動保険条例　ろうどうほけんじょうれい
劳动持续时间　劳衞持続時間　ろうどうじぞくじかん
劳动定额　生産ノルマ　せいさんnorma
劳动负荷　劳衞負荷　ろうどうふか
劳动能力鉴定　劳衞能力鑑定　ろうどうのうりょくかんてい
劳动能力丧失　劳衞能力喪失　ろうどうのうりょくそうし

つ
劳动生理学　劳衞生理学　ろうどうせいりがく
劳动适应　劳衞適応　ろうどうてきおう
劳动速率　劳衞速度　ろうどうそくど
劳动条件　劳衞条件,作業条件　ろうどうじょうけん,さぎょうじょうけん
劳动卫生　劳衞衛生,作業衛生　ろうどうえいせい,さぎょうえいせい
劳动卫生学　劳衞衛生学,職業衛生学　ろうどうえいせいがく,しょくぎょうえいせいがく
劳动效率　劳衞効率　ろうどうこうりつ
劳动心理卫生　劳衞の心理衛生　ろうどうのしんりえいせい
劳动医学　産業医学　さんぎょういがく
劳动治疗　作業治療　さぎょうちりょう
劳动姿势　作業姿勢　さぎょうしせい
劳厄衍射　ラウエ回折　Laueかいせつ
劳赫富斯氏三角　ラウフフス三角　Rauchfussさんかく
劳济埃氏病　ラジェー病　Rauzierびょう
劳拉氏核　ラウラ核　Lauraかく
劳郎　ラウロン　lauron
劳〔勒〕氏管　ラウラー管　Laurerかん
劳-穆-比三氏综合征　ローレンス・ムーン・ビードル症候群　Laurence-Moon-Biedlしょうこうぐん
劳氏突　ラウ突起　Rauとっき
劳氏位　ラウ位　Rauい
劳思氏紫　ロースバイオレット　Lauth violet
劳损　ストレイン　strain
劳损评价　ストレイン　評価　strainひょうか
痨　痨　ろう
痨病恐怖　結核恐怖〔症〕　けっかくきょうふ〔しょう〕
痨病热　①消耗熱②肺結核性低熱　①しょうもうねつ②はいけっかくせいていねつ
痨病妄想　結核狂　けっかくきょう
痨〔病〕性潮红　①消耗熱性潮紅②肺結核性顔面潮紅　①しょうもうねつせいちょうこう②はいけっかくせいがんめんちょうこう
痨病学　結核病学　けっかくびょうがく
痨病样体型　結核様体型　けっかくようたいけい
痨病治疗　結核治療　けっかくちりょう
痨病〔治疗〕学家　結核専門医　けっかくせんもんい
痨型胸　肺痨胸　はいろうむね
锊　ローレンシウム,Lr　Lawrencium

lǎo 老铑

老病例　旧症例　きゅうしょうれい
老鹳草软膏　老鸛草軟膏　ロウカンソウなんこう
老鹳草属　老鸛草属　ロウカンソウぞく
老花镜　老視眼鏡　ろうしめがね
老花眼　老視,老眼　ろうし,ろうがん
老化　老化　ろうか
老化法　老化法　ろうかほう
老化现象　老化現象　ろうかげんしょう
老近视　近視老眼　きんしろうがん
老年斑　老化斑　ろうかはん
老年保健　老人養生,老人保健　ろうじんようじょう,ろうじんほけん
老年病人　老人患者　ろうじんかんじゃ

老年病学　老人病学,老人医学,老年医学　ろうじんびょうがく,ろうじんいがく,ろうねんいがく

老年病学家　老人医学専門医　ろうじんいがくせんもんい

老年病治疗〔学〕　老人〔病〕治療〔学〕　ろうじん〔びょう〕ちりょう〔がく〕

老年肺气肿　老人性肺気腫　ろうじんせいはいきしゅ

老年更年期　大更年期　だいこうねんき

老年骨折　老人骨折　ろうじんこっせつ

老年坏疽　老人壊疽　ろうじんえそ

老年环　老人環　ろうじんかん

老年角质瘤　老人性角化腫　ろうじんせいかっかしゅ

老年精神病态　老年期精神病状態,プレスビオフレニー,老年痴呆　ろうねんきせいしんびょうじょうたい,presbyophrenia,ろうねんちほう

老年精神病学　老人精神病学　ろうじんせいしんびょうがく

老年麻痹性痴呆　老人麻痺性痴呆　ろうじんまひせいちほう

老年面容　老人顔,老人顔貌　ろうじんかお,ろうじんがんぼう

老年女性膀胱炎　老婦膀胱炎　ろうふぼうこうえん

老年皮脂腺增生〔症〕　老人性皮脂腺増殖　ろうじんせいひしせんぞうしょく

老年皮脂溢　老人性脂漏〔症〕　ろうじんせいしろう〔しょう〕

老年期　老年期　ろうねんき

老年期精神病　老人期精神病　ろうじんきせいしんびょう

老年期乳腺　老人期乳腺　ろうじんきにゅうせん

老年期视力回春　老人期視力再生　ろうじんきしりょくさいせい

老年期先天性黄斑变性　老人期先天性黄斑変性　ろうじんきせんてんせいおうはんへんせい

老年前期　初老期　しょろうき

老年前期〔白〕内障　初老性白内障　しょろうせいはくないしょう

老年前期痴呆　初老痴呆　しょろうちほう

老年前期环　初老環　しょろうかん

老年前期精神病　初老性精神病　しょろうせいせいしんびょう

老年前期萎缩　初老性萎縮　しょろうせいいしゅく

老年雀斑〔痣〕　老人痣　ろうじんあざ

老年人驼背　老年〔性〕〔脊柱〕後彎〔症〕　ろうねん〔せい〕〔せきちゅう〕こうわん〔しょう〕

老年摄生法　老人養生法　ろうじんようじょうほう

老年生物学　老人生物学　ろうじんせいぶつがく

老年脱发　老人性脱毛〔症〕　ろうじんせいだつもう〔しょう〕

老年卫生　老人衛生　ろうじんえいせい

老年心脏病　老年心臓病　ろうねんしんぞうびょう

老年性白斑病　老人性白斑　ろうじんせいはくはん

老年〔性白〕内障　老人性白内障　ろうじんせいはくないしょう

老年性变性　老人性変性　ろうじんせいへんせい

老年性痴呆　老人性痴呆　ろうじんせいちほう

老年性痴呆综合征　老人性痴呆症候群　ろうじんせいちほうしょうこうぐん

老年性动脉硬化　老人性動脈硬化〔症〕　ろうじんせいどうみゃくこうか〔しょう〕

老年性动脉硬化性肾硬化　老人性動脈硬化性腎硬化〔症〕　ろうじんせいどうみゃくこうかせいじんこうか〔しょう〕

老年性肺气肿　老人性肺気腫　ろうじんせいはいきしゅ

老年性骨关节炎　老人性骨関節炎　ろうじんせいこっかんせつえん

老年性骨软化　老人性骨軟化〔症〕　ろうじんせいこつなんか〔しょう〕

老年性骨质疏松〔症〕　老人性オステオポローシス　ろうじんせいosteoporosis

老年性关节痛　老人性関節痛　ろうじんせいかんせつつう

老年性脊柱后凸　老人性〔脊柱〕後彎〔症〕　ろうじんせい〔せきちゅう〕こうわん〔しょう〕

老年性睑痉挛　老人性〔眼〕瞼痙攣　ろうじんせい〔がん〕けんけいれん

老年性睑内翻　老人性瞼内反　ろうじんせいけんないはん

老年性睑外翻　老人性瞼外反　ろうじんせいけんがいはん

老年性睑外翻矫正术　老人性瞼外反矯正術　ろうじんせいけんがいはんきょうせいじゅつ

老年〔性〕角化病　老人性角化症　ろうじんせいかっかしょう

老年性角膜线　老年期角膜線　ろうねんきかくまくせん

老年性截瘫　老人性対麻痺　ろうじんせいついまひ

老年性精神病　老人性精神病　ろうじんせいせいしんびょう

老年性髋关节病　老人性股関節症　ろうじんせいこかんせつしょう

老年性聋　老人性難聴　ろうじんせいなんちょう

老年性脑变性　老人性脳変性　ろうじんせいのうへんせい

老年〔性〕瘙痒〔症〕　老人性瘙痒〔症〕,老年性痒み〔症〕　ろうじんせいそうよう〔しょう〕,ろうねんせいかゆみ〔しょう〕

老年性神经炎　老人性神経炎　ろうじんせいしんけいえん

老年性肾硬化　老人性腎硬化〔症〕　ろうじんせいじんこうか〔しょう〕

老年性失眠　老人性不眠〔症〕　ろうじんせいふみん〔しょう〕

老年性视网膜动脉硬化　老人性網膜動脈硬化〔症〕　ろうじんせいもうまくどうみゃくこうか〔しょう〕

老年〔性〕素因　老人性素因　ろうじんせいそいん

老年性弹力组织变性　老人弾性力線維症　ろうじんせいだんりょくせんいしょう

老年性退化　老人性退化　ろうじんせいたいか

老年〔性〕萎缩　老人性萎縮　ろうじんせいいしゅく

老年性萎缩性龈炎　老人性萎縮性歯肉炎　ろうじんせいいしゅくせいしにくえん

老年性无牙　老人性無歯〔症〕　ろうじんせいむし〔しょう〕

老年性舞蹈病　老人性舞蹈病　ろうじんせいぶとうびょう

老年性纤维弹性组织增生　老人性線維弾性症　ろうじんせいせんいだんせいしょう

老年性消瘦　老人羸痩　ろうじんるいそう

老年性血管瘤　老人性血管腫　ろうじんせいけっかんしゅ

老年性阴道炎　老人性膣炎　ろうじんせいちつえん

老年性谵妄　老人性譫妄　ろうじんせいせんぼう

老年性震颤麻痹　老人性振戦麻痺　ろうじんせいしんせんまひ

老年性重听　老人性難聴　ろうじんせいなんちょう

老年性子宫内膜萎缩　老人性子宮内膜萎縮　ろうじんせいしきゅうないまくいしゅく

老年性紫癜　老人性紫斑病　ろうじんせいししはんびょう
老年牙医学　老人歯科学　ろうじんしかがく
老年样皮肤　老人様皮膚　ろうじんようひふ
老年医学　老人医学　ろうじんいがく
老年营养　老人栄養　ろうじんえいよう
老年忧郁症　老人性メランコリー,老人性うつ病　ろうじんせいmelancholia,ろうじんせいうつびょう
老年疣　老人性いぼ　ろうじんせいいぼ
老年震颤　老人〔性〕振戦　ろうじん〔せい〕しんせん
老人保健　老人保健　ろうじんほけん
老人弓　老人環　ろうじんかん
老视　老視　ろうし
老视回春　老人視力再生,老視若返り　ろうじんしりょくさいせい,ろうしわかかえり
老视性青光眼　老視性緑内障　ろうしせいりょくないしょう
老视者　老視〔患〕者,老眼者　ろうし〔かん〕じゃ,ろうがんしゃ
老衰　老衰　ろうすい
老衰死　老衰死　ろうすいし
老头掌胺　アンハラミン　anhalamine
老头掌碱　アンハロニン　anhalonine
老秃　老人性脱毛症　ろうじんせいだつもうしょう
老鸦瓣　アマナ
铑　ロジウム,Rh　rhodium

lào　烙酪

烙　焼灼　しょうしゃく
烙除法　焼灼切除術　しょうしゃくせつじょじゅつ
烙刀　焼灼切開刀　しょうしゃくせっかいとう
烙器　焼灼器　しょうしゃくき
烙术　焼灼術　しょうしゃくじゅつ
烙铁术　ひのし法　ひのしほう
烙针　焼灼針　しょうしゃくばり
酪　チーズ　cheese
酪氨酸　チロシン　tyrosine
酪氨酸代谢〔紊乱〕症　チロシン症　tyrosineしょう
酪氨酸碘化作用　チロシンヨウ素化作用　tyrosineヨウそかさよう
酪氨酸积累〔症〕　チロシン蓄積症　tyrosineちくせきしょう
酪氨酸酶　チロシナーゼ　tyrosinase
酪氨酸尿　チロシン尿〔症〕　tyrosineにょう〔しょう〕
酪氨酸羟化酶　チロシン ヒドロキシラーゼ　tyrosine hydroxylase
酪氨酸脱羧酶　チロシン デカルボキシラーゼ　tyrosine-decarboxylase
酪氨酸血症　チロシン血症　tyrosineけつしょう
酪氨酸转氨酶　チロシンアミノトランスフェラーゼ,チロシントランスアミナーゼ　tyrosine aminotransferase, tyrosine transaminase
酪氨酰基尿　チロシル基尿　tyrosylきにょう
酪胺　チラミン　tyramine
酪胺试验　チラミン試験　tyramineしけん
酪醇　チロソール　tyrosol
酪蛋白　カゼイン　casein
酪蛋白氨基酸　カザミノ酸　casaminoさん
酪蛋白铵　カゼインアンモニウム　casein ammonium
酪蛋白分解试验　カゼイン分解試験　caseinぶんかいしけん

酪蛋白粉　カゼイン粉末　caseinふんまつ
酪蛋白钙　カゼイン カルシウム　casein calcium
酪蛋白汞　カゼイン水銀　caseinすいぎん
酪蛋白酶　カゼイン分解酵素　caseinぶんかいこうそ
酪蛋白钠　カゼイン ナトリウム　casein natrium
酪蛋白酸　カゼイン酸　caseinさん
酪蛋白酸盐　カゼイン酸塩　caseinさんえん
酪蛋白纤维　カゼイン繊維　caseinせんい
酪蛋白样白蛋白　カゼイン様アルブミン　caseinよう albumin
酪蛋白原　カゼイノゲン　caseinogen
酪蛋白原酸盐　カゼイノゲン酸塩　caseinogenさんえん
酪碘　カゼインヨード　casein Jod
酪杆菌　カゼイ菌　caseiきん
酪亮氨酸　チロロイシン　tyroleucine
酪毛霉属　チロトリクス属　Tyrothrixぞく
酪糜　ブチロメル　butyromel
酪乳　バター乳　butterにゅう
酪蝇　チーズバエ　cheeseバエ
酪胨　カゼオース　caseose
酪酸　酪酸　らくさん
酪酸测定法　酪酸測定法　らくさんそくていほう
酪酸杆菌属　酪酸菌属　らくさんきんぞく
酪酸梭状芽胞杆菌　酪酸菌　らくさんきん
酪烷酸　カゼアン酸　caseanさん
酪样粪　バター〔様〕便　butter〔よう〕べん
酪脂　ブチリン　butyrin
酪脂酶　ブチリナーゼ　butyrinase

LE　乐勒

lè　乐勒

乐观主义　楽観主義　らっかんしゅぎ
乐观主义者　楽観主義者　らっかんしゅぎしゃ
乐果　ロゴール　rogor
乐果中毒　ロゴール中毒　rogorちゅうどく
乐园子　楽園の種子,アフリカ豆蔻　らくえんのしゅし,Africaズク
勒代氏征　リューデー徴候　Leudetちょうこう
勒当屠氏缝〔合〕术　ル ダントウ縫合術　Le Dentuほうごうじゅつ
勒德白特氏整复术　レッドベター整復法　Leadbetterせいふくほう
勒福尔氏缝〔合〕术　ル フォール縫合術　Le Fortほうごうじゅつ
勒济厄氏征　レジュール徴候　Lesieurちょうこう
勒吉廷　レギチン　regitine
勒克司　ルクス　lux
勒克司计　ルクス計　luxけい
勒莱指数　レーラー指数　Röhrerしすう
勒赖德氏综合征　レレッデ症候群　Lereddeしょうこうぐん
勒里施氏病　ルリーシュ病　Lericheびょう
勒里施氏手术　ルリーシュ手術　Lericheしゅじゅつ
勒里施氏综合征　ルリーシュ症候群　Lericheしょうこうぐん
勒梅尔氏反应　レーマー反応　Römerはんのう
勒-普二氏征　レジュール・プリベ徴候　Lesieur-Priveyちょうこう
勒让德氏征　レジェンド徴候　Legendreちょうこう

勒撒林　レタリン　lethaline
勒瓦丝尔氏征　レバシュー徴候　Levasseurちょうこう
勒韦氏反应　レーウィ〔散瞳〕反応　Loewi〔さんどう〕はんのう
勒韦氏综合征　レーウィ症候群　Loweしょうこうぐん
勒文塔尔氏束　レーウェンタル路　Löwenthalろ

LEI　勒雷镭累肋泪类

ｌｅｉ　勒

勒除器　スネア　snare
勒沟　絞扼マーク，絞殺マーク　こうやくmark，こうさつmark
勒颈　絞首，縛り首，扼殺　こうしゅ，しばりくび，やくさつ
勒颈窒息　絞扼窒息　こうやくちっそく
勒死　絞殺，絞扼死　こうさつ，こうやくし

ｌｅｉ　雷镭

雷-阿二氏病　レックリングハウゼン・アップルバウム病　Recklinghausen-Applebaumびょう
雷伯曼氏〔酸碱基负荷〕试验　レーベルマン〔酸塩基負荷〕試験法　Lebermann〔さんえんきふか〕しけんほう
雷德尔氏征　レーダ徴候　Rederちょうこう
雷-德二氏综合征　レノン・デリル症候群　Renon-Delilleしょうこうぐん
雷电恐怖　恐雷症　きょうらいしょう
雷凡(佛)奴尔　リバノール　rivanol
雷-费二氏反应　レーマン・ファチウス反応　Lehmann-Faciusはんのう
雷弗素姆氏病　レフサム病　Refsumびょう
雷公藤　クロヅル
雷公藤羟内酯　トリプジオリド　tripdiolide
雷公藤素甲　トリプトリド　triptolide
雷公藤羰内酯　トリプトニド　triptonide
雷击　雷(電)撃　らい(でん)げき
雷击电纹　雷(電)撃マーク　らい(でん)げきmark
雷击伤　雷(電)撃傷　らい(でん)げきしょう
雷济厄斯氏间隙　レッチウス隙　Retziusげき
雷济厄斯氏生长线　レッチウス生長線　Retziusせいちょうせん
雷济厄斯氏纹　レッチウス線〔条〕　Retziusせん〔じょう〕
雷克林豪森氏病　フォン レックリングハウゼン病　von Recklinghausenびょう
雷克吕氏病　レクリュー病　Reclusびょう
雷马克氏反射　レマーク〔大腿〕反射　Remak〔だいたい〕はんしゃ
雷马克氏征　レマーク徴候　Remakちょうこう
雷蒙氏综合征　レーモン症候群　Raymondしょうこうぐん
雷米封　リミフォン　rimifon
雷鸣样舒张期杂音　転輪様拡張期雑音　てんりんようかくちょうきざつおん
雷鸣样杂音　転輪〔様雑〕音　てんりん〔ようざつ〕おん
雷姆　レム　rem
雷纳克氏盐　ライネッケ塩　Reineckeえん
雷尼镍　レニー ニッケル　Reney nickel
雷涅氏鼻侧阶梯　レネ鼻側階段　Rönneびそくかいだん
雷诺氏病　レーノー病　Raynaudびょう
雷诺氏坏疽　レーノー壊疽　Raynaudえそ
雷诺氏数　レーノルド数　Reynoldすう
雷诺氏现象　レーノー現象　Raynaudげんしょう

雷诺氏综合征　レーノー症候群　Raynaudしょうこうぐん
雷-塞二氏综合征　レイモン・セスタン症候群　Raymend-Cestanしょうこうぐん
雷声恐怖　雷電恐怖〔症〕　らいでんきょうふ〔しょう〕
雷氏盐法　ライネッケ塩法　Reineckeえんほう
雷〔酸〕汞　雷汞,雷酸水銀　らいこう,らいさんすいぎん
雷琐平　レゾルビン　resorbin
雷琐辛　レゾルシン,レゾルシノール　resorcin,resorcinol
雷琐辛安替比林　レゾルピリン　resorpyrine
雷琐辛硫　レゾルシン硫黄　resorcinいおう
雷琐辛品红　レゾルシン フクシン　resorcin fuchsin
雷琐辛中毒　レゾルシン中毒〔症〕　resorcinちゅうどく〔しょう〕
雷琐辛棕　レゾルシノール褐色　resorcinolかっしょく
雷特格氏变形杆菌　レットゲル変形菌　Rettgerへんけいきん
雷丸菌　雷丸菌　らいがんきん
雷维尔丹氏移植物　ルベルダン移植片　Reverdinいしょくへん
雷维尔丹氏植皮术　ルベルダン植皮術　Reverdinしょくひじゅつ
雷西纳特　レジナット　resinat
雷因希试验　ラインシュ試験　Reinschしけん
雷依氏综合征　ライエ症候群　Reyeしょうこうぐん
雷蚴　レジア　redia
镭　ラジウム,Ra　radium
226镭　ラジウム-226　radium-226
镭〔放射〕炮　ラジウム爆弾　radiumばくだん
镭辐射设备　ラジウム照射装置　radiumしょうしゃそうち
镭管　ラジウム管　radiumかん
镭疗〔法〕　ラジウム療法　radiumりょうほう
镭疗器　ラジウム放散器　radiumほうさんき
镭疗学　ラジウム治療学　radiumちりょうがく
镭疗学家　ラジウム治療専門医　radiumちりょうせんもんい
镭射气　ラジウム エマナチオン　radium emanation
镭射线皮炎　ラジウム皮膚炎　radiumひふえん
镭透照镜　ラジウム徹照器　radiumてっしょうき
镭性坏死　ラジウム壊死　radiumえし
镭针　ラジウム針　radiumしん
镭植入管　ラジウム挿入器　radiumそうにゅうき

ｌｅｉ　累

累恩氏病　レーン病　Lainびょう
累恩氏带　レーン帯　Laneたい
累积　累積　るいせき
累积法　累積法　るいせきほう
累积基因　累積遺伝子　るいせきいでんし
累积剂量　蓄積量　ちくせきりょう
累积频数　累積度数　るいせきどすう
累积频数图　累積度数図　るいせきどすうず
累积索引　累積索引　るいせきさくいん
累积误差　累積誤差　るいせきごさ
累积效应　累積効果　るいせきこうか
累计法　累計法　るいけいほう
累加尔氏病　レガル病　Legalびょう
累加器　累算器　るいさんき
累加效应　相加効果　そうかこうか
累加因子　相加因子　そうかいんし

累克塞氏手术　レキセル手術　Lexerしゅじゅつ
累里氏征　レリー徴候　Leriちょうこう
累-罗二氏综合征　レーウェン・ロート症候群　Lawen-Roth
しょうこうぐん
累-佩二氏病　レッグ・ペルテス病　Legg-Perthesびょう
累-赛二氏病　レットレル・ジウェ病　Letterer-Siweびょう
累-赛二氏综合征　レットレル・ジウェ症候群　Letterer-
Siweしょうこうぐん
累施克氏综合征　レシュケ症候群　Leschkeしょうこうぐん

lèi　肋泪类

肋　肋　ろく
肋凹　肋骨窩　ろっこつか
肋臂综合征　肋骨上腕症候群　ろっこつじょうわんしょうこ
うぐん
肋长提肌　長肋骨挙筋　ちょうろっこつきょきん
肋倒转胸廓成形术　肋骨反転胸郭形成術,肋骨回転胸郭形成術
ろっこつはんてんきょうせいじゅつ,ろっこつかいてんきょ
うかくけいせいじゅつ
肋短提肌　短肋骨挙筋　たんろっこつきょきん
肋膈窦　肋骨横隔膜洞　ろっこつおうかくまくどう
肋膈沟　肋骨横隔膜溝　ろっこつおうかくまくこう
肋膈角　肋骨横隔膜角　ろっこつおうかくまくかく
肋膈隐窝　肋骨横隔陥凹　ろっこつおうかくかんおう
肋弓　肋骨弓　ろっこつきゅう
肋弓反射　肋骨弓反射　ろっこつきゅうはんしゃ
肋弓角　剣状突起角　けんじょうとっきかく
肋弓线　肋骨弓線　ろっこつきゅうせん
肋沟　肋骨溝　ろっこつこう
肋骨　肋骨　ろっこつ
肋骨持骨钳　肋骨持骨鉗子　ろっこつじこつかんし
肋骨串珠　肋骨数珠,くる病じゅず　ろっこつじゅず,くる
びょうじゅず
肋骨错构瘤　肋骨過誤腫　ろっこつかごしゅ
肋骨错位　肋骨変位　ろっこつへんい
肋骨打孔器　肋骨穿孔器　ろっこつせんこうき
肋骨发育不全　肋骨発育不全　ろっこつはついくふぜん
肋骨发育异常　肋骨形成異常,肋骨異形成　ろっこつけいせ
いいじょう,ろっこついけいせい
肋骨肺固定术　肋骨肺固定術　ろっこつはいこていじゅつ
肋骨分叉　分岐肋骨　ぶんきろっこつ
肋骨骨膜剥离器　肋骨骨膜剥離器　ろっこつこつまくはく
りき
肋骨骨髓瘤　肋骨骨髄腫　ろっこつこつずいしゅ
肋骨骨髓炎　肋骨骨髄炎　ろっこつこつずいえん
肋骨骨折　肋骨骨折　ろっこつこっせつ
肋骨合拢器　肋骨近置器　ろっこつきんちき
肋骨滑脱　辷り肋骨　すべりろっこつ
肋骨畸形　肋骨奇形　ろっこつきけい
肋骨尖端综合征　肋骨尖端症候群　ろっこつせんたんしょ
うこうぐん
肋骨剪　肋骨はさみ　ろっこつはさみ
肋骨开展(牵开)器　開胸器　かいきょうき
肋骨〔切除〕刀(器)　肋骨切り,肋骨刀　ろっこつきり,ろっ
こつとう
肋骨切除术　肋骨切除術　ろっこつせつじょじゅつ
肋〔骨〕切迹　肋骨切痕　ろっこつせっこん
肋骨切开术　肋骨切開術　ろっこつせっかいじゅつ
肋骨切取术　肋骨移植片切取り術　ろっこついしょくへん
きりとりじゅつ
肋骨肉瘤　肋骨肉腫　ろっこつにくしゅ
肋骨锁骨综合征　肋骨鎖骨症候群,鎖肋症候群　ろっこつさ
こつしょうこうぐん,さろくしょうこうぐん
肋骨体　肋骨体　ろっこつたい
肋骨线　肋骨線　ろっこつせん
肋骨小头　肋骨頭　ろっこつとう
肋骨胸骨成形术　肋骨胸骨形成術　ろっこつきょうこつけ
いせいじゅつ
肋骨咬骨钳　肋骨鉗子　ろっこつかんし
肋骨异常　肋骨異常　ろっこついじょう
肋骨缘　肋骨縁　ろっこつえん
肋骨铡刀　肋骨ギロチン　ろっこつguillotine
肋骨转移性癌　肋骨転移性癌　ろっこつてんいせいがん
肋骨椎骨横突切除术　肋骨横突起切除術　ろっこつおう
とっきせつじょじゅつ
肋横突关节　肋骨横突起関節　ろっこつおうとっきかんせ
つ
肋横突孔　肋骨横突起孔　ろっこつおうとっきこう
肋横突韧带　肋骨横突起靭帯　ろっこつおうとっきじんた
い
肋横突上韧带　上肋骨横突起靭帯　じょうろっこつおうとっ
きじんたい
肋横突外侧韧带　外側肋骨横突起靭帯　がいそくろっこつ
おうとっきじんたい
肋脊点　脊椎肋骨点　せきついろっこつてん
肋脊角　肋骨脊椎角　ろっこつせきついかく
肋间闭式引流　肋間密閉式ドレナージ　ろっかんみっぺい
しきdrainage
肋间臂神经　肋間上腕神経　ろっかんじょうわんしんけい
肋间动脉　肋間動脈　ろっかんどうみゃく
肋间后动脉　後肋間動脈　こうろっかんどうみゃく
肋间后静脉　後肋間静脈　こうろっかんじょうみゃく
肋间肌　肋間筋　ろっかんきん
肋间静脉　肋間静脈　ろっかんじょうみゃく
肋间淋巴结　肋間リンパ節　ろっかんlymphせつ
肋间膜　肋間膜　ろっかんまく
肋间内肌　内側肋間筋　ないそくろっかんきん
肋间内膜　内側肋間膜　ないそくろっかんまく
肋间内韧带　内側肋間靭帯　ないそくろっかんじんたい
肋间疱疹　肋間疱疹,肋間ヘルペス　ろっかんほうしん,
ろっかんherpes
肋间前静脉　前肋間静脈　ぜんろっかんじょうみゃく
肋间前支　前肋間枝　ぜんろっかんし
肋间韧带　肋間靭帯　ろっかんじんたい
肋间神经　肋間神経　ろっかんしんけい
肋间神经封闭　肋間神経ブロック　ろっかんしんけいblock
肋间神经前支　肋間神経前枝　ろっかんしんけいぜんし
肋间神经损伤　肋間神経損傷　ろっかんしんけいそんしょ
う
肋间神经痛　肋間神経痛　ろっかんしんけいつう
肋间神经阻滞麻醉　肋間神経ブロック麻醉　ろっかんしん
けいblockますい
肋间外肌　外側肋間筋　がいそくろっかんきん
肋间外膜　外側肋間膜　がいそくろっかんまく
肋间外韧带　外側肋間靭帯　がいそくろっかんじんたい
肋间支　肋間枝　ろっかんし
肋间最内肌　最内肋間筋　さいないろっかんきん

肋间最上动脉　最上肋間動脈　さいじょうろっかんどうみゃく

肋间最上静脉　最上肋間静脈　さいじょうろっかんじょうみゃく

肋间隙　肋間隙　ろっかんげき

肋剑突韧带　肋剣突靭帯　ろっけんじんたい

肋角　肋骨角　ろっこつかく

肋结节　肋骨結節　ろっこつけっせつ

肋颈　肋骨頸　ろっこつけい

肋颈干　肋頸動脈　ろっけいどうみゃく

肋颈嵴　肋頸稜　ろっけいりょう

肋面　肋骨面　ろっこつめん

肋膜　胸膜　きょうまく

肋膜炎　胸膜炎　きょうまくえん

肋内面　肋骨内面　ろっこつないめん

肋软骨　肋軟骨　ろくなんこつ

肋软骨关节　肋軟骨関節　ろくなんこつかんせつ

肋软骨畸形　肋軟骨奇形　ろくなんこつきけい

肋软骨瘤　肋軟骨腫　ろくなんこつしゅ

肋软骨肉瘤　肋軟骨肉腫　ろくなんこつにくしゅ

肋软骨胸骨成形术　肋軟骨胸骨形成術　ろくなんこつきょうこつけいせいじゅつ

肋软骨炎　肋軟骨炎　ろくなんこつえん

肋软骨移植　肋軟骨移植　ろくなんこつついしょく

肋软骨增生　肋軟骨増殖　ろくなんこつぞうしょく

肋软骨综合征　肋軟骨症候群　ろくなんこつしょうこうぐん

肋式呼吸　肋骨〔筋〕呼吸,胸式呼吸　ろっこつ〔きん〕こきゅう,きょうしきこきゅう

肋锁韧带　肋鎖靭帯　ろくさじんたい

肋锁韧带压迹　肋鎖靭帯圧痕　ろくさじんたいあっこん

肋锁压迫　肋鎖圧迫〔症〕　ろくさあっぱく〔しょう〕

肋锁综合征　肋鎖症候群　ろくさしょうこうぐん

肋提肌　肋骨挙筋　ろっこつきょきん

肋痛　肋骨痛　ろっこつつう

肋头　肋骨頭　ろっこつとう

肋头辐状韧带　放線状肋骨頭靭帯　ほうせんじょうろっこつとうじんたい

肋头关节　肋骨頭関節　ろっこつとうかんせつ

肋头关节面　肋骨頭関節面　ろっこつとうかんせつめん

肋头关节内韧带　関節内肋骨頭靭帯　かんせつないろっこつとうじんたい

肋头嵴　肋骨頭稜　ろっこつとうりょう

肋突　肋骨突起　ろっこつとっき

肋外侧支　外側肋骨枝　がいそくろっこつし

肋下动脉　肋骨下動脈　ろっこつかどうみゃく

肋下肌　肋骨下筋　ろっこつかきん

肋下静脉　肋骨下静脈　ろっこつかじょうみゃく

肋下平面　肋骨下平面　ろっこつかへいめん

肋下切口　肋骨下切開　ろっこつかせっかい

肋下神经　肋骨下神経　ろっこつかしんけい

肋下神经痛　肋骨下神経痛　ろっこつかしんけいつう

肋下线　肋骨下線　ろっこつかせん

肋小头　肋骨頭　ろっこつとう

肋小头关节　肋骨頭関節　ろっこつとうかんせつ

肋胸反射　肋骨筋反射　ろっこつきょうきんはんしゃ

肋胸膜　肋骨胸膜　ろっこつきょうまく

肋胸膜炎　肋骨胸膜炎　ろっこつきょうまくえん

肋压迹　リーベルマイスター溝　Liebermeisterこう

肋腰点　肋腰点　ろくようてん

肋缘　肋骨縁　ろっこつえん

肋椎关节　肋椎関節　ろくついかんせつ

肋椎韧带　肋椎靭帯　ろくついじんたい

肋纵隔窦　肋骨縦隔洞　ろっこつじゅうかくどう

泪　涙　なみだ

泪鼻管闭锁　鼻涙管閉鎖〔症〕　びるいかんへいさ〔しょう〕

泪鼻管狭窄　鼻涙管狭窄〔症〕　びるいかんきょうさく〔しょう〕

泪襞　鼻涙管ひだ　びるいかんひだ

泪池(湖)　涙湖　るいこ

泪蛋白　ダクリオリン　dacryolin

泪道　涙道,涙管　るいどう,るいかん

泪道冲洗法　涙道灌注法　るいどうかんちゅうほう

泪道冲洗针　涙道灌注針　るいどうかんちゅうはり

泪道扩张器　涙道拡張器　るいどうかくちょうき

泪道探通术　涙道ブジー挿入〔法〕　るいどうBougieそうにゅう〔ほう〕

泪道探(通)针　涙道ブジー　るいどうBougie

泪道异物　涙道異物　るいどういぶつ

泪点　涙点　るいてん

泪点刀　涙点刀　るいてんとう

泪点扩张器　涙点拡張器　るいてんかくちょうき

泪点缺失　涙点欠如〔症〕　るいてんけつじょ〔しょう〕

泪点外翻　涙点外反　るいてんがいはん

泪点外翻矫正术　涙点外反矯正術　るいてんがいはんきょうせいじゅつ

泪阜　涙丘　るいきゅう

泪阜生毛症　涙丘異常発毛症　るいきゅういじょうはつもうしょう

泪阜肿物摘除术　涙丘腫瘍摘除術　るいきゅうしゅようてきじょじゅつ

泪沟　涙溝　るいこう

泪骨　涙骨　るいこつ

泪骨前脓肿　涙骨前膿瘍　るいこつぜんのうよう

泪管　涙管,涙道　るいかん,るいどう

泪管鼻腔吻合术　涙管鼻腔吻合術　るいかんびくうふんごうじゅつ

泪管闭塞　涙管閉鎖〔症〕　るいかんへいさ〔しょう〕

泪管刀　涙管切開刀　るいかんせっかいとう

泪管刮匙　涙管キューレット　るいかんcuret

泪管壶腹　涙管膨大部　るいかんぼうだいぶ

泪管泪囊吻合术　涙管涙囊吻合術　るいかんるいのうふんごうじゅつ

泪管瘘　涙管フィステル,涙瘻　るいかんFistel,るいろう

泪管粘液溢　涙囊漏,慢性涙囊炎　るいのうろう,まんせいるいのうえん

泪管钳　涙管鉗子　るいかんかんし

泪管狭窄　涙管狭窄〔症〕　るいかんきょうさく〔しょう〕

泪管炎　涙管炎　るいかんえん

泪管注射器　涙管注射器　るいかんちゅうしゃき

泪过多　涙流過多,多涙〔症〕　るいりゅうかた,たるい〔しょう〕

泪颌缝　涙骨上顎縫合　るいこつじょうがくほうごう

泪后嵴　後涙囊稜　こうるいのうりょう

泪甲缝　涙骨甲介縫合　るいこつこうかいほうごう

泪结节　涙溝結節　るいこうけっせつ

泪瘘　涙瘻,涙フィステル　るいろう,るいFistel
泪囊　涙囊　るいのう
泪囊剥离刀　涙囊剥離刀　るいのうはくりとう
泪囊冲洗器　涙囊灌注器,涙囊イルリガートル　るいのうかんちゅうき,るいのうirrigator
泪囊刀　涙囊切開刀　るいのうせっかいとう
泪囊扩张　涙囊拡張　るいのうかくちょう
泪囊泪管切开术　涙囊涙管切開術　るいのうるいかんせっかいじゅつ
泪囊泪小管吻合术　涙囊涙小管吻合術　るいのうるいしょうかんふんごうじゅつ
泪囊瘘　涙囊瘻　るいのうろう
泪囊瘘管摘除术　涙囊瘻管摘除術　るいのうろうかんてきじょじゅつ
泪囊粘液囊肿　涙囊粘液囊腫　るいのうねんえきのうしゅ
泪囊粘液溢　涙囊漏　るいのうろう
泪囊脓肿　涙囊膿瘍　るいのうのうよう
泪囊钳　涙囊鉗子　るいのうかんし
泪囊切除术　涙囊切除術　るいのうせつじょじゅつ
泪囊切开术　涙囊切開術　るいのうせっかいじゅつ
泪囊痛　涙囊痛　るいのうつう
泪囊突出　涙囊ヘルニア　るいのうhernia
泪囊脱垂　涙囊下垂　るいのうかすい
泪囊窝　涙囊窩　るいのうか
泪囊狭窄　涙囊狭窄　るいのうきょうさく
泪囊炎　涙囊炎　るいのうえん
泪囊造口术　涙囊開口術　るいのうかいこうじゅつ
泪囊造影术　涙囊造影法　るいのうぞうえいほう
泪囊摘出钩　涙囊摘出器　るいのうてきしゅつき
泪囊摘出刮匙　涙囊摘出キューレット　るいのうてきしゅつcuret
泪囊摘出手术刀包　涙囊摘出器械セット　るいのうてきしゅつきかいset
泪囊摘除术　涙囊摘出術　るいのうてきしゅつじゅつ
泪囊注射器　涙囊注射器　るいのうちゅうしゃき
泪器　涙器　るいき
泪器病　涙器疾患　るいきしっかん
泪器化脓　涙器化膿〔症〕　るいきかのう〔しょう〕
泪器畸形　涙器奇形　るいききけい
泪器溃疡　涙器潰瘍　るいきかいよう
泪器切开术　涙器切開術　るいきせっかいじゅつ
泪器手术　涙器手術　るいきしゅじゅつ
泪器异常　涙器異常　るいきいじょう
泪器肿瘤　涙器腫瘍　るいきしゅよう
泪前嵴　前涙囊稜　ぜんるいのうりょう
泪切迹　涙骨切痕　るいこつせっこん
泪乳头　涙乳頭　るいにゅうとう
泪筛小房　涙篩蜂巣　るいしほうそう
泪石病　涙〔結〕石症　るい〔けっ〕せきしょう
泪水(液)　涙液　るいえき
泪突　涙骨突起　るいこつとっき
泪腺　涙腺　るいせん
泪腺动脉　涙腺動脈　るいせんどうみゃく
泪腺对比检查　涙腺対比検査〔法〕　るいせんたいひけんき〔ほう〕
泪腺多形性腺瘤　涙腺多形性腺腫　るいせんたけいせいせんしゅ
泪腺分泌异常　涙腺分泌異常　るいせんぶんぴついじょう

泪腺何杰金氏病　涙腺ホジキン病　るいせんHodgkinびょう
泪腺混合瘤　涙腺混合腫瘍　るいせんこんごうしゅよう
泪腺静脉　涙腺静脈　るいせんじょうみゃく
泪〔腺〕酶　涙腺酵素,ラクリマーゼ　るいせんこうそ,Lacrimase
泪腺排泄小管　涙腺の排出管　るいせんのはいしゅつかん
泪腺切除术　涙腺切除術　るいせんせつじょじゅつ
泪腺神经　涙腺神経　るいせんしんけい
泪〔腺〕石　涙〔結〕石　るい〔けっ〕せき
泪腺痛　涙腺痛　るいせんつう
泪腺脱出　涙腺脱出〔症〕　るいせんだっしゅつ〔しょう〕
泪腺萎缩　涙腺萎縮　るいせんいしゅく
泪腺窝　涙腺窩　るいせんか
泪腺涎腺萎缩病　涙腺唾液腺萎縮症　るいせんだえきせんいしゅくしょう
泪腺腺癌　涙腺腺癌　るいせんせんがん
泪腺腺瘤　涙腺腺腫　るいせんせんしゅ
泪腺炎　涙腺炎　るいせんえん
泪腺硬癌　涙腺硬癌　るいせんこうがん
泪腺硬化　涙腺硬化　るいせんこうか
泪腺肿瘤　涙腺腫瘍　るいせんしゅよう
泪腺肿胀　涙腺腫脹　るいせんしゅちょう
泪小管　涙小管　るいしょうかん
泪小管鼻腔吻合术　涙小管鼻腔吻合術　るいしょうかんびくうふんごうじゅつ
泪小管成形术　涙小管形成術　るいしょうかんけいせいじゅつ
泪小管断裂　涙小管断裂　るいしょうかんだんれつ
泪小管壶腹　涙小管膨大部　るいしょうかんぼうだいぶ
泪小管泪囊鼻腔吻合术　涙小管涙囊鼻腔吻合術　るいしょうかんるいのうびくうふんごうじゅつ
泪小管切开术　涙小管切開術　るいしょうかんせっかいじゅつ
泪小管缺失　涙小管欠如〔症〕　るいしょうかんけつじょ〔しょう〕
泪小管吻合术　涙小管吻合術　るいしょうかんふんごうじゅつ
泪小管炎　涙小管炎　るいしょうかんえん
泪小管再建　涙小管再建〔手術〕　るいしょうかんさいけん〔しゅじゅつ〕
泪眼　涙眼　るいがん
泪液〔分泌〕过多　流涙〔症〕,涙液分泌過剰　りゅうるい〔しょう〕,るいえきぶんぴつかじょう
泪液〔分泌〕过少　乏涙〔症〕,涙液分泌減少　ぼうるい〔しょう〕,るいえきぶんぴつげんしょう
泪溢　流涙〔症〕　りゅうるい〔しょう〕
泪缘　涙骨縁　るいこつえん
类癌瘤激素分泌　類癌腫ホルモン分泌　るいがんしゅhormoneぶんぴつ
类癌样腺瘤　カルチノイド アデノーマ　carcinoid adenoma
类癌〔肿〕瘤　カルチノイド,類癌腫　carcinoid,るいがんしゅ
类癌综合征　カルチノイド症候群　carcinoidしょうこうぐん
类巴贝虫属　ロッシエラ属　Rossiellaぞく
类巴塞多氏病　類バセドウ病　るいBasedowびょう
类白喉杆菌　偽ジフテリア菌　ぎdiphtheriaきん
类白血病　類白血病　るいはっけつびょう

类白血病反应　類白血病反応　るいはっけつびょうはんのう

类鼻疽　類鼻疽　るいびそ

类鼻疽杆菌　偽鼻疽菌　ぎびそきん

类变应原　類アレルゲン　るいallergen

类表皮瘤　類表皮腫　るいひょうひしゅ

类表皮囊肿　類皮囊胞,皮様囊腫　るいひのうほう,ひようのうしゅ

类别试剂　群類試薬　ぐんるいしやく

类病毒　類ウイルス体　るいVirusたい

类补体　類補体　るいほたい

类糙皮病　類ペラグラ　るいpellagra

类糙皮病红斑　ペラグラ様紅斑　pellagraようこうはん

类沉淀素　類沈降素　るいちんこうそ

类沉淀素原　類沈降素原　るいちんこうそげん

类垂体前叶物质　下垂体前葉様物質　かすいたいぜんようようぶっしつ

类卒中　異型卒中,不全卒中　いけいそっちゅう,ふぜんそっちゅう

类大肠杆菌　パラ大腸菌　paraだいちょうきん

类大肠杆菌素　コリホルミン　coliformin

类丹毒　類丹毒　るいたんどく

类丹毒血清　類丹毒血清　るいたんどくけっせい

类胆红素　ヘマトイジン　hematoidin

类胆碱〔能〕药　コリン〔様〕作用(作働)薬　cholin〔よう〕さよう〔さどう〕やく

类蛋白　類蛋白〔質〕　るいたんぱく〔しつ〕

类登革热　類デンク熱　るいdengueねつ

类碘化甲状腺素　ヨードチロイジン　iodothyroidin

类淀粉物　アミロイド　amyloid

类胨　ペプトン類似物　peptoneるいじぶつ

类毒素　類毒素,トキソイド　るいどくそ,toxoid

类毒素抗毒素合剂　類毒素抗毒素合剤,トキソイド抗トキソイド合剤　るいどくそこうどくそごうざい,toxoidこうtoxoidごうざい

类毒素抗毒素絮状物　類毒素抗毒素綿状物　るいどくそこうどくそめんじょうぶつ

类多糖〔类〕　サッカロイド　saccharoid

类恶性贫血　類悪性貧血　るいあくせいひんけつ

类肺炎　パラ肺炎　paraはいえん

类分泌素　ペプトクリニン　peptocrinine

类风湿病　リウマチ様疾患,慢性関節リウマチ　rheumatismようしっかん,まんせんかんせつrheumatism

类风湿尘肺综合征　リウマトイド塵肺症候群　rheumatoidじんはいしょうこうぐん

类风湿肺　リウマトイド肺　rheumatoidはい

类风湿结节　リウマトイド結節　rheumatoidけっせつ

类风湿凝集因子　リウマトイド凝集因子　rheumatoidぎょうしゅういんし

类风湿性尘肺症　リウマトイド塵肺〔症〕　rheumatoidじんはい〔しょう〕

类风湿性肺泡炎　リウマトイド肺胞炎　rheumatoidはいほうえん

类风湿性蜂窝状肺　リウマトイド蜂巣状肺　rheumatoidほうそうじょうはい

类风湿性骨炎　リウマトイド骨炎　rheumatoidこつえん

类风湿〔性〕关节炎　慢性関節リウマチ　まんせいかんせつrheumatism

类风湿性关节炎试验　慢性関節リウマチ試験　まんせいかんせつrheumatismしけん

类风湿性喉炎　リウマトイド喉頭炎　rheumatoidこうとうえん

类风湿性脊椎炎　リウマトイド脊椎炎　rheumatoidせきついえん

类风湿性心包炎　リウマトイド心膜炎　rheumatoidしんまくえん

类风湿性心脏病　リウマトイド心臓病　rheumatoidしんぞうびょう

类风湿因子　リウマトイド因子,リウマチ因子　rheumatoidいんし,rheumatismいんし

类风湿因子被动血凝试验　ウオーラー・ローズ反応　Waaler-Roseはんのう

类风湿因子样物质　リウマトイド因子様物質,リウマチ因子様物質　rheumatoidいんしようぶっしつ,rheumatismいんしようぶっしつ

类副球蛋白　グルトリン　glutolin

类杆菌病　バクテロイド症　bacteroidしょう

类杆菌属　バクテロイド属　Bacteroidぞく

类骨质　前駆性骨組織　ぜんくせいこつそしき

类固醇　ステロイド　steroid

类固醇后脂膜炎　ステロイド後皮下脂肪組織炎　steroidごひかしぼうそしきえん

类固醇 5α-还原酶缺陷　ステロイド 5α-還元酵素欠乏　steroid5α-かんげんこうそけつぼう

类固醇激素　ステロイド ホルモン　steroid hormone

类固醇螺旋内酯　ステロイド スピロノラクトン　steroid spironolactone

类固醇糖尿病　ステロイド糖尿病　steroidとうにょうびょう

类固醇微生物转化　微生物によるステロイド転換　びせいぶつによるsteroidてんかん

类固醇增多症　高ステロイド症,ステロイド過剰症　こうsteroidしょう,steroidかじょうしょう

类过敏性紫癜　アナフィラキシー様紫斑症　Anaphylaxieようしはんしょう

类核蛋白　パラ核蛋白　paraかくたんぱく

类核小体　ヌクレオイド　nucleoid

类黑素　類メラニン　るいmelanin

类胡罗卜素　カロチノイド　carotenoid

类花斑癣　ホディポトシー　hodi-potsy

类黄瘤　類黄色板症　るいおうしょくばんしょう

类黄体素　ルテオイド　luteoid

类霍乱病　パラコレラ　Paracholera

类霍乱弧菌　パラコレラ菌　Paracholeraきん

类肌细胞　筋様細胞　きんようさいぼう

类激素　パラホルモン　parahormone

类腱瘤　デスモイド,類腱腫　desmoid,るいけんしゅ

类浆　プラスモイド　plasmoid

类结核　副結核〔症〕　ふくけっかく〔しょう〕

类结核杆菌　パラ結核菌　paraけっかくきん

类结核菌素　ツベルクロイジン　tuberculoidin

类结核型麻风　結核様癩　けっかくようらい

类介体　類アンボセプタ〔ー〕　るいamboceptor

类金属　類金属　るいきんぞく

类金属毒物　類金属毒物　るいきんぞくどくぶつ

类晶体　類晶質　るいしょうしつ

类菊粉　イヌロイド　inuloid

类髋关节痛　類股関節痛　るいこかんせつつう
类狼疮　類狼瘡,ルポイド　るいろうそう,lupoid
类狼疮型皮肤利什曼病　類狼瘡性皮膚リーシュマニア症　るいろうそうせいひふLeishmaniaしょう
类狼疮性结核　類狼瘡性結核〔症〕　るいろうそうせいけっかく〔しょう〕
类梨浆虫属　ロッシエラ属　Rossiellaぞく
类流感　パラインフルエンザ　parainfluenza
〔类〕卵磷脂蛋白　レシトプロテイド,レシチン蛋白　lecithoproteid,lecithinたんぱく
类卵粘蛋白　オボムコイド　ovomucoid
类酶　類酵素　るいこうそ
类囊肿　類囊胞　るいのうほう
类脑积水　類水頭〔症〕　るいすいとう〔しょう〕
类脑膜炎球菌　パラ髄膜炎菌　paraずいまくえんきん
类脑素　ホモセレブリン　homocerebrin
类内毒素　エンドトキソイド,類内毒素　endotoxoid,るいないどくそ
类粘蛋白　ムコイド　mucoid
类粘蛋白变性　粘素様変性,ムチン様変性　ねんそようへんせい,mucinようへんせい
类尿胆素　ウロビリノイジン　urobilinoidin
类凝固素　コアグリノイド　coagulinoid
类凝集素　類凝集素　るいぎょうしゅうそ
类凝集素反应　類凝集素反応　るいぎょうしゅうそはんのう
类牛痘　パラワクシニア,副痘　paravaccinia,ふくとう
类牛皮癬　類乾癬　るいかんせん
类疱疹病毒　類疱疹ウイルス　るいほうしんvirus
类皮质激素　コルチコイド,副腎皮質ホルモン　corticoid,ふくじんひしつhormone
类皮质激素作用　副腎皮質ホルモン〔様〕作用,コルチコイド〔様〕作用　ふくじんひしつhormone〔よう〕さよう,corticoid〔よう〕さよう
类偏狂型精神分裂症　妄想性〔精神〕分裂病　もうそうせい〔せいしん〕ぶんれつびょう
类偏狂型人格　妄想性人格　もうそうせいじんかく
类偏狂性精神病　妄想性精神病　もうそうせいせいしんびょう
类偏狂性抑郁症　妄想性うつ病　もうそうせいうつびょう
类器官　類器官　るいきかん
类青春期痴呆　類破瓜病　るいはかびょう
类青铜色皮病　アジソン〔病〕症候群　Addison〔びょう〕しょうこうぐん
类球孢子菌病　パラコクシジオイドミコシス　paracoccidioi domycosis
类球体　グロボイド　globoid
类人乳　類人乳　るいじんにゅう
类人猿　類人猿,ヒトニザル　るいじんえん
类人猿型骨盆　類人猿型骨盤　るいじんえんがたこつばん
类人猿亚目　類人亜目　るいじんあもく
类肉瘤　サルコイド,類肉腫　sarcoid,るいにくしゅ
类肉瘤病　サルコイドーシス,類肉腫症　sarcoidosis,るいにくしゅしょう
类肉瘤病皮内反应　クベイム反応　Kveimはんのう
类肉芽肿　パラグラヌローマ　paragranuloma
类蠕虫性癲癇　寄生虫性てんかん　きせいちゅうせいてんかん

类沙眼　パラトラコーマ　paratrachoma
类山梨酸　パラソルビン酸　parasorbinさん
类上皮细胞　類上皮細胞　るいじょうひさいぼう
类石蕊　ラクモイド　lacmoid
类噬菌体粒子　〔バクテリオ〕フアージ様粒子　〔bacterio〕phageようりゅうし
类属鞭毛抗原　群鞭毛抗原　ぐんべんもうこうげん
类属反应　類属反応　るいぞくはんのう
类属抗体　群抗体　ぐんこうたい
类属抗原　群抗原　ぐんこうげん
类属特异性　群特異性　ぐんとくいせい
类属特异性抗原　群特異性抗原　ぐんとくいせいこうげん
类双球菌　双球菌様細菌　そうきゅうきんようさいきん
类特异性　副特異性　ふくとくいせい
类天花　パラ痘瘡,アラストリム　paraとうそう,alastrim
类天花病毒　アラストリム ウイルス　alastrim virus
类天疱疮　類天疱瘡　るいてんぽうそう
类调理素　オプソノイド　opsonoid
类突眼性甲状腺肿　バセドウ類似症　Basedowるいしょう
类网状细胞增多〔症〕　類細網症　るいさいもうしょう
类妄想观念　類妄想観念　るいもうそうかんねん
类妄想性幻想　類妄想性幻想　るいもうそうせいげんそう
类维生素缺乏病　パラビタミン欠乏症　paravitaminけつぼうしょう
类无睾症　類宦官症　るいかんがんしょう
A类纤维　A繊維　Aせんい
B类纤维　B繊維　Bせんい
C类纤维　C繊維　Cせんい
类纤维蛋白　類繊維素　るいせんいそ
类型　型　かた
类胸膜肺炎菌　類胸膜肺炎菌　るいきょうまくはいえんきん
类胸膜肺炎微生物　類胸膜肺炎微生物　るいきょうまくはいえんびせいぶつ
类牙关紧闭　類開口障害　るいかいこうしょうがい
类芽生菌属　類ブラストミセス属　るいBlastomycesぞく
类阉　類宦官症患者　るいかんがんしょうかんじゃ
类叶升麻属　類葉升麻属　るいようしょうまぞく
类胰蛋白酶　トリプターゼ　tryptase
类胰岛素　パラインシュリン　para-insulin
类抑郁性格　類抑うつ性格　るいよくうつせいかく
类银屑病　類乾癬　るいかんせん
类圆线虫病　糞線虫症　ふんせんちゅうしょう
类圆线虫属　ストロンギロイデス属,糞線虫属　Strongyloidesぞく,ふんせんちゅうぞく
类圆柱体　類円柱　るいえんちゅう
类孕酮作用　黄体ホルモン様作用　おうたいhormoneようさよう
类甾醇　ステロイド　steroid
类甾醇撤离综合征　ステロイド禁断症候群　steroidきんだんしょうこうぐん
类甾醇后脂膜炎　ステロイド後皮下脂肪組織炎　steroidこうひかしぼうそしきえん
类甾醇5α-还原酶缺陷　ステロイド5α-レダクターゼ欠乏　steroid5α-reductaseけつぼう
类甾醇激素　ステロイドホルモン　steroid hormone
类甾醇螺旋内脂　ステロイトスピロノラクトン　steroid spironolactone

类甾醇糖尿病 ステロイド糖尿病 steroidとうにょうびょう
类甾醇增多症 ステロイド増多症 steroidぞうたしょう
类躁狂性格 類躁病性格 るいそうびょうせいかく
类支原体微生物 マイコプラスマ様微生物 mycoplasmaようびせいぶつ
类支原体小体 マイコプラスマ様小体 mycoplasmaようしょうたい
类肢端巨大症 類先端(肢端)巨大症 るいせんたん(したん)きょだいしょう
类脂蛋白沉积症 リポイド蛋白(沈着)症,類脂(質)蛋白(沈着)症 lipoidたんぱく(ちんちゃく)しょう,るいしし(しつ)たんぱく(ちんちゃく)しょう
类脂蛋白糖尿病 類脂(質)プロテイン糖尿病 るいしし(しつ)proteinとうにょうびょう
类脂管型 リポイド円柱,類脂(質)円柱 lipoidえんちゅう,るいしし(しつ)えんちゅう
类脂(化合)物 リポイド化合物,類脂(質)化合物 lipoidかごうぶつ,るいしし(しつ)かごうぶつ
类脂铁质沉积症 リポイドシデローシス,リポイド鉄沈着症 lipoidsiderosis,lipoidてつちんちゃくしょう
类脂团 リポイド塊 lipoidかたまり
类脂性肺炎 類脂(質)性肺炎,リポイド性肺炎 るいしし(しつ)せいはいえん,lipoidせいはいえん
类脂(性)肉芽肿 類脂(質)性肉芽腫,リポイド肉芽腫 るいしし(しつ)せいにくがしゅ,lipoidにくがしゅ
类脂(性)肉芽肿病 類脂性肉芽腫症,リポイド肉芽腫症 るいしせいにくがしゅしょう,lipoidにくがしゅしょう
类脂性肾病 リポイド(変性)ネフローゼ lipoid(へんせい)nephrosis
类脂性痛风 類脂性痛風 るいしせいつうふう
类脂性纤维瘤 類脂性繊維腫,リポイド繊維腫 るいしせいせんいしゅ,lipoidせんいしゅ
类脂(质) 類脂(質),リポイド るいしし(しつ),lipoid
类脂(质)变性 リポイド変性,類脂(質)変性 lipoidへんせい,るいしし(しつ)へんせい
类脂质(沉积)病 リポイド(沈着)症,類脂(質)(沈着)症 lipoid(ちんちゃく)しょう,るいしし(しつ)(ちんちゃく)しょう
类脂质代谢障碍 類脂(質)代謝障害,リポイド代謝障害 るいしし(しつ)たいしゃしょうがい,lipoidたいしゃしょうがい
类脂组织细胞增多病 リポイド組織球増殖症,類脂(質)組織球増殖症 lipoidそしききゅうぞうしょくしょう,るいしし(しつ)そしききゅうぞうしょくしょう
C类肿瘤病毒 C類腫瘍発生ウイルス Cるいしゅようはっせいvirus
类似物 類似物,類似化合物 るいじぶつ,るいじかごうぶつ
类似血友病 パラ血友病 paraけつゆうびょう
类髓磷脂 ミエロイジン myeloidin
类炭疽杆菌 類炭疽菌 るいたんそきん
类糖尿病 パラ糖尿病 paraとうにょうびょう
类肿瘤状态 類腫瘍状態 るいしゅようじょうたい
类重症肌无力综合征 重症性筋無力症様症候群 じゅうしょうせいきんむりょくしょうようしょうこうぐん
类足支菌瘤 パラ足菌腫 paraそくきんしゅ
类组织胺物质 ヒスタミン様物質 histamineようぶっしつ

LENG 棱楞冷

léng 棱楞

棱晶(镜) プリズム prism
　尼科尔氏棱镜 ニコルプリズム Nicol prism
棱镜分光计 プリズムスペクトロメーター prism spectrometer
棱镜分光镜 プリズム分光器 prismぶんこうき
棱镜分解 プリズム分解 prismぶんかい
棱镜光谱仪 プリズムスペクトログラフ,プリズム分光写真器 prism spectrograph,prismぶんこうしゃしんき
棱镜矫视器 クラトメーター kratometer
棱球镜 三稜鏡レンズ さんりょうきょうlens
楞次定律 レンツ法則 Lenzほうそく

léng 冷

冷包裹法 冷罨法 れいあんぽう
冷擦浴 冷スポンジ浴 れいspongeよく
冷藏 冷蔵 れいぞう
冷沉(淀)比容 クリオクリート cryocrit
冷沉(淀)蛋白 寒冷蛋白(質),クリオたんぱく かんれいたんぱく(しつ),cryoたんぱく
冷沉(淀)凝集素 寒冷凝集素,クリオ凝集素 かんれいぎょうしゅうそ,cryoぎょうしゅうそ
冷沉(淀)球蛋白 寒冷グロブリン,クリオグロブリン かんれいglobulin,cryoglobulin
冷沉(淀)γ-球蛋白 寒冷γ-グロブリン かんれいγ-globulin
冷沉(淀)纤维蛋白原 寒冷繊維素原,クリオフイブリノゲン かんれいせんいそげん,cryofibrinogen
冷沉(淀)纤维蛋白原血(症) 寒冷繊維素原血症 かんれいせんいそげんけっしょう
冷沉(淀)性 寒冷沈降性 かんれいちんこうせい
冷沉淀(作用) 寒冷反応 かんれいはんのう
冷刀 冷凍刀 れいとうとう
冷点 冷点 れいてん
冷冻 冷凍 れいとう
冷冻超薄切片机 冷凍超ミクロトーム れいとうちょうmicrotome
冷冻沉淀法 寒冷沈降法 かんれいちんこうほう
冷(冻)沉淀体(物) 寒冷沈降物 かんれいちんこうぶつ
冷冻断裂术 凍結開裂法,フリーズ フラクチャリング(法) とうけつかいれつほう,freezefracturing(ほう)
冷冻干燥 凍結乾燥(法) とうけつかんそう(ほう)
冷冻干燥生物制品 凍結乾燥生物学的制剤 とうけつかんそうせいぶつがくてきせいざい
冷冻干燥器 真空凍結乾燥器 しんくうとうけつかんそうき
冷冻干燥切片法 凍結乾燥切片法 とうけつかんそうせっぺんほう
冷冻坏死区 冷凍壊死部 れいとうえしぶ
冷冻机 冷凍機 れいとうき
冷冻剂 凍結剤,寒剤 とうけつざい,かんざい
冷冻精液 凍結精液 とうけつせいえき
冷冻离心法 冷却遠心法 れいきゃくえんしんほう
冷冻离心分离机 冷却遠心分離器 れいきゃくえんしんぶんりき
冷冻离心机 冷却遠心器 れいきゃくえんしんき
冷(冻)疗法 寒冷療法 かんれいりょうほう
冷冻麻醉 冷凍麻醉(法) れいとうますい(ほう)

冷冻灭菌法　冷凍滅菌法　れいとうめっきんほう

冷冻〔内障〕摘出器　凍結摘出器　とうけつてきしゅつき

冷冻〔内障〕摘出术　凍結摘出術　とうけつてきしゅつじゅつ

冷冻器　冷凍器　れいとうき

冷冻切片机　凍結ミクロトーム　とうけつmicrotome

冷冻溶解法　冷凍融解法　れいとうゆうかいほう

冷冻蚀刻　凍結食刻　とうけつしょくこく

冷冻蚀刻术　凍結食刻法　とうけつしょくこくほう

冷冻手术　冷凍手術　れいとうしゅじゅつ

冷冻损伤　寒冷損傷　かんれいそんしょう

冷冻外科　冷凍外科　れいとうげか

冷冻摘出器　凍結摘出器　とうけつてきしゅつき

冷冻真空干燥法　真空凍結乾燥法　しんくうとうけつかんそうほう

冷冻真空干燥箱　真空凍結乾燥器　しんくうとうけつかんそうき

冷冻治疗　寒冷治療　かんれいちりょう

冷冻贮存　冷蔵　れいぞう

冷法灭菌　寒冷滅菌　かんれいめっきん

冷敷法　冷湿布法　れいしっぷほう

冷光　ルミネッセンス，冷光　luminescence，れいこう

冷光手术灯　冷光手術灯　れいこうしゅじゅつとう

冷光源　冷光源　れいこうげん

冷光终点检出法　冷光終点検出法　れいこうしゅうてんけんしゅつほう

冷汗　冷汗，ひや汗　れいかん，ひやあせ

冷红斑　冷紅斑　れいこうはん

冷红光灯　冷赤色光線灯　れいせきしょくこうせんとう

冷激性荨麻疹　寒冷じんま疹　かんれいじんましん

冷结节　コールドノジュール　cold nodule

冷浸法　冷浸法　れいしんほう

冷浸抗原　冷浸抗原　れいしんこうげん

冷浸手　浸水手　しんすいしゅ

冷觉　冷〔感〕覚　れい〔かん〕かく

冷觉过敏　冷覚過敏〔症〕　れいかくかびん〔しょう〕

冷觉缺失　冷覚欠如　れいかくけつじょ

冷疗法　寒冷療法　かんれいりょうほう

冷疗器　寒冷療法装置　かんれいりょうほうそうち

冷淋疗法　冷浴療法　れいよくりょうほう

冷敏神经元　冷覚敏感神経単位，冷覚敏感ニューロン　れいかくびんかんしんけいたんい，れいかくびんかんneuron

冷凝　凝縮　ぎょうしゅく

冷凝点　凝縮点　ぎょうしゅくてん

冷凝法　凝縮法　ぎょうしゅくほう

冷凝管　凝縮管，コンデンサー　チューブ　ぎょうしゅくかん，condenser tube

冷凝管夹　凝縮管トングス　ぎょうしゅくかん tongs

冷凝〔管用〕水　凝縮〔管〕用水，冷却〔機〕用水　ぎょうしゅく〔かん〕ようすい，れいきゃく〔き〕ようすい

冷凝过程　凝縮過程　ぎょうしゅくかてい

冷凝〔集〕反应　寒冷〔赤〕血球凝集反応　かんれい〔せっ〕けっきゅうぎょうしゅうはんのう

冷凝〔集〕试验　寒冷凝集試験　かんれいぎょうしゅうしけん

冷凝〔集〕素　寒冷凝集素　かんれいぎょうしゅうそ

冷凝集素效价　寒冷凝集素力価　かんれいぎょうしゅうそりきか

冷凝集素血症　寒冷凝集素血〔症〕　かんれいぎょうしゅうそけつ〔しょう〕

冷凝集素综合征　寒冷凝集素症候群　かんれいぎょうしゅうそしょうこうぐん

冷凝器　冷却器　れいきゃくき

冷凝器架　冷却器支持台　れいきゃくきしじだい

冷凝塔　冷却塔　れいきゃくとう

冷凝温度　凝縮温度　ぎょうしゅくおんど

冷凝物　凝縮物　ぎょうしゅくぶつ

冷凝液　凝縮液　ぎょうしゅくえき

冷脓肿引流术　冷膿瘍ドレナージ　れいのうようdrainage

冷泼疗法　冷浴療法　れいよくりょうほう

冷气疗法　冷気療法　れいきりょうほう

冷球蛋白　クリオ（寒冷）グロブリン　cryo（かんれい）globulin

冷球蛋白试验　クリオ（寒冷）グロブリン試験　cryo（かんれい）globulinしけん

冷球蛋白性紫癜　クリオ（寒冷）グロブリン性紫斑〔病〕　cryo（かんれい）globulinせいしはん〔びょう〕

冷球蛋白血〔症〕　クリオ（寒冷）グロブリン血〔症〕　cryo（かんれい）globulinけつ〔しょう〕

冷却　冷却　れいきゃく

冷却导管　冷却消息子，冷却カテーテル　れいきゃくしょうそくし，れいきゃくcatheter

冷却剂　冷却剤　れいきゃくざい

冷却结晶作用　冷却結晶作用　れいきゃくけっしょうさよう

冷却率　冷却率　れいきゃくりつ

冷却曲线　冷却曲線　れいきゃくきょくせん

冷却时间　冷却時間　れいきゃくじかん

冷热交替水疗淋浴器　交代水療シャワ，〔冷温〕交互水療シャワ　こうたいすいりょうshower，〔れいおん〕こうごすいりょうshower

冷热交替浴　交代浴，〔冷温〕交互浴　こうたいよく，〔れいおん〕こうごよく

冷热交替浴箱　交代浴浴槽，〔冷温〕交互浴浴槽　こうたいよくよくそう，〔れいおん〕こうごよくよくそう

冷热觉　温度〔感〕覚，温覚　おんど〔かん〕かく，おんかく

冷热〔水交替〕试验　温度〔刺激〕試験，温度〔眼振〕試験，バラニー試験　おんど〔しげき〕しけん，おんど〔がんしん〕しけん，Báranyしけん

冷溶血反应　寒冷溶血反応　かんれいようけつはんのう

冷杉属　樅属　モミぞく

冷升压试验　寒冷升圧試験　かんれいしょうあつしけん

冷湿敷　冷湿布　れいしっぷ

冷试法　寒冷試験法　かんれいしけんほう

冷适应　寒冷気候順応　かんれいきこうじゅんのう

冷水浴　冷水浴　れいすいよく

冷痛　冷痛　れいつう

冷痛觉　冷痛〔感〕覚　れいつう〔かん〕かく

冷纤维蛋白血症　コールド繊維素血〔症〕　coldせんいそけつ〔しょう〕

冷消毒　コールド消毒〔法〕　coldしょうどく〔ほう〕

冷型自身抗体　コールド自〔己〕抗体　coldじ〔こ〕こうたい

冷性抗体　コールド抗体　coldこうたい

冷性凝集综合征　コールド〔赤〕血球凝集〔反応〕症候群　cold〔せっ〕けっきゅうぎょうしゅう〔はんのう〕しょうこうぐん

冷〔性〕脓肿　冷膿瘍，結核性膿瘍　れいのうよう，けっかく

せいのうよう

冷性溶血试验 ドナト・ランドシュタイナー試験 Donath-Landsteinerしけん

冷性脂膜炎 コールド皮下脂肪組織炎 coldひかしぼうそしきえん

冷休克 コールド ショック cold shock

冷血凝反应 コールド〔赤〕血球凝集反応 cold〔せっ〕けっきゅうぎょうしゅうはんのう

冷压法 冷圧法 れいあつほう

冷压反应・冷圧反応 れいあつはんのう

冷压试验 冷圧試験 れいあつしけん

冷致病性溶血综合征 寒冷病性溶血症候群 かんれいびょうせいようけつしょうこうぐん

LI 厘离梨犁喱璃藜藜李里理锂鲤力厉立丽利沥荔栗蛎粒痢

lí 厘离梨犁喱璃藜藜

厘巴 センチバール centibar

厘泊 センチポアズ centipoise

厘泡 センチストーク centistoke

厘克 センチグラム centigram

厘米 センチメートル centimeter

厘米波 センチメートル波 centimeterは

厘米克秒 センチメートル-グラム-秒 centimeter-gram-びょう

厘米克秒单位 センチメートル-グラム-秒単位 centimeter-gram-びょうたんい

厘米克秒制 シージー エス システム CGS system

厘能母 センチネム centinem

厘升 センチリットル centiliter

离瓣花 離弁花 りべんか

离瓣花冠 離弁花冠 りべんかかん

离瓣花亚纲 離弁花亜綱,古生花被亜綱 りべんかあこう,こせいかひあこう

离差 分散〔度〕 ぶんさん〔ど〕

离差测定 分散〔度〕測定 ぶんさん〔ど〕そくてい

离婚 離婚 りこん

离解 解離 かいり

离解常数 解離定数 かいりていすう

离解度 解離度 かいりど

离解化学吸附 解離性化学的吸着 かいりせいかがくてききゅうちゃく

离解能 解離エネルギー かいりEnergie

离解压力 解離圧 かいりあつ

离解作用 解離作用 かいりさよう

离均差 平均偏差 へいきんへんさ

离弃宿主 宿主離脱 しゅくしゅりだつ

离散程度 分散度 ぶんさんど

离散趋势指标 分散度指標 ぶんさんどしひょう

离生中柱 離生中心柱 りせいちゅうしんちゅう

离体活化分析 試験管内活性化分析 しけんかんないかっせいかぶんせき

离体活体染色 超生体染色 ちょうせいたいせんしょく

离位 ①脱臼②转(变)位 ①だっきゅう②てん(へん)い

离析 アイソレーション isolation

离析器 セパレーター separator

离心 遠心 えんしん

离心泵 遠心ポンプ えんしんpump

离心〔沉淀〕法 遠心沈殿法 えんしんちんでんほう

离心分布 遠心分布 えんしんぶんぷ

离心分离 遠心分離〔法〕 えんしんぶんり〔ほう〕

离心分离器 遠心分離器 えんしんぶんりき

离心分离〔作用〕 遠心分離作用 えんしんぶんりさよう

离心干燥机 遠心乾燥機 えんしんかんそうき

离心管 遠心管 えんしんかん

离心管用天平 遠心管用天秤 えんしんかんようてんびん

离心机 遠心機,遠心分離機 えんしんき,えんしんぶんりき

离心机处理 遠心機処理 えんしんきしょり

离心力 遠心力 えんしんりょく

离心滤器 遠心フィルター えんしんfilter

离心式除尘器 遠心集塵器 えんしんしゅうじんき

离心式快速分析仪 遠心快速分析器 えんしんかいそくぶんせっき

离心式通风机 遠心送風機,遠心扇風器 えんしんそうふうき,えんしんせんぷうき

离心收缩 伸張性収縮 しんちょうせいしゅうしゅく

离心调速器 遠心速度調節器 えんしんそくどちょうせつき

离心脱水器 遠心脱水機 えんしんだっすいき

离心显微镜检查 遠沈顕微鏡検査〔法〕 えんちんけんびきょうけんさ〔ほう〕

离心性肥大 遠心性肥大 えんしんせいひだい

离心性骨软骨发育不良 遠心性骨軟骨形成異常〔症〕,モルキオ病 えんしんせいこつなんこつけいせいいじょう〔しょう〕,Morquioびょう

离心性红斑 遠心性紅斑 えんしんせいこうはん

离心性后天白斑病 遠心性後天〔性〕白斑病 えんしんせいこうてん〔せい〕はくはんびょう

离心性环形红斑 遠心性環状紅斑 えんしんせいかんじょうこうはん

离域 離域 りいき

离域分子轨道 離域分子軌道 りいきぶんしきどう

离中神经 遠心性神経 えんしんせいしんけい

离中纤维 遠心性繊維 えんしんせいせんい

离中心端 遠〔位〕端 えん〔い〕たん

离中性 遠心性 えんしんせい

离子 イオン ion

离子半径 イオン半径 ionはんけい

离子泵 イオンポンプ ionpump

离子乘积 イオン積 ionせき

离子催化素 イオン触媒 ionしょくばい

离子蛋白 イオン蛋白〔質〕 ionたんぱく〔しつ〕

离子导电 イオン電導 ionでんどう

离子导电机制 イオン電導メカニズム ionでんどうmechanism

离子导电性 イオン電導性 ionでんどうせい

离子导入疗法 イオン導入療法 ionどうにゅうりょうほう

离子导体 イオン導体 ionどうたい

离子的线密度 イオン線密度 ionせんみつど

离子电极 イオン電極 ionでんきょく

离子电流 イオン電流 ionでんりゅう

离子电渗疗法 イオン導入法 ionどうにゅうほう

离子电渗作用 イオン導入作用 ionどうにゅうさよう

离子电子法 イオン電子法 ionでんしほう

离子独立移动律 イオン獨立移動法則 ionどくりついどう

ほうそく
离子对　イオン対　ionつい
离子对分配色谱　イオン対分配クロマトグラフィー,イオン対分配色層分析　ionついぶんぱいchromatography,ionついぶんぱいしきそうぶんせき
离子对化合物　イオン対化合物　ionついかごうぶつ
离子对提取反应　イオン対抽出反応　ionついちゅうしゅつはんのう
离子反应　イオン反応　ionはんのう
离子钙　電離カルシウム,イオン化カルシウム　でんりcalcium,ionかcalcium
离子共振型质谱仪　イオン共鳴型質量分析計　ionきょうめいがたしつりょうぶんせきけい
离子互吸理论　イオン間アトラクション理論　ionかんattractionりろん
离子化　イオン化　ionか
离子化合　イオン化合　ionかごう
离子化合反应　イオン化合反応　ionかごうはんのう
离子化合物　イオン化合物　ionかごうぶつ
离子化基团　イオン発生体　ionはっせいたい
离子化游离基　イオン化游離基　ionかゆうりき
离子化作用　イオン化作用　ionかさよう
离子活度　イオン活動度　ionかつどうど
离子积　イオン積　ionせき
离子极化　イオン分極　ionぶんきょく
离子计　イオン化線量計　ionかせんりょうけい
离子加成反应　イオン付加反応　ionふかはんのう
离子价　イオン価　ionか
离子键　イオン結合　ionけつごう
离子交换　イオン交換　ionこうかん
离子交换层析　イオン交換クロマトグラフィー　ionこうかんchromatography
离子交换纯水器　イオン交換水浄化装置　ionこうかんすいじょうかそうち
离子交换法　イオン交換法　ionこうかんほう
离子交换膜　イオン交換膜　ionこうかんまく
离子交换葡聚糖凝胶　イオン交換セファデックス　ionこうかんsephadex
离子交换器　イオン交換器,イオン交換体　ionこうかんき,ionこうかんたい
离子交换色谱法　イオン交換クロマトグラフィー　ionこうかんchromatography
离子交换树脂　イオン交換樹脂　ionこうかんじゅし
离子交换纤维素　イオン交換セルロース　ionこうかんcellulose
离子交换柱　イオン交換柱　ionこうかんちゅう
离〔子交联〕聚〔合〕物　アイオノマー　ionomer
离子胶束　イオンミセル　ion micelle
离子晶体　イオン結晶　ionけっしょう
离子聚合作用　イオン重合作用　ionじゅうごうさよう
离子浓度　イオン濃度　ionのうど
离子浓度恒定　イオン濃度恒常　ionのうどこうじょう
离子偶极相互作用　イオン双極子の相互作用　ionそうきょくしのそうごさよう
离子排斥色谱法　イオン排除クロマトグラフィー　ionはいじょchromatography
离子迁移率　イオン移動速度　ionいどうそくど
离子强度　イオン強度　ionきょうど

离子〔射〕线　イオン線　ionせん
离子摄影法　イオンフォトグラフィー,イオン撮影法　ionphotography,ionさつえいほう
离子生成　イオン発生　ionはっせい
离子收集法　イオン蒐集法　ionしゅうしゅうほう
离子酸度　イオン酸性度　ionさんせいど
离子淌度　イオン移動度　ionいどうど
离子透入　イオン浸透　ionしんとう
离子透入治疗器　イオン導入装置　ionどうにゅうそうち
离子外科　イオン外科　ionげか
离子雾　イオンガス体　ion gasたい
离子吸引　イオン吸引　ionきゅういん
离子效应　イオン効果　ionこうか
离子型分子　イオニック分子　ionicぶんし
离子型化合物　イオニック化合物　ionicかごうぶつ
离子选择〔性〕电极　イオニック選択性電極　ionicせんたくせいでんきょく
离子移变　イオノトロピー　ionotropy
离子移动　イオン移動　ionいどう
离子源　イオン源　ionげん
离子载体　イオン担体　iontたんたい
离子指数　イオン指数　ionしすう
离子转运　イオン運搬　ionうんぱん
梨浆虫病　ピロプラスマ症　Piroplasmaしょう
梨浆虫属　ピロプラスマ属　Piroplasmaぞく
梨形鞭毛虫　ランブル鞭毛虫　lamblべんもうちゅう
梨形鞭毛虫病　ランブル鞭毛虫症　lamblべんもうちゅうしょう
梨形心　梨状心　りじょうしん
梨形胸　梨状胸郭　りじょうきょうかく
梨状肌　梨状筋　りじょうきん
梨状肌紧张试验　梨状筋緊張試験　りじょうきんきんちょうしけん
梨状肌囊　梨状筋囊　りじょうきんのう
梨状肌神经　梨状筋神経　りじょうきんしんけい
梨状肌试验　梨状筋試験　りじょうきんしけん
梨状肌综合征　梨状筋症候群　りじょうきんしょうこうぐん
梨状孔　梨状口　りじょうこう
梨状神经元层　梨状ニューロン層,梨状神経単位層　りじょうneuronそう,りじょうしんけいたんいそう
梨状隐窝　梨状陥凹　りじょうかんおう
犁鼻器　鋤鼻器　じょびき
犁鼻软骨　鋤鼻軟骨　じょびなんこつ
犁骨　鋤骨　じょこつ
犁骨沟　鋤骨溝　じょこつこう
犁骨粘膜瓣术　鋤骨粘膜弁手術　じょこつねんまくべんしゅじゅつ
犁骨翼　鋤骨翼　じょこつよく
犁鞘突管　鋤骨鞘突管　じょこつしょうとっかん
犁鞘突沟　鋤骨鞘突溝　じょこつしょうとっこう
犁头草　犁頭草　リトウソウ
喱量　グレーン重量表示法,グレーン単位系　grainじゅうりょうひょうじほう,grainたんいけい
璃眼蜱属　イボマダニ属　イボマダニぞく
黎比-达尼给二氏测氩法　リービッヒ・デニジェー法　Liebig-Denigeほう
黎比氏法　リービッヒ法　Liebigほう

黎豆属　ハッショウマメ属　ハッショウマメぞく
藜科　藜科　アカザか
藜芦胺　ベラトラミン　veratramine
藜芦胺葡萄糖苷　ベラトロン　veratrone
藜芦次碱　ベラトロイジン　veratroidine
藜芦定〔碱〕　ベラトリジン　veratridine
藜芦碱　ベラトリンveratrine
藜芦醚　ベラトロール　veratrole
藜芦生碱　ベラジン　verazine
藜芦酸　ベラトルム酸　veratrumさん
藜芦新碱　ベラトロシン　veratrosine
藜芦中毒　藜蘆中毒，ベラトルム中毒　リロちゅうどく，veratrumちゅうどく
藜属　藜属　アカザぞく

李里理锂鲤

李〔贝昆〕氏隐窝　リーベルキューン陰窩　Lieberkuehnいんか
李-伯二氏反应　リーベルマン・ブルハルド反応　Liebermann-Burchardはんのう
李伯曼氏反应　リーベルマン反応　Liebermannはんのう
李德-何杰金氏病　リード・ホジキン病　Reed-Hodgkinびょう
李德氏公式　リード式簡易基礎代謝率　Readしきかんいきそたいしゃりつ
李德氏细胞　リード細胞　Reedさいぼう
李-怀二氏法　リー・ホワイト法　Lee-whiteほう
李加特氏试验　リガット試験　Ligatしけん
李洛尔氏病　ラルア病　Leloirびょう
李塞根氏环　リーゼガング環　Liesegangかん
李氏红细胞抵抗试验　リピエール赤血球抵抗試験　Ribierせっけっきゅうていこうしけん
李司忒菌病　リステリア症　Listeriaしょう
李司忒氏防腐剂　リスター防腐剤　Listerぼうふざい
李司忒氏菌属　リステリア属　Listeriaぞく
李斯曼氏染〔色〕剂　リーシュマン染色液　Leishmanせんしょくえき
李属　梅属　ウメぞく
李特尔氏病　リットル病　Littleびょう
李万托斯基氏病　レワンドウスキー病　Lewandowskyびょう
李-谢二氏反射　リデル・シエリングトン反射　Liddel-Sherringtonはんしゃ
里奥郎氏肌　リオラン筋　Riolanきん
里波尔氏征　リポール徴候　Ripaultちょうこう
里次氏试验　リッツ試験　Rytzしけん
里德伯　リドベルグ　Rydberg
里德伯常数　リドベルグ定数　Rydbergていすう
里德尔氏甲状腺肿　リーデル甲状腺腫　Riedelこうじょうせんしゅ
里德尔氏细胞　リーデル細胞　Riederさいぼう
里德尔氏叶　リーデル葉　Riedelよう
里德利氏综合征　リドレー症候群　Ridleyしょうこうぐん
里多克氏总体反射　リドッチ集合(群)反射　Riddochしゅうごう(ぐん)はんしゃ
里厄氏疝　リュー ヘルニア，盲腸後ヘルニア　Rieux hernia，もうちょうごhernia
里尔氏黑变病　リール黒皮症　Riehlこくひしょう
里-费二氏病　リガ・フェーデ病　Riga-Fedeびょう

里弗杜霉素　リビドマイシン　lividomycin
里格尔氏脉　リーゲル脈　Riegelみゃく
里格尔氏症状　リーゲル症候　Riegelしょうこう
里格斯氏病　リッグス病　Riggsびょう
里急后重　しぶり腹，テネスムス　しぶりばら，tenesmus
里加尔氏缝术　リガル縫合術　Rigalほうごうじゅつ
里加氏病　リガ病　Rigaびょう
里科尔氏下痢　リコール下痢　Ricordげかん
里科氏炎症定律　リッケル階段律　Rickerかいだんりつ
里肯伯格氏反应　リーケンベルグ反応　Rieckembergはんのう
里肯伯格氏现象　リーケンベルグ現象　Rieckembergげんしょう
里利氏现象　レイリー現象　Reillyげんしょう
里-罗二氏征　リッテル・ロレー徴候　Ritter-Rooletちょうこう
里-门二氏线　リヒテル・モンロ線　Richter-Monroせん
里-斯二氏细胞　リード・ステロンベルグ細胞　Reed-Steronbergさいぼう
里斯曼氏肺炎　リースマン肺炎　Riesmanはいえん
里提施氏缝术　リティシュ縫合術　Ritischほうごうじゅつ
里瓦尔塔氏反应　リバルタ反応　Rivaltaはんのう
里瓦尔塔氏试验　リバルタ試験　Rivaltaしけん
里瓦-罗契氏血压计　リバ・ロッチ血圧計　Riva-Rocciけつあつけい
里维纳斯氏腺　リビーヌス腺　Rivinusせん
里希特氏缝术　リヒター縫合術　Richterほうごうじゅつ
里希特氏疝　リヒター ヘルニア　Richter hernia
理查德氏病　リチャード病　Richardびょう
理查逊氏效应　リチャードソン効果　Richardsonこうか
理查逊氏征　リチャードソン徴候　Richardsonちょうこう
理发癣　床屋かゆみ〔症〕，毛瘡　とこやかゆみ〔しょう〕，もうそう
理发椅征　床屋椅子徴候　とこやいすちょうこう
理发员手痉挛　理髪師手の痙攣　りはつしてのけいれん
理化刺激　物理化学的刺激　ぶつりかがくてきしげき
理化环境　物理化学的環境　ぶつりかがくてきかんきょう
理化检查　物理化学的検査，理学的検査　ぶつりかがくてきけんさ，りがくてきけんさ
理化鉴定　物理化学的鑑定　ぶつりかがくてきかんてい
理化性质　物理化学的性質　ぶつりかがくてきせいしつ
理解迟钝　理解遅鈍　りかいちどん
理疗　物理療法，理学療法　ぶつりりょうほう，りがくりょうほう
理疗安全技术　物理療法安全技術　ぶつりりょうほうあんぜんぎじゅつ
理疗科　物理療法科，理学療法科　ぶつりりょうほうか，りがくりょうほうか
理疗器械厂　物理療法器械工場　ぶつりりょうほうきかいこうじょう
理疗设备　物理療法設備　ぶつりりょうほうせつび
理疗学　物理療法学　ぶつりりょうほうがく
理疗医师　物理療法専門医　ぶつりりょうほうせんもんい
理论化学　理論化学　りろんかがく
理论基础　理論基礎　りろんきそ
理论流行病学　理論流行病学　りろんりゅうこうびょうがく
理论频数　理論頻度　りろんひんど

理论生物学　理論生物学　りろんせいぶつがく
理论数　理論数　りろんすう
理论水平　理論的レベル　りろんてきlevel
理论有机化学　理論有機化学　りろんゆうきかがく
理论值　理論値　りろんち
理想粭　正常咬合　せいじょうこうごう
理想黑体　理想黑体　りそうこくたい
理想气体　理想気体　りそうきたい
理想气体常数　理想気体定数　りそうきたいていすう
理想气体定律方程式　理想気体法則方程式　りそうきたいほうそくほうていしき
理想气体〔状态〕方程式　理想気体方程式　りそうきたいほうていしき
理想缺失　無理想,乏理想　むりそう,ぼうりそう
理想热机　理想熱機械　りそうねつきかい
理想溶液　理想溶液　りそうようえき
理想指示剂　理想指示薬　りそうしじやく
理性　理性　りせい
理性认识　理性認識　りせいにんしき
锂　リチウム,Li　lithium
锂碘电池　リチウム ヨウ素電池　lithiumヨウそでんち
锂卡红　リチウム カルミン　lithium carmine
锂滤色镜　リチウム フィルター　lithium filter
锂盐　リチウム塩　lithiumえん
鲤精蛋白　シプリニン　cyprinine
鲤科　コイ科　コイか
鲤鱼　鯉　コイ

‖　力厉立丽利沥荔栗蛎粒痢

力　力　ちから
　范德瓦尔斯氏力　バンデルワールス力　Van derwaals りょく
力不足　活力低下　かつりょくていか
力矩　力モーメント　ちからmoment
力可拉敏　リコラミン　lycoramine
力量　力,力量　ちから,りきりょう
力量不等　不同力　ふどうりょく
力偶　偶力　ぐうりょく
力偶矩　偶力モーメント　ぐうりょくmoment
力平衡　力の平衡　ちからのへいこう
力气　体力　たいりょく
力三角形　力の三角形　ちからのさんかっけい
力学　力学　りきがく
力学疗法　機械〔的〕療法　きかい〔てき〕りょうほう
厉螨科　トゲダニ科　トゲダニか
厉螨属　トゲダニ属　トゲダニぞく
立德粉　リトポン　lithopone
立方　立方　りっぽう
立方毫米　立方ミリメーター　りっぽうmillimeter
立方〔晶〕系　等軸晶系　とうじくしょうけい
立方厘米　立方センチメートル　りっぽうcentimeter
立方米　立方メートル　りっぽうmeter
立方上皮　立方上皮　りっぽうじょうひ
立方体　立方体　りっぽうたい
立方形细胞　立方細胞　りっぽうさいぼう
立肌　起立筋　きりつきん
立即型　即時型　そくじがた
立界　限界決定　げんかいけってい
立克次〔氏〕体　リケッチア　rickettsia

伯〔纳特〕氏立克次氏体　バーネットリケッチア,Q熱リケッチア　Burnet rickettsia,Qねつrickettsia
伏尔希尼地方立克次氏体　ウォルヒニア熱リケッチア,塹壕熱リケッケア,五日熱リケッチア　wolhynicaねつrickettsia,ざんごうねつrickettsia,いつかねつrickettsia
莫〔塞尔〕氏立克次氏体　ムーサーリケッチア,発疹熱リケッチア　Mooser rickettsia,ほっしんねつrickettsia
普氏立克次氏体　プロワツェクリケッチア,発疹チフスリケッチア　Prowazek rickettsia,ほっしんtyphus rickettsia
立克次氏体病　リケッチア症　rickettsiaしょう
立克次氏体痘　リケッチア痘　rickettsiaとう
立克次氏体肺炎　リケッチア肺炎　rickettsiaはいえん
立克次氏体感染　リケッチア感染　rickettsiaかんせん
立克次氏体科　リケッチア科　rickettsiaか
立克次氏体目　リケッチア目　rickettsiaもく
立克次氏体属　リケッチア属　Rickettsiaぞく
立克次氏体血症　リケッチア血〔症〕　rickettsiaけつ〔しょう〕
立克次体心肌炎　リケッチア心筋炎　rickettsiaしんきんえん
立刻义齿　即時義歯　そくじいれば
立毛　立毛　りつもう
立毛反射　立毛筋反射　りつもうきんはんしゃ
立毛肌　立毛筋　りつもうきん
立毛神经　立毛神経　りつもうしんけい
立毛纤维　立毛〔神経〕繊維　りつもう〔しんけい〕せんい
立氏立克次氏体　斑点熱リケッチア　はんてんねつrickettsia
立式　垂直型　すいちょくがた
立式无影手术灯　スタンドタイプ無影手術灯　stand typeむえいしゅじゅつとう
立式血压计　フロア スタンド血圧計　floor standけつあつけい
立式牙科电机　フロア スタンド電気歯科用エンジン　floor standでんきしかようengine
立体电视系统　立体テレビジョン系統　りったいtelevisionけいとう
立体电影　立体映画　りったいえいが
立体定位术　立体定位技術　りったいていいぎじゅつ
立体定位仪　立体定位装置　りったいていいそうち
立体定向法苍白球切开术　立体定位淡蒼球切開術　りったいていいたんそうきゅうせっかいじゅつ
立体定向法丘脑腹外侧核切开术　立体定位視床腹外側核切開術　りったいていいししょうふくがいそくかくせっかいじゅつ
立体动态镜　立体ストロボスコープ　りったいstoroboscope
立体对称　立体対称〔性〕　りったいたいしょう〔せい〕
立体对合点　立体一致点　りったいいっちてん
立体感觉　立体〔感〕覚　りったい〔かん〕かく
立体共轭　立体共役　りったいきょうやく
立体构象　立体配座,コンホメーション　りったいはいざ conformation
立体构型　立体配置　りったいはいち
立体化学　立体化学　りったいかがく
立体检眼镜　立体検眼鏡　りったいけんがんきょう
立体接目镜　立体接眼レンズ　りったいせつがんlens
立体结构　立体構造　りったいこうぞう
立体晶格　空間格子　くうかんこうし
立体镜　立体鏡　りったいきょう

立体聚合物　立体重合体　りったいじゅうごうたい

立体模型　立体模型　りったいもけい

立体声　立体音響　りったいおんきょう

立体视觉　立体視　りったいし

立体视野计　立体視野計　りったいしやけい

立体输卵管X线照相术　立体卵管撮影法　りったいらんかんさつえいほう

立体特异性　立体特異性　りったいとくいせい

立体显微镜　立体顕微鏡　りったいけんびきょう

立体显微镜检查法　立体顕微鏡検査法　りったいけんびきょうけんさほう

立体显微照片　立体顕微鏡写真　りったいけんびきょうしゃしん

立体X线测量法　立体X線量計測法　りったいXせんりょうけいそくほう

立体X线电视诊断系统　立体X線テレビジョン診断システム　りったいXせんtelevisionしんだんsystem

立体X线片测定法　立体X線写真測定法　りったいXせんしゃしんそくていほう

立体X线〔影像〕测量法　レントゲン線像の立体鏡検査法　roentgenせんぞうのりったいきょうけんさほう

立体X线〔照〕片　立体X線写真　りったいXせんしゃしん

立体X线照相机　立体X線写真装置　りったいXせんしゃしんそうち

立体选择性　立体選択性　りったいせんたくせい

立体异构特异性　立体異性特異性　りったいいせいとくいせい

立体隐斜视矫正器　ステレオフォロメーター　stereophorometer

立体荧光电影照相术　ステレオシネフルオルグラフィ〔ー〕　stereo-cinefluorgraphy

立体荧光屏透视检查　立体X線透視〔法〕　りったいXせんとうし〔ほう〕

立体照片　立体写真　りったいしゃしん

立体照相机　立体カメラ　りったいcamera

立体照相术　立体撮影法　りったいさつえいほう

立体专一性　立体特異性　りったいとくいせい

立体阻障　立体障害　りったいしょうがい

立位　直立位　ちょくりつい

立位片　直立位フィルム　ちょくりついfilm

立位性蛋白尿　直立性蛋白尿　ちょくりつせいたんぱくにょう

立位性低血压　直立性低血圧　ちょくりつせいていけつあつ

立位姿势　直立位姿勢　ちょくりついしせい

立行不能　起立歩行不能〔症〕，ブロック病　きりつほこうふのう〔しょう〕，Blocqびょう

立柱式手术灯　スタンド手術灯　Standしゅじゅつとう

丽蚌　麗蚌　レイホウ

丽春红　ポンソー　Ponceau

丽春花　麗春花，シナゲシ　レイシュンカ

丽春花〔定〕碱　リアジン　rhoeadine

丽丝胺若丹明　リスアミンローダミン　lissamine rhodamine

丽线虫病　ハブロネマ症　habronemaしょう

丽线虫属　ハブロネマ属　Habronemaぞく

丽蝇科　アオバエ科　アオバエか

丽蝇属　アオバエ属　アオバエぞく

利安氏点　リアン点　Lianてん

利安氏征　リアン徴候　Lianちょうこう

利奥波德氏〔产科〕手法　レオポルド手技，レオポルド妊娠診療法　Leopoldしゅぎ，Leopoldにんしんしんりょうほう

利贝昆氏腺　リーベルキューン腺　Lieberkühnせん

利伯曼氏征　リブマン徴候　Libmanちょうこう

利伯氏病　レーバー病　Leberびょう

利伯氏黑蒙　レーバー先天性黒内障　Leberせんてんせいこくないしょう

利布赖希氏症状　リーブラィヒ症候　Liebreichしょうこう

利次曼氏倾斜　リッツマン斜位　Litzmannしゃい

利胆醇　リボナール　livonal

利胆酚　オサルミド　osalmid

利胆剂　利胆薬，胆汁分泌促進剤　りたんやく，たんじゅうぶんぴつそくしんざい

利胆物质　胆汁分泌促進物質　たんじゅうぶんぴつそくしんぶっしつ

利胆泻药　胆汁分泌促進性下剤　たんじゅうぶんぴつそくしんせいげざい

利迪霉素　リジマイシン　lydimycin

利多〔尔〕　リドール　lydol

利多卡因　リドカイン　lidocaine

利凡诺　リバノール　rivanol

利凡诺引产　リバノール誘発分娩　rivanolゆうはつぶんべん

利夫桑氏染色法　リーフソン染色法　Liefsonせんしょくほう

利佛奴（凡诺）嗽口液　リバノール含嗽剤　rivanolがんそうざい

利福霉素　リファマイシン　rifamycin

利福霉素B　リファマイシンB　rifamycinB

利福霉素B二乙胺　リファマイシンBジエチルアミド　rifamycinB diethylamide

利福平　リファンピシン　rifampicin

利福平氯化铝复盐　リファンピシン塩化アルミニウムコンプレックス　rifampicinえんかaluminium complex

利福平中毒　リファンピシン中毒　rifampicinちゅうどく

利福酰胺　リファミド　rifamide

利己狂　ナルシズム，利己狂，自己愛　narcism，りこきょう，じこあい

利可冷　リゴレン　rhigolene

利可色奴因　リコセルヌイン　lycocernuine

利淋巴药　催リンパ薬　さいlymphやく

利眠宁　リブリューム　librium

利钠激素　ナトリウム排泄増加ホルモン　natriumはいせつぞうかhormone

利钠剂　ナトリウム排泄増加薬　natriumはいせつぞうかやく

利钠因子　ナトリウム排泄増加因子　natriumはいせつぞうかいんし

利钠作用　ナトリウム排泄増加作用　natriumはいせつぞうかさよう

利尼埃尔氏试验　リグニエー試験　Ligniereしけん

利尿　利尿　りにょう

利尿合剂　利尿合剤　りにょうごうざい

利尿磺胺　フロセミド　furosemide

利尿剂　利尿薬　りにょうやく

利尿疗法　利尿療法　りにょうりょうほう

利尿素　ジウレチン　diuretin
利尿素钙　ジウレチン カルシウム　diuretin calcium
利尿酸　エタクリン酸　ethacrynさん
利尿酸钠　エタクリン酸ナトリウム　etacrynさんnatrium
利普许茨氏(包涵)体　リプシュッツ小体　Lipschützしょうたい
利普许茨氏病　リプシュッツ病　Lipschützびょう
利普许茨氏细胞　リプシュッツ細胞　Lipschützさいぼう
利-萨二氏心内膜炎　リブマン・ザックス心内膜炎　Libman-Sacksしんないまくえん
利-萨二氏综合征　リブマン・ザックス症候群　Libman-Sacksしょうこうぐん
利骚厄氏麻痹　リッサウエル麻痺　Lissauerまひ
利骚厄氏束　リッサウエル束　Lissauerそく
利什曼病　リーシュマニア病　Leishmaniaびょう
利什曼氏染剂　リーシュマン染色液　Leischmanせんしょくえき
利什曼型　リーシュマニア型　Leishmaniaがた
利什曼〔原〕虫属　リーシュマニア属　Leishmaniaぞく
利什特海姆氏病　リヒトハイム病　Lichtheimびょう
利什特海姆氏试验　リヒトハイム試験　Lichtheimしけん
利什特海姆氏征　リヒトハイム徴候　Lichtheimちょうこう
利什特海姆氏综合征　リヒトハイム症候群　Lichtheimしょうこうぐん
利斯顿氏刀　リストン刀　Listonとう
利斯顿氏剪　リストン鋏　Listonはさみ
利斯顿氏钳　リストン鉗子　Listonかんし
利斯弗朗氏关节　リスフラン関節　Lisfraneかんせつ
利斯弗朗切断术　リスフラン切断法　Lisfraneせつだんほう
利索卡因　リゾカイン　risocaine
利他林　リタリン　ritalin
利特雷氏缝术　リトレ縫合術　Littreほうごうじゅつ
利特雷氏疝　リトレ ヘルニア　Littre hernia
利特雷氏腺　リトレ腺　Littreせん
利滕氏现象　リッテン横隔膜現象　Littenおうかくまくげんしょう
利滕氏征　リッテン徴候　Littenちょうこう
利瓦他试验　リバルタ試験　Rivaltaしけん
利维氏指数　リビ指数　Liviしすう
利韦拉托氏反射　リビェラート反射　Livieratoはんしゃ
利韦拉托氏试验　リビェラート試験　Livieratoしけん
利文斯顿氏三角　リビングストン三角　Livingstonさんかく
利希海姆氏失语〔症〕　リヒトハイム失語〔症〕　Lichtheimしつご〔しょう〕
利泄药　排出機能促進剤　はいしゅつきのうそくしんざい
利新纳明　レシンナミン　rescinnamine
利血波　レセルポイド　reserpoid
利血平　レセルピン　reserpine
利血平化　レセルピン化　reserpineか
利血生　ロイコゲン　leucogen
利泽甘氏现象　リーゼガング現象　Liesegangげんしょう
沥滤法　浸出溶解法,漉す,淯む　しんしゅつようかいほう,こす,したむ
沥青　瀝青,アスファルト,ピッチ　れきせい,asphalt,pitch
沥青末沉着病　瀝青粉末沈着症　れきせいふんまつちんちゃくしょう

沥青末肺　瀝青粉末沈着肺〔症〕　れきせいふんまつちんちゃくはい〔しょう〕
沥青皮炎　ピッチ皮膚炎　pitchひふえん
沥青样便　タール様便　tarようべん
沥青疣　ピッチ疣　pitchいぼ
沥青中毒　瀝青中毒,ピッチ中毒　れきせいちゅうどく,pitchちゅうどく
荔枝病　荔枝病　レイシびょう
荔枝属　荔枝属　レイシぞく
荔枝素　アトラノリン　atranorin
栗色　栗色　クリイロ
栗属　栗属　クリぞく
栗鼠属　栗鼠属　りすぞく
蛎壳疮(疹)　カキ殻疹　カキからしん
蛎壳疮瘢痕　カキ殻疹瘢痕　カキからしんはんこん
蛎壳样痂　カキ殻状痂皮　カキからじょうかひ
蛎壳状牛皮癬　カキ殻状乾癬　カキからじょうかんせん
蛎壳状银屑病　牡蠣殻状乾癬　カキからじょうかんせん
粒　粒,顆粒　つぶ,かりゅう
α-粒　α-顆粒　α-かりゅう
β-粒　β-顆粒　β-かりゅう
δ-粒　δ-顆粒　δ-かりゅう
ε-粒　ε-顆粒　ε-かりゅう
粒层　顆粒層　かりゅうそう
　童氏粒层　トム顆粒層　Tomeかりゅうそう
粒层黄体〔素〕细胞　顆粒層黄体細胞　かりゅうそうおうたいさいぼう
粒层〔卵囊〕泡膜细胞瘤　顆粒膜卵胞膜細胞腫　かりゅうまくらんぼうまくさいぼうしゅ
粒层细胞　顆粒膜細胞　かりゅうまくさいぼう
粒层细胞瘤　顆粒膜細胞腫　かりゅうまくさいぼうしゅ
粒淀粉　グラヌロース　granulose
粒度　粒状度　りゅうじょうど
粒度计　グラヌロメーター　granulometer
粒剂　顆粒剤　かりゅうざい
粒膜　顆粒膜　かりゅうまく
粒球粘菌属　コンドロコッカス属　Chondrococcusぞく
粒染〔神经〕细胞　グリオクローム　gryochrome
粒细胞　顆粒球　かりゅうきゅう
粒细胞动力学　顆粒球動力学　かりゅうきゅうどうりきがく
粒细胞过多〔症〕　顆粒球増多症　かりゅうきゅうぞうたしょう
粒细胞过少〔症〕　顆粒球減少症　かりゅうきゅうげんしょうしょう
粒细胞减少性扁桃体坏死　顆粒球減少性扁桃腺壊死　かりゅうきゅうげんしょうせいへんとうせんえし
粒细胞减少性咽坏死　顆粒球減少性咽頭壊死　かりゅうきゅうげんしょうせいいんとうえし
粒细胞减少〔症〕　顆粒球減少症　かりゅうきゅうげんしょうしょう
粒细胞疗法　顆粒球療法　かりゅうきゅうりょうほう
粒细胞缺乏性败血症　無顆粒球性敗血症　むかりゅうきゅうせいはいけつしょう
粒细胞缺乏性坏死性粘膜炎　無顆粒球性壊死性粘膜炎　むかりゅうきゅうせいえしせいねんまくえん
粒细胞缺乏性贫血　無顆粒球性貧血　むかりゅうきゅうせいひんけつ

粒细胞缺乏性咽峡炎　無顆粒球性アンギナ　むかりゅうきゅうせいangina

粒细胞缺乏症　無顆粒球症　むかりゅうきゅうしょう

粒细胞生成　顆粒球生成　かりゅうきゅうせいせい

粒细胞系　顆粒球系列　かりゅうきゅうけいれつ

粒细胞毁灭　顆粒球瘀　かりゅうきゅうろう

粒细胞性白血病　顆粒球性白血病　かりゅうきゅうせいはっけつびょう

粒细胞血症　顆粒球血症　かりゅうきゅうけつしょう

粒细胞抑〔制〕素　顆粒球カローン　かりゅうきゅうchalone

粒细胞增多〔症〕　顆粒球増多〔症〕　かりゅうきゅうぞうた〔しょう〕

粒性　顆粒性　かりゅうせい

粒性白细胞　顆粒球　かりゅうきゅう

粒〔性白〕细胞生成　顆粒球形成　かりゅうきゅうけいせい

粒性成肌细胞瘤　顆粒性筋芽細胞腫　かりゅうせいきんがさいぼうしゅ

粒性管型　顆粒性円柱　かりゅうせいえんちゅう

粒性核糖核酸　顆粒性リボ核酸　かりゅうせいriboかくさん

粒性输尿管炎　顆粒性尿管炎　かりゅうせいにょうかんえん

粒性曙红白细胞　顆粒性好酸性白血球　かりゅうせいこうさんせいはっけっきゅう

粒枝碱　イソベベエリン　isobebeerine

粒肿　稗粒腫　ひりゅうしゅ

粒状变性　顆粒〔状〕変性　かりゅう〔じょう〕へんせい

粒状黑变病　顆粒性黒皮症　かりゅうせいこくひしょう

粒状红斑　ペラグラ　pellagra

粒状空泡变性　顆粒性空胞変性　かりゅうせいくうほうへんせい

粒状皮质　顆粒性皮質　かりゅうせいひしつ

粒状炭　クリプトール　cryptol

粒状线粒体　顆粒性糸粒体　かりゅうせいしりゅうたい

粒状阴道炎　顆粒性膣炎　かりゅうせいちつえん

粒子　粒子　りゅうし

α-粒子　α-粒子　α-りゅうし

β-粒子　β-粒子　β-りゅうし

粒子大小　粒子の大きさ　りゅうしのおおきさ

粒子大小分布　粒子の大きさ分布　りゅうしの大きさぶんぷ

α-粒子电离　α-粒子電離　α-りゅうしでんり

粒子计数器　粒子計数器　りゅうしけいすうき

粒子加速器　粒子加速装置,粒子加速器　りゅうしかそくそうち,りゅうしかそくき

粒子检测器　粒子検出器　りゅうしけんしゅつき

粒子-粒子相互作用　粒子粒子相互作用　りゅうしりゅうしそうごさよう

粒子形状　粒子の形　りゅうしのかたち

痢疾　赤痢　せきり

痢疾阿米巴　赤痢アメーバ　せきりamoeba

痢疾毒素　赤痢毒素　せきりどくそ

痢疾杆菌　赤痢杆菌　せきりかんきん

　弗氏痢疾杆菌　フレキシネル菌　Flexnerきん

　施米茨氏痢疾杆菌　シュミッツ菌　Schmitzきん

　宋内氏痢疾杆菌　ゾンネ杆菌　Sonneかんきん

　志贺氏痢疾杆菌　志賀赤痢杆菌　しがせきりかんきん

痢疾后关节病　赤痢後関節症　せきりこうかんせつしょう

痢疾后综合征　赤痢後症候群　せきりこうしょうこうぐん

痢疾抗毒素　赤痢抗毒素　せきりこうどくそ

痢疾内变形虫　赤痢アメーバ　せきりamoeba

痢疾噬菌体　赤痢バクテリオファージ　せきりbacteriophage

痢疾性关节炎　赤痢性関節炎　せきりせいかんせつえん

痢疾性直肠炎　赤痢性直腸炎　せきりせいちょくちょうえん

痢疾血清　抗赤痢血清　こうせきりけっせい

痢疾志贺氏菌　〔A群〕赤痢菌　〔Aぐん〕せきりきん

痢疾状腹泻　赤痢状下痢　せきりじょうげり

痢特灵　フラゾリドン　furazolidone

LIAN　连莲联镰脸练炼恋链

lián　连莲联镰

连串反应　逐次反応,続発反応　ちくじはんのう,ぞくはつはんのう

连带痛　遠隔痛　えんかくつう

连叠氮化物　アジ化物　aziかぶつ

连多硫酸　ポリチオン酸　polythionさん

连多硫酸盐　ポリチオン酸塩　polythionさんえん

连二次硝酸　次亜硝酸　じあしようさん

连二磷酸钙　次リン酸カルシウム　じりんさんcalcium

连二磷酸盐　次リン酸塩　じりんさんえん

连二硫酸铵　次硫酸アンモニウム　じりゅうさんammonium

连二硫酸镉　次硫酸カドミウム　じりゅうさんcadmium

连二硫酸钾　次硫酸カリウム　じりゅうさんkalium

连二硫酸钠　次硫酸ナトリウム　じりゅうさんnatrium

连二亚硫酸钠　次亜硫酸ナトリウム　じありゅうさんnatrium

连二亚硫酸盐　次亜硫酸塩　じありゅうさんえん

连根牙瘤　根性歯牙腫　こんせいしがしゅ

连骨牙　側生歯　そくせいし

连冠牙瘤　歯冠歯牙腫　しかんしがしゅ

连贯表意不能　錯語症　さくごしょう

连合　交連　こうれん

连合部切开术　交連部切開術　こうれんぶせっかいじゅつ

连合部缝术　交連部縫合術　こうれんぶほうごうじゅつ

连合管　結合管　けつごうかん

连合核　交連核　こうれんかく

连合前隔　前交連中隔　ぜんこうれんちゅうかく

连合〔神经〕纤维　交連〔神経〕繊維　こうれん〔しんけい〕せんい

连合细胞　交連細胞　こうれんさいぼう

连合下器　交連下器官　こうれんかきかん

连合纤维　交連繊維　こうれんせんい

连颌畸形　顎癒合〔症〕　がくゆごう〔しょう〕

连枷　連枷　からざお

连枷关节　動揺関節　どうようかんせつ

连枷状臂　動揺腕　どうよううで

连枷状肩　動揺肩　どうようかた

连枷状膝　動揺膝　どうようひざ

连枷足　動揺足　どうようあし

连接不全性骨折　連接不正骨折,変形治癒骨折　れんせつふせいこっせつ,へんけいちゆこっせつ

连接不正　変形治癒,不正癒合,連接不正　へんけいちゆ,ふせいゆごう,れんせつふせい

连接迟缓　遅延癒合　ちえんゆごう

连接蛋白　リガンジン　ligandin

连接反应　連関反応　れんかんはんのう

连接复合体　連結複合体　れんけつふくごうたい

连接杆　連結杆　れんけつかん

连接共生　連結共生　れんけつきようせい

连接管　連合管　れんごうかん

连接链　連結鎖，J 鎖　れんけつさ，J さ

连接酶　リガーゼ　ligase

DNA 连接酶　DNA リガーゼ　DNA ligase

连接器　コネクター，連結器　Connector，れんけつき

连接体　連結子　れんけつし

连接线　連結線　れんけつせん

连眉　眉毛叢生〔症〕　びもうそうせい〔しょう〕

连拍照相机　マガジン カメラ　magazine camera

连钱草　カキドオシ，連銭草　レンセンソウ

连翘酚　フォルシトール　forsythol

连翘苷　フォルシチン　forsythin

连翘属　連翹属　レンギョウぞく

连翘脂素　フォルシチゲノール　forsythigenol

连三硫酸钾　トリチオン酸カリウム　trithion さん kalium

连四硫酸钾　テトラチオン酸カリウム　tetrathion さん kalium

连四硫酸钠　テトラチオン酸ナトリウム　tetrathion さん natrium

连四硫酸盐　テトラチオン酸塩　tetrathion さんえん

连锁　連鎖，リンケージ　れんさ，linkage

连锁定律　連鎖法則　れんさほうそく

连锁反应　連鎖反応　れんさはんのう

X 连锁基因　X 連鎖遺伝子　X れんさいでんし

Y 连锁基因　Y 連鎖遺伝子　Y れんさいでんし

连锁群　連鎖群　れんさぐん

连锁图　連鎖地図　れんさちず

HLA 连锁位点　HLA 連鎖座　HLA れんさざ

Y 连锁遗传　Y-連鎖遺伝　Y れんさいでん

连通器　連通管　れんつうかん

连五硫酸钾　ペンタチオン酸カリウム　pentathion さん kalium

连香树科　カツラ科　カツラか

连续变焦手术显微镜　ズーム立体顕微鏡　zoom りったいけんびきょう

连续变异　連続〔性〕変異　れんぞく〔せい〕へんい

连续标记　持続標識・じぞくひょうしき

连续波激光器　連続波レーザー　れんぞくは laser

连续测量湿度计　連続測定湿度計　れんぞくそくていしつどけい

连续冲洗法　持続灌注〔法〕　じぞくかんちゅう〔ほう〕

连续刺激发生器　持続刺激発生器　じぞくしげきはっせいき

连续刺激显示仪　持続刺激指示器　じぞくしげきしじき

连续传代培养　連続継代培養　れんぞくけいだいばいよう

连续发酵　持続発酵　じぞくはっこう

连续法　連続法　れんぞくほう

连续反馈抑制　持続フィードバック抑製　じぞく feedback よくせい

连续反应　連続反応　れんぞくはんのう

连续放电　持続放電　じぞくほうでん

连续分析　連続分析　れんぞくぶんせき

连续缝术　連続縫合術　れんぞくほうごうじゅつ

连续感染　連続〔性〕感染　れんぞく〔せい〕かんせん

连续灌注试验　持続灌流試験　じぞくかんりゅうしけん

连续光谱　連続スペクトル　れんぞく spectrum

连续脊髓麻醉　持続脊椎麻酔　じぞくせきついますい

连续记录电子血压计　持続記録電子血圧計　じぞくきろくでんしけつあつけい

连续记录示波器照相机　持続記録オシロスコープ カメラ　じぞくきろく oscilloscope camera

连续接种　完全種痘〔法〕　かんぜんしゅとう〔ほう〕

连续解剖图谱　ヒューマノスコープ　humanoscope

连续静脉〔内〕麻醉　持続静脈麻酔　じぞくじょうみゃくますい

连续卡环　持続クラスプ　じぞく clasp

连续流动离心法　持続流動遠心法　じぞくりゅうどうえんしんほう

连续流动热函测定法　持続流動熱関数測定法　じぞくりゅうどうねつかんすうそくていほう

连续流动系统型　持続流動式　じぞくりゅうどうしき

连续毛细血管　連続毛細血管　れんぞくもうさいけっかん

连续灭菌　連続滅菌　れんぞくめっきん

连续粘度测量法　連続粘度測定法　れんぞくねんどそくていほう

连续凝血酶时间　連続トロンビン時間　れんぞく thrombin じかん

连续培养法　連続培養法　れんぞくばいようほう

连续培养物　連続培養物　れんぞくばいようぶつ

连续频率测听计　連続頻度聴力計，連続頻度オージオメーター　れんぞくひんどちょうりょくけい，れんぞくひんど audiometer

连续谱　連続スペクトル　れんぞく spectrum

连续切片　連続切片　れんぞくせっぺん

连续褥式缝术　模様縫合術　もようほうごうじゅつ

连续 β 射线谱　連続 β 射線スペクトル　れんぞく β しゃせん spectrum

连续〔实体〕照片投影检查　連続 X 線撮影〔法〕　れんぞく X せんさつえい〔ほう〕

连续式电子自动平衡仪　連続電子自動平衡器　れんぞくでんしじどうへいこうき

连续式记波摄影　連続動態撮影法，連続キモグラフィー　れんぞくどうたいさつえいほう，れんぞく kymography

连续试餐　連続試験食　れんぞくしけんしょく

连续水平薄层色谱法　連続水平薄層クロマトグラフィ　れんぞくすいへいはくそう chromato graphy

连续瞬目　眼瞼痙攣　がんけんけいれん

连续丝　連続紡錘糸　れんぞくぼうすいし

连续体　連続体　れんぞくたい

连续同步培养　連続同調培養　れんぞくどうちょうばいよう

连续微管　連続微管　れんぞくびかん

连续吸引器　持続吸引器　じぞくきゅういんき

连续稀释　系列希釈〔法〕，階段希釈〔法〕　けいれつきしゃく〔ほう〕，かいだんきしゃく〔ほう〕

连续系统　連続系　れんぞくけい

连续细胞系统　連続細胞系　れんぞくさいぼうけい

连续〔X 线〕摄片　連続〔X 線〕撮影　れんぞく〔X せん〕さつえい

连续〔X 线〕摄片附加器　連続〔X 線〕撮影付加装置　れんぞく〔roentgen〕さつえいふかそうち

连续〔X 线〕照相器　連続〔X 線〕撮影装置　れんぞく

〔roentgen〕さつえいそうち

连续相　連続相　れんぞくそう

连续心电图监护　連続心電図モニタリング　れんぞくしんでんずmonitoring

连续型杂音综合征　連続雑音症候群　れんぞくざつおんしょうこうぐん

连续性　連続性　れんぞくせい

连续性蔓延　連続性拡散　れんぞくせいかくさん

连续性肢端皮炎　連続性肢端皮膚炎,蛇行性皮膚炎　れんぞくせいしたんひふえん,だこうせいひふえん

连续性突触　連続性シナプス　れんぞくせいsynapse

连续性血管杂音　連続性血管雑音　れんぞくせいけっかんざつおん

连续性杂音　連続〔性〕雑音　れんぞく〔せい〕ざつおん

连续性噪声　持続性騒音　じぞくせいそうおん

连续〔性〕震颤　持続性振戦　じぞくせいしんせん

连续血细胞分离装置　連続血球分離装置　れんぞくけっきゅうぶんりそうち

连续音叉　連続音叉　れんぞくおんさ

连续硬膜外麻醉　持続硬膜外麻酔　じぞくこうまくがいますい

连续杂音综合征　連続雑音症候群　れんぞくざつおんしょうこうぐん

连续照片　連続写真,系列写真　れんぞくしゃしん,けいれつしゃしん

连续照相术　連続撮影法　れんぞくさつえいほう

连续照相装置　連続撮影装置　れんぞくさつえいそうち

连续阵挛　間代性痙攣　かんだいせいけいれん

连续蒸馏　連続蒸留　れんぞくじょうりゅう

连续蒸馏器　持続蒸留器　じぞくじょうりゅうき

连续注射器　持続注射器　じぞくちゅうしゃき

连续注液器　持続注入器　じぞくちゅうにゅうき

连续作业测验　持続作業試験　じぞくさぎょうしけん

连珠发　連珠毛　れんしゅもう

莲花　蓮花,ハスの花　レンゲ,ハスのはな

莲碱　アポレイン　aporeine

莲属　蓮属　ハスぞく

莲心甲碱　ネフェリン　neferine

莲心碱　リエンシニン　liensinine

莲叶桐萜醛　ヒルテナール　hyrtenal

莲子　蓮子　レンシ

莲〔子〕心　蓮〔子〕心　レン〔シ〕シン

联氨　ジアミド,ヒドラジン　diamide,hydrazine

联氨法　ヒドラジン法　hydrazineほう

联氨复合物　ヒドラジンコンプレックス　hydrazine complex

联氨中毒　ジアミン中毒　diamineちゅうどく

联白蛋白　シンアルブミン　synalbumin

联苯　ジフェニル　diphenyl

联苯胺　ベンチジン　benzidine

联苯胺冰醋酸　ベンチジン氷酢酸　benzidineひょうさくさん

联苯胺重排　ベンチジン転位　benzidineてんい

联苯胺反应　ベンチジン反応　benzidineはんのう

联苯胺过氧化酶试验　ベンチジンペルオキシダーゼ試験　benzidine peroxidaseしけん

联苯胺蓝　ベンチジンブルー　benzidine blue

联苯胺试剂　ベンチジン試薬　benzidineしやく

联苯胺试验　ベンチジン試験　benzidineしけん

联苯胺中毒　ベンチジン中毒　benzidineちゅうどく

联苯酚　ジフェノール　diphenol

联苯甲　ビトリル　bitolyl

联苯基　キセニル基　xenylき

联苯三酚　ピロガロール　pyrogallol

联带反射　共同反射　きょうどうはんしゃ

联带运动　共同運動　きょうどううんどう

联氮苯　ジピリジル　dipyridyl

联耳独眼畸胎　耳癒着体　じゆちゃくたい

联耳独眼畸形　単耳奇形　たんじきけい

联合瓣膜病　連合弁膜症　れんごうべんまくしょう

联合瓣膜病变　連合弁膜病変　れんごうべんまくびょうへん

联合比色计　連合比色計　れんごうひしょくけい

联合沉淀　共沈　きょうちん

联合沉淀素　共同沈降素,随伴沈降素　きょう〔どう〕ちんこうそ,ずいはんちんこうそ

联合反射　連合反射　れんごうはんしゃ

联合感觉中枢　連合感覚中枢　れんごうかんかくちゅうすう

联合化疗　連合化学療法　れんごうかがくりょうほう

联合机理　連合機転　れんごうきてん

联合机能试验　連合機能試験　れんごうきのうしけん

联合〔肌〕腱　結合腱　けつごうけん

联合肌腱耻骨韧带缝合法　結合腱恥骨靭帯縫合術　けつごうけんちこつじんたいほうごうじゅつ

联合抗结核药物疗法　抗結核薬併用療法　こうけっかくやくへいようりょうほう

联合疗法　併用療法　へいようりょうほう

联合麻痹　協同麻痺　きょうどうまひ

联合免疫缺陷〔病〕　連合免疫欠陥〔症〕　れんごうめんえきけっかん〔しょう〕

联合区　連合野　れんごうや

联合屈曲　共同屈曲　きょうどうくっきょく

联合屈曲症状　共同屈曲症状　きょうどうくっきょくしょうじょう

联合神经　連合神経　れんごうしんけい

联合神经元　連合ニューロン　れんごうneuron

联合脱氨基作用　連合脱アミノ作用　れんごうだつaminoさよう

联合系统病　脊髄索状変性　せきずいさくじょうへんせい

联合纤维　連合繊維　れんごうせんい

联合性失语　連合性失語〔症〕　れんごうせいしつご〔しょう〕

联合运动　連合運動　れんごううんどう

联合诊所　協同診療所　きょうどうしんりょうしょ

联合中枢　連合中枢　れんごうちゅうすう

联机　オンライン　on-line

联机检索系统　オンライン検索システム　on-lineけんさくsystem

联机系统　オンライン システム　on-line system

联接蛋白　コネキシン　connexin

联接管　連結管　れんけつかん

联接酶　リガーゼ　ligase

联接器　咬交器　こうこうき

联结　①連結②結合　①れんけつ②けつごう

联结剂　結合剤　けつごうざい

联结间期　連結間隔　れんけつかんかく
联结膜　連結膜　れんけつまく
联结器　連結器，カップラー　れんけつき，coupler
联结乳汁管　連結乳管　れんけつにゅうかん
联觉　共感覚，共感　きょうかんかく，きょうかん
联络皮质　連合皮質　れんごうひしつ
联络〔神经〕束　連合神経路　れんごうしんけいろ
联络〔神经〕纤维　連合繊維　れんごうせんい
联络神经元　連合ニューロン　れんごうneuron
联胎〔畸形〕论　重複奇形論　じゅうふくきけいろん
联胎〔畸形〕学　重複奇形学　じゅうふくきけいがく
联胎自养体〔重複奇形〕自生体　〔じゅうふくきけい〕じせいたい
联〔体畸〕胎　接着双生児，接着ふたご　せっちゃくそうせいじ，せっちゃくふたご
联体生活　並体結合，パラビオーゼ　へいたいけつごう，parabiose
联想　連想　れんそう
联想测验　連想検査　れんそうけんさ
联想反应　連想反応　れんそうはんのう
联想思维散乱　連想思考散乱　れんそうしこうさんらん
联想心理学　連想心理学　れんそうしんりがく
联想性神经机能病　連想神経症　れんそうしんけいしょう
联想障碍　連想障害　れんそうしょうがい
联想中断　連想分離　れんそうぶんり
镰虫属　ドレパニジウム属　Drepanidiumぞく
镰刀菌　フザリウム　fusarium
镰刀菌素　フザリン　fusarine
镰刀菌酮X　フザリノンX　fusarinoneX
镰刀菌中毒〔症〕　フザリウム菌中毒症　fusariumきんちゅうどくしょう
镰突　鎌状突起　れんじょうとっき
镰形刮器　鎌状歯石除去器　れんじょうしせきじょきょき
镰形〔状〕细胞　鎌状〔赤〕血球　れんじょう〔せっ〕けっきゅう
镰形细胞 性贫血　鎌状〔赤〕血球貧血　れんじょう〔せっ〕けっきゅうひんけつ
镰缘上角　鎌状縁上角　れんじょうえんじょうかく
镰缘下角　鎌状縁下角　れんじょうえんかかく
镰状处女膜　鎌状処女膜　れんじょうしょじょまく
镰状隔膜　鎌状隔膜　れんじょうかくまく
镰状红细胞地中海贫血〔病〕　鎌状赤血球地中海貧血〔病〕　れんじょうせっけっきゅうちちゅうかいひんけつ〔びょう〕
镰状红细胞血红蛋白C病　鎌状赤血球ヘモグロビンC病　れんじょうせっけっきゅうhemoglobin Cびょう
镰状红细胞血红蛋白D病　鎌状赤血球ヘモグロビンD病　れんじょうせっけっきゅうhemoglobin Dびょう
镰状化　鎌状化　れんじょうか
镰状韧带　鎌状靭帯　れんじょうじんたい
镰状碎胎刀　鎌状切胎刀　れんじょうせったいとう
镰状细胞病　鎌状〔赤〕血球症　れんじょう〔せっ〕けっきゅうしょう
镰状细胞贫血性肾损害　鎌状〔赤〕血球貧血性腎損害　れんじょう〔せっ〕けっきゅうひんけつせいじんそんがい
镰状细胞素质　鎌状〔赤〕血球素質　れんじょう〔せっ〕けっきゅうそしつ
镰状细胞性贫血　鎌状〔赤〕血球貧血　れんじょう〔せっ〕けっきゅうひんけつ
镰状细胞血红蛋白　鎌状〔赤〕血球ヘモグロビン　れんじょう〔せっ〕けっきゅうhemoglobin

镰状细胞血症　鎌状〔赤〕血球血症　れんじょう〔せっ〕けっきゅうけつしょう
镰状细胞〔遗传〕特性　〔赤〕血球鎌状形成傾向　〔せっ〕けっきゅうれんじょうけいせいけいこう
镰状形成　鎌状〔赤〕血球化　れんじょう〔せっ〕けっきゅうか
镰〔状〕缘　鎌状縁　れんじょうえん

lián　脸

脸白偏头痛　蒼白片頭痛　そうはくへんずつう
脸红　①赤面②顔面潮紅　①せきめん②がんめんちょうこう
脸红恐怖症　赤面恐怖症　せきめんきょうふしょう
脸红偏头痛　発赤片頭痛　ほっせきへんずつう
脸螨　顔ダニ　かおダニ
脸色　顔色　かおいろ

liàn　练炼恋链

练肌器　エルゴスタト　ergostat
炼丹家　煉丹者　れんたんしゃ
炼酵母　セロリン　cerolin
炼金（丹）术　煉金術　れんきんじゅつ
炼乳　煉乳，コンデンス ミルク　れんにゅう，condense milk
炼油厂废水　石油工業廃水　せきゆこうぎょうはいすい
恋床癖　就床狂　しゅうしょうきょう
恋己癖　ナルシ（チ）シズム，自己愛　narcissism，じこあい
恋母情结　エディプス コンプレックス　Oedipus complex
恋尸癖　死体性愛，死姦症　したいせいあい，しかんしょう
恋物癖　フェチシズム，淫物愛　fetishism，いんぶつあい
恋物癖者　フェチシスト　fetishist
链　鎖，連鎖　さ，くさり，れんさ
链孢霉属　アカバンカビ属　アカバンカビぞく
链孢子囊菌属　ストレプトスポランギウム属　Streptosporangiumぞく
链长　鎖長　さちょう
链道酶　ストレプトドルナーゼ　streptodornase
链的极性　鎖の極性　くさりのきょくせい
链反射　連鎖反射　れんさはんしゃ
链杆菌属　ストレプトバチルス属，連鎖杆菌属　Streptobacillusぞく　れんさかんきんぞく
链格孢属　アルテルナリア属　Alternariaぞく
链格孢中毒　アルテルナリア中毒　Alternariaちゅうどく
链钩　鎖鉤　さこう
链黑菌素　ストレプトニグリン　streptonigrin
链码天平　鎖天秤　くさりてんびん
链霉胺　ストレプタミン　streptamine
链霉蛋白酶　プロナーゼ　pronase
链霉二糖　ストレプトビオス　streptobiose
链霉二糖胺　ストレプトビオサミン　streptobiosamine
链霉胍　ストレプチジン　streptidine
链霉菌病　ストレプトマイセス症　streptomyces 症
链霉菌蛋白酶　ストレプトマイセス プロテイナーゼ，ストレプトマイセスたんぱく分解酵素　streptomyces proteinase，streptomycesたんぱくぶんかいこうそ
链霉菌科　ストレプトミセス科　streptomycesか
链霉菌属　ストレプトミセス属　Streptomycesぞく
链霉溶菌素　ストレプトリジギン　streptolydigin
链霉杀菌素　プロトシジン　protocidin
链霉杀阳菌素　ストレプトグラミン　streptogramin
链霉素　ストレプトマイシン　streptomycin

链霉素 B　ストレプトマイシンB　streptomycin B

链霉素耳聋　ストレプトマイシン難聴　streptomycinなんちょう

链霉素泛酸盐　ストレプトマイシン パントテン酸塩　streptomycin pantothenさんえん

链霉素硫酸盐片　ストレプトマイシン硫酸塩錠　streptomycinりゅうさんえんじょう

链霉素硫酸盐注射剂　ストレプトマイシン硫酸塩注射剤　streptomycinりゅうさんえんちゅうしゃざい

链霉素氯化钙复盐　ストレプトマイシン塩化カルシウム複塩　streptomycinえんかcalciumふくえん

链霉素异烟肼　ストレプトニアジド　streptoniazide

链霉素直流电离子导入疗法　ストレプトマイシン イオン導入法　streptomycin ionどうにゅうほう

链霉素中毒　ストレプトマイシン中毒　streptomycinちゅうどく

链霉糖　ストレプトース　streptose

链脲霉素　ストレプトゾトシン　streptozotocin

链起始作用　連鎖開始作用　れんさかいしさよう

链球菌　連鎖球菌　れんさきゅうきん

　费莱森氏链球菌　フェールアイゼン連鎖球菌　Fehleisen れんさきゅうきん

链球菌败血症　連鎖球菌性敗血症　れんさきゅうきんせいはいけつしょう

链球菌病　連鎖球菌感染症　れんさきゅうきんかんせんしょう

链球菌 M 蛋白　連鎖球菌 M 蛋白〔質〕　れんさきゅうきんMたんぱく〔しつ〕

链球菌毒素　連鎖球菌毒素　れんさきゅうきんどくそ

链球菌 A 多糖　連鎖球菌 A 多糖類　れんさきゅうきんAたとうるい

链球菌肺炎　連鎖球菌性肺炎　れんさきゅうきんせいはいえん

链球菌感染后肾炎　連鎖球菌感染後腎炎　れんさきゅうきんかんせんごじんえん

链球菌核酸酶　連鎖球菌ヌクレアーゼ,連鎖球菌核酸分解酵素　れんさきゅうきんnuclease,れんさきゅうきんかくさんぶんかいこうそ

链〔球菌〕激酶　ストレプトキナーゼ　streptokinase

链球菌菌苗　連鎖球菌ワクチン　れんさきゅうきんvaccine

链球菌〔菌〕血症　連鎖球〔菌〕血症　れんさきゅうきん〔きん〕けつしょう

链球菌抗毒素　連鎖球菌抗毒素　れんさきゅうきんこうどくそ

链球菌酶清创术　連鎖球菌分解酵素創傷清拭術　れんさきゅうきんぶんかいこうそそうしょうせいしきじゅつ

链球菌凝集试验　連鎖球菌凝集試験　れんさきゅうきんぎょうしゅうしけん

链球菌皮〔肤〕病　連鎖球菌膿皮症　れんさきゅうきんのうひしょう

链球菌皮炎　連鎖球菌皮膚炎　れんさきゅうきんひふえん

链球菌溶纤维蛋白酶　連鎖球菌線維素溶解酵素　れんさきゅうきんせんいそようかいこうそ

链球菌溶血素　連鎖球菌溶血素,ストレプトリジン　れんさきゅうきんようけつそ,streptolysin

链球菌溶血素 O　連鎖球菌溶血素O,ストレプトリジンO　れんさきゅうきんようけつそO,streptolysin O

链球菌溶血素 S　連鎖球菌溶血素S,ストレプトリジン S

链球菌溶血素S　ストレプトマイシンようけつそS,streptolysin S

链球菌杀白细胞素　ストレプトロイコチジン,連鎖球菌白血球溶解素　streptoleukocidin,れんさきゅうきんはっけっきゅうようかいそ

链球菌噬菌体　連鎖球菌ファージ　れんさきゅうきんphage

链球菌属　連鎖球菌属　れんさきゅうきんぞく

链球菌素　ストレプトスタシン　streptostacin

链球菌脱氧核糖核酸酶　ストレプトドルナーゼ　streptodornase

链球菌性肠炎　連鎖球菌性腸炎　れんさきゅうきんせいちょうえん

链球菌性肺炎　連鎖球菌性肺炎　れんさきゅうきんせいはいえん

链球菌性蜂窝织炎　連鎖球菌性蜂巣織炎,連鎖球菌性フレグモーネ　れんさきゅうきんせいほうそうしきえん,れんさきゅうきんせいphlegmone

链球菌性关节炎　連鎖球菌性関節炎　れんさきゅうきんせいかんせつえん

链球菌性糠疹　連鎖球菌性粃糠疹　れんさきゅうきんせいひこうしん

链球菌性脓疱疹　連鎖球菌性膿痂疹　れんさきゅうきんせいのうかしん

链球菌性食物中毒　連鎖球菌性食中毒　れんさきゅうきんせいしょくちゅうどく

链球菌性咽峡炎　連鎖球菌性アンギナ　れんさきゅうきんせいangina

链球菌〔性〕咽炎　連鎖球菌性咽頭炎　れんさきゅうきんせいいんとうえん

链球菌性龈炎　連鎖球菌性歯肉炎　れんさきゅうきんせいしにくえん

链球菌性支气管炎　連鎖球菌性気管支炎　れんさきゅうきんせいきかんしえん

链球菌致活酶　ストレプトキナーゼ　streptokinase

链球菌族　連鎖球菌族　れんさきゅうきんぞく

链式反应　連鎖反応　れんさはんのう

链式反应堆　連鎖反応堆　れんさはんのうつい（たい）

链顺序　連鎖配列順〔序〕　れんさはいれつじゅん〔じょ〕

链丝菌病　ストレプトトリックス症　streptothrix　しょう

链丝菌红素　ルビジン　rubidin

链丝菌黄质　マイコルテイン　mycolutein

链丝菌属　ストレプトトリックス属　Streptothrixぞく

链丝菌素　ストレプトスライシン　streptothricin

链锁反射　連鎖反射　れんさはんしゃ

链锁反应　連鎖反応　れんさはんのう

链锁载体　連鎖担体　れんさたんたい

链烷　アルカン　alkane

链烯　アルケン　alkene

链形装置　連鎖装置　れんさそうち

链异构　連鎖異性　れんさいせい

链引发　連鎖開始　れんさかいし

链支化　連鎖分枝〔反応〕　れんさぶんし〔はんのう〕

链终止〔作用〕　連鎖停止反応　れんさていしはんのう

链转移〔作用〕　チェーントランスファー　chain transfer

链状杆菌　鎖状杆菌　さじょうかんきん

链状结合　連鎖状連結　れんさじょうれんけつ

链状菌　連鎖状菌　れんさじょうきん

链状神经系　鎖状神経系　さじょうしんけいけい

链状细菌　カテナバクテリウム　catenabacterium

LIANG　良凉量两亮量

liáng　良凉量

良姜属　ハナミョウガ属　ハナミョウガぞく

良性尘肺　良性塵肺〔症〕　りょうせいじんはい〔しょう〕

良性〔成〕骨〔母〕细胞瘤　良性骨芽〔細胞〕腫　りょうせいこつが〔さいぼう〕しゅ

良性成软骨细胞瘤　良性軟骨芽腫　りょうせいなんこつがしゅ

良性错构瘤性淋巴样肿　良性過誤腫性リンパ様腫瘍　りょうせいかごしゅせいlymphようしゅよう

良性刺激　良性刺激　りょうせいしげき

良性单株细胞蛋白血症　良性単クローン〔性〕グロブリン血症　りょうせいたんclone〔せい〕globulinけっしょう

良性蛋白尿　良性蛋白尿〔症〕　りょうせいたんぱくにょう〔しょう〕

良性反复发作性血尿　良性頻発性血尿　りょうせいひんぱつせいけつにょう

良性反复性胆汁淤滞综合征　良性反復性胆汁うっ滞症候群　りょうせいはんぷくせいたんじゅううったいしょうこうぐん

良性反复性胆汁郁积　良性反復性胆汁うっ滞　りょうせいはんぷくせいたんじゅううったい

良性反复性肾出血　良性反復性腎出血　りょうせいはんぷくせいじんしゅっけつ

良性反复性血尿综合征　良性反復性血尿症候群　りょうせいはんぷくせいけつにょうしょうこうぐん

良性感受器　有利受容器　ゆうりじゅようき

良性高丙种球蛋白血症　良性過ガンマグロブリン血症　りょうせいかgammaglobulinけっしょう

良性过度角化病　良性過角化症,良性角質増殖〔症〕　りょうせいかかっかしょう，りょうせいかくしつぞうしょく〔しょう〕

良性合胞体瘤　良性合胞体腫　りょうせいごうほうたいしゅ

良性黑〔色〕棘皮症　良性黒色アカントーシス　りょうせいこくしょくacanthosis

良性滑膜瘤　良性滑膜腫　りょうせいかつまくしゅ

良性〔缓进型〕高血压病　良性〔慢性〕高血圧症　りょうせい〔まんせい〕こうけつあつしょう

良性肌痛性脑脊髓炎　良性筋痛性脳脊髄炎　りょうせいきんつうせいのうせきずいえん

良性畸胎瘤　良性奇形腫　りょうせいきけいしゅ

良性家族性天疱疮　良性家族性天疱瘡　りょうせいかぞくせいてんぽうそう

良性家族性血尿　良性家族性血尿　りょうせいかぞくせいけつにょう

良性间皮瘤　良性中皮腫　りょうせいちゅうひしゅ

良性间日疟　良性三日熱　りょうせいみっかねつ

良性间叶瘤　良性間葉〔細胞〕腫　りょうせいかんよう〔さいぼう〕しゅ

良性间叶组织肿瘤　良性間葉〔織〕腫瘍　りょうせいかんようしきしゅよう

良性颗粒细胞瘤　良性顆粒細胞腫　りょうせいかりゅうさいぼうしゅ

良性类癌　良性カルチノイド　りょうせいcarcinoid

良性淋巴肉芽肿〔病〕　良性リンパ肉芽腫症　りょうせいlymphにくがしゅしょう

良性淋巴上皮病变　良性リンパ上皮病変　りょうせいlymphじょうひびょうへん

良性淋巴网状内皮细胞增生〔症〕　良性リンパ性〔細〕網内〔皮〕症　りょうせいlymphせい〔さい〕もうない〔ひ〕しょう

良性淋巴细胞瘤　良性リンパ細胞腫　りょうせいlymphさいぼうしゅ

良性淋巴细胞性脑膜炎　良性リンパ球性髄膜炎　りょうせいlymphきゅうせいずいまくえん

良性淋巴组织增生　良性リンパ組織増殖〔症〕　りょうせいlymphそしきぞうしょく〔しょう〕

良性流行性多发性神经炎　良性流行性多発性神経炎　りょうせいりゅうこうせいたはつせいしんけいえん

良性颅内高血压　良性頭蓋内高血圧　りょうせいずがいないこうけつあつ

良性卵巢纤维瘤　良性卵巣繊維腫　りょうせいらんそうせんいしゅ

良性脉络膜黑〔色〕素瘤　良性脈絡膜黒〔色〕腫　りょうせいみゃくらくまくこく〔しょく〕しゅ

良性囊性畸胎瘤　良性嚢胞性奇形腫　りょうせいのうほうせいきけいしゅ

良性粘膜类天疱疮　良性粘膜性類天疱瘡　りょうせいねんまくせいるいてんぽうそう

良性疟　良性マラリア　りょうせいmalaria

良性皮肤淋巴组织增生　良性皮膚リンパ組織増殖〔症〕　りょうせいひふlymphそしきぞうしょく〔しょう〕

良性平滑肌母细胞瘤　良性平滑筋芽細胞腫　りょうせいへいかつきんがさいぼうしゅ

良性葡萄胎　良性〔胞状〕奇胎　りょうせい〔ほうじょう〕きたい

良性前列腺肥大　良性前立腺肥大　りょうせいぜんりつせんひだい

良性肉芽肿病　良性肉芽腫症　りょうせいにくがしゅしょう

良性上皮瘤　良性上皮腫　りょうせいじょうひしゅ

良性上皮组织肿瘤　良性上皮腫瘍　りょうせいじょうひしゅよう

良性粟粒性狼疮　良性粟粒性狼瘡　りょうせいぞくりゅうせいろうそう

良性糖尿　良性糖尿　りょうせいとうにょう

良性突眼〔症〕　良性眼球突出〔症〕　りょうせいがんきゅうとっしゅつ〔しょう〕

良性先天性肌张力减退　良性先天性筋緊張減退　りょうせいせんてんせいきんきんちょうげんたい

良性腺上皮瘤　良性腺上皮腫　りょうせいせんじょうひしゅ

良性型　良性型　りょうせいがた

良性血管内皮瘤　良性血管内皮腫　りょうせいけっかんないひしゅ

良性血管外皮细胞瘤　良性血管外皮細胞腫　りょうせいけっかんがいひさいぼうしゅ

良性血尿　良性血尿　りょうせいけつにょう

良性循环　良性循環　りょうせいじゅんかん

良性再发性血尿　良性再発性血尿　りょうせいさいはつせいけつにょう

良性阵发性腹膜炎　良性発作性腹膜炎　りょうせいほっきせいふくまくえん

良性阵发性眼〔球〕震〔颤〕　良性発作性眼〔球〕振〔蕩症〕　りょうせいほっきせいがん〔きゅう〕しん〔とうしょう〕

良性脂肪母细胞瘤　良性脂肪芽細胞腫　りょうせいしぼう

がさいぼうしゅ

良性〔肿〕瘤　良性腫瘍　りょうせいしゅよう

良性转移性甲状腺肿　良性転移性甲状腺腫　りょうせいてんいせいこうじょうせんしゅ

良性赘生物　良性新生物　りょうせいしんせいぶつ

良药　良薬　りょうやく

凉浴　冷水浴　れいすいよく

量杯　定容グラス，メートルグラス　ていようglass，meter glass

量尺　計量ゲージ　けいりょうgauge

量袋器　ポケットメーター　pocketmeter

量度　測定　そくてい

量阀　計量弁　けいりょうべん

量力计(器)　力量計，握力計　りきりょうけい，あくりょくけい

量颅计　頭蓋計測器　ずがいけいそくき

量瓶　定容瓶　ていようびん

量气纯度管　ユーディオメーター　eudiometer

量器　計量器，メジャ　けいりょうき，measure

量热法　熱量測定法　ねつりょうそくていほう

量热分析　熱量分析　ねつりょうぶんせき

量热器(计)　熱量計　ねつりょうけい

量筒　メスシリンダー　Messcylinder

量血压用手臂气袋　血圧計用カフ　けつあつけいようcuff

量牙器(计)　歯牙測定器　しがそくていき

量眼器　オプトメータ，眼計測計　optometer，がんけいそくけい

量液滴定管　メスビュレット　Mess burette

量液〔移液〕管　メスピペット　Mess pipet

liǎng　两

两杯试验　二杯〔分〕尿法，二杯試験，トンプソン試験　はい〔ぶん〕にょうほう，にはいしけん，Thompsonしけん

两鼻类　両鼻類　りょうびるい

两鞭毛　両鞭毛　りょうべんもう

两侧　両側　りょうがわ，りょうそく

两侧错觉　両体側知覚症　りょうたいそくちかくしょう

两侧对称　左右対称　さゆうたいしょう

两侧对称花　左右対称花　さゆうたいしょうばな

两侧共济失调　両側運動失調〔症〕　りょうがわうんどうしっちょう〔しょう〕

两侧间歇性小动脉痉挛症　レイノー病　Raynaudびょう

两侧痉挛　対称性痙攣　たいしょうせいけいれん

两侧面神经麻痹　両側顔面神経麻痺　りょうそくがんめんしんけいまひ

两侧面瘫　両側顔面麻痺　りょうそくがんめんまひ

两侧偏盲　両側半盲〔症〕　りょうそくはんもう〔しょう〕

两侧气胸　両側気胸　りょうそくききょう

两侧手足徐动症　両側アテトーゼ　りょうそくathetosis

两侧瘫　両側麻痺　りょうそくまひ

两侧特发性坏疽　レイノー壊疽　Raynaudえそ

两侧头痛　両側性頭痛　りょうそくせいずつう

两侧突眼　両側眼球突出〔症〕　りょうそくがんきゅうとっしゅつ〔しょう〕

两侧脱位　両側脱臼　りょうそくだっきゅう

两侧细胞　両側突起細胞　りょうそくとっきさいぼう

两侧斜视　両側斜視　りょうそくしゃし

两叉　ふたまた

两重　二重　にじゅう，ふたえ

两处骨折　重複骨折　じゅうふくこっせつ

两次搏动　二拍動　にはくどう

两次缝〔合〕术　一次二次縫合術　いちじにじほうごうじゅつ

两点辨别　二点識別　にてんしきべつ

两点辨别觉　二点識別感覚　にてんしきべつかんかく

两点辨别阈　二点識別域値　にてんしきべついきち

两端鞭毛菌　両毛菌　りょうもうきん

两端加压　両端加圧　りょうたんかあつ

两对称　両対称〔性〕　りょうたいしょう〔せい〕

两房一室三腔心　三腔二房心　さんこうにぼうしん

两房阴道　中隔膣　ちゅうかくちつ

两〔分〕格胶囊　二室カプセル　にしつcapsule

两〔个〕信号系统学说　二つの信号系説　ふたつのしんごうけいせつ

两极　両極，双極　りょうきょく，そうきょく

两极倒转术　両極回転術　りょうきょくかいてんじゅつ

两极胚胎　両極胚盤　りょうきょくはいばん

两极染色法　双極染色法　そうきょくせんしょくほう

两极〔神经〕细胞　両極神経細胞　りょうきょくしんけいさいぼう

两极神经元　双極ニューロン　そうきょくneuron

两级踏凳(台)　二階段踏台　にかいだんふみだい

两极性　二極性　にきょくせい

两极学说　両極形成説　りょうきょくけいせいせつ

两极整流管(器)　ケノトロン　kenotron

两颊潮红　両頬潮紅　りょうきょうちょうこう

两律性心律失常　副調律　ふくちょうりつ

两路开关　ダブルスイッチ　double switch

两内(鼻)侧偏盲　二鼻側半盲　りょうびそくはんもう

两颞(外)侧偏盲　二耳側半盲　りょうじそくはんもう

两栖动物　両生動物　りょうせいどうぶつ

两栖纲　両生綱　りょうせいこう

两岐杆菌属　ビフィドバクテリウム属　Bifidobacteriumぞく

两歧桑葚胚　異極桑実胚　いきょくそうじつはい

两染细胞　両染性細胞　りょうせんせいさいぼう

两染性　両染性　りょうせんせい

两染性粒　両染性顆粒　りょうせんせいかりゅう

两刃切断刀　切断用両刃刀　せつだんようりょうじんとう

两射投影灯　エピジアスコープ　epidiascope

两透性　両透性　りょうとうせい

两维超声声象图　二次元超音波断層撮影図　にじげんちょうおんぱだんそうさつえいず

两维B型超声诊断仪　二次元B型超音波診断装置　にじげんBがたちょうおんぱしんだんそうち

两向传导　両方向性伝導　りょうほうこうせいでんどう

两向电色谱法　両方向きエレクトロクロマトグラフィー　りょうほうむきelectrochromatography

两向色谱法　両方向きクロマトグラフィ　りょうほうむきchromatography

两向性　両向性　りょうこうせい

两相　二相　にそう

两相滴定法　二相性滴定法　にそうせいてきていほう

两相电位　二相性電位　にそうせいでんい

两相性动作电位　二相性活動電位　にそうせいかつどうでんい

两型性　両型性　りょうがたせい

两性　两性,两向性　りょうせい,りょうこうせい
两性比率　性〔別〕比　せい〔べつ〕ひ
两性表面活性剂　両性表面活性剤　りょうせいひょうめん
　かっせいざい
两性电解质　両性電解質　りょうせいでんかいしつ
两性胨　アンフィペプトン　amphipeptone
两性反应　両性反応　りょうせいはんのう
两性关系　性関係　せいかんけい
两性花　両性花　りょうせいか
两性化合物　両性化合物　りょうせいかごうぶつ
两性肌酸　アンフィクレアチン　amphicreatine
两性肌〔酸〕酐　アンフィクレアチニン　amphicreatinine
两性畸形　半陰陽,雌雄同体　はんいんよう,しゅうどうた
　い
两性胶体　両性コロイド　りょうせいcolloid
两性离子　両性イオン　りょうせいion
两性离子交换树脂　両性イオン交換樹脂　りょうせいion
　こうかんじゅし
两性硫化物　両性硫化物　りょうせいりゅうかぶつ
两性霉素　アムホテリシン　amphotericin
两性霉素 B　アムホテリシンB　amphotericin B
两性胚（母）细胞瘤　半陰陽性卵巣腫瘍,〔卵巣〕男性胚〔細
　胞〕腫,ギナンドロブラストーマ　はんいんようせいらん
　そうしゅよう,〔らんそう〕だんせいはい〔さいぼう〕しゅ,
　gynandroblastoma
两性氢氧化物　両性水酸化物　りょうせいすいさんかぶつ
两性染色　両性染色　りょうせいせんしょく
两性人（体）　半陰陽者　はんいんようしゃ
两性溶剂　両性溶剤　りょうせいようざい
两性融合　両性混合　りょうせいこんごう
两性色情　両性淫欲　りょうせいいんよく
两性生殖　両性生殖　りょうせいせいしょく
两性生殖期　両性生殖期　りょうせいせいしょっき
两性生殖腺　両性生殖腺,卵巣睾丸　りょうせいせいしょく
　せん,らんそうこうがん
两性〔生殖〕腺共存　両性生殖腺併存　りょうせいせいしょ
　くせんへいぞん
两性世代　両性世代　りょうせいせだい
两性脉　アンフォアルブモース　amphoalbumose
两性特征并存　両性併存　りょうせいへいぞん
两性选择　雌雄性的淘汰,両性〔相互〕選択　しゆうせいて
　きとうた,りょうせい〔そうご〕せんたく
两性盐　両性塩　りょうせいえん
两性游离　両性解離　りょうせいかいり
两性元素　両性元素　りょうせいげんそ
两眼复视　両眼複視　りょうがんふくし
两眼虹膜异色　虹彩異色〔症〕　こうさいいしょく〔しょう〕
两眼距离过远　両眼隔離〔症〕　りょうがんかくり〔しょう〕
〔两眼〕屈光不等　屈折〔左右〕不同〔症〕　くっせつ〔さゆう〕
　ふどう〔しょう〕
〔两眼〕视力不等　視力〔左右〕不同〔症〕,不等視力,不同視力
　しりょく〔さゆう〕ふどう〔しょう〕,ふとうしりょく,ふどう
　しりょく
两眼视力相等　同視　どうし
两眼视线等平　眼球正位　がんきゅうせいい
两眼调节参差　不同調節　ふどうちょうせつ
两眼外旋　両眼外反,外旋斜位　りょうがんがいはん,がい
　せんしゃい

两眼协同运动中枢　両眼共同運動中枢　りょうがんきょう
　どううんどうちゅうすう
两眼异色　異色眼　いしょくがん
两眼轴向不等　異軸眼　いじくがん
两样接合　両様接合　りょうようせつごう
两液电池　二液電池　にえきでんち
两音听诊器　二音聴診器　におんちょうしんき
两用　両用　りょうよう
两指畸形　二指奇形　にしきけい

liàng　**亮量**

亮氨酸　ロイシン　leucine
亮氨酸氨肽酶　ロイシンアミノペプチダーゼ　leucine
　aminopeptidase
亮氨酸氨肽酶测量　ロイシンアミノペプチダーゼ測定
　leucine aminopeptidaseそくてい
亮氨酸过多〔症〕　ロイシン増加〔症〕　leucineぞうか〔しょ
　う〕
亮氨酸过敏性低血糖症　ロイシン過敏性低血糖症　leucine
　かびんせいていけっとうしょう
亮氨酸过敏症　ロイシン過敏症　leucine　かびんしょう
亮氨酸耐量试验　ロイシン負荷試験　leucineふかしけん
亮氨酸尿　ロイシン尿〔症〕　leucineにょう〔しょう〕
亮氨酸乙酯　ロイシン エチルエステル　leucine ethylester
亮氨酰甘氨酸　ロイシルグリシン　leucylglycine
亮氨酰肽酶　ロイシルペプチダーゼ　leucyl peptidase
亮斑　明斑,タッシュクレール　めいはん,　tache claire
亮度　輝度　きど
亮度对比　明るさの対比,輝度の対比　あかるさのたいひ,
　きどのたいひ
亮度曲线　輝度曲線　きどきょくせん
亮甘丙肽　ロイシル グリシルアラニン　leucyl glycylala-
　nine
亮红　ブリリアント レッド　brilliant red
亮黄　ブリリアント エロー　brilliant yellow
亮甲酚蓝　ブリリアント クレジル ブルー　brilliant
　cresylblue
亮绿　ブリリアント グリーン　brilliant green
亮绿乳糖肉汤　ブリリアント グリーン乳糖膽汁ブイヨン
　brilliant greenにゅうとうたんじゅうbouillon
亮视野显微镜检查　明視野顕微鏡検査　めいしやけんび
　きょうけんさ
亮细胞　明細胞　めいさいぼう
亮紫　ブリリアント バイオレット　brilliant violet
量　量　りょう
量变　量的変化　りょうてきへんか
量不足　量不足　りょうふそく
量程　レンジ　range
量率　線量率　せんりょうりつ
量子　量子　りょうし
量子产额　量子産出高　りょうしさんしゅつだか
量子常数　量子定数　りょうしていすう
量子化学　量子化学　りょうしかがく
量子化相互作用　量子化相互作用　りょうしかそうごさよ
　う
量子化〔作用〕　量子化　りょうしか
量子力学　量子力学　りょうしりきがく
量子论　量子説,プランク説　りょうしせつ,Planckせつ
量子生物学　量子生物学　りょうしせいぶつがく

量子释放 量子放出 りょうしほうしゅつ
量子数 量子数 りょうしすう
量子条件 量子条件 りょうしじょうけん
量子限制 量子抑制 りょうしよくせい
量子效率 量子効率 りょうしこうりつ
量子〔性〕跳变 量子跳躍 りょうしちょうやく
量子学说 量子説 りょうしせつ
量子药理学 量子薬理学 りょうしやくりがく
量总和 量的総和 りょうてきそうわ

LIAO 疗撩獠钌蓼

liáo 疗撩獠

疗病性流产 治療的流産 ちりょうてきりゅうざん
疗病诱发疟 〔治療〕誘発性マラリア,接種マラリア 〔ちりょう〕ゆうはつせいmalaria,せっしゅmalaria
疗程 ①治療経過②クール(治療単位) ①ちりょうけいか②kur(ちりょうたんい)
疗法 療法 りょうほう
　比劳氏疗法 ビュラウ療法 Bülauりょうほう
　布兰特氏疗法 ブラント療法 Brandtりょうほう
　布雷默氏疗法 ブレーメル療法 Brehmerりょうほう
　道塞尔氏疗法 ダンセル療法 Dancelりょうほう
　杜朗特氏疗法 デュランテ療法 Duranteりょうほう
　法拉第电流疗法 ファラデー療法 Faradayりょうほう
　弗兰克尔氏疗法 フレンケル療法 Frenkelりょうほう
　弗洛伊德氏疗法 フロイド療法 Freudりょうほう
　福拉尼尼氏疗法 ホルラニニ療法 Forlaniniりょうほう
　哈德尔氏疗法 ハルテル療法 Hartelりょうほう
　哈辛氏疗法 ハッシン療法 Hassinりょうほう
　基特尔氏疗法 キッテル療法 Kittelりょうほう
　伦哈兹氏疗法 レンハルツ療法 Lenhartzりょうほう
　梅尔泽氏疗法 メルツァー療法 Meltzerりょうほう
　佩珀氏疗法 ペッパー療法 Papperりょうほう
　谢德氏疗法 シェーデ療法 Schedeりょうほう
　艾伦氏疗法 アレン療法 Allenりょうほう
疗法失当 不正治療,医療過誤 ふせいちりょう,いりょうかご
疗骨术 整骨術 せいこつじゅつ
疗秃法 はげ治療法 はげちりょうほう
疗效 治療効果 ちりょうこうか
疗效标准 治療効果判定基準 ちりょうこうかはんていきじゅん
疗效评价 治療効果評価 ちりょうこうかひょうか
疗效指数 治療指数 ちりょうしすう
疗养 療養 りょうよう
疗养地 療養地 りょうようち
疗养区 療養地域 りょうようちいき
疗养食物 病弱者食物 びょうじゃくしゃしょくもつ
疗养所(院) 療養所,サナトリウム りょうようしょ,sanatorium
疗养院疗法 療養所療法 りょうようしょりょうほう
疗用电极 治療電極 ちりょうでんきょく
撩感 くすぐり感 くすぐりかん
撩感缺失 くすぐり感欠如 くすぐりかんけつじょ
撩痒 むずがゆさ
獠牙 突出歯 とっしゅつし

liáo 钌蓼

钌 ルテニウム,Ru ruthenium

钌红 ルテニウム レッド ruthenium red
蓼大青叶 蓼大青葉 タデタイセイヨウ
蓼科 蓼科 タデか
蓼属 蓼属 タデぞく

LIE 列劣烈捩猎裂

lie 列劣烈捩猎裂

列〔奥谬尔〕氏温度计 列氏寒暖計,レオミュール寒暖計 れっしかんだんけい,Reaumurかんだんけい
列当科 ハマウツボ科 ハマウツボか
列当属 ハマウツボ属,列当属 ハマウツボぞく,レットウぞく
列普他唑 レプタゾル leptazol
列瓦迪提氏染色法 レバジチ染色法 levaditiせんしょくほう
列文森氏试验 レビンソン試験 levinsonしけん
列文氏管 レビン チューブ levin tube
列线〔算〕图 計算図表,ノモグラム けいさんずひょう,nomogram
列线图解法 ノモグラフィー nomography
劣生学 劣生学 れっせいがく
劣势 劣勢 れっせい
劣味 悪味 あくみ
劣性 劣性 れっせい
劣性刺激 劣性刺激 れっせいしげき
劣性反应 カコン kakon
劣种 劣等品種 れっとうひんしゅ
烈香杜鹃 烈香杜鵑 レッコウトケン
烈性传染病 爆発性伝染病 ばくはつせいでんせんびょう
烈性毒药 劇毒薬 げきどくやく
烈性噬菌体 ビルレント〔バクテリオ〕ファージ,毒性〔バクテリオ〕ファージ virulent〔bacterio〕phage,どくせい〔bacterio〕phage
捩颈 斜頸 しゃけい
捩伤 捻挫 ねんざ
猎蝽科 サシガメ科 サシガメか
猎蝽属 サシガメ属 サシガメぞく
猎枪弹伤 猟銃創 りょうじゅうそう
裂 裂〔溝〕 れつ〔こう〕
　埃克尔氏裂 エッケル裂 Eckerれつ
　罗朗多氏裂 ローランド裂 Rolandoれつ
　潘奇氏裂 パンチ裂 Pantchれつ
　桑托里尼氏裂 サントリニ裂 Santoriniれつ
　施瓦尔贝氏裂 シュワルベ裂 Schwalbeれつ
　西尔维厄斯氏裂 シルビウス裂 Sylviusれつ
裂变 〔核〕分裂 〔かく〕ぶんれつ
裂变产物 〔核〕分裂生成物 〔かく〕ぶんれつせいせいぶつ
裂变反应 〔核〕分裂反応 〔かく〕ぶんれつはんのう
裂变核 分裂核 ぶんれつかく
裂变核素 分裂核種 ぶんれつかくしゅ
裂变能〔量〕 〔核〕分裂エネルギー 〔かく〕ぶんれつEnergie
裂变气体 〔核〕分裂ガス 〔かく〕ぶんれつgas
裂变碎片 〔核〕分裂破片 〔かく〕ぶんれつはへん
裂齿 裂歯 れっし
裂唇 兎唇 としん
裂唇修补敷料镊 兎唇包帯ピンセット としんほうたいpincette

裂唇修补手术剪　兎唇鋏　としんばさみ

裂唇修补术用针　兎唇縫合針　としんほうごうしん

裂创　裂創　れっそう

裂额露脑畸体　前頭蓋裂脳脱出奇体　ぜんずがいれつのうだっしゅつきたい

裂腭　口蓋裂　こうがいれつ

裂腭缝合钳　口蓋裂縫合鉗子　こうがいれつほうごうかんし

裂腭缝合术　口蓋裂縫合術　こうがいれつほうごうじゅつ

裂腭缝合银线　口蓋裂縫合銀線　こうがいれつほうごうぎんせん

裂腭〔手术用〕剥离器　口蓋裂剥離器　こうがいれつはくりき

裂腭〔修补用〕缝合针　口蓋裂縫合針　こうがいれつほうごうしん

裂耳〔穽〕　裂耳　れつじ

裂发〔症〕　裂毛〔症〕　れつもう〔しょう〕

裂缝〔隙〕　割れ目,裂け目　われめ,さけめ

裂缝骨折　線状骨折　せんじょうこっせつ

裂缝舌　亀裂舌,溝状舌　きれつぜつ,こうじょうぜつ

裂沟性舌炎　溝状亀裂性舌炎　こうじょうきれつせいぜつえん

裂骨盆　〔恥骨結合〕破裂骨盤　〔ちこつけつごう〕はれつこつばん

裂合(解)酶　リアーゼ　lyase

裂痕　裂痕　れっこん

裂红细胞　分裂赤血球　ぶんれつせっけっきゅう

裂脚亚目　裂脚亜目　れっきゃくあもく

裂解咪嗪　デシプラミン　desipramin

裂解素　プロパージン　properdin

裂菌作用　細菌破壊　さいきんはかい

裂开　裂開,披裂　れっかい,ひれつ

裂开性溃疡　亀裂性潰瘍　きれつせいかいよう

裂孔　裂孔　れっこう

博赫达勒克氏〔裂〕孔　ボホダレク孔　Bochdalekこう

裂孔修复　裂孔修復　れっこうしゅうふく

裂榄树胶　タカマハク　tacamahac

裂片　裂片　れっぺん

裂片骨折　複雑骨折,粉砕骨折,裂片骨折　ふくざつこっせつ,ふんさいこっせつ,れっぺんこっせつ

裂片镊(钳)　細片ピンセット,骨片ピンセット　さいへんpincette,こつへんpincette

裂片形出血　線状出血　せんじょうしゅっけつ

裂腔　裂腔　れっくう

裂〔龋〕洞　裂溝窩洞　れっこうかどう

裂伤　裂傷　れっしょう

裂体生殖　分裂生殖,シゾゴニー,増員生殖　ぶんれつせいしょく,schizogony,ぞういんせいしょく

裂体吸虫　住血吸虫　じゅうけつきゅうちゅう

埃及裂体吸虫　ビルハルツ住血吸虫　bilharzじゅうけつきゅうちゅう

曼氏裂体吸虫　マンソン住血吸虫　Mansonじゅうけつきゅうちゅう

日本裂体吸虫　日本住血吸虫　にっぽんじゅうけつきゅうちゅう

印度裂体吸虫　インド住血吸虫　Indoじゅうけつきゅうちゅう

裂体吸虫病　住血吸虫症　じゅうけつきゅうちゅうしょう

裂体吸虫瘤　住血吸虫腫,ビルバルチア腫　じゅうけつきゅうちゅうしゅ,bilbarziaしゅ

裂体吸虫属　住血吸虫属　じゅうけつきゅうちゅうぞく

裂体性孢子(芽胞)　マラリア幼虫体,メロゾイト　malariaようちゅうたい,merozoite

裂头科　裂頭条虫科　れっとうじょうちゅうか

裂头绦虫病　裂頭条虫症　れっとうじょうちゅうしょう

裂头绦虫属　裂頭条虫属　れっとうじょうちゅうぞく

曼〔森〕氏裂头绦虫　マンソン裂頭条虫　Mansonれっとうじょうちゅう

裂头绦虫性贫血　裂頭条虫性貧血　れっとうじょうちゅうせいひんけつ

裂头蚴　スパルガヌム,孤虫　sparganum,こちゅう

曼〔森〕氏裂头蚴　マンソン孤虫　Mansonこちゅう

裂头蚴病　孤虫症　こちゅうしょう

裂纹　割れ目　われめ

裂纹骨折　亀裂骨折　きれつこっせつ

裂细胞　分裂赤血球　ぶんれつせっけっきゅう

裂细胞增多症　分裂赤血球増多症　ぶんれつせっけっきゅうぞうたしょう

裂细胞症　分裂赤血球症　ぶんれつせっけっきゅうしょう

裂隙灯　細隙灯,スリットランプ　さいげきとう, slitlamp

裂隙灯显微镜　細隙灯顕微鏡　さいげきとうけんびきょう

裂隙畸形　裂孔開存奇形　れっこうかいぞんきけい

裂隙滤过膜　細隙濾過膜　さいげきろかまく

裂隙性肉芽肿　亀裂性肉芽腫　きれつせいにくがしゅ

裂隙牙钻　フィッシャー バー　fissure bur

裂隙羊膜　裂隙羊膜　れつげきようまく

裂芽酵母孢子菌属　分裂醸母胞子菌属　ぶんれつじょうぼほうしきんぞく

裂掌　裂掌　れっしょう

裂褶菌　スエヒロタケ,裂褶菌　れっしゅうきん

裂殖　分裂増殖　ぶんれつぞうしょく

裂殖〔孢〕子　メロゾイト,マラリア幼虫体　merozoite,malariaようちゅうたい

裂殖菌　分裂菌　ぶんれつきん

裂殖菌病　分裂菌症　ぶんれつきんしょう

裂殖菌纲　分裂菌綱　ぶんれつきんこう

裂殖前体　分節前原虫,分節前小体　ぶんせつぜんげんちゅう,ぶんせつぜんしょうたい

裂殖体　シゾント,分裂小体　schizont,ぶんれつしょうたい

裂殖体红细胞凝集抗体　シゾント赤血球凝集抗体　schizontせっけっきゅうぎょうしゅうこうたい

裂殖藻纲　分裂藻綱　ぶんれつそうこう

裂殖植物门　分裂植物門　ぶんれつしょくぶつもん

裂殖周期　分裂生殖周期　ぶんれつせいしょくしゅうき

裂殖子胚　胞子虫生殖体　ほうしちゅうせいしょくたい

裂足　裂足　れっそく

LIN　邻林临淋磷鳞淋膦

lín　邻林临淋磷鳞

邻氨基苯磺酸　オルト アミノベンゼンスルホン酸　ortho-aminobenzenesulfonさん

邻氨基苯甲酸　オルト アミノ安息香酸　ortho-amino アンソクコウさん

邻氨基甲酰-1-丝氨酸　オルト カルバミル-1-セリン　ortho-carbamyl-1-serin

邻氨基偶氮甲苯　オルト アミノアゾトルエン　orthoaminoazotoluene

邻苯二酚　カテコール，オルト ジオキシベンゼン catechol，ortho-dioxybenzene

邻苯二酚胺　カテコラミン　catecholamine

邻苯二酚紫　ピロカテコール バイオレット　pyrocatechol violet

邻苯二甲酸　フタール酸　phthalさん

邻苯二甲酸二丁酯　フタール酸ジブチル　phthalさん dibutyl

邻苯二甲酸二甲酯　フタール酸ジメチル　phthalさん dimethyl

邻苯二甲酸二壬酯　フタール酸ジノニル　phthalさん dinonyl

邻苯二甲酸酐　フタール酸無水物　phthalさんむすいぶつ

邻苯二甲酸盐　フタール酸塩　phthalさんえん

邻苯二甲酸乙酸纤维素　フタール酸酢酸セルロース phthalさんさくさんcellulose

邻苯二甲酰磺胺嘧啶　フタリル スルファダイアジン phthalyl sulf adiazine

邻苯二甲酰磺胺噻唑　フタリル スルファチアゾール phthalyl sulfathiazole

邻苯二甲酰磺乙酰胺　フタリル スルファセタミド phthalyl sulfacetamide

邻苯二甲酰肼　フタリルヒドラジン　phthalyl hydrazine

邻苯二甲酰亚胺　フタールイミド　phthalimide

邻苯二酸酐　フタール酸無水物　phthalさんむすいぶつ

邻苯基苯酚　オルト フェニルフェノール　orthophenylphenol

邻对位定向　オルト パラ配位　ortho-paraはいい

邻二氮杂菲　オルト フェナントロリン　orthophenanthroline

邻二氮〔杂〕萘　シンノリン　cinnoline

邻二氯苯　オルトジクロロベンゼン　orthodichlorobenzene

邻二硝基甲酚　オルトジニトロクレゾール orthodinitrocresol

邻酚酶　オルトフェノール酵素，オルトフェノラーゼ orthophenolこうそ，orthophenolase

邻磺胺　オルタニルアミド　orthanil amide

邻磺酰苯甲酰亚胺　オルト スルホ安息香酸イミド　o-sulfo アンソクコウさんimide

邻甲苯胺　オルトトルイジン　ortho-toluidine

邻甲苯酰胺　オルト トルアミド　o-toluamide

邻甲酚　オルト クレゾール　ortho-cresol

邻甲酚磺酞　オルト クレゾールスルフォンフタレイン　o-cresol sulfonphthalein

邻甲酚酞　オルト クレゾルフタレイン　o-cresolphthalein

邻甲基苯海拉明　オルト メチルジフェンヒドラミン　o-methyldiphenhydramine

邻甲基呋喃　シルバン　sylvan

邻甲基乙酰苯胺　オルト メチルアセトアニリド　ortho-methylacetanilid

邻接　隣接　りんせつ

邻接关系　隣接関係　りんせつかんけい

邻接碳原子　隣接炭素原子　りんせつたんそげんし

邻接牙　隣接歯　りんせつし

邻近器官　隣接器官　りんせつきかん

邻联苯酚　オルト ジフェノール　ortho-diphenol

邻联二茴香胺　オルト ジアニシジン　ortho-dianisidine

邻氯苯甲酸　オルト クロロ安息香酸　ortho-chloroアンソクコウさん

邻氯苯甲异噁唑青霉素　クロキサシリン　cloxacillin

邻氯苯叔丁胺　クロルテルミン　clortermine

邻氯喘息定　塩酸クロルプレナリン　えんさんchlorprenaline

邻氯酚　オルトクロロフェノール　ortho-chlorophenol

邻面　隣接面　りんせつめん

邻面洞　隣接面窩洞　りんせつめんかどう

邻面精修钻　隣接面研磨用バー，隣接面仕上げバー　りんせつめんけんまようbur，りんせつめんしあげbur

邻面龋齿　隣接面う食　りんせつめんうしょく

邻羟〔基〕苯甲醇　オルト ヒドロキシベンジル アルコール ortho-hydroxybenzyl alcohol

邻羟〔基〕苯甲醛　オルト ヒドロキシベンツアルデヒド ortho-hydroxybenzaldehyde

邻羟〔基〕苯甲酸　オルトヒドロキシ安息香酸　ortho-hydroxyアンソクコウさん

邻酮醛糖　オゾン　osone

邻位　オルト位　orthoい

邻位定向基〔团〕　オルト配位グループ　orthoはいいgroup

邻位化合物　オルト化合物　orthoかごうぶつ

邻位交叉式　スキュー形　skewけい

邻位效应　オルト効果　orthoこうか

邻位衍生物　オルト誘導体　orthoゆうどうたい

邻位异构物　オルト異性体　orthoいせいたい

邻向　鄰向き　となりむき

邻硝基苯胺　オルト ニトロアニリン　ortho-nitroaniline

邻硝基苯酚　オルト ニトロフェノール　ortho-nitrophenol

邻牙　隣接歯　りんせつし

邻乙基〔苯〕酚　フロロール　phlorol

邻乙酰氨基甲苯　アセトオルトトルイド　acetorthotoluid

邻重氮乙酰-1-丝氨酸　オルト ジアゾアセチル-1-セリン o-diazoacetyl-1-serine

林大霉素　クリンダマイシン　clindamycin

林丹　リンデン　lindane

林道氏病　リンドウ病　Lindauびょう

林德弗莱施氏细胞　リンドフライシュ細胞　Rindfleischさいぼう

林德曼氏法　リンデマン法　Lindemannほう

林〔德曼〕氏肉孢子虫　リンデマン〔住〕肉胞子虫　Lindemann〔じゅう〕にくほうしちゅう

林格曼烟气浓度图　リンゲルマン煤烟濃度比色図表　Ringelmanばいえんのうどひしょくずひょう

林格氏合剂　リンゲル合剤　Ringerごうざい

林格〔氏溶〕液　リンゲル液　Ringerえき

林格氏现象　リンゲル現象　Lingardげんしょう

林可（肯）霉素　リンコマイシン　lincomycin

林可霉素 S　リンコマイシンS　lincomycin S

林可霉素盐酸盐　リンコマイシン塩酸塩　lincomycinえんさんえん

林克氏现象　リンク現象　Linkげんしょう

林-洛二氏溶液　リンゲル・ロック〔溶〕液　Ringer-Loke〔よう〕えき

林曼绿试法　リンマングリーン試験　Rinmangreenしけん

林曼氏征　リンマン徴候　Rinmanちょうこう

林乃迪尔　リナドリル　linadryl

林尼氏〔音叉〕试验　リンネ試験　Rinneしけん

林-台二氏溶液　リンゲル・タイロード液　Ringer-Tyrode えき

林-希二氏病　リンドウ・フォン ヒッペル病　Lindau-von Hippelびょう

林曾迈尔氏血沉管　リンツエンマイエル血液沈降管 Linzenmeierけつえきちんこうかん

临产　分娩直前　ぶんべんちょくぜん

临产骨盆　〔分娩中〕の動的骨盤　〔ぶんべんちゅう〕のどうてきこつばん

临床　臨床,クリニック　りんしょう,clinic

临床变态反应　臨床的アレルギー　りんしょうてきAllergie

临床表现　臨床〔症状〕発現　りんしょう〔しょうじょう〕はつげん

临床病理讨论会　臨床病理検討会　りんしょうびょうりけんとうかい

临床病理学　臨床病理学　りんしょうびょうりがく

临床病例报告　症例報告　しょうれいほうこく

临床产科学　臨床産科学　りんしょうさんかがく

临床单位　臨床単位　りんしょうたんい

临床毒理学　臨床毒物学　りんしょうどくぶつがく

临床儿科学　臨床小児科学　りんしょうしょうにかがく

临床耳硬化症　臨床耳硬化〔症〕　りんしょうじこうか〔しょう〕

临床放射生物学　臨床放射生物学　りんしょうほうしゃせいぶつがく

临床放射物理学　臨床放射物理学　りんしょうほうしゃぶつりがく

临床放射学　臨床放射線学,臨床レントゲン線学　りんしょうほうしゃせんがく,りんしょうroentgenせんがく

临床分期　臨床的期別　りんしょうてききべつ

临床分析　臨床分析　りんしょうぶんせき

临床分型　臨床的型別　りんしょうてきけいべつ

临床妇科学　臨床婦人科学　りんしょうふじんかがく

临床根　臨床歯根　りんしょうしこん

临床观察　臨床観察　りんしょうかんさつ

临床记录　臨床経過記録　りんしょうけいかきろく

临床监护　臨床モニタリング　りんしょうmonitoring

临床检查法　臨床診査法,臨床検査法　りんしょうしんさほう,りんしょうけんさほう

临床检验　臨床検査　りんしょうけんさ

临床检验室　臨床検査室　りんしょうけんさしつ

临床讲演　臨床講義　りんしょうこうぎ

临床教学　ベッドサイド教育　bed sideきょういく

临床精神病学　臨床精神病学　りんしょうせいしんびょうがく

临床局部解剖学　臨床局所解剖学　りんしょうきょくしょかいぼうがく

临床离心机　臨床遠心機　りんしょうえんしんき

临床免疫学　臨床免疫学　りんしょうめんえきがく

临床内分泌学　臨床内分泌学　りんしょうないぶんぴつがく

临床内科学　臨床内科学　りんしょうないかがく

临床前药理学　前臨床薬理学　ぜんりんしょうやくりがく

临床痊愈　臨床治愈　りんしょうちゆ

临床生理学　臨床生理学　りんしょうせいりがく

临床生物化学　臨床生物化学　りんしょうせいぶつかがく

临床实习　臨床実習　りんしょうじっしゅう

临床试剂(药)　臨床試薬　りんしょうしやく

临床试验设计　臨床試験設計　りんしょうしけんせっけい

临床试用　臨床試用　りんしょうしよう

临床思维　臨床思考　りんしょうしこう

临床死亡　臨床死亡　りんしょうしぼう

临床死亡期　臨床死亡期　りんしょうしぼうき

临床特征　臨床特徴　りんしょうとくちょう

临床外科手术学　臨床外科手術学　りんしょうげかしゅじゅつがく

临床外科学　臨床外科学　りんしょうげかがく

临床显微镜检查　臨床顕微鏡検査〔法〕,臨床鏡検　りんしょうけんびきょうけんさ〔ほう〕,りんしょうきょうけん

临床心脏病学　臨床心臓病学　りんしょうしんぞうびょうがく

临床性流感　臨床性インフルエンザ(流感)　りんしょうせいinfluenza(りゅうかん)

临床〔学〕科　臨床コース　りんしょうcourse

临床血液病学　臨床血液学　りんしょうけつえきがく

临床〔牙〕冠　臨床歯冠　りんしょうしかん

临床药理学　臨床薬理学　りんしょうやくりがく

临床医师　臨床家　りんしょうか

临床医学　臨床医学　りんしょういがく

临床遗传学　臨床遺伝学　りんしょういでんがく

临床应用　臨床応用　りんしょうおうよう

临床诊断　臨床診断　りんしょうしんだん

临床诊断学　臨床診断学　りんしょうしんだんがく

临床征象　臨床徴候　りんしょうちょうこう

临床症状　臨床症状　りんしょうしょうじょう

临床追踪观察　臨床フォロー　アップ観察,臨床追跡調査　りんしょうfollow-upかんさつ,りんしょうついせきちょうさ

临床资料　臨床資料,臨床データ　りんしょうしりょう,りんしょうdata

临床综合征　臨床症候群　りんしょうしょうこうぐん

临界半径　臨界半径　りんかいはんけい

临界比　臨界比　りんかいひ

临界闭合压　臨界閉鎖圧　りんかいへいさあつ

临界病变　限界病変,境界病変　げんかいびょうへん,きょうかいびょうへん

临界部分　臨界部分　りんかいぶぶん

临界常数　臨界定数　りんかいていすう

临界点　臨界点　りんかいてん

临界电位　臨界電位　りんかいでんい

临界高温　臨界高温　りんかいこうおん

临界角　臨界角　りんかいかく

临界流量计　臨界流量計　りんかいりゅうりょうけい

临界密度　臨界密度　りんかいみつど

临界面　臨界平面　りんかいへいめん

临界浓度　臨界濃度　りんかいのうど

临界情况　臨界状況　りんかいじょうきょう

临界热　臨界熱　りんかいねつ

临界溶解度　臨界溶解度　りんかいようかいど

临界溶解温度　臨界溶解温度　りんかいようかいおんど

临界融点　臨界融点　りんかいゆうてん

临界杀菌浓度　臨界殺菌濃度　りんかいさっきんのうど

临界生存温度　臨界生存温度　りんかいせいぞんおんど

临界湿度　臨界湿度　りんかいしつど

临界试验浓度　臨界試験濃度　りんかいしけんのうど

临界〔数〕值　臨界値　りんかいち

临界水平 临界レベル りんかいlevel
临界体积 臨界体積 りんかいたいせき
临界微胶粒浓度 臨界ミセル濃度 りんかいmicelleのうど
临界温度 臨界温度 りんかいおんど
临界限 臨界限度 りんかいげんど
临界相对湿度 臨界相対湿度 りんかいそうたいしつど
临界性高血压 限界性高血圧 げんかいせいこうけつあつ
临界性骨盆狭窄 限界性骨盤狭窄 げんかいせいこつばんきょうさく
临界絮凝体积 臨界集凝体積 りんかいしゅうぎょうたいせき
临界絮凝温度 臨界集凝温度 りんかいしゅうぎょうおんど
临界〔状〕态 臨界状態 りんかいじょうたい
临时病室 仮病室,救急処置室 かりびょうしつ,きゅうきゅうしょちしつ
临时钙化区 予備石灰化帯 よびせっかいかたい
临时寄生 一時寄生 いちじきせい
临时寄生虫 一時寄生虫 いちじきせいちゅう
临时结扎 予備結紮,一時的結紮 よびけっさつ,いちじてきけっさつ
临时起搏 一時的ペシング,一時的歩調とり いちじてきpacing,いちじてきほちょうとり
临时托牙 暫間義歯 ざんかんぎし
临时诊断 仮診断,暫定診断 かりしんだん,ざんていしんだん
临睡时 就眠直前に しゅうみんちょくぜんに
临终 末期,臨終,死にぎわ まつご,りんじゅう,しにぎわ
临终感染 末期感染 まつごかんせん
临终状态 末期状態,臨終状態 まつごじょうたい,りんしゅうじょうたい
淋巴 リンパ lymph
淋巴播散 リンパ拡散 lymphかくさん
淋巴侧支循环 リンパ副行(側副)循環 lymphふくこう(そくふく)じゅんかん
淋巴道感染 リンパ行性感染 lymphこうせいかんせん
淋巴道转移 リンパ行性転移 lymphこうせいてんい
淋巴窦 リンパ洞 lymphどう
淋巴毒交叉试验 リンパ毒交叉試験 lymphどくこうさしけん
淋巴毒素 リンパ性毒素,リンホトキシン lymphせいどくそ,lymphotoxin
淋巴腹水 リンパ性腹水 lymphせいふくすい
淋巴干 リンパ本幹 lymphほんかん
淋巴孤结 孤立リンパ小節 こりつlymphしょうせつ
淋巴管 リンパ管 lymphかん
淋巴管瓣 リンパ管弁 lymphかんべん
淋巴管闭塞 リンパ管閉鎖〔症〕 lymphかんへいさ〔しょう〕
淋巴管成内皮细胞瘤 リンパ管内皮芽細胞腫 lymphかんないひがさいぼうしゅ
淋巴管成形术 リンパ管形成術 lymphかんけいせいじゅつ
淋巴〔管〕丛 リンパ〔管〕叢 lymph〔かん〕そう
淋巴管梗阻 リンパ管閉塞〔症〕 lymphかんへいそく〔しょう〕
淋巴管X光摄影术 リンパ管X線撮影法 lymphかんXせんさつえいほう
淋巴管X光照片 リンパ管X線撮影図 lymphかんXせんさつえいず

淋巴管结扎术 リンパ管結紮術 lymphかんけっさつじゅつ
淋巴管静脉炎 リンパ管静脈炎 lymphかんじょうみゃくえん
淋巴管扩张性象皮病 リンパ管拡張性象皮病 lymphかんかくちょうせいぞうひびょう
淋巴管扩张〔症〕 リンパ管拡張〔症〕 lymphかんかくちょう〔しょう〕
淋巴管瘤 リンパ管腫 lymphかんしゅ
淋巴管内淋巴 リンパ管内リンパ液 lymphかんないlymphえき
淋巴管内皮瘤 リンパ管内皮腫 lymphかんないひしゅ
淋巴管脓肿 リンパ管膿瘍 lymphかんのうよう
淋巴管平滑肌瘤 リンパ管平滑筋腫 lymphかんへいかつきんしゅ
淋巴管破裂 リンパ管破裂 lymphかんはれつ
淋巴管切除术 リンパ管切除術 lymphかんせつじょじゅつ
淋巴管切开术 リンパ管切開術 lymphかんせっかいじゅつ
淋巴管曲张 リンパ管瘤,リンパ管怒張 lymphかんりゅう,lymphかんどちょう
淋巴管肉瘤 リンパ管肉腫 lymphかんにくしゅ
淋巴管栓塞 リンパ栓塞〔症〕,リンパ行性塞栓〔症〕 lymphせんそく〔しょう〕,lymphこうせいそくせん〔しょう〕
淋巴管丝虫病 リンパ管糸状虫症,リンパ管フィラリア症 lymphかんしじょうちゅうしょう,lymphかんfilariaしょう
淋巴管损伤 リンパ管損傷 lymphかんそんしょう
淋巴管吸收 リンパ管吸収 lymphかんきゅうしゅう
淋巴管纤维瘤 リンパ管繊維腫 lymphかんせんいしゅ
淋巴管性水肿 リンパ管性水腫 lymphかんせいすいしゅ
淋巴管学 リンパ管学 lymphかんがく
淋巴管炎 リンパ管炎 lymphかんえん
淋巴管再建〔手术〕 リンパ管再建〔手術〕 lymphかんさいけん〔しゅじゅつ〕
淋巴管造口术 リンパ管造瘻術 lymphかんぞうろうじゅつ
淋巴管造影术 リンパ管造影法 lymphかんぞうえいほう
淋巴管〔造影〕照片 リンパ管造影図 lymphかんぞうえいず
淋巴管肿大(胀) リンパ管腫脹 lymphかんしゅちょう
淋巴管痣 リンパ管母斑 lymphかんぼはん
淋巴管阻塞 リンパ管閉塞〔症〕 lymphかんへいそく〔しょう〕
淋巴回流 リンパ復帰 lymphふっき
淋巴回流受阻 リンパ復帰阻害 lymphふっきそがい
淋巴〔激〕活素 リンフォキン lymph okine
淋巴集结 集合リンパ小節,パィエル板 しゅうごうlymphしょうせつ,Peyerばん
派伊尔氏淋巴集结 パィエル集腺 Peyerしゅうせん
淋巴间隙 リンパ腔 lymphこう
淋巴浆 リンパプラスマ,リンパ形質 lymphplasma,lymphけいしつ
淋巴浆细胞性肺炎 リンパ形質細胞性肺炎 lymphけいしつさいぼうせいはいえん
淋巴结 リンパ節 lymphせつ
菲利普氏淋巴结 フィリップ リンパ節 Philip lymphせつ
克洛凯淋巴结 クロケー リンパ節 Cloquet lymphせつ
罗森苗勒氏淋巴结 ローゼンミュレル リンパ節 Rosenmüller lymphせつ
淋巴结病 リンパ節症 lymphせつしょう

淋巴结穿刺术　リンパ節穿刺術　lymphせつせんしじゅつ

淋巴结穿刺吸取活组织检查　リンパ節穿刺吸引生検　lymphせつせんしきゅういんせいけん

淋巴结窦　リンパ節洞　lymphせつどう

淋巴结肥大　リンパ節肥大　lymphせつひだい

淋巴结钙化　リンパ節石灰化　lymphせつせっかいか

淋巴结活组织检查法　リンパ節生検法　lymphせつせいけんほう

淋巴结结核　リンパ節結核〔症〕　lymphせつけっかく〔しょう〕

淋巴结疗法　リンパ節療法　lymphせつりょうほう

淋巴结门　リンパ節門　lymphせつもん

淋巴结(腺)囊肿　リンパ節囊腫　lymphせつのうしゅ

淋巴结内窦　リンパ節内洞　lymphせつないどう

淋巴结脓肿　リンパ節膿瘍　lymphせつのうよう

淋巴结膨大　リンパ節拡張〔症〕　lymphせつかくちょう〔しょう〕

淋巴结皮质　リンパ節皮質　lymphせつひしつ

淋巴结钳　リンパ節鉗子　lymphせつかんし

淋巴结切除术　リンパ節切除術　lymphせつせつじょじゅつ

淋巴结切开术　リンパ節切開術　lymphせつせっかいじゅつ

淋巴结切片　リンパ節切片　lymphせつせっぺん

淋巴结渗透因子　リンパ節透過因子　lymphせつとうかいんし

淋巴结鼠疫　腺ペスト　せんpest

淋巴结髓质　リンパ節髄質　lymphせつずいしつ

淋巴结通过性因子　リンパ節透過性因子　lymphせつとうかせいいんし

淋巴结小梁　リンパ節小柱　lymphせつしょうちゅう

淋巴结(腺)炎　リンパ節炎　lymphせつえん

淋巴结样甲状腺肿　リンパ節様甲状腺腫　lymphせつようこうじょうせんしゅ

淋巴结样组织　リンパ節様組織　lymphせつようそしき

淋巴结缘窦　リンパ節周辺洞　lymphせつしゅうへんどう

淋巴结造影术　リンパ節造影法　lymphせつぞうえいほう

淋巴结造影照片　リンパ節造影図　lymphせつぞうえいず

淋巴结肿大(胀)　リンパ節腫脹　lymphせつしゅちょう

淋巴结肿大型　リンパ節腫脹型　lymphせつしゅちょうがた

淋巴结肿块　腫脹リンパ節集合　しゅちょうlymphせつしゅうごう

淋巴结周围炎　リンパ腺周囲炎　lymphせんしゅういえん

淋巴结转移　リンパ節転移　lymphせつてんい

淋巴结转移癌　リンパ節転移癌　lymphせつてんいがん

淋巴静脉性败血症　リンパ静脈性敗血症　lymphじょうみゃくせいはいけつしょう

淋巴流　リンパ流　lymphりゅう

淋巴瘤　リンパ腫　lymphしゅ

　伯基特氏淋巴瘤　パーキットリンパ腫　Burkitt lymphしゅ

淋巴瘤病　リンパ腫症　lymphしゅしょう

淋巴瘤性(样)甲状腺肿　リンパ腫性甲状腺腫　lymphしゅせいこうじょうせんしゅ

淋巴瘤性肾损害　リンパ腫性腎病変　lymphしゅせいじんびょうへん

淋巴瘤样丘疹病　リンパ腫様丘疹症　lymphしゅようきゅうしんしょう

淋巴瘘　リンパフィステル　lymph Fistel

淋巴滤泡　リンパ濾胞　lymphろほう

淋巴滤泡性唇炎　リンパ濾胞性口唇炎　lymphろほうせいこうしんえん

淋巴滤泡性胃炎　リンパ濾胞性胃炎　lymphろほうせいいえん

淋巴滤泡增生(殖)　リンパ濾胞増殖　lymphろほうぞうしょく

淋巴毛细管　リンパ毛細管　lymphもうさいかん

淋巴母细胞　リンパ芽球　lymphがきゅう

淋巴母细胞瘤　リンパ芽球腫　lymphがきゅうしゅ

淋巴母细胞型淋巴肉瘤　リンパ芽球型リンパ肉腫　lymphがきゅうがたlymphにくしゅ

淋巴囊　リンパ囊　lymphのう

淋巴囊肿(病)　リンパ囊腫〔症〕　lymphのうしゅ〔しょう〕

淋巴粘液瘤　リンパ性粘液腫　lymphせいねんえきしゅ

淋巴尿　リンパ尿〔症〕　lymphにょう〔しょう〕

淋巴器官　リンパ器官　lymphきかん

淋巴腔　リンパ腔　lymphくう

淋巴球　リンパ球　lymphきゅう

淋巴肉瘤(病)　リンパ肉腫〔症〕　lymphにくしゅ〔しょう〕

淋巴肉瘤细胞性白血病　リンパ肉腫細胞性白血病　lymphにくしゅさいぼうせいはっけつびょう

淋巴肉瘤性绿色瘤　リンパ肉腫性緑色腫，緑色リンパ肉腫　lymphにくしゅせいりょくしょくしゅ，りょくしょくlymphにくしゅ

淋巴肉芽肿　リンパ肉芽腫　lymphにくがしゅ

淋巴肉芽肿病　リンパ肉芽腫症　lymphにくがしゅしょう

淋巴肉芽肿抗原　リンパ肉芽腫抗原　lymphにくがしゅこうげん

淋巴上皮癌(瘤)　リンパ上皮癌(腫)　lymphじょうひがん(しゅ)

淋巴生成　リンパ形成　lymphけいせい

淋巴栓　リンパ栓　lymphせん

淋巴水肿　リンパ水腫　lymphすいしゅ

淋巴素(体)质　リンパ〔体〕質　lymph〔たい〕しつ

淋巴髓细胞瘤　リンパ性骨髄腫　lymphせいこつずいしゅ

淋巴索　リンパ索　lymphさく

淋巴〔体质〕性幼稚病　リンパ体質性幼稚症　lymphたいしつせいようちしょう

淋巴〔体质〕性侏儒症　パルタウフ侏儒症　Paltaufしゅじゅしょう

淋巴网　リンパ管網　lymphかんもう

淋巴网状内皮细胞增生〔症〕　リンパ性細網内皮症　lymphせいさいもうないひしょう

淋巴网状系统　リンパ性細網系　lymphせいさいもうけい

淋巴网状细胞〔肉〕瘤　リンパ細網肉腫，ホジキン病　lymphさいもうにくしゅ，Hodgkinびょう

淋巴系统　リンパ系　lymphけい

淋巴系统反应　リンパ系反応　lymphけいはんのう

淋巴系统解剖学　リンパ系解剖学　lymphけいかいぼうがく

淋巴系炎　リンパ組織炎　lymphそしきえん

淋巴系造影术　リンパ系造影法　lymphけいぞうえいほう

淋巴系〔造影〕照片　リンパ系造影図　lymphけいぞうえいず

淋巴细胞　リンパ球　lymphきゅう

　B淋巴细胞　Bリンパ球　B-lymphきゅう

　K淋巴细胞　Kリンパ球　K-lymphきゅう

　T淋巴细胞　Tリンパ球　T-lymphきゅう

淋巴细胞白血病　リンパ球性白血病　lymphきゅうせいはっ

けつびょう

T 淋巴细胞〔表面〕抗原　Tリンパ球〔表面〕抗原　Tlymph きゅう〔ひょうめん〕こうげん

淋巴细胞表面免疫球蛋白　リンパ球表面免疫グロブリン lymphきゅうひょうめんめんえきglobulin

淋巴细胞刺激试验　リンパ球刺激試験　lymphきゅうしげき しけん

淋巴细胞刺激素　リンパ球刺激ホルモン　lymphきゅうしげ きhormone

淋巴细胞单核细胞指数　リンパ球単球指数　lymphきゅうた んきゅうしすう

淋巴细胞蛋白酶　リンパ球内蛋白質分解酵素　lymphきゅう ないたんぱくしつぶんかいこうそ

淋巴细胞毒素　リンパ球毒素　lymphきゅうどくそ

淋巴细胞毒性　リンパ球毒性　lymphきゅうどくせい

淋巴细胞毒性试验　リンパ球毒性試験　lymphきゅうどくせ いしけん

淋巴细胞耗竭型　リンパ球疲憊型　lymphきゅうひはいがた

淋巴细胞混合培养　混合リンパ球培養　こんごうlymphきゅ うばいよう

淋巴细胞活化　リンパ球活性化　lymphきゅうかっせいか

淋巴细胞活化因子　リンパ球活性化因子　lymphきゅうかっ せいかいんし

淋巴细胞活素　リンホカイン　lymphokine

淋巴细胞〔机能〕不良　リンパ球機能障害　lymphきゅうきの うしょうがい

B 淋巴细胞集落生成细胞　Bリンパ球集落形成細胞　B lymphきゅうしゅうらくけいせいさいぼう

T 淋巴细胞集落生成细胞　Tリンパ球集落形成細胞　T lymphきゅうしゅうらくけいせいさいぼう

淋巴细胞检测限定抗原　リンパ球限定抗原　lymphきゅうげ んていこうげん

淋巴细胞减少〔症〕　リンパ球減少〔症〕　lymphきゅうげん しょう〔しょう〕

淋巴细胞瘤〔病〕　リンパ細胞腫〔症〕　lymphさいぼうしゅ 〔しょう〕

淋巴细胞膜免疫球蛋白　リンパ細胞膜免疫グロブリン lymphさいぼうまくめんえきglobulin

淋巴细胞母细胞化　リンパ球芽球化　lymphきゅうがきゅう か

淋巴细胞破裂　リンパ球破裂　lymphきゅうはれつ

淋巴细胞趋化因子　リンパ球化学走性因子　lymphきゅうか がくそうせいいんし

淋巴细胞趋向性　趨リンパ球性　すうlymphきゅうせい

淋巴细胞缺乏　無リンパ球〔症〕　むlymphきゅう〔しょう〕

淋巴细胞生成　リンパ球生成　lymphきゅうせいせい

淋巴细胞生成不能　リンパ球生成不能　lymphきゅうせいせ いふのう

淋巴细胞系　リンパ球系　lymphきゅうけい

淋巴细胞细胞毒〔性〕试验　リンパ球細胞毒性試験　lymph きゅうさいぼうどくせいしけん

淋巴细胞消减型何杰金氏病　リンパ球欠乏型ホジキン病 lymphきゅうけつぼうがたHodgkinびょう

淋巴细胞型　リンパ球型　lymphきゅうがた

淋巴细胞型胸腺瘤　リンパ球型胸腺腫　lymphきゅうがた きょうせんしゅ

淋巴细胞性(型)白血病　リンパ球性白血病　lymphきゅうせ いはっけつびょう

淋巴细胞性甲状腺炎　リンパ球性甲状腺炎　lymphきゅうせ いこうじょうせんえん

淋巴细胞性结核〔结〕节　リンパ球性結核結節　lymphきゅう せいけっかくけっせつ

淋巴细胞性浸润　リンパ球性浸潤　lymphきゅうせいしん じゅん

淋巴细胞性泪腺涎腺慢性肿大综合征　ミクリッツ症候群 Mikuliczしょうこうぐん

淋巴细胞性类白血病反应　リンパ球性類白血病性反応 lymphきゅうせいるいはっけつびょうせいはんのう

淋巴细胞性淋巴〔组织〕瘤　リンパ球性リンパ腫　lymphきゅ うせいlymphしゅ

淋巴细胞性脉络丛脑膜炎　リンパ球性脈絡叢髄膜炎　lymph きゅうせいみゃくらくずいまくえん

淋巴细胞性脉络丛脑膜炎病毒　リンパ球性脈絡叢髄膜炎ウイ ルス　lymphきゅうせいみゃくらくずいまくえんvirus

淋巴细胞性脑膜炎　リンパ球性髄膜炎　lymphきゅうせいず いまくえん

淋巴细胞样未分化肺癌　リンパ球様未分化肺癌　lymphきゅ うようみぶんかはいがん

淋巴细胞样小细胞未分化肺癌　リンパ球様小細胞未分化肺 癌　lymphきゅうようしょうさいぼうみぶんかはいがん

淋巴细胞依赖性抗体　リンパ球依存性抗体　lymphきゅうい ぞんせいこうたい

淋巴细胞再循环　リンパ球再循環　lymphきゅうさいじゅん かん

淋巴〔细胞〕再循环池(库)　リンパ球再循環プール　lymph きゅうさいじゅんかんPool

淋巴细胞增多〔症〕　リンパ球増加〔症〕　lymphきゅうぞうか しょう

淋巴细胞增生为主型何杰金氏病　リンパ球優勢型ホジキン 病　lymphきゅうゆうせいがた Hodgkin びょう

淋巴细胞转化　リンパ球幼若化〔現象〕　lymphきゅうよう じゃっか〔げんしょう〕

淋巴细胞转化试验　リンパ球幼若化試験　lymphきゅうよう じゃっかしけん

淋巴细胞转化因子　リンパ球幼若化因子　lymphきゅうよう じゃっかいんし

淋巴腺　リンパ腺　lymphせん

淋巴腺增生病　リンパ腺肥大症　lymphせんひだいしょう

淋巴小结　リンパ小節　lymphしょうせつ

淋巴心　リンパ心臓　lymphしんぞう

淋巴性白血病　リンパ性白血病　lymphせいはっけつびょう

淋巴性恶病质　リンパ性悪液質　lymphせいあくえきしつ

淋巴性间质性肺纤维化　リンパ性間質性肺繊維症　lymph せいかんしつせいはいせんいしょう

淋巴性神经炎　リンパ性神経炎　lymphせいしんけいえん

淋巴学　リンパ学　lymphがく

淋巴循环　リンパ循環　lymphじゅんかん

淋巴样干细胞　リンパ〔球〕様幹細胞　lymph〔きゅう〕ようか んさいぼう

淋巴样网状细胞　リンパ〔球〕様細網細胞　lymph〔きゅう〕よ うさいもうさいぼう

淋巴样细胞　リンパ〔球〕様細胞，類リンパ球　lymph〔きゅ う〕ようさいぼう，るいlymphきゅう

淋巴样细胞系　リンパ〔球〕様細胞系　lymph〔きゅう〕ようさ いぼうけい

淋巴样游走细胞　リンパ〔球〕様遊走細胞　lymph〔きゅう〕よ

うゆうそうさいぼう

淋巴样组织　リンパ〔球〕様組織　lymph〔きゅう〕ようそしき

淋巴样组织细胞　リンパ〔球〕様組織球　lymph〔きゅう〕ようそしききゅう

淋巴〔液〕　リンパ〔液〕　lymph〔えき〕

淋巴液缺乏　リンパ液欠乏　lymphえきけつぼう

淋巴溢　リンパ漏　lymphろう

淋巴溢流　リンパ流出　lymphりゅうしゅつ

淋巴因子　リンフォカイン　lymphokine

淋巴阴囊　リンパ陰嚢　lymphいんのう

淋巴引流　リンパドレナージ　lymph drainage

淋巴郁滞　リンパうっ滞　lymphうったい

淋巴原细胞　リンパ芽球　lymphがきゅう

淋巴原性感染　リンパ〔行〕性感染　lymph〔こう〕せいかんせん

淋巴原性结核　リンパ〔行〕性結核　lymph〔こう〕せいけっかく

淋巴造影器　リンパ管造影装置　lymphかんぞうえいそうち

淋巴周隙　外リンパ腔　がいlymphくう

淋巴转移　リンパ〔行〕性転移　lymph〔こう〕せいてんい

淋巴阻塞性尘肺　リンパ管閉塞性塵肺〔症〕　lymphかんへいそくせいじんはい〔しょう〕

淋巴组织　リンパ組織　lymphそしき

淋巴〔组织〕病　リンパ管症　lymphかんしょう

淋巴组织发育不全　リンパ組織形成不全〔症〕　lymphそしきけいせいふぜん〔しょう〕

淋巴组织发育障碍　リンパ症　lymphしょう

淋巴〔组织〕瘤　リンパ腫　lymphしゅ

淋巴组织破坏(溶解)　リンパ組織破壊　lymphそしきはかい

淋巴组织切除器　リンパ組織切除器　lymphそしきせつじょき

淋巴组织切除术　リンパ組織切除術　lymphそしきせつじょじゅつ

淋巴组织溶素　リンパ腺溶解素,リンファトリシン　lymphせんようかいそ, lymph atolysin

淋巴组织增生〔病〕　リンパ節症　lymphせつしょう

淋浴　シャワー　shower

磷　リン

磷氨基脂　リンアミノ脂質　リンamino ししつ

磷胺　ホスファミドン　phosphamidon

磷壁〔酸〕质　テイコイン酸　teichoinさん

磷剥夺试验　リン奪取試験　リンだっしゅけん

磷代谢　リン代謝　リンたいしゃ

磷代谢失调　リン代謝障害　リンたいしゃしょうがい

磷蛋白　リン蛋白〔質〕,ホスホプロテイン　リンたんぱく〔しつ〕,phosphoprotein

磷蛋白磷酸酶　リン蛋白〔質〕ホスファターゼ　リンたんぱく〔しつ〕 phosphatase

磷毒性颌骨坏死　リン中毒性顎壊死　リンちゅうどくせいがくえし

磷酐　無水リン酸　むすいリンさん

磷光　リン光　リンこう

磷光测定器　リン光計　リンこうけい

磷光镜　リン光計　リンこうけい

磷光螺菌　リン光らせん菌　リンこうらせんきん

磷化铝　リン化アルミニウム　リンかaluminium

磷化铝中毒　リン化アルミニウム中毒　リンかaluminiumちゅうどく

磷化氢　リン化水素,ホスフィン　リンかすいそ,phosphine

磷化氢中毒　ホスフィン中毒　phosphineちゅうどく

磷化砷　リン化ヒ素　リンかひそ

磷化石灰　リン化石灰　リンかせっかい

磷化物　リン化物　リンかぶつ

磷化锌　リン化亜鉛　リンかあえん

磷化锌中毒　リン化亜鉛中毒　リンかあえんちゅうどく

磷灰石　リン灰石　リンかいせき

磷霉素　ホスホノマイシン　phosphonomycin

磷钼酸　リン モリブデン酸　リンmolybdenさん

磷钼酸铵　リン モリブデン酸アンモニウム　リンmolybdenさん ammonium

磷钼酸钠　リン モリブデン酸ナトリウム　リンmolybdenさん natrium

磷钼酸试验　リン モリブデン酸試験　リンmolybdenさんしけん

磷尿　リン尿〔症〕　リンにょう〔しょう〕

磷清除率　リンクリアランス　リンclearance

磷清除试验　リン清掃試験　リンせいそうしけん

磷肉酸　ヌクレオン,ホスホカルニン酸　nucleon,phosphocarnineさん

磷烧伤　リン熱傷　リンねつしょう

磷尸碱　リン中毒プトマイン　リンちゅうどくptomaine

磷〔素〕循环　リン循環　リンじゅんかん

磷酸　リン酸　リンさん

磷酸铵　リン酸アンモニウム　リンさんammonium

磷酸铵镁　リン酸アンモニウム マグネシウム　リンさんammonium magnesium

磷酸铵镁结石　リン酸アンモニウム マグネシウム結石　リンさんammonium magnesiumけっせき

1-磷酸半乳糖　1-リン酸ガラクトース　1-リンさんgalactose

磷酸半乳糖尿苷酸转移酶　リン酸ガラクトウリジル酸トランスフェラーゼ　リンさんglactouridylさんtransferase

磷酸伯氨喹〔啉〕　リン酸プリマキン　リンさん primaquine

磷酸伯氨喹啉中毒　リン酸プリマキン中毒　リンさんprimaquineちゅうどく

磷酸钡　リン酸バリウム　リンさんbarium

磷酸吡啶核苷酸　ホスホピリジン ヌクレオチド　phosphopyridine nucleotide

磷酸吡哆胺　ホスホピリドキサミン,ピリドキサミン リン酸　phosphopyridoxamine,pyridoxamineリンさん

磷酸吡哆醛　ホスホピリドキサル,ピリドキサル リン酸　phosphopyridoxal,pyridoxalリンさん

磷酸吡咯丁胺　リン酸ピロブタミン　リンさん pyrrobutamine

磷酸变位酶　ホスホムターゼ　phosphomutase

磷酸丙糖　ホスホトリオース,リン酸三炭糖　phosphotriose,リンさんさんたんとう

磷酸丙糖脱氢酶　ホスホトリオース デヒドロゲナーゼ　phosphotriose dehydrogenase

磷酸丙酮酸　ホスホピルビン酸　phosphopyruvinさん

磷酸丙酮酸盐　ホスホピルビン酸塩　phosphopyruvinさんえん

4-磷酸赤藓糖　エリトロース-4-リン酸　erythrose-4-リンさん

磷酸单酯酶　ホスホモノエステラーゼ　phosphomono-
esterase

磷酸胆碱　ホスホコリン，ホスホリルコリン
phosphocholine，phosphorylcholine

磷酸胆碱脂肪酰甘油转移酶　ホスホコリン アシルグリセロ
ルトランスフェラーゼ　phosphocholine acylglycerol
transferase

磷酸二羟丙酮　ホスホジヒドロキシアセトン，リン酸ジヒ
ドロキシアセトン　phosphodihydroxyacetone，リンさん
dihydroxyacetone

磷酸二氢铵　リン酸二水素アンモニウム　リンさんにすい
そammonium

磷酸二氢钡　リン酸二水素バリウム　リンさんにすいそ
barium

磷酸二氢钙　リン酸二水素カルシウム　リンさんにすいそ
calcium

磷酸二氢镉　リン酸二水素カドミウム　リンさんにすいそ
cadmium

磷酸二氢钾　リン酸二水素カリウム　リンさんにすいそ
kalium

磷酸二氢锂　リン酸二水素リチウム　リンさんにすいそ
lithium

磷酸二氢钠　リン酸二水素ナトリウム　リンさんにすいそ
natrium

磷酸二氢锌　リン酸二水素亜鉛　リンさんにすいそあえん

磷酸二氢盐　二水素リン酸塩　にすいそリンさんえん

磷酸二酯键　ホスホジエステル結合　phosphodiesterけつご
う

磷酸二酯酶　ホスホジエステラーゼ　phosphodiesterase

磷酸分解〔作用〕　加リン酸分解〔作用〕　かリンさんぶんか
い〔さよう〕

磷酸辅酶I　リン酸補酵素I，ホスホコエンザイムI　リンさ
んほこうそI，phosphocoenzyme I

磷酸钙　リン酸カルシウム　リンさんcalcium

磷酸钙铵　リン酸カルシウムアンモニウム　リンさん
calcium ammonium

磷酸钙过多症　リン酸カルシウム過剰症　リンさんcalcium
かじょうしょう

磷酸钙结石　リン酸カルシウム結石　リンさんcalcium
けっせき

磷酸甘露糖　ホスホマンノース　phosphomannose

α-磷酸甘油　α-ホスホグリセロール　α-phosphoglycerol

磷酸甘油穿梭系统　α-グリセロリン酸塩シャットル係　α-
glyeeroリンさんえんshuttleけい

磷酸甘油胆碱　グリセロホスホリル コリン
glycerophosphoryl choline

3-磷酸甘油醛　グリセルアルデヒド-3-リン酸
glyceraldehyde-3-リンさん

3-磷酸甘油醛脱氢酶　グリセルアルデヒド-3-リン酸デヒド
ロゲナーゼ　glyceraldehyde-3-リンさんdehydrogenase

3-磷酸甘油酸　3-ホスホグリセリン酸　3-phosphoglycerin
さん

磷酸甘油酸变位酶　ホスホグリセロムターゼ
phosphoglyceromutase

磷酸甘油酸激酶　ホスホグリセレートキナーゼ
phosphoglyceratekinase

α-磷酸甘油脱氢酶　α-グリセロ リン酸脱水素酵素　α-
glyceroリンさんだっすいそこうそ

磷〔酸〕酐　無水リン酸　むすいリンさん

磷酸镉　リン酸カドミウム　リンさんcadmium

磷酸铬　リン酸クロム　リンさんchromium

磷酸根　リン酸基　リンさんき

磷酸根转移酶　ホスホトランスフェラーゼ
phosphotransferase

磷酸根转移〔作用〕　リン酸基転移〔作用〕　リンさんきてん
い〔さよう〕

磷酸汞　リン酸水銀　リンさんすいぎん

磷酸钴　リン酸コバルト　リンさんcobalt

磷酸胍　ホスホグアニジン　phosphoguanidine

磷酸果糖　リン酸果糖，ホスホフルクトース　リンさんか
とう，phosphofructose

　1-磷酸果糖　フルクトース-1-リン酸　fructose-1- リン
さん

　6-磷酸果糖　フルクトース-6-リン酸　fructose-6-リンさ
ん

磷酸果糖激酶　ホスホフルクトキナーゼ
phosphofructokinase

〔磷酸〕核苷激酶　ヌクレオシドモノホスフェートキナーゼ
nucleoside monophosphate kinase

磷酸核黄素　ホスホリボフラビン　phosphoriboflavin

磷酸核糖　ホスホリボース　phosphoribose

5-磷酸核糖　リボース-5-リン酸　ribose-5-リンさん

磷酸核糖胺　ホスホリボシルアミン　phosphoribosylamine

磷酸核糖苷　ホスホリボシド　phosphoriboside

磷酸核糖激酶　ホスホリボキナーゼ　phosphoribokinase

磷酸核糖焦磷酸　ホスホリボシル ピロリン酸
phosphoribosyl-pyroリンさん

磷酸核糖焦磷酸激酶　ホスホリボース ピロホスホキナーゼ
phosphoribose pyrophosphokinase

磷酸核糖焦磷酸转氨酶　ホスホリボシル ピロホスフェート
アミノトランスフェラーゼ　phosphoribosyl pyrophos-
phate aminotransferase

5-磷酸核酮糖　リブロース-5-リン酸塩　ribulose-5-リンさ
んえん

磷酸化胆碱酯酶　リン酸化コリンエステラーゼ　リンさん
かcholinesterase

磷酸化酶　ホスホリラーゼ　phosphorylase

磷酸化酶B激酶　ホスホリラーゼBキナーゼ
phosphorylase B kinase

磷酸化〔作用〕リン酸化〔作用〕　リンさんか〔さよう〕

磷酸黄素　ホスホフラビン　phosphoflavin

磷酸肌醇　ホスホイノシチド　phosphoinositide

磷酸肌酸　ホスホクレアチン，クレアチン リン酸
phosphocreatine，creatineリンさん

磷酸肌酸激酶测定　クレアチンホスホキナーゼ測定
creatine phosphokinaseそくてい

磷酸肌酸酶　ホスホクレアチナーゼ　phosphocreatinase

磷酸基变位酶　ホスホムターゼ　phosphomutase

磷酸激酶　ホスホキナーゼ　phosphokinase

磷酸己糖　ヘキソース リン酸，リン酸六炭糖　hexoseリン
さん，リンさんろくたんとう

磷酸己糖激酶　ホスホヘキソキナーゼ　phosphohexokinase

磷酸己糖酶　ヘキソースホスファターゼ，リン酸六炭糖分解
酵素　hexosphosphatase，リンさんろくたんとうぶんかい
こうそ

磷酸己糖酸盐　ヘキソース リン酸塩　hexosリンさんえん

磷酸己糖脱氢酶 ヘキソースホスフェート デヒドロゲナーゼ hexosphosphate dehydrogenase

磷酸己糖异构酶 ホスホヘキソース イソメラーゼ phosphohexose isomerase

磷酸己糖酯 リン酸六炭糖エステル リンさんろくたんとう ester

磷酸钾 リン酸カリウム リンさんkalium

磷酸精氨酸 リン酸アルギニン リンさんarginine

7-磷酸景天庚〔酮〕糖 セドヘプトース-7-リン酸 sedoheptose-7-リンさん

磷酸可待因 リン酸コデイン リンさんcodeine

磷酸可待因糖浆 リン酸コデイン シロップ リンさん codeine syrup

磷酸可卡因 リン酸コカイン リンさんcocaine

磷酸奎宁 リン酸キニーネ リンさんquinine

磷酸喹哌(哌喹) リン酸ピペラキン リンさんpiperaquine

磷酸锂 リン酸リチウム リンさんlithium

磷酸铝 リン酸アルミニウム リンさんaluminium

磷酸铝沉淀精制白喉类毒素 リン酸アルミニウム沈降精制ジフテリア トキソイド リンさんaluminiumちんこうせいせいdiphtheria toxoid

磷酸铝凝胶 リン酸アルミニウムゲル リンさん aluminium gel

磷酸氯喹 リン酸クロロキン リンさんchloroquine

磷酸氯喹中毒 リン酸クロロキン中毒 リンさん chloroquineちゅうどく

磷酸卵磷脂酶 ホスホレシチナーゼ,リン酸レシチン分解酵素 phospholecithinase,リンさんlecithinぶんかいこうそ

磷酸麦角毒碱 リン酸エルゴトキシン リンさん ergotoxine

磷酸酶 ホスファターゼ phosphatase

磷酸酶过多〔症〕 高リン酸酵素〔症〕,高ホスファターゼ〔症〕 こうリンさんこうそ〔しょう〕,こうphosphatase〔しょう〕

磷酸酶过少〔症〕 低リン酸酵素〔症〕,低ホスファターゼ〔症〕 ていリンさんこうそ〔しょう〕,ていphosphatase〔しょう〕

磷酸镁 リン酸マグネシウム リンさんmagnesium

磷酸镁铵 リン酸マグネシウム アンモニウム リンさん magnesium ammonium

磷酸镁铵结石 リン酸マグネシウム アンモニウム結石 リンさんmagnesium ammoniumけっせき

磷酸锰 リン酸マンガン リンさんmanganese

磷酸锰铵 リン酸マンガン アンモニウム リンさん manganese ammonium

5-磷酸木酮糖 キシルロース5-リン酸 xylulose5-リンさん

磷酸钠 リン酸ナトリウム リンさんnatrium

磷酸钠溶液 リン酸ナトリウム溶液 リンさんnatriumようえき

磷酸镍 リン酸ニッケル リンさんnickel

磷酸哌嗪 リン酸ピペラジン リンさんpiper azine

1-磷酸葡萄糖 グルコース-1-リン酸 glucose-1-リンさん

6-磷酸葡萄糖 グルコース-6-リン酸 glucose-6-リンさん

磷酸葡萄糖变位酶 ホスホグルコムーターゼ phosphoglucomutase

磷酸葡萄糖激酶 ホスホグルコキナーゼ phosphoglucokinase

磷酸葡萄糖酶 グルコホスファターゼ glucophosphatase

磷酸葡萄糖酸 リン酸グルコン酸 リンさんgluconさん

6-磷酸葡〔萄〕糖酸内酯 グルコノラクトン-6-リン酸 gluconolactone6-リンさん

6-磷酸葡〔萄〕糖酸盐 6-ホスホグルコン酸塩 6-phosphogluconさんえん

6-磷酸葡萄糖脱氢酶 ブドウ糖-6-リン酸脱水素酵素 ブドウとう-6-リンさんだっすいそこうそ

6-磷酸葡萄糖脱氢酶缺乏 ブドウ糖-6-リン酸脱水素酵素欠乏〔症〕 ブドウとう-6-リンさんだっすいそこうそけつぼう〔しょう〕

磷酸葡糖异构酶 グルコース リン酸 イソメラーゼ glucoseリンさんisomerase

磷酸铅 リン酸鉛 リンさんなまり

磷酸羟基丙酮酸 ホスホヒドロキシピルビン酸 phosphohydroxypyruvinさん

磷酸氢铵钠 リン酸水素アンモニウム ナトリウム リンさんすいそammonium natrium

磷酸氢钡 リン酸水素バリウム リンさんすいそbarium

磷酸氢二铵 リン酸水素二アンモニウム リンさんすいそにammonium

磷酸氢二钾 リン酸水素二カリウム リンさんすいそにkalium

磷酸氢二钠 リン酸水素二ナトリウム リンさんすいそにnatrium

磷酸氢〔二〕银 リン酸水素二銀 リンさんすいそにぎん

磷酸氢钙 リン酸水素カルシウム リンさんすいそcalcium

磷酸氢镁 リン酸水素マグネシウム リンさんすいそmagnesium

磷酸氢锰 リン酸水素マンガン リンさんすいそmanganese

磷酸氢银 リン酸水素銀 リンさんすいそぎん

磷酸球蛋白 ホスホグロブリンphosphoglobulin

磷酸三钙 リン酸三カルシウム リンさんさんcalcium

磷酸三钾 リン酸三カリウム リンさんさんkalium

磷酸三价锰 リン酸三マンガン リンさんさんmanganese

磷酸三〔邻〕甲酚酯 リン酸三〔オルト〕クレゾール リンさん〔ortho〕cresol

磷酸铈 リン酸セリウム リンさんcerium

磷酸水解酶 ホスホヒドロラーゼ phosphohydrolase

磷酸丝氨酸 ホスホセリン phosphoserine

磷酸铁 リン酸鉄 リンさんてつ

磷酸铁溶液 リン酸鉄溶液 リンさんてつようえき

磷酸铜 リン酸銅 リンさんどう

磷酸酮〔醇〕酶 ホスホケトラーゼ phosphoketolase

磷酸脱氧胞苷 デオキシシチジン モノホスフェート deoxycyticine monophosphate

磷酸戊糖 ホスホペントース,リン酸五炭糖 phosphopentose,リンさんごたんとう

磷酸戊糖途径 ホスホペントース経路 phosphopentoseけいろ

磷酸烯醇丙酮酸 ホスホエノール ピルビン酸 phosphoenolpyruvinさん

磷酸烯醇丙酮酸羧激酶 ホスホエノールピルベト カルボキシキナーゼ phosphoenolpyruvate carboxykinase

5-磷酸腺苷 アデノシン-5'-リン酸 adenosine-5'-リンさん

1-磷酸腺苷琥珀酸 アデノシンー1リン酸琥珀酸 adenosin いちリンさんコハクさん

3'-磷酸腺苷-5-磷酰硫酸 アデノシン-3'-リン酸 5-ホスホ硫酸 adenosine-3'-リンさん-5-phosphoりゅうさん

磷酸携带化合物　リン酸塩担体化合物　リンさんえんたんたいかごうぶつ

磷酸锌　リン酸亜鉛　リンさんあえん

磷酸锌粘固粉　リン酸亜鉛セメント　リンさんあえんcement

磷酸锌粘固粉液　リン酸亜鉛セメント液　リンさんあえんcementえき

磷酸亚汞　リン酸第一水銀　リンさんだいいちすいぎん

磷酸亚铊　リン酸第一タリウム　リンさんだいいちthallium

磷酸亚铁　リン酸第一鉄　リンさんだいいちてつ

磷酸烟酰胺腺嘌呤二核苷酸　ニコチンアミドアデニン ジヌクレオチドリン酸　nicotinamideadenine dinucleotideリンさん

磷酸盐　リン酸塩　リンさんえん

磷酸盐包埋料　リン酸塩埋没材　リンさんえんまいぼつざい

磷酸盐丢失性肾小管障碍　リン酸塩喪失性尿細管障害　リンさんえんそうしつせいにょうさいかんしょうがい

磷酸盐缓冲系统　リン酸塩緩衝系　リンさんえんかんしょうけい

磷酸盐缓冲盐水　リン酸塩緩衝塩水　リンさんえんかんしょうえんすい

磷酸盐结石　リン酸塩結石　リンさんえんけっせき

磷酸盐尿　リン酸塩尿〔症〕　リンさんえんにょう〔しょう〕

磷酸盐血　リン酸塩血〔症〕　リンさんえんけつ〔しょう〕

磷酸一钙　第一リン酸カルシウム　だいいちリンさんcalcium

磷酸一氢盐　一水素リン酸塩　いちすいそリンさんえん

磷酸一酯酶　ホスホモノエステラーゼ　phosphomonoesterase

磷酸乙醇胺脂肪酰甘油转移酶　ホスホエタノールアミン アシルグリセロール トランスフェラーゼ　phosphoethanolamine acylglycerol transferase

磷酸银　リン酸銀　リンさんぎん

磷酸脂酶　ホスホリパーゼ　phospholipase

磷酸酯合成酶　リン酸エステルシンセターゼ　リンさんester synthetase

磷酸酯酶　ホスファターゼ　phosphatase

磷酸竹桃霉素　リン酸オレアンドマイシン　リンさんoleandomycin

磷酸转位酶　リン酸転位酵素　リンさんてんいこうそ

磷酸转移酶　リン酸トランスフェラーゼ　リンさんtransferase

磷酸转乙酰酶　ホスホトランスアセチラーゼ　phospho-trans acetylase

磷酸组〔织〕胺　リン酸ヒスタミン　リンさんhistamine

磷肽　ホスホペプチド　phosphopeptide

磷碳酸钙　ダーライト　dahllite

磷糖　リン糖　リンとう

磷糖蛋白　含リン糖蛋白〔質〕　がんリンとうたんぱく〔しつ〕

磷钨酸　ホスホタングステン酸　phosphotungstenさん

磷钨酸铵　ホスホタングステン酸アンモニウム　phosphotungstenさんammonium

磷钨酸苏木精染剂　ホスホタングステン酸ヘマトキシリン染料　phosphotungstenさんhematoxylinせんりょう

马洛里氏磷钨酸苏木精染剂　マロリ ホスホタングステン酸ヘマトキシリン染料　Mallory-phosphotungstenさんhematoxylinせんりょう

磷细菌　ホスホバクテリア　phosphobacteria

磷酰胺酶　ホスファミダーゼ　phosphamidase

磷酰〔基〕　ホスホリル基　phosphorylき

磷酰精氨酸　リン酸アルギニン　リンさんarginine

磷血症　リン血症　リンけつしょう

磷氧比值　P/O比　P/Oひ

磷营养　リン栄養　リンえいよう

磷原质　ホスファーゲン　phosphagen

磷再吸收率　リン再吸収率　リンさいきゅうしゅうりつ

磷脂　リン脂質,ホスファチド　リンししつ,phosphatide

磷脂沉积〔症〕　リン脂質蓄積症　リンししつちくせきしょう

磷脂蛋白　ホスホリポプロテイン　phospholipoprotein

磷脂类测定　リン脂質測定　リンししつそくてい

磷脂酶 A　ホスホリパーゼA　phospholipase A

磷脂酶 C　ホスホリパーゼC　phospholipase C

磷脂酸　ホスファチジン酸　phosphatidinさん

磷脂酸盐　ホスファチジン酸塩　phosphatidinさんえん

磷脂酸酯　ホスファチジン酸エステル　phosphatidinさんester

磷脂酰胆碱　ホスファチジル コリン,レシチン　phosphatidyl choline,lecithin

磷脂酰胆碱－胆甾醇脂酰转移酶　ホスファチジルコリン コレステロールアシルトランスフェラーゼ　phosphatidyl choline cholesterol acyltransferase

磷脂酰胆碱酶　ホスファチジルコリナーゼ　phosphatidylcholinase

磷脂酰二磷酸肌醇　ホスファチジル ジホスホイノシチド　phosphatidyl diphosphoinositide

磷脂酰甘油　ホスファチジル グリセロール　phosphatidylglycerol

磷脂酰甘油磷酸　ホスファチジル ホスホグリセロール　phosphatidyl phosphoglycerol

磷脂酰肌醇　ホスファチジルイノシトール　phosphatidylinositol

磷脂酰肌醇激酶　ホスファチジルイノシトール キナーゼ　phosphatidylinositol kinase

磷脂酰基　ホスファチジル基　phosphatidylき

磷脂酰丝氨酸　ホスファチジルセリン　phosphatidylserine

磷脂酰乙醇胺　ホスファチジル エタノールアミン　phosphatidyl-ethanolamine

磷脂血〔症〕　リン脂質血〔症〕　リンししつけつ〔しょう〕

磷质减少　リン欠乏〔症〕　リンけつぼう〔しょう〕

磷中毒　リン中毒〔症〕　リンちゅうどく〔しょう〕

磷中毒性坏死　リン中毒性壊死　リンちゅうどくせいえし

鳞部　鱗部　りんぶ

鳞翅目　鱗翅目　りんしもく

鳞缝　鱗状縫合　りんじょうほうごう

鳞鼓裂　鼓室鱗裂　こしつりんれつ

鳞喙白蛉　〔日本産〕サシチョウバエ　〔にほんさん〕サシチョウバエ

鳞甲　鱗甲　りんこう

鳞茎　鱗茎　りんけい

鳞毛病　黄菌毛症　おうきんもうしょう

鳞片　鱗片　りんぺん

鳞片样脱屑　膜状落屑　まくじょうらくせつ
鳞乳缝　鳞乳突缝合　りんにゅうとつほうごう
鳞石英　鳞ケイ石　りんケイせき
鳞屑　鳞屑　りんせつ
鳞屑皮脂溢　鳞屑状脂漏〔症〕,魚鳞癬様脂漏〔症〕　りんせつじょうしろう〔しょう〕,ぎょりんせんようしろう〔しょう〕
鳞屑性红皮病　鳞屑状紅皮症,魚鳞癬様紅皮症　りんせつじょうこうひしょう,ぎょりんせんようこうひしょう
鳞屑性睑〔缘〕炎　落屑性〔眼〕瞼緣炎　らくせつせい〔がん〕けんえんえん
鳞屑性梅毒疹　鳞屑性梅毒疹　りんせつせいばいどくしん
鳞屑性湿疹　鳞屑性湿疹　りんせつせいしっしん
鳞屑疹　枇糠疹　ひこうしん
鳞屑状痂皮　鳞屑状痂皮　りんせつじょうかひ
鳞屑状牛皮癬　鳞屑状乾癬　りんせつじょうかんせん
鳞癬　魚鳞癬　ぎょりんせん
鳞状癌　鳞状癌　りんじょうがん
鳞状缝　鳞状縫合　りんじょうほうごう
鳞状化生　鳞状化生　りんじょうかせい
鳞〔状〕毛　鳞〔状〕毛　りん〔じょう〕もう
鳞状毛囊角化病　鳞状毛包角化症　りんじょうもうほうかっかしょう
鳞状上皮　扁平上皮　へんぺいじょうひ
鳞状上皮化生　扁平上皮化生　へんぺいじょうひかせい
鳞状上皮细胞　扁平上皮細胞　へんぺいじょうひさいぼう
鳞状上皮〔细胞〕癌　扁平上皮癌　へんぺいじょうひがん
鳞状上皮增生　扁平上皮増殖　へんぺいじょうひぞうしょく
鳞状〔细胞〕化　鳞状化,扁平上皮化　りんじょうか,へんぺいじょうひか
鳞状细胞瘤　扁平細胞腫　へんぺいさいぼうしゅ
鳞状细胞上皮瘤　扁平細胞上皮腫　へんぺいさいぼうじょうひしゅ

淋病　淋疾,淋病　りんしつ,りんびょう
淋病奈瑟氏菌　ナイサー淋病菌　Neisserりんびょうきん
淋〔病双〕球菌　淋病双球菌,淋菌　りんびょうそうきゅうきん,りんきん
淋病(菌)性单关节炎　淋菌性単関節炎　りんきんせいたんかんせつえん
淋病(菌)性腹股沟淋巴结炎　淋菌性鼠径〔部〕リンパ節炎　りんきんせいそけい〔ぶ〕lymphせつえん
淋病(菌)性关节炎　淋菌性関節炎　りんきんせいかんせつえん
淋病性龟头炎　淋菌性亀頭炎　りんきんせいきとうえん
淋病性腱鞘炎　淋菌性腱鞘炎　りんきんせいけんしょうえん
淋病性角化不良症　淋菌性異角化症　りんきんせいいかっかしょう
淋病性结膜炎　淋菌性結膜炎,膿漏眼　りんきんせいけつまくえん,のうろうがん
淋病(菌)性尿道炎　淋菌性尿道炎　りんきんせいにょうどうえん
淋病性前列腺炎　淋菌性前立腺炎　りんきんせいぜんりつせんえん
淋病性神经官能症　淋菌性神経症　りんきんせいしんけいしょう
淋病性输卵管炎　淋菌性卵管炎　りんきんせいらんかんえん

ん
淋病性子宫颈炎　淋菌性子宮頸管炎　りんきんせいしきゅうけいかんえん
淋病性子宫内膜炎　淋菌性子宮内膜炎　りんきんせいしきゅうないまくえん
淋病疣　淋疾疣　りんしついぼ
淋菌素　ゴノコキシン　gonococcin
淋球菌补体结合试验　淋菌補体結合試験　りんきんほたいけつごうしけん
淋球菌毒素　淋菌毒素　りんきんどくそ
淋球菌〔菌〕血症　淋菌血症　りんきんけつしょう
淋球菌脑膜炎　淋菌性髄膜炎　りんきんせいずいまくえん
淋球菌噬菌体　淋菌ファージ　りんきん　phage
淋球菌心肌炎　淋菌性心筋炎　りんきんせいしんきんえん
淋球菌心内膜炎　淋菌性心内膜炎　りんきんせいしんないまくえん
淋球菌性毒血症　淋菌性毒血症　りんきんせいどくけつしょう
膦　ホスフイン　phosphine
膦霉素　ホスホノマイシン　phosphonomycin
膦酸酯　ホスフィン酸エステル　phosphinさんester

LING　灵凌铃菱羚零领

灵杆菌　霊菌　れいきん
灵〔杆〕菌素　プロジギオシン　prodigiosin
灵感　霊感,インスピレーション　れいかん,inspiration
灵猫科　ジャコウネコ科　ジャコウネコか
灵猫属　ジャコウネコ属　ジャコウネコぞく
灵猫香　霊猫香　レイビョウこう
灵猫香酮　シベトン　civetone
灵敏度　感度,感受性　かんど,かんじゅせい
灵敏试验　感性試験　かんせいしけん
灵芝　霊芝,マンネンタケ　レイシ
凌宵　ノウゼンカズラ
凌霄花　凌霄花　リョウショウカ
铃蟾素　ボンベシン　bombesin
铃兰毒醇苷(甙)　コンバラトキソール　convallatoxol
铃兰毒苷　コンバラトキシン　convallatoxin
铃兰毒素　コンバラレチン　convallaretin
铃兰根　コンバラリア根　convallariaこん
铃兰〔苦〕苷(甙)　コンバラマリン　convallamarin
铃兰属　コンバラリア属　convallariaぞく
铃兰皂苷(甙)　コンバラサポニンconvallasaponin
菱唇　菱唇　りょうしん
菱寰肌　菱形環椎筋　りょうけいかんついきん
菱镁矿石　菱苦土鉱,マグネサイト　りょうくどこう,magnesite
菱脑〔泡〕　菱脑　りょうのう
菱脑峡　菱脑峡　りょうのうきょう
菱脑原节　菱脑神経小片　りょうのうしんけいしょうへん
菱形肌　菱形筋　りょうけいきん
菱形晶系　菱面体晶系,六方晶系　りょうめんたいしょうけい,ろくほうしょうけい
菱形〔六面〕体　菱面体,斜方六面体　りょうめんたい,しゃほうろくめんたい
菱形区　菱形区　りょうけいく
菱形舌　菱形舌　りょうけいぜつ

菱形窝　菱形窩　りょうけいか
菱形窝颅侧凹　菱形窩頭蓋側窩　りょうけいかずがいそくか
菱形窝上凹　菱形窩上窩　りょうけいかじょうか
菱形窝尾侧凹　菱形窩尾側窩　りょうけいかびそくか
菱形窝下凹　菱形窩下窩　りょうけいかかか
菱型杂音　ダイヤモンド型雑音　diamondがたざつおん
羚羊　羚羊　カモシカ,レイヨウ
羚羊角　羚羊角　レイヨウのつの
羚羊皮　羚羊皮　レイヨウのかわ
零点　零点　れいてん
零〔点〕读数　零点リーディング　れいてんreading
零点能〔量〕　零点エネルギー　れいてんEnergie
零点调整　零点調整　れいてんちょうせい
零电势（位）　ゼロポテンシャル,ゼロ電位　zero potential, zeroでんい
零度　零度　れいど
零级反应　零次反応　れいじはんのう
零级反应生物转变　零次反応生物転換　れいじはんのうせいぶつてんかん
零级〔消除〕动力学　零次消去動力学　れいじしょうきょどうりきがく
零级转化　零次転換　れいじてんかん
零价　零価,零原子価　れいか,れいげんしか
零（备）件　部品　ぶひん
零食　間食　かんしょく
零位　零位　れいい
零下冰箱　零下冷蔵庫　れいかれいぞうこ
零因子　零因子　れいいんし

líng　领

领　①襟②マンシェット　①えり②manchette
领鞭毛类　えり鞭毛虫類　えりべんもうちゅうるい
领会不能　理解不能　りかいふのう
领细胞　襟細胞　えりさいぼう

LIU　留流硫瘤铳柳六

liú　留流硫瘤铳

留点温度计　停留点温度計　ていりゅうてんおんどけい
留钾利尿药　カリウム保存性利尿薬　kaliumほぞんせいりにょうやく
留兰香　スペアミント,ミドリハッカ　spearmint
留声机　蓄音器　ちくおんき
留验期　検疫期間　けんえききかん
留置导管　留置カテーテル　りゅうちcatheter
留置导尿管　留置導尿カテーテル　りゅうちどうにょうcatheter
留置缝线固定夹　留置縫合線固定器　りゅうちほうごうせんこていき
留置术缝合针　留置術縫合針　りゅうちじゅつほうごうはり
留置探子　留置ゾンデ　りゅうちsonde
流变学　流動学,レオロジー　りゅうどうがく,rheology
流变学家　流動学者　りゅうどうがくしゃ
流产　流産　りゅうざん
流产〔布鲁氏〕〔杆〕菌　ウシ流産菌　ウシりゅうざんきん
流产布鲁氏菌肺炎　ウシ流産菌肺炎　ウシりゅうざんきんはいえん
流产杆菌检查器　アボートスコープ　abortoscope

流产〔菌〕素　アボルチンabortin
流产率　流産率　りゅうざんりつ
流产钳　流産鉗子　りゅうざんかんし
流产热　流産熱　りゅうざんねつ
流产胎　流産胎児,堕胎児　りゅうざんたいじ,だたいじ
流产吸引器　流産吸引器　りゅうざんきゅういんき
流程　流れ作業過程　ながれさぎょうかてい
流程表　フロー シート　flow sheet
流出　流出　りゅうしゅつ
流出道　流出道　りゅうしゅつどう
流出量　流出量,拍出量　りゅうしゅつりょう,はくしゅつりょう
流出时间　流出時間,導出時間　りゅうしゅつじかん,どうしゅつじかん
流出水　流出水,廃水　りゅうしゅつすい,はいすい
流出物　流出物,流出液　りゅうしゅつぶつ,りゅうしゅつえき
流电　ガルバニー電気,平流電気,直流電気　galvaniでんき,へいりゅうでんき,ちょくりゅうでんき
流电催眠法　直流通電催眠術　ちょくりゅうつうでんさいみんじゅつ
流电感应疗法　直流交流療法　ちょくりゅうこうりゅうりょうほう
流电疗法　直流通電療法　ちょくりゅうつうでんりょうほう
流电收缩性　直流通電収縮性　ちょくりゅうつうでんしゅくせい
流电睡眠疗法　直流通電睡眠療法　ちょくりゅうつうでんすいみんりょうほう
流电〔性〕口病　レーン病　Lainびょう
流电针术　直流電気刺針術　ちょくりゅうでんきししんじゅつ
流动　流動　りゅうどう
流动床干燥器　移動ベッド乾燥機　いどうbedかんそうき
流动导管　フロー カテーテル　flow-catheter
流动电流　流動電流　りゅうどうでんりゅう
流动电势（位）　流動ポテンシャル　りゅうどうpotential
流动法　流動法　りゅうどうほう
流动基因　流動遺伝子　りゅうどういでんし
流动式二氧化碳激光器　流動式炭酸ガスレーザー　りゅうどうしきたんさんgas laser
流动双折射　流動複屈折　りゅうどうふくくっせつ
流动污染源　移動汚染源　いどうおせんげん
流动显微荧光计　流動顕微蛍光計　りゅうどうけんびけいこうけい
流动X线诊断车　移動型X線診断車　いどうがたXせんしんだんしゃ
流动镶嵌模型　流動モザイク模型　りゅうどうmosaic もけい
流动性　流動性　りゅうどうせい
流动压力　流動圧力　りゅうどうあつりょく
流动蒸气〔灭菌〕法　流動蒸気滅菌法　りゅうどうじょうきめっきんほう
流感　インフルエンザ,流感,流行性感冒　influenza,りゅうかん,りゅうこうせいかんぼう
流感病毒　インフルエンザウイルス　influenza virus
流感肺炎　インフルエンザ肺炎　influenzaはいえん
流浸膏　流エキス剤　りゅうextractざい
流浸膏剂　流エキス剤　りゅうextractざい

流控技术　フルイディクス　fluidics
流泪　流涙　りゅうるい
流量　流量　りゅうりょう
流量比色计　流量比色計　りゅうりょうひしょくけい
流量计　流量計　りゅうりょうけい
流量均衡器　流量平衡装置　りゅうりょうへいこうそうち
流量控制器　流量調節器　りゅうりょうちょうせつき
流量式粘度计　流量式粘度計　りゅうりょうしきねんどけい
流量调节开关　流量調節弁　りゅうりょうちょうせつべん
流量指示器　流量指示器　りゅうりょうしじき
流明　ルーメン　lumen
流脑　流行性脳炎　りゅうこうせいのうえん
流脑菌素　メニンゴシン　meningocin
流脑提纯菌苗　精製流行性脳炎ワクチン　せいせいりゅうこうせいのうえんVaccine
流脑预测　流行性脳炎予測　りゅうこうせいのうえんよそく
流气型计数管　ガスフロー型計数管　gasflowがたけいすうかん
流入　流入　りゅうにゅう
流入道　流入道　りゅうにゅうどう
流入量　流入量　りゅうにゅうりょう
流食　流動食　りゅうどうしょく
流水作业　流れ作業　ながれさぎょう
流速　流速　りゅうそく
流速计　流速計,タコメーター　りゅうそくけい,tachometer
流体动力学　流体動力学,流体力学　りゅうたいどうりきがく,りゅうたいりきがく
流体动力学扩散　流体動力学拡散,流体力学拡散　りゅうたいどうりきがくかくさん,りゅうたいりきがくかくさん
流体计量器　流体計器　りゅうたいけいき
流体剂量计　流体測量計　りゅうたいそくりょうけい
流体静力学　流体静力学　りゅうたいせいりきがく
流体静压力　ハイドロスタチック プレッシャー　hydrostatic pressure
流体力学　流体力学　りゅうたいりきがく
流体镶嵌膜　流体モザイク膜　りゅうたいmosaicまく
流体镶嵌模型　流体モザイク模型　りゅうたいmosaicもけい
流体压力计　流体圧力計　りゅうたいあつりょくけい
流通蒸汽灭菌法　流動蒸気滅菌法　りゅうどうじょうきめっきんほう
流通蒸汽灭菌器　流動蒸気滅菌器　りゅうどうじょうきめっきんき
流涎〔症〕　流涎〔症〕　りゅうぜん〔しょう〕
流线型　流線型　りゅうせんけい
流行　流行　りゅうこう
流行病　流行病　りゅうこうびょう
流行病动力学　流行病力学　りゅうこうびょうりきがく
流行病发生　流行病発生　りゅうこうびょうはっせい
流行病监视　疫学〔的〕監視　えきがく〔てき〕かんし
流行病区　流行病区　りゅうこうびょうく
流行病学　疫学,流行病学　えきがく,りゅうこうびょうがく
流行病学调查　疫学〔的〕調査　えきがく〔てき〕ちょうさ
流行病学分析　疫学〔的〕分析　えきがく〔てき〕ぶんせき
流行病学观察　疫学〔的〕観察　えきがく〔てき〕かんさつ

流行病学家　疫学者　えきかくしゃ
流行病学侦察　疫学〔的〕偵察　えきがく〔てき〕ていさつ
流行病志　疫学〔的〕記述　えきがく〔てき〕きじゅつ
流行过程　流行過程　りゅうこうかてい
流行扩散　流行拡散　りゅうこうかくさん
流行曲线　流行曲線　りゅうこうきょくせん
流行性　流行性　りゅうこうせい
流行性斑疹伤寒　流行性発疹チフス　りゅうこうせいほっしんtyphus
流行性剥脱性皮炎　流行性剥脱性皮膚炎　りゅうこうせいはくだつせいひふえん
流行性出血热　流行性出血熱　りゅうこうせいしゅっけつねつ
流行性出血性结膜炎　流行性出血性結膜炎　りゅうこうせいしゅっけつせいけつまくえん
流行性恶心呕吐　ブラッドレー病　Bradleyびょう
流行性腹泻　流行性下痢　りゅうこうせいげり
流行性感冒　インフルエンザ,流行性感冒　influenza,りゅうこうせいかんぼう
流〔行性〕感〔冒〕病毒　インフルエンザウイルス　influenza Virus
流行性感冒杆菌性脑膜炎　インフルエンザ髄膜炎　influenzaずいまくえん
流〔行性〕感〔冒嗜血〕杆菌　インフルエンザ菌　influenzaきん
流〔行性〕感〔冒〕性肺炎　インフルエンザ肺炎　influenzaはいえん
流〔行性〕感〔冒〕性喉炎　インフルエンザ喉頭炎　influenzaこうとうえん
流〔行性〕感〔冒〕性脑膜炎　インフルエンザ髄膜炎　influenzaずいまくえん
流〔行性〕感〔冒〕性气管炎　インフルエンザ気管炎　influenzaきかんえん
流〔行性〕感〔冒〕性支气管炎　インフルエンザ気管支炎　influenzaきかんしえん
流行性膈胸膜痛　流行性横隔胸膜痛　りゅうこうせいおうかくきょうまくつう
流行性关节红斑　流行性関節〔炎症性〕紅斑,ヘーバーリル熱　りゅうこうせいかんせつ〔えんしょうせい〕こうはん,Haverhillねつ
流行性坏疽性直肠炎　流行性壊疽性直腸炎　りゅうこうせいえそせいちょくちょうえん
流行性霍乱　流行性コレラ　りゅうこうせいcholera
流行性肌痛　流行性筋痛　りゅうこうせいきんつう
流行性肌炎　流行性筋炎　りゅうこうせいきんえん
流行性脊髓灰质炎　流行性脊髄灰白質炎　りゅうこうせいせきずいかいはくしつえん
流行性甲型脑炎　流行性A型脳炎,嗜眠性脳炎　りゅうこうせいAがたのうえん,しみんせいのうえん
流行性角膜结〔合〕膜炎　流行性角結膜炎　りゅうこうせいかくけつまくえん
流行性结膜炎　流行性結膜炎　りゅうこうせいけつまくえん
流行性卡他性黄疸　流行性カタル黄疸　りゅうこうせいCatarrhおうだん
流行性毛细支气管炎　流行性細気管支炎　りゅうこうせいさいきかんしえん
流行性脑〔脊髓〕膜炎　流行性〔脳脊〕髄膜炎　りゅうこうせ

い〔のうせき〕ずいまくえん

流行性脳〔脊髄〕膜炎菌苗　流行性〔脳脊〕髄膜炎ワクチン　りゅうこうせい〔のうせき〕ずいまくえんvaccine

流行性脳脊髄炎　流行性脳脊髄炎　りゅうこうせいのうせきずいえん

流行性脳炎　流行性脳炎　りゅうこうせいのうえん

流行性脳炎病毒　流行性脳炎ウイルス　りゅうこうせいのうえんvirus

流行性皮炎　流行性皮膚炎　りゅうこうせいひふえん

流行性薔薇疹　流行性バラ疹　りゅうこうせいバラしん

流行性腮腺炎　流行性耳下腺炎,おたふくかぜ　りゅうこうせいじかせんえん

流行性腮腺炎病毒　ムンプスウイルス,流行性耳下腺炎ウイルス　mumps virus,りゅうこうせいじかせんえんvirus

流行性腮腺炎性脳脊髄炎　流行性耳下腺炎性脳脊髄炎　りゅうこうせいじかせんえんせいのうせきずいえん

流行性腮腺炎性脳膜炎　流行性耳下腺炎性髄膜炎,おたふくかぜずいまくえん　りゅうこうせいじかせんえんせいずいまくえん

流行性天疱瘡　流行性天疱瘡　りゅうこうせいてんぽうそう

流行性舞蹈病　流行性舞踏病　りゅうこうせいぶとうびょう

流行性胸肌痛　流行性胸筋痛　りゅうこうせいきょうきんつう

流行性胸膜痛　流行性胸膜痛　りゅうこうせいきょうまくつう

流行性胸膜炎　流行性胸膜炎　りゅうこうせいきょうまくえん

流行性胸痛　流行性胸痛　りゅうこうせいきょうつう

流行性眩暈　流行性眩暈　りゅうこうせいめまい

流行性血红蛋白尿　流行性血色素尿　りゅうこうせいけっしきそにょう

流行性乙型脳炎　流行性B型脳炎　りゅうこうせいBがたのうえん

流行性乙型脳炎病毒　流行性B型脳炎ウイルス　りゅうこうせいBがたのうえんVirus

流行性乙型脳炎疫苗　流行性B型脳炎ワクチン　りゅうこうせいBがたのうえんVaccine

流行性癔病　流行性ヒステリー　りゅうこうせいHysterie

流行性嬰児麻痺　流行性小児麻痺　りゅうこうせいしょうにまひ

流行性支気管炎　流行性気管支炎　りゅうこうせいきかんしえん

流行因素　流行因子　りゅうこういんし

流行指数　流行指数　りゅうこうしすう

流行株　流行菌株　りゅうこうきんしゅ

流质饮食　流動食　りゅうどうしょく

流注〔性〕脓肿　流注膿瘍,寒性膿瘍　りゅうちゅうのうよう,かんせいのうよう

硫　硫黄,S　いおう

硫胺蛋白酶　チアミンたんぱく酵素　thiamineたんぱくこうそ

硫胺分解酶　チアミナーゼ　thiaminase

硫胺〔素〕　ビタミンB₁,チアミン　Vitamin B₁,thiamine

硫胺素焦磷酸　ピロリン酸チアミン　pyroリンさんthiamine

硫胺素酶　チアミナーゼ　thiaminase

硫胺素缺乏病　チアミン欠乏症　thiamineけつぼうしょう

硫胺素羧酸　チアミンカルボン酸　thiamine carbonさん

硫胺荧　チオクローム　thiochrome

硫巴比妥　チオバルビタール　thiobarbital

硫巴比妥酸盐　チオバルビツール酸塩　thiobarbiturさんえん

α-硫胞嘧啶　α-チオシトシン　α-thiocytosine

硫贲妥钠　チオペンタールナトリウム　thiopental natrium

硫丙拉嗪　チオプロペラジン　thioproperazine

硫撑二苯胺　チオジフェニルアミン　thiodiphenylamine

硫醇　チオアルコール,メルカプタン　thio-alcohol, mercaptan

硫醇酶　チオラーゼ　thiolase

硫醇尿酸　メルカプツール酸　mercapturさん

硫醇型　チオアルコール型　thioalcoholがた

硫醇盐　メルカプチド　mercaptide

硫醋腙　チオアセタゾン　thioacetazone

硫代氨基甲酸酯　チオカルバミン酸エステル　thiocarbaminさんester

α-硫代巴比土酸　α-チオバルビツール酸　α-thiobarbiturさん

硫代苯酚　チオフェノール　thiophenol

硫代醋酸　チオ酢酸　thioさくさん

硫代二苯胺　チオジフェニルアミン　thiodiphenylamine

硫代甘油　チオグリセロール,チオグリセリン　thioglycerol,thioglycerin

硫代甲酚　チオクレゾール　thiocresol

硫代间苯二酚　チオレゾルシノール　thioresorcinol

硫代磷酸酯　チオリン酸エステル　thioリンさんester

硫代硫酸　チオ硫酸　thioりゅうさん

硫代硫酸铵　チオ硫酸アンモニウム　thioりゅうさんammonium

硫代硫酸钡　チオ硫酸バリウム　thioりゅうさんbarium

硫代硫酸钙　チオ硫酸カルシウム　thioりゅうさんcalcium

硫代硫酸钾　チオ硫酸カリウム　thioりゅうさんkalium

硫代硫酸镁　チオ硫酸マグネシウム　thioりゅうさんmagnesium

硫代硫酸钠　チオ硫酸ナトリウム　thioりゅうさんnatrium

硫代硫酸钠试法　チオ硫酸ナトリウム試験　thioりゅうさんnatrium しけん

硫代硫酸柠檬酸胆盐琼脂　TCBS培地　TCBSばいち

硫代硫酸铅　チオ硫酸鉛　thioりゅうさんなまり

硫代硫酸盐　チオ硫酸塩　thioりゅうさんえん

硫代硫酸银　チオ硫酸銀　thioりゅうさんぎん

6-硫代鸟嘌呤　6-チオグアニン　6-thioguanine

硫代苹果酸　チオりんご酸　thioりんごさん

硫代苹果酰胺酸　チオマルアミド酸　thiomalamideさん

β-硫代葡糖酶　β-チオグルコシダーゼ　β-thioglucosidase

硫代葡萄糖金　アウロチオグルコース　aurothioglucose

硫代羟乙酸铋　チオグリコール酸ビスマス　thioglycolさんbismuth

硫〔代〕氰酸　チオシアン酸　thiocyanさん

硫〔代〕氰酸铵　チオシアン酸アンモニウム　thiocyanさんammonium

硫〔代〕氰酸铬铵　チオシアン酸クロム アンモニウム　thiocyanさんchrom ammonium

硫〔代〕氰酸盐测定法　チオシアン酸塩測定法　thiocyanさんえんそくていほう

硫代氰酸盐试法　チオシアン酸塩試験　thiocyanさんえんしけん

硫〔代〕氰酸银　チオシアン酸銀　thiocyanさんぎん

硫代乳酸　チオ乳酸　thioにゅうさん

硫代酸　チオ酸　thioさん

硫代〔酸〕化合物　チオ〔酸〕化合物　thio〔さん〕かごうぶつ

硫代乙酸　チオ酢酸　thioさくさん

硫代乙酰胺　チオアセトアミド　thioacetamide

硫氮杂苯　チアジン　thiazine

硫碘疗法　硫黄ヨウ素並用療法　いおうヨウそへいようりょうほう

硫靛酸盐　スルフィンジゴ酸塩　sulfindigoさんえん

硫蒽　チオキサンチン　thioxanthene

硫发热疗法　硫黄発熱療法　いおうはつねつりょうほう

硫放线菌素　スルファクチン,チオマイシン　sulfactin, thiomycin

硫甘醇　チオグリコール　thioglycol

硫甘醇钠　チオグリコール酸ナトリウム　thioglycolさんnatrium

硫杆菌族　硫黄菌族　いおうきんぞく

硫高铁血红蛋白　スルフヘモグロビン　sulfhemoglobin

硫固定〔作用〕　硫黄固定〔作用〕　いおうこてい〔さよう〕

硫华　升華硫黄,硫黄華　しょうかいおう,いおうか

硫化铵　硫化アンモニウム　りゅうかammonium

硫化铵试验　硫化アンモニウム試験　りゅうかammoniumしけん

硫化钡　硫化バリウム　りゅうかbarium

硫化钙　硫化カルシウム　りゅうかcalcium

硫化镉　硫化カドミウム　りゅうかcadmium

硫化镉光电管　硫化カドミウム光電管　りゅうかcadmiumこうでんかん

硫化汞　硫化水銀　りゅうかすいぎん

硫化钴　硫化コバルト　りゅうかcobalt

硫化钾　硫化カリウム　りゅうかkalium

硫化镁　硫化マグネシウム　りゅうかmagnesium

硫化锰　硫化マンガン　りゅうかmanganese

硫化钠　硫化ナトリウム　りゅうかnatrium

硫化钠试剂　硫化ナトリウム試薬　りゅうかnatriumしやく

硫化镍　硫化ニッケル　りゅうかnickel

硫化铅　硫化鉛　りゅうかなまり

硫化氢　硫化水素　りゅうかすいそ

硫化氢铵　硫化水素アンモニウム　りゅうかすいそammonium

硫化氢沉淀法　硫化水素沈降法　りゅうかすいそちんこうほう

硫化氢解酶　スルフヒドリラーゼ　sulfhydrylase

硫化氢钠　硫化水素ナトリウム　りゅうかすいそnatrium

硫化氢尿　硫化水素尿〔症〕　りゅうかすいそにょう〔しょう〕

硫化氢试验　硫化水素試験　りゅうかすいそしけん

硫化氢污染　硫化水素汚染　りゅうかすいそおせん

硫化氢血　硫化水素血〔症〕　りゅうかすいそけつ〔しょう〕

硫化氢中毒　硫化水素中毒　りゅうかすいそちゅうどく

硫化氢组　硫化水素グループ　りゅうかすいそgroup

硫化双羟基溴苯　硫化ビスオキシブロモフェニル　りゅうかbisoxy bromophenyl

硫化羰　硫化カルボニル　りゅうかcarbonyl

硫化羰络铂　硫化カルボニル白金　りゅうかcarbonylはっきん

硫化铁　硫化鉄　りゅうかてつ

硫化铜　硫化銅　りゅうかどう

硫化物　硫化物　りゅうかぶつ

硫化硒　硫化セレニウム　りゅうかselenium

硫化锡　硫化錫　りゅうかすず

硫化锌　硫化亜鉛　りゅうかあえん

硫化锌晶体　硫化亜鉛結晶　りゅうかあえんけっしょう

硫化血红蛋白　スルフヘモグロビン　sulfhemoglobin

硫化血红蛋白血〔症〕　スルフヘモグロビン血〔症〕　sulfhemoglobin血けつ〔しょう〕

硫化亚铁　硫化第一鉄　りゅうかだいいちてつ

硫化亚锡　硫化第一錫　りゅうかだいいちすず

硫化银　硫化銀　りゅうかぎん

硫化作用　硫化作用　りゅうかさよう

硫黄　硫黄　いおう

硫黄发热疗法　硫黄発熱療法　いおうはつねつりょうほう

硫黄苷　チオイノシン　thioinosine

硫黄膏　チアントール　thiantholum

硫黄菊苷　スルフレイン　sulphurein

硫黄菊素　スルフレチン　sulphuretin

硫黄泉水　硫黄〔鉱〕泉水　いおう〔こう〕せんすい

硫黄软膏　硫黄軟膏　いおうなんこう

硫黄石　土硫黄　どいおう

硫黄素　チオフラビン　thioflavine

硫黄样颗粒　ドルーゼ　Druse

硫黄鱼石脂软膏　硫黄イヒチオール軟膏　いおうichthyolなんこう

硫黄浴　硫黄浴　いおうよく

硫激酶　チオキナーゼ　thiokinase

硫解酶　チオラーゼ　thiolase

硫芥　サルファーマスタード　sulfur mustard

硫金黄菌素　チオアウリン　thioaurin

α-硫金基乙酰苯胺　アウロチオグリカニド,α-アウロメルカプトアセタニリド　aurothioglycanid, α-auromercaptoacetanilid

硫堇　チオニン　thionine

硫菌　硫黄細菌　いおうさいきん

硫卡巴肿　チオカルバルソン　thiocarbarsone

硫卡因　チオカイン　thiocaine

硫苦　硫酸マグネシウム　りゅうさんmagnesium

硫利达嗪　チオリダジン　thioridazine

硫链丝菌素　チオストレプトン　thiostrepton

硫柳汞　メルチオレート,チメロサール　merthiolate, thimerosal

硫柳汞酊　メルチオレートチンキ　merthiolate tincture

硫柳酸　スルホサリチル酸　sulfosalicylさん

硫螺菌属　チオスピラ属　Thiospiraぞく

硫麻子油酸　チオリン酸　thiolinさん

硫麻子油酸钠　チオリン酸ナトリウム　thiolinさんnatrium

硫霉素　チオマイシン,チアムフェニコール　thiomycin, thiamphenicol

硫醚　チオエーテル　thioether

硫醚键　チオエーテル結合　thioetherけつごう

硫粘蛋白　硫黄ムチン,スルホムチン　いおうmucin, sulphomucin

硫鸟嘌呤　チオグアニン　thioguanine

硫脲胺　コンテベン　conteben

硫脲〔类〕　チオ尿素〔類〕　thioにょうそ〔るい〕

硫脲类药　チオ尿素類薬　thioにょうそるいやく
硫尿嘧啶　チオウラシル　thiouracil
硫脲〔中毒〕性甲状腺肿　チオ尿素〔中毒〕性甲状腺腫　thioにょうそ〔ちゅうどく〕せいこうじょうせんしゅ
硫喷妥钠　チオペンタール ナトリウム　thio pental natrium
硫喷妥钠静脉麻醉　チオペンタール ナトリウム静脈〔内〕麻酔　thiopental natriumじょうみゃく〔ない〕ますい
硫喷妥钠片　チオペンタール ナトリウム錠　thiopental natriumじょう
硫葡萄糖　チオグルコース,チオブドウ糖　thioglucose,thioブドウとう
硫葡萄糖苷酶　チオグルコシダーゼ　thioglucosidase
硫普胍嗪　チオプロパゼート　thiopropazate
硫氢化铵　硫化水素アンモニウム　りゅうかすいそammonium
硫氢化钠　硫化水素ナトリウム　りゅうかすいそnatrium
硫氢基　スルフヒドリル基　sulfhydrylき
硫氢醌　チオヒドロキノン　thiohydroquinone
硫氰合汞铵　チオシアン酸水銀アンモニウム　thiocyanさんすいぎんammonium
硫氰化物　ロダン化物 チオシアン化物　rhodanかぶつ,thiocyanかぶつ
硫氰化作用　チオシアン化作用　thiocyanかさよう
硫氰〔基〕乙酸异龙脑酯　チオシアン酢酸イソボルニルエステル　thiocyanさくさんisobornyl ester
硫氰脒唑　チオシアノイミダゾール　thiocyanoimidazole
硫氰生成酶　ローダナーゼ　rhodanase
硫氰酸　チオシアン酸　thiocyanさん
硫氰酸汞　チオシアン酸水銀　thiocyanさんすいぎん
硫氰酸汞铵试法　チオシアン酸水銀アンモニウム試験　thiocyanさんすいぎんammoniumしけん
硫氰酸钴　チオシアン酸コバルト　thiocyanさんcobalt
硫氰酸钴铵　チオシアン酸コバルト アンモニウム　thiocyanさんcobalt ammonium
硫氰酸钾　チオシアン酸カリウム　thiocyanさんkalium
硫氰酸喹啉铋　チオシアン酸キノリン ビスマス　thiocyanさんquinoline bismuth
硫氰酸酶　ロダナーゼ　rhodanase
硫氰酸钠　チオシアン酸ナトリウム　thiocyanさんnatrium
硫氰酸十二酯　チオシアン酸ラウリル　thiocyanさんlauryl
硫氰酸铁　チオシアン酸鉄　thiocyanさんてつ
硫氰酸铜　チオシアン酸銅　thiocyanさんどう
硫氰酸盐　チオシアン酸塩　thiocyanさんえん
硫氰酸盐-硫酸铈滴定测定法　チオシアン酸塩硫酸セリウム滴定測定法　thiocyanさんえんりゅうさんceriumてきていそくていほう
硫氰酸银　チオシアン酸銀　thiocyanさんぎん
硫氰乙酸酯类　チオシアノ酢酸エステル類　thiocyanoさくさんesterるい
硫醛　スルフアルデヒド　sulfaldehyde
硫缺乏症　硫黄欠乏症　いおうけつぼうしょう
硫软膏　硫黄軟膏　いおうなんこう
硫色素　チオクロム　thiochrome
硫胂凡纳明　スルフアルスフェナミン　sulfarsphenamine
硫胂密胺　メラルソプロール　melarsoprol
硫䏲　チオアルブモーゼ　thioalbumose
硫双二氯酚　ビチオノール　bithionol
硫双二氯酚钠　ビチオノールナトリウム　bithionol natrium
硫塑料　チオプラスト　thioplast
硫酸　硫酸　りゅうさん
硫酸阿托品　硫酸アトロピン　りゅうさんatropine
硫酸铵　硫酸アンモニウム　りゅうさんammonium
硫酸铵试验　硫酸アンモニウム試験　りゅうさんammoniumしけん
硫酸铵铈　硫酸セリウム アンモニウム　りゅうさんcerium ammonium
硫酸胺酶　スルファミダーゼ　sulfamidase
硫酸胺戊酰胺　硫酸アミノペンタミド　りゅうさんaminopentamide
硫酸巴龙霉素　硫酸パロモマイシン　りゅうさんparomomycin
硫酸巴龙霉素片　硫酸パロモマイシン錠　りゅうさんparomomycinじょう
硫酸钯　硫酸パラジウム　りゅうさんpalladium
硫酸钡　硫酸バリウム　りゅうさんbarium
硫酸钡混悬液　硫酸バリウム懸濁液　りゅうさんbariumけんだくえき
硫酸苯肼　硫酸フェニルヒドラジン　りゅうさんphenylhydrazine
硫酸苯〔异〕丙胺　硫酸アンフェタミン　りゅうさんamphetamine
硫酸苄甲胍　硫酸ベタニジン　りゅうさんbethanidine
硫酸布大卡因　硫酸ブタカイン　りゅうさんbutacaine
硫酸长春碱　硫酸ビンブラスチン　りゅうさんvinblastine
硫酸长春新碱　硫酸ビンクリスチン　りゅうさんvincristine
硫酸丁卡因　硫酸テトラカイン　りゅうさんtetracaine
硫酸多粘菌素Ｂ　硫酸ポリミキシンB　りゅうさんpolymyxinB
硫酸多粘菌素Ｂ溶液　硫酸ポリミキシンB溶液　りゅうさんpolymyxin　Bようえき
硫酸多粘菌素Ｅ　硫酸ポリミキシンE　りゅうさんpolymyxin E
硫酸二苯胺　硫酸ジフェニルアミン　りゅうさんdiphenylamine
硫酸二-n-丁基氨甲酰胆碱　硫酸ジ-n-ブチルカルバミルコリン　りゅうさんdi-n-butylcarbamylcholine
硫酸二甲酯　硫酸ジメチル　りゅうさんdimethyl
硫酸二甲酯中毒　硫酸ジメチル中毒　りゅうさんdimethylちゅうどく
硫酸酚酯酶　フェノールスル ファターゼ　phenol sulfatase
硫酸钙　硫酸カルシウム　りゅうさんcalcium
硫酸肝素　硫酸ヘパリン　りゅうさんheparin
硫酸酐　無水硫酸　むすいりゅうさん
硫酸高钴　硫酸第二コバルト　りゅうさんだいにcobalt
硫酸高铈　硫酸第二セリウム　りゅうさんだいにcerium
硫酸高铈铵　硫酸第二セリウム アンモニウム　りゅうさんだいにcerium ammonium
硫酸高铈法　硫酸第二セリウム法　りゅうさんだいにceriumほう
硫酸〔高〕铁铵　硫酸第二鉄アンモニウム　りゅうさんだいにてつammonium
硫酸铬　硫酸クロム　りゅうさんchrom
硫酸铬铵　硫酸クロム アンモニウム　りゅうさんchrom ammonium
硫酸铬钾　硫酸クロム カリウム　りゅうさんchrom kalium
硫酸根　硫酸根(基)　りゅうさんこん(き)

硫酸汞　硫酸水銀　りゅうさんすいぎん

硫酸钴　硫酸コバルト　りゅうさんcobalt

硫酸钴铵　硫酸コバルト アンモニウム　りゅうさんcobalt ammonium

硫酸胍生　硫酸グアノキサン　りゅうさんguanoxane

硫酸胡椒嗪雌酮　硫酸ピペラジン エストロン　りゅうさん piperazine estrone

硫酸化糖蛋白　硫酸化糖蛋白〔質〕　りゅうさんかとうたんぱく〔しつ〕

硫酸化脂肪油　硫酸化脂肪油　りゅうさんかしぼうゆ

硫酸恢压敏　硫酸ワイアミン,硫酸メフェンテルミン　りゅうさんwyamine,りゅうさんmephentermine

硫酸金　硫酸金　りゅうさんきん

硫酸精蛋白　硫酸プロタミン　りゅうさんprotamine

硫酸肼　硫酸ヒドラジン　りゅうさんhydrazine

硫酸卡那霉素　硫酸カナマイシン　りゅうさんkanamycin

硫酸卡那霉素B　硫酸カナマイシンB　りゅうさん kanamycin B

硫酸抗敌素　硫酸コリスチン,硫酸ポリミキシン　りゅうさんcolistin,りゅうさんpolymyxin

硫酸可待因　硫酸コデイン　りゅうさんcodeine

硫酸奎尼丁　硫酸キニジン　りゅうさんquinidine

硫酸奎宁　硫酸キニン　りゅうさんquinine

硫酸类肝素　硫酸ヘパリチン　りゅうさんheparitin

硫酸锂　硫酸リチウム　りゅうさんlithium

硫酸联苯胺　硫酸ベンジジン　りゅうさんbenzidine

硫酸链霉素　硫酸ストレプトマイシン　りゅうさん streptomycin

硫酸颅痛定　硫酸ロツンジン　りゅうさんrotundine

硫酸铝　硫酸アルミニウム　りゅうさんaluminium

硫酸铝铵　硫酸アルミニウム アンモニウム　りゅうさん aluminium ammonium

硫酸铝钾　硫酸アルミニウム カリウム　りゅうさん aluminium kalium

硫酸铝钠　硫酸アルミニウム ナトリウム　りゅうさん aluminium natrium

硫酸麻黄碱　硫酸エフェドリン　りゅうさんephedrine

硫酸麻黄碱溶液　硫酸エフェドリン溶液　りゅうさん ephedrinようえき

硫酸镁　硫酸マグネシウム　りゅうさんmagnesium

硫酸镁铵　硫酸マグネシウム アンモニウム　りゅうさん magnesium ammonium

硫酸镁灌肠　硫酸マグネシウム浣腸　りゅうさん magnesiumかんちょう

硫酸镁〔溶〕液　硫酸マグネシウム溶液　りゅうさん magnesiumようえき

硫酸镁浴　硫酸マグネシウム浴　りゅうさんmagnesiumよく

硫酸锰　硫酸マンガン　りゅうさんmanganese

硫酸钠　硫酸ナトリウム　りゅうさん natrium

硫酸钠雌酮　硫酸エストロン ナトリウム　りゅうさん estrone natrium

硫酸钠铝　硫酸ナトリウム アルミニウム　りゅうさん sodium aluminium

硫酸粘液素　ムコイチン硫酸　mucoitinりゅうさん

硫酸镍　硫酸ニッケル　りゅうさんnickel

硫酸镍铵　硫酸ニッケル アンモニウム　りゅうさんnickel ammonium

硫酸镍二钾　硫酸ニッケル二カリウム　りゅうさんnickelに kalium

硫酸凝胶　硫酸ゲル　りゅうさんgel

硫酸皮肤素　硫酸デルマタン　りゅうさんdermatan

硫酸皮肤素硫酸酯酶　硫酸デルマタンスルファターゼ　りゅうさんdermatan sulfatase

硫酸铍　硫酸ベリリウム　りゅうさんberyllium

硫酸葡聚糖　硫酸デキストラン　りゅうさんdextran

硫酸铅　硫酸鉛　りゅうさんなまり

硫酸羟基喹啉　硫酸ヒドロキシキノリン　りゅうさん hydroxy quinoline

硫酸氢铵　硫酸水素アンモニウム　りゅうさんすいそ ammonium

硫酸氢钾　重硫酸カリウム,硫酸水素カリウム　じゅうりゅうさんkalium,りゅうさんすいそkalium

硫酸氢钠　重硫酸ナトリウム,硫酸水素ナトリウム　じゅうりゅうさんnatrium,りゅうさんすいそnatrium

硫酸氢铅　硫酸水素鉛　りゅうさんすいそなまり

硫酸氢盐　重硫酸塩　じゅうりゅうさんえん

硫酸氢乙酯　硫酸水素エチル　りゅうさんすいそethyl

硫酸庆大霉素　硫酸ゲンタマイシン　りゅうさん gentamycin

硫酸溶胶　硫酸ゾル　りゅうさんsol

硫酸软骨素　硫酸コンドロイチン　りゅうさんchondroitin

硫酸软骨素A　硫酸コンドロイチンA　りゅうさん chondroitin A

硫酸软骨素B　硫酸コンドロイチンB　りゅうさん chondroitin B

硫酸软骨素C　硫酸コンドロイチンC　りゅうさん chondroitin C

硫酸软骨素裂合酶　硫酸コンドロイチンリアーゼ　りゅうさんchondroitin lyase

硫酸山梗菜碱　硫酸ロベリン　りゅうさんlobeline

硫酸烧伤　硫酸火傷　りゅうさんやけど,りゅうさんかしょう

硫酸铈　硫酸セリウム　りゅうさんcerium

硫酸铈滴定法　硫酸セリウム滴定法　りゅうさんceriumてきていほう

硫酸铈亚铁灵溶液　硫酸フェロイン溶液　りゅうさんferrin ようえき

硫酸〔双〕分解　加硫分解　かりゅうぶんかい

硫酸双肼酞嗪　硫酸ジヒドララジン　りゅうさん dihydralazine

硫酸双氢链霉素　硫酸ジヒドロストレプトマイシン　りゅうさんdihydrostreptomycin

硫酸双氧铀　硫酸ウラニル　りゅうさんuranyl

硫酸锶　硫酸ストロンチウム　りゅうさんstrontium

硫酸四氨络铜　硫酸テトラアンミン銅　りゅうさん tetrammineどう

硫酸铊　硫酸タリウム　りゅうさんthallium

硫酸钛　硫酸チタン　りゅうさんtitanium

硫酸铁　硫酸鉄　りゅうさんてつ

硫酸铁铵　硫酸鉄アンモニウム　りゅうさんてつammonium

硫酸铁钾　硫酸鉄カリウム　りゅうさんてつkalium

硫酸铁镁　硫酸鉄マグネシウム　りゅうさんてつ magnesium

硫酸铜　硫酸銅　りゅうさんどう

硫酸铜尿糖定性试剂　ベネジクト試薬　Benedictしやく

硫酸脱氢表雄酮 硫酸デヒドロエピアンドロステロン りゅうさんdehydroepiandros terone

硫酸妥布霉素 硫酸トブラマイシン りゅうさんtobramycin

硫酸烷基氢酯 硫酸水素アルキル りゅうさんすいそalkyl

硫酸雾 硫酸霧 りゅうさんきり

硫酸小蘖碱 硫酸ベルベリン りゅうさんberberine

硫酸锌 硫酸亜鉛 りゅうさんあえん

硫酸锌滴眼剂 硫酸亜鉛点眼剤(液) りゅうさんあえんでんがんざい(えき)

硫酸锌浮集法 硫酸亜鉛浮遊法 りゅうさんあえんふゆうほう

硫酸锌离心浮集法 硫酸亜鉛遠心浮遊法 りゅうさんあえんしんふゆうほう

硫酸锌浊度试验 硫酸亜鉛混濁度試験 りゅうさんあえんこんだくどしけん

硫酸新霉素 硫酸ネオマイシン りゅうさんneomycin

硫酸新霉素软膏 硫酸ネオマイシン軟膏 りゅうさんneomycinなんこう

硫酸亚铬 硫酸第一クロム りゅうさんだいいちchrom

硫酸亚汞 硫酸第一水銀 りゅうさんだいいちすいぎん

硫酸亚锰试法 硫酸第一マンガン試験 りゅうさんだいいちmanganeseしけん

硫酸亚铊 硫酸第一タリウム りゅうさんだいいちthallium

硫酸亚铁 硫酸第一鉄 りゅうさんだいいちてつ

硫酸亚铁铵 硫酸第一鉄アンモニウム りゅうさんだいいちてつammonium

硫酸亚铁试法 硫酸第一鉄試験 りゅうさんだいいちてつしけん

硫酸亚铁中毒 硫酸第一鉄中毒 りゅうさんだいいちてつちゅうどく

硫酸盐 硫酸塩 りゅうさんえん

硫酸盐血症 硫酸塩血症 りゅうさんえんけつしょう

硫酸乙二胺 硫酸エチレン ジアミン りゅうさんethylene diamine

硫酸乙氢酯 硫酸水素エチル りゅうさんすいそethyl

硫酸乙酰肝素 硫酸ヘパリチン りゅうさんheparitine

硫酸乙酯 硫酸エチル りゅうさんethyl

硫酸乙酯测定法 硫酸エチル測定法 りゅうさんethylそくていほう

硫酸异丙去甲肾上腺素 硫酸イソプロピル ノルアドレナリン りゅうさんisopropyl noradrenaline

硫酸异丙肾上腺素 硫酸イソプレナリン りゅうさんisoprenaline

硫酸银 硫酸銀 りゅうさんぎん

硫酸吲哚酚 硫酸インドキシル りゅうさんindoxyl

硫酸右旋苯异丙胺 右旋性硫酸アンフェタミン うせんせいりゅうさんamphetamine

硫酸鱼精蛋白 硫酸プロタミン りゅうさんprotamine

硫酸浴 硫酸浴 りゅうさんよく

硫酸月桂酯钠 硫酸ラウリル ナトリウム りゅうさんlauryl natrium

硫酸酯 硫酸エステル りゅうさんester

硫酸酯酶 スルファターゼ sulfatase

硫酸酯酶缺乏〔症〕 スルファターゼ欠乏〔症〕 sulfataseけつぼう〔しょう〕

硫酸中毒 硫酸中毒〔症〕 りゅうさんちゅうどく〔しょう〕

硫酸转移酶 硫酸転移酵素 りゅうさんてんいこうそ

硫酸紫霉素 硫酸バイオマイシン りゅうさんviomycin

硫酞乙酯 ジチオイソフタル酸ジエチル dithioisophthalんdiethyl

硫糖苷 チオグリコシド thioglycoside

硫糖铝 ウルサルミン ulcerlmin

硫替派 チオーテパ thiotepa

硫戊糖 チオペントース thiopentose

硫酰氯 スルホニル クロリド sulfonyl chloride

硫辛酸 チオクト酸,リポ酸 thioctさん,lipoさん

硫辛酸脱氢酶 チオクト酸デヒドロゲナーゼ thioctさんdehydrogenase

硫辛酸乙酰〔基转移〕酶 チオクト酸アセチラーゼ thioctさんacetylase

硫辛酸转琥珀酰酶 チオクト酸トランススクシニラーゼ thioctさんtranssuccinylase

硫血红蛋白 スルフヘモグロビン sulfhemoglobin

硫血红蛋白尿〔症〕 スルフヘモグロビン尿〔症〕 sulfhemoglobinにょう〔しょう〕

硫血红蛋白血〔症〕 スルフヘモグロビン血〔症〕 sulfhemoglobinけつ〔しょう〕

硫血红素 スルフヘム sulfheme

硫血〔症〕 硫黄血〔症〕 いおうけつ〔しょう〕

硫循环 硫黄循環 いおうじゅんかん

硫亚砷酸盐 チオ亜ヒ酸塩 thioあヒさんえん

硫氧化还原蛋白 チオレドキシン thioredoxin

硫氧化还原蛋白还原酶 チオレドキシン還元酵素 thioredoxinかんげんこうそ

硫氧化物 スルホキシド sulfoxide

硫氧嘧啶 チオウラシル thiouracil

硫氧酸非那肿 フェナルゾン スルホオキシレート phenarsone sulfoxylate

硫乙胺 チオエチルアミン thioethylamine

硫乙内酰脲 チオヒダントイン thiohydantoin

硫乙哌丙嗪 チエチルペラジン thiethylperazine

硫异烟胺 エチオナミド ethionamide

硫异烟酰胺 チオイソニコチンアミド thioisonicotinamide

硫因 チオネイン thioneine

硫茚 チオナフテン thionaphthene

硫脂〔类〕 スルホリピド スルファチド sulpholipid, sulphatide

硫酯 チオエステル thioester

硫酯键 チオエステル結合 thioesterけつごう

硫组氨酸硫甲基内盐 チオネイン,エルゴチオネイン thioneine,ergothioneine

硫唑嘌呤 アザチオプリン,イムラン azathiopurine, imuran

瘤肿瘍 しゅよう

阿布里科索夫氏瘤 アブリコソフ腫〔瘍〕 Abrikossovしゅ〔よう〕

勃勒纳氏瘤 ブレンナー腫〔瘍〕 Brennerしゅ〔よう〕

布鲁克氏瘤 ブルック腫〔瘍〕 Brookeしゅ〔よう〕

格拉维次氏瘤 グラーヒッツ腫〔瘍〕 Grawitzしゅ〔よう〕

克鲁肯伯格氏瘤 クルーケンベルグ腫〔瘍〕 Krukenbergしゅ〔よう〕

腊特克氏瘤 ラトケ腫〔瘍〕 Rathkeしゅ〔よう〕

潘科斯特氏瘤 パンコースト腫〔瘍〕 Pancoastしゅ〔よう〕

施皮格勒氏瘤　　スピーグレル腫〔瘍〕 spieglerしゅ〔よう〕

斯太内尔氏瘤　　シュタイナー腫〔瘍〕 Steinerしゅ〔よう〕

维尔姆斯瘤　　ウィルムス腫〔瘍〕 Wilmsしゅ〔よう〕

尤因氏瘤　　ユーイング腫〔瘍〕 Ewingしゅ〔よう〕

瘤蒂　腫瘍茎　しゅようけい

瘤蒂结扎器　腫瘍茎結紮器　しゅようけいけっさつき

瘤巨细胞　腫瘍巨細胞　しゅようきょさいぼう

瘤可宁　ロイケラン　クロラムブシル leukeran, chlorambucil

瘤苗　腫瘍ワクチン　しゅようvaccine

瘤筒线虫　ゴンギロネーマ　ネオプラスチクム Gongylonema neoplasticum

瘤突　こぶ状隆起　こぶじょうりゅうき

瘤细胞　腫瘍細胞　しゅようさいぼう

瘤细胞栓子　腫瘍栓子　しゅようせんし

瘤形成　腫瘍形成　しゅようけいせい

瘤型麻风　小結節癩　しょうけっせつらい

瘤性增生　新生物性増殖　しんせいぶつせいぞうしょく

瘤样病变　腫瘍様病変　しゅようようびょうへん

瘤样纤维组织增生　繊維腫症　せんいしゅしょう

瘤转移　腫瘍転移　しゅようてんい

瘤状菌落　こぶ状集落　こぶじょうしゅうらく

瘤状隆起　こぶ状隆起　こぶじょうりゅうき

瘤组织剪钳　セレクトム　celectome

铳盐　スルホニウム塩　sulfoniumえん

liǔ 柳

柳氨酚　サリチルアミノフェノール　salicyl amino phenol

柳苄青霉素　カルフェシリン　carfecillin

柳穿鱼苷　ペクトリナリン　pectolinarin

柳穿鱼黄素　ペクトリナリゲニン　pectolinarigenin

柳氮磺胺吡啶　サリチルアゾスルファピリジン salicylazosulfapyridine

柳丁氨醇　サルブタモール　salbutamol

柳拐子病　地方病性変形性骨関節炎,カッシン・ベック病　ちほうびょうせいへんけいせいこつかんせつえん,Kaschin-Beckびょう

柳黑苷　サリニグリン　salinigrin

柳杉酚　スギオール　sugiol

柳属　シダレヤナギ属　シダレヤナギぞく

柳酸　サリチル酸　salicylさん

柳酸钠　サリチル酸ナトリウム　salicylさんnatrium

柳叶白前　柳葉白前　リュウヨウハクゼン

柳叶菜属　抑蘭属　ヨクランぞく

柳叶刀　ランセット,乱切刀　lancet,らんせつとう

柳叶刀形针尖缝合针　ランセット状先縫合針　lancetじょうさきほうごうしん

柳叶牛膝　ヤナギイノコズチ

liù 六

六氨络高钴盐　ヘキサミン〔第二〕コバルト塩　hexammine〔だいに〕cobaltえん

六倍体　六倍体　ろくばいたい

六苯乙烷　ヘキサフェニルエタン　hexaphenyl ethane

六鞭虫病　ヘキサミタ症　hexamitaしょう

六鞭虫属　ヘキサミタ属　Hexamitaぞく

六鞭科　ヘキサミタ科　Hexamitaか

六次甲基四胺　ヘキサメチレンテトラミン,ヘキサミン,ウロトロピン　hexamethylene tetramine, hexamine, urotropin

六导程测速仪　六誘導タコメータ　ろくゆうどう tachometer

六方晶系〔统〕　六方晶系　ろくほうしょうけい

六氟丙烯　ヘキサフルオロプロピレン hexafluoropropylene

六氟铂酸铵　ヘキサフルオロ白金酸アンモニウム hexafluoroはっきんさんammonium

六氟铂酸钾　ヘキサフルオロ白金酸カリウム hexafluoroはっきんさんkalium

六氟二乙酯　ヘキサフルオロジエチル hexafluoro diethyl

六氟化碲　六フッ化テルル　ろくフッかtellurium

六氟化钾　六フッ化カリウム　ろくフッかkalium

六氟化硫　六フッ化硫黄　ろくフッかいおう

六钩蚴　オンコスフェラ　oncosphera

六〔核〕环　六素環　ろくそかん

六环化合物　六素環化合物　ろくそかんかごうぶつ

六基因　六遺伝子　ろくいでんし

六甲撑四胺　ヘキサメチレンテトラミン,ウロトロピン,ヘキサミン hexamethylene-tetramine,urotropin,hexamine

六甲副蔷薇苯胺氯化物　塩化ヘキサメチルパラローザニリン　えんか　hexamethylpararos aniline

六甲〔季〕铵　ヘキサメトニウム　hexamethonium

六甲蜜胺　ヘキサメチルメラミン　hexamethyl melamine

六甲三聚氰胺　ヘキサメチルメラミン hexamethylmelamine

六甲双喘定　ヘキソプレナリン　hexoprenaline

六甲溴铵　臭化ヘキソメトニウム,ヘキソメトニウムブロミド　しゅうかhexamethonium,hexamethonium bromide

六价元素　六価元素　ろっかげんそ

六角晶体　六角結晶体　ろっかくけっしょうたい

六角晶系　六角晶系　ろっかくしょうけい

六聚偏磷酸钠　六メタリン酸ナトリウム　ろくmetaリンさんnatrium

六聚物　ヘキサマー　hexamer

六联疫苗　6種〔混合〕ワクチン　ろくしゅ〔こんご〕vaccine

六邻体子粒抗原　ヘキソン抗原　hexonこうげん

六〇六　606,サルバルサン　salvarsan

六龄齿　六才歯　ろくさいし

六六六　ヘキサクロロシクロヘキサン hexachlorocyclohexane

六六六中毒　ヘキサクロロシクロヘキサン中毒 hexachlorocyclohexaneちゅうどく

六卤代苯　六ハロゲン化ベンゼン　ろくhalogenかbenzene

六氯苯酚　ヘキサクロロフェノール　hexachlorophenol

六氯铂〔氢〕酸　ヘキサクロロ白金酸　hexachloroはっきんさん

六氯〔代〕苯　ヘキサクロロベンゼン　hexachlorobenzene

六氯丁二烯　ヘキサクロロブタジエン hexachlorobutadiene

六氯对二甲苯　ヘキサクロロパラキシレン hexachloroparaxylene

六氯酚　ヘキサクロロフェノール　hexachlorophenol

六氯化苯　六塩化ベンゼン,ヘキサクロロシクロヘキサン,ベンゼンヘキサクロリド　ろくえんか benzene,hexachlorocyclohexane,benzene hexachloride

六氯化苯中毒　ヘキサクロロシクロヘキサン中毒 hexachlorocyclohexaneちゅうどく

urotropin

六氯环己烷　ヘキサクロロシクロヘキサン　hexachlorocyclohexane

六氯〔双〕酚　ヘキサクロロフェン　hexachlorophene

六氯乙烷　ヘキサクロロエタン　hexachloroethane

六羟基苯　ヘキサヒドロキシ ベンゼン　hexahydroxy benzene

六羟基环己烷　ヘキサヒドロオキシシクロヘキサン,イノシトール　hexahydroxycyclohexane, inositol

六氢吡啶　ヘキサヒドロピリジン, ピペリジン　hexahydropyridine, piperidine

六氢姜黄素　ヘキサヒドロクルクミン　hexahydrocurcumin

六氢解痉素　ヘキサヒドロアジフェニン　hexahydroadiphenine

六氢麦角甾醇　ヘキサヒドロ エルゴステロール　hexahydro ergostelol

六氢脱氧麻黄碱　ヘキサヒドロデソキシ エフェドリン　hexahydrodesoxy ephedrine

六氢血卟啉　ヘキサヒドロ ヘマトポルフィリン　hexahydro hematoporphyrin

六岁磨牙　六才臼歯　ろくさいきゅうし

六碳糖　六炭糖　ろくたんとう

六烴季铵　ヘキサメトニウム　hexamethonium

六烴季铵烟酸酯　ヘキサメトニウムニコチネート　hexamethonium nicotinate

六烷雷琐辛　ヘキシルレゾルシン　hexylresorcin

六溴二氧二苯甲醇　ヘキサブロムジオキシジフェニルカルビノール　hexabromdioxydiphenyl carbinol

六乙基二锡　ヘキサエチル二錫　hexaethylにすず

六乙基四磷酸　ヘキサエチルテトラホスフェート　hexaethyl tetraphosphate

六指〔畸形〕　六指症　ろくししょう

六足纲　六脚類・ろくきゃくるい

LONG 龙聋笼隆

lóng　龙聋笼隆

龙艾　タラゴン　tarragon

龙胆　竜胆,ゲンチアナ　リュウタン,リンドウ,gentiana

龙胆醇　ゲンチシル アルコール　gentisyl alcohol

龙胆次碱　ゲンチアニジン　gentianidine

龙胆二糖　ゲンチオビオース　gentiobiose

龙胆二糖酶　ゲンチオビアーゼ　gentiobiase

龙胆苷配基　ゲンチオゲニン　gentiogenin

龙胆根黄素　ゲンチシン　gentisin

龙胆碱　ゲンチアニン　gentianin

龙胆晶苷　ゲンチアニン　gentianin

龙胆浸膏　ゲンチアナ エキス　gentiana extract

龙胆科　リンドウ科　リンドウか

龙胆苦苷　ゲンチオピクリン　gentiopicrin

龙胆酶　ゲンチアナーゼ　gentianase

龙胆宁　ゲンチアニン　gentianin

龙胆〔三〕糖　ゲンチアノース　gentianose

龙胆属　リンドウ属　リンドウぞく

龙胆〔素〕醇　ゲンチシン アルコール　gentisin alcohol

龙胆酸　ゲンチシン酸　gentisinさん

龙胆酸盐　ゲンチシン酸塩　gentisinさんえん

龙胆糖苷　ゲンチイン　gentiin

龙胆紫　ゲンチアナ バィオレット　gentiana violet

龙胆紫凝胶　ゲンチアナ バィオレット ゲル　gentiana violet gel

龙胆紫溶液　ゲンチアナ バィオレット溶液　gentiana violet ようえき

龙骨　竜骨　りゅうこつ

龙骨状突起　竜骨状突起　りゅうこつじょうとっき

龙葵　イヌホウズキ

龙葵次碱　ソラニジン　solanidine

龙葵碱　ソラソニン　solasonine

龙葵碱中毒　ソラソニン中毒〔症〕　solasonineちゅうどく〔しょう〕

龙脑　竜脑,ボルネオール　リェウノウ,borneol

龙脑基　ボルニル基　bornylき

龙脑烯　ボルネエン　borneene

龙脑香科　フタバガキ科　フタバガキか

龙舌兰属　リュウゼツラン属　リュウゼツランぞく

龙舌兰皂甙元　アガボゲニン　agavogenin

龙舌兰汁　リュウゼツラン汁　リュウゼツランじる

龙虾肌碱　ホマリン　homarine

龙牙草　キンミズヒキ

龙牙草素　アグリモニン　agrimonine

龙涎精　アンブリン,アンブレイン　ambrin,ambrein

龙涎香　竜涎香　リュウゼンコウ

龙涎香醇（脂）　アンブリン,アンブレイン　ambrin,ambrein

龙线科　ドラクンクルス科　Dracunculusか

龙线属　ドラクンクルス属　Dracunculusぞく

龙眼　リュウガン

龙眼肉　竜眼肉　リュウガンにく

龙眼属　竜眼属　リュウガンぞく

龙爪黧豆球蛋白　スチゾロビン　stizolobin

聋　聾,難聴,つんぼ　ろう,なんちょう

聋点　聾点　ろうてん

聋哑儿童　聾啞児童　ろうあじどう

聋哑教练法　聾啞教育法　ろうあきょういくほう

聋哑人　聾啞者　ろうあしゃ

聋哑学校　聾啞学校　ろうあがっこう

聋哑〔用〕字母表　聾啞〔用〕字母表　ろうあ〔よう〕じぼひょう

聋哑者习语器　アクラリオン　acoulalion

聋哑症　聾啞症　ろうあしょう

笼蔽效应　ケージ効果　cageこうか

隆巴德氏试验　ロンバード試験　Lombardしけん

隆鼻　わし鼻,こぶ鼻　わしばな,こぶばな

隆隆样杂音　輪転〔様雑〕音,ランブル　りんてん〔ようざつ〕おん,rumble

隆起（凸）　隆起　りゅうき

隆起骨折　膨隆骨折　ほうりゅうこっせつ

隆凸下淋巴结　隆起下リンパ節　りゅうきかlymphせつ

隆凸性皮肤纤维肉瘤　隆起性皮膚繊維肉腫　りゅうきせいひふせんいにくしゅ

隆凸血管　隆起血管　りゅうきけっかん

隆纹黑蛋巢菌　スジチャダイゴケ

隆椎　隆椎　りゅうつい

LOU 娄蒌搂漏瘘

lóu　娄蒌

娄德雷氏倾斜　レーデレル斜位　Roedererしゃい

娄德雷氏自己娩出法　レーデレル自己娩出法　Roedererじこべんしゅつほう

娄文氏反射　ロベン反射　Lovenはんしゃ
蒌　キンマ
蒌叶　キンマ葉　キンマよう
蒌叶醇　カビベトール　chavibetol
蒌叶酚　カビコール　chavicol

lǒu　搂

搂抱反射　抱擁反射　ほうようはんしゃ

lòu　漏瘘

漏报率　遺漏報告率,未報告率　いろうほうこくりつ,みほうこくりつ
漏出　漏出,漏泄　ろうしゅつ,ろうせつ
漏出液　漏出液　ろうしゅつえき
漏出性积液　漏出性水症　ろうしゅつせいすいしょう
漏出性胸腔积液　漏出性水胸〔症〕　ろうしゅつせいすいきょう〔しょう〕
漏出〔作用〕　漏出〔作用〕　ろうしゅつ〔さよう〕
漏电压　漏れ電圧量　もれでんあつりょう
漏电阻　漏れ電気抵抗　もれでんきていこう
漏斗　漏斗　ろうと
　　古氏漏斗　グーチ漏斗　Goochろうと
漏斗部　漏斗部　ろうとぶ
漏斗定位器　漏斗定位器　ろうとていいき
漏斗核　漏斗核　ろうとかく
漏斗架(台)　漏斗台　ろうとだい
漏斗茎管　漏斗茎　ろうとけい
漏斗突　漏斗突起　ろうととっき
漏斗形处女膜　漏斗状処女膜　ろうとじょうしょじょまく
漏斗形二尖瓣狭窄　漏斗型僧帽弁狭窄〔症〕　ろうとがたそうぼうべんきょうさく〔しょう〕
漏斗型肺动脉口狭窄　漏斗型肺動脈弁狭窄〔症〕　ろうとがたはいどうみゃくべんきょうさく〔しょう〕
漏斗胸　漏斗胸　ろうときょう
漏斗胸矫正术　漏斗胸矯正術　ろうときょうきょうせいじゅつ
漏斗胸修复术　漏斗胸修復術　ろうときょうしゅうふくじゅつ
漏斗隐窝　漏斗陥凹　ろうとかんおう
漏斗状凹陷　漏斗状陥凹　ろうとじょうかんおう
漏斗状肛门　漏斗状肛門　ろうとじょうこうもん
漏斗状花　漏斗状花　ろうとじょうはな
漏斗状视网膜　漏斗状網膜　ろうとじょうもうまく
漏斗状直肠管　漏斗状直腸管　ろうとじょうちょくちょうかん
漏芦　ホンカンゾウ
漏尿　尿滴下,尿漏　にょうてきか,にょうろう
漏诊　漏診,誤診　ろうしん,ごしん
漏诊率　漏診率,誤診率　ろうしんりつ,ごしんりつ
瘘　フィステル,瘻　Fistel,ろう
　　曼-搏二氏瘘　マン・ボルマン瘻　Mann-Bollmanろう
瘘管　瘻〔孔〕　ろう〔こう〕
　　埃-巴二氏瘘管　エック・パブロフ瘻　Eck-pavlovろう
瘘管肠吻合术　フイステル(瘻孔)腸管吻合術　Fistel(ろうこう)ちょうかんふんごうじゅつ
瘘管成形术　フィステル形成術　Fistelけいせいじゅつ
瘘管穿通术　フィステル開窓術　Fistelかいそうじゅつ
瘘管刀　フィステル切開刀　Fistelせっかいとう
瘘管剪　フィステル鋏　Fistelはさみ
瘘管空肠吻合术　フィステル空腸吻合術　Fistelくうちょう

ふんごうじゅつ
瘘管切除术　フィステル〔壁〕切除術　Fistel〔へき〕せつじょじゅつ
瘘管切开术　フィステル切開術　Fistelせっかいじゅつ
瘘管试验　フィステル試験　Fistelしけん
瘘管形成　フィステル形成　Fistelけいせい
瘘管修补　フィステル修復　Fistelしゅうふく
瘘管造影术　フィステル造影法　Fistelぞうえいほう

LU　卢芦炉颅卤鲁镥录陆鹿路露

lú　卢芦炉颅

卢戈氏碘液　ルゴール ヨウ素溶液　Lugolヨウそようえき
卢戈氏反应　ルゴール反応　Lugolはんのう
卢戈氏〔溶〕液　ルゴール液　Lugolえき
卢〔瑟福〕　ラサフォルド,rd　rutherford
卢瑟福-玻尔原子模型　ラサフォルド・ボーア原子模型　Rutherford-Bohrげんしもけい
卢梭〔氏〕小体　ラッセル小体　Russelしょうたい
芦比介芬胺　ルビジェルビン　rubijervine
芦丁　ルチン　rutin
芦丁糖　ルチノース　rutinose
芦丁糖甙　ルチノシド　rutinoside
芦花絮　蘆花絮　ろかじょ
芦荟大黄素　アロエ エモジン　aloe emodin
芦荟苷(素)　アロイン　aloin
芦荟黄质　アロキサンチン　aloxanthine
芦荟试验　アロエテスト,蘆薈試験　aloe test,ロカイしけん
芦荟属　蘆薈属,アロエ属　ロカイぞく,Aloeぞく
芦荟树脂鞣醇　アロレジノタンノール　aloresinotannol
芦荟素试验　アロイン試験　aloinしけん
芦荟泻素　アロエ エモジン　aloe emodin
芦荟中毒　アロエ中毒,蘆薈中毒　aloeちゅうどく,ロカイちゅうどく
芦苇　アシ
芦竹碱　グラミン,ドナキシン　gramine,donaxine
芦竹灵　ドナキサリン　donaxarine
芦竹素　アロンドイン　arundoin
炉贝碱　フリチミニン　fritiminine
炉甘石　カラミン　calamine
炉甘石洗剂　カラミン洗淨剤　calamineせんじょうざい
颅　頭蓋　ずがい,とうがい
颅病　頭蓋障害　ずがいしょうがい
颅部寄生胎联胎　頭蓋結合寄生体　ずがいけつごうきせいたい
颅部联胎　頭蓋結合体　ずがいけつごうたい
颅部脑膜膨出　頭蓋髄膜瘤,頭蓋髄膜ヘルニア　ずがいずいまくりゅう,ずがいずいまくhernia
颅侧半月小叶　頭蓋半月小葉　ずがいはんげつしょうよう
颅侧橄榄核　上オリーブ核　じょうoliveかく
颅侧根　延髄根　えんずいこん
颅侧泌涎核　上唾液核　じょうだえきかく
颅侧丘　上丘　じょうきゅう
颅侧丘白质层　上丘白層,深白層　じょうきゅうはくそう,しんはくそう
颅侧丘臂　上丘腕　じょうきゅううで
颅侧丘灰质层　上丘灰白層　じょうきゅうかいはくそう
颅侧丘连合　上丘交連　じょうきゅうこうれん

颅侧髓帆　上髓帆　じょうずいはん
颅侧髓帆系带　上髓帆小带　じょうずいはんしょうたい
颅测量法　頭蓋計測法　ずがいけいそくほう
颅测量器　頭蓋計測器　ずがいけいそくき
颅测量学　頭蓋計測学　ずがいけいそくがく
颅长阔指数　頭蓋の長さ幅指数　ずがいのながさはばしすう
颅成形术　頭蓋形成術　ずがいけいせいじゅつ
颅冲洗术　開頭洗浄術　かいとうせんじょうじゅつ
颅穿刺术　頭蓋穿刺術　ずがいせんしじゅつ
颅底　頭蓋底　ずがいてい
颅底凹入症　頭蓋底陥入症　ずがいていかんにゅうしょう
颅底扁平症　扁平頭蓋底症　へんぺいずがいていしょう
颅底点　バジオン，基底点　basion，きていてん
颅底骨折　頭蓋底骨折　ずがいていこっせつ
颅底内面　頭蓋底内側面　ずがいていないそくめん
颅底内陷　頭蓋底陥入　ずがいていかんにゅう
颅底外面　外頭蓋底　がいずがいてい
颅底位　頭蓋底位　ずがいていい
颅底性眼肌麻痹　頭蓋底性眼筋麻痺　ずがいていせいがんきんまひ
颅底粘连　頭蓋底癒着　ずがいていゆちゃく
颅底蛛网膜炎　頭蓋底クモ膜炎　ずがいていクモまくえん
颅底钻　頭蓋底ドリル　ずがいていdrill
颅顶　頭蓋頂　ずがいちょう
颅顶骨多孔〔畸形〕　頭蓋有窓症　ずがいゆうそうしょう
颅顶肌　頭蓋表筋　ずがいひょうきん
颅顶夹　頭蓋頂クランプ　ずがいちょうclamp
颅顶腱膜　帽状腱膜　ぼうじょうけんまく
颅顶器官　頭蓋頂器官　ずがいちょうきかん
颅动脉炎　頭蓋動脈炎　ずがいどうみゃくえん
颅缝　頭蓋縫合　ずがいほうごう
颅缝分离　頭蓋縫合分離　ずがいほうごうぶんり
颅缝骨接合（早闭）症　頭蓋骨早期癒合症　ずがいこつそうきゆごうしょう
颅缝〔先天〕骨化　頭蓋縫合早期骨化　ずがいほうごうそうさこっか
颅盖　頭蓋冠，頭蓋帽　ずがいかん，ずがいぼう
颅盖骨折　頭蓋帽骨折　ずがいぼうこっせつ
颅骨　頭蓋骨　ずがいこつ
颅骨凹陷骨折切除术　陥没頭蓋骨骨折切除術　かんぼつずがいこつこっせつせつじょじゅつ
颅骨凹陷骨折掀起术　陥没頭蓋骨骨折揚起術　かんぼつずがいこつこっせつようきじゅつ
颅骨板螺钉　頭蓋板ねじ　ずがいばんねじ
颅骨板螺丝旋转　頭蓋板ねじ回し　ずがいばんねじまわし
颅骨成形术　頭蓋形成術　ずがいけいせいじゅつ
颅骨重叠　頭蓋骨重積　ずがいこつじゅうせき
颅骨穿孔器　穿頭器　せんとうき
颅骨打孔器　頭蓋穿孔器　ずがいせんこうき
颅骨胆脂瘤切除术　頭蓋コレステリン腫切除術　ずがいcholesterinしゅせつじょじゅつ
颅骨肥厚　厚頭蓋〔症〕　こうずがい〔しょう〕
颅骨分层　頭蓋骨層別　ずがいこつそうべつ
颅骨骨瘤切除术　頭蓋骨骨腫切除術　ずがいこつこつしゅせつじょじゅつ
颅骨骨髓炎　頭蓋骨髄炎　ずがいこつずいえん
颅骨骨折　頭蓋骨骨折　ずがいこっせつ

颅骨骨折内陷　頭蓋陥凹骨折　ずがいかんおうこっせつ
颅骨骨质增生　頭蓋骨増殖〔症〕　ずがいこつぞうしょく〔しょう〕
颅骨环锯（钻）　頭蓋トレフィン　ずがいtrephine
颅骨环锯术　頭蓋開口術，開頭術　ずがいかいこうじゅつ，かいとうじゅつ
颅骨黄色瘤　頭蓋黄色腫　ずがいおうしょくしゅ
颅骨局限性骨质疏松　頭蓋限局性オステオポローシス　ずがいげんきょくせいosteoporosis
颅骨隆凸畸形　頭蓋隆起奇形　ずがいりゅうききけい
颅骨面骨发育不全　頭蓋顔面異骨症，頭蓋顔面骨形成不全〔症〕　ずがいがんめんいこつしょう，ずがいがんめんこつけいせいふぜん〔しょう〕
颅骨膜　頭蓋骨膜　ずがいこつまく
颅骨膜分离器　頭蓋骨膜起子　ずがいこつまくきし
颅骨膜〔血〕窦　頭蓋骨膜洞　ずがいこつまくどう
颅骨膜血肿　頭蓋骨膜血腫　ずがいこつまくけっしゅ
颅骨膜炎　頭蓋骨膜炎　ずがいこつまくえん
颅骨内板增生症　頭蓋骨骨内板過骨症　ずがいこつこつないばんかこつしょう
颅骨起子　頭蓋起子　ずがいきし
颅骨牵引钳　頭蓋牽引鉗子　ずがいけんいんかんし
颅骨牵引术　頭蓋牽引術　ずがいけんいんじゅつ
颅骨钳　頭蓋鉗子　ずがいかんし
颅骨撬开器　頭蓋起子　ずがいきし
颅骨切除器　開頭器，頭蓋切開刀　かいとうき，ずがいせっかいとう
颅骨切除术　頭蓋〔局部〕切除術　ずがい〔きょくぶ〕せつじょじゅつ
颅骨切开术　開頭術　かいとうじゅつ
颅骨缺失　無頭蓋症　むずがいしょう
颅骨缺损　頭蓋欠損　ずがいけっそん
颅骨缺损修补术　頭蓋欠損修復術　ずがいけっそんしゅうふくじゅつ
颅骨肉瘤切除术　頭蓋骨肉腫切除術　ずがいこつにくしゅせつじょじゅつ
颅骨软化　頭蓋骨軟化〔症〕　ずがいこつなんか〔しょう〕
颅骨嗜酸性肉芽肿　頭蓋好酸性肉芽腫　ずがいこうさんせいにくがしゅ
颅骨损伤　頭蓋損傷　ずがいそんしょう
颅骨纤维性结构不良　頭蓋線維性形成異常　ずがいせんいせいけいせいいじょう
颅骨修补术　頭蓋修復術　ずがいしゅうふくじゅつ
颅骨学　頭蓋学　ずがいがく
颅骨炎　頭蓋炎　ずがいえん
颅骨颜面先天畸形　先天性頭蓋顔面奇形　せんてんせいずがいがんめんきけい
颅骨咬骨钳　頭蓋骨彫骨鉗子　ずがいこつちょうこつかんし
颅骨硬化　頭蓋骨硬化〔症〕　ずがいこつこうか〔しょう〕
颅骨折　頭蓋骨骨折　ずがいこつこっせつ
颅骨肿瘤　頭蓋腫瘍　ずがいしゅよう
颅骨钻　頭蓋ドリル　ずがいdrill
颅骨钻孔保护钳　穿頭孔保護鉗子　せんとうこうほごかんし
颅骨钻孔术　穿頭術　せんとうじゅつ
颅骨钻孔探查术　診査穿頭術　しんさせんとうじゅつ
颅颌牵引固定法　頭蓋上顎牽引固定法　ずがいじょうがく

けんいんこていほう

颅后点　オピスチオン　opisthion

颅后窝　後頭蓋窩　こうずがいか

颅后窝穿通伤　後頭蓋窩貫通創　こうずがいかかんつうそう

颅后窝开颅术　後頭蓋窩開頭術　こうずがいかかいとうじゅつ

颅后窝咬骨钳　後頭蓋窩彫骨鉗子　こうずがいかちょうこつかんし

颅后窝内肿瘤　後頭蓋窩腫瘍　こうずがいかしゅよう

颅脊神经节　頭蓋脊椎神経節　ずがいせきついしんけいせつ

颅脊柱裂〔畸形〕　頭蓋脊椎裂〔奇形〕　ずがいせきついれつ〔きけい〕

颅颊囊囊肿　頭蓋頬嚢の囊胞　ずがいきょうのうののうほう

颅检查器　頭蓋診察器　ずがいしんさつき

颅检查术　頭蓋診察法　ずがいしんさつほう

颅角测量法　頭蓋骨角度測定法　ずがいこつかくどそくていほう

颅节　頭蓋節　ずがいせつ

颅径　頭蓋直径　ずがいちょっけい

颅叩听诊法　頭蓋トノスコーピー　ずがいtonoscopy

颅叩听诊器　頭蓋トノスコープ　ずがいtonoscope

颅眶指数　頭眼窩指数　とうがんかしすう

颅阔点　ユーリオン　euryon

颅裂〔畸形〕　頭蓋披裂,二分頭蓋　ずがいひれつ,にぶんずがい

颅面骨发育不全　頭蓋顔面骨形成不全〔症〕　ずがいがんめんこつけいせいふぜん〔しょう〕

颅面骨畸形〔症〕　頭蓋顔面骨奇形　ずがいがんめんこつきけい

颅脑穿破伤　穿孔性脳創　せんこうせいのうそう

颅脑创伤　頭部外傷　とうぶがいしょう

颅脑贯通伤　貫通性頭蓋脳創　かんつうせいずがいのうそう

颅脑火器伤　頭蓋脳火器損傷　ずがいのうかきそんしょう

颅脑极性胶质细胞瘤　頭蓋脳極性〔神経〕膠芽〔細胞〕腫　ずがいのうきょくせい〔しんけい〕こうが〔さいぼう〕しゅ

颅脑局部解剖学　頭蓋局所解剖学　ずがいきょくしょかいぼうがく

颅脑开放伤　頭部開放創　とうぶかいほうそう

颅脑开放性损伤清创术　開放性頭蓋脳創傷清拭術　かいほうせいずがいのうそうしょうせいしきじゅつ

颅脑伤清创术　頭蓋脳創傷清拭術　ずがいのうそうしょうせいしきじゅつ

颅脑手术　頭蓋脳手術　ずがいのうしゅじゅつ

颅脑损伤　頭蓋脳損傷　ずがいのうそんしょう

颅脑损伤后综合征　脳損傷後症候群　のうそんしょうごしょうこうぐん

颅脑外科器械包　脳外科手術器械セット　のうげかしゅじゅつきかいset

颅脑外伤　頭蓋脳外傷　ずがいのうがいしょう

颅脑外伤性精神病　頭蓋脳外傷性精神病　ずがいのうがいしょうせいせいしんびょう

颅脑战伤　頭蓋脳戦傷　ずがいのうせんしょう

颅脑战伤后癫痫　頭蓋脳戦傷後てんかん　ずがいのうせんしょうごてんかん

颅脑战伤后综合征　頭蓋脳戦傷後症候群　ずがいのうせんしょうごしょうこうぐん

颅脑战伤脑膨出　頭蓋脳戦傷後脳ヘルニア　ずがいのうせんしょうごのうhernia

颅内并发病(合并症)　頭蓋内合併症　ずがいないがっぺいしょう

颅内部　頭蓋内部　ずがいないぶ

颅内出血　頭蓋内出血　ずがいないしゅっけつ

颅内胆脂瘤　頭蓋内コレステリン腫　ずがいないcholesterinしゅ

颅内动静脉畸形　頭蓋内動静脈奇形　ずがいないどうじょうみゃくきけい

颅内动脉夹　頭蓋内動脈クランプ　ずがいないどうみゃくclamp

颅内动脉瘤　頭蓋内動脈瘤　ずがいないどうみゃくりゅう

颅内动脉瘤颈钳夹术　頭蓋内動脈瘤頸クリッピング　ずがいないどうみゃくりゅうけいclipping

颅内多发血肿　頭蓋内多発血腫　ずがいないたはつけっしゅ

颅内高血压　頭蓋内高血圧　ずがいないこうけつあつ

颅内高压　頭蓋内圧亢進　ずがいないあつこうしん

颅内骨肥大　頭蓋内過骨症　ずがいないかこつしょう

颅内骨膜炎　頭蓋内骨膜炎　ずがいないこつまくえん

颅内黑〔色〕素瘤　頭蓋内コレステリン腫　ずがいないこくしょくしゅ

颅内黑〔色〕素肉瘤　頭蓋内黒色肉腫　ずがいないこくしょくにくしゅ

颅内化脓性感染　頭蓋内化膿性感染　ずがいないかのうせいかんせん

颅内积气　頭蓋内気腫　ずがいないきしゅ

颅内畸胎瘤　頭蓋内奇形腫　ずがいないきけいしゅ

颅内结核性肉芽肿切除术　頭蓋内結核性肉芽腫切除術　ずがいないけっかくせいにくがしゅせつじょじゅつ

颅内静脉　頭蓋内静脈　ずがいないじょうみゃく

颅内静脉窦　頭蓋内静脈洞　ずがいないじょうみゃくどう

颅内静脉窦非化脓性血栓形成　頭蓋内静脈洞非化膿性血栓症　ずがいないじょうみゃくどうひかのうせいけっせんしょう

颅内静脉窦血栓形成　頭蓋内静脈洞血栓症　ずがいないじょうみゃくどうけっせんしょう

颅内静脉窦血栓性静脉炎　頭蓋内静脈洞血栓性静脈炎　ずがいないじょうみゃくどうけっせんせいじょうみゃくえん

颅内静脉窦炎　頭蓋内静脈洞炎　ずがいないじょうみゃくどうえん

颅内联胎畸胎　エンクラニウス　encranius

颅内囊肿性肿瘤吸引术　頭蓋内囊腫吸引術　ずがいないのうしゅきゅういんじゅつ

颅内脑膜瘤切除术　頭蓋内髄膜腫切除術　ずがいないずいまくしゅせつじょじゅつ

颅内脓肿　頭蓋内膿瘍　ずがいないのうよう

颅内皮样囊肿　頭蓋内類皮嚢胞　ずがいないるいひのうほう

颅内肉瘤　頭蓋内肉腫　ずがいないにくしゅ

颅内肉样瘤病　頭蓋内サルコイドーシス,頭蓋内類肉腫症　ずがいないsarcoidosis,ずがいないるいにくしゅしょう

颅内神经纤维瘤　頭蓋内神経繊維腫　ずがいないしんけいせんいしゅ

颅内外静脉交通　頭蓋内外静脈交通　ずがいないがいじょ

うみゃくこうつう

颅内小动脉〔动脉〕瘤　嬰果状動脈瘤　しょうかじょうどうみゃくりゅう

颅内血管内皮瘤　頭蓋内脈管内皮腫　ずがいないみゃくかんないひしゅ

颅内血压计　頭蓋内血圧計　ずがいないけつあつけい

颅内血肿　頭蓋内血腫　ずがいないけっしゅ

颅内循环　頭蓋内循環　ずがいないじゅんかん

颅内压　頭蓋内圧　ずがいないあつ

颅内压监护器　頭蓋内圧モニター　ずがいないあつmonitor

颅内压降低　頭蓋内圧下降　ずがいないあつかこう

颅内压增高　頭蓋内圧上昇　ずがいないあつじょうしょう

颅内压增高征　頭蓋内圧増加徴候　ずがいないあつぞうかちょうこう

颅内压增高综合征　頭蓋内圧増加症候群　ずがいないあつぞうかしょうこうぐん

颅内异物　頭蓋内異物　ずがいないいぶつ

颅内异物取出术　頭蓋内異物摘出術　ずがいないいぶってきしゅつじゅつ

颅内占位性病变　頭蓋内場所とり病変　ずがいないばしょとりびょうへん

颅内肿瘤　頭蓋内腫瘍　ずがいないしゅよう

颅内肿瘤定位征　頭蓋内腫瘍定位徴候　ずがいないしゅようていいちょうこう

颅内肿瘤内放射性同位素注射术　頭蓋内腫瘍内放射性同位元素注射法　ずがいないしゅようないほうしゃせいどういげんそちゅうしゃほう

颅内肿瘤切除术　頭蓋内腫瘍切除術　ずがいないしゅようせつじょじゅつ

颅内蛛网膜下腔充气术　頭蓋内クモ膜下腔気体注入法　ずがいないクモまくかくうきたいちゅうにゅうほう

颅内转移癌　脳転移性癌　のうてんいせいがん

颅内转移瘤切除术　頭蓋内転移性腫瘍切除術　ずがいないてんいせいしゅようせつじょじゅつ

颅膨出　頭蓋瘤,脳ヘルニア　ずがいりゅう,のうhernia

颅前窝　前頭蓋窩　ぜんずがいか

颅腔　頭蓋腔　ずがいくう

颅腔积气　頭蓋内気腫　ずがいないきしゅ

颅软骨结合　頭蓋軟骨結合　ずがいなんこつけつごう

颅神经　脳神経　のうしんけい

颅神经核　脳神経核　のうしんけいかく

颅神经节　脳神経節　のうしんけいせつ

颅神经麻痹　脳神経麻痺　のうしんけいまひ

颅神经损害综合征　脳神経障害症候群　のうしんけいしょうがいしょうこうぐん

颅神经损伤　脳神経損傷　のうしんけいそんしょう

颅神经肿瘤　脳神経腫瘍　のうしんけいしゅよう

颅神经肿瘤切除术　脳神経腫瘍切除術　のうしんけいしゅようせつじょじゅつ

颅通定　ロトンジン　rotundin

颅外测脑器　頭蓋外脳髄計測器　ずがいがいのうずいけいそくき

颅外颅内动脉吻合术　頭蓋内頭蓋外動脈吻合術　ずがいないずがいがいどうみゃくふんごうじゅつ

颅外伤　頭蓋外傷　ずがいがいしょう

颅位保持器　頭蓋支持器　ずがいしじき

颅狭窄畸形　頭蓋狭窄奇形　ずがいきょうさくきけい

颅狭窄(小)症　頭蓋狭窄症　ずがいきょうさくしょう

颅囟　頭蓋泉門　ずがいせんもん

颅形描记器　頭蓋描画器　ずがいびょうがき

颅形学　頭蓋骨相学　ずがいこつそうがく

颅咽管　頭蓋咽頭管　ずがいいんとうかん

颅咽管病　頭蓋咽頭管病　ずがいいんとうかんびょう

颅咽管瘤　頭蓋咽頭管腫　ずがいいんとうかんしゅ

颅咽管瘤切除术　頭蓋咽頭管腫切除術　ずがいいんとうかんしゅせつじょじゅつ

颅支持器　頭蓋支持器　ずがいしじき

颅指数　頭蓋指数　ずがいしすう

颅中窝　中頭蓋窩　ちゅうずがいか

颅周切开术　頭蓋周囲切開術　ずがいしゅういせっかいじゅつ

颅纵裂　頭蓋正中離開　ずがいせいちゅうりかい

lǔ　卤鲁镥

卤　ハロゲン　halogen

卤胺宗　ハラゾン　halazone

卤吡胺　ハロピラミン　halopyramine

卤吡醇　ハロペリドール　haloperidol

卤苄　ハロゲン化ベンジル　halogenかbenzyl

卤代苯　ハロゲン化ベンゼン　halogenかbenzene

卤代苯甲酸　ハロゲン化安息香酸　halogenかアンソクコウさん

卤代丙酮　ハロゲン化アセトン　halogenかacetone

卤代醇　ハロゲン化アルコール　halogenかalcohol

卤代反应　ハロゲン化反応　halogenかはんのう

卤代化合物　ハロゲン化化合物　halogenかかごうぶつ

卤代环烃　ハロゲン化環式炭化水素　halogenかかんしきたんかすいそ

卤代醚　ハロゲン化エーテル　halogenかether

卤代羧酸　ハロゲン化カルボン酸　halogenかcarbonさん

卤代烃　ハロゲン化炭化水素　halogenかたんかすいそ

卤代烷　ハロゲン化アルキル　halogenかalkyl

卤代烷基醚　ハロゲン化アルキルエーテル　halogenかalkylether

卤代烷基锌　ハロゲン化アルキル亜鉛　halogenかalkylあえん

卤代酰卤　ハロゲン化アシルハロゲン　halogenかacyl halogen

卤代脂肪化合物　ハロゲン化脂肪族化合物　halogenかしぼうぞくかごうぶつ

卤地菊　鹵地菊　ロチキク

卤仿　ハロホルム　haloform

卤仿反应　ハロホルム反応　haloformはんのう

卤化　ハロゲン化　halogenか

卤化白蛋白　アイゴン　eigone

卤化苯基镁　ハロゲン化フェニルマグネシウム　halogenかphenyl magnesium

卤化剂　ハロゲン化剤　halogenかざい

卤化氢　ハロゲン化水素　halogenかすいそ

卤化氰　ハロゲン化シアン　halogenかcyan

卤化烷基镁　ハロゲン化アルキルマグネシウム　halogenかalkyl magnesium

卤化物　ハロゲン化物　halogenかぶつ

卤化物滴定　ハロゲン化物滴定　halogenかぶつてきてい

卤化物皮疹　ハロゲン化物性皮膚疹　halogenかぶつせいひふしん

卤化银　ハロゲン化銀　halogenかぎん

卤化〔作用〕　ハロゲン化〔作用〕　halogenか〔さよう〕
卤甲基化〔作用〕　ハロメチル化〔作用〕　halomethylか〔さよう〕
卤水　ガリ
卤素　ハロゲン　halogen
卤素含氧酸　ハロゲンオキソ酸　halogenoxoさん
卤素化合物　ハロゲン化合物　halogenかごうぶつ
卤素计数管　ハロゲン計数管　halogenけいすうかん
卤素离子　ハロゲンイオン　halogenion
卤素衍生物　ハロゲン誘導体　halogenゆうどうたい
卤烃类　ハロ炭化水素　haloたんかすいそ
卤烷　ハロゲンアルキル，ハロタン　halogenalkyl，halothane
卤乙烯型　ハロゲン化ビニル型　halogenかvinylがた
卤族　ハロゲン族　halogenぞく
卤族元素　ハロゲン族元素　halogenぞくげんそ
卤族元素中毒　ハロゲン族元素中毒　halogenぞくげんそちゅうどく
鲁比阿唑　ルビアゾール　rubiazol
鲁宾氏试验　ルービン試験　Rubinしけん
鲁布内氏定律　ルブネル法則　Rubnerほうそく
鲁钝　魯鈍　ろどん
鲁菲尼氏小体　ルフィニ小体　Ruffiniしょうたい
鲁杰里氏反射　ルッジェリ反射　Ruggeriはんしゃ
鲁-雷二氏现象　ルンペル・レーデ現象　Rumpel-Leedeげんしょう
鲁米那　ルミナール，フェノバルビタール　luminal，phenobarbital
鲁米那钠　フェノバルビタール ナトリウム　phenobarbital natrium
鲁米那试验　ルミナール試験　luminalしけん
鲁米诺　ルミノール　luminol
鲁米诺试验　ルミノール試験　luminolしけん
鲁母夫氏征　ルムフ徴候　Rumpfちょうこう
鲁内伯格氏贫血　ルネベルグ貧血　Runebergひんけつ
鲁惹氏细胞　ルージエ周皮細胞　Rougetしゅうひさいぼう
鲁塞尔氏培养基　ラッセル培地　Russelばいち
鲁塞尔氏牵引　ラッセル牽引〔法〕　Russelけんいん〔ほう〕
鲁塞尔氏（小）体　ラッセル小体　Russelしょうたい
鲁塞尔氏效应　ラッセル効果　Russelこうか
鲁氏Y型肠吻合　ルY型腸吻合　Roux Yがたちょうふんごう
鲁氏征　ル徴候　Rouxちょうこう
鲁斯可皂甙元　ルスコゲニン　ruscogenin
鲁斯霉素　ルシマイシン，ルセンソマイシン　lucimycin，lucensomycin
鲁斯氏肉瘤　ラウス肉腫　Rousにくしゅ
鲁斯氏肉瘤病毒　ラウス肉腫ウイルス　Rousにくしゅvirus
鲁斯氏试验　ラウス試験　Rousしけん
鲁斯特氏综合征　ルスト症候群　Rustしょうこうぐん
鲁塔霉素　ルタマイシン　rutamycin
鲁藤巴赫氏综合征　リュタンバッシェ症候群　Lutembacherしょうこうぐん
鲁维皂甙元　ルビゲニン　luvigenin
鲁伊施氏膜　ライシュ膜　Ruyschまく
镥　ルテシウム，Lu　lutecium

lù　录陆鹿路露
录像磁带　ビデオテープ　videotape

录像机　ビデオレコーダー　video recorder
录音　録音　ろくおん
录音带　レコードテープ　record tape
录音机　レコーダー，録音機　recorder，ろくおんき
录音胶片　レコード フィルム　record film
录音盘（片）　レコード，録音盤　record，ろくおんばん
录音摄影机　録音カメラ　ろくおんcamera
录音室　録音室　ろくおんしつ
陆地坏血病　陸上壊血病　りくじょうかいけつびょう
陆地检疫　陸上検疫　りくじょうけんえき
陆地热　大地熱　だいちねつ
陆地生物学　陸棲生物学　りくせいせいぶつがく
陆军医院　陸軍病院　りくぐんびょういん
陆栖动物　陸生動物　りくせいどうぶつ
鹿角　鹿角　ろっかく
鹿角菜　ヒバマタ
鹿角菜科　ヒバマタ科　ヒバマタか
鹿角胶　鹿角ゼ（ゲ）ラチン　ろっかくgelatin
鹿角样结石　鹿角状結石　ろっかくじょうけっせき
鹿角油　鹿角油　ろっかくゆ
鹿茸　鹿茸　ロクジョウ
鹿茸精　鹿茸精，パントクリン　ロクジョウセイ，pantocrine
鹿尾草副碱　サルソリジン　salsolidine
鹿尾草碱　サルソリン　salsoline
路德维希氏咽峡炎　ルードウィヒ アンギナ　Ludwig angina
路丁　ルチン　rutin
路径　経路　けいろ
路施卡氏咽囊　ルシュカ嚢　Luschkaのう
路易士毒气　ルイサイト毒ガス　Lewisiteどくgas
路易士氏现象　ルイス現象　Lewisげんしょう
路易士血型　ルイス血液型　Lewisけつえきがた
路〔易士〕氏锥虫　ルイストリパノソーマ　Lewis Trypanosoma
露出欲　〔性器〕露出症　〔せいき〕ろしゅつしょう
露点　露点　ろてん
露点湿度计　露点湿度計　ろてんしつどけい
露菲尼小体　ルフィーニ小体　Ruffiniしょうたい
露光测定　露光測定〔法〕　ろこうそくてい〔ほう〕
露光计　露光計　ろこうけい
露面冠　開面歯冠　かいめんしかん
露面金冠　開面金冠　かいめんきんかん
露脑畸形　脳露出奇形　のうろしゅつきけい
露脑膨出　脳ヘルニア　脳脱〔出症〕　のうhernia，のうだつ〔しゅつしょう〕
露水　露　つゆ
露天作业　露天作業　ろてんさぎょう
露牙痉挛　犬歯筋痙攣　けんしきんけいれん
露脏畸胎　臓器突出奇形児　ぞうきとっしゅつきけいじ
露脏畸形　臓器突出奇形　ぞうきとっしゅつきけい
露脏X线治疗　内臓脱出〔症〕X線療法　ないぞうだっしゅつ〔しょう〕Xせんりょうほう

LÜ　吕旅铝屡律绿葎氯滤

lǚ　吕旅铝屡
吕布兰碱法　ルブラン ソーダ法　LeBlanc sodaほう
吕弗勒氏鞭毛染色法　レフラー鞭毛染色法　Löfflerべんもうせんしょくほう

吕弗勒氏肺炎　レフラー肺炎　Löfflerはいえん
吕弗勒氏缝术　レフラー縫合術　Löfflerほうごうじゅつ
吕弗勒氏杆菌　レフラー杆菌　Löfflerかんきん
吕弗勒氏碱性溶液　レフラー アルカリ性溶液　Löffler alkaliせいようえき
吕弗勒氏碱性亚甲蓝染剂　レフラー アルカリ性メチレン ブルー染色液　Löffler alkaliせいmethylene blueせんしょくえき
吕弗勒氏苛性溶液　レフラー苛性〔溶〕液　Löfflerかせい〔よう〕えき
吕弗勒氏嗜曙红细胞增多　レフラー好酸球増加〔症〕　Löfflerこうさんきゅうぞうか〔しょう〕
吕弗勒氏血清　レフラー血清　Löfflerけっせい
吕弗勒氏血清培养基　レフラー血清培地　Löfflerけっせいばいち
吕弗勒氏亚甲蓝　レフラー メチレン ブルー　Löffler methylene blue
吕弗勒氏综合征　レフラー症候群　Löfflerしょうこうぐん
吕卡-尚皮奥尼尔氏病　ルーカス・シャンピオニエール病　Lucas-championiereびょう
吕卡-尚皮奥尼尔氏腹股沟疝缝〔合〕术　ルーカス・シャンピオニエール鼠径ヘルニア手術　Lucas-championiereそけいherniaしゅじゅつ
吕宋豆　イグナチア,イグナチウス豆　ignatia,ignatiusまめ
吕宗豆碱　ストルクシン　struxine
吕伊斯氏体　ルイス体　Luys　たい
旅行恐怖　旅行恐怖〔症〕　りょこうきょうふ〔しょう〕
旅行医学　旅行医学　りょこういがく
旅行者腹泻　旅行者下痢　りょこうしゃげり
铝　アルミニウム,Al　aluminum
铝箔　アルミニウム箔　aluminumはく
铝尘肺　アルミニウム肺〔症〕　aluminiumはい〔しょう〕
铝粉　アルミニウム粉　aluminiumふん
铝硅酸钙　アルミノケイ酸カルシウム　aluminoケイさんcalcium
铝硅酸钾　アルミノケイ酸カリウム　aluminoケイさんkalium
铝硅酸钠　アルミノケイ酸ナトリウム　aluminoケイさんnatrium
铝镍合金　アルミニウム ニッケル合金　aluminium-nickelごうきん
铝片　アルミニウム薄片　aluminiumはくへん
铝热剂　テルミット　thermite
铝丝夹板　アルミニウム線副子　aluminiumせんふくし
铝酸钠　アルミン酸ナトリウム　aluminさんnatrium
铝酸三钙　アルミン酸トリカルシウム　aluminさんtricalcium
铝酸盐　アルミン酸塩　aluminさんえん
铝土矿　ボーキサイト　bauxite
铝氧粉　アランダム　alumdum
铝制滤光板　アルミニウム フィルター　aluminium filter
铝质沉着病　アルミニウム〔沈着〕症　aluminium〔ちんちゃく〕しょう
铝质消毒桶　アルミニウム消毒ドラム　aluminium しょうどくdrum
铝族　アルミニウム族　aluminiumぞく
铝佐剂　アルミニウム佐薬　aluminiumさやく
屡犯性寒战　頻発性悪寒　ひんぱつせいおかん

律速阶段　律速段階　りっそくだんかい
绿斑　緑斑　りょくはん
绿便　緑便　りょくべん
绿薄荷　ミドリハッカ,スペアミント　spearmint
绿薄荷水　ミドリハッカ水　ミドリハッカすい
绿薄荷酊　スペアミント精　spearmintせい
绿茶　緑茶　りょくちゃ
绿靛花青　インドシアニン グリーン　indocyanine green
绿豆　緑豆　りょくとう
绿毒毛旋花箭毒　コンベ　kombe
绿毒毛旋花子苷　K-ストロファンチン　K-strophanthin
绿矾　緑礬　りょくばん
绿过氧化物酶　ベルドペルオキシダーゼ　verdoperoxidase
绿海葱苷　シリグラウコシド　scilliglaucoside
绿海葱苷原　シリグラウコシジン　scilliglaucocidin
绿汗症　緑汗症　りょっかんしょう
绿化　緑化　りょっか
绿灰菌素　ビリドグリゼイン　viridogrisein
绿甲　緑爪　りょくそう
绿蜡　緑蠟　りょくろう
绿藜芦　ベラトラム バリッド　veratrum viride
绿藜芦酊　ベラトラム バリッドチンキ　veratrum viride tincture
绿藜芦碱　ベリロイド　veriloid
绿硫菌属　クラスロクロリス属　clathrochlorisぞく
绿木树碱　クロロキシロニン　chloroxylonine
绿脓　緑〔色〕膿　りょく〔しょく〕のう
绿脓杆菌　緑膿菌　りょくのうきん
绿脓杆菌败血症　緑膿菌敗血症　りょくのうきんはいけつしょう
绿脓杆菌毒血症综合征　緑膿菌毒血症候群　りょくのうきんどくけつしょうしょうこうぐん
绿脓杆菌肺炎　緑膿菌肺炎　りょくのうきんはいえん
绿脓杆菌感染　緑膿菌感染,シャラン病　りょくのうきんかんせん,Charrinびょう
绿脓杆菌脑膜炎　緑膿菌脳膜炎　りょうのうきんのうまくえん
绿脓杆菌性角膜溃疡　緑膿菌角膜潰瘍　りょくのうきんかくまくかいよう
绿脓〔杆〕菌症　緑膿菌症　りょくのうきんしょう
绿脓杆菌脂酸　ピオリピン酸　pyolipinさん
绿脓菌红素　ピオルービン　pyorubin
绿脓〔菌〕黄质　ピオキサンチン　pyoxanthine
绿脓菌苗　緑膿菌ワクチン　りょくのうきんvaccine
绿脓菌抗毒素　緑膿菌抗毒素　りょくのうきんこうどくそ
绿脓菌酶　ピオシアナーゼ　pyocyanase
绿脓〔菌〕青素　ピオシアニン　pyocyanin
绿脓菌溶素　緑膿菌溶血素,ピオシアノリジン　りょくのうきんようけつそ,pyocyanolysin
绿脓菌酸　ピオシアニン酸　pyocyaninさん
绿脓菌荧光素　ピオフルオレセイン　pyofluorescein
绿脓色〔菌〕素　シオピン　cyopin
绿蕊萝蘑碱　クロロスチグミン　chlorostigmine
绿色癌　緑色癌　りょくしょくがん
绿色沉着斑　緑色沈着斑　りょくしょくちんちゃくはん
绿色成红细胞〔细胞〕瘤　クロロエリスロブラストーマ　chloro-erythroblastoma

绿色骨髓瘤 緑色骨髄腫 りょくしょくこつずいしゅ

绿色骨髓肉瘤 緑色骨髄肉腫 りょくしょくこつずいにくしゅ

绿色黄疸 緑色黄疸 りょくしょくおうだん

绿色链球菌 ビリダンス連鎖球菌 viridansれんさきゅうきん

绿色淋巴瘤 緑色リンパ腫 りょくしょくlymphしゅ

绿色淋巴肉瘤 緑色リンパ肉腫 りょくしょくlymphにくしゅ

绿色瘤色素 緑色腫色素 りょくしょくしゅしきそ

绿色瘤性白血病 緑色白血病 りょくしょくはっけつびょう

绿色盲 緑色盲,第二色盲 りょくしょくしきもう,だいにしきもう

绿色盲者 緑〔色〕色盲者 りょく〔しょく〕しきもうしゃ

绿色贫血 萎黄病,萎黄病性貧血 いおうびょう,いおうびょうせいひんけつ

绿色〔肉〕瘤 緑色〔肉〕腫 りょくしょく〔にく〕しゅ

绿色弱视 緑〔色〕色弱 りょく〔しょく〕しきじゃく

绿色痰 緑色痰 りょくしょくたん

绿色酰基脱氢酶 緑色アシル基脱水素酵素 りょくしょくacylきだっすいそこうそ

绿色组织 葉緑質 ようりょくしつ

绿视症 緑〔色〕視症 りょく〔しょく〕ししょう

绿血红蛋白 ベルドヘモグロビン,緑色血色素 verdohemoglobin,りょくしょくけつしきそ

绿羊角拗苷 K-ストロファンチン K-strophanthin

绿蝇属 キンバエ属 キンバエぞく

绿芫青 緑芫青 りょくげんせい

绿原酸 クロロゲン酸 chlorogenさん

绿皂 緑石鹸,軟石鹸 りょくせっけん,なんせっけん

绿藻 緑藻,クロレラ りょくそう,chlorella

绿藻素 クロレリン chlorellin

绿枝状骨折 若木骨折 じゃくぼくこっせつ

绿珠蛋白 緑色グロビン りょくしょくglobin

葎草素 フムリン humulin

葎草酮 フムロン humulon

葎草烷 フムラン humulane

葎草烯 フムレン humulene

氯 塩素,クロール えんそ,chlor

36氯 塩素-36 えんそ-36

氯阿明 クロラミン chloramine

氯阿明T クロラミンT chloramine-T

氯阿唑丁 クロロアゾジン chloroazodin

氯安眠酮 メクロカロン mecloqualone

氯胺 クロラミン chloramine

氯胺T クロラミンT chloramineT

氯胺苯醇 クロラムフェニコール chloramphenicol

氯胺重排 クロラミン転位 chloramineてんい

氯胺溶液 クロラミン溶液 chloramineようえき

氯胺酮 ケタミン Ketamine

氯胺酮静脉麻醉 ケタミン静脈内麻酔 ketamineじょうみゃくないますい

氯胺消毒法 クロラミン消毒法 chloramineしょうどくほう

氯钯酸钾 クロロパラジウム酸カリウム chloropalladiumさんkalium

氯苯 クロロベンゼン,クロロベンゾール chlorobenzene,chlorobenzol

氯苯胺 クロルアニリン chloraniline

氯苯吡胺 クロルトリメトン chlortrimeton

氯苯丁嗪 バクリジン buclizine

氯苯丁酯 クロフィブレート clofibrate

氯苯吩嗪 クロファジミン clofazimine

氯苯基 クロルフェニル chlorphenyl

氯苯甲基酮 クロロフェニルメチルケトン,クロロアセトフェノン chlorophenylmethylketon,chloroacetophenone

氯苯甲嗪 メクリジン meclizine

氯苯甲噻二嗪 ジアゾキシド diazoxide

氯苯唑吲哚 マジンドール mazindol

氯苯胂 クロロフェニルアルシン chlorophenylarsine

氯苯乙酮 クロルアセトフェノン chloroacetophenone

氯苯乙烷 クロロフェンエタン chlorophenethane

氯苯乙烯 クロロスチレン chlorostyrene

氯苯中毒 クロロベンゼン中毒 chlorobenzeneちゅうどく

氯〔苯〕唑青霉素 クロキサシリン cloxacillin

氯苄 塩化ベンジル えんかbenzyl

氯苄苯丙胺 クロベンゾレックス clobenzorex

氯苄呋醇 クロベンフロール clobenfurol

氯苄咪唑青霉素 クレミゾール ペニシリン clemizole penicillin

氯丙硫蒽 クロルプロチキセン chlorprothixene

氯丙脒 クロルフェナミジン,クロルジメホルム chlorphenamidine,chlordimeform

氯丙咪嗪 クロリミプラミン chlorimipramine

氯丙嗪 クロルプロマジン chlorpromazine

氯丙酮 クロロアセトン chloroacetone

氯丙烷 クロロプロパン chloropropane

氯丙烯 クロロプロペン chloropropene

氯铂〔氢〕酸 塩化第二白金酸 えんかだいにはっきんさん

氯铂酸钾 塩化第二白金酸カリウム えんかだいにはっきんさん kalium

氯铂酸钠 塩化第二白金酸ナトリウム えんかだいにはっきんさん natrium

氯铂酸盐 塩化白金酸塩,白金塩化水素酸塩 えんかはっきんさんえん,はっきんえんかすいそさんえん

氯喘通 クロルプレナリン,イソプロフェナミン clorprenaline,isoprophenamin

氯喘息定 クロルプレナリン clorprenaline

氯醋酸 クロル酢酸 chlorさくさん

氯醋酸乙酯 クロル酢酸エチル chlorさくさんethyl

氯痤疮 塩素痤瘡 えんそざそう

氯代醇 クロロヒドリン chlorohydrin

氯代丁醇 クロロブタノール chlorobutanol

氯代甘油 グリセリン クロロヒドリン glycerin chlorohydrin

α-氯代甘油 グリセリン-α-クロロヒドリン glycerin-α-chlorohydrin

氯代氢化可的松 クロロヒドロコルチゾン chlorohydrocortisone

9-α氯代氢化可的松 9-α-クロロヒドロコルチゾン 9-α-chlorohydrocortisone

氯代烃 クロル炭化水素 chlorたんかすいそ

氯〔代〕乙酰氯 クロルアセチルクロリド chloracethyl chloride

氯丹 クロルダン chlordane

氯氮血症性肾炎 クロル窒素血性腎炎 chloroちっそけっせいじんえん

氯蔗酚胺　クロミフェン　clomiphene
氯地孕酮　クロルマジノン　chlormadinone
氯碘仿　クロルヨードホルム　chloriodoform
氯碘喹〔啉〕　ヨードクロルヒドロキシキン，クロルヨードキン，ビオホルム　iodochlorhydroxyquine，chloriodoquin，vioform
氯碘油剤　塩化ヨウ化油　えんかヨウかゆ
氯丁醇　クロロブタノール　chlorobutanol
氯丁二烯　クロロプレン　chloroprene
氯丁二烯中毒　クロロプレン中毒　chloropreneちゅうどく
氯丁青霉素　クロルブチンペニシリン　chlorbutinpenicillin
氯丁橡胶　ネオプレン　neoprene
氯定量法　塩素定量法，クロール滴定法　えんそていりょうほう，chloroてきていほう
氯二苯二甲丙胺醇　クロフェジアノール　chlophedianol
氯二甲苯酚　クロロキシレノール　chloroxylenol
氯仿　クロロホルム　chloroform
氯仿冰醋酸局部麻醉法　クロロホルム氷酢酸局部麻酔法　chloroformひょうさくさんきょくぶますいほう
氯仿结核毒　クロロホルミン　chloroformin
氯仿麻醉　クロロホルム麻酔　chloroformますい
氯仿慢性中毒　慢性クロロホルム中毒　まんせいchloroformちゅうどく
氯仿煤焦油溶液　クロロホルム　コールタール液　chloroformcoaltarえき
氯仿醚混合物　クロロホルム　エーテル混合物　chloroformetherこんごうぶつ
氯仿明　クロロホルミン　chloroformin
氯仿乳剤　クロロホルム乳剤　chloroformにゅうざい
氯仿水　クロロホルム水　chloroformすい
氯仿吸入器　クロロホルム吸入器　chloroformきゅうにゅうき
氯仿牙胶　クロロパーチャ　chloropercha
氯仿牙胶糊剤　クロロパーチャ　パスタ　chloropercha paste
氯仿中毒　クロロホルム中毒　chloroformちゅうどく
氯非尼腊明　クロルフェニラミン　chlorpheniramin
氯酚　クロロフェノール　chlorophenol
氯酚臭　クロロフェノールの臭み　chlorophenolのくさみ
氯酚红　クロロフェノール　レッド　chlorophenol red
氯酚蓝　クロロフェノール　ブルー　chlorophenol blue
氯酚嗪　クロルアジシン　chlorazisin
氯富辛　クロロフーシン　chlorofucin
氯睾酮　クロロテストステロン　chlorotestosterone
氯汞丙脲　クロルメロドリン　chlormerodrin
氯钴胺　クロロコバラミン　chlorocobalamin
氯胍　クロログアニド，パルドリン　chlorguanide，paludrine
氯过苯乃嗪　クロルペルフェナジン　chlorperphenazine
氯含量　塩素含量　えんそかんりょう
氯〔含〕漱液　塩素含嗽液　えんそがんそうえき
氯化　塩素化　えんそか
氯化阿伯农　塩化アンベノニウム　えんかambenonium
氯化氨基汞　アミノ塩化第二水銀　aminoえんかだいにすいぎん
氯化氨基汞软膏　アミノ塩化第二水銀軟膏　aminoえんかだいにすいぎんなんこう
氯化氨基甲酰胆碱　塩化カルバミルコリン　えんかcarbamylcholine
氯化氨甲酰甲胆碱　塩化ベタンコール　えんかbethanechol

氯化铵　塩化アンモニウム　えんかammonium
氯化铵耐量试验　塩化アンモニウム耐量試験　えんかammoniumたいりょうしけん
氯化铵片　塩化アンモニウム錠　えんかammoniumじょう
氯化钯　塩化パラジウム　えんかpalladium
氯化钯试验　塩化パラジウム試験　えんかpalladiumしけん
氯化钡　塩化バリウム　えんかbarium
氯化钡中毒　塩化バリウム中毒　えんかbariumちゅらどく
氯化苯甲烃铵　塩化ベンザルコニウム　えんかbenzalkonium
氯化苯甲烃铵溶液　塩化ベンザルコニウム溶液　えんかbenzalkoniumようえき
氯化苯胇　塩化フェニルカルビルアミン　えんかphenylcarbylamine
氯化苯醚　塩化フェニルエーテル　えんかphenyl ether
氯化铋　塩化ビスマス　えんかbismuth
氯化苄〔甲〕乙氧铵　塩化ベンズエトニウム　えんかbenzethonium
氯化布鲁廷　塩化ブルテン　えんかblutene
氯化镝　塩化ジスプロシウム　えんかdysprosium
氯〔化〕丁〔二烯〕橡胶　ネオプレン　neoprene
氯化丁二酰胆碱　サクシニルコリンクロリド　succinylcholine chloride
氯化铥　塩化ツリウム　えんかthulium
氯化铒　塩化エルビウム　えんかerbium
氯化二氨合汞　塩化ジアンミン水銀　えんかdiammineすいぎん
氯化二苯胺胂　アダムサイト，塩化ジフェニルアミンアルシン　adamsite，えんかdiphenylaminarsine
氯化二苯胺胂中毒　アダムサイト中毒　adamsiteちゅうどく
氯化二苯胂　塩化ジフェニルアルシン　えんかdiphenyarsine
氯化二苄基-β-氯乙基铵　塩化ジベンジル-β-クロロエチルアンモニウム　えんかdibenzyl-β-chloroethy lammonium
氯化法　塩素化法　えんそかほう
氯化钆　塩化ガドリニウム　えんかgadolinium
氯化钙　塩化カルシウム　えんかcalcium
氯化钙管　塩化カルシウム管　えんかcalciumかん
氯化钙直流电离子透入疗法　塩化カルシウム　イオン導入療法　えんかcalcium ionどうにゅうりょうほう
氯化钙注射液　塩化カルシウム注射液　えんかcalciumちゅうしゃえき
氯化高汞　塩化第二水銀　えんかだいにすいぎん
氯化高汞试法　塩化第二水銀試験法　えんかだいにすいぎんしけんほう
氯化高钴　塩化第二コバルト　えんかだいにcobalt
氯化高铁　塩化第二鉄　えんかだいにてつ
氯化镉　塩化カドミウム　えんかcadmium
氯化铬　塩化クロム　えんかchrom
氯化汞　塩化水銀　えんかすいぎん
氯化钴　塩化コバルト　えんかcobalt
氯化管(筒)箭毒碱　塩化ツボクラリン　えんかtubocurarine
氯化琥珀酰胆碱　塩化サクシニルコリン　えんかsuccinylcholine
氯化磺酰甲烷　塩化メタンスルホニル　えんかmethanesulfonyl
氯化钬　塩化ホルミウム　えんかholmium
氯化剤　塩素化剤　えんそかざい

氯化甲〔基〕玫瑰苯胺　塩化メチルロザニリン　えんかmethylrosaniline

氯化钾　塩化カリウム　えんかkalium

氯化钾溶液　塩化カリウム溶液　えんかkaliumようえき

氯化金　塩化金　えんかきん

氯化苦　クロロピクリン　chloropicrin

氯化苦中毒　クロロピクリン中毒　chloropicrinちゅうどく

氯〔化〕喹〔啉〕　クロロキン　chloroquine

氯化林可霉素　クロロリンコマイシン　chlorolincomycin

氯化硫　塩化硫黄　えんかいおう

氯化硫酰　塩化スルフリル　えんかsulphuryl

氯化硫酰甲烷　メタンスルホニルクロリド　methane sulfonyl chloride

氯化六氨合高钴　塩化コバルトヘキサアンミン　えんかcobalt hexaammine

氯化六氨合镍　塩化ニッケルヘキサアンミン　えんかnickel hexaammine

氯化六烃季铵　塩化ヘキサメトニウム　えんかhexamethonium

氯化镥　塩化ルテシウム　えんかlutecium

氯化铝　塩化アルミニウム　えんかaluminium

氯化铝溶液　塩化アルミニウム溶液　えんかaluminiumようえき

氯化氯异吲哚铵　塩化クロルイソンダミン,エコリド　えんかchlorisondamin,ecolid

氯化镁　塩化マグネシウム　えんかmagnesium

氯化钠　塩化ナトリウム　えんかnatrium

氯化萘　塩化ナフタリン　えんかnaphtalene

氯化镍　塩化ニッケル　えんかnickel

氯化偶氮脒　クロロアゾジン　chloroazodin

氯化偶氮脒溶液　クロロアゾジン溶液　chloroazodinようえき

氯化派姆　塩化プラリドキシム　えんかpralidoxime

氯化镨　塩化プラセオジミウム　えんかpraseodymium

氯化铅　塩化鉛　えんかなまり

氯化氢　塩化水素　えんかすいそ

氯化氰　塩化シアン,シアン化塩素　えんかcyan,cyanかえんそ

氯化铷　塩化ルビジウム　えんかrubidium

氯化三苯基四氮唑　塩化トリフェニルテトラゾリウム　えんかtriphenyltetrazolium

氯化三苯基四氮唑试验　塩化トリフェニルテトラゾリウム試験　えんかtriphenyltetrazoliumしけん

氯化铯　塩化セシウム,えんかcesium

氯化十六烷吡啶　塩化セチルピリジン　えんかcetylpyridine

氯化石蜡　塩化パラフィン　えんかparaffine

氯化锶　塩化ストロンチウム　えんかstrontium

氯化锶牙膏　塩化ストロンチウム練り歯磨き　えんかstrontiumねりはみがき

氯化四甲基铵　塩化テトラメチルアンモニウム　えんかtetramethyl ammonium

氯化四乙〔基〕铵　塩化テトラエチルアンモニウム　えんかtetraethyl ammonium

氯化苏打　塩化ソーダ　えんかsoda

氯化铊　塩化タリウム　えんかthallium

氯化钛　塩化チタン　えんかtitanium

氯化滕西隆　塩化エドロホニウム,塩化テンシロン　えんかedrophonium,えんかtensilon

氯化锑试法　塩化アンチモン試験　えんかantimonyしけん

氯化铁　塩化鉄　えんかてつ

氯化铁〔含〕漱液　塩化鉄合嗽剤　えんかてつがんそうざい

氯化铁溶液　塩化鉄溶液　えんかてつようえき

氯化铁试法　塩化鉄試験　えんかてつしけん

氯化烃　塩化炭化水素　えんかたんかすいそ

氯化烃类杀虫剂　塩化炭化水素殺虫剤　えんかたんかすいそさっちゅうざい

氯化铜　塩化銅　えんかどう

氯化钍　塩化トリウム　えんかthorium

氯化妥龙　塩化トロニウム　えんかtolonium

氯化烷基镁　塩化アルキルマグネシウム　えんかalkyl magnesium

氯化物　塩化物　えんかぶつ

氯化物测定　塩化物測定　えんかぶつそくてい

氯化物定量法　塩化物定量法　えんかぶつていりょうほう

氯化物定量器　塩化物定量器　えんかぶつていりょうき

氯化物过多　過塩素〔症〕　かえんそ〔しょう〕

氯化物减少　塩素低下〔症〕,低塩素〔症〕　えんそていか〔しょう〕,ていえんそ〔しょう〕

氯〔化物〕尿〔症〕　塩類尿〔症〕　えんるいにょう〔しょう〕

氯化硒　塩化セレン　えんかselenium

氯化锡　塩化錫　えんかすず

氯化消毒　塩素消毒,塩素処理　えんそしょうどく,えんそしょり

氯化锌　塩化亜鉛　えんかあえん

氯化锌溶液　塩化亜鉛液　えんかあえんえき

氯化血红素　クロルヘマチン,プロトヘミン,ヘミン　chlorhematin,protohemin,hemin

氯化血红素结晶　プロトヘミン結晶,ヘミン結晶　protoheminけっしょう,heminけっしょう

氯化血红素结晶试验　プロトヘミン結晶試験,ヘミン結晶試験　protoheminけっしょうしけん,heminけっしょうしけん

氯化血红素试验　プロトヘミン試験,ヘミン試験　protoheminしけん,heminしけん

氯化亚钯　塩化第一パラジウム　えんかだいいちpalladium

氯化亚铬　塩化第一クロム　えんかだいいちchrom

氯化亚汞　塩化第一水銀　えんかだいいちすいぎん

氯化亚硫酰　塩化チオニル　えんかthionyl

氯化亚铊　塩化第一タリウム　えんかだいいちthallium

氯化亚铁　塩化第一鉄　えんかだいいちてつ

氯化亚〔铁〕正铁　塩化第一鉄第二鉄　えんかだいいちてつだいにてつ

氯化亚铜　塩化第一銅　えんかだいいちどう

氯化亚锡　塩化第一錫　えんかだいいちすず

氯化亚锡试法　塩化第一錫試験　えんかだいいちすずしけん

氯化氧铋　塩化ビスムチル　えんかbismuthyl

氯化氧锑　塩化アンチモニル　えんかantimonyl

氯化铱　塩化イリジウム　えんかiridium

氯化乙基　塩化エチル基　えんかethylき

氯化乙基汞　塩化エチル水銀　えんかethylすいぎん

氯化乙烷　クロルエタン　chlorethan

氯化乙烯　塩化エチレン　えんかethylene

氯化乙酰胆碱　塩化アセチルコリン　えんかacetylcholine

氯化乙酰甲胆碱　塩化メタコリン　えんかmethacholine

氯化银　塩化銀　えんかぎん

氯化银电极　塩化銀電極　えんかぎんでんきょく

氯化正十二烷胺　塩化 n-ドデシルアミン　えんか n-dodecylamine

氯化重氮苯　塩化ベンゼンジアゾニウム　えんか benzene diazonium

氯化〔作用〕　塩素化〔作用〕　えんそか〔さよう〕

氯环嗪　クロルサイクリジン　chlorcyclizine

氯环烃　クロル環式炭化水素　chlor かんしきたんかすいそ

氯黄素　クロロフラビン　chloroflavin

氯磺丙脲　クロルプロパミド　chlorpropamide

氯磺丁脲　クロロブタアミド　chlorbutamide

氯磺化〔作用〕　クロロスルホン化〔作用〕　chlorosulfon か〔さよう〕

氯磺酸　クロロスルホン酸　chlorosulfon さん

氯磺酸甲酯　クロロスルホン酸メチル　chlorosulfon さん methyl

氯磺酸烧伤　クロロスルホン酸火傷　chlorosulfon さんかしょう

氯磺酸乙酯　クロロスルホン酸エチル　chlorosulfon さん ethyl

氯甲苯　クロロトルエン chlorotoluene

氯甲苯基苯并二氢草酮　ジアゼパム　diazepam

氯甲苯噻嗪　ジアゾキシド　diazoxide

氯甲苯噻嗪静滴试验　ジアゾキシド静脈滴注試験　diazoxide じょうみゃくてきちゅうしけん

氯甲吡胺　クロロメタピリレン　chloromethapyrilene

氯甲酚　クロロクレゾール　chlorocresol

氯甲基化作用　クロロメチル化作用　chloromethyl かさよう

氯甲醚　クロロメチルエーテル　chloromethyl ether

氯甲酸甲酯　クロロぎ酸メチル　chloro ぎさん methyl

氯甲酸氯甲酯　クロロぎ酸クロロメチル　chloro ぎさん chloromethyl

氯甲酸三氯甲酯　クロロぎ酸トリクロロメチル　chloro ぎさん trichloromethyl

氯甲酸乙酯　クロロぎ酸エチル　chloro ぎさん ethyl

氯甲酸酯　クロロぎ酸エステル　chloro ぎさん ester

氯甲烷　クロロメタン　chloromethane

氯甲烯土霉素　メクロサイクリン　meclocycline

氯碱工厂　塩素アルカリ工場　えんそ alkali こうじょう

氯洁霉素　クリンダマイシン　clindamycin

氯〔解〕磷定（啶）　塩化プラリドキシム　えんか pralidoxime

氯喹（奎）　クロロキン　chloroquine

氯喹磷酸盐　リン酸クロロキン　りんさん chloroquine

氯醌　クロロキノン　chloroquinone

氯离子　塩素イオン　えんそ ion

氯〔离子〕转移　塩素イオン移動　えんそ ion いどう

氯量滴定法　塩素滴定法　えんそてきていほう

氯量计　クロロメーター　chlorometer

5-氯-邻甲苯胺　5-クロロ-オルト-トルイジン　5-chloro-otoluidine

氯林大霉素　クリンダマイシン　clindamycin

氯硫磷　クロルチオン　chlorthion

氯绿素　クロロフシン　chlorofucin

氯罗散　クロロサン　chlorosan

氯吗啡　クロロモルフィン　chloromorphin

氯霉素　クロラムフェニコール，クロロマイセチン　chloramphenicol, chloromycetin

氯霉素泛酸酯　パントテン酸クロラムフェニコール　pantothen さん chloramphenicol

氯霉素甘油　クロロマイセチングリセリン　chloromycetin glycerin

氯霉素胶囊　クロラムフェニコールカプセル　chloramphenicol capsule

氯霉素片　クロラムフェニコール錠　chloramphenicol じょう

氯霉素眼膏　クロラムフェニコール眼軟膏　chloramphenicol がんなんこう

氯霉素硬脂酸酯　クロラムフェニコールステアリン酸エステル　chloramphenicol stearin さん ester

氯霉素注射剂　クロラムフェニコール注射剤　chloramphenicol ちゅうしゃざい

氯美酚　クロミフェン　clomiphene

氯美乍酮　クロルメザノン　chlormezanone

氯灭酸　クロフェナム酸　chlofenam さん

氯摩四环素　クロモサイクリン　clomocycline

氯默罗德林　クロルメロドリン　chlormerodrin

氯萘　クロロナフタレン　chloronaphthalene

氯哌胺　クロパミド　clopamide

氯派姆　塩化プラクリドキシム　えんか praclidoxime

氯嘌呤　クロロプリン　chloropurin

6-氯嘌呤　6-クロロプリン　6-chloropurine

氯普硫蒽　クロルプロチキセン　chlorprothixene

氯普鲁卡因　クロロプロカイン　chloroprocaine

氯普鲁卡因青霉素 G　クロロプロカインペニシリン G　chloroprocaine penicillin G

氯普马嗪　クロルプロマジン　chlorpromazine

氯芪酚胺　クロミフェン，クロミッド　clomiphene, clomid

氯气　塩素ガス　えんそ gas

氯羟安定　ロラゼパム　lorazepam

氯屈(曲)米通　クロルトリメトン　chlortrimeton

氯醛　クロラール　chloral

氯醛安替比林　クロラールアンチピリン，ハイプナール　chloralantipyrine, hypnal

氯醛氨　クロラールアンモニア　chloralammonia

氯醛丙酮肟　クロラールアセトキシム　chloralacetoxime

氯醛碘　クロラールヨウ素　chloral ヨウそ

氯醛甲酰胺　クロラールホルムアミド　chloralformamide

氯醛胶培养基　クロラールゴム培地　chloralgum ばいち

氯醛咖啡因　クロラールカフェイン　chloralcaffeine

氯醛麻醉　クロラール麻酔　chloral ますい

氯醛〔缩葡萄〕糖　クロラロース　chloralose

氯醛乌拉坦　クロラールウレタン　chloralurethane

氯醛酰胺　クロラールアミド　chloralamide

氯醛酰亚胺　クロラールイミド　chloralimide

氯醛亚硝基 β-萘酚　クロラールニトロソ-β-ナフトール　chloralnitroso-β-anaphthol

氯醛乙醛肟　クロラールアセトアルドキシム　chloralacetaldoxime

氯醛瘾　クロラール嗜癖　chloral しへき

氯醛樟脑肟　クロラールカンアァーオキシム　chloralcamphoroxim

氯萨罗　クロロサロール　chlorosalol

氯噻〔嗪〕　クロロチアジド　chlorothiazide

氯噻酮　クロルタリドン　chlorthalidone

氯三苯甲咪唑　クロトリマゾール　clotrimazole

氯三芳乙烯　クロロトリアニセン　chlorotrianisene

氯森　クロロテン　chlorothen

氯麝香草酚　クロルチモール　chlorthymol

氯胂铵　クロルアルセノール　chlorarsenol

氯石灰　クロル石灰　chlorせっかい

氯四环素　クロルテトラサイクリン　chlortetracycline

氯酸　塩素酸　えんそさん

氯酸铵　塩素酸アンモニウム　えんそさんammonium

氯酸根　塩素酸イオン　えんそさんion

氯酸钙　塩素酸カルシウム　えんそさんcalcium

氯酸钾　塩素酸カリウム　えんそさんkalium

氯酸钾酚〔含〕漱液　塩素酸カリウム フェノール含漱液
えんそさんkalium phenolがんそうえき

氯酸钠　塩素酸ナトリウム　えんそさんnatrium

氯酸锶　塩素酸ストロンチウム　えんそさんstrontium

氯酸盐　塩素酸塩　えんそさんえん

氯脱氧林肯霉素　クロロデオキシリンコマイシン　chlor-
odeoxylincomycin

氯烷烃　クロルアルカン　chloroalkane

氯污染　塩素汚染　えんそおせん

1-氯戊烷　塩化　n-アミル,1-クロルペンタン　えんかn-
amyl,1-chlorpentane

氯烯烃　クロルアルケン　chloroalkene

氯酰胆碱　カルバコール　carbachol

氯消毒　塩素消毒,塩素処理　えんそしょうどく,えんそ
しょり

2-氯-3-硝基甲苯-5-磺酸钠　2-クロロ-3-ニトロトルエン-5-
スルホン酸ナトリウム　2-chloro-3-nitrotolene-5-sulfonさ
んnatrium

氯硝柳胺　ニクロサミド　niclosamide

氯硝酯　クロニトラート　clonitrate

氯性腹泻　塩素性下痢　えんそせいげり

3-β-氯雄烯醇　3-β-クロロアンドロステノール　3-β-
chloroandrostenol

氯溴化物　クロルブロム化合物　chlorbromかごうぶつ

氯血症　塩素血症,クロル血症　えんそけつしょう,chlorけ
つしょう

氯压定　クロニジン　clonidine

氯亚明　クロラミン　chloramine

氯亚乙基　クロルエチリデン基　chlorethylideneき

氯氧化铋　オキシ塩化ビスマス　oxyえんかbismuth

氯氧化锆　オキシ塩化ジルコニウム　oxyえんかzirconium

氯氧化锑　オキシ塩化アンチモン　oxyえんかantimony

氯氧化物　オキシ塩化物　oxyえんかぶつ

氯乙胺　クロルエタミン　chlor-ethamin

氯乙醇　エチレン クロロヒドリン,クロロエタノール
ethylenechlorohydrin,chloroethanol

氯乙醇中毒　クロロエタノール中毒　chloroethanolちゅう
どく

氯乙基戊烯炔醇　エトクロルビノール　ethchlorvynol

2-氯乙基乙烯醚　2-クロロエチル ビニールエーテル　2-
chloroethyl vinyl ether

氯乙醛　クロロアセトアルデヒド　chloroacetaldehyde

氯乙酸　クロル酢酸　chlorさくさん

氯乙烷　塩化エチル,クロロエタン　えんかethyl,
chloroethane

氯乙烷麻醉　塩化エチル麻酔　えんかethylますい

氯乙烯　塩化ビニル,クロロエチレン　えんかvinyl,
chloroethylene

氯乙烯基二氯胂　クロルビニルジクロロアルシン,ルイサ
イト　chlorvinyldichloroarsine,lewisite

氯乙烯树脂　塩化ビニル樹脂　えんかvinylじゅし

氯乙烯中毒　塩化ビニル中毒　えんかvinylちゅうどく

氯乙酰胺　クロロアセトアミド　chloroacetamide

氯乙酰苯　クロロアセトフェノン　chloroacetophenone

氯乙酰丙氨酸　クロロアセチルアラニン　chlor-
oacetylalanine

氯乙酰基　クロロアセチル基　chloroacetylき

氯乙酰氯　クロロアセチルクロリド　chloroacetylchloride

氯乙酰溴　クロロアセチル ブロマイド,クロロアセチル
ブロミド　chloroacetylbromide

氯异桑大明　クロルイソンダミン　chlorisondamine

氯茚满酚　クロルインダノール　chlorindanol

氯原酸　クロロゲン酸　chlorogenさん

氯樟脑　クロルカンファー　chlorcamphor

氯针菌素　クロロラフィン　chlororaphin

氯酯醛　メクロフェノキサート,ルシドリール　mecl-
ofenoxate,lucidril

氯唑　クロラゾール　chlorazol

氯唑青霉素　クロキサシリン　cloxacillin

滤板　濾板　ろいた

伍德氏滤板　ウッド濾板　Woodろいた

滤棒　濾過筒　ろかとう

滤泵　濾過ポンプ　ろかpump

滤饼　濾過餅,フィルターケーキ　ろかぺい,filter cake

滤波计〔器〕　ウエーブ フィルター,濾波器　wave filter,ろ
はき

滤布　濾布　ろふ

滤材　濾材　ろざい

滤槽　濾槽　ろそう

滤出　濾出　ろしゅつ

滤〔出〕液　濾液　ろえき

滤床　濾過床　ろかしょう

滤管　濾管　ろかん

滤光片　濾光板　ろこうばん

滤光器　濾光器　ろこうき

滤埚　濾過坩堝,グーチるつぼ　ろかるつぼ,Goochるつぼ

滤过　濾過　ろか

滤过比　濾過比　ろかひ

滤过常数　濾過定数　ろかていすう

滤过重吸收学说　濾過再吸収説　ろかさいきゅうしゅうせ
つ

滤过除(灭)菌法　濾過滅菌法　ろかめっきんほう

滤过分数　濾過分画　ろかぶんが

滤过率　濾過率　ろかりつ

滤过膜　濾過膜　ろかまく

滤过屏障　濾過障壁　ろかしょうへき

滤过器　濾過器,漉網,ストレーナ　ろかき,こしあみ,
strainer

滤过速度　濾過速度　ろかそくど

滤过系数　濾過係数　ろかけいすう

滤过隙　濾過スリット　ろかslit

滤过效率　濾過効率　ろかこうりつ

滤过性病毒　濾過性ウイルス　ろかせいvirus

滤过压　濾過圧　ろかあつ

滤过作用　濾過作用　ろかさよう

滤菌器　細菌濾過器　さいきんろかき

滤膜　濾過膜　ろかまく

滤膜采样器　濾過膜標本採集器　ろかまくひょうほんさい
しゅうき

滤膜法　濾過膜法　ろかまくほう

滤泡　濾胞　ろほう

　　纳博特氏滤泡　ナボット濾胞　Nabothろほう

滤泡囊肿　濾胞性嚢胞　ろほうせいのうほう

滤泡旁细胞　濾胞傍細胞　ろほうぼうさいぼう

滤泡上皮细胞　濾胞上皮細胞　ろほうじょうひさいぼう

滤泡素过多　卵胞ホルモン過多症　らんぽうhormoneかた
しょう

滤泡细胞　濾胞細胞　ろほうさいぼう

滤泡细胞瘤　濾胞細胞腫　ろほうさいぼうしゅ

滤泡型造釉芽细胞瘤　濾胞型エナメル芽細胞腫　ろほうがた
enamelがさいぼうしゅ

滤泡性扁桃体炎　濾胞性扁桃炎　ろほうせいへんとうえん

滤泡性肠炎　濾胞性腸炎　ろほうせいちょうえん

滤泡性成淋巴细胞瘤　濾胞性リンパ芽球腫　ろほうせい
lymphがきゅうしゅ

滤泡性甲状腺肿　濾胞性甲状腺腫　ろほうせいこうじょう
せんしゅ

滤泡性结膜角膜炎　濾胞性角結膜炎　ろほうせいかくけつ
まくえん

滤泡性结膜炎　濾胞性結膜炎　ろほうせいけつまくえん

滤泡性卡他　濾胞性カタル　ろほうせいcatarrh

滤泡性溃疡　濾胞性潰瘍　ろほうせいかいよう

滤泡性淋巴瘤　濾胞性リンパ腫　ろほうせいlymphしゅ

滤泡性膀胱炎　濾胞性膀胱炎　ろほうせいぼうこうえん

滤泡性沙眼　濾胞性トラコーマ　ろほうせいtrachoma

滤泡性输卵管炎　濾胞性卵管炎　ろほうせいらんかんえん

滤泡性腺癌　濾胞性腺癌　ろほうせいせんがん

滤泡性腺瘤　濾胞性腺腫　ろほうせいせんしゅ

滤泡性咽炎　濾胞性咽頭炎　ろほうせいいんとうえん

滤泡牙囊肿　濾胞歯嚢胞　ろほうしのうほう

滤泡炎　濾胞炎　ろほうえん

滤泡液　濾胞液　ろほうえき

滤泡增生（殖）　濾胞増殖,濾胞症　ろほうぞうしょく,ろほ
うしょう

滤瓶　濾過瓶　ろかびん

滤器　濾過器　ろかき

　　古奇氏滤器　グーチ濾過器　Goochろかき

　　黑恩氏滤〔菌〕器　ヘーン濾過器　Haenろかき

　　库尔氏滤〔菌〕器　コールス濾過器　Coorsろかき

　　詹金氏滤器　ジェンキン濾過器　Jenkinろかき

滤器穿透菌　濾過器通過菌　ろかきつうかきん

滤器屏压　スクリーンフィルタ圧　screen filterあつ

滤器无菌检查法　フィルタ〔一〕無菌検査法　filterむきんけ
んさほう

滤球　フィルタ〔一〕球　filterきゅう

滤色分析器　色フィルタ〔一〕分析器　いろfilterぶんせきき

滤色光度计　色フィルタ〔一〕光度計　いろfilterこうどけい

滤色检眼灯　色フィルタ〔一〕検眼灯　いろfilterけんがんと
う

滤色偏振片　色フィルタ〔一〕偏光子　いろfilterへんこうし

滤色器　色フィルタ〔一〕　いろfilter

滤线栅　グリッド,細隙格子　grid,さいげきこうし

滤液结核菌素　濾液ツベルクリン　ろえきtuberculin

滤渣　濾過残渣　ろかざんさ

滤纸　濾紙　ろし

滤纸采样夹　濾紙ホルダー　ろしholder

滤纸法　濾紙法　ろしほう

滤纸分析　濾紙分析　ろしぶんせき

滤纸显微镜试验　濾紙顕微鏡試験　ろしけんびきょうしけ
ん

滤纸箱　濾紙箱　ろしばこ

LUAN 李挛卵乱

luán　李挛

挛生　双生児,ふたご　そうせいじ

挛缩　拘縮,攣縮　こうしゅく,れんしゅく

　　杜普伊特伦氏挛缩　デュプュイトレン拘縮　Dupuytrenこ
うしゅく

　　福尔克曼氏挛缩　フォルクマン拘縮　Volkmannこうしゅ
く

挛缩性膀胱　攣縮性膀胱　れんしゅくせいぼうこう

luán　卵

卵　卵　らん,たまご

卵白　卵白　らんぱく

卵〔白〕沉淀素　卵白沈降素　らんぱくちんこうそ

卵白蛋白・卵白アルブミン,オボアルブミン　らんぱく
albumin,ovalbumin

卵白素　アビジン　avidin

卵白综合征　卵白症候群　らんぱくしょうこうぐん

卵孢霉素　オースポレイン　oosporein

卵孢子　卵胞子　らんほうし

卵孢子菌病　卵胞子菌感染症,オスポロージス　らんほう
しきんかんせんしょう,oosporosis

卵孢子囊　卵胞子嚢　らんほうしのう

卵被膜　卵胞内層　らんほうないそう

卵巢　卵巣　らんそう

卵巢癌　卵巣癌　らんそうがん

卵巢癌二次探查术　卵巣癌の二次診査手術　らんそうがん
のにじしんさしゅじゅつ

卵巢白膜　卵巣白膜　らんそうはくまく

卵巢白体　卵巣白体　らんそうはくたい

卵巢表面上皮包涵囊肿　卵巣表在性上皮封入体嚢胞　らん
そうひょうざいせいじょうひふうにゅうたいのうほう

卵巢病　卵巣病　らんそうびょう

卵巢病性癫痫　卵巣病性てんかん　らんそうびょうせいて
んかん

卵巢〔病〕性精神病　卵巣性精神病　らんそうせいせいしん
びょう

卵巢勃勒纳氏瘤　卵巣ブレンネル腫瘍　らんそうBrenner
しゅよう

卵巢成熟囊性畸胎瘤　卵巣成熟嚢胞性奇形腫　らんそうせ
いじゅくのうほうせいきけいしゅ

卵巢成熟实性畸胎瘤　卵巣成熟充実性奇形腫　らんそうせ
いじゅくじゅうじつせいきけいしゅ

卵巢成形术　卵巣形成術　らんそうけいせいじゅつ

卵巢出血　卵巣出血　らんそうしゅっけつ

卵巢穿刺术　卵巣穿刺術　らんそうせんしじゅつ

卵巢丛　卵巣動脈神経叢　らんそうどうみゃくしんけいそ
う

卵巢卒中　卵巣卒中　らんそうそっちゅう

卵巢大片水肿　卵巣塊状水腫　らんそうかいじょうすい

卵巢单纯〔性〕囊肿　卵巣単純性囊胞　らんそうたんじゅんせいのうほう

卵巢动脉　卵巣動脈　らんそうどうみゃく

卵巢多胚瘤　卵巣多胚腫　らんそうたはいしゅ

卵巢恶性混合性上皮瘤　卵巣悪性混合性上皮腫　らんそうあくせいこんごうせいじょうひしゅ

卵巢恶性畸胎瘤　卵巣悪性奇形腫　らんそうあくせいきけいしゅ

卵巢恶性葡萄胎　卵巣悪性奇胎　らんそうあくせいきたい

卵巢恶性纤维上皮瘤　卵巣悪性繊維上皮腫　らんそうあくせいせんいじょうひしゅ

卵巢恶性肿瘤　卵巣悪性腫瘍　らんそうあくせいしゅよう

卵巢发育不全　卵巣発育不全　らんそうはついくふぜん

卵巢肥大　卵巣肥大　らんそうひだい

卵巢缝术　卵巣縫合術　らんそうほうごうじゅつ

卵巢腹腔妊娠　卵巣腹腔妊娠　らんそうふっこうにんしん

卵巢钙化　卵巣石灰化　らんそうせっかいか

卵巢睾丸并存　卵巣睾丸　らんそうこうがん

卵巢功(机)能不全　卵巣機能不全　らんそうきのうふぜん

卵巢功(机)能测定(检查)　卵巣機能検定(検査)　らんそうきのうけんてい(けんさ)

卵巢功(机)能减退　卵巣機能低下　らんそうきのうていか

卵巢功(机)能亢进　卵巣機能亢進　らんそうきのうこうしん

卵巢功能缺陷综合征　卵巣機能欠陥症候群　らんそうきのうけっかんしょうこうぐん

卵巢功能失调(紊乱)　卵巣機能失調　らんそうきのうしっちょう

卵巢功能试验　卵巣機能試験　らんそうきのうしけん

卵巢功能性肿瘤　卵巣の機能性腫瘍　らんそうのきのうせいしゅよう

卵巢功能早期衰退　早発性卵巣機能不全　そうはつせいらんそうきのうふぜん

卵巢骨盆固定术　卵巣骨盤固定術　らんそうこつばんこていじゅつ

卵巢固定术　卵巣固定術　らんそうこていじゅつ

卵巢固有韧带　固有卵巣索　こゆうらんそうさく

卵巢冠　卵巣上体,副卵巣　らんそうじょうたい,ふくらんそう

卵巢冠横小管　卵巣上体の横小管　らんそうじょうたいのおうしょうかん

卵巢冠囊肿　副卵巣嚢胞　ふくらんそうのうほう

卵巢冠囊肿切除术　副卵巣嚢胞切除術　ふくらんそうのうほうせつじょじゅつ

卵巢冠泡状附件　モルガニー水胞体　Morgagniすいほうたい

卵巢冠切除术　卵巣上体切除術,副卵巣切除術　らんそうじょうたいせつじょじゅつ,ふくらんそうせつじょじゅつ

卵巢冠炎　副卵巣炎　ふくらんそうえん

卵巢冠纵管　卵巣上体縦管　らんそうじょうたいじゅうかん

卵巢冠纵管囊肿　卵巣上体縦管嚢腫　らんそうじょうたいじゅうかんのうしゅ

卵巢管　卵巣小管　らんそうしょうかん

卵巢〔含〕睾丸母细胞瘤　卵巣男性胚〔細胞〕腫,アレノブラストーマ　らんそうだんせいはい〔さいぼう〕しゅ,arrhenoblastoma

卵巢环状瘤　卵巣環状腫瘍　らんそうかんじょうしゅよう

卵巢黄体　卵巣黄体　らんそうおうたい

卵巢黄体囊肿　卵巣黄体嚢胞　らんそうおうたいのうほう

卵巢黄体破裂　卵巣黄体破裂　らんそうおうたいはれつ

卵巢混合性上皮瘤　卵巣混合性上皮腫　らんそうこんごうせいじょうひしゅ

卵巢混合性生殖细胞肿瘤　卵巣混合性生殖細胞腫瘍　らんそうこんごうせいせいしょくさいぼうしゅよう

卵巢积脓　卵巣膿瘍　らんそうのうよう

卵巢积水　水卵巣〔症〕　すいらんそう〔しょう〕

卵巢基质　卵巣基質　らんそうきしつ

卵巢基质瘤　卵巣基質腫瘍　らんそうきしつしゅよう

卵巢畸胎瘤　卵巣奇形腫　らんそうきけいしゅ

卵巢激素　卵巣ホルモン　らんそうhormone

卵巢激素反馈〔作用〕　卵巣ホルモンフィードバック〔作用〕　らんそうhormone feed-back〔さよう〕

卵巢甲状腺瘤(肿)　卵巣甲状腺腫　らんそうこうじょうせんしゅ

卵巢假粘液性囊腺瘤　卵巣偽粘液性嚢腺腫　らんそうぎねんえきせいのうせんしゅ

卵巢间叶瘤　卵巣間葉細胞腫　らんそうかんようさいぼうしゅ

卵巢间质　卵巣間質　らんそうかんしつ

卵巢间质细胞　卵巣間質細胞　らんそうかんしつさいぼう

卵巢间质细胞瘤　卵巣間質細胞腫　らんそうかんしつさいぼうしゅ

卵巢浆液瘤　卵巣漿液腫　らんそうしょうえきしゅ

卵巢浆液性囊腺癌　卵巣漿液性嚢腺癌　らんそうしょうえきせいのうせんがん

卵巢浆液性囊腺瘤　卵巣漿液性嚢腺腫　らんそうしょうえきせいのうせんしゅ

卵巢浆液性囊腺纤维瘤　卵巣漿液性嚢腺繊維腫　らんそうしょうえきせいのうせんせんいしゅ

卵巢浆液性乳头〔状〕囊腺瘤　卵巣漿液性乳頭状嚢腺腫　らんそうしょうえきせいにゅうとうじょうのうせんしゅ

卵巢绞痛　卵巣仙痛　らんそうせんつう

卵巢结核　卵巣結核　らんそうけっかく

卵巢精原细胞瘤　卵巣精上皮腫　らんそうせいじょうひしゅ

卵巢静脉　卵巣静脈　らんそうじょうみゃく

卵巢静脉曲张　卵巣静脈瘤　らんそうじょうみゃくりゅう

卵巢静脉血栓形成　卵巣静脈血栓症　らんそうじょうみゃくけっせんしょう

卵巢静脉综合征　卵巣静脈症候群　らんそうじょうみゃくしょうこうぐん

卵巢颗粒-泡膜细胞瘤　卵巣顆粒卵胞膜細胞腫　らんそうかりゅうまくらんぽうまくさいぼうしゅ

卵巢颗粒(粒层)细胞瘤　卵巣顆粒膜細胞腫　らんそうかりゅうまくさいぼうしゅ

卵巢克鲁肯伯格氏瘤　卵巣クルーケンベルグ癌　らんそうKrukenbergがん

卵巢莱迪希氏细胞瘤　卵巣ライジッヒ細胞腫　らんそうLeydigさいぼうしゅ

卵巢类癌　卵巣類癌腫,卵巣カルチノイド　らんそうるいがんしゅ,らんそうcarcinoid

卵巢类固醇　卵巣ステロイド　らんそうsteroid

卵巢类脂质细胞瘤　卵巣リポイド細胞腫　らんそうlipoidさいぼうしゅ

卵巢粒层细胞　卵巣顆粒膜細胞　らんそうかりゅうまくさいぼう

卵巢良性瘤　卵巣良性腫瘍　らんそうりょうせいしゅよう

卵巢两性母(胚)细胞瘤　半陰陽性卵巣腫瘍　はんいんようせいらんそうしゅよう

卵巢瘤　卵巣腫　らんそうしゅ

卵巢瘤压迫综合征　卵巣腫圧迫症候群　らんそうしゅあっぱくしょうこうぐん

卵〔滤〕泡　卵胞　らんぽう

卵巢滤泡膜细胞增生症　卵胞膜細胞増殖症　らんほうまくさいぼうぞうしょくしょう

卵巢滤泡囊肿破裂　卵胞囊胞破裂　らんほうのうほうはれつ

卵巢卵黄囊瘤　卵巣卵黄囊腫　らんそうらんおうのうしゅ

卵巢卵泡膜细胞瘤　卵巣卵泡膜腫　らんそうらんほうまくしゅ

卵巢门　卵巣門　らんそうもん

卵巢门细胞　卵巣門細胞　らんそうもんさいぼう

卵巢门细胞瘤　卵巣門細胞腫　らんそうもんさいぼうしゅ

卵巢男性母(母)细胞瘤　卵巣男性胚(細胞)腫　らんそうだんせいはい(さいぼう)しゅ

卵巢男性(母)细胞瘤综合征　卵巣男性胚(細胞)腫症候群　らんそうだんせいはい(さいぼう)しゅしょうこうぐん

卵巢囊腺瘤　卵巣囊腺腫　らんそうのうせんしゅ

卵巢囊腺纤维瘤　卵巣囊腺線維腫　らんそうのうせんせんいしゅ

卵巢囊性畸胎瘤　卵巣囊胞性奇形腫　らんそうのうほうせいきけいしゅ

卵巢囊肿　卵巣囊腫(胞)　らんそうのうしゅ(ほう)

卵巢囊肿剥(切)除术　卵巣囊腫切除術　らんそうのうしゅせつじょじゅつ

卵巢囊肿扭转　卵巣囊腫捻転　らんそうのうしゅねんてん

卵巢囊肿破裂　卵巣囊胞破裂　らんそうのうしゅはれつ

卵巢囊肿钳　卵巣囊胞鉗子　らんそうのうほうかんし

卵巢囊肿形成　卵巣囊胞形成　らんそうのうほうけいせい

卵巢(囊肿)造口(引流)术　卵巣造瘻術　らんそうぞうろうじゅつ

卵巢内分泌功能　卵巣内分泌機能　らんそうないぶんぴつきのう

卵巢内胚层窦瘤　卵巣内胚葉洞腫瘍　らんそうないはいようどうしゅよう

卵巢粘液瘤　卵巣粘液腫　らんそうねんえきしゅ

卵巢粘液囊肿　卵巣粘液囊腫　らんそうねんえきのうしゅ

卵巢粘液性囊腺癌　卵巣粘液性囊腺癌　らんそうねんえきせいのうせんがん

卵巢粘液性囊肿纤维瘤　卵巣粘液性囊胞繊維腫　らんそうねんえきせいのうほうせんいしゅ

卵巢粘液性乳头(状)囊腺瘤　卵巣粘液性乳頭状囊腺腫　らんそうねんえきせいにゅうとうじょうのうせんしゅ

卵巢脓肿　卵巣膿瘍　らんそうのうよう

卵巢剖开术　卵巣切開術　らんそうせっかいじゅつ

卵巢剖面　卵巣切開面　らんそうせっかいめん

卵巢旁囊肿　卵巣傍囊腫　らんそうぼうのうしゅ

卵巢旁体　卵巣傍体　らんそうぼうたい

卵巢旁体囊肿　卵巣傍体囊腫　らんそうぼうたいのうしゅ

卵巢旁体炎　卵巣傍体炎　らんそうぼうたいえん

卵巢旁〔组织〕炎　卵巣傍組織炎　らんそうぼうそしきえん

卵巢泡膜细胞　卵巣卵胞膜細胞　らんそうらんほうまくさいぼう

いぼう

卵巢泡膜细胞瘤　卵巣卵胞膜細胞腫　らんそうらんほうまくさいぼうしゅ

卵巢胚胎性癌　卵巣の胎生期癌　らんそうのたいせいきがん

卵巢胚细胞瘤　卵巣胚〔芽〕細胞腫瘍　らんそうはい(が)さいぼうしゅよう

卵巢膨出　卵巣ヘルニア　らんそうhernia

卵巢皮样囊肿　卵巣皮様囊腫,卵巣類皮囊胞　らんそうひようのうしゅ,らんそうるいひのうほう

卵巢皮质　卵巣皮質　らんそうひしつ

卵巢皮质增生　卵巣皮質増殖　らんそうひしつぞうしょく

卵巢破裂　卵巣破裂　らんそうはれつ

卵巢葡萄胎　卵巣〔胞状〕奇胎　らんそう〔ほうじょう〕きたい

卵巢巧克力囊肿　卵巣チョコレート囊腫　らんそうchocolateのうしゅ

卵巢切除术　卵巣切除術　らんそうせつじょじゅつ

卵巢切开术　卵巣切開術　らんそうせっかいじゅつ

卵巢切开探查术　卵巣診査切開術　らんそうしんさせっかいじゅつ

卵巢侵袭性葡萄胎　卵巣侵入性〔胞状〕奇胎　らんそうしんにゅうせい〔ほうじょう〕きたい

卵巢缺失　無卵巣症,卵巣欠如　むらんそうしょう,らんそうけつじょ

卵巢韧带　卵巣靭帯　らんそうじんたい

卵巢妊娠　卵巣妊娠　らんそうにんしん

卵巢妊娠黄体瘤　卵巣妊娠性黄体腫　らんそうにんしんせいおうたいしゅ

卵巢绒〔毛膜〕癌　卵巣絨毛癌　らんそうじゅうもうがん

卵巢绒〔毛膜〕上皮癌　卵巣絨毛上皮癌　らんそうじゅうもうじょうひがん

卵巢绒〔毛〕膜腺瘤　卵巣絨毛腺腫　らんそうじゅうもうせんしゅ

卵巢肉瘤　卵巣肉腫　らんそうにくしゅ

卵巢乳头〔状〕囊腺癌　卵巣乳頭状囊腺癌　らんそうにゅうとうじょうのうせんがん

卵巢乳头〔状〕囊腺瘤　卵巣乳頭状囊腺腫　らんそうにゅうとうじょうのうせんしゅ

卵巢乳头〔状〕腺纤维瘤　卵巣乳頭状腺繊維腫　らんそうにゅうとうじょうせんせんいしゅ

卵巢伞　卵巣采　らんそうさい

卵巢上皮瘤　卵巣上皮腫　らんそうじょうひしゅ

卵巢上皮性肿瘤　卵巣上皮性腫瘍　らんそうじょうひせいしゅよう

卵巢神经丛　卵巣神経叢　らんそうしんけいそう

卵巢神经痛　卵巣神経痛　らんそうしんけいつう

卵巢肾上腺残余瘤　卵巣副副腎腫瘍　らんそうふくふくじんしゅよう

卵巢生成不良症　ターナー症候群　Turnerしょうこうぐん

卵巢生殖上皮　卵巣生殖上皮　らんそうせいしょくじょうひ

卵巢生殖(性)细胞(肿)瘤　卵巣生殖細胞腫　らんそうせいしょくさいぼうしゅ

卵巢输卵管切除术　卵巣卵管切除術　らんそうらんかんせつじょじゅつ

卵巢输卵管脱垂　卵巣卵管脱〔出症〕　らんそうらんかんだつ〔しゅつしょう〕

卵巢输卵管炎　卵巣卵管炎　らんそうらんかんえん

卵巢输卵管周炎　卵巣卵管周囲炎　らんそうらんかんしゅういえん

卵巢衰竭　卵巣〔機能〕不全〔症〕　らんそう〔きのう〕ふぜん〔しょう〕

卵巢水肿　卵巣水腫　らんそうすいしゅ

卵巢髓质　卵巣髄質　らんそうずいしつ

卵巢梭形细胞肉瘤　卵巣紡錘細胞肉腫　らんそうぼうすいさいぼうにくしゅ

卵巢痛　卵巣痛　らんそうつう

卵巢透明细胞癌　卵巣明細胞癌　らんそうめいさいぼうがん

卵巢透明细胞瘤　卵巣明細胞腫　らんそうめいさいぼうしゅ

卵巢突出　卵巣ヘルニア　らんそうhernia

卵巢脱垂　卵巣脱〔出症〕　らんそうだつ〔しゅつしょう〕

卵巢网　卵巣網　らんそうもう

卵巢维生素丙减少试验　卵巣アスコルビン酸減少試験　らんそうascorbinさんげんしょうしけん

卵巢萎缩　卵巣萎縮　らんそういしゅく

卵巢未成熟畸胎瘤　卵巣未熟奇形腫　らんそうみじゅくきけいしゅ

卵巢未分化癌　卵巣未分化癌　らんそうみぶんかがん

卵巢窝　卵巣窩　らんそうか

卵巢无性细胞瘤　卵巣未分化胚細胞腫　らんそうみぶんかはいさいぼうしゅ

卵巢系膜　卵巣間膜　らんそうかんまく

卵巢系膜缘　卵巣間膜縁　らんそうかんまくえん

卵巢系膜子宫韧带肿瘤　卵巣間膜子宮靭帯腫瘍　らんそうかんまくしきゅうじんたいしゅよう

卵巢纤维化　卵巣繊維症　らんそうせんいしょう

卵巢纤维瘤　卵巣繊維腫　らんそうせんいしゅ

卵巢纤维上皮瘤　卵巣繊維上皮腫　らんそうせんいじょうひしゅ

卵巢显微神经血管移植术　卵巣顕微神経血管移植術　らんそうけんびしんけいけっかんいしょくじゅつ

卵巢腺棘皮癌　卵巣腺棘細胞癌　らんそうせんきょくさいぼうがん

卵巢腺棘皮瘤　卵巣腺棘細胞腫　らんそうせんきょくさいぼうしゅ

卵巢腺纤维瘤　卵巣腺繊維腫　らんそうせんせんいしゅ

卵巢小斑　卵巣斑　らんそうはん

卵巢小管　卵巣小管　らんそうしょうかん

卵巢楔形切除术　卵巣楔状切除術　らんそうけつじょうせつじょじゅつ

卵巢性经闭　卵巣性無月経　らんそうせいむげっけい

卵巢性痛经　卵巣性月経困難症　らんそうせいげっけいこんなんしょう

卵巢性腺间质肿瘤　卵巣性腺間質腫瘍　らんそうせいせんかんしつしゅよう

卵巢性腺母细胞瘤　卵巣性腺芽細胞腫　らんそうせいせんがさいぼうしゅ

卵巢悬韧带　卵巣提索　らんそうていさく

卵巢血管　卵巣血管　らんそうけっかん

卵巢血肿　卵巣血腫　らんそうけっしゅ

卵巢炎　卵巣炎　らんそうえん

卵巢移植术　卵巣移植術　らんそういしょくじゅつ

卵巢异位　迷走卵巣　めいそうらんそう

卵巢硬化　卵巣硬化〔症〕　らんそうこうか〔しょう〕

卵巢硬化囊性病　卵巣硬化囊胞病　らんそうこうかのうほうびょう

卵巢圆韧带肌瘤　卵巣円索筋腫　らんそうえんさくきんしゅ

卵巢圆韧带肉瘤　卵巣円索肉腫　らんそうえんさくにくしゅ

卵巢圆韧带腺肌瘤　卵巣円索腺筋腫　らんそうえんさくせんきんしゅ

卵巢圆形细胞肉瘤　卵巣円形細胞肉腫　らんそうえんけいさいぼうにくしゅ

卵巢早衰　早発性卵巣〔機能〕不全　そうはつせいらんそう〔きのう〕ふぜん

卵巢摘除术　卵巣剔出術　らんそうてきしゅつじゅつ

卵巢支持〔间质〕细胞瘤　卵巣支持細胞腫，卵巣セルトリ・ライディッヒ細胞腫瘍　らんそうしじさいぼうしゅ，らんそうSertoli-Leydigさいぼうしゅよう

卵巢脂样细胞瘤　卵巣リボイド細胞腫　らんそうlipoidさいぼうしゅ

卵巢脂质细胞肿瘤　卵巣脂質細胞腫瘍　らんそうししつさいぼうしゅよう

卵巢制剂疗法　卵巣制剤療法　らんそうせいざいりょうほう

卵巢中胚叶混合瘤　卵巣中胚葉混合腫　らんそうちゅうはいようこんごうしゅ

卵巢中肾样癌　卵巣中腎様癌　らんそうちゅうじんようがん

卵巢肿瘤　卵巣腫瘍　らんそうしゅよう

卵巢周期　卵巣周期　らんそうしゅうき

卵巢周期变化　卵巣周期変化　らんそうしゅうきへんか

卵巢周炎　卵巣周囲炎　らんそうしゅういえん

卵巢转移性肿瘤　卵巣転移性腫瘍，クルーケンベルグ腫瘍　らんそうてんいせいしゅよう，krukenbergしゅよう

卵巢子宫内膜瘤　卵巣子宮内膜腫　らんそうしきゅうないまくしゅ

卵巢子宫内膜囊肿　卵巣子宮内膜囊胞　らんそうしきゅうないまくのうほう

卵巢子宫内膜样间质肉瘤　卵巣子宮内膜様間質肉腫　らんそうしきゅうないまくようかんしつにくしゅ

卵巢子宫内膜样瘤　卵巣子宮内膜様腫　らんそうしきゅうないまくようしゅ

卵巢子宫内膜样腺瘤　卵巣子宮内膜様腺腫　らんそうしきゅうないまくようせんしゅ

卵巢子宫内膜异位〔症〕　卵巣子宮内膜〔症〕，卵巣エンドメトリオーシス　らんそうしきゅうないまく〔しょう〕，らんそうendometriosis

卵巢子宫切除术　卵巣子宮切除術　らんそうしきゅうせつじょじゅつ

卵巢子宫韧带　子宮卵巣靭帯，固有卵巣索　しきゅうらんそうじんたい，こゆうらんそうさく

卵巢纵管囊肿　ガルトネル管囊腫　Gartnerかんのうしゅ

卵成熟　卵子熟成　らんしじゅくせい

卵床脱落　着床剥離　ちゃくしょうはくり

卵袋　オーシスト　oocyst

卵蛋白培养基　卵アルブミン培地　らんalbuminばいち

卵毒鱼　魚卵毒魚　ぎょらんどくウオ

卵放射冠　卵放射冠　らんほうしゃかん

卵分裂酶　卵酵素　らんこうそ

卵盖　卵蓋　らんがい

卵睾〔体〕　卵巣睾丸　らんそうこうがん

卵管伞端　卵管采末端　らんかんさいまったん

卵核　卵核　らんかく

卵核分裂　卵子分裂　らんしぶんれつ

卵黄　卵黄　らんおう

卵黄〔蛋白〕胨　ビテロース　vitellose

卵黄蒂　卵黄茎　らんおうけい

卵黄动脉　卵黄動脈　らんおうどうみゃく

卵黄管　卵黄管,臍腸管　らんおうかん,さいちょうかん

卵黄管瘘　卵黄管瘻　らんおうかんろう

卵黄管瘘切除术　卵黄管瘻切除術　らんおうかんろうせつじょじゅつ

卵黄管囊肿　卵黄管囊胞　らんおうかんのうほう

卵黄管未闭　卵黄管開存　らんおうかんかいぞん

卵黄合胞体　卵黄合胞体　らんおうごうほうたい

卵黄核　卵黄核　らんおうかく

卵黄红素　ビテロルビン　vitellorubin

卵黄黄素　ビテロルテイン　vitellolutein

卵黄静脉　卵黄静脈　らんおうじょうみゃく

卵黄类粘蛋白　ビテロムコイド　vitellomucoid

卵黄粒　卵黄顆粒,卵黄細胞　らんおうかりゅう,らんおうさいぼう

卵黄磷蛋白　ビテリン,オボビテリン　vitellin,ovovitellin

卵黄膜　卵黄膜　らんおうまく

卵黄囊　卵黄囊　らんおうのう

卵黄囊接种　卵黄囊接種　らんおうのうせっしゅ

卵黄囊静脉　卵黄囊静脈　らんおうのうじょうみゃく

卵黄囊抗原　卵黄囊抗原　らんおうのうこうげん

卵黄囊瘤　卵黄囊腫瘍　らんおうのうしゅよう

卵黄囊内胚层　卵黄囊内胚葉　らんおうのうないはいよう

卵黄囊血岛　卵黄囊血島　らんおうのうけっとう

卵黄囊血管　卵黄囊血管　らんおうのうけっかん

卵黄凝固酶　ビテラーゼ　vitellase

卵黄腔　卵黄腔　らんおうこう

卵黄琼脂　卵黄寒天,卵黄　アガール　らんおうかんてん,らんおうagar

卵黄球　卵黄球　らんおうきゅう

卵黄区　卵黄野　らんおうや

卵黄生(形)成　卵黄形成　らんおうけいせい

卵黄栓　卵黄栓　らんおうせん

卵黄团　卵黄団塊　らんおうだんかい

卵黄腺　卵黄腺　らんおうせん

卵黄心　ラテブラ　latebra

卵黄悬胶液　レシトビテリン　lecithovitellin

卵黄质　卵黄質　らんおうしつ

卵黄周隙　卵黄周囲隙　らんおうしゅういげき

卵黄周液　卵黄周囲液　らんおうしゅういえき

卵浆　卵〔子〕原形質,卵〔細胞〕質　らん〔し〕げんけいしつ,らん〔さいぼう〕しつ

卵角蛋白　オボケラチン　ovokeratin

卵结节　卵小〔結〕節　らんしょう〔けっ〕せつ

卵壳　卵殻　らんかく

卵壳黄素　オーキサンチン　ooxanthine

卵壳膜　卵殻膜　らんかくまく

卵壳〔原〕卟啉　オーボルフィリン　ooporphyrin

卵孔　卵門　らんもん

卵裂　卵割　らんかつ

卵裂纺锤体　分裂紡錘　ぶんれつぼうすい

卵裂沟　分裂溝　ぶんれつこう

卵裂核　分裂核　ぶんれつかく

卵裂期　分裂期　ぶんれつき

卵裂球　割球,卵割球,分割球　かっきゅう,らんかっきゅう,ぶんかっきゅう

卵裂细胞　分割細胞　ぶんかつさいぼう

卵裂细胞团　分割細胞塊　ぶんかつさいぼうかい

卵磷〔蛋白〕胨　ビテロース　vitellose

卵磷脂　レシチン　lecithin

卵磷脂白蛋白　レシタルブミン　lecithalbumin

卵磷脂蛋白　レシチン蛋白〔質〕　lecithinたんぱく〔しつ〕

卵磷脂酶　レシチナーゼ　lecithinase

卵磷脂酶试验　レシチナーゼ試験　lecithinaseしけん

卵磷脂/鞘髓磷脂比率　レシチン/スフィンゴ ミエリン比率　lecithin/sphingomyelinひりつ

卵磷脂血症　レシチン血症　lecithinけつしょう

卵流产　卵子流産　らんしりゅうざん

卵硫细菌属　チオブルム属　Thiovulumぞく

卵绿蛋白　オボベルジン　ovoverdin

卵酶　卵酵素,オブラーゼ　らんこうそ,ovulase

卵模〔腔〕　卵形成腔　らんけいせいこう

卵膜　卵膜　らんまく

卵膜屏障　卵膜障壁　らんまくしょうへき

卵膜水　卵膜水　らんまくすい

卵〔膜〕周〔围〕隙　卵膜周囲隙　らんまくしゅういげき

卵母细胞　卵母細胞　らんぼさいぼう

卵母细胞极体　卵母細胞極体　らんぼさいぼうきょくたい

卵囊　オーシスト,接合子囊　oocyst,せつごうしのう

卵粘蛋白　卵白粘素,オボムチン　らんぱくねんそ,ovomucin

卵泡　卵胞　らんぽう

　格雷夫氏卵泡　グラフ卵胞　Graaf　らんぽう

卵泡斑　卵胞斑　らんぽうはん

卵泡闭锁　卵胞閉鎖　らんぽうへいさ

卵泡闭锁激素　卵胞閉鎖ホルモン　らんぽうへいさhormone

卵泡成熟　卵胞熟成　らんぽうじゅくせい

卵泡刺激素　卵胞刺激ホルモン　らんぽうしげきhormone

卵泡刺激素释放激素　卵胞刺激ホルモン放出ホルモン　らんぽうしげきhormoneほうしゅつhormone

卵泡刺激素释放因子　卵胞刺激ホルモン放出因子　らんぽうしげきhormoneほうしゅついんし

卵泡刺激素血浆浓度测定　卵胞刺激ホルモン濃度測定　らんぽうしげきhormoneのうどそくてい

卵泡发育　卵胞発育　らんぽうはついく

卵泡发育环　卵胞発育環　らんぽうはついくかん

卵泡黄体素细胞　卵胞ルテイン細胞　らんぽうluteinさいぼう

卵泡积液　卵胞水症　らんぽうすいしょう

卵泡激素　卵胞ホルモン　らんぽうhormone

卵泡〔激〕素样激素　卵胞ホルモン様ホルモン　らんぽうhormoneようhormone

卵泡瘤　卵胞腫　らんぽうしゅ

卵泡膜　卵胞膜　らんぽうまく

卵泡膜黄体细胞　卵胞膜黄体細胞　らんぽうまくおうたいさいぼう

卵泡膜囊肿　卵胞膜囊胞　らんぽうまくのうほう

卵泡膜内膜 卵胞膜の内膜 らんぽうまくのないまく
卵泡膜外膜 卵胞膜の外膜 らんぽうまくのがいまく
卵泡膜细胞 卵胞膜細胞 らんぽうまくさいぼう
卵泡膜细胞瘤 卵胞膜細胞腫 らんぽうまくさいぼうしゅ
卵泡膜型卵巢颗粒细胞瘤 卵胞膜型卵巢顆粒細胞腫 らんぽうまくがたらんそうかりゅうさいぼうしゅ
卵泡膜增生 卵胞膜細胞増殖〔症〕 らんぽうまくさいぼうぞうしょく〔しょう〕
卵泡囊肿 卵胞囊胞 らんぽうのうほう
卵泡内膜 内卵胞膜 ないらんぽうまく
卵泡破裂 卵胞破裂 らんぽうはれつ
卵泡期 卵胞期 らんぽうき
卵泡腔 卵胞腔 らんぽうこう
卵泡素 フォリクリン folliculin
卵泡细胞 卵胞細胞 らんぽうさいぼう
卵泡液 卵胞液 らんぽうえき
卵泡原卵 グラーフ卵胞 Graafらんぽう
卵培养 卵培養 らんばいよう
卵配子 オーガメート,卵配偶子 oogamete,らんはいぐうし
卵片发育 卵片発生 らんぺんはっせい
卵清蛋白 オバルブミン,卵アルブミン ovalbumin,らんalbumin
卵丘 卵丘 らんきゅう
卵球 卵球 らんきゅう
卵球蛋白 オボグロブリン ovoglobulin
卵生 卵生 らんせい
卵生动物 卵生動物 らんせいどうぶつ
卵生体 卵生体 らんせいたい
卵室 卵室 らんしつ
卵丝霉褐素 フスシン fuscin
卵胎生 卵胎生 らんたいせい
卵胎生动物 卵胎生動物 らんたいせいどうぶつ
卵体 配偶体,生殖細胞 はいぐうたい,せいしょくさいぼう
卵细胞 卵細胞 らんさいぼう
卵〔细胞〕核 卵細胞核,卵核 らんさいぼうかく,らんかく
卵细胞溶〔解〕酶 卵細胞分解酵素 らんさいぼうぶんかいこうそ
卵形成 卵子形成 らんしけいせい
卵形红细胞 楕円赤血球,卵形赤血球 だえんせっけっきゅう,らんけいせっけっきゅう
卵形红细胞症 楕円赤血球増加症 だえんせっけっきゅうぞうかしょう
卵形疟 卵形マラリア らんけいmalaria
卵形疟原虫 卵形マラリア原虫 らんけいmalariaげんちゅう
卵形瓶 マトラス,卵形フラスコ matrase,らんけいflask
卵形三日疟 卵形四日熱〔マラリア〕 らんけいよっかねつ〔malaria〕
卵形体 卵形体,オボイド らんけいたい,ovoid
卵形头者 卵形頭奇体 らんけいとうきたい
卵叶胡椒碱 ピペロバチン piperovatine
卵原核 雌性前核 しせいぜんかく
卵原细胞 卵原細胞,卵祖細胞 らんげんさいぼう,らんそさいぼう
卵圆窗 卵円窓 らんえんそう
卵圆关节 卵円関節 らんえんかんせつ

卵圆孔 卵円孔 らんえんこう
卵圆孔瓣 卵円孔弁 らんえんこうべん
卵圆孔静脉丛 卵円孔静脈叢 らんえんこうじょうみゃくそう
卵圆孔未闭 卵円孔開存 らんえんこうかいぞん
卵圆配子 卵円体 らんえんたい
卵圆钳 卵円鉗子 らんえんかんし
卵圆窝 卵円窩 らんえんか
卵圆窝角 卵円窩角 らんえんかかく
卵圆窝筛状板 卵円窩篩板 らんえんかしはん
卵圆窝缘 卵円窩縁 らんえんかえん
卵圆形 卵円形 らんえんけい
卵圆状红细胞性贫血 楕(卵)円形赤血球貧血 だ(らん)えんけいせっけっきゅうひんけつ
卵源论者 卵子論者 らんしろんしゃ
卵植入期出血 着床出血 ちゃくしょうしゅっけつ
卵质 卵質,卵細胞質,卵子原形質 らんしつ,らんさいぼうしつ,らんしげんけいしつ
卵质团 卵質団 らんしつだん
卵中心体 卵子中心体 らんしちゅうしんたい
卵状糠疹癣菌 卵形ピチロスポルム らんけいpityrosporum
卵状小体 ①卵子②小卵 ①らんし②しょうらん
卵子 卵,卵子 らん,らんし
卵〔子〕发生 卵子発生 らんしはっせい
卵〔子〕受精 卵受精 らんじゅせい
卵〔子〕植入 受精卵の着床 じゅせいらんのちゃくしょう

luàn 乱

乱杂性失语 錯覚性失語〔症〕,ジャーゴン失語〔症〕 さっかくせいしつご〔しょう〕,jargonしつご〔しょう〕
乱杂语 ジャーゴン jargon

LÜE 掠

lüè 掠

掠射角 視射角 ししゃかく
掠食性生活 捕食性生活 ほしょくせいせいかつ

LUN 伦轮论

lún 伦轮

伦-奥-韦三氏病 ランジュー・オスラー・ウェバー病 Rendu-Osler-Weberびょう
伦巴迪氏征 ロンバルジ徴候 Lombardiちょうこう
伦茨曼氏点 レンツマン点 Lenzmannてん
伦敦型烟雾 ロンドン型煙霧 Londonがたえんむ
伦顿氏试验 レントン試験 Rentonしけん
伦哈兹氏疗法 レンハルツ療法 Lenhartzりょうほう
伦霍夫氏征 レンホフ徴候 Lennhoffちょうこう
伦霍塞克氏纤维 レンホセク線維 Lenhossekせんい
伦理学 倫理学 りんりがく
伦林格氏征 レムリンジェー徴候 Remlingerちょうこう
伦莫氏病 ルムモ病 Rummoびょう
伦琴 レントゲン roentgen
γ-伦琴 γ-レントゲン γ-roentgen
伦琴单位 レントゲン単位 roentgenたんい
伦琴当量 レントゲン当量 roentgenとうりょう
伦琴管 レントゲン管 roentgenかん
伦琴射线 レントゲン線,X線 roentgenせん,Xせん
伦琴射计 X線量計 Xせんりょうけい

伦琴射线照相　レントゲン写真　roentgenしゃしん

轮　輪　りん

轮虫　ワムシ

轮虫类　ワムシ類　ワムシるい

轮箍术　輪状固定法　りんじょうこていほう

轮环藤酚碱　シクラノリン　cyclanoline

轮廓　輪郭　りんかく

轮廓乳头　有郭乳頭　ゆうかくにゅうとう

轮廓胎盘　周郭胎盤　しゅうかくたいばん

轮廓性湿疹　図画性湿疹　ずがせいしっしん

轮生　輪生　りんせい

轮生体　輪生体　りんせいたい

轮生叶　輪生葉　りんせいよう

轮式沙眼镊　トラコーマ鉗子，ナープ鉗子　trachomaかんし，knappかんし

轮胎印痕　タイヤ マーク　tire mark

轮替运动　拮抗〔運動〕反復，変換運動　きっこう〔うんどう〕はんぷく，へんかんうんどう

轮替运动不能　拮抗〔運動〕反復不能〔症〕，変換運動不能症　きっこう〔うんどう〕はんぷくふのう〔しょう〕，へんかんうんどうふのうしょう

轮替运动障碍　変換運動障害　へんかんうんどうしょうがい

轮叶沙参　ナンシャジン

轮椅　車いす　くるまいす

轮匝带　輪帯　りんたい

轮匝肌　輪筋　りんきん

轮枝孢菌〔属〕　バーティシリウム〔属〕　Verticillium〔ぞく〕

轮转切片机　回転ミクロトーム　かいてんmicrotome

轮状头〔畸形〕　円形頭蓋〔奇形〕　えんけいずがい〔きけい〕

lùn　论

论理倒错　錯論理〔症〕　さくろんり〔しょう〕

LUO　罗萝罗逻螺裸瘰洛络骆落

luó　罗萝啰逻螺

罗-阿二氏窦　ロキタンスキー・アショッフ洞　Rokitansky-Aschoff　どう

罗阿丝虫病　ロア糸状虫症　loaしじゅうちゅうしょう

罗阿〔丝虫〕属　ロア〔糸状虫〕属　Loa〔しじょうちゅう〕ぞく

罗-安氏外固定　ロージェー・アンダーソン外固定　Roger-Andersonがいこてい

罗比逊氏酯　ロビソン エステル　Robison ester

罗宾森氏病　ロビンソン病　Robinsonびょう

罗-伯二氏病　ロート・ベルンハルト病　Roth-Bernhardびょう

罗伯逊氏瞳孔　ロバートソン瞳孔　Robertsonどうこう

罗伯逊氏易位　ロバートソン転位　Robertsonてんい

罗伯逊氏征　ロバートソン徴候　Robertsonちょうこう

罗伯特氏骨盆　ロベルト骨盤　Robertこつばん

罗-布二氏征　ローゼル・ブラウン徴候　Roser-Braunちょうこう

罗布麻苷　シマリン　cymarin

罗布逊氏点　ロブソン点　Robsonてん

罗戴勒氏菌　ロデラ菌　Rodellaきん

罗丹明 B　ローダミンB　rhodamineB

罗丹宁　ローダニン　rhodanine

罗得西亚锥虫　ローデシア トリパノソーマ　rhodesia trypanosoma

罗地砜　ロジロン　rodilone

罗尔沙赫氏试验　ロールシャッハ テスト　Rorschach test

罗否氏试验　ロッフォ試験　Roffoしけん

罗符辛氏征　ロブシング徴候　Rovsingちょうこう

罗-岗-雷三氏综合征　ロウン・ギャノング・レバイン症候群　Lown-Ganong-Levineしょうこうぐん

罗汉松醇　ポドカルピノール　podocarpinol

罗汉松〔黄〕素　ポドスピカチン　podospicatin

罗汉松树脂酚　マタイレシノール　matairesinol

罗汉松酸　ポドカルピン酸　podocarpinさん

罗汉松素苷　マタイレシノール モノグルコシド　matairesinol monoglucoside

罗赫来尔氏曲线　ローレル〔屈折率粘稠度〕曲線　Rohrer〔くっせつりつねんちゅうど〕きょくせん

罗晃子　タマリンド　tamarind

罗基坦斯基氏病　ロキタンスキー病　Rokitanskyびょう

罗捷氏细胞　ルージエー細胞　Rougetさいぼう

罗-凯-鲍三氏试验　ロビンソン・ケプラー・パワー水試験　Robinson-Kepler-powerみずしけん

罗克利氏征　ロックレイ徴候　Rockleyちょうこう

罗朗多氏裂　ローランド溝　Rolandoこう

罗朗多氏区　ローランド野　Rolandoや

罗勒属　オシマ属　Ocimumぞく

罗勒烯　オシメン　ocimene

罗-雷二氏病　ルッシィ・レビー病　Roussy-Levyびょう

罗-雷二氏综合征　ルッシィ・レビー症候群　Roussy-Levyしょうこうぐん

罗累特氏基质　ロレット基質　Rolletきしつ

罗洛皂苷原　ノロゲニン　nologenin

罗-马二氏肢位　ローゼル・マルゲーニュ肢位　Roser-Malgaigneしい

罗曼诺夫斯基氏染剂　ロマノウスキー染色剤　Romanowskyせんしょくざい

罗曼诺夫斯基氏染色法　ロマノウスキー染色法　Romanowskyせんしょくほう

罗梅拉尔氏征　ロンメレール徴候　Rommelaereちょうこう

罗默碱　ロエメリン　roemerine

罗姆伯格氏病　ロンベルグ病　Rombergびょう

罗姆伯格氏征　ロンベルグ徴候　Rombergちょうこう

罗姆希特氏综合征　レムヘルド症候群　Loemheldしょうこうぐん

罗尼生〔碱〕　ラウネシン　raunescine

罗-内二氏线　ローゼル・ネラトン線　Roser-Nelatonせん

罗盘草　コンパス プラント　compass plant

罗齐牙桥　ローチ架工義歯　Roachかこうぎし

罗奇氏征　ロッチ徴候　Rothちょうこう

罗-琼二氏试验　ロス・ジョーンス試験　Ross-Jonesしけん

罗惹氏反射　ロジェール反射　Rogerはんしゃ

罗惹氏杂音　ロジェール雑音　Rogerざつおん

罗惹氏综合征　ロジェール症候群　Rogerしょうこうぐん

罗-若二氏试验　ロジェール・ジオスエ試験　Roger-Josueしけん

罗森巴赫氏反应　ローゼンバッハ反応　Rosenbachはんのう

罗森巴赫氏结核菌素　ローゼンバッハ ツベルクリン　Rosenbach tuberculin

罗森巴赫氏试验　ローゼンバッハ試験　Rosenbachしけん

罗森巴赫氏综合征　ローゼンバッハ症候群　Rosenbachしょうこうぐん

罗森海姆氏征　ローゼンハイム徴候　Rosenheimちょうこう

罗森蒙反应　ローゼンモンド反応　Rosenmundはんのう

罗森苗勒氏淋巴结　ローゼンミュラー リンパ節　Rosenmüller lymphせつ

罗森苗勒氏器　ローゼンミュラー器官　Rosenmüllerきかん

罗森苗勒氏体　ローゼンミュラー小体　Rosenmüllerしょうたい

罗森苗勒氏窝　ローゼンミュラー窩　Rosenmullerか

罗森斯坦氏征　ローゼンシュタイン徴候　Rosensteinちょうこう

罗森塔尔氏征　ローゼンタール徴候　Rosenthalちょうこう

罗杀诺尔　ロキセノール,クロロキシレノール　roxenol, chloroxylenol

罗舍尔盐　ロシェル塩　Rochelleえん

罗氏小体　ラッセル小体　Russellしょうたい

罗斯巴赫氏病　ロスバッハ病　Rossbachびょう

罗斯巴赫氏呼吸椅子　ロスバッハ呼吸用椅子　Rossbachこきゅうよういす

罗斯氏试验　ロス試験　Rossしけん

罗斯氏体　ロス小体　Rossしょうたい

罗索利莫氏反射　ロッソリモ反射　Rossolimoはんしゃ

罗索利莫氏征　ロッソリモ徴候　Rossolimoちょうこう

罗特尔氏高胆红素血症　ローター型高ビリルビン血症　Rotorがたこうbilirubinけつしょう

罗特尔氏综合征　ローター症候群　Rotorしょうこうぐん

罗特氏斑(点)　ロート斑点　Rothはんてん

罗瓦而精　スルピリン　sulpyrin

罗辛氏试验　ロザン ヨードチンキ法　Rosin Jod Tinkturほう

罗伊斯内氏征　ロイスネル徴候　Reusnerちょうこう

罗伊斯氏公式　ロイスの式　Reussのしき

萝卜苷　グルコラフェニン　glucoraphenine

萝卜子素　ラファニン　raphanin

萝芙〔木〕碱　ラウォルフィン　rauwolfine

萝芙〔木〕〔藤〕属　ラウォルフィア属　Rauwolfiaぞく

萝芙辛　ローバシン　raubasine

萝莱碱　ラウネシン　raunescine

萝藦蛋白　アスクレピオン　asclepion

萝藦蛋白酶　アスクレパイン　asclepain

萝藦苷(贰)　ペリプロシン　periplocin

萝藦苷配基　ペリプロゲニン　periplogenin

萝藦苷原　メタプレキシゲニン　metaplexigenin

萝藦科　ガガイモ科　ガガイモか

萝藦苦苷　ペリプロシマリン　periplocymarin

萝藦属　ガガイモ属　ガガイモぞく

啰音　ラ音　ラおん

逻辑操作　論理的操作,ロジカル操作　ろんりてきそうさ,logicalそうさ

逻辑代数　ロジック代数　logicだいすう

逻辑倒错　錯論理〔症〕　さくろんり〔しょう〕

逻辑倒错性思维　錯論理性思考　さくろんりせいしこう

逻辑思维　論理的思考,ロジック思考　ろんりてきしこう,logicしこう

螺蛋白酶　ヘリコペプシン　helicopepsin

螺钉固持钳　ねじ固持鉗子　ねじこじかんし

螺环化合物　スピロ化合物　spiroかごうぶつ

螺环哌啶酮　スピロペリドール　spiroperidol

螺菌　スピリルム,らせん菌　spirillum,らせんきん

德内克氏螺菌　デネケ スピリルム　Deneke spirillum

芬-普氏螺菌　フィンクラ・プリオル スピリルム　Finkler-Prior spirillum

奋森氏螺菌　バンサン スピリルム　Vincent spirillum

螺菌病　らせん菌症　らせんきんしょう

螺菌黄素　スピリロキサンチン　spirilloxanthin

螺菌溶解　らせん菌溶解,スピリロリシス　らせんきんようかい,spirillolysis

螺菌溶素　らせん菌溶解素　らせんきんようかいそ

螺菌血症　らせん菌血症　らせんきんけつしょう

螺菌族　らせん菌族　らせんきんぞく

螺粘液杀菌素　ムシジン　mucidin

螺蛳　巻〔き〕貝　まきがい

螺〔丝〕钉　ねじ

螺丝钉内固定术　ねじ内固定　ねじないこてい

螺丝夹　ねじクランプ　ねじclamp

螺丝帽　ねじ帽　ねじぼう

螺纹导管　らせん導管　らせんどうかん

螺纹桩钉　らせん入りポスト　らせんいりpost

螺线管　ソレノイド　solenoid

螺旋　らせん

α-螺旋　α-らせん

螺旋板　らせん板　らせんばん

螺旋板钩　らせん板鉤　らせんばんこう

螺旋瓣　らせん弁　らせんべん

螺旋襞　らせんひだ

螺旋虫　らせん虫　らせんちゅう

螺旋动脉　らせん動脈　らせんどうみゃく

螺旋对称型病毒　らせん対称型ウイルス　らせんたいしょうがたvirus

螺旋反折包扎　らせん逆転巻き〔帯〕　らせんぎゃくてんまき〔たい〕

螺旋沟　らせん溝　らせんこう

螺旋骨折　らせん状骨折　らせんじょうこっせつ

螺旋管　コルチ管　cortiかん

螺旋环终末　らせん輪状神経終末　らせんりんじょうしんけいしゅうまつ

螺旋嵴　らせん稜　らせんりょう

螺旋结构　らせん構造　らせんこうぞう

螺旋菌　らせん菌　らせんきん

螺旋开口器　らせん楔,らせんウェッジ　らせんくさび,らせんwedge

螺旋孔径　らせん孔径　らせんこうけい

螺旋孔裂　らせん孔裂　らせんこうれつ

螺旋霉素　スピラマイシン　spiramycin

螺旋模型　ヘリックス モデル　helix model

螺旋膜　らせん膜　らせんまく

螺〔旋〕内酯　スピロノラクトン　spironolactone

螺〔旋〕内酯试验　スピロノラクトン試験　spironolactoneしけん

螺旋起子　らせん状エレベータ　らせんじょうelevator

螺旋器　らせん器　らせんき

螺旋器嵴　らせん器稜　らせんきりょう

螺旋器隧道　コルチトンネル　corti tunnel

螺旋韧带　らせん靭帯　らせんじんたい

螺旋神经节　らせん神経節　らせんしんけいせつ

螺旋神经节细胞　らせん神経節細胞　らせんしんけいせつさいぼう

螺旋体 スピロヘータ spirocheta
  达顿氏螺旋体 ダットン スピロヘータ Dutton spirocheta
  奋森氏螺旋体 バンサン スピロヘータ Vincent spirocheta
螺旋体病 スピロヘータ症 spirochetaしょう
螺旋体蛋白补体结合试验 スピロヘータ蛋白〔質〕補体結合試験 spirochetaたんぱく〔しつ〕ほたいけつごうしけん
螺旋体活动抑制试验 スピロヘータの運動抑制試験 spirochetaのうんどうよくせいしけん
螺旋体科 スピロヘータ科 spirochetaか
螺旋体目 スピロヘータ目 spirochetaもく
螺旋体尿 スピロヘータ尿〔症〕 spirochetaにょう〔しょう〕
螺旋体溶解〔作用〕 スピロヘータ溶解〔作用〕 spirochetaようかい〔さよう〕
螺旋体性出血性支气管炎 スピロヘータ性出血性気管支炎 spirochetaせいしゅっけつせいきかんしえん
螺旋体性关节炎 スピロヘータ性関節炎 spirochetaせいかんせつえん
螺旋体性皮肤病 スピロヘータ性皮膚病 spirochetaせいひふびょう
螺旋体血症 スピロヘータ血症 spirochetaけつしょう
螺旋凸 らせん隆起 らせんりゅうき
螺旋小动脉 らせん細動脈 らせんさいどうみゃく
螺旋形步态 捻り歩き ひねりあるき
螺旋形骨折 らせん骨折,回旋骨折 らせんこっせつ,かいせんこっせつ
螺旋形视野 らせん形視野 らせんけいしや
螺旋形视野缩小 らせん形視野縮小 らせんけいしやしゅくしょう
螺旋形终末 らせん形終末 らせんけいしゅうまつ
螺旋血管 らせん血管 らせんけっかん
螺旋牙根挺 らせん状抜歯挺子,スクリュー エレベータ らせんじょうばっしてこ,screw elevator
螺旋缘 らせん緑 らせんえん
螺旋甾碱烷 スピロソラン spirosolane
螺旋甾烷 スピロスタン spirostane
螺旋止血带 らせん止血帯 らせんしけつたい
螺旋状对称 らせん状対称 らせんじょうたいしょう
螺血红〔色〕素 ヘリコルビン helicorubin
螺甾内酯 スピロノラクトン spironolactone

luǒ 裸瘰

裸孢子 裸胞子 らほうし
裸孢子虫 裸胞子虫 らほうしちゅう
裸盖菇碱 プシロシビン psilocybin
裸核 裸核 らかく
裸菌 無鞭毛菌 むべんもうきん
裸口虫 裸口虫 ラコウチュウ
裸露 露出 ろしゅつ
裸麦果糖胶 グラミニン graminin
裸区 無鞘膜野 むしょうまくや
裸体恐怖〔症〕 裸体恐怖〔症〕 らたいきょうふ〔しょう〕
裸头〔绦虫〕科 裸頭条虫科 らとうじょうちゅうか
裸头绦虫属 裸頭条虫属 らとうじょうちゅうぞく
裸头尾蚴 裸頭セルカリア らとうcercaria
裸质体 裸出原形質 らしゅつげんけいしつ
裸子囊菌属 裸生子嚢菌属 らせいしのうきんぞく
裸子囊科 裸生子嚢菌科 らせいしのうきんか
裸子植物 裸子植物 らししょくぶつ
裸子植物亚门 裸子植物亜門 らししょくぶつあもん
瘰疬 腺病 せんびょう
瘰疬性结膜炎 腺病性結膜炎 せんびょうせいけつまくえん
瘰疬性淋巴结炎 腺病性リンパ節炎 せんびょうせいlymphせつえん
瘰疬性脓肿 腺病性膿瘍 せんびょうせいのうよう
瘰疬性苔癣 腺病性苔癬 せんびょうせいたいせん
瘰疬性眼炎 腺病性眼炎 せんびょうせいがんえん

luò 洛络骆落

洛贝林 ロベリン lobeline
洛伯氏病 ロボ病 Loboびょう
洛布斯坦氏病 ロブスタイン病 Lobsteinびょう
落基山斑疹热 ロッキー山紅斑熱 Rockyさんこうはんねつ
洛苛草 ロコ草 locoそう
洛苛草中毒 ロコ中毒〔症〕 locoちゅうどく〔しょう〕
洛柯定碱 ロクネリジン lochneridine
洛柯辛碱 ロクネリシン lochnericine
洛克氏〔溶〕液 ロック液 Lockeえき
洛克伍德氏征 ロックウッド徴候 Lockwoodちょうこう
洛蓝氏病 ローラン病 Lorainびょう
洛-林二氏溶液 ロック・リンゲル液 Locke-Ringerえき
洛罗芬 ロロフイン lorophyn
洛伦茨氏征 ローレンツ徴候 Lorenzちょうこう
洛 蒙〔德〕霉素 ロモンドマイシン,ロモフンギン lomondomycin,lomofungin
洛努瓦氏综合征 ローヌア症候群 Launoisしょうこうぐん
洛杉矶型烟雾 ロサンゲルス型煙霧 Los Angelesがたえんむ
洛施卡氏咽囊 ルシュカ嚢 Luschkaのう
洛氏病 ロウ症候群 Loweしょうこうぐん
洛特利森氏点 ロスリーセン点 Lothlissenてん
络合反应 コンプレックス complexはんのう
络合〔分析〕滴定 錯滴定,錯生成滴定 さくてきてい,さくせいせいてきてい
络合剂 錯化剤,キレート剤 さっかざい,chelateざい
络合离子 錯イオン さくion
络合量法 コンプレクソメトリー,キレート滴定法 complexometry,chelateてきていほう
络合色谱法 錯化クロマトグラフィ さっかchromatography
络合酮 コンプレクソン complexon
络合物 錯化合物 さくかごうぶつ
络合物离解常数 錯化合物解離定数 さくかごうぶつかいりていすう
络合物形成法 錯化合物生成法 さくかごうぶつせいせいほう
络离子生成滴定法 錯イオン生成滴定法 さくionせいせいてきていほう
络离子形成分析〔法〕 錯イオン生成分析〔法〕 さくionせいせいぶんせき〔ほう〕
络石苷 トラケロシド tracheloside
络石藤 絡石藤 ラクセキトウ
络酸 錯酸 さくさん
络通 ルトン ruton
络盐 錯塩 さくえん
络脂胆酸 コレイン酸 choleinさん
骆驼蓬 ハルマラ harmala

骆驼蓬醇　ハルモール　harmol
骆驼蓬碱　ハルマリン　harmalin
骆驼锥虫病　タハガ　tahaga
落床　着床剥離　ちゃくしょうはくり
落下灰沉降区　放射性降下塵降下区域　ほうしゃせいこうかじんこうかくいき
落下灰粒子　放射性降下塵粒子　ほうしゃせいこうかじんりゅうし
落下灰损伤　放射性降下塵損傷　ほうしゃせいこうかじんそんしょう
落新妇苷　アスチルビン　astilbin
落叶树　落葉樹　ラクヨウジュ

落叶松皮　フジマツ皮　フジマツかわ
落叶松属　フジマツ属　フジマツぞく
落叶松酸　ラリキシン酸　larixinさん
落叶松覃　カラマツタケ
落叶松覃素　アガリシン　agaricin
落叶松覃酸　アガリシン酸　agaricinさん
落叶状天疱疮　落葉状天疱瘡　らくようじょうてんぽうそう
落羽松二酮　タキソジオン　taxodione
落羽松属　北米産イトスギ属　ほくべいさんイトスギぞく
落羽松酮　タキソドン　taxodone

M

MA　麻马吗玛蚂钙

má　麻

麻痹　麻痺　まひ
　阿费利斯氏麻痹　アベリス麻痺　Avellisまひ
　贝尔氏麻痹　ベル麻痺　Bellまひ
　岑克尔氏麻痹　ツェンカ麻痺　Zenkerまひ
　查斯特克麻痹　チャステック麻痺　Chastekまひ
　杜-欧二氏麻痹　デュシェンヌ・エルブ麻痺　Duchenne-Erbまひ
　杜兴氏麻痹　デュシェンヌ麻痺　Duchenneまひ
　福尔克曼氏麻痹　フォルクマン麻痺　Volkmannまひ
　克隆普克氏麻痹　クルンプケ麻痺　Klumpkeまひ
　克律韦利埃氏麻痹　クリュベーリエ麻痺　Cruveilhierまひ
　库斯毛尔氏麻痹　クスマウル麻痺　Kussmaulまひ
　兰德里氏麻痹　ランドリー麻痺　Landryまひ
　欧勃氏麻痹　エルブ麻痺　Erbまひ
　托德氏麻痹　トッド麻痺　Toddまひ
　韦-霍二氏麻痹　ウェルドニッヒ・ホフマン麻痺　Werdnig-Hoffmannまひ
麻痹后遗症　麻痺後遺症　まひこういしょう
麻痹剂　麻痺剤　まひざい
麻痹前期　麻痺前期　まひぜんき
麻痹体型　麻痺体型　まひたいけい
麻痹型狂犬病　麻痺性狂犬病　まひせいきょうけんびょう
麻痹型砷中毒　麻痺型ヒ素中毒　まひがたヒそちゅうどく
麻痹性步行不能　麻痺性歩行不能〔症〕　まひせいほこうふのう〔しょう〕
麻痹性肠梗阻　麻痺性腸閉塞〔症〕，麻痺性イレウス　まひせいちょうへいそく〔しょう〕，まひせいileus
麻痹〔性〕痴呆　麻痺性痴呆　まひせいちほう
麻痹性分泌　麻痺性分泌　まひせいぶんぴつ
麻痹性红斑　麻痺性紅斑　まひせいこうはん
麻痹性喉痉挛　麻痺性喉頭痙攣　まひせいこうとうけいれん
麻痹性肌营养障碍　麻痺性筋ジストロフィ　まひせいきんdystrophy
麻痹性脊柱侧凸　麻痺性〔脊柱〕側彎〔症〕　まひせい〔せき

ちゅう〕そくわん〔しょう〕
麻痹性睑外翻　麻痺性眼瞼外反〔症〕　まひせいがんけんがいはん〔しょう〕
麻痹性角膜炎　麻痺性角膜炎　まひせいかくまくえん
麻痹性髋关节脱位　麻痺性股関節脱臼　まひせいこかんせつだっきゅう
麻痹性内翻足　麻痺性内反足　まひせいないはんそく
麻痹性〔尿〕失禁　麻痺性尿失禁　まひせいにょうしっきん
麻痹性破伤风　麻痺性破傷風　まひせいはしょうふう
麻痹性神经梅毒　麻痺性神経梅毒　まひせいしんけいばいどく
麻痹性上睑下垂　麻痺性眼瞼下垂〔症〕　まひせいがんけんかすい〔しょう〕
麻痹性失音　麻痺性失声〔症〕　まひせいしっせい〔しょう〕
麻痹性视网膜炎　麻痺性網膜炎　まひせいもうまくえん
麻痹性瞳孔开大　麻痺性散瞳　まひせいさんどう
麻痹性瞳孔缩小　麻痺性縮瞳　まひせいしゅくどう
麻痹性脱位　麻痺性脱臼　まひせいだっきゅう
麻痹性斜视　麻痺性斜視　まひせいしゃし
麻痹性心搏停止　麻痺性心〔拍〕停止　まひせいしん〔はく〕ていし
麻痹性休克　麻痺性ショック　まひせいshock
麻痹性眩晕　麻痺性めまい　まひせいめまい
麻痹性眩晕综合征　麻痺性めまい症候群　まひせいめまいしょうこうぐん
麻痹胸　麻痺胸　まひきょう
麻痹学说　麻痺説　まひせつ
麻痹者　麻痺患者　まひかんじゃ
麻刺感　刺痛〔感覚〕　しつう〔かんかく〕
麻风〔病〕　らい〔病〕　らい〔びょう〕
麻风病人　らい患者　らいかんじゃ
麻风〔病〕学　らい学　らいがく
麻风病院　らい病院　らいびょういん
麻风反应　らい反応　らいはんのう
麻风〔分枝〕杆菌　らい菌　らいきん
麻风杆菌蜡质　レプロシン　leprosin
麻风结节　らい結節　らいけっせつ
麻风菌红素　レプロテン　leprotene

麻风菌苗　レプロリン　leprolin
麻风菌素　レプロミン　lepromin
麻风菌素反应　レプロミン反応　leprominはんのう
麻风菌素试验　レプロミン試験　leprominしけん
麻风恐怖　らい恐怖〔症〕　らいきょうふ〔しょう〕
麻风宁　2-メルカプトフェニルイミダゾール　2-mercaptophenylimidazole
麻风热　らい性熱　らいせいねつ
麻风树碱　ヤトロフィン　jatrophine
麻风天疱疮　らい性天疱瘡　らいせいてんぽうそう
麻风细胞　らい細胞　らいさいぼう
麻风性溃疡　らい性潰瘍　らいせいかいよう
麻风性脉络膜炎　らい性脈絡膜炎　らいせいみゃくらくまくえん
麻风性面瘫　らい性顔面麻痺　らいせいがんめんまひ
麻风性神经炎　らい性神経炎　らいせいしんけいえん
麻风性脱发　らい性脱毛症　らいせいだつもうしょう
麻风性眼病　らい性眼病　らいせいがんびょう
麻风学家　らい学者　らいがくしゃ
麻风血清　抗らい血清　こうらいけっせい
麻风样牛皮癣　らい様乾癬　らいようかんせん
麻风〔医〕院　らい〔隔離〕病院　らい〔かくり〕びょういん
麻风疹　らい疹　らいしん
麻风状态　らい状態　らいじょうたい
麻感　しびれ感　しびれかん
麻花头属　タムラソウ属　タムラソウ ぞく
麻花钻头　ねじれ刃ドリル　ねじれは drill
麻黄定　エフェジン　ephedine
麻黄纲　麻黄網　マオウこう
麻黄煎剂　麻黄煎剤　マオウ せんざい
麻黄碱喷雾剂　エフェドリン噴霧剤　ephedrineふんむざい
麻黄科　麻黄科　マオウか
麻黄式穿孔板　麻黄式穿孔板　マオウしきせんこうばん
麻黄属　麻黄属　マオウぞく
麻黄素（碱）　エフェドリン　ephedrine
麻黄中毒　麻黄中毒　マオウ ちゅうどく
麻木〔感〕　しびれ〔感〕,知覚麻痺　しびれ〔かん〕,ちかくまひ
麻木性麻风　感覚脱失性癩〔病〕　かんがくだっしつせいらい〔びょう〕
麻仁球蛋白　エデスチン　edestin
麻仁球蛋白试验　エデスチン試験　edestinしけん
麻蝇科　肉蝿科　ニクバエか
麻蝇属　肉蝿属　ニクバエ ぞく
麻油　ゴマ油　ゴマあぶら
麻油酚　セサモール　sesamol
麻疹　麻疹,ハシカ　ましん
麻疹病毒　麻疹ウイルス　ましんvirus
麻疹肺炎　麻疹肺炎　ましんはいえん
麻疹后耳炎　麻疹後耳炎　ましんごじえん
麻疹后肺炎　麻疹後肺炎　ましんごはいえん
麻疹后脑炎　麻疹後脳炎　ましんごのうえん
麻疹后紫癜　麻疹後紫斑〔症〕　ましんごしはん〔しょう〕
麻疹活疫苗　麻疹生ワクチン　ましんなまvaccine
麻疹减毒活疫苗　麻疹減毒生ワクチン　ましんげんどくなまvaccine
麻疹〔口腔〕粘膜斑　麻疹口内疹,コプリック斑点　ましんこうないしん,Koplick はんてん

麻疹免疫血清　麻疹免疫血清　ましんめんえきけっせい
麻疹双球菌　麻疹双球菌　ましんそうきゅうきん
〔麻疹性〕巨细胞肺炎　麻疹巨細胞肺炎　ましんきょさいぼうはいえん
麻疹样红斑　麻疹状紅斑　ましんじょうこうはん
麻疹样伤寒　麻疹様チフス　ましんようtyphus
麻疹疫苗　麻疹ワクチン　ましんvaccine
麻疹预防血清　麻疹予防血清　ましんよぼうけっせい
麻子　あばた,痘痕　とうこん
麻醉　麻酔　ますい
麻醉暗示法　麻酔暗示法　ますいあんじほう
麻醉刺激性　麻酔刺激性　ますいしげきせい
麻醉导管　麻酔管　ますいかん
麻醉滴瓶　麻酔滴瓶　ますいてきびん
麻醉动物解剖　麻酔動物解剖　ますいどうぶつかいぼう
麻醉毒　麻酔毒　ますいどく
麻醉度计　麻酔計　ますいけい
麻醉法　麻酔法　ますいほう
麻醉分析　麻酔分析　ますいぶんせき
麻醉辅助药物中毒　麻酔補助薬中毒　ますいほじょやくちゅうどく
麻醉喉镜　麻酔喉頭鏡　ますいこうとうきょう
麻醉后并发症　麻酔合併症　ますいがっぺいしょう
麻醉后麻痹　麻酔後麻痺　ますいごまひ
麻醉呼吸两用机　アネスピレータ　anespirator
麻醉机　麻酔装置,麻酔器　ますいそうち,ますいき
麻醉基　麻酔活性部　ますいかっせいぶ
麻醉记录　麻酔記録,麻酔レコード　ますいきろく,ますいrecord
麻醉记录单　麻酔カルテ　ますい karte
麻醉剂（药）　麻酔薬（剤）　ますいやく（ざい）
麻醉剂量调节器　麻酔計　ますいけい
麻醉剂中毒　麻酔薬中毒　ますいやくちゅうどく
麻醉监视器　麻酔モニター　ますいmonitor
麻醉椒　カワカワ
麻醉疗法　催眠療法　さいみんりょうほう
麻醉氯仿　麻酔用クロロホルム　ますいようchloroform
麻醉面罩　麻酔マスク　ますいmask
麻醉品　麻薬　まやく
麻醉瓶　麻酔瓶　ますいびん
麻醉期痉挛　麻酔期痙攣　ますいきけいれん
麻醉气计量器　麻酔計　ますいけい
麻醉前给药　麻酔前投薬　ますいぜんとうやく
麻醉师　麻酔科医　ますいかい
麻醉室　麻酔室　ますいしつ
麻醉苏醒物　麻酔回復剤　ますいかいふくざい
麻醉维持　麻酔維持　ますいいじ
麻醉相　麻酔相　ますいそう
麻醉性昏睡　麻酔性昏睡　ますいせいこんすい
麻醉性麻痹　麻酔性麻痺　ますいせいまひ
麻醉性脱发　麻酔性脱毛〔症〕　ますいせいだつもう〔しょう〕
麻醉选择　麻酔の選択　ますいのせんたく
麻醉学　麻酔学　ますいがく
麻醉学家　麻酔学者　ますいがくしゃ
麻醉学科　麻酔学科　ますいがっか
麻醉药保险柜　麻薬金庫　まやくきんこ
麻醉〔药〕催眠　麻薬催眠〔法〕　まやくさいみん〔ほう〕

麻醉药癖（瘾） 麻薬嗜癖 まやくしへき
麻醉药〔品〕中毒 麻薬中毒 まやくちゅうどく
麻醉乙醚 麻酔用エーテル ますいようether
麻醉用乙烯 麻酔用エチレン ますいようethylene
麻醉诱导 麻酔誘導 ますいゆうどう
麻醉指数 麻酔指数 ますいしすう
麻醉注射器 麻酔注射器 ますいちゅうしゃき
麻醉状态 麻酔状態，ナルコーシス ますいじょうたい，narcosis
麻醉准备 麻酔準備 ますいじゅんび

mǎ 马吗玛妈钙

马鞍菌酸 ヘルベル酸 helvellさん
马鞍栓塞 鞍状塞栓，騎乗栓子 くらじょうそくせん，きじょうせんし
马鞍形分布 鞍状分布 くらじょうぶんぷ
马鞍形子宫 鞍状子宮 くらじょうしきゅう
马-奥二氏综合征 マルティン・アルブライト症候群 Martin-Albrightしょうこうぐん
马-斑二氏病 マリー・バンベルゲル病 Marie-Bambergerびょう
马-贝二氏试验 マルシュ・ベルツリウス試験 Marsch-Berzliusしけん
〔马〕鼻疽 鼻疽 びそ
马鼻疽杆菌 鼻疽菌 びそきん
〔马〕鼻疽菌素 マレイン mallein
〔马〕鼻疽菌素接种 マレイン接種 malleinせっしゅ
马-毕二氏病 マルキアファーバ・ビニャーミ病 Marchiafava-Bignamiびょう
马鞭草苷 ベルベナリン verbenalin
马鞭草科 クマツヅラ科 クマツヅラか
马鞭草属 クマツヅラ属 クマツヅラぞく
马鞭草烯 ベルベネン verbenene
马鞭草烯醇 ベルベノール verbenol
马鞭草烯酮 ベルベノーン verbenone
马伯格氏病毒 マルブルグ ウイルス Marburg virus
马勃〔孢子〕病 ホコリタケ症 ホコリタケしょう
马勃科 ホコリタケ科 ホコリタケか
马勃属 ホコリタケ属 ホコリタケぞく
马勃素 カルバシン calvacin
马薄荷甙 モナルジン monardin
马薄荷属 モナルダ属 Monardaぞく
马齿苋科 スベリヒユ科 スベリヒユか
马齿苋属 スベリヒユ属 スベリヒユぞく
马传染性贫血病毒 馬伝染性貧血ウイルス ウマでんせんせいひんけつvirus
马-德二氏颈反射 マグヌス・デ クライン頸反射 Magnus-de Kleynけいはんしゃ
马德隆氏病 マデルング病 Madelungびょう
马德隆氏畸形 マデルング奇形 Madelungきけい
马德隆氏颈 マデルング〔脂肪〕頸 Madelung〔しぼう〕けい
马德隆氏手术 マデルング手術 Madelungしゅじゅつ
马德隆氏征 マデルング徴候 Madelungちょうこう
马德伦纳氏输卵管压挫结扎绝育术 マドレネル卵管不妊法 Madlenerらんかんふにんほう
马德伦纳氏胃切除术 マドレネル胃切除術 Madlenerいせつじょじゅつ
马丁氏绷带 マーティン包帯 Martinほうたい
马丁氏病 マーティン病 Martinびょう

马丁氏骨盆测量器 マルティン骨盤計 Martinこつばんけい
马丁氏手术 マルティン手術 Martinしゅじゅつ
马兜铃科 ウマノスズクサ科 ウマノスズクサか
马兜铃内酰胺 アリストロラクタム aristololactam
马兜铃属 ウマノスズクサ属，バトレイ属 ウマノスズクサぞく，バトレイぞく
马兜铃素 アリスチン aristin
马兜铃酸 アリストロキン酸 aristolochinさん
马兜铃酮 アリストロン aristolone
马兜铃烯 アリストレン aristolene
马兜铃中毒 ウマノスズクサ中毒 ウマノスズクサちゅうどく
马痘 馬痘 ばとう
马痘接种 馬痘ウイルス接種 ばとう virusせっしゅ
马杜拉放线菌 マズラ足〔放線〕菌 Madura あし〔ほうせん〕きん
马杜拉分支菌属 マズレラ属 Madurellaぞく
马尔堡病 マルブルグ病 Marburgびょう
马尔堡病毒 マルブルグウイルス Marburg virus
马尔盖尼氏骨折 マルゲーヌ骨折 Malgaigneこっせつ
马尔盖尼氏切断术 マルゲーヌ切断術 Malgaigneせつだんじゅつ
马尔盖尼氏三角 マルゲーヌ三角 Malgaigneさんかく
马尔盖尼氏窝 マルゲーヌ窩 Malgaigneか
马尔基氏反应 マルキ反応 Marchiはんのう
马尔基氏束 マルキ路 Marchiろ
马尔基氏小体 マルキ小球 Marchiしょうきゅう
马尔科夫尼可夫规则 マルコフニコフ法則 Markovnikoffほうそく
马尔皮基氏层 マルピーギ層 Malpighiそう
马〔尔皮基〕氏管 マルピーギ管 Malpighiかん
马〔尔皮基〕氏排泄管 マルピーギ排泄管 Malpighiはいせつかん
马尔皮基氏上皮 マルピーギ上皮 Malpighiじょうひ
马尔皮基氏小体 マルピーギ〔小〕体 Malpighi〔しょう〕たい
马尔萨斯〔人口〕论 マルサス人口論 Malthusじんこうろん
马尔萨斯主义 マルサス主義 Malthusしゅぎ
马尔他布鲁氏〔杆〕菌 マルタ熱菌 Maltaねっきん
马尔他热 マルタ熱 Maltaねつ
马尔提诺蒂氏细胞 マルティノッティ細胞 Martinottiさいぼう
马法尼 マルファニール marfanil
马方氏病 マルファン病 Marfanびょう
马方氏穿刺法 マルファン穿刺法 Marfanせんしほう
马方氏综合征 マルファン症候群 Marfanしょうこうぐん
马方氏综合征青光眼 マルファン症候群緑内障 Marfanしょうこうぐんりょくないしょう
马粪海胆 バフンウニ
马粪蝇 糞蝿 フンバエ
马-福二氏征 マリー・フォア徴候 Marie-Foixちょうこう
马富西氏综合征 マフッチ症候群 Maffucci しょうこうぐん
马-格二氏瞳孔征 マーカス・ガン瞳孔徴候 Marcus-Gunnどうこうちょうこう
马格纳斯氏征 マグナス徴候 Magnusちょうこう
马赫波 マッハ波 Machは

马-赫二氏征　マジャンジー・ハートウィク徴候　Magendie-Hertwigちょうこう

马赫数　マッハ数　Machすう

马赫效应　マッハ効果　Machこうか

马基阿韦洛氏立克次氏体染色法　マッキャベロ染色〔法〕　Macchiavelloせんしょく〔ほう〕

马吉托氏病　マジトー病　Magitotびょう

马甲子　ハマナツメ

马-卡二氏震颤　マリー・カーレル振戦　Marie-Kahlerしんせん

马卡因　マーカイン　marcain

马-科二氏试剂　マルキー・コーバルト試薬　Marquis-Kobertしやく

马克西氏病　マクシー病　Maxcyびょう

马奎斯氏试验　マルキー試験　Marquisしけん

马拉卡内氏隙　マラカルネ腔　Malacarneくう

马拉硫磷　マラソン　malathion

马拉硫磷中毒　マラソン中毒　malathionちゅうどく

马拉尼翁氏综合征　マラニョン症候群　Marañonしょうこうぐん

马拉色氏病　マラセー病　Malassezびょう

马拉色氏法　マラセー法　Malassezほう

马拉色氏霉菌属　マラセジア属　Malasseziaぞく

马拉色氏上皮剩余　マラセジア上皮残屑　Malasseziaじょうひざんせつ

马-腊二氏反射　マリネスコー・ラドビチ反射　Marinesco-Radoviciはんしゃ

马腊格利阿诺氏变性　マラグリアノ変性　Maraglianoへんせい

马来箭毒　マレー矢毒　Malayやどく

马来库蚊　マレーイエカ　Malayイエカ

马来乳胶　グッタ ペルカ　gutta percha

马来乳胶溶液　ダッタ ペルカ溶液　gutta perchaようえき

马来丝虫　マレー糸状虫　Malayしじょうちゅう

马来丝虫病　マレーフィラリア症　Malay filariaしょう

马来酸　マレイン酸　maleinさん

马来酸非尼拉明　マレイン酸フェニラミン　maleinさんpheniramine

马来酸酐　無水マレイン酸　むすいmaleinさん

马来酸氯苯吡胺　マレイン酸クロルフェニラミン　maleinさんchlorpheniramine

马来酸麦角新碱　マレイン酸エルゴメトリン　maleinさんergometrin

马来酸乙酰丙嗪　マレイン酸アセチルプロマジン　maleinさんacetylpromazine

马来吴策线虫　マレー糸状虫　Malayしじょうちゅう

马来酰胺　マレイン アミド　malein amide

马来酰肼　マレインヒドラジド　malein hydrazide

马蓝属　馬藍属　バランぞく

马勒氏征　マーレル徴候　Mahlerちょうこう

马雷夏尔氏结核菌素　マレシャル ツベルクリン　Marechal tuberculin

马里奥特氏〔生理盲〕点　マリオット盲斑　Mariotteもうはん

马里氏病　マリー病　Marieびょう

马里氏共济(运动)失调　マリー〔運動〕失調　Marie〔うんどう〕しっちょう

马里氏征　マリー徴候　Marieちょうこう

马里氏综合征　マリー症候群　Marieしょうこうぐん

马利兰　マイレラン　myleran

马利氏〔记数〕气鼓　マレー タンブール　Marey tambour

马栗碱　アルギリン　argyrine

马栗树皮甙　エスクリン　aesculin

马栗树皮素　エスクレチン　aesculetin

马林氏综合征　マリン症候群　Malinしょうこうぐん

马铃薯淀粉　馬鈴薯殿粉　バレイショでんぷん

马铃薯杆菌　馬鈴薯菌　バレイショきん

马铃薯疗法　馬鈴薯療法　バレイショりょうほう

马铃薯琼脂　馬鈴薯寒天　バレイショかんてん

马铃薯斜面培养基　馬鈴薯斜面培地　バレイショしゃめんばいち

马铃薯状癌　馬鈴薯状癌　バレイショじょうがん

马流产病毒　馬流産ウイルス　ウマりゅうざんvirus

马流产沙门氏菌　馬流産菌　ウマりゅうざんきん

马流感病毒　馬インフルエンザ ウイルス　ウマ influenza virus

马吕斯定律　マリュス法則　Malusほうそく

马-罗二氏综合征　マリー・ロビンソン症候群　Marie-Robinsonしょうこうぐん

马罗那　マロナール,バルビタール　malonal,barbital

马洛芬　マロフェン　mallophene

马洛里氏结缔组织染剂　マロリー結合組織染料　Malloryけつごうそしきせんりょう

马洛里氏磷钨酸苏木精染剂　マロリーリンタングステン酸ヘマトキシリン 染料　Mallory リン tungsten さん hematoxylinせんりょう

马洛里氏染色　マロリー染色　Malloryせんしょく

马洛里氏三重染剂　マロリー三重染色剤　Malloryさんじゅうせんしょくざい

马洛里氏小体　マロリー小体　Malloryしょうたい

马-米二氏综合征　マルキアファーバ・ミケーリ症候群　Marchiafava-Micheliしょうこうぐん

马脑脊髓炎　馬脳脊髄炎　ウマのうせきずいえん

马脑脊髓炎病毒　馬脳脊髄炎ウイルス　ウマのうせきずいえんvirus

马脑炎　ウマ脳炎　ウマのうえん

马脑炎病毒　馬脳炎ウイルス　ウマのうえんvirus

马尿酸　馬尿酸　ばにょうさん

马尿酸测定法　馬尿酸測定法　ばにょうさんそくていほう

马尿酸酶　ヒップリカーゼ,馬尿酸分解酵素　hippuricase,ばにょうさんぶんかいこうそ

马尿酸尿　馬尿酸尿〔症〕　ばにょうさんにょう〔しょう〕

马尿酸试验　馬尿酸試験　ばにょうさんしけん

马尿酸盐　馬尿酸塩　ばにょうさんえん

马普兰　マルプラン　marplan

马奇山尼氏综合征　マルケサーニ症候群　Marchesaniしょうこうぐん

马钱苷(素)　ロガニン　loganin

马钱科　フジウツギ科　フジウツギか

马钱属　ストリクノス属　Strychnosぞく

马钱子　ホミカ

马钱子酊　ホミカチンキ　ホミカtincture

马钱子碱　ブルシン,ストリキニン　brucine,strychnine

马钱子碱中毒　ストリキニン中毒　strychnineちゅうどく

马钱子箭毒碱　プロトクリン　protocurine

马钱子生物碱溶液　ホミカアルカロイド溶液　ホミカ alkaloidようえき

马钱子新碱　ノバシン　novacine
马让迪氏孔　マジャンディ孔　Magendieこう
马让迪氏孔闭锁　マジャンディ孔閉鎖　Magendieこうへいさ
马蚋　馬蚋　ウマブユ
马赛热　マルセイユ熱　Marseillesねつ
马桑　中国ドクウツギ　ちゅうごくドクウツギ
马桑〔毒〕内酯　コリアミルチン　coriamyrtin
马桑苷（貳）　コリアミルチン　coriamyrtin
马-施二氏脊椎炎　マリー・シュトリュンペル脊椎炎　Marie-Strümpellせきついえん
马氏点　マックバーニー点　Mc Burneyてん
马氏综合征　マッハ症候群　Machしょうこうぐん
马〔斯特〕氏二阶〔梯〕运动试验　マスター二階段運動試験　Masterにかいだんうんどうしけん
马斯特氏耐量试验　マスター負荷試験　Masterふかしけん
马斯廷氏征　マスチン徴候　Mastinちょうこう
马松氏小体　マッソン小体　Massonしょうたい
马塔斯氏疗法　マタス療法　Matasりょうほう
马塔斯氏试验　マタス試験　Matasしけん
马塔斯氏手术　マタス手術　Matasしゅじゅつ
马太菲氏试验　マテフィ試験　Matafyしけん
马提厄氏病　マテゥウ病　Mathieuびょう
马蹄内翻足　内転（反）尖足　ないてん（はん）せんそく
马蹄诺梯细胞　マルテイノッティ細胞　Martinottiさいぼう
马蹄外翻足　外転（反）尖足　がいてん（はん）せんそく
马蹄形磁铁　馬蹄形磁石　ばていけいじしゃく
马蹄形肛瘘　馬蹄形肛門瘻　ばていけいこうもんろう
马蹄〔形〕肾　馬蹄腎　ばていじん
马尾　馬尾　ばび
马尾发育不全　馬尾発育不全　ばびはついくふぜん
马尾神经性间歇性跛行　馬尾跛行　ばびはこう
马尾损伤　馬尾損傷　ばびそんしょう
马尾藻科　馬尾藻科,ホンダワラ科　ばびそうか,ホンダワラか
马尾粘连　馬尾癒着　ばびゆちゃく
马尾肿瘤　馬尾腫瘍　ばびしゅよう
马尾综合征　馬尾症候群　ばびしょうこうぐん
马-魏二氏综合征　マロリー・ウァイス症候群　Mallory-Weissしょうこうぐん
马西尼氏手法　マシニ手技　Massiniしゅぎ
马希氏病　マーシュ病　Marshびょう
马烯雌酮　エキリン　equilin
马休黄　マルチウス エロー　Martius yellow
马修斯氏窥器　マシューズ鏡　Mathewsきょう
马许试砷法　マーシュ試験　Marshしけん
马血清　馬血清　ウマけっせい
马疫　馬疫　ばえき
马约基氏病　マヨッキ病　Majocchiびょう
马醉木毒素　アセボトキシン　asebotoxin
吗啡　モルフィン　morphine
吗啡含量检定法　モルフィン定量法　morphineていりょうほう
吗啡静脉麻醉　静脈内モルフィン麻酔　じょうみゃくないmorphineますい
吗啡里丁　モルフェリジン　morpheridine
吗啡受体　モルフィン受容体　morphineじゅようたい
吗啡脱瘾法　モルフィン中毒漸除療法　morphineちゅうどく

ぜんじょりょうほう
吗啡烷（南）　モルフィナン　morphinan
吗啡型药瘾　モルフィン型薬物依存〔症〕　morphineがたやくぶついぞん〔しょう〕
吗啡盐酸盐　モルフィン塩酸塩　morphineえんさんえん
吗啡样物质　モルフィン様物質　morphineようぶっしつ
吗啡样因子　モルフィン様因子　morphineよういんし
吗啡瘾（癖）　モルフィン〔嗜〕癖,慢性モルフィン中毒　morphine〔し〕へき,まんせいmorphineちゅうどく
吗啡影响　モルフィン影響　morphineえいきょう
吗啡中毒　モルフィン中毒　morphineちゅうどく
吗啡中毒者　モルフィン中毒者　morphineちゅうどくしゃ
吗啡作用　モルフィン作用　morphineさよう
吗啉　モルフォリン　morpholine
吗啉甲基四环素　N-モルフォリノメチル テトラサイクリン　N-morpholinomethyl tetracycline
吗啉强力霉素　モルフォドキシサイクリン　morphodoxycycline
吗啉〔双〕胍　モルフォリノビグアニジン　morpholinobiguanidine
吗啉四环素　モルフォサイクリン　morphocycline
吗啉羧亚胺胍　モロキシジン　moroxydine
玛拉林　マラリン　malarin
玛瑙钵杵　瑪瑙乳棒　めのうにゅうぼう
玛瑙刀口　瑪瑙ナイフエッジ　めのう knife edge
玛瑙乳（研）钵　瑪瑙乳鉢　めのうにゅうばち
玛瑙调刀　瑪瑙箆　めのうへら
蚂蟥　ヒル,スイテツ
钔　マスリウム,Ma　masurium

MAI　埋买迈麦脉

mái　埋

埋藏电极　植込電極　うえこみでんきょく
埋藏缝〔合〕术　埋伏縫合術　まいふくほうごうじゅつ
埋藏式〔心脏〕起搏器　植込式ペースメーカ　うえこみしきpacemaker
埋伏牙　埋伏歯　まいふくし
埋伏牙拔除术　埋伏歯抜去術　まいふくしばっきょじゅつ
埋伏牙定位摄片　埋伏歯放射線定位写真　まいふくしほうしゃせんていいしゃしん
埋入法　植え込み法　うえこみほう
埋线疗法　埋線療法　まいせんりょうほう

mǎi　买

买麻藤　グネツム
买麻藤科　グネツム科　グネツムか

mài　迈麦脉

迈博姆氏囊肿　マイボーム〔腺〕嚢胞　Meibom〔せん〕のうほう
迈博姆氏腺　マイボーム腺　Meibomせん
迈尔　マイアー　mayer
迈尔氏反射　マイアー反射　Mayerはんしゃ
迈尔氏甘油白蛋白合剂　マイアーグリセリン アルブミン合剤　Mayer glycerin albuminごうざい
迈尔氏苏木精明矾染剂　マイアーヘマラム染料　Mayer hemalumせんりょう
迈尔斯氏手术　マイルズ手術　Milesしゅじゅつ
迈-墨二氏饮食　マイノット・マーフイー食　Minot-Murphyしょく

迈内特氏束　マイネルト束　Meynertそく
迈尼克氏反应　マイニッケ試験　Meinickeしけん
迈〔斯尼尔〕氏唇鞭毛虫病　メスニール唇鞭毛虫症　Mesnil しんべんもうちゅうしょう
麦胺　エルガミン　ergamine
麦醇溶蛋白　グリアジン　gliadin
麦蛋白　アリューロネート　aleuronate
麦迪霉素　メデマイシン　medemycin
麦地那　メジナール　medinal
麦地那龙线虫　メジナ糸状虫　medinaしじょうちゅう
麦啶　メペリジン　meperidine
麦俄迪　マイオジール　myodil
麦尔克氏触角小体　メルケル小体　Merkelしょうたい
麦尔克氏细胞　メルケル触細胞　Merkelしょくさいぼう
麦菲塔尔　メフェタール　mephytal
麦酚生　メフェネシン　mephenesine
麦粉〔蛋白〕样粒　アリューロン様顆粒　aleuronようかりゅう
麦麸样脱屑　麩様落屑　ふすまようらくせつ
麦格氏综合征　メグス症候群　Meigsしょうこうぐん
麦谷蛋白　グルテニン　glutenin
麦糊　オートミールかゆ　oat mealかゆ
麦加香脂　メッカ バルサム　mecca balsam
麦碱　エルギン　ergine
麦胶蛋白　グリアジン　gliadin
麦角　麦角　バッカク
麦角胺　エルゴタミン　ergotamine
麦角胺咖啡因　エルゴタミン カフェイン　ergotamine coffein
麦角巴辛　エルゴバシン,エルゴメトリン　ergobasine, ergometrine
麦角巴辛宁　エルゴメトリニン,エルゴバシニン　ergometrinine,ergobasinine
麦角棒碱　エルゴクラビン　ergoclavine
麦角毒碱　エルゴトキシン　ergotoxine
麦角福提斯　エルゴフォルチス,液状麦角　ergofortis,えきじょうバッカク
麦角钙(骨)化醇　エルゴカルシフェロール　ergocalciferol
麦角甘露醇苷　クラビセプシン　clavicepsin
麦角固醇　エルゴステロール,エルゴステリン　ergosterol, ergosterine
麦角红质　スクレレリトリン　sclererythrin
麦角黄毒素　クリソトキシン　chrysotoxin
麦角剂(药)　セカコルチン　secacortin
麦角碱　エルゴチン　ergotine
麦角浸剂　麦角浸剂　バッカクしんざい
麦角痉挛碱　スパスモチン,spasmotin
麦角菌〔属〕　麦角菌〔属〕　バッカクきん〔ぞく〕
麦角卡里碱　エルゴクリプチン　ergocryptine
麦角柯宁碱　エルゴコルニン　ergocornine
麦角克碱　エルゴクリスチン　ergocristine
麦角克拉芬　エルゴクラビン　ergoclavine
麦角克立辛　エルゴクリシン　ergochrysin
麦角克洛宁　エルゴクロニン　ergoklonine
麦角苦碱　ピクロスクレロチン　picrosclerotine
麦角流浸膏　麦角流エキス剤　バッカクりゅうextractざい
麦角硫酮　エルゴチオノン　ergothionone
麦〔角〕硫因　エルゴチオネイン　ergothioneine

麦角莫纳明　エルゴモナミン　ergomonamine
麦角粘蛋白(液质)　スクレロムチン　scleromucin
麦角生碱　エルゴシン　ergosine
麦角酸　リゼルグ酸　lyserg さん
麦角酸二乙酰胺　リゼルグ酸ジアセチルアミド　lysergさんdiacetyl amide
麦角糖苷(甙)　クラビセプシン　clavicepsin
麦角托辛　エルゴトシン　ergotocine
麦角酰胺　リゼルガマイド　lysergamide
麦角酰二乙胺　リゼルグ酸ジエチルアミド　lysergさんdiethylamide
麦角辛　エルゴシン　ergosine
麦角辛宁　エルゴシニン　ergosinine
麦角新碱　エルゴメトリン　ergometrine
麦角异胺　エルゴタミニン　ergotaminine
麦角异毒碱　エルゴチニン　ergotinine
麦角异克碱　エルゴクリスチニン　ergocristinine
麦角异新碱　エルゴメトリニン　ergometrinine
麦角甾醇　エルゴステロール　ergosterol
麦角甾烷　エルゴスタン　ergostane
麦角甾烷醇　エルゴスタノール　ergostanol
麦角甾烯醇　エルゴステノール　ergostenol
麦角中毒　麦角中毒,エルゴチン中毒　バッカクちゅうどく,ergotineちゅうどく
麦金斯氏杂音　メーキンス雑音　Makinsざつおん
麦精鱼肝油　麦芽エキス〔鱈〕肝油　バクガ extract〔タラ〕かんゆ
麦精鱼肝油乳剂　麦芽エキス〔鱈〕肝油乳剤　バクガ extract〔タラ〕かんゆにゅうざい
麦卡锡氏反应　マッカーシー反射　Mc Carthyはんしゃ
麦康基氏培养基　マッコンキー培地　Macconkeyばいち
麦考马克氏反射　マコルマック反射　Mc Cormacはんしゃ
麦克阿瑟氏切口　マッカーサー切開　Mc Arthurせっかい
麦克阿瑟氏手术　マッカーサー手術　Mc Arthurしゅじゅつ
麦克伯尼氏点　マックバーニー点　Mc Burneyてん
麦〔克伯尼〕氏切口　マックバーニー切開　Mc Burneyせっかい
麦克道厄尔氏手术　マクダウアル手術　Mac Dowellしゅじゅつ
麦克多纳氏试验　マクドナー試験　Mac Donaghしけん
麦克尔灯　メッケルランプ　Meckel lamp
麦克尔氏触盘　メッケル触覚円盤　Meckelしょっかくえんばん
麦克尔氏憩室　メッケル憩室　Meckelけいしつ
麦克尔氏细胞　メッケル細胞　Meckelさいぼう
麦克劳德〔压力〕计　マクラウドゲージ　Macleod gauge
麦克李斯特氏综合征　マクレスター症候群　Mc Lesterしょうこうぐん
麦克林托克氏征　マックリントック徴候　Mc Clintockちょうこう
麦克默里氏征　マクマレー徴候　Mc Murrayちょうこう
麦克宁　マクニン　maknin
麦克斯韦-玻尔兹曼分布〔定〕律　マックスウェル・ボルツマン分布法則　maxwell-Boltzmannぶんぷほうそく
麦克斯韦方程　マックスウェル方程式　Maxwellほうていしき
麦克斯韦分布〔定〕律　マックスウェル分布法則　Maxwellぶんぷほうそく

麦肯齐氏病　マッケンジー病　Mackenzieびょう
麦肯齐氏点　マッケンジー点　Mackenzieてん
麦肯齐氏征　マッケンジー徴候　Mackenzieちょうこう
麦肯齐氏综合征　マッケンジー症候群　Mackenzieしょうこうぐん
麦蓝菜〔属〕　ドウカンソウ〔属〕　ドウカンソウ〔ぞく〕
麦乐尼氏坏疽　メレニー壊疽　Meleneyえそ
麦里浪　マイレラン　myleran
麦粒软骨　麦粒軟骨　ばくりゅうなんこつ
麦粒肿　麦粒腫　ばくりゅうしゅ
麦路冰　メルーブリン　melubrin
麦-麦二氏病　マクレーン・マックスウェル病　Maclean-Maxwellびょう
麦门冬　麦門冬　バクモントウ
麦纳德氏线　メナード線　Menardせん
麦纳尔氏病　ミノル病　Minorびょう
麦尼特氏病　メネトリエ病　Menetrierびょう
麦帕克林　メパクリン　mepacrine
麦哌嗪　メパジン　mepazine
麦瓶草属　マンテマ属　マンテマぞく
麦奇尼科夫氏弧菌　メチニコフ菌　Metchnikovきん
麦奇尼科夫氏学说　メチニコフ説　Metchnikovせつ
麦丘恩氏点　マキューエン点　Mc Ewenてん
麦丘恩氏三角　マキューエン三角　Mac Ewenさんかく
麦撒汀　メタセチン　methacetin
麦撒同　メサトン　mesatone
麦沙吡立伦　メサピリレン　methapyrilene
麦山妥英　メサントイン　mesantoin
麦氏浴槽　マグヌス浴槽　Magnusよくそう
麦氏征　マックミュレイ徴候　Mc Murrayちょうこう
麦司卡林　メスカリン　mescaline
麦斯纳氏〔神经〕丛　マイスナー神経叢　Meissnerしんけいそう
麦斯纳氏小体　マイスナー小体　Meissnerしょうたい
麦斯特拉洛　メストラノール　mestranol
麦斯提龙　メスチノン　mestinon
麦苏林　マイソリン　mesoline
麦他明　メタミン　metamine
麦特尔麦耶氏试验　ミッテルマイエル試験　Mittelmeyerしけん
麦特拉明　メトラミン　metramine
麦-卫二氏综合征　マロリー・ウァイス症候群　Mallory-Weissしょうこうぐん
麦仙翁　ムギセンノウ,ムギナデシコ
麦仙翁中毒　ムギセンノウ中毒　ムギセンノウちゅうどく
麦仙翁籽　ムギセンノウ種子　ムギセンノウしゅし
麦芽　麦芽　バクガ
麦芽醇溶蛋白　ビニン　bynin
麦芽淀粉酶　麦芽アミラーゼ　バクガamylase
麦芽工人肺　麦芽労働者肺　バクガろうどうしゃはい
麦芽黄素　麦芽フラビン,マルトフラビン　バクガflavin,maltoflavin
麦芽浆　麦芽汁　バクガじる
麦芽米曲霉素　マルトリジン　maltoryzine
麦芽三糖　マルトトリオース　maltotriose
麦芽糖　麦芽糖,マルトース　バクガとう,maltose
麦芽〔糖〕苷　マルトシド　maltoside
麦芽糖酐　ビスアミロース　bisamylose

麦芽〔糖〕糊精　マルトデキストリン,麦芽デキストリン　maltodextrin,バクガdextrin
麦芽糖糊精酶　グリカーゼ　glycase
麦芽糖酶　マルターゼ　maltase
麦芽糖尿　マルトース尿〔症〕　maltoseにょう〔しょう〕
麦芽糖脎　マルトサゾーン　maltosazone
麦芽添加物　麦芽添加物　バクガてんかぶつ
麦芽氧化酶　スペルマーゼ　spermase
麦芽饮料　麦芽飲料　バクガいんりょう
麦芽汁　麦芽汁　バクガじる
麦芽制品　麦芽製品　バクガせいひん
麦耶氏弯形切口　マイアー ホッケー棒形切開　Meyer hockeyぼうけいせっかい
脉波　脉波　みゃくは
脉波〔搏〕曲线　脉波曲線　みゃくはきょくせん
脉波计　脉波計　みゃくはけい
脉波学　脉波学　みゃくはがく
脉波压　脉波圧　みゃくはあつ
脉搏　脉拍　みゃくはく
脉搏比　脉拍比　みゃくはくひ
脉搏波动计　脉拍振動計　みゃくはくしんどうけい
脉搏传感器　脉拍センサ　みゃくはくsensor
脉搏短绌　ミオスフィグミア,脱落拍動　miosphygmia,だつらくはくどう
脉搏短缺　脉〔拍〕欠損　みゃく〔はく〕けっそん
脉搏后期　拍動後期,後駆出期　はくどうこうき,こうくしゅっき
脉搏呼吸比率　脉拍呼吸比率　みゃくはくこきゅうひりつ
脉搏计　脉拍計　みゃくはくけい
脉搏间期　脉拍間隔　みゃくはくかんかく
脉搏检视法　スフィグモスコーピー　sphygmoscopy
脉搏检视(示波)器　スフィグモスコープ　sphygmoscope
　毕晓普氏脉搏检视器　ビショップ スフィグモスコープ　Bishop Sphygmoscope
脉搏节律　脉拍 リズム　みゃくはくrhythm
脉搏解析计算机　脉拍分析コンピューター　みゃくはくぶんせきcomputer
脉搏紧张　脉拍緊張　みゃくはくきんちょう
脉搏率　脉拍率　みゃくはくりつ
脉搏描记法　脉拍記録法　みゃくはくきろくほう
脉搏描记器　脉波計　みゃくはけい
脉搏〔描记〕曲线　脉拍曲線　みゃくはくきょくせん
脉搏期　拍動期　はくどうき
脉搏数　脉拍数　みゃくはくすう
脉搏体积描记器　脉拍プレチスモグラフ　みゃくはくplethysmograph
脉搏体温比率　脉拍体温比率　みゃくはくたいおんひりつ
脉搏图仪　脉拍計　みゃくはくけい
脉搏消失　無脉拍　むみゃくはく
脉搏心动描记器　心脉拍計　しんみゃくはくけい
脉搏徐缓　徐脉　じょみゃく
脉搏学　脉拍学　みゃくはくがく
脉〔搏〕压　脉拍圧　みゃくはくあつ
脉搏异常　脉拍異常　みゃくはくいじょう
脉搏整齐　整調リズム　せいちょうrhythm
脉搏自动描记法　脉拍自記法　みゃくはくじきほう
脉搏自动描记器　脉拍自記器　みゃくはくじきき
脉迟速不等　脉速不等　みゃくそくふとう

脉翅目　脉翅目　みゃくしもく
脉冲　パルス　pulse
脉冲标记技术　パルス標識技術　pulseひょうしきぎじゅつ
脉冲超声波治疗机　パルス超音波治療装置　pulseちょうおんぱちりょうそうち
脉冲〔超〕短波治疗机　パルス超短波ジアテルミー装置　pulseちょうたんぱdiathermyそうち
脉冲超声多普勒血流计　パルス超音ドップラー血流検出計　pulseちょうおんDopplerけつりゅうけんしゅつけい
脉冲持续时间　パルス持続時間　pulseじぞくじがん
脉冲刺激　パルス刺激　pulseしげき
脉冲电磁能机　パルス電磁エネルギー装置　pulseでんじEnergieそうち
脉冲电流治疗仪　パルス電流装置　pulseでんりゅうそうち
脉冲电路　パルス回路　pulseかいろ
脉冲短波疗法　パルス短波療法　pulseたんぱりょうほう
脉冲短波治疗机　パルス短波治療装置　pulseたんぱちりょうそうち
脉冲发电机　パルスジェネレーター　pulse generator
脉冲发生器　パルス発生器，パルサー　pulseはっせいき，pulser
脉冲分析器　パルス分析器　pulseぶんせきき
脉冲高度　パルス ハイツ，波高　pulse height，はこう
脉冲高度分析器　波高分析器，パルス ハイツ アナライザー　はこうぶんせきき，pulse height analyzer
脉冲高频机　パルス高周波装置　pulseこうしゅうはそうち
脉冲回波接收器　パルス エコーレシーバー　pulse echo receiver
脉冲激光器　パルスレーザー　pulse leser
脉冲计数　パルス計算　pulseけいさん
脉冲计数器　パルス計数器　pulseけいすうき
脉冲控制电子管振荡器　パルス制御電子管振動器　pulseせいぎょでんしかんしんどうき
脉冲频率　パルス周波数　pulseしゅうはすう
脉冲式多普勒仪　パルス ドップラー装置　pulse Dopplerそうち
脉冲式手持吸铁器　パルス型手持ち磁石　pulseがたてもちじしゃく
脉冲数　パルス数　pulseすう
脉冲透热机　パルスジアテルミー装置　pulse diathermyそうち
脉冲氙灯光源　キセノン閃光源　xenonせんこうげん
脉冲响应　パルス反応　pulseはんのう
脉冲信号　パルスシグナル　pulse signal
脉冲性噪声　パルス騒音　pulseそうおん
脉动电流　脉動電流　みゃくどうでんりゅう
脉管　脉管　みゃっかん
脉管壁神经　脉管壁神経　みゃっかんへきしんけい
脉管壁血管　脉管壁血管　みゃっかんへきけっかん
脉管丛　脉管叢　みゃっかんそう
脉管静脉　脉管静脈　みゃっかんじょうみゃく
脉管曲张　脉管瘤　みゃっかんりゅう
脉管渗透性异常　ジスオリア　dysoria
脉管痛　脉管痛　みゃっかんつう
脉管系统　脉管系　みゃっかんけい
脉管学　脉管学　みゃっかんがく
脉管炎　脉管炎　みゃっかんえん
脉管炎性青斑　脉管炎〔性〕青色皮斑　みゃっかんえん〔せい〕あおいろひはん

脉管组织　脉管組織　みゃっかんそしき
脉后间期　駆出後期，後駆出期　くしゅつこうき，こうくしゅつき
脉间脉　間入性期外収縮　かんにゅうせいきがいしゅうしゅく
脉力测量法　脉圧測定法　みゃくあつそくていほう
脉力图　脉拍曲線　みゃくはくきょくせん
脉律不齐　不整脈　ふせいみゃく
脉律定　メキシレチン　mexiletine
脉率计　脉波計　みゃくはけい
脉络丛　脉絡叢　みゃくらくそう
脉络丛后内侧支　内側後脉絡叢枝　ないそくこうみゃくらくそうし
脉络丛后外侧支　外側後脉絡叢枝　がいそくこうみゃくらくそうし
脉络丛脑膜炎　脉絡髄膜炎　みゃくらくずいまくえん
脉络丛前动脉　前脉絡叢動脈　ぜんみゃくらくそうどうみゃく
脉络丛切除术　脉絡叢切除術　みゃくらくそうせつじょじゅつ
脉络丛乳头〔状〕瘤　脉絡叢乳頭腫　みゃくらくそうにゅうとうしゅ
脉络丛上静脉　上脉絡叢静脈　じょうみゃくらくそうじょうみゃく
脉络丛下静脉　下脉絡叢静脈　かみゃくらくそうじょうみゃく
脉络丛肿瘤　脉絡叢腫瘍　みゃくらくそうしゅよう
脉络带　脉絡ひも　みゃくらくひも
脉络裂　脉絡裂　みゃくらくれつ
脉络膜　脉絡膜　みゃくらくまく
脉络膜癌　脉絡膜癌　みゃくらくまくがん
脉络膜病　脉絡膜症　みゃくらくまくしょう
脉络膜部分切除术　部分脉絡膜切除術　ぶぶんみゃくらくまくせつじょじゅつ
脉络膜出血　脉絡膜出血　みゃくらくまくしゅっけつ
脉络膜动脉　脉絡膜動脈　みゃくらくまくどうみゃく
脉络膜恶性黑〔色素〕瘤　脉絡膜悪性黒色腫　みゃくらくまくあくせいこくしょくしゅ
脉络膜黑〔色素〕瘤　脉絡膜黒色腫　みゃくらくまくこくしょくしゅ
脉络膜虹膜炎　脉絡膜虹彩炎　みゃくらくまくこうさいえん
脉络膜基底层　脉絡膜基底層　みゃくらくまくきていそう
脉络膜集合结节　脉絡膜集合結節　みゃくらくまくしゅうごうけっせつ
脉络膜结核〔病〕　脉絡膜結核〔症〕　みゃくらくまくけっかく〔しょう〕
脉络膜结核瘤　脉絡膜結核腫　みゃくらくまくけっかくしゅ
脉络膜睫状体炎　脉絡膜毛様体炎　みゃくらくまくもうようたいえん
脉络膜毛细管层　脉絡毛細管板　みゃくらくもうさいかんばん
脉络膜内层　脉絡膜内層　みゃくらくまくないそう
脉络膜膨出　脉絡膜ヘルニア　みゃくらくまくhernia
脉络膜切除术　脉絡膜切除術　みゃくらくまくせつじょじゅつ
脉络膜缺损　脉絡膜欠損〔症〕　みゃくらくまくけっそん

〔しょう〕

脉络膜乳头〔状〕瘤　脈絡膜乳頭腫　みゃくらくまくにゅうとうしゅ

脉络膜色素细胞　脈絡膜色素細胞　みゃくらくまくしきそさいぼう

脉络膜上板(层)　脈絡上板　みゃくらくじょうばん

脉络膜上皮瘤　脈絡膜上皮腫　みゃくらくまくじょうひしゅ

脉络膜渗出　脈絡膜滲出　みゃくらくまくしんしゅつ

脉络膜视网膜病　脈絡網膜症　みゃくらくもうまくしょう

脉络膜视网膜萎缩　脈絡網膜萎縮　みゃくらくもうまくいしゅく

脉络膜视网膜炎　脈絡網膜炎　みゃくらくもうまくえん

脉络膜损伤　脈絡膜損傷　みゃくらくまくそんしょう

脉络膜透热术　脈絡膜ジアテルミー　みゃくらくまくdiathermy

脉络膜脱离　脈絡膜剥離　みゃくらくまくはくり

脉络膜外层　脈絡膜外層　みゃくらくまくがいそう

脉络膜萎缩　脈絡膜萎縮　みゃくらくまくいしゅく

脉络膜萎缩变性　脈絡膜萎縮変性　みゃくらくまくいしゅくへんせい

脉络膜下积水　脈絡膜下水症　みゃくらくまくかすいしょう

脉络膜小静脉　脈絡膜小静脈　みゃくらくまくしょうじょうみゃく

脉络膜血管层　脈絡膜血管板　みゃくらくまくけっかんばん

脉络膜血管瘤　脈絡膜血管腫　みゃくらくまくけっかんしゅ

脉络膜炎　脈絡膜炎　みゃくらくまくえん

　多英氏家族性蜂窝状脉络膜炎　ドイン家族性蜂巣状脈絡膜炎　Doyneかぞくせいほうそうじょうみゃくらくまくえん

　多英氏脉络膜炎　ドイン脈絡膜炎　Doyneみゃくらくまくえん

　弗斯特氏脉络膜炎　フォスター脈絡膜炎　Fosterみゃくらくまくえん

　泰氏脉络膜炎　テー脈絡膜炎　Tayみゃくらくまくえん

脉络膜硬化　脈絡膜硬化〔症〕　みゃくらくまくこうか〔しょう〕

脉络膜中层　脈絡膜中層　みゃくらくまくちゅうそう

脉络膜肿瘤　脈絡膜腫瘍　みゃくらくまくしゅよう

脉络膜周层　脈絡上板　みゃくらくじょうばん

脉络膜周围隙　脈絡外隙　みゃくらくがいげき

脉络膜转移性癌　脈絡膜転移性癌　みゃくらくまくてんいせいがん

脉络球　脈絡糸球　みゃくらくしきゅう

脉码调制　脈波コード変調　みゃくはcodeへんちょう

脉能测量(描记)器　脈圧計　みゃくあつけい

脉能描记法　脈圧測定法　みゃくあつそくていほう

脉能图　脈圧曲線　みゃくあつきょくせん

脉前间期　駆出前期,前駆出期　くしゅつぜんき,ぜんくしゅつき

脉容描记器　脈拍プレチスモグラフ,脈拍容積計　みゃくはく plethysmograph,みゃくはくようせきけい

脉首波　衝撃波　しょうげきは

脉通　ベニオール　beniol

脉象仪　電気脈波計　でんきみゃくはけい

脉心导敏　モタゾミン　motazomin

脉序　〔静〕脈相,〔静〕脈系　〔じょう〕みゃくそう,〔じょう〕

みゃくけい

脉学　脈拍学　みゃくはくがく

脉压　脈圧　みゃくあつ

脉压计　脈圧計　みゃくあつけい

脉压描记器　脈圧計　みゃくあつけい

脉音听诊器　脈音器　みゃくおんき

脉张力计　動脈壁弾力計　どうみゃくへきだんりょくけい

MAN　鳗满螨曼蔓慢漫

mán　鳗

鳗毒　ウナギ毒　ウナギどく

鳗形线虫病　アンギルラ寄生性疾患　anguillulaきせいせいしっかん

mǎn　满螨

满月脸　満月状(様)顔〔貌〕　まんげつじょう(よう)がん〔ぼう〕

螨病　ダニ症　ダニしょう

螨传播　ダニ媒介　ダニばいかい

螨科　ダニ科,コナダニ科　ダニか,コナダニか

螨恐怖　ダニ恐怖〔症〕　ダニきょうふ〔しょう〕

螨目　ダニ目　ダーもく

螨热　ダニ熱,マイト フィーバー　ダニねつ,mite fever

螨〔属〕　コナダニ〔属〕　コナダニ〔ぞく〕

螨〔性〕皮炎　ダニ性皮膚炎　ダニせいひふえん

螨学　ダニ学　ダニがく

màn　曼蔓慢漫

曼茨氏病　マンツ病　Manzびょう

曼德尔包姆氏反应　マンデルバウム反応　Mandelboumはんのう

曼德尔氏液　マンドル液　Mandlえき

曼德拉明　マンデラミン　mandelamine

曼德林氏试剂　マンデリン試薬　Mandelinしやく

曼科夫氏征　マンコッフ徴候　Mannkopfちょうこう

曼-鲁二氏征　マンコッフ・ルムフ徴候　Mannkopf-Rumpfちょうこう

曼纳伯格氏征　マンナベルグ徴候　Mannabergちょうこう

曼尼希反应　マンニッヒ反応　Mannichはんのう

曼尼希碱　マンニッヒ塩基　Mannichえんき

曼诺伊洛夫氏试验　マノイロフ試験　Manoiloffしけん

曼塞尔氏肠系膜缘缝合术　マウンセル縫合術　Maunsellほうごうじゅつ

曼森氏病　マンソン病　Mansonびょう

曼〔森〕氏裂体吸虫　マンソン住血吸虫　Mansonじゅうけつきゅうちゅう

曼〔森〕氏裂头蚴病　マンソン孤虫症　Mansonこちゅうしょう

曼森〔氏〕线虫病　マンソネラ症　Mansonellaしょう

曼森〔氏〕线虫属　マンソネラ属　Mansonellaぞく

曼森氏血吸虫病　マンソン住血吸虫症　Mansonじゅうけつきゅうちゅうしょう

曼森氏血吸虫病性脾大　エジプト人巨脾〔症〕　Egyptじんきょひ〔しょう〕

曼氏征　マン徴候　Mannちょうこう

曼氏综合征　マン症候群　Mannしょうこうぐん

曼陀罗酊　ダッラ チンキ,マンダラゲ チンキ　ダッラtinctura,マンダラゲtinctura

曼陀罗碱　ダッツーリン　daturine

曼陀罗属　ダツラ属　,マンダラゲ属　ダツラぞく,マンダ
ラゲぞく

曼陀罗叶　マンダラゲ葉,ダツラ葉　マンダラゲよう,ダツ
ラよう

曼-韦二氏挛缩　マン・ウェルニッケ拘縮　Mann-Wernickeこ
うしゅく

曼蚊　マンソニア　Mansonia

曼蚊亚属　マンソニア亜属　Mansoniaあぞく

蔓茎毒毛旋花子苷（貳）　サルメントシマリン
　sarmentocymarin

蔓茎毒毛旋花子苷配基（质）　サルメントゲニン
　sarmentogenin

蔓茎毒毛旋花子糖　サルメントース　sarmentose

蔓生百部碱　ステモナミン　stemonamine

蔓生植物　つる植物　つるしょくぶつ

蔓条样终末　つる状終末　つるじょうしゅうまつ

蔓状角膜葡萄肿　蔓状角膜ブドウ（膜）腫　つるじょうかく
まくブドウ〔まく〕しゅ

蔓状（静脉）丛　蔓状静脈叢　つるじょうじょうみゃくそう

蔓状静脉丛扩张　蔓状静脈叢拡張　つるじょうじょうみゃく
そうかくちょう

蔓状静脉瘤　蔓状静脈瘤　つるじょうじょうみゃくりゅう

蔓状血管瘤　蔓状血管腫　つるじょうけっかんしゅ

慢病毒感染　スロー ウイルス感染〔症〕　slow virusかんせ
ん〔しょう〕

慢波　徐波　じょは

慢波睡眠　徐波睡眠　じょはすいみん

慢传纤维　緩徐伝導繊維　かんじょでんどうせんい

慢反应物质　緩徐作用物質　かんじょさようぶっしつ

慢反应物质变态反应　緩徐作用物質アレルギー　かんじょ
さようぶっしつAllergie

慢反应物质哮喘　緩徐作用物質喘息　かんじょさようぶっ
しつぜんそく

慢反应自律细胞　緩慢反応自律〔性〕細胞　かんまんはんの
うじりつ〔せい〕さいぼう

慢肺泡　緩徐肺胞　かんじょはいぼう

慢感染　遅発〔型〕感染　ちはつ〔がた〕かんせん

慢肌　緩徐筋　かんじょきん

慢肌纤维　緩徐筋繊維　かんじょきんせんい

慢滤　緩速濾過〔法〕　かんそくろか〔ほう〕

慢砂滤　緩速砂濾　かんそくすなごし

慢食癖　遅食〔症〕　ちしょく〔しょう〕

慢痛　緩徐痛　かんじょつう

慢相　緩徐相　かんじょそう

慢心律　メキシレチン　mexiletine

慢性阿米巴性痢疾　慢性アメーバ赤痢　まんせいamebaせ
きり

慢性癌　慢性癌　まんせいがん

慢性白血病　慢性白血病　まんせいはっけつびょう

慢性白血病性骨髓增殖　慢性白血病性ミエローゼ　まんせ
いはっけつびようせいmyelosis

慢性败血症　慢性敗血症　まんせいはいけつしょう

慢性鼻窦炎　慢性副鼻腔炎　まんせいふくびくうえん

慢性鼻炎　慢性鼻炎　まんせいびえん

慢性扁桃体炎　慢性扁桃炎　まんせいへんとうえん

慢性变应性支气管炎　慢性アレルギー性気管支炎　まんせ
いAllergieせいきかんしえん

慢性表层性舌炎　慢性表在〔性〕舌炎　まんせいひょうざい
〔せい〕ぜつえん

慢性表浅性胃炎　慢性表在性胃炎　まんせいひょうざいせ
いいえん

慢性病毒性肝炎　慢性ウイルス性肝炎　まんせいvirusせい
かんえん

慢性病容　慢性病顔貌　まんせいびょうがんぼう

慢性肠阿米巴病　慢性腸アメーバ症　まんせいちょうameba
しょう

慢性肠病性肢皮炎　慢性腸〔症〕性先端〔肢端〕皮膚炎　まん
せいちょう〔しょう〕せいせんたん〔したん〕ひふえん

慢性肠梗阻　慢性腸閉塞〔症〕　まんせいちょうへいそく
〔しょう〕

慢性肠假性梗阻　慢性偽性腸閉塞　まんせいぎせいちょう
へいそく

慢性肠套叠　慢性腸重積〔症〕　まんせいちょうじゅうせき
〔しょう〕

慢性肠停滞　慢性腸内容うっ滞　まんせいちょうないよう
うったい

慢性肠系膜淋巴结炎　慢性腸間膜リンパ節炎　まんせい
ちょうかんまくlymphせつえん

慢性肠系膜上动脉缺血综合征　慢性上腸間膜動脈虚血症候
群　まんせいじょうちょうかんまくどうみゃくきょけつ
しょうこうぐん

慢性肠炎　慢性腸炎　まんせいちょうえん

慢性持续性肝炎　慢性持続性肝炎　まんせいじぞくせいか
んえん

慢性充血性脾大　慢性うっ血性巨脾〔症〕　まんせいうっけ
つせいきょひ〔しょう〕

慢性充血性青光眼　慢性うっ血性緑内障　まんせいうっけ
つせいりょくないしょう

慢性充血性心力衰竭　慢性うっ血性心不全　まんせいうっ
けつせいしんふぜん

慢性出血　慢性出血　まんせいしゅっけつ

慢性传染病　慢性伝染病　まんせいでんせんびょう

慢性创伤性咬殆　慢性外傷性咬合　まんせいがいしょうせ
いこうごう

慢性唇炎　慢性唇炎　まんせいしんえん

慢性醇中毒　慢性アルコール中毒　まんせいalcoholちゅう
どく

慢性刺激　慢性刺激　まんせいしげき

慢性痤疮样糠疹　慢性痤瘡様粃糠疹　まんせいざそうよう
ひこうしん

慢性带菌者　慢性保菌者　まんせいほきんしゃ

慢性单纯性鼻炎　慢性単純性鼻炎　まんせいたんじゅんせ
いびえん

慢性单纯性阑尾炎　慢性単純性虫垂炎　まんせいたんじゅ
んせいちゅうすいえん

慢性单纯性青光眼　慢性単純性緑内障　まんせいたんじゅ
んせいりょくないしょう

慢性单纯性苔癣　慢性単純性苔癬　まんせいたんじゅんせ
いたいせん

慢性单纯性咽炎　慢性単純性咽頭炎　まんせいたんじゅん
せいいんとうえん

慢性单核细胞性白血病　慢性単球性白血病　まんせいたん
きゅうせいはっけつびょう

慢性胆管炎　慢性胆管炎　まんせいたんかんえん

慢性胆囊炎　慢性胆囊炎　まんせいたんのうえん

慢性胆囊炎急性发作　慢性胆囊炎急性発作　まんせいたん

のうえんきゅうせいほっさ

慢性地方性〔牙〕氟中毒　慢性地方病性フッ素〔中毒〕症　まんせいちほうびょうせいフッそ〔ちゅうどく〕しょう

慢性蝶窦炎　慢性蝶形骨洞炎　まんせいちょうけいこつどうえん

慢性冻疮　慢性凍瘡　まんせいとうそう

慢性毒性　慢性毒性　まんせいどくせい

慢性毒性试验　慢性毒性試験　まんせいどくせいしけん

慢性毒作用带　慢性毒作用帯　まんせいどくさようたい

慢性额窦炎　慢性前頭洞炎　まんせいぜんとうどうえん

慢性反复发作性病毒感染　慢性反復性ウイルス感染　まんせいはんぷくせいvirusかんせん

慢性放射病　慢性放射線病　まんせいほうしゃせんびょう

慢性放射性皮炎　慢性放射線性皮膚炎　まんせいほうしゃせんせいひふえん

慢性非充血性闭角型青光眼　慢性非うっ血性閉角型緑内障　まんせいひうっけつせいへいかくがたりょくないしょう

慢性非结石性胆囊炎　慢性無結石胆囊炎　まんせいむけっせきたんのうえん

慢性非特异性溃疡性结肠炎　慢性非特異性潰瘍性結腸炎　まんせいひとくいせいかいようせいけっちょうえん

慢性非特异性淋巴细胞增多症　慢性非特異性リンパ球増加〔症〕　まんせいひとくいせいlymphきゅうぞうかしょう

慢性非特异性膀胱炎　慢性非特異性膀胱炎　まんせいひとくいせいぼうこうえん

慢性非特异性炎症　慢性非特異性炎症　まんせいひとくいせいえんしょう

慢性肥大性心肌炎　慢性肥大性心筋炎　まんせいひだいせいしんきんえん

慢性肥厚性鼻炎　慢性肥厚性鼻炎　まんせいひこうせいびえん

慢性肥厚性女阴炎　慢性肥厚性外陰炎　まんせいひこうせいがいいんえん

慢性肥厚性胃炎　慢性肥厚性胃炎　まんせいひこうせいいえん

慢性肥厚性咽炎　慢性肥厚性咽頭炎　まんせいひこうせいいんとうえん

慢性肺结核　慢性肺結核　まんせいはいけっかく

慢性肺脓肿　慢性肺膿瘍　まんせいはいのうよう

慢性肺原性心脏病　慢性肺性心〔疾患〕　まんせいはいせいしん〔しっかん〕

慢性风湿性心包炎　慢性リウマチ心膜炎　まんせいrheumatismしんまくえん

慢性氟中毒　慢性フッ素中毒　まんせいフッそちゅうどく

慢性附睾炎　慢性副睾丸炎　まんせいふくこうがんえん

慢性复发性肝炎　慢性再発性肝炎　まんせいさいはつせいかんえん

慢性复发性阑尾炎　慢性再発性虫垂炎　まんせいさいはつせいちゅうすいえん

慢性复发性胰腺炎　慢性再発性膵〔臓〕炎　まんせいさいはつせいすい〔ぞう〕えん

慢性腹膜炎　慢性腹膜炎　まんせいふくまくえん

慢性腹泻　慢性下痢　まんせいげり

慢性肝昏迷　慢性肝性昏睡　まんせいかんせいこんすい

慢性肝性脑病　慢性肝性脳障害　まんせいかんせいのうしょうがい

慢性肝炎　慢性肝炎　まんせいかんえん

慢性肝淤血　慢性肝うっ血　まんせいかんうっけつ

慢性肝阻性充血　慢性肝受動〔性〕うっ血　まんせいかんじゅどう〔せい〕うっけつ

慢性杆菌痢疾　慢性細菌性赤痢　まんせいさいきんせいせきり

慢性感染　慢性感染　まんせいかんせん

慢性感染性关节炎　慢性感染〔性〕関節炎　まんせいかんせん〔せい〕かんせつえん

慢性感染性淋巴结炎　慢性感染性リンパ節炎　まんせいかんせんせいlymphせつえん

慢性感染性贫血　慢性感染〔性〕貧血　まんせいかんせん〔せい〕ひんけつ

慢性感染性鞘膜积液　慢性感染〔性〕鞘膜水腫　まんせいかんせん〔せい〕しょうまくすいしゅ

慢性镉中毒　慢性カドミウム中毒　まんせいcadmiumちゅうどく

慢性根尖脓肿　慢性根尖膿瘍　まんせいこんせんのうよう

慢性根尖牙周炎　慢性根尖性歯周炎　まんせいこんせんせいししゅうえん

慢性根尖炎　慢性根尖炎　まんせいこんせんえん

慢性宫颈炎　慢性子宮頸炎　まんせいしきゅうけいえん

慢性汞中毒　慢性水銀中毒　まんせいすいぎんちゅうどく

慢性骨膜炎　慢性骨膜炎　まんせいこつまくえん

慢性骨脓肿　慢性骨膿瘍　まんせいこつのうよう

慢性骨髓性白血病　慢性骨髄性白血病　まんせいこつずいせいはっけつびょう

慢性骨髓炎　慢性骨髄炎　まんせいこつずいえん

慢性鼓膜炎　慢性鼓膜炎　まんせいこまくえん

慢性关节炎　慢性関節炎　まんせいかんせつえん

慢性光激(化)性皮炎　慢性光線性皮膚炎　まんせいこうせんせいひふえん

慢性颌骨骨髓炎　慢性顎骨骨髄炎　まんせいがっこつこつずいえん

慢性颌下淋巴结炎　慢性顎下リンパ節炎　まんせいがっかlymphせつえん

慢性颌下腺炎　慢性顎下腺炎　まんせいがっかせんえん

慢性红皮病　慢性紅皮症　まんせいこうひしょう

慢性虹膜炎　慢性虹彩炎　まんせいこうさいえん

慢性喉气管炎　慢性喉頭気管炎　まんせいこうとうきかんえん

慢性喉炎　慢性喉頭炎　まんせいこうとうえん

慢性后尿道炎　慢性後尿道炎　まんせいこうにょうどうえん

慢性后子宫旁炎　慢性後子宮旁組織炎　まんせいこうしきゅうぼうそしきえん

慢性呼吸衰竭　慢性呼吸不全　まんせいこきゅうふぜん

慢性化脓性鼻窦炎　慢性化膿性副鼻腔炎　まんせいかのうせいふくびくうえん

慢性化脓性肺炎　慢性化膿性肺炎　まんせいかのうせいはいえん

慢性化脓性骨髓炎　慢性化膿性骨髄炎　まんせいかのうせいこつずいえん

慢性化脓性颅骨骨髓炎　慢性化膿性頭蓋骨髄炎　まんせいかのうせいずがいこつずいえん

慢性化脓性中耳炎　慢性化膿性中耳炎　まんせいかのうせいちゅうじえん

慢性幻觉性精神病　慢性幻覚性精神病　まんせいげんかくせいせいしんびょう

慢性黄疸型传染性肝炎　慢性黄疸型伝染性肝炎　まんせい

おうだんがたでんせんせいかんえん
慢性黄色肝萎缩　慢性黄色肝萎縮　まんせいおうしょくかんいしゅく
慢性活动型(性)肝炎　慢性活動性肝炎　まんせいかつどうせいかんえん
慢性活动性类狼疮肝炎　慢性活動性類狼瘡肝炎　まんせいかつどうせいるいろうそうかんえん
慢性疾病　慢性疾患　まんせいしっかん
慢性脊髓灰质炎　慢性灰白髄炎　まんせいかいはくずいえん
慢性脊髓前角灰质炎　慢性前角灰白髄炎　まんせいぜんかくかいはくずいえん
慢性脊髓炎　慢性脊髓炎　まんせいせきずいえん
慢性家族性非溶血性黄疸　ロータ症候群　Rotorしょうこうぐん
慢性甲沟炎　慢性爪〔周〕囲炎　まんせいそう〔しゅう〕いえん
慢性甲状腺炎　慢性甲状腺炎　まんせいこうじょうせんえん
慢性假膜性支气管炎　慢性偽膜性気管支炎　まんせいぎまくせいきかんしえん
慢性间质性肝炎　慢性間質性肝炎　まんせいかんしつせいかんえん
慢性间质性膀胱炎　慢性間質性膀胱炎　まんせいかんしつせいぼうこうえん
慢性间质性乳腺炎　慢性間質性乳腺炎　まんせいかんしつせいにゅうせんえん
慢性间质性肾炎　慢性間質性腎炎　まんせいかんしつせいじんえん
慢性间歇性复发性口疮　慢性間欠性再発性アフタ　まんせいかんけつせいさいはつせいaphtha
慢性间歇性幼年性黄疸　慢性間欠性若年性黄疸　まんせいかんけつせいじゃくねんせいおうだん
慢性浆液性腱鞘炎　慢性漿液性腱鞘炎　まんせいしょうえきせいけんしょうえん
慢性结肠炎　慢性結腸炎　まんせいけっちょうえん
慢性结节性耳轮骨皮炎　慢性結節性耳輪軟骨皮膚炎　まんせいけっせつせいじりんなんこつひふえん
慢性结膜炎　慢性結膜炎　まんせいけつまくえん
慢性结石性胆囊炎　慢性結石性胆囊炎　まんせいけっせきせいたんのうえん
慢性进行性手足发绀　慢性進行性先端(肢端)チアノーゼ　まんせいしんこうせいせんたん(したん)Zyanose
慢性精囊炎　慢性精嚢炎　まんせいせいのうえん
慢性精索炎　慢性精索炎　まんせいせいさくえん
慢性酒精性肝硬变　慢性アルコール性肝硬変　まんせいalcoholせいかんこうへん
慢性酒精中毒　慢性アルコール中毒〔症〕　まんせいalcoholちゅうどく〔しょう〕
慢性局限性肠炎　慢性限局性腸炎　まんせいげんきょくせいちょうえん
慢性局限性腹膜炎　慢性限局性腹膜炎　まんせいげんきょくせいふくまくえん
慢性卡他性肠炎　慢性カタル性腸炎　まんせいcatarrhせいちょうえん
慢性卡他性喉炎　慢性カタル性喉頭炎　まんせいcatarrhせいこうとうえん
慢性卡他性中耳炎　慢性カタル性中耳炎　まんせいcatarrh

せいちゅうじえん
慢性克山病　慢性克山病　まんせいこくざんびょう
慢性口疮　慢性アフタ　まんせいaphtha
慢性眶内炎症　慢性眼窩内炎症　まんせいがんかないえんしょう
慢性眶内〔眼〕肌炎　慢性眼窩内筋炎　まんせいがんかないきんえん
慢性溃疡　慢性潰瘍　まんせいかいよう
慢性溃疡性结肠炎　慢性潰瘍性結腸炎　まんせいかいようせいけっちょうえん
慢性溃疡性空肠炎　慢性潰瘍性空腸炎　まんせいかいようせいくうちょうえん
慢性阑尾炎　慢性虫垂炎　まんせいちゅうすいえん
慢性阑尾炎急性发作　慢性虫垂炎急性発作　まんせいちゅうすいえんきゅうせいほっさ
慢性阑尾周围炎　慢性虫垂周囲炎　まんせいちゅうすいしゅういえん
慢性劳损　慢性挫傷　まんせいざしょう
慢性粒细胞减少症　慢性顆粒球減少症　まんせいかりゅうきゅうげんしょう〔しょう〕
慢性粒细胞(性)白血病　慢性顆粒球性白血病　まんせいかりゅうきゅうせいはっけつびょう
慢性粒细胞性白血病急性变　慢性顆粒球性白血病急性増悪　まんせいかりゅうきゅうせいはっけつびょうきゅうせいぞうあく
慢性粒性咽炎　慢性顆粒性咽頭炎　まんせいかりゅうせいいんとうえん
慢性痢疾　慢性赤痢　まんせいせきり
慢性链球菌性淋巴水肿　慢性連鎖球菌性リンパ水腫　まんせいれんさきゅうきんせいlymphすいしゅ
慢性淋巴管炎　慢性リンパ管炎　まんせいlymphかんえん
慢性淋巴结炎　慢性リンパ節炎　まんせいlymphせつえん
慢性淋巴水肿网膜移位术　慢性リンパ水腫大網転位治療法　まんせいlymphすいしゅだいもうてんいちりょうほう
慢性淋巴细胞性白血病　慢性リンパ球性白血病　まんせいlymphきゅうせいはっけつびょう
慢性淋巴细胞性甲状腺炎　慢性リンパ球性甲状腺炎　まんせいlymphきゅうせいこうじょうせんえん
慢性磷中毒　慢性リン中毒〔症〕　まんせいリンちゅうどく〔しょう〕
慢性淋病　慢性淋疾　まんせいりんしつ
慢性吗啡中毒　慢性モルフィン中毒　まんせいmorphineちゅうどく
慢性麦角中毒　慢性麦角中毒　まんせいバッカクちゅうどく
慢性弥漫性迷路炎　慢性びまん性迷路炎　まんせいびまんせいめいろえん
慢性弥漫性肾小球性肾炎　慢性びまん性糸球体腎炎　まんせいびまんせいしきゅうたいじんえん
慢性泌尿道感染　慢性尿路感染　まんせいにょうろかんせん
慢性摩擦音性滑膜炎　慢性コツコツ音性滑膜炎　まんせいコツコツおんせいかつまくえん
慢性钼中毒　慢性モリブデン中毒　まんせいmolybdenちゅうどく
慢性囊性乳腺病　慢性嚢胞性乳腺症　まんせいのうほうせいにゅうせんしょう
慢性囊性乳腺炎　慢性嚢胞性乳腺炎　まんせいのうほうせ

いにゅうせんえん

慢性脑积水　慢性水頭〔症〕　まんせいすいとう〔しょう〕

慢性脑膜炎　慢性髄膜炎　まんせいずいまくえん

慢性脑膜炎〔双〕球菌血症　慢性髄膜炎菌血〔症〕　まんせいずいまくえんきんけつ〔しょう〕

慢性脑综合征　慢性脳症候群　まんせいのうしょうこうぐん

慢性尿道球腺炎　慢性カウ（クー）パー腺炎　まんせいcowperせんえん

慢性尿道炎　慢性尿道炎　まんせいにょうどうえん

慢性尿毒症　慢性尿毒症　まんせいにょうどくしょう

慢性农药中毒　慢性農薬中毒　まんせいのうやくちゅうどく

慢性脓毒病　慢性セプシス　まんせいsepsis

慢性脓皮病　慢性膿皮症　まんせいのうひしょう

慢性脓气胸　慢性膿気胸　まんせいのうききょう

慢性脓肿　慢性膿瘍　まんせいのうよう

慢性疟〔疾〕　慢性マラリア　まんせいmalaria

慢性排斥　慢性拒絶　まんせいきょぜつ

慢性排斥反应　慢性拒絶反応　まんせいきょぜつはんのう

慢性膀胱三角区炎　慢性膀胱三角部炎　まんせいぼうこうさんかくぶえん

慢性膀胱炎　慢性膀胱炎　まんせいぼうこうえん

慢性盆腔蜂窝组织炎症　慢性骨盤フレグモーネ　まんせいこつばんphlegmone

慢性盆腔炎　慢性内性器炎　まんせいないせいきえん

慢性皮肤溃疡　慢性皮膚潰瘍　まんせいひふかいよう

慢性皮肤霉菌病　慢性皮膚真菌症　まんせいひふしんきんしょう

慢性皮质下脑炎　慢性皮質下脳炎，ビンスワンゲル痴呆　まんせいひしつかのうえん，Binswangerちほう

慢性铍中毒　慢性ベリリウム中毒〔症〕　まんせいberylliumちゅうどく〔しょう〕

慢性疲劳　慢性疲労　まんせいひろう

慢性破坏性非化脓性胆管炎　慢性破壊性非化膿性胆管炎　まんせいはかいせいひかのうせいたんかんえん

慢性气胸　慢性気胸〔症〕　まんせいききょう〔しょう〕

慢性器质性痴呆　慢性器質性痴呆　まんせいきしつせいちほう

慢性迁延型肝炎　慢性せん延性肝炎　まんせいせんえんせいかんえん

慢性铅中毒　慢性鉛中毒　まんせいなまりちゅうどく

慢性荨麻疹　慢性じんま疹　まんせいじんましん

慢性前列腺纤维化　慢性前立腺繊維症　まんせいぜんりつせんいしょう

慢性前列腺炎　慢性前立腺炎　まんせいぜんりつせんえん

慢性桥本氏甲状腺炎　慢性橋本甲状腺炎　まんせいはしもとこうじょうせんえん

慢性龋　慢性う食　まんせいうしょく

慢性全〔鼻〕窦炎　慢性全洞炎　まんせいぜんどうえん

慢性全心衰竭　慢性両側心不全　まんせいりょうそくしんふぜん

慢性缺血性结肠炎　慢性虚血性結腸炎　まんせいきょけつせいけっちょうえん

慢性缺血性小肠炎　慢性虚血性小腸炎　まんせいきょけつせいしょうちょうえん

慢性绒毛〔增生〕性关节炎　慢性絨毛性関節炎　まんせいじゅうもうせいかんせつえん

慢性溶血　慢性溶血　まんせいようけつ

慢性溶血急性发作　慢性溶血急性発作　まんせいようけつきゅうせいほっさ

慢性溶血性黄疸　慢性溶血性黄疸　まんせいようけつせいおうだん

慢性溶血性贫血　慢性溶血性貧血　まんせいようけつせいひんけつ

慢性肉芽瘤〔肿〕　慢性肉芽腫　まんせいにくがしゅ

慢性肉芽性鼓膜炎　慢性肉芽性鼓膜炎　まんせいにくがせいこまくえん

慢性肉芽肿病　慢性肉芽腫症　まんせいにくがしゅしょう

慢性乳房囊性病　慢性嚢胞性マストパシー　まんせいのうほうせいmastopathy

慢性乳头状溃疡性脓皮病　慢性乳頭状潰瘍性膿皮症　まんせいにゅうとうじょうかいようせいのうひしょう

慢性乳突炎　慢性乳突炎　まんせいにゅうとつえん

慢性乳腺炎　慢性乳腺炎　まんせいにゅうせんえん

慢性腮腺炎　慢性耳下腺炎　まんせいじかせんえん

慢性色素性紫癜　慢性色素性紫斑　まんせいしきそせいしはん

慢性筛窦炎　慢性篩骨洞炎　まんせいしこつどうえん

慢性上颌窦炎　慢性上顎洞炎　まんせいじょうがくどうえん

慢性舌乳头炎　慢性舌乳頭炎　まんせいぜつにゅうとうえん

慢性舌炎　慢性舌炎　まんせいぜつえん

慢性砷中毒　慢性ヒ素中毒　まんせいヒそちゅうどく

慢性神经性口炎　慢性神経性口内炎　まんせいしんけいせいこうないえん

慢性肾变病　慢性腎症　まんせいじんしょう

慢性肾〔功能〕衰竭　慢性腎不全〔症〕　まんせいじんふぜん〔しょう〕

慢性肾结核　慢性腎結核　まんせいじんけっかく

慢性肾上腺皮质机能不全危象　慢性副腎皮質〔機能〕不全性クリーゼ　まんせいふくじんひしつ〔きのう〕ふぜんせいcrisis

慢性肾上腺炎　慢性副腎炎　まんせいふくじんえん

慢性肾小球〔性〕肾炎　慢性糸球体腎炎　まんせいしきゅうたいじんえん

慢性肾炎　慢性腎炎　まんせいじんえん

慢性肾盂积脓　慢性膿腎〔症〕　まんせいのうじん〔しょう〕

慢性肾盂肾炎　慢性腎盂腎炎　まんせいじんうじんえん

慢性肾周炎　慢性腎周囲炎　まんせいじんしゅういえん

慢性声门下喉炎　慢性声門下喉頭炎　まんせいせいもんかこうとうえん

慢性失血　慢性失血　まんせいしっけつ

慢性湿疹　慢性湿疹　まんせいしっしん

慢性实验　慢性実験　まんせいじっけん

慢性室管膜炎　慢性脳室上衣炎　まんせいのうしつじょういえん

慢性嗜酸粒细胞肺炎　慢性好酸球性肺炎　まんせいこうさんきゅうせいはいえん

慢性输精管炎　慢性精管炎　まんせいせいかんえん

慢性输卵管炎　慢性卵管炎　まんせいらんかんえん

慢性输尿管炎　慢性尿管炎　まんせいにょうかんえん

慢性损伤性颅内血肿　慢性外傷性頭蓋内血腫　まんせいがいしょうせいずがいないけっしゅ

慢性缩窄性心包炎　慢性収縮性心膜炎　まんせいしゅう

しゅくせいしんまくえん

慢性苔藓样糠疹　慢性苔癬様粃糠疹　まんせいたいせんようひこうしん

慢性特发性鼓膜炎　慢性特発〔性〕鼓膜炎　まんせいとくはつ〔せい〕こまくえん

慢性特发性黄疸　慢性特発〔性〕黄疸　まんせいとくはつ〔せい〕おうだん

慢性特发性黄瘤病　慢性特発〔性〕黄色腫症，ハンド・シューラ・クリスチャン病　まんせいとくはつ〔せい〕おうしょくしゅしょう，Hand-Schüller-Christianびょう

慢性天疱疮　慢性天疱瘡　まんせいてんぽうそう

慢性痛风　慢性痛風　まんせいつうふう

慢性痛风性关节炎　慢性痛風性関節炎　まんせいつうふうせいかんせつえん

慢性萎缩性苔藓样皮炎　慢性萎縮性苔癬様皮膚炎　まんせいいしゅくせいたいせんようひふえん

慢性萎缩性胃炎　慢性萎縮性胃炎　まんせいいしゅくせいいえん

慢性萎缩性肢〔端〕皮炎　慢性萎縮性肢端皮膚炎　まんせいいしゅくせいしたんひふえん

慢性萎缩性子宫旁炎　慢性萎縮性子宮傍〔結合〕組織炎　まんせいいしゅくせいしきゅうぼう〔けつごう〕そしきえん

慢性胃肠炎　慢性胃腸炎　まんせいいちょうえん

慢性胃溃疡　慢性胃潰瘍　まんせいいかいよう

慢性胃炎　慢性胃炎　まんせいいえん

慢性胃液溢　慢性胃液過分泌　まんせいいえきかぶんぴつ

慢性无胆色素尿性黄疸　慢性無胆汁尿性黄疸　まんせいむたんじゅうにょうせいおうだん

慢性无黄疸型病毒性肝炎　慢性無黄疸型ウイルス性肝炎　まんせいむおうだんがたvirusせいかんえん

慢性舞蹈病　慢性舞踏病　まんせいぶとうびょう

慢性细菌性痢疾　慢性細菌性赤痢　まんせいさいきんせいせきり

慢性纤维包围（裹）性腹膜炎　慢性繊維被包性腹膜炎　まんせいせんいひほうせいふくまくえん

慢性纤维空洞型肺结核　慢性繊維空洞性肺結核　まんせいせんいくうどうせいはいけっかく

慢性纤维性肺炎　慢性繊維性肺炎　まんせいせんいせいはいえん

慢性纤维性甲状腺炎　慢性繊維性甲状腺炎　まんせいせんいせいこうじょうせんえん

慢性纤维性乳腺炎　慢性繊維性乳腺炎　まんせいせんいせいにゅうせんえん

慢性纤维性纵隔炎　慢性繊維性縦隔炎　まんせいせんいせいじゅうかくえん

慢性涎腺炎　慢性唾液腺炎　まんせいだえきせんえん

慢性腺性膀胱炎　慢性腺性膀胱炎　まんせいせんせいぼうこうえん

慢性消耗病态　慢性消耗状態，慢性るいそう　まんせいしょうもうじょうたい，まんせいるいそう

慢性消耗疾病　慢性消耗病　まんせいしょうもうびょう

慢性小脑扁桃体疝　慢性小脳扁桃ヘルニア　まんせいしょうのうへんとうhernia

慢性心瓣膜病　慢性心弁膜症　まんせいしんべんまくしょう

慢性心包炎　慢性心膜炎　まんせいしんまくえん

慢性心功能不全　慢性心〔臓機能〕不全〔症〕　まんせいしん〔ぞうきのう〕ふぜん〔しょう〕

慢性心肌炎　慢性心筋炎　まんせいしんきんえん

慢性心力衰竭　慢性心不全〔症〕　まんせいしんふぜん〔しょう〕

慢性锌中毒　慢性亜鉛中毒　まんせいあえんちゅうどく

慢性型肝昏迷　慢性肝性昏睡　まんせいかんせいこんすい

慢性溴中毒　慢性ブロム（臭素）中毒　まんせいbrom（しゅうそ）ちゅうどく

慢性血卟啉症　慢性ヘマトポルフィリン血症　まんせいhematoporphyrinけっしょう

慢性血吸虫病　慢性住血吸虫〔症〕　まんせいじゅうけつきゅうちゅう〔しょう〕

慢性血吸虫性直肠炎　慢性直腸住血吸虫症　まんせいちょくちょうじゅうけつきゅうちゅうしょう

慢性血源播散型肺结核　慢性血原性播種性肺結核　まんせいけつげんせいはしゅせいはいけっかく

慢性牙槽脓肿　慢性歯槽膿瘍　まんせいしそうのうよう

慢性牙髓炎　慢性歯髄炎　まんせいしずいえん

慢性咽鼓管炎　慢性耳管炎　まんせいじかんえん

慢性咽喉炎性发音困难　慢性咽喉炎性発音障害　まんせいいんこうえんせいはつおんしょうがい

慢性咽炎　慢性咽頭炎　まんせいいんとうえん

慢性炎〔症〕　慢性炎症　まんせいえんしょう

慢性眼肌炎　慢性眼筋炎　まんせいがんきんえん

慢性羊水过多　慢性羊水過多　まんせいようすいかた

慢性胰腺炎　慢性膵〔臓〕炎　まんせいすい〔ぞう〕えん

慢性胰原性腹水　慢性膵臓性腹水　まんせいすいぞうせいふくすい

慢性遗传性溶血性黄疸　慢性遺伝性溶血性黄疸　まんせいいでんせいようけつせいおうだん

慢性阴囊感染　慢性陰嚢感染　まんせいいんのうかんせん

慢性营养不良　慢性栄養失調　まんせいえいようしっちょう

慢性应激　慢性ストレス　まんせいstress

慢性硬膜下出血　慢性硬膜下出血　まんせいこうまくかしゅっけつ

慢性游走性红斑　慢性遊走性紅斑　まんせいゆうそうせいこうはん

慢性瘀血性脾肿大　慢性うっ血性巨脾〔症〕　まんせいうっけつせいきょひ〔しょう〕

慢性阈剂量　慢性域値量　まんせいいきちりょう

慢性阈浓度　慢性域値濃度　まんせいいきちのうど

慢性阈值　慢性域値　まんせいいきち

慢性增生性胆管炎　慢性増殖性胆管炎　まんせいぞうしょくせいたんかんえん

慢性增生性肝周炎　慢性増殖性肝周囲炎　まんせいぞうしょくせいかんしゅういえん

慢性增生性咽炎　慢性増殖性咽頭炎　まんせいぞうしょくせいいんとうえん

慢性增殖腺炎　慢性咽頭扁桃炎　まんせいいんとうへんとうえん

慢性粘连〔性病变〕　慢性癒着（癒合）　まんせいゆちゃく（ゆごう）

慢性粘连性中耳炎　慢性癒着性中耳炎　まんせいゆちゃくせいちゅうじえん

慢性支气管支炎　慢性気管支炎　まんせいきかんしえん

慢性脂性肾变病　慢性リポイドネフローゼ　まんせいlipoid nephrosis

慢性直肠炎　慢性直腸炎　まんせいちょくちょうえん

慢性中毒　慢性中毒　まんせいちゅうどく
慢性椎关节强硬　慢性強直性脊椎症　まんせいきょうちょくせいせきずいしょう
慢性子宫复原不全　慢性子宮復古不全　まんせいしきゅうふくこふぜん
慢性子宫颈炎　慢性子宮頸炎　まんせいしきゅうけいえん
慢性子宫内膜炎　慢性子宮内膜炎　まんせいしきゅうないまくえん
慢性子宫炎　慢性子宮炎　まんせいしきゅうえん
慢性阻塞性肺部疾病　慢性閉塞性肺疾患　まんせいへいそくせいはいしっかん
慢性阻塞性肺气肿　慢性閉塞性肺気腫　まんせいへいそくせいはいきしゅ
慢胰岛素　持続型インスリン　じぞくがたinsulin
慢震颤　粗大振戦　そだいしんせん
慢中子　緩徐中性子,スロー ニュートロン　かんじょちゅうせいし,slow neutron
漫反射　拡散反射　かくさんはんしゃ
漫射光　散光　さんこう
漫射光带吸收　ぼやけバンド吸収　ぼやけbandきゅうしゅう
漫射光照明器　散光照明器　さんこうしょうめいき
漫游狂　徘徊癖〔症〕　はいかいへき〔しょう〕
漫游性自动症　歩行自動症,無意識的徘徊　ほこうじどうしょう,むいしきてきはいかい

MANG　芒杧盲牻莽蟒

máng　芒杧盲牻

芒柄花甙　オノニン　ononin
α-芒柄花萜醇　α-オノセリン　α-onocerin
芒图氏反应　マントー反応　Mantouxはんのう
芒图氏试验　マントー試験　Mantouxしけん
芒硝　芒硝,ミラビライト　ボウショウ,mirabilite
芒羽扇豆碱　ジルピン　dilupine
杧果苷(甙)　マンギフェリン　mangiferin
杧果属　マンゴー属　mangoぞく
盲　盲　めくら
盲肠　盲腸　もうちょう
盲肠癌　盲腸癌　もうちょうがん
盲肠钡影残缺　盲腸充満欠損　もうちょうじゅうまんけっそん
盲肠襞　盲腸ひだ　もうちょうひだ
盲肠部切除术　盲腸部切除術　もうちょうぶぶんせつじょじゅつ
盲肠胆囊炎　盲腸性胆嚢炎　もうちょうせいたんのうえん
盲肠缝〔合〕术　盲腸縫合術　もうちょうほうごうじゅつ
盲肠固定术　盲腸固定術　もうちょうこていじゅつ
盲肠横结肠吻合术　盲腸横行結腸吻合術　もうちょうおうこうけっちょうふんごうじゅつ
盲肠后腹膜外阑尾炎　盲腸後腹膜外虫垂炎　もうちょうこうふくまくがいちゅうすいえん
盲肠后淋巴结　盲腸後リンパ節　もうちょうこうlymphせつ
盲肠后疝　盲腸後ヘルニア　もうちょうこうhernia
盲肠后隐窝　盲腸後陥凹　もうちょうこうかんおう
盲肠结肠固定术　盲腸結腸固定術　もうちょうけっちょうこていじゅつ
盲肠结肠吻合术　盲腸結腸吻合術　もうちょうけっちょうふんごうじゅつ

盲肠结肠炎　盲腸結腸炎　もうちょうけっちょうえん
盲肠结核　盲腸結核　もうちょうけっかく
盲肠痉挛　盲腸痙攣　もうちょうけいれん
盲肠巨大　盲腸巨大〔症〕　もうちょうきょだい〔しょう〕
盲肠溃疡　盲腸潰瘍　もうちょうかいよう
盲肠类癌　盲腸カルチノイド　もうちょうcarcinoid
盲肠粘液囊肿　盲腸粘液嚢胞　もうちょうねんえきのうほう
盲肠纽带套叠　盲腸ひも重積〔症〕　もうちょうひもじゅうせき〔しょう〕
盲肠扭转　盲腸軸捻　もうちょうじくねん
盲肠脓肿　盲腸膿瘍　もうちょうのうよう
盲肠旁炎　盲腸周囲炎　もうちょうしゅういえん
盲肠膨胀　盲腸拡張症　もうちょうかくちょうしょう
盲肠前动脉　前盲腸動脈　ぜんもうちょうどうみゃく
盲肠前淋巴结　盲腸前リンパ節　もうちょうぜんlymphせつ
盲肠切除术　盲腸切除術　もうちょうせつじょじゅつ
盲肠切开术　盲腸切開術　もうちょうせっかいじゅつ
盲肠疝　盲腸ヘルニア　もうちょうhernia
盲肠升结肠折定术　盲腸上行結腸造襞固定術　もうちょうじょうこうけっちょうぞうへきこていじゅつ
盲肠石病　盲腸結石症　もうちょうけっせきしょう
盲肠输尿管吻合术　盲腸尿管吻合術　もうちょうにょうかんふんごうじゅつ
盲肠突　盲腸突起　もうちょうとっき
盲肠突出　盲腸ヘルニア　もうちょうhernia
盲肠系膜　盲腸間膜　もうちょうかんまく
盲肠狭窄　盲腸狭窄〔症〕　もうちょうきょうさく〔しょう〕
盲肠下垂　盲腸下垂〔症〕　もうちょうかすい〔しょう〕
盲肠腺癌　盲腸腺癌　もうちょうせんがん
盲肠性蛋白尿　盲腸性蛋白尿〔症〕　もうちょうせいたんぱくにょう〔しょう〕
盲肠血管襞　盲腸血管ひだ　もうちょうけっかんひだ
盲肠炎　盲腸炎　もうちょうえん
盲肠乙状结肠吻合术　盲腸S状結腸吻合術　もうちょうSじょうけっちょうふんごうじゅつ
盲肠乙状结肠造口术　盲腸S状結腸造瘻術　もうちょうSじょうけっちょうぞうろうじゅつ
盲肠造瘘(口)术　盲腸造瘻術　もうちょうぞうろうじゅつ
盲肠折叠术　盲腸縫縮術　もうちょうほうしゅくじゅつ
盲肠周脓肿　盲腸周囲膿瘍　もうちょうしゅういのうよう
盲肠周炎　盲腸周囲炎　もうちょうしゅういえん
盲点　〔視野〕暗点　〔しや〕あんてん
盲端　盲端　もうたん
盲管　盲管　もうかん
盲管枪〔弹〕创　盲管銃創　もうかんじゅうそう
盲管伤　盲管傷　もうかんしょう
盲孔　盲孔　もうこう
盲目传代　盲目継代接種　もうもくけいだいせっしゅ
盲囊　盲嚢　もうのう
盲祥综合征　盲係蹄症候群　もうけいていしょうこうぐん
盲曲　盲係蹄　もうけいてい
盲试验　盲試験　もうしけん
盲探插管术　盲目挿管法　もうもくそうかんほう
盲学　盲学　もうがく
盲支气管　盲気管支　もうきかんし
牻牛儿醇　ゲラニオール　geraniol
牻牛儿醛　ゲラニアール　geranial

măng　莽蟒

莽草　シキミ　shikimi
莽草毒素　シキミ　毒素　shikimiどくそ
莽草素　シキミン　shikimin
莽草酸　シキミ酸　shikimiさん
莽草酸途径　シキミ酸経路　shikimiさんけいろ
蟒蛇　インドニシキヘビ

MAO　猫毛矛茅帽貌

māo　猫

猫肠炎　ネコ腸炎　ネコちょうえん
猫〔传染性〕粒细胞缺乏〔症〕　猫のウイルス性汎白血球減少症，ネコノパンリューコペニア　ネコのvirusせいはんばつけっきゅうげんしょうしょう，ネコノpanleukopenia
猫喘样震颤　猫喘〔音〕振戦　びょうぜん〔おん〕しんせん
猫喘音　猫喘音　びょうぜんおん
猫肺并殖吸虫　ケリコット肺吸虫　kellicottはいきゅうちゅう
猫肺吸虫　猫肺吸虫　ネコはいきゅうちゅう
猫肝吸虫　猫肝吸虫　ネコかんきゅうちゅう
猫后睾吸虫　猫吸虫　ネコきゅうちゅう
猫叫综合征　ネコなき症候群　ネコなきしょうこうぐん
猫科　猫科　ネコか
猫恐怖　ネコ恐怖〔症〕　ネコきょうふ〔しょう〕
猫瘟　ネコ ジステンパー　ネコdistemper
猫眼草　猫眼草　ビョウガンソウ
猫眼综合征　猫眼症候群　びょうがんしょうこうぐん
猫咬病　猫咬病　ネコかみびょう
猫栉首蚤　猫ノミ　ネコノミ
猫抓病　ネコひっかき病　ネコひっかきびょう

máo　毛矛茅

毛　毛髪，毛　もうはつ，け
毛孢子菌属　トリコスポロン属　Trichosporonぞく
毛笔形　毛筆状　もうひつじょう
毛玻璃样（状）　すりガラス様　すりglassよう
毛尘肺　毛塵肺〔症〕　もうじんはい〔しょう〕
毛翅蝇　トビケラ
毛虫　毛虫　ケムシ
毛虫皮炎　毛虫皮膚炎　ケムシひふえん
毛刺征　スピクラ徴候　spiculaちょうこう
毛丛　毛房　もうぼう，けぶさ
毛滴虫　トリコモナス　Trichomonas
毛滴虫病　トリコモナス症　Trichomonasしょう
毛滴虫属　トリコモナス属　Trichomonasぞく
毛滴虫科　トリコモナス科　Trichomonasか
毛滴虫目　トリコモナス目　Trichomonasもく
毛(洋)地黄毒甙　ジギトキシン　digitoxin
毛(洋)地黄毒甙元　ジギトキシゲニン　digitoxigenin
毛(洋)地黄毒〔素〕糖　ジギトキソース　digitoxose
毛(洋)地黄粉　粉剤ジギタリス，粉状ジギタリス　ふんざいdigitalis，ふんじょうdigitalis
毛(洋)地黄苷　ジギタリン　digitalin
毛(洋)地黄化　ジギタリス化　digitalisか
毛(洋)地黄黄素　ジギチトリン　digicitrin
毛(洋)地黄属　ジギタリス属　Digitalisぞく
毛(洋)地黄糖　ジギタロース　digitalose
毛(洋)地黄效应　ジギタリス効果　digitalisこうか
毛(洋)地黄叶　ジギタリス葉　digitalisよう

毛(洋)地黄皂甙　ジギトニン　digitonin
毛(洋)地黄皂甙化物　ジギトニド　digitonide
毛(洋)地黄皂甙元　ジギトニゲニン　digitonigenin
毛(洋)地黄中毒　ジキタリス中毒　digitalisちゅうどく
毛发　毛発　もうはつ
毛发-鼻-指综合征　毛発・鼻・指症候群　もうはつ・はな・ゆびしょうこうぐん
毛发病　毛髪病　もうはつびょう
毛发病恐怖　毛髪病恐怖　もうはつびょうきょうふ
毛发〔触〕痛　毛髪痛　もうはつつう
毛发端分裂　毛尖分裂　もうせんぶんれつ
毛发干硬　剛毛症　ごうもうしょう
毛发干燥　毛髪乾燥〔症〕　もうはつかんそう〔しょう〕
毛发感觉　毛髪〔性〕感覚　もうはつ〔せい〕かんかく
毛发感觉测量器　毛髪感覚計　もうはつかんかくけい
毛发感觉缺失　毛髪感覚消失　もうはつかんかくしょうしつ
毛发过(增)多　毛髪過多〔症〕　もうはつかた〔しょう〕
毛发红糠疹　毛孔性紅色粃糠疹　もうこうせいこうしょくひこうしん
毛发灰质营养不良　毛髪灰白質栄養不良　もうはつかいはくしつえいようふりょう
毛发检查(验)　毛髪検査　もうはつけんさ
毛发鉴定　毛髪識別　もうはつしきべつ
毛发角化病　毛孔性角化症　もうこうせいかっかしょう
毛发菌　毛髪糸状菌　もうはつしじょうきん
毛发梅毒　梅毒性毛髪症　ばいどくせいもうはつしょう
毛发〔霉〕菌病　毛髪糸状菌症　もうはつしじょうきんしょう
毛发囊肿　毛孔嚢胞　もうこうのうほう
毛发皮质　毛髪皮質　もうはつひしつ
毛发平直　直毛　ちょくもう
毛发缺乏　無毛〔症〕　むもう〔しょう〕
毛发上皮瘤　毛包上皮腫　もうほうじょうひしゅ
毛发生成　毛形成　もうけいせい
毛发生长初期　毛髪育期　もうはついくき
毛发生长中期　毛中間期　もうちゅうかんき
毛发生长终期　毛休止期　もうきゅうしき
毛发湿度计　毛髪湿度計　もうはつしつどけい
毛发苔癣　毛孔性苔癬　もうこうせいたいせん
毛发铁色素　トリコシデリン　trichociderin
毛发脱落　脱毛〔症〕　だつもう〔しょう〕
毛发退色　毛髪色素欠乏症　もうはつしきそけつぼうしょう
毛发萎缩　毛髪萎縮〔症〕　もうはついしゅく〔しょう〕
毛发温湿度记录器　毛髪温湿度記録器　もうはつおんしつどきろくき
毛发稀少(疏)〔症〕　希毛〔症〕　きもう〔しょう〕
毛〔发〕癣菌素　トリコフィチン　trichophytin
毛发学　毛髪学　もうはつがく
毛发移植　毛髪移植　もうはついしょく
毛发异常　異常毛髪〔症〕　いじょうはつもう〔しょう〕
毛发异色　毛髪異色〔症〕　もうはついしょく〔しょう〕
毛发营养　毛髪栄養　もうはつえいよう
毛发运动　毛髪運動　もうはつうんどう
毛发增多　多毛〔症〕　たもう〔しょう〕
〔毛〕发真菌病　毛髪真菌症　もうはつしんきんしょう
毛〔发〕着色　毛髪着色　もうはつちゃくしょく

毛〔发〕着色不足　毛髪着色不足　もうはつちゃくしょくふそく

毛发自落　自己抜毛　じこばつもう

毛粪石　〔毛髪〕胃石　もう〔はつ〕いせき

毛干　毛幹　もうかん

毛根　毛根　もうこん

毛根内鞘　内側毛髪鞘　ないそくもうはつしょう

毛根外鞘　外側毛髪鞘　がいそくもうはつしょう

毛茛黄素　フラボキサンチン　flavoxanthin

毛茛科　キンポウゲ科　キンポウゲか

毛茛属　キンポウゲ属　キンポウゲぞく

毛果芸香　ヤボランジ

毛果芸香次碱　ピロカルピジン　pilocarpidine

毛果芸香定　ピロカルピジン　pilocarpidine

毛果芸香碱　ピロカルピン　pilocarpine

毛果芸香碱滴眼剂　ピロカルピン点眼剤　pilocarpineてんがんざい

毛果芸香碱中毒　ピロカルピン中毒　pilocarpineちゅうどく

毛果芸香属　ピロカルプス属　Pirocarpusぞく

毛果芸香新碱　ピロシン　pirosine

毛果芸香叶中毒　ヤボランジ中毒　ヤボランジちゅうどく

毛过多　多毛〔症〕　たもう〔しょう〕

毛黑素细胞　毛髪メラニン〔形成〕細胞　もうはつmelanin〔けいせい〕さいぼう

毛花三合贰　ジギラニドA，B，C，ラナトサイドA，B，C　digilanide A，B，C，lanatoside A，B，C

毛花〔洋地黄〕贰　ラナトサイド，ジギラニド　lanatoside，digilanide

毛基体　ブレファロプラスト，生毛体　blepharoplast，せいもうたい

毛基质　毛髪基質　もうはつきしつ

毛基质细胞　毛髪基質細胞　もうはつきしつさいぼう

毛交叉　毛十字　もうじゅうじ

毛角质层　毛髪角質層　もうはつかくしつそう

毛孔　毛孔　もうこう

毛孔透药疗法　経毛孔薬物導入療法　けいもうこうやくぶつどうにゅうりょうほう

毛块　胃内毛球　いないもうきゅう

毛流（浪）　毛流　もうりゅう

毛霉蛋白　ムコリン　mucorin

毛霉菌病　ムコール〔菌〕症，毛菌症　mucor〔きん〕しょう，もうきんしょう

毛霉菌科　ムコール科　Mucorか

毛霉菌目　ムコール目　ケカビ目　Mucorもく，ケカビもく

毛霉菌属　ムコール属，ケカビ属　Mucorぞく，ケカビぞく

毛霉菌性食管炎　ムコール性食道炎　Mucorせいしょくどうえん

毛霉菌亚目　ムコール亜目　Mucorあもく

毛蠓科　蝶蠅科　チョウバエか

毛蠓〔属〕　蝶蠅〔属〕　チョウバエ〔ぞく〕

毛木耳　アラゲキクラゲ

毛母质　毛髪基質　もうはつきしつ

毛囊　毛包　もうほう

毛囊瘤　毛包腫　もうほうしゅ

毛囊病　毛包病　もうほうびょう

毛囊多䰂角栓病　小棘性束毛〔症〕　しょうきょくせいそくもう〔しょう〕

毛囊钙化上皮瘤　毛包石灰化上皮腫　もうほうせっかいか

毛囊角化〔病〕　ダリエ病　Darierびょう

毛囊角化不良　毛包角化不全〔症〕　もうほうかっかふぜん〔しょう〕

毛囊角化过度　毛包角質増殖〔症〕　もうほうかくしつぞうしょく〔しょう〕

毛囊口　毛包口　もうほうこう

毛囊粘液性变性　毛包粘液性変性　もうほうねんえきせいへんせい

毛囊脓疱病　毛包性膿痂疹　もうほうせいのうかしん

毛囊旁角化过度病　キュルレ病　kyrleびょう

毛囊强度计　毛包強度計　もうほうきょうどけい

毛囊蠕〔形〕螨　ニキビダニ，毛包ダニ　もうほうダニ

毛囊蠕〔形〕螨病　毛包ダニ〔寄生〕症，ニキビダニ〔寄生〕症　もうほうダニ〔きせい〕しょう，エキビダニ〔きせい〕しょう

毛囊上皮瘤　毛包上皮腫　もうほうじょうひしゅ

毛囊纤维棘皮瘤　毳毛棘細胞腫　ぜいもうきょくさいほうしゅ

毛囊纤维上皮瘤　毳毛上皮腫　ぜいもうじょうひしゅ

毛囊性糠疹　毛嚢性粃糠疹　もうのうせいひこうしん

毛囊炎　毛包炎　もうほうえん

毛囊炎性脱发　毛包炎性脱毛〔症〕　もうほうえんせいだつもう〔しょう〕

毛囊脂螨　ニキビダニ，毛嚢虫　もうのうちゅう

毛囊周〔围〕炎　毛包周囲炎　もうほうしゅういえん

毛尿症　毛〔様砕片〕尿症　もう〔ようじょへん〕にょうしょう

毛皮脂腺　毛包脂腺　もうほうしせん

毛皮脂腺单位　毛包脂腺単位　もうほうしせんたんい

毛皮质　毛皮質　もうひしつ

毛鞘　毛根鞘　もうこんしょう

毛球　毛球　もうきゅう

毛球炎　毛球炎　もうきゅうえん

毛乳头　毛乳頭　もうにゅうとう

毛蕊草糖　ベルバスコース　verbascose

毛蕊花属　ニワタバコ属　ニワタバコぞく

毛蕊花糖　ベルバスコース　verbascose

毛色产生　毛髪色素産生　もうはつしきそさんせい

毛上皮瘤　毛包上皮腫　もうほうじょうひしゅ

毛杓兰根　アツモリ草　アツモリソウ

毛舌　毛舌〔症〕　もうぜつ〔しょう〕

毛石　毛〔髪結〕石　もう〔はつけっ〕せき

毛首鞭〔形线〕虫　ヒト鞭虫　ヒトベンチュウ

毛特讷氏膜　マウトナー膜　Mauthnerまく

毛透明蛋白　トリコヒアリン　trichohyalin

毛透明颗粒　トリコヒアリン顆粒　trichohyalinかりゅう

毛团　毛塊　もうかい

毛外皮　毛小皮　もうしょうひ

毛涡　毛渦　けうず

毛细胞　〔有〕毛細胞　〔ゆう〕もうさいぼう

毛细胞〔性〕白血病　毛細胞性白血病　もうさいぼうせいはっけつびょう

毛细测压法　毛〔細〕管検圧法　もう〔さい〕かんけんあつほう

毛细胆管　胆細管　たんさいかん

毛细胆管微突　胆細管絨毛　たんさいかんじゅうもう

毛细胆管性肝炎　胆細管性肝炎　たんさいかんせいかんえん

毛细胆管炎　胆細管炎　たんさいかんえん

じょうひしゅ

毛细胆管炎性病毒性肝炎　胆細管性ウイルス性肝炎　たんさいかんせいvirusせいかんえん

毛细管　毛細管　もうさいかん

毛细管比色计　カピレーター　capillator

毛细管病　毛細〔血〕管疾患　もうさい〔けっ〕かんしっかん

毛细管充血　毛細管充血　もうさいかんじゅうけつ

毛细管出血　毛細管性出血　もうさいかんせいしゅっけつ

毛细管脆性　毛細管脆弱性　もうさいかんぜいじゃくせい

毛细管导液法　毛細管ドレナージ　もうさいかんdrainage

毛细管电极　毛細管電極　もうさいかんでんきょく

毛细管毒　毛細管毒　もうさいかんどく

毛细管法　毛管法　もうかんほう

毛细管防卫细胞　毛細管門衛細胞　もうさいかんもんえいさいぼう

毛细管分析〔法〕　毛細管分析〔法〕　もうさいかんぶんせき〔ほう〕

毛细管过滤系数　毛細管濾過係数　もうさいかんろかけいすう

毛细管激素　毛細管ホルモン　もうさいかんhormone

毛细管计　毛細管直径測定器,毛細管計　もうさいかんちょっけいそくていき,もうさいかんけい

毛细管间性肾硬化　毛細管間性腎硬化〔症〕　もうさいかんかんせいじんこうか〔しょう〕

毛细管扩张性环状紫癜　毛細管拡張性環状紫斑〔病〕　もうさいかんかくちょうせいかんじょうしはん〔びょう〕

毛细管扩张性狼疮疹　血管類狼瘡　けっかんるいろうそう

毛细管扩张性肉芽肿　毛細管拡張性肉芽腫　もうさいかんかくちょうせいにくがしゅ

毛细管扩张性血管瘤　毛細管拡張性血管腫　もうさいかんかくちょうせいけっかんしゅ

毛细管扩张〔症〕　毛細管拡張〔症〕　もうさいかんかくちょう〔しょう〕

毛细管瘤　毛細管腫　もうさいかんしゅ

毛细管脉搏　毛細管脈拍　もうさいかんみゃくはく

毛细管内层　毛細管内層　もうさいかんないそう

毛〔细〕凝〔集〕试验　毛細管凝集反応　もうさいかんぎょうしゅうはんのう

毛细管前小动脉　前毛細管小動脈　ぜんもうさいかんしょうどうみゃく

毛细管〔式〕粘度计　毛管粘度計　もうかんねんどけい

毛细管栓塞　毛細管塞栓症　もうさいかんそくせんしょう

毛细血管网　毛細〔血〕管網　もうさい〔けっ〕かんもう

毛细管显微镜　毛細管顕微鏡　もうさいかんけんびきょう

毛细管显微镜检查　毛細管顕微鏡検査〔法〕　もうさいかんけんびきょうけんさ〔ほう〕

毛细管现象　毛〔細〕管現象　もう〔さい〕かんげんしょう

毛细管型淋巴管瘤　毛細管型リンパ管腫　もうさいかんがたlymphかんしゅ

毛细管性血管瘤　毛細管性血管腫　もうさいかんせいけっかんしゅ

毛细管血行正常　毛細管循環正常　もうさいかんじゅんかんせいじょう

毛细管血压计　〔皮膚〕毛細管血圧計　〔ひふ〕もうさいかんけつあつけい

毛细管循环迟缓　毛細管循環不全　もうさいかんじゅんかんふぜん

毛细管炎　毛細管炎　もうさいかんえん

毛细管引流法　毛細管ドレナージ　もうさいかんdrainage

毛细管运动　毛細管運動　もうさいかんうんどう

毛细管痣　毛細管性母斑　もうさいかんせいぼはん

毛细管周皮细胞　毛細管周皮細胞　もうさいかんしゅうひさいぼう

毛细管周细胞　毛細管周囲細胞　もうさいかんしゅういさいぼう

毛细管柱　毛細管柱　もうさいかんちゅう

毛细管紫癜　毛細管紫斑〔病〕　もうさいかんしはん〔びょう〕

毛细管阻抗测定器　毛細管抵抗計量器　もうさいかんていこうけいりょうき

毛细管作用　毛〔細〕管作用　もう〔さい〕かんさよう

毛细淋巴管　リンパ毛細管　lymphもうさいかん

毛细淋巴管扩张　リンパ毛細管拡張　lymphもうさいかんかくちょう

毛细淋巴管瘤　毛細管性リンパ管腫　もうさいかんせいlymphかんしゅ

毛细淋巴〔管〕网　毛細リンパ管網　もうさいlymphかんもう

毛细吸管　毛〔細〕管ピペット　もう〔さい〕かんpipette

毛细吸引　毛〔細〕管吸引　もう〔さい〕かんきゅういん

毛细现象　毛〔細〕管現象　もう〔さい〕かんげんしょう

毛细线虫属　毛細線虫属　もうさいせんちゅうぞく

毛细血管　毛細〔血〕管　もうさい〔けっ〕かん

毛细血管壁　毛細〔血〕管壁　もうさい〔けっ〕かんへき

毛细〔血〕管病　毛細〔血〕管疾患　もうさい〔けっ〕かんしっかん

毛细血管搏动　毛細〔血〕管拍動　もうさい〔けっ〕かんはくどう

毛细血管搏动征　毛細〔血〕管拍動徴候　もうさい〔けっ〕かんはくどうちょうこう

毛细血管采血法　毛細〔血〕管採血法　もうさい〔けっ〕かんさいけつほう

毛细血管床　毛細〔血〕管ベッド,毛細〔血〕管床　もうさい〔けっ〕かんbed,もうさい〔けっ〕かんしょう

毛细血管脆性　毛細〔血〕管脆〔弱〕性　もうさい〔けっ〕かんぜい〔じゃく〕せい

毛细血管脆性试验　毛細〔血〕管脆〔弱〕性試験　もうさい〔けっ〕かんぜい〔じゃく〕せいしけん

毛细〔血〕管后静脉受体　後毛細〔血〕管小静脈受容体　こうもうさい〔けっ〕かんしょうじょうみゃくじゅようたい

毛细血管后微静脉　後毛細〔血〕管小静脈　こうもうさい〔けっ〕かんしょうじょうみゃく

毛细血管后阻力　後毛細〔血〕管抵抗　こうもうさい〔けっ〕かんていこう

毛细血管间肾小球硬化〔症〕　糸球体毛細〔血〕管間硬化〔症〕　しきゅうたいもうさい〔けっ〕かんかんこうか〔しょう〕

毛细血管镜　毛細〔血〕管顕微鏡　もうさい〔けっ〕かんけんびきょう

毛细血管镜检查　毛細〔血〕管顕微鏡検査〔法〕　もうさい〔けっ〕かんけんびきょうけんさ〔ほう〕

毛细血管扩张　毛細〔血〕管拡張　もうさい〔けっ〕かんかくちょう

毛细血管扩张斑　毛細〔血〕管拡張性母斑　もうさい〔けっ〕かんかくちょうせいぼはん

毛细血管扩张病　毛細〔血〕管拡張症　もうさい〔けっ〕かんかくちょうしょう

毛细血管扩张性骨肉瘤　毛細〔血〕管拡張性骨肉腫　もうさ

い〔けっ〕かんかくちょうせいこつにくしゅ

毛细血管扩张性环状紫斑　毛細〔血〕管拡張性環状紫斑　もうさい〔けっ〕かんかくちょうせいかんじょうしはん

毛细血管扩张性运动失调综合征　毛細〔血〕管拡張性運動失調症候群　もうさい〔けっ〕かんかくちょうせいうんどうしっちょうしょうこうぐん

毛细血管瘤　毛細〔血〕管性血管腫　もうさい〔けっ〕かんせいけっかんしゅ

毛细血管内层　毛細〔血〕管内層　もうさい〔けっ〕かんないそう

毛细血管内皮细胞　毛細〔血〕管内皮細胞　もうさい〔けっ〕かんないひさいぼう

毛细血管内压〔力〕　毛細〔血〕管内圧　もうさい〔けっ〕かんないあつ

毛细血管祥　毛細〔血〕管係蹄　もうさい〔けっ〕かんけいてい

毛细血管前括约肌　毛細〔血〕管前括約筋　もうさい〔けっ〕かんぜんかつやくきん

毛细血管前阻力　毛細〔血〕管前抵抗　もうさい〔けっ〕かんぜんていこう

毛细血管通(渗)透性　毛細〔血〕管透過性　もうさい〔けっ〕かんとうかせい

毛细血管通(渗)透性增加　毛細〔血〕管透過性増加　もうさい〔けっ〕かんとうかせいぞうか

毛细血管网　毛細〔血〕管網　もうさい〔けっ〕かんもう

毛细血管显微镜　毛細〔血〕管顕微鏡　もうさい〔けっ〕かんけんびきょう

毛细〔血管型〕血管瘤　毛細〔血〕管性血管腫　もうさい〔けっ〕かんせいけっかんしゅ

毛细血管〔性〕出血　毛細〔血〕管性出血　もうさい〔けっ〕かんせいしゅっけつ

毛细〔血〕管〔血〕压　毛細〔血〕管〔血〕圧　もうさい〔けっ〕かん〔けつ〕あつ

毛细血管血液灌流不足　毛細〔血〕管灌流不足　もうさい〔けっ〕かんかんりゅうふそく

毛细血管循环　毛細〔血〕管循環　もうさい〔けっ〕かんじゅんかん

毛细血管炎　毛細〔血〕管炎　もうさい〔けっ〕かんえん

毛细血管运动失调　毛細〔血〕管運動失調　もうさい〔けっ〕かんうんどうしっちょう

毛细血管周间隙　毛細〔血〕管周囲間隙　もうさい〔けっ〕かんしゅういかんげき

毛细血管阻力试验　毛細〔血〕管抵抗試験　もうさい〔けっ〕かんていこうしけん

毛细支气管炎　細気管支炎　さいきかんしえん

毛线虫病　旋毛虫症　せんもうちゅうしょう

毛线虫科　旋毛虫科　せんもうちゅうか

毛线虫属　旋毛虫属　せんもうちゅうぞく

毛小皮　毛小皮　もうしょうひ

毛癣菌病　白癬症　はくせんしょう

毛癣菌属　白癬菌属　はくせんきんぞく

毛癣菌素　トリコフィチン　trichophytin

毛罌〔粟〕蓝O　セトグラウシンO　setoglaucin O

毛蚴　吸虫類幼虫，ミラシ(キ)ジウム　きゅうちゅうるいようちゅう，miracidium

毛鱼藤　デリス　derris

毛鱼藤酮　エリプトン　elliptone

毛原细胞　髪毛細胞　はつもうさいぼう

毛圆线虫病　毛様線虫症　もうようせんちゅうしょう

毛圆线〔虫〕科　毛様線虫科　もうようせんちゅうか

毛圆线虫属　毛様線虫属　もうようせんちゅうぞく

毛痣　毛髪性母斑　もうはつせいぼはん

毛状体　毛状体　もうじょうたい

毛状物　毛状物　もうじょうぶつ

毛周围角化病　毛孔性角化症　もうこうせいかっかしょう

矛盾观念　矛盾観念　むじゅんかんねん

矛盾情绪　二重傾向，矛盾情緒　にじゅうけいこう，むじゅんじょうしょ

矛盾栓塞　奇異〔性〕塞栓〔症〕　きい〔せい〕そくせん〔しょう〕

矛盾性反应　矛盾性反応　むじゅんせいはんのう

矛盾性运动不能　矛盾性運動不能　むじゅんせいうんどうふのう

矛盾意向　二面志向　にめんしこう

矛盾运动　矛盾運動　むじゅんうんどう

矛头蛇　三角頭毒蛇　さんかくとうどくじゃ

茅〔苍〕术　ホソバオケラ

茅〔苍〕术醇　ヒネソール　hinesol

茅草　チガヤ

茅膏〔菜〕醌　ドロセロン　droserone

mào　帽貌

帽式绷带　帽子状包帯　ぼうしじょうほうたい

帽形成　帽形成　ぼうけいせい

帽状腱膜　帽状腱膜　ぼうじょうけんまく

帽状腱膜下脓肿　帽状腱膜下膿瘍　ぼうじょうけんまくかのうよう

帽状腱膜下血肿　帽状腱膜下血腫　ぼうじょうけんまくかけっしゅ

帽状子宫　帽状子宮　ぼうじょうしきゅう

貌美妄想　自己美人妄想　じこびじんもうそう

MEI　玫眉梅媒煤酶镅霉每美镁

méi　玫眉梅媒煤酶镅霉

玫瑰　紅バラ　ベニバラ

玫瑰苯胺　ローザニリン　rosaniline

玫瑰痤疮样结核疹　壊死性丘疹状結核疹　えしせいきゅうしんじょうけっかくしん

玫瑰红　ローズベンガル，ローダミン　rose bengal, rhodamine

玫瑰红酸钾　ロソール酸カリウム　rosolさんkalium

玫瑰花环(结)〔形成〕试验　ロゼット形成試験　rosetteけいせいしけん

玫瑰花环(结)形成细胞　ロゼット形成細胞　rosetteけいせいさいぼう

玫瑰花结　ロゼット　rosette

E玫瑰花结　Eロゼット　E rosette

EA玫瑰花结　EAロゼット　EA rosette

EAC玫瑰花结　EACロゼット　EAC rosette

玫瑰花结试验　ロゼット試験　rosetteしけん

E玫瑰花结试验　Eロゼット試験　Erosetteしけん

E玫瑰花结形成率　Eロゼット形成率　Erosetteけいせいりつ

EAC玫瑰花结形成试验　EACロゼット形成試験　EAC rosetteけいせいしけん

玫瑰花形　ロゼット形　rosetteけい

玫瑰菌素　ロゼイン　rosein

玫瑰糠疹　バラ色粃糠疹　バラいろひこうしん
玫瑰木碱　カロピン　carobine
玫瑰树碱　エリプチシン　ellipticine
玫瑰桃红　バラピンク　バラpink
玫瑰眼　バラ眼　バラがん
玫瑰油　バラ油　バラあぶら
玫瑰疹　バラ疹　バラしん
玫红对氮蒽　ロジンダリン　rosinduline
玫红酸　ロゾール酸　rosolさん
玫红酸钠　ロゾール酸ナトリウム　rosolさんnatrium
玫棕酸钾盐　ロジゾン酸カリウム　rhodizonさんkalium
眉部皮炎　眉毛〔部皮膚〕炎　びもう〔ぶひふ〕えん
眉部虱病　眉毛部虱症　びもうぶシラミしょう
眉弓　眉弓　びきゅう
眉崤　眉稜　びりょう
眉间　眉間　みけん
眉间宽　眉間幅　みけんはば
眉间中点　眉間中点,オフリオン　みけんちゅうてん,
　ophryon
眉痉挛　眉毛〔部〕痙攣　びもう〔ぶ〕けいれん
眉〔毛〕　眉毛　まゆげ,びもう
眉毛过多　眉毛過多〔症〕　びもうかた〔しょう〕
眉毛脱落　眉毛欠落　びもうだつらく
眉缺损　眉毛欠損　びもうけっそん
梅-埃二氏反应　メルツァー・エールマン反応　Meltzer-
　Ehrmannはんのう
梅-贝二氏试验　メリュー・バイヨン試験　Merieux-Biuonし
　けん
梅丁氏病　メディン病　Medinびょう
梅毒　梅毒　ばいどく
梅毒白细胞虫　ロス小体　Rossしょうたい
梅毒标准试验　梅毒標準試験　ばいどくひょうじゅんしけ
　ん
梅毒病　梅毒症　ばいどくしょう
梅毒补体结合反应　梅毒補体結合反応　ばいどくほたいけ
　つごうはんのう
梅毒动脉瘤　梅毒性動脈瘤　ばいどくせいどうみゃくりゅ
　う
梅毒发生　梅毒発生　ばいどくはっせい
梅毒感染率测计法　梅毒感染度調査法　ばいどくかんせん
　どちょうさほう
梅毒接种　梅毒接種　ばいどくせっしゅ
梅毒结节性红斑　梅毒結節性紅斑症　ばいどくけっせつせ
　いこうはんしょう
梅毒抗体　ワッセルマン抗体　Wassermannこうたい
梅毒恐怖　梅毒恐怖〔症〕　ばいどくきょうふ〔しょう〕
梅毒恐怖性精神病　梅毒恐怖性精神病　ばいどくきょうふ
　せいせいしんびょう
梅毒疗法　梅毒療法　ばいどくりょうほう
梅毒瘤　ゴム腫,梅毒腫　gumしゅ,ばいどくしゅ
梅毒瘤性骨炎　ゴム腫性骨炎　gumしゅせいこつえん
梅毒瘤性溃疡　ゴム腫性潰瘍　gumしゅせいかいよう
梅毒螺旋体　梅毒トレポネーマ,トレポネーマー パリズム
　ばいどくTreponema,Treponema pallidum
梅毒螺旋体补体结合试验　梅毒トレポネーマ補体結合試験
　ばいどくTreponemaほたいけつごうしけん
梅毒螺旋体免疫粘连试验　梅毒トレポネーマ免疫付着試験
　ばいどくTreponemaめんえきふちゃくしけん

梅毒螺旋体素　ルエチン　luetin
梅毒螺旋体素反应　ルエチン反応　luetinはんのう
梅毒螺旋体血凝试验　梅毒トレポネーマ血球凝集試験　ば
　いどくTreponemaけっきゅうぎょうしゅうしけん
梅毒螺旋体脂质抗原　トレポネーマ リポイド抗原
　Treponema lipoidこうげん
梅毒螺旋体制动反应　梅毒トレポネーマ不動化試験,梅毒
　トレポネーマ運動停止試験,梅毒不活試験　ばいとく
　Treponemaふどうかしけん,ばいとくTreponemaうんどう
　ていししけん,ばいどくふかつしけん
梅毒试验　梅毒試験　ばいどくしけん
〔梅毒〕树胶肿　ゴム腫　gumしゅ
梅毒下疳　梅毒下疳　ばいどくげかん
梅毒性白斑　梅毒性白斑　ばいどくせいはくはん
梅毒〔性〕动脉瘤　梅毒性動脈瘤　ばいどくせいどうみゃく
　りゅう
梅毒性动脉内膜炎　梅毒性動脈内膜炎　ばいどくせいどう
　みゃくないまくえん
梅毒性动脉炎　梅毒性動脈炎　ばいどくせいどうみゃくえ
　ん
梅毒性腹股沟淋巴结炎　梅毒性横痃(横根)　ばいどくせい
　おうげん(よこね)
梅毒性肝炎　梅毒性肝炎　ばいどくせいかんえん
梅毒性肝硬变　梅毒性肝硬変　ばいどくせいかんこうへん
梅毒性骨软骨炎　梅毒性骨軟骨炎　ばいどくせいこつなん
　こつえん
梅毒性骨炎　梅毒性骨炎　ばいどくせいこつえん
梅毒性关节炎　梅毒性関節炎　ばいどくせいかんせつえん
梅毒性冠状动脉口狭窄　梅毒性冠状動脈口狭窄　ばいどく
　せいかんじょうどうみゃくこうきょうさく
梅毒性喉软骨膜炎　梅毒性喉頭軟骨膜炎　ばいどくせいこ
　うとうなんこつまくえん
梅毒性脊膜脊髓炎　梅毒脊髄膜脊髄炎　ばいどくせきずい
　まくせきずいえん
梅毒性继发性帕金森氏综合征　梅毒性続発性パーキンソン
　症候群　ばいどくせいぞくはつせいparkinsonしょうこう
　ぐん
梅毒性假〔性〕麻痹　梅毒性偽麻痺　ばいどくせいぎまひ
梅毒性结节　梅毒性結節腫　ばいどくせいけっせつしゅ
梅毒性精神病　梅毒〔性〕精神病　ばいどく〔せい〕せいしん
　びょう
梅毒性胫骨　梅毒性脛骨　ばいどくせいけいこつ
梅毒性痉挛性截瘫　梅毒性痙性対麻痺　ばいどくせいけい
　せいついまひ
梅毒性溃疡(烂)　梅毒潰瘍　ばいどくかいよう
梅毒性溃疡形成　梅毒潰瘍形成　ばいどくかいようけいせ
　い
梅毒性淋巴管炎　梅毒性リンパ管炎　ばいどくせいlymph
　かんえん
梅毒性脉络膜视网膜炎　梅毒性脈絡網膜炎　ばいどくせい
　みゃくらくもうまくえん
梅毒性脑〔脊髓〕膜炎　梅毒性髄膜炎　ばいどくせいずいま
　くえん
梅毒性脑炎　梅毒性脳炎　ばいどくせいのうえん
梅毒性脓痂病　梅毒性膿痂疹　ばいどくせいのうかしん
梅毒性蔷薇疹　梅毒性バラ疹　ばいどくせいバラしん
梅毒性全静脉炎　梅毒性汎静脈炎　ばいどくせいはんじょ
　うみゃくえん

梅毒性苔癣　梅毒性苔癬　ばいどくせいたいせん
梅毒性脱发　梅毒性脱毛〔症〕　ばいどくせいだつもう〔しょう〕
梅毒性歇斯底里　梅毒性ヒステリー　ばいどくせいHysterie
梅毒性心肌树胶样肿　梅毒性心筋ゴム腫　ばいどくせいしんきんgumしゅ
梅毒性心血管病　梅毒性心血管疾患　ばいどくせいしんけっかんしっかん
梅毒性心脏病　梅毒性心臓病　ばいどくせいしんぞうびょう
梅毒性牙　ハッチンソン歯　Hutchinsonし
梅毒性眼炎　梅毒性眼炎　ばいどくせいがんえん
梅毒性肿块　梅毒腫　ばいどくしゅ
梅毒性主动脉瓣关闭不全　梅毒性大動脈弁閉鎖不全〔症〕　ばいどくせいだいどうみゃくべんへいさふぜん〔しょう〕
梅毒性主动脉瘤　梅毒性大動脈瘤　ばいどくせいだいどうみゃくりゅう
梅毒性主动脉炎　梅毒性大動脈炎　ばいどくせいだいどうみゃくえん
梅毒学　梅毒学　ばいどくがく
梅毒学家　梅毒学者　ばいどくがくしゃ
梅毒血清抗体试验　梅毒血清抗体試験　ばいどくけっせいこうたいしけん
梅毒血清〔学〕试验　梅毒血清学試験　ばいどくけっせいがくしけん
梅毒再感染　梅毒再感染　ばいどくさいかんせん
梅毒诊断器　梅毒診断検査セット　ばいどくしんだんけんさset
梅毒疹　梅毒疹　ばいどくしん
梅尔〔厄〕氏征　マイヨール徴候　Mayorちょうこう
梅尔克逊氏综合征　メルカーソン症候群　Melkerssonしょうこうぐん
梅尔内尔氏体　メルナー小体　Mörnerしょうたい
梅尔西埃氏嵴　メルシア稜　Mercierりょう
梅尔西埃氏探子　メルシア ゾンデ　Mercier Sonde
梅尔泽堡三征　メルゼブルグ三主徴　Merseburgさんしゅちょう
梅尔泽氏征　メルツァー徴候　Meltzerちょうこう
梅苷　アンチメリン　antimellin
梅-格二氏染色　メイ・グリュンワルト染色　May-Grünwaldせんしょく
梅格兰氏点　メグラン点　Meglinてん
梅格斯氏综合征　メーグス症候群　Meigsしょうこうぐん
梅花型髓内钉　クローバー型髄内釘　cloverがたずいないてい
梅花针　梅花針　ばいかしん
梅-霍二氏试验　メーザー・ホフマン試験　Mazer-Hoffmanしけん
梅-吉姆萨氏综合征　メイ・ギームザ症候群　May-Giemsaしょうこうぐん
梅坎米胺　メカミラミン　mecamylamine
梅-莱二氏法　メルツァ・リオン法　Meltzer-Lyonほう
梅里斯氏腺　メーリス腺　Mehlisせん
梅-罗二氏综合征　メルカーソン・ローゼンタール症候群　Melkersson-Rosenthalしょうこうぐん
梅尼埃尔氏病　メニエール病　Meniereびょう
梅尼埃尔氏病样多发性脑神经炎　メニエール型多発脳神経炎　Meniereがたたはつのうしんけいえん
梅尼埃尔氏综合征　メニエール症候群　Meniereしょうこうぐん
梅欧-罗布逊氏点　メーヨー・ロブソン点　Mayo-Robsonてん
梅欧氏征　メーヨー徴候　Mayoちょうこう
梅-佩二氏病　メルツバッハ・ペリツェウス病　Merzbacher-Pelizaeusびょう
梅氏位　メーヤー位　Mayerい
梅氏芽胞染色法　メイ芽胞染色法　Mayがほうせんしょくほう
梅氏征　メイ徴候　Mayちょうこう
梅塔芬液　メタフェン液　methaphenえき
梅太德林　メテドリン　methedrine
梅特兰氏方法　マイトランド法　Maitlandほう
梅心病　梅毒性心臓病　ばいどくせいしんぞうびょう
媒介　媒介　ばいかい
媒介动物　媒介動物　ばいかいどうぶつ
媒介过程　媒介過程　ばいかいかてい
媒介螨种　媒介ダニ　ばいかいダニ
媒介〔物〕　媒介者,中介物　ばいかいしゃ,ちゅうかいぶつ
媒介蝇种　媒介蝿　ばいかいバエ
媒介作用　媒介作用　ばいかいさよう
媒染剂　媒染剤　ばいせんざい
媒质　媒質　ばいしつ
煤　石炭　せきたん
煤尘　石炭塵埃　せきたんじんあい
煤〔尘〕肺　炭粉症,炭肺症　たんふんしょう,たんはいしょう
煤酚　クレゾール　cresol
煤酚皂溶液　クレゾール石けん液　cresolせっけんえき
煤工尘肺　炭坑夫塵肺症　たんこうふじんはいしょう
煤焦油　〔コール〕タール　〔coal〕tar
煤焦油癌　タール癌　tarがん
煤焦油蛋白　クレアルビン　crealbin
煤焦油类药物　コールタール〔治療〕薬　coal tar〔ちりょう〕やく
煤焦油软膏　タール軟膏　tarなんこう
煤焦油样粪　タール様便　tarようべん
煤矿保安规程　炭鉱安全規則　たんこうあんぜんきそく
煤矿爆发后毒气　炭鉱爆発後の有毒ガス　たんこうばくはつごのゆうどくgas
煤矿工人尘肺　鉱夫肺　こうふはい
煤矿职业性皮肤病　炭鉱職業性皮膚病　たんこうしょくぎょうせいひふびょう
煤气　〔石炭〕ガス　〔せきたん〕gas
煤气厂废水　ガス工場廃水　gasこうじょうはいすい
煤气灯　ガス ランプ　gas lamp
煤气窒息　石炭ガス窒息　せきたんgasちっそく
煤气中毒　石炭ガス中毒,一酸化炭素中毒　せきたんgasちゅうどく,いっさんかたんそちゅうどく
煤脱硫　石炭脱硫　せきたんだつりゅう
煤矽肺　炭ケイ肺症,炭粉ケイ〔粉〕肺〔症〕　たんケイはいしょう,たんふんケイ〔ふん〕はい〔しょう〕
煤烟　煤煙,煤　ばいえん,すす
煤烟癌　煤煙癌,煙突掃除夫癌　ばいえんがん,えんとつそうじふがん
煤油　灯油,ケロシン　とうゆ,kerosene

煤油中毒　灯油中毒　とうゆちゅうどく
酶　酵素,エンザイム　こうそ,enzyme
Q-酶　Q-酵素　Q-こうそ
酶标记　酵素標識付け　こうそひょうしきづけ
酶标记化合物　酵素標識化合物　こうそひょうしきかごうぶつ
酶标记抗体法　酵素標識抗体法　こうそひょうしきこうたいほう
酶标记免疫测定〔法〕　酵素標識免疫測定〔法〕　こうそひょうしきめんえきそくてい〔ほう〕
酶〔不全〕病　酵素病　こうそびょう
酶〔促〕反应　酵素反応　こうそはんのう
酶促反应动力学　酵素反応動力学　こうそはんのうどうりきがく
酶促合成法　酵素的合成法　こうそてきごうせいほう
酶促化学修饰作用　酵素化学修飾作用　こうそかがくしゅうしょくさよう
酶〔促〕清创　酵素的創傷清拭　こうそてきそうしょうせいしょく
酶促作用　酵素触媒作用　こうそしょくばいさよう
酶蛋白　酵素蛋白,アポ酵素　こうそたんぱく,apoこうそ
酶蛋白作用　アポ酵素作用　apoこうそさよう
酶的变构〔象〕调节　酵素のアロステリック調節　こうそのallostericちょうせつ
酶的催化效率　酵素の触媒効率　こうそのしょくばいこうりつ
酶的抑制　酵素の抑制　こうそのよくせい
酶的亚单位　酵素の亜単位　こうそのあたんい
酶电极　酵素電極　こうそでんきょく
酶反应动力学　酵素反応動力学　こうそはんのうどうりきがく
酶分解　発酵,酵素分解　はっこう,こうそぶんかい
酶含量的调节　酵素含量の調節　こうそかんりょうのちょうせつ
酶化学　酵素化学　こうそかがく
酶活性　酵素活性　こうそかっせい
酶活性测定　酵素活性測定　こうそかっせいそくてい
酶活性簇　酵素族　こうそぞく
酶活性单位　酵素活性の単位　こうそかっせいのたんい
酶活性蛋白　酵素蛋白〔質〕,チモプロティン　こうそたんぱく〔しつ〕,Zymoprotein
酶拮抗物　酵素拮抗物質　こうそきっこうぶっしつ
酶洁剂　酵素洗剤　こうそせんざい
酶结构　酵素構造　こうそこうぞう
酶解　酵素性分解　こうそせいぶんかい
酶解肌珠蛋白　メロミオシン　meromyosin
酶类　酵素類　こうそるい
酶联免疫吸附测定　酵素連鎖性免疫吸着測定　こうそれんさせいめんえききゅうちゃくそくてい
酶免疫测(检)定　酵素免疫測定　こうそめんえきそくてい
酶免疫电泳　酵素免疫電気泳動　こうそめんえきでんきえいどう
酶免疫分析法　酵素免疫分析法　こうそめんえきぶんせきほう
酶免疫试验　酵素免疫試験　こうそめんえきしけん
酶尿　酵素尿〔症〕　こうそにょう〔しょう〕
酶谱　ザイモグラム　Zymogram
酶前体　酵素前駆体　こうそぜんくたい

酶缺乏　酵素欠乏　こうそけつぼう
酶缺陷　酵素欠陥　こうそけっかん
酶生成〔作用〕　酵素発生　こうそはっせい
酶特异性　酵素特異性　こうそとくいせい
酶系统　酵素系統　こうそけいとう
酶性发酵　酵素性発酵　こうそせいはっこう
酶学　酵素学　こうそがく
酶学家　酵素学者　こうそがくしゃ
酶血症　酵素血症　こうそけっしょう
酶抑片　アンベノニウム　ambenonium
酶抑制　酵素抑制　こうそよくせい
酶抑制免疫分析　酵素抑制免疫学的検定　こうそよくせいめんえきがくてきけんてい
酶抑制物　酵素抑制薬　こうそよくせいやく
酶抑作用　酵素抑制作用　こうそよくせいさよう
酶诱导　酵素誘導　こうそゆうどう
酶原　酵素原　こうそげん
酶原激活　酵素原活性化　こうそげんかっせいか
酶原〔颗〕粒　酵素原顆粒　こうそげんかりゅう
酶制剂　酵素制剤　こうそせいざい
酶致活〔作用〕　酵素活性化〔作用〕　こうそかっせいか〔さよう〕
酶致转变(化)　酵素変換　こうそへんかん
酶作用物　基質　きしつ
酶-作用物复合物　基質酵素結合物　きしつこうそけつごうぶつ
酶-作用物-抑制剂复合物　基質酵素抑制剤結合物　きしつこうそよくせいざいけつごうぶつ
镅　アメリシウム,Am　americium
241镅　アメリシウム-241　americium-241
霉　黴　カビ
霉尘肺　ファーマー肺　farmerはい
霉菌　真菌,糸状菌　しんきん,しじょうきん
霉菌孢子　真菌胞子　しんきんほうし
霉菌病　真菌症　しんきんしょう
霉菌擦烂　真菌間擦疹　しんきんかんさつしん
霉菌沉淀素　真菌沈降素,ミコプレシピチン　しんきんちんこうそ,mycoprecipitin
霉菌毒素　マイコトキシン　mycotoxin
霉菌毒素接种　マイコトキシン ワクチン接種　mycotoxin vaccineせっしゅ
霉菌多糖类　糸状菌多糖類　しじょうきんたとうるい
霉菌感染　真菌感染　しんきんかんせん
霉菌固(甾)醇　ファンギステロール,ミコステロール　fungisterol mycosterol
霉菌核蛋白　ミコヌクレオアルブミン　myconucleoalbumin
霉菌膜素　マイコシン　mycosin
霉菌凝集素　真菌凝集素　しんきんぎょうしゅうそ
霉菌素　ミコマイシン　mycomycin
霉菌酸　ミコール酸　mycolさん
霉菌酸酯　ミコール酸エステル　mycolさんester
霉菌形细菌　真菌様細菌　しんきんようさいきん
霉菌性肠炎　真菌性腸炎　しんきんせいちょうえん
霉菌性肺炎　真菌性肺炎　しんきんせいはいえん
霉菌性骨髓炎　真菌性骨髄炎　しんきんせいこつずいえん
霉菌性鼓膜炎　真菌性鼓膜炎,鼓膜菌症　しんきんせいこまくえん,こまくきんしょう
霉菌性关节炎　真菌性関節炎　しんきんせいかんせつえん

霉菌性角膜溃疡　真菌性角膜潰瘍　しんきんせいかくまくかいよう

霉菌性角膜炎　真菌性角膜炎　しんきんせいかくまくえん

霉菌性结肠炎　真菌性結腸炎　しんきんせいけっちょうえん

霉菌性口炎　真菌性口内炎,口腔カンジダ症　しんきんせいこうないえん,こうくうcandidaしょう

霉菌性脑膜炎　真菌性髄膜炎　しんきんせいずいまくえん

霉菌性肉芽肿　真菌性肉芽腫　しんきんせいにくがしゅ

霉菌性心包炎　真菌性心膜炎　しんきんせいしんまくえん

霉菌性心肌炎　真菌性心筋炎　しんきんせいしんきんえん

霉菌性心内膜炎　真菌性心内膜炎　しんきんせいしんないまくえん

霉菌性眼炎　真菌性眼炎　しんきんせいがんえん

霉菌性阴道炎　真菌性腟炎　しんきんせいちつえん

霉菌学　真菌学　しんきんがく

霉菌学家　真菌学者　しんきんがくしゃ

霉菌血症　真菌血症　しんきんけっしょう

霉菌硬纤维瘤　真菌線維腫　しんきんせんいしゅ

霉菌疹　糸状菌疹,ミキッド　しじょうきんしん,mycid

霉菌制阻　糸状菌発育抑制　しじょうきんはついくよくせい

霉样真菌属　アレシェリア属　Allescheriaぞく

měi　每美镁

每搏〔输出〕量　一回拍出量　いっかいはくしゅつりょう

每晨　毎朝　まいあさ

每二小时　二時間ごとに　にじかんごとに

每分呼吸量　毎分呼吸量　まいふんこきゅうりょう

每分输出量　毎分拍出量　まいふんはくしゅつりょう

每分通气量　毎分換気量　まいふんかんきりょう

每分有效通气量　毎分有効換気量　まいふんゆうこうかんきりょう

每分钟最大通气量　毎分最大換気量　まいふんさいだいかんきりょう

每隔一日　1日おきに,隔日に　いちにちおきに,かくじつに

每隔一小时　1時間おきに　いちじかんおきに

每秒周〔波〕数　サイクル毎秒,CPS　cycleまいびょう

每年实际死亡率　年間現実死亡率　ねんかんげんじつしぼうりつ

每日　毎日,qd　まいにち

每日两次　1日2回,bid　いちにちにかい

每日热　毎日熱　まいにちねつ

每日容许摄入量　摂取許容1日量　せっしゅきょよういちにちりょう

每日（天）三次　1日3回,tid　いちにちさんかい

每日（天）四次　1日4回,qid　いちにちよんかい

每日（天）一次　1日1回,qd　いちにちいっかい

每三日　三日目に　みっかめに

每三小时尿比重试验　三時間ごと尿比重試験　さんじかんごとにょうひじゅうしけん

每十五分钟　15分毎に　じゅうごふんごとに

每四小时　四時間毎に　よじかんごとに

每天　毎日　まいにち

每小时　1時間毎に　いちじかんごとに

每夜　毎晩　まいばん

美安生　マイアネシン　myanesin

美桴苦苷　フラキシン　fraxin

美桴苦素　フラキセチン　fraxetin

美德来佐　メトラゾール　metrazol

美登布他新碱　マイタンブチン　maytanbutin

美登素　マイタンシン　maytansine

美国药典标准　USPスタンダード,アメリカ薬局方標準　USP standard,Americanやっきょくほうひょうじゅん

美国药典单位　USP単位　USPたんい

美花椒内酯　キサントキシレチン　xanthoxyletin

美加明　メカミルアミン　mecamylamine

美加明盐酸盐　塩酸メカミルアミン　えんさんmecamylamine

美解眠　メジマイド　megimide

美菌素　ユーリシン　eulicin

美克尔氏肌　メルケル筋　Merkelきん

美克尔〔氏〕憩室　メッケル憩室　Meckelけいしつ

美克尔〔氏〕憩室穿孔　メッケル憩室穿孔　Meckelけいしつせんこう

美克尔〔氏〕憩室绞窄　メッケル憩室絞扼　Meckelけいしつこうやく

美克尔〔氏〕憩室内胃粘膜异位　メッケル憩室内胃粘膜転位　Meckelけいしつないいねんまくてんい

美克尔〔氏〕憩室扭转　メッケル憩室捻転　Meckelけいしつねんてん

美克尔〔氏〕憩室疝　メッケル憩室ヘルニア　Meckelけいしつへルニア

美克尔〔氏〕憩室炎　メッケル憩室炎　Meckelけいしつえん

美克尔氏腔（隙）　メッケル腔　Meckelくう

美克尔氏神经节　メッケル神経節　Meckelしんけいせつ

美蓝　メチレン ブルー　methylene blue

美蓝树脂法　メチレン ブルー樹脂法　melhylene blueじゅしほう

美丽筒线虫　ゴンギロネマ プルクルム　Gongylonema pulchrum

美路克松氏综合征　メルカーソン症候群　Melkerssonしょうこうぐん

美貌狂　自己美人妄想狂　じこびじんもうそうきょう

美尼尔氏病　メニエル病　Meniereびょう

美浓霉素　ミノシン,ミノマイシン　minocin,minomycin

美其敏　メクリジン　meclizine

美琪氏综合征　メーグズ症候群　Meigsしょうこうぐん

美容剂　美容剤　びようざい

美容术　美容手術　びようしゅじゅつ

美容学　美容学　びようがく

美容院　美容院　びよういん

美容灼伤　美容火傷　びようかしょう

美散痛（沙酮）　メサドン,メタドン　methadone

美沙芬　デキストロメトルファン　dextromethorphan

美沙乌头碱　メサコニチン　mesaconitine

美视症　カロプシア　kalopsia

美术解剖学　美術解剖学　びじゅつかいぼうがく

美速胺　メトキサミン　methoxamine

美速克新命　メトキサミン　methoxamine

美索卡因　トリメカイン　trimecaine

美索因　メトイン,メサントイン　methoin,mesantoin

美坦（登）布亭　メエタンブチン　maytanbutine

美坦（登）普林　メエタンプリン　maytanprine

美坦（登）生　メエタンジン　maytansine

美替卡因　メチカイン　metycaine

美远志　セネガ　senega
美洲板口线虫　アメリカ鉤虫　Americaこうちゅう
美洲大蠊　ワモンゴキブリ
美洲钩虫　アメリカ鉤虫　Americaこうちゅう
美洲利什曼病　アメリカリーシュマニア症　America Leishmaniaしょう
美洲商陆　アメリカ商陸　Americaしょうりく
美洲水蛭　アメリカヒル　Americaヒル
美洲锥虫　アメリカトリパノゾーマ　America Trypanosoma
镁　マグネシウム,Mg　magnesium
26镁　マグネシウム-26　magnesium-26
28镁　マグネシウム-28　magnesium-28
镁代谢紊乱　マグネシウム代謝障害　magnesiumたいしゃしょうがい
镁带　マグネシウム リボン　magnesium ribbon
镁钙片　酸化マグネシウム炭酸カルシウム錠　さんかmagnesiumたんさんcalciumじょう
镁光　マグネシウム ライト　magnesium light
镁铝合金　マグネシウムアルミニウム合金　magnesium-aluminumごうきん
镁乳〔浆〕　マグネシア乳剤　magnesiaにゅうざい
镁血〔症〕　マグネシウム血症　magnesiumけっしょう
镁营养　マグネシウム栄養　magnesiumえいよう
镁中毒　マグネシウム中毒　magnesiumちゅうどく
镁族　マグネシウム族　magnesiumぞく

MEN　闷门扪钔

mēn 闷
闷可乐　イソカルボキサジド　isocarboxazid
闷死　悶死,もだえじに　もんし
mén 门扪钔
门　門,口,出入口　もん,こう,でいりぐち
门齿　切歯　せっし
门齿骨　門歯骨　もんしこつ
门齿孔　門歯孔　もんしこう
门齿乳头　門歯乳頭　もんしにゅうとう
门德尔森氏综合征　メンデルソーン症候群　Mendelsonしょうこうぐん
门电路　ゲート回路　gateかいろ
门冬氨酸　アスパラギン酸　asparaginさん
门冬氨酸激酶　アスパルトキナーゼ　asparatokinase
门冬氨酸转位酶　アスパラギン酸トランスロカーゼ　asparagineさんtranslocase
门冬酰胺酶　アスパラギナーゼ　asparaginase
L-门冬酰胺酶　L-アスパラギナーゼ,L-アスパラギン酵素　L-asparaginase,L-asparaginこうそ
门格特氏综合征　メンゲルト症候群　Mengertしょうこうぐん
门管区　門脈区　もんみゃくく
门管小叶　門脈小葉　もんみゃくしょうよう
门果病毒　メンゴウイルス　mengo virus
门-奇静脉阻断术　門-奇静脈脈管切除術　もん-きじょうみゃくみゃっかんせつじょじゅつ
门捷列夫定律　メンデレーエフ法則　Mendeleeffほうそく
门静脉　門脈　もんみゃく
门静脉闭锁　門脈閉鎖　もんみゃくへいさ
门静脉高压症　門脈圧亢進症　もんみゃくあつこうしん

しょう
门静脉梗阻　門脈閉鎖　もんみゃくへいさ
门静脉扩张　門脈拡張　もんみゃくかくちょう
门静脉系统　門〔静〕脈系　もん〔じょう〕みゃくけい
门静脉性　門脈性　もんみゃくせい
门〔静〕脉性肝硬变(化)　門脈性肝硬変〔症〕　もんみゃくせいかんこうへん〔しょう〕
门静脉性瘀血　門脈性うっ血　もんみゃくせいうっけつ
门静脉血栓形成　門脈血栓症　もんみゃくけっせんしょう
门静脉血栓(性)静脉炎　門脈血栓静脈炎,血栓門脈炎　もんみゃくけっせんじょうみゃくえん,けっせんもんみゃくえん
门〔静〕脉压　門脈圧　もんみゃくあつ
门静脉压测量法　門脈圧測定法　もんみゃくあつそくていほう
门静脉压力过高　門脈高圧〔症〕,門脈圧亢進〔症〕　もんみゃくこうあつ〔しょう〕,もんみゃくあつこうしん〔しょう〕
门静脉炎　門脈炎　もんみゃくえん
门静脉养肝因子　門脈肝親和性因子　もんみゃくかんしんわせいいんし
门静脉造影术　門脈造影法　もんみゃくぞうえいほう
门静脉造影照片　門脈造影像　もんみゃくぞうえいぞう
门静脉周炎　門脈周囲炎　もんみゃくしゅういえん
门克伯克氏变性　メンケベルグ変性　Mönckebergへんせい
门克伯克氏动脉硬化　メンケベルグ硬化症　Mönckebergこうかしょう
门克氏病　ムンク病　Munkびょう
门肯氏因子　メンキン因子　Menkinいんし
门-里二氏线　モンロー・リヒター線　Monro-Richterせん
门罗氏囊　モンロー〔滑液〕包　Monro〔かつえき〕ほう
门脉高压〔症〕　門脈圧亢進〔症〕,門脈高圧〔症〕　もんみゃくあつこうしん〔しょう〕,もんみゃくこうあつ〔しょう〕
门脉脓毒症　門脈膿血症　もんみゃくのうけっしょう
门脉循环　門脈循環　もんみゃくじゅんかん
门脉周肝硬变　門脈周囲性肝硬変〔症〕　もんみゃくしゅういせいかんこうへん〔しょう〕
门内尔氏征　メンネル徴候　Mennellちょうこう
门-腔侧枝循环　門脈大静脈副行(側副)循環　もんみゃくだいじょうみゃくふっこう(ふくそく)じゅんかん
门-腔静脉分流术　門脈大静脈シャント　もんみゃくだいじょうみゃくshunt
门-腔静脉吻合术　門脈大静脈吻合術　もんみゃくだいじょうみゃくふんごうじゅつ
门-体循环分流　門脈体循環シャント　もんみゃくたいじゅんかんshunt
门托氏试验　マントウー試験　Mantouxしけん
门细胞瘤　門細胞腫　もんさいぼうしゅ
门小叶　門脈小葉　もんみゃくしょうよう
门牙　切歯　せっし
门诊　外來診療　がいらいしんりょう
门诊病人　外來患者　がいらいかんじゃ
门诊部　外來部門　がいらいぶもん
门诊精神分裂症　外來(通院)精神分裂病　がいらい(つういん)せいしんぶんれつびょう
门诊时间　外來診療時間　がいらいしんりょうじかん
门诊所　外來診療所,クリニック　がいらいしんりょうしょ,clinic
门诊治疗　外來(通院)治療　がいらい(つういん)ちりょう

扣诊　触診　しょくしん
钊　メンデレビウム,Md　mendelevium

MENG　虻萌蒙朦蒙锰蠓孟梦

méng　虻萌蒙朦
虻科　アブ科　アブか
虻属　アブ属　アブぞく
萌出　萌出　ぼうしゅつ
萌出期　萌出期　ぼうしゅつき
萌出期囊肿　萌出期囊胞　ぼうしゅつきのうほう
萌出前期　萌出前期　ぼうしゅつぜんき
萌发　発芽〔過程〕　はつが〔かてい〕
萌发沟　胚〔芽〕溝　はい〔が〕こう
萌发孔　胚〔芽〕孔　はい〔が〕こう
萌霉素　クラドマイシン　cladomycin
蒙伯格氏带　モンブルグ駆血帯　Momburgくけつたい
蒙道尔氏病　モンドル病　Mondorびょう
蒙多内西氏反射　モンドネシ反射　Mondonesiはんしゃ
蒙盖氏病　モンゲ病　Mongeびょう
蒙哥马利氏结节　モントゴメリー結節　Montgomeryけっせつ
蒙哥马利氏腺　モントゴメリー腺　Montgomeryせん
蒙克氏病　ムンク病　Munkびょう
蒙讷雷氏脉　モネレ脈　Monneretみゃく
蒙特费尔德氏征　モンテベルデ徴候　Monteverdeちょうこ
蒙花甙(苷)　リナリン　linarin
蒙塞尔氏溶液　モンセル溶液　Monselようえき
蒙特吉亚氏骨折　モンテジア骨折　Monteggiaこっせつ
蒙特吉亚氏〔骨折〕脱位　モンテジア骨折脱臼　Monteggiaこっせつだっきゅう
蒙脱土　モンモリロナイト　monmorillonite
朦胧　朦朧　もうろう
朦胧麻醉　半麻酔　はんますい
朦胧睡眠　朦朧睡眠　もうろうすいみん
朦胧状态　朦朧状態　もうろうじょうたい

měng　蒙锰蠓
蒙古白蛉　蒙古サシチョウバエ　もうこサシチョウバエ
蒙古痣斑　蒙古斑　もうこはん
蒙医〔学〕　蒙古伝統医学　もうこでんとういがく
锰　マンガン,Mn　manganese
锰卟啉　マンガンポルフィリン　manganoporphyrin
锰尘沉着病　マンガン塵肺〔症〕　manganeseじんはい〔しょう〕
锰尘肺　マンガン塵肺　manganeseじんはい
锰酐　三酸化マンガン　さんさんかmanganese
锰酸钾　マンガン酸カリウム　manganeseさんkalium
锰酸钠　マンガン酸ナトリウム　manganeseさんnatrium
锰酸盐　マンガン酸塩　manganeseさんえん
锰营养　マンガン栄養　manganeseえいよう
锰中毒　マンガン中毒〔症〕　manganeseちゅうどく〔しょう〕
蠓　コスリカ
蠓科　糠蚊科　ヌカカか
蠓类　糠蚊類　ヌカカるい

mèng　孟梦
孟-别二氏反射　メンデル・ベヒテレフ反射　Mendel-Bechterewはんしゃ
孟德尔定律　メンデル法則　Mendelほうそく
孟德尔群体　メンデル母集団　Mendelぼしゅうだん
孟德尔氏反射　メンデル反射　Mendelはんしゃ
孟德尔氏试验　メンデル試験　Mendelしけん
孟德尔氏压痛点　メンデル点　Mendelてん
孟德尔氏遗传　メンデル遺伝　Mendelいでん
孟德尔氏遗传学说　メンデル遺伝説　Mendelいでんせつ
孟德尔式杂交　メンデル交雑　Mendelこうざつ
孟德尔学说　メンデル説　Mendelせつ
孟德尔遗传方式　メンデル〔遺伝〕式　Mendel〔いでん〕しき
孟德立胺　マンデラミン　mandelamine
孟德立酸　マンデル酸　mandelさん
孟加拉玫红　ベンガル ローズ　bengal rose
孟罗氏点　マンロー点　Munroてん
孟氏裂头绦虫　マンソン裂頭条虫　Mansonれっとうじょうちゅう
孟氏裂头绦虫病　マンソン裂頭条虫症　Mansonれっとうじょうちゅうしょう
孟氏裂头蚴虫〔病〕　マンソン孤虫〔症〕　Mansonこちゅう〔しょう〕
梦　夢　ゆめ
梦幻　夢幻　むげん
梦幻症　夢幻症　むげんしょう
梦惊　夜驚〔症〕,夜泣き　やきょう〔しょう〕,やなき
梦境状态　夢幻状態　むげんじょうたい
梦态〔精神〕分析　夢分析　ゆめぶんせき
梦痛　夢痛,ゆめいたみ　むつう
梦行(游)症者　夢遊症〔患〕者　むゆうしょう〔かん〕じゃ
梦学　夢学　むがく
梦魇　悪夢　あくむ
梦样癫痫　夢幻意識性てんかん　むげんいしきせいてんかん
梦样意识　夢様意識　むよういしき
梦样状态　夢幻状態　むげんじょうたい
梦遗　遺精　いせい
梦呓　寝言　ねごと
梦呓性精神病　夢幻精神病　むげんせいしんびょう
梦游性癫痫　夢遊性てんかん　むゆうせいてんかん

MI　咪弥迷猕醚糜米脒泌秘密嘧蜜

mī　咪
咪噻芬　トリメタファン　trimethaphan
咪酮哌丁苯　ドロペリドール　droperidol
咪唑　イミダゾール　imidazol
咪唑丙烯酸　ウロカニン酸　urocaninさん
咪唑丙烯酸酶　ウロカニカーゼ,ウロカナーゼ　urocanicase,urocanase
咪唑甲酸乙酯　イミダゾール-4-エチルフォルメート　imidazol-4-ethyl formate
咪唑啉　イミダゾリン　imidazoline
咪唑硫　アザチオプリン　azathioprine
咪唑衍生物　イミダゾール誘導体　imidazolゆうどうたい
咪唑乙胺　イミダゾールエチルアミン　imidazolethylamine

mí　弥迷猕醚糜
弥漫　びまん,拡散　びまん,かくさん
弥漫常数　拡散定数　かくさんていすう
弥漫对称性硬皮病　びまん対称性強皮症　びまんたいしょうせいきょうひしょう
弥漫功能测定　びまん機能測定　びまんきのうそくてい

弥漫浸润型胃癌　びまん浸潤型胃癌　びまんしんじゅんがたいがん

弥漫浸润型胃炎　びまん浸潤型胃炎　びまんしんじゅんがたいえん

弥漫系统性硬化　びまん系統性硬化〔症〕　びまんけいとうせいこうか〔しょう〕

弥漫型　びまん型　びまんがた

弥漫型肺癌　びまん型肺癌　びまんがたはいがん

弥漫型胃硬癌　びまん型胃硬性癌　びまんがたいこうせいがん

弥漫型子宫内膜癌　びまん型子宮内膜癌　びまんがたしきゅうないまくがん

弥漫性病变　びまん性病変　びまんせいびょうへん

弥漫性大脑萎缩〔症〕　びまん性〔大〕脳萎縮〔症〕　びまんせい〔だい〕のういしゅく〔しょう〕

弥漫性丹毒　びまん性丹毒　びまんせいたんどく

弥漫性动脉瘤　びまん性動脈瘤　びまんせいどうみゃくりゅう

弥漫性动脉硬化　びまん性動脈硬化〔症〕　びまんせいどうみゃくこうか〔しょう〕

弥漫性恶性胸膜间皮瘤　びまん性悪性胸膜中皮腫　びまんせいあくせいきょうまくちゅうひしゅ

弥漫性非毒性甲状腺肿　びまん性非毒性甲状腺腫　びまんせいひどくせいこうじょうせんしゅ

弥漫性肺间质纤维化　びまん性間質性肺繊維症　びまんせいかんしつせいはいせんいしょう

弥漫性肺纤维变性　びまん性肺繊維変性　びまんせいはいせんいへんせい

弥漫性腹壁紧张　びまん性腹壁抵抗　びまんせいふくへきていこう

弥漫性腹膜炎　びまん性（汎発性）腹膜炎　びまんせい（はんはつせい）ふくまくえん

弥漫性钙化　びまん性石灰化　びまんせいせっかいか

弥漫性钙盐沉着　びまん性石灰沈着〔症〕　びまんせいせっかいちんちゃく〔しょう〕

弥漫性骨化性肌炎　びまん性骨化性筋炎　びまんせいっかせいきんえん

弥漫性骨髓炎　びまん性骨髄炎　びまんせいこつずいえん

弥漫性红斑　びまん性紅斑　びまんせいこうはん

弥漫性化脓性迷路炎　びまん性（広汎性）化膿性迷路炎　びまんせい（こうはんせい）かのうせいめいろえん

弥漫性甲状腺肿　びまん性甲状腺腫　びまんせいこうじょうせんしゅ

弥漫性浆液性迷路炎　広汎性漿液性迷路炎　こうはんせいしょうえきせいめいろえん

弥漫性胶性甲状腺肿　びまん性コロイド甲状腺腫　びまんせいcolloidこうじょうせんしゅ

弥漫性角膜炎　びまん性角膜炎　びまんせいかくまくえん

弥漫性结节性肝硬化（变）　びまん性結節性肝硬変　びまんせいけっせつせいかんこうへん

弥漫性类风湿性间质性肺病　びまん性リウマチ様間質性肺疾患　びまんせいrheumatismようかんしつせいはいしっかん

弥漫性颅骨肥厚〔症〕　びまん性頭蓋骨化過剰〔症〕　びまんせいずがいこっかかじょう〔しょう〕

弥漫性脉络膜硬化　びまん性脈絡膜硬化　びまんせいみゃくらくまくこうか

弥漫性迷路炎　広汎性迷路炎　こうはんせいめいろえん

弥漫性囊性乳腺病　びまん性嚢胞性乳腺症　びまんせいのうほうせいにゅうせんしょう

弥漫性脑膜炎　びまん性広汎性髄膜炎　びまんせいこうはんせいずいまくえん

弥漫性脑硬化　びまん性脳硬化〔症〕　びまんせいのうこうか〔しょう〕

弥漫性牛皮癣　広汎性乾癬　こうはんせいかんせん

弥漫性浅层角膜炎　びまん性表在〔性〕角膜炎　びまんせいひょうざい〔せい〕かくまくえん

弥漫性肾小球肾炎　びまん性糸球体腎炎　びまんせいしきゅうたいじんえん

弥漫性糖原性心肥大　びまん性糖原性心臓肥大〔症〕　びまんせいとうげんせいしんぞうひだい〔しょう〕

弥漫性体血管角质瘤　びまん性体角化血管腫　びまんせいたいかっかけっかんしゅ

弥漫性突眼性甲状腺肿　びまん性眼球突出性甲状腺腫　びまんせいがんきゅうとっしゅつせいこうじょうせんしゅ

弥漫性外耳道感染　びまん性外耳道感染　びまんせいがいじどうかんせん

弥漫性萎缩　びまん性萎縮　びまんせいいしゅく

弥漫性胃硬癌　びまん性胃硬性癌　びまんせいいこうせいがん

弥漫性细支气管扩张　びまん性細気管支拡張〔症〕　びまんせいさいきかんしかくちょう〔しょう〕

弥漫性纤维化　びまん性線維症　びまんせいせんいしょう

弥漫性纤维化性肺泡炎　びまん性線維化性肺胞炎　びまんせいせんいかせいはいほうえん

弥漫性纤维瘤病　びまん性線維腫症　びまんせいせんいしゅしょう

弥漫性纤维囊性肺病　びまん性線維嚢胞性肺疾患　びまんせいせんいのうほうせいはいしっかん

弥漫性腺瘤　びまん性腺腫　びまんせいせんしゅ

弥漫性胸膜炎　びまん性胸膜炎　びまんせいきょうまくえん

弥漫性血管瘤病　播種性血管腫症　はしゅせいけっかんしゅしょう

弥漫性血管内凝血　びまん性血管内凝固,DIC　びまんせいけっかんないぎょうこ

弥漫性血管内凝血综合征　びまん性血管内凝固症候群　びまんせいけっかんないぎょうこしょうこうぐん

弥漫性银屑病　広汎性乾癬　こうはんせいかんせん

弥漫性硬化症　汎発性硬化症　はんはつせいこうかしょう

弥漫性增生性病变　広汎性増殖性病変　こうはんせいぞうしょくせいびょうへん

弥漫性增生性动脉硬化　びまん性増殖性動脈硬化〔症〕　びまんせいぞうしょくせいどうみゃくこうか〔しょう〕

弥漫性支气管痉挛　びまん性気管支痙攣　びまんせいきかんしけいれん

弥漫性脂肪瘤病　びまん性脂肪腫症　びまんせいしぼうしゅしょう

弥漫性轴周性脑炎　びまん性軸索周囲脳炎,シルダー病　びまんせいじくさくしゅういのうえん,Schilderびょう

弥漫性阻塞性肺气肿　びまん性閉塞性肺気腫　びまんせいへいそくせいはいきしゅ

弥漫增殖型　びまん増殖型　びまんぞうしょくがた

弥散　拡散,びまん　かくさん

弥散功能　拡散機能　かくさんきのう

弥散光　〔拡〕散光　〔かく〕さんこう

弥散〔光线〕照明法　拡散照明法　かくさんしょうめいほう

弥散菌落　菲薄扁平集落　ひはくへんぺいしゅうらく

弥散力　分散力　ぶんさんりょく

弥散量　分散量　ぶんさんりょう

弥散淋巴组织　びまん性リンパ組織　びまんせいlymphそしき

弥散绒毛　びまん性絨毛　びまんせいじゅうもう

弥散〔神经〕节细胞　散在神経節細胞,散在アマクリン細胞　さんざいしんけいせつさいぼう,さんざいamacrineさいぼう

弥散物　透析物　とうせきぶつ

弥散现象　分散現象　ぶんさんげんしょう

弥散相　分散相　ぶんさんそう

弥散性　播種性　はしゅせい

弥散性蜂窝织炎　広汎性フレグモーネ　こうはんせいphlegmone

弥散性关节强硬　広汎性関節強直〔症〕　こうはんせいかんせつきょうちょく〔しょう〕

弥散性脉络膜视网膜炎　びまん性脈絡網膜炎　びまんせいみゃくらくもうまくえん

弥散性脉络膜炎　びまん性脈絡膜炎　びまんせいみゃくらくまくえん

弥散性头痛　びまん性頭痛　びまんせいずつう

弥散因子　分散因子　ぶんさんいんし

弥散锥双极细胞　分散錐〔状〕体双極細胞　ぶんさんすい〔じょう〕たいそうきょくさいぼう

迷迭香属　万年老属　マンネンロウぞく

迷管　迷管　めいかん

　　哈勒氏迷管　ハレル迷管　Hallerめいかん

迷津测验　迷路試験　めいろしけん

迷离(芽)瘤　分離腫　ぶんりしゅ

迷离乳房　異所乳房　いしょにゅうぼう

迷路　迷路　めいろ

迷路壁　迷路壁　めいろへき

迷路部分切除术　半側迷路切除術　はんそくめいろせつじょじゅつ

迷路充血　迷路うっ血　めいろうっけつ

迷路出血　迷路出血　めいろしゅっけつ

迷路动脉　迷路動脈　めいろどうみゃく

迷路翻正反射　迷路性立ち直り反射　めいろせいたちなおりはんしゃ

迷路〔感〕觉　迷路感覚　めいろかんかく

迷路积水　迷路水腫　めいろすいしゅ

迷路紧张反射　迷路緊張性反射　めいろきんちょうせいはんしゃ

迷路静脉　迷路静脈　めいろじょうみゃく

迷路瘘管　迷路フィステル　めいろFistel

迷路内淋巴水肿　内リンパ迷路水腫,メニエール症候群　ないlymphめいろすいしゅ,Meniereしょうこうぐん

迷路内膜炎　迷路内膜炎　めいろないまくえん

迷路前庭　迷路前庭　めいろぜんてい

迷路切除术　迷路切除術　めいろせつじょじゅつ

迷路切(凿)开术　迷路切開術　めいろせっかいじゅつ

迷路缺血　迷路虚血　めいろきょけつ

迷路神经　迷路神経　めいろしんけい

迷路神经炎　神経迷路炎　しんけいめいろえん

迷路试验　迷路試験　めいろしけん

迷路探针　迷路探針,迷路ゾンデ　めいろたんしん,めいろSonde

迷路性聋　迷路(内耳)性難聴　めいろ(ないじ)せいなんちょう

迷路性眩晕　迷路性眩暈　めいろせいめまい

迷路性眼〔球〕震〔颤〕　迷路性眼振　めいろせいがんしん

迷路血管　迷路血管　めいろけっかん

迷路炎　迷路炎,内耳炎　めいろえん,ないじえん

迷路震荡　迷路振蕩〔症〕　めいろしんとう〔しょう〕

迷路周〔围〕炎　迷路周囲炎　めいろしゅういえん

迷路周组织　迷路周囲組織　めいろしゅういそしき

迷乱　迷入　めいにゅう

迷睡　トランス,昏眠,昏睡状態　trance,こんみん,こんすいじょうたい

迷睡性木僵　嗜眠性昏迷,夢幻状態　しみんせいこんめい,むげんじょうたい

迷睡状痴愚者　昏睡性痴呆　こんすいせいちほう

迷小管　迷管　めいかん

迷行　迷入　めいにゅう

迷芽　分離体,分離組織　ぶんりたい,ぶんりそしき

迷芽瘤　分離腫　ぶんりしゅ

迷走部　迷走神経部　めいそうしんけいぶ

迷走副神经　迷走脊髄副神経　めいそうせきずいふくしんけい

迷走副神经舌下神经综合征　ビラレー症候群　Villaretしょうこうぐん

迷走副神经综合征　迷走副神経症候群　めいそうふくしんけいしょうこうぐん

迷走后干　後迷走神経幹　こうめいそうしんけいかん

迷走加压反射　迷走神経性升圧反射　めいそうしんけいせいしょうあつはんしゃ

迷走甲状腺　異所性甲状腺　いしょせいこうじょうせん

迷走甲状腺切除术　異所性甲状腺切除術　いしょせいこうじょうせんせつじょじゅつ

迷走交感神经　迷走交感神経　めいそうこうかんしんけい

迷走紧张素　ワゴトニン　vagotonin

迷走前干　前迷走神経幹　ぜんめいそうしんけいかん

迷走乳房　異所乳房　いしょにゅうぼう

迷走舌咽神经核　迷走舌咽神経核　めいそうぜついんしんけいかく

迷走神经　迷走神経　めいそうしんけい

迷走神经传入冲动　迷走神経求心衝動　めいそうしんけいきゅうしんしょうどう

迷走神经电〔流〕图　迷走神経電図　めいそうしんけいでんず

迷走神经耳支　迷走神経耳介枝　めいそうしんけいじかいし

迷走神经耳支交通支　迷走神経耳介交通枝　めいそうしんけいじかいこうつうし

迷走神经反射　迷走神経反射　めいそうしんけいはんしゃ

迷走神经腹支切除术　迷走神経腹腔枝切除術　めいそうしんけいふくくうしせつじょじゅつ

迷走神经干切断　迷走神経幹切断　めいそうしんけいかんせつだん

迷走神经过敏　迷走神経緊張〔症〕　めいそうしんけいきんちょう〔しょう〕

迷走神经核　迷走神経核　めいそうしんけいかく

迷走神经活动亢进　迷走神経活動亢進　めいそうしんけいかつどうこうしん

迷走神经激素 迷走神経ホルモン めいそうしんけい hormone

迷走神经交通支 迷走神経交通枝 めいそうしんけいこうつうし

迷走神经紧张〔症〕 迷走神経緊張〔症〕 めいそうしんけいきんちょう〔しょう〕

迷走神经切除术 迷走神経切除術 めいそんしんけいせつじょじゅつ

迷走神经切除术后并发症 迷走神経切除術後合併症 めいそうしんけいせつじょじゅつごがっぺいしょう

迷走神经切除术后综合症 迷走神経切除術後症候群 めいそうしんけいせつじょじゅつごしょうこうぐん

迷走神经切断术 迷走神経切断術 めいそうしんけいせつだんじゅつ

迷走神经全切断术 全迷走神経切断術 ぜんめいそうしんけいせつだんじゅつ

迷走神经三角 迷走神経三角 めいそうしんけいさんかく

迷走神经上节 上迷走神経節 じょうめいそうしんけいせつ

迷走神经〔食管支〕撕脱术 迷走神経剥離術 めいそうしんけいはくりじゅつ

迷走神经损伤 迷走神経損傷 めいそうしんけいそんしょう

迷走〔神经〕脱逸 迷走神経逸脱 めいそうしんけいいつだつ

迷走神经吻合术 迷走神経吻合術 めいそうしんけいふんごうじゅつ

迷走神经物质 迷走神経物質 めいそうしんけいぶっしつ

迷走神经兴奋 迷走神経興奮 めいそうしんけいこうふん

迷走神经兴奋过度 迷走神経興奮過剰 めいそうしんけいこうふんかじょう

迷走神经兴奋减退 迷走神経興奮減退 めいそうしんけいこうふんげんたい

迷走神经性肺炎 迷走神経性肺炎 めいそうしんけいせいはいえん

迷走神经性脉搏 迷走脈 めいそうみゃく

迷走神经性心律失常 迷走神経性不整脈 めいそうしんけいせいふせいみゃく

迷走神经炎 迷走神経炎 めいそうしんけいえん

迷走神经-胰岛素系统 迷走神経インス（シュ）リン系 めいそうしんけいinsulinけい

迷走髓鞘 迷入性髄（ミエリン）鞘 めいにゅうせいずい（myelin）しょう

迷走-心脏反射 迷走心臓反射 めいそうしんぞうはんしゃ

迷走性卵巢 迷走卵巣 めいそうらんそう

迷走性晕厥 血管迷走神経性失神 けっかんめいそうしんけいせいしっしん

迷走血管 迷入血管 めいにゅうけっかん

迷走异位 迷入，迷錯 めいにゅう，めいさく

迷走右锁骨下动脉 迷走右鎖骨下動脈 めいそううさこつかどうみゃく

猕猴 アカゲザル

猕猴属 オナガザル属 オナガザルぞく

猕猴桃属 マタタビ属 マタタビぞく

猕抗体 Rh抗体 Rhこうたい

猕抗体血清 Rh抗血清 Rhこうけっせい

猕抗原 Rh抗原 Rhこうげん

猕溶血性疾病 Rh溶血性疾患 Rhようけっせいしっかん

猕同族（种）免疫 Rh同種免疫 Rhどうしゅめんえき

猕血型 Rh血液型 Rhけつえきがた

猕因子 Rh因子 Rhいんし

猕因子不合 Rh因子不適合〔性〕 Rhいんしふてきごう〔せい〕

猕因子型母儿血型不合 母子Rh因子不適合 ぼしRhいんしふてきごう

猕因子阻滞血清 Rh遮断血清 Rhしゃだんけっせい

醚 エーテル ether

醚肥皂 エーテル石鹸 etherせっけん

醚化 エーテル化 etherか

醚化作用 エーテル化作用 etherかさよう

醚浸出菌素 エテリン etherin

醚静脉滴注麻醉 エーテル静脈滴注麻酔 etherじょうみゃくてきちゅうますい

醚裂开 エーテル開裂 etherかいれつ

醚麻醉 エーテル麻酔〔法〕 etherますい〔ほう〕

醚溶性浸出物 エーテル溶性エキス etherようせいextract

醚癖 エーテル嗜好症 etherしこうしょう

醚油 エーテル油，精油 etherゆ，せいゆ

糜蛋白酶 キモトリプシン chymotrypsin

α-糜蛋白酶 α-キモトリプシン α-chymotrypsin

糜蛋白酶原 キモトリプシノゲン chymotrypsinogen

糜化 乳び生成 にゅうびせいせい

糜烂 びらん

糜烂剂（药） びらん薬 びらんやく

糜烂型 びらん型 びらんがた

糜烂型宫颈癌 びらん型子宮頸部癌 びらんがたしきゅうけいぶがん

糜烂性龟头包皮炎 びらん性亀頭包皮炎 びらんせいきとうほうひえん

糜烂性胃炎 びらん性胃炎 びらんせいいえん

糜烂愈复 びらん癒合 びらんゆごう

mǐ 米脒

米 ①米②メートル ①こめ②meter

米-艾二氏管 ミラー・アボット管 Miller-Abbottかん

米贝里氏病 ミベリ病 Mibelliびょう

米波 メートル波 meterは

米-杜二氏血细胞凝集试验 ミドルブルック・デュボス赤血球凝集試験 Middlebrook-Dubosせっけっきゅうぎょうしゅうしけん

米尔法兰 メルファラン melphalan

米尔克曼氏综合症 ミルクマン症候群 Milkmanしょうこうぐん

米尔罗伊氏病 ミルロイ病 Milroyびょう

米尔尚氏征 ミルシャンプ徴候 Mirchampちょうこう

米尔斯氏病 ミルス病 Millsびょう

米尔斯氏试验 ミルス試験 Millsしけん

米泔水样便 米とぎ汁〔様〕便 こめとぎじる〔よう〕べん

米格来宁 ミグレニン migranin

米-古二氏综合征 ミラール・ギュブレル症候群 Millard-Gublerしょうこうぐん

米胶（谷）蛋白 オリザニン oryzanin

米角 メートル角 meterかく

米糠 米糠 こめぬか

米糠油 ライス オイル rice oil

米库利奇氏病 ミクリッツ病 Mikuliczびょう

米库利奇氏手术 ミクリッツ手術 Mikuliczしゅじゅつ

米库利奇氏填塞法　ミクリッツ タンポン法　Mikulicz tamponほう

米库利奇氏细胞　ミクリッツ細胞　Mikuliczさいぼう

米库利奇氏引流　ミクリッツ ドレナージ　Mikulicz drainage

米库利奇氏综合征　ミクリッツ症候群　Mikuliczしょうこうぐん

米-兰二氏现象　ミルス・ラインケ現象　Mills-Renckeげんしょう

米兰抗原　ミラン抗原　Milanこうげん

米拉氏病　ミラー病　Millarびょう

米浪(隆)丁　ミロンチン　milontin

米勒氏试剂　ミラー試剤　Millerしざい

米粒样小体　米粒体　べいりゅうたい

米龙氏反应　ミロン反応　Millonはんのう

米龙氏碱　ミロン塩基　Millonえんき

米龙氏试剂　ミロン試薬　Millonしやく

米-曼氏常数　ミヒャエーリス・メンテン定数　Michaelis-Mentenていすう

米-曼氏方程式　ミヒャエーリス・メンテン方程式　Michaelis-Mentenほうていしき

米诺四环素　ミノサイクリン　minocycline

米千克秒制　MKSシステム　MKS system

米曲杀菌素　オリザシジン　oryzacidin

米赛按蚊　ハマダラカ

米舍尔氏小管　ミーシェル管　Miescherかん

米苏林　マイソリン　mysoline

米他芬　メタフェン　metaphen

米汤　重湯　おもゆ

米汤尿　乳び尿　にゅうびにょう

米特尔麦耶氏试验　ミッテルマイエル試験　Mittelmeyerしけん

米特腊唑　メトラゾール　metrazol

米替卡因　メチカイン　metycaine

米夏利德氏试验　ミハエリデス試験　Michaelidesしけん

米〔夏利斯〕氏常数　ミハエーリス定数　Michaelisていすう

米〔夏利斯〕氏菱形区　ミハエーリス菱窩　Michaelisりょうか

米夏利斯氏征　ミハエーリス徴候　Michaelisちょうこう

米制　メートル システム　mitre system

米烛光　ルクス　lux

胈　アミジン　amidine

胈基　グアニル　guanyl

胈基酶　アミジナーゼ　amidinase

胈〔基〕脲　グアニル尿素,アミジノ尿素　guanylにょうそ,amidinoにょうそ

胈基转移酶　トランスアミジナーゼ　transamidinase

胈霉素　アミジノマイシン　amidinomycin

mì　泌秘密嘧蜜

泌胆障碍　胆汁分泌異常　たんじゅうぶんぴついじょう

泌汗神经　發汗神経　はっかんしんけい

泌颗粒　分泌顆粒　ぶんぴつかりゅう

泌(排)尿　排尿,尿分泌　はいにょう,にょうぶんぴつ

泌尿道　尿路　にょうろ

泌尿道感染　尿路感染　にょうろかんせん

泌尿科　泌尿器科　ひにょうきか

泌尿科学　泌尿器科学　ひにょうきかがく

泌尿科学家　泌尿器科〔専門〕家　ひにょうきか〔せんもん〕か

泌尿科医师　泌尿器科〔専門〕医　ひにょうきか〔せんもん〕い

泌尿科用缝合针　泌尿器科用縫合針　ひにょうきかようほうごうしん

泌尿男生殖系白斑病　男性泌尿生殖器系ロイコプラキー（白斑病）　だんせいひにょうせいしょくきけいLeukoplakie（はくはんびょう）

泌尿男生殖系放线菌病　男性泌尿生殖器系アクチノミセス症　だんせいひにょうせいしょくきけいactinomycesしょう

泌尿男生殖系统放射线检查　男性泌尿生殖器系レントゲン検査　だんせいひにょうせいしょくきけいroentgenけんさ

泌尿男生殖系统结核　男性泌尿生殖器系結核　だんせいひにょうせいしょくきけいけっかく

泌尿器反射性　泌尿器反射性　ひにょうきはんしゃせい

泌尿器〔官〕　泌尿器官　ひにょうきかん

泌尿生殖窦　尿生殖洞　にょうせいしょくどう

泌尿生殖隔膜　泌尿生殖器隔膜　ひにょうせいしょくきかくまく

泌尿生殖器结核　泌尿生殖器結核　ひにょうせいしょくきけっかく

泌尿生殖〔毛〕滴虫病　泌尿生殖器トリコモナス症　ひにょうせいしょくきtricomonasしょう

泌尿生殖器外科　泌尿生殖器外科　ひにょうせいしょくきげか

泌尿生殖系超声波检查　泌尿生殖器系超音波検査　ひにょうせいしょくきけいちょうおんぱけんさ

泌尿生殖系统　〔泌〕尿生殖器系　〔ひ〕にょうせいしょくきけい

泌尿生殖系统阿米巴病　泌尿生殖系アメーバ症　ひにょうせいしょくけいamebaしょう

泌尿生殖系统放射线检查　泌尿生殖系レントゲン検査　ひにょうせいしょくけいroentgenけんさ

泌尿生殖系统过敏性疾病　泌尿生殖系アレルギー性疾患　ひにょうせいしょくけいAllergieせいしっかん

泌尿〔生殖〕系统记波照相术　ウロキモグラフィ〔ー〕　urokymography

泌尿生殖系统软斑病　泌尿生殖系マラコプラキア　ひにょうせいしょくけいmalakoplakia

泌尿生殖系统丝虫病　泌尿生殖系フィラリア症　ひにょうせいしょくけいfilariaしょう

泌尿生殖系统血吸虫病　泌尿生殖系住血吸虫症　ひにょうせいしょくけいじゅうけつきゅうちゅうしょう

泌尿外科学　泌尿器外科学　ひにょうきげかがく

泌尿系包虫病　泌尿系エキノコックス症　ひにょうけいechinococcusしょう

泌尿系感染　泌尿系感染　ひにょうけいかんせん

泌尿系梗阻　泌尿系閉塞　ひにょうけいへいそく

泌尿系统　泌尿系　ひにょうけい

泌尿系异物　泌尿系異物　ひにょうけいいぶつ

泌尿系造影术　尿路造影法　にょうろぞうえいほう

泌尿系子宫内膜异位症　泌尿系エンドメトリオーシス　ひにょうけいendometriosis

泌乳　乳汁分泌　にゅうじゅうぶんぴつ

泌乳过多　乳汁分泌過多　にゅうじゅうぶんぴつかた

泌乳素瘤　プロラクチン腫　prolactinしゅ

泌乳素血浆浓度测定　血漿プロラクチン濃度測定　けっしょうprolactinのうどそくてい

泌乳障碍 乳汁分泌障害 にゅうじゅうぶんぴつしょうがい

泌色作用 色素排泄 しきそはいせつ

泌酸细胞 酸分泌細胞 さんぶんぴつさいぼう

秘方〔药〕秘薬,家伝薬 ひやく,かでんやく

密斑 密斑 みつはん

密闭电离室 密閉電離室 みっぺいでんりしつ

密闭(封)发酵法 密閉発酵法 みっぺいはっこうほう

密闭(封)容器 密封容器 みっぷうようき

密闭生态系统 閉鎖的生態系 へいさてきせいたいけい

密闭式麻醉 閉鎖〔式〕麻醉 へいさ〔しき〕ますい

密闭循环系统 閉鎖(密封)循環系 へいさ(みっぷう)じゅんかんけい

密〔编〕码〔子〕 暗号,コード あんごう,code

密部 密部 みつぶ

密胆碱 ヘミコリン hemicholine

密度 密度 みつど

密度表 密度表 みつどひょう

密度测定法 デンシトメトリー densitometry

密度计 密度計 みつどけい

密度瓶 密度瓶 みつどびん

密度梯度 密度勾配 みつどこうばい

密度梯度离心法 密度勾配遠心法 みつどこうばいえんしんほう

密度梯度离心分离法 密度勾配遠心分離法 みつどこうばいえんしんぶんりほう

密度指数 密度指数 みつどしすう

密封 密封 みっぷう

密封舱 カプセル Kapsel

密封锂电池 密封リチウム電池 みっぷうlithiumでんち

密花薄荷属 メバウキ属 メバウキぞく

密勒指数 ミラー指数 Millerしすう

密里萨香草 メリッサ melissa

密螺旋体病 トレポネーマ症 Treponemaしょう

密螺旋体科 トレポネーマ科 Treponemaか

密螺旋体〔属〕 トレポネーマ〔属〕 Treponema〔ぞく〕

密螺旋体制动反应 トレポネーマ不動化反応 Treponemaふどうかはんのう

密码错编 ミスコーディング miscoding

密码酶 コーダーゼ codase

密苏林 マイソリン mysoline

密陀僧 密陀僧,一酸化鉛 みつだそう,いっさんかなまり

密陀僧中毒 密陀僧中毒 みつだそうちゅうどく

密歇尔氏病 ミッシェル病 Michelびょう

密歇尔氏小夹 ミッシェル鉤 Michelこう

密育率 密接出生率 みっせつしゅっせいりつ

密褶红菇 クロハツモドキ

密质 緻密質 ちみつしつ

密质骨 緻密骨 ちみつこつ

密质骨瘤 緻密骨腫 ちみつこつしゅ

嘧吡唑 メピリゾール mepirizole

嘧啶核苷 ピリミジン ヌクレオシド pirimidine nucleoside

嘧啶核苷酶 ピリミジン ヌクレオシダーゼ pirimidine nucleosidase

嘧啶核苷酸 ピリミジン ヌクレオチド pirimidine nucleotide

嘧啶核苷酸酶 ピリミジン ヌクレオチダーゼ pirimidine nucleotidase

嘧啶〔碱〕 ピリミジン pirimidine

嘧啶〔碱〕基 ピリミジニル基 pirimidinylき

嘧啶降糖 グリミジン glymidine

嘧啶磷酸核糖转移酶 ピリミジン リン酸リボース転移酵素 pirimidineリんさんriboseてんいこうそ

嘧啶青霉素G ピリミジン ペニシリンG pirimidine penicillinG

蜜胺 シアヌルアミド cyanuramide

蜜二糖 メリビオース melibiose

蜜二糖酶 メリビアーゼ melibiase

蜜蜂花〔属〕 メリッサ〔属〕 Melissa〔ぞく〕

蜜蜂科 蜜蜂科 ミツバチか

蜜柑 ミカン

蜜柑蛋白 ポメリン pomelin

蜜柑霉素 ミカマイシン mikamycin

蜜剂 蜂蜜剤 ハチミツざい

蜜酒 ミード mead

蜜桔 タンジェリン ミカン tangerineミカン

蜜桔霉素 ノビレチン nobiletin

蜜蜡 セロメル,蜜ろう ceromel,みつろう

蜜三糖 メリトース melitose

蜜腺 蜜腺 みっせん

蜜状结痂性湿疹 蜂蜜状発疹 はちみつじょうほっしん

MIAN 眠绵棉免娩面

mián 眠绵棉

眠尔通 メプロバメート,ミルタウン meprobamate,miltown

眠尔通中毒 メプロバメート中毒 meprobamateちゅうどく

绵草藓 綿草蘚 メンヒカイ

绵马次酸 フィリシニン酸 filicininさん

绵马〔毒〕素 アスピジン aspidin

绵马酚 アスピジノール aspidinol

绵马浸膏 綿馬エキス メンマextract

绵马精(素) フィルマロン filmaron

绵马鳞毛蕨 オシダ,カンジュウ

绵马属 綿馬属 メンマぞく

绵马酸 綿馬酸,フィリシン酸 メンマさん,filicinさん

绵马酸酐 無水綿馬酸 むすいメンマさん

绵羊红细胞 綿羊赤血球 メンヨウせっけっきゅう

绵羊红细胞凝集反应 綿羊赤血球凝集反応 メンヨウせっけっきゅうぎょうしゅうはんのう

绵羊红细胞受体 綿羊赤血球受容体 メンヨウせっけっきゅうじゅようたい

绵羊新鲜红细胞悬液 新鮮な綿羊赤血球懸濁液 しんせんなメンヨウせっけっきゅうけんだくえき

〔棉〕菜豆甙 リナマリン linamarin

棉〔尘〕肺 綿肺〔症〕,綿繊維沈着〔症〕 めんはい〔しょう〕,めんせんいちんちゃく〔しょう〕

棉垫 綿パット めんpad

绵缝合线 綿縫合線 ワタほうごうせん

棉根皂甙(苷)元 ギプソゲニン gypsogenin

棉红4B ベンゾプルプリン4B benzopurpurin4B

棉花黄甙 クエルシメリトリン quercimeritrin

棉花镊子 ワタ鑷子 ワタせっし

棉花皮次甙 ゴッシピトリン gossypitrin

棉花皮甙 コッシピン gossypin

棉花皮素 ゴッシペチン gossypetin

棉花签 綿棒 めんぼう

棉花贮槽　ワタ　レザバー　ワタreservoir
棉黄甙　ゴッシピトリン　gossypitrin
棉黄素　ゴッシペチン　gossypetin
棉胶　コロジオン　collodion
棉卷　巻綿　まきわた
棉球　綿球　めんきゅう
棉球固定鑷　タンポン鑷子　tamponせっし
棉塞　タンポン　tampon
棉塞套管　タンポン套管（カニューレ）　tamponとうかん（kanüle）
棉塞支托法　子宮脱タンポン矯正法　しきゅうだつtamponきょうせいほう
棉拭〔子〕　綿棒　めんぼう
棉属　綿属　ワタぞく
棉鼠　コットンラット　cotton rat
棉团铁线莲　メンヘイイレイセン
棉纤维素　ゴッシピン　gossypin
棉线　木綿糸　もめんいと
棉屑沉着病　綿線維沈着〔症〕　めんせんいちんちゃく〔しょう〕
棉屑肺　綿肺〔症〕　めんはい〔しょう〕
棉屑〔肺〕痨　綿線維沈着〔症〕　めんせんいちんちゃく〔しょう〕
棉屑性气喘　綿塵喘息　めんじんぜんそく
棉絮斑　綿花状白斑　めんかじょうはくはん
棉絮状渗出点　綿毛斑　めんもうはん
棉〔子〕酚　ゴシポール　gossypol
棉〔子〕酚中毒　ゴシポール中毒　gossypolちゅうどく
棉子皮炎　綿種皮膚炎　めんしゅひふえん
棉子糖　メリトース，ラフィノース　melitose，raffinose
棉子糖酶　ラフィナーゼ　raffinase
棉〔子〕油　綿実油，綿油　めんじつゆ，わたあぶら
棉子中毒　綿種中毒　めんしゅちゅうどく
棉籽　綿の実（種）　ワタのみ（たね）

miǎn　免娩

免费医疗　無料診療　むりょうしんりょう
免疫　免疫　めんえき
免疫保护法　免疫保護法　めんえきほごほう
免疫避孕　免疫避妊　めんえきひにん
免疫标记技术　免疫標識付け技術　めんえきひょうしきづけぎじゅつ
免疫病理学　免疫病理学　めんえきびょうりがく
免疫不全综合征　免疫不全症候群　めんえきふぜんしょうこうぐん
免疫测定法　免疫測定法　めんえきそくていほう
免疫测验技术　免疫測定技術　めんえきそくていきじゅつ
免疫沉淀反应　免疫沈殿反応　めんえきちんでんはんのう
免疫沉降法　免疫沈降法　めんえきちんこうほう
免疫重建　免疫学的再形成　めんえきがくてきさいけいせい
免疫刺激剂（物）　免疫刺激剤　めんえきしげきざい
免疫促进〔作用〕　免疫〔学的〕増強〔作用〕　めんえき〔がくてき〕ぞうきょう〔さよう〕
免疫催化〔作用〕　免疫触媒〔作用〕　めんえきしょくばい〔さよう〕
免疫单位　免疫単位　めんえきたんい
免疫蛋白〔质〕　免疫蛋白〔質〕　めんえきたんぱく〔しつ〕
免疫的漂离　免疫的流動　めんえきてきりゅうどう

免疫电镜　免疫電子顕微鏡　めんえきでんしけんびきょう
免疫电镜技术　免疫電子顕微鏡技術　めんえきでんしけんびきょうぎじゅつ
免疫电渗电泳法　免疫電気浸透泳動法　めんえきでんきしんとうえいどうほう
免疫电吸附法　免疫電気吸着法　めんえきでんききゅうちゃくほう
免疫电泳法　免疫電気泳動法　めんえきでんきえいどうほう
免疫电子显微镜检法　免疫電子顕微鏡検法　めんえきでんしけんびきょうけんほう
免疫定量板　免疫定量板　めんえきていりょうばん
免疫定量法　免疫定量法　めんえきていりょうほう
免疫动物　免疫動物　めんえきどうぶつ
免疫多糖　免疫多糖　めんえきたとう
免疫多糖类　免疫多糖類　めんえきたとうるい
免疫发病机理　免疫発病機序　めんえきはっびょうきじょ
免疫法　免疫法　めんえきほう
免疫反应　免疫反応　めんえきはんのう
免疫反应性　免疫反応性　めんえきはんのうせい
免疫反应性胰岛素　免疫反応性インシュリン　めんえきはんのうせいinsulin
免疫反应性胰高血糖素　免疫反応性グルカゴン　めんえきはんのうせいglucagon
免疫反应学说　免疫反応説　めんえきはんのうせつ
免疫防护　免疫防護　めんえきぼうご
免疫放射测定法　免疫放射測定法　めんえきほうしゃそくていほう
免疫放射〔性〕疗法　免疫放射療法　めんえきほうしゃりょうほう
免疫封闭　免疫ブロック　めんえきblock
免疫复合体（物）　免疫複合体　めんえきふくごうたい
免疫复合体反应　免疫複合体反応　めんえきふくごうたいはんのう
免疫复合物变态反应　免疫複合体アレルギー〔性〕反応　めんえきふくごうたいAllergie〔せい〕はんのう
免疫复合物沉着　免疫複合体沈着　めんえきふくごうたいちんちゃく
免疫复合物〔疾〕病　免疫複合体疾患　めんえきふくごうたいしっかん
免疫复合物型血清病　免疫複合体型血清病　めんえきふくごうたいがたけっせいびょう
免疫复合物性肾炎　免疫複合体性腎炎　めんえきふくごうたいせいじんえん
免疫工程　免疫工学　めんえきこうがく
免疫功能　免疫機能　めんえききのう
免疫功能不全　免疫機能不全　めんえききのうふぜん
免疫功能检查　免疫機能検査　めんえききのうけんさ
免疫过程　免疫過程　めんえきかてい
免疫过滤〔法〕　免疫濾過〔法〕　めんえきろか〔ほう〕
免疫过氧化酶反应　免疫ペルオキシダーゼ反応　めんえきperoxidaseはんのう
免疫核酸　免疫核酸　めんえきかくさん
免疫核糖核酸　免疫リボ核酸　めんえきriboかくさん
免疫化学　免疫化学　めんえきかがく
免疫化学药品　免疫化学薬品　めんえきかがくやくひん
免疫化学治疗　免疫化学治療　めんえきかがくちりょう
免疫活性　免疫適格　めんえきてきかく

免疫活性细胞　免疫適格細胞　めんえきてきかくさいぼう

免疫活性诱发因子　免疫適格性誘発因子　めんえきてきかくせいゆうはついんし

免疫机理(制)　免疫機序　めんえきききじょ

免疫机能缺陷〔病〕　免疫欠損〔症〕　めんえきけっそん〔しょう〕

免疫机制紊乱　免疫機序障害　めんえきききじょしょうがい

免疫记忆　免疫学的記憶　めんえきがくてききおく

免疫记忆T细胞　免疫学的記憶T細胞　めんえきがくてききおくTさいぼう

免疫剂量　免疫量　めんえきりょう

免疫加固疗法　免疫強化療法　めんえききょうかりょうほう

免疫监视功能　免疫監視機能　めんえきかんしきのう

免疫监视〔作用〕　免疫監視〔作用〕　めんえきかんし〔きよう〕

免疫交感神经破坏法　免疫交感神経切除法　めんえきこうかんしんけいせつじょほう

免疫胶固试验　免疫膠着試験　めんえきこうちゃくしけん

免疫胶固素　免疫コングルチニン　めんえきconglutinin

免疫接种　免疫接種　めんえきせっしゅ

免疫接种程序表　免疫接種スケジュール　めんえきせっしゅschedule

免疫抗体　免疫抗体　めんえきこうたい

免疫扩散〔法〕　免疫拡散〔法〕　めんえきかくさん〔ほう〕

免疫扩散试验　免疫拡散試験　めんえきかくさんしけん

免疫力　免疫〔生成〕能力　めんえき〔せいせい〕のうりょく

免疫力减低(退)　免疫力減退　めんえきりょくげんたい

免疫〔力〕缺陷病　免疫欠陥病　めんえきけっかんびょう

免疫疗法　免疫療法　めんえきりょうほう

免疫麻痹　免疫麻痺,免疫学的麻痺　めんえきまひ,めんえきがくてきまひ

免疫马血清　免疫馬血清　めんえきウマけっせい

免疫酶学　免疫酵素学　めんえきこうそがく

免疫母细胞　免疫芽球　めんえきがきゅう

免疫耐受性　免疫耐性　めんえきたいせい

免疫内环境稳定控制　免疫恒常性制御　めんえきこうじょうせいせいぎょ

免疫能力　免疫能力　めんえきのうりょく

免疫粘连　免疫癒着　めんえきゆちゃく

免疫凝集素　免疫凝集素　めんえきぎょうしゅうそ

免疫凝胶过滤　免疫ゲル濾過　めんえきgelろか

免疫排斥　免疫拒否　めんえききょひ

免疫排除　免疫排除　めんえきはいじょ

免疫偏离(差)　免疫偏位　めんえきへんい

免疫平衡　免疫平衡　めんえきへいこう

免疫屏障　免疫障壁,免疫バリアー　めんえきしょうへきめんえきbarrier

免疫器官　免疫器官　めんえききかん

免疫强化剂　免疫強化剤　めんえききょうかざい

免疫清除　免疫クリアランス　めんえきclearane

免疫球蛋白　免疫グロブリン,Ig　めんえきglobulin

免疫球蛋白A　免疫グロブリンA,IgA　めんえきglobulinA

免疫球蛋白D　免疫グロブリンD,IgD　めんえきglobulinD

免疫球蛋白E　免疫グロブリンE,IgE　めんえきglobulinE

免疫球蛋白G　免疫グロブリンG,IgG　めんえきglobulinG

免疫球蛋白M　免疫グロブリンM,IgM　めんえきglobulinM

免疫球蛋白病　免疫グロブリン病　めんえきglobulinびょう

免疫球蛋白测定　免疫グロブリン測定　めんえきglobulinそくてい

免疫球蛋白沉着　免疫グロブリン沈着　めんえきglobulinちんちゃく

免疫球蛋白类〔型〕　免疫グロブリン類〔型〕　めんえきglobulinるい〔けい〕

免疫球蛋白缺乏症　免疫グロブリン欠乏症　めんえきglobulinけつぼうしょう

免疫球蛋白受体　免疫グロブリン受容体　めんえきglobulinじゅようたい

免疫缺乏(陷)　免疫欠乏(陥)　めんえきけつぼう(かん)

免疫缺乏(陷)病　免疫欠乏(陥)病　めんえきけつぼう(かん)びょう

免疫缺乏综合征　免疫欠乏症候群　めんえきけつぼうしょうこうぐん

免疫缺陷病急死　免疫欠陥病急死　めんえきけっかんびょうきゅうし

免疫缺陷状态　免疫欠陥状態　めんえきけっかんじょうたい

免疫缺陷综合征　免疫欠陥症候群　めんえきけっかんしょうこうぐん

免疫妊娠试验　免疫妊娠試験　めんえきにんしんしけん

免疫溶解　免疫溶解　めんえきようかい

免疫溶菌　免疫溶菌　めんえきようきん

免疫溶素　免疫溶解素　めんえきようかいそ

免疫溶血　免疫溶血　めんえきようけつ

免疫溶血反应　免疫溶血反応　めんえきようけつはんのう

免疫溶血素　免疫溶血素　めんえきようけつそ

免疫乳胶凝集抑制试验　免疫ラテックス凝集抑制試験　めんえきlatexぎょうしゅうよくせいしけん

免疫乳球蛋白　免疫ラクトグロブリン　めんえきlactoglobulin

免疫生理学　免疫生理学　めんえきせいりがく

免疫生物学　免疫生物学　めんえきせいぶつがく

免疫生物学反应　免疫生物学反応　めんえきせいぶつがくはんのう

免疫识别　免疫認知　めんえきにんち

免疫试验法　免疫試験法　めんえきしけんほう

免疫适应　免疫学的適応　めんえきがくてきてきおう

免疫输血法　免疫輸血法　めんえきゆけつほう

免疫衰老　免疫衰老　めんえきすいろう

免疫顺从　免疫屈従,免疫コンプライアンス　めんえきくつじゅう,めんえきcompliance

免疫损伤　免疫損傷　めんえきそんしょう

免疫逃避　免疫逃避　めんえきとうひ

免疫逃逸　免疫逸脱　めんえきいつだつ

免疫特异性　免疫特異性　めんえきとくいせい

免疫体　免疫体　めんえきたい

免疫调节　免疫調節　めんえきちょうせつ

免疫调节剂(药)　免疫調節剤　めんえきちょうせつざい

免疫调理素　免疫オプソニン　めんえきopsonin

免疫铁蛋白　免疫フェリチン　めんえきferritin

免疫铁蛋白技术　免疫フェリチン技術　めんえきferritinぎじゅつ

免疫同族血凝　免疫同種血球凝集素　めんえきどうしゅけっきゅうぎょうしゅうそ

免疫团集素　免疫コングルチニン　めんえきconglutinin

免疫团集作用　免疫コングルチネーション　めんえき conglutination

免疫外科　免疫外科　めんえきげか

免疫稳定性　免疫恒常性　めんえきこうじょうせい

免疫无应答性　免疫〔学的〕不応答性　めんえき〔がくてき〕ふおうとうせい

免疫吸附　免疫吸着　めんえききゅうちゃく

免疫吸附剂　免疫吸着剤　めんえききゅうちゃくざい

免疫吸附血凝反应　免疫吸着血球凝集反応　めんえききゅうちゃくけっきゅうぎょうしゅうはんのう

免疫系统　免疫系　めんえきけい

免疫细胞　免疫細胞　めんえきさいぼう

免疫细胞化学　免疫細胞化学　めんえきさいぼうかがく

免疫细胞粘附试验　免疫細胞粘着試験　めんえきさいぼうねんちゃくしけん

免疫细胞溶解　免疫細胞溶解　めんえきさいぼうようかい

免疫细胞粘连　免疫細胞粘着　めんえきさいぼうねんちゃく

免疫消除　免疫除去　めんえきじょきょ

免疫效能　免疫能力　めんえきのうりょく

免疫信息　免疫情報　めんえきじょうほう

免疫形态学　免疫形態学　めんえきけいたいがく

免疫性　免疫性　めんえきせい

免疫性各类血细胞减少　免疫性汎血球減少〔症〕　めんえきせいはんけっきゅうげんしょう〔しょう〕

免疫性疾病　免疫性疾病　めんえきせいしっぺい

免疫性抗体　免疫性抗体　めんえきせいこうたい

免疫性溶血病　免疫性溶血疾患　めんえきせいようけつしっかん

免疫性溶血性贫血　免疫性溶血性貧血　めんえきせいようけつせいひんけつ

免疫性肾炎　免疫性腎炎　めんえきせいじんえん

免疫性消失　免疫性消失　めんえきせいしょうしつ

免疫性血细胞凝集　免疫性〔赤〕血球凝集　めんえきせい〔せっ〕けっきゅうぎょうしゅう

免疫性增强　免疫性増強　めんえきせいぞうきょう

免疫性增强剂　免疫性増強剤　めんえきせいぞうきょうざい

免疫性中性白细胞减少　免疫性好中球減少〔症〕　めんえきせいこうちゅうきゅうげんしょう〔しょう〕

免疫选择〔法〕　免疫選択〔法〕　めんえきせんたく〔ほう〕

免疫学　免疫学　めんえきがく

免疫学家　免疫学者　めんえきがくしゃ

免疫学检查　免疫学的検査　めんえきがくてきけんさ

免疫学说　免疫説　めんえきせつ

免疫血凝素　免疫血球凝集素　めんえきけっきゅうぎょうしゅうそ

免疫血清　免疫血清　めんえきけっせい

免疫血清反应　免疫血清反応　めんえきけっせいはんのう

免疫血清疗法　免疫血清療法　めんえきけっせいりょうほう

免疫血清球蛋白　免疫血清グロブリン　めんえきけっせい globulin

免疫血清学　免疫血清学　めんえきけっせいがく

免疫血液学　免疫血液学　めんえきけつえきがく

免疫药理学　免疫薬理学　めんえきやくりがく

免疫药物学　免疫薬物学　めんえきやくぶつがく

免疫遗传学　免疫遺伝学　めんえきいでんがく

免疫异常　免疫異常　めんえきいじょう

免疫抑制〔法〕　免疫抑制〔法〕　めんえきよくせい〔ほう〕

免疫抑制活性　免疫抑制活性　めんえきよくせいかっせい

免疫抑制基因　免疫抑制遺伝子　めんえきよくせいいでんし

免疫抑制剂（素）　免疫抑制薬　めんえきよくせいやく

免疫抑制疗法　免疫抑制療法　めんえきよくせいりょうほう

免疫抑制因子　免疫抑制因子　めんえきよくせいいんし

免疫因素　免疫要素　めんえきようそ

免疫因子　免疫因子　めんえきいんし

免疫荧光带试验　免疫蛍光帯試験　めんえきけいこうたいしけん

免疫荧光法　免疫蛍光法　めんえきけいこうほう

免疫荧光技术　免疫蛍光技術　めんえきけいこうぎじゅつ

免疫荧光试验　免疫蛍光試験　めんえきけいこうしけん

免疫荧光显微术　免疫蛍光顕微鏡検査法　めんえきけいこうけんびきょうけんさほう

免疫荧光现象　免疫蛍光現象　めんえきけいこうげんしょう

免疫应答　免疫応答　めんえきおうとう

免疫应答基因　免疫応答遺伝子　めんえきおうとういでんし

免疫应答器官　免疫応答器官　めんえきおうとうきかん

免疫有害保持学说　免疫有害保持説　めんえきゆうがいほじせつ

免疫预防〔法〕　免疫〔学的〕予防〔法〕　めんえき〔がくてき〕よぼう〔ほう〕

免疫原　免疫原　めんえきげん

免疫原性　免疫原性　めんえきげんせい

免疫增强〔法〕　免疫強化〔法〕　めんえききょうか〔ほう〕

免疫增强剂　免疫強化剤　めんえききょうかざい

免疫增强治疗　免疫強化治療　めんえききょうかちりょう

免疫增强作用　免疫強化作用　めんえききょうかさよう

免疫增生病　免疫増殖病　めんえきぞうしょくびょう

免疫增生（殖）性疾病　免疫増殖性疾病　めんえきぞうしょくせいしっぺい

免疫粘连　免疫粘着　めんえきねんちゃく

免疫粘连反应　免疫粘着反応　めんえきねんちゃくはんのう

免疫粘连血凝试验　免疫粘着赤血球凝集反応試験　めんえきねんちゃくせっけっきゅうぎょうしゅうはんのうしけん

免疫障碍　免疫障害　めんえきしょうがい

免疫者　免疫者　めんえきしゃ

免疫诊断　免疫診断　めんえきしんだん

免疫治疗　免疫治療　めんえきちりょう

免疫状态　免疫状態　めんえきじょうたい

免疫自〔身〕稳〔定〕　免疫学的恒常性　めんえきがくてきこうじょうせい

免疫组织化学　免疫組織化学　めんえきそしきかがく

免疫组织化学法　免疫組織化学法　めんえきそしきかがくほう

免疫组织学　免疫組織学　めんえきそしきがく

免疫佐剂　免疫佐剤　めんえきさざい

免疫作用　免疫作用　めんえきさよう

娩出力　娩出力　べんしゅつりょく

娩出期　娩出期　べんしゅつき

娩出期痛　娩出〔期〕陣痛　べんしゅつ〔き〕じんつう

miàn 面

面　顔，顔貌，顔面　かお，がんぼう，がんめん
面包糊　パン粥　paoかゆ
面包屑　パン屑　Paoくず
面臂偏瘫　顔腕片麻痺　かおうでへんまひ
面部表情　顔面表情　がんめんひょうじょう
面部表情肌　顔面表情筋　がんめんひょうじょうきん
面部播散性粟粒性狼疮　顔面播種性粟粒性狼瘡　がんめんはしゅせいぞくりゅうせいろうそう
面部潮红　顔面潮紅　がんめんちょうこう
面部带状疱疹　顔面帯状疱疹　がんめんたいじょうほうしん
面部丹毒　顔面丹毒　がんめんたんどく
面部单侧萎缩　片側顔面萎縮〔症〕　へんそくがんめんいしゅく〔しょう〕
面部恶性肉芽肿　顔面悪性肉芽腫　がんめんあくせいにくがしゅ
面部红痛症　顔面紅痛症　がんめんこうつうしょう
面部畸形　顔面奇形　がんめんきけい
面部轮廓描记器　顔輪廓描写器　かおりんかくびょうしゃき
面部毛细管痣　顔面毛細〔血〕管性母斑　がんめんもうさい〔けつ〕かんせいぼはん
面部囊肿　顔面囊胞　がんめんのうほう
面部脓皮病　顔面膿皮症　がんめんのうひしょう
面部皮肤癌　顔面皮膚癌　がんめんひふがん
面部皮肤基底细胞癌　顔面皮膚基底細胞癌　がんめんひふきていさいぼうがん
面部皮脂腺囊肿　顔面皮脂囊胞(腫)　がんめんひしのうほう(しゅ)
面部平面　ナジオンポゴニオン面　nasion-pogonionめん
面部破伤风　顔面破傷風　がんめんはしょうふう
面部丘疹　顔面丘疹　がんめんきゅうしん
面部肉瘤　顔面肉腫　がんめんにくしゅ
面〔部〕三角〔区〕　顔面三角〔区〕　がんめんさんかく〔く〕
面部色素痣　顔面色素母斑　がんめんしきそぼはん
面部烧伤　顔面火傷　がんめんかしょう
面部神经痛　顔面〔神経〕痛　がんめん〔しんけい〕つう
面部神经移植　顔面神経移植　がんめんしんけいいしょく
面部双瘫　両側顔面麻痺　りょうそくがんめんまひ
面部下疳样脓皮病　顔面下疳様膿皮症　がんめんげかんようのうひしょう
面部血管瘤　顔面血管腫　がんめんけっかんしゅ
面部支撑器　顔面支持器　がんめんししじき
面部中段骨折　中央顔面骨折　ちゅうおうがんめんこっせつ
面成形术　顔面形成術　がんめんけいせいじゅつ
面疔　面疔　めんちょう
面动脉　顔面動脈　がんめんどうみゃく
面发育不全　不全顔症，顔面発育不全　ふぜんがんしょう，がんめんはついくふぜん
面粉发力计　小麦粉グルテン測量計　コムギこglutenそくりょうけい
面粉甲虫　チャイロコメゴミムシダマシ
面-副神经吻合术　顔面副神経吻合術　がんめんふくしんけいふんごうじゅつ
面-膈神经吻合术　顔面横隔膜神経吻合術　がんめんおうかくまくしんけいふんごうじゅつ

面弓　顔弓，フュイスボー　がんきゅう，face-bow
面骨　顔面骨　がんめんこつ
面颌畸形　顎顔奇形　がくがんきけい
面横动脉　顔面横動脈　がんめんおうどうみゃく
面横静脉　顔面横静脈　がんめんおうじょうみゃく
面横裂　横行顔面裂　おうこうがんめんれつ
面红　潮紅，赤面　ちょうこう，せきめん
面后静脉　後顔面静脈　こうがんめんじょうみゃく
面肌　顔面筋　がんめんきん
面〔肌〕抽搐(痉挛)　顔面神経痙攣　がんめんしんけいれん
面肌电图　顔面筋電図　がんめんきんでんず
面肌痉挛交叉瘫　ブリッソ症候群　Brissaudしょうこうぐん
面肌麻痹　顔面神経麻痺　がんめんしんけいまひ
面肌-声带抽搐综合征　ジルドラトウレット症候群　Gilles de la Touretteしょうこうぐん
面积计　面積計　めんせきけい
面积扫描　面積スキャン　めんせきscan
面颊部皮瓣移植　顔頬皮〔膚〕弁移植　がんきょうひ〔ふ〕べんいしょく
面颊部游离皮瓣移植　顔頬遊離皮〔膚〕弁移植　がんきょうゆうりひ〔ふ〕べんいしょく
面肩臂萎缩　顔面肩甲上腕〔筋〕萎縮　がんめんけんこうじょうわん〔きん〕いしゅく
面肩肱型肌营养不良症　顔面肩甲上腕筋ジストロフィー，顔面肩甲上腕筋異栄養症　がんめんけんこうじょうわんきんdystrophy，がんめんけんこうじょうわんきんいえいようしょう
面肩肱型进行性肌营养障碍(不良)　顔面肩甲上腕型進行性筋ジストロフィー　がんめんけんこうじょうわんがたしんこうせいきんdystrophy
面筋蛋白　ムセジン　mucedin
面颈部实质性肿瘤　顔面頸部実質性腫瘍　がんめんけいぶじっしつせいしゅよう
面痉挛　顔面痙攣　がんめんけいれん
面静脉　顔面静脈　がんめんじょうみゃく
面疖　顔面癤　がんめんせつ
面具　マスク　mask
面具面容　仮面状顔貌　かめんじょうがんぼう
面裂　顔面裂　がんめんれつ
面裂畸胎　顔面裂奇形体　がんめんれつきけいたい
面裂〔畸形〕　顔面裂〔奇形〕　がんめんれつ〔きけい〕
面裂囊肿　顔面裂囊胞　がんめんれつのうほう
面颅　顔面骨　がんめんこつ
面颅骨　顔面頭蓋骨　がんめんずがいこつ
面麻醉　顔面麻酔　がんめんますい
面毛生长异常　顔面異常多毛　がんめんいじょうたもう
面貌认识不能　相貌失認　そうぼうしつにん
面疱疹　顔面疱疹　がんめんほうしん
面偏侧肥大　顔面片側(半側)肥大〔症〕　がんめんへんそく(はんそく)ひだい〔しょう〕
面偏侧萎缩　顔面片側(半側)萎縮　がんめんへんそく(はんそく)いしゅく
面偏瘫　顔面片麻痺　がんめんへんまひ
面前静脉　前顔面静脈　ぜんがんめんじょうみゃく
面丘　顔面神経丘　がんめんしんけいきゅう
面容　顔貌　がんぼう
　帕金森氏面容　パーキンソン顔〔貌〕　Parkinsonがん〔ぼう〕

希波克拉底面容　ヒポクラテス顔〔貌〕　Hippocratesがん〔ぼう〕

面容检视法　顔貌検査法　がんぼうけんさほう

面容诊断　相観,相貌診断　そうかん,そうぼうしんだん

面容诊断法　外観(相貌)診断法　がいかん(そうぼう)しんだんほう

面色　顔色　かおいろ

面色苍白　顔面蒼白　がんめんそうはく

面色苍黄　顔面皮膚黄変〔症〕　がんめんひふおうへん〔しょう〕

面色红润　顔面潮紅　がんめんちょうこう

面舌偏瘫　顔舌片麻痺　がんぜつへんまひ

面-舌下神经吻合术　顔面舌下神経吻合術　がんめんぜっかしんけいふんごうじゅつ

面深静脉　深顔面静脈　しんがんめんじょうみゃく

面神经　顔面神経　がんめんしんけい

面神经保护器　顔面神経保護器　がんめんしんけいほごき

面神经变性反应　顔面神経変性反応　がんめんしんけいへんせいはんのう

面神经传导时间　顔面神経伝導時間　がんめんしんけいでんどうじかん

面神经管　顔面神経管　がんめんしんけいかん

面神经管减压术　顔面神経管減圧術　がんめんしんけいかんげんあつじゅつ

面神经管裂孔　顔面神経管裂孔　がんめんしんけいかんれっこう

面神经管入口　顔面神経管入口　がんめんしんけいかんいりぐち

面神经管凸　顔面神経管隆起　がんめんしんけいかんりゅうき

面神经管膝　顔面神経管膝　がんめんしんけいかんしつ

面神经核　顔面神経核　がんめんしんけいかく

面神经核发育不全　顔面神経核無発育　がんめんしんけいかくむはついく

面神经减压术　顔面神経減圧術　がんめんしんけいげんあつじゅつ

面神经交叉性偏瘫　顔面神経交互性片麻痺　がんめんしんけいこうごせいへんまひ

面神经解剖术　顔面神経解剖術　がんめんしんけいかいぼうじゅつ

面神经麻痹　顔面神経麻痺　がんめんしんけいまひ

面神经丘　顔面神経丘　がんめんしんけいきゅう

面神经区　顔面神経区　がんめんしんけいく

面神经腮腺丛　顔面神経耳下腺神経叢　がんめんしんけいじかせんしんけいそう

面神经手术　顔面神経手術　がんめんしんけいしゅじゅつ

面神经松解术　顔面神経剥離術　がんめんしんけいはくりじゅつ

面神经损伤　顔面神経損傷　がんめんしんけいそんしょう

面神经瘫痪　顔面神経麻痺　がんめんしんけいまひ

面神经痛　顔面神経痛　がんめんしんけいつう

面神经吻合术　顔面神経吻合術　がんめんしんけいふんごうじゅつ

面神经膝　顔面神経膝　がんめんしんけいしつ

面神经修补(复)术　顔面神経修復術　がんめんしんけいしゅうふくじゅつ

面神经移植术　顔面神経移植術　がんめんしんけいいしょくじゅつ

面神经征　クボステーク徴候　Chvostekちょうこう

面神经周围性麻痹　顔面神経周囲性麻痺　がんめんしんけいしゅういせいまひ

面瘫　顔面神経麻痺　がんめんしんけいまひ

20面体对称结构型病毒　二十面体対称性ウイルス　にじゅうめんたいたいしょうせいvirus

面痛　顔面痛　がんめんつう

面萎缩症　顔面萎縮症　がんめんいしゅくしょう

面下部　顔面基底(下部)　がんめんきてい(かぶ)

面先露　顔〔面〕位　がん〔めん〕い

面相　相観,人相　そうかん,にんそう

面斜裂　顔面斜裂　がんめんしゃれつ

面形测定器　顔輪郭測定器　かおりんかくそくていき

面形描记器　顔輪郭描写器　かおりんかくびょうしゃき

面胸骨联胎　顔胸結合奇形体　がんきょうけつごうきけいたい

面胸骨联胎畸形　顔胸結合奇形　がんきょうけつごうきけい

面修复术　顔面修復術　がんめんしゅうふくじゅつ

面黝黑　顔面黒色　がんめんこくしょく

面罩　マスク　mask

面罩加压呼吸　マスク加圧呼吸　maskかあつこきゅう

面征　顔面徴候　がんめんちょうこう

面直径测量器　顔面直径測定器　がんめんちょっけいそくていき

面总静脉　総顔面静脈　そうがんめんじょうみゃく

面诸区　顔面諸部　がんめんしょぶ

MIAO　苗描秒

miáo　苗描

苗勒氏病　ミュラー病　Mullerびょう

苗勒氏尘状体　ミュラー塵状体　Mullerじんじょうたい

苗勒氏反应　ミュラー反応　Mullerはんのう

苗勒氏管　ミュラー管　Mullerかん

苗勒氏管瘤　ミュラー管腫　Mullerかんしゅ

苗勒氏管囊肿　ミュラー管嚢胞　Mullerかんのうほう

苗勒氏肌　ミュラー筋　Mullerきん

苗勒氏结节　ミュラー結節　Mullerけっせつ

苗勒氏细胞　ミュラー細胞　Mullerさいぼう

苗勒氏纤维　ミュラー線維　Mullerせんい

苗勒氏液　ミュラー液　Mullerえき

苗勒氏征　ミュラー徴候　Mullerちょうこう

苗勒氏支持细胞　ミュラー支持細胞　Mullerしじさいぼう

描记笔　記録針,線画筆　きろくしん,せんがひつ

描记法　描記法,描画法,描写法,記録法　びょうきほう,びょうがほう,びょうしゃほう,きろくほう

描记杠杆　描記レバー　びょうきlever

描记气鼓　記録タンブール　きろくtambour

描记器　キモグラフ　kymograph

描记运动　運動描写　うんどうびょうしゃ

描界器　輪郭描写器　りんかくびょうしゃき

描图　写図　しゃず

描图员　写図工,トレーサー　しゃずこう,tracer

描图纸　透写紙,トレーシング ペーパー　とうしゃし,tracing paper

miǎo　秒

秒　秒　びょう

秒表　ストップ ウォッチ　stop watch

MIE 灭

miè 灭

灭草隆 モニュロン monuron

灭虫法 殺虫〔法〕 さっちゅう〔ほう〕

灭虫宁 ベフェニウム,ハイドロキシナフトエート bephenium,hydroxynaphthoate

灭滴灵〔唑〕 メトロニダゾル,フラジール metronidazole, fragyl

灭疳宁 マクニン macnin

灭活病毒疫苗 不活性化ウイルス ワクチン ふかっせいか virus vaccine

灭活剂 インアクチベーター inactivator

灭活性 不活性化 ふかっせいか

灭活眼镜蛇毒 アナコブラ anacobra

灭活疫苗 不活性化ワクチン ふかっせいかvaccine

灭活〔作用〕 不活性化〔作用〕 ふかっせいか〔さよう〕

灭菌 滅菌 めっきん

灭菌灯 ステリランプ sterilamp

灭菌法 滅菌法 めっきんほう

　巴〔斯德〕氏灭菌法 パスツール滅菌法 Pasteurめっきんほう

灭菌混悬液 滅菌懸濁液 めっきんけんだくえき

灭菌计 滅菌計 めっきんけい

灭菌器 滅菌器 めっきんき

灭菌软膏〔剂〕 滅菌軟膏〔剤〕 めっきんなんこう〔ざい〕

灭菌散剂 滅菌粉末薬 めっきんふんまつやく

灭菌射线 滅菌放射線 めっきんほうしゃせん

灭菌药〔剂〕 滅菌薬 めっきんやく

灭菌注射液 滅菌注射液 めっきんちゅうしゃえき

灭菌注射用水 滅菌注射用水 めっきんちゅうしゃようすい

灭昆虫〔法〕 滅虫〔法〕 めっちゅう〔ほう〕

灭卵剂 殺卵子剤 さつらんしざい

灭螺剂 軟体動物駆除薬 なんたいどうぶつくじょやく

灭能剂 不活性化薬 ふかっせいかやく

灭能（活）血清 不活性化血清,非伪（動）化血清 ふかっせい かけっせい,ひどうかけっせい

灭能作用 不活性化作用,非伪化 ふかっせいかさよう,ひ どうか

灭虱 シラミ駆除 シラミくじょ

灭虱剂〔药〕 シラミ駆除剤 シラミくじょざい

灭鼠 殺鼠〔法〕 さっそ〔ほう〕

灭鼠剂 殺鼠剤 さっそざい

灭糖素 メゾキサン mesoxane

灭绦灵 ヨメサン yomesan

灭吐灵 〔塩酸〕メトクロプラミド 〔えんさん〕 metoclopramide

灭蚊药〔剂〕 蚊駆除薬 かくじょやく

灭癣酚 トリブロムクレゾール tribromocresol

灭蚤 ノミ駆除 ノミくじょ

灭藻剂 殺藻薬 さっそうやく

灭脂灵 ヘプロニケート hepronicate

MIN 民缗皿敏鳖

mín 民缗

民间药 民間治療薬 みんかんちりょうやく

民间药方 民間処方 みんかんしょほう

民间医药 民間医薬 みんかんいやく

民族形式医疗体育 民族伝統体操療法 みんぞくでんとう たいそうりょうほう

缗钱形成 連銭形成 れんせんけいせい

缗钱现象 連銭現象,〔赤血球〕のつみかさなり現象 れん せんげんしょう,〔せっけっきゅう〕のつみかさなりげんしょ う

缗钱状 連銭状 れんせんじょう

mǐn 皿敏鳖

皿 皿 さら

敏度 鋭敏度 えいびんど

敏感点 敏感点 びんかんてん

敏感反应细胞 感作細胞 かんささいぼう

敏感减轻 過敏性減退 かびんせいげんたい

敏感人格 敏感性人格 びんかんせいじんかく

敏感性 敏感性 びんかんせい

敏感性肉芽 過敏性肉芽 かびんせいにくが

敏感性牙痛 過敏性歯痛 かびんせいしつう

敏化剂 感作物質 かんさぶっしつ

敏化荧光 感作蛍光 かんさけいこう

敏化作用 感作作用 かんささよう

敏捷性 敏捷性 びんしょうせい

敏捷性测定 敏捷性試験 びんしょうせいしけん

敏克静 メクリジン meclizine

敏乐定 ミノキシジル minoxidil

鳖肝〔油酸甘〕油酯 ジェコレイン jecolein

MING 名明鸣冥酩命

míng 名明鸣冥

名贵药材 珍貴薬草 ちんきやくそう

明暗适应计 明暗順応計 めいめんじゅんおうけい

明板 単屈折板,I 帯 たんくっせつばん,I たい

明晨服用 翌朝服用 よくあさふくよう

明度 明るさ〔の度〕,明度 めかるさ〔のど〕,めいど

明度对比 明るさの対比 めかるさのたいひ

明矾 ミョウバン

明矾沉淀类毒素 ミョウバン沈殿トキソイド ミョウバン ちんでんtoxoid

明矾沉淀破伤风类毒素 ミョウバン沈殿破傷風トキソイド ミョウバンちんでんはしょうふうtoxoid

明矾粉 ミョウバン粉末 ミョウバンふんまつ

明矾卡红 ミョウバン カルミン ミョウバンcarmine

明矾石 ミョウバン石 ミョウバンせき

明矾水浴 ミョウバン浴 ミョウバンよく

明矾苏木精 ミョウバンヘマトキシリン ミョウバン hematoxylin

明矾苏木精染液 ムヘマティン muchematein

明矾土 ミョウバン土 ミョウバンど

明胶 ゼラチン gelatin

明胶包埋法 ゼラチン包埋法 gelatinほうまいほう

明胶蛋白 グルチン glutin

明胶分解 ゼラチン分解 gelatinぶんかい

明胶海绵 ゼラチン海綿,ゼラチン スポンジ gelatinかい めん,gelatin sponge

明胶海绵止血剂 ゼラチン スポンジ止血剤 gelatin sponge しけつざい

明胶酶 ゼラチナーゼ gelatinase

明胶培养基 ゼラチン培地 gelatinばいち

明胶溶化保温器 ゲル溶化保温器 gelようかほおんき

明胶脒银　アルバルギン　albargin
明胶朊　グルチン　glutin
明胶止血海绵　ゼラチン止血スポンジ　gelatinしけつsponge
明科夫斯基氏法　ミンコウスキー法　Minkowskiほう
明科夫斯基系数　ミンコウスキー係数　Minkowskiけいすう
明尼苏达多重人格试验法　ミネソタ多面人格試験法　Minnesotaためんじんかくしけんほう
明视场(野)　明視野　めいしや
明视觉　明所視　めいしょし
明(光)适应　明順応　めいじゅんおう
明体　明体　めいたい
明希梅尔氏病　ミェンクマイエル病　münchmeyerびょう
明细胞　明細胞　めいさいぼう
明细胞癌　明細胞癌　めいさいぼうがん
明纤维　明色線維　めいしょくせんい
明线　輝線　きせん
明线光谱　輝線スペクトル　きせんspectrum
明-肖二氏溶血性贫血　ミンコウスキー・ショファール溶血性貧血　Minkowski-Chauffardようけつせいひんけつ
明-肖二氏综合症　ミンコウスキー・ショファール症候群　Minkowski-Chauffardしょうこうぐん
鸣疽梭状芽胞杆菌　クロストリジウム　ショーボー　clostridium chauvoei
冥想　瞑想　めいそう

mǐng 酩
酩酊状态　酩酊状態　めいていじょうたい

mǐng 命
命令性幻听　命令性幻聴　めいれいせいげんちょう
命名　命名　めいめい
命名法　命名法　めいめいほう
命名性失语　名詞失語〔症〕,名称失語〔症〕　めいししつご〔しょう〕,めいしょうしつご〔しょう〕
命名学　命名学　めいめいがく
命名原则　命名原則　めいめいげんそく

MO　摸模膜摩磨蘑魔抹末没茉沫莫漠墨默

mō 摸
摸空症　撮空摸床症　さっくうもしょうしょう

mó 模膜摩磨蘑魔
模仿　模倣,擬症　もほう,ぎしょう
模仿表情　反響表情症　はんきょうひょうじょうしょう
模仿病〔态〕　反響症　はんきょうしょう
模仿病征　反響徴候　はんきょうちょうこう
模仿催眠术　模倣催眠術　もほうさいみんじゅつ
模仿书写　反響書字〔症〕　はんきょうしょじ〔しょう〕
模仿现象　反響現象　はんきょうげんしょう
模仿行(运)动　反響動作〔症〕　はんきょうどうさ〔しょう〕
模仿性　模倣性　もほうせい
模仿言语　反響〔言〕語　はんきょう〔げん〕ご
模仿症状　反響症状　はんきょうしょうじょう
模拟　シミュレーション　simulation
模拟电压　アナログ　ボルト　analogue voltage
模拟分光光度计　アナログ分光〔光度〕計　analogぶんこう〔こうど〕けい
模拟计算电路　アナログ　コンピュター回路　analog

computerかいろ
模拟计算机　アナログ　コンピューター,アナログ計算機　analog computer,analogけいさんき
模拟人体心电图发生器　アナログ人体心電図発生器　analogじんたいしんでんずはっせいき
模拟神经〔精神〕科疾病　神経〔性〕詐病　しんけい〔せい〕さびょう
模拟实验　シミュレーション　simulation
模拟失重　模擬無重力　もぎむじゅうりょく
模拟试验　模擬試験　もぎしけん
模拟-数字计算机　アナログデジタルコンピューター　analog digital computer
模拟-数字转换器　アナログ数字変換器　analogすうじへんかんき
模拟突变体　模擬突然変異体　もぎとつぜんへんいたい
模拟装置　シミュレータ,模擬装置　simulator,もぎそうち
模拟紫外分光光度计　アナログ紫外線分光光度計　analogしがいせんぶんこうこうどけい
模式　様式,モード,モデル,パターン　ようしき,mode,model,pattern
模式精神病　模型的精神病　もけいてきせいしんびょう
模式识别　パターン認識　patternにんしき
模式图　模型図　もけいず
模数(量)　モジュラス　modulus
模型　模型　もけい
模型材料　鋳物材料　いものざいりょう
模型动物　パターン動物　patternどうぶつ
模型石膏　モデル石膏　modelせっこう
模型眼　要式眼　ようしきがん
模型硬化剂　モデル硬化剤　modelこうかざい
膜　膜　まく
　鲍曼氏膜　ボーマン膜　Bowmanまく
　比沙氏膜　ビシャー膜　Bichatまく
　布鲁赫氏膜　ブルーフ膜　Bruchまく
　达汤氏膜　ダットン膜　Duttonまく
　德博夫氏膜　デボブ膜　Deboveまく
　德斯密氏膜　デスメ〔ー〕膜　Descemetまく
　霍费斯氏膜　ホービウス膜　Hoviusまく
　霍伊塞氏膜　ホイザー膜　Heuserまく
　柯替氏膜　コルティ膜　Cortiまく
　克劳泽氏膜　クラウゼ膜　Krauseまく
　克利克尔氏膜　ケリカー膜　Köllikerまく
　赖斯纳氏膜　ライスナー膜　Reissnerまく
　郎飞氏膜　ランビエ膜　Ranvierまく
　鲁伊施氏膜　ライシュ膜　Ruyschまく
　毛特讷氏膜　マウトナー膜　Mauthnerまく
　内斯密斯氏膜　ネースミス膜　Nasmythまく
　秦氏膜　チン膜　Zinnまく
　施奈德氏膜　シュナイダー膜　Schneiderまく
　斯卡帕氏膜　スカルパ膜　Scarpaまく
　特农氏膜　トノン膜　Tenonまく
　希拉普内尔氏膜　シュラップネル膜　Shrapnellまく
膜板　膜性板　まくせいばん
膜半规管　膜性半規管　まくせいはんきかん
膜被颗粒　被膜顆粒　ひまくかりゅう
膜泵　膜ポンプ　まくpump
膜壁　膜壁　まくへき
膜表面免疫球蛋白　膜表面免疫グロブリン　まくひょうめ

んめんえきglobulin
膜部 膜性部 まくせいぶ
膜測圧〔力〕計 膜圧力計 まくあつりょくけい
膜层 膜性板 まくせいばん
膜成骨颅 膜性骨化頭蓋 まくせいこっかずがい
膜池 膜槽 まくそう
膜翅目 膜翅目 まくしもく
膜翅〔目〕昆虫 膜翅目昆虫 まくしもくこんちゅう
膜翅目昆虫螫症 膜翅目昆虫刺傷 まくしもくこんちゅうししょう
膜蛋白 膜プロティン まくprotein
膜刀 切膜刀 せつまくとう
膜电荷 膜電荷 まくでんか
膜电极 膜電極 まくでんきょく
膜电流 膜電流 まくでんりゅう
膜电容 膜静電容量,膜キャパシタンス まくせいでんようりょう,まくcapacitance
膜电势(位) 膜電位 まくでんい
膜法 膜法 まくほう
膜反应曲线 膜反応曲線 まくはんのうきょくせん
膜肥厚 〔皮〕膜肥厚 〔ひ〕まくひこう
膜分馏物 膜性分〔別蒸〕留物 まくせいぶん〔べつじょう〕りゅうぶつ
膜分子病 膜分子病 まくぶんしびょう
膜壶腹 膜性膨大〔部〕 まくせいぼうだい〔ぶ〕
膜化骨 膜性骨化 まくせいこっか
膜荚黄蓍 キバナオウギ
膜间部 膜間部 まくかんぶ
膜间腔 膜間隙 まくかんげき
膜脚 膜脚 まくきゃく
膜结构 膜構造 まくこうぞう
膜静电位 膜静止電位 まくせいしでんい
膜抗原 膜抗原 まくこうげん
膜壳绦虫病 膜様条虫症 まくようじょうちゅうしょう
膜壳绦虫属 膜様条虫属 まくようじょうちゅうぞく
膜滤器 膜濾過器 まくろかき
膜螺旋板 膜螺旋板 まくらせんばん
膜迷路 膜迷路 まくめいろ
膜迷路变性 膜迷路変性 まくめいろへんせい
膜迷路电凝术 膜迷路電気凝固法 まくめいろでんききぎょうほう
膜迷路发育不全 膜迷路発育不全〔症〕 まくめいろはついくふぜん〔しょう〕
膜迷路积水 膜迷路水症 まくめいろすいしょう
膜迷路破毁术 膜迷路破壊術 まくめいろはかいじゅつ
膜迷路上皮化生 膜迷路上皮化生 まくめいろじょうひかせい
膜迷路萎陷 膜迷路虚脱 まくめいろきょだつ
膜迷路炎 膜迷路炎 まくめいろえん
膜内成骨 膜内(膜性)骨形成 まくない(まくせい)こつけいせい
膜内骨化 膜内(膜性)骨化 まくない(まくせい)こっか
膜内颗粒 膜内粒子 まくないりゅうし
膜内外电位差 膜内外電位〔差〕 まくないがいでんい〔さ〕
膜片 隔板 かくばん
膜平衡 〔ドナン〕膜平衡 〔Donnan〕まくへいこう
膜切除术 膜切除術 まくせつじょじゅつ
膜渗透性 膜浸透性 まくしんとうせい

膜收缩蛋白 膜収縮蛋白〔質〕 まくしゅうしゅくたんぱく〔しつ〕
膜受体 膜受容体 まくじゅようたい
膜稳定作用 膜安定化 まくめんていか
膜下致密层 膜下緻密層 まっかちみつそう
膜形态学 膜形態学 まくけいたいがく
膜性白内障 膜様白内障 まくようはくないしょう
膜性半规管 膜性半規管 まくせいはんきかん
膜性鼻炎 膜性鼻炎 まくせいびえん
膜性病变 膜性疾患 まくせいしっかん
膜性喉炎 膜性喉頭炎 まくせいこうとうえん
膜性接触 膜性接触 まくせいせっしょく
膜性结肠炎 膜性結腸炎 まくせいけっちょうえん
膜性结肠周围炎综合征 大腸周囲粘膜症候群 だいちょうしゅういねんまくしょうこうぐん
膜性结构 膜性構造 まくせいこうぞう
膜性结膜炎 膜性結膜炎 まくせいけつまくえん
膜性口炎 膜性口内炎 まくせいこうないえん
膜性痢疾 膜性赤痢 まくせいせきり
膜性肾病 膜性ネフロパシー まくせいnephropathy
膜性肾小球肾炎 膜性糸球体腎炎 まくせいしきゅうたいじんえん
膜性痛经 膜様月経困難 まくようげっけいこんなん
膜性龈口炎 膜様歯肉口内炎 まくようしにくこうないえん
膜性(样)月经 膜様月経 まくようげっけい
膜性增殖型 膜性増殖型 まくせいぞうしょくがた
膜性子宫内膜炎 膜性子宮内膜炎 まくせいしきゅうないまくえん
膜学 膜学 まくがく
膜学说 膜学説 まくがくせつ
膜样肛门闭锁切开术 膜様肛門閉鎖切開術 まくようこうもんへいさせっかいじゅつ
膜龈外科手术 歯肉粘膜外科手術 しにくねんまくげかしゅじゅつ
膜阈电位 膜域値電位 まくいきちでんい
膜再循环假说 膜再循環仮説 まくさいじゅんかんかせつ
膜增生性病变 膜増殖性変化 まくぞうしょくせいへんか
膜状骨 膜性骨 まくせいこつ
膜状胎盘 膜状胎盤 まくじょうたいばん
膜状物 膜状物質 まくじょうぶっしつ
膜状爪间突 膜状爪間突 まくじょうそうかんばん
摩-阿二氏结肠炎 モラックス・アクセンフェルド結腸炎 Morax-Axenfeldけっちょうえん
摩-阿二氏双球菌 モラックス・アクセンフェルド双球菌 Morax-Axenfeldそうきゅうきん
摩擦 摩擦 まさつ
摩擦〔发〕光 摩擦発光 まさつはっこう
摩擦法 摩擦法 まさつほう
摩擦反射 摩擦反射 まさつはんしゃ
摩擦红斑 摩擦紅斑 まさつこうはん
摩擦力 摩擦力 まさつりょく
摩擦系数 摩擦係数 まさつけいすう
摩擦音 摩擦音 まさつおん
摩擦噪声 摩擦騒音 まさつそうおん
摩擦阻力 摩擦抵抗 まさつていこう
摩顿氏病 モルトン病 Mortonびょう
摩顿氏综合征 モレトン症候群 Mortonしょうこうぐん

摩尔　モル　mole
摩尔数份　モル比率　moleひりつ
摩尔沸点上升常数　モル沸点上昇定数　moleふってんじょうしょうていすう
摩尔根　モーガン,モルガン　morgan
摩尔根氏〔变形〕杆菌　モルガン変形菌　Morganへんけいきん
摩尔根学说　モーガン学説　Morganがくせつ
摩尔凝固点降低常数　モル凝固点降下定数　moleぎょうこてんこうかていすう
摩尔浓度　モル濃度　moleのうど
摩尔溶解度　モル溶解度　moleようかいど
摩尔溶液　モル溶液　moleようえき
摩拉克氏菌属　モラクセラ属　Moraxellaぞく
摩里斯氏点　モーリス点　Morrisてん
摩里斯氏征　モーリス徴候　Morrisちょうこう
摩里逊氏陷凹　モリソン窩　Morrisonか
摩氏硬度计　モス硬度計　Mossこうどけい
摩透拉氏征　モルトラ徴候　Mortolaちょうこう
磨(拋)光　研磨,ポリッシュ　けんま,polish
磨光材料　研磨材　けんまざい
磨光带　研磨ストリップ　けんまstrip
磨光粉　研磨粉　けんまこ
磨光机　研磨機　けんまき
磨光器　ポリッシャ,研磨器　Polisher,けんまき
磨光石　研磨石　けんませき
磨光术　研磨法　けんまほう
磨光刷　研磨ブラシ　けんまbrush
磨光橡皮轮　研磨ゴム輪　けんまgumりん
磨光钻　研磨バー　けんまbur
磨耗(损)　磨耗　まもう
磨机　磨砕機　まさいき
磨口玻璃接头　すりガラス継ぎ目　すりglassつぎめ
磨口玻璃仪器　すりガラス装置　すりglassそうち
磨轮　といし車　といしぐるま
磨平材料　研磨材　けんまざい
磨蚀试验　すりへり試験　すりへりしけん
磨碎　磨砕　まさい
磨损率　磨耗率　まもうりつ
磨头　研磨頭　けんまとう
磨削针　研磨針　けんましん
磨牙　臼歯　きゅうし
磨牙低尖　タロン,副歯　talon,ふくし
磨牙后垫　臼歯後パッド　きゅうしこうpad
磨牙后间隙　臼歯後隙　きゅうしこうげき
磨牙后三角区　臼歯後三角区　きゅうしこうさんかっく
磨牙后腺　臼歯後腺　きゅうしこうせん
磨牙卡环　臼歯クラスプ　きゅうしclasp
磨牙腺　臼歯腺　きゅうしせん
磨牙印模[托]盘　臼歯印像トレー　きゅうしいんぞうtray
蘑菇　キノコ,ツクハタケ
蘑菇工人肺　キノコ作業者肺　キノコさぎょうしゃはい
蘑菇菌丝体　キノコ菌糸体　キノコきんしたい
魔〔鬼〕附〔身〕妄想　悪霊憑依妄想　あくりょうひょういもうそう
魔鬼恐怖　悪魔恐怖〔症〕　めくまきょうふ〔しょう〕

mǒ　抹

抹香鲸　マッコウクジラ

mò　末没茉沫莫漠墨默

末次月经　最終月経　さいしゅうげっけい
末次〔月〕经〔日〕期　最終月経期　さいしゅうげっけいき
末端　末端,終端　まったん,しゅうたん
C-末端　C-末端　C-まったん
N-末端　N-末端　N-まったん
末端氨基　末端アミノ基　まったんaminoき
C-末端残(余)基　C-末端残分　C-まったんざんぶん
N-末端残(余)基　N-末端残分　N-まったんざんぶん
末端产物抑制　末端産物抑制　まったんさんぶつよくせい
末端分析　末端分析　まったんぶんせき
末端核苷酸测定　末端リボヌクレオチド測定　まったんribonucleotideそくてい
末端回肠炎　末端回腸炎　まったんかいちょうえん
末端交叉　末端交叉　まったんこうさ
末端缺失　末端欠失　まったんけっしつ
末端双键　末端二重結合　まったんにじゅうけつごう
末端羧基　末端カルボキシル基　まったんcarboxylき
末端吸收　端吸収　たんきゅうしゅう
末端细胞　終末細胞　しゅうまつさいぼう
末端效应　終端効果　しゅうたんこうか
末端转脱氧核苷酰酶　末端デオキシヌクレオチジル転移酵素　まったんdeoxynucleotidylてんいこうそ
末吉氏蛋白定量试管　末吉蛋白計　すえよしたんぱくけい
末节指(趾)骨　末節骨　まっせつこつ
末脑　髄脳　ずいのう
末期　終期　しゅうき
末期感染　末期感染　まっきかんせん
末溶酶体　終末リソソーム　しゅうまつlysosome
末梢　終末,末端,末梢　しゅうまつ,まったん,まっしょう
末梢动脉搏动　末梢動脈拍動　まっしょうどうみゃくはくどう
末梢呼吸细支气管　末梢呼吸細気管支　まっしょうこきゅうさいきかんし
末梢神经　末梢神経　まっしょうしんけい
末梢神经麻痹　末梢神経麻痺　まっしょうしんけいまひ
末梢神经炎　末梢神経炎　まっしょうしんけいえん
末梢小动脉　末梢小動脈　まっしょうしょうどうみゃく
末梢〔性〕感觉消失　末梢性感覚消失　まっしょうせいかんかくしょうしつ
末梢性肌疲劳　末梢性筋疲労　まっしょうせいきんひろう
末梢血管反应测听仪　末梢血管反応オージオメータ　まっしょうけっかんはんのうaudiometer
末梢循环　末梢循環　まっしょうじゅんかん
末梢阻力　末梢抵抗　まっしょうていこう
末位性眼震　遠位眼振　えんいがんしん
末指节骨牵引术　末節骨牽引　まっせっこつけんいん
没食子　没食子　モッショクシ
没食子酚　ガラノール　gallanol
没食子蜂　インクタマバチ
没食子酸　没食子酸　モッショクシさん
没食子酸吡喃葡萄糖　没食子酸グルコピラノース　モッショクシさんglucopyranose
没食子酸丙酯　没食子酸プロピル　モッショクシさんpropyl
没食子酸甲酯　ガリシン　gallicin
没食子酸葡萄糖苷　グルコガリン　glucogallin
没食子酸锑钠　アンチモニ没食子酸ソーダー　antimonyモッショクシさんsoda

没食子酸盐　没食子酸塩　モッショクシさんえん

没食子酰苯胶　ガロアニリド　gallanilide

没药　没薬,ミルラ　モッヤク,myrrha

没药醇　ビサボロール　bisabolol

没药树　モッヤクジュ

没药烯　ビサボレン　bisabolene

茉莉　ジャスミン　jasmine

茉莉酮　ジャスモン　jasmone

沫　泡沫　ほうまつ

莫尔法　モール法　Mohrほう

莫尔基奥氏病　モルキオ病　Morquioびょう

莫尔基奥氏征　モルキオ徴候　Morquioちょうこう

莫尔基奥氏综合征　モルキオ症候群　Morquioしょうこうぐん

莫尔加尼氏脱垂　モルガニー洞脱〔出〕症　Morganiどうだつ〔しゅつ〕しょう

莫尔加尼氏陷窝　モルガニー凹窩　Morganiおうか

莫尔加尼氏腺　モルガニー腺　Morganiせん

莫尔加尼氏小结　モルガニー小〔結〕節　Morganiしょう〔けつ〕せつ

莫尔加尼氏柱　モルガニー柱　Morganiちゅう

莫尔加尼氏综合征　モルガニー症候群　Morganiしょうこうぐん

莫尔氏腺　モル腺　Mollせん

莫非氏征　マーフィ徴候　Murphyちょうこう

莫-克二氏病　モレル・クレペリン病　Morel-Kraepelinびょう

莫朗氏病　モラン病　Morandびょう

莫朗氏孔　モラン孔　Morandこう

莫里阿克氏病　モーリアック病　Mauriacびょう

莫里次氏反应　モリッツ反応　Moritzはんのう

莫利施氏反应　モーリッシュ反応　Molischはんのう

莫伦海姆氏间隙　モーレンハイム腔　Mohrenheimこう

莫伦氏溃疡　モーレン潰瘍　Moorenかいよう

莫罗氏病　モロー病　Moroびょう

莫罗氏反射　モロー反射　Moroはんしゃ

莫罗氏反应　モロー反応　Moroはんのう

莫罗氏结核菌素　モロー ツベルクリン　Moro tuberculin

莫洛尼氏病毒　モロニウイルス　Moloney virus

莫-马二氏试验　モスコウィッツ・マタス試験　Muszkowicz-Matasしけん

莫纳科夫氏束　モナーコフ束　Monakowそく

莫〔塞尔〕式立克次氏体　リケッチアチムーセリ,発疹チフスリケッチア　rickettsia mooseri,ほっしんtyphus rickettsia

莫氏Ⅰ型阻滞　モービッツⅠ型ブロック　MobitzⅠがたblock

莫氏Ⅱ型阻滞　モービッツⅡ型ブロック　MobitzⅡがたblock

莫氏裂　モリアン裂　Morianれつ

莫斯鲍尔效应　メスバウアー効果　Mössbauerこうか

莫斯科维茨氏病　モスコウイッツ病　Moschcowitzびょう

莫斯科维茨氏试验　モスコウイッツ検査法　Moschcowitzけんさほう

莫斯科维茨氏征　モスコウイッツ徴候　Moschcowitzちょうこう

莫斯勒氏试验　モスラ呼吸中止法　Moslerこきゅうちゅうしほう

莫-斯-莫氏综合征　モルガニー・スチュアート・モレル症候群　Morgagni-stewart-Morelしょうこうぐん

莫斯氏法　モッス法　Mossほう

莫旺氏病　モルワン病　Morvanびょう

莫旺氏综合征　モルワン症候群　Morvan しょうこうぐん

莫泽氏病　モーゼル病　Mozerびょう

漠不关心　無関心,冷淡　むかんしん,れいたん

漠视疾病　疾病無関心　しっぺいむかんしん

墨菲氏滴管　マーフィ点滴ピペット,マーフィドロッパ　Murphyてんてきpipette,Murphy dropper

墨菲氏滴注法　マーフィ点滴〔注入〕法　Murphyてんてき〔ちゅうにゅう〕ほう

墨菲氏法　マーフィ法　Murphyほう

墨菲氏钮　マーフィ腸ボタン　Murphyちょうbutton

墨菲氏肾征　マーフィ腎徴候　Murphyじんちょうこう

墨菲氏撞击法　マーフィ打診法　Murphyだしんほう

墨旱莲　墨旱蓮,タカサブロウの全草　ボクカンレン,タカサブロウのぜんそう

墨迹测验　ロールシャッハ試験　Rorschachしけん

墨镜　太陽めがね,サングラス　たいようめがね,sunglass

墨绿　黒緑　こくりょく

墨针　いれずみ針　いれずみばり

墨汁　墨汁　ぼくじゅう

墨汁染色法　墨汁染色法　ぼくじゅうせんしょくほう

默-巴二氏病　メラー・バロ病　Möller-Barlowびょう

默比厄斯氏病　メビウス病　Moebiusびょう

默比厄斯氏征　メビウス徴候　Moebiusちょうこう

默比厄斯综合征　メビウス症候群　Moebiusしょうこうぐん

默基森氏病　マーキソン病　Murchisonびょう

默勒氏反应　メルレル反応　Möllerはんのう

默勒氏舌炎　メルレル舌炎　Möllerぜつえん

默里谷脑炎　マーレ バレー脳炎　Murray Valleyのうえん

默-罗二氏综合征　メルカーソン・ローゼンタール症候群　Melkersson-Rosenthalしょうこうぐん

MOU　谋

móu　谋

谋森塔尔氏试验　モセンタール試験　Mosenthalしけん

MU　模母牡拇姆踇木目沐苜牧钼墓幕慕暮穆

mú　模

模　①押型②鋳型　①おしがた②いがた

模板　型板,鋳型　かたいた,いがた

模板活性　型板活性　かたいたかっせい

模板学说　型板説　かたいたせつ

模具　型打ち工具,ダイス型　かたうちこうぐ,diesがた

模制　成型,鋳造　せいけい,ちゅうぞう

模子　型,鋳型,モールト,パターン　かた,いがた,mould,pattern

mǔ　母牡拇姆踇

母爱剥夺　母性〔愛〕妨害　ぼせい〔あい〕ぼうがい

母斑　母斑,あざ　ぼはん

母斑病　母斑症　ぼはんしょう

母胞蚴　母スポロシ（キ）スト　ははsporocyst

母畜　母獣　ぼじゅう

母儿间输血综合征　母体・胎児輸血症候群　ぼたい・たいじゆけつしょうこうぐん

母儿血型不合　母体・胎児血液型不適合　ぼたい・たいじけつえきがたふてきごう

母菊　カミツレ
母菊蓝烯　カマズレン　chamazulene
母菊属　カミツレ属　カミツレぞく
母雷蚴　母レジア　ははredia
母囊　母〔囊〕胞　ぼ〔のう〕ほう
母乳　母乳　ぼにゅう
母乳喂养　母乳栄養　ぼにゅうえいよう
母生育酚　トコール　tocol
母死率　母性死亡率　ぼせいしぼうりつ
母体　母体　ぼたい
母体峰　母体峰　ぼたいほう
母体遗传　母体遺伝　ぼたいいでん
母系亲属　母性血縁関係　ぼせいけつえんかんけい
母细胞　母細胞,芽細胞　ぼさいぼう,がさいぼう
母细胞转化　芽球化転換　がきゅうかてんかん
母性　母性　ぼせい
母性肥胖综合征　母性肥満症候群　ぼせいひまんしょうこうぐん
母(性遗)传　母性遺伝　ぼせいいでん
母血疗法　母血療法　ぼけつりょうほう
母液　母液　ぼえき
母疣　母疣　ぼゆう
母质　母型,基質,マトリックス　ぼがた,きしつ,matrix
母痔　原発痔〔核〕　げんはつじ〔かく〕
母子(女)关系　母子関係　ぼしかんけい
牡丹酚　ペオノール　paeonol
牡蛎　カキ,牡蠣　ボレイ
牡蛎菌素　オストレオグリシン　ostreogrycin
牡蛎甾醇　カキステリン　カキsterin
牡蛎中毒　カキ中毒　カキちゅうどく
拇　母指　おやゆび(ぼし)
拇长屈肌　長母指屈筋　ちょうぼしくっきん
拇长屈肌腱鞘　長母指屈筋腱鞘　ちょうぼしくっきんけんしょう
拇长伸肌　長母指伸筋　ちょうぼししんきん
拇长伸肌腱　長母指伸筋腱　ちょうぼししんきんけん
拇长伸肌腱鞘　長母指伸筋腱鞘　ちょうぼししんきんけんしょう
拇长展肌　長母指外転筋　ちょうぼしがいてんきん
拇长展肌腱鞘　長母指外転筋腱鞘　ちょうぼしがいてんきんけんしょう
拇短屈肌　短母指屈筋　たんぼしくっきん
拇短伸肌　短母指伸筋　たんぼししんきん
拇短伸肌腱　短母指伸筋腱　たんぼししんきんけん
拇短伸肌腱鞘　短母指伸筋腱鞘　たんぼししんきんけんしょう
拇短展肌　短母指外転筋　たんぼしがいてんきん
拇内翻　母指内反,内反母指　ぼしないはん,ないはんぼし
拇收肌　母指内転筋　ぼしないてんきん
拇收肌横头　母指内転筋横頭　ぼしないてんきんおうとう
拇外翻　外反母指,母指外反　がいはんぼし,ぼしがいはん
拇弯屈　屈曲母指　くっきょくぼし
拇指对掌肌　母指対立筋　ぼしたいりつきん
拇指功能重建　母指機能再建　ぼしきのうさいけん
拇指加长术　母指延長術　ぼしえんちょうじゅつ
拇指痉曲　母指痙攣性屈曲　ぼしけいれんせいくっきょく
拇指牵引　母指牽引　ぼしけんいん
〔拇指〕三指节畸形　母指三指節奇形　ぼしさんしせつきけい

拇指腕掌关节　母指手根中手骨関節　ぼししゅこんちゅうしゅこつかんせつ
拇指纹　母指紋,母指マーク　ぼしもん,ぼしmark
拇指再建术　母指再建術　ぼしさいけんじゅつ
拇指掌指关节尺侧副韧带断裂　母指中手指節関節尺側副靭帯断裂　ぼしちゅうしゅしせつかんせつしゃくそくふくじんたいだんれつ
拇指整复　母指整復法　ぼしせいふくほう
拇主要动脉　母指主動脈　ぼししゅどうみゃく
姆〔欧〕　モー　mho
蹈背外侧神经　外側母趾背神経　がいそくぼしはいしんけい
蹈长屈肌　長母趾屈筋　ちょうぼしくっきん
蹈长屈肌腱沟　長母趾屈筋腱溝　ちょうぼしくっきんけんこう
蹈长屈肌腱鞘　長母趾屈筋腱鞘　ちょうぼしくっきんけんしょう
蹈长伸肌　長母趾伸筋　ちょうぼししんきん
蹈长伸肌腱鞘　長母趾伸筋腱鞘　ちょうぼししんきんけんしょう
蹈短屈肌　短母趾屈筋　たんぼしくっきん
蹈短伸肌　短母趾伸筋　たんぼししんきん
蹈短展肌　短母趾外転筋　たんぼしがいてんきん
蹈近节指骨骺炎　母趾近位趾節骨端炎　ぼしきんいしせつこつたんえん
蹈囊炎　バニオン　bunion
蹈囊炎切除术　バニオン切除術　bunionせつじょじゅつ
蹈内翻　内反母趾　ないはんぼし
蹈强直　母趾強直,強直母趾　ぼしきょうちょく,きょうちょくぼし
蹈屈曲畸形　母趾屈曲奇形　ぼしくっきょくきけい
蹈收肌　母趾内転筋　ぼしないてんきん
蹈外翻　母指外反,外反母指　ぼしがいはん,がいはんぼし
蹈外翻矫正术　母指外反矯正術　ぼしがいはんきょうせいじゅつ
蹈展肌　母指外転筋　ぼしがいてんきん
蹈趾　〔足の〕母指,母趾　〔あしの〕おやゆび,ぼし
蹈趾反射　母趾反射　ぼしはんしゃ
蹈趾籽骨骨折　母趾種子骨骨折　ぼししゅこつこっせつ

mù　木目沐首牧钼墓幕慕暮穆
木板样蜂窝织炎　木様蜂巣炎　もくようほうそうえん
木本植物　木本植物　もくほんしょくぶつ
木醇(精)　メタノール,メチルアルコール　methanol,methyl alcohol
木醋酸　木酢液　もくさくえき
木耳　キクラゲ
木耳科　キクラゲ科　キクラゲか
木防己　アオツヅラフジ
木防己碱　トリロビン　trilobine
木防己科　アオツヅラフジ科　アオツヅラフジか
木防己素甲　メニシン　menisine
木芙蓉　フヨウ
木瓜〔蛋白〕酶　パパイン　papain
木瓜酶试验　パパイン試験　papainしけん
木瓜凝乳蛋白酶　キモパパイン　chymopapain
木夹板固定术　木製副木固定術　もくせいふくぼくこていじゅつ

木僵　昏迷　こんめい
木僵性精神病　昏迷状精神病　こんめいじょうせいしんびょう
木僵性忧郁症　昏迷性うつ病　こんめいせいうつびょう
木僵状态　昏迷状態　こんめいじょうたい
木焦油酚　クレオゾール　creosol
木槿　ムクゲ
木槿甙　ヒビスシトリン　hibiscitrin
木槿〔黄〕素　ヒビスセチン　hibiscetin
木聚糖　キシラン　xylan
木聚糖酶　キシラナーゼ　xylanase
木兰　シモクレン
木兰花碱　マグノフロリン　magnoflorine
木兰箭毒碱　マグノクラリン　magnocurarine
木兰科　モクレン科　モクレンか
木藜芦毒素　グレイアノトキシン　grayanotoxin
木灵芝　マンネンタケ
木馏油　クレオソート　creosote
木馏油仿　クレオソート　ホルムアルデヒド　creosote formaldehyde
木馏油精　フロリル　phloryl
木馏油酸钙　カルクレオース　calcreose
木麻黄属　モクマオウ属　モクマオウぞく
木霉属　トリコデルマ属　Trichodermaぞく
木霉素　トリコデルミン　trichodermin
木棉　カポック　kapok
木棉科　パンヤ科　パンヤか
木乃伊　ミイラ　mirra
木乃伊化　ミイラ化　mirraか
木乃伊化胎儿　ミイラ化胎児　mirraかたいじ
木偶眼征候　人形の眼徴候　にんぎょうのめちょうこう
木塞(栓)　コルク栓　corkせん
木塞穿孔器　コルク穿孔器,コクルボーラー　corkせんこうき,cork borer
木塞压紧器　コルク圧搾器　corkあっさくき
木射线　木部髄線　もくぶずいせん
木薯　イモノキ
木薯属　イモノキ属　イモノキぞく
木薯中毒　イモノキ中毒,キャッサバ中毒　イモノキちゅうどく,cassavaちゅうどく
木栓酮　スベロン　suberone
木栓形成层　コルク形成層　corkけいせいそう
木栓质　スベリン　suberin
木糖　キシロース　xylose
木糖醇　キシリトール　xylitol
木糖苷　キシロシド　xyloside
木糖苷积累病　キシロシド蓄積病　xylosideちくせきびょう
木糖胶　キシラン　xylane
木糖胶酶　キシラナーゼ　xylanase
木糖尿　木糖尿〔症〕　もくとうにょう〔しょう〕
木糖脎　キシロサゾーン　xylosazone
木糖(质)酸　キシロン酸　xylonさん
木糖转移酶　キシロース転移酵素　xyloseてんいこうそ
木通科　アケビ科　アケビか
木通马兜铃　キダチウマノスズクサ
木通属　アケビ属　アケビぞく
木酮糖　キシロケトース　xyloketose
木酮糖还原酶　キシロケトース還元酵素　xyloketoseかん

げんこうそ
木酮糖激酶　キシルロキナーゼ　xylulokinase
木酮糖尿　キシロケトース尿〔症〕　xyloketosにょう〔しょう〕
木犀　木犀　モクセイ
木犀草甙　ガルテオリン　galuteolin
木犀草科　モクセイソウ科　モクセイソウか
木犀草素　ルテオリン　luteolin
木样舌　木様舌　ぼくようぜつ
木贼甙　エキセトリン　equisetrin
木贼科　トクサ科　トクサか
木贼麻黄　キダチマオウ
木贼属　トクサ属　トクサぞく
木贼中毒　トクサ中毒〔症〕　トクサちゅうどく〔しょう〕
木脂素类　リグナン類　lignanるい
木质部　木〔質〕部　もく〔しつ〕ぶ
木质部〔维管〕束　木質部維管束　もくしつぶいかんそく
木质化　木化　もくか
木质素　リグニン　lignin
木质听诊器　木製聴診器　もくせいちょうしんき
目标程序　オブジェクト　プログラム　object program
目标状态　目標状態　もくひょうじょうたい
目测比色计　デュボスク比色計　Duboscqひしょくけい
目测法　目測法　もくそくほう
目测微计　接眼マイクロメータ　せつがんmicrometer
目的论　目的論　もくてきろん
目镜　アイ　ピース,接眼レンズ　eye piece,せつがんlens
目录学　目録学　もくろくがく
目视比色〔法〕　視覚比色計　しかくひしょくけい
目视法　視覚法　しかくほう
目视计数法　肉眼計数法　にくがんけいすうほう
目视指示剂　視覚指示薬　しかくしじやく
目眩　めまい
沐浴技术　沐浴技術　もくよくぎじゅつ
沐浴疗法　沐浴療法　もくよくりょうほう
沐浴生理学　沐浴生理学　もくよくせいりがく
苜蓿　ムラサキウマゴヤシ,アルファルファ　alfalfa
牧草中毒　マグサ中毒　マグサちゅうどく
钼　モリブデン,MO　molybden
99钼　モリブデン-99　molybden-99
钼靶　モリブデン標的　molybdenひょうてき
钼靶 X 线摄影　モリブデン標的 X 線撮影　molybdenひょうてきXせんさつえい
钼酐　無水モリブデン　むすいmolybden
钼光阑　モリブデン絞り　molybdenしぼり
钼蓝　モリブデンブルー　molybden blue
钼蓝反应　モリブデンブルー反応　molybden blueはんのう
钼酸　モリブデン酸　molybdenさん
钼酸铵　モリブデン酸アンモニウム　molybdenさんammonium
钼酸铵试法　モリブデン酸アンモニウム試験　molybdenさんammoniumしけん
钼酸钾　モリブデン酸カリウム　molybdenさんkalium
钼酸钠　モリブデン酸ナトリウム　molybdenさんnatrium
钼酸盐　モリブデン酸塩　molybdenさんえん
钼营养　モリブデン栄養　molybdenえいよう
钼中毒　モリブデン中毒　molybdenちゅうどく
墓葬　墓葬　ぼそう

幕 テント tent
幕切迹 テント切痕 テントせっこん
幕状粘连 カーテン状癒着 curtianじょうゆちゃく
慕男狂 女子色情〔症〕,ニンホマニア じょししきじょう〔しょう〕,nymphomania
暮视〔症〕 黄昏視,薄明視 こうこんし,はくめいし
穆恩氏征 ムーン徴候 Moonちょうこう
穆尔德氏试验 ムルダー試験 Mulderしけん

穆尔赫德氏牵开器 モーアヘッド牽引子 Moorheadけんいんし
穆尔氏骨折 ムーア骨折 Mooreこっせつ
穆赫氏杆菌 ムーフ杆菌 Muchかんきん
穆赫氏粒 ムーフ顆粒 Muchかりゅう
穆克氏试验 ムック試験 Muchしけん
穆里氏病 ムリ病 Murriびょう
穆斯堡尔效应 メスバウアー効果 Mössbauerこうか

N

NA 拿镎那纳钠

nà 拿镎
拿发坐林 ナファゾリン naphazoline
拿佛色罗 ノバスロル novasurol
镎 ネプツニウム,NP neptunium

nà 那纳钠
那波霉素 ナルボマイシン narbomycin
那加纳病 ナガナ病 Naganaびょう
那(纳)可丁 ナルコチン narcotine
那可丁酸 ナルコチン酸 narcotineさん
那拉霉素 ナラマイシン naramycin
那碎因 ナルセイン narceine
纳〔博特〕氏滤泡 ナボット濾胞 Nabothろほう
纳〔博特〕氏囊肿 ナボット囊胞 Nabothのうほう
纳〔博特〕氏原卵 ナボット小卵 Nabothしょうらん
纳迪反应 ナディ反応 Nadiはんのう
纳尔逊氏综合征 ネルソン症候群 Nelsonしょうこうぐん
纳夫济格氏征 ナフジガー徴候 Naffzigerちょうこう
纳格尔氏试验 ナーゲル試験 Nagelしけん
纳格来氏原虫 ネーグレリア Naegleria
纳加那红 ナガロート,ナガナ レッド nagarot,nagana red
纳腊特氏手术 ナーラト手術 Narathしゅじゅつ
纳洛芬 ナロルフィン nalorphine
纳洛酮 ナロクソン naloxone
纳米 ナノメーター,nm nanometer
纳皮尔氏醛反应 ナピア アルデヒド反応 Napier aldehydeはんのう
纳热奥特氏根神经 ナジョット〔歯〕根神経 Nageotte〔し〕こんしんけい
纳热奥特氏细胞 ナジョット細胞 Nageotteさいぼう
纳萨罗夫氏现象 ナザロフ現象 Nasaroffげんしょう
纳索氏试验 ナッソ試験 Nassoしけん
纳提维尔氏洋地黄甙 ナティベル ジギタリス Nativelle digitalis
纳治克氏菌 ナジク菌 Nasikきん
钠 ナトリウム,ソジウム,Na natrium,sodium
钠泵 ナトリウム ポンプ natrium pump
钠泵功能障碍 ナトリウム ポンプ機能障害 natrium pumpきのうしょうがい
钠泵三磷酸腺苷酶 ナトリウム ポンプ アデノシントリホスファターゼ,ナトリウム ポンプATPアーゼ natrium

pump adenosine triphosphatase,natrium pump ATP ase
钠泵衰竭 ナトリウム ポンプ不全 natrium pumpふぜん
钠代丙二酸酯 ナトリウム マロン酸エステル natrium malonさんester
钠代烷基丙二酸酯 ナトリウム アルキルマロン酸エステル natrium alkylmalonさんester
钠代乙酰醋酸酯 ナトリウムアセト酢酸エステル natrium acetoさくさんester
钠沸石 ソーダ沸石,ナトロライト sodaふっせき,natrolite
钠负平衡 ナトリウム負平衡 natriumふへいこう
钠钙玻璃 ソーダ ガラス soda glass
钠汞合金 ナトリウム水銀合金,ナトリウム アマルガム natrium すいぎんごうきん,natrium amalgam
钠汞齐 ナトリウム アマルガム natrium amalgam
钠-钾泵 ナトリウム ポタシウム ポンプ,Na^+-K^+ポンプ natrium-potassium pump,Na^+-K^+pump
钠结晶痛风关节炎 ナトリウム 結晶痛風関節炎 natrium けっしょうつうふうかんせつえん
钠酪蛋白 ナ(ヌ)トロース nutrose
钠酪蛋白琼脂 ナトロース アガール nutrose agar
钠离子 ナトリウムイオン natrium ion
钠离子内流 ナトリウム イオン流入 natrium ionりゅうにゅう
钠滤色镜 ナトリウムフィルター natrium filter
钠敏细胞 ナトリウム 敏感細胞 natriumびんかんさいぼう
钠尿激素 ナトリウム 排泄増加ホルモン natriumはいせつぞうかhormone
钠平衡 ナトリウム平衡 natriumへいこう
钠缺乏 ナトリウム欠乏 natriumけつぼう
钠熔法 ナトリウム 融解法 natrium ゆうかいほう
钠熔试验 ナトリウム 融解試験 natriumゆうかいしけん
钠石灰 ソーダ ライム soda lime
钠水潴留 ナトリウム水貯留 natriumすいちょりゅう
钠通道 ナトリウムチャンネル natrium channel
钠血症 ナトリウム血症 natriumけっしょう
钠盐 ナトリウム塩 natriumえん
钠营养 ナトリウム栄養 natriumえいよう
钠载体 ナトリウム担体 natriumたんたい
钠潴留 ナトリウム貯留 natriumちょりゅう
钠潴留性综合征 ナトリウム貯留症候群 natriumちょりゅうしょうこうぐん

NAI　奶氖奈耐萘

nǎi　奶氖

奶粉　粉乳,粉ミルク　ふんにゅう,こなmilk
奶酪　チーズ　cheese
奶类食品　乳類食品　にゅうるいしょくひん
奶母　乳母　にゅうぼ
奶头　乳頭　にゅうとう
奶牙　乳歯　にゅうし
奶油黄　バター エロー　butter yellow
奶油样菌落　バター様集落　butterようしゅうらく
奶〔汁〕　乳汁　にゅうじゅう
氖　ネオン,Ne　neon
氖灯　ネオンランプ　neon lamp
氖管　ネオン管　neonかん
氖光　ネオン光　neonこう

nài　奈耐萘

奈-鲍二氏点　ナイセル・ポラック〔脳〕穿刺点　Neisser-pollack〔のう〕せんしてん
奈-窦二氏现象　ナイセル・デーリング現象　Neisser-Doeringげんしょう
奈兰德氏试验　ニーランデル試験　Nylanderしけん
奈瑟氏二重染剂　ナイセル二重染料　Neisserにじゅうせんりょう
奈瑟氏菌属　ナイセリア属　Neisseriaぞく
奈瑟氏球菌　ナイセル球菌　Neisserきゅうきん
奈瑟氏染色法　ナイセル染色法　Neisserせんしょくほう
奈氏试剂　ネスラー試薬　Nesslerしやく
奈-韦二氏现象　ナイセル・ウェクスベルグ現象　Neisser-Wechsbergげんしょう
耐尔蓝　ナイル ブルー　Nile blue
耐辐射性　放射抵抗性　ほうしゃていこうせい
耐腐蚀合金　腐食(蝕)抵抗合金　ふしょくていこうごうきん
耐干燥性　乾燥安定性　かんそうあんていせい
耐寒　耐寒　たいかん
耐寒性　寒冷耐性　かんれいたいせい
耐寒性试验　寒冷耐性試験　かんれいたいせいしけん
耐饥力　飢餓耐性　きがたいせい
耐碱性　アルカリ耐性　alkaliたいせい
耐久力　持久性　じきゅうせい
耐久霉素　ズラマイシン　duramycin
耐久试验　耐久試験　たいきゅうしけん
耐力　耐久力　たいきゅうりょく
耐力跑　耐久力ランニング　たいきゅうりょくrunning
耐力试验　耐久力試験　たいきゅうりょくしけん
耐力训练　耐久力訓練　たいきゅうりょくくんれん
耐量试验　耐性試験　たいせいしけん
耐热　耐熱　たいねつ
耐热锻炼　耐熱訓練　たいねつくんれん
耐热抗体　耐熱抗体　たいねつこうたい
耐热抗原　耐熱抗原　たいねつこうげん
耐热凝集素　耐熱凝集素　たいねつぎゅうしゅうそ
耐热梭状芽胞杆菌　耐熱クロストリジウム　たいねつClostridium
耐热调理素试验　耐熱オプソニン試験　たいねつopsoninしけん
耐热细菌　耐熱菌　たいねつきん

耐热性　耐熱性　たいねつせい
耐蚀性　侵食(蝕)抵抗性　しんしょくていこうせい
耐受机构　寛容機構　かんようきこう
耐〔受〕量　許容〔線〕量,耐〔線〕量　きょよう〔せん〕りょう,たい〔せん〕りょう
耐受性　耐性　たいせい
耐受性嵌合体　耐性キメラ　たいせいchimera
耐暑　耐熱　たいねつ
耐酸杆菌　耐酸菌,抗酸菌　たいさんきん,こうさんきん
耐酸青霉素　耐酸ペニシリン　たいさんpenicillin
耐酸〔细〕菌　耐酸菌　たいさんきん
耐酸纤维　オキシタラン　oxytalan
耐酸纤维溶解　オキシタラノリーシス　oxytalanolysis
耐酸性　耐酸性　たいさんせい
耐酸性染色法　耐酸性染色法　たいさんせいせんしょくほう
耐糖曲线　糖耐性曲線　とうたいせいきょくせん
耐糖试验　ブドウ糖負荷試験　ブドウとうふかしけん
耐性　耐性　たいせい
耐压瓶　耐圧瓶　たいあつびん
耐压容器　耐圧容器　たいあつようき
耐压性　耐圧性　たいあつせい
耐药菌　薬物耐性バクテリア　やくぶつたいせいbacteria
耐药菌株　耐〔薬〕性菌株　たい〔やく〕せいきんしゅ
耐药量　耐薬量　たいやくりょう
耐药性　薬物耐性　やくぶつたいせい
耐药性肺结核病　薬物耐性肺結核症　やくぶつたいせいはいけっかくしょう
耐药因子　薬物耐性因子　やくぶつたいせいいんし
耐震性　振動安定性　しんどうあんていせい
萘　ナフタリン　naphthalin
萘胺　ナフチルアミン　naphthylamine
α-萘胺　α-ナフチルアミン　α-naphthylamine
萘胺橙　ナフチルアミン オレンジ　naphthylamine orange
α-萘胺-4-磺酸钠　α-ナフチルアミン-4-スルフォン酸ナトリウム　α-naphthylamine-4-sulfonさんnatrium
α-萘胺偶氮对苯磺酸　α-ナフチルアミン-アゾベンゼン-p-スルフォン酸　α-naphthylamine-azobenzene-p-sulfonさん
萘胺中毒　ナフチルアミン中毒　naphthylamineちゅうどく
萘啶　ナフテリジン　naphthyridine
萘啶酸　ナリジクス酸　nalidixちん
萘酚　ナフトール　naphthol
α-萘酚　α-ナフトール　α-naphthol
萘酚铋　ナフトール ビスマス　naphthol bismuth
2-萘酚-3,6-二磺酸钠　2-ナフトール-3,6-ジスルフォン酸ナトリウム　2-naphthol-3,6-disulfonさんnatrium
萘酚化物　ナフトール化合物　naphtholかごうぶつ
萘酚磺酸吲哚酚　ナフトールスルフォン酸インドフェノール　naphthol sulfonさんindophenol
萘酚蓝　ナフトール ブルー　naphthol blue
萘酚雷琐辛　ナフトレゾルシン　naphthoresorcine
萘酚绿　ナフトール グリーン　naphthol green
β-萘酚钠　β-ナフトール ナトリウム　β-naphthol natrium
β-萘酚乳酸酯　β-ナフトール乳酸エステル　β-naphthol にゅうさんester
萘酚水杨贰　ナフトセリシン　naphthoselicin
萘酚酞　ナフトールフタレイン　naphtholphthalein
萘酚中毒　ナフトール中毒　naphtholちゅうどく

萘夫西林　ナフシリン　nafcillin
萘黄酮　ナフトフラボン　naphthoflavon
萘磺酸　ナフタリンスルフォン酸　naphthalenesulfonさん
α-萘磺酰氯　塩化-α-ナフタリンスルフォニル　えんか-α-naphthalenesulfonyl
萘基　ナフチル　naphthyl
β-萘基　β-ナフチル　β-naphthyl
萘甲川　ナフチルメチリジン　naphthylmethylidin
萘甲酸　ナフトエ酸　naphthoeさん
萘甲酸扑疟喹啉　ナフトエ酸パマキン　naphthoe さん pamaquine
萘甲酰胺　ナフトアミド　naphthoamide
萘卡因　ナフトカイン　naphthocaine
萘醌　ナフトキノン　naphthoquinone
β-萘醌　β-ナフトキノン　β-naphthoquinone
1,2-萘醌-4-磺酸钠　1,2-ナフトキノン-4-スルフォン酸ナトリウム　1,2-naphthoquinone-4-sulfonさんnatrium
S-萘硫醚氨酸　S-ナフタレンメルカプツル酸　S-naphthalene mercapturさん
α-萘硫脲　α-ナフチル-チオウレア　α-naphthyl-thiourea
萘满　テトラリン　tetralin
萘满醇　テトラロール　tetralol
萘满基　テトラリル　tetralyl
萘满酮　テトラロン　tetralone
萘普生　ナプロキセン　naproxen
萘嵌戊烷　アセナフテン　acenaphthene
萘生育酚　ナフトトコフェロール　naphthotocopherol
萘烷　デカリン,ナフタン　decalin, naphthane
萘烷酮　ナフタノン　naphthanone
萘肟心安　ナドキソロール　nadoxolol
萘心安　塩酸プロプラノロール,インデラール　えんさん propranolol,inderal
萘心定　プロネタロール　pronethalol
萘性内障　ナフタリン白内障　naphthalinはくないしょう
萘亚甲基　ナフチルメチレン,ナフタル　naphthylmethylene,naphthal
萘-杂酚油-碘仿散　ナフタリン-クレオソート-ヨードホルム末　naphthalene-creosote-iodoformまつ
萘唑啉　ナファゾリン　naphazoline

NAN　男南难

nán　**男南难**

男化卵巢瘤　男性化卵巣腫瘍　だんせいからんそうしゅよう
男化女子　男性化女子　だんせいかじょし
男尿道　男性尿道　だんせいにょうどう
男尿道腺　男性尿道腺　だんせいにょうどうせん
男乳房　男性乳房　だんせいにゅうぼう
男乳女化　女性化(型)乳房　じょせいか(かた)にゅうぼう
男色　男色　だんしょく
男色情狂　男子性欲亢進〔症〕　だんしせいよくこうしん〔しょう〕
男生殖器　男性生殖器　だんせいせいき
男生殖腺　男子生殖腺　だんしせいしょくせん
男体解剖学　男性解剖学　だんせいかいぼうがく
男性　男性　だんせい
男性半阴阳　男性半陰陽　だんせいはんいんよう
男性病　男性疾患　だんせいしっかん

男性不育〔症〕　男性不妊〔症〕　だんせいふにん〔しょう〕
男性第二性征　男性二次性徴　だんせいにじせいちょう
男性第一性征　男性一次性徴　だんせいいちじせいちょう
男性更年期　男子更年期　だんしこうねんき
男性更年期综合征　男子更年期症候群　だんしこうねんきしょうこうぐん
男性互恋　男子の同性愛　だんしのどうせいあい
男性化〔现象〕　男性化〔現象〕　だんせいか〔げんしょう〕
男性机能缺失　男性力欠如,勃起不能　だんせいりょくけつじょ,ぼっきふのう
男性激素　男性ホルモン　だんせいhormone
男性假两性畸形　男性偽半陰陽　だんせいぎはんいんよう
男性假两性畸形-女性化综合征　男性偽半陰陽女性化症候群　だんせいぎはんいんようじょせいかしょうこうぐん
男性假性半阴阳　男性偽半陰陽　だんせいぎはんいんよう
男性绝育术　男性断種法　だんせいだんしゅほう
男〔性〕科〔医〕学　男性科,男子科　だんせいか,だんしか
男性恐怖　男性恐怖〔症〕　だんせいきょうふ〔しょう〕
男性两性畸形　男性半陰陽　だんせいはんいんよう
男性卵巢　男性卵巣,精巣(睾丸)垂　だんせいらんそう,せいそう(こうがん)すい
男性母细胞瘤　男性胚〔細胞〕腫　だんせいはい〔さいぼう〕しゅ
男性尿道战伤　男性尿道戦傷　だんせいにょうどうせんしょう
男性尿道造影　男性尿道造影　だんせいにょうどうぞうえい
男性女性化　男性女性化　だんせいじょせいか
男性女子　女子偽半陰陽　じょしぎはんいんよう
男性配子　男性配偶子　だんせいはいぐうし
男性乳房　男性乳房　だんせいにゅうぼう
男性乳房发育〔症〕　女性化(型)乳房〔症〕　じょせいか(かた)にゅうぼう〔しょう〕
男性乳房增大症　男性乳房肥大症　だんせいにゅうぼうひだいしょう
男性乳房组织增生症　男性乳房過形成　だんせいにゅうぼうかけいせい
男性生殖器　男性生殖器　だんせいせいしょくき
男性生殖器战伤　男性生殖器戦傷　だんせいせいしょくきせんしょう
男性生殖系统　男性生殖系　だんせいせいしょくけい
男性特纳氏综合征　男性ターナ症候群　だんせいTurnerしょうこうぐん
男性特征消失　男性性徴消失　だんせいせいちょうしょうしつ
男性细胞瘤　〔卵巣〕男性胚〔細胞〕腫　〔らんそう〕だんせいはい〔さいぼう〕しゅ
男性现象　男性現象　だんせいげんしょう
男性形态　男性体型　だんせいたいけい
男性型多毛　男性型多毛〔症〕　だんせいがたたもう〔しょう〕
男性型秃发　男性型脱毛〔症〕　だんせいがただつもう〔しょう〕
男性性功能障碍　男性性機能障害　だんせいせいきのうしょうがい
男性性腺功能减退症　男性性機能低下症　だんせいせいきのうていかしょう
男性性征　男性性徴　だんせいせいちょう

男性遗传　男性遺伝　だんせいいでん
男性意象　アニムス　animus
男性子宫　男性子宮　だんせいしきゅう
男用避孕套　コンドーム　condom
男用金属导尿管　男子用金属カテーテル　だんしようきんぞくcatheter
男用抗生育药　男性抗受精薬　だんせいこうじゅせいやく
男征发生　男性化　だんせいか
男征缺失　男性性徴欠失　だんせいせいちょうけっしつ
男子本性　男性特徴　だんせいとくちょう
男子不育症　男性不妊症　だんせいふにんしょう
男子泌乳　男子乳汁分泌　だんしにゅうじゅうぶんぴつ
男子女性型乳房　〔男子〕女性化乳房　〔だんし〕じょせいかにゅうぼう
男子女征　女性化〔症〕　じょせいか〔しょう〕
男子乳腺发育不对称　不等女性化乳房　ふとうじょせいかにゅうぼう
男子乳腺发育症　女性化乳房症　じょせいかにゅうぼうしょう
男子同性恋爱　男性同性愛　だんせいどうせいあい
男子歇斯底里　男子ヒステリー　だんしHysterie
男子型骨盆　男子型骨盤　だんしがたこつばん
男子性腺机能减退　男子性機能低下　だんしせいきのうていいか
男子溢乳　男子乳汁漏出　だんしにゅうじゅうろうしゅつ
男子癔病　男子ヒステリー　だんしHysterie
南丁宁〔碱〕　ナンジニン　nandinine
南方大斑蝥　ハンミョウ
南方豆花叶病毒　南方豆モザイク ウイルス　なんぽうまめmosaic virus
南瓜　カボチャ
南瓜子　南瓜子　ナンカシ
南瓜子氨酸　ククルビチン　cucurbitine
南美芽生菌病　アルマイダ病　Almeidaびょう
南美洲锥虫　アメリカトリパノソーマ　America trypanosoma
南美洲锥虫病　アメリカトリパノソーマ症　America trypanosomaしょう
南美洲锥虫结节　アメリカトリパノソーマ結節　America Trypanosomaけっせつ
南欧斑疹热　ブートヌーズ熱　boutonneuseねつ
南欧嗜眠性脑炎　ノーナ病　nonaびょう
南莞素(戊)　ウィクストロエミン　wikstroemin
南蛇藤素　セラストリン　celastrine
南天竹碱　ドメスチシン,ナンジニン　domesticine, nandinine
南天竹属　ナンテン属　ナンテンぞく
南天竹中毒　ナンテン中毒　ナンテンちゅうどく
南五味子属　サネカズラ属　サネカズラぞく
难产　難産　なんさん
难产营养不良综合征　分娩障害異栄養症候群　ふんべんしょうがいいえいようしょうこうぐん
难分解性去污剂　ハード洗剤　hardせんざい
难复性腹股沟斜疝　非還納性間接鼠径ヘルニア　ひかんのうせいかんせつそけいhernia
难复性疝　非還納性ヘルニア　ひかんのうせいhernia
难复性脱位　非還納性脱臼　ひかんのうせいだっきゅう
难控制性呕吐　制止不能嘔吐　せいしふのうおうと

难免〔性〕流产　開始流産,不可避流産　かいしりゅうざん,ふかひりゅうざん
难染色性腺瘤　嫌色素性腺腫　けんしきそせいせんしゅ
难染细胞　色素嫌性細胞　しきそけんせいさいぼう
难染性　色素嫌性　しきそけんせい
难溶脒　不溶性変性アルブモース,ジスアルブモース　ふようせいへんせいalbumose,dysalbumose
难溶素　ジスリジン　dyslysin
难溶〔性〕胨　不溶性変性ペプトン,ジスペプトン　ふようせいへんせいpeptone,dyspeptone
难语症　不全失語症　ふぜんしつごしょう
难治性贫血　難治性貧血　なんちせいひんけつ
难治性心力衰竭　難治性心不全　なんちせいしんふぜん

NANG 囊

náng 囊
囊　囊　のう
　帮内氏囊　ボネー囊　Bonnetのう
　鲍曼氏囊　ボーマン囊　Bowmanのう
　布罗迪氏囊　ブロデー滑液包　Brodieかつえきほう
　布罗卡氏囊　ブロカ囊　Brocaのう
　法氏囊　ファブリキウス囊　Fabriciusのう
　格利森氏囊　グリソン囊　Glissonのう
　腊特克氏囊　ラトケ囊　Rathkeのう
　门罗氏囊　モンロー囊　Monroのう
　特农氏囊　トノン囊　Tenonのう
　韦利斯氏囊　ウィリス囊　Willisのう
　希尔顿氏囊　ヒルトン囊　Hiltonのう
囊胞　囊胞　のうほう
囊壁　囊壁　のうへき
囊鞭毛虫亚纲　胞状鞭毛虫亜綱　ほうじょうべんもうちゅうあこう
囊变性纤维瘤　囊腫様退行性線維腫　のうしゅようたいこうせいせんいしゅ
囊虫　囊〔尾〕虫,胞虫　のう〔び〕ちゅう,ほうちゅう
囊虫病　囊〔尾〕虫症,胞虫症　のう〔び〕ちゅうしょう,ほうちゅうしょう
囊虫补体结合试验　囊〔尾〕虫補体結合試験　のう〔び〕ちゅうほたいけつごうしけん
囊虫结节　囊〔尾〕虫結節　のう〔び〕ちゅうけっせつ
囊虫(尾)蚴　囊〔尾〕虫　のう〔び〕ちゅう
囊等同器官　囊同〔等〕価器官　のうとう〔とう〕かきかん
囊缝合术　囊縫合術　のうほうごうじゅつ
囊合子　オオシスト,囊胞体　oocyst,のうほうたい
囊硫细菌属　チオチスチス属　Thiocystisぞく
囊瘤　囊腫　のうしゅ
囊瘤炎　囊腫炎　のうしゅえん
囊膜镊　囊鑷子　のうせっし
囊膜性青光眼　囊性緑内障　のうせいりょくないしょう
囊内白内障摘除术　囊内白内障摘出術　のうないはくないしょうてきしゅつじゅつ
囊内韧带　囊内靭帯　のうないじんたい
囊内压　囊内圧　のうないあつ
囊泡形成　小胞形成　しょうほうけいせい
囊胚初期　胞胚初期　ほうはいしょき
囊胚基质　胞胚基質　ほうはいきしつ
囊胚〔泡〕　胞胚　ほうはい
囊胚期　胞胚期　ほうはいき

囊胚腔　胞胚腔,卵割腔　ほうはいこう,らんかつこう
囊胚腔液　胞胚腔内容液　ほうはいくうないようえき
囊胚形成　胞胚形成　ほうはいけいせい
囊腔闭合术　囊腔縫合術　のうくうほうごうじゅつ
囊切除术　囊切除術　のうせつじょじゅつ
囊切开术　囊切開術　のうせっかいじゅつ
囊韧带　関節包靭帯　かんせつほうじんたい
囊砂　包虫砂　ほうちゅうさ
囊肾　囊胞腎　のうほうじん
囊外白内障摘除术　囊外白内障摘出術　のうがいはくないしょうてきしゅつじゅつ
囊外韧带　囊外靭帯　のうがいじんたい
囊尾蚴病　胞虫症,囊〔尾〕虫症　ほうちゅうしょう,のう〔び〕ちゅうしょう
囊细胞　胞状細胞　ほうじょうさいぼう
囊腺癌　囊〔胞〕腺癌　のう〔ほう〕せんがん
囊腺淋巴瘤　囊〔胞〕腺リンパ腫　のう〔ほう〕せんlymphしゅ
囊腺瘤　囊〔胞〕腺腫　のう〔ほう〕せんしゅ
囊腺肉瘤　囊〔胞〕腺肉腫　のう〔ほう〕せんにくしゅ
囊腺纤维瘤　囊〔胞〕腺繊維腫　のう〔ほう〕せんせんいしゅ
囊性癌　囊胞〔性〕癌　のうほう〔せい〕がん
囊性〔白〕内障　水晶包囊白内障　すいしょうほうのうはくないしょう
囊性变〔性〕　囊胞変性　のうほうへんせい
囊性病　囊胞〔性〕疾患　のうほう〔せい〕しっかん
囊性痤疮　囊胞性痤瘡　のうほうせいざそう
囊性肺气肿　囊胞性肺気腫　のうほうせいはいきしゅ
囊性梗塞　囊胞性梗塞　のうほうせいこうそく
囊〔性〕肌瘤　囊腫様筋腫　のうしゅようきんしゅ
囊性积气　囊腫様気腫症,囊状気腫　のうしゅようきしゅじょう,のうじょうきしゅ
囊性基底细胞上皮瘤　囊胞性基底細胞上皮腫　のうほうせいきていさいぼうじょうひしゅ
囊性畸胎瘤　囊胞性奇形腫　のうほうせいきけいしゅ
囊性畸胎瘤恶变　囊胞性奇形腫悪性変化　のうほうせいきけいしゅあくせいへんか
囊性甲状腺肿　囊腫性甲状腺腫　のうしゅせいこうじょうせんしゅ
囊性扩张　囊胞性拡張　のうほうせいかくちょう
囊性淋巴管瘤　囊胞性リンパ管腫　のうほうせいlymphかんしゅ
囊性瘤　囊腫　のうしゅ
囊性粘液瘤　粘液囊腫　ねんえきのうしゅ
囊性粘液腺瘤　囊胞性粘液腺腫　のうほうせいねんえきせんしゅ
囊性膀胱炎　囊胞性膀胱炎　のうほうせいぼうこうえん
囊性肉瘤　囊胞性肉腫　のうほうせいにくしゅ
囊性乳腺炎　囊腫性乳腺炎　のうしゅせいにゅうせんえん
囊性上皮瘤　囊胞性上皮腫　のうほうせいじょうひしゅ
囊性上皮瘤痣　囊胞性上皮腫母斑　のうほうせいじょうひしゅぼはん
囊性肾盂输尿管炎　囊胞性腎盂尿管炎　のうほうせいじんうにょうかんえん
囊性肾盂炎　囊胞性腎盂炎　のうほうせいじんうえん
囊性输尿管炎　囊胞性尿管炎　のうほうせいにょうかんえん
囊性纤维化　囊胞性線維症　のうほうせいせんいしょう
囊性纤维瘤　囊胞性線維腫　のうほうせいせんいしゅ

囊性纤维腺瘤〔病〕　囊胞性繊維腺腫〔症〕　のうほうせいせんいせんしゅ〔しょう〕
囊性纤维性骨炎　囊胞性繊維性骨炎　のうほうせいせんいせいこつえん
囊性腺瘤　囊胞性腺腫　のうほうせいせんしゅ
囊性腺样癌　囊胞性腺様癌,様腺胞癌　のうほうせいせんようがん,のうようせんほうがん
囊性腺样棘皮瘤　囊胞性腺様棘細胞腫　のうほうせいせんようきょくさいぼうしゅ
囊性腺样上皮瘤　囊胞性腺様上皮腫　のうほうせいせんようじょうひしゅ
囊性牙瘤　囊胞性歯牙腫　のうほうせいしがしゅ
囊性增生　囊胞性過形成,囊胞性増殖　のうほうせいかけいせい,のうほうせいぞうしょく
囊性支气管扩张　囊胞性気管支拡張〔症〕　のうほうせいきかんしかくちょう〔しょう〕
囊性肿块　囊胞性腫物　のうほうせいしゅもつ
囊炎　被囊炎,包炎　ひのうえん,ほうえん
囊样变性　囊胞様変性　のうほうようへんせい
囊依赖性淋巴细胞　囊依存性リンパ球　のういぞんせいlymphきゅう
囊蚴　被囊幼虫,メタセルカリア　ひのうようちゅう,metacercaria
囊支　被膜枝　ひまくし
囊肿　囊胞　のうほう
　布累西格氏囊肿　ブレッシヒ囊胞　Blessigのうほう
　加特内氏囊肿　ガートナー囊胞　Gartnerのうほう
　迈博姆氏囊肿　マイボーム腺囊胞　Meibomせんのうほう
　纳博特氏囊肿　ナーボト囊胞　Nabothのうほう
　桑普森氏囊肿　サンプソン囊胞　Sampsonのうほう
囊肿肠道内引流术　囊腫腸内排液法,囊腫腸内ドレナージ　のうしゅちょうないはいえきほう,のうしゅちょうないdrainage
囊肿黄素　〔卵巣〕囊腫黄色素　〔らんそう〕のうしゅおうしょくそ
囊肿空肠肠攀式吻合术　囊胞空腸係蹄吻合術　のうほうくうちょうけいていふんごうじゅつ
囊肿空肠吻合引流术　囊胞空腸吻合排液法　のうほうくうちょうふんごうはいえきほう
囊肿空肠Y形吻合术　囊胞空腸Y型吻合術　のうほうくうちょうYがたふんごうじゅつ
囊肿切除术　囊胞切除術　のうほうせつじょじゅつ
囊肿生成　囊腫発生　のうしゅはっせい
囊肿十二指肠吻合引流术　囊胞十二指腸吻合排液法　のうほうじゅうにしちょうふんごうはいえきほう
囊肿挖匙　囊胞エキスカベータ　のうほうexcavator
囊肿外引流术　囊胞外排液法,囊胞外ドレナージ　のうほうがいはいえきほう,のうほうがいdrainage
囊肿性动脉瘤　囊胞性動脈瘤　のうほうせいどうみゃくりゅう
囊肿性脊膜蛛网膜炎　囊胞性〔脊髄〕クモ膜炎　のうほうせい〔せきずい〕クモまくえん
囊肿性脊柱裂　囊胞性脊柱裂　のうほうせいせきちゅうれつ
囊肿性视网膜血管瘤病　囊胞性網膜血管腫症　のうほうせいもうまくけっかんしゅしょう
囊肿性纤维性骨炎　囊胞性線維性骨炎　のうほうせいせん

いせいこつえん

囊肿性阴道粘膜增生 嚢胞性腟粘膜増殖 のうほうせいちつねんまくぞうしょく

囊肿样阴影 嚢胞性陰影 のうほうせいいんえい

囊肿硬化 嚢胞硬化〔症〕,硬化性嚢胞 のうほうこうか〔しょう〕,こうかせいのうほう

囊状动脉瘤 小嚢状動脈瘤 しょうのうじょうどうみゃくりゅう

囊状〔多发性〕结核性骨炎 嚢胞性〔多発性〕結核性骨炎 のうほうせい〔たはつせい〕けっかくせいこつえん

囊状附件 胞状垂 ほうじょうすい

囊状骨纤维瘤病 嚢胞性骨線維腫症 のうほうせいこつせんいしゅしょう

囊状骨营养不良 嚢胞性骨形成異常症,嚢胞性骨ジストロフィ のうほうせいこつけいせいいじょうしょう,のうほうせいこつdystrophy

囊状淋巴管瘤 嚢胞性リンパ管腫 のうほうせいlymphかんしゅ

囊状卵泡 胞状卵胞 ほうじょうらんほう

囊状脑畸胎 先天性嚢胞状脳奇形 せんてんせいのうほうじょうのうきけい

囊状上皮瘤 嚢状上皮腫 のうじょうじょうひしゅ

囊状肾 嚢胞腎 のうほうじん

囊状水瘤 ヒグローマ hygroma

囊状水瘤切除术 水滑液嚢腫切除術 すいかつえきのうしゅせつじょじゅつ

囊状体 包体 ほうたい

囊状息肉 嚢胞性ポリ〔ー〕プ のうほうせいpolyp

囊状纤维化 嚢胞性線維症 のうほうせいせんいしょう

囊状纤维性骨炎 嚢腫性線維性骨炎 のうしゅせいせんいせいこつえん

囊状腺 単胞状腺 たんほうじょうせん

囊状腺上皮瘤 嚢胞性腺上皮腫 のうほうせいせんじょうひしゅ

囊状腺样上皮瘤 嚢状腺様上皮腫 のうじょうせんようじょうひしゅ

囊状隐窝 嚢状陥凹 のうじょうかんおう

囊状支气管扩张 嚢状気管支拡張〔症〕 のうじょうきかんしかくちょう〔しょう〕

囊状中层坏死 嚢胞性中膜壊死 のうほうせいちゅうまくえし

NAO 蛲脑瑙

nǎo 蛲
蛲虫病 蟯虫症 ぎょうちゅうしょう
蛲虫〔属〕 蟯虫〔属〕 ぎょうちゅう〔ぞく〕

nǎo 脑瑙
脑 脳 のう
脑氨脂 ブレジェニン,クリノシン bregenin,krinosin
脑胺 ノイリジン neuridine
脑白质 大脳白質 だいのうはくしつ
脑白质病 大脳白質萎縮症 だいのうはくしついしゅくしょう
脑白质切断器 大脳白質切断器,ロイコトーム だいのうはくしつせつだんき,leukotome
脑白质切断术 大脳白質切断術 だいのうはくしつせつだんじゅつ
脑白质炎 白質脳炎 はくしつのうえん

脑白质营养不良 大脳白質萎縮〔症〕 だいのうはくしつしゅく〔しょう〕

脑半乳糖 セレブロース,セレブロガラクトース cerebrose,cerebrogalactose

脑包虫病 脳包虫症 のうほうちゅうしょう
脑被 脳被膜 のうひまく
脑边缘系〔统〕 〔大脳〕辺縁系 〔だいのう〕へんえんけい
脑表层炎 脳周囲炎 のうしゅういえん
脑病 脳症,エンセファロパシー,脳障害 のうしょう,encephalopathy,のうしょうがい

韦尼克氏脑病 ウェルニック脳障害 Wernicke のうしょうがい

脑病检眼镜 セレブロスコップ cerebroscope
脑病理学 脳病理学 のうびょうりがく
脑病性精神病 脳性精神病 のうせいせいしんびょう
脑病性木僵 脳性昏迷 のうせいこんめい
脑病眼底检查 セレブロスコピー cerebroscopy
脑搏动描记器 セレブロメーター cerebrometer
脑不对称 大脳半球左右不同 だいのうはんきゅうさゆうふどう
脑不发育 脳無発育 のうむはついく
脑不全畸形 先天性脳奇形 せんてんせいのうきけい
脑部肺吸虫病 脳肺吸虫症 のうはいきゅうちゅうしょう
脑部牵开器 脳レトラクタ のうretractor
脑超声波治疗机 脳超音波治療装置 のうちょうおんぱちりょうそうち
脑池 大槽 だいそう
脑池图象 大槽像 だいそうぞう
脑池造影术 大槽造影法 だいそうぞうえいほう
脑充血 脳充血 のうじゅうけつ
脑出血 脳出血 のうしゅっけつ
脑出血性卒中 脳溢血性卒中 のういっけつせいそっちゅう
脑穿刺术 脳穿刺術 のうせんしじゅつ
脑穿刺探查术 脳穿刺診査法 のうせんししんさほう
脑穿通畸胎 前頭蓋裂脳脱出奇体 ぜんずがいれつのうだっしゅつきたい
脑穿通性囊肿 孔脳症性嚢胞 こうのうしょうせいのうほう

脑创伤 脳外傷,脳損傷 のうがいしょう,のうそんしょう
〔脑〕垂体 〔脳〕下垂体 〔のう〕かすいたい
〔脑〕垂体凹 〔脳〕下垂体窩 〔のう〕かすいたいか
〔脑〕垂体剥离器 〔脳〕下垂体剥離器 〔のう〕かすいたいはくりき
〔脑〕垂体功能减退 〔脳〕下垂体機能低下 〔のう〕かすいたいきのうていか
〔脑〕垂体功能亢进 〔脳〕下垂体機能亢進 〔のう〕かすいたいきのうこうしん
〔脑〕垂体刮匙 〔脳〕下垂体有窓鋭匙 〔のう〕かすいたいゆうそうえいひ
〔脑〕垂体后叶机能减退症 〔脳〕下垂体後葉機能低下症 〔のう〕かすいたいこうようきのうていかしょう
〔脑〕垂体后叶激素 〔脳〕下垂体後葉ホルモン 〔のう〕かすいたいこうよう hormone
〔脑〕垂体后叶素 ピツイトリン pituitrin
〔脑〕垂体后叶注射液 〔脳〕下垂体後葉注射液 〔のう〕かすいたいこうようちゅうしゃえき
〔脑〕垂体机能障碍 〔脳〕下垂体機能障害 〔のう〕かすいたいきのうしょうがい

〔脑〕垂体激素　〔脑〕下垂体ホルモン　〔のう〕かすいたい hormone

〔脑〕垂体茎　〔脑〕下垂体茎　〔のう〕かすいたいけい

〔脑〕垂体镊　〔脑〕下垂体鑷子　〔のう〕かすいたいせっし

〔脑〕垂体前叶　〔脑〕下垂体前葉　〔のう〕かすいたいぜんよう

〔脑〕垂体前叶功能减退　〔脑〕下垂体前葉機能減退　〔のう〕かすいたいぜんようきのうげんたい

〔脑〕垂体前叶嗜碱性细胞瘤　〔脑〕下垂体前葉塩基好性細胞腫　〔のう〕かすいたいぜんようえんきこうせいさいぼうしゅ

〔脑〕垂体钳　〔脑〕下垂体鉗子　〔のう〕かすいたいかんし

〔脑〕垂体切除镊　〔脑〕下垂体切除鑷子　〔のう〕かすいたいせつじょせっし

〔脑〕垂体手术定位仪　〔脑〕下垂体手術定位装置　〔のう〕かすいたいしゅじゅつていいそうち

〔脑〕垂体手术器械包　〔脑〕下垂体手術器械セット　〔のう〕かすいたいしゅじゅつきかいset

〔脑〕垂体性闭经　〔脑〕下垂体性無月経　〔のう〕かすいたいせいむげっけい

脑磁波描记器　磁気脳造影(摂影)装置　じきのうぞうえい(さつえい)そうち

脑磁图　磁気脳造影(摂影)図　じきのうぞうえい(さつえい)ず

脑刺激素　セレブロステムリン　cerebrostimulin

脑卒中　脳卒中　のうそっちゅう

脑卒中后综合征　脳卒中後症候群　のうそっちゅうごしょうこうぐん

脑挫裂伤　脳挫裂傷　のうざれっしょう

脑挫伤　脳挫傷　のうざしょう

脑挫伤后综合征　脳挫傷後症候群　のうざしょうごしょうこうぐん

脑代谢率　脳代謝率　のうたいしゃりつ

脑蛋白碱　テニシン　tennysine

脑刀　脳切開器　のうせっかいき

脑岛　〔脑〕島,ライル島　〔のう〕とう,Reilとう

脑岛周围　ライル島周囲　Reilとうしゅうい

脑底　脳底　のうてい

脑底导液法　脳底水腫液除去法　のうていすいしゅえきじょきょほう

脑底动脉环　脳底動脈輪,ウィリス輪　のうていどうみゃくりん,Willisりん

脑底动脉瘤　脳底動脈瘤　のうていどうみゃくりゅう

脑底动脉粥样硬化　脳底動脈粥状硬化〔症〕　のうていどうみゃくじゅくじょうこうか〔しょう〕

脑底异常血管网病　ウィリス〔大脳〕動脈輪閉塞症,もやもや病　Willis〔だいのう〕どうみゃくりんへいそくしょう,もやもやびょう

脑底引流法　脳底ドレナージ,脳底排液法　のうていdrainage,のうていはいえきほう

脑电波　脳波　のうは

α-〔脑电〕波　α-波　α-は

脑电电极　脳波電極　のうはでんきょく

脑电活动　脳波活動　のうはかつどう

脑电频率分析器　脳波周波数分析器　のうはしゅうはすうぶんせきき

脑电图测定〔法〕　脳波測定〔法〕　のうはそくてい〔ほう〕

脑电图尺　脳波スケール　のうは scale

脑电图纸　脳波記録紙　のうはきろくし

脑电位　脳電位　のうでんい

脑电自动分析器　脳波自動分析器　のうはじどうぶんせきき

脑电阻描记法　電流脳写法,レオエンセファログラフィ　でんりゅうのうしゃほう,rheoencephalography

脑电阻图　レオエンセファログラム,REG　rheoencephalogram

脑电阻仪　レオエンセファログラフ　rheoencephalograph

脑定点切开器　立体脳切開器　りったいのうせっかいき

脑定点切开术　立体脳切開術　りったいのうせっかいじゅつ

脑定位器　脳定位装置　のうていいそうち

脑定位手术　定位〔脑〕手術　ていい〔のう〕しゅじゅつ

脑〔动〕电〔流〕描记法　脳波記録法　のうはきろくほう

脑〔动〕电〔流〕描记器　脳波計,EEG　のうはけい

脑〔动〕电〔流〕图　脳電図　のうでんず

脑〔动〕电〔流〕图机　脳波記録器　のうはきろくき

脑动静脉瘘性血管畸形　脳動静脈瘻性血管奇形　のうどうじょうみゃくろうせいけっかんきけい

脑动脉　脳動脈　のうどうみゃく

脑动脉闭塞病　脳動脈閉塞症　のうどうみゃくへいそくしょう

脑动脉盗血综合征　脳動脈盗血症候群　のうどうみゃくとうけつしょうこうぐん

脑动脉痉挛　脳動脈痙攣　のうどうみゃくけいれん

脑动脉瘤　脳動脈瘤　のうどうみゃくりゅう

脑动脉瘤夹　脳動脈瘤クリップ　のうどうみゃくりゅう clip

脑动脉瘤针　脳動脈瘤針　のうどうみゃくりゅうしん

脑动脉损伤　脳動脈損傷　のうどうみゃくそんしょう

脑动脉狭窄　脳動脈狭窄〔症〕　のうどうみゃくきょうさく〔しょう〕

脑动脉纤维肌肉发育异常　脳動脈繊維筋形成異常　のうどうみゃくせんいきんけいせいいじょう

脑动脉血栓形成　脳動脈血栓〔症〕　のうどうみゃくけっせん〔しょう〕

脑动脉硬化性痴呆　脳動脈硬化性痴呆　のうどうみゃくこうかせいちほう

脑动脉硬化性精神病　脳動脈硬化性精神病　のうどうみゃくこうかせいせいしんびょう

脑动脉硬化〔症〕　脳動脈硬化〔症〕　のうどうみゃくこうか〔しょう〕

脑动脉造影术　脳動脈造影〔法〕　のうどうみゃくぞうえい〔ほう〕

脑动脉粥样硬化　脳動脈粥状硬化症,アテローム性〔脑〕動脈硬化症　のうどうみゃくじゅくじょうこうかしょう,atheromaせい〔のう〕どうみゃくこうかしょう

脑〔多发性〕硬化　〔多発性〕脳硬化症　〔たはつせい〕のうこうかしょう

脑多头〔绦虫〕蚴　コエヌルス,脳共尾虫　coenurus,のうきょうびちゅう

脑额叶测量器　脳前頭葉スケール　のうぜんとうよう scale

脑发育不全　脳発育不全　のうはついくふぜん

脑发育不全性脑积水　脳発育不全性水頭症　のうはついくふぜんせいすいとうしょう

脑发育异常　先天性脳異形成〔症〕　せんてんせいのういけいせい〔しょう〕

脑〔放射性〕同位素扫描　脳 RIスキャンニング　のうRI

scanning

脑肥大 脑肥大 のうひだい

脑啡呔 エンケファリン enkephalin

脑肺吸虫病 脑肺吸虫症 のうはいきゅうちゅうしょう

脑敷料镊 脑包帯鑷子 のうほうたいせっし

脑复新 ピリチオキシン pyrithioxine

脑肝肾综合征 脑肝腎症候群 のうかんじんしょうこうぐん

脑苷酶 セレブロシダーゼ cerebrosidase

脑苷脂代谢紊乱症 セレブロシド類脂症 cerebrosideるいししょう

脑苷脂〔积累〕病 セレブロシドーシス,セレブロシド蓄積症 cerebrosidosis,cerebrosideちくせきしょう

脑苷〔脂〕〔类〕 セレブロシド,セレブロガラクトシド cerebroside,cerebrogalactosid

脑苷脂组织细胞 ゴーシェー細胞 Gaucherさいぼう

脑感染 脑感染 のうかんせん

脑干 脑幹 のうかん

脑干病变综合征 脑幹病変症候群 のうかんびょうへんしょうこうぐん

脑干出血 脑幹出血 のうかんしゅっけつ

脑干电位 脑幹電位 のうかんでんい

脑干脑炎 脑幹脑炎 のうかんのうえん

脑干内化学感受器 脑幹内化学受容体 のうかんないかがくじゅようたい

脑干损伤 脑幹損傷 のうかんそんしょう

脑干移位 脑幹変位 のうかんへんい

脑干综合征 脑幹症候群 のうかんしょうこうぐん

脑梗塞(死) 脑梗塞 のうこうそく

脑功能测定 脑機能測定 のうきのうそくてい

脑功能轻微失调 微細脑機能失調 びさいのうきのうしっちょう

脑骨膜反射 脑骨膜反射 のうこつまくはんしゃ

脑固定牵开器 脑自保(固定)開創器 のうじほ(こてい)かいそうき

脑刮匙 脑有窓鋭匙 のうゆうそうえいひ

脑过小 小脑〔窓〕症 しょうのう〔ずい〕しょう

脑弓形体病 脑トキソプラスマ症 のうtoxoplasmaしょう

脑核〔性〕黄疸 脑核〔性〕黄疸 のうかく〔せい〕おうだん

脑坏疽 脑壊疽 のうえそ

脑黄斑变性 脑黄斑変性 のうおうはんへんせい

脑灰质 脑灰白質 のうかいはくしつ

脑灰质病 脑灰白質病 のうかいはくしつびょう

脑灰质测量计 テフリロメータ tephrylometer

脑肺灰质炎 脑灰白質炎 のうかいはくしつえん

脑回 脑回 のうかい

脑回波描记器 脑エコー検査器 のうechoけんさき

脑回波图 脑エコー図 のうechoず

脑回测量器 脑回測定器 のうかいそくていき

脑回发育不全 脑回発育不全 のうかいはついくふぜん

脑回裂〔畸形〕 脑回裂〔隙症〕〔奇形〕 のうかいれつ〔げき しょう〕〔きけい〕

脑回切除术 脑回切除術 のうかいせつじょじゅつ

脑回声(波)检查〔法〕 エコエンセファログラフィー,脑超音波検査〔法〕 echoencephalography,のうちょうおんぱけんさ〔ほう〕

脑回声描记术 エコエンセファログラフィー echoen-cephalography

脑回萎小 脑回発育不全 のうかいはついくふぜん

脑回压迹 脑回圧痕 のうかいあっこん

脑活组织检查 脑組織生検 のうそしきせいけん

脑积气 気脑〔症〕 きのう〔しょう〕

脑积水 水頭症 すいとうしょう

脑积水引流装置 水頭排液装置 すいとうはいえきそうち

脑激素 脑ホルモン のうhormone

脑棘球蚴病 脑包虫症 のうほうちゅうしょう

脑〔脊〕膜 髄膜 ずいまく

脑〔脊〕膜病 髄膜障害 ずいまくしょうがい

脑〔脊〕膜成纤维细胞瘤 髄膜線維芽細胞腫 ずいまくせんいがさいぼうしゅ

脑〔脊〕膜出(渗)血 髄膜出血 ずいまくしゅっけつ

脑〔脊〕膜缝术 髄膜縫合術 ずいまくほうごうじゅつ

脑〔脊〕膜脊髓膨出 髄膜脊髄瘤 ずいまくせきずいりゅう

脑〔脊〕膜瘤 髄膜腫 ずいまくしゅ

脑脊膜脑脊髓炎 髄膜脑脊髄炎 ずいまくのうせきずいえん

脑〔脊〕膜膨出 髄膜瘤,髄膜ヘルニア ずいまくりゅう,ずいまくhernia

脑〔脊〕膜神经根炎 髄膜神経根炎 ずいまくしんけいこんえん

脑〔脊〕膜外 髄膜外 ずいまくがい

脑〔脊〕膜血管 髄膜血管 ずいまくけっかん

脑〔脊〕膜炎 髄膜炎 ずいまくえん

脑脊神经节 脑脊髄神経節 のうせきずいしんけいせつ

脑脊髓被膜 脑脊髄被膜 のうせきずいひまく

脑脊髓病 脑脊髄疾患 のうせきずいしっかん

脑脊髓刺毁法 脑脊髄穿刺破壊法 のうせきずいせんしはかいほう

〔脑脊髓〕多发性硬化 脑脊髄多発硬化〔症〕 のうせきずいたはつこうか〔しょう〕

脑脊髓管 脊髄中心管 せきずいちゅうしんかん

脑脊髓灰质脑脊膜炎 灰白脑髄脊髄膜炎 かいはくのうずいまくせきずいえん

脑脊髓灰质炎 脑脊髄灰白質炎 のうせきずいかいはくしつえん

脑脊髓脊神经根病 脑脊髄神経根障害 のうせきずいしんけいこんしょうがい

脑脊髓脊神经根神经炎 脑脊髄神経根神経炎 のうせきずいしんけいこんしんけいえん

脑脊髓脊神经根炎 脑脊髄神経根炎,ギラン・バレー症候群 のうせきずいしんけいこんえん,Guillain-Barreしょうこうぐん

脑脊髓节 脑脊髄分節 のうせきずいぶんせつ

脑脊髓空洞〔症〕 脑脊髄空洞〔症〕 のうせきずいくうどう〔しょう〕

脑脊髓膜 髄膜 ずいまく

脑〔脊髓〕膜瘤 髄膜腫 ずいまくしゅ

脑脊髓膜炎 髄膜炎 ずいまくえん

脑脊髓膨出 脑脊髄〔囊〕瘤 のうせきずい〔のう〕りゅう

脑脊髓神经病 脑脊髄神経障害 のうせきずいしんけいしょうがい

脑脊髓纤维 脑脊髄線維 のうせきずいせんい

脑脊髓型砷中毒 脑脊髄型ヒ素中毒 のうせきずいがたヒそちゅうどく

脑脊髓炎 脑脊髄炎 のうせきずいえん

脑脊髓药 脑脊髄薬 のうせきずいやく

脑脊〔髓〕液 脑脊髓液 のうせきずいえき

脑脊〔髓〕液反复抽出注入〔疗法〕 髓液振蕩法,髓液パンピング ずいえきしんとうほう,ずいえきpumping

脑脊〔髓〕液检查 脑脊髓液検査 のうせきずいえきけんさ

脑脊髓轴 脑脊髓軸 のうせきずいじく

脑脊液白蛋白定量法 脑脊髓液アルブミン測定法 のうせきずいえきalbuminそくていほう

脑脊液白蛋白定量器 脑脊髓液アルブミン計 のうせきずいえきalbuminけい

脑脊液蛋白电泳 脑脊髓液蛋白電気泳動 のうせきずいえきたんぱくでんきえいどう

脑脊液蛋白定性试验 パンジー反応 Pandyはんのう

脑脊液分流术 脑脊髓液バイパス のうせきずいえきby-pass

脑脊液〔淋巴〕细胞增多 脑脊髓液細胞増加〔症〕 のうせきずいえきさいぼうぞうか〔しょう〕

脑脊液瘘 脑脊髄液瘻 のうせきずいえきろう

脑脊液瘘修补术 脑脊髓液瘻修復術 のうせきずいえきろうしゅうふくじゅつ

脑脊液漏 脑脊髄液漏 のうせきずいえきろう

脑脊液梅毒补体结合反应 脑脊髓液ワッセルマン反応 のうせきずいえきWassermannはんのう

〔脑脊液〕脑刺激素 脑刺激素 のうしげきそ

脑脊液-脑屏障 脑脊髓液脑関門 のうせきずいえきのうかんもん

脑脊液糖分过多 脑脊髓液糖過多〔症〕 のうせきずいえきとうかた〔しょう〕

脑脊液糖分过少 脑脊髓液糖減少〔症〕 のうせきずいえきとうげんしょう〔しょう〕

脑脊液性鼻〔液〕溢 脑脊髓液性鼻漏 のうせきずいえきせいびろう

脑脊液压〔力〕 脑脊髓液圧 のうせきずいえきあつ

脑脊液氧化酶 セレブロスピナーゼ cerebrospinase

脑寄生虫病 脑寄生虫症 のうきせいちゅうしょう

脑夹 脑クリップ のうclip

脑假瘤 脑偽腫瘍 のうぎしゅよう

脑检视法 エンセファロスコーピー,脑鏡検査法 encephaloscopy,のうきょうけんさほう

脑检视仪 エンセファロスコープ encephaloscope

脑减压术 脑内減圧法 のうないげんあつほう

脑降温装置 脑冷却装置 のうれいきゃくそうち

脑脚祥 脚わな きょくわな

脑节 神経分節 しんけいぶんせつ

脑结核瘤 脑結核腫 のうけっかくしゅ

脑结节性硬化 ブルヌビーユ病,結節性脑硬化症 Bournevilleびょう,けっせつせいのうこうかしょう

脑静脉 脑静脈 のうじょうみゃく

脑局限性萎缩 脑限局性萎縮 のうげんきょくせいいしゅく

脑空洞症 脑空洞症 のうくうどうしょう

脑空气栓塞 脑空気塞栓〔症〕 のうくうきそくせん〔しょう〕

脑扣带回切除术 帯状回切除術 たいじょうかいせつじょじゅつ

脑窥镜脑镜,エンセファロスコープ のうきょう,encephaloscope

脑拉钩 脑牵引子 のうけんいんし

脑类脂质〔沉着〕症 脑リピドーシス のうlipidosis

脑力迟钝 精神遅滞 せいしんちたい

脑力发育迟缓 精神発育遅滞 せいしんはついくちたい

脑力过劳 精神疲労 せいしんひろう

脑力劳动 精神労働 せいしんろうどう

脑力劳动卫生 精神労働衛生 せいしんろうどうえいせい

脑力正常 精神正常 せいしんせいじょう

脑立体定位仪 脑定位装置 のうていいそうち

脑量 脑重量 のうじゅうりょう

脑裂〔测〕计〔器〕 ローランドメーター rolandometer

脑裂〔畸形〕 裂頭奇形 れっとうきけい

脑裂伤 脑裂傷 のうれっしょう

脑裂性孔洞脑〔畸形〕 脑裂性脑空洞症 のうれつせいのうくうどうしょう

脑磷脂 セファリン cephalin

脑磷脂胆固醇 セファリン・コレステロール cephalin-cholesterol

脑磷脂-胆甾醇絮状试验 セファリン コレステロール絮（綿）状試験 cephalin-cholesterolじょ（めん）じょうしけん

脑磷脂乳剂 セファリン乳剤 cephalinにゅうざい

脑硫脂积累症 スルファチド脂肪症 sulfatideしぼうしょう

脑瘤 脑腫 のうしゅ

脑瘤部分切除术 脑腫部分切除術 のうしゅぶぶんせつじょじゅつ

脑瘤切除术 脑腫切除術 のうしゅせつじょじゅつ

脑瘤全部切除术 脑腫全切除術 のうしゅぜんせつじょじゅつ

脑瘤性精神病 脑腫性精神病 のうしゅせいせいしんびょう

脑颅 脑髄頭蓋部 のうずいずがいぶ

脑颅骨 頭蓋骨 ずがいこつ

脑脉管炎 脑脈管炎 のうみゃつかんえん

脑〔毛〕丝质 クリノシン crinosin

脑梅毒 脑梅毒 のうばいどく

脑梅毒瘤 脑梅毒腫 のうばいどくしゅ

脑霉菌性肉芽肿 脑真菌〔性〕肉芽腫 のうしんきん〔せい〕にくがしゅ

脑面血管瘤病 脑顔面血管腫症 のうがんめんけっかんしゅしょう

脑鸣 大脑性耳鳴 だいのうせいじめい

脑膜白血病 髄膜白血病 ずいまくはっけつびょう

脑膜瘢痕切除术 髄膜瘢痕切除術 ずいまくはんこんせつじょじゅつ

脑膜刺激征 髄膜刺激徴候 ずいまくしげきちょうこう

脑膜刺激症状 髄膜刺激症状 ずいまくしげきしょうじょう

脑膜卒中 髄膜卒中 ずいまくそっちゅう

脑膜动脉炎 髄膜動脈炎 ずいまくどうみゃくえん

脑膜反应 髄膜反応 ずいまくはんのう

脑膜肺炎 髄膜肺炎 ずいまくはいえん

脑膜肺炎衣原体 髄膜肺炎クラミジア ずいまくはいえんChlamydia

脑膜副支 副髄膜枝 ふくずいまくし

脑膜后动脉 後髄膜動脈 こうずいまくどうみゃく

脑膜结核 髄膜結核〔症〕 ずいまくけっかく〔しょう〕

脑膜静脉 髄膜静脈 ずいまくじょうみゃく

脑膜裂伤 髄膜裂傷 ずいまくれっしょう

脑膜母细胞瘤 髄膜芽細胞腫 ずいまくがさいぼうしゅ

脑膜脑病 髄膜脑症 ずいまくのうしょう

脑膜脑突出　髄膜脳瘤　ずいまくのうりゅう

脑膜脑炎　髄膜脳炎　ずいまくのうえん

脑膜镊　髄膜鑷子　ずいまくせっし

脑膜胚胎残余组织瘤　髄膜胎芽残余腫瘍　ずいまくたいが
ざんよしゅよう

脑膜膨出　髄膜瘤,髄膜ヘルニア　ずいまくりゅう,ずいま
く hernia

脑膜膨出〔切除〕修补术　髄膜瘤〔切除〕修復術　ずいまく
りゅう〔せつじょ〕しゅうふくじゅつ

脑膜牵开器　髄膜開離器　ずいまくかいりき

脑膜前动脉　前硬膜動脈　ぜんこうまくどうみゃく

脑膜缺损　髄膜欠損　ずいまくけっそん

脑膜软化　髄膜軟化　ずいまくなんか

脑膜肉瘤　髄膜肉腫　ずいまくにくしゅ

脑膜神经根炎　髄膜神経根炎　ずいまくしんけいこんえん

脑膜外皮瘤　髄膜外皮腫　ずいまくがいひしゅ

脑膜血管瘤　髄膜血管腫　ずいまくけっかんしゅ

脑膜血管瘤综合征　髄膜血管腫症候群　ずいまくけっかん
しゅしょうこうぐん

脑膜血管梅毒　髄膜血管梅毒　ずいまくけっかんばいどく

脑膜炎　髄膜炎　ずいまくえん

脑膜炎奈瑟氏菌　髄膜炎ナイセリア　ずいまくえん
Neisseria

脑膜炎球菌病　髄膜炎球菌症　ずいまくえんきゅうきん
しょう

脑膜炎球菌感染　髄膜炎球菌感染　ずいまくえんきゅうき
んかんせん

脑膜炎球菌菌苗　髄膜炎球菌ワクチン　ずいまくえんきゅ
うきん vaccine

脑膜炎球菌素　メニンゴコクシン　meningococcin

脑膜炎球菌心肌炎　髄膜炎球菌性心筋炎　ずいまくえん
きゅうきんせいしんきんえん

脑膜炎球菌性脑膜炎　髄膜炎球菌性髄膜炎　ずいまくえん
きゅうきんせいずいまくえん

脑膜炎球菌性视神经炎　髄膜炎球菌視神経炎　ずいまく
えんきゅうきんせいししんけいえん

脑膜炎球菌血症　髄膜炎球菌血症　ずいまくえんきょうき
んけっしょう

脑膜炎双球菌　髄膜炎双球菌　ずいまくえんそうきゅうき
ん

脑膜炎双球菌多糖菌苗　髄膜炎双球菌多糖ワクチン　ずい
まくえんそうきゅうきんたとう vaccine

脑膜炎双球菌性关节炎　髄膜炎双球菌性関節炎　ずいまく
えんそうきゅうきんせいかんせつえん

脑膜炎双球菌性脑膜炎　髄膜炎双球菌性髄膜炎　ずいまく
えんそうきゅうきんせいずいまくえん

脑膜炎双球菌性脓毒病　髄膜炎双球菌性敗血症　ずいまく
えんそうきゅうきんせいはいけっしょう

脑膜炎型伤寒〔病〕　メニンゴチフス　meningotyphus

脑膜炎性呼吸　髄膜炎性呼吸,ビオー呼吸　ずいまくえん
せいこきゅう,Biot こきゅう

脑膜造影术　髄膜造影法　ずいまくぞうえいほう

脑膜支　硬膜枝　こうまくし

脑膜中动脉　中硬膜動脈　ちゅうこうまくどうみゃく

脑膜中动脉出血　中硬膜動脈出血　ちゅうこうまくどう
みゃくしゅっけつ

脑膜中动脉动静脉瘘　中硬膜動脈動静脈瘻　ちゅうこうま
くどうみゃくどうじょうみゃくろう

脑膜中动脉动脉瘤　中硬膜動脈瘤　ちゅうこうまくど
うみゃくどうみゃくりゅう

脑膜中动脉沟　中硬膜動脈溝　ちゅうこうまくどうみゃく
こう

脑膜中动脉压迹　中硬膜動脈圧痕　ちゅうこうまくどう
みゃくあっこん

脑膜中静脉　中硬膜静脈　ちゅうこうまくじょうみゃく

脑膜中支　中硬膜枝　ちゅうこうまくし

脑膜〔组织〕细胞　髄膜組織球　ずいまくそしききゅう

脑囊　脳嚢　のうのう

脑囊虫　脳嚢尾虫,脑胞虫　のうのうびちゅう,のうほう
ちゅう

脑囊虫病　脳胞虫症　のうほうちゅうしょう

脑囊尾蚴病　脳胞虫症　のうほうちゅうしょう

脑囊肿　脳嚢腫　のうのうしゅ

脑囊肿切除术　脳嚢腫切除術　のうのうしゅせつじょじゅつ

脑脑膜病　脳髄膜障害　のうずいまくしょうがい

脑脑膜膨出　脳髄膜ヘルニア　のうずいまく hernia

脑脑膜炎　脳髄膜炎　のうずいまくえん

脑内出血　脳内出血　のうないしゅっけつ

脑内寄生虫病损切除术　脳内寄生虫病変切除術　のうない
きせいちゅうびょうへんせつじょじゅつ

脑内接种　脳内接種　のうないせっしゅ

脑内内囊出血　脳内内包出血　のうないないほうしゅっけ
つ

脑内皮质出血　脳内皮質出血　のうないひしつしゅっけつ

脑内皮质下出血　脳内皮質下出血　のうないひしつか
しゅっけつ

脑内偷漏现象　脳内盗血現象　のうないとうけつげんしょ
う

脑内外囊出血　脳内外包出血　のうないがいほうしゅっけ
つ

脑内血压计　脳内血圧計　のうないけつあつけい

脑内血肿　脳内血腫　のうないけっしゅ

脑内血肿清除术　脳内血腫除去術　のうないけっしゅじょ
きょじゅつ

脑内异物　脳内異物　のうないいぶつ

脑脓肿　脳膿瘍　のうのうよう

脑脓肿穿刺术　脳膿瘍穿刺術　のうのうようせんしじゅつ

脑脓肿切除术　脳膿瘍切除術　のうのうようせつじょじゅ
つ

脑泡　脳胞　のうほう

脑膨出　脳ヘルニア　のう hernia

脑皮层电图　脳皮質脳波　のうひしつのうは

脑皮质脑膜炎　脳皮質髄膜炎　のうひしつずいまくえん

脑皮质切除术　脳皮質切除術　のうひしつせつじょじゅつ

脑皮质血栓形成　脳皮質性血栓症　のうひしつせいけっせ
んしょう

脑贫血　脳貧血　のうひんけつ

脑剖检〔法〕　脳剖検〔法〕　のうぼうけん〔ほう〕

脑气泡栓　脳空気塞栓症　のうくうきそくせんしょう

脑腔　全頭蓋内腔　ぜんずがいないくう

脑桥　脳橋　のうきょう

脑桥背侧部　脳橋背側部　のうきょうはいそくぶ

脑桥被盖部　脳橋被蓋部　のうきょうひがいぶ

脑桥臂　脳橋腕　のうきょううで

脑桥出血　脳橋出血　のうきょうしゅっけつ

脑桥卒中　脳橋卒中　のうきょうそっちゅう

脑桥动脉　〔脑〕橋動脈　〔のう〕きょうどうみゃく

脑桥腹侧部　脳橋腹側部　のうきょうふくそくぶ

脑桥核　橋核　きょうかく

脑桥横纤维　横橋繊維　おうきょうせんい

脑桥灰质　橋灰白質　きょうかいはくしつ

脑桥基底沟　橋の脳底溝　きょうののうていこう

脑桥静脉　橋静脈　きょうじょうみゃく

脑桥空洞症　〔脑〕橋空洞症　〔のう〕きょうくうどうしょう

脑桥泌涎核　橋唾液起始核　きょうだえききしかく

脑〔桥〕曲　橋屈　きょうくつ

脑桥深纤维　深在脳橋神経繊維　しんざいのうきょうしんけいせんい

脑桥网状脊髓束　脳橋網様体脊髄路　のうきょうもうようたいせきずいろ

脑桥纤维　脳橋神経繊維　のうきょうしんけいせんい

脑桥小脑束　橋小脳路　きょうしょうのうろ

脑桥性偏瘫　脳橋性片麻痺　のうきょうせいへんまひ

脑桥延髓　脳橋延髄　のうきょうえんずい

脑桥延髓空洞症　脳橋延髄空洞症　のうきょうえんずいくうどうしょう

脑桥中部髓鞘溶解　橋中央ミエリン溶解　きょうちゅうおうmyelinようかい

脑桥中部前静脉　前脳橋中脳静脈　ぜんのうきょうちゅうのうじょうみゃく

脑桥综合征　脳橋症候群　のうきょうしょうこうぐん

脑桥纵纤维　縦橋繊維　じゅうきょうせんい

脑切除　除脳　じょのう

脑切开刀　脳切開刀　のうせっかいとう

脑切开术　脳切開術　のうせっかいじゅつ

脑切开造口术　〔大〕脳開口術　〔だい〕のうかいこうじゅつ

脑缺血　脳虚血　のうきょけつ

脑缺血发作　脳虚血発作　のうきょけつほっさ

脑缺血反应　脳虚血反応　のうきょけつはんのう

脑缺氧　脳無酸素〔症〕　のうむさんそ〔しょう〕

脑肉芽肿　脳肉芽腫　のうにくがしゅ

脑软化　脳軟化　のうなんか

脑三叉神经血管瘤病　脳三叉神経血管腫症,スタージ・ウエバー症候群　のうさんさしんけいけっかんしゅしょう,Sturge-Weberしょうこうぐん

脑扫描　脳走査,脳スキャ〔ン〕ニング　のうそうさ,のうscanning

脑沙　脳砂　のうさ

脑疝　脳ヘルニア　のうhernia

脑神经　脳神経　のうしんけい

脑神经缝合器　脳神経縫合器　のうしんけいほうごうき

脑神经核　脳神経核　のうしんけいかく

脑神经节　脳神経節　のうしんけいせつ

脑石　脳石　のうせき

脑实质　脳実質　のうじっしつ

脑视网膜变性　脳網膜変性　のうもうまくへんせい

脑视网膜血管瘤病　脳網膜血管腫症　のうもうまくけっかんしゅしょう

脑室　脳室　のうしつ

脑室持续引流术　脳室持続排液法　のうしつじぞくはいえきほう

脑室充气造影术　気体脳室造影法　きたいのうしつぞうえいほう

脑室出血　脳室出血　のうしつしゅっけつ

脑室穿刺术　脳室穿刺術　のうしつせんしじゅつ

脑室穿刺针　脳室穿刺針　のうしつせんししん

脑室动脉造影系统　脳室動脈造影系　のうしつどうみゃくぞうえいけい

脑室积脓　脳室蓄膿,膿頭症　のうしつちくのう,のうとうしょう

脑室积气　脳室気腫　のうしつきしゅ

脑室积水　水頭〔症〕　すいとう〔しょう〕

脑室嵴　脳室稜　のうしつりょう

脑室间孔　脳室間孔　のうしつかんこう

脑室镜　脳室鏡　のうしつきょう

脑室镜检查　脳室鏡検査〔法〕　のうしつきょうけんさ〔ほう〕

脑室瘘　脳室瘻　のうしつろう

脑室膜炎　脳室膜炎,脳室上衣炎　のうしつまくえん,のうしつじょういえん

脑室脑池分流术　脳室大槽シャント　のうしつだいそうshunt

脑室内出血　脳室内出血　のうしつないしゅっけつ

脑室内积脓　脳室内蓄膿,脳室内膿頭症　のうしつないちくのう,のうしつないのうとうしょう

脑室内血肿　脳室内血腫　のうしつないけっしゅ

脑室内异物　脳室内異物　のうしつないいぶつ

脑室内肿瘤　脳室内腫瘍　のうしつないしゅよう

脑室内肿瘤切除术　脳室内腫瘍切除術　のうしつないしゅようせつじょじゅつ

脑室牵开器　脳室牽引子,脳室レトラクター　のうしつけんいんし,のうしつretractor

脑室切开术　脳室切開術　のうしつせっかいじゅつ

脑室乳突造口〔引流〕术　脳室乳突フィステル形成術　のうしつにゅうとつFistelけいせいじゅつ

脑室乳突造瘘术　脳室乳突造瘻術　のうしつにゅうとつぞうろうじゅつ

脑室套管　脳室カニューレ　のうしつCannule

脑室外积脓　脳室外膿頭症　のうしつがいのうとうしょう

脑室系统　脳室系　のうしつけい

脑室系统病变综合征　脳室系病変症候群　のうしつけいびょうへんしょうこうぐん

脑室压测量法　脳室内圧測定法　のうしつないあつそくていほう

脑室炎　脳室炎　のうしつえん

脑室液　脳室液　のうしつえき

脑室引流管　脳室排液管　のうしつはいえきかん

脑室造口〔引流〕术　脳室フィステル形成術　のうしつFistelけいせいじゅつ

脑室造影术　脳室造影法　のうしつぞうえいほう

脑室造影照片　脳室造影図　のうしつぞうえいず

脑室针　脳室針　のうしつしん

脑室周围白质综合征　脳室周囲白質症候群　のうしつしゅういはくしつしょうこうぐん

脑室蛛网膜下腔　脳室クモ膜下腔　のうしつクモまくかくう

脑受压　脳圧迫〔症〕　のうあっぱく〔しょう〕

脑衰弱　脳神経衰弱　のうしんけいすいじゃく

脑衰弱综合征　脳神経衰弱症候群　のうしんけいすいじゃくしょうこうぐん

脑水肿　脳水腫　のうすいしゅ

脑斯妥　ノスタル　nostal

脑死亡　脳死　のうし

脑死亡综合征　脳死症候群　のうししょうこうぐん

脑松软　脳軟化〔症〕　のうなんか〔しょう〕

脑素　セレブリン　cerebrin

α-脑素　α-セレブリン　α-cerebrin

脑损伤(害)　脳損傷　のうそんしょう

脑探测器　脳探査器　のうたんさき

脑探测套管　脳探査カニューレ　のうたんさCannule

脑糖代谢率　脳ブドウ糖代謝率　のうブドウとうたいしゃりつ

脑糖苷　セレブロガラクトシド，セレブロシド
　cerebrogalactoside，cerebroside

脑糖尿　セレブロース尿〔症〕　cerebroseにょう〔しょう〕

脑套管针　脳トロカール　のうtrocar

脑酮　セレブロン　cerebron

脑突出　脳ヘルニア　のうhernia

脑外科器械包　脳外科器械セット　のうげかきかいset

脑外科手术床　脳外科手術台　のうげかしゅじゅつだい

脑外伤　脳外傷　のうがいしょう

脑外伤后遗症　脳外傷後遺症　のうがいしょうこういしょう

脑外伤后综合征　脳外傷後症候群　のうがいしょうごしょうこうぐん

脑外伤性出血　脳外傷性脳出血　のうがいしょうせいのうしゅっけつ

脑外伤性精神病　脳外傷性精神病　のうがいしょうせいせいしんびょう

脑网状细胞肉瘤　脳細網肉腫　のうさいもうにくしゅ

脑萎缩　脳萎縮　のういしゅく

脑未形成　脳無形成〔症〕　のうむけいせい〔しょう〕

脑-胃肠综合征　脳-胃腸症候群　のう-いちょうしょうこうぐん

脑物质代谢　脳の〔物質〕代謝　のうの〔ぶっしつ〕たいしゃ

脑吸引管　脳吸引管　のうきゅういんかん

脑细胞水肿　脳細胞水腫　のうさいぼうすいしゅ

脑峡　脳峡〔部〕　のうきょう〔ぶ〕

脑X线〔照〕片　脳造影図　のうぞうえいず

脑小畸形　小頭症　しょうとうしょう

脑心肌炎　脳心筋炎　のうしんきんえん

脑心肌炎病毒　脳心筋炎ウイルス　のうしんきんえんvirus

脑心浸液　ブレーンハートインフュージョン，脳心臓水浸剤
　brain heart infusion，のうしんぞうすいしんざい

脑-心综合征　脳-心臓症候群　のう-しんぞうしょうこうぐん

脑形成　大脳化　たいのうか

脑型并殖吸虫病　脳肺吸虫症　のうはいきゅうちゅうしょう

脑型放射病　脳放射病　のうほうしゃびょう

脑型肺吸虫病　脳肺吸虫症　のうはいきゅうちゅうしょう

脑型疟〔疾〕　脳性マラリア　のうせいmalaria

脑性低钠血症　脳性低ナトリウム血症　のうせいていnatriumけっしょう

脑性发作　脳性発作　のうせいほっさ

脑性肥胖症　脳性肥満症　のうせいひまんしょう

脑性黑蒙　脳性黒内障　のうせいこくないしょう

脑性尖叫　脳性叫び，脳性号叫　のうせいさけび，のうせいごうきょう

脑性惊厥　脳性子癇　のうせいしかん

脑性两侧共济失调　脳性両側運動失調症　のうせいりょう

がわうんどうしっちょうしょう

脑性呕吐　脳性嘔吐　のうせいおうと

脑性偏瘫　脳性片麻痺　のうせいへんまひ

脑性瘫痪〔症〕　脳性小児麻痺　のうせいしょうにまひ

脑性糖尿病　脳性糖尿病　のうせいとうにょうびょう

脑〔性〕休克　脳ショック　のうshock

脑性眩晕　脳性眩暈　のうせいげんうん（めまい）

脑旋毛虫病　脳旋毛虫症　のうせんもうちゅうしょう

脑学　大脳学　だいのうがく

脑血管　脳血管　のうけっかん

脑血管闭塞　脳血管閉塞　のうけっかんへいそく

脑血管病　脳血管疾患　のうけっかんしっかん

脑血管机能不全　脳血管機能不全　のうけっかんきのうふぜん

脑血管畸形　脳血管奇形　のうけっかんきけい

脑血管痉挛　脳血管攣縮　のうけっかんけいしゅく

脑血管瘤　脳血管腫瘍　のうけっかんしゅよう

脑〔血管〕栓塞　脳〔血管〕塞栓〔症〕　のう〔けっかん〕そくせん〔しょう〕

脑血管系统　脳血管系　のうけっかんけい

脑血管血液动力学　脳血管血行力学　のうけっかんけっこうりきがく

脑血管炎　脳血管炎　のうけっかんえん

脑〔血管〕意外　脳血管障害　のうけっかんしょうがい

脑血管造影剂　脳血管造影剤　のうけっかんぞうえいざい

脑血管造影术　脳血管造影法　のうけっかんぞうえいほう

脑血管造影系统　脳血管造影系　のうけっかんぞうえいけい

脑血管阻力　脳血管抵抗　のうけっかんていこう

脑血流量　脳血流量　のうけつりゅうりょう

脑血流量测定　脳血流量測定　のうけつりゅうりょうそくてい

脑血栓　脳血栓　のうけっせん

脑血栓形成　脳血栓症　のうけっせんしょう

脑血吸虫病　脳住血吸虫症　のうじゅうけつきゅうちゅうしょう

脑循环障碍　脳循環障害　のうじゅんかんしょうがい

脑压　脳圧　のうあつ

脑压板　脳へら　のうへら

脑压板镊　脳へら鑷子　のうへらせっし

脑压匙　脳圧抵器　のうあつていき

脑压过高　脳圧亢進　のうあつこうしん

脑压过高症状　脳圧亢進症状　のうあつこうしんしょうじょう

脑压迹　脳圧痕　のうあっこん

脑压迫　脳圧迫〔症〕　のうあっぱく〔しょう〕

脑炎　脳炎　のうえん

　宾斯旺格氏脑炎　ビンスワンガー脳炎　Binswangerのうえん

　苏联蜱传脑炎　ロシヤマダニ媒介脳炎　Russiaマダニばいかいのうえん

　谢尔德氏脑炎　シルダー脳炎　Schilderのうえん

脑炎病毒科　脳炎ウイルス科　のうえんvirusか

脑炎病毒　脳炎ウイルス　のうえんvirus

脑炎后帕金森氏综合征　脳炎後パーキンソン症候群　のうえんごParkinsonしょうこうぐん

脑炎后遗症　脳炎後遺症，脳炎続発症　のうえんこういしょう，のうえんぞくはっしょう

脑炎后张力障碍　脳炎後筋緊張異常〔症〕　のうえんごきん
きんちょういじょう〔しょう〕

脑炎后震颤麻痹　脳炎後振戦麻痺,パーキンソン病　のう
えんごしんせんまひ,Parkinsonびょう

脑颜面血管瘤病　脳顔面血管腫症,スタージ・ウェバー症
のうがんめんけっかんしゅしょう,Sturge-Weberしょう

脑氧代谢率　脳酸素代謝率　のうさんそたいしゃりつ

脑样癌　脳様癌　のうようがん

脑样斑　脳様斑　のうようはん

脑叶切除术　脳葉切除術　のうようせつじょじゅつ

脑叶神经胶质增生　脳葉神経膠症　のうようしんけいこう
しょう

脑叶萎缩症　脳葉萎縮症　のうよういしゅくしょう

脑叶硬化　脳葉硬化〔症〕　のうようこうか〔しょう〕

脑异常　脳異常　のういじょう

脑溢血　脳出血　のうしゅっけつ

脑营养不足　脳異栄養　のういえいよう

脑影酸盐　イオタラム酸塩　iothalamさんえん

脑硬化〔症〕　脳硬化〔症〕　のうこうか〔しょう〕

脑硬脂酸　ノイロステアリン酸　neurostearinさん

脑用镊　脳鑷子　のうせっし

脑油　脳油　のうゆ

脑油脂　セレブロレイン　cerebrolein

脑域测定器　脳髄計測器　のうずいけいそくき

脑甾醇　フレノステロール　phrenosterol

脑造影照片　脳造影図,エンセファログラム　のうぞうえい
ず,encephalogram

脑照相术　脳撮影法,エンセファログラフィ　のうさつえい
ほう,encephalography

脑真菌病　脳真菌症,脳糸状菌症　のうしんきんしょう,の
うしじょうきんしょう

脑震荡　脳振盪〔症〕　のうしんとう〔しょう〕

脑震荡后综合征　脳振盪後症候群　のうしんとうごしょう
こうぐん

脑脂尘　脳脂肪質　のうしぼうしつ

脑脂肪栓塞　脳脂肪塞栓〔症〕　のうしぼうそくせん〔しょ
う〕

脑脂水解物　セチリド　cetylid

脑脂质　セファロピン　cephalopin

脑中枢　大脳中枢　だいのうちゅうすう

脑中央性癫痫　脳中央てんかん　のうちゅうおうてんかん

脑肿瘤　脳腫瘍　のうしゅよう

脑肿瘤镊　脳腫瘍ピンセット　のうしゅようpincette

脑肿瘤栓塞　脳腫瘍塞栓〔症〕　のうしゅようそくせん〔しょ
う〕

脑肿胀　脳腫脹　のうしゅちょう

脑中风(卒中)　脳卒中　のうそっちゅう

脑蛛网膜　脳クモ膜　のうクモまく

脑蛛网膜压板　脳クモ膜へら　のうクモまくへら

脑蛛网膜炎　脳クモ膜炎　のうクモまくえん

脑转移瘤　転移性脳腫瘍　てんいせいのうしゅよう

脑锥虫病　脳トキソプラズマ症　のうtoxoplasmaしょう

脑组织碱　グラジオリン　gladioline

脑组织镊　脳組織鑷子　のうそしきせっし

脑组织切除术　脳組織切除術　のうそしきせつじょじゅつ

脑组织缺氧　脳組織低酸素〔症〕　のうそしきていさんそ
〔しょう〕

脑组织缺氧性损害　脳組織低酸素性損傷　のうそしきてい

さんそせいそんしょう

脑组织液化　脳組織液化　のうそしきえきか

瑙塔氏银浸镀　ノータ銀鍍金　Nautaぎんめっき

NE 讷

nè 讷

讷吃　どもり

NEI 内

nèi 内

内阿米巴　〔体内寄生性〕アメーバ　〔たいないきせいせい〕
ameba

　哈〔特曼〕氏内阿米巴　ハートマンアメーバ　Hartmann
ameba

内阿米巴病　〔体内寄生性〕アメーバ症　〔たいないきせい
せい〕amebaしょう

内阿米巴科　〔体内寄生性〕アメーバ科　〔たいないきせい
せい〕amebaか

〔内〕阿米巴脓肿　〔体内寄生性〕アメーバ膿瘍　〔たいない
きせいせい〕amebaのうよう

内板　内板　ないばん

内半缩醛　分子内ヘミアセタール　ぶんしないhemiacetal

内孢子　内生胞子　ないせいほうし

内〔胞〕浆　内質　ないしつ

内壁　内壁　ないへき

内臂　内腕　ないわん

内变形虫病　〔体内寄生性〕アメーバ症　〔たいないきせい
せい〕amebaしょう

内变形虫属　〔体内寄生性〕アメーバ属　〔たいないきせい
せい〕amebaぞく

内标准　内標準　ないひょうじゅん

内标准法　内標準法　ないひょうじゅんほう

内表皮　上皮(表皮)内層　じょうひ(ひょうひ)ないそう

内病性皮疹　内臓性発疹　ないぞうせいほっしん

内部　内部　ないぶ

内部抵抗　内部抵抗　ないぶていこう

内部反射　内部反射　ないぶはんしゃ

内部感应电疗法　内部感応通電療法　ないぶかんのうつう
でんりょうほう

内〔部〕环境　内部環境　ないぶかんきょう

内部结构　内部構造　ないぶこうぞう

内部联系　内部関係　ないぶかんけい

内部粘液性水肿综合征　内部粘液水腫症候群　ないぶねん
えきすいしゅしょうこうぐん

内部凝块　内部凝塊　ないぶぎょうかい

内部因素　内部因子　ないぶいんし

内部照射　内部照射　ないぶしょうしゃ

内侧半月板　内側半月　ないそくはんげつ

内侧半月板后角扰乱　内側半月後角の障害　ないそくはん
げつこうかくのしょうがい

内侧半月板前角扰乱　内側半月前角の障害　ないそくはん
げつぜんかくのしょうがい

内侧半月板扰乱　内側半月障害　ないそくはんげつしょう
がい

内侧半月板损伤　内側半月損傷　ないそくはんげつそん
しょう

内侧鼻突　内側鼻突起　ないそくびとっき

内侧壁　内側壁　ないそくへき

内侧部　内側部　ないそくぶ
内侧苍白球　内側淡蒼球　ないそくたんそうきゅう
内侧唇　内側唇　ないそくしん
内侧底段　内側底区　ないそくていく
内侧底段支气管　内側底区気管支　ないそくていくきかんし
内侧底支　内側底枝　ないそくていし
内侧端　内側端　ないそくたん
内侧段　内側区　ないそくく
内侧段动脉　内側区動脈　ないそくくどうみゃく
内侧段支气管　内側区気管支　ないそくくきかんし
内侧腭突　内側口蓋突起　ないそくこうがいとっき
内侧副橄榄核　内側副オリブ核　ないそくふくoliveかく
内侧副韧带断裂　内側副靭帯断裂　ないそくふくじんたいだんれつ
内侧副韧带钙化　内側副靭帯石灰化　ないそくふくじんたいせっかいか
内侧根　内側根　ないそくこん
内侧弓　内側弓　ないそくきゅう
内侧弓状韧带　内側弓状靭帯　ないそくきゅうじょうじんたい
内侧沟　内側溝　ないそくこう
内〔侧〕踝　内果，うちくるぶし　ないか
内〔侧〕踝关节面　内果関節面　ないかかんせつめん
内〔侧〕踝皮下囊　内果皮下包　ないかひかほう
内〔侧〕踝前动脉　前内果動脈　ぜんないかどうみゃく
内〔侧〕踝网　内果動脈網　ないかどうみゃくもう
内〔侧〕踝支　内果枝　ないかし
内侧肌间隔　内側筋間中隔　ないそくきんかんちゅうかく
内侧角　内側角　ないそくかく
内侧脚　内側脚　ないそくきゃく
内侧结节　内側結節　ないそくけっせつ
内侧髁　内側顆　ないそくか
内侧髁间结节　内側顆間結節　ないそくかかんけっせつ
内侧髁上嵴　内側顆上隆線　ないそくかじょうりゅうせん
内测量　〔骨盤〕内計測　〔こつばん〕ないけいそく
内侧隆起　内側隆起　ないそくりゅうき
内侧面　内側面　ないそくめん
内侧皮支　内側皮膚枝　ないそくひふし
内侧偏盲　内側半盲　ないそくはんもう
内侧前脑束　内側前脳束　ないそくぜんのうそく
内侧丘系　内側毛帯　ないそくもうたい
内侧丘系交叉　内側毛帯交叉　ないそくもうたいこうさ
内侧群　内側群　ないそくぐん
内侧韧带　内側靭帯　ないそくじんたい
内侧软骨板　内側軟骨板　ないそくなんこつばん
内侧束　内側束　ないそくそく
内侧髓板　内側髄板　ないそくずいばん
内侧头　内側頭　ないそくとう
内侧膝上动脉　内側上膝動脈　ないそくじょうしつどうみゃく
内侧膝下动脉　内側下膝動脈　ないそくかしつどうみゃく
内侧膝状体　内側膝状体　ないそくしつじょうたい
内侧膝状体核　内側膝状体核　ないそくしつじょうたいかく
内侧楔骨　内側楔状骨　ないそくけつじょうこつ
内侧嗅回　内側嗅回　ないそくしゅうかい
内侧嗅纹　内側嗅条　ないそくしゅうじょう

内侧缘　内側縁　ないそくえん
内侧支　内側枝　ないそくし
内侧制止韧带　内側チェック靭帯　ないそくcheckじんたい
内侧纵弓　内側縦弓　ないそくじゅうきゅう
内侧纵束　内側縦束　ないそくじゅうそく
内侧纵束综合征　内側縦束症候群　ないそくじゅうそくしょうこうぐん
内侧纵纹　内側縦線条　ないそくじゅうせんじょう
内层　内層　ないそう
内插法　補間法　ほかんほう
内成神经细胞层　内神経芽細胞層　ないしんけいがさいぼうそう
内充气计数法　ガス入り計数法　gasいりけいすうほう
内出血　内出血　ないしゅっけつ
内出血征象　内出血徴候　ないしゅっけつちょうこう
内唇　内唇　ないしん
内丛状层　内叢状層　ないそうじょうそう
内存储器　内部記憶装置　ないぶきおくそうち
内倒转术　内回転術　ないかいてんじゅつ
内底层　内〔部基〕底層　ない〔ぶき〕ていそう
内电阻　内部抵抗　ないぶていこう
内毒素　内毒素　ないどくそ
内毒素性休克　内毒素性ショック　ないどくそせいshock
内毒素血症　内毒素血症　ないどくそけっしょう
内毒性结核菌素　内毒素ツベルクリン　ないどくそtuberculin
内段　内区　ないく
内多倍体　核内多倍数体　かくないたばいすうたい
内尔格氏现象　ネルゴ現象　Nergoげんしょう
内尔逊氏试验　ネルソン試験　Nelsonしけん
内尔逊氏综合征　ネルソン症候群　Nelsonしょうこうぐん
内耳　内耳　ないじ
内耳变态反应　内耳アレルギー　ないじAllergie
内耳出血　内耳出血　ないじしゅっけつ
内耳道　内耳道　ないじどう
内耳道底　内耳道底　ないじどうてい
内耳发育不全性聋　内耳発育不全聾　ないじはついくふぜんろう
内耳结核〔症〕　内耳結核〔症〕　ないじけっかく〔しょう〕
内耳开窗刀　内耳造窓術刀　ないじぞうそうじゅつとう
内耳开窗术　内耳造窓術　ないじぞうそうじゅつ
内耳孔　内耳孔　ないじこう
内耳迷路剪　内耳迷路鋏　ないじめいろばさみ
内耳迷路探针　内耳迷路探針　ないじめいろたんしん
内耳牵开器　内耳レトラクタ（牽引子）　ないじretractor（けんいんし）
内耳手术耳镜　内耳手術耳鏡　ないじしゅじゅつじきょう
内耳微音器效应　内耳マイクロフォン効果　ないじmicrophonこうか
内耳性眩晕　内耳性眩暈，メニエール病　ないじせいめまい，Menièreびょう
内耳血管　内耳血管　ないじけっかん
内耳炎　内耳炎　ないじえん
内发神经胶质瘤　内長性〔網膜〕神経膠腫　ないちょうせい〔もうまく〕しんけいこうしゅ
内翻　①内反〔症〕②〔眼瞼〕内反　①ないはん〔しょう〕②〔がんけん〕ないはん
内翻垂直褥式浆肌层缝合　ランベル縫合　Lambertほうご

内翻缝合法　内反縫合術　ないはんほうごうじゅつ

内翻水平褥式缝合　コンネル縫合　Connellほうごう

内翻水平褥式肌层缝合　クッシング縫合　Cushingほうごう

内翻性毛囊角化病　内反毛包性角化症　ないはんもうほうせいかっかしょう

内翻性乳头状瘤　内反乳頭腫　ないはんにゅうとうしゅ

内翻子宫复位术　内反子宮復位術　ないはんしきゅうふくいじゅつ

内翻足　内反足，内転足　ないはんそく，ないてんそく

内防御力　体内防御力　たいないぼうぎょりょく

内啡呔　エンドルフィン　endorphin

β-内啡呔　β-エンドルフィン　β-endorphin

内分泌　内分泌　ないぶんぴつ，ないぶんぴ

内分泌病　内分泌障害　ないぶんぴつしょうがい

内分泌病患者　内分泌障害患者　ないぶんぴつしょうがいかんじゃ

内分泌病诊断法　内分泌障害診断法　ないぶんぴつしょうがいしんだんほう

内分泌部　内分泌部　ないぶんぴつぶ

内分泌激素　内分泌ホルモン　ないぶんぴつhormone

内分泌浸润性突眼症　内分泌浸潤性眼球突出症　ないぶんぴつしんじゅんせいがんきゅうとっしゅつしょう

内分泌科　内分泌科　ないぶんぴつか

内分泌疗法　内分泌療法　ないぶんぴつりょうほう

内分泌器官　内分泌器官　ないぶんぴつきかん

内分泌缺乏　内分泌欠乏〔症〕　ないぶんぴつけつぼう〔しょう〕

内分泌失调　内分泌失調（障害）　ないぶんぴつしっちょう（しょうがい）

内分泌失调图　内分泌失調図　ないぶんぴつしっちょうず

内分泌衰竭　内分泌衰弱　ないぶんぴつすいじゃく

内分泌物　内分泌物　ないぶんぴつぶつ

内分泌系统　内分泌系　ないぶんぴつけい

内分泌系统变化　内分泌系変化　ないぶんぴつけいへんか

内分泌系统疾病　内分泌系疾患　ないぶんぴつけいしっかん

内分泌系统疾病急死　内分泌系疾病急死　ないぶんぴつけいしっぺいきゅうし

内分泌系统失调说　内分泌系失調説　ないぶんぴつけいしっちょうせつ

内分泌细胞　内分泌細胞　ないぶんぴつさいぼう

内分泌腺　内分泌腺　ないぶんぴつせん

内分泌腺功能障碍　内分泌腺機能障害　ないぶんぴつせんきのうしょうがい

内分泌腺瘤病　内分泌腺腫症　ないぶんぴつせんしゅしょう

内分泌性肥胖　内分泌性肥満〔症〕　ないぶんぴつせいひまん〔しょう〕

内分泌性骨质疏松　内分泌性オステオポローシス，内分泌性骨粗鬆症　ないぶんぴつせいosteoporosis，ないぶんぴつせいこつそしょうしょう

内分泌性骨质疏松性肥胖症　内分泌性骨粗鬆性肥満症　ないぶんぴつせいこつそしょうせいひまんしょう

内分泌性肌病　内分泌性ミオパシー　ないぶんぴつせいmyopathy

内分泌性皮疹　内分泌性皮疹　ないぶんぴつせいひしん

内分泌性突眼〔症〕　内分泌性眼球突出〔症〕　ないぶんぴつ

せいがんきゅうとっしゅつ〔しょう〕

内分泌性心脏病　内分泌性心臓病　ないぶんぴつせいしんぞうびょう

内分泌性血管〔舒缩〕障碍　内分泌性血管運動障害　ないぶんぴつせいけっかんうんどうしょうがい

内分泌学　内分泌学　ないぶんぴつがく

内分泌学家　内分泌学者　ないぶんぴつがくしゃ

内分泌异常　内分泌異常　ないぶんぴついじょう

内分泌障碍　内分泌〔機能〕障害　ないぶんぴつ〔きのう〕しょうがい

内分泌疹　内分泌性皮疹　ないぶんぴつせいひしん

内分泌治疗　内分泌治療　ないぶんぴつちりょう

内分泌状态　内分泌状態　ないぶんぴつじょうたい

内分子层　内分子層　ないぶんしそう

内服　内服　ないふく

内服菌苗法　ワクチン内服法　vaccineないふくほう

内夫特尔氏病　ネフテル病　Neftelびょう

内酐　内無水酸，分子内無水酸　ないむすいさん，ぶんしないむすいさん

内感受　内受容　ないじゅよう

内感受器　内受容器　ないじゅようき

内感受性冲动　内受容性インパルス　ないじゅようせいimpulse

内感受性反射　内受容性反射　ないじゅようせいはんしゃ

内肛门括约肌　内肛門括約筋　ないこうもんかつやくきん

内格累氏产钳　ネーゲレ鉗子　Nägeleかんし

内格累氏骨盆　ネーゲレ骨盤　Nägeleこつばん

内格累氏规律　ネーゲレ法則　Nägeleほうそく

内格累氏倾斜　ネーゲレ斜位　Nägeleしゃい

内格里氏小体　ネグリ〔小〕体　Negri〔しょう〕たい

内格利氏手法　ネーゲリ法　Naegeliほう

内格罗氏现象　ネグロ現象　Negroげんしょう

内根鞘　内根鞘　ないこんしょう

内弓状纤维　内弓状線維　ないきゅうじょうせんい

内巩膜沟　内強膜溝　ないきょうまくこう

内共生体　内共生生物　ないきょうせいせいぶつ

内共生〔现象〕　内共生〔現象〕　ないきょうせい〔げんしょう〕

内骨胳　内骨骼　ないこっかく

内固定〔术〕　内固定〔法〕　ないこてい〔ほう〕

内光电效应　内光電効果　ないこうでんこうか

内轨型络合物　インナー　オービタル　コンプレクス　inner orbital complex

内果皮　内果皮　ないかひ

内过渡系　内部遷移系列　ないぶせんいけいれつ

内含颗粒　封入顆粒　ふうにゅうかりゅう

内含体　封入体　ふうにゅうたい

内呼吸　内呼吸　ないこきゅう

内踝　内果　ないか，うちくるぶし

内踝骨折　内果骨折　うちくるぶしこっせつ

内踝关节面　内果関節面　ないかかんせつめん

内踝后动脉　後内果動脈　こうないかどうみゃく

内踝前动脉　前内果動脈　ぜんないかどうみゃく

内踝网　内果動脈網　ないかどうみゃくもう

内环层　内環状層　ないかんじょうそう

内环骨板　内環状層板　ないかんじょうそうばん

内环境　内環境　ないかんきょう

内环境平衡　内環境平衡　ないかんきょうへいこう

内环境稳定 内環境恒常,ホメオスターシス ないかんきょうこうじょう,homeostasis

内黄素 エンドクロチン endocrocin

内基底段 内基底区 ないきていく

内基因子 エンドゲノート endogenote

内回征 回内徴候 かいないちょうこう

内回转 内回旋(転) ないかいせん(てん)

内寄生虫 内寄生虫 ないきせいちゅう

内寄生菌 内寄生菌 ないきせいきん

内寄生物 内寄生性生物 ないきせいせいせいぶつ

内睑腺炎 内麦粒腫 ないばくりゅうしゅ

内浆网 小胞体 しょうほうたい

内界膜 内境界膜 ないきょうかいまく

内界细胞 内境界細胞 ないきょうかいさいぼう

内径 内径,管腔 ないけい,かんこう

内聚力 凝集力 ぎょうしゅうりょく

内聚性 凝集性 ぎょうしゅうせい

内聚压力 凝集圧力 ぎょうしゅうあつりょく

内抗毒素 細胞内抗毒素,エンドアンチトキシン さいぼうないこうどくそ,endoantitoxin

内科 内科 ないか

内科病 内科疾患 ないかしっかん

内科病理学 内科病理学 ないかびょうりがく

内科病例 内科症例 ないかしょうれい

内科病人 内科患者 ないかかんじゃ

内科病室 内科病室 ないかびょうしつ

内科疗法 内科療法 ないかりょうほう

内科临床讲解 内科臨床講義 ないかりんしょうこうぎ

内科门诊部 内科診療所 ないかしんりょうしょ

内科适应症 内科適応症 ないかてきおうしょう

内科透热法 内科ジアテルミー ないかdiathermy

内科性黄疸 内科性黄疸 ないかせいおうだん

内科学 内科学 ないかがく

内科医师 内科医 ないかい

内科诊断 内科的診断 ないかてきしんだん

内颗粒层 内顆粒層 ないかりゅうそう

内口 内孔(口) ないこう(こう)

内窥(腔)镜 内視鏡,エンドスコープ ないしきょう,endoscope

内窥镜灯泡 内視鏡球 ないしきょうきゅう

内窥镜电视 内視鏡テレビ〔ジョン〕 ないしきょうtelevision

内窥镜检查法 内視鏡検査法 ないしきょうけんさほう

内窥镜检查椅 内視鏡検査椅子 ないしきょうけんさいす

内窥镜逆行胰胆管造影 内視鏡逆行膵胆管造影 ないしきょうぎゃっこうすいたんかんぞうえい

内窥镜逆行胰实质造影 内視鏡逆行性膵臓造影 ないしきょうぎゃっこうすいぞうぞうえい

内窥镜器械包 内視鏡器械セット ないしきょうきかいset

内窥镜体腔照相机 内視鏡体腔カメラ ないしきょうたいくうcamera

内窥镜异物钩 内視鏡異物鉤 ないしきょういぶつこう

内窥镜〔用〕绞断器 内視鏡〔用〕絞断器 ないしきょう〔よう〕こうだんき

内窥镜〔用〕异物钳 内視鏡異物鉗子 ないしきょういぶつかんし

内窥镜照相机 内視鏡カメラ ないしきょうcamera

内窥镜注射器 内視鏡注射器 ないしきょうちゅうしゃき

内括约肌 内括約筋 ないかつやくきん

内括约肌切开术 内括約筋切開術 ないかつやくきんせっかいじゅつ

内拉通氏导管 ネラトン カテーテル Nelaton catheter

内拉通氏括约肌 ネラトン括約筋 Nelatonかつやくきん

内拉通氏瘤 ネラトン腫瘍 Nelatonしゅよう

内拉通氏线 ネラトン線 Nelatonせん

内里氏征 ネリ徴候 Neri ちょうこう

内粒层纹 内顆粒層線条 ないかりゅうそうせんじょう

内淋巴 内リンパ ないlymph

内淋巴管 内リンパ管 ないlymph かん

内淋巴积水 内リンパ水症 ないlymphすいしょう

内淋巴间隙 内リンパ隙 ないlymphげき

内淋巴流动 内リンパ流動 ないlymphりゅうどう

内淋巴囊 内リンパ嚢 ないlymphのう

内淋巴囊减压术 内リンパ嚢減圧術 ないlymphのうげんあつじゅつ

内淋巴系统 内リンパ系 ないlymph けい

内瘘 内瘻〔孔〕 ないろう〔こう〕

内卵黄囊 内卵黄嚢 ないらんおうのう

内螺旋沟 内らせん溝 ないらせんこう

内螺旋束 内らせん神経束 ないらせんしんけいそく

内络合物 内錯塩 ないさくえん

内毛根鞘 内毛根鞘 ないもうこんしょう

内毛细胞 内有毛細胞 ないゆうもうさいぼう

内-梅二氏试验 ネルソン・メイヤー試験 Nelson-Mayerしけん

内酶 〔細胞〕内酵素 〔さいぼう〕ないこうそ

内霉素 エンドマイシン endomycin

内面 内〔表〕面 ない〔ひょう〕めん

内膜 内膜 ないまく

内膜垫 〔動脈〕内膜褥 〔どうみゃく〕ないまくじょく

内膜基质细胞 〔子宮〕内膜基質細胞 〔しきゅう〕ないまくきしつさいぼう

内膜软膜 内膜柔膜 ないまくじゅうまく

内膜肉瘤 〔子宮〕内膜肉腫 〔しきゅう〕ないまくにくしゅ

内膜上皮 内膜上皮 ないまくじょうひ

内膜下层 内膜下層 ないまくかそう

内膜纤维化 内膜線維症 ないまくせんいしょう

内膜炎 内膜炎 ないまくえん

内膜增生 〔子宮〕内膜過形成 〔しきゅう〕ないまくかけいせい

内膜植入片 〔子宮〕内膜移植片 〔しきゅう〕ないまくいしょくへん

内囊 内包,内嚢 ないほう,ないのう

内囊病变综合征 内包病変症候群 ないほうびょうへんしょうこうぐん

内囊出血 内包出血 ないほうしゅっけつ

内囊额部 内包前頭部 ないほうぜんとうぶ

内囊后脚 内包後脚 ないほうこうきゃく

内囊前脚 内包前脚 ないほうぜんきゃく

内囊丘脑综合征 内包視床症候群 ないほうししょうしょうこうぐん

内囊膝〔部〕 内包膝 ないほうしつ

〔内〕囊纤维 内包線維 ないほうせんい

内囊型感觉障碍 内包型感覚障害 ないほうがたかんかくしょうがい

内囊性偏瘫 内包性片麻痺 ないほうせいへんまひ

内囊血栓形成综合征 内包血栓症症候群 ないほうけっせ

んしょうしょうこうぐん

内囊摘除术　内包摘除術　ないほうてきじょじゅつ

内囊枕部　内包後頭部　ないほうこうとうぶ

内囊支　内包枝　ないほうし

内能　内部エネルギー　ないぶEnergie

内粘滞性　内粘性　ないねんせい

内扭转　内方捻転　ないほうねんてん

内胚层　内胚葉　ないはいよう

内胚层板　内胚葉板　ないはいようばん

内胚〔层〕窦瘤　内胚葉洞腫瘤　ないはいようどうしゅりゅう

内胚层体型者　内胚葉型　ないはいようがた

内胚层细胞　内胚葉細胞　ないはいようさいぼう

内〔胚层原〕中胚层　内中胚葉　ないちゅうはいよう

内胚乳　内胚乳　ないはいにゅう

内皮　内皮　ないひ

内皮癌　内皮癌　ないひがん

内皮层　内皮〔層〕　ないひ〔そう〕

内皮毒素　内皮毒素　ないひどくそ

内皮横纹肌瘤　内皮横紋筋腫　ないひおうもんきんしゅ

内皮肌瘤　内皮筋腫　ないひきんしゅ

内皮连接　内皮連結　ないひれんけつ

内皮瘤　内皮腫　ないひしゅ

内皮瘤病　内皮腫症　ないひしゅしょう

内皮内层　内皮内層　ないひないそう

内皮粘液瘤　内皮粘液腫　ないひねんえきしゅ

内皮平滑肌瘤　内皮平滑筋腫　ないひへいかつきんしゅ

内皮绒毛膜胎盘　内皮絨毛胎盤　ないひじゅうもうたいばん

内皮溶素　内皮溶解素　ないひようかいそ

内皮肉瘤　内皮肉腫　ないひにくしゅ

内皮噬细胞　内皮性食細胞　ないひせいしょくさいぼう

内皮系统　内皮系　ないひけい

内皮细胞　内皮細胞　ないひさいぼう

内皮细胞层　内皮細胞層　ないひさいぼうそう

内皮细胞窗孔　内皮細胞窓　ないひさいぼうそう

内皮细胞瘤　内皮細胞腫　ないひさいぼうしゅ

内皮〔细胞〕纤维瘤　内皮細胞繊維腫　ないひさいぼうせんいしゅ

内皮细胞性骨髓瘤　内皮性骨髄腫，エーイング腫瘍　ないひせいこつずいしゅ，Ewingしゅよう

内皮细胞增多　内皮細胞増多〔症〕　ないひさいぼうぞうた〔しょう〕

内皮〔细胞〕增生　内皮〔細胞〕増殖　ないひ〔さいぼう〕ぞうしょく

内皮下层　内皮下層　ないひかそう

内皮下膜　内皮下膜　ないひかまく

内皮性血(脉)管炎　内皮性脈管炎　ないひせいみゃっかんえん

内皮炎　内皮炎　ないひえん

内皮样细胞　内皮様細胞　ないひようさいぼう

内皮增殖　内皮増殖〔症〕　ないひぞうしょく〔しょう〕

内皮质区　副皮質区　ふくひしつく

内皮〔组织〕　内皮組織　ないひそしき

内腔　内腔　ないくう

内腔镜摄片投影仪　内視鏡フィルム投射装置　ないしきょうfilmとうしゃそうち

内腔容积测定法　内腔計法　ないくうけいそくほう

内切核酸酶　エンドヌクレアーゼ　endonuclease

内切开复位法　内切開整復法　ないせっかいせいふくほう

内倾　内向性　ないこうせい

内屈　内屈　ないくつ

内容物　内容物　ないようぶつ

内溶菌素　内溶菌素，エンドリシン　ないようきんそ，endolysin

内融合　内融合，エンドミキシス　ないゆうごう，endomixis

内肉芽肿　内肉芽腫　ないにくが(げ)しゅ

内疝　内ヘルニア　ないhernia

内伤　内部損傷　ないぶそんしょう

内上髁　内側上顆　ないそくじょうか

内上隐斜视　上内斜位　じょうないしゃい

内渗　内〔方〕浸〔透〕　ない〔ほう〕しん〔とう〕

内渗压测定器　内〔方〕浸〔透〕圧測定器　ない〔ほう〕しん〔とう〕あつそくていき

内生　内生　ないせい

内生病毒　内生ウイルス　ないせいvirus

内生发芽　内生発芽　ないせいはつが

内生骨疣　内骨腫　ないこつしゅ

内生环　内生環，体内生活環　ないせいかん，たいないせいかつかん

内生肌〔酸〕酐清除率　内生クレアチニン クレアランス率　ないせいcreatinine clearanceりつ

内生肌〔酸〕酐清除试验　内生クレアチニン クレアランス試験　ないせいcreatinine clearanceしけん

内生软骨瘤　内軟骨腫，〔真性〕軟骨腫　ないなんこつしゅ，〔しんせい〕なんこつしゅ

内生软骨瘤病　内軟骨腫症　ないなんこつしゅしょう

内生软骨瘤刮除植骨术　内軟骨腫掻爬骨移植術　ないなんこつしゅそうはこついしょくじゅつ

内生软骨肉瘤　軟骨肉腫　なんこつにくしゅ

内生纤维　髄内原生繊維，内繊維　ずいないげんせいせんい，ないせんい

内生性凝血致活酶　内因性トロンボプラスチン　ないいんせいthromboplastin

内生性自体中毒　内因性自家(己)中毒　ないいんせいじか(こ)ちゅうどく

内生殖器　内生殖器，内性器　ないせいしょくき，ないせいき

内生殖器结核　内生殖器結核〔症〕　ないせいしょくきけっかく〔しょう〕

内生殖器淋巴结　内生殖器リンパ節　ないせいしょくきlymphせつ

内始式　内原型　ないげんがた

〔内〕收肌　内転筋　ないてんきん

内收肌反射　内転筋反射　ないてんきんはんしゃ

内收肌腱切除术　内転筋腱切除術　ないてんきんけんせつじょじゅつ

内收肌结节　内転筋結節　ないてんきんけっせつ

内收畸形足　内転(反)足　ないてん(はん)そく

内收内翻踮〔畸形〕　内反足性内転中足　ないはんそくせいないてんちゅうそく

内收足　内転足　ないてんそく

内收〔作用〕　内転　ないてん

内〔树〕皮　内樹皮　ないじゅひ

内斯勒氏比色管　ネスラー比色管　Nesslerひしょくかん

内斯勒氏刻度比色管　ネスラー目盛り付き比色管　Nessler

めもりつきひしょくかん

内斯勒氏溶液　ネスラー溶液　Nesslerようえき

内斯勒氏試剤　ネスラー試薬　Nesslerしやく

内斯密斯氏膜　ネスミス膜　Nasmythまく

内髄　内髄　ないずい

内髄板　内髄板　ないずいはん

内隧道　内トンネル　ないtunnel

内缩合作用　〔分子〕内縮合作用　〔ぶんし〕ないしゅくごうさよう

内缩醛　アルドラクトール　aldolactol

内缩酮　ケトラクトール　keto-lactol

内弹性膜　内弾性膜　ないだんせいまく

内特尔希普氏病　ネットルシップ病　Nettleshipびょう

内藤氏物质　内藤物質　ないとうぶっしつ

内听道　内耳道　ないじどう

内听动脉　内耳動脈,内聴動脈　ないじどうみゃく,ないちょうどうみゃく

内听诊　内部聴診法　ないぶちょうしんほう

内吞作用　エンドサイトーシス　endocytosis

内外层心包炎　内外〔層〕心膜炎　ないがい〔そう〕しんまくえん

内外倒转术　双合回転術　そうごうかいてんじゅつ

内外分泌腺　内外分泌腺　ないがいぶんぴつせん

内外感受性复合条件反射　内外受容性複合条件反射　ないがいじゅようせいふくごうじょうけんはんしゃ

内外瘘　完全痔瘻　かんぜんじろう

内外异性畸形　交叉性半陰陽　こうさせいはんいんよう

内网器　ゴルジ内網装置　Golgiないもうそうち

内卫性　エソフィラキシス　esophylaxis

内污染　内汚染　ないおせん

内吸磷　システックス　systox

内吸磷中毒　システックス中毒　systoxちゅうどく

内吸收　内〔部〕吸収　ない〔ぶ〕きゅうしゅう

内细胞团　内細胞塊　ないさいぼうかたまり

内纤维　内線維　ないせんい

内酰胺　ラクタム　lactam

β-内酰胺环　β-ラクタム環　β-lactamかん

内酰胺式(型)　ラクタム型　lactamかた

内酰亚胺　ラクチム　lactim

内酰亚胺式(型)　ラクチム型　lactimかた

内陷　陥入　かんにゅう

内向　内向　ないこう

内向电流　内向電流　ないこうでんりゅう

内向构型　内向配置　ないこうはいち

内向人格　内向性人格　ないこうせいじんかく

内向性　内向性　ないこうせい

内向〔性格〕者　内向型　ないこうがた

内向性思维　自閉的思考　じへいてきしこう

内相　内相　ないそう

内消旋化合物　メソ化合物　mesoかごうぶつ

内消旋酒石酸　メソ酒石酸　mesoしゅせきさん

内消旋式(型)　メソ型　mesoがた

内斜视　内斜視　ないしゃし

内心性协调不能　心内失調　しんないしっちょう

内省　内省　ないせい

内省心理学　内省心理学　ないせいしんりがく

内旋肌　内回転筋　ないかいてんきん

内旋转斜视　内回転斜視　ないかいてんしゃし

内旋转隐斜视　内回転斜位　ないかいてんしゃい

内循环　内循環　ないじゅんかん

内压力　内圧〔力〕　ないあつ〔りょく〕

内压性〔食管〕憩室　内圧性〔食道〕憩室　ないあつせい〔しょくどう〕けいしつ

内芽生增殖　エンドディオジェニー　endodyogeny

内盐　内塩　ないえん

内蜒属　エンドリマックス属　Endolimaxぞく

内眼病　内眼疾患　ないがんしっかん

内眼肌麻痹(瘫痪)　内眼筋麻痺　ないがんきんまひ

内焰　内炎　ないえん

内液动荡声　振水音　しんすいおん

内移行　内移行　ないいこう

内抑制　内抑制　ないよくせい

内因　内〔部原〕因,内因　ない〔ぶげん〕いん,ないいん

内因败血病　内因性敗血症　ないいんせいはいけつしょう

内因病　内因性疾患　ないいんせいしっかん

内因性蛋白尿　内因性蛋白尿　ないいんせいたんぱくにょう

内因性感染　内因性感染　ないいんせいかんせん

内因性佝偻病　内因性佝僂病　ないいんせいくるびょう

内因性精神病　内因性精神病　ないいんせいせいしんびょう

内因性抑郁症　内因〔性〕抑うつ症　ないいん〔せい〕よくうつしょう

内因性支气管哮喘　内因性気管支喘息　ないいんせいきかんしぜんそく

内因性中毒　内因性中毒〔症〕　ないいんせいちゅうどく〔しょう〕

内因子　内因子　ないいんし

内因子-B12复合物　内因子-B12復合体　ないいんし-B12ふくごうたい

内引流术　内排液法,内ドレナージ　ないはいえきほう,ないdrainage

内隐斜视　内斜位　ないしゃい

内釉细胞　内エナメル細胞　ないenamelさいぼう

内釉〔质〕上皮　内エナメル上皮　ないenamelじょうひ

内原　内因,内生　ないいん,ないせい

内原氮　内因窒素　ないいんちっそ

内原〔性〕代谢　内因性代謝　ないいんせいたいしゃ

内原性蛋白质　内因性蛋白質　ないいんせいたんぱくしつ

内原性肥胖　内因性肥満〔症〕　ないいんせいひまん〔しょう〕

内原性感染　内因性感染　ないいんせいかんせん

内原性获热　内因性入熱量　ないいんせいにゅうねつりょう

内原性肌酐　内因性クレアチニン　ないいんせいcreatinine

内原性肌酐清除率　内因性クレアチニンクレアランス　ないいんせいcreatinine clearance

内原性结核　内因性結核〔症〕　ないいんせいけっかく〔しょう〕

内原性抗原　内因性抗原　ないいんせいこうげん

内原性凝血系统　内因性凝固系　ないいんせいぎょうこけい

内原性嘌呤　内因性プリン　ないいんせいpurine

内原性气喘　内因性喘息　ないいんせいぜんそく

内原〔性〕色素　内因性色素　ないいんせいしきそ

内原性色素沉着　内因性色素沈着〔症〕　ないいんせいしき

そちんちゃく〔しょう〕

内原性调节器　内因性調節器　ないいんせいちょうせつき

内原性脱敏　内因〔性〕脱感作　ないいん〔せい〕だつかんき

内原性脂质性肺炎　内因〔性〕リピド肺炎　ないいん〔せい〕lipidはいえん

内原性致热原(物)　内因性発熱物質　ないいんせいはつねつぶっしつ

内原性中毒　内因性中毒〔症〕　ないいんせいちゅうどく〔しょう〕

内在化　内面化　ないめんか

内在环境　内部環境　ないぶかんきょう

内在活性　内在性活性　ないざいせいかっせい

内在拟交感活性　内在交感神経様活性　ないざいこうかんしんけいようかっせい

内在缺陷　内在性欠陥　ないざいせいけっかん

内在性子宫内膜异位症　内在性子宮内膜症　ないざいせいしきゅうないまくしょう

内在抑制作用　内在抑制作用　ないざいよくせいさよう

内在因素(子)　内在要素(因子)　ないざいようそ(いんし)

内在因子抗体　内在因子抗体　ないざいいんしこうたい

内脏　内臓　ないぞう

内脏变位　内臓転位〔症〕　ないぞうてんい〔しょう〕

内脏病　内臓障害　ないぞうしょうがい

内脏病原说　内臓説　ないぞうせつ

内脏不全〔畸形〕　内臓奇形〔症〕　ないぞうきけい〔しょう〕

内脏出血　内臓出血　ないぞうしゅっけつ

内脏传入纤维　内臓求心性繊維　ないぞうきゅうしんせいせんい

内脏丛　内臓叢　ないぞうそう

内脏错位　内臓転位　ないぞうてんい

内脏大神经　大内臓神経　だいないぞうしんけい

内脏电光检查器　パンエレクトロスコープ　panelectroscope

内脏动脉造影术　内臓動脈造影法　ないぞうどうみゃくぞうえいほう

内脏反射　内臓反射　ないぞうはんしゃ

内脏反向　内臓内反(反転),内臓逆位〔症〕　ないぞうないはん(はんてん),ないぞうぎゃくい〔しょう〕

内脏分离　内臓分離(転位)　ないぞうぶんり(てんい)

内脏风湿病　内臓リウマチ　ないぞうrheumatism

内脏腹肌反射　内臓腹筋反射　ないぞうふっきんはんしゃ

内脏感觉　内臓感覚　ないぞうかんかく

内脏感觉反射　内臓感覚反射　ないぞうかんかくはんしゃ

内脏感觉缺失　内臓感覚(知覚)脱失(消失)　ないぞうかんかく(ちかく)だっしつ(しょうしつ)

内脏感觉神经　内臓感覚神経　ないぞうかんかくしんけい

内脏感觉异常　内臓感覚異常　ないぞうかんかくいじょう

内脏感受器　内臓受容体,内臓レセプタ　ないぞうじゅようたい,ないぞうreceptor

内脏骨胳　内臓骨格　ないぞうこっかく

内脏过小　内臓矮小　ないぞうわいしょう

内脏幻觉　内臓幻覚　ないぞうげんかく

内脏活检穿刺器械包　内臓生検穿刺器械セット　ないぞうせいけんせんししきかいset

内脏机能障碍　内臓機能障害　ないぞうきのうしょうがい

内脏疾患　内臓疾患　ないぞうしっかん

内脏解剖论　内臓〔解剖〕論　ないぞう〔かいぼう〕ろん

内脏解剖学　内臓解剖学　ないぞうかいぼうがく

内脏巨大　内臓巨大〔症〕　ないぞうきょだい〔しょう〕

内脏利什曼病　内臓レーシュマニア症　ないぞうleishmaniaしょう

内脏颅　内臓頭蓋　ないぞうずがい

内脏梅毒　内臓梅毒　ないぞうばいどく

内脏脑　内臓脳　ないぞうのう

内脏逆位　内臓逆位　ないぞうぎゃくい

内脏旁淋巴结　内臓旁〔リンパ〕節　ないぞうぼう〔lymph〕せつ

内脏皮肤区　内臓皮膚野　ないぞうひふや

内脏平滑肌　内臓平滑筋　ないぞうへいかつきん

内脏破裂　内臓破裂　ないぞうはれつ

内脏牵开器　内臓開創器,内臓レトラクタ　ないぞうかいそうき,ないぞうretractor

内脏牵拉反应　内臓引張反応　ないぞうひっぱりはんのう

内脏强健型性格　内臓〔緊張〕型　ないぞう〔きんちょう〕がた

内脏切除术　腹部内臓切除術　ふくぶないぞうせつじょじゅつ

内脏切开刀　内臓切開刀　ないぞうせっかいとう

内脏蠕虫蚴移行症　内臓幼虫移行症　ないぞうようちゅういこうしょう

内脏疝　内臓ヘルニア　ないぞうhernia

内脏神经　内臓神経　ないぞうしんけい

内脏神经丛　内臓神経叢　ないぞうしんけいそう

内脏神经节　内臓神経節　ないぞうしんけいせつ

内脏神经节丛　内臓神経節叢　ないぞうしんけいせつそう

内脏神经切除术　内臓神経切除術　ないぞうしんけいせつじょじゅつ

内脏神经痛　内臓神経痛　ないぞうしんけいつう

内脏神经系统　内臓神経系　ないぞうしんけいけい

内脏神经纤维　内臓神経繊維　ないぞうしんけいせんい

内脏神经症　内臓神経症　ないぞうしんけいしょう

内脏神经阻滞麻醉　内臓神経遮断麻酔　ないぞうしんけいしゃだんますい

内脏神经阻滞术　内臓神経ブロック　ないぞうしんけいblock

内脏渗血　内臓出血　ないぞうしゅっけつ

内脏石　内臓結石　ないぞうけっせき

内脏石病　内臓結石症　ないぞうけっせきしょう

内脏损伤(害)　内臓損傷　ないぞうそんしょう

内脏炭疽　内臓炭疽　ないぞうたんそ

内脏疼痛　内臓痛　ないぞうつう

内脏条件反射　内臓条件反射　ないぞうじょうけんはんしゃ

内脏突出　内臓ヘルニア　ないぞうhernia

内脏外翻　内臓外反　ないぞうがいはん

内脏剜除术　内臓摘出術,除臓術　ないぞうてきしゅつじゅつ,じょぞうじゅつ

内脏危象　内臓発症,内臓クリーゼ　ないぞうはっしょう,ないぞうkrise

内脏细胞　内臓細胞　ないぞうさいぼう

内脏下垂　内臓下垂〔症〕　ないぞうかすい〔しょう〕

内脏下垂指数　内臓下垂指数　ないぞうかすいしすう

内脏小神经　小内臓神経　しょうないぞうしんけい

内脏效应器　内臓効果器　ないぞうこうかき

内脏心〔脏〕反射　内臓心臓〔性〕反射　ないぞうしんぞう〔せい〕はんしゃ

内脏型　内臓型　ないぞうがた

内脏性癫痫　内臓性てんかん　ないぞうせいてんかん

内脏学　内臓学　ないぞうがく

内脏血流　内臓血流〔量〕　ないぞうけつりゅう〔りょう〕

内脏血吸虫病　内臓住血吸虫症　ないぞうじゅうけつきゅうちゅうしょう

内脏血液坠积　内臓血液沈滞　ないぞうけつえきちんたい

内脏血肿　内臓血腫　ないぞうけっしゅ

内脏循环　内臓循環　ないぞうじゅんかん

内脏炎　内臓炎　ないぞうえん

内脏移位　内臓転位〔症〕　ないぞうてんい〔しょう〕

内脏异位　内臓錯位　ないぞうさくい

内脏营养反射　内臓栄養反射　ないぞうえいようはんしゃ

内脏硬化　内臓硬化〔症〕　ないぞうこうか〔しょう〕

内脏游离部　内臓分絶部分　ないぞうぶんぜつぶぶん

内脏幼虫移行症　内臓幼虫移行症　ないぞうようちゅういこうしょう

内脏运动反射　内臓運動反射　ないぞううんどうはんしゃ

内脏运动神经末梢　内臓運動神経終末　ないぞううんどうしんけいしゅうまつ

内脏摘除术　除臓術　じょぞうじゅつ

内脏正常　内臓正常　ないぞうせいじょう

内脏枝　内臓枝　ないぞうし

内脏脂肪变性　内臓脂肪変性　ないぞうしぼうへんせい

内脏脂膜反射　内臓膜層反射　ないぞうまくそうはんしゃ

内脏制剂疗法　臓器製剤療法　ぞうきせいざいりょうほう

内脏中胚层　内臓中胚葉　ないぞうちゅうはいよう

内脏周炎　内臓周囲炎　ないぞうしゅういえん

内脏转位　内臓転位　ないぞうてんい

内脏阻塞　内臓閉塞症　ないぞうへいそくしょう

内脏最下神经　最下内臓神経　さいかないぞうしんけい

内脏最小神经　最小内臓神経　さいしょうないぞうしんけい

内脏〔左右〕易位　内臓逆位〔症〕　ないぞうぎゃくい〔しょう〕

内障　白内障　はくないしょう

内障匙　白内障匙　はくないしょうひ

内障刺囊(开)术　白内障切割術　はくないしょうせっかつじゅつ

内障刀　白内障刀　はくないしょうとう

内障钩　白内障鉤　はくないしょうこう

内障挤出钩　白内障圧出鈎　はくないしょうあっしゅつこう

内障剪除术　白内障切除術　はくないしょうせつじょじゅつ

内障晶体吸出器　エリシフェーク,水晶体包(囊)吸引器　erysiphake,すいしょうたいほう(のう)きゅういんき

内障镜片　白内障レンズ　はくないしょうlens

内障冷冻囊内摘除术　白内障冷凍囊内摘出術　はくないしょうれいとうのうないてきしゅつじゅつ

内障囊内摘出术　白内障囊内摘出術　はくないしょうのうないてきしゅつじゅつ

内障囊外摘除术　白内障囊外摘出術　はくないしょうのうがいてきしゅつじゅつ

内障吸盘囊内摘除术　白内障エリシフェーク囊内摘出術　はくないしょうerysiphakeのうないてきしゅつじゅつ

内障压下(针拨)术　白内障〔水晶体〕圧下法　はくないしょうすいしょうたいあっかほう

内障摘除术　白内障摘出術　はくないしょうてきしゅつじゅつ

内障针　白内障針　はくないしょうしん

内障针吸术　白内障吸引術　はくないしょうきゅういんじゅつ

内照辐射　内部照射　ないぶしょうしゃ

内照射防护　内部照射防護　ないぶしょうしゃぼうご

内照射剂量　内部照射線量　ないぶしょうしゃせんりょう

内照射剂量估算　内部照射線量推定　ないぶしょうしゃせんりょうすいてい

内照射治疗　内部照射治療　ないぶしょうしゃちりょう

内真菌属　エンドミセス,有胞子酵母菌属　Endomyces,ゆうほうしこうぼきんぞく

内支　内枝　ないし

内支持细胞　内支持細胞　ないしじさいぼう

内直肌　内直筋　ないちょっきん

内直径　内結合直径　ないけつごうちょっけい

内指示剂　内部指示薬　ないぶしじやく

内酯　ラクトン　lactone

β-内酯　β-ラクトン　β-lactone

γ-内酯　γ-ラクトン　γ-lactone

内酯化作用　ラクトニゼーション　lactonization

β-内酯环　β-ラクトン環　β-lactoneかん

内酯酶　ラクトナーゼ　lactonase

内质　内質　ないしつ

内质体　エンドプラスト　endoplast

内质网　内質細網,小胞体　ないしつさいもう,しょうほうたい

内痔　内痔〔核〕　ないじ〔かく〕

内痔环切术　内痔〔核〕環状切除術　ないじ〔かく〕かんじょうせつじょじゅつ

内痔结扎术　内痔〔核〕結紮法　ないじ〔かく〕けっさつほう

内痔静脉丛　内痔静脈叢　ないじじょうみゃくそう

内痔嵌顿　内痔〔核〕嵌頓　ないじ〔かく〕かんとん

内痔切除术　内痔〔核〕切除術　ないじ〔かく〕せつじょじゅつ

内痔注射疗法　内痔〔核〕注射療法　ないじ〔かく〕ちゅうしゃりょうほう

内终丝　内終糸　ないしゅうし

内柱细胞　内柱細胞　ないちゅうさいぼう

内转　内転　ないてん

内转换　内転換　ないてんかん

内转换电子　内転換電子　ないてんかんでんし

内转肌　内回旋筋　ないかいせんきん

内转隐斜视　内斜位　ないしゃい

内锥体层　内錐体層　ないすいたいそう

内眦　内眼角,内眥　ないがんかく,ないし

内眦动脉　眼角動脈　がんかくどうみゃく

内眦静脉　眼角静脈　がんかくじょうみゃく

内眦脓肿　内眼角膿瘍　ないがんかくのうよう

内眦脓肿穿破　内眼角穿孔性膿瘍　ないがんかくせんこうせいのうよう

内眦损伤　内眼角損傷　ないがんかくそんしょう

内眦赘皮　内眼角贅皮　ないがんかくぜいひ

NENG　能

néng　能

能带　エネルギーバンド,エネルギー帯　Energie band, Energieたい

能带模型　エネルギーバンドモデル　Energie band model

能的递降　エネルギー減衰　Energieげんすい
能〔的〕量子化　エネルギーの量子化　Energieのりょうしか
能动性　能動性　のうどうせい
能复性疝　還納性ヘルニア　かんのうせいhernia
能级图　エネルギー準位図　Energieじゅんいず
能见度　可視度,視覚感度　かしど,しかくかんど
能力　能力　のうりょく
能力过强　機能亢進　きのうこうしん
能量　エネルギー　Energie
能量不灭　エネルギー不滅　energyふめつ
能量测定器　エネルギー測定器　Energieそくていき
能量产生　エネルギー生産　Energieせいさん
能量储存　エネルギー貯蔵　Energieちょぞう
能量传导　エネルギー伝導　Energieでんどう
能量传递　エネルギー転移　Energieてんい
能量代谢　エネルギー代謝　Energieたいしゃ
能量代谢率　エネルギー代謝率　Energieたいしゃりつ
能量-动力性心功能不全　エネルギー動力性心不全　Energieどうりょくせいしんふぜん
能量范围　エネルギー範囲　Energieはんい
能量方程　エネルギー方程式　Energieほうていしき
能量分辨率　エネルギー分解能　Energieぶんかいのう
能量供应　エネルギー補給　Energieほきゅう
能〔量〕级　エネルギー準位　Energieじゅんい
能量均分原理　エネルギー均等配分の原理　Energieきんとうはいぶんのげんり
能量流　エネルギー流量　Energieりゅうりょう
能量密度　エネルギー密度　Energieみつど
能量平衡　エネルギー平衡　Energieへいこう
能量谱　エネルギースペクトル　Energie spectrum
能量迁移　エネルギー転移　Energieてんい
能量释出(放)　エネルギー游離(放出)　Energieゆうり(ほうしゅつ)
能量守恒　エネルギー保存　Energieほぞん
能量守恒〔定〕律　エネルギー保存の法則　Energieほぞんのほうそく
能量消耗　エネルギー消耗　Energieしょうもう
能量学　エネルギー学　Energieがく
能量依附机制　エネルギー依存メカニズム,エネルギー依存機序　Energieいぞんmechanism,Energieいぞんきじょ
能量依赖性　エネルギー依存性　Energieいぞんせい
能量转换　エネルギー転換　Energieてんかん
能量转换器　エネルギー転換器　Energieてんかんき
能量转换体系　エネルギー転換系　Energieてんかんけい
能霉素　カバシジン　capacidin
能谱　エネルギースペクトル　Energie spectrum
能谱分析法　エネルギースペクトル分析法　Energie spectrumぶんせきほう
能斯脱灯　ネルンスト灯　Nernstとう
能斯脱灯丝　ネルンストフィラメント　Nernst filament
能斯脱方程式　ネルンスト方程式　Nernstほうていしき
能斯脱分配定律　ネルンスト分布法則　Nernstぶんぷほうそく
能斯脱-普朗克方程　ネルンスト・プランク方程式　Nernst-Planckほうていしき
能斯脱热定理　ネルンスト熱原理　Nernstねつげんり
能态　エネルギー状態　Energieじょうたい
能阈　エネルギー域値　Energieいきち

能源　エネルギー源　Energieげん
能源食物　エネルギー源食物　Energieげんしょくもつ
能源物质　エネルギー源物質　Energieげんぶっしつ
能障　エネルギー バリアー,エネルギー関門　Energie barrier,Energieかんもん

NI　尼呢泥铌鲵拟逆匿溺

ni　尼呢泥铌鲵

尼阿拉米　ニアラミド,ニアミド　nialamide,niamid
尼阿密　ニアラミド　nialamide
尼-埃二氏试验　ニッスル・エスバッハ蛋白定量法　Nissl-Esbachたんぱくていりょうほう
尼奥配林　ネオペリン　neopelline
尼奥平　ネオピン　neopine
尼奥辛　ネオシン　neosin
尼泊金　ニパギン　nipagin
尼泊金A　ニパギンA　nipaginA
尼泊金B　ニパギンB　nipaginB
尼尔森氏法　ニールセン法　Neelsenほう
尼尔森氏染剂　ニールセン染料　Neelsenせんりょう
尼-法二氏病　ニコラ・ファーブル病　Nicolas-Favreびょう
尼凡诺　ニルバノル　nirvanol
尼古丁　ニコチン　nicotine
尼古丁酸　ニコチン酸　nicotineさん
尼科巴热　ニコバール〔群島〕熱　Nicobar〔ぐんとう〕ねつ
尼科尔棱镜　ニコル プリズム　Nicol prism
尼科尔斯基氏征　ニコルスキー徴候　Nikolskyちょうこう
尼科莱尔氏杆菌　ニコライエルバチールス　Nicolaier bacillus
尼可刹米　ニケサミド　nikethamide
尼可刹米中毒　ニケサミド中毒　nikethamideちゅうどく
尼可他因　ニコチリン　nicotyrine
尼可替林　ニコテリン　nicotelline
尼可托因　ニコトイン　nicotoine
尼克累斯氏试验　ニクレス試験　Nicklesしけん
尼克酸　ニコチン酸　nicotineさん
尼克酸当量　ニコチン酸当量　nicotineさんとうりょう
尼克酰胺　ニコチンアミド　nicotinamide
尼克酰胺腺嘌呤二核苷酸　ニコチンアミド アデニン ジヌクレオチド　nicotinamide adenine dinucleotide
尼克酰胺腺嘌呤二核苷酸磷酸　ニコチンアミド アデニン ジヌクレオチドリン酸　nicotinamide adenine dinucleotide リンさん
尼拉汀　ネラルティン　neraltein
尼龙　ナイロン　nylon
尼龙袋集卵法　ナイロンポケット集卵法　nylon pocketしゅうらんほう
尼龙缝线　ナイロン縫合糸　nylonほうごうし
尼龙骨锤　ナイロンハンマー　nylon hammer
尼龙抛光片　ナイロン研磨板　nylonけんまばん
尼龙筛网　ナイロン篩　nylonふるい
尼龙线　ナイロン糸　nylonし
尼龙线结扎　ナイロン糸結紮　nylonしけっさつ
尼龙印模托盘　ナイロン印象用トレー　nylonいんぞうようtray
尼路逊氏全身神经肌肉疲劳综合征　ニールソン全身神経筋疲労症候群　Nielsonぜんしんしんけいきんひろうしょうこうぐん

尼罗丁　ニロジン，塩酸ルーカントーン　nilodin，えんさん Lucanthone

尼罗河利什曼〔原〕虫　熱帯レイシュマニア　ねったい Leishmania

尼罗河脑炎病毒　ナイルウイルス　Nile virus

尼罗蓝　ナイルブルー　Nile blue

尼曼氏病　ニーマン病　Niemannびょう

尼-莫二氏反应　ニール・ムーザー反応　Neill-Mooserはんのう

尼-匹二氏细胞　ニーマン・ピック細胞　Niemann-Pickさいほう

尼斯比特氏下疳　ニスベット下疳　Nisbetげかん

尼斯尔氏变性　ニッスル変性　Nisslへんせい

尼斯尔氏染色法　ニッスル染色法　Nisslせんしょくほう

尼〔斯尔〕氏〔小〕体　ニッスル〔小〕体　Nissl〔しょう〕たい

尼特罗辛　ニトロジン　nitrosin

尼锌　ニジン　nizin

尼亚加拉蓝　ニアガラブルー　Niagara blue

尼亚生　ナイアシン　niacin

呢喃谵妄　獨語性譫妄　どくごせいせんぼう

泥敷　ファンゴ（温泉泥）湿布，泥罨法　fango（おんせんでい）しっぷ，でいあんぽう

泥敷〔罨〕剂　パップ〔剤〕，泥罨剂　pap〔ざい〕，でいあんざい

泥坩埚　陶土るつぼ　とうどるつぼ

泥蚶　イタヤガイ

泥霉素　ゲオマイシン　geomyoin

泥鳅　ドジョウ

泥沙样结石　泥砂様結石　でいさようけっせき

泥砂状死骨　泥砂様腐骨　でいさようふこつ

泥〔土〕疗法　泥土療法　でいどりょうほう

泥浴　泥浴　でいよく

泥浴疗法　泥浴療法　でいよくりょうほう

铌　ニオブ，ニオビウム，Nb　niob，niobium

铌酸镁锂　ニオブ酸マグネシウムリチウム　niobiumさん Magnesium lithium

鳡精蛋白　エソシン　esocine，esocin

ní 拟

拟表型　表〔現〕型模写，フェノコピー　ひょう〔げん〕がたもしゃ，phenocopy

拟除虫菊酯　合成ピレスロイド　ごうせいpyrethroid

拟胆碱〔能〕药　コリン〔様〕作用薬　choline〔よう〕さようやく

拟胆碱药中毒　コリン〔様〕作用薬中毒　choline〔よう〕さようやくちゅうどく

拟胆碱酯酶　擬コリンエステラーゼ　ぎcholinesterase

拟放射作用　放射線〔様〕作用　ほうしゃせん〔よう〕さよう

拟辐射剂　放射線〔様〕作用剤　ほうしゃせい〔よう〕さようざい

拟副交感神经　副交感神経〔様〕作動（作用）神経　ふくこうかんしんけい〔よう〕さどう（さよう）しんけい

拟副交感神经药　副交感神経〔様〕作動（作用）神経薬　ふくこうかんしんけい〔よう〕さどう（さよう）しんけいやく

拟杆菌　バクテロイド　bacteroid

拟杆菌属　バクテロイド属　Bacteroidぞく

拟杆菌族　バクテロイド族　bacteriodぞく

拟海龙　トゲヨウジ

拟合抛物线　適合パラボラ　てきごうparabola

拟合双曲线　適合双曲線　てきごうそうきょくせん

拟合优度检验　適合度検定　てきごうどけんてい

拟合指数曲线　適合指数曲線　てきごうしすうきょくせん

拟核　ヌクレオイド　nucleoid

拟黑螺　メラノイデス，カタツムリ　Melanoides，カタツムリ

拟交感神经　交感神経〔様〕作動（作用）神経　こうかんしんけい〔よう〕さどう（さよう）しんけい

拟交感神经兴奋剂　交感神経〔様〕作動（作用）神経興奮薬　こうかんしんけい〔よう〕さどう（さよう）しんけいこうふんやく

拟交感神经〔作用〕药（剂）　交感神経〔様〕作動（作用）神経薬　こうかんしんけい〔よう〕さどう（さよう）しんけいやく

拟晶体　類晶質　るいしょうしつ

拟精神病药　精神異常作用薬　せいしんいじょうさようやく

拟柯托皮碱　パラコトイン　paracotoin

拟硫螺菌属　チオスピリロプシス属　Thiospirillopsisぞく

拟青霉素　ペチロシン，バリオチン　pecilocin，variotin

拟球蛋白　プソイドグロブリン　pseudoglobulin

拟球体　球様小体　きゅうようしょうたい

拟染色体　類染色質体　るいせんしょくしつたい

拟人论　擬人化説，人間化説　ぎじんかせつ，にんげんかせつ

拟肾上腺素药　アドレナリン〔様〕作用薬　adrenaline〔よう〕さようやく

拟绳铁线虫属　パラコルドーデス属　Parachordodesぞく

拟似药　模倣性薬　もほうせいやく

拟态　擬態　ぎたい

拟天花　バリオロイド，仮痘　varioloid，かとう

拟铁线虫属　パラゴルジウス属　Paragordiusぞく

nì 逆匿溺

逆剥　逆剥　さかむけ

逆搏动〔作用〕　カウンターパルセイション，逆拍動　counterpulsation，ぎゃくはくどう

逆产　逆産　ぎゃくさん

逆传染　逆感染　ぎゃくかんせん

逆反应　逆反応　ぎゃくはんのう

逆呼吸　奇異呼吸　きいこきゅう

逆化糖　レベルトース　revertose

逆节律　逆波　ぎゃくは

逆流　反流，対向流　はんりゅう，たいこうりゅう

逆流倍增　対向流増幅　たいこうりゅうぞうふく

逆流倍增原理　対向流増幅メカニズム　たいこうりゅうぞうふくmechanism

逆流倍增装置　対向流増幅装置　たいこうりゅうぞうふくそうち

逆流倍增作用　対向流増幅作用　たいこうりゅうぞうふくさよう

逆流抽提　対向流抽出　たいこうりゅうちゅうしゅつ

逆流假说　対向流仮説　たいこうりゅうかせつ

逆流交换作用　対向流交換作用　たいこうりゅうこうかんさよう

逆流转运　対向輸送　たいこうゆそう

逆脉　奇脈　きみゃく

逆没食子鞣质　エラギタンニン　ellagitannin

逆没食子酸　エラグ酸　ellagさん

逆蠕动　逆蠕動　ぎゃくぜんどう

逆蠕动波　逆蠕動波　ぎゃくぜんどうは

逆生牙　转位齿,逆生齿　てんいし,ぎゃくせいし
逆时钟方向旋转　反時計方向回転　はんどけいほうこうかいてん
逆位　逆位　ぎゃくい
逆稀释法　逆希釈法　ぎゃくきしゃくほう
逆向传导　逆行性伝導　ぎゃっこうせいでんどう
逆向传导阻滞　逆行性伝導ブロック　ぎゃっこうせいでんどうblock
逆向射精　逆行射精　ぎゃっこうしゃせい
逆向十二指肠　逆行十二指腸　ぎゃっこうじゅうにしちょう
逆向输送　逆行輸送　ぎゃっこうゆそう
逆向动行　逆行運輸　ぎゃっこううんゆ
逆向转录过程　逆行転写過程　ぎゃっこうてんしゃかてい
逆行　逆行　ぎゃっこう
逆行搏动　逆行拍動　ぎゃっこうはくどう
逆行插管法　逆行カテーテル挿入法　ぎゃつこうcatheterそうにゅうほう
逆行冲动　逆行性インパルス　ぎゃっこうせいimpulse
逆行胆管胰管造影　逆行胆管膵管造影〔法〕　ぎゃっこうたんかんすいかんぞうえい〔ほう〕
逆行胆管造影　逆行胆管造影〔法〕　ぎゃっこうたんかんぞうえい〔ほう〕
逆行导尿管插入术　後尿道カテーテル挿入法　こうにょうどうcatheterそうにゅうほう
逆行截除术　逆行切除術　ぎゃっこうせつじょじゅつ
逆行扩散　逆拡散　ぎゃくかくさん
逆〔行上〕流　逆流,上行　ぎゃくりゅう,じょうこう
逆行肾盂造影〔术〕　逆行腎盂造影〔法〕　ぎゃっこうじんうぞうえい〔ほう〕
逆行栓塞　逆行塞栓〔症〕　ぎゃっこうそくせん〔しょう〕
逆行栓子　逆行塞栓　ぎゃっこうそくせん
逆行纤维　逆行繊維　ぎゃっこうせんい
逆行性　逆行性　ぎゃっこうせい
逆行性变性　逆行性変性　ぎゃっこうせいへんせい
逆行〔性〕感染　逆行性感染　ぎゃっこうせいかんせん
逆行性记忆　逆行性記憶　ぎゃっこうせいきおく
逆行性健忘症　逆行性健忘症　ぎゃっこうせいけんぼうしょう
逆行性跨神经元溃变　逆行〔性〕経ニューロン変性　ぎゃっこう〔せい〕けいneuronへんせい
逆行性溃变　逆行〔性〕変性　ぎゃっこう〔せい〕へんせい
逆行性尿道插入术　逆行〔性〕尿路カテーテル挿入法　ぎゃっこう〔せい〕にょうろcatheterそうにゅうほう
逆行性尿路造影术　逆行〔性〕尿路造影〔法〕　ぎゃっこう〔せい〕にょうろぞうえい〔ほう〕
逆行性膀胱造影　逆行〔性〕膀胱造影〔法〕　ぎゃっこう〔せい〕ぼうこうぞうえい〔ほう〕
逆行性期外收缩　逆行〔性〕期外収縮　ぎゃっこう〔せい〕きがいしゅうしゅく
逆行性嵌顿疝　逆行〔性〕嵌頓ヘルニア　ぎゃっこう〔せい〕かんとんhernia
逆行性染色质溶解　逆行性染色質溶解　ぎゃっこうせいせんしょくしつようかい
逆行性疝　逆行〔性〕ヘルニア　ぎゃっこう〔せい〕hernia
逆行性肾盂输尿管造影术　逆行〔性〕腎盂尿管造影法　ぎゃっこう〔せい〕じんうにょうかんぞうえいほう
逆行性肾盂X线照片　逆行〔性〕腎盂X線像　ぎゃっこう〔せい〕じんうXせんぞう

逆行性栓塞　逆行〔性〕塞栓症　ぎゃっこう〔せい〕そくせんしょう
逆行性套迭　逆行〔性〕腸重積〔症〕　ぎゃっこう〔せい〕ちょうじゅうせき〔しょう〕
逆行性牙髓炎　逆行〔性〕歯髄炎　ぎゃっこう〔せい〕しずいえん
逆行〔性〕遗忘〔症〕　逆行〔性〕健忘症　ぎゃっこう〔せい〕けんぼうしょう
逆行性主动脉造影术　逆行〔性〕大動脈造影法　ぎゃっこう〔せい〕だいどうみゃくぞうえい〔ほう〕
逆行月经　逆行性月経　ぎゃっこうせいげっけい
逆行造影检查法　逆行性撮影検査法　ぎゃっこうせいさつえいけんさほう
逆行转移　逆行性転移　ぎゃっこうせいてんい
逆钟向转动　反時計方向回転　はんとけいほうこうかいてん
逆转　逆転,反転　ぎゃくてん,はんてん
逆转被动过敏症　逆転受身アナフィラキシー　ぎゃくてんうけみAnaphylaxie
逆转电位　逆転電位　ぎゃくてんでんい
逆转反应　逆転反応　ぎゃくてんはんのう
逆转录　逆転写　ぎゃくてんしゃ
逆转录酶　リバース トランスクリプターゼ　reverse transcriptase
逆转突变种　逆転〔突然〕変異　ぎゃくてん〔とつぜん〕へんい
逆转性眼心脏反射　逆転眼〔球〕心〔臓〕反射　ぎゃくてんがん〔きゅう〕しん〔ぞう〕はんしゃ
匿病　疾患隠ぺい　しっかんいんぺい
匿血检查　潜血検査　せんけつけんさ
溺死　溺死　できし,おぼれじに
溺死肺　溺死肺　できしはい
溺死泡沫　溺死泡沫　できしほうまつ

NIAN　年粘鲇捻碾廿念

nián　年粘鲇

年金性神经症　年金神経症　ねんきんしんけいしょう
年龄别构成图　年齢別構成図　ねんれいべつこうせいず
年龄别死亡率　年齢別死亡率　ねんれいべつしぼうりつ
年龄发生率　年齢発生率　ねんれいはっせいりつ
年龄分组　年齢別　ねんれいべつ
年龄鉴定　年齢鑑定　ねんれいかんてい
年龄校正死亡率　年齢訂正死亡率　ねんれいていせいしぼうりつ
年龄推断　年齢推定　ねんれいすいてい
年轮　年輪　ねんりん
年轮性发育不全　年輪性発育不全　ねんりんせいはついくふぜん
粘稠菌落　ムコイド コロニー（集落）　mucoid colony（しゅうらく）
粘稠性　粘性　ねんせい
粘蛋白　ムチン　mucin
粘蛋白测定　ムチン測定　mucinそくてい
粘蛋白沉积症　ムチン症　mucinしょう
粘蛋白定性试验　ムチン定性試験　mucinていせいしけん
粘蛋白毒力　ムチン毒力　mucinどくりょく
粘〔蛋白〕多糖　ムコ多糖〔類〕　mucoたとう〔るい〕
粘蛋白卡红　ムシカルミン　mucicarmine

粘蛋白酶　ムシ(チ)ナーゼ　mucinase

粘蛋白尿　粘液尿〔症〕　ねんえきにょう〔しょう〕

粘蛋白性滲出物　ムチン性滲出物　mucinせいしんしゅつぶつ

粘蛋白血〔症〕　粘液血症　ねんえきけっしょう

粘蛋白胭脂红　ムシカルミン　mucicarmine

粘蛋白原　ムシノゲン,粘素原　mucinogen,ねんそげん

粘蛋白原粒　粘素原顆粒　ねんそげんかりゅう

粘蛋白质　ムコ蛋白,ムコプロテイン　mucoたんぱく,mucoprotein

粘度　粘度　ねんど

粘度測量法　粘度測定法　ねんどそくていほう

粘度滴定　粘度滴定　ねんどてきてい

粘度计　粘度計　ねんどけい

粘度平均分子量　粘度平均分子量　ねんどへいきんぶんしりょう

粘度系数　粘度係数　ねんどけいすう

粘多糖　ムコ多糖,ムコポリサッカリド　mucoたとう,mucopolysacharide

粘多糖病第二型　II型ムコ多糖〔体〕沈着〔症〕　IIがたmucoたとう〔たい〕ちんちゃく〔しょう〕

粘多糖病第六型　VI型ムコ多糖〔体〕沈着〔症〕　VIがたmucoたとう〔たい〕ちんちゃく〔しょう〕

粘多糖病第三型　III型ムコ多糖〔体〕沈着〔症〕　IIIがたmucoたとう〔たい〕ちんちゃく〔しょう〕

粘多糖病第四型　IV型ムコ多糖〔体〕沈着〔症〕　IVがたmucoたとう〔たい〕ちんちゃく〔しょう〕

粘多糖病第五型　V型ムコ多糖〔体〕沈着〔症〕　Vがたmucoたとう〔たい〕ちんちゃく〔しょう〕

粘多糖病第一型　I型ムコ多糖〔体〕沈着〔症〕　Iがたmucoたとう〔たい〕ちんちゃく〔しょう〕

粘多糖病第一型综合征　I型ムコ多糖〔体〕沈着〔症〕症候群　Iがたmucoたとう〔たい〕ちんちゃく〔しょう〕しょうこうぐん

粘多糖酶　ムコポリサッカリダーゼ　mucopolysaccharidase

粘多糖尿　ムコ多糖〔体〕尿　mucoたとう〔たい〕にょう

粘多糖〔貯积〕病　ムコ多糖体沈着〔症〕　mucoたとうたいちんちゃく〔しょう〕

粘附力　付着力　ふちゃくりょく

粘附酶　デスモエンチーム　desmoenzyme

粘附〔现象〕　付着〔現象〕　ふちゃく〔げんしょう〕

粘附性　粘着性　ねんちゃくせい

粘附胰蛋白酶　デスモトリプシン　desmotrypsin

粘附脂酶　デスモリパーゼ　desmolipase

粘杆菌素　コリマイシン　colimycin

粘固粉　セメント　cement

粘固粉玻璃板　セメントガラス板　cement glassばん

粘固粉充填器　セメント充填器　cementじゅうてんき

粘固粉调刀　セメントへら　cementへら

粘固粉液　セメント液　cementえき

粘固〔作用〕　セメント合着,セメント接合　cementごうちゃく,cementせつごう

粘合剂　接着剤　せっちゃくざい

粘合素　コングルチニン　conglutinin

粘合线　セメント線　cementせん

粘合性　粘着性　ねんちゃくせい

粘合质　セメント質　cementしつ

粘浆液细胞　粘液漿液性細胞　ねんえきしょうえきせいさ

いぼう

粘胶〔丝〕　ビスコース　viscose

粘接　セメント合着,接着　cementごうちゃく,せっちゃく

粘接材料　接着材,セメント　せっちゃくざい, cement

粘结剂　接着剤　せっちゃくざい

粘结力　接着力　せっちゃくりょく

粘精　ムコシン　mucosin

粘菌素　コリスチン　colistin

粘膜　粘膜　ねんまく

粘膜癌　粘膜癌　ねんまくがん

粘膜白斑病　粘膜白斑症,粘膜ロイコプラキー　ねんまくはくはんしょう,ねんまくleukoplakia

粘膜斑　粘膜斑　ねんまくはん

粘膜瓣移植术　粘膜弁移植術　ねんまくべんいしょくじゅつ

粘膜襞　粘膜ひだ,レリーフ　ねんまくひだ,relief

粘膜剥离刀　粘膜エレベータ,粘膜剥離子　ねんまくelevator, ねんまくはくりし

粘膜剥离术　粘膜剥離術　ねんまくはくりじゅつ

粘膜苍白　粘膜蒼白　ねんまくそうはく

粘膜层　粘膜層　ねんまくそう

粘膜刀　粘膜刀　ねんまくとう

粘膜肥厚　粘膜肥厚　ねんまくひこう

粘膜覆盖剂　粘膜被覆剤　ねんまくひふんざい

粘膜浮雕摄影法　粘膜レリーフ(乳き雕リ)X線撮影法　ねんまくrelief(うきほり)Xせんさつえいほう

粘膜骨膜　粘膜骨膜　ねんまくこつまく

粘膜骨膜瓣　粘膜骨膜弁　ねんまくこつまくべん

粘膜固有层　粘膜固有層　ねんまくこゆうそう

粘膜毁除(破坏)术　粘膜破壊術　ねんまくはかいじゅつ

粘膜肌层　粘膜筋板　ねんまくきんぱん

粘膜抗体　粘膜抗体　ねんまくこうたい

粘膜狼疮　粘膜狼瘡　ねんまくろうそう

粘膜螺旋体　粘膜スピロヘータ　ねんまくspirochaeta

粘膜糜烂　粘膜びらん　ねんまくびらん

粘膜密螺旋体　粘膜トレポネーマ　ねんまくtreponema

粘膜内癌　粘膜内癌　ねんまくないがん

粘膜疱疹　粘膜疱疹　ねんまくほうしん

〔粘膜〕皮肤化　皮膚化,表皮化　ひふか,ひょうひか

粘膜皮肤〔接〕界　粘膜皮膚移行部　ねんまくひふいこうぶ

粘膜皮肤利什曼病　粘膜皮膚リシュマニア症　ねんまくひふleishmaniaしょう

粘膜皮肤连接　粘膜皮膚連接　ねんまくひふれんせつ

粘膜皮肤淋巴结综合征　粘膜皮膚リンパ節症候群　ねんまくひふlymphせつしょうこうぐん

粘膜屏障　粘膜関門,粘膜バリアー　ねんまくかんもん,ねんまくbarrier

粘膜软骨膜　粘膜軟骨膜　ねんまくなんこつまく

粘膜上皮　粘膜上皮　ねんまくじょうひ

粘膜神经瘤　粘膜神経腫　ねんまくしんけいしゅ

粘膜水肿　粘膜水腫　ねんまくすいしゅ

粘膜素　ムコシン　mucosin

粘膜外幽门肌切开术　粘膜外幽門筋層切開術　ねんまくがいゆうもんきんそうせっかいじゅつ

粘膜下癌　粘膜下癌　ねんまくかがん

粘膜下鼻中隔切除术　粘膜下鼻中隔切除術　ねんまくかびちゅうかくせつじょじゅつ

粘膜下层　粘膜下層　ねんまくかそう

粘膜下电凝〔固〕术　粘膜下電気凝固法　ねんまくかでんきぎょうこほう

粘膜下感受器　粘膜下受容器,粘膜下レセプタ　ねんまくかじゅようき,ねんまくかreceptor

粘膜下肛瘘　粘膜下肛門瘻　ねんまくかこうもんろう

粘膜下麻醉　粘膜下麻醉〔法〕　ねんまくかますい〔ほう〕

粘膜下脓肿　粘膜下膿瘍　ねんまくかのうよう

粘膜下切除术　粘膜下〔組織〕切除術　ねんまくか〔そしき〕.せつじょじゅつ

粘膜下〔神经〕丛　粘膜下神経叢　ねんまくかしんけいそう

粘膜下声带切除术　粘膜下声帯切除術　ねんまくかせいたいせつじょじゅつ

粘膜下腺　粘膜下腺　ねんまくかせん

粘膜下子宫肌瘤　粘膜下子宮筋腫　ねんまくかしきゅうきんしゅ

粘膜下子宫平滑肌瘤　粘膜下子宮平滑筋腫　ねんまくかしきゅうへいかつきんしゅ

粘膜下组织　粘膜下組織　ねんまくかそしき

粘膜腺　粘膜腺　ねんまくせん

粘膜像　粘膜像　ねんまくぞう

粘膜血管神经机能病　粘膜血管神経症　ねんまくけっかんしんけいしょう

粘膜炎　粘膜炎　ねんまくえん

粘膜炎细球菌　カタル球菌　catarrhきゅうきん

粘膜移植　粘膜移植　ねんまくいしょく

粘膜移植物　粘膜移植片　ねんまくいしょくへん

粘膜瘀血　粘膜うっ血　ねんまくうっけつ

粘膜折皱　粘膜ひだ　ねんまくひだ

粘膜疹　粘膜疹　ねんまくしん

粘膜〔皱〕襞　粘膜ひだ(レリーフ)　ねんまくひだ(relief)

粘膜皱襞消失　粘膜ひだ(レリーフ)消失　ねんまくひだ(relief)しょうしつ

粘膜皱襞增粗　粘膜ひだ(レリーフ)肥大　ねんまくひだ(relief)ひだい

粘膜皱襞中断　粘膜ひだ(レリーフ)中絶　ねんまくひだ(relief)ちゅうぜつ

粘凝胶　ビスコゲル　viscogel

粘球蛋白　ムコグロブリン,粘性グロブリン　mucoglobulin,ねんせいglobulin

粘球菌科　粘球菌科　ねんえききゅうきんか

粘球菌属　粘球菌属　ねんえききゅうきんぞく

粘肽　ムコペプチド　mucopeptide

粘弹性　粘彈性　ねんだんせい

粘弹性模型　粘弾性モデル,粘弾性模型　ねんだんせいmodel　,ねんだんせいもけい

粘土　粘土　ねんど

粘细(液)菌　粘液菌,ミクソバクテリア　ねんえききん,myxobacteria

粘细(液)菌科　粘液菌科　ねんえききんか

粘细(液)菌目　粘液菌目　ねんえききんもく

粘性绷带　絆創膏　ばんそうこう

粘性变形　粘着性変形　ねんちゃくせいへんけい

粘〔性〕金　粘着性金　ねんちゃくせいきん

粘性系数　粘性係数　ねんせいけいすう

粘性涎　粘性唾液　ねんせいだえき

粘性油　粘性油　ねんせいゆ

粘液　粘液　ねんえき

粘液癌　粘液癌　ねんえきがん

粘液孢子　粘液胞子　ねんえきほうし

粘液表皮样癌　粘液性類表皮癌　ねんえきせいるいひょうひがん

粘液表皮样瘤　粘液表皮様腫瘍　ねんえきひょうひようしゅよう

粘液病毒　ミクソウイルス　myxovirus

粘液病毒霉素　ミキソビロマイシン　myxoviromycin

粘液池　粘液プール　ねんえきpool

粘液分泌　粘液分泌　ねんえきぶんぴつ

粘液〔分泌〕病　粘液〔分泌〕症　ねんえき〔ぶんぴつ〕しょう

粘液〔分泌〕过多　粘液分泌過多　ねんえきぶんぴつかた

粘液〔分泌〕过少　粘液分泌減少　ねんえきぶんぴつげんしょう

粘液分泌缺乏　粘液分泌欠乏　ねんえきぶんぴつけつぼう

粘液〔分泌〕神经机能病　粘液漏性神経症　ねんえきろうせいしんけいしょう

粘液分泌障碍　粘液分泌障害　ねんえきぶんぴつしょうがい

粘液分解酶　粘液分解酵素　ねんえきぶんかいこうそ

粘液粪(便)　粘液便　ねんえきべん

粘液骨髓瘤　粘液骨髄腫　ねんえきこつずいしゅ

粘液肌瘤　粘液筋腫　ねんえききんしゅ

粘液减少　粘液分泌減退　ねんえきぶんぴつげんたい

粘液菌门　粘液菌門　ねんえききんもん

粘液瘤　粘液腫　ねんえきしゅ

粘液瘤变性　粘液腫様変性　ねんえきしゅようへんせい

粘液瘤病素　粘液腫ウイルス　ねんえきしゅvirus

粘液瘤型结节性筋膜炎　粘液腫性結節性筋膜炎　ねんえきしゅせいけっせつせいきんまくえん

粘液瘤样癌　粘液腫様癌　ねんえきしゅようがん

粘液瘤样变性　粘液腫様変性　ねんえきしゅようへんせい

粘液瘤样脂肪肉瘤　粘液腫様脂肪肉腫　ねんえきしゅようしぼうにくしゅ

粘液膜性结肠炎　粘液膜性結腸炎　ねんえきまくせいけっちょうえん

粘液母细胞瘤　粘液芽細胞腫　ねんえきがさいぼうしゅ

粘液囊　粘液嚢,滑液包　ねんえきのう,かつえきほう

粘液囊病　滑液包疾患　かつえきほうしっかん

粘液囊囊肿　滑液包嚢胞　かつえきほうのうほう

粘液囊切除术　滑液包切除術　かつえきほうせつじょじゅつ

粘液囊切开术　滑液包切開術　かつえきほうせっかいじゅつ

粘液囊石　滑液包結石　かつえきほうけっせき

粘液囊炎　滑液包炎,滑液嚢炎　かつえきほうえん,かつえきのうえん

　　杜普雷氏粘液囊炎　デュプレ滑液嚢炎　Duplay　かつえきのうえん

粘液囊肿　粘液嚢胞　ねんえきのうほう

粘液内皮瘤　粘液内皮腫　ねんえきないひしゅ

粘液尿　粘液尿〔症〕　ねんえきにょう〔しょう〕

粘液脓性便　粘液膿性便　ねんえきのうせいべん

粘液脓性痰　粘液膿性痰　ねんえきのうせいたん

粘液脓血便　粘液膿性血便　ねんえきのうせいけつべん

粘液呕吐　粘液吐出　ねんえきとしゅつ

粘液排泄　粘液排出　ねんえきはいしゅつ

粘液排泄障碍　粘液排出障害　ねんえきはいしゅつしょうがい

粘液屏障　粘液関門,粘液障壁　ねんえきかんもん,ねんえきしょうへき

粘液腔　粘液腔　ねんえきくう

粘液鞘　粘液鞘　ねんえきしょう

粘液球菌科　粘液球菌科　ねんえききゅうきんか

粘液球菌属　粘液球菌属　ねんえききゅうきんぞく

粘液缺乏　無粘液〔症〕　むねんえき〔しょう〕

粘液溶剂　粘液溶剤　ねんえきようざい

粘液溶解　粘液溶解　ねんえきようかい

粘液溶解药　粘液溶解薬　ねんえきようかいやく

粘液溶素　粘液溶解素　ねんえきようかいそ

粘液肉瘤　粘液肉腫　ねんえきにくしゅ

粘液乳头瘤　粘液乳頭腫　ねんえきにゅうとうしゅ

粘液软骨　粘液軟骨　ねんえきなんこつ

粘液软骨瘤　粘液軟骨腫　ねんえきなんこつしゅ

粘液软骨肉瘤　粘液軟骨肉腫　ねんえきなんこつにくしゅ

粘液软骨纤维肉瘤　粘液軟骨繊維肉腫　ねんえきなんこつせんいにくしゅ

粘液塞(栓)　粘液栓　ねんえきせん

粘液上皮瘤　粘液上皮腫　ねんえきじょうひしゅ

粘液神经胶质瘤　粘液神経膠腫　ねんえきしんけいこうしゅ

粘液神经瘤　粘液神経腫　ねんえきしんけいしゅ

粘液生成　粘液生成　ねんえきせいせい

粘液双球菌　粘液双球菌　ねんえきそうきゅうきん

粘液水肿性白痴　粘液水腫性痴呆　ねんえきすいしゅせいちほう

粘液水肿性克汀(幼稚)病　粘液水腫性クレチン(幼稚)病　ねんえきすいしゅせいcretin(ようち)びょう

粘液水肿性苔癣　粘液水腫性苔癬　ねんえきすいしゅせいたいせん

粘液水肿性心脏病　粘液水腫性心疾患　ねんえきせいしゅせいしんしっかん

粘液素　ムコイチン　mucoitin

粘液素斑　ムコイチン斑点　mucoitinはんてん

粘液素硫酸　ムコイチン硫酸　mucoitinりゅうさん

粘液酸　粘液酸　ねんえきさん

粘液痰　粘液痰,生痰　ねんえきたん,せいたん

粘液丸虫属　ミキソボールス属　Myxobolusぞく

粘液息肉　粘液ポリープ　ねんえきpolyp

粘液细胞　粘液細胞　ねんえきさいぼう

粘液细胞癌　粘液細胞癌,クルーケンベルグ腫瘍　ねんえきさいぼうがん,Krukenbergしゅよう

粘液纤维瘤　粘液繊維腫　ねんえきせんいしゅ

粘液纤维肉瘤　粘液繊維肉腫　ねんえきせんいにくしゅ

粘液腺　粘液腺　ねんえきせん

粘液腺癌　粘液〔性〕腺癌　ねんえき〔せい〕せんがん

粘液〔腺〕管炎　粘液腺管炎　ねんえきせんかんえん

粘液腺瘤　粘液腺腫　ねんえきせんしゅ

粘液小体　粘液小体　ねんえきしょうたい

粘液型脂肉瘤　粘液様脂肪肉腫　ねんえきようしぼうにくしゅ

粘液性变性　粘液性変性　ねんえきせいへんせい

粘液性便　粘液性便,粘液便　ねんえきせいべん,ねんえきべん

粘液性肠炎　粘液性腸炎,小腸粘膜炎　ねんえきせいちょうえん,しゅうちょうねんまくえん

粘液性腹泻　粘液性下痢　ねんえきせいばり

粘液性绞痛　粘液性仙痛　ねんえきせいせんつう

粘液性结肠炎　粘液性結腸炎　ねんえきせいけっちょうえん

粘液性卵巢囊腺瘤　粘液性卵巣嚢腺腫　ねんえきせいらんそうのうせんしゅ

粘液性卵巢乳头〔状〕囊腺癌　粘液性卵巣乳頭状嚢腺癌　ねんえきせいらんそうにゅうとうじょうのうせんがん

粘液性啰音　粘液性ラ音,粘液性水泡音　ねんえきせいラおん,ねんえきせいすいほうおん

粘液性囊瘤　粘液性嚢腫,粘液様嚢腫　ねんえきせいのうしゅ,ねんえきようのうしゅ

粘液性囊腺癌　粘液性嚢腺癌,ムチン嚢腺癌　ねんえきせいのうせんがん,mucinのうせんがん

粘液性囊腺瘤　粘液性嚢腺腫,ムチン嚢腺腫　ねんえきせいのうせんしゅ,mucinのうせんしゅ

粘液性脓　粘液性膿　ねんえきせいのう

粘液性嵌塞　粘液性嵌頓　ねんえきせいかんとん

粘液性乳头〔状〕囊腺瘤　乳頭状粘液性嚢腺腫　にゅうとうじょうねんえきせいのうせんしゅ

粘液〔性〕水肿　粘液性水腫　ねんえきせいすいしゅ

粘液性水肿面容　粘液性水腫顔貌　ねんえきせいすいしゅがんぼう

粘液性水肿性心脏病　粘液性水腫性心臓病,粘液性水腫性心疾患　ねんえきせいすいしゅせいしんぞうびょう,ねんえきせいすいしゅせいしんしっかん

粘液性痰　粘液性痰　ねんえきせいたん

粘液性胃炎　粘液性胃炎　ねんえきせいいえん

粘液胸　粘液胸　ねんえききょう

粘液血便　粘液血便　ねんえきけつべん

粘液样变　粘液様変性,ムコイド変性　ねんえきようへんせい,mucoidへんせい

粘液〔样〕囊瘤　粘液嚢腫　ねんえきのうしゅ

粘液样软化　粘液様軟化　ねんえきようなんか

粘液样水肿　粘液様水腫　ねんえきようすいしゅ

粘液样组织　粘液様組織　ねんえきようそしき

粘液溢　粘液漏　ねんえきろう

粘液圆柱瘤　粘液円柱腫　ねんえきえんちゅうしゅ

粘液脂瘤　粘液脂肪腫　ねんえきしぼうしゅ

粘液制止法　膿漏抑制法　のうろうよくせいほう

粘液质　粘液質　ねんえきしつ

粘液滞留性囊肿　粘液停滞嚢胞　ねんえきていたいのうほう

粘液状菌落　ムコイド集落,ムコイドコロニー　mucoidしゅうらく,mucoid colony

粘液组织　粘液組織　ねんえきそしき

粘液组织肿瘤　粘液組織腫瘍　ねんえきそしきしゅよう

粘蔗糖酶　ビスコサッカラーゼ　viscosaccharase

粘脂病第二型　ムコリピドーシスⅡ　mucolipidosisⅡ

粘脂病第三型　ムコリピドーシスⅢ　mucolipidosisⅢ

粘脂病第一型　ムコリピドーシスⅠ　mucolipidosisⅠ

粘脂质　ムコリピド　mucolipid

粘脂贮积病　ムコリピドーシス　mucolipidosis

粘质泥膏　ペクチン泥膏　pectinでいこう

粘质沙雷氏菌　霊菌　れいきん

粘质沙氏杆菌素　マルセッシン　marcescin

粘〔滞〕度　粘〔稠〕度　ねん〔ちょう〕ど

粘滞计　粘度計　ねんどけい

粘滞流体　粘性流体　ねんせいりゅうたい

粘滞系数　粘性係数　ねんせいけいすう
粘滞性　粘性　ねんせい
粘滞性过高　過粘稠度,過剰粘〔稠〕度　かねんちょうど,かじょうねん〔ちょう〕ど
粘着　粘着　ねんちゃく
粘着性　粘着性　ねんちゃくせい
粘着性腱鞘炎　粘着性腱鞘炎　ねんちゃくせいけんしょうえん
鲇毒　プロトトキシン　plototoxin
鲇毒痉挛素　プロトスパミン　plotospamin
鲇毒溶血素　プロトリジン　plotolysin
鲇毒质　プロトトキシン　plototoxin
鲇鱼　鯰　ナマズ

niǎn　捻碾

捻发音　捻発音　ねんぱつおん
捻皮癖　皮膚挫傷狂　ひふざしょうきょう
捻转毛　捻転毛　ねんてんもう
捻转血矛线虫　捻転胃虫　ねんてんいちゅう
碾碎　挫滅,圧挫　ざめつ,あっざ
碾轧音　ブライト雑音　Brightざつおん

niàn　廿念

廿碳四烯酸　アラキドン酸　arachidonさん
廿〔碳〕烷酸　アラキン酸　arachinさん
念珠　念珠,じゅず　ねんじゅ
念珠棘虫〔属〕　モニリフォルミス〔属〕　Moniliformis〔ぞく〕
念珠菌病　モニリア症,カンジダ症　monilia しょう,candidaしょう
念珠菌口炎　モニリア口内炎　moniliaこうないえん
念珠菌〔属〕　モニリア〔属〕,カンジダ〔属〕　Monilia〔ぞく〕,candida〔ぞく〕
念珠菌素　オイジオマイシン,カンジズリン　oidiomycin,candidulin
念珠菌外阴－阴道炎　モニリア外陰部膣炎　moniliaがいいんぶちつえん
念珠菌性败血症　モニリア性敗血症　Moniliaせいはいけつしょう
念珠菌性肺炎　モニリア性肺炎　Moniliaせいはいえん
念珠菌性结肠炎　モニリア性結腸炎　Moniliaせいけっちょうえん
念珠菌性舌炎　モニリア性舌炎　Moniliaせいぜつえん
念珠菌性食管炎　モニリア性食道炎　Moniliaせいしょくどうえん
念珠菌性外阴炎　モニリア性外陰炎　Moniliaせいがいいんえん
念珠菌性心内膜炎　モニリア性心内膜炎　Moniliaせいしんないまくえん
念珠菌血〔症〕　カンジダ血〔症〕　Candidaけつ〔しょう〕
念珠菌阴道炎　モニリア膣炎　Moniliaちつえん
念珠菌疹　モニリア疹,カンジダ疹　Moniliaしん,Candidaしん
念珠藻科　ネンジュモ科　ネンジュモか
念珠藻属　ネンジュモ属　ネンジュモぞく
念珠状红苔癣　念珠状紅色苔癬　ねんじゅじょうこうしょくたいせん
念珠状肋　念珠状肋骨　ねんじゅじょうろっこつ
念珠状链杆菌　ストレプトバチルス モニリフォルミス,念珠状連鎖杆菌　streptobacillus moniliformis,ねんじゅじょうれんさかんきん

念珠状染色质　念珠状染色質　ねんじゅじょうせんしょくしつ
念珠状〔神经〕纤维　念珠状繊維　ねんじゅじょうせんい

NIANG　酿

niàng　酿

酿酒酵母　ビール酵母　beerこうぼ
酿酒学　酒醸造学,造酒学　しゅじょうぞうがく,ぞうしゅがく
酿酶　チマーゼ　zymase
酿母〔菌〕病　ブラストミセス症　Blastomycesしょう
酿母菌性皮炎　ブラストミセス皮膚炎　Blastomycesひふえん
酿脓　膿形成　のうけいせい
酿脓钩端螺旋体　化膿レプトスピラ　かのうLeptospira
酿脓链球菌　化膿連鎖球菌　かのうれんさきゅうきん
酿脓性埃氏杆菌　化膿性エベルテラ菌　かのうせいEberthellaきん
酿造　醸造　じょうぞう
酿造术　醸造法　じょうぞうほう
酿造学　醸造学　じょうぞうがく

NIAO　鸟尿脲

niǎo　鸟

鸟氨酸　オルニチン　ornithine
鸟氨酸氨基甲酰转移酶　オルニチン カルバミル トランスフェラーゼ　ornithine carbamyl transferase
鸟氨酸氨基甲酰转移酶测定　オルニチン カルバミル トランスフェラーゼ測定　ornithine carbamyl transferaseそくてい
鸟氨酸脱羧酶　オルニチン デカルボキシラーゼ　ornithine decarboxylase
鸟氨酸血症　オルニチン血症　ornithineけっしょう
鸟氨酸循环　オルニチン サイクル　ornithine cycle
鸟氨酸转羧基酶　オルニチン トランスカルボキシラーゼ　ornithine transcarboxylase
鸟〔便嘌呤核〕苷酸脱氨酶　グアニル酸脱アミノ酵素　guanylさんだつaminoこうそ
鸟〔便〕嘌呤酶　グアナーゼ　guanase
鸟蝶呤　グアノプテリン　guanopterin
鸟粪石　ストルビト結石　struviteけっせき
鸟苷二磷酸　二リン酸グアノシン　にリンさんguanosine
鸟苷环化酶　グアノシン シクラーゼ　guanosine cyclase
鸟苷三磷酸酶　グアノシン トリホスファターゼ　guanosine triphosphatase
鸟苷水解酶　グアノシン ヒドロラーゼ　guanosine hydrolase
鸟苷四磷酸　四リン酸グアノシン　しリンさんguanosine
鸟苷酸　グアニル酸　guanylさん
鸟苷酸还原酶　グアニル酸還元酵素　guanylさんかんげんこうそ
鸟苷酸环化酶　グアニル酸シクラーゼ　guanylさんcyclase
鸟核糖苷　グアノシード　guanoside
鸟居氏法　鳥居重層法　とりいじゅうそうほう
鸟媒　鳥媒　ちょうばい
鸟尿酸　オルニツール酸　ornithurさん
鸟疟　鳥マラリア　とりmalaria

鸟疟原虫 鳥マラリア原虫 とりmalariaげんちゅう

鸟嘌呤 グアニン guanine

鸟嘌呤-次黄嘌呤磷酸核糖基转移酶 グアニン ヒポキサンチン ホスホリボジル トランスフェラーゼ guanine hypoxanthine phosphoribosyl transferase

鸟〔嘌呤核〕苷 グアノシン guanosine

鸟〔嘌呤核〕苷酸 グアニル酸 guanylさん

鸟〔嘌呤核〕苷酸还原酶 グアニル酸還元酵素 guanylさんかんげんこうそ

鸟嘌呤细胞 グアニン色素胞 guanineしきそほう

鸟禽饲养者 鳥飼い〔人〕 とりかい〔じん〕

鸟禽饲养者肺 鳥飼い肺 とりかいはい

鸟型结核分支杆菌 鳥〔型〕結核菌 とり〔がた〕けっかくきん

鸟疫 トリ病,オウム病,オルニトーシス トリびょう,オウム病, ornithosis

鸟状腿 鳥様脚 ちょうようきゃく

niǎo 尿脲

尿 尿 にょう

尿癌素 カンセリン cancerine

尿氨过多 アンモニア過剰尿〔症〕 ammoniaかじょうにょう〔しょう〕

尿氨基酸过多 アミノ酸過剰尿〔症〕 amino さんかじょうにょう〔しょう〕

尿白蛋白 尿アルブミン にょうalbumin

尿崩症 尿崩症 にょうほうしょう

尿比重 尿比重 にょうひじゅう

尿比重测量法 尿比重測定法 にょうひじゅうそくていほう

尿比重计 尿比重計 にょうひじゅうけい

尿比重瓶 尿比重瓶 にょうひじゅうびん

尿比重折射计 尿比重屈折計 にょうひじゅうくっせつけい

尿比重正常 正張尿 せいちょうにょう

尿闭 尿閉,無尿,尿貯留 にょうへい,むにょう,にょうちょりゅう

尿表面张力检查 尿点滴測定法 にょうてんてきそくていほう

尿冰点测定法 尿結氷点測定器 にょうけっぴょうてんそくていき

尿卟啉 ウロポルフィリン uroporphyrin

尿卟啉〔过多〕症 ウロポルフィリア uroporphyria

尿卟啉原 ウロポルフィリノゲン uroporphyrinogen

尿卟啉原Ⅰ合成酶 ウロポルフィリノゲンⅠシンテターゼ uroporphyrinogen I synthetase

尿卟啉原Ⅲ ウロポルフィリノゲンⅢ uroporphyrinogen Ⅲ

尿卟啉原Ⅲ同合成酶 ウロポルフィリノゲンⅢコシンテターゼ uroporphyrinogen Ⅲ cosynthe tase

尿卟啉原脱羧酶 ウロポルフィリノゲンデカルボキシラーゼ uroporphyrinogen decarboxylase

尿卟啉原异构酶 ウロポルフィリノゲンイソメラーゼ uroporphyrinogen isomerase

尿布 おむつ,ナプキン napkin

尿布红斑 おむつ性紅斑 おむつせいこうはん

尿布皮炎 おむつ皮膚炎 おむつひふえん

尿布疹 おむつかぶれ

尿草酸盐过多 高蓚酸尿〔症〕 こうシュウさんにょう〔しょう〕

尿T₃测定 尿T₃測定 にょうT₃そくてい

尿T₄测定 尿T₄測定 にょうT₄そくてい

尿测定法 尿測定法 にょうそくていほう

尿常规检查 ルーチン尿検査 routineにょうけんさ

尿沉渣(淀) 尿沈渣,尿砂 にょうちんさ,にょうさ

尿沉渣计数 尿沈渣計数 にょうちんさけいすう

尿赤素 ウロエリスリン uroerythrin

尿臭 尿臭気 にょうしゅうき

尿臭素 ウリノッド urinod

尿床 遺尿〔症〕 いにょう〔しょう〕

尿次〔数〕减少 排尿回数減少 はいにょうかいすうげんしょう

尿次〔数〕正常 排尿頻度正常 はいにょうひんどせいじょう

尿带菌者 尿保菌者 にょうほきんしゃ

尿胆红素 尿ビリルビン にょうbilirubin

尿胆〔色〕素 ウロビリン urobilin

尿胆素尿 ウロビリン尿 urobilin にょう

尿胆素性黄疸 ウロビリン性黄疸 urobilinせいおうだん

尿胆素血 ウロビリン血症 urobilinけっしょう

尿胆素原 ウロビリノーゲン urobilinogen

尿胆素原定性试验 ウロビリノーゲン定性試験 urobilinogenていせいしけん

尿胆素原尿 ウロビリノーゲン尿〔症〕 urobilinogenにょう〔しょう〕

尿胆素原试验 ウロビリノーゲン試験 urobilinogenしけん

尿胆素原血 ウロビリノーゲン血〔症〕 urobilinogenけっ〔しょう〕

尿蛋白定量法 尿蛋白定量法 にょうたんぱくていりょうほう

尿蛋白检查法 尿蛋白検査法 にょうたんぱくけんさほう

尿蛋白〔质〕定量检查 尿蛋白定量検査 にょうたんぱくていりょうけんさ

尿蛋白质定量试验 尿蛋白定量試験 にょうたんぱくていりょうしけん

尿蛋白〔质〕定性检查 尿蛋白定性検査 にょうたんぱくていせいけんさ

尿蛋白〔质〕定性试验 尿蛋白定性試験 にょうたんぱくていせいしけん

尿氮 尿窒素 にょうちっそ

尿氮定量器 尿窒素計,尿窒素定量器 にょうちっそけい,にょうちっそていりょうき

尿氮过多 過窒素尿〔症〕 かちっそにょう〔しょう〕

尿氮计 尿窒素計 にょうちっそけい

尿氮减少 低窒素尿〔症〕 ていちっそにょう〔しょう〕

尿道 尿道 にょうどう

尿道 尿道 にょうどう

尿道癌 尿道癌 にょうどうがん

尿道瓣膜形成 尿道弁膜形成 にょうどうべんまくけいせい

尿道闭锁 尿道閉鎖〔症〕 にょうどうへいさ〔しょう〕

尿道襞 尿道ひだ にょうどうひだ

尿道表面麻醉 尿道表面麻酔 にょうどうひょうめんますい

尿道测量法 尿道測定法 にょうどうそくていほう

尿道测量器 尿道計 にょうどうけい

尿道成形术 尿道形成術 にょうどうけいせいじゅつ

〔尿道〕冲洗试验 尿道洗浄試験 にょうどうせんじょうしけん

尿道冲洗台　尿道洗浄台　にょうどうせんじょうだい

尿道冲洗注射器　尿道洗浄注射器　にょうどうせんじょうちゅうしゃき

尿道出血　尿道出血　にょうどうしゅっけつ

尿道刀　尿道切開刀　にょうどうせっかいとう

尿道导管　尿道カテーテル　にょうどうcatheter

尿道导管插入术　尿道カテーテル法　にょうどうcatheterほう

尿道动脉　尿道動脈　にょうどうどうみゃく

尿道端端吻合术　尿道端端吻合術　にょうどうたんたんふんごうじゅつ

尿道缝术　尿道縫合術　にょうどうほうごうじゅつ

尿道肛门〔畸形〕　尿道肛門　にょうどうこうもん

尿道隔切除术　尿道隔膜切除術　にょうどうかくまくせつじょじゅつ

尿道梗阻　尿道閉塞〔症〕　にょうどうへいそく〔しょう〕

尿道沟　尿道溝　にょうどうこう

尿道钩　尿道鉤　にょうどうこう

尿道固定术　尿道固定術　にょうどうこていじゅつ

尿道刮匙　尿道有窩鋭匙　にょうどうゆうそうえいひ

尿道-关节-结膜炎综合征　尿道-関節-結膜炎症候群,ライテル症候群　にょうどう-かんせつ-けつまくえんしょうこうぐん,Reiterしょうこうぐん

尿道海绵体　尿道海綿体　にょうどうかいめんたい

尿道海绵体白膜　尿道海綿体白膜　にょうどうかいめんたいはくまく

尿道海绵体部　尿道海綿体部　にょうどうかいめんたいぶ

尿道海绵体腔　尿道海綿体洞　にょうどうかいめんたいどう

尿道海绵体小梁　尿道海綿体小柱　にょうどうかいめんたいしょうちゅう

尿道黑〔色素〕瘤　尿道黒色腫　にょうどうこくしょくしゅ

尿道横肌　横尿道括約筋　おうにょうどうかつやくきん

尿道后段加温器　後尿道加熱器　こうにょうどうかねつき

尿道环　尿道輪　にょうどうりん

尿道会阴瘘　尿道会陰フィステル　にょうどうえいんFistel

尿道活组织检查　尿道生検　にょうどうせいけん

尿道畸形　尿道奇形　にょうどうきけい

尿道嵴　尿道稜(櫛)　にょうどうりょう(しつ)

尿道假通道　尿道仮性通路,尿道仮道　にょうどうかせいつうろ,にょうどうかどう

尿道剪　尿道鋏　にょうどうばさみ

尿道结核　尿道結核〔症〕　にょうどうけっかく〔しょう〕

尿道〔结〕石病　尿道結石〔症〕　にょうどうけっせき〔しょう〕

尿道径量器　尿道内径計測器　にょうどうないけいけいそくき

尿道痉挛　尿道痙攣　にょうどうけいれん

尿道静脉曲张　尿道静脈瘤　にょうどうじょうみゃくりゅう

尿道镜　尿道鏡　にょうどうきょう

尿道镜检查　尿道鏡検査　にょうどうきょうけんさ

尿道卷棉子　尿道塗布具(器)　にょうどうとふぐ(き)

尿道口　尿道口　にょうどうこう

尿道口刀　尿道口切開刀　にょうどうこうせっかいとう

尿道口缝合术　尿道口縫合術　にょうどうこうほうごうじゅつ

尿道口计　尿道口計　にょうどうこうけい

尿道口(内)径描记器　尿道径測定器　にょうどうけいそくていき

尿道口镜检查　尿道口鏡検査〔法〕　にょうどうこうきょうけんさ〔ほう〕

尿道口〔窥〕镜　尿道口鏡　にょうどうこうきょう

尿道口溃疡　尿道口潰瘍　にょうどうこうかいよう

尿道口切开术　尿道口切開術　にょうどうこうせっかいじゅつ

尿道口炎　尿道口炎　にょうどうこうえん

尿道扩张　尿道拡張　にょうどうかくちょう

尿道扩张器　尿道拡張器(ブジー)　にょうどうかくちょうき(Bougie)

尿道扩张取石术　尿道拡張結石排除術　にょうどうかくちょうけっせきはいじょじゅつ

尿道扩张术　尿道拡張法　にょうどうかくちょうほう

尿道扩张〔探〕条　尿道拡張ブジー　にょうどうかくちょうBougie

尿道括约肌　尿道括約筋　にょうどうかつやくきん

尿道量计　尿道計　にょうどうけい

尿道裂伤　尿道裂傷　にょうどうれっしょう

尿道鳞状上皮细胞乳头〔状〕瘤　尿道扁平上皮乳頭腫　にょうどうへんぺいじょうひにゅうとうしゅ

尿道鳞状细胞癌　尿道扁平上皮癌　にょうどうへんぺいじょうひがん

尿道淋病　尿道淋疾,尿道淋病　にょうどうりんしつ,にょうどうりんびょう

尿道瘤　尿道腫瘍　にょうどうしゅよう

尿道隆凸　尿道隆起　にょうどうりゅうき

尿道瘘　尿道瘻〔孔〕　にょうどうろう〔こう〕

尿道瘘修补术　尿道瘻修復術　にょうどうろうしゅうふくじゅつ

尿道梅毒　尿道梅毒　にょうどうばいどく

尿道面　尿道面　にょうどうめん

尿道膜部　尿道隔膜部　にょうどうかくまくぶ

尿道膜部括约肌　尿道隔膜部括約筋　にょうどうかくまくぶかつやくきん

尿道囊肿　尿道囊胞　にょうどうのうほう

尿道内口　内尿道口　ないにょうどうこう

尿道内切开术　内尿道切開術　ないにょうどうせっかいじゅつ

尿道内烧灼器　尿道内焼灼器　にょうどうないしょうしゃくき

尿道粘膜脱垂切除术　尿道粘膜脱〔出症〕切除術　にょうどうねんまくだつ〔じゅつしょう〕せつじょじゅつ

尿道粘膜下腺体　尿道粘膜下腺　にょうどうねんまくかせん

尿道镊　尿道鑷子　にょうどうせっし

尿道脓溢　尿道膿漏　にょうどうのうろう

尿道脓肿　尿道膿瘍　にょうどうのうよう

尿道旁管　尿道傍管　にょうどうぼうかん

尿道旁裂　尿道側裂　にょうどうそくれつ

尿道旁腺　尿道傍腺,スキーン腺　にょうどうぼうせん,Skeneせん

尿道旁腺镜　スキーン腺内視鏡　Skeneせんないしきょう

尿道旁腺囊肿　スキーン腺囊胞　Skeneせんのうほう

尿道旁腺炎　スキーン腺炎　Skeneせんえん

尿道旁炎　副尿道炎,尿道傍管炎　ふくにょうどうえん,にょうどうぼうかんえん

尿道膀胱固定术　尿道膀胱固定術　にょうどうぼうこうこていじゅつ

尿道膀胱镜 尿道膀胱スコープ,尿道膀胱鏡 にょうどうぼうこうscope,にょうどうぼうこうきょう

尿道膀胱三角炎 尿道膀胱三角炎 にょうどうぼうこうさんかくえん

尿道膀胱X线照片 尿道膀胱造影図 にょうどうぼうこうぞうえいず

尿道膀胱X线照相术 尿道膀胱撮影法 にょうどうぼうこうさつえいほう

尿道膀胱炎 尿道膀胱炎 にょうどうぼうこうえん

尿道膨(突)出 尿道脱,尿道瘤 にょうどうだつ,にょうどうりゅう

尿道破裂 尿道破裂 にょうどうはれつ

尿道憩室 尿道憩室 にょうどうけいしつ

尿道憩室切除术 尿道憩室切除術 にょうどうけいしつせつじょじゅつ

尿道憩室炎 尿道憩室炎 にょうどうけいしつえん

尿道前列腺部 尿道前立腺部 にょうどうぜんりつせんぶ

尿道前提术 尿道前進術 にょうどうぜんしんじゅつ

尿道切除术 尿道切除術 にょうどうせつじょじゅつ

尿道切开取石术 尿道切開排石術 にょうどうせっかいはいせきじゅつ

尿道切开术 尿道切開術 にょうどうせっかいじゅつ

尿道球 尿道球 にょうどうきゅう

尿道球半球 尿道球半球 にょうどうきゅうはんきゅう

尿道球动脉 尿道球動脈 にょうどうきゅうどうみゃく

尿道球静脉 尿道球静脈 にょうどうきゅうじょうみゃく

尿道球腺 尿道球腺,カウパー腺 にょうどうきゅうせん,Cowperせん

尿道球腺癌 尿道球腺癌,カウパー腺癌 にょうどうきゅうせんがん,Cowperせんがん

尿道球腺病变 尿道球腺病変 にょうどうきゅうせんびょうへん

尿道球腺管 尿道球腺管 にょうどうきゅうせんかん

尿道球腺疾病 尿道球腺疾病 にょうどうきゅうせんしっぺい

尿道球腺结核 尿道球腺結核〔症〕 にょうどうきゅうせんけっかく〔しょう〕

尿道球腺囊肿 尿道球腺嚢胞 にょうどうきゅうせんのうほう

尿道球腺脓肿 尿道球腺膿瘍 にょうどうきゅうせんのうよう

尿道球腺炎 尿道球腺炎 にょうどうきゅうせんえん

尿道球腺肿瘤 尿道球腺腫瘍 にょうどうきゅうせんしゅよう

尿道球腺周炎 尿道球腺周囲炎 にょうどうきゅうせんしゅういえん

尿道球炎 尿道球炎 にょうどうきゅうえん

尿道缺失 尿道欠如〔症〕 にょうどうけつじょ〔しょう〕

尿道肉阜 精丘 せいきゅう

尿道肉阜切除术 精丘除去術 せいきゅうじょきょじゅつ

尿道肉瘤 尿道肉腫 にょうどうにくしゅ

尿道乳头(状)癌 尿道乳頭癌 にょうどうにゅうとうがん

尿道乳头(状)瘤 尿道乳頭腫 にょうどうにゅうとうしゅ

尿道上裂 尿道上裂 にょうどうじょうれつ

尿道深部照射灯 尿道深部照射灯 にょうどうしんぶしょうしゃとう

尿道施冷管 尿道冷却消息子 にょうどうれいきゃくしょうそくし

尿道石 尿道結石 にょうどうけっせき

尿道手术器械包 尿道手術器械セット にょうどうしゅじゅつきかいset

尿道受压 尿道圧迫 にょうどうあっぱく

尿道栓 尿道坐剤 にょうどうざざい

尿道损伤 尿道損傷 にょうどうそんしょう

尿道探子(条) 尿道ゾンデ(消息子,ブジー) にょうどうSonde(しょうそくし,Bougie)

尿道痛 尿道痛 にょうどうつう

尿道脱垂 尿道脱〔出症〕 にょうどうだつ〔しゅつしょう〕

尿道外口 外尿道口 がいにょうどうこう

尿道外口切开术 尿道外口切開術 にょうどうがいこうせっかいじゅつ

尿道外口炎 尿道外口炎 にょうどうがいこうえん

尿道外括约肌 外尿道括約筋 がいにょうどうかつやくきん

尿道外切开术 外尿道切開術 がいにょうどうせっかいじゅつ

尿道外伤 尿道外傷 にょうどうがいしょう

尿道息肉 尿道ポリープ にょうどうpolyp

尿道系带 尿道小帯 にょうどうしょうたい

尿道狭窄 尿道狭窄〔症〕 にょうどうきょうさく〔しょう〕

尿道狭窄切开器 尿道狭窄切開刀 にょうどうきょうさくせっかいとう

尿道狭窄(用)导尿管 尿道狭窄尿道カテーテル にょうどうきょうさくにょうどうcatheter

尿道下裂 尿道下裂 にょうどうかれつ

尿道下裂成形术 尿道下裂形成術 にょうどうかれつけいせいじゅつ

尿道下裂者 尿道下裂患者 にょうどうかれつかんじゃ

尿道下脓肿 尿道下膿瘍 にょうどうかのうよう

尿道纤维瘤 尿道繊維腫 にょうどうせんいしゅ

尿道X线照相术 尿道撮影法 にょうどうさつえいほう

尿道陷窝 尿道凹窩 にょうどうおうか

尿道腺 尿道腺 にょうどうせん

尿道腺癌 尿道腺癌 にょうどうせんがん

尿道腺瘤 尿道腺腫 にょうどうせんしゅ

尿道腺脓肿 尿道腺膿瘍 にょうどうせんのうよう

尿道腺炎 尿道腺炎 にょうどうせんえん

尿道性血尿 尿道性血尿 にょうどうせいけつにょう

尿道血管瘤 尿道血管腫 にょうどうけっかんしゅ

尿道压板 尿道へら にょうどうへら

尿道炎 尿道炎 にょうどうえん

尿道液溢 尿道漏 にょうどうろう

尿道移行细胞癌 尿道移行細胞癌 にょうどういこうさいぼうがん

尿道异物 尿道異物 にょうどういぶつ

尿道异物钳 尿道異物鉗子 にょうどういぶつかんし

尿道阴道隔 尿道膣中隔 にょうどうちつちゅうかく

尿道阴道括约肌 尿道膣括約筋 にょうどうちつかつやくきん

尿道阴道瘘 尿道膣瘻(フィステル) にょうどうちつろう(Fistel)

尿道阴道瘘修补术 尿道膣瘻修復術 にょうどうちつろうしゅうふくじゅつ

尿道阴茎部 尿道陰茎部 にょうどういんけいぶ

尿道隐窝 尿道陰窩 にょうどういんか

尿道隐窝炎 尿道陰窩炎 にょうどういんかえん

尿道再造〔术〕　尿道再建〔術〕　にょうどうさいけん〔じゅつ〕

尿道造口术　尿道造瘻術,尿道フィステル形成術　にょうどうぞうろうじゅつ,にょうどうFistelけいせいじゅつ

尿道〔粘连性〕狭窄　尿道狭窄　にょうどうきょうさく

尿道折叠术　尿道ひだ形成術　にょうどうひだけいせいじゅつ

尿道直肠瘘　尿道直腸瘻(フィステル)　にょうどうちょくちょうろう(Fistel)

尿道直肠瘘修补术　尿道直腸瘻修復術　にょうどうちょくちょうろうしゅうふくじゅつ

尿道肿瘤　尿道腫瘍　にょうどうしゅよう

尿道舟状窝　尿道舟状窩　にょうどうしゅうじょうか

尿道周脓肿　尿道周囲膿瘍　にょうどうしゅういのうよう

尿道周脓肿引流术　尿道周囲膿瘍ドレナージ　にょうどうしゅういのうようdrainage

尿道周围粘液腺　尿道周囲粘液腺　にょうどうしゅういねんえきせん

尿道周炎　尿道周囲炎　にょうどうしゅういえん

尿道注射器　尿道注射器　にょうどうちゅうしゃき

尿道综合征　尿道症候群　にょうどうしょうこうぐん

尿滴数检查　尿滴数検査法,尿点滴測定法　にょうてきすうけんさほう,にょうてんてきそくていほう

尿淀粉酶　尿アミラーゼ　にょうamylase

尿淀粉酶测定　尿アミラーゼ測定　にょうamylaseそくてい

尿淀粉酶检查　尿アミラーゼ検査　にょうamylaseけんさ

尿定　ウリジン　uridine

尿毒素　ウロトキシン　urotoxin

尿毒性　尿毒性　にょうどくせい

尿毒性黑蒙　尿毒性黒内障　にょうどくせいこくないしょう

尿毒性呼吸　尿毒性呼吸　にょうどくせいこきゅう

尿毒性脑病　尿毒性脳障害,尿毒性脳症　にょうどくせいのうしょうがい,にょうどくせいのうしょう

尿毒性皮炎　尿毒性皮膚炎　にょうどくせいひふえん

尿毒性视网膜炎　尿毒性網膜炎　にょうどくせいもうまくえん

尿毒性心包炎　尿毒性心膜炎　にょうどくせいしんまくえん

尿毒症　尿毒症　にょうどくしょう

尿毒症肺　尿毒症肺　にょうどくしょうはい

尿毒症昏迷　尿毒症昏睡　にょうどくしょうこんすい

尿毒症口炎　尿毒症口内炎　にょうどくしょうこうないえん

尿毒症前期　尿毒症前期　にょうどくしょうぜんき

尿毒症晚期　尿毒症後期　にょうどくしょうこうき

尿毒症性肠炎　尿毒症性腸炎　にょうどくしょうせいちょうえん

尿毒症性多发性神经炎　尿毒症性多発〔性〕神経炎　にょうどくしょうせいたはつ〔せい〕しんけいえん

尿毒症性肺水肿　尿毒症肺水腫　にょうどくしょうはいすいしゅ

尿毒症性肺炎　尿毒症〔性〕肺炎　にょうどくしょう〔せい〕はいえん

尿毒症性骨病　尿毒症〔性〕骨病　にょうどくしょう〔せい〕こつびょう

尿毒症性呼吸困难　尿毒症〔性〕呼吸困難　にょうどくしょう〔せい〕こきゅうこんなん

尿毒症性惊厥　尿毒症〔性〕痙攣　にょうどくしょう〔せい〕けいれん

尿毒症性皮疹　尿毒症〔性〕〔皮〕疹　にょうどくしょう〔せい〕〔ひ〕しん

尿毒症性热　尿毒症〔性〕熱　にょうどくしょう〔せい〕ねつ

尿毒症性神经病　尿毒症〔性〕神経障害　にょうどくしょう〔せい〕しんけいしょうがい

尿毒症性心包炎　尿毒症〔性〕心膜炎　にょうどくしょう〔せい〕しんまくえん

尿毒症性心肌病　尿毒症〔性〕心筋症　にょうどくしょう〔せい〕しんきんしょう

尿毒症性谵妄　尿毒症譫妄　にょうどくしょうせんもう

尿多胺　尿ポリアミン　にょうpolyamine

尿芳香碱　アロミン　aromine

尿绯质　ウロロゼイン　urorosein

尿绯质试验　ウロロゼイン試験　uroroseinしけん

尿绯质原　ウロロゼイノゲン　uroroseinogen

尿分光色素　ウロスペクトリン　urospectrin

尿分泌过多　利尿過多　りにょうかた

尿分泌减少　尿量減少　にょうりょうげんしょう

尿分析〔法〕　尿分析〔法〕　にょうぶんせき〔ほう〕

尿浮计　尿比重計　にょうひじゅうけい

尿钙定性法　尿カルシウム定性試験　にょうcalciumていせいしけん

　萨尔科维奇氏尿钙定性法　サーコウイチ尿カルシウム定性法　Sulkouitchにょうcalciumていせいほう

尿钙过(增)多〔症〕　過カルシウム尿〔症〕　かcalcium にょう〔しょう〕

尿钙过少　低カルシウム尿〔症〕　ていcalciumにょう〔しょう〕

尿钙检查　尿カルシウム検査　にょうcalciumけんさ

尿肝素　尿ヘパリン,ウロヘパリン　にょうheparin, uroheparin

尿苷酸　ウリジル酸　uridylさん

尿苷酰转移酶　ウリジルトランスフェラーゼ　uridyltransferase

尿汞　尿水銀　にょうすいぎん

尿管型　尿円柱　にょうえんちゅう

尿过饱和结晶学说　尿過飽和結晶説　にょうかほうわけっしょうせつ

尿过浓　濃縮尿　のうしゅくにょう

尿过少　乏尿〔症〕　ぼうにょう〔しょう〕

尿汗〔症〕　尿汗〔症〕　にょうかん〔しょう〕

尿〔核〕苷　ウリジン　uridine

尿〔核〕苷二磷酸　ウリジン二リン酸　uridineにリンさん

尿〔核〕苷二磷酸半乳糖　ウリジン二リン酸ガラクトース　uridineにリンさんgalactose

尿〔核〕苷二磷酸还原酶　ウリジン二リン酸還元酵素　uridineにリンさんかんげんこうそ

尿〔核〕苷二磷酸葡萄糖　ウリジン二リン酸グルコース　uridineにリンさんglucose

尿〔核〕苷二磷酸葡萄糖醛酸酯　ウリジン二リン酸グルクロン酸エステル　uridineにリンさんglucuronさんester

尿〔核〕苷-5-焦磷酸酯　ウリジン-5-ピロホスフェート　uridine-5-pyrophosphate

尿〔核〕苷磷酸葡萄糖焦磷酸化酶　UDPグルコース ピロフォスフォリラーゼ　UDPglucose pyrophosphorylase

尿〔核〕苷三磷酸　ウリジン三リン酸　uridineさんリンさん

尿〔核〕苷一磷酸 ウリジン-リン酸 uridineいちリンさん

尿褐质 ウロフスチン urofuscin

尿黑素 ウロメラニン uromelanin

尿黑酸 ホモゲンチジン酸,アルカプトン homogentisin さん, alcaptone

尿黑酸尿检查 ホモゲンチジン酸尿検査 homogentisin さんにょうけんさ

尿黑酸尿症 アルカプトン尿症,ホモゲンチジン酸尿症 alcaptoneにょうしょう,homogentisinさんにょうしょう

尿黑酸盐 ホモゲンチジン酸塩 homogentisinさんえん

尿黑酸氧化酶 ホモゲンチジン酸オキシダーゼ homogentisinさんoxidase

尿黑质 メラヌリン melanurin

尿红素 ネフロロセイン nephrorosein

尿红正铁血红素 ウロルブロヘマチン urorubrohematin

尿红质 ウロエリトリン uroerythrin

尿红质原 ウロルビノーゲン urorubinogen

尿后胆色素 ウロビリン urobilin

尿后胆色素尿 ウロビリン尿〔症〕 urobilinにょう〔しょう〕

尿后胆色素原 ウロビリノゲン urobilinogen

尿壶 蓄尿器,蓄尿びん ちくにょうき,ちくにょうびん

尿黄色素 ウロルテイン urolutein

尿黄素 ウロフラビン uroflavin

尿黄体生成素测定 尿黄体形成ホルモン測定 にょうおうたいけいせいhormoneそくてい

尿黄质 ウロキサンチン uroxanthin

尿灰质 ウロフェイン urophein

尿肌酐浓度 尿クレアチニン濃度 にょうcreatinineのうど

尿激酶 ウロキナーゼ urokinase

尿极 尿極 にょうきょく

尿急 尿意急迫 にょういきゅうぱく

尿甲氧基肾上腺素测定 尿メトキシアドレナリン測定 にょうmethoxy adrenalinそくてい

尿钾排泄 カリウム尿 kaliumにょう

尿检〔查〕 尿検査,検尿 にょうけんさ,けんにょう

尿焦质 ウロピッチン uropittin

尿〔结〕石 尿結石 にょうけっせき

尿〔结〕石病 尿石症 にょうせきしょう

尿浸润 尿浸潤 にょうしんじゅん

尿晶汗症 結晶尿汗〔症〕 けっしょうにょうかん〔しょう〕

尿枸橼酸过少 低クエン酸尿〔症〕 ていクエンさんにょう〔しょう〕

尿刊宁 ウロカニン urocanin

尿刊酸 ウロカニン酸 urocaninさん

尿刊酸酶 ウロカニカーゼ,ウロカナーゼ urocanicase, urocanase

尿刊酸酯 ウロカニン酸エステル arocaninさんester

尿刊酰胆碱 ウロカニルコリン urocanylcholine

尿抗溃疡素 ウロガストロン urogastrone

尿可的松 ウロコルチソン urocortisone

尿可可豆素 ウロテオブロミン urotheobromine

尿蓝母 インジカン indican

尿蓝母定量器 インジカン計 indicanけい

尿蓝母汗 インジカン汗〔症〕 indicanかん〔しょう〕

尿蓝母脑脊液 インジカン髄液〔症〕 indicanずいえき〔しょう〕

尿蓝母尿 インジカン尿〔症〕 indicanにょう〔しょう〕

尿蓝母血 インジカン血〔症〕 indicanけつ〔しょう〕

尿蓝质 ウロシアニン urocyanin

尿蓝质原 ウロシアノゲン urocyanogen

尿离心沉渣 遠心尿沈渣 えんしんにょうちんさ

尿亮酸 ウロロイシン酸 uroleucinさん

尿量 尿量 にょうりょう

尿量不等 尿量不同〔症〕 にょうりょうふどう〔しょう〕

尿磷定量器 尿リン計,尿中リン酸〔塩〕測定器 にょうリンけい,にょうちゅうリンさん〔えん〕そくてき

尿磷排泄率 尿リン排出率 にょうリンはいしゅつりつ

〔尿〕磷酸盐定量器 尿リン酸塩測定計 にょうリンさんえんそくていけい

尿磷酸盐减少 尿リン酸塩減少 にょうリンさんえんげんしょう

尿磷〔酸盐〕排泄 尿リン〔酸塩〕排泄 にょうリン〔さんえん〕はいせつ

尿淋沥 継続放尿,吃尿 けいぞくほうにょう,きつにょう

尿流不畅 尿流渋滞 にょうりゅうじゅうたい

尿流动力学检查 尿流力学的検査 にょうりゅうりきがくてきけんさ

尿流缓慢 排尿緩徐 はいにょうかんじょ

尿流量计 尿流量計 にょうりゅうりょうけい

尿流率计 尿流速計 にょうりゅうそくけい

尿流中断 尿流中断 にょうりゅうちゅうだん

尿〔硫〕蝶呤 ウロプテリン uropterin

尿硫酸盐指数 尿硫酸塩指数 にょうりゅうさんえんしすう

尿瘘 尿瘻 にょうろう

尿路 尿路 にょうろ

尿路病 尿路疾患 にょうろしっかん

尿路刺激征 尿路刺激徴候 にょうろしげきちょうこう

尿路感染 尿路感染 にょうろかんせん

尿路梗阻 尿路閉塞 にょうろへいそく

尿路畸形 尿路奇形 にょうろきけい

尿路结石 尿路結石〔症〕 にょうろけっせき〔しょう〕

尿路溃疡 尿路潰瘍 にょうろかいよう

尿路上皮 尿路上皮 にょうろじょうひ

尿路上皮肿瘤 尿路上皮腫瘍 にょうろじょうひしゅよう

尿路损伤 尿路損傷 にょうろそんしょう

尿路X线电影照相术 映画尿路撮影法 えいがにょうろさつえいほう

尿路血吸虫病 尿路住血吸虫症 にょうろじゅうけつきゅうちゅうしょう

尿路造影 尿路造影〔法〕 にょうろぞうえい〔ほう〕

尿路造影照片 尿路造影図,ウログラム にょうろぞうえいず, urogram

尿路阻塞 尿路閉塞 にょうろへいそく

尿氯过多 高塩素尿〔症〕 こうえんそにょう〔しょう〕

尿氯过少 低塩素尿〔症〕 ていえんそにょう〔しょう〕

尿氯排泄 塩化物尿〔症〕 えんかぶつにょう〔しょう〕

尿氯酸 urochloral酸 urochloralさん

尿氯增多 多塩素尿〔症〕 たえんそにょう〔しょう〕

尿滤泡素过多 過濾胞ホルモン尿〔症〕 かろほうhormoneにょう〔しょう〕

尿卵泡刺激素测定 尿卵胞刺激ホルモン測定 にょうらんほうしげきhormoneそくてい

尿锰 尿マンガン にょうmanganese

尿嘧啶 ウラシル uracil

尿〔嘧啶核〕苷 ウリジン uridine

尿〔嘧啶核〕苷二磷酸　ウリジン二リン酸　uridineにリンさん

尿嘧啶核苷二磷酸葡〔萄〕糖　ウリジン二リン酸グルコース　uridineにリンさんglucose

尿嘧啶核苷二磷酸葡萄〔糖〕醛酸　ウリジン二リン酸グルクロン酸　uridineにリンさんglucuronさん

尿嘧啶核苷酸　ウリジル酸　uridylさん

尿嘧啶尿难治性贫血　ウラシル尿難治性貧血　uracilにょうなんちせいひんけつ

尿嘧啶脱氧核苷二磷酸　ウラシルデオキシジホスファート　uracil deoxy diphosphate

尿嘧啶脱氧核糖核苷酸　ウラシルデオキシリボヌクレオチド　uracil deoxyribonucleotide

尿末滴沥　尿末期滴下　にょうまっきてきか

尿钠过少　低ナトリウム尿〔症〕　ていnatriumにょう〔しょう〕

尿钠排泄　ナトリウム排泄増加　natriumはいせつぞうか

尿钠排泄抑制　ナトリウム排泄抑制　natriumはいせつよくせい

尿囊　尿膜,尿囊　にょうまく,にょうのう

尿囊动脉　尿囊動脈　にょうのうどうみゃく

尿囊管　尿囊管　にょうのうかん

尿囊静脉　尿囊静脈　にょうのうじょうみゃく

尿囊腔　尿囊腔　にょうのうくう

尿囊绒〔毛〕膜　尿囊絨毛膜　にょうのうじゅうもうまく

尿囊生成　尿囊発生　にょうのうはっせい

尿囊素　アラントイン　allantoin

尿囊素酶　アラントイナーゼ　allantoinase

尿囊素尿　アラントイン尿〔症〕　allantoinにょう〔しょう〕

尿囊酸酶　アラントイカーゼ　allantoicase

尿囊循环　尿囊循環　にょうのうじゅんかん

尿内胆红素检查　尿ビリルビン検査　にょうbilirubinけんさ

尿〔内〕胆汁过少　胆汁減少尿　たんじゅうげんしょうにょう

尿内儿茶酚胺测定　尿カテコラミン測定　にょうcatecholamineそくてい

尿内含铁血黄素检查　尿ヘモジデリン検査　にょうhemosiderinけんさ

尿〔内〕磷酸盐过多　高(過)リン酸塩尿〔症〕　こう(か)リンさんえんにょう〔しょう〕

尿〔内〕磷酸盐减少　低リン酸塩尿〔症〕　ていリンさんえんにょう〔しょう〕

尿〔内〕尿囊素过多　過アラントイン尿〔症〕　かallantoinにょう〔しょう〕

尿〔内〕尿酸过多　過尿酸尿〔症〕　かにょうさんにょう〔しょう〕

尿内尿酸过少　低尿酸尿〔症〕　ていにょうさんにょう〔しょう〕

尿内17-羟皮质类固醇测定　尿17-ヒドロキシコルチコステロイド測定　にょう17-hydroxycorticosteroidそくてい

尿〔内〕醛甾(固)酮过多　尿アルドステロン過剰〔症〕　にょうaldosteroneかじょう〔しょう〕

尿〔内〕胃蛋白酶过多　尿ペプシン過剰〔症〕　にょうpepsinかじょう〔しょう〕

尿凝溶蛋白试验　尿ベンス・ジョーンズ蛋白試験　にょうBence-Jonesたんぱくしけん

尿浓缩　尿濃縮　にょうのうしゅく

尿浓缩功能　尿濃縮機能　にょうのうしゅくきのう

尿浓缩试验　尿濃縮試験　にょうのうしゅくしけん

尿脓毒病　尿路性敗血症　にょうろせいはいけっしょう

尿脓毒素　ウロセプシン　urosepsin

尿帕克　ウロパック　uropac

尿排出量　尿排出量　にょうはいしゅつりょう

尿排碘试验　尿ヨウ素排出試験　にょうヨウそはいしゅつしけん

尿盆　蓄尿器　ちくにょうき

尿皮质〔甾〕醇　ウロコルチゾール　urocortisol

尿铍　尿ベリリウム　にょうberyllium

尿嘌呤定量器　プリン計　purinけい

尿频　尿意頻数,頻尿　にょういひんすう,ひんにょう

尿铅　尿鉛　にょうなまり

尿铅含量　尿鉛含量　にょうなまりがんりょう

尿嗪　ウラジン　urazine

尿氢离子〔浓度〕测定器　尿中水素イオン濃度測定器　にょうちゅうすいそionのうどそくてき

尿妊娠试验　尿妊娠試験　にょうにんしんしけん

尿溶菌酶活力测定　尿リゾチーム活性測定　にょうlysozymeかっせいそくてい

尿三杯试验　尿三杯試験　にょうさんぱいしけん

尿色列坦　ウロセレクタン　uroselectan

尿色情　尿愛狂　にょうあいきょう

尿色素　ウロクローム　urochrome

尿色素肽原　ウロクロモゲン　urochromogen

尿沙　尿砂　にょうさ

尿少　乏尿　ぼうにょう

尿渗透压测定　尿浸透圧測定　にょうしんとうあつそくてい

尿生成　尿産生,尿生成　にょうさんせい,にょうせいせい

尿生殖窦　尿生殖洞　にょうせいしょくどう

尿生殖窦膜　尿生殖洞膜　にょうせいしょくどうまく

尿生殖膈　尿生殖隔膜　にょうせいしょくかくまく

尿生殖膈肌　尿生殖隔膜筋　にょうせいしょくかくまくきん

尿生殖膈上筋膜　上尿生殖隔膜筋膜　じょうにょうせいしょくかくまくきんまく

尿生殖膈下筋膜　下尿生殖隔膜筋膜　かにょうせいしょくかくまくきんまく

尿生殖管　尿生殖管　にょうせいしょくかん

尿生殖嵴　尿生殖隆線　にょうせいしょくりゅうせん

尿生殖口　尿生殖口　にょうせいしょくこう

尿生殖器淋病　尿生殖器淋病　にょうせいしょくきりんびょう

尿生殖区　尿生殖区〔域〕　にょうせいしょくく〔いき〕

尿生殖三角　尿生殖三角　にょうせいしょくさんかく

尿生殖系膜　尿生殖間膜　にょうせいしょくかんまく

尿失禁　尿失禁　にょうしっきん

尿石　尿〔結〕石　にょう〔けっ〕せき

尿石烷　ウラン　urane

尿石学　尿石学　にょうせきがく

尿石症　尿石症　にょうせきしょう

尿食盐排泄　尿〔食〕塩排泄　にょう〔しょく〕えんはいせつ

尿素　尿素,ウレア,カルバミド　にょうそ,urea,carbamide

尿素测定法　尿素測定〔法〕　にょうそそくてい〔ほう〕

尿素〔测定〕计　尿素計　にょうそけい

尿素氮　尿素窒素　にょうそちっそ

尿素氮测定　尿素窒素測定　にょうそちっそそくてい

尿素氮浓度 尿素窒素濃度 にょうそちっそのうど

尿素分解杆菌 尿素分解バクテリア にょうそぶんかい bacteria

尿素分解试验 尿素分解試験 にょうそぶんかいしけん

尿素过氧化物 尿素過酸化物 にょうそかきんかぶつ

尿素廓清率 尿素クリアランス にょうそclearance

尿素廓清试验 尿素クリアランス試験 にょうそclearanceしけん

尿素酶 ウレアーゼ urease

尿素酶试验 ウレアーゼ試験 ureaseしけん

尿素排除〔作用〕 尿素排出〔作用〕 にょうそはいしゅつ〔さよう〕

尿素清除率 尿素クリアランス にょうそclearance

尿素生成 尿素形成 にょうそけいせい

尿素树脂 尿素樹脂 にょうそじゅし

尿素霜 尿素クリーム にょうそcream

尿素循环 尿素サイクル にょうそcycle

尿酸 尿酸,ウロン酸 にょうさん,uronさん

尿酸铵 尿酸アンモニウム にょうさんammonium

尿酸铵结晶 尿酸アンモニウム結晶 にょうさんammoniumけっしょう

尿酸胆汁症 尿酸胆汁症 にょうさんたんじゅうしょう

尿酸氮 尿酸窒素 にょうさんちっそ

尿酸定量器 尿酸計 にょうさんけい

尿酸度测量器 尿酸〔性〕度計 にょうさん〔せい〕どけい

尿酸度计 尿酸度計 にょうさんどけい

尿酸分解试验 尿酸分解試験 にょうさんぶんかいしけん

尿酸分解〔作用〕 尿酸分解〔作用〕 にょうさんぶんかい〔さよう〕

尿酸过多 過尿酸 かにょうさん

尿酸核糖苷 尿酸リボシード にょうさんriboside

尿酸碱度 尿pH にょうpH

尿酸结晶 尿酸結晶 にょうさんけっしょう

尿酸〔结〕石 尿酸結石 にょうさんけっせき

尿酸酶 尿酸分解酵素,ウリカーゼ にょうさんぶんかいこうそ, uricase

尿酸酶体 ウロキシソーム uroxisome

尿酸尿 尿酸尿 にょうさんにょう

尿酸肾病 尿酸ネフロパシー にょうさんnephropathy

尿酸生成 尿酸産生,尿酸形成 にょうさんさんせい,にょうさんけいせい

尿酸性关节炎 尿酸〔性〕関節炎 にょうさん〔せい〕かんせつえん

尿酸血症 尿酸血症 にょうさんけっしょう

尿酸盐 尿酸塩 にょうさんえん

尿酸盐沉淀 尿酸塩沈渣 にょうさんえんちんさ

尿酸盐沉着 尿酸塩症 にょうさんえんしょう

尿酸盐分解〔作用〕 尿酸塩分解〔作用〕 にょうさんえんぶんかい〔さよう〕

尿酸盐管型 尿酸塩円柱 にょうさんえんえんちゅう

尿酸盐结晶 尿酸塩結晶 にょうさんえんけっしょう

尿酸盐结石 尿酸塩結石 にょうさんえんけっせき

尿酸〔盐〕尿 尿酸塩尿 にょうさんえんにょう

尿酸〔盐〕血〔症〕 尿酸塩血〔症〕 にょうさんえんけつ〔しょう〕

尿酸氧化酶 ウリコキシダーゼ uricoxidase

尿酸增多性糖尿病 尿酸増加性糖尿病 にょうさんぞうかせいとうにょうびょう

尿糖 尿糖 にょうとう

尿糖测定法 尿糖測定法 にょうとうそくていほう

尿糖测定器 尿糖計 にょうとうけい

尿糖定量测定 尿糖定量測定 にょうとうていりょうそくてい

尿糖定量器 尿糖定量計 にょうとうていりょうけい

尿糖定性试验 尿糖定性試験 にょうとうていせいしけん

尿糖过多 過尿糖〔症〕 かにょうとう〔しょう〕

尿糖计 尿糖測定器 にょうとうそくていき

尿糖检查 尿糖検査 にょうとうけんさ

尿铁酸 ウロフェリン酸 uroferrinさん

尿酮过多 過ケトン尿〔症〕 かketonにょう〔しょう〕

尿酮排泄 尿ケトン排泄 にょうketonはいせつ

尿酮试验 尿ケトン試験 にょうketonしけん

尿酮体 尿ケトン体 にょうketonたい

尿痛 排尿痛 はいにょうつう

尿〔外渗性〕脓肿 尿膿瘍 にょうのうよう

尿烷 ウレタン urethane

尿胃蛋白酶 ウロペプシン uropepsin

尿胃蛋白酶原 ウロペプシノーゲン uropepsinogen

尿稀释 尿希釈 にょうきしゃく

尿细胞计数 尿細胞計数 にょうさいぼうけいすう

尿线中断 尿流中断 にょうりゅうちゅうだん

尿香草基杏仁酸测定 尿バニリルマンデル酸測定 にょうvanillylmandelさんそくてい

尿性泪溢 仮眼尿漏 かがんにょうろう

尿性囊肿 尿囊腫 にょうのうしゅ

尿性涎症 仮口尿漏 かこうにょうろう

尿性消化不良 尿性消化不良 にょうせいしょうかふりょう

尿血 血尿 けつにょう

尿血卟啉 ウロヘマトポルフィリン urohematoporphyrin

尿血管紧张素 ウロハイパーチンシン,ウロヒペルテンシン urohypertensin

尿血〔红〕质 ウロヘマチン urohematin

尿压计 尿圧力計 にょうあつりょくけい

尿盐 尿塩 にょうえん

尿液 尿液 にょうえき

尿液滴落 尿滴下 にょうてきか

尿液改变 尿変化 にょうへんか

尿液过淡 尿の異常希釈 にょうのいじょうきしゃく

尿液混浊 尿混濁 にょうこんだく

尿液混浊鉴别法 尿混濁鑑別診断法 にょうこんだくかんべつしんだんほう

尿液碱〔性〕化 尿アルカリ化 にょうalkaliか

〔尿液〕浓缩试验 尿濃縮試験 にょうのうしゅくしけん

尿液酸化 尿酸化 にょうさんか

尿〔液〕脱落细胞检查 尿脱落細胞検査 にょうだつらくさいぼうけんさ

尿〔液〕外渗 尿浸潤 にょうしんじゅん

尿液性水肿 尿性水腫 にょうせいすいしゅ

尿抑肠(胃)素 ウロガストロン urogastrone

尿抑胰素 ウロパンクレアトン uropancreatone

尿意逼迫 尿意切迫 にょういせっぱく

尿意反射 排尿反射 はいにょうはんしゃ

尿原性肾盂炎 尿原性腎盂炎 にょうげんせいじんうえん

尿甾二醇 ウランジオール urandiol

尿甾烷 ウラン urane

尿脂石 脂肪性尿〔結〕石 しぼうせいにょう〔けっ〕せき

尿直肠隔　尿直腸中隔　にょうちょくちょうちゅうかく
尿殖窦膜　尿生殖洞膜　にょうせいしょくどうまく
尿中断　排尿中断　はいにょうちゅうだん
尿中马尿酸　尿中馬尿酸　にょうちゅうばにょうさん
尿中17-羟皮质〔甾〕醇　尿17-ヒドロキシコルチコステロン
　　にょう 17-hydroxycorticosterone
尿〔中〕水分过少　濃縮尿,尿中水分過少(減少)症　のうしゅ
　　くにょう,にょうちゅうすいぶんかしょう(げんしょう)しょ
　　う
尿中17-甾酮　尿17-ケトステロイド　にょう 17-ketosteroid
尿肿　尿囊腫　にょうのうしゅ
尿潴留　尿貯留　にょうちょりゅう
尿灼热　尿道灼熱感　にょうどうしゃくねつかん
尿着色合剂　シストクローム　cystochrome
尿紫褐血红质　ウロフスコヘマチン　urofuscohematin
尿紫褐质　ウロフスチン　urofuscin
尿紫素尿　プルプリン尿〔症〕　purpurinにょう〔しょう〕
尿紫质　ウロポルフィリン　uroporphyrin
尿紫质检查　ウロポルフィリン試験　uroporphyrinしけん
尿唑　ウラゾル　urazol
脲　尿素　にょうそ
脲苯甲酸　ウラミノ安息香酸　uraminoアンソクコウさん
脲测定法　尿素測定〔法〕,尿素定量　にょうそそくてい〔ほ
　　う〕,にょうそていりょう
脲氮　尿素性窒素　にょうそせいちっそ
脲过氧化氢　尿素過酸化水素,パーヒドリット　にょうそか
　　さんかすいそ,　perhydrit
脲过氧化物　過酸化尿素　かさんかにょうそ
脲合四氧嘧啶酸　アルラン酸　alluranさん
β-脲基丙酸　β-ウレイドプロピオン酸　β-ureidopropionさん
β-脲基丙酸酶　β-ウレイドプロピオナーゼ　β-
　　ureidopropionase
脲〔基〕草酸　オキサルル酸　oxalurさん
脲基(代)琥珀酸　ウレイドコハク酸　ureidoコハクさん
β-脲基异丁酸　β-ウレイドイソ酪酸　β-ureidoisoらくさん
脲甲醛　ウレアホルムアルデヒド　ureaformaldehyde
脲甲酸　アロファン酸　allophanさん
脲廓清试验　尿素クリアランス試験　にょうそclearanceし
　　けん
脲〔量〕测定器　尿素計　にょうそけい
脲酶　ウレアーゼ　urease
脲酶试验　ウレアーゼ試験　ureaseしけん
脲牛磺酸　ウラミノタウリン酸　uraminotaurinさん
脲浓缩试验　尿素濃縮試験　にょうそのうしゅくしけん
脲平衡试验　尿素平衡試験　にょうそへいこうしけん
脲葡萄球菌　尿素ブドウ球菌　にょうそブドウきゅうきん
脲清除率　尿素クリアランス　にょうそclearance
脲醛树脂　尿素ホルムアルデヒド樹脂　にょうそ
　　formaldehydeじゅし
脲生成　尿素形成　にょうそけいせい
脲水解　尿素加水分解　にょうそかすいぶんかい
脲脒胺　ウレアスチバミン,カルボスチバミド　urea
　　stibamine,carbostibamide
脲脒胺苷　アミノスチブウレア　aminostiburea
脲乙醛酸　アラニック酸　allanicさん
脲乙酸　ヒダントイン酸　hydantoinさん
脲蚁醛　尿素ホルムアルデヒド,ウレアホルムアルデヒド
　　にょうそformaldehyde,ureaformaldehyde

NIE　捏涅啮镊镍颞

niē　捏

捏鼻鼓气法　バルサルバ法　Valsalvaほう
捏和机　ニーダー　kneader

niè　涅啮镊镍颞

涅瓦河菌　ネブスキア　Nevskia
涅瓦河菌属　ネブスキア属　Nevskiaぞく
啮齿动物　齧歯動物　げっしどうぶつ
啮齿动物鼠疫　齧歯動物ペスト　げっしどうぶつpest
啮齿目　齧歯目　げっしもく
啮唇癖　咬唇癖　こうしんへき
啮毛虱　ケモノハジラミ
啮毛虱属　ケモノハジラミ属　ケモノハジラミぞく
镊〔子〕　鑷子,ピンセット　せっし,pincette
镊剪　鑷子鋏　せっしはさみ
镍　ニッケル,Ni　nickel
镍铬合金　ニクロム　nichrome
镍铬合金片　ニクロム板　nichromeばん
镍铬合金丝　ニクロム鋼線　nichromeこうせん
镍合金　ニッケル合金　nickelごうきん
镍痒症　ニッケル掻痒症　nickelそうようしょう
镍营养　ニッケル栄養　nickelえいよう
镍中毒　ニッケル中毒　nickelちゅうどく
颞〔部〕　側頭部　そくとうぶ
颞板障静脉　側頭板間静脈　そくとうばんかんじょうみゃ
　　く
颞部开颅术　側頭開頭術　そくとうかいとうじゅつ
颞部狭窄　側頭狭窄　そくとうきょうさく
颞侧　側頭側　そくとうそく
颞侧面　側頭面　そくとうめん
颞顶肌　側頭頭頂筋　そくとうとうちょうきん
颞动脉炎　側頭動脈炎　そくとうどうみゃくえん
颞动脉炎性偏头痛　側頭動脈炎性片頭痛　そくとうどう
　　みゃくえんせいへんずつう
颞动脉炎眼底改变　側頭動脈炎眼底変化　そくとうどう
　　みゃくえんがんていへんか
颞动脉炎综合征　側頭動脈炎症候群　そくとうどうみゃく
　　えんしょうこうぐん
颞缝　側頭縫合　そくとうほうごう
颞骨　側頭骨　そくとうこつ
颞骨次全切除术　側頭骨不全切除術　そくとうこつふぜん
　　せつじょじゅつ
颞骨大部分切除术　側頭骨部分切除術　そくとうこつぶぶ
　　んせつじょじゅつ
颞骨底部　側頭骨基底部　そくとうこつきていぶ
颞骨顶切迹　側頭骨頭頂切痕　そくとうこつとうちょう
　　せっこん
颞骨顶缘　側頭骨頭頂縁　そくとうこつとうちょうえん
颞骨骨折　側頭骨骨折　そくとうこつこっせつ
颞骨鼓沟　側頭骨鼓膜溝　そくとうこつまくこう
颞骨鳞部　側頭〔骨〕鱗部　そくとう〔こつ〕りんぶ
〔颞骨〕鳞岩部　側頭骨鱗錐体部　そくとうこつりんついた
　　いぶ
颞骨切除术　側頭骨切除術　そくとうこつせつじょじゅつ
颞骨全切除术　側頭骨全切除術　そくとうこつぜんせつ
　　じょじゅつ
颞骨三叉神经压迹　側頭骨三叉神経圧痕　そくとうこつさ

んきしんけいあっこん

颞骨岩部气房探查术　側頭骨錐体部含気蜂巣診査法　そくとうこつついたいぶがんきほうそうしんさほう

颞骨岩部气房剜出术　側頭骨錐体部含気蜂巣摘出術　そくとうこつついたいぶがんきほうそうてきしゅつじゅつ

颞骨岩部气房引流术　側頭骨錐体部含気蜂巣排液法　そくとうこつついたいぶがんきほうそうはいえきほう

颞骨岩部炎　側頭骨錐体部炎　そくとうこつついたいえん

颞颌关节　側頭下顎関節　そくとうかがくかんせつ

颞颌关节囊内注射　側頭下顎関節包内注射　そくとうかがくかんせつほうないちゅうしゃ

颞颌关节松弛　側頭下顎関節弛緩　そくとうかがくかんせつしかん

颞颌关节痛与功能障碍综合征　側頭下顎関節痛と機能不全（障害）症候群　そくとうかがくかんせつつうときのうふぜん（しょうがい）しょうこうぐん

颞关节性错𬌗　側頭下顎関節性不正咬合　そくとうかがくかんせつせいふせいこうごう

颞颌关节综合征　側頭下顎関節症候群　そくとうかがくかんせつしょうこうぐん

颞横沟　横側頭溝　おうそくとうこう

颞横回　横側頭回　おうそくとうかい

颞后板障静脉　後側頭板間静脈　こうそくとうばんかんじょうみゃく

颞后动脉　後側頭動脈　こうそくとうどうみゃく

颞后支　後側頭枝　こうそくとうし

颞肌　側頭筋　そくとうきん

颞极　側頭極　そくとうきょく

颞间径　小横径　しょうおうけい

颞筋膜　側頭筋膜　そくとうきんまく

颞鳞　側頭鱗　そくとうりん

颞鳞乳突缝　側頭骨鱗部乳頭縫合　そくとうこつりんぶにゅうとうほうごう

颞面　側頭面　そくとうめん

颞前　側頭前　そくとうぜん

颞前板障静脉　前側頭板間静脈　ぜんそくとうばんかんじょうみゃく

颞前动脉　前側頭動脈　ぜんそくとうどうみゃく

颞前支　前側頭枝　ぜんそくとうし

颞浅动脉　淺側頭動脈　せんそくとうどうみゃく

颞浅动脉插管术　淺側頭動脈カニューレ挿入法　せんそくとうどうみゃくKanuleそうにゅうほう

颞浅静脉　淺側頭静脈　せんそくとうじょうみゃく

颞浅支　淺側頭枝　せんそくとうし

颞桥束　側頭橋路　そくとうきょうろ

颞桥纤维　側頭橋繊維　そくとうきょうせんい

颞区　側頭部　そくとうぶ

颞颧缝　側頭頬骨縫合　そくとうきょうこつほうごう

颞颥　こめかみ

颞上沟　上側頭溝　じょうそくとうこう

颞上回　上側頭回　じょうそくとうかい

颞深动脉　深側頭動脈　しんそくとうどうみゃく

颞深静脉　深側頭静脈　しんそくとうじょうみゃく

颞深神经　深側頭神経　しんそくとうしんけい

颞突　側頭突起　そくとうとっき

颞窝　側頭窩　そくとうか

颞下四综合征　下側頭窩症候群　かそくとうかしょうこうぐん

颞下沟　下側頭溝　かそくとうこう

颞下颌半月板切除术　側頭下顎骨半月〔板〕切除術　そくとうかがくこつはんげつ〔ばん〕せつじょじゅつ

颞下颌关节　側頭下顎関節　そくとうかがくかんせつ

颞下颌关节半脱位　側頭下顎関節不全脱臼　そくとうかがくかんせつふぜんだっきゅう

颞下颌关节侧位片　側頭下顎関節側方Ｘ線像　そくとうかがくかんせつそくほうＸせんぞう

颞下颌关节侧位体层摄影　側頭下顎関節側方断層Ｘ線撮影　そくとうかがくかんせつそくほうだんそうＸせんさつえい

颞下颌关节侧位投照术　側頭下顎関節側方投影法　そくとうかがくかんせつそくほうとうえいほう

颞下颌关节成形术　側頭下顎関節形成術　そくとうかがくかんせつけいせいじゅつ

颞下颌关节复发性前脱位　側頭下顎関節再発性前脱臼　そくとうかがくかんせつさいはつせいぜんだっきゅう

颞下颌关节功能紊乱　側頭下顎関節機能不全（障害）　そくとうかがくかんせつきのうふぜん（しょうがい）

颞下颌关节急性前脱位　側頭下顎関節急性前脱臼　そくとうかがくかんせつきゅうせいぜんだっきゅう

颞下颌关节结构紊乱　側頭下顎関節構造障害　そくとうかがくかんせつこうぞうしょうがい

颞下颌关节静脉　側頭下顎関節静脈　そくとうかがくかんせつじょうみゃく

颞下颌关节盘切除术　側頭下顎関節円板切除術　そくとうかがくかんせつえんばんせつじょじゅつ

颞下颌关节盘移位　側頭下顎関節円板転位　そくとうかがくかんせつえんばんてんい

颞下颌关节器质性破坏　側頭下顎関節器質性破壊　そくとうかがくかんせつきしつせいはかい

颞下颌关节强直　側頭下顎関節強直　そくとうかがくかんせつきょうちょく

颞下颌关节投照术　側頭下顎関節投影法　そくとうかがくかんせつとうえいほう

颞下颌关节脱位　側頭下顎関節脱臼　そくとうかがくかんせつだっきゅう

颞下颌关节脱位复位术　側頭下顎関節脱臼整復術　そくとうかがくかんせつだっきゅうせいふくじゅつ

颞下颌关节紊乱　側頭下顎関節障害　そくとうかがくかんせつしょうがい

颞下颌关节习惯性脱位　側頭下顎関節習慣性脱臼　そくとうかがくかんせつしゅうかんせいだっきゅう

颞下颌关节炎　側頭下顎関節炎　そくとうかがくかんせつえん

颞下颌关节造影术　側頭下顎関節造影術　そくとうかがくかんせつぞうえいじゅつ

颞下颌关节综合征　側頭下顎関節症候群　そくとうかがくかんせつしょうこうぐん

颞下颌韧带　側頭下顎靭帯　そくとうかがくじんたい

颞下回　下側頭回　かそくとうかい

颞下嵴　側頭下稜　そくとうかりょう

颞下减压术　側頭下減圧術　そくとうかげんあつじゅつ

颞下间隙蜂窝织炎　側頭下隙蜂巣〔織〕炎　そくとうかげきほうそう〔しき〕えん

颞下间隙感染　側頭下隙感染　そくとうかげきかんせん

颞下面　側頭下面　そくとうかめん

颞下窝　側頭下窩　そくとうかか

颞线　側頭線　そくとうせん

颞小脑束　側頭小脳路　そくとうしょうのうろ

颞叶　側頭葉　そくとうよう

颞叶海马回　側頭葉海馬回　そくとうようかいばかい

颞〔叶脑〕桥束　側頭橋路　そくとうきょうろ

颞叶脓肿　側頭葉膿瘍　そくとうようのうよう

颞叶疝　側頭葉ヘルニア　そくとうようhernia

颞叶损害　側頭葉損傷　そくとうようそんしょう

颞叶〔性〕癫痫　側頭葉〔性〕てんかん　そくとうよう〔せい〕てんかん

颞叶中部　側頭葉中部　そくとうようちゅうぶ

颞支　側頭枝　そくとうし

颞中动脉　中側頭動脈　ちゅうそくとうどうみゃく

颞中动脉沟　中側頭動脈溝　ちゅうそくとうどうみゃくこう

颞中沟　中側頭溝　ちゅうそくとうこう

颞中回　中側頭回　ちゅうそくとうかい

颞中静脉　中側頭静脈　ちゅうそくとうじょうみゃく

NING　柠凝

níng　柠凝

柠康酸　シトラコン酸　citraconさん

柠美内酯　リメチン　limettin

柠檬　レモン　lemon

柠檬草油　レモングラス油　lemongrassあぶら

柠檬苷　シトロニン　citronin

柠檬黄　レモン エロー　lemon yellow

柠檬苦素　リモニン　limonin

柠檬皮　レモン果皮　lemonかひ

柠檬醛　シトラール　citral

柠檬色葡萄球菌　クエン色ブドウ状球菌　クエンしょくブドウじょうきゅうきん

柠檬水〔剂〕　レモン水,リモナーデ剤　lemonすい,lemonadeざい

柠檬素　シトロネチン　citronetin

柠檬酸　クエン酸　クエンさん

柠檬酸铵　クエン酸アンモニウム　クエンさんammonium

柠檬酸二氢钠　クエン酸二水素ナトリウム クエンさんにすいそnatrium

柠檬酸钙　クエン酸カルシウム　クエンさんcalcium

柠檬酸合成酶　シトラート シンターゼ　citrate synthase

柠檬酸钾　クエン酸カリウム　クエンさんkalium

柠檬酸裂解酶　クエン酸分割酵素　クエンさんぶんかつこうそ

柠檬酸镁　クエン酸マグネシウム　クエンさんmagnesium

柠檬酸钠　クエン酸ナトリウム　クエンさんnatrium

柠檬酸铁铵　クエン酸鉄アンモニウム　クエンさんてつammonium

柠檬酸细菌属　シトロバクター菌属　Citrobacterきんぞく

柠檬酸循环　クエン酸サイクル　クエンさんcycle

柠檬酸盐　クエン酸塩　クエンさんえん

柠檬酸盐洛克氏溶液　ロック クエン酸塩液　Lockeクエンさんえんえき

柠檬酸银　クエン酸銀　クエンさんぎん

柠檬烯　リモネン　limonene

柠檬醋　レモン精　lemonせい

柠檬盐　レモン塩　lemonえん

柠檬油精（素）　シトロプテン,リメチン　citropten,limettin

柠檬汁　レモン ジュース　lemon juice

凝固　凝固　ぎょうこ

凝固白蛋白　凝固アルブミン　ぎょうこalbumin

凝固蛋白质　凝固蛋白質　ぎょうこたんぱくしつ

凝固点　凝固点　ぎょうこてん

凝固点降低(下降)　凝固点降下　ぎょうこてんこうか

凝固点降低常数　凝固点降下定数　ぎょうこてんこうかていすう

凝固反应　凝固反応　ぎょうこはんのう

凝固化〔作用〕　凝固化〔作用〕　ぎょうこか〔さよう〕

凝固剂　凝固剤　ぎょうこざい

凝固酪蛋白　チレイン　tyrein

凝固酶　凝固酵素,コアグラーゼ　ぎょうここうそ,coagulase

凝固酶反应因子　凝固酵素反応因子　ぎょうここうそはんのういんし

凝固酶试验　コアグラーゼ試験　coagulaseしけん

凝固汽油烧伤　ナパーム火傷　napalmかしょう

凝固素　コアグリン　coagulin

凝固温度　凝固温度　ぎょうこおんど

凝固性　凝固性　ぎょうこせい

凝固性过低　凝固〔性〕低下　ぎょうこ〔せい〕ていか

凝固性过高　凝固〔性〕亢進　ぎょうこ〔せい〕こうしん

凝固〔性〕坏死　凝固壊死　ぎょうこえし

凝固芽胞杆菌　凝乳杆菌　ぎょうにゅうかんきん

凝固因子　凝固因子　ぎょうこいんし

凝固因子缺乏　凝固因子欠乏症　ぎょうこいんしけつぼう

凝固障碍　凝固障害　ぎょうこしょうがい

凝集反应　凝集反応　ぎょうしゅうはんのう

O-凝集反应检查镜　O-凝集観察器　O-ぎょうしゅうかんさつき

凝集反应镜　凝集観察器　ぎょうしゅうかんさつき

凝集反应镜检查　凝集観察器検査　ぎょうしゅうかんさつきけんさ

凝集反应器　凝集反応器　ぎょうしゅうはんのうき

凝集反应试管　凝集反応試験管　ぎょうしゅうはんのうしけんかん

凝集价　凝集価　ぎょうしゅうか

H凝集价　H-凝集価　H-ぎょうしゅうか

O凝集价　O-凝集価　O-ぎょうしゅうか

凝集价测定　凝集価測定　ぎょうしゅうかそくてい

凝集检查镜　グルトスコープ,凝集観察器　glutoscope,ぎょうしゅうかんさつき

凝集抗体　凝集抗体　ぎょうしゅうこうたい

凝集酶活性　コアグラーゼ活性　coagulaseかっせい

凝集溶解试验　凝集溶解試験　ぎょうしゅうようかいしけん

凝集试验　凝集試験　ぎょうしゅうしけん

肥达氏凝集试验　ウイダル凝集試験　widalぎょうしゅうしけん

凝集素　凝集素,アグルチニン　ぎょうしゅうそ,agglutinin

H凝集素　H-凝集素　H-ぎょうしゅうそ

O凝集素　O-凝集素　O-ぎょうしゅうそ

凝集素吸附　凝集素吸着　ぎょうしゅうそきゅうちゃく

凝集素吸收　凝集素吸収　ぎょうしゅうそきゅうしゅう

凝集素吸收试验　凝集素吸収試験　ぎょうしゅうそきゅうしゅうしけん

凝集物　凝集物,凝集因子　ぎょうしゅうぶつ,ぎょうしゅう

いんし

凝集現象　凝集現象　ぎょうしゅうげんしょう

凝集抑制反応　凝集阻止反応　ぎょうしゅうそしはんのう

凝集因子　凝集因子　ぎょうしゅういんし

凝集原　凝集原　ぎょうしゅうげん

凝集〔作用〕　凝集〔作用〕　ぎょうしゅう〔さよう〕

凝胶　ゲル　gel

凝胶层析　ゲルクロマトグラフィ　gel chromatography

凝胶电泳法　ゲル電気泳動法　gel でんきえいどうほう

凝胶过滤层析法　ゲル濾過クロマトグラフィ　gelろか chromatography

凝胶过滤〔法〕　ゲル濾過〔法〕　gelろか〔ほう〕

凝胶化　ゲル化　gelか

凝胶剂　ゲル剤　gelざい

凝胶扩散　ゲル拡散　gelかくさん

凝胶扩散层析法　ゲル拡散クロマトグラフィ　gelかくさん chromatography

凝胶扩散沉淀试验　ゲル拡散沈殿試験　gelかくさんちんでんしけん

凝胶扩散法　ゲル拡散法　gelかくさんほう

凝胶冷冻切片器　ゲル凍結スライサ　gelとうけつslicer

凝胶溶〔解〕时〔间〕计　ゲロメーター　gelometer

凝胶色谱法　ゲルクロマトグラフィ　gel chromatography

凝胶渗透层析(色谱)法　ゲル滲透クロマトグラフィ　gelしんとうchromatography

凝胶生成　ゲル形成　gelけいせい

凝胶试验　ゲル試験　gelしけん

凝胶态　ゲル状態　gelじょうたい

凝胶圆盘电泳　ゲル円板電気泳動〔法〕　gelえんばんでんきえいどう〔ほう〕

凝胶状胞质　プラスマゲル　plasmagel

凝结剂　凝固剤　ぎょうこざい

凝结力　凝固力　ぎょうこりょく

凝结酶　コアグラーゼ,凝血促進酵素　coagulase,ぎょうけつそくしんこうそ

凝结体(物)　凝塊　ぎょうかい

凝结〔作用〕　凝結〔作用〕　ぎょうけつ〔さよう〕

凝晶质　仮晶　かしょう

凝聚　コアセルベーション　coacervation

凝聚层　コアセルベート　coacervate

凝聚过程　凝集過程　ぎょうしゅうかてい

凝聚作用　凝集作用　ぎょうしゅうさよう

凝块　凝塊　ぎょうかい

凝切术　凝固切開術　ぎょうこせっかいじゅつ

凝溶蛋白　ベンス・ジョーンス蛋白〔体〕　Bence-Jonesたんぱく〔たい〕

凝溶试验　凝集溶解試験　ぎょうしゅうようかいしけん

凝乳　凝乳　ぎょうにゅう

凝乳酶　凝乳酵素,レンニン,キモシン　ぎょうにゅうこうそ,rennin,chymosin

凝乳酶酪蛋白　レンネットカゼイン　rennet casein

凝乳酶原　キモシノーゲン　chymosinogen

凝乳作用　凝乳作用　ぎょうにゅうさよう

凝视　凝視,注視　ぎょうし,ちゅうし

凝视麻痹　注視麻痺　ちゅうしまひ

凝视性眼(球)震(颤)　注視性眼振　ちゅうしせいがんしん

凝视症　凝視症　ぎょうししょう

凝缩　凝縮　ぎょうしゅく

凝缩性　凝縮性　ぎょうしゅくせい

凝絮反应　綿状反応　めんじょうはんのう

凝絮物　綿状沈降物　めんじょうちんこうぶつ

凝血因子　凝固因子　ぎょうこいんし

〔凝血〕第八因子　〔血液凝固〕第Ⅷ因子　〔けつえきぎょうこ〕だいはちいんし

〔凝血〕第二因子　〔血液凝固〕第Ⅱ因子　〔けつえきぎょうこ〕だいにいんし

〔凝血〕第九因子　〔血液凝固〕第Ⅸ因子　〔けつえきぎょうこ〕だいきゅういんし

〔凝血〕第七因子　〔血液凝固〕第Ⅶ因子　〔けつえきぎょうこ〕だいしちいんし

〔凝血〕第三因子　〔血液凝固〕第Ⅲ因子　〔けつえきぎょうこ〕だいさんいんし

〔凝血〕第十因子　〔血液凝固〕第Ⅹ因子　〔けつえきぎょうこ〕だいじゅういんし

〔凝血〕第十二因子　〔血液凝固〕第Ⅻ因子　〔けつえきぎょうこ〕だいじゅうにいんし

〔凝血〕第十三因子　〔血液凝固〕第ⅩⅢ因子　〔けつえきぎょうこ〕だいじゅうさんいんし

〔凝血〕第十一因子　〔血液凝固〕第Ⅺ因子　〔けつえきぎょうこ〕だいじゅういちいんし

〔凝血〕第四因子　〔血液凝固〕第Ⅳ因子　〔けつえきぎょうこ〕だいよんいんし

〔凝血〕第五因子　〔血液凝固〕第Ⅴ因子　〔けつえきぎょうこ〕だいごいんし

〔凝血〕第一因子　〔血液凝固〕第Ⅰ因子　〔けつえきぎょうこ〕だいいちいんし

凝血毒素　凝血毒素　ぎょうけつどくそ

凝血法　凝血法　ぎょうけつほう

凝血功能异常(障碍)　凝血機能障害　ぎょうけつきのうしょうがい

凝血活酶　トロンボプラスチン,トロンボキナーゼ　thromboplastin,thrombokinase

凝血活酶成分　トロンボプラスチン成分　thromboplastinせいぶん

凝血活酶纠正试验　トロンボキナーゼ補正試験　thrombokinaseほせいしけん

凝血活酶前体(质)　トロンボプラスチン前駆因子　thromboplastinぜんくいんし

凝血活酶生成　トロンボプラスチン発生　thromboplastinはっせい

凝血活酶生成纠正试验　トロンボプラスチン生成補正試験　thromboplastinせいせいほせいしけん

凝血活酶生成试验　トロンボプラスチン生成試験　thromboplastinせいせいしけん

凝血活酶形成期　トロンボプラスチン形成期　thromboplastinけいせいき

凝血活酶抑制物　トロンボプラスチン抑制物質(因子)　thromboplastinよくせいぶっしつ(いんし)

凝血活素(激酶)　トロンボキナーゼ,トロンボプラスチン　thrombkinase,thromboplastin

凝血活素(激酶)缺乏症　トロンボプラスチン欠乏症　thromboplastinけつぼうしょう

凝血活素(激酶)生成试验　トロンボプラスチン生成試験　thromboplastinせいせいしけん

凝血活素(激酶)原　トロンボプラスチノゲン　thromboplastinogen

凝血机理　凝血機序,血液凝固機序　ぎょうけつきじょ,けつえきぎょうこきじょ

凝血激酶原酶　トロンボプラスチノゲナーゼ thromboplastinogenase

凝血剂(药)　凝血薬,〔血液〕凝固薬　ぎょうけつやく,〔けつえき〕ぎょうこやく

凝血块　〔凝〕血塊　〔ぎょう〕けっかい

凝血酶　トロンバーゼ,トロンビン thrombase,thrombin

凝血酶灭活　トロンビン不活性化 thrombinふかっせいか

凝血酶时间　トロンビン時間 thrombinじかん

凝血酶时间测定　トロンビン時間測定 thrombinじかんそくてい

凝血酶消耗试验　トロンビン消費試験 thrombinしょうひしけん

凝血酶形成　トロンビン形成 thrombinけいせい

凝血酶形成阶段　トロンビン形成期 thrombinけいせいき

凝血酶抑制因子　トロンビン抑制因子 thrombinよくせいいんし

凝血酶原　トロンボ〔一〕ゲン,プロトロンビン thrombogen,prothrombin

凝血酶原复合物　プロトロンビン複合体 prothrombinふくごうたい

凝血酶原活性　プロトロンビン活性 prothrombinかっせい

凝血酶原激活物　プロトロンビン賦活体 prothrombinふかつたい

凝血酶原缺乏〔症〕　プロトロンビン欠乏〔症〕 prothrombinけつぼう〔しょう〕

凝血酶原时间　プロトロンビン時間 prothrombinじかん

凝血酶原时间测定　プロトロンビン時間測定 prothrombinじかんそくてい

凝血酶原时间纠正试验　プロトロンビン時間補正試験 prothrombinじかんほせいしけん

凝血酶原水平　プロトロンビン値 prothrombinち

凝血酶原消耗试验　プロトロンビン消費試験 prothrombinしょうひしけん

凝血酶原指数　プロトロンビン指数 prothrombinしすう

凝血酶原致活因子　プロトロンビン賦活因子 prothrombinふかついんし

凝血酶原转化试验　プロトロンビン転化試験 prothrombinてんかしけん

凝血〔酶〕致活酶　トロンボプラスチン,トロンボキナーゼ thromboplastin,thrombokinase

凝血〔酶〕致活酶原　トロンボプラスチノゲン thromboplastinogen

凝血〔酶〕致活酶原酶　トロンボプラスチノゲナーゼ thromboplastinogenase

凝血时间　凝血時間,血液凝固時間　ぎょうけつじかん,けつえきぎょうこじかん

凝血时间测定　凝血時間測定　ぎょうけつじかんそくてい

凝血时间图〔表〕　凝血時間測定図〔表〕　ぎょうけつじかんそくていず〔ひょう〕

凝血试验　凝血試験　ぎょうけつしけん

凝血丝　凝血繊維　ぎょうけつせんい

凝血酸　トラネキサム酸 tranexamさん

凝血弹性描记器　血栓弾性描写器　けっせんだんせいびょうしゃき

凝血维生素　抗出血性ビタミン,ビタミンK　こうしゅっけつせいvitamin,vitaminK

凝血系统　血液凝固系　けつえきぎょうこけい

凝血系统活化　血液凝固系活性化　けつえきぎょうこけいかっせいか

凝血性疾病　血液凝固性疾病　けつえきぎょうこせいしっぺい

凝血性血栓形成　血液凝固性血栓症　けつえきぎょうこせいけっせんしょう

凝血血栓　血液凝固血栓　けつえきぎょうこけっせん

凝血药　凝血薬　ぎょうけつやく

凝血因子(素)　凝固因子　ぎょうこいんし

凝血因子缺乏　凝固因子欠乏　ぎょうこいんしけっぽう

凝血因子消耗　凝固因子消耗　ぎょうこいんししょうもう

凝血原理　〔血液〕凝固原理　〔けつえき〕ぎょうこげんり

凝血障碍　血液凝固障害　けつえきぎょうこしょうがい

凝血指数　血液凝固指数　けつえきぎょうこしすう

凝血质　トロンボプラスチン thromboplastin

凝血质注射液　トロンボプラスチン注射液 thromboplastinちゅうしゃえき

NIU　牛扭纽钮

niú　牛

牛棒〔状〕杆菌　牛コリネバクテリウム　ウシcorynebacterium

牛蒡酚　アルクチゲニン arctigenin

牛蒡属　牛蒡属　ゴボウぞく

牛蒡〔子〕甙　アルクチイン arctiin

牛蒡〔子〕甙元　アルクチゲニン arctigenin

牛扁次碱　リコクトニン lycoctonine

牛扁碱　リカコニチン lycaconitine

牛丙种球蛋白　牛-γ-グロブリン　ウシ-γ-globulin

牛布氏杆菌　牛ブルセラ　ウシBrucella

牛草杆菌　チモテ菌 Timothyきん

牛胆病　牛胆汁病　ウシたんじゅうびょう

牛胆酸钠　牛胆汁酸ソーダ　ウシたんじゅうちんsoda

牛胆汁　牛胆汁　ウシたんじゅう

牛胆汁浸膏　牛胆汁エキス　ウシたんじゅうextract

牛痘　牛痘,ワクシニア　きゅうとう,vaccinia

牛痘病毒　種痘ウイルス　しゅとうvirus

牛痘病毒抗原　NP抗原　NPこうげん

牛痘接种法　種痘法　しゅとうほう

牛痘免疫球蛋白　ワクシニア免疫グロブリン vacciniaめんえきgloburin

牛痘苗　種痘ワクチン　しゅとうvaccine

牛痘苗素　ワクシニン vaccinin

牛痘苗性角膜炎　ワクチン角膜炎 vaccininかくまくえん

牛痘小体　痘瘡封入体,グアルニエリ小体　とうそうふうにゅうたい,Guarnieriしょうたい

牛痘性湿疹　種痘〔性〕湿疹　しゅとう〔せい〕しっしん

牛痘样水疱病　種痘様水疱症　しゅとうようすいほうしょう

牛痘疹　種痘疹　しゅとうしん

牛顿定律　ニュートン法則 Newtonほうそく

牛顿粘性定律　ニュートン粘性法則 Newtonねんせいほうそく

牛顿液体　ニュートン液体 Newtonえきたい

牛耳枫碱丙　ダフニカミン daphnicamine

牛耳枫碱甲　ダフニカリン daphnicaline

牛耳枫碱乙　ダフニカジン daphnicadine

牛放线菌　牛放線菌　ウシほうせんきん
牛肝菌　アワタケ
牛肝菌属　アワタケ属　アワタケぞく
牛红细胞溶血素试验　牛赤血球溶血素試験　ウシせっけっきゅうようけつそしけん
牛磺胆酸　タウロコール酸　taurocholさん
牛磺胆酸钠　タウワコール酸ナトリウム　taurocholさんnatrium
牛磺胆酸钠片　タウロコール酸ナトリウム錠　taurocholさんnatriumじょう
牛磺胆酸排出过多　タウロコール酸過剰〔症〕　taurocholさんかじょう〔しょう〕
牛磺胆酸生成　タウロコール酸合成　taurocholさんごうせい
牛磺胆酸血症　タウロコール酸血症　taurocholさんけっしょう
牛磺胆酸盐　タウロコール酸塩　taurocholさんえん
牛磺脲酸　タウロカルバミン酸　taurocarbaminさん
牛磺石胆酸　タウロリトコール酸　taurolithocholさん
牛磺酸　タウリン　taurine
牛磺酸结合型胆汁酸　タウリン抱合胆汁酸　taurineほうごうたんじゅうさん
牛磺酰酸　タウリール酸　taurylさん
牛角瓜甙　カロトロピン　calotropin
牛角瓜甙元　カロトロパゲニン　calotropagenin
牛角花　ミヤコグサ　ミヤコグサ
牛角花黄素　ロトフラビン　lotoflavine
牛角花糖苷(甙)　ロッシン　lotusin
牛角型胃　牛角形胃　ぎゅうかくけいい
牛结核　牛結核　ウシけっかく
牛结核菌苗　ボボワクチン　bovovaccine
牛结核菌苗接种　牛結核ワクチン接種　ウシけっかくvaccineせっしゅ
牛结核菌素　牛結核ツベルクリン，スペングレル　ツベルクリン　ウシけっかくtuberculin,spengler tuberculin
牛疥螨　牛疥癬虫　ウシかいせんちゅう
牛津单位　オクスフォード単位　Oxfordたんい
牛筋草　オヒシバ，チカラグサ
牛流产沙门氏菌　牛流産菌　ウシりゅうざんきん
牛曼氏病　ノイマン病　Neumannびょう
牛虻　牛蝱　ウシアブ
牛奶变应性　ミルク アレルギー　milk Allergie
牛奶传染　牛乳媒介伝染　ぎゅうにゅうばいかいでんせん
牛奶美蓝还原试验　ミルク メチレン ブルー還原試験　milk methylene blueかんげんしけん
牛奶免疫性　ミルク 免疫性　milkめんえきせい
牛奶培养基　ミルク培地　milkばいち
牛凝血酶　牛トロンビン　ウシthrombin
牛皮下蝇　〔牛〕皮膚バエ　〔ウシ〕ひふバエ
牛皮癣　乾癬，鱗屑癬　かんせん，りんせつせん
牛皮癣关节炎　乾癬性関節炎　かんせんせいかんせつえん
牛皮癣红皮病　乾癬性紅皮症　かんせんせいこうひしょう
牛皮癣患者　乾癬患者　かんせんかんじゃ
牛皮癣样　乾癬様(状)　かんせんよう(じょう)
牛皮癣样结节性皮炎　結節性乾癬様皮膚炎　けっせつせいかんせんようひふえん
牛皮癣样狼疮　乾癬様狼瘡　かんせんようろうそう
牛皮癣医院　乾癬専門病院　かんせんせんもんびょういん

牛蜱　ウシダニ
牛蜱属　ウシダニ属　ウシダニぞく
牛肉胨　ビーフ ペプトン　beef peptone
牛肉浸膏　ビーフ エキス　beef extract
牛肉精　ソマトーゼ　somatose
牛肉汤　牛肉汁　ぎゅうにくじる
牛〔肉〕绦虫〔病〕　無鉤条虫〔症〕　むこうじょうちゅう〔しょう〕
牛肉〔样〕舌　牛肉〔様〕舌　ぎゅうにく〔よう〕ぜつ
牛乳巴氏消毒法　牛乳低温殺菌法　ぎゅうにゅうていおんさっきんほう
牛乳场　搾乳場　さくにゅうじょう
牛乳疗法　牛乳療法　ぎゅうにゅうりょうほう
牛乳头状瘤病毒　ウシの乳頭腫ウイルス　ウシのにゅうとうしゅvirus
牛乳性贫血　牛乳性貧血　ぎゅうにゅうせいひんけつ
牛蛙　牛蛙　ウシガエル
牛瘟(疫)　牛疫　ぎゅうえき
牛瘟病毒　牛疫ウイルス　ぎゅうえきvirus
牛膝甾酮　イノコステロン　inokosterone
牛心包瓣　牛心膜弁　ウシのしんまくべん
牛心包膜　牛心膜　ぎゅうしんまく
牛心抗原　牛心〔臓〕抗原　ぎゅうしん〔ぞう〕こうげん
牛心症　牛心症　ぎゅうしんしょう
牛型放线菌　牛型放線菌　ウシがたほうせんきん
牛〔型〕结核〔分支〕杆菌　牛型結核菌　ウシがたけっかくきん
牛型结核菌　牛型結核菌　ウシがたけっかくきん
牛血清白蛋白　牛血清アルブミン　ウシけっせいalbumin
牛血吸虫　牛住血吸虫　ウシじゅうけつきゅうちゅう
牛羊脂　獣脂　じゅうし
牛胰蛋白酶　牛トリプシン　ウシtrypsin
牛胰核糖核酸酶　牛膵臓リボヌクレアーゼ　ウシすいぞうribonuclease
牛胰糜蛋白酶　牛キモトリプシン　ウシchymotrypsin
牛脂　牛脂　ぎゅうし

niǔ　扭纽钮

扭秤　ねじりばかり
扭发　捻転毛　ねんてんもう
扭伤　捻挫，くじき　ねんざ
扭伤骨折　剥離骨折　はくりこっせつ
扭体露脏畸胎　回旋奇形体　かいせんきけいたい
扭头畸胎　捻転頭体　ねんてんとうたい
扭头畸形　捻転頭奇形　ねんてんとうきけい
扭转　捻転　ねんてん
扭转复位术　捻転整復法　ねんてんせいふくほう
扭转骨折　捻転骨折　ねんていこっせつ
扭转殆　旋軸咬合　せんじくこうごう
扭转痉挛　捻転痙攣　ねんてんけいれん
扭转钳　捻転鉗子　ねんてんかんし
扭转天平　トーション バランス，捩秤　torsion balance,ねじりばかり
扭转位　歯軸捻転　しじくねんてん
扭转性神经机能病　捻転神経症　ねんてんしんけいしょう
扭转性室性心动过速　捻転心室〔性〕頻拍　ねんてんしんしつ〔せい〕ひんぱく
扭转性斜颈　痙性斜頚　けいせいしゃけい
扭转张力障碍　捻転ジストニー　ねんてんdystonia

纽白卡因　ジブカイン　dibucaine
纽结　捩れ, 屈曲　ねじれ, くっきょく
纽结征　屈曲徴候　くっきょくちょうこう
纽伦伯格氏三滴法　ニュールンベルゲル三滴法　Nurnbergerさんてきほう
纽形动物〔门〕　紐虫動物〔門〕　ちゅうちゅうどうぶつ〔もん〕
钮孔　ボタン穴　buttonあな
钮扣形缝术　ボタン縫合術　buttonほうごうじゅつ
钮扣状菌落　ボタン コロニー, ボタン集落　button colony, buttonしゅうらく
钮式引流法　ボタン ドレナージ　button drainage
钮状坏血病　ボタン状壊血病　buttonじょうかいけつびょう

NONG　农浓脓

nóng　农浓脓

农-阿二氏反应　ノンネ・アペルト反応　Nonne-Apeltはんのう
农-阿二氏球蛋白反应　ノンネ・アペルト グロブリン反応　Nonne-Apelt globurinはんのう
农村病　農村疾病　のうそんしっぺい
农村环境卫生　農村環境衛生　のうそんかんきょうえいせい
农村卫生　農村衛生　のうそんえいせい
农村诊所　農村診療所　のうそんしんりょうしょ
农吉利碱　モノクロタリン　monocrotaline
农民肺　農夫肺　のうふはい
农〔内〕-阿〔贝尔德〕二氏试验　ノンネ・アペルト試験　Nonne-Apeltしけん
农内氏试验　ノンネ試験　Nonneしけん
农内氏四反应　ノンネ四反応　Nonneしはんのう
农内氏〔小脑发育不全〕综合征　ノンネ〔小脳発育不全〕症候群　Nonne〔しょうのうはついくふぜん〕しょうこうぐん
农药　農薬　のうやく
农药残毒　農薬残毒　のうやくざんどく
农药残留　農薬残留　のうやくざんりゅう
农药残效　農薬残留効果　のうやくざんりゅうこうか
农药厂废水　農薬工場廃水　のうやくこうじょうはいすい
农药毒理学　農薬毒物学　のうやくどくぶつがく
农药污染　農薬汚染　のうやくおせん
农药中毒　農薬中毒　のうやくちゅうどく
农业毒物　農業毒物　のうぎょうどくぶつ
农业废水　農業廃水　のうぎょうはいすい
农业化学　農業化学　のうぎゅうかがく
农业生物学　農業生物学　のうぎょうせいぶつがく
农业损伤　農業損傷　のうぎょうそんしょう
农业微生物学　農業微生物学　のうぎょうびせいぶつがく
农业污染　農業汚染　のうぎょうおせん
农业细菌学　農業細菌学　のうぎょうさいきんがく
农艺化学　農芸化学　のうげいかがく
浓氨溶液　濃アンモニア溶液　のうammoniaようえき
浓氨水　濃アンモニア水　のうammoniaすい
浓差电池　濃淡電池　のうたんでんち
浓差极化　濃淡分極　のうたんぶんきょく
浓差极化电势　濃淡分極電位　のうたんぶんきょくでんい
浓碘酊　濃ヨウドチンキ　のうJod Tinktur
浓碘溶液　濃ヨウド液, ルゴール液　のうJodえき, Lugolえき

浓度比〔率〕　濃度比　のうどひ
浓度比色计　濃度比色計　のうどひしょくけい
浓度差　濃度差　のうどさ
浓度常数　濃度定数　のうどていすう
浓度平衡常数　濃度平衡定数　のうどへいこうていすう
浓度梯度　濃度勾配　のうどこうばい
浓度消偏振　濃度偏光解消　のうどへんこうかいしょう
浓厚化　濃縮　のうしゅく
浓集（聚）〔法〕　濃集〔法〕, 濃縮集卵〔法〕　のうしゅう〔ほう〕, のうしゅくしゅうらん〔ほう〕
浓枸橼酸铵溶液　濃クエン酸アンモニウム液　のうクエンさんammoniumえき
浓硫酸　濃硫酸　のうりゅうさん
浓配法　濃調製法　のうちょうせいほう
浓氢氧化铵溶液　濃水酸化アンモニア溶液　のうすいさんかammoniaようえき
浓溶液　濃溶液　のうようえき
浓色效应　高色素性効果　こうしきそせいこうか
浓水剂　濃水剤　のうすいざい
浓缩　濃縮　のうしゅく
浓缩比率　濃縮比　のうしゅくひ
浓缩胆汁　濃縮胆汁　のうしゅくたんじゅう
浓缩法　濃縮法　のうしゅくほう
浓缩功能　濃縮機能　のうしゅくきのう
浓缩抗毒素　濃縮抗毒素　のうしゅくこうどくそ
浓缩能力　濃縮能力　のうしゅくのうりょく
浓缩能力不全　濃縮能力不全　のうしゅくのうりょくふぜん
浓缩器　凝縮器　ぎょうしゅくき
浓缩染色体　凝縮染色体　ぎょうしゅくせんしょくたい
浓缩食品　濃縮食品　のうしゅくしょくひん
浓缩试验　濃縮試験　のうしゅくしけん
浓缩体积　濃縮容積　のうしゅくようせき
浓缩涂片　濃縮スミア　のうしゅくsmear
浓缩物　濃縮物　のうしゅくぶつ
浓缩稀释试验　濃縮希釈試験　のうしゅくきしゃくしけん
浓缩血小板悬液　濃縮血小板懸濁液　のうしゅくけっしょうばんけんだくえき
浓缩血〔症〕　濃縮血〔症〕, 脱水血　のうしゅくけつ〔しょう〕, だっすいけつ
浓缩铀　濃縮ウラン　のうしゅくuranium
浓缩作用　濃縮作用　のうしゅくさよう
浓维生素A、D溶液　濃ビタミンA、D溶液　のうvitaminA、Dようえき
浓盐酸萘唑啉溶液　濃塩酸ナファゾリン溶液　のうえんさんnaphazolineようえき
浓鱼肝油　濃魚肝油　のうぎょかんゆ
脓　膿　うみ
脓胞素　ピオシン　pyosin
脓疮　膿瘡　のうそう
脓蛋白　ピイン　pyin
脓毒败血病（症）　膿性敗血症　のうせいはいけつしょう
脓毒病（症）　敗血症　はいけつしょう
脓毒栓子　膿血症性栓子　のうけつしょうせいせんし
脓毒素血〔症〕　化膿性毒血症　かのうせいどくけつしょう
脓毒性肺栓塞（症）　敗血症性肺動脈塞栓〔症〕　はいけつせいはいどうみゃくそくせん〔しょう〕
脓毒性肺炎　敗血性肺炎　はいけつせいはいえん

脓毒性感染　敗血性感染　はいけつせいかんせん
脓毒性梗死　敗血性梗塞　はいけつせいこうそく
脓毒性关节炎　敗血性関節炎　はいけつせいかんせつえん
脓毒性虹膜睫状体炎　敗血性虹彩毛様体炎　はいけつせいこうさいもうようたいえん
脓毒性静脉炎　敗血症性静脈炎　はいけつ〔しょう〕せいじょうみゃくえん
脓毒性类酶　セプチコチモイド　septicozymoid
脓毒性流产　敗血〔性〕流産　はいけつ〔せい〕りゅうざん
脓毒性贫血　敗血症性貧血　はいけつしょうせいひんけつ
脓毒性热　敗血症　はいけつしょう
脓毒性视网膜炎　敗血症網膜炎　はいけつしょうもうまくえん
　儒氏脓毒性视网膜炎　ロート敗血症網膜炎　Rothはいけつしょうもうまくえん
脓毒性栓塞　膿血〔症〕性塞栓〔症〕　のうけつ〔しょう〕せいそくせん〔しょう〕
脓毒性休克　敗血症性ショック　はいけつしょうせいshock
脓毒性子宫炎　敗血症性子宮炎　はいけつしょうせいしきゅうえん
脓毒疹　膿毒疹　のうどくしん
脓毒中毒　腐敗血症　ふはいけつしょう
脓管　膿卵管症　のうらんかんしょう
脓浆(清)　膿清　のうせい
脓菌血症　膿菌血症　のうきんけつしょう
脓扩散　膿転移,膿移行　のうてんい,のういこう
脓泪溢　膿様流涙　のうようりゅうるい
脓漏眼　膿漏眼　のうろうがん
脓膜　膿原(瘍)膜　のうげん(よう)まく
脓囊肿　膿嚢胞　のうのうほう
脓尿　膿尿　のうにょう
脓疱〔病〕　膿疱〔症〕　のうほう〔しょう〕
脓疱疹　膿痂疹　のうかしん
脓疱疹化　膿痂疹化　のうかしんか
脓疱溃疡性　膿疱潰瘍性　のうほうかいようせい
脓疱形成　膿疱形成　のうほうけいせい
脓疱性　膿疱性　のうほうせい
脓疱性扁桃体炎　膿疱性扁桃炎　のうほうせいへんとうえん
脓疱性唇炎　膿疱性口唇炎　のうほうせいこうしんえん
脓疱性痤疮　膿疱性痤瘡　のうほうせいざそう
脓疱性疥疮　膿疱性疥癬　のうほうせいかいせん
脓疱性梅毒疹　膿疱性梅毒疹　のうほうせいばいどくしん
脓疱性牛皮癣(银屑病)　膿疱性乾癬　のうほうせいかんせん
脓疱性皮肤病　膿疱性皮膚症　のうほうせいひふしょう
脓疱性湿疹　膿疱性湿疹　のうほうせいしっしん
脓疱性水痘　膿疱性水痘　のうほうせいすいとう
脓疱性粟疹　膿疱性粟粒疹　のうほうせいぞくりゅうしん
脓疱性细菌疹　膿疱性細菌疹,アンドルース病　のうほうせいさいきんしん,Andrewesびょう
脓疱状深层角膜炎　深在膿疱性角膜炎　しんざいのうほうせいかくまくえん
脓盆　膿盆　のうぼん
脓皮病　膿皮症　のうひしょう
脓气腹〔腔〕　膿気腹腔　のうきふくくう
脓气囊肿　膿気嚢腫　のうきのうしゅ
脓气心包　膿気心膜〔症〕　のうきしんまく〔しょう〕

脓气性胆囊炎　膿気性胆囊炎　のうきせいたんのうえん
脓气性腹膜炎　膿気性腹膜炎　のうきせいふくまくえん
脓气性肝炎　膿気性肝炎　のうきせいかんえん
脓气性心包炎　膿気性心膜炎　のうきせいしんまくえん
脓气胸　膿気胸　のうききょう
脓腔　膿〔瘍〕空洞　のう〔よう〕くうどう
脓球管型　膿球性円柱　のうきゅうせいえんちゅう
脓球菌素　フロゴシン　phlogosin
脓肾　膿腎　のうじん
脓生成　膿形成,化膿　のうけいせい,かのう
脓栓　膿栓　のうせん
脓细胞　膿細胞　のうさいぼう
脓细胞培养　〔細胞〕生存膿培養　〔さいぼう〕せいぞんのうばいよう
脓细胞素　ピオゲニン　pyogenin
脓性　化膿性　かのうせい
脓性鼻涕　膿性鼻漏　のうせいびろう
脓性鼻炎　化膿性鼻炎　かのうせいびえん
脓性便　膿性便　のうせいべん
脓性胨尿　化膿性ペプトン尿〔症〕　かのうせいpepton にょう〔しょう〕
脓性恶露　化膿性悪露　かのうせいおろ
脓性肺炎　化膿性肺炎　かのうせいはいえん
脓性分泌物　化膿性分泌物　かのうせいぶんぴつぶつ
脓性粪　膿性便　のうせいべん
脓性蜂窝织炎　化膿性蜂巣〔織〕炎　かのうせいほうそう〔しき〕えん
脓性蜂窝织炎性肠炎　化膿性蜂巣〔織〕炎性腸炎　かのうせいほうそう〔しき〕えんせいちょうえん
脓性腹膜炎　化膿性腹膜炎　かのうせいふくまくえん
脓性肝炎　化膿性肝炎　かのうせいかんえん
脓性肝周炎　化膿性肝周囲炎　かのうせいかんしゅういえん
脓性感染　化膿性感染　かのうせいかんせん
脓性睾丸鞘膜炎　化膿性睾丸周囲炎　かのうせいこうがんしゅういえん
脓性颌下炎　ルドウィヒ アンギナ　Ludwig angina
脓性虹膜炎　化膿性虹彩炎　かのうせいこうさいえん
脓性肌炎　化膿性筋炎　かのうせいきんえん
脓性积液　膿性水症　のうせいすいしょう
脓性角膜炎　化膿性角膜炎　かのうせいかくまくえん
脓性结膜炎　膿性結膜炎　のうせいけつまくえん
脓性精液〔症〕　膿精液〔症〕　のうせいえき〔しょう〕
脓性卡他　膿性カタル　のうせいcatarrh
脓性卡他性泪囊炎　膿性カタル涙囊炎　のうせいcatarrh るいのうえん
脓性口炎　化膿性口内炎　かのうせいこうないえん
脓性卵巢炎　化膿性卵巢炎　かのうせいらんそうえん
脓性迷路炎　化膿性迷路炎　かのうせいめいろえん
脓性囊肿　膿瘤　のうりゅう
脓性脑炎　化膿性脳炎　かのうせいのうえん
脓〔性粘液〕溢　膿漏　のうろう
脓〔性〕皮炎　膿皮症　のうひしょう
脓性脾炎　膿性脾炎　のうせいひえん
脓性气管炎　化膿性気管炎　かのうせいきかんえん
脓性全眼球炎　膿性汎眼球炎　のうせいはんがんきゅうえん
脓性肉芽肿　化膿性肉芽腫　かのうせいにくがしゅ

脓性乳腺炎　化膿性乳腺炎　かのうせいにゅうせんえん
脓性腮腺炎　化膿性耳下腺炎　かのうせいじかせんえん
脓性肾石病　化膿性腎石症　かのうせいじんせきしょう
脓性肾炎　化膿性腎炎　かのうせいじんえん
脓性肾盂扩张　膿性腎盂拡張　のうせいじんうかくちょう
脓性渗出物　化膿性滲出物　かのうせいしんしゅつぶつ
脓性输卵管卵巢炎　化膿性卵管卵巣炎　かのうせいらんかんらんそうえん
脓性输卵管炎　化膿性卵管炎　かのうせいらんかんえん
脓性水疱　膿性水疱　のうせいすいほう
脓〔性〕痰　膿痰　のうたん
脓性小叶间肺炎　化膿性小葉間肺炎　かのうせいしょうようかんはいえん
脓性心包炎　化膿性心膜炎　かのうせいしんまくえん
脓性眼炎　化膿性眼炎　かのうせいがんえん
脓性胰炎　化膿性膵臓炎　かのうせいすいぞうえん
脓性硬化　化膿性硬化,化膿性硬皮病　かのうせいこうか,かのうせいこうひびょう
脓性直肠炎　化膿性直腸炎　かのうせいちょくちょうえん
脓性指头炎　瘭疽　ひょうそ
脓性子宫炎　化膿性子宮炎　かのうせいしきゅうえん
脓胸　膿胸　のうきょう
脓胸并发瘘　膿胸併発瘻　のうきょうへいはつろう
脓胸肋骨切除术　エストランデル胸郭形成術　Estlanderきょうかくけいせいじゅつ
脓胸引流管　膿胸排液管　のうきょうはいえきかん
脓癣　炎症性頭部白癬,禿瘡　えんしょうせいとうぶはくせん,とくそう
脓血便　膿血便　のうけつべん
脓血清培养　膿血清培養　のうけっせいばいよう
脓血胸　血膿胸　けつのうきょう
脓样分泌物　膿様分泌物　のうようぶんぴつぶつ
脓样物质　膿様物質　のうようぶっしつ
脓〔液(汁)〕　膿汁　のうじゅう
脓液疗法　膿療法　のうりょうほう
脓液培养法　膿培養法　のうばいようほう
脓〔液〕溢〔出〕　膿漏　のうろう
脓溢性皮肤角化病　膿漏性皮膚角化症　のうろうせいひふかっかしょう
脓肿　腫瘍　のうよう
　　贝佐尔德氏脓肿　ベツォルト膿瘍　Bezoldのうよう
　　波特氏脓肿　ポット膿瘍　Pottのうよう
　　布罗迪氏脓肿　ブローディー膿瘍　Brodieのうよう
　　道格拉斯氏脓肿　ダグラス膿瘍　Douglasのうよう
　　德尔北希氏脓肿　デルペッシュ膿瘍　Delpechのうよう
　　杜布氏脓肿　デュボァ膿瘍　Duboisのうよう
脓肿膜　膿瘍膜　のうようまく
脓肿期　膿瘍期　のうようき
脓肿切除术　膿瘍切除術　のうようせつじょじゅつ
脓肿切开引流术　膿瘍切開ドレナージ　のうようせっかいdrainage
脓肿探针　膿瘍ゾンデ　のうようsonde

NU　奴努弩怒

nú　奴

奴白卡因　ヌペルカイン　nupercaine
奴佛卡因　ノボカイン,プロカイン　novocain,procaine
奴佛卡因封闭　ノボカイン　ブロック　novocaine block

奴佛卡因离子导入疗法　ノボカイン　イオン電気導入療法　novocaine ionでんきどうにゅうりょうほう
奴卡氏〔放线〕菌病　ノカルジア症　Nocardiaしょう
奴卡氏〔放线〕菌〔属〕　ノカルジア〔属〕　Nocardia〔ぞく〕

nǔ　努弩

努恩氏花粉单位　ヌーン花粉単位　Noonかふんたんい
努力综合征　努力症候群　どりょくしょうこうぐん
弩箭子苷　アンチアリン　antiarin
弩箭子苷元　アンチアリゲニン　antiarigenin

nù　怒

怒反应　怒り反応　おこりはんのう
怒吼　怒号　どごう

NÜ　女钕

nǚ　女钕

女按摩员　女性マッサージ師　じょせいmassageし
女梦魇　淫夢女精　いんむじょせい
女尿道旁腺　スキーン腺　Skeneせん
女尿道旁腺囊肿　スキーン腺嚢腫　Skeneせんのうしゅ
女尿道旁腺脓肿　スキーン腺膿瘍　Skeneせんのうよう
女尿道旁腺炎　スキーン腺炎　Skeneせんえん
女尿道外口　女性尿道外口　じょせいにょうどうがいこう
女尿道下裂　女性尿道下裂　じょせいにょうどうかれつ
女尿道腺　女性尿道腺　じょせいにょうどうせん
女生殖器　女性性器　じょせいせいき
女生殖器成形术　女性性器形成術　じょせいせいきけいせいじゅつ
女生殖器造影术　ギネコグラフィ　gynecography
女性避孕法　女性避妊法　じょせいひにんほう
女性不育(孕)〔症〕　女性不妊〔症〕　じょせいふにん〔しょう〕
女性第二性征　女性二次性徴　じょせいにじせいちょう
女性多毛症　女性多毛症　じょせいたもうしょう
女性附性器官　女性附属生殖器官　じょせいふぞくせいしょくきかん
女性更年期状态　女性更年期状態　じょせいこうねんきじょうたい
女性骨盆　女性骨盤　じょせいこつばん
女性化　女性化　じょせいか
女性化肾上腺皮质肿瘤　女性化副腎皮質腫瘍　じょせいかふくじんひしつしゅよう
女性激素　エストロゲン,卵胞ホルモン　estrogen,らんぽうhormene
女性假两性畸形　女性仮性半陰陽　じょせいかせいはんいんよう
女性假性半阴阳　女性仮性半陰陽　じょせいかせいはんいんよう
女性恐怖　女性恐怖〔症〕　じょせいきょうふ〔しょう〕
女性粒　女性顆粒　じょせいかりゅう
女性两性畸形　女性半陰陽　じょせいはんいんよう
女性男〔性〕化　女性偽半陰陽　じょせいぎはんいんよう
女〔性〕内生殖器　女性内生殖器官,女性内性器　じょせいないせいしょくきかん,じょせいないせいき
女〔性〕尿道　女性尿道　じょせいにょうどう
女性尿道肉阜　女性尿道小丘　じょせいにょうどうしょうきゅう
女〔性〕尿道下裂　女性尿道下裂　じょせいにょうどうかれ

つ

女性尿道战伤　女性尿道戦傷　じょせいにょうどうせんしょう

女性盆腔腹膜粘连　女性骨盤腹膜癒着　じょせいこつばんふくまくゆちゃく

女性盆腔器官炎症　女性骨盤器官炎症　じょせいこつばんきかんえんしょう

女性乳房　女性乳房　じょせいにゅうぼう（ちぶさ）

女性乳房发育过度　女性乳房発育過度　じょせいにゅうぼうはついくかど

女〔性〕生殖器　女性生殖器　じょせいせいしょくき

女性生殖官感染　女性生殖器官感染　じょせいせいしょくきかんかんせん

女性生殖器造影术　ギネコグラフィ　gynecography

女性生殖器战伤　女性生殖器戦傷　じょせいせいしょくきせんしょう

女〔性〕生殖系统　女性生殖系　じょせいせいしょくけい

女〔性〕外生殖器　女性外生殖器　じょせいがいせいしょくき

女性卫生教育　女性衛生〔学〕教育　じょせいえいせい〔がく〕きょういく

女性性早熟　女性性早熟　じょせいせいそうじゅく

女性性征　女性性徴　じょせいせいちょう

女性原核　女性前核　じょせいぜんかく

女阴　女性外陰部,陰門　じょせいがいいんぶ,いんもん

女阴癌　外陰癌　がいいんがん

女阴白斑症　外陰白斑症　がいいんはくはんしょう

女阴干皱　外陰萎縮〔症〕　がいいんいしゅく〔しょう〕

女阴肛门畸形　外陰肛門奇形　がいいんこうもんきけい

女阴固定术　外陰固定術　がいいんこていじゅつ

女阴裂　外陰裂　がいいんれつ

女阴搔痒　外陰搔痒〔症〕,外陰かゆみ　がいいんそうよう〔しょう〕,がいいんかゆみ

女阴蚀疮　エスチオメーヌ　Esthiomene

女阴水囊肿　外陰水瘤　がいいんすいりゅう

女阴纤维肌瘤　外陰繊維筋腫　がいいんせんいきんしゅ

女阴纤维瘤　外陰繊維腫　がいいんせんいしゅ

女阴橡皮病　外陰(陰門)象皮病　がいいん(いんもん)ぞうひびょう

女阴炎　外陰炎　がいいんえん

女阴粘连　外陰癒着　がいいんゆちゃく

女阴脂肪瘤　外陰脂肪腫　がいいんしぼうしゅ

女用金属导尿管　女性用金属カテーテル　じょせいようきんぞくcatheter

女贞甙　リグストリン,シリンギン　ligustrin,syringin

女贞〔属〕　女貞〔属〕,ネズミモチ〔属〕　ニョテイ〔ぞく〕,ネズミモチ〔ぞく〕

女贞子　女貞子,女貞実　ニョテイシ,ニョテイジツ

女子解剖学　女性解剖学　じょせいかいぼうがく

女子男〔性〕化　女子男性化症　じょしだんせいかしょう

女子男征　男性化徴候　だんせいかちょうこう

女子气　女らしさ,女性形質　おんならしさ,じょせいけいしつ

女子同性恋〔爱〕　女子同性愛　じょしどうせいあい

女子同性恋者　女子同性愛者　じょしどうせいあいしゃ

女子型骨盆　女性型骨盤　じょせいがたこつばん

女子淫狂　女子色情狂　じょししきじょうきょう

钕　ネオジミウム,Nd　neodymium

钕玻璃激光器　ネオジミウム ガラス レーザー　neodymium glass laser

钕激光器　ネオジミウム レーザー　neodymium laser

NUAN　暖

nuǎn　暖

暖箱　保温器　ほおんき

NÜE　疟虐

nüè　疟虐

疟涤平　キナクリン　quinacrine

疟后神经机能病　マラリオーシス　malariosis

疟疾　マラリア　malaria

疟疾暴发流行　マラリア電撃様流行　malariaでんげきようりゅうこう

疟疾恶病质　マラリア性悪液質　marariaせいあくえきしつ

疟疾防治所　マラリア予防治療所　malariaよぼうちりょうしょ

疟疾黑尿　マラリア メラニン尿　malaria melaninにょう

疟疾(热)疗法　マラリア発熱療法　malariaはつねつりょうほう

疟疾流行态势　マラリア流行情勢　malariaりゅうこうじょうせい

疟疾流行因素　マラリア流行因素　malariaりゅうこういんそ

疟疾肉芽肿　マラリア性肉芽腫　malariaせいにくがしゅ

疟疾统计学　マラリア統計学　malariaとうけいがく

疟疾性肝硬变　マラリア性肝硬変　malariaせいかんこうへん

疟疾性神经炎　マラリア性神経炎　malariaせいしんけいえん

疟疾性肾炎　マラリア性腎炎　malariaせいじんえん

疟疾性心脏病　マラリア性心臓病　malariaせいしんぞうびょう

疟疾性血红蛋白尿　マラリア性ヘモグロビン尿　malariaせいhemoglobinにょう

疟疾学　マラリア学　malariaがく

疟疾学家　マラリア学者　malariaがくしゃ

疟疾诱发法　マラリア誘発法　malariaゆうはつほう

疟疾周期性　マラリア週期性　malariaしゅうきせい

疟乃停　マラリジン,マラニジン　malaridin,malanidin

疟色素　マラリア色素　malariaしきそ

疟色素沉着　マラリア色素沈着　malariaしきそちんちゃく

疟蚊　マラリア蚊　malariaか

疟性肺尖硬变　マラリア性肺尖炎,ブルンス病　malariaせいはいせんえん,Brunsびょう

疟性脾大　マラリア脾腫　malariaひしゅ

疟性贫血　マラリア貧血　malariaひんけつ

疟性肾病　マラリア ネフローゼ　malaria nephrosis

疟原虫　マラリア原虫　malariaげんちゅう

疟原虫半月体　マラリア原虫半月体　malariaげんちゅうはんげつたい

疟原虫病　マラリア原虫病　malariaげんちゅうびょう

疟原虫检验　マラリア原虫検査〔法〕　malariaげんちゅうけんさ〔ほう〕

疟原虫接种法　ワグナー法　Wagnerほう

疟原虫科　プラスモジウム科　Plasmodiumか

疟原虫配子体　マラリア原虫配偶体　malariaげんちゅうはいぐうたい

疟原虫色素　ヘモゾイン　hemozoin
疟原虫属　プラスモジウム属,マラリア原虫屬　Plasmodiumぞく,malariaげんちゅうぞく
疟原虫性脑膜炎　プラスモジウム脳膜炎　plasmodiumのうまくえん
疟疹　マラリア皮疹　malariaひしん
疟状发热　マラリア状熱　malariaじょうねつ
虐待狂　虐待狂　ぎゃくたいきょう
虐待死　虐待死　ぎゃくたいし

NUO　诺锘糯

nuò　诺锘糯

诺布尔氏法　ノーブル法　Nobleほう
诺布尔氏位置　ノーブル体位　Nobleたいい
诺定碱　ノルジン　nordine
诺尔道氏病　ノルダウ病　Nordauびょう
诺〔尔斯〕氏疟原虫　サルマラリア原虫　サルmalariaげんちゅう
诺法生　ノバシン　novacine

诺卡氏〔放线〕菌病　ノカルジア症　Nocardiaしょう
诺卡氏〔放线〕菌素　ノカルジン　nocardin
诺龙　ナンドロロン　nandrolone
诺模图　計算図表,ノモグラフ　けいさんずひょう,nomograph
诺特纳格尔氏综合征　ノートナーゲル症候群　Nothnagelしょうこうぐん
诺瓦经　ノバルギン　novalgin
诺维氏包柔氏旋体　ノービボレリア　novy Borrelia
诺维氏梭状〔芽〕胞杆菌　ノービクロストリジウム　novy clostridium
诺伊费耳德氏反应　ノイフェルド反応　Neufeldはんのう
诺伊曼氏病　ノイマン病　Neumannびょう
诺伊曼氏鞘　ノイマン鞘　Neumannしょう
锘　ノーベリウム,No　nobelium
糯米　糯米　もちごめ
糯米纸囊剂　カシェ剤,オブラート剤　cachetざい,oblateざい

O

OU　欧呕偶耦

ōu　欧

欧安计　オームアンメーター　ohmammeter
欧白芷酸　アンゲリカ酸　Angelicaさん
欧本海姆氏征　オッペンハイム徴候　Oppenheimちょうこう
欧勃氏病　エルブ病　Erbびょう
欧勃氏波　エルブ波　Erbは
欧勃氏点　エルブ点　Erbてん
欧勃氏肌强直反应　エルブ筋強直反応　Erbきんきょうちょくはんのう
欧勃氏麻痹　エルブ麻痺　Erbまひ
欧勃氏萎缩　エルブ萎縮　Erbいしゅく
欧勃氏营养不良　エルブ異栄養症　Erbいえいようしょう
欧勃氏征　エルブ徴候　Erbちょうこう
欧勃氏综合征　エルブ症候群　Erbしょうこうぐん
欧薄荷　ペパーミント　peppermint
欧侧柏酚　ツヤプリシン　thujaplicin
欧-戈二氏病　エルブ・ゴルドフラム病　Erb-Goldflamびょう
欧夹竹桃苷(甙)丙　オレアンドリン,ネリオリン　oleandrin,neriolin
欧夹竹桃苷(甙)甲　ネリアンチン　neriantin
欧夹竹桃苷(甙)乙　アジネリン　adynerin
欧-兰二氏病　エルブ・ランドウジー病　Erb-Landouzyびょう
欧利希氏侧链学说　エールリッヒ側鎖説　Ehrlichそくさせつ
欧利希氏三酸染剂　エールリッヒ三酸染料　Ehrlichさんさんせんりょう
欧利希氏酸性苏木精染剂　エールリッヒ酸性ヘマトキシリン染料　Ehrlichさんせいhematoxylinせんりょう
欧利希氏血红蛋白血症小体　エールリッヒヘモグロビン血症小体　Ehrlich hemoglobinけっしょうしょうたい
欧利希氏中性染剂　エールリッヒ中性染色液　Ehrlichちゅうせいせんしょくえき
欧利希氏重氮反应　エールリッヒジアゾ反応　Ehrlich diazoはんのう
欧利希氏重氮试剂　エールリッヒジアゾ試薬　Ehrlich diazoしやく
欧铃兰皂甙　コンバラマリン　convallamarin
欧铃兰皂甙元　コンバラマロゲニン　convallamarogenin
欧姆计　オーム計　ohmけい
欧姆听觉定律　オーム聴覚法則　ohmちょうかくほうそく
欧芹酚　オステノール　osthenol
欧芹酚甲醚　オストール　osthol
欧芹属素乙　インペラトリン　imperatorin
欧芹素　オストルチン　ostruthin
欧善德氏征　オシアンダー徴候　Osianderちょうこう
欧石南霉素　エリカマイシン　ericamycin
欧氏管　オイスタヒイ管,耳管　Eustachioかん,じかん
欧氏管导管　オイスタヒイ　カテーテル,耳管カテーテル　Eustachio catheter,じかんcatheter
欧鼠李甙　フラングリン　frangulin
欧〔斯勒〕氏结　オースラー結節　Oslerけっせつ
欧-韦二氏征　エルブ・ウェストファール徴候　Erb-Westphalちょうこう
欧文氏菌属　エルウィニア属　Erwiniaぞく
欧乌头碱　ネパリン　nepaline
欧-夏二氏病　エルブ・シャルコー病　Erb-Charcotびょう
欧〔札尔德〕氏曼森线虫　オッザール糸状虫　Ozzardiしじょうちゅう

欧〔札尔德〕氏丝虫病 マンソネラ症,オッザール フィラリア症 Mansonellaしょう,Ozzardi Filariaしょう

欧洲回归热 ヨーロッパ型回帰熱 Europaがたかいきねつ

欧洲霍乱 ヨーロッパ コレラ Europa cholera

欧洲鼠蚤 ヨーロッパ ネズミノミ Europaネズミノミ

ŏu 呕偶耦

呕胆 吐胆〔症〕 とたん〔しょう〕

呕反射 催吐反射 さいとはんしゃ

呕粪 吐糞症 とふんしょう

呕吐 嘔吐,ボミッチング おうと,vomiting

呕吐反射 嘔吐反射 おうとはんしゃ

呕吐剂 〔催〕吐薬 〔さい〕とやく

呕吐恐怖 嘔吐恐怖〔症〕 おうときょうふ〔しょう〕

呕吐癖 嘔吐癖 おうとへき

呕吐素 ボミシン vomicine

呕吐物 吐物 とぶつ

呕吐中枢 嘔吐中枢 おうとちゅうすう

呕涎 吐唾〔症〕 とだ〔しょう〕

呕血 吐血〔症〕 とけつ〔しょう〕

　戈尔茨坦氏呕血 ゴルドスタイン吐血 Goldsteinとけつ

偶氮 アゾ azo

偶氮白蛋白 アゾアルブミン azoalbumin

偶氮苯 アゾベンゼン azobenzene

偶氮苯间二酚磺酸 レゾルミン-アゾ-ベンゼンスルフォン酸 resorcin-azo-benzene sulfonさん

偶氮胆红素 アゾビリルビン azobilirubin

偶氮蛋白 アゾ蛋白 azoたんぱく

偶氮蛋白抗原 アゾ蛋白質抗原 azoたんぱくしつこうげん

偶(重)氮反应 ジアゾ反応 diazoはんのう

偶氮复红 アゾフクシン azo-fuchsin

偶氮红质 S アゾルビン S azorubin S

偶氮化合物 アゾ化合物 azoかごうぶつ

偶氮还原酶 アゾレダクターゼ azo-reductase

偶氮磺酰胺 アゾスルファミド azo sulfamide

偶氮基 アゾ基 azoき

偶氮结合法 アゾ連結法 azoれんけつほう

偶氮卡红 G アゾカルミン G azocarmine G

偶氮蓝 アゾブルー azoblue

偶氮氯胺 アゾクロラミド azo chloramide

偶氮品红 アゾフクシン azofuchsin

偶氮球蛋白 アゾグロブリン azoglobulin

偶氮染料 アゾ染料 azoせんりょう

偶氮染料半抗原 アゾ染料ハプテン azoせんりょうhapten

偶氮染料蛋白 アゾ染料蛋白 azoせんりょうたんぱく

偶氮染料抗原 アゾ染料抗原 azoせんりょうこうげん

偶氮染料痒症 アゾ染料痒疹,アゾかゆみ〔症〕 azoせんりょうようしん,azoかゆみ〔しょう〕

偶氮色素 アゾ色素 azoしきそ

偶氮丝氨酸 アザセリン azaserine

6-偶(重)氮-5-酮正亮氨酸 6-ジアゾ-5-ケトノルロイシン 6-diazo-5-ketonorleucine

偶氮亚胺 アゾイミド azoimide

偶氮胭脂红 G アゾカルミン G azocarmine G

偶氮异丁基腈 アゾイソブチル シアニド azoisobutyl cyanide

偶氮紫 アゾバイオレット azo violet

偶的产生 対生成 ついせいせい

偶发性蛋白尿 偶発性蛋白尿 ぐうはつせいたんぱくにょう

偶发性杂音 偶発性雑音 ぐうはつせいざつおん

偶发早搏 偶発性早期拍動,偶発性期外収縮 ぐうはつせいそうきはくどう,ぐうけつせいきがいしゅうしゅく

偶发症状 偶発症状 ぐうはつしょうじょう

偶函数 偶関数 ぐうかんすう

偶合(联) カップリング coupling

偶合病 随伴性疾患 ずいはんせいしっかん

偶合反应 カップリング反応 couplingはんのう

偶极部位 双極子部位 そうきょくしぶい

偶极分子 双極分子 そうきょくぶんし

偶极键 双極子結合 そうきょくしけつごう

偶极矩 双極子モーメント そうきょくしmoment

偶极离子 双極子イオン そうきょくしion

偶极-偶极相互作用 双極子-双極子相互作用 そうきょくし-そうきょくしそうごさよう

偶极取向 双極子配向 そうきょくしはいこう

偶极〔子〕 双極子 そうきょくし

偶联部位 カップリング部位 couplingぶい

偶联反应 カップリング反応 couplingはんのう

偶联机理 カップリング機序 couplingきじょ

偶联间期 カップリング間期,連結間期 couplingかんき,れんけつかんき

偶联磷酸化〔作用〕 共役リン酸化〔反応〕 きょうやくリンさんか〔はんのう〕

偶联器 結合器,カップラー けつごうき,couplor

偶联因子 カップリング ファクター,共役因子 coupling factor,きょうやくいんし

偶联作用 カップリング作用,共役作用 couplingさよう,きょうやくさよう

偶栖寄生虫 偶棲寄生体(虫) ぐうせいきせいたい(ちゅう)

偶栖宿主 偶棲宿主 ぐうせいしゅくしゅ

偶然变异 偶然〔性〕変異 ぐうぜん〔せい〕へんい

偶然寄生 偶然寄生 ぐうぜんきせい

偶然寄生物 偶然寄生体 ぐうぜんきせいたい

偶然宿主 偶然宿主 ぐうぜんしゅくしゅ

偶然误差 偶然誤差 ぐうぜんごさ

偶然性死后伤 偶然性死後傷 ぐうぜんせいしごしょう

偶然杂交 偶然交雑,偶然交配 ぐうぜんこうざつ,ぐうぜんこうはい

偶然再生 偶然再生 ぐうぜんさいせい

偶胂苯 アルゼノベンゼン arsenobenzen

偶胂肉桂酸愈创木酚 アルゼノグアヤコール桂皮酸 arsenoguaiacolけいひさん

偶数碳原子脂肪酸 偶数炭素脂肪酸 ぐうすうたんそしぼうさん

偶蹄类 偶蹄類 ぐうているい

偶线期 合糸期 ごうしき

耦合 カップリング coupling

耦合常数 結合定数 けつごうていすう

耦合电路 結合回路 けつごうかいろ

耦合电阻 カップリング抵抗 couplingていこう

耦合系统 結合系統 けつごうけいとう

耦联晶体管 カップルトランジスター coupltransistor

P

PA　爬怕帕

pá　爬
爬虫恐怖　爬虫恐怖〔症〕　はちゅうきょうふ〔しょう〕
爬虫类　爬虫類　はちゅうるい
爬虫学　爬虫学　はちゅうがく
爬行纲　爬虫綱　はちゅうこう

pà　怕帕
怕光　羞明　しゅうめい
怕怕非林　パパベリン　papaverine
帕迪氏征　パーディー徴候　Pardeeちょうこう
帕杜丁　パドチン　padotin
帕尔迟氏手术　パルチ手術　Partschしゅじゅつ
帕尔芬氏肠管缝术　パルフィン縫合術　Palfynほうごうじゅつ
帕尔氏血管危象　パール血管発症　palけっかんはっしょう
帕尔氏〔髄鞘〕染色法　パール〔ミエリン〕染色法　Pal〔myelin〕せんしょくほう
帕尔陶夫氏侏儒症　パルタウフ小人症　Paltaufこびとしょう
帕基奥尼氏体　パッキオニ小体　Paccioniしょうたい
帕吉坦　パジテーン　pagitane
帕加诺氏反应　パガノ反応　Paganoはんのう
帕巾钳　布鉗子　ぬのかんし
帕金森氏病(征)　パーキンソン病　Parkinsonびょう
帕金森氏综合征　パーキンソン症候群　Parkinsonしょうこうぐん
帕克斯顿病　パクストン病　Paxtonびょう
帕拉德氏颗粒　パラード顆粒　Paladeかりゅう
帕腊二酮　パラメタジオン,パラジオン　paramethadion,paradion
帕腊美萨酮　パラメタジオン,パラジオン　paramethadione,paradione
帕勒德林　パレドリン　paradrine
帕里诺氏病　パリノー病　Parinaudびょう
帕里诺氏综合征　パリノー症候群　Parinaudしょうこうぐん
帕里氏病　パリー病　Parryびょう
帕里希氏反应　パリッシュ反応　Parrishはんのう
帕里希氏樟脑合剂　パリッシュ樟脳合剤　Parrishしょうのうごうざい
帕罗病(征)　パロー病　Parrotびょう
帕-迈二氏　パチノ・メイャー徴候　Patino-Mayerちょうこう
帕涅洛克点　パグリエロ点　Paglielloてん
帕涅洛克征　パグリエロ徴候　Paglielloちょうこう
帕帕尼科拉乌氏染剂　パパニコロー染剤　Papanicolauせんざい
帕帕尼科拉乌氏染色法　パパニコロー染色法　Papanicolauせんしょくほう
帕彭海姆氏染色法　パッペンハイム染色法　Pappenheimせんしょくほう
帕彭海姆氏现象　パッペンハイム現象　Pappenheimげんしょう
帕萨凡特氏隆起　パッサバント隆起　Passavantりゅうき
帕森氏病　パーソンス病　Parsonsびょう
帕-施二氏病　パルタウフ・シュテルンベルグ病　Paltauf-Sternbergびょう
帕氏环层小体　パチニ小体　paciniしょうたい
帕斯蒂阿氏征　パスチア徴候　Pastiaちょうこう
帕太拉氏病　パテラ病　Patellaびょう
帕套氏综合征　パトウ症候群　Patauしょうこうぐん
帕特里克氏试验　パトリック試験　Patrickしけん
帕特里克氏征　パトリック徴候　Patrickちょうこう
帕-维-德三氏病　パークス・ウェベー・ディミトリ病　Parkes-Weber-Dimitriびょう
帕西尼氏小体　パチニ小体　Paciniしょうたい
帕兴氏小体　パッシュン小体　Paschenしょうたい
帕雄氏法　パッション法　Pachonほう
帕雄氏试验　パッション試験　Pachonしけん

PAI　拍排哌派溇

pāi　拍
拍击音　弾撥雑音,スナップ　だんぱつざつおん,snap
拍卡因　パルカイン　percain
拍叩诊　打診　だしん

pái　排
排便　排便　はいべん
排便反射　排便反射　はいべんはんしゃ
排便灌肠　排便灌腸　はいべんかんちょう
排便剂　排便促進薬　はいべんそくしんやく
排便障碍　便通障害,排便障害　べんつうしょうがい,はいべんしょうがい
排便中枢　排便中枢　はいべんちゅうすう
排斥　拒絶　きょぜつ
排斥反应　拒絶反応　きょぜつはんのう
排斥力　拒絶力　きょぜつりょく
排斥症状　拒絶症状　きょぜつしょうじょう
排虫　排虫　はいちゅう
排虫史　排虫歴　はいちゅうれき
排虫现象　排虫現象　はいちゅうげんしょう
排出多卵　多排卵　たはいらん
排出量　排出量　はいしゅつりょう
排出率　排出率　はいしゅつりつ
排出期(第二产程)　排出期(分娩第二期)　はいしゅつき(ぶんべんだいにき)
排出物　排泄(出)物　はいせつ(しゅつ)ぶつ
排除(出)器　排出器　はいしゅっき
排除药(剂)　排泄促進薬　はいせつそくしんやく
排代滴定法　置換滴定法　ちかんてきていほう

排代色层分离〔法〕 置換クロマトグラフィ ちかんchromatography

排代色谱法 置換クロマトグラフィ ちかんchromatography

排代〔作用〕 置換〔作用〕 ちかん〔さよう〕

排单卵 一排卵 いちはいらん

排毒 排毒 はいどく

排毒剂 排毒剤 はいどくざい

排二卵性 二排卵性 にはいらんせい

排放 放散 ほうさん

排粪 排便 はいべん

排粪测量器 排便測定器 はいべんそくていき

排粪过频 頻便症 ひんべんしょう

排汗 発汗 はっかん

排汗量 発汗量 はっかんりょう

排精受阻 射精障害 しゃせいしょうがい

排菌 排菌 はいきん

排菌者 排菌者 はいきんしゃ

排空 排空 はいくう

排列 配列 はいれつ

排列方向 配位 はいい

排卵 排卵 はいらん

排卵常数定律 排卵定数法則 はいらんていすうほうそく

排卵过少 排卵過少 はいらんかしょう

排卵龄 排卵年齢 はいらんねんれい

排卵期 排卵期 はいらんき

排卵期月经 排卵期月経 はいらんきげっけい

排卵期〔子宫〕出血 排卵期〔子宮〕出血 はいらんき〔しきゅう〕しゅっけつ

排卵前期 排卵前期 はいらんぜんき

排卵停止 無排卵 むはいらん

排卵型功能性子宫出血 排卵性機能性子宮出血 はいらんせいきのうせいしきゅうしゅっけつ

排卵周期图 排卵サイクログラム はいらんcyclogram

排泌 排出,排泄 はいしゅつ,はいせつ

排泌过程 排出過程 はいしゅつかてい

排尿 排尿 はいにょう

排尿不尽感 尿しぶり にょうしぶり

排尿反射 排尿反射 はいにょうはんしゃ

排尿感觉 尿意 にょうい

排尿功能障碍 排尿機能不全 はいにょうきのうふぜん

排尿寒战 排尿戦慄 はいにょうせんりつ

排尿减少 尿量減少 にょうりょうげんしょう

排尿恐怖 尿意恐怖〔症〕 にょういきょうふ〔しょう〕

排尿困难 排尿困難 はいにょうこんなん

排尿里急后重 尿しぶり にょうしぶり

排尿量描记器 排尿量描記器 はいにょうりょうびょうきき

排尿频繁 頻回排尿 ひんかいはいにょう

排尿期膀胱内压测定法 排尿期膀胱内圧測定法 はいにょうきぼうこうないあつそくていほう

排尿酸药物 尿酸排出薬 にょうさんはいしゅつやく

排尿痛 排尿痛 はいにょうつう

排尿危象 尿発症,尿クリーゼ にょうはっしょう,にょうcrisis

排尿紊乱 排尿障害 はいにょうしょうがい

排尿无力 排尿無力〔症〕 はいにょうむりょく〔しょう〕

排尿性尿道造影 排尿性尿道造影〔法〕 はいにょうせい

にょうどうぞうえい〔ほう〕

排尿性晕厥 排尿性失神 はいにょうせいしっしん

排尿徐缓 排尿緩徐 はいにょうかんじょ

排尿延迟 遅延性排尿 ちえんせいはいにょう

排尿异常 排尿障害 はいにょうしょうがい

排尿正常 正常排尿 せいじょうはいにょう

排尿中枢 排尿中枢 はいにょうちゅうすう

排脓 排膿 はいのう

排脓刀 排膿刀 はいのうとう

排脓口 排膿孔 はいのうこう

排气 排気 はいき

排气管 排気管 はいきかん

排气唧筒 排気ポンプ はいきpump

排气器 排気器 はいきき

排气扇 排気扇風器 はいきせんぷうき

排气脱硫 排気脱硫 はいきだつりゅう

排气罩 排気フード はいきhood

排乳 乳汁分泌 にゅうじゅうぶんぴつ

排色〔素〕检胆法 着色胆嚢機能検査法 ちゃくしょくたんのうきのうけんさほう

排石 結石排除 けっせきはいじょ

排水法 ドレナージ drainage

排水孔 排水孔 はいすいこう

排他性 排他性 はいたせい

排痰性咳 湿性咳 しっせいせき

排涎器 唾液排出器 だえきはいしゅっき

排泄不能 排泄不能 はいせつふのう

排泄部 排泄部 はいせつぶ

排泄丛 排泄叢 はいせつそう

排泄胆汁 胆汁排泄 たんじゅうはいせつ

排泄功能 排泄機能 はいせつきのう

排泄管 排泄管 はいせつかん

马〔尔皮基〕氏排泄管 マルピーギ細管 Malpighiさいかん

排泄过多 排泄過度 はいせつかど

排泄过少 排泄減退 はいせつげんたい

排泄汗腺 排泄汗腺 はいせつかんせん

排泄剂(药) 排泄薬 はいせつやく

排泄孔 排泄孔 はいせつこう

排泄率 排泄率 はいせつりつ

排泄囊 排泄囊 はいせつのう

排泄器〔官〕 排泄器〔官〕 はいせつき〔かん〕

排泄失常 病的排泄,排泄異常 びょうてきはいせつ,はいせついじょう

排泄失禁 排泄失禁 はいせつしっきん

排泄试验 排泄試験 はいせつしけん

排泄速度常数 排泄速度定数 はいせつそくどていすう

排泄物 排泄物 はいせつぶつ

排泄物处理 排泄物処理 はいせつぶつしょり

排泄物过少 排泄物過少 はいせつぶつかしょう

排泄系统 排泄系 はいせつけい

排泄细胞 排泄細胞 はいせつさいほう

排泄小管 排泄細管 はいせつさいかん

排泄性泌尿系造影 排泄性(下行式)尿路造影 はいせつせい(かこうしき)にょうろぞうえい

排泄性尿路造影术 排泄性(下行式)尿路造影法 はいせつせい(かこうしき)にょうろぞうえいほう

排泄性肾盂造影术 排泄性(下行式)腎盂造影法 はいせつ

せい（かこうしき）じんうぞうえいほう
排泄液闭止　排泄液閉止　はいせつえきへいし
排泄阈　排泄域値　はいせついきち
排泄障碍　排泄障害　はいせつしょうがい
排血前间期　駆出前期　くしゅつぜんき
排液　排液　はいえき
排液线　排液糸　はいえきし
排遗　①排便②純化　①はいべん②じゅんか
排异反应　拒絶反応　きょぜつはんのう

pài 哌派蒎

哌苯甲醇　メラトラン　meratran
γ-哌苯甲醇　γ-アザシクロノール　γ-azacyclonol
哌啶　ピペリジン　piperidine
哌扑罗生　ピペロキサン　piperoxan
哌嗪　ピペラジン　piperazine
哌嗪己二酸盐　アジピン酸ピペラジン　adipinさんpiperazine
哌嗪枸橼酸盐　クエン酸ピペラジン　クエンさんpiperazine
哌酸甲酯　メチルフェニデート　methylphenidate
哌替啶　ペチジン　pethidine
哌酰溴烷　ピポブロマン　pipobroman
哌血生　ピポブロマン　pipobroman
哌唑嗪　プラゾシン　prazosin
派尔氏病（征）　パイル病　Payrびょう
派芬纳辛　パルフェナジン　perphenazine
派姆　パム，プラリドキシム　ヨウ化メチル　PAM，pralidoximeヨウかmethyl
派若宁　ピロニン　pyronin
派珀尔氏产钳　パイパー産科鉗子　Piperさんかかんし
派热克斯玻璃　パイレックス ガラス　pyrex glass
派伊尔氏淋巴集结　パイアー集合リンパ小節　Peyerしゅうごうlymphしょうせつ
派伊尔氏腺　パイアー腺　Peyerせん
派翟氏试验　ペルテス試験　Perthesしけん
蒎烷　ピナン　pinane
蒎烯　ピネン　pinene

PAN　潘攀盘蹒蟠判袢

pān 潘攀

潘必定　ペンピジン　pempidine
潘德尔氏血岛　パンダー血島　Panderけっとう
潘德里特氏综合征　ペンドレッド症候群　Pendredしょうこうぐん
潘德氏征　ペンデ徴候　Pendeちょうこう
潘迪氏反应（试验）　パンジー反応（試験）　Pandyはんのう（しけん）
潘科斯特氏缝术　パンコースト縫合術　Pancoastほうごうじゅつ
潘科斯特氏瘤　パンコースト腫瘍　Pancoastしゅよう
潘科斯特氏综合征　パンコースト症候群　Pancoastしょうこうぐん
潘可罗宁　パンクロニウム　pancuronium
潘内氏病　パナー病　Pannerびょう
潘内斯吸附规则　パーネト吸着法則　Panethきゅうちゃくほそく
潘尼西丁　ペニシジン　penicidin
潘奇氏裂　パンチ裂　Panschれつ
潘生丁　ペルサンチン　persantine

潘氏法　パンディー法　Pandyほう
潘氏细胞　パーネト細胞　Panethさいぼう
潘泰泽辛　ペンタゾシン　Pentazocine
潘托邦　パントポン　Pantopon
潘托撒　ペントタール　Pentothal
潘托杀　ハラゾン，パントシド　halazone，pantocid
潘托西　ペントキシール　pentoxyl
潘妥卡因　ポントカイン　pontocaine
攀缘（爬行）纤维　登上線維　とうじょうせんい

pán 盘蹒蟠

盘　円板　えんばん
　阿米契氏盘　アミーチ円板　Amiciえんばん
　亨森氏盘　ヘンゼン円板　Hensenえんばん
　郎飞氏触觉盘　ランビエ円板　Ranvierえんばん
A盘　A帯　Aたい
I盘　I帯　Iたい
J盘　J帯　Jたい
Q盘　Q帯，横帯　Qたい，おうたい
Z盘　Z帯　Zたい
盘花蒿属　ビゲロウィア属　Bigelowiaぞく
盘式蒸汽压力温度计　ダイヤル蒸気圧温度計　dialじょうきあつおんどけい
盘尾属　オンコセルカ属　Onchocercaぞく
盘尾丝虫　オンコセルカ　Onchocerca
盘尾丝虫病　オンコセルカ症　Onchocercaしょう
盘形瓣膜　円板状弁　えんばんじょうべん
盘形激光器　スラブ レーザー　slab laser
盘形挖〔牙〕器　ジスコイド　discoid
盘旋尾绒虫　回旋糸状虫　かいせんしじょうちゅう
盘状半月板　円板状メニスクス　えんばんじょうmeniscus
盘状〔肺〕膨胀不全　円板状無気肺　えんばんじょうむきはい
盘状红斑狼疮　円板状紅斑性狼瘡　えんばんじょうこうはんせいろうそう
盘状黄斑变性　黄斑円板状変性　おうはんえんばんじょうへんせい
盘状角膜炎　円板状角膜炎　えんばんじょうかくまくえん
盘状菌病　盤菌病　ばんきんびょう
盘状菌目　盤菌目　ばんきんもく
盘状菌属　盤菌属　ばんきんぞく
盘状囊果　板果　はんか
盘状牛皮癣（银屑病）　円板状乾癬　えんばんじょうかんせん
盘状肉芽肿病　円板状肉芽腫症　えんばんじょうにくがしゅしょう
盘状软骨　円板状軟骨　えんばんじょうなんこつ
盘状肾　円板状腎　えんばんじょうじん
盘状视网膜炎　円板状網膜炎　えんばんじょうもうまくえん
盘状胎盘　盤状胎盤　ばんじょうたいばん
蹒跚步态　よたつき歩行，アヒル歩行　よたつきほこう，アヒルほこう
蟠管　コイル　coil
蟠曲状　回旋状　かいせんじょう

pàn 判袢

判别分析　弁別分析　べんべつぶんせき
判别式　判別式　はんべつしき
判断力下降　判断力衰退　はんだんりょくすいたい

袢 係蹄,わな けいてい
　　哈勒氏袢 ハラー係蹄 Hallerけいてい
　　亨利氏袢 ヘンレ係蹄 Henleけいてい
　　惹迪氏房间袢 ジェルディ心房間係蹄 Gerdyしんぼうかんけいてい
　　希尔特尔氏袢 ヒルトル係蹄 Hyrtlけいてい
袢切断术 係蹄切断術 けいていせつだんじゅつ

PANG 彷庞旁膀螃蟹

páng 彷庞旁膀螃蟹

彷徨变异 彷徨変異 ほうこうへんい
庞佩氏病 ポンペ病 Pompeびょう
旁多夫氏移液管 ポンドルフ ピペット Ponndorf pipette
旁腹直肌切口 傍腹直筋切開 ほうふくちょっきんせっかい
旁睾 精巣傍体 せいそうぼうたい
旁睾炎 精巣傍体炎 せいそうぼうたいえん
旁基粒 副基体 ふくきたい
旁节细胞 傍神経節細胞 ほうしんけいせつさいぼう
旁路〔转流〕〔手〕术 バイパス手術,副行（側副）路手術 bypassしゅじゅつ,ふくこう（そくふく）ろしゅじゅつ
旁卵巢 卵巣傍体 らんそうぼうたい
旁栖〔中间〕宿主 副中間宿主 ふくちゅうかんしゅくしゅ
旁亲遗传 傍系遺伝 ほうけいいでん
旁绒球 傍片葉 ほうへんよう
旁矢状面 傍矢状面 ほうしじょうめん
旁突体 パラフィージス paraphysis
旁系亲属 傍系親族 ほうけいしんぞく
旁嗅区 ブロカ野 Brocaや
旁压力 側圧力 そくあつりょく
旁正中切口 側正中切開 そくせいちゅうせっかい
旁支 側副枝 そくふくし
旁中心暗点 傍中心暗点,副中心暗点 ぼうちゅうしんあんてん,ふくちゅうしんあんてん
旁中央沟 傍中心溝 ほうちゅうしんこう
旁中央小叶 中心傍小葉 ちゅうしんぼうしょうよう
膀胱 膀胱 ぼうこう
膀胱阿米巴症 膀胱アメーバ症 ぼうこうamebaしょう
膀胱癌 膀胱癌 ぼうこうがん
膀胱癌肉瘤 膀胱癌肉腫 ぼうこうがんにくしゅ
膀胱白斑病 膀胱白斑症 ぼうこうはくはんしょう
膀胱逼尿肌 膀胱排尿筋 ぼうこうはいにょうきん
膀胱闭锁 膀胱閉鎖〔症〕 ぼうこうへいさ〔しょう〕
膀胱变移上皮细胞癌 膀胱移行細胞癌 ぼうこういこうさいぼうがん
膀胱病 膀胱病 ぼうこうびょう
膀胱病损局部切除术 膀胱病変局所切除術 ぼうこうびょうへんきょくしょせつじょじゅつ
膀胱不发育 膀胱無発育 ぼうこうむはついく
膀胱部分切除〔术〕 膀胱部分切除〔術〕 ぼうこうぶぶんせつじょ〔じゅつ〕
膀胱肠瘘 膀胱腸瘻 ぼうこうちょうろう
膀胱肠疝 膀胱腸瘤 ぼうこうちょうりゅう
膀胱成形术 膀胱形成術 ぼうこうけいせいじゅつ
膀胱充气X线体层照相术 気体膀胱断層撮影法 きたいぼうこうだんそうさつえいほう
膀胱充气造影〔照相〕〔术〕 気体膀胱造影〔法〕 きたいぼうこうぞうえい〔ほう〕
膀胱充气〔造影〕照片 気体膀胱造影図 きたいぼうこうぞ

うえいず
膀胱充血 膀胱うっ血 ぼうこううっけつ
膀胱冲洗导管 膀胱洗浄カテーテル ぼうこうせんじょうcatheter
膀胱冲洗〔法〕 膀胱洗浄〔法〕 ぼうこうせんじょう〔ほう〕
膀胱冲洗注射器 膀胱洗浄注射器 ぼうこうせんじょうちゅうしゃき
膀胱出血 膀胱出血 ぼうこうしゅっけつ
膀胱穿刺点 バレミーア点 Voillemierてん
膀胱穿刺术 膀胱穿刺法 ぼうこうせんしほう
膀胱〔穿刺〕套管针 膀胱套管針（トロカール） ぼうこうとうかんしん（trocar）
膀胱穿孔 膀胱穿孔 ぼうこうせんこう
膀胱垂 膀胱垂 ぼうこうすい
膀胱刺激症状 膀胱刺激症状 ぼうこうしげきしょうじょう
膀胱丛 膀胱神経叢 ぼうこうしんけいそう
膀胱挫伤 膀胱挫傷 ぼうこうざしょう
膀胱大疱性水肿 膀胱水疱性水腫 ぼうこうすいほうせいすいしゅ
膀胱刀 膀胱切開刀 ぼうこうせっかいとう
膀胱底 膀胱底 ぼうこうてい
膀胱电描记法 膀胱電図記録法 ぼうこうでんずきろくほう
膀胱顶（尖） 膀胱尖 ぼうこうせん
膀胱发育过小 膀胱発育不全 ぼうこうはついくふぜん
膀胱乏力 膀胱アトニー ぼうこうatony
膀胱反射 膀胱反射 ぼうこうはんしゃ
膀胱放线菌病 膀胱放線菌症 ぼうこうほうせんきんしょう
膀胱肥大 膀胱肥大 ぼうこうひだい
膀胱缝合术 膀胱縫合術 ぼうこうほうごうじゅつ
膀胱腹壁缝合术 膀胱腹壁縫合術 ぼうこうふくへきほうごうじゅつ
膀胱腹股沟疝 膀胱鼠径ヘルニア ぼうこうそけいhernia
膀胱腹膜反折 膀胱腹膜反転 ぼうこうふくまくはんてん
膀胱腹腔引流 膀胱腹腔ドレナージ ぼうこうふくくうdrainage
膀胱梗阻 膀胱閉塞 ぼうこうへいそく
膀胱功能障碍 膀胱機能障害 ぼうこうきのうしょうがい
膀胱宫颈筋膜 膀胱子宮頸筋膜 ぼうこうしきゅうけいきんまく
膀胱宫颈瘘 膀胱子宮頸瘻 ぼうこうしきゅうけいろう
膀胱固定术 膀胱固定術 ぼうこうこていじゅつ
膀胱灌洗术 膀胱洗浄法 ぼうこうせんじょうほう
膀胱灌注 膀胱洗浄 ぼうこうせんじょう
膀胱过敏 過敏膀胱 かびんぼうこう
膀胱横襞 横膀胱ひだ おうぼうこうひだ
膀胱后淋巴结 膀胱後リンパ節 ぼうこうごlymphせつ
膀胱坏死 膀胱壊死 ぼうこうえし
膀胱活体取样钳 膀胱生検鉗子 ぼうこうせいけんかんし
膀胱活组织检查 膀胱生検 ぼうこうせいけん
膀胱肌肥厚 膀胱筋層肥厚〔症〕 ぼうこうきんそうひこう〔しょう〕
膀胱肌瘤 膀胱筋腫 ぼうこうきんしゅ
膀胱积脓 膀胱蓄膿〔症〕 ぼうこうちくのう〔しょう〕
膀胱积血 膀胱内への出血 ぼうこうないへのしゅっけつ
膀胱畸胎瘤 膀胱奇形腫 ぼうこうきけいしゅ

膀胱畸形　膀胱奇形　ぼうこうきけい

膀胱间质瘤　膀胱間質腫瘍　ぼうこうかんしつしゅよう

膀胱剪　膀胱鋏　ぼうこうはさみ

膀胱结肠瘘　膀胱結腸瘻　ぼうこうけっちょうろう

膀胱结核　膀胱結核　ぼうこうけっかく

膀胱结石　膀胱結石　ぼうこうけっせき

膀胱结石取出匙　膀胱結石スプーン　ぼうこうけっせきspoon

膀胱结石取出钳　膀胱結石鉗子　ぼうこうけっせきかんし

膀胱结石碎石术　膀胱結石砕石術　ぼうこうけっせきさいせきじゅつ

膀胱结石探条　膀胱結石ゾンデ　ぼうこうけっせきSonde

膀胱颈〔部〕　膀胱頸〔部〕　ぼうこうけい〔ぶ〕

膀胱颈部 Y-V 成形术　膀胱頸部 Y-V 形成術　ぼうこうけいぶY-Vけいせいじゅつ

膀胱颈部综合征　膀胱頸部症候群　ぼうこうけいぶしょうこうぐん

膀胱颈梗阻　膀胱頸閉塞　ぼうこうけいへいそく

膀胱颈切开术　膀胱頸切開術　ぼうこうけいせっかいじゅつ

膀胱颈炎　膀胱頸炎　ぼうこうけいえん

膀胱痉挛　膀胱痙攣　ぼうこうけいれん

膀胱静脉　膀胱静脈　ぼうこうじょうみゃく

膀胱静脉丛　膀胱静脈叢　ぼうこうじょうみゃくそう

膀胱静脉曲张　膀胱静脈瘤　ぼうこうじょうみゃくりゅう

膀胱镜　膀胱鏡　ぼうこうきょう

膀胱镜检查　膀胱鏡検査　ぼうこうきょうけんさ

膀胱镜检查法（术）　膀胱鏡検査法　ぼうこうきょうけんさほう

膀胱镜检膀胱钳　膀胱鏡検査膀胱鉗子　ぼうこうきょうけんさぼうこうかんし

膀胱镜取(碎)石术　砕石鏡法　さいせききょうほう

膀胱镜手术器械包　膀胱鏡手術器械セット　ぼうこうきょうしゅつきかいset

膀胱镜性溃疡　膀胱鏡性潰瘍　ぼうこうきょうせいかいよう

膀胱卡他　膀胱カタル　ぼうこうcatarrh

膀胱叩诊　膀胱打診〔法〕　ぼうこうだしん〔ほう〕

膀胱溃疡　膀胱潰瘍　ぼうこうかいよう

膀胱扩张　膀胱拡張　ぼうこうかくちょう

膀胱扩张器　膀胱拡張器　ぼうこうかくちょうき

膀胱扩张(大)术　膀胱拡張法　ぼうこうかくちょうほう

膀胱括约肌　膀胱括約筋　ぼうこうかつやくきん

膀胱括约肌麻痹　膀胱括約筋麻痺　ぼうこうかつやくきんまひ

膀胱括约肌松弛　膀胱括約筋弛緩　ぼうこうかつやくきんしかん

膀胱裂　膀胱裂　ぼうこうれつ

膀胱淋巴肉瘤　膀胱リンパ肉腫　ぼうこうlymphにくしゅ

膀胱鳞状上皮细胞癌　膀胱扁平上皮癌　ぼうこうへんぺいじょうひがん

膀胱瘘　膀胱瘻　ぼうこうろう

膀胱瘘修补术　膀胱瘻修復術　ぼうこうろうしゅうふくじゅつ

膀胱挛缩　膀胱拘縮　ぼうこうこうしゅく

膀胱麻痹　膀胱麻痺　ぼうこうまひ

膀胱〔毛〕滴虫病　膀胱トリコモナス症　ぼうこうtrichomonasしょう

膀胱梅毒　膀胱梅毒　ぼうこうばいどく

膀胱面　膀胱面　ぼうこうめん

膀胱内翻　膀胱内反〔症〕　ぼうこうないはん〔しょう〕

膀胱内翻性乳头状瘤　膀胱内反性乳頭腫　ぼうこうないはんせいにゅうとうしゅ

膀胱内压测量〔法〕　膀胱内圧測定〔法〕　ぼうこうないあつそくてい〔ほう〕

膀胱内压测量器　膀胱計　ぼうこうけい

膀胱内压测量图　膀胱内圧測定図　ぼうこうないあつそくていず

膀胱内压描记法　膀胱内圧描記法　ぼうこうないあつびょうきほう

膀胱内照相器　膀胱内部写真器　ぼうこうないぶしゃしんき

膀胱内照相术　膀胱内部写真術　ぼうこうないぶしゃしんじゅつ

膀胱〔粘膜〕白斑〔病〕　膀胱白斑〔症〕　ぼうこうはくはん〔しょう〕

膀胱粘膜出血　膀胱粘膜出血　ぼうこうねんまくしゅっけつ

膀胱〔粘膜〕囊肿　囊胞性膀胱炎　のうほうせいぼうこうえん

膀胱粘膜炎　膀胱粘膜炎　ぼうこうねんまくえん

膀胱粘液癌　膀胱粘液癌　ぼうこうねんえきがん

膀胱粘液肉瘤　膀胱粘液肉腫　ぼうこうねんえきにくしゅ

膀胱粘液溢　膀胱膿漏　ぼうこうのうろう

膀胱尿道镜　膀胱尿道鏡　ぼうこうにょうどうきょう

膀胱尿道镜检查　膀胱尿道鏡検査　ぼうこうにょうどうきょうけんさ

膀胱尿道口梗阻　膀胱尿道口閉塞　ぼうこうにょうどうこうへいそく

膀胱尿道口狭窄　膀胱尿道口狭窄　ぼうこうにょうどうこうきょうさく

膀胱尿道损伤　膀胱尿道損傷　ぼうこうにょうどうそんしょう

膀胱尿道突出　膀胱尿道脱　ぼうこうにょうどうだつ

膀胱尿道炎　膀胱尿道炎　ぼうこうにょうどうえん

膀胱尿道阴道瘘　膀胱尿道膣瘻　ぼうこうにょうどうちつろう

膀胱尿道阴道瘘修补术　膀胱尿道膣瘻修復術　ぼうこうにょうどうちつろうしゅうふくじゅつ

膀胱尿道造影〔术〕　膀胱尿道造影〔法〕　ぼうこうにょうどうぞうえい〔ほう〕

膀胱尿道造影照片　膀胱尿道造影図　ぼうこうにょうどうぞうえいず

膀胱凝血吸出导管　膀胱血塊吸引カテーテル　ぼうこうけっかいきゅういんcatheter

膀胱〔排空〕反射　膀胱反射　ぼうこうはんしゃ

膀胱旁淋巴结　膀胱傍リンパ節　ぼうこうぼうlymphせつ

膀胱旁窝　膀胱傍陥凹　ぼうこうぼうかんおう

膀胱旁组织炎　膀胱周囲炎　ぼうこうしゅういえん

膀胱膨出　膀胱ヘルニア, 膀胱瘤　ぼうこうhernia, ぼうこうりゅう

膀胱膨满　膀胱膨満　ぼうこうぼうまん

膀胱皮肤瘘　膀胱皮膚瘻　ぼうこうひふろう

膀胱平滑肌瘤　膀胱平滑筋腫　ぼうこうへいかつきんしゅ

膀胱平滑肌肉瘤　膀胱平滑筋肉腫　ぼうこうへいかつきんにくしゅ

膀胱破裂　膀胱破裂　ぼうこうはれつ

膀胱破裂修补术　膀胱破裂修復術　ぼうこうはれつしゅうふくじゅつ

膀胱葡萄状横纹肌肉瘤　膀胱ブドウ状横紋筋肉腫　ぼうこうブドウじょうおうもんきんにくしゅ

膀胱葡萄状肉瘤　膀胱ブドウ状肉腫　ぼうこうブドウじょうにくしゅ

膀胱脐瘘　膀胱臍瘻　ぼうこうせいろう

膀胱憩室　膀胱憩室　ぼうこうけいしつ

膀胱憩室结石　膀胱憩室結石　ぼうこうけいしつけっせき

膀胱憩室起子　膀胱憩室起子(剝離子)　ぼうこうけいしつきし(はくりし)

膀胱憩室切除术　膀胱憩室切除術　ぼうこうけいしつせつじょじゅつ

膀胱憩室炎　膀胱憩室炎　ぼうこうけいしつえん

膀胱牵开器　膀胱レトラクタ　ぼうこうretractor

膀胱前间隙　膀胱前隙　ぼうこうぜんげき

膀胱前列腺切除术　膀胱前立腺切除術　ぼうこうぜんりつせんせつしょじゅつ

膀胱前列腺石　膀胱前立腺石　ぼうこうぜんりつせんせき

膀胱前淋巴结　膀胱前リンパ節　ぼうこうぜんlymphせつ

膀胱切除术　膀胱切除術　ぼうこうせつじょじゅつ

膀胱〔切开〕取石术　膀胱結石摘出術　ぼうこうけっせきてきしゅつじゅつ

膀胱切开术　膀胱切開術　ぼうこうせっかいじゅつ

膀胱切石卧位　切石位　せっせきい

膀胱全部切除术　全膀胱切除術　ぜんぼうこうせつじょじゅつ

膀胱缺如　膀胱欠如　ぼうこうけつじょ

膀胱容量　膀胱容量　ぼうこうようりょう

膀胱肉瘤　膀胱肉腫　ぼうこうにくしゅ

膀胱乳头〔状〕癌　膀胱乳頭癌　ぼうこうにゅうとうがん

膀胱乳头〔状〕瘤　膀胱乳頭腫　ぼうこうにゅうとうしゅ

膀胱乳头〔状〕瘤病　膀胱乳頭腫症　ぼうこうにゅうとうしゅしょう

膀胱乳头状移行上皮癌　膀胱乳頭状移行上皮癌　ぼうこうにゅうとうじょういこうじょうひがん

膀胱软斑病　膀胱マラコプラキア　ぼうこうmalakoplakia

膀胱三角　膀胱三角　ぼうこうさんかく

膀胱三角刀　膀胱三角切開刀　ぼうこうさんかくせっかいとう

膀胱三角及输尿管间嵴增生　膀胱三角と尿管間稜肥厚　ぼうこうさんかくとにょうかんかんりょうひこう

膀胱三角切除术　膀胱三角切除術　ぼうこうさんかくせつじょじゅつ

膀胱三角〔区〕　膀胱三角区　ぼうこうさんかっく

膀胱三角炎　膀胱三角炎　ぼうこうさんかくえん

膀胱砂钟畸形　膀胱砂時計奇形　ぼうこうすなどけいきけい

膀胱上凹　膀胱上窩　ぼうこうじょうか

膀胱上动脉　上膀胱動脈　じょうぼうこうどうみゃく

膀胱〔上〕神经　上膀胱神経　じょうぼうこうしんけい

膀胱上窝　膀胱上窩　ぼうこうじょうか

膀胱上组织炎　膀胱上組織炎　ぼうこうじょうそしきえん

膀胱神经痛　膀胱神経痛　ぼうこうしんけいつう

膀胱神经无力　膀胱神経失調〔症〕　ぼうこうしんけいしっちょう〔しょう〕

膀胱肾盂肾炎　膀胱腎盂腎炎　ぼうこうじんうじんえん

膀胱肾盂X线照相术　膀胱腎盂造影法　ぼうこうじんうぞうえいほう

膀胱肾盂炎　膀胱腎盂炎　ぼうこうじんうえん

膀胱肾盂造影术　膀胱腎盂造影法　ぼうこうじんうぞうえいほう

膀胱渗血　膀胱滲血　ぼうこうしんけつ

膀胱石　膀胱結石　ぼうこうけっせき

膀胱石病　膀胱結石症　ぼうこうけっせきしょう

膀胱石镜检查　膀胱結石鏡検査　ぼうこうけっせききょうけんさ

膀胱石〔窥〕镜　膀胱結石鏡　ぼうこうけっせききょう

膀胱石切除术　膀胱結石切除術　ぼうこうけっせきせつじょじゅつ

膀胱石探杆　膀胱結石ゾンデ　ぼうこうけっせきSonde

膀胱嗜铬细胞瘤　膀胱好クロム〔性〕細胞腫　ぼうこうこうchrom〔せい〕さいぼうしゅ

膀胱收缩　膀胱収縮　ぼうこうしゅうしゅく

膀胱输尿管反(回)流　膀胱尿管逆流　ぼうこうにょうかんぎゃくりゅう

膀胱输尿管瘘　膀胱尿管瘻　ぼうこうにょうかんろう

膀胱输尿管逆流综合征　膀胱尿管逆流症候群　ぼうこうにょうかんぎゃくりゅうしょうこうぐん

膀胱输尿管尿流反流　膀胱尿管尿液逆流　ぼうこうにょうかんにょうえきぎゃくりゅう

膀胱输尿管肾盂肾炎　膀胱尿管腎盂腎炎　ぼうこうにょうかんじんうじんえん

膀胱输尿管炎　膀胱尿管炎　ぼうこうにょうかんえん

膀胱输尿管〔造影〕照片　膀胱尿管X線写真　ぼうこうにょうかんXせんしゃしん

膀胱碎石器　膀胱結石粉砕器　ぼうこうけっせきふんさいき

膀胱损伤　膀胱損傷　ぼうこうそんしょう

膀胱探子　膀胱ゾンデ　ぼうこうSonde

膀胱体　膀胱体　ぼうこうたい

膀胱痛　膀胱痛　ぼうこうつう

膀胱透照检查　膀胱徹照検査　ぼうこうてっしょうけんさ

膀胱突出　膀胱瘤　ぼうこうりゅう

膀胱脱垂　膀胱脱出　ぼうこうだっしゅつ

膀胱外侧淋巴结　外側膀胱リンパ節　がいそくぼうこうlymphせつ

膀胱外侧韧带　外側膀胱靭帯　がいそくぼうこうじんたい

膀胱外翻　膀胱外反〔症〕　ぼうこうがいはん〔しょう〕

膀胱外伤　膀胱外傷　ぼうこうがいしょう

膀胱网膜疝　膀胱大網ヘルニア　ぼうこうだいもうhernia

膀胱萎缩　膀胱萎縮　ぼうこういしゅく

膀胱息肉　膀胱ポリープ　ぼうこうpolyp

膀胱下垂　膀胱下垂〔症〕　ぼうこうかすい〔しょう〕

膀胱下动脉　下膀胱動脈　かぼうこうどうみゃく

膀胱〔下〕神经　下膀胱神経　かぼうこうしんけい

膀胱纤维瘤　膀胱線維腫　ぼうこうせんいしゅ

膀胱纤维肉瘤　膀胱線維肉腫　ぼうこうせんいにくしゅ

膀胱腺　膀胱腺　ぼうこうせん

膀胱腺癌　膀胱腺癌　ぼうこうせんがん

膀胱腺瘤　膀胱腺腫　ぼうこうせんしゅ

膀胱腺瘤样瘤　膀胱腺腫様腫瘍　ぼうこうせんしゅようしゅよう

膀胱像　膀胱造影図　ぼうこうぞうえいず

膀胱性血尿　膀胱性血尿〔症〕　ぼうこうせいけつにょう

〔しょう〕

膀胱悬雍垂　膀胱垂　ぼうこうすい

膀胱血管瘤　膀胱血管腫　ぼうこうけっかんしゅ

膀胱血吸虫病　膀胱住血吸虫症　ぼうこうじゅうけつきゅうちゅうしょう

膀胱炎　膀胱炎　ぼうこうえん

膀胱移行上皮细胞癌　膀胱移行上皮癌　ぼうこういこうじょうひがん

膀胱乙状肠肠吻合术　膀胱Ｓ状結腸吻合術　ぼうこうSじょうけっちょうふんごうじゅつ

膀胱异位　膀胱偏位　ぼうこうへんい

膀胱异物　膀胱異物　ぼうこういぶつ

膀胱异物钳　膀胱異物鉗子　ぼうこういぶつかんし

膀胱阴道隔　膀胱腟中隔　ぼうこうちつちゅうかく

膀胱阴道瘘　膀胱腟瘻　ぼうこうちつろう

膀胱阴道瘘修补术　膀胱腟瘻修復術　ぼうこうちつろうしゅうふくじゅつ

膀胱阴道直肠瘘修补术　膀胱腟直腸瘻修復術　ぼうこうちつちょくちょうろうしゅうふくじゅつ

膀胱硬癌　膀胱硬性癌　ぼうこうこうせいがん

膀胱原位癌　膀胱上皮内癌　ぼうこうじょうひないがん

膀胱造口术　膀胱造瘻,膀胱フィステル形成術　ぼうこうぞうろうじゅつ,ぼうこうFistelけいせいじゅつ

膀胱造影(照相)〔术〕　膀胱〔X線〕造影〔法〕　ぼうこう〔Xせん〕ぞうえい〔ほう〕

膀胱造影照片　膀胱造影図　ぼうこうぞうえいず

膀胱增大　膀胱腫脹　ぼうこうしゅちょう

膀胱战伤　膀胱戦傷　ぼうこうせんしょう

膀胱照片　膀胱Ｘ線写真　ぼうこうXせんしゃしん

膀胱脂肪瘤　膀胱脂肪腫　ぼうこうしぼうしゅ

膀胱直肠瘘　膀胱直腸瘻　ぼうこうちょくちょうろう

膀胱直肠瘘修补术　膀胱直腸瘻修復術　ぼうこうちょくちょうろうしゅうふくじゅつ

膀胱直肠窝　膀胱直腸窩　ぼうこうちょくちょうか

膀胱直肠造口吻合术　膀胱直腸造瘻吻合術　ぼうこうちょくちょうぞうろうふんごうじゅつ

膀胱肿瘤　膀胱腫瘍　ぼうこうしゅよう

膀胱周脓肿　膀胱周囲膿瘍　ぼうこうしゅういのうよう

膀胱周间隙引流术　膀胱周囲間隙トレナージ　ぼうこうしゅういかんげきdrainage

膀胱周炎　膀胱周囲炎　ぼうこうしゅういえん

膀胱周组织　膀胱傍結合織　ぼうこうぼうけつごうしき

膀胱注射　膀胱注射　ぼうこうちゅうしゃ

膀胱注射器　膀胱注射器　ぼうこうちゅうしゃき

膀胱子宫腹壁固定术　膀胱子宮腹壁固定術　ぼうこうしきゅうふくへきこていじゅつ

膀胱子宫颈瘘　膀胱子宮頸瘻　ぼうこうしきゅうけいろう

膀胱子宫颈阴道瘘　膀胱子宮頸腟瘻　ぼうこうしきゅうけいちつろう

膀胱子宫瘘　膀胱子宮瘻　ぼうこうしきゅうろう

膀胱子宫内膜异位〔症〕　膀胱エンドメトリオーシス　ぼうこうendometriosis

膀胱子宫韧带　膀胱子宮靭帯　ぼうこうしきゅうじんたい

膀胱子宫体　膀胱子宮体　ぼうこうしきゅうたい

膀胱子宫陷凹　膀胱子宮窩　ぼうこうしきゅうか

膀胱紫癜　膀胱紫斑〔病〕　ぼうこうしはん〔びょう〕

螃蜞　クロベンケンガニ

鳑鲏　タナゴ

PAO　抛跑泡炮疱

pāo　抛

抛光膏　研磨パスタ　けんまPasta

抛射剂　噴射剤　ふんしゃざい

抛射体　発射体　はっしゃたい

抛物线　抛物線　ほうぶつせん

pǎo　跑

跑(秒)表　ストップウォッチ　stop watch

跑速　ランニング速度　runningそくど

pào　泡炮疱

泡　小胞　しょうほう

泡化碱　ケイ酸ナトリウム　ケイさんnatrium

泡利原理　パウリ原理　Pauliげんり

泡螺属　豆田螺属　マメタニシぞく

泡膜黄体囊肿　卵胞膜黄体囊胞　らんほうまくおうたいのうほう

泡膜黄体素细胞　卵胞膜ルテイン細胞　らんほうまくluteinさいぼう

泡膜细胞瘤　卵胞膜〔細胞〕腫　らんほうまく〔さいぼう〕しゅ

泡膜细胞增生症　卵胞膜細胞症　らんほうまくさいぼうしょう

泡沫　泡沫　ほうまつ

泡沫肝　気泡肝　きほうかん

泡沫试验　泡沫試験　ほうまつしけん

泡沫栓子　泡沫栓塞子　ほうまつせんそくし

泡沫塑料　ホームプラスチック　foam plastics

泡沫稳定剂　あわ安定剤　あわあんていざい

泡沫细胞综合征　泡沫細胞症候群　ほうまつさいぼうしょうこうぐん

泡沫形成　泡沫形成　ほうまつけいせい

泡沫〔样〕痰　泡沫性痰　ほうまつせいたん

泡沫样血痰　泡沫性血痰　ほうまつせいけったん

泡沫脏器　泡沫器官　ほうまつきかん

泡沫〔状〕细胞　泡沫細胞　ほうまつさいぼう

泡腔上皮　胞状上皮　ほうじょうじょうひ

泡球蚴病　蜂窩状胞虫囊胞病　ほうかじょうほうちゅうのうほうびょう

泡腾　泡立ち,起泡　あわだち,きほう

泡腾合剂　沸騰合剤　ふっとうごうざい

泡腾片剂　沸騰錠　ふっとうじょう

泡腺　胞状腺　ほうじょうせん

泡心细胞　房心細胞　ぼうしんさいぼう

泡性角膜结膜炎　フリクテン性角膜結膜炎　phlyctenせいかくまくけつまくえん

泡性角膜炎　フリクテン性角膜炎　phlyctenせいかくまくえん

泡性结膜炎　フリクテン性結膜炎　phlyctenせいけつまくえん

泡性梅毒疹　小水疱性梅毒疹　しょうすいほうせいばいどくしん

泡翼线虫病　フィサロプテラ線虫感染症　Physalopteraせんちゅうかんせんしょう

泡翼线虫属　フィサロプテラ属　Physalopteraぞく

泡罩塔　バブルキャップ塔　bubble-capとう

泡疹性咽炎　疱疹性咽頭炎　ほうしんせいいんとうえん

泡状沉淀物　泡状沈殿物　ほうじょうちんでんぶつ

泡状肺气肿　肺胞性気腫　はいほうせいきしゅ

泡状核　泡状核　ほうじょうかく

泡状隆起　泡状隆起　ほうじょうりゅうき

泡状卵泡　泡状卵胞　ほうじょうらんほう

泡状网　泡状細網　ほうじょうさいもう

泡状细胞　泡状細胞　ほうじょうさいぼう

泡状腺　泡状腺　ほうじょうせん

泡状腺瘤　泡状腺腫　ほうじょうせんしゅ

泡状支持组织　泡状支持組織　ほうじょうしじそしき

炮弹伤　炮弾創　ほうだんそう

疱疹　疱疹，ヘルペス　ほうしん，herpes

疱疹病毒　疱疹ウイルス，ヘルペスウイルス　ほうしん
　virus，herpes virus

疱疹病毒感染　疱疹ウイルス感染　ほうしんvirusかんせん

疱疹后多神经病　疱疹後多発神経障害　ほうしんごたはつ
　しんけいしょうがい

疱疹后三叉神经痛　疱疹後三叉神経痛　ほうしんごさんさ
　しんけいつう

疱疹黄癣　疱疹性黄癬　ほうしんせいおうせん

疱疹净　イドクスウリジン　idoxuridine

疱疹脑炎　ヘルペス脳炎　herpesのうえん

疱疹热　疱疹熱　ほうしんねつ

疱疹素(体)质　疱疹体質，ヘルペス体質　ほうしんたいし
　つ，herpesたいしつ

疱疹性　疱疹性　ほうしんせい

疱疹性齿龈口腔炎　疱疹性〔歯肉〕口内炎　ほうしんせい
　〔しにく〕こうないえん

疱疹性甲沟炎　疱疹性爪郭炎　ほうしんせいそうかくえん

疱疹性角膜炎　疱疹性角膜炎　ほうしんせいかくまくえん

疱疹性结膜炎　疱疹性結膜炎　ほうしんせいけつまくえん

疱疹性口炎　疱疹性口内炎　ほうしんせいこうないえん

疱疹性溃疡　疱疹性潰瘍　ほうしんせいかいよう

疱疹性麻疹　疱疹性麻疹　ほうしんせいましん

疱疹性脑炎　疱疹性脳炎　ほうしんせいのうえん

疱疹性丘疹　疱疹性丘疹　ほうしんせいきゅうしん

疱疹性湿疹　疱疹性湿疹　ほうしんせいしっしん

疱疹性苔癣　疱疹性苔癬　ほうしんせいたいせん

疱疹性咽峡炎　疱疹性アンギナ　ほうしんせいangina

疱疹〔性〕咽峡炎综合征　疱疹性アンギナ症候群　ほうしん
　せいanginaしょうこうぐん

疱疹性咽炎　疱疹性咽頭炎　ほうしんせいいんとうえん

疱疹性龈炎　疱疹性歯肉炎　ほうしんせいしにくえん

疱疹样脓痂病　疱疹状膿痂疹病　ほうしんじょうのうかし
　んびょう

疱疹样皮炎　疱疹状皮膚炎，デューリング病　ほうしんじょ
　うひふえん，Duhringびょう

疱疹样硬斑病　疱疹状強皮症　ほうしんじょうきょうひしょ
　う

PEI　胚陪培佩配

pēi　胚

胚　胚芽，胚〔子〕　はいが，はい〔し〕

胚斑　胚斑　はいはん

胚层　胚〔盤〕葉　はい〔ばん〕よう

胚层形成　胚〔盤〕葉形成　はい〔ばん〕ようけいせい

胚动　胚子頭尾位置逆転　はいしとうびいちぎゃくてん

胚管样皮样囊肿　管状類皮(皮様)囊腫(胞)　かんじょうる
　いひ(ひよう)のうしゅ(ほう)

胚痕　ブラスチッド　blastide

胚后期发育　胎生後発育　たいせいきごはついく

胚迹　胚軌跡　はいきせき

胚基　芽体　がたい

胚浆粒　汎原体　はんげんたい

胚孔　原口　げんこう

胚裂　胚裂　はいれつ

胚卵　卵母細胞，卵子芽細胞　らんぼさいぼう，らんしがさ
　いぼう

胚膜　胎〔児被〕膜　たい〔じひ〕まく

胚囊　胚囊　はいのう

胚内体腔　胚内体腔　はいないたいくう

胚内中胚层　胚内中胚葉　はいないちゅうはいよう

胚盘　胚子板，胚盤　はいしばん，はいばん

胚泡　胞胚　ほうはい

胚泡激肽　ブラストキニン　blastokinin

胚泡腔　胞胚腔　ほうはいくう

胚泡形成　胞胚形成　ほうはいけいせい

胚区　胚域　はいいき

胚乳　胚乳　はいにゅう

胚神经孔　原神経孔　げんしんけいこう

胚素　ブラスチン　blastin

胚索　胚索　はいさく

胚胎　胎児，胚〔子〕　たいじ，はい〔し〕

胚胎癌　胎生期癌　たいせいきがん

胚胎病　胎芽症，胎児障害　たいがしょう，たいじしょうが
　い

胚胎病理学　胎生病理学　たいせいびょうりがく

胚胎发生　胚形成　はいけいせい

胚胎发育观察镜　胚子鏡　はいしきょう

胚胎化　胚(胎芽)組織化　はい(たいが)そしきか

胚胎描记器　胚子描写器　はいしびょうしゃき

胚胎期发育不良　胎生期発育不全　たいせいきはついくふ
　ぜん

胚胎期造血　胎生期造血　たいせいきぞうけつ

胚胎生长迟缓　胚成長遅延　はいせいちょうちえん

胚胎形成　胚形成　はいけいせい

胚胎型甲状腺腺瘤　甲状腺胎生期腺腫　こうじょうせんた
　いせいきせんしゅ

胚胎性癌　胎生期癌　たいせいきがん

胚胎性癌肉瘤　胎生期癌肉腫，ウィルムス腫瘍　たいせいき
　がんにくしゅ，wilmsしゅよう

胚胎性横纹肌肉瘤　胎児性横紋筋肉腫　たいじせいおうも
　んきんにくしゅ

胚胎性瘤　胎生期腫瘍　たいぜいきしゅよう

胚胎性脂肪瘤　胎生期脂肪腫　たいせいきしぼうしゅ

胚胎性组织　胚組織　はいそしき

胚胎学　発生学，胎生学　はっせいがく，たいせいがく

胚胎营养　胚胎栄養　はいたいえいよう

胚胎状态　胚胎状態　はいたいじょうたい

胚体　胚，胚芽　はい，はいが

胚体壁　壁側板，体壁葉　へきそくばん，たいへきよう

胚体形成　胚形成　はいけいせい

胚体营养　胚栄養，胎芽栄養　はいえいよう，たいがえいよ
　う

胚体营养物　胚栄養物　はいえいようぶつ

胚外毛细血管网　胚外毛細〔血〕管網　はいがいもうさい

〔けっ〕かんもう
胚外膜　胚外膜　はいがいまく
胚外体腔　胚外体腔　はいがいたいくう
胚外体腔膜　胚外体腔膜　はいがいたいくうまく
胚外中胚层　胚外中胚葉　はいがいちゅうはいよう
胚细胞　未分化胚芽細胞，胚芽細胞　みぶんかはいがさいぼう，はいがさいぼう
胚细胞变性　胚芽変性　はいがへんせい
胚细胞瘤　芽〔細胞〕腫，芽球腫　が〔さいぼう〕しゅ，がきゅうしゅ
胚细胞瘤形成　芽〔細胞〕腫形成　が〔さいぼう〕しゅけいせい
胚细胞中毒　芽細胞〔原形質〕中毒　がさいぼう〔げんけいしつ〕ちゅうどく
胚循环　胚循環　はいじゅんかん
胚芽　胚芽，芽球　はいが，がきゅう
胚芽血管瘤　血管芽〔細胞〕腫　けっかんが〔さいぼう〕しゅ
胚原浆　ゲルモゲーン　germogen
胚脏壁　内臓葉　ないぞうよう
胚中心　胚〔芽〕中心　はい〔が〕ちゅうしん
胚种变性　胚芽変性　はいがへんせい
胚周层　周縁質　しゅうえんしつ
胚轴　胚軸　はいじく
胚珠　胚珠　はいしゅ
胚〔组织〕瘤·胚芽腫　はいがしゅ

pèi　陪培

陪拉格　ペラグラ　pellagra
陪拉格口炎　ペラグラ口内炎　pellagraこうないえん
陪他米松　ベタメサゾン　betamethasone
陪他米松气雾剂　ベタメサゾン エア〔ロ〕ゾール　betamethasone aerosol
陪替氏反应　ペトリ反応　Petriはんのう
陪替氏平皿　ペトリさら　Petriさら
陪音　倍音　ばいおん
培养　培養　ばいよう
培养碟(皿)　培養皿　ばいようさら
培养法　培養法　ばいようほう
培养基　培養基，培地　ばいようき，ばいち
培养瓶　培養瓶　ばいようびん
培养试管　培養試験管　ばいようしけんかん
培养特性　培養特性　ばいようとくせい
培养物　培養　ばいよう
　埃斯马赫氏培养〔物〕　エスマルヒ培養　Esmarchばいよう
培养箱　孵卵器　ふらんき
培养液　培養液　ばいようえき

pèi　佩配

佩-埃二氏病　ペル・エプスタイン病　Pel-Ebsteinびょう
佩昂氏手术　ペアン手術　Peanしゅじゅつ
佩昂氏体位　ペアン体位　Peanたいい
佩昂氏〔止血〕钳　ペアン鉗子　Peanかんし
佩恩氏反应　ペン反応　Pennはんのう
佩尔格尔氏〔家族性〕核异常　ペルゲル〔家族性〕核異常〔症〕　Pelger〔かぞくせい〕かくいじょう〔しょう〕
佩吉特氏病　ページェット病　Pagetびょう
佩吉特氏乳头　ページェット乳頭　Pagetにゅうとう
佩吉特氏试验　ページェット試験　Pagetしけん
佩季氏病　ページ病　Pageびょう

佩克氏试验　ペック試験　Peekしけん
佩拉齐氏综合征　ペラッチ症候群　Pellazziしょうこうぐん
佩莱格利尼氏病　ペレグリニ病　Pellegriniびょう
佩兰毒素　トレメトル　tremetol
佩兰〔属〕　オイパトリ〔属〕　Eupatorium〔ぞく〕
佩兰素　オイパトリン　eupatorin
佩雷兹氏杆菌　ペレス菌　Perezきん
佩雷兹氏征　ペレス徴候　Perezちょうこう
佩罗尼氏病　ペイロニー病　Peyronieびょう
佩-梅二氏病　ペリツェウス・メルツバッハ病　Pelizaeus-Merzbacherびょう
佩默林　ペモリン　pemoline
佩珀氏疗法　ペッパー療法　Papperりょうほう
佩珀氏综合症　ペッパー症候群　Papperしょうこうぐん
佩-施二氏病　ペレグリニー・シュティーダ病　Pellegrini-Stiedaびょう
佩特洛夫培养基　ペトロフ培地　Petroffばいち
佩特鲁希氏现象　ペトルスキー現象　Petruschkyげんしょう
佩特兹氏病　ペルテス病　Perthesびょう
佩特兹氏试验　ペルテス試験　Perthesしけん
佩滕科弗氏试验　ペッテンコーフェル胆汁酸試験　Pettenkoferたんじゅうさんしけん
佩维氏病　ペービー病　Pavyびょう
佩维-隈川-须藤三氏糖定量法　ペービー・隈川・須藤糖定量法　Pavy-くまかわ-すどうとうていりょうほう
佩泽塔基氏试验　ペツェタキ試験　Petzetakiしけん
配布　分布，配布　ぶんぷ，はいふ
配对　対合　ついごう
配对比较　対合比較　ついごうひかく
配对滴定管　対合ビュレット　ついごうburrette
配对设计　対合設計　ついごうせっけい
配对试验　対合試験　ついごうしけん
配对资料　対合資料　ついごうしりょう
配方药　医師処方薬　いししょほうやく
配分函数　分配関数　ぶんぱいかんすう
配合　配合　はいごう
配合基　配位子，リガンド　はいいし，ligand
配合(伍)禁忌　配合禁忌　はいごうきんき
配合试验　配合試験　はいごうしけん
配基　アグリコン　aglycone
配价键　配位結合　はいいけつごう
配价络盐　配位錯塩　はいいさくえん
配景测听法　ピープ ショー オージオメトリ　peep show audiometry
配景听力计　ピープ ショー オージオメータ　peep show audiometer
配平方程式　平衡方程式　へいこうほうていしき
配膳室　配膳室　はいぜんしつ
配生丁　ペルサンチン　persantine
配素　ガモン　gamone
配糖键　グリコシド リンケージ　glycoside linkage
配糖〔生物〕碱　グリコアルカロイド　glycoalkaloid
配糖体(物)　グリコシド，配糖体　glycoside，はいとうたい
配体特异性　配位子特異性　はいいしとくいせい
配体特异性分离法　配位子特異性分離法　はいいしとくいせいぶんりほう
配位　配位　はいい

配位场理论 配位子場理論 はいいしばりろん

配位场稳定化能 配位子場安定化エネルギー はいいしばあんていかEnergie

配位共价键 配位共有結合 はいいきょうゆうけつごう

配位化合物 配位化合物 はいいかごうぶつ

配位基(体) 配位子 はいいし

配位价 配位原子価 はいいげんしか

配位理论 配位説 はいいせつ

配位色谱法 配位子色層分析法 はいいししきそうぶんせきほう

配位数 配位数 はいいすう

配位水 配位水 はいいすい

配位体交换色谱法 配位子交換色層分析法 はいいしこうかんしきそうぶんせきほう

配位异构 配位異性 はいいいせい

配位原子 配位原子 はいいげんし

配血试验 血液型交叉試験 けつえきがたこうさしけん

配药 調剤 ちょうざい

配药台 調剤台 ちょうざいだい

配子 配偶子,生殖子 はいぐうし,せいしょくし

配子不亲合性 配偶子不適合性 はいぐうしふてきごうせい

配子发生 配偶子発生 はいぐうしはっせい

配子激素 ガモン,接合素 gamone,せつごうそ

配子母细胞 生殖母細胞 せいしょくぼさいぼう

配子生殖 配偶子生殖 はいぐうしせいしょく

配子体 配偶子 はいぐうし

配子体携带者 配偶子キャリア〔一〕 はいぐうしcarrier

配子体血症 配偶子血症 はいぐうしけっしょう

配子突变 配偶子突然変異 はいぐうしとつぜんへんい

配子消失 配偶子消失 はいぐうししょうしつ

配子小型 小配偶子生殖 しょうはいぐうしせいしょく

配子形成 配偶子発生 はいぐうしはっせい

配子学 配偶子学 はいぐうしがく

配子样细胞 類配偶子細胞 るいはいぐうしさいぼう

配子异型 異型配偶子生殖 いけいはいぐうしせいしょく

PEN 喷盆

pēn 喷

喷出 噴出 ふんしゅつ

喷灯 ブローランプ blow lamp

喷粉 粉吹き こなふき

喷瓜〔苦〕素 エラテリン elaterin

喷瓜汁 エラテリウム elaterium

喷洒 噴霧,水まき ふんむ,みずまき

喷洒法 噴霧法,水まき法 ふんむほう,みずまきほう

喷洒器 噴霧器,水まき器 ふんむき,みずまきき

喷砂机 砂吹き機 すなふきき

喷砂装置 砂吹き装置 すなふきそうち

喷射冲洗 ジェット洗浄 jetせんじょう

喷射率 噴霧率 ふんむりつ

喷射前期 前駆出期 ぜんくしゅつき

喷射性咯喇音 駆出性クリック くしゅつせいclick

喷射性呕吐 噴出性嘔吐 ふんしゅつせいおうと

喷射性杂音 駆出性雑音 くしゅつせいさつおん

喷射音 駆出音 くしゅつおん

喷水〔法〕 噴水〔法〕 ふんすい〔ほう〕

喷嚏 くしゃみ

喷嚏毒气 くしゃみガス

喷嚏反射 くしゃみ反射 くしゃみはんしゃ

喷嚏性 くしゃみ性 くしゃみせい

喷嚏性气体 くしゃみガス くしゃみgas

喷嚏中枢 くしゃみ中枢 くしゃみちゅうすう

喷吐林胺 ペントリニウム pentolinium

喷妥撒〔钠〕 ペントタール pentothal

喷雾 噴霧 ふんむ

喷雾冻凝〔作用〕 噴霧凝結〔作用〕 ふんむぎょうけつ〔さよう〕

喷雾法 噴霧法 ふんむほう

喷雾风扇 噴霧扇風機 ふんむせんぷうき

喷雾干燥法 噴霧乾燥法 ふんむかんそうほう

喷雾剂 噴霧剤 ふんむざい

喷雾疗法 エア〔ロ〕ゾール療法 aerosolりょうほう

喷雾麻醉 噴霧麻酔 ふんむますい

喷雾器 噴霧器,ネブライザー ふんむき,nebulizer

喷雾试验 噴霧試験 ふんむしけん

喷雾吸入器 噴霧吸入器 ふんむきゅうにゅうき

喷雾装置 噴霧装置 ふんむそうち

喷药瓶 噴霧瓶 ふんむびん

喷嘴 噴出ノズル ふんしゅつnozzle

pén 盆

盆壁 骨盤壁 こつばんへき

盆壁筋膜 壁側骨盤筋膜 へきそくこつばんきんまく

盆部 骨盤部 こつばんぶ

盆丛 骨盤神経叢 こつばんしんけいそう

盆底 骨盤底部 こつばんていぶ

盆底结构 骨盤底部構造 こつばんていぶこうぞう

盆底组织 骨盤底部組織 こつばんていぶそしき

盆膈 骨盤隔膜 こつばんかくまく

盆膈肌 骨盤隔膜筋 こつばんかくまくきん

盆膈上筋膜 上骨盤隔膜筋膜 じょうこつばんかくまくきんまく

盆膈下筋膜 下骨盤隔膜筋膜 かこつばんかくまくきんまく

盆筋膜 骨盤筋膜 こつばんきんまく

盆筋膜腱弓 骨盤筋膜腱弓 こつばんきんまくけんきゅう

盆面 骨盤面 こつばんめん

盆内脏神经 骨盤内臓神経 こつばんないぞうしんけい

盆腔 骨盤腔 こつばんくう

盆腔充气造影〔术〕 気体骨盤腔造影〔法〕 きたいこつばんくうぞうえい〔ほう〕

盆腔充血 骨盤うっ血 こつばんうっけつ

盆腔充血综合征 骨盤うっ血症候群 こつばんうっけつしょうこうぐん

盆腔动脉造影术 骨盤動脈造影術 こつばんどうみゃくぞうえいじゅつ

盆腔蜂窝织炎 骨盤蜂巣炎 こつばんほうそうえん

盆腔腹膜结核 骨盤腹膜結核〔症〕 こつばんふくまくけっかく〔しょう〕

盆腔腹膜炎 骨盤腹膜炎 こつばんふくまくえん

盆腔腹膜子宫内膜异位〔症〕 骨盤腹膜子宮内膜症 こつばんふくまくしきゅうないまくしょう

盆腔后清除术 後骨盤内容除去術 こうこつばんないようじょきょじゅつ

盆腔检查 骨盤診察 こつばんしんさつ

盆腔结核 骨盤結核 こつばんけっかく

盆腔筋膜　骨盤筋膜　こつばんきんまく
盆腔静脉曲张症　骨盤静脈瘤症　こつばんじょうみゃくりゅうしょう
盆腔静脉血栓〔性〕静脉炎　骨盤静脈血栓〔性〕静脈炎　こつばんじょうみゃくけっせん〔せい〕じょうみゃくえん
盆腔镜　骨盤鏡，クルドスコープ　こつばんきょう，culdoscope
盆腔廓清术　骨盤内容除去術　こつばんないようじょきょじゅつ
盆腔淋巴结切除术　骨盤リンパ節切除術　こつばんlymphせつせつじょじゅつ
盆腔淋巴清除术　骨盤リンパ節除去術　こつばんlymphせつせつじょきょじゅつ
盆腔内包虫病　骨盤包虫症　こつばんほうちゅうしょう
盆腔内窥镜检查　骨盤内視鏡検査　こつばんないしきょうけんさ
盆腔内器官　骨盤内臓器　こつばんないぞうき
盆腔内X线照相术　骨盤X線造影術　こつばんXせんぞうえいじゅつ
盆腔脓肿　骨盤膿瘍　こつばんのうよう
盆腔脓肿破裂　骨盤膿瘍破裂　こつばんのうようはれつ
盆腔脓肿切开引流　骨盤膿瘍切開ドレナージ　こつばんのうようせっかいdrainage
盆腔脓肿引流术　骨盤膿瘍ドレナージ　こつばんのうようdrainage
盆腔器官固定术　骨盤臓器固定術　こつばんぞうきこていじゅつ
盆腔器官结核　骨盤器官結核　こつばんきかんけっかく
盆腔〔器官〕X线照相术　骨盤〔器官〕放射線撮影法　こつばん〔きかん〕ほうしゃせんさつえいほう
盆腔器官炎症　骨盤器官炎症性疾患　こつばんきかんえんしょうせいしっかん
盆腔疝　骨盤ヘルニア　こつばんhernia
盆腔疝修补术　骨盤ヘルニア整復術　こつばんherniaせいふくじゅつ
盆腔手术　骨盤手術　こつばんしゅじゅつ
盆腔栓塞(血栓)性静脉炎　骨盤血栓性静脈炎　こつばんけっせんせいじょうみゃくえん
盆腔松弛症　骨盤弛緩症　こつばんし(ち)かんしょう
盆腔停(阻)滞　骨盤阻止　こつばんそし
盆腔外科　骨盤外科　こつばんげか
盆腔位　骨盤位　こつばんい
盆腔血管　骨盤血管　こつばんけっかん
盆腔血管造影术　骨盤血管造影術　こつばんけっかんぞうえいじゅつ
盆腔血肿　骨盤内血腫　こつばんないけっしゅ
盆腔炎　骨盤炎　こつばんえん
盆腔脏器除去术　骨盤内容除去術　こつばんないようじょきょじゅつ
盆腔脏器全部除去术　全骨盤内容除去術　ぜんこつばんないようじょきょじゅつ
盆腔肿块　骨盤塊　こつばんかたまり
盆腔肿瘤　骨盤腫瘍　こつばんしゅよう
盆腔子宫内膜异位〔症〕　骨盤エンドメトリオーシス　こつばんendometriosis
盆腔自主神经支配　骨盤自律神経支配　こつばんじりつしんけいしはい
盆曲　骨盤弯曲　こつばんわんきょく

盆神经节　骨盤神経節　こつばんしんけいせつ
盆脏筋膜　臓側骨盤筋膜　ぞうそくこつばんきんまく

PENG　烹彭蓬硼膨蜢碰

pēng　烹
烹饪法　料理法　りょうりほう

péng　彭蓬硼膨蜢
彭措尔特氏试验　ペンツオルト試験　Penzoldtしけん
彭罗斯氏引流管　ペンローズ ドレーン　Penrose drain
彭塔尔　ペンタール　pental
蓬梅尔氏边缘赘疣　ポンメル辺縁疣贅　Pommerへんえんゆうぜい
蓬塞氏病　ポンセー病　Poncetびょう
蓬塞氏手术　ポンセー手術　Poncetしゅじゅつ
硼　ホウ素　ホウそ
硼酐　無水ホウ酸　むすいホウさん
硼硅玻璃　ホウケイ酸塩ガラス　ホウケイさんえんglass
硼硅酸钠　ホウケイ酸ナトリウム　ホウケイさんnatrium
硼硅酸盐　ホウケイ酸塩　ホウケイさんえん
硼化物　ホウ化物　ホウかぶつ
硼枸橼酸　ホウクエン酸　ホウエンさん
硼枸橼酸盐　ホウクエン酸塩　ホウクエンさんえん
硼硫酸钠钾　ボロル　borol
硼氢化合物中毒　水素化ホウ素中毒　すいそかホウそちゅうどく
硼砂　ホウ砂，ボラックス　ホウしゃ，borax
硼砂卡红染剂　ボラックス カルミン染料　borax carmineせんりょう
硼砂〔熔〕珠　ホウ砂球　ホウしゃきゅう
硼砂珠试法　ホウ砂球試験　ホウしゃきゅうしけん
硼酸　ホウ酸　ホウさん
硼酸方解石　ホウ酸方解石　ホウさんほうかいせき
硼酸钙　ホウ酸カルシウム　ホウさんcalcium
硼酸甘油　ボログリセリン　boroglycerin
硼酸甘油栓　ホウ酸グリセリン坐薬　ホウさんglycerinざやく
硼酸甘油酯　グリセリン ホウ酸エステル　glycerinホウさんester
硼酸酐　無水ホウ酸　むすいホウさん
硼酸甲酯　ホウ酸メチル　ホウさんmethyl
硼酸酒精溶液　ホウ酸アルコール溶液　ホウさんalcoholようえき
硼酸镁　ホウ酸マグネシウム　ホウさんmagnesium
硼酸钠　ホウ酸ナトリウム　ホウさんnatrium
硼酸漂白粉液　ホウ酸漂白剤　ホウさんひょうはくざい
硼酸普鲁卡因　ホウ酸プロカイン　ホウさんprocain
硼酸软膏　ホウ酸軟膏　ホウさんなんこう
硼酸洗液　ホウ酸ローション剤　ホウさんlotionざい
硼酸锌　ホウ酸亜鉛　ホウさんあえん
硼酸盐　ホウ酸塩　ホウさんえん
硼酸乙酯　ホウ酸エチル　ホウさんethyl
硼烷　ボラン　borane
硼烷中毒　ボラン中毒　boraneちゅうどく
硼钨酸　ホウ ウォルフラム酸　ホウwolframさん
硼中毒　ホウ素〔化合物〕中毒　ホウそ〔かごうぶつ〕ちゅうどく
硼族　ホウ素族　ホウそぞく
膨出　膨出　ぼうしゅつ

膨出部 膨出部 ぼうしゅつぶ
膨出型憩室 膨出性憩室 ぼうしゅつせいけいしつ
膨大 膨脹 ぼうちょう
膨结线虫科 ジオクトフイーマ科 Dioctophymaか
膨结线虫〔属〕 ジオクトフイーマ〔属〕 Dioctophyma〔ぞく〕
膨隆 膨隆 ぼうりゅう
膨突 隆起 りゅうき
膨胀 膨脹,膨満 ぼうちょう,ぼうまん
膨胀不能 膨脹不能 ぼうちょうふのう
膨胀反射 膨満反射 ぼうまんはんしゃ
膨胀反应 膨満反応 ぼうまんはんのう
膨胀功 膨脹ワーク ぼうちょうwork
膨胀过程 膨脹過程 ぼうちょうかてい
膨胀过度 膨脹過度 ぼうちょうかど
膨胀计 膨脹計 ぼうちょうけい
膨胀剂 膨脹剤 ぼうちょうざい
膨胀期白内障 膨脹〔性〕白内障 ぼうちょう〔せい〕はくないしょう
膨胀器 膨脹器 ぼうちょうき
膨胀系数 膨脹係数 ぼうちょうけいすう
膨胀性 膨脹性 ぼうちょうせい
膨胀性动脉瘤 膨脹性動脈瘤 ぼうちょうせいどうみゃくりゅう
膨胀性生长 膨脹性成長 ぼうちょうせいせいちょう
膨胀性纹 膨脹性線条 ぼうちょうせいせんじょう
膨胀作用 膨脹作用 ぼうちょうさよう
蟛蜞 クロベンケイガニ,カクレガニ

péng 碰

碰撞 衝突 しょうとつ
碰撞电离 衝突イオン化 しょうとつionか
碰撞负载 衝撃荷重 しょうげきかじゅう
碰撞频率 衝突頻度 しょうとつひんど

PI 批披砒皮枇铍疲啤脾蜱匹癖屁

pī 批披砒

批号 バッチ番号 batchばんごう
批准书 免許書 めんきょしょ
披尔奎氏反应 ピルケー反応 pirquetはんのう
披尔奎氏试验 ピルケー試験 pirquetしけん
披尔奎氏指数 ピルケー指数 Pirquetしすう
披门他 ピメンタ pimenta
砒霜 白ヒ はくヒ

pí 皮枇铍疲啤脾蜱

皮 皮膚 ひふ
皮阿扎氏试验 ピアッツァ反応 piazzaはんのう
皮奥尔科夫斯基氏培养基 ピオルコウスキー培地 Piorkowskiばいち
皮奥尔科夫斯基氏异染颗粒染法 ピオルコウスキー異染性顆粒染色法 piorkowskiいせんせいかりゅうせんしょくほう
皮奥特罗夫斯基氏反应 ピオトロウスキー反応 Piotrowskiはんのう
皮奥特罗夫斯基氏征 ピオトロウスキー徴候 Piotrowskiちょうこう
皮斑病 皮膚斑点症 ひふはんてんしょう
皮板 皮〔膚分〕節 ひ〔ふぶん〕せつ
皮瓣 皮膚弁 ひふべん

皮瓣移植术 皮膚弁移植術 ひふべんいしょくじゅつ
皮瓣转移术 皮膚弁転移術 ひふべんてんいじゅつ
皮病性淋巴结炎 皮膚病性リンパ節炎 ひふびょうせいlymphせつえん
皮层(质) 皮質層 ひしつそう
皮层顶叶 皮質頭頂葉 ひしつとうちょうよう
皮层感觉检查法 皮膚感覚検査法 ひふかんかくけんさほう
皮层感觉区 皮質感覚区 ひしつかんかくく
皮层功能定位 皮質機能局在 ひしつきのうきょくざい
皮层区 皮質区 ひしつく
皮层维管束 皮質維管束 ひしついかんそく
皮层纹状体脊髓变性 皮質線条体脊髄変性 ひしつせんじょうたいせきずいへんせい
皮层细胞 皮質細胞 ひしつさいぼう
皮层下性感觉失语 皮質下性知覚性失語〔症〕 ひしつかせいちかくせいしつご〔しょう〕
皮层下中枢 皮質下中枢 ひしつかちゅうすう
皮层小脑变性 皮質小脳変性 ひしつしょうのうへんせい
皮层性感觉失语 皮質性知覚性失語〔症〕,ウェルニッケ失語〔症〕 ひしつせいちかくせいしつご〔しょう〕,Wernickeしつご〔しよう〕
皮层诱发电位 皮質誘発電位 ひしつゆうはつでんい
皮层诱发电位测听法 皮質誘発電位オージオメトリ〔ー〕 ひしつゆうはつでんいaudiometry
皮层原 皮層原 ひそうげん
皮层运动区 皮質運動野 ひしつうんどうや
皮层整合〔作用〕 皮質統合〔作用〕 ひしつとうごう〔さよう〕
皮成形术 皮膚〔表面〕形成術 ひふ〔ひょうめん〕けいせいじゅつ
皮橙色病 柑皮症 かんひしょう
皮充血 皮膚充血 ひふじゅうけつ
皮臭症 臭汗症 しゅうかんしょう
皮窗技术 皮膚開窓技術 ひふかいそうぎじゅつ
皮窗试验 皮膚開窓試験 ひふかいそうしけん
皮垂 皮膚垂 ひふすい
皮刺螨科 サシダニ科 サシダニか
皮刺螨〔属〕 サシダニ〔属〕 サシダニ〔ぞく〕
皮促素 向副腎皮質ホルモン,コルチコトロピン こうふくじんひしつhormone,corticotropine
皮刀 デルマトーム,皮膚切除刀 dermatome,ひふせつじょとう
皮蒂管成形术 有茎皮管形成術 ゆうけいひかんけいせいじゅつ
皮蒂管桥切断术 有茎皮管橋切断術 ゆうけいひかんきょうせつだんじゅつ
皮蒂管延长术 有茎皮管延長術 ゆうけいひかんえんちょうじゅつ
皮蒂管转移术 有茎皮管転移術 ゆうけいひかんてんいじゅつ
皮动脉网 皮膚動脈網 ひふどうみゃくもう
皮尔茨氏反射 ピルツ反射 piltzはんしゃ
皮尔茨氏征 ピルツ徴候 piltzちょうこう
皮尔索尔氏点 ペルソール点 Piersolてん
皮缝术 皮膚縫合術 ひふほうごうじゅつ
皮肤 皮膚 ひふ
皮肤阿米巴病 皮膚アメーバ症 ひふamebaしょう

皮肤阿米巴疹　皮膚アメーバ疹　ひふamebaしん
皮肤癌　皮膚癌　ひふがん
皮肤癌前驱病　皮膚前癌状態　ひふぜんがんじょうたい
皮肤癌性湿疹　皮膚癌性湿疹　ひふがんせいしっしん
皮肤白斑病　皮膚白斑病　ひふはくはんびょう
皮〔肤〕白喉　皮膚ジフテリア　ひふdiphtheria
皮肤白血病　皮膚白血病　ひふはっけつびょう
皮肤瘢痕挛缩　皮膚瘢痕攣縮　ひふはんこんれんしゅく
皮肤变黄　皮膚黄変　ひふおうへん
皮肤变色　皮膚の変色　ひふのへんしょく
皮肤病　皮膚病　ひふびょう
　山伯格氏皮肤病　シャンバーグ皮膚病　schambergひふびょう
皮肤病防治研究所　皮膚病予防治療研究所　ひふびょうよぼうちりょうけんきゅうしょ
皮肤病分类学　皮膚病分類学　ひふびょうぶんるいがく
皮肤病关节炎　皮膚関節炎　ひふかんせつえん
皮肤病抗原　デルマトゲン　dermatogen
皮肤病恐怖　皮膚病恐怖〔症〕　ひふびょうきょうふ〔しょう〕
皮肤病理学　皮膚病理学　ひふびょうりがく
皮肤病理学家　皮膚病理学者　ひふびょうりがくしゃ
皮肤病学　皮膚病学　ひふびょうがく
皮肤病预防　皮膚病予防　ひふびょうよぼう
皮肤病真菌　皮膚糸状菌　ひふしじょうきん
皮肤病〔治〕疗法　皮膚病〔治〕療法　ひふびょう〔ち〕りょうほう
皮肤病治疗学　皮膚病治療学　ひふびょうちりょうがく
皮肤剥削术　皮膚剥削術,サンド ペーパー法　ひふはくさくじゅつ,sand paperほう
皮肤卟啉病　皮膚ポルフィリン症　ひふporphyrinしょう
皮肤擦除术　皮膚擦傷法　ひふさっしょうほう
皮肤擦伤　皮膚擦傷　ひふさっしょう
皮肤苍白　皮膚蒼白　ひふそうはく
皮肤苍黄〔症〕　皮膚黄変〔症〕　ひふおうへん〔しょう〕
皮肤潮红　皮膚潮紅　ひふちょうこう
皮肤潮湿　皮膚湿潤　ひふしつじゅん
皮肤尘埃血　皮膚塵埃症　ひふじんあいしょう
皮肤充血　皮膚充血　ひふじゅうけつ
皮肤出血　皮膚出血　ひふしゅっけつ
皮肤刺激药　皮膚刺激薬　ひふしげきやく
皮肤粗糙　皮膚粗糙　ひふそぞう
皮肤胆固醇沉着症　皮膚コレステロール沈着〔症〕　ひふcholesterolちんちゃく〔しょう〕
皮肤电反应　皮膚電気反応　ひふでんきはんのう
皮肤电极　皮膚電極　ひふでんきょく
皮肤电解仪　皮膚電〔気分〕解装置　ひふでん〔きぶん〕かいそうち
皮肤电阻　皮膚電気抵抗　ひふでんきていこう
皮肤电阻测量法　皮膚電気抵抗測定法　ひふでんきていこうそくていほう
皮肤电阻测听法　皮膚電気抵抗聴力検査法,皮膚電気抵抗オージオメートリ　ひふでんきていこうちょうりょくけんさほう,ひふでんきていこうaudiometry
皮肤电阻测听仪(听力计)　皮膚電気抵抗オージオメータ　ひふでんきていこうaudiometer
皮肤电阻计　皮膚電気抵抗測定器　ひふでんきていこうそくていき
皮肤电阻描记法　皮膚電気抵抗グラフィ　ひふでんきていこうgraphy
皮肤电阻图　皮膚電気抵抗グラム　ひふでんきていこうgram
皮肤淀粉样变性　皮膚殿粉様変性　ひふでんぷんようへんせい
皮肤定位觉　皮膚局所認知　ひふきょくしょにんち
皮肤多发性出血性肉瘤　皮膚多発性出血性肉腫　ひふたはつせいしゅっけつせいにくしゅ
皮肤多神经炎　皮膚多発性神経炎　ひふたはつせいしんけいえん
皮肤恶性黑色素瘤　皮膚悪性黒色腫　ひふあくせいこくしょくしゅ
皮肤恶性淋巴瘤　皮膚悪性リンパ腫　ひふあくせいlymphしゅ
皮肤颚口线虫病　皮膚顎口虫症　ひふがくこうちゅうしょう
皮肤发育不良　皮膚発育不全　ひふはついくふぜん
皮肤反射　皮膚反射　ひふはんしゃ
皮肤反应　皮膚反応　ひふはんのう
皮肤反应因子　皮膚反応因子　ひふはんのういんし
皮肤放射损伤　皮膚放射線損傷　ひふほうしゃせんそんしょう
皮肤放线菌病　皮膚放線菌症　ひふほうせんきんしょう
皮肤非典型分支杆菌感染　皮膚非定型ミ（マイ）コバクテリア感染　ひふひていけいmycobacteriaかんせん
皮〔肤〕肥厚〔症〕　皮膚肥厚〔症〕　ひふひこう〔しょう〕
皮〔肤〕肺综合征　皮膚肺症候群　ひふはいしょうこうぐん
皮肤分泌异常　皮膚分泌異常　ひふぶんぴついじょう
皮肤分支杆菌病　皮膚ミ（マイ）コバクテリア症　ひふmycobacteriaしょう
皮肤粉瘤　皮膚アテローム　ひふatheroma
皮肤β辐射损伤　皮膚β放射線損傷　ひふβほうしゃせんそんしょう
皮肤附件　皮膚付属器　ひふふぞくき
皮肤附属器　皮膚付属器　ひふふぞくき
皮肤覆盖　皮膚被覆　ひふひふく
皮肤钙质沉着　皮膚石灰症　ひふせっかいしょう
皮肤干燥〔病〕　皮膚乾燥〔症〕　ひふかんそう〔しょう〕
皮肤感觉　皮膚感覚　ひふかんかく
皮肤感觉障碍　皮膚感覚障害　ひふかんかくしょうがい
皮肤钩　皮膚鉤　ひふこう
皮肤钩虫病　皮膚鉤虫症　ひふこうちゅうしょう
皮肤骨化　皮膚骨化　ひふこっか
皮肤骨瘤　皮膚骨腫　ひふこつしゅ
皮肤过敏抗体　皮膚感作抗体　ひふかんさこうたい
皮肤过敏试验　皮膚感作試験　ひふかんさしけん
皮肤黑热病　皮膚リーシュマニア症　ひふLeishmaniaしょう
皮肤红斑量　皮膚紅斑量　ひふこうはんりょう
皮肤红变　皮膚紅変　ひふこうへん
皮肤呼吸　皮膚呼吸　ひふこきゅう
皮肤划痕　皮膚描画(紋画)　ひふびょうが(もんが)
皮肤划痕刀　皮膚描画刀　ひふびょうがとう
皮肤划痕检查　皮膚描画検査　ひふびょうがけんさ
皮〔肤〕划痕试验　皮膚描画試験　ひふびょうがしけん
皮肤划痕现象　皮膚描画現象　ひふびょうがげんしょう
皮肤划痕(纹)症　皮膚描画症　ひふびょうがしょう
皮肤划纹反应　皮膚描画反応　ひふびょうがはんのう
皮肤划纹症性荨麻疹　皮膚描画症性じんま疹　ひふびょう

がしょうせいじんましん
皮肤坏死　皮膚壊死　ひふえし
皮肤坏死毒素　デルモトキシン　dermotoxin
皮肤幻觉　皮膚幻覚　ひふげんかく
皮肤黄染　皮膚黄変〔症〕,キサントクロミー　ひふおうへん〔しょう〕,xanthochromia
皮肤混合瘤　皮膚混合腫瘍　ひふこんごうしゅよう
皮肤活体组织检查　皮膚バイオプシー　ひふbiopsy
皮肤肌炎　皮膚筋炎　ひふきんえん
皮肤基底细胞癌　皮膚基底細胞癌　ひふきていさいぼうがん
皮肤激光防护　皮膚レーザー防護　ひふlaserぼうご
皮肤棘层　皮膚棘細胞層　ひふきょくさいぼうそう
皮肤棘层松解　皮膚棘細胞離開　ひふきょくさいぼうりかい
皮肤棘层松解细胞　皮膚棘層融解細胞　ひふきょくそうゆうかいさいぼう
皮肤棘皮瘤　皮膚棘細胞腫　ひふきょくさいぼうしゅ
皮肤寄生虫　皮膚寄生虫　ひふきせいちゅう
皮肤夹　皮膚クリップ　ひふclip
皮肤假白血病　皮膚偽白血症　ひふぎはっけつしょう
皮肤角化病　角皮症　かくひしょう
皮肤角质层　皮膚角質層　ひふかくしつそう
皮肤角质层炎　皮膚角層炎　ひふかくそうえん
皮肤角质层增生　皮膚角層増殖　ひふかくそうぞうしょく
皮肤接触试验　皮膚帖付試験　ひふちょうふしけん
皮肤接种　皮膚接腫　ひふせっしゅ
皮肤节　皮節　ひせつ
皮肤结构　皮膚構造　ひふこうぞう
皮肤结核　皮膚結核　ひふけっかく
皮肤结核菌素反应　皮膚ツベルクリン反応　ひふtuberculinはんのう
皮肤结核样型麻风　皮膚結核様癩　ひふけっかくようらい
皮肤结节性纤维化　皮膚結節性繊維形成　ひふけっせつせいせんいけいせい
皮肤金属化　皮膚金属化　ひふきんぞくか
皮肤痉挛症　皮膚痙攣症　ひふけいれんしょう
皮肤静脉炎　皮膚静脈炎　ひふじょうみゃくえん
皮肤菌（疫）苗　皮膚ワクチン,デルモワクチン　ひふvaccine,dermovaccine
皮肤卡波济氏肉瘤　皮膚カポジ肉腫　ひふKaposiにくしゅ
皮肤抗原　デルマトゲン　dermatogen
皮肤科　皮膚科　ひふか
皮肤科医师　皮膚科医　ひふかい
皮肤口炎　皮膚口内炎　ひふこうないえん
皮肤丽线虫蚴病　皮膚ハブロネマ症　ひふHabronemaしょう
皮肤利什曼斑　皮膚リーシュマニア斑　ひふLeishmaniaはん
皮肤利什曼病　皮膚リーシュマニア症　ひふLeishmaniaしょう
皮肤量　皮膚線量　ひふせんりょう
皮肤裂伤　皮膚裂傷　ひふれっしょう
皮肤淋巴结综合征　皮膚リンパ節症候群　ひふlymphせつしょうこうぐん
皮肤淋巴瘤　皮膚リンパ腫　ひふlymphしゅ
皮肤淋巴肉瘤　皮膚リンパ肉腫　ひふlymphにくしゅ
皮肤淋巴肉芽肿〔病〕　皮膚リンパ肉芽腫〔症〕　ひふlymph

にくがしゅ〔しょう〕
皮肤淋巴〔系〕病　皮膚リンパ管症　ひふlymphかんしょう
皮肤淋巴细胞浸润　皮膚リンパ細胞浸潤〔症〕　ひふlymphさいぼうしんじゅん〔しょう〕
皮肤淋巴细胞瘤　皮膚リンパ細胞腫　ひふlymphさいぼうしゅ
皮肤鳞状基底细胞瘤　皮膚扁平基底細胞癌　ひふへんぺいきていさいぼうがん
皮肤瘤　皮膚腫　ひふしゅ
皮肤瘤型麻风　癩腫性癩　らいしゅせいらい
皮肤隆起　皮膚隆起　ひふりゅうき
皮肤瘰疬　皮膚腺病　ひふせんびょう
皮肤麻风　皮膚癩病　ひふらいびょう
皮肤毛囊角化　皮膚毛包角化　ひふもうほうかっか
皮肤毛细管破裂　皮膚毛細血管破裂　ひふもうさいけっかんはれつ
皮肤玫瑰疹　皮膚パラ疹　ひふパラしん
皮肤梅毒〔病〕　皮膚梅毒〔症〕　ひふばいどく〔しょう〕
皮肤霉菌病　皮膚真菌症　ひふしんきんしょう
皮肤敏感性　皮膚感受性　ひふかんじゅせい
皮肤囊肿　皮膚囊腫　ひふのうしゅ
皮肤内脏反射　皮膚内臓反射　ひふないぞうはんしや
皮肤粘膜白喉　皮膚粘膜ジフテリア　ひふねんまくdiphtheria
皮肤粘膜出血　皮膚粘膜出血　ひふねんまくしゅっけつ
皮肤粘膜肌炎　皮膚粘膜筋炎　ひふねんまくきんえん
皮肤粘膜类脂沉积症　皮膚粘膜類脂〔質〕〔沈着〕症　ひふねんまくるいし〔しつ〕〔ちんちゃく〕しょう
皮肤粘膜利什曼病　皮膚粘膜リーシュマニア症　ひふねんまくLeishmaniaしょう
皮肤粘膜淋巴结综合征　皮膚粘膜リンパ節症候群,川崎病　ひふねんまくlymphせつしょうこうぐん,かわさきびょう
皮肤粘膜透明性变　皮膚粘膜ヒアリン症　ひふねんまくhyalinしょう
皮肤粘膜隐球菌病　皮膚粘膜クリプトコックス症　ひふねんまくCryptococcusしょう
皮肤碾挫伤　皮膚挫傷　ひふざしょう
皮肤念珠菌病　皮膚カンジダ症　ひふCandidaしょう
皮肤脓肿　皮膚膿瘍　ひふのうよう
皮肤佩吉特氏病　皮膚パジェット病　ひふPagetびょう
皮肤皮脂缺乏〔症〕　皮膚皮脂欠乏〔症〕　ひふひしけつぼう〔しょう〕
皮肤平滑肌瘤　皮膚平滑筋腫　ひふへいかつきんしゅ
皮肤牵开器　皮膚レトラクタ　ひふretractor
皮肤牵引〔法〕　皮膚牽引〔法〕　ひふけんいん〔ほう〕
皮肤切开术　皮膚切開術　ひふせっかいじゅつ
皮肤切口　皮膚切開　ひふせっかい
皮肤球菌　皮膚球菌　ひふきゅうきん
皮肤缺损　皮膚欠損　ひふけっそん
皮肤溶解　皮膚融解　ひふゆうかい
皮肤肉瘤〔病〕　皮膚肉腫〔症〕　ひふにくしゅ〔しょう〕
皮肤乳头〔状〕瘤病　皮膚乳頭腫症　ひふにゅうとうしゅしょう
皮肤软化　皮膚軟化〔症〕　ひふなんか〔しょう〕
皮肤瘙痒症　皮膚掻痒症　ひふそうようしょう
皮肤色素沉着　皮膚色素沈着　ひふしきそちんちゃく
皮肤色素缺乏　皮膚色素欠乏〔症〕　ひふしきそけつぼう〔しょう〕

皮肤色素细胞　皮膚色素細胞　ひふしきそさいぼう

皮肤色素痣　皮膚色素母斑　ひふしきそぼはん

皮肤神经官(机)能症　皮膚神経症　ひふしんけいしょう

皮肤神经瘤　皮膚神経腫　ひふしんけいしゅ

皮肤神经学　皮膚神経学　ひふしんけいがく

皮肤神经综合征　皮膚神経症候群　ひふしんけいしょうこうぐん

皮肤湿度计　皮膚湿度計　ひふしつどけい

皮肤试验　皮膚試験　ひふしけん

皮肤试验单位　皮膚試験単位　ひふしけんたんい

皮肤试验剂量　皮膚試験線量　ひふしけんせんりょう

皮肤试验抗原　皮膚試験抗原　ひふしけんこうげん

皮肤嗜碱性粒细胞超敏反应　皮膚好塩基球過敏作反応　ひふこうえんききゅうかかんさはんのう

皮肤收紧　皮膚収縮　ひふしゅうしゅく

皮肤鼠疫　皮膚ペスト　ひふpest

皮肤水肿　皮膚水腫　ひふすいしゅ

皮肤撕脱伤　皮膚裂離損傷　ひふれつりそんしょう

皮肤松弛(垂)〔症〕　皮膚弛緩〔症〕, 弛緩性皮膚　ひふしかん〔しょう〕, しかんせいひふ

皮肤损害　皮膚病変　ひふびょうへん

皮肤弹性计　皮膚弾力計　ひふだんりょくけい

皮肤炭疽　皮膚炭疽　ひふたんそ

皮肤糖分过多　皮膚糖過剰〔症〕　ひふとうかじょう〔しょう〕

皮肤瞳孔反射　皮膚瞳孔反射　ひふどうこうはんしゃ

皮肤透照检查　皮膚照明検査　ひふしょうめいけんさ

皮肤透照镜　皮膚照明検査器　ひふしょうめいけんさき

皮肤脱落　皮膚脱落　ひふだつらく

皮肤脱屑　皮膚落屑　ひふらくせつ

皮肤萎缩〔症〕　皮膚萎縮〔症〕　ひふいしゅく〔しょう〕

皮肤温度　皮膚温度　ひふおんど

皮肤温度测定法　皮膚温度測量法　ひふおんどそくりょうほう

皮肤温度计　皮膚温度計　ひふおんどけい

皮〔肤〕纹〔理〕　皮膚紋理　ひふもんり

皮〔肤〕纹〔理〕学　皮膚紋理学　ひふもんりがく

皮肤污染　皮膚汚染　ひふおせん

皮肤污染事故　皮膚汚染事故　ひふおせんじこ

皮肤无反应　皮膚反応欠如　ひふはんのうけつじょ

皮肤吸收　皮膚吸収　ひふきゅうしゅう

皮肤纤维化　皮膚繊維症　ひふせんいしょう

皮肤纤维瘤　皮膚繊維腫　ひふせんいしゅ

皮肤纤维肉瘤　皮膚繊維肉腫　ひふせんいにくしゅ

皮肤腺异位病　フォックス・フォアダイス病　Fox-Fordyceびょう

皮肤形成　皮膚形成　ひふけいせい

皮肤型白喉　皮膚型ジフテリア　ひふがたdiphtheria

皮肤型恶性组织细胞增生症　皮膚型悪性組織球増殖症　ひふけいあくせいそしききゅうぞうしょくしょう

皮肤型组织胞浆菌病　皮膚型ヒストプラスマ症　ひふがたHistoplasmaしょう

皮肤癣菌　皮膚糸状菌　ひふしじょうきん

皮肤血管瘤　皮膚血管腫　ひふけっかんしゅ

皮肤血管平滑肌瘤　皮膚血管平滑筋腫　ひふけっかんへいかつきんしゅ

皮肤血管炎　皮膚脈管炎　ひふみゃっかんえん

皮肤血吸虫病　皮膚住血吸虫症　ひふじゅうけつきゅうちゅうしょう

皮肤芽生菌病　皮膚ブラストミセス症　ひふBlastomycesしょう

皮肤眼炎　皮膚眼炎　ひふがんえん

皮肤痒灼感　皮膚灼熱感　ひふしゃくねつかん

皮肤移植〔术〕　皮膚移植〔術〕　ひふいしょく〔じゅつ〕

皮肤异色病　ポィキロデルマ　poiklloderma

皮肤营养神经病　栄養性皮膚神経症　えいようせいひふしんけいしょう

皮肤营养异常　皮膚異栄養症　ひふいえいようしょう

皮〔肤蝇〕蛆病　皮膚ハエ蛆症　ひふハエウジしょう

皮肤用药法　経皮投薬法　けいひとうやくほう

皮肤幼虫移行症　皮膚幼虫移行症　ひふようちゅういこうしょう

皮肤幼年黑色素瘤　皮膚若年性黒色腫　ひふじゃくねんせいこくしょくしゅ

皮肤原发性局限性淀粉样变性　皮膚原発性限局性類殿粉症　ひふげんはつせいげんきょくせいるいでんぷんしょう

皮肤着色症　色素沈着性皮膚病　しきそちんちゃくせいひふびょう

皮〔肤〕真菌病　皮膚真菌症　ひふしんきんしょう

皮肤真菌反应　皮膚糸状菌疹反応　ひふしじょうきんしんはんのう

皮肤支持带　皮膚支帯　ひふしたい

皮肤脂瘤　皮膚脂肪腫　ひふしぼうしゅ

皮肤致敏　皮膚感作　ひふかんさ

皮肤致敏抗体　皮膚感作抗体　ひふかんさこうたい

皮肤痣　皮膚母斑　ひふぼはん

皮肤皱襞　皮膚ひだ　ひふひだ

皮肤皱纹　皮膚しわ　ひふしわ

皮肤猪囊尾蚴病　皮膚有鉤囊尾虫症　ひふゆうこうのうびちゅうしょう

皮肤组织细胞瘤　皮膚組織球腫　ひふそしききゅうしゅ

皮肤组织细胞肉瘤　皮膚組織球肉腫　ひふそしききゅうにくしゅ

皮革囊状胃　革袋状胃　かわぶくろじょうい

皮沟　皮膚小溝　ひふしょうこう

皮管　管状皮弁　かんじょうひべん

皮管形成术　管状皮弁形成術　かんじょうひべんけいせいじゅつ

皮管制作　管状皮弁准備　かんじょうひべんじゅんび

皮管转移术　管状皮弁転移術　かんじょうひべんてんいじゅつ

皮划破试验　経皮試験　けいひしけん

皮坏疽　皮膚壊疽　ひふえそ

皮肌　皮筋　ひきん

皮肌炎　皮膚筋炎　ひふきんえん

皮肌炎眼底改变　皮膚筋炎眼底変化　ひふきんえんがんていへんか

皮基尼氏综合征　ピキニ症候群　Picchiniしょうこうぐん

皮峰　皮膚小稜　ひふしょうりょう

皮节　皮節　ひせつ

皮结核　皮膚結核　ひふけっかく

皮静脉　皮膚静脈　ひふじょうみゃく

皮克雷尔氏喷雾液　ピックレル噴霧液　Pickrellふんむえき

皮克氏病　ピック病　Pickびょう

皮克氏搽剂　ピック擦剤　Pickさつざい

皮克氏细胞　ピック細胞　Pickさいぼう

皮克氏综合征　ピック症候群　Pickしょうこうぐん

皮孔菌素　コルチシン　corticin

皮-罗二氏综合征　ピエール・ロバン症候群　Pierre-Robin
　しょうこうぐん

皮罗果夫氏切断术　ピロゴッフ切断術　Pirogoffせつだん
　じゅつ

皮罗果夫氏三角　ピロゴッフ三角　Pirogoffさんかく

皮罗果夫氏手术　ピロゴッフ手術　Pirogoffしゅじゅつ

皮螨病　皮膚ダニ病　ひふダニびょう

皮霉菌〔病〕　皮膚糸状菌〔症〕　ひふしじょうきん〔しょう〕

皮霉菌素　デルマトマイシン　dermatomycin

皮纳尔氏征　ピナール徴候　Pinardちょうこう

皮奈尔氏法　ピネル療法　Pinelりょうほう

皮囊瘤甾醇　アラカノール　arachanol

皮内出血　皮内出血　ひないしゅっけつ

皮内反应　皮内反応　ひないはんのう

皮内缝合法　皮内縫合法　ひないほうごうほう

皮内过敏反应　皮内過敏〔症〕反応　ひないかびん〔しょう〕
　はんのう

皮内接种　皮内接腫，皮内ワクチン注射　ひないせっしゅ，
　ひないvaccineちゅうしゃ

皮内接种菌苗　皮内接種ワクチン　ひないせっしゅvaccine

皮内结核菌素反应　ツベルクリン皮内反応，マントウ反応
　tuberculinひないはんのう，Mantouxはんのう

皮内脓肿　皮内膿瘍　ひないのうよう

皮内试验　皮内試験　ひないしけん

皮内癣〔菌病〕　皮内白癬〔症〕　ひないはくせん〔しょう〕

皮内痣　皮内母斑　ひないぼはん

皮内注射〔法〕　皮内注射〔法〕　ひないちゅうしゃ〔ほう〕

皮内注射试验　皮内注射試験　ひないちゅうしゃしけん

皮内注射针　皮内注射針　ひないちゅうしゃしん

皮涅氏公式　ピンネー公式　Pignetこうしき

皮镊　皮膚鑷子　ひふせっし

皮胚　皮膚芽組織　ひふがそしき

皮片　皮〔膚〕弁　ひ〔ふ〕べん

皮片测量器　皮弁計測器　ひべんけいそくき

皮片窗　皮弁窓　ひべんそう

皮片移植术　皮弁移植術　ひべんいしょくじゅつ

皮坡氏产钳　パイパー分娩鉗子　Piperぶんべんかんし

皮契茄属　ファビアナ属　Fabianaぞく

皮牵引　皮膚牽引　ひふけんいん

皮切除鼻成形术　皮膚切除鼻形成術　ひふせつじょびけい
　せいじゅつ

皮区　皮膚区　ひふく

皮色苍白　皮膚蒼白　ひふそうはく

皮神经　皮膚神経　ひふしんけい

皮神经综合征　神経皮膚症症候群　しんけいひふしょう
　しょうこうぐん

皮斯卡切克氏征　ピスカセック徴候　Piskacekちょうこう

皮斯卡切克氏子宫　ピスカセック子宮　Piskacekしきゅう

皮试剂量　皮膚試験〔投薬〕量　ひふしけん〔とうやく〕りょ
　う

皮损　皮膚病変　ひふびょうへん

皮特尔氏〔脑〕横切面　ピートル切断面　Pitreせつだんめん

皮特尔氏征　ピートル徴候　Pitreちょうこう

皮特非尔德氏征　ピットフィールド徴候　Pitfieldちょうこう

皮特罗夫斯基氏反应　ピエトロウスキー反応　Pietrowski
　はんのう

皮痛　皮膚疼痛　ひふとうつう

皮托氏管　ピトー管　Pitotかん

皮-韦二氏现象　ピルツ・ウェストファル現象　Piltz-
　Westphalげんしょう

皮萎缩〔病〕　皮膚萎縮〔症〕　ひふいしゅく〔しょう〕

皮下包块　皮下腫物（かたまり）　ひかしゅもつ（かたまり）

皮下部　皮下部　ひかぶ

皮下层　皮下層　ひかそう

皮下出血　皮下出血　ひかしゅっけつ

皮下创伤　皮下創　ひかそう

皮下电极　皮下電極　ひかでんきょく

皮下缝合〔法〕　皮下縫合〔法〕　ひかほうごう〔ほう〕

皮下灌注　皮下注入　ひかちゅうにゅう

皮下滑膜囊　皮下滑膜嚢　ひかかつまくのう

皮下坏疽　皮下壊疽　ひかえそ

皮下寄生胎　皮下封入（重複）奇形〔胎〕〔児〕　ひかふうにゅ
　う（じゅうふく）きけい〔たい〕〔じ〕

皮下接种　皮下接種，皮下ワクチン注射　ひかせっしゅ，ひ
　かvaccineちゅうしゃ

皮下结核性瘘　皮下結核性フィステル　ひかけっかくせい
　Fistel

皮下结节　皮下結節　ひかけっせつ

皮下结石〔症〕　皮下結石〔症〕　ひかけっせき〔しょう〕

皮下筋膜　皮下筋膜　ひかきんまく

皮下静脉　皮下静脈　ひかじょうみゃく

皮下囊肿　皮下嚢腫　ひかのうしゅ

皮下捻发感　皮下捻発音　ひかねんぱつおん

皮下脓肿　皮下膿瘍　ひかのうよう

皮下气肿　皮下気腫　ひかきしゅ

皮下荨麻疹　皮下じんま疹　ひかじんましん

皮下切断术　皮下切断術　ひかせつだんじゅつ

皮下切开〔术〕　皮下切開〔術〕　ひかせっかい〔じゅつ〕

皮〔下〕石　皮膚石　ひふせき

皮下输液〔法〕　皮下輸液〔法〕　ひかちゅうゆえき〔ほう〕

皮下水肿　皮下水腫　ひかすいしゅ

皮下小结　皮下小〔結〕節　ひかしょう〔けつ〕せつ

皮下血肿（瘀血）　皮下血腫　ひかけっしゅ

皮下蝇蛆病　皮下ハエ蛆病　ひかハエウジびょう

皮下瘀斑　皮下斑状出血　ひかはんじょうしゅっけつ

皮下脂肪　皮下脂肪　ひかしぼう

皮下脂肪测定器　皮下脂肪計測器　ひかしぼうけいそくき

皮下脂肪坏死　皮下脂肪壊死　ひかしぼうえし

皮下脂肪肉芽肿　皮下脂肪肉芽腫　ひかしぼうにくがしゅ

皮下脂肪柱　皮下脂肪柱　ひかしぼうちゅう

皮下植入　皮下インプラント　ひかimplant

皮下注射　皮下注射　ひかちゅうしゃ

皮下注射器　皮下注射器　ひかちゅうしゃき

皮下注射针　皮下注射針　ひかちゅうしゃしん

皮下组织　皮下組織　ひかそしき

皮下组织缝合针　皮下組織縫合針　ひかそしきほうごうし
　ん

皮下组织囊虫病　皮下組織嚢虫症　ひかそしきのうちゅう
　しょう

皮下组织异物性肉芽肿　皮下組織異物性肉芽腫　ひかそし
　きいぶつせいにくがしゅ

皮腺　皮膚腺　ひふせん

皮腺囊肿　皮膚腺嚢胞　ひふせんのうほう

皮屑　上皮鱗屑　じょうひりんせつ

皮〔癣〕霉菌　皮膚真菌　ひふしんきん
皮血管镜检查〔法〕　皮膚血管鏡検査〔法〕　ひふけっかんきょうけんき〔ほう〕
皮血管瘤　皮膚血管腫　ひふけっかんしゅ
皮血管炎　皮膚脈管炎　ひふみゃっかんえん
皮炎　皮膚炎　ひふえん
　伯洛克皮炎　ベルロック皮膚炎　Berlockひふえん
　布鲁氏菌皮炎　ブルセラ皮膚炎　Brucellaひふえん
皮炎芽生菌　ブラストミセス デルマティディス　Blastomyces dermatidis
皮样癌　類皮癌　るいひがん
皮样瘤　類皮腫　るいひしゅ
皮样瘤切除术　類皮腫切除術　るいひしゅせつじょじゅつ
皮样囊肿　皮樣嚢腫,類皮嚢胞　ひようのうしゅ,るいひのうほう
皮样囊肿切除术　皮樣嚢腫切除術　ひようのうしゅせつじょじゅつ
皮样囊肿摘除术　皮樣嚢腫摘出術　ひようのうしゅてきしゅつじゅつ
皮移植　皮膚移植　ひふいしょく
皮移植片　皮膚移植片　ひふいしょくへん
皮移植术　植皮術　しょくひじゅつ
皮蝇〔属〕　皮膚バエ〔属〕　ひふバエ〔ぞく〕
皮硬化病　皮膚硬化症　ひふこうかしょう
皮着色异常　皮膚着色異常　ひふちゃくしょくいじょう
皮真菌症　皮膚糸状菌疹　ひふしじょうきんしん
皮疹　皮疹　ひしん
皮疹消失现象　シュルツ・カルルトン現象　Schultz-Charltonげんしょう
皮疹消退　皮疹消退　ひしんしょうたい
皮蒸发量测定法　皮膚湿度測定法　ひふしつどそくていほう
皮蒸发量测定器　皮膚湿度測定器　ひふしつどそくていき
皮支　皮膚枝　ひふし
皮支持带　皮膚支帯　ひふしたい
皮脂　皮脂　ひし
皮脂分泌不足　皮脂分泌不足　ひしぶんぴつふそく
皮脂分泌过多　皮脂分泌過多　ひしぶんぴつかた
皮脂分泌减少　皮脂分泌減少　ひしぶんぴつげんしょう
皮脂分泌异常　皮脂分泌異常　ひしぶんぴついじょう
皮脂囊肿〔病〕　皮脂嚢腫〔症〕　ひしのうしゅ〔しょう〕
皮脂缺乏〔症〕　皮脂欠乏〔症〕　ひしけつぼう〔しょう〕
皮脂石　皮脂腺結石,皮脂石　ひしせんけっせき,ひしせき
皮脂细胞　皮脂細胞　ひしさいぼう
皮脂腺　皮脂腺　ひしせん
皮脂腺癌　皮脂腺癌　ひしせんがん
皮脂腺病　皮脂腺症　ひしせんしょう
皮脂腺功能障碍　皮脂腺機能障害　ひしせんきのうしょうがい
皮脂腺基底上皮瘤　皮脂腺基底細胞上皮腫　ひしせんきていさいぼうじょうひしゅ
皮脂腺狼疮　皮脂腺狼瘡　ひしせんろうそう
皮脂腺瘤　皮脂腺腫　ひしせんしゅ
皮脂腺囊肿　皮脂腺嚢胞　ひしせんのうほう
皮脂腺囊肿摘除术　皮脂腺嚢腫摘出術　ひしせんのうしゅてきしゅつじゅつ
皮脂腺腺癌　皮脂腺腺癌　ひしせんせんがん
皮脂腺腺瘤　皮脂腺腺腫　ひしせんせんしゅ

皮脂腺炎　皮脂腺炎　ひしせんえん
皮脂腺增生　皮脂腺増殖　ひしせんぞうしょく
皮脂腺痣　皮脂腺母斑　ひしせんぼはん
皮脂溢〔出〕　脂漏　しろう
皮脂溢〔出〕性皮炎　脂漏〔性〕皮膚炎　しろう〔せい〕ひふえん
皮脂溢性痤疮　脂漏性痤瘡　しろうせいざそう
皮脂溢性角化病　脂漏性角化症　しろうせいかっかしょう
皮脂溢性湿疹　脂漏性湿疹　しろうせいしっしん
皮脂溢性脱发　脂漏性脱毛〔症〕　しろうせいだつもう〔しょう〕
皮脂溢性疣　脂漏性疣贅　しろうせいゆうぜい
皮脂溢疹　脂漏疹　しろうしん
皮脂障碍　皮脂異常　ひしいじょう
皮质　皮質　ひしつ
皮质剥除〔术〕　皮質剝離〔術〕　ひしつはくり〔じゅつ〕
皮质部　皮質部　ひしつぶ
皮质层　皮質層　ひしつそう
皮质冲动　皮質衝動　ひしつしょうどう
皮质醇　ヒドロコルチゾン,コルチゾール　hydrocortisone,cortisol
皮质醇过〔增〕多症　副腎皮質〔機能〕亢進症,クッシング症候群　ふくじんひしつ〔きのう〕こうしんしょう,Cushingしょうこうぐん
皮质醇结合球蛋白　コルチゾール結合 グロブリン　cortisolけつごうglobulin
皮质电〔流〕图　皮質脳波　ひしつのうは
皮质电描记法　皮質脳波記録法　ひしつのうはきろくほう
皮质顶盖束　皮質視蓋路　ひしつしがいろ
皮质顶盖纤维　皮質視蓋繊維　ひしつしがいせんい
皮质窦　皮質洞　ひしつどう
皮质感觉性失语症　皮質性感覚性失語症,ウェルニッケ失語症　ひしつせいかんかくせいしつごしょう,Wernickしつごしょう
皮质〔固〕酮　コルチコステロン　corticosterone
皮质核束　皮質核路　ひしつかくろ
皮质黑质束　皮質黒質路　ひしつこくしつろ
皮质红核束　皮質赤核路　ひしつせきかくろ
皮质红核纤维　皮質赤核繊維　ひしつせきかくせんい
皮质激素　コルチコール ホルモン　corticol hormone
皮质〔激〕素传递蛋白　トランスコルチン　transcortin
皮质脊髓侧束　外側皮質脊髄路　がいそくひしつせきずいろ
皮质脊髓腹侧束　腹側皮質脊髄路　ふくそくひしつせきずいろ
皮质脊髓前束　前皮質脊髄路　ぜんひしつせきずいろ
皮质脊髓束　皮質脊髄路　ひしつせきずいろ
皮质精神性盲　皮質精神性盲　ひしつせいしんせいもう
皮质类甾〔固〕醇　コルチコステロイド　corticosteroid
皮质类甾(固)醇结合球蛋白　コルチコステロイド結合グロブリン　corticosteroidけつごうglobulin
皮质类甾(固)醇性白内障　コルチコステロイド性白内障　corticosteroidせいはくないしょう
皮质类甾(固)醇诱发性青光眼　コルチコステロイド誘発性緑内障　corticosteroidゆうはつせいりょくないしょう
皮质迷路　皮質迷路　ひしつめいろ
皮质脑桥束　皮質橋〔核〕路　ひしつきょう〔かく〕ろ
皮质脑桥小脑系〔统〕　皮質橋小脳系　ひしつきょうしょう

のうけい

皮质破坏　皮質破壊　ひしつはかい

皮质丘脑束　皮質視床路　ひしつししょうろ

皮质丘脑纤维　皮質視床繊維　ひしつししょうせんい

皮质色素缺乏　皮質色素欠乏〔症〕　ひしつしきそけつぼう〔しょう〕

皮质素　コルチゾン　cortisone

皮质网状束　皮質網様路　ひしつもうようろ

皮质纹状体脊髓变性　皮質線条体脊髄変性　ひしつせんじょうたいせきずいへんせい

皮质下性失语　皮質下性失語〔症〕　ひしつかせいしつご〔しょう〕

皮质腺瘤　皮質腺腫　ひしつせんしゅ

皮质小脑束　皮質小脳路　ひしつしょうのうろ

皮质小叶　皮質小葉　ひしつしょうよう

皮质形成　皮質化　ひしつか

皮质性癫痫　皮質てんかん　ひしつてんかん

皮质性聋　皮質性難聴　ひしつせいなんちょう

皮质性麻痹　皮質性麻痺　ひしつせいまひ

皮质性盲　皮質盲　ひしつもう

皮质延髓束　皮質延髄路　ひしつえんずいろ

皮质缘　皮質縁　ひしつえん

皮质运动区　皮質運動区　ひしつうんどうく

皮质甾结合蛋白　コルチコステロイド結合蛋白　corticosteroidけつごうたんぱく

皮质甾结合球蛋白　コルチコステロイド結合グロブリン　corticosteroidけつごうglobulin

皮质甾〔类〕　コルチコステロイド〔類〕　corticosteroid〔るい〕

皮质甾酮　コルチコステロン　corticosterone

皮质整合〔作用〕　皮質統合〔作用〕　ひしつとうごう〔さよう〕

皮质支　皮質枝　ひしつし

皮佐氏法　プーゾス法　Puzosほう

枇杷　枇杷　ビワ

枇杷仁中毒　枇杷仁中毒　ビワじんちゅうどく

铍　ベリリウム，Be　beryllium

铍尘肺　肺のベリリウム症　はいのberylliumしょう

铍沉着症肉芽肿　ベリリウム沈着性肉芽腫　berylliumちんちゃくせいにくがしゅ

铍溃疡　ベリリウム性潰瘍　berylliumせいかいよう

铍性佝偻病　ベリリウム性佝僂病　berylliumせいくるびょう

铍中毒　ベリリウム中毒　berylliumちゅうどく

疲乏(劳)　疲労　ひろう

疲倦　倦怠　けんたい

疲倦(劳)毒素　疲労毒素　ひろうどくそ

疲倦(劳)毒素中毒　疲労毒素中毒　ひろうどくそちゅうどく

疲劳保护反应　疲労保護反応　ひろうほごはんのう

疲劳病　疲労病　ひろうびょう

疲劳部位　疲労部位　ひろうぶい

疲劳产物　疲労産物　ひろうさんぶつ

疲劳度测定仪　疲労計　ひろうけい

疲劳感觉阈　疲労感覚域値　ひろうかんかくいきち

疲劳骨折　疲労骨折　ひろうこっせつ

疲劳检查　疲労検査　ひろうけんさ

疲劳恐怖　疲労恐怖〔症〕　ひろうきょうふ〔しょう〕

疲劳描记器　疲労計　ひろうけい

疲劳曲线　疲労曲線　ひろうきょくせん

疲劳试验　疲労試験　ひろうしけん

疲劳性痉挛　疲労性痙攣　ひろうせいけいれん

疲劳物质　疲労物質　ひろうぶっしつ

疲劳症　疲労症　ひろうしょう

疲劳指数　疲労指数　ひろうしすう

疲劳状态　疲労状態　ひろうじょうたい

疲劳综合征　疲労症候群　ひろうしょうこうぐん

啤酒厂　ビール醸造所　beerじょうぞうしょ

啤酒花　ホップ　hop

啤酒花苦味素　ルプリン　lupulin

啤酒酵母　ビール酵母　beerこうぼ

啤酒类饮料　ビール類飲料　beerるいいんりょう

啤酒酿造者　ビール醸造者　beerじょうぞうしゃ

啤酒心　ビール心　beerしん

脾　脾臓　ひぞう

脾被膜　脾被膜　ひひまく

脾被膜下切除术　被膜下脾切除術　ひまくかひせつじょじゅつ

脾被膜炎　脾外膜炎　ひがいまくえん

脾变位　脾変位　ひへんい

脾病　脾臓疾病　ひぞうしっぺい

脾充血　脾充血　ひじゅうけつ

脾出血　脾出血　ひしゅっけつ

脾穿刺〔术〕　脾臓穿刺〔術〕　ひぞうせんし〔じゅつ〕

脾创伤　脾外傷　ひがいしょう

脾丛　脾神経叢　ひしんけいそう

脾大　脾腫大　ひしゅだい

脾大性红细胞增多　巨脾性赤血球増殖　きょひせいせっけっきゅうぞうしょく

脾蒂　脾茎　ひけい

脾动脉　脾動脈　ひどうみゃく

脾动脉瘤　脾動脈腫　ひどうみゃくしゅ

脾动脉造影术　脾動脈造影法　ひどうみゃくぞうえいほう

脾窦　脾洞　ひどう

脾毒素　脾毒素　ひどくそ

脾肺吻合术　脾肺吻合術　ひはいふんごうじゅつ

脾缝〔合〕术　脾縫合術　ひほうごうじゅつ

脾肝〔巨〕大　肝脾腫　かんひしゅ

脾肝炎　肝脾炎　かんひえん

脾肝综合征　脾肝症候群　ひかんしょうこうぐん

脾膈韧带　脾横隔ひだ　ひおうかくひだ

脾梗塞　脾梗塞　ひこうそく

脾功能亢进　脾機能亢進　ひきのうこうしん

脾功能亢进综合征　脾機能亢進症候群　ひきのうこうしんしょうこうぐん

脾骨髓软化　脾骨髄軟化　ひこつずいなんか

脾骨髓性白血病　脾骨髄性白血病　ひこつずいせいはっけつびょう

脾固定术　脾固定術　ひこていじゅつ

脾过大　巨大脾腫，脾臓過度腫脹　きょだいひしゅ，ひぞうかどしゅちょう

脾机能亢进　脾機能亢進〔症〕　ひきのうこうしん〔しょう〕

脾结肠曲综合征　脾結腸曲症候群　ひけっちょうきょくしょうこうぐん

脾静脉　脾静脈　ひじょうみゃく

脾静脉肾静脉吻合　脾静脈腎静脈吻合　ひじょうみゃくじ

んじょうみゃくふんごう

脾静脉栓塞　脾静脈塞栓　ひじょうみゃくそくせん
脾静脉血栓形成　脾静脈血栓形成　ひじょうみゃくけっせんけいせい
脾静脉造影　脾静脈造影　ひじょうみゃくぞうえい
脾溃疡　脾潰瘍　ひかいよう
脾疗法　脾療法　ひりょうほう
脾淋巴结　脾リンパ節　ひlymphせつ
脾淋巴滤泡　脾リンパ濾胞　ひlymphろほう
脾淋巴小结　脾リンパ小節　ひlymphしょうせつ
脾瘤　脾腫　ひしゅ
脾毛笔形动脉　筆毛型脾動脈　ひつもうがたひどうみゃく
脾梅毒　脾梅毒　ひばいどく
脾门　脾門　ひもん
脾门静脉〔X线〕造影术　脾門脈造影法　ひもんみゃくぞうえいほう
脾囊　脾被囊　ひひまく
脾囊肿　脾嚢胞　ひのうほう
脾内血细胞蓄积　脾臓血球蓄積〔症〕　ひぞうけっきゅうちくせき〔しょう〕
脾脓肿　脾膿瘍　ひのうよう
脾贫血性梗塞　脾貧血性梗塞　ひひんけつせいこうそく
脾破裂　脾破裂　ひはれつ
脾前襞　前脾ひだ　ぜんひひだ
脾切除术　脾切除術　ひせつじょじゅつ
脾切除术后发热　脾切除後発熱　ひせつじょごはつねつ
脾切迹　脾切痕　ひせっこん
脾切开术　脾切開術　ひせっかいじゅつ
脾曲　左結腸曲　さけっちょうきょく
脾曲结肠癌　左結腸曲結腸癌　さけっちょうきょくけっちょうがん
脾曲综合征　パイル病　payrびょう
脾溶解　脾〔組織〕溶解　ひ〔そしき〕ようかい
脾溶素　脾〔組織〕溶解素　ひ〔そしき〕ようかいそ
脾肉瘤　脾肉腫　ひにくしゅ
脾肉芽肿病　脾肉芽腫症　ひにくがしゅしょう
脾软化〔症〕　脾軟化〔症〕　ひなんか〔しょう〕
脾扫描　脾スキャ〔ン〕ニング　ひscanning
脾疝　脾ヘルニア　ひhernia
脾〔神经〕痛　脾〔臓〕痛　ひ〔ぞう〕つう
脾肾动脉吻合术　脾腎動脈吻合術　ひじんどうみゃくふんごうじゅつ
脾肾固定术　脾腎固定術　ひじんこていじゅつ
脾肾静脉分流术　脾腎静脈シャント　ひじんじょうみゃくshunt
脾肾静脉吻合术　脾腎静脈吻合術　ひじんじょうみゃくふんごうじゅつ
脾肾韧带　脾腎間膜　ひじんかんまく
脾肾下垂　脾腎下垂　ひじんかすい
脾栓塞　脾塞栓〔症〕　ひそくせん〔しょう〕
脾素　スプレニン　splenin
脾髓　脾髄　ひずい
脾髓细胞　脾髄細胞　ひずいさいほう
脾髓增殖　脾髄過形成　ひずいかけいせい
脾损伤　脾損傷　ひそんしょう
脾索　脾索　ひさく
脾椭圆体　脾楕円体　ひだえんたい
脾外固定术　脾腹壁外固定術　ひふくへきがいこていじゅ

つ
脾萎缩　脾萎縮　ひいしゅく
脾细胞　脾細胞　ひさいぼう
脾下垂〔症〕　脾下垂〔症〕　ひかすい〔しょう〕
脾纤维化　脾繊維症　ひせんいしょう
脾〔X线〕造影术　脾〔X線〕造影法　ひ〔Xせん〕ぞうえいほう
脾X线照片　脾〔臓〕X線像　ひ〔ぞう〕Xせんぞう
脾X线照相术　脾X線造影法　ひXせんぞうえいほう
脾小结　脾小〔結〕節　ひしょう〔けっ〕せつ
脾小梁　脾〔小〕柱　ひ〔しょう〕ちゅう
脾型伤寒　脾性腸チフス　ひせいちょうtyphus
脾性白血病　脾性白血病　ひせいはっけつびょう
脾性各类血细胞减少〔症〕　脾性汎血球減少〔症〕　ひせいはんけっきゅうげんしょう〔しょう〕
脾性粒细胞减少　脾性顆粒球減少〔症〕　ひせいかりゅうきゅうげんしょう〔しょう〕
脾性贫血　脾性貧血　ひせいひんけつ
脾性血小板减少〔症〕　脾性血小板減少〔症〕　ひせいけっしょうばんげんしょう〔しょう〕
脾炎　脾炎　ひえん
脾样变　脾変　ひへん
脾样变性肺炎　脾〔臓〕様性肺炎　ひ〔ぞう〕ようせいはいえん
脾异位　脾転位〔症〕　ひてんい〔しょう〕
脾隐窝　脾陥凹　ひかんおう
脾硬化　脾硬化〔症〕　ひこうか〔しょう〕
脾瘀血　脾うっ血　ひうっけつ
脾杂音　脾雑音　ひざつおん
脾〔脏〕　脾〔臓〕　ひ〔ぞう〕
脾脏触诊　脾〔臓〕触診〔法〕　ひ〔ぞう〕しょくしん〔ほう〕
脾脏叩诊　脾〔臓〕打診〔法〕　ひ〔ぞう〕だしん〔ほう〕
脾脏学　脾学　ひがく
脾脏指数　脾〔臓〕指数　ひ〔ぞう〕しすう
脾脏中毒症　脾〔臓〕中毒症　ひ〔ぞう〕ちゅうどくしょう
脾脏浊音区　脾〔臓〕濁音界　ひ〔ぞう〕だくおんかい
脾造影术　脾造影法　ひぞうえんほう
脾增大　脾腫〔脹〕　ひしゅ〔ちょう〕
脾战伤　脾〔臓〕戦傷　ひ〔ぞう〕せんしょう
脾照射　脾照射　ひしょうしゃ
脾支　脾枝　ひし
脾肿大　脾腫大　ひしゅたい
脾肿瘤　脾腫瘍　ひしゅよう
脾肿指数　脾腫指数　ひしゅしすう
脾周围炎　脾周囲炎　ひしゅういえん
脾组织破坏　脾組織溶解　ひそしきようかい
脾组织移植　脾組織移植　ひそしきいしょく
蜱　マダニ,ダニ
蜱病　ダニ症　ダニしょう
蜱传播　ダニ伝染　ダニでんせん
蜱螨科　コナダニ科　コナダニか
蜱螨目　ダニ目　ダニもく
蜱螨学　ダニ学　ダニがく
蜱媒(传)出血热　ダニ媒介出血熱　ダニばいかいしゅっけつねつ
蜱媒(传)回归热　ダニ媒介回帰熱　ダニばいかいかいきねつ
蜱媒(传)脑炎　ダニ媒介脳炎　ダニばいかいのうえん

蜱热　ダニ熱　ダニねつ
蜱瘫痪　ダニ麻痺〔症〕　ダニまひ〔しょう〕
蜱型立克次氏体　ダニ型リケッチア〔属〕　ダニがた Rickettsia〔ぞく〕
蜱蝇属　ヒツジシラミバエ属　ヒツジシラミバエぞく
蜱蝇锥虫　羊トリパノソーマ　ヒツジTrypanosoma
蜱总科　マダニ科　マダニか

pǐ 匹癖

匹氨苄青霉素　ピバンピシリン　pivampicillin
匹克氏病　ピック病　Pickびょう
匹克威克综合征　ピックウィック症候群　Pickwickしょうこうぐん
匹拉比妥　ピラビタール　pyrabital
匹拉米洞　ピラミドン，アミノピリン　pyramidon, aminopyrine
匹拉米洞试验　ピラミドン試験　pyramidonしけん
5%匹拉米洞乙醇溶液　5%ピラミドン アルコール溶液　5%pyramidon alcoholようえき
匹拉米洞中毒　ピラミドン中毒　pyramidonちゅうどく
匹拉噻嗪　ピラチアジン　pyrathiazine
匹鲁卡品　ピロカルピン　pilocarpine
匹鲁辛　ピロシン　pilosine
匹罗色林　ピロセレイン　pilocereine
匹普鲁多　〔塩酸〕ピプラドロール　〔えんさん〕pipradrol
癖〔嗜〕　嗜癖　しへき
癖嗜学　嗜癖学　しへきがく
癖嗜者　常習者，常用者　じょうしゅうしゃ，じょうようしゃ

pì 屁

屁　おなら
屁股　しり，殿部　でんぶ

PIAN　偏艑骈胼片

piān 偏艑

偏铋酸钠　メタビスマス酸ナトリウム　metabismuthさんnatrium
偏差　偏差　へんさ
偏侧抽搐　片側痙攣　へんそくけいれん
偏侧出汗　片（半）側発汗　へん（はん）そくはっかん
偏侧出汗反射　片（半）側発汗反射　へん（はん）そくはっかんはんしゃ
偏侧大脑皮层切除　片側大脳皮質除去，片側除脳　へんそくだいのうひしつじょきょ，へんそくじょのう
偏侧多汗　片（半）側多汗　へん〔はん〕そくたかん
偏侧发育不全　片側発育不全　へんそくはついくふぜん
偏侧发育过度　片側過形成　へんそくかけいせい
偏侧感觉缺失　片（半）側感覚消失　へん（はん）そくかんかくしょうしつ
偏侧骨盆切除术　片（半）側骨盤切除術　へん（はん）そくこつばんせつじょじゅつ
偏侧喉切除〔术〕　片側喉頭切除〔術〕　へんそくこうとうせつじょ〔じゅつ〕
偏侧灰发〔症〕　片（半）側白毛〔症〕　へん（はん）そくしらが〔しょう〕
偏侧肌紧张　片（半）側過緊張〔症〕　へん（はん）そくかきんちょう〔しょう〕
偏侧甲状腺切除术　甲状腺半側切除術　こうじょうせんはんそくせつじょじゅつ
偏侧痉挛　片側痙攣　へんそくけいれん

偏侧聋　片側難聴，半聴　へんそくなんちょう，はんちょう
偏侧颅骨肥大　片側頭蓋肥大，半頭肥大〔症〕　へんそくずがいひだい，はんとうひだい〔しょう〕
偏侧颅骨切除术　半頭蓋切除術　はんずがいせつじょじゅつ
偏侧盲　片（半）側視野欠損，半盲〔症〕　へん（はん）そくしやけっそん，はんもう〔しょう〕
偏侧迷走神经紧张症　片側迷走神経緊張症　へんそくめいそうしんけいきんちょうしょう
偏侧面瘫　片側顔面筋麻痺，顔面片麻痺　へんそくがんめんきんまひ，がんめんへんまひ
偏侧前列腺切除术　前立腺片側切除術　ぜんりつせんへんそくせつじょじゅつ
偏侧缺肢畸形　半側欠肢症　はんそくけっししょう
偏侧弱视　半弱視症　はんじゃくししょう
偏〔侧〕色盲　半色盲症　はんしきもうしょう
偏侧舌切除术　半舌切除術　はんぜつせつじょじゅつ
偏侧舌瘫　片側舌麻痺　へんそくぜつまひ
偏侧舌炎　片側舌炎　へんそくぜつえん
偏侧伸展过度　片側過伸張　へんそくかしんちょう
偏侧肾盂积脓　片側膿腎症　へんそくのうじんしょう
偏侧失用〔症〕　片側失行〔症〕　へんそくしっこう〔しょう〕
偏侧痛　片側神経痛　へんそくしんけいつう
偏侧头眼痛　片側頭眼痛　へんそくとうがんつう
偏侧萎缩〔症〕　片側萎縮〔症〕　へんそくいしゅく〔しょう〕
偏侧味觉缺失　片側味覚消失　へんそくみかくしょうしつ
偏侧无睾〔丸〕者　半宦官者　はんかんがんしゃ
偏侧无脑〔畸形〕　片側無脳症　へんそくむのうしょう
偏侧下颌骨切除术　片側下顎骨切除術　へんそくかがくこつせつじょじゅつ
偏侧下身麻痹　片側下肢麻痺　へんそくかしまひ
偏侧嗅觉缺失　片側無嗅覚症　へんそくむしゅうかくしょう
偏侧增生　片側増殖　へんそくぞうしょく
偏侧震颤麻痹　片側振戦麻痺　へんそくしんせんまひ
偏侧椎板切除术　半側椎板切除術　はんそくついばんせつじょじゅつ
偏钒酸钠　メタバナジン酸ナトリウム　metavanadinさんnatrium
偏钒酸盐　メタバナジン酸塩　metavanadinさんえん
偏方　民間処方　みんかんしょほう
偏高碘酸　メタ過ヨウ素酸　metaかヨウそさん
偏高碘酸铵　メタ過ヨウ素酸アンモニウム　metaかヨウそさんammonium
偏高碘酸钾　メタ過ヨウ素酸カリウム　metaかヨウそさんkalium
偏高碘酸钠　メタ過ヨウ素酸ナトリウム　metaかヨウそさんnatrium
偏光　偏光　へんこう
偏光器　偏光器　へんこうき
偏光显微镜　偏光顕微鏡　へんこうけんびきょう
偏黄卵　偏黄卵　へんおうらん
偏回归系数　偏回帰係数　へんかいきけいすう
偏角　偏角　へんかく
偏狂症　パラノイア，偏執症，妄想症　paranoia，へんしつしょう，もうそうしょう
偏磷酸　メタリン酸　metaリンさん
偏磷酸酶　メタホスファターゼ　metaphosphatase

偏磷酸盐　メタリン酸塩　metaリンさんえん
偏磷酸银　メタリン酸銀　metaリンさんぎん
偏铝酸离子　メタアルミン酸イオン　metaaluminさんion
偏盲　半盲〔症〕　はんもう〔しょう〕
偏盲性瞳孔反应　半盲性瞳孔反応　はんもうせいどうこうはんのう
偏面萎缩　片(半)顔面萎縮　へん(はん)そくがんめんいしゅく
偏硼酸钾　メタホウ酸カリウム　metaホウさんkalium
偏硼酸锂　メタホウ酸リチウム　metaホウさんlithium
偏硼酸镁　メタホウ酸マグネシウム　metaホウさんmagnesium
偏硼酸钠　メタホウ酸ナトリウム　metaホウさんnatrium
偏硼酸铅　メタホウ酸鉛　metaホウさんなまり
偏硼酸银　メタホウ酸銀　metaホウさんぎん
偏硼酸盐　メタホウ酸塩　metaホウさんえん
偏身颤搐　片側バリスム　へんそくballism
偏身出汗　片側発汗　へんそくはっかん
偏身癫痫　片側てんかん　へんそくてんかん
偏身多汗　片側多汗〔症〕　へんそくたかん〔しょう〕
偏身发育障碍　片側異栄養症　へんそくいえいようしょう
偏身肥大　片側肥大〔症〕　へんそくひだい〔しょう〕
偏身肥胖　片側肥満〔症〕　へんそくひまん〔しょう〕
偏身风湿病　片側リウマチ　へんそくrheumatism
偏身感觉迟钝　片側知覚不全　へんそくちかくふぜん
偏身感觉过敏　片側知覚過敏〔症〕　へんそくちかくかびん〔しょう〕
偏身感觉减退　片側感覚鈍麻　へんそくかんかくどんま
偏身感觉缺失　片側感覚消失,半身感覚脱失　へんそくかんかくしょうしつ,はんしんかんかくだっしつ
偏身感觉异常〔症〕　半身知覚異常　はんしんちかくいじょう
偏身共济失调　片側運動失調　へんそくうんどうしっちょう
偏身肌弛缓　片側アトニー,片側弛緩症　へんそくatonia,へんそくしかんしょう
偏身肌无力〔症〕　片側筋無力〔症〕　へんそくきんむりょく〔しょう〕
偏身肌阵挛　片側筋クローヌス　へんそくきんclonus
偏身麻木　片麻痺,片無感覚症　へんまひ,へんむかんかくしょう
偏身木僵　片側カタレプシー　へんそくcatalepsy
偏身品他病　片側ピンタ　へんそくpinta
偏身热觉缺失　片側温〔度〕覚消失　へんそくおん〔ど〕かくしょうしつ
偏身神经衰弱　片側神経衰弱　へんそくしんけいすいじゃく
偏身手足搐搦　片側テタニー　へんそくtetany
偏身手足徐动症　片側アテドーゼ　へんそくathetosis
偏身水肿　片側水腫　へんそくすいしゅ
偏身体温过低　片側低体温〔症〕　へんそくていたいおん〔しょう〕
偏身痛觉减退　片側痛覚減退〔症〕　へんそくつうかくげんたい〔しょう〕
偏身痛觉缺失　片(半)側痛覚脱(消)失〔症〕,片無痛症　へん(はん)そくつうかくだっ(しょう)しつ〔しょう〕,へんむつうしょう
偏身舞蹈病　半身舞踏病　はんしんぶとうびょう

偏身协同不能　片(半)側協同運動不能〔症〕,片側失調症　へん(はん)そくきょうどううんどうふのう〔しょう〕,へんそくしっちょうしょう
偏身协同动作　片(半)側協同運動　へん(はん)そくきょうどううんどう
偏身张力减退　片側低張症　へんそくていちょうしょう
偏身震颤　片側振戦　へんそくしんせん
偏砷酸　メタヒ酸　metaヒさん
偏态　非対称　ひたいしょう
偏态分布　非対称分布　ひたいしょうぶんぷ
偏瘫　片麻痺　へんまひ
偏瘫步态　片麻痺歩行　へんまひほこう
偏瘫后麻痹　片麻痺後〔完全〕麻痺　へんまひご〔かんぜん〕まひ
偏瘫性偏头痛　片麻痺性片頭痛　へんまひせいへんずつう
偏瘫性婴儿大脑痉挛性轻瘫　小児痙攣性片麻痺　しょうにけいれんせいへんまひ
偏锑酸　メタアンチモン酸　meta-antimonさん
偏锑酸铵　メタアンチモン酸アンモニウム　meta-antimonさんammonium
偏锑酸钾　メタアンチモン酸カリウム　meta-antimonさんkalium
偏锑酸钠　メタアンチモン酸ナトリウム　meta-antimonさんnatrium
偏头痛　片頭痛　へんず(とう)つう
偏头痛压迫器　片頭痛治療器　へんず(とう)つうちりょうき
偏臀步态　殿筋麻痺歩行　でんきんまひほこう
偏相关　偏相関　へんそうかん
偏相关系数　偏相関係数　へんそうかんけいすう
偏斜　偏位　へんい
偏斜骨盆　傾斜骨盤,ネーゲレ骨盤　けいしゃこつばん,Nägeleこつばん
偏心　偏心　へんしん
偏性　バイアス　bias
偏亚砷酸钠　メタ亜ヒ酸ナトリウム　metaあヒさんnatrium
偏亚锑酸钠　メタ亜アンチモン酸ナトリウム　metaあantimonさんnatrium
偏振　偏光　へんこう
偏振测定法　偏光測定法　へんこうそくていほう
偏振光　偏光　へんこう
偏振光镜　偏光器　へんこうき
偏振光物镜　偏光対物鏡　へんこうたいぶつきょう
偏振光显微镜　偏光顕微鏡　へんこうけんびきょう
偏振计　偏光計　へんこうけい
偏振交叉　偏光交叉　へんこうこうき
偏振角　偏光角　へんこうかく
偏振镜检查　偏光鏡検査〔法〕　へんこうきょうけんさ〔ほう〕
偏振片　ポーラロイド　polaroid
偏振〔平〕面　偏光面　へんこうめん
偏振谱　偏光スペクトル　へんこうspectrum
偏振器　偏光器　へんこうき
偏振转向〔现象〕　光学転位　こうがくてんい
偏〔执〕狂　偏執症,妄想症,パラノイア　へんしつしょう,もうそうしょう,paranoia
偏执狂者　妄想症患者　もうそうしょうかんじゃ
偏执型精神分裂性精神病　妄想型〔精神〕分裂病　もうそう

かた〔せいしん〕ぶんれつびょう
偏执样反应　妄想反応　もうそうはんのう
偏执样精神病　妄想性精神病　もうそうせいせいしんびょう
偏执样状态　妄想状態　もうそうじょうたい
偏转构象　ゴーシュ配座　gauche　はいざ
偏转系统　デフレクション糸　deflection　けい
腷　メタプロテイン　metaprotein

pián　骈胼

骈头联胎　二頭体双生児　にとうたいそうせいじ
胼胝　胼胝　べんち
胼胝体　脳梁　のうりょう
胼胝体背侧支　脳梁背側枝　のうりょうはいそくし
胼胝体背静脉　脳梁背静脈　のうりょうはいじょうみゃく
胼胝体变性　脳梁変性　のうりょうへんせい
胼胝体病变综合征　脳梁症候群　のうりょうしょうこうぐん
胼胝体发育不全　脳梁発育不全　のうりょうはついくふぜん
胼胝体发育不全症　脳梁無発育　のうりょうむはついく
胼胝体缝　脳梁縫線　のうりょうほうせん
胼胝体辐射　脳梁輻射　のうりょうふくしゃ
胼胝体干　脳梁幹　のうりょうかん
胼胝体沟　脳梁溝　のうりょうこう
胼胝体后静脉　後脳梁静脈　こうのうりょうじょうみゃく
胼胝体色素变性　脳梁色素変性　のうりょうしきそへんせい
胼胝体膝　脳梁膝　のうりょうしつ
胼胝体下层　脳梁下層　のうりょうかそう
胼胝体下区　脳梁下野　のうりょうかや
胼胝体下束　脳梁下束　かうりょうかそく
胼胝体压部　脳梁膨大　のうりょうぼうだい
胼胝体原发性变性　脳梁原発性変性　のうりょうげんはつせいへんせい
胼胝体缘动脉　脳梁縁動脈　のうりょうえんどうみゃく
胼胝体肿瘤综合征　脳梁腫瘍症候群　のうりょうしゅようしょうこうぐん
胼胝体周围动脉　脳梁周囲動脈　のうりょうしゅういどうみゃく
胼胝体嘴　脳梁吻　のうりょうふん
胼胝形成　胼胝形成　べんちけいせい
胼胝性溃疡　胼胝性潰瘍　べんちせいかいよう
胼胝状　胼胝状　べんちじょう

pián　片

片〔剂〕　錠〔剤〕　じょう〔ざい〕
　西皮氏片1号　シッピー第一錠剤　Sippy　だいいちじょうざい
　西皮氏片2号　シッピー第二錠剤　Sippy　だいにじょうざい
片剂斑点　錠剤斑点　じょうざいはんてん
片剂崩解测定器　錠剤崩解試験器　じょうざいほうかいしけんき
片剂硬度　錠剤硬度　じょうざいこうど
片剂硬度计　錠剤硬度計　じょうざいこうどけい
片剂重量差异　錠剤重量変異　じょうざいじゅうりょうへん
片刻　瞬間　しゅんかん
片流　層流　そうりゅう

片山病　片山病　かたやまびょう
片山钉螺　片山貝　かたやまがい
片山氏试验　片山試験　かたやまLけん
片吸虫病　肝蛭症　かんしつしょう
片吸虫属　ファスキオラ属　Fasciolaぞく
片匣　カセット　Cassett
片形科　蛭状吸虫科，ファスキオラ科　しつじょうきゅうちゅうか　Fasciolaか
片形属　ファスキオラ属　Fasciolaぞく
片语重复症　音誦症　おんしょうしょう
片蛭　プラナリア　planaria
片重调节器　錠剤重量アジャスター　じょうざいじゅうりょう　adjuster
片状出血　斑状出血　はんじょうしゅっけつ
片状粘连　斑状癒着　はんじょうゆちゃく

PIAO　漂飘漂嘌

piāo　漂飘

漂泊狂　徘徊狂，放浪狂　はいかいきょう，ほうろうきょう
漂浮常数　浮遊定数　ふゆうていすう
漂浮法　浮遊法　ふゆうほう
漂浮感　空中浮揚感　くうちゅうふようかん
漂浮浓聚法　浮遊濃縮法　ふゆうのうしゅくほう
漂移　流動，偏流　りゅうどう，へんりゅう
漂移率　偏流率　へんりゅうりつ
漂移区　偏流域　へんりゅういき
飘尘　懸濁塵埃，浮遊塵埃　けんだくじんあい，ふゆうじんあい
飘尘污染　浮遊塵埃汚染　ふゆうじんあいおせん

piǎo　漂

漂白　漂白　ひょうはく
漂白粉　漂白粉，さらし粉　ひょうはくふん，さらしこ
漂白粉液　漂白液　ひょうはくえき
漂白土　精粘土　せいねんど
漂粉精片　次亜塩素酸カルシウム錠　じあえんそさん　calciumじょう
漂妇样皮　洗濯女皮膚　せんたくじょひふ
漂妇样皮形成　洗濯女皮膚形成　せんたくじょひふけいせい
漂净结核菌素　精製ツベルクリン　せいせいtuberculin

piào　嘌

嘌吟　プリン　purine
嘌吟代谢　プリン代謝　purineたいしゃ
嘌吟代谢拮抗物质　プリン代謝拮抗物質　purineたいしゃきっこうぶっしつ
嘌吟代谢紊乱　プリン代謝障害　purineたいしゃしょうがい
嘌吟核苷　プリンヌクレオシド　purine nucleoside
嘌吟核苷酶　プリンヌクレオシダーゼ　purine nucleosidase
嘌吟核苷酸　プリンヌクレオチド　purine nucleotide
嘌吟核苷酸代谢　プリンヌクレオチド代謝　purine nucleotide たいしゃ
嘌吟核苷酸合成　プリンヌクレオチド合成　purine nucleotide ごうせい
嘌吟核苷酸循环　プリンヌクレオチド サイクル　purine nucleotide cycle
嘌吟核酸酶　プリン核酸分解酵素　purineかくさんぶんかいこうそ
嘌吟碱〔基〕　プリン塩基　purineえんき

嘌呤碱尿　アロクスール尿　alloxurにょう
嘌呤碱血　アロクスール血〔症〕　alloxurけつ〔しょう〕
嘌呤拮抗剂　プリン拮抗薬　purineきっこうやく
嘌呤拮抗物　プリン拮抗物質　'purineきっこうぶっしつ
嘌呤硫堇(素)　プロチオニン　purothionine
嘌呤酶　プリナーゼ　purinase
嘌呤霉素　ピュロマイシン　puromycin
嘌呤能神经　プリン作動性神経　purineさどうせいしんけい
嘌呤能受体　プリン作動性受容体　purineさどうせいじゅようたい
嘌呤体　プリン体　purineたい
嘌呤脱酰胺酶　プリンデアミナーゼ　purine deaminase
嘌呤酰胺酶　プリンアミダーゼ　purine amidase
嘌呤血症　プリン血〔症〕　purineけつ〔しょう〕
嘌呤衍化物　プリン誘導体　purineゆうどうたい

PIE　气撇

piē　气撇
气　プロチウム　protium
撇清(去)　浮渣すくい,スキミング　うきかすすくい,skimming

PIN　拼贫频品

pīn　拼
拼读不能　欠語欠綴症　けつごけつていしょう
拼音字母　音声字母　おんせいじぼ

pín　贫频
贫齿动物　貧歯動物　ひんしとうぶつ
贫齿目　貧歯目　ひんしもく
贫乏　貧乏　びんぼう
贫穷恐怖　貧困恐怖〔症〕　ひんこんきょうふ〔しょう〕
贫穷妄想　貧乏妄想　びんぼうもうそう
贫血　貧血　ひんけつ
　阿狄森氏贫血　アディ(ジ)ソン貧血　Addisonひんけつ
　比尔默氏贫血　ビールマー貧血　Biermerひんけつ
　戴-布二氏贫血　ダイアモンド・ブラックファン貧血　Diamond-Blackfanひんけつ
　德雷斯巴赫氏贫血　ドレスバッハ貧血　Dresbachひんけつ
　法伯尔氏贫血　ファーバー貧血　Faberひんけつ
　范康尼贫血　ファンコーニ貧血　Fanconiひんけつ
　冯雅克什氏贫血　ホンヤクシュ貧血　Von Jakschひんけつ
　黑里克氏贫血　ヘリック貧血　Herrickひんけつ
　库利氏贫血　クーリー貧血　Cooleyひんけつ
贫血骨髓像　貧血骨髄像　ひんけつこつずいぞう
贫血面容　貧血顔貌　ひんけつがんぼう
贫血性变性　貧血性変性　ひんけつせいへんせい
贫血性多神经炎　貧血性多発〔性〕神経炎　ひんけつせいたはつ〔せい〕しんけいえん
贫血性乏氧〔症〕　貧血性無酸素〔症〕　ひんけつせいむさんそ〔しょう〕
贫血性梗塞　貧血性梗塞　ひんけつせいこうそく
贫血性梗塞形成　貧血性梗塞形成　ひんけつせいこうそくけいせい
贫血性梗死　貧血性梗塞　ひんけつせいこうそく
贫血性坏疽　貧血性壊疽　ひんけつせいえそ

贫血性精神病　貧血性精神病　ひんけつせいせいしんびょう
贫血性静脉炎　貧血性静脈炎　ひんけつせいじょうみゃくえん
贫血性〔脑〕软化　貧血性軟化　ひんけつせいなんか
贫血性头痛　貧血性頭痛　ひんけつせいずつう
贫血性萎缩　貧血性萎縮　ひんけつせいいしゅく
贫血性心脏病　貧血性心臓病　ひんけつせいしんぞうびょう
贫血性杂音　貧血性雑音　ひんけつせいざつおん
贫血性痣　貧血性母斑　ひんけつせいぼはん
贫血血尿综合征　貧血血尿症候群　ひんけつけつにょうしょうこうぐん
贫血眼底改变　貧血眼底変化　ひんけつがんていへんか
贫血饮食　マイノット・マーフィ食,貧血食　Minot-Murphyしょく,ひんけっしょく
频便　排便頻数　はいべんひんすう
频带　周波数帯　しゅうはすうたい
频带压缩　周波数帯圧縮　しゅうはすうたいあっしゅく
频道　チャンネル　channel
频发突变　反復突然変異　はんぷくとつぜんへんい
频繁室性早搏　頻繁性心室期外収縮　ひんばんせいしんしつきがいしゅうしゅく
频咳　頻発空咳　ひんぱつからせき
频渴　煩渇多飲〔症〕　はんかつたいん〔しょう〕
频率　周波数,頻度　しゅうはすう,ひんど
频率辨别　周波数弁別　しゅうはすうべんべつ
频率带　周波数帯　しゅうはすうたい
频率分配　頻度分布　ひんどぶんぷ
频率加法器　頻度加算器　ひんどかさんき
频率曲线　頻度曲線　ひんどきょくせん
频率特性曲线　頻度特性曲線　ひんどとくせいきょくせん
频率调制　周波数変調,フリークェンシイ モジュレーション　しゅうはすうへんちょう,frequency modulation
频率响应　周波数応答　しゅうはすうおうとう
频率响应曲线　周波数応答曲線　しゅうはすうおうとうきょくせん
频率因子　頻度因子　ひんどいんし
频脉　頻脈　ひんみゃく
频尿　頻尿〔症〕　ひんにょう〔しょう〕
频谱　周波数スペクトル　しゅうはすう spectrum
频青霉菌素　フレクェンチン　frequentin
频闪观测器　ストロボスコープ　stroboscope
频数　度数,頻度　どすう,ひんど
频数表　頻度表　ひんどひょう
频数分布　度数分布　どすうぶんぷ
频数分布表　度数分布表　どすうぶんぷひょう
频死型肠套叠　頻死期腸重積〔症〕　ひんしきちょうじゅうせき〔しょう〕
频细震颤　微小振戦　びしょうしんせん
频域　ドメイン　domain

pǐn　品
品红　フクシン　fuchsin
品红醛试剂　フクシンアルデヒド試薬　fuchsin aldehydeしやく
品红醛试验　フクシンアルデヒド試験　fuchsin aldehydeしけん
品红试法　フクシン試験　fuchsin しけん

品红小体　フクシン〔小〕体　fuchsin〔しょう〕たい
品绿　マラカイト グリーン　malachite green
品他病　ピンタ,熱帯白斑性皮膚病　pinta,ねったいはくはんせいひふびょう
品他病患者　ピンタ病患者　pintaびょうかんじゃ
品他病密螺旋体　ピンタ トレポネーマ　pinta treponema
品脱　パイント　pint
品系　系〔統〕　けい〔とう〕
品质因素　品質因子　ひんしついんし
品种　品種　ひんしゅ
品种间杂交　品種間交雑　ひんしゅかんこうざつ
品种内异系配配　近交系間交配　きんこうけいかんこうはい
品种内异系交配体　近交系間交配種　きんこうけいかんこうはいしゅ

PING　平评坪苹屏瓶蚌

píng　平评坪苹屏瓶蚌

平凹镜片　平凹レンズ　へいおうlens
平凹透镜　平凹レンズ　へいおうlens
平板(皿)　平板,プレート　へいばん plate
平板玻璃　平板ガラス　へいばんglass
平板反复法　レプリカ法　replicaほう
平板(皿)培养　平板培養　へいばんばいよう
平板(皿)培养法　平板培養法　へいばんばいようほう
平板试验　踏み板テスト　ふみいたtest
平板效率　平板効率　へいばんこうりつ
平板型透析器　平板透析装置　へいばんとうせきそうき
平板状　扁平状　へんぺいじょう
平鞭毛虫类　滑平鞭毛虫類　かっぺいべんもうちゅうるい
平波(台)期　プラトー,高平部　plateau　こうへいぶ
平产　正常分娩　せいじょうぶんべん
平喘露　塩酸メトキシフェナミン　えんさんmethoxyphenamin
平喘药　抗喘息薬　こうぜんそくやく
平底乳钵　平底乳鉢　ひらぞこにゅうばち
平底烧杯　平底ビーカー　ひらぞこbeaker
平底烧瓶　平底フラスコ　ひらぞこflask
平底洗瓶　平底洗浄びん　ひらぞこせんじょうびん
平底足检查台　扁平足検査台　へんぺいそくけんさだい
平碟　プレート　plate
平顶波　扁平頂上波　へんぺいちょうじょうは
平动　並進運動　へいしんうんどう
平断面解剖术　平面解剖学,切断面解剖学　へいめんかいぼうがく,せつだんめんかいぼうがく
平额　扁平前頭　へんぺいぜんとう
平方根变换　平方根変換　へいほうこんへんかん
平分线　二等分線　にとうぶんせん
平缝　直線縫合　ちょくせんほうごう
平伏键　エクアトリアル結合　equatorial　けつごう
平衡　平衡　へいこう
平衡斑　平衡斑　へいこうはん
平衡棒　平衡棒　へいこうぼう
平衡不稳　平衡失調,平衡異常　へいこうしっちょう,へいこういじょう
平衡侧　平衡側　へいこうがわ
平衡常数　平衡定数　へいこうていすう
平衡点测量　平衡点測定　へいこうてんそくてい

平衡电位　平衡電位　へいこうでんい
平衡法　平衡法　へいこうほう
平衡反应　平衡反応　へいこうはんのう
平衡沸点　平衡沸点　へいこうふってん
平衡感〔觉〕　平衡〔感〕覚　へいこう〔かん〕かく
平衡感觉障碍　平衡異常　へいこういじょう
平衡杠杆运动　平衡レーベル運動　へいこうleverうんどう
平衡𬌗　平衡咬合　へいこうこうごう
平衡技术　平衡技術　へいこうぎじゅつ
平衡检查(试验)　平衡〔機能〕試験　へいこう〔きのう〕しけん
平衡接触　平衡接触　へいこうせっしょく
平衡觉传导路　平衡〔感〕覚経路　へいこう〔かん〕かくけいろ
平衡觉过敏　平衡〔感〕覚過敏　へいこう〔かん〕かくかびん
平衡麻醉　バランス麻酔〔法〕　balanceますい〔ほう〕
平衡密度溶剂　平衡密度溶剤　へいこうみつどようざい
平衡浓度　平衡濃度　へいこうのうど
平衡器　平衡器　へいこうき
平衡膳食　平衡食　へいこうしょく
平衡生理　平衡生理　へいこうせいり
平衡失调　平衡障害(失調)　へいこうしょうがい(しっちょう)
平衡失调症　平衡失調症　へいこうしっちょうしょう
平衡失调综合征　平衡失調症候群　へいこうしっちょうしょうこうぐん
平衡手术　代償手術　だいしょうしゅじゅつ
平衡位置　平衡位置　へいこういち
平衡相　平衡相　へいこうそう
平衡盐〔溶〕液　平衡塩類溶液　へいこうえんるいようえき
平衡液　平衡液　へいこうえき
平衡仪　平衡装置　へいこうそうち
平衡易位　平衡転座　へいこうてんざ
平衡运动　平衡運動　へいこううんどう
平衡运动觉迷路　平衡運動覚迷路　へいこううんどうかくめいろ
平衡蒸馏　平衡蒸留　へいこうじょうりゅう
平衡状态　平衡状態　へいこうじょうたい
平滑　平滑　へいかつ
平滑肌　平滑筋　へいかつきん
平滑肌层　平滑筋層　へいかつきんそう
平滑肌瘤　平滑筋腫　へいかつきんしゅ
平滑肌母细胞　平滑筋芽細胞　へいかつきんがさいぼう
平滑肌母细胞瘤　平滑筋芽細胞腫　へいかつきんがさいぼうしゅ
平滑肌肉瘤　平滑筋肉腫　へいかつきんにくしゅ
平滑肌无力　平滑筋無力〔症〕　へいかつきんむりょく〔しょう〕
平滑肌细胞　平滑筋細胞　へいかつきんさいぼう
平滑肌细胞动作电位　平滑筋細胞活動電位　へいかつきんさいぼうかつどうでんい
平滑肌纤维　平滑筋繊維　へいかつきんせんい
平滑肌纤维瘤　平滑筋繊維腫　へいかつきんせんいしゅ
平滑肌纤维细胞　平滑筋繊維細胞　へいかつきんせんいさいぼう
平滑肌原纤维　平滑筋原繊維　へいかつきんげんせんい
平滑肌增生　平滑筋増殖　へいかつきんぞうしょく
平滑肌张力障碍　平滑筋緊張障害　へいかつきんきんちょ

うしょうがい
平滑菌落 平滑型集落 へいかつがたしゅうらく
平滑面龋 平滑面う食 へいかつめんうしょく
平滑绒毛膜 平滑絨毛膜 へいかつじゅうもうまく
平滑髓针 スムーズブローチ smooth broach
平滑细胞 平滑細胞 へいかつさいぼう
平滑型 平滑型 へいかつがた
平静 平(安)静 へい(あん)せい
平静呼吸 安静呼吸,正常呼吸 あんせいこきゅう,せいじょうこきゅう
平静呼吸基线 安静呼吸基線 あんせいこきゅうきせん
平静呼气水平 安静呼気レーベル あんせいこきlevel
平均半径 平均半径 へいきんはんけい
平均差 平均差 へいきんさ
平均电轴 平均電気軸 へいきんでんきじく
平均动脉〔血〕压 平均動脈血圧 へいきんどうみゃくけつあつ
平均动希架 普通運動咬合器 ふつううんどうこうごうき
平均分子量 平均分子量 へいきんぶんしりょう
平均红细胞体积 平均赤血球容積 へいきんせっけっきゅうようせき
平均红细胞血红蛋白含量 平均赤血球ヘモグロビン量 へいきんせっけっきゅうhemoglobinりょう
平均红细胞血红蛋白浓度 平均赤血球ヘモグロビン濃度 へいきんせっけっきゅうhemoglobinのうど
平均红细胞直径 赤血球正中径 せっけっきゅうせいちゅうけい
平均回收率 平均回収率 へいきんかいしゅうりつ
平均活度 平均活性 へいきんかっせい
平均几何滴度 幾何平均滴定量 きかへいきんてきていりょう
平均计算机 平均計算機 へいきんけいさんき
平均聚合度 平均重合度 へいきんじゅうごうど
平均量 平均量 へいきんりょう
平均临床价值 平均臨床値 へいきんりんしょうち
平均密度 平均密度 へいきんみつど
平均能量 平均エネルギー量 へいきん energyりょう
平均排尿 均等尿 きんどうにょう
平均皮温 平均皮膚温度 へいきんひふおんど
平均偏差 平均偏差 へいきんへんさ
平均气温 平均気温 へいきんきおん
平均热辐射强度 平均熱輻射強度 へいきんねつふくしゃきょうど
平均摄入量 平均摂取量 へいきんせっしゅりょう
平均生存期 生存平均時間 せいぞんへいきんじかん
平均生育数 平均生育数 へいきんせいいくすう
平均世代年数 平均世代年数 へいきんせだいねんすう
平均试样 平均標本 へいきんひょうほん
平均寿命 平均寿命 へいきんじゅみょう
平均数 平均数 へいきんすう
平均速度 平均速度 へいきんそくど
平均温度 平均温度 へいきんおんど
平均误差 平均誤差 へいきんごさ
平均细胞体积 平均細胞体積 へいきんさいぼうたいせき
平均向量 平均ベクトル へいきん vector
平均血压 平均血圧 へいきんけつあつ
平均循环时间 平均循環時間 へいきんじゅんかんじかん
平均压 平均圧 へいきんあつ

平均样品 平均標本 へいきんひょうほん
平均有效压力 平均効果圧 へいきんこうかあつ
平均预期寿命 平均期待寿命 へいきんきたいじゅみょう
平均值 平均値 へいきんち
平均致死量 半数致死量,LD$_{50}$,MLD はんすうちしりょう
平均自由路程 平均自由行程 へいきんじゆうこうてい
平均组合样品 平均混合試料 へいきんこんごうしりょう
平菌痢片-S パンフランS錠剤 panfuran Sじょうざい
平流电试验 平流電気刺激試験 へいりゅうでんきしげきしけん
平面 平面 へいめん
平面波 平面波 へいめんは
平面反光镜 平面鏡 へいめんきょう
平面反射光度计 平面反射光度計 へいめんはんしゃこうどけい
平面关节 平面関節 へいめんかんせつ
平面偏振光 平面偏光 へいめんへんこう
平面视野计 平面視野計 へいめんしやけい
平面视野计检查法 平面視野測定法 へいめんしやそくていほう
平面图 平面図 へいめんず
平面X线照相术 平面X線摂影法 へいめんXせんさつえいほう
平面型探头 平面トランスデューサ へいめん transducer
平片 X線用フィルム Xせんようfilm
平视 眼球正位 がんきゅうせいい
平斯氏征 ピンス徴候 Pinsちょうこう
平台期电位 プラトー電位 plateauでんい
平凸镜片 平凸レンズ へいとつlens
平凸透镜 平凸レンズ へいどつlens
平卧 仰臥 ぎょうが
平卧位 仰臥位 ぎょうがい
平卧位低血压综合征 仰臥位低血圧症候群 ぎょうがいていけつあつしょうこうぐん
平线 水平線 すいへいせん
平行板电容器 平行板コンデンサ へいこうばんcondenser
平行反应 平行反応 へいこうはんのう
平行光管 コリメータ,照準器 collimator しょうじゅんき
平行光线 平行光線 へいこうこうせん
平行光源 平行光源 へいこうこうげん
平行静脉 平行静脈 へいこうじょうみゃく
平行接(配)合 平行接合 へいこうせつごう
平行六面体 平行六面体 へいこうろくめんたい
平行收缩 副収縮 ふくしゅうしゅく
平行听诊法 平行聴診法 へいこうちょうしんほう
平行纤维 平行繊維 へいこうせんい
平行心律 副収縮期リズム ふくしゅうしゅくき rhythm
平匀排尿 均等尿 きんとうにょう
平〔跖〕足 扁平足 へんぺいそく
平准诊断 部位診断 ぶいしんだん
平嘴镊 扁平鑷子 へんぺいせっし
评定 評定 ひょうてい
评分 評点 ひょうてん
评价 評価 ひょうか
坪 プラート 高平部 plateau,こうへいぶ
坪的斜率 プラート勾配 plateauこうばい
坪曲线 プラート曲線 plateauきょくせん
坪值 プラート plateau

苹果　リンゴ
苹果酱　リンゴジャム　リンゴjam
苹果酱状结节　リンゴゼリ様結節　リンゴjellyようけっせつ
苹果酒　リンゴ酒　リンゴしゅ
苹果绿　薄緑色　うすみどりいろ
苹果泥　アップルソース　applesauce
苹果酸　リンゴ酸　リンゴさん
苹果酸-草酰乙酸循环　リンゴ酸オキサル酢酸サイクル　リンゴさんoxalさくさんcycle
苹果酸穿梭系统　リンゴ酸シャトル系　リンゴさんshuttleけい
苹果酸-磷酸转位酶　リンゴ酸リン酸トランスロカーゼ　リンゴさんリンさんtranslocase
苹果酸酶　リンゴ酸酵素　リンゴさんこうそ
苹果酸钠　リンゴ酸ナトリウム　リンゴさんnatrium
苹果酸脱氢酶　リンゴ酸デヒドロケナーゼ　リンゴさんdehydrogenase
苹果酸新安特甘　リンゴ酸ピリラミン　リンゴさんpyrilamine
苹果酸盐　リンゴ酸塩　リンゴさんえん
苹果酸酯　リンゴ酸エステル　リンゴさんester
苹果酸转位酶　リンゴ酸トランスロカーゼ　リンゴさんtranslocase
苹果酰胺酸　マルアミン酸　malaminさん
苹果油　リンゴ油　リンゴゆ
屏〔蔽〕　遮蔽〔板〕　しゃへい〔ばん〕
屏蔽常数　さえぎり定数　さえぎりていすう
屏蔽电缆　遮蔽ケーブル　しゃへいcable
屏蔽防护　遮蔽防護　しゃへいぼうご
屏蔽〔防护〕装置　遮蔽装置　しゃへいそうち
屏蔽盒　遮蔽箱　しゃへいばこ
屏蔽设备　遮蔽装置　しゃへいそうち
屏蔽效应　遮蔽効果　しゃへいこうか
屏蔽罩　シールドケース　Shield case
屏极电路　陽極回路　ようきょくかいろ
屏幕　スクリーン　screen
屏气（息）测验　息こらえ時間測定　いきこらえじかんそくてい
屏气时间　息こらえ時間　いきこらえじかん
屏息　息こらえ　いきこらえ
屏障　関門，障壁，バリアー　かんもん，しょうへき，barrier
屏障机制　関門機序　かんもんきじょ
屏障滤光片　障壁フィルター　しょうへきfilter
屏障效应　障壁効果　しょうへきこうか
屏障作用　障壁作用　しょうへききよう
屏状核　前障　ぜんしょう
屏状核层　前障層　ぜんしょうそう
屏状滤光片　バリアフィルター　barrier filter
瓶〔子〕　瓶　びん
瓶霉属　フィアロフォラ属　Phialophoraぞく
瓶式曲管　びん形トラップ　びんがたtrap
瓶状心　フラスコ状心　flaskじょうしん
瓶子草科　サラセニア科　Sarraceniaか
瓶子草属　サラセニア属　Sarraceniaぞく
蚲　レプタス　leptus
蚲属　チスイビル属　チスイビルぞく

PO　钋坡泊泼婆钷迫珀破粕

pō　钋坡泊泼

钋　ポロニウム，Po　polonium
坡度　勾配　こうはい
泊　ポアズ　poise
泊松分布　ポワソン分布　Poisonぶんぷ
泊肃叶定律　ポワズーユ法則　Poisuillほうそく
泼尼松　プレドニソーン　prednisone
泼尼松龙　プレドニゾロン　prednisolone

pó　婆

婆胡热　ブウフー熱　boohooねつ

pǒ　钷

钷　プロメチウム，Pm　promethium

pò　迫珀破粕

迫产　強制分娩　きょうせいぶんべん
迫害妄想　被害妄想　ひがいもうそう
迫切　切迫　せっぱく
珀迪氏法　パーディ法　Purdy法
珀迪氏试液　パーディ液　Purdyえき
珀尔氏试验　ペール試験　Poehlしけん
珀尔斯氏贫血病性小体　ペルス小体　Perlsしょうたい
珀-费二氏病　ペリン・フェラトン病　Perin-Ferratonびょう
珀朗宁　ペロニン　peronine
珀里斯通　ペリストン　periston
破胞　胞胞破裂，破水　たいぼうはれつ，はすい
破骨细胞　破骨細胞　はこつさいぼう
破骨细胞瘤　破骨細胞腫　はこつさいぼうしゅ
破骨性粘骨膜炎　破骨〔性〕粘膜骨膜炎　はこつ〔せい〕ねんまくこつまくえん
破壶音　破壺性共鳴音　はこせいきょうめいおん
破壶音征　破壺音徴候　はこおんちょうこう
破坏　破壊　はかい
破坏力　破壊力　はかいりょく
破坏性产科手术　破壊性産科手術　はかいせいさんかしゅじゅつ
破坏性卵巢绒毛膜腺瘤　破壊性卵巣絨毛腺腫　はかいせいらんそうじゅうもうせんしゅ
破坏性绒毛膜腺瘤　破壊性絨毛腺腫　はかいせいじゅうもうせんしゅ
破坏性手术　破壊性手術　はかいせいしゅじゅつ
破坏性水泡状胎块　破壊性胞状奇胎　はかいせいほうじょうきたい
破坏性脱位　破壊性脱臼　はかいせいだっきゅう
破坏性腺瘤　破壊性腺腫　はかいせいせんしゅ
破溃　破潰，崩れただれる　はかい，くずれただれる
破裂　破裂　はれつ
破裂红细胞血症　破壊赤血球血症　はかいせっけっきゅうけっしょう
破裂孔　破裂孔　はれつこう
破裂孔综合征　破裂孔症候群　はれつこうしょうこうぐん
破裂输卵管妊娠　破裂卵管妊娠　はれつらんかんにんしん
破裂性出血　破綻性出血　はたんせいしゅっけつ
破裂性思维　思考散乱　しこうさんらん
破颅术　砕頭術　さいとうじゅつ
破膜　膜破裂　まくはれつ
破软骨细胞　軟骨吸収細胞　なんこつきゅうしゅうさいぼ

う

破伤风　破傷風　はしょうふう
破伤风毒酶　テタナーゼ　tetanase
破伤风毒素　破傷風毒素　はしょうふうどくそ
破伤风杆菌　破傷風菌　はしょうふうきん
破伤风痉挛　テタニー性攣縮　tetaniせいれんしゅく
破伤风痉挛毒素　テタノスパスミン　tetanospasmin
破伤风菌毒　テタニン　tetanine
破伤风菌毒素　テタノトキシン　tetanotoxine
破伤风抗毒素　破傷風抗毒素　はしょうふうこうどくそ
破伤风抗毒血清　抗破傷風血清　こうはしょうふうけっせい
破伤风恐怖　破傷風恐怖〔症〕　はしょうふうきょうふ〔しょう〕
破伤风类毒素　破傷風トキソイド　はしょうふうtoxoid
破伤风免疫血清　テタブリン　tetabullin
破伤风气性坏疽抗毒素　テタヌス ガス壊疽抗毒素　tetanus gas えそこうどくそ
破伤风溶血〔毒〕素　テタノリジン　tetanolysin
破伤风梭状芽胞杆菌　破傷風菌,クロストリジウム　はしょうふうきん,clostridium
破伤风形梭状芽胞杆菌　破傷風様菌　はしょうふうようきん
破伤风血清　破傷風血清　はしょうふうけっせい
破伤风血清疗法　破傷風血清療法　はしょうふうけっせいりょうほう
破伤风样病　テタニズム　tetanism
破水　破水　はすい
破髓鞘细胞　髓鞘破壊細胞　ずいしょうはかいさいぼう
破碎机　破砕機　はさいき
破碎器　破砕器　はさいき
破牙质细胞　破歯細胞　はしさいぼう
破折细胞　断裂細胞,崩壊細胞　だんれつさいぼう,ほうかいさいぼう
破折细胞增多　崩壊細胞増加〔症〕　ほうかいさいぼうぞうか〔しょう〕
破贞　破花　はか
粕酒　アラック酒　arrackしゅ

POU 剖

pōu　剖
剖肠剪　腸切開ばさみ　ちょうせっかいばさみ
剖腹　開腹〔術〕　かいふく〔じゅつ〕
剖腹产　帝〔王〕切〔開〕分娩　てい〔おう〕せつ〔かい〕ぶんべ
剖腹产后晚期出血　帝切後晚期出血　ていせつごばんきしゅっけつ
剖腹产后再次妊娠　帝切後再妊娠　ていせつごさいにんしん
剖腹产术　帝切術　ていせつじゅつ
剖腹产子宫切除术　腹式子宮切除術　ふくしきしきゅうせつじょじゅつ
剖腹肠切开术　腹式腸切開術　ふくしきちょうせっかいじゅつ
剖腹肠造口术　腹式腸造瘻術　ふくしきちょうそうろうじゅつ
剖腹胆囊造口术　腹式胆囊造瘻術　ふくしきたんのうそうろうじゅつ

剖腹刀　腹壁切開刀　ふくへきせっかいとう
剖腹肝切开术　腹式肝臓切開術　ふくしきかんぞうせっかいじゅつ
剖腹宫外孕胎囊切开术　腹式子宮外妊娠囊切開術　ふくしきしきゅうがいにんしんのうせっかいじゅつ
剖腹回肠切开术　腹式小腸切開術　ふくしきしょうちょうせっかいじゅつ
剖腹肌瘤切除术　腹式筋腫切除術　ふくしききんしゅせつじょじゅつ
剖腹肌瘤切开术　腹式筋腫切開術　ふくしききんしゅせっかいじゅつ
剖腹结肠切除术　腹式結腸切除術　ふくしきけっちょうせつじょじゅつ
剖腹结肠切开术　腹式結腸切開術　ふくしきけっちょうせっかいじゅつ
剖腹结肠造口术　腹式結腸開口術　ふくしきけっちょうかいこうじゅつ
剖腹卵巢切除术　腹式卵巢切除術　ふくしきらんそうせつじょじゅつ
剖腹盲肠切开术　腹式盲腸切開術　ふくしきもうちょうせっかいじゅつ
剖腹囊肿切除术　腹式囊腫切除術　ふくしきのうしゅせつじょじゅつ
剖腹囊肿切开术　腹式囊腫切開術　ふくしきのうしゅせっかいじゅつ
剖腹膀胱缝术　腹式膀胱縫合術　ふくしきぼうこうほうごうじゅつ
剖腹膀胱切开术　腹式膀胱切開術　ふくしきぼうこうせっかいじゅつ
剖腹脾切除术　腹式脾切除術　ふくしきひせつじょじゅつ
剖腹脾切开术　腹式脾切開術　ふくしきひせっかいじゅつ
剖腹取胎(子)术　帝〔王〕切〔開〕術　てい〔おう〕せっ〔かい〕じゅつ
剖腹肾切除术　腹式腎切除術　ふくしきじんせつじょじゅつ
剖腹手术　開腹術　かいふくじゅつ
剖腹输卵管卵巢切除术　腹式卵管卵巢切除術　ふくしきらんかんらんそうせつじょじゅつ
剖腹输卵管切除术　腹式卵管切除術　ふくしきらんかんせつじょじゅつ
剖腹输卵管切开术　腹式卵管切開術　ふくしきらんかんせっかいじゅつ
剖腹术　開腹術　かいふくじゅつ
剖腹探查术　診査開腹術　しんさかいふくじゅつ
剖腹位产钳　帝切用鉗子　ていせつようかんし
剖腹胃检查法　腹式(開腹)胃検査法　ふくしき(かいふく)いけんさほう
剖腹胃镜检查　腹式胃鏡検査〔法〕　ふくしきいきょうけんさ〔ほう〕
剖腹胃切开术　腹式胃切開術　ふくしきいせっかいじゅつ
剖腹胃造口术　腹式胃造瘻術　ふくしきいぞうろうじゅつ
剖腹阴道切开术　腹式膣切開術　ふくしきちつせっかいじゅつ
剖腹阴道子宫切开术　腹式膣子宮切開術　ふくしきちつしきゅうせっかいじゅつ
剖腹治疝术　開腹ヘルニア根治手術　かいふくherniaこんちしゅじゅつ
剖腹子宫截除术　腹式子宮切除(摘出)術　ふくしきしきゅ

うせつじょ（てきしゅつ）じゅつ

剖腹子宫颈切开术　腹式子宫頸切開術　ふくしきしきゅうけいせっかいじゅつ

剖腹子宫卵巢切除术　腹式子宫卵巣切除術　ふくしきしきゅうらんそうせつじょじゅつ

剖腹子宫卵巢输卵管切除术　腹式子宫卵管卵巣切除術　ふくしきしきゅうらんかんらんそうせつじょじゅつ

剖腹子宫切除术　腹式子宫切除術　ふくしきしきゅうせつじょじゅつ

剖腹子宫切开术　腹式子宫切開術　ふくしきしきゅうせっかいじゅつ

剖腹子宫外孕胎囊切开术　腹式子宫外妊娠囊切開術　ふくしきしきゅうがいにんしんのうせっかいじゅつ

剖宫取胎术　帝王切開術　ていおうせっかいじゅつ

剖面　断面　だんめん

剖面图　断面図　だんめんず

剖肾肾盂石切除术　腎盂結石切除術　じんうけっせきせつじょじゅつ

剖尸疣　剖検者疣贅　ぼうけんしゃゆうぜい

剖尸诊断　死後診断　しごしんだん

剖视图　断面図　だんめんず

剖胸探查术　診査開胸術　しんさかいきょうじゅつ

PU　扑匍脯葡蒲浦普谱镨蹼瀑曝

pū　扑

扑动　粗動　そどう

扑尔敏　クロルフェニラミン　Chlorpheniramine

扑粉　撒布剤　さんぷざい

扑灭　撲滅　ぼくめつ

扑敏宁　塩酸ピリベンザミン　えんさんpyribenzamine

扑蛲奎　ピルビニウム パモエート　pyrvinium pamoate

扑蛲灵　ポバン　povan

扑疟喹〔啉〕　プラスモヒン,パマキン　plasmochin, pamaquine

扑疟母星　プラスモヒン　plasmochin

扑热息痛　アセトアミノフェン　acetaminophen

扑湿痛　メフェナム酸　mefenam さん

扑痫酮　プリミドン　primidon

扑炎痛　ベノリラート　benorylate

扑翼〔样〕震颤　羽ばたき振せん　はばたきしんせん

pú　匍脯葡蒲

匍匐植物　匍匐植物　ほふくしょくぶつ

匍行血管瘤　蛇行性血管腫　だこうせいけっかんしゅ

脯氨酸　プロリン　proline

脯氨酸过多症　高プロリン症　こうproline しょう

脯氨酸尿　プロリン尿〔症〕　proline にょう〔しょう〕

脯〔氨酸〕肽酶　プロリナーゼ,プロリン分解酵素　prolinase　prolin ぶんかいこうそ

脯氨酸血症　プロリン血症　prolin けっしょう

葡胺四环素　テトラサイクリン グルコサミン　tetracycline glucosamine

葡甘露聚糖　グルコマンナン　glucomannan

葡庚糖抗坏血酸　グルコヘプトアスコルビン酸　glucoheptoascorbin さん

葡甲胺　メグルミン　meglumine

葡聚糖酶　デキストラナーゼ　dextranase

葡聚糖铁　デキストリフェロン,デキストラン鉄　dextriferron,dextran てつ

葡聚糖转苷基酶　グルコサン トランスグリコシラーゼ　glucosan transglycosylase

葡糖胺　グルコサミン　glucosamine

葡糖淀粉酶　グルコアミラーゼ　glucoamylase

葡糖毒醛　グルカール　glucal

葡糖二酸　グルカル酸　glucar さん

葡糖砜钠　グルコスルホン ナトリウム　glucosulfone natrium

葡糖呋喃果糖　グルコシド フルクトフラノシド　glucoside fructo furanoside

葡糖苷　グルコシド　glucoside

葡糖苷酶　グルコシダーゼ　glucosidase

葡糖苷酸酶　グルクロニダーゼ　glucuronidase

葡糖化酶　グルカーゼ　glucase

葡糖基　グルコシル基　glucosyl き

葡糖碱　グルコシン　glucosin

葡糖-6-磷酸　グルコース-6-リン酸　glucose-6-リンさん

葡糖磷酸酶　グルコホスファターゼ　glucophosphatase

葡糖-6-磷酸脱氢酶　グルコース-6-リン酸デヒドロゲナーゼ　glucose-6-リンさん　dehydrogenase

葡糖-6-磷酸酯酶　グルコース-6-ホスファターゼ　glucose-6-phosphatase

葡糖霉素　グルコマイシン　glucomycin

葡糖脑苷贮积症　ゴーシェ病　Gaucher びょう

葡糖脑苷脂　グルコセレブロシド　glucocerebroside

葡糖脑苷脂酶　グルコセレブロシダーゼ　glucocerebrosidase

葡糖脑苷脂酶缺乏症　ゴーシェ病　Gaucher びょう

葡糖尿　糖尿　とうにょう

葡糖醛酸　グルクロン酸　glucuron さん

葡糖醛酸酚　グルクロン酸フェノール　glucuron さんphenol

葡糖醛酸化物　グルクロニード　glucuronide

葡糖醛酸基转移酶　グルクロニル トランスフェラーゼ　glucuronyl transferase

葡糖醛酸酶　グルクロニダーゼ　glucuronidase

葡糖醛酸钠　グルクロン酸ナトリウム　glucuron さんnatrium

葡糖醛酸内酯　グルクロノラクトン　glucuronolactone

葡糖醛酸尿　グルクロン酸尿〔症〕　glucuron さんにょう〔しょう〕

葡糖醛酮　グルコソン　glucosone

葡糖醛酰胺　グルクロナミド　glucuronamide

葡糖脒　グルコサゾン　glucosazone

葡糖山梨糖苷　グルコシドソルボシド　glucosidosorboside

葡糖生成〔作用〕　グルコース生成〔作用〕　glucose せいせい〔さよう〕

葡糖受体　ブドウ糖受容体　ブドウとうじゅようたい

葡糖酸　グルコン酸　glucon さん

葡糖酸丙酮　グルコノアセトン　gluconoacetone

葡糖酸钙　グルコン酸カルシウム　glucon さんcalcium

葡糖酸激酶　グルコノキナーゼ　gluconokinase

葡糖酸内酯　グルコノラクトン　gluconolactone

葡糖酸内酯酶　グルコノラクトナーゼ　gluconolactonase

葡糖酸盐　グルコン酸塩　glucon さんえん

葡糖糖化酶　グルコアミラーゼ　glucoamylase

葡糖糖精　デキストロサッカリン　dextrosacharin

葡糖酮醛　グルコソーン　glucosone

葡糖脱氢酶　ブドウ糖脱水素酵素　ブドウとうだっすいそ

こうそ

葡糖肟　グルコース　オキシーム　glucose oxime

葡糖香草醇　グルコバニリル　アルコール　glucovanillyl alcohol

葡糖香草醛　グルコバニリン　glucovanillin

葡糖型抗坏血酸　グルコアスコルビン酸　glucoascorbin さん

葡糖氧化酶　ブドウ糖酸化酵素　ブドウとうさんかこうそ

葡糖异生〔作用〕　糖新生〔作用〕　とうしんせい〔さよう〕

葡萄孢镰菌素　ボストリコイジン　bostrycoidin

葡萄孢霉菌病　ボトリオミセス症　botryomyces しょう

葡〔萄〕庚酸红霉素　グルコヘプトン酸エリスロマイシン glucohepton さん erythromycin

葡〔萄〕庚糖　グルコヘプトース　glucoheptose

葡萄酒　ブドウ酒　ブドウしゅ

葡萄酒中毒　ブドウ酒中毒　ブドウしゅちゅうどく

葡萄酒色痣　火炎状母斑　かえんじょうぼはん

葡〔萄〕聚糖　デキストラン　dextran

葡〔萄〕聚糖生成酶　デキストランスクラーゼ dextransucrase

葡萄科　ブドウ科　ブドウか

葡萄疗法　ブドウ療法　ブドウりょうほう

葡萄膜　ブドウ膜　ブドウまく

葡萄膜部　ブドウ膜部　ブドウまくぶ

葡萄膜大脑炎　ブドウ膜脳炎　ブドウまくのうえん

葡萄膜缺损　ブドウ膜欠損　ブドウまくけっそん

葡萄膜腮腺炎　ブドウ膜耳下腺炎　ブドウまくじかせんえん

葡萄膜手术　ブドウ膜手術　ブドウまくしゅじゅつ

葡萄膜退行性变　ブドウ膜退化　ブドウまくたいか

葡萄膜炎　ブドウ膜炎　ブドウまくえん

葡萄膜炎性青光眼　ブドウ膜炎性緑内障　ブドウまくえんせいりょくないしょう

葡萄膜异常　ブドウ膜異常　ブドウまくいじょう

葡萄膜肿瘤　ブドウ膜腫瘍　ブドウまくしゅよう

葡萄木二糖　グルコキシロース　glucoxylose

葡萄球菌　ブドウ球菌　ブドウきゅうきん

葡萄球菌病　スタフィロコーシス　staphylocosis

葡萄球菌肠毒素食物中毒　ブドウ球菌エンテロトキシン食中毒　ブドウきゅうきん enterotoxin しょくちゅうどく

葡萄球菌肠毒素中毒　ブドウ球菌エンテロトキシン中毒　ブドウきゅうきん enterotoxin ちゅうどく

葡萄球菌毒素　ブドウ球菌毒素,スタフィロプラスミン,スタフィロトキシン　ブドウきゅうきんどくそ, staphyloplasmin, staphylotoxin

葡萄球菌肺炎　ブドウ球菌性肺炎　ブドウきゅうきんせいはいえん

葡萄球菌感染　ブドウ球菌感染　ブドウきゅうきんかんせん

葡萄球菌激酶　スタフィロキナーゼ　staphylokinase

葡萄球菌菌苗　スタフィロバクテリン,ブドウ球菌ワクチン staphylobacterin, ブドウきゅうきん vaccine

葡萄球菌菌血症　ブドウ球菌血症　ブドウきゅうきんけっしょう

葡萄球菌抗毒素　ブドウ球菌抗毒素　ブドウきゅうきんこうどくそ

葡萄球菌链球菌〔病〕　ブドウ球菌連鎖球菌感染〔症〕　ブドウきゅうきんれんさきゅうきんかんせん〔しょう〕

葡萄球菌凝固酶　スタフィロコアグレース staphylocoagulase

葡萄球菌皮炎　ブドウ球菌性皮膚炎　ブドウきゅうきんせいひふえん

葡萄球菌溶解　ブドウ球菌溶解　ブドウきゅうきんようかい

葡萄球菌溶血素　スタフィロヘモリジン staphylohemolysin

葡萄球菌杀白细胞素　スタフィロロイコシジン staphyloleukocidin

葡萄球菌噬菌体　ブドウ球菌バクテリオファージ　ブドウきゅうきん bacteriophage

葡萄球菌属　ブドウ球菌属　ブドウきゅうきんぞく

葡萄球菌调理指数　ブドウ球菌オプソニン指数　ブドウきゅうきん opsonin しすう

葡萄球菌猬集试验　ブドウ球菌凝集試験　ブドウきゅうきんぎょうしゅうしけん

葡萄球菌性肠炎　ブドウ球菌性腸炎　ブドウきゅうきんせいちょうえん

葡萄球菌性肺炎　ブドウ球菌性肺炎　ブドウきゅうきんせいはいえん

葡萄球菌性关节炎　ブドウ球菌性関節炎　ブドウきゅうきんせいかんせつえん

葡萄球菌性皮肤化脓　ブドウ球菌性膿皮症　ブドウきゅうきんせいのうひしょう

葡萄球菌性皮炎　ブドウ球菌性皮膚炎　ブドウきゅうきんせいひふえん

葡萄球菌性心内膜炎　ブドウ球菌性心内膜炎　ブドウきゅうきんせいしんないまくえん

葡萄球菌血症　ブドウ球菌血症　ブドウきゅうきんけっしょう

葡萄三聚糖　トリアミロース　triamylose

葡萄属　ブドウ属　ブドウぞく

葡萄胎　胞状奇胎　ほうじょうきたい

葡萄胎假妊娠　奇胎ヒステリー妊娠　きたい hysterie にんしん

葡萄胎妊娠　奇胎妊娠　きたいにんしん

葡萄胎异位　異所性胞状奇胎　いしょせいほうじょうきたい

葡萄糖　ブドウ糖,グルコース　ブドウとう, glucose

葡〔萄〕糖胺　グルコサミン　glucosamine

葡萄糖半定量试验　ブドウ糖半定量試験　ブドウとうはんていりょうしけん

葡萄糖丙酮　グルコノアセトン　gluconoacetone

葡萄糖残基　グルコース残基　glucose ざんき

葡〔萄〕糖甙　グルコシド　glucoside

葡〔萄〕糖甙酶　グルコシダーゼ　glucosidase

葡萄糖蛋白胨水　ブドウ糖ペプトン水　ブドウとう peptone すい

葡萄糖二酸内酯　サッカロノラクトン　saccharonolactone

葡萄糖发酵管　グルコース発酵管　glucose はっこうかん

葡萄糖砜钠　グルコスルホン　ナトリウム　glucosulfone natrium

葡萄糖呋喃果糖苷　クルコシド フルクト フラノシド glucoside fructo furanoside

葡萄糖负荷试验　ブドウ糖負荷試験　ブドウとうふかしけん

葡萄糖苷蛋白　グルコシドプロテイン　glucosidoprotein

葡〔萄〕糖苷酶 グルコシダーゼ glucosidase

葡萄糖苷酸 グルクロナイド glucuronide

葡萄糖感受器 ブドウ糖受容器 ブドウとうじゅようき

葡萄糖高速度再吸收 グルコース最大速度再吸収 glucose さいだいそくどさいきゅうしゅう

葡萄糖过滤器 グルコース濾過器 glucoseろかき

葡萄糖海葱素A グルコシラレンA glucoscillaren A

葡萄糖化酶 グルカーゼ glucase

葡萄糖磺胺噻唑 グルコスルファチアゾール glucosufathiazol

葡萄糖基转移酶 グルコシル トランスフェラーゼ glucosyl transferase

葡〔萄〕糖激酶 グルコキナーゼ glucokinase

葡萄糖检查器 グルコース センサー glucose sensor

葡萄糖可地松耐量试验 コルチソン グルコース 負荷試験 cortisone glucoseふかしけん

葡萄糖-1-磷酸 グルコース-1-リン酸 glucose-1-リンさん

葡萄糖-6-磷酸 グルコース-6-リン酸 glucose-6-リンさん

葡萄糖磷酸变位酶 ホスホグルコムターゼ phosphoglucomutase

葡萄糖-6-磷酸酶 グルコース-6-ホスファターゼ glucose-6-phosphatase

葡萄糖-6-磷酸脱氢酶 グルコース-6-リン酸デヒドロゲナーゼ glucose-6-リンさんdehydrogenase

葡萄糖-6-磷酸脱氢酶缺乏症 グルコース-6-リン酸デヒドロゲナーゼ欠乏症 glucose-6-リンさんdehydrogenaseけつぼうしょう

葡萄糖磷酸异构酶 グルコース リン酸 イソメラーゼ glucoseリンさんisomerase

葡萄-6-磷酸酯酶 グルコース-6-ホスファターゼ glucose-6-phosphatase

葡萄糖明胶 デキストロース ゲラチン dextrose gelatin

葡萄糖没食子鞣苷 グルコガリン glucogallin

葡萄糖耐量 糖耐性 とうたいせい

葡萄糖耐量曲线 糖耐性曲線 とうたいせいきょくせん

葡萄糖耐量试验 ブドウ糖負荷試験 ブドウとうふかしけん

葡萄糖脑苷 グルコセレブロシド glucocerebroside

葡萄糖尿 ブドウ糖尿〔症〕 ブドウとうにょう〔しょう〕

葡萄糖欧鼠李苷 グルコフラングリン glucofrangulin

葡萄糖清除率 グルコース クリアランス glucose clearance

葡萄糖醛酸 グルクロン酸 glucuronさん

葡萄糖醛酸甙 グルクロニド glucuronide

葡萄糖醛酸胆红素 グルクロン酸ビリルビン glucuronさんbilirubin

葡萄糖醛酸酚 グルクロン酸フェノール glucuronさんphenol

葡萄糖醛酸化物 グルクロン酸化合物 glucuronさんかごうぶつ

葡萄糖醛酸基 グルクロニール基 glucuronylき

葡萄糖醛酸基转移酶 グルクロニール トランスフェラーゼ glucuronyl transferase

葡萄糖醛酸结合 グルクロン酸結合 glucuronさんけつごう

葡萄糖醛酸酶 グルクロニダーゼ glucuronidase

葡萄糖醛酸内酯 グルクロノラクトン,グルクロン glucuronolactone,glucurone

葡萄糖醛酸尿 グルクロン酸尿〔症〕 glucuronさんにょう〔しょう〕

葡萄糖醛酸生成〔作用〕 グルクロン酸生成〔作用〕 glucuronさんせいせい〔さよう〕

葡萄糖醛酸酯 グルクロン酸エステル glucuronさんester

葡萄糖肉汤 ブドウ糖ブイヨン ブドウとうbouillon

葡萄糖乳酸盐循环 ブドウ糖乳酸塩サイクル ブドウとうにゅうさんえんcycle

葡萄糖脎 グルコサゾン glucosazone

葡萄糖酸 グルコン酸 gluconさん

葡萄糖酸二甲氨基乙酸酯 グルコン酸ジメチルアミノ酢酸エステル gluconさんdimethylaminoさくさんester

葡萄糖酸钙 グルコン酸カルシウム gluconさんcalcium

葡萄糖酸内酯 グルコラクトン glucolactone

葡萄糖酸锑钠 グルコン酸アンチモン ナトリウム gluconさんantimony natrium

葡萄糖酸铁 グルコン酸鉄 gluconさんてつ

葡萄糖酸亚铁 グルコン酸第一鉄 gluconさんだいいちてつ

葡萄糖糖精 デキストロサッカリン dextrosaccharin

葡萄糖酮醛 グルコゾーン glucosone

葡萄糖脱氢酶 ブドウ糖脱水素酵素 ブドウとうだっすいそこうそ

葡萄糖香草醛 グルコバニリン glucovanillin

葡萄糖盐水 ブドウ糖食塩水 ブドウとうしょくえんすい

葡萄糖盐水输注 ブドウ糖食塩水注入 ブドウとうしょくえんすいちゅうにゅう

葡萄糖氧化酶 ブドウ糖酸化酵素 ブドウとうさんかこうそ

葡萄糖液输注 液状グルコース注入 えきじょうglucoseちゅうにゅう

葡萄糖胰岛素耐量试验 ブドウ糖インシュリン負荷試験 ブドウとうinsulinふかしけん

葡萄糖乙氧苯胺 グルコフェネチジン glucophenetidin

葡萄糖注射液 グルコース注射液,ブドウ糖注射液 glucoseちゅうしゃえき,ブドウとうちゅうしゃえき

葡萄样肉瘤 ブドウ状肉腫 ブドウじょうにくしゅ

葡萄样终末 ブドウ状終末 ブドウじょうしゅうまつ

葡萄饮食疗法 ブドウ療法 ブドウりょうほう

葡萄肿 ブドウ腫 ブドウしゅ

斯卡帕氏葡萄肿 スカルパブドウ腫 Scarpaブドウしゅ

葡萄肿切除术 ブドウ腫切除術 ブドウしゅせつじょじゅつ

葡萄状横纹肌肉瘤 ブドウ状横紋筋肉腫 ブドウじょうおうもんきんにくしゅ

葡萄状菌病 ボトリオミセス症 Botryomycesしょう

葡萄状菌属 ボトリオミセス属 Botryomycesぞく

葡萄状囊尾蚴 ブドウ状囊虫 ブドウじょうのうちゅう

葡萄状肉瘤 ブドウ状肉腫 ブドウじょうにくしゅ

葡萄状神经末梢 ブドウ状神経終末 ブドウじょうしんけいしゅうまつ

葡萄状腺 ブドウ状腺 ブドウじょうせん

葡萄状血管瘤 蔓状血管瘤 つるじょうけっかんしゅ

蒲公英黄素 タラキサンチン taraxanthin

蒲公英浸膏 ホウコウエイエキス ホウコウエイextractum

蒲公〔苦〕素 タラキサシン taraxacin

蒲公英赛醇 タラキセロール taraxerol

蒲公英赛酮 タラキセロン taraxerone

蒲公英属　ホウコウエイ属　ホウコウエイぞく
蒲公英酮　タラキサセリン　taraxacerin
蒲公英甾醇　タラキサステロル　taraxasterol
蒲黄　蒲黄　ホオウ
蒲螨科　シラミダニ科　シラミダニか
蒲螨属　シラミダニ属　シラミダニぞく

pǔ　浦普谱错蹼

浦肯野氏泡　プルキンエ小胞　Purkinjeしょうほう
浦肯野氏网　プルキンエ〔繊維〕網　Purkinje〔せんい〕もう
浦肯野氏系统　プルキンエ系　Purkinjeけい
浦肯野氏细胞　プルキンエ細胞　Purkinjeさいぼう
浦肯野氏细胞层　プルキンエ〔細胞〕層　purkinje〔さいぼう〕そう
浦〔肯野〕氏纤维　プルキンエ繊維　Purkinjeせんい
浦肯野氏现象　プルキンエ現象　Purkinjeげんしょう
浦肯野氏〔影〕像　プルキンエ像　Purkinjeぞう
浦-桑二氏〔影〕像　プルキンエ・サンソン像　Purkinje-Sansonぞう
普遍性巴尔通氏体病　汎発性バルトネラ症　はんはつせいBartonellaしょう
普遍性癫痫　全汎てんかん　ぜんはんてんかん
普遍性钙质沉着　汎発性石灰沈着〔症〕　はんはつせいせっかいちんちゃく〔しょう〕
普遍性恐怖　汎恐怖〔症〕　はんきょうふ〔しょう〕
普遍性神经节苷脂贮积病　全身性ガングリオシドーシス　ぜんしんせいgangliosidosis
普遍性水肿　全身水腫　ぜんしんすいしゅ
普遍性小动脉硬化　汎発性小動脈硬化〔症〕　はんはつせいしょうどうみゃくこうか〔しょう〕
普查　マス スクリーニング，一般検診　mass screening，いっぱんけんしん
普-达二氏综合征　パトナム・デーナ症候群　Putnam-Danaしょうこうぐん
普尔安　エポントール　epontol
普恩特氏病　プエンテ病　Puente びょう
普尔弗里希氏光度计　プルフリッヒ光度計　Pulfrichこうどけい
普尔弗里希氏液浸屈折计　プルフリッヒ浸漬屈折計　Pulfrichしんしくっせつけい
普尔曼氏法　プルマン法　Purmannほう
普尔氏现象　プール現象　Poolげんしょう
普尔夏氏病　プルチェル病　Purtscherびょう
普尔泽瓦尔斯基氏征　プルゼワルスキー徴候　Przewalskiちょうこう
普检　スクリーニング　screening
普-杰二氏综合征　ポイツ・ジェガーズ症候群　Peutz-Jeghersしょうこうぐん
普醌　ユビキノン　ubiquinone
普拉西多氏盘　プラシード円板　Placideえんばん
普腊特氏毛细管电极　プラット毛細管電極　Pratt もうさいかんでんきょく
普腊特氏试验　プラット試験　Prattしけん
普腊特氏症状　プラット症候　Prattしょうこう
普腊瓦氏征　プラバッツ徴候　Pravatzちょうこう
普赖厄氏反射　プライエル反射　Preyerはんしゃ
普赖厄氏试验　プライエル試験　Preyerしけん
普赖斯-琼斯氏曲线　プライス・ジョーンズ曲線　Price-Jenesきょくせん

普赖斯氏沉淀反应　プライス沈降反応　Priceちんこうはんのう
普赖泽氏病　プライゼル病　Preiserびょう
普朗克常数　プランク定数　Planckていすう
普朗克氏分布法则　プランク分布法則　Planckぶんぷほうそく
普朗克氏学说　プランク説　Planckせつ
普劳斯尼兹-屈斯特纳反应　プラウスニッツ・キュストナー反応　Prausnitz-Kustnerはんのう
普劳特氏溃疡　フラウト潰瘍　Plautかいよう
普劳特氏咽峡炎　プラウト アンギナ　Plaut angina
普雷茨氏疗法　プレッツ療法　Proetzりょうほう
普雷茨氏卧位　プレッツ体位　Proetzたいい
普雷茨氏置换法　プレッツ置換法　Proetzちかんほう
普雷碘　ヨードアルフィオン酸　iodoalphionさん
普雷马林　プレマリン　premarin
普雷韦尔氏征　プレベル徴候　Prevelちょうこう
普雷沃氏定律　プレボスト法則　Prevostほうそく
普雷沃氏征　プレボスト徴候　Prevostちょうこう
普累施氏叩诊　プレッシュ打診〔法〕　Pleschだしん〔ほう〕
普累施氏试验　プレッシュ試験　Pleschしけん
普累氏病　プーレー病　Pouletびょう
普里科林　プリスコリン　priscoline
普里米酮　プリミドン　primidone
普里斯尼茨氏敷布　プリースニッツ湿布　Priessnitzしっぷ
普利默氏体　プリンマー小体　Plimmerしょうたい
普利默氏盐　プリンマー塩　Plimmerえん
普列多宁　プレドニン　predonin
普林格尔氏病　プリングル病　Pringleびょう
普鲁巴明　プロパミン　propamine
普鲁巴明汀　プロパミジン　propamidine
普鲁本辛　プロパンサイン，プロパンテリン　probanthine，propantheline
普鲁苄肼　プロカルバジン，メチルヒドラジン　procarbazine，methyl hydrazine
α-普鲁丁　α-プロジン　α-prodine
普鲁芬胺　プロフェナミン　profenamine
普鲁黄素　プロフラビン　proflavin
普鲁卡因　プロカイン　procaine
普鲁卡因苄青霉素　プロカイン ベンジルペニシリン　procaine benzyl penicillin
普鲁卡因封闭　プロカインブロック　procaine block
普鲁卡因静脉复合麻醉　プロカイン静脈〔内〕複合麻酔　procain じょうみゃく〔ない〕ふくごうますい
普鲁卡因青霉素G　ペニシリンGプロカイン　penicillin G procain
普鲁卡因酰胺　プロカインアミド　procainamide
普鲁卡因酰胺盐酸盐　塩酸プロカインアミド　えんさんprocainamide
普鲁氯哌嗪　プロクロルペラジン　prochlorperazine
普鲁麦氏病　プランマー病　Plunmerびょう
普鲁米近　プロメタジン　promethazine
普鲁匹妥卡因　プロピトカイン　propitocain
普鲁萨克氏间隙　プルサック腔　Prussakくう
普鲁萨克氏纤维　プルサック繊維　Prussakせんい
普鲁色林　プロセリン，ネオスチグミン　proserine，neostigmine
普鲁士蓝　ベルリン ブルー　Berlin blue

普鲁士蓝反应 ベルリンブルー反応 Berlin blueはんのう

普鲁士蓝染色 ベルリンブルー染色 Berlin blueせんしょく

普鲁士蓝试验 ベルリンブルー試験 Berlin blueしけん

普鲁(洛)斯的明 プロスチグミン prostigmine

普鲁维因 プルビイン pluvine

普罗菲歇氏病 プロフイシェー病 Profichetびょう

普罗费塔氏定律 プロフェタ法則 Profetaほうそく

普罗霍夫尼克氏法 プロホウニック法 Prochownickほう

普罗霍夫尼克氏饮食 プロホウニック食 Prochownickしょく

普罗兰 プロラン prolan

普罗米那 プロミナール,メフォバルビタール prominal,mephobarbital

普罗纳塞洛 プロネタロール pronethalol

普罗帕辛 プロペイシン propaesin

普罗托品 プロトピン,フマリン protopine,fumarine

普洛明 プロミン promin

普马嗪 ブロマジン promazine

普-诺二氏杆菌 プライス・ノカール杆菌 Preisz-Nocardかんきん

普帕尔氏韧带 プーパル靭帯 Poupartじんだい

普-屈二氏反应 プラウスニッツ・キュストナー反応 Prausnitz-küstnerはんのう

普塞普氏反射 プーセップ反射 Puusseppはんしゃ

普塞普氏手术 プーセップ手術 Puusseppしゅじゅつ

普氏立克氏体 発疹チフスリケッチア はっしんtyphus rickettsia

普适受血者 万能受血者 ばんのうじゅけつしゃ

普特南氏型 パトナム型 Putnamがた

普通变形杆菌 尋常変形菌 じんじょうへんけいきん

普通病毒 街上ウイルス がいじょうvirus

普通病室 一般病室 いっぱんびょうしつ

普通肠线 普通腸線 ふつうちょうせん

普通大肠杆菌 普通コリバクター ふつうcolibacter

普通粉刺 尋常性痤瘡 じんじょうせいざそう

普通感觉 一般感覚 いっぱんかんかく

普通感觉减退 体感減退 たいかんげんたい

普通感觉紊乱 体感異常,セネストパシー たいかんいじょう,cenesthopathy

普通感冒 感冒,風邪〔引き〕 かんぼう,かぜ〔ひき〕

普通杠杆 普通レバー ふつうlever

普通护理 一般〔勤務〕看護 いっぱん〔きんむ〕かんご

普通护士 一般勤務看護婦 いっぱんきんむかんごふ

普通家蝇 家バエ イエバエ

普通命名法 普通命名法 ふつうめいめいほう

普通镊 普通鑷子 ふつうせっし

普通培养基 普通培地 ふつうばいち

普通气体常数 一般ガス定数 いっぱんgasていすう

普通生理学 一般生理学 いっぱんせいりがく

普通生物化学 普通生化学 ふつうせいかがく

普通试验 普通試験 ふつうしけん

普通手术剪 手術鋏 しゅじゅつばさみ

普通松焦油 普通木タール ふつうもくtar

普通外科 一般外科 いっぱんげか

普通外科学 一般外科学 いっぱんげかがく

普通微生物学 普通微生物学 ふつうびせいぶつがく

普通握力计 一般握力計 いっぱんあくりょくけい

普通息肉样肿瘤 一般ポリープ様腫瘍 いっぱんpolypようしゅよう

普通X线照相术 普通放射線撮影法 ふつうほうしゃせんさつえいほう

普通心理学 一般心理学 いっぱんしんりがく

普通型血球计数板 普通血球計算室 ふつうけっきゅうけいさんしつ

普通血片染色 ライト染色 Wrightせんしょく

普通医院 総合病院,一般病院 そうごうびょういん,いっぱんびょういん

普通胰岛素 レギュラーインスリン regular insulin

普通饮食 常食 じょうしょく

普通载物台 普通載物台 ふつうさいぶつだい

普通蚤 ヒトノミ

普通直接喉镜 普通直達喉頭鏡 ふつうちょくたつこうとうきょう

普瓦泽伊氏定律 ポァズーユ法則 Poisewilleほうそく

普瓦泽伊氏间隙 ポァズーユ腔 Poisewilleこう

普-文二氏综合征 プラマー・ビンソン症候群 Plummer-Vinsonしょうこうぐん

谱 スペクトル spectrum

β-谱 β-スペクトル β-spectrum

谱带 バンド band

谱带基(原)线 バンドの原点 bandのげんてん

谱带宽度 バント幅 bandはば

谱带头 バンドヘット band head

谱图仪 ソナグラフ sonagraph

谱系 家系 かけい

谱线稳定器 ズペクトル線安定器 spectrumせんあんていき

谱仪 スペクトロメーター spectrometer

锴 プラセオジミウム,Pr praseodymium

蹼 みずかき

蹼颈 翼状頸 よくじょうけい

蹼形瘢痕 みずかき状瘢痕 みずかきじょうはんこん

蹼指 みずかき指 みずかきゆび

蹼状阴茎 有帆陰茎 ゆうはんいんけい

pù 瀑曝

瀑布形胃 瀑状胃 ばくじょうい

曝光 露出,露光 ろしゅつ,ろこう

曝光表附加器 露出計附加装置 ろしゅつけいふかそうち

曝光不足 露出不足 ろしゅつふそく

曝光量 露出量 ろしゅつりょう

曝露 曝露 ばくろ

曝气 曝気 ばくき

曝气法 曝気法 ばくきほう

曝射剂量 照射〔線〕量 しょうしゃ〔せん〕りょう

Q

QI　七栖期漆槭齐奇歧脐骑棋旗鳍杞启起气汽契器憩

qī　七栖期漆槭

七倍体　七倍体　ななばいたい
七倍性　七倍性　ななばいせい
七产妇　七回経産婦　ななかいけいさんぷ
七价元素　七価元素　しちかげんそ
七角形　七角形　しちかっけい
七里香苷甲　エリシミン　erysimin
七氯　ヘプタクロル　heptachlor
七氯化碘　七塩素化ヨウ素　しちえんそかヨウそ
七日病（热）　七日熱　なぬかやみ
七日热钩端螺旋体　七日熱レプトスピラ　なぬかやみ
　　Leptospira
七鳃鳗　ヤツメウナギ
七胎儿　七つ子　ななっこ
七肽　ヘプタペプチド　heptapeptide
七条氏反应　七条反応　しちじょうはんのう
七氧化二铼　七酸化レニウム　しちさんかrhenium
七氧化二硫　七酸化硫黄　しちさんかいおう
七氧化二氯　七酸化二塩素　しちさんかにえんそ
七氧化二锰　七酸化マンガン　しちさんかmanganese
七叶苷原（内酯）　エスクレチン　esculetin
七叶〔树〕苷　エスクリン　esculin
七叶树科　トチノキ科　トチノキか
七叶树〔溶血〕皂角素　エスシン　escin
七叶树〔属〕　トチノキ〔属〕　トチノキ〔ぞく〕
七叶树糖　エスクロサイド　esculoside
七叶〔树〕皂苷　エスシン　escin
七指（趾）畸形　七指症　しちししょう
栖〔息〕场所　栖息場所　せいそくばしょ
栖息习性　栖息習性　せいそくしゅうせい
期　周期,期　しゅうき,き
Go期　Go期　Goき
G₁期　G₁期　G₁き
G₂期　G₂期　G₂き
M期　M期　Mき
S期　S期　Sき
期后收缩　遅延性心臓収縮　ちえんせいしんぞうしゅう
　　しゅく
期间　期間　きかん
期前(外)收缩　早期収縮,期外収縮　そうきしゅうしゅく,
　　きがいしゅうしゅく
S期特异性药物　S期特異性薬物　Sきとくいせいやくぶつ
期望寿命　期待寿命　きたいじゅみょう
期限　期限　きげん
漆酚　ウルシオール　urushiol
漆黄素　フィセチン　fisetin
漆酶　ラッカーゼ　laccase

漆树〔属〕　ウルシ〔属〕　ウルシ〔ぞく〕
漆树科　ウルシ科　ウルシか
漆〔树〕皮炎　ウルシ皮膚炎　ウルシひふえん
漆用树胶　キケクネマーロ　kikekunemalo
漆中毒　ウルシ中毒　ウルシちゅうどく
槭属　カエデ属　カエデぞく
槭〔树〕科　カエデ科　カエデか
槭素　アセリン　acerin
槭糖尿病　カエデ シロップ病　カエデSyrupびょう

qí　齐奇歧脐骑棋旗鳍

齐-奥二氏病　チーエン・オッペンハイム病　Ziehen-
　　Oppenheimびょう
齐墩果醇酸　オレアノール酸　oleanolさん
齐墩果配质　オレアンドリゲニン　oleandrigenin
齐墩果油　オリーブ油　oliveゆ
齐尔氏石炭酸品红染剂　ツィール カルボール フクシン染色
　　剤　Ziehl carbol fuchsinせんしょくざい
齐福氏综合征　ジーブ症候群　Zieveしょうこうぐん
齐格勒催化剂　ジーグラー触媒　zieglerしょくばい
齐聚物　オリゴマー　oligomer
齐-卡二氏染色法　ツィール・ガベット染色法　Ziehl-Gabbet
　　せんしょくほう
齐姆森氏液　ツィームセン液　Ziemssenえき
齐姆森氏运动点　ツィームセン運動点　Ziemssenうんどう
　　てん
齐-尼二氏染色法　ツィール・ネールセン染色法　Ziehl-
　　Neelsenせんしょくほう
齐同性　均質性,均一性　きんしつせい,きんいつせい
奇臭　悪臭　あくしゅう
奇放线菌素　スペクチノマイシン　spectinomycin
奇-柯二氏病综合征　ジャノッティ・クロスティ症候群　Gia-
　　notti-Crostiしょうこうぐん
奇-马二氏法　チック・マルチン法　Chick-Martinほう
奇脉　奇脈　きみゃく
奇诺因　キノイン　Kinoin
奇异变形杆菌　プロテウス ミラビリス　Proteus mirabilis
奇异瞳孔现象　奇異瞳孔現象　きいどうこうげんしょう
歧化酶　ディスムターゼ　dismutase
歧化（作用）　不均化,不均等化　ふきんか,ふきんとうか
歧缴花〔序〕　ジカジウム　dichasium
脐　臍　へそ,さい
脐部　臍部　さいぶ
脐部肝突出　肝臍ヘルニア　かんさいhernia
脐部感染　臍部感染　さいぶかんせん
脐部积血　血臍症　けっさいしょう
脐部联胎　臍部結合体　さいぶけつごうたい
脐肠系膜静脉　臍腸間膜静脈　さいちょうかんまくじょう
　　みゃく
脐肠系膜血管　臍腸間膜血管　さいちょうかんまくけっか
　　ん

脐出血　臍出血　へそしゅっけつ

脐带　臍帯　さいたい

脐带成圈　臍帯巻絡　さいたいけんらく

脐带出血　臍帯出血　さいたいしゅっけつ

脐带处理　臍帯処理　さいたいしょり

脐带刀　臍帯切断刀　さいたいせつだんとう

脐带帆状附着　臍帯卵膜付着　さいたいらんまくふちゃく

脐带附着　臍帯付着　さいたいふちゃく

脐带附着异常　臍帯付着異常　さいたいふちゃくいじょう

脐带〔根部〕扭转　臍帯捻転　さいたいねんてん

脐带过长　過長臍帯　かちょうさいたい

脐带过短　過短臍帯　かたんさいたい

脐带还纳器　臍帯脱還納器　さいたいだつかんのうき

脐带还纳术　臍帯脱還納術　さいたいだつかんのうじゅつ

脐带夹　臍帯クランプ　さいたいclamp

脐带假结　臍帯偽結節　さいたいぎけっせつ

脐带剪　臍帯鋏　さいたいばさみ

脐带胶质　ホウォートン ゼリー　Wharton jelly

脐带绞窄　臍帯絞扼　さいたいこうやく

脐带结　臍帯結節　さいたいけっせつ

脐带结扎用麻线　臍帯結紮用縫合糸　さいたいけっさつようほうごうし

脐带瘤　臍帯腫瘍　さいたいしゅよう

脐带盘绕(绕颈)　臍帯巻絡　さいたいけんらく

脐带圈　臍帯コイル　さいたいcoil

脐带疝　臍帯ヘルニア　さいたいhernia

脐带脱垂　臍帯脱出　さいたいだっしゅつ

脐带系膜　臍帯間膜　さいたいかんまく

脐〔带〕血　臍帯血　さいたいけつ

脐带血管　臍帯血管　さいたいけっかん

脐带血管异常　臍帯血管異常　さいたいけっかんいじょう

脐带循环　臍帯循環　さいたいじゅんかん

脐带压断(挤)器　臍帯圧挫器　さいたいあっざき

脐带压挤(断)术　臍帯圧挫術　さいたいあっざじゅつ

脐带异常　臍帯異常　さいたいいじょう

脐带缘附着　臍帯辺縁付着　さいたいへんえんふちゃく

脐带杂音　臍帯雑音　さいたいざつおん

脐带真结　臍帯真結節　さいたいしんけっせつ

脐点　臍点　さいてん

脐动脉　臍動脈　さいどうみゃく

脐动脉索　臍動脈索　さいどうみゃくさく

脐窦　臍洞　さいどう

脐粪瘘　臍糞フィステル　さいふんFistel

脐海绵肿　臍帯海棉腫　さいたいカイメンしゅ

脐环　臍輪　さいりん

脐积水　水臍症　すいさいしょう

脐静脉　臍静脈　さいじょうみゃく

脐〔静脉〕切迹　臍切痕　さいせっこん

脐静脉曲张　臍静脈瘤　さいじょうみゃくりゅう

脐静脉索　臍静脈索　さいじょうみゃくさく

脐静脉炎　臍静脈炎　さいじょうみゃくえん

脐溃疡　臍潰瘍　さいかいよう

脐瘤　臍腫　さいしゅ

脐瘘　臍フィステル　さいFistel

脐囊肿　臍管嚢胞　さいかんのうほう

脐内侧襞　内側臍ひだ　ないそくさいひだ

脐内侧韧带　臍動脈索　さいどうみゃくさく

脐尿管　尿膜管　にょうまくかん

脐尿管癌　尿膜管癌　にょうまくかんがん

脐尿管闭合不全　尿膜管開存　にょうまくかんかいぞん

脐尿管病变　尿膜管病変　にょうまくかんびょうへん

脐尿管放线菌病　尿膜管放線菌症　にょうまくかんほうせんきんしょう

脐尿管积脓　尿膜管蓄膿　にょうまくかんちくのう

脐尿管疾病　尿膜管疾病　にょうまくかんしっぺい

脐尿管结核　尿膜管結核　にょうまくかんけっかく

脐尿管瘘　尿膜管瘻　にょうまくかんろう

脐尿管瘘切除术　尿膜管瘻切除術　にょうまくかんろうせつじょじゅつ

脐尿管囊肿　尿膜管嚢胞　にょうまくかんのうほう

脐尿管索　尿膜管索　にょうまくかんさく

脐尿管末闭　尿膜管開存　にょうまくかんかいぞん

脐尿管腺癌　尿膜管腺癌　にょうまくかんせんがん

脐尿管肿瘤　尿膜管腫瘍　にょうまくかんしゅよう

脐旁韧带　臍動脈索　さいどうみゃくさく

脐旁疝　臍傍ヘルニア　さいぼうhernia

脐膨(突)出　臍ヘルニア　さいhernia

脐膨出修补术　臍ヘルニア修復術　さいherniaしゅうふくじゅつ

脐破裂　臍破裂　さいはれつ

脐切除术　臍切除術　さいせつじょじゅつ

脐区　臍部　さいぶ

脐韧带　臍靭帯　さいじんたい

脐绒毛膜　臍絨毛膜　さいじゅうもうまく

脐肉瘤　臍肉腫　さいにくしゅ

脐肉芽肿　臍肉芽腫　さいにくがしゅ

脐疝　臍ヘルニア　さいhernia

脐疝修补术　臍ヘルニア修復術　さいherniaしゅうふくじゅつ

脐上胸联胎　胸〔部〕癒合二重体　きょう〔ぶ〕ゆごうにじゅうたい

脐石　臍石　さいせき

脐水平线　臍水平線　さいすいへいせん

脐突出-巨舌-巨躯体综合征　ベックウィズ症候群　Beckwithしょうこうぐん

脐外侧襞　外側臍ひだ　がいそくさいひだ

脐窝　臍　へそ

脐息肉　臍ポリープ　さいpolyp

脐形成　臍発生　さいはっせい

脐血管　臍血管　さいけっかん

脐血管联胎　尿膜血管癒合双生児　にょうまくけっかんゆごうそうせいじ

脐炎　臍炎　さいえん

脐液溢　臍リンパ液漏　さいlymphえきろう

脐营养〔无心〕儿　臍栄養児　さいえいようじ

脐〔正〕中襞　正中臍ひだ　せいちゅうさいひだ

脐〔正〕中韧带　正中臍索　せいちゅうさいさく

脐脂瘤　脂肪臍ヘルニア　しぼうさいhernia

脐至左髂前上棘线　モンロー・リヒター線　Monro-Richterせん

脐周绞痛　臍周囲仙痛　さいしゅういせんつう

脐周静脉曲张　臍周囲静脈瘤　せいしゅういじょうみゃくりゅう

骑跨伤　跨坐損傷　こざそんしょう

骑码　乗子　じょうし

骑士扭伤　騎馬者捻挫　きばしゃねんざ

棋盘花碱　ジガデニン　zygadenine
棋盘状斑　モザイク状斑　mosaicじょうはん
旗鱼精蛋白　キシフィーン　xiphin
鳍　鰭　ひれ
鳍脚　鰭肢　きし
鳍脚亚目　鰭脚亜目　ききゃくあもく
鳍龙目　鰭竜目　きりゅうもく

qǐ　杞启起

杞柳甙　サリプルポシド　salipurposide
启动　開始,発動　かいし,はつどう
启动电位　イニシアル ポテンシャル　initial potential
启动信号　オン信号　onしんごう
启动子　プロモーター　promotor
启动子部位　プロモーター サイト　promoter site
起病　発病　はつびょう
起病方式　発病様式　はつびょうようしき
起病期　発病期　はつびょうき
起病隐袭　潜行性発病　せんこうせいはつびょう
起搏点　ペースメーカ　pacemaker
起搏电极　ペーシング電極　pacingでんきょく
起搏电位　ペーシング電位　pacingでんい
起搏功能　ペーシング機能　pacingきのう
起搏节律　ペーシング リズム　pacing rhythm
起搏频率　ペーシング頻度　pacingひんど
起搏器　ペースメーカ　pacemaker
起搏器电极　ペースメーカ電極　pacemakerでんきょく
起搏器电极线　ペースメーカ導線　pacemakerどうせん
起搏器放置盒　ペースメーカ箱　pacemakerはこ
起搏器固定带　ペースメーカ装着帯　pacemakerそうちゃく
たい
起搏器脉冲监视器　ペースメーカ パルス モニター
pacemaker pulse monitor
起搏细胞　P細胞　Pさいぼう
起搏心律　ペーシング リズム　pacing rhythm
起搏阈值　ペーシング域値　pacingいきち
起搏装置　ペースメーカ　pacemaker
起点　起点　きてん
起动电压　始動電圧　しどうでんあつ
起动基因　始動遺伝子　しどういでんし
起动位点　始動部位　しどうぶい
起动信号　始動メッセンジャー　しどうmessenger
起动因子　始動因子　しどういんし
起端　起始　きし
起伏　起伏　きふく
起核　起始核　きしかく
起立不能　起立不能　きりつふのう
起〔立步〕行恐怖　起立歩行恐怖　きりつほこうきょうふ
起立恐怖　直立恐怖　ちょくりつきょうふ
起立困难　起立困難　きりつこんなん
起立行走癖　静坐不能症　せいざふのうしょう
起立性低血压　起立性低血圧　きりつせいていけつあつ
起立性心脏反射　起立性心臓反射　きりつせいしんぞうは
んしゃ
起沫(泡)　起泡,泡立て,泡立ち　きほう,あわだて,あわだ
ち
起泡剂　起泡剤　きほうざい
起泡器　起泡器　きほうき
起疱　発疱　はっぽう

起疱硬膏　発疱膏　はっぽうこう
起偏振棱镜　偏光プリズム　へんこうprism
起偏〔振〕器(镜)　偏光子　へんこうし
起赛前反应　試合前反応　しあいぜんはんのう
起赛前热症　試合前熱症　しあいぜんねっしょう
起赛前无欲状　試合前無欲状態　しあいぜんむよくじょう
たい
起赛前状态　試合前状態　しあいぜんじょうたい
起始　起始　きし
起始(译)密码子　イニシアル コードン,スタート　コード
ン　initial codon,start codon
T起始细胞　イニシアルT-細胞　initialT-さいぼう
起始向量　起始ベクトル　きしvector
起始因子　始動因子　しどういんし
起霜〔作用〕　エフロレセンス〔作用〕　efflorescence〔さよ
う〕
起皱　コルゲーション　corrugation

qì　气汽契器憩

气　ガス,空気　gas,くうき
气泵　空気ポンプ　くうきpump
气表　ガス量計　gasりょうけい
气层色谱仪　ガス クロマトグラフ　gas chromatograph
气喘　喘息　ぜんそく
气喘持续状态　喘息持続状態　ぜんそくじぞくじょうたい
气喘发作　喘息発作　ぜんそくほっさ
气喘晶体　喘息結晶,シャルコー・ライデン結晶　ぜんそく
けっしょう,Charcot-Leydenけっしょう
气喘危象　喘息様発症　ぜんそくようはっしょう
气喘性端坐呼吸　喘息様起坐呼吸　ぜんそくようきざこ
きゅう
气喘性支气管炎　喘息性気管支炎　ぜんそくせいきかんし
えん
气喘样喘鸣　喘息様喘鳴　ぜんそくようぜんめい
气喘样呼吸　喘息様呼吸　ぜんそくようこきゅう
气喘状态　喘息状態　ぜんそくじょうたい
气窗　トランソム　transom
气促　呼吸促迫,息切れ　こきゅうそくはく,いきぎれ
气袋　エアバッグ　air bag
气单胞菌属　アエロモナス属　Aeromonasぞく
气道　気道　きどう
气道阻力　気道抵抗　きどうていこう
气道阻力测定　気道抵抗測定　きどうていこうそくてい
气道阻塞　気道閉塞　きどうへいそく
气垫　エア クッション　air cushion
气动控制器　空気式調節器　くうきしきちょうせつき
气动涡轮牙钻　空気タービン歯科用ドリル　くうきturbine
しかようdrill
气短　呼吸促迫,息切れ　こきゅうそくはく,いきぎれ
气腹〔术〕　気腹〔術〕　きふく〔じゅつ〕
气腹造影　腹腔気体造影　ふくこうきたいぞうえい
气腹征　気腹徴候　きふくちょうこう
气杆菌属　好気菌属　こうききんぞく
气哽　窒息　ちっそく
气功　気功　きこう
气功疗法　気功療法　きこうりょうほう
气骨导对比试验　リンネ試験　Rinneしけん
气鼓　①鼓脹②タンブール　①こちょう②tambour
气固色谱法　ガス ソリッド クロマトグラフィ　gas-solid

chromatography
气管 気管 きかん
气管癌 気管癌 きかんがん
气管瘢痕 気管瘢痕 きかんはんこん
气管闭锁 気管閉鎖 きかんへいさ
气管病 気管病 きかんびょう
气管部〔心音〕听诊 気管部〔心音〕聴診〔法〕 きかんぶ〔しんおん〕ちょうしん〔ほう〕
气管插管 気管カニューレ きかんcannule
气管插管加压人工呼吸 気管挿管加圧人工呼吸 きかんそうかんかあつじんこうこきゅう
气管插管麻醉 気管挿管麻酔 きかんそうかんますい
气管插管〔术〕 気管内挿管〔法〕 きかんないそうかん〔ほう〕
气管插入器械包 気管挿管器械セット きかんそうかんきかいset
气管杈 気管分岐部 きかんぶんきぶ
气管成形术 気管形成術 きかんけいせいじゅつ
气管出血 気管出血 きかんしゅっけつ
气管胆道瘘 気管胆管瘻 きかんたんかんろう
气管刀 気管切開刀 きかんせっかいとう
气管导管 気管カテーテル きかんcatheter
气管导管接头 気管カテーテル継ぎ目 きかんcatheterつぎめ
气管导管引导钳 気管カテーテル鉗子 きかんcatheterかんし
气管滴药 気管内薬物点滴注入 きかんないやくぶつてんてきちゅうにゅう
气管缝术 気管縫合術 きかんほうごうじゅつ
气管钩 気管鉤 きかんこう
气管化脓 化膿性気管炎 かのうせいきかんえん
气管环韧带 気管輪状靱帯 きかんりんじょうじんたい
气管肌 気管筋 きかんきん
气管畸形 気管奇形 きかんきけい
气管痉挛 気管痙攣 きかんけいれん
气管静脉 気管静脈 きかんじょうみゃく
气管镜检查 気管鏡〔検査〕法 きかんきょう〔けんさ〕ほう
气管开窗术 気管開窓術 きかんかいそうじゅつ
气管溃疡 気管潰瘍 きかんかいよう
气管扩张 気管拡張 きかんかくちょう
气管扩张器 気管拡張器 きかんかくちょうき
气管扩张钳 気管拡張鉗子 きかんかくちょうかんし
气管裂 気管裂 きかんれつ
气管鳞状上皮癌 気管扁平上皮癌 きかんへんぺいじょうひがん
气管隆突(嵴) 気管隆起 きかんりゅうき
气管瘘 気管瘻 きかんろう
气管麻醉喷雾器 気管内麻酔噴霧器 きかんないますいふんむき
气管囊肿 気管嚢腫 きかんのうしゅ
气管内吹入麻醉 気管ガス注入麻酔 きかんgasちゅうにゅうますい
气管内导管 気管内チューブ,気管内カテーテル きかんないtube,きかんないcatheter
气管内导管插入钳 気管内カテーテル挿入鉗子 きかんないcatheterそうにゅうかんし
气管内麻醉 気管内麻酔 きかんないますい
气管内(粘)膜炎 気管内膜炎 きかんないまくえん

气管内全身麻醉 気管内全身麻酔 きかんないぜんしんますい
气管内投药法 気管内投薬法 きかんないとうやくほう
气管内异物 気管内異物 きかんないいぶつ
气管内注入〔法〕 気管内注入〔法〕 きかんないちゅうにゅう〔ほう〕
气管脓溢 気管膿漏 きかんのうろう
气管旁淋巴结 気管傍リンパ節 きかんぼうlymphせつ
气管膨出 気管瘤 きかんりゅう
气管偏移 気管偏位 きかんへんい
气管平滑肌瘤 気管平滑筋腫 きかんへいかつきんしゅ
气管气流温度测量器 気管気流温度計 きかんきりゅうおんどけい
气管气疝 気管気腫 きかんきしゅ
气管憩室 気管憩室 きかんけいしつ
气管牵开器 気管レトラクター きかんretractor
气管牵引 気管牽引 きかんけんいん
气管切开 気管切開 きかんせっかい
气管切开刀 気管切開刀 きかんせっかいとう
气管切开后狭窄 気管切開後狭窄 きかんせっかいごきょうさく
气管切开器械包 気管切開器械セット きかんせっかいきかいset
气管切开牵开器 気管切開レトラクター きかんせっかいretractor
气管切开术 気管切開術 きかんせっかいじゅつ
气管缺如 気管欠如 きかんけつじょ
气管乳头状瘤 気管乳頭腫 きかんにゅうとうしゅ
气管软骨 気管軟骨 きかんなんこつ
气管〔软骨〕环 気管輪 きかんりん
气管软骨瘤 気管軟骨腫 きかんなんこつしゅ
气管软化 気管軟化 きかんなんか
气管三角区 気管三角区 きかんさんかっく
气管上部切开术 上気管切開術 じょうきかんせっかいじゅつ
气管食管病学 気管食道病学 きかんしょくどうびょうがく
气管食管裂 気管食道裂 きかんしょくどうれつ
气管食管瘘 気管食道瘻 きかんしょくどうろう
气管手术器械包 気管手術器械セット きかんしゅじゅつきかいset
气管损伤修复术 気管損傷修復術 きかんそんしょうしゅうふくじゅつ
气管套管 気管カニューレ きかんCannule
气管痛 気管痛 きかんつう
气管位置 気管位置 きかんいち
气管吸痰术 気管吸引術 きかんきゅういんじゅつ
气管息肉 気管ポリープ きかんpolyp
气管狭窄 気管狭窄 きかんきょうさく
气管下部切开术 下気管切開術 かきかんせっかいじゅつ
气管腺癌 気管腺癌 きかんせんがん
气管腺样囊性癌 気管腺様嚢胞性癌 きかんせんようのうほうせいがん
气管〔性〕呼吸音 気管呼吸音 きかんこきゅうおん
气管炎 気管炎 きかんえん
气管移位 気管偏位 きかんへんい
气管异物 気管異物 きかんいぶつ
气管圆柱瘤 気管円柱腫 きかんえんちゅうしゅ

气管造口　気管開口　きかんかいこう

气管造口术　気管開口形成術　きかんかいこうけいせいじゅつ

气管造口套管　気管開口カニューレ　きかんかいこうcannule

气管战伤　気管戦傷　きかんせんしょう

气管支气管镜检查〔法〕　気管気管支鏡検査〔法〕　きかんきかんしきょうけんき〔ほう〕

气管支气管淋巴结　気管気管支リンパ節　きかんきかんしlymphせつ

气管支气管乳头状瘤　気管気管支乳頭腫　きかんきかんしにゅうとうしゅ

气管支气管软化　気管気管支軟化　きかんきかんしなんか

气管支气管上淋巴结　上気管気管支リンパ節　じょうきかんきかんしlymphせつ

气管支气管狭窄　気管気管支狭窄　きかんきかんしきょうさく

气管支气管下淋巴结　下気管気管支リンパ節　かきかんきかんしlymphせつ

气管支气管炎　気管気管支炎　きかんきかんしえん

气管支气管异物　気管気管支異物　きかんきかんしいぶつ

气管脂肪瘤　気管脂肪腫　きかんしぼうしゅ

气管正中切开术　正中気管切開術　せいちゅうきかんせつかいじゅつ

气管肿瘤　気管腫瘍　きかんしゅよう

气管周炎　気管周囲炎　きかんしゅういえん

气过水声　ぐる音　ぐるおん

气候变化　気候変化　きこうへんか

气候病　気象病　きしょうびょう

气候病理学　気象病理学　きしょうびょうりがく

气候分类　気候分類　きこうぶんるい

气候疗法　気候療法　きこうりょうほう

气候耐受性　気候耐性　きこうたいせい

气候适应　気候順化　きこうじゅんか

气候卫生　気候衛生　きこうえいせい

气候性角膜病　気候性角膜症　きこうせいかくまくしょう

气候学　気候学　きこうがく

气候因素　気候因子　きこういんし

气化〔法〕　気化〔法〕,ガス化〔法〕　きか〔ほう〕,gasか〔ほう〕

气化型　気化型　きかがた

气化〔作用〕　気化〔作用〕　きか〔さよう〕

气急(促)　頻呼吸　ひんこきゅう

气脊髓造影术　気体脊髄造影術　きたいせきずいぞうえいじゅつ

气绝　気絶　きぜつ

气孔　気孔　きこう

气孔数　気孔数　きこうすう

气孔指数　気孔指数　きこうしすう

气浪　爆風　ばくふう

气量计　ガス計量器　gasけいりょうき

气疗箱　気療箱　きりょうばこ

气流　気流　きりゅう

气流动力学　空気力学　くうきりきがく

气流粉碎〔法〕　気流粉砕〔法〕　きりゅうふんさい〔ほう〕

气流干燥机　気流乾燥機　きりゅうかんそうき

气流计　気流計　きりゅうけい

气流速度　気流速度　きりゅうそくど

气流噪声　気流騒音　きりゅうそうおん

气瘤　気瘤　きりゅう

气楼型天窗　ランタン　lantern

气颅　気脳　きのう

气门　気門　きもん

气门环　気門環　きもんかん

气门裂　気門裂　きもんれつ

气密性　気密性　きみつせい

气囊　気嚢,バルーン　きのう,balloon

气囊导管　バルーンカテーテル　balloon catheter

气囊反搏　バルーン逆拍動　balloonぎゃくはくどう

气囊双腔管　ミラー・アボット管　Miller-Abbottかん

气囊肿　空気性嚢胞　くうきせいのうほう

气脑　気脳　きのう

气脑脊髓造影术　気脳脊髄造影法　きのうせきずいぞうえいほう

气脑疗法　気脳療法　きのうりょうほう

气脑造影〔术〕　気脳写　きのうしゃ

气脑造影照片　気脳図　きのうず

气尿　気尿　きにょう

气凝胶〔体〕　エアロゲル　aerogel

气脓心包　膿気心膜　のうきしんまく

气脓胸　膿気胸　のうききょう

气泡　気泡　きほう

气泡入血致死　空気塞栓死　くうきそくせんし

气〔泡〕栓〔塞〕　空気塞栓　くうきそくせん

气泡水按摩装置　気泡水按摩装置　きほうすいあんまそうち

气泡探测仪　気泡検出器　きほうけんしゅつき

气泡血症　気泡血症　きほうけっしょう

气泡浴　気泡浴　きほうよく

气腔(室)　気室　きしつ

气腔形成　気室形成　きしつけいせい

气球样变〔性〕　気球状変性　ききゅうじょうへんせい

气球样细胞　気球様細胞　ききゅうようさいぼう

气球状细胞痣　気球様細胞母斑　ききゅうようさいぼうぼはん

气溶胶分析器　エアロゾール分析器　aerosolぶんせきき

气溶胶免疫　エアロゾール免疫　aerosolめんえき

气溶胶〔体〕　エアロゾール　aerosol

气溶胶吸入扫描　エアロゾール吸入スキャニング　aerosolきゅうにゅうscanning

气溶〔胶〕液　エアロゾール液　aerosolえき

气溶胶〔治疗〕学　エアロゾール学　エアロゾールがく

气溶疗法　エアロゾール療法　aerosolりょうほう

气乳瘤　ガス性乳汁腫瘤　gasせいにゅうじゅうしゅりゅう

气褥　空気床　くうきしょう

　斑德劳氏气褥　バンデルウ寝台　Bandelouxしんだい

气色　顔貌　がんぼう

气湿　空気湿度　くうきしつど

气湿订正值　空気湿度補正値　くうきしつどほせいち

气水疗法　気水療法　きすいりょうほう

气水心包　心膜気水腫　しんまくきすいしゅ

气水胸　水気胸　すいききょう

气态　気相,気態　きそう,きたい

气态元素　気態元素　きたいげんそ

气态杂质　気態不純物　きたいふじゅんぶつ

气体　ガス　gas

气体比重测定法　エーロメートリ　aerometry
气体比重计　エーロメーター　aerometer
气体比重瓶　ガス比重瓶　gasひじゅうびん
气体采样　ガス採取　gasさいしゅ
气体采样管　ガス採取管　gasさいしゅかん
气体采样器　ガス採取器　gasさいしゅき
气体测定法　測気法　そくきほう
气体常数　ガス定数,気体定数　gasていすう,きたいていすう
气体代谢　ガス代謝　gasたいしゃ
气体代谢检查　ガス代謝検査　gasたいしゃけんさ
气体滴定管　ガス　ビュレット　gas burette
气体电池　気体セル　きたいcell
气体电离计数器　ガス電離計数器　gasでんりけいすうき
气体电离探测器　ガス電離検出器　gasでんりけんしゅつき
气体定量〔法〕　ガス定量〔法〕　gasていりょう〔ほう〕
气体定量器　ガス定量器　gasていりょうき
气体定律　ガス法則　gasほうそく
气体动力学　空気動力学　くうきどうりきがく
气体动脉内膜剥除术　ガス動脈内膜切除術　gasどうみゃくないまくせつじょじゅつ
气体毒物　気体毒物　きたいどくぶつ
气体发生器　ガス発生器　gasはっせいき
气体反应　ガス反応　gasはんのう
气体方程式　ガス方程式　gasほうていしき
气体放电　気体放電　きたいほうでん
气体放电管　気体放電管　きたいほうでんかん
气体放电区　気体放電区　きたいほうでんく
气体分布　ガス分布　gasぶんぷ
气体分离　ガス分離　gasぶんり
气体分离器　ガス分離器　gasぶんりき
气体分析〔法〕　ガス分析〔法〕　gasぶんせき〔ほう〕
气体分析器　ガス分析器　gasぶんせきき
气体分压　ガス分圧　gasぶんあつ
气体分压定律　ガス分圧法則　gasぶんあつほうそく
气体分子运动论　気体分子運動論　きたいぶんしうんどうろん
气体公式　ガス方程式　gasほうていしき
气体管　ガス　ピペット　gas pipette
气体过滤管　ガス濾過管　gasろかかん
气体回收　ガス回収　gasかいしゅう
气体激光器　ガス　レーザー　gas laser
气体检定器　ガス検出器　gasけんしゅつき
气体交换　ガス交換　gasこうかん
气体交换面积　ガス交換面積　gasこうかんめんせき
气体交换障碍　気体交換障害　きたいこうかんしょうがい
气体净化设备　ガス清浄器　gasせいじょうき
气体静力学　空気静力学　くうきせいりきがく
气体克分子体积　ガス　グラム分子体積　gas gram.ぶんしたいせき
气体扩散定律　ガス拡散法則　gasかくさんほうそく
气体扩散法　ガス拡散法　gasかくさんほう
气体扩散率　ガス拡散率　gasかくさんりつ
气体离子　ガス　イオン　gas ion
气体疗法　空気密室療法　くうきみつしつりょうほう
气体流量计　ガス　フローメーター　gas flowmeter
气体弥散　ガス拡散　gasかくさん
气体弥散障碍　ガス拡散障害　gasかくさんしょうがい

气体密度计　ガス密度計　gasみつどけい
气体灭菌〔法〕　ガス滅菌法　gasめっきんほう
气体灭菌剂　ガス滅菌剤　gasめっきんざい
气体瓶车　ガス　シリンダ　カート　gas cylinder cart
气体热量计　ガス熱量計　gasねつりょうけい
气体色层〔分离〕法　ガス　クロマトグラフィ　gas chromatography
气体色层分析仪　ガス　クロマトグラフ　gas chromatograph
气体杀菌剂　ガス殺菌剤　gasさっきんざい
气体衰减曲线　ガス減衰曲線　gasげんすいきょくせん
气体栓塞　ガス塞栓　gasそくせん
气体探测器　ガス検出器　gasけんしゅつき
气体体积分析法　ガス容積法　gasようせきほう
气体天平　ガス天秤　gasてんびん
气体温度计　ガス温度計　gasおんどけい
气体吸收　ガス吸収　gasきゅうしゅう
气体洗涤器　ガス洗浄器　gasせんじょうき
气体洗瓶　ガス洗浄瓶　gasせんじょうびん
气体消毒器　ガス滅菌器　gasめっきんき
气体压力调节器　ガス圧力調節器　gasあつりょくちょうせつき
气〔体〕液〔体〕反应　気液反応　きえきはんのう
气体运输　気体輸送　きたいゆそう
气体杂质　気体不純物　きたいふじゅんぶつ
气体张力测量法　気圧測定法　きあつそくていほう
气体张力计　気圧計　きあつけい
气体学　気体学　きたいがく
气体中毒　ガス中毒　gasちゅうどく
气体重量单位　クリス　crith
气味测定法　嗅気測定法　きゅうきそくていほう
气味测量计　嗅気計　きゅうきけい
气味强度　嗅気強度　きゅうききょうど
气味色情　嗅覚性性欲　きゅうかくせいせいよく
气味试验　嗅気試験　きゅうきしけん
气味学说　嗅気説　きゅうきせつ
气温　気温　きおん
气温逆转　気温逆転　きおんぎゃくてん
气雾剂　エアロゾール　aerosol
气雾免疫　エアロゾール免疫　aerosolめんえき
气雾试验　エアロゾール試験　aerosolしけん
气雾室　エアロゾール室　aerosolしつ
气息异常　呼吸異常　こきゅういじょう
气相　気相　きそう
气相层析　ガス　クロマトグラフィ　gas chromatography
气相传质　気相物質移動　きそうぶっしついどう
气相反应　気相反応　きそうはんのう
气相聚合〔法〕　気相重合〔法〕　きそうじゅうごう〔ほう〕
气相裂化　気相分解　きそうぶんかい
气相色层(谱)法　ガス　クロマトグラフィ　gas chromatography
气相色谱仪　ガス　クロマトグラフ　gas chromatograph
气相温度滴定法　気相温度滴定法　きそうおんどてきていほう
气相硝化　気相ニトロ化　きそうnitroか
气象参数　気象パラメーター　きしょうparameter
气象条件　気象条件　きしょうじょうけん
气象卫星　気象衛星　きしょうえいせい

气象学　気象学　きしょうがく
气象因素　気象因子　きしょういんし
气性蜂窝〔组〕织炎　ガス蜂巣〔織〕炎　gasほうそう〔しき〕えん
气性腹膜炎　含気性腹膜炎　がんきせいふくまくえん
气性坏疽　ガス壊疽　gasえそ
气性坏疽杆菌　ガス壊疽杆菌　gasえそかんきん
气性坏疽抗毒素　ガス壊疽抗毒素　gasえそこうどくそ
气性坏疽血清　ガス壊疽血清　gasえそけっせい
气性碱中毒　ガス アルカローシス　gas alkalosis
气性膀胱炎　気腫性膀胱炎　きしゅせいぼうこうえん
气性肾盂肾炎　気腫性腎盂腎炎　きしゅせいじんうじんえん
气性水肿　ガス水腫　gasすいしゅ
气性酸中毒　ガス アシドーシス　gas acidosis
气胸　気胸　ききょう
气胸抽气器　気胸アスピレータ　ききょうaspirator
气胸针　気胸針　ききょうしん
气血屏障　血液空気関門　けつえきくうきかんもん
气血心包　血気心膜　けっきしんまく
气血胸　血気胸　けっききょう
气血症　気血症　きけっしょう
气压　気圧　きあつ
气压病　潜函病　せんかんびょう
气压测量法　気圧測定法　きあつそくていほう
气压单位　気圧単位,アトモス　きあつたんい,atmos
气压耳炎　気圧性耳炎　きあつせいじえん
气压高度计　気圧高度計　きあつこうどけい
气压计(表)　気圧計,バロメーター　きあつけい,barometer
气压记录(自记)器　自記気圧計　じききあつけい
气压〔损伤〕性鼻窦炎　気圧〔損傷〕性副鼻腔炎　きあつ〔そんしょう〕せいふくびこうえん
气压损伤性中耳炎　気圧損傷性中耳炎　きあつそんしょうせいちゅうじえん
气压〔性损〕伤　気圧〔性損〕傷　きあつ〔せいそん〕しょう
气压〔性〕牙痛　気圧性歯痛　きあつせいしつう
气压止血带　空気止血帯　くうきしけつたい
气压中耳炎　気圧性中耳炎　きあつせいちゅうじえん
气液层析　ガス液体クロマトグラフィ　gasえきたいchromatography
气液平衡　気液平衡　きえきへいこう
气液色层(谱)〔分离〕法　ガス液体クロマトグラフィ　gasえきたいchromatography
气液系统　ガス液体系　gasえきたいけい
气浴　空気浴　くうきよく
气闸　ダンパ　damper
气闸调节器　ダンパ調節器　damperちょうせつき
气胀　鼓脹　こちょう
气胀术　送気法,浮球法　そうきほう,ふきゅうほう
气质　気質　きしつ
气质论　気質説　きしつせつ
气中菌丝体　気〔中〕菌糸〔体〕　き〔ちゅう〕きんし〔たい〕
气中生物　空中浮游生物　くうちゅうふゆうせいぶつ
气肿　気腫　きしゅ
气肿性胆囊炎　ガス形成性胆囊炎　gasけいせいせいたんのうえん
气肿性呼吸困难　気腫性呼吸困難　きしゅせいこきゅうこんなん

气肿性炭疽　気腫性炭疽　きしゅせいたんそ
气肿性阴道粘膜增生　気腫性腟粘膜増殖　きしゅせいちつねんまくぞうしょく
气肿性阴道炎　気腫性腟炎　きしゅせいちつえん
气阻　窒息　ちっそく
汽　蒸気　じょうき
汽车废气污染　自動車排出ガス汚染　じどうしゃはいしゅつgasおせん
汽化器　気化器　きかき
汽化潜热　気化潜熱　きかせんねつ
汽化热　気化熱　きかねつ
汽化性　気化性　きかせい
汽化〔作用〕　気化〔作用〕　きか〔さよう〕
汽阱　蒸気トラップ　じょうきtrap
汽流灭菌　蒸気滅菌　じょうきめっきん
汽密度　蒸気密度　じょうきみつど
汽水　ソーダ水　sodaすい
汽相　気相　きそう
汽相反应　気相反応　きそうはんのう
汽油中毒　ガソリン中毒　gasolineちゅうどく
契德尔氏病　チードル病　Cheadleびょう
契尔诺氏反射　チュレノウ反射　Tschlenowはんしゃ
契太利氏综合征　チテリ症候群　Citelliしょうこうぐん
契维茨氏层　チービッツ層　Chievitzそう
器壁效应　壁面効果　へきめんこうか
器〔官〕　器官　きかん
　柯替氏器　コルティ器官　Cortiきかん
　罗森苗勒氏器　ローゼンミュラー器官　Rosenmiilerきかん
　韦伯氏器　ウェーバー器官　Weberきかん
　雅各布逊氏器　ヤコブソン器官　Jacobsonきかん
　希拉尔代斯氏器官　ジラルデー器官　Giraldesきかん
器官成形术　器官形成術　きかんけいせいじゅつ
器官充满度测量法　プレチスモメトリ　plethysmometry
器官充满度测量器　プレチスモメーター　plethysmometer
器官抵抗力减弱　器官抵抗力減弱　きかんていこうりょくげんじゃく
器官定位支持术　カタフラキシス　kataphraxis
器官发生　器官形成　きかんけいせい
器官发育障碍　器官発育障害　きかんはついくしょうがい
器官固定术　器官固定術　きかんこていじゅつ
器官灌流　器官灌流　きかんかんりゅう
器官计数　器官計算　きかんけいさん
器官寄生虫　器官内寄生虫,内臓虫　きかんないきせいちゅう,ないぞうちゅう
器官距离　器官距離　きかんきょり
器官距离过远　器官隔離　きかんかくり
器官疗法　臓器療法　ぞうきりょうほう
器官瘤　臓器腫　ぞうきしゅ
器官命名法　器官命名法　きかんめいめいほう
器官耐受量　器官許容量　きかんきょようりょう
器官培养　器官培養,臓器培養　きかんばいよう,ぞうきばいよう
器官区域　器官領域　きかんりょういき
器官缺失　器官無発生　きかんむはっせい
器官融合　器官連合　きかんれんごう
器官生理学　器官生理学　きかんせいりがく
器官实质病　実質病　じっしつびょう

器官水平　器官レベル　きかんlevel
器官死亡　器官死　きかんし
器官特异性　器官特異性　きかんとくいせい
器官特异性抗体　器官特異抗体　きかんとくいこうたい
器官特异性抗原　器官特異抗原　きかんとくいこうげん
器官提取物　オプチーム　opzyme
器官体积测量法　器官(臓器)体積測定法　きかん(ぞうき)たいせきそくていほう
器官体积测量器　器官(臓器)体積計　きかん(ぞうき)たいせきけい
器官体积描记法　器官(臓器)体積描写法　きかん(ぞうき)たいせきびょうしゃほう
器官体积描记器　器官(臓器)体積描写器　きかん(ぞうき)たいせきびょうしゃき
器官X线照相术　器官造影法　きかんぞうえいほう
器官形成　器官形成　きかんけいせい
器官形成物质　器官形成物質　きかんけいせいぶっしつ
器官性发音困难　器官性発声障害　きかんせいはっせいしょうがい
器官学　器官学　きかんがく
器官血流量　器官血流量　きかんけつりゅうりょう
器官循环　器官循環　きかんじゅんかん
器官药理学　器官薬理学　きかんやくりがく
器官移植　臓器移植　ぞうきいしょく
器官营养　器官栄養　きかんえいよう
器官原基　器官原基　きかんげんき
器官再生　器官再生　きかんさいせい
器官专有抗原　器官特異抗原　きかんとくいこうげん
器官转化　器官変態　きかんへんたい
器官〔组织〕灌洗　器官〔組織〕浣流　きかん〔そしき〕かんりゅう
器皿消毒器　器皿消毒器　きべいしょうどくき
器械　器械　きかい
器械操作法　器械使用法　きかいしようほう
器械冲力计　マニュダイナモメーター　manudynamometer
器械橱　器械戸棚　きかいとだな
器械检查　器械〔的〕検査　きかい〔てき〕けんさ
器械疗法　機械〔的〕療法　きかい〔てき〕りょうほう
器械灭菌法　器械滅菌法　きかいめっきんほう
器械钳　器械鉗子　きかいかんし
器械体操　器械体操　きかいたいそう
器械消毒液　器械消毒液　きかいしょうどくえき
器械用法　器械使用法　きかいしようほう
器械运动　器械運動　きかいうんどう
器械治疗　機械〔的〕治療　きかい〔てき〕ちりょう
器械桌　器械台　きかいだい
器质性病变(疾病)　器質性疾病　きしつせいしっぺい
器质性关闭不全　器質性閉鎖不全　きしつせいへいさふぜん
器质性精神病　器質性精神病　きしつせいせいしんびょう
器质性巨结肠　器質性大結腸　きしつせいだいけつちょう
器质性聋　器質性難聴　きしつせいなんちょう
器质性挛缩　器質性拘縮　きしつせいこうしゅく
器质性麻痹　器質性麻痺　きしつせいまひ
器质性木僵　器質性昏迷　きしつせいこんめい
器质性脑病　器質性脳症　きしつせいのうしょう
器质性脑〔病〕综合征　器質性脳症症候群　きしつせいのうしょうしょうこうぐん

器质性肾功能不全　器質性腎〔機能〕不全　きしつせいじん〔きのう〕ふぜん
器质性收缩期杂音　器質性収縮期雑音　きしつせいしゅうしゅくきざつおん
器质性痛经　器質性月経困難　きしつせいげっけいこんなん
器质性头痛　器質性頭痛　きしつせいずつう
器质性心脏病　器質的心疾患　きしつてきしんしっかん
器质性哑　器質性啞　きしつせいおし
器质性幽门狭窄　器質性幽門狭窄　きしつせいゆうもんきょうさく
器质性杂音　器質性雑音　きしつせいざつおん
憩室　憩室　けいしつ
憩室病　憩室病　けいしつびょう
憩室出血　憩室出血　けいしつしゅっけつ
憩室穿孔　憩室穿孔　けいしつせんこう
憩室固定术　憩室固定術　けいしつこていじゅつ
憩室切除术　憩室切除術　けいしつせつじょじゅつ
憩室疝　憩室ヘルニア　けいしつhernia
憩室〔X线〕造影照片　憩室X線図　けいしつXせんず
憩室形成　憩室形成　けいしつけいせい
憩室炎　憩室炎　けいしつえん
憩室周炎　憩室周囲炎　けいしつしゅういえん

QIA 恰髂

qià　**恰髂**

恰尔奥基氏病　チャロッキー病　Ciarrocchiびょう
恰加斯氏病　シャガス病　Chagasびょう
恰-克二氏病　シャガス・クルーズ病　Chagas-Cruzびょう
恰齐氏腺　チャーチオ腺　Ciaccioせん
髂部剑突联胎　腸骨剣状突起結合体　ちょうこつけんじょうとっきけつごうだい
髂部联胎　腸骨結合体　ちょうこつけつごうたい
髂耻弓　腸恥筋膜弓　ちょうちきんまくきゅう
髂耻滑囊炎　腸恥滑液包炎　ちょうちかつえきほうえん
髂耻筋膜　腸恥筋膜　ちょうちきんまく
髂耻隆起　腸恥隆起　ちょうちりゅうき
髂耻囊　腸恥包　ちょうちほう
髂耻线　腸恥分界線　ちょうちぶんかいせん
髂耻缘　腸恥縁　ちょうちえん
髂丛　腸骨動脈神経叢　ちょうこつどうみゃくしんけいそう
髂粗隆　腸骨粗面　ちょうこつそめん
髂动脉　腸骨動脈　ちょうこつどうみゃく
髂腹股沟神经　腸骨鼠径神経　ちょうこつそけいしんけい
髂腹间离断术　腸骨腹部間切断術　ちょうこつふくぶかんせつだんじゅつ
髂腹下神经　腸骨下腹神経　ちょうこつかふくしんけい
髂股动脉　腸骨大腿動脈　ちょうこつだいたいどうみゃく
髂股静脉血栓形成　腸骨大腿静脈血栓形成　ちょうこつだいたいじょうみゃくけっせんけいせい
髂股韧带　腸骨大腿靱帯　ちょうこつだいたいじんたい
髂股三角　腸骨大腿三角　ちょうこつだいたいさんかく
髂骨　腸骨　ちょうこつ
髂骨骨髓炎　腸骨骨髄炎　ちょうこつこつずいえん
髂骨骨折　腸骨骨折　ちょうこつこっせつ
髂骨嵴骨骺炎　腸骨稜骨端炎　ちょうこつりょうこつたんえん

髂骨切取术　腸骨切取術　ちょうこつきりとりじゅつ
髂骨体　腸骨体　ちょうこつたい
髂〔骨〕尾骨肌　腸骨尾骨筋　ちょうこつびこつきん
髂骨下部　腸骨下部　ちょうこつかぶ
髂〔骨〕翼　腸骨翼　ちょうこつよく
髂骨翼骨折　腸骨翼骨折　ちょうこつよくこっせつ
髂骨翼松质采取法　腸骨翼海綿質採取法　ちょうこつよく
　かいめんしつさいしゅほう
髂骨致密性骨炎　腸骨硬化性骨炎　ちょうこつこうかせい
　こつえん
髂后上棘　上後腸骨棘　じょうこうちょうこつきょく
髂后下棘　下後腸骨棘　かこうちょうこつきょく
髂肌　腸骨筋　ちょうこつきん
髂肌腱下囊　腸骨筋下滑液包　ちょうこつきんかかつえき
　ほう
髂棘测量计　腸骨計　ちょうこつけい
髂棘线　腸骨棘線　ちょうこつきょくせん
髂嵴　腸骨稜　ちょうこつりょう
髂嵴间径　腸骨稜間径　ちょうこつりょうかんけい
髂间淋巴结　腸骨間リンパ節　ちょうこつかんlymphせつ
髂间线　腸骨間線　ちょうこつかんせん
髂结节　腸骨結節　ちょうこつけっせつ
髂筋膜　腸骨筋膜　ちょうこつきんまく
髂胫束　腸脛靭帯　ちょうけいじんたい
髂胫束粗隆　腸脛靭帯粗面　ちょうけいじんたいそめん
髂胫束挛缩　腸脛靭帯拘縮　ちょうけいじんたいこうしゅ
　く
髂静脉　腸骨静脈　ちょうこつじょうみゃく
髂肋肌　腸肋筋　ちょうろっきん
髂淋巴结　腸骨リンパ節　ちょうこつlymphせつ
髂内动脉　内腸骨動脈　ないちょうこつどうみゃく
髂内静脉　内腸骨静脈　ないちょうこつじょうみゃく
髂内淋巴结　内腸骨リンパ節　ないちょうこつlymphせつ
髂前上棘　上前腸骨棘　じょうぜんちょうこつきょく
髂前上棘骨骺分离　上前腸骨棘骨端分離　じょうぜんちょ
　うこつきょくこつたんぶんり
髂〔前上〕棘间径　棘間径　きょくかんけい
髂前上棘撕脱骨折　上前腸骨棘裂離骨折　じょうぜんちょ
　うこつきょくれつりこっせつ
髂前下棘　下前腸骨棘　かぜんちょうこつきょく
髂外动脉　外腸骨動脈　がいちょうこつどうみゃく
髂外静脉　外腸骨静脈　がいちょうこつじょうみゃく
髂外淋巴结　外腸骨リンパ節　がいちょうこつlymphせつ
髂外内侧淋巴结　内側外腸骨リンパ節　ないそくがいちょ
　うこつlymphせつ
髂外外侧淋巴结　外側外腸骨リンパ節　がいそくがいちょ
　うこつlymphせつ
髂外中间淋巴结　中間外腸骨リンパ節　ちゅうかんがい
　ちょうこつlymphせつ
髂窝　腸骨窩　ちょうこつか
髂窝脓肿　腸骨窩膿瘍　ちょうこつかのうよう
髂窝脓肿切开引流术　腸骨窩膿瘍切開ドレナージ　ちょう
　こつかのうようせっかいdrainage
髂胸联胎　腸骨胸結合体　ちょうこつきょうけつごうたい
髂腰动脉　腸腰動脈　ちょうようどうみゃく
髂腰肌　腸腰筋　ちょうようきん
髂腰筋膜　腸腰筋膜　ちょうようきんまく
髂腰静脉　腸腰静脈　ちょうようじょうみゃく

髂腰韧带　腸腰靭帯　ちょうようじんたい
髂转子韧带　ベリニ靭帯　Belliniじんたい
髂总动脉　総腸骨動脈　そうちょうこつどうみゃく
髂总静脉　総腸骨静脈　そうちょうこつじょうみゃく
髂总淋巴结　総腸骨リンパ節　そうちょうこつlymphせつ
髂总内侧淋巴结　内側総腸骨リンパ節　ないそくそうちょ
　うこつlymphせつ
髂总外侧淋巴结　外側総腸骨リンパ節　がいそくそうちょ
　うこつlymphせつ
髂总中间淋巴结　中間総腸骨リンパ節　ちゅうかんそう
　ちょうこつlymphせつ

QIAN　千迁牵铅尊前钱钳潜浅欠茜嵌

qiān　千迁牵铅

千单位　キロ単位　kiloたんい
千电子伏〔特〕　キロ電子ボルト　kiloでんしvolt
千伏安　キロボルト アンペア,KVA　kilovolt ampere
千伏〔特〕　キロボルト,KV　kilovolt
千赫〔兹〕　キロヘルツ　kilohertz
千焦〔耳〕　キロジュール　kilojoule
千卡　キロカロリー　kilocalorie
千克　キログラム,Kg　kilogram
千克米　キログラム メートル　kilogram meter
千里光碱　セネシオニン　senecionine
千里光醛　セネシオアルデヒド　senecioaldehyde
千里光属　セネシオ属　Senecioぞく
千里光素　セネシン　senecine
千里光酸　セネシオ酸　senecioさん
千里光叶碱　セネシホリン　senecifolin
千立方米　キロステール　kilostere
千米　キロメートル,Km　kilometre
千日红〔属〕　千日紅〔属〕　センニチコウ〔ぞく〕
千日菊属　オランダ センニチ属　Hollandセンニチぞく
千日菊素　スピラントール　spilanthol
千升　ステール　stere
千瓦〔特〕　キロワット,Kw　kilowatt
千瓦小时　キロワット 時　kilowattじ
千兆周　キロメガサイクル　kilomegacycle
千周　キロサイクル　kilocycle
迁徙性病灶　転移性病巣　てんいせいびょうそう
迁徙性钙化　転移性石灰化　てんいせいせっかいか
迁延　遷延　せんえん
迁延性肝炎　持続性肝炎　じぞくせいかんえん
迁移　遷移　せんい
迁移率　移動度　いどうど
迁移数　移動数　いどうすう
迁移系数　移動係数　いどうけいすう
牵扯　牽制　けんせい
牵开器　牽引子　けんいんし
牵开器支持器　牽引子支持器　けんいんししじき
牵拉　牽引　けんいん
牵连感觉　共感覚　きょうかんかく
牵连观念　関係念慮　かんけいねんりょ
牵连味觉　間接味覚　かんせつみかく
牵牛子〔属〕　牽牛子〔属〕　ケンゴシ〔ぞく〕
牵牛子苷　ファルビチン　pharbitin
牵牛子酸　ファルビチン酸　pharbitinさん
牵舌器　舌牽引器　ぜつけんいんき

牵涉性　牽連性　けんれんせい
牵涉性痛　関連痛,異所痛　かんれんつう,いしょつう
牵伸　伸展,牽張　しんてん,けんちょう
牵伸性神经炎　牽張性神経炎　けんちょうせいしんけいえん
牵胎钩　死胎牽出鉤　したいけんしゅつこう
牵引绷带　牽引包帯　けんいんほうたい
牵引不足　牽引不足　けんいんふそく
牵引床　牽引床　けんいんしょう
牵引复位　牽引整復　けんいんせいふく
牵引感　牽引感覚　けんいんかんかく
牵引弓　牽引弓　けんいんきゅう
牵引钩　牽引鉤　けんいんこう
牵引记录单　牽引記録表　けんいんきろくひょう
牵引架　牽引架　けんいんか
牵引矫治　牽引矯正　けんいんきょうせい
牵引疗法　牽引療法　けんいんりょうほう
牵引器　牽引器　けんいんき
牵引钳　牽引鉗子　けんいんかんし
牵引设备　牽引装置　けんいんそうち
牵引绳　牽引繩　けんいんじょう
牵引式产床　牽引式分娩台　けんいんしきぶんべんだい
牵引术　牽引法　けんいんほう
牵引丝　牽引糸　けんいんし
牵引碎颅器　牽引砕頭器　けんいんさいとうき
牵引痛　牽引痛　けんいんつう
牵引性憩室　牽引性憩室　けんいんせいけいしつ
牵张反射　牽引反射　けんいんはんしゃ
牵张感受器　伸長(展)受容体　しんちょう(てん)じゅようたい
铅　鉛,Pb　なまり
204铅　鉛-204　なまり-204
铅白　鉛白　えんぱく
铅笔叩诊　プレッシュ打診法　Pleschだしんほう
铅笔样粪　鉛筆状便　えんぴつじょうべん
铅玻璃　鉛ガラス　なまりglass
铅尘　鉛塵埃　なまりじんあい
铅毒恶病质　鉛悪液質　なまりあくえきしつ
铅毒性多发性神经炎　鉛多発〔性〕神経炎　なまりたはっ〔せい〕しんけいえん
铅毒性麻痹　鉛麻痺　なまりまひ
铅毒性脑病　鉛エンセファロパシー,鉛脳障害,鉛脳症　なまりencephalopathy,なまりのうしょうがい,なまりのうしょう
铅毒性神经炎　鉛神経炎　なまりしんけいえん
铅毒性肾炎　鉛腎炎　なまりじんえん
铅毒性震颤　鉛振戦　なまりしんせん
铅防护罩　鉛防護カバー　なまりぼうごcover
铅管样强直　鉛管性強直　えんかんせいきょうちょく
铅黄　鉛丹,一酸化鉛　えんたん,いっさんかなまり
铅〔剂〕疗法　鉛〔剤〕療法　なまり〔ざい〕りょうほう
铅绞痛　鉛〔毒〕仙痛　えん〔どく〕せんつう
铅屏〔风〕(遮板)　鉛覆い　なまりおおい
铅容　蒼白顔貌　そうはくがんぼう
铅室法　鉛室法　えんしつほう
铅手套　鉛手袋　なまりてぶくろ
铅糖　鉛糖　えんとう
铅污染　鉛汚染　なまりおせん

铅吸收　鉛吸収　なまりきゅうしゅう
铅线　鉛線,鉛毒線,鉛縁　なまりせん,なまりどくせん,なまりえん
铅橡皮　鉛ゴム　なまりgum
铅橡皮布　鉛ゴム シーツ　なまりgum sheet
铅〔橡皮〕手套　鉛ゴム手袋　なまりgumてぶくろ
铅〔橡皮〕围裙　鉛〔ゴム〕前掛　なまり〔gum〕まえかけ
铅蓄电池　鉛蓄電池　なまりちくでんち
铅烟　鉛煙霧　なまりえんむ
铅盐　鉛塩　なまりえん
铅硬膏　鉛プラスター　なまりplaster
铅制容器　鉛容器　なまりようき
铅中毒　鉛中毒　なまりちゅうどく
铅〔中〕毒多神经炎　鉛中毒多発神経炎　なまりちゅうどくたはつしんけいえん
铅中毒贫血　鉛貧血　なまりひんけつ
铅中毒性口炎　鉛口内炎　なまりこうないえん
铅中毒性脑病　鉛脳症,鉛中毒性エンセファロパシー　なまりのうしょう,なまりちゅうどくせいencephalopathy
铅砖　鉛れんが　なまりれんが
铅准直器　鉛コリメータ　なまりcollimator

qián　荨前钱钳潜

荨麻科　イラクサ科　イラクサか
荨麻属　イラクサ属　イラクサ〔ぞく〕
荨麻疹　じんま疹　じんましん
荨麻疹性苔藓　じんま疹様苔癬　じんましんようたいせん
荨麻疹样红斑　じんま疹様紅斑　じんましんようこうはん
荨麻疹样螨性皮炎　じんま疹様ダニ皮膚炎　じんましんようダニひふえん
荨麻疹样紫癜　じんま疹様紫斑　じんましんようしはん
前癌状态　前癌状態　ぜんがんじょうたい
前白蛋白　プレアルブミン　prealbumin
前白连合　前白交連　ぜんはくこうれん
前半喉切除术　前片側喉頭切除術　ぜんへんそくこうとうせつじょじゅつ
前半月瓣　前半月弁　ぜんはんげつべん
前暴露法　スミス・ピーターセン法　Smith-Petersenほう
前背板　前背板　ぜんはいばん
前背侧核　前背側核　ぜんはいそくかく
前鼻棘　前鼻棘　ぜんびきょく
前鼻镜检查　前検鼻　ぜんけんび
前鼻孔　前鼻孔　ぜんびこう
前鼻孔闭锁　前鼻孔閉鎖　ぜんびこうへいさ
前鼻孔填塞　前鼻孔塡塞　ぜんびこうてんそく
前鼻孔狭窄　前鼻孔狭窄　ぜんびこうきょうさく
前鼻中隔镜　前鼻中隔鏡　ぜんびちゅうかくきょう
前壁　前壁　ぜんへき
前壁梗死　前壁梗塞　ぜんへきこうそく
前壁心肌梗死　前壁心筋梗塞　ぜんへきしんきんこうそく
前臂　前腕　ぜんわん
前臂背侧皮神经　前腕背側皮神経　ぜんわんはいそくひしんけい
前臂撑拐杖　前腕松葉杖　ぜんわんまつばづえ
前臂骨间后神经　後前腕骨間神経　こうぜんわんこっかんしんけい
前臂骨间膜　前腕骨間膜　ぜんわんこっかんまく
前臂骨间前神经　前前腕骨間神経　ぜんぜんわんこっかんしんけい

前臂后皮神经　後前腕皮神経　こうぜんわんひしんけい

前臂后区(面)　後前腕部(面)　こうぜんわんぶ(めん)

前臂假肢　前腕義肢　ぜんわんぎし

前臂筋膜　前腕筋膜　ぜんわんきんまく

前臂内侧皮神经　内側前腕皮神経　ないそくぜんわんひしんけい

前臂缺血性肌挛缩　フォルクマン拘縮　Volkmannこうしゅく

前臂伸肌抗阻力试验　前腕伸筋抵抗試験　ぜんわんしんきんていこうしけん

前臂伸展夹板　前腕伸展副子　ぜんわんしんてんふくし

前臂外侧皮神经　外側前腕皮神経　がいそくぜんわんひしんけい

前臂旋转计　前腕回内回外計　ぜんわんかいないかいがいけい

前臂征　前腕徴候　ぜんわんちょうこう

前臂正中静脉　前腕正中皮静脈　ぜんわんせいちゅうひじょうみゃく

前鞭毛　運動性鞭毛　うんどうせいべんもう

前病毒　プロウイルス　provirus

前侧腹膜外切开引流术　前腹膜腔外切開ドレナージ　ぜんふくまくこうがいせっかいdrainage

前侧腹膜外引流　前腹膜腔外ドレナージ　ぜんふくまくこうがいdrainage

前侧片　上胸骨　じょうきょうこつ

前侧鬃　前剛毛　ぜんごうもう

前层　前層　ぜんそう

前肠　前腸　ぜんちょう

前穿质　前有孔質　ぜんゆうこうしつ

前床突　前床突起　ぜんしょうとっき

前垂体机能减退　下垂体前葉機能減退　かすいたいぜんようきのうげんたい

前垂体机能亢进　下垂体前葉機能亢進　かすいたいぜんようきのうこうしん

前唇　前唇　ぜんしん

前唇加长修复术　前唇延長整復術　ぜんしんえんちょうせいふくじゅつ

前唇整复术　前唇整復術　ぜんしんせいふくじゅつ

前雌激素〔类〕　プロエストロゲン　proestrogen

前带现象　前地帯現象　ぜんちたいげんしょう

前单核细胞　前単球　ぜんたんきゅう

前蛋白胨　プロペプトン　propeptone

前蛋白胨尿　プロペプトン尿　propeptoneにょう

前底段　前肺底区(S⁸)　ぜんはいていく(S⁸)

前底段支气管　前肺底枝(B⁸)　ぜんはいていし(B⁸)

前底支肺动脉　前肺底動脈(A⁸)　ぜんはいていどうみゃく(A⁸)

前底支肺静脉　前肺底静脈(V⁸)　ぜんはいていじょうみゃく(V⁸)

前电位　前電位　ぜんでんい

前顶　前頂　ぜんちょう

前顶先露　前頂位　ぜんちょうい

前定位　予備配置　よびはいち

前端　前端　ぜんたん

前段　前区　ぜんく

前段动脉　前区動脈　ぜんくどうみゃく

前段支气管　前区気管支　ぜんくきかんし

前额　前頭　ぜんとう

前额窦穿刺术　前頭洞穿刺術　ぜんとうどうせんしじゅつ

前额窦刮匙　前頭洞鋭匙　ぜんとうどうえいひ

前额窦灌洗管　前頭洞洗注管　ぜんとうどうかんちゅうかん

前额窦扩孔锉　前頭洞やすり　ぜんとうどうやすり

前额窦粘膜剥离器　前頭洞粘膜エレベーター　ぜんとうどうねんまくelevator

前额窦探条　前頭洞消息子　ぜんとうどうしょうそくし

前额窦探针　前頭洞探針　ぜんとうどうたんしん

前额痛　前頭痛　ぜんとうつう

前额凸出　前頭隆起　ぜんとうりゅうき

前额叶切断术　前頭葉切断術　ぜんとうようせつだんじゅつ

前额叶综合征　前頭葉症候群　ぜんとうようしょうこうぐん

前腭弓　前口蓋弓　ぜんこうがいきゅう

前反射　ピオトロウスキー反射　piotrowskiはんしゃ

前房　前眼房,前房　ぜんがんぼう,ぜんぼう

前房出血　前房出血　ぜんぼうしゅっけつ

前房穿刺术　前房穿刺術　ぜんぼうせんしじゅつ

前房穿刺针　前房穿刺針　ぜんぼうせんししん

前房穿孔刀　前房穿孔刀　ぜんぼうせんこうとう

前房积脓　前房蓄膿　ぜんぼうちくのう

前房积脓性角膜溃疡　前房蓄膿角膜潰瘍　ぜんぼうちくのうかくまくかいよう

前房积脓性角膜炎　前房蓄膿〔性〕角膜炎　ぜんぼうちくのう〔せい〕かくまくえん

前房角　隅角　ぐうかく

前房角穿刺　隅角穿刺　ぐうかくせんし

前房角镜　隅角鏡　ぐうかくきょう

前房角镜检查　隅角鏡検査　ぐうかくきょうけんさ

前房角切开刀　隅角切開刀　ぐうかくせっかいとう

前房角切开术　隅角切開術　ぐうかくせっかいじゅつ

前房角隙　虹彩角膜角隙　こうさいかくまくかくげき

前房角小梁网　隅角小柱網　ぐうかくしょうちゅうもう

前房始基　前房原基　ぜんぼうげんき

前房异物镊　前房異物鑷子　ぜんぼういぶつせっし

前分泌素　プロセクレチン　prosecretin

前负荷　前負荷　ぜんふか

前腹侧核　前腹側核　ぜんふくそくかく

前肝间质　前肝組織　ぜんかんそしき

前根　前根　ぜんこん

前根电位　前根電位　ぜんこんでんい

前跟关节面　前踵骨関節面　ぜんしょうこつかんせつめん

前弓　前弓　ぜんきゅう

前弓反张　前弓緊張,前方反張　ぜんきゅうきんちょう,ぜんぽうはんちょう

前弓位　脊柱前彎位　せきちゅうぜんわんい

前弓性破伤风　前方反張性破傷風　ぜんぽうはんちょうせいはしょうふう

前骨半规管　前〔骨〕半規管　ぜん〔こつ〕はんきかん

前骨壶腹　前〔骨〕膨大部　ぜん〔こつ〕ぼうだいぶ

前固有束　前固有束　ぜんこゆうそく

前关节面　前関節面　ぜんかんせつめん

前海葱苷原A　プロシラリジンA　proscillaridin A

前核　前核　ぜんかく

前核染质　プロクロマチン　prochromatin

前核细胞 原核細胞,前核細胞 げんかくさいぼう,ぜんかくさいぼう

前黑色素小体 プレメラノソーム premelanosome

前横径 前横径 ぜんおうけい

前喉切除术 前喉頭切除術 ぜんこうとうせつじょじゅつ

前后径 前後径 ぜんごけい

前后位 前後位 ぜんごい

45°前后斜位 45°前後斜位 45°ぜんごしゃい

前胡苷 ノダケニン nodakenin

前胡苷元 ノダケニチン nodakenitin

前胡色〔原〕酮 ピューセニン peucenin

前胡属 前胡属,ノダケ属 ゼンコぞく,ノダケぞく

前胡素 ピューセダニン peucedanin

前壶腹神经 前膨大部神経 ぜんぼうだいぶしんけい

前寰椎 前環椎 ぜんかんつい

前活化剂 前賦活剤 ぜんふかつざい

前基底段 前基底区 ぜんきていく

前基膜 前基底膜 ぜんきていまく

前激酶 プロキナーゼ prokinase

前激素 プロホルモン prohormone

前极 前極 ぜんきょく

前极性白内障 前極性白内障 ぜんきょくせいはくないしょう

前加速素 プロアクセレリン proaccelerin

前加速因子 プロアクセレリン proaccelerin

前交叉韧带 前膝十字靱帯 ぜんしつじゅうじじんたい

前尖 前尖 ぜんせん

前间壁梗死 前壁中隔心筋梗塞 ぜんへきちゅうかくしんきんこうそく

前浆细胞 前形質球 ぜんけいしつきゅう

前降支 下行前〔上葉〕動脈 かこうぜん〔じょうよう〕どうみゃく

前交通动脉 前交通動脈 ぜんこうつうどうみゃく

前胶原〔蛋白〕 前膠原質 ぜんこうげんしつ

前胶原分子 前膠原分子 ぜんこうげんぶんし

前胶原肽酶 前膠原ペプチダーゼ ぜんこうげんpeptidase

前胶原纤维 前膠原線維 ぜんこうげんせんい

前角 前角 ぜんかく

前角综合征 前角症候群 ぜんかくしょうこうぐん

前结节 前結節 ぜんけっせつ

前结膜动脉 前結膜動脈 ぜんけつまくどうみゃく

前睫状动脉 前毛様体動脈 ぜんもうようたいどうみゃく

前界 プレゾーン prezone

前界层 前境界板 ぜんきょうかいばん

前界膜 前境界膜 ぜんきょうかいまく

前白齿(磨牙) 小臼歯 しょうきゅうし

前巨核细胞 前巨核球 ぜんきょかくきゅう

前距关节面 前距骨関節面 ぜんきょこつかんせつめん

前锯肌 前鋸筋 ぜんきょきん

前锯肌粗隆 前鋸筋粗面 ぜんきょきんそめん

前抗凝血酶 プロアンチトロンビン proantithrombin

前馈 フィード フォワード feedforward

前括约肌 前括約筋 ぜんかつやくきん

前赖氨酸 プロリジン prolysine

前酪氨酸酶 プロチロジナーゼ protyrosinase

前类脂 類脂質前駆物 るいししつぜんくぶつ

前连合 前交連 ぜんこうれん

前连合喉镜 前交連喉頭鏡 ぜんこうれんこうとうきょう

前连合喉切除术 前交連喉頭切除術 ぜんこうれんこうとうせつじょじゅつ

前连合切除术 前交連切除術 ぜんこうれんせつじょじゅつ

前连合纤维 前交連線維 ぜんこうれんせんい

前连合型感觉障碍 前交連型感覚障害 ぜんこうれんがたかんかくしょうがい

前α-链 前α-鎖 ぜんα-さ

前列腺 前立腺 ぜんりつせん

前列腺癌 前立腺癌 ぜんりつせんがん

前列腺按摩 前立腺マッサージ ぜんりつせんmassage

前列腺病 前立腺症 ぜんりつせんしょう

前列腺部 前立腺部 ぜんりつせんぶ

前列腺测量器 前立腺計 ぜんりつせんけい

前列腺持针钳 前立腺持針器 ぜんりつせんじしんき

前列腺穿刺套管针 前立腺穿刺トロカール ぜんりつせんせんしtrocar

前列腺丛 前立腺叢 ぜんりつせんそう

前列腺底 前立腺〔基〕底 ぜんりつせん〔き〕てい

前列腺电切除术 前立腺電氣切除術 ぜんりつせんでんきせつじょじゅつ

前列腺电切开 前立腺電気切開 ぜんりつせんでんきせっかい

前列腺窦 前立腺洞 ぜんりつせんどう

前列腺毒素 前立腺毒素 ぜんりつせんどくそ

前列腺放线菌病 前立腺放線菌症 ぜんりつせんほうせんきんしょう

前列腺肥大 前立腺肥大 ぜんりつせんひだい

前列腺缝合器 前立腺縫合器 ぜんりつせんほうごうき

前列腺缝合器械包 前立腺縫合器械セット ぜんりつせんほうごうきかいset

前列腺缝合针 前立腺縫合針 ぜんりつせんほうごうしん

前列腺环素 プロスタサイクリン prostacycline

前列腺肌瘤 前立腺筋腫 ぜんりつせんきんしゅ

前列腺肌瘤切除术 前立腺筋腫切除術 ぜんりつせんきんしゅせつじょじゅつ

前列腺加热器 前立腺加熱器 ぜんりつせんかねつき

前列腺尖 前立腺尖 ぜんりつせんせん

前列腺检查 前立腺検査 ぜんりつせんけんさ

前列腺结核 前立腺結核 ぜんりつせんけっかく

前列腺〔结〕石 前立腺結石 ぜんりつせんけっせき

前列腺筋膜 前立腺筋膜 ぜんりつせんきんまく

前列腺精囊包虫病 前立腺精嚢包虫症 ぜんりつせんせいのうほうちゅうしょう

前列腺精囊切除术 前立腺精嚢切除術 ぜんりつせんせいのうせつじょじゅつ

前列腺精囊炎 前立腺精嚢炎 ぜんりつせんせいのうえん

前列腺静脉丛 前立腺静脈叢 ぜんりつせんじょうみゃくそう

前列腺溃疡 前立腺潰瘍 ぜんりつせんかいよう

前列腺冷冻外科 前立腺冷凍外科 ぜんりつせんれいとうげか

前列腺冷却器 前立腺冷却器 ぜんりつせんれいきゃくき

前列腺淋巴肉瘤 前立腺リンパ肉腫 ぜんりつせんlymphにくしゅ

前列腺漏 前立腺漏 ぜんりつせんろう

前列腺梅毒 前立腺梅毒 ぜんりつせんばいどく

前列腺囊 前立腺囊 ぜんりつせんのう

前列腺囊肿 前立腺嚢腫（胞） ぜんりつせんのうしゅ（ほう）

前列腺凝结物 前立腺結石 ぜんりつせんけっせき

前列腺脓肿 前立腺膿瘍 ぜんりつせんのうよう

前列腺膀胱切开术 前立腺膀胱切開術 ぜんりつせんぼうこうせっかいじゅつ

前列腺膀胱炎 前立腺膀胱炎 ぜんりつせんぼうこうえん

前列腺平滑肌肉瘤 前立腺平滑筋肉腫 ぜんりつせんへいかつきんにくしゅ

前列腺破裂 前立腺破裂 ぜんりつせんはれつ

前列腺牵开器 前立腺レトラクター ぜんりつせんretractor

前列腺牵引器 前立腺トラクター ぜんりつせんtractor

前列腺钳 前立腺鉗子 ぜんりつせんかんし

前列腺切除刀包 前立腺切除刀セット ぜんりつせんせつじょとうset

前列腺切除镜 前立腺レセクトスコープ ぜんりつせんresectoscope

前列腺切除术 前立腺切除術 ぜんりつせんせつじょじゅつ

前列腺切开术 前立腺切開術 ぜんりつせんせっかいじゅつ

前列腺肉瘤 前立腺肉腫 ぜんりつせんにくしゅ

前列腺石 前立腺石 ぜんりつせんせき

前列腺石切除术 前立腺切石術 ぜんりつせんせっせきじゅつ

前列腺素 プロスタグランジン,PG prostaglandin

前列腺素 A_2 プロスタグランジンA_2 prostaglandin A_2

前列腺素 E_2 プロスタグランジンE_2 prostaglandinE_2

前列腺素 F_2 プロスタグランジンF_2 prostaglandin F_2

前列腺素引产 プロスタグランジン誘発分娩 prostaglandinゆうはつぶんべん

前列腺酸性磷酸酶 前立腺酸性ホスファターゼ ぜんりつせんさんせいphosphatase

前列腺损伤 前立腺損傷 ぜんりつせんそんしょう

前列腺提肌 前立腺挙筋 ぜんりつせんきょきん

前列腺体 前立腺体 ぜんりつせんたい

前列腺痛 前立腺痛 ぜんりつせんつう

前列腺烷酸 プロスタン酸 prostanさん

前列腺峡部 前立腺峡部 ぜんりつせんきょうぶ

前列腺纤维化 前立腺繊維症 ぜんりつせんせんいしょう

前列腺X线照片 前立腺X線写真 ぜんりつせんXせんしゃしん

前列腺X线照相术 前立腺X線撮影術 ぜんりつせんXせんさつえいじゅつ

前列腺腺癌 前立腺腺癌 ぜんりつせんせんがん

前列腺腺瘤样增生 前立腺腺腫様増殖 ぜんりつせんせんしゅようぞうしょく

前列腺小管 前立腺小管 ぜんりつせんしょうかん

前列腺小囊 前立腺小室 ぜんりつせんしょうしつ

前列腺炎 前立腺炎 ぜんりつせんえん

前列腺液 前立腺液 ぜんりつせんえき

前列腺液检查 前立腺液検査 ぜんりつせんえきけんさ

前列腺液溢 前立腺漏 ぜんりつせんろう

前列腺摘除器 前立腺摘出器 ぜんりつせんてきしゅっき

前列腺增生〔症〕 前立腺増殖〔症〕 ぜんりつせんぞうしょく〔しょう〕

前列腺肿瘤 前立腺腫瘍 ぜんりつせんしゅよう

前列腺周脓肿 前立腺周囲膿瘍 ぜんりつせんしゅういのうよう

前列腺周〔围〕炎 前立腺周囲炎 ぜんりつせんしゅういえん

前淋巴细胞 前リンパ球 ぜんlymphきゅう

前淋巴细胞淋巴肉瘤 前リンパ球リンパ肉腫 ぜんlymphきゅうlymphにくしゅ

前脉络丛 前脈絡叢 ぜんみゃくらくそう

前毛细管吻合 前毛細〔血〕管吻合 ぜんもうさい〔けつ〕かんふんごう

前毛细血管 前毛細血管 ぜんもうさいけっかん

前毛细血管括约肌 前毛細血管括約筋 ぜんもうさいけっかんかつやくきん

前酶 前酵素 ぜんこうそ

前酶原 プロジモゲン prozymogen

前面 前面 ぜんめん

前膜半规管 前〔膜〕半規管 ぜん〔まく〕はんきかん

前膜壶腹 前〔膜〕膨大部 ぜん〔まく〕ぼうだいぶ

前磨牙卡环 小臼歯クラスプ しょうきゅうしclasp

前脑 前脳 ぜんのう

前脑出血 前脳出血 ぜんのうしゅっけつ

前脑内侧束 内側前脳束 ないそくぜんのうそく

前脑泡 前脳胞 ぜんのうほう

前脑腔 前脳室 ぜんのうしつ

前内侧核 前内側核 ぜんないそくかく

前内侧丘纹动脉 前内側視床線条動脈 ぜんないそくししょうせんじょうどうみゃく

前内侧中央动脉 前内側中心動脈 ぜんないそくちゅうしんどうみゃく

前内侧中央支 前内側中心枝 ぜんないそくちゅうしんし

前尿道 前尿道 ぜんにょうどう

前尿道加温器 前尿道加熱器 ぜんにょうどうかねつき

前尿道炎 尿道前炎 にょうどうぜんえん

前凝乳酶 プロレンニン prorennin

前凝血激酶 プロトロンボキナーゼ prothrombokinase

前凝血酶 プロトロンビン prothrombin

前凝血酶复合物 プロトロンビン復合体 prothrombinふくごうたい

前凝血酶减少〔症〕 プロトロンビン減少〔症〕 prothrombinげんしょう〔しょう〕

前凝血酶时间 プロトロンビン時間 prothrombinじかん

前凝血酶消耗试验 プロトロンビン消費試験 prothrombinしょうひしけん

前凝血酶血 プロトロンビン血症 prothrombinけっしょう

前凝血酶因子 プロトロンビン因子 prothrombinいんし

前凝血酶原 プロトロンビノーゲン prothrombinogen

前凝血〔酶〕致活酶 プロトロンボキナーゼ prothrombokinase

前盆腔脏器除去术 前骨盤内容除去術 ぜんこつばんないようじょきょじゅつ

前皮支 前皮枝 ぜんひし

前葡萄膜炎 前ブドウ膜炎 ぜんブドウまくえん

前葡萄肿 前ブドウ〔膜〕腫 ぜんブドウ〔まく〕しゅ

前期 前期 ぜんき

前期癌状态 前癌状態 ぜんがんじょうたい

前期肝硬变 肝硬変前期 かんこうへんぜんき

前期糖尿病 糖尿病前期 とうにょうびょうぜんき

前期性乐 前駆快感 ぜんくかいかん

前期牙本质　象牙前質　ぞうげぜんしつ
前期牙骨质　セメント前質　cementぜんしつ
前期硬化　前硬化〔症〕,〔動脈〕前駆硬化　ぜんこうか〔しょう〕,〔どうみゃく〕ぜんくこうか
前羟基肽酶　プロカルボキシペプチダーゼ　procarboxypeptidase
前侵袭素　プロインバージン　proinvasin
前倾　前傾　ぜんけい
前清蛋白　プレアルブミン　prealbumin
前穹窿　前円蓋　ぜんえんがい
前球蛋白　プレグロブリン　preglobulin
前区　プレゾーン　prezone
前驱斑　原発斑　げんはつはん
前驱昏迷　前昏睡状態　ぜんこんすいじょうたい
前驱给药法　前投薬法　ぜんとうやくほう
前驱麻醉　前麻酔　ぜんますい
前驱麻醉剂　前麻酔薬　ぜんますいやく
前驱期　誘導期　ゆうどうき
前驱期青光眼　切迫性緑内障　せっぱくせいりょくないしょう
前驱期子宫收缩　偽陣痛　ぎじんつう
前驱糖尿病　糖尿病前症　とうにょうびょうぜんしょう
前驱物　前駆物質　ぜんくぶっしつ
前驱药　前投薬　ぜんとうやく
前驱症状　前駆症状,前徴　ぜんくしょうじょう,ぜんちょう
前屈　前屈　ぜんくつ
前屈过度　強前屈　きょうぜんくつ
前屈子宫移位　子宮前屈　しきゅうぜんくつ
前染色体　プロクロモゾーム　prochromosome
前染色质　プロクロマチン　prochromatin
前热原　プレピロゲン　prepyrogen
前绒毛　①原卵胞膜②卵子のアルブミン様被膜　①げんらんぽうまく②らんしのalbuminようひまく
前乳头肌　前乳頭筋　ぜんにゅうとうきん
前软骨　原生軟骨　げんせいなんこつ
前软骨组织　原生軟骨組織　げんせいなんこつそしき
前鳃亚纲　前鰓亜綱　ぜんさいあこう,ぜんしあこう
前色素层　前色素層　ぜんしきそそう
前上　前上方　ぜんじょうほう
前上皮　前上皮　ぜんじょうひ
前舌腺　前舌腺　ぜんぜつせん
前伸𬌗　突出咬合　とつしゅつこうごう
前伸平衡　突出平衡　とつしゅつへいこう
前伸咬𬌗运动　突出咬合運動　とつしゅつこうごううんどう
前伸移动　突出運動　とつしゅつうんどう
前身部联胎　前方結合双体奇形　ぜんぽうけつごうそうたいきけい
前身物质　先駆物質　せんくぶっしつ
前神经孔　前神経孔　ぜんしんけいこう
前肾　前腎　ぜんじん
前肾管　原腎管　げんじんかん
前肾小管　原腎小管　げんじんしょうかん
前升支　上行前〔上葉〕動脈　じょうこうぜん〔じょうよう〕どうみゃく
前十二指肠　前十二指腸　ぜんじゅうにしちょう
前十二指肠炎　前十二指腸炎　ぜんじゅうにしちょうえん
前十字韧带　前十字靭帯　ぜんじゅうじじんたい

前十字韧带断裂　前十字靭帯破裂　ぜんじゅうじじんたいはれつ
前十字韧带损伤　前十字靭帯損傷　ぜんじゅうじじんたいそんしょう
前矢状径　前矢状径　ぜんしじょうけい
前室间沟　前室間溝　ぜんしつかんこう
前室间支　前室間枝　ぜんしつかんし
前室旁核　前室傍核　ぜんしつぼうかく
前噬菌体　プロファージ　prophage
前噬菌体原　プレプロファージ　preprophage
前髓帆　前髄帆　ぜんずいはん
前髓帆系带　前髄帆小帯　ぜんずいはんしょうたい
前髓帆组织　前髄帆組織　ぜんずいはんそしき
前髓细胞　前骨髄球　ぜんこつずいきゅう
前索　前索　ぜんさく
前弹性层　前弾力層　ぜんだんりょくそう
前弹性纤维　前弾力線維　ぜんだんりょくせんい
前体　前駆体　ぜんくたい
前体酶　プロ酵素,前酵素　proこうそ,ぜんこうそ
前体药物　プロドラッグ　pro-drug
前庭　前庭　ぜんてい
前庭襞　前庭ひだ　ぜんていひだ
前庭部　前庭部　ぜんていぶ
前庭重振　前庭レクルートメント　ぜんていrecruitment
前庭窗　前庭窓　ぜんていそう
前庭窗小窝　前庭窓小窩　ぜんていそうしょうか
前庭唇　前庭唇　ぜんていしん
前庭唇缘　前庭唇縁　ぜんていしんえん
前庭大腺　大前庭腺,バルトリン腺　だいぜんていせん,Bartholinせん
前庭大腺癌　大前庭腺癌　だいぜんていせんがん
前庭大腺囊肿　大前庭腺囊胞　だいぜんていせんのうほう
前庭大腺囊肿切除术　大前庭腺囊胞切除術　だいぜんていせんのうほうせつじょじゅつ
前庭大腺囊肿造袋术　大前庭腺囊胞造袋術　だいぜんていせんのうほうぞうたいじゅつ
前庭大腺脓肿　大前庭腺膿瘍　だいぜんていせんのうよう
前庭大腺炎　大前庭腺炎　だいぜんていせんえん
前庭耳蜗器官　前庭蝸牛器官　ぜんていかぎゅうきかん
前庭耳蜗神经　前庭蝸牛神経　ぜんていかぎゅうしんけい
前庭感觉　前庭感覚　ぜんていかんかく
前庭肛门　前庭肛門　ぜんていこうもん
前庭根　前庭根　ぜんていこん
前庭功能测定　前庭機能測定　ぜんていきのうそくてい
前庭功能检查法　前庭機能検査法　ぜんていきのうけんさほう
前庭功能实验设备　前庭機能実験装置　ぜんていきのうじっけんそうち
前庭功能试验　前庭機能試験　ぜんていきのうしけん
前庭脊髓反射　前庭脊髄反射　ぜんていせきずいはんしゃ
前庭脊髓束　前庭脊髄路　ぜんていせきずいろ
前庭嵴　前庭稜　ぜんていりょう
前庭阶　前庭階　ぜんていかい
前庭解剖学　前庭解剖学　ぜんていかいぼうがく
前庭静脉　前庭静脈　ぜんていじょうみゃく
前庭裂　前庭裂　ぜんていれつ
前庭盲端　前庭盲端　ぜんていもうたん
前庭迷路　前庭迷路　ぜんていめいろ

前庭面　前庭面　ぜんていめん
前庭膜　前庭膜　ぜんていまく
前庭破坏　前庭破壊　ぜんていはかい
前庭器官　前庭器官　ぜんていきかん
前庭球　前庭球　ぜんていきゅう
前庭球动脉　前庭球動脈　ぜんていきゅうどうみゃく
前庭球静脉　前庭球静脈　ぜんていきゅうじょうみゃく
前庭球连合　前庭球交連　ぜんていきゅうこうれん
前庭球中间部　前庭球中間部　ぜんていきゅうちゅうかんぶ
前庭区　前庭区　ぜんていく
前庭韧带　前庭靭帯　ぜんていじんたい
前庭上区　上前庭区　じょうぜんていく
前庭神经　前庭神経　ぜんていしんけい
前庭神经核　前庭神経核　ぜんていしんけいかく
前庭神经脊核　前庭神経脊髄核　ぜんていしんけいせきずいかく
前庭神经节　前庭神経節　ぜんていしんけいせつ
前庭神经节细胞　前庭神経節細胞　ぜんていしんけいせつさいぼう
前庭神经内侧核　前庭神経内側核　ぜんていしんけいないそくかく
前庭神经切除术　前庭神経切除術　ぜんていしんけいせつじょじゅつ
前庭神经切断术　前庭神経切断術　ぜんていしんけいせつだんじゅつ
前庭神经上核　前庭神経上核　ぜんていしんけいじょうかく
前庭神经损害　前庭神経損害　ぜんていしんけいそんがい
前庭神经外侧核　前庭神経外側核　ぜんていしんけいがいそくかく
前庭神经下核　前庭神経下核　ぜんていしんけいかかく
前庭神经纤维　前庭神経繊維　ぜんていしんけいせんい
前庭神经炎　前庭神経炎　ぜんていしんけいえん
前庭神经元炎　前庭ニューロン炎　ぜんていneuronえん
前庭水管　前庭水管　ぜんていすいかん
前庭水管静脉　前庭水管静脈　ぜんていすいかんじょうみゃく
前庭水管内口　前庭水管内口　ぜんていすいかんないこう
前庭水管外口　前庭水管外口　ぜんていすいかんがいこう
前庭蜗器　前庭蝸牛器官　ぜんていかぎゅうきかん
前庭蜗神经　前庭蝸牛神経　ぜんていかぎゅうしんけい
前庭习惯　前庭習慣　ぜんていしゅうかん
前庭下区　下前庭区　かぜんていく
前庭腺　前庭腺　ぜんていせん
前庭小腺　小前庭腺　しょうぜんていせん
前庭性共济〔运动〕失调　前庭性運動失調　ぜんていせいうんどうしっちょう
前庭性幻觉　前庭性幻覚　ぜんていせいげんかく
前庭性眩晕　前庭性眩暈　ぜんていせいめまい
前庭性眼球震颤　前庭性眼振　ぜんていせいがんしん
前庭炎　前庭炎　ぜんていえん
前庭障碍　前庭障害　ぜんていしょうがい
前庭支　前庭枝　ぜんていし
前庭锥体　前庭錐体　ぜんていすいたい
前头　前頭　ぜんとう
前头盆倾势不均　前不正軸定位,ネーゲレ傾斜　ぜんふせいじくていい,Nagele けいしゃ

前透明质酸酶　プロインバーシン　proinvasin
前凸　〔脊柱〕前彎　〔せきちゅう〕ぜんわん
前凸位置　〔脊柱〕前彎体位　〔せきちゅう〕ぜんわんたいい
前突　前突,突出　ぜんとつ,とつしゅつ
前弯　前彎　ぜんわん
前维生素　プロビタミン　provitamin
前维生素A　プロビタミンA　provitamin A
前维生素D₂　プロビタミンD₂　provitamin D₂
前维生素D₃　プロビタミンD₃　provitamin D₃
前尾蚴　プロセルコイド　procercoid
前位　前位　ぜんい
前位子宫　子宮前転位　しきゅうぜんてんい
前胃　前胃　ぜんい
前胃蛋白酶　プロペプシン　propepsin
前胃液素　プロガストリン　progastrin
前膝　前膝　ぜんしつ
前纤维蛋白溶酶　プロフィブリノリシン　profibrinolysin
前小房　前小房　ぜんしょうぼう
前斜角肌　前斜角筋　ぜんしゃかくきん
前斜角肌结节　前斜角筋結節　ぜんしゃかくきんけっせつ
前斜角肌综合征　前斜角筋症候群,ナフジーガー症候群　ぜんしゃかくきんしょうこうぐん,Naffzigerしょうこうぐん
前囟闭合　大泉門閉鎖　だいせんもんへいさ
前囟穿刺　大泉門穿刺　だいせんもんせんし
前囟点　ブレグマ　bregma
前囟联胎畸形　前頂結合奇形　ぜんちょうけつごうきけい
前囟〔门〕　大泉門　だいせんもん
前囟突起　大泉門隆起　だいせんもんりゅうき
前囟先露　大泉門胎位　だいせんもんたいい
前胸　前胸　ぜんきょう
前胸腺　前胸腺　ぜんきょうせん
前胸腺激素　前胸腺ホルモン　ぜんきょうせんhormone
前胸腺向性激素　前胸腺刺激ホルモン　ぜんきょうせんしげきhormone
前胸栉　前胸櫛　ぜんきょうしつ
前胸栉刺　前胸櫛棘　ぜんきょうしつきょく
前血管舒张素　プレカリクレン　prekallikrein
前牙　前歯　ぜんし
前牙桥体　前歯架工歯　ぜんしかこうし
前牙印模托盘　前歯印像トレー　ぜんしいんぞうtray
前咽　前咽頭　ぜんいんとう
前沿分析法　前端分析法　ぜんたんぶんせきほう
前眼色素膜炎　前ブドウ膜炎　ぜんブドウまくえん
前羊膜　原始羊膜　げんしようまく
前羊膜褶　原始羊膜ひだ　げんしようまくひだ
前咬合　前方咬合　ぜんぽうこうごう
前叶　前葉　ぜんよう
前叶样激素　下垂体前葉様ホルモン　かすいたいぜんようようhormone
前胰蛋白酶　プロトリプシン　protrypsin
前胰岛素　プロインシュリン　proinsulin
前移　前方変位　ぜんぽうへんい
前异化分裂　プレヘテロキネージア　pre-heterokinesia
前意识　予備意識　よびいしき
前蚓部　前虫部　ぜんちゅうぶ
前有丝分裂　前有糸分裂　ぜんゆうしぶんれつ
前圆锥形晶状体　前円錐水晶体　ぜんえんすいすいしょう

たい

前缘 前緑 ぜんえん

前粘连 前癒着 ぜんゆちゃく

前正中裂 前正中裂 ぜんせいちゅうれつ

前正中线 前正中線 ぜんせいちゅうせん

前支 前枝 ぜんし

前肢 前肢 ぜんし

前β-脂蛋白 プレ-β-リポプロテイン pre-β-lipoprotein

前脂酶 プロリパーゼ prolipase

前蹠骨弓综合征 モルトン症候群 Mortonしょうこうぐん

前质体 プロプラスチ〔ッ〕ド proplastid

前致癌物(原) プレカルシノゲン precarcinogen

前致活剂 プロアクチベーター,前賦活体 proactivator,ぜんふかつたい

前致活酶 プロキナーゼ prokinase

前致热物 プレピロゲン prepyrogen

前置放大 前置増幅 ぜんちぞうふく

前置放大器 前置増幅器，プリアンプ ぜんちぞうふくき,preamp

前置镜 プレセット レンズ pre-set lens

前置胎盘 前置胎盤 ぜんちたいばん

前置胎盘钳 前置胎盤鉗子 ぜんちたいばんかんし

前置血管 前置血管 ぜんちけっかん

前中毛 前中毛 ·ぜんちゅうもう

前中期 前中期 ぜんちゅうき

前中央沟 前中間溝 ぜんちゅうかんこう

前皱襞 前ひだ ぜんひだ

前主静脉 前基本静脈 ぜんきほんじょうみゃく

前柱 前柱 ぜんちゅう

前转变素 プロコンバーチン proconvertin

前纵隔 前縦隔 ぜんじゅうかく

前纵韧带 前縦靭帯 ぜんじゅうじんたい

前纵韧带断裂 前縦靭帯破裂 ぜんじゅうじんたいはれつ

前足 前脚 ぜんきゃく

钱币形银屑病 硬貨状乾癬 こうかじょうかんせん

钱币样病灶 硬貨状病巣 こうかじょうびょうそう

钱〔币〕状角膜炎 銭形角膜炎，貨幣状角膜炎 せんけいかくまくえん,かへいじょうかくまくえん

钱币状湿疹 貨幣状湿疹 かへいじょうしっしん

钱串状红细胞 連銭状赤血球 れんせんじょうせっけっきゅう

钱癣 連環状白癬,躯幹白癬 れんかんじょうはくせん,くかんはくせん

钳 qián

钳 鉗子 かんし

巴尔通氏产钳 バートン産科鉗子 Bartonさんかかんし

德李氏改良式产钳 デリー産科鉗子 Deleeさんかかんし

科内特氏钳 コルネット鉗子 Cornetかんし

库亨特氏压榨钳 クーント圧出鉗子 Kuhuntあっしゅつかんし

佩昂氏〔止血〕钳 ペアン鉗子 Peanかんし

塔-麦二氏产钳 タッカー・マクリーン鉗子 Tucker-Mcleanかんし

威勒特氏钳 ウィレット鉗子 Willettかんし

钳闭 嵌頓 かんとん

钳闭胎盘 嵌頓胎盤 かんとんたいばん

钳夹 鉗子ホールダー かんしholder

钳口带槽持针钳 有溝持針鉗子 ゆうこうじしんかんし

钳口有孔持针钳 有窓持針鉗子 ゆうそうじしんかんし

钳取活检 摘出生検 てきしゅつせいけん

钳取器 摘出器 てきしゅっき

钳胎术 死胎児摘出術 したいじてきしゅつじゅつ

钳蝎 ゼンカツ,キョクトウサソリ

钳压法 鉗子圧迫法 かんしあっぱくほう

潜出血 潜在出血 せんざいしゅっけつ

潜伏 潜伏 せんぷく

潜伏病毒 プロウイルス provirus

潜伏流行过程 潜伏流行過程 せんぷくりゅうこうかてい

潜伏梅毒 潜在梅毒 せんざいばいどく

潜〔伏〕能 潜伏エネルギー せんぷくEnergie

潜伏期 潜伏期 せんぷくき

潜伏期带菌者 潜伏期保菌者 せんぷくきほきんしゃ

潜伏期延长 潜伏期延長 せんぷくきえんちょう

潜伏时〔间〕 潜伏時間 せんぷくじかん

潜伏型 潜伏型 せんぷくがた

潜伏性 潜伏性 せんぷくせい

潜伏性感染 潜伏性感染 せんぷくせいかんせん

潜伏性结核 潜伏性結核 せんぷくせいけっかく

潜伏性精神分裂症 潜伏性精神分裂病 せんぷくせいせいしんぶんれつびょう

潜伏性脓胸 潜伏性膿胸 せんぷくせいのうきょう

潜伏性猩红热 潜伏性猩紅熱 せんぷくせいしょうこうねつ

潜函病 潜函病，ケーソン病 せんかんびょう,Caissonびょう

潜函作业 潜函作業 せんかんさぎょう

潜觉 潜在感覚 ぜんざいかんかく

潜力 潜在能力 せんざいのうりょく

潜毛性瘘 毛巣瘻 もうそうろう

潜毛性囊肿 毛巣嚢胞(嚢腫) もうそうのうほう(のうしゅ)

潜没牙 沈下歯,低位歯 ちんかし,ていいし

潜能 潜在エネルギー せんざいEnergie

潜热 潜在熱 せんざいねつ

潜水病 潜水病 せんすいびょう

潜水服 潜水服 せいすいふく

潜水减压表 潜水減圧表 せんすいげんあつひょう

潜水减压术 潜水減圧術 せんすいげんあつじゅつ

潜水缺氧症 潜水酸素欠乏症 せんすいさんそけっぽうしょう

潜水事故 潜水事故 せんすいじこ

潜水心理学 潜水心理学 せんすいしんりがく

潜水医学 潜水医学 せんすいいがく

潜水员病 潜水夫病,潜函病 せんすいふびょう,せんかんびょう

潜水员耳炎 潜水夫耳炎 せんすいふじえん

潜水员溺水 潜水夫溺水 せんすいふできすい

潜水作业 潜水作業 せんすいさぎょう

潜行性溃疡 穿掘性潰瘍 せんくつせいかいよう

潜血 潜血 せんけつ

潜血检查 潜血検査 せんけつけんさ

潜意识 潜在意識,下意識 せんざいいしき,かいしき

潜隐病毒 アデロノサス Adelonosus

潜〔隐期〕神经胶质瘤 潜在性神経膠腫 せんざいせいしんけいこうしゅ

潜隐体(子) クリプトゾイト cryptozoite

潜隐型精神分裂症 潜伏型〔精神〕分裂症 せんぷくがた〔せいしん〕ぶんれつしょう

潜隐性脑积水 潜在性水頭〔症〕 せんざいせいすいとう〔しょう〕

潜在病灶, 潜在病巢 せんざいびょうそう

潜在感觉 潜在感覚 せんざいかんかく

潜在活化部位 潜在活性化部位 せんざいかっせいかぶい

潜〔在记〕忆 潜在記憶 せんざいきおく

潜在起搏点 潜在ペースメーカ せんざいpacemaker

潜在污染物 潜在汚染物 せんざいおせんぶつ

潜在型克山病 潜在型克山病 せんざいがたこくざんびょう

潜在性感染 潜在性感染 せんざいせいかんせん

潜在性损伤 潜在性損傷 せんざいせいそんしょう

潜在致癌物(原) 潜在性発癌物質 せんざいせいはつがんぶっしつ

潜蚤病 スナノミ症 スナノミしょう

潜蚤属 スナノミ〔属〕 スナノミ〔ぞく〕

qiǎn 浅

浅表损伤 表在〔性〕損傷 ひょうざい〔せい〕そんしょう

浅表疼痛 表在痛 ひょうざいつう

浅表型胃癌 表在性胃癌 ひょうざいせいいがん

浅表性 表在性 ひょうざいせい

浅部 表在部 ひょうざいぶ

浅部触诊法 表在部触診法 ひょうざいぶしょくしんほう

浅部霉(真)菌病 表在部真菌症 ひょうざいぶしんきんしょう

浅层点状角膜炎 表在〔性〕点状角膜炎 ひょうざい〔せい〕てんじょうかくまくえん

浅〔层〕反射 表在層反射,表面反射 ひょうざいそうはんしゃ,ひょうめんはんしゃ

浅层巩膜炎 上強膜炎 じょうきょうまくえん

浅层角膜炎 表在〔性〕角膜炎 ひょうざい〔せい〕かくまくえん

浅层龋 表在性う食 ひょうざいせいうしょく

浅层X线治疗 表在X線治療 ひょうざいXせんちりょう

浅层心肌 表在心筋層 ひょうざいしんきんそう

浅层真菌病 表在真菌病 ひょうざいしんきんびょう

浅感觉 表面感覚 ひょうめんかんかく

浅感觉检查法 表面感覚検査法 ひょうめんかんかくけんさほう

浅沟 上溝 じょうこう

浅呼吸 表在呼吸 ひょうざいこきゅう

浅黄链丝菌素 フラベオリン flaveolin

浅黄奈瑟氏菌 ナイセリア フラベセンス Neisseria flavescens

浅棘层 表在有棘細胞層 ひょうざいゆうきょくさいぼうそう

浅甲沟炎 瘭疽,爪囲炎 ひょうそ,そういえん

浅筋膜 皮下筋膜 ひかきんまく

浅静脉 表在静脈 ひょうざいじょうみゃく

浅溃疡 表在性小潰瘍 ひょうざいせいしょうかいよう

浅裂 浅裂 せんれつ

浅淋巴管 表在リンパ管 ひょうざいlymphかん

浅轻昏迷 半昏睡 はんこんすい

浅染 淡染色 たんせんしょく

浅色团 浅色団 せんしょくだん

浅色团作用 浅色団作用 せんしょくだんさよう

浅色小细胞 低色素性小赤血球 ていしきそせいしょうせっけっきゅう

浅色移动 低色素性移動 ていしきそせいいどう

浅式腹部牵开器 浅式開腹器 せんしきかいふくき

浅水黑视 浅水ブラックアウト せんすいblackout

浅速呼吸 浅急速呼吸 せんきゅうそくこきゅう

浅型水浴锅 浅型水浴槽 せんがたすいよくそう

浅阴茎筋膜 浅陰茎筋膜 せんいんけいきんまく

浅支 浅枝 せんし

浅棕色 浅褐色 せんかっしょく

qiàn 茜嵌

茜草科 アカネ科 アカネか

茜草色素 ムンジスチン munjistin

茜草属 アカネ属 アカネぞく

茜〔草〕素 アリザリン alizarin

茜根定 ルビアジン rubiadin

茜素宝石蓝RL アリザリン サファイアーRL alizarine sapphire RL

茜素蒽醌蓝 アリザリン サフィロール alizarin saphirol

茜〔素〕红 アリザリン レッド alizarin red

茜素红S アリザリン レッドS alizarin red S

茜素红S试法 アリザリン レッドS試験法 alizarin red S しけんほう

茜素红S试纸 アリザリン レッドS試験紙 alizarin red S しけんし

茜〔素〕黄 アリザリン エロー alizarin yellow

茜素黄G アリザリン エロー-G alizarin yellow G

茜素黄R アリザリン エロー-R alizarin yellow R

茜素磺酸 アリザリン スルホン酸 alizarin sulfonさん

茜素卡红 アリザリン カルミン alizarin carmine

茜素蓝 アリザリン ブルー alizarin blue

茜素染料 アリザリン染料 alizarin-せんりょう

茜素染色 アリザリン染 alizarinぞめ

茜素色淀 アリザリン レーキ alizarin lake

茜素试法 アリザリン試験法 alizarinしけんほう

茜素星蓝 アリザリン アストロールB Alizarin Astrol B

茜素指示剂 アリザリン指示薬 alizarinしじやく

茜素紫 アリザリン ビオレット alizarin violet

嵌闭胎盘 嵌頓胎盤 かんとんたいばん

嵌顿 嵌頓 かんとん

嵌顿包茎还纳术 嵌頓包茎整復術 かんとんほうけいせいふくじゅつ

嵌顿包茎手法复位 嵌頓包茎用手整復(還納)法 かんとんほうけいようしゅせいふく(かんのう)ほう

嵌顿〔性〕包茎 嵌頓包茎 かんとんほうけい

嵌顿性股疝 嵌頓性大腿ヘルニア かんとんせいだいたいhernia

嵌顿性疝 嵌頓性ヘルニア かんとんせいhernia

嵌顿性斜疝 嵌頓性斜ヘルニア かんとんせいしゃhernia

嵌二萘 ピレン pyrene

嵌合 モザイク mosaic

嵌合体 キメラ chimera

嵌合突起 モザイク突起 mosaicとっき

嵌合型 モザイク型 mosaicがた

嵌合性 キメラ性 chimeraせい

嵌甲 爪嵌入症 そうかんにゅうしょう

嵌入蛋白质 嵌入蛋白質 かんにゅうたんぱくしつ

嵌入法 嵌入法,インレー かんにゅうほう,inlay

嵌入式关节融合术 嵌入式関節固定術 かんにゅうしきかんせつこていじゅつ

嵌入〔性〕骨折 嵌入骨折 かんにゅうこっせつ

嵌入性牙周膜 挿入性歯根膜 そうにゅうせいしこんまく

嵌入压 楔入圧 けつにゅうあつ

嵌入植骨法 骨インレー こつinlay

嵌砂病毒 アレナウイルス arenavirus

嵌塞 埋伏 まいふく

嵌塞解除〔法〕 埋伏骨片除去〔法〕 まいふくこつへんじょきょ〔ほう〕

嵌体 インレー inlay

嵌体包埋料 インレー体埋没材 inlayたいまいぼつざい

嵌体雕刻刀 インレーカーバー inlay carver

嵌体蜡 インレー蠟 inlayろう

QIANG 羌枪腔强墙蔷抢羟强

qiāng 羌枪腔

羌活属 羌活属 キョウカツぞく

枪弹擦伤 弾丸擦過傷 だんがんさっかしょう

枪弹创(伤) 射創,銃創 しゃそう,じゅうそう

枪〔弹〕创管 射創道 しゃそうどう

枪弹贯穿伤 貫通性射創 かんつうせいしゃそう

枪击音 ピストル発射音,射撃音 pistolはっしゃおん,しゃげきおん

枪口印痕 銃口圧痕 じゅうこうあっこん

枪杀 射殺 しゃさつ

枪伤 射創 しゃそう

枪乌贼巨大纤维 ヤリイカ巨大繊維 ヤリイカきょだいせんい

枪形鼻用镊 銃剣型鼻鑷子 じゅうけんがたびせっし

枪形肠钳 銃剣状腸鉗子 じゅうけんじょうちょうかんし

枪形持针钳 銃剣状持針器 じゅうけんじょうじしんき

枪形耳用镊 銃剣状耳鑷子 じゅうけんじょうじせっし

枪形压肠板 銃剣状腸へら じゅうけんじょうちょうへら

枪枝 銃器 じゅうき

枪状〔白〕内障刀 銃剣状白内障刀 じゅうけんじょうはくないしょうとう

枪状电凝镊 銃剣状電気凝固鑷子 じゅうけんじょうでんきぎょうこせっし

枪状镊 銃剣状鑷子 じゅうけんじょうせっし

枪状双腔吸虫 槍形吸虫 そうけいきゅうちゅう

腔 腔 くう,こう

　美克尔氏腔 メッケル腔 Meckelこう

腔肠动物 腔腸動物 こうちょうどうぶつ

腔肠动物门 腔腸動物門 こうちょうどうぶつもん

腔洞灌洗法 空洞洗浄法 くうどうせんじょうほう

腔静脉 大静脈 だいじょうみゃく

腔静脉插管术 大静脈カテーテル法 だいじょうみゃくcatheterほう

腔静脉窦 大静脈洞 だいじょうみゃくどう

腔静脉沟 大静脈溝 だいじょうみゃくこう

腔静脉后淋巴结 後大静脈リンパ節 こうだいじょうみゃくlymphせつ

腔静脉孔 大静脈孔 だいじょうみゃくこう

腔静脉裂孔 大静脈裂孔 だいじょうみゃくれっこう

腔静脉前淋巴结 前大静脈リンパ節 ぜんだいじょうみゃくlymphせつ

腔静脉钳 大静脈鉗子 だいじょうみゃくかんし

腔静脉损伤 大静脈損傷 だいじょうみゃくそんしょう

腔静脉外侧淋巴结 外側大静脈リンパ節 がいそくだいじょうみゃくlymphせつ

腔静脉窝 大静脈窩 だいじょうみゃくか

腔静脉炎 大静脈炎 だいじょうみゃくえん

腔静脉照相术 大静脈造影法 だいじょうみゃくぞうえいほう

〔腔内〕异物摘除器 異物摘出器 いぶつてきしゅっき

腔内照射 体腔内照射 たいこうないしょうしゃ

腔上囊 ファブリーキウス囊 Fabriciusのう

腔隙 腔,隙 こう,げき

腔隙摩拉氏杆菌 モラックス・アクセンフェルド菌 Morax-Axenfeldきん

腔隙内侧淋巴结 内側裂孔リンパ節 ないそくれっこうlymphせつ

腔隙韧带 裂孔韧帯 れっこうじんたい

腔液音 振水音,貯水音 しんすいおん,ちょすいおん

qiáng 强墙蔷

强安定药 強精神安定薬,強トランキライザ きょうせいしんあんていやく,きょうtranquilizer

强蛋白银 プロタルゴール protargol

强的松 プレドニゾーン prednisone

强的松龙 プレドニゾロン prednisolone

强度辨差國差异试验 強度弁別域値較差試験 きょうどべんべついきちかくさしけん

强度辨差國试验 強度弁別域値試験 きょうどべんべついきちしけん

强度级 強度レベル きょうどlevel

强度-时间曲线 強度-時間曲線 きょうど-じかんきょくせん

强度因素 強度要素 きょうどようそ

强度指数 強度指数 きょうどしすう

强尔心 トランス パイ オキソカンファー trans-π-oxocamphor

强二波脉 高度重拍脈 こうどじゅうはくみゃく

强反响性叩〔诊〕音 共鳴過度打診音 きょうめいかどだしんおん

强反响性音 共鳴過度音 きょうめいかどおん

强肝剂 強肝剤 きょうかんざい

强光眼炎 光線眼症 こうせんがんしょう

强化麻醉 強化麻酔 きょうかますい

强化食品 強化食品 きょうかしょくひん

强化酸性戊二醇 強化酸性グルタールアルデヒド きょうかさんせいglutaraldehyde

强化因子 強化因子 きょうかいんし

强化治疗 加強法治療 かきょうほうちりょう

强化作用 強化作用 きょうかさよう

强肌片 ガランタミン galanthamine

强奸 強姦 ごうかん

强碱 強塩基 きょうえんき

强碱中毒 強塩基中毒 きょうえんきちゅうどく

强筋松 スパントール,スパレストン spantol,spaleston

强口呼吸 あえぎ呼吸 あえぎこきゅう

强劳动力 強壮労働者 きょうそうろうどうしゃ

强力呼吸 強制呼吸 きょうせいこきゅう

强力疗法 加強療法 かきょうりょうほう

强力霉素 ドキシサイクリン doxycycline

强内心百乐明 トラニルシプロミン tranylcypromine

强亲和毒素　プロトトキシン　prototoxin
强亲和类毒素　プロトキソイド　protoxoid
强溶剂　强溶剂　きょうようざい
强速尿灵　メフルジド，バイカロン　mefruside，baycaron
强酸　强酸　きょうさん
强酸中毒　强酸中毒　きょうさんちゅうどく
强握　强力把握　きょうりょくはあく
强心苷（甙）　强心配糖体　きょうしんはいとうたい
强心剂（药）　强心薬　きょうしんやく
强心利尿剂　强心利尿薬　きょうしんりにょうやく
强心灵　テベチン　thevetin
强心性配糖体　强心配糖体　きょうしんはいとうたい
强心甾　カルダノリド　cardanolide
强兴奋型　强興奮型　きょうこうふんがた
强氧化自由基　强酸化游離基　きょうさんかゆうりき
强硬性脊椎骨肥厚　强直性脊椎骨増殖　きょうちょくせいせきついこつぞうしょく
强直　强直，硬直　きょうちょく，こうちょく
强直刺激　强直刺激　きょうちょくしげき
强直期　强直性痙攣期　きょうちょくせいけいれんき
强直心脏综合征　强直心〔臓〕症候群　きょうちょくしん〔ぞう〕しょうこうぐん
强直性　强直性　きょうちょくせい
强直性抽搐　强直性痙攣　きょうちょくせいけいれん
强直性癫痫发作　强直性てんかん発作　きょうちょくせいてんかんほっさ
强直性昏厥　カタレプシー　catalepsy
强直性肌萎缩症　クルシュマン・スタイネルト病　Curchmann-Steinertびょう
强直性脊椎骨肥厚　强直性脊椎骨増殖　きょうちょくせいせきついこつぞうしょく
强直性脊椎〔关节〕炎　强直性脊椎〔関節〕炎，ベクテレフ病　きょうちょくせいせきつい〔かんせつ〕えん，Bechterewびょう
强直性脊椎炎　硬直性脊椎炎　こうちょくせいせきついえん
强直性惊厥(痉挛)　强直性痙攣　きょうちょくせいけいれん
强直性挛缩　强直性拘縮　きょうちょくせいこうしゅく
强直性收缩　テタニー性攣縮　tetanyせいれんしゅく
强直性瞳孔　瞳孔强直　どうこうきょうちょく
强直性咽肌痉挛　强直性咽頭筋痙攣　きょうちょくせいいんとうきんけいれん
强直状态　痙直状態　けいちょくじょうたい
强壮体型　强壮体型　きょうそうたいけい
强壮性发热　强壮性熱，亢進性熱　きょうそうせいねつ，こうしんせいねつ
强壮药　强壮薬　きょうそうやく
强组织相容性抗原　强組織適合性抗原　きょうそしきてきごうせいこうげん
墙花毒苷　ケイロトキシン　cheirotoxin
蔷薇果　ショウビ果　ショウビか
蔷薇红酰胺　ペオニン　peonin
蔷薇科　ショウビ科，バラ科　ショウビか，バラか
蔷薇霉素　ロサマイシン　rosamycin
蔷薇色酵母菌　ロドトルラ属　Rhodotorulaぞく
蔷薇色酸　ロソール酸　rosolさん
蔷薇属　ショウビ属，バラ属　ショウビぞく，バラぞく

蔷薇素　ロゼオニン　roseonine
蔷薇亚科　ショウビ亜科，バラ亜科　ショウビあか，バラあか
蔷薇油　ローズ油　roseあぶら
蔷薇疹　ショウビ疹，バラ疹　ショウビしん，バラしん

抢救　救急　きゅうきゅう
抢救措施　救急措置　きゅうきゅうそち
抢救工作　救急仕事　きゅうきゅうしごと
抢救推车　救急カート　きゅうきゅうcart
抢救箱　救急箱　きゅうきゅうばこ
抢救组　救急組　きゅうきゅうくみ
羟氨苄青霉素　アモキシシリン　amoxicillin
羟胺　ヒドロキシルアミン　hydroxylamine
羟胺重排　ヒドロキシルアミン転位　hydroxylamineてんい
羟胺(氨)基　ヒドロキシアミノ　hydroxyamino
羟胺硫蒽酮　ハイカントン　hycanthone
羟胺硝喹　オキサムニキン　oxamniquin
羟胺唑头孢菌素　セファトリジン　cefatrizine
5-羟巴比土酸盐　ジアルル酸塩　dialurさんえん
羟保泰松　オキシフェンブタゾン　oxyphenbutazone
羟苯磺丙胺　プロベネシッド　probenecid
羟苯酮尿　ヒドロキシフェニルケトン尿　hydroxyphenylketonにょう
羟苯乙醇胺　オクトパミン　octopamine
羟苯乙酮　ヒドロキシアセトフェノン　hydroxyacetophenone
羟苯异丙胺　ヒドロキシアンフェタミン　hydroxyamphetamine
羟苯唑嘧啶　4-ヒドロキシピラゾールピリミジン，アロプリノール　4-hydroxy pyrazolopyrimidine，allopurinol
羟苄基青霉素　オキシドロキシジオン　oxydroxydione
羟苄四唑头孢菌素　セファマンドール，セファゾリン　cephanandole，cefazoline
羟丙茶碱　プロキシフィリン　proxyphylline
羟丙二异戊胺　オキシプロピレン　ジイソアミルアミン　oxypropylene diisoamylamine
羟丙基甲基纤维素　ヒドロキシプロピル メチルセルロース　hydroxypropyl methylcellulose
羟丙酸β-内酯　β-プロピオラクトン，ヒドロアクリル酸β-ラクトン　β-propiolactone，hydracrylさん β-lactone
羟丙酮　ヒドロキシアセトン　hydroxyacetone
5-羟-4-差向四环素　5-ヒドロキシy-4-エピ-テトラサイクリン　5-hydroxy-4-epi-tetracycline
2,5-羟胆钙化醇　2,5-ヒドロキシコレカルシフェロール　2,5-hydroxycholecalciferol
羟胆固(甾)醇　オキシコレステロール　oxycholesterol
羟胆碱　ヒドロキシコリン　hydroxycholine
7-α-羟胆甾醇　7-α-ヒドロキシコレステロール　7-α-hydroxycholesterol
羟丁氨酸　スレオニン　threonine
2-羟丁卡因　2-ヒドロキシテトラカイン　2-hydroxytetracaine
羟丁酸　ヒドロキシ酪酸　hydroxyらくさん
β-羟丁酸　β-ヒドロキシ酪酸　β-hydroxyらくさん
羟丁酸酶　ヒドロキシ酪酸分解酵素　hydroxyらくさんぶんかいこうそ
羟丁酸钠　ヒドロキシ酪酸ナトリウム　hydroxyらくさん

natrium

羟丁酸尿　ヒドロキシ酪酸尿　hydroxyらくさんにょう

羟丁酸脱氢酶　ヒドロオキシ酪酸脱水素酵素　hydroxyらくさんだっすいそこうそ

β-羟丁酸脱氢酶　β-ヒドロオキシ酪酸脱水素酵素　β-hydroxyらくさんだっすいそこうそ

羟丁酸血　ヒドロオキシ酪酸血　hydroxyらくさんけつ

3-羟2-丁酮　アセトイン　acetoin

羟〔二〕咪替　2-ヒドロキシスチルバミジン　2-hydroxystilbamidine

羟二酮静脉麻醉　ヒドロキシジオン静脉内麻醉　hydroxydioneじょうみゃくないますい

羟钴胺〔素〕　ヒドロキシコバラミン, ビタミンB₁₂　hydroxycobalamin(e)

羟化反应　ヒドロキシル化反応　hydroxylかはんのう

羟化酶　ヒドロキシラーゼ　hydroxylase

17-α-羟化酶　17-α-ヒドロキシラーゼ　17-α-hydroxylase

25-羟化酶　25-ヒドロキシラーゼ　25-hydroxylase

羟基丙基纤维素　ヒドロキシプロピル　セルロース　hydroxypropyl cellulose

3-羟基丙腈　エチレン　シアノヒドリン　ethylene cyanohydrin

羟基丙酮　アセトール　acetol

羟基测定　水酸基測定　すいさんきそくてい

羟基促脱皮甾酮　ヒドロキシエクダイステロン　hydroxyecdysterone

7-α-羟基胆固醇　7-α-ヒドロキシコレステロール　7-α-hydroxycholesterol

羟基胆碱　オキシコリン, ムスカリン　oxycholine, muscarine

8-羟基-7-碘喹啉-5-磺酸　8-ヒドロキシ-7-ヨードキノリン-5-スルフォン酸　8-hydroxy-7-iodoquinoline-5-sulfonさん

羟基丁二酸　林檎酸　りんごさん

γ-羟基丁酸　γ-ヒドロキシ酪酸　γ-hydroxyらくさん

17-α-羟化酶缺失综合征　17-α-ヒドロキシラーゼ欠乏症候群　17-α-hydroxylaseけつぼうしょうこうぐん

11-α-羟化酶缺陷　11-α-ヒドロキシラーゼ欠乏　11-α-hydroxylaseけつぼう

18-羟化酶缺陷　18-ヒドロキシラーゼ欠乏　18-hydroxylaseけつぼう

21-羟化酶缺陷　21-ヒドロキシラーゼ欠乏　21-hydroxylaseけつぼう

羟化四甲铵　水酸化テトラメチルアンモニウム　すいさんかtetramethylammonium

羟化物　水酸化物　すいさんかぶつ

羟化吲哚氧位甲基转换酶　ヒドロキシインドール-O-メチルトランスフェラーゼ　hydroxyindol-O-methyltransferase

羟化〔作用〕　ヒドロキシル化〔作用〕　hydroxylか〔さよう〕

羟磺胺吡啶　ヒドロキシスルファピリジン　hydroxysulfapyridine

α-羟肌酸　α-クレアトーン　α-creatone

羟基　ヒドロキシ基　hydroxyき

2-羟基-6-氨基嘧啶　2-ヒドロキシ-6-アミノピリミジン　2-hydroxy-6-aminopyrimidine

羟基胺　ハイドラミン　hydramine

羟基保泰松　オキシフェニルブタゾン　oxyphenylbutazone

羟基苯　ヒドロキシベンゼン　hydroxybenzene

羟基苯丙胺　ヒドロキシアンフェタミン　hydroxyamphetamine

3-羟基-2-苯辛可宁酸　3-ヒドロキシ-2-フェニルシンコニン酸　3-hydroxy-2-phenylcinchoninさん

羟基丙氨酸　セリン　serine

γ-羟基丁酸钠　γ-ヒドロキシ酪酸　ナトリウム　γ-hydroxyらくさんnatrium

γ-羟基丁酸钠静脉麻醉　γ-ヒドロキシ酪酸　ナトリウム静脉内麻醉　γ-hydroxyらくさんnatriumじょうみゃくないますい

16-羟基毒毛旋花子苷(甙)原　16-ヒドロキシストロファンチンゲニン　16-hydroxystrophanthingenin

6-羟基多巴胺　6-ヒドロキシドパミン　6-hydroxydopamine

羟基蒽醌　ヒドロキシアントラキノン　hydroxyanthraquinone

羟基二苯乙内酰脲　ヒドロキシ ジフェニル ヒダントイン　hydroxy-diphenyl-hydantoin

α-羟基二氮蒽　α-オキシフェナジン　α-oxyphenazine

15-α-羟基番茄次碱　15-α-ヒドロキシトマチジン　15-α-hydroxytomatidine

羟基佛手〔柑〕内酯　ベルガプトール　bergaptol

25-羟基钙化醇　25-ヒドロキシコレカルシフェロール　25-hydroxycholecalciferol

羟基钴胺素　ヒドロキシコバラミン　hydroxycobalamin

羟基化合物　水酸基化合物　すいさんきかごうぶつ

羟基化酶　ヒドロキシラーゼ　hydroxylase

羟基化作用(反应)　ヒドロキシル化　hydroxylか

4-羟基-4-甲基-2-戊酮　4-ヒドロキシ-4-メチル-2-ペンタノン　4-hydroxy-4-methyl-2-pentanone

羟基解痉素　オキシスパズモリチン　oxyspasmolytin

3-羟基-2-喹噁林基青霉素二钠　3-カルボキシ-2-キノキサリニル　ペニシリン ジナトリウム, クィナシリン　3-carboxy-2-quinoxalinyl penicillin dinatrium, quinacillin

羟基喹啉　オキシキノリン　oxyquinoline

8-羟基喹啉　8-ヒドロキシキノリン, オキシン　8-hydroxyquinoline, oxine

8-羟基喹啉-5-磺酸　8-ヒドロキシキノリン-5-スルフォン酸　8-hydroxyquinoline-5-sulfonさん

8-羟基喹啉-5-偶氮-4-苯磺酸　8-ヒドロキシキノリル-5-アゾ-4-ベンゼン スルフォン酸　8-hydroxyquinolyl-5-azo-4-benzene sulfonさん

8-羟基喹哪啶　8-ヒドロキシキナルジン　8-hydroxyquinaldine

羟基磷灰石　ヒドロキシアパタイト　hydroxyapatite

羟基链霉素　ヒドロキシストレプトマイシン　hydroxystreptomycin

羟基马桑毒素　ツチン　tutin

羟基那可丁　オキシナルコチン　oxynarcotine

羟基脲(尿素)　ヒドロキシウレア, ヒドロキシカルバミド　hydroxyurea, hydroxycarbamide

羟基偶氮苯　ヒドロキシ アゾベンゼン　hydroxy-azo-benzene

4-羟基偶氮苯　4-ヒドロキシ アゾベンゼン　4-hydroxy-azobenzene

6-羟基嘌呤　ヒポキサンチン　hypoxanthine

羟〔基〕脯氨酸　オキシプロリン　oxyproline

羟基犬尿氨酸　3-ヒドロキシキヌレニン　3-hydroxy-kynurenine

羟基犬尿氨酸尿〔症〕　ヒドロキシキヌレニン尿〔症〕

hydroxykynureninにょう〔しょう〕

羟基犬尿氨酸原尿〔症〕 ヒドロキシキヌノゲン尿〔症〕 hydroxykynureninogenにょう〔しょう〕

3-羟基犬尿素 3-ヒドロキシキヌレニン 3-hydroxy-kynurenine

羟基三尖杉碱 ヒドロキシセファロタキシン hydroxycephalotaxine

5-羟基色氨酸 5-ヒドロキシトリプトファン 5-hydroxy-tryptophan

羟基色菌〔绿〕素 フェナジン-1-カルボキアミド,オキシクロロラフィン phenazine-1-carboxamide,oxychlororaphin

羟基双秋水仙碱 オキシジコルヒチン oxydicolchicine

羟基酸 ヒドロキシ酸 hydroxyさん

羟基吴茱萸碱 ヒドロキシエボジアミン hydroxyevodiamine

羟基喜树碱 ヒドロキシカンプトテシン hydroxycamptothecin

10-羟基喜树碱 10-ヒドロキシカンプトテシン 10-hydroxycamptothecin

β-羟基酰辅酶A β-ヒドロキシアシルCoA 3-hydroxyacyl-CoA

7-羟基香豆素 ウンベリフェロン umbelliferone

羟基洋地黄甙 ストロスペサイド strospeside

羟基洋地黄毒甙 ギトキシン gitoxin

羟基洋地黄毒甙原 ギトキシゲニン gitoxigenin

α-羟基氧化酶 α-ヒドロキシ オキシダーゼ α-hydroxy oxidase

羟基乙酰苯胺 ヒドロキシアセトアニリド hydroxyacetanilide

9-羟基异吩噁唑 9-ヒドロキシイソフェンオキサゾール 9-hydroxyisophenoxazole

β-羟基异戊酰紫草素 β-ヒドロキシイソバレリルシコニン β-hydroxyisovalerylshikonin

β-羟基异缬氨酸尿症 β-ヒドロキシイソバリン尿症 β-hydroxyisovalinにょうしょう

羟基吲哚 ヒドロキシインドール,オキシインドール hydroxy-indole,oxyindole

5-羟基吲哚乙酸 5-ヒドロキシインドール酢酸 5-hydroxyindolさくさん

5-羟基吲哚乙酸测定 5-ヒドロキシインドール酢酸測定 5-hydroxyindolさくさんそくてい

羟基芫花素 ヒドロキシゲンカニン hydroxygenkwanin

羟基樟脑 オキサフル,オキシカンフル,3-ヒドロキシカンフル oxaphor,oxycamphor,3-hydroxycamphor

羟基脂肪酸 ヒドロキシ脂肪酸 hydroxyしぼうさん

羟甲丙基甲基麦角酰胺 メチセルギド methysergide

羟甲基 ヒドロキシメチル hydroxymethyl

羟甲基胞嘧啶 ヒドロキシメチル サイトジン hydroxy-methyl cytosine

5-羟甲基胞嘧啶 5-ヒドロキシメチル サイトジン 5-hydroxymethyl cytosin

羟甲基化酶 ヒドロキシメチラーゼ hydroxymethylase

羟甲基化〔作用〕 ヒドロキシメチル化〔作用〕 hydroxymethylか〔さよう〕

5-羟甲基尿嘧啶 5-ヒドロキシメチルウラシル 5-hydroxy-methyluracil

羟甲基糖醛 ヒドロキシメチル フルフラール hydroxy-methl furfural

3-羟-3-甲基戊二酰辅酶A 3-ヒドロキシ-3-メチル グルタリルCoA 3-hydroxy-3-methyl glutaryl CoA

3-羟-3-甲基戊二酰辅酶A合成酶 3-ヒドロキシ-3-メチル グルタリルCoAシンターゼ 3-hydroxy-3-methyl glutaryl-CoA synthase

3-羟-3-甲基戊二酰辅酶A裂解酶 3-ヒドロキシ-3-メチル グルタリル CoAリアーゼ 3-hydroxy-3-methyl glutaryl-CoA lyase

羟甲基异丁肾上腺素 サルブタモール salbutamol

羟甲金霉素 クロモシクリン clomocycline

羟甲氯四环素 クロモシクリン clomocycline

羟甲去甲烯酮 ベノルテロン benorterone

羟甲雄二烯酮 メタンドロステノロン methandrostenolone

羟甲雄烷吡啶 スタノゾロール stanozolol

羟甲亚甲孕酮 メレンゲストロール melengestrol

羟甲左吗喃 レボルファノール levorphanol

羟腈 シアノヒドリン cyanohydrin

羟咖啡因 ヒドロキシカフェイン hydroxycaffeine

羟可待因 ヒドロキシコデイン hydroxycodeine

羟喹啉 ヒドロキシキノリン hydroxyquinoline

8-羟喹啉 8-ヒドロキシキノリン 8-hydroxyquinoline

8-羟喹啉锑复剂 8-ヒドロキシキノリン-アンチモン コンプレックス 8-hydroxy-quinoline-antimony complex

羟喹酞磺胺噻唑 オキシキノリン フタリルスルファチアゾール,OQPST oxyquinoline phthalylsulfathiazole

羟赖氨酸 ヒドロキシリシン hydroxylysine

羟赖氨酸尿症 ヒドロキシリシン尿症 hydroxylysinにょうしょう

羟酪胺 ヒドロキシチラミン hydroxytyramin

3-羟酪胺 3-ヒドロキシチラミン 3-hydroxytyramine

17-α-羟酪胺 17-α-ヒドロキシチラミン 17-α-hydroxytyramine

β-羟酪胺 オクトパミン,β-ヒドロキシチラミン octopamine,β-hydroxytyramine

β-羟酪酸尿 β-ヒドロキシ酪酸尿 β-hydroxyらくさんにょう

17-羟〔类〕甾醇 17-ヒドロキシステロイド 17-hydroxysteroid

17-羟〔类〕甾醇测定 17-ヒドロキシステロイド測定 17-hydroxysteroidそくてい

3-β-羟〔类〕甾醇脱氢酶 3-β-ヒドロキシステロイド脱水素酵素 3-β-hydroxysteroidだっすいそこうそ

3β-羟类甾醇脱氢酶缺陷 3β-ヒドロキシステロイド 脱水素酵素欠陥 3β-hydroxysteroidだっすいそこうそけっかん

17-β-羟类甾醇氧化还原酶缺陷 17-β-ヒドロキシステロイド 酸化還元酵素欠陥 17-β-hydroxysteroidさんかかんげんこうそけっかん

羟离子 水酸基イオン すいさんきion

羟链霉素 ヒドロキシストレプトマイシン hydroxystreptomycin

3-羟邻氨基苯甲酸 3-ヒドロキシオルトアミノベンゾイン酸 3-hydroxyorthoaminobenzoinさん

羟磷灰石 ヒドロキシアパタイト hydroxyapatite

羟氯喹 ヒドロキシクロロキン hydroxychloroquine

25-羟麦角骨化醇 25-ヒドロキシエルゴカルシフェロール 25-hydroxyergocalciferol

羟萘酸苄酚宁 ベフェニウム ハイドロキシナフトエート

bephenium hydroxynaphthoate

羟脑苷脂　フレノシン　phrenosin

5-羟尿嘧啶　5-ヒドロキシウラシル　5-hydroxyuracil

羟哌氟丙嗪　フルフェナジン　fluphenazine

羟哌甲苯二酚　リミテロール　rimiterol

羟哌氯丙嗪　ペルフェナジン　perphenazine

17-羟皮酮　17-ヒドロキシコルチコステロン　17-hydroxycorticosterone

17-羟皮质激素　17-ヒドロキシコルチコイド　17-hydroxycorticoid

11-羟皮质类甾醇　11-ヒドロキシコルチコステロイド　11-hydroxycorticosteroid

17-皮质甾〔类〕　17-ヒドロキシコルチコステロイド　17-hydroxycorticosteroid

羟嘌呤　オキシプリン　oxypurine

羟嘌呤酶　オキシプリン分解酵素　oxypurineぶんかいこうそ

羟脯氨酸　オキシプロリン, ヒドロキシプロリン　oxyproline, hydroxyproline

羟脯氨酸酶　オキシプロリン分解酵素　oxyprolineぶんかいこうそ

羟脯氨酸血症　オキシプロリン血症　oxyprolineけっしょう

2-羟普鲁卡因　2-ヒドロキシプロカイン　2-hydroxyprocaine

羟桥络合物　ヒドロキシブリッジ錯塩　hydroxy-bridgeさくえん

羟嗪　ヒドロキシジン　hydoxyzine

羟醛缩合　アルドール縮合　aldolしゅくごう

羟炔诺酮　ノルエチノドレル　norethynodrel

14-羟柔毛霉素　14-ヒドロキシダウノマイシン, アドリアマイシン　14-hydroxydaunomycin, adriamycine

羟色氨酸　ヒドロキシトリプトファン　hydroxytryptophane

5-羟色氨酸　5-ヒドロキシトリプトファン　5-hydroxytryptophane

5-羟色氨酸脱羟酶　5-ヒドロキシトリプトファンデカルボキシラーゼ　5-hydroxytryptophane decarboxylase

5-羟色胺　5-ヒドロキシトリプタミン　5-hydroxy-tryptamine

5-羟色胺瘤　セロトニン腫瘍　serotoninしゅよう

5-羟色胺 N-乙酰基转移酶　5-ヒドロキシトリプタミン-N-アセチルトランスフェラーゼ　5-hydroxytryptamine-N-acetyl transferase

5-羟色醇　5-ヒドロキシトリプトフォール　5-hydroxytryptophol

5-羟色醛　5-ヒドロキシトリプトファール　5-hydroxytryptophal

羟神经苷脂　ヒドロキシネルボン　hydroxynervone

5-羟四环素　5-ヒドロキシテトラサイクリン　5-hydroxytetracycline

α-羟酸氧化酶　α-ヒドロキシ酸オキシダーゼ　α-hydroxyさんoxidase

γ-羟-α-酮戊二酸　γ-ヒドロキシ-α-ケトーグルタル酸　γ-hydroxy-α-ketoglutarさん

17-β-羟脱氢酶　17-β-ヒドロキシデヒドロゲナーゼ　17-β-hydroxydehydrogenase

17-羟-11-脱氢皮质酮　17-ヒドロキシ-11-デヒドローコルチコステロン, コルチゾン　17-hydroxy-11-dehydrocorticosterone, cortisone

羟脱水孕酮　エチステロン　ethisterone

17-羟脱氧皮质酮　17-ヒドロキシデスオキシコルチコステロン　17-hydroxydesoxycorticosterone

16-羟-11-脱氧皮质酮　16-ヒドロキシ-11-デスオキシコルチコステロン　16-hydroxy-11-desoxycorticosterone

19-羟-11-脱氧皮质酮　19-ヒドロキシ-11-デスオキシコルチコステロン　19-hydroxy-11-desoxycorticosterone

17-羟-11-脱氧皮质酮　17-ヒドロキシ-11-デスオキシコルチコステロン　17-hydroxy-11-desoxycorticosterone

25-羟-维生素 D_3　25-ヒドロキシ-ビタミン D_3, 25-ヒドロキシ-コレカルシフェロール　25-hydroxy-vitaminD_3, 25-hydroxycholecalciferol

羟肟酸　ヒドロクザム酸　hydroxamさん

β-羟酰辅酶 A 脱氢酶　β-ヒドロキシアシルCoA 脱水素酵素　β-hydroxyacyl-CoAだっすいそこうそ

4-羟香豆素　4-ヒドロキシクマリン　4-hydroxycoumarin

7-羟香豆素　7-ヒドロキシクマリン　7-hydroxycoumarin

羟缬氨酸　ヒドロキシバリン　hydroxyvaline

羟辛可宁　ヒドロキシシンコニン　hydroxycinchonine

6-羟烟曲霉醌　6-ヒドロキシフミガチン　6-hydroxyfumigatin

羟氧基正缬氨酸　4-ヒドロキシ-γ-オキソ-l-ノルバリン　4-hydroxy-γ-oxo-l-norvaline

羟乙胺　オキシエチルアミン　oxyethylamine

羟乙基阿朴叩卜林　ヒドロキシエチルアポクプレイン　hydroxyethylapocupreine

羟乙基阿朴奎宁　ヒドロキシエチルアポキニン　hydroxyethylapoquinine

羟乙基茶碱　ヒドロキシエチルテオフィリン　hydroxyethyltheophylline

羟乙基化作用　ヒドロキシエチル化作用　hydroxyethylかさよう

羟乙基磺酸盐　イセチオン酸塩　isethionさんえん

羟乙基纤维素　ヒドロキシエチルセルロース　hydroxyethylcellulose

羟乙酸盐　グリコール酸塩　glycolさんえん

羟乙酰基　グリコリル　glycolyl

羟吲哚　ヒドロキシインドール　hydroxyindole

5-羟吲哚甲基转移酶　5-ヒドロキシインドールメチルトランスフェラーゼ　5-hydroxyindole mehtyl transferase

5-羟吲哚乙醇　5-ヒドロキシトリプトフォール　5-hydroxy tryptophol

5-羟吲哚乙酸　5-ヒドロキシインドール酢酸　5-hydroxyindoleさくさん

17-羟孕酮　17-ヒドロキシプロゲステロン　17-hydroxy-progesterone

17-α-羟孕酮　17-α-ヒドロキシプロゲステロン　17-α-hydroxyprogesterone

羟孕酮己酸酯　ヒドロキシプロゲステロン カプロン酸塩　hydroxyprogesterone capronさんえん

羟孕酮酯　ペルフェナジン　perphenazine

羟孕酮酯钠　ヒドロキシダイオーン ナトリウム, ヒドロキシジオン　hydroxydione natrium, hydroxydione

17-羟孕烯醇酮　17-ヒドロキシプレグネノロン　17-hydroxypregnenolone

17-羟甾　17-ヒドロキシステロイド　17-hydroxysteroid

14-羟正定霉素　アドリアマイシン　adriamycin

ω-羟脂肪酸　ω-ヒドロキシ脂肪酸　ω-hydroxyしぼうさん

β-羟脂肪酰辅酶 A　β-ヒドロキシアシル-CoA　β-hydroxyacyl-CoA

β-羟脂肪酰辅酶 A 脱氢酶　β-ヒドロキシアシル-CoA 脱水素酵素　β-hydroxyacylCoAだっすいそこうそ

羟指数　ヒドロキシ指数　hydroxyしすう

强产　強制分娩　きょうせいぶんべん

强迫分娩　強制分娩　きょうせいぶんべん

强迫俯卧位　強迫腹〔臥〕位　きょうはくふく〔が〕い

强迫观念　強迫観念　きょうはくかんねん

强迫接种　強制種痘〔法〕　きょうせいしゅとう〔ほう〕

强迫体位　強迫体位　きょうはくたいい

强迫性计数　強迫性点検　きょうはくせいてんけん

强迫性检查　強迫性検査　きょうはくせいけんさ

强迫性紧握　強迫性把握　きょうはくせいはあく

强迫性穷思熟虑　強迫性冥想病　きょうはくせいめいそうびょう

强迫性人格　強迫性人格　きょうはくせいじんかく

强迫性神经〔官能〕症　強迫神経症　きょうはくしんけいしょう

强迫性思维　強迫観念　きょうはくかんねん

强迫性洗濯　強迫性洗浄　きょうはくせいせんじょう

强迫性圆周运动　強迫性旋回運動　きょうはくせいせんかいうんどう

强迫仰卧位　強迫背〔臥〕位　きょうはくはい〔が〕い

强迫运动　強迫運動　きょうはくうんどう

强迫症　強迫症　きょうはくしょう

强迫坐位　強迫坐位　きょうはくざい

强制呼吸　強制呼吸　きょうせいこきゅう

强制性思维　強制性思考　きょうせいせいしこう

QIAO　乔荞桥憔巧壳鞘

qiáo　乔荞桥憔

乔木　高木　こうぼく

乔塞罗氏征　ジョッセロ徴候　Josseraudちょうこう

荞麦属　蕎麦属　ソバぞく

荞麦中毒　蕎麦中毒　ソバちゅうどく

桥　①橋②架工義歯　①はし②かこうぎし

桥本氏病　橋本病　はしもとびょう

桥本氏甲状腺炎　橋本甲状腺炎　はしもとこうじょうせんえん

桥本氏甲状腺肿　橋本甲状腺腫　はしもとこうじょうせんしゅ

桥臂　橋腕　きょうわん

桥变　ブリッジング　bridging

桥键　橋状結合　きょうじょうけつごう

桥粒　デスモソーム　desmosome

桥脑　橋　きょう

桥脑出血　橋出血　きょうしゅっけつ

桥脑动物　橋動物　きょうどうぶつ

桥脑基底内侧综合征　フォビユ症候群　Fovilleしょうこうぐん

桥脑肿瘤　橋腫瘍　きょうしゅよう

桥脑综合征　橋症候群,レイモン・セスタン症候群　きょうしょうこうぐん,Ramond-Cestanしょうこうぐん

桥体　架工歯　かこうし

桥小脑角　小脳橋角　しょうのうきょうかく

桥小脑角脑膜瘤　小脳橋角髄膜腫　しょうのうきょうかくずいまくしゅ

桥原子　橋状原子　きょうじょうげんし

憔悴　憔悴　しょうすい

qiǎo　巧

巧克力囊肿　チョコレート囊胞　chocolateのうほう

巧克力培养基　チョコレート培地　chocolateばいち

　帕-威二氏巧克力培养基　パーク・ウィリアムズ チョコレート培地・Park-Williams chocolateばいち

巧克力琼脂　チョコレートアガール　chocolateagar

巧克力糖衣片　チョコレート被覆加工錠　chocolateひふくかこうじょう

qiào　壳鞘

壳微体　カプソメア　capsomere

壳质层　キチン層　chitinそう

壳质酶　キチン分解酵素,キチナーゼ　chitinぶんかいこうそ,chitinase

鞘　鞘　しょう

　斯卡帕氏鞘　スカルパ鞘　Scarpaしょう

　许旺氏鞘　シュワン鞘　Schwaunしょう

鞘氨〔基〕醇　スフィンゴシン,スフィンゴール　sphingosine,sphingol

鞘翅　鞘翅　しょうし

鞘翅目　鞘翅目　しょうしもく

鞘间隙　鞘間隙　しょうかんげき

鞘磷脂酶　スフィンゴミエリナーゼ　sphingomyelinase

鞘毛细血管　鞘毛細血管　しょうもうさいけっかん

鞘膜　鞘膜　しょうまく

鞘膜壁层　鞘膜壁側板　しょうまくへきそくばん

鞘膜积脓　鞘膜膿瘤　しょうまくのうりゅう

鞘膜积血　鞘膜血瘤　しょうまくけつりゅう

鞘膜积液　鞘膜水瘤　しょうまくすいりゅう

鞘膜淋巴积液　鞘膜リンパ水瘤　しょうまくlymphすいりゅう

鞘膜腔　鞘膜腔　しょうまくこう

鞘膜乳糜积液　鞘膜乳糜性水瘤　しょうまくにゅうびせいすいりゅう

鞘膜细胞增殖　鞘膜細胞増殖　しょうまくさいぼうぞうしょく

鞘膜血囊肿　鞘膜血瘤　しょうまくけつりゅう

鞘膜脏层　鞘膜臓側板　しょうまくぞうそくばん

鞘内注射　鞘内注射,クモ膜下注射　しょうないちゅうしゃ,クモまくかちゅうしゃ

鞘韧带　鞘状靱帯　しょうじょうじんたい

鞘〔髓〕磷脂　スフィンゴミエリン　sphingomyelin

鞘〔髓〕磷脂沉积症　スフィンゴミエリン症　sphingomyelinしょう

鞘突剩件　鞘状突起痕跡　しょうじょうとっきこんせき

鞘脂沉积病　スフィンゴリピド症　sphingolipideしょう

鞘脂类　スフィンゴリピド　sphingolipide

鞘状结构　鞘状構造　しょうじょうこうぞう

QIE　切茄窃

qiē　切

切　切,割　せつ,かつ

切除　切除　せつじょ

切除扁桃体　扁桃摘出　へんとうてきしゅつ

切除大脑　大脳除去　だいのうじょきょ

切除刀　切除刀　せつじょとう

切除活检　切除生検　せつじょせいけん

切除疗法　切除療法　せつじょりょうほう

切除卵巢　卵巢除去　らんそうじょきょ

切除钳　切除鉗子　せつじょかんし

切除术　切除術　せつじょじゅつ

切除吻合　切除吻合　せつじょふんごう

切除胸腺小鼠　胸腺摘出マウス　きょうせんてきしゅつmouse

切迪阿克-东二氏病　チェディアック・東病　Chediak-ひがしびょう

切迪阿克-东二氏综合征　チェディアック・東症候群　Chediak-ひがししょうこうぐん

切断　切断　せつだん

切断刀　切断刀　せつだんとう

切〔断〕面　切〔断〕面　せつ〔だん〕めん

切断钳　切断鉗子　せつだんかんし

切断术　切断術　せつだんじゅつ

切割　切割　せっかつ

切割电极　切割電極　せっかつでんきょく

切割机　切割機　せっかつき

切割针　切割針　せっかつしん

切骨术　骨切り術　ほねきりじゅつ

切换时间　切換え時間　きりかえじかん

切会阴卧位　背仙位,切石位　はいせんい,せっせきい

切迹　切痕　せっこん

　西布逊氏切迹　シブソン切痕　Sibsonせっこん

切嵴　切隆線　せつりゅうせん

切腱剪　腱切り鋏　けんきりはさみ

切〔开〕创　切創　せっそう

切开复位　観血的整復　かんけつてきせいふく

切开复位固定法　観血的整復固定法　かんけつてきせいふくこていほう

切开剪　切開鋏　せっかいばさみ

切开术　切開術　せっかいじゅつ

切开引流　切開排液　せっかいはいえき

切开整复内固定　観血的整復内固定　かんけつてきせいふくないこてい

切砍创　切創　せっそう

切口　切開　せっかい

　巴尔氏切口　バール切開　Barせっかい

　巴特尔氏切口　バットル切開　Battleせっかい

　贝格曼氏切口　ベルグマン切開　Bergmannせっかい

　迪维尔氏切口　デイーバー切開　Deaverせっかい

　华伦氏切口　ワレン切開　Warrenせっかい

　麦克阿瑟氏切口　マックアーサー切開　McArthurせっかい

　麦克伯尼氏切口　マックバーニー切開　McBurneyせっかい

　麦耶氏弯形切口　マイアー ホッケースティク形切開　Meyer hockey-stickがたせっかい

　佩特兹氏切口　ペルテス切開　Perthesせっかい

切口感染　切創感染　せっそうかんせん

切口裂开　切創分裂　せっそうぶんれつ

切口疝　切開創(切開後)ヘルニア　せっかいそう(せっかいご)hernia

切蜡器　パラフィン カッター　paraffin cutter

切料机　ストック カッター　stock cutter

切伦科夫辐射　セーレンコフ放射　Cerenkovほうしゃ

切面　断面　だんめん

切面面积　断面面積　だんめんめんせき

切脑器　除脳器　じょのうき

切皮刀　皮膚採取刀,デルマトム,採皮刀　ひふさいしゅとう,dermatotome,さいひとう

切片　切片　せっぺん

切片标本　切片標本　せっぺんひょうほん

切片带　切片リボン　せっぺんribbon

切片刀　ミクロトーム刀　microtomeとう

切片刀刀架　ミクロトーム刀架　microtomeとうか

切片刀研磨鞘　ミクロトーム刀研磨鞘　microtomeとうけんましょう

切片刀自动研磨机　自動ミクロトーム刀シャープナー　じどうmicrotome とうsharpener

切片法　切出し,切片法　きりだし,せっぺんほう

切片机　ミクロトーム　microtome

切片机刀片　ミクロトーム刃　microtomeは

切片染色　切片染色　せっぺんせんしょく

切伤　切創　せっそう

切斯特氏病　チェスター病　Chesterびょう

切斯西氏脊液脊髓细胞染色法　チェスシー髄液染色法　Szesciずいえきせんしょくほう

切石刀　切石刀　せっせきとう

切线伤　接線創　せっせんそう

切线神经纤维　接線神経繊維　せっせんしんけいせんい

切线位　接線位　せっせんい

切向力　接線力　せつせんりょく

切向切片　接線切片　せっせんせっぺん

切牙　切歯　せっし

切〔牙〕道　切歯経路　せっしけいろ

切牙缝　切歯縫合　せっしほうごう

切牙骨　切歯骨　せっしこつ

切牙管　切歯管　せっしかん

切牙管囊肿　切歯管嚢腫　せっしかんのうしゅ

切牙孔　切歯孔　せっしこう

切牙乳头　切歯乳頭　せっしにゅうとう

切牙窝　切歯窩　せっしか

切牙形无缝冠　切歯形シームレス歯冠　せっしけいseamlessしかん

切应力　剪断応力　せんだんおうりょく

切缘　切歯縁　せっしえん

切肢刀　切断刀　せつだんとう

切肢者　肢端切断患者　したんせつだんかんじゃ

qié　茄

茄碱　ソラニン　solanine

茄碱中毒　ソラニン中毒　solanineちゅうどく

茄科　ナス科　ナスか

qiè　窃

窃视症　窃視症　せっししょう

窃衣属　ヤブジラミ属　ヤブジラミぞく

QIN　侵亲芹秦禽

qīn　侵亲

侵染　インフェステーション　infestation

侵入　侵入　しんにゅう

侵入病菌　侵入病菌　しんにゅうびょうきん

侵入(袭)力　侵入力　しんにゅうりょく

侵入门户　侵入門戸　しんにゅうもんこ

侵入(袭)期　侵入期　しんにゅうき

侵入途径 侵入経路 しんにゅうけいろ

侵蚀 侵食 しんしょく

侵蚀性动脉瘤 侵食性動脈瘤 しんしょくせいどうみゃくりゅう

侵蚀性溃疡 侵食性潰瘍 しんしょくせいかいよう

侵袭 侵襲,侵入 しんしゅう,しんにゅう

侵袭素 インベーシン invasin

侵袭性 侵入性 しんにゅうせい

侵袭性葡萄胎 侵入性胞状奇胎 しんにゅうせいほうじょうきたい

侵袭性纤维性甲状腺炎 侵入性繊維性甲状腺炎 しんにゅうせいせんいせいこうじょうせんえん

亲本细胞 親細胞 おやさいぼう

亲病灶性 向病巣性 こうびょうそうせい

亲代 親 おや

亲代病毒 パレンタル ウイルス parental virus

亲电试剂 親電子試薬,求電子試薬 しんでんししやく,きゅうでんししやく

亲电〔性〕取代作用 親電子置換,求電子置換 しんでんしちかん,きゅうでんしちかん

亲电中心 親電〔子〕中心,求電子中心 しんでん〔し〕ちゅうしん,きゅうでんしちゅうしん

亲电子反应〔性〕 親電〔子〕反応〔性〕,求電〔子〕反応〔性〕 しんでん〔し〕はんのう〔せい〕,きゅうでん〔し〕はんのう〔せい〕

亲电子基团 親電〔子〕群 しんでん〔し〕ぐん

亲电〔子〕加成 親電子加成 しんでんしかせい

亲电〔子〕性 親電子性,求電子性 しんでんしせい,きゅうでんしせい

亲毒素性 毒素親和性 どくそしんわせい

亲肺性 肺向性 はいこうせい

亲肺性病毒 肺向性ウイルス はいこうせいvirus

亲肝性 肝向性 かんこうせい

亲肝毒物 肝向性毒物 かんこうせいどくぶつ

亲肝型放射性物质 肝親和性放射性物質 かんしんわせいほうしゃせいぶっしつ

亲骨性放射性物质 骨親和〔性〕放射性物質 こつしんわ〔せい〕はうしゃせいぶっしつ

亲合(和)标记 親和力標識 しんわりょくひょうしき

亲合(和)层析〔法〕 親和性クロマトグラフィ しんわせいchromatography

亲合(和)力(性) 親和力,親和性 しんわりょく,しんわせい

亲合曲线 親和曲線 しんわきょくせん

亲合势 親和力 しんわりょく

亲核反应 求核反応 きゅうかくはんのう

亲核反应性 求核反応性 きゅうかくはんのうせい

亲核基团 求核群 きゅうかくぐん

亲核加成 求核加成 きゅうかくかせい

亲核取代 求核性置換 きゅうかくせいちかん

亲核试剂 求核試剤 きゅうかくしざい

亲核性 求核性 きゅうかくせい

1,2-亲核性重排 1,2-求核性転位 1,2-きゅうかくせいてんい

亲核性芳香取代 求核性芳香性置換 きゅうかくせいほうこうせいちかん

亲核中心 求核中心 きゅうかくちゅうしん

亲红细胞性 赤血球向性 せっけっきゅうこうせい

亲肌凝蛋白 トロポミオジン tropomyosin

亲寄生物性 寄生虫向性 きせいちゅうこうせい

亲结核菌性 結核菌親和性 けっかくきんしんわせい

亲菌素 バクテリオトロピン bacteriotropin

亲菌性 細菌向性 さいきんこうせい

亲菌性血清 細菌向性血清 さいきんこうせいけっせい

亲瘤性 腫瘍向性 しゅようこうせい

亲内脏性 内臓向性 ないぞうこうせい

亲内脏性病毒 内臓向性ウイルス ないぞうこうせいvirus

亲皮性 皮膚向性 ひふこうせい

亲皮性病毒 皮膚向性ウイルス ひふこうせいvirus

亲器官性 臓器向性 ぞうきこうせい

亲溶血素性 溶血素向性 ようけつそこうせい

亲软骨性 軟骨向性 なんこつこうせい

亲神经性 神経向性 しんけいこうせい

亲神经性病毒 神経向性ウイルス しんけいこうせいvirus

亲神经元性 ニューロン向性 neuronこうせい

亲水管 親水管 しんすいかん

亲水基 親水基 しんすいき

亲水极 親水極 しんすいきょく

亲水胶体 親水膠質 しんすいこうしつ

亲水亲油平衡值 親水性親油性平衡値 しんすいせいしんゆせいへいこうち

亲水溶胶 親水ゾル しんすいsol

亲水微胶粒 親水ミセル しんすいmicelle

亲水物 親水物質 しんすいぶっしつ

亲水系统 親水系 しんすいけい

亲水性 親水性 しんすいせい

亲水性接触镜 親水性コンタクト レンズ しんすいせいcontact lens

亲水性软膏 親水性軟膏 しんすいせいなんこう

亲调理素性 オプソニン親和性 opsoninしんわせい

亲同种补体性 同種補体親和性 どうしゅほたいしんわせい

亲同种抗体性 同種抗体親和性 どうしゅこうたいしんわせい

亲同种〔抗原〕性 同種抗原親和性 どうしゅこうげんしんわせい

亲同种细胞抗体 同種細胞親和性抗体 どうしゅさいぼうしんわせいこうたい

亲同种细胞性 同種細胞親和性 どうしゅさいぼうしんわせい

亲胃性 胃親和性 いしんわせい

亲细胞抗体 細胞親和抗体 さいぼうしんわこうたい

亲细胞性 細胞向性 さいぼうこうせい

亲细胞性血清 細胞向性血清 さいぼうこうせいけっせい

亲血色〔球〕蛋白 ハプトグロビン haptoglobin

亲血细胞型放射性物质 血球親和性放射性物質 けっきゅうしんわせいほうしゃせいぶっしつ

亲血性 血液向性 けつえきこうせい

亲液补体 親液性補体 しんえきせいほたい

亲液胶体 親液コロイド しんえきcolloid

亲液性 親液性 しんえきせい

亲异种补体性 異種補体親和性 いしゅほたいしんわせい

亲异种细胞抗体 異種細胞向性抗体 いしゅさいぼうこうせいこうたい

亲异种细胞性 異種細胞向性 いしゅさいぼうこうせい

亲银细胞 銀親和細胞,嗜銀性細胞,好銀性細胞 ぎんしん

わさいぼう,しぎんせいさいぼう,こうぎんせいさいぼう

亲缘关系 血族関係,近縁関係,同族関係 けつぞくかんけい,きんえんかんけい,どうぞくかんけい

亲脂(油)性 脂質親和性,親油性 ししつしんわせい,しんゆせい

亲脂(油)性基团 脂質親和基,親油基 ししつしんわき,しんゆき

亲脂性葡聚糖凝胶 脂質親和性セファデックス ししつしんわせいsephadex

亲植物神经系统性 自律神経〔系〕親和性 じりつしんけい〔けい〕しんわせい

亲质子物 陽子親和性物質 ようししんわせいぶっしつ

亲质子性 陽子親和性 ようししんわせい

亲子间相关 親子関係 おやこかんけい

亲子鉴定 親子関係識別 おやこかんけいしきべつ

qín 芹秦禽

芹〔菜〕苷 アピイン apiin

芹〔菜〕苷原 アピゲニン apigenin

芹菜素 アピゲニン apigenin

芹〔属〕 芹〔属〕 セリ〔ぞく〕

α-芹子烯 α-セリネン α-selinene

秦艽 ジンギョウ

秦艽碱甲 ゲンチアニン gentianine

秦皮 シンピ

秦皮苷(貳) フラキシン fraxin

秦皮素 フラキセチン fraxetin

秦皮素苷 エスクリン aesculin

秦皮乙素 エスクレチン esculetin

秦氏膜 チン膜 Zinnまく

秦氏韧带 チン韌帯 Zinnじんたい

禽刺螨属 イエダニ属 イエダニぞく

禽痘 鳥類水痘〔症〕 ちょうるいすいとう〔しょう〕

禽结核 鳥類結核症 ちょうるいけっかくしょう

禽距 鳥距 ちょうきょ

禽类食品 家禽類食品 かきんるいしょくひん

禽疟 鳥類マラリア ちょうるいmalaria

禽虱 ハジラミ ハジラミ

禽疫 鳥類伝染病 ちょうるいでんせんびょう

QING 青轻氢倾清鲭情氰庆

qīng 青轻氢倾清鲭

青斑 うっ血青斑 うっけつせいはん

青菜 野菜 やさい

青草病 胃スピロヘタ病 いspirochetaびょう

青春〔发育〕期 青年期,思春期 せんねんき,ししゅんき

青春期痴呆 思春期痴呆,破瓜病 ししゅんきちほう,はかびょう

青春期痴呆型 思春期痴呆型,破瓜型 ししゅんきちほうがた,はかがた

青春期痴呆性兴奋 思春期痴呆性興奮 ししゅんきちほうせいこうふん

青春期痴呆者 思春期痴呆患者 ししゅんきちほうかんじゃ

青春期出血 思春期出血 ししゅんきしゅっけつ

青春期发音困难 思春期発声障害 ししゅんきはっせいしょうがい

青春期后时期 思春期後 ししゅんきご

青春期精神病 単純性早発性痴呆 たんじゅんせいそうは

うせいちほう

青春期咳 思春期痙咳 ししゅんきけいがい

青春期前时期 思春期前 ししゅんきぜん

青春期曲细精管衰竭 思春期細精管機能不全 ししゅんきさいせいかんきのうふぜん

青春期乳房开始发育 思春期乳房発育 ししゅんきにゅうぼうはついく

青春期神经衰弱 早発性神経衰弱 そうはっせいしんけいすいじゃく

青春期声变 思春期発声障害 ししゅんきはっせいしょうがい

青春期医学 青年期医学 せいねんきいがく

青春期龈炎 思春期歯肉炎 ししゅんきしにくえん

青春期子宫 思春期子宫 ししゅんきしきゅう

青春腺 思春〔期〕腺 ししゅん〔き〕せん

青春型精神分裂症 思春期精神分裂症,破瓜型精神分裂症 ししゅんきせいしんぶんれつしょう,はかがたせいしんぶんれつしょう

青风藤碱 シノメニン sinomenine

青光眼 緑内障 りょくないしょう

東德氏青光眼 ドンデル緑内障 Donderりょくないしょう

青光眼杯 緑内障性〔乳頭〕陥凹 りょくないしょうせい〔にゅうとう〕かんおう

青光眼激发试验 緑内障誘発試験 りょくないしょうゆうはつしけん

青光眼睫状体炎综合征危象 緑内障毛様体炎発症 りょくないしょうもうようたいえんはっしょう

青光眼盲 緑内障性失明 りょくないしょうせいしつめい

青光眼内障 緑内障性白内障 りょくないしょうせいはくないしょう

青光眼性视神经乳头凹陷 緑内障性視神経乳頭陥凹 りょくないしょうせいししんけいにゅうとうかんおう

青光眼晕轮 緑内障輪 りょくないしょうりん

青果 カンラン

青汗症 青汗症 せいかんしょう

青蒿 セイコウ

青蒿碱 アブロチン abrotine

青蒿素 アルテミシニン artemisinin

青幻视 藍色光点自覚症 らんしょくこうてんじかくしょう

青链霉素合剂 マイシリン mycillin

青霉胺 ペニシルアミン penicillamine

青霉病 ペニシリウム症 penicilliumしょう

青霉毒素 ペニシリウム毒素 penicilliumどくそ

青霉菌 ペニシリウム penicillium

青霉葡〔萄〕糖氧化酶 ノタチン notatin

青霉醛 ペニシロアルデヒド penicilloaldehyde

青霉噻唑基 ペニシロイル penicilloyl

青霉噻唑酸 ペニシロ酸 penicilloさん

青霉属 ペニシリウム属 penicilliumぞく

青霉素 ペニシリン penicillin

青霉素 B ペニシリンB penicillin B

青霉素 BT ペニシリンBT penicillin BT

青霉素 F ペニシリンF penicillin F

青霉素 G ペニシリンG penicillin G

青霉素 K ペニシリンK penicillin K

青霉素 N ペニシリンN penicillin N

青霉素 O　ペニシリン O　penicillin O
青霉素 P_{12}　オキサシリン ナトリウム　oxacillin natrium
青霉素 V　ペニシリン V　penicillin V
青霉素 X　ペニシリン X　penicillin X
青霉素变态反应　ペニシリン アレルギー　penicillin Allergie
青霉素单位　ペニシリン単位　penicillinたんい
青霉素滴眼剂　ペニシリン点眼剤　penicillinてんがんざい
青霉素 G〔二〕乙氨〔基〕乙酯　ペンエタメート,レオシリン　penethamate,leocillin
青霉素钙　ペニシリン カルシウム　penicillin calcium
青霉素 V 钙　ペニシリン V カルシウム　penicillin V calcium
青霉素过敏〔性〕　ペニシリン アナフィラキシー　penicillin Anaphylaxie
青霉素 O 钾　ペニシリン O カリウム　penicillin O kalium
青霉素 V 钾哌四环素　ペニメピシクリン　penimepicycline
青霉素 G 钾〔盐〕　ペニシリン G カリウム〔塩〕　penicillin G kalium〔えん〕
青霉素类　ペニシリン類　penicillinるい
青霉素 G 铝〔盐〕　ペニシリン G アルミニウム〔塩〕　penicillin G aluminum〔えん〕
青霉素酶　ペニシリナーゼ　penicillinase
青霉素 G 钠　ペニシリン G ナトリウム　penicillin G natrium
青霉素 G 片　ペニシリン G 錠　penicillin Gじょう
青霉素 G 普鲁卡因油注射液　ペニシリン G プロカイン油性注射液　penicillin G procaineゆせいちゅうしゃえき
青霉素软膏　ペニシリン軟膏　penicillinなんこう
青霉素 G 双酯　ペナメシリン　penamecillin
青霉素效价检定法　ペニシリンカ価検定法　penicillinりきかけんていほう
青霉素休克　ペニシリンショック　penicillin shock
青霉酸　ペニシリン酸　penicillinさん
青霉酸衍胺　ペニラミン　penillamine
青霉头（帚）　ペニシルス　penicillus
青霉烷酸〔盐〕　ペニシラン酸〔塩〕　penicillanさん〔えん〕
青木香　セイモクコウ
青年鼻咽血管纤维瘤　若年鼻咽頭線維血管腫　じゃくねんびいんとうせんいけっかんしゅ
青年扁平疣　若年扁平いぼ　じゃくねんへんぺいいぼ
青年病学　青年期医学　せいねんきいがく
青年复发性视网膜出血　イールズ病　Ealesびょう
青年黑蒙性痴呆　若年性黒内障性白痴　じゃくねんせいこくないしょうせいはくち
青年黑素瘤　若年黒色腫　じゃくねんこくしょくしゅ
青年环　青年環　せいねんかん
青年畸形性跖趾骨软骨炎　青年性奇形性中足骨骨軟骨炎,パンナー病　せいねんせいきけいせいちゅうそくこつこつなんこつえん,Pannerびょう
青年〔角膜〕弓　若年〔角膜〕環　じゃくねん〔かくまく〕かん
青年类风湿性关节炎　若年性リウマチ様関節炎,若年性慢性关节リウマチ　じゃくねんせいrheumatismようかんせつえん,じゃくねんせいまんせいかんせつrheumatism
青年良性血管内皮瘤　若年良性血管内皮腫　じゃくねんりょうせいけっかんないひしゅ
青年期　青年期　せいねんき
青年期变形性骨软骨炎　青年期変形性骨軟骨炎　せいねんきへんけいせいこつなんこつえん

青年期痤疮　青年期痤瘡　せいねんきざそう
青年期甲状腺肿　青年期甲状腺腫　せいねんきこうじょうせんしゅ
青年期驼背　若年性円背　じゃくねんせいえんはい
青年型间歇性黄疸　青年間欠性黄疸　せいねんかんけつせいおうだん
青年性不整脉　若年性不整脈　じゃくねんせいふせいみゃく
青年性黑色素瘤　若年性黒色腫　じゃくねんせいこくしょくしゅ
青年性黄色瘤肉芽肿　若年性黄色肉芽腫　じゃくねんせいおうしょくにくがしゅ
青年性脊椎骨软骨炎　ショイエルマン病　Scheuermannびょう
青年性类风湿性关节炎综合征　若年性リウマチ様関節炎症候群　じゃくねんせいrheumatismようかんせつえんしょうこうぐん
青年性息肉症　若年性ポリープ症　じゃくねんせいpolypしょう
青年医学　青年医学　せいねんいがく
青年疣　若年性いぼ　じゃくねんせいいぼ
青年震颤性麻痹　ハント症候群　Huntしょうこうぐん
青尿症　インジカン尿症　indicanにょうしょう
青皮症　青皮症　せいひしょう
青色尿　青尿　せいにょう
青少年高血压　若年高血圧症　じゃくねんこうけつあつしょう
青少年类风湿性关节炎　若年リウマチ様関節炎　じゃくねんrheumatismようかんせつえん
青少年丘疹性皮炎　若年丘疹状皮膚炎　じゃくねんきゅうしんじょうひふえん
青少年性青光眼　若年性緑内障　じゃくねんせいりょくないしょう
青少年性牙周炎　若年性歯周炎　じゃくねんせいししゅうえん
青视〔症〕　青視〔症〕　せいし〔しょう〕
青藤碱　シノメニン　sinomenine
青藤属　オオツズラブシ属　オオツズラブシぞく
青铜　唐金,青銅　からがね,せいどう
青铜色糖尿病　青銅〔色〕糖尿病　せいどう〔しょく〕とうにょうびょう
青蛙　カエル
青葙属　セイソウ属　セイソウぞく
青葙子　セイソウシ,ノゲイトウ種子　ノゲイトウしゅし
青血症　青色血症　せいしょくけっしょう
青叶醇　青葉アルコール　せいようalcohol
青叶胆　青葉胆　せいようたん
青叶醛　青葉アルデヒド　せいようaldehyde
青鱼　青魚　アオウオ
青枝骨折　若木骨折　じゃくぼくこっせつ
青壮年猝死综合征　成年急死症候群　せいねんきゅうししょうこうぐん
青紫斑　紫斑　しはん
青紫霉素　リビドマイシン　lividomycin
青紫〔色〕窒息　青色仮死,第一度仮死　せいしょくかし,だいいちどかし
青紫型先天性畸形　チアノーゼ先天性奇形　Zyanoseせんてんせいきけい

青紫型先天性心脏病　チアノーゼ先天性心疾患　Zyanose せんてんせいしんしっかん

青紫〔症〕　チアノーゼ　Zyanose

轻按摩　軽擦法　けいさつほう

轻便切片机　携帯用(式)ミクロトーム　けいたいよう(しき)microtome

轻便式感应治疗机　携帯式感応電流療法装置　けいたいしきかんのうでんりゅうりょうほうそうち

轻便式湿度滴定器　携帯式湿度滴定器　けいたいしきしつどてきていき

轻便心电图描记器　携帯用心電計　けいたいようしんでんけい

轻便型盒式磁带录象机　携帯用カセット ビデオ テープ レコーダ　けいたいようcassette video taperecorder

轻便型肌电描记器　携帯用筋電計　けいたいようきんでんけい

轻便型离子透入器　携帯用イオン導入器　けいたいようionどうにゅうき

轻便型紫外线辐射器　携帯用紫外線放射装置　けいたいようしがいせんほうしゃそうち

轻便牙科电机　携帯用歯科用電気エンジン　けいたいようしかようでんきengine

轻便诊察台　ポータブル診察台　portableしんさつだい

轻便诊断X线机　ポータブルX線装置　portable X せんそうち

轻刺激　軽度刺激　けいどしげき

轻呆小病　半クレチン病　はんcretinびょう

轻呆小病者　半クレチン患者　はんcretinかんじゃ

轻度出血　軽度出血　けいどしゅっけつ

轻度催眠　軽度催眠　けいどさいみん

轻度肺结核　軽症性肺結核〔症〕　けいしょうせいはいけっかく〔しょう〕

轻度畸形儿　半奇形体　はんきけいたい

轻度睑下垂　不全眼瞼下垂　ふぜんがんけんかすい

轻度精神失常　軽度精神異常　けいどせいしんいじょう

轻度精神障碍　軽度情動障害　けいどじょうどうしょうがい

轻〔度〕恐怖　軽度恐怖　けいどきょうふ

轻度前屈　軽度前屈　けいどぜんくつ

轻度妊娠毒血症　軽度妊娠毒血症　けいどにんしんどくけっしょう

轻度失水　軽度脱水　けいどだっすい

轻度收敛　軽収斂　けいしゅうれん

轻度衰弱　軽度衰弱状態　けいどすいじゃくじょうたい

轻度弯曲　軽度彎曲　けいどわんきょく

轻〔度〕炎症　軽度炎症　けいどえんしょう

轻度异常脑电图　軽度異常脳電図　けいどいじょうのうでんず

轻度肿大　軽度腫脹　けいどしゅちょう

轻度中毒　軽度中毒　けいどちゅうどく

轻度中暑　軽度熱射病　けいどねっしゃびょう

轻粉中毒　甘汞中毒　かんこうちゅうどく

轻抚法　軽擦法,按摩法　けいさつほう,あんぶほう

轻感染　軽症感染症　けいしょうかんせんしょう

轻核　軽核　けいかく

轻核聚变反应　軽核融合反応　けいかくゆうごうはんのう

轻黄疸　亜黄疸　あおうだん

轻昏迷　半昏睡　はんこんすい

轻金属　軽金属　けいきんぞく

轻精神病　メラガジア,部分的機能不全精神病　merergasia,ぶぶんてききのうふぜんせいしんびょう

轻叩法　軽打診法　けいだしんほう

轻叩〔诊〕　軽打診　けいだしん

轻链　軽鎖　けいさ

轻链病　軽鎖病　けいさびょう

K链抗血清　K軽鎖抗血清　Kけいさこうけっせい

λ轻链抗血清　λ軽鎖抗血清　λけいさこうけっせい

轻麻风　副癩症　ふくらいしょう

轻酶解肌球蛋白　ライト メロミオジン　light meromyosin

轻偏瘫　片側不全麻痺　へんそくふぜんまひ

轻氢　軽水素,プロチウム　けいすいそ,protium

轻热　微熱　びねつ

轻收敛剂　弱収斂剤　じゃくしゅうれんざい

轻鼠疫　軽症ペスト　けいしょうpest

轻瘫　不全麻痺　ふぜんまひ

轻瘫步态　不全麻痺歩行　ふぜんまひほこう

轻体力劳动　軽体力労働　けいたいりょくろうどう

轻〔外〕伤　微小外傷　びしょうがいしょう

轻微变化　微小変化　びしょうへんか

轻〔微〕霍乱　軽症コレラ　けいしょうcholera

轻微脑功能失调　軽症脳機能障害　けいしょうのうきのうしょうがい

轻微脑功能损伤　軽症脳機能傷害　けいしょうのうきのうしょうがい

轻微脑损害综合征　軽症脳機能障害症候群　けいしょうのうきのうしょうがいしょうこうぐん

轻泻　緩下　かんか

轻泻剂　緩下剤　かんかざい

轻型持针钳　軽便持針器　けいべんじしんき

轻型地中海贫血　軽症性地中海貧血　けいしょうせいちちゅうかいひんけつ

轻型腹部牵开器　軽便開腹器　けいべんかいふくき

轻型化脓性阑尾炎　軽症性化膿性虫垂炎　けいしょうせいかのうせいちゅうすいえん

轻型痢疾　軽症性赤痢　けいしょうせいせきり

轻型伤寒　軽症腸チフス　けいしょうちょうtyphus

轻型糖尿病　軽症性糖尿病　けいしょうせいとうにょうびょう

轻〔型〕天花　仮痘　かとう

轻性精神病　軽症精神病　けいしょうせいしんびょう

轻性聋　軽症難聴　けいしょうなんちょう

轻痒疹　軽症痒疹　けいしょうようしん

轻忧郁症　軽症抑うつ病　けいしょうよくうつびょう

轻油　軽油　けいゆ

轻元素　軽元素　けいげんそ

轻晕厥　軽症性虚脱　けいしょうせいきょだつ

轻躁狂者　軽躁病患者　けいそうびょうかんじゃ

轻谵妄　亜譫妄　あせんぼう

轻〔症〕躁狂　軽〔症〕躁病　けい〔しょう〕そうびょう

轻质碳酸镁　軽質炭酸マグネシウム　けいしつたんさんmagnesium

轻质氧化镁　軽質酸化マグネシウム　けいしつさんかmagnesium

轻质液状石蜡　軽質液体パラフィン　けいしつえきたいparaffin

轻中风　不全中風,軽症脳卒中　ふぜんちゅうふう,けい

しょうのうそっちゅう

轻子　轻粒子,レプトン　けいりゅうし,lepton

轻作业　軽作業　けいさぎょう

¹氢　水素-1　すいそ-1

²氢　水素-2　すいそ-2

³氢　水素-3　すいそ-3

氢泵　水素ポンプ　すいそpump

氢吡豆素　ビスナジン　visnadin

氢-铂电极系统　水素-白金電極系　すいそ-はっきんでんきょくけい

氢传递　水素伝達　すいそでんたつ

氢氮环氧化物　ヒドロジアゾエポキシド　hydrodiazoep-oxide

氢弹　水素爆弾　すいそばくだん

氢碘酸　ヨウ化水素酸　ヨウかすいそさん

氢碘酸二甘氨酸碘　ヨウ化水素酸ジグリココル ヨード ヨウかすいそさんdiglycocoll iodine

氢碘酸辛可芬　ヨウ化水素酸シンコフェン　ヨウかすいそさんcinchophen

氢碘酸盐　ヨウ化水素酸塩　ヨウかすいそさんえん

氢电极　水素電極　すいそでんきょく

氢放电灯　水素放電ランプ　すいそほうでんlamp

氢氟硅酸盐　ヒドロフルオケイ酸塩　hydrofluoケイさんえん

氢氟化钾　弗化水素酸カリウム　ふっかすいそさんkalium

氢氟化钠　弗化水素酸ナトリウム　ふっかすいそさんna-trium

氢氟甲噻嗪　ヒドロフルメチアジド　hydroflumethiazide

氢氟酸　フッ化水素酸　フッかすいそさん

氢氟酸灼伤　フッ化水素酸火傷　フッかすいそさんかしょう

氢〔高〕铁氰酸盐　ヒドロフェリチアン酸塩　hydroferricyanさんえん

氢核束　H線　Hせん

氢琥珀酸甘草次酸　カルベノキソロン,グリシレチン酸ヒドロゲン琥珀酸塩　carbenoxalone, glycyrrhetin さん hydrogenコハクさんえん

氢化〔作用〕　水素添加作用　すいそてんかさよう

氢化钡　水素化バリウム　すいそかbarium

氢化催化剂　水素化触媒　すいそかしょくばい

氢化胆红素　ヒドロビリルビン　hydrobilirubin

氢化胆甾醇　ヒドロコレステロール　hydrocholesterol

氢化芳香族化合物　ヒドロ芳香族化合物　hydroほうこうぞくかごうぶつ

氢化钙　水素化カルシウム　すいそかcalcium

氢化桂皮酸　ヒドロ桂皮酸　hydroけいひさん

氢化钾　水素化カルウム　すいそかkalium

氢化间苯二酚　ヒドロレゾルシノル　hydroresorcinol

氢化可的松　ヒドロコルチゾン　hydrocortisone

17-氢化可的松　17-ヒドロコルチゾン　17-hydrocortisone

氢化可的松琥珀酸钠　ヒドロコルチゾン琥珀酸ナトリウム　hydrocortisoneコハクさんnatrium

氢化可力丁　ヒドロコリジン　hydrocollidine

氢化叩卟林　ヒドロクプレイン　hydrocupreine

氢化奎尼丁　ヒドロキニジン,ヒドロコンキニン　hydroquinidine, hydroconquinine

氢化奎宁　ヒドロキニン　hydroquinine

氢化裂解　水素添加分解　すいそてんかぶんかい

氢化铝锂　水素化アルミニウムリチウム　すいそか

aluminium lithium

氢化铝锂还原　水素化アルミニウムリチウム還元　すいそかaluminium lithiumかんげん

氢化络合物　水素化コンプレックス,水素化錯体　すいそかcomplex,すいそかさくたい

氢化麦角胺　ヒデルギン,ジヒドロエルゴタミン　hydergine, dihydroergotamine

氢化麦角异毒碱　ジヒドロエルゴトキシン　dihydroergotoxine

氢化麦角异毒碱　ヒドロエルゴチニン　hydroergotinine

氢化酶　ヒドロゲナーゼ　hydrogenase

氢化钠　水素化ナトリウム　すいそかnatrium

氢化萘胺　ヒドロナフチルアミン　hydronaphthylamine

氢化萘酚　ヒドロナフトール　hydronaphthol

氢化偶氮苯　ヒドラゾベンゼン　hydrazobenzene

氢化硼　水素化ホウ素　すいそうかホウそ

氢化硼钾　ホウ水素化カリウム　ホウすいそかkalium

氢化硼钠　ホウ水素化ナトリウム　ホウすいそかnatrium

氢化泼尼松　ヒドロプレドニソーン　hydroprednisone

氢化热　水素添加熱　すいそてんかねつ

氢化溶剂　水素化溶剤　すいそかようざい

氢化铷　水素化ルビジウム　すいそかrubidium

氢化铯　水素化セシウム　すいそかcesium

氢化物　水素化物　すいそかぶつ

氢化香豆素　ヒドロクマリン　hydrocumarin

氢化橡胶　水素化ゴム　すいそかgum

氢化小檗碱　ヒドロベルベリン　hydroberberine

氢化辛可尼丁　ヒドロシンコニジン　hydrocinchonidine

氢化辛可宁　ヒドロシンコニン　hydrocinchonine

氢化异叩卟林　ヒドロクプレイジン　hydrocupreidine

氢化银　水素化銀　すいそかぎん

氢化荧光素　水素化フルオレセイン　すいそかfluoresceine

氢化植物油　水素化植物油　すいそかしょくぶつゆ

氢化装置　水素添加装置　すいそてんかそうち

氢化作用　水素添加作用　すいそてんかさよう

氢火焰电离检测器　水素炎光イオン化検出器　すいそえんこうionかけんしゅっき

氢键　水素結合　すいそけつごう

氢可酮　ジヒドロコデイノン　dihydrocodeinone

氢醌　ヒドロキノーン　hydroquinone

氢醌二甲基醚　ヒドロキノン　ジメチルエーテル　hydroquinone dimethylether

氢醌一甲基醚　ヒドロキノン　モノメチルエーテル　hydroquinone monomethylether

氢醌一苄基醚　ヒドロキノン　モノベンジルエーテル　hydroquinone monobenzylether

氢离子　水素イオン　すいそion

氢离子比色计　水素イオン比色計　すいそionひしょくけい

氢离子测定器　水素イオン測定装置　すいそionそくていそうち

氢离子回渗　水素イオン逆拡散　すいそionぎゃくかくさん

氢离子活度　水素イオン活動度　すいそionかつどうど

氢离子跨膜梯度　水素イオン膜内外勾配　すいそionまくないがいこうばい

氢离子浓度　水素イオン濃度　すいそionのうど

氢离子浓度测定法　水素イオン濃度測定法　すいそionのうどそくていほう

氢离子〔浓度〕计　水素イオン濃度計,pHメーター　すいそ

ionのうどけい,pH meter

氢离子浓度记录器　水素イオン濃度記録器　すいそionのうどきろくき

氢离子浓度指数　水素イオン濃度指数　すいそionのうどしすう

氢离子试纸　水素イオン試験紙　すいそionしけんし

氢离子指示剂　水素イオン指示薬　すいそionしじやく

氢离子指数　水素イオン指数　すいそionしすう

氢离子指数计　水素イオン指数メーター　すいそionしすうmeter

氢离子指数试纸　水素イオン指数試験紙　すいそionしすうしけんし

氢离子转移　水素イオン伝達　すいそionでんたつ

氢硫化铵　硫化水素アンモニウム　りゅうかすいそammonium

氢硫化铵血　硫化水素アンモニウム血　りゅうかすいそammoniumけつ

氢硫化钡　硫化水素バリウム　りゅうかすいそbarium

氢硫化钙　硫化水素カルシウム　りゅうかすいそcalcium

氢硫化钾　硫化水素カリウム　りゅうかすいそkalium

氢硫化钠　硫化水素ナトリウム　りゅうかすいそnatrium

氢硫化物　硫化水素化合物　りゅうかすいそかごうぶつ

氢硫酸　硫化水素酸　りゅうかすいそさん

氢卤化作用　ハロゲン化水素化作用　halogenかすいそかさよう

氢氯化物　ヒドロクロリド　hydrochloride

氢氯噻嗪　ヒドロクロロチアジド　hydrochlorothiazide

氢氯酸　塩化水素酸,塩酸　えんかすいそさん,えんさん

氢硼化物　水素ホウ素化物　すいそホウそかぶつ

氢泼尼松　プレドニソロン　predonisolone

氢气　ヒドロゲン,水素　hydrogen,すいそ

氢气发生器　ヒドロゲン発生器　hydrogenはっせいき

氢气流　ヒドロゲン流　hydrogenりゅう

氢强的松　プレドニソン　predonisone

氢桥　ヒドロゲン橋　hydrogenきょう

氢氰酸　青酸,シアン化水素酸　せいさん,cyanかすいそさん

氢氰酸中毒　青酸中毒　せいさんちゅうどく

氢受体　ヒドロゲン受容体　hydrogenじゅようたい

氢酸　水素酸　すいそさん

氢碳键　炭素水素リンク　たんそすいそlink

氢硒基　セレニル基　selenylき

氢溴化物　ブロム水素酸塩　bromすいそさんえん

氢溴酸　ヒドロブロム酸,臭化水素酸　hydrobromさん,しゅうかすいそさん

氢溴酸丙烯吗啡　臭化水素酸ナロルフィン　しゅうかすいそさんnalorphine

氢溴酸东莨菪碱　臭化水素酸スコポラミン　しゅうかすいそさんscopolamine

氢溴酸后马托品　臭化水素酸ホマトロピン　しゅうかすいそさんhomatropine

氢溴酸加兰他敏　臭化水素酸ガランタミン　しゅうかすいそさんgalanthamine

氢溴酸甲基可待因　臭化水素酸メチルコデイン　しゅうかすいそさんmethylcodeine

氢溴酸羟苯异丙胺　臭化水素酸ヒドロキシアンフェタミン　しゅうかすいそさんhydroxyamphetamine

氢溴酸3-羟基甲基吗啡喃　臭化水素酸3-ヒドロキシ-N-メチ

ルモルフィナン　しゅうかすいそさん3－hydroxy-N-methylmorphinan

氢溴酸三溴苯胺　臭化水素酸トリブロモアニリン　しゅうかすいそさんtribromoaniline

氢溴酸山莨菪碱　臭化水素酸アニソダミン　しゅうかすいそさんanisodamine

氢溴酸盐　臭化水素酸塩　しゅうかすいそさんえん

氢压力　水素圧力　すいそあつりょく

氢亚硫酸盐　ヒドロ亜硫酸塩,ヒドロサルファイト　hydroありゅうきんえん,hydrosulfite

氢氧　酸水素　さんすいそ

氢氧吹管　酸水素吹管　さんすいそすいかん

氢化铵　水酸化アンモニウム　すいさんかammonium

氢化钯　水酸化パラジウム　すいさんかpalladium

氢化钡　水酸化バリウム　すいさんかbarium

氢化铋　水酸化ビスマス　すいさんかbismuth

氢氧化重氮苯　水酸化ジアゾベンゼン　すいさんかdiazobenzene

氢氧化钙　水酸化カルシウム　すいさんかcalcium

氢氧化钙盖髓剂　水酸化カルシウム覆髄剤　すいさんかcalciumふくずいざい

氢氧化钙糊剂　水酸化カルシウム泥膏　すいさんかcalciumでいこう

氢氧化钙溶液　水酸化カルシウム溶液　すいさんかcalciumようえき

氢氧化锆　水酸化ジルコニウム　すいさんかzirconium

氢氧化镉　水酸化カドミウム　すいさんかcadmium

氢氧化汞　水酸化水銀　すいさんかすいぎん

氢氧化钴　水酸化コバルト　すいさんかcobalt

氢氧化钾　水酸化カリウム　すいさんかkalium

氢氧化钾酒精溶液　アルコール性水酸化カリ溶液　alcoholせいすいさん化kaliようえき

氢氧化钾溶液　水酸化カリウム溶液　すいさんかkaliumようえき

氢氧化镧　水酸化ランタン　すいさんかlanthanum

氢氧化锂　水酸化リチウム　すいさんかlithium

氢氧化铝　水酸化アルミニウム　すいさんかaluminium

氢氧化铝凝胶　水酸化アルミニウムゲル　すいさんかaluminium gel

氢氧化铝片　水酸化アルミニウム錠　すいさんかaluminiumじょう

氢氧化镁　水酸化マグネシウム　すいさんかmagnesium

氢氧化镁铝　マガルドラート　magaldrate

氢氧化锰　水酸化マンガン　すいさんかmanganese

氢氧化钼　水酸化モリブデン　すいさんかmolybdenum

氢氧化钠　水酸化ナトリウム　すいさんかnatrium

氢氧化钠溶液　水酸化ナトリウム溶液　すいさんかnatriumようえき

氢氧化镍　水酸化ニッケル　すいさんかnickel

氢氧化铍　水酸化ベリリウム　すいさんかberyllium

氢氧化铅　水酸化なまり　すいさんかなまり

氢氧化铷　水酸化ルビジウム　すいさんかrubidium

氢氧化铯　水酸化セシウム　すいさんかcesium

氢氧化铈　水酸化セリウム　すいさんかcerium

氢氧化锶　水酸化ストロンチウム　すいさんかstrontium

氢氧化四甲基铵　水酸化テトラメチルアンモニウム　すいさんかtetramethyl ammonium

氢氧化四乙基铵　水酸化テトラエチルアンモニウム　すい

さんかtetraethyl ammonium

氢氧化铁　水酸化第二鉄　すいさんかだいにてつ

氢氧化铁法　水酸化第二鉄法　すいさんかだいにてつほう

氢氧化铁溶液　水酸化第二鉄溶液　すいさんかだいにてつようえき

氢氧化铜　水酸化第二銅　すいさんかだいにどう

氢氧化物　水酸化物　すいさんかぶつ

氢氧化物沉淀　水酸化物沈殿　すいさんかぶつちんでん

氢氧化锡　水酸化第二錫　すいさんかだいにすず

氢氧化锌　水酸化亜鉛　すいさんかあえん

氢氧化亚铂　水酸化第一白金　すいさんかだいいちはっきん

氢氧化亚铬　水酸化第一クロム　すいさんかだいいちchrom

氢氧化亚钴　水酸化第一コバルト　すいさんかだいいちcobalt

氢氧化亚铈　水酸化第一セリウム　すいさんかだいいちcerium

氢氧化亚铁　水酸化第一鉄　すいさんかだいいちてつ

氢氧化亚铜　水酸化第一銅　すいさんかだいいちどう

氢氧化亚锡　水酸化第一錫　すいさんかだいいちすず

氢氧化银　水酸化銀　すいさんかざん

氢氧基　水酸基,ヒドロオキシル　すいさんき,hydroxyl

氢氧离子　ヒドロキシル イオン　hydoxyl ion

氢氧离子浓度　ヒドロキシル イオン濃度　hydroxyl ionのうど

氢氧离子指数　ヒドロキシル イオン指数　hydroxyl ionしすう

氢氧酶　ヒドロキシラーゼ　hydroxylase

氢氧焰　酸水素炎　さんすいそえん

氢指数　ヒドロゲン指数　hydrogenしすう

氢转移　ヒドロゲン移動　hydrogenいどう

氢转移反应　ヒドロゲン転移反応　hydrogenてんいはんのう

倾倒（泻）综合征　ダンピング症候群　dumpingしょうこうぐん

倾斜　傾斜,傾き　けいしゃ,かたむき

倾斜度　傾斜度　けいしゃど

倾斜关节　傾斜関節　けいしゃかんせつ

倾斜计　傾斜計　けいしゃけい

倾斜手术台　傾斜手術台　けいしゃしゅじゅつだい

倾斜水平仪　傾斜レベル　けいしゃlever

清肠　腸洗浄　ちょうせいじょう

清除剂　排除薬　はいじょやく

清除〔率〕　クリアランス　clearance

清除酶　スカベンジャ酵素　scavengerこうそ

清除曲线　クリアランス曲線　clearanceきょくせん

清除试验　クリアランス試験　clearanceしけん

清除细胞　清掃細胞　せいそうさいぼう

清创缝合术　創面切除縫合術　そうめんせつじょほうごうじゅつ

清创术　創面（縁）〔挫滅壊死組織〕切除術　そうめん（えん）〔ざめつえしそしき〕せつじょじゅつ

清淡流质饮食　無刺激流動食　むしげきりゅうどうしょく

清蛋白　アルブミン　albumin

清风藤科　アワブキ科　アワブキか

清洁度　清浄度　せいじょうど

清洁灌肠　腸洗浄　ちょうせんじょう

清洁剂　洗浄剤　せんじょうざい

清洁尿培养　新鮮尿培養　しんせんにょうばいよう

清洁液　清浄液　せいじょうえき

清蜡器　パラフィンクリーナー　paraffin cleaner

清凉剂　寒剤,清涼剤　かんざい,せいりょうざい

清凉眼药膏　清涼眼薬膏　せいりょうがんやくこう

清凉饮料　清涼飲料　せいりょういんりょう

清凉油　清涼油　せいりょうゆ

清明度试验　透明度試験　とうめいどしけん

清砂　ブラスト クリーニング　blast cleaning

清水池　浄水池　じょうすいち

清洗法　洗浄法　せんじょうほう

清洗剂　洗浄剤　せんじょうざい

清洗作用　洗浄作用　せんじょうさよう

清醒　覚醒　かくせい

清醒度　覚醒度　かくせいど

清醒反应　覚醒反応　かくせいはんのう

清醒状态　覚醒状態　かくせいじょうたい

清血法　血液浄化法　けつえきじょうかほう

清血剂　浄血剤　じょうけつざい

清液层　上澄層　じょうちょうそう

鲭精蛋白　スコンブリン　scombrine

鲭〔精〕组蛋白　スクロンブロン　schrombrone

鲭鱼肉中毒　鯖魚中毒　せいぎょちゅうどく

qíng　情氰

情报　情報　じょうほう

情感　情感,情動　じょうかん,じょうどう

情感爆发　情感怒発　じょうかんどはつ

情感不快　情感不快　じょうかんふかい

情感不足　感動減退　かんどうげんたい

情感痴呆　情動痴呆　じょうどうちほう

情感迟钝（淡漠）　感情鈍麻　かんじょうどんま

情感脆弱　感情脆弱　かんじょうぜいじゃく

情感倒错　感情倒錯　かんじょうとうさく

情感低落　気分沈滞　きぶんちんたい

情感高涨　気分高揚　きぶんこうよう

情感活泼（过盛）　感情活潑（発）　かんじょうかっぱつ

情感减退　感情減退　かんじょうげんたい

情感型精神分裂症　情動性〔精神〕分裂症　じょうどうせい〔せいしん〕ぶんれつしょう

情感性　情動性　じょうどうせい

情感性癫痫　情動性てんかん　じょうどうせいてんかん

情感性经闭　情動性無月経　じょうどうせいむげっけい

情感性精神病〔反应〕　情動性精神病〔反応〕　じょうどうせいせいしんびょう〔はんのう〕

情感性痉挛　情動性痙攣　じょうどうせいけいれん

情感性麻痹　情動性麻痺　じょうどうせいまひ

情感性木僵　情動性昏迷　じょうどうせいこんめい

情感性人格障碍　情動性人格異常　じょうどうせいじんかくいじょう

情感性糖尿　情動性糖尿　じょうどうせいとうにょう

情感性运动不能　情動性運動不能〔症〕　じょうどうせいうんどうふのう〔しょう〕

情感障碍　情緒障害　じょうしょしょうがい

情感正常　気分正常　きぶんせいじょう

情结　コンプレックス　complex

伊迪普斯情结　エディプス コンプレックス　Oedipus

complex

情绪 情緒,情動 じょうしょ,じょうどう
情绪表现 情緒表徴 じょうしょひょうちょう
情绪不稳 情動不安定 じょうどうふあんてい
情绪反应 情緒反応 じょうしょはんのう
情绪反应降低 情緒反応性減弱 じょうしょはんのうせいげんじゃく
情绪改变 情動変化 じょうどうへんか
情绪失常 情動失禁 じょうどうしっきん
情绪颓废 感情荒廃(衰退) かんじょうこうはい(すいたい)
情绪兴奋剂 エネルガイザ,精神賦活薬 energizer,せいしんふかつやく
情绪性白细胞增多 情動性白血球増加 じょうどうせいはっけっきゅうぞうか
情绪性癫痫 情動性てんかん じょうどうせいてんかん
情绪性腹泻 情動性下痢 じょうどうせいげり
情绪性糖尿 情動性糖尿 じょうどうせいとうにょう
情绪性血管变化 情動性血管変化 じょうどうせいけっかんへんか
情绪抑郁 抑うつ よくうつ
情欲高潮 性感極期,オルガスム せいかんきょっき,orgasm
情欲偏执狂 性欲偏執症 せいよくへんしつしょう
情欲妄想狂 性欲妄想症 せいよくもうそうしょう
情综 コンプレックス,観念複合体 complex,かんねんふくごうたい
氰 シアン cyanogen
氰〔氨苯〕磺〔酰〕胺 シアノスルファニルアミド cyanosulfanilamide
氰氨基甲酸 シアナミド炭酸 cyanamideたんさん
氰氨基化钙 カルシウムシアナミド calcium cyanamide
氰胺 シアナミド cyanamide
氰苯哌酯 ジフェノキシラート diphenoxylate
氰丙烯酸酯 シアノアクリレート cyanoacrylate
氰丙烯酸酯粘合剂 シアノアクリレート接着剤 cyanoacrylateせっちゃくざい
氰醇 シアノヒドリン cyanohydrin
氰醇合成 シアノヒドリン合成 cyanohydrinごうせい
氰仿 シアノホルム cyanoform
氰苷(甙) シアン化配糖体 cyanはいとうたい
氰〔高〕钴酸盐试纸 シアン化コバルト酸塩試験紙 cyanかcobaltさんえんしけんし
氰〔高〕铁酸盐 ヒドロフェリシアネト hydroferricyanate
氰钴胺缺乏 ビタミンB₁₂欠乏症 VilaminB₁₂けつぼうしょう
氰钴胺〔素〕 シアノコバラミン,ビタミンB₁₂ cyanocobalamin,vitamin B₁₂
氰化铵 シアン化アンモニウム cyanかammonium
氰化钡 シアン化バリウム cyanかbarium
氰化钙 シアン化カルシウム cyanかcalcium
氰化〔高〕钴试纸 シアン化コバルト試験紙 cyanかcobaltしけんし
氰化高铁细胞色素氧化酶 シアノチトクロームオキシダーゼ cyanocytochromeoxidase
氰化高铁血红蛋白 シアノメトヘモクロビン cyanomethemoglobin
氰化高铁血红素 シアンヘマチン cyanhematin

氰化镉 シアン化カドミウム cyanかcadmium
氰化汞 シアン化水銀 cyanかすいぎん
氰化钴 シアン化コバルト cyanかcobalt
氰化甲烷试验 アセトニトリル試験 acetonitrilしけん
氰化钾 シアン化カリウム cyanかkalium
氰化钾中毒 シアン化カリウム中毒 cyanかkaliumちゅうどく
氰化金 シアン化金 cyanかきん
氰化金属 シアン化金属 cyanかきんぞく
氰化钠 シアン化ナトリウム cyanかnatrium
氰化钠中毒 シアン化ナトリウム中毒 cyanかnatriumちゅうどく
氰化氢 シアン化水素 cyanかすいそ
氰化氢中毒 シアン化水素中毒 cyanかすいそちゅうどく
氰化纱布 シアン化ガーゼ cyanかgauze
氰化铜 シアン化銅 cyanかどう
氰化物 シアン化物 cyanかぶつ
氰化物法 シアン化物法 cyanかぶつほう
氰化物-抗坏血酸试验 シアン化物-アスコルビン酸試験 cyanかぶつascorbinさんしけん
氰化物中毒 シアン化物中毒 cyanかぶつちゅうどく
氰化锌汞 シアン化亜鉛水銀 cyanかあえんすいぎん
氰化锌钾 シアン化亜鉛カリウム cyanかあえんkalium
氰化溴甲苯 ブロモベンジルシアニト bromobenzylcyanide
氰化血红蛋白 シアンヘモグロビン cyanhemoglobin
氰化亚汞 シアン化第一水銀 cyanかだいいちすいぎん
氰化亚钴 シアン化第一コバルト cyanかだいいちcobalt
氰化亚铜 シアン化第一銅 cyanかだいいちどう
氰化银 シアン化銀 cyanかぎん
氰化正铁肌红蛋白 シアンメトマイオグロビン cyanmetmyoglobin
氰化正铁血红蛋白 シアンメトヘモグロビン cyanmethemoglobin
氰化作用 シアン化作用 cyanかさよう
氰基丙酮 シアン化アセトン cyanかacetone
氰基丙烯酸 シアノアクリラート cyanoacrylate
氰基丙烯酸辛酯 オクチル2-シアノアクリラート octyl 2-cyanoacrylate
α-氰基丙烯酸正丁酯 n-ブチル-α-シアノアクリラート n-butyl-α-cyanoacrylate
氰甲基化作用 シアンメチル化 cyanomethylか
氰甲基头孢菌素 セファセトリール cephacetrile
氰甲头孢菌素钠 セファセトリールナトリウム cephacetril natrium
氰硫基乙酸异龙脑酯 チオシアン酢酸イソボルニル thiocyanさくさんisobornyl
氰霉素 シアンマイシン cyanomycin
氰尿酸 シアヌル酸 cyanurさん
氰尿酰氯 塩化シアヌリル えんかcyanuryl
氰酸 シアン酸 cyanさん
氰酸铵 シアン酸アンモニウム cyanさんammonium
氰酸钾 シアン酸カリウム cyanさんkalium
氰酸钾中毒 シアン酸カリウム中毒 cyanさんkaliumちゅうどく
氰酸盐(酯) シアン酸塩 cyanさんえん
氰铁化亚铁 フェリシアン化第一鉄 ferricyanかだいいちてつ

氰铁酸　フェリシアン酸　ferricyanさん
氰铁酸盐　フェリシアン酸塩　ferricyanさんえん
氰酰胺　シアナミド　cyanamide
氰酰胺钙　カルシウムシアナミド　calcium cyanamide
氰血红蛋白　シアンヘモグロビン　cyanhemoglobin
氰亚铁酸锌　フェロシアン酸亜鉛　ferrocyanさんあえん
氰亚铁酸盐　フェロシアン酸塩　ferrocyanさんえん
氰乙肼　シアセタシド　cyacetacide
氰乙酸乙酯　シアン酢酸エチル　cyanさくさんethyl

qìng 庆

庆大霉素　ゲンタマイシン　gentamycin
庆大霉素硫酸盐　硫酸ゲンタマイシン　りゅうさん gentamycin

QIONG　穹琼

qióng　穹琼

穹隆　①脳弓,②円蓋　①のうきゅう,②えんがい
穹隆穿刺　ダグラス窩穿刺　Douglasかせんし
穹隆带　脳弓紐　のうきゅうひも
穹隆回　脳弓回　のうきゅうかい
穹隆脚　脳弓脚　のうきゅうきゃく
穹隆结膜　結膜円蓋　けつまくえんがい
穹隆连合　脳弓交連　のうきゅうこうれん
穹隆体　脳弓体　のうきゅうたい
穹隆下器　脳弓下器　のうきゅうかき
穹隆柱　脳弓柱　のうきゅうちゅう
琼-莫二氏反应　ジョーンス・モート反応　Jones-Motoはんのう
琼脂　寒天,アガール　かんてん,agar
琼脂包埋剂　寒天包埋剤　かんてんほうまいざい
琼脂杯法　寒天カップ（円筒）法　かんてんcup（えんどう）ほう
琼脂穿刺培养　寒天穿刺培養　かんてんせんしばいよう
琼脂电泳法　寒天電気泳動法　かんてんでんきえいどうほう
琼脂管　寒天管　かんてんかん
琼脂光电光度计　寒天光電光度計　かんてんこうでんこうどけい
琼脂划线培养　寒天網線培養　かんてんもうせんばいよう
琼脂胶　アガロペクチン　agaropectin
琼脂胶体强度计　寒天ゼリー強度試験計　かんてんjellyきょうどしけんけい
琼脂菌属　アガルバクテリウム属　Agarbacteriumぞく
琼脂扩散　寒天拡散　かんてんかくさん
琼脂扩散法　寒天拡散法　かんてんかくさんほう
琼脂扩散试验　寒天拡散試験　かんてんかくさんしけん
琼脂酶　ゲラーゼ　gelase
琼酯凝胶　寒天ゲル　かんてんgel
琼脂凝胶扩散法　寒天ゲル拡散法　かんてんgelかくさんほう
琼脂凝胶扩散试验　寒天ゲル拡散試験　かんてんgelかくさんしけん
琼脂培养基　寒天培地　かんてんばいち
琼脂片法　寒天ディスク法　かんてんdiskほう
琼脂平板　寒天平板　かんてんへいばん
琼脂平板培养法　寒天平板培養法　かんてんへいばんばいようほう
琼脂平板培养基　寒天平板培地　かんてんへいばんばいち
琼脂平皿　寒天平板　かんてんへいばん
琼脂深层培养　寒天深部培養　かんてんしんぶばいよう
琼脂双弥散测定法　寒天二次元拡散測定法　かんてんにじげんかくさんそくていほう
琼脂素　ゲラシン　gelasin
琼脂糖　アガロース　agarose
琼脂糖电泳　アガロース電気泳動　agaroseでんきえいどう
琼脂糖凝胶　アガロースゲル　agarose gel
琼脂斜面　寒天斜面　かんてんしゃめん
琼脂斜面培养基　寒天斜面培地　かんてんしゃめんばいち
琼脂针刺培养　寒天穿刺培養　かんてんせんしばいよう

QIU　丘秋蚯楸犰求球巯

qiū　丘秋蚯楸

丘　丘,小丘　きゅう,しょうきゅう
丘脑　視床　ししょう
丘脑板内核　視床の髄板内核　ししょうのずいばんないかく
丘脑背内侧核切开术　背内側核視床切開術　はいないそくかくししょうせっかいじゅつ
丘脑出血　視床出血　ししょうしゅっけつ
丘脑垂体束　視床下垂体路　ししょうかすいたいろ
丘脑带　視床ひも　ししょうひも
丘脑底部　視床下部,視床腹側部　ししょうかぶ,ししょうふくそくぶ
丘脑底部切开术　視床下部切開術　ししょうかぶせっかいじゅつ
丘脑底核　視床下核　ししょうかかく
丘脑电〔流〕图　視床電図　ししょうでんず
丘脑顶叶束　視床頭頂路　ししょうとうちょうろ
丘脑顶叶纤维　視床頭頂繊維　ししょうとうちょうせんい
丘脑动物　視床動物　ししょうどうぶつ
丘脑豆状核部　視床レンズ核部　ししょうlensかくぶ
丘脑化学破坏术　化学的視床破壊術　かがくてきししょうはかいじゅつ
丘脑后部　視床後部　ししょうこうぶ
丘脑后辐射　後視床放射　こうししょうほうしゃ
丘脑后核　後視床核　こうししょうかく
丘脑后外侧综合征　後外側視床症候群　こうがいそくししょうしょうこうぐん
丘脑间粘合　視床間橋癒着　ししょうかんきょうゆちゃく
丘脑冷冻破坏法　凍結視床破壊法　とうけつししょうはかいほう
丘脑内侧核　視床内側核　ししょうないそくかく
丘脑内侧综合征　内側視床症候群　ないそくししょうしょうこうぐん
丘脑内髓板　内側視床髄板　ないそくししょうずいばん
丘脑内纤维　視床内繊維　ししょうないせんい
丘脑皮质束　視床皮質路　ししょうひしつろ
丘脑平衡　視床平衡　ししょうへいこう
丘脑破坏法　視床破壊法　ししょうはかいほう
丘脑前辐射　前視床放射　ぜんししょうほうしゃ
丘脑前腹侧核　前腹側視床核　ぜんふくそくししょうかく
丘脑前核　前視床核　ぜんししょうかく
丘脑前核切开术　前視床核切開術　ぜんししょうかくせっかいじゅつ
丘脑前结节　視床前結節　ししょうぜんけっせつ
丘脑前外侧综合征　前外側視床症候群　ぜんがいそくし

しょうしょうこうぐん

丘脑切开术　視床切開術　ししょうせっかいじゅつ

丘脑上部　視床上部　ししょうじょうぶ

丘脑束　視床路　ししょうろ

丘脑髓板　視床髄板　ししょうずいばん

丘脑髓板切开术　視床髄板切開術　ししょうずいばんせっかいじゅつ

丘脑髓纹　視床髄条　ししょうずいじょう

丘脑外侧核　視床外側核　ししょうがいそくかく

丘脑外髓板　外側視床髄板　がいそくししょうずいばん

丘脑网状核　網様視床核　もうようししょうかく

丘脑尾侧脚　視床尾側脚　ししょうびそくきゃく

丘脑下部　視床下部　ししょうかぶ

丘脑下部垂体束　視床下部下垂体路　ししょうかぶかすいたいろ

丘脑下部沟　視床下溝　ししょうかこう

丘脑下部核　視床下核　ししょうかかく

丘脑下部核综合征　ルイス核体症候群　Luysかくたいしょうこうぐん

丘脑下部激素　視床下部ホルモン　ししょうかぶhormone

丘脑下部-脑垂体门脉循环　視床下部-下垂体門脈循環　ししょうかぶかすいたいもんみゃくじゅんかん

丘脑下部切开术　視床下部切開術　ししょうかぶせっかいじゅつ

丘脑下部性闭经　視床下部性無月経　ししょうかぶせいむげっけい

丘脑下部性肥胖　視床下部性肥満　ししょうかぶせいひまん

丘脑下部中枢　視床下部中枢　ししょうかぶちゅうすう

丘脑下部综合征　視床下部症候群　ししょうかぶしょうこうぐん

丘脑下沟　視床下溝　ししょうかこう

丘脑下脚　下視床脚　かししょうきゃく

丘脑型感觉障碍　視床型感覚障害　ししょうがたかんかくしょうがい

丘脑〔性〕癫痫　視床性てんかん　ししょうせいてんかん

丘脑性疼痛　視床性疼痛　ししょうせいとうつう

丘脑枕　視床枕　ししょうちん

丘脑正中核　視床中央核　ししょうちゅうおうかく

丘脑支　視床枝　ししょうし

丘脑中间腹侧核　中間視床腹側核　ちゅうかんししょうふくそくかく

丘脑中央辐射　中央視床放射　ちゅうおうししょうほうしゃ

丘脑中央核　視床中央核　ししょうちゅうおうかく

丘脑肿瘤　視床腫瘍　ししょうしゅよう

丘脑综合征　視床症候群,デジェリン・ルーサイ症候群　ししょうしょうこうぐん,Dejerine-Roussyしょうこうぐん

丘疱疹　丘疹小水疱　きゅうしんしょうすいほう

丘纹上静脉　上視床線条体静脈　じょうししょうせんじょうたいじょうみゃく

丘纹下静脉　下視床線条体静脈　かししょうせんじょうたいじょうみゃく

丘系　毛帯　もうたい

丘系层　毛帯層　もうたいそう

丘系交叉　毛帯交叉　もうたいこうさ

丘系三角　毛帯三角　もうたいさんかく

丘系下层　毛帯下層　もうたいかそう

丘疹　丘疹　きゅうしん

丘疹病　丘疹症　きゅうしんしょう

丘疹坏死性皮结核　丘疹壊死性皮膚結核　きゅうしんえしせいひふけっかく

丘疹坏死性皮结核疹　丘疹壊死性皮膚結核疹　きゅうしんえしせいひふけっかくしん

丘疹鳞屑性梅毒疹　丘疹鱗屑性梅毒疹　きゅうしんりんせつせいばいどくしん

丘疹脓疱　丘〔疹〕膿疱　きゅう〔しん〕のうほう

丘疹苔癣样银屑病　丘疹苔癬様乾癬　きゅうしんたいせんようかんせん

丘疹形成　丘疹形成　きゅうしんけいせい

丘疹性红斑　丘疹性紅斑　きゅうしんせいこうはん

丘疹性虹膜炎　丘疹性虹彩炎　きゅうしんせいこうさいえん

丘疹性结核疹　丘疹性結核疹　きゅうしんせいけっかくしん

丘疹性粘蛋白沉积〔症〕　丘疹性ムチン症　きゅうしんせいmucinしょう

丘疹性皮病　丘疹性皮膚症　きゅうしんせいひふしょう

丘疹性(状)湿疹　丘疹性湿疹　きゅうしんせいしっしん

丘疹样紫癜　丘疹様紫斑　きゅうしんようしはん

丘疹状梅毒疹　丘疹状梅毒疹　きゅうしんじょうばいどくしん

丘疹〔状〕荨麻疹　丘疹状じんま疹　きゅうしんじょうじんましん

丘疹状粟疹　丘疹状粟粒疹　きゅうしんじょうぞくりゅうしん

丘疹状阴道炎　丘疹状膣炎　きゅうしんじょうちつえん

秋刀鱼毒素　サウリン　saurine

秋海棠　秋海棠　シュウカイドウ

秋海棠科　秋海棠科　シュウカイドウか

秋季热　秋疢　あきやみ

秋葵　オクラ,秋葵　okro,シュウキ

秋葵属　秋葵属　シュウキぞく

秋葵素　オクリン　okrin

秋兰姆　サーラム　thiram

秋裂碱胺　コルヒチナミド　colchicinamide

秋水仙　イヌサフラン

秋水仙胺　デメコルチン,コルセミド,コルハミン　demecolcine,colcemid,colchamine

秋水仙碱苷　コルヒコシド　colchicoside

秋水仙属　コルヒクム属　Colchicumぞく

秋水仙素(碱)　コルヒチン　colchicine

秋水仙酰胺　コルヒチナミド　colchicinamide

秋恙螨　秋ダニ　アキダニ

秋英甙　コスモシイン　cosmosiin

蚯蚓素　ルンブリシン　lumbricin

蚯蚓血红蛋白辅基　ヘモフェリン　hemoferrin

蚯蚓状　虫状　ちゅうじょう

楸树　キササゲ

qiú　犹求球巯

犹狳属　犹狳属,ヨロイネズミ属　キュウヨぞく,ヨロイネズミぞく

求雌狂　男子性欲亢進,男子色情狂　だんしせいよくこうしん,だんししきじょうきょう

求积仪　面積計,測面器　めんせきけい,そくめんき

求偶二醇　エストラジオール　estradiol

求偶狂　結婚狂　けっこんきょう

球瓣　ボールバルブ,ボール弁　ball valve,ballべん
球壁硬度　眼球壁硬度　がんきゅうへきこうど
球孢子虫（菌）病　コクシジオイデス症　coccidioidesしょう
球孢子菌病性关节炎　コクシジオイデス性関節炎　coccidioidesせいかんせつえん
球孢子菌瘤　コクシジオイデス腫　Coccidioidesしゅ
球孢子菌目　コクシジオイデス目　Coccidiodesもく
球孢子菌属　コクシジオイデス属　Coccidiodesぞく
球孢子菌素　コクシジオイジン　coccidioidin
球孢子菌性肉芽肿　コクシジオイデス性肉芽腫　coccidioidesせいにくがしゅ
球虫　コクシジウム　Coccidium
球虫病　コクシジウム病　Coccidiumびょう
球虫目　コクシジウム目　Coccidiumもく
球蛋白　グロブリン　globulin
　α-球蛋白　α-グロブリン　α-globulin
　α₁球蛋白　α₁-グロブリン　α₁-globulin
　α₂球蛋白　α₂-グロブリン　α₂-globulin
　β球蛋白　β-グロブリン　β-globulin
　γ球蛋白　γ-グロブリン　γ-globulin
　AC球蛋白　AC-グロブリン　AC-globulin
球蛋白X　グロブリンX　globulin X
球蛋白尿　グロブリン尿　globulinにょう
球蛋白脎　グロブロース　globulose
球蛋白水试验　グロブリン水試験　globulinみずしけん
球蛋白血　グロブリン血　globulinけつ
球蛋白血栓　グロブリン血栓　globulinけっせん
球蛋白与白蛋白试验　ノンネ・アペルト試験　Nonne-Apeltしけん
β₁-球蛋白转运蛋白　β₁-グロブリン輸送蛋白　β₁-globulinゆそうたんぱく
球滴定管　チェンバービュレット　chamber burette
球杆菌属　球杆菌属　きゅうかんきんぞく
球管平衡　糸球体尿細管均衡　しきゅうたいにょうさいかんきんこう
球海绵体反射　球海綿体反射　きゅうかいめんたいはんしゃ
球海绵体肌　球海綿体筋　きゅうかいめんたいきん
球颌囊肿　球状上顎嚢胞　きゅうじょうじょうがくのうほう
球颌突囊肿　球状上顎突嚢腫　きゅうじょうじょうがくとつのうしゅ
球后出血　〔眼〕球後出血　〔がん〕きゅうごしゅっけつ
球后毛细血管　球後毛細血管　きゅうごもうさいけっかん
球后视神经炎　球後視神経炎　きゅうごししんけいえん
球后注射　球後注射　きゅうごちゅうしゃ
球花分苷　グロブラレチン　globularetin
球花科　グロブラリア科　Globulariaか
球花苦苷　グロブラリン　globularin
球花属　グロブラリア属　Globulariaぞく
球间区　球間区　きゅうかんく
球间隙　球間腔　きゅうかんこう
球间牙本质　球間象牙質　きゅうかんぞうげしつ
球结膜　眼球結膜　がんきゅうけつまく
球结膜恶性肿瘤切除术　眼球結膜悪性腫瘍切除術　がんきゅうけつまくあくせいしゅようせつじょじゅつ
球结膜环状切〔除〕术　球結膜輪状切除術　きゅうけつまくりんじょうせつじょじゅつ
球结膜环状切开〔术〕　球結膜輪状切開〔術〕　きゅうけつま

くりんじょうせっかい〔じゅつ〕
球结膜水肿　球結膜水腫　きゅうけつまくすいしゅ
球结膜异位　眼球結膜転位　がんきゅうけつまくてんい
球筋膜　テノン嚢　Tenonのう
球筋膜炎　テノン嚢炎　Tenonのうえん
球茎　球茎　きゅうけい
球菌　球菌　きゅうきん
球晶　球晶　きゅうしょう
球菌科　球菌科　きゅうきんか
球菌属　球菌属　きゅうきんぞく
球粒体　スフェロプラスト　spheroplast
球硫细菌属　チオスフェレラ属　Thiosphaerellaぞく
球螺旋纤维　円錐螺旋繊維　えんすいらせんせんい
球麻痹　球麻痺　きゅうまひ
球面镜〔片〕　球面レンズ　きゅうめんlens
球面象差　球面収差　きゅうめんしゅうさ
球磨机　ボールミル　ball mill
球囊　小嚢,球形嚢　しょうのう,きゅうけいのう
球囊斑　球形嚢斑　きゅうけいのうはん
球囊减压术　球形嚢減圧術　きゅうけいのうげんあつじゅつ
球囊筛区　球形嚢篩状野　きゅうけいのうしじょうや
球囊神经　球形嚢神経　きゅうけいのうしんけい
球囊隐窝　球形嚢陥凹,嚢状陥凹　きゅうけいのうかんおう,のうじょうかんおう
球内系膜区　球内メサンギウム区　きゅうないmesangiumく
球内系膜细胞　球内メサンギウム細胞　きゅうないmesangiumさいぼう
球拟酵母病　トルロプシス症　torulopsisしょう
球拟酵母属　トルロプシス属　Torulopsisぞく
球拍状胎盘　羽子板状胎盤　はごいたじょうたいばん
球旁器　糸球体近接部装置,傍糸球体装置　しきゅうたいきんせつぶそうち,ぼうしきゅうたいそうち
球旁细胞　糸球体近接細胞　しきゅうたいきんせつさいぼう
球切除术　頸動脈球切除術　けいどうみゃくきゅうせつじょじゅつ
球外系膜区　球外メサンギウム区　きゅうがいmesangiumく
球外系膜细胞　球外メサンギウム細胞　きゅうがいmesangiumさいぼう
球窝关节　球関節　きゅうかんせつ
球腺　糸球状腺　しきゅうじょうせん
球形白细胞　球状白血球　きゅうじょうはっけっきゅう
球形瓣膜　玉弁,ボール弁　たまべん,ballべん
球形包涵物　球形封入体　きゅうけいふうにゅうたい
球形钙化层状小体　球形石灰化層板小体　きゅうけいせっかいかそうばんしょうたい
球形红细胞　球状赤血球　きゅうじょうせっけっきゅう
球形红细胞症　球状赤血球症　きゅうじょうせっけっきゅうしょう
球形角膜　球状角膜　きゅうじょうかくまく
球形晶状体　球形水晶体　きゅうけいすいしょうたい
球形晶状体青光眼　マルケサニ症候群緑内障　Marchesaniしょうこうぐんりょくないしょう
球形母细胞瘤　スフェロブラストーマ　spheroblastoma
球形人工瓣膜　球状人工弁膜　きゅうじょうじんこうべん

まく
球形烧瓶・球形フラスコ きゅうけいflask
球形体 球状体 きゅうじょうたい
球形头畸胎 球頭体奇形 きゅうとうたいきけい
球形(状)血栓 球状血栓 きゅうじょうけっせん
球形芽柄细菌 球形ブラストコウリス きゅうけい Blastocaulis
球形银汞合金 球形銀アマルガム きゅうけいぎんamalgam
球型肌动蛋白 Gアクチン G actin
球衣细菌属 スフェロチラス属 Sphaerotilusぞく
球样体 球様体 きゅうようたい
球状 DAN 球状 DNA きゅうじょう DNA
球状病灶 球状病巣 きゅうじょうびょうそう
球状带 〔糸〕球状帯 〔し〕きゅうじょうたい
球状蛋白〔质〕 球状蛋白〔質〕 きゅうじょうたんぱく〔しつ〕
球状感觉 球覚 きゅうかく
球状核 球状核 きゅうじょうかく
球状结晶 球晶 きゅうしょう
球状精子 球状精子 きゅうじょうせいし
球状瘤 球状腫 きゅうじょうしゅ
球状深脓疱 球状深部膿瘡 きゅうじょうしんぶのうそう
球状石 球石 きゅうせき
球状体 球状体 きゅうじょうたい
球状物 球状物 きゅうじょうぶつ
球状细胞癌 球状細胞癌 きゅうじょうさいぼうがん
球状小粒 球状粒 きゅうじょうりゅう
球状小体 球状小体 きゅうじょうしょうたい
球状硬便 糞石,糞塊 ふんせき,ふんかい
巯基 メルカプト mercapto
巯基螯合剂 チオールキレート化剤 thiolchelateかざい
2-巯基苯咪唑 2-メルカプトベンズイミダゾール 2-mercaptobenzimidazole
2-巯基苯噻唑 2-メルカプトベンズチアゾール 2-mercaptobenzthiazole
2-巯基-4-丙基咪唑 2-メルカプト-4-プロピルイミダゾール 2-mercapto-4-propylimidazole
巯基丙酸 メルカプトプロピオン酸 mercaptopropionさん
β-巯基丙酸 β-メルカプトプロピオン酸 β-mercaptopropionさん
2-巯基噁唑啉 2-メルカプトオキサゾリン 2-mercapto-oxazoline
2-巯基甲基咪唑 2-メルカプトメチルグリオキサリン 2-mercaptomethylglyoxaline
2-巯基咪唑 2-メルカプトイミダゾール 2-mercaptoimidazol
6-巯基嘌呤 6-メルカプトプリン,6-MP 6-mercaptopurine
巯基酸 メルカプタン酸 mercaptanさん
β-巯基乙胺 β-メルカプトエチルアミン β-mercaptoethylamine
α-巯基乙醇 α-メルカプトエタノール α-mercaptoethanol
巯基乙酸 チオグリコール酸 thioglycolさん
巯基乙酸钠 チオグリコール酸ナトリウム thioglycolさんnatrium
巯基乙酸萘胺 チオナリド thionalid
巯甲丙脯氨酸 カプトプリル captopril

巯羟基酸 メルカプタン酸 mercaptanさん
巯乙胺 メルカプトエチルアミン mercaptoethylamine

QU 区曲驱屈祛蛆躯趋取龋去

qū 区曲驱屈祛蛆躯趋

区 区,区域,野,領 く,くいき,や,りょう
　弗累西格氏区 フレヒシッヒ野 Flechsigや
　基塞尔巴赫氏区 キーセルバッハ野 Kiesselbachや
区别反应 区別反応 くべつはんのう
区别试验 区別試験 くべつしけん
区带电泳 ゾーン電気泳動 zoneでんきえいどう
区带离心法 ゾーン遠心法 zoneえんしんほう
区间估计 区間推定 くかんすいてい
区医院 地区病院 ちくびょういん
HLA区域 HLA区域 HLAくいき
区域反射 局所反射 きょくしょはんしゃ
区域麻醉 局所麻酔,部分麻酔 きょくしょますい,ぶぶんますい
区域性肺功能 局所肺機能 きょくしょはいきのう
区域阻滞 局所遮断 きょくしょしゃだん
区域阻滞麻醉 局所遮断麻酔 きょくしょしゃだんますい
曲 曲,彎曲 きょく,わんきょく
曲部 曲部,彎曲部 きょくぶ,わんきょくぶ
曲度计 彎曲計 わんきょくけい
曲度性屈光不正 彎曲性屈折異常 わんきょくせいくっせついじょう
曲度远视 彎曲性遠視 わんきょくせいえんし
曲古霉素 トリコマイシン trichomycin
曲颈夹 レトルトクランプ retort clamp
曲颈甑 レトルト retort
曲菌性心内膜炎 アスペルギルス性心内膜炎 aspergillusせいしんないまくえん
曲利木红 トリペンレッド trypan red
曲率 曲率 きょくりつ
曲率半径 曲率半径 きょくりつはんけい
曲率中心 曲率中心 きょくりつちゅうしん
曲霉(菌)病 アスペルギルス症 aspergillusしょう
曲霉(菌)病性关节炎 アスペルギルス性関節炎 aspergillusせいかんせつえん
曲霉(菌)科 アスペルギルス科 Aspeggillusか
曲霉(菌)目 アスペルギルス目 Aspergillusもく
曲霉(菌)属 アスペルギルス属 Aspergillusぞく
曲霉(菌)素 アスペルギリン aspergillin
曲霉酸 アスペルギリン酸 aspergillinさん
曲霉肿 アスペルギルス腫 aspergillusしゅ
曲霉中毒 アスペルギルス中毒 aspergillusちゅうどく
曲斯科窥器 クスコー腟鏡 Cuscoちつきょう
曲腕畸形 マデルング手変形 Madelungしゅへんけい
曲细精管 曲精細管 きょくせいさいかん
曲细精管发育不全 曲精細管発育不全 きょくせいさいかんはついくふぜん
曲线参数 曲線助変数,曲線パラメーター きょくせんじょへんすう,きょくせんparameter
曲线方程 曲線方程 きょくせんほうてい
曲线分析 曲線分析 きょくせんぶんせき
曲线高度 曲線の高さ きょくせんのたかさ
曲线回归 回帰曲線 かいききょくせん
曲线回归方程 回帰曲線方程 かいききょくせんほうてい

曲线描记器　キモグラフ,運動動態記録器　kymograph,うんどうどうたいきろくき

曲线配合　カーブ フィッティング　curve fitting

曲线图　曲線図　きょくせんず

曲线相关　曲線相関　きょくせんそうかん

曲线振动均数　曲線振動平均値　きょくせんしんどうへいきんち

曲影症　錯視症　さくししょう

曲张精索静脉切除术　精索静脈瘤切除術　せいさくじょうみゃくりゅうせつじょじゅつ

曲张静脉刀　静脈瘤切開刀　じょうみゃくりゅうせっかいとう

曲张静脉缝合结扎术　静脈瘤縫合結紮術　じょうみゃくりゅうほうごうけっさつじゅつ

曲张静脉切除术　静脈瘤切除術　じょうみゃくりゅうせつじょじゅつ

曲张静脉切开术　静脈瘤切開術　じょうみゃくりゅうせっかいじゅつ

曲张静脉炎　静脈瘤性静脈炎　じょうみゃくりゅうせいじょうみゃくえん

曲张静脉硬化法　静脈瘤硬化療法　じょうみゃくりゅうこうかりょうほう

曲张静脉硬化剂注射疗法　静脈瘤硬化剤注射療法　じょうみゃくりゅうこうかざいちゅうしゃりょうほう

曲张静脉扎术　静脈瘤結紮術　じょうみゃくりゅうけっさつじゅつほう

曲张静脉造影(照相)术　静脈瘤造影術　じょうみゃくりゅうぞうえいじゅつ

曲张链丝菌素　ストレプトバリシン,ダラシン　streptovaricin,dalacin

曲张状动脉瘤　蔓状動脈瘤　まんじょうどうみゃくりゅう

驱避剂　忌避剤,リペレント　きひざい,repellent

驱肠虫疗法　駆虫療法　くちゅうりょうほう

驱〔肠〕虫药　駆虫薬,虫下し　くちゅうやく,ムシくだし

驱虫草属　アカネ属　あかねぞく

驱虫草素　スピゲリン　spigeline

驱虫豆素　クリサロビン　chrysarobin

驱虫豆素软膏　クリサロビン軟膏　chrysarobinなんこう

驱虫合欢　ムーセンナ　musenna

驱虫合欢碱　ムッサニン　mussanine

驱虫净　テトラミゾール　tetramisole

驱动力　駆動力　くどうりょく

驱动器　駆動器　くどうき

驱风剂　駆風剤　くふうざい

驱蛔灵　クエン酸ピペラジン　クエンさんpiperazine

驱蛔素　アスカリドール,サントニン　ascaridol,santonin

驱寄生虫药　寄生虫駆除薬　きせいちゅうくじょやく

驱昆虫剂　昆虫忌避剤,防虫薬　こんちゅうきひざい,ぼうちゅうやく

驱梅剂　駆梅剤　くばいざい

驱梅治疗　駆梅治療　くばいちりょう

驱蛲虫药　蟯虫駆除薬　ぎょうちゅうくじょやく

驱蛲灵　スチルバジウム　stilbazium

驱蠕虫药　駆虫薬　くちゅうやく

驱石剂　結石排出剤　けっせきはいしゅつざい

驱绦虫剂　条虫駆除薬　じょうちゅうくじょやく

驱蚊剂　防蚊薬,蚊忌避薬　ぼうかやく,かきひやく

驱蚊油　防蚊油　ぼうかゆ

驱血法　瀉血法　しゃけつほう

屈　屈曲　くっきょく

屈服点　降伏点　こうふくてん

屈服值　降伏値　こうふくち

屈光　屈折　くっせつ

屈光不正　屈折異常　くっせついじょう

屈光不正测量器　屈折異常測量器　くっせついじょうそくりょうき

屈光不正检查器　屈折異常測定器　くっせついじょうそくていき

屈光不正者　非正視者　ひせいししゃ

屈光参差　左右異種屈折,異種不同視　さゆういしゅくっせつ,いしゅふどうし

屈光参差者　異種不同視者　いしゅふどうししゃ

屈光测量　屈折率測定〔法〕　くっせつりつそくてい〔ほう〕

屈光度　ジオプトリー　dioptry

屈光改变　屈折変化　くっせつへんか

屈光计　屈折計　くっせつけい

屈光计检查　屈折率測定　くっせつりつそくてい

屈光检查法　屈折率測定法　くっせつりつそくていほう

屈光检查计　屈折計,屈折率測定器　くっせつけい,くっせつりつそくていき

屈光介质　屈折媒質　くっせつばいしつ

屈光力　屈折力　くっせつりょく

屈光率　屈折率　くっせつりつ

屈光系统　屈折系　くっせつけい

屈光学　光屈折学　ひかりくっせつがく

屈光正常　正視眼　せいしがん

屈光指数　屈折指数　くっせつしすう

屈光装置　屈折装置　くっせつそうち

屈肌　屈筋　くっきん

屈肌点　屈筋点　くっきんてん

屈〔肌〕反射　屈筋反射　くっきんはんしゃ

屈肌反射试验　屈筋反射試験　くっきんはんしゃしけん

屈肌强直　屈筋強直　くっきんきょうちょく

屈肌支持带　屈筋支帯　くっきんしたい

屈肌总腱鞘　総屈筋腱鞘　そうくっきんけんしょう

屈颈试验　ブルジンスキー徴候　Brudzinskiちょうこう

屈髋现象　股屈現象　こくつげんしょう

屈髋直腿试验　ケルニク試験　Kernigしけん

屈米通　トリメトン　trimeton

屈拇长肌腱腱鞘炎　長母指屈筋腱腱滑膜炎　ちょうぼしくっきんけんかつまくえん

屈挠不能　関節不屈,関節直強　かんせつふくつ,かんせつきょうちょく

屈曲　屈曲　くっきょく

屈〔曲〕反射　屈曲反射　くっきょくはんしゃ

屈曲骨折　撓曲骨折　とうきょくこっせつ

屈曲过度　過屈曲　かくっきょく

屈曲畸形　屈曲奇形　くっきょくきけい

屈曲性　可撓性　かとうせい

屈曲性截瘫　屈曲性対麻痺　くっきょくせいついまひ

屈曲指　屈指〔症〕　くっし〔しょう〕

屈生丁　トラセンチン　trasentine

屈氏韧带　トライツ靭帯　Treitzじんたい

屈斯氏病灶　キュッス病巣　Kussびょうそう

屈斯特内氏臀位钩　キュストネル殿位鉤　Kustnerでんいこう

屈斯特内氏征　キュストネル徴候　Kustnerちょうこう
屈斯特氏疝　キュステル ヘルニア　Kuster hernia
屈斯特氏征　キュステル徴候　Kusterちょうこう
屈腕试验　手根屈曲試験　しゅこんくっきょくしけん
屈戌关节　蝶番関節　ちょうばんかんせつ
屈膝　屈膝　くっしつ
屈展旋伸征　パトリック徴候，ファベレ徴候　patrickちょうこう，fabereちょうこう
屈折率　屈折率　くっせつりつ
屈折包柔氏螺旋体　レフリンゲンス トレポネーマ　Refringens treponema
屈折枪创　反屈射創　はんくつしゃそう
屈肘反射　二頭腕筋反射　にとうわんきんはんしゃ
屈指肌腱　指屈筋腱　しくつきんけん
屈指肌腱腱鞘炎　指屈筋腱腱鞘炎　しくつきんけんけんしょうえん
祛痰剂　去痰剤　きょたんざい
祛脂乙酯　クロフィブレート　clofibrate
蛆　ウジ
蛆〔虫〕病　蠅幼虫症，蛆病　ハエようちゅうしょう，ウジびょう
躯干　驅幹，体幹　くかん，たいかん
躯干不全畸胎　驅幹奇形体　くかんきけいたい
躯干泛发性血管角质瘤　広汎性体幹角化(被角)血管腫　こうはんせいたいかんかっか(ひかく)けっかんしゅ
躯干联胎畸形　連体奇形　れんたいきけい
躯干前曲症　背屈症　はいくつしょう
躯干神经　体神経　たいしんけい
躯干小畸胎　矮小体　わいしょうたい
躯干小〔畸形〕　小体症，侏儒　しょうたいしょう，しゅじゅ
躯裂畸胎　驅幹分裂奇形体　くかんぶんれつきけいたい
躯裂〔畸形〕　驅幹分裂奇形　くかんぶんれつきけい
躯体　体幹，驅幹，身体　たいかん，くかん，しんたい
躯体病　身体病　しんたいびょう
躯体病幻想　身体病恐怖性精神病　しんたいびょうきょうふせいせいしんびょう
躯体传出脑神经　体性遠心性脳神経　たいせいえんしんせいのうしんけい
躯体刺激素　成長ホルモン，ソマトトロピン　せいちょうhormone，somatotropin
躯体肥厚　軟部肥厚〔症〕　なんぶひこう〔しょう〕
躯体感觉　体性感覚，体感　たいせいかんかく，たいかん
躯体感觉皮层　体性感覚皮質　たいせいかんかくひしつ
躯体感觉区　体感覚野　たいかんかくや
躯体化　身体化　しんたいか
躯体机能　体性機能　たいせいきのう
躯体机能代表区　体性機能区　たいせいきのうく
躯体解剖学　身体解剖学　しんたいかいぼうがく
躯体觉　身体感覚　しんたいかんかく
躯体裂　体裂　たいれつ
躯体内脏反射　身体内臓反射　しんたいないぞうはんしゃ
躯体容积描记器　体(驅)幹プレチスモグラフ　たい(く)かんplethysmograph
躯体神经　体神経　たいしんけい
躯体受体　体感受容体　たいかんじゅようたい
躯体死　身体死　しんたいし
躯体痛　体性痛　たいせいつう
躯体温度分布描记术　テルモト ポグラフィ

thermotopography
躯体稳定素　ソマトスタチン　somatostatin
躯体Ｘ线照片　体軀Ｘ線図　たいくＸせんず
躯体性　身体性　しんたいせい
躯体性精神病　身体的精神病　しんたいてきせいしんびょう
躯体〔性〕神经机能病　体機能障害性神経症，真性神経症　たいきのうしょうがいせいしんけいしょう，しんせいしんけいしょう
躯体学　身体学，生体学　しんたいがく，せいたいがく
躯体运动　身体運動　しんたいうんどう
躯体早熟　身体早熟　しんせいそうじゅく
躯体治疗　身体治療〔法〕　しんたいちりょう〔ほう〕
躯型发生　体形成　たいけいせい
趋触性　触走性　しょくそうせい
趋地性　走地性　そうちせい
趋电性　電気走性　でんきそうせい
趋光节律　走光性律動　そうこうせいりつどう
趋光性　走光性　そうこうせい
趋核染质性　染色質走性　せんしょくしつそうせい
趋化性　化学走性，走化性　かがくそうせい，そうかせい
趋化性缺陷　走化性欠陥　そうかせいけっかん
趋化性因子测定　走化性因子アッセイ　そうかせいいんしassay
趋化因子　走化因子　そうかいんし
趋化作用　走化作用　そうかさよう
趋菌素　バクテリオトロピン　bacteriotropin
趋内脏现象　内臓向性現象　ないぞうこうせいげんしょう
趋脾胸腺细胞　脾向性胸腺細胞　ひこうせいきょうせんさいぼう
趋器官性　臓器向性　ぞうきこうせい
趋热性　熱走性　ねつそうせい
趋日(阳)性　走日性，向日性　そうじつせい，こうじつせい
趋溶酶体药物　リ(ライ)ソソーム向性薬　lysosomeこうせいやく
趋渗性　走濃性　そうのうせい
趋声性　走音声性　そうおんせいせい
趋实体性　走固性　そうこせい
趋食性　食物趨向性　しょくもつすうこうせい
趋势(向)　傾向　けいこう
趋势分析　傾向分析　けいこうぶんせき
趋势面分析　傾向面分析　けいこうめんぶんせき
趋水性　走水性　そうすいせい
趋温性　熱走性　ねつそうせい
趋细胞性　向細胞性　こうさいぼうせい
趋向素　アットラキシン　attraxin
趋〔向〕性　走性，向性，趨性　そうせい，こうせい，すうせい
趋氧作用　走気性　そうきせい
趋药性　薬物走性，薬物向性　やくぶつそうせい，やくぶつこうせい
趋脂药　脂肪作用薬　しぼうさようやく
趋中性　走中心性　そうちゅうしんせい

qǔ 取龋

取代　置換　ちかん
α-取代　α-置換　α-ちかん
取代苯　置換ベンゼン　ちかんbenzene
取代反应　置換反応　ちかんはんのう
取代基　置換基　ちかんき

取代基常数　置換基定数　ちかんきていすう
取代物　代用品　だいようひん
取代效应　置換効果　ちかんこうか
取代衍生物　置換誘導体　ちかんゆうどうたい
取代展开　置換展開　ちかんてんかい
取代作用　置換作用　ちかんさよう
取环术　子宮内避妊器具除去術　しきゅうないひにんきぐじょきょじゅつ
取瘤质刀　セレクトーム　celectome
取模　印像採得　いんぞうさいとく
取石钳　結石鉗子　けっせきかんし
取向　オリエンテーション　orientation
取向因素　オリエンテーション因子　orientationいんし
取样　サンプリング，標本採取　sampling，ひょうほんさいしゅ
取样管　標本採取管　ひょうほんさいしゅかん
取样器　サンプラー　sampler
齲变形虫　歯肉アメーバ　しにくamoeba
齲病　カリエス，う食　caries，うしょく
齲齿(牙)　う歯，むしば　うし
齲齿激光光谱分析仪　う食レーザースペクトル分析器　うしょくlaser spectrumぶんせきき
齲齿挖匙　う食エキスカベトル　うしょくexcavator
齲齿预防　う食預防　うしょくよぼう
齲洞　う窩　うか
齲洞分类　う窩分類　うかぶんるい
齲发病率　う食発生率　うしょくはっせいりつ
齲发生　う食発生　うしょくはっせい
齲活动试验　う食活動試験　うしょくかつどうしけん
齲蚀　う食　うしょく
齲蚀性　う食性，カリエス性　うしょくせい，cariesせい
齲损区　う食区　うしょくく

qù　去

去补体　補体除去　ほたいじょきょ
去颤器　細動除去器　さいどうじょきょき
去磁　消磁　しょうじ
去除热原法　発熱物質除去法　はつねつぶっしつじょきょほう
去〔大〕脑　除脳　じょのう
去大脑皮质综合征　除脳皮質症候群　じょのうひしつしょうこうぐん
去〔大〕脑强(僵)直　除脳硬直　じょのうこうちょく
去大脑强直发作　除脳硬直発作　じょのうこうちょくほっさ
去大脑状态　除脳状態　じょのうじょうたい
去大脑姿势　除脳姿勢　じょのうしせい
去氮作用　脱窒素作用　だっちっそさよう
去电子作用　脱電子作用　だつでんしさよう
去分化　脱分化　だつぶんか
去封闭性抗体　非ブロック化抗体　ひblockかこうたい
去封闭因子　非ブロック化因子　ひblockかいんし
去钙作用　脱灰作用　だっかいさよう
去肝　肝臓除去　かんぞうじょきょ
去离子水　イオン消失水　ionしょうしつすい
去睾　去勢　きょせい
去睾样状态　宦官様状態　かんがんようじょうたい
去睾者　去勢者　きょせいしゃ
去垢剂　洗剤　せんざい
去过敏　アレルギー中和作用　Allergieちゅうわさよう

去核细胞　脱核細胞　だっかくさいぼう
去活毒液　アナベニン　anavenin
去激发　去興奮　きょこうふん
去极化电极　脱分極電極　だつぶんきょくでんきょく
去极化剂　脱分極剤　だつぶんきょくざい
去极化类肌肉松弛药　脱分極化類筋弛緩剤　だつぶんきょくかるいきんしかんざい
去极化〔作用〕　脱分極〔作用〕　だつぶんきょく〔さよう〕
去甲阿密替林　ノルトリプチリン　nortriptyline
去甲阿托品　ノルアトロピン　noratropine
去甲氨基比林　ノルアミドピリン　noramidopyrine
去甲变肾上腺素　ノルメタネフリン　normetanephrine
去甲槟榔次碱　グバシン　guvacine
去甲槟榔碱　グバコリン　guvacoline
去甲丙咪嗪　デシプラミン　desipramine
去甲杜鹃素　デメチルファレオール　demethylfarreol
19-去甲二醋酸甾　19-ノルステロイド二酢酸塩　19-norsteroidにさくさんえん
去甲二氢菊木酸　ノルジハイドログアレチン酸　nordihydroguiaretinさん
去甲睾酮　ノルテストステロン　nortestosterone
19-去甲睾酮　19-ノルテストステロン，ナンドロロン　19-nortestosterone，nandrolone
去甲〔基〕肾上腺素　ノルアドレナリン　noradrenalin
去-O-甲基淫羊藿苷　デス-O-メチルイカルチン　des-O-methylicartin
19-去甲基甾体化合物　19-ノルステロイド　19-norsteroid
去甲金霉素　デメチルクロルテトラサイクリン，デクロサイクリン　demethylchlortetracyclin，declocycline
去甲可待因　ノルコデイン　norcodeine
去甲莨菪碱　ノルヒヨスチアミン，ソランドリン　norhyoscyamine，solandrin
去甲利福平　デメチルリファンピン　demethylrifampin
去甲氯四环素　デメチルクロルテトラサイクリン，デクロマイシン　demethylchlortetracycline，declomycin
去甲麻黄碱　ノルエフェドリン　norephedrine
去甲吗啡　ノルモルフィン　normorphine
去甲绵马素　デサスピジン　desaspidin
去甲那可丁　ノルナルコチン　nornarcotine
去甲秋水仙碱　コルヒセイン　colchiceine
去甲羟〔基〕安定　オキサゼパム　oxazepam
去甲去水淫羊藿黄素　ノルアンヒドロイカリチン　noranhydroicaritin
去甲三尖杉酯碱　デメチルセファロタキシン　demethylcephalotaxine
去甲山道年　ノルサントニン　norsantonin
去甲肾上腺素能受体　ノルアドレナリン作動性レセプタ　noradrenalineさどうせいreceptor
去甲四环素　デメチルテトラサイクリン　demethyltetracycline
去甲托品酮　ノルトロピノン　nortropinon
去甲伪麻黄碱　ノルプソイドエフェドリン　norpseudoephedrine
去甲新福林　デメチルネオシネフリン　demethylneosynephrine
去甲雄甾烯醇酮　ノルアンドロスタノロン　norandrostanolone
去甲烟碱　ノルニコチン　nornicotine

去甲氧安定　デモキセパム　demoxepam
去甲氧利血平　デセルピジン　deserpidine
去甲氧罂粟碱　オイパベリン　eupaverine
去甲甾　ノルステロイド　norsteroid
去甲唑啉头孢菌素　セフテゾール　ceftezol
去离子作用　イオン消失作用　ionしょうしつさよう
去粒　脱顆粒，顆粒消失　だつかりゅう，かりゅうしょうしつ
去氯羟嗪　デクロキシジン　decloxizine
去敏灵　塩酸ピリベンザミン　えんさんpyribenzamine
去沫剂　消泡剤　しょうほうざい
去男性特征　男性性徴消失，脱男性　だんせいせいちょうしょうしつ，だつだんせい
去脑动物　除脳動物　じょのうどうぶつ
去脑法　除脳法　じょのうほう
去脑器　除脳器　じょのうき
去脑术　除脳術　じょのうじゅつ
去脑样病人　除脳様患者　じょのうようかんじゃ
去耦　デカップリング　decoupling
去胚卵　除胚子卵　じょはいしらん
去皮质　除皮質　じょひしつ
去皮质僵直　除皮質硬直　じょひしつこうちょく
去皮质术　皮質除去術　ひしつじょきょじゅつ
去皮质状态　除皮質状態　じょひしつじょうたい
去氢八角枫碱　アナタビン　anatabin
去氢贝母碱　フリチラリン　fritillarine
去氢醋酸　デヒドロ酢酸　dehydroさくさん
去氢胆碱　デヒコリン　dehycholine
去氢胆酸　デヒドロコール酸　dehydrocholさん
去氢毒藜碱　アフィリジン　aphyllidine
去氢毒芹碱　コニセイン　coniceine
9-去氢海柯皂苷元　9-デヒドロヘコゲニン　9-dehydrohecogenin
去氢甲睾酮　メタンジエノン　methandienone
去氢甲孕酮　メゲストロール　megestrol
去氢可的松　デヒドロコルチゾン　dehydrocortisone
去氢可来达明　デヒドロコリダルミン　dehydrocorydalmine
去氢骆驼蓬碱　ハルミン　halmine
去氢皮质醇　テヒドロコルチソール　dehydrocortisol
11-去氢皮质〔甾〕酮　11-デヒドロコルチコステロン　11-dehydrocorticosterone
去氢吐根碱(依米丁)　デヒドロエメチン　dehydroemetine
去氢延胡索碱　デヒドロコリダリン　dehydrocorydaline
16-去氢洋地黄毒苷　16-アンヒドロジギトキシゲニン　16-anhydrodigitoxigenin
去氢异雄酮　デヒドロイソアンドロステロン　dehydroisoandrosterone
去舌术　舌切除術　ぜつせつじょじゅつ
去神经　除神経　じょしんけい
去神经法　除神経法　じょしんけいほう
去神经增敏　神経除去性過敏　しんけいじょきょせいかびん
去肾性高血压　腎欠損高血圧　じんけっそんこうけつあつ
去生机　失活，除活　しっかつ，じょかつ
去生殖腺者　去勢者　きょせいしゃ
去湿机　乾燥機　かんそうき
去湿剂　乾燥剤　かんそうざい
去势　去勢　きょせい

去势情绪　去勢情緒　きょせいじょうしょ
去势细胞　去勢細胞　きょせいさいぼう
去势治疗　去勢治療　きょせいちりょう
去水阿托品　アポアトロピン　apoatropine
去水糖　無水糖　むすいとう
去水异紫草素　アンヒドロアルカニン　anhydroalkannin
去水淫羊藿(黄)素　アンヒドロイカリチン　anhydroicaritin
去水〔作用〕　脱水〔作用〕　だっすい〔さよう〕
去酸〔作用〕　脱酸〔作用〕　だっさん〔さよう〕
去髓〔术〕　抜髄〔法〕,歯髄摘出〔術〕　ばつずい〔ほう〕,しずいてきしゅつ〔じゅつ〕
去条件化　脱条件づけ　だつじょうけんづけ
去铁胺　デフェロキサミン　deferoxamine
去铁敏　デスフェラール　desferal
去铁铁蛋白　アポフェリチン　apoferritin
去同步化〔作用〕　脱同期化　だつどうきか
去同步睡眠　レム睡眠　REMすいみん
去痛定　パイミノジン　piminodine
去污剂　洗剤　せんざい
去污染〔作用〕　汚染除去〔作用〕　おせんじょきょ〔さよう〕
去细菌〔作用〕　細菌除去〔作用〕　さいきんじょきょ〔さよう〕
去纤颤器　細動除去器　さいどうじょきょき
去纤〔维〕颤〔动〕　細動除去　さいどうじょきょ
去纤维蛋白　脱繊維素〔法〕　だつせんいそ〔ほう〕
去纤维蛋白血　脱繊維素血　だつせんいそけつ
去纤维蛋白综合征　脱繊維素症候群　だつせんいそしょうこうぐん
去小脑〔法〕　小脳除去〔法〕　しょうのうじょきょ〔ほう〕
去血红蛋白　血色素除去　けつしきそじょきょ
去血浆法　血漿搬出法,プラズマフェレーゼ　けっしょうはんしゅつほう,Plasmapherese
去炎松　トリアムシノロン　triamcinolone
去盐〔化〕　脱塩〔化〕　だつえんか
去氧安定　メダゼパム　medazepam
去氧苯〔巴〕比妥　プリミドン　primidone
去氧穿心莲内酯　デオキシアンドログラホリド　deoxyandrographolide
去氧胆酸　デオキシコール酸　deoxycholさん
去氧甘草次酸　デオキシグリシレチン酸　deoxyglycyrrhetinさん
去氧核糖核酸,DNA　デオキシリボ核酸,DNA　deoxyriboかくさん
去氧核糖核酸酶　デオキシリボヌクレアーゼ,DNase　deoxyribonuclease
去氧甲基睾酮　デオキシメチルテストステロン　deoxymethyl testosterone
去氧米松　デソキシメタソン　desoximetasone
去氧皮质酮测定　デオキシコルチコステロン測定　deoxycorticosteroneそくてい
去氧皮质酮葡萄糖式　デオキシコルチコステロン グルコシド　deoxycorticosterone glucoside
去氧皮质〔甾〕酮　デオキシコルチコステロン　deoxycorticosterone
α-去氧糖　α-デオキシ糖　α-deoxyとう
去氧糖胺　デスオサミン　desosamine
去氧土霉素　デオキシサイクリン　deoxycycline
去氧五味子素　デオキシ五味子素　deoxyゴミシそ

去氧喜树碱 デオキシカンプトテシン deoxycamptothecine

去氧血红蛋白铜 クプロヘモール cuprohemol

14-去氧-11-氧化穿心莲内酯 14-デオキシ-11-オキソアンドログラホリド 14-deoxy-11-oxoandro grapholide

去氧紫草素 デオキシアルカニン deoxyalkanin

去乙酰秋水仙碱 デアセチルコルヒシン deacetylcolchicine

去油 脱油 だつゆ

去郁敏 デシプラミン，ノルイミプラミン desipramine, norimipramine

去脏术 内臓摘出術 ないぞうてきしゅつじゅつ

去脂 脱脂 だっし

去种特异性抗体 非特異性抗体 ひとくいせいこうたい

去阻遏 抑制解除 よくせいかいじょ

QUAN 圈全泉拳痊蜷醛鬈颧犬

quān 圈

圈杆菌素 ポリペプチン polypeptin

圈套器 スネアー snare

quán 全泉拳痊蜷醛鬈颧

全〔鼻〕窦炎 全副鼻腔炎 ぜんふくびこうえん

全鼻甲 全鼻介 ぜんびかい

全鼻再造术 全鼻再建術 ぜんびさいけんじゅつ

全鼻中隔 全鼻中隔 ぜんびちゅうかく

全变态 完全変態 かんぜんへんたい

全波整流 全〔波〕整流 ぜん〔は〕せいりゅう

全波整流式X线机 全〔波〕整流式X線装置 ぜん〔は〕せいりゅうしきXせんそうち

全部感觉 全感覚 ぜんかんかく

全部坏死 全壊死 ぜんえし

全部萎缩 全萎縮 ぜんいしゅく

全部血细胞计数 全血球計算 ぜんけっきゅうけいさん

全部液压型骨科手术台 全油圧型整形外科手術台 ぜんゆあつがたせいけいげかしゅじゅつだい

全层皮片 全層皮膚移植片 ぜんそうひふいしょくへん

全齿止血钳 全歯付き止血鉗子 ぜんはつきしけつかんし

全重叠式 全重なり型 ぜんかさなりがた

全垂体功能减退 汎下垂体機能低下 はんかすいたいきのうていか

全蛋白结核菌素 精製ツベルクリン蛋白質 せいせいtuberculinたんぱくしつ

全动脉炎 汎動脈炎 はんどうみゃくえん

全窦炎 汎(全)副鼻腔炎 はん(ぜん)ふくびこうえん

全毒素 ホロトキシン holotoxin

全耳炎 全耳炎 ぜんじえん

全反射 全反射 ぜんはんしゃ

全反射角 全反射角 ぜんはんしゃかく

全肺气量 全(総)肺気量 ぜん(そう)はいきりょう

全肺切除术 全肺切除術 ぜんはいせつじょじゅつ

全氟烃类 パーフルオロアルカン類 perfluoroalkaneるい

全氟异丁烯 パーフルオロイソブチレン perfluoroisobutylene

全腹脏下垂 腹部臓器全下垂 ふくぶぞうきぜんかすい

全覆盖 完全ベニヤ かんぜんveneer

全睾丸炎 全睾丸炎 ぜんこうがんえん

全骨髓病 汎骨髄症 はんこつずいしょう

全骨髓萎缩 汎骨髄萎縮 はんこつずいいしゅく

全骨髓增生 汎骨髄増生 はんこつずいしょう

全骨髓中毒症 汎骨髄中毒症 はんこつずいちゅうどくしょう

全骨炎 汎骨炎 はんこつえん

全关节炎 汎関節炎 はんかんせつえん

全关节置换术 全関節置換術 ぜんかんせつちかんじゅつ

全国人口普查 全国人口調査 ぜんこくじんこうちょうさ

全合成 全合成 ぜんごうせい

全合成雌激素 全合成エストロゲン ぜんごうせいestrogen

全虹膜切除术 全虹彩切除術 ぜんこうさいせつじょじゅつ

全喉切除后发音重建 全喉頭切除後音声リハビリテーション ぜんこうとうせつじょごおんせいrehabilitation

全喉切除术 全喉頭切除術 ぜんこうとうせつじょじゅつ

全或无定律 全か無かの法則 ぜんかむかのほうそく

全或无现象 全か無かの現象 ぜんかむかのげんしょう

全肌 全筋 ぜんきん

全畸形 全身奇形 ぜんしんきけい

全甲状腺切除〔术〕 全甲状腺切除〔術〕 ぜんこうじょうせんせつじょ〔じゅつ〕

全浆分泌腺 ホロクリン腺 holocrineせん

全角膜移植 全角膜移植 ぜんかくまくいしょく

全结肠切除术 結腸全切除術 けっちょうぜんせつじょじゅつ

全晶体管式心电图机 全トランジスター式心電計 ぜんtransistorしきしんでんけい

全抗原 全抗原，ホロアンチゲン ぜんこうげん，holoantigen

全口托牙 総義歯 そうぎし

全口义齿附着剂 完全義歯接着剤 かんぜんぎしせっちゃくざい

全奎宁 トタクィン totaquine

全醌型 ホロキノイド holoquinoid

全裂 全割 ぜんかつ

全聋 全聾 ぜんろう

全氯萘 パークロルナフタリン perchloronaphthalene

全麻痹 全麻痺 ぜんまひ

全盲 全盲 ぜんもう

全酶 ホロ酵素 holoこうそ

全霉素 ホロマイシン holomycin

全迷路炎 全迷路炎 ぜんめいろえん

全面调查 全面調査 ぜんめんちょうさ

全面化 汎化，全身化 はんか，ぜんしんか

全面送入式机械通风 全面供給式機械通風 ぜんめんきょうきゅうしききかいつうふう

全面通风 全面通風，全面通気 ぜんめんつうふう，ぜんめんつうき

全面照明 全般照明 ぜんぱんしょうめい

全男性基因 限雄性遺伝子 げんゆうせいいでんし

全脑炎 汎脳炎 はんのうえん

全内脏转位 全内臓転位 ぜんないぞうてんい

全能〔性〕 全能〔性〕，万能〔性〕ぜんのう〔せい〕，ばんのう〔せい〕

全能细胞 全能細胞 ぜんのうさいぼう

全酿酶 ホロチマーゼ holozymase

全尿路摄片 全尿路X線像 ぜんにょうろXせんぞう

全凝集素 汎凝集素 はんぎょうしゅうそ

全凝集〔现象〕 汎凝集〔現象〕 はんぎょうしゅう〔げんしょう〕

全〔膀胱〕壁纤维变性 汎発性膀胱壁繊維症 はんはつせいぼうこうへきせんいしょう

全胚层 全胚葉 ぜんはいよう

全盆腔清除术 全骨盤腔清浄術 ぜんこつばんこうせいじょうじゅつ

全盆腔脏器除去术 全骨盤腔内容除去術 ぜんこつばんこうないようじょきょじゅつ

全葡萄膜炎 全ブドウ膜炎 ぜんブドウまくえん

全切除 全切除 ぜんせつじょ

全切开术 全切開術 ぜんせっかいじゅつ

全氢〔化〕菲 ペルヒドロフェナントレン perhydrophenanthrene

全轻瘫 全身不全麻痺 ぜんしんふぜんまひ

全氢化维生素A ペルヒドロビタミンA perhydrovitamin A

全染性 多染色性 たせんしょくせい

全软骨炎 汎軟骨炎 はんなんこつえん

全腮腺切除 全耳下腺切除〔術〕 ぜんじかせんせつじょ〔じゅつ〕

全疝 完全ヘルニア がんぜんhernia

全色盲 全色盲 ぜんしきもう

全色盲者 全色盲者 ぜんしきもうしゃ

全色染剂 全色染料 ぜんしょくせんりょう

全身白化病 全身白皮症,全白子症 ぜんしんはくひしょう,ぜんはくししょう

全身病 全身病 ぜんしんびょう

全身播散性结核 全身播種性結核〔症〕 ぜんしんはしゅせいけっかく〔しょう〕

全身不适 全身倦怠 ぜんしんけんたい

全身充血 全身充血 ぜんしんじゅうけつ

全身出汗 全身発汗 ぜんしんはっかん

全身脆弱性骨硬化 全身オステオポイキリー ぜんしんosteopoikilie

全身电热浴器 全身電熱浴器 ぜんしんでんねつよくき

全身动脉炎 汎動脈炎 はんどうみゃくえん

全身毒性症状 全身毒性症状 ぜんしんどくせいしょうじょう

全身毒作用 全身毒作用 ぜんしんどくさよう

全身多血 全身多血 ぜんしんたけつ

全身反应 全身反応 ぜんしんはんのう

全身反应测定仪 全身反応測定装置 ぜんしんはんのうそくていそうち

全身反应时间 全身反応時間 ぜんしんはんのうじかん

全身放射自显影 全身ラジオオートグラフ ぜんしんradioautograph

全身放射自显影术 全身ラジオオートクラフィ ぜんしんradioautography

全身放血 全身瀉血 ぜんしんしゃけつ

全身浮肿 全身浮腫 ぜんしんふしゅ

全身辐射 全身放射 ぜんしんほうしゃ

全身感觉 全身感覚 ぜんしんかんかく

全身感染 全身感染 ぜんしんかんせん

全身骨硬化 全身骨硬化 ぜんしんこつこうか

全身关节炎 汎関節炎 はんかんせつえん

全身灌流疗法 全身灌流療法 ぜんしんかんりゅうりょうほう

全身肌紧张 全身筋緊張 ぜんしんきんきんちょう

全身肌强直 全身筋強直 ぜんしんきんきょうちょく

全身肌强直综合征 全身筋強直症候群 ぜんしんきんきょうちょくしょうこうぐん

全身疾病 全身疾病 ぜんしんしっぺい

全身计数 全身計数 ぜんしんけいすう

全身计数器 全身計数器 ぜんしんけいすうき

全身剂量 全身〔服〕用量 ぜんしん〔ふく〕ようりょう

全身加压服 全身与圧服 ぜんしんよあつふく

全身检查 全身身体検査 ぜんしんしんたいけんさ

全身剧痛 全身性劇痛 ぜんしんせいげきつう

全身疗法 全身療法 ぜんしんりょうほう

全身麻痹 全身麻痺 ぜんしんまひ

全身麻醉 全身麻酔 ぜんしんますい

全身麻醉药 全身麻酔薬 ぜんしんますいやく

全身梅毒 梅毒菌血症 ばいどくきんけっしょう

全身免疫法 全身免疫法 ぜんしんめんえきほう

全身免疫性 全身免疫性 ぜんしんめんえきせい

全身疲劳 全身疲労 ぜんしんひろう

全身强壮药 全身強壮薬 ぜんしんきょうそうやく

全身扫描机 全身走査機,全身スキャナー ぜんしんそうさき,ぜんしんscanner

全身扫描图 全身走査図 ぜんしんそうさず

全身闪烁扫描图 全身閃光図,全身シンチグラム ぜんしんせんこうず,ぜんしんscintigram

全身适应综合征 全身適応症候群,GAS ぜんしんてきおうしょうこうぐん

全身衰弱 全身性無力症 ぜんしんせいむりょくしょう

全身水疗淋浴器 全身水治療法シャワー ぜんしんすいちりょうほうshower

全〔身〕瘫 全身麻痺 ぜんしんまひ

全身糖原贮积病 全身糖原〔貯蔵〕症,グリコーゲン蓄積症 ぜんしんとうげん〔ちょぞう〕しょう,glycogenちくせきしょう

全身同位素照相机 全身アイソトープ写真機 ぜんしんisotopeしゃしんき

全身痛 全身痛 ぜんしんつう

全身脱毛 全身性脱毛 ぜんしんせいだつもう

全身萎缩 全身萎縮 ぜんしんいしゅく

全身效应 全身効果 ぜんしんこうか

全身型过敏症 全身型アナフイラキシー ぜんしんがたAnaphylaxie

全身性剥脱性皮炎 全身性剝脱性皮膚炎 ぜんしんせいはくだつせいひふえん

全身性抽搐性大发作 全身性痙攣性大発作 ぜんしんせいけいれんせいだいほっさ

全身性单纯疱疹 全身性単純疱疹 ぜんしんせいたんじゅんほうしん

全身性反应 全身性反応 ぜんしんせいはんのう

全身性钙质沉着 汎発性石灰〔沈着〕症 はんはつせいせっかい〔ちんちゃく〕しょう

全身性肝素化 全身性ヘパリン化 ぜんしんせいheparinか

全身性红斑 全身性紅斑 ぜんしんせいこうはん

全身性红斑狼疮 全身性紅斑狼瘡,全身性エリテマトーデス ぜんしんせいこうはんろうそう,ぜんしんせいerythematodes

全身性囊状骨炎 全身嚢腫性骨炎 ぜんしんのうしゅせいこつえん

全身性囊状纤维性骨炎　汎発性繊維性囊胞性骨炎　はんはつせいせんいせいのうほうせいこつえん

全身性牛痘　全身性ワクシニア　ぜんしんせいvaccinia

全身性牛皮癣　全身性乾癬　ぜんしんせいかんせん

全身性疱疹　全身性疱疹　ぜんしんせいほうしん

全身性皮脂溢　全身性脂漏　ぜんしんせいしろう

全身性贫血　全身性貧血　ぜんしんせいひんけつ

全身性破伤风　全身性破傷風　ぜんしんせいはしょうふう

全身性缺氧血症学说　全身性無酸素血症説　ぜんしんせいむさんそけっしょうせつ

全身性适应反应　全身性適応反応　ぜんしんせいてきおうはんのう

全身〔性〕水肿　汎発〔性〕水腫　はんはつ〔せい〕すいしゅ

全身性淤血　全身性うっ血　ぜんしんせいうっけつ

全身休息　全身安静　ぜんしんあんせい

全身虚弱　全身衰弱　ぜんしんすいじゃく

全身痒疹　全身痒疹　ぜんしんようしん

全身因素　全身因子　ぜんしんいんし

全身营养不良　全身栄養不良　ぜんしんえいようふりょう

全身照射　全身照射　ぜんしんしょうしゃ

全身振动　全身振動　ぜんしんしんどう

全身震颤(发抖)　全身振戦,全身振え　ぜんしんしんせん,ぜんしんふるえ

全身症状　全身症状　ぜんしんしょうじょう

全身支离断碎　全身性崩解　ぜんしんせいほうかい

全身致密性骨炎　全身性オステオポイキリー　ぜんしんせいOsteopoikilie

全身中毒性毒剂　全身中毒性毒薬　ぜんしんちゅうどくせいどくやく

全身中毒性毒剂中毒　全身中毒性毒薬中毒　ぜんしんちゅうどくせいどくやくちゅうどく

全身作用　全身作用　ぜんしんさよう

全适供血者　万能給血者　ばんのうきゅうけつしゃ

全适受血者　万能受血者　ばんのうじゅけつしゃ

全套器械　一揃の器械　ひとそろいのきかい

全套设备　一揃の設備　ひとそろいのせつび

全体层照相术　全身断層撮影法　ぜんしんだんそうさつえいほう

全同聚合物　アイソタクチック重合体　isotacticじゅうごうたい

全脱位　完全脱臼　がんぜんだっきゅう

全尾蚴　プレロセルコイド　plerocelcoid

全胃切除术　全胃切除術　ぜんいせつじょじゅつ

全无脑〔畸形〕　全脳欠如〔奇形〕　ぜんのうけつじょ〔きけい〕

全息术　ホログラフィ　holography

全息图　ホログラム　hologram

全息照相　ホログラフ　holograph

全息照相存储器　ホログラフ貯蔵器　holographちょぞうき

全相关　全相関　ぜんそうかん

全小叶性肺气肿　汎小葉性肺気腫　はんしょうようせいはいきしゅ

全效量　全有効量　ぜんゆうこうりょう

全心衰竭　汎心不全　はんしんふぜん

全心炎　汎心炎　はんしんえん

全心增大　汎心拡大　はんしんかくだい

全性腺机能减退　汎性機能低下　はんせいきのうていか

全雄基因　限雄性遺伝子　げんゆうせいいでんし

全血　全血　ぜんけつ

全血管炎　汎血管炎　はんけっかんえん

全血凝块溶解时间　全血血栓溶解時間　ぜんけつけっせんようかいじかん

全血凝血时间　全血凝固時間　ぜんけつぎょうこじかん

全血量　全(総)血(液)量　ぜん(そう)けつ(えき)りょう

全血铁测定　全血鉄量測定　ぜんけってつりょうそくてい

全血细胞减少　汎血球減少　はんけっきゅうげんしょう

全血细胞减少症　汎血球減少症　はんけっきゅうげんしょうしょう

全压　全圧　ぜんあつ

全牙冠　全歯冠　ぜんしかん

全牙列缺失　無歯　むし

全眼睑粘连　完全眼瞼癒着　がんぜんがんけんゆちゃく

全眼球炎　汎眼球炎　はんがんきゅうえん

全叶型肺气肿　全葉型肺気腫　ぜんようがたはいきしゅ

全阴道子宫切除术　子宮膣全切除術　しきゅうちつぜんせつじょじゅつ

全硬化　汎硬化　はんこうか

全摘出〔白〕内障钩　白内障全摘出用鉤　はくないしょうぜんてきしゅつようこう

全蒸发法　透析蒸発法　とうせきじょうはつほう

全脂奶粉　全脂乳　ぜんしにゅう

全直肠结肠切除术　全直腸結腸切除術　ぜんちょくちょうけっちょうせつじょじゅつ

全子宫卵巢切除术　全子宮卵巣切除術　ぜんしきゅうらんそうせつじょじゅつ

全子宫切除术　全子宮切除術　ぜんしきゅうせつじょじゅつ

全子宫输卵管卵巢切除术　全子宮卵管卵巣切除術　ぜんしきゅうらんかんらんそうせつじょじゅつ

全子宫输卵管切除术　全子宮卵管切除術　ぜんしきゅうらんかんせつじょじゅつ

全自动滴定管　全自動ビュレット　ぜんじどうburet

全自动浓度比色计　全自動濃度比色計　ぜんじどうのうどひしょくけい

全自动医用压力消毒器　全自動医用圧力消毒器　ぜんじどういようあつりょくしょうどくき

泉水　鉱泉水　こうせんすい

泉水卫生　鉱泉水衛生　こうせんすいえいせい

拳斗样姿势　ボクシング様姿態　boxingようしたい

拳击　ボクシング　boxing

拳击员痴呆　ボクサー痴呆　boxerちほう

拳击者骨折　ボクサー骨折　boxerこっせつ

拳参　ビストルト,ケンジン　bistort

痉愈　治癒　ちゆ

痉愈率　治癒率　ちゆりつ

蜷曲振动　捻転振動　ねんてんしんどう

醛　アルデヒド　aldehyde

醛醇　アルデヒド アルコール　aldehyd alcohol

醛醇缩合　アルドール縮合　aldolしゅくごう

醛醇缩合反应　アルドール縮合反応　aldolしゅくごうはんのう

醛醇缩合酶　アルドラーゼ　aldolase

醛复红染色　アルデヒド フクシン染色　aldehyde fuchsineせんしょく

醛固(甾)酮　アルドステロン　aldosterone

醛固(甾)酮刺激激素　アルドステロン刺激ホルモン　aldosteroneしげきhormone

醛固（甾）酮血〔症〕 アルドステロン血〔症〕 aldosteroneけつ〔しよう〕

醛固（甾）酮诱导蛋白 アルドステロン誘導蛋白 aldosteroneゆうどうたんぱく

醛化反应 アルデヒド化反応 aldehydeかはんのう

醛基 アルデヒド基 aldehydeき

醛基纤维素 アルドセルロース aldocellulose

醛基移换酶 トランスアルドラーゼ transaldolase

醛碱 アルジン aldin

醛赖氨酸残基 アリリジン残基 allysineざんき

醛裂解酶 アルデヒドリアーゼ aldehydelyase

醛磷酰胺 アルドホスファミド aldophosphamide

醛酶 アルデヒダーゼ aldehydase

醛凝试验 ホルモール ゲル試験 formol-gelしけん

醛歧化酶 アルデヒド ムターゼ aldehyde mutase

醛酸 アルデヒド酸 aldehydeさん

醛缩醇 アセタール acetal

醛缩酶 アルドラーゼ aldolase

醛缩作用 アルデヒド縮合作用 aldehydeしゅくごうさよう

醛糖 アルドース aldose

醛糖苷 アルドシド aldoside

醛糖降解 アルドース デグラデーション aldose degradation

醛糖内酯 アルドノラクトン aldonolactone

醛糖酸内酯 アルドン酸ラクトン aldonさんlactone

醛酮 アルデヒド ケトン aldehyde ketone

醛酮变位酶 アルドケトムターゼ aldoketomutase

醛酮重排 アルデヒド ケトン転位 aldehydeketoneてんい

醛酮氧化酶 アルデヒド ケトン オキシダーゼ aldehyde ketone oxidase

醛肟 アルドキシム aldoxime

醛亚胺 アルジミン aldimine

醛氧化酶 アルデヒド オキシダーゼ aldehyde oxidase

醛甾（固）酮过多症 アルドステロニズム,アルドステロン過剰症 aldosteronism,aldosteronかじょうしょう

醛甾（固）酮过少症 低アルドステロン症 ていaldosteronしょう

醛甾（固）酮瘤 アルドステロン腫 aldosteronしゅ

醛甾（固）酮尿 アルドステロン尿 aldosteronにょう

醛甾（固）酮生成 アルドステロン発生 aldosteronはっせい

醛酯 アルデヒド エステル aldehydeester

鬈曲 クリンプ crimp

颧大筋 大頬骨筋 だいきょうこつきん

颧点 頬骨点 きょうこつてん

颧弓 頬骨弓 きょうこつきゅう

颧弓根 頬骨弓根 きょうこつきゅうこん

颧弓骨折 頬骨弓骨折 きょうこつきゅうこっせつ

颧弓骨折口内切开复位术 頬骨弓骨折口内切開整復術 きょうこつきゅうこっせつこうないせっかいせいふくじゅつ

颧弓骨折口外切开复位术 頬骨弓骨折口外切開整復術 きょうこつきゅうこっせつこうがいせっかいせいふくじゅつ

颧骨 頬骨 きょうこつ

颧骨凹陷症 ロックレイ徴候 Rockleyちょうこう

颧骨剥离器 頬骨剝離子,頬骨起子 きょうこつはくりしし,きょうこつきし

颧骨部牵拉法 頬骨牽引法 きょうこつけんいんほう

颧骨骨折 頬骨骨折 きょうこつこっせつ

颧骨隆凸 頬骨隆起 きょうこつりゅうき

颧颌缝 頬骨上顎骨縫合 きょうこつじょうがくこつほうごう

颧肌 頬骨筋 きょうこつきん

颧眶动脉 頬骨眼窩動脈 きょうこつがんかどうみゃく

颧眶孔 頬骨眼窩孔 きょうこつがんかこう

颧淋巴结 頬骨リンパ節 きょうこつlymphせつ

颧面孔 頬骨顔面孔 きょうこつがんめんこう

颧面支 頬骨顔面枝 きょうこつがんめんし

颧颞孔 頬骨側頭孔 きょうこつそくとうこう

颧颞神经 頬骨側頭神経 きょうこつそくとうしんけい

颧颞支 頬骨側頭枝 きょうこつそくとうし

颧区 頬骨部 きょうこつぶ

颧神经 頬骨神経 きょうこつしんけい

颧神经交通支 頬骨神経交通枝 きゅうこつしんけいこうつうし

颧突 頬骨突起 きょうこつとっき

颧小肌 小頬骨筋 しょうきょうこつきん

颧缘 頬骨縁 きょうこつえん

颧支 頬骨枝 きょうこつし

quán 犬

犬布氏杆菌〔属〕 犬型ブルセラ〔属〕 イヌがたBrucella〔ぞく〕

犬齿 犬歯 けんし

犬齿凹 犬歯窩 けんしか

犬齿肌 犬歯筋 けんしきん

犬齿窝感染 犬歯窩感染 けんしかかんせん

犬恶丝虫 犬糸状虫 イヌしじょうちゅう

犬吠样咳 犬吠咳 けんばいせき

犬复孔绦虫 イヌ条虫 イヌじょうちゅう

犬弓首线虫〔属〕 犬トキソカラ〔属〕 イヌToxocara〔ぞく〕

犬钩虫 犬猫鉤虫 イヌネコこうちゅう

犬红细胞免疫血清 抗犬赤血球免疫血清,ADRIS こうイヌせっけっきゅうめんえきけっせい

犬科 犬科 イヌか

犬恐怖 恐犬症 きょうけんしょう

犬猫钩口线虫 犬猫鉤虫 イヌネコこうちゅう

犬内脏利什曼病 犬内臓レーシュマニア症 イヌないぞうLeishmaniaしょう

犬尿氨酸 キヌレニン kynurenine

犬尿氨酸酶 キヌレニナーゼ kynureninase

犬尿酸 キヌレン酸 kynurenさん

犬蜱 犬ダニ イヌダニ

犬〔属〕 犬〔属〕 イヌ〔ぞく〕

犬绦虫 猬尾条虫 いりゅうじょうちゅう

犬小孢子菌 犬小胞子菌 イヌしょうほうしきん

犬〔型〕钩端螺旋体 犬型レプトスピラ イヌがたLeptospira

犬咬伤 犬咬傷 イヌこうしょう

犬医学 犬病獣医学 けんびょうじゅういがく

犬栉首蚤 イヌノミ

QUE 炔缺雀确

quē 炔缺

炔丙醇 プロパルギル アルコール propargyl alcohol

炔丙基 プロパルギル基 propargylき

炔醇 アルキノール alkynol

炔雌醇　エチニル　エストラジオール，EE　ethinyl estra-diol

炔雌醇-3-环戊醚　キネストロール　quinestrol

炔雌醇-3-甲醚　メストラノール　mestranol

炔雌醚　キネストロール　quinestrol

炔基化合物　アルキニル化合物　alkynylかごうぶつ

炔己蚁胺　エチナメート　ethinamate

炔键　アセチレン結合　acetyleneけつごう

炔诺酮　ノルエチステロン，ノルエチンドロン　norethi-sterone，norethindrone

炔属化合物　アセチレン化合物　acetyleneかごうぶつ

炔〔属〕烃　アルキン　alkine

炔异诺酮　ノルエチノドレル　norethynodrel

缺白蛋白血　アルブミン欠乏血　albuminけつぼうけつ

缺臂〔畸形〕　先天性上肢欠損症　せんてんせいじょうしけっそんしょう

缺齿　歯欠損　しけっそん

缺代偿性碱中毒　非代償性アルカローシス　ひだいしょうせいalkalosis

缺代偿性酸中毒　非代償性アシドーシス　ひだいしょうせいacidosis

缺氮尿　無窒素尿　むちっそにょう

缺碘　ヨウ素欠乏　ヨウそけつぼう

缺碘性甲状腺肿　ヨード欠乏性甲状腺腫　ヨードけつぼうせいこうじょうせんしゅ

缺电子重排反应　電子不足性転位反応　でんしふそくせいてんいはんのう

缺电子化合物　電子不足化合物　でんしふそくかごうぶつ

缺顶露脑畸胎　脳露出児　のうろしゅつじ

缺钙　カルシウム欠乏　calciumけつぼう

缺钙束臂试验　トルーソー試験　Trousseauしけん

缺钙弹指试验　クボステーク徴候　Chvostekちょうこう

缺钙血友病　カルシウム欠乏血友病　calciumけつぼうけつゆうびょう

缺钙血症　カルシウム欠乏血症　calciumけつぼうけっしょう

缺钙症　カルシウム欠乏症　calciumけつぼうしょう

缺钙状态　カルシウム欠乏状態　calciumけつぼうじょうたい

缺过氧化氢酶血　無カタラーゼ血〔症〕　むcatalaseけつ〔しょう〕

缺钾　カリウム欠乏　kaliumけつぼう

缺钾性碱中毒　カリウム欠乏性アルカローシス　kaliumけつぼうせいalkalosis

缺精　無精液　むせいえき

缺磷症　リン欠乏症　リンけつぼうしょう

缺氯性氮血〔症〕　クロル欠乏性〔高〕窒素血〔症〕　chlorけつぼうせい〔こう〕ちっそけつ〔しょう〕

缺镁性手足搐搦　マグネシウム欠乏性テタニー　magnesiumけつぼつせいtetany

缺钠　ナトリウム欠乏　natriumけつぼう

缺脑回动物类　脳回欠如動物類　のうかいけつじょどうぶつるい

缺 γ-球蛋白血　無 γ-グロブリン血　むγ-globulinけつ

缺 α-球蛋白症　α-グロブリン欠乏症　α-globulinけつぼうしょう

缺失　欠損，欠乏　けっそん，けつぼう

缺水　水分欠乏　すいぶんけつぼう

缺水热　渇熱　かつねつ

缺水性脱水　水分欠乏性脱水　すいぶんけつぼうせいだっすい

缺水血〔症〕　乏水血〔症〕　ぼうすいけつ〔しょう〕

缺水状态　脱水状態　だっすいじょうたい

缺损　欠損　けっそん

缺损畸形　〔部分〕欠損性奇形　〔ぶぶん〕けっそんせいきけい

缺损症状　欠損症状　けっそんしょうじょう

缺碳酸血〔症〕　炭酸欠乏血〔症〕　たんさんけつぼうけつ〔しょう〕

缺碳酸盐血〔症〕　炭酸塩欠乏血〔症〕　たんさんえんけつぼうけつ〔しょう〕

缺铁性　鉄欠乏性　てつけつぼうせい

缺铁性贫血　鉄欠乏性貧血　てつけつぼうせいひんけつ

缺铁性吞咽困难　鉄欠乏性嚥下困難　てつけつぼうせいえんかこんなん

缺铁性吞咽困难综合征　鉄欠乏性嚥下困難症候群　てつけつぼうせいえんかこんなんしょうこうぐん

缺陷病毒　欠陥ウイルス　けっかんvirus

缺陷病毒颗粒　欠陥ウイルス粒子　けっかんvirusりゅうし

缺陷矫治　欠陥矯正　けっかんきょうせい

缺陷矫治率　欠陥矯正率　けっかんきょうせいりつ

缺陷率　欠陥率　けっかんりつ

缺血　乏血，虚血　ぼうけつ，きょけつ

缺血后性充血　乏血後充血　ぼうけつごじゅうけつ

缺血期　虚血期　きょけつき

缺血性　乏血性　ぼうけつせい

缺血性肠病　乏血性腸症　ぼうけつせいちょうしょう

缺血性肠病综合征　乏血性腸症症候群　ぼうけつせいちょうしょうしょうこうぐん

缺血性肠梗阻　乏血性腸閉鎖　ぼうけつせいちょうへいさ

缺血性肠绞痛　乏血性腸仙痛　ぼうけつせいちょうせんつう

缺血性坏死　乏血性壊死　ぼうけつせいえし

缺血性肌病　乏血性筋疾患　ぼうけつせいきんしっかん

缺血性肌挛缩　乏血性筋拘縮　ぼうけつせいきんこうしゅく

缺血性结肠炎　乏血性結腸炎　ぼうけつせいけっちょうえん

缺血性视神经〔乳头〕病　乏血性視神経ニューロパシー　ぼうけつせいししんけいneuropathy

缺血性神经炎　乏血性神経炎　ぼうけつせいしんけいえん

缺血性心肌病　乏血性心筋症　ぼうけつせいしんきんしょう

缺血性心脏病　乏血性心臓疾患　ぼうけつせいしんぞうしっかん

缺血状态　乏血状態　ぼうけつじょうたい

缺牙　無歯症　むししょう

缺盐　塩類欠乏　えんるいけつぼう

缺盐性脱水　塩類欠乏性脱水　えんるいけつぼうせいだっすい

缺盐指标　塩類欠乏指標　えんるいけつぼうしひょう

缺盐综合征　塩類欠乏症候群　えんるいけつぼうしょうこうぐん

缺氧症　無酸素症　むさんそしょう

缺氧保藏法　低酸素保存法　ていさんそほぞんほう

缺氧耐力试验　低酸素耐性試験　ていさんそたいせいしけ

ん
缺氧适应 低酸素気候順応 ていさんそきこうじゅんのう
缺氧心搏停止法 低酸素心〔拍〕停止法 ていさんそしん〔ぱく〕ていしほう
缺氧性白内障 低酸素性白内障 ていさんそせいはくないしょう
缺氧性肺功能不良 低酸素肺機能欠陥 ていさんそはいきのうけっかん
缺氧性脑病 無酸素性エンセファロパシー むさんそせいencephalopathy
缺氧性缺氧症 無酸素性無酸素症 むさんそせいむさんそしょう
缺氧血〔症〕 無酸素血〔症〕 むさんそけつ〔しょう〕
缺氧〔症〕 無酸素〔症〕 むさんそ〔しょう〕
缺掌骨〔畸形〕 欠中手骨〔奇形〕 けつちゅうしゅこつ〔きけい〕
缺肢畸胎 欠肢体 けったい
缺肢〔畸形〕 欠肢症 けっししょう
缺α-脂蛋白血〔症〕 無α-リポ蛋白血〔症〕 むα-lipoたんぱくけつ〔しょう〕
缺β-脂蛋白血〔症〕 無β-リポ蛋白血〔症〕 むβ-lipoたんぱくけつ〔しょう〕
缺跖骨〔畸形〕 欠中足骨奇形 けっちゅうそくこつきけい
缺指 指欠損症 しけっそんしょう
缺指畸形 欠指奇形 けっしきけい
缺趾畸形 欠足指奇形 けっそくしきけい
缺中子短半衰期 中性子欠乏短半減期 ちゅうせいしけつぼうたんはんげんき
缺转铁〔球〕蛋白血 トランスフェリン欠乏血 transferrinけつぼうけつ
缺足〔畸形〕 欠足症〔奇形〕 けっそくしょう〔きけい〕

quē 雀确
雀斑 そばかす
雀稗 スズメノヒエ
雀稗中毒 スズメノヒエ中毒 スズメノヒエちゅうどく
确定性结核 確定性結核 かくていせいけっかく
确认致癌原 発癌物質確認 はつがんぶっしつかくにん
确实安全系数 確実安全系数 かくじつあんぜんけいすう

确实溶酶体 確実リソソーム かくじつlysosome
确诊 確定診断 かくていしんだん
确诊不能 確定診断不能,無判明 かくていしんだんふのう,むはんめい
确诊试验 確定診断試験 かくていしんだんしけん
确证 確認,確証 かくにん,かくしょう
确证试验 確証試験 かくしょうしけん

QUN 群

qún 群
群集现象 群集現象 ぐんしゅうげんしょう
群集性头痛 群集性頭痛 ぐんしゅうせいずつう
群居动物 群居動物 ぐんきょどうぶつ
群居昆虫 群居昆虫 ぐんきょこんちゅう
群居性 群居性 ぐんきょせい
群聚 群聚 ぐんしゅう
群抗原 群抗原 ぐんこうげん
群落 群落 ぐんらく
群落地 群落地区 ぐんらくちく
群落形成单位 集落形成単位 しゅうらくけいせいたんい
群青 群青,ウルトラマリン ぐんせい,ultramarine
群特异抗原 群特異性抗原 ぐんとくいせいこうげん
群体 集落,群体 しゅうらく,ぐんたい
群体调查 集団調査 しゅうだんちょうさ
群体检查 集団検診 しゅうだんけんしん
群体免疫 集団免疫 しゅうだんめんえき
群体免疫力 集団免疫性 しゅうだんめんえきせい
群体普查 集団一般調査 しゅうだんいっぱんちょうさ
群体生态学 群落生態学 ぐんらくせいたいがく
群体试验 集団試験 しゅうだんしけん
群体遗传学 集団遺伝学 しゅうだんいでんがく
群体诊断 集団診断 しゅうだんしんだん
群体治疗 集団治療 しゅうだんちりょう
A群志贺菌 A群赤痢菌 Aぐんせきりきん
B群志贺菌 B群赤痢菌 Bぐんせきりきん
C群志贺菌 C群赤痢菌 Cぐんせきりきん
D群志贺菌 D群赤痢菌 Dぐんせきりきん

R

RAN 燃染

rán 燃
燃料电池 燃料電池 ねんりょうでんち
燃烧产物 燃焼生成物 ねんしょうせいせいぶつ
燃烧池 燃焼池 ねんしょうち
燃烧催化剂 燃焼触媒剤 ねんしょうしょくばいざい
燃〔烧〕点 燃焼点 ねんしょうてん
燃烧反应 燃焼反応 ねんしょうはんのう
燃烧分析 燃焼分析 ねんしょうぶんせき
燃烧过程控制 燃焼管理 ねんしょうかんり
燃烧炉 燃焼ファーネス ねんしょうfurnace

燃烧室 燃焼室 ねんしょうしつ
燃烧速率 燃焼率 ねんしょうりつ
燃烧温度 燃焼温度 ねんしょうおんど
燃素 フロギストン,燃素 phlogiston,ねんそ
rǎn 染
染剂 染料 せんりょう
　阿丘卡罗氏〔银鞣酸〕染剂 アキュカロ(タンニン酸銀)染料 Achucarro(tanninさんぎん)せんりょう
　拜-海二氏染剂 ビオンデイ・ハイデンハイン染料 Biondi-Heldenhainせんりょう
　本斯莱氏中性龙胆紫橙黄G染剂 ベンスレ-中性ゲンチアナ オレンジG染料 Bensleyちゅうせいgentiana

orangeGせんりょう

伯默氏苏木精染剂　バーメル　ヘマトキシリン染料　Böhmer hematoxylinせんりょう

布扎格洛氏染剂　ブツァグロ染料　Buzagloせんりょう

德拉菲尔德氏苏木精染剂　デラフィールド　ヘマトキシリン染料　Delafield hematoxylinせんりょう

多米尼西氏染剂　ドミニチ染料　Dominiciせんりょう

多纳氏芽胞染剂　ドルナー芽胞染料　Dornerがほうせんりょう

冯科萨氏染剂　フォンコッサ染料　Von Kossaせんりょう

革兰氏碘染剂　グラム ヨウ素染料　Gramヨウそせんりょう

哈里斯氏苏木精染剂　ハリス　ヘマトキシリン染料　Harris hematoxylinせんりょう

吉姆萨氏染剂　ギームサ染料　Giemsaせんりょう

赖特氏染剂　ライト染料　Wrightせんりょう

利什曼氏染剂　リーシュマン染料　Leishmanせんりょう

罗曼诺夫斯基氏染剂　ロマノウスキー染料　Romanowskyせんりょう

马洛里氏磷钨酸苏木精染剂　マロリー リンタングステン酸ヘマトキシリン染料　Mallory リン tungstinさん hematoxylinせんりょう

马洛里氏三重染剂　マロリー三重染料　Malloryさんじゅうせんりょう

迈尔氏苏木精明矾染剂　マイエル明礬ヘマトキシリン染料　Mayerみょうばんhematoxylineせんりょう

梅-格二氏染剂　マイグリーンワルド染料　May-Grünewaldせんりょう

奈瑟氏二重染剂　ナィサー二重染料　Neisserにじゅうせんりょう

尼尔森氏染剂　ネールセン染料　Neelsenせんりょう

欧利希氏三酸染剂　エールリッヒ三酸染料　Ehrlichさんさんせんりょう

欧希氏酸性苏木精染剂　エールリッヒ酸性ヘマトキシリン染料　Ehrlichさんせいhematoxylineせんりょう

欧希氏中性染剂　エールリッヒ中性染料　Ehrlichちゅうせいせんりょう

齐尔氏石炭酸品红染剂　チール　カルボール フクシン染料　Ziehl carbol-fuchsinせんりょう

齐-尼二氏染剂　チール・ネールセン染料　Ziehl-Neelsenせんりょう

魏尔希氏染剂　ウェルチ染料　Welchせんりょう

魏格特氏染剂　ワィゲルト染料　Weigertせんりょう

乌纳氏碱性亚甲蓝染剂　ウンナ アルカリメチレンブルー染料　Unna alkali methyleneblueせんりょう

乌-帕二氏染剂　ウンナ・パッペンハイム染料　Unna-Pappenheimせんりょう

香克氏染剂　シャンク染料　Shunkせんりょう

左藤-庄司二氏染剂　佐藤・庄司染料　さとう-しょうじせんりょう

染料　染料　せんりょう

染料激光器　色素レーザー　しきそlaser

染料素素(貳)　ゲニスティン　genisteine

染料排泄功能试验　染料排出試験　せんりょうはいしゅつしけん

染料稀释曲线测定　染料希釈曲線測定　せんりょうきしゃくきょくせんそくてい

染色　染色　せんしょく

比尔肖斯基氏染色　ビールショスキー染色　Bielschowskyせんしょく

革兰氏染色　グラム染色　Gramせんしょく

瑞氏染色　ライト染色　Wrightせんしょく

染色半(单)体　染色分体　せんしょくぶんたい

染色标本　染色標本　せんしょくひょうほん

染〔色〕槽　染色槽　せんしょくそう

染色单体不分离　染色分体不分離〔現象〕　せんしょくぶんたいふぶんり〔げんしょう〕

染色单体断裂　染色分体切断　せんしょくぶんたいせつだん

染色单体干涉　染色分体干渉　せんしょくぶんたいかんしょう

染色单体互换　染色分体相互交換　せんしょくぶんたいそうごこうかん

染色法　染色法　せんしょくほう

阿尔伯特氏白喉杆菌染色法　アルバート ジフテリア染色法　Albert diphtheriaせんしょくほう

安东尼荚膜染色法　アンソニー莢膜染色法　Anthonyきょうまくせんしょくほう

贝提氏固定亚甲蓝染色法　ベーテ染色法　Betheせんしょくほう

博迪恩氏胶体银染色法　ボジアン膠状銀染色法　Bodianこうじょうぎんせんしょくほう

丰塔纳氏染色法　フォンタナ染色法　Fontanaせんしょくほう

富特氏染色法　フート染色法　Footせんしょくほう

高尔基氏混合染色法　ゴルジ混合染色法　Golgiこんごうせんしょくほう

革兰氏染色法　グラム染色法　Gramせんしょくほう

格雷汉氏 α-萘酚派若宁染色法　ゲレ-ハムα-ナフトールピロニン染色法　Graham α-naphtholpyroninせんしょくほう

古德帕斯彻氏染色法　グッドパスチャー染色法　Goodpastureせんしょくほう

海登海因氏铁苏木精染色法　ハイデンハイン鉄ヘマトキシリン染色法　Heidenhainてつhematoxylineせんしょくほう

霍特加氏染色法　オルテガ染色法　Hortegaせんしょくほう

霍特加氏银染色法　オルテガ銀染色法　Hortegaぎんせんしょくほう

姬姆萨氏染色法　ギームサ染色法　Giemsaせんしょくほう

赖特氏染色法　ライト染色法　Wrightせんしょくほう

兰逊氏吡啶银染色法　ランソン ピリジン銀染色法　Ranson pyridineぎんせんしょくほう

朗飞氏氯化金染色法　ランビエ塩化金染色法　Ranvierえんかきんせんしょくほう

吕弗勒氏鞭毛染色法　レフラー鞭毛染色法　Löefflerべんもうせんしょくほう

马基阿韦洛氏立克次氏体染色法　マッキャベロ染色法　Macchiavelloせんしょくほう

马尔基氏染色法　マルキ染色法　Marchiせんしょくほう

梅氏芽胞染色法　メー胞子染色法　Mayほうしせんしょくほう

奈瑟氏染色法　ナイサー染色法　Neisserせんしょくほう

尼斯尔氏染色法　ニッスル染色法　Nisslせんしょくほう

帕帕尼科拉乌氏染色法　パパニコラウー染色法　Papanicolaouせんしょくほう

潘菲尔德氏染色法　ペンフィールド染色法　Penfieldせんしょくほう

史-迪二氏染色法　スミス・デートリッヒ染色法　Smith-Dietrichせんしょくほう

外尔氏快速染色法　ワイル迅速染色法　Weilじんそくせんしょくほう

魏格特氏间苯二酚品红染色法　ワィゲルト レゾルシン フクシン染色法　Weigert resorcin fuchsinせんしょくほう

魏格特氏髄鞘染色法　ワィゲルト髄鞘染色法　Weigertずいしょうせんしょくほう

魏格特氏铁苏木精染色法　ワィゲルト鉄ヘマトキシリン染色法　Weigertてつhematoxylineせんしょくほう

魏格特氏纤维蛋白染色法　ワィゲルト フィブリン染色法　Weigert fibrinせんしょくほう

希斯氏〔荚膜〕染色法　ヒス〔荚膜〕染色法　Hiss〔きょうまく〕せんしょくほう

绪方-绪方二氏镀银染色法　緒方・緒方銀めっき染色法　おがた・おがたぎんめっきせんしょくほう

詹纳氏染色法　ジェンナー染色法　Jennerせんしょくほう

染色反应　染色反応　せんしょくはんのう

染色缸　染色罐　せんしょくかん

染色过度　過度染色　かどせんしょく

染色架　染色ラック　せんしょくrack

染色检查　色素測定〔法〕　しきそそくてい〔ほう〕

染色检尿法　色素注射検尿法　しきそちゅうしゃけんにょうほう

染色粒　染色(小)粒　せんしょく(しょう)りゅう

染色皿　染色皿　せんしょくざら

染色烧杯　染色ビーカー　せんしょくbeaker

染色输尿管镜检查　着色尿管鏡検査〔法〕　ちゃくしょくにょうかんきょうけんさ〔ほう〕

染色体　染色体,クロモソーム　せんしょくたい　chromosome

X染色体　X染色体　Xせんしょくたい

Y染色体　Y染色体　Yせんしょくたい

Z染色体　Z染色体　Zせんしょくたい

染色体病　染色体病　せんしょくたいびょう

染色体不分离　染色体不分離〔現象〕　せんしょくたいふぶんり〔げんしょう〕

染色体不育　染色体生殖不能　せんしょくたいせいしょくふのう

染色体脆弱综合征　染色体脆〔弱〕症候群　せんしょくたいぜい〔じゃく〕しょうこうぐん

染色体重复　染色体重複　せんしょくたいじゅうふく

染色体重排　染色体転位　せんしょくたいてんい

染色体重组　染色体組換え　せんしょくたいくみかえ

染色体倒位　染色体逆位　せんしょくたいぎゃくい

染色体断裂　染色体断裂　せんしょくたいだんれつ

染色体断裂综合征　染色体断裂症候群　せんしょくたいだんれつしょうこうぐん

染色体多态〔现象〕　染色体多形〔現象〕　せんしょくたいたけい〔げんしょう〕

染色体分类分析计算机　染色体分類分析計算機　せんしょくたいぶんるいぶんせきけいさんき

染色体分离　染色体分離　せんしょくたいぶんり

染色体复合　染色体再結合　せんしょくたいさいけつごう

染色体干涉　染色体干渉　せんしょくたいかんしょう

染色体工程学　染色体工学　せんしょくたいこうがく

染色体核型图　イディオグラム　idiogram

染色体互换　染色体相互交換　せんしょくたいそうごこうかん

染色体基因　染色体遺伝子　せんしょくたいいでんし

染色体畸变　染色体異常　せんしょくたいいじょう

染色体畸变分析法　染色体異常分析法　せんしょくたいいじょうぶんせきほう

染色体检查　染色体検査　せんしょくたいけんさ

染色体交叉　染色体交叉　せんしょくたいこうさ

染色体交换　染色体交換　せんしょくたいこうかん

染色体结构　染色体構造　せんしょくたいこうぞう

染色体结构改变　染色体構造変化　せんしょくたいこうぞうへんか

染色体结构异常　染色体構造異常　せんしょくたいこうぞういじょう

染色体螺旋　染色体螺旋　せんしょくたいらせん

染色体配对　染色体対合　せんしょくたいついごう

染色体嵌合体　染色体キメラ　せんしょくたいchimera

染色体桥　染色体橋　せんしょくたいきょう

染色体缺失　染色体欠失　せんしょくたいけっしつ

染色体融合　染色体融合　せんしょくたいゆうごう

染色体21-三体综合征　トリソミー21症候群,ダウン症候群　trisomy-21しょうこうぐん,Downしょうこうぐん

染色体失衡　染色体不平衡　せんしょくたいふへいこう

染色体数目异常　染色体数異常　せんしょくたいすういじょう

染色〔体〕丝　染色体糸　せんしょくたいし

染色体酸性蛋白　クロモソミン　chromosomin

染色体图　染色体地図　せんしょくたいちず

染色体外遗传　染色体外遺伝　せんしょくたいがいいでん

染色体位移　染色体変位　せんしょくたいへんい

染色体遗传学　染色体遺伝学　せんしょくたいいでんがく

染色体遗传学说　染色体遺伝説　せんしょくたいいでんせつ

染色体异常　染色体異常　せんしょくたいいじょう

染色体易位　染色体転座　せんしょくたいてんざ

染色体中心〔粒〕　染色体中心粒,クロモセンター　せんしょくたいちゅうしんりゅう,chromocenter

染色体周期　染色体周期　せんしょくたいしゅうき

染色体转移　染色体転移　せんしょくたいてんい

染色体综合征　染色体症候群　せんしょくたいしょうこうぐん

染色体组　ゲノム　genome

染色体组分析　ゲノム分析　genomeぶんせき

染色涂片检查　染色塗抹(標本)検査　せんしょくとまつ(ひょうほん)けんさ

染色微粒　染色分粒,染色質粒子　せんしょくぶんりゅう,せんしょくしつりゅうし

染色线　染色糸,クロモネマ　せんしょくし,chromonema

染色X线造影术　着色放射線造影法　ちゃくしょくほうしゃせんぞうえいほう

染色性　染色性　せんしょくせい

染色性缺乏　不染色性　ふせんしょくせい

染色质　染色質,クロマチン　せんしょくしつ,chromatin

染色质过多性核分裂　多数染色体性核分裂　たすうせん

しょくたいせいかくぶんれつ
染色质过少性核分裂　少数染色体性核分裂　しょうすうせんしょくたいせいかくぶんれつ
染色质核仁　染色質核小体,カリオゾーム　せんしょくしつかくしょうたい,karyosome
染色质粒　染色質顆粒,ニッスル小体　せんしょくしっかりゅう,nisslしょうたい
染色质螺旋化　染色質らせん化　せんしょくしつらせんか
染色质桥　染色質橋　せんしょくしつきょう
染色质溶解　染色質溶解　せんしょくしつようかい
染色质纹　スチコクローム　stichochrome
染色质移动　染色質移動　せんしょくしつついどう
染色质增加　染色質増加　せんしょくしつぞうか
染苏丹性　ズダン親和性　sudanしんわせい
染液　染色液　せんしょくえき
染液瓶　染色液瓶　せんしょくえきびん

RANG　让

ràng　让

让德尔氏固定液　ジャンドル固定液　Gendreこていえき
让古氏现象　ジャングー現象　Gengouげんしょう
让塞尔姆氏小结　ジャーセルム結節　Jeanselemけっせつ
让苏尔氏病　ジャンソール病　Gensoulびょう

RAO　饶桡扰绕

ráo　饶桡

饶舌　冗語,饒舌　じょうご,じょうぜつ
饶舌癖　饒舌症　じょうぜつしょう
桡侧半肢畸形　橈側半肢症　とうそくはんししょう
桡侧返动脉　橈側反回動脈　とうそくはんかいどうみゃく
桡侧副动脉　橈側側副動脈　とうそくそくふくどうみゃく
桡侧副韧带　橈側側副靭帯　とうそくそくふくじんたい
桡侧滑液囊　橈側滑液包　とうそくかつえきほう
桡侧隆起　橈側隆起　とうそくりゅうき
桡侧面　橈側面,外側面　とうそくめん,がいそくめん
桡侧皮静脉　橈側皮静脈　とうそくひじょうみゃく
桡侧腕长伸肌　長橈側手根伸筋　ちょうとうそくしゅこんしんきん
桡侧腕短伸肌　短橈側手根伸筋　たんとうそくしゅこんしんきん
桡侧腕短伸肌滑液囊　短橈側手根伸筋滑液包　たんとうそくしゅこんしんきんかつえきほう
桡侧腕屈肌　橈側手根屈筋　とうそくしゅこんくっきん
桡侧腕屈肌腱缝〔合〕术　橈側手根屈筋腱縫合術　とうそくしゅこんくっきんけんほうごうじゅつ
桡侧腕屈肌腱鞘　橈側手根屈筋腱鞘　とうそくしゅこんくっきんけんしょう
桡侧腕伸肌腱鞘　橈側手根伸筋腱鞘　とうそくしゅこんしんきんけんしょう
桡侧缘　橈側縁　とうそくえん
桡尺骨钉　橈骨尺骨釘　とうこつしゃっこつてい
桡尺骨骨性连接　橈骨尺骨癒合　とうこつしゃっこつゆごう
桡尺骨双骨折　橈骨尺骨骨折　とうこつしゃっこつこっせつ
桡尺近侧关节　上橈尺関節　じょうとうしゃくかんせつ
桡尺韧带联合　橈骨尺骨靭帯結合　とうこつしゃっこつじんたいけつごう
桡尺远侧关节　下橈尺関節　かとうしゃくかんせつ

桡动脉　橈骨動脈　とうこつどうみゃく
桡动脉贵要静脉吻合术　橈骨動脈尺側皮静脈吻合術　とうこつどうみゃくしゃくそくひじょうみゃくふんごうじゅつ
桡动脉脉搏　橈骨動脈脈拍　とうこつどうみゃくみゃくはく
桡动脉剖开术　橈骨動脈切開術　とうこつどうみゃくせっかいじゅつ
桡肱骨粘液囊炎　橈上腕骨粘液嚢炎　とうじょうわんこつねんえきのうえん
桡骨　橈骨　とうこつ
桡骨粗隆　橈骨粗面　とうこつそめん
桡骨发育不全血小板减少性综合征　橈骨発育不全血小板減少性症候群　とうこつはついくふぜんけっしょうばんげんしょうせいしょうこうぐん
桡骨反射　橈骨反射　とうこつはんしゃ
桡骨干　橈骨幹　とうこつかん
桡骨肱二头肌反射　橈骨二頭筋反射　とうこつにとうきんはんしゃ
桡骨骨膜　橈骨骨膜　とうこつこつまく
桡骨骨膜反射　橈骨骨膜反射　とうこつこつまくはんしゃ
桡骨骨折　橈骨骨折　とうこつこっせつ
桡骨环韧带　橈骨輪状靭帯　とうこつりんじょうじんたい
桡骨后结节　橈骨後結節　とうこつこうけっせつ
桡骨茎突　橈骨茎状突起　とうこつけいじょうとっき
桡骨茎突骨折　橈骨茎状突起骨折　とうこつけいじょうとっきこっせつ
桡骨茎突腱鞘炎　橈骨茎状突起腱鞘炎　とうこつけいじょうとっきけんしょうえん
桡骨茎突狭窄性腱鞘炎　橈骨茎状突起狭窄性腱鞘炎　とうこつけいじょうとっききょうさくせいけんしょうえん
桡骨颈　橈骨頚　とうこつけい
桡骨颈骨折　橈骨頚骨折　とうこつけいこっせつ
桡骨切迹　橈骨切痕　とうこつせっこん
桡骨体　橈骨体　とうこつたい
桡骨头　橈骨頭　とうこつとう
桡骨头半脱位　橈骨頭亜脱臼　とうこつとうあだっきゅう
桡骨头骨折　橈骨頭骨折　とうこつとうこっせつ
桡骨头切除术　橈骨頭切除術　とうこつとうせつじょじゅつ
桡骨头脱位　橈骨頭脱臼　とうこつとうだっきゅう
桡骨弯曲　橈骨彎曲　とうこつわんきょく
桡骨腕关节　橈骨手根関節　とうこつしゅこんかんせつ
桡骨窝　橈骨窩　とうこつか
桡骨下端非粉碎性屈曲型骨折　スミス骨折　Smithこっせつ
桡骨下端非粉碎性伸直型骨折　コーリス骨折　Collesこっせつ
桡骨下端粉碎性骨折　橈骨下端粉砕性骨折　とうこつかたんふんさいせいこっせつ
桡骨下端骨折　橈骨下端骨折　とうこつかたんこっせつ
桡骨头凹　橈骨頭窩　とうこつとうか
桡骨小头　橈骨小頭　とうこつしょうとう
桡骨小头半脱位　橈骨小頭不全脱臼　とうこつしょうとうふぜんだっきゅう
桡骨小头骨折　橈骨小頭骨折　とうこつしょうとうこっせつ
桡骨小头脱位　橈骨小頭脱臼　とうこつしょうとうだっきゅう
桡骨远端骨骺炎　橈骨遠位骨端炎　とうこつえんいこつた

んえん

桡静脉　橈骨静脈　とうこつじょうみゃく

桡神经　橈骨神経　とうこつしんけい

桡神经缝〔合〕术　橈骨神経縫合術　とうこつしんけいほうごうじゅつ

桡神经沟　橈骨神経溝　とうこつしんけいこう

桡神经麻痹　橈骨神経麻痺　とうこつしんけいまひ

桡神经损伤　橈骨神経損傷　とうこつしんけいそんしょう

桡神经显露法　橈骨神経露出法　とうこつしんけいろしゅつほう

桡神经移位术　橈骨神経転位術　とうこつしんけいてんいじゅつ

桡神经征　橈骨神経徴候　とうこつしんけいちょうこう

桡腕背侧韧带　背側橈骨手根靱帯　はいそくとうこつしゅこんじんたい

桡腕关节　橈骨手根関節　とうこつしゅこんかんせつ

桡腕关节脱位　橈骨手根関節脱臼　とうこつしゅこんかんせつだっきゅう

ráo 扰

扰蚤　人蚤　ヒトノミ

ráo 绕

绕核〔性〕白内障　核周囲白内障　かくしゅういはくないしょう

RE 惹热

rě 惹

惹德洛氏征　ジャドロー徴候　Jadelotちょうこう

惹凯氏病　ジャケー病　Jacquetびょう

惹克米埃氏征　ジャックミエー徴候　Jacquemierちょうこう

惹利埃氏病　ジェリエー病　Gerlierびょう

惹利诺氏综合征　ジェリノー症候群　Gelineauしょうこうぐん

惹利氏缝术　ジェリー縫合術　Gelyほうごうじゅつ

惹奈氏病　ジャネ病　Janetびょう

惹奈氏试验　ジャネー試験　Janetしけん

惹烯　レテン　retene

rè 热

阿萨姆热　アッサム熱,カラアザール　Assamねつ,kala-azar

达顿氏回归热　ダットン回帰熱　Duttonかいきねつ

地中海黄热　ワイル病,地中海黄熱　Weilびょう,ちちゅうかいおうねつ

地中海疹热　地中海発疹熱,ブートヌーズ熱　ちちゅうかいほっしんねつ,Boutonneuseねつ

福莱斯特氏热　フォレスト熱　Forrestねつ

刚果红色热　コンゴレッド熱　Congoredねつ

惠特莫尔氏热　ホイットモーア熱　Whitmoreねつ

卡特氏热　カーター熱　Carterねつ

科洛拉多蜱传热　コロラドダニ熱　Coloradoダニねつ

罗布氏热　ロッブ熱　Robbねつ

落基山斑疹热　ロッキー山紅斑熱　Rockyさんこうはんねつ

马尔他热　マルタ熱　Maltaねつ

马赛热　マルセーエ熱　Marseillesねつ

萨洛尼卡热　サロニカ熱　Salonicaねつ

圣华金河热　サンウォーキーン熱　San Joaquinねつ

夏科氏热　シャルコー熱　Charcotねつ

Q热　Q熱　Qねつ

热按摩法　温熱マッサージ法　おんねつmassageほう

热板　熱板　ねつばん

热毙点　熱死点　ねつしてん

热变电阻器　サーミスター　thermister

热变电阻桥　サーミスター橋　thermisterきょう

热变性　熱変性　ねつへんせい

热变性试验　熱変性試験　ねつへんせいしけん

热病　熱病　ねつびょう

热病抗原　熱性抗原　ねっせいこうげん

热病论　熱病説　ねつびょうせつ

热病脉　熱病脈　ねつびょうみゃく

热病性尿　熱性尿　ねっせいにょう

热病性疱疹　熱性疱疹　ねっせいほうしん

热病性荨麻疹　熱性じんま疹　ねっせいじんましん

热病学　熱病学　ねつびょうがく

热病饮食　有熱患者食　ゆうねつかんじゃしょく

热病治疗　熱病治療法　ねつびょうちりょうほう

热不稳定试验　熱不安定試験　ねつふあんていしけん

热不稳定性　熱不安定性　ねつふあんていせい

热产生　熱発生　ねつはっせい

热沉淀　熱沈殿　ねつちんでん

热沉淀素　熱沈降素　ねつちんこうそ

热沉淀素试验　熱沈降素試験　ねつちんこうそしけん

热沉淀素诊断　熱沈降素診断　ねつちんこうそしんだん

热沉淀原　熱沈降原　ねつちんこうげん

热处理　熱処理　ねつしょり

热传导　熱伝導　ねつでんどう

热传导系数　熱伝導係数　ねつでんどうけいすう

热传递　熱伝達　ねつでんたつ

热磁效应　熱磁気効果　ねつじきこうか

热带　熱帯　ねったい

热带阿米巴　熱帯アメーバ　ねったいameba

热带孢子丝菌病　熱帯スポロトリクス症　ねったいSporotrichosしょう

热带病　熱帯病　ねったいびょう

热带病（医）学　熱帯医学　ねったいいがく

热带臭虫　熱帯床虱　ねったいトコジラミ

热带触染性血管纤维瘤　熱帯接触伝染性血管線維腫　ねったいせっしょくでんせんせいけっかんせんいしゅ

热带腹股沟乳头〔状〕瘤　熱帯鼠径乳頭腫　ねったいそけいにゅうとうしゅ

热带腹泻　熱帯下痢　ねったいげり

热带股癣　渦状癬　うずじょうせん

热带化脓病　熱帯化膿症　ねったいかのうしょう

热带化脓性肌炎　熱帯化膿性筋炎　ねったいかのうせいきんえん

热带坏疽性溃疡　熱帯壊疽性潰瘍　ねったいえそせいかいよう

热带肌炎　熱帯筋炎　ねったいきんえん

热带巨红细胞性贫血　熱帯大球性貧血　ねったいたいきゅうせいひんけつ

热带口疮　熱帯性アフタ　ねったいせいaphtha

热带溃疡　熱帯潰瘍　ねったいかいよう

热带利什曼病　熱帯リーシュマニア症　ねったいLeishmaniaしょう

热带利什曼〔原〕虫　熱帯リーシュマニア　ねったいLeishmania

热带链球菌皮炎　热带连锁球菌皮膚炎　ねったいれんさきゅうきんひふえん

〔热带〕毛孢子菌病　〔热带〕砂毛症　〔ねったい〕さもうしょう

热带脾大　热带性巨脾〔症〕　ねったいせいきょひ〔しょう〕

热带贫血　热带貧血　ねったいひんけつ

〔热带〕日晒褐黄斑　青銅色肝斑　せいどうしょくかんばん

热带肉芽肿　热带肉芽腫　ねったいにくがしゅ

热带神经衰弱　热带神経衰弱〔症〕　ねったいしんけいすいじゃく〔しょう〕

热带嗜酸性细胞增多症　热带好酸球増多症　ねったいこうさんきゅうぞうたしょう

热带嗜伊红细胞增多性气喘　热带好酸球増多性喘息　ねったいこうさんきゆうぞうたせいぜんそく

热带苔癣　热带性苔癬　ねったいせいたいせん

热带萎黄病　热带性萎黄病　ねったいせいいおうびょう

热带卫生　热带衛生　ねったいえいせい

热带性贲门痉挛　热带性噴門痙攣　ねったいせいふんもんけいれん

热带性巨脾综合征　热带性巨脾症候群　ねったいせいきょひしょうこうぐん

热带性口炎性腹泻　热带性アフタ性スプルー　ねったいせいaphthaせいsprue

热带性咽下困难　热带性咽下困難〔症〕　ねったいせいえんかこんなん〔しょう〕

热带性遗忘　热带性健忘〔症〕　ねったいせいけんぼう〔しょう〕

热带营养性贫血　热带栄養性貧血　ねったいえいようせいひんけつ

热带蚤　热带蚤　ねったいノミ

热带脂肪泻　热带性脂肪便　ねったいせいしぼうべん

热带锥虫　热带トリパノソーマ　ねったいTrypanosoma

热单位　热量の単位　ねつりょうのたんい

热当量　热当量　ねつとうりょう

热导池　热伝導電池　ねつでんどうでんち

热导池检测器　热伝導電池検出器　ねつでんどうでんちけんしゅつき

热导率　热伝導率　ねつでんどうりつ

热导体　热導体　ねつどうたい

热灯　加熱灯　かねつとう

热点　温点　おんてん

热电　ピロ電気　pyroでんき

热电比测器　热電比較測定器　ねつでんひかくそくていき

热电当量　热電当量　ねつでんとうりょう

热电动势　热起電力　ねつきでんりょく

热电堆　サーモパイル　thermopile

热电继电器　热電継電器　ねつでんけいでんき

热电流　热電流　ねつでんりゅう

热电偶　热電対,サーモカップル　ねつでんつい,thermocouple

热电偶安培计　热電対電流計　ねつでんついでんりゅうけい

热电偶辐射计　热電対幅射計　ねつでんついふくしゃけい

热电偶温度计　热電対温度計　ねつでんついおんどけい

热电　热電　ねつでん

热电效应　ピロ電気効果　pyroでんきこうか

热电元件　热電素子　ねつでんそし

热电子　热電子　ねつでんし

热电阻　热抵抗　ねつていこう

热毒素　热毒素,サーモトキシン　ねつどくそ,thermotoxin

热度　热度　ねつど

热发生　発熱〔現象〕　はつねつ〔げんしょう〕

热放散　放热　ほうねつ

热放射疗法　ラジオテルミー,放射線热療法　radiothermy,ほうしゃせんねつりょうほう

热废水　热廃水　ねつはいすい

热〔分〕解　加熱分解　かねつぶんかい

热分析　热分析　ねつぶんせき

热分析仪　热分析器　ねつぶんせきき

热敷　温湿布　おんしっぷ

热辐射　热放射　ねつほうしゃ

热辐射计　热放射計　ねつほうしゃけい

热辐射器　放热装置　ほうねつそうち

热辐射强度　热放射強度　ねつほうしゃきょうど

热负荷　热負荷　ねつふか

热感受器　温〔感〕覚受容体　おん〔かん〕かくじゅようたい

热功当量　热の仕事当量　ねつのしごととうりょう

热光　热光線　ねつこうせん

热函数　热関数　ねつかんすう

热耗损　热剥奪,热消失　ねつはくだつ,ねつしょうしつ

热核爆炸　热核爆発　ねっかくばくはつ

热核反应　热核反応　ねっかくはんのう

热核反应堆　热核リアフター,核融合原子炉　ねっかくreactorかくゆうごうげんしろ

热核技术　热核技術　ねっかくぎじゅつ

热核武器　热核兵器　ねっかくへいき

热化　加熱　かねつ

热化学　热化学　ねつかがく

热化学反应式　热化学反応式　ねつかがくはんのうしき

热化学方程式　热化学方程式　ねつかがくほうていしき

热化学〔方〕法　热化学方法　ねつかがくほうほう

热激性皮炎　热傷性皮膚炎　ねっしょうせいひふえん

热寂时间　加熱死滅時間　かねつしめつじかん

热价　カロリー価　calorieか

热渐退　热渙散　ねつかんさん

热僵　热硬直　ねつこうちょく

热交换　热交換　ねつこうかん

热交换器　热交換器　ねつこうかんき

热解气相色谱法　热〔分〕解ガスクロマトグラフィ　ねつ〔ふん〕かいgas chromatography

热解曲线　热〔分〕解曲線　ねつ〔ぶん〕かいきょくせん

热〔解〕重〔量〕分析〔法〕　热重量分析〔法〕　ねつじゅうりょうぶんせき〔ほう〕

热浸法　热浸法　ねつしんほう

热痉挛　热痙攣　ねつけいれん

热觉过敏　热感覚過敏〔症〕　ねつかんかくかびん〔しょう〕

热卡　カロリー　Calorie

热空气　热空気　ねつくうき

热空气疗法　热空気療法　ねつくうきりょうほう

热空气灭菌法　热空気滅菌法　ねつくうきめっきんほう

热空气箱　热空気箱　ねつくうきばこ

热恐怖　高温恐怖　こうおんきょうふ

热扩散　热拡散　ねつかくさん

热扩散系数　热拡散係数　ねつかくさんけいすう

热扩散因子　热拡散因子　ねつかくさんいんし

〔热〕烙除法　焼灼切除術　しょうしゃくせつじょじゅつ

热烙气管切开术　焼灼気管切開術　しょうしゃくきかんせっかいじゅつ

热烙器　焼灼器　しょうしゃくき

热烙术　焼灼法　しょうしゃくほう

热累氏试验　ジェレー試験　Gelleしけん

热离子　熱イオン　ねつion

热离子发射检测器　熱イオン放出検出器　ねつionほうしゅつけんしゅつき

热离子检测器　熱イオン検出器　ねつイオンけんしゅつき

热离子学　熱イオン学　ねつionがく

热力　熱力　ねつりょく

热力红斑　熱性紅斑　ねっせいこうはん

热力灭菌法　熱滅菌法　ねつめっきんほう

热力学　熱力学　ねつりきがく

热力学第二定律　熱力学第二法則　ねつりきがくだいにほうそく

热力学第三定律　熱力学第三法則　ねつりきがくだいさんほうそく

热力学第一定律　熱力学第一法則　ねつりきがくだいいちほうそく

热力学过程　熱力学的過程　ねつりきがくてきかてい

热力学活性　熱力学活性　ねつりきがくかっせい

热力〔学〕势　熱力学ポテンシャル　ねつりきがくpotential

热力学稳定性　熱力学安定性　ねつりきがくあんていせい

热力学效率　熱力学的功率　ねつりきがくてきこうりつ

Q热立克次氏体　Q熱リケッチア　Qねつrickettsia

热量测定　熱量測定　ねつりょうそくてい

热量单位　熱量の単位　ねつりょうのたんい

热量法　熱量測定法　ねつりょうそくていほう

热量计　熱量計　ねつりょうけい

热量器　カロリー計　calorieけい

热量商数　熱量商　ねつりょうしょう

热量摄取　熱量摂取　ねつりょうせっしゅ

热量需要　熱量必要　ねつりょうひつよう

热量值　熱量値　ねつりょうち

热疗法　熱療法　ねつりょうほう

热疗学　温熱治療学　おんねつちりょうがく

热裂解　熱分解　ねつぶんかい

热挛缩　熱痙攣　ねつけいれん

热敏电阻传感器　サーミスタ センサー　thermistor sensor

热敏电阻检测器　サーシスタ検出器　thermistorけんしゅつき

热敏电阻〔器〕　サーミスタ　thermistor

热敏电阻温度计　サーミスタ温度計　thermistorおんどけい

热耐受性　熱耐性　ねつたいせい

热囊法　温パック法　おんpackほう

热能　熱エネルギー　ねつEnergie

热能储存率　熱エネルギー貯蔵率　ねつEnergieちょぞうりつ

热能消耗　熱エネルギー消耗　ねつEnergieしょうもう

热凝固〔术〕　熱凝固〔法〕　ねつぎょうこ〔ほう〕

热膨胀继电器　熱膨脹継電器　ねつぼうちょうけいでんき

热平衡　熱平衡　ねつへいこう

热气流疗法　熱気療法　ねっきりょうほう

热气灭菌法　熱気消毒法　ねっきしょうどくほう

热气浴　熱気浴　わっきよく

热气浴室　熱気浴室　ねっきよくしつ

热强度　熱強度　ねつきょうど

热强度指数　熱強度指数　ねつきょうどしすう

热容量　熱容量　ねつようりょう

热射病　熱射病　ねっしゃびょう

热射线　熱線　ねっせん

热〔射线〕性〔白〕内障　熱線性白内障　ねっせんせいはくないしょう

热湿敷器　温湿布器　おんしっぷき

热食癖　熱食症　ねっしょくしょう

热试验　冷熱試験　れいねつしけん

热释光　熱発光,熱ルミネセンス　ねつはっこう,ねつluminesecence

热释光剂量计　熱ルミネセンス線量計　ねつluminescenceせんりょうけい

热衰竭　熱ばて　ねつばて

热水袋　〔ゴム製〕湯たんぽ　〔gumせい〕ゆたんぽ

热水漏斗　熱水漏斗　ねっすいろうと

热水瓶　魔法瓶　まほうびん

热水浴　高温浴,温浴　こうおんよく,おんよく

热死率　加熱致死率　かねつちしりつ

热死温度　加熱致死温度　かねつちしおんど

热塑树脂　熱可塑性樹脂　ねつかそせいじゅし

热塑性塑料　熱可塑性プラスチック　ねつかそせいplastic

热损失　熱剥奪　ねつはくだつ

热碳酸盐〔水〕浴　ナウハイム浴　Nauheimよく

热天平　熱天秤　ねつてんびん

热图象　温度記録図,サーモグラム　おんどきろくず,thermogram

热退期　解熱期　げねつき

热稳定性　熱安定性　ねつあんていせい

热污染　熱汚染　ねつおせん

热稀释法　熱希釈法　ねつきしゃくほう

热消毒法　熱滅菌法　ねつめっきんほう

热消耗　熱消耗　ねつしょうもう

热消退　解熱,下熱　げねつ

热效率　熱効率　ねつこうりつ

热效应　熱効果　ねつこうか

热型　熱型　ねつがた

Q热性肺炎　Q熱性肺炎　Qねつせいはいえん

热性呼吸困难　熱性呼吸困難　ねっせいこきゅうこんなん

热性肌张力计　熱攣縮計　ねつれんしゅくけい

热性脉　熱病脈　ねつびょうみゃく

热性疱疹　熱性疱疹(ヘルペス)　ねっせいほうしん(herpes)

热性痛觉　温熱性痛覚　おんねつせいつうかく

热性痛觉过敏　温熱性痛覚過敏　おんねつせいつうかくかびん

热性痛觉缺失　温熱性痛覚消失　おんねつせいつうかくしょうしつ

热性谵妄　熱譫妄　ねつせんぼう

热虚脱　熱虚脱　ねつきょだつ

热蓄积　熱貯蔵　ねつちょぞう

热学　熱学　ねつがく

热血动物　温血動物　おんけつどうぶつ

热压蒸馏器　ダイジェスター　digester

热应激　熱ストレス　ねつstress

热浴　温浴　おんよく

热原检查法　発熱物質検査法　はつねつぶっしつけんさほ

う
热原〔物〕　発熱物質　はつねつぶっしつ，
热源性无汗症　産熱性無汗症　さんねっせいむかんしょう
热源性物质代谢　産熱性物質代謝　さんねっせいぶっしつ
　たいしゃ
热噪音　熱騒音　ねつそうおん
热值　カロリー価　Kalorieか
热致发光　熱発光，熱ルミネセンス　ねつはっこう，ねつ
　luminescence
热致死时间　加熱致死時間　かねつちしじかん
热中子　熱中性子　ねつちゅうせいし
热重分析　熱重量分析　ねつじゅうりょうぶんせき
热骤退　熱分利　ねつぶんり
热灼伤　熱傷　ねっしょう
热阻　熱抵抗　ねつていこう
热阻变换器　サーミスタ　thermistor

REN　人壬忍刃认任韧妊

rén　人壬

人白细胞抗原　人白血球抗原　ヒトはっけっきゅうこうげん
人白细胞抗原系　人白血球抗原系　ヒトはっけっきゅうこう
　げんけい
人白细胞组织相容性抗原　人白血球組織適合性抗原　ヒト
　はっけっきゅうそしきてきごうせいこうげん
人丙种球蛋白　人γ-グロブリン　ヒトγ-globulin
人肠病毒　人腸内ウイルス，ヒトちょうないvirus
人肠道孤病毒　エコーウイルス　EcHo virus
人肠滴虫　人エンテロモナス　ヒトEnteromonas
人齿衬底材料　義歯床材料　ぎししょうざいりょう
人垂体促性腺激素　人下垂体ゴナドトロピン，人下垂体性
　腺刺激ホルモン　ヒトかすいたいgonadotropin，ヒトかす
　いたいせいせんしげきhormone
人道主义　人道主義　じんどうしゅぎ
人〔的〕耐受力　人〔の〕耐性　ひと〔の〕たいせい
人等孢子球虫　人球虫　ヒトきゅうちゅう
人痘接种　人痘接腫　じんとうせっしゅ
人二倍体细胞　人二倍体細胞　ヒトにばいたいさいぼう
人放线菌　ヒト放線菌　ヒトほうせんきん
人粪便（尿）　人糞，人の糞便　じんふん，ヒトのふんべん
人粪处理　人糞処理　じんふんしょり
人肤蝇　ヒトヒフバエ
人格测验　性格検査　せいかくけんさ
人格重建　人格再建　じんかくさいけん
人格反应　人格反応　じんかくはんのう
人格分离　人格分離，分離性人格　じんかくぶんり，ぶんり
　せいじんかく
人格分析　人格分析　じんかくぶんせき
人格改变　人格変化　じんかくへんか
人格化　人格化　じんかくか
人格结构　人格構造　じんかくこうぞう
人格解体　離人症，人格感喪失　りじんしょう，じんかくか
　んそうしつ
人格解体综合征　離人症候群　りじんしょうこうぐん
人格缺陷　人格欠陥　じんかくけっかん
人格特点　人格特徴　じんかくとくちょう
人格异（失）常　人格異常　じんかくいじょう
人格障碍　人格障害　じんかくしょうがい
人格转换　人格転換　じんかくてんかん

人工瓣膜　人工弁膜　じんこうべんまく
人工瓣膜机械性溶血　人工弁膜機械的溶血　じんこうべん
　まくきかいてきようけつ
人工瓣膜替换术　人工弁膜置換術　じんこうべんまくちか
　んじゅつ
人工瓣膜性心内膜炎　人工弁膜性心内膜炎　じんこうべん
　まくせいしんないまくえん
人工瓣膜置换　人工弁膜置換　じんこうべんまくちかん
人工暴怒　シャムレージ，仮怒　sham rage，かど
人工鼻　人工鼻　じんこうび
人工被动免疫　人工受動免疫　じんこうじゅどうめんえき
人工剥离胎盘术　用手胎盤剥離術　ようしゅたいばんはく
　りじゅつ
人工采光　人工照明　じんこうしょうめい
人工产物　人工産物　じんこうさんぶつ
人工肠液　人工腸液　じんこうちょうえき
人工充血法　人工充血療法　じんこうじゅうけつりょうほ
　う
人工传染　人工感染，人工伝染　じんこうかんせん，じんこ
　うでんせん
人工刺激　人工刺激　じんこうしげき
人工胆管　人工総胆管　じんこうそうたんかん
人工导水管　人工導水管　じんこうどうすいかん
人工镫骨装置　あぶみ骨人工〔補〕装具　あぶみこつじんこ
　う〔ほ〕そうぐ
人工冬眠　人工冬眠　じんこうとうみん
人工冬眠合剂　人工冬眠合剤　じんこうとうみんこうざい
人工冬眠疗法　人工冬眠療法　じんこうとうみんりょうほ
　う
人工对比　人工対比　じんこうたいひ
人工耳　人工耳　じんこうじ
人工二尖瓣　人工僧帽瓣　じんこうそうぼうべん
人工发热　人工発熱　じんこうはつねつ
人工繁殖　人工繁殖　じんこうはんしょく
人工繁殖率　人工繁殖率　じんこうはんしょくりつ
人工放射性　人工放射能　じんこうほうしゃのう
人工放射性核素　人工放射性核種　じんこうほうしゃせい
　かくしゅ
人工放射性元素　人工放射性元素　じんこうほうしゃせい
　げんそ
人工肺　人工肺　じんこうはい
人工孵化　人工孵卵　じんこうふらん
人工肝灌注　人工肝灌流　じんこうかんかんりゅう
人工肝〔脏〕　人工肝〔臓〕　じんこうかん〔ぞう〕
人工肛门　人工肛門　じんこうこうもん
人工肛门袋　人工肛門袋　じんこうこうもんたい
人工股骨头成形术　人工大腿骨頭関節形成術　じんこうだ
　いたいこつとうかんせつけいせいじゅつ
人工骨　人工骨　じんこうこつ
人工骨置换术　人工骨置換術　じんこうこつちかんじゅつ
人工鼓膜　人工鼓膜　じんこうこまく
人工关节　人工関節　じんこうかんせつ
人工关节代替（置换）术　人工関節置換術　じんこうかんせ
　つちかんじゅつ
人工光源　人工光源　じんこうこうげん
人工合成　人工合成　じんこうごうせい
人工合成蛋白质　合成蛋白質　ごうせいたんぱくしつ
人工合成基因　合成遺伝子　ごうせいいでんし

人工合成结晶胰岛素　合成結晶インシュリン　ごうせいけっしょうインシュリンinsulin

人工合成食用色素　合成食用色素　ごうせいしょくようしきそ

人工横膈　人工横隔膜　じんこうおうかくまく

人工喉　人工喉頭　じんこうこうとう

人工喉言语　人工喉頭言語　じんこうこうとうげんご

人工呼吸法　人工呼吸法　じんこうこきゅうほう

人工呼吸器　人工呼吸器　じんこうこきゅうき

　德林克氏人工呼吸器　ドリンカー人工呼吸器,鉄肺　Drinkerじんこうこきゅうき,てつはい

人工划线　人工線　じんこうせん

人工机械瓣膜　人工機械弁膜　じんこうきかいべんまく

人工假肢　義肢　ぎし

人工肩关节　人工肩関節　じんこうけんかんせつ

人工腱　人工腱　じんこうけん

人工角膜　人工角膜　じんこうかくまく

人工晶〔状〕体　人工水晶体,人工レンズ　じんこうすいしょうたい,じんこうlens

人工绝经　人工閉経　じんこうへいけい

人工绝经期状态　人工閉経状態　じんこうへいけいじょうたい

人工抗毒素　人工抗毒素　じんこうこうどくそ

人工抗原　人工抗原　じんこうこうげん

人工控制　人工制御　じんこんせいぎょ

人工髋关节　人工股関節　じんこうこかんせつ

人工髋关节代替术　人工股関節置換術　じんこうこかんせつちかんじゅつ

人工髋关节手术器械包　人工股関節器械セット　じんこうこかんせつきかいset

人工老化　人工老化　じんこうろうか

人工流产　人工流産　じんこうりゅうざん

人工流产负压吸引器　人工流産真空吸引器　じんこうりゅうざんしんくうきゅういんき

人工流产刮匙　人工流産有窓鋭匙　じんこうりゅうざんゆうそうえいひ

人工流产率　人工流産率　じんこうりゅうざんりつ

人工流产吸引管　人工流産吸引管　じんこうりゅうざんきゅういんかん

人工流产吸引术　人工流産真空吸引術　じんこうりゅうざんしんくうきゅういんじゅつ

人工瘘管　人工瘻〔孔〕.じんこうろう〔こう〕

人工免疫　人工免疫　じんこうめんえき

人工免疫法　人工免疫法　じんこうめんえきほう

人工膜　合成膜　ごうせいまく

人工耐毒法　ミトリダート法　mithridatほう

人工尿道　人工尿道　じんこうにょうどう

人工排卵　人工排卵　じんこうはいらん

人工膀胱　人工膀胱　じんこうぼうこう

人工培养　人工培養　じんこうばいよう

人工培养基　人工培地　じんこうばいち

人工皮肤　人工皮膚　じんこうひふ

人工脾　人工脾　じんこうひ

人工破膜　人工破水　じんこうはすい

人工破膜引产术　人工破水分娩誘発法　じんこうはすいぶんべんゆうはつほう

〔人工〕起搏器　人工ペースメーカ　じんこうpacemaker

〔人工〕气腹〔术〕　人工気腹〔術〕　じんこうきふく〔じゅつ〕

人工气管　人工気管　じんこうきかん

人工气候室　人工気候室　じんこうきこうしつ

人工气胸〔疗法〕　人工気胸〔療法〕　じんこうききょう〔りょうほう〕

人工气胸器　人工気胸装置　じんこうききょうそうち

人工气胸术　人工気胸術　じんこうききょうじゅつ

人工气胸针　人工気胸針　じんこうききょうはり

人工荨麻疹　人工じんま疹　じんこうじんましん

人工授精　人工授精　じんこうじゅせい

人工神经元网络　人工ニューロン網　じんこうneuronもう

人工肾病人监护器　人工腎臓患者モニター　じんこうじんぞうかんじゃmonitor

人工肾脏　人工腎〔臓〕　じんこうじん〔ぞう〕

人工生物瓣膜　人工生物弁膜　じんこうせいぶつべんまく

人工食道　人工食道　じんこうしょくどう

人工受氢体　人工水素受容体　じんこうすいそじゅようたい

人工受孕　人工受精　じんこうじゅせい

人工授粉　人工受粉　じんこうじゅふん

人工输卵管　人工卵管　じんこうらんかん

人工输尿管　人工尿管　じんこうにょうかん

人工水蛭　人工ヒル　じんこうヒル

人工苏生器　人工蘇生器　じんこうそせいき

人工苏生术　人工蘇生術　じんこうそせいじゅつ

人工太阳光　人工日光　じんこうにっこう

人工糖尿　人工糖尿　じんこうとうにょう

人工甜味剂　人工甘味剤　じんこうかんみざい

人工条件反射　人工条件反射　じんこうじょうけんはんしゃ

人工瞳孔　人工瞳孔　じんこうどうこう

人工突变株　人工突然変異菌株　じんこうとつぜんへんいきんしゅ

人工胃液　人工胃液　じんこういえき

人工喂养　人工栄養　じんこうえいよう

人工喂养制品　人工栄養製品　じんこうえいようせいひん

人工膝关节　人工膝関節　じんこうしつかんせつ

人工膝关节代替术　人工膝関節置換術　じんこうしつかんせつちかんじゅつ

人工消化　人工消化　じんこうしょうか

人工心肺机　人工心肺装置　じんこうしんはいそうち

人工心脏　人工心臓　じんこうしんぞう

人工心脏瓣膜　人工心臓弁膜　じんこうしんぞうべんまく

人工心脏起搏器　人工心臓ペースメーカ　じんこうしんぞうpacemaker

人工心脏起搏器置入术　人工心臓ペースメーカ植えむみ　じんこうしんぞうpacemakerうえこみ

人工胸壁　人工胸壁　じんこうきょうへき

人工选择　人工選択,人為選択　じんこうせんたく,じんいせんたく

人工盐　人工塩　じんこうえん

人工眼　義眼　ぎがん

人工氧腹　人工酸素腹　じんこうさんそふく

人工氧腹器　人工酸素腹装置　じんこうさんそふくそうち

人工胰岛　人工膵島　じんこうすいとう

人工胰腺　人工膵臓　じんこうすいぞう

人工阴道　人工腟　じんこうちつ

人工阴茎　人工陰茎　じんこういんけい

人工引产　人工誘導分娩　じんこうゆうどうぶんべん

人工引产仪　人工誘導分娩器　じんこうゆうどうぶんべんき

人工营养法　人工栄養法　じんこうえいようほう

人工营养制品　人工栄養品　じんこうえいようひん

人工硬脑膜　人工脳硬膜　じんこうのうこうまく

人工诱发突变　人工誘発突然変異　じんこうゆうはつとつぜんへんい

人工语言　人工言語　じんこうげんご

人工月经周期　人工月経周期　じんこうげっけいしゅうき

人工杂交　人工交雑　じんこうこうざつ

人工脏器　人工臓器,人工器官　じんこうぞうき,じんこうきかん

人工照明　人工照明　じんこうしょうめい

人工指　人工指　じんこうし

人工指节间关节代替术　人工指節間関節置換術　じんこうしせつかんかんせつちかんじゅつ

人工子宫　人工子宮　じんこうしきゅう

人工自动免疫　人工能動免疫　じんこうのうどうめんえき

人蛔虫　人蛔虫　ヒトかいちゅう

人蛔虫受精卵　人蛔虫受精卵　ヒトかいちゅうじゅせいらん

人蛔虫未受精卵　人蛔虫未受精卵　ヒトかいちゅうみじゅせいらん

人甲状腺刺激物　人甲状腺刺激物質　ヒトこうじょうせんしげきぶっしつ

人脊髓灰质炎病毒　ポリオウイルス　poliovirus

人酵母菌　人芽生菌　ヒトがせいきん

人疥螨　人疥癬虫　ヒトかいせんちゅう

人绝经促性腺激素　人閉経期ゴナドトロピン　ヒトへいけいきgonadotropin

人口城市集中　人口都市集合　じんこうとししゅうごう

人口动态　人口動態　じんこうどうたい

人口繁殖率　人口繁殖率　じんこうはんしょくりつ

人口静态　人口静態　じんこうせいたい

人口密度　人口密度　じんこうみつど

人口普查　人口全面調査　じんこうぜんめんちょうさ

人口普查资料　人口全面調査資料　じんこうぜんめんちょうさしりょう

人口迁移　人口移動　じんこういどう

人口腔内丝虫　人口腔フィラリア　ヒトこうくうFilaria

人口统计　人口統計　じんこうとうけい

人口统计图　人口統計図　じんこうとうけいず

人口统计学　人口統計学　じんこうとうけいがく

人口推算　人口見積り　じんこうみつもり

人口学　人口学　じんこうがく

人口增长　人口増殖　じんこうぞうしょく

人口增长率　人口増殖率　じんこうぞうしょくりつ

人口自然增长率　人口自然増殖率　じんこうしぜんぞうしょくりつ

人类白细胞抗原系统　人類白血球抗原系　じんるいはっけっきゅうこうげんけい

人类分布学　人種分布学　じんしゅぶんぷがく

人类工程学　人類工学　じんるいこうがく

人类环境　人類環境　じんるいかんきょう

人类淋巴细胞组织相容性抗原　人類リンパ球組織適合性抗原　じんるいlymphきゅうそしきてきごうせいこうげん

人类起源　人類発生　じんるいはっせい

人类起源理论　人類発生説　じんるいはっせいせつ

人类生物学　人類生物学　じんるいせいぶつがく

人类学　人類学　じんるいがく

人类遗传学　人類遺伝学　じんるいいでんがく

人类致癌性　人類発癌性　じんるいはつがんせい

人力资源　人力資源　じんりきしげん

人麻疹免疫血清　人麻疹免疫血清　ヒトましんめんえきけっせい

人毛滴虫　腸トリコモーナス　ちょうTrichomonas

人免疫球蛋白　人免疫グロブリン　ヒトめんえきglobulin

人蛲虫　人蟯虫　ヒトぎょうちゅう

人疱疹病毒　人ヘルペスウイルス　ヒトherpes virus

人胚肺　人胚肺　ヒトはいはい

人胚肾　人胚腎〔臓〕　ヒトはいじん〔ぞう〕

人胚纤维母细胞　人胎児繊維芽細胞　ヒトたいじせんいがさいぼう

人群免疫　集団免疫　しゅうだんめんえき

人群免疫状态　集団免疫状態　しゅうだんめんえきじょうたい

人群易感染　集団感受性　しゅうだんかんじゅせい

人绒毛膜促甲状腺激素　人絨毛性甲状腺刺激ホルモン　ヒトじゅうもうせいこうじょうせんしげきhormone

人绒毛膜促性腺激素　人絨毛性性腺刺激ホルモン　ヒトじゅうもうせいせいせんしげきhormone

人绒〔毛〕膜生长激素　人絨毛性ソマトトロピン　ヒトじゅうもうせいsomatotropin

人乳哺育　母乳栄養　ぼにゅうえいよう

人乳光蛋白　オパレスチン　opalescin

人身安全　人身安全　じんしんあんぜん

人身测定　人体測定　じんたいそくてい

人参〔根〕　人参〔根〕　ニンジンコン

人参黄酮贰（苷）　パナセノサイド,パナセノシド　panasenoside

人参〔浸〕膏　人参エキス　ニンジンextract

人参宁　ギンセニン　ginsenin

人参三七　人参三七,田七,三七　ニンジンサンシチ,テンシチ,サンシチ

人参〔属〕　人参〔属〕　ニンジン〔ぞく〕

人参萜　パナセン　panacen

人参〔萜〕二醇　パナキサジオール　panaxadiol

人参〔萜〕三醇　パナキサトリオール　panaxatriol

人参辛苷　パナキシン　panaxin

人参皂苷　人参サポニン,ギンセノサイド　ニンジンsaponin,ginsenoside

人参皂苷元　パナックスサポゲニン　panax sapogenin

人肾素　人リーニン　ヒトrenin

人肾细胞　人腎臓細胞　ヒトじんぞうさいぼう

人生长激素　人成長ホルモン　ヒトせいちょうhormone

人虱属　シラミ属　シラミぞく

人事不省　人事不省,無意識　じんじふせい,むいしき

人寿保险　生命保険　せいめいほけん

人兽〔传〕病　人獣伝染病　じんじゅうでんせんびょう

人胎盘催（生）乳〔激〕素　人胎盤乳腺刺激ホルモン　ヒトたいぱんにゅうせんしげきhormone

人胎盘血白蛋白　人胎盤血アルブミン　ヒトたいぱんけつalbumine

人胎盘血丙种球蛋白　人胎盤血γ-グロブリン　ヒトたいぱんけつγ-globulin

人胎盘羊膜细胞　人胎盤羊膜細胞　ヒトたいぱんようまく

さいぼう
人体白细胞抗原　人体白血球抗原　じんたいはっけっきゅうこうげん
人体残骸鉴定　人体残骸識別　じんたいざんがいしきべつ
人体测量器　人体計測器　じんたいけいそくき
人体测量〔术〕　人体計測〔法〕　じんたいけいそく〔ほう〕
人体测量学　人体計測学　じんたいけいそくがく
人体测量学家　人体計測学者　じんたいけいそくがくしゃ
人体防卫组织　人体防衛組織　じんたいぼうえいそしき
人体工程学　人間工学　にんげんこうがく
人体寄生虫学　人体寄生虫学　じんたいきせいちゅうがく
人体解剖学　人体解剖学　じんたいかいほうがく
人体进化论　人類発達法則学　じんるいはったつほうそくがく
人体冷冻学　人体冷凍学　じんたいれいとうがく
人体伦琴当量　人体レントゲン当量,レーム　じんたいroentgenとうりょう,rem
人体模型　人体模型,マニキン　じんたいもけい,manikin
人体胚胎学　人体発生学　じんたいはっせいがく
人体球虫病　人体胞子虫症,人体コクシジウム症　じんたいほうしちゅうしょう,じんたいCoccidiumしょう
人体生理学　人体生理学　じんたいせいりがく
〔人〕体虱　〔人〕コロモジラミ　〔ヒト〕コロモジラミ
人体时钟　生体(物)リズム,バイオリズム　せいたい(ぶつ)rhythm biorhythsm
人体形态学　人体形態学　じんたいけいたいがく
人体学　人類生体学　じんるいせいたいがく
人体运动电影照相机　キネトスコープ　kinetoscope
人体运动电影照相术　キネトスコピー　kinetoscopy
人体猪巨吻棘头虫　マクラカントリンクス ヒルジナセウス　Macracanthorhynchus hirudinaceus
人体锥虫　人体トリパノソーマ　じんたいTrypanosoma
人体组织学　人体組織学　じんたいそしきがく
人体最大容许量　人体最大許容量　じんたいさいだいきょようりょう
〔人〕头虱　〔人〕アタマジラミ　〔ヒト〕アタマジラミ
人为分类法　人為分類法　じんいぶんるいほう
人为关节强硬术　人工強直関節固定術　じんこうきょうちょくかんせつこていじゅつ
人为梦行〔症〕　人為夢游〔症〕　じんいむゆう〔しょう〕
人为性皮炎　人為皮膚炎　じんいひふえん
人为性荨麻疹　人為じんま疹　じんいじんましん
人为性糖尿病　人為性糖尿病　じんいせいとうにょうびょう
人为紫癜病　人為紫斑病　じんいしはんびょう
人纤维蛋白原　人フィブリノーゲン　ヒトfibrinogen
人腺病毒　人アデノウイルス　ヒトadenovirus
人心果苷　サポチン　sapotin
人心果苷原　サポチネチン　sapotinetin
人心果属　サポタ属　Sapotaぞく
人猩红热免疫血清　人猩紅熱免疫血清　ヒトしょうこうねつめんえきけっせい
〔人型〕结核〔分支〕菌　人型結核菌　ひとがたけっかくきん
人型旧结核菌素　人旧ツベルクリン　ヒトきゅうtuberculin
人胸腺细胞抗原　人胸腺細胞抗原　ヒトきょうせんさいぼうこうげん
人旋毛线虫病　旋毛虫症　せんもうちゅうしょう
人血丙种球蛋白　人血清γ-グロブリン　ヒトけっせいγ-

globulin
人血浆蛋白粉　プラスマネート　plasmanate
人血〔清〕白蛋白　人血清アルブミン　ヒトけっせいalbumine
人血丝虫　人糸状虫　ヒトしじょうちゅう
人羊膜细胞　人羊膜細胞　ヒトようまくさいぼう
人猿型骨盆　類人猿型骨盤　るいじんえんがたこつばん
人蚤　人蚤　ヒトノミ
人造短纤维　ステープル ファイバー　staple fiber
人造骨头　人工骨　じんこうこつ
人造鼓膜　人工鼓膜　じんこうこまく
人造关节　人工関節　じんこうかんせつ
人造冠　人工歯冠　じんこうしかん
人造海水　人工海水　じんこうかいすい
人造奶油　オレオマーガリン　oleomargarine
人造膀胱　人工膀胱　じんこうぼうこう
人造器官　人工臓器　じんこうぞうき
人造石　人造石　じんぞうせき
人造丝角膜炎　人造絹糸角膜炎　じんぞうけんしかくまくえん
人造糖　グルトース　glutose
人造托牙　人工義歯　じんこうぎし
人造卫星　人工衛星　じんこうえいせい
人造血管　人工血管　じんこうけっかん
人造血管移植术　人工血管移植術　じんこうけっかんいしょくじゅつ
人造血浆　人工血漿　じんこうけっしょう
人造血清　人工血清　じんこうけっせい
人造血液　人工血液　じんこうけつえき
人造阴道术　人工造膣術　じんこうぞうちつじゅつ
人种精神病学　人種精神医学　じんしゅせいしんいがく
人种科学　人種科学　じんしゅかがく
人种生物学　人種生物学　じんしゅせいぶつがく
人种心理学　人種心理学　じんしゅしんりがく
人种学　人種学　じんしゅがく
人子宫颈癌传代细胞　ヒーラー細胞　HeLaさいぼう
人字缝　ラムダ縫合,人字縫合　lamdaほうごう,じんじほうごう
人字形绷带　スパイカ包帯　spicaほうたい
壬苯醇醚　ノノキシノール　nonoxynol
壬醇　ノニルアルコール　nonyl alcohol
壬基　ノニル基　nonylき
壬酸　ノナン酸　noninさん
壬糖　九炭糖,ノノース　きゅうたんとう,nonose
壬烷　ノナン　nonane
壬烯　ノニレン　nonylene

rèn 忍

忍冬毒　キシロステイン　xylostein
忍冬苷　ロニセリン　lonicerin
忍冬黄酮　ロニセラフラボン　loniceraflavone
忍冬科　スイカズラ科　スイカズラか

rèn 刃认任韧妊

刃天青　レサズリン　resazurin
认识不能　失認〔症〕　しつにん〔しょう〕
认识发生　認識発生　にんしきはっせい
认识过程　認識過程　にんしきかてい
认识论　認識学　にんしきがく
认识能力　認識能力　にんしきのうりょく

认识心理学　認識心理学　にんしきしんりがく
认识性感觉　認識性感覚　にんしきせいかんかく
认识性精神病　定位神障害精神病　ていいしんしょうがいせいしんびょう
任内氏试验　リンネ試験　Rinneしけん
任肖细胞　レンショー細胞　Renshawさいぼう
任意分布　自由分布　じゆうぶんぷ
韧带　靭帯　じんたい
阿朗希乌斯氏韧带　アランティウス靭帯　Arantiusじんたい
巴迪内氏韧带　バルディネー靭帯　Bardinetじんたい
巴尔科夫氏韧带　バルコー靭帯　Barkowじんたい
贝利尼氏韧带　ベリーニ靭帯　Belliniじんたい
贝坦氏韧带　ベルタン靭帯　Bertinじんたい
比吉洛氏韧带　ビゲロー靭帯　Bigelowじんたい
比沙氏韧带　ビシヤ靭帯　Bichatじんたい
波替氏韧带　プティ靭帯　Petitじんたい
博塔洛氏韧带　ボタロ靭帯　Botalloじんたい
德农维利叶氏韧带　ドノンビーエ靭帯　Dononvillierじんたい
费蓝氏韧带　フェラン靭帯　Ferreinじんたい
弗勒德氏韧带　フラッド靭帯　Floodじんたい
黑姆霍尔茨氏韧带　ヘルムホルツ軸靭帯　Helmholtzじくじんたい
黑塞尔巴赫氏韧带　ヘッセルバッハ靭帯　Hesselbachじんたい
亨特氏韧带　ハンタ靭帯　Hunterじんたい
亨辛氏韧带　ヘンジング靭帯　Hensingじんたい
卡尔达尼氏韧带　カルダーニ靭帯　Caldaniじんたい
坎贝尔氏韧带　キャンベル靭帯　Campbellじんたい
坎珀尔氏韧带　カンペル靭帯　Camperじんたい
科勒斯氏韧带　コリーズ靭帯　Collesじんたい
克拉多氏韧带　クラド靭帯　Cladoじんたい
克劳泽氏韧带　クラウゼ靭帯　Krauseじんたい
克律韦利埃氏韧带　クリュベーリエ靭帯　Cruveihierじんたい
库柏氏韧带　クーパー靭帯　Cooperじんたい
库柏氏悬韧带　クーパー提靭帯　Cooperていじんたい
劳特氏韧带　ラウト靭帯　Lauthじんたい
里斯伯格氏韧带　ウリスベルグ靭帯　Wrisbergじんたい
利斯弗朗氏韧带　リスフラーンク靭帯　Lisfrancじんたい
洛克伍德氏韧带　ロックウッド靭帯　Lockwoodじんたい
毛夏特氏韧带　マウハルト靭帯　Mauchartじんたい
美克尔氏韧带　メッケル靭帯　Meckelじんたい
普帕尔氏韧带　プパール靭帯　Poupartじんたい
秦氏韧带　チン靭帯　Zinnじんたい
惹迪氏韧带　ジェルディ靭帯　Gerdyじんたい
萨佩氏韧带　サペー靭帯　Sappeyじんたい
塞梅林氏韧带　ゼンメリング靭帯　Soemmeringじんたい
韦萨留斯氏韧带　ベサリウス靭帯　Vesaliusじんたい
魏特布雷希特氏韧带　ヴァイトブレヒト靭帯　Weitbrechtじんたい
温斯娄氏韧带　ウィンスロー靭帯　Winslowじんたい
许克氏韧带　ヒュック靭帯　Hueckじんたい
札格勒斯氏韧带　ザグラス靭帯　Zaglasじんたい
韧带病　靭帯病　じんたいびょう
韧带成形术　靭帯形成術　じんたいけいせいじゅつ
韧带断裂　靭帯断裂　じんたいだんれつ
韧带分离　靭帯離開　じんたいりかい
韧带缝〔合〕术　靭帯縫合術　じんたいほうごうじゅつ
韧带骨赘　靭帯骨棘　じんたいこっきょく
韧带固定术　靭帯固定術　じんたいこていじゅつ
韧带连结(联合)　靭帯結合　じんたいけつごう
韧带捩(扭)伤　靭帯捻挫　じんたいねんざ
韧带论　靭帯論　じんたいろん
韧带膜　靭帯膜　じんたいまく
韧带膜炎　靭帯膜炎　じんたいまくえん
韧带内肌瘤　靭帯内筋腫　じんたいないきんしゅ
韧带内妊娠　靭帯内妊娠　じんたいないにんしん
韧带破裂　靭帯断裂　じんたいだんれつ
韧带切除术　靭帯切除術　じんたいせつじょじゅつ
韧带切开术　靭帯切開術　じんたいせっかい〔じゅつ〕
韧带伸展　靭帯伸展　じんたいしんてん
韧带损伤　靭帯損傷　じんたいそんしょう
韧带痛　靭帯痛　じんたいつう
韧带修补术　靭帯修復術　じんたいしゅうふくじゅつ
韧带学　靭帯学　じんたいがく
韧带炎　靭帯炎　じんたいえん
韧带样(状)瘤　類腱腫　るいけんしゅ
韧带异位　靭帯転位　じんたいてんい
韧带硬化　靭帯硬化〔症〕　じんたいこうか〔しょう〕
韧带再造术　靭帯再建術　じんたいさいけんじゅつ
韧皮　靭皮　じんぴ
韧皮部　靭皮部　じんぴぶ
韧皮束　靭皮束　じんぴそく
韧皮纤维　靭皮繊維　じんぴせんい
韧性　靭性　じんせい
妊娠　妊娠　にんしん
妊娠斑　妊娠色素沈着　にんしんしきそちんちゃく
妊娠半确征　妊娠半確徴　にんしんはんかくちょう
妊娠卟啉症　妊娠ポルフィリン症　にんしんporphyrinしょう
妊娠初乳　妊娠期初乳　にんしんきしょにゅう
妊娠蛋白尿　妊娠蛋白尿　にんしんたんぱくにょう
妊娠的生物试验　生物学的妊娠診断法　せいぶつがくてきにんしんしんだんほう
妊娠毒血症　妊娠毒血症　にんしんどくけっしょう
妊娠毒血症视网膜病变　妊娠毒血症性網膜症　にんしんどくけっしょうせいもうまくしょう
妊娠多胎　多胎妊娠　たたいにんしん
妊娠反应　妊娠反応　にんしんはんのう
妊娠高血压〔病〕　妊娠高血圧〔症〕　にんしんこうけつあつ〔しょう〕
妊娠高血压综合征　妊娠高血圧症候群　にんしんこうけつあつしょうこうぐん
妊娠过期　遅延妊娠　ちえんにんしん
妊娠合并传染性肝炎　妊娠併発伝染性肝炎　にんしんへいはつでんせんせいかんえん
妊娠合并肺结核　妊娠併発肺結核　にんしんへいはつはいけっかく
妊娠合并骨软化症　妊娠併発骨軟化〔症〕　にんしんへいはつこつなんか〔しょう〕
妊娠合并急性阑尾炎　妊娠併発急性虫垂炎　にんしんへいはつきゅうせいちゅうすいえん
妊娠合并阑尾炎　妊娠併発虫垂炎　にんしんへいはつちゅ

うすいえん

妊娠合并肾盂肾炎　妊娠併発腎盂腎炎　にんしんへいはつ
じんうじんえん

妊娠合并糖尿病　妊娠併発糖尿病　にんしんへいはつとう
にょうびょう

妊娠合并心血管病　妊娠併発心血管病　にんしんへいはつ
しんけっかんびょう

妊娠合并心脏病　妊娠併発心臓病　にんしんへいはつしん
ぞうびょう

妊娠合并血液病　妊娠併発血液病　にんしんへいはつけつ
えきびょう

妊娠合并症　妊娠併発症　にんしんへいはつしょう

妊娠黄体　妊娠黄体　にんしんおうたい

妊娠节片　妊娠片節　にんしんへんせつ

妊娠惊厥　妊娠子癇　にんしんしかん

妊娠剧吐　妊娠悪阻,つわり　にんしんおそ

妊娠剧吐合并代谢紊乱　妊娠悪阻併発代謝障害　にんしん
おそへいはつたいしゃしょうがい

妊娠可疑症　妊娠不確徴　にんしんふかくちょう

妊娠流涎　妊娠流涎〔症〕　にんしんりゅうせん〔しょう〕

妊娠瘤　妊娠腫　にんしんしゅ

妊娠率　妊娠率　にんしんりつ

妊娠免疫试验　妊娠免疫試験　にんしんめんえきしけん

妊娠末期　妊娠末期　にんしんまっき

妊娠末三月　妊娠第三トリメスター　にんしんだいさん
trimester

妊娠呕吐　妊娠嘔吐　にんしんおうと

妊娠疱疹　妊娠〔性〕ヘルペス,妊娠〔性〕疱疹　にんしん〔せ
い〕herpes,にんしん〔せい〕ほうしん

妊娠皮炎　妊娠皮膚炎　にんしんひふえん

妊娠期　妊娠期　にんしんき

妊娠期背痛　妊娠期背痛　にんしんきはいつう

妊娠期便秘　妊娠期便秘〔症〕　にんしんきべんぴ〔しょう〕

妊娠期出血　妊娠期出血　にんしんきしゅっけつ

妊娠期大肠杆菌病　妊娠期大腸菌症　にんしんきだいちょ
うきんしょう

妊娠期胆石病　妊娠期胆石症　にんしんきたんせきしょう

妊娠期动脉瘤　妊娠期動脈瘤　にんしんきどうみゃくりゅ
う

妊娠期恶心　妊娠期悪心　にんしんきおしん

妊娠期发音困难　妊娠期発声困難　にんしんきはっせいこ
んなん

妊娠期复发性肝内胆汁淤积　妊娠期再発性肝〔性〕胆汁
うっ滞　にんしんきさいはつせいかん〔せい〕たんじゅう
うったい

妊娠期复发性黄疸　妊娠期再発性黄疸　にんしんきさいは
つせいおうだん

妊娠期肝脏胆汁郁积症　妊娠期肝〔臓〕胆汁うっ滞症　にん
しんきかん〔ぞう〕たんじゅううったいしょう

妊娠〔期〕褐黄斑　妊娠期肝斑　にんしんきかんはん

妊娠期黑斑病　妊娠期黒斑症　にんしんきこくはんしょう

妊娠期黄体瘤　妊娠期黄体腫　にんしんきおうたいしゅ

妊娠期霍乱　妊娠期コレラ　にんしんき cholera

妊娠期急性阑尾炎　妊娠期急性虫垂炎　にんしんききゅう
せいちゅうすいえん

妊娠期甲状腺机能亢进　妊娠期甲状腺〔機能〕亢進〔症〕　に
んしんきこうじょうせん〔きのう〕こうしん〔しょう〕

妊娠期甲状腺疾病　妊娠期甲状腺疾患　にんしんきこう

じょうせんしっかん

妊娠期尖锐湿疣　妊娠期尖圭コンジローム(マ)　にんしん
きせんけい condyloma

妊娠期胶原〔疾〕病　妊娠期膠原病　にんしんきこうげん
びょう

妊娠期结肠癌　妊娠期結腸癌　にんしんきけっちょうがん

妊娠期经闭　妊娠期無月経　にんしんきむげっけい

妊娠〔期〕精神病　妊娠期精神病　にんしんきせいしんびょ
う

妊娠期静脉曲张　妊娠期静脈瘤　にんしんきじょうみゃく
りゅう

妊娠期巨红细胞性贫血　妊娠期大赤血球性貧血　にんしん
きだいせっけっきゅうせいひんけつ

妊娠期溃疡性结肠炎　妊娠期潰瘍性結腸炎　にんしんきか
いようせいけっちょうえん

妊娠期阑尾炎　妊娠期虫垂炎　にんしんきちゅうすいえん

妊娠期面神经麻痹　妊娠期顔面神経麻痺　にんしんきがん
めんしんけいまひ

妊娠期母体变化　妊娠期母体変化　にんしんきぼたいへん
か

妊娠期皮肤色素沉着　妊娠期皮膚色素沈着　にんしんきひ
ふしきそちんちゃく

妊娠〔期〕贫血　妊娠期貧血　にんしんきひんけつ

妊娠期乳腺　妊娠期乳腺　にんしんきにゅうせん

妊娠期软骨营养障碍　妊娠期軟骨異栄養症　にんしんきな
んこついえいようしょう

妊娠期瘙痒　妊娠期瘙痒〔症〕　にんしんきそうよう〔しょ
う〕

妊娠期色素沉着　妊娠期色素沈着　にんしんきしきそちん
ちゃく

妊娠期肾上腺皮质增生　妊娠期副腎皮質増殖　にんしんき
ふくじんひしつぞうしょく

妊娠期肾炎　妊娠期腎炎　にんしんきじんえん

妊娠期特发性胆汁郁积症　妊娠期特発性胆汁うっ滞症　に
んしんきとくはつせいたんじゅううったいしょう

妊娠期细胞肥大性包涵体病　妊娠期巨細胞〔性〕封入体症
にんしんききょさいぼう〔せい〕ふうにゅうたいしょう

妊娠期纤维软疣　妊娠期繊維性軟疣　にんしんきせんいせ
いなんゆう

妊娠期血管舒缩性鼻炎　妊娠期血管運動性鼻炎　にんしん
きけっかんうんどうせいびえん

妊娠期血容量　妊娠期血容量　にんしんきけつようりょう

妊娠期血压　妊娠期血圧　にんしんきけつあつ

妊娠期血液变化　妊娠期血液変化　にんしんきけつえきへ
んか

妊娠确征　妊娠確徴　にんしんかくちょう

妊娠乳〔房〕晕　副乳輪　ふくにゅうりん

妊娠神经炎　妊娠神経炎　にんしんしんけいえん

妊娠肾　妊娠腎　にんしんじん

妊娠肾病　妊娠ネフローゼ　にんしん nephrosis

妊娠试验　妊娠試験　にんしんしけん

妊娠水肿　妊娠浮腫　にんしんふしゅ

妊娠速算历　分娩カレンダー　ぶんべんcalender

妊娠体温表　妊娠体温計　にんしんたいおんけい

妊娠蜕膜　妊娠脱落膜　にんしんだつらくまく

妊娠晚期　妊娠第三トリメスター　にんしんだいさん
trimester

妊娠纹　妊娠線　にんしんせん

妊娠烯醇酮　プレグネノロン　pregnenolone
妊娠细胞　妊娠細胞　にんしんさいぼう
妊娠现象　妊娠現象　にんしんげんしょう
妊娠腺　妊娠腺　にんしんせん
妊娠心脏病　妊娠心臓病　にんしんしんぞうびょう
妊娠性多神经炎　妊娠性多発性神経炎　にんしんせいたはつせいしんけいえん
妊娠性黄疸　妊娠性黄疸　にんしんせいおうだん
妊娠性口炎　妊娠性口内炎　にんしんせいこうないえん
妊娠性贫血　妊娠性貧血　にんしんせいひんけつ
妊娠性视网膜炎　妊娠性網膜炎　にんしんせいもうまくえん
妊娠性糖尿　妊娠性糖尿　にんしんせいとうにょう
妊娠性舞蹈病　妊娠性舞踏病　にんしんせいぶとうびょう
妊娠性龈瘤　妊娠エプーリス　にんしんepulis
妊娠〔性〕龈炎　妊娠性歯肉炎　にんしんせいしにくえん
妊娠学　妊娠学　にんしんがく
妊娠痒疹　妊娠性痒疹　にんしんせいようしん
妊娠一时性高血压　妊娠一過性高血圧〔症〕　にんしんいっかせいこうけつあつ〔しょう〕
妊娠早产　未熟分娩　みじゅくぶんべん
妊娠早期　妊娠早期，妊娠第一トリメスター　にんしんそうき，妊娠だいいちtrimester
妊娠诊断　妊娠診断　にんしんしんだん
妊娠征　妊娠徴候　にんしんちょうこう
妊娠正常　正常妊娠　せいじょうにんしん
妊娠脂肪肝　妊娠脂肪肝　にんしんしぼうかん
妊娠中期　妊娠中期，妊娠第二トリメスター　にんしんちゅうき，にんしんだいにtrimester
妊娠终止　妊娠終了　にんしんしゅうりょう
妊娠中毒　妊娠中毒　にんしんちゅうどく
妊娠中毒症　妊娠中毒症　にんしんちゅうどくしょう
妊娠中毒症心脏病　妊娠中毒症心臓病　にんしんちゅうどくしょうしんぞうびょう
妊娠子宫　妊娠子宮　にんしんしきゅう
妊娠子宫扭转　妊娠子宮捻転　にんしんしきゅうねんてん
妊娠子宫箝闭　妊娠子宮嵌頓〔症〕　にんしんしきゅうかんとん〔しょう〕
妊娠子宫倾斜　妊娠子宮斜位　にんしんしきゅうしゃい
妊娠子宫液溢　妊娠漏水症　にんしんろうすいしょう
〔妊娠〕子痫　妊娠子癇　にんしんしかん
妊妇　妊婦　にんぷ

RI　日

ri　日
日班　昼間勤務，昼番　ひるまきんむ，ひるばん
日班护士　昼間看護婦，日勤看護婦　ひるまかんごふ，にっきんかんごふ
日本裂体吸虫　日本住血吸虫　にほんじゅうけつきゅうちゅう
日本螺旋体　日本スピロヘータ　にほんspirochaeta
日本沙蚕素　テレピン　thelepin
日本兔热病　大原病　おうはらびょう
日本先天性夜盲症　先天性停止性夜盲症　せんてんせいていしせいやもうしょう
日本血蜱　日本チマダニ　にほんチマダニ
日本血吸虫　日本住血吸虫　にほんじゅうけつきゅうちゅう
日本血吸虫病　日本住血吸虫症　にほんじゅうけつきゅうちゅうしょう

日本羊踯躅素　ロドジャポニン　rhodojaponin
日本恙虫　秋蟎　シュウシツ
日本药局方　日本薬局方　にほんやっきょくほう
日本伊蚊　日本ヤブカ　にほんヤブカ
日本医蛭　日本チスイヒル　にほんチスイヒル
日本〔乙型〕脑炎　日本脳炎　にほんのうえん
日本乙型脑炎病毒　日本脳炎ウイルス　にほんのうえんvirus
日本乙型脑炎疫苗　日本脳炎ワクチン　にほんのうえんvaccine
日本硬蜱　日本マダニ　にほんマダニ
日当药黄素　スウェルチア ジャポニン　Swertia japonin
日发疟　毎日熱〔マラリア〕　まいにちねつ〔malaria〕
日光　太陽光線，日光　たいようこうせん，にっこう
日光病　日光性障害　にっこうせいしょうがい
日光空气疗法　日光大気療法　にっこうだいきりょうほう
日光恐怖症　日光恐怖症　にっこうきょうふしょう
日光疗法　日光療法　にっこうりょうほう
日光敏感性　日光過敏性　にっこうかびんせい
日光热　太陽熱　たいようねつ
日光湿疹　日光湿疹　にっこうしっしん
日光性脑炎　日光性脳炎　にっこうせいのうえん
日光(晒)性皮炎　日光皮膚炎　にっこうひふえん
日光性荨麻疹　日光じんま疹　にっこうじんましん
日光性痒疹　日光性痒疹　にっこうせいようしん
日光浴　日光浴　にっこうよく
日光浴室　日光浴室　にっこうよくしつ
日间护理　デイケア　day care
日间医院　昼間病院，ディ ホスピタル　ひるまびょういん，day hospital
日冕〔形〕病毒　コロナウイルス　coronavirus
日〔内〕变动(化)　日内変動，日変化　にちないへんどう，にちへんか
日平均最大容许浓度　日平均最大許容濃度　にちへいきんさいだいきょようのうど
日平均最高浓度　日平均最高濃度　にちへいきんさいこうのうど
日容许摄入量　許容一日摂取量　きょよういちにちせっしゅりょう
日晒　ソラリゼーション　solarization
日晒法　ソラリゼーション法　solarizationほう
日晒红斑　日光紅斑，日焼け　にっこうこうはん，ひやけ
日射病　日射病　にっしゃびょう
日射性脊髓炎　日射性脊髄炎　にっしゃせいせきずいえん
日射性精神病　日射性精神障害　にっしゃせいせいしんしょうがい
日射性脑炎　日射性脳炎　にっしゃせいのうえん
日蚀〔性〕盲　日食盲　にっしょくもう
日蚀性视网膜病　日食網膜症　にっしょくもうまくしょう
日托托儿所　昼間托児所，昼間保育所　ひるまたくじしょ，ひるまほいくしょ
日照　日当り　ひあたり
日照时间　日当り時間，日照時間　ひあたりじかん，にっしょうじかん
日周期　日週期　にちしゅうき
日周期节律　日週期リズム　にちしゅうきrhythm

RONG　茸荣狨绒容溶榕熔蝾融

róng　茸荣狨绒容溶榕熔蝾融

茸毛　和毛,生毛　にこげ,うぶげ
荣格氏肌　ユング筋　Jungきん
狨猴　キヌザル,マーモセット　キヌザル,marmoset
绒螯蟹属　藻屑蟹属　モクズガニぞく
〔绒〕蜂蝇　ハナアブ
绒毛　絨毛　じゅうもう
绒毛襞　絨毛ひだ　じゅうもうひだ
绒毛变性　絨毛変性　じゅうもうへんせい
绒毛干　絨毛幹　じゅうもうかん
绒毛间隙　絨毛間腔　じゅうもうかんくう
绒毛间循环　絨毛間循環　じゅうもうかんじゅんかん
绒毛间质　絨毛間質　じゅうもうかんしつ
绒毛结节状滑膜炎　絨毛結節性滑膜炎　じゅうもうけっせ
　つせいかつまくえん
绒毛瘤　絨毛腫　じゅうもうしゅ
绒〔毛〕膜　絨毛膜　じゅうもうまく
绒〔毛〕膜癌　絨毛〔膜〕癌　じゅうもう〔まく〕がん
绒〔毛〕膜促甲状腺激素　絨毛膜甲状腺刺激ホルモン　じゅ
　うもうまくこうじょうせんしげきhormone
绒〔毛〕膜促性腺激素　絨毛膜性腺刺激ホルモン　じゅうも
　うまくせいせんしげき hormone
绒〔毛〕膜促性腺激素 B　絨毛膜性腺刺激ホルモンB,絨毛膜
　〔性〕ゴナドトロピン　じゅうもうまくせいせんしげき
　hormoneB,じゅうもうまく〔せい〕gonadotropin
绒〔毛〕膜促性腺激素放射免疫分析　絨毛膜性腺刺激ホルモ
　ン放射免疫アッセイ　じゅうもうまくせいせんしげき
　hormoneほうしゃめんえきassay
绒〔毛〕膜发生　絨毛膜発生　じゅうもうまくはっせい
绒〔毛〕膜瘤　絨毛膜腫　じゅうもうまくしゅ
绒〔毛〕膜囊　絨毛膜嚢　じゅうもうまくのう
绒〔毛〕膜内层　絨毛膜内層　じゅうもうまくないそう
绒〔毛〕膜尿囊　漿尿膜　しょうにょうまく
绒〔毛〕膜上皮　絨毛膜上皮　じゅうもうまくじょうひ
绒〔毛〕膜上皮癌　絨毛膜上皮腫　じゅうもうまくじょうひ
　しゅ
绒〔毛〕膜上皮细胞增生　絨毛膜上皮細胞増殖　じゅうもう
　まくじょうひさいぼうぞうしょく
绒〔毛〕膜生长〔激〕素　絨毛膜ソマトトロピン,絨毛膜生長
　ホルモン　じゅうもうまくsomatotropin,しゅうもうまく
　せいちょう hormone
绒〔毛〕膜退行性变性　絨毛膜退行性変性　じゅうもうまく
　たいこうせいへんせい
绒〔毛〕膜-蜕膜间隙　絨毛膜-脱落膜間隙　じゅうもうまく-
　だつらくまくかんげき
绒〔毛〕膜外层　絨毛膜外層,外絨毛膜　じゅうもうまくがい
　そう,がいじゅうもうまく
绒〔毛〕膜外胚层　絨毛膜外胚葉　じゅうもうまくがいはい
　よう
绒〔毛〕膜外妊娠　絨毛膜外妊娠　じゅうもうまくがいにん
　しん
绒〔毛〕膜下蜕膜　絨毛膜下脱落膜　じゅうもうまくかだつ
　らくまく
绒〔毛〕膜腺瘤　絨毛腺腫　じゅうもうせんしゅ
绒〔毛〕膜血管瘤　絨毛血管腫　じゅうもうけっかんしゅ
绒〔毛〕膜血管纤维瘤　絨毛血管繊維腫　じゅうもうけっか

んせんいしゅ
绒〔毛〕膜循环　絨毛膜循環　じゅうもうまくじゅんかん
绒〔毛〕膜羊膜炎　絨毛膜羊膜炎　じゅうもうまくようまく
　えん
绒〔毛〕膜液　絨毛膜水　じゅうもうまくすい
绒〔毛〕膜增殖　絨毛膜増殖　じゅうもうまくぞうしょく
绒毛收缩素　ビリキニン　villikinin
绒毛胎盘　絨毛胎盤　じゅうもうたいばん
绒毛心　絨毛心,毛心　じゅうもうしん,もうしん
绒毛循环　絨毛循環　じゅうもうじゅんかん
绒毛叶　胎盤葉　たいばんよう
绒毛运动　絨毛運動　じゅうもううんどう
绒毛状癌　絨毛癌　じゅうもうがん
绒毛状突出　絨毛状突起　じゅうもうじょうとっき
绒毛状腺瘤　絨毛状腺腫　じゅうもうじょうせんしゅ
绒毛状心包炎　絨毛性心膜炎　じゅうもうせいしんまくえ
　ん
绒膜绒毛　絨毛膜絨毛　じゅうもうまくじゅうもう
绒球　片葉　へんよう
绒球脚　片葉脚　へんようきゃく
绒球旁小叶　傍片葉小葉　ほうへんようしょうよう
绒球小结　片葉小節　へんようしょうせつ
绒球小结叶　片葉小節葉　へんようしょうせつよう
容积　容積　ようせき
容积导电　容積伝導　ようせきでんどう
容积导体　容積〔電〕導体　ようせき〔でん〕どうたい
容积计　容積計　ようせきけい
容积克分子浓度　モル濃度　molarのうど
容积脉搏　容積拍動　ようせきはくどう
容(体)积描记法　体積変動記録法,プレチスモグラフィ　た
　いせきへんどうきろくほう,plethysmography
容(体)积描记换能器　体積変動記録エネルギー変換器　た
　いせきへんどうきろくEnergieへんかんき
容(体)积描记器　体積変動記録器,プレチスモグラフ　た
　いせきへんどうきろくき,plethysmograph
容积曲线　容積曲線　ようせききょくせん
容积渗克分子浓度　容積モル浸透圧濃度　ようせきmoleし
　んとうあつのうど
容积式流量计　容積式流量計　ようせきしきりゅうりょう
　けい
容积弹性　体積弾性　たいせきだんせい
容积弹性模量　体積弾性係数　たいせきだんせいけいすう
容积性泻药　膨張性下剤　ぼうちょうせいげざい
容积指数　容積指数　ようせきしすう
容量　容量　ようりょう
容量比　容量比　ようりょうひ
容量测定　容量測定　ようりょうそくてい
容量测定法　容量測定法　ようりょうそくていほう
容量〔方〕法　容量法　ようりょうほう
容量分析〔法〕　容量分析〔法〕　ようりょうぶんせき〔ほう〕
容量〔分析计算用〕因数　容量測定因数　ようりょうそくて
　いいんすう
容量感受器　容量受容器　ようりょうじゅようき
容量校准因素　容量測定矯正因子　ようりょうそくてい
　きょうせいいんし
容量刻度　容量目盛り　ようりょうめもり
容量-流速测定　容量-流量測定　ようりょう-りゅうりょうそ
　くてい

容量瓶　定容瓶　ていようびん
容量器皿　定容器具　ていようきぐ
容量吸移管　定容ピペット　ていようpipette
容量血管　容量血管　ようりょうけっかん
容量仪器　容量装置　ようりょうそうち
容量因子　容量因子　ようりょういんし
容量与流速控制器　容量と流量調節器　ようりょうとりゅうりょうちょうせつき
容貌　容貌,顔形　ようぼう,かおかたち
容器　容器　ようき
容许　許容　きょよう
容许残留量　許容残留量　きょようざんりゅうりょう
容许剂量　許容〔線〕量　きょよう〔せん〕りょう
容许界限　許容限界　きょようげんかい
容许量　許容量　きょようりょう
容许浓度　許容濃度　きょようのうど
容许排放　許容排出　きょようはいしゅつ
容许日摄入量　摂取許容一日量　せっしゅきょよういちにちりょう
容许输出水平　許容輸出水準,許容輸出レベル　きょようゆしゅつすいじゅん,きょようゆしゅつlever
容许误差　許容誤差　きょようごさ
容许噪音标准　騒音許容レベル　そうおんきょようlever
容重　容積重量　ようせきじゅうりょう
溶癌吟　チスプリン　tisupurin
溶癌素　カルシノリシン　carcinolysin
溶白(清)蛋白素　アルブミン溶解素,アルブミノリシン　albuminようかいそ,albuminolysin
溶白喉菌素　ジフテリア溶菌素,ジフテリオリシン　diphtheriaようきんそ,diphtheriolysin
溶白细胞酶　白血球分解酵素　はっけっきゅうぶんかいこうそ
溶耵聍剂　耳垢溶解薬　じこうようかいやく
溶度积　溶解度積　ようかいどせき
溶度积常数　溶解度積定数　ようかいどせきていすう
溶度积原理　溶解度積原理　ようかいどせきげんり
溶度计　溶解計　ようかいけい
溶肝素　肝細胞溶解素　かんさいぼうようかいそ
溶骨肉瘤　溶骨性肉腫　ようこつせいにくしゅ
溶骨性癌　溶骨性癌　ようこつせいがん
溶骨性骨肉瘤　溶骨性骨肉腫　ようこつせいこつにくしゅ
溶骨作用　骨溶解作用　こつようかいさよう
溶合　溶媒和　ようばいか
溶合胞体素　シンシチオリシン　syncytiolysin
溶合物　溶媒化合物　ようばいかごうぶつ
溶合(化)作用　溶媒和〔作用〕　ようばいか〔さよう〕
溶化　溶解,溶解化　ようかい,ようかいか
溶化(解)物　溶解物〔質〕　ようかいぶつ〔しつ〕
溶化性(皮肤)结核　軟化性結核　なんかせいけっかく
溶黄体素　黄体溶解素,ルテオリシン　おうたいようかいそ,luteolysin
溶剂(媒)　溶媒〔剤〕　ようばい(ざい)
溶剂层　溶媒層　ようばいそう
溶剂发酵　溶媒発酵　ようばいはっこう
溶剂化物　溶媒化合物,溶媒和物　ようばいかごうぶつ,ようばいかぶつ
溶剂化〔作用〕　溶媒和〔作用〕　ようばいか〔さよう〕
溶剂回收　溶媒回収　ようばいかいしゅう

溶剂蓝　溶媒ブルー　ようばいblue
溶剂强度　溶媒強度　ようばいきょうど
溶剂水分　溶媒水分　ようばいすいぶん
溶剂提取　溶媒抽出　ようばいちゅうしゅつ
溶剂提取法　溶媒抽出法　ようばいちゅうしゅつほう
溶剂吸附作用　溶媒吸着作用　ようばいきゅうさくさよう
溶剂相　溶媒相　ようばいそう
溶剂效率　溶媒効率　ようばいこうりつ
溶剂效应　溶媒効果　ようばいこうか
溶剂选择性　溶媒選択性　ようばいせんたくせい
溶剂盐析　溶媒塩析　ようばいえんせき
溶剂滞留物　溶媒滞留物　ようばいたいりゅうぶつ
溶剂作用　溶媒作用　ようばいさよう
溶甲状腺素　チロリジン　thyrolysin
溶胶　コロゾール,ゾル　collosol,sol
溶胶化〔作用〕　ゾル化〔作用〕　solか〔さよう〕
溶胶原　プロコラーゲン　procollagen
溶解　溶解　ようかい
溶解本领　溶解力　ようかいりょく
溶解产物　溶解生成物　ようかいせいせいぶつ
溶解度　溶解度　ようかいど
　摩尔溶解度　モル溶解度　Molarようかいど
溶解度表　溶解度表　ようかいどひょう
溶解度参数　溶解度パラメーター　ようかいどparameter
溶解度测定　溶解度測定　ようかいどそくてい
溶解度定律　溶解度法測　ようかいどほうそく
溶解度法　溶解度法　ようかいどほう
溶解度积　溶解度積,溶解積　ようかいどせき,ようかいせき
溶解度曲线　溶解度曲線　ようかいどきょくせん
溶解度指数　溶解度指数　ようかいどしすう
溶解法　溶解法　ようかいほう
溶解反应　溶解反応　ようかいはんのう
溶解激酶　リソキナーゼ　lysokinase
溶解期　溶解期　ようかいき
溶解热　溶解熱　ようかいねつ
溶解速率　溶解速度　ようかいそくど
溶解血栓疗法　血栓崩壊療法　けっせんほうかいりょうほう
溶解氧　溶存酸素,溶在酸素　ようぞんさんそ,ようざいさんそ
溶解氧测定　溶存酸素測定　ようぞんさんそそくてい
溶晶状体性青光眼　水晶体融解性緑内障　すいしょうたいゆうかいせいりょくないしょう
溶精子素　溶精子素　ようせいしそ
溶菌　溶菌　ようきん
溶菌斑　溶菌斑　ようきんはん
溶菌剂　溶菌剤　ようきんざい
溶菌酶　リソチーム　lysozyme
溶菌免疫　溶菌免疫　ようきんめんえき
溶菌素　溶菌素　ようきんそ
β-溶菌素　β-溶菌素　β-ようきんそ
溶菌素生成　溶菌素生成　ようきんそせいせい
溶菌现象　溶菌現象　ようきんげんしょう
溶菌性抗体　溶菌性抗体　ようきんせいこうたい
溶蜡素　セロリシン　cerolysin
溶卵白素　卵白溶解素,オボリシン　らんぱくようかいそ,

ovolysin

溶卵酶 卵巢細胞分解酵素 らんそうさいぼうぶんかいこうそ

溶螺旋体素 スピロヘータ溶解素 spirochetaようかいそ

溶酶体 リソソーム lysosome

溶酶体酶 リソソーム酵素 lysosomeこうそ

溶酶体膜 リソソーム膜 lysosomeまく

溶酶体膜稳定剂(物) リソソーム膜安定薬 lysosomeまくあんていやく

溶脓素 膿溶解素 のうようかいそ

溶皮素 デルモリジン dermolysin

溶脾素 脾臓〔組織〕溶解素 ひぞう〔そしき〕ようかいそ

溶葡萄菌素 リソスタフィン lysostaphin

溶肉瘤素 サルコリシン sarcolysine

溶软组织细胞 軟部組織分解細胞 なんぶそしきぶんかいさいぼう

溶上皮素 上皮細胞溶解素 じょうひさいぼうようかいそ

溶神经素 神経溶解素 しんけいようかいそ

溶神经细胞素 神経細胞溶解素 しんけいさいぼうようかいそ

溶肾素 腎細胞溶解素,ネフロリシン じんさいぼうようかいそ,nephrolysin

溶石疗法 結石溶解療法 けっせきようかいりょうほう

溶石术 結石溶解法,結石破砕術 けっせきようかいほう,けっせきはさいじゅつ

溶石液灌注器 結石溶解液注入器 けっせきようかいえきちゅうにゅうき

溶栓酶 ストレプトキナーゼ,SK streptokinase

溶素 溶解素,リシン ようかいそ,lysin

　β-溶素 β-溶解素 β-ようかいそ

溶素生成 溶解素形成 ようかいそけいせい

溶素原 溶解素原,リシノグン ようかいそげん,lysinogen

溶髓鞘质素 ミエリノリジン,髄鞘溶崩素 myelinolysin,ずいしょうようほうそ

溶细胞毒素 シンシチオトキシン syncytiotoxin

溶细胞介体 細胞溶解アンポセプタ さいぼうようかいampoceptor

溶细胞素 細胞溶解素 さいぼうようかいそ

溶细胞性抗体 細胞溶解性抗体 さいぼうようかいせいこうたい

溶细胞因子 細胞溶解因子 さいぼうようかいいんし

溶纤维蛋白激酶 線維素溶解酵素賦活酵素,フィブリノリソキナーゼ せんいそようかいそふかつこうそ,fibrinolysokinase

溶纤维蛋白酶 フィブリノリジン,線維素溶解酵素 fibrinolysin,せんいそようかいこうそ

溶纤维蛋白致活酶 線維素溶解酵素賦活酵素 せんいそようかいそふかつこうそ

溶心肌素 カルジオリシン cardiolysin

溶性苯巴比妥 可溶性フェノバルビタール かようせいphenobarbital

溶性淀粉 可溶性殿粉 かようせいでんぷん

溶性荧光素 フルオレセイン ナトリウム fluorescein natrium

溶胸腺素 チモリシン thymolysin

溶血百分率 溶血百分率 ようけつひゃくぶんりつ

溶血产物 溶血産物 ようけつさんぶつ

溶血毒素 溶血毒素 ようけつどくそ

溶血反应 溶血反応 ようけつはんのう

溶血活性蛋白质 溶血性活性蛋白質 ようけつせいかっせいたんぱくしつ

溶血介体 溶血性両受体,溶血性アンボセプター ようけつせいりょうじゅたい,ようけつせいamboceptor

溶血抗体 溶血抗体 ようけつこうたい

溶血磷脂 リゾホスファチド lysophosphatide

溶血磷脂酶 リゾホスホリパーゼ lysophospholipase

溶血磷脂酸 リゾホスファチド酸 lysophosphatideさん

溶血磷脂酰胆碱 リゾホスファチジル コリン lysophosphatidyl choline

溶血卵磷脂 リゾレシチン lysolecithin

溶血脑磷脂 リゾセファリン lysocephaline

溶血时间 溶血時間 ようけつじかん

溶血栓剂 血栓溶解薬 けっせんようかいやく

溶血栓疗法 血栓溶解療法 けっせんようかいりょうほう

溶血素 溶血素 ようけつそ

　α-溶血素 α-溶血素 α-ようけつそ

　β-溶血素 β-溶血素 β-ようけつそ

溶血素试验 溶血素試験 ようけつそしけん

溶血素原 溶血素原 ようけつそげん

溶血〔杆状芽胞〕杆菌 溶血バチルス ようけつ bacillus

溶血危象 溶血発症 ようけつはっしょう

溶血性毒物 溶血性毒物 ようけつせいどくぶつ

溶血性黄疸 溶血性黄疸 ようけつせいおうだん

溶血性黄疸贫血病 溶血性黄疸性貧血症 ようけつせいおうだんせいひんけつしょう

溶血性链球菌 溶血性連鎖球菌 ようけつせいれんさきゅうきん

　α-溶血性链球菌 α-溶血性連鎖球菌 α-ようけつせいれんさきゅうきん

　β-溶血性链球菌 β-溶血性連鎖球菌 β-ようけつせいれんさきゅうきん

溶血性尿毒症 溶血性尿毒症 ようけつせいにょうどくしょう

溶血性尿毒症综合征 溶血性尿毒症症候群 ようけつせいにょうどくしょうしょうこうぐん

溶血性疟 溶血性マラリア,黒水熱 ようけつせいmalaria,こくすいねつ

溶血性脾大 溶血性巨脾〔症〕 ようけつせいきょひ〔しょう〕

溶血性贫血 溶血性貧血 ようけつせいひんけつ

溶血性输血反应 溶血性輸血反応 ようけつせいゆけつはんのう

溶血血液 溶血血液 ようけつけつえき

溶血指数 溶血指数 ようけつしすう

溶液 溶液 ようえき

　奥尔特氏溶液 オルト溶液 Orthようえき

　察-多二氏溶液 ツァペックードックス溶液 Czapek-Doxようえき

　达金氏溶液 デーキン液 Dakinえき

　杜诺凡氏溶液 ドノバン液 Donovanえき

　多贝尔氏溶液 ドーベル液 Dobellえき

　费林氏溶液 フェーリング溶液 Fehlingようえき

　弗累明克斯氏溶液 ブレミンクス液 Vleminckxえき

　福尔马林-岑克尔氏溶液 ホルモル・ツェンケル液 Formol-Zenkerえき

　福勒氏溶液 ホーレル液 Fowlerえき

福尼奥氏溶液　フォーニオ液　Fonioえき
高山氏溶液　高山〔溶〕液　たかやま〔よう〕えき
哈林顿氏溶液　ハリングトン液　Harringtonえき
哈特曼氏溶液　ハートマン〔溶〕液　Hartman〔よう〕えき
卡-达二氏溶液　カレル・デーキン液　Carrel-Dakinえき
卡哈尔氏金氯化汞溶液　カジャル金昇華液　Cajalきんしょうかえき
林格氏溶液　リンゲル〔溶〕液　Ringer〔よう〕えき
林-洛二氏溶液　リンゲル・ロック液　Ringer-Lockeえき
林-台二氏溶液　リンゲル・タイロード液　Ringer-Tyrodeえき
卢戈尔氏溶液　ルゴール液　Lugolえき
吕弗勒氏碱性溶液　レフレル アルカリ液　Löffler alkaliえき
吕弗勒氏亚甲兰溶液　レフレルメチレン ブルー染色液　Löffler methylene blueせんしょくえき
洛克氏溶液　ロック液　Locke〔よう〕えき
蒙塞尔氏溶液　モンセル液　Monselえき
穆尔氏溶液　モーア液　Mooreえき
柠檬酸盐洛克氏溶液　ロッククエン酸塩液　Lockeクエンさんえんえき
齐尔氏溶液　チール〔溶〕液　Ziehl〔よう〕えき
岑克尔溶液　ツェンケル溶液　Zenkelようえき
苏萨溶液　スウサ液　Susaえき
溶液标定　溶液標定　ようえきひょうてい
溶液剂　溶液剤　ようえきざい
溶液浓度检定器　溶液濃度検出器　ようえきのうどけんしゅつき
溶液稳定性　溶液安定性　ようえきあんていせい
溶原性　溶原性　ようげんせい
溶原性菌株　溶原性株　ようげんせいかぶ
溶原性噬菌体　溶原〔性〕ファージ　ようげん〔せい〕phage
溶原性噬菌体检查　溶原〔性〕〔バクテリオ〕ファージ診査〔法〕　ようげん〔せい〕〔bacterio〕phageしんさ〔ほう〕
溶原〔性〕细菌　溶原〔性〕細菌　ようげん〔せい〕さいきん
溶原性转变　溶原〔性〕転換　ようげん〔せい〕てんかん
溶原状态　溶原状態　ようげんじょうたい
溶胀　腫脹,膨化　しゅちょう,ぼうか
溶胀热　腫脹熱　しゅちょうねつ
溶真菌细菌　真菌溶解性細菌　しんきんようかいせいさいきん
溶质　溶質　ようしつ
溶组织酶　組織融解酵素　そしきゆうかいこうそ
溶组织内阿米巴　エントアメーバ ヒストリチカ,赤痢アメーバ　Entamoeba histolytica,せきりameba
溶组织梭状芽胞杆菌　ヒストリチクス菌　histolyticusきん
溶化玻璃电池　融化硝子電池　ゆうかガラスでんち
溶化法　融解法　ゆうかいほう
溶化热　融解熱　ゆうかいねつ
溶剂　融剤　ゆうざい
榕树　カジュマル
熔点　熔点　ようてん
熔点〔测定〕管　熔点測定管　ようてんそくていかん
熔点测定器　熔点測定装置　ようてんそくていそうち
熔合　融合　ゆうごう
熔化　熔融,融解　ようゆう,ゆうかい
熔解　融解,熔解　ゆうかい,ようかい

熔解热　融解熱　ゆうかいねつ
熔解温度　融解温度　ゆうかいおんど
熔块　融合ケーキ　ゆうごうcake
熔蜡器　パラフィン溶解装置　paraffinようかいそうち
熔离　熔離　ようり
熔融　熔融　フュージョン　ようゆう,fusion
熔融带　熔融帯　ようゆうたい
熔融法　熔融法　ようゆうほう
熔融硝酸钾　熔融硝酸カリウム　ようゆうしょうさんkalium
熔融盐类　熔融塩類　ようゆうえんるい
熔牙　融合歯　ゆうごうし
熔盐　熔融塩　ようゆうえん
熔渣　熔滓,スラグ　ようさい,slag
熔珠反应　溶球反応　ようきゅうはんのう
熔珠试验　溶球試験　ようきゅうしけん
蝾螈　山椒魚　サンショウウオ
蝾螈毒素　サラマンデリン　salamanderin
融合　融合　ゆうごう
融合波　融合波　ゆうごうは
融合搏动　融合拍動　ゆうごうはくどう
融合核　融合核　ゆうごうかく
融合剂　融合剤　ゆうごうざい
融合肋骨　融合肋骨　ゆうごうろっこつ
融合肾　融合腎　ゆうごうじん
融合术　融合術　ゆうごうじゅつ
融合细胞培养　融合細胞培養　ゆうごうさいぼうばいよう
融合现象　融合現象　ゆうごうげんしょう
融合性麻疹　融合性麻疹　ゆうごうせいましん
融合性乳突炎　融合性乳様突起炎　ゆうごうせいにゅうようとっきえん
融合性思维　融合性思考　ゆうごうせいしこう
融合性天花　融合性痘瘡　ゆうごうせいとうそう
融合性网状乳头状瘤病　融合性網状乳頭腫症　ゆうごうせいもうじょうにゅうとうしゅしょう
融合性支气管肺炎　融合性気管支肺炎　ゆうごうせいきかんしはいえん
融合性状　融合性状　ゆうごうせいじょう
融合牙　融合歯　ゆうごうし
融合遗传　融合遺伝　ゆうごういでん
融解　融解　ゆうかい
融解温度　融解温度　ゆうかいおんど

ROU　柔菜揉鞣肉

róu　柔菜揉鞣

柔和杂音　軟性雑音　なんせいざつおん
柔红霉素　ダウノルビシン,ダウノマイシン,ルビドマイシン　daunorubicin,daunomysin,rubidomycin
柔脉　軟脈　なんみゃく
柔毛　柔毛　じゅうもう
柔毛状　柔毛状　じゅうもうじょう
柔脑〔脊〕膜　軟〔髄〕膜　なん〔ずい〕まく
柔脑〔脊〕膜病　軟〔髄〕膜病　なん〔ずい〕まくびょう
柔脑〔脊〕膜瘤　軟〔髄〕膜腫　なん〔ずい〕まくしゅ
柔脑〔脊〕膜炎　軟〔髄〕膜炎　なん〔ずい〕まくえん
柔曲计　屈曲測定計　くっきょくそくていけい
柔软器官　柔軟器官　じゅうなんきかん
柔软体操　柔軟体操　じゅうなんたいそう

柔顺(韧)性 可撓性,軟性 かとうせい,なんせい
葇荑花序 尾状花序 びじょうかじょ
採擦剂 〔塗〕擦剤 〔と〕さつざい
採擦疗法 摩擦療法 まさつりょうほう
採面痒病 パン屋かゆみ〔症〕 panやかゆみ〔しょう〕
採捏法 捏揉運動法 ねつじゅううんどうほう
鞣仿 タンノホルム tanoform
鞣酐 フロバフェン phlobaphene
鞣明胶 タンノゲラチン tanogelatine
鞣酸 タンニン酸 tanninさん
鞣酸蛋白 タンナルビン,アルブタンニン,タンニン酸アル
　ブミン tannalbin,albutannin,tanninさんalbumin
鞣酸甘油〔剂〕 タンニン酸グリセリン〔剤〕 tanninさん
　glycerin〔ざい〕
鞣酸红细胞血凝试验 タンニン酸赤血球凝集反応試験
　tanninさんせっけっきゅうぎょうしゅうはんのうしけん
鞣酸酒石酸铝 タンニン酒石酸アルミニウム tanninしゅせ
　ききさんaluminum
鞣酸酪蛋白 タンノカゼイン tannocasein
鞣酸疗法 タンニン酸療法 tanninさんりょうほう
鞣酸铝 タンニン酸アルミニウム tanninさんaluminum
鞣酸酶 タンナーゼ tannase
鞣酸软膏 タンニン酸軟膏 tanninさんなんこう
鞣酸试验 タンニン酸試験 tanninさんしけん
鞣酸盐 タンニン酸塩 tanninさんえん

róu 肉

肉 肉 にく
肉孢子虫 住肉胞子虫 じゅうにくほうしちゅう
　林〔德曼〕氏肉孢子虫 　リンデマン住肉胞子虫
　　Lindemannじゅうにくほうしちゅう
肉孢子虫病 住肉胞子虫症 じゅうにくほうしちゅうしょう
肉孢子虫毒素 住肉胞子虫毒素 じゅうにくほうしちゅう
　どくそ
肉孢子虫囊 肉囊胞 にくのうほう
肉鞭毛虫亚门 肉鞭毛虫亜門 にくべんもうちゅうあもん
肉豆蔻 ニクズク
肉豆蔻科 ニクズク科 ニクズクか
肉豆蔻醚 ミリスチシン myristicin
肉豆蔻属 ニクズク属 ニクズクぞく
肉豆蔻酸 ミリスチン酸 myristinさん
肉豆蔻酸盐 ミリスチン酸塩 myristinさんえん
肉豆蔻脂 ミリスチン myristin
肉毒胺 プトマイン,死〔体〕毒 ptomaine,し〔たい〕どく
肉毒杆菌毒素 ボツリヌス毒素 botulinusどくそ
肉毒杆菌类毒素 ボツリヌス杆菌類毒素 botulinusかんき
　んるいどくそ
肉毒杆菌食物中毒 ボツリヌス杆菌食中毒 botulinusかん
　きんしょくちゅうどく
肉〔毒〕碱 カルニチン carnintine
肉毒碱二乙酯 オブリチン oblitin
肉毒碱-脂肪酰转移酶 カルニチン アシルトランスフェラ
　ーゼ carnitine-acyl transferase
肉毒抗毒素 ボツリヌス抗毒素 botulinusこうどくそ
肉毒素 クレオトキシン creotoxin
肉毒〔梭状芽胞〕杆菌 ボツリヌス杆菌 botulinusかんきん
肉毒质 クレオトキシコン creotoxicon
肉毒中毒 ボツリヌス中毒 botulinusちゅうどく
肉毒中毒血清 抗ボツリヌス血清 こうbotulinusけっせい

肉阜 丘,小丘 きゅう,しょうきゅう
肉膏 肉エキス にくextract
肉膏明胶 肉エキスゲラチン にくextract gelatin
肉桂苯哌嗪 シンナリジン cinnarizine
肉桂醇 スチロン,シンナミル アルコール styron,
　cinnamyl alcohol
肉桂基 シンナミル基 cinnamylき
肉桂霉素 シンナマイシン cinnamycin
肉桂醛 シンナミルアルデヒド cinnamylaldehyde
肉桂酸 肉桂酸 ニックイさん
肉桂酸酯氯霉素 クロラムフェニコール シンナメート
　chloramphenicol cinnamate
肉果 肉果 ニクカ
肉浸膏培养基 肉エキス培地 にくextractばいち
肉浸液(汁) 肉水〔浸剤〕,ミート インフュージョン にく
　すい〔しんざい〕,meat infusion
肉浸质 ゾミジン zomidin
肉类保藏 肉類保存 にくるいほぞん
肉瘤 肉腫 にくしゅ
　艾伯内西氏肉瘤 　アバーネシ肉腫 Abernethyにくしゅ
　何杰金氏肉瘤 　ホジキン肉腫 Hodgkinにくしゅ
　卡波济氏肉瘤 　カポジ肉腫 Kaposiにくしゅ
　枯氏细胞肉瘤 　クップファー細胞肉腫 Kupfferさいほ
　　うにくしゅ
　鲁期氏肉瘤 　ラウス肉腫 Rousにくしゅ
　皮肤卡波济氏肉瘤 　皮膚カポジ肉腫 ひふKaposiにく
　　しゅ
　尤因氏肉瘤 　ユーイング肉腫 Ewingにくしゅ
肉瘤病 肉腫症 にくしゅしょう
肉瘤病毒 肉腫ウイルス にくしゅvirus
　鲁斯氏肉瘤病毒 　ラウス肉腫ウイルス Rousにくしゅ
　　virus
肉瘤发生 肉腫発生 にくしゅはっせい
肉瘤黑〔色〕素 サルコメラニン sarcomelanin
肉瘤化肌瘤 肉腫性筋腫 にくしゅせいきんしゅ
肉瘤霉素 サルコマイシン sarcomycin
肉瘤生成 肉腫発生 にくしゅはっせい
肉瘤型 肉腫型 にくしゅがた
肉瘤性甲状腺瘤 肉腫性甲状腺腫 にくしゅせいこうじょ
　うせんしゅ
肉瘤性〔睑〕外翻〔症〕 肉腫性外反〔症〕 にくしゅせいがいはん
　〔しょう〕
肉瘤性〔造〕白细胞组织增生 肉腫性白血症 にくしゅせい
　はっけっしょう
肉瘤样结节病 サルコイドーシス,類肉腫症 sarcoidosis,
　るいにくしゅしょう
肉膜 肉様膜 にくようまく
肉色青霉菌素 カルネオルテッシン carneolutescin
肉食 肉食 にくしょく
肉食过多 肉食過剰 にくしょくかじょう
肉食恐怖 肉食恐怖〔症〕 にくしょくきょうふ〔しょう〕
肉食疗法 肉食療法 にくしょくりょうほう
肉食螨总科 ツメダニ科 ツメダニか
肉食癖 習慣的肉食 しゅうかんてきにくしょく
肉穗花序 肉穂花序 にくすいかじょ
肉汤(汁) 肉汁,ブイヨン にくじゅう,bouillon
肉汤滤液 肉汁濾液 にくじゅうろえき
肉汤滤液结核菌素 肉汁濾液ツベルクリン にくじゅうろ

えきtuberculin
肉汤培养基　肉汁培地　にくじゅうばいち
肉汤稀释法　肉汁希釈法　にくじゅうきしゃくほう
肉芽　肉芽　にくが,にくげ
肉芽发生(形成)　肉芽形成　にくがけいせい
肉芽过多　過肉芽症　かにくがしょう
肉芽块　増殖性肉芽腫　ぞうしょくせいにくがしゅ
肉芽性鼓膜炎　肉芽性鼓膜炎　にくがせいこまくえん
肉芽性肾盂炎　肉芽性腎盂炎　にくがせいじんうえん
肉芽性愈合　肉芽性癒合　にくがせいゆごう
肉芽肿(瘤)　肉芽腫　にくがしゅ
　迪尔克氏肉芽肿　デュルク肉芽腫　Dürckにくがしゅ
　何杰金氏肉芽肿　ホジキン肉芽腫　Hodgkinにくがしゅ
　米农氏嗜曙红细胞肉芽肿　ミグノン好酸性肉芽腫　Mignonこうさんせいにくがしゅ
肉芽肿棒状杆菌　肉芽腫コリネバクテリウム杆菌　にくがしゅcorynebacteriumかんきん
肉芽肿病　肉芽腫症　にくがしゅしょう
　韦格内氏肉芽肿病　ウェーグナー肉芽腫症　Wegnerにくがしゅしょう
肉芽肿荚膜杆菌　肉芽腫カリマトバクテリウム　にくがしゅcalymmatobacterium
肉芽肿型何杰金氏病　ホジキン肉芽腫　Hodgkin にくがしゅ
肉芽肿型结核球(瘤)　肉芽腫性結核腫　にくがしゅせいけっかくしゅ
肉芽肿型尿道肉阜　肉芽腫型精丘　にくがしゅがたせいきゅう
肉芽肿性鼻炎　肉芽腫性鼻炎　にくがしゅせいびえん
肉芽肿性壁性心内膜炎　肉芽腫性壁在性心内膜炎　にくがしゅせいへきざいせいしんないまくえん
肉芽肿性肠炎　肉芽腫性腸炎　にくがしゅせいちょうえん
肉芽肿性唇炎　肉芽腫性唇炎　にくがしゅせいしんえん
肉芽肿性动脉炎　肉芽腫性動脈炎　にくがしゅせいどうみゃくえん
肉芽肿性睾丸炎　肉芽腫性睾丸炎　にくがしゅせいこうがんえん
肉芽肿性甲状腺炎　肉芽腫性甲状腺炎　にくがしゅせいこうじょうせんえん
肉芽肿性结肠炎　肉芽腫性結腸炎　にくがしゅせいけっちょうえん
肉芽肿性阑尾炎　肉芽腫性虫垂炎　にくがしゅせいちゅうすいえん
肉芽肿性淋巴瘤病　肉芽腫性リンパ腫症　にくがしゅせいlymphしゅしょう
肉芽肿性葡萄膜炎　肉芽腫性ブドウ膜炎　にくがしゅせいブドウまくえん
肉芽肿性前列腺炎　肉芽腫性前立腺炎　にくがしゅせいぜんりつせんえん
肉芽肿性食管炎　肉芽腫性食道炎　にくがしゅせいしょくどうえん
肉芽肿性胃炎　肉芽腫性胃炎　にくがしゅせいいえん
肉芽肿性心肌炎　肉芽腫性心筋炎　にくがしゅせいしんきんえん
肉芽肿性血管炎　肉芽腫性脈管炎　にくがしゅせいみゃっかんえん
肉芽肿性龈瘤　肉芽腫性歯肉腫　にくがしゅせいしにくしゅ

肉芽组织　肉芽組織　にくがそしき
肉芽组织血管瘤　肉芽組織血管腫　にくがそしきけっかんしゅ
肉眼　肉眼　にくがん
肉眼病理学　肉眼病理学　にくがんびょうりがく
肉眼观察　肉眼観察　にくがんかんさつ
肉眼检查　肉眼的検査　にくがんてきけんさ
肉眼视力　肉眼視力　にくがんしりょく
肉眼损害　肉眼的損傷　にくがんてきそんしょう
肉眼血　肉眼的血液　にくがんてきけつえき
肉眼血尿　肉眼血尿　にくがんけつにょう
肉样瘤　類肉腫,サルコイド　るいにくしゅsarcoid
　伯克氏肉样瘤　ベック類肉腫　Boeckるいにくしゅ
肉样瘤病　サルコイドーシス,sarcoidosis
肉样胎块　肉様奇胎　にくようきたい
肉叶芸香　ハルマラ　harmala
肉叶芸香醇　ハルモール　harmol
肉叶芸香碱　ハルミン　harmine
肉欲　肉欲　にくよく
肉蚤　砂蚤　スナノミ
肉蚤科　サルコプシラ科　Sarcopsyllaか
肉质化　肉質化　にくしつか
肉质下泄　筋線維便　きんせんいべん
肉中毒　肉中毒　にくちゅうどく
肉柱　肉柱　にくちゅう
肉赘　疣贅,疣腫　ゆうぜい,ゆうしゅ
肉足纲　肉質虫上綱　にくしつちゅうじょうこう

RU　铷儒蠕乳人褥

rú　铷儒蠕
铷　ルビジウム,Rb　rubidium
81铷　ルビジウム-81　rubidium-81
82铷　ルビジウム-82　rubidium-82
儒丹氏病　ジュウルダン病　Jourdainびょう
蠕变　クリープ　creep
蠕虫　蠕虫　ぜんちゅう
蠕虫病　蠕虫症,ぜんちゅうしょう
蠕虫感染　蠕虫感染　ぜんちゅうかんせん
蠕虫寄生　蠕生寄生　ぜんちゅうきせい
蠕虫恐怖　蠕虫恐怖〔症〕　ぜんちゅうきょうふ〔しょう〕
蠕虫类　蠕虫類　ぜんちゅうるい
蠕虫卵检查法　蠕虫卵検査法　ぜんちゅうらんけんさほう
蠕虫瘤　蠕虫腫　ぜんちゅうしゅ
蠕虫皮炎　蠕虫性皮膚炎　ぜんちゅうせいひふえん
蠕虫性肠梗阻　蠕虫性イレウス　ぜんちゅうせいileus
蠕虫性脓肿　蠕虫性膿瘍　ぜんちゅうせいのうよう
蠕虫性心肌炎　蠕虫性心筋炎　ぜんちゅうせいしんきんえん
蠕虫学　蠕虫学　ぜんちゅうがく
蠕虫血红蛋白　ヘモエリトリン　hemoerythrin
蠕虫样皮萎缩　虫食い状皮膚萎縮　むしくいじょうひふいしゅく
蠕虫蚴移行症　蠕虫幼虫移行症　ぜんちゅうようちゅういこうしょう
蠕动　蠕動　ぜんどう
蠕动波　蠕動波　ぜんどうは
蠕动迟缓　蠕動緩慢　ぜんどうかんまん
蠕动过强　蠕動亢進　ぜんどうこうしん

蠕动机能减退　蠕動機能低下〔症〕　ぜんどうきのうていか〔しょう〕

蠕动亢进　蠕動機能亢進　ぜんどうきのうこうしん

蠕动缺失　蠕動機能低下　ぜんどうきのうていか

蠕动停止　無蠕動　むぜんどう

蠕动消失　蠕動消失　ぜんどうしょうしつ

蠕动徐缓　蠕動緩徐　ぜんどうかんじょ

蠕动音　蠕動音　ぜんどうおん

蠕动运动　蠕動運動　ぜんどううんどう

蠕动障碍　蠕動不全　ぜんどうふぜん

蠕动正常　蠕動正常　ぜんどうせいじょう

蠕形螨科　ニキビダニ科　ニキビダニか

蠕形螨属　ニキビダニ属　ニキビダニぞく

蠕形住肠蛲(线)虫　蟯虫　ぎょうちゅう

rǔ 乳

乳　乳,乳汁　にゅう,にゅうじゅう

乳癌根治术　乳癌根治手術　にゅうがんこんじしゅじゅつ

乳癌广泛切除术　乳癌拡大切除術　にゅうがんかくだいせつじょじゅつ

乳白蛋白　ラクトアルブミン　lactalbumin

乳白蛋白水解物　ラクトアルブミン加水分解物質　lactalbuminかすいぶんかいぶっしつ

乳白痘　アラストリム　alastrim

乳〔白〕光　蛋白光,乳光　たんぱくこう,にゅうこう

乳白色　クリーム白色　creamはくしょく

乳斑　乳白色斑〔点〕　にゅうはくしょくはん〔てん〕

乳比重计　乳汁比重計　にゅうじゅうひじゅうけい

乳钵　乳鉢　にゅうばち

乳沉淀素　ラクトプレシピチン　lactoprecipitin

乳齿　乳歯　にゅうし

乳蛋白疗法　乳蛋白療法　にゅうたんぱくりょうほう

乳蛋白酶　ガラクターゼ　galactase

乳蛋白〔质〕　乳蛋白　にゅうたんぱく

乳蛋蔬菜食者　乳-卵菜食主義者　にゅう-らんさいしょくしゅぎしゃ

乳导管乳头〔状〕瘤病　乳管乳頭腫症　にゅうかんにゅうとうしゅしょう

乳冻〔食品〕　ジャンケット　junket

乳毒病　牛乳病　ぎゅうにゅうびょう

乳毒素　ラクトトキシン,牛乳毒素　lactotoxin,ぎゅうにゅうどくそ

乳多泡病毒　パポバウイルス　PAPOVA virus

乳(婴)儿　乳児　にゅうじ

乳儿肠脂质　ステアレンチン　stearentin

乳儿猝死综合征　乳児突然死症候群　にゅうじとつぜんししょうこうぐん

乳儿坏血病　乳児壊血病　にゅうじかいけつびょう

乳儿肌阵挛性脑病,乳儿筋間代脳症　にゅうじきんかんたいのうしょう

乳儿剧吐　乳児悪阻　にゅうじおそ

乳(婴)儿期　乳児期　にゅうじき

乳房　乳房　にゅうぼう

乳〔房〕癌　乳癌,乳〔腺〕癌　にゅうがん,にゅう〔せん〕がん

乳房癌肉瘤　乳房癌肉腫　にゅうぼうがんにくしゅ

乳房癌样湿疹　乳房癌性湿疹　にゅうぼうがんせいしっしん

乳房病　乳腺症,マストパシー　にゅうせんしょう,mastopathy

乳房部分切除术　部分乳房切除術　ぶぶんにゅうぼうせつじょじゅつ

乳房超声〔波〕图象术　乳房超音波検査法　にゅうぼうちょうおんぱけんさほう

乳房超声〔波〕照相术　乳房超音波撮影法　にゅうぼうちょうおんぱさつえいほう

乳房潮红　乳房潮紅　にゅうぼうちょうこう

乳房成形术　乳房形成術　にゅうぼうけいせいじゅつ

乳房出血　乳房出血　にゅうぼうしゅっけつ

乳房单纯切除术　単純乳房切除術　たんじゅんにゅうぼうせつじょじゅつ

乳房导管部分切除术　乳管部分切除術　にゅうかんぶぶんせつじょじゅつ

乳房倒经　乳腺月経　にゅうせんげっけい

乳房低乳头管内癌　乳房低乳頭管内癌　にゅうぼうていにゅうとうかんないがん

乳房窦道切除术　乳房フィステル切除術　にゅうぼうFistelせつじょじゅつ

乳房恶性淋巴瘤　乳房悪性リンパ腫　にゅうぼうあくせいlymphしゅ

乳房恶性肿瘤　乳房悪性腫瘍　にゅうぼうあくせいしゅよう

乳房发育　乳房発育　にゅうぼうはついく

乳房放线菌病　乳房放線菌症　にゅうぼうほうせんきんしょう

乳房肥(增)大　乳房肥大　にゅうぼうひだい

乳房复原不全　乳房退縮不全　にゅうぼうたいしゅくふぜん

乳房干板X线照相术　乳房乾式X線撮影法　にゅうぼうかんしきXせんさつえいほう

乳房固定术　乳房固定術　にゅうぼうこていじゅつ

乳房X光透视〔法〕　乳房〔X線〕透視〔検査法〕　にゅうぼう〔Xせん〕とうし〔けんさほう〕

乳房X光像片　乳房X線像,乳房造影図　にゅうぼうXせんぞう,にゅうぼうぞうえいず

乳房汗腺癌　乳房汗腺癌　にゅうぼうかんせんがん

乳房汗腺囊瘤　乳房汗腺囊腫　にゅうぼうかんせんのうしゅ

乳房后脓肿　乳腺後〔方〕膿瘍　にゅうせんこう〔ほう〕のうよう

乳房坏疽　乳房壊疽　にゅうぼうえそ

乳房活组织检查　乳房生検,乳房バィオプシー　にゅうぼうせいけん,にゅうぼうbiopsy

乳房棘球蚴病　乳房包虫症　にゅうぼうほうちゅうしょう

乳房结核　乳房結核〔症〕　にゅうぼうけっかく〔しょう〕

乳房浸润性小叶状癌　乳房浸潤性小葉状癌　にゅうぼうしんじゅんせいしょうようじょうがん

乳房静脉曲张　乳房静脈瘤　にゅうぼうじょうみゃくりゅう

乳房巨大性乳腺炎　乳房肥大性乳腺炎　にゅうぼうひだいせいにゅうせんえん

乳房溃疡　乳房潰瘍　にゅうぼうかいよう

乳房淋巴管炎　乳房リンパ管炎　にゅうぼうlymphかんえん

乳房淋巴瘤　乳房リンパ腫　にゅうぼうlymphしゅ

乳房淋巴肉瘤　乳房リンパ肉腫　にゅうぼうlymphにくしゅ

乳房鳞状上皮细胞癌　乳房扁平上皮癌　にゅうぼうへんぺいじょうひがん

乳房瘤　乳房腫　にゅうぼうしゅ

乳房囊内乳头〔状〕瘤　乳房囊内乳頭腫　にゅうぼうのうな

いにゅうとうしゅ

乳房嚢尾蚴病　乳房嚢虫症　にゅうぼうのうちゅうしょう

乳房嚢腺瘤　乳房嚢腺腫　にゅうぼうのうせんしゅ

乳房嚢性病　乳房嚢胞病　にゅうぼうのうほうびょう

乳房嚢肿　乳房嚢腫　にゅうぼうのうしゅ

乳房内侧支　乳房内側枝　にゅうぼうないそくし

乳房内动脉　内乳動脈　ないにゅうどうみゃく

乳房内脓肿　乳房内膿瘍　にゅうぼうないのうよう

乳房粘液样癌　乳房粘液様癌　にゅうぼうねんえきようがん

乳房脓肿　乳房膿瘍　にゅうぼうのうよう

乳房脓肿切开引流术　乳房膿瘍切開排膿法　にゅうぼうのうようせっかいはいのうほう

乳房旁淋巴结　乳房傍リンパ節　にゅうぼうぼうlymphせつ

乳房前脓肿　乳房前膿瘍　にゅうぼうぜんのうよう

乳房钳(夹)　乳房鉗子　にゅうぼうかんし

乳房切除术　乳房切除術　にゅうぼうせつじょじゅつ

乳房切除术后淋巴水肿综合征　乳房切除術後リンパ浮腫症候群　にゅうぼうせつじょじゅつごlymphふしゅしょうこうぐん

乳房切开术　乳房切開術　にゅうぼうせっかいじゅつ

乳房切开引流术　乳腺切開排膿法　にゅうせんせっかいはいのうほう

乳房区　乳房区　にゅうぼうく

乳房缺失　乳房欠如　にゅうぼうけつじょ

乳房肉瘤　乳房肉腫　にゅうぼうにくしゅ

乳房乳头　乳房乳頭　にゅうぼうにゅうとう

乳房乳头状癌　乳房乳頭癌　にゅうぼうにゅうとうがん

乳房乳头状瘤　乳房乳頭腫　にゅうぼうにゅうとうしゅ

乳房乳头状腺囊癌　乳房乳頭腺嚢癌　にゅうぼうにゅうとうせんのうがん

乳房軟骨瘤　乳腺軟骨腫　にゅうせんなんこつしゅ

乳房筛状管内癌　乳房篩状腺管内癌　にゅうぼうしじょうせんかんないがん

乳房烧伤　乳房火傷　にゅうぼうやけど

乳房湿疹　乳房湿疹　にゅうぼうしっしん

乳房实性癌　乳房充実癌　にゅうぼうじゅうじつがん

乳房实性管内癌　乳房充実分泌管内癌　にゅうぼうじゅうじつぶんぴつかんないがん

乳房髓样癌　乳房髄様癌　にゅうぼうずいようがん

乳房梭形细胞癌　乳房紡錘細胞癌　にゅうぼうぼうすいさいぼうがん

乳房体　乳房体　にゅうぼうたい

乳房痛　乳房痛　にゅうぼうつう

乳房托　乳房支持器　にゅうぼうしじき

乳房萎缩　乳房萎縮　にゅうぼういしゅく

乳房卫生　乳房衛生　にゅうぼうえいせい

乳房温度记录法　乳房温度記録法　にゅうぼうおんどきろくほう

乳房息肉　乳房ポリープ　にゅうぼうpolyp

乳房下垂　乳房下垂〔症〕　にゅうぼうかすい〔しょう〕

乳房下区　乳房下部　にゅうぼうかぶ

乳房纤维变性　乳房繊維症　にゅうぼうせんいしょう

乳房纤维瘤　乳房繊維腫　にゅうぼうせんいしゅ

乳房纤维肉瘤　乳房繊維肉腫　にゅうぼうせんいにくしゅ

乳房纤维硬化　乳房繊維硬化〔症〕　にゅうぼうせんいこうか〔しょう〕

乳房X线照片　乳房X線像　にゅうぼうXせんぞう

乳房X线照相术　乳房X線撮影法　にゅうぼうXせんさつえいほう

乳房腺瘤　乳房腺腫　にゅうぼうせんしゅ

乳房腺瘤病　乳房腺腫症　にゅうぼうせんしゅしょう

乳房腺肉瘤　乳房腺肉腫　にゅうぼうせんにくしゅ

乳房腺纤维瘤　乳房腺繊維腫　にゅうぼうせんせんいしゅ

乳房小叶　乳腺小葉　にゅうせんしょうよう

乳房悬带　乳房つり包帯　にゅうぼうつりほうたい

乳房悬韧带　乳房提靭帯　にゅうぼうていじんたい

乳房血管内皮瘤　乳房血管内皮腫　にゅうぼうけっかんないひしゅ

乳房血管肉瘤　乳房血管肉腫　にゅうぼうけっかんにくしゅ

乳房血栓性静脉炎　乳房血栓性静脈炎,モンドル病　にゅうぼうけっせんせいじょうみゃくえん,Mondorびょう

乳房血肿　乳房血腫　にゅうぼうけっしゅ

乳房炎　乳房炎　にゅうぼうえん

乳房叶状囊性肉瘤　乳房葉状嚢肉腫　にゅうぼうようじょうのうにくしゅ

乳房硬化　乳房硬化　にゅうぼうこうか

乳〔房〕晕　乳輪　にゅうりん

乳房早熟　乳房早熟　にゅうぼうそうじゅく

乳房造影术　乳房造影法,マンモグラフィ　にゅうぼうぞうえいほう,mammography

乳房支　乳房枝　にゅうぼうし

乳房支持〔韧〕带　乳房提靭帯　にゅうぼうていじんたい

乳房脂肪坏死　乳房脂肪壊死　にゅうぼうしぼうえし

乳房脂肪瘤　乳房脂肪腫　にゅうぼうしぼうしゅ

乳房肿胀　乳房腫脹　にゅうぼうしゅちょう

乳房组织增生　乳房組織増生,乳腺増殖症　にゅうぼうそしきぞうせい,にゅうせんぞうしょくしょう

乳膏剂　クリーム　cream

乳管堵塞　乳管遮断　にゅうかんしゃだん

乳管浸润性癌　乳管浸潤性癌　にゅうかんしんじゅんせいがん

乳管扩张症　乳管拡張症　にゅうかんかくちょうしょう

乳管瘘　乳管フィステル　にゅうかんFistel

乳管炎　乳管炎　にゅうかんえん

乳管造影术　乳管造影法　にゅうかんぞうえいほう

乳光蛋白　オペレスシン　opalescin

乳光菌落　乳光集落　にゅうこうしゅうらく

乳果糖　ラクツローズ　lactulose

乳过氧化物酶　ラクトペルオキシダーゼ　lactoperoxidase

乳汗症　乳汗症　にゅうかんしょう

乳化　乳化　にゅうか

乳化法　乳化法　にゅうかほう

乳化过程　乳化過程　にゅうかかてい

乳化剂　乳化剤　にゅうかざい

乳化剂粘度　乳化剤粘度　にゅうかざいねんど

乳化颗粒　乳化顆粒　にゅうかかりゅう

乳化理论　乳化理論　にゅうかりろん

乳化器　乳化器　にゅうかき

乳化脂肪　乳糜化脂肪　にゅうびかしぼう

乳化作用　乳化作用　にゅうかさよう

乳剂　乳剤,乳濁液　にゅうざい,にゅうだくえき

乳剂搁置寿命　乳剤貯蔵寿命　にゅうざいちょぞうじゅみょう

乳剂结核菌素　乳剤ツベルクリン　にゅうざいtuberculin

乳剂〔型〕软膏基质　乳剤軟膏基質　にゅうざいなんこうき

しつ

乳痂　乳痂　にゅうか

乳尖牙　乳犬歯　にゅうけんし

乳-碱综合征　ミルク-アルカリ症候群　milk-alkaliしょうこうぐん

乳胶　エマルジョン　emulsion

乳胶凝集反应　ラテックス凝集反応　latexぎょうしゅうはんのう

乳〔胶〕凝〔集〕抑制试验　ラテックス凝集阻止試験　latexぎょうしゅうそししけん

乳胶手套干燥机　ラテックス手袋乾燥器　latexてぶくろかんそうき

乳胶体　乳濁質　にゅうだくしつ

乳酪计　検乳器　けんにゅうき

乳酪糜　ブチロメール　butyromel

乳酪样　乾酪様,チーズ様　かんらくよう,cheeseよう

乳类蛋白　乳蛋白〔質〕　にゅうたんぱく〔しつ〕

乳类制品　乳製品　にゅうせいひん

乳链球菌　乳連鎖球菌　にゅうれんさきゅうきん

乳链球菌肽(素)　ナイシン　nisin

乳疗法　牛乳療法,乳汁療法　ぎゅうにゅうりょうほう,にゅうじゅうりょうほう

乳磷酸钙　乳リン酸カルシウム　にゅうリンさんcalcium

乳磷酸镁　乳リン酸マグネシウム　にゅうリンさんmagnesium

乳瘤　乳腺腫　にゅうせんしゅ

乳瘘　乳管フィステル　にょうかんFistel

乳酶　ガラクトエンザイム　galactenzyme

乳酶生　ビオフェルミン　biofermin

乳糜　乳び　にゅうび

乳糜池　乳び槽　にゅうびそう

乳糜池梗阻　乳び槽閉塞　にゅうびそうへいそく

乳糜腹泻　乳び性下痢　にゅうびせいげり

乳糜管　乳び管　にゅうびかん

乳糜管扩张　乳び管拡張　にゅうびかんかくちょう

乳糜管瘤　乳び管腫　にゅうびかんしゅ

乳糜管囊肿　乳び管嚢胞　にゅうびかんのうほう

乳糜管曲张　乳び管怒張　にゅうびかんどちょう

乳糜过少　乏乳び〔症〕　ぼうにゅうび〔しょう〕

乳糜汗　乳び汗〔症〕　にゅうびかん〔しょう〕

乳糜化〔作用〕　乳び化〔作用〕　にゅうびか〔さよう〕

乳糜尿　乳び尿〔症〕　にゅうびにょう〔しょう〕

乳糜尿检查　乳び尿検査　にゅうびにょうけんさ

乳糜浓缩　乳び濃縮〔症〕　にゅうびのうしゅく〔しょう〕

乳糜气胸　乳び気胸〔症〕　にゅうびききょう〔しょう〕

乳糜生成　乳び生成　にゅうびせいせい

乳糜微粒　乳状脂粒,乳び脂粒　にゅうじょうしりゅう,にゅうびしりゅう

乳糜微粒图　乳状脂粒図　にゅうじょうしりゅうず

乳糜隙　乳び隙　にゅうびげき

乳糜小体　乳び球　にゅうびきゅう

乳糜泻　乳び下痢　にゅうびげり

乳糜泻综合征　セリアック症候群　celiacしょうこうぐん

乳糜心包　乳び心膜〔症〕　にゅうびしんまく〔しょう〕

乳糜形(生)成　乳び生成,乳び化　にゅうびせいせい,にゅうびか

乳糜形成障碍　乳び形成障害　にゅうびけいせいしょうがい

乳糜性腹膜炎　乳び性腹膜炎　にゅうびせいふくまくえん

乳糜〔性〕腹水　乳び性腹水　にゅうびせいふくすい

乳糜性关节炎　乳び性関節炎　にゅうびせいかんせつえん

乳糜性积液　乳び性滲出液　にゅうびせいしんしゅつえき

乳糜性水腹　乳び腹膜〔症〕　にゅうびふくまく〔しょう〕

乳糜〔性水〕胸　乳び胸〔症〕　にゅうびきょう〔しょう〕

乳糜性心包积液　乳び心膜〔症〕　にゅうびしんまく〔しょう〕

乳糜性心包炎　乳び性心膜炎　にゅうびせいしんまくえん

乳糜性血尿　乳び性血尿　にゅうびせいけつにょう

乳糜学　乳び学　にゅうびがく

乳糜血〔症〕　乳び血〔症〕　にゅうびけつ〔しょう〕

乳糜样渗出　乳び状滲出　にゅうびじょうしんしゅつ

乳糜溢　乳び漏　にゅうびろう

乳糜正常　乳び正常　にゅうびせいじょう

乳糜脂　乳び脂肪　にゅうびしぼう

乳泌缺乏　アガラクシア,無乳〔症〕　agalacsia,むにゅう〔しょう〕

乳泌停止　乳汁分泌停止　にゅうじゅうぶんぴていし

乳磨牙　乳歯の大臼歯　にゅうしのだいきゅうし

乳母　乳母　にゅうぼ

乳内动脉植入术　内乳動脈移植術　ないにゅうどうみゃくいしょくじゅつ

乳内淋巴结　内乳リンパ節　ないにゅうlymphせつ

乳粘蛋白　ラクトムチン　lactomucin

乳酿酶　ガラクトチマーゼ　galactozymase

乳凝〔聚〕　凝乳　ぎょうにゅう

乳牛　乳牛　にゅうぎゅう

乳品微生物　乳品微生物　にゅうひんびせいぶつ

乳品细菌　乳品細菌　にゅうひんさいきん

乳葡萄糖　乳葡萄糖　にゅうブドウとう

乳清　乳清,乳漿　にゅうせい,にゅうしょう

乳清(白)蛋白　ラクトアルブミン　lactoalbumin

乳清类粘蛋白　乳清ムコイド　にゅうせい　mucoid

乳清疗法　乳清療法　にゅうせいりょうほう

乳清酸　オロチン酸　orotinさん

乳清酸尿〔症〕　オロチン酸尿〔症〕　orotinさんにょう〔しょう〕

乳球蛋白　ラクトグロブリン　lactoglobulin

乳球菌　ガラクトコックス　galactococcus

乳色　乳汁色　にゅうじゅうしょく

乳色斑　乳白色斑〔点〕　にゅうはくしょくはん〔てん〕

乳生成　乳汁産生　にゅうじゅうさんせい

乳石　ガラリス　galalith

乳食疗法　牛乳療法,乳汁療法　ぎゅうにゅうりょうほう,にゅうじゅうりょうほう

乳酸　乳酸　にゅうさん

乳酸铋　乳酸ビスマス,乳酸蒼鉛　にゅうさんbismuth,にゅうさんそうえん

乳酸定性检查　乳酸定性試験　にゅうさんていせいしけん

乳酸发酵　乳酸発酵　にゅうさんはっこう

乳酸钙　乳酸カルシウム　にゅうさんcalcium

乳酸干溜液　ラクトン　lactone

乳〔酸〕杆菌属　乳酸杆菌属　にゅうさんかんきんぞく

乳酸杆菌素　ラクトバシリン　lactobacillin

乳酸菌酶　ラクタシダーゼ　lactacidase

乳酸菌素　ラクトリン　lactolin

乳酸酶　ラクタラーゼ　lactalase

乳酸锰　乳酸マンガン　にゅうさんmanganese
乳酸钠　乳酸ナトリウム　にゅうさん　natrium
乳酸尿　乳酸尿〔症〕　にゅうさんにょう〔しょう〕
乳酸凝集试验　乳酸凝集試験　にゅうさんぎょうしゅうしけん
乳酸生成　乳酸形成　にゅうさんけいせい
乳酸锶　乳酸ストロンチウム　にゅうさんstrontium
乳酸铁　乳酸鉄　にゅうさんてつ
乳酸铜　乳酸銅　にゅうさんどう
乳酸脱氢酶　乳酸デヒドロゲナーゼ,乳酸脱水素酵素　にゅうさんdehydrogenase,にゅうさんだっすいそこうそ
乳酸脱氢酶同功酶　乳酸脱水素酵素イソエンチーム　にゅうさんだっすいそこうそisoenzyme
乳酸脱氢酶同功酶检查　乳酸脱水素酵素イソエンチーム測定　にゅうさんだっすいそこうそisoenzymeそくてい
乳酸消旋酶　乳酸ラセマーゼ　にゅうさんracemase
乳酸性酸中毒　乳酸アシドーシス　にゅうさんacidosis
乳酸血症　乳酸血症　にゅうさんけっしょう
乳酸循环　乳酸サイクル　にゅうさんcycle
乳酸亚铁　乳酸第一鉄　にゅうさんだいいちてつ
乳酸盐　乳酸塩　にゅうさんえん
乳酸乙氧基苯胺　ラクトフェニン　lactophenin
乳糖　乳糖,ラクトース　にゅうとう,lactose
β-乳糖　β-乳糖　β-にゅうとう
乳糖不耐〔症〕　乳糖不耐〔症〕　にゅうとうふたい〔しょう〕
乳糖操纵子　ラクトース オペロン　lactose operon
乳糖发酵　乳糖発酵　にゅうとうはっこう
乳糖合成酶　乳糖シンセターゼ　にゅうとうsynthetase
乳糖酶　ラクターゼ,乳糖分解酵素　lactase,にゅうとうぶんかいこうそ
乳糖酶缺乏　乳糖分解酵素欠乏〔症〕　にゅうとうぶんかいこうそけつぼう〔しょう〕
乳糖尿　乳糖尿〔症〕　にゅうとうにょう〔しょう〕
乳糖〔醛〕酸　ラクトビオン酸　lactobionさん
乳糖石蕊明胶　乳糖リトマス ゲラチン　にゅうとうlitmus gelatin
乳糖酸红霉素　ラクトビオン酸エリスロマイシン　lactobionさんerythromycin
乳铁蛋白　乳フェリチン　にゅうFerritin
乳头　乳頭,乳首　にゅうとう,ちちくび
　佩吉特氏乳头　ページェット乳頭　Pagetにゅうとう
　桑托里尼氏乳头　サントリニ乳頭　Santoriniにゅうとう
乳头凹陷　陥没乳頭　かんぼつにゅうとう
乳头被盖束　乳頭被蓋路　にゅうとうひがいろう
乳头层　乳頭層　にゅうとうそう
乳头成形术　乳頭形成術　にゅうとうけいせいじゅつ
乳头出血　乳頭出血　にゅうとうしゅっけつ
乳头单纯癌　乳頭単純癌　にゅうとうたんじゅんがん
乳头点　乳頭点　にゅうとうてん
乳头管　乳頭管　にゅうとうかん
乳头核　乳頭核　にゅうとうかく
乳头环状静脉　乳頭周囲静脈輪　にゅうとうしゅういじょうみゃくりん
乳头黄斑束　乳頭黄斑線維束　にゅうとうおうはんせんいそく
乳头肌断裂　乳頭筋断裂　にゅうとうきんだんれつ
乳头肌功能紊乱　乳頭筋機能障害　にゅうとうきんきのうしょうがい

乳头肌功能异常　乳頭筋機能異常　にゅうとうきんきのういじょう
乳头肌综合征　乳頭筋症候群　にゅうとうきんしょうこうぐん
乳头皲裂　乳頭亀裂　にゅうとうきれつ
乳头孔　乳頭孔　にゅうとうこう
乳头溃疡　乳頭潰瘍　にゅうとうかいよう
乳头瘤多森猴空泡病毒　パポバウイルス　PAPOVA virus
乳头瘤型尿道肉阜　乳頭腫型精丘　にゅうとうしゅがたせいきゅう
乳头脓肿　乳頭膿瘍　にゅうとうのうよう
乳头膨起　乳頭勃起　にゅうとうぼっき
乳头切除术　乳頭切除術　にゅうとうせつじょじゅつ
乳头丘脑束　乳頭視床路　にゅうとうししょうろ
乳头乳晕色素沉着　乳頭乳輪色素沈着　にゅうとうにゅうりんしきそちんちゃく
乳头乳晕炎性癌变　乳頭乳輪ページェット病　にゅうとうにゅうりんPagetびょう
乳头湿疹　乳頭湿疹　にゅうとうしっしん
乳头湿疹样癌　乳頭湿疹様癌　にゅうとうしっしんようがん
乳头视网膜炎　乳頭網膜炎　にゅうとうもうまくえん
乳头水肿　乳頭水腫　にゅうとうすいしゅ
乳头体　乳頭体　にゅうとうたい
乳头体核　乳頭体核　にゅうとうたいがく
乳头体内侧核　乳頭体内側核　にゅうとうたいないそくかく
乳头体外侧核　乳頭体外側核　にゅうとうたいがいそくかく
乳头痛　乳頭痛　にゅうとうつう
乳头突　乳頭突起　にゅうとうとっき
乳头细胞　乳頭細胞　にゅうとうさいぼう
乳头下网　乳頭下層血管網　にゅうとうかそうけっかんもう
乳头线　乳頭線　にゅうとうせん
乳头腺癌　乳頭腺癌　にゅうとうせんがん
乳头形成　乳頭形成　にゅうとうけいせい
乳头炎　乳頭炎　にゅうとうえん
乳头周围脉络膜硬化　乳頭周囲脈絡膜硬化〔症〕　にゅうとうしゅういみゃくらくまくこうか〔しょう〕
乳头状癌　乳頭〔状〕癌　にゅうとう〔じょう〕がん
乳头状汗腺瘤　乳頭状汗腺腫　にゅうとうじょうかんせんしゅ
乳头〔状〕肌　乳頭筋　にゅうとうきん
乳头状淋巴性腺囊瘤　乳頭状リンパ腫〔性〕囊胞腺腫　にゅうとうじょうlymphしゅ〔せい〕のうほうせんしゅ
乳头〔状〕瘤　乳頭腫　にゅうとうしゅ
乳头〔状〕瘤病　乳頭腫症　にゅうとうしゅしょう
乳头〔状〕瘤病毒　乳頭腫ウイルス　にゅうとうしゅvirus
乳头状隆凸　乳頭状隆起　にゅうとうじょうりゅうき
乳头状囊腺癌　乳頭状囊胞腺癌　にゅうとうじょうのうほうせんがん
乳头状囊腺瘤　乳頭状囊胞腺腫　にゅうとうじょうのうほうせんしゅ
乳头状皮炎　乳頭状皮膚炎　にゅうとうじょうひふえん
乳头状肉瘤　乳頭状肉腫　にゅうとうじょうにくしゅ
乳头状沙眼　乳頭性トラコーマ　にゅうとうせいtrachoma
乳头状突起　乳頭状突起　にゅうとうじょうとっき

乳头状突起表皮细胞　乳頭状突起表皮細胞　にゅうとうじょうとっきひょうひさいぼう

乳头状腺癌　乳頭状腺癌　にゅうとうじょうせんがん

乳头状腺瘤　乳頭状腺腫　にゅうとうじょうせんしゅ

乳头状腺囊瘤　乳頭状腺囊腫　にゅうとうじょうせんのうしゅ

乳头状龈炎　乳頭状歯肉炎　にゅうとうじょうしにくえん

乳头〔状〕原位癌　乳頭状上皮内癌　にゅうとうじょうじょうひないがん

乳头状痣　乳頭状母斑　にゅうとうじょうぼはん

乳头综合征　乳頭症候群　にゅうとうしょうこうぐん

乳突　乳様突起　にゅうようとっき

乳突壁　乳突壁　にゅうとつへき

乳突部　乳突部　にゅうとつぶ

乳突部触痛　乳突部圧痛　にゅうとつぶあっつう

乳突部耳炎　乳突性耳炎　にゅうとつせいじえん

乳突穿刺术　乳突穿刺術　にゅうとつせんしじゅつ

乳突单纯凿开术　単純乳突削開(開放)術　たんじゅんにゅうとつさっかい(かいほう)じゅつ

乳突胆脂瘤　乳突胆脂腫　にゅうとつたんししゅ

乳突导静脉　乳突導出静脈　にゅうとつどうしゅつじょうみゃく

乳突电极　乳突電極　にゅうとつでんきょく

乳突窦　乳突洞　にゅうとつどう

乳突窦口　乳突洞口　にゅうとつどうこう

乳突窦炎　乳突洞炎　にゅうとつどうえん

乳突附件　乳突附属器　にゅうとつふぞくき

乳突改良根治术　乳様突起修正根治術　にゅうようとっきしゅうせいこんじじゅつ

乳突根治术　乳突根治〔切除〕術　にゅうとつこんじ〔せつじょ〕じゅつ

乳突骨瘤　乳突骨腫　にゅうとつこつしゅ

乳突骨膜炎　外乳突炎　がいにゅうとつえん

乳突鼓窦凿开术　乳突洞削開術　にゅうとつどうさっかいじゅつ

乳突刮匙　乳〔様〕突〔起〕有窓鋭匙　にゅう〔よう〕とつ〔き〕ゆうそうえいひ

乳突积脓　乳突蓄膿〔症〕　にゅうとつちくのう〔しょう〕

乳突尖　乳突最下部　にゅうとつさいかぶ

乳突角　乳突角　にゅうとつかく

乳突结核　乳突結核〔症〕　にゅうとつけっかく〔しょう〕

乳突孔　乳突孔　にゅうとつこう

乳突淋巴结　乳突リンパ節　にゅうとつlymphせつ

乳突瘘　乳〔様〕突〔起〕瘻　にゅう〔よう〕とつ〔き〕ろう

乳突瘘闭合术　乳突瘻閉鎖術　にゅうとつろうへいさじゅつ

乳突内〔膜〕炎　乳〔様〕突〔起〕内膜炎　にゅう〔よう〕とつ〔き〕ないまくえん

乳突旁突　乳突傍突起　にゅうとつぼうとっき

乳突平凿　乳突チゼル,乳突鑿　にゅうとつchisel,にゅうとつのみ

乳突气房　乳突含気蜂巣　にゅうとつがんきほうそう

乳突气房炎　内乳突炎　ないにゅうとつえん

乳突牵开器　乳〔様〕突〔起〕牽引子,乳突レトラクタ　にゅう〔よう〕とつ〔き〕けんいんし,にゅうとつretractor

乳突腔　乳突腔　にゅうとつこう

乳突切除术　乳突切除術　にゅうとつせつじょじゅつ

乳突切迹　乳突切痕　にゅうとつせっこん

乳突区　乳突部　にゅうとつぶ

乳突上嵴　乳突上稜　にゅうとつじょうりょう

乳突痛　乳突痛　にゅうとつつう

乳突吸引管　乳突吸引管　にゅうとつきゅういんかん

乳突小房　乳突蜂巣　にゅうとつほうそう

乳突小房出血　乳突蜂巣出血　にゅうとつほうそうしゅっけつ

乳突囟　後側頭泉門　こうそくとうせんもん

乳突炎　乳〔様〕突〔起〕炎　にゅう〔よう〕とつ〔き〕えん

乳突咬骨钳　乳突骨鉗子　にゅうとつこつかんし

乳突异物　乳突異物　にゅうとついぶつ

乳突缘　乳突縁　にゅうとつえん

乳突凿开术　乳〔様〕突〔起〕削開術,乳突切開術　にゅう〔よう〕とつ〔き〕さっかいじゅつ,にゅうとつせっかいじゅつ

乳突支　乳突枝　にゅうとつし

乳突周炎　乳突周囲炎　にゅうとつしゅういえん

乳微粒　乳汁微粒子　にゅうじゅうびりゅうし

乳酰胺　ラクタミド　lactamide

乳酰非那替汀　ラクチルフェネチジン　lactylphenetidine

乳酰肾上腺素　ラクチルアドレナリン　lactyladrenaline

乳酰托品因　ラクチルトロペイン　lactyltropeine

乳酰乙氧基苯胺　ラクチルフェネチジン,ラクトフェニン　lactylphenetidine,lactophenin

乳腺　乳腺　にゅうせん

乳腺癌　乳癌　にゅうがん

乳腺癌肉瘤　乳腺癌肉腫　にゅうせんがんにくしゅ

乳腺闭合　乳腺閉鎖　にゅうせんへいさ

乳腺表皮样癌　乳腺類表皮癌　にゅうせんるいひょうひがん

乳腺表皮样囊肿　乳腺類表皮性囊胞　にゅうせんるいひょうひせいのうほう

乳腺病　乳腺症,乳房障害　にゅうせんしょう,にゅうせんしょうがい

乳腺哺乳期脓肿　授乳期乳房膿瘍　じゅにゅうきにゅうぼうのうよう

乳腺出血　乳腺出血　にゅうせんしゅっけつ

乳腺大汗腺癌　乳腺アポクリン型癌　にゅうせんapocrineけいがん

乳腺单纯癌　乳腺単純癌　にゅうせんたんじゅんがん

乳腺导管增生　乳管増殖症　にゅうかんぞうしょくしょう

乳腺骨肉瘤　乳腺骨肉腫　にゅうせんこつにくしゅ

乳腺管　乳管　にゅうかん

乳腺管扩张〔症〕　乳管拡張〔症〕　にゅうかんかくちょう〔しょう〕

乳腺管内癌　コメド癌　comedoがん

乳腺管内乳头状瘤　乳管内乳頭腫　にゅうかんないにゅうとうしゅ

乳腺管内型纤维腺瘤　乳管内性繊維腺腫　にゅうかんないせいせんいせんしゅ

乳腺管外〔周〕型纤维腺瘤　乳管周囲性繊維腺腫　にゅうかんしゅういせいせんいせんしゅ

乳腺过小　乳房矮小〔症〕,乳房発育不全　にゅうぼうわいしょう〔しょう〕,にゅうぼうはついくふぜん

乳腺后脓肿　乳腺後膿瘍　にゅうせんごのうよう

乳腺疖肿　乳腺フルンケル　にゅうせんfuruncle

乳腺结构不良　乳腺異形成症　にゅうせんいけいせいしょう

乳腺结核　乳腺結核〔症〕　にゅうせんけっかく〔しょう〕

乳腺巨型纤维腺瘤　乳腺巨大線維腺腫　にゅうせんきょだいせんいせんしゅ

乳腺蓝顶囊肿　乳腺青色円蓋嚢胞　にゅうせんせいしょくえんがいのうほう

乳腺鳞状细胞癌　乳腺扁平上皮癌　にゅうせんへんぺいじょうひがん

乳腺瘤　乳腺腫　にゅうせんしゅ

乳腺瘘　乳腺瘻　にゅうせんろう

乳腺囊性增生病　乳房嚢胞性過形成症　にゅうぼうのうほうせいかけいせいしょう

乳腺囊肿　乳腺嚢胞　にゅうせんのうほう

乳腺内脓肿　乳腺内膿瘍　にゅうせんないのうよう

乳腺粘液癌　乳腺粘液癌　にゅうせんねんえきがん

乳腺脓肿　乳腺膿瘍　にゅうせんのうよう

乳腺佩吉特氏病　ページェット病　Pagetびょう

乳腺皮样囊肿　乳腺類皮嚢胞　にゅうせんるいひのうほう

乳腺前脓肿　乳房前膿瘍　にゅうぼうぜんのうよう

乳腺切除术　乳腺切除術　にゅうせんせつじょじゅつ

乳腺热图　乳腺サーモグラム　にゅうせんthermogram

乳腺肉瘤　乳腺肉腫　にゅうせんにくしゅ

乳腺肉芽肿　乳腺肉芽腫　にゅうせんにくがしゅ

乳腺乳头状癌　乳腺乳頭癌　にゅうせんにゅうとうがん

乳腺筛状癌　乳腺篩状癌　にゅうせんしじょうがん

乳腺上皮内癌　乳腺上皮内癌,乳腺ページェット病　にゅうせんじょうひないがん,にゅうせんPagetびょう

乳腺上皮肿瘤　乳腺上皮腫瘍　にゅうせんじょうひしゅよう

乳腺石　乳腺石　にゅうせんせき

乳腺髓样癌　乳腺髄様癌　にゅうせんずいようがん

乳腺痛　乳腺痛　にゅうせんつう

乳腺外佩吉特氏病　乳腺外ページェット病　にゅうせんがいPagetびょう

乳腺外伤　乳腺外傷　にゅうせんがいしょう

乳腺萎缩　乳腺萎縮　にゅうせんいしゅく

乳腺先天性异常　乳腺先天性異常　にゅうせんせんてんせいいじょう

乳腺纤维肉瘤　乳腺繊維肉腫　にゅうせんせんいにくしゅ

乳腺纤维腺病　乳腺繊維腺症　にゅうせんせんいせんしょう

乳腺纤维腺瘤　乳腺繊維腺腫　にゅうせんせんいせんしゅ

乳腺纤维硬化病　乳腺繊維硬化症　にゅうせんせんいこうかしょう

乳腺〔X线〕摄影　乳房造影〔法〕,マンモグラフィ　にゅうぼうぞうえい〔ほう〕,mammography

乳腺腺癌　乳腺腺癌　にゅうせんせんがん

乳腺腺病　乳腺腺疾患　にゅうせんせんしっかん

乳腺腺瘤　乳腺腺腫　にゅうせんせんしゅ

乳腺腺叶切除术　乳腺腺葉切除術　にゅうせんせんようせつじょじゅつ

乳腺小叶　乳腺小葉　にゅうせんしょうよう

乳腺小叶癌　乳腺小葉癌　にゅうせんしょうようがん

乳腺小叶原位癌　乳腺上皮内小葉癌　にゅうせんじょうひないしょうようがん

乳腺学　乳腺学　にゅうせんがく

乳腺炎　乳腺炎　にゅうせんえん

乳腺炎性癌　乳腺炎性癌　にゅうせんえんせいがん

乳腺叶　乳腺葉　にゅうせんよう

乳腺叶状囊肉瘤　乳腺葉状嚢肉腫　にゅうせんようじょうのうにくしゅ

乳腺硬癌　乳腺硬性癌　にゅうせんこうせいがん

乳腺硬变　乳腺硬変　にゅうせんこうへん

乳腺硬化性腺病　乳腺硬化性腺疾患　にゅうせんこうかせいせんしっかん

乳腺增生　乳腺増殖　にゅうせんぞうしょく

乳腺肿瘤　乳腺腫瘍　にゅうせんしゅよう

乳腺周炎　乳腺傍結合織炎　にゅうせんぼうけつごうしきえん

乳香　乳香　ニュウコウ

乳香〔树〕脂　オリバノレジン　olibanoresin

乳香脂试验　マスティック試験　masticしけん

乳香〔脂〕酸　ボスウェル酸　boswellさん

乳性疱疹　乳性疱疹　にゅうせいほうしん

乳性鞘膜积液　陰嚢乳び腫　いんのうにゅうびしゅ

乳血症　乳血症　にゅうけっしょう

乳牙　乳歯　にゅうし

乳牙残余　乳歯残遺物　にゅうしざんいぶつ

乳牙槽　乳歯槽　にゅうしそう

乳牙列　乳歯列　にゅうしれつ

乳牙萌出　乳歯萌出　にゅうしほうしゅつ

乳牙胚　乳歯胚　にゅうしはい

乳牙期　乳歯期　にゅうしき

乳牙脱落　乳歯脱落　にゅうしだつらく

乳牙晚出　乳歯遅延萌出　にゅうしちえんほうしゅつ

乳牙晚脱　乳歯遅延脱落　にゅうしちえんだつらく

乳牙早出　乳歯早期萌出　にゅうしそうきほうしゅつ

乳牙早〔期缺〕失　乳歯早期欠失　にゅうしそうきけっしつ

乳牙滞留　乳歯の残存　にゅうしのざんそん

乳〔液〕比重测定法　乳汁比重測定法　にゅうじゅうひじゅうそくていほう

乳〔液〕比重计　乳汁比重計　にゅうじゅうひじゅうけい

乳液闭止　乳汁分泌閉止　にゅうじゅうぶんぴへいし

乳液分泌缺乏　乳汁分泌欠乏　にゅうじゅうぶんぴけつぼう

乳液分泌抑制　乳汁分泌抑制　にゅうじゅうぶんぴよくせい

乳液管　乳導管　にゅうどうかん

乳液积滞　うつ乳　うつにゅう

乳液生成　乳汁形成　にゅうじゅうけいせい

乳液异常　母乳異常　ぼにゅういじょう

乳抑菌素　ラクテニン　lactenin

乳溢-闭经综合征　乳漏-無月経症候群　にゅうろう-むげっけいしょうこうぐん

乳溢〔症〕　乳漏〔症〕,乳汁漏出症　にゅうろう〔しょう〕,にゅうじゅうろうしゅつしょう

乳婴　哺乳児　ほにゅうじ

乳营养法　乳汁栄養〔法〕　にゅうじゅうえいよう〔ほう〕

乳郁阻　乳汁分泌抑制　にゅうじゅうぶんぴよくせい

乳浴　牛乳浴　ぎゅうにゅうよく

乳晕　乳輪,乳暈　にゅうりん,にゅううん

乳晕发育不全　乳輪発育不全　にゅうりんはついくふぜん

乳晕静脉丛　乳輪静脈叢　にゅうりんじょうみゃくそう

乳晕脓肿　乳輪膿瘍　にゅうりんのうよう

乳晕下脓肿　乳輪下膿瘍　にゅうりんかのうよう

乳晕腺　乳輪腺　にゅうりんせん

乳晕腺囊肿　モントゴメリー腺嚢腫,乳輪腺嚢腫　Montgomeryせんのうしゅ,にゅうりんせんのうしゅ

乳晕炎　乳輪炎　にゅうりんえん

乳胀 乳房腫脹 にゅうぼうしゅちょう
乳汁 乳,乳汁 ちち,にゅうじゅう
乳汁闭止剂 乳汁分泌抑制薬 にゅうじゅうぶんぴよくせいやく
乳汁不良 悪質乳 あくしつにゅう
乳汁传染 乳汁伝染 にゅうじゅうでんせん
乳汁多糖 糖分過多乳 とうぶんかたにゅう
乳汁分泌 乳汁分泌 にゅうじゅうぶんぴ〔つ〕
乳汁过多 乳汁分泌過多症,乳汁分泌過度 にゅうじゅうぶんぴかたしょう,にゅうじゅうぶんぴかど
乳汁减少 乏乳症,乳汁分泌過少〔症〕 ぼうにゅうしょう,にゅうじゅうぶんぴかしょう〔しょう〕
乳〔汁〕瘘 乳管フィステル にゅうかんFistel
乳汁失禁 乳汁漏出〔症〕,乳漏〔症〕 にゅうじゅうろうしゅつ〔しょう〕,にゅうろう〔しょう〕
乳汁细胞 ラテックス細胞,乳細胞 latexさいぼう,にゅうさいぼう
乳汁淤积 うつ乳,乳汁うっ滞 うつにゅう,にゅうじゅううったい
乳汁潴留性乳腺炎 うっ滞性乳腺炎 うったいせいにゅうせんえん
乳脂 乳脂 にゅうし
乳脂测定器 検乳器 けんにゅうき
乳脂计 乳脂計 にゅうしけい
乳脂微粒 乳小体 にゅうしょうたい
乳脂小球 乳球 にゅうきゅう
乳制品 乳製品 にゅうせいひん
乳中毒 乳中毒 にゅうちゅうどく
乳状斑 乳白色斑〔点〕 にゅうはくしょくはん〔てん〕
乳状蛋白尿 乳様蛋白尿 にゅうようたんぱくにょう
乳状尿 乳び尿〔症〕 にゅうびにょう〔しょう〕
乳浊 乳濁 にゅうだく
乳浊液 乳濁液 にゅうだくえき

rù 人褥

入胞现象 エンドサイトーシス endocytosis
入胞作用 エンドサイトーシス endocytosis
入口 入口 いりぐち,にゅうこう
入口管 入口管 にゅうこうかん
入口横径 入口横径 にゅうこうおうけい
入口平面 入口平面 にゅうこうへいめん
入口气体 入口ガス にゅうこう gas
入口前后径 入口前後径 にゅうこうぜんごけい
入口速度 入口速度 にゅうこうそくど
入口小静脉 入口細静脈 にゅうこうさいじょうみゃく
入口斜径 入口斜径 にゅうこうしゃけい
入口压力 入口圧力 にゅうこうあつりょく
入射 入射 にゅうしゃ
入射波 入射波 にゅうしゃは
入射角 入射角 にゅうしゃかく
入射粒子 入射粒子 にゅうしゃりゅうし
入射线 入射光線 にゅうしゃこうせん
入睡 眠りつく ねむりつく
入睡前幻觉 入睡〔時〕幻覚 にゅうすい〔じ〕げんかく
入院 入院 にゅういん
入院部 入院部 にゅういんぶ
入院处 入院受付 にゅういんうけつけ
入院日期 入院期日 にゅういんきじつ
褥 敷布団 しきぶとん

褥疮 褥瘡,床ずれ じょくそう,とこずれ
褥疮性红斑 褥瘡性紅斑 じょくそうせいこうはん
褥疮性溃疡 褥瘡性潰瘍 じょくそうせいかいよう
褥单 シーツ sheet
褥汗 産褥発汗 さんじょくはっかん
褥式缝合〔法〕 マットレス縫合〔法〕 mattressほうごう〔ほう〕
褥子 マットレス mattress

RUAN 朊软

ruǎn 朊软

朊 蛋白質 たんぱくしつ
软癌 軟性癌 なんせいがん
软斑病小体 ミヒャエーリス・グートマン〔小〕体 Michaelis-Guttman〔しょう〕たい
软便 軟便 なんべん
软部切开术 軟部切開術 なんぶせっかいじゅつ
〔软〕产道 軟産道 なんさんどう
〔软〕产道损伤 軟産道損傷 なんさんどうそんしょう
软垂疣 〔尖端〕線維性軟疣,アクロコルドン 〔せんたん〕せんいせいなんゆう,acrochordon
软导管 軟性カテテル,ネラトンカテーテル なんせい catheter,Nelaton catheter
软腭 軟口蓋 なんこうがい
软腭缝术 軟口蓋縫合術 なんこうがいほうごうじゅつ
软腭弓 軟口蓋弓 なんこうがいきゅう
软腭固有层 軟口蓋固有層 なんこうがいこゆうそう
软腭肌麻痹 軟口蓋筋麻痺 なんこうがいきんまひ
软腭拉钩 軟口蓋鉤 なんこうがいこう
软腭裂 軟口蓋裂 なんこうがいれつ
软腭麻痹 軟口蓋麻痺 なんこうがいまひ
软腭牵开器 軟口蓋牽引子 なんこうがいけんいんし
软〔腭〕硬腭裂 軟硬口蓋裂 なんこうこうがいれつ
软β-发射体 軟β-エミッタ〔ー〕 なんβ-emitter
软〔肥〕皂 軟石鹸 なんせっけん
软膏敷裹 軟膏包帯 なんこうほうたい
软膏罐 軟膏缶 なんこうかん
软膏盒 軟膏箱 なんこうはこ
软膏〔剂〕 軟膏〔剤〕 なんこう〔ざい〕
软膏浓制品 濃縮軟膏製品 のうしゅくなんこうせいひん
软膏调刀 軟膏へら なんこうへら
软骨 軟骨 なんこつ
软骨癌 軟骨癌 なんこつがん
软骨板 軟骨板 なんこつばん
软骨病 軟骨疾患 なんこつしっかん
软骨病理学 軟骨病理学 なんこつびょうりがく
软骨部 軟骨部 なんこつぶ
软骨成形术 軟骨形成術 なんこつけいせいじゅつ
软骨成长不全 軟骨形成不全 なんこつけいせいふぜん
软骨蛋白 軟骨蛋白〔質〕 なんこつたんぱく〔しつ〕
软骨刀 軟骨切開刀 なんこつせっかいとう
软骨岛 軟骨島 なんこつしま
软骨发育不良(全) 軟骨発育不全,軟骨形成不全 なんこつはついくふぜん,なんこつけいせいふぜん
软骨发育不全性侏儒 軟骨形成不全性小人 なんこつけいせいふぜんせいこびと
软骨发育异常 軟骨形成不全,軟骨発育不全 なんこつけいせいふぜん,なんこつはついくふぜん

软骨发育异常血管瘤综合征　マフッチ症候群　Maffucci しょうこうぐん

软骨分离　軟骨分離　なんこつぶんり

软骨钙化　軟骨石灰化　なんこつせっかいか

软骨钙质沉着症　軟骨石灰化〔症〕　なんこつせっかいか 〔しょう〕

软骨骼　軟骨格　なんこつかく

软骨骨化(化骨)　軟骨内化骨　なんこつないかこつ

软骨骨瘤　軟骨骨腫　なんこつこつしゅ

软骨骨膜瘤　軟骨骨膜腫　なんこつこつまくしゅ

软骨骨生成障碍　軟骨骨形成異常,軟骨骨形成不全　なん こつこつけいせいいじょう,なんこつこつけいせいふぜん

软骨骨营养障碍　軟骨骨栄養異常,軟骨骨ジストロフィー なんこつこつえいよういじょう,なんこつこつdystrophy

软骨固定术　軟骨固定術　なんこつこていじゅつ

软骨骺炎　軟骨骨端炎　なんこつこつたんえん

软骨化　軟骨化　なんこつか

软骨化中心　軟骨化中心　なんこつかちゅうしん

软骨坏死　軟骨壊死　なんこつえし

软骨肌瘤　軟骨筋腫　なんこつきんしゅ

软骨基质　軟骨基質　なんこつきしつ

软骨基质钙化区　軟骨基質石灰化帯　なんこつきしつせっ かいかたい

软骨间部　軟骨間部　なんこつかんぶ

软骨间关节　軟骨間関節　なんこつかんかんせつ

软骨间韧带　軟骨間靭帯　なんこつかんじんたい

软骨剪　軟骨鋏　なんこつはさみ

软骨胶　軟骨素　なんこつそ

软骨胶素　コンドロシン　chondrosin

软骨结合　軟骨結合　なんこつけつごう

软骨结合切除术　軟骨結合切除術　なんこつけつごうせつ じょじゅつ

软骨连结　軟骨性連結　なんこつせいれんけつ

软骨瘤　軟骨腫　なんこつしゅ

软骨瘤病　軟骨腫症　なんこつしゅしょう

软骨瘤切除术　軟骨腫切除術　なんこつしゅせつじょじゅつ

软骨颅　軟骨頭蓋　なんこつずがい

软骨论　軟骨学　なんこつがく

软骨膜　軟骨膜　なんこつまく

软骨膜骨　軟骨膜骨　なんこつまくこつ

软骨膜骨化　軟骨膜骨化　なんこつまくこっか

软骨膜瘤　軟骨膜腫　なんこつまくしゅ

软骨膜下软骨骨化　軟骨外骨化(化骨)　なんこつがいこつ か(かこつ)

软骨膜炎　軟骨膜炎　なんこつまくえん

软骨母细胞　軟骨芽細胞　なんこつがさいぼう

软骨母细胞成骨肉瘤　軟骨芽細胞骨原性肉腫　なんこつが さいぼうこつげんせいにくしゅ

软骨母细胞瘤　軟骨芽〔細胞〕腫　なんこつが〔さいぼう〕 しゅ

软骨囊　軟骨囊　なんこつのう

软骨内成骨　軟骨内骨形成　なんこつないこつけいせい

软骨内皮瘤　軟骨内皮腫　なんこつないひしゅ

软骨内小管　軟骨管　なんこつかん

软骨粘蛋白　コンドロムチン,コンドロムコイド chondromucin,chondromucoid

软骨粘液瘤　軟骨粘液腫　なんこつねんえきしゅ

软骨粘液肉瘤　軟骨粘液肉腫　なんこつねんえきにくしゅ

软骨粘液样纤维瘤　軟骨粘液様線維腫　なんこつねんえき ようせんいしゅ

软骨镊　軟骨鑷子　なんこつせっし

软骨皮炎　軟骨皮膚炎　なんこつひふえん

软骨葡萄糖　コンドログルコース　chondroglucose

软骨前组织　軟骨前組織　なんこつぜんそしき

软骨切除鼻形成术　軟骨切除鼻形成術　なんこつせつじょ びけいせいじゅつ

软骨切除术　軟骨切除術　なんこつせつじょじゅつ

软骨切开术　軟骨切開術　なんこつせっかいじゅつ

软骨溶解　軟骨溶解　なんこつようかい

软骨肉瘤　軟骨肉腫　なんこつにくしゅ

软骨肉瘤病　軟骨肉腫症　なんこつにくしゅしょう

软骨软化〔症〕　軟骨軟化〔症〕　なんこつなんか〔しょう〕

软骨生(形)成　軟骨形成　なんこつけいせい

软骨室管膜瘤　軟骨脳室上衣細胞腫　なんこつのうしつ じょういさいぼうしゅ

软骨疏松　軟骨粗化　なんこつそか

软骨素　コンドロイチン　chondroitin

软骨素硫酸　コンドロイチン硫酸　chondroitinりゅうさん

软骨素硫酸酶　コンドロスルファターゼ chondrosulphatase

软骨素(酸)尿　コンドロイチン尿〔症〕　chondroitinにょう 〔しょう〕

软骨素原　コンドロゲン　chondrogen

软骨糖胺　コンドロサミン　chondrosamine

软骨痛　軟骨痛　なんこつつう

软骨外胚层　軟骨外胚葉　なんこつがいはいよう

软骨外胚层发育不良　軟骨外胚葉形成異常〔症〕　なんこつ がいはいようけいせいいじょう〔しょう〕

软骨微粒　コンドロコニア　chondroconia

软骨细胞　軟骨細胞　なんこつさいぼう

软骨细胞繁殖区　軟骨細胞増殖帯　なんこつさいぼうぞう しょくたい

软骨细胞囊　軟骨細胞囊　なんこつさいぼうのう

软骨细胞群　軟骨細胞群　なんこつさいぼうぐん

软骨下骨板　軟骨下骨層板　なんこつかこつそうばん

软骨纤维瘤　軟骨繊維腫　なんこつせんいしゅ

软骨陷窝　軟骨小窩　なんこつしょうか

软骨腺瘤　軟骨腺腫　なんこつせんしゅ

软骨小梁　軟骨小柱　なんこつしょうちゅう

软骨形成中心　軟骨形成中心　なんこつけいせいちゅうし ん

软骨性关节　軟骨性関節　なんこつせいかんせつ

软骨性外耳道　軟骨性外耳道　なんこつせいがいじどう

软骨学　軟骨学　なんこつがく

软骨血管病　軟骨血管症　なんこつけっかんしょう

软骨炎　軟骨炎　なんこつえん

软骨样感觉　軟骨様感覚　なんこつようかんかく

软骨样组织　軟骨様組織　なんこつようそしき

软骨移植　軟骨移植〔術〕　なんこついしょく〔じゅつ〕

软骨移植耳再建术　軟骨移植耳再建手術　なんこついしょ くじさいけんしゅじゅつ

软骨营养不良(障碍)　軟骨異栄養症　なんこついえいよう しょう

软骨营养不良性侏儒骨盆　軟骨異栄養性矮小骨盤　なんこ ついえいようせいわいしょうこつばん

软骨营养障碍性肌强直　軟骨異栄養性筋緊張〔症〕　なんこ

软骨硬蛋白 コンドロアルブミノイド chondroalbuminoid

软骨疣 軟骨瘤 なんこつりゅう

软骨鱼纲 軟骨魚綱 なんこつぎょこう

软骨鱼类 軟骨魚類 なんこつぎょるい

软骨增殖过多 軟骨過形成 なんこつかけいせい

软骨脂瘤 軟骨脂肪腫 なんこつしぼうしゅ

软骨组织 軟骨組織 なんこつそしき

软化 軟化 なんか

软化斑 マラコプラキー malacoplakia

软化病 ケーラー病 köhlerびょう

软化试验 軟化試験 なんかしけん

软化牙本质 軟化ぞうげ質 なんかぞうげしつ

软脊膜 脊髄軟膜 せきずいなんまく

软甲 爪甲軟化〔症〕 そうこうなんか〔しょう〕

软件 ソフトウエア software

软胶囊 ソフトカプセル,カプセル softcapsule,capsule

软脚 弱足 じゃくそく

软蜡 軟蠟 なんろう

软毛 うぶ毛 うぶげ

软毛独活 ハナウド

软膜 軟膜 なんまく

软膜胶质膜 軟膜神経膠膜 なんまくしんけいこうまく

软膜蛛网膜 軟膜クモ膜 なんまくクモまく

软膜蛛网膜炎 軟膜クモ膜炎 なんまくクモまくえん

软木尘肺 コルク肺 corkはい

软木塞 コルク cork

软木塞法 コルク法 corkほう

软脑膜 脳軟膜 のうなんまく

软脑膜充血 脳軟膜充血 のうなんまくじゅうけつ

软脑膜血管瘤病 脳軟膜血管腫症 のうなんまくけっかんしゅしょう

软脑膜炎 脳軟膜炎 のうなんまくえん

软内障 軟性白内障 なんせいはくないしょう

软皮病 粘液皮膚症 ねんえきひふしょう

软蜱科 ヒメダニ科 ヒメダニか

软片 フィルム film

软弱 軟弱 なんじゃく

软弹性胶囊 軟性弾性カプセル なんせいだんせいcapsule

软X射线 軟X線 なんXせん

软石蜡 軟パラフィン なんparaffin

软食 軟食 なんしょく

软水 軟水 なんすい

软酸 軟酸 なんさん

软瘫 弛緩性麻痺 しかんせいまひ

软体动物 軟体動物 なんたいどうぶつ

软体动物门 軟体動物門 なんたいどうぶつもん

软体动物学 軟体動物学 なんたいどうぶつがく

软下疳性腹股沟淋巴结炎 軟性下疳性横痃 なんせいげかんせいおうげん

软性〔白〕内障吸出术 軟性白内障吸引術 なんせいはくないしょうきゅういんじゅつ

软性乳头状瘤 軟性乳頭腫 なんせいにゅうとうしゅ

软〔性〕下疳 軟性下疳 なんせいげかん

软性纤维瘤 軟性線維腫 なんせいせんいしゅ

软性压肠板 軟性腸へら なんせいちょうへら

软性阴影 軟性陰影 なんせいいんえい

软性原发性综合征 軟性初期変化群 なんせいしょきへん

かぐん

软牙瘤 軟性歯牙腫 なんせいしがしゅ

软硬腭成形术 軟硬口蓋裂形成術 なんこうこうがいれつけいせいじゅつ

软硬腭缝合术 軟硬口蓋裂縫合術 なんこうこうがいれつほうごうじゅつ

软硬腭裂 軟硬口蓋裂 なんこうこうがいれつ

软硬酸碱 軟硬酸塩基 なんこうさんえんき

软疣 軟疣,伝染性軟疣 なんゆう,でんせんせいなんゆう

软疣小体 軟疣小体 なんゆうしょうたい

软皂 軟石けん なんせっけん

软皂脂 モリン mollin

软脂 軟脂肪 なんしぼう

软脂酸 パルミチン酸 palmitinさん

软脂酸氯霉素 パルミチン酸クロラムフェニコール palmitinさんchloramphenicol

软脂酸盐 パルミチン酸塩 palmitinさんえん

软脂酸脂 パルミチン palmitin

软脂酮 パルミトン palmitone

软脂酰辅酶A パルミチルコエンザイムA palmitylcoenzyme A

软脂酰脱酰酶 パルミチルデアシラーゼ palmityl deacylase

软质探针 軟質消息子 なんしつしょうそくし

软质听诊器 軟質聴診器 なんしつちょうしんき

软质牙 軟歯 なんし

软痣 軟母斑 なんぼはん

软组织 軟〔部〕組織 なん〔ぶ〕そしき

软组织残留异物 軟組織残留異物 なんそしきざんりゅういぶつ

软组织解剖学 軟部解剖学,軟組織の解剖学 なんぶかいぼうがく,なんそしきのかいぼうがく

软组织巨细胞瘤 軟組織巨細胞腫 なんそしききょさいぼうしゅ

软组织溶解 軟部組織崩解 なんぶそしきほうかい

软组织摄影 軟組織〔放射線〕撮影 なんそしき〔ほうしゃせん〕さつえい

软组织损伤 軟組織損傷 なんそしきそんしょう

RUI 蕊蚋锐瑞

ruǐ 蕊

蕊钠酪蛋白琼脂 リトマスナトロースアガール litmus nutrose ager

ruì 蚋锐瑞

蚋 ブユ

蚋科 ブユ科 ブユか

蚋属 ブユ属 ブユぞく

锐波 鋭波 えいは

锐匙 鋭匙 えいひ

锐角 鋭角 えいかく

锐敏性 鋭敏性 えいびんせい

锐痛 鋭痛 えいつう

锐缘蜱属 ナガヒメダニ属 ナガヒメダニぞく

瑞安氏皮肤试验 ライアン皮膚試験 Ryanひふしけん

瑞叮醇 レチノール,ビタミンA retinol,vitamin A

瑞叮醛 レチナル retinal

瑞华蟾蜍精 テロシノブファギン telocinbufagin

瑞利定律 レィリー法則 Rayleighほうそく

瑞利散射　レイリー散乱　Rayleighさんらん
瑞列绦虫病　ライリェチナ線虫症　Raillietinaせんちゅうしょう
瑞列绦虫属　ライリェチナ属　Raillietinaぞく
瑞穆尔-梯曼反应　ライマー・テーマン反応　Reimer-Tiemannはんのう
瑞诺苷　レイノウトリン　reynoutrin
瑞士干酪样增生　スイス乾酪様増殖　Swissかんらくようぞうしょく
瑞士蓝　スイスブルー　Swiss blue
瑞士无丙种球蛋白血症　スイス型無γ-グロブリン血症　Swissがたむγ-globulinけっしょう
瑞氏染色法　ライト染色法　Wrightせんしょくほう
瑞斯托霉素　リストセチン　ristocetin
瑞特氏综合征　ライター症候群　Reiterしょうこうぐん
瑞香　ジンチョウゲ
瑞香苷　ダフニン　daphnin
瑞香科　ジンチョウゲ科　ジンチョウゲか
瑞香内酯　ダフネチン　daphnetin
瑞香属　ジンチョウゲ属　ジンチョウゲぞく
瑞香素　ダフネチン　daphnetin
瑞香中毒　ジンチョウゲ中毒　ジンチョウゲちゅうどく
瑞夷氏类型　ライエ型　Reyeがた
瑞夷氏综合征　ライエ症候群　Reyeしょうこうぐん
瑞支亭　レギチン　regitine
瑞支亭试验　レギチン試験　regitineしけん

RUN　闰润

rùn　闰润

闰管　介在管　かいざいかん
闰管癌　介在管癌　かいざいかんがん
闰盘　境界盤　きょうかいばん
闰绍氏细胞　レンショー細胞　Renshawさいぼう
润滑剂　潤滑剤　じゅんかつざい
润滑胶冻　潤滑凝膠体　じゅんかつぎょうこうたい
润滑器　潤滑器　じゅんかつき
润滑洗剂　潤滑洗浄剤　じゅんかつせんじょうざい
润滑细胞　潤滑細胞　じゅんかつさいぼう
润滑性泻药　潤滑性下剤　じゅんかつせいげざい
润滑药　皮膚軟化剤　ひふなんかざい
润滑油　潤滑油　じゅんかつゆ

润滑油皮炎　潤滑油皮膚炎　じゅんかつゆひふえん
润滑作用　潤滑作用　じゅんかつさよう
润湿　湿潤　しつじゅん
润湿剂　湿潤剤　しつじゅんざい
润湿热　湿潤熱　しつじゅんねつ
润湿误差　湿潤誤差　しつじゅんごさ

RUO　若弱

ruò　若弱

若贝尔氏缝合术　ジョベルト縫合術　Jobertほうごうじゅつ
若丹明B　ローダミンB　rhodamine B
弱安定剂　緩和精神安定薬,弱トランキライザ　かんわせいしんあんていやく,じゃくtranquilizer
弱蛋白银　アルギロール　argyrol
弱蛋白银滴眼剂　アルギロール点眼剤　argyrolてんがんざい
弱电解质　弱電解質　じゃくでんかいしつ
弱毒性　弱毒性　じゃくどくせい
弱二波脉　過弱重拍脈　かじゃくじゅうはくみゃく
弱光带　弱光帯　じゃくこうたい
弱碱　弱塩基　じゃくえんき
弱碱性　弱アルカリ性　じゃくalkaliせい
弱脉　弱脈　じゃくみゃく
弱敏〔性〕　過敏性減退　かびんせいげんたい
弱亲和毒素　第三毒素　だいさんどくそ
弱亲和类毒素　エピトキソイド　epitoxoid
弱染性　弱染性　じゃくせんせい
弱视　弱視　じゃくし
弱视矫正法　弱視矯正法　じゃくしきょうせいほう
弱视镜　弱視鏡　じゃくしきょう
弱视训练器　プレオプトファー　pleoptophor
弱视者　弱視患者　じゃくしかんじゃ
弱酸　弱酸　じゃくさん
弱酸盐　弱酸塩　じゃくさんえん
弱条件刺激物　弱条件刺激物　じゃくじょうけんしげきぶつ
弱硝酸银　弱硝酸銀　じゃくしょうさんぎん
弱型　弱型　じゃくがた
弱音助听器　ミクロ　オージフォーン　micro audiphone
弱组织适合性抗原　弱組織適合性抗原　じゃくそしきてきごうせいこうげん

S

SA　撒撒脉萨

sā　撒

撒曹　サリチル酸ナトリウム　salicylさんnatrium
撒利汞　ザリルガン　salyrgan
撒尿　排尿　はいにょう

sǎ　撒

撒布　散布　さんぷ

撒布粉　散布剤,粉末剤　さんぷざい,ふんまつざい
撒粉法　散剤散布法　さんざいさんぷほう

sà　脉萨

脎　オサゾン　osazone
萨-费二氏染色试验　セービン・フェルドマン染色試験　Sabin-Feldmanせんしょくけん
萨宾氏活疫苗　セービン生ワクチン　Sabinなまvaccine
萨布腊宰氏试验　サブラゼー試験　Sabrazeしけん
萨布罗氏培养基　サブロー培地　Sabouraudばいち

STW

萨顿氏病　サットン病　Suttonびょう

萨尔博氏征　サルボ徴候　Sarboちょうこう

萨尔科斯基氏反应　ザルコウスキ反応　Solkowskiはんのう

萨尔科维奇氏尿钙定性法　サルコウイッチ尿カルシウム定性法　Sulkowitchにょうcalciumていせいほう

萨尔萨皂苷(贰)　サルササポニン　sarsasaponin

萨尔萨皂苷(贰)原　サルササポゲニン　sarsasapogenin

萨-格二氏试验　ザックス・ゲオルギー試験　sachs—Georgiしけん

萨-加二氏病　サットン・ガル病　Sutton-Gullびょう

萨克斯氏病　ザックス病　Sachsびょう

萨克斯氏试验　ザックス試験　Sachsしけん

萨利氏试验　ザーリ試験　Sahliしけん

萨利氏血红蛋白计　ザーリ血色素計　Sahliけつしきそけい

萨罗　ザロール,サリチル酸フェニル　salol,salicylさんphenyl

萨洛尼卡热　サロニカ熱,堑壕熱　Salonicaねつ,ざんごうねつ

萨纳霉素　サナマイシン,アクチノマイシンC　sanamycin,actinomycin C

SAI　腮塞噻鳃赛

sāi　腮塞噻鳃

腮腺　耳下腺　じかせん

腮腺癌　耳下腺癌　じかせんがん

腮腺侧位投照技术　耳下腺側位X線撮影技術　じかせんそくいXせんさつえいぎじゅつ

腮腺丛　耳下腺神経叢　じかせんしんけいそう

腮腺单形性腺瘤　耳下腺単形〔態〕性腺腫　じかせんたんけい〔たい〕せいせんしゅ

腮腺导管颊粘膜瓣再造术　耳下腺管頬粘膜弁再建術　じかせんかんきょうねんまくべんさいけんじゅつ

腮腺导管瘘　耳下腺管瘻　じかせんかんろう

腮腺导管吻合术　耳下腺管吻合術　じかせんかんふんごうじゅつ

腮腺导管再造术　耳下腺管再建術　じかせんかんさいけんじゅつ

腮腺导管转移成形术　耳下腺管転位形成術　じかせんかんてんいけいせいじゅつ

腮腺多形性腺瘤　耳下腺多形〔態〕性腺腫　じかせんたけい〔たい〕せいせんしゅ

腮腺肥大　耳下腺肥大　じかせんひだい

腮腺功能亢进　耳下腺機能亢進　じかせんきのうこうしん

腮腺管　耳下腺管　じかせんかん

腮腺管口　耳下腺管口　じかせんかんこう

腮腺管移植术　耳下腺管移植術　じかせんかんいしょくじゅつ

腮腺后间隙综合征　耳下腺後腔症候群　じかせんこうくうしょうこうぐん

腮腺后前位投照技术　耳下腺後前位X線撮影技術　じかせんこうぜんいXせんさつえいぎじゅつ

腮腺后腔　耳下腺後腔　じかせんこうくう

腮腺后腔综合征　耳下腺後腔症候群　じかせんこうくうしょうこうぐん

腮腺混合瘤　耳下腺混合腫　じかせんこんごうしゅ

腮腺混合瘤浅叶切除术　表在葉耳下腺混合腫切除術　ひょうざいようじかせんこんごうしゅせつじょじゅつ

腮腺活组织检查　耳下腺生検　じかせんせいけん

腮腺肌上皮瘤　耳下腺筋上皮腫　じかせんきんじょうひしゅ

腮腺基底细胞腺瘤　耳下腺基底細胞腺腫　じかせんきていさいぼうせんしゅ

腮腺激素　パロチン　parotin

腮腺间隙　耳下腺間隙　じかせんかんげき

腮腺筋膜　耳下腺筋膜　じかせんきんまく

腮腺静脉　耳下腺静脈　じかせんじょうみゃく

腮腺淋巴结　耳下腺リンパ節　じかせんlymphせつ

腮腺淋巴瘤性腺瘤　耳下腺リンパ腫性腺腫　じかせんlymphしゅせいせんしゅ

腮腺瘘　耳下腺瘻〔孔〕,耳下腺フィステル　じかせんろう〔こう〕,じかせんFistel

腮腺瘘修补术　耳下腺瘻〔孔〕修復術　じかせんろう〔こう〕しゅうふくじゅつ

腮腺囊腺瘤　耳下腺囊腺腫　じかせんのうせんしゅ

腮腺囊肿　耳下腺囊腫　じかせんのうしゅ

腮腺粘液表皮样癌　耳下腺粘液類表皮癌　じかせんねんえきるいひょうひがん

腮腺内淋巴结类肉瘤　耳下腺内リンパ節類肉腫症,耳下腺内リンパ節サルコイドーシス　じかせんないlymphせつるいにくしゅしょう,じかせんないlymphせつsarcoidosis

腮腺脓肿切开引流术　耳下腺膿瘍切開ドレナージ　じかせんのうようせっかいdrainage

腮腺浅淋巴结　表在耳下腺リンパ節　ひょうざいじかせんlymphせつ

腮腺切除术　耳下腺切除術　じかせんせつじょじゅつ

腮腺区　耳下腺部　じかせんぶ

腮腺区淋巴结炎　耳下腺部リンパ節炎　じかせんぶlymphせつえん

腮腺乳头　耳下腺乳頭　じかせんにゅうとう

腮腺乳头状囊腺癌　耳下腺乳頭囊胞腺癌　じかせんにゅうとうのうほうせんがん

腮腺深淋巴结　深部耳下腺リンパ節　しんぶじかせんlymphせつ

腮腺嗜酸性淋巴肉芽肿　耳下腺好酸性リンパ肉芽腫　じかせんこうさんせいlymphにくがしゅ

腮腺萎缩　耳下腺萎縮　じかせんいしゅく

腮腺涎管造影术　耳下腺管造影法　じかせんかんぞうえいほう

腮腺腺泡细胞癌　耳下腺腺房細胞癌　じかせんせんぼうさいぼうがん

腮腺血管瘤　耳下腺血管腫　じかせんけっかんしゅ

腮腺炎　耳下腺炎,おたふくかぜ,ムンプス　じかせんえん,mumps

腮腺炎病毒　ムンプス ウイルス,おたふくかぜウイルス　mumps virus,おたふくかぜvirus

腮腺炎病毒性脑膜炎　ムンプス ウイルス性髄膜炎　mumps virusせいずいまくえん

腮腺炎后咽肌麻痹　レイノー病　Raynaudびょう

腮腺炎性睾丸炎　耳下腺炎性睾丸炎,おたふくかぜ睾丸炎　じかせんえんせいこうがんえん,おたふくかぜこうがんえん

腮腺炎性关节炎　耳下腺炎性関節炎　じかせんえんせいかんせつえん

腮腺炎性脑膜炎　おたふくかぜ髄膜炎　おたふくかぜずいまくえん

腮腺炎性胰〔腺〕炎　おたふくかぜ膵〔臓〕炎　おたふくかぜ

すい〔ぞう〕えん

腮腺咬肌筋膜　耳下腺咬筋筋膜　じかせんこうきんきんまく

腮腺咬肌区　耳下腺咬筋部　じかせんこうきんぶ

腮腺硬癌　耳下腺硬〔性〕癌　じかせんこう〔せい〕がん

腮腺硬化　耳下腺硬化　じかせんこうか

腮腺造影　耳下腺造影　じかせんぞうえい

腮腺増生　耳下腺増殖　じかせんぞうしょく

腮腺摘除术　耳下腺摘除術　じかせんてきじょじゅつ

腮腺支　耳下腺枝　じかせんし

腮腺肿胀　耳下腺腫脹　じかせんしゅちょう

塞-阿二氏综合征　シニアー・アシャー症候群　Senear-Usher しょうこうぐん

塞泊尔疫苗　サンプル　ワクチン　Semple vaccine

塞德兰德氏病　セーデルランド病　Söderlandびょう

塞尔让氏症　セルジァン徴候　Sergentちょうこう

塞尔氏夹　セイヤー膝スプリント　Sayreしつsplint

塞尔氏三脚　セイヤー三脚　Sayreさんきゃく

塞尔氏〔石膏〕背心　セイヤー ジャケット　Sayre jacket

塞尔特氏病　セルター病　Selterびょう

塞尔特氏结核菌素　セルター　ツベルクリン　Selter tuberculin

塞尔特氏主动脉压迫器　ゼールト大動脈圧迫器　Sehrtだいどうみゃくあっぱくき

塞尔托利氏细胞　セルトリ細胞　Sertoliさいぼう

塞尔托利氏细胞瘤　セルトリ細胞腫　Sertoliさいぼうしゅ

塞发莱定　セファラジン　cepharadin

塞发洛新　セファロチン　cephalothin

塞甘氏征　セガン徴候　Seguinちょうこう

塞克雷汤氏病　セクレタン病　Secretanびょう

塞罗卡因　キシロカイン　xylocaine

塞曼效应　ツエーマン効果　Zeemanこうか

塞米施氏〔角膜〕溃疡　ゼーミッシュ潰瘍　Saemischかいよう

塞米施氏手术　ゼーミッシュ手術　Saemischしゅじゅつ

塞-切二氏综合征　セスタン・シュネー症候群　Cestan-Chenaisしょうこうぐん

塞式流动　プラグ フロー　plug flow

塞斯汤氏征　セスタン徴候　Cestanちょうこう

塞斯汤氏综合征　セスタン症候群　Cestanしょうこうぐん

塞条　栓塞杆　せんそくかん

塞药　坐薬　ざやく

塞〔子〕　タンポン　tampon

噻孢霉素　セファロチン　cephalothin

噻孢霉素钠　セファロチン　ナトリウム　cehalothin natrium

噻苯达(咪)唑　チアベンダゾール　thiabendazole

噻啶　サイアルジン　thialdine

噻吩　チオフェン　thiophene

噻吩甲苯胺　メタフェニレン　methaphenilene

噻吩甲吡胺　メタピリレン　methapyrilene

噻吩甲二胺　テニルジアミン　thenyldiamine

噻吩甲酸　チオフェン酸　thiopheneさん

噻吩甲氧头孢菌素　セフォキシチン　cefoxitin

噻嘧啶　ピランテル　pyrantele

噻喃　ペンチオフェン,チアピラン　penthiophene,thiapyran

噻嗪类　チアジン類　thiazineるい

噻嗪类利尿剂(药)　チアジン類利尿薬　thiazineるいりにょうやく

噻嗪染料　チアジン染料　thiazineせんりょう

噻羧青霉素　チカルシリン　ticarcillin

噻嗜派　チオテパ　thiotepa

噻唑　チアゾール　thiazole

噻唑啉　チアゾリン　thiazoline

噻唑青胺　ジチアザニン　dithiazanine

鳃　鰓　えら,さい

鳃弓　鰓弓　さいきゅう

鳃弓神经　鰓弓神経　さいきゅうしんけい

鳃沟　鰓溝　さいこう

鳃呼吸　鰓呼吸　さいこきゅう

鳃迹　鰓痕跡　さいこんせき

鳃节　鰓分節　さいぶんせつ

鳃裂　鰓裂　さいれつ

鳃裂囊肿　鰓裂嚢腫,鰓性嚢胞　さいれつのうしゅ,さいせいのうほう

鳃瘘　鰓瘻,鰓フィステル　さいろう,さいFistel

鳃瘘切除术　鰓瘻切除術　さいろうせつじょじゅつ

鳃囊肿切除术　鰓性嚢胞切除術　さいせいのうほうせつじょじゅつ

鳃原性癌　鰓原性癌　さいげんせいがん

sài　赛

赛茨氏征　ザイツ徴候　Seitzちょうこう

赛德尔氏暗点　サイデル暗点　Seidelあんてん

赛德尔氏试验　サイデル鋸孔疎通試験　Seidelきょこうそつうしけん

赛德利兹氏粉末试验　サイドリッツ沸騰散試験　Seidlitzふっとうさんしけん

赛庚啶　サイプロヘプタジン　cyproheptadine

赛可来因　シクライン　cyclaine

赛克洛新　サイクロシン　cyclocine

赛莱氏适应综合征　セリエ適応症候群　Selyeてきおうしょうこうぐん

赛力散　酢酸フェニル水銀　さくさんphenylすいぎん

赛珞玢　セロファン　cellophane

赛珞珞　セルロイド　celluloid

赛蒙氏征　ゼーモン徴候　Semonちょうこう

赛姆氏截肢术　サイム切断術　Symeせつだんじゅつ

赛前状态　試合前状態　しあいぜんじょうたい

赛斯氏活动桥义齿　シエイズ可撤架橋義歯　Chayesかてつかきょうぎし

SAN　三伞散散

sān　三

三氨〔苯〕蝶啶(呤)　トリアムテレン　triamterene

三胺　トリアミン　triamine

三胺嗪　トリエチレンメラミン,トレタミン　triethylene melamine,tretamine

三凹征　三凹徴候　さんおうちょうこう

三白草　ハンゲショウ

三白草科　ドクダミ科　ドクダミか

三瓣膜　三弁膜　さんべんまく

三胞胎　三胎　さんたい

三杯试验　三杯試験　さんぱいしけん

三倍体　三倍体　さんばいたい

三N培养基　N・N・N・培地　N・N・N・ばいち

三苯胺　トリフェニルアミン　triphenylamine

三苯醋酸去氧皮质酮　トリフェニル酢酸デオキシコルチコ

ステロン　triphenylさくさんdeoxycorticosteron

三苯〔基〕甲醇　トリフェニルカルビノール　triphenylcarbinol

三苯〔基〕甲烷　トリフェニルメタン,ローザニリン　triphenylmethan,rosaniline

三苯基氯化四唑　塩化トリフェニルテトラゾリン　えんかtriphenyltetrazolin

三苯基氯甲烷　トリフェニル クロルメタン　triphenyl chlormethane

三苯甲基　トリチル基　tritylき

三苯甲基化〔作用〕　トリチル化〔作用〕　tritylか〔さよう〕

三苯甲基吗啡　N-トリチル モルフィン　N-trityl morphine

三苯膦　トリフェニル ホスフィン　triphenyl phosphine

三苯睇　トリフェニル スチビン　triphenyl stibine

三苯乙醇　トリパラノール　triparanol

三苯乙烯　トリフェニル エチレン　triphenyl ethylene

三臂畸胎　三腕奇形児　さんわんきけいじ

三鞭毛阿米巴　三鞭毛アメーバ　さんべんもうamoeba

三鞭毛细胞　三鞭毛細胞　さんべんもうさいぼう

三丙烯胺　トリアリルアミン　triallylamine

三波脉〔现象〕　三段脈〔現象〕　さんだんみゃく〔げんしょう〕

三叉蕨素　アスピジン　aspidin

三叉丘系　三叉神経毛帯　さんさしんけいもうたい

三叉取石钳　トリラーブ　trilabe

三叉神经　三叉神経　さんさしんけい

三叉神经半月节切除术　三叉神経半月神経節切除術　さんさしんけいはんげつしんけいせつせつじょじゅつ

三叉神经刀　三叉神経刀　さんさしんけいとう

三叉神经封闭术　三叉神経ブロック　さんさしんけいblock

三叉神经盖塞氏节后根切断术　三叉神経ガッセル神経節後根切断術　さんさしんけいGasserしんけいせつこうこんせつだんじゅつ

三叉神经感觉根　三叉神経知覚根　さんさしんけいちかくこん

三叉神经根　三叉神経根　さんさしんけいこん

三叉神经核　三叉神経核　さんさしんけいかく

三叉神经后根切断术　三叉神経後根切断術　さんさしんけいこうこんせつだんじゅつ

三叉神经脊束　三叉神経脊髄路　さんさしんけいせきずいろ

三叉神经脊束核　三叉神経脊髄路核　さんさしんけいせきずいろかく

三叉神经节　三叉神経節　さんさしんけいせつ

三叉神经节减压法　三叉神経節減圧術　さんさしんけいせつげんあつじゅつ

三叉神经节支　三叉神経節枝　さんさしんけいせつし

三叉神经预部反射　三叉神経頸部反射　さんさしんけいけいぶはんしゃ

三叉神经拉钩　三叉神経レトラクタ　さんさしんけいretractor

三叉神经麻痹　三叉神経麻痺　さんさしんけいまひ

三叉神经末段撕脱术　三叉神経末梢枝捻除術　さんさしんけいまっしょうしねんじょじゅつ

三叉神经脑桥核　三叉神経橋核　さんさしんけいきょうかく

三叉神经牵开器　三叉神経レトラクタ　さんさしんけいretractor

三叉神经腔　三叉神経腔,メッケル腔　さんさしんけいくう,Meckelくう

三叉神经鞘瘤　三叉神経鞘腫　さんさしんけいしょうしゅ

三叉神经鞘瘤切除术　三叉神経鞘腫切除術　さんさしんけいしょうしゅせつじょじゅつ

三叉神经丘脑束　三叉神経視床路　さんさしんけいししょうろ

三叉神经上感觉核　三叉神経主知覚核　さんさしんけいしゅちかくかく

三叉神经神经纤维瘤　三叉神経神経線維腫　さんさしんけいしんけいせんいしゅ

三叉神经手术器械包　三叉神経手術器械セット　さんさしんけいしゅじゅつきかいset

三叉神经痛　三叉神経痛　さんさしんけいつう

三叉神经下颌支封闭　三叉神経下顎枝ブロック　さんさしんけいかがくしblock

三叉神经压迹　三叉神経圧痕　さんさしんけいあっこん

三叉神经炎　三叉神経炎　さんさしんけいえん

三叉神经运动根　三叉神経運動根　さんさしんけいうんどうこん

三叉神经运动核　三叉神経運動核　さんさしんけいうんどうかく

三叉神经中脑核　三叉神経中脳核　さんさしんけいちゅうのうかく

三叉神经中脑束　三叉神経中脳路　さんさしんけいちゅうのうろ

三叉神经中脑束核　三叉神経中脳路核　さんさしんけいちゅうのうろかく

三叉神经主核　三叉神経主核　さんさしんけいしゅかく

三产妇　三回経産婦　さんかいけいさんぷ

三齿蒿　ヨモギ

三齿子宫钳　三歯子宮鉗子　さんししきゅうかんし

三重反应　三重反応　さんじゅうはんのう

三重复叶　三重複葉　さんじゅうふくよう

三重染色法　三重染色法　さんじゅうせんしょくほう

三重线　三重線　さんじゅうせん

三重线态　三重線状態　さんじゅうせんじょうたい

三次曲线　三次曲線　さんじきょくせん

三醋酚汀　トリサチン,トリアセフェンチン　trisatine,triacephentin

三醋酸盐　トリ酢酸塩　triさくさんえん

三带喙库蚊　コガタアカイエカ

三氮杂苯　トリアジン　triazine

三氮唑核苷　リバビリン　ribavirin

三导程记录纸　三誘導記録紙　さんゆうどうきろくし

三点固定原则　三点固定原則　さんてんこていげんそく

三点试验　三点試験　さんてんしけん

三碘苯酸　ヨーパノ酸　iopanoさん

三碘化铋　三ヨウ化ビスマス　さんヨウかbismuth

三碘化钾　三ヨウ化カリウム　さんヨウかkalium

三碘化磷　三ヨウ化リン　さんヨウかりん

三碘化砷　三ヨウ化ヒ素　さんヨウかヒそ

三碘化物　三ヨウ化物　さんヨウかぶつ

三碘季铵酚　ガラミン トリエチオダイド　gallamine triethiodide

三碘甲烷　ヨードホルム,トリヨードメタン　iodoform,triiodomethane

三碘甲腺丙酮酸　トリヨードチロピルビン酸

triiodothyropyruvinさん

三碘甲酸乙酸　トリヨードチロ酢酸　triiodothyroさくさん

三碘甲腺原氨酸　トリヨードチロニン　triiodothyronine

三碘甲腺原氨酸测定　トリヨードチロニン測定　triiodothyronineそくてい

三碘甲腺原氨酸测定药箱　トリヨードチロニン測定箱　triiodothyronineそくていばこ

三碘甲腺原氨酸钠　トリヨードチロニン ナトリウム　triiodothyronine natrium

三电子键　三電子結合　さんでんしけつごう

三叠系　三橋系　さんじょうけい

〔三〕丁酸甘油酯　トリブチリン　tributyrin

〔三〕丁酸甘油酯酶　トリブチリナーゼ　tributyrinase

〔三〕丁酸甘油酯水化酶　ブチリナーゼ　butyrinase

三定点缝合法　三点縫合法　さんてんほうごうほう

三度对称　三度対称　さんどたいしょう

三度房室传导阻滞　第三度房室ブロック,完全ブロック　だいさんどぼうしつblock,かんぜんblock

三度红斑　第三度紅斑　だいさんどこうはん

三度烧伤　第三度火傷　だいさんどかしょう

三对甲氧苯〔基〕氯乙烯　クロロトリアニセン　chlorotrianisene

三耳畸胎　三耳体　さんじたい

三废　三廃　さんはい

三废治理　三廃処置　さんはいしょち

三分叉根　三分歧根　さんぶんきこん

三分子反应　三分子反応　さんぶんしはんのう

三分子机制　三分子メカニズム　さんぶんしmechanism

三分子水　三分子水,連合水　さんぶんしすい,れんごうすい

三氟吡啦嗪　トリフルオペラジン　trifluoperazine

三氟丙嗪　トリフルプロマジン　triflupromazine

三氟醋酸乙酯　トリフロロ酢酸エチル　trifluoroさくさんethyl

三氟化磷　三フッ化リン　さんフッかりん

三氟化锰　三フッ化マンガン　さんフッかmanganese

三氟化硼　三フッ化ホウ素　さんフッかホウそ

三氟化溴　三フッ化臭素　さんフッかしゅうそ

三氟甲基　トリフロロメチル　trifluoromethyl

三氟甲基甲哌丙基吩噻　トリフロオペラジン　trifluoperazine

三氟甲基-2-脱氧尿核苷　トリフロロメチル-2-デオキシウリジン　trifluoromethyl-2-deoxyuridine

三氟甲噻嗪　トリフロロメチルチアジド,フルメチアジド　trifluoromethylthyazide,flumethiazide

三氟甲烷　フロロホルム　fluoroform

三氟哌丁苯　トリフルペリドール　trifluperidol

三氟哌啶醇　トリフルペリドール　trifluperidol

三氟普马嗪　トリフルプロマジン　triflupromazin

三氟噻吨　フルペンチキソール　flupenthixol

三氟三氯乙烷　トリフロロトリクロロエタン　trifluorotrichloroethane

三氟头孢菌素　トリフロロセファチアミジン　trifluorocefathiamidine

三氟胸〔腺嘧啶核〕苷　トリフロロチミジン　trifluorothymidine

三氟溴甲烷　ブロモトリフロロメタン　bromotri-fluoromethan

三氟溴氯乙烷　ハロタン,フロタン　halothane,fluothane

三氟乙酸　トリフロロ酢酸　trifluoroさくさん

三氟乙酰苯胺　トリフロロアセトアニリド,トリフロロアセタニリド　trifluoroacetanilide

三甘氨酸铋钠　ビスマス ナトリウム トリグリコーラメート　bismuth natrium triglycollamate

三甘醇二缩水甘油醚　エトグルシド　ethoglucid

三睾〔畸形〕　三重睾丸症　さんじゅうこうがんしょう

三睾〔畸形〕者　三重睾丸者　さんじゅうこうがんしゃ

三股螺旋　三重〔束〕螺旋,トリプル螺旋　さんじゅう〔そく〕らせん,tripleらせん

三关节固定术　三関節固定術　さんかんせつこていじゅつ

三关节融合术　三関節融合術　さんかんせつゆうごうじゅつ

三硅酸镁　三ケイ酸マグネシウム　さんケイさんmagnesium

三硅酸盐　三ケイ酸塩　さんケイさんえん

三癸酸甘油酯　カプリン,トリカプリン　caprin,tricaprin

三合激素　三重ホルモン　さんじゅうhormone

三合药　三薬合剤　さんやくごうざい

三合诊　三合(三手)診　さんごう(さんしゅ)しん

三核苷酸　トリヌクレオチド　trinucleotid

三花龙胆　三花竜胆　サンカリュウダン

三踝骨折　三果骨折　さんかこっせつ

三环化合物　三環式化合物　さんかんしきかごうぶつ

三环抗忧郁药　三環式抗うつ薬　さんかんしきこううつやく

三环双季铵　塩化トリクロビソニウム　えんかtriclobisonium

三磺合剂　トリスルフォンアミド合剤　trisulfonamideごうざい

三磺片　トリスルフォンアミド錠　trisulfonamideじょう

三磺软膏　トリスルフォンアミド軟膏　trisulfonamideなんこう

三茴香基氯乙烯　クロロトリアニセン　chlorotrianisene

三级电离　第三級電離　だいさんきゅうでんり

三级反应　三期反応,三級反応　さんきはんのう,さんきゅうはんのう

三级弓　第三弓　だいさんきゅう

三极管　三極管　さんきょくかん

三级呼吸细支气管　三級呼吸細気管支　さんきゅうこきゅうさいきかんし

三级结构　三次構造　さんじこうぞう

三级绒毛　三次絨毛　さんじじゅうもう

三己芬迪　トリヘキシフェニジル,アルタン　trihexyphenidyl,artane

三己酸甘油酯　トリカプロイン,カプロイン　tricaproin,caproin

三己糖苷神经酰胺　セラミド トリヘキソシド　ceramide trihexoside

三甲〔基〕胺　トリメチルアミン　trimethylamine

三甲〔基〕苯　トリメチルベンゼン　trimethylbenzene

三甲噁唑烷二酮　トリジオン,トリメタジオン　tridione,trimethadione

三甲酚过氧化物酶试验　トリクレゾール過酸化酵素試験　tricresolかさんかこうそしけん

三甲黄嘌呤　トリメチルキサンチン　trimethylxanthine

三甲基　トリメチル基　trimethylき

三甲基吡啶　トリメチルピリジン　trimethylpyridine
三甲基甘氨酸　トリメチルグリシン，ベタイン　trimethylglycine，betaine
三甲基环己烯酮　トリメチルシクロヘキセノン　trimethyl cyclohexenone
2,2,7-三甲基鸟嘌呤　2,2,7-トリメチルグアニン　2,2,7-trimethyl guanine
三甲基羟基丁酰甜菜碱　カルニチン，トリメチルオキシブチロベタイン　carnitine，trimethyloxybutyrobetain
三甲基乙二醇　トリメチルエチレングリコール　trimethylethylene glycol
三甲基乙烯　トリメチルエチレン　trimethylethylene
三甲基异咯嗪　トリメチルイソアロキサジン，ルミフラビン　trimethyl-iso-alloxazine，lumiflavin
三甲季铵化合物　トリメトニウム化合物　trimethoniumかごうぶつ
三甲硫酚铵　トリメタファン　trimethaphan
三甲泼拉嗪　トリメプラジン　trimeprazine
三甲噻方　トリメタファン　trimethaphan
三甲胂　トリメチルアルシン　trimethylarsine
三甲双酮　トリメタジオン　trimethadione
三甲烯　トリメチレン，シクロプロパン　trimethylene，cyclopropane
三甲烯二胺　トリメチレンジアミン　trimethylenediamine
三甲氧苄〔二〕氨嘧啶　トリメトプリム，TMP　trimethoprim
三甲氧苄嗪　トリメタジジン　trimetazidine
三价　三価　さんか
三价钴　第二コバルト　だいにcobalt
三价菌（疫）苗　三価ワクチン　さんかvaccine
三价磷酸盐　三価リン酸塩　さんかリンさんえん
三价磷酸盐结晶　三価リン酸塩結晶　さんかリンさんえんけっしょう
三价锰　第二マンガン　だいにmanganese
三价钼　第二モリブデン　だいにmolybden
三价镍　第二ニッケル　だいにnickel
三价气性坏疽抗毒素　三価ガス壊疽アンチトキシン　さんかgasそantitoxin
三价元素　三価元素　さんかげんそ
三尖瓣　三尖弁　さんせんべん
三尖瓣闭锁　三尖弁閉鎖　さんせんべんへいさ
三尖瓣隔侧尖　三尖弁内側尖　さんせんべんないそくせん
三尖瓣关闭不全　三尖弁閉鎖不全　さんせんべんへいさふぜん
三尖瓣后〔尖〕瓣　三尖弁後尖　さんせんべんこうせん
三尖瓣畸形　三尖弁奇形，エブスタイン奇形　さんせんべんきけい，Ebsteinきけい
三尖瓣前〔尖〕瓣　三尖弁前尖　さんせんべんぜんせん
三尖瓣区　三尖弁区　さんせんべんく
三尖瓣〔区〕杂音　三尖弁〔口〕雑音　さんせんべん〔こう〕ざつおん
三尖瓣曲线　三尖弁曲線　さんせんべんきょくせん
三尖瓣听诊区　三尖弁聴診区　さんせんべんちょうしんく
三尖瓣狭窄　三尖弁狭窄　さんせんべんきょうさく
三尖论　三結節説　さんけっせつせつ
三尖杉　サンセンスギ
三尖杉碱　セファロタキシン　cephalotaxine
三尖杉酮碱　セファロタキシノン　cephalotaxinone
三尖杉酯碱　ハーリングトニン　harringtonine

三尖牙　三尖歯　さんせんし
三键　三重結合　さんじゅうけつごう
三角　三角　さんかく
　艾因托文氏三角　アイントーベン三角　Einthovenさんかく
　波替氏三角　ペチー三角　Petitさんかく
　布莱恩特氏三角　ブライアント三角　Bryantさんかく
　冯韦伯氏三角　ホンウェーベル三角　Von Weberさんかく
　格-勒二氏三角　グリンフェルト・レスガフト三角　Grynfelt-Lesgaftさんかく
　格林费尔特氏三角　グリンフェルト三角　Grynfeltさんかく
　格罗科氏三角　グロッコ三角　Groccoさんかく
　汉克氏三角　ヘンク三角　Henkeさんかく
　黑塞尔巴赫氏三角　ヘッセルバッハ三角　Hesselbachさんかく
　赖尔氏三角　ライル三角　Reilさんかく
　马尔盖尼氏三角　マルゲーヌ三角　Malgaigneさんかく
　麦丘恩氏三角　マキューエン三角　Macewenさんかく
　皮罗果夫氏三角　ピロゴッフ三角　Pirogoffさんかく
　斯卡帕氏三角　スカルパ三角　Scarpaさんかく
三角凹（窝）　三角窩　さんかっか
三角绷带　三角布　さんかくふ
三角襞　三角ひだ　さんかくひだ
三角波脉冲电流疗法　三角インパルス電流療法　さんかくimpulseでんりゅうりょうほう
三角布绷带　三角包帯　さんかくほうたい
三角部　三角部　さんかくぶ
三角带　三角巾　さんかっきん
三角缝针　三角縫合針　さんかくほうごうしん
三角骨　三角骨　さんかくこつ
三角函数　三角関数　さんかくかんすう
三角肌　三角筋　さんかっきん
三角肌粗隆　三角筋粗面　さんかっきんそめん
三角肌筋膜　三角筋筋膜　さんかっきんきんまく
三角肌区　三角筋部　さんかっきんぶ
三角肌萎缩　三角筋萎縮　さんかっきんいしゅく
三角肌下滑液囊　三角筋下滑液包　さんかっきんかかつえきほう
三角肌下滑〔液〕囊炎　三角筋下滑液包炎　さんかっきんかかつえきほうえん
三角肌下囊　三角筋下包　さんかっきんかほう
三角肌胸大肌间三角　三角〔筋大〕胸筋三角　さんかっ〔きんだい〕きょうきんさんかく
三角肌炎　三角筋炎　さんかっきんえん
三角嵴　三角隆線　さんかくりゅうせん
三角间隙　三角間隙　さんかくかんげき
三角巾包扎法　三角巾包帯法　さんかっきんほうたいほう
三角钳　三角鉗子　さんかくかんし
三角区　三角区　さんかっく
三角韧带　三角靭帯　さんかくじんたい
三角束　三角路　さんかくろ
三角挺　三角剥離子，三角エレベータ　さんかくはくりし，さんかくelevator
三角头畸胎　三角頭蓋体　さんかくずがいたい
三角头〔畸形〕　三角頭蓋症　さんかくずがいしょう
三角窝隆起　三角窩隆起　さんかっかりゅうき

三角形骨盆　三角形骨盤　さんかっけいこつばん

三角形皮瓣迁移法　三角皮膚弁転位法　さんかくひふべんてんいほう

三角形牙根挺　三角歯根エレベータ　かんかくしこんelevator

三角形子宫　三角形子宮　さんかっけいしきゅう

三角〔皱〕襞　三角ひだ　さんかくひだ

三脚架　三脚　さんきゃく

三颈烧瓶　三頸フラスコ　さんけいflask

三颈蒸馏瓶　三頸フラスコ　さんけいflask

三九一一　フオレイト　phorate

三聚甲醛　トリオキシメチレン,メタホルマルデヒド　trioxymethylene,metaformaldehyde

三聚硫代甲醛　トリチオホルマルデヒド　trithioformaldehyde

三聚硫酮　トリチオアセトン　trithioacetone

三聚氯醛　トリクロラール,メタクロラール　trichloral,metachloral

三聚氰酸　シアヌル酸　cyanurさん

三聚体　トリマー　trimer

三聚乙硫醛　スルホパラアルデヒド　sulfoparaldehyde

三聚乙醛　パラアルデヒド　paraldehyde

三聚乙醛中毒　パラアルデヒド中毒〔症〕　paraldehydeちゅうどく〔しょう〕

三棱镜　三稜鏡,プリズム　さんりょうきょう,prism

三棱镜视力计　プリズム眼計測計　prismがんけいそくけい

三棱状体温表　プリズム状体温計　prismじょうたいおんけい

三联结构　三連構造　さんれんこうぞう

三联苯　ジフェニルベンゼン,テルフェニル　diphenylbenzene,terphenyl

三联多肽链　三重ポリペプチド　さんじゅうpolypeptide

三联菌苗　三重ワクチン　さんじゅうvaccine

三联抗原　三重抗原　さんじゅうこうげん

三联律(脉)　三連脈　さんれんみゃく

三联胎　三体奇形　さんたいきけい

三联体密码　トリプレットコード　triplet code

三联体微管　三重項微小管　さんじゅうこうびしょうかん

三联症　三主徴,三徴候　さんしゅちょう,さんちょうこう

　法乐氏三联症　ファロー三徴〔候〕　Fallotさんちょう〔こう〕

三〔邻〕甲苯磷酸酯　リン酸トリ-オルト-クレシル　リンさんtri-ortho-cresyl

三磷酸胞苷　三リン酸シチジン　さんリンさんcytidine

三磷酸胞嘧啶　三リン酸シチジン　さんリンさんcytidine

三磷酸胞嘧啶核苷酸　三リン酸シチジンヌクレオチド　さんリンさんcytidine nucleotide

三磷酸吡啶核苷酸　三リン酸ピリジンヌクレオチド　さんリンさんpyridine nucleotide

三磷酸次黄(嘌呤核)苷　三リン酸イノシン　さんリンさんinosin

三磷酸肌醇酯　三リン酸ミオイノシトール　さんリンさんmyoinositol

三磷酸酶　三リン酸酵素　さんリンさんこうそ

三磷酸鸟苷　三リン酸グアノシン　さんリンさんguanosine

三磷酸尿苷　三リン酸ウリジン　さんリンさんuridine

三磷酸脱氧胞苷　三リン酸デオキシチジン　さんリンさんdeoxycytidine

三磷酸脱氧胸苷　三リン酸デオキシチミジン　さんリンさんdeoxythymidine

三磷酸腺苷　三リン酸アデノシン　さんリンさんadenosine

三磷酸腺苷二钠盐　三リン酸アデノシンジナトリウム　さんリンさんadenosin dinatrium

三磷酸腺苷酶　三リン酸アデノシン酵素　さんリンさんadenosineこうそ

三磷酸腺苷钠盐　三リン酸アデノシンナトリウム　さんリンさんadinosine natrium

三磷酸盐　三リン酸塩　さんリンさんえん

三硫化二砷　三硫化二ヒ素　さんりゅうかにヒそ

三硫化二砷溶液　三硫化二ヒ素溶液　さんりゅうかにヒそようえき

三硫化二锑　三硫化ニアンチモン　さんりゅうかにantimony

三硫化二铁　三硫化二鉄　さんりゅうかにてつ

三硫化四磷　三硫化四リン　さんりゅうかしリン

三硫化物　三硫化物　さんりゅうかぶつ

三硫磷　トリチオン　trithion

三卤化物　トリハロゲン化物　trihalogenかぶつ

三卤甲烷　ハロホルム　haloform

三氯苯　トリクロルベンゼン　trichlorobenzene

三氯苯酚　トリクロロフェノール　trichlorophenol

2,4,5-三氯苯氧乙酸　2,4,5-トリクロロフェノキシ酢酸　2,4,5-trichlorophenoxyさくさん

三氯丙烷　トリクロロプロパン　trichloropropane

三氯醋酸　トリクロロ酢酸　trichloroさくさん

三醛醋酸酒精　トリクロロ酢酸スピリット　trichloroさくさんspirit

三氯醋酸盐　トリクロロ酢酸塩　trichloroさくさんえん

三氯醋酸乙酯　トリクロロ酢酸エチル　trichloroさくさんethyl

三氯丁二醇　トリクロロブチリデン　グリコール,抱水ブチルクロラール　trichlorobutylidene glycol,ほうすいbutyl chloral

三氯硅烷　トリクロロメチルシラン　trichloromethylsilane

三氯硅烷中毒　トリクロロメチルシラン中毒　trichloromethylsilaneちゅうどく

三氯化铋　三塩化ビスマス　さんえんかbismuth

三氯化碘　三塩化ヨウ素　さんえんかヨウそ

三氯化钴　三塩化コバルト　さんえんかcobalt

三氯化钌　三塩化ルテニウム　さんえんかruthenium

三氯化磷　三塩化リン　さんえんかリン

三氯化磷中毒　三塩化リン中毒　さんえんかリンちゅうどく

三氯化硼　三塩化ホウ素　さんえんかホウそ

三氯化砷　三塩化ヒ素　さんえんかヒそ

三氯化钛　三塩化チタン　さんえんかtitanium

三氯化锑　三塩化アンチモン　さんえんかantimony

三氯化物　三塩化物　さんえんかぶつ

三氯甲烷　トリクロルメタン,クロロホルム　trichromethan,chloroform

三氯甲烷中毒　クロロホルム中毒　chloroformちゅうどく

三氯联苯　三塩化ビフェニル　さんえんかbiphenyl

三氯三乙烯胂　トリクロロトリビニルアルシン　trichlorotrivinylarsine

三氯杀螨醇　ケルタン　kelthane

三氯叔丁醇　クロルブタノール　chlorbutanol

三氯硝基甲烷　トリクロロニトロメタン,クロロピクリン　trichloronitromethane,choropicrin

三氯溴甲烷　トリクロロブロモメタン　trichlorobromomethane

三氯氧磷　オキシ塩化リン　oxyえんかリン

三氯氧磷中毒　オキシ塩化リン中毒　oxyえんかリンちゅうどく

三氯乙醇　トリクロロエタノール　trichloroethanol

三氯乙醛　トリクロロアセトアルデヒド,クロラール　trichloracetaldehyde,chloral

三氯乙酸　トリクロロ酢酸　trichloroさくさん

三氯乙烷　トリクロロエタン　trichloroethane

三氯乙烯　トリクロロエチレン　trichloroethylene

三氯乙烯麻醉　トリクロロエチレン麻醉　trichloroethyleneますい

三氯乙烯吸入器　トリクロロエチレン吸入器　trichloroethyleneきゅうにゅうき

三氯乙烯中毒　トリクロロエチレン中毒　trichloroethyleneちゅうどく

三氯异丙醇　トリクロルイソプロピルアルコール　trichlorisopropyl alcohol

三氯唑核苷　ビラゾール,リバビリン　virazole,ribavirin

三脉佩兰叶　アヤパナ

三盲法　三重盲検法　さんじゅうもうけんほう

三霉素　トリオスチン　triostin

三面畸胎　三顔奇体　さんがんきたい

三名法　三命名〔法〕　さんめいめい〔ほう〕

三哌嗪　トリピペラキン　tripiperaquine

三胚层　三胚葉　さんはいよう

三胚层形成　三胚葉発生　さんはいようはっせい

三N培养基　N·N·N培地,ノビ·マクニール·ニコル培地　N·N·Nばいち,Novy-MacNeal-Nicolleばいち

三偏磷酸酯酶　トリメタフォスファターゼ　trimetaphosphatase

三片层结构　三層構造　さんそうこうぞう

三期梅毒　第三期梅毒　だいさんきばいどく

三期石棉肺　三期石綿肺症　さんきせきめんはいしょう

三腔二房心　三腔二房心,単心室　さんくうにぼうしん,たんしんしつ

三腔二室心　単心房　たんしんぼう

三羟基二苯甲酮　トリヒドロオキシベンゾフェノン　trihydroxybenzophenone

三羟基吲哚　トリヒドロキシインドール　trihydroxyindole

三羟甲氨基甲烷　トリヒドロキシメチルアミノメタン,トロメタミン　trihydroxymethylaminomethane,tromethamine

三嗪　トリアジン　triazine

三嗪咪唑胺　ダカルバジン　dacarbazine

三氢化砷　アルシンガス　arsine gas

〔三〕氢化锑　スチビン　stibine

三氢氧化锰　水酸化マンガン　すいさんかmangan

三氢氧化钼　水酸化モリブデン　すいさんかmolybdenum

三氢氧化镍　水酸化ニッケル　すいさんかnickel

三氰酸　トリシアン酸　tricyanさん

三躯畸(联)胎　三体結合奇形　さんたいけつごうきけい

三取代物　三置換物　さんちかんぶつ

三〔染色〕体　トリソーム,三染色体　trisome,さんせんしょくたい

三〔染色〕体性　三染色体性,トリソミー　さんせんしょくたいせい,trisomy

三日疟　四日熱マラリア　よっかねつmararia

三日疟原虫　四日熱原虫　よっかねつげんちゅう

三日热　四日熱　よっかねつ

三色堇　三色スミレ　さんしょくスミレ

三色堇黄苷　ビオランチン　violanthin

三色堇黄质　ビオラキサンチン　violaxanthin

三色觉感受器　三色覚受容器　さんしきかくじゅようき

三色视　三色型色〔感〕覚　さんしょくがたしき〔かん〕かく

三色〔现象〕　①三位相異色②三色性　①さんいそういしょく②さんしょくせい

三色学说　三色説　さんしょくせつ

三生构造　第三構造　だいさんこうぞう

三胜黄　アクリフラビン　acriflavine

三P试验　プラスマ　プロタミン　パラコアグレーション試験　plasma protamine paracoagulationしけん

三束支传导阻滞　三脚ブロック　さんきゃくblock

三酸甘油酯　トリグリセリド,トリグリセライド　triglyceride

三酸甘油酯血〔症〕　トリグリセリド血症　triglycerideけっしょう

三酸〔根〕盐　三価酸塩　さんかさんえん

三羧酸　トリカルボン酸　tricarbonさん

三羧酸循环　トリカルボン酸サイクル,トリカルボン酸回路　tricarbonさんcycle,tricarbonさんかいろ

三胎产　三胎分娩　さんたいぶんべん

三胎妊娠　三胎妊娠　さんたいにんしん

三胎早产　三胎早産　さんたいそうさん

三态点　三重点　さんじゅうてん

三肽　トリペプチド　tripeptide

三肽酶　トリペプチダーゼ　tripeptidase

三糖　三糖類　さんとうるい

三糖酶　三糖類分解酵素　さんとうるいぶんかいこうそ

三糖培养基　三糖培地　さんとうばいち

22-三体型猫眼综合征　22-トリソミ-ネコ眼症候群　22-trisomyネコがんしょうこうぐん

D₁-三体综合征　パトー症候群,D₁トリソミー症候群　Patauしょうこうぐん,D₁trisomyしょうこうぐん

E₁-三体综合征　エドワーズ症候群,E₁トリソミー症候群　Edwardsしょうこうぐん,E₁trisomyしょうこうぐん

21-三体综合征　ダウン症候群,21-トリソミー症候群　Downしょうこうぐん,21-trisomyしょうこうぐん

三田氏法　三田法　みたほう

三萜类　トリテルペノイド　triterpenoid

三萜〔烯〕　トリテルペン　triterpene

三萜系化合物　トリテルペノイド化合物　triterpenoidかごうぶつ

三萜皂苷(甙)　トリテルペノイドサポニン　triterpenoid saponin

三通管　三方管　さんぽうかん

三通活瓣　三方弁　さんぽうべん

三通活塞(栓)　三方活栓　さんぽうかっせん

三通开关　三路スイッチ　さんろswitch

三酮嘌呤　トリケトプリン,尿酸　triketopurine,にょうさん

三瞳畸形　三瞳孔奇形　さんどうこうきけい

三简显微镜　三眼顕微鏡　さんがんけんびきょう

三头肌　三頭筋　さんとうきん

三头肌反射　三頭筋反射　さんとうきんはんしゃ

三头畸胎　三頭体　さんとうたい

三维存储　三次元記憶　さんじげんきおく

三维光栅　三次元格子　さんじげんこうし

三维结构　三次元構造　さんじげんこうぞう

三维空间　三次元空間　さんじげんくうかん

三维模型　三次元モデル　さんじげんmodel

三维象　三次元像　さんじげんぞう

三维运动　三次元運動　さんじげんうんどう

三烯甲雌醇核　エストラトリエン　estratriene

三烯烃　トリエン　triene

三仙丹　酸化第二水銀　さんかだいにすいぎん

三酰胺　トリアミド　triamide

三向辐射　三方放線　さんぽうほうせん

三相　三相　さんそう

三相波　三相波　さんそうは

三相点　三重点,三交点　さんじゅうてん,さんこうてん

三相反应　三相反応　さんそうはんのう

三相交流电　三相交流,三相交流回路　さんそうこうりゅう,さんそうこうりゅうかいろ

三相气雾剂　三相エアロゾール　さんそうaerosol

三相全波整流Ｘ线机　三相全波整流Ｘ線装置　さんそうぜんはせいりゅうXせんそうち

三硝基苯　トリニトロベンゼン　trinitrobenzene

三硝基〔苯〕酚　トリニトロフェノール　ピクリン酸　trinitrophenol,picrinさん

三硝基苯基　トリニトロフェニル基,トリニトロフェニルグループ　trinitrophenylき,trinitrophenyl group

三硝基苯甲酸　トリニトロ安息香酸　trinitroアンソクコウさん

2,4,6-三硝基苯甲硝胺　2,4,6-トリニトロフェニルメチルニトラミン　2,4,6-trinitrophenyl methyl nitramine

三硝基苯肼　トリニトロフェニルヒドラジン　trinitrophenyl hydrazine

三硝基甲苯　トリニトロトルエン　trinitrotoluene

三硝基甲苯中毒　トリニトロトルエン中毒　trinitrotoluene ちゅうどく

三硝基甲酚　トリニトロクレゾール　trinitrocresol

三硝基甲烷　トリニトロメタン,ニトロホルム　trinitromethane,nitroform

2,4,6-三硝基间苯二酚　2,4,6-トリニトロレゾルシノール　2,4,6-trinitroresorcinol

三硝基纤维素　トリニトロセルロース,ピロキシリン　trinitrocellulose,pyroxyline

三硝酸甘油〔酯〕　トリニトリン,三硝酸グリセリル,トリニトログリセリン　trinitrin,さんしょうさん glyceryl,trinitroglycerin

三硝酸三乙醇胺〔酯〕　三硝酸トリエタノールアミン　さんしょうさんtriethanolamine

三硝酸三乙醇胺重磷酸酯　メタミン　metamine

三硝酸盐　三硝酸塩　さんしょうさんえん

三斜晶系　三斜晶系　さんしゃしょうけい

三辛酸甘油酯　トリカプリリン,カプリリン　tricaprylin,caprylin

三溴苯胺　トリブロムアニリン　tribromaniline

三溴苯酚　トリブロモフェノール　tribromophenol

三溴丙烯　三臭化アリル　さんしゅうかallyl

三溴酚铋　三臭化石炭酸蒼鉛,キセロホルム　さんしゅうか

せきたんさんそうえん,xeroform

三溴合剂　三臭化物合剤　さんしゅうかぶつごうざい

三溴化铋　三臭化ビスマス　さんしゅうかbismuth

三溴化磷　三臭化リン　さんしゅうかリン

三溴化铯　三臭化セシウム　さんしゅうかcesium

三溴化物　三臭化物　さんしゅうかぶつ

三溴甲酚　トリブロモクレゾール　tribromocresol

三溴甲烷　トリブロムメタン,ブロモホルム　tribromomethane,bromoform

三溴芦荟苷　三臭化アロイン　さんしゅうかaloin

三溴〔片〕　三臭化塩〔錠剤〕,トリブロマイド錠　さんしゅうかえん〔じょうざい〕,tribromideじょう

三溴叔丁醇　ブロメトン　brometone

三溴乙醇　トリブロムエタノール　tribromethanol

三溴乙醛　ブロマール,トリブロムアセトアルデヒド　bromal,tribromacetaldehyde

三亚麻油酸甘油酯　トリリノレイン　trilinolein

三眼导尿管　三眼尿道カテーテル　さんがんにょうどうcatheter

三眼畸胎　三眼性顔面重複奇形　さんがんせいがんめんじゅうふくきけい

三氧化二铋　三〔二〕酸化ビスマス　さん〔に〕さんかbismuth

三氧化二氮　三〔二〕酸化窒素,無水亜硝酸　さん〔に〕さんかちっそ,むすいあしょうさん

三氧化二磷　三酸化ニリン,無水亜リン酸　さんさんかにリン,むすいありんさん

三氧化二镍　三〔二〕酸化ニッケル　さん〔に〕さんかnickel

三氧化二砷　三〔二〕酸化ヒ素　さん〔に〕さんかヒそ

三氧化二砷失活剂　三〔二〕酸化ヒ素不活性剤　さん〔に〕さんかヒそふかっせいざい

三氧化二砷中毒　三〔二〕酸化ヒ素中毒　さん〔に〕さんかヒそちゅうどく

三氧化二锑　三〔二〕酸化アンチモン　さん〔に〕さんかantimony

三氧化硫　三酸化硫黄　さんさんかいおう

三氧化硫中毒　三酸化硫黄中毒　さんさんかいおうちゅうどく

三氧化锰　三酸化マンガン　さんさんかmangan

三氧化钼　三酸化モリブデン　さんさんかmolybden

三氧化物　三酸化物　さんさんかぶつ

三氧嘌呤　トリオキシプリン,尿酸　trioxypurine,にょうさん

三叶虫　三葉虫　さんようちゅう

三叶钉　三翼釘　さんよくてい

三叶豆苷　トリフォリン　trifolin

三叶〔豆〕紫檀〔苷〕　トリフォリリジン　trifolirhizin

三叶鬼针草　コセンダングサ

三叶素　トリロビン　trilobine

三叶胎盘　三葉胎盤　さんようたいばん

三叶胃肠钳　三葉胃腸鉗子　さんよういちょうかんし

三叶形骨盆　骨軟化症骨盤　こつなんかしょうこつばん

三乙胺　トリエチルアミン　triethylamine

三乙撑磷酰胺　トリエチレンホスホラミド　triethylenephosphoramide

三乙撑硫代磷酰胺　トリエチレンチオホスホラミド,チオTEPA　triethylenethiophosphoramide,thioTEPA

三乙撑蜜胺　トリエチレンメラミン,TEM

triethylenemelamine

三乙撑三聚氰酰胺　トリエチレンメラミン　triethylenemelamine

三乙醇胺　トリエタノールアミン　triethanolamine

三乙胆碱　トリエチルコリン　triethylcholine

三乙碘化加拉明　ガラミン　トリエチォダイド　gallamine triethiodide

三乙基锡　トリエチル錫　triethylすず

三乙眼砜　トリオナール　trional

三乙酸甘油酯　トリアセチン,トリアセチルグリセリン　triacetin,triacetylglycerin

三乙酸盐　三酢酸塩　さんさくさんえん

三乙烯　トリエチレン　triethylene

三乙烯〔代〕三聚氰〔酸〕胺　トリエチレン メラミン　triethylene melamine

三乙烯磷酰胺　トリエチレン ホスホラミド　triethlene phosphoramide

三乙烯亚胺三嗪　トリエチレン メラミン,トレタミン　triethhlene melamine,tretamine

三乙烯乙二醇　トリエチレン グリコール　triethylene glycol

三乙酰夹竹桃霉素　トリアセチルオレアンドマイシン,シクラマイシン　triacetyloleandomycin,cyclamycin

三乙酰焦棓酚　トリアセチルピロガロール,レニガロール　triacetylpyrogallol,lenigallol

三乙酰焦没食子酚　レニガロール,トリアセチルピロガロール　lenigallol,triacetylpyrogallol

三翼肠吻合钳　三翼腸吻合鉗子　さんよくちょうふんごうかんし

三翼钉拔出器　三翼釘抜去器　さんよくていばっきょき

三翼钉拔出术　三翼釘抜去術　さんよくていばっきょじゅつ

三翼钉固定　三翼釘固定　さんよくていこてい

三翼钉内固定术　三翼釘内固定術　さんよくていないこていじゅつ

三翼直肠窥器　三翼直腸鏡　さんよくちょくちょうきょう

三硬脂酸甘油酯　トリステアリン　tristearin

三油酸甘油酯　トリオレイン　triolein

三元醇　第三アルコール,第三級アルコール,三価アルコール　だいさんalcohol,だいさんきゅうalcohol,さんかalcohol

三元论　三元論　さんげんろん

三元酸　三塩基酸　さんえんきさん

三原色　三原色　さんげんしょく

三原色学说　三原色説,ヤング・ヘルムホルツ説　さんげんしょくせつ,Young-Helmholtzせつ

三原型　三原型　さんげんがた

三原子　三原子　さんげんし

三原子氢　ハイゾン,三原子水素　hyzone,さんげんしすいそ

三月桂酸甘油酯　トリラウリン グリセリド　trilaurin glyceride

三张纸试验　三枚紙試験　さんまいかみしけん

三征　三徴候　さんちょうこう

三肢麻痹　三肢麻痺　さんしまひ

三指　三指　さんし

三酯〔化合〕物　トリエステル　triester

三中心〔型〕反应　三中心反応　さんちゅうしんはんのう

三爪牵开器　三歯レトラクタ　さんしretractor

三爪钳　三尖鉗子　さんせんかんし

三棕榈酸甘油酯　トリパルミチン　tripalmitin

三唑　トリアゾール　triazole

三唑烷　トリアゾリジン　triazolidine

伞　采　ふさ

伞襞　采状ひだ　ふさじょうひだ

伞部妊娠　卵管采妊娠　らんかんさいにんしん

伞端　ふさ末端　ふさまったん

伞房花序　散房花序　さんぼうかじょ

伞桂酮　ウンベルレーン　umbellulene

伞花基　シメニル基,シミル基　cymenylき,cymylき

伞菌科　マツタケ科　マツタケか

伞菌属　マツタケ属　マツタケぞく

伞毛蛋白　ピリン　pilin

伞形成　ふさ形成　ふさけいせい

伞〔形〕花内酯　ウンベリフェロン,7-ヒドロキシクマリン　umbelliferone,7-hydroxycoumarin

伞〔形〕花内酯甲醚　ヘルニアチン　herniatin

伞形花序　散形花序　さんけいかじょ

伞形科　セリ科　セリか

伞形青霉素　コリロフィリン　corylophillin

伞形酮　ウンベリフェロン　umbelliferone

伞状体　采体　さいたい

散点图　分散図　ぶんさんず

散光　乱視　らんし

散光计　乱視計　らんしけい

散光检查表　乱視検査表　らんしけんさひょう

散光矫正镜　角膜穹窿矯正器　かくまくきゅうりゅうきょうせいき

散光镜　乱視〔度〕計　らんし〔ど〕けい

散光镜检查〔法〕　乱視測定〔法〕　らんしそくてい〔ほう〕

散光盘(表)　乱視文字盤,乱視表　らんしもじばん,らんしびょう

散〔剂〕　散剤,散薬　さんざい,さんやく

杜佛氏散　ドーフル散　Doverさん

二号西皮氏散　シッピー第二粉剤　Sippyだいにふんざい

格雷戈里氏散　グレゴリー散　Gregoryさん

一号西皮氏散　シッピー第一粉剤　Sippyだいいちふんざい

散漫性神经系　散在神経系　さんざいしんけいけい

散沫花　指甲花　しこうか

散沫花属　指甲花属　しこうかぞく

散沫花素　ラウソン　lawsone

散沫花叶　指甲花の葉　しこうかのは

散射　散乱　さんらん

康普顿散射　コンプトン散乱　Comptonさんらん

散射电子　散乱電子　さんらんでんし

散射光　散乱光　さんらんこう

散射回声　散乱反響　さんらんはんきょう

散射角　散乱角　さんらんかく

散射粒子　散乱粒子　さんらんりゅうし

散射体　散乱体　さんらんたい

散射线　散乱線　さんらんせん

散射效应　散乱効果　さんらんこうか

散射因数　散乱因数　さんらんいんすう

散射浊度〔测浄〕法　〔散乱〕比濁法,ネフェロメトリー　〔さんらん〕ひだくほう,nephelometry

散射浊度计　ネフェロメーター,〔散乱〕比濁計　nephelo-
meter,〔さんらん〕ひだくけい
散射系数　散乱係数　さんらんけいすう

sǎn　散

散布　散布　さんぷ
散发性呆小病　散発性クレチン病　さんぱつせいcretinびょう
散发性单纯性非毒性甲状腺肿　散発性単純性非毒性甲状腺腫　さんぱつせいたんじゅんせいひどくせいこうじょうせんしゅ
散发性甲状腺肿　散発性甲状腺腫　さんぱつせいこうじょうせんしゅ
散发性结节性非毒性甲状腺肿　散発性結節性非毒性甲状腺腫　さんぱつせいけっせつせいひどくせいこうじょうせんしゅ
散发性胎心率改变　散発性胎児心拍数変化　さんぱつせいたいじしんはくすうへんか
散开〔发〕过多　開散過多　かいさんかた
散开机能不全　開散不全症　かいさんふぜんしょう
散开射线　開散射線　かいさんしゃせん
散开性斜视　開散斜視　かいさんしゃし
散热　放熱,熱散逸　ほうねつ,ねっさんいつ
散热量　放熱量　ほうねつりょう
散热器　ラジエーター,放熱器　radiator,ほうねつき
散热途径　放熱経路　ほうねつけいろ
散热中枢　放熱中枢　ほうねつちゅうすう
散塔草　サンタ草　santaそう
散瞳　散瞳　さんどう
散瞳合剂　散瞳合剤　さんどうごうざい
散瞳药　散瞳薬　さんどうやく

SANG　桑嗓

sāng　桑

桑　桑,マグワ,カラヤマグワ　クワ
桑蚕　白僵蚕,カイコガ　ハッキョウサン
桑橙素　マクルリン　maclurin
桑德罗克氏试验　サンドロック試験　Sandrockしけん
桑德迈尔反应　サンドマイヤー反応　Sandmeyerはんのう
桑德斯氏病　ソウンダース病　Saundersびょう
桑德斯氏征　ソウンダース徴候　Saundersちょうこう
桑毒蛾　桑の毒蛾　クワのどくが
桑顿氏征　ソーントン徴候　Thorntonちょうこう
桑福德氏试验　サンフォード試験　Sanfordしけん
桑黄　桑黄,キコブタケ　ソウオウ
桑寄生科　ヤドリギ科　ヤドリギか
桑寄生属　ヤドリギ属　ヤドリギぞく
桑科　クワ科　クワか
桑毛虫　モンシロドクガ
桑〔木〕黄(色)素　モリン　morin
桑嫩伯氏试验　ゾンネンブルグ試験　Sonnenbergしけん
桑普森氏囊肿　サンプソン囊胞,チョコレート囊胞　Sompsonのうほう,chocolateのうほう
桑普森氏学说　サンプソン説　Sompsonせつ
桑塞姆氏征　サンソム徴候　Sansomちょうこう
桑葚　桑実　そうじつ
桑葚胚(体)　桑実胚　そうじつはい
桑葚胚期　桑実期　そうじつき
桑葚形齿　桑実状歯　そうじつじょうし

桑葚状结石　桑実状結石　そうじつじょうけっせき
桑葚状磨牙　桑実状臼歯　そうじつじょうきゅうし
桑属　クワ属　クワぞく
桑树　クワ〔のキ〕
桑托里尼氏管　サントリニ管　Sontoriniかん
桑托里尼氏裂　サントリニ裂　Sontoriniれつ
桑托里尼氏切迹　サントリニ切痕　Sontoriniせっこん
桑托尼氏征　サントニ徴候　Santoniちょうこう
桑西胺　トンジルアミン,ネオヘトラミン　thonzylamine,neohetramine

sǎng　嗓

嗓子　のど
嗓子红肿　のど発赤腫脹　のどほっせきしゅちょう
嗓子痛　のどの痛み,咽喉痛　のどのいたみ,いんこうつう

SAO　搔骚缫扫瘙

sāo　搔骚缫

搔扒　搔爬,ひっかき　そうは
搔扒反射　ひっかき反射,搔爬反射　ひっかきはんしゃ,そうははんしゃ
搔刮　搔爬〔術〕　そうは〔じゅつ〕
搔抓感　ひっかき感覚　ひっかきかんかく
骚扰阿蚊　オオクロヤブカ
缫丝工皮炎　繰糸工皮膚炎　そうしこうひふえん

sǎo　扫

扫描　スキャン〔法〕,走査　scann〔ほう〕,そうさ
扫描电极　走査電極　そうさでんきょく
扫描电〔子显微〕镜　走査〔型〕電〔子〕顕〔微鏡〕　そうさ〔がた〕でん〔し〕けん〔びきょう〕
扫描电子显微〔镜〕术　走査〔型〕電〔子〕顕〔微鏡〕検査〔法〕　そうさ〔がた〕でん〔し〕けん〔びきょう〕けんさ〔ほう〕
扫描电〔子显微〕镜照片　走査〔型〕電〔子〕顕〔微鏡〕写真　そうさ〔がた〕でん〔し〕けん〔びきょう〕しゃしん
扫描发生器　走査発生器　そうさはっせいき
扫描法　スキャン法　scanほう
扫描方式　走査様式　そうさようしき
扫描高能电子衍射　走査高エネルギー電子回折　そうさこうEnergieでんしかいせつ
扫描光阑　スキャ〔ン〕ニング絞り　scanningしぼり
扫描机　スキャンナー　scanner
扫描剂　スキャン剤　scanざい
扫描面积　スキャンニング面積　scanningめんせき
扫描时间　スキャンニング時間　scanningじかん
扫描速度　スキャンニング速度　scanningそくど
扫描显微〔镜〕光度计　走査〔型〕顕微鏡光度計　そうさ〔がた〕けんびきょうこうどけい
扫描线密度　走査線密度　そうさせんみつど
扫描野　走査野　そうさや
扫描照像术　断続撮影法　だんぞくさつえいほう
扫描转换器　走査転換器　そうさてんかんき

sào　瘙

瘙痒病(症)　痒み〔症〕,搔痒〔症〕　かゆみ〔しょう〕,そうよう〔しょう〕
瘙痒性紫癜　搔痒性紫斑病　そうようせいしはんびょう

SE　色涩铯瑟

sè　色涩铯瑟

色胺　トリプタミン　tryptamin
色氨酸　トリプトファン　tryptophan
色氨酸吡咯酶　トリプトファン　ピロラーゼ　tryptophan pyrrolase
色氨酸反应　トリプトファン反応　tryptophanはんのう
色氨酸过氧物酶　トリプトファン過酸化酵素　tryptophan かさんかこうそ
色氨酸加氧酶　トリプトファン　オキシゲナーゼ　tryptophan oxygenase
色氨酸尿〔症〕　トリプトファン尿症　tryptophanにょうしょう
色氨酸试验　トリプトファン試験　tryptophanしけん
色氨酸羟化酶　トリプトファン　ヒドロキシラーゼ　tryptophan hydroxylase
色氨酸缺乏　トリプトファン欠乏　tryptophanけつぼう
色氨酸酶　トリプトファナーゼ　tryptophanase
色氨酸血〔症〕　トリプトファン血〔症〕　tryptophanけ〔しょう〕
色巴息　セルパシル　serpasil
色彩　色彩　しきさい
色彩学　色彩学　しきさいがく
色层（谱）法　クロマトグラフィー，クロマト　chromatography,chromato
色层分离堆　クロマトパイル　chromatopile
色层分离〔法〕　ストラトグラフィー，クロマトグラフィー　stratography,chromatography
色层〔分离法〕分析　ストラトグラフ分析　stratographぶんせき
色层分离谱　クロマトグラム　chromatogram
色层分离显谱　クロマトグラム現像　chromatogramげんぞう
〔色〕层〔分〕析法　クロマトグラフィー　chromatography
色层吸附　クロマトグラフ吸着　chromatographきゅうちゃく
色层吸附柱　クロマトグラフ吸着カラム　chromatograph きゅうちゃくcolumn
色差　色収差　いろしゅうさ
色蛋白　色素蛋白〔質〕　しきそたんぱく〔しつ〕
色调　色調，色合い　しきちょう，いろあい
色度计　コロリメーター　colorimeter
色对比　色対比　いろたいひ
色甘酸二钠　ジナトリウム　クロモグリケート　dinatrium chromoglycate
色甘酸盐　クロモグリケート　chromoglycate
色光灯　クロモルン　chromolume
色光疗法　色光線療法　しきこうせんりょうほう
色汗〔症〕　色汗〔症〕　しきかん〔しょう〕
色环　色環　しきかん
色幻觉　色幻覚　しきげんかく
色幻视　色視症　しきししょう
色混合　色の混合　いろのこんごう
色混合器　色混合器　いろこんごうき
色基　発色団　はっしょくだん
色觉　色〔感〕覚　しき〔かん〕かく
色觉不全　色盲，色覚不全　しき〔もう〕，しきかくふぜん
色觉〔测量〕计　色覚計　しきかくけい
色觉检查　色覚検査　しきかくけんさ
色觉检查器　色覚測定器　しきかくそくていき

色觉检查图表　色覚検査図表　しきかくけんさずひょう
色觉敏度　色覚の鋭敏さ　しきかくのえいびんさ
色觉异常　色覚異常　しきかくいじょう
色觉〔异常〕检查镜　アノマロスコープ　anomaloscope
色觉障碍　色覚障害　しきかくしょうがい
色菌绿素　クロロラフィン　chlororaphin
色料　顔料　がんりょう
色满　クロマン　chroman〔e〕
色满酮　クロマノン　chromanone
色盲　色盲　しきもう
色盲计　色盲計　しきもうけい
色盲检查表　色盲検査表　しきもうけんさひょう
色盲检查仪（器）　色盲検査器　しきもうけんさき
色盲者　色盲者　しきもうしゃ
色霉素　クロモマイシン　chromomycin
色霉素 A₃　クロモマイシンA₃　chromomycinA₃
色盘　色ごま　いろごま
色品　色度　しきど
色平衡滤色器　色平衡フィルタ　いろへいこうfilter
色谱法鉴定　クロマトグラフィ同定　chromatographyどうてい
色谱图计算　クロマトグラム計算　chromatogramけいさん
色谱仪　クロマトグラフ　chromatograph
色谱柱　クロマト　カラム　chromato column
色情　色情　しきじょう
色情变态者　色情倒錯者　しきじょうとうさくしゃ
色情倒错　色情倒錯　しきじょうとうさく
色情精神病　色情的精神病　しきじょうてきせいしんびょう
色情狂　色情狂　しきじょうきょう
色情狂者　色情者　しきじょうしゃ
色情性尿道液溢　色情性尿道漏　しきじょうせいにょうどうろう
色认识不能　色認知不能症，色失認〔症〕　しきにんちふのう〔しょう〕，しきしつにん〔しょう〕
色弱　色弱　しきじゃく
色散本领　色分散力　いろぶんさんりょく
色散〔现象〕　色分散〔現象〕　いろぶんさん〔げんしょう〕
色视标　色標的　いろひょうてき
色视差　色視差　しきしさ
色视觉　色覚　しきかく
色视野　色視野　いろしや
色视野检查法　色視野検査法　いろしやけんさほう
色视症　色視症　しきししょう
色素　色素　しきそ
色素斑　色素斑〔点〕　しきそはん〔てん〕
色素不均　色調不同〔症〕，赤血球染色不同症　しきちょうふどう〔しょう〕，せっけっきゅうせんしょくふどうしょう
色素层　色素層　しきそそう
色素〔产生〕过多　色素形成過多　しきそけいせいかた
色素沉着　色素沈着　しきそちんちゃく
色素沉着不足　色素沈着不足　しきそちんちゃくふそく
色素沉着过度　色素増強，色素沈着過度　しきそぞうきょう，しきそちんちゃくかど
色素沉着绒毛结节性滑膜炎　色素沈着性絨毛結節性滑膜炎　しきそちんちゃくせいじゅうもうけっせつせいかつまくえん
色素沉着息肉综合征　ポイツ・ジェガーズ症候群

Peutz-Jeghersしょうこうぐん

色素沉着性血管肉瘤　色素沈着性血管肉腫　しきそちんちゃくせいけっかんにくしゅ

色素沉着异常　色素沈着異常　しきそちんちゃくいじょう

色素杆菌属　クロモバクテリウム属　Chromobacteriumぞく

色素固定　色素固定　しきそこてい

色素过多〔症〕　高色素症　こうしきそしょう

色素过少性血细胞增多症　低色素性赤血球増加症　ていしきそせいせっけっきゅうぞうかしょう

色素环　カイゼル・フライシェル輪　Kayser-Fleischerりん

色素结缔组织　色素結合〔組〕織　しきそけつごう〔そ〕しき

色素菌属　クロマチウム属　Chromatiumぞく

色素〔颗〕粒　色素顆粒　しきそかりゅう

色素扩散　色素拡散　しきそかくさん

色素毛痣　有毛色素性母斑　ゆうもうしきそせいぼはん

色素膜脑膜脑炎　ブドウ膜髄膜脳炎　ブドウまくずいまくのうえん

色素膜脑膜膜炎综合征　ブドウ膜髄膜膜炎症候群　ブドウまくずいまくえんしょうこうぐん

色素母细胞　色素芽細胞　しきそがさいぼう

色素尿〔症〕　着色尿〔症〕　ちゃくしょくにょう〔しょう〕

色素排除剂　色素排泄促進剤　しきそはいせきそくしんざい

色素〔排泄〕诊断法　色彩診断法　しきさいしんだんほう

色素缺乏　色素欠乏〔症〕　しきそけつぼう〔しょう〕

色素溶解　色素溶解,色素崩壊　しきそようかい,しきそほうかい

色素溶素　色素溶解素　しきそようかいそ

色素上皮　色素上皮　しきそじょうひ

色素上皮病变　色素上皮病変　しきそじょうひびょうへん

色素上皮层　色素上皮層　しきそじょうひそう

色素上皮细胞　色素上皮細胞　しきそじょうひさいぼう

色素生成　色素形成　しきそけいせい

色素失调症　色素失調〔症〕　しきそしっちょう〔しょう〕

色素石　色素石　しきそせき

色素体　色素体　しきそたい

色素脱失　色素脱失　しきそだっしつ

色素细胞　色素細胞　しきそさいぼう

色素细胞瘤　クロモーマ　chromoma

色素细胞瘤　色素細胞腫　しきそさいぼうしゅ

色素细胞痣　色素細胞母斑　しきそさいぼうぼはん

色素形成　色素形成　しきそけいせい

色素形成过度　色素形成過度　しきそけいせいかど

色素性干皮病　色素性乾皮症　しきそせいかんひしょう

色素性肝硬变　色素沈着性肝硬変〔症〕　しきそちんちゃくせいかんこうへん〔しょう〕

色素性基底细胞上皮瘤　色素性基底細胞上皮腫　しきそせいきていさいぼうじょうひしゅ

色素性结石　色素性結石　しきそせいけっせき

色素性荨麻疹　色素性じんま疹　しきそせいじんましん

色素性青光眼　色素性緑内障　しきそせいりょくないしょう

色素性绒毛结节状滑膜炎　色素性絨毛結節性滑膜炎　しきそせいじゅうもうけっせつせいかつまくえん

色素性视网膜炎　色素性網膜炎　しきそせいもうまくえん

色素性视网膜炎糖尿病耳聋综合征　アルストレーム症候群　Alströmしょうこうぐん

色素性紫癜性苔藓样皮炎　色素性紫斑性苔癬様皮膚炎　しきそせいしはんせいたいせんようひふえん

色素异常症　〔皮膚〕色素異常症　〔ひふ〕しきそいじょうしょう

色〔素〕原　色素原,クロモゲン　しきそげん,Chromogen

波-西二氏色原　ポーター・シルバー色素原　Porter-Silberしきそげん

色素质　色素〔保有〕形質　しきそ〔ほゆう〕けいしつ

色〔素〕痣　色痣,色素性母斑,黒痣　いろあざ,しきそせいぼはん,くろあざ

色听〔联觉〕　色聴,色聴連合覚　しきちょう,しきちょうれんごうかく

色酮酚　クロモノール　chromonol

色味〔联觉〕　色彩味覚,色味連合覚　しきさいみかく,しきみれんごうかく

色温度　色温度　しきおんど

色〔象〕差　色収差　いろしゅうさ

色诱导　色〔の〕誘導　いろ〔の〕ゆうどう

色欲　色欲　しきよく

色欲高潮　オルガスム　orgasm

色〔原〕酮　クロモン　chromone

色原烷　クロマン　chromane

色原烷醇　クロマノール　chromanol

色原烯醇　クロメノール　chromenol

色泽　色沢　しきたく

色泽诊断法　色彩診断法　しきさいしんだんほう

色纸　色紙　いろがみ,しきし

涩味　渋み　しぶみ

铯　セシウム,Cs　cesium

137铯　セシウム-137　cesium-137

137铯治疗机　セシウム-137治療装置　cesium-137ちりょうそうち

瑟丹内酯　セダノリド　sedanolide

瑟福林　テフォリン　thephorin

瑟利德米　サリドマイド　thalidomide

SEN 森

sēn 森

森林黄热病　ジャングル黄熱　jungleおうねつ

森林恐怖　森林恐怖症　しんりんきょうふしょう

森林脑炎　ロシア春夏季脳炎　Russiaしゅんかきのうえん

森林蜱　森林マダニ　しんりんマダニ

森林〔气候〕疗法　森林療法　しんりんりょうほう

森林群落　森林群落　しんりんぐんらく

森林热　ジャングル熱　jungleねつ

森林雅司病　皮膚フランベジア,皮膚いちご腫　,皮膚リーシュマニア症　ひふFrambesia,ひふいちごしゅ,ひふLeishmaniaしょう

森尼林　テニレン　thenylene

SENG 僧

sēng 僧

僧帽瓣　僧帽弁　そうぼうべん

僧帽细胞　僧帽状細胞　そうぼうじょうさいぼう

SHA 杀沙纱砂莎鲨傻煞

shā 杀沙纱砂莎鲨

杀阿米巴药(剂)　殺(抗)アメーバ薬,アメーバ撲滅剤　さつ(こう)amebaやく,amebaぼくめつざい

杀阿米巴药物中毒　殺(抗)アメーバ薬中毒,アメーバ撲滅剤中毒　さつ(こう)amebaやくちゅうどく,amebaぼくめつざいちゅうどく

杀按蚊幼虫剂　ハマダラカ幼虫撲滅薬　ハマダラカようちゅうぼくめつやく

杀白细胞〔毒〕素　ロイコチジン,白血球殺滅素　leukocidin,はっけっきゅうさつめつそ

杀孢子剂(药)　殺胞子薬,胞子撲滅剤　さつほうしやく,ほうしぼくめつざい

杀鞭毛菌素　フラゲシジン　flagecidin

杀变形菌素　プロテシジン　protecidin

杀病毒剂(药)　抗ウイルス薬,ウイルス撲滅剤　こうvirusやく,virusぼくめつざい

杀草快　ジクワット　diquat

杀肠虫药(剂)　殺腸内寄生虫薬,駆虫薬　さつちょうないきせいちゅうやく,くちゅうやく

杀成虫剂(药)　殺成虫薬　さつせいちゅうやく

杀虫剂(药)　殺虫薬　さっちゅうやく

杀虫剂敏感性　殺虫薬敏感性　さっちゅうやくびんかんせい

杀虫剂中毒　殺虫薬中毒　さっちゅうやくちゅうどく

杀虫脒　クロルフェナミジン　chlorphenamidine

杀虫酯　サナイト　thanite

杀稻瘟菌素　ブラスチサイジン,ブラスチシジン　blasticidin

杀肺炎球菌药(剂)　肺炎球菌撲滅薬　はいえんきゅうきんぼくめつやく

杀分支菌药(酸)　ミコバシジン　mycobacidin

杀杆菌剂(药)　殺杆菌薬　さっかんきんやく

杀蛔虫剂(药)　回虫撲滅薬,回虫駆除薬　かいちゅうぼくめつやく,かいちゅうくじょやく

杀脊髓灰质炎病毒药　ポリオウイルス撲滅薬　poliovirusぼくめつやく

杀寄生物药(剂)　殺寄生虫薬,駆虫薬　さつきせいちゅうやく,くちゅうやく

杀结核菌剂(药)　結核菌撲滅薬　けっかくきんぼくめつやく

杀结核菌素　ツベルクロサイジン　tuberculocidin

杀疥螨药　殺疥癬虫薬,疥癬虫撲滅薬　さつカイゼンチュウやく,カイゼンチュウぼくめつやく

杀精〔子〕剂　殺精子薬　さつせいしやく

杀菌　殺菌　さっきん

杀菌灯　殺菌灯　さっきんとう

杀菌肥皂　殺菌石けん　さっきんせっけん

杀菌剂(药)　殺菌薬　さっきんやく

杀菌剂中毒　殺菌薬中毒　さっきんやくちゅうどく

杀菌〔能〕力　殺菌能力　さっきんのうりょく

杀菌〔曲〕线　殺菌曲線　さっきんきょくせん

杀菌素　殺菌素　さっきんそ

杀菌消毒　殺菌消毒　さっきんしょうどく

杀菌性抗菌素　殺菌性抗生物質　さっきんせいこうせいぶっしつ

杀菌作用　殺菌作用　さっきんさよう

杀狂犬病病毒药　狂犬病ウイルス撲滅薬　きょうけんびょうvirusぼくめつやく

杀昆虫剂(药)　殺昆虫薬　さっこんちゅうやく

杀昆虫器　殺昆虫器　さっこんちゅうき

杀昆虫药中毒　殺昆虫薬中毒　さつこんちゅうやくちゅうどく

杀利什曼原虫药中毒　リーシュマニア撲滅薬中毒　Leishmaniaぼくめつやくちゅうどく

杀链菌素　ストレプタゾール　streptasol

杀链球菌药　殺連鎖球菌薬,連鎖球菌撲滅剤　さつれんさきゅうきんやく,れんさきゅうきんぼくめつざい

杀裂殖体剂　分裂小体撲滅剤　ぶんれつしょうたいぼくめつざい

杀淋〔球〕菌剂　殺淋菌薬　さつりんきんやく

杀卵剂　殺卵子薬　さつらんしやく

杀螺旋菌剂　殺らせん菌薬　さつらせんきんやく

杀螺菌素　スピリリチジン　spirillicidin

杀螺旋体剂(药)　抗スピロヘータ薬　スピロヘータ撲滅薬　こうSpirochetaやく,Spirochetaぼくめつやく

杀螨剂(药)　殺ダニ薬　さつダニやく

杀螨特　アラマイト　aramite

杀毛滴虫剂(药)　殺トリコモナス薬　さつTrichomonasやく

杀霉菌剂(药)　殺真菌薬,防カビ薬　さつしんきんやく,ぼうカビやく

杀霉菌素　モルドシジン,フンギシジン　moldcidine,fungicidin

杀密螺旋体药　トレポネーマ撲滅薬　Treponemaぼくめつやく

杀螟丹　カルタップ　cartap

杀螟硫磷　フェニトロチオン　fenitrothion

杀螟松　スミチオン　sumithion

杀蛲虫药　殺蟯虫薬　さつぎょうちゅうやく

杀念〔珠〕菌素　カンジシジン　candicidin

杀酿母素　セレバイオシジン　cereviocidin

杀啮齿类剂(药)　殺げっ歯類薬　さっげっしるいやく

杀疟原虫剂　殺マラリア原虫薬　さつmalariaげんちゅうやく

杀配子〔体〕剂　生殖子撲滅薬　せいしょくしぼくめつやく

杀葡萄球菌剂　殺ブドウ球菌薬　さつブドウきゅうきんやく

杀人狂　殺人狂　さつじんきょう

杀蠕虫剂(药)　殺蠕虫薬,駆虫薬　さつぜんちゅうやく,くちゅうやく

杀软体动物剂(药)　殺軟体動物薬　さつなんたいどうぶつやく

杀伤半径　致死半径　ちしはんけい

杀伤〔性〕T淋巴细胞　キラー〔性〕Tリンパ球　killer〔せい〕T lymphきゅう

杀伤区医疗抢救　殺傷地域の医療救急　さっしょうちいきのいりょうきゅうきゅう

杀上皮〔细胞〕毒素　上皮細胞破壊毒素　じょうひさいぼうはかいどくそ

杀生物剂　生物致死性薬剤　せいぶつちしせいやくざい

杀鼠剂(药)　殺鼠薬　さっそやく

杀鼠剂中毒　殺鼠薬中毒　さっそやくちゅうどく

杀鼠灵　ワルファリン　warfarin

杀鼠嘧啶　クリミジン　crimidine

杀鼠酮　ピンドン,ピバール　pindone,pival

杀水蛭剂(药)　蛭撲滅薬　ヒルぼくめつやく

杀丝虫剂(药)　フィラリア撲滅薬　filariaぼくめつやく

杀丝虫药物中毒　フィラリア撲滅薬中毒　filariaぼくめつやくちゅうどく

杀髓剂(药)　歯髄除活剤　しずいじょかつざい

杀胎　胎児殺　たいじごろし

杀炭疽菌药　炭疽菌撲滅薬　たんそきんぼくめつやく

杀绦虫剂(药)　条虫殺虫薬,条虫駆除薬　じょうちゅうさっちゅうやく,じょうちゅうくじょやく

杀体表寄生虫剂(药)　体表寄生虫撲滅薬　たいひょうきせいちゅうぼくめつやく

杀尾蚴剂(药)　殺セルカリア薬　さつcercariaやく

杀蚊剂(药)　殺蚊薬　さっかやく

杀细胞素　セロシジン　cellocidin

杀细胞药(剂)　細胞破壊薬　さいぼうはかいやく

杀线虫剂(药)　抗線虫薬,線虫駆除薬　こうせんちゅうやく,せんちゅうくじょやく

杀小袋〔纤毛〕虫剂(药)　バランチジウム駆除薬　Balantidiumくじょやく

杀血吸虫药(剂)　住血吸虫撲滅薬　じゅうけつきゅうちゅうぼくめつやく

杀血吸虫药中毒　住血吸虫撲滅薬中毒　じゅうけつきゅうちゅうぼくめつやくちゅうどく

杀隐球菌素　クリプトシジン　cryptocidin

杀婴　殺児,乳児殺害　さつじ,にゅうじさつがい

杀蝇剂(药)　ハエ撲滅薬　ハエぼくめつやく

杀幼虫剂(药)　幼虫撲滅薬　ようちゅうぼくめつやく

杀原虫剂(剂)　殺原虫薬　さつげんちゅうやく

杀原生动物药(剂)　殺原生動物薬　さつげんせいどうぶつやく

杀真菌剂(药)　殺真菌薬,防カビ薬　さつしんきんやく,ぼうカビやく

杀真菌素　カビシジン　kabicidin,cabicidin

杀枝曲菌素　ミコシジン　mycocidin

杀锥虫剂(药)　トリパノソーマ原虫撲滅薬　Trypanosomaげんちゅうぼくめつやく

杀子孢子剂(药)　スポロゾイト撲滅薬　Sporozoitぼくめつやく

沙　砂　すな

沙阿霉素　ザオマイシン　zaomycin

沙癌　砂腫状癌　さしゅじょうがん

沙巴达碱　サバジリン　sabadilline

沙巴定〔碱〕　サバジン　sabadine

沙波明　サブロミン　sabromin

沙卜林　サプリン　saprin

沙丁鱼　イワシ

沙芬　サビン　savin

沙夫卡因　ジブカイン　dibucaine

沙雷氏菌属　セラチア属　Serratiaぞく

沙雷氏菌族　セラチア族　serratiaぞく

沙利比林　サリピリン　salipyrine

沙利比唑酮　サリピラゾロン　salipyrazolone

沙利福民　サリホルミン　saliformin

沙利氏法　サーリ法　Sahliほう

沙利氏血红蛋白计　サーリ血色素計　Sahliけつしきそけい

沙粒病毒　アレナウイルス　arenavirus

沙〔粒〕瘤小体　砂腫体　さしゅたい

沙林　サリン　sarin

沙啉　タリン,サリン　thalline

沙漏胃　砂時計胃　すなどけいい

沙滤　砂濾過　すなろか

沙滤池　砂濾過器,砂濾過床　すなろかき,すなろかしょう

沙门苷(甙)　サルメントシマリン　sarmentocymarin

沙门苷元　サルメントゲニン　sarmentogenin

沙门氏杆菌感染　サルモネラ菌感染　Salmonellaきんかんせん

沙门氏菌病　サルモネラ症　Salmonellaしょう

沙门氏菌单相分离技术　サルモネラ菌の単相分離法　Salmonellaきんのたんそうぶんりほう

沙门氏菌食物中毒　サルモネラ食中毒　Salmonellaしょくちゅうどく

沙门氏菌属　サルモネラ属　Salmonellaぞく

沙门氏菌性肺炎　サルモネラ肺炎　Salmonellaはいえん

沙门氏菌性关节炎　サルモネラ関節炎　Salmonellaかんせつえん

沙门氏菌族　サルモネラ族　Salmonellaぞく

沙门氏征　サルモン徴候　Salmonちょうこう

沙门-志贺氏琼脂培养基　S-S 培地　S-Sばいち

沙拉菌素　サラマイセチン　saramycetin

沙那霉素　サナマイシン　sanamycin

沙皮罗氏征　シャピロ徴候　Schapiroちょうこう

沙平　サピン　sapin

沙肉瘤　砂腫状肉腫　さしゅじょうにくしゅ

沙沙克　ピコピコグラム　picopicogram

沙虱热　恙虫病　ツツガムシびょう

沙土鼠　アレチネズミ,ジャービル　gerbille

沙歇氏神经节　シャッヘル神経節　Schacherしんけいせつ

沙眼　トラコーマ,トラホーム　trachoma,trachom

沙眼包涵体　トラコーマ封入体　trachomaふうにゅうたい

沙眼包涵体结膜炎　トラコーマ封入体結膜炎　trachomaふうにゅうたいけつまくえん

沙眼包涵体结膜炎病原体　トラコーマ封入体結膜炎病原体　trachomaふうにゅうたいけつまくえんびょうげんたい

沙眼病毒　トラコーマ ウイルス　trachoma virus

沙眼锉　トラコーマ擦過器　trachomaさっき

沙眼防治中心　トラコーマ予防治療センター　trachomaよぼうちりょうcenter

沙眼刮匙　トラコーマ鋭匙　trachomaえいひ

沙眼滤泡挤压术　トラコーマ濾胞圧出術　trachomaろほうあっしゅつじゅつ

沙眼毛刷　トラコーマ ブラシ　trachoma brush

沙眼摩擦术　トラコーマ擦過法　trachomaさっかほう

沙眼镊　トラコーマ ピンセット　trachoma pincette

沙眼手术刀包　トラコーマ手術器械セット　trachomaしゅじゅつきかいset

沙眼小体　トラコーマ〔小〕体　trachoma〔しょう〕たい

沙眼性角膜炎　トラコーマ性角膜炎　trachomeせいかくまくえん

沙眼〔性〕血管翳　トラコーマ性パンヌス　trachomaせいpannus

沙眼衣原体　トラコーマ クラミジア　trachoma chlamydia

沙样瘤　砂腫,プサモーマ　さしゅ,psammoma

沙浴疗法　砂浴療法　さよくりょうほう

沙蚤　スナノミ

沙状体　砂腫体　さしゅたい

沙纸胆囊　サンドペーパ胆囊　sand paperたんのう

纱布　ガーゼ　gauze

纱布绷带　ガーゼ包帯　gauzeほうたい
纱布剪　ガーゼ鋏　gauzeはさみ
纱布卷　巻ガーゼ　まきgauze
纱布棉拭　ガーゼ スポンジ　gauze sponge
纱布塞　ガーゼ栓　gauzeせん
纱布填塞术　ガーゼ タンポン挿入法　gauze tamponそう
　にゅうほう
纱布条　外科用ガーゼ条片　げかようgauzeじょうへん
纱布团　ガーゼ玉　gauzeたま
纱布贮槽　ガーゼ レザバー　gauze reservoir
砂晶　砂晶　さしょう
砂纸　サンドペーパー,やすり紙　sand paper,やすりがみ
莎草属　ハマスゲ属　ハマスゲぞく
鲨胆甾醇　シムノール　scymnol
鲨肝醇　バチルアルコール　batylalcohol
鲨肝己糖　シリット　scyllite
鲨肌醇　シリトール　scyllitol
鲨烯　スクアレン　squalene
鲨烯合成酶　スクアレン シンテターゼ　squalene
　synthetase

shǎ　傻
傻子　ばか者,愚人,白痴,あほう　ばかもの,ぐじん,はく
ち

shà　煞
煞白　青白い　あおじろい

SHAI　筛晒

shāi　筛
筛　篩　ふるい
筛斑　篩状斑　しじょうはん
筛板　篩板　しばん
筛板骨折　篩板骨折　しばんこっせつ
筛蝶窦刮匙　篩骨蝶形骨洞鋭匙　しこつちょうけいこつど
　うえいひ
筛蝶窦炎　篩骨蝶形骨洞炎　しこつちょうけいこつどうえ
ん
筛蝶窦圆凿　篩骨蝶形骨丸のみ　しこつちょうけいこつま
るのみ
筛窦　篩骨洞　しこつどう
筛窦刮匙　篩骨洞鋭匙　しこつどうえいひ
筛窦灌洗管　篩骨洞洗浄用カニューレ　しこつどうせん
じょうようcannula
筛窦开放(切开)术　篩骨洞切開術　しこつどうせっかい
じゅつ
筛窦镊(钳)　篩骨洞ピンセット　しこつどうpincette
筛窦切除术　篩骨洞切除術　しこつどうせつじょじゅつ
筛窦手术包　篩骨洞手術器械セット　しこつどうしゅじゅつ
　きかいset
筛窦炎　篩骨洞炎　しこつどうえん
筛额窦炎　篩骨前頭洞炎　しこつぜんとうどうえん
筛分　ふるい分け　ふるいわけ
筛沟　篩骨神経溝　しこつしんけいこう
筛骨　篩骨　しこつ
筛骨垂直板　篩骨垂直板　しこつすいちょくほん
筛骨迷路　篩骨迷路　しこつめいろ
筛〔骨〕泡　篩骨胞　しこつほう
筛骨平凿　篩骨チゼル　しこつchisel

筛骨切除术　篩骨切除術　しこつせつじょうじゅつ
筛〔骨〕切迹　篩骨切痕　しこつせっこん
筛骨外侧部　篩骨外側部　しこつがいそくぶ
筛骨炎　篩骨炎　しこつえん
筛骨咬骨钳　篩骨骨鉗子　しこつこつかんし
筛骨中部　篩骨中部　しこつちゅうぶ
筛骨纸板　篩骨紙板　しこつしばん
筛骨钻　篩骨ドリル　しこつdrill
筛管　篩管　しかん
筛颌缝　篩骨上顎骨縫合　しこつじょうがくこつほうごう
筛后动脉　後篩骨動脈　こうしこつどうみゃく
筛后孔　後篩骨孔　こうしこつこう
筛后神经　後篩骨神経　こうしこつしんけい
筛嵴　篩骨稜　しこつりょう
筛筋膜　篩状筋膜　しじょうきんまく
筛静脉　篩骨静脈　しこつじょうみゃく
筛孔　篩骨孔　しこつこう
筛孔盘　多孔トレー　たこうtray
筛泪缝　篩骨涙骨縫合　しこつるいこつほうごう
筛漏斗　篩骨漏斗　しこつろうと
筛前动脉　前篩骨動脈　ぜんしこつどうみゃく
筛前孔　前篩骨孔　ぜんしこつこう
筛前神经　前篩骨神経　ぜんしこつしんけい
筛前神经痛　前篩骨神経痛　ぜんしこつしんけいつう
筛前神经综合征　前篩骨神経症候群　ぜんしこつしんけい
　しょうこうぐん
筛前小房　前篩骨蜂巣　ぜんしこつほうそう
筛区　篩状野　しじょうや
筛上颌窦炎　篩骨上顎洞炎　しこつじょうがくどうえん
筛突　篩骨突起　しこつとっき
筛〔小〕房　篩骨蜂巣　しこつほうそう
筛形视野　篩状視野　しじょうしや
筛选　スクリーニング　screening
筛选试验　スクリーニング テスト,ふるい分け試験,選別
　試験　screening test,ふるいわけしけん,せんべつしけん
筛选听力计　スクリーニング聴力計　screeningちょうりょく
けい
筛状癌　篩状癌　しじょうがん
筛状变性　篩状変性　しじょうへんせい
筛状处女膜　篩状処女膜　しじょうしょじょまく
筛状结构　篩状構造　しじょうこうぞう

shài　晒
晒斑　そばかす
晒伤　日焼け　ひやけ

SHAN　山呻钐珊栅闪疝扇善膳

shān　山呻钐珊栅
山斑鸠　キジバト
山扁豆属　カワラケツメイセンナ属　カワラケツメイセン
ナぞく
山扁豆酸　エンドクロチン　endocrocin
山伯格氏〔皮肤〕病　シャムバーグ皮膚病　Schambergひふ
びょう
山茶属　山茶属　サンチャぞく
山茨氏病　シャンツ病　Schanzびょう
山达脂　サンダラック　sandarac
山道年　サントニン　santonin
山道年酚酞　サントニン フェノールフタレイン　santonin

phenolphthalein
山道年蒿　シナ,セメン シナ　cina,semen cinae
山道年花　シナの花　cinaのはな
山道年肟　サントニン オキシム　santonin oxime
山德尔氏病　サンデル病　Sanderびょう
山德斯氏征　サンダース徴候　Sandersちょうこう
山地酶　オリナーゼ　orinase
山豆根酚碱　ダウリコリン　dauricoline
山豆根碱　ダウリシン　dauricine
山矾　山礬,ゲッキツ　サンバン
山菲利普氏病　サンフィリポ症候群　Sanfilippoしょうこうぐん
山梗菜次碱　ロビニン　lobinine
山梗菜碱　ロベリン　lobeline
山梗菜碱中毒　ロベリン中毒〔症〕　lobelineちゅうどく〔しょう〕
山梗菜烷定　ロベラニジン　lobelanidine
山梗菜烷碱　ロベラニン　lobelanine
山核桃素　カリイン　caryin
山姜　ハナショウガ
山姜素　アルピネチン　alpinetin
山姜素酮　アルピノーン　alpinone
山金车苦素　アルニシン　arnicin
山金车属　ウサギギク属　ウサギギクぞく
山榄果　サポタ　sapota
山榄果苷(甙)原　サポチネチン　sapotinetin
山榄科　アカテツ科　アカテツか
山榄烯　サポタレン　sapotalene
山莨菪碱　アニソダミン　anisodamine
山梨病　山梨病　やまなしびょう
山梨醇脱氢酶　ソルビトール脱水素酵素　sorbitolだっすいそこうそ
山梨酸　ソルビン酸　sorbinさん
山梨糖　ソルボース,ソルビノース　sorbose,sorbinose
山梨〔糖〕醇　ソルビトール　sorbitol
山梨〔糖〕醇铁〔剂〕　ソルビトール鉄注射薬　sorbitolてつちゅうしゃやく
山梨〔糖〕醇脱氢酶　ソルビトール デヒドロゲナーゼ　sorbitol dehydrogenase
山黧豆中毒　ラチリスム　lathyrism
山黧豆素　ラチリン　lathyrin
山萝卜科　マツムシソウ科　マツムシソウか
山萝卜属　マツムシソウ属　マツムシソウぞく
山毛榉科　ブナ科　ブナか
山毛榉素　ファギン　fagin
山奈　サンナ
山奈酚　ケンフェロール　kaempferol
山奈甲黄素　ケンフェリド　kaemferide
山托扑他　サンドプタール　sandoptal
山莴苣素　ラクツシン　lactucin
山延胡索　ヤマエンゴサク
山羊豆碱　ガレギン　galegine
山葡酸　ベヘン酸　behenさん
山岳病　高山病　こうざんびょう
山越橘甙　イデイン　idaein
山楂属　山查子属　サンザシぞく
山楂素　クラテーギン　crataegin
山蛭属　山蛭属　ヤマヒルぞく

山茱萸苷　コルニン　cornin
山茱萸科　ミズキ科　ミズキか
呫酮　キサントン　xanthone
钐　サマリウム,Sm　samarium
[155]钐　サマリウム-155　samarium-155
珊瑚菜　ハマボウフウ
珊瑚菜内酯　フェロプテリン　phellopterin
珊瑚虫　サンゴ虫　サンゴちゅう
珊瑚菌　ホウキタケ
珊瑚状结石　サンゴ状結石　サンゴじょうけっせき
栅板〔间〕电容　グリット板電気容量　gridばんでんきようりょう
栅导纳　グリット アドミッタンス　grid admittance
栅极　グリッド電極　gridでんきょく
栅极电位　グリッド電位　gridでんい
栅状带　柵状帯　さくじょうたい
栅状细胞比率　柵状細胞比　さくじょうさいぼうひ
栅状组织　柵状組織　さくじょうそしき

shǎn 闪

闪点测定　閃光測定　せんこうそくてい
闪点测定器　閃光測定器　せんこうそくていき
闪点试验　閃光試験　せんこうしけん
闪电击　電撃　でんげき
闪电恐怖　いなずま恐怖〔症〕　いなずまきょうふ〔しょう〕
闪电性神经〔机能〕病　いなずま神経症,雷撃神経症　いなずましんけいしょう,らいげきしんけいしょう
闪电样疼痛　電撃痛　でんげきつう
闪电状发病　電撃発作,電撃性発病　でんげきほっさ,でんげきせいはつびょう
闪电状偏头痛　電撃性偏頭痛,電撃性ミグレーン　でんげきせいへんずつう,でんげきせいmigrain
闪电足　電撃足　でんげきそく
闪光刺激　閃光刺激　せんこうしげき
闪光灯　閃光灯　せんこうとう
闪光放电管　ストロボ　strobo
闪光感〔觉〕　眼前閃輝〔症〕　がんぜんせんき〔しょう〕
闪光光解　閃光光分解　せんこうこうぶんかい
闪光光谱　閃光スペクトル　せんこうspectrum
闪光幻视　光視症　こうししょう
闪光恐怖　光恐怖〔症〕　こうきょうふ〔しょう〕
闪光融合频率　ちらつき融合頻度　ちらつきゆうごうひんど
闪光细胞　ステルンハイマー・マルビン細胞　Sternheimer-Marbinさいぼう
闪光信号　閃光信号　せんこうしんごう
闪光性暗点　閃光〔輝〕暗点　せんこう（き）あんてん
闪光性玻璃体液化　閃輝性硝子体融解　せんきせいガラスたいゆうかい
闪光〔致〕盲　閃光盲　せんこうもう
闪〔燃〕点　引火点　いんかてん
闪烁　シンチ〔レーション〕　scinti〔llation〕
闪烁分光计　シンチ〔レーション〕分光計　scinti〔llation〕ぶんこうけい
闪烁光　フリッカー,ちらつき　flicker
闪烁计数器　シンチ〔レーション〕カウンタ　scinti〔llation〕counter
闪烁技术　シンチ〔レーション〕技術　scintillationぎじゅつ
闪烁剂　シンチレータ　scintillater

闪烁伽玛照相机　シンチ〔レーション〕γ-カメラ　scinti〔llation〕γ-camera

闪烁检查　シンチスキャンニング　scintiscanning

闪烁检查器　シンチスキャナ　scintiscanner

闪烁晶体　閃輝結晶　せんきけっしょう

闪烁脉冲　シンチレーション パルス　scintillation pulse

闪烁〔能〕谱计　シンチレーション スペクトロメーター　scintillation spectrometer

闪烁屏　シンチ〔レーション〕スクリーン　scinti〔llation〕screen

闪烁器(体)　シンチレーター　scintillator

闪烁融合频率　フリッカー融合頻度　flickerゆうごうひんど

闪烁扫描　シンチスキャンニング　scintiscanning

闪烁扫描器　シンチスキャンナー　scintiscanner

闪烁〔扫描〕图〔象〕　シンチグラム　scintigram

闪烁探头　シンチ〔レーション〕プローベ　scinti〔llation〕probe

闪烁效应　閃輝効果　せんきこうか

闪烁液　閃輝液　せんきえき

闪烁照相　シンチフォト〔グラフィー〕　scintiphotography

闪烁照相机　シンチ〔レーション〕カメラ　scinti〔llation〕camera

闪烁照相机图象分析器　シンチカメラ イメージ アナライザー　シンチcamera-image-analyzer

闪烁照相术　シンチグラフィ〔ー〕,シンチ造(撮)影法　scintigraphy,scintiぞう(さつ)えいほう

闪锌矿　閃亜鉛鉱　せんあえんこう

闪腰　腰〔部〕捻挫　ようぶねんざ

shàn　疝扇善膳

疝　ヘルニア　hernia

波替氏疝　ペチ ヘルニア　Petit hernia

伯基特氏疝　バーケット ヘルニア　Birkett hernia

格鲁伯氏疝　グルーベル ヘルニア　Gruber hernia

黑氏疝　ヘー鼠径ヘルニア　Heyそけいhernia

霍尔特豪斯氏疝　ホルトハウス ヘルニア,鼠径大腿ヘルニア　Holthouse hernia,そけいだいたい hernia

克伦来因氏疝　クレーンライン ヘルニア,腹膜前鼠径ヘルニア　Krönlein hernia,ふくまくぜんそけいhernia

克洛凯氏疝　クロケ ヘルニア,恥骨大腿ヘルニア　Cloquet hernia,ちこつだいたいhernia

库柏氏疝　クーパ ヘルニア　Cooper hernia

里厄氏疝　リュ ヘルニア　Rieux hernia

里希特氏疝　リヒター ヘルニア　Richter hernia

利特雷氏疝　リトレ ヘルニア　Littre hernia

屈斯特氏疝　キュステル ヘルニア　Küster hernia

斯皮格尔氏疝　スピゲリウス ヘルニア　Spigelius hernia

疝穿刺术　ヘルニア穿刺術　herniaせんしじゅつ

疝带　ヘルニアバンド,脱腸帯　hernia band　だっちょうたい

疝刀　ヘルニア刀　herniaとう

疝缝术　ヘルニア縫合術　herniaほうごうじゅつ

疝复位器　ヘルニア整復器　herniaせいふくき

疝复位术　ヘルニア整復法　herniaせいふくほう

疝根治术　ヘルニア根治手術　herniaこんじしゅじゅつ

疝环　ヘルニア輪　herniaりん

疝阑尾切除术　ヘルニア虫垂切除術　herniaちゅうすいせつじょじゅつ

疝囊　ヘルニア囊　herniaのう

疝囊高位缝扎术　ヘルニア囊高位結紮法　herniaのうこういけっさつほう

疝囊颈　ヘルニア囊頸　herniaのうけい

疝囊内缝术　内ヘルニア囊縫合術　ないヘルニアのうほうごうじゅつ

疝囊扭转　ヘルニア囊捻転　herniaのうねんてん

疝囊腔　ヘルニア囊腔　herniaのうくう

疝囊切除术　ヘルニア囊切除術　herniaのうせつじょじゅつ

疝囊阻滞　ヘルニア囊ブロック　herniaのうblock

疝内缝术　内ヘルニア囊縫合術　ないherniaのうほうごうじゅつ

疝内容物　ヘルニア内容　herniaないよう

疝〔气〕带　ヘルニア バンド　hernia band

疝气囊　含気ヘルニア囊　がんきherniaのう

疝牵开器　ヘルニア レトラクター　hernia retractor

疝钳　ヘルニア鉗子　herniaかんし

疝切开术　ヘルニア切開術　herniaせっかいじゅつ

疝手法复位术　ヘルニア用手整復法　herniaようしゅせいふくほう

疝探条　ヘルニア ゾンデ　hernia Sonde

疝痛　仙痛　せんつう

疝外被盖　ヘルニア被膜　herniaひまく

疝形成　ヘルニア形成　herniaけいせい

疝性鞘膜积液　ヘルニア水瘤　herniaすいりゅう

疝修补术　ヘルニア修復術　herniaしゅうふくじゅつ

疝学　ヘルニア学　herniaがく

疝针　ヘルニア針　herniaしん

疝整复术　ヘルニア整復法　herniaせいふくほう

疝周围　ヘルニア周囲　herniaしゅうい

扇　扇,おうぎ　せん

扇头蜱属　コイタマダニ属　コイタマダニぞく

扇钝属　ウチワフグ属　ウチワフグぞく

扇形　セクター,扇形　sector,せんけい

扇形骨膜剥离器　扇形骨膜剝離器　せんけいこつまくはくり

扇形扫描　セクター スキャン　sector scan

扇形征　開扇現象　かいせんげんしょう

善饥〔症〕　病的飢餓　びょうてききが

善渴　高度口渇　こうどこうかつ

膳食　食事　しょくじ

膳食调查　食事調査　しょくじちょうさ

膳食疗法　食事療法　しょくじりょうほう

膳食调配　食事調整　しょくじちょうせい

膳食学家　栄養士　えいようし

膳食制度　食事制度　しょくじせいど

SHANG　伤商熵上

shāng　伤商熵

伤　創傷　そうしょう

伤疤　傷痕,きずあと　しょうこん

伤兵　傷兵　しょうへい

伤病率　傷病率　しょうびょうりつ

伤病员　傷病兵　しょうびょうへい

伤残　不具,かたわ　ふぐ

伤风　風邪,感冒　かぜ,かんぼう

伤风病毒　かぜウイルス　かぜvirus

伤风综合征　かぜ症候群　かぜしょうこうぐん

伤害〔刺激〕感受器　侵害受容器　しんがいじゅようき

伤害反射　侵害〔受容〕反射　しんがい〔じゅよう〕はんしゃ
伤害性刺激　侵害刺激　しんがいしげき
伤害性刺激物　侵害刺激物　しんがいしげきぶつ
伤害性知觉　侵害知覚　しんがいちかく
伤寒　腸チフス　ちょうtyphus
伤寒〔病〕面容　腸チフス容貌　ちょうtyphusようぼう
伤寒病饮食　腸チフス食　ちょうtyphusしょく
伤寒带菌者　腸チフス保菌者　ちょうtyphusほきんしゃ
伤寒毒血症　腸チフス性毒血症　ちょうtyphusせいどくけっ
　しょう
伤寒肺炎　腸チフス肺炎　ちょうtyphusはいえん
伤寒副伤寒霍乱菌苗　腸チフス パラチフス コレラ ワク
　チン　ちょうtyphus paratyphus cholera vaccine
伤寒副伤寒甲乙混合疫苗　腸チフス パラチフスAおよびB
　混合ワクチン　ちょうtyphus paratyphus AおよびBこんご
　う vaccine
伤寒副伤寒菌苗　腸チフス パラチフス ワクチン　ちょう
　typhus paratyphus vaccine
伤寒杆菌　腸チフス菌　ちょうtyphusきん
伤寒杆菌毒素中毒〔症〕　腸チフス菌毒症　ちょうtyphus き
　んどくしょう
伤寒杆菌肾盂肾炎　腸チフス菌腎盂腎炎　ちょうtyphus
　きんじんうじんえん
伤寒脊椎炎　チフス性脊椎炎　typhusせいせきついえん
伤寒菌胞浆素　チフス菌プラスミン　typhusきんplasmin
伤寒菌蛋白　チフス菌蛋白〔質〕　typhusきんたんぱく〔し
　つ〕
伤寒菌毒素　腸チフス菌毒素　ちょうtyphusきんどくそ
伤寒菌苗　腸チフス ワクチン　ちょうtyphus vaccine
伤寒菌苗发热疗法　腸チフス ワクチン発熱療法　ちょう
　typhus vaccineはつねつりょうほう
伤寒菌苗接种　腸チフス ワクチン接種　ちょうtyphus vac-
　cineせっしゅ
伤寒菌溶酶　チフス菌溶解酵素　typhusきんようかいこう
　そ
伤寒菌素　タイホイジン　typhoidin
伤寒菌素试验　タイホイジン試験　typhoidinしけん
伤寒菌血症　チフス菌血症　typhusきんけっしょう
伤寒溃疡期　腸チフス潰瘍期　ちょうtyphusかいようき
伤寒类热病　軽症チフス様熱　けいしょうtyphusようねつ
伤寒凝集反应　ウィダール反応　Widalはんのう
伤寒蔷薇疹　腸チフスバラ疹　ちょうtyphusバラしん
伤寒肉芽肿　腸チフス肉芽腫　ちょうtyphusにくがしゅ
伤寒沙门氏菌　腸チフス菌　ちょうtyphusきん
伤寒细胞　チフス小体　typhusしょうたい
伤寒小结　チフス小結節　typhusしょうけっせつ
伤寒型　チフス型　typhusがた
伤寒型产褥热　チフス産褥熱　typhusさんじょくねつ
伤寒型肺炎　チフス肺炎　typhusはいえん
伤寒型杆菌病　チフス菌毒症　typhusきんどくしょう
伤寒型结核菌毒症　結核性チホバチローゼ　けっかくせい
　typhobacillose
伤寒型脑膜炎　チフス髄膜炎　typhusずいまくえん
伤寒型疟疾　チフス様マラリア　typhusようmalaria
伤寒性骨髓炎　チフス骨髄炎　typhusこつずいえん
伤寒血清　抗チフス血清　こうtyphusけっせい
伤寒血清凝集试验　腸チフスの血清凝集試験,ウィダル反応
　ちょうtyphusのけっせいぎょうしゅうしけん,widalはんのう

伤寒样症状　チフス様症状　typhusようしょうじょう
伤寒疫苗发热疗法　チフスワクチン発熱療法　typhus
　vaccineはつねつりょうほう
伤寒症状　腸チフス症状　ちょうtyphusしょうじょう
伤科　外傷科　がいしょうか
伤科医院　外傷病院　がいしょうびょういん
伤口　創傷　そうしょう
伤口崩裂　創傷縫合裂開　そうしょうほうごうれっかい
伤口敷料　創傷包帯　そうしょうほうたい
伤口裂开　創傷裂開　そうしょうれっかい
伤口愈合　創傷治癒　そうしょうちゆ
伤力　過努力　かどりょく
伤情分度　損傷度　そんしょうど
伤势　負傷の程度　ふしょうのていど
伤亡　死傷　ししょう
伤亡运输站　死傷者処理所　ししょうしゃしょりしょ
伤性骨化　外傷後骨化　がいしょうごこつか
伤员分类　傷兵の分類　しょうへいのぶんるい
伤员后送　傷兵後送　しょうへいこうそう
伤员救护　傷兵の救急　しょうへいのきゅうきゅう
伤员空运　傷兵の航空後送　しょうへいのこうくうこうそ
　う
伤员运输站　負傷者処理所　ふしょうへいしょりしょ
商　商　しょう
商标　商標,トレード マーク　しょうひょう,trade mark
商标注册　商標登録　しょうひょうとうろく
商陆毒素　商陸毒素　しょうりくどくそ
商陆碱　フィトラクシン　phytolaccine
商陆科　ヤマゴボウ科　ヤマゴボウか
商陆属　ヤマゴボウ属,商陸属　ヤマゴボウぞく,しょうり
　く属
商陆皂甙　フィトラッカトキシン　phytolaccatoxin
商陆中毒　ヤマゴボウ中毒,商陸中毒　ヤマゴボウちゅうど
　く,しょうりくちゅうどく
商品分析　商品分析　しょうひんぶんせき
商数　商　しょう
熵变　エントロピー変化　entropyへんか

shàng　上

上凹　上窩　じょうか
上半规管　上半規管,前〔骨〕半規管　じょうはんきかん,ぜ
　ん〔こつ〕はんきかん
上半喉切除术　上半喉頭切除術　じょうはんこうとうせつ
　じょじゅつ
上鼻道　上鼻道　じょうびどう
上鼻甲　上鼻〔甲〕介　じょうび〔こう〕かい
上臂　上腕　じょうわん
上臂假肢　義腕　ぎわん
上臂型臂丛损伤　上腕型腕神経叢損傷　じょうわんがたわ
　んしんけいそうそんしょう
上臂压迫试验　上腕圧迫試験　じょうわんあっぱくしけん
上剥脱性舌炎　メラー舌炎　Moellerぜつえん
上部脑灰质炎　上部灰白脳炎　じょうぶかいはくのうえん
上层抗原　上層抗原　じょうそうこうげん
上层〔取的〕试样　上層試料　じょうそうしりょう
上肠系膜动脉综合征　上腸間膜動脈症候群　じょうちょう
　かんまくどうみゃくしょうこうぐん
上齿槽后神经麻醉　上歯槽後方神経麻酔　じょうしそうこ
　うほうしんけいますい

上齿槽神经　上歯槽神経　じょうしそうしんけい

上唇　上唇　じょうしん

上唇动脉　上唇動脈　じょうしんどうみゃく

上唇方肌　上唇方形筋　じょうしんほうけいきん

上唇肥大　巨大上唇　きょだいじょうしん

上唇根部感染　上唇基底部感染　じょうしんきていぶかんせん

上唇结节　上唇結節　じょうしんけっせつ

上唇静脉　上唇静脈　じょうしんじょうみゃく

上唇裂　上唇裂　じょうしんれつ

上唇水肿　上唇水腫　じょうしんすいしゅ

上唇系带　上唇小帯　じょうしんしょうたい

上唇正中裂　上唇正中裂　じょうしんせいちゅうれつ

上唇支　上唇枝　じょうしんし

上代　前世代　ぜんせだい

上端　上端　じょうたん

上段　上区,上部　じょうく,じょうぶ

上段动脉　上区動脈　じょうくどうみゃく

上段支气管　上区気管支　じょうくきかんし

上方采光　上方採光　じょうほうさいこう

上浮β脂蛋白血〔症〕　浮上β-リポ蛋白血症　ふじょうβ-lipoたんぱくけっしょう

上腹不适　上腹部不快感　じょうふくぶふかいかん

上腹部　上腹部　じょうふくぶ

上腹部搏动　心窩部拍動　しんかぶはくどう

上腹部穿刺　上腹部穿刺　じょうふくぶせんし

上腹部寄生畸胎　上腹部寄生奇形　じょうふくぶきせいきけい

上腹部痛　上腹部痛　じょうふくぶつう

上腹反射　心窩部反射　しんかぶはんしゃ

上腹缝〔合〕术　前胃部縫合術　ぜんいぶほうごうじゅつ

上腹区　上腹部　じょうふくぶ

上腹疝　上腹部ヘルニア　じょうふくぶhernia

上腹〔疼〕痛　上腹部痛　じょうふくぶつう

上腹下〔神经〕丛　上下腹神経叢　じょうかふくしんけいそう

上腹心包穿刺术　上腹部心膜穿刺術　じょうふくぶしんまくせんしじゅつ

上腹胀　上腹部膨満　じょうふくぶぼうまん

上橄榄核　上オリーブ核　じょうoliveかく

上干　上神経幹　じょうしんけいかん

上根　上根　じょうこん

上鼓室化脓症　上鼓室化膿症　じょうこしつかのうしょう

上鼓室凿开术　上鼓室切開術　じょうこしつせっかいじゅつ

上关节凹　上関節窩　じょうかんせつか

上关节面　上関節面　じょうかんせつめん

上关节突　上関節突起　じょうかんせつとっき

上颌　上顎　じょうがく

上颌不全畸胎　上顎欠如〔症〕　じょうがくけつじょ〔しょう〕

上颌侧向暴露用牵开器　上顎側方暴露開創器　じょうがくそくほうばくろかいそうき

上颌粗隆　上顎結節　じょうがくけっせつ

上颌粗隆软组织肥大修整术　上顎結節部の肥大軟組織切除術　じょうがくけっせつぶのひだいなんそしきせつじょじゅつ

上颌第二磨牙　上顎第二大臼歯　じょうがくだいにだいきゅうし

上颌第三磨牙　上顎第三大臼歯　じょうがくだいさんだいきゅうし

上颌第一磨牙　上顎第一大臼歯　じょうがくだいいちだいきゅうし

上颌动脉　上顎動脈　じょうがくどうみゃく

上颌窦　上顎洞　じょうがくどう

上颌窦癌　上顎洞癌　じょうがくどうがん

上颌窦钡剂注射器　上顎洞用バリウム剤注射器　じょうがくどうようbariumざいちゅうしゃき

上颌窦穿刺冲洗法　上顎洞穿刺灌注法　じょうがくどうせんしかんちゅうほう

上颌窦穿刺法　上顎洞穿刺法　じょうがくどうせんしほう

上颌窦穿刺套管针　上顎洞穿刺トロカール　じょうがくどうせんしtrocar

上颌窦穿刺针　上顎洞穿刺針　じょうがくどうせんししん

上颌窦穿孔器　上顎洞穿孔器　じょうがくどうせんこうき

上颌窦锉　上顎洞やすり　じょうがくどうやすり

上颌窦单纯切开术　上顎洞単純切開術　じょうがくどうたんじゅんせっかいじゅつ

上颌窦窦孔　上顎洞孔　じょうがくどうこう

上颌窦对比检查　上顎洞対照検査　じょうがくどうたいしょうけんさ

上颌窦恶性肿瘤　上顎洞悪性腫瘍　じょうがくどうあくせいしゅよう

上颌窦根治术　上顎洞根治手術　じょうがくどうこんじしゅじゅつ

上颌窦骨膜剥离器　上顎洞骨膜剥離子　じょうがくどうこつまくはくりし

上颌窦刮匙　上顎洞鋭匙　じょうがくどうえいひ

上颌窦灌洗管　上顎洞ウォッシュアウト カニューレ　じょうがくどう washout cannula

上颌窦后鼻孔息肉　上顎洞後鼻孔ポリープ　じょうがくどうこうびこうpolyp

上颌窦积脓　上顎洞蓄膿症　じょうがくどうちくのうしょう

上颌窦积液　上顎洞水腫　じょうがくどうすいしゅ

上颌窦镜　上顎洞鏡　じょうがくどうきょう

上颌窦开窗术　上顎洞開窓術　じょうがくどうかいそうじゅつ

上颌窦口腔瘘闭合术　上顎洞口腔瘻閉鎖術　じょうがくどうこうくうろうへいさじゅつ

上颌窦裂孔　上顎洞裂孔　じょうがくどうれっこう

上颌窦瘘　上顎洞瘻　じょうがくどうろう

上颌窦粘膜剥离器　上顎洞粘膜剥離子　じょうがくどうねんまくはくりし

上颌窦粘膜刀　上顎洞粘膜刀　じょうがくどうねんまくとう

上颌窦钳　上顎洞鉗子　じょうがくどうかんし

上颌窦手术　上顎洞手術　じょうがくどうしゅじゅつ

上颌窦手术包　上顎洞手術器械セット　じょうがくどうしゅじゅつきかいset

上颌窦探条　上顎洞ブジー　じょうがくどうBougie

上颌窦探针　上顎洞ゾンデ,上顎洞探針　じょうがくどうSonde じょうがくどう たんしん

上颌窦痛　上顎洞痛　じょうがくどうつう

上颌窦息肉　上顎洞ポリープ　じょうがくどうpolyp

上颌窦修补术　上顎洞修復術　じょうがくどうしゅうふくじゅつ

上颌窦炎　上顎洞炎　じょうがくどうえん

上颌窦咬骨钳　上顎洞骨鉗子　じょうがくどうこつかんし

上颌额点　上顎前頭点　じょうがくぜんとうてん

上颌弓　上顎弓　じょうがくきゅう

上颌沟　上顎溝　じょうがくこう

上颌骨　上顎骨　じょうがくこつ

上颌骨癌症　上顎骨癌　じょうがくこつがん

上颌骨鼻嵴　上顎骨鼻稜　じょうがくこつびりょう

上颌骨部分切除术　上顎骨部分切除術　じょうがくこつぶぶんせつじょじゅつ

上颌骨次全切除术　上顎骨亜全切除術　じょうがくこつあぜんせつじょじゅつ

上颌骨额突　上顎骨前頭突起　じょうがくこつぜんとうとっき

上颌骨骨髓炎　上顎骨骨髄炎　じょうがくこつこつずいえん

上颌骨骨折　上顎骨骨折　じょうがくこつこっせつ

上颌骨骨折口内复位固定术　上顎骨骨折口内整復固定術　じょうがくこつこっせつこうないせいふくこていじゅつ

上颌骨骨折口外复位固定术　上顎骨骨折口外整復固定術　じょうがくこつこっせつこうがいせいふくこていじゅつ

上颌骨骨折切开复位固定术　上顎骨骨折切開整復固定術　じょうがくこつこっせつせっかいせいふくこていじゅつ

上颌骨间金属丝固定术　上顎骨間針金固定術　じょうがくこつかんはりがねこていじゅつ

上颌骨眶下沟　上顎骨眼窩下溝　じょうがくこつがんかかこう

上颌骨切除术　上顎骨切除術　じょうがくこつせつじょじゅつ

上颌骨全部切除术　全上顎骨切除術　ぜんじょうがくこつせつじょじゅつ

上颌骨缺损　上顎骨欠損　じょうがくこつけっそん

上颌骨炎　上顎骨炎　じょうがくこつえん

上颌后部咎片　上顎後部咬合フィルム　じょうがくこうぶこうごうfilm

上颌后移　上顎後移　じょうがくこうい

上颌火器伤　上顎射創　じょうがくしゃそう

上颌积脓　上顎蓄膿　じょうがくちくのう

上颌寄生胎畸胎　上顎体　じょうがくたい

上颌间缝　上顎間縫合　じょうがくかんほうごう

上颌结节　上顎結節　じょうがくけっせつ

上颌结节区增生　上顎結節部増殖　じょうがくけっせつぶぞうしょく

上颌结节注射法　上顎結節注射法　じょうがくけっせつちゅうしゃほう

上颌静脉　上顎静脈　じょうがくじょうみゃく

上颌裂　上顎裂　じょうがくれつ

上颌隆凸　上顎隆起　じょうがくりゅうき

上颌面　上顎面　じょうがくめん

上颌磨牙　上顎大臼歯　じょうがくだいきゅうし

上颌磨牙钳　上顎大臼歯鉗子　じょうがくだいきゅうしかんし

上颌囊肿　上顎囊胞　じょうがくのうほう

上颌牛角钳　上顎牛角鉗子　じょうがくぎゅうかくかんし

上颌前部咎片　上顎前部咬合フィルム　じょうがくぜんぶこうごうfilm

上颌前突　上顎前突　じょうがくぜんとつ

上颌前牙　上顎前歯　じょうがくぜんし

上颌前牙钳　上顎前歯鉗子　じょうがくぜんしかんし

上颌全摘出术持骨钳　上顎全摘〔出術〕持骨鉗子　じょうがくぜんてき〔しゅつじゅつ〕じこつかんし

上颌神经　上顎神経　じょうがくしんけい

上颌双尖牙钳　上顎両尖歯鉗子　じょうがくりょうせんしかんし

上颌体　上顎〔骨〕体　じょうがく〔こつ〕たい

上颌痛　上顎痛　じょうがくつう

上颌突　上顎突起　じょうがくとっき

上〔颌〕牙丛　上歯神経叢　じょうししんけいそう

上颌牙弓　上顎歯弓　じょうがくしきゅう

上颌印模托盘　上顎印像トレー　じょうがくいんぞうtray

上颌正中囊肿　上顎正中囊胞　じょうがくせいちゅうのうほう

上后锯肌　上後鋸筋　じょうこうきょきん

上呼吸道　上気道　じょうきどう

上呼吸道感染　上気道感染　じょうきどうかんせん

上呼吸道过敏反应　上気道過敏反応　じょうきどうかびんはんのう

上呼吸道狼疮　上気道狼瘡　じょうきどうろうそう

上呼吸道炎　上気道炎　じょうきどうえん

上滑膜　上滑液膜　じょうかつえきまく

上甲状旁腺　上上皮小体　じょうじょうひしょうたい

上尖牙　上〔顎〕犬歯　じょう〔がく〕けんし

上睑　上眼瞼,うわまぶた　じょうがんけん

上睑板　上瞼板　じょうけんばん

上睑板肌　上瞼板筋　じょうけんばんきん

上睑重建术　上眼瞼再建手術　じょうがんけんさいけんしゅじゅつ

上睑〔动脉〕弓　上眼瞼動脈弓　じょうがんけんどうみゃくきゅう

上睑动脉　上眼瞼静脈　じょうがんけんじょうみゃく

上睑提肌　上眼瞼挙筋　じょうがんけんきょきん

上睑提肌切除徙前术　上眼瞼挙筋切除前転術　じょうがんけんきょきんせつじょぜんてんじゅつ

上睑下垂　上瞼下垂　じょうけんかすい

上睑下垂矫正术　上眼瞼下垂矯正術　じょうがんけんかすいきょうせいじゅつ

上睑下垂手术刀　上瞼下垂手術刀　じょうけんかすいしゅじゅつとう

上睑下垂手术片铲　上瞼下垂手術用小鋤　じょうけんかすいしゅじゅつようこすき

上交替性偏瘫　上交代性片麻痺　じょうこうたいせいへんまひ

上角　上角　じょうかく

上角膜缘角膜结膜炎　上角膜縁角結膜炎　じょうかくまくえんかくけつまくえん

上结肠室　上結腸室　じょうけっちょうしつ

上胫腓关节外伤性分离　上脛腓関節外傷性分離　じょうけいひかんせつがいしょうせいぶんり

上髁　上顆　じょうか

上髁痛　上顆痛　じょうかつう

上髁炎　上顆炎　じょうかえん

上蜡　ろう引き　ろうびき

上肋凹　上肋骨窩　じょうろっこつか

上连合　上交連　じょうこうれん

上迷〔小〕管　上迷管　じょうめいかん

上泌尿道感染　上尿路感染　じょうにょうろかんせん

上泌涎核　上唾液核　じょうだえきかく
上膜壶腹　上膜膨大部　じょうまくほうだいぶ
上内侧缘　上内側縁　じょうないそくえん
上内隐斜视　上内斜位　じょうないしゃい
上尿路结石　上尿路結石　じょうにょうろけっせき
上颞线　上側頭線　じょうそくとうせん
上皮　上皮　じょうひ
上皮癌　上皮癌　じょうひがん
上皮瘢痕　上皮瘢痕　じょうひはんこん
上皮层　上皮層　じょうひそう
上皮肠腺化生　上皮の腸腺化生　じょうひのちょうせんかせい
上皮附着〔部〕　上皮付着〔部〕　じょうひふちゃく〔ぶ〕
上皮根鞘　上皮毛根鞘　じょうひもうこんしょう
上皮管型　上皮性円柱　じょうひせいえんちゅう
上皮化生　上皮化生　じょうひかせい
上皮肌上皮细胞岛　上皮筋上皮細胞島　じょうひきんじょうひさいぼうとう
上皮基膜　上皮基底膜　じょうひきていまく
上皮栏　閉鎖堤　へいさてい
上皮瘤〔病〕　上皮腫〔症〕　じょうひしゅ〔しょう〕
上皮囊肿　上皮囊胞　じょうひのうほう
上皮内癌　上皮内癌　じょうひないがん
上皮内瘤样病变　上皮内新生物　じょうひないしんせいぶつ
上皮内囊肿　上皮内囊胞　じょうひないのうほう
上皮内腺　上皮内粘液腺　じょうひないねんえきせん
上皮鞘　上皮鞘　じょうひしょう
上皮绒毛膜胎盘　上皮絨毛膜胎盤　じょうひじゅうもうまくたいばん
上皮溶解　上皮溶解　じょうひようかい
上皮软疣　上皮軟疣　じょうひなんゆう
上皮生长因子　上皮成長因子　じょうひせいちょういんし
上皮剩余　上皮残余　じょうひざんよ
上皮树突突触　上皮樹状突起シナプス　じょうひじゅじょうとっきsynapse
上皮脱落　上皮脱落　じょうひだつらく
上皮脱屑　上皮落屑　じょうひらくせつ
上皮外胚层　上皮外胚葉　じょうひがいはいよう
上皮细胞　上皮細胞　じょうひさいぼう
上皮细胞层　上皮細胞層　じょうひさいぼうそう
上皮细胞瘤　上皮腫　じょうひしゅ
上皮细胞型胸腺瘤　上皮細胞型胸腺腫　じょうひさいぼうがたきょうせんしゅ
上皮细胞增生　上皮細胞増殖　じょうひさいぼうぞうしょく
上皮下膜　上皮下膜　じょうひかまく
上皮下腺　上皮下腺　じょうひかせん
上皮腺　上皮腺　じょうひせん
上皮新月　上皮半月　じょうひはんげつ
上皮形成　上皮形成　じょうひけいせい
上皮性肝母细胞瘤　上皮性肝芽〔細胞〕腫　じょうひせいかんが〔さいぼう〕しゅ
上皮性肉芽肿　上皮性肉芽腫　じょうひせいにくがしゅ
上皮性乳头状瘤　上皮性乳頭腫　じょうひせいにゅうとうしゅ
上皮性网状细胞　上皮性網状細胞　じょうひせいもうじょうさいぼう

上皮性牙瘤　上皮性歯牙腫　じょうひせいしがしゅ
上皮性牙源性肿瘤　上皮性歯原〔性〕腫瘍　じょうひせいしげん〔せい〕しゅよう
上皮性肿瘤　上皮性腫瘍　じょうひせいしゅよう
上皮炎　上皮炎　じょうひえん
上皮样间皮瘤　類上皮中皮腫　るいじょうひちゅうひしゅ
上皮样平滑肌瘤　類上皮平滑筋腫　るいじょうひへいかつきんしゅ
上皮样肉瘤　類上皮肉腫　るいじょうひにくしゅ
上皮样体　類上皮体　るいじょうひたい
上皮样微静脉　類上皮細静脈　るいじょうひさいじょうみゃく
上皮样细胞　類上皮細胞　るいじょうひさいぼう
上皮样腺　類上皮腺　るいじょうひせん
上皮样型滑膜肉瘤　類上皮型滑膜肉腫　るいじょうひがたかつまくにくしゅ
上皮样型间皮肉瘤　類上皮型中皮腫　るいじょうひがたちゅうひしゅ
上皮移植术　上皮移植術　じょうひいしょくじゅつ
上皮原纤维　上皮細胞線維　じょうひさいぼうせんい
上皮增生　上皮増殖,上皮症　じょうひぞうしょく,じょうひしょう
上皮痣　上皮母斑　じょうひぼはん
上皮珠　上皮真珠　じょうひしんじゅ
上皮足突　上皮足突起　じょうひそくとっき
上皮组织　上皮組織　じょうひそしき
上皮组织肿瘤　上皮組織腫瘍　じょうひそしきしゅよう
上前段　上前区　じょうぜんく
上前段动脉　上前区動脈　じょうぜんくどうみゃく
上腔静脉　上大静脈　じょうだいじょうみゃく
上腔静脉-肺动脉分流术　上大静脈肺動脈シャント　じょうだいじょうみゃくはいどうみゃくshunt
上腔静脉-肺动脉吻合术　上大静脈肺動脈吻合術　じょうだいじょうみゃくはいどうみゃくふんごうじゅつ
上腔静脉梗阻(阻塞)　上大静脈梗塞　じょうだいじょうみゃくこうそく
上腔静脉梗阻性疾病　上大静脈梗塞性疾患　じょうだいじょうみゃくこうそくせいしっかん
上腔静脉口　上大静脈口　じょうだいじょうみゃくこう
上腔静脉扩张　上大静脈拡張　じょうだいじょうみゃくかくちょう
上腔静脉压迫　上大静脈圧迫〔症〕　じょうだいじょうみゃくあっぱく〔しょう〕
上腔静脉造影　上大静脈造影〔法〕　じょうだいじょうみゃくぞうえい〔ほう〕
上腔静脉综合征　上大静脈症候群　じょうだいじょうみゃくしょうこうぐん
上切牙　上切歯　じょうせっし
上清液　上澄液　うわずみえき
上穹〔窿〕　上円蓋　じょうえんがい
上穹〔窿〕再造术　上円蓋再建術　じょうえんがいさいけんじゅつ
上丘　上丘　じょうきゅう
上丘白质层　上丘白層　じょうきゅうはくそう
上丘臂　上丘腕　じょうきゅうわん
上丘层　上丘層　じょうきゅうそう
上丘灰质层　上丘灰白層　じょうきゅうかいはくそう
上丘连合　上丘交連　じょうきゅうこうれん

上丘脑　视床上部　ししょうじょうぶ

上丘脑连合　视床上部交连　ししょうじょうぶこうれん

上三角瓣手术法　上三角弁術式　じょうさんかくべんじゅつしき

上筛斑　上篩斑　じょうしはん

上舌段　上舌区　じょうぜつく

上舌段支气管　上舌区気管支　じょうぜつくきかんし

上舌支　上舌枝　じょうぜつし

上射视野　上射視野　じょうしゃしや

上身　上体,上半身　じょうたい,じょうはんしん

上神经节　上神経節　じょうしんけいせつ

上神经元麻痹　上位ニューロン麻痺　じょういneuronまひ

上升错觉　上昇錯覚　じょうしょうさっかく

上升段　上昇区　じょうしょうく

上升角　上昇角　じょうしょうかく

上升阶段　上昇段階　じょうしょうだんかい

上升期　上昇期　じょうしょうき

上升时间　上昇時間　じょうしょうじかん

上升速度　上昇速度　じょうしょうそくど

上升相　上昇相　じょうしょうそう

上升型心绞痛　漸増性狭心症　ぜんぞうせいきょうしんしょう

上升性胆管性肝炎　上行性胆管性肝炎　じょうこうせいたんかんせいかんえん

上升支　上行枝　じょうこうし

上矢状窦　上矢状洞　じょうししじょうどう

上输尿管压痛点　上尿管圧痛点　じょうにょうかんあっつうてん

上髓帆系带　上髄帆小帯　じょうずいはんしょうたい

上体腔　上体腔　じょうたいくう

上外侧　上外側　じょうがいそく

上外隐斜视　上外斜位　じょうがいしゃい

上位运动神经元　上位運動ニューロン　じょういうんどうneurons

上吻合静脉　上吻合静脈　じょうふんごうじょうみゃく

上下颌不等型　不同顎型　ふどうがくがた

上下颌骨不〔相〕称　顎骨不適合　がっこつふてきごう

上下颌联合骨折　上下顎双骨折　じょうげがくそうこっせつ

上下甲状旁腺　上下上皮小体　じょうげじょうひしょうたい

上下性偏盲　上下半盲　じょうげはんもう

上显斜视　上顕性斜視　じょうけんせいしゃし

上限　上限　じょうげん

上项线　上項線　じょうこうせん

上消化道钡餐检查　上消化管のバリウム造影検査　じょうしょうかかんのbariumぞうえいけんさ

上消化道出血　上消化管出血　じょうしょうかかんしゅっけつ

上消化道憩室　上消化管憩室　じょうしょうかかんけいしつ

上斜肌　上斜筋　じょうしゃきん

上斜肌腱鞘　上斜筋腱鞘　じょうしゃきんけんしょう

上斜视　上斜視　じょうしゃし

上行管　上行管　じょうこうかん

上行色层分离〔法〕　上行クロマトグラフィー　じょうこうchromotography

上行束　上行路　じょうこうろ

上行纤维　上行繊維　じょうこうせんい

上行性变性　上行性変性　じょうこうせいへんせい

上行性感染　上行性感染　じょうこうせいかんせん

上行性脊髓灰质炎　上行性灰白髄炎　じょうこうせいかいはくずいえん

上行性脊髓麻痹　上行性脊髄麻痺　じょうこうせいせきずいまひ

上行性脊髓炎　上行性脊髄炎　じょうこうせいせきずいえん

上行性麻痹　上行性麻痺　じょうこうせいまひ

上行性肾盂输尿管造影术　上行性尿管腎盂造影法　じょうこうせいにょうかんじんうぞうえいほう

上行性肾盂造影术　上行性腎盂造影法　じょうこうせいじんうぞうえいほう

上行性水肿　上行性水腫　じょうこうせいすいしゅ

上行性〔网状〕激动系统　上行性〔網様体〕賦活系　じょうこうせい〔もうようたい〕ふかつけい

上行性炎〔症〕　上行性炎症　じょうこうせいえんしょう

上行展开法　上行展開法　じょうこうてんかいほう

上行轴突细胞　上行軸索細胞　じょうこうじくさくいほう

上牙　上歯　じょうし

上牙槽后动脉　後上歯槽動脈　こうじょうしそうどうみゃく

上牙槽后支　後上歯槽枝　こうじょうしそうし

上牙槽前动脉　前上歯槽動脈　ぜんじょうしそうどうみゃく

上牙槽前支　前上歯槽枝　ぜんじょうしそうし

上牙槽神经　上歯槽神経　じょうしそうしんけい

上牙槽中支　中上歯槽枝　ちゅうじょうしそうし

上牙丛　上歯神経叢　じょうししんけいそう

上牙弓　上歯弓　じょうしきゅう

上牙颌骨切开术　上歯顎骨切開術　じょうしかくこつせっかいじゅつ

上牙龈支　上歯肉枝　じょうしにくし

上牙支　上歯枝　じょうしし

上腰三角　上腰三角　じょうようさんかく

上叶肺静脉　肺上葉静脈　はいじょうようじょうみゃく

上叶后段　後上葉区　こうじょうようく

上叶尖段　肺尖区　はいせんく

上叶前段　前上葉区　ぜんじょうようく

上叶上舌段　上舌区　じょうぜつく

上叶下舌段　下舌区　かぜつく

上隐斜视　上斜位　じょうしゃい

上釉　施釉,釉薬付け　せゆう,うわくすりつけ

上缘　上縁　じょうえん

上运动神经元　上位運動ニューロン　じょういうんどんneuron

上枕骨　上後頭骨　じょうこうとうこつ

上支　上枝　じょうし

上肢　上肢　じょうし

上肢大血管战伤　上肢大血管戦傷　じょうしだいけっかんせんしょう

上肢带　上肢帯　じょうたい

上肢带韧带　上肢帯靭帯　じょうたいじんたい

上肢截瘫　上肢対麻痺　じょうしついまひ

上肢淋巴水肿　上肢リンパ水腫　じょうしlymphすいしゅ

上肢麻痹　上肢麻痺　じょうしまひ

上肢内屈性挛缩　マン・ウエルニッケ拘縮　Mann-Wernicke

こうしゅく
上肢屈肘位皮牵引　上肢屈肘位皮膚牽引　じょうしくっちゅ
ういひふけんいん
上肢神经战伤　上肢神経戦傷　じょうししんけいせんしょ
う
上肢外展夹　ベーラー スプリント　Böhler splint
上肢先天性畸形　上肢先天性奇形　じょうしせんてんせい
きけい
上肢心血管综合征　上肢心〔臓〕血管症候群　じょうししん
〔ぞう〕けっかんしょうこうぐん
上肢芽　上肢芽　じょうしが
上肢诸肌　上肢諸筋肉　じょうししょきんにく
上直肌　上直筋　じょうちょっきん
上转　〔両眼〕上転　〔りょうがん〕じょうてん
上转隐斜眼　上斜位　じょうしゃい
上孖肌　上双子筋　じょうそうしきん
上纵隔　上縦隔,縦隔上部　じょうじゅうかく,じゅうかく
じょうぶ
上纵隔切开减压术　上縦隔切開減圧術　じょうじゅうかく
せっかいげんあつじゅつ
上纵肌　上縦筋　じょうじゅうきん
上纵束　上縦束　じょうじゅうそく

SHAO　　烧芍杓少少绍哨

shāo　烧
烧杯　ビーカー　beaker
烧杯刷　ビーカー ブラシ　beaker brush
烧碱　苛性ソーダ　かせいsoda
烧碱石棉　アスカライト　ascarite
烧结板　焼結板　しょうけつばん
烧瓶　フラスコ　flask
　埃伦迈尔氏烧瓶　エルレンマイヤー フラスコ　Erlen-
　　meyer flask
　恩格勒氏烧瓶　エングラー フラスコ　Engler flask
烧瓶夹　フラスコクリップ　flask clip
烧瓶架　フラスコ サポート　flask support
烧瓶形溃疡　フラスコ形潰瘍　flaskけいかいよう
烧瓶形心　フラスコ形心　flaskけいしん
烧伤　火傷　かしょう
烧伤并发症　火傷合併症　かしょうがっぺいしょう
烧伤创面处理　火傷創面処理　かしょうそうめんしょり
烧伤感染　火傷感染　かしょうかんせん
烧伤急症处理　火傷救急処理　かしょうきゅうきゅうしょり
烧伤性休克　火傷性ショック　かしょうせいshock
烧伤性自残　火傷自己残害　かしょうじこざんがい
烧伤植皮　火傷皮膚移植〔術〕　かしょうひふいしょく〔じゅ
つ〕
烧术　焼灼術　しょうしゃくじゅつ
烧死　焼死　しょうし
烧心　胸やけ　むねやけ
烧疹　突発疹　とっぱつしん
烧灼　焼灼　しょうしゃく
烧灼电极　焼灼電極　しょうしゃくでんきょく
烧灼法　焼灼術　しょうしゃくじゅつ
烧灼感　焼灼感　しょうしゃくかん
烧灼剂　焼灼薬　しょうしゃくやく
烧灼灭菌法　焼灼滅菌法　しょうしゃくめっきんほう
烧灼皿　燃焼皿　ねんしょうざら

烧灼器　焼灼器　しょうしゃくき
烧灼痛　焼灼痛　しょうしゃくつう
烧灼样足　灼熱脚　しゃくねつきゃく

sháo　芍杓
芍药花苷　ペオニン　p〔a〕eonin
芍药花苷元　ペオニジン　paeonidin
芍药花素　ペオニフロリン　paeoniflorin
芍药属　ボタン属　ボタンぞく
杓采样　杓試料採取　しゃくしりょうさいしゅ
杓关节面　披裂関節面　ひれつかんせつめん
杓横肌　横披裂筋　おうひれつきん
杓会厌肌　披裂喉頭蓋筋　ひれつこうとうがいきん
杓肌　披裂筋　ひれつきん
杓肌固定术　披裂筋固定術　ひれつきんこていじゅつ
杓间肌　披裂間筋　ひれつかんきん
杓间切迹　披裂間切痕　ひれつかんせっこん
杓蓝素　シプリペジン　cypripedin
杓皿　カセロール　casserole
杓声带肌　披裂声帯筋　ひれつせいたいきん
杓斜肌　斜披裂筋　しゃひれつきん
杓形药丸计数器　匙形丸剤計数器　さじがたがんざいけい
すうき
杓状会厌襞　披裂喉頭蓋ひだ　ひれつこうとうがいひだ
杓状软骨　披裂軟骨　ひれつなんこつ
杓状软骨固定术　披裂軟骨固定術　ひれつなんこつこてい
じゅつ
杓状软骨肌突　披裂軟骨筋突起　ひれつなんこつきんとっ
き
杓状软骨切除术　披裂軟骨切除術　ひれつなんこつせつ
じょじゅつ
杓状软骨丘　披裂軟骨丘　ひれつなんこつきゅう
杓状软骨炎　披裂軟骨炎　ひれつなんこつえん

shǎo　少
少孢子虫属　オリゴスポリジウム属　Oligosporidiumぞく
少草酸盐饮食　低シュウ酸塩食　ていシュウさんえんしょく
少蛋白血〔症〕　低蛋白血症　ていたんぱくけっしょう
少蛋白饮食　低蛋白食　ていたんぱくしょく
少汗〔症〕,乏汗〔症〕,发汗过少〔症〕　ぼうかん〔しょう〕,はっ
かんかしょう〔しょう〕
少节指　減指骨症　げんしこつしょう
少泪症　乏涙症　ぼうるいしょう
少毛症　貧毛症　ひんもうしょう
少尿　乏尿〔症〕,尿量過少症　ぼうにょう〔しょう〕,にょう
りょうかしょう〔しょう〕
少尿期　乏尿期　ぼうにょうき
少尿型肾功能不全　乏尿型腎〔機能〕不全　ぼうにょうがた
じん〔きのう〕ふぜん
少突神经胶质　乏突起〔神経〕膠　ぼうとっき〔しんけい〕こ
う
少突神经胶质瘤　乏突起〔神経〕膠腫　ぼうとっき〔しんけ
い〕こうしゅ
少突神经胶质细胞　乏突起〔神経〕膠細胞　ぼうとっき〔しん
けい〕こうさいぼう
少牙〔畸形〕　乏歯〔症〕　ぼうし〔しょう〕
少盐低钠血性综合征　食塩欠乏性低ナトリウム血症候群
しょくえんけつぼうせいていnatriumけつしょうこうぐん
少盐饮食　低塩食　ていえんしょく
少渣饮食　低残渣食　ていざんさしょく

少脂饮食　低脂肪食　ていしぼうしょく

少指〔畸形〕　乏指（趾）〔症〕,指（趾）不足〔症〕　ぼうし（し）〔しょう〕,し（し）ふそく〔しょう〕

shǎo　少绍哨

少年蛋白尿　少年期蛋白尿　しょうねんきたんぱくにょう

少年犯罪　少年犯罪　しょうねんはんざい

少年类风湿性关节炎　若年性慢性関節リウマチ,若年性リウマス様関節炎　じゃくねんせいまんせいかんせつrheumatism,じゃくねんせいrheumatismようかんせつえん

少年期恶性贫血　少年期悪性貧血　しょうねんきあくせいひんけつ

少年卫生员　少年保健士　しょうねんほけんし

少年型　若年型　じゃくねんがた

少年型黑棘皮症　若年性黒色棘細胞症　じゃくねんせいこくしょくきょくさいぼうしょう

少年型黑蒙性痴呆　幼児期黒内障性家族性白痴　ようじきこくないしょうせいかぞくせいはくち

少年型血色素病　若年型血色〔素〕症　じゃくねんがたけつしき〔そ〕しょう

少年型震颤麻痹　若年型振戦麻痺　じゃくねんがたしんせんまひ

少壮时期　後思春期　こうししゅんき

绍丁氏液　シャウジン液　Schaudinnえき

绍曼氏良性淋巴肉芽肿瘤　シャウマン良性リンパ肉芽腫〔症〕Schaumannりょうせいlymphにくがしゅ〔しょう〕

绍曼氏〔小〕体　シャウマン小体　Schaumannしょうたい

绍曼氏综合征　シャウマン症候群　Schaumannしょうこうぐん

绍-芮-海三氏染色法　シャウジン・ネレル・ハイデンハイン染色法　Schaudinn-Nöller-Heidenhainせんしょくほう

绍塔氏手术　シャウタ手術　Schautaしゅじゅつ

哨兵痔　歩哨痔〔核〕　ほしょうじ〔かく〕

哨笛音　笛声音　てきせいおん

哨声杂音　笛声雑音　てきせいざつおん

SHE　奢舌蛇舍社射摄麝

shē　奢

奢侈灌流综合征　ぜいたく灌流症候群　ぜいたくかんりゅうしょうこうぐん

shé　舌蛇

舌　舌　ぜつ,した

舌癌　舌癌　ぜつがん

舌白斑病　舌白斑症　ぜつはくはんしょう

舌背　舌背　ぜつはい

舌背静脉　舌背静脈　ぜつはいじょうみゃく

舌背裂纹　舌背裂溝　ぜつはいれっこう

舌背支　舌背支　ぜつはいし

舌扁桃〔体〕　舌扁桃　ぜつへんとう

舌扁桃体肥大　舌扁桃肥大　ぜつへんとうひだい

舌扁桃体奋森氏感染　舌扁桃バンサン感染　ぜつへんとうVincentかんせん

舌扁桃体溃疡膜性咽峡炎　舌扁桃潰瘍膜性アンギナ　ぜつへんとうかいようまくせいangina

舌扁桃体脓肿　舌扁桃膿瘍　ぜつへんとうのうよう

舌扁桃体切除术　舌扁桃切除術　ぜつへんとうせつじょじゅつ

舌扁桃体炎　舌扁桃炎　ぜつへんとうえん

舌扁桃体异物　舌扁桃異物　ぜつへんとういぶつ

舌病　舌病,舌疾患　ぜつびょう,ぜつしっかん

舌不动症　舌不動症,舌運動不能　ぜつふどうしょう,ぜつうんどうふのう

舌部分切除术　部分舌切除術　ぶぶんぜつせつじょじゅつ

舌部拉钩　舌レトラクタ,舌鉤　ぜつretractor,ぜつこう

舌颤动　舌振戦　ぜつしんせん

舌成形术　舌形成術　ぜつけいせいじゅつ

舌出血　舌出血　ぜつしゅっけつ

舌垂直肌　垂直舌筋　すいちょくぜつきん

舌唇喉麻痹　舌唇喉頭麻痺　ぜつしんこうとうまひ

舌唇麻痹　舌唇麻痺　ぜつしんまひ

舌唇愈着术　舌唇癒着術　ぜつしんゆちゃくじゅつ

舌淀粉样变性　舌アミロイド変性　ぜつamyloidへんせい

舌动脉　舌動脈　ぜつどうみゃく

舌动描记器　舌運動描写器　ぜつうんどうびょうしゃき

舌段肺静脉　（左肺上葉の）舌区静脈　（さはいじょうようの）ぜつくじょうみゃく

舌多形细胞型模纹肌瘤　舌多形性横紋筋腫　ぜつたけいせいおうもんきんしゅ

舌腭弓　口蓋舌弓　こうがいぜつきゅう

舌腭肌　舌口蓋筋,口蓋舌筋　ぜつこうがいきん,こうがいぜつきん

舌腭腺　舌口蓋腺　ぜつこうがいせん

舌发育不全　舌発育不全　ぜつはついくふぜん

舌〔肥〕大　大舌〔症〕　だいぜつ〔しょう〕

舌肥厚　厚舌〔症〕　こうぜつ〔しょう〕

舌奋森氏感染　舌バンサン感染　ぜつVincentかんせん

舌缝〔合〕术　舌縫合術　ぜつほうごうじゅつ

舌干燥　舌乾燥　ぜつかんそう

舌根　舌根　ぜっこん

舌根扁桃体铲除刀　舌根扁桃ギロチン　ぜっこんへんとうguillotine

舌根前部　舌根前部　ぜっこんぜんぶ

舌根〔异位〕甲状腺肿　舌根部甲状腺腫　ぜっこんぶこうじょうせんしゅ

舌弓　舌弓　ぜっきゅう

舌弓矫正器　舌弓矯正装置　ぜっきゅうきょうせいそうち

舌沟　舌溝　ぜっこう

舌骨　舌骨　ぜっこつ

舌骨大角　舌骨大角　ぜっこつだいかく

舌骨大角骨折　舌骨大角骨折　ぜっこつだいかくこっせつ

舌骨骨折　舌骨骨折　ぜっこつこっせつ

舌骨后角　舌骨後角　ぜっこつこうかく

舌骨后囊　舌骨後囊　ぜっこつこうのう

舌骨会厌韧带　舌骨喉頭蓋靱帯　ぜっこつこうとうがいじんたい

舌骨前角　舌骨前角　ぜっこつぜんかく

舌骨上肌　舌骨上筋　ぜっこつじょうきん

舌骨上区淋巴组织切除术　舌骨上部リンパ組織切除術　ぜっこつじょうぶlymphそしきせつじょじゅつ

舌骨上三角　舌骨上三角　ぜっこつじょうさんかく

舌骨上水平喉切除术　舌骨上水平喉頭切除術　ぜっこつじょうすいへいこうとうせつじょじゅつ

舌骨上支　舌骨上支　ぜっこつじょうし

舌骨舌肌　舌骨舌筋　ぜっこつぜっきん

舌骨舌肌底部　舌骨舌筋基底部　ぜっこつぜっきんきていぶ

舌骨体　舌骨体　ぜっこつたい
舌骨下肌　舌骨下筋　ぜっこつかきん
舌骨下淋巴结　舌骨下リンパ節　ぜっこつかlymphせつ
舌骨下囊　舌骨下囊　ぜっこつかのう
舌骨下支　舌骨下枝　ぜっこつかし
舌横肌　横舌筋　おうぜっきん
舌横纹肌肉瘤　舌横紋筋肉腫　ぜつおうもんきんにくしゅ
舌后坠　舌後退〔症〕　ぜつこうたい〔しょう〕
舌坏疽　舌壊疽　ぜつえそ
舌会厌外侧襞　外側舌喉頭蓋ひだ　がいそくぜつこうとうがいひだ
舌会厌正中襞　舌喉頭蓋中央ひだ　ぜつこうとうがいちゅうおうひだ
舌活组织检查　舌生検　ぜっせいけん
舌肌　舌筋　ぜっきん
舌肌母细胞瘤　舌筋芽細胞腫　ぜっきんがさいぼうしゅ
舌甲膜　舌骨甲状膜　ぜっこつこうじょうまく
舌假上皮瘤样增生　舌偽上皮腫様増殖　ぜつぎじょうひしゅようぞうしょく
舌尖　舌尖　ぜっせん
舌尖腺　舌尖腺　ぜっせんせん
舌检查　舌検査　ぜっけんさ
舌腱膜　舌腱膜　ぜっけんまく
舌角化型鳞癌　舌角化性扁平上皮癌　ぜつかっかせいへんぺいじょうひがん
舌结节　舌結節　ぜっけっせつ
舌痉挛　舌痙攣　ぜっけいれん
舌静脉　舌静脈　ぜつじょうみゃく
舌菌状乳头　舌茸状乳頭　ぜつじじょうにゅうとう
舌菌状乳头充血　舌茸状乳頭充血　ぜつじじょうにゅうとうじゅうけつ
舌溃疡　舌潰瘍　ぜつかいよう
舌力计　舌力計　ぜつりょくけい
舌连接杆　リンガル バー　lingual bar
舌裂　〔披〕裂舌　〔ひ〕れつぜつ
舌裂〔畸形〕　舌裂〔奇形〕　ぜつれつ〔きけい〕
舌裂伤　舌裂傷　ぜつれっしょう
舌淋巴管瘤　舌リンパ管腫　ぜつlymphかんしゅ
舌鳞状上皮细胞癌　舌扁平上皮癌　ぜつへんぺいじょうひがん
舌滤泡　舌沪胞　ぜつろほう
舌滤泡陷凹　舌沪胞陥凹　ぜつろほうかんおう
舌麻痹　舌麻痺　ぜつまひ
舌盲孔　舌盲孔　ぜつもうこう
舌面　舌面　ぜつめん
舌面干　舌顔面動脈幹　ぜつがんめんどうみゃくかん
舌面隆突　舌面突起　ぜつめんとっき
舌粘膜　舌粘膜　ぜつねんまく
舌粘膜白斑病　舌粘膜白斑症　ぜつねんまくはくはんしょう
舌粘液表皮样癌　舌粘液性類表皮癌　ぜつねんえきせいるいひょうひがん
舌粘液囊肿　舌粘液嚢胞　ぜつねんえきのうほう
舌脓肿　舌膿瘍　ぜつのうよう
舌脓肿切开引流术　舌膿瘍切開ドレナージ　ぜつのうようせっかいdrainage
舌衄〔血〕　舌上出血　ぜつじょうしゅっけつ
舌钳　舌鉗子　ぜつかんし

舌切除术　舌切除術　ぜつせつじょじゅつ
舌切开术　舌切開術　ぜつせっかいじゅつ
舌乳头　舌乳頭　ぜつにゅうとう
舌乳头萎缩　舌乳頭萎縮　ぜつにゅうとういしゅく
舌乳头炎　舌乳頭炎　ぜつにゅうとうえん
舌乳头〔状〕瘤　舌乳頭腫　ぜつにゅうとうしゅ
舌烧伤　舌火傷　ぜつかしょう
舌深动脉　舌深動脈　ぜつしんどうみゃく
舌深静脉　舌深静脈　ぜつしんじょうみゃく
舌神经　舌神経　ぜつしんけい
舌神经损伤　舌神経損傷　ぜつしんけいそんしょう
舌损伤　舌損傷　ぜつそんしょう
舌苔　舌苔　ぜったい
舌体　舌体　ぜったい
舌痛　舌痛　ぜつつう
舌退缩　舌収縮　ぜつしゅうしゅく
舌外肌　舌外筋　ぜつがいきん
舌外伤　舌外傷　ぜつがいしょう
舌萎缩　舌萎縮　ぜついしゅく
舌未分化型鳞癌　舌未分化〔性〕扁平上皮癌　ぜつみぶんか〔せい〕へんぺいじょうひがん
舌系带　舌小帯　ぜつしょうたい
舌系带成形术　舌小帯形成術　ぜつしょうたいけいせいじゅつ
舌系带刀　短舌離断器　たんぜつりだんき
舌系带短缩　舌小帯短縮〔症〕　ぜつしょうたいたんしゅく〔しょう〕
舌系带畸形　舌小帯奇形　ぜつしょうたいきけい
舌系带切开术　舌小帯切開術　ぜつしょうたいせっかいじゅつ
舌系带延长术　舌小帯延長術　ぜつしょうたいえんちょうじゅつ
舌下部　舌下部　ぜつかぶ
舌下沉　舌嚥下, 舌沈下　ぜつえんか, ぜつちんか
舌下垂　舌下垂　ぜつかすい
舌下动脉　舌下動脈　ぜっかどうみゃく
舌下给药　舌下投薬〔法〕　ぜっかとうやく〔ほう〕
舌下间隙　舌下隙　ぜっかげき
舌下间隙蜂窝织炎　舌下隙蜂巣織炎　ぜっかげきほうそうしきえん
舌下间隙感染　舌下隙感染　ぜっかげきかんせん
舌下静脉　舌下静脈　ぜっかじょうみゃく
舌下静脉曲张　舌下静脈瘤　ぜっかじょうみゃくりゅう
舌下溃疡　舌下潰瘍　ぜっかかいよう
舌下面　舌下面　ぜっかめん
舌下囊肿　がま腫, 舌下嚢胞　がましゅ, ぜっかのうほう
舌下囊肿袋形〔缝〕术　がま腫造袋術　がましゅぞうたいじゅつ
舌下囊肿修治术　がま腫形成術　がましゅけいせいじゅつ
舌下脓肿　舌下膿瘍　ぜっかのうよう
舌下片剂　舌下錠　ぜっかじょう
舌下〔肉〕阜　舌下小丘　ぜっかしょうきゅう
舌下神经　舌下神経　ぜっかしんけい
舌下神经伴行静脉　舌下神経随行静脈　ぜっかしんけいずいこうじょうみゃく
舌下神经管　舌下神経管　ぜっかしんけいかん
舌下神经管静脉丛　舌下神経管静脈叢　ぜっかしんけいかんじょうみゃくそう

舌下神经核　舌下神経核　ぜっかしんけいかく
舌下神经降支　舌下神経下行枝　ぜっかしんけいかこうし
舌下神经交通支　舌下神経交通枝　ぜっかしんけいこうつうし
舌下神经麻痹　舌下神経麻痺　ぜっかしんけいまひ
舌下神经袢　舌下神経係蹄　ぜっかしんけいけいてい
舌下神经三角　舌下神経三角　ぜっかしんけいさんかく
舌下神经舌骨三角　舌下舌骨三角,ピロゴッフ三角　ぜっかぜっこつさんかく,Pirogoffさんかく
舌下神经损伤　舌下神経損傷　ぜっかしんけいそんしょう
舌下神经障碍　舌下神経障害　ぜっかしんけいしょうがい
舌下投药法　舌下投薬法,舌下投与　ぜっかとうやくほう,ぜっかとうよ
舌下温度　舌下温度　ぜっかおんど
舌下腺　舌下腺　ぜっかせん
舌下腺凹　舌下腺窩　ぜっかせんか
舌下腺大管　大舌下腺管　だいぜっかせんかん
舌下腺管　舌下腺管　ぜっかせんかん
舌下腺结石〔病〕　舌下腺結石〔症〕　ぜっかせんけっせき〔しょう〕
舌下腺瘘　舌下腺瘻　ぜっかせんろう
舌下腺囊肿　舌下腺囊胞　ぜっかせんのうほう
舌下腺脓肿切开引流术　舌下腺膿瘍切開ドレナージ　ぜっかせんのうようせっかいdrainage
舌下腺小管　小舌下腺管　しょうぜっかせんかん
舌下腺炎　舌下腺炎　ぜっかせんえん
舌下腺摘除术　舌下腺摘出術　ぜっかせんてきしゅつじゅつ
舌下〔皱〕襞　舌下ひだ　ぜっかひだ
舌下〔组织〕炎　舌下〔組織〕炎　ぜっかそしきえん
舌现象　舌現象　ぜつげんしょう
舌腺　舌腺　ぜっせん
舌腺癌　舌腺癌　ぜっせんがん
舌向错位　舌側転位　ぜつそくてんい
舌向阻生第三磨牙　舌埋伏第三大臼歯　ぜつまいふくだいさんだいきゅうし
舌形虫病　舌虫症　ぜっちゅうしょう
舌形虫科　舌虫科　ぜっちゅうか
舌形虫目　舌虫目　ぜっちゅうもく
舌形虫属　舌虫属　ぜっちゅうぞく
舌学　舌学　ぜつがく
舌血管瘤　舌血管腫　ぜつけっかんしゅ
舌咽肌　舌咽筋　ぜついんきん
舌咽迷走神经交叉瘫　アベリス症候群　Avellisしょうこうぐん
舌咽神经　舌咽神経　ぜついんしんけい
舌咽神经根切断术　舌咽神経根切離術　ぜついんしんけいこんせつりじゅつ
舌咽神经核　舌咽神経核　ぜついんしんけいかく
舌咽神经麻痹　舌咽神経麻痺　ぜついんしんけいまひ
舌咽神经切断术　舌咽神経切断術　ぜついんしんけいせつだんじゅつ
舌咽神经上节　エーレンリッテル神経節,舌咽神経上神経節　Ehrenritterしんけいせつ,ぜついんしんけいじょうしんけいせつ
舌咽神经痛　舌咽神経痛　ぜついんしんけいつう
舌咽神经痛综合征　舌咽神経痛症候群　ぜついんしんけいつうしょうこうぐん
舌炎　舌炎　ぜつえん

舌炎性贫血　舌炎性貧血　ぜつえんせいひんけつ
舌蝇属　ツェツェ蠅属　Tsetseバエぞく
舌痈　舌疔,舌炭疽　ぜっちょう,ぜったんそ
舌原位癌　舌上皮内癌,舌同所発生部位癌　ぜつじょうひないがん,ぜつどうしょはっせいぶいがん
舌圆柱瘤　舌円柱腫　ぜつえんちゅうしゅ
舌缘　舌縁　ぜつえん
舌运动不能　舌固定　ぜつこてい
舌运动受限　舌運動限制　ぜつうんどうせいげん
舌运动障碍　舌運動障害　ぜつうんどうしょうがい
舌再植　舌再植〔術〕　ぜっさいしょく〔じゅつ〕
舌粘连　舌癒着〔症〕　ぜつゆちゃく〔しょう〕
舌震颤　舌振戦　ぜつしんせん
舌正中沟　舌正中溝　ぜつせいちゅうこう
舌症状学　舌症候学　ぜつしょうこうがく
舌支　舌枝　ぜっし
舌质　舌組織　ぜつそしき
舌中隔　舌中隔　ぜっちゅうかく
舌肿大　舌肥大　ぜつひだい
舌周炎　舌周囲炎　ぜつしゅういえん
舌状花　舌状花　ぜつじょうか
舌灼伤　舌火傷　ぜっかしょう
舌灼痛　舌熱感　ぜつねっかん
舌纵裂　舌正中離開　ぜつせいちょうりかい
蛇　蛇　へび
蛇床内酯　クニジューム ラクトン　cnidium lactone
蛇床属　オカゼリ属,蛇床属　オカゼリぞく,ジャショウぞく
蛇床子素　オストール　osthol
蛇毒　蛇毒　じゃどく,へびどく
蛇毒抗蛇毒合剂　蛇毒抗蛇毒合剤,ベニン アンチベニン合剤　じゃどくこうじゃどくごうざい,venin-antiveninごうざい
蛇毒疗法　蛇毒療法　じゃどくりょうほう
蛇毒磷酸二酯酶　蛇毒ホスホジエステラーゼ　じゃどくPhosphodiesterase
蛇毒素　オフィオトキシン　ophiotoxin
蛇毒性白细胞溶解　蛇毒性白血球溶解　じゃどくせいはっけっきゅうようかい
蛇毒液中毒　蛇毒液中毒　じゃどくえきちゅうどく
蛇毒致炎酶　エキドナーゼ　echidnase
蛇根　セルペンタリア　serpentaria
蛇根次碱　セルペンチニン　serpentinine
蛇根混合碱　アルセロキシロン　alseroxylon
蛇根碱　レセルピン　reserpine
蛇根马兜铃　セルペンタリア根　serpentariaこん
蛇根木(藤)　ラウォルフィア　rauwolfia
蛇根木生物碱　ラウォルフィア アルカロイド　rauwolfia alkaloid
蛇根藤素　オフィオキシリン　ophioxylin
蛇根亭宁　セルペンチニン　serpentinine
蛇根甾醇　セルペステロール　serpesterol
蛇菇科　ツチトリモチ科　ツチトリモチか
蛇黄质　ラセルトフルビン　lacertofulvin
蛇恐怖　恐蛇症　きょうじゃしょう
蛇麻素　ルプリン　lupulin
蛇麻酮　ルプロン　lupulon
蛇麻烷　フムラン　humulane

蛇麻烯　フムレン　humulene

蛇麻脂醇　ルペオール　lupeol

蛇凝血素　ヘモコアグリン　hemocoagulin

蛇葡萄属　ツタ属　ツタぞく

蛇葡萄素　アンペロプシン　ampelopsin

蛇舌状虫属　ポロセファルス属　Porocephalusぞく

蛇石　蛇石　じゃせき

蛇头草属　ケロネ属　Cheloneぞく

蛇头草素　ケロニン　chelonin

蛇亚目　ヘビ亜目　へびあもく

蛇咬〔伤〕　蛇咬傷　へびこうしょう

蛇咬中毒　蛇毒症　じゃどくしょう

shé 舍

舍弗尔氏反射　シェーファー反射　Schaeferはんしゃ

舍古林综合征　フ(シ)ェーグレン症候群　Sjögren　しょうこうぐん

舍-亨二氏病　シェーンライン・ヘノッホ病　Schönlein-Henoch びょう

舍马克氏线　シェーマケル線　Schoemakerせん

舍佩尔曼氏征　シェーペルマン徴候　Schepelmannちょうこう

舍恩拜因氏试验　シェーンバイン試験　Schönbeinしけん

舍恩莱因氏病　シェーンライン病　Schönleinびょう

舍恩莱因氏毛癣菌　シェーンライン黄癬菌　Schönleinおうせんきん

shè 社射摄麝

社会保险　社会保険　しゃかいほけん

社会达尔文主义　社会ダーウィン主義　しゃかいDarwinしゅぎ

社会服务者　ソーシャル ワーカー　social worker

社会福利工作人员　ソーシャルケース ワーカー　social case worker

社会隔离　社会隔離　しゃかいかくり

社会环境　社会環境　しゃかいかんきょう

社会精神病学　社会精神医学　しゃかいせいしんいがく

社会心理学　社会心理学　しゃかいしんりがく

社会心理治疗　社会心理(精神)治療　しゃかいしんり(せいしん)ちりょう

社会性昆虫　社会性昆虫　しゃかいせいこんちゅう

社会性行为　社会性行動　しゃかいせいこうどう

社会医学　社会医学　しゃかいいがく

社会因素　社会要素　しゃかいようそ

射程　射程　しゃてい

射出口　射出口　しゃしゅっこう

射击方向　射撃方向　しゃげきほうこう

射击距离　射撃距離　しゃげききょり

射击伤　銃創,射創　じゅうそう,しゃそう

射精　射精　しゃせい

射精管　射精管　しゃせいかん

射精管闭锁　射精管閉鎖　しゃせいかんへいさ

射精管缺失　射精管欠如　しゃせいかんけつじょ

射精过早　〔精液〕早漏,早期射精　〔せいえき〕そうろう,そうしゃせい

射精徐缓　遅延射精　ちえんしゃせい

射精障碍　不全射精　ふぜんしゃせい

射频　高周波　こうしゅうは

射频电流疗法　高周波電流療法　こうしゅうはでんりゅうりょうほう

射频放电检测器　高周波放電検出器　こうしゅうはほうでんけんしゅつき

射气　エマナチオン　emanation

射气计　エマナチオン計　emanationけい

射气疗法　エマナチオン療法　emanation りょうほう

射气(线)投置器　放射能エマナチオン放散器　ほうしゃのうemanationほうさんき

射枪音　ピストル射撃音　pistolしゃげきおん

射入口　射入口　しゃにゅうこう

射束　ビーム　beam

射线　線,放射線　せん,ほうしゃせん

α-射线　α-線　α-せん

β-射线　β-線　β-せん

γ-射线　γ-線　γ-せん

δ-射线　δ-線　δ-せん

S-射线　S-線　S-せん

W-射线　W-線　W-せん

X射线　レントゲン線,X線　roentgen せん,Xせん

射线病　放射病,放射線病　ほうしゃびょう,ほうしゃせんびょう

射线发生　放射線発生　ほうしゃせんはっせい

射线〔发生〕学　放射線発生学　ほうしゃせんはっせいがく

射线防护　放射線防護　ほうしゃせんぼうご

γ-射线放射性　γ-アクティビテイ　γ-activity

射线分布指示计算机　放射線分布コンピューター　ほうしゃせんぶんぷcomputer

X射线分光计　X線分光計,X線スペクトロメーター　Xせんぶんこうけい,Xせんspectrometer

X射线分析　X線分析　Xせんぶんせき

X射线干涉仪　X線干渉計　Xせんかんしょうけい

X射线管　X線管　Xせんかん

射线化学　放射線化学　ほうしゃせんかがく

射线激活　ラジオ活性化,ラジオ賦活　radioかっせいか,radioふかつ

X射线剂量测定法　X線線量計測法　Xせんせんりょうけいそくほう

X射线剂量计　X線線量計　Xせんせんりょうけい

射线角化症　放射線角化症　ほうしゃせんかっかしょう

X射线结构分析　X線構造分析　Xせんこうぞうぶんせき

射线可透性　放射線透過性　ほうしゃせんとうかせい

射线疗法　放射線療法　ほうしゃせんりょうほう

γ-射线能量　γ-線エネルギー　γ-せんEnergie

γ-射线能谱测定法　γ-線スペクトロメトリ,γ-線測定法　γ-せんspectrometry　γ-せんそくていほう

射线皮炎　レントゲン皮膚炎,放射線皮膚炎　roentgenひふえん,ほうしゃせんひふえん

α-射线谱　α-線スペクトル　α-せんspectrum

X射线散射　X線散乱　Xせんさんらん

X射线伤害　X線傷害　Xせんしょうがい

β-射线烧伤　β-線火傷　βせんかしょう

X射线摄谱仪　X線スペクトログラフ　Xせんspectrograph

射线探测器　ラジオスコープ　radioscope

射线透射性　放射線透通性　ほうしゃせんとうつうせい

X射线图　X線図　Xせんず

X射线拓扑图　X線トポグラム　Xせんtopogram

X射线拓扑学　X線トポグラフィー　Xせんtopography

X射线显微摄影术　X線ミクロホトグラフィー　Xせんmicrophotography

X射线小角衍射　X線小角回折　Xせんしょうかくかいせつ

射线源皮肤间距　焦点(線源)皮膚間距離　しょうてん(せんげん)ひふかんきょり

射线心动图仪　アクチノカルジオグラフ　actinocardiograph

X射线衍射　X線回折　Xせんかいせつ

X射线照相　レントゲン写真　Roentgenしゃしん

射线灼伤　放射線火傷　ほうしゃせんかしょう

X射线诊断　レントゲン診断　Roentgenしんだん

射血分数　駆出分数　くしゅつぶんすう

射血期　駆出期　くしゅつき

摄片　①ラジオグラフィー②〔レントゲン〕フィルム　① radiography②〔roentgen〕film

摄片架　〔レントゲン〕フィルム ホルダ　〔roentgen〕film holder

摄谱术　スペクトログラフィー,分光写真術　spectro graphy,ぶんこうしゃしんじゅつ

摄谱仪　スペクトログラフ,分光写真器　spectrograph,ぶんこうしゃしんき

摄取　摂取　せっしゅ

摄取量　摂取量　せっしゅりょう

摄入　〔経口〕摂取,食物摂取　〔けいこう〕せっしゅ,しょくもつせっしゅ

摄生法　摂生法　せっせいほう

摄生学　摂生学　せっせいがく

摄食　摂食　せっしょく

摄食过多　暴食〔症〕　ぼうしょく〔しょう〕

摄食恐怖　食物恐怖〔症〕　しょくもつきょうふ〔しょう〕

摄食行为(活动)　摂食行動　せっしょくこうどう

摄食性糖尿　摂食性糖尿　せっしょくせいとうにょう

摄食障碍　摂食障害　せっしょくしょうがい

摄食正常　正常摂食　せいじょうせっしょく

摄食中枢　〔摂〕食中枢　〔せっ〕しょくちゅうすう

摄氏　摂氏　せっし

摄氏体温表　摂氏体温計　せっしたいおんけい

摄氏温标　摂氏スケール　せっしscale

摄氏温度　摂氏温度　せっしおんど

摄氏温度标　摂氏温度スケール　せっしおんどscale

摄氏温度计　摂氏温度計　せっしおんどけい

摄象管　ビディコン　vidicon

摄影　撮影　さつえい

摄影术　撮影〔法〕　さつえい〔ほう〕

摄影显微镜　撮影顕微鏡　さつえいけんびきょう

麝莫仿　チモホルム　thymoform

麝属　麝香属　ジャコウぞく

麝香　麝香　ジャコウ

麝香草　麝香草　ジャコウソウ

麝香草酚(脑)　チモール　thymol

5-麝香草酚甲醚　5-チモールメチル エーテル　5-thymol methyl ether

麝香草酚酒精　チモール アルコール　thymol alcohol

麝香草酚蓝　チモール ブルー　thymol blue

麝香草酚酞　チモール フタレイン　thymol phthalein

麝香草酚絮状试验　チモール綿状試験　thymolめんじょうしけん

麝香草酚浊度试验　チモール混濁試験　thymolこんだくしけん

麝香草根　スンブール　sumbul

麝香草脑甲醛　チモホルム　thymoform

麝香草脑酞　チモール フタレイン　thymol phthalein

麝香〔环〕酮　ムスコン　muscone

麝香醌　チモキノン　thymoquinone

麝香猫科　麝香猫科　ジャコウネコか

麝香氢醌　チモヒドロキノーン　thymohydroquinone

麝子油醇　ファルネソル　farnesol

SHEN　申伸身呻砷钟娠深神沈审肾胂渗

shēn　**申伸身呻砷钟娠深**

申克氏孢子丝菌　シェンク スポロトリックス　Schenck sporothrix

申克氏〔孢子丝菌〕病　シェンク〔スポロトリックス〕病　Schenck〔sporothrix〕びょう

伸　伸展,伸び　しんてん,のび

伸肌　伸筋　しんきん

伸肌点　伸筋点　しんきんてん

伸肌反射　伸筋反射　しんきんはんしゃ

伸肌强直　伸筋強直　しんきんきょうちょく

伸肌上支持带　上伸筋支帯　じょうしんきんしたい

伸肌下支持带　下伸筋支帯　かしんきんしたい

伸肌支持带　伸筋支帯　しんきんしたい

伸筋草　ヒカゲノカズラ

伸筋草碱　クラバチン　clavatine

伸拇长肌腱缝〔合〕术　長母指伸筋腱縫合術　ちょうぼししんきんけんほうごうじゅつ

伸屈运动　伸展屈曲運動　しんてんくっきょくうんどう

伸舌肌　舌伸筋　ぜつしんきん

伸舌〔样〕痴呆(白痴)　ダウン症候群　Downしょうこうぐん

伸舌运动　舌伸展運動　ぜつしんてんうんどう

伸缩泡　収縮胞　しゅうしゅくほう

伸缩振动　伸展振動　しんてんしんどう

伸腿臀位　純殿位,単殿位　じゅんでんい,たんでんい

伸腿臀先露　純殿位,単殿位　じゅんでんい,たんでんい

伸腕肌　手根伸筋　しゅこんしんきん

伸展　伸展　しんてん

伸〔展〕反射　伸展反射　しんてんはんしゃ

伸展过度　過伸展　かしんてん

伸展曲线　伸展曲線　しんてんきょくせん

伸展型肱骨髁上骨折　伸展型上腕骨顆上骨折　しんてんがたじょうわんこつかじょうこつせつ

伸展性　伸展性　しんてんせい

伸展运动　伸展運動　しんてんうんどう

伸直性截瘫　伸張対麻痺　しんちょうついまひ

伸指肌腱腱鞘炎　指伸筋腱腱鞘炎　ししんきんけんけんしょうえん

伸指现象　手指現象,ゴードン徴候　しゅしげんしょう,Goldonちょうこう

伸趾现象　母趾現象,バビンスキー徴候　ぼしげんしょう,Babinskiちょうこう

伸肘反射　腕三頭筋反射　わんさんとうきんはんしゃ

身长(高)　身長　しんちょう

身高测量杆　身長測定杆　しんちょうそくていかん

身高预测　身長予測　しんちょうよそく

身体发育统计　身体発育統計　しんたいはついくとうけい

身体活动能力　身体パーフォーマンス　しんたいperformance

身体机能　身体機能　しんたいきのう

身体检查　身体検査　しんたいけんさ
身体力学　身体力学　しんたいりきがく
身体疲劳　身体疲労　しんたいつかれ，しんたいひろう
身体平衡　身体平衡　しんたいへいこう
身体缺点(陷)　身体欠陥　しんたいけっかん
身体适应力测试器　身体適性試験器　しんたいてきせいし
　けんき
身体素质　身体素質　しんたいそしつ
身体学　身体学　しんたいがく
身心健康调查表　心身健康調査表　しんしんけんこうちょ
　うさひょう
身心医学　心身医学　しんしんいがく
呻吟　呻く，呻き声　うめく，うめきごえ
呻吟不安　呻吟不安　しんぎんふあん
砷　ヒ素，As　ひそ
砷毒性多发性神经炎　ヒ素〔性〕中毒性多発〔性〕神経炎　ヒ
　そ〔せい〕ちゅうどくせいたはつ〔せい〕しんけいえん
砷毒性麻痹　ヒ素〔性〕中毒性麻痺　ひそ〔せい〕ちゅうどく
　せいまひ
砷凡纳明　アルスフェナミン　arsphenamine
砷分离　ヒ素の分離，アルセノリシス　ひそのぶんり，
　arsenolysis
砷粉　ヒ素粉　ひそこな
砷黑变病　ヒ素沈着症　ひそちんちゃくしょう
砷华　三酸化ヒ素　さんさんかヒそ
砷化氢中毒　ヒ化水素中毒　ひかすいそちゅうどく
砷化〔三〕氢　ヒ化水素，水素化ヒ素　ひかすいそ，すいそか
　ヒそ
砷化物　ヒ化物　ひかぶつ
砷化物中毒　ヒ化物中毒　ひかぶつちゅうどく
砷剂　ヒ素剤　ひそざい
砷剂促动作用　ヒ素活性化　ひそかっせいか
砷〔剂〕角化病　ヒ素性角化症　ひそせいかっかしょう
砷剂自血疗法　ヒ素自家血液療法　ひそじかけつえききりょ
　うほう
砷解毒剂(药)　ヒ素解毒薬　ひそげどくやく
砷镜　ヒ素鏡　ひそきょう
砷离子透入法　ヒ素イオン導入法　ひそionどうにゅうほう
砷疗法　ヒ素療法　ひそりょうほう
砷钼酸铵试法　ヒ素モリブデン酸アンモニウム試験　ひそ
　molybdenさんammoniumしけん
砷癖　ヒ素嗜好症，ヒ素嗜癖　ひそしこうしょう，ひそしへ
　き
砷受体　ヒ素受容体　ひそじゅようたい
砷素测定器　ヒ素検出(測定)装置　ひそけんしゅつ(そくて
　い)そうち
砷酸　ヒ酸　ひさん
砷酸铵　ヒ酸アンモニウム　ひさんammonium
砷酸二氢铵　ヒ酸二水素アンモニウム　ひさんにすいそ
　ammonium.
砷酸二氢钾　ヒ酸二水素カリウム　ひさんにすいそkalium
砷酸钙　ヒ酸カルシウム　ひさんcalcium
砷酸钙中毒　ヒ酸カルシウム中毒　ひさんcalciumちゅうど
　く
砷酸钾　ヒ酸カリウム　ひさんkalium
砷酸镁铵　ヒ酸マグネシウム　アンモニウム　ひさん
　magnesium ammonium
砷酸钠　ヒ酸ナトリウム　ひさんnatrium

砷酸氢二钠　ヒ酸水素二ナトリウム，第二ヒ酸ナトリウム
　ひさんすいそにnatrium，だいにヒさんnatrium
砷酸铁　ヒ酸鉄　ひさんてつ
砷酸盐　ヒ酸塩　ひさんえん
砷酸银　ヒ酸銀　ひさんぎん
砷污染　ヒ素汚染　ひそおせん
砷制剂　ヒ素〔製〕剤　ヒそ〔せい〕ざい
砷中毒　ヒ素中毒　ひそちゅうどく
砷中毒性多神经炎　ヒ素中毒性多発神経炎　ひそちゅうど
　くせいたはつしんけいえん
砷中毒性口炎　ヒ素中毒性口内炎　ひそちゅうどくせいこ
　うないえん
砷族(组)　ヒ素族　ひそぞく
钟〔基〕　アルソニウム　arsonium
娠烷　プレグナン　pregnane
娠烯二酮　プレグナンジオーン，プロゲステロン
　pregnanedione, progesterone
深部触诊法　深部触診法　しんぶしょくしんほう
深部电极　深部電極　しんぶでんきょく
深部感觉　深部感覚　しんぶかんかく
深部感觉迟钝　深部感覚減退　しんぶかんかくげんたい
深部感觉传导路　深部感覚経路　しんぶかんかくけいろ
深〔部〕X光疗法　深部X線療法　しんぶXせんりょうほう
深部滑行触诊法　深部滑走触診法　しんぶかっそうしょく
　しんほう
深部结扎器　深部結紮器　しんぶけっさつき
深部结扎针　深部結紮針　しんぶけっさつしん
深部霉(真)菌病　深部真菌症　しんぶしんきんしょう
深部脑电图　深部脳波記録図　しんぶのうはきろくず
深部〔手术〕持针钳　深部持針器　しんぶじしんき
深部送线器　深部糸誘導器　しんぶいとゆうどうき
深部疼痛〔觉〕　深部痛覚　しんぶつうかく
深部胸腔剪　深部胸腔ばさみ　しんぶきょうくうばさみ
深部血管磁疗机　深部血管磁気治療機　しんぶけっかんじ
　きちりょうき
深部血肿　深部血腫　しんぶけっしゅ
深部止血钳　深部止血鉗子　しんぶしけつかんし
深层　深層　しんそう
深层反射　深層反射　しんそうはんしゃ
深层巩膜　深層強膜　しんそうきょうまく
深层巩膜炎　深在性強膜炎　しんざいせいきょうまくえん
深层角膜炎　深在性角膜炎　しんざいせいかくまくえん
深层菌落　深在集落　しんざいしゅうらく
深层培养　深層培養　しんそうばいよう
深层龋　深在性カリエス，深在性う食　しんざいせい
　caries, しんざいせいうしょく
深层X线治疗　深層X線治療　しんそうXせんちりょう
深插触诊法　深部挿入触診法　しんぶそうにゅうしょくし
　んほう
深穿刺法　深部穿刺法　しんぶせんしほう
深创伤　深部創　しんぶそう
深低温麻醉心脏直视手术　超低体温麻酔下での直接視心臓
　手術　ちょうていたいおんますいかでのちょくせつしし
　んぞうしゅじゅつ
深冻　深冷凍　しんれいとう
深度　深さ，深度　ふかさ，しんど
深度测量法　深度測定法　しんどそくていほう
深度固定保护钻　深度チェック ドリル　しんどcheck drill

深度计(规)　深度計器,深度標準規　しんどけいき,しんどひょうじゅんき

深度〔剂〕量　深部線量　しんぶせんりょう

深度扫描器　深度スキャ〔ン〕ナ　しんどscanner

深度Ｘ线照射　Ｘ線深部照射　Xせんしんぶしょうしゃ

深度Ｘ线治疗　Ｘ線深部治療　Xせんしんぶちりょう

深反射　深部反射　しんぶはんしゃ

深复殆　過蓋咬合　かがいこうごう

深感觉　深部知覚　しんぶちかく

深红酵母　赤色サッカロミセス　せきしょくsacharomyces

深呼吸　深呼吸　しんこきゅう

深昏迷　深昏睡　しんこんすい

深筋膜　深筋膜　しんきんまく

深静脉　深静脈　しんじょうみゃく

深静脉栓塞　深静脈塞栓〔症〕　しんじょうみゃくそくせん〔しょう〕

深静脉血栓形成　深静脈血栓症　しんじょうみゃくけっせんしょう

深静脉注射针　深静脈注射針　しんじょうみゃくちゅうしゃしん

深淋巴管　深リンパ管　しんlymphかん

深麻醉期　深麻酔期　しんますいき

深慢呼吸　深徐呼吸　しんじょこきゅう

深内颗粒层　深内顆粒層　しんないかりゅうそう

深脓疱　深〔部〕膿瘡　しん〔ぶ〕のうそう

深皮质区　深皮質区　しんひしつく

深潜救生艇　深潜水救命艇　しんせんすいきゅうめいてい

深屈指肌腱腱鞘　深指屈筋腱鞘　しんしくっきんけんしょう

深龋齿　深在性う食　しんざいせいうしょく

深染细胞　高色素細胞　こうしきそさいぼう

深色染色质　ハイパークロマチン　hyperchromatin

深色移动　深色移動　しんしょくいどう

深〔式〕腹部牵开器　深式開腹器　しんしきかいふくき

深睡期　深睡眠期　しんすいみんき

深粟疹　深在性汗疹,紅色汗疹　しんざいせいかんしん,こうしょくかんしん

深吸气量　深吸気量　しんきゅうきりょう

深吸气性呼吸　持続性吸息性呼吸　じぞくせいきゅうそくせいこきゅう

深陷性溃疡　深在性潰瘍　しんざいせいかいよう

深在性红斑狼疮　深在性紅斑性狼瘡　しんざいせいこうはんせいろうそう

深支　深枝　しんし

shén 神

神经　神経　しんけい

阿诺德氏神经　アルノルド神経,迷走神経耳介支　Arnoldしんけい,めいそうしんけいじかいし

安德施氏神经　アンデルシュ神経　Anderschしんけい

贝尔氏神经　ベル神経　Bellしんけい

科图尼约氏神经　コッツニウス神経,鼻口蓋神経　Cotunniusしんけい,びこうがいしんけい

兰利氏神经　ラングレー神経　Langleyしんけい

纳熟奥特氏根神经　ナジオット根神経　Nageotteこんしんけい

斯卡帕氏神经　スカルパ神経,鼻口蓋神経　Scarpaしんけい,びこうがいしんけい

维杜斯氏神经　ビディウス神経　Vidiusしんけい

雅各布逊氏神经　ヤコブソン神経,鼓室神経　Jacobsonしんけい,こしつしんけい

神经安定麻醉　神経弛緩麻酔　しんけいしかんますい

神经安定〔麻醉〕剂　神経弛緩麻酔薬　しんけいし〔ち〕かんますいやく

神经安定药　神経弛緩薬　しんけいし〔ち〕かんやく

神经氨酸苷酶　ノイラミニダーゼ　neuraminidase

α2神经氨酸糖蛋白　α2ノイラミノ グリコプロティン　α2neuramino-glycoprotein

神经氨糖蛋白　ノイラミン糖蛋白　neuraminoとうたんぱく

神经氨〔糖〕酸　ノイラミン酸　neuraminさん

神经板　神経板　しんけいばん

神经杯　神経杯　しんけいはい

神经变态反应　神経アレルギー　しんけいAllergie

神经变性　神経変性　しんけいへんせい

神经变应性　神経アレルギー　しんけいAllergie

神经病　神経障害,ニューロパシー　しんけいしょうがい,neuopathy

神经病变　神経病変　しんけいびょうへん

神经病电疗法　神経病電気療法　しんけいびょうでんきりょうほう

神经病定位体征　神経障害定位徴候　しんけいしょうがいていいちょうこう

神经病发病机理　神経病発病機序　しんけいびょうはつびょうきじょ

神经病发生　神経病発生　しんけいびょうはっせい

神经病患者　神経病〔質〕者　しんけいびょう〔しつ〕しゃ

神经病理学　神経病理学　しんけいびょうりがく

神经病疗法　神経疾患治療法　しんけいしっかんちりょうほう

神经病性关节病　神経病性関節症　しんけいびょうせいかんせつしょう

神经病性关节炎　神経障害性関節炎　しんけいしょうがいせいかんせつえん

神经病性声带麻痹　神経障害性声帯麻痺　しんけいしょうがいせいせいたいまひ

神经病性水肿　神経障害性浮腫　しんけいしょうがいせいふしゅ

神经病性脱发　神経性脱毛〔症〕　しんけいせいだつもう〔しょう〕

神经病学　神経病学　しんけいびょうがく

神经病血液学　神経病血液学　しんけいびょうけつえきがく

神经病诊断　神経病診断　しんけいびょうしんだん

神经剥离器(刀)　神経剥離用器　しんけいはくりようき

神经不发育　神経無発育　しんけいむはついく

神经部　神経部　しんけいぶ

神经肠管　神経腸管　しんけいちょうかん

神经成胶质细胞病　神経海綿芽細胞症　しんけいかいめんがさいぼうしょう

神经成形术　神経形成術　しんけいけいせいじゅつ

神经冲动　神経衝動,神経インパルス　しんけいしょうどう,しんけい impulse

神经冲动传导　神経衝動伝導　しんけいしょうどうでんどう

神经冲动正常　神経衝動状態正常　しんけいしょうどうじょうたいせいじょう

神经抽出术　神経捻除術　しんけいねんじょじゅつ

神经穿刺术 神経穿刺術 しんけいせんしじゅつ

神经传导 神経伝導 しんけいでんどう

神经传导速度 神経伝導速度 しんけいでんどうそくど

神经传导阻滞 神経遮断,神経ブロック しんけいしゃだん,しんけいblock

神经〔传〕递质 神経伝達物質 しんけいでんたつぶっしつ

神经传器 神経伝達体 しんけいでんたつたい

神经垂体 神経下垂体 しんけいかすいたい

神经垂体素 ニューロフィジン neurophysin

神经垂体营养不良综合征 神経下垂体異栄養症候群 しんけいかすいたいいいえいようしょうこうぐん

神经丛 神経叢 しんけいそう

　奥厄巴赫氏神经丛 アウェルバッハ神経叢 Auerbachしんけいそう

　麦斯纳氏神经丛 マイスネル神経叢 Meissnerしんけいそう

神经丛型感觉障碍 神経叢型感覚障害 しんけいそうがたかんかくしょうがい

神经丛炎 神経叢炎 しんけいそうえん

神经挫伤 神経挫傷 しんけいざしょう

神经蛋白 神経蛋白〔質〕 しんけいたんぱく〔しつ〕

神经刀 神経切開刀 しんけいせっかいとう

神经蒂移植 神経茎移植〔術〕 しんけいけいいしょく〔じゅつ〕

神经电〔流描记〕图 神経電〔気記録〕図 しんけいでん〔きろく〕ず

神经电位 神経電位 しんけいでんい

神经毒剂 神経毒剤 しんけいどくざい

神经毒理学 神経毒物学 しんけいどくぶつがく

神经毒力 神経〔病〕毒力 しんけい〔びょう〕どくりょく

神经毒素 神経毒 しんけいどく

神经毒性 神経毒性 しんけいどくせい

神经毒血清 神経毒血清 しんけいどくけっせい

神经毒作用 神経毒作用 しんけいどくさよう

神经断裂 神経断裂〔症〕 しんけいだんれつ〔しょう〕

神经断伤 神経断裂傷 しんけいだんれつしょう

神经多发性血管母细胞瘤 神経多発性血管芽細胞腫 しんけいたはっせいけっかんがさいほうしゅ

神经耳科学 神経耳科学 しんけいじかがく

神经发生 神経組織発生 しんけいそしきはっせい

神经反射 神経反射 しんけいはんしゃ

神经反射弧 神経反射弓 しんけいはんしゃきゅう

神经反射性低血压 神経反射性低血圧〔症〕 しんけいはんしゃせいていけつあつ〔しょう〕

神经反射性调节 神経反射性調節 しんけいはんしゃせいちょうせつ

神经反射障碍 神経反射障害 しんけいはんしゃしょうがい

神经反应时测定器 神経反応時間測定器 しんけいはんのうじかんそくていき

神经分布 神経分配 しんけいぶんぱい

神经分泌 神経分泌 しんけいぶんぴつ

神经分泌颗粒 神経分泌顆粒 しんけいぶんぴつかりゅう

神经分泌物 神経分泌物質 しんけいぶんぴつぶっしつ

神经分泌细胞 神経分泌細胞 しんけいぶんぴつさいぼう

神经分支新生 神経新分枝形成,神経軸索再生 しんけいしんぶんしけいせい,しんけいじくさくさいせい

神经缝〔合〕术 神経縫合術 しんけいほうごうじゅつ

神经苷脂 ネルボン nervone

神经感觉细胞 神経感覚細胞 しんけいかんかくさいぼう

神经干 神経幹 しんけいかん

神经干叩击试验 チネル試験 Tinelしけん

神经干型感觉障碍 神経幹型感覚障害 しんけいかんがたかんかくしょうがい

神经割伤 神経切創 しんけいせっそう

神经根病 神経根病 しんけいこんびょう

神经根〔部〕 神経根〔部〕 しんけいこん〔ぶ〕

神经根拉钩 神経根レトラクタ しんけいこんretractor

神经根麻醉 神経根麻酔 しんけいこんますい

神经根牵开器 神経根レトラクタ しんけいこんretractor

神经根切除术 神経根切除術 しんけいこんせつじょじゅつ

神经根切断〔术〕 神経根切断〔術〕 しんけいこんせつだん〔じゅつ〕

神经根神经病 神経根神経病,神経根ニューロパシー しんけいこんしんけいびょう,しんけいこんneuropathy

神经根神经炎 神経根神経炎 しんけいこんしんけいえん

神经根痛 神経根疼痛 しんけいこんとうつう

神经根细胞 神経根細胞 しんけいこんさいぼう

神经根炎 神経根炎 しんけいこんえん

神经沟 神経溝 しんけいこう

神经固定 神経固定 しんけいこてい

神经关节病素质 神経関節症素質 しんけいかんせつしょうそしつ

神经官能性腹泻 神経症性下痢 しんけいしょうせいげり

神经官能性抑郁〔症〕 神経症性抑うつ〔症〕 しんけいしょうせいよくうつ〔しょう〕

神经官能症 ノイローゼ,神経症 neurosis,しんけいしょう

神经管 神経管 しんけいかん

神经管闭合不全 神経管癒合不全 しんけいかんゆごうふぜん

神经管底板 神経管床板 しんけいかんしょうばん

神经管节 神経管分節 しんけいかんぶんせつ

神经管腔 神経腔 しんけいくう

神经过敏〔症〕 神経症,神経過敏症 しんけいしょう,しんけいかびんしょう

神经核 神経核 しんけいかく

神经化学 神経化学 しんけいかがく

神经化学物质 神経化学物質 しんけいかがくぶっしつ

神经环 神経輪 しんけいりん

神经机能不足 神経機能減退 しんけいきのうげんたい

神经机能亢进 神経機能亢進 しんけいきのうこうしん

神经机能障碍 神経機能障害 しんけいきのうしょうがい

神经肌病 神経筋障害 しんけいきんしょうがい

神经肌接点 神経筋接合部 しんけいきんせつごうぶ

神经肌肉标本 神経筋プレパラート しんけいきんpreparate

神经肌肉传递 神経筋伝達 しんけいきんでんたつ

神经肌肉单位 神経筋単位 しんけいきんたんい

神经肌肉功能 神経筋機能 しんけいきんきのう

神经肌肉紧张状态 神経筋トーヌス しんけいきんtonus

神经肌肉应激性 神経筋興奮性 しんけいきんこうふんせい

神经肌肉应激性增高 神経筋興奮性増加 しんけいきんこうふんせいぞうか

神经肌肉张力过强 神経筋過緊張〔症〕 しんけいきんかき

んちょう〔しょう〕

神经肌肉阻滞剂　神経筋遮断薬　しんけいきんしゃだんやく

神经肌梭　神経筋紡錘　しんけいきんぼうすい

神经肌细胞　神経筋細胞　しんけいきんさいぼう

神经肌炎　神経筋炎　しんけいきんえん

神经激素　神経ホルモン　しんけいhormone

神经脊髓炎　神経脊髄炎　しんけいせきずいえん

神经嵴　神経稜　しんけいりょう

神经颊囊　神経頬嚢,ラトケ嚢　しんけいきょうのう,Rathkeのう

神经架桥法　神経橋かけ法　しんけいはしかけほう

神经剪　神経鋏　しんけいはさみ

神经碱　ノイリン　neurine

神经腱梭　神経腱紡錘　しんけいけんぼうすい

神经键　シナプス　synapse

神经浆　神経形質　しんけいけいしつ

神经交叉吻合术　神経交叉吻合術　しんけいこうさふんごうじゅつ

神经胶质　神経膠　しんけいこう

神经胶质瘤　神経膠腫　しんけいこうしゅ

神经胶质瘤病　神経膠腫症　しんけいこうしゅしょう

神经胶质母细胞瘤　神経膠芽細胞腫　しんけいこうがさいぼうしゅ

神经胶质肉瘤　〔神経〕膠肉腫　〔しんけい〕こうにくしゅ

神经胶质细胞　神経膠細胞　しんけいこうさいぼう

神经胶质细胞瘤　神経膠細胞腫　しんけいこうさいぼうしゅ

神经胶质增生　神経膠症,グリオーシス　しんけいこうしょう,gliosis

神经角蛋白　神経角質素,神経ケラチン　しんけいかくしつそ,しんけいkeratin

神经节　神経節　しんけいせつ

　　阿诺德氏神经节　アルノルド神経節,耳神経節　Arnoldしんけいせつ,じしんけいせつ

　　埃伦里特氏神经节　エーレンリッテル神経節　Ehrenritterしんけいせつ

　　安德施氏神经节　アンデルシェ神経節　Anderschしんけいせつ

　　博赫达勒克氏神经节　ボホダレク神経節　Bochdalekしんけいせつ

　　博克氏神经节　ボック神経節　Bockしんけいせつ

　　弗兰肯豪塞氏神经节　フランケンホイザー神経節　Frankenhauserしんけいせつ

　　甘塞氏神经节　ガンゼル神経節　Ganserしんけいせつ

　　加塞氏神经节　ガッセル神経節　Gasserしんけいせつ

　　克洛凯氏神经节　クロケー神経節　Cloquetしんけいせつ

　　美克尔氏神经节　メッケル神経節　Meckelしんけいせつ

　　沙歇氏神经节　シャッヘル神経節　Chacherしんけいせつ

　　史米德氏神经节　シュミーデル神経節　Schmiedelしんけいせつ

　　斯卡帕氏神经节　スカルパ神経節　Scarpaしんけいせつ

　　瓦尔特氏神经节　ワルテル神経節　Waltherしんけいせつ

神经节被囊　神経節被膜　しんけいせつひまく

神经节病　神経節病　しんけいせつびょう

神经节层　神経節層　しんけいせつそう

神经节〔传导〕阻滞　神経節遮断　しんけいせつしゃだん

神经节段　神経分節　しんけいぶんせつ

神经节苷脂　ガングリオシド　ganglioside

神经节苷脂〔沉积〕病　ガングリオシドーシス　gangliosidosis

〔神经〕节后纤维　神経節後繊維　しんけいせつこうせんい

神经节间质　神経節間質　しんけいせつかんしつ

神经节剪　神経節鋏　しんけいせつばさみ

神经节瘤　神経節腫　しんけいせつしゅ

神经节母细胞　神経節芽細胞　しんけいせつがさいぼう

神经节切除术　神経節切(摘)除術　しんけいせつせつ(てき)じょじゅつ

神经节神经丛　神経節神経叢　しんけいせつしんけいそう

神经节神经胶质瘤　神経節神経膠腫　しんけいせつしんけいこうしゅ

神经节神经瘤　神経節細胞腫　しんけいせつさいぼうしゅ

神经节受体　神経節レセプター　しんけいせつreceptor

神经节细胞　神経節細胞　しんけいせつさいぼう

神经节细胞层　神経節細胞層　しんけいせつさいぼうそう

神经节细胞瘤　神経節細胞腫　しんけいせつさいぼうしゅ

神经节细胞缺乏〔症〕　神経節細胞欠乏〔症〕　しんけいせつさいぼうけつぼう〔しょう〕

神经节星形细胞瘤　神経節星〔状〕細胞腫　しんけいせつせい〔じょう〕さいぼうしゅ

神经节性衰弱　神経節性衰弱〔症〕　しんけいせつせいすいじゃく〔しょう〕

神经节炎　神経節炎　しんけいせつえん

神经节支　神経節枝　しんけいせつし

神经节阻滞药(剂)　神経節遮断薬　しんけいせつしゃだんやく

神经结构　神経構造　しんけいこうぞう

神经解剖学　神経解剖学　しんけいかいぼうがく

神经介质　神経伝達物質　しんけいでんたつぶっしつ

神经紧张不全　神経異緊張症　しんけいいきんちょうしょう

神经精神病　神経精神病　しんけいせいしんびょう

神经精神病学　神経精神病学,神経精神医学　しんけいせいしんびょうがく,しんけいせいしんいがく

神经精神性呼吸困难　神経精神性呼吸困難〔症〕　しんけいせいしんせいこきゅうこんなん〔しょう〕

神经精神药理学　神経精神薬理学　しんけいせいしんやくりがく

神经科　神経科　しんけいか

神经科打诊锤　神経科ハンマー　しんけいかhammer

神经科学　神経科学　しんけいかがく

神经科医师　神経科医　しんけいかい

神经孔　神経孔　しんけいこう

神经控制〔作用〕　神経支配　しんけいしはい

神经叩击器　連打神経刺激器　れんだしんけいしげきき

神经类型　神経型　しんけいがた

神经类型学说　神経型説　しんけいかたせつ

神经类脂质　スフィンゴリピド　sphingolipid

神经裂伤　神経裂傷　しんけいれっしょう

神经淋巴管炎　神経リンパ管炎　しんけいlymphかんえん

神经淋巴瘤病　神経リンパ腫症　しんけいlymphしゅしょう

神经磷脂病　ニーマン・ピック病　Nemann-Pickびょう

神经瘤　神経腫　しんけいしゅ

　　韦尔讷伊氏神经瘤　ベルヌーユ神経腫　Verneuilしんけいしゅ

神経瘤病　神経腫症　しんけいしゅしょう

神経瘤切除法（术）　神経腫切除術　しんけいしゅせつじょじゅつ

神経瘤性象皮病　神経腫性象皮病　しんけいしゅせいぞうひびょう

神経螺旋体病　神経スピロヘータ症　しんけいspirochaetaしょう

神経麻痺　神経麻痺　しんけいまひ

神経麻痺性角膜炎　神経麻痺性角膜炎　しんけいまひせいかくまくえん

神経蔓延　神経〔原〕性蔓延（拡散）　しんけい〔げん〕せいまんえん（かくさん）

神経梅毒　神経梅毒　しんけいばいどく

神経梅毒復発　神経梅毒再発〔症〕　しんけいばいどくさいはつ〔しょう〕

神経免疫性疾病　神経免疫性疾患　しんけいめんえきせいしっかん

神経膜（鞘）　神経線維鞘　しんけいせんいしょう

神経膜瘤　神経鞘腫　しんけいしょうしゅ

神経膜鞘　神経周膜，神経鞘　しんけいしゅうまく，しんけいしょう

神経膜細胞　シュワン細胞　Schwannさいぼう

神経末端（梢）　神経終末　しんけいしゅうまつ

神経母細胞　神経芽細胞　しんけいがさいぼう

神経母細胞瘤性脳病　神経芽細胞腫性脳疾患　しんけいがさいぼうしゅせいのうしっかん

神経内分泌換能器　神経内分泌トランスデューサ　しんけいないぶんぴつtransducer

神経内分泌性颅病　神経内分泌性頭蓋骨症　しんけいないぶんぴつせいずがいこつしょう

神経内分泌性調节　神経内分泌調節　しんけいないぶんぴつちょうせつ

神経内分泌学　神経内分泌学　しんけいないぶんぴつがく

神経内麻酔　神経内麻酔　しんけいないますい

神経内膜　神経内膜　しんけいないまく

神経内膜炎　神経内膜炎　しんけいないまくえん

神経内松解术　神経内剥離術　しんけいないはくりじゅつ

神経能　①神経力②神経エネルギー　①しんけいりょく②しんけいEnergie

神経粘液瘤　神経粘液腫　しんけいねんえきしゅ

神経镊　神経ピンセット　しんけいpincette

神経祥移植　神経係蹄移植〔術〕　しんけいけいていいしょく〔じゅつ〕

神経胚　神経胚　しんけいはい

神経胚形成　神経胚形成　しんけいはいけいせい

神経皮肤黑色素病　神経皮膚黒色症　しんけいひふこくしょくしょう

神経皮肤血管瘤〔病〕　神経皮膚血管腫〔症〕　しんけいひふけっかんしゅ〔しょう〕

神経-皮肤综合征　神経皮膚症候群　しんけいひふしょうこうぐん

神経疲劳　神経疲労　しんけいひろう

神経牵伸术　神経伸張術　しんけいしんちょうじゅつ

神経牵引伤　神経牽引損傷　しんけいけんいんそんしょう

神経强壮剂　神経強壮薬　しんけいきょうそうやく

神経鞘　神経〔線維〕鞘，シュワン鞘　しんけい〔せんい〕しょう，Schwannしょう

汉勒氏神経鞘　ヘンレ鞘　Henleしょう

〔神経〕鞘氨醇　スフィンゴシン　sphingosine

〔神経〕鞘氨醇半乳糖甙　スフィンゴシル ガラクトシド，プシコシン　sphingosyl galactoside, psychosin

〔神経〕鞘半乳糖甙　スフィンゴガラクトシド　sphingogalactoside

神経鞘磷脂积累症　スフィンゴミエリン病　sphingomyelinびょう

神経鞘磷脂酶　スフィンゴミエリナーゼ　Sphingomyelinase

神経鞘膜瘤〔病〕　神経鞘腫〔症〕　しんけいしょうしゅ〔しょう〕

神経鞘内炎　神経鞘内炎　しんけいしょうないえん

神経鞘肉瘤　神経鞘肉腫　しんけいしょうにくしゅ

神経鞘神経　神経鞘神経　しんけいしょうしんけい

〔神経〕鞘〔髄〕磷脂　スフィンゴミエリン　sphingomyelin

〔神経〕鞘糖脂　スフィンゴグリコリピド　sphingoglycolipid

神経鞘細胞　神経鞘細胞　しんけいしょうさいぼう

神経鞘細胞肿瘤　神経鞘腫瘍　しんけいしょうしゅよう

神経鞘炎　神経鞘炎　しんけいしょうえん

神経鞘脂类　スフィンゴリピド　Sphingolipid

神経切除术　神経切除術　しんけいせつじょじゅつ

神経切断夹持钳　神経切断用把持鉗子　しんけいせつだんようはじかんし

神経切断术　神経切断術　しんけいせつだんじゅつ

神経軽瘫　神経不全麻痺　しんけいふぜんまひ

神経丘　神経小丘　しんけいしょうきゅう

神経肉瘤　神経肉腫　しんけいにくしゅ

神経乳头　神経乳頭　しんけいにゅうとう

神経乳头水肿　神経乳頭水腫（浮腫）　しんけいにゅうとうすいしゅ（ふしゅ）

神経乳头炎　神経乳頭炎　しんけいにゅうとうえん

神経软化　神経軟化　しんけいなんか

神経上皮　神経上皮　しんけいじょうひ

神経上皮瘤　神経上皮腫　しんけいじょうひしゅ

神経上皮小体　神経上皮小体　しんけいじょうひしょうたい

神経梢膜　終末神経線維鞘　しゅうまつしんけいせんいしょう

神経生理学　神経生理学　しんけいせいりがく

神経生物化学　神経生化学　しんけいせいかがく

神経生物学　神経生物学　しんけいせいぶつがく

神経生长因子　神経成長因子　しんけいせいちょういんし

神経失调症　ノイローゼ　neurosis

神経失用症　ニューラプラク（キ）シー　neurapraxia

神経手术　神経手術　しんけいしゅじゅつ

神経受体　神経受容体，神経レセプタ　しんけいじゅようたい，しんけいreceptor

神経束　神経束　しんけいそく

神経束縫合术　神経束縫合術　しんけいそくほうごうじゅつ

神経束间移植术　神経束間移植術　しんけいそくかんいしょくじゅつ

神経束膜　神経周膜　しんけいしゅうまく

神経束膜内膜炎　神経内膜周囲炎　しんけいないまくしゅういえん

神経束膜炎　神経周膜炎　しんけいしゅうまくえん

神経束切断术　神経路切断術　しんけいろせつだんじゅつ

神経衰弱　神経衰弱〔症〕　しんけいすいじゃく〔しょう〕

神経衰弱患者　神経衰弱患者　しんけいすいじゃくかん

じゃ

神经衰弱性特征　神経衰弱性徴候　しんけいすいじゃくせいちょうこう

神经衰弱综合征　神経衰弱症候群　しんけいすいじゃくしょうこうぐん

神经撕脱法　神経捻除術　しんけいねんじょじゅつ

神经撕脱伤　神経裂離傷　しんけいれつりしょう

神经损伤　神経損傷　しんけいそんしょう

神经索　神経索　しんけいさく

神经肽　神経ペプチド　しんけいpeptide

神经瘫痪　神経麻痺　しんけいまひ

神经套管术　神経包管術　しんけいほうかんじゅつ

神经体液　神経〔体〕液　しんけい〔たい〕えき

神经体液论　神経〔体〕液説　しんけい〔たい〕えきせつ

神经体液性调节　神経〔体〕液性調節　しんけい〔たい〕えきせいちょうせつ

神经体液装置　神経〔体〕液装置　しんけい〔たい〕えきそうち

神经调节　神経調節　しんけいちょうせつ

神经痛　神経痛　しんけいつう

　　法沙吉氏神经痛　フォザーギル神経痛　Fothergillしんけいつう

　　摩顿氏神经痛　モルトン神経痛　Mortonしんけいつう

　　斯路德氏神经痛　スルーダー神経痛　sluderしんけいつう

神经痛性肌萎缩　神経痛性筋萎縮〔症〕　しんけいつうせいきんいしゅく〔しょう〕

神经痛压痛点　バレー点　Valleixてん

神经突触　シナプス　Synapse

神经外剥离术　神経外剥離術　しんけいがいはくりじゅつ

神经外科　神経外科　しんけいげか

神经外科器械包　神経外科器械セット　しんけいげかきかいset

神经外科手术床　神経外科手術台　しんけいげかしゅじゅつだい

神经外科学　神経外科学　しんけいげかがく

神经外科用颅骨夹　神経外科用頭骨クランプ　しんけいげかようとうこつclamp

神经外科用平骨凿　神経外科用のみ　しんけいげかようのみ

神经外膜　神経上膜　しんけいじょうまく

神经外膜缝合术　神経上膜縫合術　しんけいじょうまくほうごうじゅつ

神经外膜粘液瘤　神経上膜粘液腫　しんけいじょうまくねんえきしゅ

神经外胚层　神経外胚葉　しんけいがいはいよう

神经外胚叶起源　神経外胚葉の起源　しんけいがいはいようのきげん

神经外伤　神経外傷　しんけいがいしょう

神经网　神経網　しんけいもう

神经微粒　ニューロビオン　neurobion

神经微（细）丝　神経細糸　しんけいさいし

神经萎缩　神経性萎縮　しんけいせいいしゅく

神经吻合术　神経吻合術　しんけいふんごうじゅつ

神经无力　神経衰弱,神経力欠如　しんけいすいじゃく,しんけいりょくけつじょ

神经系放射学　神経系放射線学　しんけいけいほうしゃせんがく

神经系统　神経系　しんけいけい

神经系统毒理学　神経系毒物学　しんけいけいどくぶつがく

神经系统状态　神経系状態　しんけいけいじょうたい

神经细胞　神経細胞　しんけいさいぼう

神经细胞〔胞〕体　神経細胞体　しんけいさいぼうたい

神经细胞瘤　神経細胞腫　しんけいさいぼうしゅ

神经细胞卫星现象　神経細胞衛星現象,神経細胞サテリトーシス　しんけいさいぼうえいせいげんしょう,しんけいさいぼうsatellitosis

神经细胞〔线状〕排列　神経細胞線状配列　しんけいさいぼうせんじょうはいれつ

〔神经细胞〕芽突　神経細胞芽球　しんけいさいぼうがきゅう

神经细胞炎　神経細胞炎　しんけいさいぼうえん

神经细胞营养不良　神経細胞栄養障害　しんけいさいぼうえいようしょうがい

神经下血管　神経下血管　しんけいかけっかん

神经纤维　神経繊維　しんけいせんい

神经纤维变性　神経繊維変性　しんけいせんいへんせい

神经纤维层　神経繊維層　しんけいせんいそう

神经纤维类型　神経繊維の類型　しんけいせんいのるいけい

神经纤维瘤〔病〕　神経繊維腫〔症〕　しんけいせんいしゅ〔しょう〕

　　雷克林豪森氏神经纤维瘤　レックリングハウゼン病　Recklinghausenびょう

神经纤维瘤切除术　神経繊維腫切除術　しんけいせんいしゅせつじょじゅつ

神经纤维曲张　神経瘤　しんけいりゅう

神经纤维肉瘤　神経繊維肉腫　しんけいせんいにくしゅ

〔神经〕纤维受体　神経繊維受容体　しんけいせんいじゅようたい

神经纤维束　神経繊維束　しんけいせんいそく

神经纤维松解法　神経繊維剥離術　しんけいせんいはくりじゅつ

神经纤维网　神経繊維網　しんけいせんいもう

神经酰胺　セラミド　ceramide

神经效应器接头　神経効果器接合部　しんけいこうかきせつごうぶ

神经心肌病性黑痣病　神経心筋症性ほくろ症　しんけいしんきんしょうせいほくろしょう

神经心理学　神経心理学　しんけいしんりがく

神经型　神経型　しんけいがた

神经型巴尔通氏体病　神経性バルトネラ症　しんけいせいBartonellaしょう

神经型波状热　神経性波状熱　しんけいせいはじょうねつ

神经型〔性〕肌萎缩　神経性筋萎縮　しんけいせいきんいしゅく

神经兴奋传导　神経興奮伝導　しんけいこうふんでんどう

神经兴奋器　神経興奮器　しんけいこうふんき

神经性嗳气　神経性おくび,神経性噯気　しんけいせいおくび,しんけいせいあいき

神经性颤搐　神経性攣縮　しんけいせいれんしゅく

神经性肠梗阻　シェルシェウスキー病　Cherchevskiびょう

神经〔性〕垂体　神経下垂体　しんけいかすいたい

神经性毒剂　神経性毒薬　しんけいせいどくやく

神经性毒剂中毒　神経毒薬中毒　しんけいどくやくちゅう

どく

神経性耳鳴　神経性耳鳴　しんけいせいみみなり
神経性发热　神経症性体温上昇　しんけいしょうせいたいおんじょうしょう
神経性肺水肿　神経性肺水腫　しんけいせいはいすいしゅ
神経性分泌作用　神経性分泌作用　しんけいせいぶんぴつさよう
神経性腹泻　神経性下痢　しんけいせいげり
神経性关节病　神経性関節症　しんけいせいかんせつしょう
神経性呼吸　神経性呼吸　しんけいせいこきゅう
神経性进行性筋萎缩症　進行性神経性筋萎縮症　しんこうせいしんけいせいきんいしゅくしょう
神経性痉挛　神経痙攣　しんけいけいれん
神経性溃疡　神経性潰瘍　しんけいせいかいよう
神経性老年聋　神経性老人性難聴　しんけいせいろうじんせいなんちょう
神経性聋　神経聾　しんけいろう
神経性麻痹　神経性麻痺　しんけいせいまひ
神経性磨牙症　神経性歯ぎしり症　しんけいせいはぎしりしょう
神経性粘液溢　神経性粘液漏　しんけいせいねんえきろう
神経性尿频　神経性頻尿　しんけいせいひんにゅう
神経性呕吐　神経性嘔吐　しんけいせいおうと
神経性膀胱〔功能〕障碍　神経性膀胱障害　しんけいせいぼうこうしょうがい
神経性皮肤病　神経性皮膚症　しんけいせいひふしょう
神経性皮肌炎　神経性皮膚筋炎　しんけいせいひふきんえん
神経性皮萎缩　神経性皮膚萎縮　しんけいせいひふいしゅく
神経性皮炎　神経性皮膚炎　しんけいせいひふえん
神経性疲劳　神経性疲労　しんけいせいひろう
神経性热　神経性熱　しんけいせいねつ
神経性失音〔症〕　神経性失声〔症〕　しんけいせいしっせい〔しょう〕
神経性食欲缺乏　神経性食欲不振　しんけいせいしょくよくふしん
神経性调节　神経性調節　しんけいせいちょうせつ
神経性萎缩　神経性萎縮　しんけいせいいしゅく
神経性休克　神経性ショック　しんけいせいshock
神経性血液循环器官　神経性血液循環器官　しんけいせいけつえきじゅんかんきかん
神経性循环衰弱　神経性循環無力症　しんけいせいじゅんかんむりょくしょう
神経性厌食〔症〕　神経性食欲不振，神経性無食欲　しんけいせいしょくよくふしん，しんけいせいむしょくよく
神経性営养不良　神経性栄養失調　しんけいせいえいようしっちょう
神経性阵挛　神経性間代〔性〕痙攣　しんけいせいかんだい〔せい〕けいれん
神経性紫癜　神経性紫斑　しんけいせいしはん
神経修复　神経修復　しんけいしゅうふく
神経学　神経学　しんけいがく
神経血管反射综合征　神経血管反射症候群　しんけいけっかんはんしゃしょうこうぐん
神経循环性虚脱　神経循環性虚脱　しんけいじゅんかんせいきょだつ

神経圧迫　神経圧迫　しんけいあっぱく
神経圧迫综合征　神経圧迫症候群　しんけいあっぱくしょうこうぐん
神経圧痛点　神経圧痛点　しんけいあっつうてん
神経圧轧术　神経挫砕術　しんけいざさいじゅつ
神経炎　神経炎　しんけいえん
神経眼科学　神経眼科学　しんけいがんかがく
神経眼血管病　神経眼血管腫症　しんけいがんけっかんしゅしょう
神経移位术　神経転位術　しんけいてんいじゅつ
神経移植术　神経移植術　しんけいいしょくじゅつ
神経移植物　神経移植片　しんけいいしょくへん
神経异位　神経転位〔症〕　しんけいてんい〔しょう〕
神経抑制剤　神経抑制薬　しんけいよくせいやく
神経因素　神経因子　しんけいいんし
神経営养　神経栄養　しんけいえいよう
神経営养变性　神経栄養変性　しんけいえいようへんせい
神経営养不良　神経栄養障害　しんけいえいようしょうがい
神経営养不良性疾病　神経栄養障害性疾病　しんけいえいようしょうがいせいしっぺい
神経営（滋）养血管　神経栄養血管　しんけいえいようけっかん
神経游离移植术　神経游離移植術　しんけいゆうりいしょくじゅつ
神経元　ニューロン，神経単位　neuron，しんけいたんい
神経元发育不全　ニューロン発育不全　neuronはついくふぜん
神経元集合　ニューロン集合　neuronしゅうごう
神経元間接触　エファプス　ephapse
神経元検査法　ニューロン検査法　neuronけんさほう
神経元介質　ニューロン性伝達物質　neuronせいでんたつぶっしつ
神経元萎缩　ニューロン萎縮〔症〕　neuronいしゅく〔しょう〕
神経元学说　神経単位説　しんけいたんいせつ
神経元炎　ニューロン炎　neuronえん
神経元周少突胶质細胞　ニューロン周囲乏突起神経膠細胞　neuronしゅういぼうとっきしんけいこうさいぼう
神経元周細胞　ニューロン周囲細胞　neuronしゅういさいぼう
神経原浆丛　神経形質叢　しんけいけいしつそう
神経原纤維　神経原線維　しんけいげんせんい
神経原性关节炎　神経原性関節炎　しんけいげんせいかんせつえん
神経原性肉瘤　神経原性肉腫　しんけいげんせいにくしゅ
神経〔原〕性斜颈　神経原性斜頚　しんけいげんせいしゃけい
神経原性休克　神経原性ショック　しんけいげんせいshock
神経原性学说　神経原説　しんけいげんせつ
神経原性肿瘤　神経原性腫瘍　しんけいげんせいしゅよう
神経原質　神経原，ニューロゲン　しんけいげん，neurogen
神経再生　神経再生　しんけいさいせい
神経増殖过度　神経増殖過度　しんけいぞうしょくかど
神経张力不稳定　神経緊張不安定　しんけいきんちょうふあんてい
神経张力平衡　神経緊張平衡　しんけいきんちょうへいこう
神経张力性肌反应　神経緊張反応　しんけいきんちゅうは

んのう

神経褶　神経ひだ　しんけいひだ

神経鎮静剤　神経鎮静剤　しんけいちんせいざい

神経鎮静止痛法　神経鎮静性無痛法　しんけいちんせいせいむつうほう

神経症　神経症　しんけいしょう

神経症抑郁症　神経症性抑うつ症　しんけいしょうせいよくうつしょう

神経支配　神経支配　しんけいしはい

神経支切断术　神経枝切断術　しんけいしせつだんじゅつ

神経質　神経質　しんけいしつ

神経質型　神経質型　しんけいしつがた

神経痣　神経母斑　しんけいぼはん

神経中枢　神経中枢　しんけいちゅうすう

神経中枢外伤　神経中枢外傷　しんけいちゅうすうがいしょう

神経終器　神経終末器官　しんけいしゅうまつきかん

神経終丝　神経足　しんけいそく

神経中毒症　神経中毒症　しんけいちゅうどくしょう

神経周〔围〕〔间〕隙　神経周囲間隙　しんけいしゅういかんげき

神経周〔围〕麻酔　神経周囲麻酔　しんけいしゅういますい

神経軸术　軸索　じくさく

神経軸分解　軸索融解　じくさくゆうかい

神経転移术　神経転移術　しんけいてんいじゅつ

神経足　神経足　しんけいそく

神経阻断剤　神経遮断薬　しんけいしゃだんやく

神経阻滞　神経遮断,神経ブロック　しんけいしゃだん,しんけいblock

神経阻滞疗法　神経遮断療法,神経ブロック療法　しんけいしゃだんりょうほう,しんけいblockりょうほう

神経阻滞麻酔　神経遮断麻酔　しんけいしゃだんますい

神経組織　神経組織　しんけいそしき

神経組織崩解　神経溶解　しんけいようかい

神経組織学　神経組織学　しんけいそしきがく

神経組織肿瘤　神経組織腫瘍　しんけいそしきしゅよう

神林-远藤氏复式比色计　神林・遠藤複式比色計　かんばやし・えんどうふくしきひしょくけい

神态　表情,顔つき　ひょうじょう,かおつき

神游症　徘徊症　はいかいしょう

神志　意識　いしき

神志半清醒　半意識　はんいしき

神志不清　意識不明,人事不省　いしきふめい,じんじふせい

神志迷糊　意識混濁　いしきこんだく

神志清醒　意識明瞭　いしきめいりょう

神志丧失　意識喪失,無意識　いしきそうしつ,むいしき

神志状態　精神状態,意識状態　せいしんじょうたい,いしきじょうたい

shén　審

審定滴定管　検定ビュレット　けんていburette

shèn　肾肿渗

肾　腎〔臓〕　じん〔ぞう〕

　福馬德氏肾　ホルマッド腎　Formadじん

　罗基坦斯基氏肾　ロキタンスキー腎　Rokitanskyじん

肾癌　腎癌　じんがん

肾癌肉瘤　腎癌肉腫　じんがんにくしゅ

肾包虫病　腎包虫病　じんほうちゅうびょう

肾包虫囊肿　腎包虫嚢腫　じんほうちゅうのうしゅ

肾被膜　〔腎〕線維被膜　〔じん〕せんいひまく

肾被膜剥除术　腎被膜切除術　じんひまくせつじょじゅつ

肾被膜切开术　腎被膜切開術　じんひまくせっかいじゅつ

肾病　腎症,腎障害,ネフローゼ,ネフロパシー　じんしょう,じんしょうがい,nephrosis,nephropathy

肾病肾反射　腎病反射　じんじんはんしゃ

肾病肾炎　ネフローゼ腎炎　nephroseじんえん

肾病性恶液质　腎性悪液質　じんせいあくえきしつ

肾病性佝偻病　腎性佝僂病　じんせいくるびょう

肾病性骨营养不良　腎性骨ジストロフィ　じんせいこつdystrophy

肾病性水肿　腎性水(浮)腫　じんせいすい(ふ)しゅ

肾病学　腎臓病学　じんぞうびょうがく

肾病学家　腎臓病学者,腎臓病専門医　じんぞうびょうがくしゃ,じんぞうびょうせんもんい

肾病眼底改变　腎疾患の眼底変化　じんしっかんのがんていへんか

肾病灶清除术　腎病巣除去術　じんびょうそうじょきょじゅつ

肾病综合征　ネフローゼ症候群　nephroseしょうこうぐん

肾部分切除术　部分的腎切除術　ぶぶんてきじんせつじょじゅつ

肾部分缺损　腎部分的欠損　じんぶぶんてきけっそん

肾弛缓　腎臓アトニー　じんぞうatony

肾充血　腎うっ血　じんうっけつ

肾冲击触诊〔法〕　腎浮球感診断〔法〕　じんふきゅうかんしんだん〔ほう〕

肾出血　腎出血　じんしゅっけつ

肾穿刺术　腎穿刺術　じんせんしじゅつ

肾丛　腎神経叢　じんしんけいそう

肾促红细胞生成因子　腎赤血球生成促進因子　じんせっけっきゅうせいせいそくしんいんし

肾挫伤　腎挫傷　じんざしょう

肾错构瘤　腎過誤腫　じんかごしゅ

肾大盏　大腎杯　だいじんはい

肾代偿性肥大　腎代償性肥大　じんだいしょうせいひだい

肾单位　ネフロン　nephron

肾单位结构　ネフロン構造　nephronこうぞう

肾蒂断裂　腎茎断裂　じんけいだんれつ

肾蒂淋巴管剥脱术　腎茎リンパ管剥離術　じんけいlymphかんはくりじゅつ

肾蒂扭转　腎茎捻転　じんけいねんてん

肾蒂钳　腎茎鉗子　じんけいかんし

肾蒂撕裂伤　腎茎裂傷　じんけいれっしょう

肾电图用导尿管电极　腎電図用尿管カテーテル電極　じんでんずようにょうかんcatheterでんきょく

肾淀粉样变〔性〕　腎アミロイドーシス,腎類澱粉症,腎アミロイド症　じんamyloidosis,じんるいでんぷんしょう,じんamyloidしょう

肾动静脉瘘　腎動静脈瘻　じんどうじょうみゃくろう

肾动脉　腎動脈　じんどうみゃく

肾动脉瘤　腎動脈瘤　じんどうみゃくりゅう

肾动脉内膜切除术　腎動脈内膜切除術　じんどうみゃくないまくせつじょじゅつ

肾动脉内膜增生　腎動脈内膜増殖　じんどうみゃくないまくぞうしょく

肾动脉平面　腎動脈平面　じんどうみゃくへいめん

肾动脉缺血性高血压　腎動脈虚血性高血圧〔症〕　じんどうみゃくきょけつせいこうけつあつ〔しょう〕

肾动脉栓塞　腎動脈塞栓〔症〕　じんどうみゃくそくせん〔しょう〕

肾动脉栓塞术　腎動脈塞栓形成法　じんどうみゃくそくせんけいせいほう

肾动脉狭窄　腎動脈狭窄〔症〕　じんどうみゃくきょうさく〔しょう〕

肾动脉狭窄性高血压　腎動脈狭窄性高血圧〔症〕　じんどうみゃくきょうさくせいこうけつあつ〔しょう〕

肾动脉纤维增生病　腎動脈線維増殖症　じんどうみゃくせんいぞうしょくしょう

肾动脉血管瘤　腎動脈血管腫　じんどうみゃくけっかんしゅ

肾动脉血栓形成　腎動脈血栓形成　じんどうみゃくけっせんけいせい

肾动脉炎　腎動脈炎　じんどうみゃくえん

肾动脉硬化　腎動脈硬化〔症〕　じんどうみゃくこうか〔しょう〕

肾动脉造影　腎動脈造影〔法〕　じんどうみゃくぞうえい〔ほう〕

肾动脉造影器械　腎動脈造影器械　じんどうみゃくぞうえいきかい

肾动态照相　動態腎造影〔法〕　どうたいじんぞうえい〔ほう〕

肾窦　腎洞　じんどう

肾窦回流　腎洞逆流　じんどうぎゃくりゅう

肾毒抗体　腎毒性抗体　じんどくせいこうたい

肾毒素　腎〔細胞〕毒素　じん〔さいぼう〕どくそ

肾毒性肾炎　腎毒性腎〔臓〕炎　じんどくせいじん〔ぞう〕えん

肾毒性物质　腎毒性物質　じんどくせいぶっしつ

肾毒性因素　腎毒性因子　じんどくせいいんし

肾毒血清　腎毒性血清　じんどくせいけっせい

肾段　腎区域　じんくいき

肾发酵病　発酵性腎症　はっこうせいじんしょう

肾发育不良　腎発育不全　じんはついくふぜん

肾放线菌病　腎〔臓〕放線菌症　じん〔ぞう〕ほうせんきんしょう

肾肥大　腎〔臓〕肥大　じん〔ぞう〕ひだい

肾缝〔合〕术　腎縫合術　じんほうごうじゅつ

肾副血管　腎〔臓〕副血管　じん〔ぞう〕ふくけっかん

肾钙斑　ランダル斑　Randallはん

肾钙斑学说　ランダル斑説　Randallはんせつ

肾钙化　腎石灰化　じんせっかいか

肾钙化囊肿　腎石灰化嚢胞　じんせっかいかのうほう

肾钙盐(质)沉积(着)　腎石灰沈着症　じんせっかいちんちゃくしょう

肾梗塞　腎〔臓〕梗塞〔症〕　じん〔ぞう〕こうそく〔しょう〕

肾弓状静脉　腎弓形静脈　じんきゅうけいじょうみゃく

肾功能检查　腎機能検査　じんきのうけんさ

肾功能减退型　腎機能低下型　じんきのうていかがた

肾功能衰竭　腎〔機能〕不全　じん〔きのう〕ふぜん

肾功能障碍　腎機能障害　じんきのうしょうがい

肾固定术　腎〔臓〕固定術　じん〔ぞう〕こていじゅつ

肾管　腎管　じんかん

肾灌注扫描　腎灌流走査,腎灌流スキャンニング　じんかんりゅうそうさ,じんかんりゅうscanning

肾X光摄影术　腎のX線撮影法,レノグラフィ　じんのXせんさつえいほう,renography

肾X光造影图　レノグラム　renogram

肾后筋膜　後腎筋膜　こうじんきんまく

肾后性　腎後性　じんこうせい

肾后性尿路完全梗阻　腎後性尿路完全閉鎖〔症〕　じんこうせいにょうろかんぜんへいさ〔しょう〕

肾后性无尿　腎後性無尿　じんこうせいむにょう

肾化脓　腎化膿〔症〕　じんかのう〔しょう〕

肾混浊肿胀　腎混濁腫脹　じんこんだくしゅちょう

肾活〔组织〕检〔查〕　腎生検　じんせいけん

肾机能不全　腎機能不全　じんきのうふぜん

肾机能试验　腎機能試験　じんきのうしけん

肾积尿血　尿血腎症　にょうけつじんしょう

肾积脓　膿腎症　のうじんしょう

肾积水　水腎症　すいじんしょう

肾畸胎瘤　腎奇形腫　じんきけいしゅ

肾畸形　腎〔臓〕奇形　じん〔ぞう〕きけい

肾激肽系统　腎カリクレイン系　じんkallikreinけい

肾寄生虫病　腎寄生虫症　じんきせいちゅうしょう

肾间体　腎間体　じんかんたい

肾间叶瘤　腎間葉腫　じんかんようしゅ

肾间质水肿　腎間質〔性〕水腫　じんかんしつ〔せい〕すいしゅ

肾绞痛　腎仙痛　じんせんつう

肾节　腎節　じんせつ

肾结肠固定术　腎結腸固定術　じんけっちょうこていじゅつ

肾结肠下垂　腎結腸下垂〔症〕　じんけっちょうかすい〔しょう〕

肾结核　腎結核　じんけっかく

肾结石　腎〔臓〕結石,腎石〔症〕　じん〔ぞう〕けっせき,じんせき〔しょう〕

肾筋膜　腎筋膜　じんきんまく

肾近曲小管　腎近位曲尿細管　じんきんいきょくにょうさいかん

肾静脉　腎静脈　じんじょうみゃく

肾静脉血栓形成　腎静脈血栓形成　じんじょうみゃくけっせんけいせい

肾静脉造影　腎静脈造影〔法〕　じんじょうみゃくぞうえい〔ほう〕

肾颗粒细胞癌　腎顆粒細胞癌　じんかりゅうさいぼうがん

肾孔　腎口　じんこう

肾溃疡　腎臓潰瘍　じんぞうかいよう

肾扩张　腎臓拡張〔症〕　じんぞうかくちょう〔しょう〕

肾良性肿瘤　腎臓良性腫瘍　じんぞうりょうせいしゅよう

肾裂伤　腎臓裂傷　じんぞうれっしょう

肾淋巴肉瘤　腎臓リンパ肉腫　じんぞうlymphにくしゅ

肾磷脂　カルナウボン　carnaubon

肾瘤　腎腫　じんしゅ

肾鹿角结石　腎鹿角状結石　じんろっかくじょうけっせき

肾麻痹　腎麻痺　じんまひ

肾马尿酸酶　腎馬尿酸分解酵素　じんばにょうさんぶんかいこうそ

肾梅毒　腎〔臓〕梅毒　じん〔ぞう〕ばいどく

肾霉菌病　腎真菌症　じんしんきんしょう

肾门　腎門　じんもん

肾门静脉系统　腎門脈系　じんもんみゃくけい

肾迷走血管　腎迷入血管　じんめいにゅうけっかん

肾迷走血管切断术　腎迷入血管切断術　じんめいにゅう

けっかんせつだんじゅつ
肾面　腎面　じんめん
肾母细胞瘤　腎芽細胞腫　じんがさいぼうしゅ
肾囊封闭　腎囊ブロック　じんのうblock
肾囊肿　腎囊胞　じんのうほう
肾囊肿形成　腎臓囊胞形成　じんぞうのうほうけいせい
肾内肾积水　腎臓内水腎症　じんぞうないすいじんしょう
肾酿酶　ネフロチマーゼ　nephrozymase
肾脓肿　腎膿瘍　じんのうよう
肾脓肿引流术　腎膿瘍ドレナージ　じんのうようdrainage
肾排泄　腎排泄　じんはいせつ
肾旁假囊肿　腎傍偽囊胞　じんぼうぎのうほう
肾膀胱吻合术　腎膀胱吻合術　じんぼうこうふんごうじゅつ
肾膀胱炎　腎膀胱炎　じんぼうこうえん
肾膀胱造影片　レノチストグラム　renocystogram
肾胚瘤切除术　ウイルムス腫〔瘍〕切除術　Wilmsしゅ〔よう〕せつじょじゅつ
肾胚〔胎〕性〔癌肉〕瘤　腎胎生性癌肉腫，ウイルムス腫〔瘍〕，胎生性腎混合腫瘍　じんたいせいせいがんにくしゅ，Wilmsしゅ〔よう〕，たいせいせいじんこんごうしゅよう
肾膨结线虫　腎ジオクトフィーマ　じんdioctophyma
肾皮质　腎皮質　じんひしつ
肾皮质坏死　腎皮質性壊死　じんひしつせいえし
肾皮质脓肿　腎皮質性膿瘍　じんひしつせいのうよう
肾皮质匀浆　腎皮質ホモジネート　じんひしつhomogenate
肾脾固定术　腎脾固定術　じんひこていじゅつ
肾平滑肌瘤　腎〔臓〕平滑筋腫　じん〔ぞう〕へいかつきんしゅ
肾平滑肌肉瘤　腎〔臓〕平滑筋肉腫　じん〔ぞう〕へいかつきんにくしゅ
肾破裂　腎〔臓〕破裂　じん〔ぞう〕はれつ
肾前筋膜　前腎筋膜　ぜんじんきんまく
肾前列腺素　腎プロスタグランジン　じんprostaglandin
肾前性尿毒症　腎前性尿毒症　じんぜんせいにょうどくしょう
肾前性无尿　腎前性無尿　じんぜんせいむにょう
肾切除术　腎切除術，腎摘出術　じんせつじょじゅつ，じんてきしゅつじゅつ
肾切开取石术　腎切石術　じんせつせきじゅつ
肾切开术　腎切開術　じんせっかいじゅつ
肾清除率　腎清掃率，腎クリアランス　じんせいそうりつ，じんclearance
肾球囊内压　糸球体囊内圧　しきゅうたいのうないあつ
肾球旁小体　傍糸球体装置　ぼうしきゅうたいそうち
肾区　腎区　じんく
肾区叩击痛　腎区打診痛　じんくだしんつう
肾区杂音　腎区雑音　じんくざつおん
肾曲小管　曲尿細管　きょくにょうさいかん
肾曲小管坏死　曲尿細管壊死　きょくにょうさいかんえし
肾全层裂伤　腎全層裂傷　じんぜんそうれっしょう
肾缺如　腎欠如　じんけつじょ
肾缺失　腎欠損，腎無発育　じんけっそん，じんむはついく
肾缺血　腎虚血　じんきょけつ
肾溶解　腎実質溶解　じんじっしつようかい
肾肉瘤　腎肉腫　じんにくしゅ
肾乳头　腎乳頭　じんにゅうとう
肾乳头坏死　腎乳頭壊死　じんにゅうとうえし

肾乳头筛区　腎乳頭篩状野　じんにゅうとうしじょうや
肾乳头〔状〕癌　腎乳頭〔状〕癌　じんにゅうとう〔じょう〕がん
肾乳头〔状〕瘤病　腎乳頭腫症　じんにゅうとうしゅしょう
肾软斑病　腎マラコプラキア　じんmalakoplakia
肾软化　腎軟化〔症〕　じんなんか〔しょう〕
肾扫描　腎スキャンニング　じんscanning
肾闪烁显影　腎シンチレーション影像　じんscintillationえいぞう
肾闪烁照相剂　腎シンチグラフィー剤　じんscintigraphyざい
肾上腺　副腎　ふくじん
肾上腺变态综合征　アシャール・チル症候群　Achard-Thierしょうこうぐん
肾上腺变性　副腎変性　ふくじんへんせい
肾上腺病　副腎疾患　ふくじんしっかん
肾上腺产伤　副腎分娩〔時〕損傷　ふくじんぶんべん〔じ〕そんしょう
肾上腺成神经细胞瘤　副腎神経芽細胞腫　ふくじんしんけいがさいぼうしゅ
肾上腺出血　副腎出血　ふくじんしゅっけつ
肾上腺次全切除　副腎亜全切除術　ふくじんあぜんせつじょじゅつ
肾上腺丛　副腎神経叢　ふくじんしんけいそう
肾上腺大　副腎腫脹　ふくじんしゅちょう
肾上腺淀粉样变　副腎殿粉様変性，副腎アミロイド変性　ふくじんでんぷんようへんせい，ふくじんamyloidへんせい
肾上腺动脉　副腎動脈　ふくじんどうみゃく
肾上腺动脉栓塞　副腎動脈塞栓〔症〕　ふくじんどうみゃくそくせん〔しょう〕
肾上腺动脉造影术　副腎動脈造影法　ふくじんどうみゃくぞうえいほう
肾上腺毒素　副腎毒素　ふくじんどくそ
肾上腺恶性嗜铬细胞瘤　副腎悪性好クロム性細胞腫　ふくじんあくせいこうchromeせいさいぼうしゅ
肾上腺非功能性皮质腺瘤　副腎非機能性皮質腺腫　ふくじんひきのうせいひしつせんしゅ
肾上腺功能减退　副腎機能低下　ふくじんきのうていか
肾上腺功能亢进　副腎機能亢進　ふくじんきのうこうしん
肾上腺功能紊乱　副腎機能障害　ふくじんきのうしょうがい
肾上腺坏死　副腎壊死　ふくじんえし
肾上腺黄素　アドレノルチン　adrenolutine
肾上腺机能不全　副腎機能不全　ふくじんきのうふぜん
肾上腺机能缺失　副腎機能欠失〔症〕　ふくじんきのけっしつ〔しょう〕
肾上腺机能停滞　副腎機能静止　ふくじんきのうせいし
肾上腺〔机能障碍〕病　副腎機能障害〔症〕　ふくじんきのうしょうがい〔しょう〕
肾上腺结核　副腎結核〔症〕　ふくじんけっかく〔しょう〕
肾上腺静脉　副腎静脈　ふくじんじょうみゃく
肾上腺静脉造影术　副腎静脈造影法　ふくじんじょうみゃくぞうえいほう
肾上腺类固醇　副腎コルチコステロイド　ふくじんcorticosteroid
肾上腺类皮质激素　副腎コルチコイド　ふくじんcorticoid
肾上腺瘤　副腎腫　ふくじんしゅ

肾上腺梅毒　副腎梅毒　ふくじんばいどく

肾上腺囊肿　副腎囊腫　ふくじんのうしゅ

肾上腺内出血　副腎内出血　ふくじんないしゅっけつ

肾上腺能神经元　アドレナリン〔作動〕性ニューロン
adrenaline〔さどう〕せいneuron

肾上腺能阻滞药　抗アドレナリン薬　こうadrenalineやく

肾上腺皮质　副腎皮質　ふくじんひしつ

肾上腺皮质癌　副腎皮質癌　ふくじんひしつがん

肾上腺皮质变性　副腎皮質変性　ふくじんひしつへんせい

肾上腺皮质病　副腎皮質疾患　ふくじんひしつしっかん

肾上腺皮质多肽　副腎皮質ポリペプチド　ふくじんひしつ
polypeptide

肾上腺皮质功能不全　副腎皮質機能不全〔症〕　ふくじんひ
しつきのうふぜん〔しょう〕

肾上腺皮质功能亢进　副腎皮質機能亢進〔症〕　ふくじんひ
しつきのうこうしん〔しょう〕

肾上腺皮质功能衰竭　副腎皮質機能不全　ふくじんひしつ
きのうふぜん

肾上腺皮质功能障碍　副腎皮質機能障害　ふくじんひしつ
きのうしょうがい

肾上腺皮质功能正常　副腎皮質機能正常　ふくじんひしつ
きのうせいじょう

肾上腺皮质机能检查法　副腎皮質機能検査法　ふくじんひ
しつきのうけんさほう

肾上腺皮质机能减退　副腎皮質機能低下〔症〕　ふくじんひ
しつきのうていか〔しょう〕

肾上腺皮质激素　副腎皮質ホルモン　ふくじんひしつ
hormone

肾上腺皮质激素过多〔症〕　副腎皮質ホルモン過多症　ふく
じんひしつhormoneかたしょう

肾上腺皮质激素类　副腎皮質ホルモン類　ふくじんひしつ
hormoneるい

〔肾上腺〕皮质类固醇　アドレナル　コルチコステロイド,副
腎皮質ステロイド　adrenal corticosteroid,ふくじんひし
つsteroid

肾上腺皮质瘤　副腎皮質腫　ふくじんひしつしゅ

肾上腺皮质弥漫性增生　副腎皮質び漫性増殖　ふくじんひ
しつびまんせいぞうしょく

肾上腺皮质球状带　副腎皮質球状帯　ふくじんひしつきゅ
うじょうたい

肾上腺皮质生乳素　コルチラクチン　cortilactin

肾上腺皮质束状带　副腎皮質束状帯　ふくじんひしつそく
じょうたい

肾上腺皮质提取物　副腎皮質エキス　ふくじんひしつex-
tract

肾上腺皮质网状带　副腎皮質網状帯　ふくじんひしつもう
じょうたい

肾上腺皮质危象　副腎皮質発症,副腎皮質クリーゼ　ふく
じんひしつはっしょう,ふくじんひしつcrisis

肾上腺皮质萎缩　副腎皮質萎縮　ふくじんひしついしゅく

肾上腺皮质腺癌　副腎皮質腺癌　ふくじんひしつせんがん

肾上腺皮质腺瘤　副腎皮質腺腫　ふくじんひしつせんしゅ

肾上腺皮质甾酮　副腎コルチコステローン　ふくじん
corticosterone

肾上腺皮质增生　副腎皮質増殖　ふくじんひしつぞうしょ
く

肾上腺皮质脂沉积病　副腎皮質リポイド沈着症　ふくじん
ひしつlipoidちんちゃくしょう

肾上腺皮质肿瘤　副腎皮質腫瘍　ふくじんひしつしゅよう

肾上腺皮质综合征　副腎皮質症候群　ふくじんひしつしょ
うこうぐん

肾上腺切除术　副腎切除術　ふくじんせつじょじゅつ

肾上腺缺失　副腎欠失　ふくじんけっしつ

肾上腺扫描　副腎スキャンニング　ふくじんscanning

肾上腺扫描剂　副腎スキャンニング剤　ふくじんscanningざ
い

肾上腺色素　アドレノクローム　adrenochrome

肾上腺色素缩氨脲　アドレノバゾーン,アドレノシン
adrenobazone,adrenosin

肾上腺上动脉　上副腎動脈　じょうふくじんどうみゃく

肾上腺神经母细胞瘤　副腎神経芽細胞腫　ふくじんしんけ
いがさいぼうしゅ

肾上腺生殖器综合征　副腎性器症候群　ふくじんせいき
しょうこうぐん

肾上腺嗜铬母细胞瘤　副腎褐色芽細胞腫,副腎クロム親和
性芽細胞腫　ふくじんかっしょくがさいぼうしゅ,ふくじ
んchromeしんわせいがさいぼうしゅ

肾上腺嗜铬细胞瘤　副腎好クロム性細胞腫,副腎褐色細胞
腫　ふくじんこうchromeせいさいぼうしゅ,ふくじんかっ
しょくさいぼうしゅ

肾上腺素　アドレナリン　adrenaline

肾上腺素倒转作用　アドレナリン反転作用　adrenalineはん
てんさよう

肾上腺素红　アドレノクローム　adrenochrome

肾上腺素计　アドレナリン検出器　adrenalineけんしゅっき

肾上腺素能递质　アドレナリン〔作動〕性伝達物質
adrenalineせいでんたつぶっしつ

肾上腺素能解药　抗アドレナリン薬　こうadrenalineやく

肾上腺素能神经　アドレナリン〔作動〕性神経　adrenaline
〔さどう〕せいしんけい

肾上腺素能神经抑制药　アドレナリン〔作動〕性神経抑制薬
adrenaline〔さどう〕せいしんけいよくせいやく

肾上腺素能神经元　アドレナリン〔作動〕性ニューロン
adrenaline〔さどう〕せいneuron

肾上腺素能受体　アドレナリン〔作動〕性受容体
adrenaline〔さどう〕せいじゅようたい

α-肾上腺素能受体　α-アドレナリン〔作動〕性受容体
α-adrenaline〔さどう〕せいじゅようたい

β-肾上腺素能受体　β-アドレナリン〔作動〕性受容体
β-adrenaline〔さどう〕せいじゅようたい

肾上腺素能纤维　アドレナリン〔作動〕性線維　adrenaline
〔さどう〕せいせんい

肾上腺素能阻滞剂　抗アドレナリン薬　こうadrenalineやく

肾上腺素尿　アドレナリン尿〔症〕　adrenalineにょう〔しょ
う〕

肾上腺素喷雾剂　アドレナリン噴霧剤　adrenalineふんむざ
い

肾上腺素溶液　アドレナリン溶液　adrenalineようえき

肾上腺素生成　アドレナリン生成　adrenalineせいせい

肾上腺素试验　アドレナリン試験　adrenalineしけん

肾上腺素血症　アドレナリン血症　adrenalineけっしょう

肾上腺素盐酸盐　アドレナリン塩酸塩　adrenalineえんさん
えん

肾上腺素中毒　アドレナリン中毒　adrenalineちゅうどく

肾上腺髓质　副腎髄質　ふくじんずいしつ

肾上腺髓质激素　副腎髄質ホルモン　ふくじんずいしつ

hormone

肾上腺髓质切除术　副腎髄質切除術　ふくじんずいしつせつじょじゅつ

肾上腺髓质嗜铬细胞瘤　副腎髄質好クロム性細胞腫　ふくじんずいしつこうchromeせいさいぼうしゅ

肾上腺髓质增生　副腎髄質増殖　ふくじんずいしつぞうしょく

肾上腺髓质肿瘤　副腎髄質腫瘍　ふくじんずいしつしゅよう

肾上腺探查术　副腎診査切開術　ふくじんしんさせっかいじゅつ

肾上腺糖皮质激素　副腎糖質コルチコイド　ふくじんとうしつcorticoid

肾上腺酮　アドレナロン　adrenalone

肾上腺危象　副腎発症,副腎クリーゼ　ふくじんはっしょう,ふくじんcrisis

肾上腺萎缩　副腎萎縮　ふくじんいしゅく

肾上腺细胞残迹瘤　副腎細胞遺残腫瘍　ふくじんさいぼういざんしゅよう

肾上腺下动脉　下副腎動脈　かふくじんどうみゃく

肾上腺X线〔照〕片　副腎X線写真　ふくじんXせんしゃしん

肾上腺-性变态综合征　副腎性器症候群　ふくじんせいきしょうこうぐん

肾上腺性男性化　副腎性男性化〔症〕　ふくじんせいだんせいか〔しょう〕

肾上腺性男性化及肾上腺性征综合征　男性化副腎性器症候群　だんせいかふくじんせいきしょうこうぐん

肾上腺雄〔甾〕酮　アドレノステロン　adrenosterone

肾上腺血管造影术　副腎血管造影法　ふくじんけっかんぞうえいほう

肾上腺血清　副腎血清　ふくじんけっせい

肾上腺压迹　副腎圧痕　ふくじんあっこん

肾上腺炎　副腎炎　ふくじんえん

肾上腺氧化酶　アドレノオキシダーゼ　adrenoxidase

肾上腺样瘤　類副腎腫　るいふくじんしゅ

肾上腺移植术　副腎移植術　ふくじんいしょくじゅつ

肾上腺摘除术　副腎摘出術　ふくじんてきしゅつじゅつ

肾上腺支　副腎枝　ふくじんし

肾上腺中动脉　中副腎動脈　ちゅうふくじんどうみゃく

肾上腺肿瘤　副腎腫瘍　ふくじんしゅよう

肾上腺肿瘤切除术　副腎腫瘍切除術　ふくじんしゅようつじょじゅつ

肾上腺重量因子　コルチコトロピン　corticotropin

肾上腺转移性肿瘤　副腎転移性腫瘍　ふくじんてんいせいしゅよう

肾上腺综合征　副腎症候群　ふくじんしょうこうぐん

肾上腺卒中　副腎卒中　ふくじんそっちゅう

肾-肾反射　腎腎反射　じんじんはんしゃ

肾神经节　腎神経節　じんしんけいせつ

肾神经鞘瘤　腎神経鞘腫　じんしんけいしょうしゅ

肾渗血　腎出血　じんしゅっけつ

肾石病　腎石症　じんせきしょう

肾石切除术　腎石切り術,腎切石術　じんせききりじゅつ,じんせっせきじゅつ

肾实质　腎実質　じんじっしつ

肾实质癌　腎実質癌　じんじっしつがん

肾实质挫伤　腎実質挫傷　じんじっしつざしょう

肾输尿管部分切除术　部分腎尿管切除術　ぶぶんじんにょうかんせつじょじゅつ

肾输尿管膀胱切除术　腎尿管膀胱切除術　じんにょうかんぼうこうせつじょじゅつ

肾输尿管切除术　腎尿管切除術　じんにょうかんせつじょじゅつ

肾衰竭　腎不全　じんふぜん

肾衰弱　腎臓無力〔症〕,腎臓機能低下　じん〔ぞう〕むりょく〔しょう〕,じんぞうきのうていか

肾栓塞　腎塞栓〔症〕　じんそくせん〔しょう〕

肾松解术　腎剝離術　じんはくりじゅつ

肾素　レニン　renin

肾素测定　レニン測定　reninそくてい

肾素分泌瘤　レニン分泌腫瘍　reninぶんぴつしゅよう

肾素活性　レニン活性　reninかっせい

肾素活性测定　レニン活性測定　reninかっせいそくてい

肾素-血管紧张素-醛固酮系统　レニン アンジオテンシン アルドステロン系　renin-angiotensin-aldosteroneけい

肾素血管紧张素系统　レニン アンジオテンシン系　renin-angiotensinけい

肾髓质　腎髄質　じんずいしつ

肾髓质坏死　腎髄質壊死　じんずいしつえし

肾损害　腎損害　じんそんがい

肾损伤　腎損傷　じんそんしょう

肾糖阈〔值〕　腎糖域値　じんとういきち

肾调节　腎調節　じんちょうせつ

肾痛　腎臓痛　じんぞうつう

肾透明细胞癌　腎明細胞癌　じんめいさいぼうがん

肾突出　腎ヘルニア,腎脱　じんhernia,じんだつ

肾图　レノグラム　renogram

肾图仪　レノグラム装置　renogramそうち

肾托　腎ヘルニア バンド　じんhernia band

肾外膜　腎周囲組織　じんしゅういそしき

肾外性蛋白尿　腎外性蛋白〔質〕尿　じんがいせいたんぱくにょう

肾外性尿毒症　腎外性尿毒症　じんがいせいにょうどくしょう

肾外因素　腎外因子　じんがいいんし

肾网膜固定术　腎大網固定術　じんだいもうこていじゅつ

肾萎缩　腎萎縮　じんいしゅく

肾下垂　腎下垂〔症〕　じんかすい〔しょう〕

肾先天性异常　腎先天性異常　じんせんてんせいいじょう

肾纤维瘤　腎線維腫　じんせんいしゅ

肾纤维膜　腎線維被膜　じんせんいひまく

肾X线造影术·腎造影法,レノグラフィー　じんぞうえいほう,renography

肾X线〔造影〕照片　腎造影図,腎影像　じんぞうえいず,じんえいぞう

肾X线照相术　腎造(撮)影法　じんぞう(さつ)えいほう

肾腺癌　腎腺癌　じんせんがん

肾腺瘤　腎腺腫　じんせんしゅ

肾小动脉痉挛　腎細動脈痙縮　じんさいどうみゃくけいしゅく

肾小动脉硬化症　腎細動脈硬化〔症〕　じんさいどうみゃくこうかしょう

肾小管　尿細管　にょうさいかん

肾小管重吸收　尿細管再吸収　にょうさいかんさいきゅうしゅう

肾小管蛋白　尿細管蛋白　にゅうさいかんたんぱく

肾小管分泌　尿細管分泌　にょうさいかんぶんぴつ

肾小管负荷量　尿細管負荷量　にょうさいかんふかりょう

肾小管钙化　尿細管石灰化　にょうさいかんせっかいか

肾小管功能不全　尿細管〔機能〕不全〔症〕　にょうさいかん〔きのう〕ふぜん〔しょう〕

肾小管功能失常综合征　ファンコニ症候群　Fanconiしょうこうぐん

肾小管坏死　尿細管壊死　にょうさいかんえし

肾小管回流　尿細管逆流　にょうさいかんぎゃくりゅう

肾小管浓缩功能　尿細管濃縮機能　にょうさいかんのうしゅくきのう

肾小管排泄　尿細管排泄　にょうさいかんはいせつ

肾小管破裂　尿細管破裂　にょうさいかんはれつ

肾小管葡萄糖最大重吸收量　尿細管ブドウ糖最大再吸収量　にょうさいかんブドウとうさいだいさいきゅうしゅうりょう

肾小管上皮细胞　尿細管上皮細胞　にょうさいかんじょうひさいぼう

肾小管酸化尿功能　尿細管の尿酸性化機能　にょうさいかんのにょうさんせいかきのう

肾小管小球反馈机嗣　尿細管糸球体フィドバックメカニズム　にょうさいかんしきゅうたいfeedback mechanism

肾小管性蛋白尿　尿細管性蛋白尿　にょうさいかんせいたんぱくにょう

肾小管性酸中毒　尿細管性アシドーシス　にょうさいかんせいacidosis

肾小管样结构　尿細管様構造　にょうさいかんようこうぞう

肾小管周围毛细血管　尿細管周囲毛細血管　にょうさいかんしゅういもうさいけっかん

肾小管最大重吸收量　尿細管最大再吸収量　にょうさいかんさいだいさいきゅうしゅうりょう

肾小管最大排泄量　尿細管最大排泄量　にょうさいかんさいだいはいせつりょう

肾小管最大转运量　尿細管最大輸送量　にょうさいかんさいだいゆそうりょう

肾小球　糸球体　しきゅうたい

肾小球病　糸球体症　しきゅうたいしょう

肾小球过滤　糸球体濾過　しきゅうたいろか

肾小球基底膜　糸球体基底膜　しきゅうたいきていまく

肾小球滤过功能　糸球体濾過機能　しきゅうたいろかきのう

肾小球滤过率　糸球体濾過率　しきゅうたいろかりつ

肾小球滤过率降低　糸球体濾過率降下　しきゅうたいろかりつこうか

肾小球滤过膜　糸球体濾過膜　しきゅうたいろかまく

肾小球滤液　糸球体濾液　しきゅうたいろえき

肾小球滤液量　糸球体濾液量　しきゅうたいろえきりょう

肾小球毛细血管痉挛　糸球体毛細血管痙攣　しきゅうたいもうさいけっかんけいれん

肾小球毛细血管袢　糸球体毛細血管係蹄　しきゅうたいもうさいけっかんけいてい

肾小球囊　糸球体囊，ボーマン囊　しきゅうたいのう，Bowmanのう

肾小球囊壁层　ボーマン囊壁層　Bowmanのうへきそう

肾小球囊腔　ボーマン囊腔　Bowmanのうくう

肾小球囊脏层　ボーマン囊内臓層　Bowmanのうないぞう

そう

肾小球肾小管肾炎　糸球体細尿管腎炎　しきゅうたいさいにょうかんじんえん

肾小球系膜细胞　メサンギウム細胞　mesangiumさいぼう

肾小球性蛋白尿　糸球体性蛋白尿　しきゅうたいせいたんぱくにょう

肾小球〔性〕肾炎　糸球体腎炎　しきゅうたいじんえん

肾小球炎　糸球体炎　しきゅうたいえん

肾小球样结构　糸球体様構造　しきゅうたいようこうぞう

肾小球硬化症　糸球体硬化症　しきゅうたいこうかしょう

肾小球有效滤过压　糸球体有効濾過圧　しきゅうたいゆうこうろかあつ

肾小球－远端肾小管短路　糸球体遠位尿細管短路　しきゅうたいえんいにょうさいかんたんろ

肾小体　腎小体　じんしょうたい

肾小叶　腎小葉　じんしょうよう

肾小叶间动脉　腎臓の小葉間動脈　じんぞうのしょうようかんどうみゃく

肾小叶间静脉　腎臓の小葉間動脈　じんぞうのしょうようかんじょうみゃく

肾小盏　小腎杯　しょうじんはい

肾星形静脉　腎星状静脈　じんせいじょうじょうみゃく

肾形盘　膿盆　のうぼん

肾形胎盘　腎形胎盤　じんけいたいばん

肾型斑疹伤寒　腎発疹チフス　じんほっしんtyphus

肾性氨基酸尿　腎性アミノ酸尿　じんせいaminoさんにょう

肾性代偿　腎性代償　じんせいだいしょう

肾性蛋白尿　腎性蛋白尿　じんせいたんぱくにょう

肾性高甘氨酸尿　腎性高グリシン尿〔症〕　じんせいこうglycinにょう〔しょう〕

肾性高血压　腎性高血圧〔症〕　じんせいこうけつあつ〔しょう〕

肾性佝偻病　腎性佝僂病　じんせいくるびょう

肾性骨营养不良　腎性骨異栄養〔症〕，腎性骨ジストロフィ〔一〕　じんせいこついえいよう〔しょう〕，じんせいこつdystrophy

肾性骨质病　腎性オステオパシー，腎性骨障害　じんせいosteopathy，じんせいこつしょうがい

肾性红细胞生成素　腎性エリトロポエチン　じんせいerythropoietin

肾性脑病　腎性脳症　じんせいのうしょう

肾性尿崩症　腎性尿崩症　じんせいにょうほうしょう

肾性凝视征　腎炎性凝視徴候　じんえんせいぎょうしちょうこう

肾性贫血　腎性貧血　じんせいひんけつ

肾性生长停滞综合征　腎性小人症候群　じんせいこびとしょうしょうこうぐん

肾性视网膜病　腎性網膜症　じんせいもうまくしょう

肾性水肿　腎性水腫　じんせいすいしゅ

肾性糖尿〔病〕　腎性糖尿〔病〕　じんせいとうにょう〔びょう〕

肾性无尿　腎性無尿　じんせいむにょう

肾性血尿　腎性血尿　じんせいけつにょう

肾性盐尿症　食塩喪失性腎炎　しょくえんそうしつせいじんえん

肾性幼稚型　腎性幼稚症　じんせいようちしょう

肾性幼稚型综合征　腎性幼稚症症候群　じんせいようち

しょうしょうこうぐん

肾性侏儒症　腎性小人症　じんせいこびとしょう

肾性侏儒(矮小)综合征　腎性小人症症候群　じんせいこびとしょうしょうこうぐん

肾血管肌肉脂肪瘤　腎血管筋脂肪腫　じんけっかんきんしぼうしゅ

肾血管疾病　腎血管疾患　じんけっかんしっかん

肾血管痉挛　腎血管痙攣　じんけっかんけいれん

肾血管瘤　腎血管腫　じんけっかんしゅ

肾血管平滑肌脂肪瘤　腎血管平滑筋脂肪腫　じんけっかんへいかつきんしぼうしゅ

肾血管栓塞　腎血管塞栓〔症〕　じんけっかんそくせん〔しょう〕

肾血管性高血压　腎血管性高血圧〔症〕　じんけっかんせいこうけつあつ〔しょう〕

肾血管修复术　腎血管修復術　じんけっかんしゅうふくじゅつ

肾血管异常　腎血管異常　じんけっかんいじょう

肾血管硬化症　腎血管硬化症　じんけっかんこうかしょう

肾血管造影　腎血管造影〔法〕　じんけっかんぞうえい〔ほう〕

肾血管照相法　腎血管撮影法　じんけっかんさつえいほう

肾血浆流量　腎血漿流量　じんけっしょうりゅうりょう

肾血流量　腎血流量　じんけつりゅうりょう

肾血流总量　全腎血流量　ぜんじんけつりゅうりょう

肾血肿　腎血腫　じんけっしゅ

肾压迹　腎圧痕　じんあっこん

肾炎　腎炎　じんえん

肾炎水肿　腎炎性水腫　じんえんせいすいしゅ

肾炎性丹毒　腎炎性丹毒　じんえんせいたんどく

肾炎性视网膜炎　腎炎性網膜炎　じんえんせいもうまくえん

肾炎性心脏病　腎炎性心臓病　じんえんせいしんぞうびょう

肾叶　腎葉　じんよう

肾叶间动脉　腎葉間動脈　じんようかんどうみゃく

肾移植术　腎移植術　じんいしょくじゅつ

肾异位　腎転位〔症〕　じんてんい〔しょう〕

肾异位血管　腎血管転位　じんけっかんてんい

肾异种组织肿瘤　腎異種組織腫瘍　じんいしゅそしきしゅよう

肾营养不良　腎ジストロフィ〔一〕,腎異栄養症　じんdystrophy,じんいえいようしょう

肾影碘　パイェレクタン　pyelectan

肾硬化(变)　腎硬化〔症〕　じんこうか〔しょう〕

肾痈　腎カルブンケル　じんcarbuncle

肾有效血浆流量　腎有効血漿流量　じんゆうこうけっしょうりゅうりょう

肾瘀血　腎うっ血　じんうっけつ

肾与膀胱超声波检查　腎と膀胱の超音波検査　じんとぼうこうのちょうおんぱけんさ

肾盂　腎盂　じんう

肾盂癌　腎盂癌　じんうがん

肾盂白斑病　腎盂白斑症　じんうはくはんしょう

肾盂测量法　腎盂測定法,腎盂計測法　じんうそくていほう,じんうけいそくほう

肾盂成形术　腎盂形成術　じんうけいせいじゅつ

肾盂充气造影术　気体腎盂造影法　きたいじんうぞうえい

ほう

肾盂充气造影照片　気体腎盂造影写真,ニューモピエログラム　きたいじんうぞうえいしゃしん,pneumopyelogram

肾盂分叉　腎盂分岐　じんうぶんき

肾盂回肠膀胱吻合术　腎盂回腸膀胱吻合術　じんうかいちょうぼうこうふんごうじゅつ

肾盂积尿　尿腎〔症〕　にょうじん〔しょう〕

肾盂积脓　膿腎〔症〕　のうじん〔しょう〕

肾盂积脓尿　尿膿腎〔症〕　にょうのうじん〔しょう〕

肾盂积水　水腎〔症〕　すいじん〔しょう〕

肾盂积血　血腎〔症〕　けつじん〔しょう〕

肾盂间质回流　腎盂間質性逆流　じんうかんしつせいぎゃくりゅう

肾盂检查法　腎盂検査法　じんうけんさほう

肾盂结石　腎盂結石　じんうけっせき

肾盂静脉回流　腎盂静脈逆流　じんうじょうみゃくぎゃくりゅう

肾盂静脉曲张　腎盂静脈瘤　じんうじょうみゃくりゅう

肾盂静脉炎　腎盂静脈炎　じんうじょうみゃくえん

肾盂静脉造影　静脈性腎盂造影　じょうみゃくせいじんうぞうえい

肾盂镜　腎盂鏡　じんうきょう

肾盂镜检查　腎盂鏡検査〔法〕　じんうきょうけんさ〔ほう〕

肾盂扩张　腎盂拡張〔症〕　じんうかくちょう〔しょう〕

肾盂淋巴回流　腎盂リンパ逆流　じんうlymphぎゃくりゅう

肾盂鳞状上皮癌　腎盂扁平上皮癌　じんうへんぺいさいぼうがん

肾盂毛细血管扩张症　腎盂毛細〔血〕管拡張症　じんうもうさい〔けっ〕かんかくちょうしょう

肾盂内压测定　腎盂内圧測定　じんうないあつそくてい

肾盂膀胱吻合术　腎盂膀胱吻合術　じんうぼうこうふんごうじゅつ

肾盂膀胱炎　腎盂膀胱炎　じんうぼうこうえん

肾盂破裂　腎盂破裂　じんうはれつ

肾盂切开取石术　腎盂切石術　じんうせっせきじゅつ

肾盂切开术　腎盂切開術　じんうせっかいじゅつ

肾盂乳头(状)癌　腎盂乳頭〔状〕癌　じんうにゅうとう〔じょう〕がん

肾盂乳头(状)瘤　腎盂乳頭腫　じんうにゅうとうしゅ

肾盂上皮细胞　腎盂上皮細胞　じんうじょうひさいぼう

肾盂肾病　腎盂腎症　じんうじんしょう

肾盂肾石切除术　腎盂腎切石術　じんうじんせっせきじゅつ

肾盂肾炎　腎盂腎炎　じんうじんえん

肾盂肾炎固缩肾　腎盂腎炎性萎縮腎　じんうじんえんせいいしゅくじん

肾盂石切除术　腎盂切石術　じんうせっせきじゅつ

肾盂输尿管成形术　腎盂尿管形成術　じんうにょうかんけいせいじゅつ

肾盂输尿管扩张症　腎盂尿管拡張症　じんうにょうかんかくちょうしょう

肾盂输尿管连接处梗阻　腎盂尿管移行部通過障害　じんうにょうかんいこうぶつうかしょうがい

肾盂输尿管松解术　腎盂尿管癒合剥離術　じんうにょうかんゆごうはくりじゅつ

肾盂输尿管吻合术　腎盂尿管吻合術　じんうにょうかんふんごうじゅつ

肾盂输尿管炎　腎盂尿管炎　じんうにょうかんえん

肾盂输尿管造影术 腎盂尿管造影法 じんうにょうかんぞうえいほう

肾盂X线透视检查 腎盂〔X線〕透視検査 じんう〔Xせん〕とうしけんさ

肾盂X线造影 腎盂X線造影〔法〕 じんうXせんぞうえい〔ほう〕

肾盂X线〔照〕片 腎盂X線像 じんうXせんぞう

肾盂血管瘤 腎盂血管腫 じんうけっかんしゅ

肾盂炎 腎盂炎 じんうえん

肾盂移行细胞癌 腎盂移行細胞癌 じんういこうさいぼうがん

肾盂原发性囊肿 腎盂原発性嚢胞 じんうげんはっせいのうほう

肾盂原性囊肿 腎盂原性嚢胞 じんうげんせいのうほう

肾盂造口（瘘）术 腎盂フィステル形成術,腎盂造瘻術 じんうFistelけいせいじゅつ,じんうぞうろうじゅつ

肾盂造影剂 腎盂造影薬 じんうぞうえいやく

肾盂造影术 腎盂造影法 じんうぞうえいほう

肾盂脂肪肉瘤 腎盂脂肪肉腫 じんうしぼうにくしゅ

肾盂肿瘤 腎盂腫瘍 じんうしゅよう

肾盂周围囊肿 腎盂周囲嚢胞 じんうしゅういのうほう

肾阈 腎域値 じんいきち

肾原节 腎節 じんせつ

肾原性高血压病 腎性高血圧症 じんせいこうけつあつしょう

肾原性尿崩症 腎〔原発〕性尿崩症 じん〔げんはつ〕せいにょうほうしょう

肾原性水肿 腎性水腫 じんせいすいしゅ

肾原性无尿 腎性無尿 じんせいむにょう

肾远曲小管 腎遠位曲尿細管 じんえんいきょくにょうさいかん

肾脏 腎〔臓〕 じん〔ぞう〕

肾脏病〔变〕 腎〔臓〕病〔変〕 じん〔ぞう〕びょう〔へん〕

肾脏触诊 腎〔臓〕触診〔法〕 じん〔ぞう〕しょくしん〔ほう〕

肾脏穿刺 腎臓穿刺 じんぞうせんし

肾脏穿刺套管针 腎〔臓〕穿刺套管針,腎〔臓〕穿刺トロカール じん〔ぞう〕せんしとうかんしん,じん〔ぞう〕せんしtrocar

肾脏毒理学 腎臓毒物学 じんぞうどくぶつがく

肾脏激素 腎臓ホルモン じんぞうhormone

肾脏间质疾病 腎臓間質性疾患 じんぞうかんしつせいしっかん

肾脏牵开器 腎臓レトラクタ じんぞうretractor

肾脏钳 腎臓鉗子 じんぞうかんし

肾脏清除率 腎クリアランス じんclearance

肾脏取石钳 腎〔臓〕石取り鉗子 じん〔ぞう〕いしとりかんし

肾脏摄影压迫装置 腎臓摂影圧迫装置 じんぞうさつえいあっぱくそうち

肾脏提起钳 腎臓挙上鉗子 じんぞうきょじょうかんし

肾脏X线造影照片 ラジオレノグラム radiorenogram

肾脏血流量 腎血流量 じんけつりゅうりょう

肾脏压板 腎〔臓〕スパーテル じん〔ぞう〕Spatel

肾脏战伤 腎〔臓〕戦傷 じん〔ぞう〕せんしょう

肾〔脏〕自截 オートネフレクトミー autonephrectomy

肾造口术 腎フィステル形成術,腎造瘻術 じんFistelけいせいじゅつ,じんぞうろうじゅつ

肾造影剂 腎造影薬 じんぞうえいやく

肾造影术 腎造影法,レノグラフィー じんぞうえいほう,renography

腎〔造影〕図 レノグラム renogram

肾增（肥）大 腎肥大〔症〕 じんひだい〔しょう〕

肾盏积脓 腎杯蓄膿 じんはいちくのう

肾盏积水（液） 水腎杯〔症〕,腎杯水腫 すいじんはい〔しょう〕,じんはいすいしゅ

肾盏静脉瘘 腎杯静脈瘻 じんはいじょうみゃくろう

肾盏扩大（张） 腎杯拡張〔症〕 じんはいかくちょう〔しょう〕

肾盏囊肿 腎杯嚢胞 じんはいのうほう

肾盏憩室 腎杯憩室 じんはいけいしつ

肾盏切除术 腎杯切除術 じんはいせつじょじゅつ

肾针吸活体组织检查 腎〔針〕吸引生検 じん〔はり〕きゅういんせいけん

肾脂瘤 腎脂肪腫 じんしぼうしゅ

肾脂肪囊 腎脂肪囊 じんしぼうのう

肾直小管 腎直尿細管 じんちょくにょうさいかん

肾直小静脉 腎直細静脈 じんちょくさいじょうみゃく

肾指数 腎指数 じんしすう

肾肿大（胀） 腎腫脹 じんしゅちょう

肾肿瘤 腎腫瘍 じんしゅよう

肾中毒 腎性中毒 じんせいちゅうどく

肾重碳酸盐阈 腎重炭酸塩域値 じんじゅうたんさんえんいきち

肾周膜 腎周囲組織 じんしゅういそしき

肾周脓肿 腎周囲膿瘍 じんしゅういのうよう

肾周脓肿引流术 腎周囲膿瘍ドレナージ じんしゅういのうようdrainage

肾周围充气 腎周囲通気〔法〕 じんしゅういつうき〔ほう〕

肾周围充气造影 腎周囲通気造影〔法〕 じんしゅういつうきぞうえい〔ほう〕

肾周围囊肿 腎周囲嚢腫 じんしゅういのうしゅ

肾周围脓肿切开引流术 腎周囲膿瘍切開ドレナージ じんしゅういのうようせっかいdrainage

肾周围血肿 腎周囲血腫 じんしゅういけっしゅ

肾周围炎 腎周囲炎 じんしゅういえん

肾周脂肪瘤 腎周囲脂肪腫 じんしゅういしぼうしゅ

肾周脂肪肉瘤 腎周囲脂肪肉腫 じんしゅういしぼうにくしゅ

肾柱 腎柱 じんちゅう

肾锥体 腎錐体 じんすいたい

肾锥体底 腎錐体底 じんすいたいてい

肾浊肿 腎混濁腫脹 じんこんだくしゅちょう

肾子宫内膜异位症 腎子宫内膜症,腎エンドメトリオーシス じんしきゅうないまくしょう,じんendometriosis

肾紫癜 腎性紫斑 じんせいしはん

胂 アルシン arsine

胂苯甘氨酸 アルセノフェニルグリシン arsenophenylglycin

胂凡纳明 アルスフェナミン,606 arsphenamine

胂凡纳明钠 アルスフェナミン ナトリウム arsphenamine natrium

胂凡纳明血清疗法 アルスフェナミン血清療法 arsphenamineけっせいりょうほう

胂基 アルシノ arsino

胂类 アルシン類 arsineるい

胂硫醇 アルスチノール arsthinol

胂酸　アルソン酸　arsonさん
胂酸盐　アルソン酸塩　arsonさんえん
渗出　滲出　しんしゅつ
渗出期　滲出期　しんしゅつき
渗出物　滲出物　しんしゅつぶつ
渗出型　滲出型　しんしゅつがた
渗出性　滲出性　しんしゅつせい
渗出性病变　滲出性病変　しんしゅつせいびょうへん
渗出性肠病　滲出性腸症　しんしゅつせいちょうしょう
渗出性多形红斑　滲出性多形紅斑　しんしゅつせいたけいこうはん
渗出性肺结核　滲出性肺結核　しんしゅつせいはいけっかく
渗出性红斑　滲出性紅斑　しんしゅつせいこうはん
渗出性滑膜炎　滲出性滑膜炎　しんしゅつせいかつまくえん
渗出性积液　滲出性水症,滲出液貯留　しんしゅつせいすいしょう,しんしゅつえきちょりゅう
渗出性结核性胸膜炎　滲出性結核性胸膜炎　しんしゅつせいけっかくせいきょうまくえん
渗出性脉络膜视网膜炎　滲出性脈絡網膜炎　しんしゅつせいみゃくらくもうまくえん
渗出性脉络膜脱离　滲出性脈絡膜剝離　しんしゅつせいみゃくらくまくはくり
渗出性脉络膜炎　滲出性脈絡膜炎　しんしゅつせいみゃくらくまくえん
渗出性盘状苔癣样皮炎　滲出性円板状苔癬様皮膚炎　しんしゅつせいえんばんじょうたいせんようひふえん
渗出性肾小球肾炎　滲出性糸球体腎炎　しんしゅつせいしきゅうたいじんえん
渗出性视网膜病　滲出性網膜症,コーツ病　しんしゅつせいもうまくしょう,coatsびょう
渗出性视网膜脱离　滲出性網膜剝離　しんしゅつせいもうまくはくり
渗出性视网膜炎　滲出性網膜炎　しんしゅつせいもうまくえん
渗出性素质　滲出性素質　しんしゅつせいそしつ
渗出性心包炎　滲出性心膜炎　しんしゅつせいしんまくえん
渗出性胸膜炎　滲出性胸膜炎,湿性胸膜炎　しんしゅつせいきょうまくえん,しっせいきょうまくえん
渗出性炎〔症〕　滲出〔性〕炎〔症〕　しんしゅつ〔せい〕えん〔しょう〕
渗出性中耳炎　滲出性中耳炎　しんしゅつせいちゅうじえん
渗出液　滲出液　しんしゅつえき
渗出〔作用〕　滲出〔作用〕　しんしゅつ〔さよう〕
渗滤　パーコレーション　percolation
渗滤器　パーコレーター　percolator
渗入　浸入　しんにゅう
渗入麻醉　浸透麻醉　しんとうますい
渗散　滲出　しんしゅつ
渗水性　浸水性　しんすいせい
渗透　浸透　しんとう
渗透脆性　浸透脆〔弱〕性　しんとうぜい〔じゃく〕せい
渗透脆性试验　浸透脆弱性試験　しんとうぜいじゃくせいしけん
渗透当量　浸透当量　しんとうとうりょう

渗透功　浸透ワーク　しんとうwork
渗透能　浸透エネルギー　しんとうEnergie
渗透疗法　浸透圧療法　しんとうあつりょうほう
渗透浓度　浸透濃度　しんとうのうど
渗透平衡　滲透平衡　しんとうへいこう
渗透商　浸透商　しんとうしょう
渗透梯度　浸透勾配　しんとうこうばい
渗透调节　浸透調節　しんとうちょうせつ
渗透现象　浸透現象　しんとうげんしょう
渗透性　浸透性　しんとうせい
渗透性利尿　浸透性利尿　しんとうせいりにょう
渗透性利尿药　浸透性利尿薬　しんとうせいりにょうやく
渗透性溶血　浸透性溶血　しんとうせいようけつ
渗透学　浸透学　しんとうがく
渗透压　浸透圧　しんとうあつ
渗透压测定仪　浸透圧計　しんとうあつけい
渗〔透〕压感受器　浸透圧受容器　しんとうあつじゅようき
渗透压计　浸透圧計　しんとうあつけい
渗透压克分子　オスモル　osmol
渗透压浓度　浸透圧濃度　しんとうあつのうど
渗透压梯度　浸透圧勾配　しんとうあつこうばい
渗透压调节器　浸透圧調節器　しんとうあつちょうせつき
渗透压突变体　浸透圧〔突然〕変異体　しんとうあつ〔とつぜん〕へんいたい
渗透压系数　浸透圧係数　しんとうあつけいすう
渗透阻力　浸透圧抵抗　しんとうあつていこう
渗析　透析　とうせき
渗析膜　透析膜　とうせきまく
渗析器　透析器　とうせきき
渗析液　透析液　とうせきえき
渗血　血液渗出,溢血　けつえきしんしゅつ,いっけつ
渗液　滲出液　しんしゅつえき

SHENG　升生声绳圣剩

shēng　升生声

升　リットル　liter
升汞　昇汞,塩化第二水銀　しょうこう,えんかだいにすいぎん
升汞毒片　昇汞毒〔性〕錠〔剤〕　しょうこうどく〔せい〕じょう〔ざい〕
升汞性肾病　水銀中毒性ネフローゼ　すいぎんちゅうどくせいnephrosis
升汞中毒　昇汞中毒　しょうこうちゅうどく
升华　昇華　しょうか
升华硫　昇華硫黄　しょうかいおう
升华热　昇華熱　しょうかねつ
升华物　昇華物　しょうかぶつ
升华作用　昇華作用　しょうかさよう
升降色层分离〔法〕　上昇降下クロマトグラフィー　じょうしょうこうかchromatography
升结肠　上行結腸　じょうこうけっちょう
升结肠癌　上行結腸癌　じょうこうけっちょうがん
升结肠系膜　上行結腸間膜　じょうこうけっちょうかんまく
升量瓶　リットル瓶　literびん
升麻醇　シミゲノール　cimigenol
升麻碱　シミシフーギン　cimicifugin
升麻三醇木糖苷　シミゲノール キシロシド　cimigenol xyloside

升麻属　昇麻属　ショウマぞく

升线二(重)波脉　昇脚二重脈　しょうきゃくにじゅうみゃく

升线三波脉　昇脚三重脈　しょうきゃくさんじゅうみゃく

升线一波脉　昇脚脈　しょうきゃくみゃく

升血糖素　グルカゴン　glucagon

升血糖素分泌性肿瘤　グルカゴン分泌性腫瘍　glucagonぶんぴつせいしゅよう

升压〔变压〕器　昇圧器　しょうあつき

升压剂　昇圧薬　しょうあつやく

升支　上行枝　じょうこうし

升重量　リットル重量　literじゅうりょう

升主动脉　上行大動脈　じょうこうだいどうみゃく

升主动脉瘤　上行大動脈瘤　じょうこうだいどうみゃくりゅう

升主动脉-右肺动脉吻合术　上行大動脈右肺動脈吻合術　じょうこうだいどうみゃくみぎはいどうみゃくふんごうじゅつ

生病　罹病,罹患　りびょう,りかん

生菜　①サラダ菜,レタス,ちさ(ちしゃ)②生野菜　①saladな,lettuce ②なまやさい

生产　①生産②出産,分娩　①せいさん ②しゅっさん,ぶんべん

生产胎数　分娩数　ぶんべんすう

生产性毒物　産業毒　さんぎょうどく

生产性粉尘　産業粉塵　さんぎょうふんじん

生产性农药中毒　産業農薬中毒　さんぎょうのうやくちゅうどく

生产性通风　産業通気　さんぎょうつうき

生产性外伤　産業外傷　さんぎょうがいしょう

生产性有害因素　産業災害因子　きんぎょうさいがいいんし

生产性噪声　工場騒音　こうじょうそうおん

生产性照明　産業照明　さんぎょうしょうめい

生产者　生産者　せいさんしゃ

生成　生成　せいせい

生成常数　生成定数　せいせいていすう

生成核　生成核　せいせいかく

生成热　生成熱　せいせいねつ

生成物　生成物　せいせいぶつ

生存　生存　せいぞん

生存概率　生存確率　せいぞんかくりつ

生存竞争　生存競争　せいぞんきょうそう

生存空间　生存空間　せいぞんくうかん

生存率　生存率　せいぞんりつ

生存能力　生成〔能〕力　せいぞん〔のう〕りょく

生存人数　生存者数　せいぞんしゃすう

生存值　生存値　せいぞんち

生豆浆中毒　生豆乳中毒　なまとうにゅうちゅうどく

生发层　胚芽層　はいがそう

生发泡　胚小胞　はいしょうほう

生发药　発毛薬,発毛催進性物質　はつもうやく,はつもうさいしんせいぶっしつ

生发中心　胚〔芽〕中心　はい〔が〕ちゅうしん

　费来明氏生发中心　フレンミング胚〔芽〕中心　Flemmingはい〔が〕ちゅうしん

生腐菌　腐生菌　ふせいきん

生骨节　硬節　こうせつ

生骨纤维　骨形成繊維　こつけいせいせんい

生后垂体性侏儒　生後下垂体〔性〕小人　せいごかすいたい〔せい〕こびと

生后感染　生後感染　せいごかんせん

生化处理　生化学的処置　せいかがくてきしょち

生化毒理学　生化学的毒物学　せいかがくてきどくぶつがく

生化反应　生化学反応　せいかがくはんのう

生化分析　生化学的分析　せいかがくてきぶんせき

生化工程　生化学工学　せいかがくこうがく

生化耗(需)氧量　生化学的酸素消費(要求)量　せいかがくてきさんそしょうひ(ようきゅう)りょう

生化检验　生化学的検査〔法〕　せいかがくてきけんさ〔ほう〕

生化检验室　生化学検査室　せいかがくけんさしつ

生化检验仪器　生化学的検査器械　せいかがくてきけんさきかい

生化需氧量负荷　生化学的酸素要求量負荷　せいかがくてきさんそようきゅうりょうふか

生化学说　生化学説　せいかがくせつ

生化药理学　生化学薬理学　せいかがくやくりがく

生化遗传型　生化学的遺伝子型　せいかがくてきいでんしがた

生化遗传学　生化学遺伝学　せいかがくいでんがく

生化指标　生化学的判定基準　せいかがくてきはんていきじゅん

生还者综合征　生還者症候群　せいかんしゃしょうこうぐん

生活方式　生活方式　せいかつほうしき

生活过程　生活過程　せいかつかてい

生活环　生活環　せいかつかん

生活环境　居住環境,生息場所　きょじゅうかんきょう,せいそくばしょ

生活力缺失　無生活力　むせいかつりょく

生活〔能〕力　生活〔能〕力　せいかつ〔のう〕りょく

生活能力减弱　生活力減退　せいかつりょくげんたい

生活史　生活史　せいかつし

生活污水　家庭汚水　かていおすい

生活污水处理　家庭汚水処理　かていおすいしょり

生活物质　生活物質　せいかつぶっしつ

生活现象　生活現象　せいかつげんしょう

生活用水　生活用水　せいかつようすい

生活用水量　家庭消費水量　かていしょうひすいりょう

生活制度　生活規制　せいかつきせい

生活周期　生活周期　せいかつしゅうき

生机　生気　せいき

生机论　生気説　せいきせつ

生肌节　筋節,筋板　きんせつ,きんばん

生精上皮　精上皮　せいじょうひ

生精上皮波　精上皮波　せいじょうひは

生精上皮周期　精上皮周期　せいじょうひしゅうき

生精细胞　精子形成細胞　せいしけいせいさいぼう

生精小管　精細管　せいさいかん

生理饱和差　生理〔学〕的飽和差　せいり〔がく〕てきほうわさ

生理变化　生理的変化　せいりてきへんか

生理变异　生理的変異　せいりてきへんい

生理常数　生理的定数　せいりてきていすう

生理刺激电极　生理刺激電極　せいりしげきでんきょく

生理滴定法　生理的滴定法　せいりてきてきていほう

生理反应指数　生理的反応指数　せいりてきはんのうしすう

生理方法　生理的方法　せいりてきほうほう

生理功能　生理的機能,正常機能　せいりてききのう,せいじょうきのう

生理功能低下　生理的機能低下　せいりてききのうていか

生理规律　生理学的法則　せいりがくてきほうそく

生理过程恒定　生体状態恒常　せいたいじょうたいこうじょう

生理秴　生理学的咬合,正常咬合　せいりがくてきこうごう,せいじょうこうごう

生理化学　生理化学　せいりかがく

生理活性　生理的活性　せいりてきかっせい

生理机能　生理機能　せいりきのう

生理机能测验　生理機能測定　せいりきのうそくてい

生理机制　生理的機序　せいりてききじょ

生理节律　生理的リズム　せいりてきrhythm

生理解毒〔作用〕　生理的解毒　せいりてきげどく

生理紧张指数　生理的ストレス指数　せいりてきstressしすう

生理龄期　生理的年齢期　せいりてきねんれいき

生理氯化钠溶液　生理食塩液(水)　せいりしょくえんえき(すい)

生理盲点　生理的暗点　せいりてきあんてん

生理耐受性　生理的耐性　せいりてきたいせい

生理年龄　生理年齢　せいりねんれい

生理年龄组　生理的年齢群　せいりてきねんれいぐん

生理平衡　生理的平衡　せいりてきへいこう

生理前置放大器　生理前置拡大器　せいりぜんちかくだいき

生理情况　生理的状態　せいりてきじょうたい

生理数据处理装置　生理的データ処理装置　せいりてきdataしょりそうち

生理死腔　生理学的死腔　せいりがくてきしこう

生理缩复环　生理的収縮輪　せいりてきしゅうしゅくりん

生理特征　生理的特性　せいりてきとくせい

生理弯曲　生理的彎曲　せいりてきわんきょく

生理违拗　生理的拒絶〔症〕　せいりてききょぜつ〔しょう〕

生理现象　生理的現象　せいりてきげんしょう

生理陷凹　生理的陥凹　せいりてきかんおう

生理心理学　生理心理学　せいりしんりがく

生理心理治疗法　生理心理療法　せいりしんりりょうほう

生理性闭经　生理的無月経　せいりてきむげっけい

生理性蛋白尿　生理的蛋白尿　せいりてきたんぱくにょう

生理性肥大　生理的肥大　せいりてきひだい

生理性分流　生理的シャント　せいりてきshunt

生理性干扰　生理的干渉　せいりてきかんしょう

生理性呼吸困难　生理的呼吸困難　せいりてきこきゅうこんなん

生理性黄疸　生理的黄疸　せいりてきおうだん

生理性脊柱前凸　生理的脊柱前彎　せいりてきせきちゅうぜんわん

生理性贫血　生理的貧血　せいりてきひんけつ

生理性适应　生理的適応　せいりてきてきおう

生理性酸中毒　生理的アシドーシス　せいりてきacidosis

生理性体温调节　生理的体温調節　せいりてきたいおんちょうせつ

生理性调节　生理的調節　せいりてきちょうせつ

生理性瞳孔阻滞　生理的瞳孔ブロック　せいりてきどうこうblock

生理性血胆红质过高症　生理的過ビリルビン血症　せいりてきかbilirubinけつしょう

生理性延迟发育　生理的遅延発育　せいりてきちえんはついく

生理性眼球震颤　生理的眼〔球〕振〔盪症〕　せいりてきがん〔きゅう〕しん〔とうしょう〕

生理性杂音　生理的雑音　せいりてきざつおん

生理性再生　生理的再生　せいりてきさいせい

生理性自体稳衡　生理的恒常性　せいりてきこうじょうせい

生理需要量　生理的必要量　せいりてきひつようりょう

生理学　生理学　せいりがく

生理研究所　生理研究所　せいりけんきゅうしょ

生理盐水　生理食塩液(水)　せいりしょくえんえき(すい)

生理盐水涂片法　生理食塩液(水)塗抹〔標本〕法　せいりしょくえんえき(すい)とまつ〔ひょうほん〕ほう

生理仪器　生理学器械　せいりがくきかい

生理因子　生理的因子　せいりてきいんし

生理有效性　生理的有効性　せいりてきゆうこうせい

生理止血功能　生理的止血機能　せいりてきしけつきのう

生理指数　生理学的指数　せいりがくてきしすう

生毛体　生毛体,毛基体　せいもうたい,もうきたい

生命　生命　せいめい

生命保障　生命保障　せいめいほしょう

生命点　生命点　せいめいてん

生命分子　生体分子　せいたいぶんし

生命活动　生命活動　せいめいかつどう

生命结构原型　生命構造原型　せいめいこうぞうげんがた

生命力　生命力　せいめいりょく

生命论　生命論　せいめいろん

生命期　生命期　せいめいき

生命起源　生命の起源　せいめいのきげん

生命器官　生命器官　せいめいきかん

生命体征　生命徴候　せいめいちょうこう

生命统计　生命統計〔学〕　せいめいとうけい〔がく〕

生命现象　生命現象　せいめいげんしょう

生命学　生命学　せいめいがく

生命中枢　生命中枢　せいめいちゅうすう

生命自生　〔生命の〕自己発生　〔せいめいの〕じこはっせい

生脓　化膿,膿形成　かのう,のうけいせい

生泡试验　気泡試験　きほうしけん

生皮肌节　真皮筋節,真皮筋板　しんひきんせつ,しんひきんばん

生漆　うるし

生前伤　死前損傷　しぜんそんしょう

生前烧伤　死前火傷　しぜんかしょう

生氰作用　シアン発生作用　cyanはっせいさよう

生龋性　う食原性　うしょくげんせい

生热学　発熱学　はつねつがく

生热中枢　熱発生中枢　ねつはっせいちゅうすう

生热作用　産熱作用　さんねつさよう

生肉芽剂　肉芽形成促進剤　にくがけいせいそくしんざい

生乳　乳汁産生　にゅうじゅうさんせい

生乳〔激〕素　プロラクチン,催乳ホルモン　prolactin,さいにゅうhormone

生乳激素释放激素　プロラクチン放出ホルモン　prolactin ほうしゅつhormone

生乳激素释放抑制激素　プロラクチン放出抑制ホルモン　prolactinほうしゅつよくせいhormone

生乳激素释放抑制因子　プロラクチン放出抑制因子　prolactinほうしゅつよくせいいんし

生乳激素释放因子　プロラクチン放出因子　prolactinほうしゅついんし

生乳激素抑制激素　プロラクチン抑制ホルモン　prolactinよくせいhormone

生色基因　色素〔産生〕遺伝子　しきそ〔さんせい〕いでんし

生色团　発色団　はっしょくだん

生肾带　腎形成帯　じんけいせいたい

生肾素　腎形成素　じんけいせいそ

生肾索　腎形成索　じんけいせいさく

生肾组织　腎発生（形成）組織　じんはっせい（けいせい）そしき

生石灰　生石灰　せいせっかい

生食　生食物摂取　なましょくもつせっしゅ

生死检定法　生死検査法　せいしけんさほう

生死检定器　生死検査器　せいしけんさき

生松素　ピノセンブリン　pinocembrin

生松素醇　ピノバンクシン　pinobanksin

生态表现型　生態表現型　せいたいひょうげんがた

生态差异型　生態差異型　せいたいさいがた

生态毒理学　生態毒物学　せいたいどくぶつがく

生态分布　生態分布　せいたいぶんぷ

生态隔离　生態隔離　せいたいかくり

生态环境　生態環境　せいたいかんきょう

生态界　生態圏　せいたいけん

生态金字塔　生態ピラミッド　せいたいpyramid

生态灭绝　エコサイド,生態滅絶　ecocide,せいたいめっぜつ

生态平衡　生態的均衡　せいたいてききんこう

生态气候　生態気候　せいたいきこう

生态气候学　生態気候学　せいたいきこうがく

生态失调　生態的均衡失調（異常）　せいたいてききんこうしっちょう（いじょう）

生态体系　生態系　せいたいけい

生态学　生態学　せいたいがく

生态循环规律　生態サイクルの法則　せいたいcyclのほうそく

生态遗传学　生態遺伝学　せいたいいでんがく

生态种　生態種　せいたいしゅ

生态组织　生態構成　せいたいこうせい

生痰　生痰　せいたん

生糖氨基酸　糖生成アミノ酸　とうせいせいaminoさん

生糖兼生酮氨基酸　糖及びケトン生成アミノ酸　とうおよびketoneせいせいaminoさん

生糖因子　糖親和性因子　とうしんわせいいんし

生体被膜渗透性　生体被膜浸透性　せいたいひまくしんとうせい

生体毒素　生体毒素　せいたいどくそ

生体化学反应学　生体化学反応学　せいたいかがくはんのうがく

生体机械学　生体力学,バイオメカニクス　せいたいりきがく,biomechanics

生体〔内〕转化　生体内変化（変換）　せいたいないへんか

（へんかん）

生甜味基　甘味発生団　かんみはっせいだん

生酮氨基酸　ケトン生成アミノ酸　ketoneせいせいaminoさん

17-生酮类甾醇测定　17-ケトン生成ステロイド測定　17-ketoneせいせいsteroidそくてい

生酮饮食　ケトン生成食　ketoneせいせいしょく

生酮作用　ケトン体生成作用　ketoneたいせいせいさよう

生味基　発味体,味原子団,味原子群　はつみたい,あじげんしだん,あじげんしぐん

生物　生物　せいぶつ

生物胺　生体アミン　せいたいamine

生物胺检查　生体アミン検定　せいたいamineけんてい

生物半衰(排)期　生物学的半減期　せいぶつがくてきはんげんき

生物瓣膜　生物弁膜　せいぶつべんまく

生物胞素　ビオシチン　biocytin

生物变异　生物変異　せいぶつへんい

生物变异株　生物変異体　せいぶつへんいたい

生物病原体　生物病原体　せいぶつびょうげんたい

生物材料　生物材料　せいぶつざいりょう

生物舱　生物キャビン　せいぶつcabin

生物测定　生物〔学的〕測定,バイオアッセイ　せいぶつ〔がくてき〕そくてい,bioassay

生物测试设备　生物測定器　せいぶつそくていき

生物层　生物圏　せいぶつけん

生物差异　生物的差異,生体差異　せいぶつてきさい,せいたいさい

生物成长学　生物成長学　せいぶつせいちょうがく

生物处理法　生物学的処理法　せいぶつがくてきしょりほう

生物磁效应　生体磁気効果　せいたいじきこうか

生物催化剂　生物触媒　せいぶつしょくばい

生物催化作用　生物触媒作用　せいぶつしょくばいさよう

生物大(高)分子　生物高分子　せいぶつこうぶんし

生物大分子代谢　生物高分子代謝　せいぶつこうぶんしたいしゃ

生物地理化学　生物地理化学　せいぶつちりかがく

生物地理学　生物地理学　せいぶつちりがく

生物地球化学性疾病　生物地球化学性疾患　せいぶつちきゅうかがくせいしっかん

生物电　生物(体)電気　せいぶつ(たい)でんき

生物电池　生物(体)電池　せいぶつ(たい)でんち

生物电发生　生物(体)電気発生　せいぶつ(たい)でんきはっせい

生物电放大器　生物(体)電気増幅器　せいぶつ(たい)でんきぞうふくき

生物电极　生物(体)電極　せいぶつ(たい)でんきょく

生物电控制　生物(体)電気性制御　せいぶつ(たい)でんきせいせいぎょ

生物电流　生物(体)電流　せいぶつ(たい)でんりゅう

生物电位　生物電位　せいぶつでんい

生物电现象　生物(体)電気現象　せいぶう(たい)でんきげんしょう

生物电子学　生物(体)電子工学　せいぶつ(たい)でんしこうがく

生物动力学　生物(体)力学　せいぶつ(たい)りきがく

生物毒素　生物毒素　せいぶつどくそ

生物发光　生物（生体）発光　せいぶつ（せいたい）はっこう
生物发酵室　生物発酵室　せいぶつはっこうしつ
生物发生　生物発生　せいぶつはっせい
生物发生律　生物発生の法則　せいぶつはっせいのほうそく
生物发生学　生物発生学　せいぶつはっせいがく
生物反馈　バィオフィードバック　biofeedback
生物反馈治疗　バィオフィードバック治療　biofeedbackちりょう
生物防除　生物学的防除　せいぶつがくてきぼうじょ
生物防御　生体防御　せいたいぼうぎょ
生物放(扩)大系统　生体放大システム　せいたいほうだいsystem
生物肥料　生物肥料　せいぶつひりょう
生物分解〔作用〕　生物分解〔作用〕　せいぶつぶんかい〔さよう〕
生物分析〔法〕　生物分析〔法〕　せいぶつぶんせき〔ほう〕
生物腐质　生物退廃物　せいぶつたいはいぶつ
生物个体　生物個体　せいぶつこたい
生物工程学　生物（体）工学，バィオニクス　せいぶつ（たい）こうがく，bionics
生物功效学　バィオエルゴノミクス　bioergonomics
生物航天学　生物宇宙学　せいぶつうちゅうがく
生物耗氧量　生物学的酸素消費量　せいぶつがくてきさんそしょうひりょう
生物合成　生合成　せいごうせい
生物合成路径　生合成経路　せいごうせいけいろ
生物化学　生化学　せいかがく
生物化学发光　生化学発光　せいかがくはっこう
生物化学性氧需要量　生化学的酸素要求量（必要量）　せいかがくてきさんそようきゅうりょう（ひつようりょう）
生物化学制药厂　生化学製薬工場　せいかがくせいやくこうじょう
生物环境调节技术　バィオトロニクス　biotronics
生物环境自动调节装置　バィオトロン　biotron
生物换能器　生物（体）エネルギー変換器　せいぶつ（たい）Energieへんかんき
生物黄酮类　生〔体〕フラボン類，バィオフラボノイド　せい〔たい〕flavoneるい，bioflavonoid
生物活动温度限度　生物動力学的温度限界　せいぶつどうりきがくてきおんどげんかい
生物活化　生物学的活性化　せいぶつがくてきかっせいか
生物活性　生物学的活性　せいぶつがくてきかっせい
生物活性肽　生物学的活性ペプチド　せいぶつがくてきかっせいpeptide
生物活性物质　生物学的活性物質　せいぶつがくてきかっせいぶっしつ
生物活性药物　生物学的活性薬物　せいぶつがくてきかっせいやくぶつ
生物活性中心　生物学的活性中心　せいぶつがくてきかっせいちゅうしん
生物假阳性反应　生物学的偽陽性反応　せいぶつがくてきぎようせいはんのう
生物价值　生物価値　せいぶつかち
生物监测　生体監視　せいたいかんし
生物检(测)定　生物検定〔法〕　せいぶつけんてい〔ほう〕
生物碱　アルカロイド　alkaloid
生物碱电离常数　アルカロイド電離定数　alkaloidでんりてい

すう
生物碱剂量规定　アルカロイド用量決定〔法〕　alkaloidようりょうけっていほう
生物碱类　アルカロイド類　alkaloidるい
生物碱试剂　アルカロイド試薬　alkaloidしやく
生物降解作用　生分解作用　せいぶんかいさよう
生物胶体　ビオコロイド，生体膠質　biocolloid，せいたいこうしつ
生物节律　生物（生体）リズム　せいぶつ（せいたい）rhythm
生物界　生物界　せいぶつかい
生物进化　生物進化　せいぶつしんか
生物进化演替　生物進化更新　せいぶつしんかこうしん
生物静力学　生物静力学　せいぶつせいりきがく
生物科学　生物科学　せいぶつかがく
生物可用度（率）　生物学的利用〔効〕率　せいぶつがくてきりよう〔こう〕りつ
生物控制论　バィオサイバネティックス　biocybernetics
生物控制系统　バィオコントロール システム　biocontrol system
生物力学　生体力学　せいたいりきがく
生物量热法　生体熱量測定法　せいたいねつりょうそくていほう
生物流变学　生体流動学　せいたいりゅうどうがく
生物滤池　生物学的濾過器　せいぶつがくてきろかき
生物论　生物論　せいぶつろん
生物模拟　生体系シミュレーション　せいたいけいsimulation
生物膜　生物膜　せいぶつまく
生物能量学　バィオエナジェティックス，生体力学　bioenergetics，せいたいりきがく
生物浓缩　生物濃縮　せいぶつのうしゅく
生物曝气法　生物曝気法　せいぶつばっきほう
生物起源　生物発生　せいぶつはっせい
生物气体　生物気体　せいぶつきたい
生物气象学　生物気象学　せいぶつきしょうがく
生物潜伏期　生物学的潜伏期　せいぶつがくてきせんぷくき
生物取样　生物学的サンプリング　せいぶつがくてきsampling
生物圈　生物圏　せいぶつけん
生物圈污染　生物圏汚染　せいぶつけんおせん
生物全息〔照相〕术　生物ホログラフィー　せいぶつholography
生物群落　生物群集　せいぶつぐんしゅう
生物群落生态学　生物群集生態学　せいぶつぐんしゅうせいたいがく
生物热力学　生物熱力学　せいぶつねつりきがく
生物色素　生物（体）色素　せいぶつ（たい）しきそ
生物杀伤剂　殺生物剤　さつせいぶつざい
生物熵　バィオエントロピー　bioentropy
生物渗透　生体浸透　せいたいしんとう
生物生态学　生物生態学　せいぶつせいたいがく
生物声学　生体音響学　せいたいおんきょうがく
生物失活　生物学的不活〔性〕化　せいぶつがくてきふかつ〔せい〕か
生物试验　生物学的試験　せいぶつがくてきしけん
施特劳斯氏生物试验　ストラウス生物学的試験　Strausせいぶつがくてきしけん

生物数学　生物数学　せいぶつすうがく
生物衰变　生物学的減衰　せいぶつがくてきげんすい
生物素　ビオチン　biotin
生物素基　ビオチン基　biotinき
生物素赖氨酸　ビオシチン　biocytin
生物素载体蛋白　ビオチン担体蛋白質　biotinたんたいたんぱくしつ
生物统计学　生物統計学　せいぶつとうけいがく
生物统计学家　生物統計学者　せいぶつとうけいがくしゃ
生物统计遗传学　生物統計遺伝学　せいぶつとうけいいでんがく
生物拓扑学　ビオトポロジー　biotopology
生物卫星　生物衛星　せいぶつえいせい
生物污染　生物汚染　せいぶつおせん
生物无机化学　生物無機化学　せいぶつむきかがく
生物武器　生物武器　せいぶつぶき
生物物理化学　生物物理化学　せいぶつぶつりかがく
生物物理学　生物物理学　せいぶつぶつりがく
生物系统　生物系　せいぶつけい
生物显微镜　生物顕微鏡　せいぶつけんびきょう
生物相　生物相　せいぶつそう
生物效价　生物価　せいぶつか
生物效应　生物学的効果　せいぶつがくてきこうか
生物型　生物型　せいぶつがた
生物性病因　生物学的病因　せいぶつがくてきびょういん
生物〔性〕发光　生物(生体)発光　せいぶつ(せいたい)はっこう
生物性积累　生物蓄積　せいぶつちくせき
生物性抗原　生物学的抗原　せいぶつがくてきこうげん
生物需氧量　生物学的酸素要求(需要)量　せいぶつがくてきさんそようきゅう(じゅよう)りょう
生物学　生物学　せいぶつがく
生物学半衰期　生物学的半減期　せいぶつがくてきはんげんき
生物〔学标准〕鉴定　生物学的検定　せいぶつがくてきけんてい
生物学处理站　生物学的処理場　せいぶつがくてきしょりば
生物学假阳性　生物学的偽陽性　せいぶつがくてきぎようせい
生物学假阳性反应　生物学的偽陽性反応　せいぶつがくてきぎようせいはんのう
生物学控制　生物学的制御　せいぶつがくてきせいぎょ
生物学死亡　生物学的死亡　せいぶつがくてきしぼう
生物学死亡期　生物学的死亡期　せいぶつがくてきしぼうき
生物学效应　生物学的効果　せいぶつがくてきこうか
生物学性质　生物学的性質　せいぶつがくてきせいしつ
生物学循环　生物学的循環　せいぶつがくてきじゅんかん
生物学诊断　生物学的診断　せいぶつがくてきしんだん
生物氧化池　生物学的酸化池　せいぶつがくてきさんかち
生物氧化作用　生物学的酸化作用　せいぶつがくてきさんかさよう
生物遥测扫描　生物テレスキヤ〔ン〕ナー　せいぶつtelescanner
生物遥测〔术〕　生物テレメトリー　せいぶつtelemetry
生物药剂学　生物薬剤学　せいぶつやくざいがく
生物医学工程学　生物医学的工学,生体医用工学　せいぶ

ついがくてきこうがく,せいたいいようこうがく
生物医学换能器　生物医学エネルギー変換器　せいぶつがくEnergieへんかんき
生物有效率　生体〔内〕利用効率,生物学的利用能　せいたい〔ない〕りようこうりつ,せいぶつがくてきりようのう
生物宇航探索　生物学的宇宙航行探索　せいぶつがくてきうちゅうこうこうたんさく
生物阈限值　生物学的極限値　せいぶつがくてききょくげんち
生物元素　生〔物〕元素　せい〔ぶつ〕げんそ
生物原病　生物症　せいぶつしょう
生物源的异戊二烯法则　生物発生のイソプレン法則　せいぶつはっせいのisopreneほうそく
生物原性蠕虫〔病〕　生物蠕虫〔症〕　せいぶつぜんちゅう〔しょう〕
生物战　生物学的戦争　せいぶつがくてきせんそう
生物指标遥测术　バィオテレメトリー　biotelemetry
生物指示物　生物指示薬　せいぶつししじやく
生物指数　生物学的指数　せいぶつがくてきしすう
生物制品　生物学的製剤　せいぶつがくてきせいざい
生物制品疗法　生物学的製剤療法　せいぶつがくてきせいざいりょうほう
生物制品研究所　生物製品研究所　せいぶつせいひんけんきゅうしょ
生物致癌因素　生物学的発癌〔性〕物質　せいぶつがくてきはっがん〔せい〕ぶっしつ
生物致死线　細胞致死光線　さいぼうちしこうせん
生物钟　生物時計　せいぶつとけい
生物转化　生体内変化(変換)　せいたいないへんか(へんかん)
生物转移　生物学的輸送　せいぶつがくてきゆそう
生物自生　生物原始〔自然〕発生,生物自然発生〔説〕　せいぶつげんし〔しぜん〕はっせい,せいぶつしぜんはっせい〔せつ〕
生物自卫〔本能〕　生物保存能,自己保存本能　せいぶつほぞんのう,じこほぞんほんのう
生物作用　生物学的作用　せいぶつがくてきさよう
生心板　心臓形成板　しんぞうけいせいばん
生血　造血　ぞうけつ
生血腺　造血腺　ぞうけつせん
生血质　ヘマトゲン　haematogen
生血组织增殖　造血器〔官〕増殖〔症〕　ぞうけつき〔かん〕ぞうしょく〔しょう〕
生牙列缺失　歯原列欠如　しげんれつけつじょ
生牙质纤维　象牙質形成繊維　ぞうげしつけいせいせんい
生芽　発芽　はつが
生药　生薬　しょうやく
生药学　生薬学　しょうやくがく
生育　生育　せいいく
生育胺　トコフェリラミン　tocopherylamine
生育酚(醇)　トコフェロール,ビタミンE　tocopherol, vitaminE
α-生育酚　α-トコフェロール　α-tocopherol
γ-生育酚　γ-トコフェロール　γ-tocopherol
生育酚〔基〕　トコフェリル　tocopheryl
α-生育酚基醌　α-トコフェリルキノーン　α-tocopherylquinone
α-生育酚缺乏　α-トコフェロール欠乏　α-tocopherolけつぼ

う

生育力 受精能,受胎力 じゅせいのう,じゅたいりょく
生育率 受精率,妊娠率 じゅせいりつ,にんしんりつ
生育年齢 妊娠可能年齢 にんしんかのうねんれい
生育期 妊娠可能期 にんしんかのうき
生育史 妊娠分娩歴 にんしんぶんべんれき
生育酸 トコフェロニック酸 tocopheronicさん
生育統計 妊娠-分娩統計 にんしん-ぶんべんとうけい
生育性无睾症 生殖〔可能〕性宦官症 せいしょく〔かのう〕せいかんがんしょう
生育因子 F因子 Fいんし
生原説 生物発生説 せいぶつはっせいせつ
生原体 生原体,ビオゲン せいげんたい,biogen
生长板 生長板 せいちょうばん
生长不良 成長不良 せいちょうふりょう
生长迟缓 成長遅滞 せいちょうちたい
生长刺激素 成長(生長)刺激ホルモン せいちょう(せいちょう)しげきhormone
生长刺激物 成長(生長)刺激物質 せいちょう(せいちょう)しげきぶっしつ
生长促进素 成長(生長)促進素 せいちょう(せいちょう)そくしんそ
生长点 成長(生長)点 せいちょう(せいちょう)てん
生长发育 成長発育 せいちょうはついく
生长发育调查 成長発育調査 せいちょうはついくちょうさ
生长发育畸形 成長発育奇形 せいちょうはついくきけい
生长发育评价 成長発育評価 せいちょうはついくひょうか
生长发育速度 成長発育速度 せいちょうはついくそくど
生长高峰 成長ピーク せいちょうpeak
生长过度 発育過度 はついくかど
生长激素 成長(生長)ホルモン せいちょう(せいちょう)hormone
生长激素单独缺乏综合征 単一成長ホルモン欠乏症候群 たんいつせいちょうhormoneけつぼうしょうこうぐん
生长〔激〕素分泌激发试验 成長ホルモン分泌誘発試験 せいちょうhormoneぶんぴつゆうはつしけん
生长激素释放激素 成長ホルモン放出ホルモン せいちょうhormoneほうしゅつhormone
生长激素释放抑制激素 成長ホルモン放出抑制ホルモン せいちょうhormoneほうしゅつよくせいhormone
生长激素释放抑制因子 成長ホルモン放出抑制因子 せいちょうhormoneほうしゅつよくせいいんし
生长激素释放因子 成長ホルモン放出因子 せいちょうhormoneほうしゅつついんし
生长激素血浆浓度测定 成長ホルモン血漿濃度測定 せいちょうhormoneけつしょうのうどそくてい
生长激素抑制激素 成長ホルモン抑制ホルモン せいちょうhormoneよくせいhormone
生长率 成長率 せいちょうりつ
生长卵泡 成長卵胞 せいちょうらんほう
生长期 成長(生長)期 せいちょう(せいちょう)き
生长区 生長帯,発育帯 せいちょうたい,はついくたい
生长曲线 生長曲線 せいちょうきょくせん
生长调节剂 生長調節物質 せいちょうちょうせつぶっしつ
生长停滞 生長静止 せいちょうせいし
生长旺盛 発育良好 はついくりょうこう

生长温度 生長温度 せいちょうおんど
生长温度范围 生長温度範囲 せいちょうおんどはんい
生长细胞 生長細胞 せいちょうさいぼう
生长线 発育線,成長線 はついくせん,せいちょうせん
生长形 生長形 せいちょうけい
生长型 生長型,生長パターン せいちょうがた,せいちょうpattern
生长学 成長学 せいちょうがく
生长抑素 ソマトスタチン somatostatin
生长抑制 生長抑制 せいちょうよくせい
生长抑制因子 生長抑制因子 せいちょうよくせいいんし
生长因子 生長因子 せいちょういんし
生殖 生殖 せいしょく
生殖板 生殖板 せいしょくばん
生殖不能 生殖不能 せいしょくふのう
生殖(发)层 胚葉 はいよう
生殖成熟周期 生殖成熟周期 せいしょくせいじゅくしゅうき
生殖道 生殖路 せいしょくろ
生殖道创伤 生殖路外傷 せいしょくろがいしょう
生殖道结构缺陷 生殖路構造欠陥 せいしょくろこうぞうけっかん
生殖道结核 生殖路結核 せいしょくろけっかく
生殖道瘘 生殖路フィステル,生殖路瘻 せいしょくろFistel,せいしょくろろう
生殖道先天异常 生殖路先天〔性〕異常 せいしょくろせんてん〔せい〕いじょう
生殖道血肿 生殖路血腫 せいしょくろけっしゅ
生殖道支持结构 生殖路支持構造 せいしょくろしじこうぞう
生殖窦 生殖洞 せいしょくどう
生殖方式 生殖様式 せいしょくようしき
生殖隔离 生殖隔離 せいしょくかくり
生殖沟 生殖溝 せいしょくこう
生殖股神经 陰部大腿神経 いんぶだいたいしんけい
生殖管 生殖管 せいしょくかん
生殖环 生殖輪 せいしょくりん
生殖活动 生殖活動 せいしょくかつどう
生殖机(功)能病 生殖異常症 せいしょくいじょうしょう
生殖嵴 生殖隆線 せいしょくりゅうせん
生殖甲片 生殖硬節 せいしょくこうせつ
生殖节 生殖節 せいしょくせつ
生殖结节 性器結節 せいきけっせつ
生殖菌丝体 生殖菌糸体 せいしょくきんしたい
生殖孔 生殖口 せいしょくこう
生殖力 生殖能〔力〕 せいしょくのう〔りょく〕
生殖力障碍 生殖能〔力〕障害 せいしょくのう〔りょく〕しょうがい
生殖率 生殖率 せいしょくりつ
生殖泌尿道 尿生殖路 にょうせいしょくろ
生殖泌尿系统 尿生殖器系 にょうせいしょくきけい
生殖母细胞 原生殖細胞,胚〔芽〕細胞 げんせいしょくさいぼう,はい〔が〕さいぼう
生殖母细胞瘤 原生殖細胞腫 げんせいしょくさいぼうしゅ
生殖尿道瘘 尿生殖器フィステル,尿生殖器瘻 にょうせいしょくきFistel,にょうせいしょくきろう
生殖盘 ゴノティル gonotyl

生殖期　生殖期　せいしょくき

生殖器成形术　性器形成術　せいきけいせいじゅつ

生殖器发育过度　性器発育過度　せいきはついくかど

生殖器发育障碍　性器発育不全〔症〕　せいきはついくふぜん〔しょう〕

生殖器肥大　性器肥大　せいきひだい

生殖器〔官〕　性器,生殖器　せいき,せいしょくき

生殖器机能障碍　性器機能障害　せいききのうしょうがい

生殖器畸形　性器奇形　せいききけい

生殖器检查　性器検査　せいきけんさ

生殖器结核　性器結核　せいきけっかく

生殖器解剖学　性器解剖学　せいきかいぼうがく

生殖器溃疡　性器潰瘍　せいきかいよう

生殖器溃疡口疮及眼色层炎　ベーチェット病　Behcetびょう

生殖器密螺旋体　トレポネーマ ゲニタリス　Treponema genitalis

生殖器粘膜炎　性器粘膜炎　せいきねんまくえん

生殖器疱疹　陰部疱疹　いんぶほうしん

生殖器神经分布　性器神経分布　せいきしんけいぶんぷ

生殖器神经小体　陰部神経小体　いんぶしんけいしょうたい

生殖器痛　性器痛　せいきつう

生殖器脱垂　性器下垂〔症〕　せいきかすい〔しょう〕

生殖器萎缩　生殖器萎縮　せいしょくきいしゅく

生殖器象皮病　性器象皮病　せいきぞうひびょう

生殖器学　生殖器科学　せいしょくきかがく

生殖器血管分布　性器血管分布　せいきけっかんぶんぷ

生殖器炎〔症〕　性器炎　せいきえん

生殖器异常　性器異常　せいきいじょう

生殖器肿瘤　性器腫瘍　せいきしゅよう

生殖腔　生殖窩　せいしょくか

生殖染色质　スポレチア　sporetia

生殖上皮　胚〔芽〕上皮,生殖上皮　はい〔が〕じょうひ,せいしょくじょうひ

生殖肾节　胚腎節　はいじんせつ

生殖生理学　生殖生理学　せいしょくせいりがく

生殖丝　生殖糸　せいしょくし

生殖索　生殖索　せいしょくさく

生殖吸盘　生殖吸盤　せいしょくきゅうばん

生殖系结核　生殖〔器〕系結核,性器結核　せいしょく〔き〕けいけっかく,せいきけっかく

生殖系统　性器系,生殖〔器〕系　せいきけい,せいしょく〔き〕けい

生殖系统毒理学　生殖〔器〕系毒物学　せいしょく〔き〕けいどくぶつがく

生殖细胞　生殖細胞,胚細胞　せいしょくさいぼう,はいさいぼう

生殖细胞不发育症　生殖細胞発育不全症　せいしょくさいぼうはついくふぜんしょう

生殖细胞轨迹　胚軌跡　はいきせき

生殖细胞瘤　胚細胞腫　はいさいぼうしゅ

生殖细胞索　生殖細胞索　せいしょくさいぼうさく

生殖细胞系列基因　生殖細胞系列遺伝子　せいしょくさいぼうけいれついでんし

生殖细胞系学说　生殖細胞系説　せいしょくさいぼうけいせつ

生殖细胞肿瘤　生殖細胞腫瘍　せいしょくさいぼうしゅよう

生殖细胞周期　生殖細胞周期　せいしょくさいぼうしゅうき

生殖腺　性腺,生殖腺　せいせん,せいしょくせん

生殖腺发育不全　性腺発育不全〔症〕　せいせんはついくふぜん〔しょう〕

生殖学　生殖学　せいしょくがく

生殖翼　生殖翼　せいしょくよく

生殖障碍　生殖障害　せいしょくしょうがい

生殖褶　生殖ひだ　せいしょくひだ

生殖支　生殖枝　せいしょくし

生殖肢　性脚　せいきゃく

生殖周期　生殖周期　せいしょくしゅうき

声　声,音　こえ,おと

声襞　声帯ひだ　せいたいひだ

声病　発声障害　はっせいしょうがい

声波　音波　おんぱ

声波定位器　音波定位器　おんぱていいき

声波粉碎机　音波粉砕機　おんぱふんさいき

声波照相法　音波写真法　おんぱしゃしんほう

声带　声帯　せいたい

声带动像　声帯運動像　せいたいうんどうぞう

声带肥厚（大）　声帯肥大　せいたいひだい

声带固定术　声帯固定術　せいたいこていじゅつ

声带活组织检查　声帯生検　せいたいせいけん

声带肌　声帯筋　せいたいきん

声带肌炎　声帯筋炎　せいたいきんえん

声带角化过度〔症〕　声帯過角化〔症〕　せいたいかかっか〔しょう〕

声带矫正　声帯の矯正〔術〕　せいたいのきょうせい〔じゅつ〕

声带结节　歌手結節　かしゅけっせつ

声带裂　声帯裂　せいたいれつ

声带麻痹　声帯麻痺　せいたいまひ

声带内注射法　声帯内注射法　せいたいないちゅうしゃほう

声带粘膜白斑病　声帯粘膜白斑症　せいたいねんまくはくはんしょう

声带粘膜下填充术　声帯粘膜下内植術　せいたいねんまくかないしょくじゅつ

声带粘液息肉　声帯粘液ポリ〔ー〕プ　せいたいねんえきpolyp

声带切除术　声帯切除術　せいたいせつじょじゅつ

声带瘫痪矫正术　声帯麻痺矯正術　せいたいまひきょうせいじゅつ

声带突　声帯突起　せいたいとっき

声带外展麻痹　声帯外転麻痺　せいたいがいてんまひ

声带息肉　声帯ポリ〔ー〕プ　せいたいpolyp

声带小结　声帯小結節　せいたいしょうけっせつ

声带小结形成　声帯小結節形成　せいたいしょうけっせつけいせい

声带炎　声帯炎　せいたいえん

声调　音調　おんちょう

声反射半衰期　音響反射半減期　おんきょうはんしゃはんげんき

声反射衰减　音響反射減衰　おんきょうはんしゃげんすい

声反射衰减试验　音響反射減衰試験　おんきょうはんしゃげんすいしけん

声反射阈　音響反射域値　おんきょうはんしゃいきち
声分析器　音響分析器　おんきょうぶんせきき
声辐射计　音響放射計　おんきょうほうしゃけい
声辐射器　音響放射器　おんきょうほうしゃき
声功率　音響仕事率　おんきょうしごとりつ
声光换能器　音響光学エネルギー変換器,音響光学トランスデューサ　おんきょうこうがくEnergieへんかんき,おんきょうこうがくtransducer
声化学　音化学　おんかがく
声级　音位　おんい
声级计　音位計　おんいけい
声觉　音知覚　おんちかく
声量计　音量計　おんりょうけい
声量指示器　音量指示器　おんりょうしじき
声滤波器　音波フィルター　おんぱfilter
声门　声門　せいもん
声门痉挛　声門痙攣　せいもんけいれん
声门镜　声門鏡　せいもんきょう
声门裂　声門裂　せいもんれつ
声门裂测量器　声門開口計　せいもんかいこうけい
声门切除术　声門切除術　せいもんせつじょじゅつ
声门区癌　声門区癌　せいもんくがん
声门上半喉切除术　声門上半喉頭切除術　せいもんじょうはんこうとうせつじょじゅつ
声门上口　声門上口　せいもんじょうこう
声门上区　声門上区　せいもんじょうく
声门上区癌　声門上区癌　せいもんじょうくがん
声门上炎　声門上炎　せいもんじょうえん
声门水肿　声門水腫　せいもんすいしゅ
声门下喉炎　声門下喉頭炎　せいもんかこうとうえん
声门下口　声門下口　せいもんかこう
声门下区　声門下区　せいもんかく
声门下区癌　声門下区癌　せいもんかくがん
声门下狭窄　声門下狭窄〔症〕　せいもんかきょうさく〔しょう〕
声迷路　蝸牛,内耳迷路　かぎゅう,ないじめいろ
声纳　音響サスセプタンス　おんきょうsusceptance
声能　音エネルギー　おんEnergie
声耦合　音カップリング　おんcoupling
声频　可聴周波数　かちょうしゅうはすう
声频电疗机　可聴周波数電気治療装置　かちょうしゅうはすうでんきちりょうそうち
声频发生器　可聴周波数発生器　かちょうしゅうはすうはっせいき
声频振荡器　可聴周波数振動器　かちょうしゅうはすうしんどうき
声谱图　音響スペクトログラム　おんきょうspectrogram
声谱仪　音響スペクトログラフ　おんきょうspectrograph
声强级　音強レベル　おんきょうlevel
声强计　音強計　おんきょうけい
声桥　音橋　おんきょう
声全息照像装置　音ホログラフ装置　おんholographそうち
声韧带　声帯靭帯　せいたいじんたい
声弱　弱声〔症〕,軟声〔症〕　じゃくせい〔しょう〕,なんせい〔しょう〕
声束　音束　おんそく
声顺　音コンプライアンス　おんcompliance
声速　音速　おんそく

声损伤　音響〔性〕損傷　おんきょう〔せい〕そんしょう
声透镜　音響レンズ　おんきょうlens
声透镜聚焦　音響レンズ集束　おんきょうlensしゅうそく
声图案　音パタン　おんpattern
声-图表式多导生理记录仪　音図表型ポリグラフ　おんずひょうかたpolygraph
声图仪　ソナグラフ,音響スペクトログラフ　sonagraph,おんきょうspectrograph
声吸收系数　音吸収係数　おんきゅうしゅうけいすう
声响　音響　おんきょう
声象　音像　おんぞう
声象转换器　音像転換器　おんぞうてんかんき
声学　音響学　おんきょうがく
声学全息〔技〕术　音響用ホログラフィー　おんきょうようholography
声学显微镜　音響用顕微鏡　おんきょうようけんびきょう
声学仪器　音響用器械　おんきょうようきかい
声压　音圧　おんあつ
声压级　音圧レベル　おんあつlevel
声音　音,声音　おと,おんせい
声音回答装置　音応答装置　おんおうとうそうち
声〔音描绘〕图　音声描写図,ソナグラム　おんせいびょうしゃず,sonagram
声音描记像　音声曲線　おんせいきょくせん
声音输入装置　音響入力装置　おんきょうにゅうりょくそうち
声〔音嘶〔哑〕　嗄声　しゃがれごえ
声音响亮　声音清朗　せいおんせいろう
声音异常　声音異常　せいおんいじょう
声音正常　声音正常　せいおんせいじょう
声印　声音プリント　せいおんprint
声影　音影　おんえい
声域　音域　おんいき
声源　音源　おんげん
声源方位　音源方向　おんげんほうこう
声源空间定位　音源空間定位　おんげんくうかんていい
声增益　音響増加,音響ゲイン　おんきょうぞうか,おんきょうgain
声子　音子　おんし
声阻抗　音響インピーダンス　おんきょうimpedance
声阻抗测听仪　音響インピーダンス オージオメーター　おんきょうimpedance audiometer

shèng　绳

绳状弹性探条　索状弾力性ブジー　さくじょうだんりょくせいBougie
绳状体　索状体　さくじょうたい

shèng　圣剩

圣草次苷　エリオシトリン　eriocitrin
圣草酚　エリオジクチオール　eriodictyol
圣草苷　エリオジクチン　eriodictin
圣草枸橼苷　エリオシトリン　eriocitrin
圣路易脑炎病毒　セントルイス脳炎ウイルス　St Louisのうえんvirus
圣路易型脑炎　セントルイス脳炎　St Louisのうえん
剩磁　残余磁気　ざんよじき
剩件　痕跡部　こんせきぶ
剩余　残余　ざんよ
剩余核　残余核　ざんよかく

剩余核辐射 残余核放射 ざんよかくほうしゃ
剩余价力 残余原子価力 ざんよげんしかりょく
剩余碱 過(余)剩塩基 か(よ)じょうえんき
剩(残)余尿 残尿 ざんにょう
剩余物 残留物 ざんりゅうぶつ

SHI 尸失诗虱狮施湿十石时识实拾食蚀史矢豕使始士氏市示世式似试势事视柿拭适胨室铈舐释嗜噬螫

shī 尸失诗虱狮施湿

尸阿托品 プトマトロピン ptomatropine
尸胺 カダベリン cadaverine
尸斑 死斑 しはん
尸斑移动 死斑移動 しはんいどう
尸臭 死体臭 したいしゅう
尸毒性疣 死毒性疣贅 しどくせいゆうぜい
尸骸 死骸 しがい
尸奸 死姦 しかん
尸检 検死,剖検 けんし,ぼうけん
尸检器械包 剖検器械セット ぼうけんきかいset
尸检台 剖検台 ぼうけんだい
尸碱(毒) プトマイン,死体アルカロイド ptomaine,したいalkaloid
尸碱尿 プトマイン尿〔症〕 ptomineにょう〔しょう〕
尸蜡 死蠟 しろう
尸蜡化 死蠟形成 しろうけいせい
尸冷 死〔体〕冷 し〔たい〕れい
尸绿 死体緑〔色〕変色 したいりょく〔しょく〕へんしょく
尸体 死体,屍 したい,かばね
尸体白骨化 死体骸骨化 したいがいこっか
尸体保存 死体保存 したいほぞん
尸体处理 死体処理 したいしょり
尸体发掘 死体発掘 したいはっくつ
尸体防腐 死体防腐 したいぼうふ
尸体缝合针 死体縫合針 したいほうごうしん
尸体腐败 死体腐敗 したいふはい
尸体化学 死体化学 したいかがく
尸体火化 火葬 かそう
尸体鉴定 死体の個人識別〔法〕 したいのこじんしきべつ〔ほう〕
尸体角膜混浊 死体角膜混濁 したいかくまくこんだく
尸体解剖室 死体解剖室 したいかいぼうしつ
尸体痉挛 緊張性死体強直 きんちょうせいしたいきょうちょく
尸体恐怖 死体恐怖〔症〕,恐屍病 したいきょうふ〔しょう〕,きょうしびょう
尸〔体剖〕检 死体解剖,剖検 したいかいぼう,ぼうけん
尸〔体〕炭化 死体炭化 したいたんか
尸〔体瘀〕斑 死斑 しはん
失败率 失敗率 しっぱいりつ
失辨觉能 失認〔症〕,認知不能〔症〕 しつにん〔しょう〕,にんちふのう〔しょう〕
失辨色能 色失認〔症〕 いろしつにん〔しょう〕
失常 異常 いじょう
失常细胞系 異常クローン いじょうclone
失弛缓症 アカラシア,弛緩不能症,無弛緩症 achalasia,しかんふのうしょう,むしかんしょう

失代偿 代償不全 だいしょうふぜん
失蛋白胃肠病 蛋白喪失性胃腸障害 たんぱくそうしつせいいちょうしょうがい
失定向 失見当〔識〕 しっけんとう〔しき〕
失读症 失読〔症〕 しつどく〔しょう〕
失歌症 失音楽〔症〕,音痴 しつおんがく〔しょう〕,おんち
失活 不活〔性〕化,失活 ふかっ〔せい〕か,しっかつ
失活干尸化 失活ミイラ化 しっかつmirraか
失活〔牙〕髓 失活歯髄 しっかつしずい
失活组织 失活組織 しっかつそしき
失计算 失〔計〕算〔症〕,計算不能〔症〕 しっ〔けい〕さん〔しょう〕,けいさんふのう〔しょう〕
失钾性肾病 カリウム喪失性腎症(ネフロパシー) kaliumそうしつせいじんしょう(nephropathy)
失碱性酸中毒 アルカリ喪失性アシドーシス alkaliそうしつせいacidosis
失禁 失禁 しっきん
失粒 脱顆粒,顆粒消失 だつかりゅう,かりゅうしょうしつ
失眠患者 不眠症患者 ふみんしょうかんじゃ
失眠〔症〕 不眠〔症〕 ふみん〔しょう〕
失明 失明,盲 しつめい,めくら
失钠性肾病 ナトリウム喪失性腎症(ネフロパシー) natriumそうしつせいじんしょう(nephropathy)
失去电子 電子喪失 でんしそうしつ
失〔去〕活〔力〕 失活 しっかつ
失热 熱損失 ねつそんしつ
失认〔症〕 失認〔症〕 しつにん〔しょう〕
失色 脱色 だつしょく
失神 アブサンス,失神,気絶 absence,しっしん,きぜつ
失神性眩晕 失神性眩暈 しっしんせいげんうん
失声 失声,無声 しっせい,むせい
失水 脱水〔症〕 だっすい〔しょう〕
失调 失調,障害 しっちょう,しょうがい
失调运动 失調運動 しっちょううんどう
失忘〔症〕 忘却不能〔症〕 ぼうきゃくふのう〔しょう〕
失味〔症〕 無味覚〔症〕 むみかく〔しょう〕
失效 失効,不活性化 しっこう,ふかっせいか
失效期 失効期 しっこうき
失写〔症〕 失書〔症〕,書字不能〔症〕 しつしょ〔しょう〕,しょじふのう〔しょう〕
失嗅〔觉〕 無嗅覚〔症〕,嗅覚消失(脱失) むしゅうかく〔しょう〕,しゅうかくしょうしつ(だっしつ)
失血 失血 しっけつ
失血后贫血 出血後貧血 しゅっけつごひんけつ
失血死 出血死 しゅっけつし
失血性贫血 出血〔性〕貧血 しゅっけつ〔せい〕ひんけつ
失血性休克 出血〔性〕ショック しゅっけつ〔せい〕shock
失血性周围循环衰竭 出血〔性〕末梢循環不全 しゅっけつ〔せい〕まっしょうじゅんかんふぜん
失盐性低钠综合征 塩類消失性低ナトリウム症候群 えんるいしょうしつせいていnatriumしょうこうぐん
失盐性肾炎 塩類消失性腎炎 えんるいしょうしつせいじんえん
失盐性肾炎综合征 塩類消失性腎炎症候群 えんるいしょうしつせいじんえんしょうこうぐん
失音〔症〕 失声〔症〕 しつせい〔しょう〕
失用〔症〕 失行〔症〕 しっこう〔しょう〕
失语-失用-失读综合征 失語-失行-失読症候群 しつご-

しっこう-しつどくしょうこうぐん

失语者　失語患者　しつごかんじゃ

失语〔症〕　失語〔症〕　しつご〔しょう〕

　布罗卡氏失语症　ブローカ失語症　Brocaしつごしょう

　库斯毛尔氏失语　クスマウル失語症　Kussmaulしつご
　しょう

　利希海姆氏失语　リヒトハィム失語症　Lichtheimしつご
　しょう

　韦尼克氏失语　ウエルニッケ失語症　Wernickeしつごしょ
　う

失运动能　無動症,失動〔症〕,運動不能〔症〕　むどうしょう,
　しつどう〔しょう〕,うんどうふのう〔しょう〕

失真　ひずみ

失重　無重力〔状態〕　むじゅうりょく〔じょうたい〕

失重反应　無重力反応　むじゅうりょくはんのう

诗歌治疗　詩歌治療　しかちりょう

虱病　シラミ寄生症　シラミきせいしょう

虱传播　シラミ媒介　シラミばいかい

虱传染　シラミ感染　シラミかんせん

虱传型回归热　シラミ媒介型回帰熱　シラミばいかいがた
　かいきねつ

虱恐怖　シラミ恐怖〔症〕　シラミきょうふ〔しょう〕

虱螨　シラミダニ

虱目　シラミ目　シラミもく

虱属　シラミ属　シラミぞく

虱型斑疹伤寒　発疹チフス　ほっしんtyphus

虱子　シラミ

狮弓蛔线虫　犬小回虫　いぬしょうかいちゅう

狮面型麻风　獅子面らい　シシめんらい

施-伏二氏病　スピールマイヤ・フォークト病
　Spielmeyer-vogtびょう

施拉姆氏现象　シュラム現象　Schrammげんしょう

施莱特氏病　シュラッテル病　Schlatterびょう

施-兰二氏切迹　シュミット・ランテルマン切痕　Schmidt-
　Lantermannせっこん

施兰格氏征　シュラング徴候　Schlangeちょうこう

施勒德氏收缩环　シュレーデル収縮輪　Schroederしゅうしゅ
　くりん

施勒津格氏尿胆素试验　シュレジンゲル ウロビリン定性法
　Schlesinger urobilinていせいほう

施勒津格氏征　シュレジンゲル徴候　Schlesingerちょうこう

施勒津格式现象　シュレジンゲル現象　Schlesingerげんしょ
　う

施勒特尔氏导管　シュレッテル カテーテル　Schroetter
　catheter

施勒特尔氏舞蹈病　シュレッテル舞踏病　Schroetterぶとう
　びょう

施雷格尔氏线　シュレーゲル線　Schregerせん

施镭器　ラドン器　radonき

施累姆氏管　シュレム管　Schlemmかん

施礼性痉挛　点頭痙攣　てんとうけいれん

施里迪氏病　シュリッデ病　Schriddeびょう

施里迪氏征　シュリッデ徴候　Schriddeちょうこう

施洛费尔氏肿瘤　シュロッフェル腫瘍　Schlofferしゅよう

施-马二氏病　ストリュンペル・マリー病　Strumpell-marie
　びょう

施米茨氏痢疾杆菌　シュミッツ菌　Schmitzきん

施米茨氏钳　シュミッツ鉗子　Schmitzかんし

施密特氏试验　シュミット〔昇汞〕試験　Schmidt〔しょうこ
　う〕しけん

施密特氏综合征　シュミット症候群　Schmidtしょうこうぐ
　ん

施奈德氏法　シュナイダー法　Schneiderほう

施奈德氏膜　シュナイダー膜　Schneiderまく

施虐狂　サディスム　sadism

施他林心脏法则　スターリング法則　Starlingほうそく

施特尔瓦格氏征　ステルワグ徴候　Stellwagちょうこう

施特劳斯氏反应　ストラウス反応　Strausはんのう

施特吕姆佩尔氏反射　シュトリュンペル反射　Strümpellは
　んしゃ

施瓦巴赫氏试验　シュワバッハ試験　Schwabachしけん

施瓦茨曼氏反应　シュワルツマン反応　Schwartzmanはんの
　う

施瓦茨氏手术　シュワルツェ手術　Schwartzeしゅじゅつ

施瓦茨曼氏现象　シュワルツマン現象　Schwartzmanげん
　しょう

施瓦茨氏征　シュワルツ徴候　Schwartzちょうこう

施瓦尔贝氏间隙　シュワルベ隙　Schwalbeげき

施瓦尔贝氏孔　シュワルベ孔　Schwalbeこう

施瓦尔贝氏裂　シュワルベ裂　Schwalbeれつ

施瓦尔贝氏小体　シュワルベ小体　Schwalbeしょうたい

湿布包裹　湿パック　しつpack

湿电池　湿電池　しつでんち

湿度　湿度　しつど

湿度测定法　湿度測定法,計湿法　しつどそくていほう,け
　いしつほう

湿度计　湿度計　しつどけい

湿度记录器　湿度記録器　しつどきろくき

湿度试验　湿度試験　しつどしけん

湿度学　湿度学　しつどがく

湿法　湿式法　しっしきほう

湿法分析　湿式分析〔法〕　しっしきぶんせき〔ほう〕

湿肺　湿潤肺　しつじゅんはい

湿敷　湿布　しっぷ

湿敷料　湿性包帯　しっせいほうたい

湿化〔作用〕　加湿〔作用〕　かしつ〔さよう〕

湿冷　湿冷,湿寒　しつれい,しつかん

湿气　湿気　しっけ

湿球温度计　湿球温度計　しっきゅうおんどけい

湿热灭菌法　湿熱滅菌法　しつねつめっきんほう

湿热灭菌器　湿熱滅菌器　しつねつめっきんき

湿润　湿潤　しつじゅん

湿〔润〕剂　湿潤薬　しつじゅんやく

湿润温室　湿潤温室　しつじゅんおんしつ

湿润性湿疹　湿潤性湿疹　しつじゅんせいしっしん

湿式除尘　湿式除塵　しっしききょじん

湿式除尘器　湿式除(集)塵器　しっしじょ(しゅう)じんき

湿式电除尘器　湿式電気集塵器　しっしきでんきしゅうじ
　んき

湿式燃烧　湿式燃焼〔法〕　しっしきねんしょう〔ほう〕

湿式凿岩　湿式鑿岩　しっしきさくがん

湿式制粒法　湿式製粒法　しっしきせいりゅうほう

湿式作业　湿式作業　しっしきさぎょう

湿吸杯　湿性吸角,観血的吸角　しっせいきゅうかく,かん
　けつてききゅうかく

湿型溺死　湿性溺死　しっせいできし

湿性坏疽　湿性壊疽　しっせいえそ

湿性脚气病　湿性脚気　しっせいかっけ

湿性咳嗽　湿性咳,湿咳　しっせいせき,しっせき

湿〔性〕罗音　湿性ラ音　しっせいラおん

湿性心包炎　湿性心膜炎　しっせいしんまくえん

湿验定　湿性検定　しっせいけんてい

湿疣〔病〕　コンジローム〔症〕,湿疣贅　condyloma〔しょう〕,しつゆうぜい

湿疹〔病〕　湿疹〔症〕　しっしん〔しょう〕

湿疹化　湿疹化　しっしんか

湿疹性过敏性接触性皮炎　湿疹性アレルギー性接触皮膚炎　しっしんせいAllergieせいせっしょくひふえん

湿疹性结膜炎　湿疹性結膜炎　しっしんせいけつまくえん

湿疹性皮炎　湿疹性皮膚炎　しっしんせいひふえん

湿疹样癌　湿疹様癌　しっしんようがん

湿疹样疹　類湿疹　るいしっしん

湿疹様紫癜　湿疹様紫斑　しっしんようしはん

shí　十石时识实拾食蚀

十八碳二烯酸　リノール酸　linolさん

十八碳三烯酸　リノレン酸　linolenさん

十八〔烷〕醛　ステアリン アルデヒド　stearin aldehyde

十八〔烷〕酸　ステアリン酸　stearinさん

十八烷酰辅酶A　ステアリル補酵素A　stearylほこうそA

十大功劳碱　マホーニン　mahonine

十滴水　十滴水　じゅうてきすい

十二基苯硫酚　ドデカチオフェノール　dodecathiophenol

十二面体　十二面体　じゅうにめんたい

十二岁磨牙　十二才大臼歯　じゅうにさいだいきゅうし

十二烷　ドデカン　dodecane

十二烷胺　ドデシルアミン　dodecylamine

十二烷基二甲胺　ドミフェン　domiphen

十二〔烷〕醛　ラウリン アルデヒド,ドデシル アルデヒド　laurin aldehyde,dodecyl aldehyde

十二〔烷〕酸　ラウリン酸,ドデカン酸　laurinさん,dodecanさん

十二烯　ドデシレン,ドデセン　dodecylene,dodecene

十二小时尿沉渣计数　十二時間尿沈渣計算　じゅうにじかんにょうちんさけいさん

十二指肠　十二指腸　じゅうにしちょう

十二指肠癌　十二指腸癌　じゅうにしちょうがん

十二指肠闭合钳　十二指腸閉鎖鉗子　じゅうにしちょうへいさかんし

十二指肠闭锁　十二指腸閉鎖〔症〕　じゅうにしちょうへいさ〔しょう〕

十二指肠壁内血肿　十二指腸壁内血腫　じゅうにしちょうへきないけっしゅ

十二指肠病灶切除术　十二指腸病巣切除術　じゅうにしちょうびょうそうせつじょじゅつ

十二指肠残端　十二指腸断端　じゅうにしちょうだんたん

十二指肠成形术　十二指腸形成術　じゅうにしちょうけいせいじゅつ

十二指肠大乳头　大十二指腸乳頭　だいじゅうにしちょうにゅうとう

十二指肠胆囊造口吻合术　十二指腸胆囊吻合術　じゅうにしちょうたんのうふんごうじゅつ

十二指肠胆总管切开取石术　経十二指腸総胆管切石術　けいじゅうにしちょうそうたんかんせっせきじゅつ

十二指肠胆总管切开术　十二指腸総胆管切開術　じゅうに

しちょうそうたんかんせっかいじゅつ

十二指肠胆总管切开探查术　十二指腸総胆管切開診査術　じゅうにしちょうそうたんかんせっかいしんさじゅつ

十二指肠胆总管炎　十二指腸総胆管炎　じゅうにしちょうそうたんかんえん

十二指肠导管　十二指腸カテーテル　じゅうにしちょうcatheter

十二指肠低张造影　低緊張性十二指腸造影〔法〕　ていきんちょうせいじゅうにしちょうぞうえい〔ぼう〕

十二指肠恶性肿瘤　十二指腸悪性腫瘍　じゅうにしちょうあくせいしゅよう

十二指肠反流　十二指腸逆流　じゅうにしちょうぎゃくりゅう

十二指肠缝〔合〕术　十二指腸縫合術　じゅうにしちょうほうごうじゅつ

十二指肠梗阻　十二指腸閉塞〔症〕　じゅうにしちょうへいそく〔しょう〕

十二指肠梗阻-肠系膜上动脉综合征　十二指腸閉塞上腸間膜動脈症候群　じゅうにしちょうへいそくじょうちょうかんまくどうみゃくしょうこうぐん

十二指肠梗阻学说　十二指腸閉塞説　じゅうにしちょうへいそくせつ

十二指肠钩口线虫　十二指腸鉤虫　じゅうにしちょうこうちゅう

十二指肠冠过大　巨大球部　きょだいきゅうぶ

十二指肠后动脉　十二指腸後動脈　じゅうにしちょうこうどうみゃく

十二指肠后隐窝　十二指腸後陷凹　じゅうにしちょうこうかんおう

十二指肠回肠〔造口〕吻合术　十二指腸回腸吻合術　じゅうにしちょうかいちょうふんごうじゅつ

十二指肠检查器　十二指腸検査器　じゅうにしちょうけんさき

十二指肠降部　十二指腸下行部　じゅうにしちょうかこうぶ

十二指肠结肠系膜襞　十二指腸結腸間膜ひだ　じゅうにしちょうけっちょうかんまくひだ

十二指肠-结肠综合征　十二指腸結腸症候群　じゅうにしちょうけっちょうしょうこうぐん

十二指肠镜　十二指腸鏡　じゅうにしちょうきょう

十二指肠镜检查　十二指腸鏡検査〔法〕　じゅうにしちょうきょうけんき〔ほう〕

十二指肠空肠襞　十二指腸空腸ひだ　じゅうにしちょうくうちょうひだ

十二指肠空肠侧侧吻合术　十二指腸空腸側側吻合術　じゅうにしちょうくうちょうそくそくふんごうじゅつ

十二指肠空肠曲　十二指腸空腸曲　じゅうにしちょうくうちょうきょく

十二指肠空肠疝　十二指腸空腸ヘルニア　じゅうにしちょうくうちょうhernia

十二指肠空肠下襞　下十二指腸空腸ひだ　かじゅうにしちょうくうちょうひだ

十二指肠空肠隐窝　十二指腸空腸陷凹　じゅうにしちょうくうちょうかんおう

十二指肠空肠〔造口〕吻合术　十二指腸空腸吻合術　じゅうにしちょうくうちょうふんごうじゅつ

十二指肠溃疡　十二指腸潰瘍　じゅうにしちょうかいよう

十二指肠溃疡穿孔　十二指腸潰瘍穿孔　じゅうにしちょう

かいようせんこう

十二指肠扩张　十二指腸拡張〔症〕　じゅうにしちょうかくちょう〔しょう〕

十二指肠良性肿瘤　十二指腸良性腫瘍　じゅうにしちょうりょうせいしゅよう

十二指肠瘘〔管〕　十二指腸フィステル,十二指腸瘻〔孔〕　じゅうにしちょうFistel,じゅうにしちょうろう〔こう〕

十二指肠糜烂　十二指腸エロジオン　じゅうにしちょうerosion

十二指肠内投药法　経十二指腸投薬法　けいじゅうにしちょうとうやくほう

十二指肠内胃粘膜异位　十二指腸内胃粘膜転位〔症〕　じゅうにしちょうないいねんまくてんい〔しょう〕

十二指肠旁襞　十二指腸傍ひだ　じゅうにしちょうぼうひだ

十二指肠旁隐窝　十二指腸傍陥凹　じゅうにしちょうぼうかんおう

十二指肠憩室　十二指腸憩室　じゅうにしちょうけいしつ

十二指肠憩室炎　十二指腸憩室炎　じゅうにしちょうけいしつえん

十二指肠切除术　十二指腸切除術　じゅうにしちょうせつじょじゅつ

十二指肠切开术　十二指腸切開術　じゅうにしちょうせっかいじゅつ

十二指肠球部　十二指腸球部　じゅうにしちょうきゅうぶ

十二指肠球部检查镜　十二指腸球部検査鏡　じゅうにしちょうきゅうぶけんさきょう

十二指肠球部溃疡　十二指腸球部潰瘍　じゅうにしちょうきゅうぶかいよう

十二指肠球后部　十二指腸球後部　じゅうにしちょうきゅうこうぶ

十二指肠球后溃疡　十二指腸球後潰瘍　じゅうにしちょうきゅうこうかいよう

十二指肠乳头　十二指腸乳頭　じゅうにしちょうにゅうとう

十二指肠乳头癌　十二指腸乳頭癌　じゅうにしちょうにゅうとうがん

十二指肠乳头括约肌切开术　十二指腸乳頭括約筋切開術　じゅうにしちょうにゅうとうかつやくきんせっかいじゅつ

十二指肠乳头切开术　十二指腸乳頭切開術　じゅうにしちょうにゅうとうせっかいじゅつ

十二指肠乳头炎　十二指腸乳頭炎　じゅうにしちょうにゅうとうえん

十二指肠上襞　上十二指腸ひだ　じょうじゅうにしちょうひだ

十二指肠上部　十二指腸上部　じゅうにしちょうじょうぶ

十二指肠上动脉　上十二指腸動脈　じょうじゅうにしちょうどうみゃく

十二指肠上曲　上十二指腸曲　じょうじゅうにしちょうきょく

十二指肠上隐窝　上十二指腸陥凹　じょうじゅうにしちょうかんおう

十二指肠十二指肠吻合术　十二指腸十二指腸吻合術　じゅうにしちょうじゅうにしちょうふんごうじゅつ

十二指肠受压　十二指腸圧迫〔症〕　じゅうにしちょうあっぱく〔しょう〕

十二指肠松解术　十二指腸癒着剥離術　じゅうにしちょうゆちゃくはくりじゅつ

十二指肠水平部　十二指腸水平部　じゅうにしちょうすい

へいぶ

十二指肠提(悬)肌　十二指腸提筋　じゅうにしちょうていきん

十二指肠停滞症　十二指腸うっ滞症　じゅうにしちょうったいしょう

十二指肠头　前十二指腸　ぜんじゅうにしちょう

十二指肠头炎　前十二指腸炎　ぜんじゅうにしちょうえん

十二指肠息肉　十二指腸ポリープ　じゅうにしちょうpolyp

十二指肠系膜　十二指腸間膜　じゅうにしちょうかんまく

十二指肠狭窄　十二指腸狭窄〔症〕　じゅうにしちょうきょうさく〔しょう〕

十二指肠下襞　下十二指腸ひだ　かじゅうにしちょうひだ

十二指肠下垂　十二指腸下垂〔症〕　じゅうにしちょうかすい〔しょう〕

十二指肠下曲　下十二指腸曲　かじゅうにしちょうきょく

十二指肠下隐窝　下十二指腸陥凹　かじゅうにしちょうかんおう

十二指肠纤维窥镜　十二指腸ファイバースコープ　じゅうにしちょうfiberscope

十二指肠腺　十二指腸腺　じゅうにしちょうせん

十二指肠腺癌　十二指腸腺癌　じゅうにしちょうせんがん

十二指肠腺体增殖　十二指腸腺増殖　じゅうにしちょうせんぞうしょく

十二指肠小肠〔造口〕吻合术　十二指腸小腸吻合術　じゅうにしちょうしょうちょうふんごうじゅつ

十二指肠小乳头　小十二指腸乳頭　しょうじゅうにしちょうにゅうとう

十二指肠悬韧带　十二指腸提靭帯　じゅうにしちょうていじんたい

十二指肠压迹　十二指腸圧痕　じゅうにしちょうあっこん

十二指肠炎　十二指腸炎　じゅうにしちょうえん

十二指肠液　十二指腸液　じゅうにしちょうえき

十二指肠液采取器　十二指腸液抽出器　じゅうにしちょうえきちゅうしゅっき

十二指肠液引流〔术〕　十二指腸液ドレナージ,十二指腸液排液〔法〕　じゅうにしちょうえきdrainage,じゅうにしちょうえきはいえき〔ほう〕

十二指肠引流管　十二指腸ドレナージ管,十二指腸排液(排膿)管　じゅうにしちょうdrainageかん,じゅうにしちょうはいえき(はいのう)かん

十二指肠引流液　十二指腸ドレーン液　じゅうにしちょうdrainえき

十二指肠引流液检查　十二指腸ドレーン液検査　じゅうにしちょうdrainえきけんさ

十二指肠壅滞(滞留)症　十二指腸内容うっ滞症　じゅうにしちょうないようううったいしょう

十二指肠造瘘(口)术　十二指腸造瘻術,十二指腸フィステル形成術　じゅうにしちょうぞうろうじゅつ,じゅうにしちょうFistelけいせいじゅつ

十二指肠造影　十二指腸造影〔法〕　じゅうにしちょうぞうえい〔ほう〕

十二指肠支　十二指腸枝　じゅうにしちょうし

十二指肠制动器　十二指腸制動器　じゅうにしちょうせいどうき

十二指肠肿瘤　十二指腸腫瘍　じゅうにしちょうしゅよう

十二指肠周炎　十二指腸周囲炎　じゅうにしちょうしゅういえん

十二指肠纵襞　十二指腸縦ひだ　じゅうにしちょうたてひ

だ

十分之一当量　0.1規定,デシノーマル　0.1きてい,deci-
normal

十甲(烃)季铵　デカメトニウム　decamethonium

十进〔制计数〕管　デカトロン　decatron

十进制加法器　デカド加算器　decadeかさんき

十六导程记录纸　16導出記録紙　16どうしゅつきろくし

十六进制　16進法　16しんほう

十六酸　ヘキサデシル酸　hexadecylさん

十六烷　ヘキサデカン,セタン　hexadecane,cetane

十六〔烷〕醇　ヘキサデカノール　hexadecanol

十六〔烷〕基　ヘキサデシル　hexadecyl

十六烯酸　パルミトレイン酸,ヘキサデシレン酸　palmi-
toleinさん,hexadecylenさん

十年生存率　十年生存率　じゅうねんせいぞんりつ

十硼烷　デカボラン　decaborane

十氢喹啉　デカヒドロキノリン　decahydroquinoline

十氢萘　デカヒドロナフタリン　decahydronaphthalene

十四酸盐　ミリステート　myristate

十四肽胃泌素　テトラデカペプチド ガストリン　tetrade-
capeptide gastrin

十四〔碳〕烯　テトラデシレン,テトラデセン　tetradecy-
lene,tetradecene

十四〔烷〕酸　ミリスチン酸,テトラデカン酸　myristinさ
ん,tetradecanさん

十四〔烷〕酰　テトラデカノイル　tetradecanoyl

十肽　デカペプチド　decapeptide

十烷双胺　デカメトニウム　decamethonium

十一碳烯酸　ウンデシレン酸　undecylenさん

十一烯酸锌　ウンデシレン酸亜鉛　undecylenさんあえん

十指指纹法　十指指紋〔検査〕法　じゅうししもん〔けんさ〕
ほう

十字绷带　十字〔形〕包帯　じゅうじ〔がた〕ほうたい

十字槽接骨螺钉　十字槽骨ねじ　じゅうじそうこつねじ

十字管　十字管　じゅうじかん

十字花科　アブラナ科　アブラナか

十字交叉采样法　十字交叉 標本採集法　じゅうじこうさ
ひょうほんさいしゅうほう

十字隆起　十字隆起　じゅうじりゅうき

十字韧带　十字靭帯　じゅうじじんたい

十字韧带断裂　十字靭帯断裂　じゅうじじんたいだんれつ

十字韧带修补术　十字靭帯修復術　じゅうじじんたいしゅ
うふくじゅつ

十字丝　十字糸　じゅうじし

十字头骨螺钉旋凿　十字頭骨ねじのねじ回し　じゅうじと
うこつねじのねじまわし

十字线目镜　十字線付き接眼鏡　じゅうじせんつきせつが
んきょう

十字形　十字形　じゅうじけい

十字型卡环　十字型クラスプ　じゅうじがたclasp

十足目　十脚目　じゅうきゃくもく

石胆酸　リトコール酸　lithocholさん

石房蛤毒素　サキシトキシン　saxitoxin

石膏　石膏　せっこう

石膏包扎法　ギプス包帯法　gypsumほうたいほう

石膏背心　石膏ジャケット　せっこうjacket

石膏绷带　ギプス包帯　gypsumほうたい

石膏绷带固定术　ギプス固定術　gypsumこていじゅつ

石膏〔绷帯〕剪　ギプス鋏　gypsumはさみ

石膏床　ギプス床,ギプス ベット　gypsumとこ,gypsum
bed

石膏代模　石膏ダイス〔型〕　せっこうdies〔がた〕

石膏刀　ギプス刀　gypsumとう

石膏粉　石膏粉末　せっこうふんまつ

石膏夹板　ギプス副子　gypsumふくし

石膏夹板固定术　ギプス副子固定術　gypsumふくしこてい
じゅつ

石膏锯　ギプス鋸　gypsumのこ

石膏卷　ギプス巻包帯　gypsumまきほうたい

石膏卷浸泡法　ギプス巻包帯浸水法　gypsumまきほうたい
しんすいほう

石膏领　ギプス襟　gypsumえり

石膏模型　石膏模型,ギプス型　せっこうもけい,gypsumか
た

石膏溶解清扫剂　石膏溶解清浄剤　せっこうようかいせい
じょうざい

石膏纱布　石膏ガーゼ　せっこうgauze

石膏调刀　石膏へら　せっこうへら

石膏托　石膏サポート　せっこうsupport

石膏围腰　石膏コルセット,石膏ガードル　せっこうcorset,
せっこうgirdle

石膏压疮　石膏ただれ　せっこうただれ

石膏样发癣菌　石膏状白癬菌　せっこうじょうはくせんき
ん

石膏样小孢子菌　石膏状小胞子菌　せっこうじょうしょうほ
うしきん

石膏硬化剂　石膏硬化剤　せっこうこうかざい

石工尘肺　石工塵肺〔症〕　せっこうじんはい〔しょう〕

石斛碱　デンドロビン　dendrobine

石花菜　テングサ

石花菜科　テングサ科　テングサか

石花菜属　テングサ属　テングサぞく

石化　石化　せっか

石化胎块　石様奇胎,石胎　せきようきたい,せきたい

石灰　石灰　せっかい

石灰氮　石灰窒素　せっかいちっそ

石灰华　石灰華　せっかいか

石灰硫酸铜合剂　ボルドー液　Bordeauxえき

石灰乳　石灰乳　せっかいにゅう

石灰石　石灰石　せっかいせき

石灰水　石灰水　せっかいすい

石灰小体　石灰小体　せっかいしょうたい

石灰岩　石灰岩　せっかいがん

石灰盐尿　石灰塩尿〔症〕　せっかいえんにょう〔しょう〕

石蜡　パラフィン　paraffin

石蜡包埋法　パラフィン包埋法　paraffinほうまいほう

石蜡敷料　パラフィン包帯　paraffinほうたい

石蜡疗法　パラフィン療法　paraffinりょうほう

石蜡瘤　パラフィン腫　paraffinしゅ

石蜡切片法　パラフィン切片法　paraffinせっぺんほう

石蜡液剂　流動パラフィン剤　りゅうどうparaffinざい

石蜡油　パラフィン油　paraffinゆ

石蜡浴　パラフィン浴　paraffinよく

石蜡浴槽　パラフィン浴槽　paraffinよくそう

石蜡浴疗法　パラフィン浴療法　paraffinよくりょうほう

石榴　ザクロ

石榴科　ザクロ科　ザクロか
石榴皮　石榴皮　せきりゅうひ
石榴皮碱　プニシン,ペレチエリン　punicine,pelletierine
石榴属　ザクロ属　ザクロぞく
石棉　石綿,アスベスト　せきめん,asbestos
石棉板　石綿板,アスベスト板　せきめんばん,asbestosばん
石棉沉着病　石綿〔沈着〕症　せきめん〔ちんちゃく〕しょう
石棉(沉着病)小体　石綿〔沈着症〕小体　せきめん〔ちんちゃくしょう〕しょうたい
石棉带　石綿リボン　せきめんribbon
石棉垫滤器　石綿沪過板　せきめんろかばん
石棉肺　石綿肺　せきめんはい
石棉金属网　石綿金網　せきめんかなあみ
石棉滤器　石綿沪過器　せきめんろかき
石棉污染　石綿汚染　せきめんおせん
石棉纤维　石綿線維　せきめんせんい
石棉心铁丝网　石綿芯金網　せきめんしんかなあみ
石棉样变性　石綿様変性　せきめんようへんせい
石棉样(状)癣　石綿状癬　せきめんじょうせん
石棉样纤维　石綿状線維　せきめんじょうせんい
石棉疣　石綿いぼ　せきめんいぼ
石棉状糠疹　石綿状粃糠疹　せきめんじょうひこうしん
石末沉着病　石〔粉〕症　せき〔ふん〕しょう
石末肺　石〔粉〕肺　せき〔ふん〕はい
石墨　石墨　せきぼく
石墨(尘)肺　石墨〔塵〕肺〔症〕　せきぼく〔じん〕はい〔しょう〕
石墨电极　石墨電極　せきぼくでんきょく
石墨坩埚　石墨坩堝　せきぼくるつぼ
石墨碳　石墨炭素　せきぼくたんそ
石楠素　エリコリン　ericolin
石尿症　尿砂排出症　にょうさはいしゅつしょう
石器　石器　せっき
石蕊　リトマス　litmus
石蕊红素　エリトロレィン　erythrolein
石蕊蓝　リトマス ブルー　litmus blue
石蕊乳　リトマス乳　litmusにゅう
石蕊乳清　リトマス乳清　litmusにゅうせい
石蕊乳试验　リトマス乳試験　litmusにゅうしけん
石蕊乳糖琼脂　リトマス乳糖アガール　litmusにゅうとうagar
石蕊试验　リトマス試験　litmusしけん
石蕊试纸　リトマス〔試験〕紙　litmus〔しけん〕し
石蕊属　ハナゴケ属　ハナゴケぞく
石蕊素(精)　アゾリトミン　azolitmin
石蕊样放线菌素　リトモシジン　litmocidine
石伤　石挫傷　いしざしょう
石松　ヒカゲノカズラ
石松醇　リコクラバノール　lycoclavanol
石松纲　ヒカゲノカズラ綱　ヒカゲノカズラこう
石松科　ヒカゲノカズラ科　ヒカゲノカズラか
石松宁　リコクラバニン　lycoclavanin
石松属　ヒカゲノカズラ属　ヒカゲノカズラぞく
石松子　石松子　せきしょうし
石松〔子〕碱　リコポジン　lycopodine
石松子酸　リコポジン酸　lycopodineさん
石松子油酸　石松子オレイン酸　せきしょうしoleinさん

石蒜　彼岸花,石蒜　ヒガンバナ,セキサン
石蒜胺　リコラミン　lycoramine
石蒜碱　リコリン　lycorine
石蒜科　ヒガンバナ科　ヒガンバナか
石蒜中毒　石蒜中毒　セキサンちゅうどく
石胎　化石胎児　かせきたいじ
石胎盘　石状胎盤　せきじょうたいばん
石炭纪　石炭紀　せきたんき
石炭酸　石炭酸,フェノール　せきたんさん,phenol
石炭酸饱和溶液　石炭酸飽和溶液　せきたんさんほうわようえき
石炭酸处理　石炭酸処理　せきたんさんしょり
石炭酸复(品)红稀释液　石炭酸フクシン希釈溶液　せきたんさんfuchsinきしゃくようえき
石炭酸甘油　石炭酸グリセリン　せきたんさんglycerin
石炭酸酒精　石炭酸アルコール　せきたんさんalcohol
石炭酸硫紫　石炭酸チオニン　せきたんさんthionine
石炭酸龙胆紫染剂　石炭酸ゲンチアナ バイオレット 染料　せきたんさんgentiana violetせんりょう
石炭酸尿　石炭酸尿〔症〕　せきたんさんにょう〔しょう〕
石炭酸品(复)红　石炭酸フクシン,カルボール フクシン　せきたんさんfuchsin,carbol fuchsin
石炭酸品(复)红溶液　石炭酸フクシン溶液　せきたんさんfuchsinようえき
石炭酸系数　石炭酸系数,フェノール係数　せきたんさんけいすう,phenolけいすう
石炭酸亚甲蓝　石炭酸メチレン ブルー　せきたんさんmethylene blue
石炭酸盐　石炭酸塩　せきたんさんえん
石炭酸中毒　石炭酸中毒　せきたんさんちゅうどく
石田氏心脏收缩系数　石田心臓収縮係数　いしだしんぞうしゅうしょくけいすう
石细胞　石細胞　せきさいぼう
石蟹属　サワガニ属　サワガニぞく
石英玻璃　石英ガラス　せきえいglass
石英灯　〔水銀〕石英灯　〔すいぎん〕せきえいとう
石英粉　石英粉　せきえいふん
石英粉尘　石英粉塵　せきえいふんじん
石英汞紫外线灯　石英水銀紫外線灯　せきえいすいぎんしがいせんとう
石英管　石英管　せきえいかん
石英晶体　石英結晶　せきえいけっしょう
石英棱镜　石英プリズム　せきえいprism
石英棱镜摄谱仪　石英プリズム分光写真器　せきえいprismぶんこうしゃしんき
石英片　石英片　せきえいぺん
石英透镜　石英レンズ　せきえいlens
石油　石油　せきゆ
石油化工厂废水　石油化学工場廃水　せきゆかがくこうじょうはいすい
石油胶冻封闭　石油ゼリ密封　せきゆjellyみっぷう
石油酵母蛋白　石油酵母蛋白〔質〕　せきゆこうぼたんぱく〔しつ〕
石油精　石油ベンジン　せきゆbenzine
石油炼油厂　石油精製所　せきゆせいせいしょ
石油醚　石油エーテル　せきゆether
石油吸入性肺炎　石油吸入性肺炎　せきゆきゅうにゅうせいはいえん

石制代型　石ダイス型　せきdiesがた
石竹　カラナデシコ
石竹科　ナデシコ科　ナデシコか
石竹属　セキチク属　セキチクぞく
石竹烯　カリオフィレン　Caryophyllene
时标　タイム スケール　time scale
时点数列　時点系列　じてんけいれつ
时基　時間基準　じかんきじゅん
时间标记器　タイム マーカー　time marker
时间测量仪　時間測定器　じかんそくていき
时间常数　時定数　じていすう
时间带　時間帯　じかんたい
时间调查　時間調査　じかんちょうさ
时间肺活量　時間(時限)肺活量　じかん(じげん)はいかつりょう
时间分布　時間分布　じかんぶんぷ
时间间隔　時間間隔　じかんかんかく
时间间隔计　インター バロメーター　inter valometer
时间间隔计数器　時間間隔計数器　じかんかんかくけいすうき
时间恐怖　時間恐怖〔症〕　じかんきょうふ〔しょう〕
时间强度曲线　時間強度曲線　じかんきょうどきょくせん
时间曲线　時間曲線　じかんきょくせん
时间特异性药物　時間特異性薬　じかんとくいせいやく
时间-效应曲线　時間効果曲線　じかんこうかきょくせん
时间信号　時間信号,時間シグナル　じかんしんごう,じかんsignal
时间性总和　時間性総和　じかんせいそうわ
时间序列分析　時間配列順〔序〕分析　じかんはいれつじゅん〔じょ〕ぶんせき
时间知觉　時間知覚　じかんちかく
时间指示器　時間インジケータ　じかんindicator
时觉　時間知覚　じかんちかく
时刻表性运动不能　時刻表性運動不能〔症〕　じこくひょうせいうんどうふのう〔しょう〕
时期患病率　周期罹病(患)率　しゅうきりびょう(かん)りつ
时期数列　時系列　じけいれつ
时限　時間限界　じかんげんかい
时相性运动神经元　相動性運動ニューロン　そうどうせいうんどうneuron
时效关系　時間効果関係　じかんこうかかんけい
时序控制　タイムスケジュール製御　time scheduleせいぎょ
时域　時間領域　じかんりょういき
时值　時値,クロナキシー　じち,chronaxie
时值测定器　クロナキシー計,時値測定計　chronaxieけい,じちそくていけい
时值测量〔法〕　クロナキシー〔法〕,時値測定〔法〕　chronaxie〔ほう〕,じちそくてい〔ほう〕
时值计　時値計　じちけい
时值记波器　クロノスコープ　chronoscope
时滞　時間遅滞,タイムラグ　じかんちたい,time lag
识别机　レコグナイザ　recognizer
识模　パターン識別　patternしきべつ
实变　硬変,固質化　こうへん,こしつか
实变体征　硬変徴候　こうへんちょうこう
实感温度　実効温度　じっこうおんど
实际产量　実際収量　じっさいしゅうりょう

实际滴定值　実際滴定量　じっさいてきていりょう
实际数值　実際数値　じっさいすうち
实际酸度　実際酸度　じっさいさんど
实际碳酸氢盐　実際重炭酸塩　じっさいじゅうたんさんえん
实时超声检查　実時間超音波検査〔法〕　じつじかんちょうおんぱけんさ〔ほう〕
实时计算机　実時間コンピューター　じじかんcomputer
实时B型超声扫描装置　実時間B型超音波スキャンナー　じつじかんBがたちょうおんぱscanner
实体癌　充実性癌　じゅうじつせいがん
实体〔感〕觉　立体〔感〕覚,実体感覚　りったい〔かん〕かく,じったいかんかく
实体镜　立体鏡,実体鏡　りったいきょう,じったいきょう
实体觉缺失　実体〔感覚〕失認,立体認知不能　じったい〔かんかく〕しつにん,りったいにんちふのう
实体视觉　立体視,実体視　りったいし,じったいし
实〔体〕性腺癌　充実性腺癌　じゅうじつせいせんがん
实尾蚴　プレロセルクス　plerocercus
实习护士　見習看護婦　みならいかんごふ
实习医师　インターン　intern
实习医学生　エクスターン　externe
实像　実像　じつぞう
实性(体)肿瘤　充実性腫瘍　じゅうじつせいしゅよう
实性子宫　充実性子宮　じゅうじつせいしきゅう
实验　実験　じっけん
　奥贝恩氏实验　オーバーン実験　O'Beirneじっけん
　弗雷德里克氏实验　フレデリック実験　Fredericqじっけん
　马里奥特氏实验　マリヨット実験　Meriotteじっけん
　齐翁氏实验　シーオン実験　Cyonじっけん
　斯滕森氏实验　ステンセン実験　Stensenじっけん
　瓦尔萨尔瓦氏实验　バルサルバ実験　Valsalvaじっけん
　托因比氏实验　トインビ実験　Toynbeeじっけん
实验报告　実験報告,実験レポート　じっけんほうこく,じっけんreport
实验病理学　実験病理学　じっけんびょうりがく
实验步骤　実験手順　じっけんてじゅん
实验单位　実験単位　じっけんたんい
实验的异戊二烯法则　実験的イソプレン法則　じっけんてきisopreneほうそく
实验动物　実験動物　じっけんどうぶつ
实验公式　実験公式　じっけんこうしき
实验规程　実験マニュアル　じっけんmanual
实验精神病学　実験精神病学　じっけんせいしんびょうがく
实验流行病学　実験流行病学　じっけんりゅうこうびょうがく
实验胚胎学　実験発生学,実験胎生学　じっけんはっせいがく,じっけんたいせいがく
实验设计　実験設計　じっけんせっけい
实验生理学　実験生理学　じっけんせいりがく
实验生物学　実験生物学　じっけんせいぶつがく
实验室　①実験室　②〔臨床〕検査室　①じっけんしつ　②〔りんしょう〕けんさしつ
实验室报告　①〔臨床〕検査報告　②実験室報告　①〔りんしょう〕けんさほうこく　②じっけんしつほうこく
实验室多用搅拌器　実験室多用途撹拌器(ミキサー)　じっけんしつたようとかくはんき(mixer)

实验室感染　実験室感染　じっけんしつかんせん

实验室〔感染的〕肝炎　実験室肝炎　じっけんしつかんえん

实验室高速搅拌器　実験室高速〔度〕撹拌器（ミキサー）　じっけんしつこうそく〔ど〕かくはんき(mixer)

实验室记录器　実験室記録器　じっけんしつきろくき

实验室检查　実験室検査　じっけんしつけんさ

实验室群体　実験室母集団　じっけんしつぼしゅうだん

实验室试剂　実験室試薬　じっけんしつしやく

实验〔室〕诊断　〔臨床〕検査室診断　〔りんしょう〕けんさつしんだん

实验术　実験法　じっけんほう

实验数据　実験データ　じっけんdata

实验台　実験台　じっけんだい

实验外科　実験外科　じっけんげか

实验误差　実験誤差　じっけんごさ

实验细胞学　実験細胞学　じっけんさいぼうがく

实验心理学　実験心理学　じっけんしんりがく

实验性变应性脑脊髓炎　実験性アレルギー脳脊髄炎　じっけんせいAllergieのうせきずいえん

实验性尘肺　実験性塵肺〔症〕　じっけんせいじんはい〔しょう〕

实验性钩端螺旋体病　実験性レプトスピラ症　じっけんせいLeptospiraしょう

实验性过敏性脑炎　実験性アレルギー脳炎　じっけんせいAllergieのうえん

实验性紧张症　実験性緊張病, 実験性カタトニー　じっけんせいきんちょうびょう, じっけんせいcatatony

实验性精神病　実験性精神病　じっけんせいせいしんびょう

实验性精神分裂症　実験性〔精神〕分裂病　じっけんせい〔せいしん〕ぶんれつびょう

实验性神经〔官能〕症　実験性神経症　じっけんせいしんけいしょう

实验性肾炎　実験性腎炎　じっけんせいじんえん

实验性抑郁症　実験性抑うつ症　じっけんせいよくうつしょう

实验药理学　実験薬理学　じっけんやくりがく

实验药理遗传学　実験薬理遺伝学　じっけんやくりいでんがく

实验医学　実験医学　じっけんいがく

实验仪器　実験器具　じっけんきぐ

实验因素　実験要素　じっけんようそ

实验〔载有〕生物〔的〕卫星　実験生物衛星　じっけんせいぶつえいせい

实验者　実験者　じっけんしゃ

实验诊断学　〔臨床〕検査室診断学　〔りんしょう〕けんさつしんだんがく

实验值　実験値　じっけんち

实验治疗　実験治療　じっけんちりょう

实验治疗学　実験治療学　じっけんちりょうがく

实验肿瘤　実験腫瘍　じっけんしゅよう

实验装置　実験装置　じっけんそうち

实验桌　実験台　じっけんだい

实验组　実験群　じっけんぐん

实音　濁音　だくおん

实用单位　実用単位　じつようたんい

实质　実質　じっしつ

实质器官　実質〔性〕器官　じっしつ〔せい〕きかん

实质细胞　実質細胞　じっしつさいぼう

实质〔性〕变性　実質性変性　じっしつせいへんせい

实质性甲状腺肿　実質性甲状腺腫　じっしつせいこうじょうせんしゅ

实质性神经梅毒　実質性神経梅毒　じっしつせいしんけいばいどく

实质性小脑变性　実質性小脳変性　じっしつせいしょうのうへんせい

实质性脏器损伤　実質性器官損傷　じっしつせいきかんそんしょう

实〔足年〕龄　満年齢　まんねんれい

拾取电压　ピックアップ電圧　pick-upでんあつ

拾物试验　拾い物試験　ひろいものしけん

食玻璃癖　ガラス貪食〔症〕　glassどんしょく〔しょう〕

食虫目　食虫目　しょくちゅうもく

食醋　食用酢　しょくようす

食道　食道　しょくどう

食道空肠吻合固定钳　食道空腸吻合鉗子　しょくどうくうちょうふんごうかんし

食道内取钱币器　食道内貨幣取り器　しょくどうないかへいとりき

食道-气管内电磁异物吸出器　食道気管内異物電磁取り器　しょくどうきかんないいぶつでんじとりき

食道-气管内异物取出器　食道気管内異物取り器　しょくどうきかんないいぶつとりき

食道-气管异物破碎器　食道気管内異物破砕器　しょくどうきかんないいぶつはさいき

食道气囊　食道バルーン　しょくどうballoon

食道探条　食道ブジー, 食道消息子　しょくどうBougie, しょくどうしょうそくし

食道胃探测器　食道胃探知器　しょくどういたんちき

食道细胞采取器　食道細胞コレクター　しょくどうさいぼうcollector

食道用镭探条　食道ラジウム ゾンデ　しょくどうradium Sonde

食道直接内窥镜　食道直達鏡　しょくどうちょくたつきょう

食淀粉癖　でんぷん貪食症　でんぷんどんしょくしょう

食饵　食餌　しょくじ

食饵性高血糖　食餌性高血糖〔症〕　しょくじせいこうけっとう〔しょう〕

食发〔毛〕癖　食毛症　しょくもうしょう

食粪癖　食糞症　しょくふんしょう

食骨癖　食骨症　しょっこつしょう

食管　食道　しょくどう

食管癌　食道癌　しょくどうがん

食管癌切除术　食道癌切除術　しょくどうがんせつじょじゅつ

食管癌肉瘤　食道癌肉腫　しょくどうがんにくしゅ

食管瘢痕　食道瘢痕　しょくどうはんこん

食管瘢痕狭窄　食道瘢痕狭窄　しょくどうはんこんきょうさく

食管钡餐检查法　食道バリウムがゆ検査法　しょくどうbariumがゆけんさほう

食管贲门痉挛　食道噴門痙攣　しょくどうふんもんけいれん

食管贲门粘膜裂伤　食道噴門粘膜裂傷　しょくどうふんもんねんまくれっしょう

食管贲门失弛缓症　食道噴門弛緩不能症, 食道噴門無弛緩

症,食道噴門アカラシア　しょくどうふんもんしかんふの
うしょう,しょくどうふんもんむしかんしょう,しょくどう
ふんもんachalasia

食道闭锁　食道閉鎖　しょくどうへいさ

食管壁间神经丛　食道壁間神経叢　しょくどうへきかんし
んけいそう

食管襞折术　食道ひだ形成術　しょくどうひだけいせい
じゅつ

食管病　食道疾患　しょくどうしっかん

食管病学　食道病学　しょくどうびょうがく

食管部分切除术　食道部分切除術　しょくどうぶんせつ
じょじゅつ

食管肠吻合术　食道小腸吻合術　しょくどうしょうちょうふ
んごうじゅつ

食管成形术　食道形成術　しょくどうけいせいじゅつ

食管出血　食道出血　しょくどうしゅっけつ

食管穿孔　食道穿孔　しょくどうせんこう

食管错构瘤　食道過誤腫　しょくどうかごしゅ

食管丛　食道神経叢　しょくどうしんけいそう

食管大部分切除术　大部分食道切除術　だいぶぶんしょく
どうせつじょじゅつ

食管刀　食道切開刀　しょくどうせっかいとう

食管导程(联)　食道リード　しょくどうlead

食管滴酸试验　食道酸の滴入試験　しょくどうさんのえき
にゅうしけん

食管动脉　食道動脈　しょくどうどうみゃく

食管对端吻合术　食道端端吻合術　しょくどうたんたんふ
んごうじゅつ

食管多发性气性类囊肿　食道多発性含気〔性〕類嚢胞　しょ
くどうたはつせいがんき〔せい〕るいのうほう

食管恶性黑瘤　食道悪性黒色腫　しょくどうあくせいこく
しょくしゅ

食管非角化型鳞癌　食道非角化型扁平上皮癌　しょくどう
ひかっかがたへんぺいじょうひがん

食管腐蚀〔性烧〕伤　食道腐食性火傷　しょくどうふしょく
せいかしょう

食管功能性障碍　食道機能性障害　しょくどうきのうせい
しょうがい

食管-冠状动脉综合征　食道冠状動脈症候群　しょくどうか
んじょうどうみゃくしょうこうぐん

食管管型　食道円柱　しょくどうえんちゅう

食管后丛　食道後叢　しょくどうこうそう

食管后脓肿　食道後膿瘍　しょくどうこうのうよう

食管环　食道輪　しょくどうりん

食管回流　食道逆流　しょくどうぎゃくりゅう

食管活检钳　食道生検鉗子　しょくどうせいけんかんし

食管〔肌〕贲门肌切开术　食道噴門筋切開術　しょくどうふ
んもんきんせっかいじゅつ

食管肌瘤　食道筋腫　しょくどうきんしゅ

食管肌切开术　食道筋切開術　しょくどうきんせっかいじゅ
つ

食管〔肌〕胃肌切开术　食道胃筋切開術　しょくどういきん
せっかいじゅつ

食管肌原性运动障碍　食道筋原性運動障害　しょくどうき
んげんせいうんどうしょうがい

食管基底细胞癌　食道基底細胞癌　しょくどうきていさい
ぼうがん

食管畸形　食道奇形　しょくどうきけい

食管假肉瘤　食道偽〔性〕肉腫　しょくどうぎ〔せい〕にく
しゅ

食管角化型鳞癌　食道角化型扁平上皮癌　しょくどうかっ
かがたへんぺいじょうひがん

食管结肠胃吻合术　食道結腸胃吻合術　しょくどうけっちょ
ういふんごうじゅつ

食管结核　食道結核　しょくどうけっかく

食管痉挛　食道痙攣　しょくどうけいれん

食管静脉　食道静脈　しょくどうじょうみゃく

食管静脉曲张　食道静脈瘤　しょくどうじょうみゃくりゅう

食管静脉曲张出血　食道静脈瘤出血　しょくどうじょうみゃ
くりゅうしゅっけつ

食管静脉曲张破裂　食道静脈瘤破裂　しょくどうじょうみゃ
くりゅうはれつ

食管(道)镜　食道鏡,食道直達鏡　しょくどうきょう,しょく
どうちょくたつきょう

食管镜检查　食道鏡検査〔法〕　しょくどうきょうけんさ〔ほ
う〕

食管局限性痉挛　食道限局性痙攣　しょくどうげんきょく
せいけいれん

食管空肠成形术　食道空腸形成術　しょくどうくうちょう
けいせいじゅつ

食管空肠胃吻合术　食道空腸胃吻合術　しょくどうくう
ちょういふんごうじゅつ

食管空肠吻合术　食道空腸吻合術　しょくどうくうちょう
ふんごうじゅつ

食管溃疡　食道潰瘍　しょくどうかいよう

食管扩张　食道拡張〔症〕　しょくどうかくちょう〔しょう〕

食管扩张术　食道拡張法　しょくどうかくちょうほう

食管拉网　食道アブラシブ バルーン法　しょくどう
abrasive balloonほう

食管类癌瘤　食道カルチノイド　しょくどうcarcinoid

食管良性巨大细胞瘤　食道良性巨細胞腫　しょくどうりょ
うせいきょさいぼうしゅ

食管良性肿瘤　食道良性腫瘍　しょくどうりょうせいしゅよ
う

食管裂孔　食道裂孔　しょくどうれっこう

食管〔裂孔〕旁疝修补术　食道傍裂孔ヘルニア修復術　しょ
くどうぼうれっこうherniaしゅうふくじゅつ

食管裂孔疝　食道裂孔ヘルニア　しょくどうれっこうhernia

食管淋巴管瘤　食道リンパ管腫　しょくどうlymphかんしゅ

食管鳞状上皮　食道扁平上皮　しょくどうへんぺいじょう
ひ

食管鳞状上皮细胞癌　食道扁平上皮癌　しょくどうへんぺ
いじょうひがん

食管瘘　食道瘻〔孔〕　しょくどうろう〔こう〕

食管瘘切除术　食道瘻切除術　しょくどうろうせつじょじゅ
つ

食管麻痹　食道麻痺　しょくどうまひ

食管霉菌病　食道真菌症　しょくどうしんきんしょう

食管弥漫性痉挛　食道び漫性痙攣　しょくどうびまんせい
けいれん

食管耐量　食道耐性　しょくどうたいせい

食管囊肿　食道嚢胞(腫)　しょくどうのうほう(しゅ)

食管内 pH 测定　食道内 pH 測定　しょくどうないpHそく
てい

食管内导管　食道内カテーテル　しょくどうないcatheter

食管内窥检查　食道〔内視〕鏡検査〔法〕　しょくどう〔ない

食管内切开术　食道内切開術　しょくどうないせっかいじゅつ

食管内探头　食道内消息子　しょくどうないしょうそくし

食管内听心器　食道内聴診器　しょくどうないちょうしんき

食管内胃粘膜异位　食道内胃粘膜転移　しょくどうないいねんまくてんい

食管内压力测定　食道圧力測定　しょくどうあつりょくそくてい

食管内压力计　食道圧力計，食道マノメーター　しょくどうあつりょくけい，しょくどうmanometer

食管〔内〕异位组织　食道転位組織　しょくどうてんいそしき

食管内异物　食道異物　しょくどういいぶつ

食管内造口术　食道フィステル形成術，食道造瘻術　しょくどうFistelけいせいじゅつ，しょくどうぞうろうじゅつ

食管粘膜表皮样癌　食道粘膜類表皮癌　しょくどうねんまくるいひょうひがん

食管粘膜糜烂　食道粘膜びらん　しょくどうねんまくびらん

食管粘膜内癌　食道粘膜内癌　しょくどうねんまくないがん

食管粘膜下癌　食道粘膜下癌　しょくどうねんまくかがん

食管粘膜下脓肿　食道粘膜下膿瘍　しょくどうねんまくかのうよう

食管旁〔裂孔〕疝　側食道裂孔ヘルニア　そくしょくどうれっこうhernia

食管佩吉特氏病　食道パジェット病　しょくどうPagetびょう

食管平滑肌　食道平滑筋　しょくどうへいかつきん

食管平滑肌瘤　食道平滑筋腫　しょくどうへいかつきんしゅ

食管平滑肌瘤摘出术　食道平滑筋腫摘出術　しょくどうへいかつきんしゅてきしゅつじゅつ

食管平滑肌肉瘤　食道平滑筋肉腫　しょくどうへいかつきんにくしゅ

食管破裂　食道破裂　しょくどうはれつ

食管蹼　食道みずかき　しょくどうみずかき

食管气管瘘　食管気管瘻，食道気管フィステル　しょくどうきかんろう，しょくどうきかんFistel

食管气囊填塞术　食道エア バルーン タンポナーデ　しょくどうair balloon tamponade

食管憩室　食道憩室　しょくどうけいしつ

食管憩室切除修补术　食道憩室切除修復術　しょくどうけいしつせつじょしゅうふくじゅつ

食管憩室炎　食道憩室炎　しょくどうけいしつえん

食管前丛　前食道神経叢　ぜんしょくどうしんけいそう

食管切除术　食道切除術　しょくどうせつじょじゅつ

食管切开术　食道切開術　しょくどうせっかいじゅつ

食管曲张静脉破裂出血　食道静脈瘤破裂出血　しょくどうじょうみゃくりゅうはれつしゅっけつ

食管缺如　食道欠如　しょくどうけつじょ

食管肉瘤　食道肉腫　しょくどうにくしゅ

食管乳头〔状〕瘤　食道乳頭腫　しょくどうにゅうとうしゅ

食管软化〔症〕　食道軟化〔症〕　しょくどうなんか〔しょう〕

食管上皮内癌　食道上皮内癌　しょくどうじょうひないがん

食管烧伤　食道火傷　しょくどうかしょう

食管神经丛　食道神経叢　しょくどうしんけいそう

食管神经纤维瘤　食道神経線維腫　しょくどうしんけいせんいしゅ

食管神经性运动障碍　食道神経性運動障礙　しょくどうしんけいせいうんどうしょうがい

食管生理缩窄　食道生理的狭窄　しょくどうせいりてききょうさく

食管失弛缓症　食道弛緩不能症　しょくどうしかんふのうしょう

食管十二指肠吻合术　食道十二指腸吻合術　しょくどうじゅうにしちょうふんごうじゅつ

食管食管吻合术　食道食道吻合術　しょくどうしょくどうふんごうじゅつ

食管嗜酸性肉芽肿　食道好酸球性肉芽腫　しょくどうこうさんきゅうせいにくがしゅ

食管损伤　食道損傷　しょくどうそんしょう

食管损伤修复术　食道損傷修復術　しょくどうそんしょうしゅうふくじゅつ

食管瘫痪　食道麻痺　しょくどうまひ

食管探子　プロバング　probang

食管痛　食道痛　しょくどうつう

食管突出　食道ヘルニア　しょくどうhernia

食管脱落细胞学检查　食道剥脱〔性〕細胞学検査　しょくどうはくだつ〔せい〕さいぼうがくけんさ

食管唾液反射　食道唾液反射　しょくどうだえきはんしゃ

食管外膜　食道外膜　しょくどうがいまく

食管外切开术　外食道切開術　がいしょくどうせっかいじゅつ

食管外造口术　外食道造瘻術　がいしょくどうぞうろうじゅつ

食管未分化癌　食道未分化癌　しょくどうみぶんかがん

食管胃成形术　食道胃形成術　しょくどういけいせいじゅつ

食管胃〔底〕固定术　食道胃底固定術　しょくどういていこていじゅつ

食管胃角　食道胃角　しょくどういかく

食管胃镜检查　食道胃鏡検査〔法〕　しょくどういきょうけんさ〔ほう〕

食管胃体端侧吻合术　食道胃端側吻合術　しょくどういたんそくふんごうじゅつ

食管胃吻合术　食道胃吻合術　しょくどういふんごうじゅつ

食管息肉　食道ポリープ　しょくどうpolyp

食管狭窄　食道狭窄　しょくどうきょうさく

食管下垂　食道下垂〔症〕　しょくどうかすい〔しょう〕

食管下端括约肌　下部食道括約筋　かぶしょくどうかつやくきん

食管先天性畸形　食道先天性奇形　しょくどうせんてんせいきけい

食管纤维肌瘤　食道繊維筋腫　しょくどうせんいきんしゅ

食管纤维瘤　食道繊維腫　しょくどうせんいしゅ

食管纤维血管瘤　食道繊維血管腫　しょくどうせんいけっかんしゅ

食管纤维脂肪瘤　食道繊維脂肪腫　しょくどうせんいしぼうしゅ

食管X线〔照〕片　食道造影（撮影）図　しょくどうぞうえい（さつえい）ず

食管X线照相术　食道造影（撮影）法　しょくどうぞうえい

（さつえい）ほう

食管腺　食道腺　しょくどうせん

食管腺癌　食道腺癌　しょくどうせんがん

食管腺导管　食道腺管　しょくどうせんかん

食管腺瘤　食道腺腫　しょくどうせんしゅ

食管消化性溃疡　食道消化性潰瘍　しょくどうしょうかせいかいよう

食管性嗳气　食道性おくび　しょくどうせいおくび

食管性多涎　食道性流涎〔症〕　しょくどうせいりゅうぜん〔しょう〕

食管胸壁瘘　食道胸壁フィステル，食道胸壁瘻孔　しょくどうきょうへきFistel,しょくどうきょうへきろう〔こう〕

食管胸膜瘘　食道胸膜フィステル，食道胸膜瘻〔孔〕　しょくどうきょうまくFistel,しょくどうきょうまくろう〔こう〕

食管修补术　食道修復術　しょくどうしゅうふくじゅつ

食管血管瘤　食道血管腫　しょくどうけっかんしゅ

食管压迹　食道圧痕　しょくどうあっこん

食管炎　食道炎　しょくどうえん

食管咽下〔收〕缩肌瘫痪　食道下咽頭収縮筋麻痺　しょくどうかいんとうしゅうしゅくきんまひ

食管液溢　食道流れ，食道液流出　しょくどうながれ，しょくどうえきりゅうしゅつ

食管异位　食道異所〔症〕　しょくどういしょ〔しょう〕

食管音　食道音声　しょくどうおんせい

食管疣状扁平细胞癌　食道いぼ状扁平細胞癌　しょくどういぼじょうへんぺいさいぼうがん

食管运动障碍　食道ジスキネジー　しょくどうdyskinesia

食管造口术　食道造瘻術，食道フィステル形成術　しょくどうぞうろうじゅつ，しょくどうFistelけいせいじゅつ

食管造影　食道造影〔法〕　しょくどうぞうえい〔ほう〕

食管真菌病　食道真菌症　しょくどうしんきんしょう

食管支　食道枝　しょくどうし

食管周脓肿　食道周囲膿瘍　しょくどうしゅういのうよう

食管周炎　食道周囲炎　しょくどうしゅういえん

食管自发性破裂　食道自発〔的〕破裂　しょくどうじはつ〔てき〕はれつ

食管纵隔瘘　食道縦隔フィステル　しょくどうじゅうかくFistel

食后　食事後　しょくじご

食后白细胞减少　食事後白血球減少　しょくじごはっけつきゅうげんしょう

食后胃灼热　食事後胸やけ　しょくじごむねやけ

食秽癖　汚物嗜食症　おぶつししょくしょう

食具消毒剂　卓上食器消毒薬　たくじょうしょっきしょうどくやく

食毛癖　食毛症　しょくもうしょう

食糜　キームス，糜粥　chymus,びじゅく

食糜过少　乏糜粥症　ほうびじゅくしょう

食糜生成　キームス化，糜粥化　chymusか，びじゅくか

食糜团　糜粥の塊　びじゅくのかたまり

食糜溢　糜汁漏　びじゅうろう

食母生　乾燥酵母錠，イースト　かんそうこうぼじょう，yeast

食品包装材料　食品包装材料　しょくひんほうそうざいりょう

食品保藏　食品貯蔵　しょくひんちょぞう

食品保存　食品保存　しょくひんほぞん

食品掺假　食品不純物混合　しょくひんふじゅんぶつこん

ごう

食品储存卫生要求　食品貯蔵についての衛生要求　しょくひんちょぞうについてのえいせいようきゅう

食品毒理学　食品毒物学　しょくひんどくぶつがく

食品发色剂　食品カップラ　しょくひんcoupler

食品防腐剂　食品防腐剤　しょくひんぼうふざい

食品废弃部　食品廃棄部分　しょくひんはいきぶん

食品氟污染　食品フッ素汚染　しょくひんフツそおせん

食品镉污染　食品カドミウム汚染　しょくひんcadmiumおせん

食品汞污染　食品水銀汚染　しょくひんすいぎんおせん

食品化学　食品化学　しょくひんかがく

食品加工　食品加工　しょくひんかこう

食品加工厂　食品加工工場　しょくひんかこうこうじょう

食品检验　食品検査　しょくひんけんさ

食品交叉污染　食品交叉汚染　しょくひんこうさおせん

食品抗结剂　食品抗接着剤　しょくひんこうせっちゃくざい

食品抗氧化剂　食品抗酸化剤　しょくひんこうさんかざい

食品霉　食品かび　しょくひんかび

食品凝固剂　食品硬化剤　しょくひんこうかざい

食品膨松剂　食品膨脹剤　しょくひんぼうちょうざい

食品漂白剂　食品漂白剤　しょくひんひょうはくざい

食品企业　食品企業　しょくひんきぎょう

食品日摄入量　食品毎日摂取量　しょくひんまいにちせっしゅりょう

食品容具　食品容器　しょくひんようき

食品容许量　食品許容量　しょくひんきょようりょう

食品色素　食品色素　しょくひんしきそ

食品砷污染　食品ヒ素汚染　しょくひんヒそおせん

食品酸味剂　食品酸味剤　しょくひんさんみざい

食品添加剂　食品添加剤　しょくひんてんかざい

食品微生物学　食品微生物学　しょくひんびせいぶつがく

食品卫生　食品衛生　しょくひんえいせい

食品卫生保护　食品衛生保護　しょくひんえいせいほご

食品卫生标准　食品衛生標準　しょくひんえいせいひょうじゅん

食品卫生监视员　食品衛生監視員　しょくひんえいせいかんしいん

食品卫生学　食品衛生学　しょくひんえいせいがく

食品卫生质量鉴定　食品衛生品質鑑定　しょくひんえいせいひんしつかんてい

食品污染　食品汚染　しょくひんおせん

食品细菌学　食品細菌学　しょくひんさいきんがく

食品销售卫生要求　食品商売に対する衛生要求　しょくひんしょうばいにたいするえいせいようきゅう

食品锌中毒　食品亜鉛中毒　しょくひんあえんちゅうどく

食品学　食品学　しょくひんがく

食品运输卫生要求　食品運輸に対する衛生要求　しょくひんうんゆにたいするえいせいようきゅう

食品增稠剂　食品濃稠化剤　しょくひんのうちゅうかざい

食品中农药允许残留量　食品中農薬許容残留量　しょくひんちゅうのうやくきょようざんりゅうりょう

食品中毒　食中毒　しょくちゅうどく

食品佐剂　食品矯臭剤　しょくひんきょうしゅうざい

食谱　献立表，メニュー　こんだてひょう，menu

食肉动物　食肉動物　しょくにくどうぶつ

食肉目　食肉目　しょくにくもく

食入　摂取　せっしゅ

食尸癖　食屍癖　しょくしへき
食石癖　食石癖　しょくせきへき
食土癖　食土症　しょくとしょう
食土癖者　食土患者　しょくとかんじゃ
食污癖　汚物嗜食〔症〕　おぶつししょく〔しょう〕
食物变态反应　食物アレルギー反応　しょくもつAllergieはんのう
食物变应性　食物アレルギー　しょくもつAllergie
食物残渣　食物残渣　しょくもつざんさ
食物成分　食物成分　しょくもつせいぶん
食物传染　食物伝染　しょくもつでんせん
食物传染疾病　食物伝染疾患　しょくもつでんせんしっかん
食物毒〔素〕　食物毒〔素〕　しょくもつどく〔そ〕
食物毒性　食物毒性　しょくもつどくせい
食物反流　食物逆流　しょくもつぎゃくりゅう
食物反射　食物反射　しょくもつはんしゃ
食物非条件反射　食物無条件反射　しょくもつむじょうけんはんしゃ
食物腐败　食物腐敗　しょくもつふはい
食物管理　食物コントロール　しょくもつcontrol
食物过敏〔症〕　食事性アレルギー　しょくじせいAllergie
食物进肠过速症　ダンピング症候群　dumpingしょうこうぐん
食物链　食物連鎖　しょくもつれんさ
食物泡　食胞　しょくほう
食物偏爱　偏食　へんしょく
食物嵌塞　食物嵌頓　しょくもつかんとん
食物热价　食物熱量,食物カロリー　しょくもつねつりょう,しょくもつcalorie
食物摄取　摂食　せっしょく
食物碎屑　食物破片　しょくもつはへん
食物特殊动力作用　食物特殊力学作用,食物特殊力源（動的)作用　しょくもつとくしゅりきがくさよう,しょくもつとくしゅりょくげん(どうてき)さよう
食物条件反射　食物条件反射　しょくもつじょうけんはんしゃ
食物同化率　食物同化率　しょくもつどうかりつ
食物团肠梗阻　食物球腸閉塞〔症〕　しょくもつきゅうちょうへいそく〔しょう〕
食物网　食物網　しょくもつもう
食物纤维　食物繊維　しょくもつせんい
食物因素　食物因子　しょくもついんし
食物营养强化　食物の栄養強化　しょくもつのえいようきょうか
食物滞留　食物うっ滞　しょくもつうったい
食物中毒　食中毒　しょくちゅうどく
　沙门氏菌食物中毒　サルモネラ食中毒　Salmonellaしょくちゅうどく
食物中毒调查处理　食中毒調査処理　しょくちゅうどくちょうさしょり
食物中毒性白细胞缺乏症　食中毒性無白症,食事性アロイキア　しょくちゅうどくせいむはくしょう,しょくじせいaleukia
食蟹猴疟原虫　かにくいザルマラリア原虫　かにくいザルmalariaげんちゅう
食盐　食塩　しょくえん
食盐热　食塩熱　しょくえんねつ

食用酵母　食用酵母　しょくようこうぼ
食用肉类　食用肉類　しょくようにくるい
食用酸　食用酸　しょくようさん
食用香料　食用香辛料　しょくようこうしんりょう
食用油脂　食用脂　しょくようし
食用油脂抗氧化剂　食用脂抗酸化剤　しょくようしこうさんかざい
食鱼生活　魚食習慣　ぎょしょくしゅうかん
食欲　食欲　しょくよく
食欲不振　食欲不振　しょくよくふしん
食欲过盛　食欲過剰,食欲亢進　しょくよくかじょう,しょくよくこうしん
食欲缺乏〔症〕　食欲欠乏,食欲不振　しょくよくけつぼう,しょくよくふしん
食欲丧失　食欲喪失　しょくよくそうしつ
食欲性胃液　食欲胃液　しょくよくいえき
食欲障碍　食欲障害　しょくよくしょうがい
食指　示指,ひとさしゆび　しし
食指固有伸肌　固有示指伸筋　こゆうしししんきん
食指转位术　示指転位術　ししてんいじゅつ
蚀疮　侵食潰瘍　しんしょくかいよう
蚀刻　エッチング,食刻　etching,しょっこく
蚀刻试验　エッチング試験　etchingしけん
蚀刻用石蜡　食刻用蠟　しょっこくようろう
蚀象　エッチング図形　etchingずけい

shǐ　史矢豕使始

史哥林　スコリーン　scoline
史密斯-彼得逊氏钉　スミス・ピーターセン骨釘　Smith-Petersenほねくぎ
史密斯氏骨折　スミス骨折　Smithこっせつ
史密斯氏现象　スミス現象　Smithげんしょう
史米德氏神经节　シューミデル神経節　Schmidelしんけいせつ
史密斯氏征　スミス徴候　Smithちょうこう
史-皮二氏法　スミス・ピットフィールド法　Smith-Pitfieldほう
史汀生氏法　スチムソン法　Stimsonほう
史文生氏手术　スウェンソン手術　Swensonしゅじゅつ
矢车菊苷　シアニン　cyanin
矢车菊苷元　シアニジン　cyanidine
矢车菊素　シアニジン　cyanidin
矢径　動径　どうけい
矢量乘法　ベクトル乗法　vecterじょうほう
矢〔量〕积　ベクトル積　vecterせき
矢量图　ベクトル図,ベクトグラム　vecterず,vectogram
矢量显示器　ベクトルスコープ　vectorscope
矢量心电图　ベクトル心電図　vectorしんでんず
矢〔向〕量　ベクトル　vecter
矢囟　矢状泉門　しじょうせんもん
矢状窦　矢状洞　しじょうどう
矢状窦裂伤　矢状洞裂傷　しじょうどうれっしょう
矢状窦脑膜瘤　矢状洞髄膜腫　しじょうどうずいまくしゅ
矢状窦旁脑膜瘤　傍矢状洞髄膜腫　ぼうしじょうどうずいまくしゅ
矢状窦血栓形成　矢状洞血栓症　しじょうどうけっせんしょう
矢状缝　矢状縫合　しじょうほうごう
矢状沟　矢状溝　しじょうこう

矢状径　矢状径　しじょうけい
矢状面　矢状面　しじょうめん
矢状曲线　矢状曲線　しじょうきょくせん
矢状缘　矢状縁　しじょうえん
矢状轴　矢状軸　しじょうじく
矢追氏抗原　矢追抗原　やおいこうげん
豕草固醇　アンブロステロール　ambrosterol
使君子氨酸　キスクアリック酸　quisqualicさん
使君子科　使君子科　シクンシか
使君子属　使君子属　シクンシぞく
使君子中毒　使君子中毒　シクンシちゅうどく
使用程序　アプリケーション プログラム　application program
使用系数　使用係数　しようけいすう
始动电位　開始電位　かいしでんい
始动环节　開始段階　かいしだんかい
始动机制　開始機序　かいしきじょ
始发剂　開始剤，イニチエータ　かいしざい，initiator
始沸点　あわたち点　あわたちてん
始基　原基　げんき
始基卵泡　原始卵胞　げんしらんほう
始基囊肿　原基囊胞　げんきのうほう
始体　原始体，初期体　げんしたい，しょきたい
始祖鸟　始祖鳥　しそちょう

shì 士氏市示世式似试势事视柿拭适脉室铈舐释嗜噬螫

士兵心脏综合征　兵隊心臓症候群　へいたいしんぞうしょうこうぐん
士的宁　ストリキニン　strychnine
士的宁锋电位放电　ストリキニン スパイク放電　strychnine spikeほうでん
士的宁中毒　ストリキニン中毒　strychnineちゅうどく
氏族精神病学　氏族精神医学　しぞくせいしんいがく
市立医院　市立病院　しりつびょういん
市立医院门诊部　市立病院外來診療部門　しりつびょういんがいらいしんりょうぶもん
示波法　オッシログラフィー　oscillography
示波管　オッシロスコープ管　oscilloscopeかん
示波管屏面刻度　オッシロスコープ スクリーン スケール　oscilloscope screen scale
示波极谱法　オッシロスコープ ポーラログラフィー　oscilloscope polarography
示波计　オシロメータ　oscillometer
示波镜　オッシロスコープ　oscilloscope
示波屏　オッシロスコープ スクリーン　oscilloscope screen
示波器(仪)　オッシロスコープ，オッシログラフ　oscilloscope, oscillograph
示波血压计　振動脈圧計　しんどうみゃくあつけい
示波仪测量法　オッシロメトリー　oscillometry
示度(数)　示度　しど
示构分析　示性分析　しせいぶんせき
示教镜　示教用スコープ　しきょうようscop
示教听诊器　示教用聴診器　しきょうようちょうしんき
示教用反光镜　示教用反射鏡　しきょうようはんしゃきょう
示位症状　限局症状　げんきょくしょうじょう
示性式　示性式　しせいしき
示意图　概要図，図解図　かいようず，ずかいず
示振仪　振動描写器　しんどうびょうしゃき

示指　示指　しし
示指桡侧动脉　示指橈側動脈　ししとうそくどうみゃく
示指伸肌　示指伸筋　しししんきん
示踪　トレース　trace
示踪标记　トレース標識，トレース ラベリング　traceひょうしき，trace labelling
示踪〔方〕法　トレーサ法　tracerほう
示踪分析　トレーサ分析　tracerぶんせき
示踪化学　トレーサ化学　tracerかがく
示踪技术　トレーサ技術　tracerぎじゅつ
示踪剂(物)　トレーサ　tracer
示踪量级　トレーサ レベル　tracer level
示踪实验　トレーサ実験　tracerじっけん
示踪同位素　トレーサ アイソトープ　tracer isotope
示踪元素　トレーサ元素　tracerげんそ
示踪原子　トレーサ原子　tracerげんし
世代　世代　せだい
世代交替　世代交番　せだいこうばん
世界卫生组织　世界保健機構，WHO　せかいほけんきこう
世界〔性大〕流行　世界的〔大〕流行　せかいてき〔だい〕りゅうこう
世界性分布　世界的分布　せかいてきぶんぷ
式样　タイプ，型，式　type，かた，しき
式样　様式　ようしき
似曾体验症　既体験感　きたいけんかん
似曾相识症　既視感　きしかん
似囊尾蚴　擬囊尾虫　ぎのうびちゅう
试餐　試験食　しけんしょく
　埃瓦尔特氏试餐　エワルド試験食　Ewaldしけんしょく
　波伊登氏试餐　ボイデン試験食　Boydenしけんしょく
　多克氏试餐　ドック試験食　Dockしけんしょく
试槽(池)　試験槽，テストセル　しけんそう，test cell
试产　試験生産，試験分娩　しけんせいさん，しけんぶんべん
试池定位器　試験槽定位器　しけんそうていいき
试池架　セル ホルダー　cell holder
试戴义齿　試験義歯　しけんぎし
试镉灵　カジオン　cadion
试管　試験管　しけんかん
试管法　試験管法　しけんかんほう
试管夹　試験管鋏　しけんかんばさみ
试管架　試験管台　しけんかんだい
试管离心机　試験管遠心機　しけんかんえんしんき
试管内　試験管内，イン ビトロ　しけんかんない，in vitro
试管内活性　試験管内活性　しけんかんないかっせい
试管内抗药性　試験管内薬剤耐性　しけんかんないやくざいたいせい
试管培养　試験管培養　しけんかんばいよう
试管生殖　試験管生殖　しけんかんせいしょく
试管刷　試験管ブラシ　しけんかんbrush
试管洗涤机　試験管洗浄器，試験管ウオッシャ　しけんかんせんじょうき，しけんかんwasher
试管婴儿　試験管乳児　しけんかんにゅうじ
试剂　試薬　しやく
　本尼迪特氏试剂　ベネジクト試薬　Benedictしやく
　杜伦氏试剂　トレンス試薬　Tollenしやく
　凡登白氏偶氮试剂　バン デン ベルグ ジアゾ試薬　Van den Bergh diazoしやく

斐林氏试剂　フィリング試薬　Fehlingしやく
格里尼亚氏试剂　グリニャール試薬　Grignardしやく
卡-弗二氏试剂　カール・フッシャー試薬　Karl-Fisherしやく
麦耶氏试剂　マイャー試薬　Meyerしやく
米龙氏试剂　ミロン試薬　Millonしやく
奈兰德氏试剂　ニーランダー試薬　Nylanderしやく
特弗氏试剂　トッファー試薬　Topferしやく
托里布累氏试剂　トリブレー試薬　Tribouletしやく
希夫氏试剂　シッフ試薬　Schiffしやく
试剂盒(箱)　試薬キット　しやくkit
试剂瓶　試薬瓶　しやくびん
试钾灵　2-クロル-3-ニトロトルエン-5-スルホン酸ナトリ
　ウム　2-chloro-3-nitrotoluene-5-sulfonさんnatrium
试镜架　試験レンズ スタンド　しけんlens stand
试镜片　試験レンズ,検眼用レンズ　しけんlens,けんがん
　ようlens
试镜箱　試験レンズ箱　しけんlensばこ
试卤灵　レゾルフィン,9-ビドロオキシイソフェノオキサゾ
　ール　resorufin,9-hydroxyisophenoxazol
试铝灵　アルミノン　alminon
试镁灵　マグネソン　magneson
试镍剂　ニッケル試薬　nickelしやく
试切创　試験的切創　しけんてきせっそう
试砷法　ヒ素試験法　ヒそしけんほう
试砷管　ヒ素試験管　ヒそしけんかん
试砷瓶　ヒ素試験瓶　ヒそしけんびん
试砷器　ヒ素試験装置　ヒそしけんそうち
试视力表　視力表　しりょくひょう
试钛灵　チロン　tiron
试探穿刺　診査穿刺　しんさせんし
试探性试验　ランニング試験　runningしけん
试铁灵　フェロン　ferron
试铜灵　クップロン　cupron
〔试〕铜铁灵　クップフェロン　cupferron
〔试〕铜锌灵　ジエチルジチオカルバミン酸ナトリウム
　diethyldithiocarbminさんnatrium
试味　味わう　あじわう
试味者　味の鑑定人　あじのかんていにん
试验　試験　しけん
　阿德勒氏试验　アドラー試験　Adlerしけん
　阿-宋二氏试验　アッシュハイム・ゾンデック試験
　　Aschheim-Zondeckしけん
　奥伯氏试验　オーバー試験　Oberしけん
　本尼迪特氏定量试验　ベネジクト定量試験　Benedictて
　　いりょうしけん
　本斯-琼斯氏蛋白试验　バンス・ジョーンスたんぱく試験
　　Bence-Jonesたんぱくしけん
　布-特二氏试验　ブロディ・トレンデレンブルグ試験
　　Brodie-Trendelenburgしけん
　狄克氏试验　ディック試験　Dickしけん
　多-兰二氏试验　ドナト・ランドスタイナー試験　Donath-
　　Landsteinerしけん
　乏色曼氏试验　ワッセルマン試験　Wassermannしけん
　肥达氏试验　ウィダール試験　Widalしけん
　弗莱施尔氏试验　フライシュル試験　Fleischlしけん
　弗莱氏试验　フライ試験　Freiしけん

　福-吴二氏试验　フォリン・ウー試験　Folin-Wuしけん
　改良谋森塔尔氏浓缩-稀释试验　改良モーゼンサール濃縮
　　希釈試験　かいりょうMosenthalのうしゅくきしゃくしけ
　　ん
　盖来氏试验　ジエレー試験　Gelleしけん
　刚果红试验　コンゴ レッド試験　Congo redしけん
　高田-荒二氏试验　高田・荒試験　たかたーあらしけん
　哈默氏试验　ハメル試験　Hamelしけん
　汉姆氏试验　ハム試験　Hamしけん
　胡讷氏试验　ヒューナ試験　Huhnerしけん
　卡索尼氏皮内试验　カソニ皮内試験　Casoniひないしけ
　　ん
　卡万氏试验　クウェム試験　Kveimしけん
　康氏试验　カーン試験　kahnしけん
　科尔默氏试验　コルマー試験　Kolmerしけん
　克来恩氏试验　クライン試験　Klineしけん
　库姆斯氏试验　クームス試験　Coombsしけん
　奎肯斯提特氏试验　クェッケンステット試験
　　Queckenstedtしけん
　林尼氏〔音叉〕试验　リンネ試験　Rinneしけん
　鲁宾氏试验　ルービン試験　Rubinしけん
　罗姆伯格氏试验　ロンベルグ試験　Rombergしけん
　罗斯氏试验　ラウス試験　Rousしけん
　马斯特氏二阶运动试验　マスター二階段運動試験
　　Masterにかいだんうんどうしけん
　门图氏试验　マントウー試験　Mantouxしけん
　潘迪氏试验　ペンジー試験　Pandyしけん
　佩兹氏试验　ペルテス試験　Perthesしけん
　披尔奎氏试验　ピルケー試験　Pirquetしけん
　施瓦巴赫氏〔音叉〕试验　シュワバッハ試験　Schwabachし
　　けん
　舒姆氏试验　シュム試験　Schummしけん
　斯登格氏试验　ステンガー試験　Stengerしけん
　唐纳逊氏试验　ドナルドソン試験　Donaldsonしけん
　特伦德伦伯格氏试验　トレンデレンブルグ試験
　　Trendelenburgしけん
　外-斐二氏试验　ワイル・フェーリックス試験　Weil-Felix
　　しけん
　韦伯氏试验　ウェーベル試験　Weberしけん
　希勒氏试验　シラー試験　Schillerしけん
　锡克氏试验　シック試験　Schickしけん
　Rh因子配合试验　Rh因子適合〔性〕試験　Rhいんしてき
　　ごう〔せい〕しけん
试验棒　試験棒　しけんぼう
试验报告　試験レポート　しけんreport
试验标本　試験標本　しけんひょうほん
试验步骤　試験プロシージャ　しけんprocedure
试〔验〕餐　試験食　しけんしょく
试验动物　試験動物,実験動物　しけんどうぶつ,じっけん
　どうぶつ
试验法　試験法　しけんほう
试验规格　試験規格　しけんきかく
试验混合物　試験混合物　しけんこんごうぶつ
试验计划　試験プログラム　しけんprogram
试验检定证书　試験証明書　しけんしょうめいしょ
试验结果的复验性　試験結果の再現性　しけんけっかのさ
　いげんせい
试验期　試験期　しけんき

試验设备　試験設備　しけんせつび
試验室　試験室　しけんしつ
試验数据　試験データ　しけんdata
試验条件　試験条件　しけんじょうけん
試验液　試験液　しけんえき
　锡克氏试验液　シック試験液　Schickしけんえき
試验者　試験者　しけんしゃ
試验装置　試験装置　しけんそうち
試样　標本,サンプル　ひょうほん,sample
試样收集　標本収集,サンプリング　ひょうほんしゅうしゅう,sampling
試银灵　ロダニン　rhodanine
試纸　試験紙,テスト テプ　しけんし,test tape
pH试纸法　pH試験紙法　pHしけんしほう
勢能　位置エネルギー　いちEnergie
事故　事故　じこ
事故发生　事故発生　じこはっせい
事故防止　事故防止　じこぼうし
事故控制　事故コントロール,事故制御　じこcontrol,じこせいぎょ
事故通风　事故性通気　じこせいつうき
事故照明　事故性照明　じこせいしょうめい
事先洗涤　前洗濯　ぜんせんたく
視暗质　スコトプシン　scotopsin
視白质　視白,ロイコプシン　しはく,leukopsin
視杯　眼杯,アイ カップ　がんはい,eye cup
視杯缘　眼杯縁　がんはいえん
視标　視覚標的　しかくひょうてき
視测滴定法　目視滴定法　もくしてきていほう
視测浊度测定法　スコポメトリー　scopometry
視差　視差　しさ
視场　視野　しや
視场弯曲　視野彎曲　しやわんきょく
視错觉　錯視　さくし
視蛋白　オプシン　opsin
視动性眼球震颤　視〔線運〕動性眼振　し〔せんうん〕どうせいがんしん
視动眼震试验　視〔線運〕動性眼振試験　し〔せんうん〕どうせいがんしんしけん
視度计　視程計　していけい
視放(辐)射　視放線　しほうせん
　格腊提奥累氏視放射　グラショレ視放線　Gratioletしほうせん
視杆　視覚杆状体　しかくかんじょうたい
視杆内节　視覚杆状体内節　しかくかんじょうたいないせつ
視杆外节　視覚杆状体外節　しかくかんじょうたいがいせつ
視杆细胞　視覚杆状体細胞　しかくかんじょうたいさいぼう
視褐质　フスシン　fuscin
視后象　残像　ざんぞう
視幻觉　幻視　げんし
視黄醇　レチノール,ビタミンA　retinol,vitaminA
視黄醇结合蛋白　レチノール複合蛋白　retinolふくごうたんぱく
視黄醛(质)　レチナール,レチネン　retinal,retinene
視黄醛还原酶　レチネン還元酵素　retineneかんげんこうそ

視黄醛结合蛋白　レチネン複合蛋白　retineneふくごうたんぱく
視黄醛异构酶　レチナール イソメラーゼ　retinal isomerase
視黄酸　レチン酸　retinさん
視交叉　視〔神経〕交叉　し〔しんけい〕こうさ
視交叉(部)蛛网膜炎　視〔神経〕交叉〔部〕クモ膜炎　ししんけいこうさ〔ぶ〕クモまくえん
視交叉后区　視〔神経〕交叉後野　し〔しんけい〕こうさこうや
視交叉前角　視〔神経〕交叉前角　し〔しんけい〕こうさぜんかく
視交叉支　視〔神経〕交叉枝　し〔しんけい〕こうさし
視交叉综合征　視〔神経〕交叉症候群　し〔しんけい〕こうさしょうこうぐん
視角　視角　しかく
視近调节　実性調節　じっせいちょうせつ
視径(路)　視路　しろ
視觉　視覚　しかく
視觉辨别敏度　視覚識別正確度　しかくしきべつせいかくど
視觉辨认　視像判断　しぞうはんだん
視觉测试仪　視覚試験器　しかくしけんき
視觉迟钝　弱視　じゃくし
視觉传导路　視〔覚〕路　し〔かく〕ろ
視觉倒错　幻覚視　げんかくし
視觉电生理检查法　視覚電気生理検査法　しかくでんきせいりけんさほう
視觉分析器　視覚分析器　しかくぶんせきき
視觉记忆　視覚記憶　しかくきおく
視觉疲劳　視覚疲労　しかくひろう
視觉器官　視覚器　しかくき
視觉缺陷　弱視　じゃくし
視觉锐敏　視覚鋭敏　しかくえいびん
視觉舒适　視覚正常　しかくせいじょう
視觉调节反射　視覚〔遠近〕調節反射　しかく〔えんきん〕ちょうせつはんしゃ
視觉同时对比　視覚同時〔性〕対比　しかくどうじ〔せい〕たいひ
視觉投射区　視覚投射部　しかくとうしゃぶ
視觉物质　視覚物質　しかくぶっしつ
視觉纤维　視覚繊維　しかくせんい
視觉像　視像　しぞう
視觉(力)消(缺)失　失明　しつめい
視觉心理区　視覚精神野　しかくせいしんや
視觉性空间定向障碍　視覚空間識別不能〔症〕　しかくくうかんしきべつふのう〔しょう〕
視觉性认识不能　視覚失認　しかくしつにん
視觉性眩晕　視覚性眩暈　しかくせいめまい
視觉异常　視覚異常　しかくいじょう
視觉诱发电位　視覚誘発電位　しかくゆうはつでんい
視觉阈　視覚域値　しかくいきち
視觉运动反应时　視覚運動反応時〔間〕　しかくうんどうはんのうじ〔かん〕
視觉障碍　弱視　じゃくし
視〔觉〕中枢　視覚中枢　しかくちゅうすう
視蓝(青)质　キャノファン　kyanophane
視力　視力　しりょく

視力表　視力表　しりょくひょう
　斯内伦氏〔近距〕視力表　スネレン視力表　Snellenしりょくひょう
　耶格氏〔近距〕視力表　イェーゲル視力表　Jaegerしりょくひょう
視力表照明装置　視力表照明装置　しりょくひょうしょうめいそうち
視力表指示棒　視力表指示棒　しりょくひょうしじぼう
視力病　視力低下症　しりょくていかしょう
視力測定〔検査〕　視力検査　しりょくけんさ
視力錯覚測試仪　錯視〔症〕検査器　さくし〔しょう〕けんさき
視力范围　視力範囲　しりょくはんい
視力过强　過視症　かししょう
視力計　眼計測計,オプトメータ　がんけいそくけい,optometer
視力减退　視力減退　しりょくげんたい
視力近点　視力近点　しりょくきんてん
視力疲劳　眼精疲労　がんせいひろう
視力试验　視力試験　しりょくしけん
視力衰弱　視力衰弱　しりょくすいじゃく
視力再生　視力再生　しりょくさいせい
視力障碍　視力障害　しりょくしょうがい
視敏度　視力　しりょく
視敏度曲线　視力曲線　しりょくきょくせん
視盘　視神経円板（乳頭）　ししんけいえんばん（にゅうとう）
視盘陷凹　視神経円板陥凹　ししんけいえんばんかんおう
視泡　眼胞　がんぼう
視器　視覚器　しかくき
視前内側核　内側視索前核　ないそくしさくぜんかく
視前区　視索前野　しさくぜんや
視前外側核　外側視索前核　がいそくしさくぜんかく
視丘电〔流〕図　視床電〔気記録〕図　ししょうでん〔ききろく〕ず
視丘輻射线　視床放線　ししょうほうせん
視丘综合征　視床症候群　ししょうしょうこうぐん
視区　視覚野,視覚領　しかくや,しかくりょう
視乳头　視神経乳頭　ししんけいにゅうとう
視乳头凹　視神経乳頭陥凹　ししんけいにゅうとうかんおう
視〔乳头〕盘凹　視神経円板（乳頭）小窩　ししんけいえんばん（にゅうとう）しょうか
視〔乳头〕盘玻璃膜疣　視神経円板（乳頭）ヒアリン体,視神経乳頭ドルーゼ　ししんけいえんばん（にゅうとう）hyalineたい,ししんけいにゅうとうDruse
視〔乳头〕盘黑〔色〕素細胞瘤　視神経乳頭黒色腫　ししんけいにゅうとうこくしょくしゅ
視〔乳头〕盘缺损　視神経乳頭欠損〔症〕,視神経乳頭コロボーム　ししんけいにゅうとうけっそん〔しょう〕,ししんけいにゅうとうcoloboma
〔視〕乳头〔盘〕色素沉着　視神経乳頭色素沈着　ししんけいにゅうとうしきそちんちゃく
〔視〕乳头上膜　乳頭上膜　にゅうとうじょうまく
〔視〕乳头视网膜病　乳頭網膜症　にゅうとうもうまくしょう
〔視〕乳头视网膜炎　乳頭網膜炎　にゅうとうもうまくえん
〔視〕乳头水肿　乳頭水腫（浮腫）　にゅうとうすいしゅ（ふしゅ）

視乳头炎　乳頭炎　にゅうとうえん
視色素　視覚色素　しかくしきそ
視上背側連合　背側視交叉上交連　はいそくしこうさじょうこうれん
視上垂体束　視索上核下垂体路　しさくじょうかくかすいたいろ
視上腹側連合　腹側視交叉上交連　ふくそくしこうさじょうこうれん
視上核　視索上核　しさくじょうかく
視上区　視索上野　しさくじょうや
視上纤维　視索上繊維　しさくじょうせんい
視神経　視神経　ししんけい
視神経管　視神経管　ししんけいかん
視神経管减压术　視神経管減圧術　ししんけいかんげんあつじゅつ
視神経脊髓炎　視神経脊髄炎　ししんけいせきずいえん
視神経检查　視神経検査　ししんけいけんさ
視神経胶质瘤　視神経膠腫　ししんけいこうしゅ
視神経孔　視神経孔　ししんけいこう
視神経孔鼻根间径　視神経鼻根点　ししんけいびこんてん
視神経脉络膜视网膜炎　脈絡網膜視神経炎　みゃくらくもうまくししんけいえん
視神経脉络膜炎　脈絡膜視神経炎　みゃくらくまくししんけいえん
視神経脑脊髓病　視神経脳脊髄病　ししんけいのうせきずいびょう
視神経内鞘　視神経内鞘　ししんけいないしょう
視〔神経〕盘　視神経円板（乳頭）　ししんけいえんばん（にゅうとう）
視神経鞘间隙　視神経鞘間隙　ししんけいしょうかんげき
視神経鞘〔膜〕　視神経鞘　ししんけいしょう
視神経乳头　視神経乳頭　ししんけいにゅうとう
視神経乳头萎缩　視神経乳頭萎縮　ししんけいにゅうとういしゅく
視神経萎缩　視神経萎縮　ししんけいいしゅく
視神経先天异常　視神経先天〔性〕異常　ししんけいせんてん〔せい〕いじょう
視神経血管环　視神経血管輪　ししんけいけっかんりん
視神経炎　視神経炎　ししんけいえん
視神経硬膜鞘　視神経硬膜鞘　ししんけいこうまくしょう
視束　視索　しさく
視束灰质　視索灰白質　しさくかいはくしつ
視束上核　視索上核　しさくじょうかく
視束损害　視索損害　しさくそんがい
視束支　視索枝　しさくし
視听測試仪　視聴覚試験装置　しちょうかくしけんそうち
視听幻覚症　サイカリア　psychalia
視听率　視聴率　しちょうりつ
視网膜　網膜　もうまく
視网膜白点状病变　白点状網膜症　はくてんじょうもうまくしょう
視网膜鼻側上小动脉　網膜上内側小動脈　もうまくじょうないそくしょうどうみゃく
視网膜鼻側上小静脉　網膜上内側小静脈　もうまくじょうないそくしょうじょうみゃく
視网膜鼻側下小动脉　網膜下内側小動脈　もうまくかないそくしょうどうみゃく

视网膜鼻侧下小静脉　網膜下内側小静脈　もうまくかない
そくしょうじょうみゃく

视网膜变性　網膜変性　もうまくへんせい

视网膜病　網膜症,網膜障害　もうまくしょう,もうまく
しょうがい

视网膜剥离　網膜剥離　もうまくはくり

视网膜剥离手术器械包　網膜剥離手術器械セット　もうま
くはくりしゅじゅつきかいset

视网膜剥离用视野计　網膜剥離用視野計　もうまくはくり
ようしやけい

视网膜布尔讷维氏病　網膜ブルヌビユ病　もうまく
Bournevilleびょう

视网膜彩色照相术　眼底カラー写真撮影法　がんてい
colorしゃしんさつえいほう

视网膜赤道部　網膜中央帯　もうまくちゅうおうたい

视网膜出血　網膜出血　もうまくしゅっけつ

视网膜电击伤　網膜電撃傷　もうまくでんげきしょう

视网膜电〔流〕描记法　エレクトロレチノグラフィー
electroretinography

视网膜电流图　エレクトロレチノグラム,網〔膜〕電〔位〕図
electroretinogram,もう〔まく〕でん〔い〕ず

视网膜动脉痉挛　網膜動脈痙攣　もうまくどうみゃくけい
れん

视网膜动脉内膜炎　網膜動脈内膜炎　もうまくどうみゃく
ないまくえん

视网膜动脉栓塞　網膜動脈塞栓〔症〕　もうまくどうみゃく
そくせん〔しょう〕

视网膜动脉压测量法　眼底血圧測定法　がんていけつあつ
そくていほう

视网膜动脉硬化　網膜動脈硬化〔症〕　もうまくどうみゃく
こうか〔しょう〕

视网膜动脉周围炎　網膜動脈周囲炎　もうまくどうみゃく
しゅういえん

视网膜动脉粥样硬化　網膜アテローム〔性動脈〕硬化〔症〕,
網膜粥状硬化〔症〕　もうまくatherom〔せいどうみゃく〕こ
うか〔しょう〕,もうまくじゅくじょうこうか〔しょう〕

视网膜动脉阻塞　網膜動脈閉塞〔症〕　もうまくどうみゃく
へいそく〔しょう〕

视网膜对应异常　異常網膜対応　いじょうもうまくたいお
う

视网膜发育不良　網膜発育不全〔症〕　もうまくはついくふ
ぜん〔しょう〕

视网膜感觉层　網膜感覚層　もうまくかんかくそう

视网膜格样变性　網膜格子変性　もうまくこうしへんせい

视网膜光度计　網膜光度計　もうまくこうどけい

视网膜黑变病　網膜黒色症,網膜メラノーシス　もうまく
こくしょくしょう,もうまくmelanosis

视网膜虹膜部　網膜虹彩部　もうまくこうさいぶ

视网膜环状病变　輪状網膜症　りんじょうもうまくしょう

视网膜黄斑　網膜黄斑　もうまくおうはん

视网膜检影法　網膜検影法　もうまくけんえいほう

视网膜结节状硬化　網膜結節硬化症　もうまくけっせつこ
うかしょう

视网膜结晶样病变　網膜結晶様病変　もうまくけっしょう
ようびょうへん

视网膜睫状体部　網膜毛様体部　もうまくもうようたいぶ

视网膜静脉血栓形成　網膜静脈血栓症　もうまくじょう
みゃくけっせんしょう

视网膜静脉周围炎　網膜静脈周囲炎　もうまくじょうみゃ
くしゅういえん

视网膜静脉阻塞　網膜静脈閉塞〔症〕　もうまくじょうみゃ
くへいそく〔しょう〕

视网膜镜　検影器,スキアスコープ　けんえいき,sciascope

视网膜锯齿缘断离　網膜鋸状縁分離　もうまくきょじょう
えんぶんり

视网膜裂孔　網膜裂離　もうまくれつり

视网膜绿色素　クロロファン　chlorophane

视网膜脉络膜病　脈絡網膜症　みゃくらくもうまくしょう

视网膜脉络膜炎　脈絡網膜炎　みゃくらくもうまくえん

视网膜盲点　網膜盲点　もうまくもうてん

视网膜〔母〕细胞瘤　網膜芽腫　もうまくがしゅ

视网膜囊性变性　網膜囊胞性変性　もうまくのうほうせい
へんせい

视网膜脑膜脑炎　網膜髄膜脳炎　もうまくずいまくのうえ
ん

视网膜内侧小动脉　網膜内側小動脈　もうまくないそく
しょうどうみゃく

视网膜内侧小静脉　網膜内側小静脈　もうまくないそく
しょうじょうみゃく

视网膜内层　内網膜　ないもうまく

视网膜颞侧小动脉　網膜上外側小動脈　もうまくじょうが
いそくしょうどうみゃく

视网膜颞侧上小静脉　網膜上外側小静脈　もうまくじょう
がいそくしょうじょうみゃく

视网膜颞下小动脉　網膜下外側小動脈　もうまくかがいそ
くしょうどうみゃく

视网膜颞侧下小静脉　網膜下外側小静脈　もうまくかがい
そくしょうじょうみゃく

视网膜胚瘤　網膜上皮腫　もうまくじょうひしゅ

视网膜前出血　網膜前出血　もうまくぜんしゅっけつ

视网膜色素变性　網膜色素変性　もうまくしきそへんせい

视网膜色素层　網膜色素層　もうまくしきそそう

视网膜色素细胞　網膜色素細胞　もうまくしきそさいぼう

视网膜神经纤维瘤病　網膜神経繊維腫症　もうまくしんけ
いせんいしゅしょう

视网膜视部　網膜視部　もうまくしぶ

视网膜视乳头炎　乳頭網膜炎　にゅうとうもうまくえん

视网膜水肿　網膜水腫　もうまくすいしゅ

视网膜撕裂　網膜裂傷　もうまくれっしょう

视网膜髓上皮瘤　網膜髄〔様〕上皮腫　もうまくずい〔よう〕
じょうひしゅ

视网膜损伤　網膜損傷　もうまくそんしょう

视网膜铁质沉着病　網膜鉄沈着症,網膜シデローシス　も
うまくてつちんちゃくしょう,もうまくsiderosis

视网膜痛　網膜痛　もうまくつう

视网膜脱〔分〕离　網膜剥離　もうまくはくり

视网膜脱离电透热凝固术　網膜剥離電気ジアテルミー　も
うまくはくりでんきdiathermy

视网膜脱离光凝固术　網膜剥離光凝固法　もうまくはくり
こうぎょうこほう

视网膜脱离激光凝固术　網膜剥離レーザー凝固法　もうま
くはくりlaserぎょうこほう

视网膜脱离冷凝术　網膜剥離冷凍固定法　もうまくはくり
れいとうていほう

视网膜脱离手术　網膜剥離手術　もうまくはくりしゅじゅ
つ

视网膜脱离透热术　網膜剝離ジアテルミー　もうまくはくり diathermy
视网膜外层　網膜色素上皮層　もうまくしきそじょうひそう
视网膜萎缩　網膜萎縮　もうまくいしゅく
视网膜细胞　網膜細胞　もうまくさいぼう
视网膜下囊尾蚴病　網膜下囊虫症　もうまくかのうちゅうしょう
视网膜下渗出　網膜下滲出　もうまくかしんしゅつ
视网膜先天异常　網膜先天〔性〕異常　もうまくせんてん〔せい〕いじょう
视网膜像　オプトグラム,網膜光像　optogram,もうまくこうぞう
视网膜小动脉痉挛　網膜小動脈痙攣　もうまくしょうどうみゃくけいれん
视网膜小脑血管瘤病　網膜小脳血管腫症　もうまくしょうのうけっかんしゅしょう
视网膜血管　網膜血管　もうまくけっかん
视网膜血管瘤病　網膜血管腫症　もうまくけっかんしゅしょう
视网膜血管〔纱〕膜　網膜血管ベール　もうまくけっかん veil
视网膜血管血压计　網膜血管血圧計　もうまくけっかんけつあつけい
视网膜血管炎　網膜脈管炎　もうまくみゃっかんえん
视网膜血管样纹　網膜血管様線条　もうまくけっかんようせんじょう
视网膜血管异常　網膜血管異常　もうまくけっかんいじょう
视网膜血管荧光素造影　網膜血管フルオレッセン造影　もうまくけっかん fluorescein ぞうえい
视网膜炎　網膜炎　もうまくえん
视网膜影象计　網膜イコノメーター　もうまく iconometer
视网膜有髓〔鞘〕神经纤维　網膜有髄神経繊維　もうまくゆうずいしんけいせんい
视网膜照相机　網膜カメラ　もうまく camera
视网膜照相术　網膜撮影術　もうまくさつえいじゅつ
视网膜震荡　網膜振盪症　もうまくしんとうしょう
视网膜正常对应　網膜正常対応　もうまくせいじょうたいおう
视网膜脂血症　網膜脂〔肪〕血症　もうまくし〔ぼう〕けっしょう
视网膜痣　網膜母斑　もうまくぼはん
视网膜中层　網膜中層　もうまくちゅうそう
视网膜中央动脉　網膜中心動脈　もうまくちゅうしんどうみゃく
视网膜中央动脉压　網膜中心動脈圧　もうまくちゅうしんどうみゃくあつ
视网膜中央静脉　網膜中心静脈　もうまくちゅうしんじょうみゃく
视网膜中央静脉栓形成　網膜中心静脈血栓形成　もうまくちゅうしんじょうみゃくけっせんけいせい
视网膜肿瘤　網膜腫瘍　もうまくしゅよう
视网膜周边〔部〕囊状(样)变性　網膜周辺部囊状変性,ブレッシヒ囊胞　もうまくしゅうへんぶのうじょうへんせい,Blessig のうほう
视网膜〔皱〕襞　網膜ひだ　もうまくひだ
视网膜灼伤　網膜火傷　もうまくかしょう

视窝　視覚小窩　しかくしょうか
视物变形(畸变)症　変視症,変形視症　へんししょう,へんけいししょう
视物显大症　大視症,巨視症　だいししょう,きょししょう
视物显多症　多視症　たししょう
视物显美症　カロプシア　kalopsia
视物显小性幻觉　小人幻覚　こびとげんかく
视物显小症　小視症　しょうししょう
视细胞　視〔覚〕細胞　し〔かく〕さいぼう
视细胞层　視〔覚〕細胞層　し〔かく〕さいぼうそう
视线　視線　しせん
视线固定　視線固定　しせんこてい
视线固定点　視線固定点　しせんこていてん
视线固定方向　視線固定方向　しせんこていほうこう
视线固定面　視線固定面　しせんこていめん
视线固定运动　視線固定運動　しせんこていうんどう
视像　オプトグラム　optogram
视性语言中枢　視覚言語中枢　しかくげんごちゅうすう
视野　視野　しや
视野测定　視野測定　しやそくてい
视野计　視野計　しやけい
视野计用纸　視野計紙　しやけいし
视野检查法　〔周辺〕視野測定法　〔しゅうへん〕しやそくていほう
视野镜　サイクロスコープ　cycloscope
视野缺损　視野欠損　しやけっそん
视野缩小　視野収縮,視野狭窄　しやしゅうしゅく,しやきょうさく
视野图　サイクログラム　cyclogram
视隐窝　視交差陥凹　しこうさかんおう
视诱发电位　視覚誘発電位　しかくゆうはつでんい
视诱发反应　視力誘発反応　しりょくゆうはつはんのう
视〔圆〕锥细胞　網膜錐〔状〕体細胞　もうまくすい〔じょう〕たいさいぼう
视远调节　虚性調節　きょせいちょうせつ
视运动性语言中枢　視覚運動性言語中枢　しかくうんどうせいげんごちゅうすう
视中枢　視覚中枢　しかくちゅうすう
视轴　視軸　しじく
视轴测定器　ハプロスコープ,視軸測定器　haploscope,しじくそくていき
视轴矫正器　両眼視練習器　りょうがんしれんしゅうき
视锥　視〔覚〕錐〔状〕　し〔かく〕すい〔じょう〕たい
视锥视杆层　杆錐状体層　かんすいじょうたいそう
视紫〔红〕质　エリトロプシン,ロドプシン　erythropsin,rhodopsin
视紫蓝质　ヨードプシン　iodopsin
视紫质　ポルフィロプシン　porphyropsin
柿　カキ
柿属　カキ属　カキぞく
拭镜纸　レンズペーパー　lens paper
适合(宜)刺激　適当刺激　てきとうしげき
适量　適宜量　てきぎりょう
适应　適応,順応　てきおう,じゅんのう
适应不良　適応不良　てきおうふりょう
适应不良性人格　不適人格　ふてきじんかく
适应反应　適応反応　てきおうはんのう
适应辐射　適応放射　てきおうほうしゃ

适应计　〔明暗〕順応計　〔めいあん〕じゅんのうけい
适应控制　適応制御　てきおうせいぎょ
适应酶　適応酵素　てきおうこうそ
适应前期　適応前期　てきおうぜんき
适应性　順応性,適応性　じゅんのうせい,てきおうせい
适应性改变　適応性変化　てきおうせいへんか
适应性免疫　適応性免疫　てきおうせいめんえき
适应性行为　適応性行動　てきおうせいこうどう
适应原　適応原　てきおうげん
适应症　適応症　てきおうしょう
适应值　適応値　てきおうち
适应综合征　適応症候群　てきおうしょうこうぐん
适者生存　適者生存　てきしゃせいぞん
适中　適中　てきちゅう
脒　アルブモーゼ　albumose
脒蛋白脲　ペプトン　pepton
脒尿　アルブモーゼ尿　albumoseにょう
室壁动脉瘤　心〔臓〕壁動脈瘤　しん〔ぞう〕へきどうみゃくりゅう
室壁激动时间　心室興奮時間　しんしつこうふんじかん
室壁瘤　心室瘤　しんしつりゅう
室襞　室ひだ　しつひだ
室层　室層　しつそう
室带　室帯　しつたい
室管膜　上衣　じょうい
室管膜病　上衣病,上衣疾患　じょういびょう,じょういしっかん
室管膜层　上衣層　じょういそう
室管膜瘤　上衣〔細胞〕腫　じょうい〔さいぼう〕しゅ
室管膜母细胞　上衣芽細胞　じょういがさいぼう
室管膜母细胞瘤　上衣芽〔細胞〕腫　じょういが〔さいぼう〕しゅ
室管膜神经胶质瘤　上衣膠腫　じょういこうしゅ
室管膜细胞　上衣細胞　じょういさいぼう
室管膜细胞瘤　上衣細胞腫　じょういさいぼうしゅ
室管膜下层　上衣下層　じょういかそう
室管膜下出血　上衣下出血　じょういかしゅっけつ
室管膜星形细胞瘤　上衣星状細胞腫　じょういせいじょうさいぼうしゅ
室管膜炎　上衣炎　じょういえん
室间(中)隔　心室中隔　しんしつちゅうかく
室间隔除极向量　心室中隔脱分極ベクトル　しんしつちゅうかくだつぶんきょくvector
室间隔穿孔　心室中隔穿孔　しんしつちゅうかくせんこう
室间隔底部　心室中隔基底部　しんしつちゅうかくきていぶ
室间隔肌部　心室中隔筋部　しんしつちゅうかくきんぶ
室间隔膜部　心室中隔膜部　しんしつちゅうかくまくぶ
室间隔膜部缺损　心室中隔膜部欠損　しんしつちゅうかくまくぶけっそん
室间隔曲线　心室中隔曲線　しんしつちゅうかくきょくせん
室〔间〕隔缺损　心室中隔欠損　しんしつちゅうかくけっそん
室间隔缺损缝〔合〕术　心室中隔欠損縫合術　しんしつちゅうかくけっそんほうごうじゅつ
室间隔缺损修补术　心室中隔欠損修復術　しんしつちゅうかくけっそんしゅうふくじゅつ

室间隔缺损杂音　ロジェール雑音　Rogerざつおん
室间隔支　心室中隔枝　しんしつちゅうかくし
室间隔左室面　心室中隔左室面　しんしつちゅうかくさしつめん
室间孔　心室間孔　しんしつかんこう
室瘤　心室瘤　しんしつりゅう
室率　心室率　しんしつりつ
室律不整　〔心〕室性不整脈　〔しん〕しつせいふせいみゃく
室内差异传导　変行性心室内伝導　へんこうせいしんしつないでんどう
室内传导障碍　心室内伝導障害　しんしつないでんどうしょうがい
室内〔传导〕阻滞　心室内ブロック　しんしつないblock
室旁核　室傍核　しつぼうかく
室旁后核　後室傍核　こうしつぼうかく
室旁纤维　室傍線維　しつぼうせんい
室韧带　室靱帯　しつじんたい
室上嵴　室上稜　しつじょうりょう
室上性心动过速　上室〔性〕頻拍　じょうしつ〔せい〕ひんぱく
室上性阵发〔性〕心动过速　上室〔性〕発作性頻拍　じょうしつ〔せい〕ほっさせいひんぱく
室外吸引装置　戸外吸引装置　こがいきゅういんそうち
室外作业　戸外作業　こがいさぎょう
室温　室温　しつおん
室下层　心室下層　しんしつかそう
室性奔马律　心室性奔馬律〔動〕　しんしつせいほんばりつ〔どう〕
室性并行收缩　心室性副収縮　しんしつせいふくしゅうしゅく
室性夺获　心室捕捉　しんしつほそく
室性反复心律　心室性回帰リズム　しんしつせいかいきrhythm
室性〔过〕早搏〔动〕　心室〔性〕期外収縮　しんしつ〔せい〕きがいしゅうしゅく
室性节律　心室リズム　しんしつrhythm
室性期外收缩　心室性期外収縮　しんしつせいきがいしゅうしゅく
室性融合波　心室融合拍動　しんしつゆうごうはくどう
室性时相性窦缓心律不齐　心室時相性洞性不整脈　しんしつじそうせいどうせいふせいみゃく
室性心动过速　心室〔性〕頻拍　しんしつ〔せい〕ひんぱく
室性心律失常　心室性不整脈　しんしつせいふせいみゃく
室性异位搏动　心室異所性拍動　しんしついしょせいはくどう
室性逸搏　心室逸脱　しんしついつだつ
室性逸搏性节律　心室逸脱リズム　しんしついつだつrhythm
室性阵发心动过速　心室発作性頻拍〔症〕　しんしつほっさせいひんぱく〔しょう〕
室性自搏性节律　心室固有リズム,心室固有律動,心室固有調律　しんしつこゆうrhythm,しんしつこゆうりつどう,しんしつこゆうちょうりつ
室性自搏性心动过速　心室固有性頻拍　しんしつこゆうせいひんぱく
室周器官　心室周囲器官　しんしつしゅういきかん
室周系统　心室周囲系統　しんしつしゅういけいとう
室周纤维　心室周囲繊維　しんしつしゅういせんい

室皱襞　心室ひだ　しんしつひだ

铈　セリウム,Ce　cerium

¹⁴¹铈　セリウム-141　cerium-141

铈量法　セリウム滴定法　ceriumてきていほう

舐〔膏〕剂　舐剤,リンクタス剤　しざい,linctusざい

释出气体法　気体放出法　きたいほうしゅつほう

释出气体分析仪　放出気体分析器　ほうしゅつきたいぶんせきき

释放　放出,游離　ほうしゅつ,ゆうり

释放反应　放出反応　ほうしゅつはんのう

释放激素　放出ホルモン　ほうしゅつhormone

释放能量　放出エネルギー　ほうしゅつEnergie

释放时间　放出時間　ほうしゅつじかん

释放物质　放出物質　ほうしゅつぶっしつ

释放因子　放出因子　ほうしゅついんし

释放症状　放出症状　ほうしゅつしょうじょう

释放〔作用〕　游離〔作用〕　ゆうり〔さよう〕

释能反应　発エルゴン反応　はつergonはんのう

释义性妄想　解明妄想　かいめいもうそう

嗜癌素　カルシノフィリン　carcinophylin

嗜苯胺蓝斑点　アズール好性斑点　azurこうせいはんてん

嗜苯胺蓝颗粒　アズール好性顆粒　azurこうせいかりゅう

嗜苯胺蓝性　アズール好性　azurこうせい

嗜苯胺体　アニリン親和体　anilinしんわたい

嗜橙菌因子　シトロボラム因子　citrovorumいんし

嗜碘阿米巴(变形虫)属　ヨードアメーバ属　Iodamoebaぞく

嗜碘反应　ヨウ素好性反応　ヨウそこうせいはんのう

嗜碘颗粒　ヨウ素親和性顆粒　ヨウそしんわせいかりゅう

嗜碘体　ヨウ素親和体　ヨウそしんわたい

嗜碘细胞　ヨウ素親和細胞　ヨウそしんわさいぼう

嗜多色性血红细胞　多染性赤血球　たせんせいせっけっきゅう

嗜锇颗粒　オスミウム親和性顆粒　osmiumしんわせいかりゅう

嗜锇小体　オスミウム親和性小体　osmiumしんわせいしょうたい

嗜锇性板层小体　オスミウム親和性層板小体　osmiumしんわせいそうばんしょうたい

嗜儿癖　小児〔性〕愛　しょうに〔せい〕あい

嗜粪癖　小糞症　こうふんしょう

嗜复红小体　好フクシン性小体,フクシン親和性小体　こうfuchsinせいしょうたい,fuchsinしんわせいしょうたい

嗜高温菌　高温性細菌　こうおんせいさいきん

嗜铬反应　クローム親和性反応　chromしんわせいはんのう

嗜铬副神经节　クローム親和性傍神経節　chromしんわせいぼうしんけいせつ

嗜铬粒蛋白　クロモグラニン　chromogranin

嗜铬母细胞　クローム親和性(好クローム性)芽細胞　chromしんわせい(こうchromせい)がさいぼう

嗜铬母细胞瘤　クローム親和性芽細胞腫　chromしんわせいがさいぼうしゅ

嗜铬体　クローム親和体　chromしんわたい

嗜铬系统　クローム親和系　chromしんわけい

嗜铬细胞　クローム親和〔性〕細胞　chromしんわ〔せい〕さいぼう

嗜铬细胞瘤　クローム親和〔性〕細胞腫　chromしんわ〔せ

嗜铬细胞增生　クローム親和〔性〕細胞増殖　chromしんわ〔せい〕さいぼうぞうしょく

嗜铬性交感神经细胞　クローム親和性交感神経細胞　chromしんわせいこうかんしんけいさいぼう

嗜铬组织　クローム親和〔性〕組織　chromしんわ〔せい〕そしき

嗜好　嗜好　しこう

嗜好品　嗜好品　しこうひん

嗜黑色素细胞性病毒　黒色素向性細胞性ウイルス　こくしきそこうせいさいぼうせいvirus

嗜碱白细胞　好塩基性白血球　こうえんきせいはっけっきゅう

嗜碱胞质　好塩基性細胞質　こうえんきせいさいぼうしつ

嗜碱分叶核粒细胞　好塩基性分葉核顆粒球　こうえんきせいぶんようかくかりゅうきゅう

嗜碱副染色质　好塩基性パラクロマチン　こうえんきせいparachromatin

嗜碱副网质　好塩基性パラプラスチン　こうえんきせいparaplastin

嗜碱杆状核粒细胞　好塩基性杆〔状〕核顆粒球　こうえんきせいかん〔じょう〕かくかりゅうきゅう

嗜碱粒细胞　好塩基性顆粒球　こうえんきせいかりゅうきゅう

嗜碱粒细胞脱粒试验　好塩基性顆粒球脱顆粒試験　こうえんきせいかりゅうきゅうだつかりゅうしけん

嗜碱染色微粒　好塩基性顆粒　こうえんきせいかりゅう

嗜碱染色质　バシクロマチン　basichromatin

嗜碱髓细胞　好塩基性骨髄球　こうえんきせいこつずいきゅう

嗜碱细胞增多〔症〕　好塩基白血球増加〔症〕　こうえんきはっけっきゅうぞろか〔しょう〕

嗜碱性　好塩基性,塩基親和性　こうえんきせい,えんきしんわせい

嗜碱性变性　好塩基性変性　こうえんきせいへんせい

嗜碱性垂体细胞　下垂体好塩基球　かすいたいこうえんききゅう

嗜碱性点彩红细胞　好塩基性斑点赤血球　こうえんきせいはんてんせっけっきゅう

嗜碱性肥大细胞　好塩基性肥満細胞,好塩基性マスト細胞　こうえんきせいひまんさいぼう,こうえんきせいmastさいぼう

嗜碱性红细胞　好塩基性赤血球　こうえんきせいせっけっきゅう

嗜碱〔性〕颗粒　好塩基性顆粒　こうえんきせいかりゅう

嗜碱性粒细胞减少　好塩基性顆粒球減少〔症〕　こうえんきせいかりゅうきゅうげんしょう〔しょう〕

嗜碱性粒细胞增多〔症〕　好塩基性顆粒球増加〔症〕　こうえんきせいかりゅうきゅうぞうか〔しょう〕

嗜碱性晚幼粒细胞　好塩基性後骨髄球　こうえんきせいこうこつずいきゅう

嗜碱性细胞　好塩基性細胞,好塩基球　こうえんきせいさいぼう,こうえんききゅう

嗜碱〔性〕细胞白血病　好塩基球性白血病　こうえんききゅうせいはっけつびょう

嗜碱性细胞减少症　好塩基球減少症　こうえんききゅうげんしょうしょう

嗜碱性细胞脱粒　好塩基球脱顆粒　こうえんききゅうだつ

かりゅう

嗜碱性细胞腺瘤　好塩基球腺腫　こうえんききゅうせんしゅ

嗜碱性与肥大细胞系统　好塩基球と肥満細胞系　こうえんききゅうとひまんさいぼうけい

嗜碱性早幼粒细胞　好塩基性前骨髄球　こうえんきせいぜんこつずいきゅう

嗜碱性正成红细胞　好塩基性正赤芽球　こうえんきせいせいせきがきゅう

嗜碱性中幼粒细胞　好塩基性骨髄球　こうえんきせいこつずいきゅう

嗜碱异染性　塩基異染性　えんきいせんせい

嗜酒者　酒癖者,飲酒家,アルコール中毒者　しゅへきしゃ,いんしゅか,alcoholちゅうどくしゃ

嗜菌体　バクテリオファージ　bacteriophage

嗜蓝色细胞　好青細胞　こうせいさいぼう

嗜冷性　寒冷親和性　かんれいしんわせい

嗜冷性微生物　好冷微生物　こうれいびせいぶつ

嗜冷性细菌　好冷性細菌　こうれいせいさいきん

嗜两性　両染性　りょうせんせい

嗜龙胆紫性　ゲンチアナ バイオレット 親和性　gentiana vio-
letしんわせい

嗜猫癖　愛猫〔症〕　あいびょう〔しょう〕

嗜派洛宁细胞　好ピロニン性細胞　こうpyroninせいさいぼう

嗜品红性　好フクシン性,フクシン親和性　こうfuchsinせい,fuchsinしんわせい

嗜品红细胞　好フクシン性細胞　こうfuchsinせいさいぼう

嗜气性　好気性　こうきせい

嗜群血蜱　チマダニ

嗜染细胞　色素親和性細胞,好色素性細胞　しきそしんわせいさいぼう,こうしきそせいさいぼう

嗜染性　好染性　こうせんせい

嗜热菌　好温菌　こうおんきん

嗜鞣酸粒　好タンニン酸顆粒　こうtanninさんかりゅう

嗜色细胞　好色素性細胞　こうしきそせいさいぼう

嗜神经病毒　向神経性ウイルス　こうしんけいせいvirus

嗜神经性　神経親和性,神経向性,向神経性　しんけいしんわせい,しんけいこうせい,こうしんけいせい

嗜神经性虫媒病毒　向神経性昆虫媒介ウイルス　こうしんけいせいこんちゅうばいかいvirus

嗜食癖　暴食症　ぼうしょくしょう

嗜曙红白细胞减少〔症〕　好酸球減少〔症〕　こうさんきゅうげんしょう〔しょう〕

嗜曙红〔颗〕粒　好酸性顆粒　こうさんせいかりゅう

嗜曙红粒〔性白〕细胞　好酸性顆粒球　こうさんせいかりゅうきゅう

嗜曙红细胞　好酸球,好エオジン細胞　こうさんきゅう,こうeosinさいぼう

嗜曙红细胞肉芽肿　好酸球性肉芽腫　こうさんきゅうせいにくがしゅ

嗜曙红细胞增多　好酸球増加〔症〕　こうさんきゅうぞうか〔しょう〕

　　吕弗勒氏嗜曙红细胞增多　レフレル好酸球増加〔症〕　Lofflerこうさんきゅうぞうか〔しょう〕

　　热带嗜曙红细胞增多　熱帯好酸球増加〔症〕　ねったいこうさんきゅうぞうか〔しょう〕

嗜曙红细胞指数　好酸球指数　こうさんきゅうしすう

嗜水嗜脂平衡　親水性親脂性バランス　しんすいせいしんしせいbalance

嗜睡(眠)　嗜眠　しみん

嗜睡(眠)性脑炎　嗜眠性脳炎　しみんせいのうえん

嗜睡(眠)症　嗜眠症　しみんしょう

嗜苏丹红型硬化症　シルデル病　Schilderびょう

嗜苏丹体　ズタン親和体　sudanしんわたい

嗜苏丹性　ズタン親和性　sudanしんわせい

嗜苏丹性白质萎缩　ズタン親和性白質萎縮　sudanしんわせいはくしついしゅく

嗜酸白细胞　好酸性白血球　こうさんせいはっけっきゅう

嗜酸变性　酸親和〔性〕変性　さんしんわ〔せい〕へんせい

嗜酸副染色质　オキシパラプラスチン　oxyparaplastin

嗜酸杆状核粒细胞　好酸性杆〔状〕核顆粒球　こうさんせいかん〔じょう〕かくかりゅうきゅう

嗜酸菌　好酸性菌　こうさんせいきん

嗜酸粒细胞　好酸性顆粒球　こうさんせいかりゅうきゅう

嗜酸粒细胞趋化性因子　好酸性顆粒球化学走性因子　こうさんせいかりゅうきゅうかがくそうせいいんし

嗜酸粒细胞肉芽肿　好酸性顆粒球肉芽腫　こうさんせいかりゅうきゅうにくがしゅ

嗜酸粒细胞生成素　好酸性顆粒球生成素　こうさんせいかりょうきゅうせいせいそ

嗜酸粒细胞释放因子　好酸性顆粒球放出因子　こうさんせいかりゅうきゅうほうしゅついんし

嗜酸粒细胞腺瘤　好酸性顆粒細胞腺腫,膨大細胞腫　こうさんせいかりゅうさいぼうせんしゅ,ぼうだいさいぼうしゅ

嗜酸粒细胞性白血病　好酸球性白血病　こうさんきゅうせいはっけつびょう

嗜酸粒细胞性脑膜脑炎　好酸球性髄膜脳炎　こうさんきゅうせいずいまくのうえん

嗜酸粒细胞衍生抑制物　好酸球派生抑制物質　こうさんきゅうはせいよくせいぶっしつ

嗜酸粒细胞增多性肺浸润　好酸球増加性肺浸潤　こうさんきゅうぞうかせいはいしんじゅん

嗜酸粒细胞增多〔症〕　好酸球増加〔症〕　こうさんきゅうぞうか〔しょう〕

嗜酸粒细胞增生性淋巴肉芽肿　好酸球増殖性リンパ肉芽腫　こうさんきゅうぞうしょくせいlymphにくがしゅ

嗜酸染色质　酸染色質　さんせんしょくしつ

嗜酸乳〔酸〕杆菌　好酸性乳酸杆菌　こうさんせいにゅうさんかんきん

嗜酸髓细胞　好酸性骨髄球　こうさんせいこつずいきゅう

嗜酸晚幼粒细胞　好酸性後骨髄球　こうさんせいこうこつずいきゅう

嗜酸细胞　好酸球　こうさんきゅう

嗜酸细胞肺浸润综合征　好酸球肺浸潤症候群　こうさんきゅうはいしんじゅんしょうこうぐん

嗜酸细胞减少症　好酸球減少症　こうさんきゅうげんしょうしょう

嗜酸细胞型类白血病反应　好酸球型類白血病反応　こうさんきゅうがたるいはっけつびょうはんのう

嗜酸细胞性肺炎　好酸球性肺炎　こうさんきゅうせいはいえん

嗜酸细胞性膀胱炎　好酸球性膀胱炎　こうさんきゅうせいぼうこうえん

嗜酸细胞性胃炎　好酸球性胃炎　こうさんきゅうせいいえん

嗜酸细胞性哮喘　好酸球性喘息　こうさんきゅうせいぜんそく

嗜酸细胞增多性肺浸润　好酸球増加性肺浸潤　こうさんきゅうぞうかせいはいしんじゅん

嗜酸细胞增多性肺炎　好酸球増加性肺炎　こうさんきゅうぞうかせいはいえん

嗜酸小体　好酸性小体　こうさんせいしょうたい

嗜酸性〔白〕细胞　好酸球　こうさんきゅう

嗜酸性〔白〕细胞减少　好酸球減少〔症〕　こうさんきゅうげんしょう〔しょう〕

嗜酸性白细胞增多　好酸球増加〔症〕,好酸性白血球増加〔症〕　こうさんきゅうぞうかしょう,こうさんせいはっけっきゅうぞうか〔しょう〕

嗜酸性白细胞增多综合征　好酸球増加症候群　こうさんきゅうぞうかしょうこうぐん

嗜酸性分泌颗粒　好酸性分泌顆粒　こうさんせいぶんぴつかりゅう

嗜酸性分叶核粒细胞　好酸性分葉核顆粒細胞　こうさんせいぶんようかくかりゅうさいぼう

嗜酸性〔颗〕粒　好酸性顆粒　こうさんせいかりゅう

嗜酸性粒细胞刺激因子　好酸球刺激因子　こうさんきゅうしげきいんし

嗜酸性粒细胞集落刺激因子　好酸球集落刺激因子　こうさんきゅうしゅうらくしげきいんし

嗜酸〔性粒〕细胞计数　好酸球計算　こうさんきゅうけいさん

嗜酸性淋巴肉芽肿　好酸性リンパ肉芽腫　こうさんせいlymphにくかしゅ

嗜酸性脓肿　好酸性膿瘍　こうさんせいのうよう

嗜酸性细胞腺瘤　好酸性細胞腺腫　こうさんせいさいぼうせんしゅ

嗜酸性细胞性壁层弹力纤维性心内膜炎　好酸球性壁側弾性繊維性心内膜炎　こうさんきゅうせいへきそくだんせいせんいせいしんないまくえん

嗜酸性腺瘤病　好酸性腺腫症　こうさんせいせんしゅしょう

嗜酸性早幼粒细胞　好酸性前骨髄球　こうさんせいぜんこつずいきゅう

嗜酸性中幼粒细胞　好酸性骨髄球　こうさんせいこつずいきゅう

嗜痛癖　痛覚嗜好症　つうかくしこうしょう

嗜温菌　中温菌　ちゅうおんきん

嗜细胞抗体　細胞親和性抗体,好細胞抗体　さいぼうしんわせいこうたい,こうさいぼうこうたい

嗜心肌病毒　心筋親和性ウイルス　しんきんしんわせいvirus

嗜血杆菌属　血好菌属,ヘモフィルス属　けつこうきんぞく,Hemophilusぞく

嗜血杆菌族　血好菌族　けつこうきんぞく

嗜压菌　好圧性細菌　こうあつせいさいきん

嗜盐菌　好塩菌　こうえんきん

嗜盐菌食物中毒　好塩菌食中毒　こうえんきんしょくちゅうどく

嗜盐菌属　ハロバクテリウム属,好塩菌属　Halobacteriumぞく,こうえんきんぞく

嗜药癖　薬物嗜好症　やくぶつしこうしょう

嗜伊红多形核白细胞　多形核好酸性白血球　たけいかくこうさんせいはっけっきゅう

嗜伊红粒细胞〔增多性〕肺浸润　好酸球増加性肺浸潤　こうさんきゅうぞうかせいはいしんじゅん

嗜伊红细胞　好酸球　こうさんきゅう

嗜伊红细胞增多〔症〕　好酸球増加〔症〕　こうさんきゅうぞうか〔しょう〕

嗜伊红细胞指数　好酸球指数　こうさんきゅうしすう

嗜异染细胞　異染〔性〕細胞　いせん〔せい〕さいぼう

嗜异食　異食〔症〕　いしょく〔しょう〕

嗜异性半抗原　異種親和性ハプテン　いしゅしんわせいhapten

嗜异性抗体　異種親和性抗体　いしゅしんわせいこうたい

嗜异性抗原　異種親和性抗原　いしゅしんわせいこうげん

嗜异性凝集鉴别试验　異種親和性凝集反応鑑別試験　いしゅしんわせいぎょうしゅうはんのうかんべつしけん

嗜异性凝集试验　異種親和性凝集反応試験　いしゅしんわせいぎょうしゅうはんのうしけん

嗜银颗粒　銀親和性顆粒　ぎんしんわせいかりゅう

嗜银细胞　銀親和性細胞　ぎんしんわせいさいぼう

嗜银细胞瘤　銀親和性〔細胞〕腫,嗜銀〔細胞〕腫　ぎんしんわせい〔さいぼう〕しゅ,しぎん〔さいぼう〕しゅ

嗜银纤维　銀親和性線維　ぎんしんわせいせんい

嗜银性　銀親和性,好銀性,嗜銀性　ぎんしんわせい,こうぎんせい,しぎんせい

嗜中性　好中性,中性親和〔性〕　こうちゅうせい,ちゅうせいしんわ〔せい〕

嗜中性白细胞　好中性白血球　こうちゅうせいはっけっきゅう

嗜中性白细胞无能综合征　好中性白血球不能症候群　こうちゅうせいはっけっきゅうふのうしょうこうぐん

嗜中性多形核白细胞　多形核好中性白血球　たけいかくこうちゅうせいはっけっきゅう

嗜中性颗粒　好中性顆粒　こうちゅうせいかりゅう

嗜中性粒细胞　好中球,好中性顆粒球　こうちゅうきゅう,こうちゅうせいかりゅうきゅう

嗜中性粒细胞分裂像　好中球有糸分裂像　こうちゅうきゅうゆうしぶんれつぞう

嗜中性粒细胞幼稚型　好中球若年型　こうちゅうきゅうじゃくねんがた

噬白细胞作用　白血球食作用　はっけっきゅうしょくさよう

噬核体　ヌクレオファージ　nucleophage

噬红细胞细胞　赤血球食細胞　せっけっきゅうしょくさいぼう

噬红细胞作用　食血作用,赤血球貪食作用　しょっけつさよう,せっけっきゅうどんしょくさよう

噬肌细胞　食筋細胞　しょっきんさいぼう

噬菌斑　バクテリオファージ斑　bacteriophageはん

噬菌体　バクテリオファージ　bacteriophage

噬菌体分型　ファージタイピング　phage typing

噬菌体基片　ファージ基板　phageきばん

噬菌体颊须　ファージ頬髭　phageほおひげ

噬菌体颈部　ファージ頚部　phageけいぶ

噬菌体颈圈　ファージコネクター　phageconnector

噬菌体科　ファージ科　phageか

噬菌体可收缩尾部　ファージ収縮性尾部　phageしゅうしゅくせいびぶ

噬菌体疗法　バクテリオファージ療法　bacteriophageりょう

ほう

噬菌体裂解试验　バクテリオファージ溶解試験　bacterio-phageようかいしけん
噬菌体溶解作用　ファージ溶解（崩壊）作用　phageようかい（ほうかい）さよう
噬菌体髄部　ファージ コア　phage core
噬菌体头膜　ファージ頭膜　phageとうまく
噬菌体尾部　ファージ尾部　phageびぶ
噬菌体尾管　フアージ尾管　phageびかん
噬菌体尾丝　ファージ尾繊維　phageびせんい
噬菌体型　ファージ型　phageかた
噬菌体学　バクテリオファージ学　bacterio phageがく
噬菌体亚目　ファージ亜目　phageあもく
噬菌体转移　ファージ転換　phageてんかん
噬菌现象　バクテリオファージ現象　bacterio phageげんしょう
噬菌作用　食〔菌〕作用　しょく〔きん〕さよう
噬色细胞　色素食細胞　しきそしょくさいぼう
噬神经细胞　神経食細胞　しんけいしょくさいぼう
噬神经细胞作用　神経細胞侵食作用，ノイロノファギー　しんけいさいぼうしんしょくさよう，neuronophagy
噬细胞　食細胞　しょくさいぼう
噬细胞菌属　シトファガ属　Cytophagaぞく
噬细胞溶解　食細胞崩壊　しょくさいぼうほうかい
噬血者　吸血者　きゅうけつしゃ
噬脂　脂肪貪食　しぼうどんしょく
螫伤　昆虫刺創　こんちゅうしそう
螫蝇属　刺蝿属　サシバエぞく

SHOU 收手守寺首寿受狩授兽瘦

shōu 收
收肌　内転筋　ないてんきん
收肌管　内転筋管　ないてんきんかん
收肌腱裂孔　内転筋腱裂孔　ないてんきんけんれっこう
收肌结节　内転筋結節　ないてんきんけっせつ
收集品　収集物　しゅうしゅうぶつ
收集瓶　収集瓶　しゅうしゅうびん
收集器　コレクター　collector
收敛剂（药）　収斂剤（薬）　しゅうれんざい（やく）
收敛〔作用〕　収斂〔作用〕　しゅうれん〔さよう〕
收率　収率　しゅうりつ
收能反应　吸エルゴン反応　きゅうergonはんのう
收缩　収縮　しゅうしゅく
收缩波　収縮波　しゅうしゅくは
收缩持续时间　収縮持続時間　しゅうしゅくじぞくじかん
收缩蛋白　収縮性蛋白〔質〕　しゅうしゅくせいたんぱく〔しつ〕
收缩法则　収縮法則　しゅうしゅくほうそく
收缩反应　収縮反応　しゅうしゅくはんのう
收缩功能　収縮機能　しゅうしゅくきのう
收缩环性难产　収縮輪性難産　しゅうしゅくりんせいなんざん
收缩机制　収縮機序　しゅうしゅくきじょ
收缩间期　収縮間期　しゅうしゅくかんき
收缩间质细胞　収縮間質細胞　しゅうしゅくかんしつさいぼう
收缩力　収縮力　しゅうしゅくりょく
收缩末期容积　収縮終期容積　しゅうしゅくしゅうきようせき

収縮泡　収縮胞　しゅうしゅくほう
收缩频率　収縮頻率　しゅうしゅくひんど
收缩期　〔心〕収縮期　〔しん〕しゅうしゅくき
收缩期奔马律　収縮期奔馬律　しゅうしゅくきほんばりつ
收缩期搏动　収縮期拍動　しゅうしゅくきはくどう
收缩期高血压　収縮期高血圧〔症〕　しゅうしゅくきこうけつあつ〔しょう〕
收缩期回缩　収縮期退縮　しゅうしゅくきたいしゅく
收缩期喀喇音　収縮期クリック　しゅうしゅくきclick
收缩期喷射音　収縮期駆出音　しゅうしゅくきくしゅつおん
收缩期三音律　収縮期三部律動　しゅうしゅくきさんぶりつどう
收缩期心房音　収縮期心房音　しゅうしゅくきしんぼうおん
收缩期心跳停止　収縮心〔拍〕停止　しゅうしゅくきしん〔ぱく〕ていし
收缩期心音　収縮期心音　しゅうしゅくきしんおん
收缩〔期血〕压　収縮期血圧　しゅうしゅくきけつあつ
收缩期杂音　収縮期雑音　しゅうしゅくきざつおん
收缩期震颤　収縮期振戦　しゅうしゅくきしんせん
收缩前期　前収縮期　ぜんしゅうしゅくき
收缩前期奔马律　前収縮期奔馬律動，前収縮期奔馬性リズム　ぜんしゅうしゅくきほんばせいりっどう，ぜんしゅうしゅくきほんばせい rhythm
收缩前〔期〕杂音　前収縮〔期〕雑音　ぜんしゅうしゅく〔き〕ざつおん
收缩热　収縮熱　しゅうしゅくねつ
收缩肾　萎縮腎　いしゅくじん
收缩时间　収縮時間　しゅうしゅくじかん
收缩时间间期　収縮時間間期　しゅうしゅくじかんかんき
收缩晚期　収縮晩期　しゅうしゅくばんき
收缩晚期喀喇音　収縮晩期クリック　しゅうしゅくばんきclick
收缩晚期膨凸　収縮晩期隆起　しゅうしゅくばんきりゅうき
收缩晚期杂音　収縮晩期雑音　しゅうしゅくばんきざつおん
收缩细胞　収縮細胞　しゅうしゅくさいぼう
收缩性　収縮性　しゅうしゅくせい
收缩性瘢痕　収縮性瘢痕　しゅうしゅくせいはんこん
收缩性蛋白　収縮性蛋白〔質〕　しゅうしゅくせいたんぱく〔しつ〕
收缩元素　収縮元素　しゅうしゅくげんそ
收缩早期喀喇音　収縮初期クリック　しゅうしゅくしょきclick
收缩早期喷射音　収縮初期駆出音　しゅうしゅくしょきくしゅつおん
收缩早期杂音　収縮初期雑音　しゅうしゅくしょきざつおん
收缩中期喀喇音　収縮中期クリック　しゅうしゅくちゅうきclick
收缩中期喀喇音－收缩晚期杂音综合征　収縮中期クリック収縮晩期雑音症候群　しゅうしゅくちゅうきclickしゅうしゅくばんきざつおんしょうこうぐん
收缩中期杂音　収縮中期雑音　しゅうしゅくちゅうきざつおん
收缩总和　収縮総和　しゅうしゅくそうわ

shǒu 手守寺首
手按计时器　手動タイマー　しゅどうtimer

手保护器 手プロテクター てprotector
手背 手背 しゅはい
手背尺侧 手背尺側 しゅはいしゃくそく
手背筋膜 手背筋膜 しゅはいきんまく
手背静脉网 手背静脈網 しゅはいじょうみゃくもう
手背桡侧 手背橈側 しゅはいとうそく
手编程序 マニュアル プログラム manual program
手部瘢痕挛缩 手の瘢痕拘縮 てのはんこんこうしゅく
手持电动颅骨钻 手持ち電気穿頭ドリル てもちでんきせんとうdrill
手持电钻 手持ち電気ドリル てもちでんきdrill
手持分光计 手持ち分光器 てもちぶんこうき
手持检眼镜 手持ち検眼鏡 てもちけんがんきょう
手持角膜镜 手持ち角膜鏡 てもちかくまくきょう
手持近点视力计 手持ち近点オプトメータ てもちきんてんoptometer
手持裂隙灯 手持ち細隙灯 てもちさいげきとう
手持汽油喷火管 手持ちガソリンパイプ てもちgasoline pipe
手持烧灼器 手持ち焼灼器 てもちしょうしゃっき
手持式照明压舌器 手動ランプ型舌圧子 しゅどうlampがたぜつあっし
手持式验光计 手持ちオプトメータ てもちoptometer
手持视野计 手持ち視野計 てもちしやけい
手持眼用电磁吸铁器 手持ち眼科用電磁石 てもちがんかようでんじしゃく
手搐搦诱发试验 トルーソー現象 Trousseauげんしょう
手垂病 〔下〕垂手 〔か〕すいしゅ
手导镜 動眼筋矯正器,カイロスコープ どうがんきんきょうせいき,cheiroscope
手动球磨机 手動ボールミル しゅどうballmill
手发育不全 手発育不全 てはついくふぜん
手法(技) 手技 しゅぎ
  德李氏〔产科〕手法 デリー手技 Deleeしゅぎ
  海-埃二氏手法 ハイベルグ・エスマルク手技 Heiberg-Esmarchしゅぎ
  利奥波德氏〔产科〕手法 レオポルド手技 Leopoldしゅぎ
  皮纳尔氏〔足牵引〕手法 ピナール手技 pinardしゅぎ
  瓦尔萨尔瓦氏手法 バルザルバ手技 Valsalvaしゅぎ
手法复位 用手整復(還納)〔法〕,徒手整復(還納)〔法〕 ようしゅせいふく(かんのう)〔ほう〕,としゅせいふく(かんのう)〔ほう〕
手法呼吸管理 用手呼吸調節 ようしゅこきゅうちょうせつ
手法回纳 用手還納 ようしゅかんのう
手法整复 用手整復 ようしゅせいふく
手感觉异常性神经痛 知覚異常性手神経痛,ワルテンベルグ病 ちかくいじょうせいしゅしんけいつう,Wartenbergびょう
手工 手工 しゅこう
手工灌注法 手工充填法 しゅこうじゅうてんほう
手骨 手の骨 てのほね
手关节 手関節 しゅかんせつ
手关节炎 手関節炎 しゅかんせつえん
手活动 手の運動 てのうんどう
手肩综合征 手肩症候群 しゅけんしょうこうぐん
手痉挛 手痙攣,書痙 しゅけいれん,しょけい
手开关 手動スイッチ,手動開閉器 しゅどうswitch,しゅどうかいへいき

手控 用手制御 ようしゅせいぎょ
手控植皮刀 手動皮膚採取器,手動デルマトーム しゅどうひふさいしゅき,しゅどうdermatome
手裂〔畸形〕 裂手〔奇形〕 れっしゅ〔きけい〕
手内在肌麻痹 手内筋麻痺 しゅないきんまひ
手取胎盘术 用手胎盤除去法,胎盤用手剥離法 ようしゅたいばんじょきょほう,たいばんようしゅはくりほう
手势 手まね てまね
手术 手術 しゅじゅつ
  埃斯提斯手术 エステース手術 Estesしゅじゅつ
  巴西尼氏手术 バッシニー手術 Bassiniしゅじゅつ
  波默罗伊氏手术 ポメロイ手術 Pomeroyしゅじゅつ
  波-史-吉三氏手术 ポッツ・スミス・キブソン手術 Potts-Smith-Gibsonしゅじゅつ
  布-陶二氏手术 ブラロック・タウシグ手術 Blalock-Taussigしゅじゅつ
  弗-潘二氏手术 フオスター・ペンフィールド手術 Foster-Penfieldしゅじゅつ
  改良韦氏手术 改良式ウェルトハイム手術 かいりょうしきWertheimしゅじゅつ
  海勒氏手术 ヘラー手術 Hellerしゅじゅつ
  何慈氏手术 ホルト手術 Holthしゅじゅつ
  惠普尔氏手术 ホウィップル手術 Whippleしゅじゅつ
  霍尔斯特德氏手术 ハルステッド手術 Halstedしゅじゅつ
  考-路二氏手术 コールドウェル・リュック手術 Caldwell-Lucしゅじゅつ
  腊姆斯提特氏手术 ラムステット手術 Ramstedtしゅじゅつ
  朗格氏手术 ランゲ手術 Langeしゅじゅつ
  马塔斯氏手术 マタス手術 Matasしゅじゅつ
  迈尔斯氏手术 マイルズ手術 Milesしゅじゅつ
  麦吉尔氏手术 マックジル手術 Mc Gillしゅじゅつ
  曼彻斯特氏手术 マンチェスター手術 Manchesterしゅじゅつ
  蓬塞氏手术 ポンセー手術 Poncetしゅじゅつ
  绍塔氏手术 シャウタ手術 Schautaしゅじゅつ
  托蒂氏手术 トーティ手術 Totiしゅじゅつ
  托雷克氏手术 トレック手術 Torekしゅじゅつ
  维克达济尔氏手术 ビックダジール手術 Vicq d'Azyrしゅじゅつ
  韦太姆氏手术 ベルトハイム手術 Wertheimしゅじゅつ
  魏尔氏手术 ウィアー手術 Weirしゅじゅつ
  谢氏手术 シャイエ手術 Scheieしゅじゅつ
手术并发症 手術合併症 しゅじゅつがっぺいしょう
手术操作 手術操作 しゅじゅつそうさ
手术产 手術分娩 しゅじゅつぶんべん
手术出血 手術出血 しゅじゅつしゅっけつ
手术创伤 手術創 しゅじゅつそう
手术床 手術台 しゅじゅつだい
手术单 手術用ドレープ しゅじゅつようdrape
手术刀 手術刀 しゅじゅつとう
手术刀柄 手術刀柄 しゅじゅつとうへい
手术刀片 手術刀刃 しゅじゅつとうじん
手术刀片安全装拆钳 手術刀取はずす用鉗子 しゅじゅつとうしんとりはずすようかんし
手术灯 手術灯 しゅじゅつとう
手术电极 手術用電極 しゅじゅつようでんきょく
手术反光灯 手術用反射灯 しゅじゅつようはんしゃとう

手术方案　手術計画　しゅじゅつけいかく

手术飞机　手術用飛行機　しゅじゅつようひこうき

手术后瘢痕性喉狭窄　術後瘢痕性喉頭狭窄〔症〕　じゅつごはんこんせいこうとうきょうさく〔しょう〕

手术后半规管瘘　術後半規管フィステル　じゅつごはんきかんFistel

手术后鼻腔粘连　術後鼻腔癒着　じゅつごびくうゆちゃく

手术后鼻咽狭窄　術後鼻咽腔狭窄〔症〕　じゅつごびいんくうきょうさく〔しょう〕

手术后处理　術後処置　じゅつごしょち

手术后唇裂畸形　術後唇裂奇形　じゅつごしんれつきけい

手术后胆道狭窄　術後胆道狭窄　じゅつごたんどうきょうさく

手术后胆管残余结石　術後胆管残留結石　じゅつごたんかんざんりゅうけっせき

手术后胆管造影术　術後胆管造影法　じゅつごたんかんぞうえいほう

手术后低胰岛素血症　術後低インス（シュ）リン血症　じゅつごていinsulinけっしょう

手术后肺不张　術後無気肺　じゅつごむきはい

手术后肺膨胀不全　術後肺拡張不全　じゅつごはいかくちょうふぜん

手术后肺炎　術後肺炎　じゅつごはいえん

手术后肛门括约肌失禁　術後肛門括約筋失禁　じゅつごこうもんかつやくきんしっきん

手术后肛门狭窄　術後肛門狭窄　じゅつごこうもんきょうさく

手术后睾丸机能减退　術後睾丸機能減退　じゅつごこうがんきのうげんたい

手术后睾丸缺失　術後睾丸欠失〔症〕　じゅつごこうがんけっしつ〔しょう〕

手术后横结肠功能紊乱　術後横行結腸機能障害　じゅつごおうこうけっちょうきのうしょうがい

手术后喉瘘　術後喉頭フィステル　じゅつごこうとうFistel

手术后喉软骨膜炎　術後喉頭軟骨膜炎　じゅつごこうとうなんこつまくえん

手术后会阴撕裂缝合术　術後会陰裂傷縫合術　じゅつごえいんれっしょうほうごうじゅつ

手术后急性胃扩张　術後急性胃拡張〔症〕　じゅつごきゅうせいいかくちょう〔しょう〕

手术后甲状旁腺损伤　術後上皮小体損傷　じゅつごじょうひしょうたいそんしょう

手术后甲状腺机能减退　術後甲状腺機能低下〔症〕　じゅつごこうじょうせんきのうていか〔しょう〕

手术后精神病　術後精神病　じゅつごせいしんびょう

手术后精索血肿　術後精索血腫　じゅつごせいさくけっしゅ

手术后淋巴管阻塞　術後リンパ管閉塞　じゅつごlymphかんへいそく

手术后卵巢缺失　術後卵巣欠失〔症〕　じゅつごらんそうけっしつ〔しょう〕

手术后卵巢衰竭　術後卵巣不全〔症〕　じゅつごらんそうふぜん〔しょう〕

手术后脉络膜脱离　術後脈絡膜剥離　じゅつごみゃくらくまくはくり

手术后脑脊液瘘　術後脳脊髄液フィステル　じゅつごのうせきずいえきFistel

手术后脑脊液性鼻〔液〕溢　術後脳脊髄液鼻漏　じゅつごのうせきずいえきびろう

手术后尿道瘘　術後尿道フィステル　じゅつごにょうどうFistel

手术后尿道狭窄　術後尿道狭窄　じゅつごにょうどうきょうさく

手术后脓胸　術後膿胸　じゅつごのうきょう

手术后膀胱出血　術後膀胱出血　じゅつごぼうこうしゅっけつ

手术后气胸　術後気胸　じゅつごききょう

手术后前列腺出血　術後前立腺出血　じゅつごぜんりつせんしゅっけつ

手术后乳突瘘　術後乳突フィステル　じゅつごにゅうとつFistel

手术后腮腺炎　術後耳下腺炎　じゅつごじかせんえん

手术后疝　術後ヘルニア　じゅつごhernia

手术后上颌窦瘘　術後上顎洞フィステル　じゅつごじょうがくどうFistel

手术后食管瘘　術後食道フィステル　じゅつごしょくどうFistel

手术后食管炎　術後食道炎　じゅつごしょくどうえん

手术后输卵管缺失　術後卵管欠失〔症〕　じゅつごらんかんけっしつ〔しょう〕

手术后输尿管损伤　術後尿管損傷　じゅつごにょうかんそんしょう

手术后外耳道狭窄　術後外耳道狭窄　じゅつごがいじどうきょうさく

手术后胃瘘　術後胃フィステル　じゅつごいFistel

手术后胃破裂　術後胃破裂　じゅつごいはれつ

手术后小肠瘘　術後小腸フィステル　じゅつごしょうちょうFistel

手术后小肠损伤　術後小腸損傷　じゅつごしょうちょうそんしょう

手术后小肠粘连　術後小腸癒着　じゅつごしょうちょうゆちゃく

手术后休克　術後ショック　じゅつごshock

手术后咽狭窄　術後咽頭狭窄　じゅつごいんとうきょうさく

手术后幽门梗阻　術後幽門梗塞　じゅつごゆうもんこうそく

手术后直肠狭窄　術後直腸狭窄　じゅつごちょくちょうきょうさく

手术后中耳肉芽生长　術後中耳肉芽形成　じゅつごちゅうじにくがけいせい

手术后子宫颈缺失　術後頚管欠失〔症〕　じゅつごけいかんけっしつ〔しょう〕

手术后子宫缺失　術後子宮欠失〔症〕　じゅつごしきゅうけっしつ〔しょう〕

手术基本操作　手術基本操作　しゅじゅつきほんそうさ

手术监护器　手術監視装置,手術モニタ（ー）　しゅじゅつかんしそうち,しゅじゅつmonitor

手术剪　手術鋏　しゅじゅつばさみ

手术矫形　手術矯正　しゅじゅつきょうせい

〔手术〕巾夹　布クリップ　ぬのclip

手术窥镜　手術用内視鏡　しゅじゅつようないしきょう

手术疗法　手術療法　しゅじゅつりょうほう

手术率　手術率　しゅじゅつりつ

手术镊　手術用ピンセット　しゅじゅつようpincette

手术膀胱镜　手術膀胱鏡　しゅじゅつぼうこうきょう

手术器械　手術器械　しゅじゅつきかい

手术器械包　手術器械セット　しゅじゅつきかいset
手术前投药　術前準備投薬　じゅつぜんじゅんびとうやく
手术前准备　術前準備　じゅつぜんじゅんび
手术钳　手術鉗子　しゅじゅつかんし
手术切除　手術切除　しゅじゅつせつじょ
手术〔切开〕复位　観血的整復〔法〕　かんけつてきせいふく〔ほう〕
手术区　手術野　しゅじゅつや
手术设备　手術設備　しゅじゅつせつび
手术史　手術歴　しゅじゅつれき
手术室　手術室　しゅじゅつしつ
手术室内鞋　手術靴　しゅじゅつくつ
手术手套　手術手袋　しゅじゅつてぶくろ
手术死亡率　手術死亡率　しゅじゅつしぼうりつ
手术损伤　手術損傷　しゅじゅつそんしょう
手术台　手術台　しゅじゅつだい
手术台操纵机构　手術台の操縦装置　しゅじゅつだいのそうじゅうそうち
手术台辅助装置　手術台の附加装置　しゅじゅつだいのふかそうち
手术台用枕　手術台用まくら　しゅじゅつだいようまくら
手术探查　手術診査　しゅじゅつしんさ
手术危险性　手術危険度　しゅじゅつきけんど
手术显微镜　手術顕微鏡　しゅじゅつけんびきょう
手术修补　手術修復　しゅじゅつしゅうふく
手术衣　手術着,手術衣　しゅじゅつちゃく,しゅじゅつい
手术椅　手術いす　しゅじゅついす
手术阴道探镜　手術用膣鏡　しゅじゅつようちつきょう
手术用电刀　手術用電気メス　しゅじゅつようでんきmes
手术用防水衣　防水手術着　ぼうすいしゅじゅつちゃく
手术照明灯　手術灯　しゅじゅつとう
〔手〕术者　手術者　しゅじゅつしゃ
手术整复　手術整復　しゅじゅつせいふく
手术止血　手術止血　しゅじゅつしけつ
手术指征　手術適応〔症〕　しゅじゅつてきおう〔しょう〕
手术治疗　手術治療　しゅじゅつちりょう
手术中胆囊造影术　手術中胆囊造影法　しゅじゅつちゅうたんのうぞうえいほう
手套　手袋　てぶくろ
手套架　手袋スタンド　てぶくろstand
手套式绷带　手袋状包帯　てぶくろじょうほうたい
手套式感觉缺失　手袋状感覚消失　てぶくろじょうかんかくしょうしつ
手套箱　手袋箱　てぶくろばこ
手提热压蒸汽灭菌器　携帯用加圧〔蒸気〕滅菌器,携帯用オートクレーブ　けいたいようかあつ〔じょうき〕めっきんき,けいたいようautoclave
手提式分光镜　携帯式分光器　けいたいしきぶんこうき
手提式Ｘ线机　携帯用Ｘ線装置　けいたいようXせんそうち
手痛　手痛　しゅつう
手推车　手押し車　ておしぐるま
手外科器械包　手の外科器械セット　てのげかきかいset
手外伤　手の外傷　てのがいしょう
手外伤肌腱修复用缝合针　手の筋腱修復用縫合針　てのきんけんしゅうふくようほうごうしん
手〔腕〕足痉挛　手足痙縮　てあしけいしゅく
手纹检查法　掌紋検査法　しょうもんけんさほう

手握电极　手持ち電極　てもちでんきょく
手心　手掌の中央部　しゅしょうのちゅうおうぶ
手性规则　キラリティー法則　chiralityほうそく
手性合成　キラル合成　chiralごうせい
手性面　キラル面　chiralめん
手性试剂（药）　キラル試薬　chiralしやく
手性碳原子　キラル炭素原子　chiralたんそげんし
手性中心　キラル中心　chiralちゅうしん
手性轴　キラル軸　chiralじく
手癣　手部白癬　しゅぶはくせん
手摇干湿度计　振り回し乾湿計　ふりまわしかんしつけい
手摇骨钻　ハンドドリル,手回し骨ドリル　hand drill,てまわしこつdrill
手摇离心机　手遠心分離機,手回し遠心機　しゅえんしんぶんりき,てまわしえんしんき
手摇颅骨钻　手回し頭蓋骨ドリル　てまわしずがいこつdrill
手摇切片机　回転ミクロトーム　かいてんmicrotome
手摇筛　手動ふるい　しゅどうふるい
手摇压片机　手動製錠機　しゅどうせいじょうき
手摇钻　手回しドリル,手回し穿孔器　てまわしdrill,てまわしせんこうき
手淫　オナニー,手淫　Onanie,しゅいん
手语　指話〔法〕,手話　しわ〔ほう〕,しゅわ
手运动觉　手運動知覚　しゅうんどうちかく
手掌　手掌,手のひら　しゅしょう,てのひら
手掌胼胝损伤　手掌胼胝損傷　しゅしょうべんちそんしょう
手掌牵开器　手掌レトラクタ　しゅしょうretractor
手掌纤维瘤病　手掌繊維腫症　しゅしょうせんいしゅしょう
手掌印　手掌紋　しゅしょうもん
手掌远横纹　遠位手掌しわ　えんいしゅしょうしわ
手掌足蹠征　手掌足底徴候　しゅしょうそくていちょうこう
手杖　杖,ステッキ　つえ,stick
手针麻醉　手針麻酔　しゅしんますい
手指　〔手の〕指　〔ての〕ゆび
手指长短不均　不等指症　ふとうししょう
手〔指〕成形术　手指形成術　しゅしけいせいじゅつ
手指缝合针　指縫合針　ゆびほうごうしん
手指功能综合测试仪　手指機能総合測定器　しゅしきのうそうごうそくてき
手指护套　指サック　ゆびsac
手指肌腱移植术　指筋腱移植術　しきんけんいしょくじゅつ
手指甲　指の爪　ゆびのつめ
手指间关节　手の指間関節　てのしかんかんせつ
手指间关节侧副韧带断裂　指間関節側副靱帯断裂　しかんかんせつそくふくじんたいだんれつ
手指滑膜鞘　手指の滑膜性腱鞘　しゅしのかつまくせいけんしょう
手指腱鞘　手指の腱鞘　しゅしのけんしょう
手指腱纤维鞘　手指の繊維性腱鞘　しゅしのせんいせいけんしょう
手指结核　手指の結核〔症〕　しゅしのけっかく〔しょう〕
手指皮牵引　指の皮膚牽引　ゆびのひふけんいん
手指牵开器　指レトラクタ　ゆびretractor
手指钳　指鉗子　しかんし

手指认识不能　〔手〕指失認〔症〕　〔しゅ〕ししつにん〔しょう〕

手指失认〔症〕　手指失認〔症〕　しゅししつにん〔しょう〕

手指失用〔症〕　手指失行〔症〕　しゅししっこう〔しょう〕

手指体积描记器　〔手〕指体積〔変動〕記録器　〔しゅ〕したいせき〔へんどう〕きろくき

手指外科手术刀包　指外科器械セット　しげかきかいset

手指再建术　指再建術　ゆびさいけんじゅつ

手指再植　指再植〔術〕　ゆびさいしょく〔じゅつ〕

手指展开测量仪　指展開計測器　ゆびてんかいけいそくき

手指震颤　指振戦,指ふるえ　ゆびしんせん,ゆびふるえ

手指征　指徴候　しちょうこう

手指字母　指話文字　しわもじ

〔手〕舟骨　舟状骨　しゅうじょうこつ

〔手〕舟骨骨软骨炎　舟状骨骨軟骨炎　しゅうじょうこつこつなんこつえん

〔手〕舟骨无菌性坏死　舟状骨無菌壊死　しゅうじょうこつむきんえし

手转胎头术　用手胎児頭回転法　ようしゅたいじとうかいてんほう

手足搐搦性白内障　テタニー性白内障　tetanyせいはくないしょう

手足搐搦〔症〕　テタニー　tetany

手足发绀〔症〕　先〔肢〕端チアノーゼ　せん（し）たんZyanose

手足复发性疱疹　手足再発性ヘルペス　てあしさいはっせいherpes

手足皲裂　手足亀裂　てあしきれつ

手-足-口病　手足口病　てあしくちびょう

手-足-口综合征　手足口症候群　てあしくちしょうこうぐん

手足挛缩　テタニー痙攣　tetanyけいれん

手足痛　手足痛　てあしつう

手足痛风　手足痛風　てあしつうふう

手足顽固性脓疱病　手足頑固性膿疱症　てあしがんこせいのうほうしょう

手足徐动　アテトーシス　athetosis

手足徐动样痉挛　アテトーシス様痙攣　athetosisようけいれん

手足徐动症样运动　アテトーシス様運動　athetosisよううんどう

手足徐动症样综合征　アテトーシス様症候群　athetosisようしょうこうぐん

手足医　手足治療医　てあしちりょうい

手足医术　手足治療術　てあしちりょうじゅつ

守恒〔定〕律　恒存の法則,不変の法則　こうぞんのほうそく,ふへんのほうそく

荂醇　ツイルアルコール　thujyl alcohol

荂烷　ツジャン　thujane

首次剂量　初回量　しょかいりょう

首次免疫法　初回免疫法　しょかいめんえきほう

首〔次通〕过效应　初回通過効果　しょかいつうかこうか

首裂　第一裂　だいいちれつ

shòu　寿受狩授兽瘦

寿命　寿命　じゅみょう

寿命表　寿命表　じゅみょうひょう

寿命表法　寿命表法　じゅみょうひょうほう

受电子体　電子受容体　でんしじゅようたい

受光体　光受容器　ひかりじゅようき

受寒衰竭　寒冷疲はい　かんれいひはい

受激电子　励起電子　れいきでんし

受激分子　励起分子　れいきぶんし

受激核　励起核　れいきかく

受激态　励起状態　れいきじょうたい

受激原子　励起原子　れいきげんし

受精　受精　じゅせい

受精核　受精核,融合核　じゅせいかく,ゆうごうかく

受精率　受精率　じゅせいりつ

受精卵　受精卵　じゅせいらん

受精卵胞质　受精卵プラスマ　じゅせいらんplasma

受精卵核　受精卵核　じゅせいらんかく

受精卵结扎实验　受精卵結紮実験　じゅせいらんけっさつじっけん

受精膜　受精膜　じゅせいまく

受精膜生成素　オオシチン　oocytin

受精囊　受精囊　じゅせいのう

受精素　受精素　じゅせいそ

受虐儿童　被虐待児　ひぎゃくたいじ

受虐儿童综合征　被虐待児症候群　ひぎゃくたいじしょうこうぐん

受虐狂者　マゾヒスト　masochist

受虐癖(狂)　被虐性〔愛〕,マゾヒスム　ひぎゃくせい〔あい〕,masochism

受器　受容器　じゅようき

受氢体　水素受容体　すいそじゅようたい

受热　熱暴(曝)露　ねつばくろ

受伤率　創傷率　そうしょうりつ

受试(验)者　被検者　ひけんしゃ

受体　レセプタ,受容体　receptor,じゅようたい

Fc受体　Fc-レセプタ　Fc-receptor

H₁受体　H₁-レセプタ　H₁-receptor

H₂受体　H₂-レセプタ　H₂-receptor

受体部位　レセプタ部位　receptorぶい

受体蛋白　受容体蛋白　じゅようたいたんぱく

受体疾病　レセプタ疾患　receptorしっかん

受体拮抗体　レセプタ拮抗物質　receptorきっこうぶっしつ

受体胚胎　レセプタ胚〔子〕　receptorはい〔し〕

受体破坏酶　レセプタ破壊酵素　receptorはかいこうそ

受体图示法　レセプタ図示法　receptorずしほう

受体兴奋药　レセプタ興奮薬　receptorこうふんやく

受体学说　受容体説　じゅようたいせつ

受体抑制物　レセプタ抑制(阻害)因子　receptorよくせい〔そがい〕いんし

受体阻断药(滞剂)　レセプタ遮断薬　receptorしゃだんやく

受外控制妄想　外来影響妄想　がいらいえいきょうもうそう

受血者　受血者　じゅけつしゃ

受压骨折　圧縮(圧迫)骨折　あっしゅく(あっぱく)こっせつ

受氧体　酸素受容体　さんそじゅようたい

受孕　受胎,妊娠　じゅたい,にんしん

受孕率　妊娠率,受胎率　にんしんりつ,じゅたいりつ

受孕卵　受精卵　じゅせいらん

受者　レシピエント　recipient

受治疗者　被治療者　ひちりょうしゃ

狩猎　狩り,狩猟　かり,しゅりょう

授精　授精　じゅせい
授精作用　授精作用　じゅせいさよう
授乳　授乳　じゅにゅう
授乳期乳腺　授乳期乳腺　じゅにゅうきにゅうせん
授体　提供者　ていきょうしゃ
兽奸　獣姦　じゅうかん
兽类　獣類　じゅうるい
兽肉中毒　獣肉中毒　じゅうにくちゅうどく
兽体解剖　動物解剖　どうぶつかいぼう
兽体解剖学　動物解剖学　どうぶつかいぼうがく
兽形拟态　動物模倣　どうぶつもほう
兽牙　動物歯　どうぶつし
兽咬伤　動物咬傷　どうぶつこうしょう
兽医病理学　獣医病理学　じゅういびょうりがく
兽医器械　獣医器械　じゅういきかい
兽医〔师〕　獣医　じゅうい
兽医微生物学　獣医微生物学　じゅうかびせいぶつがく
兽医学　獣医学　じゅういがく
兽医院　動物病院　どうぶつびょういん
兽疫　動物間流行病　どうぶつかんりゅうこうびょう
兽疫性淋巴管炎　動物間流行性リンパ管炎　どうぶつかんりゅうこうせいlymphかんえん
兽疫学　動物疫学　どうぶつえきがく
瘦长型　やせ型,細長体型　やせがた,さいちょうたいけい
瘦果　瘦果　そうか

SHU　书枢叔梳舒疏蔬输熟暑属蜀鼠薯曙术束树竖数漱

shū　书枢叔梳舒疏蔬输

书写不能　失書〔症〕,書字不能〔症〕　しっしょ〔しょう〕,しょじふのう〔しょう〕
书写痉挛　書痙　しょけい
书写困难　書字障害　しょじしょうがい
书写疗法　書字療法,書写療法　しょじりょうほう,しょしゃりょうほう
书写能力测定仪　書写能力試験器　しょしゃのうりょくしけんき
书写卫生　書写衛生　しょしゃえいせい
书写中枢　書字中枢　しょじちゅうすう
枢寰椎畸形　環椎軸椎奇形　かんついじくついきけい
枢椎　軸椎　じくつい
枢椎齿状突骨折　軸椎歯状突起骨折　じくついしじょうとっきこっせつ
叔胺　第三アミン　だいさんamine
叔胺类三环抗忧郁药　第三アミン三環抗うつ薬　だいさんamineさんかんこううつやく
叔醇　第三アルコール　だいさんalcohol
叔丁喘宁　テルブタリン　terbutaline
叔丁基　第三ブチル　だいさんbutyl
叔碱　第三塩基　だんさんえんき
叔霉素　テルチオマイシン　tertiomycin
叔氢　第三水素　だいさんすいそ
叔碳　第三炭素　だいさんたんそ
叔烃　第三炭化水素　だいさんたんかすいそ
叔戊基　第三アミル　だいさんamyl
梳　櫛　くし
梳状部　櫛状部　せつじょうぶ
梳状带　櫛状帯　せつじょうたい

梳状肌　櫛状筋　せつじょうきん
梳状线　櫛状線　せつじょうせん
舒必利　スルピリド,スルピライド　sulpiride
舒-查二氏反应　シュルツ・シャルトン反応　Schultz-Charltonはんのう
舒喘灵　サルブタモール　salbutamol
舒-戴二氏反应　シュルツ・デール反応　Schultz-Daleはんのう
舒多普利　スルトプリド　sultopride
舒尔策氏束　シュルツエ束　Schultzeそく
舒尔策氏胎盘　シュルツエ胎盤　Schultzeたいばん
舒尔茨氏病　シュルツ病　Schultzびょう
舒尔茨氏综合征　シュルツ症候群　Schultzしょうこうぐん
舒尔特兹氏绷带　スクルテット多頭帯　Schultetたとうたい
〔舒〕缓激肽　ブラジキニン　bradykinin
舒曼氏体　シャウマン体　Schaumannたい
舒密茨志贺氏菌　シュミッツ赤痢菌　Schmitzsせきりきん
舒姆氏试验　シュム試験　Schummしけん
舒宁　オキサゼパム　oxazepam
舒活带　快感帯　かいかんたい
舒适响度范围测定　快感音量範囲測定　かいかんおんりょうはんいそくてい
舒适响度级　快感音量レベル　かいかんおんりょうlevel
舒适指数　快感指数　かいかんしすう
舒缩交替　収縮弛緩交代　しゅうしゅくしかんこうだい
舒血管肠肽　血管拡張腸ペプチド　けっかんかくちょうちょうpeptide
舒血管神经　血管拡張神経　けっかんかくちょうしんけい
舒张　拡張　かくちょう
舒张初期　拡張初期　かくちょうしょき
舒张电位　拡張電位　かくちょうでんい
舒张末期　拡張終期　かくちょうしゅうき
舒张末期容积　拡張終期〔心〕容積　かくちょうしゅうき〔しん〕ようせき
舒张期　拡張期　かくちょうき
舒张期奔马律　拡張期奔馬〔性〕律動　かくちょうきほんば〔せい〕りつどう
舒张期储备　拡張期予備　かくちょうきよび
舒张期后　拡張期後　かくちょうきご
舒张期容积　拡張期〔心〕容積　かくちょうき〔しん〕ようせき
舒张期三音律　拡張期三部リズム　かくちょうきさんぶrhythm
舒张期停跳　拡張期心拍停止　かくちょうきしんはくていし
舒张期心包拍击音　拡張期心膜ノック　かくちょうきしんまくknock
舒张期心音　拡張期心音　かくちょうきしんおん
舒张期杂音　拡張期雑音　かくちょうきざつおん
舒张期震颤　拡張期振戦　かくちょうきしんせん
舒张期终末压　拡張終期圧　かくちょうしゅうきあつ
舒张前期　前拡張期　ぜんかくちょうき
舒张前期杂音　前拡張期雑音　ぜんかくちょうきざつおん
舒张素　レラキシン　relaxin
舒张晚期　拡張晩期　かくちょうばんき
舒张晚期心室缓慢充盈波　拡張晩期心室緩徐充満波　かくちょうばんきしんしつかんじょじゅうまんは

舒张晚期杂音　拡張晩期雑音　かくちょうばんきざつおん
舒张性停止　拡張性停止　かくちょうせいていし
舒张〔血〕压　拡張期血圧　かくちょうきけつあつ
舒张阈　拡張域値　かくちょういきち
舒张早期奔马律　拡張早期奔馬〔性〕律動　かくちょうそうきほんば〔せい〕りつどう
舒张早期心室快速充盈波　拡張早期心室迅速充満波　かくちょうそうきしんしつじんそくじゅうまんは
舒张早期杂音　拡張早期雑音　かくちょうそうきざつおん
舒张中期　拡張中期　かくちょうちゅうき
舒张中期奔马律　拡張中期奔馬〔性〕律動　かくちょうちゅうきほんば〔せい〕りつどう
舒张中期杂音　拡張中期雑音　かくちょうちゅうきざつおん
疏螺旋体　ボレリア　borrclia
疏螺旋体属　ボレリア属　Borreliaぞく
疏水参数　疎水助変数　そすいじょへんすう
疏水常数　疎水定数　そすいていすう
疏水基　疎水基　そすいき
疏水极　疎水極　そすいきょく
疏水键合(结合)　疎水結合　そすいけつごう
疏水胶体　疎水コロイド　そすいcolloid
疏水胶体系　疎水コロイド系　そすいcolloidけい
疏水物质　疎水物質　そすいぶっしつ
疏水性　疎水性　そすいせい
疏水性凝胶　疎水性ゲル　そすいせいgel
疏水性相互作用　疎水性相互作用　そすいせいそうごさよう
疏松　粗化　そか
疏松结缔组织　疎性結合組織　そせいけつごうそしき
疏通　開通,疎(疏)通　かいつう,そつう
疏通药　便通薬,瀉下薬,下剤　べんつうやく,しゃげやく,げざい
疏泄疗法　開通法,瀉下法　かいつうほう,しゃげほう
疏液胶体　疎液コロイド　そえきcolloid
疏脂性　疎脂性　そしせい
蔬菜　野菜　やさい
输出　輸出　ゆしゅつ
输出冲动　遠心インパルス　えんしんimpulse
输出机能　輸出機能　ゆしゅつきのう
输出量　心拍出量　しんはくしゅつりょう
输出淋巴管　輸出リンパ管　ゆしゅつlymphかん
输出小动脉　輸出細動脈　ゆしゅつさいどうみゃく
输出小管　輸出管　ゆしゅつかん
输精管　精管　せいかん
输精管闭锁　精管閉鎖　せいかんへいさ
输精管襞　精管ひだ　せいかんひだ
输精管穿刺术　精管穿刺術　せいかんせんしじゅつ
输精管丛　精管叢　せいかんそう
输精管动脉　精管動脈　せいかんどうみゃく
输精管断裂　精管断裂　せいかんだんれつ
输精管缝术　精管縫合術　せいかんほうごうじゅつ
输精管睾丸吻合术　精管睾丸吻合術　せいかんこうがんふんごうじゅつ
输精管钩　精鉤　せいかんこう
输精管壶腹〔部〕　精管膨大部　せいかんぼうだいぶ
输精管畸形　精管奇形　せいかんきけい
输精管结核　精管結核　せいかんけっかく

输精管结扎术　精管結紮法　せいかんけっさつほう
输精管精囊切除术　精管精囊切除法　せいかんせいのうせつじょほう
输精管精囊炎　精管精囊炎　せいかんせいのうえん
输精管梅毒　精管梅毒　せいかんばいどく
输精管镊　精管ピンセット　せいかんpincette
输精管钳　精管鉗子　せいかんかんし
输精管切除术　精管切除術　せいかんせつじょじゅつ
输精管切断术　精管切断術　せいかんせつだんじゅつ
输精管缺失　精管欠如　せいかんけつじょ
输精管剩件　精管痕迹〔部〕　せいかんこんせき〔ぶ〕
输精管损伤　精管損傷　せいかんそんしょう
输精管吻合术　精管吻合術　せいかんふんごうじゅつ
输精管狭窄　精管狭窄　せいかんきょうさく
输精管炎　精管炎　せいかんえん
输精管再通　精管再疎通　せいかんさいそつう
输精管造口术　精管フィステル形成術,精管造瘻術　せいかんFistelけいせいじゅつ,せいかんぞうろうじゅつ
输精管造影　精管造影〔法〕　せいかんぞうえい〔ほう〕
输卵管　卵管　らんかん
输卵管癌　卵管癌　らんかんがん
输卵管把持钳　持卵管鉗子　じらんかんかんし
输卵管闭锁　卵管閉鎖〔症〕　らんかんへいさ〔しょう〕
输卵管部分切除术　部分卵管切除術　ぶぶんらんかんせつじょじゅつ
输卵管部分切除造口术　卵管開口切開術　らんかんかいこうせっかいじゅつ
输卵管成形术　卵管形成術　らんかんけいせいじゅつ
输卵管穿刺套管针　卵管穿刺用套管針　らんかんせんしようとうかんしん
输卵管动脉　卵管動脈　らんかんどうみゃく
输卵管堵塞　卵管閉塞〔症〕　らんかんへいそく〔しょう〕
输卵管端　卵管端　らんかんたん
输卵管恶性瘤　卵管悪性腫瘍　らんかんあくせいしゅよう
输卵管〔恶性〕葡萄胎　卵管〔悪性〕胞状奇胎　らんかん〔あくせい〕ほうじょうきたい
输卵管发育不良　卵管無発育　らんかんむはついく
输卵管缝术　卵管縫合術　らんかんほうごうじゅつ
输卵管复通术　卵管再疎通術　らんかんさいそつうじゅつ
输卵管腹膜　卵管外膜　らんかんがいまく
输卵管腹膜血肿　卵管外膜血腫　らんかんがいまくけっしゅ
输卵管腹膜炎　卵管腹膜炎　らんかんふくまくえん
输卵管腹腔口　卵管腹腔口　らんかんふくくうこう
输卵管腹腔妊娠　卵管腹腔妊娠　らんかんふくくうにんしん
输卵管梗阻　卵管閉塞〔症〕　らんかんへいそく〔しょう〕
输卵管宫角植入术　卵管の子宮角内移植術　らんかんのしきゅうかくないいしょくじゅつ
输卵管固定术　卵管固定術　らんかんこていじゅつ
输卵管壶腹〔部〕　卵管膨大部　らんかんぼうだいぶ
输卵管壶腹部妊娠　卵管膨大部妊娠　らんかんぼうだいぶにんしん
输卵管壶腹流产　卵管膨大部流産　らんかんぼうだいぶりゅうざん
输卵管肌层　卵管筋層　らんかんきんそう
输卵管积〔浆〕液　卵管留水症,卵管水腫　らんかんりゅうすいしょう,らんかんすいしゅ

输卵管积浓　膿卵管症,卵管留膿症　のうらんかんしょう,らんかんりゅうのうしょう

输卵管积脓破裂　膿卵管破裂　のうらんかんはれつ

输卵管积水　卵管留水症,卵管水腫　らんかんりゅうすいしょう,らんかんすいしゅ

输卵管积水扭转　卵管水腫捻転　らんかんすいしゅねんてん

输卵管积血　血卵管症,卵管留血症　けつらんかんしょう,らんかんりゅうけつしょう

输卵管间质部　卵管間質部　らんかんかんしつぶ

输卵管间质部妊娠　卵管間質部妊娠　らんかんかんしつぶにんしん

输卵管间质炎　間質性卵管炎　かんしつせいらんかんえん

输卵管绞痛　卵管仙痛　らんかんせんつう

输卵管结核　卵管結核　らんかんけっかく

输卵管结扎钳　卵管結紮鉗子　らんかんけっさつかんし

输卵管结扎术　卵管結紮法　らんかんけっさつほう

输卵管静脉曲张　卵管静脈瘤　らんかんじょうみゃくりゅう

输卵管绝育手术后宫内妊娠　卵管結紮後子宮妊娠　らんかんけっさつごしきゅうにんしん

输卵管绝育术　卵管結紮法　らんかんけっさつほう

输卵管绝育术〔改良〕卷曲结扎切断法　卵管結紮のポメロイ改良法　らんかんけっさつのpomeroyかいりょうほう

输卵管绝育术后异位妊娠　卵管結紮後異所性妊娠　らんかんけっさつごいしょせいにんしん

输卵管颗粒细胞癌　卵管顆粒細胞癌　らんかんかりゅうさいぼうがん

输卵管扩张　卵管拡張　らんかんかくちょう

输卵管阔韧带妊娠　卵管広靭帯妊娠　らんかんこうじんたいにんしん

输卵管流产　卵管流産　らんかんりゅうざん

输卵管瘤　卵管腫　らんかんしゅ

输卵管漏斗　卵管漏斗　らんかんろうと

输卵管卵巢囊肿　卵管卵巣嚢胞(腫)　らんかんらんそうのうほう(しゅ)

输卵管卵巢脓肿　卵管卵巣膿瘍　らんかんらんそうのうよう

输卵管卵巢切除术　卵管卵巣切除術　らんかんらんそうせつじょじゅつ

输卵管卵巢妊娠　卵管卵巣妊娠　らんかんらんそうにんしん

输卵管卵巢疝　卵管卵巣ヘルニア　らんかんらんそうhernia

输卵管卵巢炎　卵管卵巣炎　らんかんらんそうえん

输卵管囊肿　卵管嚢胞　らんかんのうほう

输卵管内膜　卵管内膜　らんかんないまく

输卵管内膜瘤　卵管内膜腫　らんかんないまくしゅ

输卵管内膜炎　卵管内膜炎　らんかんないまくえん

输卵管扭转　卵管捻転　らんかんねんてん

输卵管皮样囊肿　卵管皮様嚢腫,卵管類皮嚢胞　らんかんひようのうしゅ,らんかんるいひのうほう

输卵管破坏性绒毛膜腺瘤　卵管破壊性絨毛腺腫　らんかんはかいせいじゅうもうせんしゅ

输卵管破裂　卵管破裂　らんかんはれつ

输卵管憩室　卵管憩室　らんかんけいしつ

输卵管钳　卵管鉗子　らんかんかんし

输卵管切除术　卵管切除術　らんかんせつじょじゅつ

输卵管切断术　卵管切断術　らんかんせつだんじゅつ

输卵管切开术　卵管切開術　らんかんせっかいじゅつ

输卵管侵袭葡萄胎　卵管侵襲性胞状奇胎　らんかんしんしゅうせいほうじょうきたい

输卵管缺失　卵管欠失　らんかんけっしつ

输卵管妊娠　卵管妊娠　らんかんにんしん

输卵管妊娠破裂　卵管妊娠破裂　らんかんにんしんはれつ

输卵管妊娠破裂出血　卵管妊娠破裂出血　らんかんにんしんはれつしゅっけつ

输卵管绒毛膜癌　卵管絨毛癌　らんかんじゅうもうがん

输卵管绒毛膜上皮癌　卵管絨毛上皮癌　らんかんじゅうもうじょうひがん

输卵管绒毛膜腺肿　卵管絨毛腺腫　らんかんじゅうもうせんしゅ

输卵管肉瘤　卵管肉腫　らんかんにくしゅ

输卵管乳头状腺癌　卵管乳頭状腺癌　らんかんにゅうとうじょうせんがん

输卵管伞　卵管采　らんかんふさ

输卵管伞部　卵管采部　らんかんふさぶ

输卵管伞部妊娠　卵管采部妊娠　らんかんふさぶにんしん

输卵管伞端包埋术　卵管采包埋手術　らんかんふさほうまいしゅじゅつ

输卵管伞附件囊肿　モルガニー嚢胞　Morgagniのうほう

输卵管伞切除术　卵管采切除術　らんかんふさせつじょじゅつ

输卵管伞粘连　卵管采癒着　らんかんふさゆちゃく

输卵管疝　卵管ヘルニア　らんかんhernia

输卵管上皮肿瘤　卵管上皮腫瘍　らんかんじょうひしゅよう

输卵管烧灼术　卵管焼灼術　らんかんしょうしゃくじゅつ

输卵管生殖细胞癌　卵管生殖細胞癌　らんかんせいしょくさいぼうがん

输卵管输卵管吻合术　卵管卵管吻合術　らんかんらんかんふんごうじゅつ

输卵管输尿管吻合术　卵管尿管吻合術　らんかんにょうかんふんごうじゅつ

输卵管胎块　卵管奇胎　らんかんきたい

输卵管通畅试验　卵管開通試験　らんかんかいつうしけん

输卵管通气法　卵管通気法　らんかんつうきほう

输卵管通气记波描记器　卵管通気運動動態記録器　らんかんつうきうんどうどうたいきろくき

输卵管通气器　卵管通気器　らんかんつうきき

输卵管通色素法　卵管通色素法　らんかんつうしきそほう

输卵管通液术　卵管通液法　らんかんつうえきほう

输卵管吻合术　卵管吻合術　らんかんふんごうじゅつ

输卵管无性细胞瘤　卵管未分化胚細胞腫　らんかんみぶんかはいさいぼうしゅ

输卵管系膜　卵管間膜　らんかんかんまく

输卵管峡部　卵管峡部　らんかんきょうぶ

输卵管峡部妊娠　卵管峡部妊娠　らんかんきょうぶにんしん

输卵管纤毛细胞　卵管線毛細胞　らんかんせんもうさいぼう

输卵管腺癌　卵管腺癌　らんかんせんがん

输卵管腺瘤样瘤　卵管腺腫様腫瘍　らんかんせんしゅようしゅよう

输卵管性月经　卵管性月経　らんかんせいげっけい

输卵管炎　卵管炎　らんかんえん

输卵管造口术　卵管フィステル形成術,卵管造瘻術　らんかんFistelけいせいじゅつ,らんかんぞうろうじゅつ

输卵管造影术　卵管造影法　らんかんぞうえいほう

输卵管造影注射器　卵管造影用注射器　らんかんぞうえいようちゅうしゃき

输卵管粘连分离术　卵管剝離術　らんかんはくりじゅつ

输卵管支　卵管枝　らんかんし

输卵管中肾管癌　卵管中腎癌　らんかんちゅうじんがん

输卵管中肾管瘤　卵管中腎腫　らんかんちゅうじんしゅ

输卵管肿瘤　卵管腫瘍　らんかんしゅよう

输卵管周〔围〕血肿　卵管周囲血腫　らんかんしゅういけっしゅ

输卵管周围炎　卵管周囲炎　らんかんしゅういえん

输卵管周围粘连　卵管周囲癒着　らんかんしゅういゆちゃく

输卵管转移癌　卵管転移癌　らんかんてんいがん

输卵管滋养细胞癌　卵管栄養細胞癌　らんかんえいようさいぼうがん

输卵管子宫口　卵管子宮口　らんかんしきゅうこう

输卵管子宫内膜样癌　卵管子宮内膜様癌　らんかんしきゅうないまくようがん

输卵管子宫内膜异位　卵管エンドメトリオーシス,卵管子宮内膜症　らんかんendometriosis,らんかんしきゅうないまくしょう

输卵管子宫妊娠　卵管子宮妊娠　らんかんしきゅうにんしん

输卵管子宫植入术　卵管子宮内移植術　らんかんしきゅうないいしょくじゅつ

输尿管　尿管　にょうかん

输尿管癌　尿管癌　にょうかんがん

输尿管白斑病　尿管白斑病　にょうかんはくはんしょう

输尿管闭锁　尿管閉鎖〔症〕　にょうかんへいさ〔しょう〕

输尿管壁内部　尿管壁内部　にょうかんへきないぶ

输尿管病　尿管障害,尿管病　にょうかんしょうがい,にょうかんびょう

输尿管部分切除术　部分尿管切除術　ぶぶんにょうかんせつじょじゅつ

输尿管肠瘘　尿管腸フィステル　にょうかんちょうFistel

输尿管-肠-皮肤尿流改道术　尿管腸皮膚尿路変向手術　にょうかんちょうひふにょうろへんこうしゅじゅつ

输尿管肠吻合术　尿管腸吻合術　にょうかんちょうふんごうじゅつ

输尿管成形术　尿管形成術　にょうかんけいせいじゅつ

输尿管出血　尿管出血　にょうかんしゅっけつ

输尿管丛　尿管神経叢　にょうかんしんけいそう

输尿管导管　尿管カテーテル　にょうかんcatheter

输尿管端端吻合术　端端尿管吻合術　たんたんにょうかんふんごうじゅつ

输尿管发育不全　尿管発育不全　にょうかんはついくふぜん

输尿管放线菌病　尿管放線菌症　にょうかんほうせんきんしょう

输尿管缝〔合〕术　尿管縫合術　にょうかんほうごうじゅつ

输尿管腹部　尿管腹部　にょうかんふくぶ

输尿管腹膜包裹术　尿管腹膜化　にょうかんふくまくか

输尿管梗阻　尿管閉塞〔症〕　にょうかんへいそく〔しょう〕

输尿管梗阻性肾萎缩　尿管閉塞性腎萎縮　にょうかんへいそくせいじんいしゅく

输尿管钩　尿管鉤　にょうかんこう

输尿管化脓　尿管化膿　にょうかんかのう

输尿管回肠吻合术　尿管回腸吻合術　にょうかんかいちょうふんごうじゅつ

输尿管积尿　尿尿管〔症〕　にょうにょうかん〔しょう〕

输尿管积脓　尿管蓄膿　にょうかんちくのう

输尿管积水　水尿管〔症〕　すいにょうかん〔しょう〕

输尿管畸形　尿管奇形　にょうかんきけい

输尿管间襞　尿管間ひだ　にょうかんかんひだ

输尿管间嵴　尿管間隆線　にょうかんかんりゅうせん

输尿管间嵴肥大　尿管間隆線肥大　にょうかんかんりゅうせんひだい

输尿管绞痛　尿管仙痛　にょうかんせんつう

输尿管结肠吻合术　尿管結腸吻合術　にょうかんけっちょうふんごうじゅつ

输尿管结核　尿管結核　にょうかんけっかく

输尿管结石　尿管結石　にょうかんけっせき

输尿管镜　尿管鏡　にょうかんきょう

输尿管开口移位　尿管口転位　にょうかんこうてんい

输尿管口　尿管口　にょうかんこう

输尿管口喷尿描记法　ウロリズモグラフィー　urorhythmography

输尿管口脱垂　尿管口脱〔出症〕　にょうかんこうだつ〔しゅつしょう〕

输尿管扩张　尿管拡張〔症〕　にょうかんかくちょう〔しょう〕

输尿管扩张术　尿管拡張法　にょうかんかくちょうほう

输尿管鳞状上皮细胞癌　尿管扁平上皮癌　にょうかんへんぺいじょうひがん

输尿管瘘　尿管フィステル　にょうかんFistel

输尿管盲肠吻合术　尿管盲腸吻合術　にょうかんもうちょうふんごうじゅつ

输尿管梅毒　尿管梅毒　にょうかんばいどく

输尿管囊肿　尿管瘤,尿管囊胞　にょうかんりゅう,にょうかんのうほう

输尿管粘液蓄积　尿管粘液症　にょうかんねんえきしょう

输尿管尿道吻合术　尿管尿道吻合術　にょうかんにょうどうふんごうじゅつ

输尿管扭曲　尿管捻転,尿管ねじり　にょうかんねんてん,にょうかんねじり

输尿管膀胱成形术　尿管膀胱形成術　にょうかんぼうこうけいせいじゅつ

输尿管膀胱交界处狭窄　尿管膀胱移行部狭窄　にょうかんぼうこういこうぶきょうさく

输尿管膀胱开口　尿管膀胱口　にょうかんぼうこうこう

输尿管膀胱开口处挛缩　尿管膀胱口部拘縮　にょうかんぼうこうこうぶこうしゅく

输尿管膀胱开口处狭窄　尿管膀胱口部狭窄　にょうかんぼうこうこうぶきょうさく

输尿管膀胱三角肠吻合术　尿管膀胱三角腸管吻合術　にょうかんぼうこうさんかくちょうかんふんごうじゅつ

输尿管膀胱三角乙状结肠吻合术　尿管膀胱三角S状結腸吻合術　にょうかんぼうこうさんかくSじょうけっちょうふんごうじゅつ

输尿管膀胱移植术　尿管膀胱移植術　にょうかんぼうこういしょくじゅつ

输尿管膀胱〔再〕吻合术　尿管膀胱〔再〕吻合術　にょうかんぼうこう〔さい〕ふんごうじゅつ

输尿管盆部　尿管骨盤部　にょうかんこつばんぶ

输尿管膨出　尿管脱〔出症〕　にょうかんだつ〔しゅつしょう〕

输尿管皮肤瘘　尿管皮膚フィステル　にょうかんひふFistel

输尿管皮肤造口术　尿管皮膚造瘻術　にょうかんひふぞうろうじゅつ

输尿管破裂　尿管破裂　にょうかんはれつ

输尿管憩室　尿管憩室　にょうかんけいしつ

输尿管牵开器　尿管レトラクタ　にょうかんretractor

输尿管切除术　尿管切除術　にょうかんせつじょじゅつ

输尿管切开取石术　尿管切石術　にょうかんせっせきじゅつ

输尿管切开术　尿管切開術　にょうかんせっかいじゅつ

输尿管取石钳　尿管結石鉗子　にょうかんけっせきかんし

输尿管〔屈曲〕角形成　尿管〔屈曲〕角形成　にょうかん〔くっきょく〕かくけいせい

输尿管全长切除术　全尿管切除術　ぜんにょうかんせつじょじゅつ

输尿管缺失　尿管欠失　にょうかんけっしつ

输尿管肉瘤　尿管肉腫　にょうかんにくしゅ

输尿管乳头〔状〕癌　尿管乳頭〔状〕癌　にょうかんにゅうとう〔じょう〕がん

输尿管乳头〔状〕瘤〔病〕　尿管乳頭腫〔症〕　にょうかんにゅうとうしゅ〔しょう〕

输尿管疝　尿管ヘルニア　にょうかんhernia

输尿管疝脱垂　尿管瘤脱〔出症〕　にょうかんりゅうだつ〔しゅつしょう〕

输尿管肾切除术　尿管腎切除術　にょうかんじんせつじょじゅつ

输尿管肾盂成形术　尿管腎盂形成術　にょうかんじんうけいせいじゅつ

输尿管肾盂积水　尿管水腎症　にょうかんすいじんしょう

输尿管肾盂接〔合〕处狭窄　尿管腎盂移行部狭窄　にょうかんじんういこうぶきょうさく

输尿管肾盂肾炎　尿管腎盂腎炎　にょうかんじんうじんえん

输尿管肾盂吻合术　尿管腎盂吻合術　にょうかんじんうふんごうじゅつ

输尿管肾盂炎　尿管腎盂炎　にょうかんじんうえん

输尿管肾盂造影术　尿管腎盂造影法　にょうかんじんうぞうえいほう

输尿管石病　尿管結石症　にょうかんけっせきしょう

输尿管石切除术　尿管結石切除術　にょうかんけっせきせつじょじゅつ

输尿管输卵管吻合术　尿管卵管吻合術　にょうかんらんかんふんごうじゅつ

输尿管输尿管吻合术　尿管尿管吻合術　にょうかんにょうかんふんごうじゅつ

输尿管松解术　尿管剝離術　にょうかんはくりじゅつ

输尿管损伤　尿管損傷　にょうかんそんしょう

输尿管套叠　尿管重積〔症〕　にょうかんじゅうせき〔しょう〕

输尿管痛　尿管痛　にょうかんつう

输尿管脱垂　尿管脱〔出症〕　にょうかんだつ〔しゅつしょう〕

输尿管外膜　尿管外膜　にょうかんがいまく

输尿管外伤　尿管外傷　にょうかんがいしょう

输尿管息肉　尿管ポリ〔ー〕プ　にょうかんpolyp

输尿管狭窄　尿管狭窄〔症〕　にょうかんきょうさく〔しょう〕

输尿管性痛经　尿管性月経困難〔症〕　にょうかんせいげっけいこんなん〔しょう〕

输尿管压迫器　尿管圧抵器　にょうかんあっていき

输尿管压痛点　尿管圧痛点　にょうかんあっつうてん

输尿管芽　尿管芽　にょうかんが

输尿管炎　尿管炎　にょうかんえん

输尿管移行上皮细胞癌　尿管移行上皮細胞癌　にょうかんいこうじょうひさいぼうがん

输尿管移植　尿管移植〔術〕　にょうかんいしょく〔じゅつ〕

输尿管乙状结肠吻合术　尿管S状結腸吻合術　にょうかんSじょうけっちょうふんごうじゅつ

输尿管异位　尿管口転位〔症〕　にょうかんこうてんい〔しょう〕

输尿管异位开口　尿管異所性開口　にょうかんいしょせいかいこう

输尿管-阴道瘘　尿管膣フィステル,尿管膣瘻　にょうかんちつFistel,にょうかんちつろう

输尿管造口术　尿管造瘻術,尿管フィステル形成術　にょうかんぞうろうじゅつ,にょうかんFistelけいせいじゅつ

输尿管造影术　尿管造影法　にょうかんぞうえいほう

输尿管造影照片　尿管造影図　にょうかんぞうえいず

输尿管脂肪瘤　尿管脂肪腫　にょうかんしぼうしゅ

输尿管直肠吻合术　尿管直腸吻合術　にょうかんちょくちょうふんごうじゅつ

输尿管肿瘤　尿管腫瘍　にょうかんしゅよう

输尿管周围脓肿　尿管周囲膿瘍　にょうかんしゅういのうよう

输尿管周〔围〕炎　尿管周囲炎　にょうかんしゅういえん

输尿管子宫颈瘘　尿管頚管フィステル　にょうかんけいかんFistel

输尿管子宫内膜异位症　尿管子宮内膜症,尿管エンドメトリオーシス　にょうかんしきゅうないまくしょう,にょうかんendometriosis

输气器　換気器　かんきき

输乳管　乳管　にゅうかん

输乳管窦　乳管洞　にゅうかんどう

输乳孔　乳汁分泌孔　にゅうじゅうぶんぴつこう

输乳小管　乳汁分泌小管　にゅうじゅうぶんぴつしょうかん

输入　輸入　ゆにゅう

输入〔肠〕襻　輸入脚　ゆにゅうきゃく

输入冲动　求心性衝動,求心性インパルス　きゅうしんせいしょうどう,きゅうしんせいimpulse

输入动脉　輸入動脈　ゆにゅうどうみゃく

输入段(襻)综合征　輸入脚症候群　ゆにゅうきゃくしょうこうぐん

输入管　輸入管　ゆにゅうかん

输入淋巴管　輸入リンパ管　ゆにゅうlymphかん

输入襻梗阻　輸入脚閉塞〔症〕　ゆにゅうきゃくへいそく〔しょう〕

输入襻急性梗阻　輸入脚急性閉塞〔症〕　ゆにゅうきゃくきゅうせいへいそく〔しょう〕

输入襻慢性梗阻　輸入脚慢性閉塞〔症〕　ゆにゅうきゃくまんせいへいそく〔しょう〕

输入襻瘀滞　輸入脚うっ血　ゆにゅうきゃくうっけつ

输入输出操作　入出力操作　にゅうしゅつりょくそうさ

输入输出设备　入出力ユニット　にゅうしゅつりりょくunit
输入输出中断　入出力中断　にゅうしゅつりょくちゅうだん
输入小动脉　输入细动脉　ゆにゅうさいどうみゃく
输送带　〔ベルト〕コンベヤー,伝送带　〔belt〕conveyer,でんそうたい
输血泵　输血ポンプ　ゆけつpump
输血并发症　输血合併症　ゆけつがっぺいしょう
输血操作者　输血者　ゆけつしゃ
输血法　输血法　ゆけつほう
输血反应　输血反応　ゆけつはんのう
输血过滤滴管　输血沪過滴びん　ゆけつろかてきびん
输血后肝铁质沉着病　输血後肝ヘモジデリン沈着症　ゆけつごかんhemosiderinちんちゃくしょう
输血后紫癜　输血後紫斑　ゆけつごしはん
输血后紫癜综合征　输血後紫斑症候群　ゆけつごしはんしょうこうぐん
输血浆法　血漿输注法　けっしょうゆちゅうほう
输血器〔械〕　输血器械　ゆけつきかい
输血清法　血清输注法　けっせいゆちゅうほう
输血套管　输血カニューレ,输血套管　ゆけつkanüle,ゆけつとうかん
输血站　供（給）血者中心　きょう（きゅう）けつしゃちゅうしん
输血针　输血針　ゆけつしん
输液　输液　ゆえき
输液泵　输液ポンプ　ゆえきpump
输液疗法　输液療法　ゆえきりょうほう
输液瓶　输液瓶　ゆえきびん
输液器〔械〕　输液器具　ゆえききぐ
输注　输注,输液　ゆちゅう,ゆえき

shú　熟

熟石膏　焼石膏　やきせっこう

shǔ　暑属蜀鼠薯曙

暑假腹泻　夏季下痢　かきげり
属　属　ぞく
属间杂交　属間交雑　ぞくかんこうざつ
属名　属名　ぞくめい
属性　属性　ぞくせい
蜀葵　タチアオイ
蜀葵氨酸　アスパラギン酸　asparagineさん
蜀漆　ショクシツ
蜀黍苷　デュリン　dhurin
蜀黍红斑　ペラグラ　pellagra
鼠　鼠　ネズミ
鼠齿钳　アリス鉗子　Allisかんし
鼠痘　マウス ボックス　mouse pox
鼠痘病毒　マウス ボックス ウィルス　mouse pox virus
鼠肺炎病毒　ネズミ肺炎ウィルス　ネズミはいえんvirus
鼠固定器　ラット固定器　ratこてき
鼠科　鼠科　ネズミか
鼠李　クロウメモドキ
鼠李〔黄〕素　ラムネチン　rhamnetin
鼠李甲〔基〕黄素　ラムナジン　rhamnazin
鼠李精　キサントラムニン　xanthorhamnin
鼠李科　クロウメモドキ科　クロウメモドキか
鼠李酶　ラムナーゼ　rhamnase
鼠李柠檬素　ラムノシトリン　β-rhamnocitrin
鼠李属　クロウメモドキ属　クロウメモドキぞく

鼠李糖　ラムノース　rhamnose
鼠李糖醇　ラムニトール　rhamnitol
鼠李糖甙　ラムノース配糖体,ラムノシド　rhamnosはいとうたい,rhamnoside
鼠李泻甙　ラムノカタルチン　rhamnocathartin
鼠链球〔棘虫〕属　モニリフォルミス属　Moniliformisぞく
鼠笼　ラット ケージ　rat cage
鼠麻风杆菌　ネズミらい菌　ネズミらいきん
鼠螨　ネズミダニ
鼠密度　ネズミ密度　ネズミみつど
鼠密度调查　ネズミ密度調査　ネズミみつどちょうさ
鼠脑抗原　フライ抗原　Freiこうげん
鼠脑灭活疫苗　不活性化マウス脳ワクチン　ふかっせいかmouseのう vaccine
鼠钳　ラット鉗子　ratかんし
鼠曲草　ハハコグサ
鼠乳腺癌肉瘤　ウォーカー肉腫　Walkerにくしゅ
鼠乳汁分泌因子　ビタミンL　vitaminL
鼠伤寒　ネズミチフス　ネズミtyphus
鼠伤寒〔沙门氏〕菌　ネズミチフス菌　ネズミtyphusきん
鼠虱　ネズミシラミ
鼠属　鼠属　ネズミぞく
鼠尾草苷　サルビアニン　salvianin
鼠蹊　鼠径部　そけいぶ
鼠型斑疹伤寒　メキシコチフス,発疹熱　Mexicotyphus,ほっしんねつ
鼠亚科　ネズミ亜科　ネズミあか
鼠咬热　鼠咬熱,鼠咬症　そこうねつ,そこうしょう
鼠咬热小螺菌　鼠咬症スピロヘータ　そこうしょうSpirochaeta
鼠疫　ペスト　pest
鼠疫〔巴斯德氏〕菌　ペスト菌　pestきん
鼠疫杆菌异染粒　ペスト菌極小体　pestきんきょくしょうたい
鼠疫菌苗　ペストワクチン　pest vaccine
鼠疫菌血症　ペスト菌血症　pestきんけっしょう
鼠疫性肺炎　肺ペスト　はいpest
鼠疫学　ペスト学　pestがく
鼠疫血清　ペスト血清　pestけっせい
鼠疫蚤　インドネズミノミ　Indoネズミノミ
薯蓣　ナガイモ,ヤマノイモ
薯蓣碱　ジオスコリン　dioscorine
薯蓣科　ヤマノイモ科　ヤマノイモか
薯蓣皂苷　ジオスシン　dioscin
薯蓣皂苷元　ジオスゲニン　diosgenin
曙红　エオジン　eosin

shù　术束树竖数漱

术后标本检查　術後標本検査　じゅつごひょうほんけんさ
术后肠套叠　術後腸重積　じゅつごちょうじゅうせき
术后垂体机能低下　術後下垂体〔機能〕低下(不全)　じゅつごかすいたい〔きのう〕ていか(ふぜん)
术后癫痫　術後てんかん　じゅつごてんかん
术后发热　術後発熱　じゅつごはつねつ
术后肺内感染　術後肺感染　じゅつごはいかんせん
术后呼吸抑制　術後呼吸抑制　じゅつごこきゅうよくせい
术后护理　術後看護　じゅつごかんご
术后昏迷　術後昏睡　じゅつごこんすい
术后疗法　術後療法　じゅつごりょうほう

术后颅内感染　術後頭蓋内感染　じゅつごずがいないかんせん

术后颅内压力增高　術後頭蓋内圧力上昇　じゅつごずがいないあつりょくじょうしょう

术后支气管镜吸引术　術後気管支鏡吸引術　じゅつごきかんしきょうきゅういんじゅつ

术前护理　術前看護　じゅつぜんかんご

术前用药　術前投薬　じゅつぜんとうやく

术前准备　術前準備　じゅつぜんじゅんび

术中胆道测压术　術中胆管圧力測定法　じゅっちゅうたんかんあつりょくそくていほう

术中胆道造影术　術中胆管造影法　じゅつちゅうたんかんぞうえいほう

术中输血　術中輸血　じゅっちゅうゆけつ

术中输液　術中輸液　じゅっちゅうゆえき

术中死亡率　術中死亡率　じゅっちゅうしぼうりつ

束　束　そく

　艾伦氏束　アレン束　Allenそく

　代特氏束　ダイテルス束　Deitersそく

　弗累西格氏束　フレクシッヒ束　Flechsigそく

　果尔氏束　ゴル束　Gollそく

　黑尔德氏束　ヘルド束　Heldそく

　黑尔维西氏束　ヘルウェグ束　Helwegそく

　基思氏束　キース束　Keithそく

　肯特氏束　ケント束　Kentそく

　勒文塔尔氏束　レーウェンタル束　Löwenthalそく

　利骚厄氏束　リッサウアー束　Lissauerそく

　迈内特氏束　マイネルト束　Meynertそく

　莫纳科夫氏束　モナーコブ束　Monakowそく

　舒尔策氏束　シュルツェ束　Schultzeそく

　斯皮茨卡氏束　スピッツカ束　Spitzkaそく

　提尔克氏束　チュルク束　Türckそく

　希斯氏束　ヒス束　Hisそく

束臂试验　駆血帯試験　くけつたいしけん

束颤　線維束〔性〕収縮　せんいそく〔せい〕しゅうしゅく

束颤电位　線維束〔性〕収縮電位　せんいそく〔せい〕しゅうしゅくでんい

束带样痛　帯〔状〕痛　たい〔じょう〕つう

束带状感觉　帯状感,絞扼感　たいじょうかん,こうやくかん

束缚电荷　束縛電荷　そくばくでんか

束缚电子　束縛電子　そくばくでんし

束间束　シュルツェ束　schultzeそく

束勒感　帯状感,絞扼感,緊括感　たいじょうかん,こうやくかん,きんかつかん

束旁核　束傍核　そくぼうかく

束切断术　神経路切断術　しんけいろせつだんじゅつ

束外形成层　束外形成層　そくがいけいせいそう

束支　束枝　そくし

束支〔传导〕阻滞　脚ブロック　きゃくblock

束状带（层）　束状帯　そくじょうたい

束状骨　束状骨　そくじょうこつ

束状回　小帯回　しょうたいかい

束状角膜炎　束状角膜炎　そくじょうかくまくえん

束状淋巴管瘤　嚢腫状リンパ管腫　のうしゅじょうlymphかんしゅ

树胶　ゴム　gum

树胶溶液　ゴム溶液　gumようえき

树胶肿　ゴム腫,梅毒腫　gumしゅ,ばいどくしゅ

树胶肿样淋巴管炎　ゴム状リンパ管炎　gumじょうlymphかんえん

树突电位　樹状突起電位　じゅじょうとっきでんい

树突棘　樹状突起棘　じゅじょうとっききょく

树突浆　樹状突起プラズマ　じゅじょうとっきplasma

树突受体　樹状〔突起〕受容体　じゅじょう〔とっき〕じゅようたい

树突状巨噬细胞　樹枝状マクロファージ　じゅしじょうmacrophage

树〔突〕状细胞　樹状細胞　じゅじょうさいぼう

树枝状　樹枝状　じゅしじょう

树枝状角膜炎　樹枝状角膜炎　じゅしじょうかくまくえん

树脂　樹脂,レジン　じゅし,resin

树脂醇　レジノール　resinol

树脂导管　樹脂カテーテル　じゅしcatheter

树脂隔离剂　樹脂絶縁剤　じゅしぜつえんざい

树脂盒　樹脂ボックス　じゅしbox

树脂化　樹脂化　じゅしか

树脂鞣醇　レジノタンノール　resinotannol

树脂乳牙　樹脂乳歯　じゅしにゅうし

树脂酸　樹脂酸　じゅしさん

树脂酸盐　樹脂酸塩　じゅしさんえん

树脂套冠　樹脂歯冠　じゅししかん

树脂天青　レスアズリン　resazurin

树脂牙面　樹脂歯面　じゅししめん

树状毛　樹枝状毛　じゅしじょうもう

树〔状〕突　樹状突起　じゅじょうとっき

树状突周围　樹状突起周囲　じゅじょうとっきしゅうい

竖脊肌　脊柱起立筋　せきちゅうきりつきん

竖〔立〕毛　直立性毛　ちょくりつせいもう

竖毛反射　立毛〔筋〕反射　りつもう〔きん〕はんしゃ

竖毛反应　立毛〔筋〕反応　りつもう〔きん〕はんのう

数　数　すう,かず

　雷诺氏数　レイノルズ数　Reynoldsすう

数据　データ　data

数据变换　データ変換　dataへんかん

数据处理　データ処理　dataしょり

数据处理机　データトロン,データ プロセッサー　data-tron,data processor

数据处理中心　データ処理センター　dataしょりcenter

数据处理装置　データ処理装置　dataしょりそうち

数据存储　データ格納　dataかくのう

数据获取　データ収集　dataしゅうしゅう

数据积累　データ蓄積　dataちくせき

数据集　データ セット　data set

数据记录器　データ レコーダー　data recorder

数据库　データ バンク　data bank

数据数字计算机　データ ディジタルコンピュータ　data digital computer

数据提示　データ提示　dataていじ

数据显示　データ ディスプレー　data display

数据〔信息〕存储　データ貯蔵　dataちょぞう

数据修匀　データ スムージング　data smoothing

数理统计学　数理統計学　すうりとうけいがく

数量　数量　すうりょう

数量遗传　量的遺伝　りょうてきいでん

数量遗传学　量的遺伝学　りょうてきいでんがく

数学模拟　数学的モデリング　すうがくてきmodelling
数学模式　数学モデル,数学模型　すうがくmodel,すうがくもけい
数学药理学　数学薬理学　すうがくやくりがく
数值动态模拟　数値動的シミュレーション　すうちどうてきsimulation
数值分类法　数値分類法　すうちぶんるいほう
数字　数字　すうじ
数字编码　ディジタル コーディング　digital coding
数字编码器　数字エンコーダー　すうじencoder
数字电子计算机　ディジタル電子計算機　digitalでんしけいさんき
数字分光光度计　数字分光〔光度〕計　すうじぶんこう〔こうど〕けい
数字符号测验　数字シンボル テスト　すうじsymbol test
数字广度测验　数字スパン テスト　すうじspan test
数字化　数字化,ディジタル化　すうじか,digitalか
数字pH计　数字pHメータ,数字pH計　すうじpHmeter,すうじpHけい
数字计算机　ディジタル コンピュータ,数字式計算機　digital computer,すうじしきけいさんき
数字记录器　数字式記録計　すうじしききろくけい
数字控制计算机　数字制御計算機　すうじせいぎょけいさんき
数字量　ディジタル量　digitalりょう
数字滤〔波〕器　ディジタル フィルター　digital filter
数字-模拟转换器　D/A変換器,ディジタル アナログ変換器　D/Aへんかんき,digital analogへんかんき
数字模式　数字モデル　すうじmodel
数字偏振计　数字偏光計　すうじへんこうけい
数字扫描机　ディジタル スキャンナ〔一〕　digital scanner
数字式电子定时器　数字式電子タイマー　すうじしきでんしtimer
数字式定时器　ディジタルタイマー　digital timer
数字式计算率计　ディジタル計数率計　digitalけいすうりつけい
数字式数据处理　ディジタル データ処理　digital dataしょり
数字酸碱度计　数字pH計　すうじpHけい
数字体温计　数字式温度計　すうじしきおんどけい
数字调节器　数字調節器　すうじちょうせつき
数字图象处理(加工)　ディジタル イメージ プロセッシング　digital image processing
数字显示　ディジタル ディスプレー　digital display
数字显示听力计　ディジタル聴力計　digitalちょうりょくけい
数字显示紫外分光光度计　ディジタル紫外〔線〕分光〔光度〕計　digitalしがい〔せん〕ぶんこう〔こうど〕けい
数字信息显示系统　ディジタル情報ディスプレーシステム　digitalじょうほうdisplay system
数字转换器　ディジタイザ　digitizer
漱必妥　サルブタモール　salbutamol
漱口　含嗽,うがい　がんそう
漱口剂(药)　含嗽剤　がんそうざい

SHUA　刷

shuā　刷
刷拭活检　ブラシ生検　brushせいけん

刷缘膜　ブラシ縁膜　brushえんまく
刷状缘　刷子縁　さっしえん

SHUAI　衰

shuāi　衰
衰变　崩壊　ほうかい
β-衰变　β-崩壊　β-ほうかい
γ-衰变　γ-崩壊　γ-ほうかい
衰变产物　崩壊生成物　ほうかいせいせいぶつ
衰变定律　崩壊法則　ほうかいほうそく
衰变方式　崩壊モード　ほうかいmode
衰变链　崩壊系列　ほうかいけいれつ
衰变能　崩壊エネルギー　ほうかいEnergie
衰减　減衰　げんすい
衰减(变)常数　減衰定数　げんすいていすう
衰减器　減衰器　げんすいき
衰减系数　減衰係数　げんすいけいすう
衰减时间　減衰時間　げんすいじかん
衰竭〔状态〕　枯竭,疲憊　こけつ,ひはい
衰竭综合征　疲憊症候群　ひはいしょうこうぐん
衰老　老衰　ろうすい
衰老斑　老人斑　ろうじんはん
衰老期忧郁症　更年期うつ病　こうねんきうつびょう
衰老者　老衰者　ろうすいしゃ
衰弱　衰弱,無力　すいじゃく,むりょく
衰弱型　無力型　むりょくがた
衰弱性发热　無力熱　むりょくねつ
衰退期　退行期　たいこうき
衰退期神经官能症　退行期神経症　たいこうきしんけいしょう
衰退期妄想状态　退行期妄想状態　たいこうきもうそうじょうたい
衰退期歇斯底里　退行期ヒステリー　たいこうきHysterie

SHUAN　闩栓

shuān　闩栓
闩　かんぬき
栓剂　坐薬,坐剤　ざやく,ざざい
栓剂液化时间测定器　坐薬液化時間測定器　ざやくえっかじかんそくていき
栓塞性静脉炎　血栓性静脈炎　けっせんせいじょうみゃくえん
栓塞性脓肿　塞栓性膿瘍　そくせんせいのうよう
栓塞性肾炎　塞栓性腎炎　そくせんせいじんえん
栓塞症　塞栓症　そくせんしょう
栓(楔)状核　栓状核　せんじょうかく
栓子　塞栓,栓子　そくせん,せんし
栓子机化　栓子器質化　せんしきしつか
栓子切除术　塞栓切除術　そくせんせつじょじゅつ
栓子血症　塞栓血症　そくせんけっしょう

SHUANG　双爽

shuāng　双
双氨吖啶　プロフラビン　proflavine
双氨吖啶二盐酸盐　プロフラビン ジヒドロクロリド　proflavine dihydrochloride
双胺丙酰胺　ジアムプロミド　diampromide
双凹夹　両凹〔面〕クランプ　りょうおう〔めん〕clamp

双凹面透镜　両凹〔面〕レンズ　りょうおう〔めん〕lens

双白蛋白血〔症〕　二峰性アルブミン血〔症〕　にほうせい albuminけつ〔しょう〕

双瓣阴道窥镜　二弁腟鏡　にべんちつきょう

双瓣直肠窥器　二弁直腸鏡,トレラー鏡　にべんちょくちょうきょう,Trelatきょう

双胞胎　双生児,ふたご　そうせいじ

双倍体　二倍体　にばいたい

双苯丙胺　プレニラミン　prenylamine

双苯氮䓬　アザペチン　azapetine

双苯丁胺　テロジリン　terodiline

双苯硫脲　チアムブトシン　thiambutosine

双苯克冠胺　メプラミジル　mepramidile

双苯乙硫酯　チフェナミル　thiphenamil

双苯乙内酰脲　ジフェニルヒダントイン diphenylhydantoin

双鼻　重複鼻　じゅうふくび

〔双〕鼻侧偏盲　両鼻側半盲　りょうびそくはんもう

双鼻〔畸形〕　二鼻体　にびたい

双鼻腔　両側鼻腔　りょうそくびくう

双笔记录仪　二筆レコーダー　にひつrecorder

双边形钙化　二重〔輪郭〕石灰化　にじゅう〔りんかく〕せっかいか

双标记　二重標識　にじゅうひょうしき

双标记放射自显影　二重標識オートラジオグラフィ　にじゅうひょうしきautoradiography

双丙酮醇　ジアセトン アルコール　diacetone alcohol

双RNA病毒　二重RNAウイルス　にじゅうRNAvirus

双槽头绦虫病　裂頭条虫症　れっとうじょうちゅうしょう

双槽蚴病　孤虫症　こちゅうしょう

双侧唇裂　両側〔性〕唇裂　りょうそく〔せい〕しんれつ

双侧恶性突眼〔症〕　両側悪性眼球突出〔症〕　りょうそくあくせいがんきゅうとっしゅつ〔しょう〕

双侧睾丸未降　両側停留(潜在)睾丸　りょうそくていりゅう(せんざい)こうがん

双侧割口式二尖瓣分离手术　両側切削式僧帽弁交連切開術　りょうそくせっさくしきそうぼうべんこうれんせっかいじゅつ

双侧甲状软骨切开术　両側甲状軟骨切開術　りょうそくこうじょうなんこつせっかいじゅつ

双侧减张缝合术　両側弛緩縫合術　りょうそくしかんほうごうじゅつ

双侧面瘫　両側顔面神経麻痺　りょうそくがんめんしんけいまひ

双侧颞叶切除综合征　クリューバー・ビューシー症候群　Klüver-Bucyしょうこうぐん

双侧疝带　両側ヘルニア バンド　りょうそくhernia band

双侧束(分)支(传导)阻滞　両側脚ブロック　りょうそくきゃくblock

双侧脱位　両側脱臼　りょうそくだっきゅう

双侧完全腭裂　両側全口蓋裂　りょうそくぜんこうがいれつ

双侧心室肥大　両側心室肥大　りょうそくしんしつひだい

双侧型真两性畸形　両側真半陰陽　りょうそくしんはんいんよう

双侧性喉麻痹　両側〔性〕喉頭麻痺　りょうそく〔せい〕こうとうまひ

双侧〔性〕偏盲　両側〔性〕半盲症　りょうそく〔せい〕はんもうしょう

双侧性阵发性慢波　両側性発作性徐波　りょうそくせいほっさせいじょは

双侧支气管(内)麻醉　両側気管支内麻酔　りょうそくきかんしないますい

双层膜　二層膜　にそうまく

双叉悬雍垂　口蓋垂披裂　こうがいすいひれつ

双重氮化的联苯胺　ビスジアゾ化ベンジジン　bis-diazoかbenzidine

双重感染　二重感染,重複感染　にじゅうかんせん,じゅうふくかんせん

双重情感　双情性格　そうじょうせいかく

双重人格　二重人格　にじゅうじんかく

双重熔点　複融点　ふくゆうてん

双重扫描　二重スキャ〔ン〕ニング　にじゅうscanning

双重神经支配　二重神経支配　にじゅうしんけいしはい

双重线　二重線　にじゅうせん

双重性心动过速　二重頻拍　にじゅうひんぱく

双重造影〔法〕　二重造影法　にじゅうぞうえいほう

双〔重〕折射　複屈折　ふくくっせつ

双〔处〕骨折　重複骨折,二重骨折　じゅうふくこっせつ,にじゅうこっせつ

双醋酚汀　ビサチン　bisatin

双醋炔诺醇　二酢酸エチノジオール　にさくさんethynodiol

双碘仿　ジョードホルム　diiodoform

双碘喹啉　ジョードヒドロキシキノリン　diiodohydroxyquinoline

双碘酪氨酸　ジョードチロシン　diiodotyrosine

双电层　電気二重層　でんきにじゅうそう

双顶间径　両頭頂径　りょうとうちょうけい

双端腹部牵开器　両側〔開〕腹鉤　りょうそく〔かい〕ふくこう

双儿茶精　ジカテキン　dicatechin

双耳(筒)听诊器　両耳聴診器　りょうじちょうしんき

双房肥大　両房肥大　りょうぼうひだい

双房扩大　両房拡大　りょうぼうかくだい

双房子宫　二房子宮　にぼうしきゅう

双分解　複分解　ふくぶんかい

双分子层　二分子層　にぶんしそう

双分子反应　二分子反応　にぶんしはんのう

双分子碱性水解　二分子塩基性加水分解　にぶんしえんきせいかすいぶんかい

双峰分布　二峰性分布　にほうせいぶんぷ

双峰稽留热　重複稽留熱　じゅうふくけいりゅうねつ

双峰热　重複四日熱　じゅうふくよっかねつ

双复磷　トキソゴニン　Toxogonin

双杆菌　双杆菌　そうかんきん

双功能抗原　二官能抗原　にかんのうこうげん

双功能氧化酶　二官能酸化酵素　にかんのうさんかこうそ

双股螺旋　二重らせん　にじゅうらせん

双胍　ビグアニド　biguanide

双关节鼻中隔咬骨钳　複動鼻中隔骨切除鉗子　ふくどうびちゅうかくこつせつじょかんし

双关节肌　二関節筋　にかんせつきん

双光气　ジフォスゲン,ジホスゲン　diphosgene

双光气中毒　ジホスゲン中毒　diphosgeneちゅうどく

双光束分光光度仪(计)　複光束分光光度計　ふくこうそく

双光束光密度计　複光束密度計　ふくこうそくみつどけい

双光束显微分光光度计　複光束型顕微分光光度計　ふくこうそくがたけんびぶんこうこうどけい

双行睫　二重まつげ,まつげ重生〔症〕　にじゅうまつげ,まつげじゅうせい〔しょう〕

双合倒转术　双合回転術　そうごうかいてんじゅつ

双合间接回转术　ブラックストン・ヒックス回転術　Braxton-Hicksかいてんじゅつ

双合〔打〕诊　双手触診,双合診　そうしゅしょくしん,そうごうしん

双合透镜　接合(二重)レンズ　せつごう(にじゅう)lens

双核阿米巴　二核アメーバ　にかくamoeba

双核阿米巴属　二核アメーバ属　にかくamoebaぞく

双核仁　二核小体　にかくしょうたい

双核素附加器　二核種アダプタ　にかくしゅadapter

双核体　二核共存体　にかくきょうぞんたい

双核细胞　二核細胞　にかくさいぼう

双核形成　二核形成　にかくけいせい

双颌前突　両顎前突　りょうがくぜんとつ

双踝骨折　両果骨折　りょうかこっせつ

双环胺　ジシクロミン,ダイサイクロミン　dicyclomine

双环单萜　双環モノテルペン　そうかんmonoterpene

双环己哌啶　ペルヘキシリン　perhexiline

双环霉素　バイサイクロマイシン　bicyclomycin

双黄酮　ビフラボン　biflavone

双畸胎　二重体　にじゅうたい

双极成胶质细胞　双極神経膠芽細胞　そうきょくしんけいこうがさいぼう

双极导程(联)　双極誘導　そうきょくゆうどう

双极导出　双極導出　そうきょくどうしゅつ

双极电极　双極電極　そうきょくでんきょく

双极电解　両極電〔気分〕解　りょうきょくでん〔きぶん〕かい

双极固定频率起搏器　双極固定レート型ペースメーカ　そうきょくこていrateがたpacemaker

双极起搏器　双極ペースメーカ　そうきょくpacemaker

双极染色法　双極染色法　そうきょくせんしょくほう

双极神经母细胞　双極神経芽細胞　そうきょくしんけいがさいぼう

双极神经细胞　双極神経細胞　そうきょくしんけいさいぼう

双极神经元　双極ニューロン　そうきょくneuron

双极体　双極子　そうきょくし

双极细胞　双極細胞　そうきょくさいぼう

双极细胞层　双極細胞層　そうきょくさいぼうそう

双极心室抑制起搏器　双極心室抑制ペースメーカ　そうきょくしんしつよくせいpacemaker

双极性　双極性　そうきょくせい

双甲基乙炔睾〔丸〕酮　ジメチステロン　dimethisterone

双甲酮　ジメドン　dimedone

双甲膪　ジホルマザン　diformazan

双价抗体　二価抗体　にかこうたい

双价染色体　二価染色体　にかせんしょくたい

双尖牙　二尖歯,前臼歯　にせんし,ぜんきゅうし

双键　二重結合　にじゅうけつごう

双键移位　二重結合シフト　にじゅうけつごうshift

双焦点透镜　二重焦点レンズ　にじゅうしょうてんlens

双焦点眼镜　二重焦点眼鏡　にじゅうしょうてんめがね

双角单颈子宫　単頸双角子宮　たんけいそうかくしきゅう

双角器　二角状把持器　にかくじょうはじき

双角双子宫　双角重複子宮　そうかくじゅうふくしきゅう

双角形牙槽骨凿　二角歯槽骨チゼル　にかくしそうこつchisel

双角子宫　双角子宮　そうかくしきゅう

双角子宫吻合术　双角子宮吻合術　そうかくしきゅうふんごうじゅつ

双结　二重結び　にじゅうむすび

双解磷　トリメドキシム　trimedoxime

双金属　バイメタル　bimetal

双金属温度计　バイメタル温度計　bimetalおんどけい

双肼苯哒嗪　ジヒドララジン,ネプレゾール　dihydralazine,nepresol

双李晶　双晶　そうしょう

双抗体法　二重抗体法　にじゅうこうたいほう

双抗体放射免疫法　二重抗体放射免疫法　にじゅうこうたいほうしゃめんえきほう

双颏　二重あご　にじゅうあご

双髁骨折　両顆骨折　りょうかこっせつ

双孔处女膜　二窓処女膜　にそうしょじょまく

双口〔畸形〕　先天性二口〔症〕　せんてんせいにこう〔しょう〕

双口子宫　二分子宮　にぶんしきゅう

双棱镜　複プリズム　ふくprism

双链酶　ストレプトキナーゼ-ストレプトドルナーゼ　streptokinase-streptodornase

双链球菌　複連鎖球菌　ふくれんさきゅうきん

双磷脂酰甘油　カルジオライピン　cardiolipin

双硫丙氨酸　シスチン　cystine

双硫代甘油　ジメルカプロール　dimercaprol

双硫磷　ビオチオン　biothion

双硫腙　ジチゾン　dithizone

双硫腙试法　ジチゾンテスト　dithizone test

双硫腙糖尿病　ジチゾン糖尿病　dithizoneとうにょうびょう

双氯〔苯甲异噁唑〕青霉素　ジクロキサシリン　dicloxacillin

双氯苯双胍己烷　クロルヘキシジン,ヒビテン　chlorhexidine,hibitane

双氯〔苯唑〕青霉素钠　ジクロキサシリンナトリウム　dicloxacillin natrium

双氯磺酰胺　ジクロフェナミド　diclofenamide

双氯甲醚　二塩化メチルエーテル　にえんかmethyl ether

双氯甲氧苄青霉素　クロメトシリン　clometocillin

双氯西林　ジクロキシン　dicloxin

双氯乙亚硝脲　カルムスチン　carmustine

双氯〔唑〕青霉素　ジクロキサシリン　dicloxacillin

双卵性双胎(孪生)　二卵性双生児　にらんせいそうせいじ

双卵性双胎产　二卵性双生児出産　にらんせいそうせいじしゅっさん

双螺旋　二重らせん,ダブルヘリックス　にじゅうらせん,double helix

双盲法　二重盲検法,ダブルブラインド　にじゅうもうけんほう,double blind

双霉素　アムフォマイシン　amfomycin

双嘧啶胺醇　ジピリダモール,ペルサンチン　dipyridamole,persantin

双面畸胎　二顔奇形　にがんきけい

双面联胎　ヤーヌス体　janusたい
双命名法　二名命名法　にめいめいめいほう
双膜双生　複羊膜双生児　ふくようまくそうせいじ
双目放大镜　双眼拡大鏡　そうがんかくだいきょう
双目检眼镜　双眼検眼鏡　そうがんけんがんきょう
双目镜　双眼鏡　そうがんきょう
双目(筒)显微镜　双眼顕微鏡　そうがんけんびきょう
双尿道　重複尿道　じゅうふくにょうどう
双尿道口　重複尿道外口　じゅうふくにょうどうがいこう
〔双〕颞侧偏盲　両耳側半盲　りょうじそくはんもう
双颞骨径　両側頭径,小横径　りょうそくとうけい,しょう
　おうけい
双盘(口)吸虫　ジストマ　Distoma
双盘(口)吸虫病　ジストマ症　Distomaしょう
双盘(口)吸虫属　二口虫属,ジストマ属　にこうちゅうぞ
　く,Distomaぞく
双盘状胎盘　双円板状胎盤　そうえんばんじょうたいばん
双膀胱　重複膀胱　じゅうふくぼうこう
双片对比显微镜　対比検査鏡　たいひけんさきょう
双脐畸胎　二臍帯双児奇形　にさいたいふたごきけい
双气囊三腔管　セングズテークン・ブレークモアー管
　Sengstaken－Blakemoreかん
双腔人工流产吸引管　二重管人工流産吸引管　にじゅうか
　んじんこうりゅうざんきゅういんかん
双腔吸虫病　二腔吸虫症　にくうきゅうちゅうしょう
双腔吸虫属　二腔吸虫属　にくうきゅうちゅうぞく
双腔心　二腔心　にくうしん
3,4-双羟苯丙氨酸　3,4-ジヒドロキシフェニルアラニン
　3,4-dihydroxy phenyl alanine
双羟丙茶碱　ジプロフィリン　diprophylline
1,25-双羟(基)钙化醇　1,25-ジヒドロキシコレカルシフェ
　ロール　1,25-dihydroxy cholecalciferol
双〔羟基〕香豆素　ビスヒドロキシクマリン　bishydro
　xycoumarin
双羟萘酸噻嘧啶　パモ酸ピランテル　pamoさんpyrantele
双羟洋地黄毒甙　ジギナチン　diginatin
双氢睾丸酮　アンドロスタノロン,ジヒドロテストステロ
　ン　androstanolone,dihydrotestosterone
双氢葫芦素F　ジヒドロククルビタシンF
　dihydrocucurbitacin F
双氢克尿塞　ジヒドロクロロサイアザイド,ヒドロクロロ
　サイアザイド　dihydrochlorothiazide,hydrochlorothiazide
双氢链霉素　ジヒドロストレプトマイシン　dihydro
　streptomycin
双氢氯噻嗪　ヒドロクロロサイアザイド　hydro
chlorothiazide
双氢异可待因　ジヒドロイソコデイン　dihydro-isocodeine
双球菌病　双球菌症　そうきゅうきんしょう
双球菌霉素　ジプロマイシン　diplomycin
双球菌属　双球菌属　そうきゅうきんぞく
双球菌素　ジプロコクシン　diplococcin
双球菌血〔症〕　双球菌血〔症〕　そうきゅうきんけつ〔しょ
　う〕
双曲钩端螺旋体　淡水レプトスピラ　たんすいLeptospira
双躯畸形　複体奇形　ふくたいきけい
双染性细胞　両染性細胞　りょうせんせいさいぼう
双乳房畸形　二乳房症　ににゅうぼうしょう
双噻甲哌啶　チペピジン　tipepidine

双舌畸胎　複舌〔奇形〕体　ふくぜつ〔きけい〕たい
双舌畸形　複舌症　ふくぜつしょう
双生儿　双生児　そうせいじ
双生儿调查　双生児調査　そうせいじちょうさ
双生姐妹　ふたご姉妹　ふたごしまい
双生兄弟　ふたご兄弟　ふたごきょうだい
双生牙　癒合歯　ゆごうし
双手按摩子宫法　双手子宮按摩法　そうしゅしきゅうあん
　まほう
双手触诊法　双手触診法　そうしゅしょくしんほう
双手检查　双合診　そうごうしん
双手压迫子宫法　双手子宮圧迫法　そうしゅしきゅうあっぱ
　くほう
双受精　重複受精　じゅうふくじゅせい
双输精管　重複精管　じゅうふくせいかん
双输尿管　二重尿管　にじゅうにょうかん
双束分光光度计　複光束型分光光度計　ふくこうそくがた
　ぶんこうこうどけい
双丝〔体〕　ディプロネマ　diplonema
双四氧嘧啶　アロキサンチン　alloxantin
双缩脲　ビウレット　biuret
双缩脲反应　ビウレット反応　biuretはんのう
双缩脲试纸　ビウレット紙　biuretし
双胎　双生児,双胎,ふたご　そうせいじ,そうたい
双胎产　双胎分娩　そうたいぶんべん
双胎产妇　双子産婦　ふたごさんぷ
双胎分娩　双胎分娩　そうたいぶんべん
双胎妊娠　双胎妊娠　そうたいにんしん
双胎学　双胎学　そうたいがく
双胎婴　双生児,ふたご　そうせいじ
双胎早产　双胎早産　そうたいそうざん
双瘫　両〔側〕麻痺　りょう〔そく〕まひ
双瘫性大脑性轻瘫　両〔側〕麻痺性脳性麻痺　りょう〔そく〕
　まひせいのうせいまひ
双探头扫描机　二検出器スキャ〔ン〕ナ　にけんしゅつき
　scanner
双糖　二糖類　にとうるい
双糖酶　ジサッカリダーゼ,二糖類分解酵素　dis
　accharidase,にとうるいぶんかいこうそ
双体　二量体,ダイマー　にりょうたい,dimer
双萜　ジテルペン　diterpene
双萜〔类〕　ジテルペン〔類〕　diterpene〔るい〕
双筒视网膜角膜显微镜　双眼網膜角膜顕微鏡　そうがんも
　うまくかくまくけんびきょう
双头腹壁牵开器　双頭開腹器　そうとうかいふっき
双头骨止血钩　両端骨鉤　りょうたんこつこう
双头肌反射　二頭筋反射　にとうきんはんしゃ
双头畸胎　二頭奇形　にとうきけい
双头卷绷带　両頭巻包帯　りょうとうまきほうたい
双弯导管　重曲カテーテル　じゅうきょくcatheter
双网染细胞　アンフィアルキオクローム
　amphiarkyochrome
双尾检验　二尾テスト　ふたおtest
双尾菌　ビフィズス菌　bifidusきん
双吸移管　複微量管　ふくびりょうかん
双烯雌酚　ジエネストロール　dienestrol
双烯酮　ジゲテン　diketen
双线期　複糸期　ふくしき

双香豆素　ジクマロール　dicumarol

双香豆素乙酯　エチル ビスクマセテート　ethyl biscoumacetate

双向透视机　立体蛍光鏡　りったいけいこうきょう

双向性传导　両方向性伝導　りょうほうこうせいでんどう

双向性室性过早搏动　両方向性心室性早期収縮　りょうほうこうせいしんしつせいそうきしゅうしゅく

双相电位　二相電位　にそうでんい

双相分化　二相分化　にそうぶんか

双相脉冲　二相パルス　にそうpulse

双心畸形　二心臓体　にしんぞうたい

双心体　双心子,複中心子　そうしんし,ふくちゅうしんし

双信号　二重信号　にじゅうしんごう

双信号假说　二重信号仮説　にじゅうしんごうかせつ

双星体　双星体　そうせいたい

双形红细胞　二形性赤血球　にけいせいせっけっきゅう

双形贫血　二形性貧血　にけいせいひんけつ

双形真菌素　バイフォルミン　biformin

双旋光　倍旋光　ばいせんこう

双悬果　双懸果　そうけんか

双眼不等视　不同視　ふどうし

双眼单视镜　ビノスコープ　binoscope

双眼检眼镜　双眼検眼鏡　そうがんけんがんきょう

双眼结　巻結び　まきむすび

双眼偏盲　両眼半盲　りょうがんはんもう

双眼视觉　両眼視　りょうがんし

双眼视野计　両眼視野計　りょうがんしやけい

双眼调节　両眼調節　りょうがんちょうせつ

双眼性复视　両眼複視　りょうがんふくし

双氧水　オキシドール　oxydol

双叶胎盘　二葉胎盤,二裂胎盤　にようたいばん,にれつたいばん

双叶阴囊　二葉陰囊　によういんのう

双乙酰氨苯砜　アセダプソン　acedapsone

双乙酰基　ジアセチル基　diacetylき

双异丙吡胺　ジソピラミド　disopyramide

双因素方差分析　二因子分散分析　にいんしぶんさんぶんせき

双阴道　重複膣　じゅうふくちつ

双阴茎畸胎　二陰茎体,二裂陰茎体,重複陰茎奇形児　にいんけいたい,にれついんけいたい,じゅうふくいんけいきけいじ

双阴茎〔畸形〕　重複陰茎　じゅうふくいんけい

双音　二重声　にじゅうせい

双营养型　栄養二相性　えいようにそうせい

双游离基　二重游離基　にじゅうゆうりき

双灶按需〔型心脏〕起搏器　二重焦点応需型ペースメーカ　にじゅうしょうてんおうじゅがたpacemaker

双爪钩　二爪鈎　にそうこう

双爪牵开器　二爪レトラクタ　にそうretractor

双爪钳　二爪鉗子　にそうかんし

双折射　複屈折　ふくくっせつ

双指示剂滴定法　二重指示薬滴定法　にじゅうしじやくてきていほう

双治疗装置　二重治療装置　にじゅうちりょうそうち

双栉形　双櫛歯状　そうしつししじょう

双主动脉弓　重複大動脈弓　じゅうふくだいどうみゃくきゅう

双子宫　重複子宫　じゅうふくしきゅう

双子联胎　接着ふたご　せっちゃくふたご

双足先露　全足位　ぜんそくい

双组份〔物〕系　二成分系　にせいぶんけい

shuāng　爽

爽身粉　トイレット パウダー　toilet powder

SHUI　水睡

shuǐ　水

水按摩槽　水按摩槽　みずあんまそう

水包油乳剂　水中油乳剤　すいちゅうゆにゅうざい

水泵　水ポンプ　みずpump

水鳖科　トチカガミ科　トチカガミか

水玻璃　水ガラス　みずglass

水不足　脱水状態　だっすいじょうたい

水层　水層　すいそう

水冲脉　水衝脈,コリガン脈　すいしょうみゃく,Corriganみゃく

水处理　水処理　みずしょり

水传病原体　水系病原体　すいけいびょうげんたい

水传疾病　水系病　すいけいびょう

水淬火　水焼入れ　みずやきいれ

水代谢　水代謝　みずたいしゃ

水当量　水当量,含水当量　すいとうりょう,がんすいとうりょう

水的固定残渣　水の蒸発残渣　みずのじょうはつざんさ

水的离子积　水のイオン積　みずのionせき

水的离子积常数　水のイオン積定数　みずのionせきていすう

水的软化〔作用〕　水の軟化　みずのなんか

水的硬度　水の硬度　みずのこうど

水电解仪　水の電気分解器　みずのでんきぶんかいき

水电解质代谢　水電解質代謝　すいでんかいしつたいしゃ

水电解质平衡　水電解質平衡　すいでんかいしつへいこう

水电解质〔平衡〕紊乱　水電解質平衡異常　すいでんかいしつへいこういじょう

水电疗法　水電気療法　すいでんきりょうほう

水电浴　電気水浴　でんきすいよく

水垫　水枕　みずまくら

水痘　水痘　すいとう

水痘病毒　水痘ウイルス　すいとうvirus

水痘带状疱疹病毒　水痘带状疱疹ウイルス　すいとうたいじょうほうしんvirus

水痘接种　水痘予防接種　すいとうよぼうせっしゅ

水痘脑病　水痘脳症　すいとうのうしょう

水痘样皮疹　水痘様発疹　すいとうようほっしん

水分　水分　すいぶん

水分不稳定性　水分結合不安定性　すいぶんけつごうふあんていせい

水分测定　水分定量　すいぶんていりょう

水分测定器(仪)　水分定量装置　すいぶんていりょうそうち

水分定量分析器　水分定量分析器　すいぶんていりょうぶんせきき

水分析　水分析　みずぶんせき

水〔分〕含量　含水量　がんすいりょう

水分滞留过多　水分固定過度　すいぶんこていかど

水粪便污染　水の糞便汚染　みずのふんべんおせん

水封瓶　水封瓶　すいふうびん

水封瓶闭式引流　水封瓶閉鎖〔式〕ドレナージ　すいふうびんへいさ〔しき〕drainage

水垢　湯垢,缶石,スケール,付きあか　ゆあか,かんせき,scale,つきあか

水管　水管　すいかん

水过多(剩)　水分過剰,過水〔症〕　すいぶんかじょう,かすい〔しょう〕

水〔含〕量过多　含水量過多　がんすいりょうかた

水〔含〕量过少　含水量過少　がんすいりょうかしょう

水〔含〕量正常　正常水分量　せいじょうすいぶんりょう

水合丁基氯醛　抱水ブチル クロラール　ほうすいbutyl chloral

水合肼　ヒドラジン水和物　hydrazineすいわぶつ

水合离子　水和イオン　すいわion

水合铝硅酸钾　結晶ケイ酸アルミニウム カリウム　けっしょうケイさんaluminium kalium

水合氯醛　抱水クロラール　ほうすいchloral

水合氯醛中毒　抱水クロラール中毒　ほうすいchloralちゅうどく

水合能　水和エネルギー　すいわEnergie

水合氢离子　水和水素イオン,ヒドロニウム イオン　すいわすいそion,hydronium ion

水合醛　抱水アルデヒド　ほうすいaldehyde

水合热　水和熱　すいわねつ

水合三溴乙醛　抱水トリブロム アセトアルデヒド　ほうすいtribrom acetaldehyde

水合氧化物　酸化物の水和物　さんかぶつのすいわぶつ

〔水合〕茚三酮　ニンヒドリン　ninhydrin

水合(化)作用　水化作用　すいかさよう

水〔化〕合物　水化物　すいかぶつ

水化理论　水化理論　すいかりろん

水化酶　ヒドラーゼ　hydrase

水黄皮次素　カランジン　karanjin

水黄皮〔黄〕素(酮)　ポンガピン　pongapin

水黄皮油　ポンガム油　pongamゆ

水剂　水剤　すいざい

水检压计　水検圧計　みずけんあつけい

水检眼镜　オルソスコープ　orthoscope

水胶体　親水コロイド,親水膠質　しんすいcolloid,しんすいこうしつ

水解　加水分解　かすいぶんかい

水解测定　加水分解定量,水解物質定量　かすいぶんかいていりょう,すいかいぶっしつていりょう

水解产物　加水分解物　かすいぶんかいぶつ

水解常数　加水分解定数　かすいぶんかいていすう

水解沉淀　加水分解沈殿　かすいぶんかいちんでん

水解沉淀反应　加水分解反応　かすいぶんかいはんのう

水解蛋白　蛋白水解物　たんぱくすいかいぶつ

水解蛋白注射液　蛋白水解物注射液　たんぱくすいかいぶつちゅうしゃえき

水解滴定　加水分解滴定　かすいぶんかいてきてい

水解度　加水分解度　かすいぶんかいど

水解肝素　プロヘパリン　proheparin

水解活化(作用)　加水分解活性化　かすいぶんかいかっせいか

水解〔基〕质　ヒドロリート　hydrolyte

水解剂　加水分解試薬　かすいぶんかいしやく

水解降解　加水分解デグラデーション　かすいぶんかいdegradation

水解酶　ヒドローラーゼ　hydrolase

水解缩合　加水分解縮合　かすいぶんかいしゅくごう

水解脱氨　加水分解脱アミノ〔作用〕　かすいぶんかいだつamino〔さよう〕

水解脱氢　加水分解脱水素　かすいぶんかいだっすいそ

水解纤维素　ヒドロセルロース　hydrocellulose

水解作用　加水分解作用　かすいぶんかいさよう

水〔界〕圈　水圏　すいけん

水浸液　水浸出液　すいしんしゅつえき

水晶　水晶　すいしょう

水井　井戸　いど

水井卫生　井戸衛生　いどえいせい

水空气离子治疗机　水空気イオン治療装置　みずくうきionちりょうそうち

水恐怖　水恐怖症　みずきょうふしょう

水冷凝器　水冷却器　みずれいきゃくき

水冷却　水冷却　みずれいきゃく

水离子积常数　水のイオン積定数　みずのionせきていすう

水力冲动搅拌器　水力撹拌器　すいりょくかくはんき

水利尿　水利尿　みずりにょう

水利尿试验　水利尿試験　みずりにょうしけん

水量热器　水熱量計　みずねつりょうけい

水量正常　体水分正常〔状態〕　からだすいぶんせいじょう〔じょうたい〕

水疗操纵台　水治療制御台　みずちりょうせいぎょだい

水疗法　水治療法　みずちりょうほう

水疗离心泵　水治療遠心ポンプ　みずちりょうえんしんpump

水疗淋浴器　水治療シャワー　みずちりょうshower

水蓼　ミズダテ

水蓼〔黄〕素　ペルシカリン　persicarin

水流抽气管　水流ポンプ,水流吸引器　すいりゅうpump,すいりゅうきゅういんき

水流冷凝器　水流冷却機　すいりゅうれいきゃくき

水流吸引器　水流吸引器　すいりゅうきゅういんき

水瘤　水嚢腫　すいのうしゅ

水龙骨科　ウラボシ科　ウラボシか

水门汀充填　セメント充填　cementじゅうてん

水蜜剂　蜂蜜水　はちみつすい

水母　水母　クラゲ

水母毒素　メズソコンジェスチン　medusocongestin

水母发光蛋白　エクオリン　aequorin

水母属　水母属　クラゲぞく

水钠潴留　水ナトリウム貯留　みずnatriumちょりゅう

水嚢感　水嚢感覚　すいのうかんかく

水囊瘤　ヒグローマ　hygroma

水囊性肌瘤　水筋腫　すいきんしゅ

水囊肿　水瘤,水嚢腫　すいりゅう,すいのうしゅ

水囊肿切除术　水瘤切除術　すいりゅうせつじょじゅつ

水脑〔体〕　水頭〔体〕　すいとう〔たい〕

水脑性白痴　水頭性白痴　すいとうせいはくち

水泥尘肺　セメント塵肺〔症〕　cementじんはい〔しょう〕

水泥湿疹　セメント湿疹　cementしっしん

水凝胶　ヒドロゲル　hydrogel

水脓疱　膿疱性水疱　のうほうせいすいほう

水蟠管　水コイル　みずcoil

水泡(疱)　水疱　すいほう

水泡性口腔炎病毒　水疱性口内炎ウイルス　すいほうせいこうないえんvirus

水泡(疱)性口炎　水疱性口内炎　すいほうせいこうないえん

水泡音　水泡音　すいほうおん

水泡状胎块　胞状奇胎　ほうじょうきたい

水疱病　水疱症,水疱性発疹　すいほうしょう,すいほうせいほっしん

水疱期　水疱期　すいほうき

水疱形成　水疱発生　すいほうはっせい

水疱型药物〔性〕皮炎　水疱型薬物性皮膚炎　すいほうがたやくぶつせいひふえん

水疱性湿疹　水疱性湿疹　すいほうせいしっしん

水盆　手洗鉢,洗面器　てあらいばち,せんめんき

水平　水平,レベル,level

水平板　水平板　すいへいばん

水平标度　水平目盛り　すいへいめもり

水平传递(播)　水平伝播　すいへいでんぱ

水平断层X线机　水平断層X線撮影器　すいへいだんそうXせんさつえいき

水平横裂　水平横裂　すいへいおうれつ

水平衡　体液平衡,水〔分〕平衡　たいえきへいこう,すい〔ぶん〕へいこう

水平裂　水平裂　すいへいれつ

水平面　水平面　すいへいめん

水平投射　水平投射　すいへいとうしゃ

水平位牙槽纤维　水平歯槽繊維　すいへいしそうせんい

水平细胞　水平細胞　すいへいさいぼう

水平纤维　水平繊維　すいへいせんい

水平线　水平線　すいへいせん

水平性偏盲　水平半盲　すいへいはんもう

水平性眼球震颤　水平眼振　すいへいがんしん

水平性注视麻痹　水平注視麻痺　すいへいちゅうしまひ

水平仪　レベル ゲージ　level gauge

水平阻生第三磨牙　水平埋伏第三大臼歯　すいへいまいふくだいさんだいきゅうし

水气腹　腹膜腔水気腫　ふくまくくうすいきしゅ

水气心包　水気心膜,心膜水気腫　すいきしんまく,しんまくすいきしゅ

水气胸　水気胸　すいききょう

水气肿症　水気症,水気腫　すいきしょう,すいきしゅ

水芹　セリ

水芹毒素　エナントトキシン　oenanthotoxin

水芹醛　フェランドラール　phellandral

水芹属　セリ属　セリぞく

水芹糖　アピオース　apiose

水芹烯　フェランドレン　phellandrene

水缺乏　乏水症,脱水症　ぼうすいしょう,だっすいしょう

水热量计　水熱量計　みずねつりょうけい

水溶胶　ハイドロゾル　hydrosol

水溶性　水溶性　すいようせい

水溶性毒物　水溶性毒物　すいようせいどくぶつ

水溶性浸出物　水溶性エキス　すいようせいextract

水溶性维生素　水溶性ビタミン　すいようせいvitamine

水溶性造影剂　水溶性造影剤　すいようせいぞうえいざい

水溶性佐剂　水溶性アジュバント(佐剤)　すいようせいadjuvant(さざい)

水溶液　水溶液　すいようえき

水乳胶体　水様乳剤　すいようにゅうざい

水褥　水床　すいしょう

水生　水生　すいせい

水生动物　水生動物　すいせいどうぶつ

水生昆虫　水生昆虫　すいせいこんちゅう

水生生物　水生生物　すいせいせいぶつ

水生生物鉴定　水生生物検定　すいせいせいぶつけんてい

水生生物学　水生生物学　すいせいせいぶつがく

水生植物　水生植物　すいせいしょくぶつ

水试验　水試験　みずしけん

水苏碱　スタキドリン　stachydrine

水苏糖　スタキオース　stachyose

水塔　給水塔　きゅうすいとう

水体　水体　すいたい

水体净化　水体浄化　すいたいじょうか

水体污染　水体汚染　すいたいおせん

水体污染调查　水体汚染調査　すいたいおせんちょうさ

水体污染指数　水体汚染指数　すいたいおせんしすう

水体自净　水体自浄　すいたいじじょう

水头损失　水頭損失　すいとうそんしつ

水土适应　気候(風土)順応　きこう(ふうど)じゅんのう

水微生物污染　水の微生物汚染　みずのびせいぶつおせん

水尾-中村二氏现象　水尾-中村現象　みずおなかむらげんしょう

水位　水位　すいい

水位差　水位差　すいいさ

水味　水の味　みずのあじ

水温　水温　すいおん

水温调节器　アクアトロン　aquatron

水文监测　水文監視　すいもんかんし

水污染　水質汚濁,水汚染　すいしつおだく,みずおせん

水污染指示生物　水汚染の指示生物　みずおせんのしじせいぶつ

水系指示剂　水系指示薬　すいけいしじやく

水细菌学　水細菌学　みずさいきんがく

水仙　水仙　スイセン

水仙胺　ナルシサミン　narcissamine

水仙花碱　タゼチン　tazettine

水仙环素　ナルシクラシン　narciclasine

水仙碱　ナルシッシン　narcissine

水仙属　水仙属　スイセンぞく

水相　水相　すいそう

水泻低钾无胃酸综合征　漿液性下痢低カリウム低塩酸症候群　しょうえきせいげりていkaliumていえんさんしょうこうぐん

水泻剂　利水薬,駆水剤　りすいやく,くすいざい

水泻综合征　漿液性下痢症候群　しょうえきせいげりしょうこうぐん

水性　水性　すいせい

水性碘溶液　水性ヨウ素溶液　すいせいヨウそようえき

水性多尿　希釈尿過多排泄　きしゃくにょうかたはいせつ

水性肺气肿　水性肺気腫　すいせいはいきしゅ

水性排出物　水性排泄物　すいせいはいせつぶつ

水胸　水胸〔症〕　すいきょう〔しょう〕

水血症　水血症　すいけっしょう

水循环　水の循環　みずのじゅんかん

水压　水圧　すいあつ

水压法　水圧法　すいあつほう
水压扩张术　水圧拡張法　すいあつかくちょうほう
水压调节器　警水器　けいすいき
水盐代谢　水電解質代謝　すいでんかいしつたいしゃ
水盐代谢紊乱　水電解質代謝失調　すいでんかいしつたい
　しゃしっちょう
水眼　水眼〔症〕,牛眼　すいがん〔しょう〕,ぎゅうがん
水罨（敷）湿性包帯　しっせいほうたい
水咽下试验　水嚥下試験　みずえんげしけん
水杨苷（甙）サリシン　salicin
水杨梅　水楊梅　スイヨウバイ
水杨醛　サリチルアルデヒド　salicylaldehyde
水杨醛肟　サリチルアルドキシム　salicylaldoxime
水杨醛肟试法　サリチルアルドキシム試験
　salicylaldoximeしけん
水杨酸　サリチル酸　salicylさん
水杨酸安替比林　サリピリン,サリチル酸アンチピリン
　salipyrine,salicylさんantipyrine
水杨酸铵铝　サリチル酸アルミニウムアンモニウム
　salicylさんaluminium ammonium
水杨酸苯胺　サリチルアニリド　salicylanilide
水杨酸苯酯　サリチル酸フェニル　salicylさんphenyl
水杨酸苯酯试验　ザロール試験　salolしけん
水杨酸铋　サリチル酸蒼鉛　salicylさんそうえん
水杨酸毒扁豆碱　サリチル酸フィソスチグミン　salicylさん
　physostigmine
水杨酸火棉胶　サリチル酸コロジオン　salicylさん
　collodion
水杨酸甲苯酯　サリチル酸クレジル　salicylさんcresyl
水杨酸甲酯　サリチル酸メチル　salicylさんmethyl
水杨酸疗法　サリチル酸療法　salicylさんりょうほう
水杨酸铝　サリチル酸アルミニウム　salicylさんaluminium
水杨酸钠　サリチル酸ナトリウム　salicylさんnatrium
水杨酸钠合剂　サリチル酸ナトリウム合剤　salicylさん
　natriumごうざい
水杨酸钠咖啡因　サリチル酸ナトリウム カフェイン
　salicylさんnatrium coffeine
水杨酸钠可可〔豆〕碱　サリチル酸ナトリウム テオブロミ
　ン,ジウレチン　salicylさんnatrium theobromine,diuretin
水杨酸钠治疗　サリチル酸ナトリウム治療　salicylさん
　natriumちりょう
水杨酸偶氮磺胺吡啶　サリチルアゾスルファピリジン
　salicylazosulfapyridine
水杨酸偶氮磺胺二甲嘧啶　サリチルアゾスルファジミジン
　salicylazosulfadimidine
水杨酸软膏　サリチル酸軟膏
　salicylさんなんこう
水杨酸三溴苯酯　サリチル酸トリブロモフェニル エステル
　salicylさんtribromophenyl ester
水杨酸乌洛托品　サリチル酸ウロトロピン　salicylさん
　urotropine
水杨酸盐　サリチル酸塩　salicylさんえん
水杨酸盐类中毒　サリチル酸塩中毒　salicylさんえんちゅう
　どく
水杨酸氧化锌糊　ラッサール泥膏　lassarでいこう
水杨酸乙酯　サリチル酸エチル　salicylさんethyl
水杨酸中毒　サリチル酸中毒〔症〕　salicylさんちゅうどく
　〔しょう〕

水杨酰胺　サリチルアミド　salicylamide
水样保存　水標本の保存　みずひょうほんのほぞん
水样采取　採水　さいすい
水样采样点选择　採水点の選択　さいすいてんのせんたく
水〔样腹〕泻　漿液性下痢　しょうえきせいげり
水样透明细胞　水様明細胞　すいようめいさいぼう
水样稀便　水様便　すいようべん
水银　水銀　すいぎん
水银测（检）压计　水銀検圧計　すいぎんけんあつけい
水银弧光灯　水銀弧光灯　すいぎんここうとう
水银检压计描笔　水銀検圧計ペン　すいぎんけんあつけい
　pen
水银开关　水銀スイッチ　すいぎんswitch
〔水银〕脉搏描记法　水銀パログラフィ　すいぎんpalography
〔水银〕脉搏描记器　水銀パログラフ　すいぎんpalograph
水银气压计　水銀気圧計　すいぎんきあつけい
水银温度计　水銀温度計　すいぎんおんどけい
水银血压计　水銀血圧計　すいぎんけつあつけい
水银压力计　水銀圧力計　すいぎんあつりょくけい
水银真空计　水銀真空計　すいぎんしんくうけい
水银蒸气灯　水銀蒸気灯　すいぎんじょうきとう
水银中毒　水銀中毒　すいぎんちゅうどく
水银柱　水銀柱　すいぎんちゅう
水银柱血压计　水銀柱血圧計　すいぎんちゅうけつあつけ
　い
水硬度　水の硬度　みずのこうど
水硬度计　水硬度計　すいこうどけい
水俣病　水俣病　みなまたびょう
水浴　水浴　すいよく
水浴式溶蜡器　水浴式パラフィン熔融器　すいよくしき
　paraffinようゆうき
水浴心理疗法　水浴心理療法　すいよくしんりりょうほう
水源传染　水源伝染　すいげんでんせん
水源管理　水源管理　すいげんかんり
水源卫生防护　水源の衛生防護　すいげんのえいせいぼう
　ご
水源选择　水源の選択　すいげんのせんたく
水蚤　ミズノミ
水蚤属　ミズノミ属　ミズノミぞく
水藻　水藻　スイソウ
水震荡音　水振蕩音　みずしんとうおん
水蒸气　水蒸気　すいじょうき
水蒸气浓缩器　水蒸気濃縮器　すいじょうきのうしゅくき
水质　水質　すいしつ
水质标准　水質標準　すいしつひょうじゅん
水质除臭　水質除臭　すいしつじょしゅう
水质除氟　水質フッ化物除去　すいしつフッかぶつじょきょ
水质除铁　水質除鉄　すいしつじょてつ
水质分析　水質分析　すいしつぶんせき
水质分析仪　水質分析装置　すいしつぶんせきそうち
水质化学性状　水質の化学性状　すいしつのかがくせい
　じょう
水质监测　水質モニタリング　すいしつmonitoring
水质监测站　水質モニタリング ステーション　すいしつ
　monitoring station
水质检查器　水質検査装置　すいしつけんさそうち
水质检验　水質検査　すいしつけんさ
水质软化　水質軟化　すいしつなんか

水质污染监测仪器　水質汚染モニター　すいしつおせんmonitor

水质污染指示剂(药)　水質汚染指示薬　すいしつおせんしじやく

水质污染指数　水質汚染指数　すいしつおせんしすう

水质物理性状　水の物理学性状　みずのぶつりがくせいじょう

水质细菌学指标　水の細菌学指標　みずのさいきんがくしひょう

水蛭　ヒル

水蛭病　ヒル症,ヒル寄生症　ヒルしょう,ヒルきせいしょう

水蛭疗法　ヒル療法　ヒルりょうほう

水蛭皮炎　ヒル皮膚炎　ヒルひふえん

水蛭侵入　ヒル侵入　ヒルしんにゅう

水蛭属　ヒル属　ヒルぞく

水蛭素　ヒルジン　hirudin

水蛭咬伤　ヒル咬傷　ヒルこうしょう

水滞留　水固定　みずこてい

水中急死　水中急死　すいちゅうきゅうし

水中扩散　水中拡散　すいちゅうかくさん

水中有毒物质　水中毒物　すいちゅうどくぶつ

水中运动疗法　水中体操療法　すいちゅうたいそうりょうほう

水肿　水腫,浮腫　すいしゅ,ふしゅ(むくみ)

水肿高血压蛋白尿综合征　水腫高血圧蛋白尿症候群　すいしゅこうけつあつたんぱくにょうしょうこうぐん

水肿梭状芽胞杆菌　ノービ菌　Novyiきん

水肿形成　水腫化,浮腫化　すいしゅか,ふしゅか

水肿型声带息肉　水腫型声帯ポリープ　すいしゅがたせいたいpolyp

水肿性变性　水腫性変性　すいしゅせいへんせい

水肿性丹毒　水腫性丹毒　すいしゅせいたんどく

水肿性喉炎　浮(水)腫性喉頭炎　ふ(すい)しゅせいこうとうえん

水肿性荨麻疹　水腫性じんま疹　すいしゅせいじんましん

水肿性轻瘫　水腫性不全麻痺　すいしゅせいふぜんまひ

水肿性肉芽组织　水腫性肉芽組織　すいしゅせいにくがそしき

水肿性阴囊疝　水腫性陰嚢ヘルニア　すいしゅせいいんのうhernia

水肿性硬化病　水腫性硬化症　すいしゅせいこうかしょう

水肿液　水腫液　すいしゅえき

水肿因子　水腫因子　すいしゅいんし

水中毒　水中毒　すいちゅうどく

水潴留　水貯留　すいちょりゅう

水柱　水柱　すいちゅう

水柱[式]肺量计　水肺活量計,ハイドロスパイロメーター　すいはいかつりょうけい,hydrospirometer

水柱式恒温器　水柱式恒温器　すいちゅうしきこうおんき

水柱[式]脉搏描记器　水脈波描写器　すいみゃくはびょうしゃき

水状大便　水様便　すいようべん

shuì 睡

睡菜　ミツガシワ

睡间痛　夜間痛　やかんつう

睡觉(眠)　睡眠　すいみん

睡莲　ヒツジグサ

睡莲科　ヒツジグサ科　ヒツジグサか

睡梦状态　夢幻状態　むげんじょうたい

睡眠病　睡眠病　すいみんびょう

睡眠不足　睡眠不足　すいみんふそく

睡眠动作(运动)记录器　睡眠運動描写器　すいみんうんどうびょうしゃき

睡眠发作　睡眠発作　すいみんほっさ

睡眠过度　睡眠過剰,過眠症　すいみんかじょう,かみんしょう

睡眠困难　就眠困難[症]　しゅうみんこんなん[しょう]

睡眠疗法　睡眠療法　すいみんりょうほう

睡眠性臀部感觉异常　ワルテンベルグ病　Wartenbergびょう

睡眠性麻痹　睡眠麻痺　すいみんまひ

睡眠性血红蛋白尿　夜間血色素尿症　やかんけっしきそにょうしょう

睡眠抑制学说　睡眠抑制説　すいみんよくせいせつ

睡眠障碍　睡眠障害　すいみんしょうがい

睡眠中枢　睡眠中枢　すいみんちゅうすう

睡前期　睡眠前期　すいみんぜんき

睡时　就眠時　しゅうみんじ

睡时舞蹈病　睡眠時舞踏病　すいみんじぶとうびょう

睡熟　熟睡　じゅくすい

睡行症　夢遊症　むゆうしょう

睡醒　目覚め　めざめ

睡意　眠気　ねむけ

SHUN 吮顺瞬

shǔn 吮

吮拇[指]癖　吸母指癖　きゅうぼしへき

吮吸　吸飲,啜る　きゅういん,すする

吮吸反射　吸飲反射　きゅういんはんしゃ

shùn 顺瞬

顺产　正常分娩,安産　せいじょうぶんべん,あんざん

顺磁　常磁性　じょうじせい

顺磁共振　常磁性共鳴　じょうじせいきょうめい

顺磁屏蔽　常磁性遮蔽　じょうじせいしゃへい

顺磁质　常磁性体　じょうじせいたい

顺丁烯二酸　マレイン酸　maleinさん

顺丁烯二[酸]酐　無水マレイン酸　むすいmaleinさん

顺丁烯二酸新安特甘　マレイン酸ピリラミン　maleinさんpyrilamine

顺反测验　シス・トランス テスト　cis-trans test

顺反构型　シス・トランス構造　cis-transこうぞう

顺反异构体　シス・トランス異性体　cis-transいせいたい

顺反异构现象　シス・トランス異性現象　cis-transいせいげんしょう

顺反子　シストロン　cistron

顺[基]型　シス型　cisがた

顺结　たて結び,十字結び　たてむすび,じゅうじむすび

顺扭转　時計式回転　とけいしきかいてん

顺时针方向　時計式方向　とけいしきほうこう

顺式加成[作用]　シス型付加　cisがたふか

顺式甲基丁烯二酸　シスラコン酸　cis-raconさん

顺[式]邻羟基苯丙烯酸　シスパラクマール酸　cis-para-coumarさん

顺式十氢化萘　シスデカリン　cis-decalin

顺式双氯双氨铂　シスプラチウム　ジアミノジクロリド

cis-platinum diaminodichloride

顺式消除　シスエリミネーション　cis-elimination

顺式效应　シス効果　cisこうか

顺式溴代丁烯二酸　シスブロモマレイン酸　cis-bromomaleinさん

顺势疗法　ホメオパシー　homeopathy

11-顺视黄醇　11-シスレチノール　11-cis retinol

顺视黄醛　シスレチネン　cis-retinene

顺乌头酸　シス型アコニット酸　cisがたaconitさん

顺乌头酸酶　シス型アコニターゼ　cisがたaconitase

顺向传导　順方向性伝導,順行性伝導　じゅんほうこうせいでんどう,じゅんこうせいでんどう

顺行性遗忘　前向〔性〕健忘〔症〕　ぜんこう〔せい〕けんぼう〔しょう〕

顺序规则　順位規則　じゅんいきそく

顺序抑制　順序抑制　じゅんじょよくせい

顺应不良　適(順)応障害　てき(じゅん)おうしょうがい

顺应性　コンプライアンス　compliance

顺芷醛　チグリンアルデヒド　tiglin aldehyde

顺芷酸　チグリン酸　tiglinさん

顺钟向旋转　時計式回転　とけいしきかいてん

顺钟向转位　時計式転位　とけいしきてんい

瞬反射　まばたき反射　まばたきはんしゃ

瞬间(时)　瞬間,瞬時　しゅんかん,しゅんじ

瞬间向量　瞬時ベクトル　しゅんじvector

瞬膜　瞬膜　しゅんまく

瞬目(眼)　瞬目,まばたき　じゅんぼく

瞬目痉挛　瞬目痙攣　しゅんぼくけいれん

瞬时采样　攝取式標本採取　つかみどりしきひょうほんさいしゅ

瞬时反应性　瞬時反応性　しゅんじはんのうせい

瞬时开关　インストスイッチ　inst switch

瞬时偶极　瞬時双極子　しゅんじそうきょくし

瞬时平衡　瞬時平衡　しゅんじへいこう

瞬时热分析仪　トランゼント　サーマルアナライザー　transient thermalanalyzer

瞬时燃烧　瞬時燃焼　しゅんじねんしょう

瞬时值　瞬時の値　しゅんじのあたい

瞬时中间产物　瞬時中間産物　しゅんじちゅうかんさんぶつ

瞬时中子　瞬時中性子(ノイトロン)　しゅんじちゅうせいし(neutron)

瞬态平衡　瞬時平衡　しゅんじへいこう

SHUO　说蒴

shuō　说

说服　説得　せっとく

说服疗法　ピチアチスム,説得(暗示)療法　pithiatism,せっとく(あんじ)りょうほう

说明书　説明書　せつめいしょ

说明性妄想　説明性妄想　せつめいせいもうそう

说示不能　象徴不能〔症〕　しょうちょうふのう〔しょう〕

shuò　蒴

蒴果　蓋果　がいか

SI　司丝私思斯锶撕嘶死四似伺饲

sī　司丝私思斯锶撕嘶

司巴丁　〔硫酸〕スパルテイン　〔りゅうさん〕sparteine

司法解剖　法医学剖検　ほういがくぼうけん

司法精神病学　法医精神医学　ほういせいしんいがく

司可巴比妥　セコバルビタール　secobarbital

司可巴比妥钠　セコバルビタール　ナトリウム　secobarbital natrium

司可林　スコリン,サクシニルコリン　scoline,succinylcholine

司-立二氏细胞　スターンバーグ・リード細胞　Sternberg-Reedさいぼう

司眠脲　セドルミッド　sedormid

司盘类　スパン類　spanるい

司药　薬剤師　やくざいし

丝　フィラメント　filament

丝氨酸　セリン　serine

丝氨酸磷脂　セリン　リン脂質,セリン　ホスファチド　serineリンししつ,serine phosphatide

丝氨酸尿　セリン尿症　serineにょうしょう

丝氨酸脱氨酶　セリン脱アミノ酵素,セリンデアミナーゼ　serineだつaminoこうそ,serine deaminase

丝氨酸脱水酶　セリン脱水酵素,セリン　デヒドラーゼ　serineだっすいこうそ,serine dehydrase

丝胞　糸胞　しほう

丝虫　糸状虫,フィラリア　しじょうちゅう,filaria

丝虫病　フィラリア症,住血糸状虫症　filariaしょう,じゅうけつしじょうちゅうしょう

丝虫病性象皮病　フィラリア症性象皮病　filariaしょうせいぞうひびょう

丝虫科　フィラリア科　Filariaか

丝虫目　フィラリア目　Filariaもく

丝虫热　フィラリア熱　Filariaねつ

丝虫属　フィラリア属,糸状虫属　Filariaぞく,しじょうちゅうぞく

丝虫性精索炎　フィラリア精索炎　Filariaせいさくえん

丝虫性肉芽肿　フィラリア肉芽腫　Filariaにくがしゅ

丝虫性心包炎　フィラリア心膜炎　Filariaしんまくえん

丝虫性硬结　フィラリア硬結　Filariaこうけつ

丝分裂素　マイトーゲン　mitogen

丝〔缝〕线　絹糸　きぬいと

丝瓜　ヘチマ

丝光绿蝇　ヒロズキンバエ

丝极　せん条,フィラメント　せんじょう,filament

丝胶蛋白　セリシン　sericin

丝兰　ユッカ　yucca

丝兰皂苷(貳)　ユコニン　yuconin

丝兰皂苷(貳)元　ユッカゲニン　yuccagenin

丝裂吉霉素　ミトギリン　mitogillin

丝裂霉素　マイトマイシン　mitomycin

丝裂霉素C　マイトマイシンC　mitomycin C

丝球　糸状体　しじょうたい

丝球期　移動期　いどうき

丝石竹酸　ギプソゲン酸　gypsogenさん

丝石竹皂苷(貳)　ギプソシード　gypsoside

丝〔心〕〔纤〕蛋白　フィブロイン　fibroin

丝织导管　絹膠製カテーテル　けんこうせいcatheter

丝状反应　糸状反応,マンデルバウム反応　しじょうはんのう,Mandelbaumはんのう

丝状角膜炎　糸状角膜炎　しじょうかくまくえん

丝状菌　糸状菌　しじょうきん

丝状菌病　糸状菌症　しじょうきんしょう
丝状菌类　糸状菌類　しじょうきんるい
丝状菌瘤　糸状菌腫　しじょうきんしゅ
丝状菌落　糸状コロニー,糸状集落　しじょうcolony,しじょうしゅうらく
丝状脉　糸様脈　しようみゃく
丝状乳头　糸状乳頭　しじょうにゅうとう
丝状探子　糸状ブジー　しじょうBougie
丝〔状伪〕足　糸状偽足　しじょうぎそく
丝状线粒体　コンドリオミート　chondriomite
丝状疣　糸状疣贅　しじょうゆうぜい
丝状蚴　フィラリア型幼虫　filariaがたようちゅう
私生率　私生率　しせいりつ
私生子　私生児　しせいじ
思考型　思考型　しこうがた
思维　思考　しこう
思维奔逸　意想奔逸,観念奔逸　いそうほんいつ,かんねんほんいつ
思维剥夺　思考取奪　しこうしゅだつ
思维不联贯　思考非連続性,思考散乱　しこうひれんぞくせい,しこうさんらん
思维迟钝(缓)　思考遅滞　しこうちたい
思维过程　思考過程　しこうかてい
思维过程障碍　思考過程障害　しこうかていしょうがい
思维回响　思考反響,思考エコー　しこうはんきょう,しこうecho
思维贫乏　思考抑制,思考貧乏　しこうよくせい,しこうびんぼう
思维散漫　思考散乱　しこうさんらん
思维停顿　思考停止　しこうていし
思维脱轨　思考逸脱　しこういつだつ
思维形式障碍　思考形式の障害　しこうけいしきのしょうがい
思维型　思考型　しこうがた
思维异化　思考疎遠　しこうそえん
思维抑制　思考抑制　しこうよくせい
思维障碍　思考障害　しこうしょうがい
思维中断　思考途絶　しこうとぜつ
思维阻隔(塞)　思考しゃ断　しこうしゃだん
思乡病　懐郷病,ホームシック　かいきょうびょう,homesick
思想交通　考想転送　こうそうてんそう
斯-奥二氏法　スタス・オットー法　Stas-Ottoほう
斯-比二氏试验　スタンフォード・ビネー試験　Stanford-Binetしけん
斯布灵氏试验　スパルリング試験　Spurlingしけん
斯蒂尔-格雷汉二氏杂音　スチール・グラハム雑音　Steel-Grahamざつおん
斯蒂尔氏杂音　スチール雑音　Steellざつおん
斯-费二氏病　スウィフト・フェーア病　Swift-Feerびょう
斯-芬二氏类肉瘤　シュピーグレル・フェント類肉腫　Spiegler-Fendtるいにくしゅ
斯芬克斯颜貌　スフィンクス顔貌　Sphinxがんぼう
斯-佛二氏综合征　スタイネル・フェルネル症候群　Steiner-Vörnerしょうこうぐん
斯-哈二氏综合征　ストライカ・ハルバイゼン症候群　Stryker-Halbeisenしょうこうぐん
斯-霍二氏征　スチュアート・ホルムス現象　Stewart-Holmesげんしょう

斯基恩氏腺　スキーン腺　Skeneせん
斯卡帕氏筋膜　スカルパ筋膜　Scarpaきんまく
斯卡帕氏孔　スカルパ孔　Scarpaこう
斯卡帕氏膜　スカルパ膜　Scarpaまく
斯卡帕氏葡萄肿　スカルパ ブドウ〔膜〕腫　Scarpaブドウ〔まく〕しゅ
斯卡帕氏鞘　スカルパ鞘　Scarpaしょう
斯卡帕氏三角　スカルパ三角　Scarpaさんかく
斯卡帕氏神经　スカルパ神経　Scarpaしんけい
斯卡帕氏神经节　スカルパ神経節　Scarpaしんけいせつ
斯-卡-韦三氏综合征　スタージ・カーリシャ・ウェーバー症候群　Sturge-Kalischer-Weberしょうこうぐん
斯克洛夫斯基氏症状　スクロースキー徴候　Sklowskyちょうこう
斯叩达氏征　スコダ徴候　Skodaちょうこう
斯奎尔氏导管　スクアイヤー カテーテル　Squire catheter
斯奎尔氏征　スクアイヤー徴候　Squireちょうこう
斯路德氏神经痛　スルーダー神経痛　Sluderしんけいつう
斯路德氏综合征　スルーダー症候群　Sluderしょうこうぐん
斯内伦氏反射　スネレン反射　Snellenはんしゃ
斯内伦氏视力表　スネレン視力表　Snellenしりょくひょう
斯内伦氏征　スネレン徴候　Snellenちょうこう
斯诺氏症状　スノー症状　Snowしょうじょう
斯潘塞氏病　スペンサー病　Spencerびょう
斯彭格勒氏结核菌素　シュペングレル ツベルクリン　Spengler tuberculin
斯彭斯氏综合征　スペンス症候群　Spensしょうこうぐん
斯皮茨卡氏束　スピッツカ路　Spitzkaろ
斯皮茨氏夹板疗法　スピッチー副木包帯　Spitzyふくぼくほうたい
斯皮格尔氏疝　スピゲル ヘルニア　Spigel hernia
斯皮格尔氏线　スピーゲル線　Spiegelせん
斯氏位　シムズ体位　Simsたいい
斯他斯氏移液管　スタース ピペット　Stas pipette
斯塔林氏定律　スターリング心臓法則　Starlingしんぞうほうそく
斯塔林氏妊娠肥大　スターリング妊娠肥大　Starlingにんしんひだい
斯〔塔林〕氏心杠杆　スターリング心〔臓〕レバー　Starlingしん〔ぞう〕lever
斯太纳赫氏法　スタイナッハ処置　Steinachしょち
斯太内尔氏瘤　シュタイナー腫〔瘍〕　Steinerしゅ〔よう〕
斯坦哈特氏征　スタインハルト徴候　Steinhartちょうこう
斯坦曼氏钉　スタインマン牽引釘　Steinmannけんいんてい
斯坦曼氏钢针　スタインマン ピン　Steinmann pin
斯〔坦尼〕氏结扎法　シュタンニュス結紮法　Stanniusけっさつほう
斯坦因氏试验　スタイン試験　Steinしけん
斯忒藩-玻尔兹曼定律　ステファン・ボルツマン法則　Stefan-Boltzmannほうそく
斯忒藩定律　ステファン法則　Stefanほうそく
斯特恩氏试验　スターン試験　Sternしけん
斯特尔瓦格氏征　シュテルウァーグ徴候　Stellwagちょうこう
斯特季氏病　スタジ病　Sturgeびょう
斯特朗氏病　ストラカン病　Strachanびょう

斯特朗氏综合征　ストラカン症候群　Strachanしょうこうぐん

斯特林氏试验　ステーエリン試験　Staehelinしけん

斯特罗加诺夫氏疗法　ストロガノフ子癇療法　Stroganovしかんりょうほう

斯滕森氏管　ステンセン管　Stensenかん

斯锑康　スチコン　sticon

斯提尔氏病　スティル病　Stillびょう

斯提勒尔氏病　スチレル病　Stillerびょう

斯替明碱　ステミン　stemine

斯替宁碱　ステニン　stenine

斯图尔特氏试验　スチュワート試験　Stewartしけん

斯图尔特氏因子　スチュアルト因子　Stuartいんし

斯图基氏反射　スツーキー反射　Stookeyはんしゃ

斯托尔氏肺炎　ストール肺炎　Stollはいえん

斯托克尔氏征　ストッカー徴候　Stockerちょうこう

斯托克斯氏病　ストークス病　Stokesびょう

斯托克斯氏定律　ストークス法則　Stokesほうそく

斯托克斯氏颈〔环〕　ストークス頸　Stokesけい

斯-韦二氏综合征　スタージ・ウェーバー症候群　Sturge-Weberしょうこうぐん

斯-亚二氏综合征　ストークス・アダムス症候群　Stokes-Adamsしょうこうぐん

斯耶格伦氏病　シェーグレーン病　Sjögrenびょう

斯耶格伦氏综合征　シェーグレーン症候群　Sjögrenしょうこうぐん

斯-约二氏综合征　スティーベンズ・ジョンソン症候群　Stevens-Johnsonしょうこうぐん

锶　ストロンチウム,Sr　strontium

84锶　ストロンチウム-84　strontium-84

〔撕〕裂伤　裂傷,裂創　れっしょう,れっそう

撕脱　裂離,抜去　れつり,ばっきょ

撕脱骨折　剝離骨折　はくりこっせつ

撕脱伤　裂離創,剝離創　れつりそう,はくりそう

嘶哑　嗄声,枯声　しゃがれごえ,かれごえ

sǐ 死

死白细胞聚集　死滅白血球の凝集　しめつはっけっきゅうのぎょうしゅう

死产　死産　しざん

死产率　死産率,分娩時胎児死亡率　しざんりつ,ぶんべんじたいじしぼうりつ

死骨　腐骨,〔骨〕壊死〔骨〕片,〔骨〕分離片　ふこつ,〔こつ〕えし〔こつ〕へん,〔こつ〕ぶんりへん

死骨片　腐骨　ふこつ

死骨钳　腐骨鉗子　ふこつかんし

死骨形成　腐骨形成　ふこつけいせい

死骨摘(切)除术　腐骨剔出術　ふこつてきしゅつじゅつ

死冠　死冠　しかん

死后　死後　しご

死后变化　死後変化　しごへんか

死后分娩　死後分娩　しごぶんべん

死后化学变化　死後化学変化　しごかがくへんか

死后经过时间推定　死後間隔時間推定　しごかんかくじかんすいてい

死后呕吐　死後嘔吐　しごおうと

死后剖腹产术　死後帝王切開術　しごていおうせっかいじゅつ

死后强直　死後硬直　しごこうちょく

死后伤　死後傷　しごしょう

死后烧伤　死後火傷　しごかしょう(やけど)

死后烧伤血肿　死後火傷血腫　しごかしょうけっしゅ

死后尸体剖检　死後死体剖検　しごしたいぼうけん

死后血凝块　死後血液凝塊　しごけつえきぎょうかい

死后诊断　死後診断　しごしんだん

死菌接种　死菌ワクチン接種　しきんvaccineせっしゅ

死〔菌〕疫苗　死菌　ワクチン　しきんvaccine

死腔(隙)　死腔　しくう

死区域　不感帯　ふかんたい

死伤　死傷　ししょう

死尸　死体　したい

死时间　死亡時間　しぼうじかん

死手症　死手症　ししゅしょう

死水　死水　しすい

死胎　死胎　したい

死胎滞留(不下)　死胎停滞　したいていたい

死胎滞留综合征　子宮内胎児死亡症候群　しきゅうないたいじしぼうしょうこうぐん

死亡　死亡　しぼう

死亡本能　死亡の本能　しぼうのほんのう

死亡的确证　死亡の確証　しぼうのかくしょう

死亡概率　死亡確率　しぼうかくりつ

死亡记录　死亡記録　しぼうきろく

死亡恐怖　死亡恐怖〔症〕　しぼうきょうふ〔しょう〕

死亡率　死亡率　しぼうりつ

死亡期　死亡期　しぼうき

死亡统计　死亡統計　しぼうとうけい

死亡统计学　死亡統計学　しぼうとうけいがく

死亡血凝块　死後血餅　しごけっぺい

死〔亡原〕因　死亡原因,死因　しぼうげんいん,しいん

死亡原因统计　死亡原因統計　しぼうげんいんとうけい

死亡诊断　死亡診断　しぼうしんだん

死亡征象　死亡徴候　しぼうちょうこう

死亡证明书　死亡証明書　しぼうしょうめいしょ

死亡专率　特殊死亡率　とくしゅしぼうりつ

死物寄生菌　死物寄生体,腐生菌　しぶつきせいたい,ふせいきん

死牙　失活歯　しっかつし

死因　死因　しいん

死因别死亡率　死因別死亡率　しいんべつしぼうりつ

死因构成　死因構成　しいんこうせい

死因构成比　死因構成比例　しいんこうせいひれい

死因顺位　死因順位　しいんじゅんい

死婴　死産児　しさんじ

死征　死亡徴候　しぼうちょうこう

死状迷睡　死状トランス　しじょう　trance

死组织激素　壊死ホルモン　えしhormone

sì 四似伺饲

四倍体　四倍体　しばいたい

四倍性　四倍性　しばいせい

四苯基环戊间二烯　テトラフェニル シクロペンタジエン　tetraphenyl cyclopentadiene

四苯基四唑　テトラフェニル テトラゾリウム　tetraphenyl tetrazolium

四苯硼〔酸〕钠　テトラフェニルホウ素〔酸〕ナトリウム,テトラフェニル ボロン　tetraphenylほうそ〔さん〕natrium, tetraphenyl boron

四苯硼钠比浊法　テトラフェニル ボロン比濁法 tetraphenyl boronひだくほう

四苯乙烯　テトラフェニル エチレン tetraphenyl ethylene

四步检查胎位法　レオポルド触診法 Leopoldしょくしんほう

四草酸钾　四蓚酸カリウム ししゅうさんkalium

四产　4回経産 よんかいけいさん

四产妇　4回経産婦 よんかいけいさんぷ

四川肺吸虫　四川肺吸虫 しせんはいきゅうちゅう

四川肺吸虫病　四川肺吸虫症 しせんはいきゅうちゅうしょう

四川卫〔斯特曼〕氏并殖吸虫　四川ウェステルマン肺吸虫 しせんwestermanはいきゅうちゅう

四醋酸铅　四酢酸鉛 しさくさんなまり

四簇介体　四元結合物 しげんけつごうぶつ

四氮六甲环　メテナミン methenamine

四氮杂茂　テトラゾール tetrazole

四〔氮〕唑比色法　テトラゾール比色法 tetrazolひしょくほう

四导程记录纸　4チャンネル記録紙 しchannelきろくし

四等体　四分体 しぶんたい

四点检查器　4点検査器 してんけんさき

四点控制法　4点抑制法 してんよくせいほう

四碘苯酚磺酞　テトラヨードフェノール スルホンフタレイン tetraiodophenol sulfonphthalein

四碘酚酞　テトラヨードフェノール フタレイン tetraiodophenol phthalein

四碘酚酞钠　テトラヨードフェノール フタレイン ナトリウム tetraiodophenolphthalein natrium

四碘化铂　テトラヨード白金 tetraiodideはっきん

四碘甲腺乙酸　テトラヨードチロ酢酸 tetraiodothyroさくさん

四碘甲状腺原氨酸　テトラヨードチロニン,チロキシン tetraiodothyronine,thyroxine

四碘荧光黄素　テトラヨードフルオレセイン,エリス(ト)ロシン tetraiodofluorescein,erythrosine

四叠板　四丘板 しきゅうばん

四叠体　四丘体,中脳蓋 しきゅうたい,ちゅうのうがい

四叠体上臂　上四丘体腕 じょうしきゅうたいわん

四叠体上丘　四丘体上丘 しきゅうたいじょうきゅう

四叠体下臂　下四丘体腕 かしきゅうたいわん

四叠体下丘　四丘体下丘 しきゅうたいかきゅう

四叠体综合征　四丘体症候群 しきゅうたいしょうこうぐん

四段触诊　四段触診 よんだんしょくしん

四方晶系　四角形結晶系 しかくけいけっしょうけい

四分孢子　四分胞子 しぶんほうし

四分孢子体　四分胞子体 しぶんほうしたい

四分法　四分法 しぶんほう

四分体　四分染色体,四分子 しぶんせんしょくたい,しぶんし

四分位数　四分値,四分位数 しぶんち,しぶんいすう

四分位数间距　四分位数間隔 しぶんいすうかんかく

四分之三冠　四分の三冠 しぶんのさんかん

四分之一盲　四分の一半盲 しぶんのいちはんもう

四分值　四分値 しぶんち

四氟化硅　フッ化ケイ素 しフッかケイそ

四氟化物　四フッ化合物 しフッかごうぶつ

四氟化铀　四フッ化ウラン しフッかuranium

四氟乙烯　テトラフルオルエチレン tetrafluoroethylene

四甘氨酸　テトラグリシン tetraglycine

四号橙　オレンジⅣ orange Ⅳ

四合体　四重項 しじゅうこう

四核苷酸　テトラヌクレオチド tetranucleotide

四核苷酸酶　テトラヌクレオチダーゼ tetranucleotidase

四环抗忧郁药　四環抗うつ剤 しかんこううつざい

四环素　テトラサイクリン tetracycline

四环素片　テトラサイクリン錠 tetracyclineじょう

四环素软膏　テトラサイクリン軟膏 tetracyclineなんこう

四环素试验　テトラサイクリン試験 tetracyclineしけん

四环素性脂肪肝　テトラサイクリン脂肪肝 tetracyclineしぼうかん

四环素亚甲赖氨酸　テトラサイクリン メチレンリジン,リメサイクリン tetracyclin methylenelysine,lymecycline

四环素眼膏　テトラサイクリン眼膏 tetracyclineがんこう

四级结构　四次構造 しじこうぞう

四极管　四極管 しきょくかん

四极滤质器　四重極質量濾過器 しじゅうきょくしつりょうろかき

四季青甲素　プロトカテキュ酸 protocatechuさん

四甲蒽丙胺　メリトラセン melitracene

四甲二胂　カコジル cacodyl

四甲基　テトラメチル tetramethyl

四甲基苯　テトラメチルベンゼン tetramethylbenzene

四甲基吡嗪　テトラメチルピラジン tetramethylpyrazine

四甲基碘化铵　ヨウ化テトラメチル アンモニウム ヨウかtetramethyl ammonium

四甲基丁二腈　テトラメチル琥珀酸ニトリル tetramethylコハクさんnitrile

四甲基对苯二胺　テトラメチル-P-フェニレンジアミン tetramethyl-p-phenylenediamine

四甲基脲　テトラメチル尿素 tetramethylにょうそ

四甲基尿酸　テトラメチル尿酸 tetramethylにょうさん

四甲基双环庚胺　メカミラミン mecamylamine

四甲铅　テトラメチル鉛 tetramethylなまり

四甲烯二胺　プトレッシン putrescine

四价　四価 よんか,しか

四价染色体　四価染色体 しかせんしょくたい

四尖牙　四頭大臼歯 しとうだいきゅうし

四聚体　四量体 しりょうたい

四聚物　四量物 しりょうぶつ

四聚物结构　四量体構造 しりょうたいこうぞう

四(丁)卡因　テトラカイン tetracaine

四联律　四連脈 しれんみゃく

四联球菌　四連球菌 しれんきゅうきん

四联症　四徴〔症〕 しちょう〔しょう〕

　法乐四联症　ファロー四徴〔症〕,〔先天性〕心奇形四徴 Fallotしちょう〔しょう〕,〔せんてんせい〕しんきけいしちょう

四列睫　睫毛四列症 まつげしれつしょう

四裂体　四裂体 しれつたい

四磷酸六乙酯　四リン酸ヘキサエチルエステル しリンさんhexaethylester

四〇四九　マラチオン malathion

四硫代砷酸钾　チオヒ酸カリウム thioヒさんkalium

四硫代砷酸钠　チオヒ酸ナトリウム thioヒさんnatrium

四硫代锑酸钾　チオアンチモン酸カリウム　thioantimonさんkalium

四硫代锑酸钠　チオアンチモン酸ナトリウム　thioantimonさんnatrium

四硫酸根离子　四チオン酸塩イオン　しthionさんえんion

四硫酸钠　四チオン酸ナトリウム　しthionさんnatrium

四硫酸盐　四チオン酸塩　しthionさんえん

四氯苯　テトラクロルベンゼン　tetrachlorobenzene

四氯苯酚　テトラクロルフェノール　tetrachlorophenol

四氯苯醌　クロルアニル　chloranil

四氯苯二甲酸酐　テトラクロル無水フタル酸　tetrachloroむすいphthalさん

四氯二苯砜　テトラクロルジフェニル スルホン　tetrachlorodiphenyl sulfon

四氯二苯乙烷　テトラクロロジフェニル エタン　tetrachlorodiphenyl ethane

四氯酚酞　フェノールテトラクロルフタレイン　phenoltetrachlorophthalein

四氯化铂　四塩化白金,塩化第二白金　しえんかはっきん,えんかだいにはっきん

四氯化锇　四塩化オスミウム　しえんかosmium

四氯化钒　四塩化バナジウム　しえんかvanadium

四氯化硅　四塩化ケイ素　しえんかケイそ

四氯化锰　四塩化マンガン　しえんかmanganese

四氯化钼　四塩化モリブデン　しえんかmolybdenum

四氯化萘　テトラクロルナフタリン　tetrachloronaphthalene

四氯化铅　四塩化鉛　しえんかなまり

四氯化钛　四塩化チタン　しえんかtitan

四氯化碳　四塩化炭素　しえんかたんそ

四氯化碳中毒　四塩化炭素中毒　しえんかたんそちゅうどく

四氯化钍　四塩化トリウム　しえんかthorium

四氯化锡　四塩化錫,塩化第二錫　しえんかすず,えんかだいにすず

四氯化锡中毒　四塩化錫中毒　しえんかすずちゅうどく

四氯甲烷　テトラクロルメタン,四塩化炭素　tetrachloromethane,しえんかたんそ

四氯水杨酰胺　テトラクロルサリチルアミド　tetrachlorosalicylamide

四氯乙烷　テトラクロルエタン　tetrachloroethane

四氯乙烯　テトラクロルエチレン　tetrachloroethylene

四轮步行扶车　四輪歩行〔輔助〕器　しりんほこう〔ほじょ〕き

四咪唑　テトラミゾール　tetramizole

四面体　四面体　しめんたい

四面体构型　四面体配置　しめんたいはいち

四面体化学　四面体化学　しめんたいかがく

四面体杂化　四面体混成　しめんたいこんせい

四膜虫属　テトラヒメナ属　Tetrahymenaぞく

四脑室囊虫取除术　第四脳室包虫切除術　だいしのうしつほうちゅうせつじょじゅつ

四强雄蕊　四長雄蕊　しちょうゆうずい,しちょうおしべ

1,2,5,8-四羟蒽醌　1,2,5,8-テトラヒドロキシ アントラキノン　1,2,5,8-tetrahydroxy anthraquinone

四羟基对苯醌　テトラヒドロキシキノン　tetrahydroxyquinone

四氢巴马汀　テトラヒドロパルマチン

tetrahydropalmatine

四氢吡咯　テトラヒドロピロール,ピロリジン　tetrahydropyrrole,pyrrolidine

四氢吡咯〔类〕生物碱　ピロリジンアルカロイド　pyrrolidine alkaloid

四氢吡喃　テトラヒドロピラン　tetrahydropyrane

四氢呋喃　テトラヒドロフラン　tetrahydrofuran

四氢〔化〕萘　テトラヒドロナフタリン,テトラリン　tetrahydronaphthalene,tetralin

四氢化锗　四水素化ゲルマニウム　しすいそかgermanium

四氢黄连碱　テトラヒドロコプチシン　tetrahydrocoptisine

四氢可的松　テトラヒドロコルチゾン,ウロコルチゾン　tetrahydrocortisone,urocortisone

四氢萘唑啉　テトラヒドロゾリン　tetrahydrozoline

四氢皮质醇　テトラヒドロコルチゾール　tetrahydrocortisol

四氢生物喋呤　テトラヒドロビオプテリン　tetrahydrobiopterin

四氢氧化钯　水酸化第二パラジウム，水酸化パラジウム〔Ⅳ〕　すいさんかだいにPalladium,すいさんかpalladium〔Ⅳ〕

四氢叶酸　テトラヒドロ葉酸　tetrahydroようさん

四氢叶酸脱氢酶　テトラヒドロ葉酸脱水素酵素　tetrahydroようさんだっすいそこうそ

四氢乙烯　テトラヒドロエチレン　tetrahydroethylene

四氢掌叶防己碱　テトラヒドロパルマチン　tetrahydropalmatine

四日市哮喘〔病〕　四日市ぜん息〔症〕　よっかいちぜんそく〔しょう〕

四手畸胎　四手奇形　ししゅきけい

四束支传导阻滞　四束ブロック　しそくblock

四胎儿　四胎児,四つ児　したいじ,よつご

四胎妊娠　四胎妊娠　したいにんしん

四胎生　四胎児　したいじ

四肽胃泌素　テトラガストリン　tetragastrin

四〔碳〕糖　四糖類,テトロース,テトラサッカリド　しとうるい,tetrose,tetrasaccharide

四羰化镍　四カルボニル ニッケル　しcarbonyl nickel

四萜〔类〕　テトラテルペン〔類〕　tetraterpene〔るい〕

四头〔绷〕带　四尾包帯　しびほうたい

四头肌　四頭筋　しとうきん

四头肌反射　四頭筋反射　しとうきんはんしゃ

四相点　四重点　しじゅうてん

四硝基甲烷　テトラニトロメタン　tetranitromethane

四硝酸戊四醇〔酯〕　四硝酸ペンタエリトリトール　ししょうさんpentaerythritol

四溴酚酞　テトラブロモフェノールフタレイン　tetrabromophenolphthalein

四溴酚酞磺酸钠　スルホブロモフタレイン ナトリウム　sulfobromophthalein natrium

四溴酚酞钠　テトラブロモフェノールフタレイン ナトリウム　tetrabromophenolphthalein natrium

四溴化铂　四臭化白金,臭化第二白金,臭化白金〔Ⅳ〕　ししゅうかはっきん,しゅうかだいにはっきん,しゅうかはっきん〔Ⅳ〕

四溴化碳　四臭化炭素　ししゅうかたんそ

四溴甲状腺原氨酸　テトラブロモチロニン　tetrabromothyronine

四溴荧光素 テトラブロモフルオレセイン tetrabromo-fluorescein

四氧化锇 四酸化オスミウム，酸化オスミウム〔Ⅳ〕 しさんかosmium，さんかosmium〔Ⅳ〕

四氧化钌 四酸化ルテニウム しさんかruthenium

四氧化氯 四酸化塩素 しさんかえんそ

四氧化铅 四酸化鉛 しさんかなまり

四氧化三锰 四三酸化マンガン，四酸化三マンガン しさんさんかmanganese，しさんかさんmanganese

四氧化三镍 四酸化三ニッケル，四三酸化ニッケル しさんかさんnickel，しさんさんかnickel

四氧化三铅 四酸化三鉛，四三酸化鉛 しさんかさんなまり，しさんさんかなまり

四氧化三铁 四三酸化鉄，四酸化三鉄 しさんさんかてつ，しさんかさんてつ

四氧化物 四酸化物 しさんかぶつ

四氧嘧啶 アロキサン alloxan

四氧嘧啶糖尿 アロキサン糖尿 alloxanとうにょう

四氧嘧啶糖尿病 アロキサン糖尿病 alloxanとうにょうびょう

四乙基酚藏红 テトラエチルフェノサフラニン tetraethylphenosafranine

四乙〔基〕铅 テトラエチル鉛 tetraethylなまり

四乙基铅中毒 テトラエチル鉛中毒 tetraethylなまりちゅうどく

四乙基氢氧化铵 水酸化テトラエチルアンモニウム すいさんかtetraethylammonium

四乙基溴化胺 臭化テトラエチルアンモニウム しゅうかtetraethylammonium

四乙基原硅酸酯 オルトケイ酸テトラエチルエステル orthoケイさんtetraethylester

四乙铅 テトラエチル鉛 tetraethylなまり

四音律 四部リズム（律動） しぶrhythm（りつどう）

四元回归 四元回帰，四重回帰 しげんかいき，しじゅうかいき

四原型 四原型 しげんがた

四肢 四肢 しし

〔四〕肢病 先端（肢端）部疾患 せんたん（したん）ぶしっかん

四肢不全畸胎 四肢奇形児，奇肢体 ししきけいじ，きしたい

四肢电极 四肢電極 ししでんきょく

四肢电极缚带 四肢電極帯 ししでんきょくたい

四肢动脉造影 四肢動脈造影〔法〕 ししどうみゃくぞうえい〔ほう〕

四肢骨 四肢骨 ししこつ

四肢静脉造影 四肢静脈造影〔法〕 ししじょうみゃくぞうえい〔ほう〕

四肢麻痹（瘫痪） 四肢麻痺 ししまひ

四肢强直 四肢強直 ししきょうちょく

四肢血压 四肢血圧 ししけつあつ

四肢周径 四肢周〔囲〕径 しししゅう〔い〕けい

四足畸胎 四足奇形 しそくきけい

四唑 テトラゾール tetrazole

四唑氮蓝 ニトロブルー テトラゾリウム nitroblue tetrazolium

四唑氮蓝试验 ニトロブルー テトラゾリウム試験 nitroblue tetrazoliumしけん

似曾听说症 既話感 きわかん

似曾相识症 既視体験，既視感 きしたいけん，きしかん

似囊尾蚴 擬囊尾虫 ぎのうびちゅう

似然比 公算比 こうさんひ

伺服机构 サーボ機序（構） servoきじょ（こう）

伺服马达 サーボモータ servomotor

伺服系统 サーボ系 servoけい

饲 給食,飼育 きゅうしょく,しいく

饲料 飼料 しりょう

饲养 飼育 しいく

饲养场 飼育場 しいくじょう

SONG 松宋诵

sōng 松

松柏醇 コニフェリル アルコール，コニフェロール coniferyl alcohol，coniferol

松柏苷(贰) コニフェリン coniferin

松贝碱 ソンペイミン sonpeimine

松弛 弛緩 しかん,ちかん

松弛部 弛緩部 しかんぶ

松弛〔激〕素 レラキシン relaxin

松弛时间 弛緩時間 しかんじかん

松弛效应 弛緩効果 しかんこうか

松弛性二尖瓣综合征 弛緩性二尖弁症候群 しかんせいにせんべんしょうこうぐん

松弛性麻痹 弛緩性麻痺 しかんせいまひ

松弛作用 弛緩作用 しかんさよう

松垂皮肤病 弛緩性皮膚病 しかんせいひふびょう

松醇 ピニトール pinitol

松丹宁酸 ピニタンニン酸 pinitanninさん

松二糖 ツラノース turanose

松果旁体 副松果体 ふくしょうかたい

松果体(腺) 松果体 しょうかたい

松果体病 松果体病 しょうかたいびょう

松果体钙斑 松果体石灰斑 しょうかたいせっかいはん

松果体功(机)能亢进 松果体〔機能〕亢進〔症〕 しょうかたい〔きのう〕こうしん〔しょう〕

松果体功能障碍 松果体機能異常 しょうかたいきのういじょう

松果体畸胎瘤 松果体奇形腫 しょうかたいきけいしゅ

松果体激素 松果ホルモン しょうかhormone

松果体抗促性腺激素 松果抗性腺刺激ホルモン しょうかこうせいせんしげきhormone

松果体瘤 松果体腫 しょうかたいしゅ

松果体母细胞瘤 松果体芽細胞腫 しょうかたいがさいぼうしゅ

松果体囊肿 松果体囊胞 しょうかたいのうほう

松果体切除术 松果体切除術 しょうかたいせつじょじゅつ

松果体区域肿瘤切除术 松果体部腫瘍切除術 しょうかたいぶしゅようせつじょじゅつ

松果体上隐窝 松果上陥凹 しょうかじょうかんおう

松果体神经 松果体神経 しょうかたいしんけい

松果体细胞 松果体細胞 しょうかたいさいぼう

松果体移位 松果体変位 しょうかたいへんい

松果体隐窝 松果陥凹 しょうかかんおう

松果体综合征 松果体症候群 しょうかたいしょうこうぐん

松槲皮〔黄〕素 ピノクェルセチン pinoquercetin

松焦油　パイン油，パインオイル　pineゆ,pine oil
松焦油软膏　パイン油軟膏　pineゆなんこう
松节油　テレビン油　terebeneゆ
松节油擦剂　テレビン油リニメント剤,テレビン油擦剤　terebeneゆlinimentざい,terebeneゆさつざい
松节油中毒　テレビン油中毒　terebeneゆちゅうどく
松解环〔状〕脱氧核糖核酸　緩和環状DNA　かんわかんじょうDNA
松科　松科　マツカ
松蓝苷　イサタンB　isatanB
松萝属　サルオガセ属　サルオガセぞく
松萝酸　ウスニン酸　usninさん
松茸醇　松茸アルコール　マツタケalcohol
松软瓣膜综合征　ぼたつき弁症候群　ばたつきべんしょうこうぐん
松软组织　軟組織　なんそしき
松三糖　メレチトース　melezitose
松属苷（甙）　ベレクンジン　verecundin
松香(脂)　ロジン,松脂　rosin,マツヤニ
松香酸　アビエチン酸　abietinさん
松香酸酐　無水アビエチン酸　むすいabietinさん
松香烷　アビエタン　abietane
松香硬膏　ロジン硬膏　rosinこうこう
松蕈酸　アガリシン酸　agaricinさん
松叶素　ピノシルビン　pinosylvine
松油醇　テルピネオール　terpineol
松油烯　テルピネン　terpinene
松原-村田氏反应　松原・村田反応　まつばら・むらだはんのう
松原氏反应　松原反応　まつばらはんのう
松甾酮　ポナステロン　ponasterone
松质　海綿質　かいめんしつ
松质骨　海綿骨　かいめんこつ
松质骨块移植融合术　海綿骨移植融合術　かいめんこつついしょくゆうごうじゅつ
松质骨植骨法　海綿骨移植術　かいめんこつついしょくじゅつ
松质型　海綿質型　かいめんしつがた

sòng　宋诵

宋-阿二氏试验　ツォンデック・アッシュハイム試験　Zondek-Aschheimしけん
宋内氏菌痢　ゾ[ン]ネ赤痢　Sonneせきり
宋内氏痢疾杆菌　ゾ[ン]ネ赤痢菌　Sonneせきりきん
宋内氏志贺氏杆菌　ゾ[ン]ネ赤痢菌　Sonneせきりきん
诵读困难　失読症,読書障害,難読　しつどくしょう,どくしょしょうがい,なんどく

SOU 嗽

sòu　嗽

嗽必妥　サルブタモール,ベントリン　salbutamol,ventolin

SU　苏酥俗诉素速宿粟嗉塑

sū　苏酥

苏〔阿〕糖　トレオース　threose
苏氨酸　スレオニン,トレオニン　threonine
苏氨酰　トレオニル　threonyl
苏布油　スンブール油　sumbulゆ
苏打　ソーダ,炭酸ソーダ,炭酸ナトリウムsoda,たんさん

soda,たんさんnatrium
苏打薄荷〔片〕　ソーダミント　sodamint
苏打石灰　ソーダ石灰　sodaせっかい
苏打水　ソーダ水　sodaすい
苏丹　スダン　Sudan
苏丹Ⅲ　スダンⅢ　SudanⅢ
苏丹G　スダンG　SudanG
苏丹R　スダンR　SudanR
苏丹黑　スダン ブラック　Sudan black
苏丹红　スダン レッド,スカレット レッド　Sudan red,scarlet red
苏丹黄G　スダン エローG　Sudan yellow G
苏丹染色剂　スダン 染色剤,スダン 染料　Sudanせんしょくざい,Sudanせんりょう
苏方木素　ブラジリン　brazillin
苏夫卡因　塩酸ジブカイン　えんさんdibucain
苏合香　蘇合香,スチラックス,ストラックス　ソゴウコウ,styrax,storax
苏合香醇　スチラシトール　styracitol
苏合香脑　スチラコール,桂皮酸グアヤコール　styracol,けいひさんguaiacol
苏合香树脂　ストレジン　storesin
苏合香树脂醇　ストレジノール　storesinol
苏合香烯　スチレン,スタイレン　styrene
苏合香英　スチラシン　styracin
苏合香脂　ストラックス　storax
苏克氏现象　スーケー現象,手指現象　Souquesげんしょう,しゅしげんしょう
苏克氏征　スーケー徴候　Souquesちょうこう
苏拉明　スラミン　suramin
苏拉明钠　スラミン ナトリウム　suramin natrium
苏联春夏型脑炎　ロシア春夏脑炎　Russiaしゅんかのうえん
苏联春夏型脑炎病毒　ロシア春夏脑炎ウイルス　Russiaしゅんかのうえんvirus
苏联蜱传脑炎　ロシアダニ媒介脑炎　Russiaダニばいかいのうえん
苏联远东型脑炎　ロシア遠東脑炎　Russiaえんとうのうえん
苏门树脂酸　スマレシノール酸　sumaresinolさん
苏木精(紫)　ヘマトキシリン　hematoxylin
苏木精染色法　ヘマトキシリン染色法　hematoxylinせんしょくほう
苏木精-伊红染色法　ヘマトキシリン エオシン染色法　hematoxylin eosinせんしょくほう
苏木紫(精)溶液　ヘマトキシリン溶液　hematoxylinようえき
苏-莫二氏法　スーリグー・モレスタン法　Souligoux-Morestinほう
苏奇伦　スギウロン　sugiuron
L-苏糖酸　L-トレオン酸　L-threonさん
苏特黄素　ソテツフラボン　sotetsuflavone
苏铁　ソテツ
苏铁胺(苷)(素)　サイカシン　cycasin
苏铁科　ソテツ科　ソテツか
苏铁属　ソテツ属　ソテツぞく
苏通氏培养基　ソートン培地　Sautonばいち
苏醒　覚醒,蘇生　かくせい,そせい

苏醒室　リカバリー ルーム　recovery room
酥(酪)胺　シストゲン，チラミン　systogene, tyramine
酥油　バター　butter
酥油茶　バター茶　butterちゃ

sú 俗
俗名　通俗名称，俗称　つうぞくめいしょう，ぞくしょう

sù 诉素速宿粟嗉塑
诉讼狂　好訴パラノイア　こうそparanoia
诉讼妄想　訴訟性妄想　そしょうせいもうそう
素餐(食)　菜食，精進料理　さいしょく，しょうじんりょうり
素食者　菜食主義者　さいしょくしゅぎしゃ
素馨　素馨　ソケイ
素馨属　素馨属，ジャスミン属　ソケイぞく, jasmineぞく
素馨酮　ジャスモン　jasmone
素〔牙〕菌素　フニクラリン　funicularin
素因　素因　そいん
素质　素質　そしつ
速波睡眠　パラ睡眠，レム睡眠，速波睡眠　paraすいみん，REMすいみん，そくはすいみん
速度　速度　そくど
速度常数　速度定数　そくどていすう
速度分布　速度分布　そくどぶんぷ
速度杠杆运动　速度槓桿運動　そくどこうかんうんどう
速度计　速度計　そくどけい
速度梯度　速度勾配　そくどこうはい
速发型　即時型　そくじがた
速发型变态反应　即時〔型〕アレルギー反応　そくじ〔がた〕Allergieはんのう
速发型超敏反应　即時〔型〕過敏反応　そくじ〔がた〕かびんはんのう
速甲基化　瞬間メチル化　しゅんかんmethylか
速可巴比妥钠　セコバルビタール ナトリウム，セコナール ナトリウム　secobarbital natrium, seconal natrium
速可眠　セコバルビタール，セコナール　secobarbital, seconal
速率　速度，速力　そくど，そくりょく
速率公式　速度方程式　そくどほうていしき
速率计　速力計　そくりょくけい
速率学说　速力学説　そくりょくがくせつ
速脉　速脈　そくみゃく
速尿〔灵〕　フロセミド，フルセミド，フルセミン　furosemide, frusemide, frusemin
速食癖　速食症　そくしょくしょう
速示仪　タコメータ，回転速度計　tachometer, かいてんそくどけい
速跳运动　がたつき運動　がたつきうんどう
速甾醇　タキステロール　tachysterol
速殖子　タキツォイト　tachyzoite
速转实体镜　タキストスコープ　tachistoscope
宿营卫生　野営衛生　やえいえいせい
宿主　宿主　しゅくしゅ，やどぬし
宿主抵抗力　宿主耐性　しゅくしゅたいせい
宿主范围突变株　宿主域突然変異菌株　しゅくしゅいきとつぜんへんいきんしゅ
宿主回避性　宿主回避性　しゅくしゅかいひせい
宿主密度　宿主密度　しゅくしゅみつど
宿主免疫应答　宿主免疫応答　しゅくしゅめんえきおうとう

宿主特异性　宿主特異性　しゅくしゅとくいせい
宿主细胞　宿主細胞　しゅくしゅさいぼう
宿主易感性　宿主感受性　しゅくしゅかんじゅせい
宿主诱发变异　宿主誘発変異　しゅくしゅゆうはつへんい
宿主状态　宿主状況　しゅくしゅじょうきょう
粟粒型肺结核　粟粒型肺結核　ぞくりゅうがたはいけっかく
粟粒性播散　粟粒性播種　ぞくりゅうせいはしゅ
粟粒性结核〔病〕　粟粒性結核〔症〕ぞくりゅうせいけっかく〔しょう〕
粟粒性脉络膜结核〔病〕粟粒性脈絡膜結核〔症〕ぞくりゅうせいみゃくらくまくけっかく〔しょう〕
粟粒样病变　粟粒様病変　ぞくりゅうようびょうへん
粟〔粒〕疹　粟粒疹　ぞくりゅうしん
粟粒状坏死性痤疮　粟粒状壊疽性座瘡　ぞくりゅうじょうえそせいざそう
嗉囊　嗉嚢　そのう
塑料单　プラスチック シーツ　plastic sheet
塑料冠　プラスチック冠　plasticかん
塑料管　プラスチック管　plasticかん
塑料海绵　プラスチック スポンジ　plastic sponge
塑料节育环　プラスチック 避妊輪　plasticひにんりん
塑料滤材　プラスチック フィルタ　plastic filter
塑料闪烁体　プラスチック シンチレータ　plastic-scintillator
塑料手套　プラスチック 手袋　plasticてぶくろ
塑料听诊器　プラスチック聴診器　plasticちょうしんき
塑料牙　プラスチック人工歯　plasticじんこうし
塑模　鋳型　いがた
塑形　成形　せいけい
塑型阴茎　増生性陰茎　ぞうせいせいいんけい
塑性流动　プラスチック流動　plasticりゅうどう
塑性粘度　プラスチック粘度　plasticねんど

SUAN 酸蒜算

suān 酸
酸　酸，アシッド　さん, acid
酸白蛋白尿　酸アルブミン尿　さんalbuminにょう
酸败　酸敗　さんぱい
酸败性(度)　酸敗性　さんぱいせい
酸败脂肪　酸敗脂肪　さんぱいしぼう
酸变性蛋白　シントニン　syntonin
酸不溶性灰分　酸不溶性灰分　さんふようせいかいぶん
酸橙〔黄〕素　アウラネチン　auranetin
酸处理　酸処理　さんしょり
酸催化重排〔作用〕　酸触媒転位〔作用〕　さんしょくばいてんい〔さよう〕
酸催化剂　酸触媒　さんしょくばい
酸催化缩聚〔作用〕　酸触媒重縮合〔作用〕　さんしょくばいじゅうしゅくごう〔さよう〕
酸电离常数　酸電離定数　さんでんりていすう
酸度　酸〔性〕度　さん〔せい〕ど
酸度常数　酸〔性〕度定数　さん〔せい〕どていすう
酸度计　酸度計　さんどけい
酸度检定　酸〔性〕度試験　さん〔せい〕どしけん
酸度指数　酸度指数　さんどしすう
酸腐蚀　酸腐食　さんふしょく
酸酐　無水酸　むすいさん

酸根(基)　酸基,酸根　さんき,さんこん

酸根离子　酸基イオン　さんきion

酸过多　酸過多,超酸〔性〕度　さんかた,ちょうさん〔せい〕ど

酸过少　酸過少　さんかしょう

酸含量　酸含量　さんがんりょう

酸化　酸性化　さんせいか

酸化剂　酸性化剤　さんせいかざい

酸化尿液　酸性化尿液　さんせいかにょうえき

酸化器　酸性化器　さんせいかき

酸化试管　酸性化試管　さんせいかしかん

酸化血清溶血试验　酸性化血清溶血試験　さんせいかけっせいようけつしけん

酸化血清试验　酸性化血清試験　さんせいかけっせいしけん

酸碱催化剂　酸塩基触媒　さんえんきしょくばい

酸碱催化作用　酸塩基触媒反応　さんえんきしょくばいはんのう

酸碱代谢　酸塩基代謝　さんえんきたいしゃ

酸碱度　水素イオン指数,酸度とアルカリ度,酸アルカリ度,pH　すいそionしすう,さんどとalkaliど,さんalkaliど

酸碱度敏感突变体　pH敏感な突然変異体　pHびんかんなとつぜんへんいたい

酸碱度试纸〔法〕　pH試験紙〔法〕　pHしけんし〔ほう〕

酸碱反应　酸塩基反応　さんえんきはんのう

酸碱兼性　酸塩基両性　さんえんきりょうせい

酸碱平衡　酸塩基平衡　さんえんきへいこう

酸碱平衡紊乱(失调)　酸塩基平衡障害　さんえんきへいこうしょうがい

酸碱指示剂　酸塩基指示剤　さんえんきしじざい

酸浆　ホオズキ

酸浆果红素　フィサリン　physalin

酸降解　酸減成　さんげんせい

酸金牛醌　ラパノン　repanone

酸类中毒　酸中毒　さんちゅうどく

酸量标准测定法　標準酸滴定法　ひょうじゅんさんてきていほう

酸量法标准物质　酸滴定標準物質　さんてきていひょうじゅんぶっしつ

酸霉素　アシドマイシン,シンナモニン,ミコバシジン　acidomycin,cinnamonin,mycobacidin

酸奶(乳)　酸〔性〕乳,ヨーグルト　さん〔せい〕にゅう,yoghurt

酸凝集反应　酸凝集反応　さんぎょうしゅうはんのう

酸浓度　酸濃度　さんのうど

酸缺乏　酸不足,無酸症　さんふそく,むさんしょう

酸溶胶原〔蛋白〕　プロコラーゲン,可溶性コラーゲン　procollagen,かようせいcollagen

酸溶血试验　酸溶血〔反応〕試験　さんようけつ〔はんのう〕しけん

酸式　酸型　さんがた

酸式草酸钾　蓚酸水素カリウム,酸性蓚酸カリウム　しゅうさんすいそkalium,さんせいしゅうさんkalium

酸式醋酸钾　酢酸水素カリウム,酸性酢酸カリウム　さくさんすいそkalium,さんせいさくさんkalium

酸式醋酸钠　酢酸水素ナトリウム,酸性酢酸ナトリウム　さくさんすいそnatrium,さんせいさくさんnatrium

酸式滴定管　酸式ビュレット　さんしきburette

酸式酒石酸钾　酒石酸水素カリウム,酸性酒石酸カリウム　しゅせきさんすいそkalium,さんせいしゅせきさんkalium

酸式酒石酸钠　酒石酸水素ナトリウム,酸性酒石酸ナトリウム　しゅせきさんすいそnatrium　さんせいしゅせきさんnatrium

酸式硫酸盐　硫酸水素塩,酸性硫酸塩　りゅうさんすいそえん,さんせいりゅうさんえん

酸式亚硫酸盐　亜硫酸水素塩,酸性亜硫酸塩　ありゅうさんすいそえん,さんせいありゅうさんえん

酸式盐　酸性塩　さんせいえん

酸水解　酸加水分解　さんかすいぶんかい

酸提出物　酸抽出物　さんちゅうしゅつぶつ

酸提取　酸抽出　さんちゅうしゅつ

酸痛　だるく痛む　だるくいたむ

酸透析　酸透析　さんとうせき

酸脱氢酶　酸脱水素酵素,酸デヒドロゲナーゼ　さんだっすいそこうそ,さんdehydrogenase

酸味(涩)　酸味　さんみ

酸洗废水　ピクリング廃水　picklingはいすい

酸洗脱〔技〕术　酸溶離技術,酸溶出技術　さんようりぎじゅつ,さんようしゅつぎじゅつ

酸性氨基酸　酸性アミノ酸　さんせいaminoさん

酸性氨基糖酐　酸性グリコサミノグリカン　さんせいglycosaminoglycan

酸〔性〕白蛋白　酸〔性〕アルブミン　さん〔せい〕albumin

酸性α-醋酸萘酯酶　酸性酢酸α-ナフチルエステラーゼ　さんせいさくさんα-naphthylesterase

酸性蛋白酶　酸性プロテアーゼ,酸性蛋白分解酵素　さんせいprotease,さんせいたんぱくぶんかいこうそ

酸性蛋白质　酸性蛋白質　さんせいたんぱくしつ

酸性靛蓝　インジゴカルミン　ingdigo carmine

酸性二氯锡溶液　酸性二塩化錫溶液　さんせいにえんかすずようえき

酸性反应　酸性反応　さんせいはんのう

酸性废水　酸性廃水　さんせいはいすい

酸〔性分〕解　酸〔性〕分解　さん〔せい〕ぶんかい

酸性铬盐　酸性クロム塩　さんせいchromeえん

酸性红　アシッド レッド　acid red

酸性黄　アシッド エロー　acid yellow

酸性间胺黄　メタニル エロー　metanil yellow

酸性酒精　酸性アルコール　さんせいalcohol

酸性蓝　アシッド ブルー　acid blue

酸性蓝黑6B　アシッド ブルー ブラック6B　acid blue black 6B

酸性亮蓝　アシッド ブリリアント ブルー　acid brilliant blue

酸性裂解　酸性分割　さんせいぶんがつ

酸性磷酸酶染色　酸性リン酸酵素染色　さんせいリンさんこうそせんしょく

酸性磷酸盐　リン酸水素塩,酸性リン酸塩　リンさんすいそえん,さんせいリンさんえん

酸性磷酸〔酯〕酶　酸性ホスファターゼ　さんせいphosphatase

酸性绿　アシッド グリーン　acid green

酸性耐光橙染色　オレンジ グリーン染色　orange greenせんしょく

酸性粘多糖　酸性ムコ多糖類,酸性粘質多糖類　さんせいmucoたとうるい,さんせいねんしつたとうるい

酸性尿　酸性尿　さんせいにょう
酸性偶氮染料　酸性アゾ染料　さんせいazoせんりょう
酸性品红　酸性フクシン　さんせいfuchsin
酸性气体　酸性ガス　さんせいgas
酸性茜素黑　酸性アリザリン ブラック　さんせいalizarine black
酸性茜素蓝　酸性アリザリン ブルー　さんせいalizarine blue
酸性茜素蓝黑　酸性アリザリン ブルー ブラック　さんせいalizarine blue black
酸性染料　酸性染料　さんせいせんりょう
酸性染料比色法　酸性染料比色法　さんせいせんりょうひしょくほう
酸性溶剂　酸性溶剤　さんせいようざい
酸性三号橙　酸性オレンジ Ⅲ　さんせいorange Ⅲ
酸性食糜　酸性キームス,酸性糜粥　さんせいchymes,さんせいびじゅく
酸性苏木精染料　酸性ヘマトキシリン染料　さんせいhematoxylinせんりょう
酸性水解酶　酸性加水分解酵素,酸性ヒドロラーゼ　さんせいかすいぶんかいこうそ,さんせいhydrolase
酸性四号橙　酸性オレンジ Ⅳ　さんせいorange Ⅳ
酸性碳酸钠　重炭酸ナトリウム　じゅうたんさんnatrium
酸性碳酸盐　炭酸水素塩,酸性炭酸塩　たんさんすいそえん,さんせいたんさんえん
酸性糖蛋白　酸性糖蛋白質　さんせいとうたんぱくしつ
酸性物质　酸性物質　さんせいぶっしつ
酸性氧化物　酸性酸化物　さんせいさんかぶつ
酸性一号铬变棕　クロモゲンLL　chromogenLL
酸性樱红　酸性セリス　さんせいcerise
酸性枣红　酸性ボルドー　さんせいbordeaux
酸性皂苷(甙)　酸性サポニン　さんせいsaponin
酸性正铁血红素　酸性ヘマチン　さんせいhematin
酸性灼伤　酸性火傷　さんせいかしょう(やけど)
酸性紫　アシッド バイオレット　acid violet
酸性组分　酸性成分　さんせいせいぶん
酸血症　酸血症　さんけっしょう
酸样收接器　酸収集器　さんしゅうしゅうき
酸液　酸液　さんえき
酸(液)比重计　酸比重計　さんひじゅうけい
酸雨　酸雨　さんう
酸枣仁甙元　ジュジュボゲニン　jujubogenin
酸枣仁皂苷(甙)　ジュジュボシド,ジュジュボサイド　jujuboside
酸值　酸数,酸値　さんすう,さんち
酸指数　酸指数　さんしすう
酸中毒　アシドーシス,酸中毒　acidosis,さんちゅうどく
酸中毒深大呼吸　クスマウル呼吸　Kussmaulこきゅう

suàn　蒜算

蒜氨酸　アリイン　alliin
蒜(氨酸)酶　アリイナーゼ　alliinase
蒜苷(甙)　アリン　allin
蒜硫胺素　アリチアミン,アリサイアミン　allithiamine
蒜素　アリシン　allicin
蒜制菌素　アリスタチン　allistatin
算法　アルゴリズム,算法　algorithm,さんぽう
算法语言　アルゴル,算法言葉　ALGOL,さんぽうことば
算术操作　算術操作　さんじゅつそうさ

算术(等差)级数　等差級数　とうさきゅうすう
算术对数纸　算術対数紙　さんじゅつたいすうし
算术平均数　算術平均数　さんじゅつへいきんすう
算术平均值　算術平均値　さんじゅつへいきんち

SUI　随髓碎隧

suí　随

随访　追跡調査　ついせきちょうさ
随机　無作為,ランダム　むさくい,random
随机变量(数)　無作為変数,ランダム変数　むさくいへんすう,randomへんすう
随机抽(取)样　任意抽出　にんいちゅうしゅつ
随机分配　無作為配分,無作為割当　むさくいはいぶん,むさくいわりあて
随机过程　無作為過程　むさくいかてい
随机化　無作為化,ランダム化　むさくいか,randomか
随机婚配　無作為交配,任意交配　むさくいこうはい,にんいこうはい
随机模型　無作為模型,無作為モデル　むさくいもけい,むさくいmodel
随机筛选　無作為選別　むさくいせんべつ
随机数　無作為数　むさくいすう
随机数目(字)表　無作為数字表　むさくいすうじひょう
随机误差　無作為誤差　むさくいごさ
随机效应　無作為効果　むさくいこうか
随机信号　無作為信号　むさくいしんごう
随机信号多普勒效应　無作為信号ドップラー効果　むさくいしんごうDopplerこうか
随机性　無作為性,任意性　むさくいせい,にんいせい
随机性故障　無作為性障害　むさくいせいしょうがい
随机性损害　無作為性損害　むさくいせいそんがい
随机样本　無作為標本,任意標本,ランダムサンプル　むさくいひょうほん,にんいひょうほん,random sample
随机遗传漂变　無作為遺伝変動　むさくいいでんへんどう
随体　付随体　ふずいたい
随体病毒　サテライト ウイルス　satellite virus
随体脱氧核糖核酸　付随体DNA　ふずいたいDNA
随意肌　随意筋　ずいいきん
随意排尿　随意排尿　ずいいはいにょう
随意收缩　随意収縮　ずいいしゅうしゅく
随意性眼球震颤　随意眼振　ずいいがんしん
随意运动　随意運動　ずいいうんどう
随诊制度　追跡検査制度　ついせきけんさせいど

suǐ　髓

髓板　神経板,脳板　しんけいばん,のうばん
髓壁　(歯)髄壁　(し)ずいへき
髓动脉　髄動脈　ずいどうみゃく
髓窦　(リンパ節)髄質洞　(lymphせつ)ずいしつどう
髓盖　覆髄(法)　ふくずい(ほう)
髓沟　神経溝　しんけいこう
髓冠　歯冠髄　しかんずい
髓管　(歯)根管　(し)こんかん
髓管网　胎児神経管壁網状組織　たいじしんけいかんへきもうじょうそしき
髓管洗洁器　歯根管クリーナ　しこんかんcleaner
髓过氧化(物)酶　ミエロペルオキシダーゼ　myeloperoxidase
髓核　髄核　ずいかく

髓核脱出　髓核ヘルニア　ずいかくhernia
髓核造影〔法〕　髓核造影〔法〕　ずいかくぞうえい〔ほう〕
髓核摘除术　髓核切除術　ずいかくせつじょじゅつ
髓化　髓質化,髓状化　ずいしつか,ずいじょうか
髓角　髓角　ずいかく
髓节　髓節　ずいせつ
髓静脉　髓静脈　ずいじょうみゃく
髓磷脂　ミエリン　myelin
髓磷脂染剂　ミエリン染料　myelinせんりょう
髓磷脂溶解素　ミエリノリジン　myelinolysin
髓瘤　骨髓腫　こつずいしゅ
髓母细胞　骨髓芽球　こつずいがきゅう
髓母细胞瘤　骨髓芽球腫　こつずいがきゅうしゅ
髓内出血　髓内出血　ずいないしゅっけつ
髓内钉　髓内釘　ずいないてい
髓内针拔出术　髓内針抜去術　ずいないしんばっきょじゅつ
髓内针固定　髓内針固定〔法〕　ずいないしんこてい〔ほう〕
髓内针内固定术　髓内針内固定術　ずいないしんないこていじゅつ
髓胀肿　髓膿瘍　ずいのうよう
髓袢　ヘンレ係蹄　Henleけいてい
髓袢粗段　ヘンレ係蹄の太い区域　Henleけいていのふといくいき
髓袢功能障碍　ヘンレ係蹄の機能不全　Henleけいていのきのうふぜん
髓袢降支　ヘンレ係蹄の下行脚　Henleけいていのかこうきゃく
髓袢利尿药　ヘンレ係蹄利尿薬　Henleけいていりにょうやく
髓袢升支　ヘンレ係蹄の上行脚　Henleけいていのじょうこうきゃく
髓袢细段　ヘンレ係蹄の細い区域　Henleけいていのほそいくいき
髓旁肾单位　髓近接ネフロン　ずいきんせつnephron
髓腔　髓腔　ずいくう
髓腔植骨法　髓腔骨移植法　ずいくうこついしょくほう
髓鞘　ミエリン鞘,髓鞘　myelinしょう,ずいしょう
髓鞘变性　髓鞘変性　ずいしょうへんせい
髓鞘发生(形成)　髓鞘形成　ずいしょうけいせい
髓鞘破坏(脱失)　髓鞘脱落　ずいしょうだつらく
髓鞘染色法　髓鞘染色法　ずいしょうせんしょくほう
髓鞘脱失病　脱髓疾患　だつずいしっかん
髓鞘脱失状态　脱髓状態　だつずいじょうたい
髓鞘质分解　ミエリン分解　myelineぶんかい
髓鞘质瘤　髓鞘腫　ずいしょうしゅ
髓上皮瘤　髓質上皮腫　ずいひつじょうひしゅ
髓石　歯髓結石　しずいけっせき
髓室　髓腔　ずいくう
髓室顶　髓腔蓋　ずいくうがい
髓索　髓〔質〕索　ずい〔しつ〕さく
髓体〔小脑的〕　髓体〔しょうのうの〕ずいたい
髓外浆细胞瘤　髓外形質細胞腫　ずいがいけいしつさいぼうしゅ
髓外造血　髓外造血　ずいがいぞうけつ
髓外造血灶　髓外造血病巣　ずいがいぞうけつびょうそう
髓维管束　髓維管束　ずいいかんそく
髓纹　髓条　ずいじょう
髓细胞　骨髓球　こつずいきゅう

髓细胞瘤　骨髓球腫,骨髓細胞腫　こつずいきゅうしゅ,こつずいさいぼうしゅ
髓细胞血症　骨髓球血症　こつずいきゅうけっしょう
髓细胞组织增生　骨髓細胞増加症　こつずいさいぼうぞうかしょう
髓形成　髓質化　ずいしつか
髓样癌　髓様癌　ずいようがん
髓样化生　骨髓様化生　こつずいようかせい
髓样肿胀　髓様腫脹　ずいようしゅちょう
髓样肿胀期　髓様腫脹期　ずいようしゅちょうき
髓针　ブローチ,根管針,抜髓針　broach,こんかんしん,ばつずいしん
髓质　髓質　ずいしつ
髓质放线　腎髓質放線　じんずいしつほうせん
髓质囊性病　髓質囊胞病　ずいしつのうほうびょう
髓质内区　髓質内区　ずいしつないく
髓质切除术　髓質切除術　ずいしつせつじょじゅつ
髓质素　メズラリン　medullarin
髓质外区　髓質外区　ずいしつがいく
髓质型食管癌　髓質型食道癌　ずいしつがたしょくどうがん
髓组织　髓組織　ずいそしき

suì 碎隧

碎骨钳　摧骨鉗子　さいこつかんし
碎颅刀　砕頭トレパン　さいとうtrepan
碎颅器　砕頭器　さいとうき
碎颅术　〔胎児〕砕頭術　〔たいじ〕さいとうじゅつ
碎片　砕片,断片　さいへん,だんぺん
碎片红细胞　砕片赤血球　さいへんせっけっきゅう
碎片离子　砕片イオン　さいへんion
碎片离子峰　砕片イオン　ピーク　さいへんion peak
碎石膀胱镜　砕石鏡　さいせききょう
碎石器　砕石器　さいせきき
碎石术　砕石術　さいせきじゅつ
碎石洗出术　抽石術　ちゅうせきじゅつ
碎胎刀　切胎刀　せったいとう
碎胎术　切胎術,胎児切断術　せったいじゅつ,たいじせつだんじゅつ
隧道　トンネル,隧道　tunnel,すいどう
隧道式干燥器　トンネル　ドライヤー　tumnel dryer
隧道效应　隧道効果　すいどうこうか

SUN 孙损

sūn 孙

孙囊　孫娘囊胞　まごむすめのうほう

sǔn 损

损害　損害,傷害　そんがい,しょうがい
损害(伤)感受器　損害受容器　そんがいじゅようき
损伤　損傷　そんしょう
损伤电流　損傷電流　そんしょうでんりゅう
损伤电位　損傷電位　そんしょうでんい
损伤放电　損傷放電　そんしょうほうでん
损伤分度标准　損傷判定基準　そんしょうはんていきじゅん
损伤后行为能力　損傷後随意行為能力　そんしょうごずいいこういのうりょく
损伤率　損傷率　そんしょうりつ
损伤死因　損傷死因　そんしょうしいん

損伤性胆管狭窄　損傷性胆管狭窄　そんしょうせいたんかんきょうさく

損伤性膈疝　損傷性横隔膜ヘルニア　そんしょうせいおうかくまくhernia

損伤性骨化性肌炎　損傷性化骨性筋炎　そんしょうせいかこつせいきんえん

損伤性关节炎　損傷性関節炎　そんしょうせいかんせつえん

損伤性踝关节炎　損傷性足関節炎　そんしょうせいそっかんせつえん

損伤性瘘道(管)　損傷性フィステル　そんしょうせいFistel

損伤性气胸　損傷性気胸　そんしょうせいききょう

損伤性脱位　損傷性脱臼　そんしょうせいだっきゅう

損伤性休克　損傷性ショック　そんしょうせいshock

損伤性血胸　損傷性血胸　そんしょうせいけっきょう

損失重　損失重量　そんしつじゅうりょう

SUO　梭羧縮索锁

suǒ　梭羧縮

梭菌螺旋体病　フゾ(紡錘菌)スピロヘータ症　Fuso(ぼうすいきん)Spirochetaしょう

梭菌螺旋体性坏疽　紡錘菌スピロヘータ壊疽　ぼうすいきんSpirochetaえそ

梭菌螺旋体性咽炎　紡錘菌スピロヘータ咽頭炎　ぼうすいきんSpirochetaいんとうえん

梭菌螺旋体性龈炎　紡錘菌スピロヘータ歯肉炎　ぼうすいきんSpirochetaしにくえん

梭菌肽酶A　クロストリジオペプチダーゼ　clostridiopeptidase

梭内肌纤维　紡錘内繊維　ぼうすいないせんい

梭形白内障　紡錘状白内障　ぼうすいじょうはくないしょう

梭形动脉瘤　紡錘状動脈瘤　ぼうすいじょうどうみゃくりゅう

梭形杆菌属　フソバクテリウム属,紡錘状菌属　Fusobacteriumぞく,ぼうすいじょうきんぞく

梭形肌　紡錘状筋　ぼうすいじょうきん

梭形裂缝　紡錘状裂〔溝〕　ぼうすいじょうれつ〔こう〕

梭形细胞　紡錘細胞　ぼうすいさいぼう

梭形细胞癌　紡錘細胞癌　ぼうすいさいぼうがん

梭形细胞层　紡錘細胞層　ぼうすいさいぼうそう

梭形细胞肉瘤　紡錘細胞肉腫　ぼうすいさいぼうにくしゅ

梭形细胞型滑膜肉瘤　紡錘細胞型滑液膜肉腫　ぼうすいさいぼうがたかつえきまくにくしゅ

梭形细胞型间皮肉瘤　悪性紡錘細胞型中皮腫　あくせいぼうすいさいぼうがたちゅうひしゅ

梭形细胞型胸腺瘤　紡錘細胞型胸腺腫　ぼうすいさいぼうがたきょうせんしゅ

梭状回　紡錘状回　ぼうすいじょうかい

梭状畸形　紡錘状奇形　ぼうすいじょうきけい

梭状芽胞杆菌　クロストリジウム　clostridium

梭状芽胞杆菌属　クロストリジウム属　clostridiumぞく

羧苯磺胺　プロベネシッド　probenecid

羧苯甲酰磺胺噻唑　フタリルスルファチアゾール　phthalylsulfathiazole

羧苄青霉素　カルベニシリン　carbenicillin

羧化酶　カルボキシラーゼ　carboxylase

羧基　カルボキシル基　carboxylき

羧基多肽酶　カルボキシポリペプチダーゼ　carboxypolypeptidase

羧基化剂　カルボキシル化剤　carboxylかざい

羧〔基〕化〔作用〕　カルボキシル化　carboxylか

羧基裂解酶　カルボキシラーゼ　carboxylase

羧基末端　カルボキシル基末端　carboxylきまったん

羧基末端内肽酶　カルボキシル基末端エンドペプチダーゼ　carboxylきまったんendopeptidase

6-羧基尿苷酸　6-カルボキシウリジレート　6-carboxyuridylate

6-羧基尿苷酸脱羧酶　6-カルボキシウリジレート デカルボキシラーゼ　6-carboxyuridylate decarboxylase

6-羧基尿嘧啶　6-カルボキシウラシル　6-carboxyuracil

〔6-〕羧基尿嘧啶核苷酸　カルボキシウリジレート　carboxyuridylate

〔6-〕羧基尿嘧啶核苷酸脱羧酶　カルボキシウリジレート デカルボキシラーゼ　carboxyuridylate decarboxylase

羧基歧化酶　カルボキシジスムターゼ　carboxydismutase

羧〔基〕肽酶　カルボキシペプチダーゼ　carboxypeptidase

羧〔基〕肽酶原　プロカルボキシペプチダーゼ　procarboxypeptidase

羧基转移酶　カルボキシルトランスフェラーゼ,カルボキシル転移酵素　carboxyltransferase,carboxylてんいこうそ

羧甲淀粉钠　カルボキシメチル殿粉ナトリウム　carboxymethylでんぷんnatrium

羧甲基　カルボキシメチル基　carboxymethylき

羧甲基化〔作用〕　カルボキシメチル化　carboxymethylか

羧甲基纤维素　カルボキシメチルセルロース　carboxymethyl cellulose

羧甲基纤维素钠　カルボキシメチルセルロース ナトリウム carboxymethyl cellulose natrium

羧甲基组氨酸　カルボキシメチルヒスチジン　carboxymethyl histidine

羧噻吩青霉素　チカルシリン　ticarcillin

羧酸　カルボキシル酸　carboxylさん

羧酸盐　カルボキシル酸塩　carboxylさんえん

羧酸酯类　カルボキシル酸エステル類　carboxylさんesterるい

羧酸酯酶　カルボキシルエステラーゼ　carboxylesterase

羧肽酶　カルボキシペプチダーゼ　carboxypeptidase

缩氨〔基〕硫脲　チオセミカルバゾン　thiosemicarbazone

缩氨基脲　セミカルバゾン　semicarbazone

缩肠绒毛素　ビリキニン　villikinin

缩胆囊素　コレシストキニン　cholecystokinin

缩胆囊物质　胆囊運動促進物質　たんのううんどうそくしんぶっしつ

缩短　短縮　たんしゅく

缩短热　短縮熱　たんしゅくねつ

缩二胍　ビグアニド　biguanide

缩二脲　ビウレット　biuret

缩二脲反应　ビウレット反応　biuretはんのう

缩宫素　オキシトシン　oxytocin

缩合法　縮合方法　しゅくごうほうほう

缩合反应　縮合反応　しゅくごうはんのう

缩合葡萄糖　縮合グルコース　しゅくごうglucose

缩合鞣质　縮合タンニン　しゅくごうtannin

缩合物　縮合物　しゅくごうぶつ

缩合〔作用〕　縮合〔作用〕　しゅくごう〔さよう〕

缩颌　下顎後退〔症〕　かがくこうたい〔しょう〕

缩回　①退縮②後退　①たいしゅく②こうたい

缩肌　収縮筋　しゅうしゅくきん

缩减　縮小,減少　しゅくしょう,げんしょう

缩聚产物　重縮合産物　じゅうしゅくごうさんぶつ

缩聚反应　重縮合反応　じゅうしゅくごうはんのう

缩聚物　縮合重合体　しゅくごうじゅうごうたい

缩聚〔作用〕　重縮合,ポリ縮合,縮合重合　じゅうしゅくごう,Polyしゅくごう,しゅくごうじゅうごう

缩醛　アセタール　acetal

缩醛化〔作用〕　アセタール化〔作用〕　acetalか〔さよう〕

缩醛键　アセタール結合　acetalけつごう

缩醛磷脂　アセタールホスファチド,プラスマロゲン　acetalphosphatide,plasmalogen

缩醛形成　アセタール形(生)成　acetalけい(せい)せい

缩砂仁素　アルピノン　alpinone

缩砂仁素-3-乙酸酯　アルピノン-3-アセテート　alpinone-3-acetate

缩水　脱水縮合　だっすいしゅくごう

缩水甘油　グリシド,グリジドール,2,3-エポキシ-1-プロパノール　glycide,glycidol,2,3-epoxy-1-propanol

缩水甘油醛　グリシドアルデヒド,2,3-エポキシ-1-プロパノールアルデヒド　glycidaldehyde,2,3-epoxy-1-propanol aldehyde

缩水海葱苷元A　スシラリジンA　scillaridin A

缩酮　ケタール　ketal

缩瞳　縮瞳　しゅくどう

缩瞳核　エーディンガー・ウェストファル核　Edinger-Westphalかく

缩瞳药(剂)　縮瞳薬　しゅくどうやく

缩瞳中枢　縮瞳中枢　しゅくどうちゅうすう

缩微胶卷(片)　マイクロフィルム　microfilm

缩小膜壳绦虫　縮小条虫　しゅくしょうじょうちゅう

缩小妄想　微小妄想　びしょうもうそう

缩血管反射　血管収縮反射　けっかんしゅうしゅくはんしゃ

缩血管神经　血管収縮神経　けっかんしゅうしょくしんけい

缩血管物质　血管収縮物質　けっかんしゅうしょくぶっしつ

缩血管中枢　血管収縮中枢　けっかんしゅうしょくちゅうすう

缩血管作用　血管収縮作用　けっかんしゅうしょくさよう

缩阴肌　球海綿体筋　きゅうかいめんたいきん

缩影X线照相术　縮小模型X線撮影法　しゅくしょうもけいXせんさつえいほう

缩余釉上皮　退化エナメル上皮　たいかenamelじょうひ

缩窄　絞窄　こうさく

缩窄型食管癌　収縮型食道癌　しゅうしゅくがたしょくどうがん

缩窄性结膜囊再造术　収縮性結膜囊再建術　しゅうしゅくせいけつまくのうさいけんじゅつ

缩窄性心包炎　狭窄性心膜炎　きょうさくせいしんまくえん

缩窄性心内膜炎　狭窄性心内膜炎　きょうさくせいしんないまくえん

缩窄性心脏病　狭窄性心臓病　きょうさくせいしんぞうびょう

缩窄性主动脉炎　狭窄性大動脈炎　きょうさくせいだいどうみゃくえん

suǒ　索锁

索贝尔氏法　ソベル法　Sobelほう

索带切除术　声帯切除術　せいたいせつじょじゅつ

索带状粘连　帯状癒着　たいじょうゆちゃく

索恩氏试验　ソーン試験　Thornしけん

索尔克氏疫苗　ソークワクチン　Salk vaccine

索尔特氏线　サルター線　Salterせん

索尔特氏增长线　サルター増長線　Salterぞうちょうせん

索佛那　スルホナール　sulfonal

索-赫二氏饮食　ザウェルブルッフ・ヘルマンスドルフェル食事　Sauerbruch-Herrmansdorferしょくじ

索克斯累特氏牛奶灭菌法　ソックスレー牛乳殺菌法　Soxhletぎゅうにゅうさっきんほう

索克斯累特氏提取器　ソックスレー抽出器　Soxhletちゅうしゅつき

索累西氏征　ソレシ徴候　Soresiちょうこう

索伦森氏缓冲液　セーレンセン緩衝液　Sorensenかんしょうえき

索马吉氏反射　ソマギイ反射　Somagyiはんしゃ

索莫吉氏法　ソモギイ法　Somogyiほう

索纤维　索状線維　さくじょうせんい

索引　索引　さくいん

索引指南增补　索引指南補遺　さくいんしなんほい

索状因子　索状因子,コード ファクター　さくじょういんし,cord factor

锁肛　無肛門症,鎖肛　むこうもんしょう,さこう

锁肛穿孔术　人工肛門形成術　じんこうこうもんけいせいじゅつ

锁骨　鎖骨　さこつ

锁骨骨折　鎖骨骨折　さこつこっせつ

锁〔骨〕间韧带　鎖骨間靱帯　さこつかんじんたい

锁骨〔淋巴〕下干　鎖骨下リンパ本幹　さこつか lymphほんかん

锁骨颅骨发育不全　鎖骨頭蓋骨形成不全〔症〕,鎖骨頭蓋異骨症　さこつずがいこつけいせいふぜん〔しょう〕,さこつずがいいこつしょう

锁骨切除术　鎖骨切除術　さこつせつじょじゅつ

锁骨切断术　鎖骨切断術　さこつせつだんじゅつ

锁骨切迹　鎖骨切痕　さこつせっこん

锁骨上部　鎖骨上部　さこつじょうぶ

锁骨上〔大〕窝　大鎖骨上窩　だいさこつじょうか

锁骨上后神经　後鎖骨上神経　こうさこつじょうしんけい

锁骨上肌　鎖骨上筋　さこつじょうきん

锁骨上淋巴结　鎖骨上リンパ節　さこつじょうlymphせつ

锁骨上淋巴结肿大　鎖骨上リンパ節腫脹　さこつじょうlymphせつしゅちょう

锁骨上内侧神经　内側鎖骨上神経　ないそくさこつじょうしんけい

锁骨上区　鎖骨上部　さこつじょうぶ

锁骨上三角　鎖骨上三角　さこつじょうさんかく

锁骨上神经　鎖骨上神経　さこつじょうしんけい

锁骨上外侧神经　外側鎖骨上神経　がいそくさこつじょうしんけい

锁骨上小窝　小鎖骨上窩　しょうさこつじょうか

锁骨上中间神经　中間鎖骨上神経　ちゅうかんさこつじょうしんけい

锁骨外端切除术　鎖骨外側区切除術　さこつがいそくせつじょじゅつ

锁骨下部　鎖骨下部　さこつかぶ

锁骨下盗血综合征 鎖骨下動脈盗血症候群 さこつかどうみゃくとうけつしょうこうぐん

锁骨下动脉 鎖骨下動脈 さこつかどうみゃく

锁骨下动脉丛 鎖骨下動脈叢 さこつかどうみゃくそう

锁骨下动脉-肺动脉吻合术 鎖骨下動脈肺動脈吻合術 さこつかどうみゃくはいどうみゃくふんごうじゅつ

锁骨下动脉沟 鎖骨下動脈溝 さこつかどうみゃくこう

锁骨下肌 鎖骨下筋 さこつかきん

锁骨下〔肌〕神经 鎖骨下神経 さこつかしんけい

锁骨下颈动脉闭锁性血栓性动脉炎 高安病 たかやすびょう

锁骨下静脉 鎖骨下静脈 さこつかじょうみゃく

锁骨下静脉穿刺 鎖骨下静脈穿刺 さこつかじょうみゃくせんし

锁骨下静脉沟 鎖骨下静脈溝 さこつかじょうみゃくこう

锁骨下淋巴结 鎖骨下リンパ節 さこつかlymphせつ

锁骨下袢 鎖骨下わな さこつかわな

锁骨下脱位 鎖骨下脱臼 さこつかだっきゅう

锁骨下窝 鎖骨下窩 さこつかか

锁骨胸肌三角 鎖骨胸筋三角 さこつきょうきんさんかく

锁骨支 鎖骨枝 さこつし

锁骨中线 鎖骨中線 さこつちゅうせん

锁喉 重症咽喉炎 じゅうしょういんこうえん

锁肋综合征 肋骨鎖骨症候群 ろっこつさこつしょうこうぐん

锁胸筋膜 鎖骨胸筋筋膜 さこつきょうきんきんまく

锁钥学说 錠鍵説 じょうけんせつ

T

TA 他铊塌塔踏

tā 他铊塌

他巴唑 タパゾール tapazole

他多西林 タルドシリン tardocillin

他勒 他人絞首 たにんこうしゅ

他人暗示 他者暗示 たしゃあんじ

他杀 他殺 たさつ

他杀伤 他殺傷 たさっしょう

他杀死 他殺死 たさっし

铊 タリウム,Tl thallium

[201]铊 タリウム-201 thallium-201

铊臭氧试纸 タリウムオゾン試験紙 thalliumozoneしけんし

铊中毒 タリウム中毒 thalliumちゅうどく

塌陷 陥没,虚脱 かんぼつ,きょだつ

塌陷畸形 虚脱奇形 きょだつきけい

tǎ 塔

塔板 棚板 たないた

塔波特氏定律 タルボット法則 Talbotほうそく

塔尔高夫拉氏反应 タルゴウラ反応 Targowlaはんのう

塔尔马氏病 タルマ病 Talma びょう

塔尔马氏手术 タルマ手術 Talmaしゅじゅつ

塔尔氏症状 タール症候 Tarしょうこう

塔雕氏斑 タルジュー斑〔点〕 Tardieuはん〔てん〕

塔顶馏出物 オーバーヘッド留出物 overheadりゅうしゅつぶつ

塔夫纶 テフロン teflon

塔拉地萨敏 タラチサミン talatisamine

塔拉〔乌头〕胺 タラチサミン talatisamine

塔兰氏筋膜 タラン筋膜 Tarinきんまく

塔-麦二氏产钳 タッカー・マクリーン鉗子 Tucker-Mcleanかんし

塔姆氏结核菌素 タム ツベルクリン Thamm tuberculin

塔尼埃氏征 タルニエール徴候 Tarnierちょうこう

塔皮阿氏综合征 タピア症候群 Tapiaしょうこうぐん

塔式蒸馏器 塔式蒸留器 とうしきじょうりゅうき

塔(它)斯品 タスピン taspine

塔头-并指畸形症 尖頭合指症 せんとうごうししょう

塔头畸形 塔状頭〔蓋〕症,尖頭〔蓋〕症 とうじょうとう〔がい〕しょう,せんとう〔がい〕しょう

tà 踏

踏车功能试验器 自転車作業計,自転車エルゴメータ じてんしゃさぎょうけい,じてんしゃ ergometer

踏凳 踏台 ふみだい

TAI 胎台苔抬太肽钛泰酞

tāi 胎

胎斑 〔小〕児斑 〔しょう〕にはん

胎便(粪) 胎便,胎糞 たいべん,かにばば

胎便斑 胎便斑 たいべんはん

胎便检验 胎便検査 たいべんけんさ

胎便小体 胎便小球 たいべんしょうきゅう

胎产式 胎位 たいい

胎次 妊娠次数 にんしんじすう

胎动 胎動 たいどう

胎动初感 胎動感 たいどうかん

胎〔儿〕 胎児 たいじ

胎儿病 胎児障害 たいじしょうがい

胎儿测定(量)法 胎児計測法 たいじけいそくほう

胎儿产间死亡 分娩時胎児死亡 ぶんべんじたいじしぼう

胎儿产前死亡 分娩前胎児死亡 ぶんべんぜんたいじしぼう

胎儿产时窒息 出生時窒息 しゅっせいじちっそく

胎儿超声心动仪 胎児超音波心臓エコー検査器,胎児エコーカルジオグラフ たいじちょうおんぱしんぞうechoけんさき,たいじechocardiograph

胎儿成红细胞增多症 胎児赤芽球症 たいじせきがきゅうしょう

胎儿成熟度 胎児成熟度 たいじせいじゅくど

胎儿成熟度判断评定 胎児成熟度判定 たいじせいじゅくどはんてい

〔胎儿〕穿颅器　穿頭器　せんとうき

胎儿电子监护　胎児の電子監視　たいじのでんしかんし

〔胎儿〕断头钩　断頭鉤　だんとうこう

〔胎儿〕断头剪　断頭ばさみ　だんとうばさみ

〔胎儿〕断头术　断頭術　だんとうじゅつ

胎儿发育　胎児の発育　たいじのはついく

胎儿发育异常　胎児発育異常　たいじはついくいじょう

胎儿肺膨胀不全　胎児無気肺　たいじむきはい

胎儿肺炎　胎児肺炎　たいじはいえん

胎儿分割器　切胎器　せったいき

胎儿浮球感　胎児浮球感　たいじふきゅうかん

胎儿附件　胎児の付属物　たいじのふぞくぶつ

胎儿宫内情况监护　子宮内胎児モニタリング　しきゅうないたいじmonitoring

胎儿宫内缺氧　子宮内胎児酸素欠乏症,子宮内胎児アノキシア　しきゅうないたいじさんそけつぼうしょう,しきゅうないたいじanoxia

胎儿宫内生长迟缓　子宮内胎児成長遅滞　しきゅうないたいじせいちょうちたい

胎儿宫内窒息　子宮内胎児仮死　しきゅうないたいじかし

胎儿骨软骨发育不良　胎児骨軟骨形成異常,胎児骨軟骨ジスプラジー　たいじこつなんこつけいせいいじょう,たいじこつなんこつdysplasia

胎儿过熟　胎児発育過度,胎児過熟　たいじはついくかど,たいじかじゅく

胎儿呼吸运动　胎児呼吸運動　たいじこきゅううんどう

胎儿黄疸　キロノーシス　kirronosis

胎胭畸形　胎児奇形　たいじきけい

胎儿间输血综合征　胎児-胎児輸血症候群　たいじ-たいじゆけつしょうこうぐん

胎儿监护器　胎児監視装置,胎児モニター　たいじかんしそうち,たいじmonitor

胎儿镜　胎児鏡　たいじきょう

胎儿窘迫　胎児切迫仮死　たいじせっぱくかし

胎儿抗原　胎児性抗原　たいじせいこうげん

胎儿颅径　胎児頭直径　たいじとうちょっけい

胎儿-母亲出血　胎児母体出血　たいじぼたいしゅっけつ

胎儿-母亲间输血综合征　胎児母体輸血症候群　たいじぼたいゆけつしょうこうぐん

胎〔儿皮〕脂　胎脂　たいし

胎儿皮质　胎生〔副腎〕皮質　たいせい〔ふくじん〕ひしつ

α-胎儿球蛋白　α-フェトプロテイン　α-fetoprotein

胎儿缺氧　胎児無酸素〔症〕　たいじむさんそ〔しょう〕

胎儿软骨发育不良　胎児軟骨発育不全〔症〕　たいじなんこつはついくふぜん〔しょう〕

胎儿软骨营养障碍　胎児軟骨異栄養症　たいじなんこつついえいようしょう

胎儿生命(存)征　胎児生命(存)徴候　たいじせいめい(ぞん)ちょうこう

胎儿生长迟缓　胎児成長遅滞　たいじせいちょうちたい

胎儿石化　〔化〕石〔胎〕児　〔か〕せき〔たい〕じ

胎儿输血综合征　胎児輸血症候群　たいじゆけつしょうこうぐん

胎儿水肿　胎児水腫　たいじすいしゅ

胎儿死亡综合征　胎児死亡症候群　たいじしぼうしょうこうぐん

〔胎儿〕碎颅底器　胎児頭蓋底破砕器　たいじずがいていはさいき

胎儿头皮牵引术　ウィレット鉗子応用術　Willettかんしおうようじゅつ

胎儿外科　胎児外科　たいじげか

胎〔儿〕位〔置〕　胎位　たいい

胎儿吸引顺产器　胎児吸引遂娩器　たいじきゅういんすいべんき

胎儿X线照相术　胎児レントゲン撮影法　たいじroentgenさつえいほう

胎儿心搏过速　胎児頻脈　たいじひんみゃく

胎儿心搏率　胎児心拍数　たいじしんはくすう

胎儿心搏徐缓　胎児徐脈　たいじじょみゃく

胎〔儿〕心音　胎児心音　たいじしんおん

胎儿心音记录器　胎児心音計　たいじしんおんけい

胎儿心音图　胎児心音図　たいじしんおんず

胎儿型畸胎瘤　胎児型奇形腫　たいじがたきけいしゅ

胎儿型甲状腺瘤　胎児型甲状腺腫　たいじがたこうじょうせんせんしゅ

胎儿型腺瘤　胎児型腺腫　たいじがたせんしゅ

胎儿型脂〔肪〕瘤　胎児性脂肪腫　たいじせいしぼうしゅ

胎儿性别判定器　胎児性決定装置　たいじせいけっていそうち

胎〔儿〕性佝偻病　胎児くる病　たいじくるびょう

胎儿性休克　胎児性ショック　たいじせいshock

胎儿学　胎児学　たいじがく

胎〔儿〕血红蛋白　胎児ヘモグロビン　たいじhemoglobin

胎儿血红蛋白洗脱试验　胎児ヘモグロビン溶離試験　たいじhemoglobinようりしけん

胎儿血型　胎児血液型　たいじけつえきがた

胎〔儿〕血〔液〕循环　胎児血液循環　たいじけつえきじゅんかん

胎儿循环系统　胎児循環系　たいじじゅんかんけい

胎胭乙醇综合征　胎児アルコール症候群　たいじalcoholしょうこうぐん

胎儿异常　胎児異常　たいじいじょう

胎儿意外　胎児偶発症候　たいじぐうはつしょうこう

胎儿杂音　胎児雑音,臍帯雑音　たいじざつおん,さいたいざつおん

胎儿造血　胎児造血　たいじぞうけつ

胎儿窒息　胎児仮死　たいじかし

胎〔儿姿〕势　胎勢　たいせい

胎发(毛)　うぶげ

胎粪充塞综合征　胎便栓塞症候群　たいべんせんそくしょうこうぐん

胎粪钙化影　胎便石灰化コントラスト　たいべんせっかいかcontrast

胎粪性便秘　胎便性便秘　たいべんせいべんぴ

胎粪性肠梗阻　胎便性イレウス,胎便性腸閉塞〔症〕　たいべんせいileus,たいべんせいちょうへいそく〔しょう〕

胎粪性腹膜炎　胎便性腹膜炎　たいべんせいふくまくえん

胎粪溢　胎便過多　たいべんかた

胎垢　胎脂　たいし

胎垢检验　胎脂検査　たいしけんさ

胎记　母斑　ぼはん

〔胎〕肩难产　〔胎児〕肩難産　〔たいじ〕けんなんざん

胎龄　在胎月令,胎令(齢)　ざいたいげつれい,たいれい

胎膜　胎〔児被〕膜　たい〔じひ〕まく

胎膜穿破钳　胎〔児被〕膜穿刺鉗子　たい〔じひ〕まくせんし

胎膜石化　石胞,石灰卵膜　せきほう,せっかいらんまく
かんし

胎膜胎儿石化　石棺石児,石胞石児　せっかんせきじ,せきほうせきじ

胎膜先破　胎膜早期破裂,早期破水　たいまくそうきはれつ,そうきはすい

胎膜滞留　脱落膜停留　だつらくまくていりゅう

胎内寄生胎　内生複体奇形　ないせいふくたいきけい

胎内胎〔畸形〕　封入奇形〔胎〕児　ふうにゅうきけい〔たい〕じ

胎盘　胎盤　たいばん

　舒尔兹氏胎盘　シュルツェ胎盤　Schultzeたいばん

胎盘边缘血窦破裂　胎盤辺縁静脈洞破裂　たいばんへんえんじょうみゃくどうはれつ

胎盘病　胎盤疾病　たいばんしっぺい

胎盘剥(分)离　胎盤剥離　たいばんはくり

胎盘剥离不全　胎盤不全剥離　たいばんふぜんはくり

胎盘剥离后滞留　胎盤剥離後貯留　たいばんはくりごちょりゅう

胎盘剥离性子宫猝出血　胎盤剥離性子宮卒中　たいばんはくりせいしきゅうそっちゅう

胎盘部分残留　部分胎盤残遺　ぶぶんたいばんざんい

胎盘部分粘连　部分胎盤癒着　ぶぶんたいばんゆちゃく

胎盘促性腺激素　シオニン　cyonin

胎盘催乳素　胎盤プロラクチン　たいばんprolactin

胎盘低置　胎盤低着床,低位(在)胎盤　たいばんていちゃくしょう,ていい(ざい)たいばん

胎盘定位　胎盤局在定位　たいばんきょくざいていい

胎盘胨　胎盤ペプトン　たいばんpeptone

胎盘窦　胎盤洞　たいばんどう

胎盘毒素　胎盤毒素　たいばんどくそ

胎盘发生　胎盤発生　たいばんはっせい

胎盘放射性核素像　胎盤放射性核種像　たいばんほうしゃせいかくしゅぞう

胎盘钙化　胎盤石灰化　たいばんせっかいか

胎盘隔　胎盤中隔　たいばんちゅうかく

胎盘梗塞　胎盤梗塞〔症〕　たいばんこうそく〔しょう〕

胎盘功能不全　胎盤機能不全〔症〕　たいばんきのうふぜん〔しょう〕

胎盘功能检查〔法〕　胎盤機能検査〔法〕　たいばんきのうけんさ〔ほう〕

胎盘功能减退　胎盤機能低下　たいばんきのうていか

胎盘后血肿　胎盤後血腫　たいばんごけっしゅ

胎盘呼吸　胎盤呼吸　たいばんこきゅう

胎盘霍夫包尔氏细胞　胎盤ホフバウエル細胞　たいばんHofbauerさいぼう

胎盘激素　胎盤ホルモン　たいばんhormone

胎盘老化(衰老)　胎盤老化　たいばんろうか

胎盘瘤　胎盤腫　たいばんしゅ

胎盘绿色素　ヘマトクロリン　hematochlorin

胎盘泌乳激素　胎盤催乳ホルモン　たいばんさいにゅうhormone

胎盘娩出　胎盤娩出　たいばんべんしゅつ

胎盘〔娩出〕期　胎盤娩出期　たいばんべんしゅつき

胎盘母体部　胎盤母体部　たいばんぼたいぶ

胎盘母体面　胎盤母体面　たいばんぼたいめん

胎盘难产　胎盤難産　たいばんなんざん

胎盘囊肿　胎盤嚢胞　たいばんのうほう

胎盘盆　胎盤盆　たいばんぼん

胎盘屏障(障壁)　胎盤関門　たいばんかんもん

胎盘期　胎盤期　たいばんき

胎盘钳　胎盤鉗子　たいばんかんし

胎盘嵌顿　胎盤嵌頓　たいばんかんとん

胎盘切线扫描　胎盤切線スキャンニング　たいばんせっせんscanning

胎盘球蛋白　胎盤グロブリン　たいばんglobulin

胎盘绒毛　胎盤絨毛　たいばんじゅうもう

胎盘绒毛膜血管瘤　胎盤絨毛血管腫　たいばんじゅうもうけっかんしゅ

胎盘溶素　胎盤溶解素　たいばんようかいそ

胎盘扫描　胎盤スキャンニング　たいばんscanning

胎盘生乳素　ヒト胎盤性ラクトゲン　ヒトたいばんせいlactogen

胎盘生乳素测定　ヒト胎盤性ラクトゲン測定　ヒトたいばんせいlactogenそくてい

胎盘生长激素　胎盤発育ホルモン　たいばんはついくhormone

胎盘胎儿部　胎児胎盤,胎盤胎児部　たいじたいばん,たいばんたいじぶ

胎盘胎儿面　胎盤胎児面　たいばんたいじめん

胎盘脱垂　胎盤脱出　たいばんだっしゅつ

胎盘息肉　胎盤ポリ(ー)プ　たいばんpolyp

胎盘细胞毒素　胎盤細胞毒素　たいばんさいぼうどくそ

胎盘纤维化　胎盤繊維形成　たいばんせんいけいせい

胎盘小叶　胎盤小葉　たいばんしょうよう

胎盘形成　胎盤形成　たいばんけいせい

胎盘形成期出血　胎盤形成期出血　たいばんけいせいきしゅっけつ

胎盘血　胎盤血　たいばんけつ

胎盘血管瘤　胎盤血管腫　たいばんけっかんしゅ

胎盘循环　胎盤血行,胎盤循環　たいばんけっこう,たいばんじゅんかん

胎盘炎　胎盤炎　たいばんえん

胎盘异常　胎盤異常　たいばんいじょう

胎盘杂音　胎盤雑音　たいばんざつおん

胎盘早期剥(分)离　胎盤早期剥離　たいばんそうきはくり

胎盘造影术　胎盤造影法　たいばんぞうえいほう

胎盘造影照片　胎盤〔造影〕図　たいばん〔ぞうえい〕ず

胎盘粘连　胎盤癒着　たいばんゆちゃく

胎盘植入　胎盤植えこみ　たいばんうえこみ

胎盘制剂疗法　胎盤組織療法　たいばんそしきりょうほう

胎盘滞留　胎盤遺残　たいばんいざん

胎球蛋白　フェツイン　fetuin

胎绒毛叶　胎盤葉　たいばんよう

胎生　胎生　たいせい

胎生动物　胎生動物　たいせいどうぶつ

胎生青记　あざ,母斑　ぼはん

胎〔生〕痣　母斑,あざ　ぼはん

胎死　胎児死亡　たいじしぼう

胎死宫内　子宮内胎児死亡　しきゅうないたいじしぼう

胎死率　胎児死亡率　たいじしぼうりつ

胎体　〔胎〕児体　〔たい〕じたい

胎体营养　〔胎〕児体栄養　〔たい〕じたいえいよう

胎体营养物　〔胎〕児体栄養物　〔たい〕じたいえいようぶつ

胎头　児頭　じとう

胎头测量法　胎頭計測法　たいとうけいそくほう

胎头测量计　胎頭測定器　たいとうそくていき
胎头初露　児頭発露　じとうはつろ
胎头刀　胎児頭蓋切開器　たいじずがいせっかいき
胎头倒转术　頭位回転術　とういかいてんじゅつ
胎头截断器　断頭器　だんとうき
胎头可塑性　〔胎〕児頭応形機能　〔たい〕じとうおうけいきのう
胎头牵引带　セリセプス　sericeps
胎头牵引钳　〔胎〕児頭牽引鉗子　〔たい〕じとうけんいんかんし
胎头切开器　〔胎〕児頭蓋切開器　〔たい〕じずがいせっかいき
胎头切开术　〔胎〕児頭蓋切開術　〔たい〕じずがいせっかいじゅつ
胎头倾势　同高定位,正軸定位　どうこうていい,せいじくていい
胎头屈曲　〔胎〕児頭屈曲　〔たい〕じとうくっきょく
〔胎头〕双顶间径　〔胎〕児頭大横径　〔たい〕じとうだいおうけい
胎头吸引器助产术　〔胎〕児頭吸引娩出術　〔たい〕じとうきゅういんべんしゅつじゅつ
胎头吸引术　〔胎〕頭吸引娩出術　〔たい〕とうきゅういんべんしゅつじゅつ
胎头下降　〔胎〕頭降下　〔たい〕とうこうか
胎头衔接　〔胎〕頭進入機序　〔たい〕とうしんにゅうきじょ
胎头衔接受阻　〔胎〕頭進入機序遮断　〔たい〕とうしんにゅうきじょしゃだん
胎头X线测量法　X線胎児計測法　Xせんたいじけいそくほう
胎头血肿　〔胎〕頭血腫　〔たい〕とうけっしゅ
胎头仰伸　〔胎〕頭伸展　〔たい〕とうしんてん
胎头中线　〔胎〕頭中線　〔たい〕とうちゅうせん
胎头状态　〔胎〕頭状態　〔たい〕とうじょうたい
胎位　胎位,胎向　たいいい,たいこう
〔胎位〕倒转术　回転術　かいてんじゅつ
胎位异常　胎位異常　たいいいじょう
胎先露异常　胎位異常　たいいいじょう
胎纤维内窥镜检查　胎児ファイバースコープ検査〔法〕　たいじfibre scopけんさ〔ほう〕
胎心　胎児心〔臓〕　たいじしん〔ぞう〕
胎心测定仪　胎児心測定装置　たいじしんそくていそうち
胎心律　胎児心リズム　たいじしんrhythm
胎心跳动　胎児心拍　たいじしんはく
胎心音　〔胎〕児心音　〔たい〕じしんおん
胎型子宫　〔胎〕児様子宮　たいじようしきゅう
胎性佝偻病　胎児くる病　たいじくるびょう
胎血管丛　胎児脈管叢　たいじみゃっかんそう
胎婴死亡率　胎児死亡率　たいじしぼうりつ
胎原性难产　胎児性難産　たいじせいなんざん
胎脏除去术　分娩時胎児内臓除去術　ぶんべんじたいじないぞうじょきょじゅつ
胎足倒转术　足位回転術　そくいかいてんじゅつ
胎足牵引　胎児足牽引　たいじそくけんいん

tài　**台苔抬**
台苯齐林　ジベンジリン　dibenzyline
台秤　台ばかり　だいばかり
台级色谱法　ステップ クロマトグラフィー　step chromatogmphy

台阶试验　踏み台試験,階段試験　ふみだいしけん,かいだんしけん
台金氏溶液　デーギン液　Dakinえき
台〔罗德〕氏液　タイロード液　Tyrodeえき
台盼红　トリパンレッド　trypan red
台盼蓝　トリパンブルー　trypan blue
台盼蓝注射法　トリパンブルー注射法　trypan blueちゅうしゃほう
台式低中速离心机　デスク低中速遠心機　deskていちゅうそくえんしんき
台式短波治(电)疗机　デスク短波治療装置　deskたんぱちりょうそうち
台式汞柱血压计　デスク水銀血圧計　deskすいぎんけつあつけい
台式计算机　デスク計算機,デスクコンピューター　deskけいさんき,desk computer
台式离心机　デスク遠心機　deskえんしんき
台式牙科电机　テーブル型歯科用電気エンジン　tableがたしかようでんきengine
台湾铗蠓　台湾ラシオヘレア　たいわんLasiohelea
台湾三尖杉碱　ウイルソニン　wilsonine
台湾伊蚊　台湾ヤブカ　たいわんヤブカ
苔纲　こけ綱　こけこう
苔黑酚(素)　オルシノール,オルシン　orcinol,orcin
苔聚糖酶　リケナーゼ　lichenase
苔类植物　苔類植物　タイるいしょくぶつ
苔色素　オルセイリン　orseillin
苔色酸　オルセリン酸　orsellinさん
苔藓纤维　苔状線維　こけじょうせんい
苔藓植物　蘚苔植物,こけ植物　せんたいしょくぶつ,こけしょくぶつ
苔藓植物门　蘚苔植物門　せんたいしょくぶつもん
苔癬　苔癬　たいせん
苔癬化　苔癬化　たいせんか
苔癬形成　苔癬形成　たいせんけいせい
苔癬样念珠菌病　苔癬様カンジダ症　たいせんようcandidaしょう
苔癬样皮肤结核　苔癬様皮膚結核　たいせんようひふけっかく
苔癬样皮炎　苔癬状皮膚炎　たいせんじょうひふえん
苔癬状类牛皮癬　苔癬様類乾癬　たいせんようるいかんせん
苔癬状牛皮癬　苔癬状乾癬　たいせんじょうかんせん
苔状细胞　苔状細胞　こけじょうさいぼう
抬高　挙上　きょじょう
抬举感　挙上感　きょじょうかん
抬举性心尖搏动　挙上性心尖拍動　きょじょうせいしんせんはくどう

tài　**太肽钛泰酞**
太平冰箱　霊安室冷凍装置,死体安置冷凍装置　れいあんしつれいとうそうち,したいあんちれいとうそうち
太田环　太田輪　おうたりん
太田母斑　太田母斑　おうたぼはん
太田氏胎盘钳　太田胎盤鉗子　おうたいばんかんし
太田痣　太田母斑　おうたぼはん
太希曼氏试验　タイヒマン試験　Teichmannしけん
太息定　タシチン　tacitin
太阳丛　①腹腔神経叢②腹腔リンパ管叢　①ふくこうし

んけいそう ②ふくこうlymphかんそう

太阳灯　太陽灯　たいようとう

太阳辐射　太陽輻射　たいようふくしゃ

太阳光谱　太陽スペクトル　たいようspectrum

太阳眼镜　サングラス　sunglasses

肽　ペプチド　peptide

肽胺　ペプタミン　peptamine

肽多(聚)糖　ペプチドグリカン　peptidoglycan

C-肽反应性　C-ペプチド反応性　C-peptideはんのうせい

肽合成酶　ペプチドジンテターゼ　peptide synthetase

肽基转移酶　ペプチジル トランスフェラーゼ　peptidyl
transferase

肽键　ペプチド結合　peptideけつごう

肽键平面　ペプチド結合平面　peptideけつごうへいめん

肽类激素　ペプチドホルモン　peptide hormone

肽链　ペプチドくさり　peptideくさり

肽链端解酶　エクソペプチダーゼ　exopeptidase

肽链内断酶　エンドトリプターゼ　endotryptase

肽链内切酶　エンドペプチダーゼ　endopeptidase

肽〔链图〕谱法　ペプチドマッピング　peptide mapping

肽链延长　ペプチド鎖延長　peptideくさりえんちょう

肽链延长因子　ペプチド鎖延長因子　peptideくさりえん
ちょういんし

肽酶　ペプチダーゼ　peptidase

肽能受体　ペプチド作動(作用)性レセプタ　peptideさどう
(さよう)せいreceptor

肽能神经元　ペプチド作動(作用)性ニューロン　peptideさ
どう(さよう)せいneuron

肽葡聚糖　ペプチドグリカン　peptidoglycan

肽糖脂　ペプチドグリコリピド　peptidoglycolipid

肽图　ペプチド地図　peptideちず

肽转移　ペプチド転移　peptideてんい

钛　チタン,Ti　titanium

钛病　チタン症　titanしょう

钛尖肺　チタン塵肺　titanじんはい

钛合金　チタン合金　titanごうきん

钛黄　クレートン黄　claytonおう

钛酸钡　チタン酸バリウム　titanさんbarium

钛酸铅　チタン酸鉛　titanさんなまり

钛盐滴定法　チタンノメトリ〔一〕　titanometry

泰尔登　タルダン　tardan

泰乐菌素　タイロシン　tylosin

泰勒氏缝合术　テーラー縫合術　Taylorほうごうじゅつ

泰勒氏夹　テーラー スプリント　Taylor splint

泰累尔氏梨浆虫病　タイレリア症　Theileriaしょう

泰洛伦　チロローン　tilorone

泰米希氏〔唇〕征　タイミッヒ口唇徴候　Theimichこうしん
ちょうこう

泰齐尔综合征　チーツエ症候群　Tietzeしょうこうぐん

泰然淡漠　平然無関心　へいぜんむかんしん

泰-萨二氏病　テイ・サックス病　Tay-Sachsびょう

泰氏病　テイ病　Tayびょう

泰氏点　テイ斑点　Tayはんてん

泰氏脉络膜炎　テイ脈絡膜炎　Tayみゃくらくまくえん

泰氏征　テイ徴候　Tayちょうこう

泰特氏结　タイト結節　Taitけっせつ

酞氨〔苄〕青霉素　タルアンピシリン　talampicillin

酞胺哌啶酮　タリドミド,サリドマイド　thalidomide

酞丁安　フチオブゾン　phthiobuzon

酞酐　無水フタール酸　むすいphthalさん

酞磺胺醋酰　フタリルサルファアセタミド　phthalylsul-
facetamide

酞基　フタリジル基　phthalidylき

酞基异喹啉　フタリジル イソキノリン　phthalidyl-iso-
quinoline

酞酸　フタル酸　phthalさん

酞酸二甲酯　フタル酸ジメチル　phthalさんdimethyl

酞酸盐　フタル酸塩　phthalさんえん

酞〔酰〕磺胺噻唑　フタリルサルファチアゾール,PST
phthalylsulfathiazol

酞〔酰〕磺醋胺　フタリルスルファアセタミド　phthalylsul-
facetamide

酞〔酰〕磺甲氧哒嗪　フタリルスルファメトキシピリダジン
phthalylsulfamethoxypyridazine

酞酰磺乙酰胺　フタリルサルファアセタミド　phthalylsu-
facetamide

酞酰肼　フタリルヒドラジン　phthalylhydrazine

酞〔酰〕亚胺基哌啶　サリドマイド　thalidomide

TAN　贪瘫弹痰檀钽叹炭探碳

tān　贪瘫

贪食不饱　満腹感欠如　まんぷくかんけつじょ

贪食癖　貪食狂　どんしょくきょう

贪食〔症〕　多食〔症〕,大食〔症〕　たしょく〔しょう〕,たいしょ
く〔しょう〕

瘫痪　〔完全〕麻痺　〔かんぜん〕まひ

瘫痪发作　〔進行〕麻痺発作　〔しんこう〕まひほっさ

瘫痪检查法　麻痺検査法　まひけんさほう

瘫痪前期　麻痺前期　まひぜんき

瘫痪型　麻痺型　まひがた

瘫痪性舞蹈病　麻痺性舞踏病　まひせいぶとうびょう

瘫痪性斜视　麻痺性斜視　まひせいしゃし

tán　弹痰檀

弹簧采血针　スプリング穿刺針　springせんししん

弹簧弓卡环　スプリング アーチ クラスプ　spring arch
clasp

弹簧夹　ピンチ コック　pinch cock

弹簧韧带　底側踵立方靭帯　ていそくしょうりっぽうじん
たい

弹簧式刺血针　発条ランセット　ばねlancet

弹力绷带　弾力(性)包帯　だんりょく(せい)ほうたい

弹力(性)纤维　弾性繊維　だんせいせんい

弹力纤维变性　弾性繊維変性　だんせいせんいへんせい

弹力纤维染色法　ワイゲルト染色法　Weigertせんしょくほ
う

弹力纤维增生　弾性繊維増殖　だんせいせんいぞうしょく

弹力组织变性　弾性繊維症　だんせいせんいしょう

弹力组织增生　弾性組織増殖　だんせいそしきぞうしょく

弹体封圈　弾性密閉リング　だんせいみっぺいring

弹响　弾撥〔雑〕音　だんぱつ〔ざつ〕おん

弹响肩〔胛骨〕　弾撥肩,ばね肩　だんぱつけん,ばねかた

弹响髋　弾撥股,ばね股　だんぱつこ,ばねもも

弹响指　弾撥指,ばね指　たんぱつし,ばねゆび

弹性　弾性　だんせい

弹性板　弾性層板　だんせいそうばん

弹性绷带　弾性包帯　だんせいほうたい

弹性层　弹力膜　だんりょくまく

弹性储器　弾性レザバー　だんせいreservoir

弹性蛋白　エラスチン　elastin

弹性蛋白酶　エラスターゼ　elastase

弹性蛋白酶原　プロエラスターゼ　proelastase

弹性蛋白原　トロポエラスチン　tropoelastin

弹性动脉　弾性動脈　だんせいどうみゃく

弹性感　弾性感　だんせいかん

弹性固定　ばね様固定　ばねようこてい

弹性回缩〔力〕　弾性反跳　だんせいはんちょう

弹性火棉胶　弾性コロジオン　だんせいcollodion

弹性胶布　テンソプラスト　tensoplast

弹性结缔组织　弾性結合〔組〕織　だんせいけつごう〔そ〕しき

弹〔性〕力　弾力　だんりょく

弹性流体动力润滑模型　弾性流体力学潤滑模型　だんせいりゅうたいりきがくじゅんかつもけい

弹性膜　弾性膜　だんせいまく

弹性凝胶　弾性ゲル　だんせいgel

弹性抛光针　弾性研磨針　だんせいけんましん

弹性碰撞　弾性衝突　だんせいしょうとつ

弹性牵引　弾力牽引〔法〕　だんりょくけんいん〔ほう〕

弹性软骨　弾性軟骨　だんせいなんこつ

弹性散射　弾性散乱　だんせいさんらん

弹性塑料　弾性プラスチック　だんせいplastic

弹性体　エラストマー　elastomer

弹性网　弾性網　だんせいもう

弹性〔纤维〕假黄瘤　弾〔性繊維〕性偽黄色腫　だん〔せいせんい〕せいぎおうしょくしゅ

弹性纤维瘤　弾性繊維腫　だんせいせんいしゅ

弹性限〔度〕　弾性限度　だんせいげんど

弹性消失　弾性喪失　だんせいそうしつ

弹性印模材料　弾性印象材料　だんせいいんぞうざいりょう

弹性圆锥　弾性円錐　だんせいえんすい

弹性粘膏绷带　弾性パスタ包帯　だんせいPastaほうたい

弹性痣　弾性繊維性母斑　だんせいせんいせいぼはん

弹性阻力　弾性抵抗　だんせいていこう

弹性组织　弾性(力)組織　だんせい(りょく)そしき

弹性组织变性　弾性繊維症　だんせいせんいしょう

弹性组织离解　弾性繊維分解　だんせいせんいぶんかい

弹性〔组织〕瘤　弾性繊維腫,エラストーマ　だんせいせんいしゅ,elastoma

弹性〔组织〕粘蛋白　エラストムチン　elastomucin

弹性组织破裂　弾性繊維破裂　だんせいせんいはれつ

弹性组织〔缺乏〕病　弾性繊維症　だんせいせんいしょう

弹指反射　ホッフマン反射　Hoffmannはんしゃ

弹趾试验　ロッソリモ反射　Rossolimoはんしゃ

痰　痰　たん

痰带血　血痰　けったん

痰结核菌检查　痰中結核菌検査〔法〕　たんちゅうけっかくきんけんさ〔ほう〕

痰量　痰量　たんりょう

痰内结核菌分离培养前处置法　オスバン前処置法　Osbanぜんしょちほう

痰液检查　喀痰検査　かくたんけんさ

痰液脱落细胞检查　痰中脱落細胞検査　たんちゅうだつらくさいぼうけんさ

痰液细胞学　痰細胞学　たんさいぼうがく

痰易净　アセチルシステイン　acetylcysteine

檀醇　サントール　santol

檀木(香)　白檀　ビャクダン

檀香木油　白檀油　ビャクダンゆ

檀香脑(醇)　サンタロール　santalol

檀香醛　サンタラール　santalal

檀香烯　サンタレン　santalene

tǎn　钽

钽　タンタル,Ta　tantalum

tàn　叹炭探碳

叹气(息)　ため息　ためいき

叹气(息)样呼吸　ため息様呼吸　ためいきようこきゅう

叹气样杂音　ため息様雑音　ためいきようざつおん

炭〔尘〕肺　炭肺〔症〕　たんはい〔しょう〕

炭粉　炭粉　たんふん

炭化　炭化　たんか

炭疽〔病〕　炭疽　たんそ

炭疽毒素　炭疽毒素　たんそどくそ

炭疽杆菌　炭疽菌　たんそきん

炭疽杆菌肺炎　炭疽菌肺炎　たんそきんはいえん

炭疽活菌苗　炭疽生菌ワクチン　たんそなまきんvaccine

炭疽接种　炭疽ワクチン接種　たんそvaccineせっしゅ

炭疽菌苗　炭疽菌ワクチン　たんそきんvaccine

炭疽菌粘液素　アントラムチン　anthramucin

炭疽菌素　アントラシン　anthracin

炭疽菌血症　炭疽菌血症　たんそきんけっしょう

炭疽脓疱　炭疽膿疱　たんそのうほう

炭疽血清　抗炭疽血清　こうたんそけっせい

炭疽疫　伝染性炭疽　でんせんせいたんそ

炭疗法　木炭療法　もくたんりょうほう

炭末沉着病　炭粉症　たんふんしょう

炭末石末沉着病(症)　炭〔粉〕ケイ肺〔症〕　たん〔ふん〕ケイはい〔しょう〕

探测　検出　けんしゅつ

探测极限　検出極限　けんしゅつきょくげん

探测器　検出器　けんしゅつき

探查电极　探査電極　たんさでんきょく

探查〔术〕　診査〔術〕　しんさ〔じゅつ〕

探查性开颅术　診査開頭術　しんさかいとうじゅつ

探查仪　探索子,探査装置　たんさくし,たんさそうち

探察器　エクスプロラ　explorer

探究反射　探索反射,オリエンテーション反射　たんさくはんしゃ,Orientationはんしゃ

探尿道　尿道ゾンテ検査〔法〕,尿道ゾンテ挿入〔法〕　にょうどうSondeけんさ〔ほう〕,にょうどうSondeそうにゅう〔ほう〕

探伤法　きず検出法　きずけんしゅつほう

探伤仪　きず検出器　きずけんしゅつき

探声管　音響ゾンデ　おんきょうSonde

探索管　サーベーメータ,エキスプロラ　survey meter,explorer

探索性试验　探索性試験　たんさくせいしけん

探条(针,头,子)　ブジー,消息子,ゾンデ　Bougie,しょうそくし,Sonde

探条扩张术　ブジー〔拡張〕法,消息子拡張法　Bougie〔かくちょう〕ほう,しょうそくしかくちょうほう

探条引产　ブジー誘発分娩法　Bougieゆうはつぶんべんほ

う

探通术　ゾンデ挿入〔法〕，消息子法　Sondeそうにゅう〔ほう〕，しょうそくしほう

探子尿道扩张术　尿道ブジー拡張法，消息子尿道拡張術　にょうどうBougieかくちょうほう，しょうそくしにょうどうかくちょうじゅつ

碳　炭素　たんそ

α-碳　α-炭素　α-たんそ

11碳　炭素-11　たんそ-11

13碳　炭素-13　たんそ-13

14碳-安替比林　炭素-14-アンチピリン　たんそ-14-antipyrine

碳棒　炭素棒　たんそぼう

14碳氢比率　炭素窒素比　たんそちっそひ

14碳-对氨基马尿酸盐　炭素-14-パラアミノ馬尿酸塩　たんそ-14-para aminoばにょうさんえん

14碳-多巴胺　炭素-14-ドパミン　たんそ-14-dopamine

14碳-二异丙基氟磷酸　炭素-14-フッリン酸ジイソプロピル　たんそ-14-フッリンさんdiisopropyl

碳分子筛　炭素分子篩　たんそぶんしふるい

碳负离子　炭素陰イオン　たんそいんion

14碳-甘氨酸　14C-グリシン　14C-glycine

碳含量　炭素含量　たんそがんりょう

碳含量测定　炭素含量測定　たんそがんりょうそくてい

碳弧灯　アーク灯　arcとう灯

碳化二亚胺　カルボジイミド　carbodiimide

碳化钙　炭化カルシウム　たんかcalcium

碳化硅　炭化ケイ素　たんかケイそ

碳化钛　炭化チタン　たんかtitanium

碳化钨〔钢〕铣刀　炭化タングステン切削刀　たんかtungstenせっさくとう

碳化钨牙钻　炭化タングステン バー　たんかtungsten bur

碳化物　炭化物　たんかぶつ

碳化物牙钻　カーバイド バー　carbide bur

碳化〔作用〕　炭化〔作用〕　たんか〔さよう〕

碳环　炭素環　たんそかん

碳环化合物　炭素環化合物　たんそかんかごうぶつ

碳架异构　炭素鎖異性体　たんそくさりいせいたい

碳键　炭素結合　たんそけつごう

碳蜡　カルボワックス　carbowax

碳链　炭素鎖　たんそくさり

碳链〔裂解〕酶　デスモラーゼ　desmolase

炭链异构　炭素側鎖異性体　たんそそくさいせいたい

碳链异构化　炭素側鎖異性化　たんそそくさいせいか

碳霉素　カルボマイシン　carbomycin

14碳-尿嘧啶核苷　14C-ウラシル ヌクレオシド　14C-uracil -nucleoside

碳氢比　炭素水素比　たんそすいそひ

碳氢化合物　炭化水素化物　たんかすいそかぶう

碳氢化合物污染　炭化水素化物汚染　たんかすいそかぶつおせん

碳氢化合物中毒　炭化水素化物中毒症　たんかすいそかぶつちゅうどくしょう

碳水化〔合〕物　炭水化物，糖質　たんすいかぶつ，とうしつ

碳水化合物代谢　炭水化物代謝，糖質代謝　たんすいかぶつたいしゃ，とうしつたいしゃ

碳水化合物代谢紊乱　炭水化物代謝障害　たんすいかぶつたいしゃしょうがい

碳水化合物许可量　炭水化物許容量　たんすいかぶつきょようりょう

碳水化合物转运紊乱　炭水化物運搬障害　たんすいかぶつうんぱんしょうがい

碳水化合物酶　カルボヒドラーゼ　carbohydrase

碳酸　炭酸　たんさん

碳酸铵　炭酸アンモニウム　たんさんammoniun

碳酸胺　炭酸アミン　たんさんamine

碳酸钡　炭酸バリウム　たんさんbarium

碳酸钡中毒　炭酸バリウム中毒　たんさん barium ちゅうどく

碳酸铋　炭酸ビスマス　たんさんbismuth

碳酸定量法　炭酸ガス測定法　たんさんgasそくていほう

碳酸定量计（器）　炭酸ガス測定器　たんさんgasそくていき

碳酸二乙酯　炭酸ジエチル　たんさんdiethyl

碳酸法　炭酸法　たんさんほう

碳酸肥皂　カルボサポル　carbosapol

碳酸钙　炭酸カルシウム　たんさんcalcium

碳酸钙结晶　炭酸カルシウム結晶　たんさんcalciumけっしょう

碳酸酐酶　炭酸脱水酵素　たんさんだっすいこうそ

碳酸酐酶抑制药（剂）　炭酸脱水酵素阻害薬　たんさんだっすいこうそそがいやく

碳酸镉　炭酸カドミウム　たんさんcadimium

碳酸缓冲系　炭酸緩衝系　たんさんかんしょうけい

碳酸钾　炭酸カリウム　たんさんkalium

碳酸锂　炭酸リチウム　たんさんlithium

碳酸镁　炭酸マグネシウム　たんさんmagnesium

碳酸锰　炭酸マンガン　たんさんmaganese

碳酸钠　炭酸ナトリウム　たんさんnatrium

碳酸钠熔融法　炭酸ナトリウム融解法　たんさんnatriumゆうかいほう

碳酸尿〔症〕　炭酸尿症　たんさんにょうしょう

碳酸氢铵　重炭酸アンモニウム　じゅうたんさんammoniun

碳酸氢钙　重炭酸カルシウム　じゅうたんさんcalcium

碳酸氢根　重炭酸根　じゅうたんさんこん

碳酸氢钾　重炭酸 カリウム　じゅうたんさんkalium

碳酸氢钠　重炭酸ナトリウム　じゅうたんさんnatrium

1％碳酸氢钠漱口液　1％重炭酸ナトリウム含嗽剤　1％じゅうたんさんnatriumがんそうざい

碳酸氢钠碳酸钙散　シッピー第一粉剤　Sippyだいいちふんざい

碳酸氢钠氧化镁散　シッピー第二粉剤　Sippyだいにふんざい

碳酸氢盐　重炭酸塩　じゅうたんさんえん

碳酸氢盐缓冲系统　重炭酸塩緩衝系　じゅうたんさんえんかんしょうけい

碳酸氢盐离子　重炭酸塩イオン　じゅうたんさんえんion

碳酸锶　炭酸ストロンチウム　たんさんstrontium

碳酸血红蛋白　カルボヘモグロビン　carbohemoglobin

碳酸血症　炭酸血症　たんさんけっしょう

碳酸亚铊　炭酸第一タリウム　たんさんだいいちthalium

碳酸亚铁　炭酸第一鉄　たんさんだいいちてつ

碳酸亚铁芦荟素片　炭酸第一鉄アロイン錠　たんさんだいいちてつaloinじょう

碳酸盐　炭酸塩　たんさんえん

碳酸盐缓冲系　炭酸塩緩衝系　たんさんえんかんしょうけ

い
碳酸盐结石　炭酸塩結石　たんさんえんけっせき
碳酸氧铋　炭酸ビスムチル　たんさんbismuthyl
碳酸乙酯　炭酸エチル　たんさんethyl
碳酸乙酯奎宁　エチル炭酸キニーネ　ethylたんさんquinine
碳-碳键　炭素炭素結合　たんそたんそけつごう
碳碳双键　炭素炭素二重結合　たんそたんそにじゅうけつごう
碳鎓　カルボニウム　carbonium
碳鎓离子　カルボニウムイオン　カルボニウムion
碳吸收剂　炭素吸収剤　たんそきゅうしゅうざい
碳烯　カルビン　carbene
碳酰　カルボニル　carbonyl
碳酰胺　カルバミド　carbamide
碳酰苯胂　カルバルゾン　carbarsone
碳酰二胺　カルボニルジアミド　carbonyldiamide
碳酰氟　フッ化カルボニル　フッカcarbonyl
碳酰硫　硫化カルボニル　りゅうかcarbonyl
碳酰氯　塩化カルボニル　えんかcarbonyl
碳酰氯中毒　塩化カルボニル中毒,ホスゲン中毒　えんかcarbonylちゅうどく,phosgeneちゅうどく
碳循环　炭素循環　たんそじゅんかん
碳氧肌红蛋白　一酸化炭素ミオグロビン　いっさんかたんそmyoglobin
碳-氧双键　炭素酸素二重結合　たんそさんそにじゅうけつごう
碳氧血红蛋白血症　一酸化炭素hemoglobin血〔症〕　いっさんかたんそhemoglobinけつしょう
碳氧〔亚铁〕血红素　カルボニルフェロヘム　carbonyl ferro heme
α-碳原子　α-炭素原子　α-たんそげんし
碳正离子　炭素陽イオン　たんそようion

TANG　汤羰唐溏糖炄

táng　汤羰
汤匙　大さじ,食さじ　おおさじ,しょくさじ
汤姆森氏病　トムソン症(病)　Thomsonしょう(びょう)
汤普森沙门氏菌　トンプソン サルモネラ菌　Thompson salmonellaきん
汤普森氏〔两杯尿〕试验　トンプソン二杯試験法　Thompsonにはいしけんほう
汤氏位　タウン体位　Towneたいい
汤西尼氏征　タンシニ徴候　Tansiniちょうこう
汤药　煎剤　せんざい
羰基　カルボニル〔基〕　carbonyl〔き〕
羰基反应　カルボニル反応　carbonylはんのう
羰基钴　カルボニルコバルト　carbonyl cobalt
羰基化合物　カルボニル化合物　carbonylかごうぶつ
羰基化〔作用〕　カルボニル化〔作用〕　carbonylか〔さよう〕
羰基还原　カルボニル〔基〕還元　carbonyl〔き〕かんげん
羰基加成反应　カルボニル加成反応　carbonylかせいはんのう
羰基键　カルボニル結合　carbonylけつごう
羰〔基〕镍　カルボニル ニッケル　carbonyl nickel
羰基镍中毒　カルボニル ニッケル中毒　carbonyl nickelちゅうどく
羰基试剂(药)　カルボニル試薬　carbonylしやく
羰基铁　カルボニル鉄　carbonylてつ

羰基氧　カルボニル酸素　carbonylさんそ

táng　唐溏糖
唐古特大黄　唐古特大黄　トウコトクダイオウ
唐纳氏细胞　ダウニー細胞　Downeiさいぼう
唐纳逊氏试验　ドナルドソン試験　Donaldsonしけん
唐氏综合征　ダウン症候群　Downしょうこうぐん
溏便　稀薄便　きはくべん
糖　糖　とう
糖胺　オサミン　osamine
糖-丙酮-双醋酸试验　糖アセトン重酢酸試験　とうacetoneじゅうさくさんしけん
糖储藏　貯糖,糖固定　ちょとう,とうこてい
糖代谢紊乱　糖代謝障害　とうたいしゃしょうがい
糖甙(苷)配基　アグリコン　aglycone
糖蛋白　糖蛋白〔質〕　とうたんぱく〔しつ〕
糖蛋白酶　糖蛋白〔質〕分解酵素　とうたんぱく〔しつ〕ぶんかいこうそ
糖蛋白尿　糖蛋白尿〔症〕　とうたんぱくにょう〔しょう〕
糖淀粉　アミロース　amylose
糖定量法　糖量測定法　とうりょうそくていほう
糖定量器　検糖計　けんとうけい
糖锭〔剂〕　トローチ,糖衣錠　troche,といじょう
糖分(酵)解　解糖作用　かいとうさよう
糖粉　粉糖　ふんとう
糖苷　グリコシド　glycoside
糖苷键　グリコシド結合　glycosideけつごう
1,4-糖苷键　1,4-グリコシド結合　1,4-glycosideけつごう
1,6-糖苷键　1,6-グリコシド結合　1,6-glycosideけつごう
糖苷键末端　末端グリコシド結合　まつたんglycosideけつごう
糖苷酶　グリコシダーゼ　glycosidase
α-糖苷酶　α-グリコシダーゼ　α-glycosidase
β-糖苷酶　β-グルコシダーゼ　β-glycosidase
糖苷酸　グリクロニッド　glycuronide
糖酐酯　硫酸デキストラン　りゅうさんdextran
糖酐酯片　硫酸デキストラン錠　りゅうさんdextranじょう
糖杆菌　サッカロバチルス属　Saccharobacillusぞく
糖膏剂　糖剤　とうざい
糖汗症　糖汗症　とうかんしょう
糖核蛋白类　糖核蛋白質類　とうかくたんぱくしつるい
糖化本领　糖化能力　とうかのうりょく
糖化〔作用〕　糖化〔作用〕　とうか〔さよう〕
糖基化　グリコシル化　glycosylか
糖基转移酶　グリコシルトランスフェラーゼ　glycosyltransferase
糖浆　シロップ　syrup
糖浆剂　シロップ剤　syrupざい
糖浆蒸锅　シロップ蒸気ポット　syrupじょうきpot
糖酵解途径　解糖経絡　かいとうけいろ
糖酵解〔作用〕　解糖作用　かいとうさよう
糖解酶　解糖酵素　かいとうこうそ
糖芥苷　エリシミン　erysimin
糖精　サッカリン,デキストリン　saccharin,dextrin
糖精钠　サッカリンナトリウム　saccharin natrium
糖〔精〕酸　サッカリン酸　saccharinさん
糖抗原　炭水化物抗原　たんすいかぶつこうげん
糖类　炭水化物,糖質　たんすいかぶつ,とうしつ
糖类代谢　糖質代謝,炭水化物代謝　とうしつたいしゃ,た

んすいかぶつたいしゃ

糖类尿　炭水化物尿〔症〕　たんすいかぶつにょう〔しょう〕

糖类皮质激素　グルココルチコイド　glucocorticoid

糖量比色计　色彩検糖器　しきさいけんとうき

糖量测定法　糖量測定法　とうりょうそくていほう

糖量计　検糖計　けんとうけい

糖量折射计　糖量屈折計　とうりゅうくっせつけい

糖磷酸化酶　サッカロホスホリラーゼ　saccharophosphorylase

糖磷脂　糖リン脂質　とうリンししつ

糖萝卜　甜菜　てんさい

糖酶　カルボヒドラーゼ　carbohydrase

糖耐量　糖耐性　とうたいせい

糖耐量曲线　糖耐性曲線　とうたいせいきょくせん

糖耐量试验　ブドウ糖負荷試験　ブドウとうふかしけん

糖尿　糖尿，ブドウ糖尿　とうにょう，ブドウとうにょう

糖尿病　糖尿病　とうにょうびょう

糖尿病口腔病变　糖尿病〔性〕口腔障害　とうにょうびょう〔せい〕こうくうしょうがい

糖尿病皮肤病变　糖尿病〔性〕皮膚障害　とうにょうびょう〔せい〕ひふしょうがい

糖尿病前期　糖尿病前期　とうにょうびょうぜんき

糖尿病神经病变　糖尿病〔性〕神経障害　とうにょうびょう〔せい〕しんけいしょうがい

糖尿病肾脏病变　糖尿病〔性〕腎障害　とうにょうびょう〔せい〕じんしょうがい

糖尿病视网膜病　糖尿病〔性〕網膜症　とうにょうびょう〔せい〕もうまくしょう

糖尿病酸中毒　糖尿病〔性〕アシドーシス　とうにょうびょう〔せい〕acidosis

糖尿病体育疗法　糖尿病〔性〕運動療法　とうにょうびょう〔せい〕うんどうりょうほう

糖尿病酮症　糖尿病〔性〕ケトン症，糖尿病〔性〕ケトーシス　とうにょうびょう〔せい〕ketonしょう，とうにょうびょう〔せい〕ketosis

糖尿病酮症酸中毒　糖尿病〔性〕ケトアシドーシス　とうにょうびょう〔せい〕keto-acidosis

糖尿病性〔白〕内障　糖尿病〔性〕白内障　とうにょうびょう〔せい〕はくないしょう

糖尿病性低血糖〔症〕　糖尿病〔性〕低血糖〔症〕　とうにょうびょう〔せい〕ていけっとう〔しょう〕

糖尿病性多发性神经炎　糖尿病〔性〕多発性神経炎　とうにょうびょう〔せい〕たはつせいしんけいえん

糖尿病性骨病　糖尿病〔性〕骨障害　とうにょうびょう〔せい〕こつしょうがい

糖尿病性坏疽　糖尿病〔性〕壊疽　とうにょうびょう〔せい〕えそ

糖尿病〔性〕黄〔色〕瘤　糖尿病〔性〕黄色腫　とうにょうびょう〔せい〕おうしょくしゅ

糖尿病〔性〕昏迷　糖尿病〔性〕昏睡　とうにょうびょう〔せい〕こんすい

糖尿病性渐进性坏死　糖尿病性類壊死〔症〕　とうにょうびょうせいるいえし〔しょう〕

糖尿病性皮肤病　糖尿病性皮膚障害　とうにょうびょうせいひふしょうがい

糖尿病性葡萄膜炎　糖尿病〔性〕ブドウ膜炎　とうにょうびょう〔せい〕ブドウまくえん

糖尿病性屈光不正　糖尿病〔性〕屈折異常〔症〕　とうにょう

びょう〔せい〕くっせつついじょう〔しょう〕

糖尿病性乳酸酸中毒　糖尿病性乳酸アシドーシス　とうにょうびょうせいにゅうさんacidosis

糖尿病性神经病变　糖尿病〔性〕神経障害　とうにょうびょう〔せい〕しんけいしょうがい

糖尿病性神经炎　糖尿病〔性〕神経炎　とうにょうびょう〔せい〕しんけいえん

糖尿病性肾病　糖尿病〔性〕腎障害，糖尿病〔性〕ネフロパシー　とうにょうびょう〔せい〕じんしょうがい，とうにょうびょう〔せい〕nephropathy

糖尿病性肾小球病变　糖尿病〔性〕糸球体症　とうにょうびょう〔せい〕しきゅうたいしょう

糖尿病性肾小球毛细血管间硬化症　糖尿病〔性〕糸球体毛細血管間硬化症　とうにょうびょう〔せい〕しきゅうたいもうさいけっかんかんこうかしょう

糖尿病性肾小球硬化症　糖尿病〔性〕糸球体硬化症　とうにょうびょう〔せい〕しきゅうたいこうかしょう

糖尿病性视网膜病变　糖尿病〔性〕網膜症　とうにょうびょう〔せい〕もうまくしょう

糖尿病〔性〕酸中毒　糖尿病〔性〕アシドーシス　とうにょうびょう〔せい〕acidosis

糖尿病性酮酸中毒　糖尿病〔性〕ケトアシドーシス　とうにょうびょう〔せい〕ketoacidosis

糖尿病性酮症　糖尿病〔性〕ケトーシス，糖尿病〔性〕ケトン症　とうにょうびょう〔せい〕ketosis，とうにょうびょう〔せい〕ketonしょう

糖尿病性微血管病变　糖尿病〔性〕細小（微小）血管症　とうにょうびょう〔せい〕さいしょう（びしょう）けっかんしょう

糖尿病性心血管病变　糖尿病性心〔臓〕血管病変　とうにょうびょうせいしん〔ぞう〕けっかんびょうへん

糖尿病性脂肪泻　糖尿病性脂肪便　とうにょうびょうせいしぼうべん

糖尿病性足病　糖尿病足　とうにょうびょうあし

糖尿病眼底〔改变〕　糖尿病眼底　とうにょうびょうがんてい

糖尿病饮食　糖尿病食　とうにょうびょうしょく

糖尿病疹　糖尿病疹　とうにょうびょうしん

糖尿病脂性渐进性坏死　糖尿病性リポイド類壊死〔症〕　とうにょうびょうせいlipoidるいえし〔しょう〕

糖皮质类固醇　グルココルチコステロイド　glucocorticosteroid

糖醛酸　ウロン酸　uronさん

糖醛酸苷（甙）　グリクロニド　glycuronide

糖醛酸循环　ウロン酸循環　uronさんじゅんかん

糖溶解试验　糖溶解試験　とうようかいしけん

糖肉汤培养基　糖肉汁培地，ブドウ糖ブイヨン　とうにくじるばいち，ブドウとうbouillon

糖色　キャラメル色　caramelいろ

糖〔神经〕鞘脂　グリコスフィンゴリピド　glycosphingolipid

糖〔肾上腺〕皮质激素　グルココルチコイド　ホルモン　glucocorticoid hormone

糖肾阈　血糖の腎域値　けっとうのじんいきち

糖生成　糖生成　とうせいせい

糖水溶血试验　糖水溶血試験　とうすいようけつしけん

糖水试验　糖水試験　とうすいしけん

糖肽　グリコペプチド　glycopeptide

糖吸收不良　糖吸収不良　とうきゅうしゅうふりょう

糖〔新陈〕代谢　糖代謝　とうたいしゃ

糖血〔症〕　糖血〔症〕　とうけつ〔しょう〕
糖衣　糖衣　とうい
糖衣层　糖衣層　とういそう
糖衣肠　糖衣腸　とういちょう
糖衣肝　糖衣肝　とういかん
糖衣机　糖衣機　とういき
糖衣脾　糖衣脾　とういひ
糖衣片（丸）　糖衣錠，コーチング錠　とういじょう,coating じょう
糖异生　糖新生　とうしんせい
糖溢　糖液漏,糖排泄　とうえきろう,とうはいせつ
糖有氧氧化　炭水化物好（有）気的酸化　たんすいかぶつこう（ゆう）きてきさんか
糖原　グリコ〔ー〕ゲン,糖原　glycogen,とうげん
糖原病　糖原病　とうげんびょう
糖原分解　糖原分解,グリコ〔ー〕ゲン分解　とうげんぶんかい,glycogenぶんかい
糖原分解不足　糖原分解低下　とうげんぶんかいていか
糖原合成　グリコ〔ー〕ゲン合成,糖原合成　glycogenごうせい,とうげんごうせい
糖原合成酶　糖原合成酵素,グリコーゲン シンテターゼ　とうげんごうせいこうそ,glycogen synthetase
糖原浸润　糖原浸潤　とうげんしんじゅん
糖原〔颗〕粒　糖原顆粒　とうげんかりゅう
糖原累（贮）积病（症）　糖原病,糖原〔貯蔵〕症　とうげんびょう,とうげん〔ちょぞう〕しょう
糖原酶　グリコゲナーゼ,糖原分解酵素　glycogenase,とうげんぶんかいこうそ
糖原泡　糖原胞　とうげんほう
糖原缺乏　糖原欠乏　とうげんけつぼう
糖原染色　糖原染色　とうげんせんしょく
糖原生成〔作用〕　糖原形成〔作用〕　とうげんけいせい〔さよう〕
糖原稳定作用　糖原定常作用　とうげんていじょうさよう
糖原小体　糖原小体　とうげんしょうたい
糖原性氨基酸　糖原性アミノ酸　とうげんせいaminoさん
糖原性肝肾大〔症〕　糖原性肝腎腫大〔症〕　とうげんせいかんじんしゅだい〔しょう〕
糖原性心肥大　糖原性心〔臓〕肥大　とうげんせいしん〔ぞう〕ひだい
糖原异生〔作用〕　糖原新生〔作用〕　とうげんしんせい〔さよう〕
糖脂　糖脂質　とうししつ
糖脂蛋白　グリコリポプロテイン　glycolipoprotein
糖脂质抗原　糖脂質抗原　とうししつこうげん
糖质酸盐　サッカリン酸塩,糖酸塩　saccharinさんえん,とうさんえん
糖渍法　糖漬け法　とうづけほう

tàng　烫
烫伤　熱傷　ねっしょう
烫伤样皮肤综合征　熱傷様皮膚症候群　ねっしょうようひふしょうこうぐん
烫死　熱傷死　ねっしょうし

TAO　绦逃桃陶淘套

tāo　绦
绦虫　条虫　じょうちゅう
　牛肉绦虫　無鉤条虫,カギナシサナダ　むこうじょうちゅ

　猪肉绦虫　有鉤条虫,カギサナダ　ゆうこうじょうちゅう
绦虫病　条虫症　じょうちゅうしょう
绦虫毒素　条虫毒素　じょうちゅうどくそ
绦虫感染　条虫感染　じょうちゅうかんせん
绦虫纲　条虫綱　じょうちゅうこう
绦虫节片　片節　へんせつ
绦虫恐怖　条虫恐怖〔症〕　じょうちゅうきょうふ〔しょう〕
绦虫卵　条虫卵　じょうちゅうらん
绦虫属　条虫属　じょうちゅうぞく
绦虫性〔假〕结核　条虫性肺症　じょうちゅうせいはいしょう
绦虫学　条虫学　じょうちゅうがく
绦虫蚴　原節虫　げんせつちゅう

táo　逃桃陶淘
逃避反射　逃避反射　とうひはんしゃ
逃避反应　逃避反応　とうひはんのう
逃避行为　逃避行動　とうひこうどう
逃逸　逸脱　いつだつ
逃逸机制　逸脱機序　いつだつきじょ
桃红色　桃色,淡紅色　ももいろ,たんこうしょく
桃金娘科　フトモモ科　フトモモか
桃金娘〔烯〕醇　ミルテノール　myrtenol
桃金娘油　ミルトール　myrtol
桃仁　トウニン
桃叶珊瑚苷（甙）　アウクビン　aucubin
陶-宾二氏综合征　タウジク・ビング症候群　Taussig-Bingしょうこうぐん
陶土　陶土　とうど
陶土色〔粪〕便　陶土色便　とうどしょくべん
淘虫法　寄生虫の洗い出し法　きせいちゅうのあらいだしほう
淘米水样〔粪〕便　米とぎ汁〔様〕便　こめとぎじる〔よう〕べん

tào　套
套层　外套層　がいとうそう
套叠　〔腸〕重積症　〔ちょう〕じゅうせきしょう
套管　カニューレ,套管　Kanule,とうかん
套管插入术　カニューレ挿入法　Kanuleそうにゅうほう
套管冷凝器　二重管冷却機　にじゅうかんれいきゃっき
套〔管〕针　トロカール,套管針　trocar,とうかんしん
套管针穿刺术　トロカール穿刺法　trocarせんしほう
套膜　被膜　ひまく
套式封闭　環状ブロック　かんじょうblock

TE　特铽

tè　特铽
特贝西乌斯氏瓣　テベシウス弁　Thebeciusべん
特别医疗队　特別医療隊　とくべついりょうたい
特丁胺　第三ブチルアミン　だいさんbutylamine
特丁醇　第三ブチルアルコール　だいさんbutylalcohol
特丁基　第三ブチル基　だいさんbutylき
特丁基苯　第三ブチルベンゼン　だいさんbutylbenzene
特定菌丛动物　ノトバイオート　gnotobiote
特发病　特発〔性〕疾患,特発症　とくはつ〔せい〕しっかん,とくはつしょう
特发性壁内膜心肌病　特発性壁在性心内膜心筋症　とくはつせいへきざいせいしんないまくしんきんしょう
特发性低色〔指数〕性贫血　特発性低色素性貧血　とくはつ

せいていしきそせいひんけつ

特发性低血压〔症〕 特発性低血圧〔症〕 とくはつせいてい
けつあつ〔しょう〕

特发性癫痫 特発性てんかん とくはつせいてんかん

特发性多发性出血性肉瘤 特発性多発性出血性肉腫 とく
はつせいたはつせいしゅっけつせいにくしゅ

特发性范康尼氏综合征 特発性ファンコニ症候群 とくは
つせいFanconiしょうこうぐん

特发性肥厚性主动脉瓣下狭窄 特発性肥厚性大動脈弁下部
狭窄 とくはつせいひこうせいだいどうみゃくべんかぶ
きょうさく

特发性肺含铁血黄素沉着〔症〕 特発性肺ヘモシデリン沈着
〔症〕 とくはつせいはいhemosiderinちんちゃく〔しょう〕

特发性肺含铁血黄素沉着综合征 特発性肺ヘモシデリン沈
着症候群 とくはつせいはいhemosiderinちんちゃくしょ
うこうぐん

特发性肺静脉阻塞 特発性肺静脈閉鎖 とくはつせいはい
じょうみゃくへいさ

特发性腹膜后纤维化 特発性腹膜後繊維化〔症〕 とくはつ
せいふくまくごせんいか〔しょう〕

特发性高动力性心脏综合征 特発性多動力性心臓症候群
とくはつせいたどうりょくせいしんぞうしょうこうぐん

特发性高动力状态 特発性多動力状態 とくはつせいたど
うりょくじょうたい

特发性高钙尿 特発性過カルシウム尿〔症〕 とくはつせい
かcalciumにょう〔しょう〕

特发性高心搏出状态 特発性高心拍出状態 とくはつせい
こうしんはくしゅつじょうたい

特发性高血压 特発性高血圧,本態性高血圧 とくはつせ
いこうけつあつ,ほんたいせいこうけつあつ

特发性高脂血症 特発性高脂質血症 とくはつせいこうし
しつけっしょう

特发性骨质疏松 特発性骨多孔症 とくはつせいこつたこ
うしょう

特发性鼓膜炎 特発性鼓膜炎 とくはつせいこまくえん

特发性虹膜囊肿 特発性虹彩嚢腫 とくはつせいこうさい
のうしゅ

特发性呼吸窘迫综合征 特発性呼吸困難(障害)症候群 と
くはつせいこきゅうこんなん(しょうがい)しょうこうぐん

特发性黄疸 特発性黄疸 とくはつせいおうだん

特发性脊柱侧凸 特発性脊柱側彎症 とくはつせいせき
ちゅうそくわんしょう

特发性巨结肠 特発性巨大結腸〔症〕 とくはつせいきょだ
いけっちょう〔しょう〕

特发性慢性寒冷凝集素病 特発性慢性寒冷凝集素病 とく
はつせいまんせいかんれいぎょうしゅうそびょう

特发性毛细血管扩张 本態性毛細管拡張症 ほんたいせい
もうさいかんかくちょうしょう

特发性尿钙增多症 特発性過カルシウム尿症 とくはつせ
いかcalciumにょうしょう

特发性扭转张力障碍 特発性捻転失調〔症〕 とくはつせい
ねんてんしっちょう〔しょう〕

特发性帕金森氏综合征 特発性パーキンソン症候群 とく
はつせいParkinsonしょうこうぐん

特发性皮炎 アトピー性皮膚炎 atopyせいひふえん

特发性葡萄膜大脑炎 特発性ブドウ膜脳炎 とくはつせい
ブドウまくのうえん

特发性荨麻疹 特発性じんま疹 とくはつせいじんましん

特发性鞘膜积液 特発性鞘膜水瘤 とくはつせいしょうま
くすいりゅう

特发性肾出血 特発性腎出血 とくはつせいじんしゅっけ
つ

特发性肾性血尿 特発性腎性血尿〔症〕 とくはつせいじん
せいけつにょう〔しょう〕

特发性视网膜病 特発性網膜症 とくはつせいもうまく
しょう

特发性视网膜劈裂〔症〕 特発性網膜分離〔症〕 とくはつせ
いもうまくぶんり〔しょう〕

特发性水肿 特発性水腫 とくはつせいすいしゅ

特发性水肿综合征 特発性水腫症候群 とくはつせいすい
しゅしょうこうぐん

特发性体位(直立)性低血压〔症〕 特発性起立性低血圧〔症〕
とくはつせいきりつせいていけつあつ〔しょう〕

特发性纤维化性肺泡炎 特発性線維化性肺胞炎 とくはつ
せいせんいかせいはいほうえん

特发性心包炎 特発性心膜炎 とくはつせいしんまくえん

特发性心肌病 特発性心筋症 とくはつせいしんきんしょ
う

特发性心肌炎 特発性心筋炎 とくはつせいしんきんえん

特发性血鼓室 特発性鼓室内出血 とくはつせいこしつな
いしゅっけつ

特发性血尿 特発性血尿〔症〕 とくはつせいけつにょう
〔しょう〕

特发性血尿综合征 特発性血尿症候群 とくはつせいけつ
にょうしょうこうぐん

特发性血色病 特発性血色〔素〕症 とくはつせいけつしき
〔そ〕しょう

特发性血小板减少性紫癜 特発性血小板減少性紫斑病 と
くはつせいけっしょうばんげんしょうせいしはんびょう

特发性血小板减少性紫癜综合征 特発性血小板減少性紫斑
病症候群 とくはつせいけっしょうばんげんしょうせいし
はんびょうしょうこうぐん

特发性血小板增多 特発性血小板増加〔症〕 とくはつせい
けっしょうばんぞうか〔しょう〕

特发性阵发性高铁血红蛋白血症 特発性発作性メト血色素
血症 とくはつせいほっさせいmetけっしきそけっしょう

特发性脂肪痢 特発性脂肪下痢症 とくはつせいしぼうげ
りしょう

特发性直肠结肠炎 特発性直腸結腸炎 とくはつせいちょ
くちょうけっちょうえん

特氟隆 テフロン teflon

特-赫二氏曲线 トラウベ・ヘーリング波 Traube-Heringは

特化 特殊化 とくしゅか

特-柯二氏综合征 トリーチャ・コリンス症候群 Treacher-
Collinsしょうこうぐん

特可明 テコミン tecomine

特快灵 塩化デカリニウム えんかdequalinium

特莱氏征 テーレー徴候 Tellaisちょうこう

特赖茨氏肌 トライツ筋 Treitzきん

特赖茨氏韧带 トライツ靭帯 Treitzじんたい

特赖茨氏疝 トライツヘルニア Treitz hernia

特赖皮伦胺 トリペレンナミン tripelennamine

特兰布斯提氏反应 トランブスチ反応 Trambustiはんのう

特兰梅尔氏反射 トラメール〔足底〕反射 Tramer〔そくて
い〕はんしゃ

特劳伯氏二重音　トラウベ重複音　Traubeじゅうふくおん
特劳伯氏间隙　トラウベ腔　Traubeこう
特劳伯氏小体　トラウベ小体　Traubeしょうたい
特劳伯氏征　トラウベ徴候　Traubeちょうこう
特雷拉氏窥器　トレラー鏡　Trelatきょう
特雷拉氏征　トレラー徴候　Trelatちょうこう
特雷斯德氏征　トレスデル徴候　Tressderちょうこう
特雷西里安氏征　トレシリアン徴候　Tresilianちょうこう
特里布雷氏反应　トリブレー反応　Tribouletはんのう
特里马多氏征　トリマドー徴候　Trimadeauちょうこう
特里氏综合征　テリー症候群　Terryしょうこうぐん
特芦特氏征　トラウト徴候　Trautちょうこう
特鲁顿定律　トルートン法則　Troutonほうそく
特鲁内塞克氏症状　トルーネセック症候　Trunececkしょうこう
特鲁索氏棘突压痛点　トルソー点　Trousseauてん
特鲁索氏征　トルーソー徴候　Trousseauちょうこう
特鲁瓦西埃氏结　トロワジェー結節　Troisierけっせつ
特伦德伦伯格氏试验　トレンデレンブルグ試験　Trendelenburgしけん
特伦德伦伯格氏手术　トレンデレンブルグ手術　Trendelenburgしゅじゅつ
特伦德伦伯格氏体位　トレンデレンブルグ体位　Trendelenburgたいい
特伦德伦伯格氏征　トレンデレンブルグ徴候　Trendelenburgちょうこう
特罗克摩顿氏反射　スロックモルトン反射　Throckmortonはんしゃ
特罗默氏法　トロンメル法　Trommerほう
特罗默氏征　トロンメル徴候　Trommerちょうこう
特慢胰岛素　ウルトラレンテ インスリン　ultralente insulin
特纳氏征　ターナー徴候　Turnerちょうこう
特纳氏综合征　ターナー症候群　Turnerしょうこうぐん
特农氏间隙　テノン間隙　Tenonかんげき
特农氏膜　テノン膜　Tenonまく
特农氏囊　テノン嚢　Tenonのう
特普　テップ　TEPP
特普弗氏试剂　テッフェル試薬　Töpferしやく
特屈儿　テトリル　tetryl
特殊蛋白质　特殊蛋白〔質〕　とくしゅたんぱく〔しつ〕
特殊蛋白质检查　特殊蛋白〔質〕検査　とくしゅたんぱく〔しつ〕けんさ
特殊动力作用　特殊力源作用,特異動的作用,SDA　とくしゅりきげんさよう,とくいどうてきさよう
特殊反应　特殊反応　とくしゅはんのう
特殊方法　特殊方法　とくしゅほうほう
特殊感觉　特殊感覚　とくしゅかんかく
特殊感觉器官　特殊感覚器官　とくしゅかんかくきかん
特殊感觉神经　特殊感覚神経　とくしゅかんかくしんけい
特殊感染　特殊感染　とくしゅかんせん
特殊解毒剂　特殊解毒剤　とくしゅげどくざい
特殊能量定律　特殊エネルギー法則　とくしゅEnergieほうそく
特殊染色（法）　特殊染色〔法〕　とくしゅせんしょく〔ほう〕
特殊溶性物质　特異可溶性物質　とくいかようせいぶっしつ
特殊心房颗粒　特殊心房顆粒　とくしゅしんぼうかりゅう

特殊运动迟缓　特殊な運動障害　とくしゅなうんどうしょうがい
特殊转运　特殊輸送　とくしゅゆそう
特殊组织液　特殊組織液　とくしゅそしきえき
特戊醇　第三アミルアルコール　だいさんamyl alcohol
特戊基　第三ペンチル基　だいさんpentylき
特效反应　特効反応　とっこうはんのう
特效药　特効薬　とっこうやく
特效〔药〕疗法　特異療法　とくいりょうほう
特性函数　固有函数　こゆうかんすう
特性粘度　固有粘〔稠〕度　こゆうねん〔ちゅう〕ど
特性频率　特性頻度　とくせいひんど
特性曲线　特性曲線　とくせいきょくせん
特性温度　特性温度　とくせいおんど
特性因数　特性因数　とくせいいんすう
特性组份　特性成分　とくせいせいぶん
特〔异反〕应性　アトピー　atopy
特〔异反〕应性皮炎　アトピー〔性〕皮膚炎　atopy〔せい〕ひふえん
特〔异反〕应原　アトペン　atopen
特异封闭因子　特異ブロック因子　とくいblockいんし
特异感受性　特異的感受性　とくいてきかんじゅせい
特异抗体　特異抗体　とくいこうたい
特异亲和性　特異の親和性　とくいてきしんわせい
特异体质　特異体質　とくいたいしつ
特异危险性　特有の危険度　とくゆうのきけんど
特异系统　特異系　とくいけい
特异性　特異性　とくいせい
特异性感染　特異感染　とくいかんせん
特异〔性〕抗体　特異抗体　とくいこうたい
特异性抗体反应试验　特異抗体反応試験　とくいこうたいはんのうしけん
特异性颗粒　特異顆粒　とくいかりゅう
特异性可溶物质　特異的可溶性物質　とくいてきかようせいぶっしつ
特异性免疫　特異免疫　とくいめんえき
特异性免疫反应　特異免疫反応　とくいめんえきはんのう
特异性免疫核糖核酸　特異免疫リボ核酸　とくいめんえきriboかくさん
特异性免疫应答　特異免疫応答　とくいめんえきおうとう
特异〔性〕投射系统　特殊投射系　とくしゅとうしゃけい
特异性血清　特異血清　とくいけっせい
特异性抑制　特異抑制　とくいよくせい
特异性自动免疫　特異能動免疫　とくいのうどうめんえき
特异性作用　特異作用　とくいさよう
特异诱导物(剂)　特異誘導物質　とくいゆうどうぶっしつ
特应性　アトピー　atopy
特应性反应素　アトピー性レアギン　atopyせいreagin
特应性哮喘　アトピー性喘息　atopyせいぜんそく
特约护士　特約看護婦　とくやくかんごふ
特征光谱　特性スペクトル,示性スペクトル　とくせいspectrum,じせいspectrum
特征函数　固有函数　こゆうかんすう
特征X射线　特性X線,示性線　とくせいXせん,じせいせん
特征性病变　特異性病変　とくいせいびょうへん
特征性症状　特異性症状　とくいせいしょうじょう
特征值　固有値　こゆうち

特征种　特徵種　とくちょうしゅ
特种　特殊種類　とくしゅしゅるい
特种试剂　特殊試薬　とくしゅしやく
铽　テルビウム，Tb　terbium

TENG 疼腾滕藤

téng 疼腾滕藤

疼痛　疼痛，痛み　とうつう，いたみ
疼痛产生　痛覚発現　つうかくはつげん
疼痛刺激〔物〕　疼痛刺激〔物〕　とうつうしげき〔ぶつ〕
疼痛反应　疼痛反応　とうつうはんのう
〔疼〕痛觉　痛覚　つうかく
疼痛恐怖　疼痛恐怖〔症〕　とうつうきょうふ〔しょう〕
疼痛门诊　ペインクリニック　pain clinic
疼痛性肥胖症　疼痛性肥満症　とうつうせいひまんしょう
疼痛性感觉缺失　有痛〔性〕知覚脱失　ゆうつう〔せい〕ちかくだっしつ
疼痛性蓝肿　有痛〔性〕青股腫　ゆうつう〔せい〕せいこしゅ
疼痛性眼肌麻痹　疼痛性眼筋麻痺　とうつうせいがんきんまひ
疼痛性足综合征　モルトン症候群　Mortonしょうこうぐん
疼痛学说　疼痛説　とうつうせつ
疼痛淫　苦痛性愛，アルゴラグニー　くつうせいあい，algolagnia
疼痛足　痛み足　いたみあし
腾氏蓝　タンブルブルー　Tumbull blue
滕喜龙　テンシロン　Tensilon
滕泽氏病　テンツェル病　Taenzerびょう
藤黄科　オトギリソウ科　オトギリソウか
藤黄醌茜素　ルテオスカイリン　luteoskyrin
藤黄霉素　ルテオマイシン　luteomycin
藤黄酶　ルテアーゼ　lutease
藤黄属　ガルシニア属　Garciniaぞく
藤黄酸　ガンボジ酸　gambogeさん
藤菊黄素　ペツレチン　patuletin

TI 剔梯䏨锑提啼蹄体剃替嚔

tī 剔梯䏨锑

剔出器　エジェクター，突出し器　ejector，てきだしき
梯度　勾配　こうばい
梯度离心〔分离〕法　勾配遠〔心〕沈〔殿法〕　こうばいえん〔しん〕ちん〔でんほう〕
梯度筛选法调查　勾配スクリーニング　こうばいscreening
梯度洗脱　勾配溶離　こうばいようり
梯洛隆　チローローン　tilorone
梯纹导管　階段導管　かいだんどうかん
梯形波脉冲电流疗法　梯形インパルス電流療法　ていけいimpulseでんりゅうりょうほう
梯形反应　階段反応　かいだんはんのう
梯形神经系　梯形神経系　ていけいしんけいけい
梯形图　梯形図　ていけいず
梯形影象　梯形像　ていけいぞう
䏨　スチビン　stibine
䏨胺葡萄糖甙　スチバミングルコシド　stibamine glucoside
锑　アンチモン，Sb　antimony
锑斑　アンチモン斑　antimonyはん
锑波芬　スチボフェン　stibophen

锑尘肺　アンチモン塵肺〔症〕　antimonyじんはい〔しょう〕
锑电极　アンチモン電極　antimonyでんきょく
锑化三氢　アンチモン化水素　antimonyかすいそ
锑剂　アンチモン剤　antimonyざい
锑剂中毒　アンチモン剤中毒　antimonyざいちゅうどく
锑疗法　アンチモン剤投与　antimonyざいとうよ
锑酸　アンチモン酸　antimonyさん
锑酸钾　アンチモン酸カリウム　antimonyさんkalium
锑制剂　アンチモン製剤　antimonyせいざい
锑中毒　アンチモン中毒　antimonyちゅうどく
锑痤疮　アンチモン痤瘡　antimonyざそう

tí 提啼蹄

提奥氏病　チロー病　Tillauxびょう
提奥氏骨片　チロー骨片　Tillauxこつへん
提策氏病　チーツェ病，肋軟骨異栄養症　Tietzeびょう，ろくなんこついえいようしょう
提出（取）物　抽出物，エキス　ちゅうしゅつぶつ，extract
提纯　精製　せいせい
提纯蛋白衍化物　精製無蛋白ツベルクリン　せいせいむたんぱくtuberculin
提腭钩　口蓋鉤　こうがいこう
提尔克氏白细胞　チュルク型白血球　Türckがたはっけっきゅ
提尔克氏变性　チュルク変性　Türckへんせい
提尔克氏干皱　チュルクトラコーマ　Türck trachoma
提尔克氏液　チュルク液　Türckえき
提尔施氏直肠成形术　ティールシュ肛門形成術　Thierschこうもんけいせいじゅつ
提尔施氏植皮术　ティールシュ皮膚移植術　Thierschひふいしょくじゅつ
提费诺氏试验　ティフェノー試験　Tiffeneauしけん
提肛肌　肛門挙筋　こうもんきょきん
提睾反射　挙睾筋反射　きょこうきんはんしゃ
提睾肌　精巣挙筋，挙睾筋　せいそうきょきん，きょこうきん
提睾肌动脉　精巣挙筋動脈，挙睾筋動脈　せいそうきょきんどうみゃく，きょこうきんどうみゃく
提睾肌筋膜　精巣挙筋膜，挙睾筋膜　せいそうきょきんまく，きょこうきんまく
提颌带　チンキャップ　chin cap
提肌　挙筋　きょきん
提肌圆枕　挙筋隆起　きょきんりゅうき
提口角肌　口角挙筋　こうかくきょきん
提勒尔氏筋膜　テレル筋膜　Tyrrellきんまく
提曼氏骨骺障碍　ティーマン骨端部障害　Thiemannこつたんぶしょうがい
提内尔氏征　ティネル徴候　Tinelちょうこう
提前发作　早期発作　そうきほっさ
提琴状胎盘　バイオリン状胎盤　violinじょうたいばん
提取　抽出　ちゅうしゅつ
提取层　抽出層　ちゅうしゅつそう
提取常数　エキス定数，抽出物定数　extractていすう，ちゅうしゅつぶつていすう
提取法　抽出法　ちゅうしゅつほう
香克氏提取法　シャンク抽出法　Shankちゅうしゅつほう
提取率　抽出率　ちゅうしゅつりつ
提取器　抽出器　ちゅうしゅっき
索氏提取器　ソックスレット抽出器　Soxhletちゅうしゅっ

提 き

提取容量法　抽出容量測定法　ちゅうしゅつようりょうそくていほう

提取数据　抽出データ　ちゅうしゅつdata

提取烃化　抽出アルキル化　ちゅうしゅつalkylか

提取系统　抽出系　ちゅうしゅつけい

提取相　抽出相　ちゅうしゅつそう

提取效率　抽出効率　ちゅうしゅつこうりつ

提取因素　抽出因子　ちゅうしゅついんし

提取蒸馏　エキス蒸留　extractじょうりゅう

提取重量法　抽出重量法　ちゅうしゅつじゅうりょうほう

提塞留斯氏电泳仪　ティゼリウス装置　Tiseliusそうち

提上唇鼻翼肌　上唇鼻翼挙筋　じょうしんびよくきょきん

提上唇肌　上唇挙筋　じょうしんきょきん

提上睑肌　上眼瞼挙筋　じょうがんけんきょきん

提上睑肌缩短术　上眼瞼挙筋短縮術　じょうがんけんきょきんたんしゅくじゅつ

提神剂（药）　覚醒剤,興奮剤　かくせいざい,こうふんざい

提腿试验　ケルニッヒ徴候　Kernigちょうこう

提-魏二氏综合征　ティビールガー・ウェイセンバッハ症候群　Thibierger-Weissenbachしょうこうぐん

提携角　運搬角　うんぱんかく

提余液　抽出後の残液　ちゅうしゅつごのざんえき

提早发作　早期発作,早発　そうきほっさ,そうはつ

嗁哭　号叫,号泣　ごうきょう,ごうきゅう

嗁声吸气　鶏鳴様喘息　けいめいようきゅうそく

蹄　蹄　ひづめ

蹄铁磁铁　馬蹄形磁石　ばていけいじしゃく

蹄铁形肾　馬蹄〔形〕腎　ばてい〔けい〕じん

tǐ 体

体　体　たい,からだ

阿朗希乌斯氏体　アランティウス小〔結〕節　Arantiusしょう〔けっ〕せつ

奥肯氏体　オーケン小体　Okenしょうたい

巴比阿尼氏体　バルビアニ小体　Balbianiしょうたい

巴尔通氏体　バルトン体　Bartonたい

布赫内氏体　ブーフナー体　Buchnerたい

多内氏体　ドネー体　Donneたい

海默尔氏体　ハイモー体　Highmoreたい

豪-若二氏体　ハウエル・ジョリー小体　Howell-Jollyしょうたい

豪威耳氏体　ハウエル小体　Howellしょうたい

赫令氏体　ヘリング小体　Herringしょうたい

鲁塞尔氏体　ラッセル小体　Russellしょうたい

罗森苗勒氏体　ローゼンミュラー小体　Rosenmüllerしょうたい

罗斯氏体　ロス小体　Rossしょうたい

梅尔内尔氏体　メルナー小体　Mörnerしょうたい

苗勒氏尘状体　ミュラー塵状小体　Müllerじんじょうしょうたい

尼斯尔氏体　ニッスル小体　Nisslしょうたい

帕基奥尼氏体　パッキオーニ小体　Pacchioniしょうたい

午非氏体　ウォルフ体　Wolffたい

体被　外皮　がいひ

体壁　体壁　たいへき

体壁层　体壁層　たいへきそう

体（壁）感受器　体感受容器　たいかんじゅようき

体壁中胚层　体壁中胚葉　たいへきちゅうはいよう

体表　体表　たいひょう

体表标志　体表標識　たいひょうひょうしき

体表电位　体表電位　たいひょうでんい

体表活体组织采取术　体表バイオプシー,〔体〕表生検　たいひょうbiopsy,〔たい〕ひょうせいけん

体表寄生虫　外皮寄生虫　がいひきせいちゅう

体表寄生虫病　外皮寄生虫症　がいひきせいちゅうしょう

体表降温　表面低体温〔症〕　ひょうめんていたいおん〔しょう〕

体表解剖学　表面解剖学　ひょうめんかいぼうがく

体表抗原　表面抗原　ひょうめんこうげん

体表面积　体表面積　たいひょうめんせき

体表面积列线图　体表面積計算図表　たいひょうめんせきけいさんずひょう

体表伤口污染　表在性傷口汚染　ひょうざいせいきずぐちおせん

体表外胚层　体表外胚葉　たいひょうがいはいよう

体表温度　体表温度　たいひょうおんど

体表异物取出术　表在性異物除去術　ひょうざいせいいぶつじょきょじゅつ

体表蒸发　表面蒸発　ひょうめんじょうはつ

体部　体部　たいぶ

体操疗法　体操療法　たいそうりょうほう

体操浴　運動浴　うんどうよく

体层摄影　断層撮影〔法〕　だんそうさつえい〔ほう〕

体层〔X线〕照片　断面X線図　だんめんXせんず

体层〔X线〕照相机　断面X線器,トモグラフ　だんめんXせんき,tomograph

体蒂　体茎　たいけい

体定位器　定位装置　ていいそうち

体肺循环分流术　体肺循環シャント　たいはいじゅんかんshunt

体感幻觉　体〔性〕感覚幻覚　たい〔せい〕かんかくげんかく

体格锻炼　身体訓練　しんたいくんれん

体格检查　身体(体格)検査　しんたい(たいかく)けんさ

体格检查器械　体格(身体)検査器械　たいかく(しんたい)けんさきかい

体格缺陷　身体欠陥　しんたいけっかん

体格指数　体格指数　たいかくしすう

体积密度关系　密度大小関係　みつどだいしょうかんけい

体积描记法　体積〔変動〕記録法,プレチスモグラフィ　たいせき〔へんどう〕きろくほう,plethysmography

体积描记器　体積〔変動〕記録器,プレチスモグラフ　たいせき〔へんどう〕きろくき,plethysmograph

体积描记图　体積曲線,プレチスモグラム　たいせききょくせん,plethysmogram

体积粘性（度）　体積粘性　たいせきねんせい

体积色谱法　体積クロマトグラフィ　たいせきchromatography

体节　体節　たいせつ

体觉　体感　たいかん

体觉区　体性感覚野　たいせいかんかくや,

体力劳动能力　身体的仕事(作業)能力　しんたいてきしごと(さぎょう)のうりょく

体力评价　体力評価　たいりょくひょうか

体力医学　体力医学　たいりょくいがく

体力指数　体力指数　たいりょくしすう

体力正常　体力正常　たいりょくせいじょう

体内半衰期　生体内半減期　せいたいないはんげんき

体内对抗搏动法　体内逆拍動法,体内カウンターパルセイション　たいないぎゃくはくどうほう,たいないcounter-pulsation

体内分布　体内分布　たいないぶんぷ

体内分布容积　体内分布容積　たいないぶんぷようせき

体内过程　体内過程　たいないかてい

体内活化分析　体内活性化分析　たいないかっせいかぶんせき

体内积存量　体内蓄積量　たいないちくせきりょう

体内寄生物（虫）　内〔部〕寄生体（虫）　ない〔ぶ〕きせいたい（ちゅう）

体内联胎畸胎　寄生二重奇形体　きせいにじゅうきけいたい

体内粘度计　体内粘度計　たいないねんどけい

体内平衡　恒常性,ホメオスタ〔ー〕シス　こうじょうせい,homeostasis

体内平均滞留率　体内平均貯留率　たいないへいきんちょりゅうりつ

体内缺水　水〔欠〕乏症,脱水症,水分欠乏〔症〕　すい〔けつ〕ぼうしょう,だっすいしょう,すいぶんけつぼう〔しょう〕

体内人工心脏起搏器　体内人工ペースメーカ　たいないじんこうpacemaker

体内试验〔法〕　体内試験〔法〕　たいないしけん〔ほう〕

体内受精　体内受精　たいないじゅせい

体内水分过多　体内水分過剰　たいないすいぶんかじょう

体内探头　体内消息子　たいないしょうそくし

体内污染　体内汚染　たいないおせん

体内稳态　生体恒常状態　せいたいこうじょうじょうたい

体内心脏电复律　体内カルジオバージョン　たいないcardioversion

体内照射　体内照射　たいないしょうしゃ

体内总水量　〔体内〕全（総）水分量　〔たいない〕ぜん（そう）すいぶんりょう

体能　身体能力　しんたいのうりょく

体腔　体腔　たいこう

体腔动物　体腔動物　たいこうどうぶつ

体腔感应电疗法　体腔内感応電気療法　たいこうないかんおうでんきりょうほう

体腔红外线治疗机　体腔赤外線治療装置　たいこうせきがいせんちりょうそうち

体腔镜　腹腔鏡　ふっこうきょう

体腔镜检查　腹腔鏡検査〔法〕　ふっこうきょうけんさ〔ほう〕

体腔上皮　体腔上皮　たいこうじょうひ

体腔上皮癌　体腔癌　たいこうがん

体腔上皮化生　体腔上皮化生　たいこうじょうひかせい

体腔X线照相术　体腔X線撮影法　たいこうXせんさつえいほう

体腔形成　体腔形成　たいこうけいせい

体腔造影术　体腔造影法　たいこうぞうえいほう

体躯感觉　体性感覚　たいせいかんかく

体染色细胞　ソマトクロム　somatochrome

体热　体熱　たいねつ

体弱　弱質　じゃくしつ

体虱　コロモジラミ

体虱病　コロモジラミ寄生症　コロモジラミきせいしょう

体虱型立克次氏体　コロモジラミ媒介型リケッチア　コロモジラミばいかいがたRickettsia

体-树（体）突触　細胞体樹状突起間シナプス　さいぼうたいじゅじょうとっきかんsynapse

体态　体勢　たいせい

体态异常　異常体勢　いじょうたいせい

体外动静脉短路　体外動静脈シャント　たいがいどうじょうみゃくshunt

体外反相搏动　体外逆拍動　たいがいぎゃくはくどう

体外放射性分析〔法〕　生体外でのラジオアッセイ　せいたいがいでのradioassay

体外肝脏灌流　体外肝臓灌流　たいがいかんぞうかんりゅう

体外过敏反应　生体外のアレルギー反応　せいたいがいのAllergieはんのう

体外活体染色　超生体染色〔法〕　ちょうせいたいせんしょく〔ほう〕

体外寄生物（虫）　外〔部〕寄生体（虫）　がい〔ぶ〕きせいたい（ちゅう）

体外监测　体外モニタリング,体外監視　たいがいmonitoring,たいがいかんし

体外竞争性放射分析法　生体外競合性ラジオアッセイ　せいたいがいせりあいせいradioassay

体外抗原　外抗原,エキソアンチゲン　がいこうげん,ectho-antigen

体外敏感试验　〔試験〕管内感性試験　〔しけん〕かんないかんせいしけん

体外粘度　体外粘度　たいがいねんど

体外粘度计　体外粘度計　たいがいねんどけい

体外排精　体外射精　たいがいしゃせい

体外培养〔法〕　生体外培養〔法〕　せいたいがいばいよう〔ほう〕

体外起搏器　体外ペースメーカ　たいがいpacemaker

体外起搏术　体外ペーシング　たいがいpacing

体外肾手术　体外腎手術　たいがいじんしゅじゅつ

体外试验〔法〕　〔試験〕管内試験〔法〕　〔しけん〕かんないしけん〔ほう〕

体外受精　体外受精　たいがいじゅせい

体外显影　体外現像　たいがいげんぞう

体外心房固定频率起搏器　体外心房固定頻度ペースメーカ　たいがいしんぼうこていひんどpacemaker

体外心脏电复律　体外カルジオバージョン　たいがいcardioversion

体外循环　体外循環　たいがいじゅんかん

体外循环机　体外循環装置　たいがいじゅんかんそうち

体外循环下心内手术　体外循環下心〔臓〕内手術　たいがいじゅんかんかしん〔ぞう〕ないしゅじゅつ

体外异体肝脏灌洗　体外異種肝臓灌流　たいがいいしゅかんぞうかんりゅう

体外营养　体外栄養　たいがいえいよう

体外暂时起搏器　一時性体外ペースメーカ　いちじせいたいがいpacemaker

体外照射　体外照射　たいがいしょうしゃ

体位　体位　たいい

体位变换征　体位変換徴候　たいいへんかんちょうこう

体位反射　体位反射　たいいはんしゃ

体位性蛋白尿　体位性蛋白尿〔症〕,起立性蛋白尿〔症〕　たいいせいたんぱくにょう〔しょう〕,きりつせいたんぱくにょう〔しょう〕

体位性低血压　体位性低血圧,起立性低血圧〔症〕　たいいせいていけつあつ,きりつせいていけつあつ〔しょう〕
体位引流〔法〕　体位ドレナージ　たいいdrainage
体位转换　体位変換　たいいへんかん
体温　体温　たいおん
体温表(计)　体温計　たいおんけい
　　华氏体温表　カ氏体温計　カしたいおんけい
　　摄氏体温表　セッ氏体温計　セッしたいおんけい
体温测量　体温測定　たいおんそくてい
体温单(卡)　体温カルテ　たいおんchart
体温分域图　体温の局所解剖図　たいおんのきょくしょかいぼうず
体温过低　低体温〔症〕　ていたいおん〔しょう〕
体温过高　高体温,高熱　こうたいおん,こうねつ
体温恒定　単調体温　たんちょうたいおん
体温计缸　体温計びん　たいおんけいびん
体温计盘　体温計トレー　たいおんけいtray
体温曲线　体温曲線　たいおんきょくせん
体温上升期　体温上昇期　たいおんじょうしょうき
体温调节　体温調節　たいおんちょうせつ
体温调节机能　体温調節機能　たいおんちょうせつきのう
体温调节数学模型　体温調節の数学模型　たいおんちょうせつのすうがくもけい
体温调节中枢　体温調節中枢　たいおんちょうせつちゅうすう
体温下降期　体温下降期　たいおんかこうき
体温中枢　体温中枢　たいおんちゅうすう
体无力　身体無力　しんたいむりょく
体细胞　体細胞　たいさいぼう
体细胞重组　体細胞組換え　たいさいぼうくみかえ
体细胞交换　体細胞入れ換え〔法〕,体細胞交差〔法〕　たいさいぼういれかえ〔ほう〕,たいさいぼうこうさ〔ほう〕
体细胞突变　体細胞突然変異　たいさいぼうとつぜんへんい
体细胞突变学说　体細胞突然変異説　たいさいぼうとつぜんへんいせつ
体细胞遗传学　体細胞遺伝学　たいさいぼういでんがく
体细胞杂交法　体細胞交雑法　たいさいぼうこうざつほう
体象　身体図式　しんたいずしき
体象障碍　身体図式障害　しんたいずしきしょうがい
体形觉　形状感覚,形体感覚　けいじょうかんかく,けいたいかんかく
体型　体型　たいけい
体型决定〔法〕　体型判定〔法〕,体型測定　たいけいはんてい〔ほう〕,たいけいそくてい
体型图　体型図　たいけいず
体型图法　体型図法　たいけいずほう
体癣　躯幹白癬,ぜにたむし　くかんはくせん
体循环　体循環,大循環　たいじゅんかん,だいじゅんかん
体循环功能曲线　体循環機能曲線　たいじゅんかんきのうきょくせん
体循环静脉郁血　体循環静脈うっ血　たいじゅんかんじょうみゃくうっけつ
体循环平均压　体循環平均圧　たいじゅんかんへいきんあつ
体循环血量　体循環〔血液〕量　たいじゅんかん〔けつえき〕りょう
体循环郁血　体循環うっ血　たいじゅんかんうっけつ

体液　体液　たいえき
体液白蛋白　体液アルブミン,循環性蛋白　たいえきalbumin,じゅんかんせいたんぱく
体液斑检验　体液斑点検査　たいえきはんてんけんさ
体液不调　異混和症　いこんわしょう
体液成份　体液成分　たいえきせいぶん
体液刺激　体液刺激　たいえきしげき
体液沸腾　体液沸騰　たいえきふっとう
体液过多　体液過剰,体液過負荷　たいえきかじょう,たいえきかふか
体液免疫　体液〔性〕免疫　たいえき〔せい〕めんえき
体液免疫缺乏症　体液免疫欠乏症　たいえきめんえきけつぼうしょう
体液免疫缺陷　体液免疫欠陥　たいえきめんえきけっかん
体液免疫性　体液免疫性　たいえきめんえきせい
体液平衡　体液平衡　たいえきへいこう
体液丧失　体液喪失　たいえきそうしつ
体液渗透压　体液浸透圧　たいえきしんとうあつ
体液〔性〕传递　体液性伝達　たいえきせいでんたつ
体液性调节　体液性調節　たいえきせいちょうせつ
体液学说　体液説　たいえきせつ
体液因子　体液因子　たいえきいんし
体液潴留　体液貯留　たいえきちょりゅう
体育　体育　たいいく
体育锻炼　身体訓練　しんたいくんれん
体育疗法　スポーツ療法　sportsりょうほう
体育卫生学　スポーツ衛生学　sportsえいせいがく
体育医学　スポーツ医学　sportsいがく
体育医学监督　スポーツ医学的監督　sportsいがくてきかんとく
体针　体針　たいしん
体征　徴候,物理症状　ちょうこう,ぶつりしょうじょう
体质　体質　たいしつ
体质论　体質論　たいしつろん
体质性低血压　体質性低血圧〔症〕,本態性低血圧〔症〕　たいしつせいていけつあつ〔しょう〕,ほんたいせいていけつあつ〔しょう〕
体质性肥胖　体質性肥満〔症〕　たいしつせいひまんしょう
体质性肝功能不良　体質性肝機能障害　たいしつせいかんきのうしょうがい
体质性肝功能不良性黄疸　ジルベール病　Gilbertびょう
体质性高胆红素血症　体質性過ビリルビン血症　たいしつせいかbilirubinけっしょう
体质性消瘦　体質性やせ　たいしつせいやせ
体质性兴奋　体質性興奮　たいしつせいこうふん
体质性血小板素乱(异常)　体質栓球異常病　たいしつせんきゅういじょうびょう
体质虚弱　無力〔性〕体質　むりょく〔せい〕たいしつ
体-轴突触　軸索細胞体間シナプス　じくさくさいぼうたいかんsynapse

tì　剃替嚏

剃刀　かみそり
剃刀式植皮刀　かみそり式採皮刀　かみそりしきさいひとう
替比昂　チビオン,コンテベン　tibione,conteben
替代称法　代用秤量　だいようひょうりょう
替代途〔激活〕径　交代経路　こうたいけいろ
替代(补)疗法　置換療法,代用療法　ちかんりょうほう,だ

いようりょうほう

替代品　代用品,代用薬　だいようひん,だいようやく

替代物　代用物　だいようぶつ

替代性月経　代償月経　だいしょうげっけい

替代学说　交番説　こうばんせつ

〔替〕代症　代理症　だいりしょう

替代〔中间〕宿主　中間宿主　ちゅうかんしゅくしゅ

替告皂苷　チゴニン　tigonine

替告皂苷元　チゴゲニン　tigogenin

替姆　トリエチレンメラミン,TEM　triethylenemelamine

替派　トリエチレン ホスホラアミド,TEPA　triethylene
phosphoramide

嚏根草　ヘレボルス　helleborus

嚏根草苷(甙)　ヘレボレイン　helleborein

嚏根草苷元　ヘレブリゲニン,ヘレブリン　hellebrigenin,
hellebrin

嚏根草属　ヘレボルス属　Helleborus

嚏喷　くしゃみ

TIAN　天添田甜填

tiān　天

天窗　天窓,天井の明かり窓　てんまど,てんじょうのあか
りまど

天敌　天敵　てんてき

天冬氨酸酶　アスパルターゼ　aspartase

天冬氨酸转氨甲酰酶　アスパラギン酸カルバミルトランス
フェラーゼ　asparaginさんcarbamyl transferase

天冬酰胺　アスパラギン　asparagine

天冬酰胺酶　アスパラギナーゼ　asparaginase

天鹅绒样肥厚　ビロード状肥大　veludoじょうひだい

天花　痘瘡,天然痘　とうそう,てんねんとう

天花板悬吊装置　天井つり装置　てんじょうつりそうち

天花板悬挂式电刀　天井つり電気メス　てんじょうつりで
んきMesser

天花病毒　痘瘡ウイルス　とうそうvirus

天花粉　天花粉,栝楼根　てんかふん,カロウコン

天花粉蛋白　トリコサンチン　trichosanthin

天花粉引产　天花粉誘発分娩〔法〕　てんかふんゆうはつぶ
んべん〔ほう〕

天花粉中毒　天花粉中毒,栝楼根中毒　てんかふんちゅうど
く,カロウコンちゅうどく

天花粉注射引产　天花粉注射誘発分娩法　てんかふんちゅ
うしゃゆうはつぶんべんほう

天花粉注射终止妊娠　天花粉注射妊娠中絶　てんかふん
ちゅうしゃにんしんちゅうぜつ

天花后遗症　痘瘡後遺症　とうそうこういしょう

天花〔疫苗〕接种　人痘接種〔法〕　じんとうせっしゅ〔ほう〕

天芥菜　ヘリオトロープ　heliotrope

天空实验室　スカイラブ,空中実験室　skylab,くうちゅう
じっけんしつ

天葵属　ヒメウズ属　ヒメウズぞく

天蓝(青)　アズール　azure

天蓝(青)A 树脂法　アズールA樹脂法　azure Aじゅしほう

天麻苷(甙)　ガストロジン　gastrodin

天麻属　オニノヤガラ属　オニノヤガラぞく

天麻素　ガストロジン　gastrodine

天〔门〕冬氨酸　アスパラギン酸　asparaginさん

天〔门〕冬氨酸激酶　アスパルトキナーゼ　aspartokinase

天〔门〕冬氨酸移位酶　アスパラギン酸トランスロカーゼ
asparaginさんtranslocase

天门冬属　クサスギカヅラ属　クサスギカヅラぞく

天〔门〕冬素　アスパラギン　asparagine

天〔门〕冬酰胺　アスパラギン　asparagine

天〔门〕冬酰胺酶　アスパラギナーゼ　asparaginase

天名精　ヤブタバコの葉,テンミョウセイ　ヤブタバコのは

天幕裂孔　テント破裂孔　tentはれつこう

天幕裂孔疝　テント切痕〔内〕ヘルニア　tentせっこん〔ない〕
hernia

天幕撕裂　テント破裂　tentはれつ

天南星科　サトイモ科　サトイモか

天南星属　天南星属　テンナンショウぞく

天南星中毒　天南星中毒　テンナンショウちゅうどく

天牛　天牛,カブトムシ　テンギュウ

天疱疮　天疱瘡　てんぽうそう

天疱疮样红斑　天疱瘡様紅斑　てんぽうそうようこうはん

天平　天秤　てんびん

天平臂　天秤腕　てんびんうで

天平标尺　天秤目盛り　てんびんめもり

天平读镜　天秤リーディンググラス　てんびんreading glass

天平放大镜　天秤拡大鏡　てんびんかくだいきょう

天平梁　天秤梁　てんびんはり

天平盘　天秤皿　てんびんざら

天平盘托　天秤皿支え　てんびんざらささえ

天平室　天秤室　てんびんしつ

天平箱　天秤箱　てんびんばこ

〔天平〕游码　〔天秤用〕乗子　〔てんびんよう〕じょうし

天平指针　天秤指針　てんびんししん

天平座　天秤支架　てんびんしか

天青蓝　アズール ブルー　azure blue

天青染色法　アズール染色法　azureせんしょくほう

天然被动免疫　自然受動(受身)免疫　しぜんじゅどう(うけ
み)めんえき

天然本底辐射线　天然バックグラウンド放射線　てんねん
backgroundほうしゃせん

天然标志　天然標識　てんねんひょうしき

天然〔产〕物　天然物　てんねんぶつ

天然雌激素　天然エストロゲン　てんねんestrogen

天然催化剂　天然触媒　てんねんしょくばい

天然蛋白　天然蛋白〔質〕　てんねんたんぱく〔しつ〕

天然抵抗力　天然抵抗力　てんねんていこうりょく

天然放射性　天然放射能　てんねんほうしゃのう

天然放射〔性〕本底　天然バックグラウンド放射線　てんね
んbackgroundほうしゃせん

天然放射性核素　天然放射性核種　てんねんほうしゃせい
かくしゅ

天然放射性元素　天然放射性元素　てんねんほうしゃせい
げんそ

天然感染　自然感染　しぜんかんせん

天然高分子化合物　天然高分子化合物　てんねんこうぶん
しかごうぶつ

天然抗体　自然抗体　しぜんこうたい

天然抗原　自然抗原　しぜんこうげん

天然免疫　自然免疫,先天性免疫　しぜんめんえき,せんて
んせいめんえき

天然免疫学　自然免疫学,先天免疫学　しぜんめんえきが
く,せんてんめんえきがく

天然凝集素　天然凝集素　てんねんぎょうしゅうそ
天然培养基　天然培地　てんねんばいち
天然气　天然ガス　てんねんgas
天然气〔混合物〕分析　天然ガス〔混合物〕分析　てんねんgas〔こんごうぶつ〕ぶんせき
天然肉色　天然肉色　てんねんにくしょく
天然乳化剂　天然乳化剤　てんねんにゅうかざい
天然杀伤细胞　天然キラー細胞　てんねんkillerさいぼう
天然食用色素　天然食用色素　てんねんしょくようしきそ
天然水源　天然水源　てんねんすいげん
天然同种血细胞凝集素　天然同種血球凝集素　てんねんどうしゅけっきゅうぎょうしゅうそ
天然同族凝集素　天然同種凝集素　てんねんどうしゅぎょうしゅうそ
天然物化学　天然物化学　てんねんぶつかがく
天然胸腺细胞毒性抗体　自然胸腺細胞傷害性抗体　しぜんきょうせんさいぼうしょうがいせいこうたい
天然血型抗体　天然血液型抗体　てんねんけつえきがたこうたい
天然药物　天然薬物　てんねんやくぶつ
天然自动免疫　天然自動免疫　てんねんじどうめんえき
大体生物物理学　宇宙生物物理学　うちゅうせいぶつぶつりがく
天体生物学　宇宙生物学　うちゅうせいぶつがく
天竺葵苷(貮)　ペラルゴニン　pelargonin
天竺葵素　ペラルゴニジン　pelargonidin
天竺鼠　モルモット
添加剂　添加物　てんかぶつ
添田霉素　ソエドマイシン　soedomycin

tián　田甜填

田村-高桥氏病　田村・高橋病　たむら・たかはしびょう
田村氏咯痰结核菌集菌法　田村喀痰結核菌集菌法　たむらかったんけっかくきんしゅうきんほう
田基黄　ヒメオトギリ
田基麻科　ハゼリソウ科　ハゼリソウか
田尻氏病　田尻病　たじりびょう
田螺　マルタニシ
田螺属　タニシ属　タニシぞく
田纳辛　テノジン　tenosin
田鼠　ハムスター　hamster
田鼠科　キヌゲネズミ科　キヌゲネズミか
田鼠属　キヌゲネズミ属,ハタネズミ属　キヌゲネズミぞく,ハタネズミぞく
田鼠体畸胎　アスパラソーマ　aspalasoma
田原氏结〔节〕　田原結節　たわらけっせつ
甜菜貮　ベタニン　betanin
甜菜碱　ベタイン　betaine
甜菜素　ベタニジン　betanidin
甜菜糖　甜菜糖　てんさいとう
甜醇　ズルシト,ズルシトール　dulcite,dulcitol
甜地丁　甜地丁　てんじちょう
甜瓜子　甜瓜子　テンカシ
甜精　ズルチン　dulcin
甜没药烯　ビサボレン　bisabolene
β-甜没药烯　β-ビサボレン　β-bisabolene
甜薯　サツマイモ,スイート ポテト　サツマイモ,sweet potato
甜薯毒性　サツマイモ毒性　サツマイモどくせい

甜味　甘味　かんみ,あまみ
甜〔味〕剂　甘味剤,甘味料　かんみざい,かんみりょう
甜杏仁　甜杏仁　テンキョウニン
填充　充填　じゅうてん
填充度　充填度　じゅうてんど
填充剂(料)　充填剤　じゅうてんざい
填充毛细管柱　充填毛細管柱　じゅうてんもうさいかんちゅう
填充细胞　補充細胞　ほじゅうさいぼう
填充柱　充填柱　じゅうてんちゅう
填孔镊　充填ピンセット　じゅうてんpincette
填料　充填材　じゅうてんざい
填塞〔法〕　填塞〔法〕,タンポン挿入〔法〕　てんそく〔ほう〕,tamponそうにゅう〔ほう〕
填塞器　填塞器,タンポン挿入器　てんそくき,tamponそうにゅうき
填塞物　填塞物,詰め物　てんそくぶつ,つめもの
填塞止血法　填塞止血法　てんそくしけつほう

TIAO　条调跳

tiáo　条调

条痕　条痕　じょうこん
条件刺激　条件刺激　じょうけんしげき
条件刺激物　条件刺激物　じょうけんしげきぶつ
条件反射　条件反射　じょうけんはんしゃ
条件反射活动　条件反射活動　じょうけんはんしゃかつどう
条件反射〔活动〕试验　条件反射試験　じょうけんはんしゃしけん
条件反射治疗　条件反射治療　じょうけんはんしゃちりょう
条件反应　条件反応　じょうけんはんのう
条件概率定理　条件確率定理　じょうけんかくりつていり
条件化刺激　条件づけ刺激　じょうけんづけしげき
条件化假说　条件づけ説　じょうけんづけせつ
条件可食肉　条件づけ食用肉　じょうけんづけしょくようにく
条件联系　条件連絡　じょうけんれんらく
条件码　条件コード　じょうけんcode
条件突变型　条件〔突然〕変異体　じょうけん〔とつぜん〕へんいたい
条件误差　条件誤差　じょうけんごさ
条件形成　条件づけ　じょうけんづけ
条件性病原微生物　日和見感染性微生物　ひよりみかんせんせいびせいぶつ
条件性分支杆菌　条件づけミコバクテリア　じょうけんづけmycobacteria
条件性情绪反应　条件づけ情動反応　じょうけんづけじょうどうはんのう
条件抑制　条件抑制　じょうけんよくせい
条件致病菌　日和見病原体　ひよりみびょうげんたい
条件致病菌食物中毒　日和見病原体食中毒　ひよりみびょうげんたいしょくちゅうどく
条件致命伤　条件致死外傷　じょうけんちしがいしょう
条件致死突变型　条件致死〔突然〕変異体　じょうけんちし〔とつぜん〕へんいたい
条索　索　さく
条索样静脉　索状静脈　さくじょうじょうみゃく
条索状卵巢　索状卵巣　さくじょうらんそう

条图 線条図,線条グラフ せんじょうず,せんじょうgraph
条纹 線条 せんじょう
条纹状苔癣 線状苔癬 せんじょうたいせん
条状性腺 線条状生殖腺 せんじょうじょうせいしょくせん
调拌 〔軟膏〕調合 〔なんこう〕ちょうごう
调变神经元 変調ニューロン へんちょうneuron
调定点 設定値 せっていち
调幅 振幅変調 しんぷくへんちょう
调幅器 振幅変調器 しんぷくへんちょうき
调〔膏药〕板 軟膏〔調合〕板 なんこう〔ちょうごう〕ばん
调光器 調光器 ちょうこうき
调和〔平〕均数 調和平均値 ちょうわへいきんち
调殆 咬合調整 こうごうちょうせい
调剂 調剤 ちょうざい
调剂台 調剤台 ちょうざいだい
调剂天平 調剤天秤 ちょうざいてんびん
调剂员 調剤者,薬剤士 ちょうざいしゃ,やくざいし
调焦 焦点調整 しょうてんちょうせい
调节 調節 ちょうせつ
调节部位 調節部位 ちょうせつぶい
调节蛋白 調節蛋白〔質〕 ちょうせつたんぱく〔しつ〕
调节反射 調節反射 ちょうせつはんしゃ
调节方式 調節様式 ちょうせつようしき
调节幅度 調節幅 ちょうせつはば
调节基因 調節遺伝子 ちょうせついでんし
调节痉挛 調節痙縮 ちょうせつけいしゅく
调节力 調節能力 ちょうせつのうりょく
调节麻痹 調節麻痺 ちょうせつまひ
调节器 調節器 ちょうせつき
调节器官 調節器官 ちょうせつきかん
调节瘫痪 調節麻痺 ちょうせつまひ
调节系统 調節系 ちょうせつけい
调节性多肽 調節性ポリペプチド ちょうせつせいpolypeptide
调节亚单位 調節亜単位 ちょうせつあたんい
调节因子 調節因子 ちょうせついんし
调节子 レグロン regulon
调经药 通経薬,月経促進薬 つうけいやく,げっけいそくしんやく
调控代谢物 調節性代謝産物 ちょうせつせいたいしゃさんぶつ
调控因子 モジュレーター modulator
调理抗原 オプソニン抗原 opsoninこうげん
调理素 オプソニン opsonin
调理素定量法 オプソニン〔指数〕測定法 opsonin〔しすう〕そくていほう
调理素反应 オプソニン反応 opsoninはんのう
调理素活性 オプソニン活性 opsoninかっせい
调理素免疫 オプソニン免疫 opsoninめんえき
调理素细胞吞噬试验 オプソニン食菌試験 opsoninしょっきんしけん
调理素学 オプソニン学 opsoninがく
调理素原 オプソノゲン opsonogen
调理素指数 オプソニン指数 opsoninしすう
调理素作用 オプソニン作用 opsoninさよう
调零 零点調整 れいてんちょうせい
调频 周波数変調 しゅうはすうへんちょう
调色粉 調色粉 ちょうしょくふん

调视麻痹 調節麻痺 ちょうせつまひ
调味剂（品） 調味剤 ちょうみざい
调温舱 温度調節室 おんどちょうせつしつ
调温器 温度調節器 おんどちょうせつき
调协 協調 きょうちょう
调谐电路 同調回路 どうちょうかいろ
调谐器 同調器 どうちょうき
调谐装置 同調装置 どうちょうそうち
调压器 圧力調節器 あつりょくちょうせつき
调〔药〕刀 へら
调整 調整 ちょうせい
调整保留时间 調整滞留時間 ちょうせいたいりゅうじかん
调整部位 変調部位 へんちょうぶい
调整卵 調整卵 ちょうせいらん
调整期 調整期 ちょうせいき
调整认识法 認識調整法 にんしきちょうせいほう
调整饮食 飲食調整 いんしょくちょうせい
调制波 変調波 へんちょうは
调制波脉冲电流疗法 変調インパルス電流療法 へんちょうimpulseでんりゅうりょうほう
调制方式 変調様式 へんちょうようしき
调制器 モジュレータ,変調器 modulator,へんちょうき
调准用示波器 アラインメント スコープ alignment scope

tiào 跳
跳力 跳躍力 ちょうやくりょく
跳痛 拍動痛,ずきずき痛 はくどうつう,ずきずきつう
跳跃病 跳躍病 ちょうやくびょう
跳跃反应 ホッピング反応 hoppingはんのう
跳跃基因 跳躍遺伝子 ちょうやくいでんし
跳跃式传导 とびとび伝導 とびとびでんどう
跳跃现象 跳躍現象 ちょうやくげんしょう
跳蚤 ノミ

TIE 贴萜铁

tiē 贴萜
贴敷器 塗布具 とふぐ
贴附法 マウンティング法 mountingほう
贴附试验 パッチ テスト patch test
萜二醇 テルピン terpin
萜〔烯〕 テルペン terpene
萜〔烯〕类 テルペン類 terpeneるい
萜〔烯〕中毒 テルペン中毒 terpeneちゅうどく

tiě 铁
铁 鉄 てつ
铁螯合酶 フェロキレラターゼ ferrochelatase
铁饱和度 鉄飽和度 てつほうわど
铁吡啉 フェロピリン ferropyrin
铁卟啉 フェロポルフィリン ferrop orphyrin
59铁掺入率 鉄-59結合率 てつ-59けつごうりつ
铁尘肺 鉄肺症,鉄沈着症 てつはいしょう,てつちんちゃくしょう
铁传递蛋白 トランスフェリン transferrin
铁磁检伤器 強磁ひび割検出器 きょうじひびわりけんしゅっき
铁磁体 強磁性体 きょうじせいたい
铁代谢 鉄代謝 てつたいしゃ
铁代谢紊乱 鉄代謝障害 てつたいしゃしょうがい

铁丹 べんがら
铁蛋白 フェリチン ferritin
铁蛋白标记抗体 フェリチン標識抗体 ferritinひょうしきこうたい
铁电现象 強誘電性 きょうゆうでんせい
铁冬青 クロガネモチ
铁矾 鉄明礬 てつみょうばん
铁肺 鉄の肺 てつのはい
铁-酚试剂 鉄フェノール試薬 てつphenolしやく
铁粉 鉄粉 てっぷん
铁坩埚 鉄坩堝 てつるつぼ
铁硅末沉着病 鉄ケイ肺症 てつケイはいしょう
铁环架 鉄環スタンド てつかんstand
铁剂 鉄剤 てつざい
铁剂疗法 鉄剤療法 てつざいりょうほう
铁钾矾 鉄カリウム明礬 てつkaliumみょうばん
铁结合蛋白 鉄結合蛋白 てつけつごうたんぱく
铁结合力 鉄結合能 てつけつごうのう
铁结合力测定 鉄結合能測定 てつけつごうのうそくてい
铁利用不能性贫血 鉄不応性貧血 てつふおうせいひんけつ
铁粒幼红细胞 シデロブラスト,〔担〕鉄〔赤〕芽球 sideroblast,〔たん〕てつ〔せき〕がきゅう
铁粒幼红细胞性贫血 鉄芽球性貧血 てつがきゅうせいひんけつ
铁硫蛋白 鉄硫黄蛋白〔質〕 てついおうたんぱく〔しつ〕
铁硫中心 鉄硫黄中心 てついおうちゅうしん
铁路脊髓震荡症 ページ病 pageびょう
铁洛伦 チロローン tilorone
铁明矾法 鉄明礬法 てつみょうばんほう
铁末沉着性纤维变性 鉄〔性〕繊維症 てつ〔せい〕せんいしょう
铁氰化钾 フェリシアン化カリウム ferricyanかkalium
铁氰化铁 フェリシアン化第二鉄 ferricyanかだいにてつ
铁氰化物 フェリシアン化物 ferricyanかぶつ
铁氰化亚铁 フェリシアン化第一鉄 ferricyanかだいいちてつ
铁氰离子 フェリシアン化イオン ferricyanかion
铁氰酸盐 フェリシアニド ferricyanide
铁染色 鉄染色 てつせんしょく
铁三脚架 鉄三脚スタンド てつさんきゃくstand
铁色皮〔症〕〔含〕鉄皮〔膚〕症 〔がん〕てつひ〔ふ〕しょう
铁杉(树)脂酚(素) ツガレシノール tsugaresinol
铁闪石 グルネライト grunerite
铁失利用性贫血 鉄不応性貧血 てつふおうせいひんけつ
铁石棉 アモサ石綿 amosaせきめん
铁丝灵仙 ヤマガシュウ
铁丝网 針金網 はりがねあみ
铁苏木素(精) 鉄ヘマトキシリン てつhematoxylin
铁苏木素染色 鉄ヘマトキシリン染色 てつhematoxylinせんしょく
铁酸钾 鉄酸カリウム てつさんkalium
铁矽尘肺 鉄ケイ肺症 てつケイはいしょう
铁矽末沉着病 鉄ケイ肺症 てつケイはいしょう
铁细菌 鉄細菌 てつさいきん
铁苋菜 ホソバノエノキグサ
铁线虫属 ハリガネムシ属 ハリガネムシぞく
铁〔屑〕检查器 検鉄器 けんてつき

铁〔屑〕检查听音器 シデロホン,鉄音波器,検鉄電話器 siderophone,てつおんぱき,けんてつでんわき
铁锈色发癣菌 さび色白癬菌 さびいろはくせんきん
铁锈色痰 さび色痰 さびいろたん
铁絮状反应 鉄綿状反応 てつめんじょうはんのう
铁循环 鉄動態 てつどうたい
铁研钵 鉄乳鉢 てつにゅうばち
铁研钵杵 鉄乳棒 てつにゅうぼう
铁盐 鉄塩 てつえん
铁氧化还原蛋白 フェレドキシン ferredoxin
铁营养品 鉄栄養品 てつえいようひん
铁硬膏 鉄剤硬膏 てつざいこうこう
铁支架 鉄スタンド てつstand
铁质沉着病 シデローシス,鉄沈着症 siderosis,てつちんちゃくしょう
铁质沉着性脾大 鉄症性巨脾症 てつしょうせいきょひしょう
铁质沉着性脾肉芽肿病 ガムナ病,鉄症性脾肉芽腫症 Gamnaびょう,てつしょうせいひにくがしゅしょう
铁质沉着性小结 鉄保有小結節 てつほゆうしょうけっせつ
铁〔质〕缺乏 鉄欠乏〔症〕 てつけつぼう〔しょう〕
铁质性心肌病 鉄性心筋病 てつせいしんきんびょう
铁组 鉄グループ てつgroup

TING 听烃廷停葶挺

tīng 听烃

听齿 聴歯 ちょうし
听错率 聞き違い率 ききちがいりつ
听读不能 言語知覚不能〔症〕 げんごちかくふのう〔しょう〕
听反射阈 聴〔覚〕反射域 ちょう〔かく〕はんしゃいき
听辐射 聴放線 ちょうほうせん
听骨 耳小骨 じしょうこつ
听骨骨折 耳小骨骨折 じしょうこつこっせつ
听骨坏死 耳小骨壊死 じしょうこつえし
听骨畸形 耳小骨奇形 じしょうこつきけい
听骨链 耳小骨連鎖 じしょうこつれんさ
听骨链重建术 耳小骨連鎖再建手術 じしょうこつれんささいけんしゅじゅつ
听骨糜烂 耳小骨びらん じしょうこつびらん
听骨韧带 耳小骨靭帯 じしょうこつじんたい
听骨脱位 耳小骨脱臼 じしょうこつだっきゅう
听管 耳管 じかん
听幻觉 幻聴 げんちょう
听基板 耳板 じばん
听结节 聴〔神経〕三角 ちょう〔しんけい〕さんかく
听距 聴取距離 ちょうしゅきょり
听觉 聴覚 ちょうかく
听觉辨光计 オプトホン,光音器 optophone,こうおんき
听觉不良 聴覚不全 ちょうかくふぜん
听觉传导路 聴覚路 ちょうかくろ
听觉敏度 聴覚鋭敏さ ちょうかくえいびんさ
听觉疲劳 聴覚疲労 ちょうかくひろう
听觉器官 聴〔覚〕器 ちょう〔かく〕き
听觉区 聴覚野,聴〔覚〕領 ちょうかくや,ちょう〔かく〕りょう
听觉缺失 無聴覚 むちょうかく

听觉锐敏 聴覚鋭敏 ちょうかくえいびん

听觉生理学 聴覚生理学 ちょうかくせいりがく

听觉失认 聴覚失認 ちょうかくしつにん

听觉适应 聴覚適応 ちょうかくてきおう

听觉调整器 聴覚調整装置 ちょうかくちょうせいそうち

听觉投射区 聴覚投射野 ちょうかくとうしゃや

听〔觉性〕错觉 聴覚性錯聴,錯聴〔症〕 ちょうかくせいさっかく,さくちょう〔しょう〕

听觉认识不能 聴覚失認 ちょうかくしつにん

听觉性失语 聴覚性失語〔症〕 ちょうかくせいしつご〔しょう〕

听觉(力)训练 聴覚訓練 ちょうかくくんれん

听觉异常 聴覚異常 ちょうかくいじょう

听觉-语言反馈作用 聴覚言語フィードバック作用 ちょうかくげんごfeedbackさよう

听觉域 可聴範囲 かちょうはんい

听觉阈 可聴域値 かちょういきち

听觉障碍 聴覚障害 ちょうかくしょうがい

听〔觉〕中枢 聴覚中枢 ちょうかくちゅうすう

听叩〔合〕诊 聴打診 ちょうだしん

听力 聴力 ちょうりょく

听力保护 聴力保護 ちょうりょくほご

听力测定仪 聴力計,オージオメーター ちょうりょくけい,audiometer

听力测验(检查)〔法〕 聴覚検査〔法〕,聴力測定,オージオメトリ〔一〕 ちょうかくけんさ〔ほう〕,ちょうりょくそくてい,audiometry

听力迟钝 聴力遅鈍 ちょうりょくちどん

听力级 聴力レベル ちょうりょくlevel

听力计 聴力計,オージオメータ〔一〕 ちょうりょくけい,audiometer

听力减退 聴力減退 ちょうりょくげんたい

听力零级 聴力ゼローレベル ちょうりょくzero level

听力曲线 聴力曲線 ちょうりょくきょくせん

听力丧失 聴力喪失 ちょうりょくそうしつ

听力图 オージオグラム,聴力図 audiogram,ちょうりょくず

听力学 聴力学 ちょうりょくがく

听力运动反应时 聴力運動反応時 ちょうりょくうんどうはんのうじ

听力障碍 聴力障害 ちょうりょくしょうがい

听力正常 聴力正常 ちょうりょくせいじょう

听毛 聴毛 ちょうもう

听毛细胞 聴毛細胞 ちょうもうさいぼう

听泡 耳〔小〕胞 じ〔しょう〕ほう

听器 聴〔覚〕器 ちょう〔かく〕き

听神经 聴神経 ちょうしんけい

听神经变性聋〔症〕 聴神経変性ろう ちょうしんけいへんせいろう

听神经瘤 聴神経腫 ちょうしんけいしゅ

听神经纤维瘤 聴神経繊維腫 ちょうしんけいせんいしゅ

听细胞 聴細胞 ちょうさいぼう

听小骨 耳小骨 じしょうこつ

听小骨成形术 耳小骨形成術 じしょうこつけいせいじゅつ

听小骨传导 耳小骨伝導 じしょうこつでんどう

听小骨肌 耳小骨筋 じしょうこつきん

听小骨切除术 耳小骨切除術 じしょうこつせつじょじゅつ

听小骨切开术 耳小骨切開術 じしょうこつせっかいじゅつ

听小骨缺失 耳小骨欠如 じしょうこつけつじょ

听小骨融合 耳小骨融合 じしょうこつゆうごう

听音叩诊 聴音的打診法 ちょうおんてきだしんほう

听音失认 音痴,音調ろう おんち,おんちょうろう

听音止痛法 聴力性無痛〔法〕 ちょうりょくせいむつう〔ほう〕

听阈位移 可聴域値変動 かちょういきちへんどう

听原性惊厥 聴〔覚〕原性痙攣 ちょう〔かく〕げんせいけいれん

听诊部位 聴診部位 ちょうしんぶい

听诊〔法〕 聴診〔法〕 ちょうしん〔ほう〕

听诊叩诊两用器 聴打診器 ちょうだしんき

听诊录音机 聴診録音機,フォノステトグラフ ちょうしんろくおんき,phonostethograph

听诊器 聴診器 ちょうしんき

听诊器乳胶管 聴診器用ラテックス管 ちょうしんきようlatexかん

听诊三角 聴診三角 ちょうしんさんかく

烃 炭化水素 たんかすいそ

烃化法 アルキル化法 alkylかほう

烃化剂 アルキル化剤 alkylかざい

烃基 アルキル基 alkylき

烃基化〔合〕物 アルキル基化合物 alkylきかごうぶつ

烃类 炭化水素類 たんかすいそるい

烃类分析 炭化水素分析 たんかすいそぶんせき

烃类合成 炭化水素合成 たんかすいそごうせい

烃类转化 炭化水素転化 たんかすいそてんか

烃类族分析 炭化水素族分析 たんかすいそぞくぶんせき

烃氧分裂 アルキル酸素分裂 alkylさんそぶんれつ

烃氧化物 アルコキシド alkoxide

烃氧基钠 アルコキシド ナトリウム alkoxide natrium

tíng 廷停葶

廷德尔现象 チンダル現象 Tyndallげんしょう

停表 ストップ ウォッチ stop watch

停泊变化 停泊変化 ていはくへんか

停经 月経閉止 げっけいへいし

停经时间 無月経期間 むげっけいきかん

停尸室 死体安置所,霊安室 したいあんちしょ,れいあんしつ

停训综合征 訓練停止症候群 くんれんていししょうこうぐん

停鸦片痛 阿片禁断性疼痛 アヘンきんだんせいとうつう

停药症状 禁断症状 きんだんしょうじょう

停药综合征 禁断症候群 きんだんしょうこうぐん

停止排卵药物 排卵停止薬 はいらんていしやく

停止性蚀 停止性う食 ていしせいうしょく

停滞期 遅滞期 ちたいき

葶苈属 イヌナズナ属 イヌナズナぞく

tíng 挺

挺直性痉挛 真直緊張 まっすぐきんちょう

TONG 通同桐铜童酮瞳统桶筒痛

tōng 通

通便 瀉下,便通 しゃか,べんつう

通草 ツウソウ,モクツウ

通道 通路 つうろ

通电 通電 つうでん

通电电震 通電電撃,電気ショック つうでんでんげき,でんきshock

通电培养 通電培養〔法〕 つうでんばいよう〔ほう〕

通电收缩 閉鎖〔時〕収縮 へいさ〔じ〕しゅうしゅく

通风(气) 通風,換気〔法〕,通気〔法〕 つうふう,かんき〔ほう〕,つうき〔ほう〕

通风橱 ドラフト,通風室 draft,つうふうしつ

通风服 通気服 つうきふく

通风管 通気管 つうきかん

通风机(器) ベンチレーター ventilator

通风冷却型离心机 空冷式遠心機 くうれいしきえんしんき

通风设备 通風装置 つうふうそうち

通风湿度计 換気湿度計 かんきしつどけい

通风卫生要求 換気の衛生学的要求 かんきのえいせいがくてきようきゅう

通管丝 スタイレット stylet

通过时间 通過時間 つうかじかん

通经药(剂) 通経薬 つうけいやく

通气 通気,換気 つうき,かんき

通气不足 換気低下 かんきていか

通气储量 換気予備量 かんきよびりょう

通气储量〔百分〕比 換気予備量〔百分〕率 かんきよびりょう〔ひゃくぶん〕りつ

通气储量比 換気予備量比 かんきよびりょうひ

通气当量 換気当量 かんきとうりょう

通气导管 エア ウェイ air way

通气功能 換気機能 かんききのう

通气功能障碍 換気機能障害 かんききのうしょうがい

通气过度 換気亢進,過換気 かんきこうしん,かかんき

通气面罩 換気マスク かんきmask

通气系数 換気係数 かんきけいすう

通气/血流比值 換気血流比 かんきけつりゅうひ

通气血流分布 換気血流分布 かんきけつりゅうぶんぷ

通气/血流失衡 換気血流インバランス かんきけつりゅうimbalance

通气障碍 換気障害 かんきしょうがい

通气装置 通風(換気)装置 つうふう(かんき)そうち

通气组织 通気組織 つうきそしき

通式 一般式 いっぱんしき

通透常数 透過〔性〕定数 とうか〔せい〕ていすう

〔通〕透酶 パーミアーゼ permease

通透系数 透過係数 とうかけいすう

通透性 透過性 とうかせい

通透性因子 〔血管〕透過性因子 〔けっかん〕とうかせいいんし

通血毛细血管 通血毛細血管 つうけつもうさいけっかん

通用比重计 万能〔液体〕比重計 ばんのう〔えきたい〕ひじゅうけい

通用测试表 マルチメーター multimeter

通用测试机 万能試験機 ばんのうしけんき

通用动物呼吸机 万能動物呼吸器 ばんのうどうぶつこきゅうき

通用杠杆 万能ヘーベル ばんのうHebel

通用计算机 万能計算機,汎用コンピューター ばんのうけいさんき,はんようcomputer

通用铅室 通用鉛室 つうようえんしつ

通用实验室离心机 汎用実験室遠心機 はんようじっけんしつえんしんき

通用数字计算机 汎用デジタルコンピューター はんようdigital computer

通用指示剂 万能指示薬 ばんのうしじやく

通针 スタイレット stylet

tóng 同桐铜童酮瞳

同胞〔兄弟姐妹〕 兄弟〔姉妹〕 きょうだい〔しまい〕

同本生物 クローン clone

同病率 コンコルダンス率 concordanceりつ

同病血清 同病〔性〕血清 どうびょう〔せい〕けっせい

同病血清疗法 同病血清療法 どうびょうけっせいりょうほう

同步 同調,同期 どうちょう,どうき

同步触发 同期触発 どうきしょくはつ

同步电复律 同期カルジオバージョン,同期電気〔的〕除細動 どうきcardioversion どうきでんき〔てき〕じょさいどう

同步电复律器 同期電気〔的〕除細動器 どうきでんき〔てき〕じょさいどうき

同步电位 同期電位 どうきでんい

同步定时器 シンクロタイマー synchrotimer

同步发育 同調発育 どうちょうはついく

同步分裂 同調分裂 どうちょうぶんれつ

同步呼吸器 同期呼吸器 どうきこきゅうき

同步化快波 同期急速波 どうききゅうそくは

同步化治疗 同期〔化〕治療 どうき〔か〕ちりょう

同步回旋加速器 シンクロサイクロトロン synchrocyclotron

同步机制 同調機序 どうちょうきじょ

同步计数器 シンクロカンター synchrocounter

同步记录 同調記録 どうちょうきろく

同步加速器 シンクロトロン synchrotron

同步培养 同調培養 どうちょうばいよう

同步器 同期検定器,シンクロナイザー どうきけんていき,synchronizer

同步去颤器 同期細動除去器 どうきさいどうじょきょき

同步人工呼吸 同期人工呼吸 どうきじんこうこきゅう

同步生长 同調増殖 どうちょうぞうしょく

同步实验 同期試験 どうきしけん

同步示波器 シンクロスコープ synchroscope

同步睡眠 同期睡眠 どうきすいみん

同步稳相加速器 コスモトロン cosmotron

同步现象 同調性,同期性 どうちょうせい,どうきせい

同步心律转复器 同期電気〔的〕除細動器 どうきでんき〔てき〕じょさいどうき

同步心脏电复律 同期電気〔的〕除細動 どうきでんき〔てき〕じょさいどう

同步信号发生器 同期信号発生器 どうきしんごうはっせいき

同步型起搏器 〔心房〕同期性ペースメーカ 〔しんぼう〕どうきせいpacemaker

同步(时)性 同調性,同期性 どうちょうせい,どうきせい

同步直流电心律转复器 同期直流電気〔的〕除細動器 どうきちょくりゅうでんき〔てき〕じょさいどうき

同侧〔性〕偏盲 同側〔性〕半盲 どうそく〔せい〕はんもう

同侧移值 同側移値 どうそくいしょく

同等辐射量 等放射線量 とうほうしゃせんりょう

同电子排列体 同配体 どうはいたい

同分异构化〔作用〕 異性化〔作用〕 いせいか〔さよう〕

同分异构体　異性体　いせいたい

同分异构〔现象〕　異性〔現象〕　いせい〔げんしょう〕

同感　同感,共感,コンセンサス　どうかん,きょうかんconsensus

同感反应　同(共)感性反応　どう(きょう)かんせいはんのう

同感性光反射　同(共)感性対光反射　どう(きょう)かんせいたいこうはんしゃ

同感症状　交感性症状　こうかんせいしょうじょう

同功酶谱　イソチモグラム　isozymogram

同功凝固酶　イソコアグラーゼ　isocoagulase

同功器官　機能類似器官　きのうるいじきかん

同功受体　同種受容体　どうしゅじゅようたい

同功〔异构〕酶　アイソザイム　isozyme

同功异质体　同族体　どうぞくたい

同构〔异素〕体　同級体　どうきゅうたい

同化薄壁组织　同化柔組織　どうかじゅうそしき

同化不良　同化不良　どうかふりょう

同化骨盆　癒合骨盤　ゆごうこつばん

同化激素　同化ホルモン　どうかhormone

同化性诱导　同化性誘導　どうかせいゆうどう

同化〔作用〕　同化〔作用〕　どうか〔さよう〕

同基因移值术　同種移植術　どうしゅいしょくじゅつ

同基因移植物　同種移植片　どうしゅいしょくへん

同基因株　同質遺伝子型株　どうしついでんしがたかぶ

同基因组织不适合性　同種組織不適合性　どうしゅそしきふてきごうせい

同基因组织适合性　同種組織適合性　どうしゅそしきてきごうせい

同晶型　同形,同型　どうけい,どうけい

同晶型混合物　同形混晶　どうけいこんしょう

同晶型体　同形体　どうけいたい

同聚物　ホモポリマー　homopolymer

同类系　同類系　どうるいけい

同类株　同類株　どうるいしゅ

同类移植物　同種移植片　どうしゅいしょくへん

同离子　共通イオン　きょうつうion

同离子效应　共通イオン効果　きょうつうionこうか

同量异位素　同重体　どうじゅうたい

同卵双生儿　一卵〔性〕双生児　いちらん〔せい〕そうせいじ

同配〔人工〕授精　同族授精　どうぞくじゅせい

同配生殖　同型配偶子生殖　どうけいはいぐうしせいしょく

同平面性　共面性　きょうめんせい

同三晶形〔现象〕　同質三像　どうしつさんぞう

同色异构体　同染色異性体　どうせんしょくいせいたい

同时对比　同時〔性〕対比　どうじ〔せい〕たいひ

同时免疫法　同時免疫法　どうじめんえきほう

同时条件反射　同時条件反射　どうじじょうけんはんしゃ

同时兴奋　同時興奮　どうじこうふん

同时性　同時性　どうじせい

同时性恢复　同時性回復　どうじせいかいふく

同时〔性〕空间阈　同時性空間域値　どうじせいくうかんいきち

同时总和　同時総和　どうじそうわ

同视机　シノプトフォア,共観斜視矯正器　synoptophore,きょうかんしゃしきょうせいき

同视镜　シノプトスコープ,共観斜視鏡　synoptoscope,きょうかんしゃしきょう

うかんしゃしきょう

同素异形变化　同素性変化　どうそせいへんか

同素异形体　同素体　どうそたい

同素异形性　同素性　どうそせい

同态调节器　ホメオスタット　homeostat

同特异性　ホモ特異性　homoとくいせい

同体对照　自己対比　じこたいひ

同体移植　自己移植〔術〕　じこいしょく〔じゅつ〕

同位基因　対立遺伝子　たいりついでんし

同位素　アイソトープ,同位元素　isotope,どういげんそ

同位素半衰期　アイソトープ半減期　isotopeはんげんき

同位素标记〔法〕　アイソトープ標識〔法〕　isotopeひょうしき〔ほう〕

同位素标记复合物　アイソトープ標識複合体　isotopeひょうしきふくごうたい

同位素标记技术　アイソトープ標識技術　isotopeひょうしききぎじゅつ

同位素表　アイソトープ表　isotopeひょう

同位素电磁分离器　シグマトロン　sigmatron

同位素发生器　アイソトープ発生器　isotopeはっせいき

同位素分析　アイソトープ分析　isotopeぶんせき

同位素分析器　アイソトロン　isotron

同位素分装机　アイソトープディスペンサー　isotope dispenser

同位素检查　アイソトープ検査　isotopeけんさ

同位素交换　アイソトープ交換　isotopeこうかん

同位素离子峰　アイソトープイオンピーク　isotope ion peak

同位素群　同位元素団　どういげんそだん

同位素容器　同位元素容器　どういげんそようき

同位素扫描　アイソトープ スキャン　isotope scan

同位素闪烁扫描　アイソトープ シンチスカニング　isotope scintiscanning

同位素肾图　アイソトープ レノグラム　isotope renogram

同位素示踪　アイソトープ追跡　isotopeついせき

同位素示踪法　アイソトープ追跡法　isotopeついせきほう

同位素示踪物(剂)　アイソトープトレーサー　isotope tracer

同位素试剂箱　放射性トレーサ キット　ほうしゃせいtracer kit

同位素胎盘定位　ラジオアイソトープ胎盤定位〔法〕　radioisotopeたいばんていい〔ほう〕

同位素探测仪　アイソスコープ　isoscope

同位素稀释法　アイソトープ希釈法　isotopeきしゃくほう

同位素涎腺摄影仪　アイソトープ シャログラフ　isotope sialograph

同位素效应　アイソトープ効果　isotopeこうか

同位素荧光分析仪　ラジオアイソトープ蛍光分析器　radioisotopeけいこうぶんせきき

同位素质量　同位元素質量　どういげんそしつりょう

同位素治疗　アイソトープ治療　isotopicちりょう

同位素治疗仪　アイソトープ治療装置　isotopicちりょうそうち

同位素注射器　アイソトープ注射器　isotopicちゅうしゃき

同位痛　同所痛　どうしょつう

同位相　同位相　どういそう

同位移植　同所移植　どうしょいしょく

同物异名　同物異名　どうぶついめい

同系〔化合〕物　同族化合物　どうぞくかごうぶつ
同系交配　同系交配　どうけいこうはい
同系列　同系列　どうけいれつ
同系石蒜碱　ホモリコリン　homolycorine
同系性　同系性　どうけいせい
同系移植术　同系移植術,同族移植術　どうけいいしょくじゅつ,どうぞくいしょくじゅつ
同系移植物　同系移植片　どうけいいしょくへん
同系组织不相容性　同系組織不適合性　どうけいそしきふてきごうせい
同系组织相容性　同系組織適合性　どうけいそしきてきごうせい
同向偏斜　共役偏視　きょうやくへんし
同向注视麻痹　同側性凝視麻痺　どうそくせいぎょうしまひ
同相　同相　どうそう
同效维生素　ビタマー　vitamer
同心板层小体　同心層板小体　どうしんそうはんしょうたい
同心发癣菌　渦状白癬菌　うずじょうはくせんきん
同心射线　同心性射線　どうしんせいしゃせん
同心性增生　同心性増殖　どうしんせいぞうしょく
同型半胱氨酸　ホモシステイン　homocysteine
同型孢子　同型胞子　どうけいほうし
同型胱氨酸　ホモシスチン　homocystine
同型胱氨酸尿〔症〕　ホモシスチン酸尿〔症〕　homocystinさんにょう〔しょう〕
同型接合体　同型接合体,ホモ接合体　どうけいせつごうたい,homoせつごうたい
同型配子　同型配偶子　どうけいはいぐうし
同型生殖　純一発生,ホモゲネシス　じゅんいつはっせい,homogenesis
同型丝氨酸　ホモセリン　homoserine
同型物　類似物,同族体　るいじぶつ,どうぞくたい
同性爱(恋)　同性愛　どうせいあい
同性爱假性性早熟　同性愛偽早熟　どうせいあいぎそうじゅく
同血凝素　同種血球凝集素　どうしゅけっきゅうぎょうしゅうそ
同血统移植术　同族組織移植術　どうぞくそしきいしょくじゅつ
同义密码子　同義コードン　どうぎcodon
同源多倍体　同質倍数体　どうしつばいすうたい
同源多倍性　同質倍数性　どうしつばいすうせい
同源二倍体　同質二倍体,同質ジプロイド　どうしつにばいたい,どうしつdiploid
同源二倍性　同質二倍性　どうしつにばいせい
同源接合　自己結合　じこけつごう
同源疗法　同種毒療法　どうしゅどくりょうほう
同源免疫噬菌体　同種免疫ファージ　どうしゅめんえきphage
同源区　相同部　そうどうぶ
同源区假说　相同部仮説　そうどうぶかせつ
同源染色体　相同染色体　そうどうせんしょくたい
同源体　同質倍数体　どうしつばいすうたい
同源物　同類物,同種物　どうるいぶつ,どうしゅぶつ
同源细胞群　同種同系細胞群　どうしゅどうけいさいぼうぐん

同源移植　同系移植　どうけいいしょく
同源异形突变　異型化突然変異　いけいかとつぜんへんい
同质刺激法　同種刺激法　どうしゅしげきほう
同质多晶〔现象〕　同質多形〔現象〕　とうしつたけい〔げんしょう〕
同质分泌物　同質分泌物　どうしつぶんぴつぶつ
同质形成　同質形成　どうしつけいせい
同质性抗体　同質抗体　どうしつこうたい
同质异晶〔现象〕　同質異形　どうしついけい
同质异能素　核異性体　かくいせいたい
同质异能跃迁　核異性体遷移　かくいせいたいせんい
同质异性　同分異性　どうぶんいせい
同质异性体　同分異性体　どうぶんいせいたい
同中子异位素　同中性子体　どうちゅうせいしたい
同种白细胞抗体　同種白血球抗体　どうしゅはっけっきゅうこうたい
同种白细胞抗原　同種白血球抗原　どうしゅはっけっきゅうこうげん
同种白细胞凝集素　同種白血球凝集素　どうしゅはっけっきゅうぎょうしゅうそ
同种补体　同種補体　どうしゅほたい
同种成形术　同種形成術　どうしゅけいせいじゅつ
同种刺激法　同種刺激療法　どうしゅしげきりょうほう
同种刺激剂　同種刺激剤　どうしゅしげききざい
同种(族)毒素　同種族毒素　どうしゅぞくどくそ
同种骨成形术　類似骨形成術　るいじこつけいせいじゅつ
同种过敏性　同種アナフィラキシー　どうしゅAnaphylaxie
同种间移植　同種組織移植　どうしゅそしきいしょく
同种角膜移植术　同種角膜移植術　どうしゅかくまくいしょくじゅつ
同种(族)抗体　同種抗体　どうしゅこうたい
同种(族)抗原　同種抗原　どうしゅこうげん
同种抗原免疫球蛋白　同種抗原免疫グロブリン　どうしゅこうげんめんえきglobulin
同种免疫　同種免疫　どうしゅめんえき
同种免疫疾病　同種免疫病　どうしゅめんえきびょう
同种(族)凝集　同種凝集　どうしゅぎょうしゅう
同种(族)凝集素　同種凝集素　どうしゅぎょうしゅうそ
同种(族)凝集原　同種凝集原　どうしゅぎょうしゅうげん
同种皮片移植　同種皮膚移植　どうしゅひふいしょく
同种溶解　同種溶血　どうしゅようけつ
同种溶细胞素　同種細胞溶解素　どうしゅさいぼうようかいそ
同种溶〔血〕素　イソリジン,同種溶血素　isolysin,どうしゅようけつそ
同种细胞毒素　同種細胞毒素　どうしゅさいぼうどくそ
同种型　同種型　どうしゅがた
同种性　同種性　どうしゅせい
同种血管移植术　同種血管移植術　どうしゅけっかんいしょくじゅつ
同种血疗法　同種血液療法　どうしゅけつえきりょうほう
同种血清　同種血清　どうしゅけっせい
同种血清性肝炎　同種血清肝炎　どうしゅけっせいかんえん
同种血清性黄疸　同種血清黄疸　どうしゅけっせいおうだん
同种(族)血细胞凝集素　同種血球凝集素　どうしゅけっきゅうぎょうしゅうそ

同种(族)血细胞凝集原　同種血球凝集原　どうしゅけっきゅうぎょうしゅうげん

同种(族)血细胞凝集作用　同種血球凝集作用　どうしゅけっきゅうぎょうしゅうさよう

同种移植物　同種〔組織〕移植片　どうしゅそしきいしょくへん

同种异基因个体移植　同種異種遺伝子性個体移植　どうしゅいしゅいでんしせいこたいいしょく

同种异体肝移植　同種異体肝移植　どうしゅいたいかんいしょく

同种异体肾　同種異体腎　どうしゅいたいじん

同种异体移植术　同種異体移植術　どうしゅいたいいしょくじゅつ

同种〔异体〕移植物　同種異体移植物　どうしゅいたいいしょくぶつ

同种〔异体〕组织适合(相容)性　同種異体組織適合性　どうしゅいたいそしきてきごうせい

同种异型　アロタイプ　allotype

同种异型标记　アロタイプ標識,アロタイプ マーカー　allotypeひょうしき,allotype marker

同种硬脑膜瓣　同種硬膜弁　どうしゅこうまくべん

同种组织　同種組織　どうしゅそしき

同种〔组织〕移植〔术〕　同種組織移植〔術〕　どうしゅそしきいしょく〔じゅつ〕

同轴半导体探测器　同軸半導体探知器　どうじくはんどうたいたんちき

同轴双筒显微镜　同軸雙眼顕微鏡　どうじくそうがんけんびきょう

同轴匀浆器　同軸ホモジナイザ　どうじくhomogenizer

同族白细胞凝集素　同種白血球凝集素　どうしゅはっけっきゅうぎょうしゅうそ

同族过敏症　同種アナフィラキシー　どうしゅAnaphylaxie

同族结婚　同族結婚,近親結婚　どうぞくけっこん,きんしんけっこん

ABO同族抗原　ABO同種抗原　ABOどうしゅこうげん

同族免疫性溶血性贫血　同種免疫性溶血性貧血　どうしゅめんえきせいようけつせいひんけつ

同族凝集反应　同種凝集反応　どうしぎょうしゅうはんのう

同族凝集作用　同種凝集作用　どうしゅぎょうしゅうさよう

同族溶血作用　同種溶血作用　どうしゅようけつさよう

同组元素　同群元素　どうぐんげんそ

桐属　キリ属　キリぞく

桐油　桐油　とうゆ,きりあぶら

桐〔油〕酸　オレオステアリン酸　oleostea rinさん

铜　銅　どう

铜代谢　銅代謝　どうたいしゃ

铜代谢紊乱　銅代謝障害　どうたいしゃしょうがい

铜电极　銅電極　どうでんきょく

铜汞合金　銅アマルガム　どうamalgam

铜合金　銅合金　どうごうきん

铜蓝蛋白　セルロプラズミン　ceruloplasmin

铜离子节育环　銅イオン放出型避妊輪　どうionほうしゅつがたひにんりん

铜绿　緑青　ろくしょう,りょくせい

铜绿色假单胞杆菌　緑膿菌　りょくのうきん

铜圈　銅バンド　どうband

铜色糖尿病　青銅色糖尿病　せいどうしょくとうにょうびょう

铜铁灵　クプフェロン　cupferron

铜网　銅線網　どうせんもう

铜屑沉着病　銅症　どうしょう

铜屑肺　銅症肺　どうしょうはい

铜营养　銅栄養　どうえいよう

铜值　銅価　どうか

铜质沉着　銅症　どうしょう

铜中毒　銅中毒　どうちゅうどく

铜族　銅族　どうぞく

童床死亡　乳児寝台死亡　にゅうじしんだいしぼう

童姆斯氏纤维　トームス線維　Tomesせんい

童年期　小児期　しょうにき

童声　童声,こどもごえ　どうせい

童氏粒层　トームス〔粒〕層　Tomes〔りゅう〕そう

童〔体〕生〔殖〕　幼生生殖　ようせいせいしょく

童样痴呆　幼稚症,小児症　ようちしょう,しょうにしょう

酮　ケトン　ketone

酮氨基酸血〔症〕　ケトアミノ酸血症　ketoaminoさんけつしょう

酮醇　ケトアルコール　ketoalcohol

7-酮胆甾醇　7-ケトコレステロール　7-ketocholesterol

酮丁二酸　ケト琥珀酸　ketoコハクさん

酮分解　ケトン分解　ketoneぶんかい

酮古洛糖酸　ケトグロン酸　ketogulonさん

酮过多　ケトン体過度形成　ketoneたいかどけいせい

酮化〔作用〕　ケトン化　ketoneか

酮还原酶　keto還元酵素　ketoかんげんこうそ

γ-酮基-δ-氨基戊酸　γ-ケト-δ-アミノバレリン酸　γ-keto-δ-aminovalerinさん

γ-酮基-δ-氨基戊酸合成酶　γ-ケト-δ-アミノバレリン酸シンテターゼ　γ-keto-δ-aminovalerinさんsynthetase

γ-酮基-δ-氨基戊酸脱水酶　γ-ケト-δ-アミノバレリン酸デヒドラーゼ　γ-keto-δ-aminovalerinさんdehydrase

酮基移换酶　トランスケトラーゼ　transketolase

酮及烯醇互变异　ケトーエノール互変異性　keto-enolごへんいせい

酮解作用　ケトン体分解　ketonたいぶんかい

17-酮类甾(固)醇测定　17-ケトステロイド測定　17-ketosteroidそくてい

酮酶　ケトラーゼ　ketolase

酮尿〔症〕　ケトン尿〔症〕　ketoneにょう〔しょう〕

17-酮〔皮质〕类甾(固)醇　17-ケトステロイド　17-ketosteroid

酮醛　ケト-アルデヒド　keto-aldhyde

酮醛变位酶　ケトンアルデヒド ムターゼ　ketonealdehyde mutase

酮式(型)　ケト型,ケト式　ketoがた,ketoしき

酮式(型)物　ケト型化合物,ケト式化合物　ketoがたかごうぶつ,ketoしきかごうぶつ

酮式烯酮　ケトケテン　ketoketene

酮酸　ケトン酸　ketoneさん

α-酮酸　α-ケトン酸　α-ketoneさん

酮酸中毒　ケトアシドーシス　ketoacidosis

酮缩醇　ケタール　ketal

酮缩硫醇　チオケタル　thioketal

酮糖　ケトース,ケトン糖　ketose,ketoneとう

酮糖尿　ケトース尿〔症〕　ketoseにょう〔しょう〕

酮体　ケトン体,アセトン体　ketoneたい,acetoneたい
酮体检查　ケトン体検査　ketoneたいけんさ
酮〔体〕生成　ケトン体生成　ketoneたいせいせい
酮肟　ケトキシム　ketoxime
α-酮戊二酸　α-ケトグルタール酸　α-ketoglutarさん
α-酮戊二酸脱氢酶　α-ケトグルタール酸デヒドロゲナーゼ　α-ketoglutarさんdehydrogenase
α-酮戊二酸脱羧酶　α-ケトグルタール酸デカルボキシラーゼ　α-ketoglutarさんdecarboxylase
α-酮戊二酸-ω-酰胺　α-ケトグルタール酸-ω-アミド　α-ketoglutarさん-ω-amide
α-酮戊二酸氧化酶系　α-ケトグルタール酸オキシダーゼ系　α-ketoglutarさんoxidaseけい
α-酮戊二酸转位酶　α-ケトグルタール酸トランスロカーゼ　α-ketoglutarさんtranslocase
酮性高甘氨酸血症　ケトン性グリシン過剰血症,ケトン性高グリシン血症　ketoneせいglycineかじょうけっしょう,ketoneせいこうglycineけっしょう
酮血症　ケトン血症　ketoneけっしょう
酮症〔病〕　ケトーシス,ケトン症　ketosis,ketoneしょう
酮症酸中毒　ケトアシドーシス　ketoacidosis
β-酮脂肪酰辅酶A　β-ケトアシルCoA　β-ketoacylCoA
β-酮脂肪酰辅酶A硫解酶　β-ケトアシルCoAチオラーゼ　β-ketoacyl CoA thiolase
β-酮脂肪酰酶合成酶　β-ケトアシル エンザイム シンテターゼ　β-ketoacyl enzyme synthetase
β-酮脂肪酰酶还原酶　β-ケトアシル エンザイム レダクターゼ　β-ketoacyl enzyme reductase
β-酮脂肪酰脂酰〔基〕载体蛋白合成酶　β-ケトアシルACPシンテターゼ　β- ketoacyl ACP synthetase
β-酮脂肪酰脂酰〔基〕载体蛋白还原酶　β-ケトアシルACPレダクターゼ　β-ketoacyl ACP reductase
瞳距镜　瞳孔〔間〕距離スコープ　どうこう〔かん〕きょりscope
瞳孔　瞳孔　どうこう
　阿盖尔-罗伯逊氏瞳孔　アーガイル・ロバートソン瞳孔　Argyll-Robertsonどうこう
　艾迪氏瞳孔　アジー症候群,瞳孔緊張症　Adieしょうこうぐん,どうこうきんちょうしょう
瞳孔闭合　瞳孔閉鎖　どうこうへいさ
瞳孔闭锁(阻塞)　瞳孔遮断　どうこうしゃだん
瞳孔变形　瞳孔変態　どうこうへんたい
瞳孔残膜　瞳孔遺存膜　どうこういぞんまく
瞳孔测量法　瞳孔測定法　どうこうそくていほう
瞳孔成形术　瞳孔形成術　どうこうけいせいじゅつ
瞳孔〔大小〕不等　瞳孔〔左右〕不同〔症〕　どうこう〔さゆう〕ふどう〔しょう〕
瞳孔等大　等瞳　とうどう
瞳孔对光反射　瞳孔対光反射　どうこうたいこうはんしゃ
瞳孔对光反应　瞳孔対光反応　どうこうたいこうはんのう
瞳孔反射　瞳孔反射　どうこうはんしゃ
瞳孔反应迟钝　無力性瞳孔　むりょくせいどうこう
瞳孔反应检查器　瞳孔鏡　どうこうきょう
瞳孔计　瞳孔計　どうこうけい
瞳孔间距离　瞳孔〔間〕距離　どうこう〔かん〕きょり
瞳孔紧张病　瞳孔緊張症　どうこうきんちょうしょう
瞳孔近反射　瞳孔近反射　どうこうきんはんしゃ
瞳孔近反应　瞳孔近反応　どうこうきんはんのう

瞳孔距离计　瞳孔〔中心〕距離計　どうこう〔ちゅうしん〕きょりけい
瞳孔聚合反射　瞳孔輻輳反射　どうこうふくそうはんしゃ
瞳孔开(扩)大　散瞳,瞳孔散大　さんどう,どうこうさんだい
瞳孔开(扩)大肌　散瞳筋,瞳孔散大筋　さんどうきん,どうこうさんだいきん
瞳孔括约肌　瞳孔括約筋　どうこうかつやくきん
瞳孔括约肌撕裂　瞳孔括約筋裂傷　どうこうかつやくきんれっしょう
瞳孔麻痹　瞳孔弛緩症　どうこうしかんしょう
瞳孔膜　瞳孔膜　どうこうまく
瞳孔强直　瞳孔強直　どうこうきょうちょく
瞳孔区　瞳孔野　どうこうや
瞳孔散大　散瞳,瞳孔散大　さんどう,どうこうさんだい
瞳孔色素缘　色素性瞳孔縁　しきそせいどうこうえん
瞳孔缩小　縮瞳,瞳孔縮小　しゅくどう,どうこうしゅくしょう
瞳孔调节反射　瞳孔調節反射　どうこうちょうせつはんしゃ
瞳孔无力症　瞳孔無力症　どうこうむりょくしょう
瞳孔狭小　瞳孔狭窄　どうこうきょうさく
瞳孔形成　瞳孔形成〔術〕　どうこうけいせい〔じゅつ〕
瞳孔异位　瞳孔変位　どうこうへんい
瞳孔缘　瞳孔縁　どうこうえん
瞳孔整复术　瞳孔整復術　どうこうせいふくじゅつ
瞳孔直径计　瞳孔計　どうこうけい

tǒng　统桶筒

统计　統計　とうけい
统计表　統計表　とうけいひょう
统计常数　統計定数　とうけいていすう
统计地图　統計地図　とうけいちず
统计方法　統計方法　とうけいほうほう
统计分析　統計的分析　とうけいてきぶんせき
统计量　統計量　とうけいりょう
统计数值　統計〔的〕数値　とうけい〔てき〕すうち
统计图　統計図　とうけいず
统计推断　統計的推定　とうけいてきすいてい
统计学　統計学　とうけいがく
统觉　統覚　とうかく
统一体　統一体　とういったい
统一性　統一性　とういつせい
桶状胸　樽〔状〕胸　たる〔じょう〕むね
筒箭毒　ツボクラーレ　tubocurare
筒箭毒次碱　クリン　curine
筒箭毒碱　ツボクラリン　tubocurarine
筒线虫病　ゴンギロネーマ症　gongylonemaしょう
筒线虫属　ゴンギロネーマ属　Gongylonemaぞく
筒状　円筒状　えんどうじょう

tòng　痛

痛　痛,疼痛　いたみ,とうつう
痛点　痛点,疼痛点　つうてん,とうつうてん
痛风肾　痛風腎　つうふうじん
痛风石　痛風結節　つうふうけっせつ
痛风素　シタリン　citarin
痛风素质　痛風素質　つうふうそしつ
痛风性高尿酸血症　痛風性高尿酸血〔症〕,痛風性尿酸過剰血〔症〕　つうふうせいこうにょうさんけつ〔しょう〕,つう

ふうせいにょうさんかじょうけつ〔しょう〕

痛风性关节病　痛風性関節症　つうふうせいかんせつしょう

痛风性关节炎　痛風性関節炎　つうふうせいかんせつえん

痛风性肉芽肿　痛風性肉芽腫　つうふうせいにくがしゅ

痛风性肾病　痛風性腎症,痛風性ネフロパシー,痛風性腎障害　つうふうせいじんしょう,つうふうせいnephropathy,つうふうせいじんしょうがい

痛风饮食　痛風食　つうふうしょく

痛风〔症〕　痛風　つうふう

痛感　痛覚　つうかく

痛感受器　痛覚受容器　つうかくじゅようき

痛经　月経困難〔症〕,月経痛　げっけいこんなん〔しょう〕,げっけいつう

痛经宁　カルバマゼピン,テグレトール　carbamazepine,tegretol

痛痉平　ジフェミン　diphemine

痛觉　痛覚　つうかく

痛觉测定法　痛覚測定　つうかくそくてい

痛觉迟钝　痛覚鈍麻　つうかくどんま

痛觉传导道　痛覚伝導経路　つうかくでんどうけいろ

痛觉传入纤维　求心性痛覚繊維　きゅうしんせいつうかくせんい

痛觉过敏　痛覚過敏　つうかくかびん

痛觉过敏带　痛覚過敏帯　つうかくかびんたい

痛觉计　痛覚計　つうかくけい

痛觉减退　痛覚減退,痛覚鈍麻　つうかくげんたい,つうかくどんま

痛觉缺乏　無痛　むつう

痛觉缺（消）失　痛覚脱失,無痛覚〔症〕　つうかくだっしつ,むつうかく〔しょう〕

痛觉时间测定器　痛覚速度計　つうかくそくどけい

痛觉学说　痛覚説　つうかくせつ

痛觉异常　痛覚異常〔症〕　つうかくいじょう〔しょう〕

痛〔觉〕阈　痛覚域値　つうかくいきち

痛苦死　苦痛死,悶死　くつうし,もんし

痛性非化脓性肋软骨肿大　ティーツェ病　Tietzeびょう

痛性肥胖症（病）　疼痛〔性〕肥満症　とうつう〔せい〕ひまんしょう

痛性感觉丧失　疼痛〔性〕感覚脱失〔症〕　とうつう〔せい〕かんかくだっしつ〔しょう〕

痛性痉挛　疼痛〔性〕痙攣　とうつう〔せい〕けいれん

痛性尿淋沥　有痛排尿困難　ゆうつうはいにょうこんなん

痛性排尿　疼痛〔性〕排尿　とうつう〔せい〕はいにょう

痛性牵连感觉　疼痛〔性〕共感覚　とうつう〔せい〕きょうかんかく

痛〔性月〕经　月経困難〔症〕　げっけいこんなん〔しょう〕

痛性运动不能　有痛無動症　ゆうつうむどうしょう

TOU　偷头投骰透

tōu　偷

偷窃狂　〔窃〕盗癖　〔せつ〕とうへき

tóu　头投骰

头　頭　とう,あたま

头半棘肌　頭半棘筋　とうはんきょっきん

头孢甘酸（菌素Ⅲ）　セファログリシン　cephaloglycin

头孢金素（菌素Ⅰ）　セファロチン　cephalothin

头孢菌素（先锋霉素）　セファロスポリン　sephalosporin

头孢菌素Ⅴ　セファゾリン　cefazolin

头孢菌素Ⅵ　セファラジン　cepharadine

头孢菌素Ⅶ　セファセトリール　cephacetrile

头孢菌素Ⅷ　セファピリン　cephapirin

头孢菌素BL-S339　セファロスポリンBL-S339　cephalosporinBL-S339

头孢菌素C　セファロスポリンC　cephalosporinc

头孢菌素N　セファロスポリンN　cephalosporinN

头孢菌素类　セファロスポリン類　cephalosporinるい

头孢菌素酶　セファロスポリネース　cephalosporinase

头孢力新（菌素Ⅳ）　セファレキシン　cephalexin

头孢利素　セファロリジン　cephaloridine

头孢娄利定（菌素Ⅱ）　セファロリジン　cephaloridine

头孢罗宁　セファロニウム　cefalonium

头孢三嗪　セファトリジン　cefatrizine

头孢〔子〕菌病　セファロスポリウム症　cephalosporiumしょう

头孢唑啉　セファゾリン　cephazolin

头被　頭蓋頂　ずがいちょう

头臂〔动脉〕干　腕頭動脈幹　わんとうどうみゃっかん

头臂静脉　腕頭静脈　わんとうじょうみゃく

头部　頭部　とうぶ

头〔部〕病　頭部疾患　とうぶしっかん

头部产瘤　頭部産瘤　とうぶさんりゅう

头部超声波中线波　脳エコーの中線波　のうechoのちゅうせんは

头部放散痛　ポラッグ徴候　pollagちょうこう

头部骨膜下血肿　ストロマイエル頭部血腫　stromeyerとうぶけっしゅ

头部肌　頭部筋　とうぶきん

头部孔窍闭锁畸胎　頭部無孔奇形　とうぶむこうきけい

头部联胎　頭結合体　とうけつごうたい

头部毛囊周围炎　頭部毛包周囲炎　とうぶもうほうしゅういえん

头部破伤风　頭部破傷風,頭部テタヌス　とうぶはしょうふう,とうぶtetanus

头部听诊器　セファロスコープ　cephaloscope

头部X线诊断系统　頭部X線診断系統　とうぶXせんしんだんけいとう

头部形成　頭発生　とうはっせい

头部血量计　頭部ヘマトメータ　とうぶhematometer

头测量法　頭蓋計測法　ずがいけいそくほう

头测量器　頭蓋計測器　ずがいけいそくき

头侧直肌　外側頭直筋　がいそくとうちょっきん

头长肌　頭長筋　とうちょうきん

头大畸形　大頭〔蓋〕症　だいとう〔がい〕しょう

头低脚高位　骨盤高位,トレンデレンブルグ位　こつばんこうい,Trendelenburgい

头低位　スターン位　Sternい

头顶　頭頂　とうちょう

头顶点　頭頂点　とうちょうてん

头顶连体双胞胎　シャム双生児　Siameseそうせいじ

头顶先露　頭頂位　とうちょうい

头顶叶后枕叶综合征　頭頂葉後頭葉症候群,ゲルストマン症候群　とうちょうようこうとうようしょうこうぐん,Gerstmannしょうこうぐん

头发　毛髪　もうはつ

头发花白　しらが混じり　しらがまじり

头发粗硬　硬毛症　こうもうしょう
头垢　ふけ
头骨　頭骨　とうこつ
头骨化石　頭骨化石　とうこつかせき
头固定器　頭固定器　あたまこていき
头后大直肌　大後頭直筋　だいこうとうちょっきん
头后小直肌　小後頭直筋　しょうこうとうちょっきん
头昏　眩暈　めまい
头肌　頭部の筋　とうぶのきん
头棘肌　頭棘筋　とうきょっきん
头夹　頭鉗子　とうかんし
头节　頭節　とうせつ
头节虫　ノウプリウス　nouplius
头巾样瘤　ターバン様腫瘍　turbanようしゅよう
头颈部淋巴结　頭頸部リンパ節　とうけいぶlymphせつ
头颈牵引架　頭頸部牽引フレーム（枠）　とうけいぶけんいんframe（わく）
头颈牵引器　頭頸部牽引器　とうけいぶけんいんき
头静脉　頭静脈，橈側皮静脈　とうじょうみゃく，とうそくひじょうみゃく
头镜　額帯鏡　がくたいきょう
头辇（托）　頭支架，頭台，ヘッド レスト　とうしか，あたまだい，head rest
头－颏固定法　頭蓋下顎固定法　ずがいかがくこていほう
头盔　ヘルメット　helmet
头隆凸　頭突隆　とうとつりゅう
头颅　頭蓋〔骨〕　ずがい〔こつ〕
头颅侧位片　頭骨側位ラジオグラフ（X線写真）　とうこつそくいradiograph（Xせんしゃしん）
头颅测量器　頭蓋計測器，頭蓋測定器　ずがいけいそくき，ずがいそくていき
头颅超声波检查法　脳エコー検査法，超音波脳検査法　のうechoけんさ〔ほう〕，ちょうおんぱのうけんさほう
头颅穿刺术　頭蓋穿刺術　ずがいせんしじゅつ
头颅后前位片　頭蓋正写図　ずがいせいしゃず
头颅夹针　頭骨クランプ ピン　とうこつclamp pin
头颅牵引钩　頭骨牽引鉤　とうこつけんいんこう
头颅血肿　頭血腫　とうけっしゅ
头帽　頭帽，ヘッド キャップ　とうぼう，head cap
头面骨形成不全症　頭蓋顔面異骨症　ずがいがんめんいこつしょう
头面下颌眼畸形综合征　頭蓋顔面下顎眼奇形症候群　ずがいがんめんかがくがんきけいしょうこうぐん
头描记器　頭部描写器　とうぶびょうしゃき
头囊　頭囊　とうのう
头盆不称　児頭骨盤不均衡　じとうこつばんふきんこう
头盆倾度均匀　正軸定位　せいじくてい
头盆倾势不均　歪軸定位，不正軸定位　わいじくていい，ふせいじくていい
头皮　頭皮　とうひ
头皮病　頭瘡　とうそう
头皮挫伤　頭皮挫傷　とうひざしょう
头皮夹　頭皮クリップ　とうひclip
头皮夹钳　頭皮クリップ鉗子　とうひclipかんし
头皮糠疹　頭皮粃糠疹　とうひひこうしん
头皮拉钩　頭皮鉤　とうひこう
头皮裂伤　頭皮裂傷　とうひれっしょう
头皮裂伤清创术　頭皮裂傷創面切除術，頭皮裂傷の清拭

とうひれっしょうそうめんせつじょじゅつ，とうひれっしょうのせいしき
头皮破裂　頭皮破裂　とうひはれつ
头皮钳　頭皮鉗子　とうひかんし
头皮钳牵引术　頭皮鉗子牽引術　とうひかんしけんいんじゅつ
头皮缺损　頭皮欠損　とうひけっそん
头皮湿疹　頭皮湿疹　とうひしっしん
头皮撕脱〔伤〕　頭皮裂離　とうひれつり
头皮撕脱伤清创术　頭皮裂離創面切除術　とうひれつりそうめんせつじょじゅつ
头皮松垂　脳回状頭皮　のうかいじょうとうひ
头皮损伤　頭皮損傷　とうひそんしょう
头皮屑　ふけ
头皮癣　頭皮白癬　とうひはくせん
头皮血肿　頭皮血腫　とうひけっしゅ
头皮再植　頭皮再移植〔術〕　とうひさいいしょく〔じゅつ〕
头皮止血摄　頭皮止血鉗子　とうひしけつかんし
头皮肿瘤　頭皮腫瘍　とうひしゅよう
头期　頭〔性分泌〕相　とう〔せいぶんぴつ〕そう
头前直肌　前頭直筋　ぜんとうちょっきん
头-上颌固定法　頭蓋上顎固定〔法〕　ずがいじょうがくこてい〔ほう〕
头上斜肌　上頭斜筋　じょうとうしゃきん
头虱病　アタマジラミ症　アタマジラミしょう
头虱属　アタマジラミ属　アタマジラミぞく
头水肿　頭水腫　とうすいしゅ
头痛　頭痛　ずつう
　霍顿氏头痛　ホルトン頭痛（ヒスタミン性頭痛）　Hortonずつう（histamineせいずつう）
头痛-失眠-抑郁综合征　頭痛不眠抑うつ症候群　ずつうふみんよくうつしょうこうぐん
头痛型癫痫　頭痛性てんかん　ずつうせいてんかん
头突　頭突起　とうとっき
头外侧直肌　外頭直筋　がいとうちょっきん
头围　頭囲　とうい
头尾结构　頭尾構造　とうびこうぞう
头隙　頭隙　とうげき
头下斜肌　下頭斜筋　かとうしゃきん
头下型　骨頭下型　こつとうかがた
头先露　頭位　とうい
头腺　頭腺　とうせん
头小畸形　小頭〔蓋〕症　しょうず〔がい〕しょう
头胸部　頭胸部　とうきょうぶ
头胸腹联胎　頭胸腹結合体　とうきょうふくけつごうたい
头胸联胎　頭胸〔部〕癒着体　とうきょう〔ぶ〕ゆちゃくたい
头癣　頭部白輪癬　とうぶはくりんせん
头血囊肿　頭蓋血囊腫　ずがいけつのうしゅ
头血肿　頭血腫　とうけっしゅ
头咽骨　頭咽骨　とういんこつ
头晕　眩暈　めまい
头针疗法　頭針療法　とうしんりょうほう
头针麻醉　頭針麻酔　とうしんますい
头震颤　頭振戦　とうしんせん
头正中静脉　橈側正中皮静脈　とうそくせいちゅうひじょうみゃく
头状骨　有頭骨　ゆうとうこつ
头状花序　頭状花序　とうじょうかじょ

头最长肌　頭最長筋　とうさいちょうきん
投力　投擲力　とうてきりょく
投射　投射　とうしゃ
投射测验　投射テスト　とうしゃtest
投射角　入射角　にゅうしゃかく
投射器　プロジェクタ,映写器　projector,えいしゃき
投射〔神经〕纤维　投射〔神経〕繊維　とうしゃ〔しんけい〕せんい
投射系统　投射系　とうしゃけい
投药　薬物投与,投薬　やくぶつとうよ,とうやく
投药法　投薬法　とうやくほう
投药瓶　投薬瓶　とうやくびん
投药设备　投薬設備　とうやくせつび
投影（照）　投影〔法〕　とうえい〔ほう〕
投影灯　投影灯　とうえいとう
投影法　投影法　とうえいほう
投影视野计　投影視野計　とうえいしやけい
投影图　投影図　とうえいず
投影显微镜　投影顕微鏡　とうえいけんびきょう
投影仪　プロジェクタ,映写器　projector,えいしゃき
投照技术　投影技術　とうえいぎじゅつ
骰骨　立方骨　りっぽうこつ
骰骨粗隆　立方骨粗面　りっぽうこつそめん
骰骨骨折　立方骨骨折　りっぽうこつこっせつ
骰关节面　立方骨関節面　りっぽうこつかんせつめん
骰舟背侧韧带　背側立方舟靭帯　はいそくりっぽうしゅうじんたい
骰舟足底韧带　底側立方舟靭帯　ていそくりっぽうしゅうじんたい

tòu 透

透壁性腹膜炎　透壁性腹膜炎　とうへきせいふくまくえん
透壁性心肌梗塞　壁内心筋梗塞〔症〕　へきないしんきんこうそく〔しょう〕
透度计　ペネトロメーター　penetrometer
透骨草　ハエドクソウ
透骨草科　ハエドクソウ科　ハエドクソウか
透光　透明　とうめい
透光度（率）　透明度　とうめいど
透光区　透明区　とうめいく
透光试验　透明試験　とうめいしけん
透过　透過　とうか
透过红外线的溶剂　赤外線透過溶剤　せきがいせんとうかようざい
透过型电子显微镜　透過〔型〕電〔子〕顕〔微鏡〕　とうか〔がた〕でん〔し〕けん〔びきょう〕
透过性　透過性　とうかせい
透过性因子　透過性因子　とうかせいいんし
透镜　レンズ　lens
透镜电流　レンズ電流　lensでんりゅう
透镜清洁剂　レンズ清浄剤　lensせいじょうざい
透镜屈光度计　レンズ測定計　lensそくていけい
透酶　透過酵素　とうかこうそ
透明　透明　とうめい
透明变性　ヒアリン変性　hyalineへんせい
透明薄膜　ヒアリン膜　hyalineまく
透明带　透明帯　とうめいたい
透明带反应　透明帯反応　とうめいたいはんのう
透明蛋白　硝子質,ヒアリン　しょうししつ,hyalin

透明蛋白尿　硝子質尿症,ヒアリン尿〔症〕　しょうししつにょうしょう,hyalinにょう〔しょう〕
透明蛋白原　硝子質原,ヒアロゲン　しょうししつげん,hyalogen
透明度　透明度　とうめいど
透明度测定法　透明度測定法　とうめいどそくていほう
透明隔　透明中隔　とうめいちゅうかく
透明隔板　透明中隔板　とうめいちゅうかくばん
透明隔后静脉　後透明中隔静脈　こうとうめいちゅうかくじょうみゃく
透明隔前静脉　前透明中隔静脈　ぜんとうめいちゅうかくじょうみゃく
透明隔腔　透明中隔腔　とうめいちゅうかくくう
透明隔区　透明中隔野　とうめいちゅうかくや
透明管型　ヒアリン円柱　Hyalineえんちゅう
透明化〔作用〕　透明化,ヒアリン〔質〕化　とうめいか,hyaline〔しつ〕か
透明坏死　ツェンケル変性　Zenkerへんせい
透明胶纸拭子　セロファンスワブ　cellophane swab
透明角质　ケラトヒアリン　keratohyalin
透明角质粒　ケラトヒアリン顆粒　keratohyalinかりゅう
透明膜　ヒアリン膜　hyalineまく
透明膜病〔肺〕　ヒアリン膜病　〔はい〕hyalineまくびょう
透明膜综合症　ヒアリン膜症候群　hyalineまくしょうこうぐん
透明区　透明区　とうめいく
透明软骨　ヒアリン軟骨　hyalineなんこつ
透明软骨瘤　ヒアリン軟骨腫　hyalineなんこつしゅ
透明石英　透明石英　とうめいせきえい
透明体　透明質　とうめいしつ
透明细胞癌　明細胞癌　めいさいぼうがん
透明细胞汗腺瘤　明細胞汗腺腫　めいさいぼうかんせんしゅ
透明细胞肌上皮瘤　明細胞筋上皮腫　めいさいぼうきんじょうひしゅ
透明细胞棘皮瘤　明細胞棘細胞腫　めいさいぼうきょくさいぼうしゅ
透明细胞瘤　明細胞腫　めいさいぼうしゅ
透明细胞肉瘤　明細胞肉腫　めいさいぼうにくしゅ
透明细胞腺癌　明細胞腺癌　めいさいぼうせんがん
透明细胞腺瘤　明細胞腺腫　めいさいぼうせんしゅ
透明小泡　透明小胞　とうめいしょうほう
透明性　透明性　とうめいせい
透明性变　ヒアリン変性　hyalineへんせい
透明性浆膜炎　ヒアリン状漿膜炎　hyalineじょうしょうまくえん
透明性毛基细胞瘤　ヒアリン様トリコバシルーマ　hyalineようtrichobasiloma
透明血栓　ヒアリン様血栓　hyalineようけっせん
透明牙本质　透明象牙質,ヒアリン様象牙質　とうめいぞうげしつ,hyalineようぞうげしつ
透明牙质　ヒアリンデンチン　hyaline dentin
透明样肿　硝子腫　しょうししゅ
透明质　①透明質②ヒアリン形質,硝子形質　①とうめいしつ②hyalineけいしつ,しょうしけいしつ
透明质酸　ヒアルロン酸　hyaluronさん
透明质酸酶　ヒアルロニダーゼ,ヒアルロン酸分解酵素　hyaluronidase,hyaluronさんぶんかいこうそ

透明质酸盐 ヒアルロン酸塩 hyaluronさんえん

透明质酸酯 ヒアルロン酸エステル hyaluronさんester

透明组织 透明組織 とうめいそしき

透气性 空気透過性,通気性 くうきとうかせい,つうきせい

透热电流 ジアテルミー電流 diathermyでんりゅう

透热电凝法 電気透熱凝固法 でんきとうねつぎょうこほう

透热疗法 ジアテルミー diathermy

透热器 ジアテルミー装置 diathermyそうち

透热Ｘ线疗法 熱放射線療法 ねつほうしゃせんりょうほう

透热性 透熱性 とうねつせい

透入 ①導入②浸透 ①とうにゅう,②しんとう

透射 透過 とうか

透射百分率 透過百分率 とうかひゃくぶんりつ

透射电子显微镜 透過〔型〕電〔子〕顕〔微鏡〕 とうか〔がた〕でん〔し〕けん〔びきょう〕

透射电子显微镜术 透過〔型〕電〔子〕顕〔微鏡〕検査法 とうか〔がた〕でん〔し〕けん〔びきょう〕けんさほう

透射光 透過光線 とうかこうせん

透射光栅 透過格子 とうかこうし

透视 〔Ｘ線〕透視〔検査〕 〔Ｘせん〕とうし〔けんさ〕

透视定位法 蛍光測定〔法〕 けいこうそくてい〔ほう〕

透视定位器 蛍光計 けいこうけい

透视毫安调节器 透視ミリアンペア調節器 とうしmAちょうせつき

透视照相机 スコポグラフ scopograph

透析 透析 とうせき

透析法 透析法 とうせきほう

透析疗法 透析療法 とうせきりょうほう

透析膜 透析膜 とうせきまく

透析平衡 透析平衡 とうせきへいこう

透析器 透析器 とうせきき

透析乳 透析乳 とうせきにゅう

透析失衡综合征 透析平衡失調症候群 とうせきへいこうしっちょうしょうこうぐん

透析液 透析液 とうせきえき

透性酶 パーミアーゼ,透過酵素 permease,とうかこうそ

透性酶缺失 パーミアーゼ欠乏〔症〕 permeaseけつぼう〔しょう〕

透照法 徹照法,透視法 てつしょうほう,とうしほう

透照器 徹照器 てつしょうき

TU 凸秃突图涂途徒屠土吐钍吐兔菟

tū 凸秃突

凸 隆起 りゅうき

凸出 凸起,膨出,突出 とっき,ほうしゅつ,とっしゅつ

凸颌 上顎前突〔症〕 じょうがくぜんとつ〔しょう〕

凸面 凸面 とつめん

凸面〔返光〕镜 凸面鏡 とつめんきょう

凸球面透镜 凸球面レンズ とっきゅうめんlens

凸透镜 凸レンズ とつlens

凸透镜聚光器 凸レンズ集光装置,凸レンズコンデンサー とつlensしゅうこうそうち,とつlens condenser

凸形压肠板 凸形腸へら とっけいちょうへら

凸柱透镜 凸円柱レンズ とつえんちゅうlens

秃 秃 はげ

秃头(发)〔病〕 秃頭〔症〕,無毛〔症〕 とくとう〔しょう〕,むもう〔しょう〕

突变 突然変異 とつぜんへんい

突变范围 突然変異範囲 とつぜんへんいはんい

突变负荷 突然変異負荷 とつぜんへんいふか

突变率 突然変異率 とつぜんへんいりつ

突变频率 突然変異頻度 とつぜんへんいひんど

突变趋向 突然変異傾向 とつぜんへんいけいこう

突变缺陷 突然変異欠陥 とつぜんへんいけっかん

突变体(型) 突然変異体 とつぜんへんいたい

突变位点 突然変異点 とつぜんへんいてん

突变性 突然変異性 とつぜんへんいせい

突变性状 突然変異性状 とつぜんへんいせいじょう

突变压力 突然変異圧力 とつぜんへんいあつりょく

突变种 突然変種 とつぜんへんしゅ

突变种链球菌 ミュータンス連鎖球菌 mutansれんさきゅうきん

突变子 ミュートン muton

突出 突出 とっしゅつ

突出物 突出物 とっしゅつぶつ

突触 シナプス,接合部 synapse,せつごうぶ

突触板 シナプス板 synapseばん

突触传递 シナプス伝達 synapseでんたつ

突触传递过程 シナプス伝達過程 synapseでんたつかてい

突触带 シナプス部,シナプス帯 synapseぶ,synapseたい

突触电位 シナプス電位 synapseでんい

突触〔复合〕体 シナプトゾーム synaptosome

突触构筑 シナプス構築 synapseこうちく

突触后电位 シナプス後電位 synapseこうでんい

突触后膜 シナプス後膜 synapseこうまく

突触后神经元 シナプス後ニューロン synapseこうneuron

突触后抑制 シナプス後抑制 synapseこうよくせい

突触后致密物质 シナプス後致密物質 synapseこうちみつぶっしつ

突触间隙 シナプス間隙 synapseかんげき

突触间隙物质 シナプス間隙物質 synapseかんげきぶっしつ

突触膜 シナプス膜 synapseまく

突触囊泡 シナプス小胞 synapseしょうほう

突触前膜 シナプス前膜 synapseぜんまく

突触前神经元 シナプス前ニューロン synapseぜんneuron

突触前纤维 シナプス前繊維 synapseぜんせんい

突触前抑制 シナプス前抑制 synapseぜんよくせい

突触前致密物质 シナプス前致密物質 synapseぜんちみつぶっしつ

突触前轴突 シナプス前軸索〔突起〕 synapseぜんじくさく〔とっき〕

突触下池 シナプス下槽 synapseかそう

突触小结 終末ボタン しゅうまつbutton

突触小泡 シナプス小胞 synapseしょうほう

突触小球 シナプス糸球 synapseしきゅう

突触性接触 シナプス性接触 synapseせいせっしょく

突触学 シナプス学 synapseがく

突触延迟 シナプス遅延 synapseちえん

突触周卫星细胞 シナプス周囲衛星細胞 synapseしゅういえいせいさいぼう

突唇口 (獏)状口(唇) ばくじょうこう(しん)

突发性聋 突発〔性〕難聴 とっぱつ〔せい〕なんちょう

突发性妄想观念　突発〔性〕妄想観念　とっぱつ〔せい〕もうそうかんねん

突发性中性白细胞减少症　突発〔性〕好中球減少〔症〕　とっぱつ〔せい〕こうちゅうきゅうげんしょう〔しょう〕

突尼斯热　チュニス熱　Tunisねつ

突起　突起　とっき

突然变异　突然変異　とつぜんへんい

突然发作　突然発作　とつぜんほっさ

突然复发　シューブ　Schub

突然蔓延　爆発　ばくはつ

突然神志丧失合并传导阻滞　アダムス・ストークス病　Adams-Stokesびょう

突然消退　〔症状の〕突然消失　〔しょうじょうの〕とつぜんしょうしつ

突眼计　眼球突出計　がんきゅうとっしゅつけい

突眼性甲状腺肿　眼球突出性甲状腺腫，バセドウ病　がんきゅうとっしゅつせいこうじょうせんしゅ，Basedowびょう

突眼性甲状腺肿心博过速　眼球突出性甲状腺腫性頻拍，バセドウ病性頻拍　がんきゅうとっしゅつせいこうじょうせんしゅせいひんぱく，Basedowびょうせいひんぱく

突眼因子　眼球突出因子　がんきゅうとっしゅついんし

突眼〔症〕　眼球突出〔症〕　がんきゅうとっしゅつ〔しゅう〕

tú　图涂途徒屠

图　図　ず

图案记忆　デザイン記憶　designきおく

图表　図表，グラフ　ずひょう，graph

图尔内氏征　ツールネ徴候　Tournayちょうこう

图解表示　図式表示　ずしきひょうじ

图解统计分析　図式統計解析　ずしきとうけいかいせき

图林氏征　チュリン徴候　Turynちょうこう

图谱　図譜，アトラス　ずふ，atlas

图象　①ビデオ②イメージ　パターン　①video②image pattern

图象测密计　ビデオ濃度計　videoのうどけい

图象处理　イメージ処理　imageしょり

图象放大灯　イメージ引伸し灯　imageひきのばしとう

图象分析　イメージ分析，パターン分析　imageぶんせき，pattenぶんせき

图象扫描测密计　ビデオスカニング濃度計　videoscanningのうどけい

图象识别　パターン認識　patternにんしき

图象显示　ビデオ ディスプレイ　videographic display

图象选择器　イメージ選択器　imageせんたくき

图形　図形，パターン　ずけい，pattern

图状牛皮癣(银屑病)　模様状乾癬　もようじょうかんせん

涂擦法　塗擦法　とさつほう

涂擦剂　塗擦剤　とさつざい

涂敷法　塗布法　とふほう

涂剂　塗布剤，ペイント，ワニス　とふざい，paint，varnish

涂霉素　エンドマイシン　endomycin

涂抹　〔標本〕塗抹　〔ひょうほん〕とまつ

涂抹标本　塗抹標本，プレパラート　とまつひょうほん，preparat

涂抹培养　塗抹培養　とまつばいよう

涂片　塗抹〔標本〕スミア　とまつ〔ひょうほん〕smear

涂片法　スミア技術　smearぎじゅつ

涂片检查　スミア検査　smearけんさ

涂片细胞学检查　スミア細胞学検査　smearさいぼうがく

けんさ

涂片制作　スミア製作　smearせいさく

涂药器　塗布器(具)　とふき(ぐ)

途中饮食　競走途中の飲食物　きょうそうとちゅうのいんしょくもつ

徒手复位　用手整復(還納)〔法〕　ようしゅせいふく(かんのう)〔ほう〕

徒手切片　フリーハンド切片　freehandせっぺん

徒手施术法　マニュダクション，徒手処置　manuduction，としゅしょち

屠宰场　屠殺場　とさつじょう

屠宰卫生　屠殺衛生　とさつえいせい

tǔ　土吐钍

土拨鼠　マルモット　marmot

土鳖　土鼈　どべつ

土鳖虫　土鼈虫　とべつちゅう

土大黄苷　ラポンチシン　rhaponticin

土大黄苷元　ラポンチゲニン　rhapontigenin

土豆泥　ジャガイモのマッシェ　ジャガイモのmash

土法　①地元の方法②民間療法　①じもとのほうほう②みんかんりょうほう

土方　民間処方　みんかんしょほう

土荆芥油素　ヘノポジ油　chenopodiumあぶら

土荆芥油素　アスカリドール　ascaridol

土拉巴斯德氏菌　野兎病菌　やとびょうきん

土拉菌病　ツラレミア，野兎病　tularemia，やとびょう

土拉菌性肺炎　ツラレミア肺炎　tularemiaはいえん

土拉热杆(伦斯)菌　野兎病菌　やとびょうきん

土霉素　テラマイミン　terramycin

土霉素片　テラマイシン錠　terramycinじょう

土木香　土木香　ドモクコウ

土木香醇　アラントール　alantol

土木香粉　イヌリン　inulin

土木香内酯　ヘレニン，アラントラクトン　helenin，alantolactone

土木香酸　アラント酸　alantさん

土青木香柔酮　デビロン　debilone

土曲菌　アスペルギルステレウス　Aspergillus terreus

土曲菌素　テレシン　terrecin

土壤　土壌　どじょう

土壤病　土壌病　どじょうびょう

土壤传播　土壌伝播　どじょうでんぱ

土壤结构　土壌構造　どじょうこうぞう

土壤净化　土壌の浄化　どじょうのじょうか

土壤水　土壌水　どじょうすい

土壤卫生　土壌衛生　どじょうえいせい

土壤卫生监测　土壌衛生モニタ　どじょうえいせいmonitor

土壤污染　土壌汚染　どじょうおせん

土壤污染检验　土壌汚染検査　どじょうおせんけんさ

土壤细菌学　土壌細菌学　どじょうさいきんがく

土壤学　土壌学　どじょうがく

土壤学说　土壌説　どじょうせつ

土壤岩石圏　土壌岩石圏　どじょうがんせきけん

土壤自净化　土壌自己浄化　どじょうじこじょうか

土壤组成　土壌組成　どじょうそせい

土三七　土三七　どさんしち

土源疾病　土壌原性疾患　どじょうげんせいしっかん

土源性蠕虫　土壌蠕虫　どじょうぜんちゅう

土源性蠕虫病　土壤蠕虫症　どじょうぜんちゅうしょう
吐根　吐根　トコン
吐根胺　エメタミン　emetamine
吐根酊　吐根チンキ　トコンtincture
吐根酚碱　セファエリン　cephaeline
吐根酚亚碱　プシコトリン　psychotrine
吐根碱　エメチン　emetine
土根碱丁　プシコトリン　psychotrine
吐根碱中毒　エメチン中毒　emetineちゅうどく
吐根流浸膏　吐根流エキス　トコンりゅうextract
吐根属　吐根属　トコンぞく
吐根糖浆　吐根シロップ　トコンsyrup
吐根中毒　吐根中毒〔症〕　トコンちゅうどく〔しょう〕
吐气　呼息,呼気　こそく,こき
吐酸　胃液逆流,吞酸　いえきぎゃくりゅう,どんさん
吐汀内酯　ツチン　tutin
吐温　トウイーン　tween
吐温-80　トウイーン80　tween80
吐涎症　吐唾〔症〕　とだ〔しょう〕
钍　トリウム,Th　thorium
钍胶造影剂　トロトラスト　thorotrast
钍射气　トロン,トリウム　エマナチオン　thoron,thorium emanation
钍系元素　トリウム系元素　thoriumけいげんそ

tù　吐兔菟

吐虫　寄生虫吐出　きせいちゅうとしゅつ
吐剂　〔催〕吐薬　〔さい〕とやく
吐酒石　吐酒石　としゅせき
吐酒石疗法　吐酒石療法　としゅせきりょうほう
吐来抗　チエチルペラジン　thiethylperazine
吐沫　唾液,つば　だえき
吐奶　吐乳　とにゅう
吐血　吐血　とけつ
吐泻　吐瀉,嘔吐と下痢　としゃ,おうととげり
吐泻法　嘔吐瀉下法,吐瀉法　おうとしゃかほう,としゃほう
吐泻期　吐瀉期　としゃき
吐泻药　嘔吐瀉下剤　おうとしゃかざい
兔　ウサギ,家兔　かと
兔唇　兔唇　としん,みつくち
兔弓体形　トキソプラズマ クニクリ　Toxoplasma-cuniculi
兔固定箱　家兔固定箱　かとこていばこ
兔笼　ラビット ケージ　rabbit cage
兔脑痘苗　神経ワクチン　しんけいvaccine
兔脑疫苗　家兔ウイルスワクチン　かとvirus vaccine
兔热病　野兔病,ツラレミア　やとびょう,tularemia
兔热病杆菌　野兔病菌　やとびょうきん
兔热病血清　抗野兔病血清　こうやとびょうけっせい
兔头固定器　兔頭固定器　ととうこていき
兔血清蛋白　ラビット血清アルブミン　Tabbitけっせいalbumin
兔眼　兔眼　とがん
兔眼性角膜炎　兔眼性角膜炎　とがんせいかくまくえん
菟丝　トシ
菟丝子　トシシ

TUAN　湍团

tuān　湍

湍流　乱流　らんりゅう
湍流逆温　乱流逆転温度　らんりゅうぎゃくてんおんど

tuán　团

团聚体　コアセルベート　coacervate
团块　塊　かたまり

TUI　推腿退蜕

tuī　推

推斥　反発,相反　はんぱつ,そうはん
推定埋葬时间　埋葬時間の推定　まいそうじかんのすいてい
推进器　プロペラ　propeller
推力　推力　すいりょく
推拿　マッサージ,按摩　massage,あんま
推拿疗法　マッサージ療法　massageりょうほう
推拿手法　マッサージ手技　massageしゅぎ

tuǐ　腿

腿部训练器　下肢運動器具　かしうんどうきぐ
腿侧弯　下肢側彎〔症〕　かしそくわん〔しょう〕
腿绀红皮病　下腿紅色青藍症　かたいこうしょくせいらんしょう
腿骨钉　下肢骨釘　かしこつてい
腿后腱　膝窩腱,膝屈曲筋腱　しつかけん,しつくっきょっきんけん
腿夹板　下肢副木　かしふくぼく
腿牵引架　下肢牽引フレーム(枠)　かしけんいんframe(わく)
腿牵引器械　下肢牽引装置　かしけんいんそうち
腿现象　下腿現象,シュレジンゲル現象　かたいげんしょう,Schlesingerげんしょう

tuì　退蜕

退变性反应　変性反応　へんせいはんのう
退磁　消磁　しょうじ
退化　退化　たいか
退化癌　退行性癌　たいこうせいがん
退化变态　退行変態　たいこうへんたい
退化作用　退行〔現象〕　たいこう〔げんしょう〕
退火　焼還　しょうかん
退极化剂　脱分極薬　だつぶんきょくやく
退菌特　ツーゼット　Tuzet
退耦　デカップリング　decoupling
退热　下(解)熱　げねつ
退热冰　アンチフェブリン　antifebrin
退热碱　フェブリフギン　febrifugine
退热净　パラセタモール,アセタミノフン　paracetamol,acetaminophen
退热期　解熱期　げねつき
退热(烧)药　解熱薬,下熱剤　げねつやく,げねつざい
退乳　乳汁分泌停止　にゅうじゅうぶんぴつていし
退色　色素脱失,退色,脱色　しきそだっしつ,たいしょく,だっしょく
退色斑　色素脱失斑点　しきそだっしつはんてん
退色试法　脱色テスト　だっしょくtest
退色痣　脱色性母斑　だっしょくせいぼはん
退嗽　ベンゾナテート,テッサロン　benzonatate,tessalon
退速酶　速度制限酵素　そくどせいげんこうそ
退缩　退縮　たいしゅく

退缩不良　退縮不全　たいしゅくふぜん
退缩颌　下顎後退〔症〕　かがくこうたい〔しょう〕
退缩性　退縮性　たいしゅくせい
退缩性眼球震颤　退縮(後退)眼振　たいしゅく(こうたい)がんしん
退行　退行　たいこう
退行发育　無形成　むけいせい
退行性癌　退行性癌　たいこうせいがん
退行性变性　退行性変性　たいこうせいへんせい
退行性病变　退行性病変　たいこうせいびょうへん
退行性化生　退行性化生　たいこうせいかせい
退行性染色　退行性染色　たいこうせいせんしょく
退行性营养不良　退行性ジストロフィー　たいこうせいdystrophy
蜕变　崩壊　ほうかい
蜕变常数　崩壊定数　ほうかいていすう
蜕变方式　崩壊方式　ほうかいほうしき
蜕变论　変換論　へんかんろん
蜕变因数　崩壊因数　ほうかいいんすう
蜕膜　脱落膜　だつらくまく
蜕膜反应　脱落膜反応　だつらくまくはんのう
蜕膜坏死　脱落膜壊死　だつらくまくえし
蜕膜瘤　膜落膜腫　だつらくまくしゅ
蜕膜胎盘　脱落膜胎盤　だつらくまくたいばん
蜕膜脱落　脱落膜の脱落　だつらくまくのだつらく
蜕膜细胞　脱落膜細胞　だつらくまくさいぼう
蜕膜炎　脱落膜炎　だつらくまくえん
蜕膜组织　脱落膜組織　だつらくまくそしき
蜕皮　脱皮　だっぴ
蜕皮激素　脱皮ホルモン　だっぴhormone
蜕皮素　エクジソン　ecdysone
蜕皮腺　脱皮腺　だっぴせん
蜕皮液　脱皮液　だっぴえき
蜕皮甾酮　エクジステロン　ecdysterone

TUN　吞豚鈍臀

tūn　吞
吞服　嚥下,のみこみ　えんか
吞气症　呑気症,空気嚥下症　どんきしょう,くうきえんかしょう
吞入　呑込む　のみこむ
吞砷癖　ヒ素嗜好症,嗜ヒ症　ヒそしこうしょう,しヒしょう
吞噬　貪食,食菌　どんしょく,しょっきん
吞噬百分数　食〔菌〕百分率　しょっ〔きん〕ひゃくぶんりつ
吞噬功能不全症　食〔菌〕作用不全症,捕食不全症　しょっ〔きん〕さようふぜんしょう,ほしょくふぜんしょう
吞噬活性　食〔菌〕活性　しょっ〔きん〕かっせい
吞噬〔能〕力　食〔菌〕能力　しょっ〔きん〕のうりょく
吞噬泡(体)　ファーゴソーム,食胞　phagosome,しょくほう
吞噬溶酶体　ファーゴリソソーム　phagolysosome
吞噬试验　食〔菌〕作用試験　しょっ〔きん〕さようしけん
吞噬细胞　食細胞　しょくさいぼう
吞噬细胞缺陷　食細胞欠如　しょくさいぼうけつじょ
吞噬细胞溶解　食細胞崩壊　しょくさいぼうほうかい
吞噬〔细胞〕素　ファーゴシチン　phagocytin
〔吞〕噬细胞性贫血　食細胞性貧血　しょくさいぼうせいひんけつ

吞噬现象　食〔菌〕現象　しょっ〔きん〕げんしょう
吞噬型组织细胞　食細胞型組織球　しょくさいぼうがたそしききゅう
吞噬性小神经胶质　食細胞性小膠細胞　しょくさいぼうせいしょうこうさいぼう
吞噬指数　食細胞指数　しょくさいぼうしすう
吞噬阻断　食〔菌〕作用遮断　しょっ〔きん〕さようしゃだん
吞噬作用　食〔菌〕作用　しょっ〔きん〕さよう
吞噬作用缺陷　食作用欠如　しょくさようけつじょ
吞噬作用障碍　食作用障害　しょくさようしょうがい
吞下　嚥下,呑込　えんか,のみこみ
吞血细胞噬细胞　血球貪食細胞　けっきゅうどんしょくさいぼう
吞〔血液〕色素噬细胞　血液色素食細胞　けつえきしきそしょくさいぼう
吞咽　嚥下,呑込　えんか,のみこみ
吞咽不能　嚥下不能〔症〕　えんかふのう〔しょう〕
吞咽发音困难综合征　嚥下発声困難症候群　えんかはっせいこんなんしょうこうぐん
吞咽反射　嚥下反射　えんかはんしゃ
吞咽功能　嚥下機能　えんかきのう
吞咽困难　嚥下困難　えんかこんなん
吞咽时呼吸暂停　嚥下性無呼吸　えんかせいむこきゅう
吞咽〔疼〕痛　嚥下痛　えんかつう
吞咽异物　嚥下異物,誤嚥異物　えんかいぶつ,ごえんいぶつ
吞咽中枢　嚥下中枢　えんかちゅうすう
吞饮　飲み込み　のみこみ
吞饮活化因子　飲作用活性化因子　いんさようかっせいかいんし
吞饮泡　ピノソーム,飲作用胞　pinosome,いんさようほう
吞饮作用　飲作用,飲細胞作用　いんさよう,いんさいぼうさよう

tún　豚鈍臀
豚囊虫病　有鉤囊〔尾〕虫症　ゆうこうのう〔び〕ちゅうしょう
豚鼠　モルモット,テンジクネズミ　marmot
豚鼠结膜炎衣原体　テンジクネズミ結膜炎クラミドゾア　テンジクネズミけつまくえんchlamydozoa
豚鼠科　テンジクネズミ科　テンジクネズミか
豚鼠淋巴细胞原虫　テンジクネズミリンフォチトゾーン　テンジクネズミlymphocytozoon
豚脂　豚脂,ラード　とんし,lard
鈍毒素　フグ毒素,テトロドトキシン　フグどくそ,tetraodotoxin
鈍属　フグ属　フグぞく
臀板　肛門上板　こうもんじょうばん
臀部　殿部　でんぶ
臀部绷带　殿部包帯　でんぶほうたい
臀产式露头后分娩用产钳　殿位露出後分娩用鉗子　でんいろしゅつごぶんべんようかんし
臀错位　殿異所〔症〕　でんいしょ〔しょう〕
臀大肌　大殿筋　だいでんきん
臀大肌转子囊　大殿筋転子包　だいでんきんてんしほう
臀大肌坐骨囊　大殿筋坐骨包　だいでんきんざこつほう
臀动脉　殿動脈　でんどうみゃく
臀反射　殿〔部〕反射　でん〔ぶ〕はんしゃ
臀股皱褶　殿大腿溝　でんだいたいこう

臀后线　後殿筋線　こうでんきんせん
臀肌　殿筋　でんきん
臀肌粗隆　殿筋粗面　でんきんそめん
臀肌间囊　殿筋の筋間包　でんきんのきんかんほう
臀肌内〔给药〕　殿筋内注射　でんきんないちゅうしゃ
臀肌瘫痪　殿筋麻痺　でんきんまひ
臀肌萎缩　殿筋萎縮　でんきんいしゅく
臀肌纤维化　殿筋繊維化　でんきんせんいか
臀联畸胎　坐骨結合体,股結合体　ざこつけつごうたい,こけつごうたい
臀裂　殿裂　でんれつ
臀淋巴结　殿リンパ節　でんlymphせつ
臀面　殿筋面　でんきんめん
臀皮炎　殿部皮膚炎　でんぶひふえん
臀鳍　殿鰭　でんびれ
臀前线　前殿筋線　ぜんでんきんせん
臀前鬃　尾剛毛　びごうもう
臀上动脉　上殿動脈　じょうでんどうみゃく
臀上静脉　上殿静脈　じょうでんじょうみゃく
臀上淋巴结　上殿リンパ節　じょうでんlymphせつ
臀上皮神经　上殿皮神経　じょうでんひしんけい
臀上神经　上殿神経　じょうでんしんけい
臀位　殿位　でんい
臀位部分牵引术　部分殿位牽出術,骨盤位娩出術　ぶぶんでんいけんしゅつじゅつ,こつばんいべんしゅつじゅつ
臀位产用钝钩　殿位分娩用鈍鉤　でんいぶんべんようどんこう
臀位分娩　殿位分娩　でんいぶんべん
臀位牵引(取胎)术　殿位娩出術,殿位牽出術　でんいべんしゅつじゅつ,でんいけんしゅつじゅつ
臀位助产术　介助骨盤位分娩　かいじょこつばんいぶんべん
臀下动脉　下殿動脈　かでんどうみゃく
臀下静脉　下殿静脈　かでんじょうみゃく
臀下淋巴结　下殿リンパ節　かでんlymphせつ
臀下皮神经　下殿皮神経　かでんひしんけい
臀下神经　下殿神経　かでんしんけい
臀下线　下殿筋線　かでんきんせん
臀先露　殿位　でんい
臀小肌　小殿筋　しょうでんきん
臀小肌转子囊　小殿筋転子包　しょうでんきんてんしほう
臀脂过多　殿部脂肪蓄積　でんぶしぼうちくせき
臀中肌　中殿筋　ちゅうでんきん
臀中肌转子囊　中殿筋転子包　ちゅうでんきんてんしほう
臀中皮神经　中殿皮神経　ちゅうでんひしんけい

TUO　托脱陀驼妥椭拓唾

tuō　托脱

托　支持　しじ
托-艾二氏试验　トビー・エーアー試験　Tobey-Ayerしけん
托布津　トプシン　topsyn
托布拉霉素　トブラマイシン　tobramycin
托-蔡二氏计数池　トーマ・ツァイス計算板　Thoma-Zeissけいさんばん
托-德-范三氏综合征　トニー・デブレ・ファンコニ症候群　Toni-Debre-Fanconiしょうこうぐん
托德氏肝硬变　トッド肝硬変〔症〕　Toddかんこうへん〔しょう〕

托德氏麻痹　トッド麻痺　Toddまひ、
托德氏征　トッド徴候　Toddちょうこう
托蒂氏手术　トチ手術　Totiしゅじゅつ
托儿所　托児所,育児室　たくじしょ,いくじしつ
托耳　トール　torr
托法尼　トフラニール　tofranil
托弗氏试验　テプファー試験　Töpferしけん
托可皂貳　トコロニン　tokoronin
托可皂貳原　トコロゲニン　tokorogenin
托克拉斯　トクラス　toclase
托拉佐林　トラゾリン　tolazoline
托雷克氏手术　トレック手術　Torekしゅじゅつ
托伦瓦尔特氏病　トルンウァルト病　Thornwaldtびょう
托伦瓦尔特氏综合征　トルンウァルト症候群　Thornwaldtしょうこうぐん
托马塞利氏病　トマセリ病　Tommaselliびょう
托马斯磷肥　トーマス リン肥　Thomasリンひ
托马斯氏矫正鞋　トーマス踵　Thomasかかと
托马斯氏髋夹　トーマス股関節部スプリント　Thomasこかんせつぶsplint
托马斯氏牵引　トーマス牽引　Thomasけんいん
托马斯氏牵引夹　トーマススプリント　Thomas splint
托马斯氏膝架夹　トーマス膝スプリント　Thomasしつsplint
托马斯氏血球计数板　トーマス血球計算板　Thomasけっきゅうけいさんばん
托马斯氏征　トーマス徴候　Thomasちょうこう
托马西征　トマシ徴候　Thomasi ちょうこう
托迈尔氏征　トールマイエル徴候　Thormayerちょうこう
托姆生氏病　トムゼン病　Thomsenびょう
托姆斯氏纤维　トームス線維　Tomesせんい
托派古柯碱　トロパコカイン　tropacocaine
托盘　トレー,托盤　tray,たくばん
托盘天平　上皿天秤　うわざらてんびん
托品　トロピン　Tropin
托品酮　トロピノン　tropinone
托品因　トロペイン　tropeine
托普霉素　トブラマイシン　tobramycin
托器　支持器,サポータ　しじき,supporter
托通氏巨细胞　タウトン巨細胞　Toutonきょさいぼう
托烷　トロパン　tropane
托牙　義歯,いれば　ぎし
托牙刺激　義歯刺激　ぎししげき
托牙基板　義歯床　ぎししょう
托牙卡环　義歯クラスプ　ぎしclasp
托牙口疮　義歯口瘡　ぎしこうそう
托牙平衡　義歯平衡　ぎしへいこう
托牙铸模　義歯鋳型　ぎしいがた
托叶　托葉　うけば
托叶鞘　托葉鞘　うけばさや
托因比氏小体　トインビー小体　Toynbeeしょうたい
脱氨辅酶　デアミナーゼ コエンザイム　deaminase coenzyme
脱氨〔基〕　脱アミノ〔基〕　だつamino〔き〕
脱氨〔基〕酶　脱アミノ酵素,デアミナーゼ　だつaminoこうそ,deaminase
脱氨基转移作用　脱アミノ基転移作用　だつaminoきてんいさよう

脱氨〔基〕作用　脱アミノ作用　だつaminoさよう
脱变态反应　脱アレルギー反応　だつAllergieはんのう
脱补体　補体除去　ほたいじょきょ
脱肠草素　ヘルニアリン　herniarin
脱肠带　ヘルニアバント　hernia band
脱臭　脱臭　だっしゅう
脱出　脱出　だっしゅつ
脱垂　脱〔出症〕　だつ〔しゅつしょう〕
脱垂性内痔　脱出〔性〕内痔核　だっしゅつ〔せい〕ないじかく
脱垂性外痔　脱出〔性〕外痔核　だっしゅつ〔せい〕がいじかく
脱醇作用　脱アルコール作用　だつalcoholさよう
脱蛋白脒　除蛋白アミジン　じょたんぱくamidine
脱蛋白〔作用〕　除蛋白〔作用〕,脱蛋白〔作用〕　じょたんぱく〔さよう〕,だつたんぱく〔さよう〕
脱氮　脱窒素　だつちっそ
脱氮法　脱窒素法　だつちっそほう
脱氮菌　脱窒素菌　だつちっそきん
脱氮作用　脱窒素作用　だつちっそさよう
脱碘　脱ヨウ素　だつヨウそ
脱碘甲状腺素　脱ヨウ素チロキシン　だつヨウそthyroxine
脱碘酶　デイオジナーゼ,デヨージナーゼ　deiodinase
脱碘酶缺乏　デイオジナーゼ欠乏　deiodinaseけつぼう
脱电子　脱電子　だつでんし
脱电子反应　脱電子反応　だつでんしはんのう
脱电子作用　脱電子作用　だつでんしさよう
脱发　脱毛〔症〕,禿頭〔病〕,禿髪　だつもう〔しょう〕,とくとう〔びょう〕,とくはつ
脱发性痤疮　禿髪性痤瘡,脱毛性痤瘡　とくはつせいざそう,だつもうせいざそう
脱发性毛囊炎　脱毛性毛包炎,禿髪性毛包炎　だつもうせいもうほうえん,とくはつせいもうほうえん
脱辅基蛋白　アポ蛋白体　apoたんぱくたい
脱辅基酶蛋白　アポ酵素　apoこうそ
脱钙　脱灰,カルシウム除去　だっかい,calciumじょきょ
脱肛　肛門脱〔出症〕,脱肛　こうもんだっ〔しゅつしょう〕,だっこう
脱〔过〕敏　脱感作,脱アレルギー　だつかんさ,だつAllergie
脱核　脱核　だっかく
脱环　避妊リング脱出　ひにんringだっしゅつ
脱磺弧菌属　デサルフォビブリオ属　Desulfovibrioぞく
脱磺酸作用　脱スルホン化　だつsulphoneか
脱机操作　オフライン操作　off-lineそうさ
脱痂　痂皮脱落,外皮除去　かひだつらく,がいひじょきょ
脱甲　爪〔甲〕脱落〔症〕　そう〔こう〕だつらく〔しょう〕
脱甲丙咪嗪　デシプラミン　desipramine
脱甲基〔作用〕　脱メチル基　だつmethylき
脱甲金霉素　テメチル クロルテトラサイクリン,DMCTC　demethyl-chlortetracycline
脱甲氯四环素　デクロマイシン　declomycin
脱甲四环素　デメチルテトラサイクリン　demethyltetracycline
脱甲脱氧四环素　6-デメチル-6-デオキシテトラサイクリン　6-demethyl-6-deoxytetracyline
脱甲氧利血平　デセルピジン　deserpidine
脱节　分離,解離　ぶんり,かいり
脱臼　脱臼　だっきゅう

脱〔颗〕粒　脱顆粒,顆粒消失　だつかりゅう,かりゅうしょうしつ
脱壳　脱殻　だっかく
脱矿质〔作用〕　鉱物質除去　こうぶっしつじょきょ
脱蜡　脱蠟,脱パラフィン　だつろう,だつparaffin
脱离　離開,離解,剥離　りかい,りかい,はくり
脱联结剂　共役解除剤,アンカップラー　きょうやくかいじょざい,uncoupler
脱磷酸　脱リン酸　だつリンさん
脱磷酸辅酶A激酶　脱リン酸CoAキナーゼ　だつリンさんCoA kinase
脱磷酸辅酶A焦磷酸化酶　脱リン酸CoAピロホスホリラーゼ　だつリンさんCoA pyrophosphorylase
脱硫化氢　脱硫化水素　だつりゅうかすいそ
脱硫化氢脱氨作用　脱硫化水素脱アミノ作用　だつりゅうかすいそだつaminoさよう
脱硫酶　脱硫酵素　だつりゅうこうそ
脱硫生物素　デスチオビオチン　desthiobiotin
脱硫〔作用〕　脱硫〔作用〕　だつりゅう〔さよう〕
脱漏(落)　脱落　だつらく
脱漏搏动　脱落拍動　だつらくはくどう
脱卤化氢〔作用〕　脱ハロゲン化水素,デヒドロハロゲン化　だつhalogenかすいそ,dehydrohalogenか
脱卤〔作用〕　脱ハロゲン化　だつhalogenか
脱氯作用　脱塩素作用　だつえんそさよう
脱落抗原　エキソアンチゲン　exoantigen
脱落细胞　脱落細胞　だつらくさいぼう
脱落细胞检查〔法〕　脱落細胞検査〔法〕　だつらくさいぼうけんさ〔ほう〕
脱落细胞学　脱落細胞学　だつらくさいぼうがく
脱毛〔发〕法　脱毛法　だつもうほう
脱毛〔发〕药(剂)　脱毛薬　だつもうやく
脱醚法　脱エーテル法　だつetherほう
脱脒基酶　デアミジナーゼ　deamidinase
脱免疫　脱免疫,除免疫　だつめんえき,じょめんえき
脱敏　脱感作　だつかんさ
脱敏法　除感作法,減感作法　じょかんさほう,げんかんさほう
脱敏〔感〕药　除感作剤　じょかんさざい
脱敏疗法　脱感作療法　だつかんさりょうほう
脱敏试验　脱感作試験　だつかんさしけん
脱敏性免疫　脱感作免疫　だつかんさめんえき
脱敏性阻断　脱感作ブロック　だつかんさblock
脱敏牙膏　脱感作練り歯みがき　だつかんさねりはみがき
脱敏治疗　脱感作治療　だつかんさちりょう
脱敏注射法　脱感作注射法　だつかんさちゅうしゃほう
脱敏作用　脱感作作用　だつかんさきさよう
脱纳氏〔综合〕征　ターナー症候群　Turnerしょうこうぐん
脱囊　脱囊,包囊脱出　だつのう,ほうのうだっしゅつ
脱内毒素　脱内毒素　だつないどくそ
脱凝血质剂　脱凝固剤　だつぎょうこざい
脱皮　①落屑　②脱皮　①らくせつ　②だっぴ
脱皮酮　エクジソン　ecdysone
脱皮甾酮　エクジステロン　ecdysterone
脱羟肾上腺素　〔塩酸〕フェニレフリン　〔えんさん〕phenylephrine
脱氢表雄〔甾〕酮　デヒドロエピアンドロステロン　dehydroepiandrosterone

脱氢催化剂　脱水素触媒　だつすいそしょくばい
脱氢胆红素　デヒドロビリルビン　dehydrobilirubin
脱氢胆酸　デヒドロコール酸　dehydrocholさん
脱氢胆酸法　デコリン法　decholinほう
脱氢胆酸排出增多　デヒドロコール酸排出増加　dehydro-
　cholさんはいしゅつぞうか
脱氢胆酸盐　デヒドロコール酸塩　dehydrocholさんえん
脱氢胆甾醇　デヒドロコレステロール　dehydrocholesterol
7-脱氢胆甾醇　7-デヒドロコレステロール　7-dehydro
　cholesterol
脱氢反应　脱水素反応　だつすいそはんのう
脱氢辅酶Ⅰ　脱水素CoⅠ　だつすいそCoⅠ
脱氢辅酶Ⅱ　脱水素CoⅡ　だつすいそCoⅡ
7-脱氢谷甾醇　7-デヒドロシトステロール　7-dehydrosi-
　tosterol
脱氢环化〔作用〕　脱水素環化〔作用〕　だつすいそかんか
　〔さよう〕
脱氢抗坏血酸　デヒドロアスコルビン酸　dehydroascorbin
　さん
脱氢可的松　デヒドロコルチゾン　dehydrocortisone
脱氢亮氨酸　ロイセイン　leuceine
脱氢硫胺素　デヒドロチアミン　dehydrothiamine
脱氢吗啡　デヒドロモルフィン　dehydromorphine
脱氢麦角甾醇　デヒドロエルゴステロール　dehydroer-
　gosterol
脱氢酶　デヒドロゲナーゼ,脱水素酵素　dehydrogenase,だ
　つすいそこうそ
脱氢酶缺乏症　デヒドロゲナーゼ欠乏症　dehydrogenaseけ
　つぼうしょう
脱氢酶试验　デヒドロゲナーゼ試験　dehydrogenaseしけん
脱氢酶系　デヒドゲナーゼ系　dehydrogenaseけい
11-脱氢皮质甾酮　11-デヒドロコルチコステロン　11-de-
　hydrocorticosterone
脱氢瑞叮醇　デヒドロレチノール　dehydroretinol
3-脱氢视黄醇　3-デヒドロレチノール　3-dehydroretinol
脱氢视黄醛　デヒドロレチネン　dehydroretinene
脱氢速甾醇　デヒドロタキステロール　dehydrotachysterol
脱氢肽酶　デヒドロペプチダーゼ　dehydropeptidase
脱氢维生素A醛　デヒドロレチナール　dehydroretinal
脱氢雄〔甾〕酮　デヒドロアンドロステロン　dehydroan-
　drosterone
脱氢异雄〔甾〕酮　デヒドロイソアンドロステロン　dehy-
　droisoandrosterone
脱氢紫堇碱　デヒドロコリダリン　dehydrocorydaline
脱氢〔作用〕　脱水素　だつすいそ
脱巯基酶　デスルフヒドラーゼ　desulfhydrase
脱巯基脱氨基〔作用〕　脱硫化水素脱アミノ〔作用〕　だつ
　りゅうかすいそだつamino〔さよう〕
脱溶解〔作用〕　溶質分離　ようしつぶんり
脱乳化〔作用〕　脱乳化〔作用〕　だつにゅうか〔さよう〕
脱色　脱色　だっしょく
脱色剂　脱色剤,漂白剤　だっしょくざい,ひょうはくざい
脱色〔作用〕　色素脱失　しきそだっしつ
脱色炭　脱色炭　だっしょくたん
脱色作用　脱色作用　だっしょくさよう
脱脉结核菌素　アルブモーゼ除去ツベルクリン　albumose
　じょきょtuberculin
脱水保藏　脱水保存　だっすいほぞん

脱水比克白芷素　ビャクアンゲリカル　byakangelical
脱水法　脱水法　だっすいほう
脱水反应　脱水反応　だっすいはんのう
脱水剂　脱水剤　だっすいざい
脱水冷冻法　脱水冷凍法　だっすいれいとうほう
脱水吗啡　アポモルフィン　apomorphine
脱水酶　脱水酵素,デヒドラターゼ,アンヒドラーゼ　だっ
　すいこうそ,dehydratase,anhydrase
脱水培养基　脱水培地　だっすいばいち
脱水器　脱水器　だっすいき
脱水羟基孕酮　アンヒドロヒドロキシプロゲステロン
　anhydrohydroxyprogesterone
脱水热　脱水熱,渇熱　だっすいねつ,かつねつ
脱水收缩　シネレシス,離液　syneresis,りえき
脱水脱氨基作用　脱水脱アミノ作用　だっすいだつaminoさ
　よう
脱水维生素A　脱水ビタミンA　だっすいvitamin A
脱水物　脱水物　だっすいぶつ
脱水药　脱水薬　だっすいやく
脱水〔症〕　脱水〔症〕　だっすい〔しょう〕
脱水〔作用〕　脱水〔作用〕　だっすい〔さよう〕
脱酸〔作用〕　脱酸〔作用〕　だっさん〔さよう〕
脱髓鞘〔疾〕病　髄鞘脱落疾患,脱髄疾患　ずいしょうだつら
　くしっかん,だつずいしっかん
脱髓鞘脑脊髓病　脱髄脳脊髄障害　だつずいのうせきずい
　しょうがい
脱髓鞘〔性〕脑病　髄鞘脱落性脳疾患　ずいしょうだつらく
　せいのうしっかん
脱髓鞘性神经炎　髄鞘脱落性神経炎　ずいしょうだつらく
　せいしんけいえん
脱髓鞘〔作用〕　脱髄　だつずい
脱羧　脱カルボキシル,脱炭酸　だつdecarboxyl,だつたん
　さん
脱羧反应　脱カルボキシル反応　だつdecarboxylはんのう
脱羧剂　脱カルボキシル剤,脱炭酸剤　だつdecarboxylざ
　い,だつたんさん
脱羧酶　デカルボキシラーゼ,脱炭酸酵素　decarboxylase,
　だつたんさんこうそ
脱羧〔作用〕　脱カルボキシル化,脱炭酸〔作用〕　だつdecar-
　boxylか,だつたんさん〔さよう〕
脱肽放线菌素　脱ペプチドアクチノマイシン　だつpepti-
　doaclinomycin
脱碳作用　脱炭素作用　だったんさよう
脱铁铁蛋白　アポフェリチン　apoferritin
脱烷〔基〕反应　脱アルキル反応　だつalkylはんのう
脱位　脱臼　だっきゅう
脱位回复术　脱臼整復術　だっきゅうせいふくじゅつ
脱纤维蛋白现象　脱繊維素現象　だつせんいそげんしょう
脱纤维蛋白血　脱繊維素血,繊維素除去血　だつせんいそ
　けつ,せんいそじょきょけつ
脱纤维蛋白综合征　脱繊維素症候群　だつせんいそしょう
　こうぐん
脱酰胺酶　脱アミド酵素,デアミダーゼ　だつamideこう
　そ,deamidase
脱酰胺〔作用〕　アミド分解,脱アミド　amideぶんかい,だ
　つamide
脱酰基酶　デアシラーゼ　deacylase

脱硝　脱硝　だっしょう

脱屑　落屑　らくせつ

脱屑性斑秃　落屑性円形脱毛〔症〕　らくせつせいえんけいだつもう〔しょう〕

脱屑性肺炎　剝離性肺炎　はくりせいはいえん

脱屑性红皮病　落屑性紅皮症　らくせつせいこうひしょう

脱溴〔作用〕　脱臭素〔作用〕　だつしゅうそ〔きよう〕

脱牙　歯脱落　しだつらく

脱盐〔作用〕　脱塩　だつえん

脱氧　脱酸素　だつさんそ

脱氧胞苷　デスオキシシチジン　desoxycytidine

脱氧胞苷酸羟甲基化酶　デオキシシチジル酸ヒドロオキシメチラーゼ　deoxycytidylさんhydroxymethylase

脱氧胞苷酸脱氨酶　デオキシシチジル酸デアミナーゼ　deoxycytidylさんdeaminase

脱氧胞嘧啶核苷　デオキシシチジン　deoxycytidine

脱氧胞〔嘧啶核〕苷酸　デオキシシチジル酸　deoxycytidylさん

脱氧苯比妥　プリミドン　primidone

脱氧苯偶姻　デスオキシベンゾイン　desoxybenzoin

脱氧吡哆醇　デスオキシピリドキシン　desoxypyridoxine

脱氧吡哆醛　デスオキシピリドキサール　desoxypyridoxal

脱氧穿心莲内酯　デオキシアンドログラホリド　deoxyandrographolid

脱氧胆酸　デ〔ス〕オキシコール酸　de〔s〕oxycholさん

脱氧胆酸排出增多　デオキシコール酸排出増加　deoxycholさんはいしゅつぞうか

脱氧胆酸乳糖琼脂　デオキシコール酸ラクトース寒天〔培地〕　deoxycholさんlactoseかんてん〔ばいち〕

脱氧胆酸盐　デオキシコール酸塩　deoxycholさんえん

7-脱氧胆甾醇　7-デオキシコレステロール　7-deoxycholesterol

脱氧碘尿核苷　イドキスリジン,IDU　idoxuridine

脱氧呋喃糖　デ〔ス〕オキシリボフラノース　desoxyribofuranose

21-脱氧氟羟泼尼松　21-デスオキシトリアムシノロン　21-desoxytriamcinolon

21-脱氧氟羟强的松龙　21-デスオキシトリアムシノロン　21-desoxytriamcinolone

7-脱氧谷甾醇　7-デスオキシシトステロール　7-desoxysitosterol

脱氧合〔作用〕　脱酸素化　だつさんそか

脱氧核蛋白　デスオキシヌクレオプロテイン　desoxynucleoprotein

脱氧核苷二磷酸　デオキシリボヌクレオシド二リン酸　deoxyribonucleosideにリンさん

脱氧核苷二磷酸激酶　デオキシリボヌクレオシド二リン酸キナーゼ　deoxyribonucleosideにリンさんkinase

脱氧核苷酸　デオキシリボヌクレオチド　deoxyribonucleotide

脱氧核黄素　デスオキシリボフラビン　desoxyriboflavin

脱氧核糖　デスオキシリボース　deoxyribose

脱氧核糖贰　デスオキシリボシド　desoxyriboside

脱氧核糖核蛋白　デオキシリボヌクレオプロテイン　deoxyribonucleoprotein

脱氧核〔糖核〕苷　デオキシリボヌクレオシド　deoxyribonucleoside

脱氧核〔糖核〕苷酸　デオキシリボヌクレオチド　deoxyri-

bonucleotide

脱氧核糖核酸　デオキシリボ核酸,DNA　deoxyriboかくさん

脱氧核糖核酸变性　DNA変性　DNAへんせい

脱氧核糖核酸病毒　デオキシリボ核酸ウイルス　deoxyriboかくさんvirus

脱氧核糖核酸复性(原)　DNA復性,DNA復原　DNAふくせい,DNAふくげん

脱氧核糖核酸复制　DNA複製　DNAふくせい

脱氧核糖核酸合成后期　DNA合成後期　DNAごうせいこうき

脱氧核糖核酸合成期　DNA合成期　DNAごうせいき

脱氧核糖核酸合成前期　DNA合成前期　DNAごうせいぜんき

脱氧核糖核酸合成抑制因子　DNA合成抑制因子　DNAごうせいよくせいいんし

脱氧核糖核酸合成障碍性贫血　DNA合成不良性貧血　DNAごうせいふりょうせいひんけつ

脱氧核糖核酸解链(融解)　DNA融解　DNAゆうかい

脱氧核糖核酸聚合酶　DNAポリメラーゼ　DNA polymerase

脱氧核糖核酸连接酶　DNAリガーゼ　DNA ligase

脱氧核糖核酸酶　デオキシリボヌクレアーゼ　deoxyribonuclease

脱氧核糖核酸疱疹型病毒　DNAヘルペスウイルス　DNA herpes virus

脱氧核糖核酸前病毒　DNAプロウイルス　DNA provirus

脱氧核糖核酸染色　DNA染色　DNAせんしょく

脱氧核糖核酸丝　DNA糸　DNAし

脱氧核糖核酸修复作用　DNA修復作用　DNAしゅうふくさよう

脱氧核糖醛缩酶　デオキシリボアルドラーゼ　deoxyriboaldolase

脱氧己糖　デオキシヘキソース　deoxyhexose

脱氧甲基戊糖　デオキシメチルペントース　deoxymethylpentose

3'-脱氧卡那霉素B　3'-デオキシカナマイシンB　3'-deoxykanamycin B

脱氧可待因　デスオキシコデイン　desoxycodeine

脱氧可的松　デスオキシコルチゾン　desoxycortisone

脱氧麻黄碱　デスオキシエフェドリン　desoxyephedrine

2-脱氧毛地黄糖　ジギノース　diginose

脱氧鸟〔嘌呤核〕苷　デオキシグアノシン　deoxyguanosine

脱氧鸟〔嘌呤核〕酸　デオキシグアニル酸　deoxyguanylさん

脱氧尿苷酸　ウラシル デオキシリボヌクレオチド　uracil deoxyribonucleotide

脱氧尿〔嘧啶核〕苷　デオキシウリジン,du　deoxyuridine

11-脱氧皮质醇　11-デオキシコルチソール　11-deoxycortisol

11-脱氧皮质酮　11-デスオキシコルチコステロン　11-desoxycorticosterone

脱氧皮质〔甾〕酮　デスオキシコルチコステロン　desoxycorticosterone

脱氧三尖杉酯碱　デオキシハリントニン　deoxyharringtonine

脱氧糖　デスオキシ糖,デソース　desoxyとう,desose

脱氧糖胺　デソサミン　desosamine

脱氧土霉素　塩酸ドキシサイクリン,ビブラマイシン　え

んさんdoxycycline,vibramycin
5'-脱氧腺苷钴胺素 5'-デオキシアデノシル コバラミン 5'-deoxyadenosyl cobalamin
脱氧腺〔漂呤核〕苷 デオキシアデノシン,dA deoxyadenosine
脱氧腺〔嘌呤核〕苷酸 デオキシアデニル酸 deoxyadenylさん
脱氧胸〔腺嘧啶核〕苷 デオキシチミジン,dT deoxythymidine
脱氧胸〔腺嘧啶核〕苷酸 デオキシチミジル酸 deoxythymidilさん
脱氧血红蛋白 デオキシヘモグロビン deoxyhemoglobin
脱氧作用 デオキシデーション deoxydation
脱叶剂 脱葉剤 だつようざい
脱叶剂中毒 脱葉剤中毒 だつようざいちゅうどく
脱液收缩 シネレシス,離液 syneresis,りえき
脱乙酰甲基秋水仙碱 デスアセチルメチルコルヒチン desacetylmethylcolchicine
脱乙酰毛花〔洋地黄〕苷 C デアセチルラナトシドC deacetyl-lanatoside C
脱抑制 脱抑制 だつよくせい
脱抑制现象 脱抑制現象 だつよくせいげんしょう
脱逸搏动 逸脱拍動 いだつはくどう
脱逸收缩 逸脱収縮 いだつしゅうしゅく
脱逸现象 逸脱現象 いだつげんしょう
脱瘾症状 禁断症状 きんだんしょうじょう
脱瘾综合征 禁断症候群 きんだんしょうこうぐん
脱油酸卵磷脂 デスオレオレシチン desoleolecithin
脱支酶 デブランチングエンザイム,分枝酵素 debranching enzyme,ぶんしこうそ
脱脂 脱脂 だっし
脱脂结核菌素 脱脂ツベルクリン だっしtuberculin
脱脂棉 脱脂綿 だっしめん
脱脂奶粉 脱脂粉乳 だっしふんにゅう
脱脂绒布 吸収性木綿,リンチン きゅうしゅうせいもめん,lintin
脱脂乳 脱脂乳,スキムミルク だっしにゅう,skimmed milk
脱脂纱布 脱脂ガーゼ だっしgauze

tuó 陀驼

陀罗碱 メテロイジン meteloidine
驼背 突背,せむし とつはい
驼背佝偻病性骨盆 脊柱後彎性佝偻病骨盤 せきちゅうこうわんせいくるびょうこつばん
驼背性骨盆 脊柱後彎性骨盤 せきちゅうこうわんせいこつばん
驼峰鼻 わし鼻,こぶ鼻 わしばな,こぶばな
驼峰畸形 脊柱後彎奇形 せきちゅうこうわんきけい

tuǒ 妥椭

妥布霉素 トブラマイシン tobramycin
妥克拉司 トクレス,カルベタペンテン toclase,carbetapentene
妥拉唑林 トラゾリン tolazoline
妥拉唑林试验 トラゾリン試験 tolazolineしけん
妥路酊 トルーバルサムチンキ tolubalsam tincture
妥妥霉素 トトマイシン totomycin
椭圆凹 楕円窩 だえんか
椭圆对称 楕円対称 だえんたいしょう
椭圆关节 楕円形関節 だえんけいかんせつ

椭圆轨道 楕円軌道 だえんきどう
椭圆金属丝 楕円針金 だえんはりがね
椭圆囊 卵形嚢 らんけいのう
椭圆囊斑 卵形嚢斑 らんけいのうはん
椭圆囊壶腹神经 卵形嚢膨大部神経 らんけいのうほうだいぶしんけい
椭圆〔囊〕球囊管 連嚢管 れんのうかん
椭圆囊神经 卵形嚢神経 らんけいのうしんけい
椭圆囊炎 卵形嚢炎 らんけいのうえん
椭圆囊隐窝 卵形嚢陥凹 らんけいのうかんおう
椭圆体 楕円体 だえんたい
椭圆形核 楕円形核 だえんけいかく
椭圆形红细胞 楕円赤血球,楕円球 だえんせっけっきゅう,だえんきゅう
椭圆形红细胞性贫血症 楕円赤血球性貧血 だえんせっけっきゅうせいひんけつ
椭圆形瞳孔 卵形瞳孔〔症〕 らんけいどうこう〔しょう〕
椭圆形细胞增多症 楕円赤血球症 だえんせっけっきゅうしょう

tuò 拓唾

拓扑学 トポロジー topology
拓扑指数 トポロジー指数 topologyしすう
唾-汗分泌综合征 唾液多汗症候群 だえきたかんしょうこうぐん
唾沫 つば
唾吐不能 放唾困難〔症〕 ほうだこんなん〔しょう〕
唾涎致活酶 オロキナーゼ orokinase
唾腺插管法 唾液腺挿管法 だえきせんそうかんほう
唾腺染色体 唾液腺染色体 だえきせんせんしょくたい
唾液 唾液 だえき
唾液斑 唾液斑 だえきはん
唾液斑检查 唾液斑検査 だえきはんけんさ
唾液蛋白 唾液蛋白〔質〕 だえきたんぱく〔しつ〕
唾液淀粉激酶 オロキナーゼ orokinase
唾液淀粉酶 プチアリン,唾液アミラーゼ ptyalin,だえきamylase
唾液分泌 唾液分泌 だえきぶんぴつ
唾液分泌过多 過流涎,流涎症 かりゅうぜん,りゅうぜんしょう
唾液〔分泌〕过少 唾液減少〔症〕,唾液分泌減退 だえきげんしょう〔しょう〕,だえきぶんぴげんたい
唾液分泌增多 唾液分泌増加 だえきぶんぴつぞうか
唾液瘘 唾液瘻 だえきろう
唾液漏斗 唾液漏斗 だえきろうと
唾液粘蛋白 唾液粘素,唾液ムチン だえきねんそ,だえきmucin
唾液缺乏 無唾液症 むだえきしょう
唾液酸 シアリン酸 sialinさん
唾液酸苷酶 ノイラミニダーゼ neuraminidase
唾液酸酶 シアリダーゼ sialidase
唾液酸糖蛋白 シアリン酸糖蛋白〔質〕 sialinさんとうたんぱく〔しつ〕
唾液酸转移酶 シアリン酸転移酵素 sialinさんてんいこうそ
唾液腺 唾液腺 だえきせん
唾液腺插管 唾液腺挿管法 だえきせんそうかんほう
唾液腺电〔流〕图 唾液腺電図 だえきせんでんず
唾液腺多形性腺瘤 唾液腺多形〔態〕性腺腫 だえきせんた

けい〔体〕せいせんしゅ

唾液腺混合瘤　唾液腺混合腫　だえきせんこんごうしゅ

唾液腺基底細胞腺瘤　唾液腺基底細胞腺腫　だえきせんきていさいぼうせんしゅ

唾液腺粘液表皮样癌　唾液腺粘液類表皮癌　だえきせんねんえきるいひょうひがん

唾液腺摄影法　唾液腺撮影法　だえきせんさつえいほう

唾液腺嗜酸性腺瘤　唾液腺好酸性腺腫　だえきせんこうさんせいせんしゅ

唾液腺腺泡细胞癌　唾液腺腺泡細胞癌　だえきせんしょうほうさいぼうがん

唾液腺腺细胞癌　唾液腺腺細胞癌　だえきせんせんさいぼうがん

唾液腺腺样囊性癌　唾液腺腺様嚢胞癌　だえきせんせんようのうほうがん

唾液腺肿胀症　唾液腺腫脹症　だえきせんしゅちょうしょう

唾液小体　唾液球,唾液小体　だえききゅう,だえきしょうたい

W

WA　挖哇蛙娃瓦

wā　挖哇蛙

挖匙　エキスカベータ スプーン　excavator spoon

挖器　エキスカベーター　excavator

哇巴因　ウーアバイン　uabain

哇巴因配基　オアバゲニン　ouabagenin

蛙鼻(面)　蛙顔,カエル様顔〔貌〕　カエルかお,カエルようがん〔ぼう〕

蛙科　赤蛙科　アカガエルか

蛙胚　カエル胎仔　カエルたいじ

蛙心插管　蛙心カニューレ　あしん　cannula

蛙心灌流　蛙心灌流,カエル心臓灌流　あしんかんりゅう,カエルしんぞうかんりゅう

蛙心活动曲线　カエル心臓の拍動曲線　カエルしんぞうのはくどうきょくせん

蛙心夹　カエル心臓クリップ　カエルしんぞうclip

蛙形腹　カエル腹　カエルばら

蛙状鼻　カエル鼻　カエルばな

wá　娃

娃儿藤碱　チロホリン　tylophorine

娃儿藤新碱　チロホリミジン　tylophorimidine

wǎ　瓦

瓦德氏法　ウァルデル法　Warderほう

瓦尔波氏比色计　ワールポール比色器　Walpoleひしょくき

瓦尔代尔氏扁桃体环　ワルダイエル扁桃輪　Waldeyerへんとうりん

瓦尔代尔氏病　ワルダイエル病　Waldeyerびょう

瓦尔登布氏综合征　ワールデンブルグ症候群　Waardenburgしょうこうぐん

瓦尔登斯特伦氏巨球蛋白血症　ワルデンストレーム マクログロブリン血症　Waldenstroem macroglobulinけっしょう

瓦尔顿转化　ワルデン転化　Waldenてんか

瓦尔米　バラミン,エチナメート　valamin,ethinamate

瓦尔米埃氏法　ボワルミエ点　Voillemierてん

瓦尔萨尔瓦氏窦动脉瘤　バルサルバ洞動脈瘤　Valsalvaどうどうみゃくりゅう

瓦尔萨尔瓦氏窦瘘　バルサルバ洞瘻　Valsalvaどうろう

瓦尔萨尔瓦氏试验　バルサルバ試験　Valsalvaしけん

瓦尔萨尔瓦氏手法　バルサルバ操作　Valsalvaそうさ

瓦尔氏征　ワール徴候　Wahlちょうこう

瓦尔苏阿尼氏病　バルスアニ病　Valsuaniびょう

瓦尔塔德氏细胞残余　ワルタルド細胞残遺物　Walthardさいぼうざんいぶつ

瓦尔特氏管　ワルテル管　Waltherかん

瓦尔特氏神经节　ワルテル神経節　Waltherしんけいせつ

瓦尔歇氏卧位　ワルヘル位　Walcherい

瓦雷氏点　バレー疼痛点　Valleixとうつうてん

瓦伦伯格氏综合征　ワレンベルグ症候群,延髄被蓋症候群　Wallenbergしょうこうぐん,えんずいひがいしょうこうぐん

瓦〔色曼〕氏反应　ワッセルマン反応　Wassermannはんのう

瓦松属　イワレンゲ属　イワレンゲぞく

瓦特　ワット　watt

瓦〔特小〕时　ワット時　wattじ

WAI　歪外

wāi　歪

歪鼻　斜鼻　しゃび

歪变　歪み　ゆがみ,ひずみ

歪象　結像異常　けつぞういじょう

wài　外

外板　外板　がいばん

外半规管凸　外側半規管隆起　がいそくはんきかんりゅうき

外包　被包　ひほう

外包内陷　被包陥入　ひほうかんにゅう

外包原肠胚形成　被包腸胚形成　ひほうちょうはいけいせい

外孢子膜　〔胞子〕外膜,エキソスポリウム　〔ほうし〕がいまく,exosporium

外〔胞〕浆(质)　外〔形〕質　がい〔けい〕しつ

外〔胞〕浆溶解　外〔形〕質融解　がい〔けい〕しつゆうかい

外鼻　外鼻　がいび

外鼻孔　外鼻孔　がいびこう

外壁　外壁　がいへき

外表　外面,表面　がいめん,ひょうめん

外表检视法　外診法,外部診視法　がいしんほう,がいぶしんしほう

外部感觉　外部感覚　がいぶかんかく

外部空气离析器　外部空気分離器　がいぶくうきぶんりき

外部设备　外部設備　がいぶせつび
外侧板　外側板　がいそくばん
外侧半月板　外側半月　がいそくはんげつ
外侧半月板扰乱　外側半月障害　がいそくはんげつしょう
　がい
外侧半月板损伤　外側半月損傷　がいそくはんげつそん
　しょう
外侧鼻突　外側鼻突起　がいそくびとっき
外侧壁　外側壁　がいそくへき
外侧部　外側部　がいそくぶ
外侧苍白球　外側淡蒼球　がいそくたんそうきゅう
外侧唇　外側唇　がいそくしん
外侧底段支气管　外側基底区気管支　がいそくきていくき
　かんし
外侧底支　外側基底枝　がいそくきていし
外侧段　外側区　がいそくく
外侧段动脉　外側区動脈　がいそくくどうみゃく
外侧段支气管　外側区気管支　がいそくくきかんし
外侧腭突　外側口蓋突起　がいそくこうがいとっき
外侧副韧带　外側副靭帯　がいそくふくじんたい
外侧副韧带断裂　外側副靭帯離断　がいそくふくじんたい
　りだん
外侧根　側根,外側根　そくこん,がいそくこん
外侧弓状韧带　外側弓状靭帯　がいそくきゅうじょうじん
　たい
外侧沟　外側溝　がいそくこう
外侧核　外側核　がいそくかく
外侧壶腹神经　外側膨大部神経　がいそくぼうだいぶしん
　けい
外〔侧〕踝　外果　がいか,そとくるぶし
外〔侧〕踝关节面　外果関節面,外果面　がいかかんせつめ
　ん,がいかめん
外〔侧〕踝皮下囊　外果皮下包　がいかひかほう
外〔侧〕踝前动脉　前外果動脈　ぜんがいかどうみゃく
外〔侧〕踝网　外果動脈網　がいかどうみゃくもう
外〔侧〕踝窝　外果窩　がいかか
外〔侧〕踝支　外果枝　がいかし
外侧〔基〕底段　外側基底区　がいそくきていく
外侧脚　外側脚　がいそくきゃく
外〔侧〕结节　外側結節　がいそくけっせつ
外侧界　外境界　がいきょうかい
外侧髁　外側顆　がいそくか
外侧髁间结节　外側顆間結節　がいそくかかんけっせつ
外侧髁上嵴　外側上顆稜　がいそくじょうかりょう
外侧淋巴结　外側リンパ節　がいそくlymphせつ
外侧迷走甲状腺囊肿　外側異所(迷入)性甲状腺嚢胞　がい
　そくいしょ(めいにゅう)せいこうじょうせんのうほう
外侧面　外側面　がいそくめん
外侧皮支　外側皮膚枝　がいそくひふし
外侧丘系　外側毛帯　がいそくもうたい
外侧丘系核　外側毛帯核　がいそくもうたいかく
外侧韧带　外側靭帯　がいそくじんたい
外〔侧〕髓板　外側髄板　がいそくずいばん
外侧索　側索　そくさく
外侧头　外側頭　がいそくとう
外侧突　外側突起　がいそくとっき
外侧膝上动脉　外側上膝動脈　がいそくじょうしつどう
　みゃく

外侧膝下动脉　外側下膝動脈　がいそくかしつどうみゃく
外侧膝状体　外側膝状体　がいそくしつじょうたい
外侧膝状体核　外側膝状体核　がいそくしつじょうたいか
　く
外侧膝状体支　外側膝状体枝　がいそくしつじょうたいし
外侧陷窝　外側凹窩　がいそくおうか
外侧楔骨　外側楔状骨　がいそくけつじょうこつ
外侧嗅纹　外側嗅条　がいそくしゅうじょう
外侧缘　外側縁　がいそくえん
外侧支　外側枝　がいそくし
外侧制止韧带　外側固定靭帯,翼状靭帯　がいそくこてい
　じんたい,よくじょうじんたい
外侧中间灰质　外側中間灰白質　がいそくちゅうかんかい
　はくしつ
外侧纵弓　縦足弓外側部　じゅうそくきゅうがいそくぶ
外侧纵纹　外側縦条　がいそくじゅうじょう
外侧组　外側群　がいそくぐん
外测量　骨盤外計測〔法〕　こつばんがいけいそく〔ほう〕
外测量器　〔骨盤〕外測計　〔こつばん〕がいそくけい
外层空间　宇宙空間　うちゅうくうかん
外层空间医学　宇宙医学　うちゅういがく
外层瘤　鱗状腫　りんじょうしゅ
外层渗出性视网膜病　コーツ病　Coats　びょう
外层焰　外炎　がいえん
外成神经细胞层　外神経芽細胞層　がいしんけいがさいぼ
　うそう
外出血　外出血　がいしゅっけつ
外丛〔状〕层　外叢状層　がいそうじょうそう
外存储器信息处理机　ファイル プロセッサー　file proces-
　sor
外倒转术　外回転術　がいかいてんじゅつ
外毒素　エキソトキシン,外毒素　exotoxin,がいどくそ
外毒性结核菌素　外毒素性ツベルクリン　がいどくそせい
　tuberculin
外耳　外耳　がいじ
外耳白喉　外耳ジフテリア　がいじdiphtheria
外耳道　外耳道　がいじどう
外耳道闭锁　外耳道閉鎖　がいじどうへいさ
外耳道冲洗法　外耳道洗浄法　がいじどうせんじょうほう
外耳道胆脂瘤　外耳道コレステリン腫　がいじどう
　cholesterinしゅ
外耳道反射　外耳道反射　がいじどうはんしゃ
外耳道感染　外耳道感染　がいじどうかんせん
外耳道骨疣　外耳道外骨症　がいじどうがいこつしょう
外耳道疖　外耳道癤〔症〕　がいじどうせつ〔しょう〕
外耳道拉钩　外耳道鉤　がいじどうこう
外耳道霉菌病　外耳道真菌症　がいじどうしんきんしょう
外耳道脓肿　外耳道膿瘍　がいじどうのうよう
外耳道切开引流术　外耳道切開ドレナージ　がいじどう
　せっかいdrainage
外耳道缺失　外耳道欠如〔症〕　がいじどうけつじょ〔しょ
　う〕
外耳道乳头〔状〕瘤　外耳道乳頭腫　がいじどうにゅうとう
　しゅ
外耳道软骨　外耳道軟骨　がいじどうなんこつ
外耳道软骨切迹　外耳道軟骨切痕　がいじどうなんこつ
　せっこん
外耳道上三角　外耳道上三角,マキューエン三角　がいじど

うじょうさんかく,Macewenさんかく

外耳道狭窄 外耳道狭窄 がいじどうきょうさく

外耳〔道〕炎〔症〕 外耳道炎〔症〕 がいじどうえん〔しょう〕

外耳道異物 外耳道異物 がいじどういぶつ

外耳道異物取出术 外耳道異物除去術 がいじどういぶつ
じょきょじゅつ

外耳道用刮匙 外耳道鋭匙,外耳道キューレット がいじど
うえいひ,がいじどうcurette

外耳道整形术 外耳道形成術 がいじどうけいせいじゅつ

外耳畸形 外耳奇形 がいじきけい

外耳結核 外耳結核 がいじけっかく

外耳淋巴管扩张性象皮病 外耳リンパ管拡張性象皮病 が
いじlymphかんかくちょうせいぞうひびょう

外耳门 外耳孔,外耳門 がいじこう,がいじもん

外耳门上缘中点 ポリオン porion

外耳湿疹 外耳湿疹 がいじしっしん

外尔氏病 ヴァイル病 Weilびょう

外尔氏染色法 ヴァイル染色法 Weilせんしょくほう

外翻 外反〔症〕 がいはん〔しょう〕

外翻〔扁〕平足 外反扁平足 がいはんへんぺいそく

外翻畸形 外反奇形 がいはんきけい

外翻足 外反足 がいはんそく

外反应作用 外効果性作用 がいこうかせいさよう

外-斐二氏反应 ワイル・フェリックス反応 Weil-Felixはん
のう

外-斐二氏试验 ワイル・フェリックス試験 Weil-Felixしけ
ん

外分泌部 外分泌部 がいぶんぴつぶ

外分泌物 外分泌物,エクリン がいぶんぴつぶつ,eccrine

外分泌腺 外分泌腺 がいぶんぴつせん

外分泌〔性〕 外分泌〔性〕 がいぶんぴつ〔せい〕

外分泌学 外分泌学 がいぶんぴつがく

外分子层 外分子層 がいぶんしそう

外敷法 ①湿布法②外用(塗布)法 ①しっぷほう②がいよ
う(とふ)ほう

外敷药 外用薬剤 がいようやくざい

外辐射 体外放射,外部放射 たいがいほうしゃ,がいぶほ
うしゃ

外感受器 外受容器 がいじゅようき

外感受性 外感受性 がいかんじゅせい

外感受性反射 外來性反射,外受容性反射 がいらいせい
はんしゃ,がいじゅようせいはんしゃ

外肛门括约肌 外肛門括約筋 がいこうもんかつやくきん

外肛瘘 外肛門瘻 がいこうもんろう

外根鞘 外根鞘 がいこんしょう

外共生生物 外部共生生物 がいぶきょうせいせいぶつ

外共生体 外共生体 がいきょうせいたい

外〔骨〕半规管 外側〔骨〕半規管 がいそく〔こつ〕はんきか
ん

外骨骼 〔体〕外骨格 〔たい〕がいこっかく

外骨壶腹 外側〔骨〕膨大部 がいそく〔こつ〕ぼうだいぶ

外固定术 外固定術 がいこていじゅつ

外观检查 外観検査 がいかんけんさ

外观容积 みかけの容積 みかけのようせき

外果皮 外果皮 がいかひ

外核层 外核層 がいかくそう

外寄生虫 外〔部〕寄生虫 がい〔ぶ〕きせいちゅう

外寄生物 外〔部〕寄生体 がい〔ぶ〕きせいたい

外加电压 加電圧 かでんあつ

外加性抗原 移植抗原 いしょくこうげん

外睑腺炎 外麦粒腫 がいばくりゅうしゅ

外结合径 外結合線 がいけつごうせん

外界 外界 がいかい

外界环境 外〔部〕環境 がい〔ぶ〕かんきょう

外核酸酶 エキソヌクレアーゼ,外核酸分解酵素 exonu-
clease,がいかくさんぶんかいこうそ

外呼吸 外呼吸 がいこきゅう

外踝骨折 外果骨折 がいかこっせつ

外踝征 外果徴候 がいかちょうこう

外基底层 外基底層 がいきていそう

外基因子 エクソジェノート exogenote

外激素 エクトホルモン ectohormone

外界膜 外境界膜 がいきょうかいまく

外界细胞 外限界細胞 がいげんかいさいぼう

外界致癌因素 外因性発癌因子 がいいんせいはつがん
んし

外科 外科 げか

外科病房 外科病棟 げかびょうとう

外科病理〔学〕 外科病理学 げかびょうりがく

外科电缆 外科用ケーブル げかようcable

外科垫布 外科用パッド げかようpad

外科缝合用三爪镊 外科縫合用三鉤ピンセット げかほう
ごうようさんこうpincette

外科缝〔合〕针 外科縫合針 げかほうごうしん

外科感染 外科感染 げかかんせん

外科钢丝 外科針金,外科鋼線 げかはりがね,げかこうせ
ん

外科结 外科結び,二重結び げかむすび,にじゅうむすび

外科结核 外科的結核〔症〕 げかてきけっかく〔しょう〕

外科解剖学 外科解剖学 げかかいぼうがく

外科颈 外科頸 げかけい

外科军医 外科軍医 げかぐんい

外科口罩 外科用マスク げかようmask

外科帽 外科医キャップ げかいcap

外科镊 外科用ピンセット げかようpincette

外科器械学 外科器械学 げかきかいがく

外科手术 外科手術 げかしゅじゅつ

外科〔手术〕锤 外科用槌 げかようつち

外科手术学 手術的外科学 しゅじゅつてきげかがく

外科猩红热 外科猩紅熱 けがしょうこうねつ

外科性黄疸 外科性黄疸 げかせいおうだん

外科学 外科学 げかがく

外科医师 外科医 げかい

外科治疗 外科治療 げかちりょう

外科钻 外科用ドリル げかようdrill

外〔颗〕粒层 外顆粒層 がいかりゅうそう

外空生物学 宇宙生物学 うちゅうせいぶつがく

外括约肌 外括約筋 がいかつやくきん

外来抗原 外来抗原 がいらいこうげん

外粒层纹 外顆粒層条 がいかりゅうそうじょう

外淋巴管 外リンパ管 がいlymphかん

外淋巴系统 外リンパ系 がいlymphけい

外淋巴隙 外リンパ隙 がいlymphげき

外淋巴〔液〕 外リンパ がいlymph

外瘘 外フィステル,外瘻 がいFistel,がいろう

外毛根鞘瘤 外毛根鞘腫 がいもうこんしょうしゅ

外毛细胞　外有毛細胞　がいゆうもうさいぼう
外酶　〔細胞〕外酵素　〔さいぼう〕がいこうそ
外膜　外膜　がいまく
外膜半规管　外〔側〕膜半規管　がい〔そく〕まくはんきかん
外膜壶腹　外膜膨大部　がいまくぼうだいぶ
外膜抗原　エンベロープ抗原　envelopeこうげん
外膜细胞　外膜細胞　がいまくさいぼう
外囊　外包　がいほう
外脑膜瘤　髄膜外皮腫　ずいまくがいひしゅ
外尿道口囊肿　外尿道口囊腫　がいにょうどうこうのうしゅ
外胚层(叶)　外胚葉　がいはいよう
外胚层发育不良　外胚葉形成異常　がいはいようけいせいいじょう
外胚层体型　外胚形体　がいはいけいたい
外胚层细胞瘤　外胚葉細胞腫　がいはいようさいぼうしゅ
外胚层增殖　外胚葉症　がいはいようしょう
外胚乳　外乳　がいにゅう
外皮层　外皮層　がいひそう
〔外〕牵引性食管憩室　牽引性食道憩室　けんいんせいしょくどうけいしつ
外前后径　外結合径　がいけつごうけい
外潜伏期　外潜伏期　がいせんぷっき
外〔切〕核酸酶　エキソヌクレアーゼ　exonuclease
外切糖苷酶　エキソグリコシダーゼ　exoglycosidase
外倾性格　外向性格　がいこうせいかく
外球　中心球の外帯　ちゅうしんきゅうのがいたい
外鳃　外鰓　がいさい
外疝　外ヘルニア　がいhernia
外伤　外傷　がいしょう
外伤后附睾丸血肿　外傷後副睾丸血腫　がいしょうごふくこうがんけっしゅ
外伤后附睾炎　外傷後副睾丸炎　がいしょうごふくこうがんえん
外伤后肛门狭窄　外傷後肛門狭窄　がいしょうごこうもんきょうさく
外伤后睾丸坏死　外傷後睾丸壊死　がいしょうごこうがんえし
外伤后睾丸血肿　外傷後睾丸血腫　がいしょうごこうがんけっしゅ
外伤后睾丸炎　外傷後睾丸炎　がいしょうごこうがんえん
外伤后喉瘘　外傷後喉頭瘻　がいしょうごこうとうろう
外伤后喉室脱垂　外傷後喉頭室脱出　がいしょうごこうとうしつだっしゅつ
外伤后精索扭转　外傷後精索捻転　がいしょうごせいさくねんてん
外伤后精索血肿　外傷後精索血腫　がいしょうごせいさくけっしゅ
外伤后淋巴管闭塞　外傷後リンパ管閉鎖　がいしょうごlymphかんへいさ
外伤后脑肉芽肿　外傷後脳肉芽腫　がいしょうごのうにくがしゅ
外伤后尿道瘘　外傷後尿道瘻　がいしょうごにょうどうろう
外伤后尿道狭窄　外傷後尿道狭窄　がいしょうごにょうどうきょうさく
外伤后膀胱出血　外傷後膀胱出血　がいしょうごぼうこうしゅっけつ

外伤后膀胱破裂　外傷後膀胱破裂　がいしょうごぼうこうはれつ
外伤后前列腺瘘　外傷後前立腺瘻　がいしょうごぜんりつせんろう
外伤后鞘膜积液　外傷後鞘膜水瘤　がいしょうごしょうまくすいりゅう
外伤后鞘膜血囊肿　外傷後鞘膜血瘤　がいしょうごしょうまくけつりゅう
外伤后人格改变　外傷後人格障害　がいしょうごじんかくしょうがい
外伤后乳房血肿　外傷後乳房血腫　がいしょうごにゅうぼうけっしゅ
外伤后乳腺囊肿　外傷性乳瘤,外傷後乳腺囊胞　がいしょうせいにゅうりゅう,がいしょうごにゅうせんのうほう
外伤后输精管狭窄　外傷後精管狭窄　がいしょうごせいかんきょうさく
外伤后输尿管瘘　外傷後尿管瘻　がいしょうごにょうかんろう
外伤后输尿管狭窄　外傷後尿管狭窄　がいしょうごにょうかんきょうさく
外伤后小肠粘连　外傷後小腸癒着　がいしょうごしょうちょうゆちゃく
外伤后癔病　外傷後ヒステリー　がいしょうご Hysterie
外伤后阴茎出血　外傷後陰茎出血　がいしょうごいんけいしゅっけつ
外伤后阴茎血肿　外傷後陰茎血腫　がいしょうごいんけいけっしゅ
外伤后支气管狭窄　外傷後気管支狭窄　がいしょうごきかんしきょうさく
外伤后直肠狭窄　外傷後直腸狭窄　がいしょうごちょくちょうきょうさく
外伤后综合征　外傷後症候群　がいしょうごしょうこうぐん
外伤性白内障　外傷性白内障　がいしょうせいはくないしょう
外伤性鼻出血　外傷性鼻出血　がいしょうせいびしゅっけつ
外伤性鼻窦肉芽肿　外傷性副鼻腔肉芽腫　がいしょうせいふくびこうにくがしゅ
外伤性鼻骨畸形　外傷性鼻骨奇形　がいしょうせいびこつきけい
外伤性鼻溃疡　外傷性鼻潰瘍　がいしょうせいびかいよう
外伤性鼻衄　外傷性鼻出血　がいしょうせいびしゅっけつ
外伤性鼻腔粘连　外傷性鼻腔癒着　がいしょうせいびこうゆちゃく
外伤性鼻血肿　外傷性鼻血腫　がいしょうせいびけっしゅ
外伤性鼻中隔骨刺　外傷性鼻中隔〔骨〕棘　がいしょうせいびちゅうかく〔こつ〕きょく
外伤性鼻中隔偏曲　外傷性鼻中隔反屈　がいしょうせいびちゅうかくはんくつ
外伤性表皮样囊肿　外傷性〔類〕表皮囊胞　がいしょうせい〔るい〕ひょうひのうほう
外伤性髌骨脱位　外傷性膝蓋骨脱臼　がいしょうせいしつがいこつだっきゅう
外伤性肠破裂　外傷性腸破裂　がいしょうせいちょうはれつ
外伤性痴呆　外傷性痴呆　がいしょうせいちほう
外伤性耻骨炎　外傷性恥骨炎　がいしょうせいちこつえん
外伤性垂体变性　外傷性下垂体変性　がいしょうせいかす

いたいへんせい

外伤性唇畸形　外傷性唇奇形　がいしょうせいしんきけい

外伤性(后)癫痫　外傷性てんかん　がいしょうせいてんかん

外伤性动静脉瘘　外傷性動静脈瘻　がいしょうせいどうじょうみゃくろう

外伤性动脉瘤　外傷性動脈瘤　がいしょうせいどうみゃくりゅう

外伤性耳道狭窄　外傷性外耳道狭窄　がいしょうせいがいじどうきょうさく

外伤性肺水肿　外傷性肺水腫　がいしょうせいはいすいしゅ

外伤性膈疝　外傷性横隔膜ヘルニア　がいしょうせいおうかくまくhernia

外伤性膈疝修补术　外傷性横隔膜ヘルニア修復術　がいしょうせいおうかくまくherniaしゅうふくじゅつ

外伤性骨囊肿　外傷性骨囊腫　がいしょうせいこつのうしゅ

外伤性骨折　外傷性骨折　がいしょうせいこっせつ

外伤性鼓膜破裂　外傷性鼓膜破裂　がいしょうせいこまくはれつ

外伤性后期卒中　外傷性後期卒中　がいしょうせいこうきそっちゅう

外伤性关节病　外傷性関節症　がいしょうせいかんせつしょう

外伤性关节炎　外傷性関節炎　がいしょうせいかんせつえん

外伤性虹膜睫状体炎　外傷性虹彩毛様体炎　がいしょうせいこうさいもうようたいえん

外伤性虹膜嵌顿　外傷性虹彩嵌頓〔症〕　がいしょうせいこうさいかんとん〔しょう〕

外伤性虹膜脱出　外傷性虹彩脱出　がいしょうせいこうさいだっしゅつ

外伤性虹膜脱离　外傷性虹彩離断　がいしょうせいこうさいいりだん

外伤性虹膜萎缩　外傷性虹彩萎縮　がいしょうせいこうさいいしゅく

外伤性喉软骨膜炎　外傷性喉頭軟骨膜炎　がいしょうせいこうとうなんこつまくえん

外伤性脊柱炎　外傷性脊椎炎　がいしょうせいせきついえん

外伤性肩关节前脱位切开复位术　外傷性肩関節前脱臼の切開整復術　がいしょうせいけんかんせつぜんだっきゅうのせっかいせいふくじゅつ

外伤性(后)健忘(遗忘)症　外傷性(後)健忘症　がいしょうせい(ご)けんぼうしょう

外伤性睫状体脱出　外傷性毛様体脱出　がいしょうせいもうようたいだっしゅつ

外伤性睫状体脱离　外傷性毛様体離断　がいしょうせいもうようたいりだん

外伤性截断　外傷性切断　がいしょうせいせつだん

外伤性精神病　外傷性精神病　がいしょうせいせいしんびょう

外伤性精神障碍　外傷性精神障害　がいしょうせいせいしんしょうがい

外伤性口瘢痕挛缩　外傷性口腔瘢痕拘縮　がいしょうせいこうこうはんこんこうしゅく

外伤性髋关节脱位切开复位术　外傷性股関節脱臼の切開整

復術　がいしょうせいこかんせつだっきゅうのせっかいせいふくじゅつ

外伤性聋　外傷性難聴　がいしょうせいなんちょう

外伤性颅骨缺失　外傷性頭蓋骨欠損〔症〕　がいしょうせいずがいこつけっそん〔しょう〕

外伤性颅内血肿　外傷性脳内血腫　がいしょうせいのうないけっしゅ

外伤性(后)颅内压降低综合征　外傷性頭蓋内圧低下症候群　がいしょうせいずがいないあつていかしょうこうぐん

外伤性脉络膜出血　外傷性脈絡膜出血　がいしょうせいみゃくらくまくしゅっけつ

外伤性脉络膜视网膜病　外傷性脈絡膜網膜症　がいしょうせいみゃくらくまくもうまくしょう

外伤性脉络膜脱离　外傷性脈絡膜剥離　がいしょうせいみゃくらくまくはくり

外伤性朦胧状态　外傷性朦朧状態　がいしょうせいもうろうじょうたい

外伤性迷路炎　外傷性迷路炎　がいしょうせいめいろえん

外伤性脑病　外傷性脳疾患,外傷性エンセファロパシー　がいしょうせいのうしっかん,がいしょうせい encephalopathy

外伤性脑穿通性畸形　外傷性孔脳〔症〕,外傷性脳空洞〔症〕　がいしょうせいこうのう〔しょう〕,がいしょうせいのうくうどう〔しょう〕

外伤性脑脊液瘘　外傷性脳脊髄液瘻　がいしょうせいのうせきずいえきろう

外伤性脑脊液鼻〔液〕溢　外傷性脳髄液〔性〕鼻漏　がいしょうせいのうずいえき〔せい〕びろう

外伤性脑膜缺损　外傷性髄膜欠損　がいしょうせいずいまくけっそん

外伤性脑萎缩　外傷性脳萎縮　がいしょうせいのういしゅく

外伤性脑肿胀　外傷性脳腫脹　がいしょうせいのうしゅちょう

外伤性内眦赘皮　外傷性内眼角贅皮　がいしょうせいないがんかくぜいひ

外伤性尿道瘘　外傷性尿道瘻　がいしょうせいにょうどうろう

外伤性颞下颌关节强硬　外傷性側頭下顎関節強直　がいしょうせいそくとうかがくかんせつきょうちょく

外伤性脾破裂　外傷性脾破裂　がいしょうせいひはれつ

外伤性气颅　外傷性頭蓋皮下気腫　がいしょうせいずがいひかきしゅ

外伤性气胸　外傷性気胸　がいしょうせいききょう

外伤性青光眼　外傷性緑内障　がいしょうせいりょくないしょう

外伤性上睑下垂　外傷性眼瞼下垂〔症〕　がいしょうせいがんけんかすい〔しょう〕

外伤性神经官能症　外傷性神経症,外傷性ノイローゼ　がいしょうせいしんけいしょう,がいしょうせい Neurose

外伤性声门梗阻性水肿　外傷性閉鎖性声門水腫　がいしょうせいへいさせいもんすいしゅ

外伤性视网膜出血　外傷性網膜出血　がいしょうせいもうまくしゅっけつ

外伤性视网膜炎　外傷性網膜炎　がいしょうせいもうまくえん

外伤性输尿管损伤　外傷性尿管損傷　がいしょうせいにょうかんそんしょう

外伤性瞳孔散大 外傷性散瞳 がいしょうせいさんどう

外伤性外耳畸形 外傷性外耳奇形 がいしょうせいがいじきけい

外伤性涎腺导管瘘 外傷性唾液管瘻 がいしょうせいだえきかんろう

外伤性涎腺瘘 外傷性唾液腺瘻 がいしょうせいだえきせんろう

外伤性小肠瘘 外傷性小腸瘻 がいしょうせいしょうちょうろう

外伤性小肠损伤 外傷性小腸損傷 がいしょうせいしょうちょうそんしょう

外伤性心包炎 外傷性心膜炎 がいしょうせいしんまくえん

外伤性心脏病 外傷性心臓病 がいしょうせいしんぞうびょう

外伤性休克 外傷性ショック がいしょうせいshock

外伤性血管性视网膜病 外傷性血管網膜症 がいしょうせいけっかんもうまくしょう

外伤性牙周膜炎 外傷性歯根膜炎,外傷性歯周炎 がいしょうせいしこんまくえん,がいしょうせいししゅうえん

外伤性咽狭窄 外傷性咽頭狭窄 がいしょうせいいんとうきょうさく

外伤性眼球陷没 外傷性眼球陥入(没) がいしょうせいがんきゅうかんにゅう(ぼう)

外伤性硬脑膜下积液 外傷性硬膜下滲出液 がいしょうせいこうまくかしんしゅつえき

外伤性圆窗膜破裂 外傷性蝸牛窓膜破裂 がいしょうせいかぎゅうそうまくはれつ

外伤性砧骨脱位 外傷性きぬた骨脱臼 がいしょうせいきぬたこつだっきゅう

外伤性谵妄 外傷性譫妄 がいしょうせいせんぼう

外伤性窒息 外傷性仮死 がいしょうせいかし

外伤性蛛网膜下〔腔〕出血 外傷性クモ膜下出血 がいしょうせいクモまくかしゅっけつ

外伤性主动脉动脉瘤 外傷性大動脈動脈瘤 がいしょうせいだいどうみゃくどうみゃくりゅう

外伤性子宫内膜缺失 外傷性子宮内膜欠損〔症〕 がいしょうせいしきゅうないまくけっそん〔しょう〕

外伤性子宫破裂 外傷性子宮破裂 がいしょうせいしきゅうはれつ

外伤学 外傷学 がいしょうがく

外上髁 外側上顆 がいそくじょうか

外〔神经〕胶质 エクトグリア,外神経膠膜 ectoglia, がいしんけいこうまく

外渗测定器 滲出計,外方浸透計 しんしゅっけい,がいほうしんとうけい

外渗物 滲出物 しんしゅっぶつ

外生 外生 がいせい

外〔生〕孢子 外生胞子,エキソスポア がいせいほうし,exospore

外生骨疣切除术 外骨切除術 がいこつせつじょじゅつ

外生环 外生サイクル がいせいcycle

外生软骨瘤 外軟骨腫 がいなんこつしゅ

外生型 外生型 がいせいがた

外生〔性〕骨疣 外骨症,外骨腫 がいこつしょう,がいこつしゅ

外生性乳头状瘤 外長性乳頭腫 がいちょうせいにゅうとうしゅ

外生性生长 外長性生長 がいちょうせいせいちょう

外生殖器 外生殖器,外性器 がいせいしょっき,がいせいき

〔外〕生殖器疱疹 外生殖器疱疹,外生殖器ヘルペス がいせいしょっきほうしん,がいせいしょっきherpes

外生殖器突起 〔外〕性器隆起 〔がい〕せいきりゅうき

外生殖器湿疹 外性器湿疹 がいせいきしっしん

外十字区 外十字部 がいじゅうじぶ

外斯氏反射 ワイス反射 Weissはんしゃ

外斯氏征 ワイス徴候 Weissちょうこう

外髓板 外髄板 がいずいばん

外隧道 外隧道,外トンネル がいすいどう,がいtunnel

外胎盘 胎盤外膜,栄養膜 たいばんがいまく,えいようまく

外肽酶 エクソペプチダーゼ exopeptidase

外弹性膜 外彈性膜 がいだんせいまく

外套 外套,脳蓋 がいとう,のうがい

外体腔 胚子外体腔 はいしがいたいこう

外听道 外耳道 がいじどう

外突 膨出 ぼうしゅつ

外推法 補外法 ほがいほう

外弯 脊柱側彎 せきちゅうそくわん

外网〔状〕层 外網状層 がいもうじょうそう

外围设备 周囲設備 しゅういせつび

外围性脉络膜视网膜炎 末梢性脈絡網膜炎 まっしょうせいみゃくらくもうまくえん

外卫性 対外防御性 たいがいぼうぎょせい

外吸渗 外方吸収浸透 がいほうきゅうしゅうしんとう

外下隐斜视 外側回転斜位 がいそくかいてんしゃい

外纤维 外線維 がいせんい

外显率 表現率 ひょうげんりつ

外向电流 外向電流 がいこうでんりゅう

外向化 外面化,眩置 がいめんか,こうち

外向(倾)性格者 外向型 がいこうがた

外相 外相 がいそう

外消旋化合物 ラセミ化合物 racemiかごうぶつ

外消旋混合物 ラセミ混合物 racemiこんごうぶつ

外消旋酒石酸 ラセミ酒石酸 racemiしゅせきさん

〔外〕消旋体(物) ラセミ体 racemiたい

〔外〕消旋〔作用〕 ラセミ化 racemiか

外形 外形 がいけい

外形修复 外形欠損部修復 がいけいけっそんぶしゅうふく

外旋肌 外回旋筋 がいかいせんきん

外旋位 外回旋位 がいかいせんい

外旋〔转〕 外〔回〕旋,外回転 がい〔かい〕せん,がいかいてん

外旋转斜视 外旋斜視 がいせんしゃし

外旋转隐斜视 外旋斜位 がいせんしゃい

外压力 外圧 がいあつ

外延 外延 がいえん

外眼电图 外眼電図 がいがんでんず

外眼肌麻痹(瘫痪) 外眼筋麻痺 がいがんきんまひ

外移行 〔卵管〕外移行 〔らんかん〕がいいこう

外抑制 外抑制 がいよくせい

外溢性输卵管积水 漏泄性卵管水症 ろうせつせいらんかんすいしょう

外因 外因 がいいん

外因病 外因病 がいいんびょう

外因性精神病 外因〔性〕精神病 がいいん〔せい〕せいしんびょう

外因性气喘 外因性喘息 がいいんせいぜんそく

外因性支气管哮喘 外因性気管支喘息 がいいんせいきかんしぜんそく

外因性中毒 外因〔性〕中毒 がいいん〔せい〕ちゅうどく

外因子 外〔性〕因子 がい〔せい〕いんし

外阴 外陰,陰門,女陰 がいいん,いんもん,じょいん

外阴阿米巴病 外陰アメーバ症 がいいんamebaしょう

外阴癌 外陰癌,陰門癌 がいいんがん,いんもんがん

外阴癌根治手术 外陰癌根治手術 がいいんがんこんじ(ち)しゅじゅつ

外阴白斑〔病〕 外陰白斑〔症〕 がいいんはくはん〔しょう〕

外阴白癜风(白皮症) 外陰白斑〔症〕 がいいんはくはん〔しょう〕

外阴白色病〔变〕 外陰白色病変 がいいんはくしょくびょうへん

外阴闭合术 外陰閉鎖術 がいいんへいさじゅつ

外阴闭锁 外陰閉鎖 がいいんへいさ

外阴扁平苔癣 外陰扁平苔癬 がいいんへんぺいたいせん

外阴病 外陰病 がいいんびょう

外阴博温氏病 外陰ボウェン病 がいいんBowenびょう

外阴部 外陰部 がいいんぶ

外阴部分切除术 外陰部分切除術 がいいんぶぶんせつじょじゅつ

外阴〔部〕下疳 外陰下疳 がいいんげかん

外阴创伤 外陰外傷 がいいんがいしょう

外阴单纯切除术 外陰単純切除術 がいいんたんじゅんせつじょじゅつ

外阴顶泌腺癌 外陰アポクリン腺癌 がいいんapocrineせんがん

外阴恶性葡萄胎 外陰悪性胞状奇胎 がいいんあくせいほうじょうきたい

外阴恶性〔肿〕瘤 外陰悪性腫瘍 がいいんあくせいしゅよう

外阴非典型增生 外陰異型性増殖,外陰非定型性増殖 がいいんいけいせいぞうしょく,がいいんひていけいせいぞうしょく

外阴蜂窝织炎 外陰蜂巣織炎,外陰フレグモーネ がいいんほうそうしきえん,がいいんphlegmone

外阴缝合术 外陰縫合術 がいいんほうごうじゅつ

外阴干燥 外陰乾燥〔症〕 がいいんかんそう〔しょう〕

外阴干皱〔症〕 外陰萎縮〔症〕 がいいんいしゅく〔しょう〕

外阴汗腺腺瘤 外陰汗腺腺腫 がいいんかんせんせんしゅ

外阴合体细胞增生〔症〕 外陰合胞体〔細胞〕増殖〔症〕 がいいんごうほうたい〔さいぼう〕ぞうしょく〔しょう〕

外阴黑〔素〕瘤 外陰黒色腫 がいいんこくしょくしゅ

外阴会阴成形术 外陰会陰形成術 がいいんえいんけいせいじゅつ

外阴会阴缝〔合〕术 外陰会陰縫合術 がいいんえいんほうごうじゅつ

外阴会阴破裂 外陰会陰破裂 がいいんえいんはれつ

外阴活组织采取 外陰生検材料(生体組織)採取, がいいんせいけんざいりょう(せいたいそしき)さいしゅ

外阴活组织检查 外陰生検,外陰バイオプシー がいいんせいけん,がいいんbiopsy

外阴基底细胞癌 外陰基底細胞癌 がいいんきていさいぼうがん

外阴尖锐湿疣 外陰尖形湿疣,外陰尖圭コンジローマ がいいんせんけいしつゆう,がいいんせんけい condyloma

外阴检查 外陰検査 がいいんけんさ

外阴简单切除术 外陰単純切除術 がいいんたんじゅんせつじょじゅつ

外阴角化过度〔症〕 外陰〔過〕角化〔症〕,外陰角質増殖〔症〕 がいいん〔が〕かっか〔しょう〕,がいいんかくしつぞうしょく〔しょう〕

外阴疖病 外陰癤〔多発〕症,外陰フルンケル症 がいいんせつ〔たはつ〕しょう,がいいんFurunkelしょう

外阴结核 外陰結核 がいいんけっかく

外阴浸润癌 外陰浸潤癌 がいいんしんじゅんがん

外阴痉挛 膣痙 ちつけい

外阴静脉曲线 外陰静脈瘤 がいいんじょうみゃくりゅう

外阴开放 開放外陰 かいほうがいいん

外阴-口-眼三联综合征 眼口外陰症候群 がんこうがいいんしょうこうぐん

外阴溃疡 外陰潰瘍 がいいんかいよう

外阴良性〔肿〕瘤 外陰良性腫瘍 がいいんりょうせいしゅよう

外阴裂伤 外陰裂傷 がいいんれっしょう

外阴淋巴管瘤 外陰リンパ管腫 がいいんlymphかんしゅ

外阴鳞状上皮细胞癌 外陰扁平上皮癌 がいいんへんぺいじょうひがん

外阴梅毒性病变 外陰梅毒性病変 がいいんばいどくせいびょうへん

外阴囊肿 外陰嚢胞 がいいんのうほう

外阴疱疹 外陰疱疹,外陰ヘルペス がいいんほうしん,がいいん herpes

外阴佩吉特氏病 外陰ベージェット病 がいいんPagetびょう

外阴皮炎 外陰皮膚炎 がいいんひふえん

外阴皮脂囊肿 外陰皮脂嚢胞 がいいんひしのうほう

外阴破坏性绒毛膜腺瘤 外陰破壊性絨毛腺腫 がいいんはかいせいじゅうもうせんしゅ

外阴破裂 外陰破裂 がいいんはれつ

外阴牵开器 外陰鉤 がいいんこう

外阴切除术 外陰切除術 がいいんせつじょじゅつ

外阴切开术 外陰切開術 がいいんせっかいじゅつ

外阴侵袭性葡萄胎 外陰侵入性奇胎 がいいんしんにゅうせいきたい

外阴绒毛膜上皮癌 外陰絨毛癌 がいいんじゅうもうがん

外阴乳头〔状〕瘤 外陰乳頭腫 がいいんにゅうとうしゅ

外阴软下疳 外陰軟性下疳 がいいんなんせいげかん

外阴瘙痒〔症〕 外陰瘙痒〔症〕 がいいんそうよう〔しょう〕

外阴上皮内癌 外陰上皮内癌 がいいんじょうひないがん

外阴神经纤维瘤 外陰神経繊維腫 がいいんしんけいせんいしゅ

外阴神经性皮炎 外陰神経性皮膚炎 がいいんしんけいせいひふえん

外阴湿疹 外陰湿疹 がいいんしっしん

外阴湿疹样〔上皮内〕癌 外陰湿疹様〔上皮内〕癌,外陰ページェット病 がいいんしっしんよう〔じょうひない〕がん,がいいんPagetびょう

外阴萎缩 外陰萎縮 がいいんいしゅく

外阴狭窄 外陰狭窄〔症〕 がいいんきょうさく〔しょう〕

外阴下疳 外陰下疳 がいいんげかん

外阴纤维瘤　外陰繊維腫　がいいんせんいしゅ

外阴象皮病　外陰象皮病　がいいんぞうひびょう

外阴消毒　外陰消毒　がいいんしょうどく

外阴性阴道痉挛　外陰性腟痙　がいいんせいちつけい

外阴血管瘤　外陰血管腫　がいいんけっかんしゅ

外阴血囊肿　外陰血瘤　がいいんけつりゅう

外阴血肿　外陰血腫　がいいんけっしゅ

外阴炎　外陰炎　がいいんえん

外阴阴道缝〔合〕术　外陰腟縫合術　がいいんちつほうごうじゅつ

外阴阴道炎　外陰〔部〕腟炎　がいいん〔ぶ〕ちつえん

外阴营养不良　外陰栄養不良　がいいんえいようふりょう

外阴硬化萎缩苔癣　外陰硬化萎縮性苔癬　がいいんこうかいしゅくせいたいせん

外阴原位癌　外陰上皮内癌　がいいんじょうひないがん

外阴增生　外陰増殖　がいいんぞうしょく

外阴增生性营养障碍　外陰増殖性異栄養症　がいいんぞうしょくせいいえいようしょう

外阴增殖性红斑　外陰紅色肥厚〔症〕　がいいんこうしょくひこう〔しょう〕

外阴脂肪瘤　外陰脂肪腫　がいいんしぼうしゅ

外阴痣　外陰母斑　がいいんぼはん

外阴肿瘤　外陰腫瘍　がいいんしゅよう

外阴子宫内膜异位　外陰子宮内膜症　がいいんしきゅうないまくしょう

外隐斜视　外斜位　がいしゃい

外用　外用　がいよう

外用避孕片　外用避妊錠　がいようひにんじょう

外用气雾剂　外用エアロゾール,外用噴霧剤　がいようaerosol,がいようふんむざい

外用胰蛋白酶　外用トリプシン　がいようtrypsin

外釉细胞　外側エナメル形成細胞　がいそくenamelけいせいさいぼう

外釉质上皮　外側エナメル上皮　がいそくenamelじょうひ

外原性变〔态反〕应性肺泡炎　外因性アレルギー性肺胞炎　がいいんせいAllergieせいはいほうえん

外原肠胚形成　外腸胚形成　がいちょうはいけいせい

外原凝集素　レクチン　lectin

外原性变应原　外因性アレルゲン　がいいんせい　allergen

外原性传染　外因伝染　がいいんでんせん

外原性恶性贫血　外因性悪性貧血　がいいんせいあくせいひんけつ

外原性感染　外因感染　がいいんかんせん

外原性结核　外因性結核〔症〕　がいいんせいけっかく〔しょう〕

外原性精神病　外因性精神病　がいいんせいせいしんびょう

外原性抗原　外因性抗原　がいいんせいこうげん

外原性凝血系统　外因性凝固系　がいいんせいぎょうこけい

外原性色素　外因性色素　がいいんせいしきそ

外原性色素沉着　外因性色素沈着　がいいんせいしきそちんちゃく

外原性致热原　外因性発熱物質　がいいんせいはつねつぶっしつ

外原性中毒　外因性中毒〔症〕,外因中毒　がいいんせいちゅうどく〔しょう〕,がいいんちゅうどく

外在性子宫内膜异位症　外部子宮内膜症　がいぶしきゅうないまくしょう

外展　外転　がいてん

外展过度　過度外転,過外転　かどがいてん,かがいてん

〔外〕展肌　外転筋　がいてんきん

〔外〕展肌麻痹(瘫痪)　外転筋麻痺　がいてんきんまひ

〔外〕展面神经交叉性偏瘫　外転顔面神経交代性片麻痺,フォビュ麻痺　がいてんがんめんしんけいこうたいせいへんまひ,Fovilleまひ

〔外〕展神经　外転神経　がいてんしんけい

〔外〕展神经核　外転神経核　がいてんしんけいかく

〔外〕展神经交叉性偏瘫　外転神経交代性片麻痺(半側麻痺)　がいてんしんけいこうたいせいへんまひ(はんそくまひ)

〔外〕展神经瘤　外転神経腫　がいてんしんけいしゅ

〔外〕展神经麻痹　外転神経麻痺　がいてんしんけいまひ

外展足　外転足　がいてんそく

外照射　体外照射,外部照射　たいがいしょうしゃ,がいぶしょうしゃ

外照射防护　体外照射防護,外部照射防護　たいがいしょうしゃぼうご,がいぶしょうしゃぼうご

外照射剂量　体外照射〔線〕量,外部照射〔線〕量　たいがいしょうしゃ〔せん〕りょう,がいぶしょうしゃ〔せん〕りょう

外枕骨　外後頭骨　がいこうとうこつ

外枕裂　外後頭裂　がいこうとうれつ

外支　外枝　がいし

外直肌　外側直筋　がいそくちょっきん

外直肌腱膜　外側直筋腱膜　がいそくちょっきんけんまく

外直径　外結合線　がいけつごうせん

外指示剂　外指示薬　がいしじやく

外指细胞　外指細胞　がいしさいぼう

外质　外〔形〕質　がい〔けい〕しつ

外质膜　外質膜　がいしつまく

外痔　外痔〔核〕　がいじ〔かく〕

外痔切除术　外痔切除術　がいじせつじょじゅつ

外痔栓塞　塞栓性外痔　そくせんせいがいじ

外置肠切除术　外置腸切除術　がいちちょうせつじょじゅつ

外置术　外置手術,造袋術　がいちしゅじゅつ,ぞうたいじゅつ

外置〔移植〕物　表面移植物　ひょうめんいしょくぶつ

外中胚层发育异常综合征　外胚葉中胚葉異形成症候群　がいはいようちゅうはいよういけいせいしょうこうぐん

外终丝　外終糸　がいしゅうし

外种皮　外種皮　がいしゅひ

外周〔部〕　末梢〔部〕,周辺〔部〕　まっしょう〔ぶ〕,しゅうへん〔ぶ〕

外周递质　末梢伝達物質　まっしょうでんたつぶっしつ

外周动脉炎　末梢動脈炎　まっしょうどうみゃくえん

外周感受器　末梢受容器　まっしょうじゅようき

外周静脉压　末梢静脈圧　まっしょうじょうみゃくあつ

外周淋巴器官　末梢リンパ器官　まっしょう　lymph　きかん

外周神经　末梢神経　まっしょうしんけい

外周〔神经〕性麻痹(瘫痪)　末梢神経麻痺　まっしょうしんけいまひ

外周性光幻视　末梢性光点自覚症　まっしょうせいこうてんじかくしょう

外周性光影幻视　末梢性黒点自覚症　まっしょうせいこくてんじかくしょう

外周性痛　放線痛　ほうせんつう
外周性止咳药　末梢性鎮咳剤　まっしょうせいちんがいざい
外周血液　末梢血　まっしょうけつ
外周循环　末梢〔血液〕循環　まっしょう〔けつえき〕じゅんかん
外周阻力　末梢抵抗　まっしょうていこう
外周阻力单位　末梢抵抗単位　まっしょうていこうたんい
外柱细胞　外柱細胞　がいちゅうさいぼう
外转　外偏位　がいへんい
外锥体层　外錐体層　がいすいたいそう
外〔子〕宫颈　外子宮頸　がいしきゅうけい
外眦　外眼角,目じり　がいがんかく,めじり
外纵层　外縦層　がいじゅうそう

WAN　弯剜蜿豌丸完玩顽烷晚万腕蔓

wān　弯剜蜿豌

弯　彎曲　わんきょく
弯车头　コントラ アングル ハンドピース　contra angle handpiece
弯垂石松碱　リコセルヌイン　lycocernuine
弯骨钻　彎曲骨錐,彎曲骨ドリル　わんきょくほねきり,わんきょくこつdrill
弯脊矫正术　脊柱彎曲矯正法　せきちゅうわんきょくきょうせいほう
弯尖刃手术刀　彎曲尖刃手術刀　わんきょくせんじんしゅじゅつとう
弯剪　彎(曲)ばさみ　わん(きょく)ばさみ
弯解剖镊　彎曲解剖ピンセット　わんきょくかいぼうpincette
弯尿道探条　彎曲尿道ゾンデ　れんきょくにょうどうSonde
弯盘　キッドニー バジン　Kidney basin
弯钳　彎(曲)鉗子　わん(きょく)かんし
弯曲度　曲率　きょくりつ
弯曲骨折　屈曲骨折,撓曲骨折,屈折骨折　くっきょくこっせつ,とうきょくこっせつ,くっせつこっせつ
弯曲振动　彎曲振動　わんきょくしんどう
弯三角针　曲三角針　きょくさんかくしん
弯探子　彎曲消息子　わんきょくしょうそくし
弯挺　彎曲エレベータ　わんきょく　elevator
弯头持针钳　彎曲持針器　わんきょくじしんき
弯头导管　彎曲カテーテル　わんきょくcatheter
弯胃钳　彎曲胃鉗子　わんきょくいかんし
弯形卡环　彎曲鉤　わんきょくこう
弯形切口　ホッケー棒形切開　hockeyぼうけいせっかい
弯形子宫内膜活检刮匙　子宮内膜採用彎曲有窓鋭匙　しきゅうないまくせいけんようわんきょくゆうそうえいひ
弯圆针　曲円針　きょくえんしん
弯月(液)面　半月,メニスカス　はんげつ,　meniscus
弯止血钳　曲止血鉗子　きょくしけつかんし
剜出器　剔出器,摘出器　てきしゅっき,てきしゅっき
蜿蜒状动脉瘤　つる状動脈瘤　つるじょうどうみゃくりゅう
豌豆骨　豆状骨　とうじょうこつ
豌豆骨关节　豆状骨関節　とうじょうこつかんせつ
豌豆骨脱位　豆状骨脱臼　とうじょうこつだっきゅう

wán　丸完玩顽烷

丸〔剂〕　丸剤　がんざい

完全变态　完全変態　かんぜんへんたい
完全变态类　完全変態類　かんぜんへんたいるい
完全变性反应　完全変性反応　かんぜんへんせいはんのう
完全代偿间歇　完全代償性休止期　かんぜんだいしょうせいきゅうしき
完全蛋白〔质〕　完全蛋白　かんぜんたんぱく
完全电离　完全電離,完全イオン化　かんぜんでんり,かんぜんionか
完全反应　完全反応　かんぜんはんのう
完全房室通道继存　共通房室口(孔)開存〔症〕　きょうつうぼうしつこう(こう)かいぞん〔しょう〕
完全〔分〕裂　完全分割　かんぜんぶんかつ
完全骨折　完全骨折　かんぜんこっせつ
完全花　完全花　かんぜんか
完全缓解　完全寛解　かんぜんかんかい
完全恢复〔健康〕　完全回復　かんぜんかいふく
完全回(退)缩　完全退縮　かんぜんたいしゅく
完全经闭　月経完全閉止,絶対的無月経　げっけいかんぜんへいし,ぜったいてきむげっけい
完全抗体　完全抗体　かんぜんこうたい
完全抗原　完全抗原　かんぜんこうげん
完全离解　完全解離　かんぜんかいり
完全连锁　完全連鎖　かんぜんれんさ
完全流产　完全流産　かんぜんりゅうざん
完全麻醉　完全麻酔,全身麻酔　かんぜんますい,ぜんしんますい
完全培养基　完全培地　かんぜんばいち
完全前置胎盘　完全前置胎盤,中心前置胎盤　かんぜんぜんちたいばん,ちゅうしんぜんちたいばん
完全失语　全失語〔症〕,ウェルニッケ失語〔症〕　ぜんしつご〔しょう〕,Wernickeしつご〔しょう〕
完全双畸胎　重複体,二重体　じゅうふくたい,にじゅうたい
完全双循环　完全二重循環　かんぜんにじゅうじゅんかん
完全随机　完全無作為　かんぜんむさくい
完全随机设计　完全無作為設計　かんぜんむさくいせっけい
完全臀位　完全殿位,全復殿位　かんぜんでんい,ぜんふくでんい
完全臀位取胎术　完全殿位娩出術　かんぜんでんいべんしゅつじゅつ
完全臀先露　完全殿位　かんぜんでんい
完全脱位　完全脱臼　かんぜんだっきゅう
完全无相关　完全無相関　かんぜんむそうかん
完全显性　完全優性　かんぜんゆうせい
完全相关　完全相関　かんぜんそうかん
完全型肺静脉异常接合　完全型肺静脈異常結合　かんぜんがたはいじょうみゃくいじょうけつごう
完全型心内膜垫缺损　心内膜床の全欠損　しんないまくしょうのぜんけっそん
完全型缢死　完全型縊死(縊殺)　かんぜんがたいし(いさつ)
完全性大血管错位　完全性大血管転位　かんぜんせいだいけっかんてんい
完全性断离　完全分離　かんぜんぶんり
完全性房室传导阻滞　完全房室ブロック　かんぜんぼうしつblock
完全性房室通道修补术　完全性房室管の修復術　かんぜん

せいぼうしつかんのしゅうふくじゅつ

完全性房室通道续存　完全性房室口〔孔〕開存〔症〕　かんぜんせいぼうしつこうかいぞん〔しょう〕

完全性房室脱节　完全性房室分(解)離　かんぜんせいぼうしつぶん(かい)り

完全性弗罗伊德佐剂　完全性フロインドアジュバント　かんぜんせいFreund adjuvant

完全性睾丸女性化综合征　完全性睾丸女性化症候群　かんぜんせいこうがんじょせいかしょうこうぐん

完全性结肠梗阻　完全性結腸閉鎖〔症〕　かんぜんせいけっちょうへいさ〔しょう〕

完全〔性〕流产　完全性流産,全流産　かんぜんせいりゅうざん,ぜんりゅうざん

完全性尿崩症　完全性尿崩症　かんぜんせいにょうほうしょう

完全性前置胎盘　全前置胎盤　ぜんぜんちたいばん

完全性疝　完全ヘルニア　かんぜんhernia

完全性胎盘早期分离　全胎盤早期剥離　ぜんたいばんそうきはくり

完全性心脏梗阻　完全心〔臓〕ブロック,完全房室ブロックかんぜんしん〔ぞう〕block,かんぜんぼうしつblock

完全性雄激素不敏感综合征　完全性アンドロゲン不敏感症候群　かんぜんせいandrogenふびんかんしょうこうぐん

完全性右束支传导阻滞　完全右脚ブロック　かんぜんうきゃくblock

完全性子宫破裂　全子宮破裂　ぜんしきゅうはれつ

完全性左束支传导阻滞　完全左脚ブロック　かんぜんさきゃくblock

完全血〔细胞〕计数　全血球計算,CPC　ぜんけっきゅうけいさん

完全再生　完全再生　かんぜんさいせい

完全阻滞时的心室停搏　ブロック時ブロック　blockじblock

完形心理学　ゲシュタルト心理学　Gestaltしんりがく

完整肾单位学说　無〔損〕傷ネフロン説　む〔そん〕しょうnephronせつ

玩具测听计　おもちゃオージオメーター　おもちゃaudiometer

顽固性　頑固性,難治性,抗療性　がんこせい,なんじせい,こうりょうせい

顽固性便秘　頑固性便秘〔症〕　がんこせいべんぴ〔しょう〕

顽固性溃疡　難治性潰瘍　なんじせいかいよう

顽固性喷嚏　難治性くしゃみ　なんじせいくしゃみ

顽固性贫血　抗療性貧血　こうりょうせいひんけつ

顽固性荨麻疹　固定じんま疹　こていじんましん

顽固性胃溃疡　難治性胃潰瘍　なんじせいいかいよう

顽固性心功能不全　難治性心不全　なんじせいしんふぜん

顽固性心绞痛　難治性狭心症　なんじせいきょうしんしょう

顽固性休克　難治性ショック　なんじせいshock

顽性皮疹　難治性皮膚疹　なんじせいひふしん

烷　アルカン　alkane

烷化　アルキル化　alkylか

烷化法　アルキル化法　alkylかほう

烷化过程　アルキル化過程　alkylかかてい

烷化剂　アルキル化剤　alkylかざい

烷基　アルキル基　alkylき

烷基胺　アルキル　アミン　alkyl amine

烷基碘　ヨウ化アルキル　ヨウかalkyl

烷基叠氮　アルキル　アジト　alkyl azide

烷基氟　フッ化アルキル　フッかalkyl

烷基汞　アルキル水銀　alkylすいぎん

烷基硅氯烷中毒　アルキル　クロルシラン中毒　alkyl chlorosilaneちゅうどく

烷基化合物　アルキル化合物　alkylかごうぶつ

烷基化物　アルキレート　alkylate

烷基化〔作用〕　アルキル化　alkylか

烷基磺酸　アルキルスルホン酸　alkylsulfonさん

烷基磺酸盐　アルキルスルホン酸塩　alkylsulfonさんえん

烷基磺酰氯　塩化スルホニル　アルキル　えんかsulfonyl alkyl

烷基碱金属　アルキル　アルカル金属　alkyl alkaliきんぞく

烷基硫　アルキル　スルフィド　alkyl sulfide

烷基硫脲　アルキル　チオウレア　alkyl thiourea

烷基卤　ハロゲン化アルキル　halogenかalkyl

烷基镁化卤　ハロゲン化アルキル　マグネシウム　halogenかalkyl magnesium

烷基镁化氯　塩化アルキル　マグネシウム　えんかalkyl magnesium

烷基醚　アルキルエーテル　alkylether

烷基钠　アルキル　ナトリウマ　alkyl natrium

烷基萘　アルキルナフタリン　alkylnaphthalene

烷基脲　アルキル尿素　alkylにょうそ

烷基硼酸　アルキル　ボロン酸　alkyl boronさん

烷基铅　アルキル鉛　alkylなまり

烷基氰　シアン化アルキル　cyanかalkyl

烷基取代　アルキル化　alkylか

烷基肿酸　アルキル　アルソン酸　alkyl arsonさん

烷基硝酸酯　アルキル　ナイトレート　alkyl nitrate

烷基锌化卤　ハロゲン化アルキル亜鉛　halogenかalkylあえん

烷基溴　臭化アルキル　しゅうかalkyl

烷基衍生物　アルキル誘導体　alkylゆうどうたい

烷基转移〔作用〕　アルキル基転移　alkylきてんい

烷烃　アルカン　alkane

烷氧基　アルコキシル基　alkoxylき

烷氧基化作用　アルコキシル化　alkoxylか

烷氧离子　アルコキシル　イオン　alkoxyl ion

烷氧羰基　アルコキシカルボニル基　alkoxycarbonylき

wǎn　晚

晚孢子虫纲　晩生胞子虫綱　ばんせいほうしちゅうこう

晚发矽肺　後発性ケイ肺〔症〕　こうはつせいケイはい〔しょう〕

晚发型类风湿性关节炎　フェルティ症候群　Feltyしょうこうぐん

晚发性先天性梅毒三征候　ハッチンソン徴候　Hutchinsonちょうこう

晚婚率　晩婚率　ばんこんりつ

晚期　晩期,後発,末期　ばんき,こうはつ,まっき

晚期癌　末期癌　まっきがん

晚期产后出血　晩期〔分娩後〕出血,晩期産褥出血　ばんき〔ぶんべんご〕しゅっけつ　ばんきさんじょくしゅっけつ

晚期产后感染　晩期分娩後感染　ばんきぶんべんごかんせん

晚期紧张症　晩発性緊張症　ばんはっせいきんちょうしょう

晚期流产 晚期流産 ばんきりゅうざん

晚期梅毒 後発梅毒 こうはつばいどく

晚期妊娠出血 晚期妊娠出血 ばんきにんしんしゅっけつ

晚期妊娠中毒症 晚期妊娠中毒症 ばんきにんしんちゅうどくしょう

晚期尸体现象 後発死後現象 こうはつしごげんしょう

晚期胎死 晚期胎児死 ばんきたいじし

晚期萎黄病 特発性低色〔素〕性貧血 とくはつせいていしき〔そ〕せいひんけつ

晚期胃癌 末期胃癌 まっきいがん

晚期吸气性爆裂音 末期吸息性捻髪音 まっききゅうそくせいねんぱつおん

晚期纤维蛋白降解产物 晚期フィブリン分解産物 ばんきfibrinぶんかいさんぶつ

晚期修补术 晚期修復術 ばんきしゅうふくじゅつ

晚期隐性梅毒 晚期潜伏梅毒 ばんきせんぷくばいどく

晚髓细胞 後骨髄球 こうこつずいきゅう

晚幼红细胞 正色性赤芽球 せいしょくせいせきがきゅう

晚幼粒细胞 後顆粒球 こうかりゅうきゅう

wàn 万腕蔓

万古霉素 バンコマイシン vancomycin

万纳尔氏综合征 ワンネル症候群 Wannerしょうこうぐん

万能拔牙钳 万能抜歯鉗子 ばんのうばっしかんし

万能杠杆 万能てこ ばんのうてこ

万能高速冷冻离心机 万能高速冷凍遠心機 ばんのうこうそくれいとうえんしんき

万能滑动切片机 万能滑動ミクロトーム ばんのうかつどうmicrotome

万能滑轮 万能滑車 ばんのうかっしゃ

万能换药车 万能投薬車 ばんのうとうやくしゃ

万能给血者 万能供(給)血者 ばんのうきょう(きゅう)けつしゃ

万能精密切片机 万能精密ミクロトーム ばんのうせいみつmicrotome

万能磨粉机 万能制粉機 ばんのうせいふんき

万能牵引滑轮 万能牽引滑車 ばんのうけんいんかっしゃ

万能手术台 万能手術台 ばんのうしゅじゅつだい

万能手摇切片机 万能廻転ミクロトーム ばんのうかいてんmicrotome

万能受血者 万能受血者 ばんのうじゅけつしゃ

万能数字记录机 万能ディジタル型記録機 ばんのうdigitalがたきろくき

万能吸附剂 万能吸着剤 ばんのうきゅうちゃくざい

万能显微镜 万能顕微鏡 ばんのうけんびきょう

万能显影液 万能現像液 ばんのうげんぞうえき

万能(应)药 万能薬 ばんのうやく

万能支架 万能スタンド ばんのうstand

万能组合式牵引床 組合わせ式万能牽引ベッド くみあわせしきばんのうけんいんbed

万年青甙(苷) ロデキシン rhodexin

万年青〔属〕 万年青〔属〕 オモト〔ぞく〕

万年青皂甙元 ロデア サポゲニン rhodea sapogenin

万用成形片固定器 万能マトリックス維持(固定)装置 ばんのうmatrixいじ(こてい)そうち

万用解毒剂 万能解毒剤 ばんのうげどくざい

万用手术锯 万能鋸 ばんのうのこ

万用支撑杆 万能支持杆 ばんのうしじかん

万有引力 万有引力 ばんゆういんりょく

万有引力定律 万有引力の法則 ばんゆういんりょくのほうそく

万字格假说 格子説 こうしせつ

腕 手根,手首 しゅこん,てくび

腕背侧韧带 背側手根靭帯 はいそくしゅこんじんたい

腕背网 背側手根動脈網 はいそくしゅこんどうみゃくもう

腕背支 背側手根枝 はいそくしゅこんし

腕部 手根部 しゅこんぶ

腕部电极 手根部電極 しゅこんぶでんきょく

腕尺侧副韧带 尺側手根副靭帯 しゃくそくしゅこんふくじんたい

腕尺侧隆起 尺側手根隆起 しゃくそくしゅこんりゅうき

腕创伤性滑膜炎 手根外傷性滑膜炎 しゅこんがいしょうせいかつまくえん

腕创伤性腱鞘炎 手根外傷性腱鞘炎 しゅこんがいしょうせいけんしょうえん

腕带蛇舌状虫 ポロケファルス porocephalus

腕辐状韧带 放線状手根靭帯 ほうせんじょうしゅこんじんたい

腕骨 手根骨 しゅこんこつ

腕骨沟 手根溝 しゅこんこう

腕骨骨软骨炎 手根骨骨軟骨炎 しゅこんこつこつなんこつえん

腕骨骨折 手根骨骨折 しゅこんこつこっせつ

腕骨间背侧韧带 背側手根間靭帯 はいそくしゅこんかんじんたい

腕骨间关节 手根間関節 しゅこんかんかんせつ

腕骨间韧带 手根間靭帯 しゅこんかんじんたい

腕骨间掌侧韧带 掌側手根骨間靭帯 しょうそくしゅこんこつかんじんたい

腕骨膜炎 手根骨膜炎 しゅこんこつまくえん

腕骨切除术 手根骨切除術 しゅこんこつせつじょじゅつ

腕关节 手根関節 しゅこんかんせつ

腕关节半脱位 手根関節不全脱臼 しゅこんかんせつふぜんだっきゅう

腕关节固定术 手根関節固定術 しゅこんかんせつこていじゅつ

腕关节结核 手根関節結核 しゅこんかんせつけっかく

腕关节面 手根関節面 しゅこんかんせつめん

腕关节融合术 手根関節融合術 しゅこんかんせつゆうごうじゅつ

腕关节脱位 手根関節脱臼 しゅこんかんせつだっきゅう

腕关节旋转训练器 手根関節回転運動器具 しゅこんかんせつかいてんうんどうきぐ

腕关节炎 手根関節炎 しゅこんかんせつえん

腕管 手根管 しゅこんかん

腕管综合征 手根管症候群 しゅこんかんしょうこうぐん

腕横韧带 横手根靭帯 おうしゅこんじんたい

腕后弯 手根後彎〔症〕 しゅこんこうわん〔しょう〕

腕慢性摩擦音性滑膜炎 手首の慢性捻髪性滑膜炎 てくびのまんせいねんぱつせいかつまくえん

腕桡侧副韧带 橈側手根側副靭帯 とうそくしゅこんそくふくじんたい

腕桡侧隆起 橈側手根隆起 とうそくしゅこんりゅうき

腕桡反射 橈骨反射 とうこつはんしゃ

腕三角骨损伤 〔手根〕三角骨損傷 〔しゅこん〕さんかっこつそんしょう

腕三角隧道综合征　手根管症候群　しゅこんかんしょうこうぐん

腕纹　手根掌面横線条　しゅこんしょうめんおうせんじょう

腕下垂〔症〕　〔下〕垂手,手根下垂　〔か〕すいしゅ,しゅこんかすい

腕掌背侧韧带　背側手根中手靭帯　はいそくしゅこんちゅうしゅじんたい

腕掌侧韧带　掌側手根靭帯　しょうそくしゅこんじんたい

腕掌反射　手根中手骨反射　しゅこんちゅうしゅこつはんしゃ

腕掌关节　手根中手関節　しゅこんちゅうしゅかんせつ

腕掌关节脱位　手根中手関節脱臼　しゅこんちゅうしゅかんせつだっきゅう

腕掌掌侧韧带　掌側手根中手靭帯　しょうそくしゅこんちゅうしゅじんたい

腕掌支　掌側手根枝　しょうそくしゅこんし

腕中关节　手根中央関節　しゅこんちゅうおうかんせつ

腕舟状骨骨折　手根舟状骨骨折　しゅこんしゅうじょうこつこっせつ

腕足动物　腕足動物　わんそくどうぶつ

腕足纲　腕足綱　わんそくこう

蔓状静脉丛　〔精索の〕蔓状静脈叢　〔せいさくの〕つるじょうじょうみゃくそう

WANG 王网往妄望

wǎng 王

王尔德氏索　ワイルド帯　Wildeたい

王浆(乳)　ローヤルゼリー　royaljelly

王浆酸　ローヤルゼリー酸 royaljelly　さん

王水　王水　おうすい

wǎng　网往

网　網　もう,あみ

网格细胞　格子細胞　こうしさいぼう

网浆细胞瘤　網状形質細胞腫　もうじょうけいしつさいぼうしゅ

网络学说　網絡説　もうらくせつ

网络噪声特性　網絡騒音特徴　もうらくそうおんとくちょう

网霉素　レチクリン　reticulin

网膜　①網膜②大網　①もうまく②だいもう

网膜部分切除术　大網部分切除術　だいもうぶぶんせつじょじゅつ

网膜肠疝　大網腸ヘルニア　だいもうちょう　hernia

网膜肠阴囊疝　大網腸陰嚢ヘルニア　だいもうちょういんのう hernia

网膜成形术　大網形成術　だいもうけいせいじゅつ

网膜电气图　エレクトロレティノグラム　alectroretinogram

网膜带　大網紐　だいもうひも

网膜缝术　大網縫合術　だいもうほうごうじゅつ

网膜股疝　大網大腿ヘルニア　だいもうだいたいhernia

网膜固定术　大網固定術　だいもうこていじゅつ

网膜节段性梗死　大網限局性梗塞〔症〕　だいもうげんきょくせいこうそく〔しょう〕

网膜结节　大網結節　だいもうけっせつ

网膜孔　網嚢孔　もうのうこう

网膜孔淋巴结　網嚢孔リンパ節　もうのうこうlymphせつ

网膜孔前缘淋巴结　網嚢孔前縁リンパ節　もうのうこうぜんえんlymphせつ

网膜孔疝　網嚢孔ヘルニア　もうのうこうhernia

网膜门静脉造影术　大網門脈造影法　だいもうもんみゃくぞうえいほう

网膜囊　網嚢　もうのう

网膜囊前庭　網嚢前庭　もうのうぜんてい

网膜囊上隐窝　網嚢上陥凹　もうのうじょうかんおう

网膜囊下隐窝　網嚢下陥凹　もうのうかかんおう

网膜囊肿　大網嚢胞,網嚢胞　だいもうのうほう,もうのうほう

网膜囊肿切除术　大網嚢胞切除術　だいもうのうほうせつじょじゅつ

网膜扭转　大網捻転　だいもうねんてん

网膜脓肿　大網膿瘍　だいもうのうよう

网膜脾固定术　大網脾固定術　だいもうひこていじゅつ

网膜脐疝　大網臍ヘルニア　だいもうさいhernia

网膜切除术　大網切除術　だいもうせつじょじゅつ

网膜切开术　大網切開術　だいもうせっかいじゅつ

网膜疝　大網ヘルニア　だいもうhernia

网膜视象　網膜像　もうまくぞう

网膜血肿　大網血腫　だいもうけっしゅ

网膜炎　大網炎　だいもうえん

网膜移位术　大網転位法　だいもうてんいほう

网膜阴囊疝　大網陰嚢ヘルニア　だいもういんのうhernia

网膜粘连　大網癒着〔症〕　だいもうゆちゃく〔しょう〕

网膜支　大網枝　だいもうし

网膜肿瘤　大網腫瘍　だいもうしゅよう

网球腿　テニス脚　tennisきゃく

网球肘　テニス肘　tennisちゅう

网球肘试验　ミルス試験　Millsしけん

网体　ゴルジ装置　Golgi そうち

网纹矩头蜱　アミメカクマダニ

网纹马勃　ホコリタケ

网形(状)结构　網状構造　もうじょうこうぞう

网眼　網目　あみめ

网眼结构　網目構造　あみめこうぞう

网硬蛋白　レチクリン　reticulin

网织红细胞　網〔状〕赤血球　もう〔じょう〕せっけっきゅう

网织红细胞计数　網〔状〕赤血球計数　もう〔じょう〕せっけっきゅうけいすう

网织红细胞减少　網〔状〕赤血球減少〔症〕　もう〔じょう〕せっけっきゅうげんしょう〔しょう〕

网织红细胞增生〔症〕　網〔状〕赤血球増加〔症〕　もう〔じょう〕せっけっきゅうぞうか〔しょう〕

网织母细胞　細網芽細胞　さいもうがさいぼう

网织上皮　細網上皮,細網内皮　さいもうじょうひ,さいもうないひ

网织上皮瘤　網皮腫　もうひしゅ

网织上皮细胞　細網上皮細胞　さいもうじょうひさいぼう

网织吞噬细胞　貪食細網細胞　どんしょくさいもうさいぼう

网织〔状〕细胞肉瘤　細網肉腫　さいもうにくしゅ

网素〔质〕　プラスチン　plastin

网〔质〕染〔色〕细胞　アルキオクローム　arkyochrome

网〔质〕纹染细胞　アルキオスチコクローム　arkyostichochrom

网周上皮　細網細胞　さいもうさいぼう

网状板　網状板　もうじょうはん

网状薄壁组织　網状柔組織　もうじょうじゅうそしき

网状变性　網状変性　もうじょうへんせい
网状层　網状層　もうじょうそう
网状带　網状帯　もうじょうたい
网状蛋白　網状蛋白〔質〕　もうじょうたんぱく〔しつ〕
网状分子　網状分子　もうじょうぶんし
网状弓形体　網状トキソプラズマ　もうじょうtoxoplasma
网状骨质　海綿骨質　かいめんこっしつ
网状核　網状核　もうじょうかく
网状红斑萎缩性毛囊炎　網状瘢痕〔性〕紅斑性毛包炎　もうじょうはんこん〔せい〕こうはんせいもうほうえん
网状坏死　網状壊死　もうじょうえし
网状激活系统　網様賦活系,細網活性系　もうようふかつけい,さいもうかっせいけい
网状脊髓前束　前網様体脊髄路　ぜんもうようたいせきずいろ
网状脊髓束　網様体脊髄路　もうようたいせきずいろ
网状假足　網状偽足　もうじょうぎそく
网状角膜变性　角膜網状変性　かくまくもうじょうへんせい
网状结缔组织　網状結合〔組〕織　もうじょうけつごう〔そ〕しき
网状膜　網状膜　もうじょうまく
网状内皮瘤　細網内皮腫　さいもうないひしゅ
网状内皮肉瘤　細網内皮肉腫　さいもうないひにくしゅ
网状内皮系统　〔細〕網内〔皮〕系　〔さい〕もうない〔ひ〕けい
网状内皮系统刺激剂　〔細〕網内〔皮〕系刺激剤　〔さい〕もうない〔ひ〕けいしげきざい
网状〔内皮系统〕组织细胞瘤　細網組織球腫　さいもうそしききゅうしゅ
网状内皮细胞　網内細胞　もうないさいぼう
网状内皮细胞瘤　細網腫　さいもうしゅ
网状内皮细胞增多(生)　細網組織増殖症　さいもうそしきぞうしょくしょう
网状内皮组织　細網内皮組織　さいもうないひそしき
网状青斑　網状皮斑　もうじょうひはん
网状神经系　網様神経系　もうじょうしんけいけい
网状物质　網様物質　もうようぶっしつ
网状细胞　細網細胞　さいもうさいぼう
网状细胞发育不全　細網細胞発育不全　さいもうさいぼうはついくふぜん
网状细胞减少　網〔状〕〔赤〕血球減少〔症〕　もう〔じょう〕〔せっ〕けっきゅうげんしょう〔しょう〕
网状细胞肉瘤　細網肉腫　さいもうにくしゅ
网状细胞性淋巴瘤　細網細胞性リンパ腫　さいもうさいぼうせい lymph しゅ
网状细胞性肉芽肿　網内系組織球肉芽腫　もうないけいそしききゅうにくがしゅ
网状细胞增多〔症〕　細網症　さいもうしょう
网状纤维　細網線維,格子〔状〕繊維　さいもうせんい,こうし〔じょう〕せんい
网状纤维骨组织　網状繊維骨組織　もうじょうせんいこつそしき
网状形成　網状形成　もうじょうけいせい
网状质　網様質　もうようしつ
网状中柱　網状中心柱　もうじょうちゅうしんちゅう
网状组织　細網組織,小網組織　さいもうそしき,しょうもうそしき
网状组织细胞瘤　網内系組織球腫　もうないけいそしき

きゅうしゅ
网状组织细胞肉芽肿　網内系組織球肉芽腫　もうないけいそしききゅうにくがしゅ
网状组织细胞增生症　細網組織球増殖症　さいもうそしききゅうぞうしょくしょう
网状组织增生症　細網症　さいもうしょう
往返飞船　シャトル飛行船　shuttleひこうせん
往返机制　シャトル メカニズム　shuttle mechanism
往事穷思症　懐旧症　かいきゅうしょう

wàng　妄望

妄想　妄想　もうそう
妄想观念　妄想様観念　もうそうようかんねん
妄想回溯　妄想性追憶　もうそうせいついおく
妄想狂　パラノイア,妄想症　paranoia,もうそうしょう
妄想狂样人格障碍　妄想性人格異常　もうそうせいじんかくいじょう
妄想狂者　パラノイア患者,妄想症患者　paranoiaかんじゃ,もうそうしょうかんじゃ
妄想狂状态　パラノイア状態,妄想症状態　paranoiaじょうたい,もうそうしょうじょうたい
妄想心境　妄想気分　もうそうきぶん
妄想型精神分裂症　妄想性〔精神〕分裂病　もうそうせい〔せいしん〕ぶんれつびょう
妄想〔性〕痴呆　妄想性痴呆,パラフレニー　もうそうせいちほう,paraphrenia
妄想性回忆　妄想性追憶　もうそうせいついおく
妄想知觉　妄想知覚　もうそうちかく
望下恐怖　深所恐怖〔症〕,墜落恐怖〔症〕　しんしょきょうふ〔しょう〕,ついらくきょうふ〔しょう〕
望诊　視診　ししん

WEI　危威微韦违围维伪尾纬委萎卫未位味畏胃喂猥蔚慰魏

wēi　危威微

危害　危害　きがい
危险期　危険期　きけんき
危险性因素　リスク因子　riskいんし
危象　発症　はっしょう
威-阿二氏综合征　ウィスコット・オールドリッチ症候群　Wiskott-Aldrichしょうこうぐん
威布尔分布　ウェブル分布　Weibullぶんぷ
威-布二氏病　ウイルソン・ブロック紅皮症　Wilson-Brocqこうひしょう
威-布二氏现象　ウェーバー・ブレイ現象　Weber-Brayげんしょう
威布兰氏病　ウィレブランド病　Willebrandびょう
威达维兹氏征　ウィドウィッツ徴候　Widowitzちょうこう
威尔逊氏病　ウイルソン病　Wilsonびょう
威尔逊氏肌　ウイルソン筋　Wilsonきん
威尔逊氏腱缩短术　ウイルソン腱短縮術　Wilsonけんたんしゅくじゅつ
威尔逊氏肾病　ウイルソン腎障害　Wilsonじんしょうがい
威尔逊氏试验　ウイルソン試験　Wilsonしけん
威尔逊云雾室　ウイルソン霧箱　Wilsonきりばこ
微安〔培〕　マイクロアンペア　microampere
微安〔培〕计　マイクロアンメーター　microammeter
微巴　マイクロバール　microbar
微孢子虫　微胞子虫　びほうしちゅう

微胞(团)　ミセル　micell
微变温度计　サーミスター温度計　thermistorおんどけい
微波　マイクロウェーブ,マイクロ波　microwave,microは
微波〔电〕疗法　マイクロ〔ウェーブ〕療法　micro〔wave〕りょうほう
微波激射器　メーザー　maser
微波加热法　マイクロウェーブ加熱法　microwaveかねつほう
微波加速器　マイクロウェーブ アクセルレーター　microwave accelerater
微波检测器　マイクロウェーブ検出器　microwaveけんしゅつき
微波损伤　マイクロウェーブ損傷　microwaveそんしょう
微波透热法　マイクロウェーブ ジアテルミー　microwave diathermy
微波透热机　マイクロウェーブ ジアテルミー装置　microwave diathermyそうち
微波吸收　マイクロウェーブ吸収　microwaveきゅうしゅう
微波影响　マイクロウエーブ影響　microwaveえいきょう
微波诊断仪　マイクロウェーブ診断装置　microwaveしんだんそうち
微波治疗机　マイクロウェーブ治療装置　microwaveちりょうそうち
微操作　マイクロ操作　microそうさ
微测压计　マイクロトノメータ　microtonometer
微差体积描记法　マイクロプレチスモグラフィー　microplethysmography
微程序　マイクロプログラム　microprogram
微处理机　マイクロプロセッサー　microprocessor
微穿刺术　マイクロ穿刺法　microせんしほう
微单位　マイクロ単位　microたんい
微滴补体结合试验　微滴補体結合試験　びてきほたいけつごうしけん
微电极　微小電極　びしょうでんきょく
微电极放大器　微小電極増幅器　びしょうでんきょくぞうふくき
微电极组　微小電極群　びしょうでんきょくぐん
微电位计　微小電位計　びしょうでんいけい
微动关节　半関節　はんかんせつ
微动脉　細動脈　さいどうみゃく
微动脉造影术　細動脈造影法　さいどうみゃくぞうえいほう
微动描记器　微動描画器　びどうびょうがき
微〔度〕斜视　微〔小〕角斜視　び〔しょう〕かくしゃし
微法〔拉〕　マイクロファラッド,μf　microfarad
微分冲淡热　微分希釈熱　びぶんきしゃくねつ
微分电路　微分回路　びぶんかいろ
微分法　微分法　びぶんほう
微分分析　微分分析　びぶんぶんせき
β-微分谱　β-微分スペクトル　β-びぶんspectrum
微分溶解热　微分溶解熱　びぶんようかいねつ
微分闪烁图　微分シンチグラム　びぶんscintigram
微分商　微分商　びぶんしょう
微分吸收率　微分吸収率　びぶんきゅうしゅうりつ
微分吸收热　微分吸収熱　びぶんきゅうしゅうねつ
微粉化　微粉化　びふんか
微伏〔特〕　マイクロボルト　microvolt
微辐射计　マイクロラジオメータ　microradiometer

微观电泳　微量式電気泳動　びりょうしきでんきえいどう
微观动脉瘤　微細動脈瘤,小動脈瘤　びさいどうみゃくりゅう,しょうどうみゃくりゅう
微观脓肿　微小膿瘍,微細膿瘍　びしょうのうよう,びさいのうよう
微观物理学　微粒子物理学　びりゅうしぶつりがく
微管　微細管　びさいかん
微管蛋白　チューブリン　tubulin
微管泡　微小(細)管胞　びしょう(さい)かんほう
微管泡系统　微小(細)管胞系　びしょう(さい)かんほうけい
微管束　微小(細)管束　びしょう(さい)かんそく
微灌注术　微量灌流術　びりょうかんりゅうじゅつ
微过滤器　マイクロフィルター　micro-filter
微过氧化物酶体　マイクロペルオキシソーム　microperoxisome
微毫克　マイクロミリグラム　micromilligram
微核　〔微〕小核　〔び〕しょうかく
微核测定　〔微〕小核測定　〔び〕しょうかくそくてい
微核试验　〔微〕小核試験　〔び〕しょうかくしけん
微混浊　軽度混濁　けいどこんだく
微剂量测定　微〔線〕量計測　び〔せん〕りょうけいそく
微寄生物　小寄生体　しょうきせいたい
微碱性　弱アルカリ性　じゃくalkaliせい
微晶　微晶質　びしょうしつ
微晶分散　微晶質分散　びしょうしつぶんさん
微晶粉末　微晶質粉末　びしょうしつふんまつ
微晶结构　微晶質構造　びしょうしつこうぞう
微晶结晶　微晶質結晶　びしょうしつけっしょう
微晶葡萄糖　微晶質ブドウ糖　びしょうしつブドウとう
微晶纤维素　微晶質セルロース　びしょうしつcellulose
微静脉　細静脈　さいじょうみゃく
微居里　マイクロキュリー　microcurie
微克　マイクログラム　microgram
微克量　マイクログラム量　microgramりょう
微孔薄膜过滤法　ミリポー膜フィルタ法　milliporeまくfilterほう
微孔扩散盒　ミリポー拡散箱　milliporeかくさんばこ
微孔滤膜　ミリポー フィルター　millipore filter
微孔滤器　ミリポー フィルター　millipore filter
微孔性　微孔性　びこうせい
微库伦　マイクロクーロン　microcoulomb
微粒　微粒子　びりゅうし
微粒孢子虫属　アナプラズマ属　Anaplasmaぞく
微粒化　微粒子化　びりゅうしか
微粒结晶　微小結晶　びしょうけっしょう
微粒体　マイクロゾーム,顆粒体　microsome,かりゅうたい
微粒体混合功能氧化酶　顆粒体混合機能酸化酵素　かりゅうたいこんごうきのうさんかこうそ
微粒体酶　顆粒体酵素　かりゅうたいこうそ
微粒体血红素加氧酶　顆粒体ヘムオキシゲナーゼ　かりゅうたいhemeoxygenase
微粒体氧化体系　顆粒体酸化システム　かりゅうたいさんかsystem
微凉浴　低温浴　ていおんよく
微量比色计　微量比色計　びりょうひしょくけい
微量玻璃电极测链　微量ガラス電極〔測定〕鎖　びりょうglassでんきょく〔そくてい〕さ

微量采集玻璃管　微量キュベット　びりょうcuvette
微量测定法　微量定量法　びりょうていりょうほう
微量测压计　微量検圧計　びりょうけんあつけい
微量沉淀反应　微量沈殿反応　びりょうちんでんはんのう
微量称量　微量秤量　びりょうひょうりょう
微量滴定板　微量滴定板　びりょうてきていばん
微量滴定法　微量滴定法　びりょうてきていほう
微量滴定管　マイクロビュレット,微量ビュレット　microburette,びりょうburette
微量电泳法　微量電気泳動法　びりょうでんきえいどうほう
微量电泳仪　微量電気泳動装置　びりょうでんきえいどうそうち
微量定氮仪　ケルダール微量窒素定量装置　Kjeldahlびりょうちっそていりょうそうち
微量法　微量管法　びりょうかんほう
微量分馏烧管　微量分留チューブ　びりょうぶんりゅうtube
微量分馏柱　微量分留柱　びりょうぶんりゅうちゅう
微量分析法　微量分析法　びりょうぶんせきほう
微量分析天平　微量分析天秤　びりょうぶんせきてんびん
微量干燥管　微量乾燥管　びりょうかんそうかん
微量汞中毒　微量水銀中毒〔症〕　びりょうすいぎんちゅうどく〔しょう〕
微量光密度计　微量光密度計　びりょうこうみつどけい
微量灌肠　微量浣腸　びりょうかんちょう
微量过滤管　微量沪過管　びりょうろかかん
微量呼吸计　微量呼吸計　びりょうこきゅうけい
微量化学　微量化学　びりょうかがく
微量化学分析　微量化学分析　びりょうかがくぶんせき
微量化学仪器　微量化学的装置　びりょうかがくてきそうち
微量灰化法　顕微灰化法　けんびかいかほう
微量技术　微量技術　びりょうぎじゅつ
微量搅拌器　微量撹拌器　びりょうかくはんき
微量金属合剂　微量金属合剤　びりょうきんぞくごうざい
微量凯氏消化管　微量ケルダール消化管　びりょうKjeldahlしょうかかん
微量扩散法　微量拡散法　びりょうかくさんほう
微量扩散分析仪　微量拡散分析器　びりょうかくさんぶんせきき
微量离心管　微量遠心管　びりょうえんしんかん
微量免疫电泳　微量免疫電気泳動　びりょうめんえきでんきえいどう
微量免疫扩散试验　微量免疫拡散試験　びりょうめんえきかくさんしけん
微量免疫性　スケプトフィラキシー　skeptophylaxis
微量粘度计　微量粘度計　びりょうねんどけい
微量尿比重测定器　微量尿比重計　びりょうにょうひじゅうけい
微量凝集试验　微量凝集試験　びりょうぎょうしゅうしけん
微量平底烧杯　微量平底ビーカー　びりょうひらぞこbeaker
微量平底烧瓶　微量平底フラスコ　びりょうひらぞこflask
微量容量瓶　微量容量フラスコ　びりょうようりょうflask

微量升华　微量昇華　びりょうしょうか
微量试池　マイクロセル,微量セル　microcell,びりょうcell
微量天平　微量天秤　びりょうてんびん
微量调节注射器　微量注射器　びりょうちゅうしゃき
微量脱敏〔感〕法　スケプトフィラキシー　skeptophylaxis
微量吸〔移〕管　微量管,微量ピペット　びりょうかん,びりょうpipette
微量细胞毒性测定　微量細胞毒性測定　びりょうさいぼうどくせいそくてい
微〔量〕休克　マイクロショック　microshock
微〔量〕需氧菌　微量酸素性好気菌　びりょうさんそせいこうききん
微量血沉测定器　微量血沈測定セット　びりょうけっちんそくていset
微量血糖计　微量検糖計　びりょうけんとうけい
微量血细胞比容　マイクロヘマトクリット　microhematocrit
微量血液气体测定器　微量血液ガス測定器　びりょうけつえきgasそくていき
微量血液用pH计　微量血液用pH計　びりょうけつえきようpHけい
微量药物注射泵　微量薬物注入ポンプ　びりょうやくぶつちゅうにゅうpump
微量营养素　微量栄養素　びりょうえいようそ
微量元素　痕跡元素,微量元素　こんせきげんそ,びりょうげんそ
微量元素缺乏症　微量元素欠乏症　びりょうげんそけつぼうしょう
微量元素营养　微量元素栄養　びりょうげんそえいよう
微量圆底烧瓶　微量円底フラスコ　びりょうまるぞこflask
微量照射　微量照射　びりょうしょうしゃ
微量蒸馏烧管　微量蒸留チューブ　びりょうじょうりゅうtube
微量蒸馏烧瓶　微量蒸留フラスコ　びりょうじょうりゅうflask
微量指形冷凝管　指形微量コンデンサー　ゆびがたびりょうcondenser
微量中和法　微量中和法　びりょうちゅうわほう
微量中和试验　微量中和試験　びりょうちゅうわしけん
微量注射　微量注射　びりょうちゅうしゃ
微量作用　微量作用,オリゴディナミー作用　びりょうさようoligodynamicさよう
微瘤　小腫瘍　しょうしゅよう
微伦琴　マイクロレントゲン　microroentgen
微脉　小脈症　しょうみゃくしょう
微脉管系统　微小脈管系　びしょうみゃっかんけい
微米　マイクロン,μm　micron
微秒　マイクロセカンド　microsecond
微摩尔　マイクロモル　micro mole
微囊化　微被包化　びひほうか
微囊剂　マイクロカプセル剤　microcapsuleざい
微欧〔姆〕　マイクロ オーム　micro-ohm
微泡内陷　微胞陥入　びほうかんにゅう
微气压记录器　マイクロ気圧計　microきあつけい
β-微球蛋白　β-マイクログロブリン　β-microglobulin
微扰　摂動　せつどう

微扰理论　摂動論　せつどうろん

微热　微熱　びねつ

微热〔测〕量计　マイクロカロリメーター　micro calorimeter

微热分析仪　低温分析器,微熱分析器　ていおんぶんせききき,びねつぶんせきき

微绒毛　微小絨毛　びしょうじゅうもう

微容量计数法　体液細胞計算法　たいえきさいぼうけいさんほう

微乳剂　マイクロエムルジョン,弱乳剤　microemulsion,じゃくにゅうざい

微弱阵痛　微弱陣痛　びじゃくじんつう

微伤　微小外傷,顕微〔的〕外傷　びしょうがいしょう,けんび〔てき〕がいしょう

微渗压计　マイクロ滲透圧計　microしんとうあつけい

微〔生〕动物　極微動物　ごくびどうぶつ

微生态系　マイクロ生態系,微生物生態系　microせいたいけい,びせいぶつせいたいけい

微生物　微生物　びせいぶつ

微生物闭锁生态系　微生物の閉鎖的生態系　びせいぶつのへいさてきせいたいけい

微生物病　微生物感染〔症〕　びせいぶつかんせん〔しょう〕

微生物病理学　微生物病理学　びせいぶつびょうりがく

微生物测定　微生物学的検定　びせいぶつがくてきけんてい

微生物产品　微生物学的生成物　びせいぶつがくてきせいせいぶつ

微生物丛　微生物叢　びせいぶつそう

微生物弹　微生物弾丸　びせいぶつだんがん

微生物动力学　微生物動力学　びせいぶつどうりきがく

微生物分类学　微生物分類学　びせいぶつぶんるいがく

微生物化学电池　微生物化学電池　びせいぶつかがくでんち

微生物鉴定　微生物学的検定　びせいぶつがくてきけんてい

微生物降解　生分解　せいぶんかい

微生物结合　微生物会合　びせいぶつかいごう

微生物恐怖　微生物恐怖〔症〕　びせいぶつきょうふ〔しょう〕

微生物离异　微生物解離　びせいぶつかいり

微生物溶血素试验　微生物溶血素試験　びせいぶつようけつそしけん

微〔生物〕生态学　微生物生態学　びせいぶつせいたいがく

微生物噬菌作用　微生物の食菌作用　びせいぶつのしょっきんさよう

微生物属性　微生物の属性　びせいぶつのぞくせい

微生物死疫苗　微生物死菌ワクチン　びせいぶつしきんvaccine

微生物学　微生物学　びせいぶつがく

微生物学测定法　微生物学的検定法　びせいぶつがくてきけんていほう

微生物学分析法　微生物学的分析法　びせいぶつがくてきぶんせきほう

微生物学家　微生物学者　びせいぶつがくしゃ

微生物学检查法　微生物学的検査法　びせいぶつがくてきけんさほう

微生物血症　菌血症　きんけつしょう

微生物遗传学　微生物遺伝学　びせいぶついでんがく

微生物〔用〕显微镜　細菌用顕微鏡　さいきんようけんびきょう

微生物〔原〕病　細菌感染症　さいきんかんせんしょう

微生物战剂　微生物戦争剤　びせいぶつせんそうざい

微生物疹　微生物性皮疹　びせいぶつせいひしん

微〔生〕植物　微小植物　びしょうしょくぶつ

微视解剖学　顕微解剖学　けんびかいぼうがく

微嗜氧性链球菌　微好気性連鎖球菌　びこうきせいれんさきゅうきん

微束照射　微光束照射　びこうそくしょうしゃ

微栓塞综合征　微塞栓症症候群　びそくせんしょうしょうこうぐん

微栓子　微小栓塞　びしょうせんそく

微睡　微睡　びすい

微丝　マイクロフィラメント　microfilament

微丝蚴　マイクロフィラリア,糸状虫仔虫　microfilaria,しじょうちゅうしちゅう

微丝蚴肉芽肿　マイクロフィラリア肉芽腫　microfilariaにくがしゅ

微丝蚴血　マイクロフィラリア血〔症〕　microfilariaけつ〔しょう〕

微丝蚴周期性　マイクロフィラリア周期性　microfilariaしゅうきせい

微酸味　微酸味　びさんみ

微体　マイクロボディ,微小体　microbody,びしょうたい

微体〔新陈〕代谢　顕微代謝　けんびたいしゃ

微调　微同調　びどうちょう

微痛　微痛　びつう

微瓦〔特〕　マイクロワット　microwate

微微法〔拉〕　ミクロミクロファラッド　micromicrofarad

微微居里　ミクロミクロキューリ,ピコキュリー　micromicrocurie,picocurie

微微克　ミクロミクログラム　micromicrogram

微微米　ミクロミクロン　micromicron

微微秒　ピコセカンド　picosecond

微尾型尾蚴　小尾型セ(ケ)ルカリア　こびがたcercaria

微温　微温　びおん

微温度计　マイクロ温度計　microおんどけい

微温浴　微温浴　びおんよく

微吸附检测器　微量吸着検出器　びりょうきゅうちゃくけんしゅっき

微吸管　微量管,微量ピペット　びりょうかん,びりょうpipette

微细胞　ミニ細胞,小細胞　miniさいぼう,しょうさいぼう

微细结构　微細構造　びさいこうぞう

微细脑机能障害综合征　微小脳機能障害症候群　びしょうのうきのうしょうがいしょうこうぐん

微细脑损伤综合征　微小脳損傷症候群　びしょうのうそんしょうしょうこうぐん

微细绒毛　微小絨毛　びしょうじゅうもう

微细震颤　微小振戦　びしょうしんせん

微纤毛　微小線毛　びしょうせんもう

微纤丝　微小原繊維　びしょうげんせんい

微小病变　微細病変　びさいびょうへん

微小病毒　微小ウイルス　びしょうvirus

微小创伤　微小外傷,顕微〔的〕外傷　びしょうがいしょう,けんび〔てき〕がいしょう

微小管　微小管　びしょうかん

微小核糖核酸病毒属　ピコルナ ウイルス属　picorna virus

ぞく

微小环境 微〔小〕環境 び〔しょう〕かんきょう

微〔小剂〕量 〔微〕小量 〔び〕しょうりょう

微小浸润癌 微小浸潤癌 びしょうしんじゅんがん

微小膜壳绦虫病 小形条虫症,ナナ条虫症 こがたじょう
ちゅうしょう,nanaじょうちゅうしょう

微小内蜓〔阿米巴〕 小型アメーバ,エンドリマックス ナナ
Endolimax nana

微小牛蜱 オウシマダニ

微小气候 微小気候 びしょうきこう

微小气候评价 微小気候の評価 びしょうきこうのひょう
か

微小气候学 微小気候学 びしょうきこうがく

微小腺瘤病 微小腺腫症 びしょうせんしゅしょう

微小型菌落 微小コロニー,Dコロニー びしょうcolony,D
colony

微小终板电位 微小終板電位 びしょうしゅうばんでんい

微效基因 小遺伝子 しょういでんし

微斜视 微斜視 びしゃし

微型 小型,マイクロ こがた,micro

微型持针钳(器) 小型持針器 こがたじしんき

微型肺不张 マイクロアテレクターゼ microatelectasis

微型分光光度计 マイクロ分光光度計 microぶんこうこう
どけい

微型钢丝钳 マイクロ針金カッター microはりがねcutter

微型骨螺钉 小型骨ねじ こがたほねねじ

微型骨钻 小型骨ドリル こがたこつdrill

微型化 超小型化 ちょうこがたか

微型计算机 マイクロコンピュータ microcomputer

微型胶囊剂 小型カプセル剤 こがたcapsuleざい

微型接骨螺栓 小型骨ボルト,小型骨ねじくぎ こがたほ
ねbolt,こがたほねねじくぎ

微型拉钩 小型〔開〕創鈎 こがた〔かい〕そうこう

微型流量式试池 小型流量セル こがたりゅうりょうcell

微型螺帽套紧器 ミクロナット締め器,小型留めねじ締め器
micro nutしめき,こがたどめねじしめき

微型培养皿 小型培養皿 こがたばいようざら

微型人工肾 携帯用人工腎〔臓〕 けいたいようじんこうじ
ん〔ぞう〕

微型手术镊 小型ピンセット こがたpincette

微型血管钳 小型止血鉗子 こがたしけつかんし

微型血球计数器 小型血球計数器 こがたけっきゅうけい
すうき

微型牙科电机 歯科用小型モータセット しかようこがた
motor set

微型牙钻 小型バー こがたbur

微型牙钻套包 小型バーキット こがたbur kit

微型照相机 小型写真器,小型カメラ こがたしゃしんき,
こがたcamera

微型振荡器 小型振動器 こがたしんどうき

微需氧性细菌 小好気性菌 びこうきせいきん

微血管壁 細小血管壁,微小血管壁 さいしょうけっかんへ
き,びしょうけっかんへき

微血管病〔性〕溶血性贫血 細小(微小)血管症性溶血性貧血
さいしょう(びしょう)けっかんしょうせいようけつせいひ
んけつ

微血管缝合针 微小血管縫合針 びしょうけっかんほうご
うしん

微血管钳 微小血管鉗子 びしょうけっかんかんし

微血管显微镜检查 微小血管顕微鏡検査 びしょうけっか
んけんびきょうけんさ

微血管瘀滞 微小血管うっ血 びしょうけっかんうっけつ

微血管造影术 微小血管造影法 びしょうけっかんぞうえ
いほう

微血管造影照片 微小血管写〔像〕 びしょうけっかんしゃ
〔ぞう〕

微血栓 微小血栓 びしょうけっせん

微循环 微小循環 びしょうじゅんかん

微循环功能障碍 微小循環機能障害 びしょうじゅんかん
きのうしょうがい

微循环灌流 微小循環灌流 びしょうじゅんかんかんりゅう

微循环灌流不良 微小循環灌流不全 びしょうじゅんかん
かんりゅうふぜん

微循环力学 微小循環力学 びしょうじゅんかんりきがく

微循环障碍 微小循環障害 びしょうじゅんかんしょうがい

微压计 マイクロマノメータ micromanometer

微〔焰〕灯 マイクロバーナー microburner

微液流 細小流れ さいしょうながれ

微音器 マイクロフォン microphone

微音器电位 マイクロフォン電位 microphoneでんい

微音器效应 マイクロフォン効果 microphoneこうか

微音听诊器 マイクロフォノスコープ microphonoscope

微原纤维 微小原線維,マイクロフィブリル びしょうげん
せんい microfibril

微针术 微小鍼術 びしょうしんじゅつ

微脂粒 リポソーム,脂肪小体 liposome,しぼうしょうたい

微〔植〕皮刀 マイクロデルマトーム,小採皮刀 microder-
matome,しょうさいひとう

微植物 微小植物 びしょうしょくぶつ

微植物学 微小植物学 びしょうしょくぶつがく

微指令 微小指令 びしょうしれい

微终板电位 微小終板電位 びしょうしゅうばんでんい

wěi 韦违围维

韦〔伯〕 ウェーバー weber

韦伯分数 ウェーバー分数 weberぶんすう

韦伯利克综合征 ベルブリッケ症候群 Verbryke
しょうこうぐん

韦伯氏病 ウェーバー病 Weberびょう

韦伯氏定律 ウェーバー法則 Weberほうそく

韦伯氏器 ウェーバー器 Weberき

韦伯氏轻瘫 ウェーバー麻痺 Weberまひ

韦伯氏试验 ウェーバー試験 Weberしけん

韦伯氏小体 ウェーバー小体 Weberしょうたい

韦伯氏〔音叉〕试验 ウェーバー〔聴力〕試験 Weber〔ちょう
りょく〕しけん

韦伯氏征 ウェーバー徴候 Weberちょうこう

韦伯氏综合征 ウェーバー症候群 Weberしょうこうぐん

韦策尔氏网格 ウェッツェル格子 Wetzelこうし

韦尔霍夫氏病 ウェルホフ病 Werlhofびょう

韦尔霍夫综合征 ウェルホフ症候群 Werlhofしょうこう
ぐん

韦尔纳伊氏病 ベルネーユ病 Verneuilびょう

韦尔特曼氏血清试验 ウェルトマン反応 Weltmannはんの
う

韦格内氏肉芽肿 ウェグナー肉芽腫 Wegenerにくがしゅ

韦格内氏肉芽肿肾病 ウェグナー肉芽腫ネフローゼ Wegener にくがしゅnephrose

韦格内氏征　ウェグナー徴候　Wegnerちょうこう

韦-霍二氏麻痹　ウェルドニッヒ・ホフマン麻痹　Werdnig-Hoffmanまひ

韦-柯二氏综合征　ウェルニッケ・コルサーコフ症候群　Wernicke-Korsakoffしょうこうぐん

韦-克二氏病　ウェーバー・クリスチャン病 Weber-Christianびょう

韦克斯勒成人智力表　ウェクスラー成人知能スケール　Wechslerせいじんちのうscale

韦利斯氏病　ウィリス病　Willisびょう

韦利斯氏环　ウィリス環　Willisかん

韦利斯氏囊　ウィリス囊　Willisのう

韦利斯氏听觉倒错　ウィリス錯聴　Willisさくちょう

韦廉穆森合成法　ウィリアムソン合成法　Williamsonごうせいほう

韦尼克氏反应　ウェルニッケ反応　Wernickeはんのう

韦尼克氏脑病　ウェルニッケ脳症(障害)　Wernickeのうしょう(しょうがい)

韦尼克氏偏盲征　ウェルニッケ半盲徴候　Wernickeはんもうちょうこう

韦-皮二氏现象　ウェストファール・ピルツ現象　Westphal-Piltzげんしょう

韦萨留斯氏韧带　ベサリウス靭帯　Vesaliusじんたい

韦氏梭菌　ウェルチ(シュ)菌　Welchきん

韦斯顿〔标准〕电池　ウェストン電池　Westonでんち

韦斯勒氏综合征　ウイスラー症候群　Wisslerしょうこうぐん

韦斯特法尔氏瞳孔反射　ウェストファール瞳孔反射　Westphalどうこうはんしゃ

韦斯特格伦氏法　ウェステルグレン法　Westergrenほう

韦太姆氏手术　ウェルトハイム手術　Wertheimしゅじゅつ

韦永氏球菌属　ベイヨネラ属　Veillonellaぞく

违拗症　拒絶〔症〕　きょぜつ〔しょう〕

违法流产　犯罪流産　はんざいりゅうざん

违和　違和,不快　いわ,ふかい

围产期　周産期　しゅうさんき

围产期死亡　周産期死亡　しゅうさんきしぼう

围产〔期〕死亡率　周産期死亡率　しゅうさんきしぼうりつ

围产期外科　周産期外科　しゅうさんきげか

围产期心脏病　周産期心臓病　しゅうさんきしんぞうびょう

围产医学　周産医学　しゅうさんいがく

围肠窦　腸周囲洞　ちょうしゅういどう

围模料　埋没材　まいぼつざい

围裙　前掛,エプロン　まえがけ,apron

维-奥二氏综合征　ウィスコット・オールドリッチ症候群　Wiskott-Aldrichしょうこうぐん

维丙胺　アスコルビン酸ジイソプロピルアミン　ascorbinさんdiisopropylamine

维持化疗　化学的維持療法　かがくてきいじりょうほう

维持量　維持量　いじりょう

维持热　維持熱　いじねつ

维持液　維持液　いじえき

维持治疗　維持治療　いじちりょう

维杜斯氏神经　ビディウス神経　Vidiusしんけい

维多利亚蓝　ビクトリアブルー　Victoria blue

维多利亚紫　ビクトリアバイオレット　Victoria violet

维恩位移〔定〕律　ウイーン変位法則　Wienへんいほうそく

维尔纳氏综合征　ウェルナー症候群　Wernerしょうこうぐん

维尔松氏管　ウィルズング管　Wirsungかん

维尔姆斯氏瘤　ウィルムス腫瘍　Wilmsしゅよう

维管射线　維管放射線　いかんほうしゃせん

维管束　維管束　いかんそく

维管束鞘　維管束鞘　いかんそくしょう

维甲酸　ビタミンA酸　vitamin Aさん

维金斯基现象　ウェデンスキー現象　Wedenskyげんしょう

维克达济尔氏手术　ビックダジール手術　Vicq d'Azyrしゅじゅつ

维拉雷氏综合征　ビラレー症候群　Villaretしょうこうぐん

维拉皂苷元　ウィラゲニン　willagenin

维勒布兰德氏病　フォン ウィレブランド病　von Willebrandびょう

维里系数　ビリアル係数　virialけいすう

维沙明　ビサミン　visamin

维生素　ビタミン　vitamin

维生素A　ビタミンA　vitamin A

维生素A_1　ビクミンA_1　vitamin A_1

维生素A_2　ビタミンA_2　vitamin A_2

维生素B　ビタミンB　vitamin B

维生素B_1　ビタミンB_1　vitaminB_1

维生素B_2　ビタミンB_2　vitaminB_2

维生素B_6　ビタミンB_6　vitaminB_6

维生素B_{12}　ビタミンB_{12}　vitaminB_{12}

维生素C　ビタミンC　vitaminC

维生素D　ビタミンD　vitaminD

维生素D_2　ビタミンD_2　vitaminD_2

维生素D_3　ビタミンD_3　vitaminD_3

维生素E　ビタミンE　vitaminE

维生素G　ビタミンG　vitaminG

维生素H　ビタミンH　vitaminH

维生素K　ビタミンK　vitaminK

维生素K_1　ビタミンK_1　vitaminK_1

维生素K_2　ビタミンK_2　vitaminK_2

维生素K_3　ビタミンK_3　vitaminK_3

维生素L　ビタミンL　vitaminL

维生素M　ビタミンM　vitaminM

维生素P　ビタミンP　vitaminP

维生素PP　ビタミンPP　vitaminPP

维生素T　ビタミンT　vitaminT

维生素U　ビタミンU　vitaminU

维生素丙缺乏　ビタミンC欠乏〔症〕　vitaminCけつぼう〔しょう〕

维生素不足(缺乏)〔症〕　ビタミン不足(欠乏)〔症〕　vitaminふそく(けつぼう)〔しょう〕

维生素B_{12}测定　ビタミンB_{12}測定　vitaminB_{12}そくてい

维生素A醇　レチノール　retinol

维生素A醋酸盐　ビタミンA酢酸塩　vitaminAさくさんえん

维生素D_3胆甾醇　ビタミンD_3コレステリン　vitaminD_3cholesterin

维生素D抵抗性佝偻病　ビタミンD抵抗性くる病　vitaminDていこうせいくるびょう

维生素D抵抗性骨软化　ビタミンD抵抗性骨軟化症　vitaminDていこうせいこつなんかしょう

维生素 Bc 共轭体　ビタミンBc 抱合体　vitaminBcほうごうたい

维生素分析器　ビタミン分析器　vitamin ぶんせきき

维生素负荷试验　ビタミン負荷試験　vitaminふかしけん

维生素 B 复体　ビタミンB複〔合〕体　vitaminBふく〔ごう〕たい

维生素 B 复体缺乏〔症〕　ビチミンB複〔合〕体欠乏〔症〕　vitaminB ふく〔ごう〕たいけつぼう〔しょう〕

维生素过多〔症〕　ビタミン過剰〔症〕,ビタミン過多〔症〕,過ビタミン〔症〕　vitaminかじょう〔しょう〕,vitaminかた〔しょう〕,かvitamin〔しょう〕

维生素 A 过多症　ビタミンA過多症　vitaminAかたしょう

维生素 D 过多症　ビタミンD過多症　vitaminDかたしょう

维生素 AD 胶丸　ビタミンAD膠囊,ビタミンADカプセル剤　vitaminADこうのう,vitaminADcapsuleざい

维生素拮抗物　ビタミン拮抗物　vitamin きっこうぶつ

维生素类　ビタミン類　vitaminるい

维生素耐量试验　ビタミン耐性試験　vitamin たいせいしけん

维生素 C 皮内注射试验　ビタミンC皮内注射試験　vitaminCひないちゅうしゃしけん

维生素 K₃ 片　ビタミンK₃錠剤　vitaminK₃じょうざい

维生素 A 醛　レチネン,視黄　retinene,しおう

维生素缺乏性多神经炎　ビタミン欠乏性多発性神経炎　vitaminけつぼうせいたはっせいしんけいえん

维生素缺乏性舌萎缩　ビタミン欠乏性舌萎縮　vitaminけつぼうせいぜついしゅく

维生素 B₁₂缺乏性神经病　ビタミンB₁₂欠乏性神経障害　vitaminB₁₂けつぼうせいしんけいしょうがい

维生素 D 缺乏性手足搐搦　ビタミンD欠乏性テタニー　vitaminDけつぼうせいtetany

维生素 B₁ 缺乏性心脏病　ビタミンB₁欠乏性心臓病　vitaminB₁けつぼうせいしんぞうびょう

维生素 A 缺乏〔症〕　ビタミンA欠乏〔症〕　vitaminAけつぼう〔しょう〕

维生素 B₁ 缺乏〔症〕　ビタミンB₁欠乏〔症〕　vitaminB₁けつぼう〔しょう〕

维生素 B₂ 缺乏〔症〕　ビタミンB₂欠乏〔症〕　vitaminB₂けつぼう〔しょう〕

维生素 B₆ 缺乏〔症〕　ビタミンB₆欠乏〔症〕　vitaminB₆けつぼう〔しょう〕

维生素 B₁₂缺乏〔症〕　ビタミンB₁₂欠乏〔症〕　vitaminB₁₂ けつぼう〔しょう〕

维生素 C 缺乏〔症〕　ビタミンC欠乏〔症〕　vitaminCけつぼう〔しょう〕

维生素 D 缺乏〔症〕　ビタミンD欠乏〔症〕　vitaminDけつぼう〔しょう〕

维生素 E 缺乏〔症〕　ビタミンE欠乏〔症〕　vitaminEけつぼう〔しょう〕

维生素 K 缺乏〔症〕　ビタミンK欠乏〔症〕　vitaminKけつぼう〔しょう〕

维生素 P 缺乏〔症〕　ビタミンP欠乏〔症〕　vitaminPけつぼう〔しょう〕

维生素 PP 缺乏〔症〕　ビタミンPP欠乏〔症〕　vitaminPPけつぼう〔しょう〕

维生素缺乏综合征　ビタミン欠乏症候群　vitaminけつぼうしょうこうぐん

维生素失调症　ビタミン失調症　vitaminしっちょうしょう

维生素 A 酸　ビタミンA酸　vitaminAさん

维生素学　ビタミン学　vitaminがく

维生素油剂　ビタミン油剤　vitaminゆざい

维生素原　プロビタミンprovitamin

维生素 A 原　プロビタミンA　provitaminA

维生素 D 原　プロビタミンD　provitaminD

维生素 A 中毒　ビタミンA中毒　vitaminAちゅうどく

维生素 D 中毒　ビタミンD中毒　vitaminDちゅうどく

维生素 D 中毒综合征　ビタミンD中毒症候群　vitamin D ちゅうどくしょうこうぐん

维生素 B₁₂注射液　ビタミンB₁₂注射液　vitaminB₁₂ちゅうしゃえき

维湿涅夫斯基氏斑　ウィシュネフスキー斑　Wishnevskyはん

维氏智力等级测验　ウェクスラー智能検査試験　Wechsler ちのうけんさしけん

维斯特博格氏病　ウェストベルグ病　Westbergびょう

维他玻璃　ビタガラス　vitaglass

维他康复　ビタカンファ　vitacampher

维特马克氏学说　ウィットマーク〔含気〕説　Wittmaack〔がんき〕せつ

维吾尔医学　ウイグル医学　uighurいがく

维-希二氏病　ウェルナー・ヒス病　Werner-His びょう

维歇尔-鲍曼氏试验　ビッシェル・ボーマン試験　visscher-Bowmanしけん

维歇尔氏髂腰部切口　ビッシェル腰腸骨部切開　visscherようちょうこつぶせっかい

wěi　**伪尾纬委萎**

伪病　仮病,詐病　けびょう,さびょう

伪超常传导　偽過〔正〕常伝導　ぎか〔せい〕じょうでんどう

伪胆管　偽胆管　ぎたんかん

伪格雷费氏征　偽グレーフェ徴候　ぎGraefe ちょうこう

伪骨折　偽骨折　ぎこっせつ

伪幻觉　偽幻覚,仮性幻覚　ぎげんかく,かせいげんかく

伪结核　偽結核〔症〕　ぎけっかく〔しょう〕

伪聋　偽聾　ぎろう

伪麻黄碱　プソイドエフェドリン　pseudoephedrine

伪麻黄碱盐酸盐　プソイドエフェドリン塩酸塩　pseudoephedrineえんさんえん

伪吗啡　プソイドモルフィン　pseudomorphine

伪盲　偽盲　ぎもう

伪梅尼埃尔氏病　偽メニエル病　ぎMeniereびょう

伪膜　偽膜　ぎまく

伪膜性肠炎　偽膜性腸炎　ぎまくせいちょうえん

伪膜性结肠炎　偽膜性結腸炎　ぎまくせいけっちょうえん

伪膜性膀胱炎　偽膜性膀胱炎　ぎまくせいぼうこうえん

伪膜性炎　偽膜性炎症　ぎまくせいえんしょう

伪羟基毒芹碱　プソイドコンヒドリン　pseudoconhydrine

伪〔神经〕介质　偽神経伝達物質　ぎしんけいでんたつぶっしつ

伪石榴皮碱　プソイドペレチェリン　pseudopelletierine

伪石蒜碱　プソイドリコリン　pseudolycorine

伪造现场　偽造現場　ぎぞうげんば

伪装　偽装　ぎそう

伪足　偽足　ぎそく

伪足运动　偽足運動　ぎそくうんどう

尾鞍　尾鞍　びあん

尾部　尾部　びぶ

尾侧半月小叶　尾側半月小葉　びそくはんげつしょうよう
尾侧橄榄核　下オリーブ核　かoliveかく
尾侧橄榄核门　下オリーブ核門　かoliveかくもん
尾侧泌涎核　下唾液核　かだえきかく
尾侧丘　下丘　かきゅう
尾侧丘臂　下丘腕　かきゅうわん
尾侧丘核　下丘核　かきゅうかく
尾侧丘连合　下丘交連　かきゅうこうれん
尾叉　尾叉　びさ
尾刺　肛棘　こうきょく
尾丛　尾骨神経叢　びこつしんけいそう
尾端　尾端　びたん
尾感器纲　双腺亜綱　そうせんあこう
尾干　尾幹　びかん
尾骨　尾骨　びこつ
尾骨骨折　尾骨骨折　びこつこっせつ
尾骨肌　尾骨筋　びこつきん
尾骨角　尾骨角　びこつかく
尾骨前翘　尾骨前屈　びこつぜんくつ
尾骨切除术　尾骨切除術　びこつせつじょじゅつ
尾骨神经痛　尾骨神経痛　びこつしんけいつう
尾骨体　尾骨体　びこつたい
尾骨痛　尾骨痛　びこつつう
尾骨脱位　尾骨脱臼　びこつだっきゅう
尾管　尾管　びかん
尾鳍　尾鰭　おびれ
尾鞘　尾鞘　びしょう
尾神经　尾骨神経　びこつしんけい
尾神经节　尾骨神経節　びこつしんけいせつ
尾数　仮数　かすう
尾刷　尾側刷毛　びそくさつもう
尾肽　テロペプチド　telopeptid
尾吸盘　尾部吸盤　びぶきゅうばん
尾小凹　尾骨窩　びこつか
尾形上皮细胞　尾状上皮細胞　びじょうじょうひさいぼう
尾须　尾毛,尾葉　びもう,びよう
尾翼　尾翼　びよく
尾蚴　セルカリア　cercaria
尾蚴膜反应试验　セルカリア膜反応試験　cercariaまくはんのうしけん
尾蚴性皮炎　セルカリア皮膚炎　cercariaひふえん
尾状波陀虫　有尾鞭毛虫　ゆうびべんもうちゅう
尾状核　尾状核　びじょうかく
尾状核病变　尾状核病変　びじょうかくびょうへん
尾状核体　尾状核体　びじょうかくたい
尾状核头　尾状核頭　びじょうかくとう
尾状核尾　尾状核尾　びじょうかくび
尾状核尾支　尾状核尾枝　びじょうかくびし
尾状突　尾状突起　びじょうとっき
尾状叶　尾状葉　びじょうよう
尾状叶动脉　尾状葉動脈　びじょうようどうみゃく
尾状叶右〔肝〕管　右尾状葉肝管　みぎびじょうようかんかん
尾状叶支　尾状葉枝　びじょうようし
尾状叶左〔肝〕管　左尾状葉肝管　ひだりびじょうようかんかん
尾椎　尾椎　びつい
纬度　緯度　いど

纬线型　緯線型　いせんがた
委内瑞拉马脑脊髓炎　ベネズエラ型馬脳脊髄炎　venezuelaがたウマのうせきずいえん
委内松贰　ベレクンジン　verecundin
萎黄病　萎黄病　いおうびょう
萎黄病肝炎　萎黄病肝炎　いおうびょうかんえん
萎黄病贫血　萎黄病貧血　いおうびょうひんけつ
萎黄病〔性〕肾炎　萎黄病〔性〕腎炎　いおうびょう〔せい〕じんえん
萎缩　萎縮　いしゅく
　克律韦利埃氏萎缩　クリュベーイエ萎縮　Cruveilhierいしゅく
　祖德克氏萎缩　ズーデック萎縮　Sudeck　いしゅく
萎缩斑　萎縮斑　いしゅくはん
萎缩卵泡　萎縮卵胞　いしゅくらんぼう
萎缩肾　萎縮腎　いしゅくじん
萎缩型　萎縮型　いしゅくがた
萎缩型子宫内膜　萎縮型子宮内膜　いしゅくがたしきゅうないまく
萎缩性疤痕　萎縮性瘢痕　いしゅくせいはんこん
萎缩性鼻炎　萎縮性鼻炎　いしゅくせいびえん
萎缩性扁平苔癣　萎縮性扁平苔癬　いしゅくせいへんぺいたいせん
萎缩性肝硬变　萎縮性肝硬変　いしゅくせいかんこうへん
萎缩性骨折　萎縮性骨折　いしゅくせいこっせつ
萎缩性关节炎　萎縮性関節炎　いしゅくせいかんせつえん
萎缩性喉炎　萎縮性喉頭炎　いしゅくせいこうとうえん
萎缩性肌强直　萎縮性ミオトニー,萎縮性筋緊張症　いしゅくせいmyotonia,いしゅくせいきんきんちょうしょう
萎缩性狼疮　萎縮性狼瘡,萎縮性ループス　いしゅくせいろうそう,いしゅくせい lupus
萎缩性毛发角化病　萎縮性毛髪角化症　いしゅくせいもうはつかっかしょう
萎缩性〔门脉性〕肝硬变　ラエンネック肝硬変　Laennecかんこうへん
萎缩性皮炎　萎縮性皮膚炎　いしゅくせいひふえん
萎缩性苔癣　萎縮性苔癬　いしゅくせいたいせん
萎缩性脱发　萎縮性脱毛〔症〕　いしゅくせいだつもう〔しょう〕
萎缩性胃炎　萎縮性胃炎　いしゅくせいいえん
萎缩〔性〕纹　萎縮線　いしゅくせん
萎缩性牙龈炎　萎縮性歯肉炎　いしゅくせいしにくえん
萎缩性咽炎　萎縮性咽頭炎　いしゅくせいいんとうえん
萎缩性阴道炎　萎縮性腟炎　いしゅくせいちつえん
萎缩硬化苔癣　硬化萎縮苔癬　こうかいしゅくたいせん
萎缩增生性胃炎　萎縮増殖性胃炎　いしゅくぞうしょくせいいえん
萎陷　虚脱　きょだつ
萎陷疗法　虚脱療法　きょだつりょうほう
萎陷手术　虚脱手術　きょだつしゅじゅつ

wèi　卫未位味畏胃喂猬蔚慰魏

卫矛属　ニシキギ属　ニシキギぞく
卫茅醇　ズルシット,ズルシトール　dulcite dulcitol
卫茅碱　ユーオニミン　eu(v)onymin
卫茅科　ニシキギ科　ニシキギか
卫生　衛生　えいせい
卫生保健措施　ヘルスケア措置,保健措置　health careそち,ほけんそち

卫生标准　衛生基準　えいせいきじゅん

卫生部　衛生部　えいせいぶ

卫生措施　衛生措置　えいせいそち

卫生调查　衛生調査　えいせいちょうさ

卫生法典（规）　衛生法規　えいせいほうき

卫生防护距离　衛生防護〔区域〕距離　えいせいぼうごく〔きいき〕きょり

卫生防疫工作　衛生防疫事業　えいせいぼうえきじぎょう

卫生防疫机构　衛生防疫機構　えいせいぼうえききこう

卫生防疫站　衛生防疫ステーション　えいせいぼうえきstation

卫生工程　衛生工学　えいせいこうがく

卫生工程师　衛生工学技術者　えいせいこうがくぎじゅつしゃ

卫生工作方针（原则）　衛生事業方針（原則）　えいせいじぎょうほうしん（げんそく）

卫生害虫　衛生害虫　えいせいがいちゅう

卫生技术　衛生技術　えいせいぎじゅつ

卫生间　手洗,便所,トイレ〔ット〕　てあらい,べんじょよ,toilet

卫生检查　衛生検査　えいせいけんさ

卫生监督　衛生監視　えいせいかんし

卫生教育　衛生教育,保健教育　えいせいきょういく,ほけんきょういく

卫生面貌　衛生状態　えいせいじょうたい

卫生设备　衛生設備　えいせいせつび

卫生设施　衛生施設　えいせいしせつ

卫生生理学　衛生生理学,保健生理学　えいせいせいりがく,ほけんせいりがく

卫生所　保健所　ほけんしょ

卫生条件　衛生条件　えいせいじょうけん

卫生条例　衛生規則　えいせいきそく

卫生统计学　衛生統計学　えいせいとうけいがく

卫生习惯　衛生習慣　えいせいしゅうかん

卫生细菌学　衛生細菌学　えいせいさいきんがく

卫生行政　衛生行政　えいせいぎょうせい

卫生学　衛生学　えいせいがく

卫生学评价　衛生学的評価　えいせいがくてきひょうか

卫生学意义　衛生学的意義　えいせいがくてきいぎ

卫生院　保健所　ほけんしょ

卫生运动　衛生運動　えいせいうんどう

卫〔斯特曼〕氏并殖吸虫　ウェステルマン肺吸虫　Westerman　はいきゅうちゅう

卫〔斯特曼〕氏并殖吸虫病　ウェステルマン肺吸虫症　Westerman　はいきゅうちゅうしょう

卫星病毒　サテライトウイルス　satellite virus

卫星脱氧核糖核酸　衛星DNA　えいせいDNA

卫星细胞　衛星細胞　えいせいさいぼう

卫星现象　衛星現象　えいせいげんしょう

未饱和铁结合力　不飽和鉄結合力　ふほうわてつけつごうりょく

未闭　開存　かいぞん

未闭导管钳　開存動脈管鉗子　かいぞんどうみゃくかんかんし

〔未闭〕动脉导管结扎术　〔開存〕動脈管結紮法　〔かいぞん〕どうみゃくかんけっさつほう

〔未闭〕动脉导管切断缝〔合〕术　〔開存〕動脈管切断縫合術　〔かいぞん〕どうみゃくかんせつだんほうごうじゅつ

未变性细菌抗原　未変質性細菌性抗原　みへんしつせいさいきんせいこうげん

未辨明的生长因子　未確認成長因子　みかくにんせいちょういんし

未产妇　未〔経〕産婦　み〔けい〕さんふ

未成年　未成年　みせいねん

未成熟白细胞　幼若白血球　ようじゃくはっけっきゅう

未成熟白细胞〔血〕症　幼若白血球増加症　ようじゃくはっけっきゅうぞうかしょう

未成熟儿鉴定　未熟児鑑定　みじゅくじかんてい

未成熟红细胞　幼若赤血球　ようじゃくせっけっきゅう

未成熟畸胎瘤　未熟奇形腫　みじゅくきけいしゅ

未成熟节片　未熟片節　みじゅくへんせつ

未成熟胎儿　未熟胎児　みじゅくたいじ

未定带　不確帯　ふかくたい

未定类麻风　不確定のらい　ふかくていのらい

未定误差　不定誤差　ふていごさ

未分化　未分化　みぶんか

未分化癌　未分化癌　みぶんかがん

未分化间叶细胞　未分化間葉細胞　みぶんかかんようさいぼう

未分化软骨肉瘤　未分化軟骨肉腫　みぶんかなんこつにくしゅ

未分化网状细胞肉瘤　ユーイング腫瘍　Ewingしゅよう

未分化细胞　未分化細胞　みぶんかさいぼう

未分化细胞性白血病　未分化細胞性白血病　みぶんかさいぼうせいはっけつびょう

未分化型　未分化型　みぶんかがた

未分化型恶性淋巴瘤　未分化型悪性リンパ腫　みぶんかがたあくせいlymphしゅ

未分化型精神分裂症　未分化型精神分裂症　みぶんかがたせいしんぶんれつしょう

未分化性癌　未分化性癌　みぶんかせいがん

未分化性甲状腺腺癌　未分化型甲状腺腺癌　みぶんかがたこうじょうせんせんがん

未分化性甲状腺腺瘤　未分化型甲状腺腺腫　みぶんかがたこうじょうせんせんしゅ

未共享电子对　非共有電子対　ひきょうゆうでんしつい

未婚　未婚　みこん

未极化　不分極　ふぶんきょく

未结合胆红素　非結合ビリルビン　ひけつごうbilirubin

未解离分子　未解離分子　みかいりぶんし

未净化污泥　未処理汚泥　みしょりおでい

未净化污水　未処理汚水　みしょりおすい

未染色标本　未染色標本　みせんしょくひょうほん

未受精卵　未受精卵　みじゅせいらん

未熟儿　未熟児　みじゅくじ

未熟儿护理　未熟児ケア（看護）　みじゅくじcare（かんご）

未熟性白内障　未熟白内障　みじゅくはくないしょう

未孕　未妊娠　みにんしん

未知〔溶〕液　未知溶液　みちようえき

未知热　原因不明熱　げんいんふめいねつ

未知样品　未知標本　みちひょうほん

未酯化脂肪酸　非エステル型脂肪酸　ひesterがたしぼうさん

位　位,位置　い,いち

克腊斯克氏卧位　クラスケ〔臥〕位　Kraske〔が〕い

位变异构体　同分異性体　どうぶんいせいたい

位变异构〔现象〕　同分异性,メタメリズム　どうぶんいせい,metamerism

位点　①位置②〔遗传子の〕座　①いち②〔いでんしの〕ざ

位觉　位置覚　いちかく

位觉斑　平衡斑　へいこうはん

位觉嵴　膨大部稜,平衡稜　ぼうだいぶりょう,へいこうりょう

位觉器　平衡感覚器　へいこうかんかくき

位觉(听)砂　耳石,平衡石　じせき,へいこうせき

位(势)能　位置エネルギー　いちEnergie

位能障壁　電位障壁　でんいしょうへき

位听器　平衡聴器　へいこうちょうき

位听神经　内耳神経,聴神経　ないじしんけい,ちょうしんけい

位相　位相　いそう

O位相　O位相　Oいそう

位相变易　位相変異　いそうへんい

位相差　位相差　いそうさ

位相倒置　位相倒置(逆転)　いそうとうち(ぎゃくてん)

位相显微镜　位相差顕微鏡　いそうさけんびきょう

位相状态　位相状態　いそうじょうたい

位移　変位,移動　へんい,いどう

位移电流　移動電流　いどうでんりゅう

位置不良　位置不良　いちふりょう

位置定向　方向定位,見当識　ほうこうていい,けんとうしき

位置〔感〕觉　局所認知,位置覚　きょくしょにんち,いちかく

位置〔感〕觉缺失　局所認知覚消失,位置覚欠如〔症〕　きょくしょにんちかくしょうしつ,いちかくけつじょ〔しょう〕

位置效应　位置効果　いちこうか

位置性眩晕　体位性眩暈(めまい)　たいいせいげんうん(めまい)

位置性眼〔球〕震〔颤〕　体位性眼振　たいいせいがんしん

位置异构　位置異性　いちいせい

位置异构体　位置異性体　いちいせいたい

位置正常　正位　せいい

位阻现象　位置的障害現象　いちてきしょうがいげんしょう

位阻效麻　位置的障害効果　いちてきしょうがいこうか

位阻因素　位置的障害因子　いちてきしょうがいいんし

味〔道〕　味,あじわい　あじ

味幻觉　幻味　げんみ

味觉　味覚　みかく

味觉测量法　味覚測定法　みかくそくていほう

味觉传导路　味覚経路　みかくけいろ

味觉倒错　錯味〔症〕,味覚錯誤　さくみ〔しょう〕,みかくさくご

味觉感受器　味覚受容器　みかくじゅようき

味觉功能　味覚機能　みかくきのう

味觉过敏　味覚過敏〔症〕　みかくかびん〔しょう〕

味觉计　味覚計　みかくけい

味觉检查　味覚検査　みかくけんさ

味觉减退　味覚減退〔症〕　みかくげんたい〔しょう〕

味〔觉〕毛　味毛　みもう

味〔觉〕器〔官〕　味覚器　みかくき

味〔觉〕区　味覚野　みかくや

味觉缺损　味盲　みもう

味觉缺失〔症〕　無味覚〔症〕,味覚消失　むみかく〔しょう〕,みかくしょうしつ

味觉锐敏　味覚過敏　みかくかびん

味〔觉〕细胞　味覚(蕾)細胞　みかく(らい)さいぼう

味觉纤维　味覚繊維　みかくせんい

味觉性出汗综合征　味覚性発汗症候群　みかくせいはっかんしょうこうぐん

味觉异常　錯味　さくみ

味觉障碍　味覚不全,味覚障害　みかくふぜん,みかくしょうがい

味觉中枢　味覚中枢　みかくちゅうすう

味孔　味孔　みこう

味蕾　味蕾　みらい

味盲　味盲　みもう

味腺　味腺,エブネル腺　みせん,Ebnerせん

畏风　風恐怖〔症〕　かぜきょうふ〔しょう〕

畏光　羞明　しゅうめい

畏寒　悪寒,さむけ　おかん

畏惧　恐怖　きょうふ

畏食　恐食症　きょうしょくしょう

胃　胃　い

胃癌　胃癌　いがん

胃癌穿孔　胃癌穿孔　いがんせんこう

胃癌防治网　胃癌予防治療網　いがんよぼうちりょうもう

胃癌TNM分类法　胃癌のTNM分類法　いがんのTNMぶんるいほう

胃癌根治切除术　胃癌根治切除術　いがんこんじせつじょじゅつ

胃癌根治术　胃癌根治手術　いがんこんじしゅじゅつ

胃癌姑息性切除术　胃癌姑息性切除術　いがんこそくせいせつじょじゅつ

胃癌模型　胃癌模型　いがんもけい

胃癌相关抗原　胃癌相関抗原　いがんそうかんこうげん

胃癌转移性卵巢癌　クルケンベルグ腫瘍　Krukenbergしゅよう

胃安(胺)　硫酸アミノペンタマイド　りゅうさんaminopentamide

胃贲门　〔胃の〕噴門　〔いの〕ふんもん

胃贲门区　〔胃の〕噴門部　〔いの〕ふんもんぶ

胃闭锁　胃閉鎖　いへいさ

胃壁　胃壁　いへき

胃壁缺损　胃壁欠損　いへきけっそん

胃壁细胞抗体　胃壁細胞抗体　いへきさいぼうこうたい

胃壁造影〔术〕　胃壁造影〔法〕　いへきぞうえい〔ほう〕

胃襞　胃粘膜ひだ　いねんまくひだ

胃变位　胃転位　いてんい

胃表浅扩散癌　胃表在性拡散癌　いひょうざいせいかくさんがん

胃病　胃病,胃疾患　いびょう,いしっかん

胃病损局部切除术　胃病変の局部切除術　いびょうへんのきょくぶせつじょじゅつ

胃病学　胃病学　いびょうがく

胃部分切除术　部分的胃切除術　ぶぶんてきいせつじょじゅつ

胃残端　胃の断端　いのだんたん

胃长宁　臭化グリコピロニウム　しゅうか glycopyrronium

胃肠病学　胃腸病学　いちょうびょうがく

胃肠成形术　胃腸形成術　いちょうけいせいじゅつ

胃肠道　胃腸管　いちょうかん

胃肠道钡餐造影〔检查〕　胃腸管バリウム造影〔検査〕　いちょうかん　barium　ぞうえい〔けんさ〕

胃肠道重叠畸形　胃腸管重複奇形　いちょうかんじゅうふくきけい

胃肠道出血　胃腸〔管〕出血　いちょう〔かん〕しゅっけつ

胃肠道创伤　胃腸管外傷　いちょうかんがいしょう

胃肠道分泌　胃腸管分泌　いちょうかんぶんぴつ

胃肠道感染　胃腸管感染　いちょうかんかんせん

胃肠道黑色素瘤　胃腸管黒色腫　いちょうかんこくしょくしゅ

胃肠道结核　胃腸管結核　いちょうかんけっかく

胃肠道类癌　胃腸管類癌腫,胃腸管カルチノイド　いちょうかんるいがんしゅ,いちょうかん　carcinoid

胃肠道毛细血管扩张症　胃腸管毛細血管拡張症　いちょうかんもうさい〔けっ〕かんかくちょうしょう

胃肠道囊肿　胃腸管嚢腫　いちょうかんのうしゅ

胃肠道内胰组织异位症　胃腸管内膵組織転移症　いちょうかんないすいそしきてんいしょう

胃肠道平滑肌肿瘤　胃腸管平滑筋腫　いちょうかんへいかつきんしゅ

胃肠道破裂　胃腸管破裂　いちょうかんはれつ

胃肠道嗜伊红肉芽肿　胃腸管好酸性肉芽腫　いちょうかんこうさんせいにくがしゅ

胃肠道手术后腹泻　胃腸管手術後下痢　いちょうかんしゅじゅつごげり

胃肠道手术后呕吐　胃腸管手術後嘔吐　いちょうかんしゅじゅつごおうと

胃肠道纤维瘤　胃腸管繊維腫　いちょうかんせんいしゅ

胃肠道血管瘤　胃腸管血管腫　いちょうかんけっかんしゅ

胃肠道郁血　胃腸管うっ血　いちょうかんうっけつ

胃肠道造影检查　胃腸管造影検査　いちょうかんぞうえいけんさ

胃肠道脂肪瘤　胃腸管脂肪腫　いちょうかんしぼうしゅ

胃〔肠〕〔动〕素　モチリン　motilin

胃肠反射　胃腸反射　いちょうはんしゃ

胃肠缝合器　胃腸縫合器　いちょうほうごうき

胃肠缝合器械包　胃腸縫合器械セット　いちょうほうごうきかい　set

胃肠浮扬试验　胃腸浮揚試験　いちょうふようしけん

胃肠功能失调　胃腸機能障害　いちょうきのうしょうがい

胃肠积气症　胃腸気症　いちょうきしょう

胃肠激素　胃腸ホルモン　いちょう　hormone

胃肠减压术　胃腸減圧術　いちょうげんあつじゅつ

胃肠内窥镜　胃腸内視鏡　いちょうないしきょう

胃肠屏障　胃腸障壁　いちょうしょうへき

胃肠钳　胃腸鉗子　いちょうかんし

胃肠切开术　胃腸切開術　いちょうせっかいじゅつ

胃肠蠕动　胃腸蠕動　いちょうぜんどう

胃肠蠕动波　胃腸蠕動波　いちょうぜんどうは

胃肠神经〔官能〕症　胃腸神経症,胃腸ノイローゼ　いちょうしんけいしょう,いちょうneurose

胃肠炭疽　胃腸炭疽　いちょうたんそ

胃肠痛　胃腸痛　いちょうつう

胃肠吻合口边缘溃疡　胃腸吻合部の辺縁潰瘍　いちょうふんごうぶのへんえんかいよう

胃肠吻合口机能障碍　胃腸吻合部の機能障害　いちょうふんごうぶのきのうしょうがい

胃肠吻合口溃疡　胃腸吻合部潰瘍　いちょうふんごうぶかいよう

胃肠吻合口狭窄　胃腸吻合部狭窄　いちょうふんごうぶきょうさく

胃肠吻合术　胃腸吻合術　いちょうふんごうじゅつ

胃肠吸引管　胃腸吸引カテーテル　いちょうきゅういん　catheter

胃肠系　胃腸系　いちょうけい

胃肠下垂　胃腸下垂〔症〕　いちょうかすい〔しょう〕

胃肠型　胃腸型　いちょうがた

胃肠血吸虫病　胃腸管住血吸虫症　いちょうかんじゅうけつきゅうちゅうしょう

胃肠炎　胃腸炎　いちょうえん

胃肠造影　胃腸造影　いちょうぞうえい

胃肠胀气　胃腸鼓脹　いちょうこちょう

胃肠转位　胃腸転位　いちょうてんい

胃成形术　胃形成術　いけいせいじゅつ

胃弛缓　胃アトニー　いatonie

胃充气造影术　気体胃造影法　きたいいぞうえいほう

胃充血　胃充血　いじゅうけつ

胃冲洗器　胃洗浄器,胃イルリガートル　いせんじょうき,いirrigator

胃抽器　胃ポンプ　いpump

胃出血　胃出血　いしゅっけつ

胃穿孔　胃穿孔　いせんこう

胃穿通性溃疡　胃穿通性潰瘍　いせんつうせいかいよう

胃次全切除术　亜全胃切除術　あぜんいせつじょじゅつ

胃丛　胃神経叢　いしんけいそう

胃促胰酶　チマーゼ　chymase

胃挫伤　胃挫傷　いざしょう

胃大部切除术　部分的胃切除術　ぶぶんてきいせつじょじゅつ

胃大弯　胃大彎　いだいわん

胃代偿月经　代償性胃出血　だいしょうせいいしゅっけつ

胃蛋白酶　ペプシン　pepsin

胃蛋白酶定量测定法　ペプシン定量法　pepsinていりょうほう

胃蛋白酶分泌　ペプシン分泌　Pepsinぶんぴつ

胃蛋白酶过多　ペプシン分泌過度　pepsinぶんぴつかど

胃蛋白酶过少　ペプシン分泌減退　pepsinぶんぴつげんたい

胃蛋白酶合剂　ペプシン複合剤　pepsinふくごうざい

胃蛋白酶解高血压肽　ペプシテンシン　pepsitensin

胃蛋白酶解肌浆球蛋白　ペプトマイオシン　peptomyosin

胃蛋白酶疗法　ペプシン療法　pepsinりょうほう

胃蛋白酶缺乏症　ペプシン欠乏〔症〕　pepsinけつぼう〔しょう〕

胃蛋白酶原　ペプシノーゲン　pepsinogen

胃刀　胃切開器　いせっかいき

胃底　胃底　いてい

胃底静脉曲张　胃底静脈瘤　いていじょうみゃくりゅう

胃底胃炎　胃底胃炎　いていいえん

胃底腺　胃底腺　いていせん

胃电图　胃電〔気記録〕図　いでん〔ききろく〕ず

胃动脉　胃動脈　いどうみゃく

胃动描记法　胃運動描写法　いうんどうびょうしゃほう

胃动描记器　胃運動描写器　いうんどうびょうしゃき

胃窦〔部〕　胃洞,幽門洞　いどう,ゆうもんどう

胃窦部潴留　胃洞貯留　いどうちょりゅう
胃窦粘膜剥脱术　幽門洞粘膜剥離術　ゆうもんどうねんまくはくりじゅつ
胃窦区　胃洞部　いどうぶ
胃窦十二指肠〔溃疡〕切除术　胃洞十二指腸〔潰瘍〕切除術　いどうじゅうにしちょう〔かいよう〕せつじょじゅつ
胃窦腺　胃洞腺　いどうせん
胃窦炎　幽門洞胃炎，洞胃炎　ゆうもんどういえん　どういえん
胃毒剂　胃毒物,胃毒薬　いどくぶつ,いどくやく
胃毒素　ガストロトキシン　gastrotoxin
胃短动脉　短胃動脈　たんいどうみゃく
胃短静脉　短胃静脈　たんいじょうみゃく
胃恶性溃疡　胃悪性潰瘍　いあくせいかいよう
胃恶性淋巴瘤　胃悪性リンパ腫　いあくせいlymphしゅ
胃蜂窝织炎　胃蜂巣炎,胃フレグモーネ　いほうそうえん,いphlegmone
胃缝〔合〕术　胃壁縫合術　いへきほうごうじゅつ
胃复安(胺)　〔塩酸〕メトクロプラミド　〔えんさん〕metoclopramide
胃复康　ベナクチジン　benactyzine
胃腹壁固定术　胃腹壁固定術　いふくへきこていじゅつ
胃腹膜炎　胃腹膜炎　いふくまくえん
胃高血糖素　胃グルカゴン　いglucagon
胃膈韧带　胃横隔膜靭帯　いおうかくまくじんたい
胃功能试验　胃機能試験　いきのうしけん
胃共济失调　胃失調,慢性胃カタル　いしっちょう,まんせいいcatarrh
胃鼓胀　胃鼓脹　いこちょう
胃冠状静脉　左右胃静脈　さゆういじょうみゃく
胃管　胃管,鼻腔栄養チューブ　いかん,びくうえいようtube
胃管代食管再造术　胃管での食道再建法　いかんでのしょくどうさいけんほう
胃管饲法　腹式胃栄養法,経管栄養法　ふくしきいえいようほう,けいかんえいようほう
胃何杰金氏病　胃ホジキン病　いHodgkinびょう
胃虹吸管　胃吸引管,胃サイホン　いきゅういんかん,いsiphon
胃后壁　〔胃〕後壁　〔い〕こうへき
胃后支　後胃枝，こういし
胃化学感受组织瘤　胃非クロム親和性傍神経節腫　いひchromしんわせいぼうしんけいせつしゅ
胃次　スパストン　spaston
胃回肠反射　胃小腸反射　いしょうちょうはんしゃ
胃回肠吻合术　胃小腸吻合術　いしょうちょうふんごうじゅつ
胃回肠炎　胃小腸炎　いしょうちょうえん
胃活组织检查　胃生検,胃バイオプシー　いせいけん,いbiopsy
胃肌电图　胃筋電図　いきんでんず
胃肌切开术　胃筋切開術　いきんせっかいじゅつ
胃积气　胃鼓脹　いこちょう
胃唧筒　胃ポンプ　いpump
胃畸形　胃奇形　いきけい
胃夹(钳)　胃クランプ　いclamp
胃检查法　胃検査法　いけんさほう
胃浆细胞瘤　胃形質細胞腫　いけいしつさいぼうしゅ

胃角切迹　胃角切痕　いかくせっこん
胃绞痛　胃仙痛　いせんつう
胃结肠反射　胃結腸反射　いけっちょうはんしゃ
胃结肠瘘　胃結腸瘻　いけっちょうろう
胃结肠瘘闭合术　胃結腸瘻閉鎖術　いけっちょうろうへいさじゅつ
胃结肠切开术　胃結腸切開術　いけっちょうせっかいじゅつ
胃结肠韧带　胃結腸間膜　いけっちょうかんまく
胃结肠吻合术　胃結腸吻合術　いけっちょうふんごうじゅつ
胃结肠下垂　胃結腸下垂〔症〕　いけっちょうかすい〔しょう〕
胃-结肠-心综合征　胃-結腸-心症候群　い-けっちょう-しんしょうこうぐん
胃结肠炎　胃大腸炎　いだいちょうえん
胃结核〔病〕　胃結核〔症〕　いけっかく〔しょう〕
胃结块症　胃石,ベゾアール　いせき,bezoar
胃近侧迷走神经切断术　近位胃迷走神経切断術　きんいいめいそうしんけいせつだんじゅつ
胃痉挛　胃痙攣　いけいれん
胃镜观察　胃鏡観察　いきょうかんさつ
胃镜检查　胃鏡検査〔法〕　いきょうけんさ〔ほう〕
胃镜检查床　胃鏡検査台　いきょうけんさだい
胃空肠侧侧吻合术　胃空腸側側吻合術　いくうちょうそくそくふんごうじゅつ
胃空肠端侧吻合术　胃空腸端側吻合術　いくうちょうたんそくふんごうじゅつ
胃空肠结肠瘘　胃空腸結腸瘻　いくうちょうけっちょうろう
胃空肠结肠瘘闭合术　胃空腸結腸瘻閉鎖術　いくうちょうけっちょうろうへいさじゅつ
胃空肠结肠瘘切除术　胃空腸結腸瘻切除術　いくうちょうけっちょうろうせつじょじゅつ
胃空肠食管吻合术　胃空腸食道吻合術　いくうちょうしょくどうふんごうじゅつ
胃空肠吻合闭合术　胃空腸吻合部閉鎖術　いくうちょうふんごうぶへいさじゅつ
胃空肠吻合术　胃空腸吻合術　いくうちょうふんごうじゅつ
胃空肠 Y 形吻合术　ルーY 型胃空腸吻合術　RouxYがたいくうちょうふんごうじゅつ
胃空肠炎　胃空腸炎　いくうちょうえん
胃空速率　胃排出速度　いはいしゅつそくど
胃空痛　空腹胃痛　くうふくいつう
胃〔窥〕镜　胃鏡　いきょう
胃溃疡〔病〕　胃潰瘍〔症〕　いかいよう〔しょう〕
胃溃疡恶变　胃潰瘍悪性化　いかいようあくせいか
胃溃疡三征候　エワルド三主徴　Ewaldさんしゅちょう
胃溃疡〔型〕癌　胃の潰瘍〔化〕癌　いのかいよう〔か〕がん
胃扩张　胃拡張〔症〕　いかくちょう〔しょう〕
胃类癌　胃カルチノイド,胃類癌腫　いcarcinoid, いるいがんしゅ
胃良性溃疡　胃良性潰瘍　いりょうせいかいよう
胃良性肿瘤　胃良性腫瘍　いりょうせいしゅよう
胃淋巴管扩张　胃リンパ管拡張〔症〕　いlymphかんかくちょう〔しょう〕
胃淋巴结　胃リンパ節　いlymphせつ
胃淋巴瘤　胃リンパ腫　いlymphしゅ
胃淋巴肉瘤　胃リンパ肉腫　いlymphにくしゅ
胃淋巴样增殖　胃リンパ様増殖　いlymphようぞうしょく
胃鳞状细胞癌　胃扁平〔上皮〕細胞癌　いへんぺい〔じょう〕

ひ〕さいぼうがん

胃瘘　胃瘻,胃フィステル　いろう,いFistel

胃瘘管饲法　胃瘻栄養法　いろうえいようほう

胃瘘液　胃瘻液　いろうえき

胃瘘注洗法　胃瘻洗滌法　いろうせんじょうほう

胃麻痹　胃麻痺　いまひ

胃毛细血管扩张　胃毛細〔血〕管拡張〔症〕　いもうさい〔けっ〕かんかくちょう〔しょう〕

胃梅毒　胃梅毒　いばいどく

胃酶　胃酵素　いこうそ

胃酶细胞　胃酵素分泌細胞　いこうそぶんぴつさいぼう

胃霉菌病　胃真菌症　いしんきんしょう

胃迷走神经切断术　胃迷走神経切断術　いめいそうしんけいせつだんじゅつ

胃泌素　ガストリン　gastrin

胃泌素分泌异常　ガストリン分泌異常　gastrinぶんぴついじょう

胃泌素瘤　ガストリノーマ　gastrinoma

胃面　胃面　いめん

胃纳亢进　食欲異常亢進,善餓　しょくよくいじょうこうしん,ぜんが

胃囊　胃囊　いのう

胃囊肿　胃囊胞　いのうほう

胃内曲张静脉缝扎术　胃静脈瘤経胃結紮術　いじょうみゃくりゅうけいいけっさつじゅつ

胃内容排空　胃内容排出　いないようはいしゅつ

胃内容物　胃内容物　いないようぶつ

胃内容物排出速度　胃内容物排出速度　いないようぶつはいしゅつそくど

胃内压测量法　胃内圧測定法　いないあつそくていほう

胃内压测量器　胃内圧計　いないあつけい

胃内异物　胃内異物　いないいぶつ

胃内照相机　胃カメラ　いcamera

胃内照相术　胃写真術　いしゃしんじゅつ

胃粘蛋白　胃粘素　いねんそ

胃粘膜　胃粘膜　いねんまく

胃粘膜肠上皮化生　胃粘膜の腸上皮化生　いねんまくのちょうじょうひかせい

胃粘膜分离　胃粘膜融解　いねんまくゆうかい

胃粘膜屏障　胃粘膜障壁　いねんまくしょうへき

胃粘膜脱垂〔症〕　胃粘膜脱出〔症〕　いねんまくだっしゅつ〔しょう〕

胃粘膜萎缩　胃粘膜萎縮　いねんまくいしゅく

胃粘膜炎　胃粘膜炎,胃カタル　いねんまくえん,いcatarrh

胃粘膜异位　胃粘膜転位　いねんまくてんい

胃粘膜皱襞肥大症　胃粘膜ひだ肥大症,肥大性胃炎　いねんまくひだひだいしょう,ひだいせいいえん

胃粘液分泌过多　胃粘液漏　いねんえきろう

胃粘液素　胃ムコイチン　いmucoitin

胃粘液性腺癌　胃粘液性腺癌　いねんえきせいせんがん

胃扭转　胃〔軸〕捻転　い〔じく〕ねんてん

胃〔排〕空　胃内容排出　いないようはいしゅつ

胃排空时间　胃内容排出時間　いないようはいしゅつじかん

胃泡　胃胞　いほう

胃泡鼓音区　胃胞鼓音区　いほうこおんく

胃膨出　胃ヘルニア　いhernia

胃脾韧带　胃脾間膜　いひかんまく

胃平滑肌瘤　胃平滑筋腫　いへいかつきんしゅ

胃平滑肌母细胞瘤　胃平滑筋芽細胞腫　いへいかつきんがさいぼうしゅ

胃平滑肌肉瘤　胃平滑筋肉腫　いへいかつきんにくしゅ

胃相　胃〔性分泌〕相　い〔せいぶんぴつ〕そう

胃破裂　胃破裂　いはれつ

胃憩室　胃憩室　いけいしつ

胃憩室炎　胃憩室炎　いけいしつえん

胃前壁　〔胃〕前壁　〔い〕ぜんへき

胃前支　前胃枝　ぜんいし

胃钳　胃鉗子,胃クランプ　いかんし,いclamp

胃浅表性溃疡　胃単純性潰瘍,表在性胃潰瘍　いたんじゅんせいかいよう,ひょうざいせいいかいよう

胃腔积血　胃内溢血　いないいっけつ

胃切除术　胃切除術　いせつじょじゅつ

胃切除〔术〕后综合征　胃切除後症候群　いせつじょごしょうこうぐん

胃切开器　胃切開器　いせっかいき

胃切开术　胃切開術　いせっかいじゅつ

胃轻度扩张　軽症胃拡張　けいしょういかくちょう

胃轻瘫　軽症の胃麻痺,胃不全麻痺　けいしょうのいまひ,いふぜんまひ

胃轻痛　軽症胃痛　けいしょういつう

胃球　胃癌細胞採取用ネット バルーン　いがんさいぼうさいしゅようnet-ballon

胃区　胃小区　いしょうく

胃全〔部〕切除术　胃全切除術,胃全摘術　いぜんせつじょじゅつ,いぜんてきじゅつ

胃全部切除术合并结肠移植术　胃全切除〔術〕並びに結腸移植術　いぜんせつじょ〔じゅつ〕ならびにけっちょういしょくじゅつ

胃全部切除术合并食管空肠吻合术　胃全切除〔術〕並びに食道空腸吻合術　いぜんせつじょ〔じゅつ〕ならびにしょくどうくうちょうふんごうじゅつ

胃全部切除术合并食管十二指肠吻合术　胃全切除術並びに食道十二指腸吻合術　いぜんせつじょ〔じゅつ〕ならびにしょくどうじゅうにしちょうふんごうじゅつ

胃绒毛状腺瘤　胃絨毛状腺腫　いじゅうもうじょうせんしゅ

胃容量　胃容量　いようりょう

胃肉瘤　胃肉腫　いにくしゅ

胃蠕动波　胃蠕動波　いぜんどうは

胃蠕动描记器　胃蠕動描画器　いぜんどうびょうがき

胃蠕动障碍　胃蠕動障害　いぜんどうしょうがい

胃乳头状腺瘤　胃乳頭状腺腫　いにゅうとうじょうせんしゅ

胃软化　胃壁軟化〔症〕　いへきなんか〔しょう〕

胃扫描　胃スキャ〔ン〕ニング,胃スキャン〔法〕　いscanning,いscan〔ほう〕

胃神经根炎　胃神経根炎　いしんけいこんえん

胃神经官能症　胃神経症,胃ノイローゼ　いしんけいしょう,いneurose

胃神经机能不足　胃神経機能減退　いしんけいきのうげんたい

胃神经机能亢进　胃神経機能亢進　いしんけいきのうこうしん

胃神经切断术　胃神経切断術,迷走神経切断術　いしんけいせつだんじゅつ,めいそうしんけいせつだんじゅつ

胃神经纤维瘤　胃神経繊維腫　いしんけいせんいしゅ
胃渗血　胃出血　いしゅっけつ
胃十二指肠出血　胃十二指腸出血　いじゅうにしちょうしゅっけつ
胃十二指肠单腔减压管　レビン管　Levinかん
胃十二指肠动脉　胃十二指腸動脈　いじゅうにしちょうどうみゃく
胃十二指肠镜检查　胃十二指腸鏡検査〔法〕　いじゅうにしちょうきょうけんさ〔ほう〕
胃十二指肠溃疡　胃十二指腸潰瘍　いじゅうにしちょうかいよう
胃十二指肠双腔导管　二重胃十二指腸カテーテル　にじゅういじゅうにしちょうcatheter
胃十二指肠吻合术　胃十二指腸吻合術　いじゅうにしちょうふんごうじゅつ
胃十二指肠炎　胃十二指腸炎　いじゅうにしちょうえん
胃十二指肠液　胃十二指腸液　いじゅうにしちょうえき
胃十二指肠战伤　胃十二指腸戦傷　いじゅうにしちょうせんしょう
胃石　胃石　いせき
胃石病　胃石症　いせきしょう
胃食管吻合术　胃食道吻合術　いしょくどうふんごうじゅつ
胃食管炎　胃食道炎　いしょくどうえん
胃嗜酸性肉芽肿　胃好酸性肉芽腫　いこうさんせいにくがしゅ
胃嗜银细胞癌　胃銀親和性細胞癌　いぎんしんわせいさいぼうがん
胃手术后综合征　胃手術後症候群　いしゅじゅつごしょうこうぐん
胃舒平　ガストロピン　gastropine
胃衰弱　胃弱　いじゃく
胃双重造影　胃二重造影〔法〕　いにじゅうぞうえい〔ほう〕
胃松解术　胃癒着剥離術　いゆちゃくはくりじゅつ
胃酸　胃酸　いさん
胃酸度　胃液酸度　いえきさんど
胃酸反流　胃酸逆流　いさんぎゃくりゅう
胃酸分泌　胃酸分泌　いさんぶんぴつ
胃酸分泌功能试验　胃酸分泌機能試験　いさんぶんぴつきのうしけん
胃酸过多(增高)〔症〕　過酸〔症〕,胃酸過多〔症〕　かさん〔しょう〕,いさんかた〔しょう〕
胃酸过少〔症〕　低酸〔症〕,胃酸減少〔症〕　ていさん〔しょう〕,いさんげんしょう〔しょう〕
胃酸缺乏性贫血　無〔胃〕酸性貧血　む〔い〕さんせいひんけつ
胃酸缺乏性胃炎　胃酸欠乏性胃炎　いさんけつぼうせいいえん
胃酸缺乏〔症〕　無塩酸〔症〕,胃酸欠乏〔症〕　むえんさん〔しょう〕いさんけつぼう〔しょう〕
胃酸突变　胃液酸度変動〔症〕　いえきさんどへんどう〔しょう〕
胃酸腺　胃酸分泌腺　いさんぶんぴつせん
胃体　胃体　いたい
胃痛　胃痛　いつう
胃透照灯　胃内徹照灯　いないてっしょうとう
胃透照镜　胃内徹照検査器　いないてっしょうけんさき
胃透照镜检查　胃内徹照検査法,胃内徹照法　いないてっしょうけんさほう,いないてっしょうほう

胃脱落细胞　胃脱落細胞　いだつらくさいぼう
胃脱落细胞检查　胃脱落細胞検査　いだつらくさいぼうけんさ
胃唾液反射　胃唾液反射　いだえきはんしゃ
胃网膜淋巴结　胃大網リンパ節　いだいもうlymphせつ
胃网膜右动脉　右胃大網動脈　みぎいだいもうどうみゃく
胃网膜右静脉　右胃大網静脈　みぎいだいもうじょうみゃく
胃网膜左动脉　左胃大網動脈　ひだりいだいもうどうみゃく
胃网膜左静脉　左胃大網静脈　ひだりいだいもうじょうみゃく
胃网织细胞肉瘤　胃細網〔細胞〕肉腫　いさいもう〔さいぼう〕にくしゅ
胃危象　胃発症　いはっしょう
胃萎缩　胃萎縮　いいしゅく
胃胃吻合术　噴門幽門吻合術　ふんもんゆうもんふんごうじゅつ
胃息肉　胃ポリ〔ー〕プ　いpolyp
胃息肉样癌　胃ポリ〔ー〕プ様癌　いpolypようがん
胃系膜　胃間膜　いかんまく
胃系膜内疝　内胃間膜ヘルニア　ないいかんまくhernia
胃狭窄　胃狭窄　いきょうさく
胃下垂　胃下垂〔症〕　いかすい〔しょう〕
胃下淋巴结　下胃リンパ節　かいlymphせつ
胃先天性畸形　胃先天性奇形　いせんてんせいきけい
胃纤维化症　胃繊維症　いせんいしょう
胃纤维镜检查　胃ファイバースコープ検査〔法〕　いfiberscopeけんさ〔ほう〕
胃纤维窥镜　胃ファイバースコープ　いfiberscope
胃纤维瘤　胃繊維腫　いせんいしゅ
胃腺　胃腺　いせん
胃腺癌　胃腺癌　いせんがん
胃腺肌瘤　胃腺筋腫　いせんきんしゅ
胃腺棘皮癌　胃腺棘細胞腫　いせんきょくさいぼうしゅ
胃腺瘤　胃腺腫　いせんしゅ
胃腺炎　胃腺炎　いせんえん
胃象皮病　胃象皮病　いぞうひびょう
胃消化障碍　消化不良　しょうかふりょう
胃小凹　胃腺小窩　いせんしょうか
胃小肠结肠吻合术　胃小腸結腸吻合術　いしょうちょうけっちょうふんごうじゅつ
胃小畸形　小胃症　しょういしょう
胃小弯　胃小彎　いしょうわん
胃心综合征　胃心臓症候群　いしんぞうしょうこうぐん
胃型　胃パターン　いpattern
胃性眩晕　胃性めまい　いせいめまい
胃修补术　胃縫合術　いほうごうじゅつ
胃血管球瘤　胃グロムス腫瘍　いglomusしゅよう
胃血吸虫病　胃住血吸虫症　いじゅうけつきゅうちゅうしょう
胃蕈型癌　胃ポリ〔ー〕プ状癌,胃キノコ状癌　いpolypじょうがん,いキノコじょうがん
胃压迹　胃圧痕　いあっこん
胃亚蛋白酶　ガストリクシン　gastricsin
胃炎　胃炎　いえん
胃炎埃希氏杆菌　胃炎エシェリキア〔杆菌〕　いえんEs-

cherichia〔かんきん〕

胃炎症性纤维息肉　胃炎症性繊維ポリ〔ー〕プ　いえんしょうせいせんいpolyp

胃疡平　メブロピン　mebropine

胃液　胃液　いえき

胃液采取术　胃液採取法　いえきさいしゅほう

胃液刺激剂　胃液分泌促進薬　いえきぶんぴつそくしんやく

胃液分泌　胃液分泌　いえきぶんぴつ

胃液分泌肠期　胃液分泌の腸〔性分泌〕相　いえきぶんぴつのちょう〔せいぶんぴつ〕そう

胃液〔分泌〕过多　胃液〔分泌〕過多　いえき〔ぶんぴつ〕かた

胃液〔分泌〕过少　胃液〔分泌〕減少〔症〕　いえき〔ぶんぴつ〕げんしょう〔しょう〕

胃液分泌头期　胃液分泌の脳〔性分泌〕相　いえきぶんぴつののう〔せいぶんぴっ〕そう

胃液分泌胃期　胃液分泌の胃〔性分泌〕相　いえきぶんぴつのい〔せいぶんぴつ〕そう

胃液分析　胃液分析　いえきぶんせき

胃液抗贫血素　アジシン　addisin

胃液缺乏性贫血　胃液〔分泌〕欠乏性貧血　いえき〔ぶんぴつ〕けつぼうせいひんけつ

胃液缺乏〔症〕　胃液〔分泌〕欠乏〔症〕　いえき〔ぶんぴつ〕けつぼう〔しょう〕

胃液腺　胃腺　いせん

胃液〔游离〕盐酸正常　胃液塩酸正常〔状態〕　いえきえんさんせいじょう〔じょうたい〕

胃液潴留　胃液貯留　いえきちょりゅう

胃胰反射　胃膵反射　いすいはんしゃ

胃胰〔腺〕炎　胃膵炎　いすいえん

胃胰腺组织异位　胃の異所性膵組織　いのいしょせいすいそしき

胃胰〔皱〕襞　胃膵ひだ　いすいひだ

胃异物　胃異物　いいぶつ

胃抑多肽　胃抑制性ポリペプチド　いよくせいせいpolypeptide

胃抑肽　胃抑制性ペプチド　いよくせいせいpeptide

胃蝇属　ウマバエ属　ウマバエぞく

胃硬癌　胃硬癌　いこうがん

胃幽门切除术　ビルロート手術　Billrothしゅじゅつ

胃右动脉　右胃動脈　みぎいどうみゃく

胃右静脉　右胃静脈　みぎいじょうみゃく

胃原性呕吐　胃性呕吐　いせいおうと

胃造口闭合术　胃フィステル形成閉鎖術　いFistelけいせいへいさじゅつ

胃造口(瘘)术　胃フィステル形成術　いFistelけいせいじゅつ

胃张力过度　胃緊張性亢進　いきんちょうせいこうしん

胃张力缺乏　胃アトニー　いatonia

胃照相机　胃カメラ　いcamera

胃照相机用光源调节器　胃内カメラ用光源調節器　いないcameraようこうげんちょうせつき

胃折术　胃ひだ形成術,胃造襞術　いひだけいせいじゅつ,いぞうへきじゅつ

胃真菌感染　胃真菌感染　いしんきんかんせん

胃镇静药　胃鎮静薬　いちんせいやく

胃脂肪瘤　胃脂肪腫　いしぼうしゅ

胃脂肪酶　胃リパーゼ　いlipase

胃植物粪石　植物性胃石　しょくぶつせいいせき

胃周炎　胃周囲炎　いしゅういえん

胃皱襞　胃ひだ　いひだ

胃灼热　胸やけ　むなやけ

胃灼痛　噴門痛　ふんもんつう

胃组织细胞瘤　胃組織球腫　いそしききゅうしゅ

胃左动脉　左胃動脈　ひだりいどうみゃく

胃左静脉　左胃静脈　ひだりいじょうみゃく

胃左淋巴结　左胃リンパ節　ひだりいlymphせつ

喂奶　授乳　じゅにゅう

喂奶瓶　哺乳瓶　ほにゅうびん

喂养　飼養,授乳,給食,栄養補給　しよう,じゅにゅう,きゅうしょく,えいようほきゅう

喂养过度　栄養過剰　えいようかじょう

喂养疗法　摂食療法　せっしょくりょうほう

喂药杯　吸いのみ〔器〕　すいのみ〔き〕

猬裂头蚴　マンソン孤虫(スパルガヌム)　Monsonこちゅう(Sparganum)

蔚蓝色　アズール　azure

慰欧仿　ビオホルム　vioform

魏尔-密契尔氏病　ウェーア・ミッチェル病　Weir-Mitchellびょう

魏尔氏手术　ウェーア手術　Weirしゅじゅつ

魏尔希氏杆菌　ウェルシュ菌　Welchきん

魏尔希氏染剂　ウェルシュ染料　Welchせんりょう

魏尔啸氏变性　フィルヒョー変性　Virchowへんせい

魏尔啸氏定律　フィルヒョー法則　Virchowほうそく

魏尔啸氏结　フィルヒョー結節　Virchowけっせつ

魏尔啸氏细胞　フィルヒョー細胞　Virchowさいぼう

魏尔啸氏腺　フィルヒョー腺　Virchowせん

魏尔啸氏小体　フィルヒョー小体　Virchowしょうたい

魏格特氏间苯二酚品红染色法　ウァイゲルトのレゾルシンフクシン染色法　Weigertの resorcin fuchsinせんしょくほう

魏格特氏染剂　ウァイゲルト染料　Weigertせんりょう

魏格特氏髓鞘染色法　ウァイゲルトのミエリン鞘染色法　Weigertのmeylinしょうせんしょくほう

魏格特氏铁苏木精染色法　ウァイゲルト鉄ヘマトキシリン染色法　Weigertてつhematoxylinせんしょくほう

魏格特氏纤维蛋白染色法　ウァイゲルトのフィブリン染色法　Weigert の fibrinせんしょくほう

魏-哈二氏体　フィルヒョー・ハッサル小体　Virchow-Hassallしょうたい

魏克塞尔包姆氏杆菌　ウァイクセルバウム杆菌　Weichselbaumかんきん

魏-罗二氏隙　フィルヒョー・ロバン腔　Virchow-Robinこう

魏氏法　ウェスターグレン血沈法　Westergrenけっちんほう

魏氏〔梭状芽胞〕杆菌　ウェルシュ杆菌　Welchかんきん

魏氏血沉管　ウェスターグレン血沈管　Westergrenけっちんかん

魏斯勒氏缝术　ウイスラー縫合術　Wyslerほうごうじゅつ

魏斯氏反射　ワァイス反射　Weissはんしゃ

魏希布罗特氏反应　ウァイヒブロート反応　Weichbrodtはんのう

WEN　温文纹蚊刎吻紊稳问

wēn　温

温标　温度計目盛り　おんどけいめもり

华氏温标　か氏目盛り　かしめもり
开氏温标　ケルビン目盛り　kelvinめもり
摄氏温标　せっ氏目盛り　せっしめもり
温伯格氏综合征　ワインベルグ症候群　Weinbergしょうこうぐん
温差电动势　熱起電力　ねつきでんりょく
温差电堆　サーモパイル　thermo-pile
温差电〔流〕　熱電流　ねつでんりゅう
温差电偶　熱電対,サーモカップル　ねつでんつい,thermo-couple
温带　温帯　おんたい
温点　温点　おんてん
温都林　ビンドリン　vindoline
温都罗新　ビンドロシン　vindorosine
温度表(计)　①寒暖計,温度計②体温計　①かんだんけい,おんどけい②たいおんけい
华氏温度表　か氏寒暖計　かしかんだんけい
摄氏温度表　せっ氏寒暖計　せっしかんだんけい
温度测量法　温度測定法,検温　おんどそくていほう,けんおん
温度差别按诊法　体温差位触診法　たいおんさいしょくしんほう
温度传感器　温度トランスデューサー　おんどtransducer
温度滴定法　温度滴定法　おんどてきていほう
温度点　温度点　おんどてん
温度〔感〕觉　温度感覚,温覚　おんどかんかく,おんかく
温度〔感〕觉测量器　温覚計　おんかくけい
温度〔感〕觉迟钝　温度覚鈍麻　おんどかくどんま
温度〔感〕觉低下　温〔度〕覚減退　おん〔ど〕かくげんたい
温度〔感〕觉过敏　温〔度〕覚過敏　おん〔ど〕かくかびん
温度〔感〕觉缺失　温〔度〕覚消失〔症〕　おん〔ど〕かくしょう〔しょう〕
温度感觉神经元　温〔度感〕覚ニューロン　おん〔どかん〕かくneuron
温度感觉异常　温度感覚異常〔症〕　おんどかんかくいじょう〔しょう〕
温度感受器　温度受容器　おんどじゅようき
温度计误差　温度計誤差　おんどけいごさ
温度计组　温度計セット　おんどけいset
温度记录法　温度記録法,サーモグラフィー　おんどきろくほう,thermography
温度记录器　温度記録計,サーモグラフ　おんどきろくけい,thermograph
温度记录图　温度記録図,サーモグラム　おんどきろくず,thermogram
温度继电器　温度継電器　おんどけいでんき
温度曲线　温度曲線　おんどきょくせん
温度损伤　温度損傷　おんどそんしょう
温度梯度　温度勾配　おんどこうばい
温度调节　温度調節　おんどちょうせつ
温度调节器　温度調節器　おんどちょうせつき
温度误差　温度誤差　おんどごさ
温度稀释曲线测定　温度希釈曲線測定　おんどきしゃくきょくせんそくてい
温度系数　温度係数　おんどけいすう
温度效应　温度効果　おんどこうか
温度性眼球震颤测量计　オトカロリメータ　otocalorimeter
温度因素　温度因子　おんどいんし

温度正常　適温　てきおん
温度减退　温度低下　おんどていか
温感(觉)　温感覚　おんかんかく
温格劳氏反射　ワイングロウ反射　Weingrowはんしゃ
温和噬菌体　温和ファージ　おんわphage
温加藤内氏病　ワインガルトナー病　Weingartnerびょう
温觉阈值　温覚閾値　おんかくいきち
温克巴赫氏现象　ウェンケバッハ現象　Wenckebachげんしょう
温克尔曼氏征　ウィンケルマン徴候　Winkelmannちょうこう
温克尔氏病　ウィンケル病　Winckelびょう
温克勒氏法　ウィンクラー法　Winklerほう
温空气　温暖空気　おんだんくうき
温控仪　温度調節装置,温度コントローラー　おんどちょうせつそうち,おんどcontroller
温-兰二氏法　ウィントローベ・ランズバーグ法　Wintrobe-Landsbergほう
温纳氏病　ウンナ病　Unnaびょう
温谱图　サーモグラム　thermogram
温泉　温泉　おんせん
温泉疗养院　温泉療養所　おんせんりょうようしょ
温泉泥疗法　温泉泥療法　おんせんでいりょうほう
温热病　ジステンパー　distemper
温热单芽胞菌属　サーモモノスポラ属　Thermomonosporaぞく
温热感觉　温〔感〕覚　おん〔かん〕かく
温热疗法　温熱熱気療法　おんねつねっきりょうほう
温热性发汗　温熱性発汗　おんねつせいはっかん
温热性眼〔球〕震〔颤〕　温度眼振　おんどがんしん
温湿图　温〔度〕湿〔度〕図　おん〔ど〕しつ〔ど〕ず
温氏房室传导阻滞　ウェンケバッハ房室ブロック　Wenckebachぼうしつblock
温水　温水　おんすい
温水擦浴　温水スポンジ浴　おんすいspongeよく
温水灌肠　温水注腸　おんすいちゅうちょう
温水浴　微温浴　びおんよく
温斯娄氏法　ウインスロー法　Winslowほう
温斯娄氏孔　ウインスロー孔　Winslowこう
温斯娄氏试验　ウインスロー試験　Winslowしけん
温湿布　パップ　pap
温特博特姆氏症状　ウインターボトム徴候　Winterbottomちょうこう
温特罗布氏法　ウイントローベ法　Wintrobeほう
温特罗布氏管　ウイントローベ管　Wintrobeかん
温夏德氏征　ウンシュルド徴候　Unschuldちょうこう
温箱　保温器　ほおんき
温血动物　温血動物　おんけつどうぶつ
温阻效应　熱抵抗効果　ねっていこうこうか

wén　文纹蚊

文昌鱼　ナメクジウオ
文化精神病学　文化精神病学　ぶんかせいしんびょうがく
文克尔氏病　ウィンケル病　Winckelびょう
文明病　文明病　ぶんめいびょう
文尼瓦特氏病　ウィニワルテル病　Winiwarterびょう
文丘里流量计　ベンチュリー計　Venturiけい
文丘里氏管　ベンチュリーチューブ　Venturi tube
文身　入〔れ〕墨,文身,刺青　いれずみ,ぶんしん,しせい

文身鉴定 文身鑑定 ぶんしんかんてい
文特里希氏征 ウィントリッヒ徴候 Wintrichちょうこう
文夏德氏病 ウィンドシャイド病 Windscheidびょう
文献目录 文献目録 ぶんけんもくろく
文娱治疗 娯楽療法 ごらくりょうほう
纹 紋,線条 もん,せんじょう
纹皮〔下〕蝇 キスジウシバエ
纹沼螺 カワニナ
纹状骨病 線条骨症 せんじょうこつしょう
纹状区 有線野 ゆうせんや
纹状体 線条体 せんじょうたい
纹状体苍白球系统 線条体淡蒼球系 せんじょうたいたんそうきゅうけい
纹状〔体〕黑质束 線条体黒質路 せんじょうたいこくしつろ
纹状体皮质综合征 線条体皮質症候群 せんじょうたいひしつしょうこうぐん
纹状缘 線条縁 せんじょうえん
蚊 蚊 か
蚊科 蚊科 かか
蚊式止血钳 モスキート止血鉗子 mosquitoしけつかんし
蚊咬伤 蚊刺し傷 かさししょう

wěn 刎吻綮稳

刎颈 刎頸,首切り自殺 ふんけい,くびきりじさつ
吻合 吻合 ふんごう
吻合管 吻合管 ふんごうかん
吻合口 吻合口 ふんごうこう
吻合口功能不全 吻合口機能不全 ふんごうこうきのうふぜん
吻合口空肠溃疡 空腸吻合口潰瘍 くうちょうふんごうこうかいよう
吻合口溃疡 吻合口潰瘍 ふんごうこうかいよう
吻合口漏 吻合口漏 ふんごうこうろう
吻合口炎 吻合口炎〔症〕 ふんごうこうえん〔しょう〕
吻合钮 吻合ボタン ふんごうbutton
吻合器 吻合器 ふんごうき
吻合钳 吻合鉗子 ふんごうかんし
吻合术 吻合術 ふんごうじゅつ
吻合术后十二脂肠残端瘘 吻合後十二指腸瘻 ふんごうごじゅうにしちょうろう
吻合纤维 吻合神経繊維 ふんごうしんけいせんい
吻合支 吻合枝 ふんごうし
吻〔突〕 長吻,口先 ちょうふん,くちさき
綮乱 障害 しょうがい
稳变异构体 互変異性体 ごへんいせいたい
稳定 安定 あんてい
稳定常数 安定定数 あんていていすう
稳定成分 安定成分 あんていせいぶん
稳定的血浆蛋白溶液 安定血漿蛋白溶液 あんていけっしょうたんぱくようえき
稳定度 安定度 あんていど
稳定〔度〕试验 安定度試験 あんていどしけん
稳定剂 安定剤 あんていざい
稳定结构 安定構造 あんていこうぞう
稳定离子 安定イオン あんていion
稳定平衡 安定平衡 あんていへいこう
稳定期 安定期 あんていき
稳定燃烧 安定燃焼 あんていねんしょう

稳定示踪同位素 安定追跡子同位元素 あんていついせきしどういげんそ
稳定型 安定型 あんていがた
稳定性骨折 安定性骨折 あんていせいこっせつ
稳定性疟区 安定性マラリア流行区 あんていせいmalariaりゅうこうく
稳定性膀胱 安定性膀胱 あんていせいぼうこう
稳定〔性〕同位素 安定性同位元素 あんていせいどういげんそ
稳定氧化酶 安定性酸化酵素 あんていせいさんかこうそ
稳定因子 安定因子 あんていいんし
稳定因子缺乏症 安定因子欠乏症 あんていいんしけつほうしょう
稳定〔状〕态 定常状態 ていじょうじょうたい
稳定作用 安定作用 あんていさよう
稳态 恒常性,定常状態, ホメオスタ〔ー〕シス こうじょうせい,ていじょうじょうたい,homeostasis
稳态控制 恒常性調節 こうじょうせいちょうせつ
稳态系统 定常状態系 ていじょうじょうたいけい
稳态性分泌 定常性分泌 ていじょうせいぶんぴつ
稳相加速器 シンクロサイクロトロン synchro cyclotron
稳压器 電圧安定装置 でんあつあんていそうち

wèn 问

问号状体位 クエスチョン マーク体位 question markたいい

问荆 モンケイ,スギナの全草 スギナのぜんそう
问荆貳 エキセトリン equisetrin
问题儿童 問題児 もんだいじ
问诊 問診 もんしん

WENG 鎓

wēng 鎓

鎓 オニウム onium
鎓离子 オニウム イオン onium ion
鎓盐 オニウム塩 oniumえん

WO 莴倭涡窝蜗肟沃卧握

wō 莴倭涡窝蜗

莴苣苦素 ラクッシン,ラクッピクリン lactucin,lactupicrin
莴苣属 チシャ属 チシャぞく
莴苣中毒 チシャ中毒〔症〕 チシャちゅうどく〔しょう〕
倭尔哈特氏法 ボールハード法 Volhardほう
涡 渦〔状〕 うず〔じょう〕
涡虫属 プラナリア属 Planariaぞく
涡电流 渦動電流 かどうでんりゅう
涡静脉 渦静脈 うずじょうみゃく
涡卷 うず巻き うずまき
涡流 渦流 かりゅう
涡流扩散 渦流拡散 かりゅうかくさん
涡螺 巻〔き〕貝 まきがい
窝 窩 か
罗森苗勒氏窝 ローゼンミュラー窩 Rosenmüllerか
窝洞壁 窩洞壁 かどうへき
窝洞充填 窩洞充填 かどうじゅうてん
窝洞垫基 窩洞基底 かどうきてい
窝洞消毒 窩洞消毒 かどうしょうどく
窝洞修复 窩洞修復 かどうしゅうふく

窝洞暂封剂　窩洞一時性密封材　かどういちじせいみっぷうざい

窝沟　窩溝　かこう

窝沟封闭剂　窩溝密封材　かこうみっぷうざい

窝状角质层分离　窩状角質溶解　かじょうかくしつようかい

蜗　蝸牛　かぎゅう

蜗部　蝸牛部　かぎゅうぶ

蜗窗　蝸牛窓　かぎゅうそう

蜗窗嵴　蝸牛窓稜　かぎゅうそうりょう

蜗窗小窝　蝸牛窓小窩　かぎゅうそうしょうか

蜗底　蝸牛底　かぎゅうてい

蜗顶　蝸牛頂　かぎゅうちょう

蜗管　蝸牛管　かぎゅうかん

蜗管发育不全性聋　蝸牛管形成異常性難聴　かぎゅうかんけいせいいじょうせいなんちょう

蜗管鼓壁　蝸牛管鼓室壁　かぎゅうかんこしつへき

〔蜗管〕基底层　〔蝸牛管の〕基底板　〔かぎゅうかんの〕きていばん

蜗管静脉　蝸牛管静脈　かぎゅうかんじょうみゃく

蜗管内电位　蝸牛管内電位　かぎゅうかんないでんい

蜗管内直流电位　蝸牛管内直流電位　かぎゅうかんないちょくりゅうでんい

蜗管球囊发育不全性聋　蝸牛管球形囊異形成性難聴　かぎゅうかんきゅうけいのういけいせいせいなんちょう

蜗管外壁　蝸牛管外壁　かぎゅうかんがいへき

蜗孔　蝸牛孔　かぎゅうこう

蜗螺旋管　蝸牛らせん管　かぎゅうらせんかん

蜗螺旋神经节　蝸牛らせん神経節　かぎゅうらせんしんけいせつ

蜗牛属　カタツムリ属　カタツムリぞく

蜗区　蝸牛野　かぎゅうや

蜗神经　蝸牛神経　かぎゅうしんけい

蜗神经背侧核　背側蝸牛神経核　はいそくかぎゅうしんけいかく

蜗神经腹侧核　腹側蝸牛神経核　ふくそくかぎゅうしんけいかく

蜗神经核　蝸牛神経核　かぎゅうしんけいかく

蜗神经后核　蝸牛神経背側核　かぎゅうしんけいはいそくかく

蜗神经节　蝸牛神経節　かぎゅうしんけいせつ

蜗神经前核　蝸牛神経腹側核　かぎゅうしんけいふくそくかく

蜗神经纤维　蝸牛神経繊維　かぎゅうしんけいせんい

蜗水管　蝸牛水管　かぎゅうすいかん

蜗水管静脉　蝸牛水管静脈　かぎゅうすいかんじょうみゃく

蜗水管内口　蝸牛水管内口　かぎゅうすいかんないこう

蜗水管外口　蝸牛水管外口　かぎゅうすいかんがいこう

蜗小动脉丝球　蝸牛細動脈糸球　かぎゅうさいどうみゃくしきゅう

蜗小管　蝸牛小管　かぎゅうしょうかん

蜗隐窝　蝸牛陥凹　かぎゅうかんおう

蜗支　蝸牛枝　かぎゅうし

蜗轴　蝸牛軸　かぎゅうじく

蜗轴板　蝸牛軸板　かぎゅうじくばん

蜗轴底　蝸牛軸底　かぎゅうじくてい

蜗轴螺旋管　蝸牛軸らせん管　かぎゅうじくらせんかん

蜗轴螺旋静脉　蝸牛軸らせん静脈　かぎゅうじくらせんじょうみゃく

蜗轴纵管　蝸牛軸縦管　かぎゅうじくじゅうかん

蜗状关节　らせん関節　らせんかんせつ

蜗总动脉　総蝸牛動脈　そうかぎゅうどうみゃく

wò　肟沃卧握

肟　オキシム　oxime

沃德罗普氏病　ウォードロップ病　Wardropびょう

沃尔格穆特法　ウォルゲムート法　Wohlgemuthほう

沃尔克氏肉瘤　ウォーカー肉腫　Walkerにくしゅ

沃尔克氏鼠瘤　ウォーカーラット腫瘍　Walker ratしゅよう

沃尔曼氏病　ウォルマン病　Wolmanびょう

沃姆氏骨　ウォルム骨　Wormこつ

沃森-克利克氏 DNA 模型　ワトソン・クリックのDNAモデル　Watson-CrickのDNAmodel

沃斯特克氏征　クボステーク徴候　Chvostekちょうこう

沃-魏二氏征　クボステーク・ワイス徴候　Chvostek-Weissちょうこう

卧床休息　就床安静　しゅうしょうあんせい

卧倒直立试验　横臥直立試験　おうがちょくりつしけん

卧式高压蒸气消毒柜　水平型高圧減菌器　すいへいがたこうあつめっきんき

卧位　臥位　がい

卧位型心绞痛　安静狭心症　あんせいきょうしんしょう

握持反射　にぎり反射　にぎりはんしゃ

握持肌强直　にぎり筋緊張〔症〕　にぎりきんきんちょう〔しょう〕

握法　にぎり方　にぎりかた

握克丁　オクチン　octin

握力　握力　あくりょく

握力计　握力計　あくりょくけい

握力减弱　握力減退　あくりょくげんたい

握力训练器　握力訓練器具　あくりょくくんれんきぐ

WU　乌污钨无芜吴梧蜈五午伍武舞戊芴物误雾

wū　乌污钨

乌-奥二氏病　ウルバッハ・オッペンハイム病　Urbach-Oppenheimびょう

乌巴因　ウアバイン　ouabain

乌本苷(贰)　ウアバイン　ouabain

乌尔次曼氏试验　ウルツマン試験　Ultzmannしけん

乌尔门反应　ウルマン反応　Ullmannはんのう

乌费尔曼氏试验　ウッフェルマン試験　Uffelmanしけん

乌柏中毒　ナンキンハゼ中毒　ナンキンハゼちゅうどく

乌拉胆碱　ウレコリン　urecholine

乌拉坦　ウレタン　urethane

乌理俄通　ウリオドーン　uriodne

乌洛康　ウロコン　urokon

乌洛康钠　ウロコンナトリウム　urokon natrium

乌洛托品　ウロトロピン　urotropine

乌毛蕨科　シシガシラ科　シシガシラか

乌纳氏病　ウンナ病　Unnaびょう

乌纳氏糊　ウンナ泥膏　Unnaでいこう

乌纳氏糊绷带　ウンナ泥膏包帯　Unnaでいこうほうたい

乌纳氏碱性亚甲蓝染剂　ウンナ アルカリ性メチレン ブルー染料　Unna alkaliせいmethylene blueせんりょう

乌楠醌　テクトキノン　tectoquinone

乌-帕二氏染剂 ウンナ・パペンハイム染剤 Unna-pappenheimせんざい

乌斯烷 ウルサン ursane

乌苏醇 ウバオール uvaol

乌苏酸 ウルソール酸 ursolさん

乌头次碱 ベンゾイルアコニン benzoylaconine

乌头碱 アコニチン aconitine

乌头〔类〕中毒 アコニチン中毒 aconitinちゅうどく

乌头酸 アコニチン酸 aconitinさん

乌头酸酶 アコニターゼ aconitase

乌头原碱 アコニン aconine

乌烟 炭坑ガス, 二酸化炭素ガス たんこうgas, にさんか たんそgas

乌药 ウヤク

乌药碱 コクラウリン coclaurine

乌因特尔氏征 ウィンター徴候 Wynterちょうこう

乌贼骨 烏賊の甲 いかのこう

乌贼墨汁 セピア sepia

污点 汚点, よごれ, しみ おてん

污泥 汚泥 スラッジ おでい, sludge

污泥沉降 汚泥沈降 おでいちんこう

污泥池 スラッジ タンク sludge tank

污泥处理 汚泥処理 おでいしょり

污泥堆肥 汚泥堆肥 おでいたいひ

污泥活化 汚泥活性化 おでいかっせいか

污泥〔菌〕分解 汚泥消化 おでいしょうか

污泥〔菌〕分解器 汚泥消化器 おでいしょうかき

污泥密度指数 汚泥密度指数 おでいみつどしすう

污泥容积指数 汚泥容量指数 おでいようりょうしすう

污泥收集器 汚泥収集器 おでいしゅうしゅうき

污泥脱水 汚泥脱水 おでいだっすい

污染 汚染 おせん

污染报警系统 汚染警告装置 おせんけいこくそうち

污染监测器 汚染 モニター おせんmonitor

污染控制 汚染制御 おせんせいぎょ

污染区 汚染区 おせんく

污染生物指数 汚染生物指数 おせんせいぶつしすう

污染事故 汚染事故 おせんじこ

污染水 汚染水 おせんすい

污染危害 汚染災害 おせんさいがい

污染物 汚染物質 おせんぶっしつ

污染物〔质〕远期效应 汚染物〔質〕長期効果 おせんぶっ〔し つ〕ちょうきこうか

污染源 汚染源 おせんげん

污水 汚水, 下水 おすい, げすい

污水泵站 汚水汲出し場 おすいくみだしば

污水采样方法 汚水標本採集法 おすいひょうほんさい しゅうほう

污水池 汚水溜 おすいため

污水处理 汚水処理, 下水処理 おすいしょり, げすいしょ り

污水处理场 汚水処理工場 おすいしょりこうじょう

污水处理系统 下水処理施設 げすいしょりしせつ

污水萃取法 下水抽出法 げすいちゅうしゅつほう

污水电解处理法 下水電解処理法 げすいでんかいしょり ほう

污水反渗透处理法 下水逆浸透処理法 げすいぎゃくしん とうしょりほう

污水分解 下水分解 げすいぶんかい

污水分析 下水分析 げすいぶんせき

污水管道 下水管渠 げすいかんきょ

污水灌溉 汚水灌漑 おすいかんがい

污水化学处理法 下水の化学的処理法 げすいのかがくて きしょりほう

污水回收利用 汚水の再生利用 おすいのさいせいりよう

污水加氯消毒 下水塩素処理 げすいえんそしょり

污水净化 下水清浄化 げすいせいじょうか

污水坑 汚水槽 おすいそう

污水滤池 汚水ろ過池 おすいろかち

污水曝气处理 汚水の曝気処理 おすいのばっきしょり

污水生化处理 汚水の生物化学的処理 おすいのせいぶつ かがくてきしょり

污水生物 汚水生物 おすいせいぶつ

污水生物分解 汚水生物分解 おすいせいぶつぶんかい

污水生物学处理 汚水の生物学的処理 おすいのせいぶつ がくてきしょり

污水污染 汚水汚染 おすいおせん

污水〔氧化〕塘 汚水ラグーン おすいlagoon

污水油脂 汚水油脂 おすいゆし

污物 汚物 おぶつ

污物桶 汚物おけ おぶつおけ

污蝇属 ボールファルチア属 Wohlfahrtiaぞく

钨 タングステン, ウォルフラム, W tungsten, Wolfram

钨靶 タングスラン標的 tungstenひょうてき

钨电极 タングステン電極 tungstenでんきょく

钨钢牙钻 タングステン バー tungsten bur

钨矿 タングステン鉱石 tungstenこうせき

钨丝 タングステン糸 tungstenし

钨酸 ウォルフラム酸, タングステン酸 wolframさん tungstenさん

钨酸法 タングステン酸法 tungstenさんほう

钨酸钾 ウォルフラム酸カリウム, タングステン酸カリウム wolframさんkalium, tungstenさんkalium

钨酸钠 ウォルフラム酸ナトリウム, タングステン酸ナトリ ウム wolframさんnatrium, tungstenさんnatrium

钨酸盐 タングステン酸塩 tungstenさんえん

wú 无芜吴梧蜈

无癌小鼠 無癌二十日鼠 むがんハツカネズミ

无白细胞 無白血球 むはっけっきゅう

无斑疟原虫 無斑マラリア原虫 むはんmalariaげんちょう

无包被病毒 裸ウイルス はだかVirus

无包皮者 無包皮者 むほうひしゃ

无孢子生殖 無胞子生殖, アポスポリー むほうしせいしょ く, apospory

无鼻畸形 無鼻症 むびしょう

无壁细胞 裸細胞 らさいぼう

无臂〔畸形〕 無腕〔症〕 むわん〔しょう〕

无鞭毛体 無鞭毛虫 むべんもうちゅう

无丙种球蛋白血症 無ガンマグロブリン血症 むgammaglobulinけっしょう

无病 無病 むびょう

无病恶露 無病悪露 むびょうおろ

无长突神经细胞 無軸索ニューロン むじくさくneuron

无长突细胞 無軸索細胞 むじくさくさいぼう

无齿(钩)〔手术〕镊 無鉤ピンセット むこうpincette

无齿胃钳 無鉤胃鉗子 むこういかんし

无触酶症　無カタラーゼ症　むcatalaseしょう

无创伤缝针　無創傷性縫合針　むそうしょうせいほうごうしん

无创伤骨折　閉鎖性骨折　へいさせいこっせつ

无创伤性检查法　非創傷性検査法　ひそうしょうせいけんさほう

无创伤性诊断方法　非創傷性診断法　ひそうしょうせいしんだんほう

无唇〔畸形〕　無唇〔症〕　むしん〔しょう〕

无胆色素尿　無胆汁尿〔症〕　むたんじゅうにょう〔しょう〕

无胆色素尿性黄疸　無胆汁尿性黄疸　むたんじゅうにょうせいおうだん

无胆汁症　無胆汁症　むたんじゅうしょう

无蛋白滤液　無蛋白〔質〕濾液　むたんぱく〔しつ〕ろえき

无蛋白免疫原　イソパチン　isopatin

无氮培养基　無窒素培地　むちっそばいち

无蒂　無茎　むけい

无电极感应灯　無電極感応灯　むでんきょくかんのうとう

无定形部份　無定形部分　むていけいぶぶん

无定形沉淀　無定形沈殿　むていけいちんでん

无定形固体　無定形固体　むていけいこたい

无定形蜡　無定形蠟　むていけいろう

无定形磷酸盐　無定形リン酸塩　むていけいリンさんえん

无定形硫　無定形硫黄　むていけいいおう

无定形碳　無定形炭素　むていけいたんそ

无定形物　無定形物　むていけいぶつ

无定形〔现象〕　無定形現象　むていけいげんしょう

无动情期　発情休止期,無発情期　はつじょうきゅうしき,むはつじょうき

无毒界量　無毒限界量　むどくげんかいりょう

无毒络合物　無毒キレート　むどくchelate

无毒蛇　無毒蛇　むどくじゃ(へび)

无毒血清沉淀　無毒血清沈殿　むどくけっせいちんでん

无毒株　無毒菌株　むどくきんしゅ

无恶露　無悪露　むおろ

无耳畸胎　無耳体　むじたい

无耳〔畸形〕　無耳症　むじしょう

无反射　無反射〔症〕　むはんしゃ〔しょう〕

无反(变)应性　アネルギー　anergie

无防御力　無防御力,抵抗力欠如　むぼうぎょりょく,ていこうりょくけつじょ

无放射电子俘获检测器　無放射電子捕獲検出器　むほうしゃでんしほかくけんしゅつき

无肺畸形　無肺症,先天性肺欠損症　むはいしょう,せんてんせいはいけっそんしょう

无缝冠　無縫歯冠　むほうしかん

无缝冠冲压机　無縫歯冠マシーン　むほうしかんmachine

无缝管　無縫管　むほうかん

无缝金壳冠　無縫金冠　むほうきんかん

无感觉　無感覚,無知覚　むかんかく,むちかく

无高脂血症　無高脂質血症　むこうししつけっしょう

无睾畸形　無睾丸症,宦官症　むこうがんしょう,かんがんしょう

无睾者　無睾丸者,宦官　むこうがんしゃ,かんがん

无隔　無〔中〕隔　む〔ちゅう〕かく

无隔菌丝细胞　無隔菌糸細胞　むかくきんしさいぼう

无根藤次碱　カッシチジン　cassythidine

无根藤碱　カッシフィリン　cassyfiline

无功能蛋白质　無機能蛋白〔質〕　むきのうたんぱく〔しつ〕

无功能性肾上腺皮质肿瘤　無機能性副腎皮質腫瘍　むきのうせいふくじんひしつしゅよう

无功能性胰岛细胞瘤　無機能性〔膵〕島細胞腫,無機能性インシュリノーマ　むきのうせい〔すい〕とうさいぼうしゅ,むきのうせいinsulinoma

无功能性胰岛细胞腺瘤　無機能性〔膵〕島細胞腺腫　むきのうせい〔すい〕とうさいぼうせんしゅ

无宫缩　無陣痛　むじんつう

无共生物培养　無菌性培養,純培養　むきんせいばいよう,じゅんばいよう

无钩绦虫　無鉤条虫,カギナシサナダ　むこうじょうちゅう

无构造动物　無構造動物　むこうぞうどうぶつ

无关刺激〔物〕　無関刺激　むかんしげき

无关(效)电极　無関電極,無刺激電極　むかんでんきょく,むしげきでんきょく

无管胃液分析　無管胃液分析　むかんいえきぶんせき

无管腺　無管腺,内分泌腺　むかんせん,ないぶんぴつせん

无光泽　無光沢　むこうたく

无规卷曲　ランダム コイル　random coil

无过氧化氢酶血〔症〕　無カタラーゼ血〔症〕　むcatalaseけつ〔しょう〕

无害废水　無害性廃水　むがいせいはいすい

无害化处理　無害化処理　むがいかしょり

无害作用阈　無害作用域値　むがいさよういきち

无汗性外胚层发育异常　無汗性外胚葉異形成　むかんせいがいはいよういけいせい

无汗症　無汗症　むかんしょう

无核裂细胞　非分割細胞　ひぶんかつさいぼう

无核卵块受精发育　単精発性,メロゴニー　たんせいはっせい,merogony

无核细胞　無核細胞　むかくさいぼう

无核原虫类　モネラ　monera

无核原生质团　無核の原形質塊　むかくのげんけいしつかたまり

无牙合　無咬合,開咬　むこうごう,かいこう

无〔黑〕色素性黑素瘤　メラニン欠乏性黒色腫　melaninけつぼうせいこくしょくしゅ

无横纹纤维　無線条筋繊維,不随意筋繊維　むせんじょうせんい,ふずいいきんせんい

无虹膜畸形　無虹彩症　むこうさいしょう

无虹膜青光眼　無虹彩緑内障　むこうさいりょくないしょう

无后颅畸形　背側頭蓋欠損奇形　はいそくずがいけっそんきけい

无花果蛋白酶　フィシン　ficin

无花果酶　フィコイン　ficoin

无花果属　イチジク属　イチジクぞく

无患子科　ムクロジ科　ムクロジか

无患子〔皂〕甙　サピンドシド　sapindoside

无黄疸型病毒性肝炎　非黄疸性ウイルス肝炎　ひおうだんせいvirusかんえん

无黄疸型肝炎　非黄疸性肝炎　ひおうだんせいかんえん

无灰滤纸　無灰ろ紙　むかいろし

无回声区　無反響区　むはんきょうく

无火焰原子吸收　無炎光原子吸収　むえんこうげんしきゅうしゅう

无机毒物　無機毒物　むきどくぶつ

无机放射性碘　無機放射性ヨウ素　むきはうしゃせいヨウそ

无机废弃物　無機廃棄物　むきはいきぶつ

无机粉尘　無機粉塵　むきふんじん

无机汞中毒　無機水銀中毒　むきすいぎんちゅうどく

无机化合物　無機化合物　むきかごうぶつ

无机化学　無機化学　むきかがく

无机环境　無機環境　むきかんきょう

无机碱　無機塩基　むきえんき

无机胶体　無機コロイド　むきcolloid

无机聚合物　無機重合体　むきじゅうごうたい

无机离子交换剂　無機イオン交換体　むきionこうかんたい

无机磷酸盐　無機リン酸塩　むきリンさんえん

无机硫酸盐　無機硫酸塩　むきりゅうさんえん

无机生理学　無機生理学　むきせいりがく

无机酸　無機酸　むきさん

无机污染物　無機汚染物　むきおせんぶつ

无机物　無機物　むきぶつ

无机性粉尘　無機性粉塵　むきせいふんじん

无机盐〔类〕　無機塩類　むきえんるい

无机盐营养　無機塩栄養　むきえんえいよう

无机药物　無機薬物　むきやくぶつ

无极分子　無極分子　むきょくぶんし

无极价　無極価　むきょくか

无极期　無分利　むぶんり

无极神经母细胞　無極神経芽細胞　むきょくしんけいがさいぼう

无极〔性〕键　無極性結合　むきょくせいけつごう

无脊髓畸形　無脊髄症,脊髄欠如奇形　むせきずいしょう,せきずいけつじょきけい

无脊椎动物　無脊髄動物　むせきずいどうぶつ

无荚膜　無荚膜　むきょうまく

无甲畸形　無爪症,爪欠損症　むそうしょう,そうこうけっそんしょう

无甲状腺性克汀病　無甲状腺性クレチン病　むこうじょうせんせいcretinびょう

无甲状腺性血症　無甲状腺ホルモン血症　むこうじょうせんhormoneけつしょう

无甲状腺症　無甲状腺症　むこうじょうせん〔しょう〕

无睑畸形　無眼瞼症　むがんけんしょう

无间隔　無〔中〕隔　む〔ちゅう〕かく

无节律　不整脈　ふせいみゃく

无节制　失調〔症〕　しっちょう〔しょう〕

无紧张力　アトニー,無緊張〔症〕　atony,むきんちょう〔しょう〕

无晶状体畸形　無水晶体症　むすいしょうたいしょう

无晶状体性闭角青光眼　無水晶体性閉角緑内障　むすいしょうたいせいへいかくりょくないしょう

无晶状体性青光眼　無水晶体性緑内障　むすいしょうたいせいりょくないしょう

无晶状体眼　無水晶体性眼　むすいしょうたいせいがん

无精液症　無精液症　むせいえきしょう

无精子症　無精子症,精子欠如　むせいししょう,せいしけつじょ

无颈子宫　無頸子宮　むけいしきゅう

无菌　無菌〔状態〕　むきん〔じょうたい〕

无菌绊创(橡皮)膏　無菌絆創膏　むきんばんそうこう

无菌操作　無菌操作　むきんそうさ

无菌操作柜　無菌操作箱　むきんそうさばこ

无菌操作室　無菌操作室　むきんそうさしつ

无菌动物　無菌動物　むきんどうぶつ

无菌洞巾　無菌ホールタオル　むきんhole towel

无菌敷料　無菌ガーゼ　むきんgauze

无菌技术　無菌技術,無菌操作法　むきんぎじゅつ,むきんそうさほう

无菌免疫　無菌免疫　むきんめんえき

无菌脓尿症　無菌膿尿症　むきんのうにょうしょう

无菌培养　無菌培養　むきんばいよう

无菌容器　無菌容器　むきんようき

无菌溶液　無菌液　むきんえき

无菌生产　無菌生産　むきんせいさん

无菌试验　無菌試験　むきんしけん

无菌室　無菌室　むきんしつ

无菌手术化脓率　無菌手術の化膿率　むきんしゅじゅつのかのうりつ

无菌术　無菌法　むきんほう

无菌水　滅菌水　めっきんすい

无菌脱脂纱布　無菌ガーゼ　むきんgauze

无菌性骨坏死　無菌性骨壊死　むきんせいこつえし

无菌性坏死　無菌性壊死　むきんせいえし

无菌〔性〕脑膜炎　無菌性髄膜炎　むきんせいずいまくえん

无菌蒸馏水　滅菌蒸留水　めっきんじょうりゅうすい

无颗粒内质网　無顆粒小胞体　むかりゅうしょうほうたい

无颗粒型　無顆粒型　むかりゅうがた

无孔处女膜　無孔処女膜　むこうしょじょまく

无恐怖症　無恐症,恐怖心欠如　むきょうしょう,きょうふしんけつじょ

无口畸形　無口症　むこうしょう

无泪症　無涙症　むるいしょう

无离子水　イオン除去水　ionじょきょすい

无力　無力〔症〕　むりょく〔しょう〕

无力型　無力型,無力体型　むりょくけい,むりょくたいけい

无力型胃　無力型胃　むりょくけいい

无力性便秘　無緊張性便秘　むきんちょうせいべんぴ

无力性发热　無力熱,低熱　むりょくねつ,ていねつ

无力〔性〕反应　無力性反応　むりょくせいはんのう

无力性人格障碍　無力性人格異常　むりょくせいじんかくいじょう

无力性谵妄　無力性譫妄　むりょくせいせんぼう

无粒白细胞　無顆粒球,非顆粒性白血球　むかりゅうきゅう,ひかりゅうせいはっけっきゅう

无颅畸形　無頭蓋症　むずがいしょう

无卵巢畸形　卵巣欠如,無卵巣症　らんそうけつじょ,むらんそうしょう

无脉　無脈拍　むみゃくはく

无脉络膜　脈絡膜欠如　みゃくらくまくけつじょ

无脉症　脈なし病　みゃくなしびょう

无毛〔细〕菌类　無鞭毛細菌類　むべんもうさいきんるい

无酶症　無酵素症　むこうそしょう

无面畸形　無顔症　むがんしょう

无名动脉　無名動脈　むめいどうみゃく

无名骨　無名骨　むめいこつ

无名静脉　無名静脈　むめいじょうみゃく

无名尸体　無名氏死体　むめいししたい

无名指　薬指　くすりゆび

无钠血浆　無ナトリウム血漿　むnatriumけっしょう

无耐受力症　無忍耐症　むにんたいしょう

无脑回畸形　脳回欠如奇形,無脳回症　のうかいけつじょきけい,むのうかいしょう

无脑畸胎　無脳体　むのうたい

无脑畸形　無脳症　むのうしょう

无脑脊髓畸形　無脊髄脳症　むせきずいのうしょう

无尿症　無尿症　むにょうしょう

无排卵型功能〔障碍〕性子宫出血　無排卵性機能障害性子宮出血　むはいらんせいきのうしょうがいせいしきゅうしゅっけつ

无排卵性月经　無排卵性月経　むはいらんせいげっけい

无排卵周期　無排卵性周期　むはいらんせいしゅうき

无膀胱畸形　無膀胱症　むぼうこうしょう

无配子生殖　無配偶子生殖　むはいぐうしせいしょく

无皮质综合征　失〔脳〕外套症候群　しつ〔のう〕がいとうしょうこうぐん

无脾畸形　無脾症　むひしょう

无偏估计　不偏推定　ふへんすいてい

无偏估计量　不偏推定値　ふへんすいていち

无嘌呤核酸　アプリン酸　apurinさん

无脐畸胎　無臍体　むさいたい

无迁移的浓差电池　無移転性濃淡電池　むいてんせいのうたんでんち

无情感　無関心,感情鈍麻　むかんしん,かんじょうどんま

无情感-无意志-运动不能性综合征　無感情無関心運動不能性症候群　むかんじょうむかんしんうんどうふのうせいしょうこうぐん

无热脓肿　冷膿瘍,寒性膿瘍　れいのうよう,かんせいのうよう

无热期　発熱間欠期　はつねつかんけつき

无热原性　無発熱物質性　むはつねつぶっしつせい

无融合生殖　無配偶生殖,単為生殖　むはいぐうせいしょく,たんいせいしょく

无乳　アガラクシア,無乳〔症〕　agalactia,むにゅう〔しょう〕

无乳房畸形　無乳房症　むにゅうぼうしょう

无乳头畸形　無乳頭症,乳頭欠如　むにゅうとうしょう,にゅうとうけつじょ

无色胆汁　ロイコビリン　leukobilin

无色淀粉样蛋白　アクロアミロイドプロテイン　achroamyloid protein

无色核黄素　ロイコリボフラビン　leucoriboflavin

无色红细胞　無色性赤血球　むしょくせいせっけっきゅう

无色糊精　ロイコデキストリン　leukodextrin

无色化合物　ロイコ化合物　leucoかごうぶつ

无色巨成红细胞　白色巨〔大〕赤芽球　はくしょくきょ〔だい〕せきがきゅう

无色矢车菊素　ロイコシアニジン　leucocyanidin

无色〔素〕痣　無色素性母斑　むしきそせいぼはん

无色型　無色型　むしょくがた

无色性　無色性　むしょくせい

无舌畸形　無舌症　むぜつしょう

无舌无指综合征　無舌無指症候群　むぜつむししょうこうぐん

无伸展性　無伸展性　むしんてんせい

无砷金属锌　無ヒ素の金属亜鉛　むひそのきんぞくあえん

无神经节巨结肠　無神経節巨大結腸〔症〕,神経節欠損性巨大結腸　むしんけいせつきょだいけっちょう〔しょう〕,しん

けいせつけっそんせいきょだいけっちょう

无神经膜　無神経繊維鞘　むしんけいせんいしょう

无肾畸形　無腎症　むじんしょう

无肾小球　無糸球　むしきゅう

无生物　無生物　もせいぶつ

无生物学　無生物学　むせいぶつがく

无生育（殖）力　無生殖能力　むせいしょくのうりょく

无生源说　偶然発生説,自然発生説　ぐうぜんはっせいせつ,しぜんはっせいせつ

无生殖器畸形　無性器症　むせいきしょう

无生殖腺　性腺欠損　せいせんけっそん

无声嗳语　吃語,吃言　げんご,つぶやきごと

无食欲　食欲欠乏　しょくよくけつぼう

无手畸形　無手症　むしゅしょう

无水醋酸　無水酢酸　むすいさくさん

无水氟化钾　無水フッ化カリウム　むすいフッかkalium

无水铬酸钠　無水クロム酸ナトリウム　むすいchromさんnatrium

无水甲醇　無水メタノール　むすいmethanol

无水酒精（乙醇）　無水アルコール　無水エチルアルコール　むすいalcohol,むすいethylalcohol

无水硫酸　無水硫酸　むすいりゅうさん

无水硫酸钠　無水硫酸ナトリウム　むすいりゅうさんnatrium

无水硫酸铈　無水硫酸セリウム　むすいりゅうさんcerium

无水硫酸铜　無水硫酸銅　むすいりゅうさんどう

无水氯化钙　無水塩化カルシウム　むすいえんかcalcium

无水氯化铁　無水塩化鉄　むすいえんかてつ

无水醚　無水エーテル　むすいether

无水钼酸　無水モリブデン酸　むすいmolybdenさん

无水溶剂　無水溶剤　むすいようざい

无水三氯化铁　無水塩化第二鉄　むすいえんかだいにてつ

无水试样　無水標本,乾燥標本　むすいひょうほん,かんそうひょうほん

无水碳酸钾　無水炭酸カリウム　むすいたんさんkalium

无水碳酸钠　無水炭酸ナトリウム　むすいたんさんnatrium

无丝分裂　無糸〔核〕分裂　むし〔かく〕ぶんれつ

无酸症　胃酸欠乏症　いさんけつぼうしょう

无髓〔神经〕纤维　無髄神経繊維　むずいしんけいせんい

无髓细胞血症　無骨髄球血症　むこつずいきゅうけっしょう

无髓牙　無髄歯　むずいし

无损伤缝合针　無損傷縫合針　むそんしょうほうごうしん

无损伤钳　無損傷鉗子　むそんしょうかんし

无特异病原体动物　無特異性病原体動物　むとくいせいびょうげんたいどうぶつ

无体形畸形　無形奇形　むけいきけい

无条件反射　無条件反射　むじょうけんはんしゃ

无瞳孔畸形　無瞳孔症　むどうこうしょう

无痛　無痛　むつう

无痛法　無痛法　むつうほう

无痛分娩　無痛分娩　むつうぶんべん

无痛感应治疗机　無痛性感応電流治療装置　むつうせいかんのうでんりゅうちりょうそうち

无痛性淋巴结肿大（胀）　無痛性リンパ節腫脹　むつうせいlymphせつしゅちょう

无痛性乳腺囊性增大症　レクリュー病　Reclusびょう

无痛性小结石　無痛性小結石　むつうせいしょうけっせき

无痛性心肌梗塞　無痛性心筋梗塞〔症〕　むつうせいしんき

んこうそく〔しょう〕

无痛性血尿　無痛性血尿　むつうせいけつにょう

无头颈畸胎　無頸頭体　むけいとうたい

无尾感器亚纲　双器亜綱　そうきあこう

无尾核丝虫　バンクロフト フィラリア　bancroft filaria

无尾精子　球形精子　きゅうけいせいし

无尾类　無尾類　むびるい

无味合霉素　パルミチン酸シントマイシン　palmitinさん syntomycin

无味红霉素　ラウリル硫酸プロピオン酸エリスロマイシン　laurylりゅうさんpropionさんerythromycin

无味氯霉素　パルミチン酸クロラムフェニコール　palmitinさんchloramphenicol

无胃畸形　無胃体〔症〕　むいたい〔しょう〕

无细胞性牙骨质　無細胞性セメント質　むさいぼうせいcementしつ

无细胞性硬化　無細胞性硬化〔症〕　むさいぼうせいこうか〔しょう〕

无〔下〕颌畸形　無頸症,下顎欠如　むがくしょう,かがくけつじょ

无纤毛细胞　無線毛細胞　むせんもうさいぼう

无纤维蛋白原血症　無線維素原血症,無フィブリノーゲン血症　むせんいそげんけっしょう,むfibrinogenけっしょう

无限稀释　無限希釈　むげんきしゃく

无线电心动描记法　ラジオカルジオグラフィ　radiocardiography

无小脑畸形　小脑欠损症,無小脑〔症〕　しょうのうけっそんしょう,むしょうのうのうしょう

无效〔等位〕基因　アモルフ　amorph

无效假说　帰無仮説　きむかせつ

无效量　無効量　むこうりょう

无效腔(区)　死腔　しこう

无效性红细胞生成　無効性赤血球生成　むこうせいせっけっきゅうせいせい

无效血小板生成　無効性血小板新生　むこうせいけっしょうばんしんせい

无效造血　無効造血　むこうぞうけつ

无〔心〕房中隔　単心房　たんしんぼう

无心畸胎　無心体　むしんたい

无心畸形　無心奇形　むしんきけい

无〔心〕室中隔　単心室　たんしんしつ

无心双胎　無心双生児　むしんそうせいじ

无性孢子　無性胞子　むせいほうし

无性繁殖　無性生殖　むせいせいしょく

无性繁殖系选择学说　クローン選択説　cloneせんたくせつ

无性〔繁殖细胞〕系　クローン　clone

无性生殖　無性生殖　むせいせいしょく

无性生殖期　無性生殖期　むせいせいしょくき

无性生殖体　非配偶体　ひはいぐうたい

无性世代　無性世代　むせいせだい

无性细胞瘤　未分化胚細胞腫　みぶんかはいさいぼうしゅ

无性腺症　無性腺症　むせいせんしょう

无性增殖　無性増殖　むせいぞうしょく

无性增殖系体细胞突变　クローン体細胞〔突然〕変異　cloneたいさいぼう〔とつぜん〕へんい

无胸腺　無胸腺〔症〕　むきょうせん〔しょう〕

无胸腺小鼠　無胸腺ハッカネズミ　むきょうせんハッカネズミ

无嗅脑畸形　無嗅脑症　むきゅうのうしょう

无序性　偶然性　ぐうぜんせい

无血生成　無造血〔症〕　むぞうけつ〔しょう〕

无牙　無歯〔症〕　むし〔しょう〕

无牙颌　無歯顎　むしがく

无牙区　無歯区　むしく

无芽孢杆菌属　バクテリウム属　Bacteriumぞく

无芽孢厌氧菌　無芽胞性嫌気菌　むがほうせいけんききん

无盐饮食　無塩食　むえんしょく

无眼畸形　無眼球症　むがんきゅうしょう

无氧燃烧　無酸素燃焼　むさんそねんしょう

无氧〔糖〕酵解　無酸素性解糖〔作用〕　むさんそせいかいとう〔さよう〕

无氧糖酵解途径　エンブデン・マイエルホフ経路　Embden-Meyerhofけいろ

无叶豆碱　スパルテイン　sparteine

无胰〔畸形〕　無膵〔症〕　むすい〔しょう〕

无意识　無意識　むいしき

无意识选择　無意識選択　むいしきせんたく

无〔意〕义密码子　ナンセンス コードン　nonsense codon

无阴囊　無陰嚢　むいんのう

无影〔手术〕灯　無影〔手術〕灯　むえい〔しゅじゅつ〕とう

无语言能症　失語症　しつごしょう

无月经　無月経　むげっけい

无脏器特异性抗核因子　非臓器特異性抗核因子　ひぞうきとくいせいこうかくいんし

无张力膀胱　無緊張膀胱　むきんちょうぼうこう

无针注射　無針注射　むしんちゅうしゃ

无针注射器　無針注射器　むしんちゅうしゃき

无疹天花　無疹性痘瘡　むしんせいとうそう

无疹性麻疹　無疹性麻疹　むしんせいましん

无症状白喉　無症状性ジフテリア　むしょうじょうせいdiphtheria

无症状带虫者　無症状保虫者　むしょうじょうほちゅうしゃ

无症状带菌者　無症状保菌者　むしょうじょうほきんしゃ

无症状细菌尿　無症状細菌尿〔症〕　むしょうじょうさいきんにょう〔しょう〕

无症状〔性〕感染　無症状感染　むしょうじょうかんせん

无支持剂的液-液分配色谱法　無支持剤の液・液分配クロマトグラフィ　むしじざいのえき・えきぶんぱいchromatography

无肢畸胎　無肢体　むしたい

无肢畸形　無肢症　むししょう

无β脂蛋白血〔症〕　無β-リポプロテイン血〔症〕　むβ-lipoproteinけつ〔しょう〕

无脂饮食　無脂肪食　むしぼうしょく

无脂脂蛋白丝氨酸　アポリポプロテイン セリン　apolipoprotein serine

无指畸形　無指症　むししょう

无种特异性血清　非種特異性血清　ひしゅとくいせいけっせい

无重力　無重力　むじゅうりょく

无轴突〔神经〕细胞　アマクリン細胞,無軸索細胞　amacrineさいぼう,むじくさくさいぼう

无子宫畸形　無子宮症　むしきゅうしょう

无自制力　無自制力　むじせいりょく

无足畸形　無足症　むそくしょう

无足目　無足目　むそくもく

无阻尼波　不減衰波　ふげんすいは

无阻尼分析天平　不減衰分析天秤　ふげんすいぶんせきてんびん

无阻尼探头　不減衰消息子　ふげんすいしょうそくし

无作用剂量　無効量　むこうりょう

芜青　カブ，カブラ

吴策线虫病　バンクロフト糸状虫症　bancroftしじょうちゅうしょう

吴策线虫属　ブケレリア属　Wuchereriaぞく

吴夫氏管　ウォルフ管　Wolffかん

吴茱萸次碱　ルテカルピン　rutaecarpine

吴茱萸碱　エボジアミン　evodiamine

吴茱萸属　ゴシュユ属　ゴシュユぞく

梧桐胶　アオギリゴム　アオギリgum

蜈蚣毒液中毒　ムカデ毒液中毒　ムカデどくえきちゅうどく

蜈蚣科　ムカデ科　ムカデか

蜈蚣属　ムカデ属　ムカデぞく

蜈蚣蛰伤　ムカデ刺傷　ムカデししょう

wǔ　五午伍武舞

五斑按蚊　ハマダラカ

五板层膜　五板層膜　ごはんそうまく

五倍性　五倍性　ごばいせい

五倍子　五倍子　ゴバイシ

五倍子鞣质　ガロタンニン　gallotanin

五倍子酸试验　没食子酸試験，五倍子酸試験　モッショクシさんしけん，ゴバイシさんしけん

五碘化物　五ヨウ化物　ごヨウかぶつ

五氟化碘　五フッ化ヨウ素　ごフッかヨウそ

五氟化硫　五フッ化硫黄　ごフッかいおう

五氟化物　五フッ化物　ごフッかぶつ

五氟溴苄　ペンタフルロベンジル ブロマイド　pentafluorobenzyl bromide

五福花根　スンブール　sumbul

五官科　眼耳鼻咽喉科　がんじびいんこうか

五官科高频电熨器　眼耳鼻咽喉科高周波焼灼器　がんじびいんこうかこうしゅうはしょうしゃっき

五官科聚光灯　眼耳鼻咽喉科投射灯　がんじびいんこうかとうしゃとう

五环糖　フラノース　furanose

五加甙　エレウテロシド　eleutheroside

五加科　ウコギ科　ウコギか

五加属　ウコギ属　ウコギぞく

五甲季铵　ペンタメトニウム　pentamethonium

五甲哌啶　ペンピジン　pempidine

五甲烯氮唑　ペンテトラゾール　pentetrazol

五甲烯四氮唑　ペンチレンテトラゾール　pentylenetetrazol

五甲氧基红　ペンタメトキシルレッド　pentamethoxylred

五价气性坏疽抗毒素　五価ガス壊疽抗毒素　ごかgasえそこうどくそ

五价锑　五価アンチモン　ごかantimony

五角双锥〔体〕　五角双錐体　ごかくそうすいたい

五联律　五段リズム，五段律動　ごだんrhythm，ごだんりつどう

五联体抗原　ペントン抗原　pentonこうげん

五联症　五徴症　ごちょうしょう

　法氏五联症　ファロー五徴症　Fallotごちょうしょう

五硫化二磷　五硫化リン　ごりゅうかリン

五硫化二钠　五硫化ナトリウム　ごりゅうかnatrium

五硫化二砷　五硫化二ヒ素　ごりゅうかにヒそ

五卤化磷　五ハロゲン化リン　ごhalogenかリン

五氯酚　ペンタクロロフェノール　pentachlorophenol

五氯酚钠　ペンタクロロフエノール ナトリウム　pentachlorophenol natrium

五氯酚钠中毒　ペンタクロロフエノール ナトリウム中毒　pentachlorophenol natriumちゅうどく

五氯酚杀虫剂　ペンタクロロフエノール殺虫薬　pentachlorophenol さっちゅうやく

五氯化锑　五塩化アンチモン　ごえんかantimony

五氯化物　五塩化物　ごえんかぶつ

五霉素　キンカマイシン　quinquamycin

五硼烷　ペンタボラン　pentaborane

五羟色胺　5-ヒドロキシトリプタミン　5-hydroxytryptamine

五日热　五日熱　いつかねつ

五胎妊娠　五胎児妊娠　ごたいじにんしん

五肽胃泌素　ペンタガストリン　pentagastrin

五碳糖　五炭糖，ペントース　ごたんとう，pentose

五味子醇　シザンドロール　schizandrol

五味子属　ゴミシ属　ゴミシぞく

五味子素　シザンドリン　schizandrin

五氧化二氮　五酸化二窒素　ごさんかにちっそ

五氧化二碘　五酸化二ヨウ素　ごさんかにヨウそ

五氧化二钒　五酸化バナジウム　ごさんかvanadium

五氧化二钌　五酸化ルテニウム　ごさんかruthenium

五氧化二磷　五酸化二リン　ごさんかにリン

五氧化二磷中毒　五酸化二リン中毒　ごさんかにリンちゅうどく

五氧化二钼　五酸化二モリブデン　ごさんかにmolybdenum

五氧化二砷　五酸化二ヒ素　ごさんかにヒそ

五氧化二锑　五酸化二アンチモン　ごさんかにantimony

五杂环化合物　五ヘテロ環式化合物　ごheteroかんしきかごうぶつ

午非氏管　ウォルフ管　Wolffかん

午非氏管囊肿　ウォルフ管嚢胞　Wolffかんのうほう

午非氏体　ウォルフ体　Wolffたい

午后低热　午後低熱　ごごていねつ

午-帕-怀三氏综合征　ウォルフ・パーキンソン・ホワイト症候群　Wolff-Parkinson-Whiteしょうこうぐん

伍德氏光　ウッド光線　Woodこうせん

伍德氏滤板(器)　ウッドろ光板　Woodろこうはん

伍德氏征　ウッド徴候　Woodちょうこう

伍尔皮安氏萎缩　ブルピアン萎縮　Vulpianいしゅく

武〔斯忒〕氏红　ビュルスター レッド　Wurster red

武〔斯忒〕氏蓝　ビュルスター ブルー　Wurster blue

武田-神纳-仙石三氏公式　武田神納仙石式　たけだしんのうせんごくしき

舞蹈病(症)　舞踏病　ぶとうびょう

　杭廷顿氏舞蹈病　ハンチングトン舞踏病　Huntingtonぶとうびょう

　西登哈姆氏舞蹈病　シデナム舞踏病　Sydenhamぶとうびょう

舞蹈〔病〕样运动　舞踏〔病〕様運動　ぶとう〔びょう〕よううんどう

舞蹈狂　舞踏性躁病　ぶとうせいそうびょう

舞蹈手足徐动症　舞踏病アテトーゼ　ぶとうびょうathetosis

wù　戊芍物误雾

戊氨酸　ノルバリン　norvaline

戊巴比妥　ペントバルビタール　pentobarbital

戊巴比妥钠　ペントバルビタール ナトリウム　pentobarbital natrium

戊醇　アミルアルコール　amyl alcohol

戊二醛　グルタールアルデヒド　glutaraldehyde

戊二酸　グルタル酸　glutarさん

戊二烯　ペンタジエン　pentadiene

戊二酰辅酶A　グルタリル コエンザイムA　glutaryl coenzymeA

戊基　アミル基　amylき

戊基二甲季铵　ペンタメトニウム　pentamethnium

戊基青霉素钠　アミルペニシリン ナトリウム　amylpenicillin natrium

戊聚糖　ペントサン　pentosan

戊奎宁　ペンタキン　pentaquine

戊硫代巴比土〔酸〕钠　ペントタール ナトリウム　pentothal natrium

戊硫代巴比妥　ペントタール　pentothal

戊脉安　ベラパミル　verapamil

戊内酰胺　バレロラクタム　valerolactam

戊内酯　バレロラクトン　valerolactone

戊青霉素　アミルペニシリン　amylpenicillin

戊醛　バレルアルデヒド　valeraldehyde

戊炔二酸　クルテン酸　glutinさん

戊四氮　ペンチレンテトラゾール　pentylenetetrazol

戊四唑　ペンテトラゾール　pentetrazol

戊酸　吉草酸　きっそうさん

戊酸雌二醇　吉草酸エストラジオール　きっそうさんestradiol

戊酸戊酯　吉草酸アミル　きっそうさんamyl

戊酸盐　バレレート　valerate

戊糖　ペントース　pentose

戊糖甙　ペントシド　pentoside

戊糖甙酶　ペントシダーゼ　pentosidase

戊糖核酸　ペントース核酸　pentoseかくさん

戊糖磷酸途径　ペントースリン酸経路　pentoseリンさんけいろ

戊糖尿〔症〕　ペントース尿〔症〕　pentoseにょう〔しょう〕

戊糖脎　ペントサゾーン　pentosazone

戊糖血〔症〕　ペントース血〔症〕　pentoseけつ〔しょう〕

戊糖循环　ペントース循環　pentoseじゅんかん

戊烷　ペンタン　pentane

戊烷脒　ペンタミジンpentamidine

戊烯　アミレン　amylene

戊烯巴比妥　ビンバルビタール　vinbarbital

戊烯二醛　グルタコンアルデヒド　glutaconaldehyde

戊烯青霉素　ペンテニル ペニシリン　pentenyl penicillin

芴　フルオレン　fluorene

物候相（期）　生物季節相　せいぶつきせつそう

物候学　生物季節学　せいぶつきせつがく

物境　対物レンズ,対物鏡　たいぶつlens,たいぶつきょう

物镜测微计（尺）　対物鏡マイクロメータ　たいぶつきょうmicrometer

物镜旋座　〔対物鏡〕転換器　〔たいぶつきょう〕てんかんき

物距　物体距離　ぶったいきょり

物理半衰期　物理的半減期　ぶつりてきはんげんき

物理变化　物理的変化　ぶつりてきへんか

物理常数　物理的定数　ぶつりてきていすう

物理方法　物理的方法　ぶつりてきほうほう

物理光学　物理光学　ぶつりこうがく

物理化学　物理化学　ぶつりかがく

物理化学分析　物理化学分析　ぶつりかがくぶんせき

物理化学性质　物理化学的性質　ぶつりかがくてきせいしつ

物理疗法　物理療法,理学療法　ぶつりりょうほう,りがくりょうほう

物理伦琴当量　物理レントゲン当量　ぶつりroentgenとうりょう

物理灭菌法　物理的滅菌法　ぶつりてきめっきんほう

物理稳定性　物理的安定性　ぶつりてきあんていせい

物理吸附　物理的吸着　ぶつりてききゅうちゃく

物理现象　物理現象　ぶつりげんしょう

物理消毒法　物理的消毒法　ぶつりてきしょうどくほう

物理性体温调节　物理的体温調節　ぶつりてきたいおんちょうせつ

物理性质　物理性質　ぶつりせいしつ

物理学　物理学　ぶつりがく

物理学检查　理学的検査　りがくてきけんさ

物理医学　物理療法学,物療学　ぶつりりょうほうがく,ぶつりょうがく

物理因素　物理的因子　ぶつりてきいんし

物理原〔因〕病　理学的疾病　りがくてきしっぺい

物理原〔因〕发热　理学的発熱　りがくてきはつねつ

物理原则　物理的原則　ぶつりてきげんそく

物理诊断　理学的診断　りがくてきしんだん

物理症状　理学的症状　りがくてきしょうじょう

物理治疗仪器　物〔理治〕療装置　ぶつ〔りち〕りょうそうち

物理致癌因素　物理的発癌物質　ぶつりてきはつがんぶっしつ

物料平衡　物質平衡　ぶっしつへいこう

物态　物質の状態　ぶっしつのじょうたい

物态变化　状態変化　じょうたいへんか

物态变数（量）　状態変数　じょうたいへんすう

物态方程式　状態方程式　じょうたいほうていしき

物体显大性幻觉　大視性幻覚　だいしせいげんかく

物体显小性幻觉　小視性幻覚　しょうしせいげんかく

物象　像，イメージ　ぞう,image

物象不等　不等像〔視〕症　ふとうぞう〔し〕しょう

物证　物証　ぶっしょう

物证检验　物証検査　ぶっしょうけんさ

β-物质　β-物質　β-ぶっしつ

H物质　H物質　Hぶっしつ

P-P物质　P-P物質,ペラグラ予防物質　P-Pぶっしつ,pellagraよぼうぶっしつ

物质波　物質波　ぶっしつは

物质不灭　物質恒存　ぶっしつこうぞん

物质不灭（守恒）定律　物質恒存の原理　ぶっしつこうぞんのげんり

物质代谢　物質代謝　ぶっしつたいしゃ

〔物质〕代谢障碍　〔物質〕代謝障害　〔ぶっしつ〕たいしゃしょうがい

物质〔的〕状态　物質の状態　ぶっしつのじょうたい

物质交换　物質交換　ぶっしつこうかん

物质蓄积　物質蓄積　ぶっしつちくせき
物种　種　しゅ
物种形成　種分化　しゅぶんか
误差　誤差　ごさ
误差百分数　誤差百分率　ごさひゃくぶんりつ
误差限　誤差限界　ごさげんかい
误差指数　誤差指数　ごさしすう
误服中毒　事故中毒　じこちゅうどく

误听　錯聴　さくちょう
　韦氏误听　ウイリス錯聴　Willisさくちょう
误诊　誤診　ごしん
误诊病例　誤診〔症〕例　ごしん〔しょう〕れい
误诊率　誤診率　ごしんりつ
雾化吸入　噴霧吸入　ふんむきゅうにゅう
雾化吸入剂　エアロゾル　aerosol
雾化系统　噴霧化系　ふんむかけい

X

XI　西吸希析昔矽息硒烯稀犀锡溪蜥膝蹊习席　檄洗徙喜系细隙

xī　西吸希析昔矽息硒烯稀犀锡溪蜥膝蹊

西贝〔母〕碱　インペリアリン,シペイミン　imperialine, sipeimine
西弼氏饮食　シッピー食　Sippyしょく
西伯利亚立克次氏体　シベリヤリケッチア　Siberia richettsia
西伯利亚远志　シベリヤ遠志　Siberiaオンジ
西伯氏鼻孢子虫　リノスポリジウムシーベリ，単胞子虫 目の酵母様寄生体　Rhinosporidium seeberi,たんほうし ちゅうもくのこうぼようきせいたい
西博德氏剪刀　シーボルド剪刀　Sieboldせんとう
西达尔氏试验　シダル試験　Siddallしけん
西党参　ヒカゲツルニンジン
西登哈姆氏咳　シデナム咳　Sydenhamせき
西登哈姆氏舞蹈病　シデナム舞踏病　Sydenhamぶとうびょう
西地兰　セジラニド,ラナトシド　cedilanid,lanatoside
西尔弗氏综合征　シルバー症候群　Silverしょうこうぐん
西尔维厄斯氏点　シルビウス点　Sylviusてん
西尔维厄斯氏裂　シルビウス裂　Sylviusれつ
西尔维曼氏穿刺针　シルベルマン穿刺針　Silvermanせんし しん
西尔维斯特氏法　シルベスター法　Silvester ほう
西发丁（碱）　セバジン　cevadine
西法安生　セファランチン　cepharanthine
西番莲　トケイソウ
西番莲科　トケイソウ科　トケイソウか
西方马脑炎　西部ウマ脳炎　せいぶウマのうえん
西方马脑炎病毒　西部ウマ脳炎ウイルス　せいぶウマのう えんvirus
西方型马脑脊髓炎　西部ウマ脳脊髄炎　せいぶウマのうせ きずいえん
西方型马脑脊髓炎病毒　西部ウマ脳脊髄炎ウイルス　せい ぶウマのうせきずいえんvirus
西芬〔胺〕　セビン　cevine
西格玛反应　シグマ反応　sigmaはんのう
西格玛因子　シグマ因子　sigmaいんし
西格蒙德氏腺　ジグムント腺　Sigmundせん
西瓜子皂甙　ククルボシトリン　cucurbocitrin

西葫芦　西洋カボチャ　せいようカボチャ
西葫芦子　西洋カボチャの種　せいようカボチャのたね
西黄蓍胶　トラガカント　tragacanth
西黄蓍胶甘油　トラガカント グリセリン　tragacanth glycerin
西黄蓍胶浆　トラガカント漿剤　tragacanthしょうざい
西卡尔氏征　シカール徴候　Sicarちょうこう
西可巴比妥　セコバルビタール　secobarbital
西可巴比妥钠　セコバルビタール ナトリウム　secobarbital natrium
西藜芦生物碱　セバラトルム アルカロイド　cevaratrum alkaloid
西里伯斯弧菌　セレベス ビブリオ　Celebes vibrio
西力生　セレサン　ceresan
西利马利(灵)　シリマリン　silymarin
西利欧苷元　シリオゲニン　syriogenin
西勒克斯氏征　ジレックス徴候　Silexちょうこう
西-罗二氏定律　ゼモン・ローゼンバッハ法則　Semon-Rosenbachほうそく
西玛津　シマジン　simazin
西门斯氏综合征　ジーメンス症候群　Siemensしょうこうぐ ん
西蒙氏病　シモン病　Simonびょう
西蒙氏缝合术　シモン縫合術　Simonほうごうしゅつ
西蒙氏前驱疹　シモン前駆疹　Simonぜんくしん
西蒙氏灶　シモン巣　Simonそう
西蒙氏征　シモン徴候　Simonちょうこう
西蒙氏综合征　シモン症候群　Simonしょうこうぐん
西蒙兹氏病　シモンズ病　Simmondsびょう
西米脾　サゴ脾　sagoひ
西米状小粒　サゴ細粒子　sagoさいりゅうし
西莫纳尔氏带　シモナルト帯　Simonartたい
西默斯氏病　シンマース病　Symmersびょう
西(席)姆斯氏阴道窥器　シムス腟鏡　Simsちつきょう
西诺苷　シノサイド　sinoside
西诺异苷　シノストロサイド　sinostroside
西皮氏疗法　シッピー療法　Sippyりょうほう
西皮氏片1号　シッピー第一錠剤　Sippyだいいちじょうざ い
西皮氏片2号　シッピー第二錠剤　Sippyだいにじょうざい
西皮氏散　シッピー粉剤　Sippy ふんざい
西瑞香素　ダフノレチン　daphnoretin

西斯托氏征　シスト徴候　Sistoちょうこう
西梭(苏)霉素　シソミシン　sisomicin
西瓦特氏病　シバッテ病　Civatteびょう
西维因　カルバリル,セビン　carbaryl,sevin
西洋苦瓜素　エレテリン　eleterin
西洋参　アメリカニンジン　Americaニンジン
西洋参苷　パナキロン　panaquilon
西药　西洋薬剤　せいようやくざい
西医〔师〕　西洋医　せいようい
西医学　西洋医学　せいよういがく
西印度苦香碱　カスカリリン　cascarilline
西印度苦香皮　カスカリラ　cascarila
西藏红花　サフラン　saffran
西泽瑞氏综合征　セザリー症候群　Sezaryしょうこうぐん
吸〔引〕　吸引　きゅういん
吸杯　吸杯,吸角　きゅうはい,きゅうかく
吸槽　吸溝,吸窩　きゅうこう,きゅうか
吸虫　住血吸虫　じゅうけつきゅうちゅう
吸虫病　吸虫症　きゅうちゅうしょう
吸虫感染　吸虫感染　きゅうちゅうかんせん
吸虫纲　吸虫綱　きゅうちゅうこう
吸虫科　吸虫科　きゅうちゅうか
吸〔抽〕滤瓶　吸引濾過瓶,吸引用フラスコ　きゅういんろかびん,きゅういんようflask
吸出　吸出　きゅうしゅつ
吸出物　吸出物　きゅうしゅつぶつ
吸碘率　ヨウ素摂取率　ヨウそせっしゅりつ
吸毒者　薬物嗜癖者　やくぶつしへきしゃ
吸附　吸着　きゅうちゃく
吸附层　吸着層　きゅうちゃくそう
吸附层析　吸着クロマトグラフィー　きゅうちゃくchromatography
吸附沉淀剂　吸着沈殿剤　きゅうちゃくちんでんざい
吸附等温线　吸着等温線　きゅうちゃくとうおんせん
吸附电流　吸着電流　きゅうちゃくでんりゅう
吸附法　吸着法　きゅうちゃくほう
吸附反应　吸着反応　きゅうちゃくはんのう
吸附分光计　吸着分光計,吸着スペクトロメーター　きゅうちゃくぶんこうけい,きゅうちゃくspectrometer
吸附分离　吸着分割法　きゅうちゃくぶんかつほう
吸附公式　吸着方程式　きゅうちゃくほうていしき
吸附过程　吸着過程　きゅうちゃくかてい
吸附化合物　吸着化合物　きゅうちゃくかごうぶつ
吸附计　吸着計　きゅうちゃくけい
吸附剂　吸着剤　きゅうちゃくざい
吸附剂床　吸着剤ベット　きゅうちゃくざいbed
吸附解离试验　吸着溶離試験　きゅうちゃくようりしけん
吸附精制破伤风类毒素　吸着精製破傷風類毒素,吸着精製テタヌストキソイド　きゅうちゃくせいせいはしょうふうるいどくそ,きゅうちゃくせいせいtetanus toxoid
吸附可逆性　吸着可逆性　きゅうちゃくかぎゃくせい
吸附离子　吸着イオン　きゅうちゃくion
吸附量　吸着容量　きゅうちゃくようりょう
吸附膜　吸着膜　きゅうちゃくまく
吸附能力　吸着能力　きゅうちゃくのうりょく
吸附平衡　吸着平衡　きゅうちゃくへいこう
吸附平衡常数　吸着平衡定数　きゅうちゃくへいこうていすう

吸附器　吸着器　きゅうちゃくき
吸附热　吸着熱　きゅうちゃくねつ
吸附热检测器　吸着熱検出器　きゅうちゃくねつけんしゅつき
吸附色层分离　吸着クロマトグラフィ　きゅうちゃくchromatography
吸附色谱法　吸着クロマトグラフィ　きゅうちゃくchromatography
吸附试验　吸着試験　きゅうちゃくしけん
吸附势　吸着電位　きゅうちゃくでんい
吸附水　吸着水　きゅうちゃくすい
吸附速率　吸着率　きゅうちゃくりつ
吸附物　吸着物　きゅうちゃくぶつ
吸附现象　吸着現象　きゅうちゃくげんしょう
吸附效应　吸着効果　きゅうちゃくこうか
吸附性　吸着性　きゅうちゃくせい
吸附血浆　吸着血漿,吸着プラスマ　きゅうちゃくけっしょう,きゅうちゃくplasma
吸附原子　吸着原子　きゅうちゃくげんし
吸附指示剂(药)　吸着指示薬　きゅうちゃくしやく
吸附指数　吸着指数　きゅうちゃくしすう
吸附柱　吸着柱　きゅうちゃくちゅう
吸宫术　子宮吸引術　しきゅうきゅういんじゅつ
吸管盒　ピペット箱　pipetteばこ
吸管架　ピペットスタンド　pipette stand
吸管消毒器　ピペット滅菌器　pipetteめっきんき
吸罐　吸玉,カッピング ガラス　すいだま,cupping glass
吸光率　吸光度　きゅうこうど
吸光系数　吸光係数　きゅうこうけいすう
吸剂　吸着剤　きゅうちゃくざい
吸力　吸引力,引力　きゅういんりょく,いんりょく
吸〔量〕管　微量管,吸管,ピペット　びりょうかん,きゅうかん,pipette
吸〔疗〕杯　カッピング ガラス　cupping-glass
吸留物　吸蔵物　きゅうぞうぶつ
吸滤器　吸引濾過器　きゅういんろかき
吸拇癖　母指吸引癖　おやゆびきゅういんへき
吸能反应　吸エルゴン反応　きゅうergonはんのう
吸盘　吸盤　きゅうばん
吸盘腺　吸盤腺　きゅうばんせん
吸盘状陷窝　吸盤状陥凹　きゅうばんじょうかんおう
吸皮匣　皮膚吸引箱　ひふきゅういんばこ
吸气　吸気　きゅうき
吸气测量计　吸気測定計　きゅうきそくていけい
吸气储〔备〕量　予備吸気量　よびきゅうきりょう
吸气肌　吸息筋　きゅうそくきん
吸气肌痉挛　吸息筋痙攣　きゅうそくきんけいれん
吸气力　吸息力　きゅうそくりょく
吸气量　吸気量　きゅうきりょう
吸气末期　吸気終末　きゅうきしゅうまつ
吸气相　吸息相　きゅうそくそう
吸气性爆裂音　吸息性握雪音　きゅうそくせいあくゆきおん
吸气〔性〕呼吸困难　吸息性呼吸困難　きゅうそくせいこきゅうこんなん
吸气性喉呼吸困难　吸息性喉頭呼吸困難　きゅうそくせいこうとうこきゅうこんなん
吸气性喉鸣　吸息性喘鳴　きゅうそくせいぜんめい

吸气性吼声　吸息性クルップ　きゅうそくせいcroup

吸气性杂音　吸息性雑音　きゅうそくせいざつおん

吸气压　吸気圧　きゅうきあつ

吸气运动神经元　吸息運動ニューロン　きゅうそくうんどうneuron

吸气中枢　吸息中枢　きゅうそくちゅうすう

吸器(盆)　吸盤　きゅうばん

吸热　吸熱　きゅうねつ

吸热变化　吸熱変化　きゅうねつへんか

吸热代谢　エネルギー吸収性代謝　Energieきゅうしゅうせいたいしゃ

吸热反应　吸熱反応　きゅうねつはんのう

吸热峰　吸熱ピーク　きゅうねつpeak

吸热化合物　吸熱化合物　きゅうねつかごうぶつ

吸乳(奶)器　吸乳器　きゅうにゅうき

吸入　吸入　きゅうにゅう

吸入法　吸入法　きゅうにゅうほう

吸入剂　吸入剤　きゅうにゅうざい

吸入疗法　吸入療法　きゅうにゅうりょうほう

吸入麻醉　吸入麻酔〔法〕　きゅうにゅうますい〔ほう〕

　德-杜二氏吸入麻醉　ドレン・デュメニール吸入麻酔　Drain-Dumenilきゅうにゅうますい

吸入麻醉剂　吸入麻酔剤　きゅうにゅうますいざい

吸入气　吸入気　きゅうにゅうき

吸入器　吸入器　きゅうにゅうき

吸入器械　吸入装置　きゅうにゅうそうち

吸入试验　吸入試験　きゅうにゅうしけん

吸入性肺病　吸入性肺疾患　きゅうにゅうせいはいしっかん

吸入性肺结核　吸入性肺結核〔症〕　きゅうにゅうせいはいけっかく〔しょう〕

吸入性肺脓肿　吸入性肺膿瘍　きゅうにゅうせいはいのうよう

吸入性肺水肿　吸入性肺水腫　きゅうにゅうせいはいすいしゅ

吸入性肺炎　吸入性肺炎　きゅうにゅうせいはいえん

吸入性感染　吸入性感染　きゅうにゅうせいかんせん

吸入呼吸困难　吸入性呼吸困難　きゅうにゅうせいこきゅうこんなん

吸入治疗室　吸入治療室　きゅうにゅうちりょうしつ

吸湿　吸湿　きゅうしつ

吸湿剂　吸湿剤　きゅうしつざい

吸湿性　吸湿性　きゅうしつせい

吸室　吸入室　きゅうにゅうしつ

吸收　吸収　きゅうしゅう

吸收不良　吸収不良　きゅうしゅうふりょう

吸收不良综合征　吸収不良症候群　きゅうしゅうふりょうしょうこうぐん

吸收池　吸収池　きゅうしゅうち

吸收(促进)剂　吸収〔促進〕剤　きゅうしゅう〔そくしん〕ざい

吸收带　吸収帯　きゅうしゅうたい

吸收带强度　吸収帯強度　きゅうしゅうたいきょうど

吸收度　吸収度　きゅうしゅうど

吸收度比值　吸収度比率　きゅうしゅうどひりつ

吸收法　吸収法　きゅうしゅうほう

吸收法测定　吸収法測定　きゅうしゅうほうそくてい

吸收分光光度法　吸収分光測光法　きゅうしゅうぶんこうそっこうほう

吸收功能障碍　吸収機能障害　きゅうしゅうきのうしょうがい

吸收管　吸収管　きゅうしゅうかん

吸收光(波)谱　吸収スペクトル　きゅうしゅうspectrum

吸收光谱测定法　吸収スペクトル測定法　きゅうしゅうspectrumそくていほう

吸收光谱学　吸収分光学　きゅうしゅうぶんこうがく

吸收过程　吸収過程　きゅうしゅうかてい

吸收化合物　吸収化合物　きゅうしゅうかごうぶつ

吸收剂　吸収剤　きゅうしゅうざい

吸收剂量　吸収〔線〕量　きゅうしゅう〔せん〕りょう

吸收剂量率　吸収〔線〕量率　きゅうしゅうせんりょうりつ

吸收抗原　吸収抗原　きゅうしゅうこうげん

吸收率　吸収率　きゅうしゅうりつ

吸收媒质　吸収媒質　きゅうしゅうばいしつ

吸收能力(本领)　吸収能力　きゅうしゅうのうりょく

吸收频率　吸収頻度　きゅうしゅうひんど

吸收平衡　吸収平衡　きゅうしゅうへいこう

吸收(谱)带　吸収帯　きゅうしゅうたい

吸收(谱)线　吸収線　きゅうしゅうせん

吸收器　吸収器　きゅうしゅうき

吸收曲线　吸収曲線　きゅうしゅうきょくせん

吸收热　吸収熱　きゅうしゅうねつ

吸收色　吸収色　きゅうしゅうしょく

吸收式波长计　吸収式波長計　きゅうしゅうしきはちょうけい

吸收式分光光度计　吸収式分光光度計　きゅうしゅうしきぶんこうこうどけい

吸收试池　吸収セル　きゅうしゅうcell

吸收试验　吸収試験　きゅうしゅうしけん

吸收室　吸収室　きゅうしゅうしつ

吸收速率　吸収率　きゅうしゅうりつ

吸收塔　吸収塔　きゅうしゅうとう

吸收体　吸収体，アブソーバー　きゅうしゅうたい，absorber

吸收天平　吸収天秤　きゅうしゅうてんびん

吸收物　吸収物　きゅうしゅうぶつ

T₃吸收试验　トリオソルブ テスト　triosorb test

T₄吸收试验　テトラソルブ テスト　tetrasorb test

吸收系数　吸収係数　きゅうしゅうけいすう

吸收细胞　吸収細胞　きゅうしゅうさいぼう

吸收线　吸収線　きゅうしゅうせん

吸收性　吸収性　きゅうしゅうせい

吸收性肺不张　吸収性無気肺　きゅうしゅうせいむきはい

吸收性缝线　吸収性縫合糸　きゅうしゅうせいほうごうし

吸收性明胶海绵　吸収性ゼラチン海綿　きゅうしゅうせいgelatinかいめん

吸收药　吸収薬　きゅうしゅうやく

吸收液　吸収溶液　きゅうしゅうようえき

吸收因子　吸収因子　きゅうしゅういんし

吸收障碍　吸収不良　きゅうしゅうふりょう

吸收纸　吸収紙，吸収ペーパー　きゅうしゅうし，きゅうしゅうpaper

吸收状态　吸収状態　きゅうしゅうじょうたい

吸收总系数　総合吸収係数　そうごうきゅうしゅうけいすう

吸收组织　吸収組織　きゅうしゅうそしき

吸水棉(花)　脱脂綿　だっしめん

吸水纱布　吸水ガーゼ　きゅうすいgauze

吸水性　吸水性　きゅうすいせい
吸水纸　吸水紙　きゅうすいし
吸吮反射　吸引反射　きゅういんはんしゃ
吸吮科　テラジア科　Thelaziaか
吸吮线虫病　テラジア感染症　thelaziaかんせんしょう
吸吮线虫属　テラジア属　Thelaziaぞく
吸痰器　痰吸引器　たんきゅういんき
吸铁石　磁石　じしゃく
吸血　吸血　きゅうけつ
吸血杯(器)　瀉血器　しゃけつき
吸血昆虫　吸血尾虫　きゅうけつこんちゅう
吸血习性　吸血習性　きゅうけつしゅうせい
吸血蝇属　吸血ハエ属　きゅうけつハエぞく
吸血锥蝽　メキシコトコジラミ　Mexicoトコジラミ
吸烟舌　喫煙家舌　きつえんかぜつ
吸氧　酸素吸入〔法〕　さんそきゅうにゅう〔ほう〕
吸氧疗法　酸素吸入療法　さんそきゅうにゅうりょうほう
吸液针　吸引用針　きゅういんようはり
吸引产　吸引分娩〔術〕　きゅういんぶんべん〔じゅつ〕
吸引导液法　吸引排液法,吸引ドレナージ　きゅういんはいえきほう,きゅういんdrainage
吸引刮匙　吸引有窓鋭匙　きゅういんゆうそうえいひ
吸引管　吸引管　きゅういんかん
吸引力　吸引力　きゅういんりょく
　范德华氏〔吸引〕力　ファンデル ワールス力　van der Waalsりょく
吸引疗法　吸引療法　きゅういんりょうほう
吸引钮　吸引ボタン　きゅういんbutton
吸引瓶　吸引瓶　きゅういんびん
吸引器　吸引器　きゅういんき
吸引器瓶架　吸引瓶枠　きゅういんびんわく
吸引器头　吸引器先　きゅういんきさき
吸引术　吸引術　きゅういんじゅつ
吸引引流法　吸引排液法,吸引ドレナージ　きゅういんはいえきほう,きゅういんdrainage
吸引注射器　吸引注射器　きゅういんちゅうしゃき
吸引装置　吸引装置　きゅういんそうち
吸指癖　吸指癖　きゅうしへき
希阿里氏病　キアリ病　Chiariびょう
希阿里氏综合征　キアリ症候群　Chiariしょうこうぐん
希波克拉底氏绷带　ヒポクラテス包帯　Hippocratesほうたい
希波克拉底氏法　ヒポクラテス法　Hippocratesほう
希波克拉底氏面容　ヒポクラテス顔〔貌〕　Hippocratesがん〔ぼう〕
希波克拉底氏震荡音　ヒポクラテス振水音　Hippocratesしんすいおん
希伯登氏病　ヘベルデン病　Heberdenびょう
希伯登氏结〔节〕　ヘベルデン結節　Heberdenけっせつ
希伯利氏征　シブレー徴候　Shibleyちょうこう
希厄茨氏眼压计　シェッツ眼圧計　Schiotzがんあつけい
希厄尔氏征　シュール徴候　Sieurちょうこう
希尔登布兰德氏病　ヒルデンブランド病　Hildenbrandびょう
希尔顿氏白线　ヒルトン白線　Hiltonはくせん
希尔顿氏肌　ヒルトン筋　Hiltonきん
希尔顿氏**囊**　ヒルトン嚢　Hiltonのう
希尔顿氏线　ヒルトン線　Hiltonせん

希尔氏尿结核菌集菌法　ヒル尿結核菌集菌法　Hillにょうけっかくきんしゅうきんほう
希尔特尔氏括约肌　ヒルトル括約筋　Hyrtlかつやくきん
希-弗二氏病　キアリ・フロンメル病　Chiari-Frommelびょう
希-弗二氏综合征　キアリ・フロンメル症候群　Chiari-Frommelしょうこうぐん
希夫氏反应　シッフ反応　Schiffはんのう
希夫氏碱　シッフ塩基　Schiffえんき
希克斯氏征　ヒックス徴候　Hicksちょうこう
希拉尔代斯氏器官　ジラルデー器官　Giraldesきかん
希拉普内尔氏膜　シュラップネル膜　Shrapnellまく
希拉特氏征　ヘラト徴候　Hellatちょうこう
希拉细胞　ヒーラー細胞　Helaさいぼう
希拉株细胞　ヒーラー株細胞　Helaしゅさいぼう
希勒氏试验　シラー試験　Schillerしけん
希-林二氏病　ヒッペル・リンドウ病　Hippel-Lindauびょう
希林氏三相学说　シリング三時相説　Schillingさんじそうせつ
希林氏细胞计数　シリング血球算定〔法〕　Schillingけつきゅうさんてい〔ほう〕
希培尔氏病　ヒッペル病　Hippelびょう
希齐格氏征　ヒッチッヒ徴候　Hitzigちょうこう
希司塔地尔　ヒスタジール　histadyl
希斯氏荚膜染色法　ヒス莢膜染色法　Hisきょうまくせんしょくほう
希斯氏菌　ヒス菌　Hisきん
希〔斯〕氏束　ヒス束　Hisそく
希斯氏峡　ヒス峡　Hisきょう
希斯-田原二氏房室束　ヒス・田原房室筋束　His-たわらぼうしつきんそく
希斯-窝娜氏病　ヒス・ウェルネル病　His-Wernerびょう
希托夫氏管　ヒットルフ管　Hittorfかん
希-谢二氏现象　シッフ・シエリントン現象　Schiff-Sheringtonげんしょう
析因设计　因子デザイン　いんしdesign
析因试验　因子試験　いんししけん
昔可平　シロシンゴピン　syrosingopine
昔罗卡因　キシロカイン,リドカイン　xylocaine,lidocaine
矽　ケイ素,Si　ケイそ
矽尘　ケイ素粉塵　ケイそふんじん
矽尘吸入　ケイ素粉塵吸入　ケイそふんじんきゅうにゅう
矽肺　ケイ肺〔症〕　ケイはい〔しょう〕
矽肺呼吸计算机　ケイ肺〔症〕呼吸計算機　ケイはい〔しょう〕こきゅうけいさんき
矽肺结核　ケイ肺結核〔症〕　ケイはいけっかく〔しょう〕
矽〔肺〕结节　ケイ肺結節　ケイはいけっせつ
矽肺诊断标准　ケイ肺〔症〕診断標準　ケイはい〔しょう〕しんだんひょうじゅん
矽化〔作用〕　ケイ化〔作用〕　ケイか〔さよう〕
矽胶　シリカゲル,ケイ素ゲル　silica gel,ケイそgel
矽(硅)酸盐　ケイ酸塩　ケイさんえん
矽酸盐沉着病　ケイ酸塩沈着症　ケイさんえんちんちゃくしょう
矽(硅)酸盐肺　ケイ酸塩沈着肺　ケイさんえんちんちゃくはい
矽铁肺　鉄ケイ肺症　てつケイはいしょう
矽营养　ケイ栄養　ケイえいよう

息拉米 フタリルスルファセタミド phthalylsulfacetamide
息疟定 ピリメタミン pyrimethamine
息肉 ポリープ polyp
息肉病 ポリープ〔症〕 polyp〔しょう〕
息肉切除刀 ポリープ切除刀 polypせつじょとう
息肉切除术 ポリープ切除術 polypせつじょじゅつ
息肉型胃癌 ポリープ様胃癌 polypよういがん
息肉性肠炎 ポリープ性腸炎 polypせいちょうえん
息肉性胃炎 ポリープ性胃炎 polypせいいえん
息肉样变化 ポリープ様変化 polypようへんか
息肉样腺瘤 ポリープ様腺腫 polypようせんしゅ
息肉样型 ポリープ様型 polypようがた
息肉样〔型〕癌 ポリープ様癌 polypようがん
息肉样增生 ポリープ様増殖 polypようぞうしょく
息肉状腺癌 ポリープ様腺癌 polypようせんがん
息肉状腺瘤病 ポリープ様腺腫症 polypようせんしゅしょう
息止位 安静位 あんせいい
硒 セレン〔セレンニウム〕,Se selenium
75硒蛋氨酸 セレン-75-メチオニン selenium-75-methionine
硒-谷胱甘肽过氧化酶系 セレンニウムーグルタチオン過酸化酵素系 selenium glutathionかさんかこうそけい
硒光电池 セレンニウム電池 seleniumでんち
硒合剂 セレンニウム合剤 seleniumごうざい
硒化钾 セレン化カリウム selenかkalium
硒化钠 セレン化ナトリウム selenかnatrium
硒化氢 セレン化水素 selenかすいそ
硒化物 セレン化物,セレニド selenかぶつ,selenide
硒酸 セレン酸 selenさん
硒酸钾 セレン酸カリウム selenさんkalium
硒酸钠 セレン酸ナトリウム selenさんnatrium
硒酸盐 セレン酸塩 selenさんえん
硒污染 セレンニウム汚染 seleniumおせん
75硒-硒蛋氨酸 セレン-75-セレンメチオニン selen-75-selen methionine
硒营养 セレンニウム栄養 seleniumえいよう
硒一愈创〔木〕萸 セレングアイズレン se-guaiazulene
硒中毒 セレンニウム中毒 seleniumちゅうどく
烯胺 エナミン enamine
烯丙胺 アリルアミン allyl amine
烯丙重排〔作用〕 アリル転位 allylてんい
烯丙醇 アリルアルコール allyl alcohol
烯丙醇聚合物 アリルアルコール重合体 allyl alcoholじゅうごうたい
烯丙基 アリル基 allylき
烯丙基丙酮 アリルアセトン allyl acetone
烯丙基化 アリル化 allylか
烯丙基硫脲 アリルサイウレア,アリルチオ尿素 allyl thiourea,allyl thioにょうそ
烯丙基卤 アリルハライド,ハロゲン化アリル allyl halide,halogenかallyl
烯丙基氯 塩化アリル えんかallyl
烯丙〔基〕醚 アリルエーテル allyl ether
烯丙基脲 アリルウレア allyl urea
烯丙基氰 シアン化アリル cyanかallyl
烯丙基愈创木酚 アリルグアイアコール allyl guaiacol
烯丙卤型 アリルハライド型,ハロゲン化アリル型 allyl

halideがた,halogenかallylがた
烯丙吗啡 ナロルフィン,N-アリルノルモルフィン nalorphine,N-allylnormorphine
烯丙炔巴比妥钠 メトヘキシトン ナトリウム methohexitone natrium
烯丙树脂 アリル樹脂 allylじゅし
烯丙〔位〕取代 アリル〔位〕置換 allyl〔い〕ちかん
烯丙位溴化作用 アリル臭素化 allylしゅうそか
烯丙心安 アルプレノロール alprenolol
烯丙氧心安 オクスプレノロール oxprenolol
烯醇 エノール enol
烯醇化 エノール化 enolか
烯醇酶 エノール酵素,エノラーゼ enolこうそ,enolase
烯醇式(型) エノール フォーム enol form
烯醇式丙酮酸 エノールピルビン酸 enol pyruvinさん
烯基 アルキレン alkylene
烯丙基醛 アリルアルデヒド allyl aldenyde
1-烯可的松 プレドニソン prednisone
1-烯氢化可的松 プレドニゾロン prednisolone
烯属聚合作用 オレフィン重合 olefineじゅうごう
烯碳 オレフィンカーボン olefine carbon
烯糖 グリカール glycal
烯烃 アルケン,オレフィン alkene,olefin
烯烃的水化作用 オレフィンの水化作用 olefineのすいかさよう
烯烃的转化 オレフィンのコンバーション olefineのconversion
烯酮 ケテン ketene
烯酰辅酶A水合酶 エノイルCoAヒドラターゼ enoyl CoA hydratase
α、β-烯酰脂酰辅酶A α、β-エノイル アシルCoA α、β-enoyl acyl CoA
α、β-烯酰脂酰辅酶A还原酶 α、β-エノイル アシルCoAレダクターゼ α、β-enoyl acyl CoA reductase
α、β-烯酰脂酰辅酶A水化酶 α、β-エノイル アシルCoA ヒドラーゼ α、β-enoyl acyl CoA hydrase
烯酰脂酰〔基〕载体蛋白还原酶 エノイル アシル担体蛋白レダクターゼ enoyl acylたんたいたんぱくreductase
烯酰脂酰〔基〕载体蛋白水化酶 エノイル アシル担体蛋白ヒドラーゼ enoyl acylたんたいたんぱくhydrase
烯唑胺 メサゾラマイド,ネファザン methazolamide,nephazane
稀便(粪) 希薄便 きはくべん
稀次氯酸钠溶液 希デーキン液 きDakinえき
稀毛(发)〔症〕 貧毛〔症〕,乏毛〔症〕 ひんもう〔しょう〕,ぼうもう〔しょう〕
稀溶液 希釈溶液 きしゃくようえき
稀释达金氏溶液 希デーキン液 きDakinえき
稀释滴度 希釈滴定濃度 きしゃくてきていのうど
稀释定律 希釈の法則 きしゃくのほうそく
稀释法 希釈法 きしゃくほう
稀释分析 希釈分析 きしゃくぶんせき
稀释功能障碍 希釈機能障害 きしゃくきのうしょうがい
稀释机制 希釈機序 きしゃくきじょ
稀释剂 希釈剤 きしゃくざい
稀释尿 希釈尿 きしゃくにょう
稀释浓缩试验 希釈と濃縮試験 きしゃくとのうしゅくしけん

稀释热　希釈熱　きしゃくねつ
稀释熵　希釈エントロピー　きしゃくentropy
稀释试验　希釈試験　きしゃくしけん
稀释系数　希釈係数,希釈率　きしゃくけいすう,きしゃくりつ
稀释性低钠血症　希釈性低ナトリウム血症　きしゃくせいていnatriumけつしょう
稀释性低钠血综合征　希釈性低ナトリウム血症候群　きしゃくせいていnatriumけつしょうこうぐん
稀释液　希釈液　きしゃくえき
稀酸　希酸　きさん
稀土金属　希土類金属　きどるいきんぞく
稀土屏　希土類遮蔽板　きどるいしゃへいばん
稀土元素　希土類元素　きどるいげんそ
稀土族　希土類族　きどるいぞく
稀血剂　血液希薄剤　けつえききはくざい
稀血症　水血症　すいけつしょう
稀盐酸　希塩酸　きえんさん
稀有碱土金属　希有塩基土類金属　けうえんきどるいきんぞく
稀有金属　希有金属　けうきんぞく
稀有气体　希有ガス　けうgas
稀有盐基　希有塩基　けうえんき
稀有元素　希有元素　けうげんそ
稀有种　希有種〔類〕　けうしゅ〔るい〕
犀氨酸　S-スルフォシステイン　S-sulfocysteine
犀角　犀角　サイカク
锡　錫,Sn　スズ
¹¹³锡　錫-113　スズ-113
锡箔(纸)　錫箔　しゃくはく
锡尘病(肺)　錫症,錫肺　すずしょう,すずはい
锡管　〔錫〕チューブ　すずtube
锡克氏反应　シック反応　Schickはんのう
锡克氏假阳性反应　偽シック反応　ぎSchickはんのう
锡克〔氏〕试验　シック試験　Schickしけん
锡克氏试〔验〕液　シック試剤　Schickしざい
锡克氏征　シック徴候　Schickちょうこう
锡矿石　錫石　スズイシ
锡兰〔钩口〕线虫　インド鉤虫　Indoこうちゅう
锡里氏肠瘘　チリー腸フイステル　ThiryちょうFistel
锡生藤碱甲　ハヤチン　hayatine
锡生藤〔新〕碱　シスサンパレイン　cissampareine
锡酸钾　錫酸カリウム　すずさんkalium
锡酸钠　錫酸ナトリウム　すずさんnatrium
锡酸盐　錫酸塩　すずさんえん
锡-维二氏肠瘘　チリ・ベラ腸瘻　Thiry-Vellaちょうろう
锡盐　ピンク塩　pinkえん
锡纸　錫箔　すずはく
锡中毒　錫中毒　すずちゅうどく
锡组　錫群　すずぐん
溪蟹属　溪蟹属　サワガニぞく
蜥蜴　トカゲ
蜥蜴毒　トカゲ毒　トカゲどく
蜥蜴咬伤　トカゲ咬傷　トカゲこうしょう
膝　膝　しつ,ひざ
膝白肿　膝関節結核　しつかんせつけっかく
膝闭锁　固着膝　こちゃくしつ
膝创伤性滑膜炎　膝外傷性滑膜炎　しっがいしょうせいか

つまくえん
膝反屈　膝後屈　しつこうくつ
膝反射　膝反射,膝蓋〔腱〕反射　しつはんしゃ,しつかい〔けん〕はんしゃ
膝反射角测定仪　膝反射角度計　しつはんしゃかくどけい
膝蜂窝织炎　膝蓋皮下織炎　しつがいひかしきえん
膝盖反射计　膝反射計　しつはんしゃけい
膝盖骨　膝蓋骨　しつがいこつ
膝骨软骨骨折　膝骨軟骨骨折　しつこつなんこつこっせつ
膝关节　膝関節　しつかんせつ
膝关节病　膝関節病　しつかんせつびょう
膝关节充气造影　気体膝関節造影法　きたいしつかんせつぞうえいほう
膝关节穿刺术　膝関節穿刺術　しつかんせつせんしじゅつ
膝关节动脉网　膝関節動脈網　しつかんせつどうみゃくもう
膝关节分离性骨软骨炎　膝関節離断性骨軟骨炎　しつかんせつりだんせいこつなんこつえん
膝关节固定术　膝関節固定術　しつかんせつこていじゅつ
膝关节后十字韧带损伤　膝関節後十字靭帯損傷　しつかんせつこうじゅうじじんたいそんしょう
膝关节滑膜切除术　膝関節滑膜切除術　しつかんせつかつまくせつじょじゅつ
膝关节滑膜炎　膝関節滑膜炎　しつかんせつかつまくえん
膝关节积液　膝関節滲出液　しつかんせつしんしゅつえき
膝关节畸形　膝関節奇形　しつかんせつきけい
膝关节加压融合术　膝関節加圧融合術　しつかんせつかあつゆうごうじゅつ
膝关节结核　膝関節結核　しつかんせつけっかく
膝关节离断术　膝関節離断術　しつかんせつりだんじゅつ
膝关节内侧副韧带损伤　膝関節内側副靭帯損傷　しつかんせつないそくふくじんたいそんしょう
膝关节扭伤　膝関節捻挫　しつかんせつねんざ
膝关节前十字韧带损伤　膝関節前十字靭帯損傷　しつかんせつぜんじゅうじじんたいそんしょう
膝关节切开术　膝関節切開術　しつかんせつせっかいじゅつ
膝关节切开引流术　膝関節切開排液法　しつかんせつせっかいはいえきほう
膝关节韧带损伤　膝関節靭帯損傷　しつかんせつじんたいそんしょう
膝关节十字韧带损伤　膝関節十字靭帯損傷　しつかんせつじゅうじじんたいそんしょう
膝关节损伤　膝関節損傷　しつかんせつそんしょう
膝关节损伤性关节炎　膝関節外傷性関節炎　しつかんせつがいしょうせいかんせつえん
膝关节损伤性滑膜炎　膝関節外傷性滑膜炎　しつかんせつがいしょうせいかつまくえん
膝关节挺子　膝開節挺子　しつかんせつてこ
膝关节脱位　膝関節脱臼　しつかんせつだっきゅう
膝关节弯曲伸长训练器　膝関節曲屈伸展エキササイザ　しつかんせつくっきょくしんてんexerciser
膝关节外侧副韧带损伤　膝関節外側副靭帯損傷　しつかんせつがいそくふくじんたいそんしょう
膝关节先天性盘状软骨　膝関節先天性円板状軟骨　しつかんせつせんてんせいえんばんじょうなんこつ
膝关节炎　膝関節炎　しつかんせつえん
膝关节移植术　膝関節移植術　しつかんせついしょくじゅ

つ

膝关节游离体　膝関節游離体　しつかんせつゆうりたい
膝关节游离体摘除术　膝関節游離体摘除術　しつかんせつゆうりたいてきじょじゅつ
膝关节支持器　膝関節支持器　しつかんせつしじき
膝横韧带　膝横靱帯　しつおうじんたい
膝后交叉韧带　膝後十字靱帯　しつこうじゅうじじんたい
膝后区　後膝部　こうしつぶ
膝滑膜嵌顿症　膝滑膜間置〔症〕　しつかつまくかんち〔しょう〕
膝滑〔液〕囊炎　膝滑液囊炎　しつかつえきのうえん
膝〔腱〕反射　膝腱反射　しつけんはんしゃ
膝降动脉　下行膝動脈　かこうしつどうみゃく
膝交叉韧带　膝十字靱帯　しつじゅうじじんたい
膝静脉　膝静脈　しつじょうみゃく
膝瘤　膝腫瘍　しつしゅよう
膝内侧半月板切除术　内側〔膝関節〕半月〔板〕切除術　ないそく〔しつかんせつ〕はんげつ〔ばん〕せつじょじゅつ
膝内侧副韧带损伤　膝内側副靱帯損傷　しつないそくふくじんたいそんしょう
膝内翻　内反膝,O脚　ないはんしつ,Oきゃく
膝内翻截骨术　内反膝骨切り術　ないはんしつほねきりじゅつ
膝扭伤　膝捻挫　しつねんざ
膝前交叉韧带　膝前十字靱帯　しつぜんじゅうじじんたい
膝前区　前膝部　ぜんしつぶ
膝屈曲挛缩　膝屈曲拘縮　しつくっきょくこうしゅく
膝色素沉着绒毛结节状滑膜炎　膝色素沈着絨毛結節性滑膜炎　しつしきそちんちゃくじゅうもうけっせつせいかつまくえん
膝上内侧动脉　内側上膝動脈　ないそくじょうしつどうみゃく
膝上外侧动脉　外側上膝動脈　がいそくじょうしつどうみゃく
膝神经节　膝神経節　しつしんけいせつ
膝跳反射　膝蓋反射　しつがいはんしゃ
膝痛　膝痛　しつつう
膝痛风　膝痛風　しつつうふう
膝外侧半月板切除术　外側〔膝関節〕半月〔板〕切除術　がいそく〔しつかんせつ〕はんげつ〔ばん〕せつじょじゅつ
膝外侧副韧带损伤　膝外側副靱帯損傷　しつがいそくふくじんたいそんしょう
膝外翻　外反膝,X脚　がいはんしつ,Xきゃく
膝外翻楔形截骨术　外反膝楔状骨切り術　がいはんしつけつじょうほねきりじゅつ
膝弯　膝窩　しつか
膝下截肢术　膝下切断術　しつかせつだんじゅつ
膝下内侧动脉　内側下膝動脈　ないそくかしつどうみゃく
膝下外侧动脉　外側下膝動脈　がいそくかしつどうみゃく
膝先露　膝位〔胎位〕　しつい〔たいい〕
膝胸〔卧〕位　膝胸位　しつきょうい
膝阵挛　膝〔蓋〕クロヌース　しつがいclonus
膝支持器　膝支持器　しつしじき
膝脂肪垫损伤　膝脂肪パッド損傷　しつしぼうpadそんしょう
膝中动脉　中膝動脈　ちゅうしつどうみゃく
膝踵试验　踵膝試験　しょうしつしけん
膝肘位　膝肘位　しつちゅうい

膝状剪　膝状鋏　しつじょうはさみ
膝〔状〕神经节　膝状神経節　しつじょうしんけいせつ
膝状〔神经〕节神经痛　膝状神経節痛　しつじょうしんけいせつつう
膝状神经节炎　膝状神経節炎　しつじょうしんけいせつえん
膝状神经节综合征　膝状神経節症候群　しつじょうしんけいせつしょうこうぐん
膝状体　膝状体　しつじょうたい
颙鼠,鼷鼠,家鼠　けいそ,かそ

xí　习席橄

习惯性便秘　常習便秘　じょうしゅうべんぴ
习惯性髌骨脱位　習慣〔性〕膝蓋骨脱臼　しゅうかん〔せい〕しつがいこつだっきゅう
习惯性抽动　習慣性チック　しゅうかんせいtic
习惯性肩关节脱位　肩関節習慣性脱臼　けんかんせつしゅうかんせいだっきゅう
习惯性痉挛　習慣性痙攣　しゅうかんせいけいれん
习惯性酒醉　習慣性酩酊　しゅうかんせいめいてい
习惯性流产　習慣性流産　しゅうかんせいりゅうざん
习惯性流产　習慣性流産者　しゅうかんせいりゅうざんしゃ
习惯性呕吐　習慣性嘔吐　しゅうかんせいおうと
习惯性头痛　常習頭痛　じょうしゅうずつう
习惯性吸砷　ヒ素嗜好症　ヒそしこうしょう
习惯性早产　習慣性早産　しゅうかんせいそうさん
习惯作用　習慣作用　しゅうかんさよう
习生地　生息地　せいそくち
习性　習性　しゅうせい
习性形成　習性形成　しゅうせいけいせい
席格氏二段法　シーガース二段法　Seegersにだんほう
席汉氏病　シィーハン病　Sheehanびょう
席汉氏综合征　シィーハン症候群　Sheehanしょうこうぐん
席梅尔布施氏病　シンメルブッシュ病　Schimmel buschびょう
席梅尔布施氏面罩　シンメルブッシュ仮面　Schimmel buschかめん
席梅尔布施氏煮沸灭菌器　シンメルブッシュ煮沸消毒器　Schimmelbuschしゃふつしょうどくき
席姆斯氏钳夹缝合术　シムス縫合術　Simsほうごうじゅつ
席姆斯氏卧位　シムス位　Simsい
席耶氏综合征　シャイエ症候群　Scheieしょうこうぐん
橄树素　モリンドン　morindon
橄树素苷　モリンジン　morindin

xǐ　洗徙喜

洗鼻剂　洗鼻剤,鼻洗浄剤　せんびざい,びせんじょうざい
洗必太　ヒビタン,クロルヘキシジン　hibitane,chlorhexidine
洗必太溶液　ヒビタン溶液　hibitaneようえき
洗肠　洗腸　せんちょう
洗涤槽　洗浄槽　せんじょうそう
洗涤沉淀　洗浄沈殿　せんじょうちんでん
洗涤除尘法　洗浄脱塵法　せんじょうだつじんほう
洗涤粉　洗浄剤粉末　せんじょうざいふんまつ
洗涤〔混合〕液　洗浄混合液　せんじょうこんごうえき
洗涤剂　洗〔浄〕剤　せん〔じょう〕ざい
洗涤剂性哮喘　洗浄剤性喘息　せんじょうざいせいぜんそく

洗涤碱 洗浄ソーダ せんじょうsoda
洗〔涤〕瓶 洗浄瓶 せんじょうびん
洗涤器 洗浄器 せんじょうき
洗涤液 洗液 せんえき
洗耳剂 洗耳剤 せんじざい
洗耳器 耳洗浄器 じせんじょうき
洗净剂 洗浄剤 せんじょうざい
洗口药 含嗽剤,口内洗剤 がんそうざい,こうないせんざい
洗片 現像 げんぞう
洗气瓶 ガス洗浄瓶 gasせんじょうびん
洗手刷 ハンドブラシ hand brush
洗提(脱) 溶離 ようり
洗提(脱)法 溶離法 ようりほう
洗提(脱)剂 溶離剤 ようりざい
洗提(脱)曲线 溶離曲線 ようりきょくせん
洗提(脱)液 溶離液 ようりえき
洗脱方式 溶離様式 ようりようしき
洗脱物 溶離物 ようりぶつ
洗脱效率 溶離効率 ようりこうりつ
洗胃法 胃洗浄法 いせんじょうほう
洗眼杯 眼杯 がんぱい
洗眼壶 洗眼瓶 せんがんびん
洗眼剂(药) 洗眼剤(薬) せんがんざい(やく)
洗液(剂) 洗浄液 せんじょうえき
徙前术镊 前進術鑷子 ぜんしんじゅつせっし
徙前术针 前進術針 ぜんしんじゅつしん
喜夫氏碱 シッフ塩基 Schiffえんき
喜夫氏试剂(药) シッフ試薬 Schiffしやく
喜夫氏试验 シッフ試験 Schiffしけん
喜光性 好光性 こうこうせい
喜果苷 ビンコサイド ラクタム,ビンコシド ラクタム vincoside lactum
喜树次碱 ベノテルピン venoterpine
喜树碱 カンプトテシン camptothecine
喜阳植物 好光性植物 こうこうせいしょくぶつ

xì 系细隙

系 系〔統〕 けい〔とう〕
系带 小带 しょうたい
系带成形术 小带形成術 しょうたいけいせいじゅつ
系带切除术 小带切除術 しょうたいせつじょじゅつ
系带切开术 小带切開術 しょうたいせっかいじゅつ
系列 系列,シリーズ けいれつ,series
系列照片 シリアルグラム serialgram
系列照相术 連続撮影法 れんぞくさつえいほう
系列照相装置 連続撮影装置 れんぞくさつえいそうち
系膜 腸間膜 ちょうかんまく
系膜根 腸間膜根 ちょうかんまくこん
系膜小肠 腸間膜小腸 ちょうかんまくしょうちょう
系膜细胞 腸間膜細胞 ちょうかんまくさいぼう
系膜组织 腸間膜組織 ちょうかんまくそしき
系谱 系統,血統,系図 けいとう,けっとう,けいず
系数 係数 けいすう
系统 系統 けいとう
　哈佛氏系统 ハーバース系統 Haversけいとう
系统病 系統病 けいとうびょう
系统参数 システムパラメータ system parameter
系统程序 系統プログラム けいとうprogram

系统发生 系統発生 けいとうはっせい
系统发生学 系統発生学 けいとうはっせいがく
系统发育 系統発育 けいとうはついく
系统分析 系統分析 けいとうぶんせき
系统化(性)妄想 合理妄想,系統性妄想 ごうりもうそう,けいとうせいもうそう
系统解剖学 系統解剖学 けいとうかいぼうがく
系统命名法 系統命名法 けいとうめいめいほう
系统脱敏 系統的脱(除)感作 けいとうてきだつ(じょ)かんさ
系统脱敏疗法 系統的脱感作法 けいとうてきだつかんさほう
系统误差 系統誤差 けいとうごさ
系统性病变 系統性疾病 けいとうせいしっぺい
系统性淀粉样变 系統性アミロイド症 けいとうせいamyloidしょう
系统性过敏性脉管炎 系統性アレルギー性脈管炎 けいとうせいAllergieせいみゃっかんえん
系统性红斑狼疮 系統性紅斑狼瘡,全身性エリテマトーデス けいとうせいこうはんろうそう,ぜんしんせいerythematodes
系统性红斑狼疮肾炎 系統性紅斑狼瘡腎炎 けいとうせいこうはんろうそうじんえん
系统性硬化 系統性硬化〔症〕 けいとうせいこうか〔しょう〕
系统性硬皮病 系統性硬皮症 けいとうせいこうひしょう
系统组织 系統組織 けいとうそしき
细胞 細胞 さいぼう
　贝茨氏细胞 ベッツ細胞 Betzさいぼう
　比尔氏神经节细胞 ビール神経節細胞 Bealeしんけいせつさいぼう
　莫特氏细胞 モット細胞 Mottさいぼう
　代特氏细胞 ディテルス細胞 Deitersさいぼう
　高尔基氏细胞 ゴルジ細胞 Golgiさいぼう
　高雪氏细胞 ゴシェ細胞 Gaucherさいぼう
　格根包尔氏细胞 ゲーゲンバウエル細胞 Gegenbauerさいぼう
　何杰金氏细胞 ホジキン細胞 Hodgkinさいぼう
　霍夫包尔氏细胞 ホーフバウアー細胞 Hofbauerさいぼう
　霍特加氏细胞 オルテガ細胞 Hortegaさいぼう
　贾努齐氏新月形腺细胞 ジャンヌッチ細胞 Giannuzziさいぼう
　柯替氏细胞 コルティ細胞 Cortiさいぼう
　枯否氏细胞 クップファー細胞 Kupfferさいぼう
　莱迪希氏细胞 ライデイヒ細胞 Leydigさいぼう
　郎格罕氏细胞 ランゲルハンス細胞 Langerhansさいぼう
　郎罕氏巨细胞 ラングハンス巨細胞 Langhansきょさいぼう
　郎罕氏细胞 ラングハンス細胞 Langhansさいぼう
　利普许茨氏细胞 リップシュッツ細胞,中心細胞 Lipschutzさいぼう,ちゅうしんさいぼう
　利什曼氏色细胞 リーシュマン クロム細胞 Leishman chromeさいぼうZ
　林德佛莱施氏细胞 リンドフライシュ細胞 Rindfleischさいぼう
　罗惹氏细胞 ルジェ細胞 Rougetさいぼう

马铁诺梯氏细胞　マルテイノッテイー細胞　Martinottiさいぼう

美-郎二氏细胞　メルケル・ランビエ細胞　Merkel-Ranvierさいぼう

米库利奇氏细胞　ミクリッチ細胞　Mikuliczさいぼう

苗勒氏细胞　ミュラ細胞　Müllerさいぼう

纳热奥特氏细胞　ナジョット細胞　Nageotteさいぼう

尼-皮二氏细胞　ニーマン・ピック細胞　Niemann-Pickさいぼう

帕内特氏细胞　パーネト細胞　Panethさいぼう

浦肯野氏细胞　プルキンエ細胞　Purkinjeさいぼう

塞尔托利氏细胞　セルトーリ細胞　Sertoliさいぼう

斯-李二氏细胞　シュテルンベルグ・リード細胞　Sternberg-Reedさいぼう

托通氏巨细胞　ツートン巨細胞　Toutonきょさいぼう

魏尔啸氏细胞　フイルヒョー細胞　Virchowさいぼう

许旺氏细胞　シュヮン細胞　Schwannさいぼう

赞德氏细胞　ザンデル細胞　Zanderさいぼう

B 细胞　B 細胞　Bさいぼう

ECL 细胞　ECL 細胞　ECLさいぼう

G 细胞　G 細胞　Gさいぼう

I 细胞　I 細胞　Iさいぼう

K 细胞　K 細胞　Kさいぼう

LE 细胞　LE 細胞　LEさいぼう

NIL 细胞　NIL 細胞　NILさいぼう

NK 细胞　NK 細胞　NKさいぼう

P 细胞　P 細胞　Pさいぼう

S 细胞　S 細胞　Sさいぼう

T 细胞　T 細胞　Tさいぼう

细胞螯合剂　細胞キレート　さいぼうchelate

细胞板　細胞板　さいぼうばん

〔细胞〕包涵作用　エンドサイトーシス　endocytosis

细胞胞液质　シトソル,サイトソル　cytosol

细胞被　細胞被膜　さいぼうひまく

细胞壁　細胞壁　さいぼうへき

细胞壁抗原　細胞壁抗原　さいぼうへきこうげん

细胞变形　細胞変形　さいぼうへんけい

细胞变异　細胞化生　さいぼうかせい

细胞表面　細胞表面　さいぼうひょうめん

细胞表面蛋白　細胞表面蛋白〔質〕　さいぼうひょうめんたんぱく〔しつ〕

〔细〕胞表〔面〕酶　〔細胞〕外酵素　〔さいぼう〕がいこうそ

细胞表面调节装置　細胞表面調節装置　さいぼうひょうめんちょうせつそうち

I-细胞病　I-細胞病　I－さいぼうびょう

细胞病变　細胞病変　さいぼうびょうへん

细胞病变效应　細胞病変効果　さいぼうびょうへんこうか

细胞病理学　細胞病理学　さいぼうびょうりがく

细胞残余　細胞遺残　さいぼういざん

　　瓦尔塔德氏细胞残余　ウァルタルト細胞遺残　Walthardさいぼういざん

细胞层　細胞層　さいぼうそう

细胞巢　細胞巣　さいぼうそう

细胞成分　細胞成分　さいぼうせいぶん

细胞吸入　飲細胞運動,飲作用　いんさいぼううんどう,いんさよう

细胞催化剂　細胞触媒　さいぼうしょくばい

细胞导介免疫　細胞媒介免疫　さいぼうばいかいめんえき

细胞电泳　細胞電気泳動　さいぼうでんきえいどう

细胞电泳测量装置　細胞電気泳動測定装置　さいぼうでんきえいどうそくていそうち

细胞动力学　細胞力学　さいぼうりきがく

细胞毒反应　細胞傷害性反応　さいぼうしょうがいせいはんのう

细胞毒〔害〕性淋巴细胞　細胞傷害性リンパ球　さいぼうしょうがいせいlmyphきゅう

细胞毒抗体　細胞毒〔性〕抗体　さいぼうどく〔せい〕こうたい

细胞毒类药物　細胞毒性薬物　さいぼうどくせいやくぶつ

细胞毒试验　細胞傷害性試験　さいぼうしょうがいせいしけん

细胞毒素　細胞毒〔素〕　さいぼうどく〔そ〕

细胞毒素类　細胞毒〔素〕類　さいぼうどく〔そ〕るい

细胞毒效应　細胞傷害性効果　さいぼうしょうがいせいこうか

细胞毒型超敏反应　細胞傷害性過敏性反応　さいぼうしょうがいせいかびんせいはんのう

细胞毒〔性〕T 淋巴细胞　細胞傷害性Tリンパ球　さいぼうしょうがいせいTlymphきゅう

细胞毒〔性〕T 细胞　細胞傷害性T細胞　さいぼうしょうがいせいTさいぼう

细胞发生　細胞発生　さいぼうはっせい

细胞发生带　細胞発生帯　さいぼうはっせいたい

细胞防御　細胞防御　さいぼうぼうぎょ

T 细胞非依赖性抗原　T細胞独立性抗原　Tさいぼうどくりつせいこうげん

细胞非增殖部　フェノーム　phenome

细胞肥大病毒　サイトメガロウイルス　cytomegalovirus

细胞肥大包涵体病　巨細胞性封入病　きょさいぼうせいふうにゅうびょう

细胞分光光度测定法　サイトスペクトロフォトメトリー,細胞分光測光法　cytospectrophotometry,さいぼうぶんこうそくこうほう

细胞分光光度计　サイトスペクトロフォトメーター,細胞分光光度計　cytospectrophotometer,さいぼうぶんこうこうこうどけい

细胞分化　細胞分化　さいぼうぶんか

细胞分化前期　細胞分化前期　さいぼうぶんかぜんき

细胞分化时期　細胞分化期　さいぼうぶんかき

细胞分类　細胞分類　さいぼうぶんるい

细胞分类器　細胞分類器　さいぼうぶんるいき

细胞分类学　細胞分類学　さいぼうぶんるいがく

细胞分离因子　細胞分離因子　さいぼうぶんりいんし

细胞分裂　細胞分裂　さいぼうぶんれつ

〔细胞分裂〕末期　〔細胞分裂〕終期　〔さいぼうぶんれつ〕しゅうき

细胞分裂期　細胞分裂期　さいぼうぶんれつき

细胞分裂前期　細胞分裂前期　さいぼうぶんれつぜんき

细胞分裂周期　細胞分裂周期　さいぼうぶんれつしゅうき

细胞分散剂　細胞分散剤　さいぼうぶんさんざい

细胞分散技术　細胞分散技術　さいぼうぶんさんぎじゅつ

细胞工程　細胞工学　さいぼうこうがく

细胞构造　細胞構造　さいぼうこうぞう

细胞骨架　細胞骨格　さいぼうこっかく

细胞管型　細胞円柱　さいぼうえんちゅう

细胞光度测定法　細胞測光法,サイトフォトメトリー　さい

ぼうそっこうほう, cytophotometry

细胞光度计 サイトフォトメーター, 細胞光度計 cytopho-
tometer, さいぼうこうどけい

细胞海绵质 細胞海綿質 さいぼうかいめんしつ

〔细〕胞核 細胞核 さいぼうかく

〔细胞〕核测量法 〔細胞〕核測定法 〔さいぼう〕かくそくて
いほう

细胞核仁 細胞核仁 さいぼうかくにん

〔细胞〕核溶解 〔細胞〕核溶解 〔さいぼう〕かくようかい

细胞核学 細胞核学 さいぼうかくがく

细胞核异形现象 変形細胞症 へんけいさいぼうしょう

细胞〔呼吸〕色素 ヒストヘマチン histohaematin

细胞呼吸〔作用〕 細胞呼吸〔作用〕 さいぼうこきゅうさよ
う

细胞〔互〕向性 細胞向性 さいぼうこうせい

细胞化学 細胞化学 さいぼうかがく

细胞化学作用 細胞化学作用 さいぼうかがくさよう

细胞坏死 細胞壊死 さいぼうえし

细胞黄素 チトフラビン cytoflavin

细胞活动 細胞活動 さいぼうかつどう

细胞〔机能〕恢复 細胞回復 さいぼうかいふく

细胞基因 細胞遺伝子 さいぼういでんし

细胞基质 細胞基質 さいぼうきしつ

细胞激动素 サイトキニン cytokinin

细胞激素 細胞ホルモン さいぼうhormone

细胞集落抑制因子 クローニング抑制因子 cloningよくせ
いいんし

细胞计 細胞計, 血球計算器 さいぼうけい, けっきゅうけ
いさんき

细胞计测装置 細胞計数装置 さいぼうけいすうそうち

细胞计数 血球計算 けっきゅうけいさん

希林氏细胞计数 シリング血球計算 Schillingけっきゅう
けいさん

细胞计数室 血球計算板 けっきゅうけいさんばん

细胞间壁龛 細胞間壁龕, 細胞間ニッシェ さいぼうかんへ
きがん, さいぼうかんniche

细胞间分泌小管 細胞間分泌小管 さいぼうかんぶんぴつ
しょうかん

细胞间桥 細胞間橋 さいぼうかんきょう

细胞间水肿 細胞間水腫 さいぼうかんすいしゅ

细胞间通讯 細胞間コミュニケション さいぼうかんcom-
munication

细胞间陷窝 細胞間陥凹 さいぼうかんかんおう

细胞间液 細胞間液 さいぼうかんえき

细胞间质 細胞間質 さいぼうかんしつ

LE细胞检查 LE細胞検査 LEさいぼうけんさ

细胞检查法 細胞検査法 さいぼうけんさほう

细胞检查用刷 細胞検査用ブラシ さいぼうけんさよう
brush

细胞间接分裂 細胞間接分裂 さいぼうかんせつぶんれつ

细胞间隙 細胞間隙 さいぼうかんげき

〔细〕胞浆 細胞〔形〕質 さいぼう〔けい〕しつ

细胞浆过少 細胞〔形〕質過少 さいぼう〔けい〕しつかしょ
う

细胞浆原纤维 細胞〔形〕質原繊維 さいぼう〔けい〕しつげ
んせんい

细胞角化 細胞角化 さいぼうかっか

细胞接触 細胞接触 さいぼうせっしょく

细胞接合 細胞結合 さいぼうけつごう

细胞结构 細胞構造 さいぼうこうぞう

细胞结合抗体 細胞結合抗体 さいぼうけつごうこうたい

细胞结合免疫球蛋白 細胞結合免疫グロブリン さいぼう
けつごうめんえきglobulin

细胞解剖学 細胞解剖学 さいぼうかいぼうがく

细胞介导淋巴细胞毒性反应 細胞媒介リンパ球毒性反応
さいぼうばいかいlymphきゅうどくせいはんのう

细胞介导性免疫缺乏 細胞媒介性免疫不全 さいぼうばい
かいせいめんえきふぜん

细胞浸润 細胞浸潤 さいぼうしんじゅん

细胞窘迫期 細胞窮迫期 さいぼうきゅうはくき

细胞巨〔大〕病毒 サイトメガロウイルス cytomegalovirus

细胞抗争 細胞闘争 さいぼうとうそう

细胞连接 細胞連結 さいぼうれんけつ

细胞疗法 細胞療法 さいぼうりょうほう

细胞瘤 細胞腫 さいぼうしゅ

塞尔托利氏细胞瘤 セルトーリ細胞腫 Sertoliさいぼう
しゅ

许特尔氏细胞瘤 ヒュルトル細胞腫 Hurthleさいぼう
しゅ

许旺氏细胞瘤 シュワン細胞腫 Schwannさいぼうしゅ

细胞免疫 細胞免疫 さいぼうめんえき

细胞免疫功能 細胞免疫機能 さいぼうめんえききのう

细胞免疫缺陷 細胞性免疫不全 さいぼうせいめんえきふ
ぜん

细胞膜 細胞膜 さいぼうまく

细胞膜内褶 細胞膜陥入 さいぼうまくかんにゅう

细胞膜缺陷 細胞膜欠陥 さいぼうまくけっかん

〔细〕胞膜受体 細胞膜受容体 さいぼうまくじゅようたい

细胞膜水解酶 細胞膜水解酵素 さいぼうまくすいかいこ
うそ

细胞囊胞 細胞嚢胞 さいぼうのうほう

〔细胞〕内肠肽酶 細胞内エレプシン さいぼうないerepsin

细胞内电极 細胞内電極 さいぼうないでんきょく

细胞内电位 細胞内電位 さいぼうないでんい

细胞内分泌小管 細胞内分泌小管 さいぼうないぶんぴつ
しょうかん

细胞〔内〕含〔有〕物 細胞内含有物 さいぼうないがんゆう
ぶつ

细胞内记录 細胞内レコード, 細胞内記録 さいぼうない
record, さいぼうないきろく

细胞内寄生虫 細胞内寄生体(虫) さいぼうないきせいた
い(ちゅう)

细胞内酶 〔細胞〕内酵素 〔さいぼう〕ないこうそ

〔细胞〕内溶素 エンドリシン endolysin

〔细胞〕内摄〔食〕作用 エンドサイトーシス endocytosis

细胞内受体 細胞内受容体 さいぼうないじゅようたい

细胞内消化 細胞内消化 さいぼうないしょうか

细胞内小管 細胞内小管 さいぼうないしょうかん

细胞内氧过多 細胞内高酸素〔症〕 さいぼうないこうさん
そ〔しょう〕

细胞内液 細胞内液 さいぼうないえき

细胞内质网 小胞体 しょうほうたい

细胞粘着 細胞粘着 さいぼうねんちゃく

细胞尿〔症〕 細胞尿〔症〕 さいぼうにょう〔しょう〕

细胞凝集试验 細胞凝集試験 さいぼうぎょうしゅうしけ
ん

细胞凝集抑制反应 细胞凝集抑制反応 さいぼうぎょうしゅうよくせいはんのう

细胞排粒作用 エキソサイトーシス exocytosis

细胞培养 细胞培養 さいぼうばいよう

细胞破碎(坏) 细胞破壊 さいぼうはかい

细胞起源 细胞発生 さいぼうはっせい

细胞器 细胞器官 さいぼうきかん

细胞嵌合体 细胞キメラ さいぼうchimera

细胞桥 细胞橋帯 さいぼうきょうたい

细胞球蛋白 チトグロビン cytoglobin

细胞趋性 细胞走性 さいぼうそうせい

细胞缺氧症 细胞低酸素症 さいぼうていさんそしょう

细胞〔群体〕动力学 细胞〔集団〕動力学 さいぼう〔しゅうだん〕どうりきがく

细胞染色机 细胞染色装置 さいぼうせんしょくそうち

细胞染色提篮器 细胞染色ケージ さいぼうせんしょくcage

细胞溶解 细胞溶解 さいぼうようかい

细胞溶解型超敏反应 细胞溶解型過敏症 さいぼうようかいがたかびんしょう

细胞溶解性抗体 细胞溶解抗体 さいぼうようかいこうたい

细胞溶解液 细胞溶解液 さいぼうようかいえき

细胞溶酶体 细胞リソソーム さいぼうlysosome

细胞溶素 细胞溶解素,サイトリシン さいぼうようかいそ,cytolysin

细胞溶质 サイトソル cytosol

细胞融合 细胞融合 さいぼうゆうごう

细胞融合因子 细胞融合因子 さいぼうゆうごういんし

细胞色素 シトクロム cytochrome

细胞色素 P_{450} シトクロムP_{450} cytochromeP_{450}

细胞色素丙(C) シトクロムC cytochromeC

细胞色素过氧化物酶 シトクロム ペルオキシダーゼ cytochrome peroxidase

细胞色素C还原酶 シトクロムC還元酵素,シトクロムCレダクターゼ cytochrome Cかんげんこうそ,cytochrome C-reductase

CoQH₂-细胞色素还原酶 CoQH₂-シトクロム還元酵素 CoQH₂-cytochromeかんげんこうそ

NADH-细胞色素C还原酶 NADH-シトクロムC還元酵素 NADH-cytochrome Cかんげんこうそ

细胞色素氧化酶 シトクロム酸化酵素 cytochromeさんかこうそ

细胞伸长 细胞伸長 さいぼうしんちょう

细胞渗出 细胞渗出 さいぼうしんしゅつ

细胞渗出物 细胞渗出物 さいぼうしんしゅつぶつ

细胞生成 细胞形成 さいぼうけいせい

细胞生活(命)周期 细胞生活周期 さいぼうせいかつしゅうき

细胞生理学 细胞生理学 さいぼうせいりがく

细胞生物学 细胞生物学 さいぼうせいぶつがく

细胞识别 细胞識別 さいぼうしきべつ

细胞受体 细胞受容体 さいぼうじゅようたい

细胞刷 细胞ブラシ さいぼうbrush

细胞衰老 细胞老化 さいぼうろうか

细胞栓子 细胞栓子 さいぼうせんし

细胞水平 细胞レベル さいぼうlevel

细胞死亡 细胞死 さいぼうし

细胞碎片 细胞破片 さいぼうはへん

细胞损坏 细胞損害 さいぼうそんがい

细胞损伤 细胞損傷 さいぼうそんしょう

细胞损伤毒素 サイトスト cytost

〔细〕胞体 细胞体 さいぼうたい

细胞〔体〕内寄生物 细胞寄生原虫 さいぼうきせいげんちゅう

T细胞替代因子 T细胞交替因子 Tさいぼうこうたいいんし

细胞铁质 シトシデリン cytosiderin

细胞通讯 细胞コミュニケイション さいぼうcommunication

细胞同步化 细胞同期化 さいぼうどうきか

细胞透性 细胞透過性 さいぼうとうかせい

细胞团块 细胞集合体 さいぼうしゅうごうたい

细胞吞噬现象 エンドサイトーシス endocytosis

细胞外胆固醇沉着症 细胞外コレステロール沈着症 さいぼうがいcholesterolちんちゃくしょう

细胞外电极 细胞外電極 さいぼうがいでんきょく

细胞外记录 细胞外記録,细胞外レコード さいぼうがいきろく,さいぼうがいrecord

细胞外间隙 细胞外間隙 さいぼうがいかんげき

细胞外酶 细胞外酵素 さいぼうがいこうそ

细胞外排 エキソサイトーシス exocytosis

细胞外消化 细胞外消化〔作用〕 さいぼうがいしょうか〔さよう〕

细胞外液 细胞外液 さいぼうがいえき

细胞外衣 细胞被膜 さいぼうひまく

细胞微电极 细胞微小電極 さいぼうびしょうでんきょく

细胞萎缩 细胞萎縮 さいぼういしゅく

细胞物理学 细胞物理学 さいぼうぶつりがく

细胞系 细胞系 さいぼうけい

细胞相互作用 细胞相互作用 さいぼうそうごさよう

细胞形成 细胞形成 さいぼうけいせい

细胞形态学 细胞形態学 さいぼうけいたいがく

细胞性繁殖 细胞性生殖 さいぼうせいせいしょく

B细胞性免疫母细胞肉瘤 B细胞イムノブラスト肉腫 Bさいぼうimmunoblastにくしゅ

T细胞性免疫母细胞肉瘤 T细胞イムノブラスト肉腫 Tさいぼうimmunoblastにくしゅ

细胞性牙骨质 第二セメント質 だいにcementしつ

β细胞性胰岛细胞瘤 β细胞〔膵〕島細胞〔腺〕腫 βさいぼう〔すい〕とうさいぼう〔せん〕しゅ

细胞性硬化 细胞性硬化 さいぼうせいこうか

细胞悬液 细胞懸濁液 さいぼうけんだくえき

细胞学 细胞学 さいぼうがく

细胞学家 细胞学者 さいぼうがくしゃ

细胞学检查 细胞学的検査 さいぼうがくてきけんさ

细胞学诊断 细胞学的診断 さいぼうがくてきしんだん

细胞学指数 细胞学的指数 さいぼうがくてきしすう

细胞压积 血球容積 けっきゅうようせき

细胞芽 胞子 ほうし

细胞氧化 细胞酸化 さいぼうさんか

细胞样小体 细胞状小体 さいぼうじょうしょうたい

细胞药理学 细胞薬理学 さいぼうやくりがく

细胞液 细胞液 さいぼうえき

细胞衣 细胞被膜 さいぼうひまく

T细胞依赖性抗原 T细胞依存性抗原 Tさいぼういぞん

せいこうげん

细胞移植　細胞移植　さいぼういしょく

细胞遗传学　細胞遺伝学　さいぼういでんがく

细胞抑制　細胞抑制　さいぼうよくせい

细胞抑制剂　細胞増殖抑制薬　さいぼうぞうしょくよくせいやく

细胞因素　細胞因子　さいぼういんし

细胞营养　細胞栄養　さいぼうえいよう

细胞营养质　トレフォン　trephone

细胞有丝分裂〔促进〕因子　細胞有糸分裂〔促進〕因子　さいぼうゆうしぶんれつ〔そくしん〕いんし

细胞原浆毒　細胞形質毒素　さいぼうけいしつどくそ

细胞再生　細胞再生　さいぼうさいせい

细胞灶诱导　細胞病巣誘導　さいぼうびょうそうゆうどう

细胞增生区　細胞増殖帯　さいぼうぞうしょくたい

细胞增殖动力学　細胞増殖動力学　さいぼうぞうしょくどうりきがく

细胞增殖期　細胞増殖期　さいぼうぞうしょくき

细胞增殖周期　細胞増殖周期　さいぼうぞうしょくしゅうき

细胞诊断　細胞診断〔学〕　さいぼうしんだん〔がく〕

细胞支架　細胞骨格　さいぼうこっかく

细胞脂〔质〕　シトリピン　cytolipin

细胞直接分裂　直接細胞分裂　ちょくせつさいぼうぶんれつ

〔细〕胞质（浆）　細胞〔形〕質　さいぼう〔けい〕しつ

〔细〕胞质变动　細胞〔質〕分裂　さいぼう〔しつ〕ぶんれつ

细胞质迟延　細胞質遅滞　さいぼうしつちたい

细胞质基因　細胞質遺伝子　さいぼうしつついでんし

细胞质膜性小体　膜性細胞小体　まくせいさいぼうしょうたい

细胞质内含物　細胞質封入体　さいぼうしつふうにゅうたい

细胞质桥　細胞質橋　さいぼうしつきょう

〔细〕胞质体　細胞質体，シ（サイ）トソーム　さいぼうしつたい，cytosome

细胞质遗传　細胞質遺伝　さいぼうしつついでん

细胞质遗传因子　細胞質遺伝因子　さいぼうしつついでんいんし

细胞中介淋巴细胞溶解　細胞媒介リンパ球溶解　さいぼうばいかいlymphきゅうようかい

细胞中介免疫　細胞媒介免疫　さいぼうばいかいめんえき

细胞中心体　細胞中心体　さいぼうちゅうしんたい

细胞周围　細胞周囲　さいぼうしゅうい

细胞周期　細胞周期　さいぼうしゅうき

细胞周期动力学　細胞周期動力学　さいぼうしゅうきどうりきがく

细胞株　細胞株，クローン　さいぼうしゅ，clone

细胞株刺激因子　クローン刺激因子　cloneしげきいんし

细胞株选择学说　クローン選択説　cloneせんたくせつ

细胞〔组织〕发生　細胞構造の形成　さいぼうこうぞうのけいせい

细胞转移　細胞転移　さいぼうてんい

细胞转移因子　細胞転移因子　さいぼうてんいいんし

细胞钻　細胞バー　さいぼうbur

细胞滋养层（叶）　細胞栄養層，ラングハンス層　さいぼうえいようそう，Langhansそう

细胞滋养层壳　細胞栄養層外皮　さいぼうえいようそうが

いひ

细胞自溶素　アウトシトリシン，細胞自〔己〕溶〔解〕素　autocytolysin，さいぼうじ〔こ〕よう〔かい〕そ

细臂病　小腕症　しょうわんしょう

细玻棒　細いガラス棒　ほそいglassぼう

细长型　細長型　ほそなががた

细长肢　クモ肢　クモし

细肠针　細腸管針　さいちょうかんしん

细虫型　レプトモナス型　leptomonasがた

细齿　小歯　しょうし

细刺皮针　細いランセット　ほそいlancet

细胆管炎性肝硬变　胆細管炎性肝硬変　たんさいかんえんせいかんこうへん

细滴　小滴　しょうてき

细滴虫　レプトモナス　leptomonas

细滴型鞭毛虫　小滴型鞭毛虫　しょうてきがたべんもうちゅう

细动脉　細動脈　さいどうみゃく

细动脉玻璃样变　細動脈ヒアリン変性　さいどうみゃくhyalineへんせい

细动脉硬化性固缩肾　細動脈硬化性萎縮腎　さいどうみゃくこうかせいいしゅくじん

细度　線度　せんど

细杆菌　ミクロバクテリウム　microbacterium

细根　細根　さいこん

细（微）管　微小管　びしょうかん

细肌型　ホロミアリア型　holomyariaがた

细解剖镊　細い解剖ピンセット　ほそいかいぼうpincette

细精管　細精管　さいせいかん

细精管发育不良症　細精管形成異常症　さいせいかんけいせいいじょうしょう

细精管发育不全　クラインフェルター症候群　Klinefelterしょうこうぐん

细菌　細菌　さいきん

细菌败血病　細菌性敗血症　さいきんせいはいけっしょう

〔细菌〕包被抗原　エンベロープ抗原　envelopeこうげん

细菌胞浆素　細菌性プラスミン　さいきんせいplasmin

细菌变态酶　細菌変態酵素　さいきんへんたいこうそ

细菌病　細菌症　さいきんしょう

细菌病毒　細菌ウイルス　さいきんvirus

细菌丛　細菌叢　さいきんそう

细菌沉淀素　細菌〔性〕沈降素　さいきん〔せい〕ちんこうそ

〔细〕菌胆〔汁〕症　胆管細菌症　たんかんさいきんしょう

细菌蛋白　細菌蛋白　さいきんたんぱく

细菌淀粉　細菌殿粉　さいきんでんぷん

细菌毒素　細菌毒素　さいきんどくそ

细菌毒血症　細菌毒血症　さいきんどくけっしょう

细菌发酵　細菌発酵　さいきんはっこう

细菌繁殖体　細菌増殖体　さいきんぞうしょくたい

细菌分类学　細菌分類学　さいきんぶんるいがく

〔细菌〕分裂面　〔細菌〕分裂面　〔さいきん〕ぶんれつめん

细菌感染　細菌感染　さいきんかんせん

细菌固定　細菌固定　さいきんこてい

细菌过度繁殖综合征　細菌発育過度症候群　さいきんはついくかどしょうこうぐん

细菌计数　細菌計数　さいきんけいすう

细菌计数技术　細菌計数技術　さいきんけいすうぎじゅつ

细菌荚膜　細菌莢膜　さいきんきょうまく

细菌鉴定　細菌鑑定　さいきんかんてい
细菌接种法　細菌接種法　さいきんせっしゅほう
细菌结合　細菌結合　さいきんけつごう
细菌镜检查　細菌鏡検査〔法〕　さいきんきょうけんさ〔ほう〕
细菌抗毒素　細菌性抗毒素　さいきんせいこうどくそ
细菌恐怖　細菌恐怖〔症〕　さいきんきょうふ〔しょう〕
细菌赖药性　細菌薬物依存性　さいきんやくぶついぞんせい
细菌疗法　細菌製剤療法　さいきんせいざいりょうほう
细菌滤除法　濾過滅菌法　ろかめっきんほう
细菌门　細菌門　さいきんもん
细菌耐药性　細菌薬物耐性　さいきんやくぶつたいせい
细菌粘附　細菌粘着　さいきんねんちゃく
〔细菌〕酿热毒素　〔細菌〕熱毒素　〔さいきん〕ねつどくそ
细菌尿　細菌尿　さいきんにょう
细菌凝血素　細菌性血球凝集素　さいきんせいけっきゅうぎょうしゅうそ
细菌培养法　細菌培養法　さいきんばいようほう
细菌培养物　細菌培養物　さいきんばいようぶつ
细菌生活史　細菌生活史　さいきんせいかつし
细菌〔生长〕密度计　細菌濃度計　さいきんのうどけい
细菌生长曲线　細菌生長曲線　さいきんせいちょうきょくせん
细菌噬菌体　バクテリォファージ　bacteriophage
细菌衰退型　細菌退行型　さいきんたいこうがた
细菌素　細菌素,バクテリオシン　さいきんそ,bacteriocin
细菌调理素　バクテリオプソニン　bacteriopsonin
细菌团块　細菌集合体　さいきんしゅうごうたい
细菌维生素　細菌ビタミン　さいきんvitamine
细菌污染　細菌汚染　さいきんおせん
细菌武器　細菌兵器　さいきんへいき
细菌〔显微〕镜检〔查〕法　細菌鏡検法　さいきんきょうけんほう
细菌性　細菌性　さいきんせい
细菌性变态反应　細菌性アレルギー　さいきんせいAllergie
细菌性动脉瘤　細菌性動脈瘤　さいきんせいどうみゃくりゅう
细菌性肺炎　細菌性肺炎　さいきんせいはいえん
细菌性腹膜炎　細菌性腹膜炎　さいきんせいふくまくえん
细菌性肝脓肿　細菌性肝膿瘍　さいきんせいかんのうよう
细菌性感染　細菌性感染　さいきんせいかんせん
细菌性关节炎　細菌性関節炎　さいきんせいかんせつえん
细菌性〔疾〕病　細菌性疾患　さいきんせいしっかん
细菌性角膜溃疡　細菌性角膜潰瘍　さいきんせいかくまくかいよう
细菌性角膜炎　細菌性角膜炎　さいきんせいかくまくえん
细菌性结肠炎　細菌性結腸炎　さいきんせいけっちょうえん
细菌性结膜炎　細菌性結膜炎　さいきんせいけつまくえん
细菌性痢疾　細菌性赤痢　さいきんせいせきり
细菌性瘤　植物細菌腫　しょくぶつさいきんしゅ
细菌性脑膜炎　細菌性髄膜炎　さいきんせいずいまくえん
细菌性脑炎　細菌性脳炎　さいきんせいのうえん
细菌性尿道炎　細菌性尿道炎　さいきんせいにょうどうえん
细菌性食物中毒　細菌食中毒　さいきんしょくちゅうどく
细菌性心包炎　細菌〔性〕心膜炎　さいきん〔せい〕しんまくえん

細菌性心肌炎　細菌性心筋炎　さいきんせいしんきんえん
細菌性心内膜炎　細菌性心内膜炎　さいきんせいしんないまくえん
細菌性咽-扁桃体炎　細菌性咽頭扁桃炎　さいきんせいいんとうへんとうえん
細菌性致热原　細菌性発熱物質　さいきんせいはつねつぶっしつ
細菌悬液　細菌懸濁液　さいきんけんだくえき
細菌学　細菌学　さいきんがく
細菌学标准　細菌学的標準　さいきんがくてきひょうじゅん
細菌学检验　細菌学的検査　さいきんがくてきけんさ
細菌学诊断　細菌学的診断　さいきんがくてきしんだん
細菌遗传学　細菌遺伝学　さいきんいでんがく
細菌胰蛋白酶　バクテリオトリプシン　bacteriotrypsin
細菌接种法　細菌接種法　さいきんせっしゅほう
細菌荧光素　バクテリオフルオレシン　bacteriofluorescin
細菌营养　細菌栄養　さいきんえいよう
細菌战　細菌戦争　さいきんせんそう
細菌疹　細菌〔性皮〕疹　さいきん〔せいひ〕しん
細菌正常生境　細菌正常居住環境　さいきんせいじょうきょじゅうかんきょう
細菌致突变〔法〕　細菌突然変異法　さいきんとつぜんへんいほう
細菌肿瘤　細菌腫　さいきんしゅ
細菌总数　細菌総数　さいきんそうすう
細〔颗〕粒管型　細〔顆〕粒円柱　さい〔か〕りゅうえんちゅう
細孔　細孔,小孔　さいこう,しょうこう
細粒　〔細〕粒子　〔さい〕りゅうし
細粒棘球绦虫　単包条虫,猬粒条虫　たんほうじょうちゅう,いりゅうじょうちゅう
細脉　小脈〔症〕　しょうみゃく〔しょう〕
細球菌科　小球菌科,ミクロコッカス科　しょうきゅうきんか,micrococcusか
細球菌〔属〕　小球菌〔属〕,ミクロコッカス〔属〕　しょうきゅうきん〔ぞく〕,Micrococcus〔ぞく〕
細球菌素　ミクロコクシン　micrococcin
細弱密螺旋体　トレポネーマ ペルテヌエ　treponema pertenue
細筛　細篩,ローン　さいし,lawn
細湿罗音　細湿性ラ音　さいしっせいラおん
細石　小結石　しょうけっせき
細丝　フィラメント,細糸　filament,さいし
細丝间基质　細繊維間基質,フィラメント間基質　さいせんいかんきしつ,filamentかんきしつ
細探子　スタイレット　stylet
細调　微調整　びちょうせい
細微　微細　びさい
細纤维　細繊維　さいせんい
細线　レプトテン,細糸　leptotene,さいし
細线期　細糸期　さいしき
細线前期　細糸前期,前細糸期　さいしぜんき,ぜんさいしき
細小棒状杆菌　ミクロバクテリウム　microbacterium
細(微)小病毒　細小ウイルス　さいしょうvirus
細小动脉　細動脈,小動脈　さいどうみゃく,しょうどうみゃく

细小动脉痉挛　細動脈痙縮　さいどうみゃくけいしゅく
细小核糖核酸病毒　ピコルナウイルス　picornavirus
细（小）罗音　細水泡性ラ音　さいすいほうせいラおん
细小血管　細小血管　さいしょうけっかん
细辛醚（脑）　アサリシン, アサロン　asaricin, asarone
细辛醛　アサリルアルデヒド　asarylaldehyde
细辛属　オナガサイシン属　オナガサイシンぞく
细辛〔脂〕素　アサリニン　asarinin
细叶远志定〔碱〕　テヌイジン　tenuidine
细叶远志皂苷（甙）　テヌイフォリン　tenuifolin
细叶远志皂苷（甙）元　テヌイゲニン　tenuigenin
细针持针钳　細針持針器　さいしんじしんき
细震颤　微小振戦　びしょうしんせん
细支气管　細気管支　さいきかんし
细支气管癌　細気管支癌　さいきかんしがん
细支气管肺〔泡〕癌　細気管支肺胞癌　さいきかんしはいほうがん
细支气管扩张　細気管支拡張〔症〕　さいきかんしかくちょう〔しょう〕
细支气管扩张性肺气肿　細気管支拡張性肺気腫　さいきかんしかくちょうせいはいきしゅ
细支气管上皮化生　細気管支上皮化生　さいきかんしじょうひかせい
细支气管炎　細気管支炎　さいきかんしえん
细支气管周〔围〕炎　細気管支周囲炎　さいきかんししゅういえん
细指过小　小指症　しょうししょう
隙　隙, 腔　すき, げき, こう
　马拉卡内氏隙　マラカルネ腔　Malacarneこう
　美克尔氏隙　三叉神経腔, メッケル腔　さんさしんけいこう, Meckelこう

XIA　匣峡狭辖下夏

xiá　匣峡狭辖
匣音　紙箱様音　かみばこようおん
峡　峡〔部〕　きょう〔ぶ〕
　居永氏峡　ギュイオン峡　Guyonきょう
　希斯氏峡　ヒス峡　Hisきょう
峡部　峡部　きょうぶ
峡部骨折　峡〔部〕骨折　きょう〔ぶ〕こっせつ
峡部妊娠　卵管峡部妊娠　らんかんきょうぶにんしん
狭部切开刀　縮窄切開刀　しゅくさくせっかいとう
狭部切开手术　縮窄〔部〕切開術　しゅくさく〔ぶ〕せっかいじゅつ
狭长头畸形　狭小頭蓋症　きょうしょうずがいしょう
狭长形持针钳　細長型持針器　ほそなががたじしんき
狭缝　細隙　さいげき
狭角　狭角　きょうかく
狭霉素C　アングストマイシンC　angustmycinC
狭头刺口钩虫　犬有鉤虫　イヌゆうこうちゅう
狭温性　狭温性　きょうおんせい
狭小骨盆　狭〔窄〕骨盤　きょう〔さく〕こつばん
狭心症　狭心症　きょうしんしょう
狭盐性　狭塩性　きょうえんせい
狭咬口式持针钳　狭口持針器　きょうこうじしんき
狭叶酚　アングスチフォリノール　angustifolinol
狭窄　狭窄　きょうさく
　迪特里希氏狭窄　ジットリッヒ狭窄　Dittrichきょうさく

　杭纳氏狭窄　ハンナー狭窄　Hunnerきょうさく
　马-路二氏孔狭窄　マージャンデイ・ルシカ孔狭窄　Magendie-Luschkaこうきょうさく
狭窄肠段切除术　狭窄腸区切除術　きょうさくちょうくせつじょじゅつ
狭窄骨盆　狭窄骨盤　きょうさくこつばん
狭窄型　狭窄型　きょうさくがた
狭窄性腱鞘炎　狭窄性腱鞘炎, カーベーン病　きょうさくせいけんしょうえん, Quervainびょう
辖区　管轄区域　かんかつくいき

xià　下夏
下凹　下窩　かか
下半月小叶　下半月小葉　かはんげつしょうよう
下抱器　下捕握器　かほあくき
下鼻道　下鼻道　かびどう
下鼻甲　下鼻甲介　かびこうかい
下鼻甲部分切除术　部分下鼻甲介切除術　ぶぶんかびこうかいせつじょじゅつ
下鼻甲剪　下鼻甲介鋏　かびこうかいばさみ
下鼻甲粘骨膜下切除术　下鼻〔甲〕介粘膜骨膜下切除術　かび〔こう〕かいねんまくこつまくかせつじょじゅつ
下壁心肌梗塞　下壁心筋梗塞　かへきしんきんこうそく
下部切开　下部切開　かぶせっかい
下部肾单位肾病变　下部ネフロンネフローゼ　かぶnephron nephrosis
下侧壁心肌梗塞　下側壁心筋梗塞　かそくへきしんきんこうそく
下层　下層　かそう
下尺桡关节分离　遠位橈骨尺骨関節分離　えんいとうこつしゃっこつかんせつぶんり
下尺桡关节扭伤　遠位橈骨尺骨関節捻挫　えんいとうこつしゃっこつかんせつねんざ
下尺桡关节脱位　遠位橈骨尺骨関節脱臼　えんいとうこつしゃっこつかんせつだっきゅう
下齿槽动脉　下歯槽動脈　かそうどうみゃく
下齿槽神经　下歯槽神経　かそうしんけい
下齿槽神经口外麻醉法　下歯槽神経口外麻酔法　かそうしんけいこうがいますいほう
下齿槽神经损伤　下歯槽神経損傷　かそうしんけいそんしょう
下冲　ロアパンチ　lower punch
下垂　下垂　かすい
　霍纳氏上睑下垂　ホーナル上眼瞼下垂　Hornerじょうがんけんかすい
下垂足夹　下垂足スプリント　かすいそくsplint
下唇　下唇　かしん
下唇动脉　下唇動脈　かしんどうみゃく
下唇方肌　下唇方形筋　かしんほうけいきん
下唇静脉　下唇静脈　かしんじょうみゃく
下唇瘘管　下唇フィステル　かしんFistel
下唇麻木　下唇しびれ〔感〕　かしんしびれ〔かん〕
下唇外翻　下唇外反　かしんがいはん
下唇系带　下唇小帯　かしんしょうたい
下唇须　下唇触毛　かしんしょくもう
下唇支　下唇枝　かしんし
下端　下端　かたん
下段　下区　かく
下段动脉　下区動脈　かくどうみゃく

下段横切口剖腹产术　下区横帝王切開術　かくおうていお
うせっかいじゅつ

下段纵切口剖腹产术　下区垂直帝王切開術　かくすいちょ
くていおうせっかいじゅつ

下腹部　下腹部　かふくぶ

下腹横形切口　下腹部横切開　かふくぶおうせっかい

下腹联胎　下腹部結合奇形　かふくぶけつごうきけい

下腹区　下腹区　かふくく

下腹神经丛切除术　下腹神経叢切除術　かふくしんけいそ
うせつじょじゅつ

下腹〔疼〕痛　下腹痛　かふくつう

下腹下〔神经〕丛　下下腹神経叢　かかふくしんけいそう

下腹正中切口　下腹部正中切開　かふくぶせいちゅうせっ
かい

下疳　下疳　げかん

下橄榄核　下オリーブ核　かoliveかく

下橄榄核门　下オリーブ核門　かoliveかくもん

下干　下神経幹　かしんけいかん

下根　下根　かこん

下关节〔凹〕面　下関節〔凹〕面　かかんせつ〔おう〕めん

下关节突　下関節突起　かかんせつとっき

卜颌部　卜顎部　かがくぶ

下颌传导麻醉　下顎伝導麻酔〔法〕　かがくでんどうますい
〔ほう〕

下颌底　下顎底　かがくてい

下颌第二磨牙　下顎第二臼歯　かがくだいにきゅうし

下颌第三磨牙　下顎第三臼歯　かがくだいさんきゅうし

下颌第一磨牙　下顎第一臼歯　かがくだいいちきゅうし

下颌点　下顎点，グナチオン　かがくてん，gnathion

下颌动力计　顎力測定計　がくりょくそくていけい

〔下〕颌反射　下顎反射　かがくはんしゃ

下颌弓　下顎弓　かがくきゅう

下颌沟　下顎溝　かがくこう

下颌骨　下顎骨　かがくこつ

下颌骨癌　下顎骨癌　かがくこつがん

下颌骨半侧切除术　下顎骨半側切除術　かがくこつはんそ
くせつじょじゅつ

下颌骨部分切除术　下顎骨部分切除術　かがくこつぶぶん
せつじょじゅつ

下颌骨侧位片　下顎骨側位 X 線写真　かがくこつそくいX
せんしゃしん

下颌骨大块切除〔术〕　下顎骨ブロック切除〔術〕　かがくこ
つblockせつじょ〔じゅつ〕

下颌骨骨折　下顎骨骨折　かがくこつこっせつ

下颌骨骨折口内固定〔术〕　下顎骨骨折口内固定〔術〕　かが
くこつこっせつこうないこてい〔じゅつ〕

下颌骨骨折口外固定　下顎骨骨折口外固定　かがくこつ
こっせつこうがいこてい

下颌骨骨折切开复位固定　下顎骨骨折切開整復固定　かが
くこつこっせつせっかいせいふくこてい

下颌骨后前位片　下顎骨後前位 X 線写真　かがくこつこう
ぜんいXせんしゃしん

下颌骨髁骨折　下顎骨顆骨折　かがくこっかこっせつ

下颌骨髁良性肥大　下顎骨顆良性肥大　かがくこっかりょ
うせいひだい

下颌骨髁状突　下顎骨顆状突起　かがくこつかじょうとっ
き

下颌骨瘤　下顎骨腫　かがくこつしゅ

下颌骨钳　下顎骨鉗子　かがくこつかんし

下颌骨切除立即植骨　下顎骨切除直接骨移植〔術〕　かがく
こつせつじょちょくせつこついしょく〔じゅつ〕

下颌骨切除术　下顎骨切除術　かがくこつせつじょじゅつ

下颌骨缺如　下顎骨欠如　かがくこつけつじょ

下颌骨外斜线　下顎骨外斜線　かがくこつがいしゃせん

下颌骨针　下顎骨針　かがくこつしん

下颌骨周围脓肿　下顎骨周囲膿瘍　かがくこつしゅういの
うよう

下颌关节　下顎関節　かがくかんせつ

下颌关节关节成形术　下顎関節関節形成術　かがくかんせ
つかんせつけいせいじゅつ

下颌关节综合征　下顎関節症候群　かがくかんせつしょう
こうぐん

下颌管　下顎管　かがくかん

下颌横断咬片　下顎横断咬合フィルム　かがくおうだんこ
うごうfilm

下颌后静脉　下顎後静脈　かがくこうじょうみゃく

下颌后缩　下顎後退　かがくこうたい

下颌后突　下顎後突起　かがくこうとっき

下颌环绕结扎固定法　下顎周囲結紮固定法　かがくしゅう
いけっさつこていほう

下颌角　下顎角　かがくかく

下颌角变大　下顎角拡大　かがくかくかくだい

下颌角部骨折　下顎角骨折　かがくかくこっせつ

下颌角点　下顎角点，ゴニオン　かがくかくてん，gonion

下颌角切口　下顎角切開，リスドン切開　かがくかくせっか
い，Risdomせっかい

下颌颈　下顎頸　かがくけい

下颌孔　下顎孔　かがくこう

下颌裂囊肿　下顎裂囊胞　かがくれつのうほう

下颌淋巴结　下顎リンパ節　かがくlmyphせつ

下颌隆凸　下顎隆起　かがくりゅうき

下颌面骨发育不全　下顎顔面異骨症　かがくがんめんいこ
つしょう

下颌磨牙　下顎〔骨〕大臼歯　かがく〔こつ〕だいきゅうし

下颌磨牙钳　下顎〔骨〕大臼歯鉗子　かがく〔こつ〕だいきゅ
うしかんし

下颌前部咬片　下顎前部咬合フィルム　かがくぜんぶこう
ごうfilm

下颌前部咬片钳　下顎〔骨〕前部咬合フィルムホルダー　か
がく〔こつ〕ぜんぶこうごうfilmholder

下颌前突　下顎前突起　かがくぜんとっき

下颌前牙钳　下顎前歯鉗子　かがくぜんしかんし

下颌切迹　下顎切痕　かがくせっこん

下颌舌骨沟　顎舌骨筋神経溝　がくぜっこつきんしんけい
こう

下颌舌骨肌　顎舌骨筋　がくぜっこつきん

下颌舌骨肌神经　顎舌骨筋神経　がくぜっこつきんしんけ
い

下颌舌骨肌线　顎舌骨筋線　がくぜっこつきんせん

下颌舌骨肌支　顎舌骨筋神経枝　がくぜっこつきんしんけ
いし

下颌舌骨神经　顎舌骨神経　がくぜっこつしんけい

下颌舌骨线　顎舌骨線　がくぜっこつせん

下颌神经　下顎神経　かがくしんけい

下颌神经撕脱术　下顎神経裂離術　かがくしんけいれつり
じゅつ

下颌瞬目综合征　下顎瞬目症候群　かがくしゅんもくしょうこうぐん

下颌体　下顎体　かがくたい

下颌头　下顎頭　かがくとう

下颌突　下顎骨突起　かがくこつとっき

下颌退缩症　下顎後退症　かがくこうたいしょう

下颌脱位　下顎骨脱臼　かがくこつだっきゅう

下颌窝　下顎窩　かがくか

下颌下淋巴结　顎下リンパ節　がっかlymphせつ

下颌下三角　顎下三角　がっかさんかく

下颌下神经节　顎下神経節　がっかしんけいせつ

下颌〔下〕腺　顎下腺　がっかせん

下颌下腺凹　顎下腺窩　がっかせんか

下颌下腺管　顎下腺管　がっかせんかん

下颌小舌　下顎小舌　かがくしょうぜつ

下颌小头　下顎小頭　かがくしょうとう

下颌牙　下顎歯　かがくし

下〔颌〕牙槽动脉　下顎歯槽動脈　かがくしそうどうみゃく

下颌牙弓　下顎歯列弓　かがくしれっきゅう

下颌颜面骨发育不全综合征　下顎顔面異骨〔症〕症候群　かがくがんめんいこつ〔しょう〕しょうこうぐん

下颌眼面部头颅骨发育不全症　下顎眼窩顔面頭蓋骨形成不全症　かがくがんかがんめんずがいこつけいせいふぜんしょう

下颌印模托盘　下顎印象トレー　かがくいんしょうtray

下颌圆枕　下顎隆起　かがくりゅうき

下颌缘支　下顎縁枝　かがくえんし

下颌支　下顎枝　かがくし

下颌支切除术　下顎枝切除術　かがくしせつじょじゅつ

下颌注射　下顎注射　かがくちゅうしゃ

下后锯肌　下後鋸筋　かこうきょきん

下呼吸道　下気道　かきどう

下滑膜　下滑膜　かかつまく

下极限　下極限　かきょくげん

下甲状旁腺　下上皮小体　かじょうひしょうたい

下睑　下眼瞼　かがんけん

下睑板　下瞼板　かけんばん

下睑板弓　下瞼板弓　かけんばんきゅう

下睑板肌　下瞼〔板〕筋　かけんばんきん

下睑重建术　下眼瞼再建術　かがんけんさいけんじゅつ

下睑〔动脉〕弓　下眼瞼〔動脈〕弓　かがんけん〔どうみゃく〕きゅう

下睑静脉　下眼瞼静脈　かがんけんじょうみゃく

下睑支　下眼瞼枝　かがんけんし

下降　下降　かこう

下降段　下降区　かこうく

下降相　下降相　かこうそう

下降斜率　下降傾斜比　かこうけいしゃひ

下降支　下行枝　かこうし

下交替性偏瘫　下交代性片麻痺　かこうたいせいへんまひ

下角　下角　かかく

下胫腓骨骺分离　遠〔位〕脛腓骨端分離　えん〔い〕けいひこつたんぶんり

下阑尾点　ランツ圧痛点　Lanzあっつうてん

下肋凹　下肋骨窩　かろっこつか

下泪点外翻电烙术　下涙点外反電気焼灼術　かるいてんがいはんでんきしょうしゃくじゅつ

下泪腺　下涙腺　かるいせん

下迷小管　下迷管　かめいかん

下泌尿道　下尿路　かにょうろ

下泌尿道感染　下尿路感染　かにょうろかんせん

下泌涎核　下唾液核　かだえきかく

下面　下面　かめん

下内侧缘　下内側縁　かないそくえん

下内隐斜视　下内斜位　かないしゃい

下尿路　下尿路　かにょうろ

下尿路结石　下尿路結石　かにょうろけっせき

下颞线　下側頭線　かそくとうせん

下胚层　内胚葉　ないはいよう

下胚层〔皮质〕瘤　内胚葉腫瘍　ないはいようしゅよう

下胚层髓质瘤　下胚葉腫瘍　かはいようしゅよう

下皮　皮下組織　ひかそしき

下前段　下前区　かぜんく

下前段动脉　下前区動脈　かぜんくどうみゃく

下潜式减压舱　沈水減圧室　ちんすいげんあつしつ

下腔静脉　下大(空)静脈　かだい(くう)じょうみゃく

下腔静脉瓣　下大(空)静脈弁　かだい(くう)じょうみゃくべん

下腔静脉肠系膜静脉端侧吻合术　下大(空)静脈腸間膜静脈端側吻合術　かだい(くう)じょうみゃくちょうかんまくじょうみゃくたんそくふんごうじゅつ

下腔静脉肠系膜静脉吻合术　下大(空)静脈腸間膜静脈吻合術　かだい(くう)じょうみゃくちょうかんまくじょうみゃくふんごうじゅつ

下腔静脉肠系膜静脉H型吻合术　下大(空)静脈腸間膜静脈H型吻合術　かだい(くう)じょうみゃくちょうかんまくじょうみゃくHがたふんごうじゅつ

下腔静脉后输尿管　下大(空)静脈後尿管　かだい(くう)じょうみゃくこうにょうかん

下腔静脉口　下大(空)静脈口　かだい(くう)じょうみゃくこう

下腔静脉造影　下大(空)静脈造影〔法〕　かだい(くう)じょうみゃくぞうえい〔ほう〕

下腔静脉综合征　下大(空)静脈症候群　かだい(くう)じょうみゃくしょうこうぐん

下腔静脉阻塞综合征　下大(空)静脈閉塞症候群　かだい(くう)じょうみゃくへいそくしょうこうぐん

下穹窿　下円蓋　かえんがい

下穹窿结膜囊成形术　下結膜円蓋形成術　かけつまくえんがいけいせいじゅつ

下丘　下丘　かきゅう

下丘臂　下丘腕　かきゅうわん

下丘核　下丘核　かきゅうかく

下丘连合　下丘交連　かきゅうこうれん

下丘脑　視床下部　ししょうかぶ

下丘脑背侧核　視床下部背側核　ししょうかぶはいそくかく

下丘脑背侧区　視床下部背側区　ししょうかぶはいそくく

下丘脑背内侧核　視床下部背内側核　ししょうかぶはいないそくかく

下丘脑病　視床下部疾患　ししょうかぶしっかん

下丘脑病变　視床下部病変　ししょうかぶびょうへん

下丘脑垂体门静脉　視床下部下垂体門脈　ししょうかぶかすいたいもんみゃく

下丘脑-垂体-肾上腺皮质轴　視床下部下垂体副腎皮質軸　ししょうかぶかすいたいふくじんひしつじく

下丘脑-垂体-肾上腺轴　視床下部下垂体副腎軸　ししょうかぶかすいたいふくじんじく

下丘脑垂体束　視床下部下垂体路　ししょうかぶかすいたいろ

下丘脑-垂体系统　視床下部下垂体系　ししょうかぶかすいたいけい

下丘脑垂体性闭经　視床下部下垂体性無月経　ししょうかぶかすいたいせいむげっけい

下丘脑癫痫　視床下部てんかん　ししょうかぶてんかん

下丘脑腹内侧核　視床下部腹内側核　ししょうかぶふくないそくかく

下丘脑沟　視床下溝　ししょうかこう

下丘脑核支　視床下部核枝　ししょうかぶかくし

下丘脑后核　視床下部後核　ししょうかぶこうかく

下丘脑后区　視床下部後区　ししょうかぶこうく

〔下丘脑〕漏斗瘤　視床下部漏斗腫　ししょうかぶろうとしゅ

下丘脑尿崩症　視床下部尿崩症　ししょうかぶにょうほうしょう

下丘脑前核　視床下部前核　ししょうかぶぜんかく

下丘脑前区　視床下部前区　ししょうかぶぜんく

下丘脑视上核　視床下部視索上核　ししょうかぶしさくじょうかく

下丘脑释放激素　視床下部放出ホルモン　ししょうかぶほうしゅつhormone

下丘脑释放因子　視床下部放出因子　ししょうかぶほうしゅついんし

下丘脑损伤　視床下部損傷　ししょうかぶそんしょう

下丘脑外侧区　視床下部外側区　ししょうかぶがいそくく

下丘脑-腺垂体-肾上腺皮质系统　視床下部下垂体副腎皮質系　ししょうかぶかすいたいふくじんひしつけい

下丘脑性闭经　視床下部性無月経　ししょうかぶせいむげっけい

下丘脑抑制激素　視床下部抑制ホルモン　ししょうかぶよくせいhormone

下丘脑支　視床下部枝　ししょうかぶし

下丘脑中间区　視床下部中間区　ししょうかぶちゅうかんく

下丘脑综合征　視床下部症候群　ししょうかぶしょうこうぐん

下桡尺关节关节盘撕裂　下橈尺関節関節円板裂傷　かとうしゃくかんせつかんせつえんばんれっしょう

下筛斑　下篩状斑　かしじょうはん

下舌段　下舌區　かぜつく

下舌段支气管　下舌区気管支　かぜっくきかんし

下舌支　下舌枝　かぜつし

下身感觉缺失　対性知覚麻痺　ついせいちかくまひ

下身麻痹　對対痺　ついまひ

下身轻瘫　不全対麻痺　ふぜんついまひ

下神经节　下神経節　かしんけいせつ

下肾单位肾病　下部ネフロンネフローゼ　かぶnephron nephrose

下矢状窦　下矢状静脈洞　かしじょうじょうみゃくどう

下输尿管点　下尿管点　かにょうかんてん

下水道　下水道　げすいどう

下水道检查井　下水道マンホール　げすいどうman-hole

下水道入口　下水道入口　げすいどうにゅうこう

下水道污泥　下水道汚泥　げすいどうおでい

下水道系统　下水道系　げすいどうけい

下髓帆　下髄帆　かずいはん

下外侧面　下外側面　かがいそくめん

下外侧缘　下外側縁　かがいそくえん

下外隐斜视　下外斜位　かがいしゃい

下吻合静脉　下吻合静脈　かふんごうじょうみゃく

下限　下限　かげん

下陷　陥凹　かんおう

下项线　下項線　かこうせん

下消化道出血　下消化管出血　かしょうかかんしゅっけつ

下斜肌　下斜筋　かしゃきん

下行法　下行法　かこうほう

下行感染　下行性感染　かこうせいかんせん

下行控制　下行制御　かこうせいぎょ

下行色层分离法　下行クロマトグラフィー　かこうchromatography

下行束　下行路　かこうろ

下行性溃变　下行性変性　かこうせいへんせい

下行性尿路造影术　下行性尿路造影法　かこうせいにょうろぞうえいほう

下行性抑制径路　下行性抑制路　かこうせいよくせいろ

下行抑制性网状投射　下行抑制網状投射　かこうよくせいもうじょうとうしゃ

下行抑制作用　下行抑制作用　かこうよくせいさよう

下行易化性网状投射　下行促進網状投射　かこうそくつうもうじょうとうしゃ

下行展开法　下行展開法　かこうてんかいほう

下牙槽动脉　下歯槽動脈　かしそうどうみゃく

下牙槽神经　下歯槽神経　かしそうしんけい

下牙槽神经麻痹　下歯槽神経麻痺　かしそうしんけいまひ

下牙丛　下歯神経叢　かししんけいそう

下牙弓　下歯列弓　かしれつきゅう

下牙龈支　下歯肉枝　かしにくし

下牙支　下歯枝　かしし

下咽运动　嚥下運動　えんかうんどう

下腰痛　下腰痛　かようつう

下野　下野　かや

下叶背段　下葉後区　かようこうく

下叶后基底段　下葉後基底区　かようこうきていく

下叶尖支　下葉尖枝　かようせんし

下叶内基底段　下葉内基底区　かようないきていく

下叶前基底段　下葉前基底区　かようぜんきていく

下叶前内基底段　下葉前内基底区　かようぜんないきていく

下叶外基底段　下葉外基底区　かようがいきていく

下意识　下意識,潜在意識　かいしき,せんざいいしき

下〔隐〕斜视　下斜位　かしゃい

下缘　下縁　かえん

下运动神经元　下位運動ニューロン　かいうんどうneuron

下运动〔神经〕元麻痹　下位運動ニューロン性麻痺　かいうんどうneuronせいまひ

下运动神经元损害　下位運動ニューロン損傷　かいうんどうneuronそんしょう

下支　下枝　かし

下肢　下肢　かし

下肢大血管战伤　下肢大血管戦〔争損〕傷　かしだいけっかんせん〔そうそん〕しょう

下肢带　下肢帯　かしたい

下肢浮肿　下肢浮腫　かしふしゅ

下肢骨　下肢骨　かしこつ

下肢假肢　義足　ぎそく

下肢静脉瓣功能试验　ブローディ・トレンデレンブルグ試験 Brodie-Trendelenburgしけん

下肢静脉曲张　下肢静脉瘤　かしじょうみゃくりゅう

下肢静脉血栓形成　下肢静脉血栓症　かしじょうみゃくけっせんしょう

下肢静脉造影　下肢静脉造影〔法〕　かしじょうみゃくぞうえい〔ほう〕

下肢溃疡　下肢潰瘍　かしかいよう

下肢淋巴水肿　下肢リンパ水腫　かしlymphすいしゅ

下肢慢性溃疡　下肢慢性潰瘍　かしまんせいかいよう

下肢皮牵引　下肢皮膚牽引　かしひふけんいん

下肢浅血管静脉炎　下肢表在血管静脉炎　かしひょうざいけっかんじょうみゃくえん

下肢轻瘫　不全対麻痺　ふぜんついまひ

下肢深血管静脉炎　下肢深在血管静脉炎　かししんざいけっかんじょうみゃくえん

下肢神经战伤　下肢末梢神経戦傷　かしまっしょうしんけいせんしょう

下肢先天性畸形　下肢先天性奇形　かしせんてんせいきけい

下肢血栓性静脉炎　下肢血栓〔性〕静脉炎　かしけっせん〔せい〕じょうみゃくえん

下肢芽　後肢芽　こうしが

下直肌　下直筋　かちょっきん

下纵肌　下縦舌筋　かじゅうぜつきん

下纵束　下縦束　かじゅうそく

下坠　テネスムス　tenesmus

下转　下転　かてん

夏贝尔氏病　シャベル病　Chabertびょう

夏丁格尔氏酶　シャルジンゲル酵素　Shardingerこうそ

夏-吉二氏病　シャルコ・グイノン病　Charcot-Guinonびょう

夏季脓疱　夏季膿疱　かきのうほう

夏季〔令〕水疱病　夏季水疱症　かきすいほうしょう

夏〔科〕-莱〔登〕二氏结晶体　シャルコ・ライデン結晶体　Charcot-Leydenけっしょうたい

夏科氏病　シャルコ病　Charcotびょう

夏科氏肝硬变　シャルコ肝硬変　Charcotかんこうへん

夏科氏关节病　シャルコ関節症　Charcotかんせつしょう

夏科氏关节炎　シャルコ関節炎　Charcotかんせつえん

夏科氏间歇热　シャルコ間欠熱　Charcotかんけつねつ

夏科氏痨　シャルコ癆　Charcotろう

夏科氏三征　シャルコ三徴　Charcotさんちょう

夏科氏综合征　シャルコ症候群　Charcotしょうこうぐん

夏枯草　カゴソウ

夏枯草皂甙　プルネリン　prunellin

夏里埃尔氏计测板　シャリエール計測板　Charriereけいそくばん

夏林氏病　シャラン病　Charrinびょう

夏林氏综合征　シャラン症候群　Charlinしょうこうぐん

夏令水疱　夏季水疱症　かきすいほうしょう

夏令痒疹　夏季痒疹　かきようしん

夏令营　夏季野営　かきやえい

夏路伊氏病　シャルルイ病　Charlouisびょう

夏-马二氏肌萎缩　シャルコ・マリー型筋萎縮　Charcot-

Marieがたきんいしゅく

夏-马-霍三氏肌萎缩　シャルコ・マリー・ホフマン型筋萎縮　Charcot-Marie-Hoffmannがたきんいしゅく

夏-马-图三氏病　シャルコ・マリー・ツース病　Charcot-Marie-Toothびょう

夏-马-图三氏肌萎缩　シャルコ・マリー・ツース筋萎縮　Charcot-Marie-Toothきんいしゅく

夏-诺二氏结晶　シャルコ・ノイマン結晶　Charcot-Neumannけっしょう

夏皮氏纤维　シャーペイ繊維　Sharpeyせんい

夏皮-谢弗氏法　シャーペイ・シェーファー法　Sharpey-Schaferほう

夏浦氏法　シャプー・法　Chaputほう

夏秋疟　夏秋マラリア　かしゅうmalaria

夏桑亚科氏结节　シャセニヤック結節　Chassaignacけっせつ

夏-维二氏征　シャルコ・ピグールー徴候　Charcot-vigourouxちょうこう

夏蛰　夏眠　かみん

夏至草属　シロバナホノケンザ属　シロバナホノケンザぞく

XIAN　仙先纤氙酰鲜暹弦咸涎嫌显险藓苋县现限线陷献腺霰

xiān　仙先纤氙酰鲜暹

仙鹤草醇　アグリモノール　agrimonol

仙鹤草酚　アグリモール　agrimol

仙鹤草内酯　アグリモノリド,アグリモノライド　agrimonolide

仙鹤草属　キンミズヒキ属　キンミズヒキぞく

仙鹤草素　アグリモニン　agrimonine

仙客来苷(甙)　シクラミン　cyclamin

仙客来苷(甙)酸盐　サイクラメート　cyclamate

仙客来属　シクラメン属　Cyclamenぞく

仙芽　キンバイザキ

仙乃乐　フルオシノロン アセトニド　fluocinolone acetonide

仙人球毒碱　メスカリン　mescaline

仙人掌科　サボテン科　サボテンか

仙人掌属　サボテン属　サボテンぞく

仙人掌素　カクチン　cactin

仙台病毒　仙台ウイルス　せんだいvirus

仙桃草　ムシクサ

先成〔学〕说　前定説　ぜんていせつ

先导化合物　先導化合物　せんどうかごうぶつ

先锋霉素Ⅰ　セファロチン　cephalothin

先锋霉素Ⅱ　セファロリジン,セポラン　cephaloridine,ceporan

先锋霉素Ⅲ　セファログリシン　cephaloglycin

先锋霉素Ⅳ　セファレキシン　cephalexin

先锋霉素Ⅴ　セファゾリン　cephazolin

先锋霉素Ⅵ　セフラジン　cephradine

先锋霉素Ⅶ　セファセトリル　cephacetrile

先锋霉素Ⅷ　セファピリン　cephapirin

先锋霉素族抗菌素　セファロスポリン族抗生物質　cephalosporinぞくこうせいぶっしつ

先锋头　産瘤　さんりゅう

先锋唑啉　セファゾリン　cephazoline

先决论　先決論　せんけつろん

先露　胎位　たいい

先露部下降　下向部（先進部）下降　かこうぶ（せんしんぶ）かこう

先露异常　胎位異常　たいいいじょう

先期収縮　早発収縮　そうはつしゅうしゅく

先駆物（体）　前駆物質　ぜんくぶっしつ

先天病　先天性疾患　せんてんせいしっかん

先天传染　先天感染　せんてんかんせん

先天骨髄発育不良　先天性骨髄形成異常〔症〕　せんてんせいこつずいけいせいいじょう〔しょう〕

先天肌弛緩　先天〔性〕筋無緊張〔症〕　せんてん〔せい〕きんむきんちょう〔しょう〕

先天畸形　先天〔性〕奇形　せんてん〔せい〕きけい

先天梅毒　先天梅毒　せんてんばいどく

先天免疫　先天免疫　せんてんめんえき

先天缺損　先天性形成欠如　せんてんせいけいせいけつじょ

先天缺牙　先天性無歯〔症〕　せんてんせいむし〔しょう〕

先天溶血貧血　先天性溶血性貧血　せんてんせいようけつせいひんけつ

先天疝　先天ヘルニア　せんてんhernia

先天素因　先天性素因　せんてんせいそいん

先天痛経　先天性月経困難症　せんてんせいげっけいこんなんしょう

先天脱位　先天脱臼　せんてんだっきゅう

先天无心臓　無心症　むしんしょう

先天无子宮　先天性子宮欠如　せんてんせいしきゅうけつじょ

先天性矮小　先天性小人症　せんてんせいこびとしょう

先天性氨基酸代謝缺陥　先天性アミノ酸代謝異常　せんてんせいaminoさんたいしゃいじょう

先天性凹弓足　先天性凹足　せんてんせいおうそく

先天性白痴　先天性白痴　せんてんせいはくち

先天性〔白〕内障　先天性白内障　せんてんせいはくないしょう

先天性半椎体　先天性半側椎骨　せんてんせいはんそくついこつ

先天性包涵体溶血性貧血　先天性封入体溶血性貧血　せんてんせいふうにゅうたいようけつせいひんけつ

先天性包茎　先天性包茎　せんてんせいほうけい

先天性包皮嚢肿　先天性包皮嚢腫　せんてんせいほうひのうしゅ

先天性鼻部分缺失　先天性鼻部分欠失　せんてんせいびぶぶんけっしつ

先天性鼻尖切迹　先天性鼻尖切痕　せんてんせいびせんせっこん

先天性鼻裂　先天性鼻裂　せんてんせいびれつ

先天性鼻缺失　先天性鼻欠失　せんてんせいびけっしつ

先天性鼻中隔偏曲　先天性鼻中隔反屈　せんてんせいびちゅうかくはんくつ

先天性鼻贅　先天性鼻疣腫　せんてんせいびゆうしゅ

先天性髌骨缺如　先天性膝蓋骨欠如　せんてんせいしつがいこつけつじょ

先天性丙种球蛋白缺乏症　先天性γ-グロブリン欠乏症　せんてんせいγ-globulinけつぼうしょう

先天性并指　先天性合指〔症〕　せんてんせいごうし〔しょう〕

先天性玻璃体嚢肿　先天性ガラス体嚢腫　せんてんせいglassたいのうしゅ

先天性玻璃体异常　先天性ガラス体異常　せんてんせいglassたいいじょう

先天性側凸　先天性〔脊柱〕側彎〔症〕　せんてんせい〔せきちゅう〕そくわん〔しょう〕

先天性長骨重复畸形　先天性長骨重複奇形　せんてんせいちょうこつじゅうふくきけい

先天性長骨結構不良　先天性長骨形成異常　せんてんせいちょうこつけいせいいじょう

先天性腸閉鎖　先天性腸閉鎖　せんてんせいちょうへいさ

先天性腸梗阻　先天性腸閉塞〔症〕　せんてんせいちょうへいそく〔しょう〕

先天性腸畸形　先天性腸奇形　せんてんせいちょうきけい

先天性腸系膜过長　先天性腸間膜過長　せんてんせいちょうかんまくかちょう

先天性腸狭窄　先天性腸狭窄〔症〕　せんてんせいちょうきょうさく〔しょう〕

先天性腸旋転不良（失常）　先天性腸回転異常　せんてんせいちょうかいてんいじょう

先天性成骨不全　先天性骨形成不全〔症〕　せんてんせいこつけいせいふぜん〔しょう〕

先天性尺骨缺失　先天性尺骨欠如〔症〕　せんてんせいしゃっこつけつじょ〔しょう〕

先天性尺桡骨骨性連接　先天性尺骨橈骨骨癒合〔症〕　せんてんせいしゃっこつとうこつこつゆごう〔しょう〕

先天性重唇　先天性重唇　せんてんせいじゅうしん

先天性垂体柄残余嚢肿　先天性下垂体柄残遺嚢胞　せんてんせいかすいたいへいざんいのうほう

先天性垂直距骨　先天性垂直距骨　せんてんせいすいちょくきょこつ

先天性代謝病　先天性代謝異常病　せんてんせいたいしゃいじょうびょう

先天性代謝缺陥　先天性代謝欠陥　せんてんせいたいしゃけっかん

先天性単側唇裂修复术　先天性片側唇裂修復術　せんてんせいへんそくしんれつしゅうふくじゅつ

先天性単側髋关节脱位　先天性片側股関節脱臼　せんてんせいへんそくこかんせつだっきゅう

先天性胆道閉鎖　先天性胆管閉鎖　せんてんせいたんかんへいさ

先天性胆道畸形　先天性胆管奇形　せんてんせいたんかんきけい

先天性胆管扩張症　先天性胆管拡張症　せんてんせいたんかんかくちょうしょう

先天性胆管嚢性扩張症　先天性胆管嚢胞性拡張症　せんてんせいたんかんのうほうせいかくちょうしょう

先天性胆嚢畸形　先天性胆嚢奇形　せんてんせいたんのうきけい

先天性胆嚢缺如　先天性胆嚢欠如〔症〕　せんてんせいたんのうけつじょ〔しょう〕

先天性胆总管嚢肿　先天性総胆管嚢胞　せんてんせいそうたんかんのうほう

先天性低丙种球蛋白血症　先天性低γ-グロブリン血症　せんてんせいていγ-globulinけつしょう

先天性低纤维蛋白原血症　先天性低フィブリノ〔ー〕ゲン（繊維素原）血〔症〕　せんてんせいていfibrinogen（せんいそげん）けつ〔しょう〕

先天性第一蹠骨过短　隔世遺伝性中足　かくせいいでんせ

いちゅうそく

先天性动静脉畸形　先天性動静脈奇形　せんてんせいどうじょうみゃくきけい

先天性动静脉瘘　先天性動静脈瘻　せんてんせいどうじょうみゃくろう

先天性动脉瘤　先天性動脈瘤　せんてんせいどうみゃくりゅう

先天性短食管　先天性短食道　せんてんせいたんしょくどう

先天性多发性关节弛缓　先天性多発性関節弛緩〔症〕　せんてんせいたはつせいかんせつしかん〔しょう〕

先天性多〔发性〕关节弯曲　先天性多発性関節拘縮〔症〕　せんてんせいたはつせいかんせつこうしゅく〔しょう〕

先天性多发性内生软骨瘤　先天性多発性内軟骨腫　せんてんせいたはつせいないなんこつしゅ

先天性多关节挛缩(弯曲)　先天性多関節拘縮　せんてんせいたかんせつこうしゅく

先天性多囊肝　先天性多囊肝　せんてんせいたのうかん

先天性多囊肾　先天性多囊腎　せんてんせいたのうじん

先天性多指　先天性多指〔症〕　せんてんせいたし〔しょう〕

先天性额外趾　(足の)先天性過剰指　（あしの）せんてんせいかじょうし

先天性腭裂　先天性口蓋裂　せんてんせいこうがいれつ

先天性儿童型巨结肠　先天性巨大結腸〔症〕,ヒルシュスプルング病　せんてんせいきょだいけっちょう〔しょう〕,Hirschsprungびょう

先天性耳垂裂　先天性耳垂裂　せんてんせいみみだれれつ

先天性耳垂缺失　先天性耳垂欠如　せんてんせいみみだれけつじょ

先天性耳廓畸形　先天性耳介奇形　せんてんせいじかいきけい

先天性耳廓隆凸　先天性耳介隆起　せんてんせいじかいりゅうき

先天性耳廓瘘　先天性耳介瘻　せんてんせいじかいろう

先天性耳廓缺失　先天性耳介欠如　せんてんせいじかいけつじょ

先天性〔耳〕聋　先天性聾,先天性難聴　せんてんせいろう,せんてんせいなんちょう

先天性耳瘘〔管〕　先天耳介フィステル　せんてんじかいFistel

先天性耳前瘘管　先天性耳介前フィステル　せんてんせいじかいぜんFistel

先天性二尖瓣闭锁不全　先天性僧帽弁閉鎖不全　せんてんせいそうぼうべんへいさふぜん

先天性二尖瓣狭窄　先天性僧帽弁狭窄〔症〕　せんてんせいそうぼうべんきょうさく〔しょう〕

先天性二尖瓣狭窄和关闭不全　先天性僧帽弁狭窄と閉鎖不全〔症〕　せんてんせいそうぼうべんきょうさくとへいさふぜん〔しょう〕

先天性发声困难　先天性発声困難　せんてんせいはっせいこんなん

先天性发育不全　先天性発育不全〔症〕　せんてんせいはついくふぜん〔しょう〕

先天性房室传导阻滞　先天性房室ブロック　せんてんせいぼうしつblock

先天性非球形红细胞性溶血性贫血　先天性非球状赤血球溶血性貧血　せんてんせいひきゅうじょうせっけっきゅうようけつせいひんけつ

先天性非溶血性黄疸　先天性非溶血性黄疸　せんてんせいひようけつせいおうだん

先天性肥厚性幽门狭窄　先天性肥厚性幽門狭窄〔症〕　せんてんせいひこうせいゆうもんきょうさく〔しょう〕

先天性腓骨结构不良　先天性腓骨奇形　せんてんせいひこつきけい

先天性腓骨缺失　先天性腓骨欠如〔症〕　せんてんせいひこつけつじょ〔しょう〕

先天性肺动静脉瘘　先天性肺動静脈瘻　せんてんせいはいどうじょうみゃくろう

先天性肺动脉瓣关闭不全　先天性肺動脈弁閉鎖不全〔症〕　せんてんせいはいどうみゃくべんへいさふぜん〔しょう〕

先天性肺动脉瓣狭窄　先天性肺動脈弁狭窄　せんてんせいはいどうみゃくべんきょうさく

先天性肺动〔脉〕静脉瘘　先天性肺動脈静脈瘻　せんてんせいはいどうみゃくじょうみゃくろう

先天性肺囊肿〔病〕　先天性嚢胞肺〔病〕　せんてんせいのうほうはい〔びょう〕

先天性肺〔叶〕缺如　先天性肺〔葉〕欠如〔症〕　せんてんせいはい〔よう〕けつじょ〔しょう〕

先天性肺支气管性囊肿　先天性肺気管支性嚢胞　せんてんせいはいきかんしせいのうほう

先天性风疹综合征　先天性風疹症候群　せんてんせいふうしんしょうこうぐん

先天性副肌肉　先天性副筋　せんてんせいふくきん

先天性副胰　先天性副膵　せんてんせいふくすい

先天性腹股沟疝　先天性鼠径ヘルニア　せんてんせいそけいhernia

先天性腹肌缺损综合征　先天性腹筋欠損症候群　せんてんせいふっきんけっそんしょうこうぐん

先天性肝囊肿　先天性肝嚢胞　せんてんせいかんのうほう

先天性肝纤维化　先天性肝繊維症　せんてんせいかんせんいしょう

先天性肝炎　先天性肝炎　せんてんせいかんえん

先天性肛门闭锁　先天性肛門閉鎖　せんてんせいこうもんへいさ

先天性肛门畸形　先天性肛門奇形　せんてんせいこうもんきけい

先天性肛门狭窄　先天性肛門狭窄　せんてんせいこうもんきょうさく

先天性高胆红素血症　先天性高ビリルビン血〔症〕　せんてんせいこうbilirubinけつ〔しょう〕

先天性高铁血红蛋白血症　先天性メトヘモグロビン血症　せんてんせいmethemoglobinけつしょう

先天性高位肩胛骨　スプレンゲル奇形,先天性肩甲骨高位症　Sprengelきけい,せんてんせいけんこうこつこういしょう

先天性睾丸不发育　先天性睾丸無形成　せんてんせいこうがんむけいせい

先天性睾丸发育不全〔症〕　先天性睾丸発育不全〔症〕　せんてんせいこうがんはついくふぜん〔しょう〕

先天性睾丸鞘膜积液　先天性睾丸水瘤　せんてんせいこうがんすいりゅう

先天性膈疝　先天性横隔膜ヘルニア　せんてんせいおうかくまくhernia

先天性弓形体病　先天性トキソプラズマ症　せんてんせいtoxoplasmaしょう

先天性巩膜异常　先天性強膜異常　せんてんせいきょうま

くいじょう

先天性孤立性肾囊肿　先天性単腎囊腫　せんてんせいたんじんのうしゅ

先天性股骨缩短　先天性大腿骨短縮　せんてんせいだいたいこつたんしゅく

先天性骨脆弱变兼骨硬化症　エッドウ症候群　Eddowesしょうこうぐん

先天性骨性耳道闭锁　先天性骨性耳道閉鎖　せんてんせいこつせいじどうへいさ

先天性骨性耳道外生骨疣　先天性骨性耳道外骨症　せんてんせいこつせいじどうがいこつしょう

先天性关节挛缩症　先天性関節拘縮症　せんてんせいかんせつこうしゅくしょう

先天性冠状动静脉瘘　先天性冠状動静脈瘻　せんてんせいかんじょうどうじょうみゃくろう

先天性颌下腺瘘　先天性顎下腺瘻　せんてんせいがっかせんろう

先天性颌下腺囊肿　先天性顎下腺囊腫　せんてんせいがっかせんのうしゅ

先天性黑蒙　先天性黒内障　せんてんせいこくないしょう

先天性红细胞生成性卟啉症　先天性赤血球生成ポルフィリン〔症〕　せんてんせいせっけっきゅうせいせいporphyrin〔しょう〕

先天性虹膜缺损　先天性虹彩欠損　せんてんせいこうさいけっそん

先天性喉闭锁　先天性喉頭閉鎖〔症〕　せんてんせいこうとうへいさ〔しょう〕

先天性喉〔喘〕鸣　先天性喉頭喘鳴　せんてんせいこうとうぜんめい

先天性喉裂　先天性喉頭裂　せんてんせいこうとうれつ

先天性喉囊肿　先天性喉頭囊胞　せんてんせいこうとうのうほう

先天性喉内喉室囊形成　先天性喉頭内室小囊形成　せんてんせいこうとうないしつしょうのうけいせい

先天性喉蹼　先天性喉頭ウェップ　せんてんせいこうとうweb

先天性喉缺失　先天性喉頭欠如〔症〕　せんてんせいこうとうけつじょ〔しょう〕

先天性喉室囊肿　先天性喉室囊胞　せんてんせいこうしつのうほう

先天性喉狭窄　先天性喉頭狭窄　せんてんせいこうとうきょうさく

先天性后鼻孔闭锁　先天性後鼻孔閉鎖　せんてんせいこうびこうへいさ

先天性后凸　先天性〔脊柱〕後彎〔症〕　せんてんせい〔せきちゅう〕こうわん〔しょう〕

先天性厚甲症　先天性爪肥厚症　せんてんせいそうひこうしょう

先天性葫芦胃　先天性砂時計胃　せんてんせいすなとけい

先天性黄斑变性　先天性黄斑変性,ベスト病　せんてんせいおうはんへんせい，Bestびょう

先天性黄疸　先天性黄疸　せんてんせいおうだん

先天性会厌裂　先天性喉頭蓋裂　せんてんせいこうとうがいれつ

先天性肌病　先天性ミオパシー　せんてんせいmyopathy

先天性肌弛缓　先天性筋無緊張症　せんてんせいきんむきんちょうしょう

先天性肌发育不全(不良)　先天性筋形成不全〔症〕　せんてんせいきんけいせいふぜん〔しょう〕

先天性肌强直〔病〕　先天性筋緊張〔症〕　せんてんせいきんきんちょう〔しょう〕

先天性肌无张力　先天性筋無緊張〔症〕　せんてんせいきんむきんちょう〔しょう〕

先天性积水性无脑　先天性無脳〔性〕水頭症,先天性水頭性無脳症　せんてんせいむのう〔せい〕すいとうしょう,せんてんせいすいとうせいむのうしょう

先天性畸形　先天性奇形　せんてんせいきけい

先天性畸形足　先天性足奇形　せんてんせいあしきけい

先天性脊膜脊髓膨出　先天性髄膜脊髄瘤　せんてんせいずいまくせきずいりゅう

先天性脊膜膨出　先天性髄膜瘤　せんてんせいずいまくりゅう

先天性脊髓裂　先天性脊髄裂　せんてんせいせきずいれつ

先天性脊髓膨出　先天性脊髄瘤　せんてんせいせきずいりゅう

先天性脊柱侧凸　先天性〔脊柱〕側彎症　せんてんせい〔せきちゅう〕そくわんしょう

先天性脊柱发育不全　先天性脊柱発育不良　せんてんせいせきちゅうはついくふりょう

先天性脊柱畸形　先天性脊柱奇形　せんてんせいせきちゅうきけい

先天性脊柱裂　先天性脊柱裂　せんてんせいせきちゅうれつ

先天性家族性非溶血性黄疸　クリグラー・ナジャー症候群　Crigler-Najjarしょうこうぐん

先天性家族性视网膜血管病　ヒッペル・リンダウ病　Von Hippel-Lindauびょう

先天性甲状软骨腹侧全裂　先天性甲状軟骨全腹側裂　せんてんせいこうじょうなんこつぜんふくそくれつ

先天性甲状腺缺失　先天性甲状腺欠如〔症〕　せんてんせいこうじょうせんけつじょ〔しょう〕

先天性甲状腺萎缩　先天性甲状腺萎縮　せんてんせいこうじょうせんいしゅく

先天性甲状腺肿　先天性甲状腺腫　せんてんせいこうじょうせんしゅ

先天性肩关节脱位　先天性肩関節脱臼　せんてんせいけんかんせつだっきゅう

先天性肩胛骨高位症　スプレンゲル奇形　sprengelきけい

先天性睑异常　先天性眼瞼異常　せんてんせいがんけんいじょう

先天性角化不良　先天性異角化症　せんてんせいいかっかしょう

先天性角膜白斑　先天性角膜白斑　せんてんせいかくまくはくはん

先天性角膜混浊　先天性角膜混濁　せんてんせいかくまくこんだく

先天性角膜葡萄肿　先天性角膜ブドウ〔膜〕腫　せんてんせいかくまくブドウ〔まく〕しゅ

先天性间歇性非溶血性黄疸　ジリベール病　Gilbertびょう

先天性结肠过长　先天性結腸過長　せんてんせいけっちょうかちょう

先天性精索鞘膜水肿　先天性精索水瘤　せんてんせいせいさくすいりゅう

先天性精子囊肿　先天性精液瘤　せんてんせいせいえきりゅう

先天性胫跗关节脱位　先天性脛足根骨脱臼，フォルクマン奇形　せんてんせいけいそっこんこつだっきゅう，Volkmannきけい
先天性胫骨成角畸形　先天性脛骨〔屈曲〕角奇形　せんてんせいけいこつ〔くっきょく〕かくきけい
先天性胫骨假关节　先天性脛骨偽関節　せんてんせいけいこつぎかんせつ
先天性胫骨缺失　先天性脛骨欠如〔症〕　せんてんせいけいこつけつじょ〔しょう〕
先天性局限性肺气肿　先天性限局性肺気腫　せんてんせいげんきょくせいはいきしゅ
先天性巨结肠　先天性巨大結腸〔症〕　せんてんせいきょだいけっちょう〔しょう〕
先天性巨食管　先天性巨大食道　せんてんせいきょだいしょくどう
先天性巨输尿管　先天性巨大尿管　せんてんせいきょだいにょうかん
先天性巨胃　先天性巨大胃〔症〕　せんてんせいきょだいい〔しょう〕
先天性巨指　先天性巨指〔症〕　せんてんせいきょし〔しょう〕
先天性柯替氏器缺失　先天性コルティ器官欠如〔症〕　せんてんせいCortiきかんけつじょ〔しょう〕
先天性髋关节发育不良　先天性股関節形成異常　せんてんせいこかんせつけいせいいじょう
先天性髋关节后脱位　先天性股関節後脱臼　せんてんせいこかんせつこうだっきゅう
先天性髋关节脱位　先天性股関節脱臼　せんてんせいこかんせつだっきゅう
先天性髋内翻　先天性内反股　せんてんせいないはんこ
先天性髋脱臼　先天性股関節脱臼　せんてんせいこかんせつだっきゅう
先天性肋骨缺失　先天性肋骨欠如〔症〕　せんてんせいろっこつけつじょ〔しょう〕
先天性泪鼻管狭窄　先天性涙鼻管狭窄〔症〕　せんてんせいるいびかんきょうさく〔しょう〕
先天性泪囊瘘　先天性涙嚢瘻　せんてんせいるいのうろう
先天性泪囊炎　先天性涙嚢炎　せんてんせいるいのうえん
先天性泪器畸形　先天性涙器奇形　せんてんせいるいききけい
先天性利伯氏黑蒙　レーバー先天性黒内障　Leberせんてんせいこくないしょう
先天性两侧面瘫综合征　先天性両側顔面神経麻痺症候群　せんてんせいりょうそくがんめんしんけいまひしょうこうぐん
先天性淋巴水肿　先天性リンパ水腫　せんてんせいlymphすいしゅ
先天性鳞癣　先天性魚鱗癬　せんてんせいぎょりんせん
先天性聋〔散发性〕甲状腺肿综合征　ペンドレッド症候群，先天性聾甲状腺腫症候群　Pendredしょうこうぐん，せんてんせいろうこうじょうせんしゅしょうこうぐん
先天性聋哑　先天性聾啞〔症〕　せんてんせいろうあ〔しょう〕
先天性聋-眼病-白额综合征　ワールデンブルヒ症候群　Waardenburgしょうこうぐん
先天性粒细胞减少症　先天性顆粒球減少症　せんてんせいかりゅうきゅうげんしょうしょう
先天性瘘〔管〕　先天性フィステル　せんてんせいFistel

先天性颅畸形　先天性頭蓋骨奇形　せんてんせいずがいこつきけい
先天性颅神经缺陷　先天性脳神経欠損　せんてんせいのうしんけいけっそん
先天性卵巢发育不全症　先天性卵巣発育不全症，ターナー症候群　せんてんせいらんそうはついくふぜんしょう，Turnerしょうこうぐん
先天性卵巢缺失　先天性卵巣欠如〔症〕　せんてんせいらんそうけつじょ〔しょう〕
先天性卵圆孔未闭　先天性卵円孔開存　せんてんせいらんえんこうかいぞん
先天性马蹄内翻足　先天性内転（反）尖足　せんてんせいないてん（はん）せんそく
先天性马蹄外翻足　先天性外転（反）尖足　せんてんせいがいてん（はん）せんそく
先天性脉络膜缺损　先天性脈絡膜欠損　せんてんせいみゃくらくまくけっそん
先天性慢性十二指肠扩张　先天性慢性十二指腸拡張〔症〕　せんてんせいまんせいじゅうにしちょうかくちょう〔しょう〕
先天性梅毒　先天梅毒　せんてんばいどく
先天性梅毒性脉络膜视网膜炎　先天梅毒性脈絡網膜炎　せんてんばいどくせいみゃくらくもうまくえん
先天性美克尔氏憩室　先天性メッケル憩室　せんてんせいMeckelけいしつ
先天性门静脉闭锁　先天性門脈閉鎖　せんてんせいもんみゃくへいさ
先天性免疫缺损（陷）　先天性免疫欠損（陥）　せんてんせいめんえきけっそん（かん）
先天性免疫缺陷综合征　先天性免疫欠陥症候群　せんてんせいめんえきけっかんしょうこうぐん
先天性免疫性溶血性肝炎　先天性免疫性溶血性肝炎　せんてんせいめんえきせいようけつせいかんえん
先天性面裂　先天性顔面裂　せんてんせいがんめんれつ
〔先天性〕面斜倾　〔先天性〕内反顔　〔せんてんせい〕ないはんがん
先天性膜迷路变性　先天性膜迷路変性　せんてんせいまくめいろへんせい
先天性膜迷路发育不全　先天性膜迷路発育不全　せんてんせいまくめいろはついくふぜん
先天性膜迷路上皮化生　先天性膜迷路上皮化生　せんてんせいまくめいろじょうひかせい
先天性膜迷路萎陷　先天性膜迷路虚脱　せんてんせいまくめいろきょだつ
先天性踇内翻　先天性母趾内反〔症〕　せんてんせいぼしないはん〔しょう〕
先天性踇外翻　（足の）先天性母指外反　（あしの）せんてんせいぼしがいはん
先天性囊眼　先天性囊胞眼　せんてんせいのうほうがん
先天性囊肿　先天性囊胞　せんてんせいのうほう
先天性囊肿状水瘤　先天性ヒグローマ　せんてんせいhygroma
先天性脑穿通畸形　先天性穿孔脳〔症〕　せんてんせいせんこうのう〔しょう〕
先天性脑积水　先天性水頭症　せんてんせいすいとうしょう
先天性脑膜脑膨出　先天性髄膜脳瘤　せんてんせいずいまくのうりゅう

先天性脑膜膨出　先天性髄膜瘤　せんてんせいずいまくりゅう

先天性脑膨出　先天性脳ヘルニア　せんてんせいのうhernia

先天性内翻趾　先天性内反趾　せんてんせいないはんし

先天性内眦赘皮　先天性内眼角贅皮　せんてんせいないがんかくぜいひ

先天性尿道瓣膜形成　先天性尿道弁形成　せんてんせいにょうどうべんけいせい

先天性尿道闭锁　先天性尿道閉鎖　せんてんせいにょうどうへいさ

先天性尿道口狭窄　先天性尿道口狭窄〔症〕　せんてんせいにょうどうこうきょうさく〔しょう〕

先天性尿道瘘　先天性尿道フィステル　せんてんせいにょうどうFistel

先天性尿道憩室　先天性尿道憩室　せんてんせいにょうどうけいしつ

先天性尿道缺失　先天性尿道欠如〔症〕　せんてんせいにょうどうけつじょ〔しょう〕

先天性尿道狭窄　先天性尿道狭窄　せんてんせいにょうどうきょうさく

先天性尿道下裂　先天性尿道下裂　せんてんせいにょうどうかれつ

先天性尿道直肠瘘　先天性尿道直腸フィステル　せんてんせいにょうどうちょくちょうFistel

先天性颞叶发育不全综合征　先天性側頭葉発育不全症候群　せんてんせいそくとうようはついくふぜんしょうこうぐん

先天性凝固因子缺乏　先天性凝固因子欠乏〔症〕　せんてんせいぎょうこいんしけつぼう〔しょう〕

先天性疟疾　先天性マラリア　せんてんせいmalaria

先天性盘状半月软骨板　先天性円板状メニスカス　せんてんせいえんばんじょうmeniscus

先天性膀胱颈挛缩　先天性膀胱頸拘縮　せんてんせいぼうこうけいこうしゅく

先天性膀胱扩张　先天性膀胱拡張〔症〕　せんてんせいぼうこうかくちょう〔しょう〕

先天性膀胱尿道口狭窄　先天性膀胱尿道口狭窄〔症〕　せんてんせいぼうこうにょうどうこうきょうさく〔しょう〕

先天性膀胱憩室　先天性膀胱憩室　せんてんせいぼうこうけいしつ

先天性皮肤缺陷　先天性皮膚欠損　せんてんせいひふけっそん

先天性皮肤异色病　先天性皮膚異色症,先天性ポイキロデルマ　せんてんせいひふいしょくしょう,せんてんせいpoikiloderma

先天性脾变位　先天性脾変位　せんてんせいひへんい

先天性偏身肥大　先天性片側(半側)肥大〔症〕　せんてんせいへんそく(はんそく)ひだい〔しょう〕

先天性脐疝　先天性臍ヘルニア　せんてんせいへそhernia

先天性气管发育不全　先天性気管発育不全　せんてんせいきかんはついくふぜん

先天性气管食管瘘　先天性気管食道フィステル　せんてんせいきかんしょくどうFistel

先天性气管狭窄　先天性気管狭窄　せんてんせいきかんきょうさく

先天性前鼻孔狭窄　先天性前鼻孔狭窄〔症〕　せんてんせいぜんびこうきょうさく〔しょう〕

先天性前列腺缺失　先天性前立腺欠如〔症〕　せんてんせいぜんりつせんけつじょ〔しょう〕

先天性强直性肌阵挛病　先天性異常筋緊張〔症〕,先天性パラミオトニア　せんてんせいいじょうきんきんちょう〔しょう〕,せんてんせいparamyotonia

先天性鞘膜积液　先天性鞘膜水瘤　せんてんせいしょうまくすいりゅう

先天性青光眼　先天性緑内障　せんてんせいりょくないしょう

先天性球形红细胞溶血性贫血　先天性球状赤血球溶血性貧血　せんてんせいきゅうじょうせっけっきゅうようけつせいひんけつ

先天性球状囊变性　先天性球形嚢変性　せんてんせいきゅうけいのうへんせい

先天性球状囊扩张　先天性球形嚢拡張　せんてんせいきゅうけいのうかくちょう

先天性屈曲畸形　先天性屈曲奇形　せんてんせいくっきょくきけい

先天性全身水肿　先天性全身性水腫　せんてんせいぜんしんせいすいしゅ

先天性全身〔完全〕无痛症　先天性全身無痛覚〔症〕　せんてんせいぜんしんむつうかく〔しょう〕

先天性全血细胞减少症　先天性汎血球減少症,ファンコーニ貧血　せんてんせいはんけっきゅうげんしょうしょう,Fanconiひんけつ

先天性缺鼻畸形　先天性無鼻症　せんてんせいむびしょう

先天性缺损　先天性欠損　せんてんせいけっそん

先天性缺陷　先天性欠陥　せんてんせいけっかん

先天性缺肢畸形　先天性欠肢〔症〕,先天性エクトロメリア　せんてんせいけっし〔しょう〕,せんてんせいectromelia

先天性缺指　先天性無指〔症〕　せんてんせいむし〔しょう〕

先天性染色体缺陷性脑异常　先天性染色体欠陥脳異常　せんてんせいせんしょくたいけっかんのういじょう

先天性桡尺骨骨性联接　先天性橈骨尺骨癒合〔症〕　せんてんせいとうこつしゃっこつこつゆごう〔しょう〕

先天性桡骨缺失　先天性橈骨欠如〔症〕　せんてんせいとうこつけつじょ〔しょう〕

先天性桡骨头缺失　先天性橈骨頭欠如〔症〕　せんてんせいとうこつとうけつじょ〔しょう〕

先天性桡骨头脱位　先天性橈骨頭脱臼　せんてんせいとうこつとうだっきゅう

先天性溶酶体疾病　先天性リソソーム疾患　せんてんせいlysosomeしっかん

先天性溶血性黄疸　先天性溶血性黄疸　せんてんせいようけつせいおうだん

先天性溶血性贫血　先天性溶血性貧血　せんてんせいようけつせいひんけつ

先天性乳房乳头缺如　先天性乳房乳頭欠如〔症〕　せんてんせいにゅうぼうにゅうとうけつじょ〔しょう〕

先天性鳃囊肿　先天性鰓性嚢胞　せんてんせいしせいのうほう

先天性三尖瓣狭窄　先天性三尖弁狭窄〔症〕　せんてんせいさんせんべんきょうさく〔しょう〕

先天性三尖瓣狭窄和关闭不全　先天性三尖弁狭窄と閉鎖不全　せんてんせいさんせんべんきょうさくとへいさふぜん

先天性疝　先天ヘルニア　せんてんhernia

先天性上睑下垂　先天性眼瞼下垂〔症〕　せんてんせいがん

けんかすい〔しょう〕

先天性上肢环状狭窄　先天性上肢輪状狭窄　せんてんせい
じょうしりんじょうきょうさく

先天性舌裂　先天性舌裂　せんてんせいぜつれつ

先天性舌囊肿　先天性舌囊胞　せんてんせいぜつのうほう

先天性舌下腺瘘　先天性舌下腺フィステル　せんてんせい
ぜっかせんFistel

先天性舌下腺囊肿　先天性舌下腺囊胞　せんてんせいぜっ
かせんのうほう

先天性射精管闭锁　先天性射精管閉鎖　せんてんせいしゃ
せいかんへいさ

先天性射精管缺失　先天性射精管欠如　せんてんせいしゃ
せいかんけつじょ

先天性神经梅毒　先天性神経梅毒　せんてんせいしんけい
ばいどく

先天性神经性耳聋　先天性神経性難聴　せんてんせいしん
けいせいなんちょう

先天性肾病综合征　先天性ネフローゼ症候群　せんてんせ
いNephroseしょうこうぐん

先天性肾积水　先天性水腎症　せんてんせいすいじんしょ
う

先天性肾上腺肥大症　先天性副腎肥大症　せんてんせいふ
くじんひだいしょう

先天性肾上腺皮质增生　先天性副腎皮質増殖　せんてんせ
いふくじんひしつぞうしょく

先天性肾上腺生殖器综合征　先天性副腎性器症候群　せん
てんせいふくじんせいきしょうこうぐん

先天性肾上腺增生　先天性副腎増殖　せんてんせいふくじ
んぞうしょく

先天性食道扩张　先天性食道拡張　せんてんせいしょくど
うかくちょう

先天性食管闭锁　先天性食道閉鎖　せんてんせいしょくど
うへいさ

先天性食管过短　先天性食道過短　せんてんせいしょくど
うかたん

先天性食管裂孔疝　先天性食道裂孔ヘルニア　せんてんせ
いしょくどうれっこうhernia

先天性食管蹼　先天性食道ウェップ　せんてんせいしょくど
うweb

先天性食管气管瘘　先天性食道気管フィステル　せんてん
せいしょくどうきかんFistel

先天性食管受压　先天性食道圧迫〔症〕　せんてんせいしょ
くどうあっぱく〔しょう〕

先天性食管狭窄　先天性食道狭窄　せんてんせいしょくど
うきょうさく

先天性〔视〕乳头〔盘〕色素沉着　先天性視神経乳頭色素沈着
せんてんせいししんけいにゅうとうしきそちんちゃく

先天性视网膜囊肿　先天性網膜囊胞　せんてんせいもうま
くのうほう

先天性视网膜色素沉着　先天性網膜色素沈着〔症〕　せんて
んせいもうまくしきそちんちゃく〔しょう〕

先天性视网膜血管〔纱〕膜　先天性網膜血管ベール　せんて
んせいもうまくけっかんveil

先天性视网膜血管异常　先天性網膜血管異常　せんてんせ
いもうまくけっかんいじょう

先天性视网膜皱褶　先天性網膜ひだ　せんてんせいもうま
くひだ

先天性输精管闭锁　先天性精管閉鎖　せんてんせいせいか

先天性输精管缺失　先天性精管欠如　せんてんせいせいか
んけつじょ

先天性输尿管闭锁　先天性尿管閉鎖　せんてんせいにょう
かんへいさ

先天性输尿管间嵴肥大　先天性尿管間隆線肥大　せんてん
せいにょうかんかんりゅうせんひだい

先天性输尿管开口移位　先天性尿管開口部変位　せんてん
せいにょうかんかいこうぶへんい

先天性输尿管扩张　先天性尿管拡張　せんてんせいにょう
かんかくちょう

先天性输尿管囊肿　先天性尿管囊胞　せんてんせいにょう
かんのうほう

先天性输尿管膀胱开口处狭窄　先天性尿管膀胱開口部狭窄
せんてんせいにょうかんぼうこうかいこうぶきょうさ
く

先天性输尿管憩室　先天性尿管憩室　せんてんせいにょう
かんけいしつ

先天性输尿管缺失　先天性尿管欠如　せんてんせいにょう
かんけつじょ

先天性输尿管肾盂接〔合〕处狭窄　先天性尿管腎盂接合部狭
窄〔症〕　せんてんせいにょうかんじんうせつごうぶきょ
うさく〔しょう〕

先天性双髌骨　先天性二重膝蓋骨　せんてんせいにじゅう
しつがいこつ

先天性双侧膝关节脱位　先天性両側膝関節脱臼　せんてん
せいりょうそくしつかんせつだっきゅう

先天性双食管　先天性二重食道　せんてんせいにじゅう
しょくどう

先天性锁骨假关节　先天性鎖骨偽関節　せんてんせいさこ
つぎかんせつ

先天性瘫痪　先天性麻痺　せんてんせいまひ

先天性特发性眼球震颤　先天性特発性眼振　せんてんせい
とくはつせいがんしん

先天性听骨畸形　先天性耳小骨奇形　せんてんせいじしょ
うこつきけい

先天性听骨缺失　先天性耳小骨欠如　せんてんせいじしょ
うこつけつじょ

先天性听骨融合　先天性耳小骨融合　せんてんせいじしょ
うこつゆうごう

先天性痛觉丧失综合征　先天性無痛覚症候群　せんてんせ
いむつうかくしょうこうぐん

先天性秃　先天性禿頭〔症〕　せんてんせいとくとう〔しょ
う〕

先天性吞噬作用障碍　先天性貪食作用不全　せんてんせい
どんしょくさようふぜん

先天性脱发　先天性脱毛症　せんてんせいだつもうしょう

先天性外耳道闭锁　先天性外耳道閉鎖　せんてんせいがい
じどうへいさ

先天性外耳道缺失　先天性外耳道欠如　せんてんせいがい
じどうけつじょ

先天性外耳道狭窄　先天性外耳道狭窄　せんてんせいがい
じどうきょうさく

先天性外胚层缺损　先天性外胚葉欠損　せんてんせいがい
はいようけっそん

先天性外胚层形成异常　先天性外胚葉症　せんてんせいが
いはいようしょう

先天性外胚层增殖　先天性外胚葉増殖症　せんてんせいが

いはいようぞうしょくしょう

先天性腕关节半脱位　先天性手〔根〕関節亜脱臼　せんてんせいしゅ〔こん〕かんせつあだっきゅう

先天性胃扭转　先天性胃捻転　せんてんせいいねんてん

先天性无丙种球蛋白血症　先天性無γ-グロブリン血症　せんてんせいむγ-globulinけっしょう

先天性无肛　先天性鎖肛　せんてんせいさこう

先天性无睾症　先天性無睾丸症,先天性宦官症　せんてんせいむこうがんしょう,せんてんせいかんかんしょう

先天性无虹膜　先天性無虹彩〔症〕　せんてんせいむこうさい〔しょう〕

先天性无晶状体　先天性無水晶体〔症〕　せんてんせいむすいしょうたい〔しょう〕

先天性无脾症　先天性無脾症　せんてんせいむひしょう

先天性无心脏(心缺失)　先天性無心〔症〕　せんてんせいむしん〔しょう〕

先天性无胸腺〔症〕　先天性胸腺無形成〔症〕,先天性胸腺発育不全〔症〕　せんてんせいきょうせんむけいせい〔しょう〕,せんてんせいきょうせんはついくふぜん〔しょう〕

先天性无阴道　先天性腟欠如　せんてんせいちつけつじょ

先天性戊糖尿症　先天性五炭糖尿症,先天性ペントース尿症　せんてんせいごたんとうにょうしょう,せんてんせいpentoseにょうしょう

先天性息肉病　先天性ポリポーシス　せんてんせいpolyposis

先天性膝关节脱位　先天性膝関節脱臼　せんてんせいしつかんせつだっきゅう

先天性纤维蛋白原缺乏〔症〕　先天性無フィブリノーゲン血〔症〕,先天性無線維素原血〔症〕　せんてんせいむfibrinogenけつ〔しょう〕,せんてんせいむせんいそげんけつ〔しょう〕

先天性纤维性错构瘤　先天性線維性過誤腫　せんてんせいせんいせいかごしゅ

先天性小肠闭锁　先天性小腸閉鎖　せんてんせいしょうちょうへいさ

先天性小肠狭窄　先天性小腸狭窄　せんてんせいしょうちょうきょうさく

先天性小瞳孔　先天性縮瞳　せんてんせいしゅくどう

先天性小眼球　先天性小眼球〔症〕,先天性眼球異常矮小　せんてんせいしょうがんきゅう〔しょう〕,せんてんせいがんきゅういじょうわいしょう

先天性小阴唇粘连　先天性小陰唇癒着　せんてんせいしょういんしんゆちゃく

先天性斜颈　先天性斜頸　せんてんせいしゃけい

先天性〔心〕房间隔缺损　先天性心房中隔欠損〔症〕　せんてんせいしんぼうちゅうかくけっそん〔しょう〕

先天性心室间隔缺损　先天性心室中隔欠損〔症〕　せんてんせいしんしつちゅうかくけっそん〔しょう〕

先天性心血管病　先天性心〔臓〕血管疾患　せんてんせいしん〔ぞう〕けっかんしっかん

先天性心血管畸形　先天性心〔臓〕血管奇形　せんてんせいしん〔ぞう〕けっかんきけい

先天性心脏病　先天性心臓病,先天性心臓疾患　せんてんせいしんぞうびょう,せんてんせいしんぞうしっかん

先天性心脏横纹肌瘤　先天性心臓横紋筋腫　せんてんせいしんぞうおうもんきんしゅ

先天性心脏阻滞　先天性心〔臓〕ブロック　せんてんせいしん〔ぞう〕block

先天性性腺不发育症　ターナー症候群　Turnerしょうこうぐん

先天性胸腺发育不良　先天性胸腺形成不全〔症〕　せんてんせいきょうせんけいせいふぜん〔しょう〕

先天性胸腺缺如　先天性胸腺欠如　せんてんせいきょうせんけつじょ

先天性悬雍垂缺失　先天性口蓋垂欠損　せんてんせいこうがいすいけっそん

先天性血管瘤　先天性血管腫　せんてんせいけっかんしゅ

先天性血小板减少性紫癜　先天性血小板減少性紫斑〔症〕　せんてんせいけっしょうばんげんしょうせいしはん〔しょう〕

先天性咽鼓管憩室　先天性エウスターキオ管憩室　せんてんせいEustachioかんけいしつ

先天性咽鼓管狭窄　先天性エウスターキオ管狭窄　せんてんせいEustachioかんきょうさく

先天性阉割　先天性去勢　せんてんせいきょせい

先天性颜面裂　先天性顔面裂　せんてんせいがんめんれつ

先天性眼肌肌腱异常　先天性眼筋筋腱異常　せんてんせいがんきんきんけんいじょう

先天性眼球震颤　先天性眼振　せんてんせいがんしん

先天性仰趾足　先天性鉤足　せんてんせいこうそく

先天性夜盲症　先天性夜盲症　せんてんせいやもうしょう

先天性一侧肥大症　先天性片側肥大症　せんてんせいへんそくひだいしょう

先天性异常韧带　先天性異常靭帯　せんてんせいいじょうじんたい

先天性翼状肩胛畸形　スプレンゲル奇形　Sprengelきけい

先天性阴道闭锁　先天性腟閉鎖　せんてんせいちつへいさ

先天性阴道缺失　先天性腟欠損　せんてんせいちつけっそん

先天性阴茎缺失　先天性陰茎欠如〔症〕　せんてんせいいんけいけつじょ〔しょう〕

先天性阴茎下弯　先天性陰茎彎曲　せんてんせいいんけいわんきょく

先天性幽门狭窄　先天性幽門狭窄〔症〕　せんてんせいゆうもんきょうさく〔しょう〕

先天性右位心　先天性右位心,先天性心臓右位　せんてんせいういしん,せんてんせいしんぞうういん

先天性鱼鳞病样红皮病　先天性魚鱗癬様紅皮症　せんてんせいぎょりんせんようこうひしょう

先天性鱼鳞癣　先天性魚鱗癬　せんてんせいぎょりんせん

先天性鱼鳞癣综合征　先天性魚鱗癬症候群　せんてんせいぎょりんせんしょうこうぐん

先天性远端桡尺关节半脱位　先天性遠位橈骨尺骨関節亜脱臼　せんてんせいえんいとうこつしゃっこつかんせつあだっきゅう

先天性再生(造血)障碍性贫血　先天性再生不能性貧血　せんてんせいさいせいふのうせいひんけつ

先天性枕骨大孔区畸形　先天性大後頭孔区奇形　せんてんせいだいこうとうこうくきけい

先天性正铁血红蛋白血症　先天性メトヘモグロビン血症　せんてんせいmethemoglobinけっしょう

先天性支气管扩张　先天性気管支拡張〔症〕　せんてんせいきかんしかくちょう〔しょう〕

先天性支气管食管瘘　先天性気管支食道フィステル　せんてんせいきかんししょくどうFistel

先天性肢体缺失　先天性体肢欠如〔症〕　せんてんせいたい

しけつじょ〔しょう〕
先天性指甲肥厚　先天性爪肥厚〔症〕　せんてんせいそうひこう〔しょう〕
先天性直肠闭锁　先天性直腸閉鎖　せんてんせいちょくちょうへいさ
先天性直肠肛门畸形　先天性直腸肛門奇形　せんてんせいちょくちょうこうもんきけい
先天性直肠膀胱瘘　先天性直腸膀胱フィステル　せんてんせいちょくちょうぼうこうFistel
先天性直肠狭窄　先天性直腸狭窄　せんてんせいちょくちょうきょうさく
先天性跖骨内翻　先天性内反中足〔症〕　せんてんせいないはんちゅうそく〔しょう〕
先天性中耳狭窄　先天性中耳狭窄　せんてんせいちゅうじきょうさく
先天性肘关节强直　先天性肘関節強直　せんてんせいちゅうかんせつきょうちょく
先天性侏儒　先天性小人　せんてんせいこびと
先天性子宫颈糜烂　先天性子宮頸びらん　せんてんせいしきゅうけいびらん
先天性子宫颈缺失　先天性子宮頸欠如　せんてんせいしきゅうけいけつじょ
先天性子宫内膜缺失　先天性子宮内膜欠損　せんてんせいしきゅうないまくけっそん
先天性子宫缺失　先天性子宮欠如　せんてんせいしきゅうけつじょ
先天性紫绀三联〔症〕　ファロー三徴〔症〕　Fallotさんちょう〔しょう〕
先天性紫绀四联〔症〕　ファロー四徴〔症〕,先天性心奇形四徴〔症〕　Fallotしちょう〔しょう〕,せんてんせいしんきけいしちょう〔しょう〕
先天性足部副骨　先天性足部種子骨　せんてんせいそくぶしゅしこつ
先天因素　先天性因子　せんてんせいいんし
先天愚型综合征　ダウン症候群　Downしょうこうぐん
先验概率　事前確率　じぜんかくりつ
先兆　前兆　ぜんちょう
先兆临产　切迫分娩　せっぱくぶんべん
先兆晚期流产　切迫晩期流産　せっぱくばんきりゅうざん
先兆〔性〕流产　切迫流産　せっぱくりゅうざん
先兆性早产妊娠　切迫早産妊娠　せっぱくそうさんにんしん
先兆症状　前駆症〔状〕,前徴　ぜんくしょう〔じょう〕,ぜんちょう
先兆子宫破裂　切迫子宮破裂　せっぱくしきゅうはれつ
先兆痫　痫前症　しかんぜんしょう
先证者　発端者　はつたんしゃ
先质　前駆物質　ぜんくぶっしつ
纤颤电位　細動電位〔差〕　さいどうでんい〔さ〕
纤毛　線毛　せんもう
纤毛虫　線毛虫　せんもうちゅう
纤毛〔虫〕纲　線毛虫綱　せんもうちゅうこう
纤毛虫类　線毛虫類　せんもうちゅうるい
纤毛〔虫〕亚门　線毛虫亜門　せんもうちゅうあもん
纤毛滴虫属　モナジダ属　Monadidaぞく
纤毛活(运)动　線毛運動　せんもううんどう
纤毛上皮　線毛上皮　せんもうじょうひ
纤毛上皮细胞　線毛上皮細胞　せんもうじょうひさいぼう

纤毛外皮　線毛表皮　せんもうひょうひ
纤毛细胞　線毛細胞　せんもうさいぼう
纤毛型宫颈内膜细胞　線毛子宮頸内膜細胞　せんもうしきゅうけいないまくさいぼう
纤毛幼虫　ミラシジウム　miracidium
纤溶对抗物　抗線維素溶解物質　こうせんいそようかいぶっしつ
纤溶功能　繊維素溶解機能　せんいそようかいきのう
纤溶激活酶　フィブリノキナーゼ　fibrinokinase
纤溶酶　プラスミン,フィブリノリジン　plasmin,fibrinolysin
纤溶酶原　プラスミノーゲン,プロフィブリノリジン　plasminogen,profibrinolysin
纤溶酶原致活因子　プロフィブリノリジン活性化因子　profibrinolysinかっせいかいんし
纤溶系统　繊維素溶解系　せんいそようかいけい
纤维　繊維　せんい
　汉勒氏纤维　ヘンレ繊維　Henleせんい
　科尔夫氏纤维　コルフ繊維　Korffせんい
　苗勒氏纤维　ミューラー繊維　Müllerせんい
　浦肯野氏纤维　プルキンエ繊維　Purkinjeせんい
　托姆斯氏纤维　トームス繊維　Tomesせんい
　夏皮氏纤维　シャーペー繊維　Sharpeyせんい
A纤维　A繊維　Aせんい
C纤维　C繊維　Cせんい
α纤维　α-繊維　α-せんい
β纤维　β-繊維　β-せんい
γ纤维　γ-繊維　γ-せんい
δ纤维　δ-繊維　δ-せんい
纤维癌　繊維癌腫　せんいがんしゅ
纤维板　繊維板　せんいばん
纤维包裹　繊維被包　せんいひほう
纤维包膜　繊維被膜　せんいひまく
纤维鼻咽镜　鼻咽腔ファイバースコープ　びいんくうfiberscope
纤维变性　繊維症　せんいしょう
纤维层　繊維層　せんいそう
纤维带　繊維帯　せんいたい
纤维蛋白　フィブリン,繊維素　fibrin,せんいそ
　汉勒氏纤维蛋白　ヘンレフィブリン　Henle fibrin
纤维蛋白板法　フィブリン板法　fibrinばんほう
纤维蛋白沉积　フィブリン沈着　fibrinちんちゃく
纤维蛋白沉着物　フィブリン沈着物　fibrinちんちゃくぶつ
纤维蛋白单体　フィブリンモノマー　fibrin monomer
纤维蛋白单体聚合作用　フィブリンモノマー重合作用　fibrin monomerじゅうごうさよう
纤维蛋白多聚体　フィブリン重合体　fibrinじゅうごうたい
纤维蛋白过多〔症〕　繊維素(フィブリン)症　せんいそ(fibrin)しょう
纤维蛋白激活因子　フィブリン活性化因子　fibrinかっせいかいんし
纤维蛋白激酶　フィブリノキナーゼ　fibrinokinase
纤维蛋白减少　繊維素減少〔症〕　せんいそげんしょう〔しょう〕
纤维蛋白降解　フィブリンデグラデーション　fibrin degradation
纤维蛋白降解〔产〕物　フィブリンデグラデーション産物　fibrin degradationさんぶつ

纤维蛋白降解产物测定　フィブリン デグラデーション産物測定　fibrin degradationさんぶつそくてい

纤维蛋白降解产物胶乳凝集试验　フィブリン デグラデーション産物ラテックス凝集テスト　fibrin degradationさんぶつlatexぎょうしゅうtest

纤维蛋白酶　フィブリン酵素　fibrinこうそ

纤维蛋白尿　フィブリン尿〔症〕　fibrinにょう〔しょう〕

纤维蛋白脓性　フィブリン膿性　fibrinのうせい

纤维蛋白溶解　フィブリン溶解〔現象〕　fibrinようかい〔げんしょう〕

纤维蛋白溶解疗法　フィブリン溶解療法　fibrinようかいりょうほう

纤〔维蛋白〕溶〔解〕酶　繊維素溶解酵素　せんいそようかいこうそ

纤〔维蛋白〕溶〔解〕酶原　プロフィブリノリシン　profibrinolysin

纤维蛋白溶解酶原测定　プロフィブリノリシン測定　profibrinolysinそくてい

纤维蛋白溶解期　繊維素溶解相　せんいそようかいそう

纤维蛋白溶解素　繊維素溶解素　せんいそようかいそ

纤维蛋白溶解物　繊維素溶解物　せんいそようかいぶつ

纤维蛋白溶解系统　繊維素溶解系　せんいそようかいけい

纤维蛋白溶解系统抑制物　繊維素溶解系抑制物質　せんいそようかいけいよくせいぶっしつ

纤维蛋白溶解症　繊維素溶解症　せんいそようかいしょう

纤维蛋白溶解综合征　繊維素溶解症候群　せんいそようかいしょうこうぐん

纤维蛋白溶解作用　繊維素溶解作用　せんいそようかいさよう

纤维蛋白溶酶　プラスミン　plasmin

纤维蛋白溶酶原　プラスミノゲン　plasminogen

纤维蛋白溶酶原活化因子　プラスミノゲン活性化因子　plasminogenかっせいかいんし

纤维蛋白溶酶原激活剂　プラスミノゲン活性化剤　plasminogenかっせいかざい

纤维蛋白溶酶原血　プラスミノゲン血症　plasminogenけっしょう

纤维蛋白丝　フィブリン糸　fibrinし

纤维蛋白脎　フィブリノース　fibrinose

纤维蛋白肽A　フィブリノペプチドA　fibrinopeptide A

纤维蛋白稳定因子　フィブリン安定因子　fibrinあんていいんし

纤维蛋白形成过多　病的繊維素増加　びょうてきせんいそぞうか

纤维蛋白形成期　フィブリン形成期　fibrinけいせいき

纤维蛋白性肺炎　繊維素性肺炎　せんいそせいはいえん

纤维蛋白性心包炎　繊維素性心膜炎　せんいそせいしんまくえん

纤维蛋白性胸膜炎　繊維素性胸膜炎　せんいそせいきょうまくえん

纤维蛋白性血栓　繊維素性血栓　せんいそせいけっせん

纤维蛋白性支气管炎　繊維素性気管支炎　せんいそせいきかんしえん

纤维蛋白血症　繊維素血症　せんいそけっしょう

纤维蛋白原　繊維素原,フィブリノゲン　せんいそげん,fibrinogen

纤维蛋白原减少　繊維素原減少,フィブリノゲン減少〔症〕　せんいそげんげんしょう,fibrinogenげんしょう〔しょう〕

纤维蛋白原降解产物　繊維素原デグラデーション産物　せんいそげんdegradationさんぶつ

纤维蛋白原降解产物测定　繊維素原デグラデーション産物測定　せんいそげんdegradationさんぶつそくてい

纤维蛋白原酶　繊維素原酵素,フィブリノゲナーゼ　せんいそげんこうそ,fibrinogenase

纤维蛋白原浓度测定　繊維素原濃度測定　せんいそげんのうどそくてい

纤维蛋白原缺乏〔症〕　繊維素原欠乏〔症〕,フィブリノゲン欠乏症　せんいそげんけつぼう〔しょう〕,fibrinogenけつぼうしょう

纤维蛋白原血症　繊維素原血〔症〕　せんいそげんけつ〔しょう〕

纤维导光灯　ファイバー ランプ　fiber lamp

纤维二糖　セロビオース　cellobiose

纤维二糖酶　セロビアーゼ　cellobiase

纤维发生　繊維発生　せんいはっせい

纤维发育不良　繊維形成異常〔症〕　せんいけいせいいじょう〔しょう〕

纤维钙化　繊維石灰化　せんいせっかいか

纤维干酪样病灶　繊維乾酪様病巣　せんいかんらくようびょうそう

纤维骨瘤　繊維骨腫　せんいこつしゅ

纤维关节镜检查　関節ファイバースコープ検査　かんせつfiberscopeけんさ

纤维光束鼻咽镜　繊維光学鼻咽頭鏡,鼻咽頭ファイバースコープ　せんいこうがくびいんとうきょう,びいんとうfiberscope

纤维光束肠镜　繊維光学腸〔管〕鏡,腸管ファイバースコープ　せんいこうがくちょう〔かん〕きょう,ちょうかんfiberscope

纤维光束胆总管镜　繊維光学総胆管鏡,総胆管ファイバースコープ　せんいこうがくそうたんかんきょう,そうたんかんfiberscope

纤维光束脊髓腔内窥镜　脊髄ファイバースコープ　せきずいfiberscope

纤维光束记录器　繊維光学記録器　せんいこうがくきろくき

纤维光束结肠镜　結腸ファイバースコープ　けっちょうfiberscope

纤维光束脑室镜　脳室ファイバースコープ　のうしつfiberscope

纤维光束内窥镜　繊維光学内視鏡　せんいこうがくないしきょう

纤维光束尿道冲洗镜　繊維光学尿道洗浄鏡　せんいこうがくにょうどうせんじょうきょう

纤维光束膀胱镜　繊維光学膀胱鏡,膀胱ファイバースコープ　せんいこうがくぼうこうきょう,ぼうこうfiberscope

纤维光束膀胱碎石取出镜　繊維光学膀胱砕石鏡　せんいこうがくぼうこうさいせききょう

纤维光束肾脏镜　腎〔臓〕ファイバースコープ　じん〔ぞう〕fiberscope

纤维光束声带镜　声帯ファイバースコープ　せいたいfiberscope

纤维光束食道镜　食道ファイバースコープ　しょくどうfiberscope

纤维光束胃肠镜　胃腸ファイバースコープ　いちょうfiberscope

纤维〔光束〕胃镜　胃ファイバースコープ　いfiberscope

纤维光束小肠镜　小腸ファイバースコープ　しょうちょうfiberscope

纤维光束心脏内窥镜　心臓ファイバースコープ　しんぞうfiberscope

纤维光束照相腹腔镜　腹腔ファイバースコープ　ふっくうfiberscope

纤维光束照相膀胱镜　膀胱ファイバースコープ　ぼうこうfiberscope

纤维喉镜　繊維光学喉頭鏡,喉頭ファイバースコープ　せんいこうがくこうとうきょう,こうとうfiberscope

纤维化　繊維化,繊維形成　せんいか,せんいけいせい

纤维环　繊維輪　せんいりん

纤维黄〔色〕瘤　繊維黄色腫　せんいおうしょくしゅ

纤维肌瘤　繊維筋腫　せんいきんしゅ

纤维肌瘤切除术　繊維筋腫切除術　せんいきんしゅせつじょじゅつ

纤维肌鞘　繊維筋鞘　せんいきんしょう

纤维肌炎　繊維筋炎　せんいきんえん

纤维检验　繊維検診,繊維診察　せんいけんしん,せんいしんさつ

纤维间隔　繊維中隔　せんいちゅうかく

纤维胶质　フィブログリア,繊維神経膠　fibroglia,せんいしんけいこう

纤维胶质瘤　繊維神経膠腫,フィブログリオーマ　せんいしんけいこうしゅ, fibroglioma

纤维胶质原纤维　繊維神経膠原繊維　せんいしんけいこうげんせんい

纤维结肠镜　大腸ファイバースコープ　だいちょうfiberscope

纤维结肠镜检查　大腸ファイバースコープ検査　だいちょうfiberscopeけんさ

纤维结构　繊維構造　せんいこうぞう

纤维镜　ファイバースコープ　fiberscope

纤维空洞型肺结核　繊維空洞型肺結核　せんいくうどうがたはいけっかく

纤维瘤　繊維腫　せんいしゅ

纤维瘤病　繊維腫症　せんいしゅしょう

纤维瘤切除术　繊維腫切除術　せんいしゅせつじょじゅつ

纤维瘤样结节性筋膜炎　繊維腫様結節性筋膜炎　せんいしゅようけっせつせいきんまくえん

纤维瘤样肿瘤　繊維腫様腫瘍　せんいしゅようしゅよう

纤维膜　繊維膜　せんいまく

纤维母细胞　繊維芽細胞　せんいがさいぼう

纤维母细胞瘤　繊維芽細胞腫　せんいがさいぼうしゅ

纤维母细胞型成骨肉瘤　繊維芽細胞型骨原性肉腫　せんいがさいぼうがたこつげんせいにくしゅ

纤维囊　繊維囊　せんいのう

纤维囊瘤　繊維囊腫　せんいのうしゅ

纤维囊性乳腺病　乳房繊維囊胞病　にゅうぼうせんいのうほうびょう

纤维囊肿性病　繊維囊胞病　せんいのうほうびょう

纤维脑室镜检查　脳室ファイバースコープ検査　のうしつfiberscopeけんさ

纤维内窥镜　ファイバースコープ　fiberscope

纤维粘合　繊維性癒合　せんいせいゆごう

纤维粘液瘤　繊維粘液腫　せんいねんえきしゅ

纤维粘液肉瘤　繊維粘液肉腫　せんいねんえきにくしゅ

纤维粘液软骨瘤　繊維粘液軟骨腫　せんいねんえきなんこつしゅ

纤维粘液脂肪瘤　繊維粘液脂肪腫　せんいねんえきしぼうしゅ

纤维平滑肌瘤　繊維平滑筋腫　せんいへいかつきんしゅ

纤维扑动　繊維粗動　せんいそどう

纤维鞘　繊維鞘　せんいしょう

纤维鞘环状部　繊維鞘の輪状部　せんいしょうのりんじょうぶ

纤维鞘交叉部　繊維鞘の十字部　せんいしょうのじゅうじぶ

纤维肉瘤　繊維肉腫　せんいにくしゅ

纤维乳头瘤　繊維乳頭腫　せんににゅうとうしゅ

纤维软骨　繊維軟骨　せんいなんこつ

纤维软骨环　繊維軟骨輪　せんいなんこつりん

纤维软骨联合　繊維軟骨結合　せんいなんこつけつごう

纤维软骨瘤　繊維軟骨腫　せんいなんこつしゅ

纤维软骨炎　繊維軟骨炎　せんいなんこつえん

纤维软疣　繊維性軟疣　せんいせいなんゆう

纤维三角　繊維三角　せんいさんかく

纤维沙粒瘤　繊維性砂腫　せんいせいさしゅ

纤维上皮瘤　繊維上皮腫　せんいじょうひしゅ

纤维神经瘤　繊維神経腫　せんいしんけいしゅ

纤维十二指肠镜　十二指腸ファイバースコー　じゅうにしちょうfiberscope

纤维食道镜　食道ファイバースコープ　しょくどうfiberscope

纤维食管镜检查　食道ファイバースコピー,繊維光学食道鏡検査　しょくどうfiberscopy,せんいこうがくしょくどうきょうけんさ

纤维束　繊維束　せんいそく

纤维素　セルロース　cellulose

纤维素粉　セルロース粉末　celluloseふんまつ

纤维素酶　セルラーゼ　cellulase

纤维素醚　セルロース エーテル　cellulose ether

纤维素醚性印模材料　セルロース エーテル印像材　cellulose etherいんぞうざい

纤维素性肺泡炎　繊維素性肺胞炎　せんいそせいはいほうえん

纤维素〔性〕肺炎　繊維素性肺炎　せんいそせいはいえん

纤维素性渗出物　繊維素性滲出物,繊維素性滲出液　せんいそせいしんしゅつぶつ,せんいそせいしんしゅつえき

纤维素性心包炎　繊維素性心膜炎　せんいそせいしんまくえん

纤维素性胸膜炎　繊維素性胸膜炎　せんいそせいきょうまくえん

纤维素性血栓　繊維素性血栓　せんいそせいけっせん

纤维素性炎　繊維素性炎　せんいそせいえん

纤维素性纵隔炎　繊維素性縦隔炎　せんいそせいじゅうかくえん

纤维素样变〔性〕　繊維素様変性　せんいそようへんせい

纤维素样坏死　繊維素様壊死　せんいそようえし

纤维素酯　セルロース エステル　cellulose ester

纤维弹性组织增生　繊維弾性症　せんいだんせいしょう

纤维胃镜检查术　胃ファイバースコープ検査法　いfiberscopeけんさほう

纤维胃镜息肉切除术　胃ファイバースコープポリープ切除術　いfiberscope polypせつじょじゅつ

纤维胃十二指肠镜检查　繊維胃十二指腸鏡検査〔法〕,胃十

二指腸ファイバースコピー　せんいいじゅうにしちょうきょうけんさ〔ほう〕,いじゅうにしちょうfiberscopy

纤维息肉　繊維ポリープ　せんいpolyp

纤维细胞　繊維細胞　せんいさいぼう

纤维细胞型脑膜瘤　繊維細胞型髄膜腫　せんいさいぼうがたずいまくしゅ

纤维腺瘤　繊維腺腫　せんいせんしゅ

纤维型滑膜肉瘤　繊維滑膜肉腫　せんいかつまくにくしゅ

纤维型肌动蛋白　繊維アクチン　せんいactin

纤维型良性间皮瘤　良性繊維中皮腫　りょうせいせんいちゅうひしゅ

纤维型星形细胞瘤　繊維性星状細胞腫　せんいせいせいじょうさいぼうしゅ

纤维性颤动　細動,繊維攣縮　さいどう,せんいれんしゅく

纤维性肺泡炎　繊維性肺胞炎　せんいせいはいほうえん

纤维性骨痂　繊維性仮骨　せんいせいかこつ

纤维〔性〕骨瘤　繊維性骨腫　せんいせいこつしゅ

纤维性骨炎　繊維性骨炎　せんいせいこつえん

纤维性骨营养不良　繊維性骨異栄養症　せんいせいこついえいようしょう

纤维性海棉体炎　繊維性海綿体炎,ペーロン病　せんいせいかいめんたいえん,Peyronieびょう

纤维性肌炎　繊維性筋炎　せんいせいきんえん

纤维性结核　繊維性結核　せんいせいけっかく

纤维性结构不良　繊維性ジスプラシー,繊維性異形成〔症〕　せんいせいdysplasia,せんいせいいけいせい〔しょう〕

纤维性结构不良刮除植骨术　繊維性ジスプラシー搔爬骨移植術　せんいせいdysplasiaそうはこついしょくじゅつ

纤维性囊肿病　繊維性囊胞病　せんいせいのうほうびょう

纤维性强直　繊維性強直　せんいせいきょうちょく

纤维性收缩　繊維性収縮　せんいせいしゅうしゅく

纤维性心包　繊維性心膜　せんいせいしんまく

纤维性心包炎　繊維性心膜炎　せんいせいしんまくえん

纤维性心房颤动　心房細動　しんぼうさいどう

纤维性心室颤动　心室細動　しんしつさいどう

纤维性心肌炎　繊維性心筋炎　せんいせいしんきんえん

纤维性星形〔胶质〕细胞　繊維性星状細胞　せんいせいせいじょうさいぼう

纤维性星形细胞瘤　繊維性星状細胞腫　せんいせいせいじょうさいぼうしゅ

纤维性异常增殖症　増殖性繊維形成症　ぞうしょくせいせんいけいせいしょう

纤维胸　繊維胸　せんいきょう

纤维胸腔镜检查　胸腔ファイバースコープ検査　きょうくうfiberscopeけんさ

纤维血管瘤　繊維血管腫　せんいけっかんしゅ

纤维样变性　フィブロイド変性　fibroidへんせい

纤维样结核　繊維性結核　せんいせいけっかく

纤维乙状结肠镜检查　S状結腸ファイバースコープ検査　Sじょうけっちょうfiberscopeけんさ

纤维硬化　繊維硬化　せんいこうか

纤维支气管镜　繊維気管支鏡,気管支ファイバースコープ　せんいきかんしきょう,きかんしfiberscope

纤维脂〔肪〕瘤　繊維脂肪腫　せんいしぼうしゅ

纤维状DNA　繊維性DNA　せんいせいDNA

纤维状蛋白〔质〕　繊維性蛋白質　せんいせいたんぱくしつ

纤维组织　繊維組織　せんいそしき

纤维组织细胞瘤　繊維組織球腫　せんいそしききゅうしゅ

纤维组织形成　繊維組織形成　せんいそしきけいせい

纤维〔组〕织炎　結合組織炎　けつごうそしきえん

纤维组织增生　繊維組織増殖　せんいそしきぞうしょく

^{133}氙　キセノン-133,^{133}Xe　xenon-133

氙弧光凝固〔疗法〕　キセノンアーク光凝固〔療法〕　xenon arcひかりぎょうこ〔りょうほう〕

^{133}氙-生理盐水　キセノン-133-生理食塩水　xenon-133-せいりしょくえんすい

酰胺　アミド　amide

酰胺氮　アミド窒素　amideちっそ

酰胺黑　アミド黒,アミドブラック　amidoこく,amido black

酰胺化　アミド化　amidoか

酰胺化剂　アミド化剤　amidoかざい

酰胺-环氧树脂　アミド・エポキシ樹脂　amide-epoxyじゅし

酰胺基　アミド基　amidoき

酰胺甲基化〔作用〕　アミドメチル化　amido methylか

酰胺键　アミドリンク,アミド結合　amido link,amidoけつごう

酰胺酶　アミダーゼ　amidase

〔酰〕胺霉素　アミドマイシン　amidomycin

酰胺咪嗪　カルバマゼピン　carbamazepine

酰胺酸　アミド酸　amidoさん

酰胺纤维　ナイロン繊維　nylonせんい

酰胺转移酶　トランスアミダーゼ　transamidase

酰苯胺　アニリト　anilide

酰化　アシル化　acylか

酰化产物　アシレート　acylate

酰化剂　アシル化剤　acylかざい

酰化作用　アシル化作用　acylかさよう

酰基　アシル基　acylき

酰基辅酶A合成酶　アシル-CoA シンテターゼ　acyl-CoA synthetase

酰基辅酶A酯　アシルーCoAエステル　acyl-CoA ester

酰基卤　ハロゲン化アシル　halogenかacyl

酰基氯　アシルクロリド,塩化アシル　acyl chloride,えんかacyl

酰基溴　アシルブロマイド　acyl bromide

酰基衍生物　アシル誘導体　acylゆうどうたい

酰基转移作用　アシル転移作用　acylてんいさよう

酰肼　ヒドラジド　hydrazide

酰脲　ウレイド　ureide

酰肉碱　アシルカルニチン　acyl carnitine

1-酰替苯氨基脲　1-フェニル セミカルバジド　1-phenyl semicarbazide

酰亚胺　イミド　imide

酰氧基　アシルオキシ基　acyloxyき

鲜红斑痣　火炎状母斑　かえんじょうぼはん

鲜黄连　センオウレン

遥罗树脂酸　シアレシノール酸　siaresinolさん

xián　弦咸涎嫌

弦脉　針金様脈　はりがねようみゃく

弦〔线〕电流计　単線検流計　たんせんけんりゅうけい

咸味　塩味　しおみ

涎淀粉酶　プチアリン　ptyalin

涎分泌过多　唾液〔分泌〕過多,流涎症　だえき〔ぶんぴつ〕かた,りゅうせんしょう

涎管成形术　唾液管形成術　だえきかんけいせいじゅつ

涎管扩张　唾液管拡張　だえきかんかくちょう

涎管切开取石术 唾石切開術 だせきせっかいじゅつ

涎管狭窄 唾液管狭窄 だえきかんきょうさく

涎管 X 线〔造影〕片 唾液管造影図 だえきかんそうえいず

涎管〔X 线〕造影术 唾液管造影法 だえきかんぞうえいほう

涎管炎 唾液管炎 だえきかんえん

涎管引流管 唾液腺瘻 だえきせんろう

涎瘤 唾液腫瘍 だえきしゅよう

涎瘘 唾液腺瘻,唾液腺フィステル だえきせんろう,だえきせんFistel

涎酶 シアリダーゼ sialidase

涎囊肿 唾液囊胞 だえきのうほう

涎缺乏 唾液分泌減退 だえきぶんぴつげんたい

涎石 唾石 だせき

涎石病 唾石症 だせきしょう

涎石摘除术 唾石除去術 だせきじょきょじゅつ

涎酸 シャル酸,唾液酸 sialさん,だえきさん

涎腺 唾液腺 だえきせん

涎腺癌 唾液腺癌 だえきせんがん

涎腺病毒 唾液腺ウイルス だえきせんvirus

涎腺病毒感染 唾液腺ウイルス感染 だえきせんvirusかんせん

涎腺单形性腺瘤 唾液腺単形腺腫 だえきせんたんけいせんしゅ

涎腺导管 唾液管 だえきかん

涎腺导管瘘 唾液管フィステル だえきかんFistel

涎腺导管脓肿 唾液管膿瘍 だえきかんのうよう

涎腺导管狭窄 唾液管狭窄 だえきかんきょうさく

涎腺肥大 唾液腺肥大 だえきせんひだい

涎腺分泌过多 唾液腺分泌過多 だえきせんぶんぴつかた

涎腺管 唾液管 だえきかん

涎腺管癌 唾液管癌 だえきかんがん

涎腺混合瘤 唾液腺混合腫 だえきせんこんごうしゅ

涎腺活组织检查 唾液腺生検 だえきせんせいけん

涎腺肌上皮瘤 唾液腺筋上皮腫 だえきせんきんじょうひしゅ

涎腺疾病 唾液腺疾患 だえきせんしっかん

涎腺淋巴上皮病 唾液腺リンパ上皮病変 だえきせんlymphじょうひびょうへん

涎腺鳞状细胞癌 唾液腺扁平上皮癌 だえきせんへんぺいじょうひがん

涎腺瘤 唾液腺腫 だえきせんしゅ

涎腺瘘 唾液腺フィステル だえきせんFistel

涎腺囊腺瘤 唾液腺囊胞性腺腫 だえきせんのうほうせいせんしゅ

涎腺粘液表皮样癌 唾液腺粘液性類表皮癌 だえきせんねんえきせいるいひょうひがん

涎腺粘液囊肿 唾液腺粘液囊胞 だえきせんねんえきのうほう

涎腺脓肿 唾液腺膿瘍 だえきせんのうよう

涎腺切除术 唾液腺切除術 だえきせんせつじょじゅつ

涎腺切开引流术 唾液腺切開排液術 だえきせんせっかいはいえきじゅつ

涎腺全部切除术 唾液腺全切除術 だえきせんぜんせつじょじゅつ

涎腺乳头状囊腺癌 唾液腺乳頭状囊腺癌 だえきせんにゅうとうじょうのうせんがん

涎腺损伤 唾液腺損傷 だえきせんそんしょう

涎腺萎缩 唾液腺萎縮 だえきせんいしゅく

涎腺腺泡细胞癌 唾液腺腺房細胞癌 だえきせんせんぼうさいぼうがん

涎腺腺样囊性癌 唾液腺腺様囊胞癌 だえきせんせんようのうほうがん

涎腺小细胞性癌 唾液腺小細胞癌 だえきせんしょうさいぼうがん

涎腺炎 唾液腺炎 だえきせんえん

涎腺造影术 唾液腺造影法 だえきせんぞうえいほう

涎腺潴留囊肿 唾液腺停滞囊胞 だえきせんていたいのうほう

涎液分泌抑制 唾液分泌抑制 だえきぶんぴつよくせい

涎液诊断学 唾液診断学 だえきしんだんがく

嫌气-好气细菌培养器 嫌気性-好気性菌培養装置 けんきせい-こうきせいきんばいようそうち

嫌气生物 嫌気性生物 けんきせいせいぶつ

嫌气细菌 嫌気性菌 けんきせいきん

嫌气性微生物 嫌気性微生物 けんきせいびせいぶつ

嫌气性细菌培养器 嫌気性菌培養装置 けんきせいきんばいようそうち

嫌色细胞 色素嫌性細胞 しきそけんせいさいぼう

嫌色细胞瘤 色素嫌性細胞腫瘍 しきそけんせいさいぼうしゅよう

嫌色性 難染性 なんせんせい

嫌色性垂体腺瘤 嫌色素性下垂体腺腫 けんしきそせいかすいたいせんしゅ

嫌色〔性〕细胞腺瘤 嫌色素性腺腫 けんしきそせいせんしゅ

嫌色性腺瘤 色素嫌性腺腫 しきそけんせいせんしゅ

xiǎn 显险藓

显大妄想 夸大妄想,巨大妄想 こだいもうそう,きょだいもうそう

显迹实验 トレーサ実験 tracerじっけん

显露 露出,露光 ろしゅつ,ろこう

显色 着色,呈色 ちゃくしょく,ていしょく

显色法 着色法,呈色法 ちゃくしょくほう,ていしょくほう

显色反应 呈色反応 ていしょくはんのう

显色反应板 呈色反応板 ていしょくはんのうばん

显色剂 呈色剤 ていしょくざい

　奈氏显色剂 ネスラー呈色剤 Nesslerていしょくざい

显色试剂 呈色試薬 ていしょくしやく

显色试验 呈色試験 ていしょくしけん

显示 ディスプレー display

显示设备 ディスプレー装置 displayそうち

显示系统 ディスプレー系統 displayけいとう

显示原子 標識原子 ひょうしきげんし

显微病理学 顕微病理学 けんびびょうりがく

显微操纵器 マイクロマニピュレーター micromanipulator

显微操作 顕微操作 けんびそうさ

显微操作器 顕微操作装置 けんびそうさそうち

显微操作术 顕微操作法 けんびそうさほう

显微操作针 顕微針 けんびしん

显微测微计 測微計,マイクロメータ そくびけい,micrometer

显微电影照相机 微動映写器,マイクロモトスコープ びどうえいしゃき,micromotoscope

显微电影照相术 マイクロモトスコピー micromotoscopy

显微电泳 微小電気泳動 びしょうでんきえいどう

显微放射显影术　マイクロラジオグラフィー　microradio-graphy

显微放射照片　マイクロラジオグラム　microradiogram

显微放射照相术　マイクロラジオグラフィー　microradio-graphy

显微放射自显影术　マイクロオートラジオグラフィー　mi-croautoradiography

显微分光光度计　顕微分光光度計　けんびぶんこうこうどけい

显微分光检查　顕微分光検査　けんびぶんこうけんさ

显微分光镜　顕微分光計,マイクロスペクトロスコープ　けんびぶんこうけい,　microspectroscope

显微分光〔镜〕检查　顕微分光計検査　けんびぶんこうけいけんさ

显微浮游生物　ミクロプランクトン　microplankton

显微观察　顕微鏡検査　けんびきょうけんさ

显微喉镜检查　顕微喉頭鏡検査　けんびこうとうきょうけんさ

显微化学　顕微化学　けんびかがく

显微技术　顕微技術　けんびぎじゅつ

显微鉴定　顕微鏡確認,顕微鏡識別　けんびきょうかくにん,けんびきょうしきべつ

显微胶片　ミクロフィルム　microfilm

显微结晶　顕微〔鏡〕結晶　けんび〔きょう〕けっしょう

显微解剖学　顕微解剖学　けんびかいぼうがく

显微镜　顕微鏡,ミクロスコープ　けんびきょう,microscope

显微镜抽筒　顕微鏡目盛管　けんびきょうめもりかん

显微镜电视　顕微鏡テレビ　けんびきょうtelevision

显微镜分析　顕微鏡分析　けんびきょうぶんせき

显微镜盖玻片　顕微鏡用カバーガラス,かぶせガラス　けんびきょうようcover glass,かぶせglass

显微〔镜〕光度计　ミクロフォトメーター,測微光度計　mi-crophotometer,そくびこうどけい

显微镜光谱描记法　ミクロスペクトログラフィ　microspec-trography

显微镜计数法　顕微鏡計数法　けんびきょうけいすうほう

显微镜检查法　顕微鏡検査法　けんびきょうけんさほう

显微镜慢速运动电影照相装置　顕微鏡微動映画撮影装置　けんびきょうびどうえいがさつえいそうち

显微镜摄影用闪光灯　顕微鏡写真用閃光電球フラッシュ　けんびきょうしゃしんようせんこうでんきゅうflash

显微镜数菌法　顕微鏡細菌計数法　けんびきょうさいきんけいすうほう

显微镜筒　顕微鏡管　けんびきょうかん

显微镜细菌检查器械包　細菌顕微鏡検査器械セット　さいきんけんびきょうけんきかいset

显微〔镜〕血尿　顕微〔鏡的〕血尿　けんび〔きょうてき〕けつにょう

显微镜荧光光源　顕微鏡蛍光光源　けんびきょうけいこうこうげん

显微镜映象器　顕微鏡映写器　けんびきょうえいしゃき

显微镜用灯　マイクロランプ,顕微鏡用ランプmicrolamp,けんびきょうようlamp

显微镜载〔物〕玻片　顕微鏡用スライドガラス,顕微鏡用載せガラス　けんびきょうようslide glass,けんびきょうようのせglass

显微镜载物台　顕微鏡載物台　けんびきょうさいぶつだい

显微镜照相机　顕微鏡カメラ　けんびきょうcamera

显微镜照相用曝光表　顕微鏡写真用露光計　けんびきょうしゃしんようろこうけい

显微镜座　顕微鏡台　けんびきょうだい

显微镜座内装置式显微镜灯　顕微鏡台内照明器　けんびきょうだいないしょうめいき

显微镜座上装置式显微镜灯　顕微鏡台上照明器　けんびきょうだいじょうしょうめいき

显微科学　微細科学　びさいかがく

显微粒子计数器　微小粒子計数器　びしょうりゅうしけいすうき

显微量尺　ミクロメーター,測微計　micrometer,そくびけい

显微描绘镜(器)　顕微描画鏡,顕微描画装置　けんびびょうがきょう,けんびびょうがそうち

显微熔点测定器　顕微融点検定装置　けんびゆうてんけんていそうち

显微上颌窦镜　顕微上顎洞鏡　けんびじょうがくどうきょう

显微摄影术　マイクロフォトグラフィ,顕微鏡写真法　mi-crophotography,けんびきょうしゃしんほう

显微摄影装置　顕微鏡写真装置　けんびきょうしゃしんそうち

显微神经外科　顕微神経外科　けんびしんけいげか

显微手术剪　顕微手術鋏　けんびしゅじゅつはさみ

显微手术镊　顕微手術鑷子　けんびしゅじゅつせっし

显微手术器械包　顕微手術器械セット　けんびしゅじゅつきかいset

显微投影　顕微鏡的映写　けんびきょうてきえいしゃ

显微投影器　顕微鏡的映写装置　けんびきょうてきえいしゃそうち

显微〔外科〕手术　顕微〔外科〕手術　けんび〔げか〕しゅじゅつ

显微外科双极电凝镊　顕微外科双極性凝固鑷子　けんびげかそうきょくせいぎょうこせっし

显微血管吻合法跗趾移植术　（足の）顕微血管吻合法母指移植術　（あしの）けんびけっかんふんごうほうぼしいしょくじゅつ

显微荧光分光测定法　顕微蛍光分光測光法　けんびけいこうぶんこうそくこうほう

显微荧光分光计　顕微蛍光分光計　けんびけいこうぶんこうけい

显微阅读器　顕微読出し器　けんびよみだしき

显微照片　顕微写真,マイクログラフ　けんびしゃしん,mi-crograph

显微照相器　写真用顕微鏡,フォトミクロスコープ　しゃしんようけんびきょう,photomicroscope

显微照相术　顕微写真術　けんびしゃしんじゅつ

显微组织学　顕微組織学　けんびそしきがく

显微注射　顕微注射〔法〕　けんびちゅうしゃ〔ほう〕

显微注射技术　顕微注射手技　けんびちゅうしゃしゅぎ

显象(影)　現像　げんぞう

显颏象管　キネスコープ　kinescope

显象记录　ビデオ記録　videoきろく

显象记录装置　ビデオ記録装置　videoきろくそうち

显效药　有効薬　ゆうこうやく

显斜视　顕性斜視　けんせいしゃし

显型　表現型　ひょうげんがた

显性　優性,顕性　ゆうせい,けんせい

显性白血病 顕性白血病 けんせいはっけつびょう

显性表皮萎养不良 顕性上皮栄養不良 けんせいじょうひえいようふりょう

显性出血胎盘早期分离 顕性出血性胎盤早期分離 けんせいしゅっけつせいたいばんそうきぶんり

显性传(感)染 顕性伝染,顕性感染 けんせいでんせん,けんせいかんせん

显性基因 優性遺伝子 ゆうせいいでんし

显性脊柱裂 顕性二分脊椎 けんせいにぶんせきつい

显性失水 可視性脱水 かしせいだっすい

显性水肿 顕性水腫 けんせいすいしゅ

显性糖尿病 顕性糖尿病 けんせいとうにょうびょう

显性突变 優性突然変異 ゆうせいとつぜんへんい

显性斜视 顕性斜視 けんせいしゃし

显性性状 優性形質 ゆうせいけいしつ

显性遗传 優性遺伝 ゆうせいいでん

显性遗传病 優性遺伝病 ゆうせいいでんびょう

显性远视 顕性遠視 けんせいえんし

显性致死试验 優性致死試験 ゆうせいちししけん

显性致死突变试验 優性致死突然変異試験 ゆうせいちしとつぜんへんいしけん

显性致死因素 優性致死因子 ゆうせいちしいんし

显影不足 現像不足 げんぞうふそく

显影过度 現像過度 げんぞうかど

显影及定影 現像と固定 げんぞうとこてい

显影剂 現像剤 げんぞうざい

显影盘 現像皿 げんぞうざら

显影桶 顕像槽,顕像タンク げんぞうそう,げんぞうtank

显影液 現像液 げんぞうえき

显著 顕著 けんちょ

显著性 有意 ゆうい

显著性检验 有意検定 ゆういけんてい

显著性水平 有意水準 ゆういすいじゅん

显踪原子 トレーサーアトム,トレーサー原子 tracer atom,tracer げんし

险症 危険な病症 きけんなびょうしょう

藓 コケ

藓霉素 チオストレプトン,ブリアマイシン thiostrepton, bryamycin

xiàn 苋县现限线陷献腺霰

苋〔菜〕红 アマラント amaranth

苋〔菜〕甾酮 アマラステロン amarasterone

苋属 ヒユ属 ヒユぞく

苋紫 アマラント amaranth

县卫生局 県衛生局 けんえいせいきょく

县卫生院 県衛生院 けんえいせいいん

县医院 県病院 けんびょういん

现病史 現病歴 げんびょうれき

现场 現場 げんば

现场调查 現場調査 げんばちょうさ

现场调查设计 現場調査デザイン げんばちょうさdesign

现场使用 現場使用 げんばしよう

现场试验 現場試験 げんばしけん

现代被子植物 現代被子植物 げんだいひししょくぶつ

现代昆虫类 現代昆虫類 げんだいこんちゅうるい

现患调查 流行調査 りゅうこうちょうさ

现患率 流行率 りゅうこうりつ

现实解体 現実感消失 げんじつかんしょうしつ

现实性意识丧失症 幻想症,デレイズム げんそうしょう, dereism

现象 現象 げんしょう

阿图斯氏现象 アルチュス現象 Arthusげんしょう

巴彬斯奇氏现象 バビンスキー現象 Babinskiげんしょう

贝尔氏现象 ベル現象 Bellげんしょう

发否氏现象 ファイフェル現象 Pfeifferげんしょう

霍-斯二氏现象 ホルムズ・スチュアート現象 Holmes-Stewartげんしょう

康斯塔姆氏现象 コーンスタムー現象 Kohnstammげんしょう

库兴氏现象 クッシング現象 Cushingげんしょう

拉斯特氏现象 腓骨神経現象,ルスト現象 ひこつしんけいげんしょう,Lustげんしょう

里格氏现象 リーガー現象 Riegerげんしょう

里肯伯格氏现象 リーケンベルグ現象 Rieckenbergげんしょう

利滕氏膈现象 リッテン横隔膜現象 Litternおうかくまくげんしょう

路易士氏现象 ルイス現象 Lewisげんしょう

内格罗氏现象 ネグロ現象 Negroげんしょう

浦肯野氏现象 プルキンエ現象 Purkinjeげんしょう

舒-查二氏现象 シュルツ・カルルトン現象 Schültz-Charltonげんしょう

苏克氏现象 ソウケ現象 Souquesげんしょう

韦-皮二氏现象 ウエストファル・ピルツ現象 Westphal-Piltzげんしょう

温克巴赫氏现象 ウェンケバッハ現象 Wenckebachげんしょう

现象学学派 現象学学派 げんしょうがくがくは

限雌遗传 限雌性遺伝 げんしせいいでん

限定 限定 げんてい

限度 限度 げんど

限度试验 限度試験 げんどしけん

限界X线机 限界X線装置 げんかいXせんそうち

限局性 限局性 げんきょくせい

限局性项韧带钙化症 バルソニー病 Barsonyびょう

限局性硬皮病 限局性強皮症 げんきょくせいきょうひしょう

限钠试验 ナトリウム制限試験 natriumせいげんしけん

限时器 限時装置,タイマー げんじそうち,timer

限速步骤 限速段階 げんそくだんかい

限速反应 限速反応 げんそくはんのう

限速酶 限速酵素 げんそくこうそ

限速因子 限速因子 げんそくいんし

限性常染色体显性遗传 限性常染色体優性遺伝 げんせいじょうせんしょくたいゆうせいいでん

限性遗传 限性遺伝 げんせいいでん

限雄基因 限雄性遺伝子 げんゆうせいいでんし

限雄遗传 限雄性遺伝 げんゆうせいいでん

限饮疗法 口渇療法 こうかつりょうほう

限制 制限 せいげん

限制氨基酸 アミノ酸制限 aminoさんせいげん

限制扩散层析法 制限拡散〔性〕クロマトグラフィ せいげんかくさん〔せい〕chromatography

限制酶 制限酵素 せいげんこうそ

限制性〔核酸〕内切酶 制限性エンドヌクレアーゼ せいげんせいendonuclease

限制性联想　制限性連想　せいげんせいれんそう

限制性通气〔动能〕障碍　制限性通気機能障害　せいげんせいつうききのうしょうがい

限制性心肌病　制限性心筋症　せいげんせいしんきんしょう

限制性心脏病　制限性心臓病　せいげんせいしんぞうびょう

限制性血液动力学　制限性血液動力学　せいげんせいけつえきどうりきがく

限制因素(子)　制限因子,制限要素　せいげんいんし,せいげんようそ

线　ライン,線　line,せん
　　安伯格氏线　アンバーグ線,外側洞線　Ambergせん,がいそくどうせん
　　伯顿氏线　バートン線　Burtonせん
　　道格拉斯氏线　ドグラス線　Douglasせん
　　德萨利氏线　鼻線,デサリー線　びせん,De Salleせん
　　赫德逊氏线　ハドソン線　Hudsonせん
　　亨特氏线　ハンター線　Hunterせん
　　内拉通氏线　ネラトン線　Nélatoneせん
　　施雷格尔氏线　シュレーガー線　Schregerせん
　　索尔特氏增长线　ソールター線　Salterせん
　　希尔顿氏白线　ヒルトン白線　Hiltonはくせん
　　兴顿氏线　シェントン線　Shentonせん
　　许瓦尔贝氏线　シュワルベ線　Schwalbeせん
K线　K線　Kせん
L线　L線　Lせん
M线　M線　Mせん
X线　X線,レントゲン線　Xせん,roentgenせん
Z线　Z線　Zせん
α线　α線　αせん
β线　β線　βせん
X线钡餐检查　X線バリウムがゆ検査　Xせんbariumがゆけんさ
X线钡影跳跃征象　X線バリウムがゆ跳躍徴候,シュチールリン徴候　Xせんbariumがゆちょうやくちょうこう,Stierlinちょうこう
X线病　X線病　Xせんびょう
X线病理学　X線病理学　Xせんびょうりがく
X线不透性　放射線不透過性　ほうしゃせんふとうかせい
X线测量法　X線測定法　Xせんそくていほう
线虫　線虫　せんちゅう
线虫病　線虫症　せんちゅうしょう
　　曼森〔氏〕线虫病　マンソネラ症　mansonellaしょう
线虫感染　線虫感染　せんちゅうかんせん
线虫纲　線虫綱　せんちゅうこう
线虫寄生　線虫症　せんちゅうしょう
X线〔穿〕透度计　X線透過計　Xせんとうかけい
X线单位　レントゲン単位　roentgenたんい
X线电视心室容量测定器　X線テレビ心室容積測定装置　Xせんtelevisionしんしつようせきそくていそうち
X线电视诊断系　X線テレビ診断系統　Xせんtelevisionしんだんけいとう
X线电影摄影(照相)〔术〕　レントゲン映画撮影〔法〕　roentgenえいがさつえい〔ほう〕
X线电影装置　レントゲン映画装置　roentgenえいがそうち
X线电子计算机断层扫描　X線計算機断層スキャ〔ン〕ニング　Xせんけいさんきだんそうscanning

X线断层摄影术　断層レントゲン撮影法　だんそうroentgenさつえいほう
X线断层摄影装置　断層レントゲン写真装置　だんそうroentgenしゃしんそうち
X线断层照(摄)片　断層レントゲン写真　だんそうroentgenしゃしん
X线断层照相机　トモグラフ　tomograph
X线防护　X線防護　Xせんぼうご
X线放大摄影　拡大放射線撮影　かくだいほうしゃせんさつえい
X线放大摄影装置　拡大放射線写真装置　かくだいほうしゃせんしゃしんそうち
X线〔感光〕胶片　X線フィルム　Xせんfilm
X线高千伏摄影　高キロボルト放射線写真〔法〕　こうkilovoltほうしゃせんしゃしん〔ほう〕
X线骨盆测量　X線骨盤計測　Xせんこつばんけいそく
X线管　X線管〔球〕　Xせんかん〔きゅう〕
线光谱　線スペクトル　せんspectrum
线规　デバイダ　divider
X线活动照相机　ラジオシネマトグラフ　radiocinematograph
X线活动照相术　ラジオシネマトグラフィ　radiocinematography
X线机　X線機,X線装置　Xせんき,Xせんそうち
X线记波〔描记〕法　レントゲンキモグラフィ　roentgen kymography
X线记波摄影仪　放射線キモグラフ,放射線動態記録装置　ほうしゃせんkymograph,ほうしゃせんどうたいきろくそうち
X线记波照片　レントゲンキモグラム　roentgenkymogram
X线记波照相术　放射線動態撮影法　ほうしゃせんどうたいさつえいほう
X线〔剂〕量　レントゲン量,X線量　roentgenりょう,Xせんりょう
线加速度　線加速度　せんかそくど
X线检查　X線検査,レントゲン検査　Xせんけんさ,roentgenけんさ
X线间接摄影　レントゲン間接撮影〔法〕　roentgenかんせつさつえい〔ほう〕
X线胶片感光剂量计　X線フィルムバッジ　Xせんfilm badge
X线胶片夹　カセット,X線写真の感光板ホルダー　cassette,Xせんしゃしんのかんこうばんholder
X线胶片切角器　X線フィルムコーナーカッタ　Xせんfilm corner cutter
线角　線角　せんかく
线解法　ノモグラフィ　nomography
X线解剖学　放射線解剖学　ほうしゃせんかいぼうがく
X线静电显影机　ゼロラジオグラフィ装置　xeroradiographyそうち
线锯　糸鋸　いとのこ
线锯导引器　糸鋸誘導子　いとのこゆうどうし
线锯导子　糸鋸誘導子　いとのこゆうどうし
X线科医师　放射線科医　ほうしゃせんかい
X线可透性　放射線透過性　ほうしゃせんとうかせい
X线控制台　X線制御台　Xせんせいぎょだい
线扩张疗法　アッベ糸療法　Abbeいとりょうほう
X线立体镜检查　放射線立体透視〔法〕　ほうしゃせんりった

いとうし〔ほう〕

线粒体　糸粒体,ミトコンドリア　しりゅうたい,mitochondria

线粒体管　糸粒体管,ミトコンドリア管　しりゅうたいかん,mitochondriaかん

线粒体基粒　糸粒体基質顆粒　しりゅうたいきしつかりゅう

线粒体基液　糸粒体基質液　しりゅうたいきしつえき

线粒体基质　糸粒体基質　しりゅうたいきしつ

线粒体嵴　糸粒体稜　しりゅうたいりょう

线粒体抗体　糸粒体抗体　しりゅうたいこうたい

线粒体颗粒　糸粒体顆粒　しりゅうたいかりゅう

线粒体膜　糸粒体膜　しりゅうたいまく

线粒体内含物　糸粒体内封入体　しりゅうたいないふうにゅうたい

线粒体内膜　糸粒体内膜　しりゅうたいないまく

线粒体鞘　糸粒体鞘　しりゅうたいしょう

线粒体生成　糸粒体形成　しりゅうたいけいせい

线粒体脱氧核糖核酸聚合酶　ミトコンドグアDNAポリメラーゼ,糸粒体DNAポリメラーゼ　mitochondria DNA polymerase,しりゅうたいDNA polymerase

线粒体外膜　糸粒体外膜　しりゅうたいがいまく

线粒体系　糸粒体系　しりゅうたいけい

线粒体增生　糸粒体増殖　しりゅうたいぞうしょく

线粒体肿胀　糸粒体浮(水)腫　しりゅうたいふ(すい)しゅ

线粒型内质网　粗面小胞体　そめんしょうほうたい

X线量暴露计　X線露出計　Xせんろしゅつけい

X线量测定法　X線量測定法　Xせんりょうそくていほう

X线量测定器　X線量計　Xせんりょうけい

X线量计　X線量計　Xせんりょうけい

X线疗法　レントゲン療法　roentgenりょうほう

X线录象　X線ビデオ　Xせんvideo

线能量转移　直線エネルギー転移　ちょくせんenergyてんい

X线皮肤病治疗机　皮膚病グレンツ線治療装置　ひふびょうgrenzせんちりょうそうち

X线皮炎　レントゲン皮膚炎　roentgenひふえん

线〔偏〕振光　線偏光　せんへんこう

X线片　X線フィルム　Xせんfilm

X线曝光条件自动记录器　自動X線露光条件記録器　じどうXせんろこうじょうけんきろくき

X线曝光自动控制器　自動X線露光制御器　じどうXせんろこうせいぎょき

X线强度〔量〕计　X線強度計　Xせんきょうどけい

X线倾斜体层摄影　X線傾斜断層撮影　Xせんけいしゃだんそうさつえい

线球　糸状体　しじょうたい

X线球管　X線管　Xせんかん

线圈　コイル　coil

X线全身断层装置　全身断層X線撮影装置　ぜんしんだんそうXせんさつえいそうち

线三角　線三角　せんさんかく

X线损伤　X線損傷　Xせんそんしょう

X线缩影照片　X線縮小写真フィルム　Xせんしゅくしょうしゃしんfilm

线索调查　痕跡調査　こんせきちょうさ

X线体层摄影　X線断層撮影　Xせんだんそうさつえい

X线体层照片　X線断層像　Xせんだんそうぞう

X线体层照相机　トモグラフ　tomograph

X线体层照相术　トモグラフィ　tomography

线条状　線状,線形　せんじょう,せんけい

X线透度计　ペネトロメーター　penetrometer

X线透过性　放射線透過性　ほうしゃせんとうかせい

X线透视〔法〕　X線透視〔法〕　Xせんとうし〔ほう〕

X线透视检查　X線透視診断法　Xせんとうししんだんほう

X线透视镜〔屏〕　スキアスコープ　skiascope

线图　線図表　せんずひょう

线团　糸状体　しじょうたい

X线吸收　X線吸収　Xせんきゅうしゅう

X线洗片夹　X線フィルムハンガー　Xせんfilm hanger

X线显微摄影术　X線マイクロ写真法　Xせんmicroしゃしんほう

X线心搏描记图　レントゲンカルジオグラム　roentgenocardiogram

X线心肺动脉造影装置　X線心肺動脈造影装置　Xせんしんはいどうみゃくぞうえいそうち

线形动物门　線形動物門　せんけいどうぶつもん

线形动物亚门　線形動物亜門　せんけいどうぶつあもん

线形骨折　線状骨折　せんじょうこっせつ

线形颅骨骨折　線状頭蓋骨骨折　せんじょうずがいこつこっせつ

线形皮脂腺痣　線状皮脂腺母斑　せんじょうひしせんぼはん

线形脱氧核糖核酸　線状デオキシリボ核酸　せんじょうdeoxyriboかくさん

线型分子　線状分子　せんじょうぶんし

线型加速器　線形加速器　せんけいかそくき

线型聚酰胺　線状ポリアミド　せんじょうpolyamide

线性电子加速器　線形電子加速器　せんけいでんしかそくき

线性范围　線形範囲　せんけいはんい

线性化　線形化　せんけいか

线性回归　線形回帰　せんけいかいき

线性加速度　線形加速度,直線加速度　せんけいかそくど,ちょくせんかそくど

线性能量传递　線エネルギー トランスファ　せんenergy transfer

线性能量转移　線エネルギー転移　せんenergyてんい

线性全身扫描机　直線全身スキャンナ　ちょくせんぜんしんscanner

线性扫描器　線スキャンナ　せんscanner

线性吸收系数　線吸収係数　せんきゅうしゅうけいすう

线性型　線形モデル　せんけいmodel

线性组合　一次結合,線形結合　いちじけつごう,せんけいけつごう

X线学家　放射線学者,レントゲン線専門家　ほうしゃせんがくしゃ,roentgenせんせんもんか

X线衍射　X線回折　Xせんかいせつ

X线衍射照相机　X線回折写真器　Xせんかいせつしゃしんき

X线衍射照相术　X線回折写真法　Xせんかいせつしゃしんほう

线样征　糸〔様〕徴候　いと〔よう〕ちょうこう

X线荧光分析　X線蛍光分析　Xせんけいこうぶんせき

X线〔荧光〕间接摄影机　X線間接〔蛍光〕撮影装置　Xせん

かんせつ〔けいこう〕さつえいそうち
X线荧光屏　レントゲン線蛍光板　roentgen せんけいこう
ばん
X线荧光摄影　X線蛍光撮影　Xせんけいこうさつえい
X线荧光摄影增强装置　X線蛍光写真増強装置　Xせんけ
いこうしゃしんぞうきょうそうち
X线荧光照相术　X線蛍光撮影法　Xせんけいこうさつえ
いほう
X线影像处理　X線像処置　Xせんぞうしょち
X线影像增强电视　X線像増強テレビ　Xせんぞうぞうきょ
う television
X线硬度计　ペネトロメーター,X線硬度計　penetrome-
ter,Xせんこうどけい
X线造影反应　X線造影反応　Xせんぞうえいはんのう
X线造影剂　X線造影剤　Xせんぞうえいざい
X线造影检查　X線造影検査　Xせんぞうえいけんさ
X线造影途径　X線造影経路　Xせんぞうえいけいろ
X线照片　X線写真　Xせんしゃしん
γ线照射　γ-照射　γ-しょうしゃ
X线照射　X線照射　Xせんしょうしゃ
X线照射量计　テクノメーター　technometer
X线照相机　X線カメラ　Xせんcamera
X线照相术　レントゲン撮影法　roentgenさつえいほう
X线诊断　放射線診断　ほうしゃせんしんだん
X线诊断床　X線診断台　Xせんしんだんだい
X线诊断机　X線診断機　Xせんしんだんき
X线诊断学　放射線診断学　ほうしゃせんしんだんがく
X线正影描记器　正写照射器,心臓実大測定器　せいしゃ
しょうしゃき,しんぞうじつだいそくていき
X线正影描记术　正写法,心臓実大測定法　せいしゃほう,
しんぞうじつだいそくていほう
X线正影描记图　正写図,心臓実大図　せいしゃず,しんぞ
うじつだいず
X线正影透视(检查)　正写透視　せいしゃとうし
X线正影透视(检查)器　正写透視器　せいしゃとうしき
X线治疗　レントゲン治療,放射線治療　roentgenちりょう,
ほうしゃせんちりょう
X线治疗机　X線治療装置　Xせんちりょうそうち
线状白内障刀　線状白内障刀,グレーフェナイフ　せんじょ
うはくないしょうとう,Graefe's knife
线状〔白〕内障摘除术　白内障線状摘出術　はくないしょう
せんじょうてきしゅつじゅつ
线状辐射源　線状放射源　せんじょうほうしゃげん
线状光谱　線スペクトル　せんspectrum
线状皮炎　線状皮膚炎　せんじょうひふえん
线状四吡咯　線状テトラピロール　せんじょうtetrapyrrole
线状硬斑病　線状限局性硬皮症　せんじょうげんきょくせ
いこうひしょう
线状疣状痣　線状いぼ状母斑　せんじょういぼじょうぼは
ん
线状摘除术　線状摘出術　せんじょうてきしゅつじゅつ
线状痣　線状母斑　せんじょうぼはん
陷凹　陥凹,窩　かんおう,か
　道格拉斯氏陷凹　ダグラス窩　Douglasか
　摩里逊氏陷凹　モリソン窩　Morrisonか
陷凹甲　爪陥凹　そうかんおう
陷凹镜　クルドスコープ　culdoscope
陷凹镜检查　クルドスコピー　culdoscopy

陷沟　溝　みぞ,こう
陷落脉　虚脱脈　きょだつみゃく
陷窝　凹窩,陰窩,腺窩　おうか,いんか,せんか
陷窝韧带　裂孔靱帯　れっこうじんたい
陷窝性扁桃体炎　腺窩性扁桃炎　せんかせいへんとうえん
献血者　供血者　きょうけつしゃ
腺　腺　せん
　埃伯内氏腺　エブナー腺　Ebnerせん
　巴〔多林〕氏腺　バルトリン腺　Bartholinせん
　鲍曼氏腺　ボーマン腺　Bowmanせん
　布伦内氏腺　ブルンナー腺　Brunnerせん
　布-努二氏腺　ブランダン・ヌーン腺　Blandin-Nuhnせん
　蔡司氏腺　ツァイス腺　Zeisせん
　格累氏腺　グレー腺　Gleyせん
　哈弗氏腺　ハーバース腺　Haversせん
　加莱阿蒂氏腺　ガレアーティ腺　Galeatiせん
　克劳泽氏腺　クラウゼ腺　Krauseせん
　库珀氏腺　カウパー腺　Cowperせん
　里维纳斯氏腺　リビーヌス腺　Rivinusせん
　利特雷氏腺　リトル腺　Littréせん
　迈博姆氏腺　マイボーム腺　Meibomせん
　梅里氏腺　メリー腺　Meryせん
　蒙哥马利氏腺　モントゴメリー腺　Montgomeryせん
　莫尔加尼氏腺　モルガニー腺　Morgagniせん
　莫尔氏腺　モル腺　Mollせん
　恰乔氏腺　チャッチョ腺　Ciaccioせん
　斯基恩氏腺　スキーン腺　Skeneせん
　魏尔啸氏腺　ウイルヒョウ腺　Virchowせん
　西格蒙德氏腺　ジグムンド腺　Sigmundせん
　祖克坎德尔氏腺　ツッケルカンドル腺　Zuckerkandlせん
腺癌　腺癌　せんがん
腺病　腺症　せんしょう
腺病毒　アデノウイルス　adenovirus
〔腺病毒〕触丝抗原　繊維抗原　せんいこうげん
腺病毒感染　アデノウイルス感染　adenovirusかんせん
腺病毒相关病毒　アデノ関連性ウイルス　adenoかんれん
　せいvirus
腺病毒性肺炎　アデノウイルス性肺炎　adenovirusせいは
　いえん
腺病毒性关节炎　アデノウイルス性関節炎　adenovirusせ
　いかんせつえん
腺病毒性咽炎　アデノウイルス性咽頭炎　adenovirusせい
　いんとうえん
腺病质　腺病質　せんびょうしつ
腺垂体　〔腺〕下垂体　〔せん〕かすいたい
腺垂体激素　腺下垂体ホルモン　せんかすいたいhormone
腺刀　腺切除器,アデノイド切除器　せんせつじょき,ade-
　noidせつじょき
腺底　腺底　せんてい
腺发生　腺発生,腺形成　せんはっせい,せんけいせい
腺分离　腺転位　せんてんい
腺分泌管　腺分泌管　せんぶんぴつかん
S-腺苷蛋氨酸　S-アデノシルメチオニン　S-adenosylme-
　thionine
S-腺苷蛋氨酸脱羧酶　S-アデノシルメチオニン デカルボキ
　シラーゼ　S-adenosylmethionine decarboxylase
S-腺苷蛋氨酸循环　S-アデノシルメチオニンサイクル　S-
　adenosylmethionine cycle

腺苷二磷酸 アデノシンジフォスファート,アデノシンニリン酸(ADP) adenosine diphosphate,adenosineにリンさん

腺苷环化酶 アデノシン シクラーゼ adenosine cyclase

S-腺苷甲硫氨酸 S-アデノシルメチオニン S-adenosylmethionine

S-腺苷-3-甲巯基丙胺 S-アデノシル-3-メチールメルカプトプロピルアミン S-adenosyl-3-methyl mercapto propylamine

腺苷磷酸化酶 アデノシン ホスホリラーゼ adenosine phosphorylase

腺苷磷酸激酶 アデノシン ホスホキナーゼ adenosine phosphokinase

腺苷酶 アデノシナーゼ adenosinase

腺苷三磷酸合成酶系 ATPシンセターゼ系 ATPsynthetaseけい

腺〔苷〕三磷酸合剂 アデノシン三リン酸合剤 adenosineさんリンさんごうざい

腺苷水解酶 アデノシン加水分解酵素,アデノシンヒドロラーゼ adenosine かすいぶんかいこうそ,adenosinhydrolase

腺苷-3'-磷酸 アデノシン-3-リン酸 adenosine-3-リンさん

腺苷酸 アデニル酸 adenylさん

腺苷酸环化酶 アデニルサイクラーゼ adenylcyclase

腺苷酸〔基〕琥珀酸 アデニル琥珀酸 adenylコハクさん

腺苷酸〔基〕琥珀酸合成酶 アデニル琥珀酸シンセターゼ adenylコハクさんsynthetase

腺苷酸〔基〕琥珀酸裂解酶 アデニル琥珀酸リアーゼ adenylコハクさんlyase

腺苷酸激酶 アデニル酸キナーゼ adenylさんkinase

腺苷酸激酶缺乏〔症〕 アデニル酸キナーゼ欠乏〔症〕 adenylさんkinaseけつぼう〔しょう〕

腺苷酸脱氨酶 アデニル酸デアミナーゼ adenylさんdeaminase

腺苷酸转位酶 アデニル酸トランスロカーゼ adenylさんtranslocase

S-腺苷同型半胱氨酸 S-アデノシルホモシステイン S-adenosylhomocysteine

腺苷脱氨酶 アデノシン デアミナーゼ adenosine deaminase

腺苷转移酶 アデノシントランスフェラーゼ adenosine transferase

腺梗阻 腺閉塞〔症〕 せんへいそく〔しょう〕

腺功能衰弱 〔分泌〕腺衰弱〔症〕 〔ぶんぴつ〕せんすいじゃく〔しょう〕

腺管 腺管 せんかん

腺肌瘤〔病〕 腺筋腫〔症〕 せんきんしゅ〔しょう〕

腺肌上皮瘤 腺筋上皮腫 せんきんじょうひしゅ

腺棘皮癌 腺棘細胞癌 せんきょくさいぼうがん

腺角化癌 腺カンクロイド せんcancroid

腺淋巴瘤 腺様リンパ腫 せんようlymphしゅ

腺鳞〔状上皮细胞〕癌 腺扁平上皮癌 せんへんぺいじょうひがん

腺瘤 腺腫,アデノーマ せんしゅ,adenoma

腺瘤病 腺腫症 せんしゅしょう

腺瘤刀 腺腫切除器 せんしゅせつじょき

腺瘤样息肉 腺腫様ポリープ せんしゅようpolyp

腺瘤样增生 腺腫様増殖 せんしゅようぞうしょく

腺毛 腺毛 せんもう

腺霉菌病 腺真菌症 せんしんきんしょう

腺囊 腺囊 せんのう

腺囊瘤 腺囊腫 せんのうしゅ

腺囊性基底细胞癌 腺嚢胞性基底細胞癌 せんのうほうせいきていさいぼうがん

腺囊肿 腺嚢腫 せんのうしゅ

腺内淋巴结 腺内リンパ結節 せんないlymphけっせつ

腺粘液瘤 腺粘液腫 せんねんえきしゅ

腺泡 腺房,小胞 せんぼう,しょうほう

腺泡癌 小葉癌 しょうようがん

腺泡旁细胞 旁濾泡細胞 ぼうろほうさいぼう

腺泡细胞 腺房細胞 せんぼうさいぼう

腺泡细胞癌 腺房細胞癌 せんぼうさいぼうがん

腺泡细胞瘤 腺房細胞腫 せんぼうさいぼうしゅ

腺泡型肝细胞癌 腺房型肝細胞癌 せんぼうがたかんさいぼうがん

腺泡状横纹肌肉瘤 胞状横紋筋肉腫 ほうじょうおうもんきんにくしゅ

腺泡状软组织肉瘤 胞状軟部組織肉腫 ほうじょうなんぶそしきにくしゅ

腺泡状腺癌 腺房細胞腺癌 せんぼうさいぼうせんがん

腺嘌呤 アデニン adenine

腺〔嘌呤核〕苷 アデノシン adenosine

腺〔嘌呤核〕苷二磷酸 アデノシンニリン酸,ADP adenosineにリンさん

腺〔嘌呤核〕苷三磷酸 アデノシン三リン酸,ATP adenosineさんリンさん

腺〔嘌呤核〕苷酸 アデニル酸 adenylさん

腺〔嘌呤核〕苷一磷酸 アデノシン一リン酸,AMP adenosineいちリンさん

腺嘌呤磷酸核糖基转移酶 アデニンホスホリボシルトランスフェラーゼ adenine phosphoribosyl transferase

腺嘌呤酶 アデナーゼ adenase

腺嘌呤缺失型 アデニン欠如型 adenineけつじょがた

腺嘌呤脱氧核苷酸 アデニル デオキシリボヌクレオチド adenyl-deoxyribonucleotide

腺嘌呤转磷酸核糖〔基〕酶 アデニン フォスフォリボシルトランスフェラーゼ adenine pho-phoribosyl transferase

腺腔 腺腔 せんこう

腺切除术 腺切除術 せんせつじょじゅつ

腺热 腺熱 せんねつ

腺肉瘤 腺肉腫 せんにくしゅ

腺软骨瘤 腺軟骨腫 せんなんこつしゅ

腺软化 腺軟化〔症〕 せんなんか〔しょう〕

腺上皮 腺上皮 せんじょうひ

腺上皮化生 腺上皮化生 せんじょうひかせい

腺上皮瘤 腺上皮腫 せんじょうひしゅ

腺上皮增生 腺腫症 せんしゅしょう

腺鼠疫 腺ペスト せんpest

腺体 腺体 せんたい

腺〔体〕分泌 腺分泌 せんぶんぴつ

腺痛 腺痛 せんつう

腺细胞 腺細胞 せんさいぼう

腺峡 腺峡部 せんきょうぶ

腺纤维变性 腺繊維症 せんせんいしょう

腺纤维瘤 腺繊維腫 せんせんいしゅ

腺性 腺性 せんせい

腺性唇炎 腺性唇炎 せんせいしんえん

腺性膀胱炎　腺性膀胱炎　せんせいぼうこうえん
腺性肾盂炎　腺性腎盂炎　せんせいじんうえん
腺性阴道炎　腺性膣炎　せんせいちつえん
腺血管肉瘤　腺血管肉腫　せんけっかんにくしゅ
腺炎　腺炎　せんえん
腺样癌　腺様癌　せんようがん
腺样变性　腺化　せんか
腺样基底细胞上皮瘤　腺様基底細胞上皮腫　せんようきていさいぼうじょうひしゅ
腺样结构　腺様構造　せんようこうぞう
腺样囊性癌　腺様嚢胞癌　せんようのうほうがん
腺样囊性上皮瘤　腺様嚢胞性上皮腫　せんようのうほうせいじょうひしゅ
腺样囊性增殖　腺様嚢胞性増殖　せんようのうほうせいぞうしょく
腺样上皮癌　腺様上皮癌　せんようじょうひがん
腺样体　アデノイド　adenoid
腺样体刮匙　アデノイド鋭匙　adenoidえいひ
腺样体增生　アデノイド,腺様増殖〔症〕　adenoids,せんようぞうしょく〔しょう〕
腺样体增殖病　アデノイド増殖症候群　adenoidぞうしょくしょうこうぐん
腺样造釉细胞瘤　腺様エナメル上皮腫　せんようenamelじょうひしゅ
腺叶　腺葉　せんよう
腺异位　腺転位〔症〕　せんてんい〔しょう〕
腺硬化　腺硬化〔症〕　せんこうか〔しょう〕
腺增大　腺腫脹〔症〕　せんしゅちょう〔しょう〕
腺支　腺枝　せんし
腺肿　腺腫脹　せんしゅちょう
腺周口疮　腺周囲アフタ　せんしゅういaphtha
腺周炎　腺周囲炎　せんしゅういえん
腺阻塞　腺閉塞〔症〕　せんへいそく〔しょう〕
霰粒肿　霰粒腫　さんりゅうしゅ
霰粒肿镊　霰粒腫鑷子　さんりゅうしゅせっし
霰粒肿锐匙　霰粒腫鋭匙　さんりゅうしゅえいひ

XIANG　相香箱镶响想向项相象橡

xiāng　相香箱镶

相对暗点　比較暗点　ひかくあんてん
相对保留时间　相対保持時間　そうたいほじじかん
相对保留值　相対保持値　そうたいほじち
相对比　相対比率　そうたいひりつ
相对不应(乏奋)期　相対不応期　そうたいふおうき
相对点　相対点　そうたいてん
相对电离比度　相対比電離　そうたいひでんり
相对毒性　相対毒性　そうたいどくせい
相对构型　相対配置,相対構造　そうたいはいち。そうたいこうぞう
相对骨导　相対骨伝導　そうたいこつでんどう
相对缓解　相対緩解　そうたいかんかい
相对挥发度　相対揮発度　そうたいきはつど
相对活度　相対活性　そうたいかっせい
相对校正因子　相対補正因子　そうたいほせいいんし
相对灵敏度　相対敏感性　そうたいびんかんせい
相对论　相対論　そうたいろん
相对脉冲高度　相対パルス高度　そうたいpulseこうど
相对粘度　相対粘度　そうたいねんど

相对平衡　相対平衡　そうたいへいこう
相对生物有效性　相対生物有効性　そうたいせいぶつゆうこうせい
相对湿度　相対湿度　そうたいしつど
相对湿度百分数　相対湿度百分率　そうたいしつどひゃくぶんりつ
相对数　相対数　そうたいすう
相对特异性　相対特異性　そうたいとくいせい
相对危险性　相対危険性　そうたいきけんせい
相对稳定　相対安定　そうたいあんてい
相对稳定阶段　相対安定期　そうたいあんていき
相对稳定性　相対安定性　そうたいあんていせい
相对误差　相対誤差　そうたいごさ
相对响应　相対応答　そうたいおうとう
相对性　相対性　そうたいせい
相对性暗点　相対暗点　そうたいあんてん
相对性二尖瓣关闭不全　相対的僧帽弁閉鎖不全　そうたいてきそうぼうべんへいさふぜん
相对性肺动脉瓣关闭不全　相対的肺動脈弁閉鎖不全　そうたいてきはいどうみゃくべんへいさふぜん
相对性关闭不全　相対的閉鎖不全　そうたいてきへいさふぜん
相对性红细胞增多　相対的赤血球増加〔症〕　そうたいてきせっけっきゅうぞうか〔しょう〕
相对性缓脉　相対的徐脈　そうたいてきじょみゃく
相对〔性〕三尖瓣狭窄　相対的三尖弁狭窄〔症〕　そうたいてきさんせんべんきょうさく〔しょう〕
相对性头盆不称　相対性児頭骨盤不均衡　そうたいせいじとうこつばんふきんこう
相对性狭窄　相対性狭窄〔症〕　そうたいせいきょうさく〔しょう〕
相对性状　相対性質　そうたいせいしつ
相对选择性　相対選択性　そうたいせんたくせい
相对音感　相対音感覚　そうたいおんかんかく
相对折射率　相対屈折率　そうたいくっせつりつ
相对镇痛测定仪　相対鎮痛測定装置　そうたいちんつうそくていそうち
相对重量　相対重量　そうたいじゅうりょう
相对浊音　相対濁音　そうたいだくおん
相对浊音界　相対濁音界　そうたいだくおんかい
相对浊音区　相対濁音区域　そうたいだくおんくいき
相对座标　相対座標　そうたいざひょう
相反步骤　逆手順　ぎゃくてじゅん
相反偷漏现象　逆性盗血現象　ぎゃくせいとうけつげんしょう
相干性　干渉性　かんしょうせい
相关　相関,関連　そうかん,かんれん
相关表　相関表　そうかんひょう
相关法　相関法　そうかんほう
相关分析　相関分析　そうかんぶんせき
相关光谱　相関スペクトル　そうかんspectrum
相关律　相関法則　そうかんほうそく
相关图　コレログラム　correlogram
相关系数　相関係数　そうかんけいすう
相关性　相関性　そうかんせい
相互关系　相互関係　そうごかんけい
相互适应　相互適応　そうごてきおう
相互吸引　相互吸引　そうごきゅういん

相互性突触 相互性シナプス そうごせいsynapse
相互依赖 相互依存 そうごいぞん
相互易位 相互転座 そうごてんざ
相互影响 相互作用 そうごさよう
相互诱导 相互誘導 そうごゆうどう
相互作用 相互作用 そうごさよう
相互作用能 相互作用エネルギー そうごさようenergy
相继对比 継時対比 けいじたいひ
相加性 加算性 かさんせい
相加作用 相加作用 そうかさよう
相邻双键 隣接二重結合 りんせつにじゅうけつごう
相邻碳原子 隣接炭素原子 りんせつたんそげんし
相邻位置 隣接位置 りんせついち
相嵌连接 嵌合連結 かんごうれんけつ
相似器官 相似器官 そうじきかん
相似双生子 相似双生児 そうじそうせいじ
相思豆(子) 相思子 そうしし
相思豆(子)中毒 相思子中毒 そうししちゅうどく
相思树 トウアズキ
相思子 相思子 そうしし
相思子碱 アブリン abrine
相思子属 トウアズキ属 トウアズキぞく
相引 カップリング coupling
相〔对〕应点 対応点 たいおうてん
香柏油 シダー油 cedarゆ
香草基〔苦〕杏仁(扁桃)酸 バニリルマンデル酸 vanillyl-mandelさん
香草木碱 コクサギン kokusagine
香草木宁碱 コクサギニン kokusaginine
香草醛 バニリン vanilin
香草酸 バニリン酸 vanillinさん
香橙素 アロマデンドリン aromadendrin
香椿 香椿 チャンチン
香椿属 香椿属 チャンチンぞく
香豆 トンカ豆 tonkaまめ
香豆醇 トンキノール tonquinol
香豆精(素) クマリン coumarin
香豆属 トンカマメ属 tonka マメぞく
香豆素糖 クマリン配糖体 coumarinはいとうたい
香豆酸 クマル酸 coumarさん
香豆酮 クマロン coumarone
香附酮 シペロン cyperone
α-香附酮 α-シペロン α-cyperone
香附烯 シペレン cyperene
香港型流感病毒 インフルエンザウイルスA₃ influenza virusA₃
香港型流行性感冒 香港インフルエンザ ホンコンinfluenza
香菇〔多〕糖 レンチナン lentinan
香果脂 リンダー油 lindorゆ
香桧醇 サビノール sabinol
香桧烯 サビネン sabinene
香荚兰醇 バニリルアルコール vanillyl alcohol
香荚〔兰〕醛 バニリン vanillin
香荚〔兰〕酸 バニリン酸 vanillinさん
香荚〔兰〕乙酮 アポシニン,アセトバニロン apocynin, acetovanilone
香椒属 ピメンタ属 pimenta

香荆芥酚 カルバクロール carvacrol
香精 エッセンス essence
香精油 精油 せいゆ
香克氏提取法 シアンク抽出法 Shankちゅうしゅつほう
香料 香料 こうりょう
香料皮炎 香水皮膚炎 こうすいひふえん
香猫 麝香猫 ジャコウネコ
香猫属 麝香猫属 ジャコウネコぞく
香猫酮 シベトン civetone
香茅醇 シトロネロール citronellol
香茅醛 シトロネラール citronellal
香芹酚 カルバクロル carvacrol
香芹酮 カルボン carvone
香薷酮 エルショルチアケトン elsholtziaketone
香树精(素) アミリン amyrin
香树脂醇 アミリン amyrin
香味 香気,香り こうき,かおり
香叶醇 ゲラニオール geraniol
香叶木苷 ジオスミン diosmin
香叶木素 ジオスメチン diosmetin
香叶醛 ゲラニアル geranial
香叶烯 ミルセン myrcene
香脂 バルサム balsam
香脂酸 バルサム酸 balsamさん
香紫苏醇 スクラレオール sclareol
箱式呼吸器 箱型呼吸器 はこがたこきゅうき
镶补料 充填材料 じゅうてんざいりょう
镶嵌层 モザイク層 mosaicそう
镶嵌结构 モザイク構造 mosaicこうぞう
镶嵌卵 モザイク卵 mosaicらん
镶嵌〔现象〕 モザイク現象 mosaicげんしょう
镶嵌真菌 モザイク真菌 mosaicしんきん

xiǎng 响想

响度 ロードネス,音量 loudness,おんりょう
响度重振 音量リクルートメント おんりょうrecruitment
响尾蛇胺 クロタミン crotamine
响尾蛇毒素 クロトキシン,クロタロトキシン crotoxin, crotalotoxin
响尾蛇抗毒素 抗クロトキシン こうcrotoxin
响尾蛇科 響尾蛇科 きょうびじゃか
响尾蛇属 響尾蛇属 きょうびじゃぞく
响尾蛇素 クロタリン crotalin
响应因数 応答因数 おうとういんすう
响应值 応答値 おうとうち
想象 想像 そうぞう
想象训练 想像訓練 そうぞうくんれん
想象治疗 想像治療 そうぞうちりょう

xiàng 向项相象橡

向磁性 向磁性 こうじせい
向光性 向光性 こうこうせい
向核性 求核性 きゅうかくせい
向肌球蛋白 トロポミオジン tropomyosin
向精神性药物 精神向性薬 せいしんこうせいやく
向量 ベクトル vector
QRS向量 QRSベクトル QRSvector
S-T向量 S-Tベクトル S-Tvector
向量代谢 ベクトル代謝 vectorたいしゃ
T向量环 Tベクトルループ T vector loop

向量图　ベクトルグラム　vector gram
向量心磁计　ベクトル心磁図　vectorしんじず
向量心冲击图　ベクトル バリストカルジオグラム　vector ballistocardiogram
向量心电图　ベクトル心電図　vectorしんでんず
向量心电图机　ベクトル心電図記録装置　vectorしんでんずきろくそうち
向量运输　ベクトル輸送　vectorゆそう
向瘤性　腫瘍向性　しゅようこうせい
向宁蛋白　トロポニン　troponin
向日葵　ヒマワリ
向日葵属　ヒマワリ属　ヒマワリぞく
向日葵素　ピペロナール,ヘリオトロピン　piperonal,heliotropin
向日葵样内障　ヒマワリ様白内障　ヒマワリようはくないしょう
向神经性　向神経性　こうしんけいせい
向神经药　向神経性薬　こうしんけいせいやく
向肾上腺皮质激素　向副腎皮質性ホルモン　こうふくじんひしつせいhormone
向肾上腺皮质性　向副腎皮質性　こうふくじんひしつせい
向水性　水向性　すいこうせい
向温性　熱向性　ねつこうせい
向细胞性　細胞親和性　さいぼうしんわせい
向下移位　下方転位　かほうてんい
向心加速度　求心加速度　きゅうしんかそくど
向心力　求心力　きゅうしんりょく
向心收缩　求心性収縮　きゅうしんせいしゅうしゅく
向心性　求心性　きゅうしんせい
向心性肥大　求心性肥大　きゅうしんせいひだい
向心性视野缩小　求心性視野収縮　きゅうしんせいしやしゅうしゅく
向心性萎缩　求心性萎縮　きゅうしんせいいしゅく
向营养系统　栄養向性系　えいようこうせいけい
向营养性　栄養向性　えいようこうせい
向中〔路〕遮〔阻〕断　求心路遮断　きゅうしんろしゃだん
向中性　求心性　きゅうしんせい
项部　項部　こうぶ,うなじ
项部瘢痕瘤性痤疮　項〔部〕痤瘡ケロイド　こう〔ぶ〕ざそうkeloid
项部征　項部徴候　こうぶちょうこう
项横肌　項横筋　こうおうきん
项红斑　項部紅斑　こうぶこうはん
项结节　項結節　こうけっせつ
项筋膜　項筋膜　こうきんまく
项目　項目　こうもく
项平面　項平面　こうへいめん
项韧带　項靱帯　こうじんたい
项上线　上項線　じょうこうせん
相　相,位相　そう,いそう
相比率　相比　そうひ
相差　位相差　いそうさ
相差接物镜　位相差対物鏡　いそうさたいぶつきょう
相差显微镜　位相差顕微鏡　いそうさけんびきょう
相〔差〕显微镜检查〔术〕　位相差顕微鏡検査〔法〕　いそうさけんびきょうけんさ〔ほう〕
相反转　相反転　そうはんてん
相分离　相分離　そうぶんり

相界　相界　そうかい
相界电位　相界電位　そうかいでんい
相平衡　相平衡　そうへいこう
相溶解度分析　相溶解度分析　そうようかいどぶんせき
相〔位〕　〔位〕相　〔い〕そう
相显微镜　位相差顕微鏡　いそうさけんびきょう
相移　変位相　へんいそう
相转变　相転移　そうてんい
象鼻虫　コクゾウムシ
象差　収差　しゅうさ
象差计　収差計　しゅうさけい
象亮化器　イメージ インテンシファイア　image intensifier
象皮病(肿)　象皮病　ぞうひびょう
象皮病样热　象皮病様熱　ぞうひびょうようねつ
象皮腿　下肢象皮病　かしぞうひびょう
象皮肿治疗机　象皮病治療装置　ぞうひびょうちりょうそうち
象散现象　無焦点現象,アスティグマチズム　むしょうてんげんしょう,astigmatism
象散性　無焦点性,アスティグマチズム　むしょうてんせい,astigmatism
象限　象限,四分の一区　しょうげん,よんぶんのいちく
象限静电计　象限電量計　しょうげんでんりょうけい
象限盲者　四分〔の一〕半盲者　よんぶん〔のいち〕はんもうしゃ
象限〔性偏〕盲　四分〔の一〕半盲　よんぶん〔のいち〕はんもう
象牙　象牙　ぞうげ
象牙质　象牙質　ぞうげしつ
象征　象徴　しょうちょう
象转换器　イメージ コンバーター　image converter
橡胶　ゴム　gum
橡胶气垫　ゴムクッション　gum cushion
橡胶(皮)塞　ゴム栓　gumせん
橡胶碗　ゴムボール　gum bowl
橡皮　ゴム　gum
橡皮布　ゴムシート　gum sheet
橡皮带　ゴム帯　gumたい
橡皮导管　ゴム製カテーテル　gumせいcatheter
橡皮导尿管　ゴム製尿管カテーテル　gumせいにょうかんcatheter
橡皮膏　絆創膏　はんそうこう
橡皮管　ゴム管　gumかん
橡皮管反应　ゴム管反応　gumかんはんのう
橡皮管小肠造瘘术　ゴム管腸造瘻術　gumかんちょうぞうろうじゅつ
橡皮环　ゴム環,弾性環　gumかん,だんせいかん
橡皮口瓣　ゴム弁,弾性弁　gumべん,だんせいべん
橡皮帽　ゴム帽,弾性帽　gumぼう,だんせいぼう
橡皮膜　ゴム膜,弾性膜　gumまく,だんせいまく
橡皮奶头　ゴム乳首　gumち〔ち〕くび
橡皮片　ゴム布　gumぬの
橡皮气囊(球)　ゴム気球,ゴムバルーン　gumききゅう,gum balloon
橡皮球吹张法　ポリッツェル耳管通気法　Politzerじかんつうきほう
橡皮手套　ゴム手袋　gumてぶくろ

橡皮水银探条　ゴム水銀ブジー　gumすいぎんBougie
橡皮围裙　ゴム前掛　gumまえかけ
橡皮样　ゴム様　gumよう
橡皮咬口　ゴム口金　gumくちがね
橡皮障　ゴムダム　gum dam
橡皮障穿孔器　ゴムダム　パンチ　gum dam punch
橡皮障吊锤　ゴムダム　プルムブ　gum dam plumb
橡皮障夹夹〔持〕钳　ゴムダム　クランプ鉗子　gum dam clampかんし
橡皮障夹〔钳〕　ゴムダム　クランプ　gum dam clamp
橡皮指套　ゴム指帽　gumしぼう
橡皮状骨盆　ゴム様骨盤　gum ようこつばん
橡树　クヌギの木,トチの木　クヌギのき,トチのき

XIAO　肖哮消逍硝销小校笑效

xiāo　肖哮消逍硝销

肖定氏液　ショウジン溶液　Schaudinnようえき
肖法尔氏点　ショーファル点　Chauffardてん
肖法尔氏综合征　ショーファル症候群　Chauffardしょうこうぐん
肖帕尔氏关节　ショパール関節　Chopartかんせつ
肖帕尔氏切断术　ショパール切断術　Chopartせつだんじゅつ
肖-斯二氏综合症　ショーファル・スチル症候群　Chauffard-Stillしょうこうぐん
肖特苗勒氏病　ショットミュレル病　Schottmüllerびょう
肖西埃氏征　ショーシェー徴候　Chaussierちょうこう
哮喘　喘息　ぜんそく
哮喘发作　喘息発作　ぜんそくほっさ
哮喘持续状态　喘息〔持続〕状態　ぜんそく〔じぞく〕じょうたい
哮喘性支气管炎　喘息性気管支炎　ぜんそくせいきかんしえん
哮吼〔声〕　クループ　croup
哮吼综合征　クループ症候群　croupしょうこうぐん
哮鸣　喘鳴　ぜんめい
哮鸣音　喘鳴音　ぜんめいおん
消虫痢　ビオホルム　vioform
消除　消去,除去　しょうきょ,じょきょ
消除常数　消去定数　しょうきょていすう
消除电离作用　消去イオン作用　しょうきょionさよう
消除率　除去率　じょきょりつ
消除器　駆除器　くじょき
消除速度　消去速度　しょうきょそくど
消除速度常数　消去速度定数　しょうきょそくどていすう
消除污染　汚染除去　おせんじょきょ
消除性免疫　消去性免疫　しょうきょせいめんえき
消磁头　消去端　しょうきょたん
消胆胺　コレスチラミン　cholestyramine
消毒　消毒　しょうどく
消毒杯　消毒コップ　しょうどくcup
消毒测定器　ステリロメーター　sterilometer
消毒灯　ステリランプ　sterilamp
消毒法　消毒法,殺菌法　しょうどくほう,さっきんほう
消毒剂(药)　消毒薬　しょうどくやく
消毒棉　消毒棉　しょうどくめん
消毒棉球　消毒綿球　しょうどくめんきゅう
消毒灭菌　消毒滅菌　しょうどくめっきん

消毒喷雾器　消毒噴霧器　しょうどくふんむき
消毒器　滅菌器,消毒器　めっきんき,しょうどくき
消毒钳　消毒鉗子　しょうどくかんし
消毒纱布　滅菌ガーゼ　めっきんgauze
消毒设备　消毒設備　しょうどくせつび
消毒室　消毒室　しょうどくしつ
消毒手术衣　消毒ガウン　しょうどくgown
消毒液　殺菌剤,消毒薬　さっきんざい,しょうどくやく
消毒用电热器　消毒〔用〕電熱器(ヒーター)　しょうどく〔よう〕でんねつき(heater)
消毒用酚水　消毒用石炭酸水　しょうどくようせきたんさんすい
消毒员　消毒員　しょうどくいん
消毒皂　消毒用石けん　しょうどくようせっけん
消毒〔作用〕　消毒〔作用〕　しょうどく〔さよう〕
消光　消光　しょうこう
消光系数　消光係数　しょうこうけいすう
消光浊度计　消光濁度計　しょうこうだくどけい
消耗　消耗　しょうもう
消耗病　消耗病　しょうもうびょう
消耗病综合征　消耗病症候群　しょうもうびょうしょうこうぐん
消耗量　消耗量　しょうもうりょう
消耗热　消耗熱　しょうもうねつ
消耗性　消耗性　しょうもうせい
消耗〔性疾〕病　消耗性疾病　しょうもうせいしっぺい
消耗性凝血障碍　消耗凝血異常〔症〕　しょうもうぎょうけついじょう〔しょう〕
消耗性纤维蛋白原血症　消耗性繊維素原血症　しょうもうせいせんいそげんけっしょう
消耗综合征　消耗症候群　しょうもうしょうこうぐん
消化　消化　しょうか
消化不良　消化不良〔症〕　しょうかふりょう〔しょう〕
消化不良性腹泻　消化不良性下痢,完穀下痢　しょうかふりょうせいげり,かんこくげり
消化不良性绞痛　消化不良性アンギナ　しょうかふりょうせいangina
消化不良性痛　消化不良性痛　しょうかふりょうせいつう
消化道　消化管,消化道　しょうかかん,しょうかどう
消化道重复畸形　消化管重復奇形　しょうかかんじゅうふくきけい
消化道出血　消化管出血　しょうかかんしゅっけつ
消化道传染病　消化管伝染病　しょうかかんでんせんびょう
消化道恶性肿瘤　消化管悪性腫瘍　しょうかかんあくせいしゅよう
消化道感染　消化管感染　しょうかかんかんせん
消化道激素　消化道ホルモン　しょうかどうhormone
消化道症状　消化道症状　しょうかどうしょうじょう
消化功能障碍　消化機能障害　しょうかきのうしょうがい
消化管　消化管　しょうかかん
　福林-伍氏消化管　フォリン・ウー消化管　Folin-Wuしょうかかん
　微量凯氏消化管　微量ケルダール消化管　びりょうKjeldahlしょうかかん
消化管〔内〕代谢　消化管代謝　しょうかかんたいしゃ
消化剂(药)　消化剤(薬)　しょうかざい(やく)
消化力不足　消化減退　しょうかげんたい

消化〔力〕正常　消化良好　しょうかりょうこう
消化链球菌属　ペプトストレプトコッカス属　peptostrepto-coccusぞく
消化酶　消化酵素　しょうかこうそ
消化器官〔疾〕病　消化器疾患　しょうかきしっかん
消化球菌属　ペプトコッカス属　peptococcusぞく
消化热　消化熱　しょうかねつ
消化散　複合ビオフェルミン散1号　ふくごうbioferminさんいちごう
消化系统　消化器系　しょうかきけい
消化系统变化　消化器系変化　しょうかきけいへんか
消化系统疾病急死　消化器系病急死　しょうかきけいびょうきゅうし
消化系统症状　消化器症状,胃腸症状　しょうかきけいしょうじょう,いちょうしょうじょう
消化腺　消化腺　しょうかせん
消化效率　消化効率　しょうかこうりつ
消化性白细胞增多　消化性白血球増加〔症〕　しょうかせいはっけっきゅうぞうか〔しょう〕
消化性溃疡　消化性潰瘍　しょうかせいかいよう
消化性溃疡生成　消化性潰瘍形成　しょうかせいかいようけいせい
消化性食管炎　消化性食道炎　しょうかせいしょくどうえん
消化性胃溃疡　消化性胃潰瘍　しょうかせいいかいよう
消化徐缓　消化不良　しょうかふりょう
消化液　消化液　しょうかえき
消化液缺乏　消化液欠乏　しょうかえきけつぼう
消化障碍　消化障害　しょうかしょうがい
消瘤芥　ニトロキャファン　nitrocaphan
消沫(泡)剂　消泡剤　しょうほうざい
消偏振　偏光解消　へんこうかいしょう
消球差透镜　アプラナートレンズ　aplanat lens
消球差物镜　アプラナート対物鏡　apianatたいぶつきょう
消去反应　消去反応　しょうきょはんのう
消去-加成机制　脱離付加機構　だつりふかきこう
消去试验　消去試験,脱離試験　しょうきょしけん,だつりしけん
消散剂(药)　消散剤(薬)　しょうさんざい(やく)
消色差凸透镜　色消し凸レンズ　いろけしとつlens
消色差镜系　色消し系　いろけしけい
消色差聚光器　色消し集光レンズ　いろけししゅうこうlens
消色差棱镜　色消しプリズム　いろけしprism
消色差双合透镜　色消し接合(二重)レンズ　いろけしせつごう(にじゅう)lens
消色差透镜　色消しレンズ,アクロマート　いろけしlens,ahcromat
消色差物镜　色消し対物鏡　いろけしたいぶつきょう
消色糊精　アクロデキストリン　achrodextrin
消色霉素　アクロマイシン　achromycin
消色指示剂　色消し指示薬　いろけしじじやく
消声器　消音器　しょうおんき
消失性乳膏基质　消失性クリーム基質,消散性クリーム基質　しょうしつせいcreamきしつ,しょうさんせいcreamきしつ
消瘦型糖尿病　るい痩性糖尿病　るいそうせいとうにょうびょう
消瘦症　消耗症　しょうもうしょう

消水肿药(剂)　浮腫治療剤　ふしゅちりょうざい
消退法　消去法　しょうきょほう
消退抑制　消去抑制　しょうきょよくせい
消心痛　イソソルビド ジニトレート　isosorbide dinitrate
消旋苯丙氨酸氮芥　メルファラン,サルコリシン　merphalan,sarcolysine
消旋丙氨酸　dl-アルファアラニン　dl-alpha alanine
消旋混合物　ラセミ混合物　racemiこんごうぶつ
消旋甲砜霉素　dl-チアンフェニコール　dl-thiamphenicol
消旋-N-甲基-3-羟基吗啡烷　ラセミ-N-メチル-3-ヒドロキシモルフィナン,ラセモルファン　racemi-N-methyl-3-hydroxymorphinan,racemorphan
消旋氯霉素　シントマイシン　syntomycin
消旋麻黄碱　ラセエフェドリン　racephedrine
消旋酶　ラセマーゼ　racemase
消旋式　ラセミ式　racemiしき
消旋四氢巴马丁　ラセミテトラヒドロパルマチン　dl-tetrahydropalmatine
消旋酸　ラセミ酸　racemiさん
消旋延胡索乙素　ラセミテトラヒドロパルマチン　dl-tetrahydropalmatine
消旋作用　ラセミ化作用　racemiかさよう
消炎膏　エキホス　exihos
消炎磺胺　スルファメトキシジアジン　sulfamethoxydiazine
消炎剂(药)　消炎剤(薬)　しょうえんざい(やく)
消炎疗法　消炎療法　しょうえんりょうほう
消炎灵　ベンジダミン　benzydamine
消炎痛　インドメサシン　indomethacin
消炎〔作用〕　消炎〔作用〕　しょうえん〔さよう〕
消音器　消音器　しょうおんき
消治龙　スルファチアゾール　sulfathiazole
消痔术　痔消滅法　じしょうめつほう
消肿　腫脹減退　しゅちょうげんたい
消肿法　駆散法　くさんほう
消肿剂(药)　駆散剤(薬)　くさんざい(やく)
逍遥型伤寒　遊走性チフス　ゆうそうせいtyphus
逍遥性丹毒　遊走性丹毒　ゆうそうせいたんどく
逍遥自动症　病的徘徊　びょうてきはいかい
硝胺　ニトラミン　nitramine
硝苯吡啶　ニフェジピン　nifedipine
硝仿　ニトロホルム　nitroform
硝酐　無水硝酸　むすいしょうさん
硝化　硝化,ニトロ化　しょうか,nitroか
硝化度　ニトロ化度,硝化度　nitroかど,しょうかど
硝化反应　ニトロ化反応　nitroかはんのう
硝化甘醇　ニトログリコール　nitroglycol
硝化甘油　ニトログリセリン　nitroglycerine
硝化剂　ニトロ化剤　nitroかざい
硝化菌科　ニトロバクテリア科　Nitrobacteriaか
硝化菌亚科　ニトロバクテリア亜科　Nitrobacteriaあか
硝化糖类　ニトロ糖類　nitroとうるい
硝化〔细〕菌属　ニトロバクテリア属　Nitrobacteriaぞく
硝化纤维素　ニトロセルローズ　nitrocellulose
硝化作用　硝化作用,ニトロ化作用　しょうかさよう,nitroかさよう
硝基　ニトロ基　nitroき
硝基安定　ニトラゼパム　nitrazepam
硝〔基〕胺　ニトラミン　nitramin

硝基苯　ニトロベンゼン　nitrobenzene

硝基苯胺　ニトロアニリン　nitroaniline

3-硝基苯二甲酸酐　無水3-ニトロフタル酸　むすい3-ni-trophthalさん

硝基〔苯〕酚　ニトロフェノール　nitrophenol

硝基苯中毒　ニトロベンゼン中毒　nitrobenzeneちゅうどく

硝基丙烷　ニトロプロパン　nitropropane

硝基丁烷　ニトロブタン　nitrobutane

硝基呋喃　ニトロフラン　nitrofuran

硝基呋喃妥英　ニトロフラントイン　nitrofurantoin

硝基〔酸〕甘油　ニトログリセリン　nitroglycerin

硝基胍　ニトログアニジン　nitroguanidine

硝基还原酶　ニトロ還元酵素　nitroかんげんこうそ

硝基磺酸　ニトロスルフォン酸　nitrosulfonさん

4-硝基甲苯-2-磺酸钠　4-ニトロトルエン-2-スルフォン酸ナトリウム　4-nitrotoluene-2-sulfonさんnatrium

硝基甲烷　ニトロメタン　nitromethane

硝基蓝四氮唑　ニトロブルー テトラゾリウム　nitroblue tetrazolium

4-硝基联苯　4-ニトロビフェニル　4-nitrobiphenyl

硝基邻二氮杂菲　ニトロ基-O-フェナントロリン　nitroき-O-phenanthroline

硝基氯苯　塩化ニトロベンゼン　えんかnitrobenzene

硝基氯仿　ニトロクロロホルム　nitrochloroform

〔硝基〕咪唑硫嘌呤　アザチオプリン　azathioprine

硝基萘　ニトロナフタリン　nitronaphthalene

5-硝基尿嘧啶　5-ニトロウラシル　5-nitrouracil

硝基脲　ニトロ尿素　nitroにょうそ

硝基羟乙唑　メトロニダゾール　metronidazol

硝基取代　ニトロ置換　nitroちかん

硝基萨罗　ニトロサロル　nitrosalol

硝基-酸(异)硝基互变异构　ニトロ-アシニトロ互変異性　nitro-acinitroごへんいせい

硝基烷　ニトロアルカン　nitroalkane

2-硝基芴　2-ニトロフルオレン　2-nitrofluorene

硝基烯烃　ニトロオレフイン　nitroolefin

硝基亚铁灵　ニトロフェロン　nitroferron

硝基乙烷　ニトロエタン　nitroethane

硝甲酚汞　ニトロメルソール　nitromersol

硝普〔酸〕钾　ニトロプルシッドカリウム　nitroprusside kalium

硝普〔酸〕钠　ニトロプルシッドナトリウム　nitroprusside natrium

硝普盐　ニトロプルシッド　nitroprusside

硝镪水　硝酸　しょうさん

硝嗪　ニトラジン　nitrazine

硝嗪黄　ニトラジン エロー　nitrazine yellow

硝石　硝石　しょうせき

硝酸　硝酸　しょうさん

硝酸铵　硝酸アモニウム　しょうさん ammonium

硝酸钯　硝酸パラジウム　しょうさんpalladium

硝酸钡　硝酸バリウム　しょうさんbarium

硝酸苯汞　フェニル硝酸水銀　phenylしょうさんすいぎん

硝酸铋　硝酸ビスマス　しょうさんbismuth

硝酸丙酯　硝酸プロピル　しょうさんpropyl

硝酸赤藓醇　四硝酸ペンタエリトリトール　ししょうさんpentaerythritol

硝酸钙　硝酸カルシウム　しょうさんcalcium

硝酸甘露醇酯　硝酸マンニトール　しょうさん mannitol

硝酸甘油溶液　ニトログリセリン溶液　nitroglycerinようえき

硝酸酐　五酸化窒素　ごさんかちっそ

硝酸锆　硝酸ジルコニウム　しょうさんzirconium

硝酸镉　硝酸カドミウム　しょうさんcadmium

硝酸汞　硝酸水銀　しょうさんすいぎん

硝酸钴　硝酸コバルト　しょうさんcobalt

硝酸过氧化乙酰　硝酸過酸化アセチール　しょうさんかさんかacetyl

硝酸镓　硝酸ガリウム　しょうさんgallium

硝酸钾　硝酸カリウム,硝石　しょうさんkalium,しょうせき

硝酸镧　硝酸ランタン　しょうさんlanthanum

硝酸镧试法　硝酸ランタン試験　しょうさんlanthanumしけん

硝酸锂　硝酸リチウム　しょうさんlithium

硝酸灵　ニトロン　nitron

硝酸镥　硝酸ルテシウム　しょうさんlutecium

硝酸铝　硝酸アルミニウム　しょうさんaluminium

硝酸氯　塩化ニトリル　えんかnitryl

硝酸毛果芸香碱　硝酸ピロカルピン　しょうさんpilocarpine

硝酸毛果芸香碱试验　硝酸ピロカルピン試験　しょうさんpilocarpineしけん

硝酸镁　硝酸マグネシウム　しょうさんmagnesium

硝酸锰　硝酸マンガン　しょうさんmanganese

硝酸钠　硝酸ナトリウム　しょうさんnatrium

硝酸镍　硝酸ニッケル　しょうさんnickel

硝酸铍　硝酸ベリリウム　しょうさんberyllium

硝酸葡萄糖　硝酸ブドウ糖　しょうさんブドウとう

硝酸普鲁卡因　硝酸プロカイン　しょうさんprocain

硝酸铅　硝酸鉛　しょうさんなまり

硝酸铯　硝酸セシウム　しょうさんcesium

硝酸烧伤　硝酸火傷　しょうさんかしょう

硝酸士的宁　硝酸ストリキニン　しょうさんstrychnine

硝酸铈　硝酸セリウム　しょうさんcerium

硝酸铈铵　硝酸セリウムアンモニウム　しょうさんcerium ammonium

硝酸双氧铀　硝酸ウラニル　しょうさんuranyl

硝酸锶　硝酸ストロンチウム　しょうさんstrontium

硝酸铊　硝酸タリウム　しょうさんthallium

硝酸铁　硝酸鉄　しょうさんてつ

硝酸铜　硝酸銅　しょうさんどう

硝酸钍　硝酸トリウム　しょうさんthorium

硝酸乌头碱　硝酸アコニチン　しょうさんaconitine

硝酸戊酯　硝酸アミル　しょうさんamyl

硝酸锌　硝酸亜鉛　しょうさんあえん

硝酸亚钯　硝酸第一パラジウム　しょうさんだいいちpalladium

硝酸亚汞　硝酸第一水銀　しょうさんだいいちすいぎん

硝酸亚铊　硝酸第一タリウム　しょうさんだいいちthallium

硝酸亚铁　硝酸第一鉄　しょうさんだいいちてつ

硝酸盐　硝酸塩　しょうさんえん

硝酸盐氮　硝酸態窒素　しょうさんたいちっそ

硝酸盐氮测定器　硝酸態窒素計　しょうさんたいちっそけい

硝酸盐酶　ニトラターゼ　nitratase

硝酸盐阴性杆菌　硝酸塩陰性杆菌　しょうさんえんいんせいかんきん

硝酸氧铋　硝酸ビスムチン　しょうさんbismuthine

硝酸-乙酸纤维素　ニトロアセチル セルロース　nitroacetyl cellulose

硝酸乙酯　硝酸エチル　しょうさんethyl

硝酸异丙酯　硝酸イソプロピル　しょうさんisopropyl

硝酸异山梨醇酯　イソソルビド ジニトラート　isosorbide dinitrate

硝酸银　硝酸銀　しょうさんぎん

硝酸银棒　硝酸銀杆　しょうさんぎんかん

硝酸银比色法　硝酸銀比色法　しょうさんぎんひしょくほう

硝酸银比浊法　硝酸銀混濁法　しょうさんぎんこんだくほう

硝酸银试法　硝酸銀試験法　しょうさんぎんしけんほう

硝酸银组　硝酸銀群　しょうさんぎんぐん

硝酸铕　硝酸オイロピウム　しょうさんeuropium

硝酸酯受体　硝酸エステル受容体　しょうさんesterじゅうたい

硝酰氯　塩化ニトロキシル　えんかnitroxyl

硝盐酸　王水　おうすい

硝异梨醇片　イソソルビド ジニトラート 錠〔剤〕　isosorbide dinitrateじょう〔ざい〕

销魂状态　恍惚症　こうこつしょう

xiǎo　小

小阿米巴　微小アメーバ　びしょうameba

小凹　小窩　しょうか

小〔白〕鼠　マウス,二十日鼠　mouse,ハツカネズミ

小〔白〕鼠游泳试验　マウス水泳試験　mouseすいえいしけん

小〔白〕鼠子宫单位　マウス子宮単位　mouseしきゅうたんい

小斑　斑点　はんてん

小苞片　小包葉　しょうほうよう

小孢子　小胞子　しょうほうし

小孢子虫病　ノゼマ感染症　nozemaかんせんしょう

小孢子虫属　ノゼマ属　Nozemaぞく

小孢子菌病　小胞子菌症　しょうほうしきんしょう

小孢子菌属　小胞子菌属　しょうほうしきんぞく

小孢子菌素　ミクロスポリン　microsporin

小孢子菌疹　ミクロスポロン性皮疹　microsporonせいひしん

小孢子囊　小胞子嚢,ミクロスポランギウム　しょうほうしのう,microsporangium

小孢子叶　小胞子葉　しょうほうしよう

小孢子叶球　小胞子葉球　しょうほうしようきゅう

小杯　小杯　しょうはい

小绷带　小包帯　しょうほうたい

小鼻症　小鼻〔症〕　しょうび〔しょう〕

小便不利　排尿困難　はいにょうこんなん

小便袋　尿袋　にょうぶくろ

小便器　蓄尿器　ちくにょうき

小便失禁　尿失禁　にょうしっきん

小波　小波　しょうは

小檗　ショウバク

小檗胺　ベルバミン　berbamine

小檗碱　ベルベリン　berberine

小檗科　メギ科　メギか

小檗属　メギ属　メギぞく

小产　流産　りゅうさん

小肠　小腸　しょうちょう

小肠癌　小腸癌　しょうちょうがん

小肠闭锁　小腸閉鎖　しょうちょうへいさ

小肠表皮样癌　小腸類上皮癌　しょうちょうるいじょうひがん

小肠部分切除术　部分小腸切除術　ぶぶんしょうちょうせつじょじゅつ

小肠出血　小腸出血　しょうちょうしゅっけつ

小肠穿孔　小腸穿孔　しょうちょうせんこう

小肠大部分切除术　大部小腸切除術　だいぶしょうちょうせつじょじゅつ

小肠胆囊吻合术　腸胆囊吻合術　ちょうたんのうふんごうじゅつ

小肠恶性肿瘤　小腸悪性腫瘍　しょうちょうあくせいしゅよう

小肠分泌　小腸分泌　しょうちょうぶんぴつ

小肠过敏性紫癜　小腸アレルギー性紫斑病　しょうちょうAllergieせいしはんびょう

小肠横纹肌肉瘤　小腸横紋筋肉腫　しょうちょうおうもんきんにくしゅ

小肠坏死　小腸壊死　しょうちょうえし

小肠结肠切除术　小腸結腸切除術　しょうちょうけっちょうせつじょじゅつ

小肠结肠吻合术　小腸結腸吻合術　しょうちょうけっちょうふんごうじゅつ

小肠结肠炎　小腸結腸炎　しょうちょうけっちょうえん

小肠结核　小腸結核〔症〕　しょうちょうけっかく〔しょう〕

小肠类癌　小腸カルチノイド　しょうちょうcarcinoid

小肠良性肿瘤　小腸良性腫瘍　しょうちょうりょうせいしゅよう

小肠淋巴瘤　小腸リンパ腫　しょうちょうlymphしゅ

小肠淋巴肉瘤　小腸リンパ肉腫　しょうちょうlymphにくしゅ

小肠瘘　小腸瘻　しょうちょうろう

小肠盲祥综合征　小腸盲係蹄症候群　しょうちょうもうけいていしょうこうぐん

小肠逆方向吻合术　小腸逆方向吻合術　しょうちょうぎゃくほうこうふんごうじゅつ

小肠扭转　小腸捻転　しょうちょうねんてん

小肠脓肿　小腸膿瘍　しょうちょうのうよう

小肠祥　小腸係蹄　しょうちょうけいてい

小肠排列(折叠)术　小腸ひだ形成術　しょうちょうひだけいせいじゅつ

小肠平滑肌瘤　小腸平滑筋腫瘍　しょうちょうへいかつきんしゅよう

小肠平滑肌肉瘤　小腸平滑筋肉腫　しょうちょうへいかつきんにくしゅ

小肠憩室　小腸憩室　しょうちょうけいしつ

小肠憩室炎　小腸憩室炎　しょうちょうけいしつえん

小肠切除术　小腸切除術　しょうちょうせつじょじゅつ

小肠绒毛　小腸絨毛　しょうちょうじゅうもう

小肠肉瘤　小腸肉腫　しょうちょうにくしゅ

小肠肉芽肿　小腸肉芽腫　しょうちょうにくがしゅ

小肠疝形成　小腸ヘルニア形成　しょうちょうherniaけいせい

小肠神经生成性瘤　小腸神経形成腫瘍　しょうちょうしんけいけいせいしゅよう

小肠双腔造瘘术　銃筒状腸瘻形成術　じゅうとうじょうちょ

xiǎo 小 1040

うろうけいせいじゅつ

小肠损伤　小腸損傷　しょうちょうそんしょう

小肠套叠　小腸重積症　しょうちょうじゅうせきしょう

小肠外瘘闭合术　小腸外瘻閉鎖術　しょうちょうがいろうへいさじゅつ

小肠网织细胞肉瘤　小腸細網細胞肉腫　しょうちょうさいもうさいぼうにくしゅ

小肠吸收不良综合征　小腸吸収不良症候群　しょうちょうきゅうしゅうふりょうしょうこうぐん

小肠吸收试验　小腸吸収試験　しょうちょうきゅうしゅうしけん

小肠息肉〔病〕　小腸ポリープ〔症〕　しょうちょうpolyp〔しょう〕

小肠系膜　小腸間膜　しょうちょうかんまく

小肠系膜根　小腸間膜根　しょうちょうかんまくこん

小肠狭窄　小腸狭窄〔症〕　しょうちょうきょうさく〔しょう〕

小肠纤维瘤　小腸繊維腫　しょうちょうせんいしゅ

小肠显微神经血管移植术　小腸顕微神経血管移植術　しょうちょうけんびしんけいけっかんいしょくじゅつ

小肠腺　小腸腺　しょうちょうせん

小肠腺癌　小腸腺癌　しょうちょうせんがん

小肠血管　小腸血管　しょうちょうけっかん

小肠血管瘤　小腸血管腫　しょうちょうけっかんしゅ

小肠炎　小腸炎　しょうちょうえん

小肠炎症假性瘤　小腸炎症性偽腫　しょうちょうえんしょうせいぎしゅ

小肠液　小腸液　しょうちょうえき

小肠胰岛组织异位　異所性小腸膵島組織　いしょせいしょうちょうすいとうそしき

小肠造瘘术　小腸造瘻術　しょうちょうぞうろうじゅつ

小肠粘连　小腸癒着　しょうちょうゆちゃく

小肠折叠排列　小腸ひだ形成　しょうちょうひだけいせい

小肠脂肪瘤　小腸脂肪腫　しょうちょうしぼうしゅ

小川氏培养基　小川培地　おがわばいち

小川血清型　小川血清型　おがわけっせいがた

小床　コット　cot

小唇症　小唇症　しょうしんしょう

小刺　小とげ　ことげ

小带　小帯　しょうたい

小带层　小帯層板　しょうたいそうばん

小带前间隙　小帯前隙　しょうたいぜんげき

小带隙　小帯隙　しょうたいげき

小带纤维　小帯繊維　しょうたいせんい

小袋虫性痢疾　バランチジウム腸炎　Balantidiumちょうえん

小袋〔纤毛〕虫病　バランチジウム病　Balantidiumびょう

小袋〔纤毛〕虫属　バランチジウム属　Balantidiumぞく

小单胞菌　ミクロモノスポラ　micromonospora

小胆管癌　小胆管癌　しょうたんかんがん

小刀　ランセット　lancet

小刀螂　コカマキリ

小导管　細管,小管　さいかん,しょうかん

小岛　小島　しょうとう

小岛细胞　小島細胞　しょうとうさいぼう

小滴　飛沫,小滴　ひまつ(しぶき),しょうてき

小电偶　小電子偶,小電子対　しょうでんしぐう,しょうでんしついう

小动静脉吻合　細動静脈吻合　さいどうじょうみゃくふん

ごう

小动脉　細動脈,小動脈　さいどうみゃく,しょうどうみゃく

小动脉坏死　細動脈壊死　さいどうみゃくえし

小动脉痉挛　細動脈痙攣　さいどうみゃくけいれん

小动脉性肾炎　細動脈性腎炎　さいどうみゃくせいじんえん

小动脉性肾硬化　細動脈性腎硬化〔症〕　さいどうみゃくせいじんこうか〔しょう〕

小动脉炎　細動脈炎　さいどうみゃくえん

小动脉硬化　細動脈硬化〔症〕　さいどうみゃくこうか〔しょう〕

小动物　小動物　しょうどうぶつ

小动作癖　顕現部偏執狂　けんげんぶへんしつ(しゅう)きょう

小盾片　小楯板　しょうじゅんばん

小多角骨　小菱形骨　しょうりょうけいこつ

小儿保健　小児保健　しょうにほけん

小儿不典型精神病　小児異型性精神病　しょうにいけいせいせいしんびょう

小儿耳镜　小児耳鏡　しょうにじきょう

小儿风湿症　小児リウマチ症　しょうにrheumatismしょう

小儿肝硬变　小児肝硬変〔症〕　しょうにかんこうへん〔しょう〕

小儿肌萎缩　小児筋萎縮　しょうにきんいしゅく

小儿急性喉炎　小児急性喉頭炎　しょうにきゅうせいこうとうえん

小儿急性浆液性脑炎　ブラウン・シンマース病　Brown-Symmersびょう

小儿矫形外科　小児整形外科　しょうにせいけいげか

小儿痉挛性偏瘫　小児痙攣性片麻痺　しょうにけいれんせいへんまひ

小儿痉挛性双瘫　小児痙攣性両麻痺　しょうにけいれんせいりょうまひ

小儿麻痹　小児麻痺　しょうにまひ

小儿麻痹糖丸疫苗　小児麻痺経口ワクチン　しょうにまひけいこうvaccine

小儿麻痹疫苗　小児麻痺ワクチン　しょうにまひvaccine

小儿麻痹〔症〕　小児麻痺〔症〕,ハイネ・メジン病　しょうにまひ〔しょう〕,Heine-Medinびょう

小儿粘液水肿　小児粘液水腫　しょうにねんえきすいしゅ

小儿脐疝　小児臍ヘルニア　しょうにさいhernia

小儿气管插入器械包　小児気管挿管器械セット　しょうにきかんそうかんきかいset

小儿乳糜泻　小児乳び性下痢　しょうににゅうびせいげり

小儿肾炎　小児腎炎　しょうにじんえん

小儿暑热综合征　小児熱射病症候群　しょうにねっしゃびょうしょうこうぐん

小儿外科　小児外科　しょうにげか

小儿心律不齐　小児不整脈　しょうにふせいみゃく

小儿行走障碍　小児歩行障害　しょうにほこうしょうがい

小儿性睾丸残余　小児睾丸遺残　しょうにこうがんいざん

小儿眼科综合征　小児眼科症候群　しょうにがんかしょうこうぐん

小儿样呼吸音　小児型呼吸音　しょうにがたこきゅうおん

小儿营养不足综合征　小児飢餓〔性〕衰弱症候群　しょうにきが〔せい〕すいじゃくしょうこうぐん

小儿运动过度综合征　児童期過動症候群　じどうきかどうしょうこうぐん

小耳者　小耳体　しょうじたい
小耳症　小耳症　しょうじしょう
小发作　小発作，プチー マール　しょうほっさ,petit mal
小发作变异波　小発作異形波　しょうほっさいけいは
小发作波　小発作波　しょうほっさは
小砝码　小分銅　しょうぶんどう
小房　小房　しょうぼう
小分生孢子　小分生子　しょうぶんせいし
小分生体　小生殖質　しょうせいしょくしつ
小分支　小枝,分枝　こえだ,ぶんし
小分子　小分子　しょうぶんし
小阜　小丘　しょうきゅう
小杆菌属　ジアリスター属　Dialisterぞく
小肝症　小肝症　しょうかんしょう
小睾丸　小睾丸〔症〕,矮小睾丸　しょうこうがん〔しょう〕,わいしょうこうがん
小隔　小〔中〕隔　しょう〔ちゅう〕かく
小隔离圈　小隔離圏　しょうかくりけん
小根　小根　しょうこん
小根蒜　チョウセンノビル
小沟　小溝　しょうこう
小钩　小鉤　しょうこう
小骨　小骨　しょうこつ
小骨盆　小骨盤　しょうこつばん
小骨盆腔　小骨盤管　しょうこつばんかん
小管　細管,小管　さいかん,しょうかん
T小管　T小管　Tしょうかん
小管周外胞质　細管周囲外〔形〕質　さいかんしゅういがい〔けい〕しつ
小管周围收缩细胞　細管周囲収縮性細胞　さいかんしゅういしゅくせいさいぼう
小管最大排泄量　小管最大排泄量　しょうかんさいだいはいせつりょう
小管最大吸收量　小管最大吸収量　しょうかんさいだいきゅうしゅうりょう
小汗腺　エクリン汗腺　eccrineかんせん
小汗腺囊瘤　エクリン汗腺囊腫　eccrineかんせんのうしゅ
小汗腺腺瘤　エクリン汗腺腫　eccrineかんせんしゅ
小汗腺痣　エクリン母斑　eccrineぼはん
小核　小核　しょうかく
小核糖核酸病毒　ピコルナウイルス　picornavirus
小核糖核酸病毒感染　ピコルナウイルス感染　picornavirusかんせん
小颌　小顎症　しょうがくしょう
小颌大舌畸形综合征　ピーア・ロビン症候群　Pierre-Robinしょうこうぐん
小横径　小横径　しょうおうけい
小红参　小紅参　しょうこうじん
小红肾　小赤〔色〕腎　しょうせき〔しょく〕じん
小红细胞　小赤血球　しょうせっけっきゅう
小红细胞性贫血　小赤血球貧血　しょうせっけっきゅうひんけつ
小喉　小喉頭　しょうこうとう
小壶腹　小膨大部　しょうぼうだいぶ
小花　小花　しょうか
小花芫碱　ミクランチン　micrantine
小环　小環,小輪　しょうかん,しょうりん
小环颌间固定法　小環顎骨枝間固定法　しょうかんがっこ

つしかんこていほう
小茴香　茴香　ウイキョウ
小茴香醇　フェンチル アルコール,フェンコール　fenchyl alcohol,fenchol
小茴香酮　フェンコン　fenchone
小棘苔癣　棘状苔癬　きょくじょうたいせん
小脊髓　小脊髄〔症〕　しょうせきずい〔しょう〕
小剂量　小用量,小線量　しょうようりょう,しょうせんりょう
小剂量地塞米松抑制试验法　小用量デクサメタゾン抑制試験法　しょうようりょうdexamethasoneよくせいしけんほう
小夹　クリップ　clip
小夹板　小副木　しょうふくぼく
小夹板固定法　小副木固定法　しょうふくぼくこてい〔ほう〕
小家鼠　ムス ムスクルス　Mus musculus
小甲症　小爪症　しょうそうしょう
小睑症　小眼瞼症　しょうがんけん〔しょう〕
小间隙　小間隙　しょうかんげき
小胶质细胞　小膠細胞,ミクログリア　しょうこうさいぼう,microglia
小焦点　小焦点　しょうしょうてん
小角　小角　しょうかく
小角结节　小角結節　しょうかくけっせつ
小角膜症　小角膜症　しょうかくまくしょう
小角软骨　小角軟骨　しょうかくなんこつ
小角舌肌　小角舌筋　しょうかくぜっきん
小脚现象　脚現象　きゃくげんしょう
小结肠　小結腸　しょうけっちょう
小结〔节〕　小結節　しょうけっせつ
　阿郎希乌斯氏小结　アランチウス小結節　Arantiusしょうけっせつ
　阿孝夫氏小结　アショッフ小結節　Aschoffしょうけっせつ
　比昂基氏小结　ビアンキ小結節　Bianchiしょうけっせつ
　克尔克林氏小结　ケルクリング小結節　Kerckringしょうけっせつ
　莫尔加尼氏小结　モルガーニ小結節　Morgagniしょうけっせつ
　让塞尔姆氏小结　ジャンセルム小結節　Jeanselmeしょうけっせつ
小结节嵴　小結節稜　しょうけっせつりょう
小结节性肝硬变　小結節性肝硬変〔症〕　しょうけっせつせいかんこうへん〔しょう〕
小结石病　微石症　びせきしょう
小晶状体　小水晶体〔症〕　しょうすいしょうたい〔しょう〕
小颈子宫　小頸部性子宮　しょうけいぶせいしきゅう
小静脉　小静脈　しょうじょうみゃく
小菌落　小集落　しょうしゅうらく
小菌素　ミクロシン　microcin
小卡　ミクロカロリ,小カロリ　microcalorie,しょうcalorie
小颏　小下顎〔症〕　しょうかがく〔しょう〕
小颏矫正术　小下顎〔症〕矯正術　しょうかがく〔しょう〕きょうせいじゅつ
小颗粒　小顆粒　しょうかりゅう
小颗粒细胞　小顆粒細胞　しょうかりゅうさいぼう
小孔(口)　小口　しょうこう
小口畸形　矮小口,口異常矮小　わいしょうこう,くちい

じょうわいしょう

小口矫正术　小口矯正術　しょうこうきょうせいじゅつ

小口氏病　小口病　おぐちびょう

小口试剂瓶　細口試薬瓶　さいこうしやくびん

小溃疡　小潰瘍　しょうかいよう

小粒〔子〕　小顆粒　しょうかりゅう

小蠊属　ブラテラ属, ゴキブリ属　Blatellaぞく, ゴキブリぞく

小链球菌　小連鎖球菌　しょうれんさきゅうきん

小梁　小柱　しょうちゅう

小梁动脉　小柱動脈　しょうちゅうどうみゃく

小梁结构　柱状構造　ちゅうじょうこうぞう

小梁静脉　小柱静脈　しょうちゅうじょうみゃく

小梁网　小柱網　しょうちゅうもう

小梁网状结构　小柱網状構造　しょうちゅうもうじょうこうぞう

小梁形成　小柱形成　しょうちょうけいせい

小〔量〕输血　小量輸血　しょうりょうゆけつ

小淋巴细胞　小リンパ球　しょうlymphきゅう

小淋巴样细胞　小類リンパ球　しょうるいlymphきゅう

小鳞茎　鱗芽　りんが

小菱形肌　小菱形筋　しょうりょうけいきん

小颅　小頭〔蓋〕症　しょうず〔がい〕しょう

小滤泡性腺瘤　小濾胞性腺腫　しょうろほうせいせんしゅ

小卵　小卵　しょうらん

小螺菌属　小スピリルム属　しょうspirillumぞく

小麦粉　小麦粉　こむぎこ

小麦黄素　トリシン　tricin

小麦肉汤　小麦ブイヨン　こむぎbouillon

小脉　小脈拍　しょうみゃくはく

小毛虫　毛虫, 芋虫　けむし, いもむし

小面者　小顔〔症〕者　しょうがん〔しょう〕しゃ

小囊　小囊胞　しょうのうほう

小脑　小脳　しょうのう

小脑板　小脳板　しょうのうばん

小脑半球　小脳半球　しょうのうはんきゅう

小脑半球上静脉　上小脳半球静脈　じょうしょうのうはんきゅうじょうみゃく

小脑半球损害综合征　小脳半球損傷症候群　しょうのうはんきゅうそんしょうしょうこうぐん

小脑半球下静脉　下小脳半球静脈　かしょうのうはんきゅうじょうみゃく

小脑被盖束　小脳被蓋路　しょうのうひがいろ

小脑扁桃体　小脳扁桃　しょうのうへんとう

小脑扁桃体疝　小脳扁桃ヘルニア　しょうのうへんとうhernia

小脑扁桃体支　小脳扁桃枝　しょうのうへんとうし

小脑变性　小脳変性　しょうのうへんせい

小脑表皮样囊肿　小脳皮様囊胞　しょうのうひようのうほう

小脑病变综合征　小脳症候群　しょうのうしょうこうぐん

小脑病步态　小脳性歩行　しょうのうせいほこう

小脑出血　小脳出血　しょうのうしゅっけつ

小脑卒中　小脳卒中　しょうのうそっちゅう

小脑动脉　小脳動脈　しょうのうどうみゃく

小脑分子层　小脳分子層　しょうのうぶんしそう

小脑盖核　小脳被蓋核　しょうのうひがいかく

小脑共济失调　小脳性運動失調　しょうのうせいうんどう

しっちょう

小脑沟　小脳溝　しょうのうこう

小脑谷　小脳谷　しょうのうこく

小脑核　小脳核　しょうのうかく

小脑横裂　小脳横裂　しょうのうおうれつ

小脑红核脊髓束　小脳赤核脊髄路　しょうのうせきかくせきずいろ

小脑红核束　小脳赤核路　しょうのうせきかくろ

小脑后下动脉综合征　後下小脳動脈症候群　こうかしょうのうどうみゃくしょうこうぐん

小脑后叶　小脳後葉　しょうのうこうよう

小脑灰质　小脳灰白質　しょうのうかいはくしつ

小脑回　小脳回　しょうのうかい

小脑活树　小脳活樹　しょうのうかつじゅ

小脑脚　小脳脚　しょうのうきゃく

小脑节细胞层　小脳神経節細胞層　しょうのうしんけいせつさいぼうそう

小脑静脉　小脳静脈　しょうのうじょうみゃく

小脑卷　小脳片葉　しょうのうへんよう

小脑拉钩　小脳牽引子　しょうのうけんいんし

小脑粒层　小脳顆粒層　しょうのうかりゅうそう

小脑镰　小脳鎌　しょうのうれん

小脑裂　小脳溝　しょうのうこう

小脑颅侧叶　小脳頭蓋葉　しょうのうずがいよう

小脑幕　小脳テント　しょうのうtent

小脑幕底支　小脳テント基底枝　しょうのうtentきていし

小脑幕裂孔疝　小脳テント裂孔ヘルニア　しょうのうtentれっこうheria

小脑幕裂伤　小脳テント裂傷　しょうのうtentれっしょう

小脑幕〔脑膜〕支　小脳テント枝　しょうのうtentし

小脑幕切迹　小脳テント切痕　しょうのうtentせっこん

小脑幕缘支　小脳テント縁枝　しょうのうtentえんし

小脑脑桥角肿瘤　小脳橋角腫瘍　しょうのうきょうかくしゅよう

小脑脑桥角综合征　小脳橋角症候群　しょうのうきょうかくしょうこうぐん

小脑脑桥脚　小脳橋脚　しょうのうきょうきゃく

小脑脑桥陷窝　小脳橋陥凹　しょうのうきょうかんおう

小脑内血肿清除术　小脳内血腫切除術　しょうのうないけっしゅせつじょじゅつ

小脑脓肿　小脳膿瘍　しょうのうのうよう

小脑脓肿穿刺吸引术　小脳膿瘍穿刺吸引術　しょうのうのうようせんしきゅういんじゅつ

小脑皮质　小脳皮質　しょうのうひしつ

小脑皮质层　小脳皮質層　しょうのうひしつそう

小脑皮质退化　小脳皮質退化　しょうのうひしつたいか

小脑前扁桃体支　小脳前扁桃枝　しょうのうぜんへんとうし

小脑前庭核束　小脳前庭〔核〕路　しょうのうぜんてい〔かく〕ろ

小脑前叶　小脳前葉　しょうのうぜんよう

小脑桥脑角　小脳橋角　しょうのうきょうかく

小脑切除　小脳除去　しょうのうじょきょ

小脑丘脑束　小脳視床路　しょうのうししょうろ

小脑上动脉　上小脳動脈　じょうしょうのうどうみゃく

小脑上动脉〔闭塞〕综合征　上小脳動脈症候群　じょうしょうのうどうみゃくしょうこうぐん

小脑上脚　上小脳脚　じょうしょうのうきゃく

小脑上脚交叉　上小脳脚交叉　じょうしょうのうきゃくこうさ

小脑视网膜血管瘤病　小脚網膜血管腫症　しょうのうもうまくけっかんしゅしょう

小脑室　小脳室　しょうのうしつ

小脑手术台　小脳手術台　しょうのうしゅじゅつだい

小脑水平沟　小脳水平溝　しょうのうすいへいこう

小脑水平裂　小脳水平裂　しょうのうすいへいれつ

小脑髓质　小脳髄質　しょうのうずいしつ

小脑体　小脳体　しょうのうたい

小脑突出　小脳脱出　しょうのうだっしゅつ

小脑危象　小脳発症　しょうのうはっしょう

小脑萎缩　小脳萎縮　しょうのういしゅく

小脑下后动脉　後下小脳動脈　こうかしょうのうどうみゃく

小脑下后动脉综合征　後下小脳動脈症候群　こうかしょうのうどうみゃくしょうこうぐん

小脑下脚　下小脳脚　かしょうのうきゃく

小脑下脚综合征　下小脳脚症候群　かしょうのうきゃくしょうこうぐん

小脑下前动脉　前下小脳動脈　ぜんかしょうのうどうみゃく

小脑小球　小脳糸球　しょうのうしきゅう

小脑〔小〕舌　小脳小舌　しょうのうしょうぜつ

小脑形成不全综合征　小脳無発育症候群　しょうのうむはついくしょうこうぐん

小脑性癫痫　小脳性てんかん　しょうのうせいてんかん

小脑性共济失调　小脳性〔運動〕失調　しょうのうせい〔うんどう〕しっちょう

小脑性强直　小脳性硬直　しょうのうせいこうちょく

小脑血管瘤　小脳血管腫　しょうのうけっかんしゅ

小脑血管母细胞瘤　小脳血管芽細胞腫　しょうのうけっかんがさいぼうしゅ

小脑血管网织细胞瘤　小脳血管細網細胞腫　しょうのうけっかんさいもうさいぼうしゅ

小脑血管网状内皮瘤　小脳血管細網腫　しょうのうけっかんさいもうしゅ

小脑延髓池　小脳延髄槽,大槽　しょうのうえんずいそう,だいそう

小脑延髓池穿刺　大槽穿刺　だいそうせんし

小脑延髓畸形综合征　小脳延髄奇形症候群　しょうのうえんずいきけいしょうこうぐん

小脑炎　小脳炎　しょうのうえん

小脑叶　小脳葉　しょうのうよう

小脑蚓部　小脳虫部　しょうのうちゅうぶ

小脑中脚　中小脳脚　ちゅうしょうのうきゃく

小脑中央核　小脳中央核　しょうのうちゅうおうかく

小脑中央静脉　前中小脳静脈　ぜんちゅうしょうのうじょうみゃく

小脑肿瘤　小脳腫瘍　しょうのうしゅよう

小脑综合征　小脳症候群　しょうのうしょうこうぐん

小镊子　小ピンセット,小鑷子　しょうpincette,しょうせっし

小脓疱　小膿疱　しょうのうほう

小泡　小胞　しょうほう

小泡性角膜结膜炎　小水疱性角結膜炎,フリクテン性角結膜炎　しょうすいほうせいかくけつまくえん,phlyctenせいかくけつまくえん

小泡性角膜炎　フリクテン性角膜炎,小水疱性角膜炎　phlyctenせいかくまくえん,しょうすいほうせいかくまくえん

小泡性结膜炎　小水疱性結膜炎　しょうすいほうせいけつまくえん

小泡性眼炎　小水疱性眼炎　しょうすいほうせいがんえん

小泡学说　小胞説　しょうほうせつ

小疱性湿疹　小水疱性湿疹　しょうすいほうせいしっしん

小疱性紫癜　小水疱性紫斑　しょうすいほうせいしはん

小疱疹　水疱性発疹症　すいほうせいほっしんしょう

小配子　小配偶子,小接合子　しょうはいぐうし,しょうせつごうし

小配子生殖　小配偶子生殖　しょうはいぐうしせいしょく

小配子形成　鞭毛放出　べんもうほうしゅつ

小皮缘　小皮縁　しょうひえん

小脾　小脾〔症〕　しょうひ〔しょう〕

小片状脱发　小斑性脱毛〔症〕　しょうはんせいだつもう〔しょう〕

小瓶　バイアル　vial

小气道肺部疾病　小気道肺疾病　しょうきどうはいしっぺい

小气道功能　小気道機能　しょうきどうきのう

小气道阻力测定　小気道抵抗測定　しょうきどうていこうそくてい

小气候　微気候　びきこう

小气候学　微気候学　びきこうがく

小器官　小器官　しょうきかん

小钳　小鉗子　しょうかんし

小腔　小房,小腔　しょうぼう,しょうこう

小腔形成　小房形成〔症〕　しょうぼうけいせい〔しょう〕

小球　小球　しょうきゅう

β₂-小球蛋白　β₂-ミクログロブリン　β_2-microglobulin

小球过滤　系球体濾過　しきゅうたいろか

小球滤过率　系球体濾過率　しきゅうたいろかりつ

小球形红细胞　小球状赤血球　しょうきゅうじょうせっけっきゅう

小球形红细胞症　小球状赤血球症　しょうきゅうじょうせっけっきゅうしょう

小球阴离子　系球体陰イオン　しきゅうたいいんion

小球藻属　クロレラChlorella

小球藻素　クロレリン　chlorellin

小染色体　ミクロクロモソーム　microchromosome

小人国〔视〕幻觉　小人幻覚　こびとげんかく

小乳头　小乳頭〔症〕　しょうにゅうとう〔しょう〕

小锐钩　小鋭鉤　しょうえいこう

小勺皿　カッセロル　casserole

小舌〔畸形〕　小舌〔症〕　しょうぜつ〔しょう〕

小神经胶质细胞　小膠細胞　しょうこうさいぼう

小神经胶质细胞瘤　小膠細胞腫　しょうこうさいぼうしゅ

小生殖器　小性器〔症〕,性器矮小〔症〕　しょうせいき〔しょう〕,せいきわいしょう〔しょう〕

小室　小室　しょうしつ

小嗜酸细胞　小好酸球　しょうこうさんきゅう

小收肌　小内転筋　しょうないてんきん

小手症　小手症　しょうしゅしょう

小手术　小手術　しょうしゅじゅつ

小鼠单位　マウス単位,ハッカネズミ単位　mouseたんい,ハッカネズミたんい

小鼠固定箱　ハッカネズミ固定箱　ハッカネズミこていば

こ

小鼠乳腺瘤病毒　ハツカネズミ乳腺腫ウイルス　ハツカネズミにゅうせんしゅvirus

小鼠特异性Ｂ淋巴细胞抗原　ハツカネズミ特異性Ｂリンパ球抗原　ハツカネズミとくいせいB　lymphきゅうこうげん

小鼠特异性周围淋巴细胞抗原　ハツカネズムミ　特異性末梢リンパ球抗原　ハツカネズミとくいせいまっしょうlymphきゅうこうげん

小鼠脱脚病病毒　感染性エクトロメリア　ウイルス　かんせんせいectromelia virus

小束　小束　こたば

小水泡音　小水泡音　しょうすいほうおん

小水疱　小水疱　しょうすいほう

小水疱病　フリクテン症　phlycteneしょう

小苏打　炭酸水素ナトリウム　たんさんすいそ　natrium

小髓细胞　小骨髄リンパ球　しょうこつずいlymphきゅう

小损害　微傷,軽微損害　びしょう,けいびそんがい

小〔糖〕丸　小丸剤　しょうがんざい

小体　小体　しょうたい

　　阿孝夫氏小体　アショッフ〔小〕体　Aschoff〔しょう〕たい

　　奥尔氏小体　アウアー〔小〕体　Auer〔しょう〕たい

　　巴-恩二氏极小体　バベース・エルンスト〔小〕体　Babes-Ernst〔しょう〕たい

　　巴尔氏小体　バー染色質〔小〕体　Barrせんしょくしつ〔しょう〕たい

　　柏兴氏小体　パッシェン〔小〕体　Paschen〔しょう〕たい

　　德特烟氏小体　デーチエン〔小〕体　Deetjen〔しょう〕たい

　　多内氏小体　ドンネ〔小〕体　Donne〔しょう〕たい

　　高尔基氏肌腱小体　ゴルジ小体　Golgiしょうたい

　　哈塞尔氏小体　ハッサル〔小〕体　Hassal〔しょう〕たい

　　海恩茨氏小体　ハインツ〔小〕体　Heinz〔しょう〕たい

　　海-欧二氏小体　ハインツ・エールリッヒ〔小〕体　Heinz-Ehrlich〔しょう〕たい

　　豪-若氏小体　ハウエル・ジョリー〔小〕体　Howell-Jolly〔しょう〕たい

　　卡-埃二氏小体　カル・エクスナー〔小〕体　Call-Exner〔しょう〕たい

　　克劳泽氏小体　クラウゼ〔小〕体　Krause〔しょう〕たい

　　郎格罕氏星状小体　ランゲルハンス星状〔小〕体　Langerhansせいじょう〔しょう〕たい

　　鲁菲尼氏小体　ルフィニ〔小〕体　Ruffini〔しょう〕たい

　　鲁塞尔氏小体　ラッセル〔小〕体　Russell〔しょう〕たい

　　马尔皮基氏小体　マルピギー〔小〕体　Malpighi〔しょう〕たい

　　内格里氏小体　ネグリ〔小〕体　Negri〔しょう〕たい

　　帕西尼氏小体　パチニ〔小〕体　Pacini〔しょう〕たい

　　施瓦尔贝氏小体　シュワルベ〔小〕体　Schwalbe〔しょう〕たい

　　特劳伯氏小体　トラウベ〔小〕体　Traube〔しょう〕たい

　　托因比氏小体　トインビー〔小〕体　Toynbee〔しょう〕たい

　　韦伯氏小体　ウェーバー〔小〕体　Waber〔しょう〕たい

　　魏尔啸氏小体　フィルヒョー〔小〕体　Virchow〔しょう〕たい

LCL小体　LCL〔小〕体　LCL〔しょう〕たい

X小体　X〔小〕体　X〔しょう〕たい

Y小体　Y〔小〕体　Y〔しょう〕たい

小体配合　小配子生殖　しょうはいしせいしょく

小天花　アラストリム　alastrim

小头白痴　小頭性白痴　しょうとうせいはくち

小头畸形　小頭症　しょうとうしょう

小头嵴　肋骨頭稜　ろっこつとうりょう

小头围　小斜径周囲　しょうしゃけいしゅうい

小突变　微小突然変異　びしょうとつぜんへんい

小兔唇蛔虫　ラゴキルアスカリス　ミノル　lagochilascaris minor

小腿　下腿　かたい

小腿骨　下腿骨　かたいこつ

小腿骨间膜　下腿骨間膜　かたいこつかんまく

小腿骨间神经　下腿骨間神経　かたいこつかんしんけい

小腿过短　矮小下腿　わいしょうかたい

小腿横韧带　下腿横靭帯　かたいおうじんたい

小腿绀红皮病　下腿皮膚紅色チアノーゼ〔症〕　かたいひふこうしょくZyanose〔しょう〕

小腿后肌间隔　下腿後筋間隔　かたいこうきんかんかく

小腿后区　後下腿区　こうかたいく

小腿筋膜　下腿筋膜　かたいきんまく

小腿静脉曲张性溃疡　静脈瘤性下腿潰瘍　じょうみゃくりゅうせいかたいかいよう

小腿内侧皮支　内側下腿皮膚枝　ないそくかたいひふし

小腿前肌间隔　下腿前筋間隔　かたいぜんきんかんかく

小腿前区　前下腿区　ぜんかたいく

小腿缺血性坏死　下腿虚血性壊死　かたいきょけつせいえし

小腿三头肌　下腿三頭筋　かたいさんとうきん

小腿三头肌反射　下腿三頭筋反射　かたいさんとうきんはんしゃ

小腿十字韧带　下腿十字靭帯　かたいじゅうじじんたい

小〔吞〕噬细胞　小食細胞,小食球　しょうしょくさいぼう,しょうしょくきゅう

小唾液腺　小唾液腺　しょうだえきせん

小外科　小外科　しょうげか

小弯　小彎　しょうわん

小弯镊　小彎ピンセット　しょうわんpincette

小丸　小丸剤　しょうがんざい

小网膜　小網　しょうもう

小网膜孔　網嚢孔　もうのうこう

小网膜腔　網嚢　もうのう

小微生子　ミクロゴニジウム　microgonidium

小胃　小胃〔症〕　しょうい〔しょう〕

　　海〔登汉〕氏小胃　ハイデンハン小胃　Heidenhanしょうい

小窝　小窩　しょうか

小舞蹈病　小舞踏病　しょうぶとうびょう

小细胞癌　小細胞癌　しょうさいぼうがん

小细胞低色素性贫血　小〔赤血〕球性低色素性貧血　しょう〔せっけつ〕きゅうせいていしきそせいひんけつ

小细胞未分化肺癌　小細胞未分化肺癌　しょうさいぼうみぶんかはいがん

小细胞未分化性癌　小細胞未分化癌　しょうさいぼうみぶんかがん

小细胞正常色素性贫血　小〔赤血〕球正色素性貧血　しょう〔せっけつ〕きゅうせいしきそせいひんけつ

小纤维环　小繊維輪　しょうせんいりん

小线源照射疗法　小線源照射療法　しょうせんげんしょう

しゃりょうほう
小消化腺　小消化腺　しょうしょうかせん
小斜角肌　最小斜角筋　さいしょうしゃかっきん
小心脏综合征　小心〔臓〕症候群　しょうしん〔ぞう〕しょう
　こうぐん
小囟〔门〕　小泉門　しょうせんもん
小星　小星　しょうせい
小型常压灭菌器　小型大気滅菌器　こがただいきめっきん
　き
小型钩针　小鉤針　しょうこうしん
小型滑动切片机　小型スライディングミクロトーム　こが
　たsliding microtome
小型计算机　ミニコンピューター　minicomputer
小型胶片　ミクロフィルム　microfilm
小型啮齿类　小型げっ歯類　こがたげっしるい
小型培养法　小型培養法　こがたばいようほう
小型剖宫术　小型子宮切開術　こがたしきゅうせっかいじゅ
　つ
小型热带利什曼〔原〕虫　小型熱帯リーシュマニア　こがた
　ねったいLeishmania
小型收集器　小型コレクター　こがたcollector
小型微血管外科手术器械包　小型微小血管外科器械セット
　こがたびしょうけっかんげかきかいset
小型照片　マイクロ写真　microしゃしん
小型自动高频电刀　小型自動高頻度電気小刀　こがたじど
　うこうひんどでんきしょうとう
小血管镊　小血管ピンセット　しょうけっかんpincette
小血管钳　小血管鉗子　しょうけっかんかんし
小血管吻合器械包　小血管吻合器械セット　しょうけっかん
　ふんごうきかいset
小血管硬化　小血管硬化　しょうけっかんこうか
小血栓形成　小血栓形成　しょうけっせんけいせい
小血小板　小血小板　しょうけっしょうばん
小循环　小循環,肺循環　しょうじゅんかん,はいじゅんかん
小牙　小歯,倭小歯　しょうし,わいしょうし
小牙密螺旋体　小形口腔トレポネーマ　こがたこうこう
　treponema
小芽胞　小胞子　しょうほうし
小眼畸形　小眼球奇形,小眼球症　しょうがんきゅうきけ
　い,しょうがんきゅうしょう
小〔眼〕睑症　小眼瞼症　しょうがんけんしょう
小样儿　低体重〔新生〕児,未熟児　ていたいじゅう〔しんせ
　い〕じ,みじゅくじ
小叶　小葉　しょうよう
小叶间胆管　小葉間胆管　しょうようかんたんかん
小叶间导管　小葉間導管　しょうようかんどうかん
小叶间动脉　小葉間動脈　しょうようかんどうみゃく
小叶间结缔组织　小葉間結合〔組〕織　しょうようかんけつ
　ごう〔そ〕しき
小叶间静脉　小葉間静脈　しょうようかんじょうみゃく
小叶间小管　小葉間小管　しょうようかんしょうかん
小叶间胸膜炎　小葉間胸膜炎　しょうようかんきょうまく
　えん
小叶间隔　小葉間中隔　しょうようかんちゅうかく
小叶内纤维隔　小葉内繊維中隔　しょうようないせんい
　ちゅうかく
小叶下静脉　小葉下静脈　しょうようかじょうみゃく
小叶性肺炎　小葉性肺炎　しょうようせいはいえん

小叶性干酪性肺炎　小葉性乾酪性肺炎　しょうようせいか
　んらくせいはいえん
小叶原位癌　小葉上皮内癌　しょうようじょうひないがん
小叶中心(央)性肺气肿　中心小葉性肺気腫　ちゅうしん
　しょうようせいはいきしゅ
小翼　小翼　しょうよく
小阴唇　小陰唇　しょういんしん
小阴唇炎　小陰唇炎　しょういんしんえん
小阴唇粘连　小陰唇癒着　しょういんしんゆちゃく
小阴唇展长　ホッテントット エプロン,小陰唇過形成　Hot-
　tentot apron,しょういんしんかけいせい
小阴唇肿　小陰唇腫脹　しょういんしんしゅちょう
小阴茎症　小陰茎症　しょういんけいしょう
小隐静脉　小伏在静脈　しょうふくざいじょうみゃく
小隐静脉结扎术　小伏在静脈結紮法　しょうふくざいじょ
　うみゃくけっさつほう
小隐静脉切除术　小伏在静脈切除術　しょうふくざいじょ
　うみゃくせつじょじゅつ
小隐静脉曲张　小伏在静脈瘤　しょうふくざいじょうみゃく
　りゅう
小鱼际　小指球　しょうしきゅう
小鱼际隆起　小指球隆起　しょうしきゅうりゅうき
小圆肌　小円筋　しょうえんきん
小圆上皮细胞　小円上皮細胞　しょうえんじょうひさいぼ
　う
小圆凸　小隆起　しょうりゅうき
小圆细胞肉瘤　小円細胞肉腫　しょうえんさいぼうにく
　しゅ
小圆〔形〕上皮细胞　小円形上皮細胞　しょうえんけいじょ
　うひさいぼう
小支气管　細気管支　さいきかんし
小支气管痉挛　細気管支痙攣(縮)　さいきかんしけいれん
　(しゅく)
小枝　小枝　しょうし
小〔指〕甲症　小爪症　こづめしょう
小指　第五指,小指　だいごし,こゆび(しょうし)
小指短屈肌　短小指屈筋　たんしょうしくっきん
小指对掌肌　小指対立筋　しょうしたいりつきん
小指固有伸肌　第5指固有伸筋　だいごしこゆうしんきん
小指伸肌　小指伸筋　しょうししんきん
小指伸肌腱鞘　小指伸筋腱鞘　しょうししんきんけんしょ
　う
小指展肌　小指外転筋　しょうしがいてんきん
小趾症　(足の)小指症　(あしの)しょうししょう
小趾短屈肌　(足の)短小指屈筋　(あしの)たんしょうし
　くっきん
小趾对跖肌　(足の)小指対立筋　(あしの)しょうしたいり
　つきん
小趾展肌　(足の)小指外転筋　(あしの)しょうしがいてん
　きん
小质点　粉体　ふんたい
小蛛立克次氏体　痘瘡リケッチア　とうそうRickettsia
小柱　小柱　しょうちゅう
小转子　小転子　しょうてんし
小足症　小足症　しょうそくしょう

xiào　校笑效
校医　学校医　がっこうい
笑肌　笑筋　しょうきん

笑气　笑気,亜酸化窒素　しょうき,あさんかちっそ

笑气麻醉　笑気麻酔　しょうきますい

笑气压力表　亜酸化窒素圧力計,笑気圧力計　あさんかちっそあつりょくけい,しょうきあつりょくけい

效果　効果　こうか

效价　力価　りきか

效价测定　力価検定〔法〕　りきかけんてい〔ほう〕

效价单位　力価単位　りきかたんい

效价递增　力価累加　りきかるいか

效价鉴定　力価鑑定　りきかかんてい

效力　効力　こうりょく

效力可加性　薬物の累加作用　やくぶつのるいかさよう

效率　効率　こうりつ

效率曲线　効率曲線　こうりつきょくせん

效能　効力,効能　こうりょく,こうのう

效能试验　力価試験　りきかしけん

效应　効果　こうか

　　哈尔瓦克氏效应　　ハールワックス効果　Hallwachsこうか

　　康普顿氏效应　コンプトン効果　Comptonこうか

　　克莱布特里氏效应　クラブトリー効果　Crabtreeこうか

　　鲁塞尔氏效应　ラッセル効果　Russellこうか

　　施-特二氏效应　シュタウブ・トロゴット効果　Staub-Traugottこうか

效应剂量　有効量　ゆうこうりょう

效应阶段　有効期　ゆうこうき

效应力　有効性　ゆうこうせい

效应器(物)　効果器,エフェクタ　こうかき,effector

效应器官　効果器官　こうかきかん

效应细胞　エフェクター細胞　effectorさいぼう

效应(性)T细胞　エフェクターT細胞　effectorTさいぼう

效应因子　効果因子　こうかいんし

效应预防　応答予防　おうとうよぼう

XIE　楔歇蝎协邪偕斜谐携缬写泻泄谢蟹

xiē　楔歇蝎

楔骨　楔状骨　けつじょうこつ

楔骨间切带　楔状骨間靭帯　けつじょうこっかんじんたい

楔间背侧切带　楔状骨間背側靭帯　けつじょうこっかんはいそくじんたい

楔间骨　楔間骨　けつかんこつ

楔间足底切带　足底楔間靭帯　そくていけつかんじんたい

楔前叶　前楔小葉　ぜんけつしょうよう

楔嵌压　楔入〔部〕圧　けつにゅう〔ぶ〕あつ

楔束　楔状束　けつじょうそく

楔束核　楔状束核　けつじょうそくかく

楔骰背侧切带　楔状立方骨背側靭帯　けつじょうりっぽうこつはいそくじんたい

楔骰骨间切带　楔状立方骨間靭帯　けつじょうりっぽうこつこっかんじんたい

楔骰舟关节　楔状立方骨舟状関節　けつじょうりっぽうこつしゅうじょうかんせつ

楔骰足底切带　足底楔立方靭帯　そくていけつりっぽうじんたい

楔形切除术　楔状切除術　けつじょうせつじょじゅつ

楔形头　楔状頭　けつじょうとう

楔形压　楔入〔部〕圧　けつにゅう〔ぶ〕あつ

楔形牙　楔状歯　けつじょうし

楔形牙尖　楔状〔歯牙〕咬頭　けつじょう〔しが〕こうとう

楔叶　楔状葉　けつじょうよう

楔蹠骨间切带　骨間楔中足靭帯　こっかんけつちゅうそくじんたい

楔舟背侧切带　背側楔舟靭帯　はいそくけつしゅうじんたい

楔舟足底切带　底側楔舟靭帯　ていそくけつしゅうじんたい

楔状结节　楔状結節　けつじょうけっせつ

楔状截骨法　楔状骨切り術　けつじょうほねきりじゅつ

楔状软骨　楔状軟骨　けつじょうなんこつ

楔状隙　鼓形歯間空隙　こけいしかんくうげき

楔状牙　ハッチンソン歯　Hutchinsonし

歇斯底里　ヒステリー　Hysterie

歇斯底里爆发　ヒステリー発作　Hysterieほっさ

歇斯底里素质　ヒステリー傾向　Hysterieけいこう

歇斯底里性癫痫　ヒステリー性てんかん　Hysterieせいてんかん

歇斯底里性僵住〔症〕　ヒステリー性カタレプシー　Hysterieせいcatalepsy

歇斯底里性痉挛　ヒステリー痙攣　Hysterieけいれん

歇斯底里性狂笑　ヒステリー性哄笑,高笑い　Hysterieせいこうしょう,たかわらい

歇斯底里麻痹　ヒステリー麻痺　Hysterieまひ

歇斯底里魔附妄想　ヒステリーつきもの妄想　Hysterieつきものもうそう

歇斯底里性失声　ヒステリー性失声〔症〕　Hysterieせいしっせい〔しょう〕

歇斯底里性躁狂　ヒステリー性躁病　Hysterieせいそうびょう

歇斯底里〔症〕　ヒステリー〔症〕　Hysterie〔しょう〕

蝎毒　サソリ毒　サソリどく

蝎毒液中毒　サソリ毒液中毒　サソリどくえきちゅうどく

蝎属　蝎属　サソリぞく

蝎螫〔伤〕　サソリ刺傷　サソリししょう

xié　协邪偕斜谐携缬

协变性　共変性　きょうへんせい

协方差　共分散　きょうぶんさん

协方差分析　共分散分析　きょうぶんさんぶんせき

协调　協調　きょうちょう

协调不能　協調不能　きょうちょうふのう

协调功能测试器　運動失調測定器　うんどうしっちょうそくていき

协调关系　調和関係　ちょうわかんけい

协调机能　協調機能　きょうちょうきのう

协调减退　調和減退　ちょうわげんたい

协调细胞培养　協調〔細胞〕培養〔法〕　きょうちょう〔さいぼう〕ばいよう〔ほう〕

协调性　協調性　きょうちょうせい

协调运动　協調運動　きょうちょううんどう

协调作用　共力作用,協調作用　きょうりょくさよう,きょうちょうさよう

协同　相乗作用　そうじょうさよう

协同变异　共変動　きょうへんどう

协同不能　共同〔協同〕運動不能〔症〕　きょうどう〔きょうどう〕うんどうふのう〔しょう〕

协同不能性运动　協同不能運動,運動失調　きょうどうふのううんどう,うんどうしっちょう

协同沉淀抗体　共〔同〕沈〔殿〕抗体　きょう〔どう〕ちん〔でん〕こうたい

协同对抗肌　連合対抗筋,協同対抗筋　れんごうたいこうきん,きょうどうたいこうきん

协同感染　協同感染　きょうどうかんせん

协同肌　協同筋　きょうどうきん

协同抗体　協同抗体　きょうどうこうたい

协同困难　協同困難　きょうどうこんなん

协同凝集　共同凝集　きょうどうぎょうしゅう

协同器官　共力器官　きょうりょくきかん

协同失调　共同運動障害　きょうどううんどうしょうがい

协同收缩　拮抗筋均衡収縮　きっこうきんきんこうしゅうしゅく

协同因子(素)　助因子,補因子　じょいんし,ほいんし

协同运动　協同運動　きょうどううんどう

协同运动不能　協同運動不能,運動失調　きょうどううんどうふのう,うんどうしっちょう

协同作用　共力作用　きょうりょくさよう

T 协助细胞　ヘルパーT 細胞,T 補助細胞　helperT さいぼう,T ほじょさいぼう

T₁ 协助细胞　T₁ 補助細胞,T₁ ヘルパー細胞　T₁ ほじょさいぼう,T₁helper さいぼう

协作肌　協同筋　きょうどうきん

协作剂　協力剤,共力薬　きょうりょくざい,きょうりょくやく

协作作用　協力作用　きょうりょくさよう

邪蒿素　セゼリン　seselin

偕胺肟　アミドオキシム　amidoxime

偕氯代亚胺　イミドクロリド　imidechloride

斜边骨折　池状骨折　ちじょうこっせつ

斜产式(位)　斜胎位,斜位　しゃたいい,しゃい

斜窦　斜洞　しゃどう

斜度　斜度　しゃど

斜度计　斜度計　しゃどけい

斜方肌　僧帽筋　そうぼうきん

斜方肌腱下囊　僧帽筋腱下包　そうぼうきんけんかほう

斜方晶系　斜方晶系　しゃほうしょうけい

斜方韧带　菱形靭帯　りょうけいじんたい

斜方体　台形体　だいけいたい

斜方体背侧核　台形体背側核　だいけいたいはいそくかく

斜方体腹侧核　台形体腹側核　だいけいたいふくそくかく

斜方线　菱形靭帯線　りょうけいじんたいせん

斜方形　菱形　りょうけい

斜光束散光　斜光束乱視　しゃこうそくらんし

斜嵴　斜走隆線　しゃそうりゅうせん

斜角　斜角　しゃかく

斜角肌　斜角筋　しゃかっきん

斜角肌间隙　斜角筋間隙　しゃかっきんかんげき

斜角肌结节　斜角筋結節　しゃかっきんけっせつ

斜角肌切开术　斜角筋切開術　しゃかっきんせっかいじゅつ

斜角小带　斜角帯　しゃかくたい

斜颈　斜頸　しゃけい

斜径　斜径　しゃけい

斜裂　斜裂　しゃれつ

斜率　傾斜〔度〕,勾配　けいしゃ〔ど〕,こうばい

斜面　斜面　しゃめん

斜面培养　斜面培養　しゃめんばいよう

斜坡　斜台　しゃだい

斜坡卧位　ファウラー位　Fowler い

斜坡支　斜台枝　しゃだいし

斜切　斜切開　しゃせっかい

斜疝　斜位性鼠径ヘルニア　しゃいせいそけい hernia

斜式　斜位　しゃい

斜视　斜視　しゃし

斜视钩　斜視鉤,斜視ホック　しゃしこう,しゃし hook

斜视计　斜視計　しゃしけい

斜视剪　斜視鋏　しゃしばさみ

斜视角　斜視角　しゃしかく

斜视矫正　斜視矯正　しゃしきょうせい

斜视镜　斜視計　しゃしけい

斜视〔手术〕镊　斜視〔手術用〕ピンセット　しゃし〔しゅじゅつよう〕pincette

斜视眼阵挛　斜視眼振　しゃしがんしん

斜索　(前腕の)斜索　(ぜんわんの)しゃさく

斜头畸形　斜頭症　しゃとうしょう

斜弯关节　関節屈曲　かんせつくっきょく

斜位　斜位　しゃい

斜位片　斜フィルム　しゃ film

斜卧位　横臥位　おうがい

斜纤维　斜繊維　しゃせんい

斜线　斜線　しゃせん

斜〔行〕肌　斜筋　しゃきん

斜〔行〕纤维　斜繊維　しゃせんい

斜〔形〕骨折　斜骨折　しゃこっせつ

斜眼　斜視　しゃし

斜眼矫正反射镜　ステレオ正視鏡　stereo せいしきょう

斜〔窄〕骨盆　斜狭骨盤　しゃきょうこつばん

斜照法　側方照明法　そくほうしょうめいほう

谐波　調波,和声　ちょうは,わせい

谐和音　調和音　ちょうわおん

谐音联想　類音連合(連想)　るいおんれんごう(れんそう)

谐振器　共振器　きょうしんき

谐振腔　共振腔　きょうしんこう

谐振〔荡〕　調和振動　ちょうわしんどう

携带式离心机　携帯式遠心機　けいたいしきえんしんき

携带式醉机　携帯式麻酔器　けいたいしきますいき

携带式起搏器　携帯式ペスメーカ　けいたいしき pacemaker

携带式显微镜　携帯式顕微鏡　けいたいしきけんびきょう

携带式心电图机　携帯式心電計　けいたいしきしんでんけい

携带式直流 pH 计　携帯式電池 pH メータ　けいたいしきでんち pHmeter

携带式助听器　携帯式補聴器　けいたいしきほちょうき

携带者　保菌者,保有者　ほきんしゃ,ほゆうしゃ

〔携〕黑〔色〕素细胞激素　メラノホールホルモン　melanophore hormone

携氧能力　酸素運搬能力　さんそうんぱんのうりょく

缬氨霉素　バリノマイシン　valinomycin

缬氨酸　バリン　valine

缬氨酸血　バリン血症　valine けっしょう

缬草　カノコソウ,纈草　ケッソウ

缬草酊　纈草チンキ　ケッソウ tincture

缬草碱　バレリン　valerine

缬草醛醛　バルドリナール　baldrinal

缬草醛酯　バレポトリエート　valepotriate

缬草宁碱　バレリアニン　valerianine
缬草属　カノコソウ属　カノコソウぞく
缬草酸　纈草酸　ケッソウさん
缬草酮　ジャタマンソン，バレラノン　jatamansone, valera-none
缬草烷　バレリアン　valeriane
缬草橘醇　バレリアノール　valerianol

xiě 写
写字过小症　細字症，小書症　さいじしょう，しょうしょしょう

xiè 泻泄谢蟹
泻下过度　過剰瀉下　かじょうしゃか
泻盐　硫酸マグネシウム　りゅうさんmagnesium
泻药(剂)　瀉下薬，便通薬，下剤　しゃかやく，べんつうやく，げざい
泄出　瀉出，流出　しゃしゅつ，りゅうしゅつ
泄出物　瀉出物　しゃしゅつぶつ
泄殖腔　総排出腔，排泄腔　そうはいしゅつこう，はいせつこう
泄殖腔隔　総排出腔中隔　そうはいしゅつこうちゅうかく
泄殖腔膜　総排出腔膜　そうはいしゅつこうまく
泄殖腔外翻　総排出腔外反　そうはいしゅつこうがいはん
泄殖腔炎　総排出腔炎　そうはいしゅつこうえん
谢德氏夹板　シェーデ副子　Schedeふくし
谢德氏胸廓成形术　シェーデ胸郭形成術　Schedeきょうかくけいせいじゅつ
谢尔德氏脑炎　シルデル脳炎　Schilderのうえん
谢尔舍夫斯基氏病　シェレシェウスキー病　Schereshewskyびょう
谢弗氏法　シェーフェル〔人工呼吸〕法　Schafer〔じんこうこきゅう〕ほう
谢格尔氏耳镜　ジーグル耳鏡　Siegleじきょう
谢雷尔氏试验　シェーレル試験　Schererしけん
谢里瓦诺夫氏试验　セリワノフ反応　Selivanoffはんのう
谢林氏型白血病　シリング型白血病　Schillingがたはっけつびょう
谢隆氏调节试验　シェロング調節機能試験　Schellongちょうせつきのうしけん
谢纳氏实验　シャイネル試験　Scheinerしけん
谢-斯二氏现象　シェロング・ストリソワー現象　Schellong-Strisowerげんしょう
蟹蚭　蟹蚭　カニブユ

XIN 心辛欣锌新凶信

xīn 心辛欣锌新
心　心臓　しんぞう
心瓣膜　心臓弁膜　しんぞうべんまく
心瓣〔膜〕闭锁(关闭)不全　心弁不全〔症〕,弁閉鎖不全〔症〕　しんべんふぜん〔しょう〕,べんへいさふぜん〔しょう〕
心瓣〔膜〕病　心臓弁膜症　しんぞうべんまくしょう
心瓣膜穿孔　心臓弁膜穿孔　しんぞうべんまくせんこう
心瓣〔膜〕刀　心臓弁膜切開器,心臓弁膜刀　しんぞうべんまくせっかいき,しんぞうべんまくとう
心瓣膜分离术　心臓弁膜分離術　しんぞうべんまくぶんりじゅつ
心瓣膜裂伤　心臓弁膜裂傷　しんぞうべんまくれっしょう
心瓣切开术　〔心〕弁切開術　〔しん〕べんせっかいじゅつ

心瓣狭窄　心〔臓〕弁〔膜〕狭窄〔症〕　しん〔ぞう〕べん〔まく〕きょうさく〔しょう〕
心瓣炎　〔心〕弁膜炎　〔しん〕べんまくえん
心包　心膜,心囊　しんまく,しんのう
心包部分切除术　部分心膜切除術　ぶぶんしんまくせつじょじゅつ
心包抽液　心膜吸引　しんまくきゅういん
心包〔放液〕穿刺术　心膜穿刺術　しんまくせんしじゅつ
心包缝合术　心膜縫合術　しんまくほうごうじゅつ
心包钙化　心膜石灰化　しんまくせっかいか
心包膈动脉　心膜横隔動脈　しんまくおうかくどうみゃく
心包膈静脉　心膜横隔静脈　しんまくおうかくじょうみゃく
心包横窦　心膜横洞　しんまくおうどう
心包活镳　心膜生検　しんまくせいけん
心包积脓　心膜蓄膿　しんまくちくのう
心包积脓气　心膜気膿腫　しんまくきのうしゅ
心包积气　心囊気腫　しんのうきしゅ
心包积水气　心膜水気腫　しんまくすいきしゅ
心包积水(液)　水心症　すいしんしょう
心包积血　心膜血腫　しんまくけっしゅ
心包积液征　心膜滲出液徴候　しんまくしんしゅつえきちょうこう
心包疾病　心膜疾病　しんまくしっぺい
心包间皮瘤　心膜中皮腫　しんまくちゅうひしゅ
心包浆膜层　心膜漿膜層　しんまくしょうまくそう
心包静脉　心膜静脈,心臓周囲静脈　しんまくじょうみゃく,しんぞうしゅういじょうみゃく
心包摩擦感　心膜摩擦感　しんまくまさつかん
心包摩擦音　心膜摩擦音　しんまくまさつおん
心包囊肿　心膜性嚢胞　しんまくせいのうほう
心包破裂　心膜破裂　しんまくはれつ
心包憩室　心膜憩室　しんまくけいしつ
心包前淋巴结　心膜前リンパ節　しんまくぜんlymphせつ
心包腔　心膜腔　しんまくこう
心包腔积液　心膜滲出液　しんまくしんしゅつえき
心包切除术　心膜切除術　しんまくせつじょじゅつ
心包切除术后综合征　心膜切除術後症候群　しんまくせつじょじゅつごしょうこうぐん
心包切开后综合征　心膜切開〔術〕後症候群　しんまくせっかい〔じゅつ〕ごしょうこうぐん
心包切开术　心膜切開術　しんまくせっかいじゅつ
心包切开探查术　心膜切開診査術　しんまくせっかいしんさじゅつ
心包切开引流术　心膜切開ドレナージ　しんまくせっかいdrainage
心包缺损　心膜欠損　しんまくけっそん
心包肉瘤　心膜肉腫　しんまくにくしゅ
心包手术后综合征　心膜手術後症候群　しんまくしゅじゅつごしょうこうぐん
心包松解术　心膜剥離術　しんまくはくりじゅつ
心包填(压)塞　心膜タンポナード　しんまくtamponade
心包外侧淋巴结　外側心膜リンパ節　がいそくしんまくlymphせつ
心包外伤后综合征　心膜外傷後症候群　しんまくがいしょうごしょうこうぐん
心包斜窦　心膜斜洞　しんまくしゃどう
心包〔心〕肌〔心〕内膜炎　心膜心筋心内膜炎,汎心炎　しん

まくしんきんしんないまくえん・はんしんえん

心包心肌炎　心膜心筋炎　しんまくしんきんえん

心包炎　心膜炎　しんまくえん

心包引流术　心膜ドレーナージ　しんまくdrainage

心包杂音　心膜雑音　しんまくざつおん

心包脏层　心外膜　しんがいまく

心包造口术　心膜造瘻術　しんまくぞうろうじゅつ

心包粘连　心膜癒着　しんまくゆちゃく

心包支　心膜枝　しんまくし

心包脂肪垫　心膜脂肪パッド　しんまくしぼうpad

心包脂肪坏死　心膜脂肪壊死　しんまくしぼうえし

心包肿瘤　心膜腫瘍　しんまくしゅよう

心包周炎　心膜周囲炎　しんまくしゅういえん

心包纵隔炎　心膜縦隔炎　しんまくじゅうかくえん

心背系膜　背側心間膜　はいそくしんかんまく

心壁　心〔臓〕壁　しん〔ぞう〕へき

心病患者　心臓病患者　しんぞうびょうかんじゃ

心病性肝硬死　心臓性肝硬変　しんぞうせいかんこうへん

心病性哮(气)喘　心臓性喘息　しんぞうせいぜんそく

心病性气喘综合征　心臓性喘息症候群　しんぞうせいぜんそくしょうこうぐん

心病性水肿　心臓性浮腫　しんぞうせいふしゅ

心搏　心〔臓〕拍動,心拍　しん〔ぞう〕はくどう,しんはく

心搏出量　心拍出量　しんはくしゅつりょう

心搏导阻滞　心拍ブロック　しんはくblock

心搏动检诊法　心拍検査法　しんはくけんさほう

心搏过速　頻拍,頻脈　ひんぱく,ひんみゃく

心搏记纹鼓　心臓波動記録器,カルディオキモグラフ　しんぞうはどうきろくき,cardiokymograph

心搏加速药　頻拍剤,頻脈剤　ひんぱくざい,ひんみゃくざい

心搏加速中枢　心〔臓〕促進〔性〕中枢　しん〔ぞう〕そくしん〔せい〕ちゅうすう

心〔搏〕节律　心〔臓〕リズム　しん〔ぞう〕rhythm

心搏扩音器　心音拡大器　しんおんかくだいき

心〔搏〕率　心拍数　しんはくすう

心搏〔排血〕量　心拍血液量,一回拍出量　しんはくけつえきりょう,いっかいはくしゅつりょう

心搏失调　心臓運動失調　しんぞううんどうしっちょう

心搏徐缓　徐脈　じょみゃく

心搏周期　心〔拍〕周期　しん〔はく〕しゅうき

心搏骤停　心拍停止　しんはくていし

心〔部分〕切除术　心臓〔部分〕切除術　しんぞう〔ぶぶん〕せつじょじゅつ

心冲击描记器　心弾動計　しんだんどうけい

心冲击描记术　心弾動図法,バリストカルジオグラフィ　しんだんどうずほう,ballistocardiography

心冲击〔描记〕图　心弾動図,バリストカルジオグラム　しんだんどうず,ballistocardiogram

心冲击图机　心弾動計　しんだんどうけい

心冲击图记录仪　心弾動計　しんだんどうけい

心储备　心臓予備力　しんぞうよびりょく

心穿刺术　心臓穿刺術　しんぞうせんしじゅつ

心传导系　心臓の刺激伝導系　しんぞうのしげきでんどうけい

心传导阻滞　心臓ブロック　しんぞうblock

心磁计　心磁計,マグネトカルジオグラフ　しんじけい,magnetocardiograph

心磁图　心磁図　しんじず

心磁图检查　心磁図検査　しんじずけんさ

心丛　心臓神経叢　しんぞうしんけいそう

心大静脉　大心静脈　だいしんじょうみゃく

心代偿失调　心〔臓〕代償不全　しん〔ぞう〕だいしょうふぜん

心导管　心臓カテーテル　しんぞうcatheter

心导管插入(检查)法(术)　心臓カテーテル法　しんぞうcatheterほう

心导管检查床　心臓カテーテル台　しんぞうcatheterだい

心导管检查系统　心臓カテーテル系　しんぞうcatheterけい

心导管探头　心臓カテーテル探針　しんぞうcatheterたんしん

心得安　プロプラノロール　propranolol

心得安撤离综合征　プロプラノロール停止症候群　propranololていししょうこうぐん

心得安试验　プロプラノロール試験　propranololしけん

心得静(乐)　ピンドロール　pindolol

心得宁　プラクトロール　practolol

心得平　オクスプレノロール　oxprenolol

心得舒　アルプレノロール　alprenolol

心底　心底　しんてい

心底部　心底部　しんていぶ

心底部浊音界扩大　心底部濁音界拡大　しんていぶだくおんかいかくだい

心底部浊音区　心底部濁音界　しんていぶだくおんかい

心底段　心底区　しんていく

心底段支气管　心底区気管支　しんていくきかんし

心底支　心底枝(肺動脈)　しんていし(はいどうみゃく)

心电电极　心電電極　しんでんでんきょく

心电复律　電気的除細動　でんきてきじょさいどう

心电记忆装置　心電図記憶装置　しんでんずきおくそうち

心电脉率示波器　心電図脈率オシロスコープ　しんでんずみゃくりつoscilloscope

心电前置放大器　心電図前置増幅器　しんでんずぜんちぞうふくき

心电示波　心電図オシログラム　しんでんずoscillogram

心电示波器　心電直視器,エレクトロカルジオスコープ　しんでんちょくしき,electrocardioscope

心电图单极导联　心電図単極誘導　しんでんずたんきょくゆうどう

心电图导联　心電図誘導　しんでんずゆうどう

心电图分析器　心電図データ分析器　しんでんずdataぶんせき

心电图负荷试验　心電図負荷試験　しんでんずふかしけん

心电图机　心電計　しんでんけい

心电图记录纸　心電図記録紙　しんでんずきろくし

心电图计算尺　心電図スケール　しんでんずscale

心电图监护　心電図モニトリング　しんでんずmonitoring

心电图检查　心電図検査　しんでんずけんさ

心电图 P-R 间歇　心電図 P-R 間隔　しんでんずP-Rかんかく

心电图示波器　心電図オシロスコープ　しんでんずoscilloscope

心电图双极导联　心電図双極誘導　しんでんずそうきょくゆうどう

心电图听诊综合征　心電図聴診症候群　しんでんずちょう

しんしょうこうぐん

心电图图纸装订卡　心電図マウントシーツ　しんでんず mounting sheet

心电图运动试验　心電図運動試験　しんでんずうんどうしけん

心电图资料柜　心電図資料箱　しんでんずしりょうばこ

心电向量　心電ベクトル　しんでんvecter

心电向量环　ベクトル心電計ループ　vectorしんでんけいloop

心电向量描记法　ベクトル心電図法　vectorしんでんずほう

心电向量描记器　ベクトル心電計　vectorしんでんけい

心电向量图　ベクトル心電図　vectorしんでんず

心电心音数据自动分析装置　心電心音図データ自動分析装置　しんでんしんおんずdataじどうぶんせきそうち

心电心音图机　心電心音図装置　しんでんしんおんずそうち

心电信号　心電信号　しんでんしんごう

心电遥测仪　心電図遠隔測定装置　しんでんずえんかくそくていそうち

心电轴　心電軸　しんでんじく

心电轴右偏　右軸偏位　うじくへんい

心电轴左偏　左軸偏位　さじくへんい

心电阻描记法　レオカルジオグラフィ　rheocardiography

心电阻图　レオカルジオグラム,抵抗心電図　rheocardiogram,ていこうしんでんず

心〔动〕电〔流〕描记　心電図記録　しんでんずきろく

心〔动〕电〔流〕描记器　心電計　しんでんけい

心〔动〕电〔流〕描记术　心電図記録法　しんでんずきろくほう

心〔动〕电〔流〕图　心電図　しんでんず

心动过(徐)缓　徐脈　じょみゃく

心动过缓-过速综合征　徐脈・頻脈症候群　じょみゃく・ひんみゃくしょうこうぐん

心动过速　頻脈,〔心〕頻拍　ひんみゃく,〔しん〕ひんぱく

心动过速后综合征　頻脈後症候群　ひんみゃくごしょうこうぐん

心动过速-心动过缓综合征　頻脈・徐脈症候群　ひんみゃく・じょみゃくしょうこうぐん

心动计　心拍動計　しんはくどうけい

心动计数器　カルジオタコメーター　cardiotachometer

心动记波法　カルジオキモグラフィ　cardiokymography

心动加速　心悸促進　しんきそくしん

心动加速剂　心悸促進剤　しんきそくしんざい

心动脉搏描记法　心脈波記録法　しんみゃくはきろくほう

心动脉搏描记器　心脈波計　しんみゃくはけい

心动脉搏图　心脈波曲線　しんみゃくはきょくせん

心动描记法　心拍〔動〕記録法　しんはく〔どう〕きろくほう

心动描记器　カルジオグラフ,心拍〔動〕記録器　cardiograph,しんはく〔どう〕きろくき

心动态闪烁图　心動閃光図,心動シンチグラム　しんどうせんこうず,しんどうscintigram

心动调节结构　心拍動調節装置　しんはくどうちょうせつそうち

心动停止　心臓停止　しんぞうていし

心动图　心拍〔動〕曲線　しんはく〔どう〕きょくせん

心动抑制剂　心臓機能抑制剤　しんぞうきのうよくせいざい

心动直接描记器　カルジオタコグラフ　cardiotachograph

心动周期　心〔臓〕周期　しん〔ぞう〕しゅうき

心动周期X线照相自动操纵装置　テレコード　telecord

心额外收缩　期外収縮　きがいしゅうしゅく

心耳　心耳　しんじ

心耳扩大　心耳拡大　しんじかくだい

心耳钳　心耳鉗子　しんじかんし

心耳止血带　心耳止血帯　しんじしけつたい

心发育不全　心臓発育不全　しんぞうはついくふぜん

心房　心房　しんぼう

心房波　心房波　しんぼうは

心房颤动　心房細動　しんぼうさいどう

心房除极波　P波,心房波　Pは,しんぼうは

心房穿刺术　心房穿刺術　しんぼうせんしじゅつ

心房刀　アトリオトーム　atriotome

心房肥大　心房肥大　しんぼうひだい

心房分离　心房解離　しんぼうかいり

心房梗塞　心房梗塞〔症〕　しんぼうこうそく〔しょう〕

心房钩　心房鉤　しんぼうこう

心房〔过〕大　心房巨大症　しんぼうきょだいしょう

心房过早收缩　心房性期外早期収縮　しんぼうせいきがいそうきしゅうしゅく

心房肌纤维　心房筋繊維　しんぼうきんせんい

心房肌纤维性损害　心房筋線維性損害　しんぼうきんせんいせいそんがい

心房间隔　心房中隔　しんぼうちゅうかく

心房间隔切除术　心房中隔切除術　しんぼうちゅうかくせつじょじゅつ

心房间隔缺损　心房中隔欠損　しんぼうちゅうかくけっそん

心房间隔缺损合并二尖瓣狭窄　ルーテンバッカー症候群　Lutembacherしょうこうぐん

心房静脉　心房静脈　しんぼうじょうみゃく

心房内传导　心房内伝導　しんぼうないでんどう

心房内传导障碍(阻滞)　心房内伝導障害,心房内伝導ブロック　しんぼうないでんどうしょうがい,しんぼうないでんどうblock

心房内球形血栓　心房内球形血栓　しんぼうないきゅうけいけっせん

心房内压　心房内圧　しんぼうないあつ

心房粘液瘤　心房粘液腫　しんぼうねんえきしゅ

心房扑动　心房粗動　しんぼうそどう

心房起搏器　心房ペースメーカ　しんぼうpacemaker

心房钳　心房鉗子　しんぼうかんし

心房切开术　心房切開術　しんぼうせっかいじゅつ

心房球瓣样血栓　心房球弁様血栓　しんぼうきゅうべんようけっせん

心房收缩　心房収縮　しんぼうしゅうしゅく

心房收缩期　心房収縮期　しんぼうしゅうしゅくき

心房收缩期杂音　心房収縮期雑音　しんぼうしゅうしゅくきざつおん

心房舒张期　心房拡張期　しんぼうかくちょうき

心房停止　心房停止　しんぼうていし

心房同步型起搏器　心房同調ペースメーカー　しんぼうどうちょうpacemaker

心房吻合支　心房吻合枝　しんぼうふんごうし

心房紊乱心律　心房不整脈　しんぼうふせいみゃく

心房纤〔维性〕颤〔动〕　心房細動　しんぼうさいどう

心房心肌梗塞　心房心筋梗塞〔症〕　しんぼうしんきんこうそく〔しょう〕

心房心音　心房音　しんぼうおん

心房性奔马律　心房性奔馬律　しんぼうせいほんばりつ

心房性传导阻滞　心房性ブロック　しんぼうせいblock

心房性心搏过速　心房性頻拍　しんぼうせいひんぱく

心房血栓　心房血栓　しんぼうけっせん

心房血栓形成　心房血栓形成　しんぼうけっせんけいせい

心房抑制型起搏器　心房抑制型ペースメーカー　しんぼうよくせいがたpacemaker

心房增大　心房増大　しんぼうぞうだい

心房止血带　心房止血帯　しんぼうしけつたい

心房-指(趾)发育不全综合征　心房・指(趾)発育不全症候群　しんぼう・しはついくふぜんしょうこうぐん

心房-指(趾)综合征　心房・指(趾)症候群　しんぼう・ししょうこうぐん

〔心〕房中隔缺损　心房中隔欠損　しんぼうちゅうかくけっそん

心房中间支　心房中間枝　しんぼうちゅうかんし

心放射描记法　ラジオカルジオグラフィ　radiocardiography

心放射图　心放射図,ラジオカルジオグラム　しんほうしゃず,radiocardiogram

心放射图仪　ラジオカルジオグラフ　radiocardiograph

心肥大　心〔臓〕肥大,巨心症　しん〔ぞう〕ひだい,きょしんしょう

心肺标本　心肺標本　しんはいひょうほん

心肺复苏法　心肺蘇生法　しんはいそせいほう

心肺固定术　心肺固定術　しんはいこていじゅつ

心肺机　心肺機　しんはいき

心肺机能　心肺機能　しんはいきのう

心肺机能不全　心肺機能不全〔症〕　しんはいきのうふぜん〔しょう〕

心肺监护　心肺監視　しんはいかんし

心肺接界　心肺連結　しんはいれんけつ

心肺面　心肺面　しんはいめん

心肺运动描记器　心肺〔運動〕描写器　しんはい〔うんどう〕びょうしゃき

心风湿病　心臓リウマチ　しんぞうrheumatism

心缝合术　心筋縫合術　しんきんほうごうじゅつ

心腹系膜　腹側心間膜　ふくそくしんかんまく

心肝肿大　心肝腫脹　しんかんしゅちょう

心膈〔肌〕综合征　心臓横隔膜症候群　しんぞうおうかくまくしょうこうぐん

心膈角　心〔臓〕横隔膜角　しん〔ぞう〕おうかくまくかく

心功(机)能不全　心臓機能不全　しんぞうきのうふぜん

心功能代偿期　心臓機能代償期　しんぞうきのうだいしょうき

心功能失代偿期　心臓機能代償不全期　しんぞうきのうだいしょうふぜんき

心冠状窦　冠状静脈洞　かんじょうじょうみゃくどう

心冠状沟　冠状溝　かんじょうこう

心管　心管　しんかん

心过小　小心症　しょうしんしょう

心过早收缩　早発収縮,早期収縮,期外収縮　そうはつしゅうしゅく,そうきしゅうしゅく,きがいしゅうしゅく

心后间隙　心臓後腔　しんぞうこうこう

〔心〕后室间沟　後心室間溝　こうしんしつかんこう

心坏死　心臓壊死　しんぞうえし

心机能图　心拍記録曲線　しんはくきろくきょくせん

心肌　心筋　しんきん

心肌变性病　心筋変性疾患　しんきんへんせいしっかん

心肌病　心筋症　しんきんしょう

心肌层　心筋層　しんきんそう

心肌储备　心筋予備力　しんきんよびりょく

心肌电极　心筋電極　しんきんでんきょく

心肌断裂　心筋断裂　しんきんだんれつ

心肌肥大　心筋肥大　しんきんひだい

心肌肥厚　心筋肥厚　しんきんひこう

心肌缝合术　心筋縫合術　しんきんほうごうじゅつ

心肌梗塞(死)　心筋梗塞〔症〕　しんきんこうそく〔しょう〕

心肌梗塞(死)后硬化手指症　心筋梗塞後強指症　しんきんこうそくごきょうししょう

心肌梗塞(死)后综合征　心筋梗塞後症候群　しんきんこうそくごしょうこうぐん

心肌梗塞前综合征　心筋梗塞前症候群　しんきんこうそくぜんしょうこうぐん

心肌梗塞心包炎　心筋梗塞心膜炎　しんきんこうそくしんまくえん

心肌固定术　心〔臓〕筋固定術　しん〔ぞう〕きんこていじゅつ

心肌过度负荷　心筋超負荷　しんきんちょうふか

心肌耗竭　心筋疲憊,心筋極度疲労　しんきんひはい,しんきんきょくどひろう

心肌耗氧量　心筋酸素消費量　しんきんさんそしょうひりょう

心肌褐色萎缩　心筋褐色萎縮　しんきんかっしょくいしゅく

心肌坏死　心筋壊死　しんきんえし

心肌活检　心筋生検　しんきんせいけん

心肌疾患　心筋疾患　しんきんしっかん

心肌抗体　心筋抗体　しんきんこうたい

心肌磷脂　カルジオリピン　cardiolipin

心肌梅毒性瘤　心筋層梅毒性ゴム腫　しんきんそうばいどくせいgum しゅ

心肌膜　心筋膜　しんきんまく

心肌膜电极　心筋膜電極　しんきんまくでんきょく

心肌膨出　心筋脱出　しんきんだっしゅつ

心肌破坏　心筋破壊　しんきんはかい

心肌破裂　心筋破裂　しんきんはれつ

心肌缺血　心筋虚血　しんきんきょけつ

心肌软化　心筋軟化〔症〕　しんきんなんか〔しょう〕

心肌扫描　心筋スキャンニング　しんきんscanning

心肌生物电流　心筋生物電流　しんきんせいぶつでんりゅう

心肌收缩力　心筋収縮力　しんきんしゅうしゅくりょく

心肌受累　心筋連累　しんきんれんるい

心肌树胶(样)肿　心筋ゴム腫　しんきんgum しゅ

心肌衰弱(无力)　心筋衰弱(無力)〔症〕　しんきんすいじゃく(むりょく)〔しょう〕

心肌损伤　心筋損傷　しんきんそんしょう

心肌萎缩　心筋萎縮　しんきんいしゅく

心肌细胞　心筋細胞　しんきんさいぼう

心肌纤维化　心筋繊維化　しんきんせんいか

心肌显影　心筋映像　しんきんえいぞう

心肌心包炎　心筋心膜炎　しんきんしんまくえん

心肌〔心〕内膜纤维增生症　心〔筋〕内膜繊維組織増殖症　しん〔きん〕ないまくせんいそしきぞうしょくしょう

心肌〔心〕内膜炎　心筋内膜炎　しんきんないまくえん

心肌〔心〕外膜　心筋外膜　しんきんがいまく

心肌炎　心筋炎　しんきんえん

　菲德勒氏心肌炎　フィードレル心筋炎　Fiedlerしんきんえん

心肌抑制因子　心筋抑制因子　しんきんよくせいいんし

心肌硬化　心筋硬化〔症〕　しんきんこうか〔しょう〕

心肌有効収縮　心筋有効収縮　しんきんゆうこうしゅうしゅく

心肌運動描記器　心筋運動記録器　しんきんうんどうきろくき

心肌運動〔描記〕図　心筋運動図　しんきんうんどうず

心肌張力　心筋張力　しんきんちょうりょく

心肌張力伝感器　心筋張力トランスデューサ　しんきんちょうりょくtransducer

心肌脂肪変〔性〕　心筋脂肪変性　しんきんしぼうへんせい

心積気　気心〔症〕　きしん〔しょう〕

心畸形　心臓奇形　しんぞうきけい

心悸　心悸〔亢進〕症　しんき〔こうしん〕しょう

心加速中枢　心〔臓〕促進中枢　しん〔ぞう〕そくしんちゅうすう

心尖　心尖　しんせん

心尖搏動　心尖拍動,心尖インパルス　しんせんはくどう,しんせんimpulse

心尖搏動減弱　心尖拍動減退　しんせんはくどうげんたい

心尖搏動図　心尖拍動図　しんせんはくどうず

心尖搏動図描記器　心尖拍動図描写器　しんせんはくどうずびょうしゃき

心尖搏動増強　心尖拍動増強,心尖インパルス強化　しんせんはくどうぞうきょう,しんせんimpulseきょうか

心尖部　心尖部　しんせんぶ

心尖切迹　心尖切痕　しんせんせっこん

心尖区　心尖区　しんせんく

心尖区心動描記術　心尖拍動記録法　しんせんはくどうきろくほう

心尖〔区〕雑音　心尖区雑音　しんせんくざつおん

〔心〕腱索断裂　〔心〕腱索断裂　〔しん〕けんさくだんれつ

心交感神経　心臓交感神経　しんぞうこうかんしんけい

心交感中枢　心交感神経中枢　しんこうかんしんけいちゅうすう

心絞痛　狭心症　きょうしんしょう

心絞痛持続状態　狭心症持続状態　きょうしんしょうじぞくじょうたい

心絞痛恐怖　狭心症恐怖〔症〕　きょうしんしょうきょうふ〔しょう〕

心絞痛綜合征　狭心症症候群　きょうしんしょうしょうこうぐん

心節律不均　非同期律動　ひどうきりつどう

心境　気分,機嫌　きぶん,きげん

心境不佳　気分変調,心地違和感,不快気分　きぶんへんちょう,ここちいわかん,ふかいきぶん

心境悪劣　情緒異常,心地変調　じょうしょいじょう,ここちへんちょう

心境悪劣者　情緒異常者,気分変調者　じょうしょいじょうしゃ,きぶんへんちょうしゃ

心境突変　サイコレプシー　psycholepsy

心静脈　心臓静脈　しんぞうじょうみゃく

心可定　セゴンチン　segontin

心口窩　みぞおち

心口冈　前胸部苦悶,胸内苦悶　ぜんきょうぶくもん,きょうないくもん

心口痛　心窩部痛　しんかぶつう

心拡大(張)　心〔臓〕拡大(張)〔症〕　しん〔ぞう〕かくだい(ちょう)〔しょう〕

心拡張法　心臓拡張法　しんぞうかくちょうほう

心類脂体　心類脂〔体〕,心リポイド　しんるいし〔たい〕,しんlipoid

心理病理学　精神病理学　せいしんびょうりがく

心理測量学　精神測定学　せいしんそくていがく

心理測験　心理学的試験　しんりがくてきしけん

心理〔測験〕診断術　精神診断学,心理診断学　せいしんしんだんがく,しんりしんだんがく

心理電反応　精神電流反応　せいしんでんりゅうはんのう

心理電流反射　精神電流反射,心理電流反射　せいしんでんりゅうはんしゃ,しんりでんりゅうはんしゃ

心理電流計　精神電流計　せいしんでんりゅうけい

心理発展〔過程〕　心理発育,精神発育心理成長　しんりはついく,せいしんはついく,しんりせいちょう

心理反応　精神反応,心理反応　せいしんはんのう,しんりはんのう

心理反応描記器　精神反応描写器　せいしんはんのうびょうしゃき

心理分析　精神分析　せいしんぶんせき

心理活動　心理活動　しんりかつどう

心理机制　心理メカニズム　しんりmechanism

心理健康　精神的健康　せいしんてきけんこう

心理界限　心理限界　しんりげんかい

心理劇　精神劇,サイコドラマ　せいしんげき,psychodrama

心理疗法　暗示療法　あんじりょうほう

心理矛盾　精神ストレス　せいしんstress

心理生理性疾病　精神生理疾病　せいしんせいりしっぺい

心理生理学　精神生理学　せいしんせいりがく

心理听覚区　精神聴覚野　せいしんちょうかくや

心理卫生　精神衛生　せいしんえいせい

心理卫生学　精神衛生学　せいしんえいせいがく

心理心臓反射　精神心臓反射　せいしんしんぞうはんしゃ

心理性分泌　精神性分泌　せいしんせいぶんぴつ

心理学　心理学　しんりがく

心理预防法　精神的予防法　せいしんてきよぼうほう

心理運動区　精神運動野　せいしんうんどうや

心理治疗　精神治療　せいしんちりょう

心力測量計　心臓能力計　しんぞうのうりょくけい

心力儲備〔力〕　心臓予備力　しんぞうよびりょく

心力衰竭　心臓機能不全,心不全　しんぞうきのうふぜん,しんふぜん

心力衰竭細胞　心不全細胞　しんふぜんさいぼう

心力図　心機図　しんきず

心裂畸形　二心臓体　にしんぞうたい

心淋巴结　心リンパ節　しんlymphせつ

心磷脂　クオリン,カルジオライピン　cuorin,cardiolipin

心律不斉(失常)　不整脈　ふせいみゃく

心律失常検出器　不整脈検出器　ふせいみゃくけんしゅつき

心律転変法　電気〔的〕除細動法,カルジオバージョン　でん

き〔てき〕じょさいどうほう,cardioversion

心律转变器　電気〔的〕除細動器,カルジオバーター　でんき〔てき〕じょさいどうき,cardioverter

心率　心拍数　しんはくすう

心率测速计　心拍動速度測定器　しんはくどうそくどそくていき

心率依存性传导　心拍動依存性伝導　しんはくどういぞんせいでんどう

〔心〕卵圆孔未闭　心卵円孔開存〔症〕　しんらんえんこうかいぞん〔しょう〕

心麻痹　心臓麻痺　しんぞうまひ

心脉搏胸动描记器　汎脈波呼吸描写器　はんみゃくはこきゅうびょうしゃき

心迷走神经　心臓迷走神経　しんぞうめいそうしんけい

心迷走中枢　心臓迷走神経中枢　しんぞうめいそうしんけいちゅうすう

心脑卒中　心脳卒中　しんのうそっちゅう

心脑综合征　心脳症候群　しんのうしょうこうぐん

心内分流　心臓内シャント　しんぞうないshunt

心内(腔)积气　気心症　きしんしょう

心内膜　心内膜　しんないまく

心内膜电极　心内膜電極　しんないまくでんきょく

心内膜垫　心内膜床　しんないまくしょう

心内膜垫缺损　心内膜床欠損〔症〕　しんないまくしょうけっそん〔しょう〕

心内膜嵴　心内膜隆線　しんないまくりゅうせん

心内膜弹力纤维增生症　心内膜繊維弾性症　しんないまくせんいだんせいしょう

心内膜下层　心内膜下層　しんないまくかそう

心内膜下〔心肌〕梗塞(死)　心内膜下〔心筋〕梗塞〔症〕　しんないまくか〔しんきん〕こうそく〔しょう〕

心内膜下组织　心内膜下組織　しんないまくかそしき

心内膜心包心肌炎　心膜心内膜心筋炎　しんまくしんないまくしんきんえん

心内膜心包炎　心内膜心膜炎　しんないまくしんまくえん

心内膜心肌纤维化〔症〕　心内膜心筋繊維症　しんないまくしんきんせんいしょう

心内膜心肌炎　心内膜心筋炎　しんないまくしんきんえん

心内膜血栓　心内膜血栓　しんないまくけっせん

心内膜炎　心内膜炎　しんないまくえん

心内膜硬化〔症〕　心内膜硬化〔症〕　しんないまくこうか〔しょう〕

心内膜杂音　心内膜性雑音　しんないまくせいざつおん

心内心〔动〕电〔流〕描记法　エンドカルジオグラフィ,心内心電図記録法　endocardiography,しんないしんでんずきろくほう

心内血栓形成　心臓血栓症　しんぞうけっせんしょう

心内压　心内圧　しんないあつ

心内直视修补术　心臓内直視修復術　しんぞうないちょくししゅうふくじゅつ

心内注射　心臓内注射　しんぞうないちゅうしゃ

心内注药　心臓内薬物注射　しんぞうないやくぶつちゅうしゃ

心排血(出)量　心拍出量　しんはくしゅつりょう

心排血量过少　心拍出量減少〔症〕　しんはくしゅつりょうげんしょう〔しょう〕

心排血量记录器　心拍出量記録器　しんはくしゅつりょうきろくき

心排血量计算机　心拍出量計算機,心拍出量コンピュータ　しんはくしゅつりょうけいさんき,しんはくしゅつりょうcomputer

心排血量监护器　心拍出量モニター　しんはくしゅつりょうmonitor

心皮　心皮　しんぴ

心皮柄　心皮間柱　しんぴかんちゅう

心脾固定术　心〔臓〕脾固定術　しん〔ぞう〕ひこていじゅつ

心破裂　心臓破裂　しんぞうはれつ

心气症　心気症,ヒポコンドリー　しんきしょう,hypochondria

心前导程　胸部誘導　きょうぶゆうどう

心前静脉　前心〔臓〕静脈　ぜんしん〔ぞう〕じょうみゃく

心前区　前胸部　ぜんきょうぶ

心前区搏动　前胸部拍動　ぜんきょうぶはくどう

心前区钝痛　前胸部鈍痛　ぜんきょうぶどんつう

心前区叩诊　前胸部打診　ぜんきょうぶだしん

心前区隆起　前胸部隆起　ぜんきょうぶりゅうき

心前区闷　前胸部不安　ぜんきょうぶふあん

心前〔区〕膨隆　前胸部膨隆　ぜんきょうぶほうりゅう

心前区扫描　前胸部走査　ぜんきょうぶそうさ

心前区〔疼〕痛　前胸部疼痛　ぜんきょうぶとうつう

心前区外形　前胸部外形　ぜんきょうぶがいけい

心前区压迫感　前胸部タイトネス,前胸部引締めた感じ　ぜんきょうぶtightness,ぜんきょうぶひきしめたかんじ

心前室间沟　前室間溝　ぜんしつかんこう

心浅丛　浅心臓神経叢　せんしんぞうしんけいそう

心腔(脏)扩张　心拡張　しんかくちょう

心腔吻合　心臓吻合　しんぞうふんごう

心腔息肉　心〔臓〕ポリープ　しん〔ぞう〕polyp

心腔狭窄　心臓狭窄　しんぞうきょうさく

心切迹　心切痕　しんせっこん

心切开术　心臓切開術　しんぞうせっかいじゅつ

心情恶劣　不機嫌,情緒異常　ふきげん,じょうしょいじょう

心球　心球　しんきゅう

心区不适　心臓窮迫　しんぞうきゅうはく

心缺失　心欠如　しんけつじょ

心容积　心臓容積　しんぞうようせき

心肉柱　心肉柱　しんにくちゅう

心上神经　上心臓神経　じょうしんぞうしんけい

心上支　上心臓枝　じょうしんぞうし

心身疾病　心身疾病,心身症　しんしんしっぺい,しんしんしょう

心身医学　心身医学　しんしんいがく

心身障碍　心身障害　しんしんしょうがい

心深丛　深心臓神経叢　しんしんぞうしんけいそう

心神安(稳)定　精神平静(安定)　せいしんへいせい(あんてい)

心神经刺激缺乏　心〔臓〕神経刺激欠如　しん〔ぞう〕しんけいしげきけつじょ

心神经官能症　心臓神経症　しんぞうしんけいしょう

心神经节　心臓神経節　しんぞうしんけいせつ

心神经衰弱　心臓性神経衰弱　しんぞうせいしんけいすいじゃく

心石　心臓結石　しんぞうけっせき

心室　心室　しんしつ

心室壁〔动脉〕瘤　心室壁〔動脈〕瘤　しんしつへき〔どうみゃく〕りゅう

心室壁瘤切除术　心室壁瘤切除術　しんしつへきりゅうせつじょじゅつ

心室壁破裂　心室壁破裂　しんしつへきばれつ

心室波群　心室コンプレックス　しんしつcomplex

心室颤动　心室〔性〕細動　しんしつ〔せい〕さいどう

心室颤动除颤法　心室〔性〕細動除去法　しんしつ〔せい〕きいどうじょきょほう

心室触发型起搏器　心室引金型ペースメーカ　しんしつひきがねがたpacemaker

心室穿刺术　心室穿刺術　しんしつせんしじゅつ

心室等容收缩时间　心室同容積収縮時間　しんしつどうようせきしゅうしゅくじかん

心室动脉瘤　心室動脈瘤　しんしつどうみゃくりゅう

心室夺获　心室捕捉　しんしつほそく

心室肥厚（大）　心室肥大　しんしつひだい

心室功能不全　心室機能不全　しんしつきのうふぜん

心室功能曲线　心室機能曲線　しんしつきのうきょくせん

心室钩　心室鉤,心室ホック　しんしつこう,しんしつhook

心室缓慢充盈波　心室緩徐充満波　しんしつかんじょじゅうまんは

心室肌　心室筋　しんしつきん

心室激动时间　心室興奮伝達時間　しんしつこうふんでんたつじかん

心室嵴　心室隆線　しんしつりゅうせん

心室间隔　心室中隔　しんしつちゅうかく

心室间隔动脉瘤　心室中隔動脈瘤　しんしつちゅうかくどうみゃくりゅう

心室间隔膜部　心室中隔膜性部　しんしつちゅうかくまくせいぶ

心室间隔破裂　心室中隔破裂　しんしつちゅうかくはれつ

心室间隔缺损　心室中隔欠損　しんしつちゅうかくけっそん

〔心〕室间隔缺损合并肺动脉高压　アイゼンメンゲル複合体　Eisenmengerふくごうたい

心室静脉　心室静脈　しんしつじょうみゃく

心室快速充盈波　心室迅速充満波　しんしつじんそくじゅうまんは

心室扩张　心室拡張〔症〕　しんしつかくちょう〔しょう〕

心室〔内〕差异〔性〕传导　心室異常伝導　しんしついじょうでんどう

心室内传导　心室内伝導　しんしつないでんどう

心室内传导阻滞　心室内ブロック　しんしつないblock

心室内压　心室内圧　しんしつないあつ

心室喷血开始　心室拍出開始　しんしつはくしゅつかいし

心室膨胀性动脉瘤　心室拡張〔性〕動脈瘤　しんしつかくちょう〔せい〕どうみゃくりゅう

心室扑动　心室粗動　しんしつそどう

心室起搏　心室ペースメーキング　しんしつpacemaking

心室切开术　心室切開術　しんしつせっかいじゅつ

心室容积　心室容積　しんしつようせき

心室射血期　心室駆出期　しんしつくしゅつき

心室射血速率　心室駆出速度　しんしつくしゅつそくど

心室神经节　心室神経節　しんしつしんけいせつ

心室室壁动脉瘤　心室壁動脈瘤　しんしつへきどうみゃくりゅう

心室收缩　心室収縮　しんしつしゅうしゅく

心室收缩波　心室収縮波　しんしつしゅうしゅくは

心室收缩前期　心室前収縮期　しんしつぜんしゅうしゅく

心室收缩时间　心室収縮時間　しんしつしゅうしゅくじかん

心室收缩中断　心室収縮遮断　しんしつしゅうしゅくしゃだん

心室舒张　心室拡張　しんしつかくちょう

心室舒张末〔期〕容积　心室拡張終期容積　しんしつかくちょうしゅうきようせき

心室停顿（搏）　心室停止,拍動停止　しんしつていし,はくどうていし

心室同步〔心脏〕起搏器　心室同調ペースメーカ　しんしつどうちょうpacemaker

心室脱逸　心室逸脱　しんしついつだつ

心室紊乱心律　心室不整脈　しんしつふせいみゃく

心室纤〔维性〕颤〔动〕　心室〔性〕細動　しんしつ〔せい〕さいどう

心室性奔马律　心室性奔馬調律　しんしつせいほんばちょうりつ

心室性传导阻滞　心室遮断,心室ブロック　しんしつしゃだん,しんしつblock

心室性静脉搏　心室性静脈拍動　しんしつせいじょうみゃくはくどう

心室性心搏（动）过速　心室頻拍　しんしつひんぱく

心室压　心室圧　しんしつあつ

心室压力阶差　心室グラジエント,心室勾配　しんしつgradient,しんしつこうばい

心室压力曲线　心室圧力曲線　しんしつあつりょくきょくせん

心室抑制型起搏器　心室抑制型ペースメーカ　しんしつよくせいがたpacemaker

心室易激期　心室興奮期　しんしつこうふんき

心室造影术　心室造影法　しんしつぞうえいほう

心室造影照片　心室造影図　しんしつぞうえいず

〔心〕室中隔缺损　心室中隔欠損　しんしつちゅうかくけっそん

心室自身（主）节律　心室固有律動,心室固有リズム　しんしつこゆうりつどう,しんしつこゆうrhythm

心收缩　心臓収縮　しんぞうしゅうしゅく

心收缩过度　心収縮力亢進　しんしゅうしゅくりょくこうしん

心收缩过弱　心収縮力低下　しんしゅうしゅくりょくていか

心收缩过早　早期収縮　そうきしゅうしゅく

心收缩前期　心前収縮期　しんぜんしゅうしゅくき

心收缩异常　心収縮異常　しんしゅうしゅくいじょう

心收缩〔音〕计　心収縮計　しんしゅうしゅくけい

心收缩正常　心収縮正常　しんしゅうしゅくせいじょう

心舒期　心臓拡張期　しんぞうかくちょうき

心舒期停跳　心臓拡張期停止　しんぞうかくちょうきていし

心舒容积　心拡張〔期〕容積　しんかくちょう〔き〕ようせき

心舒张后期　後拡張期　こうかくちょうき

心舒张期延长　拡張期延長　かくちょうきえんちょう

心舒张前期　心臓前拡張期　しんぞうぜんかくちょうき

心输出量　心拍出量　しんはくしゅつりょう

心输出量过少　心拍出量過少　しんはくしゅつりょうかしょう

心输出量下降　心拍出量減少　しんはくしゅつりょうげんしょう

心松离术　心臓胸膜剥離術　しんぞうきょうまくはくりじゅつ

心跳(悸)　動悸　どうき

心跳呼吸骤停　急性心拍肺呼吸停止　きゅうせいしんはくはいこきゅうていし

心跳呼吸骤停复苏术　急性心拍肺呼吸停止蘇生術　きゅうせいしんはくはいこきゅうていしそせいじゅつ

心跳停止　心拍停止　しんはくていし

心跳同步曝光器　心拍同調露光器　しんはくどうちょうろこうき

心跳徐缓　徐拍,徐脈　じょはく,じょみゃく

心跳(脏)骤停　急性心拍停止　きゅうせいしんはくていし

心停歇感觉　心臓停止感覚　しんぞうていしかんかく

心痛　心臓痛　しんぞうつう

心痛定　ニフェジピン　nifedipine

心痛风　心臓痛風性疾患　しんぞうつうふうせいしっかん

心突出　心臓脱出　しんぞうだっしゅつ

心外膜　心外膜　しんがいまく

心外膜起搏电极　心外膜ペースメーカ電極　しんがいまくpacemakerでんきょく

心外膜切除术　心外膜切除術　しんがいまくせつじょじゅつ

心外膜松解术　心外膜剥離術　しんがいまくはくりじゅつ

心外膜下层　心外膜下層　しんがいまくかそう

心外性杂音　心外性雑音　しんがいせいざつおん

心网膜固定术　心臓大網固定術　しんぞうだいもうこていじゅつ

心涡　心渦　しんか

心系膜　心間膜　しんかんまく

心下囊　心臓下嚢　しんぞうかのう

心下神经　下心臓神経　かしんぞうしんけい

心下室间沟　下心室間溝　かしんしつかんこう

心下支　下心臓枝　かしんぞうし

〔心〕纤维环　〔心臓〕繊維輪　〔しんぞう〕せんいりん

心纤维三角　心臓線維三角　しんぞうせんいさんかく

心X线照片　心臓X線写真,アクチノカルジオグラム　しんぞうXせんしゃしん,actinocardiogram

心相对浊音界　心臓の相対的濁音界　しんぞうのそうたいてきだくおんかい

心向量图　ベクトル心電図　vectorしんでんず

心小静脉　小心〔臓〕静脈　しょうしん〔ぞう〕じょうみゃく

心效率　心臓効率　しんぞうこうりつ

心心包固定术　心臓心膜固定術　しんぞうしんまくこていじゅつ

心心包炎　心臓心膜炎　しんぞうしんまくえん

心兴奋剂　強心剤　きょうしんざい

心形骨盆　心〔臓〕状骨盤　しん〔ぞう〕じょうこつばん

心形聚光器　カージオイド集光鏡　cardioidしゅうこうきょう

心形子宫　心臓形子宮　しんぞうけいしきゅう

心性被动充血　心性受動的充血　しんせいじゅどうてきじゅうけつ

心性肝硬变　心〔臓〕性肝硬変〔症〕　しん〔ぞう〕せいかんこうへん〔しょう〕

心性呼吸暂停　心性無呼吸　しんせいむこきゅう

心性脑病　心〔臓〕性脳疾患　しん〔ぞう〕せいのうしっかん

心性溶血性贫血　心〔臓〕性溶血性貧血　しん〔ぞう〕せいようけつせいひんけつ

心胸比率　心胸比率　しんきょうひりつ

心胸指数　心胸指数　しんきょうしすう

心选择性显影机　カルジオカイログラフ　cardiocairograph

心血安　クロフィブレート　clofibrate

心血池扫描　心臓血プール走査　しんぞうけつpoolそうさ

心血管病　心臓血管疾患　しんぞうけっかんしっかん

心血管电影照相术　血管心〔臓〕映画撮影法　けっかんしん〔ぞう〕えいがさつえいほう

心血管反应　心臓血管反応　しんぞうけっかんはんのう

心血管缝合针　心臓血管縫合針　しんぞうけっかんほうごうしん

心血管功(机)能　心臓血管機能　しんぞうけっかんきのう

心血管疾病　心臓血管疾病　しんぞうけっかんしっぺい

心血管疾病急死　心臓血管疾病急死　しんぞうけっかんしっぺいきゅうし

心血管剪　心臓血管鋏　しんぞうけっかんばさみ

心血管闪烁照相法　心臓血管シンチフォトグラフィー　しんぞうけっかんscintiphotography

心血管神经衰弱　心血管〔性〕神経衰弱〔症〕　しんけっかん〔せい〕しんけいすいじゃく〔しょう〕

心血管外科器械　心臓血管外科器具　しんぞうけっかんげかきぐ

心血管系〔统〕　心臓血管系　しんぞうけっかんけい

心血管系统药物中毒　心臓血管系薬物中毒　しんぞうけっかんけいやくぶつちゅうどく

心血管X线检查系统　心臓血管X線検査系　しんぞうけっかんXせんけんさけい

心血管性眩晕　心〔臓〕血管性眩暈　しん〔ぞう〕けっかんせいめまい

心血管学　心〔臓〕血管学　しん〔ぞう〕けっかんがく

心血管造影设备　血管心臓撮影設備　けっかんしんぞうさつえいせつび

心血管造影〔术〕　血管心臓造影〔法〕　けっかんしんぞうぞうえい〔ほう〕

心血管照片　心〔臓〕血管写真　しん〔ぞう〕けっかんしゃしん

心血管止血带　心臓血管止血帯　しんぞうけっかんしけつたい

心压塞　心〔臓〕タンポナーデ　しん〔ぞう〕tamponade

心炎　心臓炎　しんぞうえん

心腰部　心腰部　しんようぶ

心腰部凹陷　心腰部陥凹　しんようぶかんおう

心腰部膨出　心腰部膨出　しんようぶぼうしゅつ

心异位　心臓転位〔症〕　しんぞうてんい〔しょう〕

心抑制中枢　心臓抑制中枢　しんぞうよくせいちゅうすう

心因性　心因性　しんいんせい

心因性反应　心因性反応　しんいんせいはんのう

心因性幻觉　心因性幻覚　しんいんせいげんかく

心因性精神病　心因性精神病　しんいんせいせいしんびょう

心因性木僵　心因性昏迷　しんいんせいこんめい

心因(原)性疼痛　心因性疼痛　しんいんせいとうつう

心因性妄想症　心因性妄想症　しんいんせいもうそうしょう

心因性遗忘　心因性健忘症　しんいんせいけんぼうしょう

心音　心音　しんおん

心音电图　電気心音図　でんきしんおんず

心音放大器　心音増幅器　しんおんぞうふくき

心音分段听诊法　分割的心音聴診法　ぶんかつてきしんおんちょうしんほう

心音分裂　心音分裂　しんおんぶんれつ

心音前置放大器　心音前置増幅器　しんおんぜんちぞうふくき

心音强度　心音強度　しんおんきょうど

心音示波器　フォノスコープ　phonoscope

心音听诊　心音聴診　しんおんちょうしん

心音听诊器　心音聴診器　しんおんちょうしんき

心音图　心音図　しんおんず

心音〔图〕描记法　心音描画法　しんおんびょうがほう

心音〔图〕描记器　心音計,心音描写器　しんおんけい,しんおんびょうしゃき

心音图描记装置　心音図描画装置　しんおんずびょうがそうち

心音响度　心音の大きさ　しんおんのおおきさ

心影　心臓陰影　しんぞういんえい

心硬化　心臓硬化〔症〕　しんぞうこうか〔しょう〕

心右偏　右心,心臓右方転位　うしん,しんぞううほうてんい

心原性肺水肿　心臓性肺水腫　しんぞうせいはいすいしゅ

心原性肝硬化　心臓性肝硬変　しんぞうせいかんこうへん

心原性昏(晕)厥　心臓性失神　しんぞうせいしっしん

心原性脑缺血　心臓性脳貧血　しんぞうせいのうひんけつ

心原性脑缺血综合症　アダムス・ストークス症候群　Adams-Stokesしょうこうぐん

心原性溶血性贫血　心臓性溶血性貧血　しんぞうせいようけつせいひんけつ

心原(脏)性水肿　心臓性浮腫　しんぞうせいふしゅ

心原(脏)性休克　心原(臓)性ショック　しんげん(ぞう)せいshock

心杂音　心雑音　しんざつおん

心粘合　心臓癒着〔症〕　しんぞうゆちゃく〔しょう〕

心〔脏〕　心〔臓〕　しん〔ぞう〕

心脏按摩〔法〕　心臓マッサージ〔法〕　しんぞうmassage〔ほう〕

心脏按压　心臓加圧　しんぞうかあつ

心脏瓣膜　心臓弁膜　しんぞうべんまく

心脏瓣膜病　心臓弁膜病　しんぞうべんまくびょう

心脏瓣膜曲线　心臓弁膜曲線　しんぞうべんまくきょくせん

心脏瓣膜替换术　心臓弁膜置換術　しんぞうべんまくちかんじゅつ

心脏瓣膜用机械瓣替换术　心臓弁膜人工弁膜置換術　しんぞうべんまくじんこうべんまくちかんじゅつ

心脏瓣膜用牛脑膜替换术　心臓弁膜牛脳膜置換術　しんぞうべんまくウシのうまくちかんじゅつ

心脏瓣膜用牛心包替换术　心臓弁膜牛心膜置換術　しんぞうべんまくウシしんまくちかんじゅつ

心脏瓣膜用生物瓣替换术　心臓弁膜生物弁置換術　しんぞうべんまくせいぶつべんちかんじゅつ

心脏瓣膜用猪主动脉瓣替换术　心臓弁膜ブタ大動脈弁置換術　しんぞうべんまくブタだいどうみゃくべんちかんじゅつ

心脏包虫囊肿　心包虫囊腫　しんほうちゅうのうしゅ

心脏标准探查区　心標準探査野　しんひょうじゅんたんさや

心脏病　心〔臓〕疾患　しん〔ぞう〕しっかん

心脏病护理　心臓病看護　しんぞうびょうかんご

心脏病患者　心臓病患者　しんぞうびょうかんじゃ

心脏病恐怖　心臓病恐怖〔症〕　しんぞうびょうきょうふ〔しょう〕

心脏病恐怖症患者　心臓病恐怖症患者　しんぞうびょうきょうふしょうかんじゃ

心脏病理学　心臓病理学　しんぞうびょうりがく

心脏病疗法　心臓病治療法　しんぞうびょうちりょうほう

心〔脏〕病性面容　心臓病性顔貌　しんぞうびょうせいがんぼう

心〔脏〕病学　心臓病学　しんぞうびょうがく

心〔脏〕病学家　心臓病学者　しんぞうびょうがくしゃ

心〔脏〕病饮食　心臓病食　しんぞうびょうしょく

心脏搏动　心臓拍動　しんぞうはくどう

心脏测量　心臓測定　しんぞうそくてい

心脏除颤起搏器　心臓細動除去ペースメーカ　しんぞうさいどうじょきょpacemaker

心脏除颤器　細動除去器　さいどうじょきょ

心〔脏〕储备〔力〕　心臓予備〔力〕　しんぞうよび〔りょく〕

心〔脏〕穿刺术　心臓穿刺術　しんぞうせんしじゅつ

心脏传系系〔统〕　心伝導系　しんでんどうけい

心〔脏〕传导阻滞　心〔臓〕ブロック　しん〔ぞう〕block

心脏喘息综合征　心臓喘息症候群　しんぞうぜんそくしょうこうぐん

心脏创(外)伤　心臓外傷　しんぞうがいしょう

心脏错位　心転位　しんてんい

心脏代偿功能　心臓代償機能　しんぞうだいしょうきのう

心脏代偿功能失调　心臓代償不全　しんぞうだいしょうふぜん

心脏导管　心臓カテーテル　しんぞうcatheter

心脏电除〔纤〕颤　電気〔的〕除細動　でんき〔てき〕じょさいどう

心脏电复律　電気カルジオバージョン　でんきcardioversion

心脏电复律器　電気カルジオバーター　でんきcardioverter

心脏电机械收缩时间　心臓電気機械収縮時間　しんぞうでんききかいしゅうしゅくじかん

心脏电流　心電流　しんでんりゅう

心脏电起搏器　心臓電気ペースメーカ　しんぞうでんきpacemaker

心脏电去颤器　電気心臓細動除去器　でんきしんぞうさいどうじょきょ

心脏定律　心臓法則　しんぞうほうそく

心〔脏〕动力学　心臓力学　しんぞうりきがく

心脏毒素　心臓毒素　しんぞうどくそ

心脏断层摄片　心臓断層撮影　しんぞうだんそうさつえい

心脏发生　心臓発生　しんぞうはっせい

心脏发育不全　心臓発育不全　しんぞうはついくふぜん

心脏房室环　心房室輪　しんぼうしつりん

心脏放线菌病　心臓放線菌症,心臓アクチノミコージス　しんぞうほうせんきんしょう,しんぞうactinomycosis

心〔脏〕肥大(厚)　心〔臓〕肥大〔症〕　しん〔ぞう〕ひだい〔しょう〕

心脏敷料镊　心臓包帯鑷子　しんぞうほうたいせっし

心脏复律　カルジオバージョン　cardioversion

心脏复律器　カルジオバーター　cardiovertor

心脏复苏　心臓蘇生　しんぞうそせい

心脏复苏器　心臓蘇生器　しんぞうそせいき

心脏复苏术　心臓蘇生術　しんぞうそせいじゅつ

心〔脏〕感觉失调　心臓知覚不全　しんぞうちかくふぜん
心脏功能　心臓機能　しんぞうきのう
心脏灌流法　心灌流法　しんかんりゅうほう
心〔脏〕黑变　心〔臓〕黒斑症　しんぞうこくはんしょう
心脏横纹肌瘤　心臓横紋筋腫　しんぞうおうもんきんしゅ
心脏活动　心臓活動　しんぞうかつどう
心脏畸形　心臓奇形　しんぞうきけい
心〔脏〕激素　心臓ホルモン　しんぞうhormone
心脏挤压　心臓圧迫　しんぞうあっぱく
心脏监护器　心臓モニター　しんぞうmonitor
心脏监护示波器　心臓モニトリング用オスシロスコープ　しんぞうmonitoringようoscilloscope
心脏监护仪记忆装置　心臓モニター記憶装置　しんぞうmonitorきおくそうち
心脏剪　心臓鋏　しんぞうばさみ
心〔脏〕减压反射　心臓減圧反射　しんぞうげんあつはんしゃ
心〔脏〕静脉　心臓静脈　しんぞうじょうみゃく
心脏镜　心臓鏡　しんぞうきょう
心脏开放性拍击音　僧帽弁開放音　そうぼうべんかいほうおん
心脏绝对浊音界　絶対的心濁音界　ぜったいてきしんだくおんかい
心脏扩大　心臓拡大　しんぞうかくだい
心脏扩张器　心拡張器　しんかくちょうき
心脏每分搏出量　心臓分時拍出量　しんぞうぶんじはくしゅつりょう
心脏内窥镜　心臓内視鏡　しんぞうないしきょう
心脏内心音〔图〕描记器　心臓内心音計　しんぞうないしんおんけい
心脏粘液瘤　心臓粘液腫　しんぞうねんえきしゅ
心脏脓肿　心膿瘍　しんのうよう
心脏皮肤综合征　心臓皮膚症候群　しんぞうひふしょうこうぐん
心脏破裂　心臓破裂　しんぞうはれつ
心脏起搏器　心臓ペースメーカ　しんぞうpacemaker
心脏切开后综合征　心臓切開後症候群　しんぞうせっかいごしょうこうぐん
心脏去颤监视器　心臓細動除去モニター　しんぞうさいどうじょきょmonitor
心脏去颤起搏器　心臓細動除去ペースメーカ　しんぞうさいどうじょきょpacemaker
心〔脏〕容积　心容積　しんようせき
心脏容积测量　心容積計測　しんようせきけいそく
心脏乳头肌断裂　心乳頭筋断裂　しんにゅうとうきんだんれつ
心脏射血　心臓血液駆出　しんぞうけつえきくしゅつ
心脏射血指数测量　心臓血液駆出指数測定　しんぞうけつえきくしゅつしすうそくてい
心脏神经〔官能〕症　心臓神経症　しんぞうしんけいしょう
心脏神经机能失调　心臓神経機能障害　しんぞうしんけいきのうしょうがい
心脏-声带综合征　心臓-声帯症候群　しんぞう-せいたいしょうこうぐん
心脏收缩期杂音　収縮期雑音　しゅうしゅくきざつおん
心脏手术　心臓手術　しんぞうしゅじゅつ
心脏手术后功能障碍　心臓〔手〕術後機能障害　しんぞう〔しゅ〕じゅつごきのうしょうがい

心脏舒张过度　心臓過度拡張　しんぞうかどかくちょう
心脏舒张期杂音　拡張期雑音　かくちょうきざつおん
心脏术后综合征　心臓手術後症候群　しんぞうしゅじゅつごしょうこうぐん
心脏树胶样肿　心臓ゴム腫　しんぞうgumしゅ
心脏顺时针转位　心時計回り,心臓時計方向回転　しんとけいまわり,しんぞうとけいほうこうかいてん
心脏死亡　心臓死　しんぞうし
心脏探针　心臓探針　しんぞうたんしん
心脏糖原蓄积病　心糖原貯蔵病　しんとうげんちょぞうびょう
心脏套管　心カニューレ　しんcannula
心脏体积　心サイズ　しんsize
心脏填（压）塞　心臓タンポナーデ　しんぞうtamponade
心脏停搏　心拍動停止　しんはくどうていし
心脏外科学　心臓外科学　しんぞうげかがく
心〔脏〕萎缩　心臓萎縮　しんぞういしゅく
心〔脏〕下垂　心〔臓〕下垂〔症〕　しん〔ぞう〕かすい〔しょう〕
心脏X线记波摄影　心X線キモグラフイー　しんXせんkymography
心〔脏〕X线照片　心臓X線写真　しんぞうXせんしゃしん
心〔脏〕X线照相术　心臓X線撮影法　しんぞうXせんさつえいほう
心脏型舞蹈病　心臓性舞踏病　しんぞうせいぶとうびょう
心脏性猝死综合征　心臓性急死症候群　しんぞうせいきゅうししょうこうぐん
心脏呼吸征　心臓呼吸徴候　しんぞうこきゅうちょうこう
心〔脏〕血管反射　心血管性反射　しんけっかんせいはんしゃ
心脏血管神经〔官能〕症　心血管性神経症,心血管性ノイローゼ　しんけっかんせいしんけいしょう,しんけっかんせいNeurose
心脏血液动力学　心臓血行力学　しんぞうけっこうりきがく
心〔脏〕压迹　心〔臓〕圧痕　しん〔ぞう〕あっこん
心〔脏〕炎　心〔臓〕炎　しん〔ぞう〕えん
心脏移植　心臓移植　しんぞういしょく
心脏异位　心臓転位〔症〕　しんぞうてんい〔しょう〕
心脏异物　心異物　しんいぶつ
心脏抑制中枢　心臓機能抑制中枢　しんぞうきのうよくせいちゅうすう
心脏原发性肿瘤　心原発性腫瘍　しんげんはつせいしゅよう
心〔脏〕〔原〕性呼吸困难　心〔臓〕性呼吸困難　しん〔ぞう〕せいこきゅうこんなん
心脏〔原〕性哮喘　心臓性喘息　しんぞうせいぜんそく
心脏运动功能亢进综合征　心臓活動亢進症候群　しんぞうかつどうこうしんしょうこうぐん
心脏杂音　心雑音　しんざつおん
心脏战伤　心臓戦傷　しんぞうせんしょう
心脏照相机　心臓カメラ　しんぞうcamera
心脏增大　心臓増大　しんぞうぞうだい
心脏脂肪症　脂肪心　しぼうしん
心脏直视手术　心臓直接視手術　しんぞうちょくせつししゅじゅつ
心〔脏〕指数　心臓指数　しんぞうしすう
心脏肿瘤　心臓腫瘍　しんぞうしゅよう
心脏中毒　心臓中毒　しんぞうちゅうどく

心脏转移性肿瘤　心転移〔性〕腫瘍　しんてんいせいしゅよう

心〔脏〕浊音区测定法　心臓濁音部測定法　しんぞうだくおんぶそくていほう

心脏自律性异常　心臓自律性異常　しんぞうじりつせいいじょう

心脏阻塞　心臓閉塞,心臓梗塞　しんぞうへいそく,しんぞうこうそく

心脏作功　心臓作業　しんぞうさぎょう

心脏作功指数　心臓作業指数　しんぞうさぎょうしすう

心振动图计　心臓振動グラフ　しんぞうしんどうgraph

心镇静剂　心臓鎮静剤　しんぞうちんせいざい

心征　心徴候　しんちょうこう

心脂〔质〕　カルジオライピン　cardiolipin

心中静脉　中心〔臓〕静脈　ちゅうしん〔ぞう〕じょうみゃく

心中神经　中心臓神経　ちゅうしんぞうしんけい

心轴　心軸　しんじく

心浊音　心〔臓〕濁音　しん〔ぞう〕だくおん

心浊音界　心濁音界　しんだくおんかい

心自动素原　アウトマチノゲン　automatinogen

心阻抗图　心臓インピーダンス図　しんぞうimpedanceず

心组织增生　心臓組織過形成　しんぞうそしきかけいせい

心最小静脉　心最小静脈　しんさいしょうじょうみゃく

心最小静脉孔　心最小静脈孔　しんさいしょうじょうみゃくこう

辛醇　カプリルアルコール,オクタノール　capryl alcohol, octanol

辛的拉明　テニルジアミン　thenyldiamine

辛二酸　スベリン酸　suberinさん

辛格氏溶液　ツェンカー液　Zenkerえき

辛可芬　シンコフェン　cinchophen

辛可芬片　シンコフェン錠　cinchophenじょう

辛可卡因　シンコカイン,ジブカイン,ソフカイン　cinchocaine,dibucaine,sovcaine

辛可纳(那)明　シンコナミン　cinchonamine

辛可尼丁　シンコニジン　cinchonidine

辛可宁　シンコニン　cinchonine

辛可宁法　シンコニン法　cinchonineほう

辛可宁鞣酸　シンコタンニン　cinchotannin

辛可宁试验　シンコニン試験　cinchonineしけん

辛可宁-硝酸铋法　シンコニー硝酸蒼鉛法　cinchonine-しょうさんそうえんほう

辛硫胺　オクトチアミン　octotiamine

辛诺甙　シノシド　sinoside

辛诺甙元　シノゲニン　sinogenin

辛诺异甙　シノストロシド　sinostroside

辛〔普森〕-布〔朗〕氏产钳　シンプソン・ブラウン産科鉗子　Simpson-Braunさんかかんし

辛普森氏〔产〕钳　シンプソン産科鉗子　Simpsonさんかかんし

辛普森氏灯　シンプソン灯　Simpsonとう

辛普森氏夹板　シンプソン副子　Simpsonふくし

辛酸　カプリル酸,オクタン酸　caprylさん,octaneさん

辛酸钠　カプリル酸ナトリウム　caprylさんnatrium

辛酸乙酯　カプリル酸エチル　caprylさんethyl

辛酸锌　カプリル酸亜鉛　caprylさんあえん

辛酸盐　カプリル酸塩　caprylさんえん

辛酮　オクタノン　octanone

辛烷　オクタン　octane

辛〔烷〕基　オクチル基　octylき

辛烷值　オクタン価　octaneか

辛烯　オクチレン　octylene

辛酰氧肟酸　カプリルヒドロキサム酸　caprylhydroxamさん

欣顿氏试验　ヒントン試験　Hintonしけん

欣快感　多幸感,上機嫌,陶酔　たこうかん,じょうきげん,とうすい

欣快剂　陶酔薬　とうすいやく

欣快狂〔症〕　病的快活,多幸症　びようてきかいかつ,たこうしょう

锌　亜鉛,Zn　あえん

锌白粉　亜鉛華　あえんか

锌钡白　リトポン　lithopone

锌卟啉　亜鉛プロトポルフィリン　あえんprotoporphyrin

锌电极　亜鉛電極　あえんでんきょく

锌矾　皓礬　こうばん

锌粉　亜鉛粉　あえんふん

锌胰岛素结晶　亜鉛結晶インシュリン　あえんけっしょうinsulin

锌块　亜鉛スペルター　あえんspelter

锌离子浓度测痛仪　亜鉛イオン濃度痛覚計　あえんionのうどつうかくけい

锌硫磷　ホキシム　phoxim

锌缺乏〔症〕　亜鉛欠乏〔症〕　あえんけつほう〔しよう〕

锌胰岛素混悬液　亜鉛化インシュリン懸濁液　あえんかinsulinけんだくえき

锌营养　亜鉛栄養　あえんえいよう

锌皂　亜鉛石けん　あえんせっけん

锌中毒　亜鉛中毒　あえんちゅうどく

锌浊度试验　硫酸亜鉛混濁試験　りゅうさんあえんこんだくしけん

新阿斯匹林　ノバスピリン　novaspirin

新阿托方　ノバトファン　novatophan

新安痉　ネオオクチン　neo-octin

新安替根　ピリラミン,ネオアンテルガン　pyrilamine neo-antergan

新百浪多息　ネオプロントジル　neoprontosil

新病例　新症例　しんしょうれい

新波托皂苷元　ネオボトゲニン　neobotogenin

新长春碱　ビンクリスチン　vincristine

新陈代谢　新陳代謝　しんちんたいしゃ

新陈代谢病理学　新陳代謝病理学　しんちんたいしゃびょうりがく

新陈代谢测定仪　新陳代謝試験機　しんちんたいしゃしけんき

新陈代谢记录器　メタボグラフ,基礎代謝測定器　metabograph,きそたいしゃそくていき

新陈代谢调节　新陳代謝調節　しんちんたいしゃちょうせつ

新陈代谢紊乱　新陳代謝障害　しんちんたいしゃしょうがい

新城病　ニューカッスル病　Newcastleびょう

新城鸡瘟病毒　ニューカッスル病ウイルス　Newcastleびょうvirus

新橙皮苷　ネオヘスペリジン　neohesperidin

新穿心莲内酯　ネオアンドログラホリド

neoandrapholide

新达尔文主义　新ダルウィン進化論　しんdarwinしんかろん

新〔大脑〕皮质　新脳皮質　しんのうひしつ

新地吉脱皂苷元　ネオジギトゲニン　neodigitogenin

新睇（锑）胺　スチバミングルコシド　stibamine glucoside

新睇（锑）生　ネオスチボサン　neostibosan

新碘拍克新　ネオイオパックス，ヨードメタメート ナトリウム　neo-iopax,iodomethamate natrium

新福林　ネオフェニレフリン　neophenylephrine

新甘草〔黄〕苷　ネオリキリチン　neoliquiritin

新港沙门氏菌　ニュポートサルモネラ　newport salmonella

新骨增生　新骨増殖　しんこつぞうしょく

新海德林　ネオヒドリン　neohydrin

新海棉甾醇　ネオスポンゴステロール　neospongosterol

新海特拉明　ネオヘトラミン　neohetramine

新合成灵　ネオシンタリン　neosynthaline

新红花苷　ネオカルタミン　neocarthamin

新胡萝卜素　ネオカロチン　neocarotene

新黄质　ネオキサンチン　neoxanthin

新机能产生　ネオトニー　neotony

新吉托皂苷元　ネオギトゲニン　neogitogenin

新几内亚震颤病　クールー　kuru

新己烯　ネオヘキサン　neohexane

新计米丁碱　ネオゲルミジン　neogermidine

新计米特林　ネオゲルミトリン　neogermitrine

新疆出血热　新疆出血熱　しんきょうしゅっけつねつ

新交感酚　ネオシネフリン　neosynephrine

新洁灭　ブロモゲラミン　bromogeramine

新结核菌素　新ツベルクリン　しんtuberculin

新酒霉素　ネオメチマイシン　neomethymycin

新卡因　ネオカイン　neocaine

新抗凝　アセノクマロール　acenocumarol

新抗体精　ネオアンテルガン　neo-antergan

新抗原　新抗原　しんこうげん

新苦木苦素　ネオクアッシン　neoquassin

新乐君　塩酸サイクロクロログアニジン　えんさんcy-clochloroguanidine

新链丝菌素　ネオマイシン　neomycin

新柳杉黄素　ネオクリプトメリン　neocryptomerin

新麻黄碱　ネオエフェドリン，パレドリン　neoephedrine, paredrine

新麦角　新麦角　しんばっかく

新麦角碱　ネオエルゴン　neo-ergon

新麦角甾醇　ネオエルゴステロール　neo-ergosterol

新咪卡唑　ネオマーカゾール　neo-mercazole

新梅锡奥达　ネオメチオダール　neo-methiodal

新霉胺　ネオミン，ネオマイシンA　neamine,neomycin A

新霉素　ネオマイシン　neomycin

新霉素液　ネオマイシン液　neomycinえき

新糜蛋白酶原　ネオキモトリプシノーゲン　neochymotryp-sinogen

新明磺　スルファメトキサゾール，ガンタノール　sul-famethoxazole,gantanol

新木脂素　ネオリグナン　neolignan

新脑　新脳　しんのう

新诺明　シノミン　sinomin

新欧可定液　ネオオクチン液　neo-octinえき

新皮层　新皮質　しんひしつ

新强心胺　ネオカルジアミン　neocardiamine

新青二　プロスタフリン　prostaphlin

新青霉素Ⅰ　メチシリン　methicillin

新青霉素Ⅱ　オキサシリン，オキサゾシリン　oxacillin,ox-azocillin

新青霉素Ⅲ　ナフシリン，ユニペン　nafcillin,unipen

新氢松软膏　ネオマイシン ヒドロコルチゾン軟膏　neomycin hydrocortisoneなんこう

新洒尔佛散　ネオサルバルサン　neosalvarsan

新砷可迪尔　アレナール　arrhenal

新胂凡纳明　ネオサルバルサン，ネオアルスフェナミン　neosalvarsan,neoarsphenamine

新生　新生　しんせい

新生层　新生層　しんせいそう

新生代　新生代　しんせいだい

新生碘化银　新生ヨウ素化銀　しんせいヨウそかぎん

新生儿　新生児　しんせいじ

新生儿败血病　新生児敗血症　しんせいじはいけっしょう

新生儿鼻中隔钳　新生児鼻中隔鉗子　しんせいじびちゅうかくかんし

新生儿臂瘫痪　新生児上腕麻痺　しんせいじじょうわんまひ

新生儿剥脱性皮炎　新生児剥脱性皮膚炎　しんせいじはくだつせいひふえん

新生儿产伤　新生児出産損傷　しんせいじしゅっさんそんしょう

新生儿出血症　新生児出血症　しんせいじしゅっけつしょう

新生儿床　新生児ベッド　しんせいじbed

新生儿痤疮　新生児痤瘡　しんせいじざそう

新生儿大疱性脓疱病　新生児水疱性膿痂疹　しんせいじすいほうせいのうかしん

新生儿大脑损伤　新生児脳損傷　しんせいじのうそんしょう

新生儿发绀　新生児チアノーゼ　しんせいじZyanose

新生儿肺不张　新生児無気肺　しんせいじむきはい

新生儿肺膨胀不全　新生児肺拡張不全〔症〕　しんせいじはいかくちょうふぜん〔しょう〕

新生儿肺透明膜病　新生児ヒアリン膜症　しんせいじhya-lineまくしょう

新生儿肺炎　新生児肺炎　しんせいじはいえん

新生儿分泌物吸引器　新生児分泌物吸引装置　しんせいじぶんぴつぶつきゅういんそうち

新生儿分娩损伤　新生児分娩損傷　しんせいじぶんべんそんしょう

新生儿复苏术　新生児蘇生法　しんせいじそせいほう

新生儿腹膜炎　新生児腹膜炎　しんせいじふくまくえん

新生儿腹写　新生児下痢　しんせいじげり

新生儿肝炎　新生児肝炎　しんせいじかんえん

新生儿感染　新生児感染　しんせいじかんせん

新生儿感染性乳腺炎　新生児感染性乳腺炎　しんせいじかんせいせいにゅうせんえん

新生儿骨折　新生児骨折　しんせいじこっせつ

新生儿颌骨骨髓炎　新生児下顎骨骨髄炎　しんせいじかがくこつこつずいえん

新生儿黑粪〔症〕　新生児メレナ　しんせいじmelena

新生儿喉镜　新生児喉頭鏡　しんせいじこうとうきょう

新生儿喉镜检查　新生児喉頭鏡検査　しんせいじこうとう

きょうけんさ

新生儿呼吸困难(窘迫)综合征　新生児呼吸困難症候群　しんせいじこきゅうこんなんしょうこうぐん

新生儿呼吸暂停　新生児無呼吸　しんせいじむこきゅう

新生儿黄疸　新生児黄疸　しんせいじおうだん

新生儿肌强直　新生児筋硬直〔症〕　しんせいじきんこうちょく〔しょう〕

新生儿急性先天性风疹　新生児急性先天性風疹　しんせいじきゅうせいせんてんせいふうしん

新生儿疾病　新生児疾患　しんせいじしっかん

新生儿脊髓损伤　新生児脊髄損傷　しんせいじせきずいそんしょう

新生儿甲〔状腺机能〕亢进　新生児甲状線機能亢進〔症〕　しんせいじこうじょうせんきのうこうしん〔しょう〕

新生儿监护病房　新生児集中看護部　しんせいじしゅうちゅうかんごぶ

新生儿监护器　新生児モニター　しんせいじmonitor

新生儿脚气病　新生児脚気　しんせいじかっけ

新生儿晶体后纤维组织形成　新生児水晶体後線維形成〔症〕　しんせいじすいしょうたいごせんいけいせい〔しょう〕

新生儿巨结肠　新生児巨大結腸　しんせいじきょだいけっちょう

新生儿科学　新生児科学　しんせいじかがく

新生儿泪囊炎　新生児涙嚢炎　しんせいじるいのうえん

新生儿流行性腹泻　新生児流行性下痢　しんせいじりゅうこうせいげり

新生儿颅内出血　新生児頭蓋内出血　しんせいじずがいないしゅっけつ

新生儿梅毒　新生児梅毒　しんせいじばいどく

新生儿免疫　新生児免疫　しんせいじめんえき

新生儿面神经麻痹(瘫痪)　新生児顔面神経麻痺　しんせいじがんめんしんけいまひ

新生儿面神经损伤　新生児顔面神経損傷　しんせいじがんめんしんけいそんしょう

新生儿脑出血　新生児脳出血　しんせいじのうしゅっけつ

新生儿脑膜炎　新生児髄膜炎　しんせいじずいまくえん

新生儿脑性麻痹　新生児脳性麻痺　しんせいじのうせいまひ

新生儿内脏损伤　新生児内臓損傷　しんせいじないぞうそんしょう

新生儿脓疱病　新生児膿痂疹　しんせいじのうかしん

新生儿脓漏眼　新生児膿漏眼　しんせいじのうろうがん

新生儿皮下坏疽　新生児皮下壊疽　しんせいじひかえそ

新生儿皮下脂肪坏死　新生児皮下脂肪壊死　しんせいじひかしぼうえし

新生儿破伤风　新生児破傷風　しんせいじはしょうふう

新生儿期　新生児期　しんせいじき

新生儿脐炎　新生児臍炎　しんせいじさいえん

新生儿气胸　新生児気胸　しんせいじききょう

新生儿荨麻疹　新生児じんま疹　しんせいじじんましん

新生儿青紫　新生児チアノーゼ　しんせいじZyanose

新生儿轻度窒息　新生児軽症窒息　しんせいじけいしょうちっそく

新生儿缺氧　新生児無酸素〔症〕　しんせいじむさんそ〔しょう〕

新生儿溶血病(症)　新生児溶血性疾患　しんせいじようけつせいしっかん

新生儿Rh溶血病　新生児Rh溶血性疾患　しんせいじRh

ようけつせいしっかん

新生儿溶血性贫血　新生児溶血性貧血　しんせいじようけつせいひんけつ

新生儿乳腺感染　新生児乳腺感染　しんせいじにゅうせんかんせん

新生儿乳腺炎　新生児乳腺炎　しんせいじにゅうせんえん

新生儿腮腺炎　新生児耳下腺炎　しんせいじじかせんえん

新生儿上肢麻痹　新生児上肢麻痺　しんせいじじょうしまひ

新生儿生理性黄疸　新生児生理的黄疸　しんせいじせいりてきおうだん

新生儿生理学　新生児生理学　しんせいじせいりがく

新生儿手足搐搦　新生児テタニー　しんせいじtetany

新生儿水肿　新生児浮腫(水腫)　しんせいじふしゅ(すいしゅ)

新生儿死亡　新生児死亡　しんせいじしぼう

新生儿死亡率　新生児死亡率　しんせいじしぼうりつ

新生儿锁骨骨折　新生児鎖骨骨折　しんせいじさこつこっせつ

新生儿胎粪肠梗阻　新生児胎便イレウス　しんせいじたいべんileus

〔新生児〕体重身长测定器　バロマクロメーター,新生児体重身長測定器　baromacrometer,しんせいじたいじゅうしんちょうそくていき

新生儿天疱疮　新生児天疱瘡　しんせいじてんぽうそう

新生儿头血肿　新生児頭血腫　しんせいじとうけっしゅ

〔新生児〕脱水热　〔新生児〕脱水熱　〔しんせいじ〕だっすいねつ

新生儿外科　新生児外科　しんせいじげか

新生儿胃穿孔　新生児胃穿孔　しんせいじいせんこう

新生儿温度调节　新生児温度調節　しんせいじおんどちょうせつ

新生儿无菌性心肌炎　新生児無菌性心筋炎　しんせいじむきんせいしんきんえん

新生儿吸入性肺炎　新生児吸引性肺炎　しんせいじきゅういんせいはいえん

新生儿吸入综合征　新生児吸引症候群　しんせいじきゅういんしょうこうぐん

新生儿硝酸银滴眼法　新生児硝酸銀点眼法　しんせいじしょうさんぎんてんがんほう

新生儿斜颈　新生児斜頸　しんせいじしゃけい

新生儿血小板减少症　新生児血小板減少症　しんせいじけっしょうばんげんしょうしょう

新生儿血友病　新生児血友病　しんせいじけつゆうびょう

新生儿循环　新生児循環　しんせいじじゅんかん

新生儿眼炎　新生児眼炎　しんせいじがんえん

新生儿意外猝死　新生児急死　しんせいじきゅうし

新生儿硬化病　新生児硬化症　しんせいじこうかしょう

新生儿硬皮病　新生児皮膚硬化症　しんせいじひふこうかしょう

新生儿浴盆　新生児浴槽　しんせいじよくそう

新生儿支气管羊水电吸出器　新生児気管支羊水電気抽出器　しんせいじきかんしようすいでんきちゅうしゅつき

新生儿脂肪坏死　新生児脂肪壊死　しんせいじしぼうえし

新生儿窒息　新生児窒息　しんせいじちっそく

新生儿重度窒息　新生児重症窒息　しんせいじじゅうしょうちっそく

新生儿重症黄疸　新生児重症黄疸　しんせいじじゅうしょ

うおうだん

新生儿紫癜 新生児紫斑 しんせいじしはん

新生感觉 新生感覚 しんせいかんかく

新生海棉状骨质 新生海綿状骨質 しんせいかいめんじょうこっしつ

新生恒牙 新生永久歯 しんせいえいきゅうし

新生霉素 ノボビオシン，アルバマイシン novobiocin, albamycin

新生霉素钠 ノボビオシン ナトリウム novobiocin natrium

新生〔态〕氧 発生期酸素 はっせいきさんそ

新生物 新生物，腫瘍 しんせいぶつ，しゅよう

新生线 新生線 しんせいせん

新生育酚 ネオトコフェロール，ベータトコフェロール neotocopherol, betatocopherol

新双香豆素 ネオジクマリン neodicoumarin

新斯的明 ネオスチグミン，プロスチグミン，プロセリン neostigmine, prostigmine, proserine

新斯的明试验 ネオスチグミン試験 neostigmineしけん

新四唑 ネオテトラゾール neotetrazol

新松香酸 ネオアビエチン酸 neoabietinさん

新提果皂甙元 ネオチゴゲニン neotigogenin

新突变基因 新突然変異遺伝子 しんとつぜんへんいいでんし

新钍 メゾトリウム mesothorium

新托平 ネオトロピン neotropin

新维生素 A ネオビタミン A neovitamine A

新维生素 B₁ アリナミン alinamin

新维生素 A 醛 ネオレチネン neoretinene

新纹状体 新線状体 しんせんじょうたい

新握克丁 ネオオクチン，オクタミルアミン neooctin, octamylamine

新乌头碱 メサコニチン mesaconitine

新戊烷 ネオペンタン neopentane

新西兰白小鼠 ニュージランドワイトマウス New Zealand white mouse

新西兰黑小鼠 ニュージランド ブラック マウス New Zealand black mouse

新鲜尿〔液〕 新鮮尿〔液〕 しんせんにょう〔えき〕

新鲜血浆 新鮮血漿 しんせんけっしょう

新鲜血栓 新鮮血栓 しんせんけっせん

新鲜血液 新鮮血液 しんせんけつえき

新小脑 新小脳 しんしょうのう

新辛可芬 ネオシンコフェン neocinchophen

新辛纳弗林 ネオシネフリン neosynephrine

新型 新型 しんがた

新型肠道病毒 新型腸内ウイルス しんがたちょうないvirus

新型细球菌 新型小球菌 しんがたしょうきゅうきん

新型药物 新型薬剤 しんがたやくざい

新型隐球菌 クリプトコックス ネオホルマンス Cryptococcus neoformans

新型隐球菌病 クリプトコックスネオホルマンス病 Cryptococcus neoformansびょう

新烟碱 ネオニコチン neonicotine

新洋地黄皂甙元 ネオジギトゲニン neodigitogenin

新恙螨属 新ツツガムシ属 しんツツガムシぞく

新药 新薬 しんやく

新药临床评价 新薬臨床評価 しんやくりんしょうひょうか

新药筛试 新薬スクリーニング しんやくscreening

新药设计 新薬設計 しんやくせっけい

新胰岛素 ネオインシュリン neoinsulin

新语症 言語新作症 げんごしんさくしょう

新月孢子菌 フザリウム Fusarium

新月体 新月体 しんげつたい

新月体形成 新月体形成 しんげつたいけいせい

新月形 新月形 しんげっけい

新月形红细胞 新月形赤血球 しんげっけいせっけっきゅう

新月形小体 半月体 はんげつたい

新月征 半月徴候 はんげつちょうこう

新针疗法 新針療法 しんしんりょうほう

新着丝点 新生動原体 しんせいどうげんたい

新组织 新生組織 しんせいそしき

xìn 囟信

囟〔门〕 泉門 せんもん

囟门闭合 泉門閉鎖 せんもんへいさ

囟门不闭 前頭縫合開存 ぜんとうほうごうかいぞん

囟门反射 泉門反射 せんもんはんしゃ

信号倍增器 マルチプレクサー multiplexer

信号标记物(示踪剂) 信号トレーサー しんごうtracer

信号刺激 信号刺激 しんごうしげき

信号灯 信号灯 しんごうとう

信号灯测验法 信号灯検査法 しんごうとうけんさほう

信号发生器 シグナル ジェネレーター signal generator

信号化 信号化 しんごうか

信号活动 信号活動 しんごうかつどう

信号结 ビルヒョウ結節，警報リンパ節 Virchowけっせつ けいほうlymphせつ

信号流图 信号フロー図 しんごうflowず

信号说 信号仮説 しんごうかせつ

信号肽酶 信号ペプチダーゼ しんごうpeptidase

信号系统 信号系統，シグナル システム しんごうけいとう，signal system

信号噪音比 信号騒音比率 しんごうそうおんひりつ

信那水 シンナー thinner

信使 メッセンジャー messenger

信使 RNA メッセンジャー RNA messengerRNA

信使核糖核酸 メッセンジャー リボ核酸 messenger riboかくさん

信筒子酸 エンベリン酸 embelinさん

信息 情報，インフォメーション じょうほう，information

信息测度 情報計量 じょうほうけいりょう

信息处理 情報処理 じょうほうしょり

信息处理机 情報プロセッサー じょうほうprocessor

信息传递 情報転送 じょうほうてんそう

信息存储器 情報蓄積装置 じょうほうちくせきそうち

信息大分子 メッセンジ高分子 messageこうぶんし

信息道 情報進路 じょうほうしんろ

信息〔激〕素 フェロモン pheromone

信息量 情報量 じょうほうりょう

信息收集 情報収集 じょうほうしゅうしゅう

信息显示 情報展示 じょうほうてんじ

信息载体 インフォメーション担体 informationたんたい

信仰疗法 サイエントロジー scientology

XING 兴星猩刑行形型醒杏性幸姓

xīng 兴星猩

兴顿氏线 シェントン線 Shentonせん
兴奋 興奮 こうふん
兴奋爆发 興奮爆発 こうふんばくはつ
兴奋波 興奮波 こうふんは
兴奋迟钝 興奮停滞 こうふんていたい
兴奋传导 興奮伝導 こうふんでんどう
兴奋传导纤维 インパルス伝導繊維，プルキンエ繊維 impulsでんどうせん，Purkinjeせんい
兴奋反射性神经 興奮反射〔性〕神経 こうふんはんしゃ〔せい〕しんけい
兴奋-分泌偶（耦）联 興奮分泌連結 こうふんぶんぴつれんけつ
兴奋分泌性神经 分泌刺激性神経 ぶんぴつしげきせいしんけい
兴奋过程 興奮過程 こうふんかてい
兴奋过程紧张过度 興奮過程緊張過度 こうふんかていきんちょうかど
兴奋过度 興奮過度 こうふんかど
兴奋痕迹 潜在記憶，エングラム せんざいきおく，engram
兴奋机理 興奮機序，興奮メカニズム こうふんきじょ，こうふんmechanism
兴奋剂（药） 興奮薬（剤） こうふんやく（ざい）
兴奋扩散 興奮拡延 こうふんかくえん
兴奋期 興奮期 こうふんき
兴奋神经 興奮神経 こうふんしんけい
兴奋时间 興奮時間 こうふんじかん
兴奋-收缩偶联 興奮収縮連結 こうふんしゅうしゅくれんけつ
兴奋-收缩脱偶联 興奮収縮脱連結 こうふんしゅうしゅくだつれんけつ
兴奋物质 興奮物質 こうふんぶっしつ
兴奋型 興奮型 こうふんがた
兴奋性 興奮性 こうふんせい
兴奋性氨基酸 興奮アミノ酸 こうふんaminoさん
兴奋性递质 興奮性伝達物質 こうふんせいでんたつぶっしつ
兴奋性交感素 興奮性シンパチン こうふんせいsympathin
兴奋性接点电位 興奮性接合部電位 こうふんせいせつごうぶでんい
兴奋性膜 興奮性膜 こうふんせいまく
兴奋性神经元 興奮性ニューロン こうふんせいneuron
兴奋性突触 興奮性シナプス こうふんせいsynapse
兴奋性突触后电位 興奮性シナプス後電位 こうふんせいsynapsこうでんい
兴奋性休克 急激反応ショック きゅうげきはんのうshock
兴奋性组织 興奮性組織 こうふんせいそしき
兴奋增盛 過敏性 かびんせい
兴奋状态 興奮状態 こうふんじょうたい
兴奋阈 興奮域 こうふんいき
兴奋运动区 運動促進野 うんどうそくしんや
兴奋运动中枢 運動促進中枢 うんどうそくしんちゅうすう
兴奋灶 興奮病巣 こうふんびょうそう
兴奋状态 興奮状態 こうふんじょうたい
兴奋作用 興奮作用 こうふんさよう
星点 アステリオン asterion
星点间 アステリオン間 asterionかん
星芒状皱襞 星状ひだ せいじょうひだ

星球菌属 アステロコッカス属，球杆菌 Asterococcusぞく，きゅうかんきん
星球腔 星状腔 せいじょうこう
星球生物学 宇宙生物学 うちゅうせいぶつがく
星散薄壁组织 散在性柔組織 さんざいせいじゅうそしき
星散聚合薄壁组织 散在性集合柔組織 さんざいせいしゅうごうじゅうそしき
星散束 散乱束 さんらんそく
星射线 星状線 せいじょうせん
星丝 星状繊維 せいじょうせんい
星体 星〔芒〕状体 せい〔ぼう〕じょうたい
星网层 星状網 せいじょうもう
星形骨折 星状骨折 せいじょうこっせつ
星形静脉 星状静脈 せいじょうじょうみゃく
星形母细胞 〔神経膠〕星状芽細胞 〔しんけいこう〕せいじょうがさいぼう
星形母细胞瘤 〔神経膠〕星状芽細胞腫 〔しんけいこう〕せいじょうがさいぼうしゅ
星形奴卡氏菌 星状ノカルジア せいじょうnocardia
星形〔神经胶质〕细胞 〔神経膠〕星状細胞，大膠細胞，大グリア細胞 〔しんけいこう〕せいじょうさいぼう，だいこうさいぼう，だいgliaさいぼう
星形（状）神经节 星状神経節 せいじょうしんけいせつ
星形（状）神经节切除术 星状神経節切除術 せいじょうしんけいせつせつじょじゅつ
星形（状）细胞 星細胞，クッフェル細胞 せいさいぼう，Kupfferさいぼう
星形（状）细胞瘤 星状細胞腫，クッフェル細胞腫 せいじょうさいぼうしゅ，Kupfferさいぼうしゅ
星形细胞增生 星状細胞増加〔症〕 せいじょうさいぼうぞうか〔しょう〕
星穴 星状点 せいじょうてん
星鱼甾醇 アステリアステロール asteriasterol
星状空泡细胞 星形空胞細胞 せいけいくうほうさいぼう
星状毛 星状毛 せいじょうもう
星状神经节封闭 星状神経節ブロック せいじょうしんけいせつblock
星状视网膜炎 星〔芒〕状網膜炎 せい〔ぼう〕じょうもうまくえん
星状细胞增多 星状細胞増加〔症〕 せいじょうさいぼうぞうか〔しょう〕
星状小静脉 星状細静脈 せいじょうさいじょうみゃく
星状（形）玻璃体炎 星状硝子体炎 せいじょうガラスたいえん
星状性玻璃体病变 星芒状硝子体症 せいぼうじょうガラスたいしょう
星状中柱 放射中心柱 ほうしゃちゅうしんちゅう
星状组织 星状組織 せいじょうそしき
猩红 スカーレット レッド scarlet red
猩红〔青霉〕菌素 フェニシン phenicin
猩红染剂 スカーレットR染料 scarlet Rせんりょう
猩红热 猩紅熱 しょうこうねつ
猩红热毒素 猩紅熱毒素 しょうこうねつどくそ
猩红热毒血症 猩紅熱毒血症 しょうこうねつどくけっしょう
猩红热菌苗 猩紅熱ワクチン しょうこうねつvaccine
猩红热抗毒素 猩紅熱抗毒素 しょうこうねつこうどくそ
猩红热抗血清 抗猩紅熱血清 こうしょうこうねつけっせ

い

猩红热链球菌　猩紅熱連鎖球菌　しょうこうねつれんさきゅうきん

猩红热链球菌毒素　猩紅熱連鎖球菌毒素　しょうこうねつれんさきゅうきんどくそ

猩红热链球菌抗毒素　猩紅熱連鎖球菌抗毒素　しょうこうねつれんさきゅうきんこうどくそ

猩红热皮肤反应　デイック反応　Dickはんのう

猩红热肾炎　猩紅熱腎炎　しょうこうねつじんえん

猩红热心肌炎　猩紅熱心筋炎　しょうこうねつしんきんえん

猩红热性关节炎　猩紅熱性関節炎　しょうこうねつせいかんせつえん

猩红热性滑膜炎　猩紅熱性滑膜炎　しょうこうねつせいかつまくえん

猩红热〔性〕咽峡炎　アンギナ性猩紅熱　anginaせいしょうこうねつ

猩红热血清　猩紅熱血清　しょうこうねつけっせい

猩红热样红斑　猩紅熱様紅斑　しょうこうねつようこうはん

猩红热样皮疹　猩紅熱様皮疹　しょうこうねつようひしん

猩红热样蔷薇疹　猩紅熱様バラ疹　しょうこうねつようバラしん

猩红热疹　猩紅熱皮疹　しょうこうねつひしん

猩猩　猩猩　ショウジョウ

猩猩鼻炎因子　チンパンジーはなかぜ因子　chimpanzeeはなかぜいんし

猩猩科　猩猩科　ショウジョウか

xíng　刑行形型

刑事人类学　犯罪人類学　はんざいじんるいがく

行波管　進行波管　しんこうはかん

行波学说　進行波説　しんこうはせつ

行动　行動　こうどう

行动不能　運動不能〔症〕,無動状態　うんどうふのう〔しょう〕,むどうじょうたい

行动癖　病的起行性傾向　びょうてききこうせいけいこう

行动失调　随意運動不能　ずいいうんどうふのう

行经　月経　げっけい

行经过早　早発月経　そうはつげっけい

行经期　月経期　けっけいき

行经前期　月経前期　げっけいぜんき

行军骨折　疲労骨折,行軍骨折　ひろうこっせつ,こうぐんこっせつ

行军瘤　行軍腫瘍　こうぐんしゅよう

行军卫生　行軍衛生　こうぐんえいせい

行军足　行軍足　こうぐんそく

行态预期学说　行動予期説　こうどうよきせつ

行为　行為　こうい

行为病理学　行為病理学　こういびょうりがく

行为毒理学　行動毒物学　こうどうどくぶつがく

行为乖僻　行為乖離　こういかいり

行为科学　行動科学　こうどうかがく

行为疗法　行動療法　こうどうりょうほう

行为失常　行動不調　こうどうふちょう

行为塑造　行為成形　こういせいけい

行为调节　行動調節　こうどうちょうせつ

行为医学　行動医学　こうどういがく

行为遗传学　行動遺伝学　こうどういでんがく

行为异常　行為異常　こういいじょう

行为障碍　行為障害　こういしょうがい

行为治疗　行動治療　こうどうちりょう

行星式拌和机　遊星形撹拌機　ゆうせいがたかくはんき

行星式电子　遊星形電子　ゆうせいがたでんし

行凶者　凶行者　きょうこうしゃ

行医　診療,開業　しんりょう,かいぎょう

行医者　開業医　かいぎょうい

行走　歩行　ほこう

形板测验　型板テスト　けいばんtest

L形棒　L型バール　Lがたbar

形变　変形　へんけい

形成　形成　けいせい

形成层　形成層　けいせいそう

形成层原　初期形成層　しょきけいせいそう

形成层原始细胞　初期形成層細胞　しょきけいせいそうさいぼう

形成痘疱单位　痘瘡形成単位　とうそうけいせいたんい

形成颗粒　顆粒形成　かりゅうけいせい

形成空泡　空胞形成　くうほうけいせい

形成溃疡　潰瘍形成　かいようけいせい

形成面　形成面　けいせいめん

形成气泡　気泡形成　きほうけいせい

形成热　形成熱　けいせいねつ

形成血栓　血栓形成　けっせんけいせい

形成原纤维　原繊維形成　げんせんいけいせい

V形钉　V形釘　Vけいてい

U形骨钉　U状骨釘　Uじょうこつてい

T形管　T形管　Tけいかん

U形管　U形管　Uけいかん

T形管胆道造影　T形管胆管造影　Tけいかんたんかんぞうえい

T形管胆囊造影术　T形管胆囊造影法　Tけいかんたんのうぞうえいほう

U形〔管〕压力计　U形管圧力計　Uけいかんあつりょくけい

T形管引流术　T形管排液法　Tけいかんはいえきほう

T形夹　T形スプリント　Tけいsplint

形式电荷　形式電荷　けいしきでんか

形式思维　形式思考　けいしきしこう

形态　形態　けいたい

形态变化　形態変化　けいたいへんか

形态测定法　体型測定法　たいけいそくていほう

形态发生　形態発生　けいたいはっせい

形态发育　形態発育　けいたいはついく

形态分化　形態分化　けいたいぶんか

形态观察　形態観察　けいたいかんさつ

形态结构　形態構成　けいたいこうせい

形态生理学　形態生理学　けいたいせいりがく

形态物理学　形態物理学　けいたいぶつりがく

形态相关　形態相関　けいたいそうかん

形态形成　形態形成　けいたいけいせい

形态学　形態学　けいたいがく

形态学分类　形態学的分類　けいたいがくてきぶんるい

形态学检查　形態学検査〔法〕　けいたいがくけんさ〔ほう〕

形态学上的　形態学的　けいたいがくてき

形态异常　奇形　きけい

形态诊断　形態学的診断　けいたいがくてきしんだん

形态正常　形態正常　けいたいせいじょう
O 形腿　弓形脚，内反膝　きゅうけいきゃく，ないはんしつ
X 形(型)腿　X 脚　X きゃく
W 形整形术　W 型形成術　W かたけいせいじゅつ
Z 形整形术　Z 型形成術　Z かたけいせいじゅつ
形状　形状　けいじょう
H 形　H 型　H かた
O 型　O 型　O かた
型变异　型変異　かたへんい
A 型超声诊断仪　A 型超音波診断装置　A かたちょうおんぱしんだんそうち
B 型超声诊断仪　B 型超音波診断装置　B かたちょうおんぱしんだんそうち
C 型超声诊断仪　C 型超音波診断装置　C かたちょうおんぱしんだんそうち
I 型肺胞细胞　I 型肺胞細胞　I かたはいほうさいぼう
乙型肝炎病毒　B 型肝炎ウイルス　B かたかんえん virus
I 型高脂蛋白血症　I 型高リポ蛋白症，高カイロミクロン血症　I かたこう lipo たんぱくけっしょう，こう chylomicron けっしょう
II 型高脂蛋白血症　II 型高リポ蛋白血症　II かたこう lipo たんぱくけっしょう
III 型高脂蛋白血症　III 型高リポ蛋白血症　III かたこう lipo たんぱくけっしょう
IV 型高脂蛋白血症　IV 型高リポ蛋白血症　IV かたこう lipo たんぱくけっしょう
L 型和 IV 型混和型高脂蛋白血症　I 型と IV 型混合型高リポ蛋白血症　I かたと IV がたこんごうがたこう lipo たんぱくけっしょう
A 型核包涵体病毒　A 型核封入体ウイルス　A かたかくふうにゅうたい virus
型盒　フラスコ　flask
型盒压机　フラスコ圧榨機　flask あっさくき
T 型节育环　T 型避妊環　T かたひにんかん
V 型节育环　V 型避妊環　V かたひにんかん
A 型精原细胞　A 型精母細胞　A かたせいぼさいぼう
B 型精原细胞　B 型精母細胞　B かたせいぼさいぼう
X 型精子　X 型精子　X かたせいし
Y 型精子　Y 型精子　Y かたせいし
L 型菌落　L 型コロニー，L 型細菌集落　L かた colony，L がたさいきんしゅうらく
R 型抗体　R 型抗体　R かたこうたい
α 型颗粒　α-型顆粒　α- かたかりゅう
β 型颗粒　β-型顆粒　β- かたかりゅう
γ 型颗粒　γ-型顆粒　γ- かたかりゅう
I 型卵胞　I 型卵胞　I かたらんぽう
II 型卵泡　II 型卵胞　II かたらんぽう
III 型卵泡　III 型卵胞　III かたらんぽう
IV 型卵泡　IV 型卵胞　IV かたらんぽう
V 型卵泡　V 型卵胞　V かたらんぽう
VI 型卵泡　VI 型卵胞　VI かたらんぽう
α 型霉菌　α-糸状菌　α-しじょうきん
β 型霉菌　β-糸状菌　β-しじょうきん
γ 型霉菌　γ-糸状菌　γ-しじょうきん
β 型拟肾上腺素药物　β 型アドレナリン作動性薬　β かた adrenaline さどうせいやく
U 型尿蛋白计　ホリスマスコープ　horismascope
S 型曲线　S 型曲線　S かたきょくせん

C 型肉毒梭状芽胞杆菌　C 型ボツリヌス菌　C かた botulinus きん
V 型伤寒杆菌噬菌体　V 型チフス杆菌〔バクテリオ〕ファージ　V かた typhus かんきん〔bacterio〕phage
A 型示波法　A 型オシログラフィ　A かた oscillography
M 型受体　M 型受容体　M かたじゅようたい
N 型受体　N 型受容体　N かたじゅようたい
型式　パターン　pattern
型特殊性　型特殊性，型特異性　かたとくしゅせい，かたとくいせい
型特异性抗血清　型特異性抗血清　かたとくいせいこうけっせい
型特异性抗原　型特異性抗体　かたとくいせいこうたい
C 型突变噬菌斑　C 型〔突然〕変異〔バクテリオ〕ファージ斑　C かた〔とつぜん〕へんい〔bacterio〕phage はん
II 型细胞　II 型細胞　II かたさいぼう
L 型细胞　L 型細胞　L かたさいぼう
A 型纤维　A 型線維　A かたせんい
B 型纤维　B 型線維　B かたせんい
C 型纤维　C 型線維　C かたせんい
S 型血色素　S 型血色素　S かたけっしきそ
ABO 型血型不合　ABO 型不適合　ABO かたふてきごう
A 型预激综合征　A 型異常早期興奮症候群　A かたいじょうそうきこうふんしょうこうぐん
B 型预激综合征　B 型異常早期興奮症候群　B かたいじょうそうきこうふんしょうこうぐん
A 型诊断法　A 型診断法　A かたしんだんほう
W 型整形术　W 型形成術　W かたけいせいじゅつ
Z 型整形术　Z 型形成術　Z かたけいせいじゅつ
型转换物质　型転換物質　かたてんかんぶっしつ

xǐng　醒

醒梦状态　夢幻状態　むげんじょうたい
醒时脉搏　覚醒脈拍　かくせいみゃくはく
醒态　覚醒状態　かくせいじょうたい
醒性梦行症　覚醒遊行症　かくせいゆうこうしょう
醒状昏迷　不眠昏睡　ふみんこんすい

xìng　杏性幸姓

杏黄罂粟碱　アルメパビン　armepavine
杏仁核　扁桃核　へんとうかく
杏仁核复合体　扁桃核複合体　へんとうかくふくごうたい
杏仁腈　マンデルニトリル　mandelonitrile
杏仁酸　マンデル酸　mandel さん
杏仁酸乌洛托品　マンデラミン　mandelamine
杏仁体　扁桃体　へんとうたい
杏仁体前区　扁桃体前区　へんとうたいぜんく
杏仁体支　扁桃体枝〔動脈〕　へんとうたいし〔どうみゃく〕
杏仁油　杏仁油　きょうにんゆ
杏形　扁桃形　へんとうけい
性　性　せい
性爱小儿　小児愛　しょうにあい
性本能　性本能　せいほんのう
性变态　性〔的〕倒錯〔症〕　せい〔てき〕とうさく〔しょう〕
性别　性別　せいべつ
性别比率　性比　せいひ
性别鉴定　性別鑑定　せいべつかんてい
性〔别〕决定　性別決定　せいべつけってい
性别控制　性別制御　せいべつせいぎょ
性别遗传型　性別遺伝子型　せいべついでんしかた

性别异常　性別異常　せいべついじょう

性病　性病　せいびょう

性病防治所　性病予防治療所　せいびょうよぼうちりょうしょ

性病恐怖　性病恐怖〔症〕　せいびょうきょうふ〔しょう〕

性病淋巴肉芽肿衣原体　性病性リンパ肉芽腫クラミジア　せいびょうせいlymphにくがしゅchlamydia

性病湿疣　尖圭コンジローム　せんけいcondyloma

性病史　性病史　せいびょうし

性病态人格　性的精神病質　せいてきせいしんびょうしつ

性病性腹沟淋巴结炎　性病性横痃（横根）　せいびょうせいおうげん（よこね）

性病〔性〕淋巴肉芽肿　性病性リンパ肉芽腫　せいびょうせいlymphにくがしゅ

性病〔性〕肉芽肿　性病性肉芽腫　せいびょうせいにくがしゅ

性病性阴道炎　性病性膣炎　せいびょうせいちつえん

性病学　性病学　せいびょうがく

性病学家　性病学者　せいびょうがくしゃ

性病研究室试验　ガラス板法梅毒血清反応　glassばんほうばいどくけっせいはんのう

性病医院　性病病院　せいびょうびょういん

性成熟　性成熟　せいせいじゅく

性成熟期　性成熟期　せいせいじゅくき

性冲动　性インパルス　せいimpulse

〔性〕臭腺　性臭気腺　せいしゅうきせん

性痤疮样糠疹　性座瘡様粃糠疹　せいざそうようひこうしん

性发育　性発育　せいはついく

性犯罪　性犯罪　せいはんざい

性分化　性分化　せいぶんか

性分化异常　性分化異常　せいぶんかいじょう

性感过敏　性過敏　せいかびん

性感缺失　冷感症,不感症　れいかんしょう,ふかんしょう

性感正常　性交正常　せいこうせいじょう

性格　性格　せいかく

性功能障碍　性機能障害　せいきのうしょうがい

性幻觉　性幻覚　せいげんかく

性机能　性機能　せいきのう

性机能成熟　性機能成熟　せいきのうせいじゅく

性机能存在性矮小　性機能正常性小人〔症〕　せいきのうせいじょうせいこびと〔しょう〕

性机能发育过早　性的早熟　せいてきそうじゅく

性机能缺乏性矮小　性機能異常性小人〔症〕　せいきのういじょうせいこびと〔しょう〕

性机能延迟发育综合征　ターナー症候群　Turnerしょうこうぐん

性激素　性ホルモン　せいhormone

性激素结合球蛋白　性ホルモン結合グロブリン　せいhormoneけつごうglobulin

性激素疗法　性腺ホルモン療法　せいせんhormoneりょうほう

性激素紊乱　性ホルモン障害　せいhormoneしょうがい

性激素治疗　性ホルモン治療　せいhormoneちりょう

性激素中毒　性ホルモン中毒　せいhormoneちゅうどく

性交　性交　せいこう

性交不能〔症〕　性交不能〔症〕　せいこうふのう〔しょう〕

性交后出血　性交後出血　せいこうごしゅっけつ

性交后试验　性交後試験,ヒューナー試験　せいこうごしけん,Huhnerしけん

性交困难(疼痛)　性交疼痛〔症〕　せいこうとうつう〔しょう〕

性交能力　性交能力　せいこうのうりょく

性教育　性教育　せいきょういく

性连锁　伴性　はんせい

性连锁显性遗传　伴性優性遺伝　はんせいゆうせいいでん

性连锁遗传　伴性遺伝　はんせいいでん

性连锁隐性遗传　伴性劣性遺伝　はんせいれっせいいでん

性联低丙种球蛋白血症　伴性低ガンマグロブリン血症　はんせいていgamma globulinけっしょう

性联无丙种球蛋白血症　伴性無ガンマグロブリン血症　はんせいむ gammaglobulinけっしょう

性能　性能　せいのう

性器官　性器官　せいきかん

性嵌合　性モザイクス　せいmosaics

性染色体　性染色体　せいせんしょくたい

性染色体嵌合型综合征　性染色体モザイクス症候群　せいせんしょくたいmosaicsしょうこうぐん

性染色体形态异常　性染色体形態異常　せいせんしょくたいけいたいいじょう

性染色体异常疾病　性染色体異常性疾患　せいせんしょくたいいじょうせいしっかん

性染色质　性染色質,性クロマチン　せいせんしょくしつ,せいchromatin

性神经官能症　性神経症　せいしんけいしょう

性生活　性生活　せいせいかつ

性卫生　性衛生　せいえいせい

性细胞　性細胞　せいさいぼう

性限常染色体显性遗传　限性常染色体後性遺伝　げんせいじょうせんしょくたいゆうせいいでん

性限遗传　限性遺伝　げんせいいでん

性腺　性腺,生殖腺　せいせん,せいしょくせん

性腺刺激素　性腺刺激ホルモン　せいせんしげきhormone

性腺发生　生殖腺発生　せいしょくせんはっせい

性腺发育不良(不全)　性腺発育不全　せいせんはついくふぜん

性腺发育障碍　性腺発育障害　せいせんはついくしょうがい

性腺功能减退　性〔腺〕機能減退〔症〕　せい〔せん〕きのうげんたい〔しょう〕

性腺机能减退性肥胖　性〔腺〕機能減退性肥満〔症〕　せい〔せん〕きのうげんたいせいひまん〔しょう〕

性腺机能亢进　性〔腺〕機能亢進〔症〕　せい〔せん〕きのうこうしん〔しょう〕

性腺机能丧失(停止)　性腺機能閉止　せいせんきのうへいし

性腺基质细胞瘤　性腺基質細胞腫瘍　せいせんきしつさいぼうしゅよう

性腺剂疗法　性腺ホルモン療法　せいせんhormoneりょうほう

性腺间质瘤　性腺間質腫瘍　せいせんかんしつしゅよう

性腺间质细胞刺激素　性腺間質細胞刺激ホルモン　せいせんかんしつさいぼうしげきhormone

性腺间质性肿瘤　性腺間質性腫瘍　せいせんかんしつせいしゅよう

性腺母(胚)细胞瘤　性腺芽細胞腫　せいせんがさいぼう

しゅ

性腺生成障碍　性腺発育障害　せいせんはついくしょうがい

性行为　性行為　せいこうい

性行为改变　性行為変化　せいこういへんか

性行为亢进　性行為亢進　せいこういこうしん

性选择　雌雄淘汰　しゆうとうた

性学　性学　せいがく

性异常　性異常　せいいじょう

性因子　性因子　せいいんし

性欲　性欲　せいよく

性欲变态(倒错)　性的倒錯〔症〕　せいてきとうさく〔しょう〕

性欲错乱症　性欲異常症　せいよくいじょうしょう

性欲倒错者　性欲倒錯者　せいよくとうさくしゃ

性欲发动　発情　はつじょう

性欲发生　性欲発生　せいよくはっせい

性欲高潮　オルガスム　orgasm

性欲过度　色情狂　しきじょうきょう

性欲激动　オルガスモレプシー　orgasmolepsy

性欲减退　性欲減退　せいよくげんたい

性欲亢进　性欲亢進　せいよくこうしん

性欲缺乏　無性欲　むせいよく

性欲性精神变态　性的精神病質　せいてきせいしんびょうしつ

性〔欲性〕神经机能病　性欲性神経症　せいよくせいしんけいしょう

性欲异常　性欲倒錯　せいよくとうさく

性欲增盛　性欲亢進　せいよくこうしん

性欲障碍　性欲障害　せいよくしょうがい

性原细胞　胚細胞　はいさいぼう

性原细胞瘤　胚細胞腫　はいさいぼうしゅ

性早熟〔症〕　性早熟〔症〕　せいそうじゅく〔しょう〕

性征　性徴　せいちょう

性征变更　性徴変化　せいちょうへんか

性质　性質　せいしつ

性周期　性周期　せいしゅうき

性转换欲　性転換症　せいてんかんしょう

性状　性状　せいじょう

性状鉴定　肉眼識別　にくがんしきべつ

幸存者　残存者　ざんぞんしゃ

幸存者综合征　残存者症候群　ざんぞんしゃしょうこうぐん

姓氏　姓氏　せいし

XIONG　凶胸雄熊

xiōng　凶胸

凶器　凶器　きょうき

凶器打击面　凶器打撃面　きょうきだげきめん

凶器认定　凶器識別　きょうきしきべつ

凶器推断　凶器推定　きょうきすいてい

凶手　凶手　きょうしゅ

凶险型疟疾　悪性マラリア　あくせいmalaria

胸　胸　きょう,むね

胸板　胸骨　きょうこつ

胸半棘肌　胸半棘筋　きょうはんきょくきん

胸背动脉　胸背動脈　きょうはいどうみゃく

胸背肌肉训练器　胸背筋肉訓練装置　きょうはいきんにく

くんれんそうち

胸背神经　胸背神経　きょうはいしんけい

胸背疼痛　胸背疼痛　きょうはいとうつう

胸壁　胸壁　きょうへき

胸壁创口感染　胸壁創傷感染　きょうへきそうしょうかんせん

胸壁窦道　胸壁フィステル　きょうへきFistel

胸壁恶性肿瘤　胸壁悪性腫瘍　きょうへきあくせいしゅよう

胸壁放线菌病　胸壁放線菌症　きょうへきほうせんきんしょう

胸壁蜂窝织炎　胸壁蜂巣炎　きょうへきほうそうえん

胸壁骨瘤　胸壁骨腫　きょうへきこつしゅ

胸壁骨肉瘤　胸壁骨肉腫　きょうへきこつにくしゅ

胸壁寒性脓肿　胸壁寒性膿瘍　きょうへきかんせいのうよう

胸壁疾病　胸壁疾患　きょうへきしっかん

胸壁结核　胸壁結核　きょうへきけっかく

胸壁结核病灶清除术　胸壁結核病巣切除術　きょうへきけっかくびょうそうせつじょじゅつ

胸壁结核窦道根治清除术　胸壁結核洞根治切除術　きょうへきけっかくどうこんじせつじょじゅつ

胸壁巨细胞瘤　胸壁巨細胞腫瘍　きょうへききょさいぼうしゅよう

胸壁良性肿瘤　胸壁良性腫瘍　きょうへきりょうせいしゅよう

胸壁瘘　胸壁フィステル　きょうへきFistel

胸壁瘘管切除术　胸壁瘻孔切除術　きょうへきろうこうせつじょじゅつ

胸壁梅毒瘤　胸壁梅毒腫　きょうへきばいどくしゅ

胸壁囊肿　胸壁囊胞　きょうへきのうほう

胸壁内皮细胞性骨髓瘤　胸壁ユーイング腫瘍　きょうへきEwingしゅよう

胸壁脓肿　胸壁膿瘍　きょうへきのうよう

胸壁皮脂囊肿　胸壁皮脂状囊胞　きょうへきひしじょうのうほう

胸壁肉芽创面　胸壁肉芽創面　きょうへきにくがそうめん

胸壁软骨瘤　胸壁軟骨腫　きょうへきなんこつしゅ

胸壁软骨肉瘤　胸壁軟骨肉腫　きょうへきなんこつにくしゅ

胸壁软化　胸壁軟化〔症〕　きょうへきなんか〔しょう〕

胸壁软组织创伤　胸壁軟組織創傷　きょうへきなんそしきそうしょう

胸壁软组织缺损　胸壁軟組織欠損　きょうへきなんそしきけっそん

胸壁神经瘤　胸壁神経腫　きょうへきしんけいしゅ

胸壁神经痛　胸壁神経痛　きょうへきしんけいつう

胸壁先天畸形　胸壁先天性奇形　きょうへきせんてんせいきけい

胸壁纤维肉瘤　胸壁繊維肉腫　きょうへきせんいにくしゅ

胸壁血管瘤　胸壁血管腫　きょうへきけっかんしゅ

胸壁异物　胸壁異物　きょうへきいぶつ

胸壁尤文氏瘤　胸壁ユーイング腫瘍　きょうへきEwingしゅよう

胸壁战伤　胸壁戦傷　きょうへきせんしょう

胸壁真菌感染　胸壁真菌感染　きょうへきしんきんかんせん

胸壁脂肪瘤　胸壁脂肪腫　きょうへきしぼうしゅ

胸壁肿瘤　胸壁腫瘍　きょうへきしゅよう

胸壁转移性肿瘤　胸壁転移腫瘍　きょうへきてんいしゅよう

胸部　胸部　きょうぶ

胸部 X 光摄影装置　胸部 X 線写真装置　きょうぶXせんしゃしんそうち

胸部肌　胸部筋肉　きょうぶきんにく

胸部疾病　胸部疾病　きょうぶしっぺい

胸部联胎　胸結合体　きょうけつごうたい

胸部牵开器　胸部牽引子　きょうぶけんいんし

胸部摄影(拍片)架　胸部写真スタンド　きょうぶしゃしん stand

胸部摄影用暗盒架　胸部写真カセット ホルダー　きょうぶしゃしんcassette holder

胸部透视　胸部〔X 線〕透視〔検査〕　きょうぶ〔Xせん〕とうし〔けんさ〕

胸部 X 线学　胸部放射線学　きょうぶほうしゃせんがく

胸部隐性脊柱裂　胸部潜在性二分脊椎　きょうぶせんざいせいにぶんせきつい

胸部远距离 X 线〔照〕片　胸部遠距離撮影 X 線図　きょうぶえんきょりさつえいXせんず

胸部整形器械包　胸成術器具セット　きょうせいじゅつきぐ set

胸部整形手术刀　胸成術刀　きょうせいじゅつとう

胸部整形术　胸郭形成術　きょうかくけいせいじゅつ

胸侧联胎　胸部結合体　きょうぶけつごうたい

胸长神经　長胸神経　ちょうきょうしんけい

胸长神经麻痹　長胸神経麻痺　ちょうきょうしんけいまひ

胸出口综合征　胸出口症候群　きょうしゅっこうしょうこうぐん

胸串珠　くる病じゅず　くるびょうじゅず

胸大肌　大胸筋　だいきょうきん

胸大肌断裂　大胸筋断裂　だいきょうきんだんれつ

胸大肌腹部　大胸筋腹部　だいきょうきんふくぶ

胸大肌锁骨部　大胸筋鎖骨部　だいきょうきんさこつぶ

〔胸大肌〕胸肋部　〔大胸筋〕胸肋部　〔だいきょうきん〕きょうろくぶ

胸大肌转移术　大胸筋転移術　だいきょうきんてんいじゅつ

胸导管　胸管　きょうかん

胸导管插管术　胸管カテーテル法　きょうかんcatheterほう

胸导管弓　胸管弓　きょうかんきゅう

胸导管结扎术　胸管結紮術　きょうかんけっさつじゅつ

胸导管扩张　胸管拡張　きょうかんかくちょう

胸导管淋巴　胸管リンパ　きょうかんlymph

胸导管瘘　胸管フィステル,胸管瘻〔孔〕　きょうかんFistel,きょうかんろう〔こう〕

胸导联　胸部誘導,胸部導出　きょうぶゆうどう,きょうぶどうしゅつ

胸电极　胸電極　きょうでんきょく

胸动描记器　呼吸運動記録(描画)器　こきゅううんどうきろく(びょうが)き

胸放线菌病　胸放線菌症　きょうほうせんきんしょう

胸肺成形术　胸肺形成術　きょうはいけいせいじゅつ

胸肺描记器　胸郭呼吸運動描写器　きょうかくこきゅううんどうびょうしゃき

胸腹壁静脉　胸腹壁静脈　きょうふくへきじょうみゃく

胸腹壁血栓性脉管炎　モンドル病　Mondorびょう

胸腹〔联合〕切口　胸腹切開　きょうふくせっかい

胸腹联合伤　胸腹損傷　きょうふくそんしょう

胸腹联合透视　胸腹〔X 線〕透視〔検査〕　きょうふく〔Xせん〕とうし〔けんさ〕

胸腹联合战伤　胸腹連合戦傷　きょうふくれんごうせんしょう

胸腹联胎　胸腹結合重複奇形　きょうふくけつごうじゅうふくきけい

胸腹裂〔畸形〕　胸腹壁破裂症　きょうふくへきはれつしょう

胸腹裂孔　胸腹裂孔　きょうふくれっこう

胸腹裂孔疝　胸腹裂孔ヘルニア　きょうふくれっこうhernia

胸腹裂孔疝修补术　胸腹裂孔ヘルニア修復術　きょうふくれっこうherniaしゅうふくじゅつ

胸腹瘘　胸郭腹部瘻　きょうかくふくぶろう

胸腹膜　胸腹膜　きょうふくまく

胸腹〔膜〕腔　胸腹腔　きょうふくこう

胸腹切开术　胸腹切開術　きょうふくせっかいじゅつ

胸腹水粘蛋白定性试验　リバルタ試験〔反応〕　Rivaltaしけん〔はんのう〕

胸苷　チミジン　thymidine

胸苷二磷酸　チミジン二リン酸　thymidineにリンさん

胸苷三磷酸　チミジン三リン酸　thymidineさんリンさん

胸苷酸　チミジル酸　thymidylさん

胸苷酸合成酶　チミジル酸シンテターゼ　thymidylさんsynthetase

胸苷一磷酸　チミジン一リン酸　thymidineいちリンさん

胸骨　胸骨　きょうこつ

胸骨凹陷畸形　漏斗胸　ろうときょう

胸骨柄　胸骨柄　きょうこつへい

胸骨不融合　胸骨裂　きょうこつれつ

胸骨部　胸骨部　きょうこつぶ

胸骨成形术用咬骨钳　胸郭形成術用骨鉗子　きょうかくけいせいじゅつようこつかんし

胸骨穿刺术　胸骨穿刺術　きょうこつせんしじゅつ

胸骨穿刺针　胸骨穿刺針　きょうこつせんししん

胸骨端　胸骨端　きょうこつたん

胸骨缝合用锥　胸骨縫合用錐　きょうこつほうごうようきり

胸骨骨折　胸骨骨折　きょうこつこっせつ

胸骨关节面　胸骨関節面　きょうこつかんせつめん

胸骨后非毒性甲状腺肿　胸骨後〔方〕非毒性甲状腺腫　きょうこつこう〔ほう〕ひどくせいこうじょうせんしゅ

胸骨后甲状腺　胸骨後〔方〕甲状腺　きょうこつこう〔ほう〕こうじょうせん

胸骨后甲状腺切除术　胸骨後〔方〕甲状腺切除術　きょうこつこう〔ほう〕こうじょうせんせつじょじゅつ

胸骨后甲状腺肿　胸骨後〔方〕甲状腺腫　きょうこつこう〔ほう〕こうじょうせんしゅ

胸骨后〔疼〕痛　胸骨後〔方〕疼痛　きょうこつこう〔ほう〕とうつう

胸骨肌　胸骨筋　きょうこつきん

胸骨甲状肌　胸骨甲状筋　きょうこつこうじょうきん

胸骨剪　胸骨鋏　きょうこつばさみ

胸骨角　胸骨角　きょうこつかく

胸骨结合　胸骨結合　きょうこつけつごう

胸骨结核　胸骨結核〔症〕　きょうこつけっかく〔しょう〕

胸骨肋骨切迹　胸骨肋骨圧痕　きょうこつろっこつあっこん

胸骨联胎　胸骨結合体　きょうこつけつごうたい

胸骨裂〔畸形〕　胸骨裂〔奇形〕　きょうこつれつ〔きけい〕

胸骨膜　胸骨膜　きょうこつまく

胸骨内　胸骨内　きょうこつない

胸骨旁　胸骨旁　きょうこつぼう

胸骨旁搏动　胸骨旁拍動　きょうこつぼうはくどう

胸骨旁裂孔疝　胸骨旁裂孔ヘルニア　きょうこつぼうれっこうhernia

胸骨〔旁〕淋巴结　胸骨旁リンパ節　きょうこつぼうlymphせつ

胸骨旁线　旁胸骨線　ぼうきょうこつせん

胸骨平面　胸骨平面　きょうこつへいめん

胸骨牵开器　胸骨レトラクタ,胸骨牽引子　きょうこつretractor,きょうこつけんいんし

胸骨牵引术　胸骨牽引術　きょうこつけんいんじゅつ

胸骨切开术　胸骨切開術　きょうこつせっかいじゅつ

胸骨乳突性呼吸　胸骨乳突性呼吸　きょうこつにゅうとつせいこきゅう

胸骨软骨联合　胸骨軟骨結合　きょうこつなんこつけつごう

胸骨上骨　胸上骨　きょうじょうこつ

胸骨上窝　胸骨上窩　きょうこつじょうか

胸骨舌骨肌　胸骨舌骨筋　きょうこつぜっこつきん

胸骨体　胸骨体　きょうこつたい

胸骨痛　胸骨痛　きょうこつつう

胸骨凸出畸形　ハト胸　ハトきょう

胸骨下角　胸骨下角　きょうこつかかく

胸骨下痛　胸骨下痛　きょうこつかつう

胸骨线　胸骨線　きょうこつせん

胸骨心包韧带　胸骨心膜靭帯　きょうこつしんまくじんたい

胸骨右缘　胸骨右側縁　きょうこつうそくえん

胸骨凿　胸骨チゼル　きょうこつchisel

胸骨正中开胸术　胸骨正中胸腔切開術　きょうこつせいちゅうきょうこうせっかいじゅつ

胸骨正中切口　胸骨正中切開　きょうこつせいちゅうせっかい

胸骨支　胸骨枝　きょうこつし

胸骨中线　胸骨中線　きょうこつちゅうせん

胸骨左缘　胸骨左側縁　きょうこつさそくえん

胸固有肌　胸固有筋　きょうこゆうきん

胸核　胸髄核　きょうずいかく

胸横肌　胸横筋　きょうおうきん

胸横突间肌　胸横突間筋　きょうおうとつかんきん

胸厚测量计　胸厚さカリパス　むねあつさcalipers

胸廻旋肌　胸回旋筋　きょうかいせんきん

胸肌筋膜　胸筋筋膜　きょうきんきんまく

胸肌静脉　胸筋静脈　きょうきんじょうみゃく

胸肌淋巴结　胸筋リンパ節　きょうきんlymphせつ

胸肌麻痹　胸筋麻痺　きょうきんまひ

胸肌区　胸筋部　きょうきんぶ

胸肌下　胸筋下　きょうきんか

胸肌下脓肿　胸筋下膿瘍　きょうきんかのうよう

胸肌支　胸筋枝　きょうきんし

胸畸形　胸郭奇形　きょうかくきけい

胸棘肌　胸棘筋　きょうきょくきん

胸棘间肌　胸棘間筋　きょうきょくかんきん

胸肩峰动脉　胸肩峰動脈　きょうけんぼうどうみゃく

胸肩峰静脉　胸肩峰静脈　きょうけんぼうじょうみゃく

胸交感神经节切除术　胸交感神經節切除術　きょうこうかんしんけいせつせつじょじゅつ

胸交感神经切除术　胸交感神經切除術　きょうこうかんしんけいせつじょじゅつ

胸交感神经切断术　胸交感神經切斷術　きょうこうかんしんけいせつだんじゅつ

胸绞窄　胸絞窄　きょうこうさく

胸科医院　胸科病院　きょうかびょういん

胸廓　胸郭　きょうかく

胸廓部分切除术　胸郭部分切除術　きょうかくぶぶんせつじょじゅつ

胸廓测量法　測胸法　そくきょうほう

胸廓成（改）形术　胸郭形成術　きょうかくけいせいじゅつ

胸廓出口综合征　胸郭出口症候群　きょうかくしゅっこうしょうこうぐん

胸廓关节　胸郭関節　きょうかくかんせつ

胸廓畸形　胸郭奇形　きょうかくきけい

胸廓筋膜　胸郭筋膜　きょうかくきんまく

胸廓局部突超　胸郭局所膨出　きょうかくきょくしょぼうしゅつ

胸廓描记器　パントグラフ　pantograph

胸廓内动脉　内胸動脈　ないきょうどうみゃく

胸廓内动脉冠状动脉吻合术　内胸動脈冠状動脈吻合術　ないきょうどうみゃくかんじょうどうみゃくふんごうじゅつ

胸廓内静脉　内胸静脈　ないきょうじょうみゃく

胸廓切开术　開胸術,胸腔切開術　かいきょうじゅつ,きょうこうせっかいじゅつ

胸廓容积　胸郭容積　きょうかくようせき

胸廓软骨炎　胸郭軟骨炎　きょうかくなんこつえん

胸廓上口　胸郭上口　きょうかくじょうこう

胸廓外静脉　外側胸静脈　がいそくきょうじょうみゃく

胸廓狭窄　胸郭狭窄〔症〕　きょうかくきょうさく〔しょう〕

胸廓下口　胸郭下口　きょうかくかこう

胸廓应变性　胸壁コンプライアンス　きょうへきcompliance

胸廓运动　胸郭運動　きょうかくうんどう

胸廓造口术　胸郭開口術　きょうかくかいこうじゅつ

胸廓粘连松解术　胸膜剥離術　きょうまくはくりじゅつ

胸廓整形器械包　胸郭形成器械セット　きょうかくけいせいきかいset

胸廓支气管切开术　胸式気管支切開術　きょうしききかんしせっかいじゅつ

胸肋辐状韧带　放射状胸肋靭帯　ほうしゃじょうきょうろくじんたい

胸肋骨炎　胸郭軟骨炎　きょうかくなんこつえん

胸肋关节　胸肋関節　きょうろくかんせつ

胸肋关节内韧带　胸肋関節内靭帯　きょうろくかんせつないじんたい

胸肋面　胸肋面　きょうろくめん

胸肋缘　胸肋縁　きょうろくえん

胸联胎分离术　胸結合体分離術　きょうけつごうたいぶんりじゅつ

胸裂〔畸形〕　胸裂〔症〕　きょうれつ〔しょう〕

胸闷　胸内苦悶,胸苦しい,息苦しい　きょうないくもん,むなぐるしい,いきぐるしい

胸膜　胸膜　きょうまく

胸膜包虫病　胸膜包虫病　きょうまくほうちゅうびょう

胸膜壁层　肋骨胸膜,壁側胸膜　ろっこつきょうまく,へき

そくきょうまく

胸膜〔部分〕切除术　胸膜切除術　きょうまくせつじょじゅつ

胸膜刺激症状　胸膜刺激症状　きょうまくしげきしょうじょう

胸膜胆囊炎　胸膜胆囊炎　きょうまくたんのうえん

胸膜顶　胸膜頂　きょうまくちょう

胸膜窦　胸膜洞　きょうまくどう

胸膜恶性肿瘤　胸膜悪性腫瘍　きょうまくあくせいしゅよう

胸膜发育异常　胸膜形成異常　きょうまくけいせいいじょう

胸膜肥厚　胸膜肥厚　きょうまくひこう

胸膜肺切除术　胸膜肺切除術　きょうまくはいせつじょじゅつ

胸膜肺区　胸膜肺部　きょうまくはいぶ

胸膜肺松解术　胸膜肺分離術　きょうまくはいぶんりじゅつ

胸膜肺炎　胸膜肺炎　きょうまくはいえん

胸膜肺炎微生物　胸膜肺炎微生物　きょうまくはいえんびせいぶつ

胸膜钙化　胸膜カルシウム沈着　きょうまくcalciumちんちゃく

胸膜肝炎　胸膜肝炎　きょうまくかんえん

胸膜固定术　胸膜固定術　きょうまくこていじゅつ

胸膜活〔组织〕检〔查〕　胸膜生検　きょうまくせいけん

胸膜间皮〔细胞〕瘤　胸膜中皮腫　きょうまくちゅうひしゅ

胸膜间叶瘤　胸膜間葉腫　きょうまくかんようしゅ

胸膜结核瘤　胸膜結核腫　きょうまくけっかくしゅ

胸膜肋骨间　胸膜肋骨間　きょうまくろっこつかん

胸膜良性肿瘤　胸膜良性腫瘍　きょうまくりょうせいしゅよう

胸膜漏出液　胸膜漏出液　きょうまくろうしゅつえき

胸膜摩擦感　胸膜摩擦感覚　きょうまくまさつかんかく

胸膜摩擦音　胸膜摩擦音　きょうまくまさつおん

胸膜内肺松解术　胸膜内肺剥離術　きょうまくないはいはくりじゅつ

胸〔膜〕内压　胸膜腔内圧　きょうまくこうないあつ

胸膜腔　胸膜腔　きょうまくこう

胸腹腔负压　胸膜腔負圧　きょうまくこうふあつ

胸膜腔灌洗术　胸腔洗淨法　きょうこうせんじょうほう

胸膜〔腔〕后　胸膜腔後方　きょうまくこうこうほう

胸膜腔积脓　膿胸,胸膜腔蓄膿〔症〕　のうきょう,きょうまくこうちくのう〔しょう〕

〔胸膜〕腔积水　水胸症　すいきょうしょう

胸〔膜〕〔腔〕积液　胸膜滲出液　きょうこうしんしゅつえき

胸膜腔镜检查　胸膜腔鏡検査　きょうまくこうきょうけんさ

胸膜腔开放引流术　胸膜腔開放性ドレナージ　きょうまくこうかいほうせいdrainage

胸膜腔内给药　胸膜腔内投与　きょうまくこうないとうよ

胸膜腔内压　胸膜内圧　きょうまくないあつ

胸膜〔腔〕切开术　胸膜切開術　きょうまくせっかいじゅつ

胸膜腔切开引流术　胸膜切開ドレナージ　きょうまくせっかいdrainage

胸膜腔渗液　胸腔漏,胸膜滲出液　きょうこうろう,きょうまくしんしゅつえき

胸膜腔X线照相术　胸膜腔X線撮影法　きょうまくこうXせんさつえいほう

胸膜切除术　胸膜切除術　きょうまくせつしょじゅつ

胸膜切开　胸膜切開　きょうまくせっかい

胸膜切开放液术　胸膜切開ドレナージ　きょうまくせっかいdrainage

胸膜绒毛　胸膜絨毛　きょうまくじゅうもう

胸膜肉瘤　胸膜肉腫　きょうまくにくしゅ

胸膜疝　胸膜ヘルニア　きょうまくhernia

胸膜上膜　胸膜上膜　きょうまくじょうまく

胸膜上皮细胞　胸膜上皮細胞　きょうまくじょうひさいぼう

胸膜神经纤维瘤　胸膜神経繊維腫　きょうまくしんけいせんいしゅ

胸膜神经源肿瘤　胸膜神経〔原〕性腫瘍　きょうまくしんけい〔げん〕せいしゅよう

胸膜渗出液　胸膜滲出液　きょうまくしんしゅつえき

胸膜石　胸膜〔腔〕結石　きょうまく〔こう〕けっせき

胸膜食管肌　胸膜食道筋　きょうまくしょくどうきん

胸膜松解术　胸膜剥離術　きょうまくはくりじゅつ

胸膜损伤　胸膜損傷　きょうまくそんしょう

胸膜疼痛　胸膜痛　きょうまくつう

胸膜突出　胸膜ヘルニア　きょうまくhernia

胸膜外肺松解术　胸膜外肺剥離術　きょうまくがいはいはくりじゅつ

胸膜外胸廓成形术　胸膜外胸郭形成術　きょうまくがいきょうかくけいせいじゅつ

胸膜下疱　胸膜下ブレブ,胸膜下小気胞　きょうまくかbleb,きょうまくかしょうきほう

胸膜纤维化　胸膜線維化　きょうまくせんいか

胸膜心包摩擦音　胸膜心膜摩擦音　きょうまくしんまくまさつおん

胸膜心包炎　胸膜心膜炎　きょうまくしんまくえん

胸膜心包粘连　胸膜心膜癒着　きょうまくしんまくゆちゃく

胸膜胸壁固定术　〔肺〕壁側胸膜固定術　〔はい〕へきそくきょうまくこていじゅつ

胸膜休克　胸膜ショック　きょうまくshock

胸膜炎　胸膜炎　きょうまくえん

胸膜异常结构　胸膜異常構造　きょうまくいじょうこうぞう

胸膜异物　胸膜異物　きょうまくいぶつ

胸膜隐窝　胸膜洞　きょうまくどう

胸膜脏层　肺胸膜　はいきょうまく

胸膜增厚　胸膜肥厚　きょうまくひこう

胸膜粘连　胸膜癒着　きょうまくゆちゃく

胸膜支气管炎　胸膜気管支炎　きょうまくきかんしえん

胸膜肿瘤　胸膜腫瘍　きょうまくしゅよう

胸膜转移癌　胸膜転移癌　きょうまくてんいがん

胸膜纵隔部　縦隔胸膜　じゅうかくきょうまく

胸内侧神经　内側胸筋神経　ないそくきょうきんしんけい

胸内甲状腺　胸〔腔〕内甲状腺　きょう〔こう〕ないこうじょうせん

胸内甲状腺瘤　胸内甲状腺腫　きょうないこうじょうせんしゅ

胸内筋膜　胸内筋膜　きょうないきんまく

胸内淋巴结结核　胸内リンパ節結核　きょうないlymphせつけっかく

胸内食管战伤　胸内食道戦傷　きょうないしょくどうせんしょう

胸内性甲状腺肿　胸内甲状腺腫　きょうないこうじょうせんしゅ

胸内压　胸内圧　きょうないあつ

胸髂肋肌　胸腸肋筋　きょうちょうろっきん

胸〔前〕导程　胸部誘導　きょうぶゆうどう

胸前神经　前胸神経　ぜんきょうしんけい

胸腔　胸腔　きょうこう

胸腔闭式引流　胸腔閉鎖式ドレナージ　きょうこうへいさしきdrainage

胸腔插管　胸腔カニュレー　きょうこうKannule

胸腔穿刺器　胸腔穿刺装置　きょうこうせんしそうち

胸腔穿刺术　胸腔穿刺術　きょうこうせんしじゅつ

胸腔穿刺针　胸腔穿刺針　きょうこうせんししん

胸腔剪　胸腔鋏　きょうこうばさみ

胸腔解剖镊　胸腔解剖鑷子　きょうこうかいぼうせっし

胸腔镜　胸腔鏡　きょうこうきょう

胸腔镜检查法　胸腔鏡診断法　きょうこうきょうしんだんほう

胸腔内放射性胶体治疗　胸腔内放射性膠質治療　きょうこうないほうしゃせいこうしつちりょう

胸腔内脊膜膨出　胸腔内脊髄膜ヘルニア　きょうこうないせきずいまくhernia

胸腔内烧灼术　胸腔〔内〕焼灼法　きょうこう〔ない〕しょうしゃくほう

胸〔腔〕内压　胸腔内圧　きょうこうないあつ

胸腔镊　胸腔鑷子　きょうこうせっし

胸腔外科器械　胸腔外科器械　きょうこうげかきかい

胸腔心耳钳　胸腔心耳鉗子　きょうこうしんじかんし

胸腔引流〔穿刺〕套管针　胸腔ドレナージ套管針　きょうこうdrainageとうかんしん

胸腔引流管　胸腔内ドレーン　きょうこうないdrain

胸腔引流术　胸膜腔ドレナージ　きょうまくこうdrainage

胸腔止血钳　胸腔止血鉗子　きょうこうしけつかんし

胸腔组织镊　胸腔組織ピンセット　きょうこうそしきpincett

胸腔组织钳　胸腔組織鉗子　きょうこうそしきかんし

胸软骨炎　胸軟骨炎　きょうなんこつえん

胸上动脉　最上胸動脈　さいじょうきょうどうみゃく

胸神经　胸神経　きょうしんけい

胸神经后支　胸神経後枝　きょうしんけいこうし

胸神经节　胸神経節　きょうしんけいせつ

胸神经前支　胸神経前枝　きょうしんけいぜんし

胸式呼吸　胸式呼吸　きょうしきこきゅう

胸水　胸水　きょうすい

胸水细胞学检查　胸水細胞学的検査　きょうすいさいぼうがくてきけんさ

胸锁关节　胸鎖関節　きょうさかんせつ

胸锁关节半脱位　胸鎖関節半脱臼　きょうさかんせつはんだっきゅう

胸锁关节脱位　胸鎖関節脱臼　きょうさかんせつだっきゅう

胸锁后韧带　後胸鎖靭帯　こうきょうさじんたい

胸锁角　胸鎖角　きょうさかく

胸锁前韧带　前胸鎖靭帯　ぜんきょうさじんたい

胸锁乳突肌　胸鎖乳突筋　きょうさにゅうとっきん

胸锁乳突肌静脉　胸鎖乳突筋静脈　きょうさにゅうとっきんじょうみゃく

胸锁乳突肌区　胸鎖乳突筋部　きょうさにゅうとっきんぶ

胸锁乳突肌上端切断术　胸鎖乳突筋上端切断術　きょうさにゅうとっきんじょうたんせつだんじゅつ

胸锁乳突肌下端切断术　胸鎖乳突筋下端切断術　きょうさにゅうとっきんかたんせつだんじゅつ

胸锁乳突肌血肿　胸鎖乳突筋血腫　きょうさにゅうとっきんけっしゅ

胸锁乳突肌支　胸鎖乳突筋枝　きょうさにゅうとっきんし

胸探查术　胸腔探査術　きょうこうたんさじゅつ

胸痛　胸痛　きょうつう

胸外侧动脉　外側胸動脈　がいそくきょうどうみゃく

胸外侧神经　外側胸筋神経　がいそくきょうきんしんけい

胸外科　胸部外科　きょうぶげか

胸外科手术床　胸〔部〕手術台　きょう〔ぶ〕しゅじゅつだい

胸外科医师　胸外科医　きょうげかい

胸外心脏按摩　体外式心マッサージ　たいがいしきしんmassage

胸弯曲　胸壁異常彎曲　きょうへきいじょうわんきょく

胸围　胸囲　きょうい

胸围计　測胸計　そくきょうけい

胸膝位俯卧检查法　膝胸位検査法　しつきょういけんさほう

胸膝卧位　膝胸位　しつきょうい

胸下部束带试验　下胸部包帯試験　かきょうぶほうたいしけん

胸X线透视机　胸部透視装置　きょうぶとうしそうち

胸腺　胸腺　きょうせん

胸腺白血病　胸腺白血病　きょうせんはっけつびょう

胸腺白血病抗原　胸腺白血病抗原　きょうせんはっけつびょうこうげん

胸腺病　胸腺疾病　きょうせんしっぺい

胸腺毒素　胸腺毒　きょうせんどく

胸腺发育不良（全）〔症〕　胸腺発育不全〔症〕，胸腺形成不全　きょうせんはついくふぜん〔しょう〕，きょうせんけいせいふぜん

胸腺肥大　巨大胸腺　きょだいきょうせん

胸腺功能减退　胸腺機能減退〔症〕　きょうせんきのうげんたい〔しょう〕

胸腺核酸　チモヌクレイン酸　thymonucleinさん

胸腺核酸解聚酶　チモヌクレオデポリメラーゼ　thymonucleodepolymerase

胸腺核酸酶　チモヌクレアーゼ　thymonuclease

胸腺机能亢进　胸腺機能亢進〔症〕　きょうせんきのうこうしん〔しょう〕

胸腺机能缺失　無胸腺症　むきょうせんしょう

胸腺机能缺陷　胸腺機能欠乏〔症〕　きょうせんきのうけつぼう〔しょう〕

胸腺机能障碍　胸腺機能障害　きょうせんきのうしょうがい

胸腺机能正常　胸腺機能正常　きょうせんきのうせいじょう

胸腺〔激〕素　胸腺ホルモン，サイモジン　きょうせんhormone thymosin

胸腺静脉　胸腺静脈　きょうせんじょうみゃく

胸腺溃疡　胸腺潰瘍　きょうせんかいよう

胸腺淋巴结　胸腺リンパ節　きょうせんlymphせつ

胸腺淋巴生成障碍综合征　胸腺リンパ形成不全症候群　きょうせんlymphけいせいふぜんしょうこうぐん

胸腺淋巴体质　胸腺リンパ体質　きょうせんlymphたいしつ

胸腺淋巴〔组织〕发育不全　胸腺リンパ形成不全〔症〕　きょ

うせんlymphけいせいふぜん〔しょう〕

胸腺瘤　胸腺腫　きょうせんしゅ

胸腺瘤切除术　胸腺腫切除術　きょうせんしゅせつじょじゅ

胸腺嘧啶　チミーン　thymine

胸腺嘧啶二聚体　チミーンダイマー　thymine dimer

³H-胸腺嘧啶核苷　³H-チミジン　³H-thymidine

胸〔腺嘧啶脱氧核〕苷　チミジン　thymidine

胸〔腺嘧啶脱氧核〕苷酸　チミジル酸　thymidylさん

胸腺嘧啶脱氧核糖核苷酸合成酶　チミーンデオキシリボヌ
　クレオチドシンセターゼ　thymine deoxyribonucleotide
　synthetase

胸腺嘧啶盐激酶　チミジンキナーゼ　thymidine kinase

胸腺囊肿　胸腺囊胞　きょうせんのうほう

胸腺内分泌细胞　胸腺内分泌細胞　きょうせんないぶんぴ
　つさいぼう

胸腺脓肿　胸腺膿瘍　きょうせんのうよう

胸腺皮质　胸腺皮質　きょうせんひしつ

胸腺切除术　胸腺切除術　きょうせんせつじょじゅつ

胸腺缺乏　胸腺欠如　きょうせんけつじょ

胸腺溶解　胸腺組織融解　きょうせんそしきゆうかい

胸腺肉瘤　胸腺肉腫　きょうせんにくしゅ

胸腺上皮细胞　胸腺上皮細胞　きょうせんじょうひさいぼ

胸腺生长〔激〕素　チモクレシン　thymocrescin

胸腺酸　チミン酸　thyminさん

胸腺髓质　胸腺髄質　きょうせんずいしつ

胸腺糖　チミノース　thyminose

胸腺体液因子　胸腺体液性因子　きょうせんたいえきせい
　いんし

胸腺体质　胸腺体質　きょうせんたいしつ

胸腺细胞　胸腺細胞　きょうせんさいぼう

胸腺细胞外周循环　胸腺細胞周囲循環　きょうせんさいぼ
　うしゅういじゅんかん

胸腺小体　胸腺小体　きょうせんしょうたい

胸腺小叶　胸腺小葉　きょうせんしょうよう

胸腺性白血病　胸腺性白血病　きょうせんせいはっけつびょ
　う

胸腺性猝死　胸腺死　きょうせんし

胸腺性气喘　胸腺性喘息　きょうせんせいぜんそく

胸腺咽管囊肿　胸腺咽頭管囊腫　きょうせんいんとうかん
　のうしゅ

胸腺炎　胸腺炎　きょうせんえん

胸腺依赖区〔域〕　胸腺依存区　きょうせんいぞんく

胸腺依赖性抗原　胸腺依存性抗原　きょうせんいぞんせい
　こうげん

胸腺依赖性〔淋巴〕细胞　胸腺依存性〔リンパ〕細胞　きょう
　せんいぞんせい〔lymph〕さいぼう

胸腺遗留　胸腺残遺　きょうせんざんい

胸腺移植　胸腺移植〔術〕　きょうせんいしょく〔じゅつ〕

胸腺因子　胸腺因子　きょうせんいんし

胸腺摘除　胸腺摘出〔術〕　きょうせんてきしゅつ〔じゅつ〕

胸腺脂瘤　胸腺脂肪腫　きょうせんしぼうしゅ

胸腺支　胸腺枝　きょうせんし

胸腺中央束　胸腺中心索　きょうせんちゅうしんさく

胸腺肿瘤　胸腺腫瘍　きょうせんしゅよう

胸腺组蛋白　胸腺ヒストン　きょうせんhistone

胸腺组织转移　胸腺組織転移　きょうせんそしきてんい

胸小肌　小胸筋　しょうきょうきん

胸心膜　胸心膜　きょうしんまく

胸心神经　胸心臓神経　きょうしんぞうしんけい

胸心支　胸心枝　きょうしんし

胸腰筋膜　胸腰筋膜　きょうようきんまく

胸液　胸液　きょうえき

胸液脱落细胞检查　胸液剝脱細胞検査　きょうえきはくだ
　つさいぼうけんさ

胸音　胸音　きょうおん

胸音计　胸音強度計　きょうおんきょうどけい

胸音描记器　胸音描写器　きょうおんびょうしゃき

胸造口术　胸壁造口術　きょうへきぞうこうじゅつ

胸整形术胸部支撑器　胸郭形成〔術〕支持器　きょうかくけ
　いせい〔じゅつ〕しじき

胸中部食管憩室　胸中部食道憩室　きょうちゅうぶしょくど
　うけいしつ

胸主动脉　胸部大動脈　きょうぶだいどうみゃく

胸主动脉丛　胸部大動脈叢　きょうぶだいどうみゃくそう

胸主动脉〔动脉〕瘤　胸部大動脈動脈瘤　きょうぶだいどう
　みゃくどうみゃくりゅう

胸椎　胸椎　きょうつい

胸椎骨折　胸椎骨折　きょうついこっせつ

胸椎关节强硬　胸椎関節強直　きょうついかんせつきょう
　ちょく

胸椎间盘部分切除术　胸部椎間板部分切除術　きょうぶつ
　いかんばんぶぶんせつじょじゅつ

胸椎间盘突出〔症〕　胸部椎間板ヘルニア　きょうぶついか
　んばんhernia

胸椎椎体骨折　胸椎骨体骨折　きょうついこつたいこっせ
　つ

胸椎椎体骨折脱位　胸椎骨体骨折脱臼　きょうついこつた
　いこっせつだっきゅう

胸纵隔造影术　縦隔造影法　じゅうかくぞうえいほう

胸最上动脉　最上胸動脈　さいじょうきょうどうみゃく

xióng　雄熊

雄蟾蜍〔妊娠〕试验　マイニニ試験　Maininiしけん

雄虫　雄虫　おすむし

雄核发育　雄核発生　ゆうかくはっせい

雄核卵片　雄核卵片　ゆうかくらんぺん

雄核卵片发育　雄核卵片発生　ゆうかくらんぺんはっせい

雄核生殖体　雄性核　ゆうせいかく

雄激素不敏感综合征　アンドロゲン不感性症候群　andro-
　genふかんせいしょうこうぐん

雄激素不足　男性ホルモン減少〔症〕　だんせいhormoneげ
　んしょう〔しょう〕

雄激素分泌过多　ライディヒ間質細胞機能亢進〔症〕　Ley-
　digかんしつさいぼうきのうこうしん〔しょう〕

雄激素分泌过少　ライディヒ間質細胞機能低下〔症〕　Ley-
　digかんしつさいぼうきのうていか〔しょう〕

雄激素缺乏　男性ホルモン欠乏〔症〕　だんせいhormoneけ
　つぼう〔しょう〕

雄茎囊　雄性生殖囊　ゆうせいせいしょくのう

雄胚瘤　男性胚〔細胞〕腫　だんせいはい〔さいぼう〕しゅ

雄配素　アンドロガモン　androgamone

雄（小）配子　雄性配偶子　ゆうせいはいぐうし

雄〔青〕蛙试验　雄カエル試験　おすカエルしけん

雄烷（甾）二酮　アンドロスタンジオン　androstanedione

雄烷衍生物　アンドロスタン誘導体　androstaneゆうどう

たい

雄烯醇酮　アシドロスタノロン　androstanolone
雄烯二醇　アンドロステンジオール　androstenediol
雄性　雄性　ゆうせい
雄〔性〕激素　雄（男）性ホルモン，アンドロゲン　ゆう（だん）せいhormone，androgen
雄性激素结合蛋白　雄性ホルモン結合蛋白　ゆうせいhormoneけつごうたんぱく
雄性减数分裂　雄性減数分裂　ゆうせいげんすうぶんれつ
雄性生物　雄性生物　ゆうせいせいぶつ
雄性生殖　雄性生殖　ゆうせいせいしょく
雄性原核　雄性前核　ゆうせいぜんかく
雄〔甾〕酮　アンドロステロン　androsterone
雄〔甾〕烷　アンドロスタン　androstane
雄〔甾〕烯　アンドロステン　androstene
熊果醇　ウバオール　uvaol
熊果酚〔叶〕苷　アルブチン　arbutin
熊果属　ウワウルシ属　ウワウルシぞく
熊果酸　ウルソル酸　ursolさん
熊果叶　ウワウルシ　uva vrsi
熊去氧胆酸　ウルソデスオキシコール酸　ursodesoxycholさん

XIU　休修羞朽袖绣锈溴嗅

xiū　休修羞

休尔兹氏病　ショルツ病　Scholzびょう
休克　ショック　shock
休克肺　ショック肺　shockはい
休克灌肠剂　ショック予防注腸剤　shockよぼうちゅうちょうざい
休克剂量　ショック量　shockりょう
休克抗原　ショック抗原　shockこうげん
休克恐怖　ショック恐怖〔症〕　shockきょうふ〔しょう〕
休克疗法　ショック療法　shockりょうほう
休克期　ショック期　shockき
休克器官　ショック器官　shockきかん
休克前期　ショック前期　shockぜんき
休克肾　ショック腎　shockじん
休克指数　ショック指数　shockしすう
休克状态　ショック状態　shockじょうたい
休克组织　ショック組織　shockそしき
休曼氏征　ヒューマン徴候　Humanちょうこう
休眠裂殖体　休止メロツォイト　きゅうしmerozoite
休眠体　休眠体　きゅうみんたい
休眠状态　休眠状態　きゅうみんじょうたい
休普氏乳头〔状〕瘤　ショープ乳頭腫　Shopeにゅうとうしゅ
休斯氏反射　ヒューズ反射　Hughesはんしゃ
休息疗法　休憩療法　きゅうけいりょうほう
休息位　休憩位　きゅうけいい
休养疗法　レクリエーション療法　recreationりょうほう
休养院　療養院　りょうよういん
休止　静止　せいし
休止电位　静止電位　せいしでんい
休止期根治　休止期根治　きゅうしきこんじ
休止龋　停止性う食　ていしせいうしょく
休止细胞　休止細胞　きゅうしさいぼう
休止性涎　静止唾液　せいしだえき
休止咬合　安静時咬合　あんせいじこうごう

修补（复）〔术〕　補綴〔法〕，修復〔術〕　ほてつ〔ほう〕，しゅうふく〔じゅつ〕
修复酶　修復酵素　しゅうふくこうそ
修复体　修復体，プロテーゼ　しゅうふくたい，prothese
修复性牙本质　修復性ぞうげ質　しゅうふくせいぞうげしつ
修复组　プロテーゼ グループ　prosthesis group
修复〔作用〕　修復〔作用〕　しゅうふく〔さよう〕
修骨钳　骨鉗子　こつかんし
修饰基因　修飾遺伝子　しゅうしょくいでんし
修饰酶　修飾酵素　しゅうしょくこうそ
修饰作用　修飾作用　しゅうしょくさよう
修整器　トリマー　trimmer
修正均数　補正平均値　ほせいへいきんち
修正死亡率　修正死亡率　しゅうせいしぼうりつ
修正因子　修正因子　しゅうせいいんし
羞红症　赤面症　せきめんしょう
羞明　羞明　しゅうめい

xiǔ　朽

朽松木烷　フィヒテリット　fichtelite

xiù　袖绣锈溴嗅

袖带　カフ　cuff
袖带法测压　カフ法圧力測定　cuffほうあつりょくそくてい
袖口式切断术　カフ式切断術　cuffしきせつだんじゅつ
袖口状构造　カフ状構造　カフじょうこうぞう
袖套状浸润　カフ状浸潤　cuffじょうしんじゅん
袖珍计算器　ポケット カルキュレーター　pocket calculator
袖珍膀胱内压测量器　携帯用膀胱内圧測定器　けいたいようぼうこうないあつそくてい
袖珍式心电图机　携帯用ECG　けいたいようECG
袖珍双金属温度计　ポケット バイメタル温度計　pocket bimetalおんどけい
袖珍温度计　ポケット温度計　pocketおんどけい
袖珍显微镜　携帯用顕微鏡　けいたいようけんびきょう
绣球甙　ヒドランゲノール グリコサイド　hydrangenol glycoside
绣球酚　ヒドランゲノール　hydrangenol
绣球〔花〕属　アジサイ属　アジサイぞく
绣线菊苷　スピラエオサイド　spiraeoside
绣线菊亚科　シモツケ亜科　シモツケあか
锈色痰　錆色痰　さびいろたん
溴　臭素，Br　しゅうそ
82溴　臭素-82　しゅうそ-82
溴阿司匹林　ブロモアスピリン　bromoaspirin
溴安替比林　ブロモピリン　bromopyrine
溴百里酚蓝　ブロモチモール ブルー　bromothymol blue
溴本辛　臭化メタンテリン　しゅうかmethantheline
溴苯酚　ブロモフェノール　bromophenol
溴苯海拉明　ブロモジフェンヒドラミン　bromodiphenhydramine
溴苯甲腈　ブロモベンジルシアニド　bromobenzylcyanide
溴苯甲酸　ブロム安息香酸　bromアンソクコウさん
溴苯甲酰氯　塩化ブロモベンゾイル　えんかbromobenzoyl
溴苯甲酰溴　臭化ブロモベンゾイル　しゅうかbromobenzoyl
溴苄胺　ブレチリウム　bretylium
溴苄环己铵　ブロムヘキシン，ビソルボン　bromhexine，bisolvon

溴苄烷铵　臭化ベンザルコニウム，ブロモゲラミン　しゅうかbenzalkonium，bromogeramine

溴苄乙铵　ブレチリウム　bretylium

溴丙酮　ブロムアセトン　bromacetone

2-溴丙烷　2-ブロモプロパン　2-bromopropane

溴丙烯　ブロモプロペン　bromopropene

N-溴代丁二酰亚胺　N-ブロモ琥珀酸イミド　N-bromoコハクさんimide

溴代马来酸　ブロモマレイン酸　bromomaleinさん

溴代氢化可的松　ブロモコルチゾン　bromocortisone

溴蛋白　臭素蛋白質　しゅうそたんぱくしつ

溴碘化物　臭化ヨウ素　しゅうかヨウそ

溴碘中毒　ブローム　ヨード化合物中毒　brom iodoかごうぶつちゅうどく

溴仿　ブロモホルム　bromoform

溴仿中毒　ブロモホルム中毒〔症〕　bromoformちゅうどく〔しょう〕

溴非尼腊明　ブロムフェニラミン　brompheniramine

溴酚　ブロモフェノール　bromophenol

溴酚磺酞　ブロムスルフォフタレイン　bromsulfophthalein

溴酚红　ブロムフェノール　レッド　bromphenol red

溴酚蓝　ブロムフェノール　ブルー　bromphenol blue

〔N-〕溴琥珀酰亚胺　N-ブロム琥珀酸イミド　N-bromコハクさんimide

溴化氨酰胆碱　臭化ヘキサカルバコリン　しゅうかhexacarbacholine

溴化铵　臭化アンモニウム　しゅうかammonium

溴化白蛋白　臭化アルブミン　しゅうかalbumin

溴化钡　臭化バリウム　しゅうかbarium

溴〔化〕苯　ブロムベンゼン　bromobenzene

溴化苯汞　臭化フェニル水銀　しゅうかphenylすいぎん

溴化吡啶斯的明　臭化ピリドスチグミン　しゅうかpyridostigmine

溴化铋　臭化蒼鉛　しゅうかそうえん

溴化苄　臭化ベンジル　しゅうかbenzyl

溴化苄吡啶　臭化ベンズピリニウム　しゅうかbenzpyrinium

溴化丙胺太林　臭化プロパンテリン　しゅうかpropantheline

溴化二氨合钯　臭化ジアンミン　パラジウム　しゅうかdiammine palladium

溴化钙　臭化カルシウム　しゅうかcalcium

溴化铬　臭化クロム　しゅうかchrom

溴化汞　臭化水銀　しゅうかすいぎん

溴化钴　臭化コバルト　しゅうかcobalt

溴化钴试验　臭化コバルト試験　しゅうかcobaltしけん

溴化〔环〕戊噻吩铵酯　臭化ペンチエナート　しゅうかpenthienate

溴化剂　臭素化剤　しゅうそかざい

溴〔化〕甲〔基〕阿托品　臭化メチルアトロピン　しゅうかmethyl atropine

溴〔化〕甲基东莨菪碱　臭化メチルスコポラミン　しゅうかmethyl scopolamine

溴〔化〕甲基后马托品　臭化メチルホマトロピン　しゅうかmethyl homatropine

溴化钾　臭化カリウム　しゅうかkalium

溴化钾直流电离子导入疗法　臭化カリウム電離療法　しゅうかkaliumでんりりょうほう

溴化磷　臭化ホスホニウム　しゅうかphosphonium

溴化六烃(甲)季(双)胺　臭化ヘキサメトニウム　しゅうかhexamethonium

溴化铝　臭化アルミニウム　しゅうかaluminium

溴化镁　臭化マグネシウム　しゅうかmagnesium

溴化钠　臭化ナトリウム　しゅうかnatrium

溴化镍　臭化ニッケル　しゅうかnickel

溴化潘侃罗宁　臭化パンクロニウム　しゅうかpancuronium

溴化硼　臭化ホウ素　しゅうかホウそ

溴化普鲁本辛　臭化プロパンテリン　しゅうかpropantheline

溴化普洛斯的明　臭化プロスチグミン　しゅうかprostigmine

溴化羟苯乙铵　臭化ヒドロオキシフェノニウム　しゅうかhydrooxyphenonium

溴化氢　臭化水素　しゅうかすいそ

溴化氰　臭化シアン，シアンブロマイド　しゅうかcyan，cyan bromide

溴化砷溶液　臭化ヒ素液　しゅうかヒそえき

溴化十六烷基三甲铵　セトリミド，臭化セトリモニウム　cetrimide，しゅうかcetrimonium

溴化锶　臭化ストロンチウム　しゅうかstrontium

溴化四甲基铵　臭化テトラメチルアンモニウム　しゅうかtetramethylammonium

溴化四乙基铵　臭化テトラエチルアンモニウム　しゅうかtetraethylammonium

溴化铁　臭化鉄　しゅうかてつ

溴化物　臭化物　しゅうかぶつ

溴化物痤疮　ブロム　アクネ　brom acne

溴化锌　臭化亜鉛　しゅうかあえん

溴化新斯的明　臭化ネオスチグミン　しゅうかneostigmine

溴化亚铂　臭化第一白金　しゅうかだいいちはっきん

溴化乙胺太林　臭化メタンテリン　しゅうかmethantheline

溴化乙啶　臭化エチド　しゅうかethide

溴化乙烯　臭化エチレン　しゅうかethylene

溴化乙酰胆碱　臭化アセチルコリン　しゅうかacetylcholine

溴化乙酰甲胆碱　臭化メタコリン　しゅうかmethacholine

溴化银　臭化銀　しゅうかぎん

溴化油造影剂　コントラストル　contrastol

溴化〔作用〕　臭化〔作用〕　しゅうか〔さよう〕

溴环烃　臭化シクロ炭化水素　しゅうかcycloたんかすいそ

溴磺酞钠　スルホブロモフタレイン　ナトリウム　sulfobromophthalein natrium

溴磺酞钠〔排泄〕试验　スルホブロモフタレイン〔排出〕試験　sulfobromophthalein〔はいしゅつ〕しけん

溴磺酞钠〔潴留〕试验　スルホブロモフタレイン〔貯留〕試験　sulfobromophthalein〔ちょりゅう〕しけん

溴〔基〕安定　ブロマゼパム　bromazepam

溴己胺　ブロモヘキシン　bromohexine

溴甲苯　臭化ベンジル　しゅうかbenzyl

溴甲酚蓝　ブロモクレゾール　ブルー　bromocresol blue

溴甲酚绿　ブロモクレゾール　グリーン　bromocresol green

溴甲酚紫　ブロモクレゾール　パープル　bromocresol purple

溴甲基吗啡　モルフォサン，臭化メチルモルフィン　morphosan，しゅうかmethyl morphine

溴甲烷　ブロモメタン　bromomethane

溴甲烷阿朴吗啡　臭化メチル化アポモルフィン　しゅうかmethylかapomorphine

溴甲烷中毒　ブロモメタン中毒　bromomethaneちゅうどく

溴量法　臭素滴定法　しゅうそてきていほう

溴氯酚蓝　ブロモクロロフェノール　ブルー bromochlorophenol blue

溴麻油　ブロミピン bromipin

溴麦角环肽　ブロモエルゴクリプチン bromoergocryptine

溴米那　ブロムラル bromural

溴萘酚　ブロモナフトール bromonaphthol

溴尿嘧啶　臭化ウラシル　しゅうかuracil

溴醛　ブロマール,トリブロムアセタルデヒド bromal, tribromacetaldehyde

溴麝香草酚蓝　ブロモチモール ブルー bromothymol blue

溴试验　臭素試験　しゅうそしけん

溴水杨醇　ブロムサリゲニン bromsaligenin

溴水杨钾　臭化サリチル酸カリウム　しゅうかsalicylさん kalium

溴四环素　臭化テトラサイクリシ　しゅうかtetracyclin

溴素纸　ブロマイド紙 bromideし

溴酸　臭素酸　しゅうそさん

溴酸镉　臭素酸カドミウム　しゅうそさんcadmium

溴酸钾　臭素酸カリウム　しゅうそさんkalium

溴酸钾〔滴定〕法　臭素酸カリウム滴定法　しゅうそさん kaliumてきていほう

溴酸钠　臭素酸ナトリウム　しゅうそさんnatrium

溴酸盐　臭素酸塩　しゅうそさんえん

溴酮　ブロモメチルエチルケトン bromomethyl ethylke-tone

5-溴脱氧尿〔嘧啶核〕苷　5-ブロモデオキシウリジン　5-bromodeoxyuridine

溴血霉素　ブロモエミマイシン bromoemimycin

溴乙酸　ブロム酢酸 bromさくさん

溴乙烷　ブロムエタン bromethane

溴乙烯　ブロムエチレン bromethylene

溴乙酰苯胺　ブロムアセトアニリド bromacetanilide

溴异戊酰脲　ブロムラール尿素 bromuralにょうそ

溴茚酮　プロムインジオン bromindione

溴疹　臭素疹　しゅうそしん

溴值　臭素価　しゅうそか

溴中毒　ブロム中毒〔症〕 bromちゅうどく〔しょう〕

嗅部　嗅覚領　きゅうかくりょう

嗅岛　嗅島　きゅうとう

嗅沟　嗅溝　きゅうこう

嗅沟综合征　嗅溝症候群　きゅうこうしょうこうぐん

嗅幻觉　幻嗅　げんきゅう

嗅〔基〕板　嗅板　きゅうばん

嗅角　嗅角　きゅうかく

嗅结节　嗅結節　きゅうけっせつ

嗅觉　嗅覚　きゅうかく

嗅觉辨别　嗅覚弁別　きゅうかくべんべつ

嗅觉不灵(全)　嗅覚鈍麻　きゅうかくどんま

嗅觉测定　嗅覚測定　きゅうかくそくてい

嗅觉测量法　嗅覚測量法　きゅうかくそくりょうほう

嗅觉〔测量〕计　嗅覚計　きゅうかくけい

嗅觉刺激物　嗅覚刺激物　きゅうかくしげきぶつ

嗅觉传导路　嗅覚経路　きゅうかくけいろ

嗅觉倒错(异常)　嗅覚錯誤　きゅうかくさくご

嗅觉分析　嗅覚分析　きゅうかくぶんせき

嗅觉感受器　嗅覚受容体　きゅうかくじゅようたい

嗅觉过敏　嗅覚過敏〔症〕　きゅうかくかびん〔しょう〕

嗅觉减退　嗅覚減退　きゅうかくげんたい

嗅〔觉〕敏度　嗅覚感度　きゅうかくかんど

嗅觉敏度计　嗅覚感度計　きゅうかくかんどけい

嗅〔觉〕器〔官〕　嗅覚器官　きゅうかくきかん

嗅觉缺失　無嗅覚〔症〕,嗅覚欠如　むきゅうかく〔しょう〕, きゅうかくけつじょ

嗅觉锐敏　嗅覚鋭敏　きゅうかくえいびん

嗅觉丧失　嗅覚消失　きゅうかくしょうしつ

嗅觉同一反应　嗅覚無弁別反応　きゅうかくむべんべつはんのう

嗅觉系数　嗅覚係数　きゅうかくけいすう

嗅觉先兆　嗅覚性前兆　きゅうかくせいぜんちょう

嗅觉纤维　嗅覚繊維　きゅうかくせんい

嗅觉性发育不全　嗅覚形成異常　きゅうかくけいせいいじょう

嗅〔觉〕学　嗅覚学　きゅうかくがく

嗅〔觉〕阈　嗅覚域値　きゅうかくいきち

嗅觉障碍　嗅覚障害　きゅうかくしょうがい

嗅觉障碍学　嗅覚病学　きゅうかくびょうがく

嗅觉正常　嗅覚正常　きゅうかくせいじょう

嗅〔觉〕中枢　嗅覚中枢　きゅうかくちゅうすう

嗅联觉　嗅感作用　きゅうかんさよう

嗅裂　嗅裂　きゅうれつ

嗅毛　嗅毛　きゅうもう

嗅脑　嗅脳　きゅうのう

嗅脑沟　嗅脳溝　きゅうのうこう

嗅脑后部　嗅脳後部　きゅうのうこうぶ

嗅脑前部　嗅脳前部　きゅうのうぜんぶ

嗅脑室　嗅脳室　きゅうのうしつ

嗅粘膜　嗅粘膜　きゅうねんまく

嗅疲劳　嗅覚疲労　きゅうかくひろう

嗅球　嗅球　きゅうきゅう

嗅区　嗅部　きゅうぶ

嗅三角　嗅三角　きゅうさんかく

嗅上皮　嗅上皮　きゅうじょうひ

嗅神经　嗅神経　きゅうしんけい

嗅神经母细胞瘤　嗅神経芽細胞腫　きゅうしんけいがさいぼうしゅ

嗅神经上皮瘤　嗅神経上皮腫　きゅうしんけいじょうひしゅ

嗅〔神经〕小球　嗅糸球体　きゅうしきゅうたい

嗅神经障碍　嗅神経障害　きゅうしんけいしょうがい

嗅适应　嗅適応,嗅順応　きゅうてきおう,きゅうじゅんのう

嗅束　嗅索　きゅうさく

嗅束(叶)沟　嗅溝　きゅうこう

嗅丝　嗅糸　きゅうし

嗅窝　嗅窩　きゅうか

嗅细胞　嗅〔覚〕細胞　きゅう〔かく〕さいぼう

嗅纤毛　嗅線毛　きゅうせんもう

嗅腺　嗅腺　きゅうせん

嗅小结　嗅小〔結〕節　きゅうしょう〔けっ〕せつ

嗅〔小〕泡　嗅〔小〕胞　きゅう〔しょう〕ほう

嗅叶　嗅葉　きゅうよう

嗅叶沟脑膜瘤　嗅溝髄膜腫　きゅうこうずいまくしゅ

嗅诊法　嗅覚検診法　きゅうかくけんしんほう

XU　须虚需徐许醑序叙畜酗绪续絮蓄

xū　须虚需

须　須毛,鬚　しゅもう,ひげ

须部假性毛囊炎　鬚毛仮性毛包炎　しゅもうかせいもうほうえん

须疮　〔鬚〕毛瘡　〔しゅ〕もうそう

须疮菌　毛瘡菌　もうそうきん

须疮样瘢痕性红斑　毛瘡樣瘢痕〔性〕紅斑　もうそうようはんこん〔せい〕こうはん

须疮样痤疮　毛瘡性痤瘡　もうそうせいざそう

须发　ひげとかみ

须发癣菌　毛瘡白癬菌　もうそうはくせんきん

须根　須根　ひげね

须芒草属　ウシクサ属　ウシクサぞく

须舌蝇　ツェツェバエ　tsetseバエ

须癣　毛瘡性白癬　もうそうせいはくせん

须肢　触須　しょくしゅ

虚构-遗忘综合征　コルサーコフ症候群　Korsakoffしょうこうぐん

虚构症　作話〔症〕,空想虚言　つくりばなし〔しょう〕,くうそうきょげん

虚焦点　虚焦点　きょしょうてん

虚热　無力熱　むりょくねつ

虚弱　虚弱　きょじゃく

虚弱素质　無力性体質　むりょくせいたいしつ

虚弱性迟钝　虚弱性嗜眠　きょじゃくせいしみん

虚弱者　虚弱者,病弱者　きょじゃくしゃ,びょうじゃくしゃ

虚脱　虚脱　きょだつ

虚脱谵妄　虚脱譫妄　きょだつせんもう

虚脱状态　虚脱状態　きょだつじょうたい

虚无妄想　虚無妄想　きょむもうそう

虚无妄想综合征　虚無妄想症候群　きょむもうそうしょうこうぐん

虚象　虚像　きょぞう

需氮量　窒素要求量　ちっそようきゅうりょう

需光产色分枝杆菌　光発色ミコバクテリウム　ひかりはっしょくmycobacterium

需氯量　塩素要求量　えんそようきゅうりょう

需能量　エネルギー必要量　Energieひつようりょう

需气动物　好気係動物　こうきけいどうぶつ

需水量　水要求量　みずようきゅうりょう

需氧代谢　有酸素代謝,好気〔性〕代謝　ゆうさんそたいしゃ,こうき〔せい〕たいしゃ

需氧呼吸　好気性呼吸,酸素呼吸　こうきせいこきゅう,さんそこきゅう

需氧菌　好気〔性〕菌　こうき〔せい〕きん

需氧量　酸素要求量　さんそようきゅうりょう

需氧生活　好気生活　こうきせいかつ

需氧收缩　好気性収縮　こうきせいしゅうしゅく

需氧脱氢酶　好気性脱水素酵素　こうきせいだっすいそこうそ

需氧微生物　好気性微生物　こうきせいびせいぶつ

需氧(气)性　好気性　こうきせい

需氧芽胞杆菌属　好気性杆菌属　こうきせいかんきんぞく

需氧氧化　好気酸化　こうきさんか

需要量　必要量　ひつようりょう

需要时　必要に応じて,p.r.n　ひつようにおうじて,pro re nate

xú　徐

徐动症　アテトーシス　athetosis

徐缓激肽　ブラジキニン　bradykinin

徐脉　徐脈　じょみゃく

xǔ　许醑

许巴赫氏滴定管　シェルバッハ ビュレット　Schellbach burette

许尔曼氏试验　シュルマン試験　Schurmannしけん

许-克二氏病　シュルレル・クリスチャン病　Schüller-Christainびょう

许克氏韧带　ヒュック靭帯　Hueckじんたい

许兰氏毛(癣)菌　シェンライン黄癬菌　Schoenleinおうせんきん

许累尔氏病　シュラー病　Schüllerびょう

许累尔氏法　シュラー法　Schüller ほう

许〔累尔〕氏位　シュラー体位　Schüllerたいい

许累尔氏现象　シュラー現象　Schüllerげんしょう

许累尔氏征　シュラー徴候　Schüllerちょうこう

许特尔氏细胞　ヒュルトレ細胞　Hürthleさいぼう

许特尔氏细胞癌　ヒュルトレ細胞癌　Hürthleさいぼうがん

许特尔氏细胞(腺)瘤　ヒュルトレ細胞〔腺〕腫　Hürthleさいぼう〔せん〕しゅ

许瓦尔贝氏线　シュウァルベ線　Schwalbeせん

许旺氏核　シュワン核　Schwannかく

许旺氏鞘(膜)　シュワン鞘,神経〔繊維〕鞘　Schwannしょう,しんけい〔せんい〕しょう

许旺氏细胞　シュワン細胞　Schwannさいぼう

醑剂　精剤　せいざい

xù　序叙畜酗绪续絮蓄

序贯法　連続法,逐次検定法　れんぞくほう,ちくじけんていほう

序贯分析　逐次分析〔解析〕　ちくじぶんせき〔かいせき〕

序贯设计　逐次設計　ちくじせっけい

序贯治疗　逐次治療　ちくじちりょう

序理检测　順序検査　じゅんじょけんさ

序列译码　逐次デコーディング,逐次符号解読　ちくじdecoding,ちくじふごうかいどく

叙利亚大鼠　シリア ハムスター　Syria hamster

叙述生(物)化学　記述生化学　きじゅつせいかがく

畜痒螨　畜疥癬虫　ヒゼ〔ノ〕ムシ　ちくかいせんちゅう

酗酒病　嗜酒病癖　ししゅびょうへき

绪方氏(击胸)法　緒方叩打法　おがたこうだほう

绪方-绪方二氏镀银染色法　緒方・緒方鍍銀染色法　おがた・おがたどぎんせんしょくほう

续存晶(状)体血管膜　残存〔性〕水晶体血管膜　ざんぞん〔せい〕すいしょうたいけっかんまく

续存性玻璃体动脉　硝子体動脈遺残　ガラスたいどうみゃくいざん

续存性动脉干　総動脈干遺残　そうどうみゃくかんいざん

续存性甲状舌管　甲状舌管遺残　こうじょうぜっかんいざん

续存性左上腔静脉　左上大静脈遺残　ひだりじょうだいじょうみゃくいざん

续发玻璃(状)体　二次ガラス体　にじglassたい

续发晶状体纤维　二次水晶体繊維　にじすいしょうたいせんい

续发率　続発率　ぞくはつりつ

续发性胆汁肝硬变　続発性胆汁肝硬変　ぞくはつせいたんじゅうかんこうへん

续发性红皮病　続発性紅皮症　ぞくはつせいこうひしょう

续连症　アクラジー　aclasis

缚馏液 二次留出液 にじりゅうしゅつえき
续滤液 二次滤液 にじろえき
絮化(凝)剂 凝集薬 ぎょうしゅうやく
絮凝点 凝集点 ぎょうしゅうてん
絮凝(状)反应 綿状反応 めんじょうはんのう
絮凝化〔作用〕 フロキュレーション, 綿状反応 flocculation, めんじょうはんのう
絮凝限度 凝集限度 ぎょうしゅうげんど
絮凝性 凝集性 ぎょうしゅうせい
絮凝值 凝集価 ぎょうしゅうか
絮凝〔状〕试验 綿状試験 めんじょうしけん
絮片 フロキュール, 綿状沈降物, 片葉 floccule, めんじょうちんこうぶつ, へんよう
絮状表皮癣菌 綿状エピテルモフィトン めんじょうEpidermophyton
絮状沉淀单位 綿状沈殿単位 めんじょうちんでんたんい
絮状沉淀法 綿状沈殿法 めんじょうちんでんほう
絮状沉淀反应 綿状沈殿反応 めんじょうちんでんはんのう
絮状沉淀试验 綿状沈殿試験 めんじょうちんでんしけん
絮状反应抗体 綿状反応抗体 めんじょうはんのうこうたい
絮〔状混〕浊 綿状混濁 めんじょうこんだく
絮状凝集现象 綿状凝集現象 めんじょうぎょうしゅうげんしょう
絮状物 綿状沈降物 めんじょうちんこうぶつ
絮状抑制试验 綿状抑製試験 めんじょうよくせいしけん
絮〔状阴〕影 斑〔状陰〕影 はん〔じょういん〕えい
絮浊反应 凝結混濁反応 ぎょうけつこんだくはんのう
絮浊试验 凝結混濁試験 きょうけつこんだくしけん
蓄电池(器) コンデンサー condenser
蓄积 蓄積 ちくせき
蓄积毒性 蓄積毒性 ちくせきどくせい
蓄积毒性试验 蓄積毒性試験 ちくせきどくせいしけん
蓄积率 蓄積率 ちくせきりつ
蓄积疲劳 蓄積疲労 ちくせきひろう
蓄积试验 蓄積試験 ちくせきしけん
蓄积系数 蓄積係数 ちくせきけいすう
蓄积性毒物 蓄積性毒物 ちくせきせいどくぶつ
蓄积中毒 蓄積中毒 ちくせきちゅうどく
蓄积作用 蓄積作用 ちくせききよう
蓄热器 サーモフォア thermophore
蓄水池 貯水池 ちょすいち

XUAN 萱玄旋悬选癣眩

xuān 萱
萱草根素 ヘメロカリン hemerocallin
萱草属 ワスレグサ属 ワスレグサぞく

xuán 玄旋悬
玄参苷(甙) ハルパギド harpagide
玄参科 ゴマノハグサ科 ゴマノハグサか
玄参〔属〕 ゴマノハグサ〔属〕 ゴマノハグサ〔ぞく〕
旋腓骨支 腓骨回旋枝 ひこつかいせんし
旋复花 オグルマ
旋复花次内酯 イヌリシン inulicin
旋肱动脉 上腕回旋動脈 じょうわんかいせんどうみゃく
旋肱后动脉 後上腕回旋動脈 こうじょうわんかいせんどうみゃく

旋肱前动脉 前上腕回旋動脈 ぜんじょうわんかいせんどうみゃく
旋股内〔側〕动脉 内側大腿回旋動脈 ないそくだいたいかいせんどうみゃく
旋股内〔側〕静脉 内側大腿回旋静脈 ないそくだいたいかいせんじょうみゃく
旋股外〔側〕动脉 外側大腿回旋動脈 がいそくだいたいかいせんどうみゃく
旋股外〔側〕静脉 外側大腿回旋静脈 がいそくだいたいかいせんじょうみゃく
旋管冷凝器 じゃ管冷却器 じゃかんれいきゃくき
旋光本领 旋光能 せんこうのう
旋光测定(量)〔法〕 旋光測定〔法〕 せんこうそくてい〔ほう〕
旋光度 旋光度 せんこうど
旋光对映体 光学的対掌体 こうがくてきたいしょうたい
旋光分光计 分光偏光計 ぶんこうへんこうけい
旋光分(色)散 旋光分散 せんこうぶんさん
旋光改变作用 変旋光作用 へんせんこうさよう
旋光计 旋光計 せんこうけい
旋光角 旋光角 せんこうかく
旋光镜 偏光器 へんこうき
旋光镜检查 偏光観察法 へんこうかんさつほう
旋光率 旋光率 せんこうりつ
旋光器 旋光装置 せんこうそうち
旋光色觉镜 旋光色感計 せんこうしきかんけい
〔旋光〕糖量计 〔旋光〕検糖計 〔せんこう〕けんとうけい
〔旋光〕糖量计试验 検糖計試験 けんとうけいしけん
旋光物 旋光物質 せんこうぶっしつ
旋光显微镜 旋光顕微鏡 せんこうけんびきょう
旋光性 旋光性 せんこうせい
旋光性降低 旋光性低下 せんこうせいていか
旋光性增强 旋光性増強 せんこうせいぞうきょう
旋光异构 光学異性 こうがくいせい
旋光异构体 光学異性体 こうがくいせいたい
旋后 回外運動 かいがいうんどう
旋后测试器 回外試験器 かいがいしけんき
旋后肌 回外筋 かいがいきん
旋后畸形足 外反足 がいはんそく
旋后位 回外位置 かいがいいち
旋花甙 コンボルブリン convolvulin
旋花碱 コンボルビン convolvine
旋花科 ヒルガオ科 ヒルガオか
旋花属 ヒルガオ属 ヒルガオぞく
旋肩胛动脉 肩甲回旋動脈 けんこうかいせんどうみゃく
旋浆式搅拌器 プロペラかき混ぜ機 propellerかきまぜき
旋裂 螺旋卵割 らせんらんかつ
旋螺 ヒラマキ貝 ヒラマキがい
旋螺属 ヒラマキ貝属 ヒラマキがいぞく
旋毛虫 旋毛虫, トリキネラ スピラリス せんもうちゅう, Trichinella spiralis
旋毛虫病心肌炎 旋毛虫症心筋炎 せんもうちゅうしょうしんきんえん
旋毛虫检查器 旋毛虫検出器 せんもうちゅうけんしゅつき
旋毛虫恐怖 旋毛虫恐怖〔症〕 せんもうちゅうきょうふ〔しょう〕
旋毛虫目 旋毛虫目 せんもうちゅうもく

旋毛〔线〕虫病　旋毛虫症　せんもうちゅうしょう

旋内　回内　かいない

旋钮　ノブ,握り玉　knob,にぎりだま

旋盘比色器　円盤コンパレーター　えんばんcomparator

旋髂动脉　腸骨回旋動脈　ちょうこつかいせんどうみゃく

旋髂浅动脉　浅腸骨回旋動脈　せんちょうこつかいせんどうみゃく

旋髂浅静脉　浅腸骨回旋静脈　せんちょうこつかいせんじょうみゃく

旋髂深动脉　深腸骨回旋動脈　しんちょうこつかいせんどうみゃく

旋髂深静脉　深腸骨回旋静脈　しんちょうこつかいせんじょうみゃく

旋前　回内〔運動〕　かいない〔うんどう〕

旋前方肌　方形回内筋　ほうけいかいないきん

旋前肌　回内筋　かいないきん

旋前肌粗隆　回内筋粗面　かいないきんそめん

旋前肌反射　回内筋反射　かいないきんはんしゃ

旋前屈肌　回内屈筋　かいないくっきん

旋前现象　回内現象　かいないげんしょう

旋前圆肌　円回内筋　えんかいないきん

旋前圆肌尺头　円回内筋尺〔骨〕頭　えんかいないきんしゃく〔こつ〕とう

旋前圆肌肱头　円回内筋上腕頭　えんかいないきんじょうわんとう

旋钳　レンチ　wrench

旋塞　コック　cock

旋水浴　渦浴　うずよく

旋蜕膜　回旋脱落膜　かいせんだつらくまく

旋涡　渦　うず

旋涡形　ヘリコイド,螺旋状　helicoid,らせんじょう

旋涡浴槽　渦浴槽　うずよくそう

旋涡状排列　渦状配置　うずじょうはいち

旋向隐斜视　回旋(回転)斜位　かいせんゃ(かいてん)しゃい

旋斜视计　クリノメータ　clinometer

旋支　回旋枝　かいせんし

旋转　回転,旋回(回旋)　かいてん,せんかい(かいせん)

旋转泵　回転ポンプ　かいてんpump

旋转不良　回転異常　かいてんいじょう

旋转插入法　回転挿入法　かいてんそうにゅうほう

旋转磁场治疗器　回転磁場治療装置　かいてんじじょうちりょうそうち

旋转断面造影术　回転切断面撮影法　かいてんせつだんめんさつえいほう

旋转方向　回転方向　かいてんほうこう

旋转放射疗法　回転照射療法　かいてんしょうしゃりょうほう

旋转幅射仪　回転照射装置　かいてんしょうしゃそうち

旋转关节　回転関節　かいてんかんせつ

旋转后眼〔球〕震〔颤〕　回転後眼振　かいてんごがんしん

旋转畸形　回転奇形　かいてんきけい

旋转计　回転角度計　かいてんかくどけい

旋转流量计　ロータメーター　rotameter

旋转切断机　回転切断機　かいてんせつだんき

旋转式60钴治疗机　ロータリー コバルト-60 治療機　rotary cobalt-60ちりょうき

旋转式接生模型　ロータリー助産模型　rotaryじょさんもけい

旋转式X线照相装置　ジャイロスコープ　gyroscope

旋转式向上咬骨钳　ロータリー上方鼻切骨鉗子　rotaryじょうほうびせっこつかんし

旋转式血液稀释吸管搅拌器　ロータリー血液希釈ピペットかきまぜ機　rotaryけつえききしゃくpipettかきまぜき

旋转式压片机　ロータリー錠剤機　rotaryじょうざいき

旋转式制粒机　ロータリー グラニュレーター　rotary granulator

旋转试验　回転試験　かいてんしけん

旋转听错觉　回転聴錯覚　かいてんちょうさっかく

旋转胃导管　海綿付柔軟カテーテル　かいめんつきじゅうなんcatheter

旋转斜视　回転斜視　かいてんしゃし

旋转性　回転性,ロータリー　かいてんせい,rotary

旋转性抽搐　回転性痙攣　かいてんせいけいれん

旋转性眩晕　回転性眩暈　かいてんせいめまい

旋转性眼〔球〕震〔颤〕　回転性眼振　かいてんせいがんしん

旋转阳极　回転陽極　かいてんようきょく

旋转移位　回転転位　かいてんてんい

旋转椅　回転椅子　かいてんいす

旋转异构体　回転異性体　かいてんいせいたい

旋转隐斜视　回転斜位　かいてんしゃい

旋转隐斜视计　回転斜位計　かんてんしゃいけい

旋转运动　回転運動　かいてんうんどう

旋转真空蒸发器　回転真空蒸発装置　かいてんしんくうじょうはつそうち

旋转中眼〔球〕震〔颤〕　回転中眼振　かいてんちゅうがんしん

悬臂　片持ばり　かたもちばり

悬垂腹　懸垂腹　けんすいふく

悬垂石膏　懸垂石膏　けんすいせっこう

悬垂位　懸垂位　けんすいい

悬垂纤维瘤　下垂性繊維腫　かすいせいせんいしゅ

悬垂心　懸垂心,滴状心　けんすいしん,てきじょうしん

悬滴　懸滴　けんてき

悬滴标本　懸滴標本　けんてきひょうほん

悬滴法　懸滴法　けんてきほう

悬滴培养　懸滴培養　けんてきばいよう

悬吊(挂)　懸垂,懸弔,つり　けんすい,けんちょう

悬吊〔绷〕带　懸垂包帯　けんすいほうたい

悬吊喉镜检查　懸垂喉頭鏡検査　けんすいこうとうきょうけんさ

悬吊式喉镜　懸垂喉頭鏡　けんすいこうとうきょう

悬吊术　懸垂〔固定〕法　けんすい〔こてい〕ほう

悬浮　懸濁　けんだく

悬浮包衣法　懸濁被覆法　けんだくひふくほう

悬浮包衣机　懸濁被覆装置　けんだくひふくそうち

悬浮聚合　サスペンション重合　suspensionじゅうごう

悬浮培养法　浮遊培養法　ふゆうばいようほう

悬浮培养细胞　浮遊細胞培養　ふゆうさいぼうばいよう

悬浮体　浮遊体　ふゆうたい

悬浮稳定性　浮遊安定性　ふゆうあんていせい

悬浮物　浮遊物　ふゆうぶつ

悬浮性固体　浮遊固形物　ふゆうこけいぶつ

悬浮(浊)液　懸濁液　けんだくえき

悬钩子　懸鈎子　けんこうし

悬胶〔体〕　懸膠体　けんこうたい

悬铃木科　スズカケノキ科　スズカケノキか
悬韧带　提靭帯　ていじんたい
悬突　オーバハング　overhang
悬雍垂　口蓋垂　こうがいすい
悬雍垂刀　口蓋垂切開刀　こうがいすいせっかいとう
悬雍垂缝术　口蓋垂縫合術　こうがいすいほうごうじゅつ
悬雍垂过长　口蓋垂延長　こうがいすいえんちょう
悬雍垂肌　口蓋垂筋　こうがいすいきん
悬雍垂裂　口蓋垂裂　こうがいすいれつ
悬雍垂瘤　口蓋垂腫　こうがいすいしゅ
悬雍垂脓肿　口蓋垂膿瘍　こうがいすいのうよう
悬雍垂钳　口蓋垂鉗子　こうがいすいかんし
悬雍垂切除术　口蓋垂切除術　こうがいすいせつじょじゅつ
悬雍垂切断器　口蓋垂切断器　こうがいすいせつだんき
悬雍垂切开术　口蓋垂切開術　こうがいすいせっかいじゅつ
悬雍垂缺失　口蓋垂欠如　こうがいすいけつじょ
悬雍垂水肿　口蓋垂浮腫　こうがいすいふしゅ
悬雍垂松弛　口蓋垂弛緩　こうがいすいしかん
悬雍垂下垂　口蓋垂下垂〔症〕　こうがいすいかすい〔しょう〕
悬雍垂血管瘤　口蓋垂血管腫　こうがいすいけっかんしゅ
悬雍垂血肿　口蓋垂血腫　こうがいすいけっしゅ
悬雍垂咽峡炎　口蓋垂口峡炎　こうがいすいこうきょうえん
悬雍垂炎　口蓋垂炎　こうがいすいえん
悬雍垂肿　口蓋垂腫　こうがいすいしゅ
悬雍垂周炎　口蓋垂周囲炎　こうがいすいしゅういえん
悬雍垂纵裂　口蓋垂正中離開　こうがいすいせいちゅうりかい

xuǎn　**选癣**

选模标本　選定基準標本　せんていきじゅんひょうほん
选磨法　選択磨砕法　せんたくまさいほう
选配　雌雄淘汰　しゆうとうた
选样　標本選定　ひょうほんせんてい
选样器　サンピラー　sampler
选择　選択　せんたく
选择毒性　選択毒性　せんたくどくせい
选择反应　選択反応　せんたくはんのう
选择辐射计　選択放射計　せんたくほうしゃけい
选择培养基　選択培地　せんたくばいち
选择溶剂　選択溶媒　せんたくようばい
选择溶剂提取　選択溶媒抽出　せんたくようばいちゅうしゅつ
选择试剂　選択的試薬　せんたくてきしやく
选择受精　選択受精　せんたくじゅせい
选择提取　選択抽出　せんたくちゅうしゅつ
选择通透性　選択的透過性　せんたくてきとうかせい
选择吸附　選択吸着　せんたくきゅうちゃく
选择吸收　選択吸収　せんたくきゅうしゅう
选择性　選択性　せんたくせい
选择性丙种球蛋白缺乏症　選択性-γ-グロブリン欠乏症　せんだくせい-γ-globulinけつぼうしょう
选择性沉积　選択性沈着　せんたくせいちんきゃく
选择性重吸收　選択性再吸収　せんたくせいさいきゅうしゅう
选择性蛋白尿　選択性蛋白尿　せんたくせいたんぱくにょ

選択性低醛固酮症　選択性低アルドステロン症　せんたくせいていaldosteronしょう
选择性定位　選択的局在性　せんたくてきょくざいせい
选择性动脉造影　選択性動脈造影〔法〕　せんたくせいどうみゃくぞうえい〔ほう〕
选择性毒性　選択性毒性　せんたくせいどくせい
选择性冠状动脉造影　選択性冠状動脈造影〔法〕　せんたくせいかんじょうどうみゃくぞうえい〔ほう〕
选择性缄默症　選択性無言症　せんたくせいむごんしょう
选择性交配　選択性交配　せんたくせいこうはい
选择性离子电极　イオン選択電極　ionせんたくでんきょく
选择性迷走神经切断术　選択性迷走神経切断術　せんたくせいめいそうしんけいせつだんじゅつ
选择性免疫球蛋白缺少症　選択性免疫グロブリン欠乏症　せんたくせいめんえきglobulinけつぼうしょう
选择性亲和力　選択性親和力　せんたくせいしんわりょく
选择性醛甾(固)酮过少症　選択性低アルドステロン症　せんたくせいていaldosteronしょう
选择性肾动脉造影　選択性腎動脈造影　せんたくせいじんどうみゃくぞうえい
选择性肾小管功能障碍　選択性腎尿細管機能障害　せんたくせいじんにょうさいかんきのうしょうがい
选择性试验　選択性試験　せんたくせいしけん
选择性手术　選択的手術　せんたくてきしゅじゅつ
选择性突变　選択性突然変異　せんたくせいとつぜんへんい
选择性维生素B$_{12}$吸收不良　選択性ビタミンB$_{12}$吸収障害　せんたくせいvitamineB$_{12}$きゅうしゅうしょうがい
选择〔性〕吸收　選択的吸収　せんたくてきゅうしゅう
选择性〔心〕血管造影　選択的〔心臓〕血管造影法　せんたくてき〔しんぞう〕けっかんぞうえいほう
选择性蓄积　選択的蓄積　せんたくてきちくせき
选择性抑菌作用　選択的細菌抑制作用　せんたくてきさいきんよくせいさよう
选择性右心造影术　選択的右〔側〕心〔臓〕造影法　せんたくてきう〔そく〕しん〔ぞう〕ぞうえいほう
选择性增菌　選択的増菌〔法〕　せんたくてきぞうきん〔ほう〕
选择性支气管造影术　選択的気管支造影法　せんたくてききかんしぞうえいほう
选择性指示剂稀释曲线测定　選択的指示薬希釈曲線測定　せんたくてきしじやくきしゃくきょくせんそくてい
选择〔性〕作用　選択作用　せんたくさよう
选择学说　選択説　せんたくせつ
选择压力　選択圧力　せんたくあつりょく
癣　輪癬,白癬　りんせん,はくせん
癣可宁　シッカニン　siccanin
癣退　トルナフテート　tolnaftate

xuàn　**眩**

眩目　眩目　げんもく
眩晕　眩暈　めまい,げんうん
眩晕恐怖　眩暈恐怖〔症〕　めまいきょうふ〔しょう〕
眩晕先兆　眩暈性前兆　めまいせいぜんちょう
眩晕综合征　メニエル症候群　meniereしょうこうぐん

XUE　**靴薛穴学雪鳕血**

xuē　**靴薛**

靴形　長靴形　ちょうかけい，ながぐつがた
靴形心　長靴心臓　ちょうかしんぞう
薛定锷方程式　シュレーデインガー方程式　Schrödingerほうていしき
薛〔夫讷〕氏点　シュフネル斑点　Schüffnerはんてん
薛〔罗〕氏位　シューレ体位　Shullerたいい

xué　穴学

穴　穴　あな，けつ
穴坡　クリチオン　clition
穴位　穴位　けつい
穴位刺激疗法　穴位刺激療法　けついしげきりょうほう
穴位麻醉　穴位麻酔　けついますい
穴位针刺　穴位針刺　けついしんし
学会　学会　がっかい
学科　学科　がっか
学龄儿童　学齢児童　がくれいじどう
学龄期　学齢期　がくれいき
学龄前儿童　学齢前児童　がくれいぜんじどう
学龄前期　学齢前期　がくれいぜんき
学名　学名　がくめい
学派　学派　がくは
　巴甫洛夫学派　パブロフ学派　Pavlovがくは
　新弗洛伊德氏学派　新フロイド学派　しんFreudがくは
学前儿童智力量表　学齢前児童知能程度測定表　がくれいぜんじどちのうていどそくていひょう
学士　学士　がくし
学说　学説　がくせつ
　巴甫洛夫学说　パブロフ学説　Pavlovがくせつ
　巴斯德氏学说　パスツール学説　Pasteurがくせつ
　达尔文学说　ダーウィン学説　Darwinがくせつ
　高尔基学说　ゴルジ学説　Golgiがくせつ
　马尔萨斯学说　マルサス学説　Malthusがくせつ
　孟德尔学说　メンデル学説　Mendelがくせつ
　摩尔根学说　モルガン学説　Morganがくせつ
　新弗洛伊德氏学说　新フロイド学説　しんFreudがくせつ
学位　学位　がくい
学习障碍　学習障害　がくしゅうしょうがい
学校恐怖症　学校恐怖症　がっこうきょうふしょう
学校卫生　学校衛生　がっこうえいせい
学校卫生学　学校衛生学　がっこうえいせいがく
学校智力　学校智力　がっこうちりょく

xuě　雪鳕

雪白链霉菌　ストレプトマイセス　streptomyces
雪白曲霉菌　アスペルギルス　Aspergillus
雪崩　雪崩　なだれ
雪崩定律　雪崩法則　なだれほうそく
雪崩晶体管　なだれトランジスター　なだれtransistor
雪崩学说　雪崩説　なだれせつ
雪崩状传导　雪崩伝導　なだれでんどう
雪胆　雪胆　せつたん
雪胆〔苦味〕素　ヘムスレヤジン　hemsleyadin
雪胆素甲　イソジヒドロククルビタシン　isodihydrocucurbitacin
雪胆素乙　ジヒドロククルビタシンF　dihydrocucurbitacinF
雪花莲胺　ガランタミン　galanthamine
雪茄碱　ニコチリン　nicotyrine
雪卡鱼毒素　シグアトキシン　ciguatoxin

雪口　鵞口瘡　がこうそう
雪莱氏征　シェリー徴候　Shellyちょうこう
雪盲　雪盲　せつもう
雪松醇　セドロール　cedrol
雪团状渗出点　棉状出血斑　めんじょうしゅっけつはん
雪旺〔氏〕细胞　シュワン細胞　Schwannさいぼう
雪旺氏细胞瘤　シュワン細胞腫　Schwannさいぼうしゅ
雪旺氏细胞鞘　シュワン細胞鞘　Schwannさいぼうしょう
鳕肝尸胺　モルイン　morrhuin
鳕属　鳕属　タラぞく
鳕〔鱼〕　鱈　タラ
鳕鱼肝油　鱈肝油　タラかんゆ
鳕组蛋白　ガデュヒストン　gaduhiston

xuè　血

血　血液，血　けつえき，ち
血安定　アンソライセン　ansolysen
血安平　レセルピン　reserpine
血氨　血液アンモニア　けつえきammonia
血氨测定　血液アンモニア測定　けつえきammoniaそくてい
血氨过多　高アンモニア血症　こうammoniaけっしょう
血氨基酸过少　低アミノ酸血症　ていaminoさんけっしょう
血白蛋白减少　低アルブミン血症　ていalbuminけっしょう
血孢子虫　住血原虫　じゅうけつげんちゅう
血孢子虫目　住血原虫目　じゅうけつげんちゅうもく
血泵　血液ポンプ　けつえきpump
血比重计　血液比重計　けつえきひじゅうけい
血吡咯　ヘモピロール　hemopyrrole
血鞭毛虫　住血鞭毛虫　じゅうけつべんもうちゅう
血变形虫病　住血アメーバ様寄生虫症　じゅうけつamebaようきせいちゅうしょう
血便（粪）　血便　けつべん
血标本　血液標本　けつえきひょうほん
血卟啉　ヘマトポルフィリン　hematoporphyrin
血卟啉病　ヘマトポルフィリン症　hematoporphyrinしょう
血卟啉症神经病　ヘマトポルフィリン症性神経病　hematoporphyrinしょうせいしんけいびょう
血产生　血液生成　けつえきせいせい
血常规〔检查〕　血液常用（ルチン）検査　けつえきじょうよう（routine）けんさ
血尘　血塵　けつじん
血尘病　血塵増加〔症〕　けつじんぞうか〔しょう〕
血沉　赤血球沈降速度，血沈　せっけっきゅうちんこうそくど，けっちん
血沉测定器　血液沈降測定器　けつえきちんこうそくていき
血沉淀素　血液沈降素　けつえきちんこうそ
血沉管　血〔液〕沈〔降〕管　けつ〔えき〕ちん〔こう〕かん
　魏氏血沉管　ウェスターグレン血沈管　Westergrenけっちんかん
血沉计　血液沈降速度計　けつえきちんこうそくどけい
血沉架　血沈管スタンド　けっちんかんstand
血沉吸管　血液沈降ピペット　けつえきちんこうpipett
血沉棕黄层　血液沈降軟層　けつえきちんこうなんそう
血成分测定法　血算，検血法　けっさん，けんけつほう
血雌激素过多　過エストロゲン血〔症〕　かestrogenけつ〔しょう〕
血雌激素过少　低エストロゲン血〔症〕　ていestrogenけつ

〔しょう〕

血胆红素　ヘモビリルビン　hemobilirubin

血胆红素过多　過ビリルビン血〔症〕　かbilirubinけつ〔しょう〕

血胆红素过少　低ビリルビン血〔症〕　ていbilirubinけつ〔しょう〕

血胆红素尿　ヘモビリルビン尿〔症〕　hemobilirubinにょう〔しょう〕

血胆甾(固)醇过多　高コレステロール血〔症〕　こうcholesterolけつ〔しょう〕

血胆甾(固)醇过少　低コレステロール血〔症〕　ていcholesterolけつ〔しょう〕

血蛋白　ヘムアルブミン,血液蛋白　hemalbumin,けつえきたんぱく

血蛋白过多　高蛋白血〔症〕　こうたんぱくけつ〔しょう〕

血蛋白正常　正常蛋白血　せいじょうたんぱくけつ

血氮过多　過窒素血〔症〕　かちっそけつ〔しょう〕

血氮过少　低窒素血〔症〕　ていちっそけつ〔しょう〕

血岛　血島　けっとう

　潘德尔氏血岛　パンデル血島　Panderけっとう

血道转移　血行転移　けっこうてんい

血碘过多　過ヨウ素血〔症〕　かヨウそけつ〔しょう〕

血淀粉酶　血液殿粉酵素,血液アミラーゼ　けつえきでんぷんこうそ,けつえきamylase

血窦　血洞　けつどう

血毒素　ヘマトキシン　hematoxin

血多肽过多　高ポリペプチド血〔症〕　こうpolypeptidけつ〔しょう〕

血发酵　血液発酵　けつえきはっこう

血防-846　ヘキサクロロパラキシレン　hexachloroparaxylene

血防-67　ニクロサミド　niclosamide

血-房水屏障　血液房水関門　けつえきぼうすいかんもん

血非蛋白氮　血液非蛋白性窒素,血液残余窒素　けつえきひたんぱくせいちっそ,けつえきざんよちっそ

血分光镜　血液分光鏡　けつえきぶんこうきょう

血分光镜检查　血液分光鏡検査　けつえきぶんこうきょうけんさ

血分析　血液分析　けつえきぶんせき

血腹　血腹,腹腔内出血　けっぷく,ふっこうないしゅっけつ

血钙　血液カルシウム　けつえきcalcium

血钙测定　血液カルシウム測定　けつえきcalciumそくてい

血钙过低(少)〔症〕　低カルシウム血〔症〕　ていcalciumけつ〔しょう〕

血钙过多(高)　高カルシウム血〔症〕　こうcalciumけつ〔しょう〕

血钙正常　正常カルシウム血　せいじょうcalciumけつ

血肝素过低症　低ヘパリン血〔症〕　ていheparinけつ〔しょう〕

血-睾屏障　血液睾丸関門　けつえきこうがんかんもん

血根碱　サンギナリン　sanguinarine

血供应不足　局所虚血　きょくしょきょけつ

血管　血管　けっかん

血管暗点　血管暗点　けっかんあんてん

血管闭塞性脉管炎　閉鎖性血栓性血管炎　へいさせいけっせんせいけっかんえん

血管壁　血管壁　けっかんへき

血管〔壁〕坏死　血管〔壁〕壊死　けっかん〔へき〕えし

血管壁结石　血管壁結石　けっかんへきけっせき

血管壁内皮细胞　血管壁内皮細胞　けっかんへきないひさいぼう

血管壁强硬　血管〔壁〕硬化〔症〕　けっかん〔へき〕こうか〔しょう〕

血管〔壁〕软化　血管軟化〔症〕　けっかんなんか〔しょう〕

血管病性多尿症　血管障害性多尿症　けっかんしょうがいせいたにょうしょう

血管搏动　血管拍動　けっかんはくどう

血管层　血管板　けっかんばん

血管成纤维细胞瘤　血管性繊維芽細胞腫　けっかんせいせんいがさいぼうしゅ

血管成形术　血管形成術　けっかんけいせいじゅつ

血管池　血管プール　けっかんpool

血管充盈　血管充盈　けっかんじゅうえい

血管重建性手术　血管再建手術　けっかんさいけんしゅじゅつ

血管出血　血管出血　けっかんしゅっけつ

血管床容积　血管床容積　けっかんしょうようせき

血管丛　血管叢　けっかんそう

血管脆弱　血管脆弱　けっかんぜいじゃく

血管脆性　血管脆弱性　けっかんぜいじゃくせい

血管蒂　血管茎　けっかんけい

血管蒂骨移植术　血管茎骨移植術　けっかんけいこついしょくじゅつ

血管蒂关节移植术　血管茎関節移植術　けっかんけいかんせついしょくじゅつ

血管发生　脈管形成　みゃっかんけいせい

血管翻转钩　血管逆転鈎　けっかんぎゃくてんこう

血管反射　血管反射　けっかんはんしゃ

血管反应　血管反応　けっかんはんのう

血管反应性增强　血管反応機能亢進　けっかんはんのうきのうこうしん

血管分叉口栓子　騎乗栓子　きじょうせんし

血管分枝　血管分枝　けっかんぶんし

血管缝合器　血管縫合器　けっかんほうごうき

血管缝合术　血管縫合術　けっかんほうごうじゅつ

血管缝合针　血管縫合針　けっかんほうごうしん

血管敷料镊　血管包帯鑷子　けっかんほうたいせっし

血管感觉　血管感覚　けっかんかんかく

血管感觉神经　血管感覚神経　けっかんかんかくしんけい

血管钙化　血管石灰化　けっかんせっかいか

血管弓　血管弓　けっかんきゅう

血管功能障碍　血管機能障害　けっかんきのうしょうがい

血管供应　血管分布〔像〕　けっかんぶんぷ〔ぞう〕

血管沟　血管溝　けっかんこう

血管钩　血管鈎　けっかんこう

血管骨髓瘤　血管骨髄腫　けっかんこつずいしゅ

血管固定钉　血管固定釘　けっかんこていてい

血管化　血管化　けっかんか

血管坏死　血管壊死　けらかんえし

血管环　血管輪　けっかんりん

血管活动撮术　血管映画撮影法　けっかんえいがさつえいほう

血管活性胺　血管作動性アミン　けっかんさどうせいamine

血管活性肽　血管作動性ペプチド　けっかんさどうせいpeptide

血管活性物质　血管作動性物質　けっかんさどうせいぶっ

しつ

血管机能不全性青光眼 血管機能不全性緑内障 けっかんきのうふぜんせいりょくないしょう

血管〔肌层〕透明变性 血管ヒアリン症 けっかんhyalinしょう

血管肌瘤 血管筋腫 けっかんきんしゅ

血管肌肉瘤 血管筋肉腫 けっかんきんにくしゅ

血管肌神经瘤 血管筋神経腫 けっかんきんしんけいしゅ

血管肌脂瘤 血管筋脂肪腫 けっかんきんしぼうしゅ

血管基底膜 血管基底膜 けっかんきていまく

血管及心脏活动X光检验法 血管心臓映画撮影法 けっかんしんぞうえいがさつえいほう

血管极 血管極 けっかんきょく

血管〔疾〕病 血管疾病 けっかんしっぺい

血管挤压钳 血管圧迫鉗子 けっかんあっぱくかんし

〔血管〕加压素 バソプレシン vasopressin

血管夹 血管クリップ けっかんclip

　霍普金氏血管夹 ホプキン血管クリップ Hopkinけっかんclip

血管夹用镊 血管クリップ鑷子 けっかんclipせっし

血管间质 メサンギウム,血管間質 mesangium,けっかんかんしつ

血管减压物质 血管拡張物質 けっかんかくちょうぶっしつ

血管减压药 血管拡張薬 けっかんかくちょうやく

血管剪 血管鋏 けっかんばさみ

血管角质瘤 血管角化腫 けっかんかっかしゅ

血管紧张 血管緊張 けっかんきんちょう

血管紧张度 血管緊張度 けっかんきんちょうど

血管紧张素（肽） アンギオテンシン angiotensin

血管紧张素I アンギオテンシンI angiotensinいち

血管紧张素II アンギオテンシンII angiotensinに

血管紧张素测定 アンギオテンシン測定 angiotensinそくてい

血管紧张素（肽）酶 アンギオテンシナーゼ angiotensinase

血管紧张素酰胺 アンギオテンシンアミド angiotensinamide

血管紧张素（肽）原 アンギオテンシノゲン angiotensinogen

血管紧张素（肽）原酶 ハイパーテンシノゲナーゼ hypertensinogenase

血管痉挛病 血管痙攣症 けっかんけいれんしょう

血管痉挛期 血管痙攣期 けっかんけいれんき

血管痉挛性感觉缺失 血管痙攣性無感覚症 けっかんけいれんせいむかんかくしょう

血管镜 〔毛细〕血管〔顕微〕鏡 〔もうさい〕けっかん〔けんび〕きょう

血管溃疡 血管潰瘍 けっかんかいよう

血管扩张 血管拡張 けっかんかくちょう

血管扩张剂（药） 血管拡張薬 けっかんかくちょうやく

血管扩张神经 血管拡張神経 けっかんかくちょうしんけい

血管扩张素 バゾトニン vasotonin

血管扩张物质 血管拡張物質 けっかんかくちょうぶっしつ

血管扩张性肌瘤 血管拡張性筋腫 けっかんかくちょうせいきんしゅ

血管扩张性粘液瘤 血管拡張性粘液腫 けっかんかくちょうせいねんえきしゅ

血管扩张性疣 毛細〔血〕管拡張性ゆうぜい もうさい

〔け〕かんかくちょうせいゆうぜい

血管扩张性紫癜 血管拡張性紫斑 けっかんかくちょうせいしはん

血管淋巴管瘤 血管リンパ管腫 けっかんlymphかんしゅ

血管淋巴管痣 血管リンパ管母斑 けっかんlymphかんぼはん

血管瘤〔病〕 血管腫〔症〕 けっかんしゅ〔しょう〕

血管瘤切除术 血管腫切除術 けっかんしゅせつじょじゅつ

血管瘤型脑膜瘤 血管腫型髄膜腫 けっかんしゅがたずいまくしゅ

血管瘤型尿道肉阜 血管腫型尿管小丘 けっかんしゅがたにょうかんしょうきゅう

血管瘤性息肉 血管腫性ポリープ けっかんしゅせいpolyp

血管麻痹 血管〔神経〕麻痺 けっかん〔しんけい〕まひ

血管麻痹性神经衰弱 血管〔神経〕麻痺性神経衰弱〔症〕 けっかん〔しんけい〕まひせいしんけいすいじゃく〔しょう〕

血管迷走〔神经〕性发作 血管迷走神経性発作 けっかんめいそうしんけいせいほっさ

血管迷走〔神经〕性晕厥 血管迷走神経失神 けっかんめいそうしんけいしっしん

血管迷走神经综合征 血管迷走神経症候群 けっかんめいそうしんけいしょうこうぐん

血管免疫母细胞性淋巴病 血管免疫芽球性リンパ腺症 けっかんめんえきがきゅうせいlymphせんしょう

血管膜 血管膜 けっかんまく

血管囊 血管囊 けっかんのう

血管内红细胞凝集 血管内赤血球凝集 けっかんないせっけっきゅうぎょうしゅう

血管内膜 血管内膜 けっかんないまく

血管内膜炎 血管内膜炎 けっかんないまくえん

血管内凝聚 血管内凝集 けっかんないぎょうしゅう

血管内凝血 血管内凝血 けっかんないぎょうけつ

血管内凝血合并纤维蛋白溶解综合征 播種性血管内凝固,DIC はしゅせいけっかんないぎょうこ

血管内皮〔细胞〕瘤 血管内皮腫 けっかんないひしゅ

血管内皮细胞肉瘤 血管内皮細胞肉腫 けっかんないひさいぼうにくしゅ

血管内皮细胞水肿 血管内皮細胞水腫 けっかんないひさいぼうすいしゅ

血管内溶血 血管内溶血 けっかんないようけつ

血管内溶血反应 血管内溶血反応 けっかんないようけつはんのう

血管内血块 血管内血塊 けっかんないけっかい

血管内血栓形成 血管内血栓形成 けっかんないけっせんけいせい

血管〔内〕注射 血管内注射 けっかんないちゅうしゃ

血管镊 血管鑷子 けっかんせっし

血管凝血酶 バゾトロンビン vasothrombin

血管扭转术 血管捻転法 けっかんねんてんほう

血管平滑肌 血管平滑筋 けっかんへいかつきん

血管平滑肌瘤 血管平滑筋腫 けっかんへいかつきんしゅ

血管破裂 血管破裂 けっかんはれつ

血管前置 前置血管 ぜんちけっかん

血管钳 血管鉗子 けっかんかんし

血管腔隙 血管間隙 けっかんかんげき

血管切除术 血管切除術 けっかんせつじょじゅつ

血管切开 血管切開〔術〕 けっかんせっかい〔じゅつ〕

血管轻瘫 血管〔神経〕不全麻痺 けっかん〔しんけい〕ふぜ

んまひ

血管球　糸球,グロームス　しきゅう,glomus

血管球瘤　糸球腫瘍,グロームス腫瘍　しきゅうしゅよう,glomusしゅよう,

血管球性肾炎　糸球体腎炎　しきゅうたいじんえん

血管区　血管部　けっかんぶ

血管曲张　静脈瘤　じょうみゃくりゅう

血管全层炎　全血管炎　ぜんけっかんえん

血管容积　血管容積　けっかんようせき

血管肉瘤　血管肉腫　けっかんにくしゅ

血管乳头　血管乳頭　けっかんにゅうとう

血管软骨瘤　血管軟骨腫　けっかんなんこつしゅ

血管上层　脈管上層　みゃくかんじょうそう

血管神经　血管神経　けっかんしんけい

血管神经〔官能〕症　血管神経症　けっかんしんけいしょう

血管神经肌瘤　血管神経筋腫　けっかんしんけいきんしゅ

血管神经胶质瘤〔病〕　血管〔神経〕膠腫〔症〕　けっかん〔しんけい〕こうしゅ〔しょう〕

血管神经胶质增生病　血管神経膠症　けっかんしんけいこうしょう

血管神经瘤　血管神経腫　けっかんしんけいしゅ

血管神经切除术　血管神経切除術　けっかんしんけいせつじょじゅつ

血管神经切断术　血管神経切断術　けっかんしんけいせつだんじゅつ

血管神经痛　血管神経痛　けっかんしんけいつう

血管神经性出血　血管神経性出血　けっかんしんけいせいしゅっけつ

血管神经性浮(水)肿　血管神経性浮腫　けっかんしんけいせいふしゅ

血管神经性坏疽　血管神経性壊疽　けっかんしんけいせいえそ

血管神经性皮肤病　血管神経性皮膚病　けっかんしんけいせいひふびょう

血管神经性血尿　血管神経性血尿〔症〕　けっかんしんけいせいけつにょう〔しょう〕

血管神经性紫癜　血管神経性紫斑〔病〕　けっかんしんけいせいしはん〔びょう〕

血管渗血　血管血液滲出　けっかんけつえきしんしゅつ

血管石　血管結石　けっかんけっせき

血管收缩　血管収縮　けっかんしゅうしゅく

血管收缩反射　血管収縮反射　けっかんしゅうしゅくはんしゃ

血管收缩剂(药)　血管収縮薬　けっかんしゅうしゅくやく

血管收缩神经　血管収縮神経　けっかんしゅうしゅくしんけい

血管收缩物质　血管収縮物質　けっかんしゅうしゅくぶっしつ

血管收缩中枢　血管収縮中枢　けっかんしゅうしゅくちゅうすう

血管手术　血管手術　けっかんしゅじゅつ

血管舒缓素　カリクレイン　callicrein

血管舒缩　血管運動　けっかんうんどう

血管舒缩功能　血管運動機能　けっかんうんどうきのう

血管舒缩机制　血管運動機序　けっかんうんどうきじょ

血管舒缩神经　血管運動神経　けっかんうんどうしんけい

血管舒缩神经麻痹　血管運動神経麻痺　けっかんうんどうしんけいまひ

血管舒缩系统　血管運動系　けっかんうんどうけい

血管舒缩性鼻炎　血管運動性鼻炎　けっかんうんどうせいびえん

血管舒缩性水肿　血管運動性水腫　けっかんうんどうせいすいしゅ

血管舒缩性头痛　血管運動性頭痛　けっかんうんどうせいずつう

血管舒缩性心绞痛　血管運動性アンギナ　けっかんうんどうせいangina

血管舒缩药　血管運動薬　けっかんうんどうやく

血管舒缩障碍　血管運動障害　けっかんうんどうしょうがい

血管舒缩中枢　血管運動中枢　けっかんうんどうちゅうすう

血管舒张　血管拡張　けっかんかくちょう

血管舒张反射　血管拡張反射　けっかんかくちょうはんしゃ

血管舒张神经　血管拡張神経　けっかんかくちょうしんけい

血管舒张神经纤维　血管拡張神経繊維　けっかんかくちょうしんけいせんい

血管舒张素　血管拡張素　けっかんかくちょうそ

血管舒张物质　血管拡張物質　けっかんかくちょうぶっしつ

血管舒张药(剂)　血管拡張剤　けっかんかくちょうざい

血管舒张中枢　血管拡張中枢　けっかんかくちょうちゅうすう

血管套　血管カフ　けっかんcuff

血管套管　血管套管　けっかんとうかん

血管调节无力症　血管調整無力症　けっかんちょうせいむりょくしょう

血管通透性　血管透過性　けっかんとうかせい

血管通透因子　血管透過因子　けっかんとうかいんし

血管痛　血管痛　けっかんつう

血管外间隙　血管外間隙　けっかんがいかんげき

血管外膜　血管外膜　けっかんがいまく

血管外凝血　血管外凝血　けっかんがいぎょうけつ

血管外皮〔细胞〕瘤　血管周皮細胞腫　けっかんしゅうひさいぼうしゅ

血管外溶血　血管外溶血　けっかんがいようけつ

血管外游出　血管外遊出　けっかんがいゆうしゅつ

血管网　血管網　けっかんもう

血管网状内皮瘤　血管細網腫　けっかんさいもうしゅ

血管萎缩性皮肤异色病　血管性多形皮膚萎縮症　けっかんせいたけいひふいしゅくしょう

血管纹〔络〕　血管線条　けっかんせんじょう

血管吻合　血管吻合　けっかんふんごう

血管吻合挤压器　血管吻合圧搾器　けっかんふんごうあっさくき

血管吻合器械包　血管吻合器械セット　けっかんふんごうきかいset

血管吻合术　血管吻合術　けっかんふんごうじゅつ

血管无力　血管弛緩症　けっかんしかんしょう

血管系膜细胞　血管メサンギウム細胞　けっかんmesangiumさいぼう

血管系统　血管系　けっかんけい

血管狭窄　血管狭窄　けっかんきょうさく

血管下层　血管下層　けっかんかそう

血管纤维瘤　繊維性血管腫　せんいせいけっかんしゅ

血管象皮病　血管象皮症,皮下組織性血管腫　けっかんぞう

ひしょう,ひかそしきせいけっかんしゅ

血管小球　糸球体　しきゅうたい

血管小星　ウィンスロー小星　winslowしょうせい

血管心脏炎　血管心臓炎　けっかんしんぞうえん

血管形(生)成　血管形成　けっかんけいせい

血管形成因子　血管形成因子　けっかんけいせいいんし

血管兴奋剂　血管興奮剤　けっかんこうふんやく

血管兴奋物质　血管興奮物質　けっかんこうふんぶっしつ

血管性成釉细胞瘤　血管エナメル上皮腫　けっかんenamel じょうひしゅ

血管性骨炎　脈管性骨炎　みゃっかんせいこつえん

血管性肌病　血管性ミオパシー　けっかんせいmyopathy

血管性肌瘤　血管性筋腫　けっかんせいきんしゅ

血管性甲状腺肿　血管性甲状腺腫　けっかんせいこうじょうせんしゅ

血管性假性血友病综合征　血管性偽〔性〕血友病症候群　けっかんせいぎ〔せい〕けつゆうびょうしょうこうぐん

血管性假血友病　血管性偽〔性〕血友病　けっかんせいぎ〔せい〕けつゆうびょう

血管性角膜炎　血管性角膜炎　けっかんせいかくまくえん

血管性聋　血管性難聴　けっかんせいなんちょう

血管性肾病　血管性腎障害,血管性ネフロパシー　けっかんせいじんしょうがい,けっかんせいnephropathy

血管性视网膜病　血管性網膜症　けっかんせいもうまくしょう

血管性水肿　血管性水腫　けっかんせいすいしゅ

血管性头痛　血管性頭痛　けっかんせいずつう

血管性头痛综合征　血管性頭痛症候群　けっかんせいずつうしょうこうぐん

血管性紫癜　血管性紫斑　けっかんせいしはん

血管修补术　血管修復術　けっかんしゅうふくじゅつ

〔血管〕徐缓激肽　ブラジキニン　bradykinin

血管学　血管学,脈管学　けっかんがく,みゃっかんがく

血管压迫(缩)　血管圧縮　けっかんあっしゅく

血管压迫法　血管圧縮法,圧迫止血　けっかんあっしゅくほう,あっぱくしけつ

血管压轧器　血管圧砕止血器　けっかんあっさいしけつき

血管压轧钳　血管圧迫鉗子　けっかんあっぱくかんし

血管压轧术　血管圧砕止血法　けっかんあっさいしけつほう

血管炎　脈管炎,血管炎　みゃっかんえん,けっかんえん

血管炎型变态反应　アルチュース現象　Arthusげんしょう

血管炎性反应　血管炎性反応　けっかんえんせいはんのう

血管炎性青斑　血管炎性青色皮斑　けっかんえんせいせいしょくひはん

血管样纹　類血管線条　るいけっかんせんじょう

血管移植术　血管移植術　けっかんいしょくじゅつ

血管异常　血管異常　けっかんいじょう

血管异位　血管偏位　けっかんへんい

血管抑制神经　血管運動抑制神経　けっかんうんどうよくせいしんけい

血管抑制型晕厥　血管運動抑制性失神　けっかんうんどうよくせいしっしん

血管抑制药　血管運動神経抑制剤　けっかんうんどうしんけいよくせいざい

血管抑制中枢　血管抑制中枢　けっかんよくせいちゅうす

血管翳　パンヌス　pannus

血管荧光电影照相机　血管映画撮影装置　けっかんえいがさつえいそうち

血管荧光电影照相术　血管映画撮影法　けっかんえいがさつえいほう

血管营养神经病　異栄養性血管神経症　いえいようせいけっかんしんけいしょう

血管营养障碍　血管異栄養〔症〕　けっかんいえいよう〔しょう〕

血管硬化　血管硬化〔症〕　けっかんこうか〔しょう〕

血管硬化剂　血管硬化薬　けっかんこうかやく

血管硬化性坏疽　血管硬化性壊疽　けっかんこうかせいえそ

血管圆线虫病　住血線虫病　じゅうけつせんちゅうびょう

血管圆线虫属　住血線虫属,アンギオストロギルス属　じゅうけつせんちゅうぞく,Angiostrongylusぞく

血管运动　血管運動　けっかんうんどう

血管运动反射　血管運動反射　けっかんうんどうはんしゃ

血管运动机能失调　血管運動失調　けっかんうんどうしっちょう

血管运动神经　血管運動神経　けっかんうんどうしんけい

血管运动性癫痫　血管運動性てんかん　けっかんうんどうせいてんかん

血管运动性迷路缺血　血管運動性迷路虚血　けっかんうんどうせいめいろきょけつ

血管运动性神经症　血管運動性神経症　けっかんうんどうせいしんけいしょう

血管运动性肾病　血管運動性腎障害　けっかんうんどうせいじんしょうがい

血管运动障碍　血管運動障害　けっかんうんどうしょうがい

血管运动中枢　血管運動神経中枢　けっかんうんどうしんけいちゅうすう

血管杂音　血管雑音　けっかんざつおん

血管造口术　血管造口術　けっかんぞうこうじゅつ

血管造影器械包　血管造影器械セット　けっかんぞうえいきかいset

血管造影设备　血管造影器具　けっかんぞうえいきぐ

血管造影术　血管造影法　けっかんぞうえいほう

血管造影照片　血管写真　けっかんしゃしん

血管粘连　血管癒着　けっかんゆちゃく

血管张力　血管緊張　けっかんきんちょう

血管张力过强　血管緊張過度　けっかんきんちょうかど

血管张力减退　血管弛緩　けっかんしかん

血管脂〔肪〕瘤　血管脂肪腫　けっかんしぼうしゅ

血管脂肪平滑肌瘤　血管脂肪平滑筋腫　けっかんしぼうへいかつきんしゅ

血管脂肪痣　血管脂肪母斑　けっかんしぼうぼはん

血管蜘蛛痣　クモ状血管腫　クモじょうけっかんしゅ

血管痣　血管性母斑　けっかんせいぼはん

血管中层(膜)　血管中膜　けっかんちゅうまく

血管周瘤　脈管周囲腫　みゃっかんしゅういしゅ

血管周少突胶质细胞　脈管周囲寡突起膠質細胞　みゃっかんしゅういかとっきこうしつさいぼう

血管周神经胶质增生　血管周囲性神経膠質症　けっかんしゅういせいしんけいこうしつしょう

血管周围间隙　脈管周囲間隙　みゃっかんしゅういかんげき

血管周围腔　脈管周囲腔　みゃっかんしゅういくう

血管周〔围〕细胞　血管周囲細胞　けっかんしゅういさいぼう

血管周围纤维囊　脈管周囲繊維嚢　みゃっかんしゅういせんいのう

血管周炎　血管周囲炎　けっかんしゅういえん

血管阻塞　脈管閉塞　みゃっかんへいそく

血管注射剂　血管注射剤　けっかんちゅうしゃざい

血管滋养管　栄養動脈　えいようどうみゃく

血管阻力　血管抵抗力　けっかんていこうりょく

血过氧化氢酶　血液カタラーゼ,ヘマーゼ　けつえきcatalase,hemase

血汗〔症〕　血汗〔症〕　けっかん〔しょう〕

血褐质　ヘマフェイン　hemaphein

血褐质尿症　ヘマフェイン尿症　hemapheinにょうしょう

血痕(迹)　血痕,血斑　けっこん,けっはん

血痕陈旧度　血痕年齢,血痕時効　けっこんねんれい,けっこんじこう

血痕检查(验)　血痕検査　けっこんけんさ

血痕血型测(鉴)定　血痕血液型判定　けっこんけつえきがたはんてい

血痕种属测(鉴)定　血痕種同定,血痕種確認　けっこんしゅどうてい,けっこんしゅかくにん

血红蛋白　ヘモグロビン,血色素　hemoglobin,けっしきそ

血红蛋白H包涵体染色　血色素H封入体染色　けっしきそHふうにゅうたいせんしょく

血红蛋白病　異常血色素症　いじょうけっしきそしょう

血红蛋白H病　血色素H病　けっしきそHびょう

血红蛋白M病　血色素M病　けっしきそMびょう

血红蛋白测定法　血色素測定法　けっしきそそくていほう

血红蛋白胆汁　血色素胆汁〔症〕　けっしきそたんじゅう〔しょう〕

血红蛋白电泳〔试验〕　血色素電気泳動〔試験〕　けっしきそでんきえいどう〔しけん〕

血红蛋白分光光度计　ヘモグロビン分光光度計　hemoglobinぶんこうこうどけい

血红蛋白分解　血色素溶解　けっしきそようかい

血红蛋白分子病　血色素分子病　けっしきそぶんしびょう

血红蛋白管型　血色素円柱　けっしきそえんちゅう

血红蛋白过多　ヘモグロビン過剰血症　hemoglobinかじょうけっしょう

血红蛋白过少　ヘモグロビン過少血症　hemoglobinかしょうけっしょう

血红蛋白缓冲系统　血色素緩衝系統　けっしきそかんしょうけいとう

血红蛋白计　血色素計,ヘモグロビン計　けっしきそけい,hemoglobinけい

　沙利氏血红蛋白计　ザーリ血色素計　Sahlioけっしきそけい

血红蛋白碱变性　血色素アルカリ変性　けっしきそalkaliへんせい

〔血红蛋白〕碱变性试验　血色素アルカリ変性試験　けっしきそalkaliへんせいしけん

血红蛋白尿〔症〕　血色素尿〔症〕　けっしきそにょう〔しょう〕

血红蛋白尿症综合征　血色素尿症症候群　けっしきそにょうしょうしょうこうぐん

血红蛋白浓度　血色素濃度　けっしきそのうど

血红蛋白C试验　血色素C試験　けっしきそCしけん

血红蛋白吸管　血色素ピペット　けっしきそpipette

血红蛋白系数　血色素係数　けっしきそけいすう

血红蛋白血〔症〕　血色素血〔症〕,ヘモグロビン血〔症〕　けっしきそけつしょう,hemoglobinけつ〔しょう〕

血红蛋白衍生物检查　血色素誘導体試験　けっしきそゆうどうたいしけん

血红扇头蜱　クリイロコイタマダニ

血红素　プロトヘム,ヘム　protoheme,heme

血红素合成酶　ヘム シンセターゼ　heme synthetase

血红素结合蛋白　ヘモペキシン　hemopexin

血红素异常　ヘム異常　hemeいじょう

血胡萝卜素过多　カロチン過剰血症　caroteneかしょうけっしょう

血缓冲能力　血液緩衝能力　けつえきかんしょうのうりょく

血换气　血液通気(エアレーション)　けつえきつうき(aeration)

血黄素　キサントヘマチン　xanthematin

血肌酸酐　血クレアチニン　けつcreatinine

血〔P〕〔Ca〕积　血〔P〕〔Ca〕乗積　けつ〔P〕〔Ca〕じょうせき

血寄生物　住血寄生虫　じゅうけつきせいちゅう

血寄生真菌　住血真菌　じゅうけつしんきん

血甲状腺素过多　過チロキシン血〔症〕　かthyroxinけつ〔しょう〕

血钾过低　低カリウム血〔症〕　ていkaliumけつ〔しょう〕

血钾过多　高カリウム血〔症〕　こうkaliumけつ〔しょう〕

血碱度计　血液アルカリ計　けつえきalkaliけい

血浆　血漿　けっしょう

血浆白(清)蛋白　血漿アルブミン　けっしょうalbumin

血浆半衰期　血漿半減期　けっしょうはんげんき

血浆变形虫　血漿アメーバ　けっしょうameba

血浆^{125}I-T$_3$比值测定　血漿^{125}I-T$_3$比測定　けっしょう^{125}I-T$_3$ひそくてい

血浆病　血漿病　けっしょうびょう

血浆除去法　血漿搬出法　けっしょうはんしゅつほう

血浆促凝血酶原激酶前体　血漿トロンボプラスチン前駆物質　けっしょうthromboplastinぜんくぶっしつ

血浆代用品(液)　血漿代用品　けっしょうだいようひん

血浆胆固醇　血漿コレステロール　けっしょうcholesterol

血浆蛋白　血漿蛋白〔質〕　けっしょうたんぱく〔しつ〕

血浆蛋白结合　血漿蛋白〔質〕結合　けっしょうたんぱく〔しつ〕けつごう

血浆蛋白结合碘　血漿蛋白結合ヨウ素　けっしょうたんぱくけつごうヨウそ

血浆蛋白结合碘测定　血漿蛋白結合ヨウ素測定　けっしょうたんぱくけつごうヨウそそくてい

血浆蛋白结合^{131}碘测定　血漿蛋白結合^{131}I測定　けっしょうたんぱくけつごうヨウそ-131-そくてい

血浆蛋白结合^{131}碘转换率　血漿蛋白結合^{131}I転換率　けっしょうたんぱくけつごうヨウそ-131-てんかんりつ

血浆蛋白结合率　血漿蛋白質結合率　けっしょうたんぱくしつけつごうりつ

血浆蛋白酶　血漿プロテイナーゼ　けっしょうproteinase

血浆蛋白吸管　血漿蛋白〔質〕ピペット　けっしょうたんぱく〔しつ〕pipette

血浆二氧化碳含量　血漿炭酸ガス含量　けっしょうたんさんgasがんりょう

血浆二氧化碳结合力　血漿二酸化炭素結合力　けっしょうにさんかたんそけつごうりょく

血浆钙　血漿カルシウム　けっしょうcalcium

血浆高粘稠度综合征　血漿高稠性症候群　けっしょうこうちゅうせいしょうこうぐん

血浆过滤法　血漿濾過法　けっしょうろかほう

血浆过少　血漿過少〔症〕　けっしょうかしょう〔しょう〕

血浆海棉　血漿海綿　けっしょうかいめん

血浆β-黑色细胞刺激素　血漿β-メラニン細胞刺激ホルモン　けっしょうβ-melanineさいぼうしげきhormone

血浆活化剂　血漿活性化薬　けっしょうかっせいかやく

血浆肌酐　血漿クレアチニン　けっしょうcreatinine

血浆肌酐浓度　血漿クレアチニン濃度　けっしょうcreatinineのうど

血浆加速〔凝血〕球蛋白　アクセレレーター グロブリン　accelerator globulin

血浆减少　血漿減少〔症〕　けっしょうげんしょう〔しょう〕

血浆胶体渗透压　血漿膠質浸透圧　けっしょうこうしつしんとうあつ

血浆结合碘　血漿結合ヨウ素　けっしょうけつごうヨウそ

血浆冷冻干燥剂　血漿冷凍乾燥剤　けっしょうれいとうかんそうざい

血浆疗法　血漿〔注射〕療法　けっしょう〔ちゅうしゃ〕りょうほう

血浆酶　プラスミン　plasmin

血浆酶原　プラスミノーゲン　plasminogen

〔血浆〕凝固酶　血漿コアグラーゼ　けっしょうcoagulase

血浆凝固时间　血漿凝固時間　けっしょうぎょうこじかん

血浆凝块溶解时间　血漿凝塊分解時間　けっしょうぎょうかいぶんかいじかん

血浆凝血活酶（素）成分　血漿トロンボプラスチン成分　けっしょうthromboplastinせいぶん

血浆凝血活酶成分缺乏〔症〕　血漿トロンボプラスチン成分欠乏〔症〕　けっしょうthromboplastinせいぶんけつぼう〔しょう〕

血浆凝血活酶（素）前质　血漿トロンボプラスチン前駆因子　けっしょうthromboplastinぜんくいんし

血浆凝血活酶前质缺乏〔症〕　血漿トロンボプラスチン前駆因子欠乏〔症〕　けっしょうthromboplastinぜんくいんしけつぼう〔しょう〕

血浆凝血酶激酶　血漿トロンボプラスチン　けっしょうthromboplastin

血浆凝血酶激酶成分缺乏〔症〕　血漿トロンボプラスチン成分欠乏〔症〕　けっしょうthromboplastinせいぶんけつぼう〔しょう〕

血浆凝血酶激酶原　血漿トロンボプラスチン前駆因子　けっしょうthromboplastinぜんくいんし

血浆凝血酶激酶原缺乏〔症〕　血漿トロンボプラスチン前駆因子欠乏〔症〕　けっしょうthromboplastinぜんくいんしけつぼう〔しょう〕

血浆凝血酶原　血漿プロトロンビン　けっしょうprothrombin

血浆凝血酶原转变因子　血漿プロトロンビン転換因子　けっしょうprothrombinてんかんいんし

血浆凝血酶原转化加速因子　血漿プロトロンビン転化促進因子　けっしょうprothrombinてんかそくしんいんし

血浆凝血因子　血漿凝血因子　けっしょうぎょうけついんし

血浆凝血因子测定　血漿凝血因子測定　けっしょうぎょうけついんしそくてい

血浆浓度　血漿濃度　けっしょうのうど

血浆瓶　血漿瓶　けっしょうびん

血浆清除率　血漿清掃率（クリアランス）　けっしょうせいそうりつ（crearance）

血浆缺乏　血漿欠乏〔症〕　けっしょうけつぼう〔しょう〕

血浆〔容〕量　血漿量　けっしょうりょう

血浆乳酸浓度　血漿乳酸濃度　けっしょうにゅうさんのうど

血浆肾素活性　血漿レニン活性　けっしょうreninかっせい

血浆肾素活性测定　血漿レニン活性測定　けっしょうreninかっせいそくてい

血浆渗出（外渗）　血漿滲出　けっしょうしんしゅつ

血浆渗透压测定　血漿浸透圧測定　けっしょうしんとうあつそくてい

血浆素　プラスミン　plasmin

血浆素原　プラスミノゲン　plasminogen

血浆素原测定　プラスミノゲン測定　plasminogenそくてい

血浆铁半消除时间　血漿鉄半消失時間　けっしょうてつはんしょうしつじかん

血浆铜蓝蛋白　セルロプラスミン　ceruloplasmin

血浆稀薄　血漿希薄　けっしょうきはく

血浆纤维蛋白原　血漿フィブリノーゲン　けっしょうfibrinogen

血浆悬滴培养法　血漿懸滴培養法　けっしょうけんてきばいようほう

血浆胰岛素测定　血漿インシュリン測定　けっしょうinsulinそくてい

血浆游离血红蛋白　血漿遊離ヘモグロビン　けっしょうゆうりhemoglobin

血浆游离血色素　血漿遊離ヘモクロム　けっしょうゆうりhemochrome

血浆鱼精蛋白部份凝集试验　血漿プロタミン部分凝集試験　けっしょうprotamineぶんぎょうしゅうしけん

血浆鱼精蛋白副凝〔固〕试验　血漿プロタミン副凝固試験　けっしょうprotamineふくぎょうこしけん

血浆增量剂　血漿増量剤　けっしょうぞうりょうざい

血浆脂蛋白　血漿リポ蛋白　けっしょうlipoたんぱく

血浆致活因子原　血漿前賦活体　けっしょうぜんふかつたい

血结　血管節　けっかんせつ

血竭白素　ドラコアルバン　dracoalban

血竭红素　ドラコルビン　dracorubin

血晶　血液結晶　けつえきけっしょう

血精　血精液症　けつせいえきしょう

血酒精浓度　血アルコール濃度　けつalcoholのうど

血恐怖　血液恐怖〔症〕　けつえききょうふ〔しょう〕

血库　血液銀行　けつえきぎんこう

血块黄层　血餅淡黄層　けっぺいたんおうそう

血块回缩　血餅収縮　けっぺいしゅうしゅく

血块回缩酶　血餅退縮酵素　けっぺいたいしゅくこうそ

血块回缩试验　血餅退縮試験　けっぺいたいしゅくしけん

血块凝缩　血餅退縮　けっぺいたいしゅく

血块培养　血餅培養　けっぺいばいよう

血块溶解　血餅溶解　けっぺいようかい

血块收（退）缩　血餅退縮　けっぺいたいしゅく

血块收（退）缩不良　血餅退縮不足　けっぺいたいしゅくふそく

血块收（退）缩时间　血餅収縮時間　けっぺいしゅうしゅくじかん

血块收（退）缩试验　血餅退縮試験　けっぺいたいしゅくしけん

血块栓塞　凝血塊塞栓　ぎょうけっかいそくせん

血块形成　血餅形成　けっぺいけいせい

血块形成试验　血餅形成試験　けっぺいけいせいしけん

血块皱缩　血餅縮化　けっぺいしゅくか

血亏　血液瘳　けつえきろう

血蓝蛋白　ヘモシアニン　hemocyanin

血泪溢　血涙漏〔症〕　けつるいろう〔しょう〕

血类辨别法　血液鑑別法　けつえきかんべつほう

血链球菌　サングイス連鎖球菌　sanguisれんさきゅうきん

血量　〔循環〕血液量　〔じゅんかん〕けつえきりょう

血量减少　血液量減少,乏血　けつえきりょうげんしょう,ぼうけつ

血量调节　血液量調節　けつえきりょうちょうせつ

血量正常　血液量正常　けつえきりょうせいじょう

血淋巴　血リンパ　けつlymph

血淋巴结　血リンパ節　けつlymphせつ

血淋巴细胞毒素　血リンパ球毒素　けつlymphきゅうどくそ

血磷　血清〔無機〕リン　けつせい〔むき〕リン

血磷酸盐过多　リン酸塩過剰症　リンさんえんかじょうけっしょう

血磷酸盐过少　リン酸塩過少症　リンさんえんかしょうけっしょう

血流　血流　けつりゅう

血流动力学　血流力学,血行力学　けつりゅうりきがく,けっこうりきがく

血流动力学监护　血液循環運動監視　けつえきじゅんかんうんどうかんし

血流过剩综合征　ぜいたく灌流症候群　ぜいたくかんりゅうしょうこうぐん

血流计　血流速度描写器　けつりゅうそくどびょうしゃき

血流检视镜　キモスコープ　kymoscope

血流量　血流量　けつりゅうりょう

血流量计　血流量計測器　けつりゅうりょうけいそくき

血流流速曲线　血流速度曲線　けつりゅうそくどきょくせん

血流速度　血流速度　けつりゅうそくど

血流速度计　血流速度計　けつりゅうそくどけい

血流速度描记法　血流速度描記法,タコグラフィ　けつりゅうそくどびょうきほう,tachography

血流速度描记器　血流速度描写器,タコグラフ　けつりゅうそくどびょうしゃき,tachograph

血流速度描记图　血流速度曲線,タコクラム　けつりゅうそくどきょくせん,tachogram

血流速度照相器(摄影计)　写真血流速度計　しゃしんけつりゅうそくどけい

血流图仪　レオグラフ　rheograph

血流郁滞(淤滞)　血流うっ滞　けつりゅううったい

血流阻力　血流抵抗　けつりゅうていこう

血氯过多　高クロール血〔症〕　こうchlorけつ〔しょう〕

血氯过少　低クロール血〔症〕　ていchlorけつ〔しょう〕

血氯化物　血液塩化物　けつえきえんかぶつ

血卵磷脂过多　過レシチン血〔症〕　かlecithinけつ〔しょう〕

血脉宁　ピリジノール カルバメート　pyridinol carbamate

血霉菌病　真菌血症　しんきんけっしょう

血镁过多　高マグネシウム血症　こうmagnesiumけっしょう

血镁过少　低マグネシウム血症　ていmagnesiumけっしょう

血锰　血漿マンガン　けっしょうmanganese

血免疫球蛋白异常　免疫グロブリン異常血〔症〕　めんえき

globulinいじょうけつ〔しょう〕

血膜　血液フィルム　けつえきfilm

血母细胞　未分化間葉細胞　みぶんかかんようさいぼう

血钠过多　高ナトリウム血〔症〕　こうnatriumけつ〔しょう〕

血钠过少　低ナトリウム血〔症〕　ていnatriumけつ〔しょう〕

血钠缺乏　血液ナトリウム欠乏〔症〕　けつえきnatriumけつぼう〔しょう〕

血囊　血嚢　けつのう

血囊肿　血液嚢胞(腫)　けつえきのうほう(しゅ)

血-脑脊液屏障　血液CSF関門　けつえきCSFかんもん

血-脑屏障　血液脳関門　けつえきのうかんもん

血〔内〕丙种球蛋白过少　低ガンマグロブリン血〔症〕　ていgammaglobulinけつ〔しょう〕

血内丙种球蛋白缺乏　無ガンマグロブリン血〔症〕　むgammaglobulinけつ〔しょう〕

血内胆固醇酯减少　血中コレステロール エステル減少　けっちゅうCholesterol esterげんしょう

血内化学变化性声门梗阻性水肿　血中化学変化性声門閉塞性水腫　けっちゅうかがくへんかせいせいもんへいそくせいすいしゅ

血内寄生虫(物)　血中寄生虫(物)　けっちゅうきせいちゅう(ぶつ)

〔血内〕淋巴细胞减少　血中リンパ球減少〔症〕　けっちゅうlymphきゅうげんしょう〔しょう〕

血内螺旋体　血中スピロヘータ　けっちゅうSpirochaeta

血内凝血酶原减少　低プロトロンビン血〔症〕　ていprothrombinけつ〔しょう〕

血内气体测验器　血液ガス測定器　けつえきgasそくてき

血内气压测量计　血液ガス計　けつえきgasけい

血〔内〕球蛋白异常　異常グロブリン血〔症〕　いじょうglobulinけつ〔しょう〕

血〔内〕醛甾酮过少　低アルドステロン血〔症〕　ていaldosteronけつ〔しょう〕

血内生物　住血生物,血液寄生物　じゅうけつせいぶつ,けつえききせいぶつ

血内碳酸过多　高炭酸血〔症〕　こうたんさんけつ〔しょう〕

血内碳酸过少　低炭酸血〔症〕　ていたんさんけつ〔しょう〕

血内血浆酶原过少　低プラスミノゲン血〔症〕　ていplasminogenけつ〔しょう〕

血粘度　血液粘度　けつえきねんど

血粘度测量法　血液粘度測定法　けつえきねんどそくていほう

血尿　血尿〔症〕　けつにょう〔しょう〕

血尿素氮　血中尿素窒素　けっちゅうにょうそちっそ

血脉清除率　血液尿素クリアランス　けつえきにょうそclearance

血凝度计　血液凝固測定器　けつえきぎょうこそくてき

血凝反应　赤血球凝集反応　せっけっきゅうぎょうしゅうはんのう

血凝〔固〕　血液凝固,凝血　けつえきぎょうこ,ぎょうけつ

血凝固时速计　血液凝固時間測定器　けつえきぎょうこじかんそくてき

血凝固因子缺乏　血液凝固因子欠乏〔症〕　けつえきぎょうこいんしけつぼう〔しょう〕

血〔凝〕块　血餅,〔凝〕血塊　けっぺい,〔ぎょう〕けっかい

血〔凝〕块凝缩时间　血餅退縮時間　けっぺいたいしゅくじかん

血〔凝〕块栓塞　血塊塞栓　けっかいそくせん

血凝试验　赤血球凝集試験　せっけっきゅうぎょうしゅうしけん

血凝素　赤血球凝集素　せっけっきゅうぎょうしゅうそ

血凝酸胺　カフェー酸ジエチラミン　caffeeさんdiethylamine

血凝血酶原转变加速素　プロコンバーチン　proconvertin

血凝抑制反应　赤血球凝集抑制反応　せっけっきゅうぎょうしゅうよくせいはんのう

血凝抑制抗体　赤血球凝集抑制抗体　せっけっきゅうぎょうしゅうよくせいこうたい

血凝抑制试验　赤血球凝集抑制試験　せっけっきゅうぎょうしゅうよくせいしけん

血浓缩　血液濃縮　けつえきのうしゅく

血疟原虫　住血プラスモジウム　じゅうけつplasmodium

血泡(疱)　血疱　けつほう

血培养　血液培養　けつえきばいよう

血培养基　血液培地　けつえきばいち

血蜱属　チマダニ属　チマダニぞく

血脐疝　臍〔帯〕血瘤　さい〔たい〕けつりゅう

血气　血液ガス　けつえきgas

血/气分配系数　血液ガス分配係数　けつえき gas ぶんぱいけいすう

血气分析　血液ガス分析　けつえき gas ぶんせき

血气胸　血気胸　けつききょう

血气张力　血液ガス張力　けつえき gas ちょうりょく

血铅　血鉛　けつなまり

血腔　血体腔　けつたいくう

血腔隙　血液間隙　けつえきかんげき

血亲　血縁,血族　けつえん,けつぞく

血青蛋白　血青素　けっせいそ

血清　血清　けっせい

血清白蛋白　血清アルブミン　けっせいalbumin

血清白蛋白尿　血清アルブミン尿〔症〕　けっせいalbuminにょう〔しょう〕

血清白蛋白球蛋白比率　血清アルブミングロブリン比　けっせいalbumin-glubulinひ

血清变态反应　血清アレルギー反応　けっせいAllergieはんのう

血清病　血清病　けっせいびょう

血清病性肾炎　血清病性腎炎　けっせいびょうせいじんえん

血清不应性　血清力価不動性　けっせいりきかふどうせい

血清促甲状腺激素测定　血清 TSH 測定　けっせいTSHそくてい

血清单胺氧化酶测定　血清モノアミド酸化酵素測定　けっせいmonoamideさんかこうそそくてい

血清胆固醇测定装置　血清コレステロール測定装置　けっせいcholesterolそくていそうち

血清胆固醇酯测定　血清コレステロール エステル測定　けっせいCholesterol ester そくてい

血清胆红素　血清ビリルビン　けっせいbilirubin

血清胆红素测定　血清ビリルビン測定　けっせいbilirubinそくてい

血清胆红素定性试验　バンデンベルグ試験　van den berg しけん

血清胆碱酯酶　血清コリンエステラーゼ　けっせいCholinesterase

血清蛋白　血清蛋白〔質〕　けっせいたんぱく〔しつ〕

血清蛋白测定　血清蛋白測定〔法〕　けっせいたんぱくそくてい〔ほう〕

血清蛋白测量计　血清蛋白計　けっせいたんぱくけい

血清蛋白电泳〔测定〕　血清蛋白電気泳動〔測定〕　けっせいたんぱくでんきえいどう〔そくてい〕

血清蛋白结合碘　血清蛋白結合ヨウ素　けっせいたんぱくけつごうヨウそ

血清〔蛋白〕脎　セローズ　serose

血清蛋白异常　血清アルブミン異常　けっせいalbuminいじょう

血清蛋白折射计　血清蛋白屈折計　けっせいたんぱくくっせつけい

血清电导计测仪　血清電気伝導測定装置　けっせいでんきでんどうそくていそうち

血清淀粉酶〔测定〕　血清アミラーゼ〔測定〕　けっせいamylase〔そくてい〕

血清毒素　血清毒素,セロトキシン　けっせいどくそ,serotoxin

血清乏色曼氏反应　血清ワッセルマン反応　けっせいWassermannはんのう

血清反应　血清反応　けっせいはんのう

血清反应板　血清反応板　けっせいはんのうばん

血清反应阳性　血清反応陽性　けっせいはんのうようせい

血清反应阴性　血清反応陰性　けっせいはんのういんせい

血清放置器　血清放置器　けっせいほうちき

血清非酯化脂肪酸测定　血清非エステル性脂肪酸測定　けっせいひ ester せいしほうさんそくてい

血〔清〕钙　血清カルシウム　けっせいcalcium

血清钙〔定量〕测定　血清カルシウム定量法　けっせいcalcium ていりょうほう

血清肝炎　血清肝炎　けっせいかんえん

血清肝炎抗原　血清肝炎抗原　けっせいかんえんこうげん

血清 γ-谷氨酰转肽酶测定　血清 γ-グルタミル トランスペプチダーゼ測定　けっせいγ-glutamyl transpeptidaseそくてい

血清钴反应　血清コバルト反応　けっせいcobaltはんのう

血清过敏性休克　血清アナフイラキシー ショック　けっせいAnaphylaxie shock

血清过敏症　血清アナフイラキシス　けっせいanaphylaxis

血清化学疗法　化学血清療法　かがくけっせいりょうほう

血清黄疸指数　血清黄疸指数　けっせいおうだんしすう

血清黄疸指数测定　血清黄疸指数測定　けっせいおうだんしすうそくてい

血清黄色素　キサントルビン　Xanthorubin

血清黄体素　血清ルテイン　けっせいlutein

血清肌酸磷酸激酶　血清クレアチン ホスフォキナーゼ　けっせいcreatine phosphokinase

血清激酶　セロキナーゼ　serokinase

血清加速素　血清アクセレリン　けっせいaccelerin

血清加温浴锅　血清温浴槽　けっせいおんよくそう

血清甲种胎儿蛋白　血清アルファ胎児蛋白　けっせいalphaたいじたんぱく

血清甲种胎儿蛋白测定　血清アルファ胎児蛋白測定　けっせいalphaたいじたんぱくそくてい

血清钾　血清カリウム　けっせいkalium

血清钾〔定量〕测定　血清カリウム定量法　けっせいkaliumていりょうほう

血清价倒退　血清価逆転　けっせいかぎゃくてん

血清碱性磷酸酶　血清アルカリ性リン酸分解酵素,アルカリ性ホスファターゼ　けっせいalkali せいリンさんぶんかいこうそ,alkali せいphosphatase

血清碱性磷酸酶測定　血清アルカリ性リン酸分解酵素測定　けっせいalkali せいリンさんぶんかいこうそそくてい

血清胶体稳定性试验　血清コロイド安定性試験　けっせいcolloid あんていせいしけん

血清〔结合〕脂肪酸测定　血清結合脂肪酸測定　けっせいけつごうしぼうさんそくてい

血清〔紧张〕素　セロトニン　serotonin

血清晶白蛋白　血清結晶性アルブミン　けっせいけっしょうせいalbumin

血清精胺反应　血清スペルミン反応　けっせいspermineはんのう

血清菌苗　セロバクテリン,セロワクチン　serobacterin, serovaccine

血清菌苗免疫法　セロワクチン接種　serovaccineせっしゅ

血清抗利尿激素浓度测定　血清抗利尿ホルモン濃度測定　けっせいこうりにょうhormone のうどそくてい

血清抗链球菌〔溶血〕素測定　血清抗ストレプトリジン測定　けっせいこうstreptolysin そくてい

血清抗球蛋白反应　クームス反応　Coombs はんのう

血清抗球蛋白试验　血清アンチグロブリン試験　けっせいantiglobulin しけん

血清抗原　血清抗原　けっせいこうげん

血清类风湿因子　血清リウマチ様因子　けっせい rheumatism よういんし

血清类粘蛋白　血清粘液蛋白〔質〕　けっせいねんえきたんぱく〔しつ〕

血清疗法　血清療法　けっせいりょうほう

血清磷脂测定　血清リン脂質測定　けっせいリンししつそくてい

血清流行病学　血清流行病学　けっせいりゅうこうびょうがく

血清酶　血清酵素　けっせいこうそ

血清酶反应　血清酵素反応,アブデルハルデン反応　けっせいこうそはんのう,Abderhalden はんのう

血清酶活力測定　血清酵素活性測定　けっせいこうそかっせいそくてい

血清镁　血清マグネシウム　けつせいmagnesium

血清镁〔定量〕測定　血清マグネシウム測定　けっせいmagnesium そくてい

血清免疫　血清性免疫　けっせいせいめんえき

血清灭菌蛋白　プロパージン　properdin

血清敏感试验　血清敏感性試験　けっせいびんかんせいしけん

血清钠　血清ナトリウム　けっせいnatrium

血清钠〔定量〕測定　血清ナトリウム定量〔法〕　けっせい natrium ていりょう〔ほう〕

血清耐热试验　血清熱安定性試験　けっせいねつあんていせいしけん

血清内凝集素　血清中凝集素　けっせいちゅうぎょうしゅうそ

血清粘蛋白測定　血清ムコ蛋白測定　けっせい muco たんぱくそくてい

血清凝固器　血清凝固器　けっせいぎょうこき

血清凝集镜检查　血清凝集鏡検査　けっせいぎょうしゅうきょうけんさ

血清凝集试验　血清凝集試験　けっせいぎょうしゅうしけん

血清凝血酶原　血清プロトロンビン　けっせい prothrombin

血清凝血酶原转变加速素　血清プロトロンビン転換促進因子　けっせい prothrombin てんかんそくしんいんし

血清凝血酶原转变因子　血清プロトロンビン転換因子　けっせい prothrombin てんかんいんし

血清〔浓度〕水平　血清レベル　けっせいlevel

血清培养基　血清培地　けっせいばいち

血清培养物　血清培養物　けっせいばいようぶつ

血清瓶　血清瓶　けっせいびん

血清荨麻疹　血清じんま疹　けっせいじんましん

血清球蛋白　血清グロブリン　けっせいglobulin

血清群　血清群　けっせいぐん

血清人类学　血清人類学　けっせいじんるいがく

血清溶〔解〕素　血清溶解素,セロリジン　けっせいようかいそ,serolysin

血清溶菌酶活力測定　血清リソチーム活性測定　けっせいlysozyme かっせいそくてい

β-血清溶素　β-血清溶菌素　β-けっせいようきんそ

血清肉汤　血清ブイヨン　けっせいbouillon

血清乳酸脱氢酶　血清乳酸脱水素酵素　けっせいにゅうさんだっすいそこうそ

血清三酸甘油酯測定　血清トリグリセリド測定　けっせいtriglyceride そくてい

血清生成　血清生成　けっせいせいせい

血清生理学　血清生理学　けっせいせいりがく

血清试验　血清試験　けっせいしけん

血清嗜异凝集试验　血清異染性凝集試験　けっせいいせんせいぎょうしゅうしけん

血清糖蛋白　血清糖蛋白〔質〕,セログリコイド　けっせいとうたんぱく〔しつ〕,seroglycoid

血清糖蛋白測定　血清糖蛋白〔質〕測定　けっせいとうたんぱく〔しつ〕そくてい

血清糖蛋白电泳　血清糖蛋白〔質〕電気泳動　けっせいとうたんぱく〔しつ〕でんきえいどう

血清特异性　血清学的特異性　けっせいがくてきとくいせい

血清铁　血清鉄　けっせいてつ

血清铁測定　血清鉄測定　けっせいてつそくてい

血清铁结合力測定　血清鉄結合力測定　けっせいてつけつごうりょくそくてい

血清铜　血清銅　けっせいどう

血清铜蓝蛋白　セルロプラスミン　ceruloplasmin

血清酮氧化酶活力　血清銅酸化酵素活性　けっせいどうさんかこうそかっせい

血清胃泌素測定　血清ガストリン測定　けっせいgastrinそくてい

血清无机磷　血清無機リン　けっせいむきリン

血清无机磷測定法　血清無機リン測定法,フィスク・スバロー法　けっせいむきリンそくていほう,Fiske-Subbarowほう

血清稀释技术　血清希釈技術　けっせいきしゃくぎじゅつ

血清纤维蛋白降解产物測定　血清繊維素分解産物測定　けっせいせんいそぶんかいさんぶつそくてい

血清纤维蛋白降解产物试验　血清繊維素分解産物試験　けっせいせんいそぶんかいさんぶつしけん

血清效价不变　血清力価不動　けっせいりきかふどう

血清效价回升　血清力価上昇　けっせいりきかじょうしょう

血清型　血清型　けっせいがた

血清型免疫球蛋白A　血清型免疫グロブリンA　けっせいがためんえきglobulin A

血清性肝炎　血清性肝炎　けっせいせいかんえん

血清性关节炎　血清性関節炎　けっせいせいかんせつえん

血清性过敏　血清アナフィラキシー　けっせい Anaphylaxie

血清性过敏反应　血清性過敏反応　けっせいせいかびんはんのう

血清性牙垢　血清性歯石　けっせいせいしせき

血清絮凝〔作用〕　血清架状反応　けっせいじょじょうはんのう

血清学　血清学　けっせいがく

血清学反应　血清学的反応　けっせいがくてきはんのう

血清学检查　血清学的検査　けっせいがくてきけんさ

血清学鉴定　血清学的確認　けっせいがくてきかくにん

血清学试验　血清学的試験　けっせいがくてきしけん

血清学限定抗原　血清学限定抗原　けっせいがくげんていこうげん

血清阳性　血清陽性　けっせいようせい

血清样恶露　血清様悪露　けっせいようおろ

血清胰蛋白酶抑制因子　血清トリプシン抑制因子　けっせいtrypsinよくせいいんし

血清抑制剂　血清抑制剤　せっせいよくせいざい

血清因子　血清因子　けっせいいんし

血清阴性　血清陰性　けっせいいんせい

血清预防法　血清予防法　けっせいよぼうほう

血清预后　血清学的予後判定　けっせいがくてきよごはんてい

血清诊断法　血清診断法　けっせいしんだんほう

血清疹　血清疹　けっせいしん

血清脂蛋白电泳　血清リポプロテイン電気泳動　けっせいlipoproteinでんきえいどう

血清脂〔肪〕酶测定　血清リパーゼ測定　けっせいlipaseそくてい

血清脂酶　血清リパーゼ　けっせいlipase

血清致活酶　血清キナーゼ　けっせいkinase

血清中和〔反应〕　血清中和〔反応〕　けっせいちゅうわ〔はんのう〕

血清中和试验　血清中和試験　けっせいちゅうわしけん

血清中性脂肪测定　血清中性脂肪測定　けっせいちゅうせいしぼうそくてい

血清肿　漿液腫　しょうえきしゅ

血清中毒　血清中毒　けっせいちゅうどく

血清注射后破伤风　血清注射後破傷風　けっせいちゅうしゃごはしょうふう

血清转氨酶测定　血清アミノ基転移酵素測定,血清トランスアミナーゼ測定　けっせいaminoきてんいこうそそくてい,けっせいtransaminaseそくてい

血清转氨酶活性测定　血清アミノ基転移酵素活性測定,血清トランスアミナーゼ活性測定　けっせいaminoきてんいこうそかっせいそくてい,けっせいtransaminaseかっせいそくてい

血清转化〔现象〕　血清転化〔現象〕　けっせいてんか〔げんしょう〕

血清转运铁蛋白饱和度　血清トランスフェリン飽和度　けっせいtransferrinほうわど

血清总胆固醇　血清総(全)コレステロール　けっせいそう(ぜん)cholesterol

血清总胆固醇测定　血清総(全)コレステロール測定　けっせいそう(ぜん)cholesterol そくてい

血清总胆红素　血清総(全)ビリルビン　けっせいそう(ぜん) bilirubin

血清总胆红素测定　血清総(全)ビリルビン測定　けっせいそう(ぜん)bilirubinそくてい

血清总蛋白　血清総(全)蛋白〔質〕　けっせいそう(ぜん)たんぱく〔しつ〕

血清总蛋白及白-球蛋白测定　血清蛋白分画測定　けっせいたんぱくぶんがそくてい

血清总脂测定　血清総脂肪測定　けつせいそうしぼうそくてい

血清T₃总值测定　血清総トリヨードサイロニン測定　けっせいそう triiodothyronineそくてい

血清T₄总值测定　血清総(全)サイロキシン測定　けっせいそう(ぜん)thyroxinそくてい

血清阻断力　血清遮断力　けっせいしゃだんりょく

血琼脂　血液寒天〔培地〕　けつえきかんてん〔ばいち〕

血球　血球　けっきゅう

血〔球〕沉〔降率〕计　血球沈降速度計　けっきゅうちんこうそくどけい

血球蛋白过多　過グロブリン血〔症〕　かglobulinけつ〔しょう〕

血γ-球蛋白异常　血中ガンマグロブリン異常　けっちゅうgammaglobulinいじょう

血球分类计算器　血球分類計算器　けっきゅうぶんるいけいさんき

血球计数　血球計算　けっきゅうけいさん

血球计数板　血球計算室　けっきゅうけいさんしつ

　　钮鲍尔氏血球计数板　ノイバウエル血球計算室　Neubauerけっきゅうけいさんしつ

　　托马氏血球计数板　トーマ血球計算室　Thomaけっきゅうけいさんしつ

血球计数法　血球計算法　けっきゅうけいさんほう

血球计〔数器〕　血球計算器　けっきゅうけいさんき

血球计数器用盖玻片　血球計算器カバーガラス　けっきゅうけいさんきcover glass

血球计数用吸管　血球計算用ピペット　けっきゅうけいさんよう pipette

血球计算仪　血球計算器　けっきゅうけいさんき

血〔球〕凝〔集〕试验　血球凝集試験　けっきゅうぎょうしゅうしけん

血球凝集抑制　血球凝集抑制　けっきゅうぎょうしゅうよくせい

血球凝集抑制试验　〔赤〕血球凝集抑制試験　〔せっ〕けっきゅうぎょうしゅうよくせいしけん

血球溶解　溶血,血球崩壊　ようけつ,けっきゅうほうかい

血球渗出　血球渗出　けっきゅうしんしゅつ

血球吸附　〔赤〕血球吸着　〔せっ〕けっきゅうきゅうちゃく

血球吸附试验　〔赤〕血球吸着試験　〔せっ〕けっきゅうきゅうちゃくしけん

血球吸附抑制　〔赤〕血球吸着抑制　〔せっ〕けっきゅうきゅうちゃくよくせい

血球自动计数器　自動血球計算器　じどうけっきゅうけいさんき

血缺氧　無酸素血〔症〕　むさんそけつ〔しょう〕

血染角膜　血染角膜　けっせんかくまく

血容量 〔循環〕血液量 〔じゅんかん〕けつえきりょう

血容量不足 血液量不足 けつえきりょうふぞく

血容量測定法 血液量測定法 けつえきりょうそくていほう

血〔容〕量过多 循環血液量過多〔症〕 じゅんかんけつえきりょうかた〔しょう〕

血容量下降 循環血液量減少 じゅんかんけつえきりょうげんしょう

血容量增加 循環血液量増加 じゅんかんけつえきりょうぞうか

血绒毛膜胎盘 絨毛膜血腫性胎盤 じゅうもうまくけっしゅせいたいばん

血乳酸过多 過乳酸血〔症〕 かにゅうさんけつ〔しょう〕

血乳酸盐浓度测定 血乳酸塩濃度測定 けつにゅうさんえんのうどそくてい

血色病 血色素症,ヘモクロマトーシス けつしきそしょう,hemochromatosis

血色蛋白 ヘモグロビン hemoglobin

血色蛋白计 ヘモグロビン計 hemoglobinけい

血色过浓 血液色素過剰 けつえきしきそかじょう

血色素 ①血色素②ヘモクローム ①けっしきそ②hemochrome

血色素测定标度 ハルデーン スケール Haldane scale

血色素沉着〔病〕 ヘモクロマトーシス hemochromatosis

血色素计 血色素計 けっしきそけい

　沙立氏血色素计 ザーリ血色素計 Sahliけっしきそけい

血色素计用吸管 血色素計用ピペット けっしきそけいよう pipette

血色素尿 ヘモグロビン尿 hemoglobinにょう

血色原 ヘモクロモーゲン hemochromogen

血色原结晶试验 ヘモクロモーゲン結晶試験 hemochromogen けっしょうしけん

血色原试验 ヘモクロモーゲン試験 hemochromogenしけん

血色正常 ヘモグロビン含量正常 hemoglobinがんりょうせいじょう

血色指数 色素指數 しきそしすう

血色指数过低 低色素性貧血 ていしきそせいひんけつ

血色指数过高 高色素性貧血 こうしきそせいひんけつ

血生成 血液生成 けつえきせいせい

血试验法 血液試験法 けつえきしけんほう

血栓 血栓 けっせん

血栓动脉内膜切除术 血栓性動脈内膜切除術 けっせんせいどうみゃくないまくせつじょじゅつ

血栓钙化 血栓石灰化 けっせんせっかいか

血栓机化 血栓器質化 けっせんきしつか

血栓静脉炎性脾大 血栓性静脈炎性脾腫 けっせんせいじょうみゃくえんせいひしゅ

血栓切除术 血栓切除術 けっせんせつじょじゅつ

血栓溶解 血栓崩壊 けっせんほうかい

血栓溶解剂 血栓崩壊剤 けっせんほうかいざい

血栓溶解时间 血栓崩壊時間 けっせんほうかいじかん

血栓收缩蛋白 トロンボステニン thrombosthenin

血栓栓塞综合征 血栓塞栓症候群 けっせんそくせんしょうてうぐん

血栓素质 血栓塞栓〔性〕素質 けっせんそくせん〔せい〕そしつ

血栓碎裂 血栓崩壊 けっせんほうかい

血栓弹性描记法 トロンボエラストグラフィ thromboelastography

血栓同质化 血栓均質化 けっせんきんしつか

血栓外痔 血栓性外痔〔核〕 けっせんせいがいじ〔かく〕

血栓外痔切除术 血栓外痔〔核〕切除術 けっせんがいじ〔かく〕せつじょじゅつ

血栓细胞 血小板 けっしょうばん

血栓形成 血栓形成 けっせんけいせい

血栓形成倾向 血栓形成傾向 けっせんけいせいけいこう

血栓〔形成〕性血小板减少性紫癜 血栓性血小板減少性紫斑〔病〕 けっせんせいけっしょうばんげんしょうせいしはん〔びょう〕

血栓形成学说 血栓形成説 けっせんけいせいせつ

血栓形成质酶 トロンボプラスチノゲナーゼ thromboplastinogenase

血栓〔性〕闭塞性脉〔血〕管炎 閉塞性血栓血管炎 へいそくせいけっせんけっかんえん

血栓〔性〕动脉〔内膜〕炎 血栓動脈内膜炎 けっせんどうみゃくないまくえん

血栓性梗塞 血栓性梗塞 けっせんせいこうそく

血栓性坏疽 血栓性壊疽 けっせんせいえそ

血栓〔性〕静脉炎 血栓静脈炎 けっせんじょういじっみゃくえん

血栓〔性〕淋巴管炎 血栓性リンパ管炎 けっせんせい lymph かんえん

血栓性脉〔血〕管炎 血栓脈管炎 けっせんみゃっかんえん

血栓性浅静脉炎 表在性血栓性静脈炎 ひょうざいせいけっせんせいじょうみゃくえん

血栓性栓塞 血栓塞栓〔症〕 けっせんそくせん〔しょう〕

血栓性心内膜炎 血栓性心内膜炎 けっせんせいしんないまくえん

血栓性郁血 うっ血性血栓症 うっけつせいけっせんしょう

血栓预检器 血栓計 けっせんけい

血栓摘除术 血栓摘出術 けっせんてきしゅつじゅつ

血水份过多〔症〕 水血症 すいけっしょう

血水胸 水血胸〔症〕 すいけっきょう〔しょう〕

血丝虫 フィラリア Filaria

血丝虫感染 フィラリア感染 filaria かんせん

血丝痰 血痰 けつたん

血酸碱度 血清 pH けっせいpH

血肽 ヘムペプチド hemepeptide

血痰 血痰 けつたん

血糖 血糖 けっとう

血糖比色计 血糖比色計 けっとうひしょくけい

血糖测定法 血糖測定法 けっとうそくていほう

血糖代谢障碍 血糖代謝障害 けっとうたいしゃしょうがい

血糖管 血糖管 けっとうかん

　福林-伍氏血糖管 フオリン・ウー血糖管 Folin-wuけっとうかん

血糖过多 高血糖〔症〕 こうけっとう〔しょう〕

血糖过少 低血糖〔症〕 ていけっとう〔しょう〕

血糖计 血糖計量器 けっとうけいりょうき

血糖量正常 血糖量正常 けっとうりょうせいじょう

血糖浓度 血糖濃度 けっとうのうど

血糖-胰岛素测定比值 血糖-インシュリン比率 けっとう-insulinひりつ

血铁黄素 ヘモジデリン hemosiderin

血酮浓度测定 血清ケトン濃度測定 けっせいketoneのう

どそくてい

血统　血統　けっとう

血透明质　血液硝子様物質　けつえきがラスようぶっしつ

血涂片　血液塗抹標本　けつえきとまつひょうほん

血吸虫　住血吸虫　じゅうけつきゅうちゅう

　埃及血吸虫　エジプト住血吸虫　Egyptじゅうけつきゅう
　ちゅう

　曼氏血吸虫　マンソン住血吸虫　Mansonじゅうけつきゅ
　うちゅう

　日本血吸虫　日本住血吸虫　にほんじゅうけつきゅうちゅ
　う

血吸虫症　住血吸虫症　じゅうけつきゅうちゅうしょう

　曼森氏血吸虫病　マンソン住血吸虫症　Manson じゅうけ
　つきゅうちゅうしょう

血吸虫病防治所　住血吸虫症予防治療センター　じゅうけ
　つきゅうちゅうしょうよぼうちりょうcenter

血吸虫病性脊髓脊膜病　住血吸虫症性髄膜脊髄病　じゅう
　けつきゅうちゅうしょうせいずいまくせきずいびょう

血吸虫科　住血吸虫科　じゅうけつきゅうちゅうか

血吸虫瘤　ビルハルチア腫,ビルハルツ住血吸虫腫　bil-
　harziaしゅ,bilharz じゅうけつきゅうちゅうしゅ

血吸虫卵　住血吸虫卵　じゅうけつきゅうちゅうらん

血吸虫毛蚴　住血吸虫ミラシジウム　じゅうけつきゅうちゅ
　うmiracidium

血吸虫毛蚴孵化法　住血吸虫ミラシジウム孵化法　じゅう
　けつきゅうちゅう　miracidium ふかほう

血吸虫皮炎　住血吸虫性皮膚炎　じゅうけつきゅうちゅうせ
　いひふえん

血吸虫尾蚴皮炎　セルカリア皮膚炎　cercaria ひふえん

血吸虫性肝硬变　住血吸虫性肝硬変　じゅうけつきゅうちゅ
　うせいかんこうへん

血吸虫蚴疹　カブレ　kabure

血吸附　〔赤〕血球吸着〔現象〕　〔せっ〕けっきゅうきゅうちゃ
　く〔げんしょう〕

血吸附试验　〔赤〕血球吸着試験　〔せっ〕けっきゅうきゅう
　ちゃくしけん

血吸附抑制试验　〔赤〕血球吸着抑制試験　〔せっ〕けっきゅう
　きゅうちゃくよくせいしけん

血细胞　血球　けっきゅう

血细胞比容　ヘマトクリット　hematocrit

血细胞脆性　血球脆性　けっきゅうぜいせい

血细胞发生　血球形成　けっきゅうけいせい

血细胞发生的诱导微环境　血球形成誘導微環境　けっきゅ
　うけいせいゆうどうびかんきょう

血细胞分离机　血球分離機　けっきゅうぶんりき

血细胞管型　血球円柱　けっきゅうえんちゅう

血细胞化学染色　血球化学染色〔法〕　けっきゅうかがくせ
　んしょく〔ほう〕

血细胞计数　血球計算　けっきゅうけいさん

血细胞计数板　血球計算板　けっきゅうけいさんばん

血细胞计数池　血球計算室　けっきゅうけいさんしつ

　托马氏血细胞计数池　トーマ血球計算室　Thoma けっ
　きゅうけいさんしつ

血细胞计数法　血球計算法　けっきゅうけいさんほう

血细胞计数器(仪)　血球計算器　けっきゅうけいさんき

血细胞钾过少　血球カリウム過少　けっきゅうkaliumかしょ
　う

血细胞减少〔症〕　血球減少〔症〕　けっきゅうげんしょう〔しょ
う〕

血细胞凝集　血球凝集　けっきゅうぎょうしゅう

血细胞凝集抗原　血球凝集抗原　けっきゅうぎょうしゅうこ
　うげん

血细胞凝集试验　血球凝集試験　けっきゅうぎょうしゅうし
　けん

血细胞凝集素　血球凝集素　けっきゅうぎょうしゅうそ

血细胞凝集素原　血球凝集素原　けっきゅうぎょうしゅうそ
　げん

血细胞凝集抑制〔作用〕　血球凝集抑制〔作用〕　けっきゅう
　ぎょうしゅうよくせい〔さよう〕

血细胞凝集〔作用〕　血球凝集〔作用〕　けっきゅうぎょうしゅ
　う〔さよう〕

血细胞破坏　血球崩壊　けっきゅうほうかい

血细胞染色体　血球染色体　けっきゅうせんしょくたい

血细胞溶解　血球融解　けっきゅうゆうかい

血〔细胞〕色正常　正色素性　せいしきそせい

血〔细胞〕渗出　漏出性出血　ろうしゅつせいしゅっけつ

血细胞渗透性　血球透過性　けっきゅうとうかせい

血细胞生成　血球形成　けっきゅうけいせい

血细胞生成素　チタゲニン　cytagenin

血细胞糖分过少　血球内ブドウ糖過少　けっきゅうないブ
　ドウとうかしょう

血细胞吸附反应　赤血球吸着反応　せっけっきゅうきゅう
　ちゃくはんのう

血细胞吸附试验　赤血球吸着試験　せっけっきゅうきゅう
　ちゃくしけん

血细胞吸附〔作用〕　〔赤〕血球吸着〔作用〕　〔せっ〕けっきゅう
　きゅうちゃく〔さよう〕

血细胞学　血球学　けっきゅうがく

血细胞压积　ヘマトクリット　hematocrit

血细胞压碎　血球破滅　けっきゅうはめつ

血细胞增多性高血压　血球増多性高血圧〔症〕　けっきゅう
　ぞうたせいこうけつあつ〔しょう〕

血细胞增多〔症〕　血球増多〔症〕　けっきゅうぞうた〔しょう〕

血细胞照片　血球写真　けっきゅうしゃしん

血细胞正常　血球正常　けっきゅうせいじょう

血〔细菌〕培养　血液培養　けつえきばいよう

血纤维蛋白　フィブリン,繊維素　fibrin,せんいそ

血纤维蛋白过多　血中繊維素過剰　けっちゅうせんいそか
　じょう

血纤维蛋白减少　血中繊維素減少　けっちゅうせんいそげ
　んしょう

血纤维蛋白溶解〔作用〕　血中繊維素溶解〔作用〕,フィブリノ
　リーシス　けっちゅうせんいそようかい〔さよう〕,fibrinol-
　ysis

血纤维蛋白溶酶　フィブリノリジン,繊維素溶解素　fibri-
　nolysin,せんいそようかいそ

血纤维蛋白溶酶原　プロフィブリノリジン　profibrinolysin

血纤维蛋白溶酶原激酶　フィブリノキナーゼ　fibrinokinase

血纤维蛋白原　フィブリノーゲン,繊維素原　fibrinogen,せ
　んいそげん

血纤维蛋白原过少　低フィブリノーゲン,フィブリノーゲン
　过少　ていfibrinogen,fibrinogenかしょう

血纤维蛋白原异常　フィブリノーゲン異常　fibrinogenい
　じょう

血鲜红质　フロリジン　floridin

血象　血液像,ヘモグラム　けつえきぞう,hemogram

血小板　血小板　けっしょうばん
血小板变性　血小板変性　けっしょうばんへんせい
血小板病　血小板異常症　けっしょうばんいじょうしょう
血小板不减性紫癜　血小板非減少性紫斑〔病〕　けっしょうばんひげんしょうせいしはん〔びょう〕
血小板第八因子　血小板第Ⅷ因子　けっしょうばんだいはちいんし
血小板第九因子　血小板第Ⅸ因子　けっしょうばんだいきゅういんし
血小板第六因子　血小板第Ⅵ因子　けっしょうばんだいろくいんし
血小板第三因子　血小板第Ⅲ因子　けっしょうばんだいさんいんし
血小板第三因子功能试验　血小板第Ⅲ因子機能試験　けっしょうばんだいさんいんしきのうしけん
血小板第三因子有效性试验　血小板第Ⅲ因子有効性試験　けっしょうばんだいさんいんしゆうこうせいしけん
血小板第四因子　血小板第Ⅳ因子　けっしょうばんだいよんいんし
血小板第一因子　血小板第Ⅰ因子　けっしょうばんだいいちいんし
血小板辅因子　血小板補因子　けっしょうばんほいんし
血小板功能障碍　血小板機能障害　けっしょうばんきのうしょうがい
血小板功能障碍性疾病　血小板機能障害性疾病　けっしょうばんきのうしょうがいせいしっぺい
血小板机能不全　血小板無力症　けっしょうばんむりょくしょう
血小板激活因子　血小板活性化因子　けっしょうばんかっせいかいんし
血小板计数　血小板計数　けっしょうばんけいすう
血小板计数板　血小板計数板　けっしょうばんけいすうばん
血小板计数法　血小板計数法　けっしょうばんけいすうほう
血小板计数器　血小板計数器　けっしょうばんけいすうき
血小板减少素　トロンボチトペン　thrombocytopen
血小板减少性贫血　血小板減少性貧血　けっしょうばんげんしょうせいひんけつ
血小板减少性紫癜　血小板減少性紫斑〔病〕　けっしょうばんげんしょうせいしはん〔びょう〕
血小板减少〔症〕　血小板減少〔症〕　けっしょうばんげんしょう〔しょう〕
血小板间接计数　間接血小板計数　かんせつけっしょうばんけいすう
血小板抗体　血小板抗体　けっしょうばんこうたい
血小板抗原　血小板抗原　けっしょうばんこうげん
血小板颗粒　血小板顆粒　けっしょうばんかりゅう
血小板母细胞　血小板母細胞,栓芽球　けっしょうばんぼさいぼう,せんがきゅう
血小板母细胞增多症　血小板母細胞増加症　けっしょうばんぼさいぼうぞうかしょう
血小板粘附　血小板粘着　けっしょうばんねんちゃく
血小板粘附率测定　血小板粘着率測定　けっしょうばんねんちゃくりつそくてい
血小板粘附试验　血小板粘着試験　けっしょうばんねんちゃくしけん
血小板粘附性增加　血小板粘着性増加　けっしょうばんねんちゃくせいぞうか

血小板凝集(聚)反应　血小板凝集反応　けっしょうばんぎょうしゅうはんのう
血小板凝集检查器　血小板凝集検査器　けっしょうばんぎょうしゅうけんさき
血小板凝集素　血小板凝集素　けっしょうばんぎょうしゅうそ
血小板凝聚功能测定　血小板凝集機能測定　けっしょうばんぎょうしゅうきのうそくてい
血小板凝集试验　血小板凝集試験　けっしょうばんぎょうしゅうしけん
血小板破坏消耗过多　血小板破壊性消耗過多　けっしょうばんはかいせいしょうもうかた
血小板染色粒　血小板染色小粒　けっしょうばんせんしょくしょうりゅう
血小板容积计　血小板比量計　けっしょうばんひりょうけい
血小板溶解　血小板融解(崩壊)　けっしょうばんゆうかい(ほうかい)
血小板溶菌素　栓球素　せんきゅうそ
血小板生成　血小板形成　けっしょうばんけいせい
血小板生成刺激素　血小板形成因子　けっしょうばんけいせいいんし
血小板生成减少　血小板形成減少　けっしょうばんけいせいげんしょう
血小板释放反应　血小板放出反応　けっしょうばんほうしゅつはんのう
血小板收缩蛋白　トロンボステニン　thrombosthenin
血小板衰弱(无力)症　血小板無力症　けっしょうばんむりょくしょう
血小板栓子　血小板血栓　けっしょうばんけっせん
血小板素　トロンボシチン　thrombocytin
血小板无效生成　無効血小板形成　むこうけっしょうばんけいせい
血小板型巨核细胞　血小板型巨核球　けっしょうばんがたきょかくきゅう
血小板性血栓形成　血小板性血栓形成　けっしょうばんせいけっせんけいせい
血小板悬液　血小板懸濁液　けっしょうばんけんだくえき
血小板异常　血小板異常　けっしょうばんいじょう
血小板因子　血小板因子　けっしょうばんいんし
血小板因子Ⅲ免疫损伤试验　血小板第Ⅲ因子免疫損傷試験　けっしょうばんだいさんいんしめんえきそんしょうしけん
血小板增多〔症〕　血小板増加〔症〕　けっしょうばんぞうか〔しょう〕
血小板直接计数　直接血小板計数　ちょくせつけっしょうばんけいすう
血小板转换率　血小板転換率　けっしょうばんてんかんりつ
血心包　心膜血症　しんまくけっしょう
血行播散　血行性播種　けっこうせいはしゅ
血行播散性肺结核　血行性播種性肺結核〔症〕　けっこうせいはしゅせいはいけっかく〔しょう〕
血行〔性〕转移　血行性転移　けっこうせいてんい
血行阻断　血行遮断　けっこうしゃだん
血型　血液型　けつえきがた
迪埃戈血型　ディエゴ血液型　Diegoけつえきがた
基德血型　キッド血液型　kiddけつえきがた

凯尔血型　ケル血液型　kellけつえきがた

卢瑟伦血型　ルセラン血液型　Lutheranけつえきがた

路易士血型　ルイス血液型　Lewisけつえきがた

AB 血型　AB 血液型　ABけつえきがた

ABO 血型　ABO 血液型　ABOけつえきがた

Rh 血型不合　Rh 血液型不適合　Rhけつえきがたふてきごう

血型不〔配〕合　血液型不適合　けつえきがたふてきごう

血型测定　血液型測定　けつえきがたそくてい

血型分类　血液型分類　けつえきがたぶんるい

血型检验　血液型検査　けつえきがたけんさ

血型鉴(检)定　血液型判定　けつえきがたはんてい

血型抗体　血液型抗体　けつえきがたこうたい

血型抗原　血液型抗原　けつえきがたこうげん

血型物质　血液型物質　けつえきがたぶっしつ

血型系统　血液型系統　けつえきがたけいとう

血型学　血液型学　けつえきがたがく

血型血清学　血液型血清学　けつえきがたけっせいがく

血性白带　血性白帯　けっせいはくたい

血性便　血性便　けっせいべん

血性穿刺　血性穿刺　けっせいせんし

血性恶露　血性悪露　けっせいおろ

血性腹膜炎　出血性腹膜炎　しゅっけつせいふくまくえん

血性腹水　出血性腹水　しゅっけつせいふくすい

血性积液　血性滲出液　けっせいしんしゅつえき

血性静脉炎性脾大　オピッツ病　Opitzびょう

血性淋巴尿　血リンパ尿〔症〕　けつlymphにょう〔しょう〕

血性脓肿　血性膿瘍　けっせいのうよう

血性粘液便　血性粘液便　けっせいねんえきべん

血性乳糜尿　乳び血尿　にゅうびけつにょう

血性滲出物　血性滲出物　けっせいしんしゅつぶつ

血性胎块　血胎　けったい

血性危象　血小板発症　けっしょうばんはっしょう

血性胸水　血性胸水　けっせいきょうすい

血性液体　血性液体　けっせいえきたい

血性疹　血液性皮疹　けつえきせいひしん

血胸　血胸〔症〕　けっきょう〔しょう〕

血胸腺屏障　血液胸腺関門　けつえききょうせんかんもん

血循环重建　血液循環再建　けつえきじゅんかんさいけん

血循环量不足　血液循環量不足　けつえきじゅんかんりょうふそく

血循环时间　血液循環時間　けつえきじゅんかんじかん

血压　血圧　けつあつ

血压表(计)　血圧計　けつあつけい

血压波动　血圧波動　けつあつはどう

血压测量法　血圧測定法　けつあつそくていほう

血压达静　ジヒドララジン　dihydralazine

血压带　圧迫帯,マンシェット　あっぱくたい,manchette

血压得平　塩酸クロニジン　えんさんclonidine

血压过低　低血圧　ていけつあつ

血压过高　高血圧　こうけつあつ

血压监护(视)器　血圧監視装置　けつあつかんしそうち

血压脉音听诊器　聴診脈圧計,スフィグモメトロスコープ　ちょうしんみゃくあつけい,sphygmometroscope

血压升高　血圧上昇　けつあつじょうしょう

血压调节　血圧調節　けつあつちょうせつ

血压下降　血圧下降　けつあつかこう

血压异常　血圧異常　けつあついじょう

血压增高　血圧亢進〔症〕　けつあつこうしん〔しょう〕

血压正常　血圧正常　けつあつせいじょう

血眼屏障　血眼関門　けつがんかんもん

血盐类过多　高塩類血〔症〕　こうえんるいけつ〔しょう〕

血氧饱和度　血液酸素飽和度　けつえきさんそほうわど

血氧测量器　血液酸素計　けつえきさんそけい

血氧定量法　血液酸素測定法　けつえきさんそそくていほう

血氧过少　血中酸素減少　けっちゅうさんそげんしょう

血氧含量　血中酸素含量　けっちゅうさんそがんりょう

血氧计　血液酸素計　けつえきさんそけい

血氧谱　血液酸素〔飽和〕図　けつえきさんそ〔ほうわ〕ず

血氧容量　血液酸素容量　けつえきさんそようりょう

血样腹水　血様腹水　けつようふくすい

血〔药〕浓度　血中薬物濃度　けっちゅうやくぶつのうど

血液　血液　けつえき

血液饱和指数　血液飽和指数　けつえきほうわしすう

血液 pH　血液 pH　けつえきpH

血液崩解性危象　血球崩壊性発症　けっきゅうほうかいせいはっしょう

血液比重　血液比重　けつえきひじゅう

血液比重测定器　血液比重計　けつえきひじゅうけい

血液比重计　血液比重計　けつえきひじゅうけい

血〔液〕标本　血液標本　けつえきひょうほん

血液病　血液病,血液疾患　けつえきびょう,けつえきしっかん

血液病理学　血液病理学　けつえきびょうりがく

血液病性龈炎　血液病性歯肉炎　けつえきびょうせいしにくえん

血液病学家　血液〔病〕学者　けつえき〔びょう〕がくしゃ

血液播散　血液播種　けつえきはしゅ

血液不足　血液不足　けつえきふそく

血液沉淀反应　血液沈殿反応　けつえきちんでんはんのう

血液成分疗法　血液成分療法　けつえきせいぶんりょうほう

血液代用品　血液代用品　けつえきだいようひん

血液胆碱酯酶活性　血漿コリンエステラーゼ活性　けつしょうcholinesteraseかっせい

血液蛋白　血液蛋白〔質〕　けつえきたんぱく〔しつ〕

血液蛋白计　血液蛋白計　けつえきたんぱくけい

血液动力反应　血液力学反応　けつえきりきがくはんのう

血液动力计　血圧計　けつあつけい

血液动力学　血液動力学　けつえきどうりきがく

血液动力学改变　血液動力学変化　けつえきどうりきがくへんか

血液二氧化碳缺乏　血液炭酸ガス欠乏症,血中炭酸ガス減少症　けつえきたんさんgasけつぼうしょう,けっちゅうたんさんgasげんしょうしょう

血液肥大细胞　血液肥大細胞　けつえきひだいさいぼう

血液分布测定　血液分布測定　けつえきぶんぷそくてい

血液分析　血液分析　けつえきぶんせき

血〔液〕供给　血液供給　けつえききょうきゅう

血液化验　血液検査　けつえきけんさ

血液骨髓像　血液骨髄像　けつえきこつずいぞう

血液灌流　血液灌流　けつえきかんりゅう

血液混合管　メランジュール　melangeur

血液化　血液化　けつえきか

血液化学检查　血液化学検査　けつえきかがくけんさ

血液化学检查装置　血液化学検査装置　けつえきかがくけんさそうち

血液缓冲值　血液緩衝値　けつえきかんしょうち

血液监护器　血液モニター　けつえきmoniter

血液减少　血液減少〔症〕　けつえきげんしょう〔しょう〕

血液鉴定　血液鑑定　けつえきかんてい

血液结合素　ヘモペキシン　hemopexin

血〔液〕浸润　血液浸潤　けつえきしんじゅん

血液静力学　血液静力学　けつえきせいりきがく

〔血液〕静脉性过渡　過度静脈血性　かどじょうみゃくけっせい

血液离子浓度变异　血液イオン濃度変化　けつえきionのうどへんか

血液疗法　血液療法　けつえきりょうほう

血液流变学　血液流動学,血液レオロジー　けつえきりゅうどうがく,けつえきrheology

血液流速图测定　血液速度曲線測定　けつえきそくどきょくせんそくてい

血液流体力学　血液流体力学　けつえきりゅうたいりきがく

血液氯化物　血液塩化物　けつえきえんかぶつ

血液尼龙过滤网　血液濾過用ナイロン網　けつえきろかようnylonあみ

血液内易变因子　プロアクセレリン　proaccelerin

血液粘度计　血液粘度測定計　けつえきねんどそくていけい

血液粘〔滞〕度　血液粘稠度　けつえきねんちゅうど

血液粘滞性　血液粘稠性　けつえきねんちゅうせい

血液尿素氮　血中尿素窒素　けっちゅうにょうそちっそ

血液凝固　血液凝固　けつえきぎょうこ

血液凝固机理　血液凝固メカニズム　けつえきぎょうこmechanism

血液凝固时间计　血液凝固計,凝血計　けつえきぎょうこけい,ぎょうけつけい

血液凝集反应板　血液凝集反応板　けつえきぎょうしゅうはんのうばん

血液浓缩　血液濃縮　けつえきのうしゅく

血液培养基　血液培地　けつえきばいち

血液配合　血液配合　けつえきはいごう

血液pH平衡仪　血液pH平衡装置　けつえきpHへいこうそうち

血液气体　血液ガス　けつえきgas

血液气体测定器　血液ガス測定器　けつえきgasそくてき

血液气体分析　血液ガス分析　けつえきgasぶんせき

血液气体分析器　血液ガス分析器　けつえきgasぶんせき

血〔液〕琼脂　血液寒天〔培地〕　けつえきかんてん〔ばいち〕

血液人工灌注器　血液人工灌注器　けつえきじんこうかんちゅうき

血〔液〕肉汤　血液ブイヨン　けつえきbouillon

血液色素　血液色素　けつえきしきそ

血液渗出　血液漏出　けつえきろうしゅつ

血液生成　血液生成　けつえきせいせい

血液生成不足　血液生成不足　けつえきせいせいふそく

血液酸度简单测定器　血液酸度簡易測定器　けつえきさんどかんいそくていき

血液碳酸盐缺乏　血中炭酸塩欠乏　けっちゅうたんさんえんけつぼう

血液停滞　血液静止　けつえきせいし

血液透析　血液透析　けつえきとうせき

血液透析器　血液透析器　けつえきとうせきき

血液通过〔心肺的〕时间　血液通過時間　けつえきつうかじかん

血〔液〕涂片　血液塗抹標本　けつえきとまつひょうほん

血液吸管　血液ピペット　けつえきpipette

血液吸收光谱　血液吸収スペクトル　けつえききゅうしゅうspectrum

血液稀释　血液希釈　けつえききしゃく

血液稀释剂　血液稀釈剤　けつえききしゃくざい

血液系统毒理学　血液系統毒物学　けつえきけいとうどくぶつがく

血液像图　エルモノグラム　elmonogram

血液新陈代谢　血液新陳代謝　けつえきしんちんたいしゃ

血液学　血液学　けつえきがく

血液学家　血液学者　けつえきがくしゃ

血液学检查　血液学的検査　けつえきがくてきけんさ

血〔液〕循环　血液循環　けつえきじゅんかん

〔血液〕循环障碍　血液循環障害　けつえきじゅんかんしょうがい

血液潴积　血液貯留　けつえきちょりゅう

血液淤滞　血液うっ滞　けつえきうったい

血液照射器　血液照射器　けつえきしょうしゃき

血液制品　血液製品　けつえきせいひん

血液坠积　血液沈滞　けつえきちんたい

血液紫外线照射法　紫外線血液照射法　しがいせんけつえきしょうしゃほう

血液总量　血液総量　けつえきそうりょう

血影细胞　幻影細胞　げんえいさいぼう

血疣　血疣贅　けつゆうぜい

血游离T₃测定　血遊離T₃測定　けつゆうりT₃そくてい

血友病　血友病　けつゆうびょう

血友病甲　血友病A　けつゆうびょうA

血友病乙　血友病B　けつゆうびょうB

血友病丙　血友病C　けつゆうびょうC

血友病丁　血友病D　けつゆうびょうD

血友病球蛋白　血友病グロブリン　けつゆうびょうglobulin

血友病性关节病　血友病関節症　けつゆうびょうかんせつしょう

血友病性关节炎　血友病関節炎　けつゆうびょうかんせつえん

血郁滞性坏疽　血液うっ滞性壊疽　けつえきうったいせいえそ

血原虫　住血原虫　じゅうけつげんちゅう

血原性　①血液原性②血行性　①けつえきげんせい②けっこうせい

血原性播散　血行性播種　けっこうせいはしゅ

血原性传染病　血行性伝染病　けっこうせいでんせんびょう

血原性肺脓肿　血行性肺膿瘍　けっこうせいはいのうよう

血原性感染　血行性感染　けっこうせいかんせん

血原性骨髓炎　血行性骨髄炎　けっこうせいこつずいえん

血原性呼吸困难　血液原性呼吸困難　けつえきげんせいこきゅうこんなん

血原性扩散　血行性拡散　けっこうせいかくさん

血原性免疫　血液原性免疫　けつえきげんせいめんえき

血原性脑脓肿　血行性脳膿瘍　けっこうせいのうのうよう

血原性休克　血液原性ショック　けつえきげんせいshock

血原性铁质沉着　血液原性鉄沈着〔症〕　けつえきげんせいてっちんちゃく〔しょう〕

血缘关系　血縁関係　けつえんかんけい

血运散播　血行性散布　けっこうせいさんぷ

血运性肠梗阻　血行性イレウス　けっこうせいileus

血真菌病　真菌血症　しんきんけっしょう

血脂　血脂　けっし

血脂蛋白过多(高)　高リポ蛋白血〔症〕　こうlipoたんぱくけつ〔しょう〕

血脂过多(高)　高類脂〔質〕血症,高脂〔肪〕血症　こうるいし〔しつ〕けっしょう,こうし〔ぼう〕けっしょう

血脂过少　低類脂〔質〕血症,低脂〔肪〕血症　ているいし〔しつ〕けっしょう,ていし〔ぼう〕けっしょう

血脂类　血脂質　けっししつ

血脂酶　ヘモリパーゼ　hemolipase

血脂正常　血脂正常　けっしせいじょう

血质不良(调)　血液疾患　けつえきしっかん

血肿　血腫　けっしゅ

血肿机化　血腫組織化　けっしゅそしきか

血肿清除术　血腫排除術　けっしゅはいじょじゅつ

血肿性胎块　血腫奇胎　けっしゅきたい

血中毒　血中毒　けっちゅうどく

血棕晶质　ヘマトイジン　hematoidin

血棕色素　ヘモフスチン　hemofuscin

血紫质〔症〕　ヘマトポルフィリン〔症〕　hematoporphyrin〔しょう〕

血紫质试验　ヘマトポルフィリン試験　hematoporphyrinしけん

血紫质血　ヘマトポルフィリン血〔症〕　hematoporphyrinけつ〔しょう〕

血总 T₃ 测定　血総 T₃ 測定　けつそうT₃そくてい

血族抗原　血液型抗原　けつえきがたこうげん

血族通婚　血族結婚　けつぞくけっこん

XUN　熏驯寻巡询循训迅薰

xūn　熏

熏陆香二烯酮酸　マスチカジエノン酸　masticadienonさん

熏烟　熏煙　くんえん

熏蒸　熏蒸　くんじょう

熏蒸剂　熏蒸剤　くんじょうざい

熏蒸剂中毒　熏蒸剤中毒　くんじょうざいちゅうどく

熏蒸杀虫剂　熏蒸殺虫剤　くんじょうさっちゅうざい

熏蒸消毒法　熏蒸消毒法　くんじょうしょうどくほう

xún　驯寻巡询循

驯化　馴化　じゅんか

寻常痤疮　尋常性痤瘡　じんじょうせいざそう

寻常光线　常光線　じょうこうせん

寻常狼疮　尋常性狼瘡　じんじょうせいろうそう

寻常脓疱病　尋常性膿痂疹　じんじょうせいのうかしん

寻常性白斑　尋常性白斑　じんじょうせいはくはん

寻常性牛皮癣(银屑病)　尋常性乾癬　じんじょうせいかんせん

寻常〔性〕天疱疮　尋常性天疱瘡　じんじょうせいてんぽうそう

寻常性鱼鳞癣　尋常性魚鱗癬　じんじょうせいぎょりんせん

寻常须疮　尋常性毛瘡　じんじょうせいもうそう

寻常疣　尋常〔性〕疣贅　じんじょうせいゆうぜい

寻常折射率　尋常屈折率　じんじょうくっせつりつ

寻觅器　見出し装置　みいだしそうち

巡回护士　巡回看護婦　じゅんかいかんごふ

巡回医疗队　巡回診療隊　じゅんかいしんりょうたい

巡诊　巡回診療　じゅんかいしんりょう

询问　尋問,問診　じんもん,もんしん

循规性散光　直乱視　ちょくらんし

循环　循環,サイクル　じゅんかん,cycle

卡诺循环　カルノー サイクル　Carnot cycle

柯里氏循环　コーリ サイクル　cori cycle

克雷布氏循环　クレーブス サイクル　Krebs cycle

希夫氏胆汁循环　シッフ胆汁循環　Schiffたんじゅうじゅんかん

循环池　循環プール　じゅんかんpool

循环动物源疾病　循環動物原性感染症　じゅんかんどうぶつげんせいかんせんしょう

循环功能　循環機能　じゅんかんきのう

循环功能不全　循環機能不全　じゅんかんきのうふぜん

循环过程　循環過程　じゅんかんかてい

循环抗凝〔血〕剂增多　循環抗血液凝固物質増加　じゅんかんこうけつえきぎょうこぶっしつぞうか

循环抗体　循環抗体　じゅんかんこうたい

循环粒细胞　循環顆粒球　じゅんかんかりゅうきゅう

循环码　循環コード　じゅんかんcode

循环酶　チクロホラーゼ　cyclophorase

循环器　サーキュレーター　circulator

循环器官　循環器　じゅんかんき

循环容量　循環容量　じゅんかんようりょう

循环色谱法　循環クロマトグラフィー　じゅんかんchromatography

循环生理学　循環生理学　じゅんかんせいりがく

循环时〔间〕　循環時間　じゅんかんじかん

循环时间测定　循環時間測定　じゅんかんじかんそくてい

循环式水浴锅　循環式水浴槽　じゅんかんしきすいよくそう

循环衰竭　循環不全　じゅんかんふぜん

循环速度　循環速度　じゅんかんそくど

循环调节　循環調節　じゅんかんちょうせつ

循环停滞　循環うっ滞　じゅんかんうったい

循环通风　循環換気　じゅんかんかんき

循环紊乱(障碍)　循環障害　じゅんかんしょうがい

循环系平均充盈压　循環系平均充満圧　じゅんかんけいへいきんじゅうまんあつ

循环系统　循環系　じゅんかんけい

循环系统多导记录仪　循環系ポリグラフ　じゅんかんけいpolygraph

循环系统疾病　循環系疾病　じゅんかんけいしっぺい

循环小数　循環小数　じゅんかんしょうすう

循环型　循環型　じゅんかんがた

循环型躁狂抑郁症　循環型躁うつ病　じゅんかんがたそううつびょう

循环型躁狂症　循環型躁狂症　じゅんかんがたそうきょうしょう

循环性精神病　循環性精神病　じゅんかんせいせいしんびょう

循环性〔精神病〕人格　循環性人格　じゅんかんせいじんか

循环性抗凝物质　循環性抗血液凝固物質　じゅんかんせいこうけつえきぎょうこぶっしつ

循环性虚脱　循環性ショック,循環虚脱　じゅんかんせいshock,じゅんかんきょだつ

循环血量　循環〔血液〕量　じゅんかん〔けつえき〕りょう

循环血量不足　循環〔血液〕量不足　じゅんかん〔けつえき〕りょうふそく

循环血量测定装置　循環〔血液〕量測定装置　じゅんかん〔けつえき〕りょうそくていそうち

循环障碍性缺氧　うっ血性酸素欠乏〔症〕　うっけつせいさんそけつぼう〔しょう〕

循环骤停　循環急性停止　じゅんかんきゅうせいていし

循环周期　循環周期　じゅんかんしゅうき

xùn　训迅蕈

训练反射　訓練反射　くんれんはんしゃ

训练负荷　訓練負荷　くんれんふか

训练设备　訓練装置　くんれんそうち

训练周期　訓練周期　くんれんしゅうき

训练状态评定　訓練状態評価　くんれんじょうたいひょうか

迅速传播　高速拡散　こうそくかくさん

迅速疗法　プロンプト療法　promptりょうほう

迅速生长菌　迅速発育菌　じゅんそくはついくきん

蕈毒碱　ムスカリン　muscarine

蕈毒碱型胆碱受体　ムスカリン型コリン〔作動〕性受容体　muscarineがたcholine〔さどう〕せいじゅようたい

蕈毒碱样症状　ムスカリン様症状　muscarineようしょうじょう

蕈类　真菌類,キノコ類　しんきんるい,キノコるい

蕈伞型　キノコ状,菌状　キノコじょう,きんじょう

蕈伞型食管癌　菌状食道癌　きんじょうしょくどうがん

蕈伞型胃癌　結節型胃癌　けっせつがたいがん

蕈头(状)导〔尿〕管　ペッツァー カテーテル　pezzer catheter

蕈样骨髓增生症　菌状骨髄症　きんじょうこつずいしょう

蕈样骨炎　菌状骨炎　きんじょうこつえん

蕈样肉芽肿(真菌病)　菌状息肉腫,キノコ状フングス　きんじょうそくにくしゅ,キノコじょうfungus

蕈中毒　キノコ中毒　キノコちゅうどく

蕈状癌　菌状癌　きんじょうがん

蕈状杆菌　菌状杆菌　きんじょうかんきん

蕈状皮结核　菌状皮膚結核　きんじょうひふけっかく

蕈状乳头　菌状乳頭　きんじょうにゅうとう

Y

YA　压鸦鸭牙芽崖哑雅亚氩

yā　压鸦鸭

压凹性水肿　陥凹浮腫　かんおうふしゅ

压鼻孔肌　鼻孔圧迫筋　びこうあっぱくきん

压扁胎　圧迫胎児,紙状〔胎〕児　あっぱくたいじ,しじょう〔たい〕じ

压布　湿布　しっぷ

压擦痕　圧迫性表皮剥脱　あっぱくせいひょうひはくだつ

压出　圧出　あっしゅつ

压出型憩室　圧出〔型〕憩室　あっしゅつがたけいしつ

压电晶体　ピエゾ電気結晶　piezoでんきけっしょう

压电石英检测器　ピエゾ電気石英検出器　piezoでんきせきえいけんしゅつき

压电推进器　圧電気推進器　あつでんきすいしんき

压电　圧電気,ピエゾ電気　あつでんき,piezoでんき

压电效应　ピエゾ電気効果　piezoでんきこうか

压电学　圧電気学　あつでんきがく

压电阻效应　ピエゾ抵抗効果　piezoていこうこうか

压腹试验　スッーキー試験　stookeyしけん

压痕反应　圧痕反応　あっこんはんのう

压迹　圧痕　あっこん

压挤性钝痛　圧迫性鈍痛　あっぱくせいどんつう

压挤综合征　圧挫症候群　あっざしょうこうぐん

压紧　圧縮,突固め　あっしゅく,つきかため

压紧器　突固め機　つきかためき

压颈试验　クエッケンシュテット試験　Queckenstedtしけん

压觉　圧覚　あっかく

压觉点　圧覚点　あっかくてん

压觉感受器　圧覚受容器　あっかくじゅようき

压觉计　圧覚計　あっかくけい

压觉缺失　重量感覚喪失,重覚消失　じゅうりょうかんかくそうしつ,じゅうかくしょうしつ

压力　圧力　あつりょく

压力表　圧力計,マノメータ　あつりょくけい,manometer

压力舱　圧力室　あつりょくしつ

压力测量　圧力測定　あつりょくそくてい

压力测量器　測圧計　そくあつけい

压力测量仪表　圧力測定装置　あつりょくそくていそうち

压力差　圧力差　あつりょくさ

压力感受器,　圧受容器　あつじゅようき

压力感受器反射　圧受容器反射　あつじゅようきはんしゃ

压力感受细胞　圧受容器細胞　あつじゅようきさいぼう

压力过低　低張　ていちょう

压力过高　高張,緊張過度　こうちょう,きんちょうかど

压力换能器　圧力変換器,〔圧力〕トランスジューサー　あつりょくへんかんき,〔あつりょく〕transducer

压力(强)计　圧力計　あつりょくけい

　麦克劳压力计　マクラウド圧力計　Macleodあつりょくけい

压力记录器　圧力レコーダ　あつりょくrecorder

压力控制器　圧力調節器　あつりょくちょうせつき

压力平衡常数　圧力平衡定数　あつりょくへいこうていすう

压力梯度　圧力勾配　あつりょくこうばい

压力梯度校正因子　圧力勾配補正因子　あつりょくこうば

いほせいいんし
压力体积关系　圧力体積関係　あつりょくたいせきかんけい
压力限制　圧力制限　あつりょくせいげん
压力性尿失禁　緊張性尿失禁　きんちょうせいにょうしっきん
压力正常　圧力正常　あつりょくせいじょう
压力铸制器　圧力鋳造機　あつりょくちゅうぞうき
压滤饼　圧縮ケーキ　あっしゅくcake
压滤机(器)　圧濾器　あつろき
压脉器　止血帯,圧迫帯　しけつたい,あっぱくたい
压模器　圧印器　あついんき
压片　圧縮錠剤　あっしゅくじょうざい
压片机　錠剤機　じょうざいき
压平眼压计　圧平眼圧計　あっぺいがんあつけい
压迫　圧迫　あっぱく
压迫包扎法　圧迫包帯法　あっぱくほうたいほう
压迫器　圧迫器　あっぱくき
压迫性病变　圧迫性病変　あっぱくせいびょうへん
压迫性单侧喉麻痹　圧迫性片側喉頭麻痺　あっぱくせいへんそくこうとうまひ
压迫性肺不张　圧迫性無気肺　あっぱくせいむきはい
压迫性麻痹　圧迫(性)麻痺　あっぱく〔せい〕まひ
压迫性尿失禁　緊張性尿失禁　きんちょうせいにょうしっきん
压迫性疼痛　圧迫性疼痛　あっぱくせいとうつう
压迫性窒息　圧迫性窒息　あっぱくせいちっそく
压迫眼球反射　眼球圧迫反射　がんきゅうあっぽくはんしゃ
压迫眼球脉搏减少试验　アシュネル試験　Aschnerしけん
压迫症状　圧迫症状　あっぱくしょうじょう
压迫止血　圧迫止血　あっぱくしけつ
压器　圧抵器,抑圧器　あつていき,よくあっき
压强　圧力度,圧迫強度　あつりょくど,あっぱくきょうど
压强差　圧力差　あつりょくさ
压强中心　圧力中心　あつりょくちゅうしん
压热器　オートクレーブ　autoclave
压塞　タンポナーデ　tamponade
压舌板(器)　スパチュラ,舌圧子　spatula,ぜつあっし
压舌板开口器　デビス開口器　Davisかいこうき
压神经诊断法　神経圧診法　しんけいあっしんほう
压碎　圧砕　あっさい
压碎机　破砕機,粉砕機　はさいき,ふんさいき
压碎试验　破砕試験　はさいしけん
压缩　圧縮　あっしゅく
压缩泵　圧縮ポンプ　あっしゅくpump
压缩骨折　圧迫骨折　あっぱくこっせつ
压缩海绵　圧縮海綿　あっしゅくかいめん
压缩空气　圧縮空気　あっしゅくくうき
压缩空气病　潜函病,ケーソン病　せんかんびょう,caissonびょう
压缩率　コンプライアンス　compliance
压缩性　圧縮性　あっしゅくせい
压痛　圧痛　あっつう
压痛点　圧痛点　あっつうてん
压抑　抑圧　よくあつ
压抑性　抑圧性　よくあつせい
压抑性失禁　緊張性失禁　きんちょうせいしっきん
压印　皮膚描記(紋画)　ひふびょうき(もんが)

压轧伤　圧挫傷　あつざしょう
压榨　圧搾　あっさく
压榨机　圧搾機　あっさくき
压榨器　圧潰器　あっかいき
压诊法　圧診法　あっしんほう
压制片　圧縮錠剤　あっしゅくじょうざい
压制作用　①抑制 ②抑圧作用　①よくせい ②よくあっさよう
鸦胆子　ガタンシ
鸦胆子属　ガタンシ属　ガタンシぞく
鸦胆子中毒　ガタンシ中毒　ガタンシちゅうどく
鸦片　阿片　アヘン
鸦片酊　阿片チンキ　アヘンtincture
鸦片浸膏　阿片エキス　アヘンextract
鸦片酶　阿片酵素　アヘンこうそ
鸦片癖　阿片中毒,阿片嗜癖　アヘンちゅうどく,あへんしへき
鸦片全碱　パントポン　pantopon
鸦片吐根散　ドーフル散　Doverさん
鸦片学　阿片学　アヘンがく
鸦片瘾　阿片中毒　アヘンちゅうどく
鸦片瘾者　阿片中毒者　アヘンちゅうどくしゃ
鸦片制剂　阿片〔製〕剤　アヘン〔せい〕ざい
鸦片中毒　阿片中毒　アヘンちゅうどく
鸭胚疫苗　カモ胚ワクチン　カモはいvaccine
鸭沙门氏菌　カモサルモネラ菌　カモSalmonellaきん
鸭瘟　カモペスト　カモpest
鸭跖草科　ツユクサ科　ツユクサか
鸭跖草属　ツユクサ属　ツユクサぞく
鸭嘴花碱　ペガニン,バシシン　peganine,vasicine
鸭嘴式窥器　カモノハシ鏡　カモノハシきょう
鸭嘴兽　ダックビル,カモノハシ　duckbill

yá　牙芽崖

牙　歯　し,は
　郝秦生氏牙　ハッチンソン歯　Hutchinsonし
牙斑　歯垢　しこう
牙板　歯堤,歯板　してい,しはん
牙半切除术　歯片側切除術　しへんそくせつじょじゅつ
牙背　歯牙背面　しがはいめん
牙〔本〕质　象牙質,デンチン　ぞうげしつ,dentin
牙本质暴露　象牙質暴露　ぞうげしつばくろ
牙本质发育不全　象牙質形成不全　ぞうげしつけいせいふぜん
牙〔本〕质过敏　象牙質知覚過敏　ぞうげしつちかくかびん
牙本质基质　象牙質基質　ぞうげしつきしつ
牙〔本〕质瘤　象牙質腫　ぞうげしつしゅ
牙本质浅龋　象牙質表在性う食　ぞうげしつひょうざいせいうしょく
牙本质深龋　象牙質深部う食　ぞうげしつしんぶうしょく
牙〔本〕质生成　歯質形成　ししつけいせい
牙〔本〕质生长不全　歯質形成不全　ししつけいせいふぜん
牙〔本〕质细胞突起　象牙質芽細胞突起　ぞうげしつがさいぼうとっき
牙本质纤维　象牙質繊維　ぞうげしつせんい
牙本质小管　象牙質細管　ぞうげしつさいかん
牙〔本〕质-牙骨质界　象牙質セメント質境界　ぞうげしつsementしつきょうかい
牙表面　歯面　しめん

牙病　歯疾患　ししっかん

牙病调查统计　歯疾患調査統計　ししっかんちょうさとうけい

牙病防治　歯疾患の予防と治療　ししっかんのよぼうとちりょう

牙病学　歯牙病学　しがびょうがく

牙病预防　歯疾患予防　ししっかんよぼう

牙不齐　歯列不整　しれつふせい

牙残根　歯残根　しざんこん

牙残余囊肿　残存歯牙囊胞　ざんそんしがのうほう

牙槽　歯槽　しそう

牙槽部　歯槽部　しそうぶ

牙槽成形术　歯槽形成術　しそうけいせいじゅつ

牙槽出血　歯槽出血　しそうしゅっけつ

牙槽轭　歯槽隆起　しそうりゅうき

牙槽弓　歯槽弓　しそうきゅう

牙槽骨　歯槽骨　しそうこつ

牙槽骨锉　歯槽骨やすり　しそうこつやすり

牙槽骨骨折　歯槽骨骨折　しそうこつこっせつ

牙槽骨膜　歯槽骨膜　しそうこつまく

牙槽骨膜炎　歯槽骨膜炎　しそうこつまくえん

牙槽骨损伤　歯槽骨損傷　しそうこつそんしょう

牙槽骨吸收　歯槽骨吸収　しそうこつきゅうしゅう

牙槽骨修整术　歯槽骨形成術　しそうこつけいせいじゅつ

牙槽骨凿　歯槽骨チゼル,歯槽骨のみ　しそうこつchisel,しそうこつのみ

牙槽管　歯槽管　しそうかん

牙槽横纤维　歯槽横繊維　しそうおうせんい

牙槽嵴　歯槽稜,歯槽隆線　しそうりょう,しそうりゅうせん

牙槽嵴纤维　歯槽稜繊維　しそうりょうせんい

牙槽间隔　歯槽間隔　しそうかんかく

牙槽孔　歯槽孔　しそうこう

牙槽囊肿　歯槽囊腫　しそうのうしゅ

牙槽脓溢(漏)　歯槽膿漏〔症〕　しそうのうろう〔しょう〕

牙槽脓肿　歯槽膿瘍　しそうのうよう

牙槽脓肿器械包　歯槽膿瘍器械包　しそうのうようきかいほう

牙槽脓肿切开引流术　歯槽膿瘍切開ドレナージ　しそうのうようせっかいdrainage

牙槽切开术　歯槽切開術　しそうせっかいじゅつ

牙槽碎片　歯槽断片,歯槽破片　しそうだんぺん,しそうはへん

牙槽痛　歯槽痛　しそうつう

牙槽突　歯槽突起　しそうとっき

牙槽突骨折　歯槽突起骨折　しそうとっきこっせつ

牙槽突浸润麻醉　歯槽突起浸潤麻酔　しそうとっきしんじゅんますい

牙槽萎缩　歯槽〔骨〕萎縮　しそう〔こつ〕いしゅく

牙槽斜纤维　歯槽斜繊維　しそうしゃせんい

牙槽炎　歯槽炎　しそうえん

牙槽咬骨钳　歯槽骨鉗子　しそうこつかんし

牙槽缘　歯槽縁　しそうえん

牙槽缘切除术　歯槽縁切除術　しそうえんせつじょじゅつ

牙长短不齐　異形歯型,不同歯型　いけいしけい,ふどうしけい

牙撑器　歯支持器　ししじき

牙齿腐蚀　歯牙酸食症　しがさんしょくしょう

牙齿磨损　歯牙磨耗　しがまもう

牙齿填术　歯牙充塡術　しがじゅうてんじゅつ

牙锤　歯槌　しつい

牙瓷料　歯ポールセレン,歯陶材　しporcelain,しとうざい

牙挫伤　歯挫傷　しざしょう

牙锉　歯やすり　はやすり

牙错𬌯　歯列不整　しれつふせい

牙垫　バイトブロック,咬合阻止器　bite-block,こうごうそしき

牙动　歯牙動揺　しがどうよう

牙动度　歯可動度　しかどうど

牙发生　歯牙発生　しかはっせい

牙发育不全　歯発育不全　しはついくふぜん

牙发育异常　歯発育異常　しはついくいじょう

牙粉　歯みがき粉　はみがきこ

牙氟中毒　歯フッ素中毒〔症〕　しフッそちゅうどく〔しょう〕

牙根　歯根　しこん

牙根〔部分〕切除术　歯根切除術　しこんせつじょじゅつ

〔牙〕根端囊肿　歯根囊腫　しこんのうほう

牙根管　歯根管　しこんかん

牙根管探针　開通器　かいつうき

牙根尖　歯根尖　しこんせん

牙根尖孔　歯根尖孔　しこんせんこう

牙根尖切除术　歯根尖切除術　しこんせんせつじょじゅつ

牙根尖周脓肿　歯根尖周囲膿腫　しこんせんしゅういのうよう

牙根间隔　根間中隔　こんかんちゅうかく

牙根镊　歯根鑷子　しこんせっし

牙根钳　歯断端鉗子,抜歯鉗子　しだんたんかんし,ばっしかんし

牙根钳取器　歯根抽出器　しこんちゅうしゅっき

牙根髓　歯根歯髄　しこんしずい

〔牙〕根挺　歯根挺子　しこんてこ

牙根吸收　歯根吸収　しこんきゅうしゅう

牙根折断　歯根破折　しこんはせつ

牙根钻孔术　歯根穿孔法,〔歯根〕孔あけ術　しこんさんこうほう,〔しこん〕あなあけじゅつ

牙弓　歯弓　しきゅう

牙弓夹板固定法　歯弓副子固定法　しきゅうふくしこていほう

牙〔公〕式　歯式　ししき

牙沟　歯溝　しこう

牙垢　歯垢　しこう

牙骨表面硬组织　セメント質　cementしつ

牙骨小体　セメント粒　cementりゅう

牙骨质　セメント質　cementしつ

牙骨质化纤维瘤　セメント質化繊維腫　cementしつかせんいしゅ

牙骨质瘤　セメント質腫　cementしつしゅ

牙骨质母细胞瘤　セメント質芽細胞腫　cementしつがさいぼうしゅ

牙骨质破坏　セメント質破壊　cementしつはかい

牙骨质细胞　セメント質細胞　cementしつさいぼう

牙骨质炎　セメント〔質〕炎　cement〔しつ〕えん

牙骨质疣　セメント外骨症　cementがいこつしょう

牙骨质增生　高セメント症　こうcementしょう

牙刮匙　歯キューレット,歯搔爬器　しcurette,しそうはき

牙刮器　歯石除去器,歯スケーラー　しせきじょきょき,し

scaler

牙关紧闭　開口障害，牙関緊急　かいこうしょうがい，がかんきんきゅう

牙关松弛　顎関節動揺　がくかんせつどうよう

牙冠　歯冠　しかん

牙冠尖　歯冠尖頭　しかんせんとう

牙冠剪　歯冠はさみ　しかんはさみ

牙冠结节　歯冠結節　しかんけっせつ

牙冠破裂　歯冠亀裂，歯冠破裂　しかんきれつ，しかんはれつ

牙冠腔　歯冠腔　しかんくう

牙冠术　歯冠補てつ法　しかんほてつほう

牙冠髓　歯冠髄　しかんずい

牙冠用螺钉　歯冠ねじ　しかんねじ

牙冠周炎　歯冠周囲炎　しかんしゅういえん

牙过小　小歯〔症〕　しょうし〔しょう〕

牙过早接触　歯早期接触　しそうきせっしょく

牙猞畸形　歯咬合奇形　しこうごうきけい

牙猞系统　歯咬合系　しこうごうけい

牙痕鉴定　歯印鑑定　しいんかんてい

牙坏死　う食症，う歯　うしょくしょう，うし

牙积石　歯石　しせき

牙嵴　歯堤　してい

牙间乳头　歯間乳頭　しかんにゅうとう

牙间乳头炎　歯間乳頭炎　しかんにゅうとうえん

牙间楔状隙　歯間楔状空隙　しかんけつじょうくうげき

牙间隔　歯間中隔　しかんちゅうかく

牙间隙　歯隙　しげき

牙胶　ガッタパーチャ　gutta percha

牙胶充填器　ガッタパーチャ充填器　gutta perchaじゅうてんき

牙胶尖　ガッタパーチャポイント　gutta percha point

牙矫正术　歯科矯正処置　しかきょうせいしょち

牙结扎固定　歯結紮固定　しけっさつこてい

牙颈　歯頸　しけい

牙颈部龋齿　歯頸部う食　しけいぶうしょく

牙科病理学　歯科病理学　しかびょうりがく

牙科电机　歯科用エンジン　しかようengine

牙科缝合针　歯科縫合針　しかほうごうしん

牙科敷料钳　歯科包帯鉗子　しかほうたいかんし

牙科 X 光机　歯科 X 線装置　しかXせんそうち

牙科 X 光片看片灯　歯科フィルム観察箱　しかfilmかんさつばこ

牙科激光除龋器　〔歯科〕レーザー抗う食器　〔しか〕lasserこううしょくき

牙科技工打磨机　歯科技工レーズ　しかぎこうlathe

牙科技工室　歯科技工室　しかぎこうしつ

牙科技术　歯科技術　しかぎじゅつ

牙科技术学　歯科技術学　しかぎじゅつがく

牙科金属注射器　歯科金属注射器　しかきんぞくちゅうしゃき

牙科静脉麻醉用器械　歯科静脈〔内〕麻酔器械　しかじょうみゃく〔ない〕ますいきかい

牙科气涡轮机　歯科用エアタービン　しかよう air turbine

牙科手术刀包　歯科手術器械セット　しかしゅじゅつきかいset

牙科手术恐怖　歯科手術恐怖〔症〕　しかしゅじゅつきょうふ〔しょう〕

牙科手术椅　歯科〔手術〕椅子　しか〔しゅじゅつ〕いす

牙科 X 线洗片夹　歯科フィルムホールダー　しかfilm holder

牙科学　歯科学　しかがく

牙〔科〕医师　歯科医　しかい

牙科医院　歯科病院　しかびょういん

牙科用液　歯科用液　しかようえき

牙科注射器　歯科注射器　しかちゅうしゃき

牙科铸造用钴铬合金　歯科鋳造用クロム コバルト合金　しかちゅうぞうようchrom cobaltごうきん

牙孔吹洁器　歯科削片吹除器　しかさくへんすいじょき

牙蕾　歯蕾　しらい

牙列　歯列　しれつ

牙列曲线　歯列曲線，歯弓　しれつきょくせん，しきゅう

牙列咬合　歯列咬合　しれつこうごう

牙列拥挤　歯列密集　しれつみっしゅう

牙瘤　歯牙腫　しがしゅ

牙滤泡囊肿　濾胞性歯牙嚢胞　ろほうせいしがのうほう

牙萌出　歯牙萌出　しがほうしゅつ

牙萌出延迟　歯牙萌出遅延　しがほうしゅつちえん

牙萌出异常　歯牙萌出異常　しがほうしゅついじょう

牙密旋体　歯牙トレポネーマ　しがtreponema

牙面　歯面　しめん

牙面沟裂　歯面溝裂　しめんこうれつ

牙面描记器　歯面描画器　しめんびょうがき

牙面描记图　歯面描画図，歯面グラム　しめんびょうがず，しめんgram

牙面敏感性　歯感受性　しかんじゅせい

牙面酸处理　歯面酸処理　しめんさんしょり

牙面涂氟法　歯面フッ素処理法　しめんフッそしょりほう

牙面窝沟　歯面窩溝　しめんかこう

牙敏感　歯知覚過敏　しちかくかびん

牙敏感症　歯知覚過敏症　しちかくかびんしょう

牙磨擦音　歯ぎしり　はぎしり

牙磨光器　歯研磨器　しけんまき

牙磨损　歯牙磨耗症　しがまもうしょう

牙囊　歯囊　しのう

牙囊肿　歯牙嚢胞　しがのうほう

牙内吸收　歯内吸収　しないきゅうしゅう

牙〔排列〕不齐　歯列不整　しれつふせい

牙胚　歯胚　しはい

牙碰伤　歯打撲傷　しだぼくしょう

牙签　つまようじ

牙前凸　突出歯　とっしゅつし

牙钳　抜歯鉗子　ばっしかんし

牙腔　歯腔　しくう

牙撬　歯科用てこ　しかようてこ

牙切除术　抜歯　ばっし

牙切开术　歯切開術　しせっかいじゅつ

牙侵蚀　歯牙侵食　しがしんしょく

牙清洁剂　歯牙清掃薬　しがせいそうやく

牙龋洞注射器　歯牙窩洞注射器　しがかどうちゅうしゃき

牙全部缺失　無歯〔症〕　むし〔しょう〕

牙缺失　歯牙欠失　しがけっしつ

牙融合　歯牙融合　しがゆうごう

牙肉芽肿　歯牙肉芽腫　しがにくがしゅ

牙乳头　歯乳頭　しにゅうとう

牙软化　歯骨軟化〔症〕　しこつなんか〔しょう〕

牙神经沟 歯牙神経溝 しがしんけいこう
牙神经痛 歯牙神経痛 しがしんけいつう
牙生成 歯牙形成 しがけいせい
牙生成不全 歯牙発生不全 しがはっせいふぜん
牙生长过度 歯牙形成過度 しがけいせいかど
牙石 歯石 しせき
牙石沉积 歯石沈着 しせきちんちゃく
牙数目异常 歯牙数異常 しがすういじょう
牙松动 歯牙弛緩 しがしかん
牙髓 歯髄 しずい
牙髓安抚 歯髄鎮静 しずいちんせい
牙髓变性 歯髄変性 しずいへんせい
牙髓病学 歯髄病学 しずいびょうがく
牙髓充血 歯髄充血 しずいじゅうけつ
牙髓覆盖法 覆髄法 ふくずいほう
牙髓钙化 歯髄石灰化 しずいせっかいか
牙髓感受性 歯髄感受性 しずいかんじゅせい
牙髓坏疽 歯髄壊疽 しずいえそ
牙髓坏死 歯髄壊死 しずいえし
牙髓活力 歯髄活力 しずいかつりょく
牙髓活力测验器 歯髄活力試験器 しずいかつりょくしけんき
牙髓活力检查 歯髄活力検査 しずいかつりょくけんさ
牙髓腔 歯髄腔 しずいくう
牙髓腔穿孔 歯髄腔穿孔 しずいくうせんこう
牙髓腔阻塞 歯髄腔ブロック しずいくうblock
牙髓切除 歯髄切除 しずいせつじょ
牙髓切断术 歯髄切断法,断髄法 しずいせつだんほう,だんずいほう
牙髓失活 歯髄失活 しずいしっかつ
牙髓失活剂 歯髄失活剤 しずいしっかつざい
牙髓痛 歯髄痛 しずいつう
牙髓退行性变 歯髄逆行変性 しずいぎゃっこうへんせい
牙髓萎缩 歯髄萎縮 しずいいしゅく
牙髓息肉 歯髄ポリープ しずいpolyp
牙髓细胞 歯髄細胞 しずいさいぼう
牙髓炎 歯髄炎 しずいえん
牙髓摘除术 歯髄抽出法,抜髄法 しずいちゅうしゅつほう,ばっずいほう
牙损伤 歯牙損傷 しがそんしょう
牙探针 歯牙探針 しがたんしん
牙体充填器械 歯充填器械 しじゅうてんきかい
牙体缺损修复 歯欠損修復 しけっそんしゅうふく
牙体手术器械 歯手術器械 ししゅじゅつきかい
牙体外伤 歯外傷 しがいしょう
牙体制备 歯プレパラート しpreparat
牙体组织 歯牙組織 しがそしき
牙挺 歯根挺子,歯科用エレベータ しこんてこ,しかよう elevator
牙痛 歯痛 しつう
牙痛滴剂 歯痛滴剤 しつうてきざい
牙脱钙 歯牙脱灰 しがだっかい
牙脱落 歯脱落 しだつらく
牙脱敏治疗 歯牙脱感作治療 しがだつかんさちりょう
牙脱失 歯牙欠失 しがけっしつ
牙脱位 歯牙脱臼 しがだっきゅう
牙挖匙(器) 歯牙エキスカベータ しがexcavator
牙外科学 歯外科学 しげかがく

牙外科医师 歯外科医 しげかい
牙位记录 歯位記録 しいきろく
牙吸收 歯牙吸収 しがきゅうしゅう
牙小畸形 小歯〔症〕 しょうし〔しょう〕
牙小皮 歯小皮,歯クチクラ ししょうひ,しcuticula
牙楔状缺损 歯牙楔状欠損 しがけつじょうけっそん
牙炎 歯〔骨〕炎 し〔こつ〕えん
牙医师 歯科医 しかい
牙移位 歯変位,歯偏位 しへんい,しへんい
牙移位松动 歯牙遊走 しがゆうそう
牙移植术 歯牙移植術 しがいしょくじゅつ
〔牙〕龈 歯肉,歯齦 しにく(はにく),しぎん
牙龈癌 歯肉癌 しにくがん
牙龈按摩剂 歯肉マッサージパスタ しにくmassage pasta
牙龈变色 歯肉変色 しにくへんしょく
牙龈病 歯肉疾患 しにくしっかん
牙龈成形术 歯肉形成術 しにくけいせいじゅつ
牙龈出血 歯肉出血 しにくしゅっけつ
牙龈刀 歯周刀 ししゅうとう
牙龈点彩 歯肉斑点 しにくはんてん
牙龈翻瓣术 歯肉弁手術 しにくべんしゅじゅつ
牙龈分离器 歯肉分離器 しにくぶんりき
牙龈沟 歯肉溝 しにくこう
牙龈坏疽 歯肉壊疽 しにくえそ
牙龈回缩 歯肉退縮 しにくたいしゅく
牙龈剪 歯肉鋏 しにくはさみ
牙龈口炎 歯肉口内炎 しにくこうないえん
牙龈流脓 歯肉膿漏 しにくのうろう
牙龈瘤 エプーリス,歯肉腫 epulis,しにくしゅ
牙龈囊肿 歯肉嚢胞 しにくのうほう
牙龈片 歯肉弁 しにくべん
牙龈牵开器 歯肉レトラクタ,歯肉牽引子 しにくretractor,しにくけんいんし
牙龈切除刀 歯肉切除刀 しにくせつじょとう
　柯克兰氏牙龈切除刀 カークランド歯肉切除刀 Kirklandしにくせつじょとう
牙龈切除器械包 歯肉切除器械セット しにくせつじょきかいset
牙龈切除术 歯肉切除術 しにくせつじょじゅつ
牙龈切断钳 歯肉ギロチン鉗子 しにくguillotinかんし
牙龈乳头 歯肉乳頭 しにくにゅうとう
牙龈乳头状瘤 歯肉乳頭腫 しにくにゅうとうしゅ
牙龈舌炎 歯肉舌炎 しにくぜつえん
牙龈撕裂 歯肉裂傷 しにくれっしょう
牙龈退缩 歯肉退縮 しにくたいしゅく
牙龈萎缩 歯肉萎縮 しにくいしゅく
牙龈纤维 歯肉繊維 しにくせんい
牙龈纤维瘤 歯肉繊維腫 しにくせんいしゅ
牙龈炎 歯肉炎 しにくえん
牙龈缘 歯肉縁 しにくえん
牙龈再附着刮治术 歯肉再付着掻爬術 しにくさいふちゃくそうはじゅつ
牙龈增生 歯肉増殖 しにくぞうしょく
牙龈整形术 歯肉形成術 しにくけいせいじゅつ
牙隐裂 歯牙破折 しがはせつ
牙印模托盘 歯印像用トレー しいんぞうようtray
牙拥挤 歯密集 しみっしゅう
牙用锤 歯科用つち しかようつち

牙用焊接机　歯科熔接機　しかようせっき

牙用合金　歯用合金　しようごうきん

牙用镊子　歯鑷子　しせっし

牙用手术刀　歯ランセット　Llancet

牙用探针　歯探針　したんしん

牙用陶瓷学　歯科陶材学　しかとうざいがく

牙用铸造机　歯鋳造機　しちゅうぞうき

牙釉斧　歯科用エナメルハッチェット　しかようenamel hatchet

牙釉凿　エナメルチゼル　enamel chisel

〔牙〕釉质　エナメル質　enamelしつ

牙釉质发育不全　エナメル形成不全　enamelけいせいふぜん

牙釉质瘤　エナメル腫　enamelしゅ

牙釉质龋　エナメルう食　enamelうしょく

牙〔原〕基　歯原基　しげんき

牙原性　歯原性　しげんせい

牙原性感染　歯原性感染　しげんせいかんせん

牙原性颌骨骨髓炎　歯原性顎骨骨髄炎　しげんせいがくこつずいえん

牙原性角化囊肿　歯原性角化囊胞　しげんせいかっかのうほう

牙原性囊肿　歯原性囊胞　しげんせいのうほう

牙原性上颌窦炎　歯原性上顎洞炎　しげんせいじょうがくどうえん

牙原性纤维瘤　歯原性繊維腫　しげんせいせんいしゅ

牙原性纤维肉瘤　歯原性繊維肉腫　しげんせいせんいにくしゅ

牙原性腺瘤样瘤　歯原性腺腫様腫瘍　しげんせいせんしゅようしゅよう

牙原性肿瘤　歯原性腫瘍　しげんせいしゅよう

牙再植术　歯牙再移植術　しがさいいしょくじゅつ

牙凿　歯牙チゼル　しがchisel

牙造洞术　歯切開術　しせっかいじゅつ

牙造釉细胞瘤　歯エナメル芽細胞腫　Lenamelがさいほうしゅ

牙折　歯牙破折　しがはせつ

牙折裂　歯牙破裂　しがはれつ

牙支　歯牙分枝　しがぶんし

牙质龋　象牙質カリエス,象牙質う食　ぞうげしつcaries,ぞうげしつうしょく

牙质溶解　デンチン吸収,歯質吸収　dentineきゅうしゅう,ししつきゅうしゅう

牙质生成不全　歯質形成不全〔症〕　ししつけいせいふぜん〔しょう〕

牙质小管　象牙質細管　ぞうげしつさいかん

牙中牙　歯内歯　しないし

牙种植术　歯牙移植術　しがいしょくじゅつ

牙周变性　歯周症　ししゅうしょう

牙周病　歯周疾患,歯周病　ししゅうしっかん,ししゅうびょう

牙周病矫形治疗　歯周疾患整形法　ししゅうしっかんせいけいほう

牙周病学　歯周病学　ししゅうびょうがく

牙周病用器械包　歯周病器械セット　ししゅうびょうきかいset

牙周创伤　歯周損傷　ししゅうそんしょう

牙周锉　歯周やすり　ししゅうやすり

牙周袋　歯周ポケット　ししゅうpocket

牙周袋测量器　歯周ポケット計器　ししゅうpocketけいき

牙周袋记录器　歯周ポケット記録器　ししゅうpocketきろくき

牙周袋内壁刮治　歯周ポケット内壁播爬　ししゅうpocketないへきそうは

牙周袋塞治术　歯周ポケット填入術　ししゅうpocketてんにゅうじゅつ

牙周感染　歯周感染　ししゅうかんせん

牙周骨下袋刮治术　歯周骨下ポケット掻爬術　ししゅうこっかpocketそうはじゅつ

牙周刮匙　歯周キューレット,歯周播爬器　ししゅうcurette,ししゅうそうはき

牙周刮出物　歯周摘出物　ししゅうてきしゅつぶつ

牙周刮器　歯周スケーラー　ししゅうscaler

牙周洁治　歯周スケーリング　ししゅうscaling

牙周溃坏　歯周組機崩壊　ししゅうそしきほうかい

牙周膜　歯根膜　しこんまく

牙周膜纤维　歯根膜繊維　しこんまくせんい

牙周膜炎　歯根膜炎　しこんまくえん

牙周膜增厚　歯根膜肥厚　しこんまくひこう

牙周膜主纤维　歯根膜主繊維　しこんまくしゅせんい

牙周囊肿　歯周囊胞　ししゅうのうほう

牙周脓溢　歯周膿漏　ししゅうのうろう

牙周脓肿　歯周膿瘍　ししゅうのうよう

牙周韧带　歯周靭帯　ししゅうじんたい

牙周塞治剂　歯周填入剤　ししゅうてんにゅうざい

牙周手术器械　歯周手術器械　ししゅうしゅじゅつきかい

牙周探针(子)　歯周探針　ししゅうたんしん

牙周萎缩　歯周萎縮　ししゅういしゅく

牙周纤维　歯周繊維　ししゅうせんい

牙周小动脉　歯周小動脈　ししゅうしょうどうみゃく

牙周-牙髓综合治疗　歯周歯内療法　ししゅうしないりょうほう

牙周炎　歯周炎　ししゅうえん

牙周治疗　歯周治療　ししゅうちりょう

牙着色　歯染色　しせんしょく

牙周组织　歯周組織　ししゅうそしき

牙阻生　歯牙埋伏　しがまいふく

牙钻　歯バー　Lbur

牙钻穿术　歯穿孔術,歯孔あけ術　しせんこうじゅつ,しこうあけじゅつ

芽　芽　が

芽胞(孢)　芽胞,胚芽　がほう,はいか

芽胞杆菌　芽胞杆菌　がほうかんきん

芽〔胞〕杆菌霉素　バシロマイシン　bacillomycin

芽胞杆菌属　バシラス属　Bacillusぞく

芽胞染色法　芽胞染色法　がほうせんしょくほう

芽基　芽体　がたい

芽球　芽球　がきゅう

芽生　発芽,芽生　はつが,がせい

芽生孢子　分芽胞子　ぶんがほうし

芽生菌　ブラストミセス,分芽菌　blastomyces,ぶんがきん

芽生菌病　ブラストミセス症,分芽菌症　blastomycesしょう,ぶんがきんしょう

芽生菌属　ブラストミセス属　Blastomycesぞく

芽生菌素　ブラストマイシン　blastomycin

芽生菌性食管炎　ブラストミセス食道炎　blastomycesしょ

くどうえん

芽眼　頂芽　ちょうが

芽殖裂头蚴　芽殖孤虫　がしょくこちゅう

崖椒碱　ファガリン　fagarine

崖椒酰(胺)　ファガラミド　fagaramide

yǎ 哑雅

哑铃形　ダンベル状,亜鈴状　dumbbellじょう,あれいじょう

哑铃形脓肿　カラボタン膿瘍　collar buttonのうよう

哑人　啞者　あしゃ

哑(症)　啞,構語障害(症)　おし,こうごしょうがい(しょう)

雅达逊氏病　ヤーダッソーン病　Jadassohnびょう

雅费氏试验　ヤッフェ試験　Jaffeしけん

雅各毕氏线　ヤコビー線　Jacobyせん

雅各布-莫诺德模型　ジェーコブ・モーノード模型　Jacob-Monodもけい

雅各布氏病　ヤーコブ病　Jakobびょう

雅各布斯他尔氏试验　ヤコブスタール試験　Jacobstahlしけん

雅各布逊氏反射　ヤコブソーン反射　Jacobsonはんしゃ

雅各布逊氏器　ヤコブソーン器官　Jacobsonきかん

雅各布逊氏软骨　ヤコブソーン軟骨　Jacobsonなんこつ

雅各布逊氏神经　ヤコブソーン神経　Jacobsonしんけい

雅各布逊氏综合征　ヤコブソーン症候群　Jacobsonしょうこうぐん

雅-赫二氏反应　ヤーリッシュ・ヘルクスハイマー反応　Jarisch-Herxheimerはんのう

雅基克氏心脏机能简易检查法　ヤギック簡易心臓機能検査法　Jagicかんいしんぞうきのうけんさほう

雅-克二氏病　ヤコブ・クロイツフェルト病　Jakob-Creutzfeldtびょう

雅克什氏病　ヤクシュ病　Jakschびょう

雅克什氏贫血　ヤクシュ貧血　Jakschひんけつ

雅克什氏综合征　ヤクシュ症候群　Jakschしょうこうぐん

雅库氏征　ジャクー徴候　Jaccoudちょうこう

雅-列二氏病　ヤッフェ・リヒテンスタイン病　Jaffe-Lichtensteinびょう

雅-列二氏综合征　ヤダッゾン・レワンドウスキー症候群　Jadassohn-Lewandowskyしょうこうぐん

雅母皂苷元　ヤモゲニン　yamogenin

雅司　フランベジア　frambesia

雅司病(瘤)　フランベジア症,イチゴ腫　frambesiaしょう,イチゴしゅ

雅司病性关节炎　フランベジア関節炎　frambesiaかんせつえん

雅司螺旋体　フランベジア トレポネーマ　frambesia Treponema

雅司形梅毒疹　イチゴ腫状梅毒疹,フランベジヤ状梅毒疹　イチゴしゅじょうばいどくしん,frambesiaじょうばいどくしん

雅司疹　イチゴ腫　イチゴしゅ

雅沃尔斯基氏试验　ヤウォルスキ試験　Jaworskiしけん

yà 亚氩

亚氨环己酮　シクロヘキシミド　cycloheximide

亚氨基　イミノ基,イミド基　iminoき,imidoき

亚氨基甘氨酸尿　イミノグリシン尿　iminoglycinにょう

亚氨基甘氨酸尿症　イミノグリシン尿症　iminoglycinにょうしょう

亚氨基酸　イミノ酸　iminoさん

亚氨甲基谷氨酸　ホルムイミノグルタミン酸　formiminoglutaminさん

N^5-亚氨甲基四氢叶酸　N^5-イミノテトラヒドロ葉酸　N^5-iminotetrahydroようさん

亚胺　イミン　imine

亚胺醌　エチレンイミノキノン　ethyleneiminoquinone

亚胺硫磷　イミダン　imidan

亚胺唑　イミダゾール,イミナゾール　imidazole,iminazole

亚白血性　亜白血病性　あはっけつびょうせい

亚倍体　低倍数体　ていばいすうたい

亚单位　亜単位,サブユニット　あたんい,subunit

亚单位疫苗　亜単位ワクチン　あたんいvaccine

亚当气　アダムサイト,塩化フェナルサジン　Adamsite,えんかphenarsazine

亚德利亚霉毒　アドリアマイシン　adriamycin

亚碲酸钾培养基　亜テルル酸カリウム培地　あtellurさんkaliumばいち

亚碲酸钾平板培养基　亜テルル酸カリウム平板培地　あtellurさんkaliumへいばんばいち

亚碲酸钠　亜テルル酸ナトリウム　あtellurさんnatrium

亚碘酸　亜ヨード酸　あJodさん

亚二倍体　低二倍体　ていにばいたい

亚分子生物学　亜分子生物学　あぶんしせいぶつがく

亚分子水平　亜分子レベル　あぶんしlevel

亚砜　スルホキシド　sulfoxide

亚纲　亜綱　あこう

亚磺丙酮酸　スルフィノピルビン酸　sulfinopyruvinさん

亚急型　亜急型　あきゅうがた

亚急性败血症　亜急性敗血症　あきゅうせいはいけつしょう

亚急性包涵体脑炎　亜急性封入体脳炎　あきゅうせいふうにゅうたいのうえん

亚急性播散性红斑狼疮　亜急性播種状エリテマトーデス　あきゅうせいはしゅじょうerythematodes

亚急性传染性肝炎　亜急性感(伝)染性肝炎　あきゅうせいかん(でん)せんせいかんえん

亚急性毒性试验　亜急性毒性試験　あきゅうせいどくせいしけん

亚急性非化脓型　亜急性非化膿型　あきゅうせいひかのうがた

亚急性非化脓性甲状腺炎　亜急性非化膿性甲状腺炎　あきゅうせいひかのうせいこうじょうせんえん

亚急性肺原性心脏病　亜急性肺性心　あきゅうせいはいせいしん

亚急性肝坏死　亜急性肝壊死　あきゅうせいかんえし

亚急性肝萎缩　亜急性肝萎縮　あきゅうせいかんいしゅく

亚急性海绵状脑病综合征　亜急性海綿状脳症症候群　あきゅうせいかいめんじょうのうしょうしょうこうぐん

亚急性红皮病　亜急性紅皮症　あきゅうせいこうひしょう

亚急性坏死性脊髓病　亜急性壊死性脊髄症　あきゅうせいえしせいせきずいしょう

亚急性坏死性脊髓炎　亜急性壊死性脊髄炎　あきゅうせいえしせいせきずいえん

亚急性坏死性脑病　亜急性壊死性脳症　あきゅうせいえしせいのうしょう

亚急性坏死性脑脊髓病　亜急性壊死性脳脊髄症　あきゅうせいえしせいのうせきずいしょう

亜急性黄色肝萎缩　亜急性黄色肝萎縮　あきゅうせいおうしょくかんいしゅく

亜急性脊髓混合变性　亜急性連合性脊髓変性症　あきゅうせいれんごうせいせきずいへんせいしょう

亜急性脊髓视神经病　亜急性脊髓視神経障害，スモン病　あきゅうせいせきずいししんけいしょうがい，SMONびょう

亜急性甲状腺炎　亜急性甲状腺炎　あきゅうせいこうじょうせんえん

亜急性结节性游走　亜急性小結節〔性〕遊走　あきゅうせいしょうけっせつ〔せい〕ゆうそう

亜急性结膜炎　亜急性結膜炎　あきゅうせいけつまくえん

亜急性精神混乱状态　亜急性精神混乱状態　あきゅうせいせいしんこんらんじょうたい

亜急性粒细胞性白血病　亜急性顆粒球白血病　あきゅうせいかりゅうきゅうはっけつびょう

亜急性脑膜炎　亜急性髄膜炎　あきゅうせいずいまくえん

亜急性肉芽肿性甲状腺炎　亜急性肉芽腫性甲状腺炎　あきゅうせいにくがしゅせいこうじょうせんえん

亜急性肾炎　亜急性腎炎　あきゅうせいじんえん

亜急性渗液缩窄性心包炎　亜急性滲出性絞窄性心膜炎　あきゅうせいしんしゅつせいこうさくせいしんまくえん

亜急性湿疹　亜急性湿疹　あきゅうせいしっしん

亜急性视神经脊髓神经变性　亜急性脊髓視神経障害，スモン病　あきゅうせいせきずいししんけいしょうがい，SMONびょう

亜急性细菌性心内膜炎　亜急性細菌性心内膜炎　あきゅうせいさいきんせいしんないまくえん

亜急性细菌性心内膜炎肾损害　亜急性細菌性心内膜炎腎障害　あきゅうせいさいきんせいしんないまくえんじんしょうがい

亜急性血行播散型肺结核　亜急性血行性播種型肺結核，亜急性粟粒結核　あきゅうせいけっこうせいはしゅがたはいけっかく，あきゅうせいぞくりゅうけっかく

亜急性胰〔腺〕炎　亜急性膵〔臓〕炎　あきゅうせいすい〔ぞう〕えん

亜急性乙型肝炎　亜急性B型肝炎　あきゅうせいBがたかんえん

亜急性硬化性全脑炎　亜急性硬化性汎（全）脳炎　あきゅうせいこうかせいはん（ぜん）のうえん

亜急性硬膜下出血　亜急性硬膜下出血　あきゅうせいこうまくかしゅっけつ

亜急性重症型肝炎　亜急性重症性肝炎　あきゅうせいじゅうしょうせいかんえん

亜甲白　メチレン白　methyleneはく

亜甲基　メチレン基　methyleneき

6-亜甲基-5-羟基四环素　6-メチレン-5-ヒドロキシ-テトラサイクリン　6-methylene-5-hydroxy-tetracycline

亜甲基双苯胺　メチレンジアニリン，ジフェニルメチレンジアミン　methylene dianiline, diphenylmethylene diamine

N⁵-N¹⁰-亜甲〔基〕四氢叶酸　N⁵-N¹⁰-メチレン四水素葉酸　N⁵-N¹⁰-methyleneしすいそようさん

亜甲蓝　メチレンブルー　methylene blue

亜甲蓝试验　メチレンブルー法　methylene blueほう

亜甲蓝注射液　メチレンブルー注射液　methylene blueちゅうしゃえき

亜甲型流感病毒　インフルエンザウィルスA₁型　influenza virusA₁がた

亜甲紫　メチレンバイオレット　methylene violet

亜精胺　スペルミジン　spermidine

亜科　亜科　あか

亜类　亜綱　あこう

亜历山大手术　アレキサンダー手術　Alexanderしゅじゅつ

亜利桑那菌群　アリゾナ群　Arizonaぐん

亜临床感染　準臨床的感染　じゅんりんしょうてきかんせん

亜临床型维生素缺乏症　準臨床的ビタミン欠乏症　じゅんりんしょうてきvitaminけつぼうしょう

亜磷酐　無水亜リン酸　むすいありんさん

亜磷酸　亜リン酸　ありんさん

亜磷酸氢二钠　亜リン酸水素二ナトリウム　ありんさんすいそにnatrium

亜磷酸三苯酯　亜リン酸トリフェニル　ありんさんtriphenyl

亜磷酸盐　亜リン酸塩　ありんさんえん

亜硫酸　亜硫酸　ありゅうさん

亜硫酸铵　亜硫酸アンモニウム　ありゅうさんammonium

亜硫酸钡　亜硫酸バリウム　ありゅうさんbarium

亜硫酸镉　亜硫酸カドミウム　ありゅうさんcadmium

亜硫酸钾　亜硫酸カリウム　ありゅうさんkalium

亜硫酸钠　亜硫酸ナトリウム　ありゅうさんnatrium

亜硫酸氢铵　亜硫酸水素アンモニウム，酸性亜硫酸アンモニウム　ありゅうさんすいそammonium，さんすいありゅうさんammonium

亜硫酸氢钙　亜硫酸水素カルシウム　ありゅうさんすいそcalcium

亜硫酸氢钾　亜硫酸水素カリウム　ありゅうさんすいそkalium

亜硫酸氢钠　亜硫酸水素ナトリウム　ありゅうさんすいそnatrium

亜硫酸氢钠穿心莲内酯　亜硫酸水素ナトリウムアンドログラホリド　ありゅうさんすいそnatrium andrographolide

亜硫酸氢钠甲萘醌　重亜硫酸ナトリウムメナジオン　じゅうありゅうさんnatrium menadion

亜硫酸氢盐　亜硫酸水素塩　ありゅうさんすいそえん

亜硫酸锌　亜硫酸亜鉛　ありゅうさんあえん

亜硫酸亚铁　亜硫酸鉄，亜硫酸第一鉄　ありゅうさんてつ，ありゅうさんだいいちてつ

亜硫酸盐　亜硫酸塩　ありゅうさんえん

亜硫酸盐尿症　亜硫酸塩尿症　ありゅうさんえんにょうしょう

亜硫酸银　亜硫酸銀　ありゅうさんぎん

亜卤酸　亜ハロゲン酸　あhalogenさん

亜氯酸　亜塩素酸　あえんそさん

亜氯酸盐　亜塩素酸塩　あえんそさんえん

亜麻苦苷（甙）　リナマリン　linamarin

亜麻属　亜麻属　アマぞく

亜麻酸　リノレン酸　linolenさん

亜麻子　亜麻仁　アマニ

亜麻子油　アマニ油　アマニゆ

亜门　亜門　あもん

亜锰盐　亜マンガン酸塩　あmanganeseさんえん

亜目　亜目　あもく

亜脓毒病　亜敗血症　あはいけつしょう

亜铅华　亜鉛華　あえんか

亜铅华油　チンク油　zincゆ

亚群　亜群　あぐん

亜熱帯　亜熱帯　あねったい

亜三倍体　低三倍体　ていさんばいたい

亜砷酸　亜ヒ酸　あひさん

亜砷酸钙　亜ヒ酸カルシウム　あひさんcalcium

亜砷〔酸〕酐　無水亜ヒ酸,三酸化二ヒ素　むすいあひさん,
さんさんかにヒそ

亜砷酸钾　亜ヒ酸カリウム　あひさんkalium

亜砷酸钾溶液　亜ヒ酸カリウム液　あひさんkaliumえき

亜砷酸镁　亜ヒ酸マグネシウム　あひさんmagnesium

亜砷酸钠中毒　亜ヒ酸ナトリウム中毒　あひさんnatrium
ちゅうどく

亜砷酸失活剤　亜ヒ酸失活〔作用〕薬　あひさんしっかつ〔さ
よう〕やく

亜砷酸盐　亜ヒ酸塩　あひさんえん

亜砷酸银　亜ヒ酸銀　あひさんぎん

亜属　亜属　あぞく

亜-斯二氏病　アダムス・ストークス病　Adams-stokesびょ
う

亜-斯二氏综合征　アダムス・ストークス症候群　Adams-
Stokesしょうこうぐん

亜钛酸　亜チタン酸　あTitaniumさん

亜锑酸　亜アンチモン酸　あAntimoniumさん

亜铁螯(络)合酶　フェロケラターゼ　ferrochelatase

亜铁氰化钾　フェロシアン化カリウム　ferrocyanかkalium

亜铁氰化物　フェロシアン化物　ferrocyanかぶつ

亜铁氰化物法　フェロシアン化物法　ferrocyanかぶつほう

亜铁氰基　フェロシアン基　ferrocyanき

亜铁氰离子　フェロシアンイオン　ferrocyanion

亜铁氰酸　フェロシアン酸　ferrocyanさん

亜铁氰酸盐法　フェロシアン酸塩法　ferrocyanさんえんほ
う

亜铁血红素　ヘマチン　hematin

亜铁原卟啉　フェロプロトポルフィリン
ferroprotoporphyrin

亜微管　亜顕微管　あけんびかん

亜微克量　サブミクログラム量　submicrogramりょう

亜微粒　サブミクロン　submicron

亜稳定型　準安定型　じゅんあんていかた

亜稳离子　準安定イオン　じゅんあんていion

亜稳平衡　準安定平衡〔状態〕　じゅんあんていへいこう
〔じょうたい〕

亜稳溶液　準安定液　じゅんあんていえき

亜稳〔状〕态　準安定状態　じゅんあんていじょうたい

亜硒酸　亜セレン酸　あselenさん

亜硒酸钠　亜セレン酸ナトリウム　あselenさんnatrium

亜硒酸钠片剤　亜セレン酸ナトリウム錠剤　あselenさん
natriumじょうざい

亜硒酸氢钠　亜セレン酸水素ナトリウム　あselenさんすい
そnatrium

亜锡离子　第一すずイオン　だいいちすずion

亜锡酸钠　亜すず酸ナトリウム　あすずさんnatrium

亜锡酸盐　亜すず酸塩　あすずさんえん

亜细胞成分　亜細胞成分　あさいぼうせいぶん

亜细胞单位　亜細胞単位　あさいぼうたんい

亜细胞结构　亜細胞構造　あさいぼうこうぞう

亜细胞水平　亜細胞レベル　あさいぼうlevel

亜细胞水平放射自显影　亜細胞ラジオオートグラフ　あさ
いぼうradioautograph

亜细胞选择学说　亜細胞選択説　あさいぼうせんたくせつ

亜显微结构　超顕微鏡的構造　ちょうけんびきょうてきこ
うぞう

亜显微缺失　超顕微鏡的欠失　ちょうけんびきょうてきけっ
しつ

亜硝胺　亜硝酸アミン　あしょうさんamine

亜硝胺重排　ニトロサミン転位　nitrosamineてんい

亜硝胺类　ニトロサミン類　nitrosamineるい

亜硝胺类化合物　ニトロサミン類化合物　nitrosamineるい
かごうぶつ

亜硝酐　無水亜硝酸　むすいあしょうさん

亜硝化菌　ニトロソバクテリア　nitrosobacteria

亜硝化球菌属　ニトロン球菌属　nitronきゅうきんぞく

亜硝化〔作用〕　ニトロソ化〔作用〕　nitrosoか〔きよう〕

亜硝基　ニトロソ基　nitrosoき

亜硝基胺　ニトロソアミン　nitrosoamine

亜硝基酚　ニトロソフェノール　nitrosophenol

亜硝基化　ニトロソ化　nitrosoか

亜硝基化滴定　ニトロソ化滴定　nitrosoかてきてい

亜硝基化合物　ニトロソ化合物　nitrosoかごうぶつ

亜硝基硫酸盐　硫酸ニトロシル　りゅうさんnitrosyl

2-亜硝基-1-萘酚-4-磺酸　2-ニトロソ-1-ナフトール-4-スル
ホン酸　2-nitroso-1-naphthol-4-sulfonさん

亜硝基脲　ニトロソウレア　nitrosourea

亜硝基尿嘧啶　ニトロソウラシル　nitroso-uracil

亜硝基铁氰化钾　ニトロプルシドカリウム　nitroprusside
kalium

亜硝基铁氰化钠　ニトロプルシドナトリウム
nitroprusside natrium

亜硝基R盐　ニトロソ-R-塩　nitroso-R-えん

亜硝脲氮芥　カルムスチン　carmustine

亜硝酸　亜硝酸　あしょうさん

亜硝酸铵　亜硝酸アンモニウム　あしょうさんammonium

亜硝酸反应　亜硝酸反応　あしょうさんはんのう

亜硝〔酸〕酐　無水亜硝酸　むすいあしょうさん

亜硝酸钴钠　亜硝酸コバルトナトリウム　あしょうさん
cobalt natrium

亜硝酸钾　亜硝酸カリウム　あしょうさんkalium

亜硝酸菌　亜硝酸菌　あしょうさんきん

亜硝酸钠　亜硝酸ナトリウム　あしょうさんnatrium

亜硝酸双己胺　亜硝酸ジサイクロヘキシルアミン　あしょ
うさんdicyclohexylamine

亜硝酸盐　亜硝酸塩　あしょうさんえん

亜硝酸盐还原试验　亜硝酸塩還元試験　あしょうさんえん
かんげんしけん

亜硝酸盐试剤　亜硝酸塩試薬　あしょうさんえんしやく

亜硝酸盐样危象　亜硝酸塩様発症　あしょうさんえんよう
はっしょう

亜硝酸盐中毒　亜硝酸塩中毒　あしょうさんえんちゅうど
く

亜硝酸乙酯　亜硝酸エチル　あしょうさんethyl

亜硝酸〔异〕戊酯　亜硝酸〔イソ〕アミル　あしょうさん〔iso〕
amyl

亜硝酸银　亜硝酸銀　あしょうさんぎん

亜硝酸正铁血红蛋白　亜硝酸メトヘモグロビン　あしょう
さんmethemoglobin

亜硝态氮　亜硝酸性窒素　あしょうさんせいちっそ

亚硝酰基　ニトロシル　nitrosyl

亚硝酰硫〔代〕氰酸盐　チオシアン酸ニトロシル　thiocyan
さんnitrosyl

亚硝酰硫酸酯　硫酸ニトロシル　りゅうさんnitrosyl

亚硝酰氯　ニトロシルクロリド　nitrosyl chloride

亚-亚二氏手术　アレキサンダー・アダムス手術
Alexander-Adamsしゅじゅつ

亚油酸　リノール酸　linolさん

亚原子　サブアトム　subatom

亚致死基因　亜致死遺伝子　あちしいでんし

亚致死剂量　亜致死量　あちしりょう

亚中央着丝粒染色体　次中部動原体染色体　じちゅうぶど
うげんたいせんしょくたい

亚种　亜種,変種　あしゅ,へんしゅ

亚重力　亜重力　あじゅうりょく

亚周期型　亜周期型　あしゅうきがた

亚洲回归热　アジア回帰熱　Asiaかいきねつ

亚洲霍乱　アジアコレラ　Asiacholera

亚洲璃眼蜱　アジアマダニ　Asiaマダニ

亚洲裂体吸虫病　日本住血吸虫症　にほんじゅうけつきゅ
うちゅうしょう

亚洲流感　アジア流感　Asiaりゅうかん

亚洲型流感病毒　インフルエンザウイルスA₂型
influenzavirusA₂がた

亚族　亜族　あぞく

氩　アルゴン　argon

氩激光　アルゴン レーザー　argon laser

氩激光凝固　アルゴン レーザー凝固　argon laserぎょうこ

氩离子激光　アルゴン イオン レーザー　argon ion laser

氩离子激光器　アルゴン イオン レーザー装置　argon ion
laserそうち

氩离子激光治疗机　アルゴン イオン レーザー治療機
argon ion laserちりょうき

YAN 咽胭烟阉湮延严言岩炎沿研盐颜衍掩罨
眼演颞厌彦验焰燕

yān 咽胭烟阉湮

咽　咽頭　いんとう

咽白喉　咽頭ジフテリア　いんとうdiphtheria

咽泵　咽頭ポンプ　いんとうpump

咽鼻炎　咽頭鼻炎　いんとうびえん

咽壁　咽頭壁　いんとうへき

咽扁桃体　咽頭扁桃　いんとうへんとう

咽扁桃体炎　咽頭扁桃炎　いんとうへんとうえん

咽表皮样癌　咽頭類表皮癌　いんとうるいひょうひがん

咽病疗法　咽頭治療　いんとうちりょう

咽部　咽頭部　いんとうぶ

咽部充血　咽頭部うっ血（充血）　いんとうぶうっけつ（じゅ
うけつ）

咽部带菌者　咽頭保菌者　いんとうほきんしゃ

咽〔部分〕切除术　咽頭切除術　いんとうせつじょじゅつ

咽部血肿　咽頭部血腫　いんとうぶけっしゅ

咽侧壁　咽頭側壁　いんとうそくへき

咽侧切开术　側咽頭切開術　そくいんとうせっかいじゅつ

咽侧索　咽頭側索　いんとうそくさく

咽侧体　アラタ体　allataたい

咽侧体激素　アラタ体ホルモン　allataたいhormone

咽成形术　咽頭形成術　いんとうけいせいじゅつ

咽出血　咽頭出血　いんとうしゅっけつ

咽丛　咽頭叢　いんとうそう

咽刀　咽頭切開刀　いんとうせっかいとう

咽导管　咽頭管　いんとうかん

咽腭弓　咽頭口蓋弓　いんとうこうがいきゅう

咽腭肌　咽頭口蓋筋　いんとうこうがいきん

咽反射　咽頭反射　いんとうはんしゃ

咽缝　咽頭縫線　いんとうほうせん

咽干燥　咽頭乾燥〔症〕　いんとうかんそう〔しょう〕

咽感觉障碍　咽頭感覚異常〔症〕　いんとうかんかくいじょ
う〔しょう〕

咽梗阻　咽頭閉塞　いんとうへいそく

咽沟　咽頭溝　いんとうこう

咽鼓管　耳管　じかん

咽鼓管半管　耳管半管　じかんはんかん

咽鼓管扁桃体　耳管扁桃　じかんへんとう

咽鼓管吹张法　耳管膨脹法　じかんほうちょうほう

咽鼓管导管　耳管カテーテル　じかんcatheter

咽鼓管导管插入术　耳管カテーテル法　じかんcatheterほ
う

咽鼓管导管通针　耳管カテーテルスタイレット　じかん
catheterstylet

咽鼓管腭襞　耳管口蓋ひだ　じかんこうがいひだ

咽鼓管功能检查仪　耳管機能試験器　じかんきのうしけん
き

咽鼓管沟　耳管溝　じかんこう

咽鼓管骨部　耳管骨部　じかんこつぶ

咽鼓管鼓室卡他　耳管鼓室カタル　じかんこしつcatarrh

咽鼓管鼓室口　耳管鼓室口　じかんこしつこう

咽鼓管镜　耳管鏡　じかんきょう

咽鼓管镜检查　耳管鏡検査　じかんきょうけんさ

咽鼓管淋巴小结　耳管リンパ節　じかんlymphせつ

咽鼓管隆凸　耳管隆起　じかんりゅうき

咽鼓管囊　耳管鼓室囊　じかんこしつのう

咽鼓管憩室　耳管憩室　じかんけいしつ

咽鼓管软骨　耳管軟骨　じかんなんこつ

咽鼓管途径异常　耳管異常経路　じかんいじょうけいろ

咽鼓管吞咽吹张法　ポーリツァー法　Politzerほう

咽鼓管峡　耳管峡〔部〕　じかんきょう〔ぶ〕

咽鼓管狭窄　耳管狭窄　じかんきょうさく

咽鼓管腺　耳管腺　じかんせん

咽鼓管悬雍垂　耳管口蓋垂　じかんこうがいすい

咽鼓管咽襞　耳管咽頭ひだ　じかんいんとうひだ

咽鼓管咽肌　耳管咽頭筋　じかんいんとうきん

咽鼓管咽口　耳管咽頭口　じかんいんとうこう

咽鼓管炎　耳管炎　じかんえん

咽鼓管异常开放〔症〕　耳管異常開存〔症〕　じかんいじょう
かいぞん〔しょう〕

咽鼓管造影术　耳管造影法　じかんぞうえいほう

咽鼓管支　耳管枝　じかんし

咽鼓管周〔围〕综合征　耳管周囲症候群　じかんしゅうい
しょうこうぐん

咽鼓管阻塞　耳管閉塞〔症〕　じかんへいそく〔しょう〕

咽鼓管炎性头痛　レガル病　,Legalびょう

咽颌间隙　咽頭上顎隙　いんとうじょうがくげき

咽喉　咽喉　いんこう

咽喉部　咽喉部　いんこうぶ

咽喉科手术器械　咽喉科手術器械　いんこうかしゅじゅつきかい

咽喉切除术　咽喉頭切除術　いんこうとうせつじょじゅつ

咽喉软化　咽喉軟化　いんこうなんか

咽喉痛　咽喉痛　いんこうつう

咽喉炎　咽頭喉頭炎　いんとうこうとうえん

咽喉异常感觉症　咽喉知覚異常〔症〕　いんこうちかくいじょう〔しょう〕

咽喉注射器　咽頭注射器　いんとうちゅうしゃき

咽后壁脓肿切开引流术　咽〔頭〕後膿瘍切開ドレナージ　いん〔とう〕こうのうようせっかいdrainage

咽后壁组织瓣转移术　咽頭後壁組織弁移植術　いんとうこうへきそしきべんいしょくじゅつ

咽后部　咽頭後部　いんとうこうぶ

咽后间隙　咽頭後隙　いんとうこうげき

咽后淋巴结　咽頭後リンパ節　いんとうごlymphせつ

咽后脓肿　咽〔頭〕後膿瘍　いん〔とう〕こうのうよう

咽后炎　咽〔頭〕後炎　いん〔とう〕こうえん

咽化学性灼伤　咽頭化学的熱傷　いんとうかがくてきねっしょう

咽坏死　咽頭壊死　いんとうえし

咽活组织检查　咽頭生検　いんとうせいけん

咽肌痉挛　咽頭筋痙攣　いんとうきんけいれん

咽〔肌〕麻痹　咽頭〔筋〕麻痺　いんとう〔きん〕まひ

咽肌阵挛　咽頭筋間代性痙攣　いんとうきんかんだいせいけいれん

咽肌织膜　咽頭筋層　いんとうきんそう

咽基底细胞癌　咽頭基底細胞癌　いんとうきていさいぼうがん

咽浆细胞骨髓瘤　咽頭形質細胞骨髄腫　いんとうけいしつさいぼうこつずいしゅ

咽角化病　咽頭角化症　いんとうかっかしょう

咽结合膜热　咽頭結膜熱　いんとうけつまくねつ

咽结核　咽頭結核〔症〕　いんとうけっかく〔しょう〕

咽结节　咽頭結節　いんとうけっせつ

咽结膜炎　咽頭結膜炎　いんとうけつまくえん

咽结膜综合征　咽頭結膜症候群　いんとうけつまくしょうこうぐん

咽结石　咽頭結石　いんとうけっせき

咽痉挛　咽頭痙攣　いんとうけいれん

咽静脉　咽頭静脈　いんとうじょうみゃく

咽〔静脉〕丛　咽頭静脈叢　いんとうじょうみゃくそう

咽镜　咽頭鏡　いんとうきょう

咽镜检查　咽頭鏡検査　いんとうきょうけんさ

咽科学　咽頭学　いんとうがく

咽窥器　咽頭鏡　いんとうきょう

咽淋巴环　咽頭リンパ輪,ワルダイエル咽頭輪　いんとうlymphりん,Waldeyerいんとうりん

咽淋巴环角化症　咽頭ワルダイエル輪角化症　いんとうWaldeyerりんかっかしょう

咽淋巴肉瘤　咽頭リンパ肉腫　いんとうlymphにくしゅ

咽瘘　咽頭瘻　いんとうろう

咽瘘闭合术　咽頭瘻閉鎖法　いんとうろうへいさほう

咽颅咽管瘤　咽頭蓋咽頭腫　いんとうずがいいんとうしゅ

咽梅毒　咽頭梅毒　いんとうばいどく

咽门　口峡　こうきょう

咽门白喉　口峡ジフテリア　こうきょうdiphtheria

咽门脓肿　口峡膿瘍　こうきょうのうよう

咽囊　咽頭嚢　いんとうのう

　络施卡氏咽囊　ルシェカ嚢,咽頭嚢　Luschkaのう,いんとうのう

咽囊囊肿　咽頭嚢嚢胞　いんとうのうのうほう

咽囊脓肿　咽頭嚢膿瘍　いんとうのうのうよう

咽囊综合征　咽頭嚢症候群　いんとうのうしょうこうぐん

咽脓肿　咽頭膿瘍　いんとうのうよう

咽旁间隙　咽頭傍隙　いんとうぼうげき

咽旁间隙蜂窝织炎　咽頭傍隙蜂巣炎　いんとうぼうげきほうそうえん

咽旁〔间隙〕脓肿　咽頭傍隙膿瘍　いんとうぼうげきのうよう

咽膨出　咽頭ヘルニア　いんとうhernia

咽憩室　咽頭憩室　いんとうけいしつ

咽腔　咽頭腔　いんとうくう

咽鞘　咽頭鞘　いんとうしょう

咽切开术　咽頭切開術　いんとうせっかいじゅつ

咽切开引流术　咽頭切開ドレナージ　いんとうせっかいdrainage

咽穹隆　咽頭円蓋　いんとうえんがい

咽球症　咽頭球症　いんとうきゅうしょう

咽肉瘤　咽頭肉腫　いんとうにくしゅ

咽乳头〔状〕瘤　咽頭乳頭腫　いんとうにゅうとうしゅ

咽软骨瘤　咽頭軟骨腫　いんとうなんこつしゅ

咽色素痣　咽頭色素性母斑　いんとうしきそせいぼはん

咽上部炎　鼻咽腔炎　びいんくうえん

咽上缩肌　上咽頭収縮筋　じょういんとうしゅうしゅくきん

咽神经官能症　咽頭神経症　いんとうしんけいしょう

咽升动脉　上行咽頭動脈　じょうこういんとうどうみゃく

咽食管　咽頭食道　いんとうしょくどう

咽食管内压性憩室　咽頭食道内圧性憩室　いんとうしょくどうないあつせいけいしつ

咽食管憩室　咽頭食道憩室　いんとうしょくどうけいしつ

咽食管憩室切除术　咽頭食道憩室切除術　いんとうしょくどうけいしつせつじょじゅつ

咽食管音(声)　咽頭食道音声　いんとうしょくどうおんせい

咽拭子　咽頭スワブ　いんとうswab

咽损伤　咽頭損傷　いんとうそんしょう

咽缩肌　咽頭収縮筋　いんとうしゅうしゅくきん

咽泰　インタール　intal

咽瘫　咽頭麻痺　いんとうまひ

咽探查切开术　咽頭診査切開術　いんとうしんさせっかいじゅつ

咽痛　咽頭痛　いんとうつう

咽突出　咽頭脱,咽頭ヘルニア　いんとうだつ,いんとうhernia

咽息肉　咽頭ポリープ　いんとうpolyp

咽洗液　咽頭洗浄剤　いんとうせんじょうざい

咽峡　口峡,咽頭峡部　こうきょう,いんとうきょうぶ

咽峡痛　口峡痛　いんきょうつう

咽峡炎　アンギナ,口峡炎,咽頭峡部炎　angina,こうきょうえん,いんとうきょうぶえん

　奋森氏咽峡炎　バンサン アンギナ　Vincet angina

　路德维希氏咽峡炎　ルドウィヒ口峡炎　Ludwigこうきょうえん

咽峡支　口峡枝　こうきょうし

咽狭窄　咽頭狭窄　いんとうきょうさく

咽下部　下咽頭,咽頭喉頭部　かいんとう,いんとうこうとうぶ

咽下縮肌　下咽頭収縮筋　かいんとうしゅうしゅくきん

咽下縮肌甲状部　下咽頭収縮筋甲状腺咽頭部　かいんとうしゅうしゅくきんこうじょうせんいんとうぶ

咽纤维瘤　咽頭線維腫　いんとうせんいしゅ

咽涎腺型混合瘤　咽頭唾液腺型混合腫　いんとうだえきせんがたこんごうしゅ

咽腺　咽頭腺　いんとうせん

咽血管瘤　咽頭血管腫　いんとうけっかんしゅ

咽炎　咽頭炎　いんとうえん

咽炎疹　咽頭炎性皮疹　いんとうえんせいひしん

咽移行细胞癌　咽頭移行細胞癌　いんとういこうさいぼうがん

咽异感〔症〕　咽頭感覚異常〔症〕　いんとうかんかくいじょう〔しょう〕

咽隐窝　咽頭陥凹　いんとうかんおう

咽硬结　咽頭硬化〔症〕　いんとうこうか〔しょう〕

咽粘连　咽頭癒着　いんとうゆちゃく

咽真菌病　咽頭糸状菌症　いんとうしじゅうきんしょう

咽支　咽頭枝　いんとうし

咽脂肪瘤　咽頭脂肪腫　いんとうしぼうしゅ

咽中缩肌　中咽頭収縮筋　ちゅういんとうしゅうしゅくきん

咽肿瘤　咽頭腫瘍　いんとうしゅよう

咽周间隙　咽頭周囲隙　いんとうしゅういげき

咽阻塞　咽頭閉塞〔症〕　いんとうへいそく〔しょう〕

胭脂虫　臙脂虫　えんじむし

胭脂虫蜡　コクセリン　coccerin

胭脂虫属　臙脂虫属,コチニール属　えんじむしぞく,Cochinealぞく

胭脂靛　インジゴ カルミン　indigo carmin

胭脂红　カルミン　carmine

胭脂红溶液　カルミン溶液　carmineようえき

胭脂红酸　カルミン酸　carminさん

胭脂素　ビキシン　bixin

烟斑　煤煙斑　ばいえんばん

烟波　煤煙波　ばいえんぱ

烟草　タバコ　tobacco

烟〔草〕尘肺　タバコ肺〔症〕　tobaccoはい〔しょう〕

烟草苷　タバシン　tabacin

烟草花叶病病毒　タバコ モザイク ウイルス　tobacco mosaic virus

烟草坏死病病毒　タバコ壊死化ウイルス　tobacoえしかvirus

烟草属　煙草属　タバコぞく

烟草素　タバシン　tabacin

烟草性口炎　煙草口内炎　タバコこうないえん

烟草中毒　タバコ中毒　tobaccoちゅうどく

烟尘热　煙霧熱　えんむねつ

烟醇　ニコチニール アルコール　nicotinyl alcohol

烟道气分析　煙道ガス分析　えんどうgasぶんせき

烟呋糖酯　ニコフラノース　nicofuranose

烟碱　ニコチン　nicotine

烟碱能受体　ニコチン作動性レセプタ　nicotineさどうせいreceptor

烟〔碱〕酸　ニコチン酸　nicotinさん

烟碱烯　ニコチリン　nicotyrine

烟碱型胆碱受体　ニコチンコリン作動性レセプタ　nicotine cholinさどうせいreceptor

烟碱样受体　ニコチン受容体,ニコチンレセプタ　nicotine じゅようたい,nicotine receptor

烟碱样症状　ニコチン様症状　nicotineようしょうじょう

烟碱样作用　ニコチン様作用　nicotineようさよう

烟碱中毒　ニコチン中毒　nicotineちゅうどく

烟肼链霉素　ストレプトサルジード　streptosaluzide

烟肼酰胺　ニアラミド　nialamide

烟鲁绿　ヤーヌスグリーン　janus green

烟曲霉醌　フミガチン　fumigatin

烟曲霉素　フマギリン　fumagillin

烟曲霉酸　フミガシン　fumigacin

烟酸肌醇酯　イノシトール ニコチネート　inositol nicotinate

烟酸甲酯　ニコチン酸メチル　nicotinさんmethyl

烟酸缺乏病　ニコチン酸欠乏症，ペラグラ　nicotinさんけつぼうしょう,pellagra

烟酸戊四醇酯　ニセリトロール　niceritrol

烟雾　スモッグ　smog

烟雾剂　エアロゾール　aerosol

烟酰胺　ニアシンアミド,ニコチン酸アミド,ナイアミン　niacinamide,nicotinさんamide,niarnin

烟酰胺单核苷酸　単核酸化ニコチン酸アミド　たんかくさんかnicotinさんamide

烟酰胺腺嘌呤二核苷磷酸　リン酸ニコチンアミド アデニン ジヌクレオチド　リンさんnicotinamide adenine dinucleotide

烟酰胺腺嘌呤二核苷酸　ニコチンアミド アデニン ジヌクレオチド　nicotinamide adenine dinucleotide

烟酰胺血症　ニコチンアミド血症　nicotinamideけっしょう

烟酰二乙胺　ニケサマイド　nikethamide

烟熏　燻煙　くんえん

淹死　溺死　できし

阉病　宦官症　かんがんしょう

阉〔割〕　去勢　きょせい

阉割细胞　去勢細胞　きょせいさいぼう

阉人　①宦官,閹人②宦官症患者　①かんがん,えんじん②かんがんしょうかんじゃ

阉人体型　宦官型　かんがんがた

阉人症　宦官症　かんがんしょう

湮没辐射　消滅放射線　しょうめつほうしゃせん

湮没光子　消滅光子　しょうめつこうし

湮没伽玛射线　崩壊γ-線　ほうかいγ-せん

湮没〔作用〕　消滅　しょうめつ

yán　延严言岩炎沿研盐颜

延长　延長　えんちょう

延长区　延長部(域)　えんちょうぶ(いき)

延长性抑制　延長性抑制　えんちょうせいよくせい

延长因子　延長因子　えんちょういんし

Q-T延长综合征　Q-T延長症候群　Q-Tえんちょうしょうこうぐん

延迟　遅延　ちえん

延迟反馈测听仪　遅延フィードバック オージオメータ　ちえんfeedback audiometer

延迟反应　遅延反応　ちえんはんのう

延迟连接　遅延癒合　ちえんゆごう

延迟热　遅延熱　ちえんねつ

延迟时间 遅延時間 ちえんじかん

延迟荧光 遅延蛍光 ちえんけいこう

延迟整流作用 遅延整流作用 ちえんせいりゅうさよう

延胡索 延胡索,エゾエンゴサク エンゴサク

延胡索单酚碱 コリパルミン corypalmine

延胡索碱 コリダリン corydaline

延胡索球碱 コリブルビン corybulbine

延胡索酸 フマール酸 fumarさん

延胡索酸酶 フマラーゼ fumarase

延胡索酸脱氢酶 フマール酸脱水素酵素 fumarさんだっすいそこうそ

延胡索酸盐 フマレート fumarate

延胡索乙素 テトラヒドロパルマチン tetrahydropalmatine

延胡索乙素硫酸盐 テトラヒドロパルマチン硫酸塩 tetrahydropalmatineりゅうさんえん

延胡索中毒 延胡索中毒 エンゴサクちゅうどく

延缓反射 遅延反射 ちえんはんしゃ

延缓条件反射 遅延条件反射 ちえんじょうけんはんしゃ

延缓着床 遅延〔卵〕着床 ちえん〔らん〕ちゃくしょう

延龄草甙 トリリン trillin

延龄草双葡〔萄〕糖甙 トリラリン trillarin

延脑 延髄 えんずい

延脑化学感受器 延髄化学受容器 えんずいかがくじゅようき

延脑网状结构 延髄網様体 えんずいもうようたい

延脑型呼吸 延髄型呼吸 えんずいがたこきゅう

延期缝合 遅延縫合 ちえんほうごう

延期愈合 遅延癒合 ちえんゆでう

延期治疗 遅延治療 ちえんちりょう

延伸因子 延長因子,伸長因子 えんちょういんし,しんちょういんし

延髓 延髄 えんずい

延髓背侧综合征 バビンスキー・ナジョット症候群 Babinski-Nageotteしょうこうぐん

延髓背外侧综合征 背外側延髄症候群 はいがいそくえんずいしょうこうぐん

延髓被盖综合征 延髄被蓋症候群 えんずいひがいしょうこうぐん

延髓病性言语 球性言語 きゅうせいげんご

延髓动物 球脊髄動物 きゅうせきずいどうぶつ

延髓呼吸中枢 延髄呼吸中枢 えんずいこきゅうちゅうすう

延髓静脉 延髄静脈 えんずいじょうみゃく

延髓空洞症 延髄空洞症 えんずいくうどうしょう

延髓麻痹 球（延髄）麻痺 きゅう（えんずい）まひ

延髓盲孔 後盲孔 こうもうこう

延髓泌涎核 延髄唾液起始核 えんずいだえききしかく

延髓脑桥沟 延髄脳橋溝 えんずいのうきょうこう

延髓旁正中综合征 ジャクソン症候群 Jacksonしょうこうぐん

延髓前锥体 （延髄の）前錐体 （えんずいの）ぜんついたい

延髓切面 延髄切断面 えんずいせつだんめん

延髓三叉神经束切断术 延髄三叉神経路切断術 えんずいさんさしんけいろせつだんじゅつ

延髓外侧综合征 外側延髄症候群,ワレンベルグ症候群 がいそくえんずいしょうこうぐん,Wallenbergしょうこうぐん

延髓网状脊髓束 延髄網様体脊髄路 えんずいもうようたいせきずいろ

延髓性麻痹 進行性球麻痺 しんこうせいきゅうまひ

延髓支 延髄枝 えんずいし

延髓中枢 延髄中枢 えんずいちゅうすう

延髓综合征 延髄症候群 えんずいしょうこうぐん

延痛心 カルボクロメン carbocromene

延效 効果延長 こうかえんちょう

延性 延性 えんせい

延续时间 持続時間 じぞくじかん

严格卧床 絶対安静 ぜったいあんせい

严重烧伤 重篤火傷 じゅうとくかしょう

言语 言語 げんご

言语不清 発音不全〔症〕 はつおんふぜん〔しょう〕

言语重复 語唱 ごしょう

言语倒错 錯語,不全失語〔症〕 さくご,ふぜんしつご〔しょう〕

言语过多 言語過多〔症〕 げんごかた〔しょう〕

言语会话紊乱 言語連通障害 げんごれんつうしょうがい

言语艰涩 発音不全,構音障害 はつおんふぜん,こうおんしょうがい

言语矫正法 言語障害矯正法 げんごしょうがいきょうせいほう

言语痉挛 語間代 ごかんだい

言语快速 連語症 れんごしょう

言语困难 不全失語〔症〕 ふぜんしつご〔しょう〕

言语理解不能 理解能喪失 りかいのうそうしつ

言语讷吃 言語障害 げんごしょうがい

言语能力测定仪 言語能力試験器 げんごのうりょくしけんき

言语声律障害 ディスプロソディ dysprosody

言语性健忘 単語健忘〔症〕 たんごけんぼう〔しょう〕

言语徐缓 言語緩徐 げんごかんじょ

言语运动性幻觉 言語運動性幻覚 げんごうんどうせいげんかく

言语运用不能 言語失行症 げんごしっこうしょう

言语障碍 言語障害 げんごしょうがい

言语中断 言語遮断 げんごしゃだん

言语中枢 言語中枢 げんごちゅうすう

岩白菜内酯 ベルゲニン bergenin

岩部 錐体部 すいたいぶ

岩部后缘 錐体部後縁 すいたいぶこうえん

岩部尖 錐体尖 すいたいせん

岩部炎 錐体炎 すいたいえん

岩大神经 大錐体神経 だいすいたいしんけい

岩大神经沟 大錐体神経溝 だいすいたいしんけいこう

岩大神经管裂孔 大錐体神経管裂孔 がいすいたいしんけいかんれっこう

岩蝶交叉综合征 錐体蝶形骨交叉症候群 すいたいちょうけいこつこうさしょうこうぐん

岩高兰科 ガンコウラン科 ガンコウランか

岩骨 錐体骨 すいたいこつ

岩骨骨折 錐体骨骨折 すいたいこつこっせつ

岩鼓裂 錐体鼓室裂 すいたいこしつれつ

岩尖综合征 グラデニーゴ症候群 Gradenigoしょうこうぐん

岩静脉 錐体静脈 すいたいじょうみゃく

岩孔 錐体孔 すいたいこう

岩兰酮　ベチボン　vetivone
岩兰烯　ベチベン　vetivene
岩兰薁　ベチバアズレン　vetivazulene
岩鳞缝　錐体鱗状溝　すいたいりんじゅうこう
岩鳞裂　錐体鱗状裂　すいたいりんじょうれつ
岩梅科　イワウメ科　イワウメか
岩浅大神经　大錐体神経　だいすいたいしんけい
岩浅大神经沟　大錐体神経溝　だいすいたいしんけいこう
岩浅小神经　小錐体神経　しょうすいたいしんけい
岩浅小神经沟　小錐体神経溝　しょうすいたいしんけいこう
岩芹酸　ペトロセリン酸　peotroselinさん
岩上窦　上錐体静脈洞　じょうすいたいじょうみゃくどう
岩上窦沟　上錐体静脈洞溝　じょうすいたいじょうみゃくどうこう
岩深神经　深錐体神経　しんすいたいしんけい
岩神经节　錐体神経節　すいたいしんけいせつ
岩下窦　下錐体静脈洞　かすいたいじょうみゃくどう
岩下窦沟　下錐体静脈洞溝　かすいたいじょうみゃくどうこう
岩小神经　小錐体神経　しょうすいたいしんけい
岩小神经沟　小錐体神経溝　しょうすいたいしんけいこう
岩小神经管裂孔　小錐体神経管裂孔　しょうすいたいしんけいかんれっこう
岩小窝　錐体小窩　すいたいしょうか
岩盐　岩塩　がんえん
岩藻黄素(质)　フコキサンチン　fucoxanthin
岩藻糖　フコース　fucose
岩枕结合　錐体後頭軟骨結合　すいたいこうとうなんこつけつごう
岩枕裂　錐体後頭裂　すいたいこうとうれつ
岩支　錐体枝　すいたいし
岩锥及乳突骨折　錐体と乳突骨折　すいたいとにゅうとつこっせつ
炎　炎症　えんしょう
炎痛静　〔塩酸〕ベンジダミン　〔えんさん〕benzydamine
炎性癌　炎症性癌　えんしょうせいがん
炎细胞浸润　炎症細胞浸潤　えんしょうさいぼうしんじゅん
炎性包块　炎症性塊　えんしょうせいかたまり
炎性变化　炎症性変化　えんしょうせいへんか
炎性病变　炎症性病変　えんしょうせいびょうへん
炎性充血　炎症性充血　えんしょうせいじゅうけつ
炎性肥大　炎症性肥大　えんしょうせいひだい
炎性反应　炎症性反応　えんしょうせいはんのう
炎性过程　炎症性過程　えんしょうせいかてい
炎性积液　炎症性滲出液　えんしょうせいしんしゅつえき
炎性疾病　炎症性疾患　えんしょうせいしっかん
炎性假瘤　炎症性偽腫瘍　えんしょうせいぎしゅよう
炎性浸润　炎症性浸潤　えんしょうせいしんじゅん
炎性粘连　炎症性癒着〔症〕　えんしょうせいゆちゃく〔しょう〕
炎性渗出　炎症性滲出　えんしょうせいしんしゅつ
炎性渗出物　炎症性滲出物　えんしょうせいしんしゅつぶつ
炎性输精管狭窄　炎症性精管狭窄　えんしょうせいせいかんきょうさく
炎性水肿　炎症性浮腫　えんしょうせいふしゅ

炎性痛经　炎症性月経困難症　えんしょうせいげっけいこんなんしょう
炎性息肉　炎症性ポリープ　えんしょうせいpolyp
炎性细胞　炎症性細胞　えんしょうせいさいぼう
炎性细胞浸润　炎症性細胞浸潤　えんしょうせいさいぼうしんじゅん
炎性硬结　炎症性硬結　えんしょうせいこうけつ
炎性增生　炎症性過形成　えんしょうせいかけいせい
炎症　炎症　えんしょう
炎症反应　炎症性反応　えんしょうせいはんのう
炎症反应学说　炎症性反応説　えんしょうせいはんのうせつ
炎症后结肠假息肉　炎症後結腸偽ポリープ　えんしょうごけっちょうぎpolyp
炎症后门静脉闭阻　炎症後門脈閉塞〔症〕　えんしょうごもんみゃくへいそく〔しょう〕
炎症渗出液　炎症性滲出液　えんしょうせいしんしゅつえき
炎症细胞　炎症細胞　えんしょうさいぼう
炎症型　炎症型　えんしょうがた
炎〔症〕性充血　炎症性充血　えんしょうせいじゅうけつ
炎症性胆管狭窄　炎症性胆管狭窄〔症〕　えんしょうせいたんかんきょうさく〔しょう〕
炎症性肿物　炎症性塊　えんしょうせいかたまり
炎症因子　炎症性因子　えんしょうせいいんし
沿阶草皂苷　オフィオポゴニン　ophiopogonin
研棒(杵)　乳棒　にゅうぼう
研钵　乳鉢　にゅうばち
研光器　研磨器　けんまき
研究模型　研究模型　けんきゅうもけい
研究生　大学院生　だいがくいんせい
研磨膏　研磨パスタ　けんまpasta
研末　研末　けんまつ
研碎　粉砕　ふんさい
盐电离常数　塩のイオン化定数　えんのionかていすう
盐度　塩分　えんぶん
盐饥饿　塩類飢餓,塩類欠乏　えんるいきが,えんるいけつぼう
盐基品红　塩基性フクシン　えんきせいfuchsin
盐基品绿　マラカイトグリーン　malachite green
盐基碳酸铅　塩基性炭酸鉛　えんきせいたんさんなまり
盐基桃红　サフラニンO　safranine O
盐基性醋酸铅　塩基性酢酸鉛　えんきせいさくさんなまり
盐类沉淀　塩類沈殿　えんるいちんでん
盐类泻药　塩類下剤　えんるいげざい
盐尿剂　食塩排泄薬,塩排泄利尿薬　しょくえんはいせつやく,えんはいせつりにょうやく
盐桥　塩橋　えんきょう
盐溶　塩溶　えんよう
盐〔肾上腺〕皮质素类　ミネラロコルチコイド　mineralocorticoid
盐水　食塩水,ブライン　しょくえんすい,brine
盐水滴管　〔生理〕食塩水滴瓶　〔せいり〕しょくえんすいてきびん
盐水灌肠　食塩水浣腸　しょくえんすいかんちょう
盐水输注　〔生理〕食塩液(水)注入　〔せいり〕しょくえんえき(すい)ちゅうにゅう
盐水针　〔生理〕食塩水注入針　〔せいり〕しょくえんすい

ちょうにゅうしん

盐水注射 〔生理〕食塩水注射 〔せいり〕しょくえんすいちゅうしゃ

盐酸 塩酸 えんさん

N/10 盐酸 N/10 塩酸 N/10えんさん

盐酸阿朴吗啡 塩酸アポモルフィン えんさんapomorphine

盐酸阿糖胞苷 塩酸シタラビン えんさんcytarabine

盐酸安塔唑啉 塩酸アンタゾリン えんさんantazoline

盐酸氨基吖啶 塩酸アミナクリン えんさんaminacrine

盐酸氨基脲 塩酸セミカルバジド えんさんsemicarbazide

盐酸八角枫碱 塩酸アナバシン えんさんanabasine

L-盐酸半胱氨酸甲脂 塩酸メチルエステル-L-システィン えんさんmethylester-L-cysteine

盐酸苯胺 塩酸アニリン えんさんaniline

盐酸苯海拉明 塩酸ジフェンヒドラミン えんさんdiphenhydramine

盐酸苯海索 塩酸ベンズヘキソール えんさんbenzhexol

盐酸苯甲基吗啡 塩酸ベンジルモルフィン えんさんbenzylmorphine

盐酸苯肼 塩酸フェニルヒドラジン えんさんphenylhydrazine

盐酸苯偶氮二氨基吡啶 マロフイン,塩酸フェニルアゾジアミノピリジン mallophene,えんさんphenylazodiaminopyridine

盐酸吡苄胺 塩酸ピリベンザミン えんさんpyribenzamine

盐酸吡哆醇(辛) 塩酸ピリドキシン,ビタミンB₆ えんさんpyridoxine,vitaminB₆

盐酸吡硫醇 ニュロキシン,塩酸ピリチオキシン neuroxin,えんさんpyrithioxine

盐酸苄胺 塩酸ベンジルアミン えんさんbenzylamine

盐酸-2-苄基-4,5-咪唑啉 塩酸-2-ベンジル-4,5-イミダゾリン えんさん-2-benzyl-4,5-imidazoline

盐酸丙胺卡因 塩酸プリロカィン えんさんprilocaine

盐酸丙吡咯啶 塩酸トリプロリジン えんさんtriprolidine

盐酸丙咪嗪 塩酸イミプラミン,トフラニール えんさんimipramine,tofranil

盐酸川芎嗪 塩酸リグストラジン えんさんligustrazine

盐酸氮芥 塩酸ムスチン,塩酸クロルメチン えんさんmustine,えんさんchlormethine

盐酸的卡因 塩酸テトラカィン えんさんtetracaine

盐酸对氨基二甲苯胺 塩酸パファミノ-N,N-ジメチルアニリン えんさんp-amino-N,N-dimethylaniline

盐酸对氨基偶氮苯 塩酸パラアミノアゾベンゼン えんさんp-aminoazobenzene

盐酸对溴苯胺 塩酸パラブロモアニリン えんさんp-bromoaniline

盐酸对亚硝基二甲基苯胺 塩酸パラニトロソジメチルアニリン えんさん p-nitrosodimethylaniline

盐酸多巴胺 塩酸ドパミン えんさんdopamine

盐酸2,4-二氨基酚 塩酸2,4-ジアミノフェノール えんさん2,4-diaminophenol

盐酸二苯胺 塩酸ジフェニルアミン えんさんdiphenylamine

盐酸二甲胺 塩酸ジメチルアミン えんさんdimethylamine

盐酸二氯苯 塩酸ジクロルベンゼン えんさんdichlorbenzene

盐酸二羟可待因 塩酸ジヒドロオキシコディン えんさんdihydroxycodeine

盐酸二氢吗啡酮 ジラウジド dilaudid

盐酸二乙胺 塩酸ジエチルアミン えんさんdiethylamine

盐酸氟奋乃静片 塩酸フルフェナジン錠 えんさんfluphenazineじょう

盐酸高氯环嗪 塩酸ホモクロルサイクリジン えんさんhomochlorcyclizine

盐酸化物 ヒドロクロリド hydrochloride

盐酸〔化〕亚氨基醚 塩酸イミノエーテル えんさんiminoether

盐酸环氯胍 塩酸サイクロクロログアニド えんさんcyclochloroguanide

盐酸黄连素 塩酸ベルベリン えんさんberberine

盐酸-3-甲基氨基异樟脑烷 塩酸-3-メチルアミノイソカンファン えんさん-3-methyl-amino-isocamphane

盐酸甲醛肟 塩酸ホルムアルドオキシム えんさんformaldoxime

盐酸甲氧胺 塩酸メトキサミン えんさんmethoxamine

盐酸洁霉素 塩酸リンコマイシン えんさんlincomycin

盐酸金刚烷胺 塩酸アマンタジン えんさんamantadine

盐酸金霉素 塩酸オーレオマイシン,塩酸クロルテトラサイクリン えんさんaureomycin,えんさんchlortetracycline

盐酸精氨酸 塩酸アルギニン えんさんarginine

盐酸肼 塩酸ヒドラジン えんさんhydrazine

盐酸卡莫奎 塩酸アモジアキン えんさんamodiaquin

盐酸可卡因 塩酸コカイン えんさんcocaine

盐酸可乐定 塩酸クロニジン えんさんclonidine

盐酸喹吖因 塩酸キナクリン えんさんquinacrine

盐酸奎尼丁 塩酸キニジン えんさんquinidine

盐酸奎宁 塩酸キニーネ えんさんquinine

盐酸利多卡因 塩酸リドカイン えんさんlidocaine

盐酸联苯胺 塩酸ベンジジン えんさんbenzidine

盐酸硫胺〔素〕 塩酸チアミン,ビタミンB₁ えんさんthiamine,vitamine B₁

盐酸氯胺酮 塩酸ケタミン えんさんketamine

盐酸氯苯丁嗪 塩酸ブクリジン えんさんbuclizine

盐酸氯苯甲嗪 塩酸メクリジン えんさんmeclizine

盐酸氯丙嗪 塩酸クロルプロマジン えんさんchlorpromazine

盐酸氯胍 塩酸クロログアニジン えんさんchlorguanidin

盐酸氯洁霉素 塩酸クリンダマイシン えんさんclindamycine

盐酸氯普马嗪 塩酸クロルプロマジン えんさんchlorpromazine

盐酸氯四环素 塩酸クロルテトラサイクリン えんさんchlortetracycline

盐酸吗啡 塩酸モルフィン えんさんmorphine

盐酸麻黄碱(素) 塩酸エフェドリン えんさんephedrine

盐酸美吡利啶 塩酸メペリジン,塩酸ペチジン えんさんmeperidine,えんさんpethidine

盐酸美加明 塩酸メカミラミン えんさんmecamylamine

盐酸美速克新命 塩酸メトキサミン えんさんmethoxamine

盐酸脒 塩酸アミジン えんさんamidine

盐酸敏克静 塩酸メクリジン えんさんmeclizine

盐酸那可汀 塩酸ナルコチン えんさんnarcotine

盐酸萘胺 塩酸ナフチルアミン えんさんnaphthylamine

盐酸萘甲唑啉 塩酸ナファゾリン えんさんnaphazoline

盐酸农吉利碱 塩酸モノクロタリン えんさんmonocro-

盐酸哌替啶　塩酸ペチジン　えんさんpethidine

盐酸哌替啶注射液　塩酸ペチジン注射液　えんさんpethidineちゅうしゃえき

盐酸普环啶　塩酸プロシクリジン　えんさんprocyclidine

盐酸普鲁卡因　塩酸プロカイン　えんさんprocaine

盐酸普鲁卡因〔酰〕胺　塩酸プロカインアミド　えんさんprocainamide

盐酸普鲁米近　塩酸プロメタジン　えんさんpromethazine

盐酸奇放线菌素　塩酸スペクチノマイシン　えんさんspectinomycin

盐酸羟胺　塩酸ヒドロキシルアミン　えんさんhydroxylamine

盐酸羟嗪　塩酸ヒドロキシジン　えんさんhydroxyzine

盐酸青霉胺　塩酸ペニシラミン　えんさんpenicillamine

盐酸巯乙胺　塩酸メルカプタミン　えんさんmercaptamine

盐酸去甲麻黄碱　塩酸フェニルプロパノールアミン　えんさんphenyl propanolamine

盐酸去氯羟嗪　塩酸デクロキシジン　えんさんdecloxizine

盐酸去氧麻黄素　塩酸デスオキシエフェドリン　えんさんdesoxyephedrine

盐酸三氟拉嗪片　塩酸トリフルオペラジン錠　えんさんtrifluoperazineじょう

盐酸肾上腺素　塩酸アドレナリン　えんさんadrenalin

盐酸士的宁　塩酸ストリキニン　えんさんstrychnine

盐酸四环素　塩酸テトラサイクリン　えんさんtetracyclin

盐酸四环素胶囊　塩酸テトラサイクリンカプセル　えんさんtetracyclin capsule

盐酸四咪唑　塩酸テトラミゾール　えんさんtetramisole

盐酸土霉素　塩酸オキシテトラサイクリン　えんさんoxytetracycline

盐酸吐根碱　塩酸エメチン　えんさんemetine

盐酸托派可卡因　塩酸トロパコカイン　えんさんtropacocaine

盐酸脱羟肾上腺素　塩酸フェニレフリン　えんさんphenylephrine

盐酸脱氢麻黄碱　メテドリン　methedrine

盐酸脱氧麻黄碱　塩酸デスオキシエフェドリン　えんさんdesoxyephedrine

盐酸万古霉素　塩酸バンコマイシン　えんさんvancomycin

盐酸胃复安　塩酸メトクロプラミド　えんさんmetoclopramide

盐酸细胞　〔胃〕酸分泌細胞　〔い〕さんぶんぴつさいぼう

盐酸-4-酰基苯氨基脲　塩酸-4-フェニルセミカルバジド　えんさん-4-phenyl semicarbazide

盐酸小蘖碱　塩酸ベルベリン　えんさんberberine

盐酸心得安　塩酸プロプラノロール　えんさんpropranolol

盐酸辛可尼丁　塩酸シンコニジン　えんさんcinchonidine

盐酸溴己胺　塩酸ブロムヘキシン　えんさんbromhexine

盐酸炎痛静　塩酸ベンジダミン　えんさんbenzydamine

盐酸盐　塩酸塩　えんさんえん

盐酸氧氮芥　塩酸ナイトロミン　えんさんnitromin

盐酸依米丁　塩酸エメチン　えんさんemetine

盐酸依米丁注射液　塩酸エメチン注射液　えんさんemetineちゅうしゃえき

盐酸乙胺　塩酸エチルアミン　えんさんethylamine

盐酸乙二胺　塩酸エチレンジアミン　えんさんethylene diamine

盐酸乙基吗啡　塩酸エチルモルフィン　えんさんethylmorphine

盐酸乙基去甲肾上腺素　塩酸エチルノルエピネフリン　えんさんethylnorepinephrine

盐酸异丙嗪　塩酸プロメタジン　えんさんpromethazine

盐酸异丙肾上腺素　塩酸イソプレナリン　えんさんisoprenaline

盐酸正定霉素　塩酸ダウノルビシン　えんさんdaunorubicin

盐酸组胺　塩酸ヒスタミン　えんさんhistamine

盐酸左旋咪唑　塩酸レバミゾール　えんさんlevamisole

盐析　塩析　えんせき

盐析法　塩析法　えんせきほう

盐析纸色谱法　塩析ペーパークロマトグラフィ　えんせきpaper chromatography

盐效应　塩効果　えんこうか

盐腌(渍)法　塩漬法　しおづけほう

盐潴留　塩停留　えんていりゅう

颜料　顔料　がんりょう

颜面　顔面　がんめん

颜面播散粟粒状狼疮　顔面播種状粟粒性狼瘡　がんめんはしゅじょうぞくりゅうせいろうそう

颜面部放线菌病　顔面放線菌症　がんめんほうせんきんしょう

颜面部淋巴结核　顔面結核性リンパ節炎　がんめんけっかくせいlymphせつえん

颜面部淋巴结炎　顔面リンパ節炎　がんめんlymphせつえん

颜面部皮肤癌　顔面皮膚癌　がんめんひふがん

颜面部烧伤　顔面熱傷,顔面火傷　がんめんねっしょう,がんめんかしょう

颜面丹毒　顔面丹毒　がんめんたんどく

颜面发育不对称　顔面発育非対称　がんめんはついくひたいしょう

颜面肥大症　顔面肥大症　がんめんひだいしょう

颜面浮肿　顔面浮腫　がんめんふしゅ

颜面骨损伤　顔面骨損傷　がんめんこつそんしょう

颜面疖痈　顔面のフルンケルとカルブンケル　がんめんのfuruncleとcarbuncle

颜面软组织损伤　顔面軟組織損傷　がんめんなんそしきそんしょう

颜面神经　顔面神経　がんめんしんけい

颜面神经交替性偏瘫　顔面神経交代性片麻痺　がんめんしんけいこうだいせいへんまひ

颜面神经纤维瘤　顔面神経線維腫　がんめんしんけいせんいしゅ

颜面萎缩症　顔面萎縮症　がんめんいしゅくしょう

颜面位　顔位　がんい

颜面血管痣青光眼综合征　スタージ・カーリシャー・ウェーバー症候群　Sturge-Kalischer-Weberしょうこうぐん

颜色　色彩,色　しきさい,いろ

颜色比例　色比　しょくひ

颜色猝灭剂　色彩消尽剤　しきさいしょうじんざい

颜色分析器　色彩分析器　しきさいぶんせきき

颜色恐怖　色彩恐怖〔症〕　しきさいきょうふ〔しょう〕

yǎn　衍掩罨眼演黡

衍胆甾醇　パラコレステリン　paracholesterin

衍化　誘導　ゆうどう

衍化物　誘導薬,誘導体　ゆうどうやく,ゆうどうたい

衍酪蛋白　パラカゼイン　paracasein

衍射　回折　かいせつ

衍射斑　回折斑　かいせつはん

衍射表　ディフラクトメーター　diffractometer

衍射光栅　回折格子　かいせつこうし

衍射花样　回折パターン　かいせつpattern

衍射结晶学　回折結晶学　かいせつけっしょうがく

衍生　誘導　ゆうとう

衍生物　誘導体　ゆうどうたい

掩蔽　隠蔽,遮蔽　いんぺい,しゃへい

掩蔽剤　遮蔽剤　しゃへいざい

掩蔽効応　マスク効果　maskこうか

掩蔽性乳头炎　隠蔽性乳突炎　いんぺいせいにゅうとつえん

掩蔽作用　マスキング作用　maskingさよう

罨法　罨法　あんぽう

罨剤　湿布剤,罨剤,パップ剤　しっぷざい,あんざい,papざい

眼　眼,目　がん,め

眼白化　眼白皮症　がんはくひしょう

眼杯　眼杯　がんぱい

眼-鼻-口腔干燥综合征　眼鼻口腔乾燥症,シェーグレーン症候群　がんびこうこうかんそうしょう,Sjogrenしょうこうぐん

眼病　眼病　がんびょう

眼〔病〕性眩晕　眼性眩暈,視性眩暈　がんせいめまい,しせいめまい

眼病性眼球震颤　眼性眼振　がんせいがんしん

眼玻璃体　ガラス体　glassたい

眼部表面麻醉　眼の表面麻酔　がんのひょうめんますい

眼〔部〕带状疱疹　眼帯状疱疹　がんたいじょうほうしん

眼部疱疹　眼ヘルペス　がんherpes

眼铲　眼小鋤　がんこすき

眼成形术　眼形成術　がんけいせいじゅつ

眼眵　眼脂　がんし

眼齿骨综合征　眼歯骨症候群　がんしこつしょうこうぐん

眼齿指发育不全　眼・歯・指形成障害　がんししけいせいしょうがい

眼虫属　エーグレナ属　Euglenaぞく

眼底　眼底　がんてい

眼底改变　眼底変化　がんていへんか

眼底检查　眼底診察,眼底検診　がんていしんさつ,がんていけんしん

眼底检查法　眼底検査法　がんていけんさほう

眼底镜　眼底鏡　がんていきょう

眼底镜电视　眼底鏡テレビ　がんていきょうtelevision

眼底镜检查　眼底鏡検査　がんていきょうけんさ

眼底透照镜　眼底徹照器　がんていてつしょうき

眼底微循环　眼底微細循環　がんていびさいじゅんかん

眼底血压计　眼底血圧計　がんていけつあつけい

眼底影象　眼底像　がんていぞう

眼底照相机　眼底写真器,眼底カメラ　がんていしゃしんき,がんていcamera

眼蒂　眼茎　がんけい

眼点　眼点　がんてん

眼电流图　電気眼球運動図　でんきがんきゅううんどうず

眼电图　眼電図　がんでんず

眼电图机　眼電図記録装置　がんでんずきろくそうち

眼动脉　眼動脈　がんどうみゃく

眼动脉压计　眼底血圧計　がんていけつあつけい

眼毒素　眼毒素　がんどくそ

眼耳平面　眼耳平面　がんじへいめん

眼发育不全　眼無発育　がんむはついく

眼反应　眼反応　がんはんのう

眼房　眼房　がんぼう

眼房水　眼房水　がんぼうすい

眼房水循环　眼房水循環　がんぼうすいじゅんかん

眼附件　眼附属器　がんふぞくき

眼副器　副眼器官　ふくがんきかん

眼干燥　眼〔球〕乾燥症,乾燥眼　がん〔きゅう〕かんそうしょう,かんそうがん

眼膏〔剤〕　眼軟膏　がんなんこう

眼后房　後眼房　こうがんぼう

〔眼〕后葡萄肿　後極ブドウ〔膜〕腫　こうきょくブドウ〔まく〕しゅ

眼肌　眼筋　がんきん

眼肌病　眼筋障害　がんきんしょうがい

眼肌操练器　眼筋習練器　がんきんしゅうれんき

眼肌发育不全　眼筋発育不全　がんきんはついくふぜん

眼肌后徙术　眼筋後転縫合術　がんきんこうてんほうごうじゅつ

眼肌肌腱异常　眼筋腱異常　がんきんけんいじょう

眼肌腱切断术　眼筋腱切断術　がんきんけんせつだんじゅつ

眼肌力计　眼筋計　がんきんけい

眼肌麻痹　眼筋麻痺　がんきんまひ

眼肌麻痹-共济失调-深反射消失综合征　眼筋麻痺運動失調無反射症候群　がんきんまひうんどうしっちょうむはんしゃしょうこうぐん

眼肌麻痹性偏头痛　眼筋麻痺性片頭痛　がんきんまひせいへんずつう

眼肌麻痹性偏头痛综合征　眼筋麻痺性片頭痛症候群　がんきんまひせいへんずつうしょうこうぐん

眼肌前徙术　眼筋前転術　がんきんぜんてんじゅつ

眼肌切除术　眼筋切除術　がんきんせつじょじゅつ

眼肌切断术　眼筋切断術　がんきんせつだんじゅつ

眼肌缺失　眼筋欠如　がんきんけつじょ

眼肌融合　眼筋融合　がんきんゆうごう

眼肌瘫痪　眼筋麻痺　がんきんまひ

眼肌提后术　眼筋後転縫合術　がんきんこうてんほうごうじゅつ

眼肌无力　眼筋無力〔症〕　がんきんむりょく〔しょう〕

眼肌纤维化　眼筋繊維症　がんきんせんいしょう

眼肌炎　眼筋炎　がんきんえん

眼肌营养障碍　眼筋ジストロフィー,眼筋異栄養〔症〕　がんきんdystrophy,がんきんいえいよう〔しょう〕

眼肌止端异常　眼筋付着異常　がんきんふちゃくいじょう

眼激光防护　眼レーザー防護　がんlaserぼうご

眼睑　眼瞼　がんけん,まぶた

眼睑板　眼瞼板　がんけんばん

眼睑颤动　眼瞼顫動　がんけんせんどう

眼睑撑　開瞼器　かいがんき

眼睑单纯疱疹　眼瞼単純ヘルペス　がんけんたんじゅんherpes

眼睑刀　眼瞼刀　がんけんとう

眼睑封闭　眼瞼閉鎖　がんけんへいさ

眼睑浮肿　眼瞼水腫(浮腫)　がんけんすいしゅ(ふしゅ)

眼睑汗腺腺瘤　眼瞼汗腺腫　がんけんかんせんしゅ

眼睑黄斑瘤　眼瞼黄色腫　がんけんおうしょくしゅ

眼睑基底细胞癌　眼瞼基底細胞癌　がんけんきていさいぼうがん

眼睑痉挛　眼瞼痙攣　がんけんけいれん

眼睑裂伤　眼瞼裂傷　がんけんれっしょう

眼睑鳞状细胞癌　眼瞼扁平上皮癌　がんけんへんぺいじょうひがん

眼睑内翻　眼瞼内反〔症〕　がんけんないはん〔しょう〕

眼睑镊　眼瞼鑷子　がんけんせっし

眼睑牛痘疹　眼瞼〔種〕痘疹　がんけん〔しゅ〕とうしん

眼睑牵开器　開瞼器　かいけんき

眼睑缺损　眼瞼欠損〔症〕　がんけんけっそん〔しょう〕

眼睑湿疹　眼瞼湿疹　がんけんしっしん

眼睑水肿　眼瞼水腫　がんけんすいしゅ

眼睑松弛　眼瞼皮膚弛緩〔症〕　がんけんひふしかん〔しょう〕

眼睑外翻　眼瞼外反〔症〕　がんけんがいはん〔しょう〕

眼睑外翻法　眼瞼外反法　がんけんがいはんほう

眼睑外伤　眼瞼外傷　がんけんがいしょう

眼睑下垂　眼瞼下垂　がんけんかすい

眼睑移植片用固定器　眼瞼移植片用固定器　がんけんいしょくへんようこていき

眼睑肿瘤　眼瞼腫瘍　がんけんしゅよう

眼角　眼角　がんかく

眼角变位　眼角異所〔症〕　がんがくいしょ〔しょう〕

眼接触　眼接触　がんせっしょく

眼结膜出血点　眼結膜溢血点　がんけつまくいっけつてん

眼结膜干燥　結膜乾燥〔症〕　けつまくかんそう〔しょう〕

眼痉挛　眼痙攣　がんけいれん

眼静脉　眼静脈　がんじょうみゃく

眼静脉切开术　眼静脈切開術　がんじょうみゃくせっかいじゅつ

眼镜　眼鏡　めがね,がんきょう

眼镜架距离测量器　ベシクロメーター　besiclometer

眼镜架宽度计　ベシクロメーター　besiclometer

眼镜框　眼鏡の縁　めがねのふち

眼镜曲率半径测量　眼鏡曲率半径測定　めがねきょくりつはんけいそくてい

眼镜蛇　コブラ〔蛇〕　cobra〔へび〕

眼镜蛇毒蛋白　コブロトキシン　cobrotoxin

眼镜蛇毒溶血素　コブラリシン　cobralysin

眼镜蛇毒素　コブラトキシン　cobratoxin

眼镜蛇毒因子　コブラ毒因子　cobraどくいんし

眼镜蛇毒中毒　コブラ蛇毒症　cobraじゃどくしょう

眼镜蛇科　コブラ科　cobraか

眼镜蛇卵磷脂　コブラレシチド　cobra-lecithid

眼镜蛇蛇毒　コブラ毒　cobraどく

眼镜蛇属　コブラ属　Cobraぞく

眼镜式助听器　めがね式補聴器　めがねしきほちょうき

眼剧痛　眼劇痛　がんげきつう

眼距过宽　両眼隔離〔症〕　りょうがんかくり〔しょう〕

眼距计　両眼距離計　りょうがんきょうりけい

眼科　眼科　がんか

眼科超短波透热治疗仪　眼科〔用〕超短波ジアテルミー装置　がんか〔よう〕ちょうたんぱdiathermyそうち

眼科缝合针　眼科〔用〕縫合針　がんか〔よう〕ほうごうばり

眼科剪〔刀〕　眼科ばさみ　がんかばさみ

眼科手术床　眼科手術台　がんかしゅじゅつだい

眼科手术器械　眼科手術器械　がんかしゅじゅつききかい

眼科手术器械包　眼科手術器械セット　がんかしゅじゅつききかいset

眼科氙光凝结仪　眼科キセノン光凝固装置　がんかxenonこうぎょうこそうち

眼科显微手术器械包　眼科顕微手術器械セット　がんかけんびしゅじゅつききかいset

眼科学　眼科学　がんかがく

眼科学家　眼科学者　がんかがくしゃ

眼科医师　眼科医　がんかい

眼科用缝合线　眼科用縫合線　がんかようほうごうせん

眼科治疗学　眼科治療学　がんかちりょうがく

眼科注射器　眼科注射器　がんかちゅうしゃき

眼口生殖器综合征　眼口生殖症候群,ベーチェット症候群　がんこうせいしょくきしょうこうぐん,Behcetしょうこうぐん

眼快动睡眠　レム睡眠　REMすいみん

眼眶　眼窩　がんか

眼眶挫伤　眼窩挫傷　がんかざしょう

眼眶额叶穿刺套管针　眼窩前頭穿刺トロカール　がんかぜんとうせんしtrocar

眼眶蜂窝织炎　眼窩蜂巣炎　がんかほうそうえん

眼眶骨膜　眼窩骨膜　がんかこつまく

眼眶骨膜炎　眼窩骨膜炎　がんかこつまくえん

眼眶肌　眼窩筋　がんかきん

眼眶寄生虫病　眼窩寄生虫病　がんかきせいちゅうびょう

眼眶减压术　眼窩減圧術　がんかげんあつじゅつ

眼眶内容剜出术　眼窩内容物除去術　がんかないようぶつじょきょじゅつ

眼眶神经鞘瘤　眼窩神経鞘腫　がんかしんけいしょうしゅ

眼眶外伤　眼窩外傷　がんかがいしょう

眼眶血管瘤　眼窩血管腫　がんかけっかんしゅ

眼眶肿瘤　眼窩腫瘍　がんかしゅよう

眼泪　涙　なみだ

眼淋病　膿漏眼　のうろうがん

眼漏　眼膿漏　がんのうろう

眼轮匝肌　眼輪筋　がんりんきん

眼轮〔匝〕肌反射　眼輪筋反射　がんりんきんはんしゃ

眼轮〔匝〕肌麻痹(瘫痪)　眼輪筋麻痺　がんりんきんまひ

眼轮〔匝〕肌切开术　眼輪筋切開術　がんりんきんせっかいじゅつ

眼轮〔匝〕肌现象　眼輪筋現象　がんりんきんげんしょう

眼轮〔匝〕肌征　眼輪筋徴候　がんりんきんちょうこう

眼麻痹　眼球麻痺　がんきゅうまひ

眼脉络膜静脉　眼球脈絡膜静脈　がんきゅうみゃくらくまくじょうみゃく

眼毛霉菌病　眼ムコール症　がんmucorしょう

眼霉菌病　眼糸状菌症　がんしじょうきんしょう

眼囊虫病　眼嚢虫症　がんのうちゅうしょう

眼脑肾营养障碍　眼脳腎異栄養〔症〕　がんのうじんいえいよう〔しょう〕

眼脑肾综合征　眼脳腎症候群　がんのうじんしょうこうぐん

眼〔内〕压　眼内圧　がんないあつ

眼内炎　内眼球炎　ないがんきゅうえん

眼内眼镜　眼内眼鏡，コンタクト レンズ　がんないめがね，contactlens

眼内异物　眼内異物　がんないいぶつ

眼内异物钳　眼内異物鉗子　がんないいぶつかんし

眼内异物摘除术　眼内異物摘出術　がんないいぶつてきしゅつじゅつ

眼内直肌　〔眼〕内側直筋　〔がん〕ないそくちょくきん

眼内轴　内眼球軸　ないがんきゅうじく

眼内眦　内眼角　ないがんかく

眼泡　眼胞　がんぼう

眼皮　眼瞼　がんけん

眼疲劳　眼精疲労　がんせいひろう

眼疲劳计　眼精疲労計　がんせいひろうけい

眼葡萄膜炎　ブドウ膜炎　ブドウまくえん

眼前房　前眼房　ぜんがんぼう

眼〔前〕房出（积）血　前房出血，血眼房　ぜんぼうしゅっけつ，けつがんぼう

眼前房积脓　前房蓄膿，膿眼房　ぜんぼうちくのう，のうがんぼう

眼前房积脓性角膜溃疡　前房蓄膿性角膜潰瘍　ぜんぼうちくのうせいかくまくかいよう

眼前房角照相术　〔前房〕隅角写真術　〔ぜんぼう〕ぐうかくしゃしんじゅつ

眼前庭听觉综合征　眼前庭聴覚症候群　がんぜんていちょうかくしょうこうぐん

眼球　眼球　がんきゅう

眼球保护器　眼球保護器　がんきゅうほごき

眼球壁　眼球壁　がんきゅうへき

眼球玻璃体房　硝子体眼房　ガラスたいがんぼう

眼球表情反射　眼球表情反射　がんきゅうひょうじょうはんしゃ

眼球穿刺术　眼球穿刺術　がんきゅうせんしじゅつ

眼球穿孔　眼球穿孔　がんきゅうせんこう

眼球穿孔伤　眼球貫通傷　がんきゅうかんつうしょう

眼球垂直内陷性综合征　眼球垂直退縮症候群　がんきゅうすいちょくたいしゅくしょうこうぐん

眼球刀　眼球刀　がんきゅうとう

眼球电极　眼球電極　がんきゅうでんきょく

眼球钝挫伤　眼球打撲傷　がんきゅうだぼくしょう

眼球反侧偏斜　斜偏視　しゃへんし

眼球干燥　眼球乾燥〔症〕　がんきゅうかんそう〔しょう〕

眼球固定法　眼球固定法　がんきゅうこていほう

眼球固定镊　眼球固定ピンセット　がんきゅうこていpincette

眼球固定器　眼球固定器　がんきゅうこていき

眼球后房　後眼房　こうがんぼう

眼球后极　〔眼球〕後極　〔がんきゅう〕こうきょく

眼球后缩综合征　〔眼球〕退縮症候群　〔がんきゅう〕たいしゅくしょうこうぐん

眼球活动　眼球運動　がんきゅううんどう

眼球筋膜　眼球筋膜　がんきゅうきんまく

眼〔球〕库　アイ バンク，眼球銀行　eye bank，がんきゅうぎんこう

眼球脉搏反射　眼球脈拍反射　がんきゅうみゃくはくはんしゃ

眼球囊　眼球囊，テノン囊　がんきゅうのう，Tenonのう

眼球囊炎　眼球囊炎，テノン囊炎　がんきゅうのうえん，Tenonのうえん

眼球内出血　眼球内出血　がんきゅうないしゅっけつ

眼球内非铁磁性异物取出术　眼球内非磁性異物摘出術　がんきゅうないひじせいいぶつてきしゅつじゅつ

眼球内膜　眼球内膜　がんきゅうないまく

眼〔球〕内容摘除（剜出）术　眼〔球〕内容摘出（除去）術　がんきゅうないようてきしゅつ（じょきょ）じゅつ

眼球内铁磁性异物吸出术　眼球内磁性異物吸出術　がんきゅうないじせいいぶつきゅうしゅつじゅつ

眼球内异物　眼球内異物　がんきゅうないいぶつ

眼球内异物除去术　眼球内異物除去術　がんきゅうないいぶつじょきょじゅつ

眼〔球〕内注射　眼球内注射　がんきゅうないちゅうしゃ

眼球破裂　眼球破裂　がんきゅうはれつ

眼球前房　前眼房　ぜんがんぼう

眼球鞘　眼球鞘　がんきゅうしょう

眼球切开术　眼球切開術　がんきゅうせっかいじゅつ

眼球软化　眼球軟化〔症〕　がんきゅうなんか〔しょう〕

眼球水平切开术　眼球水平切開術　がんきゅうすいへいせっかいじゅつ

眼球突出　眼球突出　がんきゅうとっしゅつ

眼球突出测量器　眼球突出〔測定〕計　がんきゅうとっしゅつ〔そくてい〕けい

眼球突出诱发因子　眼球突出誘発因子　がんきゅうとっしゅつゆうはついんし

眼球萎缩　眼球萎縮　がんきゅういしゅく

眼球纤维膜　眼球繊維膜　がんきゅうせんいまく

眼球陷没　眼球陥没，眼球陥入　がんきゅうかんぼつ，がんきゅうかんにゅう

眼球旋动　眼球の回転運動　がんきゅうのかいてんうんどう

眼球旋转　眼球回旋　がんきゅうかいせん

眼球血管膜　眼球血管膜　がんきゅうけっかんまく

眼球压力计　眼球圧力計，眼圧計　がんきゅうあつりょくけい，がんあつけい

眼球颜面（表情）反射　眼球表情反射　がんきゅうひょうじょうはんしゃ

眼球运动　眼球運動　がんきゅううんどう

眼球摘出钩　眼球摘出鉤　がんきゅうてきしゅつこう

眼球摘出剪　眼球摘出はさみ　がんきゅうてきしゅつはさみ

眼球摘出匙　眼球摘出匙　がんきゅうてきしゅつひ

眼球照相机　眼球カメラ　がんきゅうcamera

眼球震颤　眼振　がんしん

眼球震颤电流描记法　電気眼振記録法　でんきがんしんきろくほう

眼球震颤电图　電気眼振図　でんきがんしんず

眼球震颤光电图　光電式眼振記録図　こうでんしきがんしんきろくず

眼球震颤记录仪　眼振記録器　がんしんきろくき

眼球震颤记录用电极　眼振記録用電極　がんしんきろくようでんきょく

眼球震颤描记器　眼振計　がんしんけい

眼球纵切面　眼球縦切開面　がんきゅうじゅうせっかいめん

眼球中膜　眼球中膜　がんきゅうちゅうまく

眼色素层　ブドウ膜　ブドウまく

眼色素层葡萄肿　ブドウ膜ブドウ〔膜〕腫　ブドウまくブドウ〔まく〕しゅ

眼色素层腮腺炎　ブドウ膜耳下腺炎　ブドウまくじかせん

えん
眼色素层外翻　ブドウ膜外反　ブドウまくがいはん
眼色素层炎　ブドウ膜炎　ブドウまくえん
眼色素膜脑膜炎　ブドウ膜髄膜炎　ブドウまくずいまくえ
　ん
眼色素膜脑炎　ブドウ膜脑炎　ブドウまくのうえん
眼上静脉　上眼静脈　じょうがんじょうみゃく
眼上斜肌瘫痪　上斜筋麻痺　じょうしゃきんまひ
眼上直肌瘫痪　上直筋麻痺　じょうちょっきんまひ
眼烧伤　眼火傷　がんかしょう
眼神经　眼神経　がんしんけい
眼肾营养不良症　眼腎ジストロフィ　がんじんdystrophy
眼渗血　眼出血　がんしゅっけつ
眼石　眼結石　がんけっせき
眼适应计　〔明暗〕順応計　〔めいあん〕じゅんおうけい
眼鼠疫　眼ペスト　がんpest
眼损伤　眼損傷　がんそんしょう
眼天疱疮　眼天疱瘡　がんてんほうそう
眼调节麻痹　眼調節麻痺　がんちょうせつまひ
眼痛　眼痛　がんつう
眼头运动反射　眼球回頭反射　がんきゅうかいとうはん
　しゃ
眼透镜　〔接〕眼レンズ　〔せつ〕がんlens
眼透照镜　眼底徹照器　がんていてつしょうき
眼外肌　外眼筋　がいがんきん
眼外肌麻痹　外眼筋麻痺　がいがんきんまひ
眼外肌瘫痪　外眼筋麻痺　がいがんきんまひ
眼外〔肌〕运动　眼球外運動　がんきゅうがいうんどう
眼外角（眦）　外眼角　がいがんかく
眼外伤　眼外傷　がんがいしょう
眼外直肌　外側直筋　がいそくちょっきん
眼外直肌瘫痪　外側直筋麻痺　がいそくちょっきんまひ
眼外轴　外眼球軸　がいがんきゅうじく
眼窝　眼窩　がんか
眼下静脉　下眼静脈　かがんじょうみゃく
眼下斜肌瘫痪　下斜筋麻痺　かしゃきんまひ
眼下直肌瘫痪　下直筋麻痺　かちょっきんまひ
眼-腺综合征　眼腺症候群　がんせんしょうこうぐん
眼心反射　眼〔球〕心〔臓〕反射　がん〔きゅう〕しん〔ぞう〕は
　んしゃ
眼型偏头痛　眼性偏（片）頭痛　がんせいへんずつう
眼性斜颈　眼性斜頚　がんせいしゃけい
眼旋转错觉　眼回転錯覚　がんかいてんさっかく
眼血管膜　眼球血管膜　がんきゅうけっかんまく
眼血流图描记　レオオフサルモグラフイ〔一〕　reoophthal-
　mography
眼压　眼内圧　がんないあつ
眼压测量法　眼圧測定法　がんあつそくていほう
眼压计　眼圧計　がんあつけい
眼压描记法　トノグラフィ　tonography
眼牙　犬歯　けんし
眼-牙-指发育障碍综合征　眼歯指異形成症候群　がんしし
　いけいせいしょうこうぐん
眼炎　眼〔結膜〕炎　がん〔けつまく〕えん
眼药水　点眼薬（剤）　てんがんやく（ざい）
眼蝇蛆病　眼ハエ幼虫症　がんハエようちゅうしょう
眼用薄片剂　ラメラ剤　lamellaざい
眼用电磁吸铁器　眼科用電磁石　がんかようでんじじゃく

眼用镊　眼科用鑷子,眼科用ピンセット　がんかようせっ
　し,がんかようpincet
眼用溶液　眼科用液,点眼剤　がんかようえき,てんがんざ
　い
眼用手术刀　眼科用メス　がんかようmes
眼用手术剪　眼科用はさみ　がんかようはさみ
眼〔原〕性眩晕　眼性眩暈　がんせいめまい
眼晕测定器　暈輪計　うんりんけい
眼罩　眼帯　がんたい
眼折射计　キネスコープ　kinescope
眼真菌病　眼糸状菌症　がんしじょうきんしょう
眼震电流描记法　電気眼振記録法　でんきがんしんきろく
　ほう
眼震光电图描记法　光電眼振測定法　こうでんがんしんそく
　ていほう
眼综合征　眼症候群　がんしょうこうぐん
眼重力错觉　眼重力錯覚　がんじゅうりょくさっかく
眼轴　眼軸　がんじく
眼转动计　眼球回転計　がんきゅうかいてんけい
演化　進化　しんか
演化学说　進化論　しんかろん
鼹属　モグラ属　モグラぞく

yàn　　厌彦验焰燕

厌食〔症〕　食欲不振　しょくよくふしん
厌恶　嫌忌　けんき
厌氧代谢　嫌気性代謝　けんきせいたいしゃ
厌氧蛋白分解酶　嫌気蛋白分解酵素　けんきたんぱくぶん
　かいこうそ
厌氧杆菌　嫌気性杆菌　けんきせいかんきん
厌氧罐　嫌気瓶　けんきびん
厌氧呼吸　嫌気性呼吸　けんきせいこきゅう
厌氧菌　嫌気〔性〕菌　けん〔せい〕きん
厌氧酶　嫌気性細菌呼吸酵素　けんきせいさいきんこきゅ
　うこうそ
厌氧培养　嫌気培養,無気培養　けんきばいよう,むきばい
　よう
厌氧培养基　嫌気培地　けんきばいち
厌氧生活　嫌気生活,無気生活　けんきせいかつ,むきせい
　かつ
厌氧微生物　嫌気微生物　けんきびせいぶつ
厌氧型　嫌気型　けんきがた
厌氧性蜂窝织炎　嫌気性蜂巣炎　けんきせいほうそうえん
厌氧性抗毒素　嫌気性抗毒素　けんきせいこうどくそ
厌氧性链球菌　嫌気〔性〕連鎖球菌　けんき〔せい〕れんさ
　きゅうきん
彦岛血清型　彦島血清型　ひこじまけっせいがた
验电法　検電法　けんでんほう
验电器　検電器　けんでんき
验定法　検定法　けんていほう
验定瓶　検定瓶　けんていびん
验方　経験方　けいけんほう
验粪　検便　けんべん
验光法　調節測定法　ちょうせつそくていほう
验尿　検尿　けんにょう
验声器　フォノスコープ　phonoscope
验尸　死体検査,検死　したいけんさ,けんし
验尸所　死体検査所,検死所　したいけんさしょ,けんし
　しょ

验温器　測温器　そくおんき
焰红染料　フロキシン　phloxine
焰色反应　炎色反応　えんしょくはんのう
焰色试验　炎色試験　えんしょくしけん
焰色痣　火炎状母斑　かえんじょうほはん
焰细胞　ほのお細胞　ほのおさいぼう
燕麦灵　カルバイン　carbyne
燕麦属　オートムギ属　oatムギぞく
燕麦细胞癌　オート麦細胞癌　oatムギさいぼうがん
燕麦皂苷A　アベナコシトA,アベナコサィドA　avenaco-
　side A

YANG　羊阳扬杨洋仰养氧痒样恙

yáng　羊阳扬杨洋

羊肠线　〔外科用〕腸線　〔げかよう〕ちょうせん
羊肠线纱布　腸線カーゼ　ちょうせんgauze
羊齿烯　フェルネン　fernene
羊痘　羊痘　ようとう
羊痘接种　羊痘接種　ようとうせっしゅ
羊肚菌　アミガサダケ
羊粪样便　羊糞〔状〕便　ようふん〔じょう〕べん
羊角风　てんかん
羊角拗苷　ジバリコシド　divaricoside
羊角拗异苷　ジバストロシド　divastroside
羊狂蝇　ヒツジバエ
羊流产沙门菌　ヒツジ流産菌　ヒツジりゅうざんきん
羊毛硫氨酸　ランチオニン　lanthionine
羊毛甾烷　ラノスタン　lanostane
羊毛脂　ラノリン　lanolin
羊毛脂醇　ラノリン　アルコール　lanolin alcohol
羊毛脂膏剂　ラノリメント剤　lanolimentざい
羊毛脂糊　ラノリン泥膏　lanolinでいこう
羊毛〔脂〕甾醇　ラノステロール　lanosterol
羊〔鸣〕音　ヤギ声　ヤギごえ
羊膜　羊膜　ようまく
羊膜病变　羊膜疾患　ようまくしっかん
羊膜穿破器　羊膜切開器,破膜器　ようまくせっかいき,は
　まくき
羊膜穿破术　羊膜切開術　ようまくせっかいじゅつ
羊膜〔动物〕类　〔有〕羊膜類〔動物〕類　〔ゆう〕ようまくるい
　〔どうぶつ〕るい
羊膜分泌　羊膜分泌　ようまくぶんぴつ
羊膜镜　羊水鏡　ようすいきょう
羊膜镜检查法　羊水鏡検査法　ようすいきょうけんさほう
羊膜瘤　羊膜腫　ようまくしゅ
羊膜囊　羊膜〔囊〕　ようまく〔のう〕
羊膜囊肿　羊膜囊胞　ようまくのうほう
羊膜破裂　羊膜破裂　ようまくはれつ
羊膜腔　羊膜腔　ようまくくう
羊膜〔腔〕穿刺术　羊膜〔腔〕穿刺術　ようまく〔くう〕せんし
　じゅつ
羊膜腔感染　羊膜腔感染　ようまくくうかんせん
羊膜腔内前列腺素注射妊娠终止　羊膜腔内プロスタグラン
　ジン注射妊娠中絶　ようまくくうない prostaglandin ちゅ
　うしゃにんしんちゅうぜつ
羊膜腔内天花粉注射妊娠终止　羊膜腔内トリコサンチン注
　射妊娠中絶　ようまくくうない trichosanthinちゅうしゃに
　んしんちゅうぜつ

羊膜腔内注射　羊膜腔内注射　ようまくくうないちゅう
　しゃ
羊膜腔照相术　羊水造影法　ようすいぞうえいほう
羊膜绒毛　羊膜絨毛　ようまくじゅうもう
羊〔膜〕水　羊水　ようすい
羊膜形成　羊膜形成,羊膜発生　ようまくけいせい,ようま
　くはっせい
羊膜炎　羊膜炎　ようまくえん
羊膜移植　羊膜移植　ようまくいしょく
羊膜早破　羊膜早破　ようまくそうは
羊膜造影术　羊膜造影法　ようまくぞうえいほう
羊膜粘连　羊膜癒着　ようまくゆちゃく
羊膜植入术　羊膜内植術　ようまくないしょくじゅつ
羊奶　羊乳　ようにゅう
羊皮纸　羊皮紙,硫酸紙　ようひし,りゅうさんし
羊皮纸样化　羊皮紙様変形　ようひしようへんけい
羊水斑　羊水斑〔点〕　ようすいはん〔てん〕
羊水斑检验　羊水斑検査　ようすいはんけんさ
羊水成分　羊水成分　ようすいせいぶん
羊水刺激　羊水刺激　ようすいしげき
羊水肺栓塞　羊水肺塞栓〔症〕　ようすいはいそくせん〔しょ
　う〕
羊水分析　羊水分析　ようすいぶんせき
羊水过多　羊水過多〔症〕　ようすいかた〔しょう〕
羊水过少　羊水減少〔症〕　ようすいげんしょう〔しょう〕
羊水检查(验)　羊水検査　ようすいけんさ
羊水结晶　羊水結晶　ようすいけっしょう
羊水泡沫试验　羊水泡沫試験　ようすいほうまつしけん
羊水栓塞　羊水塞栓〔症〕　ようすいそくせん〔しょう〕
羊水吸入　羊水吸入　ようすいきゅうにゅう
羊水吸入性肺炎　羊水吸入性肺炎　ようすいきゅうにゅう
　せいはいえん
羊水吸引器　羊水吸引器　ようすいきゅういんき
羊水溢　羊水漏　ようすいろう
羊水造影(照相)术　羊水造(撮)影法　ようすいぞう(さつ)
　えいほう
羊跳跃病　羊跳躍病　ヒツジちょうやくびょう
羊跳跃病病毒　羊跳躍病ウイルス　ヒツジちょうやくびょ
　う virus
羊脂　羊脂　ようし
阳电荷　正電荷,陽電荷　せいでんか,ようでんか
阳电极　正電極,陽電極　せいでんきょく,ようでんきょく
阳电子　陽電子　ようでんし
阳电子脑定位〔描记〕图　ポジトロセファログラム
　positrocephalogram
阳电子照相机　陽電子カメラ　ようでんしcamera
阳极　陽極　ようきょく
阳极持续搐搦　陽極持続強縮　ようきょくじぞくきょうし
　く
阳极持续时间　陽極持続時間　ようきょくじぞくじかん
阳极电解液　陽極電解液　ようきょくでんかいえき
阳极电紧张　陽極電気緊張　ようきょくでんききんちょう
阳极断电　陽極開放　ようきょくかいほう
阳极断电搐搦　陽極開放強縮　ようきょくかいほうきょう
　しゅく
阳极断电气味　陽極開放時におい　ようきょくかいほうじ
　におい
阳极断电收缩　陽極開放収縮　ようきょくかいほうしゅう

しゅく
阳极断电阵挛 陽極開放クローヌス ようきょくがいほうclonus
阳极反应 陽極反応 ようきょくはんのう
阳极防护法 陽極防護法 ようきょくぼうごほう
阳极通电 陽極閉鎖 ようきょくへいさ
阳极通电搐搦 陽極閉鎖性強縮 ようきょくへいさせいきょうしゅく
阳极通电收缩 陽極閉鎖収縮 ようきょくへいさしゅうしゅく
阳极通电阵挛 陽極閉鎖クローヌス ようきょくへいさclonus
阳极氧化 陽極酸化 ようきょくさんか
阳极直接水冷式X线机 陽極直接水冷式X線装置 ようきょくちょくせつすいれいしきXせんそうち
阳离子 陽イオン,正イオン よういon,せいion
阳离子表面活性消毒剂 陽イオン表(界)面活性消毒薬 よういonひょう〔かい〕めんかっせいしょうどくやく
阳离子催化寰合 陽イオン触媒重合 よういonしょくばいじゅうごう
阳离子电泳 陽イオン電気泳動 よういonでんきえいどう
阳离子分析 陽イオン分析 よういonぶんせき
阳离子活度 陽イオン活性度 よういonかっせいど
阳离子活化 陽イオン活性化 よういonかっせいか
阳离子交换剂 陽イオン交換剤 よういonこうかんざい
阳离子交换膜 陽イオン交換膜 よういonこうかんまく
阳离子交换器 陽イオン交換器 よういonこうかんき
阳离子交换树脂 陽イオ交換樹脂 よういonこうかんじゅし
阳离子染色 陽イオン染色 よういonせんしょく
阳离子酸 陽イオン酸 よういonさん
阳离子头 陽イオン頭 よういonとう
阳离子型表面活性剂 陽イオン表(界)面活性剤 よういonひょう(かい)めんかっせいざい
阳离子移变〔现象〕 カチオノトロピー cationotropy
阳离子-阴离子相互作用 陽イオン陰イオン相互反応 よういonいんionそうごはんのう
阳离子转位酶 陽イオントランスロカーゼ よういon translocase
阳起石 陽起石 ようきせき
阳碳离子 カルボニウムイオン carbonium ion
阳萎 不能〔症〕,インポテンス ふのう〔しょう〕,impotence
阳性 陽性 ようせい
Rh阳性 Rh陽性 Rhようせい
阳性标准 陽性標準 ようせいひょうじゅん
阳性成份 陽性成分 ようせいせいぶん
阳性反应 陽性反応 ようせいはんのう
阳性结石 陽性結石 ようせいけっせき
阳性率 陽性率 ようせいりつ
阳性扫描剂 陽性走査薬品,陽性スキャ〔ン〕ニング薬 ようせいそうさやくひん,陽性scanningやく
阳性体征 陽性徴候 ようせいちょうこう
阳性条件反射 陽性条件反射 ようせいじょうけんはんしゃ
阳性元素 陽性元素 ようせいげんそ
阳转率 マントー反応陽転率 Mantouxはんのうようてんりつ
扬森氏病 ヤンセン病 Jansenびょう
扬声器 拡声器,ラウドスピーカー かくせいき,loudspeaker

杨梅苷(甙) ミリシトリン myricitrin
杨梅黄素 ミリセチン myricetin
杨梅属 ヤマモモ属 ヤマモモぞく
杨梅树皮苷(甙) ミリチトリン myricitrin
杨梅树皮素 シリセチン myricetin
杨梅酮 シリセチン myricetin
杨梅样毛细血管瘤 イチゴ状毛細血管腫 イチゴじょうもうさいけっかんしゅ
杨梅状 イチゴ状 イチゴじょう
洋菝葜皂苷 サルササポニン sarsasaponin
洋菝葜皂苷元 サルササポゲニン sarsasapogenin
洋翠雀碱 アヤコニン ajaconine
洋地黄 ジギタリス digitalis
洋地黄醇苷(甙) ジギテノール グリコシド,ジギテノリド digitenol glycoside,digitenolide
洋地黄处理〔法〕 ジギタリス処理〔法〕 digitalisしょり〔ほう〕
洋地黄次苷(甙) ストロスペサイド strospeside
洋地黄苷 ジギタリン digitalin
洋地黄酊 ジギタリス チンキ digitalis tincture
洋地黄毒苷(甙) ジギトキシン digitoxin
洋地黄毒苷配基 ジギトキシゲニン digitoxigenin
洋地黄毒苷元 ジギトキシゲニン digitoxigenin
洋地黄毒苷注射液 ジギトキシン注射液 digitoxinちゅうしゃえき
洋地黄毒糖 ジギトキソース digitoxose
洋地黄蒽醌 ジギトルテイン digitolutein
洋地黄粉 ジギタリス粉剤 digitalisふんざい
洋地黄化 ジギタリス化 digitalisか
洋地黄黄酮(素) ジギシトリン digicitrine
洋地黄可苷 ジギコリン digicorin
洋地黄可苷元 ジギコリゲニン digicorigenin
洋地黄〔类药物〕中毒 ジギタリス中毒 digitalisちゅうどく
洋地黄普苷(甙) ジギプロシド digiproside
洋地黄三糖 ジギラニドトリオース digilanidotriose
洋地黄属 ジギタリス属 Digitalisぞく
洋地黄糖 ジギタリス糖 digitalose
洋地黄糖醛酸 ジギクロン酸 digicuronさん
洋地黄叶 ジギタリス葉 digitalisよう
洋地黄皂苷(甙) ジギトニン digitonin
洋地黄皂苷类 ジギトニド digitonide
洋地黄皂苷配基 ジギトゲニン digitogenin
洋地黄制剂 ジギタリス製剤 digitalisせいざい
洋地黄中毒 ジギタリス中毒 digitalisちゅうどく
洋橄榄 オリーブ,橄欖 olive,カンラン
洋橄榄苦苷 オレウロペイン oleuropein
洋橄榄内酯 オレノリド olenolide
〔洋〕橄榄油 オリーブ オイル olive oil
洋红 カルミン carmine
洋红霉素 カルミノマイシン carminomycin
洋槐〔黄〕素 ロビネチン robinetin
洋李苷(甙) プルニン prunin
洋乳香反应 マスチックス反応 mastixはんのう
洋鼠李素 カスカリン cascarin
洋芫荽甙 ジオスミン diosmin
洋芫荽糖 アピオース apiose
洋芫荽子酸 ペトロセリン酸 petroselinさん

yǎng　**仰养氧**

仰卧低血压综合征　仰臥低血圧症候群　ぎょうがていけつあつしょうこうぐん

仰卧位　仰臥位,背〔臥〕位　ぎょうがい,はい〔が〕い

仰卧位头髙　仰臥位頭台　ぎょうがいとうだい

仰趾外翻足　外反踵足,外反彎足　がいはんしょうそく,がいはんわんそく

仰趾足　仰趾足　ぎょうしそく

养虫室　昆虫飼育室　こんちゅうしいくしつ

养老院　養老院　ようろういん

养料　栄養物　えいようぶつ

养料吸收障碍　栄養吸収不良　えいようきゅうしゅうふりょう

养鸟人肺　鳥飼い肺　とりかいはい

氧　酸素　さんそ

氧饱和度　酸素飽和度　さんそほうわど

氧比西林　オキシバイシリン　oxybicillin

氧铋基　ビスムチル基　bismuthylき

氧不足　酸素欠乏症,低酸素症　さんそけつぼうしょう,ていさんそしょう

氧弹　酸素爆弾　さんそばくだん

氧弹试验　酸素爆弾試験　さんそばくだんしけん

氧弹氧化试验　酸素爆弾酸化試験　さんそばくだんさんかしけん

氧氮芥　ナイトロミン　nitromin

氧碘化汞　酸素ヨウ化水銀　さんそヨウかすいぎん

氧碘化物　酸素ヨウ化物　さんそヨウかぶつ

氧毒性　酸素毒性　さんそどくせい

氧蒽母醇　キサンチン母アルコール　xantheneぼalcohol

氧二丙腈　オキシジプロピオニトリル　oxydipropionitrile

[15]氧-二氧化碳　酸素-15-二酸化炭素　さんそ-15-にさんかたんそ

氧-二氧化碳吸入疗法　酸素二酸化炭素吸入療法　さんさ-にさんかたんそきゅうにゅうりょうほう

氧分压　酸素分圧　さんそぶんあつ

氧高血压蛋白原酶　オキシレニン　oxyrenin

6-氧睾〔甾〕酮　6-オキソテステローン　6-oxotesterone

氧过少　低酸素症　ていさんそしょう

氧含量　酸素含有量　さんそがんゆうりょう

氧耗量　酸素消費量　さんそしょうひりょう

氧合血蓝蛋白　オキシヘモシアニン　oxyhemocyanine

氧合正铁血红素　オキシヘマチン　oxyhematin

氧化　酸化　さんか

β-氧化　β-酸化　β-さんか

氧化胺　アミンオキシド　amine oxide

氧化DNA　酸化DNA　さんかDNA

氧化钡　酸化バリウム　さんかbarium

氧化本领(能力)　酸化力　さんかりょく

氧化苯乙烯　酸化スチレン　さんかstyrene

氧化丙烯　酸化プロペン　さんかpropene

氧化钚电池　酸化プルトニウム電池　さんかplutoniumでんさ

氧化池(塘)　酸化池　さんかち

氧〔化〕氮芥　ナイトロミン　nitromin

氧化氮芥盐酸盐　ナイトロミン塩酸塩　nitrominえんさんえん

氧化当量　酸化当量　さんかとうりょう

氧化低铜　酸化第一銅　さんかだいいちどう

氧化镝　酸化ジスプロシウム　さんかdysprosium

氧化丁烯　酸化ブチレン　さんかbutylene

氧化电势　酸化電位　さんかでんい

氧化双叶百部碱　オキソツベロステモニン　oxotuberostemonine

氧化蒽酚　オキサントロン　oxanthrone

氧化铒　酸化エルビウム　さんかerbium

氧化法　酸化法　さんかほう

氧化反应　酸化反応　さんかはんのう

氧化钆　酸化ガドリニウム　さんかgadolinium

氧化钙烧伤　酸化カルシウム火傷　さんかcalciumかしょう

氧化高汞　酸化第二水銀　さんかだいにすいぎん

氧化高钴　酸化第二コバルト　さんかだいにcobalt

氧化锆　酸化ジルコニウム　さんかzirconium

氧化镉　酸化カドミウム　さんかcadmium

氧化铬　酸化クロム　さんかchrom

氧化汞　酸化水銀　さんかすいぎん

氧化钴　酸化コバルト　さんかcobalt

氧化管　酸化管　さんかかん

〔氧化〕硅胶　シリカゲル　sillica gel

氧化过度　過酸化　かさんか

氧化合力　酸素結合力　さんそけつごうりょく

氧化胡椒基丁醚　ピペロニルブトキサイド　piperonylbutoxide

氧化还原催化剂　酸化還元触媒　さんかかんげんしょくはい

氧化还原当量　酸化還元当量　さんかかんげんとうりょう

氧化还原滴定法　酸化還元滴定法　さんかかんげんてきていほう

氧化还原电池　酸化還元電池　さんかかんげんでんち

氧化还原电对　酸化還元電対　さんかかんげんでんつい

氧化还原电极　酸化還元電極　さんかかんげんでんきょく

氧化还原电势(位)　酸化還元電位　さんかかんげんでんい

氧化还原电位检测器　酸化還元電位検出器　さんかかんげんでんいけんしゅっき

氧化还原法　酸化還元法　さんかかんげんほう

氧化还原反应　酸化還元反応　さんかかんげんはんのう

氧化还原理论　酸化還元説,酸化還元理論　さんかかんげんせつ,さんかかんげんりろん

氧化还原酶　酸化還元酵素　さんかかんげんこうそ

氧化还原酶类　酸化還元酵素類　さんかかんげんこうそるい

氧化还原系〔统〕　酸化還元係　さんかかんげんけい

氧化还原指示剂　酸化還元指示薬　さんかかんげんしじやく

氧化还原作用　酸化還元作用　さんかかんげんさよう

氧化肌细胞色素　オキシミオヘマチン　oxymyohematin

氧化剂　酸化剤,オキシダント　さんかざい,oxidant

氧化镓　酸化ガリウム　さんかgallium

氧化钾　酸化カリウム　さんかkalium

氧化阶　酸化度　さんかど

氧化结核菌素　酸化ツベルクリン　さんかtuberculin

氧化金雀花碱　オキシスパルテイン　oxysparteine

氧化聚明胶　オキシポリゲラチン　oxypolygelatin

氧化苦参碱　オキシマトリン　oxymatrine

氧化锂　酸化リチウム　さんかlithium

氧化力　酸化力　さんかりょく

氧化磷酸化〔作用〕　酸化的リン酸化〔作用〕　さんかてきり

ンさんか〔さよう〕

氧化铝　酸化アルミニウム　さんかaluminum

氧化铝吸附　酸化アルミニウム吸着　さんかaluminumきゅうちゃく

氧化铝絮凝　酸化アルミニウム凝結　さんかaluminumぎょうけつ

氧化铝载体　酸化アルミニウム担体　さんかaluminumたんたい

氧化氯　酸化塩素　さんかえんそ

γ-氧化氯烯　エピクロロヒドリン　epichlorohydrin

氧化吗啡　デヒドロモルフィン　dehydromorphine

氧化酶　酸化酵素,オキシダーゼ　さんかこうそ,oxidase

氧化酶反应　オキシダーゼ反応　oxydaseはんのう

氧化酶氧化作用　酸化酵素作用　さんかこうそさよう

氧化镁　酸化マグネシウム　さんかmagnesium

氧化钠　酸化ナトリウム　さんかnatrium

氧化镍　酸化ニッケル　さんかnickel

氧化偶氮苯　アゾキシベンゼン　azoxybenzene

氧化偶氮化合物　アゾキシ化合物　azoxyかごうぶつ

氧化硼　酸化ホウ素　さんかホウそ

氧化铍　酸化ベリリウム　さんかberyllium

5-氧脯氨酸　5-酸素プロリン　5-さんそproline

5-氧脯氨酸酶　5-酸素プロリン酵素　5-さんそprolineこうそ

氧化镨　酸化プラセオジミウム　さんかpraseodymium

氧化铅　酸化鉛　さんかなまり

氧化前胡内酯　オキシピューセダニン　oxypeucedanin

氧化前胡索　オキシピューセダニン　oxypeucedanin

氧化溶液　酸化溶液　さんかようえき

氧化铷　酸化ルビジウム　さんかrubidium

氧化铯　酸化セシウム　さんかcesium

氧化石蒜碱　オキシリコリン　oxylycorine

氧化数　酸化数　さんかすう

氧化树脂　酸化樹脂　さんかじゅし

氧化锶　酸化ストロンチウム　さんかstrontium

氧化酸败度　酸敗性　さんばいせい

氧化态　酸化状態　さんかじょうたい

氧化钛　酸化チタン　さんかtitanium

氧化体　オキシドゾーム　oxidosome

氧化铁　酸化鉄　さんかてつ

氧化铜　酸化銅　さんかどう

氧化钍　酸化トリウム　さんかthorium

氧化脱氨基〔作用〕　酸化的脱アミノ〔作用〕　さんかてきだつamino〔さよう〕

氧化脱羧〔作用〕　酸化的脱炭酸〔作用〕　さんかてきだつたんさん〔さよう〕

氧化物　酸化物　さんかぶつ

氧化锡　酸化錫　さんかすず

氧化系数　酸化係数　さんかけいすう

氧化纤维素　酸化セルロース,オキシセルロース　さんかcellulose,oxycellulose

氧化小檗碱　オキシベルベリン　oxyberberine

氧化锌　酸化亜鉛　さんかあえん

氧化锌安抚治疗　酸化亜鉛鎮静療法　さんかあえんちんせいりょうほう

氧化锌丁香油粘固粉　酸化亜鉛オイゲノール セメント　さんかあえんeugenol cement

氧化锌甘油　酸化亜鉛グリセリン　さんかあえんglycerin

氧化锌明胶　ゼラチン亜鉛　gelatinあえん

氧化锌软膏　酸化亜鉛軟膏　さんかあえんなんこう

氧化锌中毒　酸化亜鉛中毒　さんかあえんちゅうどく

氧化型谷胱甘肽　グルタチオン酸化型　glutathioneさんかがた

氧化性酸　酸化性酸　さんかせいさん

氧化性〔质〕　酸化性質　さんかせいしつ

氧化亚氮　笑気,亜酸化窒素　しょうき,あさんかちっそ

氧化亚氮快速测定器　亜酸化窒素迅速測定器　あさんかちっそじゅんそくそくていき

氧化亚氮麻醉　亜酸化窒素麻酔　あさんかちっそますい

氧化亚铬　酸化第一クロム　さんかだいいちchrom

氧化亚汞　酸化第一水銀　さんかだいいちすいぎん

氧化亚钴　酸化第一コバルト　さんかだいいちcobalt

氧化亚铁　酸化第一鉄　さんかだいいちてつ

氧化亚铜　酸化第一銅　さんかだいいちどう

氧化亚锡　酸化第一錫　さんかだいいちすず

氧化焰　酸化炎　さんかえん

氧化乙烷　酸化エチル　さんかethyl

氧化乙烯　酸化エチレン　さんかethylene

氧化银　酸化銀　さんかぎん

氧化硬脂酸　ケトステアリン酸　ketostearinさん

氧化值　酸化値　さんかち

氧化〔作用〕　酸化〔作用〕　さんか〔さよう〕

氧基化合物　オキソ化合物　oxoかごうぶつ

氧〔解〕离曲线　酸素解離曲線　さんそかいりきょくせん

11-氧类固醇　11-オキシステロイド　11-oxysteroid

氧利用系数　酸素利用係数　さんそりようけいすう

氧硫化碳　酸硫化カルボニル　さんりゅうかcarbonyl

氧硫化锑　酸硫化アンチモン　さんりゅうかantimony

氧硫化锌　酸硫化亜鉛　さんりゅうかあえん

氧氯化锆　酸塩化ジルコニウム　さんえんかzirconium

氧吗啡酮　オキシモルホン　oxymorphone

氧涨散功力　酸素び散能力　さんそびさんのうりょく

氧敏感试验　酸素耐性試験　さんそたいせいしけん

氧幕　酸素テント　さんそtent

氧拟柯托皮碱　オキシリューコチン　oxyleucotin

氧潘　オキシパン　oxypan

氧嘌呤　オキシプリン　oxypurine

氧嘌呤酶　オキシプリナーゼ　oxypurinase

氧瓶法　酸素フラスコ法　さんそflaskほう

氧气测量仪　酸素測定セット　さんそそくていset

氧气导入管　酸素導入管　さんそどうにゅうかん

氧气分析器　酸素分析器　さんそぶんせきき

氧气复苏器　酸素蘇生器　さんそせいき

氧气管　酸素管　さんそかん

氧气灌肠法　酸素浣腸法　さんそかんちょうほう

氧气监视器　酸素モニター　さんそmonitor

氧气快速开关　酸素緊急弁　さんそきんきゅうべん

氧气量管　酸素測定ビュレット　さんそそくていburette

氧气疗法　酸素療法　さんそりょうほう

氧气流量计　酸素流量計　さんそりゅうりょうけい

氧〔气〕面罩　酸素マスク　さんそmask

氧气浓度分析器　酸素濃度分析器　さんそのうどぶんせきき

氧气桶　酸素ボンベ　さんそbombe

氧气吸入器　酸素吸入器　さんそきゅうにゅうき

氧气筒　酸素シリンダ　さんそcylinder

氧气筒搬运车　酸素シリンダ トラック　さんそcylinder truck

氧气筒调节器　酸素シリンダ調節器　さんそcylinderちょうせつき

氧气吸入器　酸素吸入器　さんそきゅうにゅうき

氧气限量安全装置　酸素制限安全装置　さんそせいげんあんぜんそうち

氧气压力表　酸素圧力計　さんそあつりょくけい

氧气压力调节器钥匙　酸素圧力調節器キー　さんそあつりょくちょうせつきkey

氧气运输系统　酸素運輸系統　さんそうんゆけいとう

氧气帐　酸素テント　さんそtent

氧气治疗装置　酸素治療装置　さんそちりょうそうち

氧桥　オキソ橋,オキソブリッジ　oxoきょう,oxo bridge

氧亲和力　酸素親和力　さんそしんわりょく

氧氰化汞　オキシシアン化水銀　oxycyanかすいぎん

氧容量　酸素容量　さんそようりょう

氧四环素　オキシテトラサイクリン　oxytetracycline

氧肾素　オキシレニン　oxyrenin

氧锑基　アンチモニル基　antimonylき

氧肟酸　ヒドロキサム酸　hydroxamさん

氧鎓　オキソニウム　oxonium

氧鎓盐　オキソニウム塩　oxoniumえん

氧吸收　酸素吸収　さんそきゅうしゅう

氧吸收量测定　酸素摂取量測定　さんそせっしゅりょうそくてい

氧吸收率　酸素摂取率　さんそせっしゅりつ

氧吸收性中耳气压损伤　酸素吸収性中耳気圧損傷　さんそきゅうしゅうせいちゅうじきあつそんしょう

氧硒基　セレニル基　selenylき

氧消耗　酸素消費　さんそしょうひ

氧消耗量　酸素消費量　さんそしょうひりょう

氧效应　酸素効果　さんそこうか

氧需要量　酸素要求量　さんそようきゅうりょう

15氧-血红蛋白　酸素-15-ヘモグロビン　さんそ-15-hemoglobin

氧血卟啉　オキシヘマトポルフィリン　oxyhemato porphyrin

氧循环　酸素サイクル　さんそcycle

氧乙炔焰　酸素アセチレン炎　さんそacetyleneえん

氧荧虫素　オキシルシフェリン　oxyluciferin

氧杂蒽酮　キサントン　xanthone

氧杂环化合物　酸素複素環式化合物　さんそふくそかんしきかごうぶつ

氧杂环己烷　酸化アミレン,アミレン オキシド　さんかamylene,amylene oxide

氧杂环戊烷　テトラヒドロフラン　tetrahydrofuran

氧债　酸素負債　さんそふさい

氧张力　酸素張力　さんそちょうりょく

氧治疗器　酸素治療器　さんそちりょうき

氧中毒　酸素中毒　さんそちゅうどく

氧中毒性肺水肿　酸素中毒性肺水腫　さんそちゅうどくせいはいすいしゅ

氧转运　酸素運搬　さんそうんぱん

氧族元素　酸素族元素　さんそぞくげんそ

痒〔病〕　痒み,瘙痒症　かゆみ,そうようしょう

痒点　瘙痒点　そうようてん

痒感缺失　痒感欠如　ようかんけつじょ

痒螨总科　痒螨総科　カユダニそうか

痒疹　痒疹　ようしん

　郝秦生氏痒疹　ハッチンソン痒疹　Hutchinsonようしん

yàng　样恙

样本　標本,サンプル　ひょうほん,sample

样品　標本,サンプル　ひょうほん,sample

样品杯　標本コップ　ひょうほんcup

样品道比　サンプル チャンネル比率　sample channelひりつ

样品的平均数　標本平均値　ひょうほんへいきんち

样品管　サンプルチューブ　sample tube

样品罐　標本缶　ひょうほんかん

样品交换器　標本交換器　ひょうほんこうかんき

样品瓶　サンプル瓶　sampleびん

样品试池　サンプルセル　sample cell

样品收集管　標本収集管　ひょうほんしゅうしゅうかん

样品自动更换器　標本自動更換器　ひょうほんじどうこうかんき

恙虫　ツツガムシ　tsutsugamushi

恙虫病　ツツガムシ病　tsutsugamushiびょう

恙虫病立克次氏体　ツツガムシリケッチア　tsutsugamushi Rickettsia

恙虫热　ツツガムシ熱　tsutsugamushiねつ

恙螨病　ケダニ病　ケダニびょう

恙螨科　ケダニ科　ケダニか

恙螨属　ケダニ属　ケダニぞく

YAO　妖腰摇遥咬药要

yāo　妖腰

妖精综合征　妖精症　ようせいしょう

腰　腰　こし

腰背过伸复位法　脊柱過伸展整復法　せきちゅうかしんてんせいふくほう

腰背肌筋膜炎　腰背筋筋膜炎　ようはいきんきんまくえん

腰背筋膜　腰背筋膜　ようはいきんまく

腰背痛　腰背痛〔症〕　ようはいつう〔しょう〕

腰部　腰〔椎〕部　よう〔つい〕ぶ

腰部膈　横膈膜の腰〔椎〕部　おうかくまくのよう〔つい〕ぶ

腰部结肠切开术　腰部結腸切開術　ようぶけっちょうせっかいじゅつ

腰部结肠造口术　腰部結腸造瘻術　ようぶけっちょうぞうろうじゅつ

腰〔部〕膨大　腰〔部〕膨大　よう〔ぶ〕ぼうだい

腰部肾切除术　腰部腎切除術　ようぶじんせつじょじゅつ

腰丛　腰神経叢　ようしんけいそう

腰穿　腰椎穿刺　ようついせんし

腰大肌　大腰筋　だいようきん

腰大肌刺激征　大腰筋刺激徴候　だいようきんしげきちょうこう

腰大肌阴影　大腰筋〔陰〕影　だいようきん〔いん〕えい

腰大肌试验　大腰筋試験　だいようきんしけん

腰大肌征　大腰筋徴候　だいようきんちょうこう

腰带　腰帯　ようたい

腰骶部　腰仙部　ようせんぶ

腰骶部劳损　腰仙部ストレイン　ようせんぶstrain

腰骶部痛　腰仙部痛　ようせんぶつう

腰骶丛　腰仙骨神経叢　ようせんこつしんけいそう

腰骶丛〔神经〕损伤　腰仙骨〔神経〕叢損傷　ようせんこつ〔しんけい〕そうそんしょう

腰骶干　腰仙骨神経幹　ようせんこつしんけいかん
腰骶关节　腰仙関節　ようせんかんせつ
腰骶关节强硬　腰仙関節強直　ようせんかんせつきょう
　　ちょく
腰骶关节屈曲试验　腰仙関節屈曲試験　ようせんかんせつ
　　くっきょくしけん
腰骶脊椎前移　腰仙部脊椎前すべり症,腰仙部脊椎前転位
　　ようせんぶせきついぜんすべりしょう,ようせんぶせき
　　ついぜんてんい
腰骶角　腰仙角　ようせんかく
腰骶膨大　腰仙膨大　ようせんぼうだい
腰骶神经根病　腰仙神経根病　ようせんしんけいこんびょ
　　う
腰骶神经根病损　腰仙神経根傷害　ようせんしんけいこん
　　しょうがい
腰骶神经根炎　腰仙神経根炎　ようせんしんけいこんえん
腰骶支撑架　腰仙レスト　ようせんrest
腰骶椎间盘变性　腰仙椎間〔円〕板変性　ようせんついかん
　　〔えん〕ばんへんせい
腰动脉　腰動脈　ようどうみゃく
腰方肌　腰方形筋　ようほうけいきん
腰横突间内侧肌　腰内側横突間筋　ようないそくおうとつ
　　かんきん
腰横突间外侧肌　腰外側横突間筋　ようがいそくおうとつ
　　かんきん
腰回旋肌　腰回旋筋　ようかいせんきん
腰肌劳损　腰筋ストレイン　ようきんstrain
腰肌脓肿　腰筋膿瘍　ようきんのうよう
腰棘间肌　腰棘間筋　ようきょくかんきん
腰交感神经节　腰交感神経節　ようこうかんしんけいせつ
腰交感神经节封闭术　腰交感神経節ブロック　ようこうか
　　んしんけいせつblock
腰交感神经节切除术　腰交感神経節切除術　ようこうかん
　　しんけいせつせつじょじゅつ
腰交感神经节阻滞术　腰交感神経節遮断術　ようこうかん
　　しんけいせつしゃだんじゅつ
腰交感神经切除术　腰交感神経切除術　ようこうかんしん
　　けいせつじょじゅつ
腰筋膜　腰筋膜　ようきんまく
腰静脉　腰静脈　ようじょうみゃく
腰肋内侧弓　内側腰肋弓　ないそくようろくきゅう
腰肋韧带　腰肋靱帯　ようろくじんたい
腰肋外侧弓　外側腰肋弓　がいそくようろくきゅう
腰〔淋巴〕干　腰リンパ本幹　ようlymphほんかん
腰淋巴结　腰リンパ節　ようlymphせつ
腰内脏神经　腰内臓神経　ようないぞうしんけい
腰扭挫　腰捻挫　ようねんざ
腰髂肋肌　腰腸肋骨筋　ようちょうろっこつきん
腰前凸加大　腰〔脊〕椎前彎悪化　よう〔せき〕ついぜんわん
　　あっか
腰前凸消失　腰〔脊〕椎前彎消失　よう〔せき〕ついぜんわん
　　しょうしつ
腰区　腰部　ようぶ
腰三角　腰三角　ようさんかく
　　波替氏腰三角　プティ腰三角　Petitようさんかく
腰三角疝　腰三角ヘルニア　ようさんかくhernia
腰疝　腰ヘルニア　ようhernia
腰上三角　上腰三角　じょうようさんかく

腰神经　腰神経　ようしんけい
腰神经节　腰神経節　ようしんけいせつ
腰升静脉　上行腰静脈　じょうこうようじょうみゃく
腰痛　腰痛〔症〕　ようつう〔しょう〕
腰下三角　下腰三角　かようさんかく
腰小肌　小腰筋　しょうようきん
腰形盘　腎形盤　じんけいばん
腰支　腰枝　ようし
腰主动脉造影术　腰大動脈造影法　ようだいどうみゃくぞ
　　うえいほう
腰椎　腰椎　ようつい
腰椎穿刺　腰椎穿刺　ようついせんし
腰椎穿刺后头痛　腰椎穿刺後頭痛　せきついせんしごずつ
　　う
腰椎穿刺器　腰椎穿刺器　ようついせんしき
腰椎穿刺器械包　腰椎穿刺器械セット　ようついせんしき
　　かいset
腰椎穿刺针　腰椎穿刺針　ようついせんししん
腰椎骶化　腰椎の仙椎化,第五腰椎仙椎化　ようついのせ
　　んついか,だいごようついのせんついか
腰椎骨折　腰椎骨折　ようついこっせつ
腰椎滑脱症　腰椎すべり症,腰椎骨転位　ようついすべり
　　しょう,ようついこつてんい
腰椎化　腰椎化　ようついか
腰椎间盘部分切除术　腰椎間〔円〕板部分切除術　ようつい
　　かん〔えん〕ばんぶぶんせつじょじゅつ
腰椎间盘髓核摘除术　腰椎間〔円〕板髄核切除術　ようつい
　　かん〔えん〕ばんずいかくせつじょじゅつ
腰椎间盘突出症　腰椎間〔円〕板脱〔出症〕　ようついかん
　　〔えん〕ばんだつ〔しゅっしょう〕
腰椎间盘造影术　腰椎間〔円〕板造影法　ようついかん〔え
　　ん〕ばんぞうえいほう
腰椎间隙　腰椎間隙　ようついかんげき
腰〔椎〔髄〕〕麻〔醉〕　腰椎麻酔　ようついますい
腰椎麻醉注射针　腰椎麻酔注射針　ようついますいちゅう
　　しゃしん
腰椎前凸　腰椎前彎　ようついぜんわん
腰椎椎体骨折　腰椎椎体骨折　ようついついたいこっせつ
腰椎椎体骨折脱位　腰椎椎体骨折脱臼　ようついついたい
　　こっせつだっきゅう
腰最下动脉　最下腰動脈　さいかようどうみゃく

yáo　摇遥

摇摆步态　動揺歩行　どうようほこう
摇摆假说　ゆらめき仮説　ゆらめきかせつ
摇摆式制粒机　振動式造粒機　しんどうしきぞうりゅうき
摇动切片机　揺転式ミクロトーム　ようてんしきmicro-
　　tome
摇溶现象　チキソトロピー　thixotropy
摇钻　ハンドドリル,手回しドリル　hand drill,てまわし
　　drill
遥测计　遠隔測定装置,テレメーター　えんかくそくてい
　　そうち,telemeter
遥测记录器　遠隔測定記録器　えんかくそくていきろくき
遥测术　遠隔測定法,テレメトリー　えんかくそくていほ
　　う,telemetry
遥测温度计　遠隔測定温度計,テレサーモメーター　えん
　　かくそくていおんどけい,telethermometer
遥测系统　遠隔測定系統　えんかくそくていけいとう

遥测指示器 遠隔測定指示器 えんかくそくていしじき
遥感感受器 遠隔測定受容器 えんかくそくていじゅよう
遥控 遠隔制御,遠隔操作,リモートコントロール えんかくせいぎょ,えんかくそうさ,remote control
遥控成批处理 リモート バッチ remote batch
遥控X线诊断机 遠隔操作X線診断装置 えんかくそうさXせんしんだんそうち

yǎo 咬

咬唇癖 咬唇癖 こうしんへき
咬骨剪 骨鋏 ほねばさみ
咬骨钳 骨鉗子,雕骨鉗子 こつかんし,ちょうこつかんし
咬合 咬合,バイト こうごう,bite
咬合板 咬合床(板) こうごうしょう(ばん)
咬合不全 不全咬合 ふぜんこうごう
咬合不正 不正咬合 ふせいこうごう
咬合测距尺 咬合測定器 こうごうそくていき
咬合错(紊)乱 咬合錯乱 こうごうさくらん
咬合关系 咬合関係 こうごうかんけい
咬合过高 上位咬合 じょういこうごう
咬合架(器) 咬合器 こうごうき
咬合力计 顎力測定計 がくりょくそくていけい
咬合力学 顎力学 がくりきがく
咬合面 咬合面 こうごうめん
咬合平衡 咬合平衡 こうごうへいこう
咬合线 咬合線 こうごうせん
咬合翼片 咬翼 こうよく
咬合缘 咬合縁 こうごうえん
咬合运动 咀嚼運動 そしゃくうんどう
咬合纸 咬合紙 こうごうし
咬合纸夹 咬合紙はさみ こうごうしはさみ
咬痕 咬痕 こうこん
咬肌 咬筋,咀嚼筋 こうきん,そしゃくきん
咬肌粗隆 咬筋粗面 こうきんそめん
咬肌动脉 咬筋動脈 こうきんどうみゃく
咬肌筋膜 咬筋筋膜 こうきんきんまく
咬肌神经 咬筋神経 こうきんしんけい
咬力 咬力 こうりょく
咬力测验计 咬力計 こうりょくけい
咬伤 咬創 こうそう
咬舌 舌咬創 ぜつこうそう
咬痛 咬痛 こうつう
咬牙 歯ぎしり はぎしり
咬指甲癖 咬爪症,咬甲癖 こうそうしょう,こうこうへき

yào 药要

药 薬,薬剤,医薬品 くすり,やく,やくざい,いやくひん
药杯 薬杯 やくはい
药(纱)布 軟膏綿布,ガーゼ なんこうめんぷ,gauze
药布剂 軟膏綿布剤 なんこうめんぷざい
药材 生薬 しょうやく
药材学 生薬学 しょうやくがく
药厂 製薬工場 せいやくこうじょう
药草 薬草 やくそう
药代动力学 薬物代謝動力学,ファルマコキネテイックス やくぶつたいしゃどうりきがく,pharmacokinetics
药刀 スパーテル,スパチューラ,へら spatel,spatula
药典 薬局方 やっきょくほう
药店(房) 薬局 やっきょく

药方 処方 しょほう
药方集 処方録 しょほうろく
药房 薬局 やっきょく
药房主任 薬局主任,薬局長 やっきょくしゅにん,やっきょくちょう
药费 薬金,薬費,薬代 やっきん,やくひ,くすりだい
药粉 (薬)粉末 (やく)ふんまつ
药粉分包机 粉剤デイバイダー ふんざいdivider
药粉混合器 薬粉撹拌器 やくふんかくはんき
药膏 軟膏(剤) なんこう(ざい)
药根碱 ジャトロルリジン jatrorrhizine
药柜 薬品だな やくひんだな
药剂 薬剤 やくざい
药剂等效性 薬剤同(等)価性 やくざいどう(とう)かせい
药(剂)师 薬剤師 やくざいし
药剂师协会 薬剤師協会 やくざいしきょうかい
药剂士 薬剤師助手 やくざいしじょしゅ
药剂学 薬剤学 やくざいがく
药酒压榨器 チンキ プレッサー tincture presser
药喇叭 ヤラッパ jalap
药喇叭苷 ヤラピン jalapin
药理检验 薬理学的検定 やくりがくてきけんてい
药理特性 薬理学的性状 やくりがくてきせいじょう
药理学家 薬理学者 やくりがくしゃ
药理研究所 薬理研究所 やくりけんきゅうしょ
药理作用 薬理作用 やくりさよう
药酶 薬物代謝酵素 やくぶつたいしゃこうそ
药棉 脱脂綿 だっしめん
药棉拭子 綿棒,スワブ めんぼう,swab
药片 錠(剤) じょう(ざい)
药片崩解测试器 錠(剤)崩壊試験器 じょう(ざい)ほうかいしけん
药片磨损测试器 錠(剤)摩擦損失試験器 じょう(ざい)まさつそんしつしけんき
药片消化测试仪 錠(剤)消化試験器 じょう(ざい)しょうかしけんき
药片硬度测试仪 錠(剤)硬度試験器 じょう(ざい)こうどしけんき
药品 医薬品 いやくひん
药品标准 薬品基準 やくひんきじゅん
药品干燥器 薬品乾燥器 やくひんかんそうき
药品规格 薬品規格 やくひんきかく
药品检验所 薬品検定所 やくひんけんていしょ
药品箱 薬品箱 やくひんばこ
药商 薬屋,ファーマシスト くすりや,pharmacist
药水 水薬 すいやく,みずくすり
药水检验仪 水薬検定器 すいやくけんていき
药水瓶 薬液瓶 やくえきびん
药特灵 キニオフォン,ヤトレン chiniofon,yatren
药丸 丸剤 がんざい
药丸计数器 丸剤計数器 がんざいけいすうき
药丸皿 丸剤皿 がんざいざら
药物 薬物 やくぶつ
药物避孕 薬物避妊 やくぶつひにん
药物变态反应 薬物アレルギー反応 やくぶつAllergieはんのう
药物不纯 薬物不純 やくぶつふじゅん
药物催眠 薬物催眠 やくぶつさいみん

药物代谢 薬物代謝 やくぶつたいしゃ

药〔物〕代〔谢〕动力学 薬物代謝動力学 やくぶつたいしゃどうりきがく

药物代谢酶 薬物代謝酵素 やくぶつたいしゃこうそ

药物代谢速率 薬物代謝率 やくぶつたいしゃりつ

药物的活性代谢 薬物の活性代謝 やくぶつのかっせいたいしゃ

药物的肾排泄 薬物の腎排出 やくぶつのじんはいしゅつ

药物定位 薬物定位 やくぶつていい

药物动力学 薬物動力学 やくぶつどうりきがく

药物毒性 薬物毒性 やくぶつどくせい

药物反应 薬物反応 やくぶつはんのう

药物分布 薬物分布 やくぶつぶんぷ

药物分离 薬物分離 やくぶつぶんり

药物分析 薬物分析 やくぶつぶんせき

药物粉碎器 薬物粉砕器 やくぶつふんさいき

药物过量 薬物過量 やくぶつかりょう

药物过敏 薬物アレルギー やくぶつAllergie

药物过敏试验 薬物過敏性試験 やくぶつかびんせいしけん

药物过敏性 薬物過敏性 やくぶつかびんせい

药物过敏性口炎 薬物過敏性口内炎 やくぶつかびんせいこうないえん

药物过敏性休克 薬物アナフイラキシー ショック やくぶつAnaphylaxie shock

药物化学 薬〔物〕化学 やく〔ぶつ〕かがく

药物混合器 薬物混合器 やくぶつこんごうき

药物鉴定 薬物確認,薬物同定 やくぶつかくにん,やくぶつどうてい

药物浸出器 薬剤浸出器 やくざいしんしゅっき

药物浸煎器 薬物浸煎器 やくぶつしんせんき

药物恐怖 薬物恐怖〔症〕 やくぶつきょうふ〔しょう〕

药物滥用 薬物乱用 やくぶつらんよう

药物利用率 薬物利用率 やくぶつりようりつ

药〔物〕疗法 薬物療法 やくぶつりょうほう

药物漏斗 薬物漏斗 やくぶつろうと

药物麻醉 薬物麻酔 やくぶつますい

药〔物〕敏〔感〕试验 薬物感受性試験 やくぶつかんじゅせいしけん

药物碾磨器 薬物粉砕器 やくぶつふんさいき

药物皮炎 薬物性皮膚炎 やくぶつせいひふえん

药物癖 薬物嗜癖 やくぶつしへき

药物热 薬物熱 やくぶつねつ

药物溶解锅 薬物ボイラー,薬物溶解釜 やくぶつboiler,やくぶつようかいがま

药物筛 薬物ふるい やくぶつふるい

药物筛选法 薬物選別法 やくぶつせんべつほう

药物筛选试验 薬物選別試験 やくぶつせんへつしけん

药物设计 薬物設計,ドラッグ デザイン やくぶつせっけい,drug design

药物-受体复合物 薬物受容体複合物 やくぶつじゅようたいふくごうぶつ

药物-受体相互作用 薬物受容体相互作用 やくぶつじゅようたいそうごさよう

药物睡眠 薬物誘発睡眠 やくぶつゆうはつすいみん

药物睡眠疗法 薬物睡眠療法 やくぶつすいみんりょうほう

药物特〔异反〕应性 薬物特異性 やくぶつとくいせい

药物特异体质 薬物特異体質 やくぶつとくいたいしつ

药物体内命运 薬物生体内運命 やくぶつせいたいないうんめい

药物天平 薬物天秤 やくぶつてんびん

药物相互作用 薬物相互作用 やくぶつそうごさよう

药物效应的非等效性 薬物効果の非同(等)価性 やくぶつこうかのひどう(とう)かせい

药物性白内障 薬物性白内障 やくぶつせいはくないしょう

药物性鼻炎 薬物性鼻炎 やくぶつせいびえん

药物性肠炎 薬物性腸炎 やくぶつせいちょうえん

药物性肝损害 薬物性肝障害 やくぶつせいかんしょうがい

药物性肝炎 薬物性肝炎 やくぶつせいかんえん

药物性感觉神经性聋 薬物性感覚神経性難聴 やくぶつせいかんかくしんけいせいなんちょう

药物性过敏反应 薬物性アナフイラキシー反応 やくぶつせいAnaphylaxieはんのう

药物性黄疸 薬物性黄疸 やくぶつせいおうだん

药物性肌病 薬物性ミオパシー やくぶつせいmyopathy

药物性结膜炎 薬物性結膜炎 やくぶつせいけつまくえん

药物性溃疡 薬物性潰瘍 やくぶつせいかいよう

药物〔性〕皮炎 薬物性皮膚炎 やくぶつせいひふえん

药物性荨麻疹 薬物性じんま疹 やくぶつせいじんましん

药物性溶血性贫血 薬物性溶血性貧血 やくぶつせいようけつせいひんけつ

药物性神经病 薬物〔性〕神経病 やくぶつ〔せい〕しんけいびょう

药物性铁质沉着 薬物性鉄沈着〔症〕 やくぶつせいてつちんちゃく〔しょう〕

药物学 薬物学 やくぶつがく

药物研究所 薬物研究所 やくぶつけんきゅうじょ

药物依赖性 薬物依存性 やくぶついぞんせい

药物遗传学 薬物遺伝学 やくぶついでんがく

药物引产 薬物的誘発分娩 やくぶつてきゆうはっぷんべん

药物诱发 薬物誘発 やくぶつゆうはつ

药物诱发狼疮样综合征 薬物誘発性狼瘡様症候群 やくぶつゆうはつせいろうそうようしょうこうぐん

药〔物〕浴 薬物浴 やくぶつよく

药物预防法 薬物〔的〕予防法,予防的薬物療法 やくぶつ〔てき〕よぼう〔ほう〕,よぼうてきやくぶつりょうほう

药物诊断 薬物診断 やくぶつしんだん

药〔物〕疹 薬疹 やくしん

药物症状 薬物性症状 やくぶつせいしょうじょう

药物制剂 薬物製剤 やくぶつせいざい

药物制剂试验法 薬物製剤試験法 やくぶつせいざいしけんほう

药物致死 薬物致死 やくぶつちし

药物中毒 薬物中毒 やくぶつちゅうどく

药物注册 薬物登録 やくぶつとうろく

药物转运 薬物輸送 やくぶつゆそう

药物作用机制 薬物作用の機序 やくぶつさようのきじょ

药物作用原理 薬物作用の原理 やくぶつさようのげんり

药西瓜中毒 コロシント中毒 colocynthちゅうどく

药效 薬効 やっこう

药效分类 薬効分類 やっこうぶんるい

药效学 薬力学 やくりきがく

药学 薬学 やくがく
药学院 薬学院 やくがくいん
药癖 薬物依存性,薬物嗜癖 やくぶついぞんせい,やくぶつしへき
药癖者 薬物依存者,薬物常用者,常習者 やくぶついぞんしゃ,やくぶつじょうようしゃ,じょうしゅうしゃ
药用大黄 マルバタイオウ
药用明胶 薬用ゲラチン やくようgelatin
药用软皂 薬用軟性石ケン やくようなんせいせっけん
药用炭 薬用活性炭 やくようかっせいたん
药原性胆汁郁积 薬原性胆汁うっ滞 やくげんせいたんじゅううったい
药原性低血糖症 薬原性低血糖症 やくげんせいていけっとうしょう
药原性甲亢 薬原性甲状腺機能亢進〔症〕 やくげんせいこうじょうせんきのうこうしん〔しょう〕
药原性牙髓炎 薬原性歯髄炎 やくげんせいしずいえん
药皂 薬用石ケン やくようせっけん
要素 要素 ようそ

YE 耶椰野叶夜液腋

yé 耶

耶尔森氏菌属 エルジニア属 Yersiniaぞく
耶尔赞氏血清 エルザン血清 Yersinけっせい
耶格氏〔近距〕视力表 イエーガー視力表 Jaegerしりょくひょう
耶利内克氏征 イエリネク徴候 Jellineck ちょうこう
耶拿解剖学名词 イエナ解剖学名詞 Jenaかいぼうがくめいし
耶斯特氏小体 イエースト小体 Joestしょうたい
椰子〔实〕 椰子の実 ヤシのみ
椰子〔树〕 ココヤシ,ヤシ
椰子硬脂 ココステアリン cocostearin
椰子油 椰子油 ヤシゆ
椰子脂 コプラオル copraol

yě 野

野百合 タヌキマメ
野百合碱 モノクロタリン monocrotaline
野靛碱 シチシン cytisine
野葛 クズ
野黄芩甙 スクテラレイン scutellarein
野鸡尾 タチシノブ
野菊 アブラギク
野菊花内酯 イエジュホウア ラクトン yejuhua lactone
野菊花素A アルトグラシンA artoglasinA
野决明碱 テルモプシン thermopsine
野萝卜 ニンジン
野马追 サワヒヨドリ
野蘑菇 シロオオハラタケ
野茉莉科 エゴノキ科 エゴノキか
野木瓜 野木瓜 ヤボクカ
野山楂 サンザシ
野生动植物 野生動植物 やせいどうしょくぶつ
野生啮齿动物 野生齧歯類動物 やせいけっしるいどうぶつ
野生型 野生型 やせいがた
野生型基因 野生型遺伝子 やせいがたいでんし
野生株 野生株 やせいしゅ

野兔热(病) 野兎熱,野兎病,ツラレミア やとねつ,やとびょう,tularemia
野外活动 野外活動 やがいかつどう
野外试验 野外実験 やがいじっけん
野外试验结果 野外実験結果 やがいじっけんけっか
野莴苣苷 シコリイン cichoriin
野西瓜苗 野西瓜苗 ヤセイカビョウ
野樱皮苷 プルナシン prunasin
野罂粟 ノゲシ,シベリアヒナゲシ
野战医院 野戦病院 やせんびょういん

yè 叶夜液腋

叶 葉 よう,は
叶柄 葉柄 ようへい
叶蛋白 葉蛋白質 ようたんぱくしつ
叶段分布 肺葉区域分布 はいようくいきぶんぶ
叶红素 カロチン carotin
叶黄呋喃素 フラボキサンチン flavoxanthin
叶黄素 キサントフィル xanthophyll
叶迹维管束 葉跡維管束 ようせきいかんそく
叶间导管 葉間管 ようかんかん
叶间隔 葉間中隔 ようかんちゅうかく
叶间沟 葉間溝 ようかんこう
叶间积液 葉間滲出液 ようかんしんしゅつえき
叶间静脉 葉間静脈 ようかんじょうみゃく
叶间裂 葉間裂 ようかんれつ
叶间面 葉間面 ようかんめん
叶间胸膜积液 葉間胸膜滲出液 ようかんきょうまくしんしゅつえき
叶间隙 葉間隙 ようかんげき
叶绿醇 フィトール phytol
叶绿醌 フィロキノーン phylloquinone
叶绿素 クロロフィル,葉緑素 chlorophyll,ようりょくそ
叶绿素酶 クロロフィラーゼ chlorophyllase
叶绿酸 クロロフィリン chlorophyllin
叶绿酸铜钠盐 クロロフィリン銅ナトリウム塩 chlorophyllin どうnatriumえん
叶绿体 葉緑体,クロロプラスト ようりょくたい,chloroplast
叶脉 葉脈 ようみゃく
叶霉素 フィロマイシン phyllomycin
叶内部 葉内部 ようないぶ
叶片 葉身,葉片 ようしん,ようへん
叶片状结晶 葉片状結晶 ようへんじょうけっしょう
叶鞘 葉鞘 ようしょう
叶切除术 ロベクトミー,葉切除術 lobectomy,ようせつじょじゅつ
叶切断术 ロボトミー,葉切断術 lobotomy,ようせつだんじゅつ
叶肉 葉肉 ようにく
叶酸 葉酸,ホラシン ようさん,folacin
叶酸对抗剂 葉酸拮抗剤 ようさんきっこうざい
叶酸类似物 ホラシノイド folacinoid
叶酸缺乏 葉酸欠乏〔症〕 ようさんけつぼう〔しょう〕
叶酸脱氢酶 葉酸脱水素酵素 ようさんだっすいそこうそ
叶透钠树 ダミアナ damiana
叶下部 葉下部 ようかぶ
叶下珠 コミカンソウ
叶序 葉序 ようじょ

叶轴　葉軸　ようじく
叶状孢子　葉状体胞子　ようじょうたいほうし
叶状处女膜　葉状処女膜　ようじょうしょじょまく
叶状假足　葉状偽足　ようじょうぎぞく
叶状囊肉瘤　葉状囊肉腫　ようじょうのうにくしゅ
叶状绒〔毛〕膜　葉状絨毛膜　ようじょうじゅうもうまく
叶状乳头　葉状乳頭　ようじょうにゅうとう
叶状胎盘　葉状胎盤　ようじょうたいぱん
叶状植物　葉状植物　ようじょうしょくぶつ
夜班护士　夜勤看護婦　やきんかんごふ
夜蛋白尿〔症〕　夜間蛋白尿〔症〕　やかんたんぱくにょう〔しょう〕
夜发性弱视　夜間弱視　やかんじゃくし
夜发性舞蹈病　夜間舞踏病　やかんぶとうびょう
夜间进食综合征　夜食症候群　やしょくしょうこうぐん
夜间磨牙　歯ぎしり　はぎしり
夜间痛　夜間痛　やかんつう
夜间血红蛋白尿　夜間〔性〕血色素尿症　やかん〔せい〕けつしきそにょうしょう
夜〔间遗〕尿〔症〕　夜〔間多〕尿〔症〕　や〔かんた〕にょう〔しょう〕
夜间阵发性呼吸困难　夜間発作性呼吸困難　やかんほっさせいこきゅうこんなん
夜间阵发性血红蛋白尿症　夜間発作性血色素尿症　やかんほっさせいけつしきそにょうしょう
夜交藤　夜交藤　ヤコウトウ
夜惊　夜泣き,夜驚症　やなき,やきょうしょう
夜罗宁　イノリン　inolin
夜盲〔症〕　夜盲症　やもうしょう
夜尿量　夜尿排出量　やにょうはいしゅつりょう
夜视觉　夜間視力　やかんしりょく
夜现丝虫　夜間出現性フィラリア　やかんしゅつげんせいfilaria
夜现丝虫病　夜間出現性フィラリア症　やかんしゅつげんせいfilariaしょう
夜啼　夜号叫　やごうきょう
夜游症　夜游症　やゆうしょう
液　液〔体〕　えき〔たい〕
　布安氏液　ブーアン液　Bouinえき
　林格氏液　リンゲル液　Ringerえき
　卢戈尔氏液　ルゴール液　Lugolえき
　洛克氏液　ロック液　Lockeえき
　苗勒氏液　ミュラー液　Müllerえき
　绍丁氏液　シャウジン液　Schaudinnえき
液胞　液胞,空胞　えきほん,くうほう
液波　液波　えきは
液槽　液槽　えきそう
液氮冷刀　液体窒素冷凍刀　えきたいちっそれいとうとう
液氮冷冻　液体窒素冷凍　えきたいちっそれいとう
液氮治疗　液体窒素治療　えきたいちっそちりょう
液固层析　液体固体色層分析　えきたいこたいしきそうぶんせき
液固色谱法　液体固体クロマトグラフィ　えきたいこたいchromatography
液化　液化　えきか
液化苯酚　液化フェノール　えきかphenol
液化变性　液化変性　えきかへんせい
液化剂　液化剤　えきかざい

液化器　液化装置　えきかそうち
液化时间　液化時間　えきかじかん
液化天然气　液化天然ガス　えきかてんねんgas
液化温度　液化温度　えきかおんど
液化性坏死　液化壊死　えきかえし
液剂　液剤　えきざい
液胶　ゾル　sol
液胶体　リクオゲル　liquogel
液晶　液晶　えきしょう
液晶热图象　液晶サーモグラム,液晶温度記録図　えきしょうthermogram,えきしょうおんどきろくず
液晶态　液晶状態　えきしょうじょうたい
液晶图象　液晶パタン　えきしょうpattern
液量过多　水過多症　みずかたしょう
液量过少　水過少症　みずかしょうしょう
液量正常　正常液量　せいじょうえきりょう
液膜蒸馏器　フィルム蒸留装置　filmじょうりゅうそうち
液内氧〔化〕还〔原〕指示剂　液内酸化還元指示薬　えきないさんかかんげんしじやく
液泡膜　液胞膜　えきほうまく
液平面　液面　えきめん
液气胸　液気胸　えきききょう
液态　液態　えきたい
液态氮　液体窒素　えきたいちっそ
液态酚　液化石炭酸　えきかせきたんさん
液态氙　液体キセノン　えきたいxenon
液态镶嵌模型　液体モザイク模型　えきたいmosaicもけい
液态镶嵌学说　液体モザイク説　えきたいmosaicせつ
液体比重测定法　液体比重測定法　えきたいひじゅうそくていほう
液体比重测量缸　液体比重測定缶　えきたいひじゅうそくていかん
液体比重计　液体比重計　えきたいひじゅうけい
液体比重计组　液体比重計セット　えきたいひじゅうけいset
液体冰点　液体氷〔結〕点　えきたいひょう〔けつ〕てん
液体层析　液体クロマトグラフィ　えきたいthromatography
液体放射能计数器　リキッドカウンター　liquid counter
液体干涉仪　液体干渉計　えきたいかんしょうけい
液体混合论　液体混合論　えきたいこんごうろん
液体激光器　液体レーザー　えきたいlaser
液体接界电势　液体接合ポテンシャル　えきたいせつごうpotential
液体静水压　液体静水圧　えきたいせいすいあつ
液体〔抗〕白喉血清　液体抗ジフテリア血清　えきたいこうdiphtheriaけっせい
液体类毒素　液体類毒素　えきたいるいどくそ
液体培养　液体培養　えきたいばいよう
液体培养基　液体培地　えきたいばいち
液体平衡　液体平衡　えきたいへいこう
液体闪烁计数　液体シンチ〔レーション〕計数　えきたいscinti〔llation〕けいすう
液体闪烁计数器　液体シンチ〔レーション〕計数器　えきたいscinti〔llation〕けいすうき
液体闪烁探测器　液体シンチ〔レーション〕検出器　えきたいscinti〔llation〕けんしゅつき
液体渗出　液体滲出　えきたいしんしゅつ

液体(状)石蜡 流動パラフィン りゅうどうparaffin

液体¹³³氙 液体キセノン-133 えきたいxenon-133

液体疫苗 液体ワクチン えきたいvaccine

液相 液相 えきそう

液相层析(色谱)〔法〕 液相クロマトグラフィ えきそうchromatography

液相硝化 液相ニトロ化 えきそうnitroか

液相载荷量 液相負荷量 えきそうふかりょう

液压扩张术 水圧拡張法 すいあつかくちょうほう

液氧 液体酸素 えきたいさんそ

液-液层析(色谱)〔法〕 液・液クロマトグラフィ えき・えきchromatography

液-液萃取 液・液抽出 えき・えきちゅうしゅつ

液-液系统 液・液系統 えき・えきけいとう

液溢 漏水症 ろうすいしょう

液状凝胶 リクオゲル liquogel

液状葡萄糖 液状ブドウ糖 えきじょうブドウとう

腋部检查 腋窩検査 えきかけんさ

腋测法 腋窩測定法 えきかそくていほう

腋臭 腋臭 えきしゅう

腋臭切除术 腋臭切除術 えきしゅうせつじょじゅつ

腋动脉 腋窩動脈 えきかどうみゃく

腋后襞 後腋窩ひだ こうえきかひだ

腋后线 後腋窩線 こうえきかせん

腋筋膜 腋窩筋膜 えきかきんまく

腋静脉 腋窩静脈 えきかじょうみゃく

腋淋巴丛 腋窩リンパ叢 えきかlymphそう

腋淋巴结 腋窩リンパ節 えきかlymphせつ

腋毛 腋毛 えきもう

腋毛菌(癣)病 腋毛糸状菌〔症〕,腋窩黄菌毛〔症〕 えきもうしじょうきん〔しょう〕,えきかおうきんもう〔しょう〕

腋毛脱落 腋毛脱落 えきもうだつらく

腋前襞 前腋窩ひだ ぜんえきかひだ

腋前线 前腋窩線 ぜんえきかせん

腋鞘 腋鞘,わきさや えきしょう

腋区 腋窩部 えきかぶ

腋神经 腋窩神経 えきかしんけい

腋神经损伤 腋窩神経損傷 えきかしんけいそんしょう

腋突 腋窩突起 えきかとっき

腋温探测器 腋窩温度検出器 えきかおんどけんしゅつき

腋窝 腋窩 えきか

腋窝温度 腋窩温度 えきかおんど

腋窝温度计 腋窩温度計 えきかおんどけい

腋窝线 腋窩線 えきかせん

腋窝悬韧带 腋窩懸垂靭帯 えきかけんすいじんたい

腋窝阴阜顶泌腺慢性炎症 フォックス・フォアダイス病 Fox-Fordyce びょう

腋窝中点 腋窩中央点 えきかちゅうおうてん

腋下体温 腋下体温 えきかたいおん

腋芽 腋芽 えきが

腋缘 腋窩縁 えきかえん

腋中线 中腋窩線 ちゅうえきかせん

YI 一伊衣医依铱仪饴宜贻胰移遗疑乙巳钇蚁酏椅义艺异译呓抑易疫益逸翌意溢缢薏臆镱翼镒癔

yī 一伊衣医依铱

一半切除 片側切除 へんそくせつじょ

一般疗法 一般療法 いっぱんりょうほう

一般染色 常習染色,普通染色 じょうしゅうせんしょく,ふつうせんしょく

一般适应综合征 泛適応症候群 はんてきおうしょうこうぐん

一般性过大骨盆 全広骨盤 ぜんこうこつばん

一般性狭窄骨盆 全狭骨盤 ぜんきょうこつばん

一般照明 一般照明 いっぱんしょうめい

一部分 一部分 いちぶぶん

一侧性多脑神经炎 片側性多発〔性〕脳神経炎 へんそくせいたはつ〔せい〕のうしんけいえん

一匙量 さじ1杯分,1さじ分 さじいっぱいぶん,ひとさじぶん

一次产妇 一回経産婦 いっかいけいさんふ

一次成影照相机 ポラロイド カメラ polaroid camera

一次击中靶 一撃中的 いちげきちゅうてき

〔一次〕剂量 一回〔投与〕量,一回〔服〕用量 いっかい〔とうよ〕りょう,いっかい〔ふく〕ようりょう

一次污染物 一次汚染物 いちじおせんぶつ

一次荧光 一次蛍光 いちじけいこう

一次最高容许浓度 一回最大許容濃度 いっかいさいだいきょようのうど

一碘酪氨酸 モノヨードチロシン monoiodotyrosine

一度房室传导阻滞 第一度A-Vブロック だいいちどA-V block

一度烧伤 第一度火傷 だいいちどかしょう

一对 一対 いっつい

一二四〇 エチオン ethion

一分钟胆红素 一分間ビリルビン いっぷんかんbilirubin

一分钟胆红素含量测定 一分間ビリルビン含量測定 いっぷんかんbilirubinがんりょうそくてい

一氟三氯甲烷 トリクロロモノフルオロメタン trichloromono fluromethane

一个基因一种多肽假说 一遺伝子—ポリペプチド仮説 いちいでんしいちpolypeptide かせつ

一个基因一种酶假说 一遺伝子一酵素説 いちいでんしいちこうそせつ

一贯型杂音 連続性雑音 れんぞくせいざつおん

一过热 飢餓熱 きがねつ

一过性白细胞增多 一過性白血球増加症 いっかせいはっけっきゅうぞうかしょう

一过性单眼盲 一過性単眼盲 いっかせいたんがんもう

一过性肺炎 一過性肺炎 いっかせいはいえん

一过性关节病 一過性関節症 いっかせいかんせつしょう

一过性碱性尿 一過性アルカリ尿 いっかせいalkaliにょう

一过性皮疹 一過性皮疹 いっかせいひしん

一过性缺血发作 一過性〔脳〕虚血発作 いっかせい〔のう〕きょけつほっき

一过性肾病综合征 一過性ネフローゼ症候群 いっかせいNephrose しょうこうぐん

一过性糖尿病 一過性糖尿病 いっかせいとうにょうびょう

一号西皮氏散 シッピー第一粉剤 Sippy だいいちふんざい

一级标准 一次標準 いちじひょうじゅん

一级电离 第一期イオン化 だいいっきionか

一级电离常数 第一期イオン化定数 だいいっきionかていすう

一级反应 一次反応 いちじはんのう

一级分裂图谱　一次分裂図表　いちじぶんれつずひょう

一级苷(貳)　一次グリコシド　いちじglycoside

一级呼吸细支气管　一次呼吸細気管支　いちじこきゅうさいきかんし

一级结构　一次構造　いちじこうぞう

一级淋巴器官　一次リンパ器官　いちじlymphきかん

一级〔消除〕动力学　一次動力学　いちじどうりきがく

一级消除模型　一次消失モデル　いちじしょうしつmodel

一甲胺　モノメチルアミン　monomethylamine

一价　一価　いっか

一价元素　一価元素　いっかげんそ

一疗程　一クール　いちKur

一磷酸胞苷　一リン酸シチジン　いちりんさんcytidine

一磷酸次黄〔嘌呤核〕苷　イノシン酸一リン酸　inosineさんいちりんさん

一磷酸肌醇酯　一リン酸ミオイノシトール　いちりんさんmyoinositol

一磷酸己糖　六炭糖一リン酸　ろくたんとういちりんさん

一磷酸己糖径路　一リン酸六炭糖経路　いちりんさんろくたんとうけいろ

一磷酸鸟〔嘌呤核〕苷　グアノシン一リン酸　guanosinいちりんさん

一磷酸尿苷　ウリジン一リン酸　uridineいちりんさん

一磷酸腺苷　アデノシン一リン酸　adenosinいちりんさん

一磷酸腺苷琥珀酸　アデノシン一リン酸琥珀酸　adenosinいちりんさんコハクさん

一磷酸胸苷　チミジン一リン酸　thymidineいちりんさん

一〇五九　シストックス,デメトン,1059　systox,demeton

一〇五九中毒　1059中毒　1059ちゅうどく

一六〇〇　パラオクソン　paraoxon

一六〇五　パラチオン　parathion

一氯苯　モノクロルベンゼン　monochlorobenzene

一氯醋酸　モノクロル酢酸　monochlorさくさん

一氯酚　モノクロルフェノール　monochlorphenol

一氯化碘　一塩化ヨウ素　いちえんかヨウそ

一氯化铊　一塩化タリウム　いちえんかthallium

一卵多胎　一卵多胚　いちらんたはい

一卵双生儿　一卵性双生児　いちらんせいそうせいじ

一期缝〔合〕术　一次縫合術　いちじほうごうじゅつ

一期凝血酶原时间　一期プロトロンビン時間　いっきpro-thrombinじがん

一期修补术　一次修復術　いちじしゅうふくじゅつ

一期愈合　一期癒合,一次治癒　いっきゆごう,いちじちゆ

一轻松　アセトフェノリサチン　acetophenolisatin

一日必需量　最小一日必要量　さいしょういちにちひつようりょう

一日尿量测定法　一日尿量測定法　いちにちにょうりょうそくていほう

一时性黑蒙　ブラックアウト,一過性黒内障　blackout,いっかせいこくないしょう

一时性滑膜炎　一時性滑膜炎　いちじせいかつまくえん

一时性携带者　一時性保菌者　いちじせいほきんしゃ

一时性周期性上巩膜炎　一過性定期上強膜炎　いっかせいていきじょうきょうまくえん

一水化物　一水化物　いちすいかぶつ

一水五氨合高钴盐　アクオペンタンミンコバルト塩　aquopentammine cobltえん

一宿主蜱　一宿主マダニ　いちしゅくしゅマダニ

一羧酸转位酶　モノカルボン酸トランスロカーゼ　mono-carbonさんtranslocase

一碳单位　一炭素単位　いちたんそたんい

β,β′-氧二丙腈　β,β′-オキシジプロピオニトリル　β,β′-oxydipropionitrile

一氧化氮　一酸化窒素　いっさんかちっそ

一氧化氮测定　一酸化窒素測定　いっさんかちっそそくてい

一氧化二氮　亜酸化窒素　あさんかちっそ

一氧化铬　酸化第一クロム　さんかだいいちchrom

一氧化硫　一酸化硫黄　いっさんかいおう

一氧化锰　一酸化マンガン　いっさんかmanganese

一氧化铅　密陀僧,一酸化鉛　みつだそう,いっさんかなまり

一氧化铅中毒　一酸化鉛中毒　いっさんかなまりちゅうどく

一氧化碳　一酸化炭素　いっさんかたんそ

一氧化碳测定　一酸化炭素測定　いっさんかたんそそくてい

一氧化碳测定仪　一酸化炭素測定器　いっさんかたんそそくていき

一氧化碳弥散量　一酸化炭素び散量　いっさんかたんそびさんりょう

一氧化碳污染　一酸化炭素汚染　いっさんかたんそおせん

一氧化碳吸收剂　一酸化炭素吸収剤　いっさんかたんそきゅうしゅうざい

一氧化碳血症　一酸化炭素血症　いっさんかたんそけっしょう

一氧化碳中毒　一酸化炭素中毒　いっさんかたんそちゅうどく

一叶萩　ヒトツバハギ

一叶萩碱　セクリニン　securinine

一元胺　モノアミン　monoamine

一元醇　一価アルコール　いっかalcohol

一元酚　一価フェノール　いっかphenol

一元论学说　一元論説　いちげんろんせつ

一元论者　一元論者　いちげんろんしゃ

一元酸　一塩基酸　いちえんきさん

一元酸酯　一塩基酸エステル　いちえんきさんester

一丈红　タチアオイ

一枝蒿素　ブラチン　bullatine

一博格碱　イボガイン　ibogaine

伊东氏反应　伊東反応　いとうはんのう

伊尔斯氏病　イールス病　Ealesびょう

伊尔斯氏征　イールス徴候　Ealesちょうこう

伊凡斯氏蓝　エバンス ブルー　Evansblue

伊凡斯氏活动桥　エバンス可撤架工義歯　Evansかてつかこうぎし

伊凡斯综合征　エバンス症候群　Evansしょうこうぐん

伊格芬　イルガフェン　irgafen

伊格洛辛　イグロシン　igrosin

伊红　エオジン　eosin

伊红美蓝培养基　エオジン メチレン ブルー培地　eosin methylene blueばいち

伊红染液　エオジン染色液　eosinせんしょくえき

伊-科二氏征　イタール・ヒョレワ徴候　Itard-Cholewaちょうこう

伊利埃斯库氏征　イリエスク一徴候　Iliescuちょうこう

伊利氏试验 エリー試験 Elyしけん
伊利氏征 エリー徴候 Elyちょうこう
伊莫 エモル emol
伊桑贝尔氏病 イゾンベル病 Isambertびょう
伊色列氏放线菌 イスラエル放線菌 Israelほうせんきん
伊砂黄素 イザルピニン izalpinin
伊藤痣 伊藤母斑 いとうはん
伊蚊 ヤブカ
伊蚊属 ヤブカ属 ヤブカぞく
衣菌科 有莢細菌科 ゆうきょうさいきんか
衣菌属 有莢細菌属 ゆうきょうさいきんぞく
衣康酸 イタコン酸 itaconさん
衣虱 コロモジラミ
衣虱病 コロモジラミ寄生症 コロモジラミきせいしょう
衣原体 クラミジア Chlamydia
衣原体病 クラミジア病 Chlamydiaびょう
衣原体肺炎 クラミジア性肺炎 Chlamydiaせいはいえん
衣原体科 クラミジア科 Chlamydiaか
衣原体属 クラミジア属 Chlamydiaぞく
衣原体性结膜炎 クラミジア性結膜炎 Chlamydiaせいけつまくえん
衣原体性尿道炎 クラミジア性尿道炎 Chlamydiaせいにょうどうえん
医疗 医療 いりょう
医疗保障 医療保障 いりょうほしょう
医疗差错 診(医)療過誤 しん(い)りょうかご
医疗队 医療隊 いりょうたい
医疗机构 医療機構 いりょうきこう
医疗纠纷 医療紛糾 いりょうふんきゅう
医疗器械 医療器械 いりょうきかい
医疗设备 医療設備 いりょうせつび
医疗设施 医療施設 いりょうしせつ
医疗体操(育) 医療体操 いりょうたいそう
医疗系 医学部 いがくぶ
医疗预防统计 医療予防統計 いりょうよぼうとうけい
医疗站 医療ステーション いりょうstation
医生(师) 医者,医師 いしゃ,いし
医师处方 医師の処方 いしのしょほう
医士 医士 いし
医书 医〔学〕書 い〔がく〕しょ
医术 医療技能 いりょうきのう
医务 医療事務 いりょうじむ
医务工作者 医療従事者,医療関係者 いりょうじゅうじしゃ,いりょうかんけいしゃ
医务监督 医療事務監督 いりょうじむかんとく
医务所 診療所 しんりょうしょ
医学 医学 いがく
医学病毒学 医学ウイルス学 いがくvirusがく
医学地理学 医学地理学 いがくちりがく
医学观察 医学観察 いがくかんさつ
医学寄生虫学 医学寄生虫学 いがくきせいちゅうがく
医学检查 医学検査 いがくけんさ
医学昆虫学 医学昆虫学 いがくこんちゅうがく
医学伦理学 医学倫理学 いがくりんりがく
医学气象学 医学気象学 いがくきしょうがく
医学蠕虫 医学蠕虫 いがくぜんちゅう
医学术语 医学専門用語(術語) いがくせんもんようご(じゅつご)

医学统计学 医学統計学 いがくとうけいがく
医学文献 医学文献 いがくぶんけん
医学物理学 医学物理学 いがくぶつりがく
医学细菌学 医〔学〕細菌学 い〔がく〕さいきんがく
医学心理学 医学心理学 いがくしんりがく
医学研究中心 医学研究センター いがくけんきゅうcenter
医学遗产 医学遺産 いがくいさん
医学遗传学 医学遺伝学 いがくいでんがく
医学原虫 医学原虫 いがくげんちゅう
医学原生动物学 医学原生動物学 いがくげんせいどうぶつがく
医学专业 医学専門 いがくせんもん
医学真菌学 医学真菌学 いがくしんきんがく
医用包 医用バック いようbag
医用冰箱 医用冷蔵庫 いようれいぞうこ
医用橱 医用戸棚 いようとだな
医用电烙器 医用電気焼灼器 いようでんきしょうしゃくき
医用电视机 医用テレビ いようtelevision
医用电子感应加速器 医用ベータトロン いようbetatron
医用电子加速器 医用電子加速器 いようでんしかそくき
医用电子学 医用電子学 いようでんしがく
医用电子仪器 医用電子装置 いようでんしそうち
医用动物学 医動物学 いどうぶつがく
医用放射性核素 医用放射性核種 いようほうしゃせいかくしゅ
医用放射性同位素 医用ラジオアイソトープ いようradioisotope
医用分光仪 医用スペクトロメーター いようspectrometer
医用缝合器 医用縫合器 いようほうごうき
医用缝合器材 医用縫合器械材料 いようほうごうきかいざいりょう
医用缝合线 医用縫合線 いようほうごうせん
医用缝合针 医用縫合針 いようほうごうしん
医用工程学 メディカル エンジニアリング,医工学 medical engineering,いこうがく
医用光学仪器 医用光学器械 いようこうがくきかい
医用核设备与高能放射治疗设备 医用核装備と高エネルキー放射線治療設備 いようかくそうびとこうEnergieほうしゃせんちりょうせつび
医用红外线热象仪 医用赤外線サーモグラフ いようせきがいせんthermograph
医用激光器 医用レーザー いようlaser
医用监护系统 医用モニタ〔ー〕系統 いようmonitorけいとう
医用离心机 医用遠心分離機 いようえんしんぶんりき
医用硫酸钡 医用硫酸バリウム いようりゅうさんbarium
医用粘合胶 医用接着剤 いようせっちゃくざい
医用镊 医用鑷子 いようせっし
医用热象仪 医用温度記録計,医用サーモグラフ いようおんどきろくけい,いようthermograph
医用示波器 医用オシログラフ いようoscillograph
医用手套 医用手袋 いようてぶくろ
医用数据处理器 医用データプロセッサー いようdata processor
医用水蛭 医用蛭,ヒルド メジチナリス いようヒル,Hirudo medicinalis

医用 X 线管　医用 X 線管　いようXせんかん
医用箱　医用箱　いようばこ
医用照相机　医用カメラ　いようcamera
医用真空泵　医用真空ポンプ　いようしんくうpump
医用直线加速器　医用直線加速器　いようちょくせんかそくき
医原性垂体障碍　医原性下垂体障害　いげんせいかすいたいしょうがい
医原性高胰岛素血〔症〕　医原性高インシュリン血〔症〕　いげんせいこうinsulinけつ〔しょう〕
医原性黄疸　医原性黄疸　いげんせいおうだん
医原性疾病(患)　医原性疾患　いげんせいしっかん
医原性机会感染　医原性日和見〔性〕感染　いげんせいひよりみ〔せい〕かんせん
医原性甲状腺机能减退　医原性甲状腺〔機能〕低下(不全)〔症〕　いげんせいこうじょうせん〔きのう〕ていか(ふぜん)〔しょう〕
医原性甲状腺机能亢进　医原性甲状腺〔機能〕亢進〔症〕　いげんせいこうじょうせん〔きのう〕こうしん〔しょう〕
医原性经闭　医原性無月経　いげんせいむげっけい
医原性免疫抑制　医原性免疫抑制　いげんせいめんえきよくせい
医原性肾上腺皮质功能不全　医原性副腎皮質〔機能〕不全〔症〕　いげんせいふくじんひしつ〔きのう〕ふぜん〔しょう〕
医原性失水　医原性脱水〔症〕　いげんせいだっすい〔しょう〕
医原性心脏病　医原性心臓病　いげんせいしんぞうびょう
医院　病院　びょういん
医院〔内〕感染　病院内感染　びょういんないかんせん
医院污水处理　病院汚水処理　びょういんおすいしょり
医院用床　病院用ベット　びょういんようbed
医治　治療　ちりょう
依存关系　依存関係　いぞんかんけい
依存因子　依存因子　いぞんいんし
依地酸　エチレンジアミン四酢酸,エデート酸　ethylene diamineしさくさん,edetさん
依地酸二钠　エデート酸ジナトリウム　edetさんdinatrium
依地酸二钠钙　エデート酸ジナトリウム カリシウム　edetさんdinatrium calcium
依地酸钙钠　エデート酸カルシウム ナトリウム　edetさん calcium natrium
依卡精　イカジン　icajine
依(伊)可里　クロルイソンダミン,エコリド　chlorisondamine,ecolid
依来铬黑 T　エリオクロム ブラックT　eriochrome black T
依来铬红 B　エリオクロム レッドB　eriochrome redB
依来铬兰黑 R　エリオクロム ブルー ブラックR　eriochrome blue blackR
依来翠红　エリオグラウシン　erioglaucine
依赖性　依存性,従属性　いぞんせい,じゅうぞくせい
DNA 依赖性 DNA 聚合酶　DNA 依存性 DNAポリメラーゼ　DNAいぞんせいDNApolymerase
DNA 依赖性 RNA 聚合酶　DNA 依存性 RNAポリメラーゼ　DNAいぞんせいRNApolymerase
RNA 依赖性 DNA 聚合酶　RNA 依存性 DNAポリメラーゼ　RNAいぞんせいDNApolymerase
依赖性试验　依存性試験　いぞんせいしけん

依赖性抑郁症　依存性抑うつ症　いぞんせいよくうつしょう
依赖胸腺的淋巴细胞　胸腺依存性リンパ球　きょうせんいぞんせいlymphきゅう
依赖胸腺区　胸腺依存領域　きょうせんいぞんりょういき
依链菌株　ストレプトマイシン依存菌株　streptomycinいぞんきんしゅ
依米丁　エメチン　emetine
依米丁盐酸盐　エメチン塩酸塩　emetineえんさんえん
依木兰　イムラン　lmuran
依色林　エゼリン,フィゾスチグミン　eserine,physostigmine
依斯迈林　イスメリン　ismelin
依维派钠　エビパン ナトリウム　evipan natrium
铱　イリジウム,Ir　iridium

yí　**仪饴宜贻胰移遗疑**

仪表　計器　けいき
仪器　器械　きかい
仪器分析　器械分析　きかいぶんせき
仪器误差　器械誤差　きかいごさ
饴糖　マルトース　maltose
宜他霉素　エタマイシン　etamycin
贻贝　貽貝　イガイ
胰　膵臓　すいぞう
胰癌　膵臓癌　すいぞうがん
胰背动脉　後膵動脈　こうすいどうみゃく
胰病猝死　膵臓病急死　すいぞうびょうきゅうし
胰丛　膵神経叢　すいしんけいそう
胰大动脉　大膵動脈　だいすいどうみゃく
胰蛋白胨　トリプトン　tryptone
胰蛋白酶　トリプシン　trypsin
胰蛋白酶化　トリプシン化　trypsinか
胰蛋白酶抑制剂　トリプシン抑制剤　trypsinよくせいざい
胰蛋白酶抑制物　トリプシン抑制物質　trypsinよくせいぶっしつ
胰蛋白酶原　トリプシノーゲン　trypsinogen
胰岛　〔膵〕島　〔すい〕とう
胰岛〔分泌〕机能障碍　膵島〔分泌〕機能障害　すいとう〔ぶんぴつ〕きのうしょうがい
胰岛功能不足(全)　膵島機能不全〔症〕　すいとうきのうふぜん〔しょう〕
胰岛功能减退　膵島機能減退　すいとうきのうげんたい
胰岛功能亢进　膵島機能亢進　すいとうきのうこうしん
胰岛功能亢进性肥胖　膵島機能亢進性肥満〔症〕　すいとうきのうこうしんせいひまん〔しょう〕
胰岛内分泌病　〔膵〕島内分泌障害　〔すい〕とうないぶんぴつしょうがい
胰岛切除术　〔膵〕島切除術　〔すい〕とうせつじょじゅつ
胰岛素　インシュリン　insulin
胰岛素低血糖疗法　インシュリン低血糖療法　insulinていけっとうりょうほう
胰岛素低血糖应激试验　インシュリン低血糖ストレス試験　insulinていけっとうstressしけん
胰岛素分泌不足　インシュリン分泌不足　insulinぶんぴつふそく
胰岛素〔分泌〕过多　インシュリン分泌過剰〔症〕　insulinぶんぴつかじょう〔しょう〕
胰岛素昏迷疗法　インシュリン昏睡療法　insulinこんすい

りょうほう

胰岛素抗体　インシュリン抗体　insulinこうたい

胰岛素抗药性糖尿病　インシュリン耐性糖尿病　insulinたいせいとうにょうびょう

胰岛素疗法　インシュリン療法　insulinりょうほう

胰岛素酶　インシュリナーゼ　insulinase

胰岛素酶抑制物　インシュリナーゼ抑制物質　insulinaseよくせいぶっしつ

胰岛素耐量试验　インシュリン負荷試験　insulinふかしけん

胰岛素清除率　インシュリンクリアランス　insulin clearance

胰岛素释放试验　インシユリン放出試験　insulinほうしゅつしけん

胰岛素受体　インシュリン受容体　insulinじゅようたい

胰岛素受体抗体　インシュリン受容体抗体　insulinじゅようたいこうたい

胰岛素〔细胞〕瘤　インシュリン細胞腫　insulinさいぼうしゅ

胰岛素休克　インシュリンショック　insulin shock

胰岛素休克疗法　インシュリンショック療法　insulin shockりょうほう

胰岛素血〔症〕　インシュリン血〔症〕　insulinけつ〔しょう〕

胰岛素抑制试验　インシュリン抑制試験　insulinよくせいしけん

胰岛素原　インシュリノゲン　insulinogen

胰岛素原测定　インシュリノゲン測定　insulinogenそくてい

胰岛素注射处脂肪营养障碍　インシュリン性脂肪異栄養症　insulinせいしぼういいえいようしょう

胰岛素注射器　インシュリン注射器　insulinちゅうしゃき

胰岛素自身免疫综合征　インシュリン自〔己〕免疫症候群　insulinじ〔こ〕めんえきしょうこうぐん

胰岛细胞　〔膵〕島細胞　〔すい〕とうさいぼう

胰岛A细胞　〔膵〕島A細胞　〔すい〕とうAさいぼう

胰岛B细胞　〔膵〕島B細胞　〔すい〕とうBさいぼう

胰岛D细胞　〔膵〕島D細胞　〔すい〕とうDさいぼう

胰岛α-细胞　〔膵〕島α-細胞　〔すい〕とうα-さいぼう

胰岛β-细胞　〔膵〕島β-細胞　〔すい〕とうβ-さいぼう

胰岛细胞癌　〔膵〕島細胞癌　〔すい〕とうさいぼうがん

胰岛〔细胞〕瘤　〔膵〕島細胞腫　〔すい〕とうさいぼうしゅ

胰岛细胞腺癌　〔膵〕島細胞腺癌　〔すい〕とうさいぼうせんがん

胰岛B细胞增生　〔膵〕島B細胞増殖　〔すい〕とうBさいぼうぞうしょく

胰岛炎　〔膵〕島炎　〔すい〕とうえん

胰岛移植　〔膵〕島移植〔術〕　〔すい〕とういしょく〔じゅつ〕

胰岛肿瘤切除术　〔膵〕島腫瘍切除術　〔すい〕とうしゅようせつじょじゅつ

胰岛〔组织腺〕瘤　〔膵〕島組織腺腫　〔すい〕とうそしきせんしゅ

胰岛组织硬化　〔膵〕島組織硬化〔症〕　〔すい〕とうそしきこうか〔しょう〕

胰的促胃〔液〕素瘤　膵臓ガストリノーマ　すいぞうgastrinoma

胰淀粉酶　膵臓殿粉酵素,膵〔臓〕アミラーゼ　すいぞうでんぷんこうそ,すいぞうamylase

胰多肽　膵〔臓〕ポリペプチド　すい〔ぞう〕polypeptide

胰副管　副膵管　ふくすいかん

胰肝脾切除术　膵肝脾切除術　すいかんひせつじょじゅつ

胰高(升)〔血〕糖素　グルカゴン　glucagon

胰高(升)血糖素刺激试验　グルカゴン刺激試験　glucagonしげきしけん

胰高(升)血糖素过多　グルカゴン過多　glucagonかた

胰高(升)血糖素激发试验　グルカゴン誘発試験　glucagonゆうはつしけん

胰高(升)血糖素瘤　膵〔臓〕グルカゴン腫　すい〔ぞう〕glucagonしゅ

胰高(升)血糖素试验　グルカゴン試験　glucagonしけん

胰管　膵管　すいかん

胰管插管　膵管カニューレ　すいかんkanüle

胰管胆囊吻合术　膵胆囊吻合術　すいたんのうふんごうじゅつ

胰管节段性狭窄　膵管区域性狭窄　すいかんくいきせいきょうさく

胰管结石　膵石症　すいせきしょう

胰管空肠吻合术　膵管空腸吻合術　すいかんくうちょうふんごうじゅつ

胰管括约肌　膵管括約筋　すいかんかつやくきん

胰管内引流术　膵管内ドレナージ　すいかんないdrainage

胰管十二指肠吻合术　膵十二指腸吻合術　すいじゅうにしちょうふんごうじゅつ

胰管探查术　膵管診査法　すいかんしんさほう

胰管胃吻合术　膵胃吻合術　すいいふんごうじゅつ

胰管狭窄　膵管狭窄　すいかんきょうさく

胰管阻塞　膵管閉塞　すいかんへいそく

胰激酶　パンクレアトキナーゼ　pancreatokinase

胰静脉　膵静脈　すいじょうみゃく

胰抗脂肝素　ライポケイック,抗脂肝因子　lipocaic,こうしかんいんし

胰淋巴结　膵リンパ節　すいlymphせつ

胰瘘　膵瘻,膵臓フィステル　すいろう,すいぞうFistel

胰麦芽糖酶　膵〔臓〕マルターゼ　すい〔ぞう〕maltase

胰酶　パンクレアチン　pancreatin

胰酶分泌素　パンクレオザイミン　pancreozymin

胰酶灌肠剂　パンクレアチン注腸剤　pancreatinちゅうちょうざい

胰酶片　パンクアチン錠　pancreatinじょう

胰泌素　セクレチン　secretin

胰囊　膵囊　すいのう

胰囊肿空肠Y型吻合术　膵囊胞Y型空腸吻合術　すいのうほうYがたくうちょうふんごうじゅつ

胰囊肿十二脂肠吻合术　膵囊胞十二指腸吻合術　すいのうほうじゅうにしちょうふんごうじゅつ

胰囊肿胃吻合术　膵囊胞胃吻合術　すいのうほういふんごうじゅつ

胰粘液腺癌　膵〔臓〕粘液腺癌　すい〔ぞう〕ねんえきせんがん

胰凝乳蛋白酶　キモトリプシン　chymotrypsin

胰凝乳蛋白酶原　キモトリプシノゲン　chymotrypsinogen

胰脾淋巴结　膵脾リンパ節　すいひlymphせつ

胰脾韧带　膵脾靭帯　すいひじんたい

胰切除术　膵切除術　すいせつじょじゅつ

胰切迹　膵切痕　すいせっこん

胰切开取石术　膵石切開術　すいせきせっかいじゅつ

胰全切除　全膵切除〔術〕　ぜんすいせつじょ〔じゅつ〕

胰肉瘤　膵肉腫　すいにくしゅ

胰乳头〔状〕腺癌　膵乳頭〔状〕腺癌　すいにゅうとう〔じょう〕せんがん

胰朊酶　トリプシン　trypsin

胰上淋巴结　上膵リンパ節　じょうすいlymphせつ

胰十二指肠静脉　膵十二指腸静脈　すいじゅうにしちょうじょうみゃく

胰十二指肠淋巴结　膵十二指腸リンパ節　すいじゅうにしちょうlymphせつ

胰十二指肠上动脉　上膵十二指腸動脈　じょうすいじゅうにしちょうどうみゃく

胰十二指肠上后动脉　上後側膵十二指腸動脈　じょうこうそくすいじゅうにしちょうどうみゃく

胰十二指肠上淋巴结　上膵十二指腸リンパ節　じょうすいじゅうにしちょうlymphせつ

胰十二指肠上前动脉　上前膵十二指腸動脈　じょうぜんすいじゅうにしちょうどうみゃく

胰十二指肠下动脉　下膵十二指腸動脈　かすいじゅうにしちょうどうみゃく

胰十二指肠下淋巴结　下膵十二指腸リンパ節　かすいじゅうにしちょうlymphせつ

胰十二指肠移植术　膵十二指腸移植術　すいじゅうにしちょういしょくじゅつ

胰石　膵〔臓結〕石　すい〔ぞうけっ〕せき

胰石病　膵〔臓結〕石病　すい〔ぞうけっ〕せきびょう

胰石切除术　膵石切開術　すいせきせっかいじゅつ

胰舒血管素原　カリクレイノゲン　kalikreinogen

胰肽酶　エラスターゼ　elastase

胰体　膵体　すいたい

胰体癌　膵体部癌　すいたいぶがん

胰痛　膵臓痛　すいぞうつう

胰头　膵頭　すいとう

胰头癌　膵頭部癌　すいとうぶがん

胰外伤　膵外傷　すいがいしょう

胰尾　膵尾　すいび

胰尾癌　膵尾部癌　すいびぶがん

胰尾动脉　膵尾動脈　すいびどうみゃく

胰下动脉　下膵動脈　かすいどうみゃく

胰下淋巴结　下膵リンパ節　かすいlymphせつ

胰纤维性囊肿病　膵繊維性囊胞病　すいせんいせいのうほうびょう

胰显微神经血管移植术　膵顕微神経血管移植術　すいけんびしんけいけっかんいしょくじゅつ

胰腺　膵臓（腺）　すいぞう（せん）

胰〔腺〕癌　膵〔臓〕癌　すい〔ぞう〕がん

胰〔腺〕病损局部切除术　膵病巣局部切除術　すいびょうそうきょくぶせつじょじゅつ

胰〔腺〕部分切除术　部分膵〔臓〕切除術　ぶぶんすい〔ぞう〕せつじょじゅつ

胰〔腺〕创伤　膵臓外傷　すいぞうがいしょう

胰〔腺〕单纯癌　膵臓単純性癌　すいぞうたんじゅんせいがん

胰腺导管　膵管　すいかん

胰腺导管内结石　膵管内結石　すいかんないけっせき

胰腺导管乳头囊腺癌　膵管乳頭状囊腺癌　すいかんにゅうとうじょうのうせんがん

胰腺导管腺癌　膵管腺癌　すいかんせんがん

胰〔腺〕多发性囊肿病　膵〔臓〕多発性囊胞症　すい〔ぞう〕たはっせいのうほうしょう

胰〔腺〕恶性肿瘤　悪性膵臓腫瘍　あくせいすいぞうしゅよう

胰〔腺〕缝〔合〕术　膵臓縫合術　すいぞうほうごうじゅつ

胰〔腺〕钙化　膵臓石灰化　すいぞうせっかいか

胰〔腺〕梗塞　膵臓梗塞　すいぞうこうそく

胰〔腺〕功能　膵臓機能　すいぞうきのう

胰〔腺〕功能不良　膵臓機能不全　すいぞうきのうふぜん

胰〔腺〕功能试验　膵臓機能試験　すいぞうきのうしけん

胰〔腺〕功能正常　膵臓機能正常　すいぞうきのうせいじょう

胰〔腺〕蛔虫病　膵臓回虫症　すいぞうかいちゅうしょう

胰腺寄生虫病　膵臓寄生虫病　すいぞうきせいちゅうびょう

胰腺假囊肿　膵臓偽囊胞　すいぞうぎのうほう

胰〔腺〕结核　膵臓結核　すいぞうけっかく

胰〔腺〕空肠吻合术　膵管空腸吻合術　すいかんくうちょうふんごうじゅつ

胰〔腺〕空肠Y型吻合术　膵管空腸ルウーY型吻合術　すいかんくうちょうRoux-Yがたふんごうじゅつ

胰〔腺〕良性肿瘤　膵〔臓〕良性腫瘍　すい〔ぞう〕りょうせいしゅよう

胰〔腺〕瘘管　膵臓フィステル　すいぞうFistel

胰〔腺〕梅毒　膵臓梅毒　すいぞうばいどく

胰〔腺〕酶　パンクレアチン　pancreatin

胰〔腺〕囊腺癌　膵臓囊腺癌　すいぞうのうせんがん

胰〔腺〕囊腺瘤　膵囊胞性腺腫　すいのうほうせいせんしゅ

胰〔腺〕囊性纤维病　膵囊胞性繊維症　すいのうほうせいせんいしょう

胰〔腺〕囊肿　膵臓囊胞　すいぞうのうほう

胰〔腺〕囊肿内引流术　膵臓囊胞内ドレナージ　すいぞうのうほうないdrainage

胰〔腺〕囊肿外引流术　膵臓囊胞外ドレナージ　すいぞうのうほうがいdrainage

胰〔腺〕囊肿摘除术　膵臓囊胞切除術　すいぞうのうほうせつじょじゅつ

胰〔腺〕内分泌部　膵臓内分泌部　すいぞうないぶんぴつぶ

胰〔腺〕脓肿　膵臓膿瘍　すいぞうのうよう

胰〔腺〕切除术　膵〔臓〕切除術　すい〔ぞう〕せつじょじゅつ

胰〔腺〕切开术　膵臓切開術　すいぞうせっかいじゅつ

胰〔腺〕切开探查术　膵臓切開診査術　すいぞうせっかいしんさじゅつ

胰〔腺〕切开引流术　膵臓切開ドレナージ　すいぞうせっかいdrainage

胰〔腺〕扫描　膵〔臓〕スキャ〔ン〕ニング　すい〔ぞう〕scanning

胰〔腺〕十二指肠部分切除术　部分膵十二指腸切除術　ぶぶんすいじゅうにしちょうせつじょじゅつ

胰〔腺〕十二指肠切除术　膵十二指腸切除術　すいじゅうにしちょうせつじょじゅつ

胰〔腺〕十二指肠吻合术　膵十二指腸吻合術　すいじゅうにしちょうふんごうじゅつ

胰腺外分泌部　膵臓外分泌部　すいぞうがいぶんぴつぶ

胰〔腺〕萎缩　膵臓萎縮　すいぞういしゅく

胰〔腺〕纤维化　膵臓繊維症　すいぞうせんいしょう

胰〔腺〕纤维囊性病　膵臓繊維囊胞病　すいぞうせんいのうほうびょう

胰〔腺〕腺瘤　膵臓腺癌　すいぞうせんがん

胰〔腺〕腺鳞癌　膵臓腺扁平上皮癌　すいぞうせんへんぺいじょうひがん

胰〔腺〕腺瘤 膵臓腺腫 すいぞうせんしゅ

胰〔腺〕腺瘤局部切除术 膵臓腺腫局部切除術 すいぞうせんしゅきょくぶせつじょじゅつ

胰〔腺〕腺泡细胞癌 膵臓腺房細胞癌 すいぞうせんぽうさいぼうがん

胰〔腺〕性幼稚型 膵臓性幼稚症 すいぞうせいようちしょう

胰〔腺〕炎 膵〔臓〕炎 すい〔ぞう〕えん

胰〔腺〕移植 膵臓移植〔術〕 すいぞういしょく〔じゅつ〕

胰〔腺〕硬变 膵臓硬変〔症〕 すいぞうこうへん〔しょう〕

胰腺脂肪坏死 膵臓脂肪壊死 すいぞうしぼうえし

胰〔腺〕肿瘤 膵臓腫瘍 すいぞうしゅよう

胰小叶 膵小葉 すいしょうよう

胰性腹泻 膵性下痢 すいせいげり

胰液 膵液 すいえき

胰液反流 膵〔液〕逆流 すいえきぎゃくりゅう

胰液分泌 膵液分泌 すいえきぶんぴつ

胰〔液〕泌素 セクレチン secretin

胰〔原〕性腹水 膵〔臓〕性腹水〔症〕 すい〔ぞう〕せいふくすい〔しょう〕

胰原性溃疡综合征 膵臓性潰瘍症候群,ゾリンジャ・エリソン症候群 すい〔ぞう〕せいかいようしょうこうぐん,Zollinger-Ellisonしょうこうぐん

胰原性消化道内分泌瘤 膵〔臓〕性胃腸内分泌腫瘍 すいぞうせいいちょうないぶんぴつしゅよう

胰〔原〕性脂〔肪〕性腹泻 膵〔臓〕性脂肪性下痢 すい〔ぞう〕せいしぼうせいげり

胰战伤 膵〔臓〕戦傷 すい〔ぞう〕せんしょう

胰支 膵枝 すいし

胰脂酶 ステアプシン steapsin

胰制剂疗法 膵〔臓〕製剤療法 すい〔ぞう〕せいざいりょうほう

移动盲肠 移動盲腸 いどうもうちょう

移动平均数 移動平均数 いどうへいきんすう

移动式骨传导 移動式骨伝導 いどうしきこつでんどう

移动式 X 线机 移動式X線装置 いどうしきXせんそうち

移动相 移動相 いどうそう

移动性 移動性 いどうせい

移动性起搏点 遊走性ペースメーカ ゆうそうせいpace-maker

移动性血栓〔性〕静脉炎 遊走性血栓静脈炎 ゆうそうせいけっせんじょうみゃくえん

移动(行)抑制试验 遊走抑制試験 ゆうそうよくせいしけん

移动(行)抑制因子 遊走阻止因子 ゆうそうそしいんし

移码 フレーム シフト frame shift

移码突变 フレーム シフト突然変異 frame shiftとつぜんへんい

移民流行病学 移民流行病学 いみんりゅうこうびょうがく

移位 転位 てんい

移位电子 転位電子 てんいでんし

移位酶 転位酵素,トラスロカーゼ てんいこうそ,translocase

移位术 転位術 てんいじゅつ

移行 移行,移動 いこう,いどう

移行带 移行帯 いこうたい

移行期 移動期 いどうき

移行上皮(细胞)癌 移行細胞癌 いこうさいぼうがん

移行途径 移動経路 いどうけいろ

移行细胞 移行細胞 いこうさいぼう

移行细胞乳头状瘤 移行細胞乳頭腫 いこうさいぼうにゅうとうしゅ

移行型 移行型 いこうがた

移行性静脉炎 移行性静脈炎 いこうせいじょうみゃくえん

移行性上皮细胞表面抗原 移行性上皮細胞表面抗原 いこうせいじょうひさいぼうひょうめんこうげん

移行性舌炎 移行性舌炎 いこうせいぜつえん

移行皱襞 移行ひだ いこうひだ

移液管 ピペット pipette

移植 移植 いしょく

移植刀 移植刀 いしょくとう

移植痘 移植痘 いしょくとう

移植法 移植法 いしょくほう

移植骨 骨移植 こついしょく

移植后并发症 移植後並発症 いしょくごへいはつしょう

移植抗原 移植抗原 いしょくこうげん

移植免疫 移植免疫 いしょくめんえき

移植免疫学 移植免疫学 いしょくめんえきがく

移植术 移植術 いしょくじゅつ

移植物 移植片 いしょくへん

移植物抗宿主反应 移植片対宿主反応 いしょくへんたいしゅくしゅはんのう

移植物排斥反应 移植片拒絶反応 いしょくへんきょぜつはんのう

移植性转移 移植性転移 いしょくせいてんい

移植肿瘤 移植腫瘍 いしょくしゅよう

遗病(患) 後遺症 こういしょう

遗传 遺伝 いでん

遗传变异 遺伝変異 いでんへんい

遗传标记 遺伝標識 いでんひょうしき

遗传病 遺伝病 いでんびょう

遗传单位 遺伝単位 いでんたんい

遗传毒理学 遺伝毒物学 いでんどくぶつがく

遗传方差 遺伝分散 いでんぶんさん

遗传方式 遺伝様式 いでんようしき

遗传负荷 遺伝負荷 いでんふか

遗传隔离 遺伝隔離 いでんかくり

遗传工程学 遺伝工学 いでんこうがく

遗传工程疫苗 遺伝工学ワクチン いでんこうがくvaccine

遗传力(度) 遺伝力,遺伝率 いでんりょく,いでんりつ

遗传流行病学 遺伝流行病学 いでんりゅうこうびょうがく

遗传率 遺伝率 いでんりつ

遗传密码 遺伝コード いでんcode

遗传配列 遺伝配列 いでんはいれつ

遗传漂变 遺伝流動 いでんりゅうどう

遗传平衡 遺伝平衡 いでんへいこう

遗传嵌合体 遺伝モザイク いでんmosaic

遗传缺陷 遺伝欠陥 いでんけっかん

遗传生态学 遺伝生態学 いでんせいたいがく

遗传特性外显率 遺伝特性表現率 いでんとくせいひょうげんりつ

遗传特征 遺伝特徴 いでんとくちょう

遗传物质 遺伝物質 いでんぶっしつ

遗传限制　遗伝限定　いでんげんてい

遗传限制因子　遺伝限定因子　いでんげんていいんし

遗传相关　遺伝相関　いでんそうかん

遗传信息　遺伝情報　いでんじょうほう

遗传信息载体　遺伝情報 キャリア　いでんじょうほうcarrier

遗传型　遺伝型　いでんがた

遗传性　遺伝性　いでんせい

遗传性变异　遺伝性変異　いでんせいへんい

遗传性补体〔成分〕缺陷　遺伝性補体欠陥　いでんせいほたいけっかん

遗传性出血性毛细血管扩张综合征　遺伝性出血性毛細血管拡張症候群　いでんせいしゅっけつせいもうさいけっかんかくちょうしょうこうぐん

遗传性出血性毛细血管扩张症　遺伝性出血性毛細血管拡張症　いでんせいしゅっけつせいもうさいけっかんかくちょうしょう

遗传性代谢病　遺伝性代謝病　いでんせいたいしゃびょう

遗传性对称性色素异常症　遺伝性対称性色素沈着異常症　いでんせいたいしょうせいしきそちんちゃくいじょうしょう

遗传性多毛症　遺伝性多毛症　いでんせいたもうしょう

遗传性粪卟啉症　遺伝性コプロポルフィリン症　いでんせいcoproporphyrinしょう

遗传性肝糖贮积病　アンダーソン病　Andersonびょう

遗传性共济(运动)失调　遺伝性運動失調〔症〕　いでんせいうんどうしっちょう〔しょう〕

遗传性共济失调性毛细血管扩张　遺伝性失調性毛細血管拡張　いでんせいしっちょうせいもうさいかんかくちょう

遗传性骨畸形症　パース病　Paasびょう

遗传性关节发育不良　遺伝性関節発育不良　いでんせいかんせつはついくふりょう

遗传性果糖不耐受性低血糖　遺伝性果糖不耐性低血糖〔症〕　いでんせいかとうふたいせいていけっとう〔しょう〕

遗传性果糖不能耐受症　遺伝性果糖不耐症　いでんせいかとうふたいしょう

遗传性黑血病　遺伝性黒血病　いでんせいこくけつびょう

遗传性嘌呤尿症　遺伝性キサンチン尿〔症〕　いでんせいxanthinにょう〔しょう〕

遗传性肌萎缩性侧索硬化　遺伝性筋萎縮性側索硬化〔症〕　いでんせいきんいしゅくせいそくさくこうか〔しょう〕

遗传性肌营养障碍　遺伝性筋ジストロフィ　いでんせいきんdystrophy

遗传性肌阵挛　遺伝性ミオクローヌス　いでんせいmyoclonus

遗传性畸形　遺伝性奇形　いでんせいきけい

遗传〔性疾〕病　遺伝〔性疾〕病　いでん〔せいしっ〕ぺい

遗传性脊髓共济失调　遺伝性脊髄性運動失調〔症〕　いでんせいせきずいせいうんどうしっちょう〔しょう〕

遗传性家族性肾炎　遺伝性家族性腎炎　いでんせいかぞくせいじんえん

遗传性甲型血友病　遺伝性 A 型血友病　いでんせいAがたけつゆうびょう

遗传性假血友病　遺伝性偽血友病　いでんせいぎけつゆうびょう

遗传性筋腱黄色瘤　遺伝性筋腱黄色腫　いでんせいきんけんおうしょくしゅ

遗传性痉挛性截瘫　遺伝性痙攣性対麻痺　いでんせいけいれんせいついまひ

遗传性酪氨酸代谢紊乱症　遺伝性チロジン症　いでんせいtyrosinしょう

遗传性酪氨酸血症　遺伝性チロジン血症　いでんせいtyrosinけっしょう

遗传性类固醇合成缺陷　遺伝性ステロイド合成欠陥　いでんせいsteroidごうせいけっかん

遗传性淋巴水肿　遺伝性リンパ水腫　いでんせいlymphすいしゅ

遗传性慢性皮肤卟啉沉着症　遺伝性慢性皮膚ポルフィリン症　いでんせいまんせいひふporphyrinしょう

遗传性毛细血管脆性　遺伝性毛細血管脆〔弱〕性　いでんせいもうさいけっかんぜい〔じゃく〕せい

遗传性耐受力　遺伝性耐性　いでんせいたいせい

遗传性凝血因子缺乏　遺伝性凝固因子欠乏　いでんせいぎょうこいんしけつぼう

遗传性皮肤病　遺伝性皮膚病　いでんせいひふびょう

遗传性卟啉症　遺伝性ポルフィリン症　いでんせいporphyrinしょう

遗传性葡萄糖-6-磷酸脱氢酶缺乏　遺伝性グルコース-6-リン酸脱水素酵素欠乏〔症〕　いでんせいglucose-6-リンさんだっすいそこうそけつぼう〔しょう〕

遗传性球形红细胞症　遺伝性球形赤血球症　いでんせいきゅうけいせっけっきゅうしょう

遗传性溶血性贫血　遺伝性溶血性貧血　いでんせいようけつせいひんけつ

遗传性乳清酸尿症　遺伝性オロチン酸尿症　いでんせいorotinさんにょうしょう

遗传性乳糖不耐受症　遺伝性乳糖不耐症　いでんせいにゅうとうふたいしょう

遗传性软骨营养障碍　遺伝性軟骨ジストロフィ　いでんせいなんこつdystrophy

遗传性肾炎　遺伝性腎炎　いでんせいじんえん

遗传性肾炎神经性耳聋综合征　遺伝性腎炎神経性難聴症候群　いでんせいじんえんしんけいせいなんちょうしょうこうぐん

遗传性肾原性尿崩症　遺伝性腎性尿崩症　いでんせいじんせいにょうほうしょう

遗传性死亡　遺伝性死亡　いでんせいしぼう

遗传性视网膜分裂　遺伝性網膜分離〔症〕　いでんせいもうまくぶんり〔しょう〕

遗传性双糖不耐受症　遺伝性双糖不耐症　いでんせいそうとうふたいしょう

遗传性椭圆形红细胞贫血　遺伝性楕円赤血球貧血　いでんせいだえんせっけっきゅうひんけつ

遗传性椭圆形红细胞增多症　遺伝性楕円赤血球症　いでんせいだえんせっけっきゅうしょう

遗传性胃炎　遺伝性胃炎　いでんせいいえん

遗传性舞蹈病　遺伝性舞踏病　いでんせいぶとうびょう

遗传性小脑性共济失调　遺伝性小脳性〔運動〕失調〔症〕　いでんせいしょうのうせい〔うんどう〕しっちょう〔しょう〕

遗传性下肢水肿　遺伝性下腿浮腫　いでんせいかたいふしゅ

遗传性血管神经性水肿　遺伝性血管神経症性水腫　いでんせいけっかんしんけいしょうせいすいしゅ

遗传性血管性假血友病　遺伝性血管性偽血友病　いでんせいけっかんせいぎけつゆうびょう

遗传性血红蛋白异常　遺伝性血色素障害　いでんせいけつしきそしょうがい

遗传性血尿-肾病-耳聋综合征　遺伝性血尿ネフローゼ難聴症候群　いでんせいけつにょうNephroseなんちょうしょうこうぐん

遗传性血友病　遺伝性血友病　いでんせいけつゆうびょう

遗传性牙〔本〕质生长不全　遺伝性象牙質形成不全〔症〕　いでんせいそうげしつけいせいふぜん〔しょう〕

遗传性烟酸缺乏症　遺伝性ニコチン酸欠乏症　いでんせいnicotinさんけつぼうしょう

遗传性异质性　遺伝性異質性　いでんせいいしつせい

遗传性掌跖角化病　遺伝性手掌足底角化症　いでんせいしゅしょうそくていかっかしょう

遗传性正铁血红蛋白血〔症〕　遺伝性メトヘモグロビン血〔症〕　いでんせいmethemoglobinけつ〔しょう〕

遗传性指甲-骨发育不良　遺伝性爪〔甲〕骨形成異常〔症〕　いでんせいそう〔こう〕こつけいせいいじょう〔しょう〕

遗传性状　遺伝性状　いでんせいじょう

遗传学　遺伝学　いでんがく

遗传学多型　遺伝学多形性　いでんがくたけいせい

遗传药理学　遺伝薬理学　いでんやくりがく

遗传异常　遺伝性異常　いでんせいいじょう

遗传因素（子）　遺伝因子　いでんいんし

遗传优势　遺伝的優位性　いでんてきゆういせい

遗传载体　遺伝キャリア　いでんcarrier

遗传致癌论　遺伝発癌性理論　いでんはつがんせいりろん

遗传装置　遺伝装置　いでんそうち

遗传咨询　遺伝相談，遺伝カウンセリング　いでんそうだん，いでんcounselling

遗骸　死体　したい

遗迹　痕跡〔部〕　こんせき〔ぶ〕

遗精　遺精　いせい

遗留物　残遺物　ざんいぶつ

遗尿丁　メクロフェノキサン，メクロフェノキシン　meclofenoxane，meclofenoxine

遗尿〔症〕　遺尿〔症〕　いにょう〔しょう〕

遗忘性失用〔症〕　健忘性失行〔症〕　けんぼうせいしっこう〔しょう〕

遗忘性失语〔症〕　健忘性失語〔症〕　けんぼうせいしつご〔しょう〕

遗忘性虚谈综合征　健忘性作話症候群，ウェルニッケ・コルサコフ症候群　けんぼうせいつくりばなししょうこうぐん，Wernicke-Korsakoffしょうこうぐん

遗忘〔性〕综合征　健忘〔性〕症候群　けんぼう〔せい〕しょうこうぐん

遗忘〔症〕　健忘〔症〕　けんぼう〔しょう〕

疑病观念　ヒポコンドリー観念　Hypochondrieかんねん

疑病妄想　心気妄想　しんきもうそう

疑病症　ヒポコンドリー〔症〕，心気症　Hypochondrie〔しょう〕，しんきしょう

疑核　疑核　ぎかく

疑核脊髓丘脑性麻痹　アウリス症候群　Avellisしょうこうぐん

疑核-舌下神经综合征　疑核舌下神経症候群　ぎかくぜっかしんけいしょうこうぐん

yǐ 乙巳钇蚁弛椅

乙胺碘呋酮　アミオダロン　amiodarone

乙胺丁醇　エタンブトール　ethambutol

乙胺嘧啶　ピリメタミン　pyrimethamine

乙胺嗪　ヘトラザン，ジエチルカルバマジン　hetrazan, diethylcarbamazine

乙胺香豆素　カルボクロメン　carbocromene

乙拌磷　ジスルフォトン　disulfoton

乙苯　エチルベンゼン　ethylbenzene

乙苄托品　エチベンザトロピン　ethybenzatropine

乙撑多胺　エチレンポリアミン　ethylene polyamine

乙撑硫脲　エチレンチオウレア，エチレンチオ尿素　ethylene thiourea，ethylene thioにょうそ

乙撑氯醇　エチレンクロルヒドリン　ethylene chlorohydrin

乙撑亚胺　エチレンイミン　ethyleneimine

乙醇　アルコール，エタノール，エチルアルコール　alcohol，ethanol，ethyl alcohol

乙醇胺　エタノールアミン　ethanolamine

乙醇胺磷酸激酶　エタノールアミンホスホキナーゼ　ethanolamine phosphokinase

乙醇胺磷脂　ホスファティデイールエタノールアミン　phosphatidyl ethanol amine

乙醇化物　アルコレート　alcoholate

乙醇胶试验　エタノールゲル試験　ethanol gelしけん

乙醇钠　ナトリウムエチレート，ナトリウムアルコレート　natrium ethylate，natrium alcoholate

乙醇醛　ヒドロキシアセトアルデヒド　hydroxyacetaldehyde

乙醇酸　グリコール酸　glycolさん

乙醇脱氢酶　アルコール脱水素酵素　alcoholだっすいそこうそ

乙醇酰基　グリコロイル，グリコリル基　glycoloyl，glycolylき

乙醇盐　エトキサイド，エトキシド　ethoxide

乙醇中毒　アルコール中毒　alcoholちゅうどく

乙蓝酚　スチルベストロール　stilbestrol

乙碘油　エチオドール　ethiodol

乙二胺　エチレンジアミン　ethylene diamine

乙二胺四乙酸　エチレンジアミン四酢酸　ethylene diamineしさくさん

乙二胺四乙酸二钠钙　エチレンジアミン四酢酸ジナトリウムカルシウム　ethylene diamineしさくさんdinatrium calcium

乙二胺四乙酸二钠盐　エチレンジアミン四酢酸ジナトリウム塩　ethylene diamineしさくさんdinatriumえん

乙二胺四乙酸钙钠盐　エチレンジアミン四酢酸カルシウムナトリウム塩　ethylene diamineしさくさんcalcium natriumえん

乙二胺四乙酸镁钠盐　エチレンジアミン四酢酸マグネシウムナトリウム鹽　ethylene diamineしさくさんmagnesium natriumえん

乙二胺四乙酸钠　エチレンジアミン四酢酸ナトリウム　ethylene diamineしさくさんnatrium

乙二胺四乙酸〔四〕钠盐　エチレンジアミン四酢酸テトラナトリウム塩　ethylene diamineしさくさんtetra natriumえん

乙二醇　エチレングリコール　ethylene glycol

乙二醇二硝酸酯　エチレングリコール二硝酸エステル　ethylene glycolにしょうさんester

乙二醛　グリオキサル　glyoxal

乙二醛酶　グリオキサラーゼ　glyoxalase

乙二酸　シュウ酸　シュウさん

乙二酸钡　シュウ酸バリウム　シュウさんbarium

乙汞硫代汞水杨酸钠　チメロサール　thimerosal

乙硅烷　ジシラン　disilane

乙琥胺　エトスクシミド　ethosuximide

乙基　エチル　ethyl

乙基吡啶　エチルピリジン　ethylpyridine

乙基橙　エチル オレンジ　ethyl orange

乙基对硫磷　エチル パラチオン　ethyl parathion

乙基二氯硅烷　エチルジクロルシラン　ethyl dichlorosilane

乙基红　エチルレッド　ethyl red

乙基化剂　エチル化剤　ethylかざい

乙基化〔作用〕　エチル化　ethylか

乙基黄原酸钾　エチル キサントゲン酸カリウム　ethyl xanthogenさんkalium

乙基己醛　エチルヘキサナール,カプロンアルデヒド　ethylhexanal,caprone aldehyde

5-乙基-2-甲基哌啶　5-エチル-2-メチルピペリジン　5-ethyl-2-methyl piperidine

乙〔基〕硫氨酸　エチオニン　ethionine

乙〔基〕绿　エチルグリーン　ethyl green

乙基麻黄碱　エタフェドリン,エチルエフェドリン　e-taphedrine,ethylephedrine

乙基吗啡　エチルモルフィン　ethyl morphine

乙基钠　エチルナトリウム　ethyl natrium

乙基汽油　エチルガソリン　ethyl gasoline

乙基氰　シアン化エチル　cyanかethyl

乙基去甲肾上腺素　エチルノルエピネフリン,エチルノルアドレナリン　ethylnorepinephrine,ethylnoradrenaline

乙基纤维素　エチルセルロース　ethylcellulose

乙基香草醛　エチルバニリン　ethyl vanillin

乙基液　エチル液　ethylえき

乙基乙烯基醚　エチル ビニル エーテル　ethyl vinyl ether

乙基异戊基酮　エチルイソアミルケトン　ethylisoamylketone

乙基罂粟碱　エタベリン,エチルパパベリン　ethaverine,ethyl papaverine

乙腈　アセトニトリル　acetonitrile

乙腈反应　アセトニトリル反応　acetonitrileはんのう

乙胺　エチル カルビルアミン　ethyl carbylamine

乙颗粒　β-顆粒　β-かりゅう

乙类传染病　B類伝染病　Bるいでんせんびょう

乙硫醇　エチル メルカプタン　ethyl mercaptan

乙硫〔基丁〕氨酸　エチオニン　ethionine

乙硫磷　エチオン　ethion

乙硫磷中毒　エチオン中毒　ethionちゅうどく

乙硫匹拉嗪　チエチルペラジン　thiethylperazine

乙硫酰丙喹　エスプロキン　esproquin

乙硫异烟胺　エチオナミド　ethionamide

乙迷奋　エタミバン　ethamivan

乙醚　エチルエーテル,エーテル　ethyl ether,ether

乙醚反射　エーテル反射　etherはんしゃ

乙醚-空气麻醉机　エーテル空気麻酔機　etherくうきますいき

乙醚麻醉　エーテル麻酔　etherますい

乙醚提取法　エーテル抽出法　etherちゅうしゅつほう

乙醚吸入麻醉　エーテル吸入麻酔　etherきゅうにゅうますい

乙醚蚁醛法　エーテル ホルマリン法　ether formalinほう

乙醚蒸发浓度计　エーテル蒸気濃度計　etherじょうきのうどけい

乙醚中毒　エーテル中毒　etherちゅうどく

乙脒　アセトアミジン　acetamidine

乙脑　流行性B型脳炎　りゅうこうせいBがたのうえん

乙脑病毒　B型脳炎ウイルス　Bがたのうえんvirus

乙内酰脲　ヒダントイン　hydantoin

乙脲　エチル尿素　ethylにょうそ

N-乙哌啶　N-エチルピペリジン　N-ethyl piperidine

乙羟肟酸　アセトヒドロキシム酸　acethydroximさん

乙醛　アセトアルテヒド　acetaldehyde

乙醛酸　グリオキシル酸　glyoxylさん

乙醛酸循环　グリオキシル酸循環,グリオキシル酸サイクル　glyoxylさんじゅんかん,glyoxylさんcycle

乙醛缩氨〔基〕脲　アセトアルデヒド セミカルバゾン　acetaldehyde semicarbazone

乙醛脱氢酶　アセトアルデヒド脱水素酵素　acetaldehydeだっすいそこうそ

乙醛肟　アセトアルドキシム　acetaldoxime

乙炔　アセチレン　acetylene

乙炔测定　アセチレン測定　acetyleneそくてい

乙炔雌二醇　エチニル エストラジオール　ethynyl estradiol

乙炔雌二醇环戊醚　エチニルエストラジオール-3-シクロペンチルエーテル　ethynylestradiol-3-cyclopentyl ether

乙炔雌二醇甲醚　メストラノール　mestranol

乙炔灯　アセチレン バーナー　acetylene burner

乙炔发生器　アセチレン発生器　acetyleneはっせいき

乙炔睾丸酮　エチステロン　ethisterone

乙炔化三氯　アセチレン トリクロライド,トリクロルエチレン　acetylene trichloride,trichloroethylene

乙炔化物　アセチリド　acetylide

乙炔化亚铜　アセチレン化第一銅　acetyleneかだいいちどう

乙炔基　エチニル基　ethynylき

乙炔基化反应　エチニル基化反応　ethynylきかはんのう

乙炔基卤　ハロゲン化アセチレン　halogenかacetylene

乙炔钾　カリウムアセチリド　kalium acetylide

乙炔钠　ナトリウムアセチリド　natrium acetylide

乙炔银　銀アセチリド　ぎんacetylide

乙炔中毒　アセチレン中毒　acetyleneちゅうどく

乙酸　酢酸　さくさん

乙酸丁酯　酢酸ブチル　さくさんbutyl

乙酸酐　無水酢酸　むすいさくさん

乙酸甲酯　酢酸メチル　さくさんmethyl

乙酸钠　酢酸ナトリウム　さくさんnatrium

乙酸戊酯　酢酸アミル　さくさんamyl

乙酸纤维　酢酸セルロース　さくさんcellulose

乙酸香叶酯　酢酸ゲラニル　さくさんgeranyl

乙酸盐　酢酸塩　さくさんえん

乙酸乙烯酯　酢酸ビニル　さくさんvinyl

乙酸乙酯　酢酸エチル　さくさんethyl

乙酸乙酯水解　酢酸エチル加水分解　さくさんethylかすいぶんかい

乙缩醛　アセタール　acetal

乙睇胺　エチルスチバミン,ネオスチボザン　ethylstibamine,neostibosan

乙痛新　エトヘプタジン　ethoheptazine

乙妥英　エトトイン,ペガノン　ethotoin,peganone

乙烷　エタン　ethane

乙烷雌酚　ヘキセストロール　hexestrol

乙烯　エチレン　ethylene

乙烯胺　ビニルアミン　vinylamine

乙烯二氨基二丁醇　エタンブトール　ethambutol

乙烯化氧　エチレン オキシド　ethylene oxide

4-乙烯环己烯　4-ビニル シクロヘキセン　4-vinyl cyclohexene

乙烯基　ビニル基　vinylき

乙烯基甲苯　ビニル トルエン　vinyl toluene

乙烯基氯中毒　塩化ビニル中毒　えんかvinylちゅうどく

乙烯基乙醚　ビニル エチル エーテル　vinyl ethyl ether

乙烯〔基〕乙炔　ビニル アセチレン　vinyl acetylene

乙烯利　エスレル　ethrel

乙烯醚　ビニル エーテル　vinyl ether

乙烯三氯硅烷　ビニル トリクロルシラン,ビニル シリコクロロホルム　vinyl trichlorosilane,vinyl silicochloroform

乙烯树脂　ビニル樹脂　vinylじゅし

乙烯酮　ケテン　keten

乙烯系化合物　ビニル化合物　vinylかごうぶつ

乙烯型　エチレン型　ethyleneがた

乙酰胺　アセトアミド　acetamide

N-乙酰胺基半乳糖　N-アセチルガラクトサミン　N-acetyl-galactosamine

乙酰胺基苯酚　アセトアミノフェノール　acetaminophenol

乙酰胺基苯甲酸　アセトアミノ安息香酸　acetaminoアンソクコウさん

N-乙酰胺基甘露糖　N-アセチルマンノサミン　N-acetyl-mannosamine

乙酰胺基己糖　アセチルアミノヘキソース　acetylamino-hexose

N-乙酰胺基葡萄糖　N-アセチルグルコサミン　acetylglu-cosamine

β-N-乙酰胺基葡萄糖苷酶　β-N-アセチルアミノグルコシダーゼ,β-N-アセチルグルコサシダーゼ　β-N-acety-laminoglucosidase,β-N-acetylglucosaminidase

乙酰胺基三碘苯甲酸钠　アセトリゾ酸ソジウム　acetrizoさんsodium

乙酰胺基水杨酸　アセトアミノサリチル酸　acetaminosa-licylさん

乙酰半胱氨酸　アセチルシステイン　acetylcysteine

N-乙酰半乳糖胺　N-アセチルガラクトサミン　N-acetyl-galactosamine

4-乙酰胞嘧啶　4-アセチルシトジン　4-acetylcytosine

乙酰苯　アセトフェノン　acetophenone

乙酰苯胺　アセトアニリド　acetanilide

乙酰苯酚　アセトフェノール　acetophenol

乙酰吡啶　アセチルピリジン　acetyl pyridine

α-乙酰吡咯　α-アセチルピロール　α-acetyl-pyrrol

乙酰丙嗪　アセチルプロマジン　acetylpromazine

乙酰丙酸　レブリン酸　levulinさん

乙酰丙酸盐　レブリン酸塩　levulinさんえん

乙酰丙酮　アセチルアセトン　acetylacetone

乙酰苍术醇　アセチル アトラクチロール　acetyl atractylol

乙酰粗榧碱　アセチルセファロタキシン　acetyl-cephalotaxine

乙酰单酸甘油乙酯　アセチル化モノグリセリド　acetylかmonoglyceride

乙酰胆碱　アセチルコリン　acetylcholine

乙酰胆碱受体　アセチルコリン受容体　acetylcholineじゅようたい

乙酰胆碱酯酶　アセチルコリン エステラーゼ　acetyl-choline esterase

乙酰地衣红染剂　アセトオルセイン染剤　aceto-orceinせんざい

乙酰毒毛旋花子素　アセチルストロファンチジン　acetyl-strophanthidin

N-乙酰对氨基苯酚　N-アセチルパラアミノフェノール　N-acetyl-para-aminophenol

乙酰辅酶A　アセチル コエンザイムA,アセチル補酵素A　acetyl coenzyme A,acetylほこうそA

乙酰辅酶A羧化酶　アセチル コエンザイムAカルボキシラーゼ　acetyl-coenzymeA carboxylase

乙酰辅酶A转乙酰酶　アセチル コエンザイムAトランスアセチラーゼ　acetyl-coA transacetylase

N-乙酰甘露糖胺　N-アセチルマンノサミン　N-acetylman-nosamine

乙酰过氧化苯甲酰　アセチル過酸化ベンゾイル　acetylかさんかbenzoyl

N-乙酰谷氨酸　N-アセチルグルタミン酸　N-acetylglu-tamineさん

乙酰谷氨酰胺　アセチルグルタミン　acetylglutamine

乙酰谷氨酰胺注射液　アセチルグルタミン注射液　acetyl-glutamineちゅうしゃえき

乙酰化辅酶　アセチル輔酵素,コアセチラーゼ　acetylほこうそ,coacetylase

乙酰化剂　アセチル化剤　acetylかざい

乙酰化器　アセチル化器　acetylかき

乙酰化烧瓶　アセチル化フラスコ　acetylかflask

乙酰化〔作用〕　アセチル化〔作用〕　acetylか〔さよう〕

乙酰黄夹次甙B　セルベルン　cerberin

乙酰磺胺甲氧嗪　アセチルスルファメトキシピリダジン　acetylsulfamethoxypyridazine

乙酰磺胺脒　アセチルスルファグアニジン　acetyl-sulfaguanidine

乙酰磺胺嘧啶　アセチルスルファジアジン　acetylsulfadia-zine

N-乙酰磺胺钠　N-アセチルスルファニルアミド ナトリウム　N-acetyl sulfanilamide natrium

乙酰磺胺噻唑　アセチルスルファチアゾール　acetylsul-fathiazole

乙酰磺酰胺　アセトスルファミン　acetosulfamine

乙酰基　アセチル基　acetylき

乙酰基结合　アセチル結合　acetylけつごう

N-乙酰基-D-葡萄糖胺　N-アセチル-D-グルコサミン　N-acetyl-D-glucosamine

乙酰甲胺磷　オルテン,アセファート　orthene,acephate

乙酰甲醇　アセトール　acetol

乙酰甲胆碱　メコリール,メタコリン　mecholyl,metha-choline

乙酰甲胆碱试验　メコリール試験,メタコリン試験　me-cholylしけん,methacholineしけん

乙酰甲萘醌　アセトメナフトン　acetomenaphthone

N-乙酰-5-甲氧基色胺　N-アセチル-5-メトキシトリプタミ

ン，メラトニン　N-acetyl-5-methoxy tryptamine，mela-tonin

乙酰解　アセトリシス　acetolysis

乙酰肼　アセトヒドラジド　acethydrazide

乙酰硫脲　アセチル チオ尿素　acetyl thioにょうそ

乙酰氯　アセチルクロリド，塩化アセチル　acetyl chloride，えんかacetyl

乙酰螺旋霉素　アセチルスピラマイシン　acetylspiramycin

乙酰萘　アセトナフトン　acetonaphthone

乙酰脲　アセチル尿素　acetylにょうそ

乙酰普马嗪　アセチルプロマジン　acetylpromazine

乙酰普马嗪片　アセチルプロマジン錠　acetylpromazineじょう

N-乙酰-5-羟色胺　N-アセチル-5-ヒドロキシトリプタミン　N-acetyl-5-hydroxytryptamine

乙酰肿胺　アセタルゾン　acetarsone

N-乙酰神经氨酸　N-アセチルノイラミン酸　N-acetylneu-raminさん

乙酰数　アセチル数　acetylすう

乙酰水杨酸　アセチルサリチル酸　acetylsalicylさん

乙酰水杨酸安替比林　アセチルサリチル酸アンチピリン　acetylsalicylさんantipyrine

乙酰水杨酸孕烯醇酮　アセチルサリチル酸プレグネノロン　acetylsalicylさんpregnenolone

乙酰溴　臭化アセチル，アセチルブロミド，アセチルブロマイド　しゅうかacetyl，acetylbromide

乙酰亚砷酸铜　アセチル亜ヒ酸銅　acetylあひさんどう

乙酰氧基化　アセトキシル化　acetoxylか

乙酰氧肟酸　アセトヒドロキサム酸　acetohydroxamさん

乙酰乙酸　アセト酢酸　acetoさくさん

乙酰乙酸酯　アセト酢酸エステル　acetoさくさんester

乙酰乙酰辅酶A　アセトアセチル補酵素A　acetoacetylほこうそA

乙酰皂化值　アセチル鹼化値　acetylけんかち

乙酰转移酶　アセチル転位酵素，アセチルトランスフェラーゼ　acetylてんいこうそ，acetyltransferase

乙酰紫草素　アセチルシコニン　acetylshikonin

乙酰唑胺　アセタゾールアミド　acetazolamide

乙型〔病毒性〕肝炎　B型〔ウイルス性〕肝炎　Bかた〔virusせい〕かんえん

乙型副伤寒杆菌　パラチフスB菌　paratyphusBきん

乙型肝炎表面抗原　B型肝炎表面抗原　Bかたかんえんひょうめんこうげん

乙型肝炎表面抗原放射免疫测定　B型肝炎表面抗原放射〔標識〕免疫定量〔法〕　Bかたかんえんひょうめんこうげんほうしや〔ひょうしき〕めんえきていりょう〔ほう〕

乙型肝炎病毒　B型肝炎ウイルス　Bかたかんえんvirus

乙型肝炎核心抗体　B型肝炎コア抗体　Bかたかんえんcoreこうたい

乙型肝炎核心抗原-抗体系统　B型肝炎コア抗原抗体系　Bかたかんえんcoreこうげんこうたいけい

乙型肝炎e抗体　B型肝炎e抗体　Bかたかんえんeこうたい

乙型肝炎抗原　B型肝炎抗原　Bかたかんえんこうげん

乙型肝炎e抗原　B型肝炎e抗原　Bかたかんえんeこうげん

乙型肝炎抗原-抗体系统　B型肝炎抗原抗体系　Bかたかんえんこうげんこうたいけい

乙型肝炎相关抗原　B型肝炎連合抗原　Bかたかんえんれんごうこうげん

乙型肝炎疫苗　B型肝炎ワクチン　Bがたかんえんvaccine

乙型流感病毒　インフルエンザBウイルス　influenza B virus

乙型脑炎　日本脳炎　にほんのうえん

乙型溶素　β溶解素　βようかいそ

乙型溶血性链球菌　B型溶血連鎖球菌　Bかたようけつれんさきゅうきん

乙型色盲　β-不正色覚，第二色盲　β-ふせいしきかく，だいにしきもう

乙型血友病　B型血友病，血友病B　Bかたけつゆうびょう，けつゆうびょうB

乙氧基　エトキシ基　ethoxyき

乙氧基苯　エトキシベンゼン　ethoxybenzene

乙氧基测定　エトキシ測定　ethoxyそくてい

乙氧基金属　エトキシド　ethoxide

乙氧萘青霉素　ナフシリン　nafcillin

乙氧萘青霉素钠　ナフシリン ナトリウム　nafcillin natrium

乙酯黄酮　エフロキセート　efloxate

乙酯利血平　シロシンゴピン　syrosingopine

乙状窦　S状静脈洞　Sじょうじょうみゃくどう

乙状窦沟　S状洞溝　Sじょうどうこう

乙状窦血栓形成　S状静脈洞血栓形成　Sじょうじょうみゃくどうけっせんけいせい

乙状窦血栓性静脉炎　S状洞血栓〔性〕静脈炎　Sじょうどうけっせん〔せい〕じょうみゃくえん

乙状结肠　S状結腸　Sじょうけっちょう

乙状结肠癌　S状結腸癌　Sじょうけっちょうがん

乙状结肠插管法　S状結腸カテーテル挿管法　Sじょうけっちょうcatheterそうかんほう

乙状结肠单腔造瘘术　単囊S状結腸造瘻術　たんのうSじょうけっちょうぞうろうじゅつ

乙状结肠动脉　S状結腸動脈　Sじょうけっちょうどうみゃく

乙状结肠固定术　S状結腸固定術　Sじょうけっちょうこていじゅつ

乙状结肠间疝　S状結腸間ヘルニア　Sじょうけっちょうかんhernia

乙状结肠间隐窝　S状結腸間陥凹　Sじょうけっちょうかんかんおう

乙状结肠静脉　S状結腸静脈　Sじょうけっちょうじょうみゃく

乙状结肠〔窥〕镜　S状結腸鏡　Sじょうけっちょうきょう

乙状结肠〔窥〕镜检查〔术〕　S状結腸鏡検査〔法〕　Sじょうけっちょうきょうけんさ〔ほう〕

乙状结肠扩张　大S状結腸〔症〕　だいSじょうけっちょう〔しょう〕

乙状结肠淋巴结　S状結腸リンパ節　Sじょうけっちょうlymphせつ

乙状结肠扭转　S状結腸捻転　Sじょうけっちょうねんてん

乙状结肠膀胱瘘修补术　S状結腸膀胱瘻〔孔〕修復術　Sじょうけっちょうぼうこうろう〔こう〕しゅうふくじゅつ

乙状结肠切除术　S状結腸切除術　Sじょうけっちょうせつじょじゅつ

乙状结肠切开术　S状結腸切開術　Sじょうけっちょうせっかいじゅつ

乙状结肠缺血性变　S状結腸乏血性変化　Sじょうけっちょうぼうけつせいへんか

乙状结肠系膜　S状結腸間膜　Sじょうけっちょうかんまく

乙状结肠炎　S状結腸炎　Sじょうけっちょうえん

乙状结肠造口术　S状結腸造瘻術　Sじょうけっちょうぞうろうじゅつ

乙状结肠直肠吻合术　S状結腸直腸吻合術　Sじょうけっちょうちょくちょうふんごうじゅつ

乙状结肠周炎　S状結腸周囲炎　Sじょうけっちょうしゅういえん

巳溶血　溶解血,溶血血液　ようかいけつ,ようけつけつえき

巳知溶液　既知溶液　きちようえき

巳知物　既知物　きちぶつ

巳知样品　既知標本　きちひょうほん

钇　イットリウム,Y　yttrium

钇铝石榴石激光器　イットリウム アルミニウムザクロ石レーザー　yttrium aluminiumザクロいしlaser

钇铝石榴石激光治疗机　イットリウム アルミニウムザクロ石レーザー治療装置　yttrium aluminumザクロいしlaser ちりょうそうち

蚁醛　ホルムアルデヒド　formaldehyde

蚁醛试验　ホルムアルデヒド試験　formaldehydeしけん

蚁酸　蟻酸　ぎさん

蚁行(走)感　蟻走感　ぎそうかん

蚁咬(皮)病　蟻傷症,蟻咬症　ぎしょうしょう,ぎこうしょう

酏剂　エリキシル　elixir

椅车　車いす　くるまいす

yì　义艺异译呓抑易疫益逸翌意溢缢薏臆臆翼镱癔

义牙　義歯　ぎし

义眼　義眼　ぎがん

义肢　義肢　ぎし

艺术解剖学　芸術的解剖学　げいじゅつてきかいぼうがく

艺术型　芸術型　げいじゅつがた

异阿魏酸　イソフェルラ酸　isoferulaさん

异艾氏剂　イソドリン　isodrin

异白(亮)氨酸　イソロイシン　isoleucine

异百部高碱　イソステモニジン　isostemonidine

异败酱烯　イソパトリネン　isopatrinene

异倍体　異数体　いすうたい

异鞭毛虫类　異鞭毛虫類　いべんもうちゅうるい

异扁枝烯　イソフィロクラデン　isophyllocladene

异丙胺　イソプロピルアミン　isopropylamine

异丙叉丙酮　メシチルオキシド　mesityloxide

异丙醇　イソプロピル アルコール,イソプロパノール　isopropyl alcohol,isopropanol

异丙醇胺　イソプロパノールアミン　isopropanolamine

异丙醇铝　アルミニウム イソプロポキシド　aluminium isopropoxide

异丙醇试验　イソプロパノール試験　isopropanolしけん

异丙核苷　イソプロピル ヌクレオチド　isopropyl nucleotide

异丙肌苷　イソプロピル イノシン　isopropyl inosine

异丙基　イソプロピル　isopropyl

异丙(基)苯　イソプロピル ベンゼン　isopropyl benzene

异丙基甲丁双脲　イソプロピル メプロバメート　isopropyl meprobamate

异丙基肾上腺素　イソプロピル ノルアドレナリン　isopropyl noradrenaline

异丙醚　イソプロピル エーテル　isopropyl ether

异丙萘青霉素　2-イソプロポキシ-1-ナフチルペニシリン　2-isopropoxy-1-naphthyl penicillin

异丙嗪　プロメタジン　promethazine

异丙嗪盐酸盐　塩酸プロメタジン　えんさんpromethazine

异丙〔去甲〕肾上腺素　イソプロテレノール,イソプレナリン　isoproterenol,isoprenaline

异丙肾上腺素盐酸盐　イソプレナリン塩酸塩　isoprenaline えんさんえん

异丙异烟肼　イプロニアジド,マルサリド　iproniazid, marsalid

异搏定(停)　ベラパミル,イソプチン　verapamil,isoptin

异搏定片　イソプチン錠　isoptinじょう

异补骨脂内酯　イソプソラレン　isopsoralene

异补骨脂酮　イソババカルコン　isobavachalcone

异步型心室起搏器　不同時型心室ペースメーカ　ふどうじがたしんしつpacemaker

异步性　不同時性,異時性　ふどうじせい,いじせい

异苍耳醇　イソキサンタノール　isoxanthanol

异侧感觉　感覚体側逆転　かんかくたいそくぎゃくてん

异侧细胞　異節層細胞,交連細胞　いせつそうさいぼう,こうれんさいぼう

异菖蒲酮　イソアコロン　isoacorone

异长春碱　ロイロシジン　leurosidine

异常　異常　いじょう

异常丙种球蛋白血症　異常ガンマグロブリン血症　いじょうgamma globulinけっしょう

异常波　異常波　いじょうは

异常产褥　異常産褥　いじょうさんじょく

异常成分　異常成分　いじょうせいぶん

异常蛋白血症　異常蛋白血症　いじょうたんぱくけっしょう

异常蛋白质　異常蛋白(質)　いじょうたんぱく〔しつ〕

异常分化　異常分化　いじょうぶんか

异常分娩　異常分娩,逆産　いじょうぶんべん,ぎゃくさん

异常构造　異常構造　いじょうこうぞう

异常呼吸音　異常呼吸音　いじょうこきゅうおん

异常活(运)动　異常運動　いじょううんどう

异常肌电图　異常筋電図　いじょうきんでんず

异常假关节活动　異常偽関節運動　いじょうぎかんせつうんどう

异常浆细胞　異常形質細胞,異常プラスマ細胞　いじょうけいしつきさいぼう,いじょうplasmaさいぼう

异常紧张　異常緊張　いじょうきんちょう

异常叩诊音　異常打診音　いじょうだしんおん

异常免疫球蛋白　異常免疫グロブリン　いじょうめんえきglobulin

异常免疫球蛋白病　異常免疫グロブリン症　いじょうめんえきglobulinしょう

异常脑波　異常脳波　いじょうのうは

异常球蛋白　異常グロブリン　いじょうglobulin

异常γ球蛋白血症　異常γ-グロブリン血症　いじょうγ-globulinけっしょう

异常听觉　異常聴覚　いじょうちょうかく

异常瞳孔反射　異常瞳孔反射　いじょうどうこうはんしゃ

异常弯曲　異常彎曲　いじょうわんきょく

异常网状细胞　異常細網細胞　いじょうさいもうさいぼう

异常无名动脉　異常無名動脈　いじょうむめいどうみゃく

异常心电图　異常心電図　いじょうしんでんず

异常心尖搏动图　異常心尖拍動図　いじょうしんせんはくどうず

异常兴奋　異常興奮　いじょうこうふん

异常性欲　好色症,色情挑発　こうしょくしょう,しきじょうちょうはつ

异常血红蛋白　異常ヘモグロビン　いじょうhemoglobin

异常血红蛋白检查　異常ヘモグロビン検査　いじょうhemoglobinけんさ

异常血红蛋白血〔症〕　異常ヘモグロビン血〔症〕　いじょうhemoglobinけつ〔しょう〕

异常血红蛋白衍生物　異常ヘモグロビン誘導体　いじょうhemoglobinゆうどうたい

异常血清碘蛋白　異常血清ヨード蛋白質　いじょうけっせいiodoたんぱくしつ

异常左颈总动脉　異常左総頸動脈　いじょうさそうけいどうみゃく

异处生毛症　異処発毛症　いしょはつもうしょう

异粗榧碱　イソハーリングトニン　isoharringtonine

异大黄素　イソエモジン　isoemodin

异狄氏剂　エンドリン　endrin

异狄氏剂中毒　エンドリン中毒　endrinちゅうどく

异蒂巴因　イソテバイン　isothebaine

异丁苯丙酸　ブルフェン　brufen

异丁苯乙酸　イブフェナク　ibufenac

异丁醇　イソブチルアルコール,イソブタノール　isobutyl-alcohol,isobutanol

异丁基　イソブチル基　isobutylき

异丁基乙烯醚　イソブチル ビニル エーテル　isobutyl vinyl ether

异丁嗪　トリメプラジン　trimeprazine

异丁嗪酒石酸盐　トリメプラジン酒石酸塩　trimeprazineしゅせきさんえん

异丁醛　イソブチルアルデヒド　isobutylaldehyde

异丁酸　イソ酪酸　isoらくさん

异丁烷　イソブタン　isobutane

异丁烯　イソブチレン　isobutylene

异丁烯酸　メタクリル酸　methacrylさん

异丁烯酸甲酯　メチルメタクリレート　methylmethacrylate

异丁烯橡胶　イソブテン ゴム　isobutene gum

异丁酰紫草素　イソブチリル シコニン　iso-butyryl-shikonin

异丁香酚　イソオイゲノール　isoeugenol

异丁香烯　イソカリオフィレン　isocaryophyllene

异东方蓼黄素　イソオリエンチン　isoorientin

异杜松烯　イソカジネン　isocadinene

异对氟醛　イソフルラン　isoflurane

异对叶百部碱　イソツベロステモニン　isotuberostemonine

异噁唑酰肼　イソカルボキサジド　isocarboxazid

异芳芥　ベタメルファラン　betamerphalan

异非洛克烯　イソフィロクラデン　isophyllocladene

异〔肥〕皂草甙　イソサポナレチン　isosaponaretin

异佛尔酮　イソホロン　isophorone

异氟磷　イソフルロフェート　isoflurophate

异甘草甙　イソリキリチン　isoliquiritin

异咯嗪　イソアロキサジン　isoalloxazine

异钩藤碱　イソリンコフィリン　isorhynchophylline

异构化　異性化　いせいか

异构化反应　異性化反応　いせいかはんのう

异构化合物　異性化合物　いせいかごうぶつ

异构化作用　異性化作用　いせいかさよう

异构酶　イソメラーゼ　isomerase

异构现象　異性現象　いせいげんしょう

异固缩〔现象〕　異常凝縮〔現象〕　いじょうぎょうしゅく〔げんしょう〕

异哈林通碱　イソハーリングトニン　isoharringtonin

异海人草酸　アロカイニン酸　allokaininさん

异核体　異種核　いしゅかく

异红花甙　イソカルタミン　iso-carthamin

异荭草素　ホモオリエンチン,イソオリエンチン　homo-orientin,iso-orientin

异胡薄荷醇　イソプレゴール　isopulegol

异胡薄荷酮　イソプレゴン　isopulegone

异胡椒碱　カビシン　chavicine

异槲皮甙　イソケルシトリン　isoquercitrin

异虎耳草素　イソピンピネリン　isopimpinellin

异化产物　異化〔代謝〕産物　いか〔たいしゃ〕さんぶつ

异化分裂　ヘテロキネシア　heterokinesia

异化〔作用〕　異化〔作用〕　いか〔さよう〕

异环磷酰胺　イホスファミド　iphosphamide

异黄酮　イソフラボン　isoflavone

异黄樟脑　イソサフロール　isosafrole

异灰叶素　トキシカロール　toxicarol

异茴芹内酯　イソピンピネリン　isopimpinellin

异基因　異質遺伝子　いしついでんし

异极石　異極鉱石,カラミン　いきょくこうせき,calamine

异己酮　ヘキソン　hexone

异尖线虫　アニサキス　Anisakis

异尖线虫病　アニサキス症　Anisakisしょう

异金丝桃甙　イソヒペロシド,イソヒペリン　isohyperoside,isohyperine

异腈　イソニトリル　isonitrile

异腈化苯　イソシアン化フェニル　isocyanかphenyl

异觉性精神病　アロ精神病　alloせいしんびょう

异爵床素　イソジェスチシン　isojusticin

异坎胺　塩酸メカミルアミン　えんさんmecamylamine

异抗坏血酸　イソアスコルビン酸　isoascorbinさん

异抗原　ハプテン　hapten

异可利定　イソコリジン　isocorydine

异苦地胆〔苦〕素　エレファンチン　elephantin

异奎胺　コンキナミン　conquinamine

异喹胍　デブリソキン　debrisoquine

异喹啉化合物　イソキノリン化合物　isoquinolineかごうぶつ

异喹啉〔类〕　イソキノリン　isoquinoline

异兰　イソラン　isolan

异莲心碱　イソリエンシニン　isoliensinine

异链烷烃　イソパラフィン　isoparaffin

异量　量的異常性,ヘテロメトリー　りょうてきいじょうせい,heterometry

异裂　異常開裂　いじょうかいれつ

异硫脲　イソチオ尿素,プソイドチオ尿素　isothioにょうそ,pseudothioにょうそ

异硫氰酸　イソチオシアン酸　isothiocyanさん

异硫氰酸苯酯　イソチオシアン酸フェニル　isothiocyanさんphenyl

异硫氰酸苄酯　イソチオシアン酸ベンジル　isothiocyanさ

ん benzyl

异硫氰酸萘酯 イソチオシアン酸ナフチル isothiocyanさ
ん naphthyl

异硫氰酸烷基酯 イソチオシアン酸アルキルエステル
isothiocyanさん alkyl ester

异硫氰酸烯丙酯 イソチオシアン酸アリル,アリルカラシ
油 isothiocyanさん allyl, allylカラシあぶら

异硫氰酸荧光素(黄) フルオレセインイソチオシアネート
fluorescein isothiocyanate

异硫氰酸酯 イソチオシアネート,イソチオシアン酸エス
テル isothiocyanate, isothiocyanさん ester

异柳杉素〔黄酮〕 イソクリプトメリン isocryptomerin

异龙胆呫酮 イソゲンチシン isogentisin

异龙脑 イソボルネオール isoborneol

异律体节 他律体節 たりつたいせつ

异卵双生子 二卵性双生児 にらんせいそうせいじ

异芒果苷 イソマンギフェリン isomangiferin

异毛果芸香碱 イソピロカルピン isopilocarpine

异毛花洋地黄苷 プルラノシド,プルラノサイド
purlanoside

异毛目 異毛目 いもうもく

异牡荆黄素 イソビテキシン isovitexin

异木防己碱 イソトリロビン isotrilobine

异尼可替因 イソニコテイン isonicoteine

异脲 イソ尿素 isoにょうそ

异柠檬酸 イソクエン酸 isoクエンさん

异柠檬酸脱氢酶 イソクエン酸脱水素酵素 isoクエンさん
だっすいそこうそ

异配生殖 異型配偶子生殖 いけいはいぐうしせいしょく

异期复孕 過受胎 かじゅたい

异强心甾 アロカルデノリド allo-cardenolide

异羟〔基〕洋地黄毒苷 ジゴキシン digoxin

异羟〔基〕洋地黄毒苷元 ジゴキシゲニン digoxigenin

异羟肟酸 ヒドロキサム酸 hydroxamさん

异氰化苯 イソシアン化フェニル isocyanかphenyl

异氰化物 イソシアン化物,イソシアニド isocyanかぶつ,
isocyanide

异氰酸 イソシアン酸 isocyanさん

异氰酸苯酯 イソシアン酸フェニル isocyanさん phenyl

异氰酸对硝基苯酯 イソシアン酸-p-ニトロフェニルエステ
ル isocyanさん-p-nitrophenyl ester

异氰酸-1-萘酯 イソシアン酸-1-ナフチルエステル iso-
cyanさん-1-naphthyl ester

异氰酸乙酯 イソシアン酸エチル isocyanさん ethyl

异氰酸酯〔盐〕 イソシアン酸エステル,イソシアナート
isocyanさん ester, isocyanate

异去氢〔钩〕藤碱 イソコリノキセイン isocorynoxeine

异去(脱)水淫羊藿黄素 イソアンヒドロイカリチン
isoanhydroicaritin

异炔诺酮 ノルエチノドレル norethynodrel

异染〔颗〕粒 異染性顆粒,ハインツ小体 いせんせいかりゅ
う,Heinzしょうたい

异染色体 異形染色体,異質染色体 いけいせんしょくた
い,いしつせんしょくたい

异染色质 異染色質,メタクロマチン いせんしょくしつ,
metachromatin

异染色质区 異染色質帯 いせんしょくしつたい

异染性 異染性,メタクロマジー いせんせい,metachro-
masia

异染性脑白质病 異染性白質脳症 いせんせいはくしつの
うしょう

异染性脑白质营养不良 異染性白質ジストロフィ いせん
せいはくしつ dystrophy

异溶化作用 異種溶解 いしゅようかい

异噻唑青霉素 イソチアゾリルメチルペニシリン isothia-
zolylmethylpenicillin

异三尖杉酯碱 イソハリングトニン isoharringtonin

异色性睫状体炎 異色性毛様体炎 いしょくせいもうよう
たいえん

异山梗菜酮碱 イソロベラニン isolobelanine

异山梨醇 イソソルビッド isosorbide

异石榴皮碱 イソペレチエリン isopelletierine

异时节律 異時性律動 いじせいりつどう

异食癖 異食症 いしょくしょう

异视 不同視 ふどうし

异嗜白细胞 異種親和〔性〕白血球 いしゅしんわ〔せい〕
はっけっきゅう

异嗜性抗体 異種親和〔性〕抗体 いしゅしんわ〔せい〕こう
たい

异嗜性抗原 異種親和〔性〕抗原 いしゅしんわ〔せい〕こう
げん

异嗜症 異味症 いみしょう

异噬空泡 異食空胞 いしょくくうほう

异鼠李(黄)素 イソラムネチン isorhamnetin

异双氢葫芦素B イソジヒドロククルビタシン
isodihydrocucurbitacin

异水飞蓟素 シリジアニン silydianin

异松油烯 テルピノレン terpinolene

异索威 イソラン isolan

异体蛋白反应 外因性蛋白反応 がいいんせいたんぱくは
んのう

异体接种 他者接種,外因接種 たしゃせっしゅ,がいいん
せっしゅ

异体抗原 外來抗原 がいらいこうげん

异体受精 他〔家生〕殖 た〔かせい〕しょく

异体移植术 同種移植術 とうしゅいしょくじゅつ

异体植皮 同種皮膚移植 とうしゅひふいしょく

异土木香内酯 イソアラントラクトン isoalantolactone

异娃儿藤碱 チロクレブリン tylocrebrine

异万年青糖 イソロデオース,キノボース isorhodeose,
quinovose

异万年青皂苷元 ネオロデアサポゲニン neorhodeasa-
pogenin

异位 異所,位置異常,アトピック いしょ,いちいじょう,
atopic

异位肠粘膜 異所性腸粘膜 いしょせいちょうねんまく

异位肠升血糖素综合征 異所性腸グルカゴン症候群 い
しょせいちょう glucagonしょうこうぐん

异位促黑细胞激素综合征 異所性メラニン細胞刺激ホルモ
ン症候群 いしょせい melaninさいぼうしげき hormoneしょ
うこうぐん

异位促甲状腺激素分泌瘤 異所性甲状腺刺激ホルモン分泌
腫瘍 いしょせいこうじょうせんしげき hormoneぶんぴつ
しゅよう

异位促甲状腺激素综合征 異所性甲状腺刺激ホルモン症候
群 いしょせいこうじょうせんしげき hormoneしょうこう

ぐん

异位促肾上腺皮质激素综合征　異所性 ACTH 症候群　いしょせいACTHしょうこうぐん

异位促性腺激素综合征　異所性ゴナドトロピン症候群　いしょせいgonadotropinしょうこうぐん

异位睾丸　睾丸転位〔症〕　こうがんてんい〔しょう〕

异位红细胞生成素综合征　異所性エリトロポエチン症候群　いしょせいerythropoietinしょうこうぐん

异位畸形　異所性奇形　いしょせいきけい

异位激素分泌　異所性ホルモン分泌　いしょせいhormoneぶんぴつ

异位激素综合征　異所性ホルモン症候群　いしょせいhormoneしょうこうぐん

异位急性阑尾炎　異所性急性虫垂炎　いしょせいきゅうせいちゅうすいえん

异位寄生　異所寄生　いしょきせい

异位寄生虫　異所寄生虫　いしょきせいちゅう

异位甲状旁腺　異所〔性〕副甲状腺　いしょ〔せい〕ふくこうじょうせん

异位甲状旁腺激素综合征　異所〔性〕副甲状腺ホルモン症候群　いしょ〔せい〕ふくこうじょうせんhormoneしょうこうぐん

异位甲状腺　異所〔性〕甲状腺　いしょ〔せい〕こうじょうせん

异位降钙素综合征　異所〔性〕カルシトニン症候群　いしょ〔せい〕calcitoninしょうこうぐん

异位节律　異所性リズム　いしょせいrhythm

异位泌乳　異所泌乳,乳腺外乳汁分泌　いしょひつにゅう,にゅうせんがいにゅうじゅうぶんぴつ

异位起搏点　異所〔性〕ペースメーカ　いしょ〔せい〕pacemaker

异位羟吲哚类综合征　異所〔性〕ヒドロキシインドール症候群　いしょ〔せい〕hydroxyindoleしょうこうぐん

异位人胎盘生长激素综合征　異所〔性〕ヒト胎盤生長ホルモン症候群　いしょ〔せい〕ヒトたいばんせいちょうhormoneしょうこうぐん

异位妊娠　異所妊娠　いしょにんしん

异位神经组织　異所〔性〕神経組織　いしょ〔せい〕しんけいそしき

异位肾　腎転位〔症〕　じんてんい〔しょう〕

异位生长激素综合征　異所生長ホルモン症候群　いしょせいちょうhormoneしょうこうぐん

异位收缩　異所性収縮　いしょせいしゅうしゅく

异位松果体　異所性松果体　いしょせいしょうかたい

异位松果体瘤综合征　異所性松果体腫症候群　いしょせいしょうかたいしゅしょうこうぐん

异位痛　異所痛　いしょつう

异位痛经　代償〔性〕月経困難〔症〕　だいしょう〔せい〕げっけいこんなん〔しょう〕

异位胃泌素综合征　異所ガストリン症候群　いしょgastrinしょうこうぐん

异位胃粘膜　異所胃粘膜　いしょいねんまく

异位心　異所性心臓　いしょうせいしんぞう

异位心律　異所性心〔臓〕リズム　いしょせいしん〔ぞう〕rhythm

异位性冲动　異所性インパルス　いしょせいimpulse

异位性钙化　異所性石灰化　いしょせいせっかいか

异位性骨化　異所性骨化　いしょせいこっか

异位〔性〕激素　異所性ホルモン　いしょせいhormone

异位性皮炎　アトピー皮膚炎　atopyひふえん

异位性痛风　内攻性痛風　ないこうせいつうふう

异位〔性心〕搏动　異所性拍動　いしょせいはくどう

异位性心动过速　異所性〔心〕頻拍　いしょせい〔しん〕ひんぱく

异位胰岛素综合征　異所性インス（シュ）リン症候群　いしょせいinsulinしょうこうぐん

异位胰〔腺〕　副膵,迷入膵　ふくすい,めいにゅうすい

异位移植术　異所移植術　いしょいしょくじゅつ

异位抑制　アロステリック抑制　allostericよくせい

异位月经　代償月経　だいしょうげっけい

异位症　異所症　いしょしょう

异位中胚层组织　異所中胚葉組織　いしょうちゅうはいようそしき

异位组织　異所組織　いしょそしき

异乌头碱　イソアコニチン　iso-aconitine

异戊巴比妥　アミタール,アモバルビタール　amytal,amobarbital

异戊巴比妥钠　アモバルビタール ナトリウム　amobarbital natrium

异戊醇　イソアミルアルコール　isoamylalcohol

异戊基　イソアミル　isoamyl

异戊〔间〕二烯　イソプレン　isoprene

异戊〔间〕二烯中毒　イソプレン中毒　isopreneちゅうどく

异戊酸　イソ吉草酸　isoきっそうさん

异戊酸龙脑脂　イソ吉草酸ボルニル　isoきっそうさんbornyl

异戊酸尿症　イソ吉草酸尿症　isoきっそうさんにょうしょう

异戊酸烯丙酯　イソ吉草酸アリル　isoきっそうさんallyl

异戊酸血症　イソ吉草酸血症　isoきっそうさんけっしょう

异戊烯　イソアミレン　isoamylene

异戊烯焦磷酸　イソアミルピロリン酸　isoamyl pyroリンさん

　6-异戊烯腺嘌呤　6-イソアミルアデニン　6-isoamyladenine

异物　異物　いぶつ

异物铲　異物スパット　いぶつspud

异物定位器　深部異物計　しんぶいぶつけい

异物定位 X 线照相器　パンクトグラフ　punctograph

异物感　異物感覚　いぶつかんかく

异物检查　異物検査　いぶつけんさ

异物巨细胞　異物巨細胞　いぶつきょさいぼう

异物镊　異物鑷子　いぶつせっし

异物侵入血管　血管内異物侵入　けっかんないいぶつしんにゅう

异物肉芽肿　異物肉芽腫　いぶつにくがしゅ

异物探寻器　異物探知機　いぶつたんちき

异物同名　異物同名　いぶつどうめい

异物凿　異物丸のみ　いぶつまるのみ

异物针　異物針　いぶつしん

异物阻塞　異物閉塞　いぶつへいそく

异系移植　同種移植　どうしゅいしょく

异系甾体化合物　アロステロイド　allosteroid

异香豆素　イソクマリン　isocoumarin

异相　逆相　ぎゃくそう

异相睡眠　パラ睡眠,逆説睡眠　paraすいみん,ぎゃくせつすいみん

异缬氨酸酚酞 フェノバリン phenovalin
异缬草酸 イソ吉草酸 isoきっそうさん
异缬草酸血症 イソ吉草酸血症 isoきっそうさんけっしょう
异缬酰辅酶A脱氢酶 イソバレリル補酵素A脱水素酵素 isovalerylほこうそAだっすいそこうそ
异辛烷 イソオクタン isooctane
异形孢子 異形配偶子 いけいはいぐうし
异形红细胞 変形(異型)赤血球 へんけい(いけい)せっけっきゅう
异形红细胞症 変形赤血球増加〔症〕 へんけいせっけっきゅうぞうか〔しょう〕
异形(型)淋巴细胞 異形(型)リンパ球 いけいlymphきゅう
异形配子 異形配偶子 いけいはいぐうし
异形染色体 アロゾーム allosome
异形吸虫病 異形吸虫症 いけいきゅうちゅうしょう
异形吸虫属 異形吸虫属 いけいきゅうちゅうぞく
异形形成 異形(型)再生 いけいさいせい
异形牙 異形歯 いけいし
异型 アロタイプ,異型 allotype,いけい
异型标记 アロタイプ符号 allotypeふごう
异型痢疾〔杆〕菌 異型赤痢菌 いけいせきりきん
异型麻疹 異型麻疹 いけいましん
异型配子 異型配偶子 いけいはいぐうし
异型皮质 異種皮質 いしゅひしつ
异型生殖 ヘテロゲネシス heterogenesis
异型性 異型性 いけいせい
异型血 異型血 いけいけつ
异性(种)蛋白 異種蛋白 いしゅたんぱく
异〔性〕装癖 服装倒錯〔症〕 ふくそうとうさく〔しょう〕
异性性欲 異性愛 いせいあい
异雄酮 イソアンドロステロン isoandrosterone
异亚硝基苯乙酮 イソニトロゾアセトフェノン isonitrosoaceto-phenone
异烟肼 イソニアジド isoniazid
异烟肼耐药菌株 イソニアジド耐性菌株 isoniazidたいせいきんしゅ
异烟肼中毒 イソニアジド中毒 isoniazidちゅうどく
异烟酸 イソニコチン酸 isonicotinさん
异烟酰丙肼 イプロニアジド iproniazid
异烟腙 イソニアゾン isoniazone
异养病毒 従属栄養ウイルス じゅうぞくえいようvirus
异养菌 従属栄養細菌 じゅうぞくえいようさいきん
异养生物 従属栄養体 じゅうぞくえいようたい
异养性 従属栄養 じゅうぞくえいよう
异样霉素 イヨウマイシン iyomycin
异野樱黄苷 イソサクラニン isosakuranin
异野樱素 イソサクラネチン isosakuranetin
异叶乌头碱 アチシン atisine
异银杏黄素 イソギンクゲチン isoginkgetin
异银杏双黄酮 イソギンクゲチン isoginkgetin
异英波拉托林 イソインペラトリン isoimperatorin
异源多倍体 異質〔多〕倍数体 いしつ〔た〕ばいすうたい
异源联会 異所対合 いしょついごう
异源性疾病 異種起源疾患 いしゅきげんしっかん
异孕烷 アロプレグナン allopregnane
异质 異形質 いけいしつ
异质同晶 異質同形 いしつどうけい
异质同晶现象 異質同形現象 いしつどうけいげんしょう

异质(种)性 異質性 いしつせい
异种抗体 ヘテロ抗体 hetroこうたい
异种抗原 ヘテロ抗原 hetroこうげん
异种免疫 異種免疫 いしゅめんえき
异种免疫血清 異種免疫血清 いしゅめんえきけっせい
异种皮片移植 異種皮膚移植 いしゅひふいしょく
异种溶解 異種溶解 いしゅようかい
异种溶血素 異種溶血素 いしゅようけつそ
异种血管移植术 異種血管移植術 いしゅけっかんいしょくじゅつ
异种血清 外来血清 がいらいけっせい
异种血细胞凝集素 異種血球凝集素 いしゅけっきゅうぎょうしゅうそ
异种移植术 異種移植術 いしゅいしょくじゅつ
异种移植物 異種移植片 いしゅいしょくへん
异种主动脉瓣 異種大動脈弁 いしゅだいどうみゃくべん
异种组织 異種組織 いしゅそしき
异种组织移植 異種組織移植 いしゅそしきいしょく
异紫堇定碱 イソコリジン isocorydine
异唑肼 イソカルボキサジド isocarboxazid
译码机 符号解読器,デコーダー ふごうかいどくき,decoder
呓语 寝語 ねごと
抑胺苄心定 ラベタロール labetalol
抑感灵 ファモチン famotine
抑菌剂 抑菌剤,抗菌剤 よくきんざい,こうきんざい
抑菌力 抑菌力 よくきんりょく
抑菌浓度 抑菌濃度 よくきんのうど
抑菌区 細菌抑制区 さいきんよくせいく
抑菌性抗菌素 抑菌性抗生物質 よくきんせいこうせいぶっしつ
抑菌药 抑菌薬 よくきんやく
抑菌作用 抑菌作用 よくきんさよう
抑生长素 ソマトスタチン somatostatin
抑胃多肽 胃抑制ポリペプチド いよくせいpolypeptide
抑芽丹 マレインヒドラジド malein hydrazide
抑〔胰〕肽酶 アプロチニン,トラシロール aprotinin,trasylol
抑郁发作 サイコレプシー psycholepsy
抑郁性精神病 抑うつ性精神病 よくうつせいせいしんびょう
抑郁性妄想 抑うつ性妄想 よくうつせいもうそう
抑郁〔症〕 抑うつ〔症〕 よくうつ〔しょう〕
抑郁状态 抑うつ状態 よくうつじょうたい
抑制 抑制 よくせい
抑制分泌 分泌抑制 ぶんぴつよくせい
抑制基因 抑圧遺伝子 よくあついでんし
抑制基因变异 抑圧突然変異 よくあつとつぜんへんい
抑制激素 抑制ホルモン,抗ホルモン よくせいhormone,こうhormone
抑制剂(药) 抑制(阻害)薬 よくせい(そがい)やく
抑制解除 脱抑制 だつよくせい
抑制期 抑制期 よくせいき
抑制器 抑制器 よくせいき
抑制区 抑制区 よくせいく
T₃抑制试验 T₃抑制試験 T₃よくせいしけん
抑〔制〕素 インヒビン,カローン inhibin,chalone
抑制物缺乏学说 抑制物質欠乏説 よくせいぶっしつけつ

ぼうせつ

抑制物〔质〕 抑制物質　よくせいぶっしつ

抑制型 抑制型　よくせいがた

抑制性氨基酸 抑制性アミノ酸　よくせいせいaminoさん

抑制性递质 抑制性伝達物質　よくせいせいでんたつぶっしつ

抑制性交感素 抑制性シンパチン　よくせいせいsympathin

抑制性接点电位 抑制性接合部電位　よくせいせいせつごうぶでんい

抑制性抗体 抑制性抗体　よくせいせいこうたい

抑制〔性〕T〔淋巴〕细胞 抑制性Tリンパ球　よくせいせいT lymphきゅう

抑制性神经元 抑制性ニューロン　よくせいせいneuron

抑制性突触 抑制性シナプス　よくせいせいsynapse

抑制性突触后电位 抑制性シナプス後電位　よくせいせいsynapseこうでんい

抑制性细胞 抑制性細胞　よくせいせいさいぼう

抑制性亚单位 抑制性亜単位　よくせいせいあたんい

抑制性中间神经元 抑制〔性〕介在ニューロン　よくせい〔せい〕かいざいneuron

抑制因子 抑制因子　よくせいいんし

抑制者T细胞 サプレッサーT細胞　suppressor T さいぼう

抑制真菌剂 静真菌薬　せいしんきんやく

抑制增生因子 増殖抑制因子　ぞうしょくよくせいいんし

抑制作用 抑制作用　よくせいさよう

易暗示性 被暗示性　ひあんじせい

易变基因 易変遺伝子　いへんいでんし

易变性 不安定性　ふあんていせい

易变因子 不安定因子　ふあんていいんし

易变因子缺乏症 不安定因子欠乏症　ふあんていいんしけつぼうしょう

易出血者 出血性素因者　しゅっけつせいそいんしゃ

易复性疝 還納性ヘルニア　かんのうせいhernia

易感性 感〔受〕性　かん〔じゅ〕せい

易化〔作用〕 促通〔作用〕　そくつう〔さよう〕

易激惹性 被刺激性　ひしげきせい

易咳净 アセチルシステイン　acetylcysteine

易疲劳性 疲労性　ひろうせい

易燃性 可燃性,易燃性　かねんせい,いねんせい

易染细胞 易染性細胞　いせんせいさいぼう

易染性 易染色性　いせんしょくせい

易熔合金 易融合金　いゆうごうきん

易溶混合物 易溶混合物　いようこんごうぶつ

易溶离子序 リオトロピック系列　lyotropicけいれつ

易损性 易損性　いそんせい

易损期 易損期,易攻期　いそんき,いこうき

易位 変位,転座　へんい,てんざ

易位染色体 転座染色体　てんざせんしょくたい

易性癖 性転換〔願望〕症　せいてんかん〔がんぼう〕しょう

易溶阳离子组 溶解陽イオン群　ようかいようionぐん

易溶阴离子组 溶解陰イオン群　ようかいいんionぐん

易装癖 服装倒錯〔症〕　ふくそうとうさく〔しょう〕

疫病学 疫学　えきがく

疫苗 ワクチン　vaccine

　森普尔氏疫苗 サンプル ワクチン　Semple vaccine

疫苗接种 種痘,予防接種,ワクチン接種　しゅとう,よぼうせっしゅ,vaccineせっしゅ

疫苗〔接种〕后脑炎 ワクチン接種後脳炎　vaccineせっしゅごのうえん

疫苗疗法 ワクチン療法　vaccineりょうほう

疫苗原 痘苗原,ワクチノゲン　とうびょうげん,vaccinogen

疫苗中毒 ワクチン剤中毒　vaccineざいちゅうどく

疫苗注射器 ワクチン注射器　vaccineちゅうしゃき

益母草定 レオヌリジン　leonuridine

益母草碱 レオヌーリン　leonurine

益母草宁 レオヌリニン　leonurinine

逸搏 逸脱拍動　いつだつはくどう

逸搏夺获 逸脱捕獲　いつだつほかく

逸搏夺获心律 逸脱捕獲律動　いつだつほかくりつどう

逸搏心律 逸脱律動　いつだつりつどう

逸出值 〔標本の〕孤立値　〔ひょうほんの〕こりつち

逸度 逸散能,逃散度　いっさんのう,とうさんど

逸散〔作用〕 散逸〔作用〕　さんいつ〔さよう〕

翌晨避孕丸 翌朝避妊丸　よくあさひにんがん

意识错乱 意識錯乱　いしきさくらん

意识分离型癔病 解離型ヒステリー　かいりがたHysterie

意识混浊(朦胧) 意識混濁,昏睡〔状態〕　いしきこんだく,こんすい〔じょうたい〕

意识活动 意識活動　いしきかつどう

意识模糊〔状态〕 意識錯乱状態,意識混濁　いしきさくらんじょうたい,いしきこんだく

意识丧失 無意識,意識不明,人事不省　むいしき,いしきふめい,じんじふせい

意识障碍 意識障害　いしきしょうがい

意识状态 意識状態　いしきじょうたい

意外流产 偶発性流産　ぐうはつせいりゅうざん

意外伤〔害〕 偶発外傷　ぐうはつがいしょう

意外事故 事故　じこ

意外死亡 事故死,災害死,偶然死　じこし,さいがいし,ぐうぜんし

意外性退化 偶発性退化　ぐうはつせいたいか

意想澎湃 意識(観念)奔逸　いしき(かんねん)ほんいつ

意想性运用不能 企図失行症　きとしっこうしょう

意向 意図,企図　いと,きと

意向性肌阵挛 企図筋間代,企図ミオクロ〔ー〕ヌス　きときんかんだい,きとmyoclonus

意向〔性〕震颤 企図振戦　きとしんせん

意欲 欲望,意欲　よくぼう,いよく

意志 意志,意欲　いし,いよく

意志薄弱 意志薄弱　いしはくじゃく

意志倒错 意欲倒錯,パラブリー　いよくとうさく,parabulia

意志减弱 意志減退　いしげんたい

意志缺失 無為,意志欠如　むい,いしけつじょ

意志障碍 意志障害　いししょうがい

意志过强 意欲過剰　いよくかじょう

溢出(流) 溢出　いっしゅつ

溢出型蛋白尿 溢出型蛋白尿〔症〕,溢出型アルブミン尿症　いっしゅつがたたんぱくにょう〔しょう〕,いっしゅつがたalbuminにょうしょう

溢流管 溢出管　いっしゅつかん

溢脓 膿漏〔症〕　のうろう〔しょう〕

溢乳-闭经综合征 乳漏出無月経症候群　にゅうろうしゅつむげっけいしょうこうぐん

溢血 溢血　いっけつ

缢蛏 アゲマキ

缢死 縊死 いし

薏苡仁酯 コイキセノリド coixenolide

薏苡素 コイキソール coixol

臆想症 心気症 しんきしょう

翳 角膜翳,雲翳 かくまくえい,うんえい

翼 翼 よく,つばさ

翼板 翼状板 よくじょうばん

翼部 翼部 よくぶ

翼点 ブテリオン,蝶形骨大翼後上頂 pterion,ちょうけいこつだいよくこうじょうちょう

翼腭凹间隙 翼口蓋窩窩間隙 よくこうがいかかんげき

翼腭管 翼口蓋管,大口蓋管 よくこうがいかん,だいこうがいかん

翼腭孔 翼口蓋孔 よくこうがいこう

翼腭神经节 翼口蓋神経節 よくこうがいしんけいせつ

翼腭窝 翼口蓋窩 よくこうがいか

翼腭窝综合征 翼口蓋窩症候群 よくこうがいかしょうこうぐん

翼钩 翼突鉤 よくとつこう

翼钩沟 翼突鉤溝 よくとつこうこう

翼管 翼突管 よくとつかん

翼管动脉 翼突管動脈 よくとつかんどうみゃく

翼管静脉 翼突管静脈 よくとつかんじょうみゃく

翼管神经 翼突管神経 よくとつかんしんけい

翼管神经痛 翼突管神経痛 よくとつかんしんけいつう

翼管神经综合征 翼突管神経症候群 よくとつかんしんけいしょうこうぐん

翼管支 翼突管枝 よくとつかんし

翼颌间隙蜂窝组织炎 翼突下顎間隙蜂巣織炎 よくとつかがくかんげきほうそうしきえん

翼肌凹 翼突筋窩 よくとつきんか

翼肌粗隆 翼突筋粗面 よくとつきんそめん

翼肌支 翼突筋枝 よくとつきんし

翼棘韧带 翼棘靭帯 よくきょくじんたい

翼棘突 翼棘突起 よくきょくとっき

翼〔静脉〕丛 翼突筋静脈叢 よくとつきんじょうみゃくそう

翼内肌 内側翼突筋 ないそくよくとつきん

翼内肌神经 内側翼突筋神経 ないそくよくとつきんしんけい

翼内肌神经交通支 内側翼突筋神経交通枝 ないそくよくとつきんしんけいこうつうし

翼切迹 翼突切痕 よくとつせっこん

翼上颌裂 翼突上顎裂 よくとつじょうがくれつ

翼手类 翼手類 よくしゅるい

翼手目 翼手目 よくしゅもく

翼突 翼状突起 よくじょうとっき

翼突内侧板 翼状突起の内側板 よくじょうとっきのないそくばん

翼突外侧板 翼状突起の外側板 よくじょうとっきのがいそくばん

翼突下颌缝 翼突下顎縫線 よくとつかがくほうせん

翼突下颌间隙感染 翼突下顎間隙感染 よくとつかがくかんげきかんせん

翼外肌 外側翼突筋 がいそくよくとつきん

翼外肌功能亢进 外側翼突筋機能亢進 がいそくよくとつきんきのうこうしん

翼外肌神经 外側翼突筋神経 がいそくよくとつきんしんけい

翼外肌阻滞 外側翼突筋ブロック がいそくよくとつきんblock

翼窝 翼突窩 よくとつか

翼状薄壁组织 翼状柔〔軟〕組織 よくじょうじゅう〔なん〕そしき

翼状襞 翼状ひだ よくじょうひだ

翼状骨 翼状骨 よくじょうこつ

翼状肩胛 翼状肩甲骨 よくじょうけんこうこつ

翼状胬肉(赘片) 翼状片 よくじょうへん

翼状胬肉刀 翼状片刀 よくじょうへんとう

翼状胬肉溃疡 翼状片潰瘍 よくじょうへんかいよう

翼状胬肉切除法 翼状片切除法 よくじょうへんせつじょほう

翼状胬肉切除加结膜移植法 翼状片切除及び結膜移植法 よくじょうへんせつじょおよびけつまくいしょくほう

翼状韧带 翼状靭帯 よくじょうじんたい

翼状赘片转位术 翼状片転位術 よくじょうへんてんいじゅつ

镱 イッテルビウム,Yb ytterbium

169镱-二乙三铵五醋酸 Yb169-ジエチレントリアミン五酢酸 Yb-169-diethylene triamineごさくさん

169镱-柠檬酸盐 クエン酸Yb-169 クエンさんYb-169

癔病 ヒステリー Hysterie

癔病(症)发作 ヒステリー発作 Hysterieほっさ

癔病关节 ヒステリー性関節 Hysterieせいかんせつ

癔病球 ヒステリー球 Hysterieきゅう

癔病先兆 ヒステリー性前兆 Hysterieせいぜんちょう

癔病性半侧口舌痉挛 ヒステリー性半側口舌痙攣 Hysterieせいはんそくこうぜつけいれん

癔病性癫痫 ヒステリー性てんかん Hysterieせいてんかん

癔病性抽搐 ヒステリー性痙攣 Hysterieせいけいれん

癔病性呃逆 ヒステリー性しゃっくり Hysterieせいしゃっくり

癔病性耳聋 ヒステリー性難聴,ヒステリー聾 Hysterieせいなんちょう,Hysterieろう

癔病性黑蒙 ヒステリー性黒内障 Hysterieせいこくないしょう

癔病性昏厥 ヒステリー性失神 Hysterieせいしっしん

癔病性缄默症 ヒステリー性無言症 Hysterieせいむごんしょう

癔病性睑痉挛 ヒステリー性眼瞼痙攣 Hysterieせいがんけんけいれん

癔病性精神病 ヒステリー性精神病 Hysterieせいせいしんびょう

癔病性麻木 ヒステリー性知覚麻痺 Hysterieせいちかくまひ

癔病性麻痹(瘫痪) ヒステリー性麻痺 Hysterieせいまひ

癔病性漫游 ヒステリー性徘徊狂 Hysterieせいはいかいきょう

癔病性呕吐 ヒステリー性嘔吐 Hysterieせいおうと

癔病性偏瘫 ヒステリー性片麻痺 Hysterieせいへんまひ

癔病性人格 ヒステリー性人格 Hysterieせいじんかく

癔病性人格障碍 ヒステリー性人格異常 Hysterieせいじんかくいじょう

癔病性失明 ヒステリー性失明,ヒステリー盲 Hysterieせ

いしつめい,Hysterieもう

癔病性失音　ヒステリー性失声〔症〕　Hysterieせいしっせい〔しょう〕

癔病性视力障碍　ヒステリー性視覚異常〔症〕　Hysterieせいしかくいじょう〔しょう〕

癔病性双重人格　ヒステリー性二重人格　Hysterieせいにじゅうじんかく

癔病性吐涎　ヒステリー性吐唾〔症〕　Hysterieせいとだ〔しょう〕

癔病性舞蹈病　ヒステリー性舞踏病　Hysterieせいぶとうびょう

癔病性性格　ヒステリー性性格　Hysterieせいせいかく

癔病〔性〕哑症　ヒステリー〔性〕啞　Hysterie〔せい〕あ

癔病性眼球震颤　ヒステリー性眼振　Hysterieせいがんしん

癔病性躁狂　ヒステリー性躁病　Hysterieせいぞうびょう

YIN　因阴茵音铟银淫龈引吲饮蚓隐癮印茚

yīn　因阴茵音铟

因次　次元　しげん

因式分解　因数分解　いんすうぶんかい

因素　要素　ようそ

因子　因子　いんし

　菲茨杰拉德氏因子　フィッツジエラルド因子　Fitzgeraldいんし

　弗莱彻氏因子　フレッチヤ因子　Ftetherいんし

　哈格曼氏因子　ハーゲマン因子　Hagemanいんし

　卡斯尔氏内源因子　キャッスル内因子　Castleないいんし

　卡斯尔氏外源因子　キャッスル外因子　Castleがいいんし

　克里斯马斯氏因子　クリストムス因子　Christmasいんし

　斯图尔特氏因子　スチュアルト因子　Stuartいんし

　威廉斯氏因子　ウィリアムス因子　Williamsいんし

　伊顿因子　イートン因子　Eatonいんし

　δ因子　δ-因子　δ-いんし

　F因子　F因子　Fいんし

Rh因子配合试验　Rh適合試験　Rhてきごうしけん

因子分析　因子分析　いんしぶんせき

V因子缺乏症　V因子欠乏症　Vいんしけつぼうしょう

X因子缺乏症　X因子欠乏症　Xいんしけつぼうしょう

XII因子缺乏症　XII因子欠乏症　XIIいんしけつぼうしょう

XIII因子缺乏症　XIII因子欠乏症　XIIIいんしけつぼうしょう

因子血清　因子血清　いんしけっせい

阴部　〔外〕陰部　〔がい〕いんぶ

阴部暴露癖　陰部露出症　いんぶろしゅつしょう

阴部丛　陰部神経叢　いんぶしんけいそう

阴部动脉　陰部動脈　いんぶどうみゃく

阴部管　陰部神経管　いんぶしんけいかん

阴部密螺旋体　トレポネーマ カリギールム　Treponema calligyrum

阴部内动脉　内陰部動脈　ないいんぶどうみゃく

阴部内静脉　内陰部静脈　ないいんぶじょうみゃく

阴部搔痒症　陰部搔痒症　いんぶそうようしょう

阴部神经　陰部神経　いんぶしんけい

阴部神经阻滞麻醉　陰部神経ブロック麻酔　いんぶしんけいblockますい

阴部外动脉　外陰部動脈　がいいんぶどうみゃく

阴部外静脉　外陰部静脈　がいいんぶじょうみゃく

阴唇后动脉　後陰唇動脈　こういんしんどうみゃく

阴唇后静脉　後陰唇静脈　こういんしんじょうみゃく

阴唇后连合　後陰唇交連　こういんしんこうれん

阴唇后神经　後陰唇神経　こういんしんしんけい

阴唇后支　後陰唇枝　こういんしんし

阴唇牵开器　膣鉤　ちつこう

阴唇前动脉　前陰唇動脈　ぜんいんしんどうみゃく

阴唇前静脉　前陰唇静脈　ぜんいんしんじょうみゃく

阴唇前连合　前陰唇交連　ぜんいんしんこうれん

阴唇前神经　前陰唇神経　ぜんいんしんしんけい

阴唇前支　前陰唇枝　ぜんいんしんし

阴唇系带　陰唇小帯　いんしんしょうたい

阴唇阴囊突　陰唇陰嚢隆起　いんしんいんのうりゅうき

阴道　膣　ちつ

阴道癌　膣癌　ちつがん

阴道瘢痕　膣瘢痕　ちつはんこん

阴道包涵囊肿　膣封入体〔嚢〕腫　ちつふうにゅうたい〔のう〕しゅ

阴道闭合(塞)术　膣閉鎖術　ちつへいさじゅつ

阴道闭锁　膣閉鎖〔症〕　ちつへいさ〔しょう〕

阴道壁　膣壁　ちつへき

阴道壁囊肿　膣壁嚢胞　ちつへきのうほう

阴道壁囊肿除去术　膣壁嚢胞除去術　ちつへきのうほうじょきょじゅつ

阴道壁肿瘤除去术　膣壁腫瘍除去術　ちつへきしゅようじょきょじゅつ

阴道病　膣疾患　ちつしっかん

阴道部　膣部　ちつぶ

阴道部子宫突出　膣部子宮脱　ちつぶしきゅうだつ

阴道测量器　膣計測器　ちつけいそくき

阴道植物保持器　膣内留置器,コルポスタット　ちつないりゅうちき,colpostat

阴道成形术　膣形成術　ちつけいせいじゅつ

阴道冲击触诊〔法〕　膣浮球感　ちつふきゅうかん

阴道冲洗　膣灌注　ちつかんちゅう

阴道出血　膣出血　ちつしゅっけつ

阴道刀　膣切開刀　ちつせっかいとう

阴道滴虫　膣トリコモナス　ちつTrichomonas

阴道滴虫病　トリコモナス膣炎　Trichomonasちつえん

阴道动脉　膣動脈　ちつどうみゃく

阴道恶性葡萄胎　膣悪性ブドウ状奇胎　ちつあくせいブドウじょうきたい

阴道分娩　膣分娩　ちつぶんべん

阴道缝合术　膣縫合術　ちつほうごうじゅつ

阴道缝合用针　膣縫合針　ちつほうごうしん

阴道干燥　膣陰門乾燥〔症〕　ちついんもんかんそう〔しょう〕

阴道杆菌　膣杆菌,デーデルライン杆菌　ちつかんきん,Do-derleinかんきん

阴道肛门畸形　膣肛門奇形　ちつこうもんきけい

阴道隔　膣中隔　ちつちゅうかく

阴道隔膜　避妊用隔膜　ひにんようかくまく

阴道隔切开术　膣中隔切開術　ちつちゅうかくせっかいじゅつ

阴道固定术　膣固定術　ちつこていじゅつ

阴道横膈　膣横隔　ちつおうかく

阴道横隔切除术　膣横隔切除術　ちつおうかくせつじょじゅつ

阴道横膈切开术　膣横隔切開術　ちつおうかくせっかいじゅつ

阴道后壁　膣後壁　ちつこうへき

阴道后壁修补术　膣後壁修復術　ちつこうへきほうしゅうふくじゅつ

阴道后穹窿　膣後円蓋　ちつこうえんがい

阴道后疝　後膣ヘルニア　こうちつhernia

阴道后褶柱　後膣皺柱　こうちつしゅうちゅう

阴道坏疽　膣壊疽　ちつえそ

阴道环　ペッサリー　pessary

阴道会阴成形术　膣会陰形成術　ちつえいんけいせいじゅつ

阴道会阴缝合术　膣会陰縫合術　ちつえいんほうごうじゅつ

阴道会阴破裂　膣会陰破裂　ちつえいんはれつ

阴道会阴切开术　膣会陰切開術　ちつえいんせっかいじゅつ

阴道肌瘤切除术　膣筋腫摘出術　ちつきんしゅてきしゅつじゅつ

阴道积血　膣血〔症〕　ちつけつ〔しょう〕

阴道尖锐湿疣　膣尖圭コンジローム　ちつせんけいcondyloma

阴道间叶瘤　膣間葉腫　ちつかんようしゅ

阴道检查　膣検査,内診　ちつけんさ,ないしん

阴道结肠瘘　膣結腸フィステル　ちつけっちょうFistel

阴道结核　膣結核　ちつけっかく

阴道经血滞留　膣留血症,膣血症　ちつりゅうけっしょう,ちつけっしょう

阴道痉挛　膣痙　ちつけい

阴道静脉丛　膣静脈叢　ちつじょうみゃくそう

阴道镜　膣鏡,コルポスコープ　ちつきょう, colposcope

阴道镜检查　膣鏡検査〔法〕　ちつきょうけんさ〔ほう〕

阴道孔　膣孔　ちつこう

阴道口　膣口　ちつこう

阴道窥器　膣鏡　ちつきょう

　席姆斯氏阴道窥器　シムス膣鏡　Simsちつきょう

阴道窥器检查　膣鏡検査　ちつきょうけんさ

阴道扩张　膣拡張〔症〕　ちつかくちょう〔しょう〕

阴道扩张囊　コルポイリンテル　colpeurynter

阴道扩张囊导引钳　コルポイリンテル誘導鉗子　colpeurynterゆうどうかんし

阴道扩张术　膣拡大法　ちつかくだいほう

阴道括约肌　膣括約筋　ちつかつやくきん

阴道括约肌缝合术　膣括約筋縫合術　ちつかつやくきんほうごうじゅつ

阴道裂伤　膣裂傷　ちつれっしょう

阴道鳞状上皮细胞癌　膣扁平上皮癌　ちつへんぺいじょうひがん

阴道流血　膣出血　ちつしゅっけつ

阴道瘘　膣瘻　ちつろう

阴道卵巢冠纵管囊肿　膣ガルトネル管嚢胞　ちつGartnerかんのうほう

阴道毛滴虫　膣トリコモナス　ちつTrichomonas

阴道毛滴虫病　膣トリコモナス症　ちつtrichomonasしょう

阴道霉菌病　膣真菌症　ちつしんきんしょう

阴道囊肿　膣嚢胞　ちつのうほう

阴道囊肿切除术　膣嚢胞切除術　ちつのうほうせつじょじゅつ

阴道内膀胱膨出　膣膀胱ヘルニア　ちつぼうこうhernia

阴道内探头　膣内消息子,膣内ゾンデ　ちつないしょうそくし,ちつないSonde

阴道粘膜增生　膣粘膜増殖　ちつねんまくぞうしょく

阴道尿道隆嵴(凸)　膣の尿道隆起　ちつのにょうどうりゅうき

阴道尿道瘘　尿道膣瘻　にょうどうちつろう

阴道旁淋巴结　膣傍リンパ節　ちつぼうlymphせつ

阴道旁子宫切除术　傍膣式子宮切除術　ぼうちつしきしきゅうせつじょじゅつ

阴道旁组织炎　メーアー病　Maherびょう

阴道膀胱成形术　膣膀胱形成術　ちつぼうこうけいせいじゅつ

阴道膀胱瘘　膀胱膣瘻　ぼうこうちつろう

阴道膀胱炎　膣膀胱炎　ちつぼうこうえん

阴道平滑肌瘤　膣平滑筋腫　ちつへいかつきんしゅ

阴道破坏性绒毛膜腺瘤　膣破壊性絨毛腺腫　ちつはかいせいじゅうもうせんしゅ

阴道破裂　膣破裂　ちつはれつ

阴道剖宫取胎术　膣式子宮切開術　ちつしきしきゅうせっかいじゅつ

阴道葡萄样肉瘤　膣ブドウ状肉腫　ちつブドウじょうにくしゅ

阴道气响　膣排気音　ちつはいきおん

阴道牵开器　膣レトラクタ　ちつretractor

阴道前壁　膣前壁　ちつぜんへき

阴道前壁膨出　膣内膀胱瘤　ちつないぼうこうりゅう

阴道前壁修补术　膣前壁修復術　ちつぜんへきしゅうふくじゅつ

阴道前后壁修补术　膣前後壁修復術　ちつぜんごへきしゅうふくじゅつ

阴道前穹窿　前膣円蓋　ぜんちつえんがい

阴道前庭　膣前庭　ちつぜんてい

阴道前庭肛门畸形　膣前庭肛門奇形　ちつぜんていこうもんきけい

阴道前庭窝　膣前庭窩　ちつぜんていか

阴道前庭腺　膣前庭腺　ちつぜんていせん

阴道前褶柱　前膣皺柱　ちつぜんしゅうちゅう

阴道钳　膣鉗子　ちつかんし

阴道腔　膣管　ちつかん

阴道切除术　膣切除術　ちつせつじょじゅつ

阴道切开术　膣切開術　ちつせっかいじゅつ

阴道侵袭性绒毛胎　膣侵入性胞状奇胎　ちつしんにゅうせいほうじょうきたい

阴道穹窿　膣円蓋　ちつえんがい

阴道缺失　膣アブサンス,膣欠如　ちつabsence,ちつけつじょ

阴道绒毛膜上皮癌　膣絨毛癌　ちつじゅうもうがん

阴道肉瘤　膣肉腫　ちつにくしゅ

阴道三角　膣三角　ちつさんかく

阴道疝　膣ヘルニア,膣脱　ちつhernia,ちつだつ

阴道上部　膣上部　ちつじょうぶ

阴道上皮角〔质〕化·膣上皮角質化　ちつじょうひかくしつか

阴道上子宫切除术　膣上部子宮切除術　ちつじょうぶしきゅうせつじょじゅつ

阴道神经　膣神経　ちつしんけい

阴道施镭器　膣内留置器　ちつないりょうちき

阴道式腹腔穿刺术　膣式腹腔穿刺術　ちつしきふくくうせんしじゅつ

阴道〔式〕卵巢切除术　膣式卵巣切除術　ちつしきらんそうせつじょじゅつ

阴道式剖腹术　膣式開腹術　ちつしきかいふくじゅつ

阴道〔式〕输卵管切除术　膣式卵管切除術　ちつしきらんかんせつじょじゅつ

阴道〔式〕子宫缝合术　膣式子宮縫合術　ちつしきしきゅうほうごうじゅつ

阴道〔式〕子宫肌瘤切除术　膣式子宮筋腫切除術　ちつしきしきゅうきんしゅせつじょじゅつ

阴道〔式〕子宫切除术　膣式子宮切除術　ちつしきしきゅうせつじょじゅつ

阴道〔式〕子宫切开术　膣式子宮切開術　ちつしきしきゅうせっかいじゅつ

阴道嗜血杆菌　膣ヘモフィルス　ちつHemophilus

阴道栓〔剂〕　膣ペッサリー,膣坐剤　ちつpessary,ちつざざい

阴道水肿　膣浮腫　ちつふしゅ

阴道损伤　膣損傷　ちつそんしょう

阴道损伤修补术　膣損傷修復術　ちつそんしょうしゅうふくじゅつ

阴道缩肌　膣収縮筋　ちつしゅうしゅくきん

阴道痛　膣痛　ちつつう

阴道涂片　膣塗抹標本,膣スミア　ちつとまつひょうほん,ちつsmear

阴道脱垂　膣ヘルニア,膣脱〔症〕　ちつhernia,ちつだつ〔しょう〕

阴道脱落上皮细胞检查　膣剝脱性細胞検査　ちつはくだつせいさいぼうけんさ

阴道细胞涂片谱　膣内容細胞像　ちつないようさいぼうぞう

阴道细胞学　膣細胞学　ちつさいぼうがく

阴道细胞学检查　膣細胞学検査　ちつさいぼうがくけんさ

阴道狭窄　膣狭窄　ちつきょうさく

阴道狭窄环　膣狭窄環　ちつきょうさくかん

阴道狭窄环切除术　膣狭窄環切除術　ちつきょうさくかんせつじょじゅつ

阴道狭窄切开术　膣狭窄切開術　ちつきょうさくせっかいじゅつ

阴道纤维瘤　膣繊維腫　ちつせんいしゅ

阴道显微镜　膣顕微鏡　ちつけんびきょう

阴道显微镜检法　膣顕微鏡検査法　ちつけんびきょうけんさほう

阴道腺癌　膣腺癌　ちつせんがん

阴道腺病　膣腺疾患　ちつせんしっかん

阴道性痛经　膣性月経困難〔症〕　ちつせいげっけいこんなん〔しょう〕

阴道修补术　膣修復術　ちつしゅうふくじゅつ

阴道血管　膣血管　ちつけっかん

阴道血囊肿　膣血瘤　ちつけつりゅう

阴道血肿　膣血腫　ちつけっしゅ

阴道炎　膣炎　ちつえん

阴道药栓　膣坐薬　ちつざやく

阴道引流法　膣ドレナージ　ちつdrainage

阴道原位癌　膣上皮内癌　ちつじょうひないがん

阴道褶　膣粘膜ひだ　ちつねんまくひだ

阴道褶柱　膣皺柱　ちつしゅうちゅう

阴道直肠隔淋巴丛　膣直腸中隔リンパ叢　ちつちょくちょうちゅうかくlymphそう

阴道直肠隔子宫内膜异位〔症〕　膣直腸中隔子宮内膜症　ちつちょくちょうちゅうかくしきゅうないまくしょう

阴道直肠瘘　膣直腸フィステル　ちつちょくちょうFistel

阴道指诊　膣指診　ちつししん

阴道肿瘤　膣腫瘍　ちつしゅよう

阴道子宫固定术　膣子宮固定術　ちつしきゅうこていじゅつ

阴道子宫积血　膣子宮血瘤　ちつしきゅうけつりゅう

阴道子宫内膜异位　膣子宮内膜症,膣エンドメトリオーシス　ちつしきゅうないまくしょう,ちつendometriosis

阴道纵隔　膣縦隔　ちつじゅうかく

阴道纵隔切除术　膣縦隔切除術　ちつじゅうかくせつじょじゅつ

阴道阻塞　膣閉鎖〔症〕　ちつへいさ〔しょう〕

阴地植物　陰生植物　いんせいしょくぶつ

阴蒂　陰核　いんかく

阴蒂包皮　陰核包皮　いんかくほうひ

阴蒂背动脉　陰核背動脈　いんかくはいどうみゃく

阴蒂背静脉　陰核背静脈　いんかくはいじょうみゃく

阴蒂背浅静脉　陰核浅背静脈　いんかくせんはいじょうみゃく

阴蒂背深静脉　陰核深背静脈　いんかくしんはいじょうみゃく

阴蒂背神经　陰核背神経　いんかくはいしんけい

阴蒂出血　陰核出血　いんかくしゅっけつ

阴蒂动脉　陰核動脈　いんかくどうみゃく

阴蒂肥(增)大　陰核肥大　いんかくひだい

阴蒂垢　陰核恥垢　いんかくちこう

阴蒂海绵体　陰核海綿体　いんかくかいめんたい

阴蒂脚　陰核脚　いんかくきゃく

阴蒂筋膜　陰核筋膜　いんかくきんまく

阴蒂切除术　陰核切除術　いんかくせつじょじゅつ

阴蒂深动脉　陰核深動脈　いんかくしんどうみゃく

阴蒂体　陰核体　いんかくたい

阴蒂痛　陰核痛　いんかくつう

阴蒂头　陰核亀頭　いんかくきとう

阴蒂系带　陰核小帯　いんかくしょうたい

阴蒂悬韧带　陰核懸垂靱帯　いんかくけんすいじんたい

阴蒂血肿　陰核血腫　いんかくけっしゅ

阴蒂炎　陰核炎　いんかくえん

阴电　陰電気　いんでんき

阴电荷　負電荷　ふでんか

阴电荷胶体　陰性コロイド,陰膠質　いんせいcolloid,いんこうしつ

阴〔电〕极　陰〔電〕極　いん〔でん〕きょく

阴电子　陰電子　いんでんし

阴阜　恥丘　ちきゅう

阴沟　下水みぞ,下水渠　げすいみぞ,げすいきょ

阴沟肠细菌　エンテロバクテル クロアカ　Enterobacter cloacae

阴沟气杆菌　下水菌　げすいきん

阴极保护法　陰極保護法　いんきょくほごほう

阴极持续时间搐搦　陰極継続強直　いんきょくけいぞくきょうちょく

阴极电解液　陰極液　いんきょくえき

阴极〔电〕紧张　陰極電気緊張　いんきょくでんききんちょ

う

阴极断电揢搦 陰極〔電路〕開放性強直 いんきょく〔でんろ〕かいほうせいきょうちょく

阴极断电收缩 陰極開放収縮 いんきょくかいほうしゅうしゅく

阴极反应 陰極反応 いんきょくはんのう

阴极还原 陰極還元 いんきょくかんげん

阴极极化 陰極性分極 いんきょくせいぶんきょく

阴极射线 陰極線 いんきょくせん

阴极〔射〕线管 陰極線管,プラウン管 いんきょくせんかん,Braunかん

阴极射线示波器 陰極線オッシロスコープ いんきょくせんoscilloscope

阴极输出器 カソードホロワ cathode follower

阴极丝 陰極糸 いんきょくし

阴极通电收缩 陰極閉鎖収縮 いんきょくへいさしゅうしゅく

阴茎 陰茎 いんけい

阴茎阿米巴病 陰茎アメーバ症 いんけいamoebaしょう

阴茎癌 陰茎癌 いんけいがん

阴茎癌前期病变 陰茎前癌状態 いんけいぜんがんじょうたい

阴茎白斑〔病〕 陰茎白斑〔症〕 いんけいはくはん〔しょう〕

阴茎包皮 陰茎包皮 いんけいほうひ

阴茎包皮系带 陰茎包皮小帯 いんけいほうひしょうたい

阴茎包文病 陰茎ボウエン病 いんけいBowenびょう

阴茎背 陰茎背 いんけいはい

阴茎背动脉 陰茎背動脈 いんけいはいどうみゃく

阴茎背浅静脉 淺陰茎背静脈 せんいんけいはいじょうみゃく

阴茎背深静脉 深陰茎背静脈 しんいんけいはいじょうみゃく

阴茎背神经 陰茎背神経 いんけいはいしんけい

阴茎表皮样癌 陰茎類表皮癌 いんけいるいひょうひがん

阴茎病损局部切除术 陰茎病変局所切除術 いんけいびょうへんきょくしょせつじょじゅつ

阴茎部分切断术 部分陰茎切断術 ぶぶんいんけいせつだんじゅつ

阴茎成形术 陰茎形成術 いんけいけいせいじゅつ

阴茎成形性硬结 形成性陰茎硬化 けいせいせいいんけいこうか

阴茎持续勃起 陰茎持続勃起〔症〕 いんけいじぞくぼっき〔しょう〕

阴茎出血 陰茎出血 いんけいしゅっけつ

阴茎挫伤 陰茎挫傷 いんけいざしょう

阴茎袋 陰茎サック いんけいsac

阴茎单纯疱疹 陰茎単純疱疹 いんけいたんじゅんほうしん

阴茎冻疮 陰茎凍傷 いんけいとうしょう

阴茎发育不良 陰茎発育不良 いんけいはついくふりょう

阴茎反射 陰茎反射 いんけいはんしゃ

阴茎放线菌病 陰茎放線菌症 いんけいほうせんきんしょう

阴茎蜂窝织炎 陰茎蜂巣織炎 いんけいほうそうしきえん

阴茎缝 陰茎縫線 いんけいほうせん

阴茎干皱症 陰茎萎縮症 いんけいいしゅくしょう

阴茎感染 陰茎感染 いんけいかんせん

阴茎隔 陰茎中隔 いんけいちゅうかく

阴茎根 陰茎根 いんけいこん

阴茎骨化 陰茎骨化 いんけいこっか

阴茎海绵体 陰茎海綿体 いんけいかいめんたい

阴茎海绵体白膜 陰茎海綿体白膜 いんけいかいめんたいはくまく

阴茎海绵体丛 陰茎海綿体神経叢 いんけいかいめんたいしんけいそう

阴茎〔海绵体〕脚 陰茎脚 いんけいきゃく

阴茎海绵体腔 陰茎海綿体洞 いんけいかいめんたいどう

阴茎海绵体小梁 陰茎海綿体小柱 いんけいかいめんたいしょうちゅう

阴茎海绵体炎 陰茎海綿体炎 いんけいかいめんたいえん

阴茎海绵体造影 陰茎海綿体造影 いんけいかいめんたいぞうえい

阴茎黑色素癌 陰茎黒色癌 いんけいこくしょくがん

阴茎黑色素瘤 陰茎黒色腫 いんけいこくしょくしゅ

阴茎坏疽 陰茎壊疽 いんけいえそ

阴茎坏死 陰茎壊死 いんけいえし

阴茎基底细胞癌 陰茎基底細胞癌 いんけいきていさいぼうがん

阴茎畸形 陰茎奇形 いんけいきけい

阴茎夹 陰茎クランプ いんけいclamp

阴茎尖锐湿疣 陰茎尖圭コンジローム いんけいせんけいcondyloma

阴茎间质瘤 陰茎間葉腫 いんけいかんようしゅ

阴茎疖 陰茎癤 いんけいせつ

阴茎结核 陰茎結核 いんけいけっかく

阴茎结核疹 陰茎結核疹 いんけいけっかくしん

阴茎筋膜 陰茎筋膜 いんけいきんまく

阴茎颈 亀頭頸 きとうけい

阴茎溃疡 陰茎潰瘍 いんけいかいよう

阴茎裂伤 陰茎裂傷 いんけいれっしょう

阴茎鳞状上皮〔细胞〕癌 陰茎扁平上皮癌 いんけいへんぺいじょうひがん

阴茎梅毒 陰茎梅毒 いんけいばいどく

阴茎糜烂 陰茎びらん いんけいびらん

阴茎扭转 陰茎捻転 いんけいねんてん

阴茎脓肿 陰茎膿瘍 いんけいのうよう

阴茎襻韧带 陰茎わな靱帯 いんけいわなじんたい

阴茎疱疹 陰茎疱疹 いんけいほうしん

阴茎皮肤撕脱伤 陰茎剝離 いんけいはくり

阴茎皮角 陰茎皮角 いんけいひかく

阴茎皮下静脉 陰茎皮下静脈 いんけいひかじょうみゃく

阴茎前阴囊 陰茎前陰囊 いんけいぜんいんのう

阴茎切除术 陰茎切除術 いんけいせつじょじゅつ

阴茎切断伤 陰茎切断傷 いんけいせつだんしょう

阴茎球 尿道球 にょうどうきゅう

阴茎全〔部〕切除术 陰茎全部切除術,全陰茎切除術 いんけいぜんぶせつじょじゅつ,ぜんいんけいせつじょじゅつ

阴茎缺如 陰茎アブサンス,陰茎欠如 いんけいabsence,いんけいけつじょ

阴茎缺损 陰茎欠損 いんけいけっそん

阴茎肉瘤 陰茎肉腫 いんけいにくしゅ

阴茎乳头状瘤 陰茎乳頭腫 いんけいにゅうとうしゅ

阴茎软下疳 陰茎軟性下疳 いんけいなんせいげかん

阴茎色〔素〕痣 陰茎色素性母斑 いんけいしきそせいぼはん

阴茎上皮瘤 陰茎上皮腫 いんけいじょうひしゅ

阴茎深动脉　深陰茎動脈　しんいんけいどうみゃく
阴茎深静脉　深陰茎静脈　しんいんけいじょうみゃく
阴茎损伤　陰茎損傷　いんけいそんしょう
阴茎缩窄　陰茎絞窄　いんけいこうさく
阴茎套　コンドーム　condom
阴茎体　陰茎体　いんけいたい
阴茎头　陰茎亀頭　いんけいきとう
阴茎头白斑病　陰茎亀頭白斑症　いんけいきとうはくはんしょう
阴茎头冠　陰茎亀頭冠　いんけいきとうかん
阴茎头炎及阴茎头包皮炎　陰茎亀頭炎および陰茎亀頭包皮炎　いんけいきとうえんおよびいんけいきとうほうひえん
阴茎头中隔　陰茎亀頭中隔　いんけいきとうちゅうかく
阴茎退缩　陰茎陥没,潜茎　いんけいかんぼつ,せんけい
阴茎外伤　陰茎外傷　いんけいがいしょう
阴茎弯曲　陰茎彎曲　いんけいわんきょく
阴茎狭窄　陰茎絞扼　いんけいこうやく
阴茎下疳　陰茎下疳　いんけいげかん
阴茎下弯　彎曲陰茎　わんきょくいんけい
阴茎下弯矫正术　彎曲陰茎矯正術　わんきょくいんけいきょうせいじゅつ
阴茎纤维瘤　陰茎繊維腫　いんけいせんいしゅ
阴茎纤维性海绵体炎　陰茎繊維性海綿体炎　いんけいせんいせいかいめんたいえん
阴茎悬韧带　陰茎懸垂靱帯　いんけいけんすいじんたい
阴茎血管瘤　陰茎血管腫　いんけいけっかんしゅ
阴茎血肿　陰茎血腫　いんけいけっしゅ
阴茎异常勃起　プリアピズム　priapism
阴茎阴囊皮肤撕脱　陰茎陰囊剝離　いんけいいんのうはくり
阴茎阴囊象皮病　陰茎陰囊象皮症　いんけいいんのうぞうひしょう
阴茎硬结症　陰茎硬結症　いんけいこうけつしょう
阴茎疣状癌　陰茎いぼ状癌　いんけいいぼじょうがん
阴茎原位癌　陰茎上皮内癌　いんけいじょうひないがん
阴茎再造　陰茎再建　いんけいさいけん
阴茎再植　陰茎再植　いんけいさいしょく
阴茎折断　陰茎折症　いんけいせっしょう
阴茎珍珠样丘疹　陰茎パール様丘疹　いんけいpearlようきゅうしん
阴茎脂肪瘤　陰茎脂肪腫　いんけいしぼうしゅ
阴茎中隔　陰茎中隔　いんけいちゅうかく
阴茎肿瘤　陰茎腫瘍　いんけいしゅよう
阴离子　陰イオン,アニオン　いんion,anion
阴离子部位　陰イオン部位　いんionぶい
阴离子沉淀剂　陰イオン沈殿剤,アニオン沈殿剤　いんionちんでんざい,anionちんでんざい
阴离子催化聚合〔作用〕　陰イオン重合　いんionじゅうごう
阴离子电泳　アナフォレーシス,陽極泳動　anaphoresis,ようきょくえいどう
阴离子分析　陰イオン分析,アニオン分析　いんionぶんせき,anionぶんせき
阴离子分组　陰イオン組分　いんionくみわけ
阴离子交换膜　陰イオン交換膜　いんionこうかんまく
阴离子交换器　陰イオン交換器　いんionこうかんき
阴离子交换树脂　陰イオン交換樹脂　いんionこうかんじゅし

阴离子空穴　陰イオン空孔　いんionくうこう
阴离子疗法　陰イオン療法　いんionりょうほう
阴离子去垢剂　陰イオン洗剤　いんionせんざい
阴离子洗涤剂　陰イオン洗剤　いんionせんざい
阴离子型表面活性剂　陰イオン界面活性剤　いんionかいめんかっせいざい
阴离子移变〔现象〕　アニオノトロピー　anionotropy
阴离子转位酶　陰イオン転位酵素　いんionてんいこうそ
阴毛　陰毛　いんもう
阴毛早生　陰毛早発,早期発毛　いんもうそうはつ,そうきはつもう
阴门　陰門　いんもん
阴囊　陰囊　いんのう
阴囊癌　陰囊癌　いんのうがん
阴囊病损局部切除术　陰囊局所切除術　いんのうきょくしょせつじょじゅつ
阴囊成形术　陰囊形成術　いんのうけいせいじゅつ
阴囊挫伤　陰囊挫傷　いんのうざしょう
阴囊冻伤　陰囊凍傷　いんのうとうしょう
阴囊发育不全　陰囊発育不全　いんのうはついくふぜん
阴囊放线菌病　陰囊放線菌症　いんのうほうせんきんしょう
阴囊蜂窝织炎　陰囊蜂巣織炎　いんのうほうそうしきえん
阴囊缝　陰囊縫線　いんのうほうせん
阴囊缝〔合〕术　陰囊縫合術　いんのうほうごうじゅつ
阴囊腹股沟疝　陰囊ヘルニア　いんのうhernia
阴囊钙化性皮脂腺囊肿　陰囊石灰化性〔皮〕脂囊胞　いんのうせっかいかせい〔ひ〕しのうほう
阴囊感染　陰囊感染　いんのうかんせん
阴囊后静脉　後陰囊静脈　こういんのうじょうみゃく
阴囊后神经　後陰囊神経　こういんのうしんけい
阴囊后支　後陰囊枝　こういんのうし
阴囊坏疽　陰囊壊疽　いんのうえそ
阴囊坏死　陰囊壊死　いんのうえし
阴囊积液　陰囊水腫(瘤)　いんのうすいしゅ(りゅう)
阴囊畸形　陰囊奇形　いんのうきけい
阴囊角化囊肿　陰囊角化囊胞　いんのうかっかのうほう
阴囊疖　陰囊癤　いんのうせつ
阴囊结石　陰囊結石　いんのうけっせき
阴囊静脉曲张　陰囊静脈瘤　いんのうじょうみゃくりゅう
阴囊裂　陰囊裂　いんのうれつ
阴囊鳞状细胞癌　陰囊扁平上皮癌　いんのうへんぺいじょうひがん
阴囊内丝虫病　陰囊内糸状虫症　いんのうないしじょうちゅうしょう
阴囊脓肿　陰囊膿瘍　いんのうのうよう
阴囊皮肤梅毒　陰囊皮膚梅毒　いんのうひふばいどく
阴囊皮下气肿　陰囊皮下気腫　いんのうひかきしゅ
阴囊皮样囊肿　陰囊類皮腫　いんのうるいひしゅ
阴囊皮脂腺瘤　陰囊〔皮〕脂腺腫　いんのう〔ひ〕しせんしゅ
阴囊皮脂腺囊肿　陰囊皮脂囊胞　いんのうひしのうほう
阴囊气瘤　陰囊気瘤　いんのうきりゅう
阴囊前静脉　前陰囊静脈　ぜんいんのうじょうみゃく
阴囊前神经　前陰囊神経　ぜんいんのうしんけい
阴囊前支　前陰囊枝　ぜんいんのうし
阴囊切除术　陰囊切除術　いんのうせつじょじゅつ
阴囊切开引流术　陰囊切開排液法　いんのうせっかいはいえきほう

阴囊乳糜囊肿 乳糜性陰囊水瘤 にゅうびせいいんのうすいりゅう

阴囊舌 陰囊舌 いんのうぜつ

阴囊湿疹 陰囊湿疹 いんのうしっしん

阴囊水囊肿 陰囊水瘤 いんのうすいりゅう

阴囊丝虫病 陰囊フィラリア症 いんのうfilariaしょう

阴囊撕脱伤 陰囊裂離傷 いんのうれつりしょう

阴囊损伤 陰囊損傷 いんのうそんしょう

阴囊透照法 陰囊徹照法 いんのうてつしょうほう

阴囊突 陰囊隆起 いんのうりゅうき

阴囊托带 陰囊支持帯 いんのうしじたい

阴囊下垂 懸垂陰囊 けんすいいんのう

阴囊下坠感 陰囊下墜感覚 いんのうかついかんかく

阴囊象皮肿〔病〕 陰囊象皮病 いんのうぞうひびょう

阴囊血管瘤 陰囊血管腫 いんのうけっかんしゅ

阴囊血肿 陰囊血腫 いんのうけっしゅ

阴囊炎 陰囊炎 いんのうえん

阴囊痒疹 陰囊痒疹 いんのうようしん

阴囊移位 陰囊偏位 いんのうへんい

阴囊异位 陰囊転位 いんのうてんい

阴囊阴茎象皮病 陰囊陰茎象皮病 いんのういんけいぞうひびょう

阴囊脂肪瘤 陰囊脂肪腫 いんのうしぼうしゅ

阴囊中隔 陰囊中隔 いんのうちゅうかく

阴囊肿块 陰囊腫物 いんのうしゅもつ

阴囊肿瘤 陰囊腫瘍 いんのうしゅよう

阴虱 毛ジラミ けジラミ

阴虱病 毛ジラミ寄生症 けジラミきせいしょう

阴虱属 毛ジラミ属 けジラミぞく

阴碳离子 カルバニオン carbanion

阴向离子 陽イオン,カチオン よういon,cation

阴性 陰性 いんせい

Rh 阴性 Rh 陰性 Rhいんせい

阴性反应 陰性反応 いんせいはんのう

阴性结石 陰性結石 いんせいけっせき

阴性染色法 陰性染色法 いんせいせんしょくほう

阴性条件反射 陰性条件反射 いんせいじょうけんはんしゃ

阴阳离子平衡 陰イオン陽イオン平衡 いんionようionへいこう

阴阳人 半陰陽 はんいんよう

阴影 陰影 いんえい

阴影定型 シャドウ キャスティング shadow-casting

茵陈 カワラヨモギ

茵陈二炔酮 カピリン capillin

茵陈〔二〕烯酮 カピロン capillone

茵陈精 カピリン capillin

茵陈炔 カピレン capillene

茵陈炔醇 カピラノール capillanol

茵陈炔内酯 カピラリン capillarin

茵陈色原酮 カピラリシン capillarisin

茵陈素 カピラリン,リメチン capillarin,limettin

茵芋苷〔甙〕 スキンミン skimmin

茵芋碱 スキンミアニン skimmianine

音 音 おん,おと

音叉 音叉 おんさ

音叉检查 音叉試験 おんさしけん

音调计 トノメーター,調子測定器 tonometer,ちょうしそくていき

音感 音感 おんかん

音节 音節 おんせつ

音连 類音連想(連合) るいおんれんそう(れんごう)

音频 可聴周波数 かちょうしゅうはすう

音频测痛仪 可聴周波数痛覚計 かちょうしゅうはすうつうかくけい

音频电疗 可聴周波数電気療法 かちょうしゅうはすうでんきりょうほう

音频电〔流〕疗法 可聴周波数電流療法 かちょうしゅうはすうでんりゅうりょうほう

音频振荡器 可聴周波数振動器 かちょうしゅうはすうしんどうき

音频治疗机 可聴周波数治療装置 かちょうしゅうはすうちりょうそうち

音谱 音スペクトル おんspectrum

音色 音色 おんしょく

音色不良 音質異常 おんしついじょう

音响 音,音響 おん,おと,おんきょう

音压 音圧 おんあつ

音哑 啞 おし

音乐不能 失音楽〔症〕,音痴 しつおんがく〔しょう〕,おんち

音乐疗法 音楽療法 おんがくりょうほう

音乐性杂音 楽音的雑音 がくおんてきざつおん

音韵联想 音韻連想 おんいんれんそう

音障 音障 おんしょう

音质 音質 おんしつ

铟 インジウム,In indium

111铟 インジウム-111 indium-111

113m铟 インジウム-113m indium-113m

111铟-博来霉素 インジウム-111-ブレオマイシン indium-111-bleomycin

113m铟-大颗粒白蛋白 インジウム-113m 大凝集アルブミン indium-113mだいぎょうしゅうalbumin

113m铟-二乙三铵五醋酸 ジエチレントリアミン五酢酸インジウム-113m diethylene triamineごさくさんindium-113m

111铟-枸橼酸盐 クエン酸インジウム-111 クエンさんindium-111

113m铟-氢氧化物胶体 インジウム-113m-水酸化物膠質 indium-113m-すいさんかぶつこうしつ

银 銀,Ag ぎん

银氨络离子试法 銀アミン錯イオン試験 ぎんammineさくionしけん

银钯合金 銀パラジウム合金 ぎんpalladiumごうきん

银叉状畸形 銀叉状奇形 ぎんさじょうきけい

银滴定电量计 銀滴定クーロメーター ぎんてきていcoulometer

银电极 銀電極 ぎんでんきょく

银汞充填 アマルガム充塡 amalgamじゅうてん

银汞充填器 アマルガム充塡器 amalgamじゅうてんき

银汞合金 銀水銀合金 ぎんすいぎんごうきん

银汞合金充填 銀水銀合金充塡 ぎんすいぎんごうきんじゅうてん

银焊 銀鑞 ぎんろう

银合金 銀合金 ぎんごうきん

银合金焊 銀合金鑞 ぎんごうきんろう

银环蛇　アマガサヘビ

α-银环蛇毒素　α-ブンガロトキシン　α-bungarotoxin

银夹　銀挾子,シルバー クリップ　ぎんきょうし, silver clip

银尖　シルバー ポイント　silver point

银镜　銀鏡　ぎんきょう

银镜反应　銀鏡反応　ぎんきょうはんのう

银镜试验　銀鏡試験　ぎんきょうしけん

银莲花素　アネモニン　anemonin

银量滴定〔法〕　銀滴定〔法〕　ぎんてきてい〔ほう〕

银量电流滴定法　銀電流滴定法　ぎんでんりゅうてきていほう

银-硫化汞电极　銀硫化水銀電極　ぎんりゅうかすいぎんでんきょく

银-氯化银电极　銀塩化銀電極　ぎんえんかぎんでんきょく

银络合物　銀錯体　ぎんさくたい

银氰络离子　銀シアン錯イオン　ぎんcyanさくion

银鞣酸染剂　タンニン酸銀染剤　tanninさんぎんせんざい

银色　銀色　ぎんいろ

银丝缝线　銀線　ぎんせん

银松素　ピノシルビン　pinosylvine

银屑病　乾癬　かんせん

银杏黄素　ギンクゲチン　ginkgetin

银杏科　イチョウ科　イチョウか

银杏苦内酯　ギンクゴリド　ginkgolide

银杏酸　イチョウ酸　イチョウさん

银杏新内酯　ピロバリド　bilobalide

银易染性　銀好性　ぎんこうせい

银质沉着病　銀沈着症　ぎんちんちゃくしょう

银质引流管　銀排液管　ぎんはいえきかん

银砝　辰砂　しんしゃ

银组　銀族　ぎんぞく

淫羊藿苷〔甙〕　イカリイン　icariin

淫羊藿〔黄〕素　イカリチン　icaritin

龈　歯肉　しにく(はにく)

龈癌　歯肉癌　しにくがん

龈瓣切除术　歯肉切除術　しにくせつじょじゅつ

龈壁　歯肉壁　しにくへき

龈变性　歯肉変性　しにくへんせい

龈成形术　歯肉形成術　しにくけいせいじゅつ

龈出血　歯肉出血　しにくしゅっけつ

龈袋　歯肉嚢　しにくのう

龈袋刮匙　歯肉嚢有窓鋭匙　しにくのうゆうそうえいひ

龈缝　歯間隙　しかんげき

龈沟　歯肉溝　しにくこう

龈沟上皮　歯肉溝上皮　しにくこうじょうひ

龈崎　歯肉稜　しにくりょう

龈口炎　歯肉口内炎　しにくこうないえん

龈瘤　歯肉腫,エプーリス　しにくしゅ,epulis

龈瘤切除术　歯肉腫切除術　しにくしゅせつじょじゅつ

龈瘘　歯槽瘻　しそうろう

龈囊肿　歯肉嚢胞　しにくのうほう

龈内阿米巴　歯肉アメーバ　しにくamoeba

龈脓肿　歯肉膿瘍　しにくのうよう

龈脓肿切开引流术　歯肉膿瘍切開排液術　しにくのうようせっかいはいえきじゅつ

龈铅线　歯肉鉛線　しにくえんせん

龈切除术　歯肉切除術　しにくせつじょじゅつ

龈妊娠瘤　歯肉妊娠瘤　しにくにんしんりゅう

龈乳头　歯肉乳頭　しにくにゅうとう

龈乳头肥大　歯肉乳頭肥大　しにくにゅうとうひだい

龈乳头炎　歯肉乳頭炎　しにくにゅうとうえん

龈上刮(洁)治术　歯肉上スケーリング　しにくじょうscaling

龈上夹板　歯肉上副子　しにくじょうふくし

龈上洁治器　歯肉上スケーラー　しにくじょうscaler

龈上牙石　歯肉上結石　しにくじょうけっせき

龈舌炎　歯肉舌炎　しにくぜつえん

龈退缩　歯肉後退　しにくこうたい

龈下刮(洁)治术　歯肉下播爬術,歯肉下スケーリング　しにくかそうはじゅつ,しにくかscaling

龈下牙石　歯肉下結石　しにくかけっせき

龈纤维瘤病　歯肉繊維腫症　しにくせんいしゅしょう

龈血管瘤　歯肉血管腫　しにくけっかんしゅ

龈炎　歯肉炎　しにくえん

龈缘　歯肉縁　しにくえん

龈缘炎　歯肉縁炎　しにくえんえん

龈增生　歯肉肥大　しにくひだい

龈皱缩　歯肉皺縮　しにくしゅうしゅく

yǐn　引吲饮蚓隐瘾

引产　誘発分娩　ゆうはつぶんべん

引产术　分娩誘発法,人工分娩　ぶんべんゆうはつほう,じんこうぶんべん

引产用腿支架　安産補助具　あんざんほじょぐ

引导电极　誘導電極　ゆうどうでんきょく

引痘　人工接種〔法〕　じんこうせっしゅ〔ほう〕

引发　誘発　ゆうはつ

引发剂　誘発剤　ゆうはつざい

引力　引力　いんりょく

引力带　引力帯,ガードル　いんりょくたい,girdle

引流不畅　排液不全　はいえきふぜん

引流法　排液(排膿)法　はいえき(はいのう)ほう

引流管　排液(排膿)管　はいえき(はいのう)かん

引流物　ドレン　drain

引流用橡皮片　ドレナージ用ゴム製シート　drainageようgumせいsheet

引诱剂　誘引剤　ゆういんざい

吲哚　インドール　indol

吲哚丙酸　インドール プロピオン酸　indole propionさん

吲哚丙酮酸　インドール ピルビン酸　indole pyruvinさん

吲哚醋(乙)酸　インドール酢酸　indoleさくさん

吲哚醋酰胺　インドール アセトアミド　indole acetamide

吲哚酚　インドキシル　indoxyl

吲哚醌　インドール キノン　indole quinone

吲哚氰蓝　インドシアニン ブルー　indocyanine blue

吲哚氰蓝绿　インドシアニン グリーン　indocyanine green

吲哚氰绿试验　インジゴシアングリーン試験　indigo-cyanogreenしけん

吲哚乳酸　インドール乳酸　indoleにゅうさん

吲哚试验　インドール試験　indoleしけん

吲哚心安　インドロール　indolol

吲哚-3-乙酸　インドール-3-酢酸　indol-3-さくさん

吲哚乙酰谷氨酰胺　インドールアセチル グルタミン　indoleacetyl glutamine

饮剂　水剤　すいざい

饮料　飲み物,飲料　のみもの,いんりょう

饮食　①飲食②患者食　①いんしょく②かんじゃしょく

埃布斯坦氏肥胖病饮食　エブシュタイン食　Ebsteinしょく

卡列尔氏肾炎饮食　カレル食　Karellしょく

康塔尼氏饮食　カンタニ食　Cantaniしょく

科-谢二氏伤寒病饮食　コールマン・シャッファー食　Coleman-Schafferしょく

迈-墨二氏饮食　ミノー・マーフィ食　Minot-Murphyしょく

西弼氏〔溃疡病〕饮食　シッピイ食　Sippyしょく

饮食法　食養法　しょくようほう

饮食工业　食品飲料工業　しょくひんいんりょうこうぎょう

饮食过多　過食　かしょく

饮食行业卫生　食品飲料企業衛生　しょくひんいんりょうきぎょうえいせい

饮食疗法　食事療法　しょくじりょうほう

饮食调节　食事調節　しょくじちょうせつ

饮食习惯　食事習慣　しょくじしゅうかん

饮食性肥胖　食事性肥満症　しょくじせいひまんしょう

饮食性腹泻　食事性下痢　しょくじせいげり

饮食性皮炎　食事性皮膚炎　しょくじせいひふえん

饮食性糖尿　食事性糖尿病　しょくじせいとうにょうびょう

饮食因素　飲食要素　いんしょくようそ

饮食制度　飲食制度　いんしょくせいど

饮水传染　飲水伝染　いんすいでんせん

饮水加氟法　給水フッ化物添加法　きゅうすいフッかぶつてんかほう

饮水量　水摂取量　みずせっしゅりょう

饮水喷泉　飲用噴水　いんようふんすい

饮水试验　飲水試験　いんすいしけん

饮液细胞　飲細胞　いんさいぼう

饮液作用　飲〔細胞〕作用　いん〔さいぼう〕さよう

饮用水　飲料水　いんりょうすい

饮用水氟化　飲用水フッ化物添加　いんようすいフッかぶつてんか

饮用水水质标准　飲用水質標準　いんようすいしつひょうじゅん

饮用水消毒　飲用水消毒　いんようすいしょうどく

蚓部　虫部　ちゅうぶ

蚓垂　虫部垂　ちゅうぶすい

蚓结节　虫部隆起　ちゅうぶりゅうき

蚓上静脉　上虫部静脈　じょうちゅうぶじょうみゃく

蚓突　虫垂　ちゅうすい

蚓下静脉　下虫部静脈　かちゅうぶじょうみゃく

蚓叶　虫部葉　ちゅうぶよう

蚓状肌　虫様筋　ちゅうようきん

蚓锥体　虫部錐体　ちゅうぶすいたい

隐蔽剂　隠蔽剤　いんぺいざい

隐蔽抗原　隔離抗原　かくりこうげん

隐蔽期　エクリプス期　eclipseき

隐蔽所　隠伏場所　いんぷくばしょ

隐蔽性乳突炎　仮面乳頭炎　かめんにゅうとうえん

隐〔蔽〕性糖尿病　仮面糖尿病,不顕性糖尿病,潜在性糖尿病　かめんとうにょうびょう,ふけんせいとうにょうびょう,せんざいせいとうにょうびょう

隐翅虫　ハネカクシ

隐翅虫科　ハネカクシ科　ハネカクシか

隐翅虫皮炎　ペーデラス皮膚炎　paederusひふえん

隐丹参酮　クリプトタンシノン　cryptotanshinone

隐毒性　潜在毒性　せんざいどくせい

隐〔发月〕经　偽無月経　ぎむげっけい

隐伏　潜伏　せんぷく

隐伏期　潜伏期　せんぷくき

隐伏型　潜伏型　せんぷくがた

隐钙素　カルセクエストリン　calsequestrin

隐睾　潜在睾丸,停留睾丸　せんざいこうがん,ていりゅうこうがん

隐睾病　潜在睾丸症　せんざいこうがんしょう

隐睾固定术　潜在睾丸固定術　せんざいこうがんこていじゅつ

隐睾切除术　潜在睾丸切除術　せんざいこうがんせつじょじゅつ

隐黄素（质）　クリプトキサンチン　cryptoxanthin

隐回　下回　かかい

隐静脉　伏在静脈　ふくざいじょうみゃく

隐静脉腹膜造口〔引流〕术　伏在静脈腹膜吻合術　ふくざいじょうみゃくふくまくふんごうじゅつ

隐静脉梗阻　伏在静脈閉塞〔症〕　ふくざいじょうみゃくへいそく〔しょう〕

隐静脉裂孔　伏在静脈裂孔　ふくざいじょうみゃくれっこう

隐静脉切除术　伏在静脈切除術　ふくざいじょうみゃくせつじょじゅつ

隐裂　下溝　かこう

隐匿期　潜伏期　せんぷくき

隐匿型蛋白尿　潜伏性蛋白尿　せんぷくせいたんぱくにょう

隐匿型肝炎　潜伏性肝炎　せんぷくせいかんえん

隐匿性　潜伏性　せんぷくせい

隐匿性出血　内出血　ないしゅっけつ

隐匿性传导　潜伏伝導　せんぷくでんどう

隐匿性冠心病　潜伏性冠〔状動脈〕性心疾患　せんぷくせいかん〔じょうどうみゃく〕せいしんしっかん

隐匿性肾小球肾炎　潜伏性糸球体腎炎　せんぷくせいしきゅうたいじんえん

隐匿性肾炎　潜伏性腎炎　せんぷくせいじんえん

隐匿性抑郁症　仮面抑うつ症　かめんよくうつしょう

隐球菌病　酵母菌症　こうぼきんしょう

隐球菌病性关节炎　クリプトコックス性関節炎　Cryptococcusせいかんせつえん

隐球菌属　クリプトコックス属　Cryptococcusぞく

隐球菌性肺炎　クリプトコックス性肺炎　Cryptococcusせいはいえん

隐球菌性淋巴管炎　クリプトコックス性リンパ管炎　Cryptococcusせいlymphかんえん

隐球菌性脑膜炎　クリプトコックス髄膜炎　Cryptococcusずいまくえん

隐神经　伏在神経　ふくざいしんけい

隐窝　陰窩　いんか

利贝昆氏隐窝　リーベルキューン陰窩　Lieberkuhnいんか

隐窝切除术　陰窩切除術　いんかせつじょじゅつ

隐窝炎　陰窩炎　いんかえん

隐窝周成纤维细胞　陰窩周囲繊維芽細胞　いんかしゅういせんいがさいぼう

隐袭性　潜行性,潜伏性　せんこうせい,せんぷくせい

隐斜视　〔眼球〕斜位　〔がんきゅう〕しゃい

隐斜视计　眼位計　がんいけい
隐斜视矫正镜　プリズム立体鏡　prismりったいきょう
隐性　①劣性②潜在性　①れっせい②せんざいせい
隐性癌　潜在性癌　せんざいせいがん
隐性病毒　隠蔽性ウイルス　いんぺいせいvirus
隐性表皮松解　潜伏性表皮剥離　せんぷくせいひょうひはくり
隐性出血　潜在出血　せんざいしゅっけつ
隐性出血胎盘早期分离　潜在出血早発分離胎盤　せんざいしゅっけつそうはつぶんりたいばん
隐性传染　潜伏伝染　せんぷくでんせん
隐性恶性贫血　潜在性悪性貧血　せんざいせいあくせいひんけつ
隐性肺癌　潜在性肺癌　せんざいせいはいがん
隐性感染　無症状感染　むしょうじょうかんせん
隐性冠心病　潜在性冠状心疾患　せんざいせいかんじょうしんしっかん
隐性黄疸　潜在性黄疸　せんざいせいおうだん
隐性基因　劣性遺伝子　れっせいいでんし
隐性脊柱裂　潜在〔性〕脊柱裂　せんざい〔せい〕せきちゅうれつ
隐性菌血症　潜在性菌血症　せんざいせいきんけつしょう
隐性颅裂　潜在性頭蓋裂　せんざいせいずがいれつ
隐性梅毒　潜伏梅毒　せんぷくばいどく
隐性免疫作用　潜在性免疫作用　せんざいせいめんえきさよう
隐性疟　潜在性マラリア　せんざいせいmalaria
隐性脐带脱垂　潜在性臍帯脱〔出症〕　せんざいせいさいたいだつ〔しゅつしょう〕
隐性水肿　潜在性水腫　せんざいせいすいしゅ
隐性突变　潜在性突〔然〕変〔異〕　せんざいせいとつ〔ぜん〕へん〔い〕
隐性性状　潜在性性状　せんざいせいせいじょう
隐性眼球震颤　潜伏眼振　せんぷくがんしん
隐性遗传　劣性遺伝　れっせいいでん
隐性遗传病　劣性遺伝性疾患　れっせいいでんせいしっかん
隐性远视　潜在遠視　せんざいえんし
隐血　潜血　せんけつ
隐血便　潜血便　せんけつべん
隐血反应试纸　潜血反応用紙　せんけつはんのうようし
隐血检查　潜血検査　せんけつけんさ
隐血试验　潜血試験　せんけつしけん
隐眼畸形　潜在眼球症　せんざいがんきゅうしょう
隐隐作痛　鈍痛　どんつう
隐原性肝硬化　特発〔性〕肝硬変〔症〕　とくはつ〔せい〕かんこうへん〔しょう〕
隐原性感染　潜伏感染　せんぷくかんせん
隐原性致纤维性肺泡炎　特発性繊維性肺胞炎　とくはつせいせんいせいはいぽうえん
隐缘　潜入縁　せんにゅうえん
隐支　伏在枝　ふくざいし
瘾　嗜癖,依存症　しへき,いぞんしょう
瘾学　嗜癖学　しへきがく

yìn　印茚

印巴悌　イムブレチル,ヘキサビス　カルバコリン　imbretil,hexabis carbacholine
印地安薄荷　ペニロイヤル　pennyroyal

印度大麻癖　大麻嗜癖　だいましへき
印度回归热螺旋体　出血黄疸性スピロヘータ　しゅっけつおうだんせいspirochaeta
印度裂体吸虫　インド住血吸虫　Indoじゅうけつきゅうちゅう
印度萝芙木　インドシャボク　Indoシャボク
印度墨汁　インドインク　Indo ink
印度橡皮性皮肤　インドゴム様皮膚　Indo gumようひふ
印防己毒素　ピクロトキシン　picrotoxin
印模(象)　インプレッション,印象(像)　impression,いんぞう
印模材料　印象材料　いんぞうざいりょう
印模胶　印象ゴム　いんぞうgum
印模盘　印象トレー　いんぞうtray
印模盘清扫剂　印象トレー洗剤　いんぞうtrayせんざい
印模石膏　印象プラスター　いんぞうplaster
印象痕迹　印象痕跡　いんぞうこんせき
印指环状细胞　印環細胞　いんかんさいぼう
茚　インデン　indene
茚甲新　インドメサシン　indomethacin
茚满　インダン　indan
茚满二酮　インダンジオン　indandione
茚三酮　ニンヒドリン　ninhydrin
茚三酮染色法　ニンヒドリン染色法　ninhydrinせんしょくほう
茚三酮试验　ニンヒドリン試験　ninhydrinしけん
茚满酮　インドン　indone

YING　英婴嫈樱鹦鹰荧营萤蝇颖影瘿应映硬

yīng　英婴嫈樱鹦鹰

英尺　フット　foot
英格门氏病　エンゲルマン病　Engelmannびょう
英国副药典　イングリッシュ薬局方コデックス　Englishやっきょくほうcodex
英国药典　イングリッシュ薬局方　Englishやっきょくほう
英霍夫氏槽　イムホフタンク　Imhoff tank
英霍夫氏试验　イムホフ試験　Imhoffしけん
英里　マイル　mile
英两　オンス　ounce
婴儿　乳児　にゅうじ
婴儿〔磅〕称　幼児はかり　ようじはかり
婴儿剥脱性皮炎　新生児剥脱性皮膚炎　しんせいじはくだつせいひふえん
婴儿测量法　小児測定法　しょうにそくていほう
婴儿测量器　小児測定器　しょうにそくていき
婴儿长度计　新生児身長測定器　しんせいじしんちょうそくていき
婴儿肠绞痛　乳児腸仙痛　にゅうじちょうせんつう
婴儿尺　乳児物さし　にゅうじものさし
婴儿床　乳児用ベッド　にゅうじようbed
婴儿猝(急)死综合征　乳児急死症候群　にゅうじきゅうししょうこうぐん
婴儿痤疮　乳児痤瘡　にゅうじざそう
婴儿大脑瘫痪　脳性小児麻痺　のうせいしょうにまひ
婴儿大叶性肺气肿　乳児大葉性肺気腫　にゅうじだいようせいはいきしゅ
婴儿肥厚性幽门狭窄　乳児肥厚性幽門狭窄　にゅうじひこうせいゆうもんきょうさく

婴儿腹牵开器　乳児開腹器　にゅうじかいふくき

婴儿腹泻　乳児下痢〔症〕　にゅうじげり〔しょう〕

婴儿高血钙综合征　乳児過カルシウム血症候群　にゅうじかcalciumけつしょうこうぐん

婴儿孤独症　乳児早期自閉症　にゅうじそうきじへいしょう

婴儿骨盆　児型骨盤　じけいこつばん

婴儿骨外层肥厚病　乳児皮質過骨〔症〕　にゅうじひしつかこつ〔しょう〕

婴儿固定钩　乳児固定ホック　にゅうじこていhook

婴儿过胖　乳児肥満症　にゅうじひまんしょう

婴儿核　乳児核　にゅうじかく

婴儿黑热病　幼児カラアザール　ようじkala-azar

婴儿喉鸣　乳児喉頭〔性〕喘鳴　にゅうじこうとう〔せい〕ぜんめい

婴儿呼吸器　乳児呼吸器　にゅうじこきゅうき

婴儿坏疽性皮炎　乳児壊疽性皮膚炎　にゅうじえそせいひふえん

婴儿坏死性肠炎　乳児壊死性腸炎　にゅうじえしせいちょうえん

婴儿坏血病　乳児壊血病　にゅうじかいけつびょう

婴儿肌病　乳児筋障害　にゅうじきんしょうがい

婴儿肌阵挛性脑病　乳児筋間代性脳症　にゅうじきんかんだいせいのうしょう

婴儿脊髓麻痹　小児脊髄麻痺　しょうにせきずいまひ

婴儿急死　乳児急死　にゅうじきゅうし

婴儿急死综合征　乳児急死症候群　にゅうじきゅうししょうこうぐん

婴儿急疹　乳児急性皮疹　にゅうじきゅうせいひしん

婴儿家族性弥漫性脑硬化　家族性彌漫性小児脳硬化症　かぞくせいびまんせいしょうにのうこうかしょう

婴儿假白血病性贫血　乳児偽白血病性貧血　にょうじぎはっけつびょうせいひんけつ

婴儿假霍乱　小児コレラ　しょうにcholera

婴儿间脑性综合征　小児間脳症候群　しょうにかんのうしょうこうぐん

婴儿紧抱反射　乳児抱擁反射,モロ反射　にゅうじほうようはんしゃ, Moroはんしゃ

婴儿进行性大脑变性　乳児進行性大脳変性　にゅうじしんこうせいだいのうへんせい

婴儿进行性肌萎缩症　乳児進行性筋萎縮症　にゅうじしんこうせいきんいしゅくしょう

婴儿惊厥　小児急癇　しょうにきゅうかん

婴儿痉挛癫痫　乳児痙攣性てんかん　にゅうじけいれんせいてんかん

婴儿痉挛性截瘫　乳児痙攣性対麻痺　にゅうじけいれんせいついまひ

婴儿痉挛症　点頭痙攣　てんとうけいれん

婴儿眶骨骨膜炎　乳児眼窩骨膜炎　にゅうじがんかこつまくえん

婴儿麻痹　小児麻痺　しょうにまひ

婴儿玫瑰疹　小児バラ疹　しょうにバラしん

婴儿脑积水　小児水頭〔症〕　しょうにすいとう〔しょう〕

婴儿粘液性水肿　小児粘液水腫　しょうにねんえきすいしゅ

婴儿期　小児期　しょうにき

婴儿期眼肌麻痹　小児期眼筋麻痺　しょうにきがんきんまひ

婴儿全身性巨细胞包涵体病　乳児全身性巨大細胞封入体病　にゅうじぜんしんせいきょだいさいぼうふうにゅうたいびょう

婴儿沙门氏菌　小児サルモネラ菌　しょうにsalmonellaきん

婴儿神经轴营养不良　小児神経軸索ジストロフィ　しょうにしんけいじくさくdystrophy

婴儿湿疹　小児湿疹　しょうにしっしん

婴儿室　育児室　いくじしつ

婴儿手足搐搦症　乳児テタニー症　にゅうじtetanyしょう

婴儿死亡率　乳児死亡率　にゅうじしぼうりつ

婴儿苔癣　ストロフルス,小児苔癬　strophulus,しょうにたいせん

婴儿吐泻病　小児コレラ　しょうにcholera

婴儿脱屑性红皮病　ライネル病,小児落屑性紅皮症　Leinerびょう,しょうにらくせつせいこうひしょう

婴儿维生素B₁缺乏症　小児ビタミンB₁欠乏症　しょうにvitamin B₁けつぼうしょう

婴儿萎缩症　小児無栄養症　しょうにむえいようしょう

婴儿心导管检查床（台）　小児心〔臓〕カテーテル挿入台　しょうにしん〔ぞう〕catheterそうにゅうだい

婴儿型骨盆　児型骨盤　じけいこつばん

婴儿型黑蒙性痴呆　ビールショスキー・ヤンスキー病　Bielschowsky-Janskyびょう

婴儿型黑蒙性家族性痴呆（白痴）　乳児黒内障性家族性白痴　にゅうじこくないしょうせいかぞくせいはくち

婴儿型鞘膜积液　小児鞘膜水瘤　しょうにしょうまくすいりゅう

婴儿型主动脉缩窄　小児型大動脈縮窄〔症〕　しょうにがただいどうみゃくしゅくさく〔しょう〕

婴儿性孤独癖　幼児自閉症　ようじじへいしょう

婴儿性骨外层肥厚　乳児皮質過骨症　にゅうじひしつかこつしょう

婴儿性肌张力过低症　小児性筋低張症　しょうにせいきんていちょうしょう

婴儿性脊髓性肌萎缩　小児型脊髄性筋萎縮〔症〕　しょうにがたせきずいせいきんいしゅく〔しょう〕

婴儿痒疹　乳児痒疹　にゅうじようしん

婴儿医院　乳児院　にゅうじいん

婴儿营养不足　小児栄養不良　しょうにえいようふりょう

婴儿样语　児様語　じようご

婴儿指部纤维瘤病　小児指〔趾〕線維腫症　しょうにしせんいしゅしょう

婴儿脂溢性皮炎　小児脂漏性皮膚炎　しょうにしろうせいひふえん

婴尸检验　乳児死体検診　にゅうじしたいけんしん

婴幼儿急死　小児急死　しょうにきゅうし

婴幼儿性青光眼　小児性緑内障　しょうにせいりょくないしょう

罂粟胺　パパベラミン　papaveramine

罂粟碱　パパベリン　papaverine

罂粟科　ケシ科　ケシか

罂粟壳碱　ナルコトリン　narcotoline

罂粟属　ケシ属　ケシぞく

罂粟酸　メコン酸　meconさん

罂粟酮碱　キサンタリン,パパベラルジン　xanthaline, papaveraldine

罂粟辛　パパベロシン　papaverosine

櫻草苷　プリンベリン　primverin

櫻草花苷　ヒルスチン　hirsutin
櫻草花素　ヒルスチジン　hirsutidin
櫻草灵　プリムリン染料　primulineせんりょう
櫻花甙　サクラニン　sakuranin
櫻花素　サクラネチン　sakuranetin
櫻黄甙　プルニトリン　prunitrin
櫻黄素　プルネチン　prunetin
櫻属　桜属　サクラぞく
櫻树　桜の木　サクラのき
櫻桃　サクラ,サクランボ
櫻桃糖浆　サクラシロップ剤　サクラsyrupざい
櫻叶酶　プルナーゼ　prunase
鹦鹉　鸚鵡　オウム
鹦鹉病-淋巴肉芽肿-砂眼　オウム病リンパ肉芽腫トラコマ
　　オウムびょうlymphにくがしゅtrachoma
鹦鹉热　オウム熱　オウムねつ
鹦鹉热肺炎　鸚鵡病性肺炎　オウムびょうせいはいえん
鹦鹉热小体　レビンサール・コール・リリー体　Levinthal-
　　Coles-Lillieたい
鹦鹉热衣原体　オウム病クラミジア　オウムびょう
　　chlamydia
鹰嘴　肘頭　ちゅうとう
鹰嘴鼻　鷲鼻,かぎ鼻　わしばな,かぎばな
鹰嘴骨折　肘頭骨折　ちゅうとうこっせつ
鹰嘴滑液囊炎　肘頭滑液囊炎　ちゅうとうかつえきのうえ
　　ん
鹰嘴腱内囊　肘頭腱内囊　ちゅうとうけんないのう
鹰嘴皮下滑液囊　肘頭皮下滑液囊（包）　ちゅうとうひかか
　　つえきのう（ほう）
鹰嘴皮下囊　肘頭皮下包（囊）　ちゅうとうひかほう（のう）
鹰嘴窝　肘頭窩　ちゅうとうか

yíng　荧营萤蝇

荧光　蛍光　けいこう
荧光胺　フルオレスカミン　fluorescamine
荧光半导体甲状腺扫描　蛍光半導体甲状腺スキャ〔ン〕ニン
　　グ　けいこうはんどうたいこうじょうせんscanning
荧光薄层板　蛍光薄層板　けいこうはくそうばん
荧光标记　蛍光標識　けいこうひょうしき
荧光测定法　蛍光測定法　けいこうそくていほう
荧光灯　蛍光灯　けいこうとう
荧光法　蛍光法　けいこうほう
荧光分光光度〔测定〕法　蛍光分光光度計測定法　けいこう
　　ぶんこうこうどけいそくていほう
荧光分光光度计　蛍光分光光度計　けいこうぶんこうこう
　　どけい
荧光分析法　蛍光分析法　けいこうぶんせきほう
荧光分析仪　蛍光分析器　けいこうぶんせきき
荧光附加器　蛍光アタッチメント　けいこうattachment
荧光光度测定法　蛍光光度計測法　けいこうこうどけいそ
　　くほう
荧光光谱　蛍光スペクトル　けいこうspectrum
荧光光子　蛍光光子　けいこうこうし
荧光黄（素）　フルオレスセイン　fluorescein
荧光黄（素）钠　フルオレスセイン ナトリウム　fluorescein
　　natrium
荧光黄试法　フルオレスセイン試験　fluoresceinしけん
荧光〔基〕团　蛍光団　けいこうだん
荧光计　蛍光計　けいこうけい

荧光技术　蛍光技術　けいこうぎじゅつ
荧光假单胞菌　蛍光菌　けいこうきん
荧光检测器　蛍光検出器　けいこうけんしゅっき
荧光箭毒碱　蛍光クラリン　けいこうcurarine
荧光镜　蛍光鏡　けいこうきょう
荧光补体抗体法　蛍光抗補体抗体法　けいこうこうほた
　　いこうたいほう
荧光抗体　蛍光抗体　けいこうこうたい
荧光抗体技术　蛍光抗体技術　けいこうこうたいぎじゅつ
荧光梅毒螺旋体抗体吸收试验　蛍光トレポネーマ抗体吸収
　　試験けいこうtreponemaこうたいきゅうしゅうしけん
荧光密度计　蛍光密度計　けいこうみつどけい
荧光〔梅毒〕密螺旋体抗体试验　蛍光トレポネーマ抗体試験
　　けいこうtreponemaこうたいしけん
荧光偏振　蛍光偏光　けいこうへんこう
荧光屏　蛍光板　けいこうばん
荧光屏检查法　蛍光透視法,X線透視法　けいこうとうし
　　ほう，Xせんとうしほう
荧光染料　蛍光染料　けいこうせんりょう
荧光染色法　蛍光染色法　けいこうせんしょくほう
荧光扫描　蛍光スキャンニング　けいこうscanning
荧光扫描机　蛍光スキャ〔ン〕ナ　けいこうscanner
荧光色素　蛍光色素　けいこうしきそ
荧光试验　蛍光試験　けいこうしけん
荧光素标记　フルオレセイン標識　fluoresceinひょうしき
荧光素尿　フルオレセイン尿〔症〕　fluoresceinにょう〔しょ
　　う〕
荧光素染色法　フルオレセイン染色法　fluoresceinせんしょ
　　くほう
荧光素试纸　フルオレセイン紙　fluoresceinし
荧光素血管造影术　フルオレセイン血管造影法　fluores-
　　cein　けっかんぞうえいほう
荧光素眼底血管造影　フルオレセイン眼底血管造影〔法〕
　　fluoresceinがんていけっかんぞうえい〔ほう〕
荧光缩影片看片灯　X線集〔団〕検〔診〕フィルム観察装置
　　Xせんしゅう〔だん〕けん〔しん〕filmかんさつそうち
荧光探针　蛍光探針　けいこうたんしん
荧光桃红　フロキシン　phloxine
荧光透视检查　〔X線〕透視検査　〔Xせん〕とうしけんさ
荧光显微镜　蛍光顕微鏡　けいこうけんびきょう
荧光显微镜检查法　蛍光顕微鏡検査法　けいこうけんび
　　きょうけんさほう
荧光显微术　蛍光顕微鏡検査法　けいこうけんびきょうけ
　　んさほう
荧光X线〔照〕片　X線蛍光写真　Xせんけいこうしゃしん
荧光X线照相术　X線蛍光撮影法　Xせんけいこうさつえ
　　いほう
荧光消退　蛍光脱色　けいこうだっしょく
荧光血管造影术　蛍光血管造影法　けいこうけっかんぞう
　　えいほう
荧光抑制试验　蛍光抑制試験　けいこうよくせいしけん
荧光增倍管　イメージ増倍管　imageぞうばいかん
荧光增强装置　イメージ増幅器　imageぞうふくき
荧光诊断仪　蛍光診断装置　けいこうしんだんそうち
荧光指示剂　蛍光指示薬　けいこうしじやく
荧光指示剂吸附法　蛍光指示薬吸着法　けいこうじじやく
　　きゅうちゃくほう
荧光作用　蛍光作用　けいこうさよう

荧石 蛍石 けいせき
荧石尘肺 蛍石塵肺〔症〕 けいせきじんはい〔しょう〕
荧石透镜 蛍石レンズ けいせきlens
荧烷二醇 フルオランジオル fluorandiol
营房居住卫生学 兵舎衛生学 へいしゃえいせいがく
营养 栄養 えいよう
营养病 栄養病 えいようびょう
营养不良 栄養不良,栄養失調 えいようふりょう,えいようしっちょう
营养不良性钙化 ジストロフィー性石灰化 dystrophyせいせっかいか
营养不良性肌强直 萎縮性筋緊張〔症〕 いしゅくせいきんきんちょう〔しょう〕
营养不良性溃疡 栄養〔障害〕性潰瘍 えいよう〔しょうがい〕せいかいよう
营养不良性神经病 異栄養性神経疾患 いえいようせいしんけいしっかん
营养不良性水肿 栄養障害性水腫 えいようしょうがいせいすいしゅ
营养不良性萎缩 栄養失調性萎縮 えいようしっちょうせいいしゅく
营养不足 栄養不足 えいようふそく
营养动脉 栄養動脈 えいようどうみゃく
营养法 食養法 しょくようほう
营养方式 栄養様式 えいようようしき
营养管 栄養管 えいようかん
营养灌肠剂 滋養浣腸剤 じようかんちょうざい
营养过度 栄養過剰,過〔多〕栄養 えいようかじょう,か〔た〕えいよう
营养过度病 過食症 かしょくしょう
营养佳良 栄養良好 えいようりょうこう
营养价值 栄養価 えいようか
营养菌丝体 栄養菌糸体 えいようきんしたい
营养疗法 栄養療法 えいようりょうほう
营养膜 栄養膜 えいようまく
营养培养基 栄養培地 えいようばいち
营养品(物) 栄養物 えいようぶつ
营养琼脂培养基 普通寒天培地 ふつうかんてんばいち
营养缺乏 栄養欠乏 えいようけつぼう
营养缺乏病 栄養欠乏〔性〕疾患 えいようけつぼう〔せい〕しっかん
营养缺乏性多神经炎 栄養欠乏性多発〔性〕神経炎 えいようけつぼうせいたはつ〔せい〕しんけいえん
营养缺陷型 栄養欠陥型 えいようけっかんがた
营养染色质 栄養染色質 えいようせんしょくしつ
营养摄取量 栄養摂取量 えいようせっしゅりょう
营养神经 栄養神経 えいようしんけい
营养神经〔机能〕病 栄養神経症 えいようしんけいしょう
营养受体 栄養受容体 えいようじゅようたい
营养素 栄養素 えいようそ
营养素平衡 栄養素平衡 えいようそへいこう
营养通路 栄養経路 えいようけいろ
营养卫生调查 栄養衛生調査 えいようえいせいちょうさ
营养卫生学 栄養衛生学 えいようえいせいがく
营养卫生研究所 栄養衛生研究所 えいようえいせいけんきゅうしょ
营养紊乱 栄養障害 えいようしょうがい
营养物〔质〕 栄養物質 えいようぶっしつ

营养物转运 栄養物伝運 えいようぶつでんたつ
营养性 栄養性 えいようせい
营养性肝硬化 栄養性肝硬変 えいようせいかんこうへん
营养性骨质稀疏 栄養性骨粗鬆症 えいようせいこつそしょうしょう
营养性疾病 栄養性疾病 えいようせいしっぺい
营养性脊髓病 栄養性ミエロパシー えいようせいmyelopathy
营养性贫血 栄養性貧血 えいようせいひんけつ
营养性弱视 栄養性弱視 えいようせいじゃくし
营养性水肿 栄養性水腫 えいようせいすいしゅ
营养性消瘦 栄養性羸痩 えいようせいるいそう
营养性心脏病 栄養性心臓病 えいようせいしんぞうびょう
营养性肢痛症 肢端栄養性疼痛症 したんえいようせいとうつうしょう
营养需要量 栄養必要量,栄養要求量 えいようひつようりょう,えいようようきゅうりょう
营养学 栄養学 えいようがく
营养学家 栄養食餌学専門家 えいようしょくじがくせんもんか
营养血管 栄養血管 えいようけっかん
营养液 栄養液 えいようえき
营养障碍 ジストロフィ〔ー〕,栄養障害〔症〕 dystrophy,えいようしょうがい〔しょう〕
营养指数 栄養指数 えいようしすう
营养状况 栄養状況 えいようじょうきょう
营养状态 栄養状態 えいようじょうたい
营养作用 栄養作用 えいようさよう
萤火虫 ホタル
蝇传播 蠅伝播 ハエでんぱ
蝇科 家蠅科 イエバエか
蝇密度 蠅密度 ハエみつど
蝇蛆病 蠅幼虫症 ハエようちゅうしょう
蝇属 家蠅属 イエバエぞく
蝇蕈毒素 蠅毒茸毒素 ハエどくたけどくそ
蝇蕈碱 ムスカリン muscarine
蝇蕈素 アマニチン amanitine

yǐng 颖影瘿
颖果 穎果 エイカ
颖芒 ノギ
影剧院卫生 映画館·劇場の衛生 えいがかん·げきじょうのえいせい
影响妄想 影響妄想 えいきょうもうそう
影象计 エイコノメーター eikonometer
影(映)像 像,イメージ ぞう,image
影(映)像放大(增强)器 イメージ アンプリファイア image amplifier
影像信号 イメージ シグナル image signal
影铸复制技术 陰影鋳造複製技術 いんえいちゅうぞうふくせいぎじゅつ
影子曲线 陰影曲線 いんえいきょくせん
瘿蝇 タマバエ

yìng 应映硬
应变 ストレイン,歪 strain,ひずみ
应变计 歪計 ひずみけい
应磁性 磁向性 じこうせい
应答 応答 おうとう

应答值　应答值　おうとうち
应激　ストレス　stress
应激反应　ストレス反応　stressはんのう
应激机能　ストレス機能　stressきのう
应激物　ストレッサ　stressor
应激性　興奮性,感応性,被刺激性　こうふんせい,かんのうせい,ひしげきせい
应激性不良　感応性不良　かんのうせいふりょう
应激性减弱　感応性減退　かんのうせいげんたい
应激性溃疡综合征　ストレス潰瘍症候群　stressかいようしょうこうぐん
应激性〔胃〕溃疡　ストレス〔胃〕潰瘍　stress〔い〕かいよう
应激性增高　感応性亢進　かんのうせいこうしん
应激状态　ストレス状態　stressじょうたい
应急措施　応急処置　おうきゅうしょち
应急机能　救急機能　きゅうきゅうきのう
应急剂量　救急量　きゅうきゅうりょう
应力　ストレス,応力　stress,おうりょく
应力骨折　ストレス骨折,応力骨折　stressこっせつ,おうりょくこっせつ
应力松弛　ストレス弛緩　stressしかん
应力性尿失禁　緊張性尿失禁　きんちょうせいにょうしっきん
应用化学　応用化学　おうようかがく
应用解剖学　応用解剖学　おうようかいぼうがく
应用器械体操　応用機械体操　おうようきかいたいそう
应用生理学　応用生理学　おうようせいりがく
映山红苷　マトイシニン　matteucinin
映山红素　マトイシノール　matteucinol
映象显微镜　投射顕微鏡　とうしゃけんびきょう
硬斑病　斑状強皮症　はんじょうきょうひしょう
硬板　硬板　こうばん
硬绷带　ぎぶす包帯　ぎぷすほうたい
硬币叩击音　貨幣徴候　かへいちょうこう
硬变　硬変〔症〕　こうへん〔しょう〕
硬变性结核　硬化性結核〔症〕　こうかせいけっかく〔しょう〕
硬变胃炎　硬化性胃炎　こうかせいいえん
硬玻璃　硬質ガラス　こうしつglass
硬担架　硬質ストレッチャ　こうしつstretcher
硬蛋白　アルブミノイド,硬蛋白〔質〕　albuminoid,こうたんぱく〔しつ〕
硬度　硬度　こうど
硬度测定　硬度測定　こうどそくてい
硬度计　硬度計　こうどけい
硬度试验　硬度試験　こうどしけん
硬度系数　硬度係数　こうどけいすう
硬腭　硬口蓋　こうこうがい
硬腭U形切口　ウイルソン切開　Wilsonせっかい
硬飞燕草次碱　デルコシン　delcosine
硬粪块　硬糞塊,兎糞　こうふんかい,とふん
硬膏〔剂〕　硬膏,プラスタ　こうこう,plaster
硬红斑　硬結性紅斑　こうけつせいこうはん
硬化　硬化〔症〕　こうか〔しょう〕
硬化病　硬化薬　こうかしょう
硬化骨骼　硬化性骨格　こうかせいこっかく
硬化鼓膜切除术　硬化鼓膜切除術　こうかこまくせつじょじゅつ

硬化剂　硬化薬　こうかやく
硬化剂注射　硬化薬注射　こうかやくちゅうしゃ
硬化剂注射疗法　硬化薬注射療法　こうかやくちゅうしゃりょうほう
硬化听骨切除术　硬化耳小骨切除術　こうかじしょうこつせつじょじゅつ
硬化型　硬化型　こうかがた
硬化型肺结核　硬化型肺結核　こうかがたはいけっかく
硬化性胆管炎　硬化性胆管炎　こうかせいたんかんえん
硬化性蜂窝状肺　硬化性蜂巣状肺　こうかせいほうそうじょうはい
硬化性非化脓性骨炎　硬化性非化膿性骨炎,ガレー病　こうかせいひかのうせいこつえん,Gareびょう
硬化性骨髓炎　硬化性骨髄炎　こうかせいこつずいえん
硬化性骨炎　硬化性骨炎　こうかせいこつえん
硬化性甲状腺炎　リーデル甲状腺腫　Riedelこうじょうせんしゅ
硬化性角膜炎　硬化性角膜炎　こうかせいかくまくえん
硬化性狼疮　硬化性狼瘡　こうかせいろうそう
硬化性卵巢炎　硬化性卵巣炎　こうかせいらんそうえん
硬化性粘膜炎　硬化性粘膜炎　こうかせいねんまくえん
硬化性皮结核　硬化性皮膚結核,バサン病　こうかせいひふけっかく,Bazinびょう
硬化性全脑炎　硬化性全脳炎　こうかせいぜんのうえん
硬化性萎缩性苔癣　硬化性萎縮性苔癬　こうかせいいしゅくせいたいせん
硬化性胃炎　硬化性胃炎　こうかせいいえん
硬化性腺炎　硬性腺炎　こうせいせんえん
硬化性血管瘤　硬化性血管腫　こうかせいけっかんしゅ
硬化性脂肪肉芽肿　硬化性脂肪肉芽腫　こうかせいしぼうにくがしゅ
硬脊膜　脊髄硬膜　せきずいこうまく
硬脊膜外瘤　脊髄硬膜外腫瘍　せきずいこうまくがいしゅよう
硬脊膜外麻醉　脊髄硬膜外麻酔　せきずいこうまくがいますい
硬脊膜外脓肿　脊髄硬膜外膿瘍　せきずいこうまくがいのうよう
硬脊膜外脓肿切除术　脊髄硬膜外膿瘍切除術　せきずいこうまくがいのうようせつじょじゅつ
硬脊膜外腔穿刺术　脊髄硬膜外穿刺術　せきずいこうまくがいせんしじゅつ
硬脊膜外腔阻滞麻醉　脊髄硬膜外ブロック麻酔　せきずいこうまくがいblockますい
硬脊膜下瘤　脊髄硬膜下腫瘍　せきずいこうまくかしゅよう
硬脊膜炎　脊髄硬膜炎,硬〔髄〕膜炎　せきずいこうまくえん,こう〔ずい〕まくえん
硬碱　ハード ベイス　hard base
硬结　硬結　こうけつ
硬结性病灶　硬結性病巣　こうけつせいびょうそう
硬结性痤疮　硬結性痤瘡　こうけつせいざそう
硬〔结性〕红斑　硬結性紅斑　こうけつせいこうはん
硬结性肾炎　硬結性腎炎　こうけつせいじんえん
硬壳　スクレオキャプシド　screocapsid
硬块　硬結塊　こうけつかい
硬蜡　固形パラフィン　こけいparaffin
硬滤纸　硬濾紙　こうろし

硬膜内出血　硬膜内出血　こうまくないしゅっけつ
硬膜内脓肿　硬膜内膿瘍　こうまくないのうよう
硬膜内皮瘤　硬膜内皮腫　こうまくないひしゅ
硬膜外麻醉　硬膜外麻酔,硬麻　こうまくがいますい,こうま
硬膜外麻醉器　硬膜外麻酔装置　こうまくがいますいそうち
硬膜外腔　硬膜外腔　こうまくがいこう
硬膜外造影术　硬膜外造影法　こうまくがいぞうえいほう
硬膜外造影照片　硬膜外造影フィルム　こうまくがいぞうえいfilm
硬膜下积液　硬膜下水症　こうまくかすいしょう
硬膜下腔积脓　硬膜下蓄膿　こうまくかちくのう
硬膜下水囊瘤　硬膜下水滑液嚢腫,硬膜下ヒグローマ　こうまくかすいかつえきのうしゅ,こうまくかhygroma
硬膜下隙　硬膜下腔　こうまくかこう
硬膜血肿　硬膜血腫　こうまくけっしゅ
硬膜蛛网膜炎　硬〔膜〕クモ膜炎　こう〔まく〕クモまくえん
硬〔脑〕〔脊〕膜　硬〔髄〕膜　こう〔ずい〕まく
硬〔脑〕〔脊〕膜内层炎　内硬〔髄〕膜炎　ないこう〔ずい〕まくえん
硬〔脑〕〔脊〕膜外层炎　外硬〔髄〕膜炎　がいこう〔ずい〕まくえん
硬〔脑〕〔脊〕膜炎　硬〔髄〕膜炎　こう〔ずい〕まくえん
硬脑膜瓣　脳硬膜弁　のうこうまくべん
硬脑膜保护器　脳硬膜保護装置　のうこうまくほごそうち
硬脑膜剥离器　脳硬膜剝離子　のうこうまくはくりし
硬脑膜穿孔器　硬膜穿孔器　こうまくせんこうき
硬脑膜刀　硬膜刀　こうまくとう
硬脑膜导入器　硬膜誘導針　こうまくゆうどうしん
硬脑膜分离器　硬膜分離子　こうまくぶんりし
硬脑膜钩　硬膜鉤　こうまくこう
硬脑膜刮　硬膜剝離子　こうまくはくりし
硬脑膜剪　硬膜鋏　こうまくばさみ
硬脑膜〔静脉〕窦　硬膜静脈洞　こうまくじょうみゃくどう
硬脑膜起子固定镊　硬膜起子固定鑷子　こうまくきしこていいせっし
硬脑膜牵开器　硬膜レトラクタ　こうまくretractor
硬脑膜缺损修补术　硬膜欠損修復術　こうまくけっそんしゅうふくじゅつ
硬脑膜外出血　硬膜外出血　こうまくがいしゅっけつ
硬脑膜外脓肿　硬膜外膿瘍　こうまくがいのうよう
硬脑膜外脓肿切除术　硬膜外膿瘍切除術　こうまくがいのうようせつじょじゅつ
硬脑膜外脓肿引流术　硬膜外膿瘍ドレナージ　こうまくがいのうようdrainage
硬脑膜外血肿　硬膜外血腫　こうまくがいけっしゅ
硬脑膜外血肿清除术　硬膜外血腫除去術　こうまくがいけっしゅじょきょじゅつ
硬脑膜下出血　硬膜下出血　こうまくかしゅっけつ
硬脑膜下积脓　硬膜下蓄膿　こうまくかちくのう
硬〔脑〕膜下脓肿　硬膜下膿瘍　こうまくかのうよう
硬脑膜下脓肿切除术　硬膜下膿瘍切除術　こうまくかのうようせつじょじゅつ
硬脑膜下脓肿引流术　硬膜下膿瘍ドレナージ　こうまくかのうようdrainage
硬脑膜下水囊瘤清除术　硬膜下ヒグローマ除去術　こうまくかhygromaじょきょじゅつ

硬〔脑〕膜下血肿　硬膜下血腫　こうまくかけっしゅ
硬脑膜下血肿清除术　硬膜下血腫除去術　こうまくかけっしゅじょきょじゅつ
硬脑膜下血肿吸引术　硬膜下血腫吸引術　こうまくかけっしゅきゅういんじゅつ
硬脑膜修补术　硬膜修復術　こうまくしゅうふくじゅつ
硬脑膜压板　硬膜スパーテル　こうまくSpatel
硬脑膜炎　硬〔髄〕膜炎　こう〔ずい〕まくえん
硬脑膜中动脉　中硬膜動脈　ちゅうこうまくどうみゃく
硬皮病　硬皮症　こうひしょう
硬蜱　マダニ
硬蜱科　マダニ科　マダニか
硬蜱属　マダニ属　マダニぞく
硬水　硬水　こうすい
硬水综合征　硬水症候群　こうすいしょうこうぐん
硬缩症　硬化狭窄症　こうかきょうさくしょう
硬瘫　痙性麻痺　けいせいまひ
硬洗涤剂　硬洗〔浄〕剤　こうせん〔じょう〕ざい
硬纤维瘤　硬性繊維腫　こうせいせんいしゅ
硬橡皮　硬質ゴム　こうしつgum
硬性　硬性　こうせい
硬〔性〕癌　硬〔性〕癌　こう〔せい〕がん
硬性〔白〕内障　硬性白内障　こうせいはくないしょう
硬性乳头瘤　硬性乳頭腫　こうせいにゅうとうしゅ
硬性下疳　硬性下疳　こうせいげかん
硬性下疳瘢痕　硬性下疳瘢痕　こうせいげかんはんこん
硬性纤维瘤　硬性繊維腫　こうせいせんいしゅ
硬性压肠板　硬性腸スパーテル　こうせいちょうSpatel
硬脂　ステアリン　stearin
硬脂醇　ステアリル アルコール　stearyl alcohol
硬脂酸　ステアリン酸　stearinさん
硬脂酰　ステアリル　stearyl
硬质胶　エボナイト　ebonite
硬质支气管镜　硬質気管支鏡　こうしつきかんしきょう

YONG　拥痈庸永蛹用

yōng　拥痈庸

拥抱反射　抱擁反射　ほうようはんしゃ
痈　カルブンケル,癰　carbuncle,よう
痈病　カルブンケル症　carbuncleしょう
庸医　薮医者　やぶいしゃ

yǒng　永蛹

永久带菌者　永久保菌者　えいきゅうほきんしゃ
永久偶极子　永久双極子　えいきゅうそうきょくし
永久骨痂　確定性仮骨　かくていせいかこつ
永久皮质　永久皮質　えいきゅうひしつ
永久性充填　永久性充填　えいきゅうせいじゅうてん
永久性耳聋　永久性難聴　えいきゅうせいなんちょう
永久性尿崩症　永久性尿崩症　えいきゅうせいにょうほうしょう
永久硬度　永久硬度　えいきゅうこうど
永停滴定法　死止滴定法　ししてきていほう
永停终点法　死止終点法　しししゅうてんほう
蛹化　蛹化　ようか
蛹化激素　蛹化ホルモン　ようかhormone
蛹壳　蛹鞘,サナギガラ　ようしょう

yòng　用

用力过度　過努力　かどりょく
用力呼气曲线　努力性呼気曲線　どりょくせいこききょくせん
用力综合征　努力症候群　どりょくしょうこうぐん
用脑时间测定法　精神測定法　せいしんそくていほう
用手剥离胎盘法　胎盤用手剝離〔除去〕法　たいばんようしゅはくり〔じょきょ〕ほう
用手取胎术　用手娩出法　ようしゅべんしゅつほう
用药量　投薬量　とうやくりょう
用纸电泳法　濾紙電気泳動法　ろしでんきえいどうほう

YOU　优忧幽尤油疣铀游友有右幼柚诱蚴釉

yōu　**优忧幽**

优降宁　ユートニル　eutonyl
优降糖　グリベンクラミド　glybenclamide
优卡因　オイカイン　eucaine
优奎宁　オイキニーネ,エチル炭酸キニーネ　euqinine, ethylたんさんquinine
优奎宁片　エチル炭酸キニーネ錠剤　ethylたんさんquinineじょうざい
优硫胺　アリナミン　alinamin
优霉素　ユーマイシン,オイミチン　eumycin
优纳康　ユーナルコン　eunarcon
优球蛋白　オイグロブリン,ユーグロブリン　euglobulin
优球蛋白溶解时间　オイグロブリン溶解時間　euglobulinようかいじかん
优球蛋白溶解时间测定　オイグロブリン溶解時間測定　euglobulinようかいじかんそくてい
优球蛋白溶解试验　オイグロブリン溶解試験　euglobulinようかいしけん
优塞林　ユーセリン　eucerin
优生　優生　ゆうせい
优生学　優生学　ゆうせいがく
优势〔大脑〕半球　優性脳半球　ゆうせいのうはんきゅう
优势偏向　優勢偏向　ゆうせいへんこう
优势神经元　優勢ニューロン　ゆうせいneuron
优苏溶液　ユーソル溶液　eusolようえき
优托品　ユートロピン　eutropine
优香芹酮　ユーカルボン　eucarvone
优性　優性　ゆうせい
优选法　最適探索法　さいてきたんさくほう
优越感　優越感　ゆうえつかん
忧愁　憂愁,憂え悲しみ　ゆうしゅう,うれえかなしみ
忧虑　不安,苦悶　ふあん,くもん
忧郁型人格　抑うつ型人格　よくうつがたじんかく
忧郁性木僵　うつ病性昏迷　うつびょうせいこんめい
忧郁症　メランコリー,うつ病　melancholia,うつびょう
忧郁症患者　うつ病患者　うつびょうかんじゃ
幽闭恐怖　閉所恐怖症　へいしょきょうふしょう
幽灵恐怖　幽霊恐怖症　ゆうれいきょうふしょう
幽门　幽門　ゆうもん
幽门瓣　幽門弁　ゆうもんべん
幽门泵　幽門ポンプ　ゆうもんpump
幽门闭塞(梗阻)　幽門閉塞　ゆうもんへいそく
幽门部　幽門部　ゆうもんぶ
幽门部小弯　幽門部小彎　ゆうもんぶしょうわん
幽门成形术　幽門形成術　ゆうもんけいせいじゅつ
幽门窦　幽門洞　ゆうもんどう

幽门窦切除术　幽門洞切除術　ゆうもんどうせつじょじゅつ
幽门反射　幽門反射　ゆうもんはんしゃ
幽门肥大　幽門肥大　ゆうもんひだい
幽门关闭不全　幽門閉鎖不全〔症〕　ゆうもんへいさふぜん〔しょう〕
幽门管　幽門管　ゆうもんかん
幽门管溃疡　幽門管潰瘍　ゆうもんかんかいよう
幽门环　幽門輪　ゆうもんりん
幽门肌肥厚　幽門筋肥大　ゆうもんきんひだい
幽门肌切开术　幽門筋切開術　ゆうもんきんそうせっかいじゅつ
幽门〔及部分〕胃切除术　幽門胃切除術　ゆうもんいせつじょじゅつ
幽门痉挛　幽門痙攣　ゆうもんけいれん
幽门镜　幽門鏡　ゆうもんきょう
幽门镜检查　幽門鏡検査　ゆうもんきょうけんさ
幽门口　幽門口　ゆうもんこう
幽门扩张器　幽門拡張器　ゆうもんかくちょうき
幽门扩张术　幽門拡張術　ゆうもんかくちょうじゅつ
幽门括约肌　幽門括約筋　ゆうもんかつやくきん
幽门旷置术　幽門空置術　ゆうもんくうちじゅつ
幽门淋巴结　幽門リンパ節　ゆうもんlymphせつ
幽门平面　幽門横断平面　ゆうもんおうだんへいめん
幽门前静脉　幽門前静脈　ゆうもんぜんじょうみゃく
幽门前区溃疡　幽門前区潰瘍　ゆうもんぜんくかいよう
幽门前庭　幽門前庭　ゆうもんぜんてい
幽门钳　幽門鉗子　ゆうもんかんし
幽门切除术　幽門切除術　ゆうもんせつじょじゅつ
幽门切开术　幽門切開術　ゆうもんせっかいじゅつ
幽门上淋巴结　幽門上リンパ節　ゆうもんじょうlymphせつ
幽门十二指肠炎　幽門十二指腸炎　ゆうもんじゅうにしちょうえん
幽门狭窄　幽門狭窄〔症〕　ゆうもんきょうさく〔しょう〕
幽门下垂　幽門下垂〔症〕　ゆうもんかすい〔しょう〕
幽门下淋巴结　幽門下リンパ節　ゆうもんかlymphせつ
幽门腺　幽門腺　ゆうもんせん
幽门炎　幽門炎　ゆうもんえん
幽门造口术　幽門開口術　ゆうもんかいこうじゅつ
幽门周围　幽門周囲　ゆうもんしゅうい
幽门综合征　幽門症候群　ゆうもんしょうこうぐん

yóu　**尤油疣铀游**

尤尔特氏征　エワルト徴候　Ewartちょうこう
尤兰柏格氏病　オイレンブルグ病　Eulenburgびょう
尤因氏瘤　ユーイング腫〔瘍〕　Ewingしゅ〔よう〕
尤因氏肉瘤　ユーイング肉腫　Ewingにくしゅ
尤因氏征　ユーイング徴候　Ewingちょうこう
油　油　ゆ,あぶら
油包水乳剂　W/O型乳剤,油中水型乳剤　W/Oがたにゅうざい,ゆちゅうすいがたにゅうざい
油包水型　W/O型,油中水型　W/Oがた,ゆちゅうすいがた
油泵　油ポンプ,オイルポンプ　あぶらpump,oil pump
油比重计　油比重計　あぶらひじゅうけい
油彩皮炎　ペイント皮膚炎　paintひふえん
油菜子　あぶらなの種　あぶらなのたね
油船污染　油槽船汚染　ゆそうせんおせん
油绸尿道扩张器　アルノット拡張器　Arnottかくちょうき
油醇　オレイル アルコール　oleyl alcohol

油道　油道　ゆどう
油膏　軟膏,グリス〔剤〕　なんこう,grease〔ざい〕
油膏缸　軟膏つぼ　なんこうつぼ
油膏研磨器　軟膏研磨器　なんこうけんまき
油核蛋白　オレオヌクレオプロテイン　oleonucleoprotein
油红　オイル レッド　oil red
油剂　オイル剤,油剤　oilざい,ゆざい
油剂普鲁卡因青霉素G注射液　プロカイン ペニシリンG
　油剤注射液　procaine penicillin Gゆざいちゅうしゃえき
油浸法　油浸法　ゆしんほう
油浸剂　油浸剤　ゆしんざい
油浸镜头　油浸レンズ　ゆしんlens
油浸物镜　油浸用対物鏡　ゆしんようたいぶつきょう
油类比重计　油類比重計　ゆるいひじゅうけい
油疗法　油剤注入療法　ゆざいちゅうにゅうりょうほう
油滤纸　オイル濾過用紙　oilろかようし
油霉素　エライオマイシン　elaiomycin
油醚麻醉　オイル エーテル麻酔　oil-etherますい
　格瓦思米氏油醚〔直肠〕麻醉　グワスメー オイル エーテ
　ル注腸麻酔　Gwathmey oil-etherちゅうちょうますい
油〔磨〕石　油砥石　あぶらといし
油腻食物　油脂性食物　ゆしせいしょくもつ
油溶性　油溶性　ゆようせい
油树脂　精油樹脂,含油樹脂,オレオレジン　せいゆじゅし,
　がんゆじゅし,oleoresin
油酸　オレイン酸,油酸　oleinさん,ゆさん
油酸-白蛋白-右旋糖-过氧化氢酶培养基　オレイン酸 アル
　ブミン ブドウ糖 カタラーゼ培地　oleinさん albumin ブ
　ドウとう catalaseばいち
油酸酶　オリアーゼ　olease
油酸镁　オレイン酸マグネシウム　oleinさんmagnesium
油酸木溜油　オレイン酸クレオソート　oleinさんcreosote
油酸铅硬膏　オレイン酸鉛硬膏　oleinさんなまりこうこう
油酸盐　オレイン酸塩　oleinさんえん
油酸脂　オレイン　olein
油酸制剂　油酸製剤　ゆさんせいざい
油糖剂　油糖剤　ゆとうざい
油桐属　アブラギリ属　アブラギリぞく
油桐子中毒　アブラギリ種子中毒　アブラギリしゅしちゅ
　うどく
油细胞　オイル細胞　oilさいぼう
油性过滤器　油性濾過器　ゆせいろかき
油性皮脂溢　油性脂漏　ゆせいしろう
油性肉芽肿　油性肉芽腫　ゆせいにくがしゅ
油性载体　油性担体　ゆせいたんたい
油性注射液　油性注射液　ゆせいちゅうしゃえき
油页岩尘肺　頁岩塵肺,オイル シェール塵肺　けつがんじ
　んはい,oil shaleじんはい
油浴　油浴　ゆよく
油浴灭菌法　油浴滅菌法　ゆよくめっきんほう
油脂　油脂　ゆし
油脂剂　脂肪剤　しぼうざい
油脂抗氧化剂　オイル抗酸化薬　oilこうさんかやく
油脂性　油脂性　ゆしせい
油脂性粉刺　油脂性痤瘡　ゆしせいざそう
油脂性基质　油脂性基質　ゆしせいきしつ
油纸　油紙　ゆし

油指示剂　オイル指示剤　oilしじざい
油状液体　油状液体　ゆじょうえきたい
疣　疣贅,いぼ　ゆうぜい
疣病　疣贅症,いぼ症　ゆうぜいしょう,いぼしょう
疣病毒　いぼウイルス　いぼvirus
疣型麻风　いぼ型癩　いぼがたらい
疣草酸　イボテン酸　ibotenさん
疣肿白蛉　イボサシチョウバエ
疣状癌　いぼ状癌　いぼじょうがん
疣状白斑　いぼ状白斑　いぼじょうはくはん
疣状扁平苔癣　いぼ状扁平苔癬　いぼじょうへんぺいたい
　せん
疣状表皮发育不良　いぼ状表皮異形成　いぼじょうひょう
　ひいけいせい
疣状二尖瓣炎　いぼ状僧帽弁膜炎　いぼじょうそうぼうべ
　んまくえん
疣状角化不良　いぼ状角化不良　いぼじょうかっかふりょう
疣状角化不良瘤　いぼ状ジスケラトーマ　いぼじょう
　dyskeratoma
疣状狼疮　いぼ状狼瘡　いぼじょうろうそう
疣状鳞癌　いぼ状扁平上皮細胞癌　いぼじょうへんぺい
　じょうひさいぼうがん
疣状脓皮病　いぼ状膿皮症　いぼじょうのうひしょう
疣状皮〔肤〕结核　いぼ状皮膚結核　いぼじょうひふけっか
　く
疣状皮炎　いぼ状皮膚炎　いぼじょうひふえん
疣状苔癣　いぼ状苔癬　いぼじょうたいせん
疣状心内膜炎　いぼ状心内膜炎　いぼじょうしんないまく
　えん
疣状血管瘤　いぼ状血管腫　いぼじょうけっかんしゅ
疣状阴道炎　いぼ状膣炎　いぼじょうちつえん
疣状增生　いぼ状増殖　いぼじょうぞうしょく
疣状肢端角化症　いぼ状肢端角化症　いぼじょうしたん
　かっかしょう
疣状痔　いぼ状痔核　いぼじょうじかく
疣状痣　いぼ状母斑　いぼじょうぼはん
疣状赘生物　いぼ状増殖物　いぼじょうぞうしょくぶつ
疣足　いぼあし
铀　ウラニウム　uranium
铀后元素　超ウラン元素　ちょうuranげんそ
铀同位素分离器　カルトロン　calutron
铀系　ウラン系　uranけい
铀系元素　ウラン系元素　uranけいげんそ
游标(尺)　副尺,遊尺　ふくしゃく,ゆうしゃく
游标测径器　バーニヤ キャリパー　vernier calliper
游动　遊走　ゆうそう
游动孢子　遊走子　ゆうそうし
游动(走)肝　遊走肝　ゆうそうかん
游动接合孢子　接合遊走子　せつごうゆうそうし
游动精子　遊動精子　ゆうどうせいし
游动(走)脾　遊走脾　ゆうそうひ
游动(走)肾　遊走腎　ゆうそうじん
游动细胞　遊走細胞　ゆうそうさいぼう
游动心　遊走心　ゆうそうしん
游动抑制因子　遊走阻止因子　ゆうそうそしいんし
游离　遊離,自由　ゆうり,じゆう
游离氨基酸　遊離アミノ酸　ゆうりaminoさん
游离T₄测定　遊離T₄測定　ゆうりT₄そくてい

游离胆红素　遊離ビリルビン　ゆうりbilirubin
游离电子　遊離電子　ゆうりでんし
游离端　遊離終末　ゆうりしゅうまつ
游离二氧化硅　遊離二酸化ケイ素　ゆうりにさんかケイそ
游离骨片　遊離骨片　ゆうりこつへん
游离核糖体　遊離リボソーム　ゆうりribosome
游离肌腱移植术　遊離腱移植術　ゆうりけんいしょくじゅつ
游离基　遊離基　ゆうりき
游离基反应　遊離基反応　ゆうりきはんのう
游离基机制　遊離基機序　ゆうりききじょ
游离基加成　遊離基加成　ゆうりきかせい
游离基取代　遊離基置換　ゆうりきちかん
游离基因　エピゾーム　episome
游离碱　遊離塩基　ゆうりえんき
游离(走)巨噬细胞　遊離(走)大食細胞　ゆうり(そう)だいしょくさいぼう
游离盲肠　遊走盲腸　ゆうそうもうちょう
游离棉酚　遊離ゴシポル　ゆうりgossypol
游离面　自由表面　じゆうひょうめん
游离皮片移植术　遊離移植片移植術　ゆうりいしょくへんいしょくじゅつ
游离绒毛　遊離絨毛　ゆうりじゅうもう
游离神经末梢　遊離神経終末　ゆうりしんけいしゅうまつ
游离神经移植　遊離神経移植　ゆうりしんけいいしょく
游离水　自由水　じゆうすい
游离酸　遊離酸　ゆうりさん
游离酸度　遊離酸度　ゆうりさんど
游离体　遊離体　ゆうりたい
游离铁　遊離鉄　ゆうりてつ
游离同位素　遊離同位元素,遊離アイソトープ　ゆうりどういげんそ,ゆうりisotope
游离性忧虑　遊離性苦悶　ゆうりせいくもん
游离性余氯　遊離残留塩素　ゆうりざんりゅうえんそ
游离血红蛋白　遊離ヘモグロビン　ゆうりhemoglobin
游离牙龈　遊離歯肉　ゆうりしにく
游离盐酸　遊離塩酸　ゆうりえんさん
游离盐酸测定　遊離塩酸測定　ゆうりえんさんそくてい
游离移植片　遊離移植片　ゆうりいしょくへん
游离龈纤维　遊離歯肉繊維　ゆうりしにくせんい
游离脂〔肪〕酸　遊離脂肪酸　ゆうりしぼうさん
游离脂酸结晶　遊離脂肪酸結晶　ゆうりしぼうさんけっしょう
游离T₄指数　遊離T₄指数　ゆうりT₄しすう
游离作用　遊離作用　ゆうりさよう
游码　ライダー　rider
游码钩　ライダー ホック　rider hook
游泳池卫生　プール衛生　poolえいせい
游泳池性结膜炎　プール性結膜炎　poolせいけつまくえん
游泳皮炎　遊泳者皮膚炎　ゆうえいしゃひふえん
游子　イオン　ion
游走　遊走
游走睾丸　遊走睾丸　ゆうそうこうがん
游走肾危象　ディエトル発症,ディエトル クリーゼ　Dietlはっしょう,Dietl Krise
游走细胞　遊走細胞　ゆうそうさいぼう
游走性　遊走性　ゆうそうせい
游走性关节炎　遊走性関節炎　ゆうそうせいかんせつえん

游走性红斑　遊走性紅斑　ゆうそうせいこうはん
游走性静脉炎　遊走性静脈炎　ゆうそうせいじょうみゃくえん
游走性浅静脉炎　遊走性表在性静脈炎　ゆうそうせいひょうざいせいじょうみゃくえん
游走性舌炎　遊走性舌炎　ゆうそうせいぜつえん
游走性神经炎　遊走性神経炎　ゆうそうせいしんけいえん
游走性痛　遊走性疼痛　ゆうそうせいとうつう
游走性血栓性静脉炎　遊走性血栓静脈炎　ゆうそうせいけっせんじょうみゃくえん
游走性蝇蛆病　匍匐(行)性ハエ幼虫症,ハエ幼虫性蚓線病　ほふく(こう)せいハエようちゅうしょう,ハエようちゅうせいいんせんびょう
游走性幼虫病　幼虫移行症　ようちゅういこうしょう
游走(移动)抑制因子　遊走抑制因子　ゆうそうよくせいいんし
游走组织细胞　遊走性組織球　ゆうそうせいそしききゅう

yǒu　友有

友霉素　アミセチン　amicetin
友霉素B　アミセチンB　amicetin B
有被囊神经末梢　被包性神経終末　ひほうせいしんけいしゅうまつ
有壁细胞　包細胞　ほうさいぼう
有柄瓷埚　キャセロール　casserole
有槽导子　有溝誘導子　ゆうこうゆうどうし
有槽接骨螺钉　有溝骨接合用螺子　ゆうこうこつせつごうようらし
有槽引(探)针　有溝消息子,有槽探針　ゆうこうしょうそくし,ゆうそうたんしん
有齿拉钩　有鉤レトラクター　ゆうこうretractor
有齿镊　有鉤鑷子　ゆうこうせっし
有齿牵开器　鋸歯牽引子　きょしけんいんし
有齿血管钳　有鉤血管鉗子　ゆうこうけっかんかんし
有创骨折　開放骨折　かいほうこっせつ
有蒂皮瓣植皮法　有茎皮弁移植法　ゆうけいひべんいしょくほう
有蒂子宫肌瘤扭转　有茎子宮筋腫捻転　ゆうけいしきゅうきんしゅねんてん
有蒂息肉　有茎ポリープ　ゆうけいpolyp
有毒蜂蜜　有毒蜂蜜　ゆうどくはちみつ
有毒菌株　有毒菌株　ゆうどくきんしゅ
有毒气体　有毒ガス　ゆうどくgas
有毒物质　有毒物質　ゆうどくぶっしつ
有毒鱼介类　有毒魚介類　ゆうどくぎょかいるい
有杆子宫托　杆状(有茎)ペッサリー　かんじゅう(ゆうけい)pessary
有隔子宫　中隔子宮　ちゅうかくしきゅう
有沟尿道探条　有溝尿道ゾンデ　ゆうこうにょうどうSonde
有钩绦虫　有鉤条虫　ゆうこうじょうちゅう
有钩止血钳　有鉤止血鉗子　ゆうこうしけつかんし
有害变异　有害変異　ゆうがいへんい
有害成份　有害成分　ゆうがいせいぶん
有害刺激物　有害刺激物　ゆうがいしげきぶつ
有害反应　有害反応　ゆうがいはんのう
有害基因　有害遺伝子　ゆうがいいでんし
有害气体　有害ガス　ゆうがいgas
有害气体中毒　有害ガス中毒　ゆうがいgasちゅうどく

有害物扩散　有害物質拡散　ゆうがいぶっしつかくさん

有害物质　有害物質　ゆうがいぶっしつ

有害物质间接作用　有害物質の間接作用　ゆうがいぶっしつのかんせつさよう

有害性　有害性　ゆうがいせい

有害作用阈　有害作用の域値　ゆうがいさようのいきち

有核红细胞　赤芽球，有核赤血球　せきがきゅう，ゆうかくせっけっきゅう

有核红细胞血症　赤芽球血症，有核赤血球血症　せきがきゅうけっしょう，ゆうかくせっけっきゅうけっしょう

有核红细胞增多症　赤芽球症　せきがきゅうしょう

有核细胞　有核細胞　ゆうかくさいぼう

有花植物　顕花植物　けんかしょくぶつ

有机玻璃　有機ガラス　ゆうきglass

有机氮　有機窒素　ゆうきちっそ

有机氮农药　有機窒素系農薬　ゆうきちっそけいのうやく

有机碘　有機ヨード　ゆうきJod

有机碘造影剂　有機ヨード造影剤　ゆうきJodぞうえいざい

有机毒物　有機毒物　ゆうきどくぶつ

有机反应　有機反応　ゆうきはんのう

有机反应机理　有機反応機序　ゆうきはんのうきじょ

有机废弃物　有機廃棄物　ゆうきはいきぶつ

有机分析　有機分析　ゆうきぶんせき

有机氟　有機フッ素　ゆうきフッそ

有机氟农药　有機フッ素農薬　ゆうきフッそのうやく

有机氟杀虫剂　有機フッ素殺虫剤　ゆうきフッそさっちゅうざい

有机氟中毒　有機フッ素中毒　ゆうきフッそちゅうどく

有机汞化合物　有機水銀化合物　ゆうきすいぎんかごうぶつ

有机汞化合物中毒　有機水銀化合物中毒　ゆうきすいぎんかごうぶつちゅうどく

有机汞农药　有機水銀農薬　ゆうきすいぎんのうやく

有机汞农药中毒　有機水銀農薬中毒　ゆうきすいぎんのうやくちゅうどく

有机汞杀虫剂　有機水銀殺虫剤　ゆうきすいぎんさっちゅうざい

有机汞杀菌剂中毒　有機水銀殺菌剤中毒　ゆうきすいぎんさっきんざいちゅうどく

有机硅　有機ケイ素　ゆうきケイそ

有机硅化合物　有機ケイ素化合物　ゆうきケイそかごうぶつ

有机硅烷　オルガノシラン　organosilane

有机硅烷醇　オルガノシラノール　organosilanol

有机过酸　有機過酸素酸　ゆうきかさんそさん

有机过氧化物　有機過酸化物　ゆうきかさんかぶつ

有机合成　有機合成　ゆうきごうせい

有机合成化学　有機合成化学　ゆうきごうせいかがく

有机合成农药　有機合成農薬　ゆうきごうせいのうやく

有机化合物　有機化合物　ゆうきかごうぶつ

有机化合物中毒　有機化合物中毒　ゆうきかごうぶつちゅうどく

有机化学　有機化学　ゆうきかがく

有机化学家　有機化学者　ゆうきかがくしゃ

有机环境　有機環境　ゆうきかんきょう

有机碱　有機塩基　ゆうきえんき

有机金属化合物　有機金属化合物　ゆうききんぞくかごう

有机金属化学　有機金属化学　ゆうききんぞくかがく

有机离子　有機イオン　ゆうきion

有机理论　有機論，有機説　ゆうきろん，ゆうきせつ

有机锂化合物　有機リチウム化合物　ゆうきlithiumかごうぶつ

有机磷　有機リン　ゆうきリン

有机磷化合物　有機リン化合物　ゆうきリンかごうぶつ

有机磷农药　有機リン農薬　ゆうきリンのうやく

有机磷农药污染　有機リン農薬汚染　ゆうきリンのうやくおせん

有机磷农药中毒　有機リン農薬中毒　ゆうきリンのうやくちゅうどく

有机磷杀虫剂　有機リン殺虫剤　ゆうきリンさっちゅうざい

有机磷杀虫剂中毒　有機リン殺虫剤中毒　ゆうきリンさっちゅうざいちゅうどく

有机磷酸盐　有機リン酸塩　ゆうきリンさんえん

有机磷酸酯　有機リン酸エステル　ゆうきリンさんester

有机磷酸酯化合物　有機リン酸エステル化合物　ゆうきリンさんesterかごうぶつ

有机磷酸酯农药杀虫剂　有機リン酸エステル農薬殺虫剤　ゆうきリンさんesterのうやくさっちゅうざい

有机磷中毒　有機リン中毒　ゆうきリンちゅうどく

有机硫　有機硫黄　ゆうきいおう

有机硫化物　有機硫化物　ゆうきりゅうかぶつ

有机硫农药　有機硫黄農薬　ゆうきいおうのうやく

有机硫杀菌剂中毒　有機硫黄殺菌剤中毒　ゆうきいおうさっきんざいちゅうどく

有机硫杀真菌剂　有機硫黄殺真菌薬　ゆうきいおうさつしんきんやく

有机硫酸酯　有機硫黄酸エステル　ゆうきりゅうさんester

有机卤化物　有機ハロゲン化物　ゆうきhalogenかぶつ

有机氯　有機塩素　ゆうきえんそ

有机氯农药　有機塩素農薬　ゆうきえんそのうやく

有机氯农药污染　有機塩素農薬汚染　ゆうきえんそのうやくおせん

有机氯农药中毒　有機塩素農薬中毒　ゆうきえんそのうやくちゅうどく

有机氯杀虫剂　有機塩素殺虫剤　ゆうきえんそさっちゅうざい

有机氯杀虫剂中毒　有機塩素殺虫剤中毒　ゆうきえんそさっちゅうざいちゅうどく

有机镁化合物　有機マグネシウム化合物　ゆうきmagnesiumかごうぶつ

有机凝胶　有機ゲル　ゆうきgel

有机溶剂　有機溶剤　ゆうきようざい

有机溶剂中毒　有機溶剤中毒　ゆうきようざいちゅうどく

有机溶胶　オルガノゾル　organosol

有机砷农药　有機ヒ素農薬　ゆうきヒそのうやく

有机试剂　有機試薬　ゆうきしやく

有机酸　有機酸　ゆうきさん

有机酸盐　有機酸塩　ゆうきさんえん

有机酸症　有機酸性胃液〔症〕　ゆうきさんせいいえき〔しょう〕

有机体　有機体，生体　ゆうきたい，せいたい

有机物〔质〕　有機物質　ゆうきぶっしつ

有机锡　有機すず　ゆうきすず

有机锡杀菌剂　有機すず殺菌剤　ゆうきすずさっきんざい

有机锡杀菌剂中毒　有機すず殺菌剤中毒　ゆうきすずさっきんざいちゅうどく

有机〔性〕粉尘　有機〔性〕塵埃　ゆうき〔せい〕じんあい

有机盐　有機塩　ゆうきえん

有机衍生物　有機誘導体　ゆうきゆうどうたい

有机阳离子　有機陽イオン　ゆうきようion

有机药物(品)　有機薬物(品)　ゆうきやくぶつ(ひん)

有机药物化学　有機薬物化学　ゆうきやくぶつかがく

有机质破坏　有機物質破壊　ゆうきぶっしつはかい

有极键　異極結合　いきょくけつごう

有茎肌腱移植术　有茎腱移植術　ゆうけいけんいしょくじゅつ

有孔刮匙　キューレット　curette

有孔毛细血管　有窓毛細血管　ゆうそうもうさいけっかん

有孔探子　有窓消息子　ゆうそうしょうそくし

有孔血窦　有窓洞様毛細血管　ゆうそうどうようもうさいけっかん

有粒红细胞　斑点赤血球　はんてんせっけっきゅう

有毛菌　鞭毛細菌　べんもうさいきん

有胚乳种子　有胚乳種子　ゆうはいにゅうしゅし

有壳目　有殻目　ゆうかくもく

有敷镊　有刃鑷子　ゆうじんせっし

有刃钳　有刃鉗子　ゆうじんかんし

有塞试管　有栓試験管　ゆうせんしけんかん

有色鼻液溢　着色鼻汁漏　ちゃくしょくびじゅうろう

有色玻璃　有色ガラス　ゆうしょくglass

有色金属废水　非鉄金属廃水　ひてつきんぞくはいすい

有色离子　カラード　イオン　colored ion

有色粒(体)　クロモプラスト　chromoplast

有色树脂试剂　有色樹脂試薬　ゆうしょくじゅししやく

有丝分裂　有糸分裂　ゆうしぶんれつ

有丝分裂百分率测定法　有糸分裂百分率測定法　ゆうしぶんれつひゃくぶんりつそくていほう

有丝分裂发生　有糸分裂誘発　ゆうしぶんれつゆうはつ

有丝分裂后期　有糸分裂後期　ゆうしぶんれつこうき

有丝分裂末期　有糸分裂末期　ゆうしぶんれつまっき

有丝分裂前期　有糸分裂前期　ゆうしぶんれつぜんき

有丝分裂死亡　有糸分裂死亡　ゆうしぶんれつしぼう

有丝分裂因子　有糸分裂因子　ゆうしぶんれついんし

有丝分裂原　ミトゲン　mitogen

有丝分裂中期　有糸分裂中期　ゆうしぶんれつちゅうき

有丝核分裂　有糸核分裂　ゆうしかくぶんれつ

有髓神经纤维　有髄神経繊維　ゆうすいしんけいせんい

有蹄类　有蹄類　ゆうているい

有痛性皮下挫伤综合征　疼痛性皮下挫傷症候群　とうつうせいひかざしょうしょうこうぐん

有尾核丝虫　マレー　フィラリア　malayi filaria

有尾类　有尾類　ゆうびるい

有尾目　有尾目　ゆうびもく

有限数值　有限値　ゆうげんち

有效靶面积　有効標の面積　ゆうこうひょうてきめんせき

有效半衰期　有効半減期　ゆうこうはんげんき

有效不应期　有効不応期　ゆうこうふおうき

有效成分　有効成分　ゆうこうせいぶん

有效电极　有効電極　ゆうこうでんきょく

有效过滤压　有効濾過圧　ゆうこうろかあつ

有效呼吸　有効呼吸　ゆうこうこきゅう

有效剂量　有効量　ゆうこうりょう

有效甲状腺素比值　有効サイ(チ)ロキシン比　ゆうこうthyroxinひ

有效碱度　有効アルカリ度　ゆうこうalkaliど

有效焦点　実効焦点　じつこうしょうてん

有效率　有効率　ゆうこうりつ

有效氯　有効塩素　ゆうこうえんそ

有效霉素　バリダマイシン　validamycin

有效(用)能〔量〕　有効エネルギー　ゆうこうEnergie

有效浓度　有効濃度　ゆうこうのうど

有效期　有効期　ゆうこうき

有效强度　有効強度　ゆうこうきょうど

有效射程　有効射程　ゆうこうしゃてい

有效渗透压　有効浸透圧　ゆうこうしんとうあつ

有效肾血浆流量　有効腎血漿流量　ゆうこうじんけっしょうりゅうりょう

有效肾血流量　有効腎血流量　けうこうじんけつりゅうりょう

有效数字　有効数字　ゆうこうすうじ

有效塔板数　有効塔板枚数　ゆうこうとうばんまいすう

有效通气量　有効換気量　ゆうこうかんきりょう

有效温度　有効温度　ゆうこうおんど

有效性　有効性　ゆうこうせい

有效血浆流量　有効血漿流量　ゆうこうけっしょうりゅうりょう

有效血容量　有効血容量　ゆうこうけつようりょう

有效血循环量　有効血液循環量　ゆうこうけつえきじゅんかんりょう

有效循环　有効循環　ゆうこうじゅんかん

有效循环量　有効循環量　ゆうこうじゅんかんりょう

有效循环血量　有効循環血液量　ゆうこうじゅんかんけつえきりょう

有效余气量　機能〔的〕残気量　きのう〔てき〕ざんきりょう

有效预防接种　有効予防接種　ゆうこうよぼうせっしゅ

有效源面积　有効源面積　ゆうこうげんめんせき

有效直接放射　有効直接放射　ゆうこうちょくせつほうしゃ

有效直径　有効直径　ゆうこうちょっけい

有效值　有効値　ゆうこうち

有效指数　有効指数　ゆうこうしすう

有效质量　有効質量　ゆうこうしつりょう

有效中心　有効中心　ゆうこうちゅうしん

有效周期　有効周期　ゆうこうしゅうき

有效作用系数　有効作用係数　ゆうこうさようけいすう

有形成分　有形成分　ゆうけいせいぶん

有性孢子　有性胞子　ゆうせいほうし

有性生殖　有性生殖　ゆうせいせいしょく

有性世代　有性世代　ゆうせいせだい

有须妇人糖尿病综合征　アシャール・チール症候群　Achard-Thierしょうこうぐん

有选择〔的〕溶剂　選択性溶剤　せんたくせいようざい

有氧糖酵解　好気性解糖〔作用〕　こうきせいかいとう〔さよう〕

有氧训练法　好気性訓練法　こうきせいくんれんほう

有氧氧化　好気性酸化　こうきせいさんか

有意义密码子　センスコードン　sensecodon

有阈物质　域値物質　いきちぶっしつ

有缘胎盘　道縁性胎盤　へんえんせいたいばん

有足〔神経胶质〕细胞　有茎細胞　ゆうけいさいぼう

yòu　右幼柚诱蚴釉

右　右　みぎ

右半〔側〕结肠切除术　右半〔側〕結腸切除術　みぎはん〔そく〕けっちょうせつじょじゅつ

右半侧心脏　右半側心臓　みぎはんそくしんぞう

右半肝切除术　右半〔側〕肝切除術　みぎはん〔そく〕かんせつじょじゅつ

右半月瓣　右半月弁　みぎはんげつべん

右瓣叶　右小葉　みぎしょうよう

右部　右部　うぶ

右侧不完全性束支传导阻滞　不完全右脚ブロック　ふかんぜんうきゃくblock

右侧腹部　右側腹部　うそくふくぶ

右侧位　右側〔臥〕位　うそく〔が〕い

右侧主动脉弓　右側大動脈弓　うそくだいどうみゃくきゅう

右大脑强直　右側大脳強直　うそくだいのうきょうちょく

右骶横位　第二骨盤位,右仙骨横位　だいにこつばんい,みぎせんこつおうい

右骶后位　右仙骨後位　みぎせんこつこうい

右骶前位　右仙骨前位　みぎせんこつぜんい

右额横位　右前頭横位　みぎぜんとうおうい

右额后位　右前頭後位　みぎぜんとうこうい

右额前位　右前頭前位　みぎぜんとうぜんい

右耳　右耳　うじ

右房　右心房　うしんぼう

右房肥大　右〔心〕房肥大　う〔しん〕ぼうひだい

右房室瓣　右房室弁　うぼうしつべん

右房室口　右房室口　うぼうしつこう

右肺动脉　右肺動脈　うはいどうみゃく

右脉副裂　右肺副裂　うはいふくれつ

右肺上静脉　右上肺静脈　うじょうはいじょうみゃく

右肺上叶　右肺上葉　うはいじょうよう

右肺上叶切除术　右肺上葉切除術　うはいじょうようせつじょじゅつ

右肺上叶支气管　右肺上葉気管支　うはいじょうようきかんし

右肺水平裂　右肺水平裂　うはいすいへいれつ

右肺下静脉　右下肺静脈　うかはいじょうみゃく

右肺下叶　右肺下葉　うはいかよう

右肺下叶背段切除术　右肺下葉背区切除術　うはいかようはいくせつじょじゅつ

右肺下叶切除术　右肺下葉切除術　うはいかようせつじょじゅつ

右肺下叶支气管　右肺下葉気管支　うはいかようきかんし

〔右肺〕中叶　右肺中葉　うはいちゅうよう

〔右肺〕中叶膨胀不全　右肺中葉無気肺　うはいちゅうようむきはい

右肺中叶切除术　右肺中葉切除術　うはいちゅうようせつじょじゅつ

右肺中叶支气管　右肺中葉気管支　うはいちゅうようきかんし

右肺中叶综合征　右肺中葉症候群　うはいちゅうようしょうこうぐん

右腹股沟区　右鼠径部　みぎそけいぶ

右冠状动脉　右冠状動脈　みぎかんじょうどうみゃく

右后外侧支　右後外側枝　うこうがいそくし

右后斜位　右後斜位　うこうしゃい

右季肋区　右季肋部　うきろくぶ

右甲吗喃　デキストロメトルファン　dextromethorphan

右肩后位　右肩甲後位　うけんこうこうい

右肩前　右肩甲前位　うけんこうぜんい

右脚　右脚　うきゃく

右结肠动脉　右結腸動脈　うけっちょうどうみゃく

右结肠静脉　右結腸静脈　うけっちょうじょうみゃく

右结肠淋巴结　右結腸リンパ節　みぎけっちょうlymphせつ

右颏横　右おとがい横位　みぎおとがいおうい

右颏后　右おとがい後位　みぎおとがいこうい

右颏前　右おとがい前位　みぎおとがいぜんい

右肋间边缘　右肋骨間縁　うろっこつかんえん

右肋间上静脉　右上肋間静脈　うじょうろっかんじょうみゃく

右利　右利き　みぎきき

右利耳　右耳利き　みぎみみきき

右利手　右手利き　みぎてきき

右利手者　右利きの人　みぎききのひと

右利眼　右眼利き　みぎめきき

右利足　右足利き　みぎあしきき

右淋巴导管　右リンパ管,右リンパ本干　みぎlymphかん,みぎlymphほんかん

右脑　右脳　うのう

右脑优势　右半球優位脳　みぎはんきゅうゆういのう

右偏　右軸偏位　うじくへんい

右气管支气管淋巴结　右気管気管支リンパ節　みぎきかんきかんしlymphせつ

右髂凹　右腸骨窩　みぎちょうこつか

右髂区　右腸骨部　みぎちょうこつぶ

右前斜位　右前斜位　うぜんしゃい

右三角韧带　右三角間膜　みぎさんかくかんまく

右上象限　右上部4分の1区　うじょうぶよんぶんのいちく

右室梗塞　右室梗塞　うしつこうそく

右室扩张　右室拡張　うしつかくちょう

右室漏斗部狭窄　右室漏斗部狭窄　うしつろうとぶきょうさく

右室内径狭窄　右室内径狭窄　うしつないけいきょうさく

右室双出口　右室双出口　うしつそうしゅつこう

右室双流出道纠正术　右室双出口矯正術　うしつそうしゅつこうきょうせいじゅつ

右室狭窄　右室狭窄　うしつきょうさく

右手螺旋　右手らせん　みぎてらせん

右束支　右脚枝　うきゃくし

右束支〔性〕传导阻滞　右脚枝ブロック　うきゃくしblock

右位胃　右胃症　ういしょう

右位心　右胸心,右心〔症〕　うきょうしん,うしん〔しょう〕

右位主动脉弓　右大動脈弓　みぎだいどうみゃくきゅう

右下腹部　右下腹部　みぎかふくぶ

右下象限　右下部4分の1区　うかぶよんぶんのいちく

右纤维三角　右繊維三角　みぎせんいさんかく

右心导管检查(插入)术　右心カテーテル法　うしんcatheterほう

右心电图　右心電図　みぎしんでんず

右心耳　右心耳　うしんじ

右心房　右心房　うしんぼう

右心房扩大　右心房拡大　うしんぼうかくだい

右心房增大　右心房增大　うしんぼうぞうたい
右心肥大　右心肥大　うしんひだい
右心功能不全　右心不全　うしんふぜん
右心室　右心室　うしんしつ
右心室肥大　右心室肥大　うしんしつひだい
右心室扩大(张)　右心室拡張　うしんしつかくちょう
右心室漏斗切除术　右心室漏斗切除術　うしんしつろうと
　せつじょじゅつ
右心室前乳头肌　右心室前乳頭筋　うしんしつぜんにゅう
　とうきん
右心室双重出口　両大血管右室起始症　りょうだいけっか
　んうしつきししょう
右心室心肌梗塞　右心室心筋梗塞　うしんしつしんきんこ
　うそく
右心室造影　右心室造影　うしんしつぞうえい
右心室增大　右心室増大　うしんしつぞうだい
右心室阻塞性综合征　右心室閉塞性症候群　うしんしつへ
　いそくせいしょうこうぐん
右心衰竭　右心不全　うしんふぜん
右胸导管　右胸管　みぎきょうかん
右旋　右旋　うせん
右旋苯丙胺　デキストロアンフェタミン　dextro-am-
　phetamine
右旋丙氨酸氮芥　メドファラン　medphalan
右旋丙氧吩　デキストロプロポキシフェン　dextro-
　propoxyphene
右旋薄荷脑　右旋メントール,デキストロメントール　う
　せんmenthol,dextromenthol
右旋儿茶素　デキストロカテキン　dextrocatechin
右旋海松酸　デキストロピマル酸　dextropimarさん
右旋甲状腺素　デキストロサイロキシン　dextrothyroxine
右旋甲状腺素钠　デキストロサイロキシン ナトリウム
　dextrothyroxinenatrium
右旋龙脑　デキストロボルネオール　dextroborneol
右旋氯化管箭毒碱　デキストロ塩化ツボクラリン　dextro
　えんかtubocurarine
右旋吗酰胺　デキストロモラマイド　dextromoramide
右旋木糖试验　d-キシロース試験　d-xyloseしけん
右旋〔葡萄〕糖　デキストロース,〔右旋性〕ブドウ糖　dex-
　trose,〔うせんせい〕ブドウとう
右旋糖酐　デキストラン　dextran
右旋糖酐硫酸酯　硫酸デキストラン　りゅうさんdextran
右旋糖酐氯化钠　デキストラン塩化ナトリウム　dextranえ
　んかnatrium
右旋糖酐葡萄糖　デキストランブドウ糖　dextranブドウと
　う
右旋糖酐铁　デキストラン鉄　dextranてつ
右旋糖酐血小板凝集试验　デキストラン血小板凝集試験
　dextranけっしょうばんぎょうしゅうしけん
右旋糖酶　デキストラーゼ　dextrase
右旋糖尿　ブドウ糖尿〔症〕　ブドウとうにょう〔しょう〕
右旋筒箭毒〔碱〕　d-ツボクラリン　d-tubocurarine
右旋物　右旋性化合物　うせんせいかごうぶつ
右旋心　心臓右傾　しんぞううけい
右旋异构体　右旋異性体　うせんいせいたい
右旋异紫堇丁　イソコリジン　isocorydine
右腰干　右腰リンパ本幹　みぎようlymphほんかん
右腰淋巴结　右腰リンパ節　みぎようlymphせつ

右腰区　右腰部　みぎようぶ
右叶　右葉　うよう
右移　〔核〕右方移動　〔かく〕うほういどう
右移位　右偏,右位　うへん,うい
右缘　右縁　うえん
右缘支　右縁支　うえんし
右枕横　右後頭横位　みぎこうとうおうい
右枕后　右後頭後位　みぎこうとうこうい
右枕前　右後頭前位　みぎこうとうぜんい
右支　右枝　うし
右主动脉弓　右大動脈弓　みぎだいどうみゃくきゅう
右浊音界　右濁音界　みぎだくおんかい
幼虫　幼虫　ようちゅう
幼虫发育类型　幼虫発育型　ようちゅうはついくがた
幼虫镜检查　幼虫鏡検査　ようちゅうきょうけんさ
幼虫期　幼虫期　ようちゅうき
幼虫适应　幼虫適応　ようちゅうてきおう
幼虫宿主　幼虫宿主　ようちゅうしゅくしゅ
幼虫脱皮　幼虫脱皮　ようちゅうだつひ
幼虫形　幼虫形　ようちゅうけい
幼虫移行　幼虫遊走,幼虫移行　ようちゅうゆうそう,よう
　ちゅういこう
幼虫移行症　幼虫移行症　ようちゅういこうしょう
幼虫滞育　幼虫休眠　ようちゅうきゅうみん
幼雏　ヒヨコ,ヒナ
幼单核细胞　前単球　ぜんたんきゅう
幼儿　幼児　ようじ
幼儿腹泻　幼児下痢　ようじげり
幼儿急疹　幼児急性発疹　ようじきゅうせいほっしん
幼儿期　幼児期　ようじき
幼儿乳糜泻　小児脂肪便症　ようにしぼうべんしょう
幼儿手足搐搦　幼児テタニー　ようじtetany
幼红细胞　正赤芽球　せいせきがきゅう
幼红细胞减少症　赤芽球減少症　せきがきゅうげんしょう
　しょう
幼浆细胞　プロプラスマシート,前形質球　proplasmacyte,
　ぜんけいしつきゅう
幼巨核细胞　前骨髄巨核球　ぜんこつずいきょかくきゅう
幼粒细胞　骨髄球　こつずいきゅう
幼粒幼红细胞性贫血　白赤芽球性貧血　はくせきがきゅう
　せいひんけつ
幼淋巴细胞　前リンパ球　ぜんlymphきゅう
幼年〔白〕内障　若年白内障　じゃくねんはくないしょう
幼年变形性骨软骨炎　若年期変形性骨軟骨炎　じゃくねん
　きへんけいせいこつなんこつえん
幼年反复视网膜玻璃体出血　若年性反復性網膜硝子体出血
　じゃくねんせいはんぷくせいもうまくガラスたいしゅっけ
　つ
幼年黄瘤　若年性黄色腫　じゃくねんせいおうしょくしゅ
幼年假变态人格　若年性偽精神病　じゃくねんせいぎせい
　しんびょう
幼年精神病　小児期精神病,ネオフレニア　しょうにきせい
　しんびょう,neophrenia
幼年期　幼児期,若年期　ようじき,じゃくねんき
幼年期脊柱后凸　若年〔性〕〔脊柱〕後彎〔症〕　じゃくねん〔せ
　い〕〔せきちゅう〕こうわん〔しょう〕
幼年期缺碘性甲状腺肿　若年性ヨウ素欠乏性甲状腺腫
　じゃくねんせいヨウそけつぼうせいこうじょうせんしゅ

幼年期先天性黄斑变性　若年期先天〔性〕黄斑性ジストロフィ〔一〕　じゃくねんきせんてん〔せい〕おうはんせい dystrophy

幼年型类风湿性关节炎　若年性リウマチ様関節炎　じゃくねんせいrheumatismようかんせつえん

幼年型粘液性水肿　幼児性粘液水腫　ようじせいねんえきすいしゅ

幼年性黄肉芽肿　若年性黄色肉芽腫　じゃくねんせいおうしょくにくがしゅ

幼年性腱鞘膜纤维瘤　若年性腱鞘膜繊維腫　じゃくねんせいけんしょうまくせんいしゅ

幼年性息肉　若年性ポリ〔一〕プ　じゃくねんせいpolyp

幼年性腺瘤　若年性腺腫　じゃくねんせいせんしゅ

幼女性阴道炎　乳児性膣炎　にゅうじせいちつえん

幼态持续　ネオテニー,幼態成熟　neoteny,ようたいせいじゅく

幼绦虫　スパルガヌム　Sparganum

幼体生殖　幼生生殖,未熟体生殖　ようせいせいしょく,みじゅくたいせいしょく

幼稚白细胞　幼若白血球　ようじゃくはっけっきゅう

幼稚白细胞增多〔症〕　幼若白血球増加症　ようじゃくはっけっきゅうぞうかしょう

幼稚白细胞症　幼若白血球症　ようじゃくはっけっきゅうしょう

幼稚嗜中性白细胞　幼若好中球　ようじゃくこうちゅうきゅう

幼稚型　幼稚型　ようちがた

幼稚型白细胞　幼若白血球　ようじゃくはっけっきゅう

幼稚型子宫　幼稚型子宮　ようちがたしきゅう

幼稚症　小児症,幼稚症　しょうにしょう,ようちしょう

幼稚状　幼稚状　ようちじょう

柚木醌　テクトキノン　tectoguinone

柚皮苷　ナリンギン　naringin

柚皮素　ナリンゲニン　naringenin

诱变　〔突然〕変異誘発　〔とつぜん〕へんいゆうはつ

诱变性　〔突然〕変異誘発性　〔とつぜん〕へんいゆうはつせい

诱变因素　〔突然〕変異誘発因子　〔とつぜん〕へんいゆうはついんし

诱变原(剂)　〔突然〕変異誘発物質　〔とつぜん〕へんいゆうはつぶっしつ

诱导　誘導　ゆうどう

诱导按摩　誘導マッサージ　ゆうどうmassage

诱导沉淀〔作用〕　誘導沈殿〔作用〕　ゆうどうちんでん〔さよう〕

诱导催化　誘導触媒〔作用〕　ゆうどうしょくばい〔さよう〕

诱导催眠　睡眠誘導　すいみんゆうどう

诱导蛋白　誘導蛋白　ゆうどうたんぱく

诱导法　誘導法　ゆうどうほう

诱导反应　誘導(誘発)反応　ゆうどう(ゆうはつ)はんのう

诱导共振传递　誘導共振伝達　ゆうどうきょうしんでんたつ

诱导缓解期　誘導寛解期　ゆうどうかんかいき

诱导极性　誘導極性　ゆうどうきょくせい

诱导剂　誘導物質,誘導因子　ゆうどうぶっしつ,ゆうどういんし

诱导空气氧化　誘導空気酸化〔作用〕　ゆうどうくうきさんか〔さよう〕

诱导力　誘導力　ゆうどうりょく

诱导疗法　誘導療法　ゆうどうりょうほう

诱导麻醉　誘発麻酔　ゆうはつますい

诱导酶　誘導酵素　ゆうどうこうそ

诱导偶极　誘導双極子　ゆうはつそうきょくし

诱导排卵　誘発排卵　ゆうはつはいらん

诱导期　誘導期　ゆうどうき

诱导契合　誘導発作　ゆうどうほっさ

诱导契合学说　誘導発作説　ゆうどうほっさせつ

诱导适应机理　誘導適応機序　ゆうどうてきおうきじょ

诱导体(物)　誘導質　ゆうどうしつ

诱导物质　誘導物質　ゆうどうぶっしつ

诱导效应　誘導効果　ゆうどうこうか

诱导学说　誘導説　ゆうどうせつ

诱导氧化　誘導酸化　ゆうどうさんか

诱导因素　誘導因子　ゆうどういんし

诱导者　誘導者　ゆうどうしゃ

诱导作用　誘導作用　ゆうどうさよう

诱发电位　誘発電位　ゆうはつでんい

诱发反应测听仪　誘発反応オージオメータ　ゆうはつはんのうaudiometer

诱发反应听力计　誘発反応聴力計　ゆうはつはんのうちょうりょくけい

诱发肌电图　誘発筋電図　ゆうはつきんでんず

诱发试验　誘発試験　ゆうはつしけん

诱发突变　誘発〔突然〕変異　ゆうはつ〔とつぜん〕へんい

诱发性梦行症　誘発夢遊症　ゆうはつむゆうしょう

诱发性疟疾　誘発性マラリア　ゆうはつせいmalaria

诱发眼球震颤　誘発眼振　ゆうはつがんしん

诱发因素　誘発因子　ゆうはついんし

诱发症状　誘発症状　ゆうはつしょうじょう

诱因　誘因　ゆういん

诱引剂　誘引薬,誘引物質　ゆういんやく,ゆういんぶっしつ

诱蝇笼　ハエ取り器　ハエとりき

蚴　幼虫　ようちゅう

蚴疹　カブレ　kabure

釉板　エナメル板　enamelばん

釉丛　エナメル叢　enamelそう

釉护膜　エナメル小皮　enamelしょうひ

釉化　うわぐすりがけ

釉母细胞瘤　エナメル芽細胞腫　enamelがさいぼうしゅ

釉胚　エナメル原基　enamelげんき

釉器　エナメル器　enamelき

釉髓　エナメル髄　enamelずい

釉梭　エナメル紡錘　enamelぼうすい

釉质　エナメル　enamel

釉质代谢　エナメル代謝　enamelたいしゃ

釉质发生　エナメル質形成　enamelしつけいせい

釉质发育不全　エナメル質発育不全　enamelしつはついくふぜん

釉质瘤　エナメル腫　enamelしゅ

釉质龋　エナメル質う食　enamelしつうしょく

釉质〔上皮〕瘤　エナメル〔上皮〕腫　enamel〔じょうひ〕しゅ

釉质脱钙　エナメル脱灰　enamelだっかい

釉质牙瘤　エナメル歯牙腫　enamelしがしゅ

釉质牙质连结　エナメルセメント連結　enamel ocementれんけつ

釉珠　エナメル〔小〕滴,エナメル球　enamel〔しょう〕てき,enamelきゅう

釉柱　エナメル小柱　enamelしょうちゅう

YU　瘀余盂鱼娱隅逾榆愚宇羽雨语玉郁育浴预欲阈御愈

yū　瘀

瘀胆型肝炎　胆汁うっ滞性肝炎　たんじゅううったいせいかんえん

瘀点　点状出血,溢血点　てんじょうしゅっけつ,いっけつてん

瘀点计　点状出血計　てんじょうしゅっけつけい

瘀点形成　点状出血症　てんじょうしゅっけつしょう

瘀线　線状皮下出血　せんじょうひかしゅっけつ

瘀〔血〕斑　斑状出血　はんじょうしゅっけつ

瘀血肺　うっ血肺　うっけつはい

瘀血肝　うっ血肝　うっけつかん

瘀血性梗塞　うっ血〔性〕梗塞　うっけつ〔せい〕こうそく

瘀血性皮炎　うっ血〔性〕皮膚炎　うっけつ〔せい〕ひふえん

瘀血脾　うっ血脾　うっけつひ

瘀血肾　うっ血腎　うっけつじん

瘀血性充血　うっ血性充血　うっけつせいじゅうけつ

瘀血性出血　うっ血性出血　うっけつせいしゅっけつ

瘀血性肝硬化　うっ血性肝硬変〔症〕　うっけつせいかんこうへん〔しょう〕

瘀血性腹水症　うっ血性腹水症　うっけつせいふくすいしょう

瘀血性缺氧　うっ血性無酸素症　うっけつせいむさんそしょう

瘀血性肾损害　うっ血〔性〕腎損害　うっけつ〔せい〕じんそんがい

瘀血性水肿　うっ血〔性〕水腫　うっけつせいすいしゅ

瘀血肿　〔皮下〕血腫　〔ひか〕けっしゅ

yú　余盂鱼娱隅逾榆愚

余辉　残光,余光　ざんこう,よこう

余辉消除器　残光除去器　ざんこうじょきょき

余价　残余原子価　ざんよげんしか

余烬　余燼　よじん

余氯　残留塩素　ざんりゅうえんそ

余气　残気　ざんき

余气量　残気量　ざんきりょう

余热　残留熱,余熱　ざんりゅうねつ,よねつ

余物　過剰　かじょう

余渣　残渣　ざんさ

盂肱韧带　関節上腕靱帯　かんせつじょうわんじんたい

盂上粗隆　関節上粗面　かんせつじょうそめん

盂上结节　関節上結節　かんせつじょうけっせつ

盂下粗隆　関節下粗面　かんせつかそめん

盂下结节　関節下結節　かんせつかけっせつ

盂缘　〔肩甲骨〕関節唇　〔けんこうこつ〕かんせつしん

鱼胆中毒　魚の胆汁中毒　さかなのたんじゅうちゅうどく

鱼分支杆菌　魚類結核菌　ぎょるいけっかくきん

鱼肝油　〔タラ〕肝油　〔タラ〕かんゆ

鱼肝油醇　オレアノール　oleanol

鱼肝油精　ハリバ油　haliverゆ

鱼肝油乳　〔タラ〕肝油乳剤　〔タラ〕かんゆにゅうざい

鱼肝油酸钠　肝油脂肪酸ナトリウム　かんゆしぼうさんnalium

鱼肝油酸钠注射液　肝油脂肪酸ナトリウム注射液　かんゆしぼうさんnaliumちゅうしゃえき

鱼肝油酸盐　〔タラ〕肝油酸塩　〔タラ〕かんゆさんえん

鱼肝中毒　魚肝中毒　ぎょかんちゅうどく

鱼钩型胃　鉤状胃　かぎじょうい

鱼际　母指球　ぼしきゅう

鱼际间隙　母指球隙,手掌間隙　ぼしきゅうげき,てのひらがんげき

鱼际间隙感染　母指球隙感染,手掌間隙感染　ぼしきゅうげきかんせん,てのひらかんげきかんせん

鱼际隆起　母指球　ぼしきゅう

鱼胶　にべ,アイシングラス　isinglass

鱼精蛋白　プロタミン　protamine

鱼精蛋白硫酸盐　プロタミン硫酸塩　protamineりゅうさんえん

鱼精蛋白酶　プロタミナーゼ　protaminase

鱼精蛋白锌胰岛素　プロタミン亜鉛インシュリン　protamineあえんinsulin

鱼类毒性试验　魚類の毒性試験　ぎょるいのどくせいしけん

鱼鳞病样皮炎　魚鱗癬様皮膚炎　ぎょりんせんようひふえん

鱼鳞癣〔病〕　魚鱗癬　ぎょりんせん

鱼鳞硬蛋白　イヒチルエピジン　ichthylepidin

鱼卵磷蛋白　イクツリン　ichthulin

鱼石脂　イクタモール　ichthammol

鱼石脂蛋白　イクタルビン　ichthalbin

鱼石脂磺酸铵　イヒチオールスルフォン酸アンモニウム　ichthyolsulfonさんammonium

鱼石脂〔磺酸〕钠　イヒチオールスルフォン酸ナトリウム　ichthyolsulfonさんnatrium

鱼藤〔根〕　デリス　derris

鱼藤素　デグェリン　deguelin

鱼藤酮　ローテノーン　rotenone

鱼藤酮中毒　ローテノーン中毒　rotenoneちゅうどく

鱼腥草　ドクダミ

鱼腥草素　フーツイニウム　houttuynium

鱼中毒　魚肉中毒　ぎょにくちゅうどく

娱乐疗法　娯楽療法　ごらくりょうほう

隅角　コーナー,隅角　corner,ぐうかく

逾期分娩　遅発分娩,過期産　ちはつぶんべん,かきさん

逾期妊娠　遅延妊娠,過期妊娠　ちえんにんしん,かきにんしん

榆科　楡科　ニレか

榆属　楡属　ニレぞく

愚痴　痴愚　ちぐ,おろか

愚蠢幽默　ふざけ症　ふざけしょう

愚鲁　魯鈍　ろどん

愚昧　愚昧　ぐまい

yǔ　宇羽雨语

宇航病　宇宙病　うちゅうびょう

宇航(宙)生物学　宇宙航空生物学　うちゅうこうくうせいぶつがく

宇航医学　〔航空〕宇宙医学　〔こうくう〕うちゅういがく

宇航员　宇宙飛行士　うちゅうひこうし

宇宙病　宇宙病　うちゅうびょう

宇宙飞船消毒　宇宙船消毒　うちゅうせんしょうどく

宇宙服　宇宙服　うちゅうふく

宇宙辐射　宇宙間放射　うちゅうかんほうしゃ

宇宙核医学　宇宙核医学　うちゅうかくいがく

宇宙救生船　宇宙救命ボート　うちゅうきゅうめいboat

宇宙〔射〕线　宇宙線　うちゅうせん

宇宙生物学　宇宙生物学　うちゅうせいぶつがく

宇宙实验室　宇宙実験室　うちゅうじっけんしつ

宇宙线本底　宇宙線バックグラウンド　うちゅうせん background

宇宙线测量计　宇宙線計　うちゅうせんけい

宇宙线粒子　宇宙線粒子　うちゅうせんりゅうし

宇宙线源　宇宙線源　うちゅうせんげん

宇宙医学　宇宙医学　うちゅういがく

羽化　羽化　うか

羽肌　羽状筋　うじょうきん

羽毛状结晶　羽毛状結晶　うもうじょうけっしょう

羽扇豆醇　ルペオール　lupeol

羽扇豆碱(宁)　ルピニン　lupinine

羽扇豆属　ルピナス　lupinus

羽扇豆糖　ルペオース　lupeose

羽扇豆烷　ルパン　lupane

羽扇豆中毒　ルピノシス　lupinosis

羽样脆发病　毛髪縦裂症　もうはつじゅうれつしょう

羽状复叶　羽状複葉　うじょうふくよう

雨石蒜碱　プルビイン　pluvine

语病　言語障害　げんごしょうがい

语颤　声音振蕩　せいおんしんとう

语词创新(新作)　新造語句の創造　しんぞうごくのそうぞう

语词联想试验　言語連想検査　げんごれんそうけんさ

语词遗忘　単語健忘〔症〕　たんごけんぼう〔しょう〕

语词杂乱　言葉のサラダ　ことばのsalad

语声　音声　おんせい

语图　ソナグラム,音声描写図　sonagram,おんせいびょうしゃず

语图仪　音声分析器,音声スペクトルグラフ,ソナグラフ　おんせいぶんせきき,おんせいspectrograph,sonagraph

语无伦次　滅裂性言語　めつれつせいげんご

语言　言語　げんご

语言暗示　言語暗示　げんごあんじ

语言不能　失語〔症〕　しつご〔しょう〕

语言不清　不明瞭言語　ふめいりょうげんご

语言测听法　言語聴力検査法　げんごちょうりょくけんさほう

语言错乱　錯語〔症〕,不全失語症　さくご〔しょう〕,ふぜんしつごしょう

语言急速　速語症　そくごしょう

语言困难　不全失語〔症〕　ふぜんしつご〔しょう〕

语言清晰度测验　言語明瞭度試験　げんごめいりょうどしけん

语言听力计　言語オジオメータ　げんごaudiometer

语言徐缓　言語緩徐　げんごかんじょ

语言训练　言語訓練　げんごくんれん

语言障碍　言語障害　げんごしょうがい

语言中枢　言語中枢　げんごちゅうすう

语言中枢麻痹　言語中枢麻痺　げんごちゅうすうまひ

语言组合不能　連合性失語〔症〕　れんごうせいしつご〔しょう〕

语义学　語義学　ごぎがく

语音　音声　おんせい

语音不清　発音不明瞭　はつおんふめいりょう

语音传导　音声伝導　おんせいでんどう

语音学　音声学　おんせいがく

语音震颤　音声振蕩　おんせいしんとう

yù　玉郁育浴预欲阈御愈

玉桂　ピメンタ　pimenta

玉桂属　ピメンタ属　pimentaぞく

玉米　トウモロコシ

玉米醇溶蛋白　ゼイン　zein

玉米黄质　ゼアキサンチン　zeaxanthin

玉米粒状雅司　穀粒様フランベジア,穀粒様イチゴ腫　こくりゅうようfranbesia,こくりゅうようイチゴしゅ

玉蜀黍　トウモロコシ

玉蜀黍蛋白　マイジン　maisin

玉蜀黍粉培养基　コーンミール培地　corn mealばいち

玉蜀黍黄质　ゼアキサンチン　zeaxanthin

郁积　うっ滞　うったい

郁金香　ウコンコウ

郁金香碱　チューリピン　tulipine

郁金香属　ウコンコウ属　ウコンコウぞく

郁乳囊肿　乳汁嚢胞　にゅうじゅうのうほう

郁(瘀)血　うっ血　うっけつ

郁(瘀)血性肝硬变　うっ血性肝硬変〔症〕　うっけつせいかんこうへん〔しょう〕

郁血性溃疡　うっ血性潰瘍　うっけつせいかいよう

郁滞　うっ滞　うったい

郁滞性皮炎　うっ滞性皮膚炎　うったいせいひふえん

郁滞性缺氧　うっ滞性無酸素〔症〕　うったいせいむさんそ〔しょう〕

育儿法　育児法　いくじほう

育亨宾碱　ヨヒンピン　yohimbine

育亨宾宁碱　ヨヒンベニン　yohimbenine

育亨宾树　ヨヒンピ　yohimbe

育龄妇女　妊娠可能年齢の婦人　にんしんかのうねんれいのふじん

育龄妇女生育率　妊娠可能婦人の妊娠率　にんしんかのうふじんのにんしんりつ

育婴室　育児室　いくじしつ

育婴院　乳児養育院　にゅうじよういくいん

浴　沐浴　もくよく

浴疗〔法〕　浴療法,温泉療法　よくりょうほう,おんせんりょうほう

浴盆　浴槽,バスタブ　よくそう,bath tub

浴室　浴室　よくしつ

浴室卫生　浴室衛生　よくしつえいせい

预保温　前保温　ぜんほおん

预备试验　預備試験　よびしけん

预苯酸　プレフェン酸　prephenさん

预测　予測　よそく

预产期　出産予定日,分娩予定日　しゅっさんよていじつ,ぶんべんよていじつ

预初试验　一次試験　いちじしけん

预处理　前処置,前処理　ぜんしょっち,ぜんしょり

预防　予防　よぼう

预防措施　予防措置　よぼうしょち

预防法　予防法　よぼうほう

预防〔剂〕量　予防用量　よぼうようりょう
预防接种　予防接種　よぼうせっしゅ
预防接种史　予防接種歴　よぼうせっしゅれき
预防为主　予防第一　よぼうだいいち
预防性〔胎位〕倒转术　予防性回転術　よぼうせいかいてんじゅつ
预防性卫生监督　予防性衛生監督　よぼうせいえいせいかんとく
预防性消毒　予防性消毒〔法〕　よぼうせいしょうどく〔ほう〕
预防血清　予防血清　よぼうけっせい
预防药　予防薬　よぼうやく
预防医学　予防医学　よぼういがく
预防照射　予防照射　よぼうしょうしゃ
预后　予後　よご
预后不良　予後不良　よごふりょう
预后良好　予後良好　よごりょうこう
预后性症状　予後徴候　よごちょうこう
预后指数　予後指数　よごしすう
预激波　早期興奮波　そうきこうふんは
预激综合征　早期興奮症候群　そうきこうふんしょうこうぐん
预聚物　プレポリマー　prepolymer
预期寿命　〔平均〕余命　〔へいきん〕よめい
预热　予熱　よねつ
预热电炉　予熱電気炉　よねつでんきろ
预热器　予熱器　よねつき
预试验　予備試験　よびしけん
预兆　前徴　ぜんちょう
欲睡　傾眠　けいみん
欲望　欲望　よくぼう
阈刺激　域値刺激　いきちしげき
阈电位　域値電位　いきちでんい
阈电压　域値電圧　いきちでんあつ
阈〔剂〕量　域値用量　いきちようりょう
阈界叩诊法　域値打診法　いきちだしんほう
阈浓度　域値濃度　いきちのうど
阈上测听计　域値上オージオメータ　いきちじょうaudiometer
阈上刺激　域値上刺激　いきちじょうしげき
阈上听力检查　域値上聴力検査　いきちじょうちょうりょくけんさ
阈收缩　域値収縮　いきちしゅうしゅく
阈下刺激　域値下刺激　いきちかしげき
阈下的边缘　域値下縁,サブリミナール フリンジ　いきちかえん,subliminal fringe
阈下〔剂〕量　域値下〔用〕量　いきちか〔よう〕りょう
阈限旋转试验　域値変動試験　いきちへんどうしけん
阈〔限〕值　域値,限界値　いきち,げんかいち
阈移位　域値変動　いきちへんどう
御寒反射　防寒反射　ほうかんはんしゃ
御医　侍医　じい
愈创木　ユソウボク
愈创〔木〕醇　グアイオール　guaiol
愈创木酚　グアヤコール　guaiacol
愈创木酚甘油　グアヤコール グリセリルエーテル　guaiacol glyceryl ether
愈创木酚磺酸钾　グアヤコール スルホン酸カリウム

guaiacol sulfonさんkalium
愈创木属　ユソウボク属　ユソウボクぞく
愈创木树脂　ノルジヒドログアヤレット酸　nordihydroguaiaretさん
愈创木素　グアヤシン　guaiacin
愈创木薁　グアヤズレン　guaiazulene
愈创木脂　グアヤク　guaiac
愈创木脂反应　グアヤク反応　guaiacはんのう
愈创木脂试验　グアヤク試験　guaiacしけん
愈合　癒合　ゆごう
愈合性心肌梗塞　癒合性心筋梗塞　ゆごうせいしんきんこうそく
愈着性角膜白斑　癒着性角膜白斑　ゆちゃくせいかくまくはくはん

YUAN　莴元芫原圆缘猿源远院

yuān　莴

莴尾苷　イリジン　iridin
莴尾苷元　イリゲニン　irigenin
莴尾黄酮　テクトリゲニン　tectorigenin
莴尾黄酮苷　テクトリジン　tectoridin
莴尾科　アヤメ科　アヤメか
莴尾属　アヤメ属　アヤメぞく
莴尾糖　イリジン　irisin
莴尾酮　イロン　irone

yuán　元芫原圆缘猿源

元古代　原生代　げんせいだい
元色学说　原色説　げんしょくせつ
元素　元素　げんそ
元素成份　元素成分　げんそせいぶん
元素定性分析　元素定性分析　げんそていせいぶんせき
元素分析　元素分析　げんそぶんせき
元素符号　元素記号　げんそきごう
元素色谱法　元素クロマトグラフィ　げんそchromatography
元素形成　元素形成　げんそけいせい
元素有机分析　元素有機分析　げんそゆうきぶんせき
元素有机化合物　元素有機化合物　げんそゆうきかごうぶつ
元素状态　元素状態　げんそじょうたい
芫花素　ゲンカニン　genkwanin
芫花素-5-葡萄糖苷　ゲンカニン-5-グルコシド　gonkwanin-5-glucoside
芫花中毒　フジモドキ中毒　フジモドキちゅうどく
芫荽　コエンドロ　coriander
芫荽醇　コリアンドロール　coriandrol
原阿片碱　フーマリン,プロトピン　fumarine,protopine
原白头翁素　プロトアネモニン　protoanemonin
原病毒学说　プロトウイルス説　protovirusせつ
原卟啉　プロトポルフィリン　protoporphyrin
原卟啉Ⅸ　プロトポルフィリンⅨ　protoporphyrinきゅう
原卟啉症　プロトポルフィリン症　protoporphyrinしょう
原肠　原腸　げんちょう
原肠胚　原腸胚　げんちょうはい
原肠腔　原腸腔　げんちょうくう
原肠形成　原腸形成　げんちょうけいせい
原成红细胞　前赤芽球　ぜんせきがきゅう
原虫　原虫　げんちゅう

原虫病 原虫〔感染〕症 げんちゅう〔かんせん〕しょう

原虫动物 原生動物,プロトゾア げんせいどうぶつ,protozoa

原虫核球菌属 カリオコッカス属 Caryococcusぞく

原虫率 原虫率 げんちゅうりつ

原虫学 原虫学 げんちゅうがく

原虫指数 原虫指数 げんちゅうしすう

原〔大脑〕皮质 旧皮質 きゅうひしつ

原代培养 初代培養 しょだいばいよう

原单核细胞 単核芽球 たんかくがきゅう

原胆烷醇酮 エチオコラノロン etiocholanolone

原点 原点,起始,起点 げんてん・きし・きてん

原电池 一次電池 いちじでんち

原儿茶醛 プロトカテキュアルデヒド protocatechualdehyde

原儿茶酸 プロトカテキュ酸 protocatechuさん

原发癌 原発性癌 げんはつせいがん

原发病灶 原発病巣 げんはつびょうそう

原发电离 一次電離 いちじでんり

原发反应 一次反応 いちじはんのう

原发感染 初感染 しょかんせん

原发隔 一次中隔 いちじちゅうかく

原发骨化点 一次骨化中心 いちじこっかちゅうしん

原发结核 一次結核,初期結核 いちじけっかく,しょきけっかく

原发孔 原発孔 げんはつこう

原发裂变产物 原発性核分裂生成物 げんはっせいかくぶんれつせいせいぶつ

原发瘤 原発腫瘍 げんはつしゅよう

原发妄想 原発妄想 げんはつもうそう

原发纤溶症 原発性繊維素溶解症 げんはっせいせんいそようかいしょう

原发性阿米巴脑膜炎 原発性アメーバ性脳（髄）膜炎 げんはつせいamebaせいのう（ずい）まくえん

原发性闭角型青光眼 原発性閉塞隅角緑内障 げんはつせいへいそくぐうかくりょくないしょう

原发性闭经 原発性無月経 げんはつせいむげっけい

原发性不育〔症〕 原発性不妊〔症〕 げんはつせいふにん〔しょう〕

原发性刺激物 一次刺激物 いちじしげきぶつ

原发性肠结核 原発性腸結核 げんはつせいちょうけっかく

原发性出血性血小板增多症 原発性出血〔性〕血小板増加症 げんはつせいしゅっけつ〔せい〕けっしょうばんぞうか〔しょう〕

原发性侧索硬化 原発性側索硬化〔症〕 げんはつせいそくさくこうか〔しょう〕

原发性代谢性损害 原発性代謝性損害 げんはつせいたいしゃせいそんがい

原发性胆道运动障碍 原発性胆管運動障害 げんはつせいたんかんうんどうしょうがい

原发性胆管结石 原発性胆管結石 げんはつせいたんかんけっせき

原发性胆囊癌 原発性胆嚢癌 げんはつせいたんのうがん

原发性胆汁性肝硬变(化) 原発〔性〕胆汁性肝硬変 げんはつ〔せい〕たんじゅうせいかんこうへん

原发性低色素性贫血 本態性（原発性）低色〔素〕性貧血 ほんたいせい（げんはつせい）ていしき〔そ〕せいひんけつ

原发性低血压 本態性（原発性）低血圧 ほんたいせい（げんはつせい）ていけつあつ

原发性低脂蛋白血症 原発性低リポ蛋白血症 げんはつせいていlipoたんぱくけっしょう

原发性癫痫 原発性てんかん げんはつせいてんかん

原发性淀粉样变〔性〕 原発性アミロイドーシス げんはつせいamyloidosis

原发性恶性黑色素瘤 原発性悪性黒色腫 げんはつせいあくせいこくしょくしゅ

原发性非典型性肺炎 原発性異型肺炎,原発性非定型肺炎 げんはつせいいけいはいえん,げんはつせいひていけいはいえん

原发性肺癌 原発性肺癌 げんはつせいはいがん

原发性肺不张 原発性無気肺 げんはつせいむきはい

原发性肺动脉高压〔症〕 原発性肺高血圧〔症〕 げんはつせいはいこうけつあつ〔しょう〕

原发性肺动脉高压综合征 原発性肺高血圧症候群 げんはつせいはいこうけつあつしょうこうぐん

原发性肺动脉扩张 原発性肺動脈拡張〔症〕 げんはつせいはいどうみゃくかくちょう〔しょう〕

原发性肺褐色硬结综合征 本態性肺褐色硬化症候群 ほんたいせいはいかっしょくこうかしょうこうぐん

原发性肺结核 原発性肺結核,初期肺結核 げんはつせいはいけっかく,しょきはいけっかく

原发性肺炎型鼠疫 原発性肺ペスト げんはつせいはいpest

原发性附着上皮 原発性付着上皮 げんはつせいふちゃくじょうひ

原发性腹膜炎 原発性腹膜炎 げんはつせいふくまくえん

原发性腹腔妊娠 原発性腹腔妊娠 げんはつせいふくくうにんしん

原发性肝癌 原発性肝癌 げんはつせいかんがん

原发性肝细胞癌 原発性肝〔細胞〕癌 げんはつせいかん〔さいぼう〕がん

原发性高草酸尿 原発性高蓚酸尿〔症〕 げんはつせいこうシュウさんにょう〔しょう〕

原发性高胆固醇血症 原発性高コレステロール血症 げんはつせいこうcholesterolけっしょう

原发性高血压〔病〕 本態性高血圧〔症〕 ほんたいせいこうけつあつ〔しょう〕

原发性高血压性视网膜病 本態性高血圧性網膜症 ほんたいせいこうけつあつせいもうまくしょう

原发性高脂蛋白血症 原発性高リポ蛋白血症 げんはつせいこうlipoたんぱくけっしょう

原发性睾丸机能减退 原発性睾丸機能不全 げんはつせいこうがんきのうふぜん

原发性膈肿瘤 原発性横隔膜腫瘍 げんはつせいおうかくまくしゅよう

原发性果糖尿症 特発性果糖尿症 とくはつせいかとうにょうしょう

原发性红细胞增多症骨髓像 原発性赤血球増加〔症〕骨髓像 げんはつせいせっけっきゅうぞうか〔しょう〕こつずいぞう

原发性虹膜萎缩性青光眼 本態性虹彩萎縮性緑内障 ほんたいせいこうさいいしゅくせいりょくないしょう

原发性后天性胆脂瘤 原発性後天性コレステリン腫 げんはつせいこうてんせいcholesterinしゅ

原发性脊髓侧索硬化 原発性脊髄側索硬化〔症〕 げんはつ

せいせきずいそくさくこうか〔しょう〕

原发性家族性黄瘤病　原発性家族性黄色腫症　げんはつせいかぞくせいおうしょくしゅしょう

原发性甲状旁腺功能减退　原発性副甲状腺機能低下〔症〕　げんはつせいふくこうじょうせんきのうていか〔しょう〕

原发性甲状旁腺功能亢进　原発性副甲状腺機能亢進〔症〕　げんはつせいふくこうじょうせんきのうこうしん〔しょう〕

原发性甲状腺功能亢进　原発性甲状腺機能亢進〔症〕　げんはつせいこうじょうせんきのうこうしん〔しょう〕

原发性假性肥大性肌营养不良　原発性偽肥大性筋異栄養症　げんはつせいぎひだいせいきんいえいようしょう

原发性结核〔病〕　初感染結核〔症〕　しょかんせんけっかく〔しょう〕

原发性结核感染　原発性結核感染　げんはつせいけっかくかんせん

原发性进行性虹膜萎缩　本態性進行性虹彩萎縮　ほんたいせいしんこうせいこうさいいしゅく

原发性经闭　原発性無月経　げんはつせいむげっけい

原发性巨球蛋白血症　原発性高分子グロブリン血症　げんはつせいこうぶんしglobulinけっしょう

原发性开角型青光眼　原発性開放隅角緑内障　げんはつせいかいほうぐうかくりょくないしょう

原发性淋巴肉瘤　原発性リンパ肉腫　げんはつせいlymphにくしゅ

原发性淋巴水肿网膜移位术　原発性リンパ水腫大網転位術　げんはつせいlymphすいしゅだいもうてんいじゅつ

原发性硫〔化〕血红蛋白血〔症〕　原発性サルフヘモグロビン血〔症〕　げんはつせいsulfhemoglobinけつ〔しょう〕

原发性卵巢癌　原発性卵巣癌　げんはつせいらんそうがん

原发性卵巢功能不全　原発性卵巣機能不全　げんはつせいらんそうきのうふぜん

原发性卵巢绒毛膜上皮癌　原発性卵巣絨毛癌　げんはつせいらんそうじゅうもうがん

原发性卵巢腺癌　原発性卵巣腺癌　げんはつせいらんそうせんがん

原发性脉络膜萎缩变性　原発性脈絡膜萎縮変性　げんはつせいみゃくらくまくいしゅくへんせい

原发性脉络膜硬化　原発性脈絡膜硬化　げんはつせいみゃくらくまくこうか

原发性免疫缺陷　一次的免疫欠陥　いちじてきめんえきけっかん

原发性粘液癌　原発性粘液性癌　げんはつせいねんえきせいがん

原发性尿崩症　原発性尿崩症　げんはつせいにょうほうしょう

原发性帕金森氏综合征　原発性パーキンソン症候群　げんはつせいparkinsonしょうこうぐん

原发性皮肤淀粉样变性　原発性皮膚アミロイド症　げんはつせいひふamyloidしょう

原发性脾功能亢进　原発性脾機能亢進〔症〕　げんはつせいひきのうこうしん〔しょう〕

原发性脾性全血细胞减少　原発性脾〔性〕汎血球減少　げんはつせいひ〔せい〕はんけっきゅうげんしょう

原发性脾原性粒细胞减少症　原発性脾〔性〕顆粒球減少症　げんはつせいひ〔せい〕かりゅうきゅうげんしょうしょう

原发性胼胝体变性　原発性脳梁変性　げんはつせいのうりょうへんせい

原发性青光眼　原発性緑内障　げんはつせいりょくないしょう

原发性全血细胞减少症　原発性汎血球減少症　げんはつせいはんけっきゅうげんしょうしょう

原发性醛固（甾）酮增多症　原発性アルドステロン過剰症　げんはつせいaldosteronかじょうしょう

原发性绒毛膜上皮癌　原発性絨毛癌　げんはつせいじゅうもうがん

原发性溶血性贫血　原発性溶血性貧血　げんはつせいようけつせいひんけつ

原发性乳突胆脂瘤　原発性乳突コレステリン腫　げんはつせいにゅうとつcholesterinしゅ

原发性三叉神经痛　原発性三叉神経痛　げんはつせいさんさしんけいつう

原发性肾上腺皮质功能减退　原発性副腎皮質機能低下　げんはつせいふくじんひしつきのうていか

原发性食管黑变病　原発性食道黒色症　げんはつせいしょくどうこくしょくしょう

原发性视神经萎缩　原発性視神経萎縮　げんはつせいししんけいいしゅく

原发性视网膜色素变性　原発性網膜色素変性　げんはつせいもうまくしきそへんせい

原发性视网膜脱离　原発性網膜剥離　げんはつせいもうまくはくり

原发性输卵管癌　原発性卵管癌　げんはつせいらんかんがん

原发性损害　原発性病変　げんはつせいびょうへん

原发性痛经　原発性月経困難　げんはつせいげっけいこんなん

原发性妄想　原発性妄想　げんはつせいもうそう

原发性吸收不良综合征　原発性吸収不良症候群　げんはつせいきゅうしゅうふりょうしょうこうぐん

原发性纤维蛋白溶解症　原発性繊維素溶解症　げんはつせいせんいそようかいしょう

原发性小肠结石　原発性腸石〔症〕　げんはつせいちょうせき〔しょう〕

原发性小肠溃疡　原発性小腸潰瘍　げんはつせいしょうちょうかいよう

原发性小脑变性　原発性小脳変性　げんはつせいしょうのうへんせい

原发性〔心〕房间隔缺损　原発性心房中隔欠損　げんはつせいしんぼうちゅうかくけっそん

原发性心肌病　原発性心筋症　げんはつせいしんきんしょう

原发性血小板减少性紫癜　原発性血小板減少性紫斑〔病〕　げんはつせいけっしょうばんげんしょうせいしはん〔びょう〕

原发性血小板增多〔症〕　原発性血小板増加〔症〕　げんはつせいけっしょうばんぞうか〔しょう〕

原发性阳萎　原発性インポテンツ，原発性不能〔症〕　げんはつせいImpotenz，げんはつせいふのう〔しょう〕

原发性营养不良　原発性栄養失調　げんはつせいえいようしっちょう

原发性硬化性胆管炎　原発性硬化性胆管炎　げんはつせいこうかせいたんかんえん

原发性震颤麻痹症　原発性振戦麻痺症，原発性パーキンソン症候群　げんはつせいしんせんまひしょう，げんはつせいParkinsonしょうこうぐん

原发性正铁血红蛋白症　原発性メトヘモグロビン血症　げんはつせいmethemoglobinけっしょう

原发性支气管癌　原発性気管支癌　げんはつせいきかんしがん

原发性脂类沉积病　原発性リピドーシス　げんはつせいlipidosis

原发性子宫收缩无力(不良)　原発性子宫無力　げんはつせいしきゅうむりょく

原发灶　原発巣　げんはつそう

原发疹　原発疹　げんはつしん

原发综合征　初期変化群　しょきへんかぐん

原放线菌属　プロアクチノマイツェス　Proactinomyces

原〔分〕裂球　原割球　げんかっきゅう

原分生组织　前分裂組織　ぜんぶんれつそしき

原肛　原始肛門　げんしこうもん

原硅酸钠　オルトケイ酸ナトリウム　orthoケイさんnatrium

原核生物　原核生物　げんかくせいぶつ

原核生物界　原核生物界　げんかくせいぶつかい

原核细胞　原核細胞　げんかくさいぼう

原核细胞型微生物　原核細胞型微生物　げんかくさいぼうけいびせいぶつ

原红细胞　前赤芽球　ぜんせきがきゅう

原黄素　プロフラビン　proflavin

原肌凝蛋白　トロポミオジン　tropomyosin

原基　原基　げんき

原基因　プロトゲン　protogen

原甲酸乙酯　エチルオルソホルマート　ethyl orthoformate

原箭毒碱　プロトクラリン　protocurarine

原浆　原形質　げんけいしつ

原浆毒　原形質毒　げんけいしつどく

原浆毒素　原形質毒素　げんけいしつどくそ

原浆分离　原形質分離　げんけいしつぶんり

原浆索　原形質索　げんけいしつさく

原浆网质　ミトーム　mitome

原浆细胞　原形質細胞,形質芽球　げんけいしつさいぼう,けいしつがきゅう

原浆纤维星形胶质细胞　原形質繊維性星状〔神経〕膠細胞　げんけいしつせんいせいせいじょう〔しんけい〕こうさいぼう

原浆型(性)星形细胞　原形質性〔神経膠〕星状細胞　げんけいしつせい〔しんけいこう〕せいじょうさいぼう

原浆性星形细胞瘤　原形質性星状細胞腫　げんけいしつせいせいじょうさいぼうしゅ

原胶原　プロコラーゲン,前膠原質　procollagen,ぜんこうげんしつ

原胶原〔蛋白〕　トロポコラーゲン　tropocollagen

原胶原分子　トロポコラーゲン分子　tropocollagenぶんし

原胶原肽酶　プロポコラーゲン ペプチダーゼ　propocollagen peptidase

原结　原始結節　げんしけっせつ

原聚体　プロトメール　protomere

原皆酮　ノルカレノン　norcarenone

原口　原口　げんこう

原藜芦碱　プロトベラトリン　protoveratrine

原理　原理　げんり

　阿基米德原理　アルキメデス原理　Archimedesげんり

　菲克氏原理　フィック原理　Fickげんり

原粒细胞　骨髄芽球,ミエロブラスト　こつずいがきゅう,myeloblast

原裂　一次裂,第一裂　いちじれつ,だいいちれつ

原淋巴细胞　リンパ芽球　lymphがきゅう

原卵　卵子　らんし

　纳博特氏原卵　ナボット卵子　Nabothらんし

原卵泡　原始卵胞　げんしらんぼう

原脑　原脳,旧脳　げんのう,きゅうのう

原脑皮质　旧皮質　きゅうひしつ

原尿　原尿　げんにょう

原前病毒　プロトウイルス　protovirus

原丘脑　旧視床　きゅうししょう

原球蛋白　前グロブリン　ぜんglobulin

原人参〔萜〕二醇　プロトパナキサジオール　protopanaxadiol

原人参〔萜〕三醇　プロトパナキサトリオール　protopanaxa-triol

原溶酶体　プロトリゾーム　protolysome

原色　原色　げんしょく

原肾　前腎　ぜんじん

原肾管　前腎管　ぜんじんかん

原肾节　腎節　じんせつ

原肾小管　前腎〔尿〕細管　ぜんじん〔にょう〕さいかん

原生动物　原生動物　げんせいどうぶつ

原生动物病　原生動物感染症　げんせいどうぶつかんせんしょう

原生动物病疗法　原生動物感染症療法　げんせいどうぶつかんせんしょうりょうほう

原生动物门　原生動物門,原虫類　げんせいどうぶつもん,げんちゅうるい

原生生物　原生生物　げんせいせいぶつ

原生物学　原生生物学　げんせいせいぶつがく

原生小体　原体,基本小体　げんたい,きほんしょうたい

原生植物〔类〕　原生植物〔類〕　げんせいしょくぶつ〔るい〕

原生殖细胞　原芽細胞,原〔始〕生殖細胞　げんがさいぼう,げん〔し〕せいしょくさいぼう

原生质　原形質　げんけいしつ

原生质分离　原形質分離　げんけいしつぶんり

原生质流动　細胞質環流　さいぼうしつかんりゅう

原生质素　ビオプラスミン,生体原形素　bioplasmin,せいたいげんけいそ

原生质素原　ビオプラスミノゲン　bioplasminogen

原生质体　原形質体,プロトプラスト　げんけいしつたい,protoplast

原生质外膜　原形質膜　げんけいしつまく

原生质运动　原形質運動　げんけいしつうんどう

原始鼻腔　原始鼻腔　げんしびくう

原始病毒　プロトウイルス　protovirus

原始哺乳动物　原始哺乳動物　げんしほにゅうどうぶつ

原始单核细胞　単芽球　たんがきゅう

原始单细胞生物　原始単細胞生物　げんしたんさいぼうせいぶつ

原始多细胞生物　原始多細胞生物　げんしたさいぼうせいぶつ

原始核　原始核　げんしかく

原始红细胞　前赤芽球　ぜんせきがきゅう

原始后鼻孔　原始後鼻孔　げんしこうびくう

原始脊索动物　原始脊索動物　げんしせきさくどうぶつ

原〔始〕巨核细胞　巨核芽球　きょかくがきゅう

原〔始〕巨红细胞　前巨赤芽球　ぜんきょせきがきゅう

原始口腔　原始口腔,原始口窩　げんしこうくう,げんしこうか

原始粒细胞　骨髄芽球,ミエロブラスト　こつずいがきゅう,myeloblast

原始两栖动物　原始両栖動物　げんしりょうせいどうぶつ

原始淋巴细胞　リンパ芽球　lymphがきゅう

原始淋巴细胞性淋巴肉瘤　リンパ芽球〔性〕リンパ肉腫　lymphがきゅう〔せい〕lymphにくしゅ

原始卵泡　原始卵胞　げんしらんほう

原始脑泡　原始脳胞　げんしのうほう

原始能量　一次エネルギー　いちじEnergie

原始皮质　一次皮質　いちじひしつ

原始前肠　原始前腸　げんしぜんちょう

原始生殖管道　原始生殖管　げんしせいしょくかん

原始生殖细胞　原〔始〕生殖細胞　げん〔し〕せいしょくさいぼう

原始体腔　原始体腔　げんしたいくう

原始外胚层　原始外胚葉　げんしがいはいよう

原始无核卵　無核原始受精卵　むかくげんしじゅせいらん

原始物质　原基物質　げんきぶっしつ

原始消化管　原始消化管　げんししょうかかん

原始心房　原始〔心〕房　げんし〔しん〕ぼう

原始心管　原始心管　げんししんかん

原始血管　原始血管　げんしけっかん

原始血细胞　血芽球,血球芽細胞　けつがきゅう,けっきゅうがさいぼう

原始中心　原中心　げんちゅうしん

原噬菌体　プロファージ　prophage

原受精卵　原始受精卵　げんしじゅせいらん

原丝　プロトフィラメント　protofilament

原丝体　原糸体　げんしたい

原酸　オルト酸　orthoさん

原碳霉素B　プロトカルボマイシンB　protocarbomycinB

原碳酸乙酯　オルト炭酸エチル　orthoたんさんethyl

原体　基本小体　きほんしょうたい

原体腔　原体腔　げんたいくう

原体细胞　体胚　たいはい

原田氏病　原田病　はらだびょう

原田-小柳氏病　原田・小柳病　はらだ・こやなぎびょう

原条(线)　原始線条　げんしせんじょう

原尾蚴　前擬尾虫　ぜんぎびちゅう

原位癌　上皮内癌　じょうひないがん

原位移植　同所移植〔術〕　どうしょいしょく〔じゅつ〕

原纹状体　旧線条体　きゅうせんじょうたい

原窝　原始窩　げんしか

原细胞　芽細胞,原始細胞　がさいぼう,げんしさいぼう

原细胞转化　幼若転換,芽球化転換　ようじゃくてんかん,がきゅうかてんかん

原纤维　原繊維　げんせんい

原纤维形成　原繊維形成　げんせんいけいせい

原小脑　旧小脳　きゅうしょうのう

原小蘗碱　プロトベルベリン　protoberberine

原形成层　前形成層　ぜんけいせいそう

原形体　プラスモジウム　plasmodium

原型　始原型　しげんがた

原血细胞　血球芽細胞　けっきゅうがさいぼう

原叶绿素　プロトクロロフィル　protochlorophyll

原液　原液　げんえき

原乙酸　オルト酢酸　orthoさくさん

原因不明肥厚性主动脉瓣下狭窄　特発〔性〕肥厚性大動脈〔弁〕下狭窄　とくはつ〔せい〕ひこうせいだいどうみゃく〔べん〕かきょうさく

原因　原因　げんいん

原因明显　原因明瞭　げんいんめいりょう

原因未明发热　原因不明熱　げんいんふめいねつ

原银莲花素　プロトアネモニン　protoanemonin

原〔营〕养型微生物　原栄養菌(株),原栄養体　げんえいようきん(しゅ),げんえいようたい

原幼红细胞　原〔始〕赤芽球　げん〔し〕せきがきゅう

原藻醇　エリトリトール　erythritol

原正红细胞　前正赤芽球　ぜんせいせきがきゅう

原质　原基物質　げんきぶっしつ

原质丝　ミトーム　mitome

原种培养　保存培養　ほぞんばいよう

原子　原子　げんし

原子半径　原子半径　げんしはんけい

原子〔爆炸〕烟云　原子雲　げんしうん

原子弹　原子爆弾　げんしばくだん

原子弹爆炸　原子爆弾爆発　げんしばくだんばくはつ

原子弹爆炸综合征　原子爆弾症候群　げんしばくだんしょうこうぐん

原子弹病　原〔子〕爆〔弾〕症　げん〔し〕ばく〔だん〕しょう

原子〔反应〕堆　原子炉,アトミック パイル　げんしろ,atomic pile

原子防护　原子防護　げんしぼうご

原子符号　原子記号　げんしきごう

原子光谱　原子スペクトル　げんしspectrum

原子轨道　原子軌道　げんしきどう

原子轨函数　原子軌道関数　げんしきどうかんすう

原子核　原子核　げんしかく

〔原子〕核反应　核反応　かくはんのう

〔原子〕核反应堆　原子炉　げんしろ

〔原子〕核辐射　〔原子〕核放射　〔げんし〕かくほうしゃ

〔原子〕核化学　核化学　かくかがく

〔原子〕核裂变　原子核分裂　げんしかくぶんれつ

〔原子〕核损伤　核損傷　かくそんしょう

〔原子〕核物理学　核物理学　かくぶつりがく

〔原子〕核医疗学　核医学　かくいがく

原子极化　原子分極　げんしぶんきょく

原子价　原子価　げんしか

原子间距〔离〕　原子間距離　げんしかんきょり

原子结构　原子構造　げんしこうぞう

原子量　原子量　げんしりょう

原子量标度　原子量スケール　げんしりょうscale

原子模型　原子模型　げんしもけい

　　玻尔原子模型　ボーア原子模型　Bohrげんしもけい

原子能　原子エネルギー,原子力　げんしEnergie,げんしりょく

原子能电池　原子力電池　げんしりょくでんち

原子能级　原子エネルギー レベル　げんしEnergie level

原子体积　原子容　げんしよう

原子物理学　原子物理学　げんしぶつりがく

原子吸光法　原子吸光法　げんしきゅうこうほう

原子吸光分光光度法　原子吸光分光測光法　げんしきゅう

こうぶんこうそくこうほう

原子吸光分光光度计　原子吸光分光光度計　げんしきゅうこうぶんこうこうどけい

原子吸光光测法　原子吸光測光法　げんしきゅうこうそくこうほう

原子吸光光度计　原子吸光光度計　げんしきゅうこうこうどけい

原子吸光光谱　原子吸光スペクトル　げんしきゅうこうこうspectrum

原子序数　原子番号　げんしばんごう

原子学说　原子説　げんしせつ

原子医学　原子医学　げんしいがく

原子折射　原子屈折　げんしくっせつ

原子质量　原子質量　げんししつりょう

原子质量单位　原子質量単位　げんししつりょうたんい

原子质量数　原子質量数　げんししつりょうすう

原紫质　プロトポルフィリン　protoporphyrin

圆窗　蝸牛窓　かぎゅうそう

圆窗膜破裂　蝸牛窓膜破裂　かぎゅうそうまくはれつ

圆底离心管　丸底遠心管　まるぞこえんしんかん

圆底烧瓶　丸底フラスコ　まるぞこflask

圆底有刻度离心管　目盛り付き丸底遠心管　めもりつきまるぞこえんしんかん

圆顶　円蓋　えんがい

圆二色性　円偏光二色性　えんへんこうにしょくせい

圆缝针　円形縫合針　えんけいほうごうしん

圆规试验　コンパス試験　compassしけん

圆轨道X线断层照相术　サーカストモグラフィ　circustomography

圆肌　円筋　えんきん

圆孔　正円孔　せいえんこう

圆盘电泳　ディスク電気泳動　diskでんきえいどう

圆盘法　ディスク法　diskほう

圆偏振光　円偏光　えんへんこう

圆片　ディスク,円板,円盤　disk,えんばん,えんばん

圆韧带　円索,円靭帯　えんさく,えんじんたい

圆韧带固定术　円靭帯固定術　えんじんたいこていじゅつ

圆韧带囊肿　円靭帯囊腫　えんじんたいのうしゅ

圆韧带鞘膜积液　円靭帯水瘤　えんじんたいすいりゅう

圆韧带缩短术　円靭帯短縮術　えんじんたいたんしゅくじゅつ

圆韧带阴道固定术　膣円靭帯固定術　ちつえんじんたいこていじゅつ

圆韧带肿瘤　円靭帯腫瘍　えんじんたいしゅよう

圆韧带子宫内膜异位〔症〕　円靭帯子宮内膜症　えんじんたいしきゅうないまくしょう

圆头畸胎　円頭体,円形頭蓋体　えんとうたい,えんけいずがいたい

圆头〔畸形〕　円形頭蓋症　えんけいずがいしょう

圆细胞肉瘤　円形細胞肉腫　えんけいさいぼうにくしゅ

圆线虫病　糞線虫症　ふんせんちゅうしょう

圆线虫科　糞線虫科　ふんせんちゅうか

圆线虫属　ストロンギルス属,糞線虫属　Strongylusぞく,ふんせんちゅうぞく

圆形分布　円形分布　えんけいぶんぷ

圆形裂孔　円形裂孔　えんけいれっこう

圆形平面反光镜　円形平面鏡　えんけいへいめんきょう

圆形细胞　円形細胞　えんけいさいぼう

圆形细胞肉瘤　円形細胞肉腫　えんけいさいぼうにくしゅ

圆形细胞型成骨肉瘤　円形細胞骨原性肉腫　えんけいさいぼうこつげんせいにくしゅ

圆〔形〕细胞型脂肪肉瘤　円形細胞脂肪肉腫　えんけいさいぼうしぼうにくしゅ

圆〔形牙〕钻　円形バー,ラウンド バー　えんけいbur,round bur

圆型纸色谱法　円形濾紙クロマトグラフィ　えんけいろしchromatography

圆叶目　円葉目　えんようもく

圆月面容　満月〔様〕顔貌　まんげつ〔よう〕がんぼう

圆凿　丸のみ　まるのみ

圆凿钳　丸のみ鉗子　まるのみかんし

圆针　円針　えんしん

圆枕　円環体　えんかんたい

圆柱镜　円柱レンズ　えんちゅうlens

圆柱瘤　円柱腫　えんちゅうしゅ

圆柱瘤型支气管腺瘤　円柱腫型気管支腺腫　えんちゅうしゅがたきかんしせんしゅ

圆柱肉瘤　円柱肉腫　えんちゅうにくしゅ

圆柱〔体〕　円柱　えんちゅう

圆柱腺瘤　円柱腺腫　えんちゅうせんしゅ

圆柱型切片机　シリンダ ミクロトーム　cylinder microtome

圆柱样动脉瘤　円柱状動脈瘤　えんちゅうじょうどうみゃくりゅう

圆柱体　円柱状　えんちゅうじょう

圆柱状支气管扩张　円柱状気管支拡張　えんちゅうじょうきかんしかくちょう

圆锥　円錐　えんすい

圆锥花序　円錐花序　えんすいかじょ

圆锥乳头　円錐乳頭　えんすいにゅうとう

圆锥形　円錐形　えんすいけい

圆锥〔形〕角膜　円錐角膜　えんすいかくまく

圆锥形晶状体　円錐水晶体　えんすいすいしょうたい

圆嘴钳　円形成形鉗子　えんけいせいけいかんし

缘　縁　えん,へり,ふち

缘层　辺縁層　へんえんそう

缘嵴　縁辺稜　えんへんりょう

缘间沟　縁間溝　えんかんこう

缘间线　縁間線　えんかんせん

缘结节　縁結節　えんけっせつ

缘上回　縁上回　えんじょうかい

缘细胞　辺縁細胞　へんえんさいぼう

缘龈炎　辺縁性歯肉炎　へんえんせいしにくえん

猿　サル

猿猴空泡形成病毒40　シミアンウイルス40,サル空胞形成ウイルス40　simian virus40,サルくうほうけいせいvirus 40

猿裂　猿裂　サルれつ

猿手　猿手　サルて

源　源　げん,みなもと

源程序　ソース プログラム　source program

远部　末端部　まったんぶ

远部皮蒂移植术　遠〔位〕茎状皮膚移植術　えん〔い〕けいじょうひふいしょくじゅつ

远侧肾曲小管　遠位曲尿細管　えんいきょくにょうさいかん

远处转移　遠隔転移　えんかくてんい
远点　遠点　えんてん
远端肾小管细胞　遠位尿細管細胞　えんいにょうさいかんさいぼう
远端小管曲部　遠位曲尿細管曲部　えんいきょくにょうさいかんきょくぶ
远端小管直部　遠位曲尿細管直部　えんいきょくにょうさいかんちょくぶ
远端型肌营养不良症　遠位筋異栄養症　えんいきんいえいようしょう
远红外线辐射　遠赤外線照射　えんせきがいせんしょうしゃ
远红外线激光器　遠赤外線レーザー　えんせきがいせんlaser
远红外线治疗机　遠赤外線治療装置　えんせきがいせんちりょうそうち
远华蟾蜍精　テロシノブファギン　telocinobufagin
远节指(趾)骨　末指節骨　まっしせつこつ
远节指骨粗隆　末指節骨粗面　まっしせつこつそめん
远节趾骨粗隆　末趾節骨粗面　まっしせつこつそめん
远近适应反射　〔遠近〕適応反射　〔えんきん〕てきおうはんしゃ
远近适应力　〔遠近〕適応能力　〔えんきん〕てきおうのうりょく
远距测定法　遠隔測定法,測遠術　えんかくそくていほう,そくえんじゅつ
远距测定装置　遠隔測定装置　えんかくそくていそうち
远距〔放射〕疗法　遠隔（遠距離）放射線療法　えんかく（えんきょり）ほうしゃせんりょうほう
远距分光镜　望遠分光器　ぼうえんぶんこうき
远距居里治疗设备　テレキューリー治療装置　telecurieちりょうそうち
远距镭照射　ラジウム遠隔（遠距離）照射　radiumえんかく（えんきょり）しょうしゃ
远距离钴照射疗法　遠隔コバルト照射療法　えんかくcobaltしょうしゃりょうほう
远距离摄片法　遠隔（遠距離）〔X線〕撮影法　えんかく（えんきょり）〔Xせん〕さつえいほう
远距离照相术　遠隔（遠距離）写真法　えんかく（えんきょり）しゃしんほう
远距透视〔检查〕法　遠隔（遠距離）透視法　えんかく（えんきょり）とうしほう
远距X线〔照〕片　遠隔（遠距離）X線像　えんかく（えんきょり）Xせんぞう
远距X线照相术　遠隔（遠距離）〔X線〕撮影法　えんかく（えんきょり）〔Xせん〕さつえいほう
远距X线治疗　遠隔（遠距離）X線治療　えんかく（えんきょり）Xせんちりょう
远距心〔动〕电〔流〕描记法　遠隔心電法　えんかくしんでんほう
远距心〔动〕电〔流〕图　遠隔心電図　えんかくしんでんず
远距心音听诊器　遠隔心音聴診器　えんかくしんおんちょうしんき
远距荧光屏检查　遠隔〔X線〕透視検査　えんかく〔Xせん〕とうしけんさ
远距运动　遠隔運動　えんかくうんどう
远距诊断　遠隔診断〔法〕　えんかくしんだん〔ほう〕
远霉素　ディスタマイシン　distamycin

远期复发　晩期再発　ばんきさいはつ
远曲小管　遠〔位〕曲尿細管　えん〔い〕きょくにょうさいかん
远摄镜头　望遠レンズ　ぼうえんlens
远事记忆　遠隔記憶　えんかくきおく
远事遗忘　遠隔健忘〔症〕　えんかくけんぼう〔しょう〕
远视　遠視　えんし
远视力表　遠方視力検査表　えんぽうしりょくけんさひょう
远视力检查法　遠方視力検査法　えんぽうしりょくけんさほう
远视散光　遠視性乱視　えんしせいらんし
远视者　遠視患者　えんしかんじゃ
远藤氏培养基　遠藤培地　えんどうばいち
远心沉淀法　遠心法　えんしんほう
远心端　遠心端　えんしんたん
远志酊　遠志チンキ　オンジtincture
远志科　ヒメハギ科　ヒメハギか
远志酸　ポリガル酸　polygalさん
远志〔糖〕醇　ポリガリトール　polygalytol
远志糖浆　ポリガラシロップ　polygalasyrup
远志皂苷(貳)　セネギン　senegin
远中粭　後側咬合　こうそくこうごう
远中面　遠位面　えんいめん
远中阻生第三磨牙　遠位埋伏第三臼歯　えんいまいふくだいさんきょうし
远紫外线辐射　遠紫外線照射　えんしがいせんしょうしゃ

yuàn　院
院内交叉感染　病院内交叉感染　びょういんないこうさかんせん

YUE　约月乐阅跃越

yuē　约
约翰逊氏征　ジョンソン徴候　Johnsonちょうこう
约化质量　換算質量　かんさんしつりょう
约利氏反应　ジョリー反応　Jollyはんのう
约纳斯氏症状　ヨナス症候　Jonassしょうこう
约内氏病　ヨーネ病　Johneびょう
约内氏杆菌　ヨーネ杆菌　Johneかんきん
约束　拘束,制限　こうそく,せいげん
约束衣　拘束服　こうそくふく
约-斯二氏病　ジョンソン・スティーブンス病　Johnson-Stevensびょう

yuè　月乐阅跃越
月骨　月状骨　げつじょうこつ
月骨缺血性坏死　月状骨虚血（乏血）性壊死　げつじょうこつきょけつ（ぼうけつ）せいえし
月骨脱位　月状骨脱臼　げつじょうこつだっきゅう
月桂　月桂　ゲッケイ
月桂基磺酸钠　ラウリルスルフォン酸ナトリウム　laurylsulfonさんnatrium
月桂硫酸酯钠　ラウリル硫酸ナトリウム　Laurylりゅうさんnatrium
月桂树　月桂樹　ゲッケイジュ
月桂树属　ラウラス属　Laurusぞく
月桂酸　ラウリン酸　laurinさん
月桂酸甘油酯　ラウリン酸グリセリン　laurinさんglycerin
月桂酸钠　ラウリン酸ナトリウム　laurinさんnatrium

月桂烯　ミルセン　myrcene
月桂酰　ラウロイル　lauroyl
月桂樱苷〔甙〕　プルロウラシン　prulaurasin
月经　月経　げっけい
月经病　月経異常,月経障害　げっけいいじょう,げっけいしょうがい
月经不规则　不規則月経　ふきそくげっけい
月经不调　月経不順　げっけいふじゅん
月经初潮　初経,初潮　しょけい,しょちょう
月经初期(潮)延迟　後発初経　こうはつしょけい
月经过多　月経過多　げっけいかた
月经过频　月経頻数　げっけいひんすう
月经过期　後発月経　こうはつげっけい
月经过少　月経過少〔症〕,過少月経　げっけいかしょう〔しょう〕,かしょうげっけい
月经黄体　月経黄体　げっけいおうたい
月经间期　月経間期　げっけいかんき
月经减少　月経減少　げっけいげんしょう
月经困难　月経困難　げっけいこんなん
月经频繁　頻発月経　ひんぱつげっけい
月经期　月経期　げっけいき
月经期口出血　代償性口腔月経　だいしょうせいこうくうげっけい
月经期水肿　月経期水腫　げっけいきすいしゅ
月经前期　月経前期　げっけいぜんき
月经前期水肿　月経前期水腫　げっけいぜんきすいしゅ
月经失调(紊乱)　月経障害,月経不順,げっけいしょうがい,げっけいふじゅん
月经失血　月経失血　げっけいしっけつ
月经史　月経歴　げっけいれき
月经稀少　希発月経　きはつげっけい
月经血　月経血　げっけいけつ
月经血成分　月経血成分　げっけいけつせいぶん
月经异常　月経異常　げっけいいじょう
月经疹　月経疹　げっけいしん
月经正常　月経正常　げっけいせいじょう
月经滞留中毒　月経敗血症　げっけいはいけつしょう
月经周期　月経周期　げっけいしゅうき
月经周期性精神病　月経周期性精神病　げっけいしゅうきせいせいしんびょう
月样圆面容　満月〔状〕顔貌　まんげつ〔じょう〕がんぼう
月夜梦行症　夢遊病,月夜彷徨狂　むゆうびょう,げつやほうこうきょう
月状沟　月状溝　げつじょうこう
月状骨脱位　月状骨脱臼　げつじょうこつだっきゅう
月状面　月状面　げつじょうめん
乐歌不能　音痴,失音楽症　おんち,しつおんがくしょう
乐性罗音　音楽性ラ音　おんがくせいラおん
阅读试验　読書試験　どくしょしけん
跃迁　遷移　せんい
越边掩蔽　交叉隠蔽　こうさいんぺい
越冬　越冬,冬眠　えっとう,とうみん
越冬场所　避寒所　ひかんしょ
越冬状态　越冬状態,冬眠状態　えっとうじょうたい,とうみんじょうたい
越桔苷〔甙〕　バクシニイン　vacciniin
越桔花青苷〔甙〕　イデイン　idaein

YUN　晕云匀芸允孕运晕蕴

yūn 晕
晕厥　失神　しっしん
晕轮痣　暈状母斑　うんじょうぼはん
晕状中心性脉络膜炎　中心性脈絡膜炎　ちゅうしんせいみゃくらくまくえん

yún 云匀芸
云母尘肺　雲母塵肺〔症〕　うんもじんぱい〔しょう〕
云母窗　雲母窓　うんもそう
云木香烯　アプロタキセン　aplotaxene
云杉甙　ピセイン　picein
云雾病　モヤモヤ病　moya-moyaびょう
云翳　角膜白濁　かくまくはくたく
匀化机　ホモジナイザ　homogenizer
匀化〔作用〕　均質化　きんしつか
匀浆　ホモジネート　homogenate
匀浆器　ホモジナイザ　homogenizer
匀霉素　ホモマイシン　homomycin
芸香草　ヘンルウダクサ
芸香〔二〕糖　ルチノース　rutinose
芸香苷〔甙〕　ルチン　rutin
芸香科　ミカン科　ミカンか
芸香糖苷〔甙〕　ルチノシド　rutinoside

yǔn 允
允许剂量　耐〔容〕量　たい〔よう〕りょう
允许作用　許容作用　きょようさよう

yùn 孕运晕蕴
孕醇酮　プレグナノロン　pregnanolone
孕二醇　プレグナンジオール　pregnanediol
孕二醇葡萄糖苷酸　プレグナンジオール グルクロン酸　pregnanediol glucuroneさん
孕妇　妊婦　にんぷ
孕妇晨吐(恶心)　早朝嘔吐,妊娠嘔吐(悪阻),つわり　そうちょうおうと,にんしんおうと(おそ)
孕妇血清　妊婦血清　にんぷけっせい
孕激素〔类〕　黄体ホルモン,プロゲステロン,プロゲスチン　おうたいhormone,progesterone,progestin
孕激素试验　プロゲステロン試験　progesteroneしけん
孕节　妊娠片節　にんしんへんせつ
孕卵　受精卵　じゅせいらん
孕卵发育　受精卵発育　じゅせいらんはついく
孕卵着床　〔卵〕着床　〔らん〕ちゃくしょう
孕马血清　妊馬血清　にんばけっせい
孕马血清促性腺激素　妊馬血清性腺刺激ホルモン　にんばけっせいせいせんしげきhormone
孕马血清激素　妊馬血清〔性〕ホルモン　にんばけっせい〔せい〕honmone
孕尿　妊娠尿　にんしんにょう
孕尿激素　妊娠尿ホルモン　にんしんにょうhormone
孕尿翳　シエステイン　cyestein
孕期　妊娠期　にんしんき
孕期耻骨联合分离　妊娠期恥骨結合分離　にんしんきちこつけつごうぶんり
孕期流涎症　妊娠期流涎症　にんしんきりゅうぜんしょう
孕期蜕膜　妊娠期脱落膜　にんしんきだつらくまく
孕期卫生　妊娠期衛生　にんしんきえいせい

孕期仰卧低压综合征　妊娠期仰臥性低血圧症候群　にんし
んきぎょうがせいていけつあつしょうこうぐん

孕期饮食　出生前食　しゅっしょうぜんしょく

孕三醇测定　プレグナントリオール試験　pregnantriolしけ
ん

孕体　受胎の産物　じゅたいのさんぶつ

孕酮　プロゲステロン,黄体ホルモン　progesterone,おう
たいhormone

孕酮衍生物　プロゲステロン誘導体　progesteroneゆうど
うたい

孕吐　妊娠嘔吐,つわり　にんしんおうと

孕烷醇酮　プレグナノロン　pregnanolone

孕烷三醇　プレグナントリオール　pregnanetriol

孕烷衍生物　プレグナン誘導体　pregnaneゆうどうたい

孕烯　プレグネン　pregnen

孕烯醇酮　プレグネノロン　pregnenolone

孕〔甾〕酮　プロゲステロン　progesterone

孕甾烷　プレグナン　pregnane

运动　運動　うんどう

　布朗运动　ブラウン運動　Brownうんどう

运动保健　スポーツ保健　sportsほけん

运动不能发作　無動〔症〕発作　むどう〔しょう〕ほっさ

运动不能性缄默〔症〕　無動無言〔症〕,運動不能性啞症　む
どうむげん〔しょう〕,うんどうふのうせいあしょう

运动不能〔症〕　運動不能〔症〕,無動〔症〕,失動〔症〕　うんど
うふのう〔しょう〕,むどう〔しょう〕,しつどう〔しょう〕

运动不足病　運動不足病,都会病　うんどうふそくびょう,
とかいびょう

运动残象测定仪　運動残像測定機械　うんどうざんぞうそ
くていきかい

运动测量器　運動定量計,キネジメータ　うんどうていりょ
うけい,kinesimeter

运动成形截肢术　キネプラスティ　cineplasty

运动处方　運動処方　うんどうしょほう

运动创伤　スポーツ損傷　sportsそんしょう

运动代谢　運動代謝　うんどうたいしゃ

运动单位　運動単位　うんどうたんい

运动单位电位　運動単位電位　うんどうたんいでんい

运动点　運動点　うんどうてん

运动范围不足　運動範囲減縮　うんどうはんいげんしゅく

运动范围过度　運動範囲拡大　うんどうはんいかくだい

运动放射线疗法　運動放射線療法　うんどうほうしゃせん
りょうほう

运动分析器　運動分析器　うんどうぶんせきき

运动负荷实验　運動負荷実験　うんどうふかじっけん

运动感觉　運動〔感〕覚　うんどう〔かん〕かく

运动根　運動根　うんどうこん

运动功能　運動機能　うんどうきのう

运动功能促进药　運動促進薬　うんどうそくしんやく

运动功能减退　運動少〔症〕　うんどうしょう〔しょう〕

运动功能亢进　運動亢進〔症〕　うんどうこうしん〔しょう〕

运动功能障碍　運動障害(異常),ジスキネジー　うんどう
しょうがい(いじょう),Dyskinesie

运动过度症　運動過剰症,過運動症　うんどうかじょうしょ
う,かうんどうしょう

运动过度综合征　多動症候群,努力症候群　たどうしょうこ
うぐん,どりょくしょうこうぐん

运动过敏　運動アレルギー　うんどうAllergie

运动核　運動核　うんどうかく

运动后蛋白尿　運動後蛋白尿　うんどうごたんぱくにょう

运动后尿胆素原尿　運動後ウロビリノーゲン尿〔症〕　うん
どうごurobilinogenにょう〔しょう〕

运动后糖尿　運動後糖尿　うんどうごとうにょう

运动后虚脱　運動後虚脱　うんどうごきょだつ

运动交叉　運動交叉,錐体交叉　うんどうこうさ,すいたい
こうさ

运动觉　運動〔感〕覚　うんどう〔かん〕かく

运动觉缺失　運動覚脱失(消失)　うんどうかくだっしつ
(しょうしつ)

运动力　運動力　うんどうりょく

运动量　運動量　うんどうりょう

运动疗法　運動療法　うんどうりょうほう

运动麻痹　運動麻痺　うんどうまひ

运动描记法　運動描写法　うんどうびょうしゃほう

运动描记器　運動描写器　うんどうびょうしゃき

运动能力　運動能力　うんどうのうりょく

运动能力测定　運動能力測定　うんどうのうりょくそくて
い

运动能量　運動エネルギー量　うんどうEnergieりょう

运动粘度　動粘度　どうねんど

运动皮质　運動皮質　うんどうひしつ

运动疲劳　スポーツ疲労　sportsひろう

运动器官　運動器官　うんどうきかん

运动区　運動野　うんどうや

运动热能消耗率　運動のエネルギー消耗率　うんどうの
Energieしょうもうりつ

运动神经　運動神経　うんどうしんけい

运动神经传导速度　運動神経伝達速度　うんどうしんけい
でんたつそくど

运动神经官(机)能症　運動神経症　うんどうしんけいしょ
う

运动神经末梢　運動神経終末　うんどうしんけいしゅうま
つ

运动〔神经〕细胞　運動〔神経〕細胞　うんどう〔しんけい〕さ
いぼう

运动神经元　運動ニューロン　うんどうneuron

运动神经元病　運動ニューロン疾患　うんどうneuronしっか
ん

运动神经元群　運動ニューロン プール　うんどうneuron
pool

运动生理学　運動生理学　うんどうせいりがく

运动生物化学　運動生化学　うんどうせいかがく

运动失调　〔運動〕失調　〔うんどう〕しっちょう

运动失调性步态　失調性歩行　しっちょうせいほこう

运动失调性言语　失調性言語　しっちょうせいげんご

运动卫生学　スポーツ衛生学　sportsえいせいがく

运动系统　運動系　うんどうけい

运动纤维　運動繊維　うんどうせんい

运动效率　スポーツ効率　sportsこうりつ

运动协调中枢　運動協調中枢　うんどうきょうちょうちゅう
すう

运动心电图　運動心電図　うんどうしんでんず

运动心动描记法　運動心動描写法　うんどうしんどうびょ
うしゃほう

运动性　運動性　うんどうせい

运动性蛋白尿　運動性蛋白尿　うんどうせいたんぱくにょ

う

运动性低血压症　運動性低血圧症　うんどうせいていけつあつしょう

运动性癫痫　ジャクソンてんかん　Jacksonてんかん

运动性共济失调　歩行性運動失調　ほこうせいうんどうしっちょう

运动性呼吸困难　労作性呼吸困難　ろうさくせいこきゅうこんなん

运动性幻觉　運動性幻覚　うんどうせいげんかく

运动性肌红蛋白尿　労作性ミオグロビン尿〔症〕　ろうさくせいmyoglobinにょう〔しょう〕

运动性疾病　スポーツ疾患　sportsしっかん

运动性贫血　スポーツ貧血　sportsひんけつ

运动〔性〕失语〔症〕　運動性失語〔症〕　うんどうせいしつごしょう

运动性血红蛋白尿　労作性血色素尿〔症〕　ろうさくせいけっしきそにょう〔しょう〕

运动性血尿　運動性血尿　うんどうせいけつにょう

运动徐缓　運動緩徐　うんどうかんじょ

运动学　運動学　うんどうがく

运动氧消耗率　運動の酸素消費率　うんどうのさんそしょうひりつ

运动医学　スポーツ医学　sportsいがく

运动异常　運動異常〔症〕　うんどういじょう〔しょう〕

运动营养　スポーツ栄養　sportsえいよう

运动诱发哮喘　運動誘発喘息　うんどうゆうはつぜんそく

运动员心〔脏〕　スポーツ心〔臓〕　sportsしん〔ぞう〕

运动员饮食　スポーツ食　sportsしょく

运动障碍　運動障害　うんどうしょうがい

运动中枢　運動中枢　うんどうちゅうすう

运动终板　運動終板　うんどうしゅうばん

运皮质激素蛋白　トランスコルチン　transcortin

运输器　運搬装置，コンベヤー　うんぱんそうち，conveyer

运输系统　輸送系統　ゆそうけいとう

运输小泡　輸送小胞　ゆそうしょうほう

运算放大器　オペレーショナル アンプ　operational amplifier

运铁蛋白　トランスフェリン　transferrin

运行记录　運転記録　うんてんきろく

运血　血液運搬　けつえきうんぱん

运用不能　失行〔症〕　しっこう〔しょう〕

运载体　ベヒクル，担体，キャリアー　vehicle，たんたい，carrier

晕车〔病〕　乗物酔い　のりものよい

晕船〔病〕　船酔い　ふなよい

晕动〔病〕　動揺病，乗物酔い，運動酔い　どうようびょう，のりものよい，うんどうよい

晕海宁　ジメンヒドリナート，ドラマミン　dimenhydrinate，dramamine

晕机〔病〕　航空酔い　こうくうよい

晕针　針ショック　はりshock

蕴藏量　埋蔵量　まいぞうりょう

Z

ZA 杂砸

zá 杂砸

杂醇油　フーゼル油　fuselゆ

杂多酸　異核縮合酸，異種多重酸　いかくしゅくごうさん，いしゅたじゅうさん

杂多（聚）糖　ヘテログリカン　heteroglycan

杂芳化作用　ヘテロアリール化　heteroarylか

杂酚油　クレオソート　creosote

杂硅氧烷　ヘテロシロキサン　heterosiloxane

杂合　ヘテロ接合　heteroせつごう

杂合体（子）　ヘテロ接合体　heteroせつごうたい

杂化电子云　混成電子雲　こんせいでんしうん

杂化轨道　混成軌道　こんせいきどう

杂化轨函数　混成軌道関数　こんせいきどうかんすう

杂化原子　混成原子　こんせいげんし

杂化〔作用〕　混成〔作用〕　こうせい〔きよう〕

杂环　複素環，異項環，異節環　ふくそかん，いこうかん，いせつかん

杂环氨基酸　複素環アミノ酸　ふくそかんaminoさん

杂环核　複素環核　ふくそかんかく

杂环化合物　複素環式化合物　ふくそかんしきかごうぶつ

杂环取代反应　複素環置換反応　ふくそかんちかんはんのう

杂环亚氨基酸　複素環イミノ酸　ふくそかんiminoさん

杂环原子　複素環原子，異項環原子　ふくそかんげんし，いこうかんげんし

杂交　交雑　こうざつ

杂交繁育　交雑繁殖　こうざつはんしょく

杂交技术　交雑技術　こうざつぎじゅつ

杂交绝育　交雑不妊　こうざつふにん

杂交〔物〕种　雑種　ざっしゅ

杂交株　交雑株　こうざつしゅ

杂硫氮苯　チアジン　thiazine

杂乱反射　散乱反射　さんらんはんしゃ

杂乱性错语　錯覚性失語　さっかくせいしつご

杂色曲霉毒素　ステリグマトシスチン　sterigmatocystin

杂色体　雑色体　ざっしょくたい

杂食动物　雑食動物　ざっしょくどうぶつ

杂（多）食性　雑食性　ざっしょくせい

杂脉　ヘテロアルブモーゼ　heteroalbumose

杂脉尿　ヘテロアルブモーゼ尿〔症〕　heteroalbumoseにょう〔しょう〕

杂（异）核体　ヘテロカリオン　heterocaryon

杂音　雑音　ざつおん

　奥斯汀-弗林特氏杂音　オースティン・フリント雑音　Austin-Flint ざつおん

　杜氏两期血管杂音　デューロジェー二重雑音　Durozirez に

じゅうざつおん

弗林特氏杂音　フリント雑音　Flint ざつおん

格〔拉哈姆〕-斯〔提尔〕二氏杂音　グレーアム・スティール雑音　Graharm-steellざつおん

杂音传导方向　雑音伝導方向　ざつおんでんどうほうこう

杂音响度　雑音強度　ざつおんきょうど

杂音性质　雑音性質　ざつおんせいしつ

杂原子　異種原子,ヘテロアトム　いしゅげんし,heteroatom

杂质　不純物　ふじゅんぶつ

杂质沉淀　不純物沈殿　ふじゅんぶつちんでん

杂质检查　不純物検査　ふじゅんぶつけんさ

杂种　雑種　ざっしゅ

杂种不孕性　雑種不妊性　ざっしゅふにんせい

杂种繁殖　雑種繁殖　ざっしゅはんしょく

杂种细胞　雑種細胞　ざっしゅさいぼう

杂种细胞核　雑種細胞核　ざっしゅさいぼうかく

杂种优势　雑種強勢　ざっしゅきょうせい

杂苗长素　ヘテロオーキシン　heteroauxin

砸伤　挫傷,打撲傷　ざしょう,だぼくしょう

ZAI　灾甾栽再在载

zāi　灾甾栽

灾害　災害　さいがい

灾祸神经症　災害性神経症　さいがいせいしんけいしょう

甾(固)醇　ステロール　sterol

甾(固)醇武　ステロリン　steroline

甾(固)醇类　ステロール類　sterolるい

甾(固)醇酯　ステロールエステル　sterolester

甾武　ステロイド グリコシド　steroid glycoside

甾核　ステロイド骨核　steroidこっかく

甾环　ステロイド環　steroidかん

甾类蛋白质　ステロイド蛋白質　steroidたんぱくしつ

甾类(体)化合物　ステロイド化合物　steroidかごうぶつ

甾类糖尿病　ステロイド糖尿病　steroidとうにょうびょう

甾体激素中毒　ステロイド ホルモン中毒　steroid hormoneちゅうどく

甾体〔类〕激素　ステロイド ホルモン　steroid hormone

甾体生物碱　ステロイド アルカロイド　steroid alkaloid

甾体皂苷(武)(素)　ステロイド サポニン　steroid saponin

甾体皂苷配质　ステロイド サポゲニン　steroid sapogenin

甾酮　ステロン　sterone

甾酮类化合物　ケトステロイド化合物　ketosteroid かごうぶつ

甾族胆酸　ステロール酸　sterocholさん

栽培　栽培　さいばい

栽培群落　栽培群落　さいばいぐんらく

栽培种　栽培種　さいばいしゅ

栽植托牙　植え込み義歯　うえこみぎし

zài　再在载

再充填　再充填　さいじゅうてん

再传(感)染　再感染　さいかんせん

再次菌苗接种　重接種　じゅうせっしゅ

再次抗体应答　二次抗体応答　にじこうたいおうとう

再次免疫应答　二次免疫応答　にじめんえきおうとう

再次排斥反应　二次拒絶反応　にじきょぜつはんのう

再次应答　二次応答　にじおうとう

再刺激　再刺激,再興奮　さいしげき,さいこうふん

再发　再発　さいはつ

再发率　再発率　さいはつりつ

再发危险率　再発危険率　さいはつきけんりつ

再发〔性〕反应　再発反応　さいはつはんのう

再发性呕吐　再発性嘔吐　さいはつせいおうと

再发性疱疹　回帰性疱疹　かいきせいほうしん

再分布　再分布　さいぶんぷ

再分散　再分散　さいぶんさん

再缝术　再縫合術　さいほうごうじゅつ

再附着　再付着　さいふちゃく

再钙化　カルシウム再沈着　calciumさいちんちゃく

再钙化时间试验　カルシウム再沈着時間試験　calciumさいちんちゃくじかんしけん

再感染期　再感染期　さいかんせんき

再感染性结核　再感染結核〔症〕　さいかんせんけっかく〔しょう〕

再构成　再組成　さいそせい

再过滤　再濾過　さいろか

再呼吸　再呼吸　さいこきゅう

再极化　再分極　さいぶんきょく

再鉴定　再鑑定　さいかんてい

再接种　再接種　さいせっしゅ

再结晶〔作用〕　再結晶〔作用〕　さいけっしょう〔さよう〕

再解剖　再解剖　さいかいぼう

再开放　再開放　さいかいほう

再免疫作用　再免疫作用　さいめんえきさよう

再切断术　再切断術　さいせつだんじゅつ

再燃　再燃　さいねん

再认识　再認識　さいにんち

再入院　再入院　さいにゅういん

再扫描　リスキャン　rescan

再摄取　再摂取　さいせっしゅ

再升华　再昇華　さいしょうか

再生　再生　さいせい

再生不良　再生不良　さいせいふりょう

再生不良性贫血　再生不良性貧血　さいせいふりょうせいひんけつ

再生低下性白血病综合征　形成不全性白血病症候群　けいせいふぜんせいはっけつびょうしょうこうぐん

再生电位　再生電位　さいせいでんい

再生过程　再生過程　さいせいかてい

再生剂　再生剤　さいせいざい

再生结节　再生結節　さいせいけっせつ

再生毛发　再生毛髪　さいせいもうはつ

再生能力　再生能〔力〕　さいせいのう〔りょく〕

再生溶液　再生溶液　さいせいようえき

再生式氧气设备　再生式酸素装置　さいせいしきさんそそうち

再生芽　再生芽　さいせいが

再生障碍危象　骨髄無形成発症　こつずいむけいせいはっしょう

再生障碍性贫血　無形成性貧血,再生不良性貧血　むけいせいせいひんけつ,さいせいふりょうせいひんけつ

再生振荡器　再生発振器　さいせいはっしんき

再生〔作用〕　再生〔作用〕　さいせい〔さよう〕

再输注　返血〔法〕,自己輸血〔法〕　へんけつ〔ほう〕,じこゆけつ〔ほう〕

再脱位　再脱臼　さいだっきゅう

再吸气 再吸息 さいきゅうそく
再吸收 再吸収 さいきゅうしゅう
再吸收率 再吸収率 さいきゅうしゅうりつ
再现性 再現性 さいげんせい
再新术 創縁更生切除 そうえんこうせいせつじょ
再兴奋 再興奮 さいこうふん
再循环 再循環 さいじゅんかん
再循环池（库） 再循環プール さいじゅんかんpool
再循环淋巴细胞 再循環リンパ細胞 さいじゅんかんlymph さいぼう
再循环时间 再循環時間 さいじゅんかんじかん
再训练 再訓練 さいくんれん
再压缩法 再圧法 さいあつほう
再演 発生反復 はっせいはんぷく
再硬结 再硬結 さいこうけつ
再蒸馏〔作用〕 再蒸留〔作用〕 さいじょうりゅう〔さよう〕
再整合〔作用〕 再統合〔作用〕 さいとうごう〔さよう〕
再植法 再移植術 さいいしょくじゅつ
再植〔入〕术 再移植術 さいいしょくじゅつ
再植牙 再植歯 さいしょくし
再植肢体 再植肢 さいしょくし
再植肢体解脱 再植肢分離 さいしょくしぶんり
再植肢体肿胀 再植肢腫脹 さいしょくししゅちょう
再组成 再結合,再組成 さいけつごう,さいそせい
再组合 組換え くみかえ
在活体内 生体内で,インビボ in vivo
在活体外 インビトロ in vitro
〔在〕试管内 インビトロ in vitro
在线 オンライン on line
载波 キャリアー ウェーブ carrier wave
载〔玻〕片 スライドガラス,載せガラス slide glass,のせ glass
载黑素细胞 メラニン〔保有〕細胞 melanin〔ほゆう〕さいぼう
载距突 載距突起 さいきょとっき
〔载〕卵丘 卵丘 らんきゅう
载气 キャリアーガス carriar gas
载热体 低温熱媒体 ていおんねつばいたい
载色体 色素体 しきそたい
载生物卫星 生物衛星 せいぶつえいせい
载体 担体,キャリアー たんたい,carrier
载体蛋白 担体蛋白質 たんたいたんぱくしつ
载体钝化 担体非活性化 たんたいひかっせいか
载体活性部位 担体活性部位 たんたいかっせいぶい
载体性转运 担体性輸送 たんたいせいゆそう
载物玻片橱 スライドガラス戸棚 slideglassとだな
载物玻片盒 スライドガラス箱 slideglassばこ
载物玻片染色机 スライド染色機 slide せんしょくき
载物（玻）片 スライド ガラス slide glass
载物（玻）片加温器 スライド ガラス加温装置 slide glass かおんそうち
载物（玻）片架 スライド ガラス棚 slide glass たな
载物片培养法 スライドセル培養法 slide cell ばいようほう
载物片清洗器 スライド ガラス洗浄器 slide glassせんじょうき
载物片照片台 スライド フィルム台 slide film だい
载物片自动染色机 スライド自動染色機 slideじどうせん

しょくき
载〔物〕台 〔顕微鏡〕載物台 〔けんびきょう〕さいぶつだい
载〔物〕台测微器（尺） 載物台マイクロメーター,載物台測 微計 さいぶつだいmicrometer,さいぶつだいそくびけい
载物台粗调螺旋 載物台粗動ノブ さいぶつだいそどう knob
载物台横向运动螺旋 載物台横動ノブ さいぶつだいおう どうknob
载物台前后运动螺旋 載物台前後運動ノブ さいぶつだい ぜんごうんどうknob
载物台细调螺旋 載物台微動ノブ さいぶつだいびどう knob
载脂蛋白 アポリポプロティン apolipoprotein

ZAN 暂赞

zàn 暂赞

暂封 一時性仮封 いちじせいかふう
暂居微生物 一時性微生物 いちじせいびせいぶつ
暂时带菌者 一時保菌者 いちじほきんしゃ
暂时骨痂 暫定性仮骨 ざんていせいかこつ
暂时环境 一時的環境 いちじてきかんきょう
暂时寄生 一時的寄生 いちじてきせい
暂时寄生物 一時的寄生虫 いちじてききせいちゅう
暂时联系 一時的連結 いちじてきれんけつ
暂时生境 一時的居住環境 いちじてききょじゅうかんきょ う
暂时适应 一時的適応 いちじてきてきおう
暂时性白细胞减少 一時性白血球減少〔症〕 いちじせい はっけっきゅうげんしょう〔しょう〕
暂时性充填 一時的充填 いちじてきじゅうてん
暂时性肺炎 一過性肺炎 いっかせいはいえん
暂时性红斑 一過性紅斑 いっかせいこうはん
暂时性肌无力症 一過性筋無力症 いっかせいきんむりょ くしょう
暂时性脑缺血 一過性脳虚血 いっかせいのうきょけつ
暂时性脑缺血发作 一過性脳虚血発作 いっかせいのう きょけつほっき
暂时性尿崩症 一時性尿崩症 いちじせいにょうほうしょ う
暂时性缺血发作 一過性虚血発作 いっかせいきょけつほっ き
暂时性糖尿 一時性糖尿 いちじせいとうにょう
暂时性完全遗忘 一時性完全健忘〔症〕 いちじせいかんぜ んけんぼう〔しょう〕
暂时硬度 一時の硬度 いちじのこうど
暂时阈移 一時性域値移動 いちじせいいきちいどう
暂行标准 暫定標準 ざんていひょうじゅん
暂行方法 暫定方法 ざんていほうほう
暂行规定 暫時規定 ざんじきてい
暂〔乳〕牙 乳歯 にゅうし
暂用假肢 一時用義肢 いちじようぎし
暂用罩冠 仮封冠 かふうかん
赞德氏理疗器 ツァンデル装置 Zanderそうち
赞德氏细胞 ツァンデル細胞 Zanderさいぼう
赞格迈斯特氏试验 ツァンゲマイスター試験 Zangemeister しけん

ZANG 脏藏

zàng 脏藏

脏壁层　内臓層　ないぞうそう
脏壁中胚层　内臓中胚葉　ないぞうちゅうはいよう
脏层　臓側板　ぞうそくばん
脏〔层〕腹膜　臓側腹膜　ぞうそくふくまく
脏层胸膜　臓側胸膜　ぞうそくきょうまく
脏腑　臓腑　ぞうふ
脏腑病　臓腑病　ぞうふびょう
脏肌　内臓筋　ないぞうきん
脏筋膜　内臓筋膜　ないぞうきんまく
脏面　臓側面　ぞうそくめん
脏器　臓器　ぞうき
脏器非特异性抗核因子　非特異性臓器抗核因子　ひとくいせいぞうきこうかくいんし
脏器幻觉　内臓幻覚　ないぞうげんかく
脏器疗法　臓器療法　ぞうきりょうほう
脏器切除术　臓器切除術　ぞうきせつじょじゅつ
脏器特异性抗原　臓器特異性抗原　ぞうきとくいせいこうげん
脏器系数　臓器係数　ぞうきけいすう
脏器〔X线〕造影术　内臓造影法　ないぞうぞうえいほう
脏器相关　臓器相関　ぞうきそうかん
脏器效应器　臓器効果器　ぞうきこうかき
脏器移植　臓器移植　ぞうきいしょく
脏器摘除术　内臓摘除術　ないぞうてきじょじゅつ
脏器制剂　臓器薬剤　ぞうやくざい
脏胸膜　臓側胸膜　ぞうそくきょうまく
脏运动根细胞　内臓運動神経根細胞　ないぞううんどうしんけいこんさいぼう
藏红　サフラニン　safranine
藏红花苦甙　ピクロクロシン　picrocrocine
藏红花醛　サフラナール　safranal
藏红花素・クロシン　crocin
藏红花酸　クロセチン　crocetin
藏花霉素　クロセオマイシン　croceomycin
藏茴薄荷酮　カルボメントン　carvomenthone
藏茴香　ヒメウイキョウ
藏茴香醇　カルベオール　carveol
藏茴香酮　カルボン,カルボール　carvone,carvol
藏茴香烯　カルベン　carvene
藏医〔学〕　チベット医学　Tibetいがく

ZAO　凿早枣蚤藻灶皂造噪燥躁

zǎo　凿
凿骨刀　骨切りのみ　ほねきりのみ
凿〔子〕　鑿,チゼル　のみ,chisel

zǎo　早枣蚤藻
早搏　期外収縮　きがいしゅうしゅく
早产　早産　そうざん
早产儿　早産児　そうざんじ
早产儿暖箱　〔早産児〕保育器　〔そうざんじ〕ほいくき
早产活婴(嬰儿)　早産児　そうざんじ
早发　早発　そうはつ
早发更年期　早発性更年期　そうはつせいこうねんき
早发神经衰弱　早発性神経衰弱症　そうはつせいしんけいすいじゃくしょう
早发〔性〕痴呆　早発性痴呆　そうはつせいちほう
早发性黄疸　早発黄疸　そうはつおうだん
早发性精神病　早発性精神病　そうはつせいせいしんびょう

早发性淋巴水肿　早発性リンパ水腫　そうはつせいlymphすいしゅ
早发〔性〕神经衰弱　早発性神経衰弱　そうはつせいしんけいすいじゃく
早发月经　早発性月経　そうはつせいげっけい
早巨幼红细胞　前巨〔大〕赤芽球　ぜんきょ〔だい〕せきがきゅう
早老〔性〕痴呆　初老〔性〕痴呆　しょろう〔せい〕ちほう
早老性精神病　初老〔性〕精神病　しょろう〔せい〕せいしんびょう
早老性脑硬化症　初老〔性〕硬化症　しょろう〔せい〕こうかしょう
早老性脱发　若禿,壮年性脱毛症　じゃくとく,そうねんせいだつもうしょう
早老性幼稚病　早老性幼稚症　そうろうせいようちしょう
早老症　早老症　そうろうしょう
早期癌　早期癌　そうきがん
早期沉降物　早期降下物,早期降下塵　そうきこうかぶつ,そうきこうかじん
早期出现遗传病　先行遺伝病　せんこういでんびょう
早期堕胎药　早期堕胎薬　そうきだたいやく
早期恶变　早期悪性変化　そうきあくせいへんか
早期肺结核　早期肺結核　そうきはいけっかく
早期缝合　早期縫合　そうきほうごう
早期复极综合征　早期再分極候群　そうきさいぶんきょくしょうこうぐん
早期感受器电位　早期受容器電位　そうきじゅようきでんい
早期混合裂变产物　早期混合分裂生成物　そうきこんごうぶんれつせいせいぶつ
早期恢复　早期恢復　そうきかいふく
早期浸润　早期浸潤　そうきしんじゅん
早期浸润癌　早期浸潤癌　そうきしんじゅんがん
早期空洞　早期空洞　そうきくうどう
早期救治　早期治療,早期処置　そうきちりょう,そうきしょち
早期流产　早期流産　そうきりゅうざん
早期梅毒　早期梅毒　そうきばいどく
早期内回转术　ブラクストン・ヒックス回転術　Braxton-Hicksかいてんじゅつ
早期排除　早期排出　そうきはいしゅつ
早期破水　早期破水　そうきはすい
早期缺铁性贫血　早期鉄欠乏性貧血　そうきてつけつぼうせいひんけつ
早期妊娠　早期妊娠,妊娠初期　そうきにんしん,にんしんしょき
早期妊娠诊断　早期妊娠診断　そうきにんしんしんだん
早期妊娠中毒症　早期妊娠中毒症　そうきにんしんちゅうどくしょう
早期溶血综合征　早期溶血症候群　そうきようけつしょうこうぐん
早期尸体现象　早期死後現象,早期死体現象　そうきしごげんしょう,そうきしたいげんしょう
早期收缩　早期収縮　そうきしゅうしゅく
早期手术　早期手術　そうきしゅじゅつ
早期胎死　早期胎児死亡　そうきたいじしぼう
早期胃癌　早期胃癌　そうきいがん

早期吸气性爆裂音　早期吸息性捻髪音　そうききゅうそくせいねんぱつおん

早期效应　早期効果　そうきこうか

早期牙槽萎缩　早発性歯槽骨萎縮　そうはつせいしそうこついしゅく

早期隐性梅毒　早期潜伏梅毒　そうきせんぷくばいどく

早期诊断　早期診断　そうきしんだん

早期诊断率　早期診断率　そうきしんだんりつ

早期症状　早期症候　そうきしょうこう

早期症状性梅毒　早期症候性梅毒　そうきしょうこうせいばいどく

早期子宫颈浸润癌　早期子宮頸浸潤癌　そうきしきゅうけいしんじゅんがん

早熟　早熟　そうじゅく

早熟绝经　早発月経閉止　そうはつげっけいへいし

早熟青春期　早発青春期　そうはつせいしゅんき

早熟性生殖器巨大畸形　早熟性大性器奇形　そうじゅくせいだいせいききけい

早衰　早老〔症〕　そうろう〔しょう〕

早秃　壮年性脱毛〔症〕,若秃　そうねんせいだつもう〔しょう〕,じゃくとく

早泄　早漏　そうろう

早幼红细胞　前赤芽球　ぜんせきがきゅう

早幼粒细胞　前骨髄球　ぜんこつずいきゅう

早幼粒细胞性白血病　前骨髄球性白血病　ぜんこつずいせいはっけつびょう

早孕　早期妊娠　そうきにんしん

早孕子宫〔间歇性〕收缩征　ブラクストン・ヒックス徴候,ヒックス徴候　Braxton-Hicksちょうこう,Hicksちょうこう

枣　ナツメ

枣糊　棗糊剤,ジュジュベ パスタ　そうこざい,jujube paste

枣仁甙元　ジュジュボゲニン　jujubogenin

蚤　蚤　ノミ

蚤病　ノミ咬斑　ノミこうはん

蚤科　ヒトノミ科　ヒトノミか

蚤目　ノミ類　ノミるい

蚤属　ノミ属　ノミぞく

蚤咬状肾　小紅斑状腎　しょうこうはんじょうじん

藻　藻類　そうるい

藻红素　藻紅素,紅藻素　そうこうそ,こうそうそ

藻胶〔素〕　アルギン　algin

藻胶酸　アルギン酸　alginさん

藻菌　藻菌　そうきん

藻菌纲　藻菌綱　そうきんこう

藻菌性病　藻菌病　そうきんびょう

藻菌植物　藻菌植物　そうきんしょくぶつ

藻类　藻類　そうるい

藻青素　フィコシアノビリン　phycocyanobilin

藻色蛋白　藻色素蛋白質　そうしきそたんぱくしつ

藻色素　藻色素　そうしきそ

藻食动物　食藻動物　しょくそうどうぶつ

藻学　海藻学　かいそうがく

zào　灶皂造噪燥躁

灶性出血　限局性出血　げんきょくせいしゅっけつ

灶性坏死　巣状壊死　そうじょうえし

灶性肾小球肾炎　巣状糸球体腎炎　そうじょうしきゅうたいじんえん

灶性细胞浸润　巣状細胞浸潤　そうじょうさいぼうしん

じゅん

灶性心肌梗死　巣状心筋梗塞　そうじょうしんきんこうそく

灶性增生　巣状増殖　そうじょうぞうしょく

灶状坏死　巣状壊死　そうじょうえし

皂草甙　サポナリン　saponarin

皂草〔黄〕素　サポナレチン　saponaretin

皂甙(苷)　サポニン　saponin

皂甙(苷)元　サポゲニン　sapogenin

皂甙(苷)中毒　サポニン中毒　saponinちゅうどく

皂毒类　サポトキシン　sapotoxine

皂化当量　鹸化当量　けんかとうりょう

皂化剂　鹸化剤　けんかざい

皂化价(值)　鹸化価　けんかか

皂化率　鹸化率　けんかりつ

皂化〔作用〕　鹸化〔作用〕　けんか〔さよう〕

皂荚　ソウキョウ,トウサイカチ

皂荚属　サイカチ属　サイカチぞく

皂荚中毒　サイカチ中毒　サイカチちゅうどく

皂溶液　石鹸溶液　せっけんようえき

皂色谱　石鹸クロマトグラフィー,石鹸色層分析　せっけんchromatography,せっけんしきそうぶんせき

皂树　キラヤ樹　キラヤジュ

皂树属　キラヤ属　キラヤぞく

皂树酸　オウィラ属　ouillaさん

皂树皂毒素　キラヤ サポトキシン　quillaja-sapotoxin

皂土　ベントナイト　bentonite

皂土絮状试验　ベントナイト綿化試験　bentoniteめんかしけん

造白细胞组织增生　白血球生成組織増殖,白血症　はっけっきゅうせいせいそしきぞうしょく,はっけつしょう

造袋术　造袋術　ぞうたいじゅつ

造粉体　殿粉形成体　でんぷんけいせいたい

造盖术　棚形成術　たなけいせいじゅつ

造管术　管形成術　くだけいせいじゅつ

造冠术　歯冠形成術　しかんけいせいじゅつ

造红细胞组织　赤血球生成組織　せっけっきゅうせいせいそしき

造瘘〔管〕　瘻管形成　ろうかんけいせい

造瘘术　フィステル形成術,造瘻術　Fistelけいせいじゅつ,ぞうろうじゅつ

造血　造血　ぞうけつ

造血不良　造血異常　ぞうけついじょう

造血不良性贫血　無形成性貧血　むけいせいせいひんけつ

造血刺激因子　造血促進因子　ぞうけつそくしんいんし

造血多能干细胞　造血多能幹細胞　ぞうけつたのうかんさいぼう

造血干细胞　造血幹細胞　ぞうけつかんさいぼう

造血功能障碍　造血機能障害　ぞうけつきのうしょうがい

造血〔机能〕不全　造血異常　ぞうけついじょう

造血机能不足　造血機能不全　ぞうけつきのうふぜん

造血剂(药)　造血剤　ぞうけつざい

〔造血〕内因子　内因子　ないいんし

造血器官　造血臓器　ぞうけつぞうき

造血器官病　造血器病　ぞうけつきびょう

造血溶血平衡　造血溶血平衡　ぞうけつようけつへいこう

造血系放射病　造血器系放射病　ぞうけつきけいほうしゃびょう

造血系统　造血器系　ぞうけつきけい
造血细胞　造血細胞　ぞうけつさいぼう
造血型放射病　造血型放射病　ぞうけつがたほうしゃびょう
造血要素　造血要素　ぞうけつようそ
造血诱导微环境　〔赤〕血球産生微細胞環境　〔せっ〕けっきゅうさんせいびさいぼうかんきょう
造血障碍　造血障害　ぞうけつしょうがい
造血组织　造血組織　ぞうけつそしき
造血作用　血液生成　けつえきせいせい
造牙本质细胞　ぞうげ質芽細胞　ぞうげしつがさいぼう
造牙粉　ポリマー　polymer
造牙骨质细胞　セメント芽細胞　cementがさいぼう
造影　造影　ぞうえい
造影剂　造影剤　ぞうえいざい
造影剂过敏试验　造影剤敏感試験　ぞうえいざいびんかんしけん
造影剂肾内返流　造影剤腎臓内逆流　ぞうえいざいじんぞうないぎゃくりゅう
造影剂注入机　造影剤注入器　ぞうえいざいちゅうにゅうき
造影剂注射器　造影剤注射器　ぞうえいざいちゅうしゃき
造影检查　造影検査　ぞうえいけんさ
造釉器　エナメル質形成器　enamelしつけいせいき
造釉细胞　エナメル芽細胞　enamelがさいぼう
造釉细胞瘤　エナメル芽細胞腫　enamelがさいぼうしゅ
造釉细胞性纤维瘤　エナメル芽細胞繊維腫　enamelがさいぼうせんいしゅ
造釉细胞性纤维肉瘤　エナメル芽細胞繊維肉腫　enamelがさいぼうせんいにくしゅ
造釉细胞性纤维牙瘤　エナメル芽細胞性繊維歯腫　enamelがさいぼうせいせんいししゅ
造纸厂　製紙工場　せいしこうじょう
造纸厂废水　製紙工場廃水　せいしこうじょうはいすい
噪声(音)　騒音　そうおん
噪声单位　騒音単位　そうおんたんい
噪声发生器　騒音発生器　そうおんはっせいき
噪声防止　騒音防止　そうおんぼうし
噪声隔绝　騒音隔離　そうおんかくり
噪声级　騒音レベル　そうおんlevel
噪声计　騒音メーター,騒音計　そうおんmeter,そうおんけい
噪声危害　騒音災害　そうおんさいがい
噪声污染　騒音汚染　そうおんおせん
噪声系数　騒音係数　そうおんけいすう
噪声限制器　騒音制限器　そうおんせいげんき
噪声消除器　騒音消去器　そうおんしょうきょき
噪声性聋　騒音性聾,騒音性難聴　そうおんせいろう,そうおんせいなんちょう
噪声性听觉损伤　騒音性聴力損傷　そうおんせいちょうりょくそんしょう
噪声抑制器　騒音抑圧器　そうおんよくあつき
噪声预防　騒音予防　そうおんよぼう
噪声源　ノイズ源　noiseげん
噪音测定仪　騒音計　そうおんけい
噪音管理条例　騒音管理規定　そうおんかんりきてい
噪音计　騒音計　そうおんけい
噪音水平　騒音レベル　そうおんlevel

噪音性耳聋　騒音性聾　そうおんせいろう
噪音性神经症　騒音神経症　そうおんしんけいしょう
噪音影响　騒音影響　そうおんえいきょう
燥　乾燥　かんそう
躁动不安　情動不安　じょうどうふあん
躁狂　躁病,熱狂　そうびょう,ねっきょう
躁狂发作　躁病発作　そうびょうほっき
躁狂型躁郁症　躁病型躁うつ病　そうびょうがたそううつびょう
躁狂性格　熱狂性格　ねっきょうせいかく
躁狂性舞蹈病　躁狂性舞踏病　そうきょうせいぶとうびょう
躁狂抑郁性精神病　躁うつ病　そううつびょう
躁狂抑郁性精神病混合型　躁うつ病混合型　そううつびょうこんごうがた
躁狂抑郁性精神病循环型　躁うつ病循環型　そううつびょうじゅんかんがた
躁狂抑郁性精神病抑郁型　躁うつ病抑うつ型　そううつびょうよくうつがた
躁狂抑郁性精神病躁狂型　躁うつ病躁病型　そううつびょうそうびょうがた
躁狂抑郁性精神病躁狂状态　躁うつ病躁病状態　そううつびょうそうびょうじょうたい
躁狂抑郁(忧郁)症　躁うつ病　そううつびょう
躁狂抑郁症性抑郁症　躁うつ病性抑うつ病　そううつびょうせいよくうつびょう
躁狂〔症〕　躁病　そうびょう
躁狂〔症〕者　躁病患者　そうびょうかんじゃ
躁狂状态　躁病状態　そうびょうじょうたい
躁狂综合征　躁病症候群　そうびょうしょうこうぐん
〔躁郁〕循环性精神病　〔躁うつ〕循環性精神病　〔そううつ〕じゅんかんせいせいしんびょう
躁郁性格　躁うつ性格　そううつせいかく
躁郁症　躁うつ病　そううつびょう

ZE 责泽

zé 责泽

责任能力　責任能力　せきにんのうりょく
责任事故　責任事故　せきにんじこ
泽兰　沢蘭　タクラン
泽利希苗勒氏征　セーリグミュルレル徴候　Seeligmullerちょうこう
泽泻醇A　アリソールA　alisol A
泽泻醇B　アリソールB　alisol B
泽泻浸出物　アリスミン　alismin
泽泻科　オモダカ科　オモダカか
泽泻属　オモダカ属　オモダカぞく

ZENG 憎增

zēng 憎增

憎蚋　蚋　ブユ
憎色性　色素嫌性　しきそけんせい
憎水基　疎水基　そすいき
憎水胶体　疎水コロイド,疎水膠質　そすいcolloid,そすいこうしつ
憎水溶胶　疎水ゾル　そすいsol
憎(疏)液胶体　疎液性コロイド,疎液性膠質　そえきせいcolloid,そえきせいこうしつ

增白 增白 ぞうはく
增稠过程 濃縮過程 のうしゅくかてい
增稠剂 シックナー,増粘剤 thickener,ぞうねんざい
增感屏 增感板 ぞうかんばん
增厚型二尖瓣狭窄 肥厚性僧帽弁狭窄 ひこうせいそうぼうべんきょうさく
增剂疗法 薬物投与量漸増療法 やくぶつとうよりょうぜんぞうりょうほう
增进抵抗力系统 抵抗力増進系統 ていこうりょくぞうしんけいとう
增进健康 健康増進 けんこうぞうしん
增进期 増悪期 ぞうあくき
增菌法 増菌法 ぞうきんほう
增菌培养基 増菌培地 ぞうきんばいち
增量 増量 ぞうりょう
增敏 敏感性増強 びんかんせいぞうきょう
增强 強化 きょうか
增强病毒 強化ウイルス きょうかvirus
增强反应 反応増強 はんのうぞうきょう
增强分泌 分泌増強 ぶんぴつぞうきょう
增强器 インテンシファイヤ intensifier
增强型 増強型 ぞうきょうがた
增强因子 増強因子 ぞうきょういんし
增强作用 相乗作用 ぞうじょうさよう
增热 増熱 ぞうねつ
增溶机理 溶解度増進メカニズム ようかいどぞうしん mechanism
增溶剂 溶解補助剤 ようかいほじょざい
增溶溶解 溶解度増進 ようかいどぞうしん
增溶作用 溶解化作用,可溶化作用 ようかいかさよう,かようかさよう
增色效应 血色素増加効果 けっしきそぞうかこうか
增色性 血色素増加性 けっしきそぞうかせい
增生 増殖,過形成 ぞうしょく,かけいせい
增生减低 形成不全 けいせいふぜん
增生(殖)期 増殖期 ぞうしょくき
增生性瘢痕 増殖性瘢痕 ぞうしょくせいはんこん
增生性表皮松解 増殖性表皮剥離 ぞうしょくせいひょうひはくり
增生(殖)性肠结核 増殖性腸結核 ぞうしょくせいちょうけっかく
增生性大疱性表皮松解 増殖性水疱性表皮剥脱 ぞうしょくせいすいほうせいひょうひはくだつ
增生性胆囊病 増殖性胆囊病 ぞうしょくせいたんのうびょう
增生性肺粟粒结核结节 増殖性肺粟粒結核結節 ぞうしょくせいはいぞくりゅうけっかくけっせつ
增生性喉炎 増殖性喉頭炎 ぞうしょくせいこうとうえん
增生性肌炎 増殖性筋炎 ぞうしょくせいきんえん
增生性甲状腺肿 増殖性甲状腺腫 ぞうしょくせいこうじょうせんしゅ
增生性结核 増殖性結核 ぞうしょくせいけっかく
增生性结核性胸膜炎 増殖性結核性胸膜炎 ぞうしょくせいけっかくせいきょうまくえん
增生性筋膜炎 増殖性筋膜炎 ぞうしょくせいきんまくえん
增生性淋巴结炎 増殖性リンパ節炎 ぞうしょくせいlymphせつえん

增生性脑炎 増殖性脳炎 ぞうしょくせいのうえん
增生性脓皮病 増殖性膿皮症 ぞうしょくせいのうひしょう
增生性贫血 過形成貧血 かけいせいひんけつ
增生性肾小球肾炎 過形成糸球体腎炎 かけいせいしきゅうたいじんえん
增生性纤维变化 過形成繊維症 かけいせいせんいしょう
增生性牙髓炎 過形成歯髄炎 かけいせいしずいえん
增生性炎〔症〕 増殖性炎〔症〕 ぞうしょくせいえん〔しょう〕
增生性龈炎 増殖性歯肉炎 ぞうしょくせいしにくえん
增生抑制因子 増殖抑制因子 ぞうしょくよくせいいんし
增视疗法 視力増強療法 しりょくぞうきょうりょうほう
增塑剂 可塑剤 かそざい
增效 共力作用 きょうりょくさよう
增效剂 共力薬 きょうりょくやく
增血糖素 グルカゴン glucagon
增血压素 バゾプレシン vasopressin
增压素 ハイパーテンシン hepertensin
增益 利得,ゲイン りとく,gain
增益控制 利得制御 りとくせいぎょ
增音器 拡声器 かくせいき
增长速度 増加速度 ぞうかそくど
增殖 増殖 ぞうしょく
增殖裂头蚴 芽殖孤虫 がしょくこちゅう
增殖期 増殖期 ぞうしょくき
增殖期子宫内膜 増殖期子宮内膜 ぞうしょくきしきゅうないまく
增殖潜力 増殖可能力 ぞうしょくかのうりょく
增殖区 増殖区 ぞうしょくくく
增殖〔速〕率 増殖率 ぞうしょくりつ
增殖体(腺) アデノイド,腺様増殖〔症〕 adenoid,せんようぞうしょく〔しょう〕
增殖体(腺)肥大 アデノイド肥大 adenoidひだい
增殖体(腺)刮匙 アデノイド鋭匙 adenoidえいひ
增殖体(腺)面容 アデノイド顔貌 adenoidがんぼう
增殖体(腺)切除刀 アデノイド切除刀 adenoidせつじょとう
增殖体(腺)切除器 アデノイド切除器 adenoidせつじょき
增殖体(腺)切除术 アデノイド切除術 adenoidせつじょじゅつ
增殖体(腺)炎 アデノイド咽頭炎,扁桃炎 adenoid いんとうえん,へんとうえん
增殖细胞 増殖細胞 ぞうしょくさいぼう
增殖细胞群 増殖細胞群 ぞうしょくさいぼうぐん
增殖腺扁桃体切除术 アデノイド口蓋扁桃切除術 adenoidこうがいへんとうせつじょじゅつ
增殖腺病 アデノイド病 adenoidびょう
增殖腺残体切除术 アデノイド残部切除術 adenoidざんぶせつじょじゅつ
增殖腺结核 アデノイド結核 adenoidけっかく
增殖腺-咽-结膜病毒 アデノイド咽頭結膜ウイルス adnenoidいんとうけつまくvirus
增殖腺摘除后出血 アデノイド摘出後出血 adenoidてきしゅつごしゅっけつ
增殖型 増殖型 ぞうしょくがた
增殖型小肠结核 増殖型小腸結核 ぞうしょくがたしょうちょうけっかく

增殖性病变　増殖性病変　ぞうしょくせいびょうへん
增殖性动脉内膜炎　増殖性動脈内膜炎　ぞうしょくせいどうみゃくないまくえん
增殖性关节炎　肥厚性関節炎　ひこうせいかんせつえん
增殖性红斑　紅色肥厚〔症〕　こうしょくひこう〔しょう〕
　　凯腊氏增殖性红斑　ケイラー紅色肥厚症　Queyratこうしょくひこうしょう
增殖性红斑狼疮　増殖性紅斑狼瘡　ぞうしょくせいこうはんろうそう
增殖性狼疮　増殖性狼瘡　ぞうしょくせいろうそう
增殖性梅毒疹　隆起性梅毒疹　りゅうきせいばいどくしん
增殖性脓皮病　増殖性膿皮症　ぞうしょくせいのうひしょう
增殖性脓皮炎　増殖性化膿性皮膚炎　ぞうしょくせいかのうせいひふえん
增殖性皮炎　増殖性皮膚炎　ぞうしょくせいひふえん
增殖性视网膜病　増殖性網膜病　ぞうしょくせいもうまくびょう
增殖性视网膜炎　増殖性網膜炎　ぞうしょくせいもうまくえん
增殖性糖尿病性视网膜病　増殖性糖尿病性網膜病　ぞうしょくせいとうにょうびょうせいもうまくびょう
增殖性天疱疮　増殖性天疱瘡　ぞうしょくせいてんぽうそう
增殖性心内膜炎　増殖性心内膜炎　ぞうしょくせいしんないまくえん
增殖性龈炎　増殖性歯肉炎　ぞうしょくせいしにくえん
增殖抑制因子　増殖抑制因子　ぞうしょくよくせいいんし
增殖周期　増殖周期　ぞうしょくしゅうき

ZHA　闸铡眨乍诈炸栅

zhá　闸铡
闸　水門　すいもん
闸门　ゲート　gate
闸门机制　ゲート機構　gateきこう
闸门〔控制〕学说　ゲート制御説　gateせいぎょせつ
铡除刀　ギロチン　guillotine

zhǎ　眨
眨眼　瞬目　しゅんもく
眨眼反射　瞬目反射　しゅんもくはんしゃ
眨眼频率　瞬目頻度　しゅんもくひんど

zhà　乍诈炸栅
乍克逊氏癫痫　ジャクソンてんかん　Jacksonてんかん
诈(装)病　詐病,仮病　さびょう,けびょう
诈病者　仮病者,詐病者　けびょうしゃ,さびょうしゃ
炸弹　爆弾　ばくだん
炸药　爆薬　ばくやく
栅栏细胞比　柵状細胞比率　さくじょうさいぼうひりつ
栅栏(状)组织　柵状組織　さくじょうそしき
栅状带　柵帯　さくたい

ZHAI　摘

zhāi　摘
摘出(除)器　摘出器　てきしゅつき
摘出术　摘出術,抜去術　てきしゅつじゅつ,ばっきょじゅつ
摘除　摘除,摘出　てきじょ,てきしゅつ

ZHAN　沾呫粘詹谵斩展盏辗占战站

zhān　沾呫粘詹谵
沾(污)染　汚染　おせん
沾染物　汚染物　おせんぶつ
呫哳吨氢醇　キサントヒドロール　xanthydrol
粘连　癒着　ゆちゃく
粘连剥离剪　癒着剝離鋏　ゆちゃくはくりばさみ
粘连带　癒着帯　ゆちゃくたい
粘连皮炎　癒着性皮膚炎　ゆちゃくせいひふえん
粘连胎盘　癒着胎盤　ゆちゃくたいばん
粘连现象　癒着現象　ゆちゃくげんしょう
粘连型　癒着型　ゆちゃくがた
粘连性　癒着性　ゆちゃくせい
粘连性肠梗阻　癒着腸閉塞症,癒着性イレウス　ゆちゃくちょうへいそくしょう,ゆちゃくせいileus
粘连性腹膜炎　癒着性腹膜炎　ゆちゃくせいふくまくえん
粘连性角膜白斑　角膜癒着性白斑　かくまくゆちゃくせいはくはん
粘连性静脉炎　癒着性静脈炎　ゆちゃくせいじょうみゃくえん
粘连性脑突出　癒着性脳ヘルニア　ゆちゃくせいのうhernia
粘连性心包炎　癒着性心嚢(膜)炎　ゆちゃくせいしんのう(まく)えん
粘连性阴道炎　癒着性膣炎　ゆちゃくせいちつえん
粘连性蛛网膜炎　癒着性クモ膜炎　ゆちゃくせいクモまくえん
詹金斯氏滤器　ジェンキンスフィルター　Jenkins filter
詹-凯二氏试验　ジェンナー・ケー試験　Jenner-kay しけん
詹纳尔氏染色法　ジェンナー染色法　Jennerせんしょくほう
詹纳里氏带　ジェンナリ線条　Gennariせんじょう
詹韦氏斑　ジェンウェー斑点　Janewayはんてん
詹韦氏点　ジェンウェー点　Janeway　てん
詹韦氏血压计　ジェンウェー血圧計　Janeway けつあつけい
谵妄　せん妄　せんもう,せんぼう
谵妄型精神分裂症　せん妄性〔精神〕分裂病　せんぼうせい〔せいしん〕ぶんれつびょう
谵妄性躁狂　せん妄性躁病　せんぼうせいそうびょう
谵妄者　せん妄者　せんぼうしゃ
谵妄状态　せん妄状態　せんぼうじょうたい

zhǎn　斩展盏辗
斩断术　切断術　せつだんじゅつ
展　外転　がいてん
展(伸)反射　伸筋反射　しんきんはんしゃ
展肌　外転筋　がいてんきん
展肌麻痹　外転筋麻痺　がいてんきんまひ
展开　展開　てんかい
展开剂　展開剤　てんかいざい
展神经　外転神経　がいてんしんけい
展神经核　外転神経核　がいてんしんけいかく
展神经瘤　外転神経腫　がいてんしんけいしゅ
展神经麻痹　外転神経麻痺　がいてんしんけいまひ
展神经麻痹复视　外転神経復視　がいてんしんけいふくし
盏　腎杯　じんはい
辗转不安　運動不安　うんどうふあん

zhàn　占战站
占领学说　占領説　せんりょうせつ
占位性　占有性　せんゆうせい

占位〔性〕病变　占有性病変　せんゆうせいびょうへん
占位症状　占有性徴候　せんゆうせいちょうこう
占位性纵隔病变　占有性縦隔洞病　せんゆうせいじゅうかくどうびょう
占有轨道　占有軌道　せんゆうきどう
战地救护车　野戦救急車　やせんきゅうきゅうしゃ
战壕口炎　塹壕口内炎　ざんごうこうないえん
战壕热　塹壕熱　ざんごうねつ
战壕足　塹壕足　ざんごうそく
战栗　戦りつ　ぜんりつ
战伤　戦傷　せんしょう
战伤病理　戦傷病理学　せんしょうびょうりがく
战伤处理原则　戦傷処置原則　せんしょうしょちげんそく
战伤分类　戦傷分類　せんしょうぶんるい
战伤后肾功能不全　戦傷後腎〔臓〕機能不全　せんしょうごじん〔ぞう〕きのうふぜん
战伤后应激性溃疡　戦傷後ストレス潰瘍　せんしょうごstressかいよう
战伤假性动脉瘤　戦傷偽性動脈瘤　せんしょうぎせいどうみゃくりゅう
战伤截肢　戦傷肢切断　せんしょうしせつだん
战伤气胸　戦傷性気胸　せんしょうせいききょう
战伤缺血性痉挛　戦傷虚血性拘縮　せんしょうきょけつせいこうしゅく
战伤外科学　戦傷外科学　せんしょうげかがく
战伤休克　戦傷〔性〕ショック　せんしょう〔せい〕shock
战伤血胸　戦傷血胸〔症〕　せんしょうけっきょう〔しょう〕
战时精神病学　戦時精神病学　せんじせいしんびょうがく
战时内科学　戦時内科学　せんじないかがく
战时神经机能病　戦時神経症　せんじしんけいしょう
战时卫生勤务　戦時衛生勤務　せんじえいせいきんむ
战争时神经症　戦時神経症　せんじしんけいしょう
站立姿势　直立位,直立姿勢　ちょくりつい,ちょくりつしせい
站位　直立位　ちょくりつい

ZHANG　张章獐樟蟑掌胀障瘴

zhāng　**张章獐樟蟑**

张伯伦滤菌器　シャンベラン濾過器　chamberlandろかき
张肌　張筋　ちょうきん
张口呼吸　口呼吸　くちこきゅう
张口困难　開口困難　かいこうこんなん
张口器　開口器　かいこうき
张口受限　開口制限　かいこうせいげん
张口位　開口位　かいこうい
张力　張力　ちょうりょく
张力测量法　張力測定法　ちょうりょくそくていほう
张力分析器　張力分析器　ちょうりょくぶんせきき
张力感受器　張力受容器　ちょうりょくじゅようき
张力过强　緊張亢進　きんちょうこうしん
张力换能器　張力トランスデューサ　ちょうりょくtransducer
张力计　トノメーター　tonometer
张力减低（退）　緊張低下,低張　きんちょうていか,ていちょう
张力描记器　張力記録器　ちょうりょくきろくき
张力摩擦　張力摩擦　ちょうりょくまさつ
张力强度　引張強度　ひっぱりきょうど

张力曲线　張力曲線　ちょうりょくきょくせん
张力缺乏　無緊張〔症〕,アトニー　むきんちょうしょう,atony
张力缺乏性消化不良　弛緩性消化不良　しかんせいしょうかふりょう
张力时间指数　張力時間指数　ちょうりょくじかんしすう
张力-速度曲线　張力速度曲線　ちょうりょくそくどきょくせん
张力微丝　張力マイクロフィラメント　ちょうりょくmicrofilament
张力细丝　張力フィラメント　ちょうりょくfilament
张力线　張力線　ちょうりょくせん
张力性空洞　張力性空洞　ちょうりょくせいくうどう
张力性尿失禁　緊張性尿失禁　きんちょうせいにょうしっきん
张力性尿失禁手术　緊張性尿失禁手術　きんちょうせいにょうしっきんしゅじゅつ
张力〔性〕气胸　緊張性気胸,張力性気胸　きんちょうせいききょう,ちょうりょくせいききょう
张力性头痛　張力性頭痛　ちょうりょくせいずつう
张力性自发性气胸　張力性自発気胸　ちょうりょくせいじはつききょう
张力学说　張力説　ちょうりょくせつ
张力原丝　張力フィラメント　ちょうりょくfilament
张力原纤维　張原繊維　ちょうげんせんい
张力障碍　ジストニー,張力失調〔症〕　dystonia,ちょうりょくしっちょう〔しょう〕
章鱼　章魚　タコ
章鱼胺　オクトパミン　octopamine
獐牙菜属　センブリ属　センブリぞく
獐牙菜咄酮　スウェルチアノール　swertianol
樟科　クスノキ科　クスノキか
樟柳碱　アニソジン　anisodine
樟脑　樟脳,カンファ　ショウノウ,camphor
樟脑薄荷脑　カンフォメントール　camphomenthol
樟脑搽剂　カンフルリニメント　camphor liniment
樟脑酊　樟脳チンキ　ショウノウtincture
樟脑酊合剂　樟脳チンキ合剤　ショウノウtinctureごうざい
樟脑酚　フェノールカンファー　phenol camphor
樟脑酚合剂　フェノールカンファー合剤　phenol camphorごうざい
樟脑磺酸　樟脳スルフォン酸　ショウノウsulfonさん
樟脑磺酸钠　樟脳スルフォン酸ナトリウム　ショウノウsulfonさんnatrium
樟脑磺酸替奥芬　樟脳スルフォン酸トリメタファン　ショウノウsulfonさんtrimetaphan
樟脑软膏　樟脳軟膏　ショウノウなんこう
樟脑酸　樟脳酸　ショウノウさん
樟脑酸酐　無水樟脳酸　むすいショウノウさん
樟脑水　樟脳水　ショウノウすい
樟脑烯　カンホレン　camphoren
樟脑瘾　樟脳貪食者　ショウノウどんしょくしゃ
樟脑中毒　樟脳中毒〔症〕　ショウノウちゅうどく〔しょう〕
樟属　クスノキ属　クスノキぞく
樟烷　カンファン　camphane
樟烯　カンフェン　camphene
蟑螂　ゴキブリ

zhǎng　**掌**

掌 中手 ちゅうしゅ
掌背动脉 背側中手動脈 はいそくちゅうしゅどうみゃく
掌背静脉 背側中手静脈 はいそくちゅうしゅじょうみゃく
掌侧 掌側 しょうそく
掌侧面 掌面 しょうめん
掌侧韧带 掌側靭帯 しょうそくじんたい
掌长肌 長掌筋 ちょうしょうきん
掌长肌腱移位术 長掌筋腱転移術 ちょうしょうきんけんてんいじゅつ
掌动脉 中手動脈 ちゅうしゅどうみゃく
掌短肌 短掌筋 たんしょうきん
掌骨 中手骨 ちゅうしゅこつ
掌骨背侧韧带 背側中手靭帯 はいそくちゅうしゅじんたい
掌骨骨折 中手骨骨折 ちゅうしゅこつこっせつ
掌骨间关节 中手骨間関節 ちゅうしゅこっかんかんせつ
掌骨间韧带 骨間中手靭帯 こっかんちゅうしゅじんたい
掌骨间隙 中手骨間隙 ちゅうしゅこつかんげき
掌骨结核 中手骨結核〔症〕 ちゅうしゅこつけっかく〔しょう〕
掌骨颈骨折 中手骨頸骨折 ちゅうしゅこつけいこっせつ
掌骨锯 中手骨のこ ちゅうしゅこつのこ
掌骨拉钩 中手骨レトラクタ ちゅうしゅこつretractor
掌骨牵引器 中手骨牽引器 ちゅうしゅこつけんいんき
掌骨切除术 中手骨切除術 ちゅうこつせつじょじゅつ
掌骨深横韧带 深横中手骨靭帯 しんおうちゅうしゅこつじんたい
掌骨头间静脉 中手骨頭間静脈 ちゅうしゅこつとうかんじょうみゃく
掌骨掌侧韧带 掌側中手靭帯 しょうそくちゅうしゅじんたい
掌黑癣 手掌黒色癬 しゅしょうこくしょくせん
掌红斑 手掌紅斑 しゅしょうこうはん
掌化脓症 手掌化膿症 しゅしょうかのうしょう
掌肌 手掌筋 しゅしょうきん
掌间隙感染 手掌間隙感染 しゅしょうかんげきかんせん
掌腱膜 手掌腱膜 しゅしょうけんまく
掌腱膜挛缩症 手掌腱膜拘縮症 しゅしょうけんまくこうしゅくしょう
掌颏反射 手掌頤反射 しゅしょうおとがいはんしゃ
掌挛缩〔病〕 手掌拘縮〔症〕 しゅしょうこうしゅく〔しょう〕
掌梅毒疹 手掌梅毒疹 しゅしょうばいどくしん
掌面 掌面 しょうめん
掌浅弓 淺掌動脈弓 せんしょうどうみゃくきゅう
掌浅横韧带 淺横中手靭帯 せんおうちゅうしゅじんたい
掌浅静脉弓 淺掌静脈弓 せんしょうじょうみゃくきゅう
掌浅支 淺掌枝 せんしょうし
掌屈 手掌屈曲 しゅしょうくっきょく
掌深弓 深掌動脈弓 しんしょうどうみゃくきゅう
掌深静脉弓 深掌静脈弓 しんしょうじょうみゃくきゅう
掌深支 深掌枝 しんしょうし
掌收缩病 手掌収縮病 しゅしょうしゅうしゅくびょう
掌纹 手掌理紋 しゅしょうりもん
掌纹鉴定 手掌理紋確認 しゅしょうりもんかくにん
掌心 たなごころ,手のひら てのひら
掌心动脉 掌側中手動脈 しょうそくちゅうしゅどうみゃく
掌心静脉 掌側中手静脈 しょうそくちゅうしゅじょうみゃく

掌叶防己碱 パルマチン palmatine
掌印 手掌プリント しゅしょうprint
掌跖角化〔症〕(病) 手掌足底角化〔症〕 しゅしょうそくていかっか〔しょう〕
掌跖牛皮癣 手掌足底乾癬 しゅしょうそくていかんせん
掌跖脓疱疹(病) 手掌足底膿疱症 しゅしょうそくていのうほうしょう
掌跖纤维瘤病 手掌足底線維腫症 しゅしょうそくていせんいしゅしょう
掌跖银屑病 手掌足底乾癬 しゅしょうそくていかんせん
掌指关节 中手指節関節 ちゅうしゅしせつかんせつ
掌指关节交锁 中手指節嵌合 ちゅうしゅしせつかんごう
掌指关节脱位 中手指節関節脱臼 ちゅうしゅしせつかんせつだっきゅう
掌中间隙 手掌正中隙 しゅしょうせいちゅうげき
掌中间隙感染 手掌正中隙感染 しゅしょうせいちゅうげきかんせん
掌状复叶 掌状復葉 しょうじょうふくよう
掌状毛 掌状毛 しょうじょうもう

zhàng　胀障瘴

胀满 膨満 ぼうまん
胀满感 膨満感 ぼうまんかん
胀痛 膨脹痛 ぼうちょうつう
胀性流动 ダイラタント流動 dilatantりゅうどう
障碍 障害 しょうがい
瘴毒(气) 瘴気,ミアスマ しょうき,miasma

ZHAO　招着爪沼兆照罩

zhāo　招

招风耳 コウモリ耳 コウモリみみ

zháo　着

着边 辺縁趨向 へんえんすうこう
着火点 引火点 いんかてん
着火温度 引火温度 いんかおんど
着魔惊恐 悪魔恐怖 あくまきょうふ
着魔妄想 悪魔妄想 あくまもうそう

zhǎo　爪沼

爪 爪 つめ
爪钩 爪鉤 そうこう
爪甲 爪甲 そうこう
爪间突 爪間突起 そうかんとっき
爪哇猿人 ジャワ猿人 Javaえんじん
爪形肠钳 バブコック鉗子 Babcockかんし
爪形(状)手 鷲〔爪〕手 わし〔つめ〕て
爪形(状)趾(足) 鷲足 わしあし
沼地热 沼沢熱 しょうたくねつ
沼气 メタンガス methane gas
沼气池 メタンガスタンク methane gas tank
沼生木贼碱 パルストリン palustrine

zhào　兆照罩

兆比率 百万分率,PPM(ppm) ひゃくまんぶんりつ
兆电子伏〔特〕 メガ エレクトロン ボルト mega electron volt
兆赫 メガヘルツ megahertz
兆焦耳 メガジュール megajoule
兆拉德 メガラド megarad
兆欧〔姆〕 メガオーム,MΩ megohm

兆瓦〔特〕 メガワット,MW megawatt

兆周 メガサイクル megacycle

照度 照度 しょうど

照度标准 照度標準 しょうどひょうじゅん

照度计 照度計 しょうどけい

照度级 照度レベル しょうどlevel

照明 照明 しょうめい

照明鼻牵开器 照明開鼻器 しょうめいかいびき

照明法 照明法 しょうめいほう

照明口镜 照明口腔鏡 しょうめいこうこうきょう

照明脑室〔拉〕钩 照明脳室鈎 しょうめいのうしつこう

照明器 照明器 しょうめいき

照明卫生要求 照明衛生規定 しょうめいえいせいきてい

照明血型观察器 照明血液型ビュアー しょうめいけつえきがたviewer

照片 写真 しゃしん

照射〔法〕 照射〔法〕 しょうしゃほう

照射范围 照射範囲 しょうしゃはんい

照射剂量 照射線量 しょうしゃせんりょう

照射时间 照射時間 しょうしゃじかん

照射透入 照射貫入 しょうしゃかんにゅう

照射吸收 照射吸収 しょうしゃきゅうしゅう

照射〔作用〕 照射〔作用〕 しょうしゃ〔さよう〕

照相法 撮影法 さつえいほう

照相机 カメラ camera

照相计时器 ホトタイマー phototimer

照相记录器 写真記録器 しゃしんきろくき

照相裂隙灯 写真細隙灯 しゃしんさいげきとう

照相膀胱镜 写真膀胱鏡 しゃしんぼうこうきょう

照相式黄疸测量仪 写真式黄疸測定器 しゃしんしきおうだんそくていき

照相输出设备 写真出力装置 しゃしんしゅつりょくそうち

照相(像)术(法) 写真術 しゃしんじゅつ

照相纸 写真用紙 しゃしんようし

γ-照相装置 γ-線写真装置 γ-せんしゃしんそうち

照像干板 写真乾板 しゃしんかんばん

罩冠 前装冠 ぜんしょうかん

罩冠固位体 ベニヤ ウェチナー veneer vetiner

罩式滤器 マントル フィルター montle filter

罩牙本质 外被象牙質 がいひぞうげしつ

罩衣技术 ガウン テクニック gown technique

ZHE 蜇遮折蛰锗赭褶浙蔗鹧

zhē 蜇遮

蜇咬 虫刺し,虫咬み むしさし,むしかみ

遮蔽指示剂 遮蔽指示薬 しゃへいしじやく

遮断抗体 遮断抗体 しゃだんこうたい

遮断〔性〕抗原 遮断抗原 しゃだんこうげん

遮光剂(药) 遮光薬 しゃこうやく

遮光滤光器 バリアー フィルタ barrier filter

遮光眼罩 アイシェード eye shade

遮眼器 アイ シェード eye shade

zhé 折蛰

折点氯化法 ブレーク ポイント 塩素消毒法 break point えんそしょうどくほう

折叠 折り畳み おりたたみ

β-折叠片 β-シーツ β-sheet

折叠片状结构 シーツ状構造 sheetじょうこうぞう

折叠式步行扶架(车) 折り畳み式歩行補助装置 おりたたみしきほこうほじょそうち

折返 再入 さいにゅう

折返激动 再入興奮 さいにゅうこうふん

折返现象 再入現象 さいにゅうげんしょう

折返性激动 再入性インパルス さいにゅうせいimpulse

折返性心动过速 再入性頻拍 さいにゅうせいひんぱく

折骨器 破骨器 はこっき

折骨术 骨砕き術 ほねくだきじゅつ

折光 屈折 くっせつ

折光成象 屈折イメージ くっせつimage

折(屈)光度 ジオプトリー,曲光度 dioptry,きょくこうど

折光法 屈折率測定法 くっせつりつそくていほう

折光力 屈折力 くっせつりょく

折光(射)率 屈折率 くっせつりつ

折光率表 屈折率表 くっせつりつひょう

折光(射)系数 屈折係数 くっせつけいすう

折光性 屈折性 くっせつせい

折光仪 屈折計 くっせつけい

折光正常 屈折正常 くっせつせいじょう

折光指数 屈折指数 くっせつしすう

折光指数表 屈折指数表 くっせつしすうひょう

折积法 容積法 ようせきほう

折(凹)入 陥入 かんにゅう

折射 屈折 くっせつ

折射本领 屈折能 くっせつのう

折射波 屈折波 くっせつは

折射常数 屈折定数 くっせつていすう

折射滴定 屈折滴定 くっせつてきてい

折射点 屈折点 くっせつてん

折射定律 屈折の法則 くっせつのほうそく

折射法 屈折法 くっせつほう

折射分析 屈折分析 くっせつぶんせき

折射光 屈折光線 くっせつこうせん

折射计 屈折計 くっせつけい

折射角 屈折角 くっせつかく

折射率 屈折率 くっせつりつ

折射微差 屈折微差 くっせつびさ

折射线 屈折〔光〕線 くっせつ〔こう〕せん

折射性屈光不正 屈折性非正視 くっせつせいひせいし

折射指数检测计 屈折指数検出器 くっせつしすうけんしゅつき

折式担架 折り畳み式担架 おりたたみしきたんか

折式帆布担架 折り畳み式カンバス担架 おりたたみしきcanvasたんか

折式叩诊锤 折り畳み式打診槌 おりたたみしきだしんつい

折式轮椅 折り畳みくるまいす おりたたみくるまいす

折式牙科椅 折り畳み式歯科椅子 おりたたみしきしかいす

折术 ひだ形成術 ひだけいせいじゅつ

折纸漏斗 折り畳み濾紙濾過器 おりたたみろしろかき

蛰伏脂〔肪〕瘤 ヒベルノーマ hibernona

zhé 锗赭褶

锗 ゲルマニウム,Ge germanium

锗锂半导体探测器 ゲルマニウム リチウム半導体検出器 germanium-lithiumはんどうたいけんしゅつき

赭〔曲霉〕毒素 オクラトキシン ochratoxin

赭曲霉素　オクラシン　ochracin
赭色　赭土色　しゃどしょく
赭石密码子　オーカー コードン　ochre codon
赭石型三联体　オーカートリプレット　ochre triplet
褶痕　しわ

zhě　浙蔗鸥

浙贝碱甙　ペイミノシド　peiminoside
浙贝母　浙贝母,アミガサユリ　せつカイボ
浙贝〔母〕碱　ペイミン,ベルチシン　peimine,verticine
蔗尘沉着病　甘蔗榨粕症　かんしょくはくしょう
蔗尘肺　さとうきび肺　さとうきびはい
蔗蜡　セロシン　cerosin
蔗糖　蔗糖,スクロース　しょとう,sucrose
蔗糖磷酸化酶　蔗糖ホスホリラーゼ　しょとうphosphory-lase
蔗糖酶　スクラーゼ,インベルターゼ　sucrase,invertase
蔗糖密度梯度　蔗糖の密度勾配　しょとうのみつどこうばい
蔗糖尿　スクロース尿〔症〕　sucroseにょう〔しょう〕
蔗糖溶血试验　蔗糖溶血試験　しょとうようけつしけん
蔗糖水溶血试验　蔗糖液溶血試験　しょとうえきようけつしけん
蔗糖血　スクロース血〔症〕　sucroseけつ〔しょう〕
蔗糖-异麦芽糖不耐〔症〕　スクロース イソマルトース不耐〔症〕　sucrose-isomaltoseふたい〔しょう〕
鸥鸪　鶤鸪ヤマウズラ　シャコ
鸥鸪菜　海人草　カイジンソウ

ZHEN　针珍真砧甄诊枕疹阵振震镇

zhēn　针珍真砧甄

针　針　はり,しん
　斯坦曼氏针　シュタインマン ピン　Steinmann pin
针拨术　水晶体圧下法　すいしょうたいあっかほう
针刺　穿刺　せんし
针刺创　〔穿〕刺傷　〔せん〕ししょう
针刺感　アカンセスシージア　acanthesthesia
针刺激光装置　レーザー穿刺セット　laserせんしset
针刺接种〔法〕　刺創接種〔法〕　しそうせっしゅ〔ほう〕
针刺疗法　刺針療法　ししんりょうほう
针〔刺〕麻〔醉〕　針麻酔　はりますい
针刺器　刺針器　ししんき
针刺痛　刺針痛　ししんつう
针刺性　刺針性　ししんせい
针刺样痛　刺針様痛　ししんようつう
针刺引产术　刺針誘発分娩術　ししんゆうはつぶんべんじゅつ
针刺者　刺針者　ししんしゃ
针刺镇痛　刺針鎮痛　ししんちんつう
针电极　針電極　はりでんきょく
针罐　針入れ　はりいれ
针盒　針箱　はりばこ
针剂　注射剤　ちゅうしゃざい
针接头　アダプタ　adapter
针晶束　束晶　そくしょう
针晶体　束晶　そくしょう
针灸　針灸　しんきゅう,はりきゅう
针灸医生　針灸医　しんきゅうい
针灸针　針灸針　しんきゅうしん

针灸治疗　針灸治療　しんきゅうちりょう
针孔阀　針バルブ　はりvalve
针麻　針麻酔　はりますい
针麻测痛仪　針麻酔疼痛測定器　はりますいとうつうそくていき
针芽　羽茅　ハネガヤ
针术　刺針術　ししんじゅつ
针筒　注射筒,シリンジ　ちゅうしゃとう,syringe
针头　注射針　ちゅうしゃしん
针吸活〔组织〕检〔查〕　針吸引生検,穿刺生検　はりきゅういんせいけん,せんしせいけん
针芯　スタイレット　stylet
针形结晶　針状結晶　はりじょうけっしょう
针压法　鋭圧術　えいあつじゅつ
针止血法　針止血法　はりしけつほう
针状骨膜刷扫器　針型骨膜清掃器　はりがたこつまくせいそうき
针状骨赘　針状贅骨　はりじょうぜいこつ
针状内窥镜　針状内視鏡　はりじょうないしきょう
针状叶　針状葉　はりじょうよう
针座　針立　はりたて
珍珠　真珠　シンジュ
珍珠贝　真珠貝　シンジュガイ
珍珠样光泽　真珠様光沢　シンジュようこうたく
真半阴阳　真半陰陽　しんはんいんよう
真半阴阳体　真半陰陽体　しんはんいんようたい
真肥大　真性肥大　しんせいひだい
真缝　真性縫合　しんせいほうごう
真杆菌属　ユーバクテリウム属　Eubacteriumぞく
真骨盆　真骨盤　しんこつばん
真核　真核　しんかく
真核单细胞生物　真核単細胞生物　しんかくたんさいぼうせいぶつ
真核生物　真核生物　しんかくせいぶつ
真核细胞　真核細胞　しんかくさいぼう
真核细胞型微生物　真核細胞型微生物　しんかくさいぼうがたびせいぶつ
真核原生生物　真核原生生物　しんかくげんせいせいぶつ
真核原生生物界　真核原生生物界　しんかくげんせいせいぶつかい
〔真〕灰鼠　チンチラ　chinchilla
真假半阴阳　真偽半陰陽　しんぎはんいんよう
真胶体　真性コロイド,オイコロイド　しんせいcolloid,eu-colloid
真结合径　真結合線　しんけつごうせん
真菌　真菌,糸状菌　しんきん,しじょうきん
真菌病　真菌症　しんきんしょう
真菌孢子病　胞子真菌症　ほうししんきんしょう
真菌毒素　マイコトキシン,真菌毒素　mycotoxin,しんきんどくそ
真菌毒性　対真菌毒性　たいしんきんどくせい
真菌感染　真菌感染　しんきんかんせん
真菌界　真菌類　しんきんるい
真菌门　真菌門　しんきんもん
真菌溶菌酶　真菌リゾチーム　しんきんlysozyme
真菌试验　真菌試験　しんきんしけん
真菌噬菌体　マイコファージ　mycophage
真菌性败血症　真菌性敗血症　しんきんせいはいけつしょ

真菌性鼻咽瘘　真菌性鼻咽頭瘻　しんきんせいびいんとうろう

真菌性肠炎　真菌性腸炎　しんきんせいちょうえん

真菌性动脉瘤　真菌性動脈瘤　しんきんせいどうみゃくりゅう

真菌性耳炎　真菌性耳炎　しんきんせいじえん

真菌性肺炎　真菌性肺炎　しんきんせいはいえん

真菌性关节病　真菌性関節病　しんきんせいかんせつびょう

真菌性关节感染　真菌性関節感染　しんきんせいかんせつかんせん

真菌性滑膜炎　真菌性滑膜炎　しんきんせいかつまくえん

真菌性角化过度　角質増殖性真菌症　かくしつぞうしょくせいしんきんしょう

真菌性角膜溃疡　真菌性角膜潰瘍　しんきんせいかくまくかいよう

真菌性角膜炎　真菌性角膜炎　しんきんせいかくまくえん

真菌性结膜炎　真菌性結膜炎　しんきんせいけつまくえん

真菌性口炎　真菌性口内炎　しんきんせいこうないえん

真菌性脑膜炎　真菌性髄膜炎　しんきんせいずいまくえん

真菌性脑肉芽肿　真菌性脳肉芽腫　しんきんせいのうにくがしゅ

真菌性脓肿　真菌性膿瘍　しんきんせいのうよう

真菌性肉芽肿　真菌性肉芽腫　しんきんせいにくがしゅ

真菌性食管炎　真菌性食道炎　しんきんせいしょくどうえん

真菌性胃炎　真菌性胃炎　しんきんせいいえん

真菌性心包炎　真菌性心膜炎　しんきんせいしんまくえん

真菌性胸膜渗液　真菌性胸膜滲出液　しんきんせいきょうまくしんしゅつえき

真菌性阴道炎　真菌性膣炎　しんきんせいちつえん

真菌学　真菌学　しんきんがく

真菌学家　真菌学者　しんきんがくしゃ

真菌血症　真菌菌血症　しんきんきんけつしょう

真菌疹　真菌皮疹　しんきんひしん

真菌植物　真菌植物　しんきんしょくぶつ

真空　真空　しんくう

真空包埋机　真空包埋機　しんくうほうまいき

真空保藏法　真空保存法　しんくうほぞんほう

真空泵　真空ポンプ　しんくうpump

真空采气法　真空採気法　しんくうさいきほう

真空测定计　真空計　しんくうけい

真空充填器械包　真空充填器械セット　しんくうじゅうてんきかいset

真空抽气机　真空ポンプ　しんくうpump

真空法　真空法　しんくうほう

真空分光计　真空分光計　しんくうぶんこうけい

真空干燥　真空乾燥　しんくうかんそう

真空干燥器　真空乾燥器　しんくうかんそうき

真空干燥箱　真空乾燥箱　しんくうかんそうばこ

真空管　真空管　しんくうかん

真空管助听器　真空管補聴器　しんくうかんほちょうき

真空计　真空計　しんくうけい

真空浸蜡包埋法　真空パラフィン包埋法　しんくうparaffinほうまいほう

真空精蒸馏塔　真空分〔別蒸〕留塔　しんくうぶん〔べつじょう〕りゅうとう

真空净化器　真空クリーナー　しんくうcleaner

真空卷边器　真空クリンパ　しんくうcrimper

真空浓缩结核菌素　真空ツベルクリン　しんくうtuberculin

真空试验　真空試験　しんくうしけん

真空提取器　真空抽出器　しんくうちゅうしゅつき

真空温度计　真空温度計　しんくうおんどけい

真空吸尘器　真空クリーナー，真空掃除器　しんくうcleaner，しんくうそうじき

真空蒸发　真空蒸発　しんくうじょうはつ

真空蒸馏　真空蒸留　しんくうじょうりゅう

真空蒸馏瓶　真空蒸留フラスコ　しんくうじょうりゅうflask

真空蒸馏器　真空蒸留器　しんくうじょうりゅうき

真肋　真肋骨　しんろっこつ

真两性畸形　真〔性〕半陰陽　しん〔せい〕はんいんよう

真两性人　真〔性〕半陰陽者　しん〔せい〕はんいんようしゃ

真两性体　真〔性〕半陰陽者　しん〔せい〕はんいんようしゃ

真毛细血管　真毛細血管　しんもうさいけっかん

真毛细血管网　真毛細血管網　しんもうさいけっかんもう

真皮　真皮　しんぴ

真皮表皮交界　真皮表皮接合部　しんぴひょうひせつごうぶ

真皮沟　真皮溝　しんぴこう

真皮过敏症　真皮過敏症　しんぴかびんしょう

真皮嵴　真皮稜　しんぴりょう

真皮结核　真皮結核〔症〕　しんぴけっかく〔しょう〕

真皮内痣　真皮内母斑　しんぴないぼはん

真皮乳头　真皮乳頭　しんぴにゅうとう

真皮网层　皮膚網状層　ひふもうじょうそう

真皮炎　真皮炎　しんぴえん

真皮移植术　真皮移植術　しんぴいしょくじゅつ

真皮脂肪瓣移植术　真皮脂肪弁移植術　しんぴしぼうべんいしょくじゅつ

真染色质　真染色質　しんせんしょくしつ

真溶液　真溶液　しんようえき

真溶液型药剂　真溶液薬剤　しんようえきやくざい

真疝　真性ヘルニア　しんせいhernia

〔真〕实时〔间〕　リアルタイム　real time

真兽亚纲　真獣亜綱　しんじゅうあこう

真酸度　真酸度　しんさんど

真蜕膜　壁脱落膜　へきだつらくまく

真稳态　真定常状態　しんていじょうじょうたい

真细菌　ユーバクテリウム　eubacterium

真细菌属　ユーバクテリウム属　Eubacteriumぞく

真消化吸收率　真消化吸収率　しんしょうかきゅうしゅうりつ

真酵母　真イースト，真酵母　しんyeast，しんこうぼ

真性　真性　しんせい

真性痴呆　真性痴呆　しんせいちほう

真性动脉瘤　真性動脈瘤　しんせいどうみゃくりゅう

真性多血球血症　真性赤血球増加症　しんせいせっけっきゅうぞうかしょう

真性关节强直　真性関節強直　しんせいかんせつきょうちょく

真性红细胞增多〔症〕　真性赤血球増加〔症〕　しんせいせっけっきゅうぞうか〔しょう〕

真性呼吸暂停　真性無呼吸　しんせいむこきゅう

真性幻觉　真性幻覚　しんせいげんかく

真性精神分裂症　真性精神分裂病　しんせいせいしんぶんれつびょう

真性瘤　真性腫瘍　しんせいしゅよう

真性麻风　真性癩病　しんせいらいびょう

真性内障　真性白内障　しんせいはくないしょう

真性尿失禁　真性尿失禁　しんせいにょうしっきん

真性神经衰弱　真性神経衰弱〔症〕　しんせいしんけいすいじゃく〔しょう〕

真性神经症　真性神経症　しんせいしんけいしょう

真性失语　真性失語〔症〕　しんせいしつご〔しょう〕

真性炭疽　真性炭疽,脾脱疽　しんせいたんそ,ひだつそ

真性天花　真性痘瘡　しんせいとうそう

真性妄想　真性妄想　しんせいもうそう

真性无牙　真性無歯〔症〕　しんせいむし〔しょう〕

真性眩晕　真性眩暈　しんせいめまい

真性血浆　真性血漿　しんせいけっしょう

真性延脑麻痹　球麻痹　きゅうまひ

真性咽峡炎　真性アンギナ　しんせいangina

真羊膜　真羊膜　しんようまく

真恙螨亚属　ケダニ亜属　ケダニあぞく

真阴阳人　真半陰陽者　しんはんいんようしゃ

真圆虫属　ユーストロンギラス属　Eustrongylusぞく

真直径　真結合線　しんけつごうせん

真中柱　真正中心柱　しんせいちゅうしんちゅう

真珠瘤　真珠腫　しんじゅしゅ

砧锤关节　きぬた つち骨関節　きぬたつちこつかんせつ

砧镫关节强直　きぬた あぶみ関節強直　きぬたあぶみかんせつきょうちょく

砧骨　きぬた骨　きぬたこつ

砧骨裟　きぬた骨ひだ　きぬたこつひだ

砧骨长脚　きぬた骨長脚　きぬたこつちょうきゃく

〔砧骨〕豆状突　〔きぬた骨〕豆状突起　〔きぬたこつ〕とうじょうとっき

砧骨短脚　きぬた骨短脚　きぬたこつたんきゃく

砧骨后韧带　後きぬた骨靱帯　こうきぬたこつじんたい

砧骨切除术　きぬた骨摘除術　きぬたこつてきじょじゅつ

砧骨上韧带　上きぬた骨靱帯　じょうきぬたこつじんたい

砧骨体　きぬた骨体　きぬたこつたい

砧骨脱位　きぬた骨脱臼　きぬたこつだっきゅう

砧骨窝　きぬた骨窩　きぬたこつか

砧骨褶　きぬた骨びだ　きぬたこつひだ

砧形子宫　きぬた形子宮　きぬたがたしきゅう

甄别　弁別,識別　べんべつ,しきべつ

甄别器　識別器　しきべつき

甄别阈　識別域　しきべついき

zhěn　诊枕疹

诊病　疾病診察　しっぺいしんさつ

诊察　診察,検診　しんさつ,けんしん

诊察器械箱　診察器械ケース　しんさつきかいcase

诊察室　診察室　しんさつしつ

诊察椅　診察椅子　しんさついす

诊察枕　診察枕　しんさつまくら

诊断　診断　しんだん

诊断不明　不確定診断　ふかくていしんだん

诊断程序　診断プログラム,診断順序　しんだんprogram,しんだんじゅんじょ

诊断符合率　診断合致率　しんだんがっちりつ

诊断工具　診断器具　しんだんきぐ

诊断技术　診断技術　しんだんぎじゅつ

诊断热象仪　診断サーモグラフ,診断温度記録器　しんだんthermograph,しんだんおんどきろくき

诊断设备　診断設備　しんだんせつび

诊断书　診断書　しんだんしょ

诊断X线机　診察用X線装置　しんさつようXせんそうち

诊断性穿刺　診察穿刺　しんさつせんし

诊断性腹腔穿刺　診察腹膜穿刺　しんさつふくまくせんし

诊断性刮宫术　診察性子宮搔爬術　しんさつせいしきゅうそうはじゅつ

诊断性人工气腹术　診察気腹術　しんさつきふくじゅつ

诊断性人工气胸术　診察気胸術　しんさつききょうじゅつ

诊断性试验　診察試験　しんさつしけん

诊断性手术　診察手術　しんさつしゅじゅつ

诊断性治疗　診察治療　しんさつちりょう

诊断学　診断学　しんだんがく

诊断液　診察液　しんさつえき

　菲克尔氏诊断液　フイッケル診察液　Fickerしんさつえき

诊断医师　診断医　しんだんい

诊断用白喉毒素　診断用ジフテリアトキシン　しんだんようdiphtheria toxin

诊断用结核菌素　診断用ツベルクリン　しんだんようtuberculin

诊断原则　診断の原則　しんだんのげんそく

诊后病历　病後歴　びょうごれき

诊疗　診療　しんりょう

诊疗器械　診断と治療器械　しんだんとちりょうきかい

诊〔疗〕所　診療所,クリニック　しんりょうしょ,clinic

诊室　診察室　しんさつしつ

诊治　診察と治療　しんさつとちりょう

枕　①後頭②視床枕　①こうとう②ししょうちん

枕安抚　後頭固定法　こうとうこていほう

枕板障静脉　後頭板間静脈　こうとうばんかんじょうみゃく

枕部开颅术　後頭開頭術　こうとうかいとうじゅつ

枕部联胎　後頭結合体　こうとうけつごうたい

枕部-颅部联胎　後頭頭蓋結合体　こうとうずがいけつごうたい

枕大神经　大後頭神経　だいこうとうしんけい

枕第三神经　第三後頭神経　だいさんこうとうしんけい

枕点　後頭点　こうとうてん

枕动脉　後頭動脈　こうとうどうみゃく

枕动脉插管术　後頭動脈カニューレ挿入　こうとうどうみゃくcannulaそうにゅう

枕动脉色　後頭動脈溝　こうとうどうみゃくこう

枕窦　後頭静脈洞　こうとうじょうみゃくどう

枕额肌　後頭前頭筋　こうとうぜんとうきん

枕额径　前頭後頭径,前後径　ぜんとうこうとうけい,ぜんごけい

枕额束　後頭前頭束　こうとうぜんとうそく

枕额周围　後頭前頭周〔囲〕　こうとうぜんとうしゅう〔い〕

枕缝　後頭縫合　こうとうほうごう

枕骨　後頭骨　こうとうこつ

枕〔骨〕部　後頭部　こうとうぶ

枕骨侧部　後頭外側部　こうとうがいそくぶ

枕〔骨〕大孔　大〔後頭〕孔　だい〔こうとう〕こう

枕骨大孔区畸形　大〔後頭〕孔区奇形　だい〔こうとう〕こうくきけい

枕〔骨〕大孔疝　大〔後頭〕孔ヘルニア　だい〔こうとう〕こうhernia

枕骨大脑窝　後頭大脳窩　こうとうだいのうか

枕骨导血管　後頭導出静脈　こうとうどうしゅつじょうみゃく

枕骨底部　後頭骨底部　こうとうこつていぶ

枕骨横沟　横後頭溝　おうこうとうこう

枕〔骨〕髁　後頭顆　こうとうか

枕骨髁后点　ボルトン点　Boltonてん

枕骨裂脑露畸胎　後頭孔脳脱出奇形　こうとうこうのうだっしゅつきけい

枕骨前弯　後頭骨前方彎曲　こうとうこつぜんぽうわんきょく

枕骨下穿刺套管针　後頭骨下トロカール　こうとうこつかtrocar

枕骨下脑池穿刺术　後頭下大槽穿刺術　こうとうかだいそうせんしじゅつ

枕〔骨〕先露　後頭位　こうとうい

枕骨小脑窝　後頭小脳窩　こうとうしょうのうか

枕骨圆枕　後頭隆起　こうとうりゅうき

枕骨缘　後頭縁　こうとうえん

枕横沟　横後頭溝　おうこうとうこう

枕横位　後頭横位　こうとうおうい

枕横位产钳术　後頭横位鉗子分娩術　こうとうおういかんしぶんべんじゅつ

枕后点　オピスチオン　opisthion

枕后位　後頭後位　こうとうこうい

枕回　後頭回　こうとうかい

枕肌　後頭筋　こうとうきん

枕〔肌〕腹　後頭筋腹　こうとうきんふく

枕极　後頭極　こうとうきょく

枕角　後頭角　こうとうかく

枕静脉　後頭静脈　こうとうじょうみゃく

枕颏径　大斜径,おとがい部後頭径　だいしゃけい,おとがいぶこうとうけい

枕颏牵引　後頭骨おとがい牽引　こうとうこつおとがいけんいん

枕淋巴结　後頭リンパ節　こうとうlymphせつ

枕鳞　後頭鱗　こうとうりん

枕内点　エンディニオン　endinion

枕内后结合　後後頭内結合　こうこうとうないけつごう

枕内嵴　内後頭稜　ないこうとうりょう

枕内隆凸　内後頭隆起　ないこうとうりゅうき

枕内前结合　前後頭内結合　ぜんこうとうないけつごう

枕内前软骨结合　前後頭内軟骨結合　ぜんこうとうないなんこつけつごう

枕颞沟　後頭側頭溝　こうとうそくとうこう

枕颞内侧回　内側後頭側頭回　ないそくこうとうそくとうかい

枕颞桥束　後頭側頭橋〔核〕路　こうとうそくとうきょう〔かく〕ろ

枕颞外侧回　外側後頭側頭回　がいそくこうとうそくとうかい

枕颞支　後頭側頭枝　こうとうそくとうし

枕颞中回　中後頭側頭回　ちゅうこうとうそくとうかい

枕平面　後頭平面　こうとうへいめん

枕前切迹　後頭前切痕　こうとうぜんせっこん

枕前位　後頭前位　こうとうぜんい

枕钳　後頭鉗子　こうとうかんし

枕区　後頭区　こうとうく

枕乳缝　後頭乳突縫合　こうとうにゅうとつほうごう

枕三角　後頭三角　こうとうさんかく

枕上沟　上後頭溝　じょうこうとうこう

枕神经痛　後頭神経痛　こうとうしんけいつう

枕外嵴　外後頭稜　がいこうとうりょう

枕外隆凸　外後頭隆起　がいこうとうりゅうき

枕外隆凸点　外後頭隆起点　がいこうとうりゅうきてん

枕下穿刺　後頭下穿刺　こうとうかせんし

枕下肌　後頭下筋　こうとうかきん

枕下回　下後頭回　かこうとうかい

枕下减压术　後頭下減圧手術　こうとうかげんあつしゅじゅつ

枕下静脉丛　後頭下静脈叢　こうとうかじょうみゃくそう

枕下开颅术　後頭下開頭術　こうとうかかいとうじゅつ

枕下前囟径　後頭下大泉門径,小斜径　こうとうかだいせんもんけい,しょうしゃけい

枕下前囟周围径　後頭下大泉門周囲径　こうとうかだいせんもんしゅういけい

枕下三角　後頭下三角　こうとうかさんかく

枕下神经　後頭下神経　こうとうかしんけい

枕下神经痛　後頭下神経痛　こうとうかしんけいつう

枕下神经炎　後頭下神経炎　こうとうかしんけいえん

枕先露　後頭位　こうとうい

枕小神经　小後頭神経　しょうこうとうしんけい

枕囟　小泉門　しょうせんもん

枕叶　後頭葉　こうとうよう

枕叶〔病变〕综合征　後頭葉症候群　こうとうようしょうこうぐん

枕叶前沟　後頭葉前溝　こうとうようぜんこう

枕右横　右後頭横位　みぎこうとうおうい

枕右后　右後頭後位　みぎこうとうこうい

枕右前　右後頭前位　みぎこうとうぜんい

枕支　後頭枝　こうとうし

枕左横　左後頭横位　ひだりこうとうおうい

枕左后　左後頭後位　ひだりこうとうこうい

枕左前　左後頭前位　ひだりこうとうぜんい

疹〔病〕　発疹〔病〕,皮疹　ほっしん〔びょう〕,ひしん

疹病学　発疹〔病〕学　ほっしん〔びょう〕がく

疹子型药物〔性〕皮炎　薬疹性皮膚炎　やくしんせいひふえん

zhèn　阵振震镇

阵发性　発作性　ほっさせい

阵发性卟啉病　発作性ポルフィリン病　ほっさせいporphyrinびょう

阵发性Q波　発作性Q波　ほっさせいQは

阵发性抽搐　発作性抽搐　ほっさせいちゅうちく

阵发性蛋白尿　発作性蛋白尿　ほっさせいたんぱくにょう

阵发性房性心动过速　発作性心房〔性〕頻拍〔症〕　ほっさせいしんぼう〔せい〕ひんぱく〔しょう〕

阵发性寒冷性血红蛋白尿症　発作性寒冷性血色素尿症　ほっさせいかんれいせいけっしきそにょうしょう

阵发性呼吸困难　発作性呼吸困難　ほっさせいこきゅうこんなん

阵发性肌红蛋白尿　発作性ミオグロブリン尿〔症〕　ほっさせいmyoglobulinにょう〔しょう〕

阵发性疾病　発作性疾病　ほっさせいしっぺい

阵发性甲状腺机能亢进　発作性甲状腺機能亢進〔症〕　ほっさせいこうじょうせんきのうこうしん〔しょう〕

阵发性交接处(界性)心动过速　発作性接合部頻拍　ほっさせいせつごうぶひんぱく

阵发性绞痛　発作性仙痛　ほっさせいせんつう

阵发性痉挛　間代性痙攣　かんだいせいけいれん

阵发性痉挛性咳嗽　発作性痙攣性咳　ほっさせいけいれんせいせき

阵发性连声咳嗽　痙咳　けいがい

阵发性室上性心搏过速　発作性上心室性頻拍　ほっさせいじょうしんしつせいひんぱく

阵发性室性心动过速　発作性心室〔性〕頻拍〔症〕　ほっさせいしんしつ〔せい〕ひんぱく〔しょう〕

阵发性嗜睡综合征　ジェリノー症候群　Gelineauしょうこうぐん

阵发性睡眠性血红蛋白尿〔症〕　発作性睡眠性血色素尿〔症〕　ほっさせいすいみんせいけっしきそにょう〔しょう〕

阵发性心动过速　発作性頻拍〔症〕　ほっさせいひんぱく〔しょう〕

阵发性心房颤动　発作性心房細動　ほっさせいしんぼうさいどう

阵发性心房扑动　発作性心房粗動　ほっさせいしんぼうそどう

阵发性〔心〕房性心搏(动)过速　発作性心房(性)頻拍〔症〕　ほっさせいしんぼう〔せい〕ひんぱく〔しょう〕

阵发性心室颤动　発作性心室細動　ほっさせいしんしつさいどう

阵发性心室扑动　発作性心室粗動　ほっさせいしんしつそどう

阵发性〔心〕室性心搏(动)过速　発作性心室(性)頻拍〔症〕　ほっさせいしんしつ〔せい〕ひんぱく〔しょう〕

阵发性血红蛋白尿〔症〕　発作性血色素尿〔症〕　ほっさせいけっしきそにょう〔しょう〕

阵发性眼球震颤　発作性眼振　ほっさせいがんしん

阵发性夜间呼吸困难　発作性夜間呼吸困難　ほっさせいやかんこきゅうこんなん

阵发性夜间血红蛋白尿　発作性夜間血色素尿〔症〕　ほっさせいやかんけっしきそにょう〔しょう〕

阵发性躁狂　発作性躁病　ほっさせいそうびょう

阵发性窒息　発作性窒息　ほっさせいちっそく

阵发性自动症　発作性自動症　ほっさせいじどうしょう

阵挛　クロ〔一〕ヌス　clonus

阵挛描记器　クロノグラフ　clonograph

阵挛性　間代性　かんだいせい

阵挛性癫痫　間代性てんかん　かんだいせいてんかん

阵挛性痉挛(惊厥)　間代性痙攣　かんだいせいけいれん

阵挛性收缩　間代性攣縮　かんだいせいれんしゅく

阵痛　陣痛　じんつう

振荡　振盪,振動　しんとう,しんどう

振荡电位　振盪電位　しんとうでんい

振荡法　振盪法　しんとうほう

振荡器　振盪器,オッシレーター　しんとうき,oscillator

振荡音　振盪音　しんとうおん

振荡制粒器　振動造粒機　しんどうぞうりゅうき

振动　振動　しんどう

振动按摩法　振動マッサージ　しんどうmassage

振荡按摩器　振動マッサージ器　しんどうmassageき

振动病　振動病　しんどうびょう

振动波　振動波　しんどうは

振动〔感〕覚　振動覚　しんどうかく

振动〔感〕覚減退　振動覚減退〔症〕　しんどうかくげんたい〔しょう〕

振动〔感〕覚缺失　振動覚欠失　しんどうかくけっしつ

振动感受器　振動受容器　しんどうじゅようき

振动光谱　振動スペクトル　しんどうspectrum

振动幻视　動揺視　どうようし

振动觉　振動覚　しんどうかく

振动觉过敏　振動覚過敏〔症〕　しんどうかくかびん〔しょう〕

振动量子数　振動量子数　しんどうりょうしすう

振动疗法　振動療法　しんどうりょうほう

振动能　振動エネルギー　しんどうEnergie

振动能级　振動エネルギー レベル　しんどうEnergie lever

振动频率　振動頻度　しんどうひんど

振动〔平〕面　振動平面　しんどうへいめん

振动器　振動器,バイブレーター　しんどうき,vibrator

振动筛粉机　振動ふるい分け機　しんどうふるいわけき

振动烧瓶　振動フラスコ　しんどうflask

振动态　振動態　しんどうたい

振动听诊法　振動聴診法　しんどうちょうしんほう

振动危害　振動災害　しんどうさいがい

振动形式　振動様式　しんどうようしき

振动型　振動型　しんどうがた

振动性荨麻疹　振動性じんま疹　しんどうせいじんましん

振动性眼球震颤　振動眼振　しんどうがんしん

振动研磨机　振動グラインダー　しんどうgrinder

振动源　振動源　しんどうげん

振动周期　振動周期　しんどうしゅうき

振动-转(动)光谱　振動回転スペクトル　しんどうかいてんspectrum

振(动)子　オシレーター,振動子　oscillator,しんどうし

振幅　振幅　しんぷく

振幅法　振幅法　しんぷくほう

振幅降低　振幅下降　しんぷくかこう

振幅强度　振幅強度　しんぷくきょうど

振水音　拍水音　はくすいおん

震颤　振戦　しんせん

震颤按摩器　振動マッサージ器　しんどうmassageき

震颤病　振動病　しんどうびょう

震颤感　振戦感　しんせんかん

震颤感觉　振戦感覚　しんせんかんかく

震颤感觉消失　振戦覚消失　しんせんかくしょうしつ

震颤机　振戦発生器　しんせんはっせいき

震颤恐怖　振戦恐怖〔症〕　しんせんきょうふ〔しょう〕

震颤麻痹综合征　振戦麻痺症候群,パーキンソン症候群　しんせんまひしょうこうぐん,Parkinsonしょうこうぐん

震颤描记器　振戦描画器　しんせんびょうがき

震颤素　トレモルリン　tremorline

震颤性步行不能　振戦性歩行不能　しんせんせいほこうふのう

震颤〔性〕麻痹〔症〕　振戦麻痺〔症〕,パーキンソン病　しんせんまひ〔しょう〕,Parkinsonびょう

震颤性内障　振戦性白内障　しんせんせいはくないしょう

震颤〔性〕谵妄　振戦〔性〕譫妄　しんせん〔せい〕せんもう

震颤性治疗器　バイブレータ　vibrator

震荡培养〔物〕　振盪培養　しんとうばいよう

震荡〔伤〕　振蕩傷　しんとうしょう
震动按摩法　振動マッサージ法　しんどうmassageほう
震动病　振動病　しんどうびょう
震水音　拍水音　はくすいおん
镇癫痫药　抗てんかん薬　こうてんかんやく
镇痉剂〔药〕　抗痙攣薬　こうけいれんやく
镇痉素　アンチスパスミン　antispasmin
镇静催眠药　鎮静催眠剤　ちんせいさいみんざい
镇静剂〔药〕　鎮静剤　ちんせいざい
镇静药物中毒　鎮静剤中毒　ちんせいざいちゅうどく
镇静药依赖　鎮静剤依存　ちんせいざいいぞん
镇静〔作用〕　鎮静〔作用〕　ちんせい〔さよう〕
镇咳剂　鎮咳剤　ちんがいざい
镇痛　①無痛〔法〕②鎮痛〔作用〕　①むつう〔ほう〕②ちんつう〔さよう〕
镇痛安　シマジン　simazine
镇痛药〔剂〕　鎮痛薬　ちんつうやく
镇痛新　ペンタゾシン　pentazocine
镇痛药依赖　鎮痛薬依存　ちんつうやくいぞん
镇吐剂　鎮吐薬　ちんとやく

ZHENG　争征睁蒸整正证症

zhēng　争征睁蒸

争光霉素　ブレオマイシン　bleomycin
征　徴候　ちょうこう
　阿德森氏征　アドソン徴候　Adsonちょうこう
　艾〔利斯〕氏征　アリス徴候　Allisちょうこう
　昂德腊尔氏征　アンドラル徴候　Andralちょうこう
　奥本海姆氏征　オッペンハイム徴候　Oppenheimちょうこう
　奥伯氏征　オーバー徴候　Oberちょうこう
　巴彬斯奇氏征　バビンスキー徴候　Babinskiちょうこう
　巴累氏征　バレー徴候　Balletちょうこう
　贝格尔氏征　ベルガー徴候　Bergerちょうこう
　比尔默氏征　ビールマー徴候　Biermerちょうこう
　比佛尔氏征　ビーボー徴候　Beevorちょうこう
　勃隆氏征　ブレーン徴候　Brainちょうこう
　布隆堡氏征　ブルンベルグ徴候　Blumbergちょうこう
　布鲁金斯基氏征　ブルジンスキー徴候　Brudzinskiちょうこう
　布罗德本特氏征　ブロードベント徴候　Broadbentちょうこう
　布-希二氏征　ブラクストン・ヒックス徴候　Braxton-Hickちょうこう
　查德韦克氏征　カドウィック徴候　Chadwickちょうこう
　陈-施二氏征　チェン・ストークス徴候　Cheyne-Stoksちょうこう
　杜加斯氏征　デューガス徴候　Dugasちょうこう
　杜罗济埃氏征　テュロジェー徴候　Durozizちょうこう
　芬克尔氏征　フレンケル徴候　Frankelちょうこう
　高〔戈〕登氏征　ゴードン徴候　Gordonちょうこう
　高斯氏征　ガウス徴候　Gaussちょうこう
　根斯伦氏征　ゲンズレン徴候　Gaenslenちょうこう
　杭廷顿氏征　ハンティングトン徴候　Huntingtonちょうこう
　何诺氏征　ホルナー徴候　Hornerちょうこう
　黑加氏征　ヘーガル徴候　Hegarちょうこう
　黑曼氏征　ハマン徴候　Hammanちょうこう

　霍夫曼氏征　ホフマン徴候　Hoffmannちょうこう
　卡达克氏征　チャドック徴候　Chaddockちょうこう
　卡伦氏征　カレン徴候　Cullenちょうこう
　康特利氏征　カンテリ徴候　Cantelliちょうこう
　克累姆氏征　クレム徴候　Klemmちょうこう
　克尼格征　ケルニグ徴候　Kernigちょうこう
　科泼力克氏征　コプリック徴候　Koplikちょうこう
　科渥锡尔氏征　クルボアジエ徴候　Courvoisierちょうこう
　奎肯斯提特氏征　ケッケンシュテット徴候　Queckenstedtちょうこう
　拉塞格氏征　ラゼーグ徴候　Lasegueちょうこう
　利滕氏征　リッテン徴候　Littenちょうこう
　罗符辛氏征　ロブシング徴候　Rovsingちょうこう
　罗姆伯格氏征　ロンベルグ徴候　Rombergちょうこう
　罗索利莫氏征　ロッソリーモ徴候　Rossolimoちょうこう
　马-格二氏瞳孔征　マーカス・ガン瞳孔徴候　Marcus-Gunnどうこうちょうこう
　麦〔克伯尼〕氏征　マックバーニー徴候　McBurneyちょうこう
　梅厄氏征　メーヨー徴候　Mayoちょうこう
　孟-别二氏征　メンデル・ベクテレフ徴候　Mendel-Bechterewちょうこう
　墨菲氏征　マーフィ徴候　Murphyちょうこう
　默比厄斯氏征　メービウス徴候　Moebiusちょうこう
　尼科尔斯基氏征　ニコルスキー徴候　Nikolskyちょうこう
　帕金森氏征　パーキンソン徴候　Parkinsonちょうこう
　帕特里克氏征　パトリック徴候　Patrickちょうこう
　特鲁索氏征　トルソー徴候　Trousseauちょうこう
　特伦德伦伯格氏征　トレンデレンブルグ徴候　Trendelenburgちょうこう
　提内尔氏征　ティネル徴候　Tinelちょうこう
　托马氏征　トーマ徴候　Thomaちょうこう
　脱纳氏征　ターナー徴候　Turnerちょうこう
　沃斯特克氏征　クボステク徴候　Chvostekちょうこう
　霞飞氏征　シェーファー徴候　Schöfferちょうこう
征群　症候群　しょうこうぐん
征象　徴候,症状　ちょうこう,しょうじょう
A-V征象　A-V徴候　A-Vちょうこう
睁眼昏迷　不眠昏睡　ふみんこんすい
蒸发　蒸発　じょうはつ
蒸发本领　蒸発力　じょうはつりょく
蒸发度　蒸発度　じょうはつど
蒸发锅　蒸発釜　じょうはつがま
蒸发计　蒸発計　じょうはつけい
蒸发皿　蒸発皿　じょうはつざら
蒸发皿夹　蒸発皿鉗子　じょうはつざらかんし
蒸发器　蒸発器　じょうはつき
蒸发热　蒸発熱　じょうはつねつ
蒸发乳　エバミルク　eva-milk
蒸发试验　蒸発試験　じょうはつしけん
蒸发室　蒸発室　じょうはつしつ
蒸发体积　蒸発体積　じょうはつたいせき
蒸发作用　蒸発作用　じょうはつさよう
蒸锅　スチーマ,蒸し器　steamer,むしき
蒸馏残渣　蒸留残渣　じょうりゅうざんさ
蒸馏〔法〕　蒸留〔法〕　じょうりゅう〔ほう〕

蒸馏管　蒸留管　じょうりゅうかん
蒸馏锅　蒸留釜　じょうりゅうがま
蒸馏瓶　蒸留瓶　じょうりゅうびん
蒸馏器　蒸留器　じょうりゅうき
蒸馏区间　蒸留範囲　じょうりゅうはんい
蒸馏烧瓶　蒸留フラスコ　じょうりゅうflask
蒸馏试验　蒸留試験　じょうりゅうしけん
蒸馏水　蒸留水　じょうりゅうすい
蒸馏水器　蒸留水製造装置　じょうりゅうすいせいぞうそうち
蒸馏塔　蒸留塔　じょうりゅうとう
蒸馏柱　蒸留カラム　じょうりゅうcolumn
蒸留装置　蒸留装置　じょうりゅうそうち
蒸浓器　蒸発器　じょうはつき
蒸气　蒸気　じょうき
蒸气法　蒸気法　じょうきほう
蒸气烙术　蒸気焼灼法　じょうきしょうしゃくほう
蒸气疗法　蒸気療法　じょうきりょうほう
蒸气疗室　蒸気治療室　じょうきちりょうしつ
蒸气密度　蒸気密度　じょうきみつど
蒸气灭菌法　蒸気滅菌法　じょうきめっきんほう
蒸气灭菌器　蒸気滅菌器　じょうきめっきんき
蒸气喷射器　蒸気噴射器　じょうきふんしゃき
蒸气喷雾法　蒸気噴霧法　じょうきふんむほう
蒸气湿敷器　蒸気湿布器　じょうきしっぷき
蒸气吸入　蒸気吸入　じょうききゅうにゅう
蒸气相　蒸気相　じょうきそう
蒸气消毒　蒸気消毒　じょうきしょうどく
蒸气消毒器　蒸気消毒器　じょうきしょうどくき
蒸气压　蒸気圧　じょうきあつ
蒸气压降低(下降)　蒸気圧降下　じょうきあつこうか
蒸气压力　蒸気圧力　じょうきあつりょく
蒸气液体平衡　蒸気液体平衡　じょうきえきたいへいこう
蒸气浴　蒸気浴　じょうきよく
蒸气浴器　蒸気浴器　じょうきよくき
蒸气帐　蒸気テント　じょうきtent
蒸气蒸馏　蒸気蒸留　じょうきじょうりゅう
蒸腾作用　発散作用　はっさんさよう

zhěng　整

整倍体　正倍数体　せいばいすうたい
整倍性　正倍数性　せいばいすうせい
整复法　整復法　せいふくほう
整合　整合,統合　せいごう,とうごう
整合蛋白　整合蛋白　せいごうたんぱく
整合基因　整合遺伝子　せいごういでんし
整合障碍　整合障害　せいごうしょうがい
整合作用　統合作用　とうごうさよう
整理活动　整理活動　せいりかつどう
整理资料　データ整理　dataせいり
整流　整流　せいりゅう
整流电路　整流回路　せいりゅうかいろ
整流管　整流管　せいりゅうかん
整流器　整流器　せいりゅうき
整容术　美容手術　びようしゅじゅつ
整束板　クロス　グリッド　cross grid
整套　セット,一揃い　set,ひとそろい
整体　総〔合〕体,統一体,全体,全身　そう〔ごう〕たい,とういつたい,ぜんたい,ぜんしん

整体病态行为反应　全体的精神病反応　ぜんたいてきせいしんびょうはんのう
整体动物　まるごとの動物,全身の動物　まるごとのどうぶつ,ぜんしんのどうぶつ
整体放射自显影术　全身オートラジオグラフィー　ぜんしんautoradiography
整体机能　全身機能　せんしんきのう
整体死亡　全身死亡　せんしんしぼう
整体性　全身性　ぜんしんせい
整体运动　全身運動　ぜんしんうんどう
整形钩　形成鉤　けいせいこう
整形镊　形成鑷子　けいせいせっし
整形手术　形成手術　けいせいしゅじゅつ
整形术石蜡注射器　形成パラフィン注射器　けいせいparaffinちゅうしゃき
整形外科　形成外科　けいせいげか
整形外科剥离器　形成剝離器　けいせいはくりき
整形外科剪　形成鋏　けいせいばさみ
整形外科万能手术台　万能形成手術台　ばんのうけいせいしゅじゅつだい
整形外科学　形成外科学　けいせいげかがく
整形外科医师　形成医　けいせいい
整形外科用缝合针　形成縫合針　けいせいほうごうしん
整形外科用夹钳　形成用鉗子　けいせいようかんし

zhèng　正证症

正比计数管　比例計数管　ひれいけいすうかん
正比计数器　比例計数器　ひれいけいすうき
正比检测器　比例検出器　ひけいけんしゅつき
正比例　正比例　せいひれい
正比例性白细胞增多〔症〕　正常白血球増加〔症〕　せいじょうはっけっきゅうぞうか〔しょう〕
正〔常部〕位移植　同所移植　どうしょいしょく
正常波睡眠　ノンレム睡眠　non-REMすいみん
正常产褥　正常産褥　せいじょうさんじょく
正常成人脑电图　正常成人脳波　せいじょうせいじんのうは
正常成人睡眠脑电图　正常成人睡眠脳波　せいじょうせいじんすいみんのうは
正常传导介质　正常神経伝達物質　せいじょうしんけいでんたつぶっしつ
正常大气压　正常大気圧　せいじょうだいきあつ
正常窦性节律　正常洞リズム　せいじょうどうrhythm
正常恶露　正常悪露　せいじょうおろ
正常反应　正常反応　せいじょうはんのう
正常反应性　正常反応性　せいじょうはんのうせい
正常范围　正常範囲　せいじょうはんい
正常方向　正常方向　せいじょうほうこう
正常分泌　正常分泌　せいじょうぶんぴつ
正常分娩　正常分娩　せいじょうぶんべん
正常分散　正常分散　せいじょうぶんさん
正常甘汞电池　正常甘汞電池　せいじょうかんこうでんち
正常甘汞电极　正常甘汞電極　せいじょうかんこうでんきょく
正常骨化　正常骨化　せいじょうこっか
正常骨盆　正常骨盤　せいじょうこつばん
正常殆　正常咬合　せいじょうこうごう
正常红细胞　正赤血球　せいせっけっきゅう
正常红细胞过多〔症〕　正赤血球増加〔症〕　せいせっけっきゅ

うぞうか〔しょう〕

正常红细胞性贫血 正赤血球性貧血 せいせっけっきゅうせいひんけつ

正常呼吸 正常呼吸 せいじょうこきゅう

正常呼吸音 正常呼吸音 せいじょうこきゅうおん

正常化 正常化,正規化,標準化 せいじょうか,せいきか,ひょうじゅんか

正常肌电图 正常筋電図 せいじょうきんでんず

正常价 正常価 せいじょうか

正常氧化物 正常酸化物 せいじょうさんかぶつ

正常解剖关系 正常解剖学関係 せいじょうかいぼうがくかんけい

正常精子性不孕症 正常精子性不妊症 せいじょうせいしせいふにんしょう

正常菌丛 正常フローラ せいじょうflora

正常抗凝血酶 正常アンチトロンビン せいじょうantithrombin

正常抗体 正常抗体 せいじょうこうたい

正常脑电图 正常脳波 せいじょうのうは

正常凝集素 正常凝集素 せいじょうぎょうしゅうそ

正常排尿 正常排尿 せいじょうはいにょう

正常人血浆 正常ヒト血漿 せいじょうヒトけっしょう

正常人血清 正常ヒト血清 せいじょうヒトけっせい

正〔常〕色红细胞 正色赤血球 せいしょくせっけっきゅう

正常色觉 三色性色覚 さんしょくせいしきかく

正常血糖性糖尿 正常血糖性糖尿 せいじょうけっとうせいとうにょう

正常色素性 正色素性 せいしきそせい

正常色素性贫血 正色素性貧血 せいしきそせいひんけつ

正常生活 正常生活 せいじょうせいかつ

正常视网膜对应 正常網膜對応 せいじょうもうまくたいおう

正常所见 正常所見 せいじょうしょけん

正〔常〕态分布 正規分布 せいきぶんぷ

正常体温 正常体温 せいじょうたいおん

正常调理素 正常オプソニン せいじょうopsonin

正常听觉 正常聴覚 せいじょうちょうかく

正常听觉范围 正常聴覚範囲 せいじょうちょうかくはんい

正常听力 正常聴力 せいじょうちょうりょく

正常位置 正常位置 せいじょういち

正常胃酸曲线 正常胃酸曲線 せいじょういさんきょくせん

正常温度 標準温度 ひょうじゅんおんど

正常细胞 正常細胞 せいじょうさいぼう

正常下温度 正常下温 せいじょうかおん

正常心电向量图 正常ベクトル心電図 せいじょうvectorしんでんず

正常心界 正常心界 せいじょうしんかい

正常心音图 正常心音図 せいじょうしんおんず

正常性欲 正常性欲 せいじょうせいよく

正常血清 正常血清 せいじょうけっせい

正常血小板 正常血小板 せいじょうけっしょうばん

正常血压 正常血圧 せいじょうけつあつ

正常压力性脑积水 正常圧力性水頭症 せいじょうあつりょくせいすいとうしょう

正常眼 健康眼 けんこうがん

正常眼压 正常眼圧 せいじょうがんあつ

正常氧化物 正常酸化物 せいじょうさんかぶつ

正常液体 正常液〔体〕 せいじょうえき〔たい〕

正常值 正常値 せいじょうち

正常值范围 正常値範囲 せいじょうちはんい

正常足月新生儿 正常自然分娩新生児 せいじょうしぜんぶんべんしんせいじ

正常组织学 正常組織学 せいじょうそしきがく

正成红细胞 正赤芽球 せいせきがきゅう

正成红细胞过多〔症〕 正赤芽球症 せいせきがきゅうしょう

正催化剂 正(陽)性触媒 せい(よう)せいしょくばい

正大霉素 ゲンタマイシン gentamycin

正氮平衡 正窒素平衡 せいちっそへいこう

〔正〕碘酸 正ヨウ素酸 せいヨウそさん

正电 正電気 せいでんき

正电荷 正電荷 せいでんか

正电极 正電極,陽電極 せいでんきょく,ようでんきょく

正电子 陽電子 ようでんし

正电子发射计算机 陽電子発射コンピューター ようでんしはっしゃ computer

正电子扫描机 ポジトロン スキャ〔ン〕ナ positron scanner

正电子照相机 陽電子カメラ ようでんしcamera

正丁胺 n-ブチルアミン n-butylamine

正丁醇 n-ブチルアルコール n-butylalcohol

正丁基 n-ブチル基 n-butylき

〔正〕丁基苯 n-ブチルベンゼン n-butyl benzene

正丁基吡咯烷 n-ブチルピロリジン n-butylpyrrolidine

正丁醚 n-ブチルエーテル n-butylether

正定霉素 ダウノマイシン daunomycin

正反差 ポジティブ コントラスト positive contrast

正反交 正逆交雑 せいぎゃくこうざつ

正反馈 正のフィードバック せいのfeed back

正反应 正反応 せいはんのう

正方晶系 正方晶系 せいほうしょうけい

正方棱锥〔形〕 正角錐 せいかくすい

正方形 正方形 せいほうけい

正辐射 正輻射 せいふくしゃ

正负压呼吸 陽陰圧呼吸〔法〕 よういんあつこきゅう〔ほう〕

正庚烷 n-ヘプタン n-heptane

正构醇 n-アルカノール n-alkanol

正构醛 n-アルカナール n-alkanal

正骨法 整骨法 せいこつほう

正规胰岛素 正規インシュリン せいきinsulin

正硅酸 ケイ酸 ケイさん

正颌学 頬顎矯正学 きょうがくきょうせいがく

正后电位 正後電位 せいこうでんい

正后象 正後像 せいこうぞう

正呼气终压 呼気終末陽圧 こきしゅうまつようあつ

正畸材料 歯列(歯科)矯正用材料 しれつ(しか)きょうせいようざいりょう

正畸器械 歯列(歯科)矯正用器械 しれつ(しか)きょうせいようきかい

正极 陽極 ようきょく

正棘波 陽性棘波 ようせいきょくは

正己醇 n-ヘキシルアルコール,ヘキサノール n-hexyl alcohol,hexanol

正己基　n-ヘキシル　n-hexyl
〔正〕己酸酐　無水n-カプロン酸　むすいn-capronさん
正己烷　n-ヘキサン　n-hexane
正加速度　正加速度　せいかそくど
正甲基四氢罂粟碱　n-メチルテトラヒドロパパベリン　n-methyltetrahydropapaverine
正钾血性周期性瘫痪　正常カリウム血性周期性〔四肢〕麻痺　せいじょうkaliumけっせいしゅうきせい〔しし〕まひ
正价　正原子価　せいげんしか
正交　直交性　ちょっこうせい
正交比较　直交比較　ちょっこうひかく
正交多项式　直交多項式　ちょっこうたこうしき
正交函数　直交函数　ちょっこうかんすう
正交晶系　斜方晶系　しゃほうしょうけい
正交硫　斜方晶系硫黄　しゃほうしょうけいいおう
正交尼科耳棱镜　直交ニコル　ちょっこうNicol
正交设计　直交設計　ちょっこうせっけい
正交试验　直交試験　ちょっこうしけん
正交试验设计　直交試験設計　ちょっこうしけんせっけい
正控制　ポジティブ コントロール　positive control
正力型　直交異方型　ちょっこういほうがた
正链　直鎖　ちょくさ
正链烷　n-パラフィン　n-paraffin
正亮氨酸　ノルリュウシン,ノルロイチン　norleucine,Nor-leucin
正磷酸　正リン酸,オルトリン酸　せいリンさん，orthoリンさん
正颅型　直頭蓋,正頭蓋　ちょくずがい,せいずがい
正逻辑　正論理　せいろんり
正面　正面　しょうめん
正粘液病毒　オルトミクソウイルス　orthomyxovirus
正偏态　陽性ひずみ　ようせいひずみ
正切　正接,タンジェント　せいせつ，tangent
正切X线照相术　タンゼンシャルX線写真法　tangentia X せんしゃしんほう
正确体位　正確体位　せいかくたいい
正染色体　常染色体,アウトゾーム　じょうせんしょくたい,autosome
正染色体异常　常染色体異常　じょうせんしょくたいいじょう
正染性　正染性　せいせんせい
正染性成红细胞　正染性赤芽球　せいせんせいせきがきゅう
正染性红细胞　正染性赤血球　せいせんせいせっけっきゅう
正染性幼红细胞　正染性正赤芽球　せいせんせいせいせいせきがきゅう
正三角形杂化　正三角形交雑(混成)　せいさんかっけいこうざつ(こんせい)
正三角形杂化轨道　正三角形混成軌道　せいさんかっけいこんせいきどう
正色胶片　整色フィルム　せいしょくfilm
正色〔指数〕性贫血　正色素性貧血　せいしきそせいひんけつ
正肾上腺素　ノルアドレナリン　noradrenaline
正渗尿　正張尿　せいちょうにょう
¹⁴C-正十六〔碳〕烷　¹⁴C-ヘキサデカン　¹⁴C-hexadecane
³H正十六〔碳〕烷　³H-ヘキサデカン　³H-hexadecane
正式标准　正式標準　せいしきひょうじゅん

正式会员　正式会員　せいしきかいいん
正视镜　眼筋異常矯正器　がんきんいじょうきょうせいき
正视眼　正視眼　せいしがん
正四面体　正四面体　せいしめんたい
正四面体取向　正四面体配向　せいしめんたいはいこう
正四面体杂化　正四面体交雑　せいしめんたいこうざつ
正态差　正規偏差　せいきへんさ
正态分布曲线　正規分布曲線　せいきぶんぷきょくせん
正态概率纸　正規確率紙　せいきかくりつし
正态近似　正常近似　せいじょうきんじ
正态相关面　正常相関面　せいじょうそうかんめん
正态性检验　正規度検査　せいきどけんさ
正态总体　正常母集団　せいじょうぼしゅうだん
正碳离子　カルボニウムイオン　carbonium ion
正铁血白蛋白　メトヘムアルブミン　methemalbumin
正铁血红蛋白　メトヘモグロビン　methemoglubin
正铁血红蛋白还原试验　メトヘモグロビン還元試験　methemoglubin かんげんしけん
正铁血红蛋白尿　メトヘモグロビン尿　methemoglubin にょう
正铁血红蛋白症　メトヘモグロビン症　methemoglubin しょう
正铁血红素　ヘマチン　hematin
正铁血红素矿工肺　ヘマチン炭粉症肺　hematin たんふんしょうはい
正铁血红素尿　ヘマチン尿　hematinにょう
正铁血红素血症　ヘマチン血症　hematinけっしょう
正同系物　正相同体,ノルマル同族物　せいそうどうたい,normalどうぞくぶつ
正统命名　正統命名　せいとうめいめい
正烷烃　ノルマル アルカン　normal alkane
正位　正位　せいい
正位〔差向〕异构体　アノマー　anomer
正位反射　立ち直リ反射　たちなおりはんしゃ
正吸附　正吸着　せいきゅうちゃく
正弦　サイン,正弦　sine,せいげん
正弦波　サイン波,正弦波　sineは,せいげんは
正弦波脉冲电流疗法　正弦波インパルス電流療法　せいげんは impulseでんりゅうりょうほう
正弦电流　正弦電流　せいげんでんりゅう
正弦电流计　正弦検流計　せいげんけんりゅうけい
正弦电流疗法　正弦電流療法　せいげんでんりゅうりょうほう
正弦定律　正弦法則　せいげんほうそく
正弦曲线　正弦曲線　せいげんきょくせん
正相关　正相関　せいそうかん
正向传导　正伝導　せいでんどう
正向突变　正突然変異　せいとつぜんへんい
正缬氨酸　ノルバリン　norvaline
正辛酸　n-カプリル酸　n-caprylさん
正性肌力作用　陽性変力作用　ようせいへんりょくさよう
正牙器械　歯科矯正装置　しかきょうせいそうち
正牙学　歯科矯正学　しかきょうせいがく
正压　陽圧　ようあつ
正压电效应　陽圧電気効果　ようあつでんきこうか
正压呼吸　陽圧呼吸　ようあつこきゅう
正压呼吸机　陽圧呼吸機　ようあつこきゅうき
正压尿道造影　陽圧尿道造影〔法〕　ようあつにょうどうぞ

うえい〔ほう〕
正盐 正塩 せいえん
正影描记器 正写器 せいしゃき
正影描记术 正写法 せいしゃほう
正影描记图 正写図 せいしゃず
正诱导 陽性導出(誘導) ようせいどうしゅつ(ゆうどう)
正圆形糠疹 正円形粃糠疹 せいえんけいひこうしん
正则共轭变量 正準共役変量 せいじゅんきょうやくへんりょう
正枕后〔位〕 正後頭位 せいこうとうい
正值 正値 せいち
正中 正中 せいちゅう
正中板 鉛直板 えんちょくばん
正中动脉 正中動脈 せいちゅうどうみゃく
正中继 正中縫合 せいちゅうほうごう
正中弓状韧带 正中弓状靱帯 せいちゅうきゅうじょうじんたい
正中沟 正中溝 せいちゅうこう
正中殆 中心咬合 ちゅうしんこうごう
正中嵴 正中稜 せいちゅうりょう
正中菱形舌炎 正中菱形舌炎 せいちゅうりょうけいぜつえん
正中隆起 正中隆起 せいちゅうりゅうき
正中面 正中面 せいちゅうめん
正中囊肿 正中囊腫 せいちゅうのうしゅ
正中旁切口 正中傍切開 せいちゅうぼうせっかい
正中旁小叶 正中傍小葉 せいちゅうぼうしょうよう
正中切开(口) 正中切開 せいちゅうせっかい
正中切石术 正中切石術 せいちゅうせっせきじゅつ
正中神经 正中神経 せいちゅうしんけい
正中神经伴行动脉 正中神経伴行動脈 せいちゅうしんけいはんこうどうみゃく
正中神经返支 正中神経反回枝 せいちゅうしんけいはんかいし
正中神经缝〔合〕术 正中神経縫合術 せいちゅうしんけいほうごうじゅつ
正中神经挤压症 正中神経圧迫症 せいちゅうしんけいあっぱくしょう
正中神经麻痹 正中神経麻痺 せいちゅうしんけいまひ
正中神经损伤 正中神経損傷 せいちゅうしんけいそんしょう
正中神经显露法 正中神経暴露法 せいちゅうしんけいばくろほう
正中神经移植术 正中神経移植術 せいちゅうしんけいいしょくじゅつ
正中神经掌皮支 正中神経掌皮枝 せいちゅうしんけいしょうひし
正中神经掌支 正中神経掌枝 せいちゅうしんけいしょうし
正中线 正中線 せいちゅうせん
证件 証明書 しょうめいしょ
证明 証明 しょうめい
证明书 証明書 しょうめいしょ
证实试验 検定試験 けんていしけん
症 症,病 しょう,びょう
症候 症状,症候 しょうしょう,しょうこう
症候群 症候群 しょうこうぐん
症状 症候,症状 しょうこう,しょうじょう

症状缓解 症状寛解 しょうじょうかんかい
症状记录 症状記録 しょうじょうきろく
症状疗法 対症療法 たいしょうりょうほう
症状性癫痫 症候性てんかん しょうこうせいてんかん
症状性动脉瘤 症候性動脈瘤 しょうこうせいどうみゃくりゅう
症状性多毛症 症候性多毛症 しょうこうせいたもうしょう
症状性高血压 症候性高血圧 しょうこうせいこうけつあつ
症状性红斑 症候性紅斑 しょうこうせいこうはん
症状性肌病 症候性ミオパシー,症候性筋障害 しょうこうせい myopathy ,しょうこうせいきんしょうがい
症状性睑痉挛 症候性眼瞼痙攣 しょうこうせいがんけんけいれん
症状性精神病 症候性精神病 しょうこうせいせいしんびょう
症状性精索静脉曲张 症候性精索静脈瘤 しょうこうせいせいさくじょうみゃくりゅう
症状性溃疡 症候性潰瘍 しょうこうせいかいよう
症状性扭转张力障碍 症候性捻転ジストニ しょうこうせいねんてんdystonie
症状性贫血 症候性貧血 しょうこうせいひんけつ
症状性气喘 症候性喘息 しょうこうせいぜんそく
症状性热 症候性発熱 しょうこうせいはつねつ
症状性三叉神经痛 症候性三叉神経痛 しょうこうせいさんさしんけいつう
症状性瘙痒 症候性搔痒〔症〕 しょうこうせいそうよう〔しょう〕
症状性糖尿 症候性糖尿 しょうこうせいとうにょう
症状性脱发 症候性脱毛〔症〕 しょうこうせいだつもう〔しょう〕
症状性舞蹈病 症候性舞踏病 しょうこうせいぶとうびょう
症状性〔血管性〕紫癜 症候性〔血管〕紫斑病 しょうこうせい〔けっかん〕しはんびょう
症状性牙疼 症候性歯痛 しょうこうせいしつう
症状性炎性肌病 症候性炎症性ミオパシー しょこうせいえんしょうせいmyopathy
症状学 症候学 しょうこうがく

ZHI 支汁芝枝知肢指栀脂蜘直职植跖止纸指趾酯至志制质治致窒痔蛭智痣滞置稚瘘

zhī 支汁芝枝知肢指栀脂蜘
支 枝 し
支撑式喉镜 支持式喉頭鏡 しじしきこうとうきょう
支持带 支帯 したい
支持反射 支持反射 しじはんしゃ
支持反应 支持反応 しじはんのう
支持架 スタンド stand
支持疗法 支持療法 しじりょうほう
支持膜 支持膜 しじまく
支持器 支持器 しじき
支持韧带 支持靱帯 しじじんたい
支持细胞 支持細胞,セルトリ細胞 しじさいぼう,sertoliさいぼう

支持细胞-间质细胞瘤　支持細胞・間質細胞腫,セルトリ・ライディッヒ細胞腫　しじさいぼう・かんしつさいぼうしゅ,Sertoli-Leydig　さいぼうしゅ

支持细胞瘤　〔卵巢〕支持細胞腫　〔らんそう〕しじさいぼうしゅ

支持细胞唯存综合征　セルトリ細胞唯一症候群　sertoli さいぼうゆいいつしょうこうぐん

支持纤维　支持繊維　しじせんい

支持性心理治疗　支持性心理治療　しじせいしんりちりょう

支持柱　支持柱　しじちゅう

支持组织　支持組織　しじそしき

支顶孢属　アクレモニウム属　Acremoniumぞく

支睾吸虫病　肝吸虫症　かんきゅうちゅうしょう

支睾吸虫属　肝吸虫属　かんきゅうちゅうぞく

支根　細根　さいこん

支链　分支鎖　ぶんしさ

支链氨基酸　分支鎖アミノ酸　ぶんしさaminoさん

支链淀粉　アミロペクチン　amylopectin

支链淀粉病　アミロペクチノーシス　amylopectinosis

支链淀粉酶　アミロペクターゼ　amylopectase

支链反应　分支鎖反応　ぶんしさはんのう

支链化合物　分支鎖化合物　ぶんしさかごうぶつ

支链酮酸尿　分支鎖ケト酸尿〔症〕　ぶんしさ keto さんにょう〔しょう〕

支链脂肪酸　分支鎖脂肪酸　ぶんしさしぼうさん

支路　シャント,短絡　shunt,たんらく

支配　支配　しはい

支气管　気管支　きかんし

支气管癌　気管支癌　きかんしがん

支气管败血性杆菌　気管支敗血症菌　きかんしはいけつしょうきん

支气管暴病　気管支性発作　きかんしせいほっさ

支气管鼻窦炎　気管支副鼻腔炎　きかんしふくびくうえん

支气管鼻窦炎综合征　気管支副鼻腔炎症候群　きかんしふくびくうえんしょうこうぐん

支气管变态反应　気管支アレルギー反応　きかんしallergyはんのう

支气管病　気管支病　きかんしびょう

支气管病学　気管支学　きかんしがく

支气管播散　気管支拡散　きかんしかくさん

支气管不发育　気管支無発育　きかんしむはついく

支气管插管术　気管内挿管法　きかんないそうかんほう

支气管成形术　気管支形成術　きかんしけいせいじゅつ

支气管成形修补术　気管支形成修復術　きかんしけいせいしゅうふくじゅつ

支气管出血　気管支出血　きかんししゅっけつ

支气管错构瘤　気管支過誤腫　きかんしかごしゅ

支气管胆管瘘　気管支胆管瘻　きかんしたんかんろう

支气管刀　気管支切開刀　きかんしせっかいとう

支气管导管　気管支カテーテル　きかんしcatheter

支气管碘油造影照片　気管支リピオドル写真　きかんしlipiodolしゃしん

支气管动脉　気管支動脈　きかんしどうみゃく

支气管动脉造影术　気管支動脈造影法　きかんしどうみゃくぞうえいほう

支气管断裂　気管支断裂　きかんしだんれつ

支气管恶性肿瘤　気管支悪性腫瘍　きかんしあくせいしゅよう

支气管肺癌　気管支肺癌　きかんしはいがん

支气管肺段　気管支肺区〔域〕　きかんしはいく〔いき〕

支气管肺发育异常　気管支肺形成異常　きかんしはいけいせいいじょう

支气管肺分离　気管支肺分離　きかんしはいぶんり

支气管肺隔离症　気管支肺分離片形成症　きかんしはいぶんりへんけいせいしょう

支气管肺量测定法　気管支肺容量測定法　きかんしはいようりょうそくていほう

支气管肺量计　〔左右別〕気管支肺容量測定器　〔さゆうべつ〕きかんしはいようりょうそくていき

支气管肺淋巴结　気管支肺リンパ節　きかんしはいlymphせつ

支气管肺念珠菌病　気管支肺モニリア症,気管支肺カンジダ症　きかんしはいmoniliaしょう,きかんしはいcandidaしょう

支气管肺泡性呼吸音　気管支肺胞性呼吸音　きかんしはいほうせいこきゅうおん

支气管肺泡炎　気管支肺胞炎　きかんしはいほうえん

支气管肺平滑肌瘤　気管支肺平滑筋腫　きかんしはいへいかつきんしゅ

支气管肺炎性结核　気管支肺炎性結核〔症〕　きかんしはいえんせいけっかく〔しょう〕

支气管缝合夹　気管支縫合クランプ　きかんしほうごうclamp

支气管缝术　気管支縫合術　きかんしほうごうじゅつ

支气管腹瘘　気管支腹瘻　きかんしふくろう

支气管钙化　気管支石灰化　きかんしせっかいか

支气管骨瘤　気管支骨腫　きかんしこつしゅ

支气管〔管腔〕狭窄　気管支狭窄　きかんしきょうさく

支气管管型　気管支円柱　きかんしえんちゅう

支气管呼吸　気管支呼吸　きかんしこきゅう

支气管呼吸测量法　気管支呼吸測定法　きかんしこきゅうそくていほう

支气管呼吸计　気管支呼吸計　きかんしこきゅうけい

支气管呼吸音　気管支性呼吸音　きかんしせいこきゅうおん

支气管坏死　気管支壊死　きかんしえし

支气管畸形　気管支奇形　きかんしきけい

支气管结核　気管支結核　きかんしけっかく

支气管结石　気管支結石　きかんしけっせき

支气管结扎钳　気管支結紮鉗子　きかんしけっさつかんし

支气管痉挛　気管支痙攣　きかんしけいれん

支气管静脉　気管支静脈　きかんしじょうみゃく

支气管静脉丛　気管支静脈叢　きかんしじょうみゃくそう

支气管静脉曲张　気管支静脈瘤　きかんしじょうみゃくりゅう

支气管局部切除术　気管支部分切除術　きかんしぶぶんせつじょじゅつ

支气管空洞呼吸　気管支空洞性呼吸　きかんしくうどうせいこきゅう

支气管〔窥〕镜　気管支鏡　きかんしきょう

支气管〔窥〕镜检查　気管支鏡検査　きかんしきょうけんさ

支气管溃疡　気管支潰瘍　きかんしかいよう

支气管扩张　気管支拡張　きかんしかくちょう

支气管扩张剂雾化吸入　気管支拡張剤エア〔ロ〕ゾール吸入　きかんしかくちょうざいaerosolきゅうにゅう

支气管扩张器 気管支拡張器 きかんしかくちょうき

支气管扩张术 気管支拡張術 きかんしかくちょうじゅつ

支气管扩张药 気管支拡張剤 きかんしかくちょうざい

支气管扩张症 気管支拡張症 きかんしかくちょうしょう

支气管类癌 気管支カルチノイド きかんしcarcinoid

支气管类癌腺瘤 気管支カルチノイド腺腫 きかんしcarcinoidせんしゅ

支气管良性肿瘤 気管支良性腫瘍 きかんしりょうせいしゅよう

支气管淋巴结 気管支リンパ節 きかんしlymph せつ

支气管淋巴结结核 気管支リンパ節結核 きかんしlymph せつけっかく

支气管淋巴结瘘 気管支リンパ節瘻 きかんしlymph せつろう

支气管淋巴结炎 気管支リンパ節炎 きかんしlymphせつえん

支气管淋巴结硬化 気管支リンパ節硬化 きかんしlymph せつこうか

支气管鳞状细胞癌 気管支扁平上皮癌 きかんしへんぺいじょうひがん

支气管瘘 気管支瘻 きかんしろう

支气管螺旋体病 気管支スピロヘータ症 きかんしspirocheta しょう

支气管麻痹 気管支麻痺 きかんしまひ

支气管霉菌病 気管支真菌症 きかんししんきんしょう

支气管囊性腺样癌 気管支嚢胞性腺様癌 きかんしのうほうせいせんようがん

支气管囊肿 気管支嚢胞 きかんしのうほう

支气管内麻痹 気管支内麻痺 きかんしないまひ

支气管内麻醉 気管支内麻酔 きかんしないますい

支气管〔内膜〕结核 気管支〔内膜〕結核 きかんし〔ないまく〕けっかく

支气管内压 気管支内圧 きかんしないあつ

支气管〔内〕异物 気管支内異物 きかんしないいぶつ

支气管粘膜刮匙 気管支粘膜鋭匙 きかんしねんまくえいひ

支气管粘膜下层 気管支粘膜下層 きかんしねんまくかそう

支气管粘液表皮癌 気管支粘液表皮癌 きかんしねんえきひょうひがん

支气管粘液囊肿 気管支粘液嚢胞 きかんしねんえきのうほう

支气管粘液溢 気管支漏 きかんしろう

支气管念珠菌病 気管支モニリア症,気管支カンジダ症 きかんしmoniliaしょう,きかんしcandida しょう

支气管脓溢 気管支膿漏症 きかんしのうろうしょう

支气管喷雾器 気管支噴霧器 きかんしふんむき

支气管皮肤瘘 気管支皮膚瘻 きかんしひふろう

支气管平滑肌瘤 気管支平滑筋腫 きかんしへいかつきんしゅ

支气管破裂 気管支破裂 きかんしはれつ

支气管憩室 気管支憩室 きかんしけいしつ

支气管钳 気管支鉗子 きかんしかんし

支气管切断钳 気管支切断鉗子 きかんしせつだんかんし

支气管切开术 気管支切開術 きかんしせっかいじゅつ

支气管曲菌病 気管支アスペルギルス症 きかんしaspergillus しょう

支气管肉瘤 気管支肉腫,気管支サルコーマ きかんしにくしゅ,きかんしsarcoma

支气管乳头〔状〕瘤 気管支乳頭腫,気管支パピローマ きかんしにゅうとうしゅ,きかんしpapilloma

支气管软骨 気管支軟骨 きかんしなんこつ

支气管〔软骨〕环 気管支軟骨輪 きかんしなんこつりん

支气管软骨瘤 気管支軟骨腫 きかんしなんこつしゅ

支气管神经纤维瘤 気管支神経繊維腫 きかんししんけいせんいしゅ

支气管石 気管支石 きかんしせき

支气管-食道二用内窥镜 気管支食道内視鏡 きかんししょくどうないしきょう

支气管食道瘘 気管支食道瘻 きかんししょくどうろう

支气管—食道异物钳 気管支食道異物鉗子 きかんししょくどういぶつかんし

支气管食管病学 気管支食道医学 きかんししょくどういがく

支气管食管肌 気管支食道筋 きかんししょくどうきん

支气管食管镜 気管支食道鏡 きかんししょくどうきょう

支气管食管镜检查 気管支食道鏡検査 きかんししょくどうきょうけんさ

支气管食管裂 気管支食道裂 きかんししくどうれっ

支气管收缩药 気管支収縮剤 きかんししゅうしゅくざい

支气管舒张剂 気管支拡張剤 きかんしかくちょうざい

支气管树 気管支樹 きかんしじゅ

支气管水肿 気管支水腫 きかんしすいしゅ

支气管套管 気管支カニューレ きかんしcanule

支气管危象 気管支発症 きかんしはっしょう

支气管狭窄 気管支狭窄 きかんしきょうさく

支气管纤毛柱状上皮细胞 気管支線毛円柱上皮細胞 きかんしせんもうえんちゅうじょうひさいぼう

支气管纤维黄色瘤 気管支繊維黄色腫 きかんしせんいおうしょくしゅ

支气管纤维瘤 気管支繊維腫 きかんしせんいしゅ

支气管纤维组织细胞瘤 気管支繊維組織細胞腫 きかんしせんいそしきさいぼうしゅ

支气管显微窥镜 気管支顕微鏡 きかんしけんびきょう

支气管腺 気管支腺 きかんしせん

支气管腺癌 気管支腺癌 きかんしせんがん

支气管腺瘤 気管支腺腫 きかんしせんしゅ

支气管腺样囊性癌 気管支腺様嚢胞癌 きかんしせんようのうほうがん

支气管性沸泡性罗音 気管支性水泡音 きかんしせいすいほうおん

支气管〔性〕肺炎 気管支肺炎 きかんしはいえん

支气管性呼吸音 気管支呼吸音 きかんしこきゅうおん

支气管性气喘 気管支喘息 きかんしぜんそく

支气管胸膜肺炎 気管支胸膜肺炎 きかんしきょうまくはいえん

支气管胸膜瘘 気管支胸膜瘻 きかんしきょうまくろう

支气管胸膜皮肤瘘 気管支胸膜皮膚瘻 きかんしきょうまくひふろう

支气管胸膜炎 気管支胸膜炎 きかんしきょうまくえん

支气管血管瘤 気管支血管腫 きかんしけっかんしゅ

支气管芽 気管支芽 きかんしが

支气管芽生菌病 気管支ブラストミセス症 きかんしBlastomyces しょう

支气管炎 気管支炎 きかんしえん

支气管羊音 気管支ヤギ声 きかんしヤギごえ

支气管异位月经　気管支代償月経,胸部月経　きかんしだいしょうげっけい,きょうぶげっけい

支气管异物　気管支異物　きかんしいぶつ

支气管语言　気管支音　きかんしおん

支气管原性肺囊肿　気管支原性肺囊胞　きかんしげんせいはいのうほう

支气管原性肺脓肿　気管支原性肺膿瘍　きかんしげんせいはいのうよう

支气管原性结核　気管支原性結核〔症〕　きかんしげんせいけっかく〔しょう〕

支气管圆柱瘤　気管支円柱腫　きかんしえんちゅうしゅ

支气管晕厥　気管支失神　きかんししっしん

支气管造口术　気管支造瘻術　きかんしぞうろうじゅつ

支气管造影术　気管支造影法　きかんしぞうえいほう

支气管造影旋转床　気管支造影回転ベッド　きかんしぞうえいかいてんbed

支气管造影照片　気管支図　きかんしず

支气管照相机　気管支カメラ　きかんしcamera

支气管折断　気管支破損　きかんしはそん

支气管真菌病　気管支真菌症　きかんししんきんしょう

支气管真菌感染　気管支真菌感染　きかんししんきんかんせん

支气管支　気管支枝　きかんしし

支气管脂肪瘤　気管支脂肪腫　きかんししぼうしゅ

支气管直接内窥镜　気管支内視鏡　きかんしないしきょう

支气管肿块　気管支瘤　きかんしりゅう

支气管肿瘤　気管支腫瘍　きかんししゅよう

支气管周〔围〕纹理　気管支周囲紋理　きかんししゅういもんり

支气管周炎　気管支周囲炎　きかんししゅういえん

支气管纵隔干　気管支縦隔リンパ本幹　きかんしじゅうかくlymphほんかん

支身架　離被架　りひか

支托　腕木　うでぎ

支原体　マイコプラズマ　mycoplasma

支原体病　マイコプラズマ病　mycoplasmaびょう

支原体繁殖小体　マイコプラズマ繁殖小体　mycoplasmaはんしょくしょうたい

支原体属　マイコプラズマ属　mycoplasmaぞく

支原体〔性〕肺炎　マイコプラズマ肺炎　mycoplasmaはいえん

支原体性感染　マイコプラズマ感染　mycoplasmaかんせん

支原体〔性〕尿道炎　マイコプラズマ尿道炎　mycoplasmaにょうどうえん

支柱　支柱　しちゅう

支柱细胞　柱細胞　ちゅうさいぼう

支柱纤维　支持繊維　しじせんい

汁　ジュース,汁　juice,しる

芝麻　ゴマ

芝麻酚　セサモール　sesamol

芝麻林素　セサモリン　sesamolin

芝麻素　セサミン　sesamin

芝麻油　ゴマ油　ゴマゆ

枝霉属　タムニジウム属　Thamnidiumぞく

枝状　樹枝状　じゅしじょう

枝状蜂窝织炎　木様蜂巣炎　もくようほうそうえん

知觉　知覚　ちかく

知觉丧失　意識消失　いしきしょうしつ

知觉异常性股神经痛　知覚異常性大腿神経痛　ちかくいじょうせいだいたいしんけいつう

知觉障碍　知覚障害　ちかくしょうがい

知母　ハナスゲ

知母皂贰　チモサポニン　timosaponin

肢　肢,四肢　し,しし

肢带　肢帯　したい

肢带型肌营养不良　進行性筋ジストロフィ　しんこうせいきんdystrophy

肢导联　肢誘導　しゆうどう

肢端　先端,肢端　せんたん,したん

肢端动脉痉挛症　レイノー病　Raynaudびょう

肢端发绀症　先端チアノーゼ　せんたんcyanosis

肢端肥大〔症〕　先端巨大〔症〕　せんたんきょだい〔しょう〕

肢端肥大症面容　先端巨大症顔貌　せんたんきょだいしょうがんぼう

肢端感觉异常　先端異常感覚,先端触覚異常　せんたんいじょうかんかく,せんたんしょっかくいじょう

肢端过小〔症〕　小先端〔症〕　しょうせんたん〔しょう〕

肢端寒冷　先端寒冷　せんたんかんれい

肢端红斑　先端紅斑　せんたんこうはん

肢端坏疽　先端壊疽　せんたんえそ

肢端角化症　先端角化症　せんたんかっかしょう

肢端巨大症　先端巨大症　せんたんきょだいしょう

肢端皮肤炎　先端皮膚炎　せんたんひふえん

肢端青紫　先端チアノーゼ　せんたんcyanosis

肢端缺血　先端虚血　せんたんきょけつ

肢端缺氧　先端仮死　せんたんかし

肢端痛〔症〕　先端疼痛〔症〕　せんたんとうつう〔しょう〕

肢端网状色素沉着〔症〕　先端網状色素沈着〔症〕　せんたんもうじょうしきそちんちゃく〔しょう〕

肢端异感症　先端知覚異常症　せんたんちかくいじょうしょう

肢端硬化病　先端硬化症　せんたんこうかしょう

肢端紫绀坏死现象　レイノー現象　Raynaudげんしょう

肢骨纹状肥大　限局性流線状過骨症,メロレオストーシス　げんきょくせいりゅうせんじょうかこつしょう,melorheostosis

肢肌强直　肢端筋緊張〔症〕　したんきんきんちょう〔しょう〕

肢麻痹　肢端麻痺　したんまひ

肢皮炎　肢端皮膚炎　したんひふえん

肢皮早老　肢端早老〔症〕　したんそうろう〔しょう〕

肢瘫痪　肢端麻痺〔症〕　したんまひ〔しょう〕

肢体测量法　体肢測定法　たいしそくていほう

肢体刀　切胎器　せったいき

肢体导联　四肢誘導　ししゆうどう

肢体短缩畸形　四肢短縮奇形　ししたんしゅくきけい

肢体感　体肢一般感覚　たいしいっぱんかんかく

肢〔体〕感缺失　体肢失認〔症〕　たいししつにん〔しょう〕

肢体切断　四肢切断　ししせつだん

肢体体位试验　体肢体位試験　たいしたいいしけん

肢体细长症　クモ肢症　クモししょう

肢痛　体肢痛　たいしつう

肢痛症　体肢疼痛症　たいしとうつうしょう

肢血管透视法　体肢血管徹照検査法　たいしけっかんてっしょうけんさほう

指　指　ゆび,し

指甲　爪　つめ,そう
指甲板　爪板　そうばん
指甲-膝骨综合征　爪膝蓋骨症候群　そうしつがいこつしょうこうぐん
指甲痕　爪痕　そうこん
指甲弧影　爪半月　つめはんげつ
指甲花　シコウカ
指甲花醌　ローソン　lawsone
指甲花属　シコウカ属　シコウカぞく
指甲花叶　指甲花葉　シコウカよう
指甲检验　爪検査　そうけんさ
指甲剪(钳)　爪切り〔鋏〕　つめきり〔ばさみ〕
指甲鉴定　爪同定　そうどうてい
指甲嵌入症　爪嵌入症　そうかんにゅうしょう
指甲上皮　上爪皮　じょうそうひ
指甲下脓肿　爪下膿瘍　そうかのうよう
指甲下血肿引流术　爪下血腫ドレナージ　そうかけっしゅdrainage
指甲营养不良症　爪ジストロフィー,爪異栄養症　そうdystrophy,そういえいようしょう
指甲周炎　爪床周囲炎　そうしょうしゅういえん
栀子甙　ガルデノシド,ガルデノサイド　gardenoside
栀子黄素　ガルデニン　gardenin
脂蟾毒配基　レシブフォゲニン,ブフォゲニン　resibufogenin,bufogenin
脂沉积〔症〕　脂肪沈着症,リピドーシス　しぼうちんちゃくしょう, lipidosis
脂醇　リピドール　lipidol
脂蛋白　リポプロテイン,リポ蛋白　lipoprotein,lipoたんぱく
脂蛋白电泳　リポ蛋白電気泳動　lipoたんぱくでんきえいどう
脂蛋白浸润学说　リポ蛋白浸潤説　lipoたんぱくしんじゅんせつ
α-脂蛋白缺乏症　α-リポ蛋白欠乏症　α-lipoたんぱくけつぼうしょう
β-脂蛋白缺乏症　β-リポ蛋白欠乏症　β-lipoたんぱくけつぼう〔しょう〕
α-脂蛋白血症　α-リポ蛋白血〔症〕　α-lipoたんぱくけつ〔しょう〕
脂蛋白脂肪酶　リポ蛋白リパーゼ　lipoたんぱくlipase
脂蛋白纸上电泳　血清リポ蛋白ろ紙電気泳動　けっせいlipoたんぱくろしでんきえいどう
脂电泳　脂質電気泳動,リピド電気泳動　ししつでんきえいどう, lipidでんきえいどう
脂多糖　リポ多糖体,リポポリサッカリド　lipoたとうたい,lipopolysaccharide
脂多糖类　リポ多糖類　lipoたとうるい
脂肪　脂肪　しぼう
脂肪胺　脂肪族アミン　しぼうぞくamine
脂肪变性　脂肪変性　しぼうへんせい
脂肪餐　脂肪食　しぼうしょく
脂肪沉着　脂肪沈積　しぼうちんせき
脂肪沉着体　脂肪沈積(沈着)物　しぼうちんせき(ちんちゃく)ぶつ
脂肪抽出器　脂肪抽出器　しぼうちゅうしゅっき
脂肪代谢　脂肪代謝　しぼうたいしゃ
脂肪代谢功能试验　脂肪代謝機能試験　しぼうたいしゃき

のうしけん
脂肪代谢试验　脂肪代謝試験　しぼうたいしゃしけん
脂肪代谢障碍　脂肪代謝障害　しぼうたいしゃしょうがい
脂肪代谢障碍性肌病　脂肪異栄養性筋病(ミオパシー)　しぼういえいようせいきんびょう(myopathy)
脂肪单胺　脂肪族モノアミン　しぼうぞくmonoamine
脂〔肪〕滴　脂肪滴　しぼうてき
脂肪碘价　脂肪ヨウ素価　しぼうヨウそか
脂〔肪〕垫　脂肪パッド　しぼう pad
脂肪调动　脂肪動員　しぼうどういん
脂肪调动激素　脂肪動員ホルモン　しぼうどういん hormone
脂肪调动物质　脂肪動員物質　しぼうどういんぶっしつ
脂肪调用激素　リポトロピン　lipotropin
脂肪滴管型　脂肪顆粒円柱　しぼうかりゅうえんちゅう
脂肪二胺　脂肪族ジアミン　しぼうぞくdiamine
脂肪肺栓塞　肺脂肪塞栓症　はいしぼうそくせんしょう
脂肪分解　脂肪分解　しぼうぶんかい
脂肪分解不全　脂肪分解減退　しぼうぶんかいげんたい
脂肪分解产物　脂肪分解産物　しぼうぶんかいさんぶつ
脂肪分解代谢　脂肪分解代謝　しぼうぶんかいたいしゃ
脂〔肪分〕解酶　脂肪分解酵素,リパーゼ　しぼうぶんかいこうそ,lipase
脂肪粪　脂肪便　しぼうべん
脂肪肝　脂肪肝　しぼうかん
脂肪供给量　脂肪供給量　しぼうきょうきゅうりょう
脂肪固定因素　脂肪固定因子　しぼうこていいんし
脂肪(性)管型　脂肪円柱　しぼうえんちゅう
脂肪过多〔症〕　組織脂肪過多〔症〕　そしきしぼうかた〔しょう〕
脂肪过少　脂肪欠乏〔症〕　しぼうけつぼう〔しょう〕
脂肪过氧化值　脂肪過酸化値　しぼうかさんかち
脂肪坏死　脂肪壊死　しぼうえし
脂肪减少　脂肪欠乏症　しぼうけつぼうしょう
脂肪浸润　脂肪浸潤　しぼうしんじゅん
脂肪抗氧化剂　脂肪抗酸化剤　しぼうこうさんかざい
脂肪空泡　脂肪空胞　しぼうくうほう
脂肪库　脂肪庫　しぼうこ
脂肪〔块〕切除术　脂肪組織切除術　しぼうそしきせつじょじゅつ
脂肪廓清作用　脂肪クリアランス　しぼうclearance
脂肪类脂沉积症　脂肪リポイド〔沈着〕症　しぼうlipoid〔ちんちゃく〕しょう
脂肪痢(泻)　脂肪性下痢　しぼうせいげり
脂〔肪〕瘤　脂肪腫　しぼうしゅ
脂〔肪〕瘤病　脂肪腫症　しぼうしゅしょう
脂肪瘤切除术　脂肪腫切除術　しぼうしゅせつじょじゅつ
脂肪〔瘤状〕软疣　脂肪腫様軟疣　しぼうしゅようなんゆう
脂〔肪〕酶　脂肪分解酵素,リパーゼ　しぼうぶんかいこうそ,lipase
脂肪囊　脂肪被膜　しぼうひまく
脂肪尿　脂肪尿　しぼうにょう
脂肪球　脂肪球　しぼうきゅう
脂肪染色　脂肪染色　しぼうせんしょく
脂肪溶解激素　脂肪分解ホルモン　しぼうぶんかいhormone
脂〔肪〕肉瘤　脂肪肉腫　しぼうにくしゅ
脂肪肉芽肿〔病〕　脂肪肉芽腫〔症〕　しぼうにくがしゅ〔しょ

脂肪软骨发育不良症　脂肪軟骨ジストロフィー　しぼうなんこつ dystrophy

脂肪软骨瘤　脂肪軟骨腫　しぼうなんこつしゅ

脂肪软骨营养不良　脂肪軟骨異栄養〔症〕,ガーゴイリズム　しぼうなんこつついえいよう〔しょう〕,gargoylism

脂肪软骨营养不良综合征　脂肪軟骨異栄養症候群　しぼうなんこつついえいようしょうこうぐん

脂肪色素　アジポクロム　adipochrome

脂肪疝　脂肪ヘルニア　しぼうhernia

脂肪摄取细胞　脂肪摂取細胞　しぼうせっしゅさいぼう

脂肪肾　脂肪腎　しぼうじん

脂肪生成　脂肪形成　しぼうけいせい

脂肪试验瓶　脂肪試験瓶　しぼうしけんびん

脂肪栓〔塞〕　脂肪塞栓　しぼうそくせん

脂肪栓塞综合征　脂肪塞栓症候群　しぼうそくせんしょうこうぐん

脂肪酸　脂肪酸　しぼうさん

脂肪酸残基　脂肪酸残留物　しぼうさんざんりゅうぶつ

脂肪酸钙　脂肪酸カルシウム　しぼうさん calcium

脂肪酸过氧化物酶　脂肪酸過酸化酵素　しぼうさんかさんかこうそ

脂肪酸合成酶　脂肪酸シンテターゼ　しぼうさんsynthetase

脂肪酸活化　脂肪酸活性化　しぼうさんかっせいか

脂肪酸活化酶　脂肪酸活性化酵素　しぼうさんかっせいかこうそ

脂肪酸价　脂肪酸価　しぼうさんか

脂肪酸结合蛋白　脂肪酸結合蛋白　しぼうさんけつごうたんぱく

脂〔肪〕酸释放激素　リポトロピン　lipotropin

脂肪酸脱氢酶　脂肪酸脱水素酵素　しぼうさんだっすいそこうそ

脂肪酸 α-氧化　脂肪酸 α-酸化　しぼうさん　α-さんか

脂肪酸 β-氧化　脂肪酸 β-酸化　しぼうさん　β-さんか

脂肪酸 ω-氧化　脂肪酸 ω-酸化　しぼうさん　ω-さんか

脂肪酸氧化辅因子　脂肪酸酸化補因子　しぼうさんさんかほいんし

脂肪条纹　脂肪線条　しぼうせんじょう

脂肪突出　脂肪ヘルニア　しぼうhernia

脂肪萎缩　脂肪萎縮　しぼういしゅく

脂肪萎缩性糖尿病　脂肪〔組織〕萎縮性糖尿病　しぼう〔そしき〕いしゅくせいとうにょうびょう

脂肪系　脂肪系　しぼうけい

脂肪细胞　脂肪細胞　しぼうさいぼう

脂肪纤维瘤　脂肪繊維腫　しぼうせんいしゅ

脂肪纤维粘液瘤　脂肪繊維粘液腫　しぼうせんいねんえきしゅ

脂肪酰辅酶 A　アシルCoA　acyl CoA

脂肪酰辅酶 A 胆甾醇　アシルCoAコレステロール　acyl CoA cholesterol

脂肪酰辅酶 A 合成酶　アシルCoAシンテターゼ　acyl CoA synthetase

脂肪酰辅酶 A 还原酶　アシルCoAレダクターゼ,アシルCoA 還元酵素　acyl CoA reductase,acyl CoAかんげんこうそ

脂肪酰辅酶 A 脱氢酶　アシルCoA 脱水素酵素　acyl CoA だっすいそこうそ

N-脂肪酰神经鞘氨醇　N-アシル-スフィンゴシン　N-acyl sphingosine

脂肪酰转移酶　アシルトランスフェラーゼ acyltransferase

脂肪显现　脂肪出現　しぼうしゅつげん

脂肪腺瘤　脂肪腺腫　しぼうせんしゅ

脂肪泻　脂肪性下痢　しぼうせいげり

脂肪心　脂肪心　しぼうしん

脂肪形成　脂肪形成　しぼうけいせい

脂肪性　脂肪性　しぼうせい

脂肪性坏死　脂肪性壊死　しぼうせいえし

脂肪性胰腺萎缩　脂肪性膵臓萎縮　しぼうせいすいぞういしゅく

脂肪蓄积　脂肪沈着,脂肪蓄積　しぼうちんちゃく,しぼうちくせき

脂肪蓄积因素　脂肪沈着因子　しぼうちんちゃくいんし

脂肪血管瘤　脂肪血管腫　しぼうけっかんしゅ

脂〔肪〕氧合酶　リポキシゲナーゼ,リポキシダーゼ　lipoxygenase,lipoxidase

脂肪移植　脂肪移植　しぼういしょく

脂肪移植物　脂肪移植物　しぼういしょくぶつ

脂肪营养不良　脂肪異栄養〔症〕　しぼういえいよう〔しょう〕

脂肪营养不良综合征　脂肪異栄養症候群　しぼういえいようしょうこうぐん

脂肪油　脂肪油　しぼうゆ

脂肪增多　脂肪増多〔症〕　しぼうぞうた〔しょう〕

脂肪中枢　脂肪中枢　しぼうちゅうすう

脂肪族　脂肪族　しぼうぞく

脂肪族氨基酸　脂肪族アミノ酸　しぼうぞくaminoさん

脂肪族饱和烃　脂肪族飽和炭化水素　しぼうぞくほうわたんかすいそ

脂肪族倍半萜　脂肪族セスキテルペン　しぼうぞくsesquiterpene

脂肪族不饱和烃　脂肪族不飽和炭化水素　しぼうぞくふほうわたんかすいそ

脂肪〔族〕醇　脂肪〔族〕アルコール　しぼう〔ぞく〕alcohol

脂肪族单羧酸　脂肪族モノカルボン酸　しぼうぞくmonocarbonさん

脂肪族多羧酸　脂肪族ポリカルボン酸　しぼうぞくpolycarbonさん

脂肪族化合物　脂肪族化合物　しぼうぞくかごうぶつ

脂肪族环烃　脂環式ヒドロカルボン　しかんしきhydrocarbon

脂肪族卤代烃　脂肪ハロゲン ヒドロカルボン　しぼうhalogen hydrocarbon

脂肪族酸　脂肪酸　しぼうさん

脂肪族羧酸　脂肪族カルボン酸　しぼうぞくcarbonさん

脂肪族烃　脂肪族炭化水素　しぼうぞくたんかすいそ

脂肪族硝基化合物　脂肪族ニトロ化合物　しぼうぞくnitroかごうぶつ

脂肪族硝酸酯　脂肪族硝酸塩　しぼうぞくしょうさんえん

脂肪族亚硝酸酯　脂肪族亜硝酸塩　しぼうぞくあしょうさんえん

脂肪族酯　脂肪族エステル　しぼうぞくester

脂肪组织　脂肪組織　しぼうそしき

脂肪组织炎　脂肪組織炎　しぼうそしきえん

脂肪组织增生　脂肪組織過形成　しぼうそしきかけいせい

脂〔分〕解系数　脂肪分解係数　しぼうぶんかいけいすう

脂膏　グリース　grease
脂褐黄质　リポクリン　lipochrin
脂褐色素　脂褐素,リポフスチン　しかっそ,lipofuscin
脂褐素(质)　脂褐素,リポフスチン　しかっそ,lipofuscin
脂环胺　脂環アミン　しかんamine
脂环母核　脂環母核　しかんぼかく
脂环酸　脂環酸　しかんさん
脂环烃　脂環ヒドロカルボン　しかん　hydrocarbon
脂环系　脂環系　しかんけい
脂环〔族〕化合物　脂環化合物　しかんかごうぶつ
脂肌瘤　脂肪筋腫　しぼうきんしゅ
脂解激素　脂肪分解ホルモン　しぼうぶんかいhormone
脂颗粒　リポコンドリア　lipochondria
脂类　リポイド　lipoid
脂类代谢　リポイド代謝　lipoid　たいしゃ
脂类代谢障碍　リポイド代謝障害　lipoidたいしゃしょうがい
脂类酶　リポイド酵素　lipoidこうそ
脂类小滴　リポイド小滴　lipoidしょうてき
脂瘤〔病〕　脂肪腫〔症〕　しぼうしゅ〔しょう〕
脂瘤性神经炎　脂肪腫性神経炎　しぼうしゅせいしんけいえん
脂瘤性肾炎　脂肪腫性腎炎　しぼうしゅせいじんえん
脂漏　脂漏　しろう
脂麻属　胡麻属　ゴマぞく
脂螨性痤疮　毛包ダニ性痤瘡　モウホウダニせいざそう
脂酶　リパーゼ　lipase
脂酶尿　リパーゼ尿〔症〕　lipaseにょう〔しょう〕
脂酶原　脂肪酵素原　しぼうこうそげん
脂膜　脂肪層　しぼうそう
脂膜痛　脂肪層痛　しぼうそうつう
脂膜炎　脂肪層炎　しぼうそうえん
脂母细胞瘤　脂肪芽細胞腫　しぼうがさいぼうしゅ
脂母细胞增生症　脂肪芽細胞増加症　しぼうがさいぼうぞうかしょう
脂粘多糖病　リポムコ多糖〔体〕沈着〔症〕　lipomucoたとう〔たい〕ちんちゃく〔しょう〕
脂粘液瘤　脂肪粘液腫　しぼうねんえきしゅ
脂尿症　リポイド尿症　lipoidにょうしょう
脂羟化酶　ブチリナーゼ　butyrinase
脂醛　リピダール　lipidal
脂溶剂　脂溶剤　しようざい
脂溶物　脂溶物　しようぶつ
脂溶性　脂溶性　しようせい
脂溶性胆红素-白蛋白复合物　脂溶性ビリルビン-アルブミン複合体　しようせいbilirubin-albuminふくごうたい
脂溶性维生素　脂溶性ビタミン　しようせいvitamine
脂溶性物质　脂溶性物質　しようせいぶっしつ
脂肉瘤　脂肪肉腫　しぼうにくしゅ
脂色素　リポクロム,色素類脂質　lipochrome,しきそるいししつ
脂色素细胞　リポクロム細胞　lipochromeさいぼう
脂色素血〔症〕　リポクロム血症　lipochrome　けっしょう
脂神经细胞　脂肪神経細胞　しぼうしんけいさいぼう
脂水分配系数　脂質/水分配係数　ししつ/みずぶんぱいけいすう
脂酸尿　脂肪酸尿〔症〕　しぼうさんにょう〔しょう〕
脂酸血　脂肪酸血〔症〕　しぼうさんけつ〔しょう〕

脂肽　脂肪ペプチド　しぼうpeptide
脂细胞　脂肪細胞　しぼうさいぼう
N-〔脂〕酰基〔神经〕鞘氨醇　N-脂肪アシル-スフィンゴシン　N-しぼうacyl-sphingosine
脂酰基载体蛋白　アシル担体蛋白　acylたんたいたんぱく
脂酰基转移酶　アシルトランスフェラーゼ,アシル転移酵素　acyltranferase,acylてんいこうそ
脂酰肉毒碱　アシルカルニチン　acyl carnitine
脂腺　脂肪腺　しぼうせん
脂腺痣　脂腺母斑　しせんぼはん
脂泻病　脂肪便症　しぼうべんしょう
脂性肝硬变　脂肪性肝硬変〔症〕　しぼうせいかんこうへん〔しょう〕
脂性渐进性坏死　類脂肪性壊死　るいしぼうせいえし
脂性肾变病　リポイド　ネフローゼ　lipoid nephrosis
脂血〔症〕　脂肪血〔症〕　しぼうけつ〔しょう〕
脂氧化酶　リポキシダーゼ　lipoxidase
脂样糠疹　脂肪性粃糠疹　しぼうせいひこうしん
脂溢性睑〔缘〕炎　脂漏性眼瞼炎　しろうせいがんけんえん
脂溢性角化病　脂漏性角化症　しろうせいかっかしょう
脂溢性皮炎　脂漏性皮膚炎　しろうせいひふえん
脂溢性上皮瘤　脂漏性上皮腫　しろうせいじょうひしゅ
脂溢性湿疹　脂漏性湿疹　しろうせいしっしん
脂溢性秃发　脂漏性禿頭　しろうせいとくとう
脂质　リポイド,脂質　lipoid,ししつ
脂质沉积〔症〕　リポイド沈着〔症〕　lipoidちんちゃく〔しょう〕
脂质沉着性网织细胞增生症　リポイド沈着性細網症　lipoidちんちゃくせいさいもうしょう
脂质代谢紊乱　リポイド代謝障害lipoid　たいしゃしょうがい
脂质过氧化作用　リポイド過酸化反応　lipoidかさんかはんのう
脂质小体　リポゾーム　liposome
脂质性肺炎　リポイド肺炎　lipoidはいえん
脂制菌苗　リポワクチン　lipovaccine
脂族硝基化合物　脂肪族ニトロ化合物　しぼうぞくnitroかごうぶつ
脂族酯酶　アリエステラーゼ　aliesterase
蜘蛛毒　クモ毒　クモどく
蜘蛛毒液中毒　クモ毒中毒　クモどくちゅうどく
蜘蛛脚样指　クモ様指症　クモようししょう
蜘蛛恐怖症　クモ恐怖症　クモきょうふしょう
蜘蛛类　クモ類　クモるい
蜘蛛网膜　クモ膜　クモまく
蜘蛛网膜下出血　クモ膜下出血　クモまくかしゅっけつ
蜘蛛形细胞　星状細胞　せいじょうさいぼう
蜘蛛咬伤　クモ咬創　クモこうそう
蜘蛛样肾盂　クモ状腎盂　クモじょうじんう
蜘蛛样指综合征　マルファン症候群　Marfanしょうこうぐん
蜘蛛痣　クモ母斑　クモぼはん
蜘蛛状血管瘤　クモ状血管腫　クモじょうけっかんしゅ
蜘蛛状指　クモ様指〔症〕　クモようし〔しょう〕

zhí　直职植跖

直背综合征　ストレイト　バック症候群　straight backしょうこうぐん
直部　直部　ちょくぶ

直肠　直腸　ちょくちょう

直肠癌　直腸癌　ちょくちょうがん

直肠瓣切开术　直腸弁切開術　ちょくちょうべんせっかいじゅつ

直肠闭锁　直腸閉鎖　ちょくちょうへいさ

直肠表皮样癌　直腸類表皮癌　ちょくちょうるいひょうひがん

直肠部分切除术　部分直腸切除術　ぶぶんちょくちょうせつじょじゅつ

直肠侧韧带　直腸外側靱帯　ちょくちょうがいそくじんたい

直肠成形术　直腸（肛門）形成術　ちょくちょう（こうもん）けいせいじゅつ

直肠〔冲洗导〕管　直腸洗浄カテーテル　ちょくちょうせんじょうcatheter

直肠出血　直腸出血　ちょくちょうしゅっけつ

直肠刺激症状　直腸刺激症状　ちょくちょうしげきしょうじょう

直肠丛　直腸叢　ちょくちょうそう

直肠刀　直腸切開刀　ちょくちょうせっかいとう

直肠滴注法　直腸点滴注入法　ちょくちょうてんてきちゅうにゅうほう

直肠滴注管　直腸点滴注入管　ちょくちょうてんてきちゅうにゅうかん

直肠骶曲　直腸仙骨曲　ちょくちょうせんこつきょく

直肠窦　直腸洞　ちょくちょうどう

直肠对端吻合术　直腸端端吻合術　ちょくちょうたんたんふんごうじゅつ

直肠多发性息肉　多発性直腸ポリープ　たはつせいちょくちょう　polyp

直肠反射　直腸反射　ちょくちょうはんしゃ

直肠放线菌病　直腸アクチノミコセス〔症〕　ちょくちょうactinomycosis〔しょう〕

直肠缝术　直腸縫合術　ちょくちょうほうごうじゅつ

直肠肛管淋巴结　肛門直腸リンパ節　こうもんちょくちょうlymphせつ

直肠〔肛门〕肌肉麻痹　肛門括約筋麻痺　こうもんかつやくきんまひ

直肠给药　直腸投薬　ちょくちょうとうやく

直肠固定术　直腸固定術　ちょくちょうこていじゅつ

直肠管　直腸管　ちょくちょうかん

直肠灌洗　直腸洗浄　ちょくちょうせんじょう

直肠灌注　直腸灌注　ちょくちょうかんちゅう

直肠横襞　直腸横ひだ　ちょくちょうおうひだ

直肠后间隙脓肿　直腸後隙膿瘍　ちょくちょうこうげきのうよう

直肠后脓肿　後直腸膿瘍　こうちょくちょうのうよう

直肠壶腹　直腸膨大部　ちょくちょうぼうだいぶ

直肠坏疽　直腸壊疽　ちょくちょうえそ

直肠会阴成形术　肛門会陰形成術　こうもんえいんけいせいじゅつ

直肠会阴缝术　肛門会陰縫合術　こうもんえいんほうごうじゅつ

直肠会阴瘘　肛門会陰瘻　こうもんえいんろう

直肠会阴曲　肛門会陰曲　こうもんえいんきょく

直肠活组织取样钳　直腸生検鉗子　ちょくちょうせいけんかんし

直肠畸形　直腸奇形　ちょくちょうきけい

直肠检查　直腸検査　ちょくちょうけんさ

直肠胶样癌　直腸膠様癌　ちょくちょうこうようがん

直肠结肠镜检查　直腸結腸鏡検査　ちょくちょうけっちょうきょうけんさ

直肠结肠切除术　直腸結腸切除術　ちょくちょうけっちょうせつじょじゅつ

直肠结肠炎　直腸結腸炎　ちょくちょうけっちょうえん

直肠经腹会阴切除术　腹部会陰式直腸切除術　ふくぶえいんしきちょくちょうせつじょじゅつ

直肠经腹切除吻合术　腹式直腸切除吻合術　ふくしきちょくちょうせつじょふんごうじゅつ

直肠静脉丛　直腸静脈叢　ちょくちょうじょうみゃくそう

直肠镜　直腸鏡　ちょくちょうきょう

直肠镜检查　直腸鏡検査〔法〕　ちょくちょうきょうけんさ〔ほう〕

直肠镜检查床　直腸鏡検査台　ちょくちょうきょうけんさだい

直肠空虚　直腸空虚　ちょくちょうくうきょ

直肠窥器　直腸鏡　ちょくちょうきょう

直肠扩张器　直腸拡張器　ちょくちょうかくちょうき

直肠扩张术　直腸拡張術　ちょくちょうかくちょうじゅつ

直肠括约肌　直腸括約筋,ヒルトル括約筋　ちょくちょうかつやくきん，　Hyrtlかつやくきん

直肠类癌　直腸カルチノイド　ちょくちょうcarcinoid

直肠淋巴肉瘤　直腸リンパ肉腫　ちょくちょうlymphにくしゅ

直肠淋巴肉芽肿　直腸リンパ肉芽腫　ちょくちょうlymphにくがしゅ

直肠瘘　直腸瘻　ちょくちょうろう

直肠麻醉　直腸内麻酔　ちょくちょうないますい

直肠慢性肉芽肿　直腸慢性肉芽腫　ちょくちょうまんせいにくがしゅ

直肠内瘘　直腸内瘻　ちょくちょうないろう

直肠内异物　直腸内異物　ちょくちょうないいぶつ

直肠内指诊　直腸内指診　ちょくちょうないししん

直肠粘膜蜕变　直腸粘膜変異　ちょくちょうねんまくへんい

直肠粘膜脱垂　直腸粘膜脱〔出症〕　ちょくちょうねんまくだつ〔しゅつしょう〕

直肠粘膜下脓肿　直腸粘膜下膿瘍　ちょくちょうねんまくかのうよう

直肠尿道肌　直腸尿道筋　ちょくちょうにょうどうきん

直肠尿道瘘　直腸尿道フィステル　ちょくちょうにょうどうFistel

直肠脓肿　直腸腫瘍　ちょくちょうのうよう

直肠旁淋巴结　直腸傍リンパ節　ちょくちょうぼうlymphせつ

直肠旁隐窝　直腸傍窩　ちょくちょうぼうか

直肠旁组织　直腸傍〔結合〕組織　ちょくちょうぼう〔けつごう〕そしき

直肠膀胱成形术　直腸膀胱形成術　ちょくちょうぼうこうけいせいじゅつ

直肠膀胱隔　直腸膀胱中隔　ちょくちょうぼうこうちゅうかく

直肠膀胱肌　直腸膀胱筋　ちょくちょうぼうこうきん

直肠膀胱瘘　直腸膀胱フィステル　ちょくちょうぼうこうFistel

直肠膀胱术　ロースレ・ジョンソン手術　Lowsley-Johnson

しゅじゅつ

直肠膀胱陷凹　直腸膀胱窩　ちょくちょうぼうこうか

直肠膀胱阴道瘘　直腸膀胱膣フィステル　ちょくちょうぼうこうちつFistel

直肠膨(突)出　直腸瘤　ちょくちょうりゅう

直肠破裂　直腸破裂　ちょくちょうはれつ

直肠牵开器　直腸レトラクタ　ちょくちょうretractor

直肠前壁折叠术　直腸前壁ひだ形成術　ちょくちょうぜんべきひだけいせいじゅつ

直肠前庭瘘　直腸膣前庭瘻　ちょくちょうちつぜんていろう

直肠前陷凹　直腸前窩　ちょくちょうぜんか

直肠切除术　直腸〔肛門〕切除術　ちょくちょう〔こうもん〕せつじょじゅつ

直肠切开术　直腸〔肛門〕切開術　ちょくちょう〔こうもん〕せっかいじゅつ

直肠切开探查术　直腸切開診査手術　ちょくちょうせっかいしんさしゅじゅつ

直肠切开引流术　直腸切開ドレナージ　ちょくちょうせっかいdrainage

直肠全部切除术　直腸全切除術　ちょくちょうぜんせつじょじゅつ

直肠肉瘤　直腸肉腫　ちょくちょうにくしゅ

直肠乳头状瘤　直腸乳頭腫　ちょくちょうにゅうとうしゅ

直肠乳突　直腸乳頭　ちょくちょうにゅうとう

直肠疝　直腸ヘルニア　ちょくちょうhernia

直肠上丛　上直腸動脈神経叢　じょうちょくちょうどうみゃくしんけいそう

直肠上动脉　上直腸動脈　じょうちょくちょうどうみゃく

直肠上静脉　上直腸静脈　じょうちょくちょうじょうみゃく

直肠上淋巴结　上直腸リンパ節　じょうちょくちょうlymph せつ

直肠栓〔剂〕　直腸〔肛門〕坐剤　ちょくちょう〔こうもん〕ざざい

直肠探测器　直腸検出器　ちょくちょうけんしゅつき

直肠探条　直腸消息子,直腸ブジー　ちょくちょうしょうそくし,ちょくちょうBougie

直肠套管　直腸カニューレ　ちょくちょうcannula

直肠体温测定　直腸温測定　ちょくちょうおんそくてい

直肠〔体〕温〔度〕　直腸温　ちょくちょうおん

直肠痛　直腸痛　ちょくちょうつう

直肠投药法　直腸投薬法　ちょくちょうとうやくほう

直肠脱垂　直腸脱　ちょくちょうだつ

直肠脱垂复位术　直腸脱整復術　ちょくちょうだつせいふくじゅつ

直肠尾骨固定术　直腸尾骨固定術　ちょくちょうびこつこていじゅつ

直肠尾骨肌　直腸尾骨筋　ちょくちょうびこつきん

直肠吸收　直腸吸収　ちょくちょうきゅうしゅう

直肠息肉　直腸ポリープ　ちょくちょう polyp

直肠息肉钳　直腸ポリープ鉗子　ちょくちょうpolypかんし

直肠息肉样腺瘤　直腸ポリープ状アデノーマ　ちょくちょうpolypじょうadenoma

直肠息肉咬除钳　直腸ポリープパンチ鉗子　ちょくちょうpolyp punchかんし

直肠狭窄　直腸狭窄　ちょくちょうきょうさく

直肠下丛　下直腸動脈神経叢　かちょくちょうどうみゃくしんけいそう

直肠下动脉　下直腸動脈　かちょくちょうどうみゃく

直肠下静脉　下直腸静脈　かちょくちょうじょうみゃく

直肠下神经　下直腸神経　かちょくちょうしんけい

直肠腺癌　直腸腺癌　ちょくちょうせんがん

直肠性便秘　直腸性便秘　ちょくちょうせいべんぴ

直肠悬吊术　直腸懸吊術　ちょくちょうけんちょうじゅつ

直肠血吸虫病　直腸住血吸虫症　ちょくちょうじゅうけつきゅうちゅうしょう

直肠炎　直腸炎　ちょくちょうえん

直肠炎性息肉　直腸炎性ポリープ　ちょくちょうえんせいpolyp

直肠乙状结肠镜　直腸S状結腸鏡　ちょくちょうSじょうけっちょうきょう

直肠乙状结肠镜检查　直腸S状結腸鏡検査〔法〕　ちょくちょうSじょうけっちょうきょうけんさ〔ほう〕

直肠乙状结肠切除术　直腸S状結腸切除術　ちょくちょうSじょうけっちょうせつじょじゅつ

直肠乙状结肠炎　直腸S状結腸炎　ちょくちょうSじょうけっちょうえん

直肠异物　直腸異物　ちょくちょういぶつ

直肠阴唇瘘　直腸陰唇瘻　ちょくちょういんしんろう

直肠阴道成形术　直腸膣形成術　ちょくちょうちつけいせいじゅつ

直肠阴道隔　直腸膣中隔　ちょくちょうちつちゅうかく

直肠阴道瘘　直腸膣フィステル(瘻)　ちょくちょうちつFistel(ろう)

直肠阴道瘘成形术　直腸膣瘻形成術　ちょくちょうちつろうけいせいじゅつ

直肠营养法　栄養浣腸法　えいようかんちょうほう

直肠用镭器　直腸挿入用ラジウム管　ちょくちょうそうにゅうようradiumかん

直肠造口术　直腸造瘻術　ちょくちょうぞうろうじゅつ

直肠折叠术　直腸ひだ形成術　ちょくちょうひだけいせいじゅつ

直肠指诊　直腸指診　ちょくちょうししん

直肠中丛　中直腸神経叢　ちゅうちょくちょうしんけいそう

直肠中动脉　中直腸動脈　ちゅうちょくちょうどうみゃく

直肠中静脉　中直腸静脈　ちゅうちょくちょうじょうみゃく

直肠周脓肿　直腸周囲膿瘍　ちょくちょうしゅういのうよう

直肠周(围)脓肿切开引流产　直腸周囲膿瘍切開排液法　ちょくちょうしゅういのうようせっかいはいえきほう

直肠周围硬化剂注射疗法　直腸周囲硬化薬注射療法　ちょくちょうしゅういこうかやくちゅうしゃりょうほう

直肠周〔围〕炎　直腸周囲炎,肛門周囲炎　ちょくちょうしゅういえん,こうもんしゅういえん

直肠周组织　直腸傍〔結合〕組織　ちょくちょうぼう〔けつごう〕そしき

直肠注射　直腸注射　ちょくちょうちゅうしゃ

直肠注射器　浣腸器　かんちょうき

直肠柱　直腸柱　ちょくちょうちゅう

直肠子宫襞　直腸子宮ひだ　ちょくちょうしきゅうひだ

直肠子宫肌　直腸子宮筋　ちょくちょうしきゅうきん

直肠子宫韧带　直腸子宮靱帯　ちょくちょうしきゅうじんたい

直肠子宫陷凹　ダグラス窩,直腸子宮窩　Douglasか,ちょくちょうしきゅうか

直肠子宫陷凹炎　直腸子宮窩炎,ダグラス窩炎　ちょくちょうしきゅうかえん,Douglasかえん

直肠纵肌 直腸縦筋 ちょくちょうじゅうきん

直动脉 直動脈 ちょくどうみゃく

直窦 直静脈洞 ちょくじょうみゃくどう

直读式分析天平 直示化学てんびん ちょくじかがくてんびん

直读式pH计 直示 pH 計，直示 pHメーター ちょくじpHけい，ちょくじpH meter

直读式计算机 直示計算機 ちょくじけいさんき

直读式天平 直示てんびん ちょくじてんびん

直读式温度计 直示温度計 ちょくじおんどけい

直方图 ヒストグラム，柱図表 histogram はしらずひょう

直回 直回 ちょっかい

直肌 直筋 ちょっきん

直剪 直剪刀，直鋏 ちょくせんとう，ちょくはさみ

直角 直角 ちょっかく

直角刮匙 直角鋭匙，直角掻爬器 ちょっかくえいひ，ちょっかくそうはき

直角检查窥镜 直角検査内視鏡 ちょっかくけんさないしきょう

直角棱镜 直角プリズム ちょっかく prism

直角〔深〕牵开器 直角〔深〕レトラクタ ちょっかく〔しん〕retractor

直角坐标 直角座標 ちょっかくざひょう

直接变态 直接変態 ちょくせつへんたい

直接播散 直接散布 ちょくせつさんぷ

直接测量式血压监视器 直接計量式血圧モニター ちょくせつけいりょうしきけつあつmonitor

直接测热〔法〕 直接測熱〔法〕 ちょくせつそくねつ〔ほう〕

直接成分 直接組成 ちょくせつそせい

直接迟缓反应 直接遅延反応 ちょくせつちえんはんのう

直接刺激 直接刺激 ちょくせつしげき

直接滴定法 直接滴定法 ちょくせってきていほう

直接电位法 直接電位法 ちょくせつでんいほう

直接动物源疾病 直接伝播性人獣伝染病 ちょくせつでんぱせいじんじゅうでんせんびょう

直接断面造影术 直接切断面撮影法 ちょくせつせつだんめんさつえいほう

直接〔对〕光反射 直接対光反射 ちょくせつたいこうはんしゃ

直接发育 直接発育 ちょくせつはついく

直接法 直接法 ちょくせつほう

直接法标准化率 直接法標準化率 ちょくせつほうひょうじゅんかりつ

直接反射 直接反射 ちょくせつはんしゃ

直接反应 直接反応 ちょくせつはんのう

直接〔反应〕胆红素 直接〔反応〕ビリルビン ちょくせつ〔はんのう〕bilirubin

直接分裂 直接分裂 ちょくせつぶんれつ

直接盖髓术 直接覆髄法 ちょくせつふくずいほう

直接骨折 直達骨折 ちょくたつこっせつ

直接过滤 直接濾過 ちょくせつろか

直接核分裂 直接核分裂 ちょくせつかくぶんれつ

直接喉镜检查 直接喉頭鏡検査〔法〕 ちょくせつこうとうきょうけんさ〔ほう〕

直接喉镜检查下喉粘连分离 直接喉頭鏡下喉頭粘着分離 ちょくせつこうとうきょうかこうとうねんちゃくぶんり

直接喉镜检查下活组织检查 直接喉頭鏡下生検 ちょくせつこうとうきょうかせいけん

直接喉镜检查下扩张术 直接喉頭鏡下拡張術 ちょくせつこうとうきょうかかくちょうじゅつ

直接喉镜检查下异物去除术 直接喉頭鏡下異物除去術 ちょくせつこうとうきょうかいぶつじょきょじゅつ

直接喉镜检查下引流术 直接喉頭鏡下ドレナージ，直接喉頭鏡下排液（膿）法 ちょくせつこうとうきょうかdrainage，ちょくせつこうとうきょうかはいえき（のう）ほう

直接呼吸 直接呼吸 ちょくせつこきゅう

直接活化 直接活性化 ちょくせつかっせいか

直接监护器 直接モニター ちょくせつmonitor

直接〔检〕喉镜 直接喉頭鏡 ちょくせつこうとうきょう

直接检眼法 直接検眼法 ちょくせつけんがんほう

直接检眼镜 直接検眼鏡 ちょくせつけんがんきょう

直接焦点照明〔法〕 直接焦点照明〔法〕 ちょくせつしょうてんしょうめい〔ほう〕

直接抗〔人〕球蛋白试验 直接抗〔ヒト〕グロブリン試験 ちょくせつこう〔ヒト〕globulinしけん

直接叩诊法 直接打診法 ちょくせつだしんほう

直接库伦滴定法 直接電量滴定法 ちょくせつでんりょうてきていほう

直接库姆斯氏试验 直接クームス試験 ちょくせつCoombsしけん

直接扩散（蔓延） 直接拡散 ちょくせつかくさん

直接离心浮集法 直接遠心〔性〕浮上法 ちょくせつえんしん〔せい〕ふじょうほう

直接描记型心电图机 直接記録ECG ちょくせつきろくECG

直接模板学说 直接鋳型説 ちょくせついがたせつ

直接凝集反应 直接凝集反応 ちょくせつぎょうしゅうはんのう

直接凝集试验 直接凝集試験 ちょくせつぎょうしゅうしけん

直接排(取)代 直接置換 ちょくせつちかん

直接配制 直接調製 ちょくせつちょうせい

直接皮质反应 直接皮質反応 ちょくせつひしつはんのう

直接染色 直接染色〔法〕 ちょくせつせんしょく〔ほう〕

直接烧 直火焚き じかだき

直接输血〔法〕 直接輸血〔法〕 ちょくせつゆけつ〔ほう〕

直接双相反应 直接二相性反応 ちょくせつにそうせいはんのう

直接死因 直接死因 ちょくせつしいん

直接听诊法 直達聴診法 ちょくたつちょうしんほう

直接瞳孔反射 直接瞳孔反射 ちょくせつどうこうはんしゃ

直接涂片 直接スミア ちょくせつsmear

直接脱氨基作用 直接脱アミノ作用 ちょくせつだつamino さよう

直接效应 直接効果 ちょくせつこうか

直接猩红 ベンゾ ファスト スカーレット benzo fast scarlet

直接迅速反应 直接迅速反応 ちょくせつじんそくはんのう

直接咽镜检查 直接咽頭鏡検査 ちょくせついんとうきょうけんさ

直接阳性 直接陽性 ちょくせつようせい

直接抑制 直接抑制 ちょくせつよくせい

直接照明　直接照明　ちょくせつしょうめい
直接征象　直接徴候　ちょくせつちょうこう
直接症状　直接症状　ちょくせつしょうじょう
直接致癌原　直接発癌〔性〕物質　ちょくせつはつがん〔せい〕ぶっしつ
直接注入法　直接注入法　ちょくせつちゅうにゅうほう
直接作用　直接作用　ちょくせつさよう
直径　直径,径線　ちょっけい,けいせん
直立　直立　ちょくりつ
直立百部　タチビャクブ
直立反应　起立性反応　きりつせいはんのう
直立耐性　直立耐性　ちょくりつたいせい
直立位　直立位　ちょくりつい
直立位虚脱　直立位虚脱　ちょくりついきょだつ
直立性蛋白尿　起立性蛋白尿　きりつせいたんぱくにょう
直立性低血压　起立性低血圧　きりつせいていけつあつ
直立性呼吸困难　起立性呼吸困難　きりつせいこきゅうこんなん
直立性调节障碍　起立性調節障害　きりつせいちょうせつしょうがい
直立性调节障碍综合征　起立性調節障害症候群　きりつせいちょうせつしょうがいしょうこうぐん
直立性心搏过速　起立性〔心〕頻拍〔症〕　きりつせい〔しん〕ひんぱく〔しょう〕
直立性休克　起立性ショック　きりつせいshock
直立性紫癜　起立性紫斑病　きりつせいしはんびょう
直立姿势　直立姿勢　ちょくりつしせい
直链　直鎖　ちょくさ
直链淀粉　アミロース,グラヌロース　amylose,granulose
直链烃　直鎖状炭化水素　ちょくさじょうたんかすいそ
直流〔电〕　直流〔電気〕　ちょくりゅう〔でんき〕
直流电烙器　直流電気焼灼器　ちょくりゅうでんきしょうしゃくき
直流电离子导入疗法　直流電気イオン導入療法　ちょくりゅうでんきionどうにゅうりょうほう
直流电离子透入法　直流電気イオン導入法　ちょくりゅうでんきionどうにゅうほう
直流电疗法　直流電気療法　ちょくりゅうでんきりょうほう
直流电试验　直流電気試験　ちょくりゅうでんきしけん
直流电损害　直流電気損傷　ちょくりゅうでんきそんしょう
直流电休克　直流電気ショック　ちょくりゅうでんきshock
直流电浴盆　直流電気浴槽　ちょくりゅうでんよくそう
直流感应电测定　直流感応電流測定　ちょくりゅうかんのうでんりゅうそくてい
直流感应电流　直流感応電流　ちょくりゅうかんのうでんりゅう
直流感应电试验　直流感応電流試験　ちょくりゅうかんのうでんりゅうしけん
直流感应治疗机　直流感応電流治療装置　ちょくりゅうかんのうでんりゅうちりょうそうち
直流计　直流メーター　ちょくりゅうmeter
直流治疗仪　直流治療装置　ちょくりゅうちりょうそうち
直刃虹膜刀　直虹彩刀　ちょくこうさいとう
直射　直射　ちょくしゃ
直生胚珠　直生胚珠　ちょくせいはいしゅ
直示高温计　直示式高温計　ちょくじしきこうおんけい
直视　直視　ちょくし
直视分光镜　直視分光器,直視スペクトルスコプ　ちょくしぶんこうき,ちょくし　spectroscope
直视分离术　直視分離術　ちょくしぶんりじゅつ
直视下二尖瓣分离术　直視下二尖弁分離術　ちょくしかにせんべんぶんりじゅつ
直视下矫正术　直視下矯正術　ちょくしかきょうせいじゅつ
直抬腿试验　ラセーグ徴候　Lasegueちょうこう
直碳链　直炭素鎖　ちょくたんそさ
直条图　棒グラフ　ぼうgraph
直胃钳(夹)　直形胃鉗子　ちょっけいいかんし
直无损伤止血钳　直形無損傷止血鉗子　ちょっけいむそんしょうしけつかんし
直细精管　直精細管　ちょくせいさいかん
直线　直線　ちょくせん
直线传播　直線伝播　ちょくせんでんぱ
直线方程　線形方程式　せんけいほうていしき
直线缝合　直線縫合　ちょくせんほうごう
直线关系　直線関係　ちょくせんかんけい
直线化曲线方程　直線性曲線方程式　ちょくせんせいきょくせんほうていしき
直线回归　直線回帰　ちょくせんかいき
直线回归方程　直線回帰方程式　ちょくせんかいきほうていしき
直线排列　線形配列　せんけいはいれつ
〔直〕线〔膨〕胀系数　線膨張係数　せんぼうちょうけいすう
直线相关　線性相関　せんせいそうかん
直线相关系数　線性相関係数　せんせいそうかんけいすう
直线型分子　線状分子　せんじょうぶんし
直线性　直線性　ちょくせんせい
直线性放大器　比例増幅器,リニア アンプリファイア　ひれいぞうふくき,linear amplifier
直线性加速器　線形加速器,リニア アクセレレーター　せんけいかそくき,linear accelerator
直向进化　定向進化,進化直進説　ていこうしんか,しんかちょくしんせつ
直小动脉　直細動脈　ちょくさいどうみゃく
直小静脉　直細静脈　ちょくさいじょうみゃく
直小血管　直小血管　ちょくしょうけっかん
直写试验　垂直書字試験　すいちょくしょじしけん
直形缝合针　直形縫合針　ちょくけいほうごうしん
直形压肠板　直形腸スパーテル　ちょくけいちょうSpatel
直血管钳　直形血管鉗子　ちょくけいけっかんかんし
直针　直針　ちょくしん
直指叩诊法　限界弱打診法　げんかいじゃくだしんほう
pH值　pH値　pHち
职业病　職業病　しょくぎょうびょう
职业病防治院　職業病防治院　しょくぎょうびょうぼうちいん
职业病门诊　職業病診療所　しょくぎょうびょうしんりょうしょ
职业病学　職業病学　しょくぎょうびょうがく
职业禁忌症　職業禁忌症　しょくぎょうきんきしょう
职业精神病学　職業精神病学　しょくぎょうせいしんびょうがく
职业史　職業歴　しょくぎょうれき
职业危害　職業性危害　しょくぎょうせいきがい
职业〔性〕癌　職業性癌　しょくぎょうせいがん
职业性白内障　職業性白内障　しょくぎょうせいはくないしょう

职业性变态反应　職業性アレルギー〔性〕反応　しょくぎょうせいAllergie〔せい〕はんのう

职业性布鲁氏〔杆〕菌病　職業性ブルセラ症　しょくぎょうせいBrucellaしょう

职业性传染病　職業性伝染病　しょくぎょうせいでんせんびょう

职业性春季森林脑炎　職業性春季森林脳炎　しょくぎょうせいしゅんきしんりんのうえん

职业性痤疮　職業性痤瘡　しょくぎょうせいざそう

职业性〔耳〕聋　職業性難聴,職業性聾　しょくぎょうせいなんちょう,しょくぎょうせいろう

职业性肺炎　職業性肺炎　しょくぎょうせいはいえん

职业性共济失调　職業性運動失調　しょくぎょうせいうんどうしっちょう

职业性黑变病　職業性メラノーシス,職業性黒色症　しょくぎょうせいmelanosis,しょくぎょうせいこくしょくしょう

职业性喉炎　職業性喉頭炎　しょくぎょうせいこうとうえん

职业性滑囊炎　職業性滑液包炎　しょくぎょうせいかつえきほうえん

职业性寄生虫病　職業性寄生虫症　しょくぎょうせいきせいちゅうしょう

职业性痉挛　職業性痙攣　しょくぎょうせいけいれん

职业性麻痹　職業性麻痺　しょくぎょうせいまひ

职业性盲　職業性盲　しょくぎょうせいもう

职业性皮肤病　職業性皮膚症　しょくぎょうせいひふしょう

职业性皮炎　職業性皮膚炎　しょくぎょうせいひふえん

职业性铅中毒　職業性鉛中毒　しょくぎょうせいなまりちゅうどく

职业性神经官(机)能症　職業性ノイローゼ,職業性神経症　しょくぎょうせいneurosis,しょくぎょうせいしんけいしょう

职业性损伤　職業性損傷　しょくぎょうせいそんしょう

职业性炭疽　職業性炭疽　しょくぎょうせいたんそ

职业性听力损失　職業性聴力損失　しょくぎょうせいちょうりょくそんしつ

职业性听力障碍　職業性聴力障害　しょくぎょうせいちょうりょくしょうがい

职业性哮喘　職業性喘息　しょくぎょうせいぜんそく

职业性眼病　職業性眼病　しょくぎょうせいがんびょう

职业性眼球震颤　職業性眼振　しょくぎょうせいがんしん

职业性药物依赖　職業性薬物依存〔症〕　しょくぎょうせいやくぶついぞん〔しょう〕

职业性中毒　職業性中毒　しょくぎょうせいちゅうどく

职业选择　職業選択　しょくぎょうせんたく

职业治疗　職業療法　しょくぎょうりょうほう

职业中毒性肺水肿　職業中毒性肺水腫　しょくぎょうちゅうどくせいはいすいしゅ

职责学　職業道徳学,義務論　しょくぎょうどうとくがく,ぎむろん

植被　植被　しょくひ

植被图　植被図　しょくひず

植鞭纲　植物性鞭毛虫綱　しょくぶつせいべんもうちゅうこう

植虫　植虫　しょくちゅう

植醇　フィトール　phytol

植骨〔术〕　骨移植〔術〕　こついしょく〔じゅつ〕

植皮保护器　植皮片保護器　しょくひへんほごき

植皮刀　植皮刀　しょくひとう

植皮刀片　植皮刀刃　しょくひとうじん

植皮机　植皮装置　しょくひそうち

植皮镊　植皮鑷子　しょくひせっし

植皮器械包　植皮器械セット　しょくひきかいset

植皮术　植皮術　しょくひじゅつ

植皮压板　植皮へら　しょくひへら

植皮用玻璃吸管　植皮ガラス ピペット　しょくひglass pipette

植皮针　植皮針　しょくひしん

植入　包埋,植え込み　ほうまい,うえこみ

植入法　包埋法,体内移植法　ほうまいほう,たいないいしょくほう

植入片(物)　内植片　ないしょくへん

植入式起搏器　内植式ペースメーカー　ないしょくしきpacemaker

植入窝　内植窩　ないしょくか

植入性虹膜囊肿　内植性虹彩囊胞　ないしょくせいこうさいのうほう

植入性囊肿　内植性囊胞　ないしょくせいのうほう

植入〔性〕胎盘　嵌入胎盤　かんにゅうたいばん

植酸　フィチン酸　phytinさん

植酸钙镁　フィチン　phytin

植酸酶　フィターゼ　phytase

植酸盐　フィタート,フィチン酸塩　phytate,phytinさんえん

植物　植物　しょくぶつ

植物白蛋白　植物アルブミン　しょくぶつalbumin

植物孢子　植物胞子　しょくぶつほうし

植物保护　植物保護　しょくぶつほご

植物标本室　植物標本室　しょくぶつひょうほんしつ

植物病　植物病　しょくぶつびょう

植物病毒　植物ウイルス　しょくぶつvirus

植物病理学　植物病理学　しょくぶつびょうりがく

植物醇　フィトール　phytol

植物蛋白胨　植物ペプトン　しょくぶつpeptone

植物蛋白脉　植物アルブモーゼ　しょくぶつalbumose

植物蛋白〔质〕　植物蛋白〔質〕　しょくぶつたんぱく〔しつ〕

植物地理学　植物地理学　しょくぶつちりがく

植物调查　植物調査　しょくぶつちょうさ

植物毒素中毒　植物毒素中毒　しょくぶつどくそちゅうどく

植物毒物　植物毒物　しょくぶつどくぶつ

植物分类学　植物分類学　しょくぶつぶんるいがく

植物光化性皮炎　植物光線性皮膚炎　しょくぶつこうせんせいひふえん

植物过敏原　植物アナフィラクトゲン　しょくぶつ ana-phylactogen

植物化学　植物化学　しょくぶつかがく

植物激素　植物ホルモン　しょくぶつhormone

植物甲萘醌　フィトナジオン,ビタミンK₁　phytonadion,vi-tamine K₁

植物碱　植物塩基　しょくぶつえんき

植物解剖学　植物解剖学　しょくぶつかいほうがく

植物抗毒素　植物抗毒素　しょくぶつこうどくそ

植物硫黄　植物硫黄　しょくぶついおう

植物凝集素　植物凝集素　しょくぶつぎょうしゅうそ

植物色素　植物色素　しょくぶつしきそ

植物神经　自律神経　じりつしんけい

植物神经丛　自律神経叢　じりつしんけいそう
植物神经反射　自律神経反射　じりつしんけいはんしゃ
植物神经反射性癫痫　自律神経反射性てんかん　じりつしんけいはんしゃせいてんかん
植物神经功能紊乱　自律神経機能障害　じりつしんけいきのうしょうがい
植物神经检查　自律神経検査〔法〕　じりつしんけいけんさ〔ほう〕
植物神经节　自律神経節　じりつしんけいせつ
植物神经节药物　自律神経節薬物　じりつしんけいせつやくぶつ
植物神经系统　自律神経系　じりつしんけいけい
植物神经系统肌病　自律神経系筋疾患　じりつしんけいけいきんしっかん
植物神经性癫痫　自律神経性てんかん　じりつしんけいせいてんかん
植物神经性共济失调　自律神経性運動失調　じりつしんけいせいうんどうしっちょう
植物神经药物　自律神経薬物　じりつしんけいやくぶつ
植物神经中枢　自律神経中枢　じりつしんけいちゅうすう
植物生理学　植物生理学　しょくぶつせいりがく
植物生物化学　植物生化学　しょくぶつせいかがく
植物生长激素　植物生長ホルモン，オーキシン　しょくぶつせいちょうhormone，auxin
植物生长调节剂　植物生長調節剤　しょくぶつせいちょうちょうせつざい
植物酸　植物酸　しょくぶつさん
植物酸蓄积症　植物酸蓄積症　しょくぶつさんちくせきしょう
植物体内寄生物　植物体内寄生物　しょくぶつたいないきせいぶつ
植物天然毒素　植物天然毒素　しょくぶつてんねんどくそ
植物纤维　植物繊維　しょくぶつせんい
植物纤维滤材　植物繊維濾材　しょくぶつせんいろざい
植物性　植物性　しょくぶつせい
植物性动物　植物性動物　しょくぶつせいどうぶつ
植物〔性〕毒素　植物性毒素　しょくぶつせいどくそ
植物性粉尘　植物性塵埃　しょくぶつせいじんあい
植物性肌浆球蛋白　植物ミオジン　しょくぶつmyosin
植物〔性〕极　植物極　しょくぶつきょく
植物血凝素皮〔肤〕试验　植物性〔赤〕血球凝集素皮膚試験　しょくぶつせい〔せっ〕けっきゅうぎょうしゅうそひふしけん
植物血凝素受体　植物性〔赤〕血球凝集素受容体　しょくぶつせい〔せっ〕けっきゅうぎょうしゅうそじゅようたい
植物血〔细胞〕凝〔集〕素　植物性〔赤〕血球凝集素，フィトヘマグルチニン　しょくぶつせい〔せっ〕けっきゅうぎょうしゅうそ，phytohemagglutinin
植物学　植物学　しょくぶつがく
植物药理学　植物薬理学　しょくぶつやくりがく
植物〔药〕疗法　植物療法　しょくぶつりょうほう
植物油　植物オイル，植物油　しょくぶつoil，しょくぶつゆ
植物原生质　植物原形質　しょくぶつげんけいしつ
植物原〔因〕病　植物性疾病　しょくぶつせいしっぺい
植物甾醇类　植物ステロール　しょくぶつsterol
植物中毒　植物中毒　しょくぶつちゅうどく
跖背动脉　背側中足動脈　はいそくちゅうそくどうみゃく
跖背静脉　背側中足静脈　はいそくちゅうそくじょうみゃく
跖长韧带　長足底靭帯　ちょうそくていじんたい

跖反射　足底反射，バビンスキー現象　そくていはんしゃ，Babinskiげんしょう
跖反射中枢　足底反射中枢　そくていはんしゃちゅうすう
跖方肌　足底方形筋　そくていほうけいきん
跖跗关节骨折脱位　足根中足関節骨折脱臼　そっこんちゅうそくかんせつこっせつだっきゅう
跖跗关节脱位　足根中足関節脱臼　そっこんちゅうそくかんせつだっきゅう
跖弓　足底動脈弓　そくていどうみゃくきゅう
跖骨　中足骨　ちゅうそっこつ
跖骨背侧韧带　背側中足靭帯　はいそくちゅうそくじんたい
跖骨底动脉　底側中足動脈　ていそくちゅうそくどうみゃく
跖骨骨折　中足骨折　ちゅうそくこっせつ
跖骨间关节　中足間関節　ちゅうそくかんかんせつ
跖骨间韧带　骨間中足靭帯　こっかんちゅうそくじんたい
跖骨间隙　中足骨間隙　ちゅうそくこつかんげき
跖骨疲劳骨折　中足骨疲労骨折　ちゅうそくこつひろうこっせつ
跖骨切除术　中足骨切除術　ちゅうそくこつせつじょじゅつ
跖骨深横韧带　深横中足靭帯　しんおうちゅうそくじんたい
跖〔骨〕痛　中足骨痛　ちゅうそくこつつう
跖骨头无菌性坏死　中足骨頭無菌壊死　ちゅうそくこつとうむきんえし
跖骨应力骨折　中足骨ストレス骨折　ちゅうそくこつstressこっせつ
跖骨足底韧带　底側中足靭帯　ていそくちゅうそくじんたい
跖肌　足底筋　そくていきん
跖腱膜　足底筋膜　そくていきんまく
跖腱膜断裂　足底筋膜破裂　そくていきんまくはれつ
跖腱膜挛缩　足底筋膜拘縮　そくていきんまくこうしゅく
跖腱膜切开术　足底筋膜切開術　そくていきんまくせっかいじゅつ
跖腱膜炎　足底筋膜炎　そくていきんまくえん
跖梅毒疹　足底梅毒疹　そくていばいどくしん
跖浅横韧带　浅横足底靭帯　せんおうそくていじんたい
跖屈　底屈　ていくつ
跖纹　中足紋　ちゅうそくもん
跖纤维织炎　足底結合組織炎　そくていけつごうそしきえん
跖疣　足底疣贅　そくていゆうぜい
跖趾关节　中足指節関節　ちゅうそくしせつかんせつ
跖趾关节副韧带　中足指節関節副靭帯　ちゅうそくしせつかんせつふくじんたい
跖趾关节脱位　中足指節関節脱臼　ちゅうそくしせつかんせつだっきゅう
跖足底静脉　底側足底静脈　ていそくそくていじょうみゃく

zhǐ　止纸指趾酯

止喘药　抗喘息薬　こうぜんそくやく
止汗药（剂）　制汗薬（剤）　せいかんやく（ざい）
止痉剂　鎮痙薬　ちんけいやく
止咳糖浆　鎮咳シルプ　ちんがいsyrup
止咳药　鎮咳薬　ちんがいやく
止渴药　止渇薬（剤）　しかつやく（ざい）

止痢(泻)药　制瀉薬,止瀉薬　せいしゃやく,ししゃやく

止呕(吐)剂　鎮吐薬　ちんとやく

止呕灵　スルピリド　sulpiride

止乳药　制乳剤　せいにゅうざい

止痛法　無痛法　むつうほう

止痛药　鎮痛薬　ちんつうやく

止痛药肾病变　鎮痛薬腎障害　ちんつうやくじんしょうがい

止涎药　唾液分泌抑制薬　だえきぶんぴつよくせいやく

止血扁桃体切除器　止血扁桃切除器　しけつへんとうせつじょき

止血带　止血帯　しけつたい

止血带试验　止血帯試験　しけつたいしけん

止血带止血法　止血帯止血法　しけつたいしけつほう

止血定(敏)　ダイシノン　dicynone

止血〔法〕　止血〔法〕　しけつ〔ほう〕

止血环酸　トラネキサム酸　tranexamさん

止血机制　止血機転　しけつきてん

止血剂(药)　止血剤　しけつざい

止血夹　止血クランプ　しけつclamp

止血棉　止血棉　しけつめん

止血钳　止血鉗子　しけつかんし

　柯赫尔氏止血钳　コッヘル止血鉗子　Kocherしけつかんし

　佩昂氏止血钳　ペアン止血鉗子　Peanしけつかんし

止血散　止血散剤　しけつさんざい

止血纱布　止血ガーゼ　しけつ gauze

止痒药(剂)　止痒薬　しようやく

纸板　ペーパー プラト,紙様板　paper plate　しようばん

纸带　紙テープ　かみtape

纸带穿孔机　紙テープ穿孔器　かみtapeせんこうき

纸袋重复呼吸　紙袋重復呼吸　かみぶくろじゅうふくこきゅう

纸电泳〔法〕　濾紙電気泳動　ろしでんきえいどう

纸电泳分离法　濾紙電気泳動分離法　ろしでんきえいどうぶんりほう

纸介〔质〕电容器　ペーパー コンデンサー　paper condenser

纸片法　紙片法　しへんほう

纸上蛋白电泳法　濾紙蛋白電気泳動法　ろしたんぱくでんきえいどうほう

纸上电泳仪　濾紙電気泳動装置　ろしでんきえいどうそうち

纸上过滤　濾紙濾過　ろしろか

纸〔上色〕层〔分〕析法　濾紙クロマトグラフィ,ペーパー クロマトグラフィ　ろし chromatography, paperchromatography

纸〔上〕色谱〔分析〕法　ペーパー クロマトグラフィ　paper-chromatography

纸样〔胎〕儿　紙状〔胎〕児　しじょう〔たい〕じ

纸质X光暗盒　X線写真用フィルム紙カセット　Xせんしゃしんよう filmかみcassette

指　指　ゆび,し

指背动脉　背側指動脈　はいそくしどうみゃく

指背神经　背側指神経　はいそくししんけい

指鼻试验　指鼻試験　しびしけん,ゆびはなしけん

指标　指標　しひょう

指端光电脉波图　指プレチスモグラム　ゆびplethysmogram

指端光电脉波图检查　指プレチスモグラフィ　ゆびplethysmography

指端缺损　指端欠損　したんけっそん

指短粘连畸形　癒着短指症　ゆちゃくたんししょう

指根神经阻滞麻醉　指根神経ブロック麻醉〔法〕　しこんしんけいblockますい〔ほう〕

指骨　指骨　しこつ

指骨底　指骨底　しこつてい

指骨骨髓炎　指骨骨髄炎　しこつこつずいえん

指骨骨折　指骨骨折　しこつこっせつ

指骨骨折内固定术　指骨骨折内固定術　しこつこっせつないこていじゅつ

指骨固定器　指骨固定器　しこつこていき

指骨滑车　指骨滑車　しこつかっしゃ

指〔骨间〕关节　指骨間関節　しこつかんかんせつ

指骨结节　ヘベルデン結節　Heberdenけっせつ

指骨切除术　指骨切除術　しこつせつじょじゅつ

指骨体　指骨体　しこつたい

指骨炎　指骨炎　しこつえん

指尖触诊　指尖触診　しせんしょくしん

指尖容积脉波　指尖プレチスモグラフィ脈波　しせん plethsmographyみゃくは

指尖容积脉搏图　指尖プレチスモグラム　しせん plethsmogram

指尖损伤缝合术　指尖損傷縫合術　しせんそんしょうほうごうじゅつ

指间部　指間部　しかんぶ

指间关节固定术　指間関節固定術　しかんかんせつこていじゅつ

指〔间〕关节扭伤　指間関節捻挫　しかんかんせつねんざ

指〔间〕关节脱位　指間関節脱臼　しかんかんせつだっきゅう

指矫形术　指矯正術　ゆびきょうせいじゅつ

指节　指節　しせつ

指节垫　ナックル パッド　Knuckle pad

指痉病　指アテトーシス　ゆびathetosis

指痉挛　指痙攣　ゆびけいれん

指距　指距離　ゆびきょり

指令系统　命令レパートリー　めいれいrepertory

指蹼分离术　蹼指離開術　ほくしりかいじゅつ

指浅屈肌　浅指屈筋　せんしくっきん

指屈肌腱腱鞘损伤　指屈筋腱腱鞘損傷　しくっきんけんしょうそんしょう

指屈肌腱损伤　指屈筋腱損傷　しくっきんけんそんしょう

指伸肌　指伸筋　ししんきん

指伸肌腱损伤　指伸筋腱損傷　ししんきんけんそんしょう

指深屈肌　深指屈筋　しんしくっきん

指神经缝〔合〕术　指神経縫合術　ししんけいほうごうじゅつ

指神经损伤　指神経損傷　ししんけいそんしょう

指神经阻滞麻醉　指神経ブロック麻醉　ししんけいblockきすい

指示灯　指示灯,パイロット ランプ　しじとう, pilot lamp

指示电极　指示電極　しじでんきょく

指示幅度　指示域　しじいき

指示剂　指示薬　しじやく

指示剂变色范围　指示薬変色範囲　しじやくへんしょくはんい

指示剂常数 指示薬定数 しじやくていすう
指示剂的选择 指示薬の選択 しじやくのせんたく
指示剂空白校正 指示薬ブランク補正 しじやくblank ほせい
指示剂溶液 指示薬溶液 しじやくようえき
指示剂试验 指示薬試験 しじやくしけん
指示剂稀释曲线测定 指示薬希釈曲線測定 しじやくきしゃくきょくせんそくてい
指示剂效应 指示薬効果 しじやくこうか
指示剂指数 指示薬指数 しじやくしすう
指示培养基 指示培地 しじばいち
指示器 指示計 しじけい
指示试验法 指示試験法 しじしけんほう
指示系统 指示系 しじけい
指示症状 指示症状 しじしょうじょう
指数 指数 しすう
指数存活曲线 指数生存曲線 しすうせいぞんきょくせん
指数法 指数法 しすうほう
指数分布 指数分布 しすうぶんぷ
指数函数 指数関数 しすうかんすう
指数记录器 インデックス レジスター index register
指数曲线 指数曲線 しすうきょくせん
指数式流动 指数フロー しすうfolw
指数式衰减 指数衰退 しすうすいたい
指数因子 指数因子 しすういんし
指套 指サック ゆびsac
指痛觉 指痛覚 ゆびつうかく
指头脓炎 瘭疽 ひょうそ
指突 指〔趾〕節骨突起 し〔し〕せつこつとっき
指脱落 指離断症 ゆびりだんしょう
指弯曲 彎指〔症〕 わんし〔しょう〕
指纹（印） 指紋 しもん
指纹法 指紋〔検査〕法 しもん〔けんさ〕ほう
指纹嵴数 指紋隆線数 しもんりゅうせんすう
指纹鉴定法 指紋鑑識法 しもんかんしきほう
指纹区 指紋部位 しもんぶい
指纹型 指紋パタン しもんpattern
指细胞 指細胞 しさいぼう
指压法 指圧法 しあつほう
指压痕 指圧痕 しあっこん
指压麻醉 指圧麻酔 しあつますい
指压性水肿 陥凹浮腫 かんおうふしゅ
指压止血 指圧止血 しあつしけつ
指炎 指炎 しえん
指掌侧固有动脉 固有掌側指動脈 こゆうしょうそくしどうみゃく
指掌侧固有神经 固有掌側指神経 こゆうしょうそくししんけい
指掌侧静脉 掌側指静脈 しょうそくしじょうみゃく
指掌侧总动脉 総掌側指動脈 そうしょうそくしどうみゃく
指掌侧总神经 総掌側指神経 そうしょうそくししんけい
指掌关节 中手指節関節 ちゅうしゅせつかんせつ
指诊〔法〕 指診法 ししんほう
指诊眼压测量法 指診眼圧測定法 ししんがんあつそくていほう
指征 適応〔症〕 てきおう〔しょう〕
指指叩诊法 指指打診法 ゆびゆびだしんほう

指指试验 指指試験 ゆびゆびしけん
指趾畸形 指趾奇形 しししきけい
指趾矫正术 指趾矯正術 しししきょうせいじゅつ
指总伸肌 総指伸筋 そうししんきん
指状突 指状突起 しじょうとっき
指状〔细〕胞质突〔起〕 指状細胞質突起 しじょうさいぼうしつとっき
指状疣 指状疣〔贅〕 しじょうゆう〔ぜい〕
趾 趾,足指 し,あしゆび
趾背动脉 （足の）背側指動脈 （あしの）はいそくしどうみゃく
趾背静脉 （足の）背側指静脈 （あしの）はいそくしじょうみゃく
趾背神经 足背指神経 そくはいししんけい
趾长肌腱鞘 （足の）長指屈筋腱鞘 （あしの）ちょうしくっきんけんしょう
趾长屈肌 足の長指屈筋 あしのちょうしくっきん
趾长伸肌 （足の）長指伸筋 （あしの）ちょうししんきん
趾长伸肌腱鞘 （足の）長指伸筋腱鞘 （あしの）ちょうししんきんけんしょう
趾底动脉 （足の）底側指動脈 （あしの）ていそくしどうみゃく
趾底固有动脉 （足の）固有底側指動脈 （あしの）こゆうていそくしどうみゃく
趾底总动脉 （足の）総底側指動脈 （あしの）そうていそくしどうみゃく
趾端皮肤压迫试验 （足の）指端皮膚圧迫試験 （あしの）したんひふあっぱくしけん
趾短屈肌 （足の）短指屈筋 （あしの）たんしくっきん
趾短伸肌 （足の）短指伸筋 （あしの）たんししんきん
趾骨 （足の）指骨 あしのしこつ
趾骨底 （足の）指骨底 （あしの）しこつてい
趾骨骨折 （足の）指骨骨折 （あしの）しこつこっせつ
趾骨滑车 （足の）指骨滑車 （あしの）しこつかっしゃ
趾骨体 （足の）指骨体 （あしの）しこつたい
趾关节 足指節間関節 そくしせつかんかんせつ
趾关节脱位 足指関節脱臼 そくしかんせつだっきゅう
趾甲 足指爪 そくしそう
趾甲板 足指〔甲〕板 そくし〔こう〕ばん
趾间关节成形术 足指節間関節形成術 そくしせつかんかんせつけいせいじゅつ
趾痉挛 足指痙攣 そくしけいれん
趾水肿 足指浮腫 そくしふしゅ
趾脱落 足指離断〔症〕 そくしりだん〔しょう〕
趾炎 足指炎 そくしえん
趾移植 足指移植 そくしいしょく
趾足底固有神经 （足の）固有底側指神経 （あしの）こゆうていそくししんけい
趾足底总神经 （足の）総底側指神経 （あしの）そうていそくししんけい
酯 エステル ester
酯化值 エステル化価,エステル バリュー ester かか, ester value
酯化〔作用〕 エステル化 esterか
酯键 エステル結合 esterけつごう
酯交换 エステル交換 esterこうかん
酯酶 エステラーゼ esterase
酯酶染色法 エステラーゼ染色法 esteraseせんしょくほう

酯酶原　プロエステラーゼ　proesterase
酯生成试法　エステル形成試験　esterけいせいしけん
酯试法　エステル試験　esterしけん
酯水解〔作用〕　エステル化分解　ester　かぶんかい
酯值　エステル数　esterすう

zhǐ　至志制质治致窒痔蛭智痣滞置稚痿

至适标准　最適標準　さいてきひょうじゅん
至适温度　最適温度　さいてきおんど
志贺氏杆菌　志賀杆菌　しがかんきん
志贺氏杆菌属　志賀杆菌属　しがかんきんぞく
志贺氏痢疾杆菌　志賀赤痢菌　しがせきりきん
志愿者　志願者　しがんしゃ
制癌药　制癌薬　せいがんやく
制动　制動　せいどう
制动器　制動機,ブレーキ　せいどうき,brake
制动试验　不動〔化〕試験　ふどう〔か〕しけん
制动〔术〕　不動化〔術〕,固定〔術〕　ふどうか〔じゅつ〕,こてい〔じゅつ〕
制动现象　ブレーキ現象　brakeげんしょう
制动〔性〕抗体　運動抑制抗体　うんどうよくせいこうたい
制洞　窩洞形成　かどうけいせい
制剂　製剤　せいざい
制剂分析　製剤分析　せいざいぶんせき
制假丝菌素　カンジジン　candidin
制菌磺　スルフアモノメトキシン　sulfamonomethoxine
制菌剂　制菌剤　せいきんざい
制菌作用　制菌作用　せいきんさよう
制冷　冷凍　れいとう
制冷机　冷凍機,凍結器　れいとうき,とうけつき
制粒法　顆粒形成法　かりゅうけいせいほう
制粒机　造粒機　ぞうりゅうき
制霉（真）菌素　ミコスタチン,ファンギシジン　mycostatin,fungicidin
制霉〔菌〕药　真菌発育阻止剤　しんきんはついくそしざい
制尿　抗利尿　こうりにょう
制尿药　抗利尿薬　こうりにょうやく
制乳剂　乳汁〔分泌〕抑制薬　にゅうじゅう〔ぶんぴつ〕よくせいやく
制酸剂　制酸薬　せいさんやく
制心脏纤颤动　〔心臓〕細動除去　〔しんぞう〕さいどうじょきょ
制〔性〕欲剂（药）　制淫剤　せいいんざい
制药厂　製薬工場　せいやくこうじょう
制药工艺学　製薬テクノロジー　せいやくtechnology
制药学　製薬学　せいやくがく
制作蜡型器械　蠟型製作器械　ろうがたせいさくきかい
质　質　しつ
质壁分离　原形質分離プラスモリシス　げんけいしつぶんり,plasmolysis
质点　粒子,質点　りゅうし,しつてん
质反应　質反応　しつはんのう
质粒　プラスミッド　plasmid
质粒工程　プラスミッド工学　plasmidこうがく
质量　①質量②品質　①しつりょう②ひんしつ
质量标准　品質標準　ひんしつひょうじゅん
质量测定　品質測定　ひんしつそくてい
质量传递　質量輸送　しつりょうゆそう
质量分析器　質量分析器　しつりょうぶんせきき

质量检测器　質量検知器　しつりょうけんちき
质量鉴定试验　品質検定試験　ひんしつけんていしけん
质量控制　品質管理　ひんしつかんり
质量流量　質量流量　しつりょうりゅうりょう
质量性状　品質性状　ひんしつせいじょう
质量指南　質量指針　しつりょうししん
质〔量中〕心　質量中心　しつりょうちゅうしん
质量作用定律　質量作用法則　しつりょうさようほうそく
质膜　形質膜　けいしつまく
质膜内褶　形質膜内ひだ　けいしつまくないひだ
质膜小泡　形質膜小胞　けいしつまくしょうほう
质能吸收系数　質量エネルギー吸収係数　しつりょうEnergieきゅうしゅうけいすう
质谱　質量スペクトル　しつりょうspectrum
质谱〔测定〕法　質量分光〔光度〕法　しつりょうぶんこう〔こうど〕ほう
质谱分析　質量分光分析　しつりょうぶんこうぶんせき
质谱数据　質量分光データー　しつりょうぶんこうdata
质谱图　質量スペクトログラム　しつりょうspectrogram
质谱仪　質量分光器　しつりょうぶんこうき
质体　プラスチド　plastid
质体遗传　プラスチド遺伝　plastidいでん
质效应　質量効果　しつりょうこうか
质子　陽子,プロトン　ようし,proton
质子传递　陽子転移　ようしてんい
质〔子〕磁共振　陽子磁気共鳴　ようしじききょうめい
质子－气核散射　陽子重陽子散乱　ようしじゅうようしさんらん
质子惰性　陽子慣性　ようしかんせい
质子供体　陽子給体　ようしきゅうたい
质子共振波谱　陽子共振スペクトル　ようしきょうしんspectrum
质子回旋加速器　ベバトロン　bevatron
质子活度　陽子活性　ようしかっせい
质子给予体　陽子給体　ようしきゅうたい
质子加速器　陽子加速装置　ようしかそくそうち
质子接受体　陽子受容体　ようしじゅようたい
质子论　陽子説　ようしせつ
质子迁移反应　陽子移動反応　ようしいどうはんのう
质子迁移作用　陽子移動作用　ようしいどうさよう
质子束　陽子ビーム　ようしbeam
质子梯度　陽子勾配　ようしこうばい
质子显微镜　陽子顕微鏡　ようしけんびきょう
质子性溶剂　陽子溶剤,プロトン溶剤　ようしようざい,protonようざい
质子移变　プロトトロピー　prototropy
质子移动　プロトン移動　proton いどう
质子直线加速器　陽子直線加速器　ようしちょくせんかそくき
质子自旋共振　陽子スピン共鳴,PSR　ようしspinきょうめい

治癌量　制癌量　せいがんりょう
治标　症状治療　しょうじょうちりょう
治标药　症状治療薬　しょうじょうちりょうやく
治喘灵　イソプロテレノール　isoprotelenol
治疗　治療,療法　ちりょう,りょうほう
治疗措施　治療措置　ちりょうそち
治疗电极　治療電極　ちりょうでんきょく

治疗定时计　治療タイマー　ちりょうtimer
治疗方案　治療案　ちりょうあん
治疗方法　治療法　ちりょうほう
治疗计划　治療計画　ちりょうけいかく
治疗〔技〕术　治療技術　ちりょうぎじゅつ
治疗〔剂〕量　治療〔線〕量,治療〔薬〕量　ちりょう〔せん〕りょう,ちりょう〔やく〕りょう
治疗检查台　治療テーブル　ちりょうtable
治疗接种　治療的接種　ちりょうてきせっしゅ
治疗效能　治療効能　ちりょうこうのう
治疗性穿刺　治療穿刺　ちりょうせんし
治疗性流产　治療的流産　ちりょうてきりゅうざん
治疗性气胸　人工気胸〔術〕　じんこうききょう〔じゅつ〕
治疗〔性〕试验　治療試験　ちりょうしけん
治疗学　治療学　ちりょうがく
治疗学家　テラピスト　therapist
治疗血清　治療血清　ちりょうけっせい
治疗仪器　治療装置　ちりょうそうち
治疗用抗原　治療用抗原　ちりょうようこうげん
治疗用Ｘ线管　治療用Ｘ線管　ちりょうようXせんかん
治疗用Ｘ线加速器　治療用Ｘ線加速器　ちりょうようXせんかそくき
治疗浴盆　治療浴槽　ちりょうよくそう
治疗原则　治療原則　ちりょうげんそく
治疗指数　治療指数　さりょうしすう
治疗中心　治療センター　ちりょうcertre
治疗作用　治療作用　ちりょうさよう
治淋病药　抗淋疾薬　こうりんしつやく
治痛风药　痛風治療剤　つうふうちりょうざい
治愈　治癒　ちゆ
治愈标准　治癒標準　ちゆひょうじゅん
治愈率　治癒率　ちゆりつ
致癌病毒　発癌ウイルス　はつがんvirus
致癌短期试验　発癌短期試験　はつがんたんきしけん
致癌〔活〕力(性)　発癌性　はつがんせい
致癌剂(物)　発癌剤　はつがんざい
致癌试验　発癌性試験　はつがんせいしけん
致癌物〔质〕　発癌〔性〕物質　はつがん〔せい〕ぶっしつ
致癌效应　発癌効果　はつがんこうか
致癌因素(子)　発癌因子　はつがんいんし
致癌原　発癌〔性〕物質　はつがん〔せい〕ぶっしつ
致癌作用　発癌作用　はつがんさよう
〔致〕病菌　病原性細菌　びょうげんせいさいきん
致病力(性)　病原性　びょうげんせい
致病率　病原〔性〕率　びょうげん〔せい〕りつ
致病螨　病原〔性〕ダニ　びょうげん〔せい〕ダニ
致病体　病原体　びょうげんたい
致病性大肠杆菌　病原性大腸菌　びょうげんせいだいちょうきん
致病因素　病原〔性〕因子,病因　びょうげん〔せい〕いんし,びょういん
致病〔作用〕　発病　はつびょう
致乏(倦)库蚊　熱帯家蚊　ねったいイエカ
致幻剂依赖　幻覚発動薬依存　げんかく〔はつどう〕やくいぞん
致幻觉剂(药)　幻覚薬　げんかくやく
致幻物(原)　幻覚〔発動〕物質　げんかくはつどうぶっしつ
致幻蕈素　プシロシン　psilocin

致活　活性化　かっせいか
致活剂　活性化薬　かっせいかやく
致活因子　活性化因子　かっせいかいんし
致畸　奇形発生作用　きけいはっせいさよう
致畸变性　催奇形性　さいきけいせい
致畸带　奇形発生帯　きけいはっせいたい
致畸敏感期　奇形発生感〔受〕性期　きけいはっせいかん〔じゅ〕せいき
致畸〔胎〕化学物　奇形発生化学薬品　きけいはっせいかがくやくひん
致畸胎试验　奇形発生試験　きけいはっせいしけん
致畸胎物(原)　催奇〔形〕物質　さいき〔けい〕ぶっしつ
致畸〔胎〕作用　奇形発生作用　きけいはっせいさよう
致畸形剂　催奇形物質　さいきけいぶっしつ
致畸形　催奇形型　さいきけいがた
致畸性　催奇形性　さいきけいせい
致畸性试验　催奇形性試験　さいきけいせいしけん
致畸因子　催奇形因子　さいきけいいんし
致畸原　催奇形物質　さいきけいぶっしつ
致畸指数　催奇形指数　ちいきけいしすう
致甲状腺肿物质　甲状腺腫誘発物質　こうじょうせんしゅゆうはつぶっしつ
致痉原　スパスモーゲン　spasmogen
致冷剂　清涼剤　せいりょうざい
致冷器　冷蔵器　れいぞうき
致瘤病毒　腫瘍〔発生〕ウイルス　しゅよう〔はっせい〕virus
致瘤糖核核酸病毒　腫瘍〔発生〕RNAウイルス,オンコルナウイルス　しゅよう〔はっせい〕RNA virus,oncornavirus
致密　緻密　ちみつ
致密斑　緻密斑　ちみつはん
致密层　緻密層　ちみつそう
致密度　密度　みつど
致密核　緻密核　ちみつかく
致密核表层细胞　緻密核表在細胞　ちみつかくひょうざいさいぼう
致密核指数　緻密核指数　ちみつかくしすう
致密化　緻密化　ちみつか
致密结缔组织　緻密結合組織　ちみつけつごうそしき
致密区　緻密区　ちみつく
致密突起　緻密突起　ちみつとっき
致密〔小〕体　緻密体　ちみつたい
致密型　緻密型　ちみつがた
致密性骨炎　硬化性骨炎　こうかせいこつえん
致密性髂骨炎　硬化性腸骨炎　こうかせいちょうこつえん
致密中心　緻密中心　ちみつちゅうしん
致免疫物　免疫原　めんえきげん
致敏(感作用)　感作,アレルギー化　かんさ,Allergieか
致敏红细胞　感作赤血球　かんさせっけっきゅう
致敏红细胞凝集抑制试验　感作赤血球凝集〔反応〕抑制試験　かんさせっけっきゅうぎょうしゅう〔はんのう〕よくせいしけん
致敏剂　感作物質　かんさぶっしつ
致敏剂量　感作量　かんさりょう
致敏抗体　感作抗体　かんさこうたい
致敏淋巴细胞　感作リンパ球　かんさlymphきゅう
致敏绵羊血　感作羊血　かんさようけつ
致敏试验　感作試験　かんさしけん
致敏物　感作物質　かんさぶっしつ

致敏T细胞　感作T細胞　かんさTさいぼう
致敏性抗原　感作抗原　かんさこうげん
致敏因素　感作因子　かんさいんし
致敏原　感作原　かんさげん
致命伤　致命外傷　ちめいがいしょう
致命性损伤　致命損傷　ちめいそんしょう
致脑炎碱性蛋白　脳炎誘発アルカリ性蛋白　のうえんゆうはつalkaliせいたんぱく
致脑炎因子　脳炎誘発〔性〕因子　のうえんゆうはつ〔せい〕いんし
致尿毒症性　尿毒症誘発性　にょうどくしょうゆうはつせい
致气喘性　喘息誘発性　ぜんそくゆうはつせい
〔致〕强直剂　強直薬　きょうちょくやく
致热型钩端螺旋体　発熱性レプトスピラ　はつねつせいLeptospira
致热原　発熱物質，発熱因子　はつねつぶっしつ，はつねついんし
致热作用　発熱作用　はつねつさよう
致溶状态　溶原化状態　ようげんかじょうたい
致伤物认定　損傷物認知　そんしょうぶつにんち
致伤性殆　外傷性咬合　がいしょうせいこうごう
致伤原理　損傷原理　そんしょうげんり
致死毒素　致死毒素　ちしどくそ
致死光线　致死光線　ちしこうせん
致死合成　致死合成　ちしごうせい
致死基因　致死遺伝子　ちしいでんし
致死剂(药)　致死薬　ちしやく
致死〔剂〕量　致死量　ちしりょう
致死界量　致死限界　ちしげんかい
致死粒子　致死粒子　ちしりゅうし
致死率　死亡率　しぼうりつ
致死浓度　致死濃度　ちしのうど
致死伤　致死外傷　ちしがいしょう
致死时间　致死時間　ちしじかん
致死温度　致死温度　ちしおんど
致死效应　致死効果　ちしこうか
致死性紧张症　致死性緊張症　ちしせいきんちょうしょう
致死性肉芽肿　致死性肉芽腫　ちしせいにくがしゅ
致死〔性〕突变　致死突然変異　ちしとつぜんへんい
致死性谵妄　致死性譫妄　ちしせいせんぼう
致死性中线肉芽肿　致死的正中線肉芽腫　ちしてきせいちゅうせんにくがしゅ
致死因素(子)　致死因子　ちしいんし
致死指数　致死指数　ちししすう
致糖尿病因子　糖尿病因子　とうにょうびょういんし
致痛物质　痛覚発生物質　つうかくはっせいぶっしつ
致突变　〔突然〕変異誘発　〔とつぜん〕へんいゆうはつ
致突变试验　〔突然〕変異誘発試験　〔とつぜん〕へんいゆうはつしけん
致突〔变〕微生物试验　微生物学〔突然〕変異誘発試験　びせいぶつがく〔とつぜん〕へんいゆうはつしけん
致〔突〕变物　〔突然〕変異誘発物質　〔とつぜん〕へんいゆうはつぶっしつ
致突变系数　〔突然〕変異誘発係数　〔とつぜん〕へんいゆうはつけいすう
致突变性　〔突然〕変異誘発性　〔とつぜん〕へんいゆうはつせい

致突变作用　〔突然〕変異誘発作用　〔とつぜん〕へんいゆうはつさよう
致突眼因子　催眼球突出因子　さいがんきゅうとっしゅついんし
致炎物质　炎症発生物質　えんしょうはっせいぶっしつ
致痒蚤　ヒトノミ
致有丝分裂因子　有糸分裂誘発因子　ゆうしぶんれつゆうはついんし
致育因子　受精因子　じゅせいいんし
致谵妄药　譫妄発生薬　せんぼうはっせいやく
致肿瘤性　腫瘍発生性　しゅようはっせいせい
窒息　窒息，仮死　ちっそく，かし
窒息毒气　窒息ガス　ちっそくgas
窒息感〔觉〕　窒息感〔覚〕　ちっそくかん〔かく〕
窒息〔性毒〕剂中毒　窒息剤中毒　ちっそくざいちゅうどく
窒息性气体　窒息ガス　ちっそくgas
窒息药(剂)　窒息薬　ちっそくやく
痔〔核〕　痔〔核〕　じ〔かく〕
痔疮锭　痔〔核〕錠〔剤〕　じ〔かく〕じょう〔ざい〕
痔丛　痔叢　じそう
痔带　痔〔核〕茎，痔〔核〕柄　じ〔かく〕けい，じ〔かく〕へい
痔高位结扎切除术　痔〔核〕高位結紮切除術　じ〔かく〕こういけっさつせつじょじゅつ
痔〔核〕　痔〔核〕　じ〔かく〕
痔核剥离　痔〔核〕剥離　じ〔かく〕はくり
痔核结扎手术器械包　痔〔核〕結紮手術器械セット　じ〔かく〕けっさつしゅじゅつきかいset
痔核脱出　痔〔核〕脱出　じ〔かく〕だっしゅつ
痔环　痔輪　じりん
痔环切术　痔〔核〕環切術，痔〔核〕環状切除術　じ〔かく〕かんせつじゅつ，じ〔かく〕かんじょうせつじょじゅつ
痔结扎器　痔〔核〕結紮器　じ〔かく〕けっさつき
痔静脉　痔静脈　じじょうみゃく
痔静脉曲张　痔静脈怒張　じじょうみゃくどちょう
痔冷冻疗法　痔〔核〕冷凍療法　じ〔かく〕れいとうりょうほう
痔钳　痔〔核〕クランプ　じ〔かく〕clamp
痔切除术　痔〔核〕切除術　じ〔かく〕せつじょじゅつ
痔上静脉　上痔静脈　じょうじじょうみゃく
痔托带　痔〔核〕ヘルニアバンド　じ〔かく〕hernia band
痔下静脉　下痔静脈　かじじょうみゃく
痔血管　痔血管　じけっかん
痔中静脉　中痔静脈　ちゅうじじょうみゃく
蛭　ヒル
蛭纲　ヒル綱　ヒルこう
智齿(牙)　智歯　ちし
智齿(牙)冠周炎　智歯歯冠周囲炎　ちししかんしゅういえん
智慧　知恵　ちえ
智力　知能　ちのう
智力薄弱症　精神薄弱症　せいしんはくじゃくしょう
智力测验〔法〕　知能試験〔法〕　ちのうしけん〔ほう〕
智力测验器(计)　知能測定器　ちのうそくていき
智力迟钝　知能遅滞　ちのうちたい
智力低下　知能低下　ちのうていか
智力发育　知能発育　ちのうはついく
智力发育不全　知能発育不全　ちのうはついくふぜん
智力活动　知能作用　ちのうさよう

智力量表　知能検査表　ちのうけんさひょう
　比－西二氏智力量表　ビネ・シモン知能検査表　Binet-Simonちのうけんさひょう
　卡太尔氏婴儿智力量表　カテル乳児知能検査表　Cattellにゅうじちのうけんさひょう
　明尼索塔学龄前智力量表　ミネソタ学齢前児童知能検査表　Minnesotaがくれいぜんじどうちのうけんさひょう
　维－贝二氏智力量表　ウェクスラー・ベルビュ知能検査表　Wechsler-Bellevueちのうけんさひょう
　维克斯勒成人智力量表　ウェクスラー成人知能検査表　Wechslerせいじんちのうけんさひょう
智力年龄　精神年齢,知能年齢　せいしんねんれい,ちのうねんれい
智〔力〕商〔数〕　知〔能〕商　ち〔のう〕しょう
智力指数　知能指数　ちのうしすう
智能　知能　ちのう
智能测验　知能検査　ちのうけんさ
智能（力）障碍　知能障害　ちのうしょうがい
痣　母斑,あざ　ぼはん
痣癌　母斑癌　ぼはんがん
痣黄〔瘤〕内皮瘤　母斑性黄色内皮腫　ぼはんせいおうしょくないひしゅ
痣细胞　母斑細胞　ぼはんさいぼう
痣细胞痣　母斑細胞性母斑　ぼはんさいぼうせいぼはん
痣性精神错乱　母斑性アメンチア　ぼはんせい amentia
痣样基底细胞瘤综合征　母斑様基底細胞上皮腫症候群　ぼはんようきていさいぼうじょうひしゅしょうこうぐん
痣脂瘤　母斑脂肪腫　ぼはんしぼうしゅ
滞产　遅延分娩　ちえんぶんべん
滞后回（廻）线　ヒステレシス ループ　hysteresis loop
滞后曲线　ヒステレシス曲線　hysteresisきょくせん
滞后损失　ヒステレシス損失　hysteresisそんしつ
滞后现象　ヒステレシス,履歴現象　hysteresis,りれきげんしょう
滞留乳牙　停留乳歯　ていりゅうにゅうし
滞留〔性〕囊肿　停滞囊胞　ていたいのうほう
滞留性喷洒　停留〔性〕スプレー　ていりゅう〔せい〕spray
滞留性月经　貯留月経　ちょりゅうげっけい
滞效　残留効果　ざんりゅうこうか
滞育　休止,休眠　きゅうし,きゅうみん
置换　置換　ちかん
置换滴定　置換滴定　ちかんてきてい
置换反应　置換反応　ちかんはんのう
置换剂　ディスプレイサー　displacer
置换色层法　置換クロマトグラフィ　ちかんchromatography
置换物　置換物　ちかんぶつ
置换显影　置換現像　ちかんげんぞう
置换作用　置換作用　ちかんさよう
置信界限　信頼限界　しんらいげんかい
置信区间　信頼区間　しんらいくかん
稚虫　幼虫　ようちゅう
瘈咬病　狂犬病　きょうけんびょう

ZHONG　中终钟肿种中仲众种重

zhōng　中终钟
中板　中板　ちゅうばん
中鼻道　中鼻道　ちゅうびどう

中鼻道前房　中鼻道前房　ちゅうびどうぜんぼう
中鼻甲　中鼻甲介　ちゅうびこうかい
中鼻甲剥除锐匙　中鼻甲介切除鋭匙　ちゅうびこうかいせつじょえいひ
中鼻甲部分切除术　部分中鼻甲介切除術　ぶぶんちゅうびこうかいせつじょじゅつ
中鼻甲剪　中鼻甲介鋏　ちゅうびこうかいはさみ
中鼻甲切除术　中鼻甲介切除術　ちゅうびこうかいせつじょじゅつ
中波　中波　ちゅうは
中波电疗机　中波ジアテルミー装置　ちゅうはdiathermyそうち
中波透热疗法　中波ジアテルミー　ちゅうはdiathermy
中草酰脲　アロキサン　alloxan
中草药　漢方薬　かんぽうやく
中草药肌松剂　漢方薬筋弛緩剤　かんぽうやくきんちかんざい
中草药图鉴　漢方薬図鑑　かんぽうやくずかん
中层　中層　ちゅうそう
中层龋　中層カリエス　ちゅうそう caries
中层细胞　中層細胞　ちゅうそうさいぼう
中肠　中腸　ちゅうちょう
中肠扭转　中腸回転　ちゅうちょうかいてん
中床突　中床突起　ちゅうしょうとっき
中胆红素　メゾビリルビン　mesobilirubin
中胆色素原　メゾビリノゲン　mesobilinogen
中等〔度〕热　中等熱　ちゅうとうねつ
中等量出汗　中等発汗量　ちゅうとうはっかんりょう
中等强度　中等強度　ちゅうとうきょうど
中等湿罗音　中等湿性ラ音,中等水泡音,　ちゅうとうしっせいラおん,ちゅうとうすいほうおん
中等体力劳动　中等度労働　ちゅうとうどろうどう
中动脉　中等動脈　ちゅうとうどうみゃく
中度　中等度　ちゅうとうど
中度肺结核　中等度肺結核　ちゅうとうどはいけっかく
中度昏迷　中等度昏睡　ちゅうとうどこんすい
中度膀胱膨出　中等度膀胱脱出　ちゅうとうどぼうこうだっしゅつ
中度妊娠毒血症　中等度妊娠中毒症　ちゅうとうどにんしんちゅうどくしょう
中度异常脑电图　中等度異常脳電図　ちゅうとうどいじょうのうでんず
中度肿大（胀）　中等度腫脹　ちゅうとうどしゅちょう
中度中毒　中等度中毒　ちゅうとうどちゅうどく
中段尿　中間尿　ちゅうかんにょう
中段尿培养　中間尿培養　ちゅうかんにょうばいよう
中断妊娠　妊娠中絶　にんしんちゅうぜつ
中耳　中耳　ちゅうじ
中耳癌　中耳癌　ちゅうじがん
中耳变态反应　中耳アレルギー　ちゅうじAllergie
中耳吹气法　ポリツェル〔通気〕法　politzer〔つうき〕ほう
中耳鼓室　中耳鼓室　ちゅうじこしつ
中耳积液　中耳滲出液　ちゅうじしんしゅつえき
中耳结核　中耳結核　ちゅうじけっかく
中耳气压损伤　中耳気圧性損傷　ちゅうじきあつせいそんしょう
中耳缺失　中耳欠損　ちゅうじけっそん
中耳肉芽肿　中耳肉芽腫　ちゅうじにくがしゅ

中耳乳突结核　中耳乳〔様〕突〔起〕結核　ちゅうじにゅう〔よう〕とつ〔き〕けっかく

中耳塑料管插入术　中耳ポリエチレン管挿入法　ちゅうじpolyethyleneかんそうにゅうほう

中耳填塞术　中耳埋没術　ちゅうじまいぼつじゅつ

中耳息肉　中耳ポリープ　ちゅうじpolyp

中耳狭窄　中耳狭窄　ちゅうじきょうさく

中耳压力计　中耳圧力計　ちゅうじあつりょくけい

中耳炎　中耳炎　ちゅうじえん

中耳炎性脑积水　耳性水頭症　じせいすいとうしょう

中分子物质　中分子物質　ちゅうぶんしぶっしつ

中分子右旋糖酐　中分子デキストラン　ちゅうぶんし dextran

中风　卒中　そっちゅう

中风体型　卒中体型　そっちゅうたいけい

中缝　中縫線　ちゅうほうせん

中缝核　中縫線核　ちゅうほうせんかく

中跗关节脱位　足間関節脱臼　そっかんかんせつだっきゅう

中副动脉　中側副動脈　ちゅうそくふくどうみゃく

中干　中神経幹　ちゅうしんけいかん

中隔　中隔　ちゅうかく

中隔处女膜　中隔処女膜　ちゅうかくしょじょまく

中隔穿孔　〔鼻〕中隔穿孔　〔び〕ちゅうかくせんこう

中隔动脉瘤　中隔動脈瘤　ちゅうかくどうみゃくりゅう

中隔缝针　中隔縫合針　ちゅうかくほうごうしん

中隔脓肿　中隔膿瘍　ちゅうかくのうよう

中隔切除术　中隔切除術　ちゅうかくせつじょじゅつ

中隔双子宫　中隔双角子宮　ちゅうかくそうかくしきゅう

中隔阴道　中隔膣　ちゅうかくちつ

中跟关节面　中踵関節面　ちゅうしょうかんせつめん

中骨盆　骨盤峡　こつばんきょう

中骨盆横径　骨盤峡横径　こつばんきょうおうけい

中骨盆后矢状径　骨盤峡後矢状径　こつばんきょうこうしじょうけい

中骨盆平面　骨盤峡平面　こつばんきょうへいめん

中骨盆前后径　骨盤峡前後径　こつばんきょうぜんごけい

中骨盆狭窄　骨盤峡狭窄　こつばんきょうきょうさく

中国福利会　中国福利会　ちゅうごくふくりかい

中国红十字会　中国赤十字会　ちゅうごくせきじゅうじかい

中国蜡　中国蠟　ちゅうごくろう

中国蓝培养基　中国ブルー培地　ちゅうごくblueばいち

中国猿人　ペキン シナントロプス　Peking Sinanthropus

中和　中和　ちゅうわ

中和比率　中和比率　ちゅうわひりつ

中和当量　中和当量　ちゅうわとうりょう

中和滴定曲线　中和滴定曲線　ちゅうわてきていきょくせん

中和点　中性点　ちゅうせいてん

中和法　中和方法　ちゅうわほうほう

中和反应　中和反応　ちゅうわはんのう

中和反应指示剂(药)　中和反応指示薬　ちゅうわはんのうしじやく

中和剂　中和剤　ちゅうわざい

中和抗体　中和抗体　ちゅうわこうたい

中和热　中和熱　ちゅうわねつ

中和试验　中和試験　ちゅうわしけん

中和系统　中和系　ちゅうわけい

中和性　中和性　ちゅうわせい

中和性斜视　中和性斜視　ちゅわせいしゃし

中和指数　中和指数　ちゅうわしすう

中和值　中和価　ちゅうわか

中和值测定　中和価試験　ちゅうわかしけん

中和作用　中和作用　ちゅうわさよう

中华按蚊　中華アノフェレス　ちゅうかAnopheles

中华白蛉　中華サシチョウバエ　ちゅうかサシチョウバエ

中华肠内滴虫　腸エンバドモナス　ちょう embadomonas

中华绒螯蟹　中国モクズガニ　ちゅうごくモクズガニ

〔中〕华枝睾吸虫　肝吸虫,肝ジストマ　かんきゅうちゅう,かんDistoma

〔中〕华枝睾吸虫病　肝吸虫症　かんきゅうちゅうしょう

中喙　中吻　ちゅうふん

中间部　中間部　ちゅうかんぶ

中间层　中間層　ちゅうかんそう

中间产物　中間産物　ちゅうかんさんぶつ

中间产物理论　中間産物理論　ちゅうかんさんぶつりろん

中间产物学说　中間産物説　ちゅうかんさんぶつせつ

中间代谢　中間代謝　ちゅうかんたいしゃ

中间代谢产物　中間代謝産物　ちゅうかんたいしゃさんぶつ

中间带　中間帯　ちゅうかんたい

中间动物源疾病　中間人獣伝染病,中間動物原性感染症　ちゅうかんじんじゅうでんせんびょう,ちゅうかんどうぶつげんせいかんせんしょう

中间窦　中間洞　ちゅうかんどう

中间帆　中間帆　ちゅうかんはん

中间沟　中間溝　ちゅうかんこう

中间冠动脉综合征　中間冠〔状〕動脈症候群　ちゅうかんかん〔じょう〕どうみゃくしょうこうぐん

中间化合物　中間化合物　ちょうかんかごうぶつ

中间灰质　中央灰白質　ちゅうおうかいはくしつ

中间腱　中間腱　ちゅうかんけん

中间块　中間質　ちゅうかんしつ

中间连接　中間連結　ちゅうかんれんけつ

中间馏份　中間留出物　ちゅうかんりゅうしゅつぶつ

中间面神经　中間顔面神経　ちゅうかんがんめんしんけい

中间内侧核　中間内側核　ちゅうかんないそくかく

中间期出血　中間出血　ちゅうかんしゅっけつ

中间缺失　中間欠失　ちゅうかんけっしつ

中间色　中間色　ちゅうかんしょく

中间神经　中間神経　ちゅうかんしんけい

中间神经节　中間神経節　ちゅうかんしんけいせつ

中间神经元　介在ニューロン　かいざい　neuron

中间试样　中間標本,中間サンプル　ちゅうかんひょうほん,ちゅうかん sample

中间束　中間束　ちゅうかんそく

中间丝　中間フイラメント　ちゅうかん filament

中间素　インターメジン　intermedin

中间宿生　中間宿主　ちゅうかんしゅくしゅ

中间体　中間体　ちゅうかんたい

中间外侧核　中間外側核　ちゅうかんがいそくかく

中间外侧束　中間外側路　ちゅうかんがいそくろ

中间微动脉　中間小動脈,メタ細動脈　ちゅうかんしょうどうみゃく,metaさいどうみゃく

中间细胞　中間細胞　ちゅうかんさいぼう

中间隙　中間間隙　ちゅうかんかんげき

中间线　中間線　ちゅうかんせん
中间小动脉　中間小動脈　ちゅうかんしょうどうみゃく
中间楔骨　中間楔状骨　ちゅうかんけつじょうこつ
中间型　中間型　ちゅうかんがた
中间型精原细胞　中間型精祖細胞　ちゅうかんがたせいそさいぼう
中间性状　中間性状　ちゅうかんせいじょう
中间腰淋巴结　中間腰リンパ節　ちゅうかんようlymphせつ
中间主动脉综合征　中間大動脈症候群　ちゅうかんだいどうみゃくしょうこうぐん
中间状态　中間状態　ちゅうかんじょうたい
中间综合征　中間症候群　ちゅうかんしようこうぐん
中胶层　中膠層　ちゅうこうそう
中节指(趾)骨　中指節骨　ちゅうしせつこつ
中结肠动脉　中結腸動脈　ちゅうけっちょうどうみゃく
中结肠静脉　中結腸静脈　ちゅうけっちょうじょうみゃく
中结肠淋巴结　中結腸リンパ節　ちゅうけっちょうlymphせつ
中介核　介在核　かいざいかく
中介抗原　中間抗原　ちゅうかんこうげん
中介〔现象〕　メソメリズム　mesomerism
中介效应　メソメリズム効果　mesomerismこうか
中介子　ニュートレット　neutretto
中静脉　中等度静脈　ちゅうとうどじょうみゃく
中距关节面　中距骨関節面　ちゅうきょこつかんせつめん
中距离跑　中距離競走　ちゅうきょりきょうそう
中空螺旋管　中空ソレノイド　ちゅうくう solenoid
中空性器官　中空器官,中空臓器　ちゅうくうきかん,ちゅうくうぞうき
中链脂肪酸　中鎖脂肪酸　ちゅうさしぼうさん
中膜　中膜　ちゅうまく
中脑　中脳　ちゅうのう
中脑被盖　中脳被蓋　ちゅうのうひがい
中脑导水管扩张术　中脳水道拡張術　ちゅうのうすいどうかくちょうじゅつ
中脑顶盖　中脳蓋　ちゅうのうがい
中脑动脉　中脳動脈　ちゅうのうどうみゃく
中脑动物　中脳動物　ちゅうのうどうぶつ
中脑静脉　中脳静脈　ちゅうのうじょうみゃく
中脑切面　中脳断面　ちゅうのうだんめん
中脑曲　中脳曲　ちゅうのうきょく
中脑室　中脳室　ちゅうのうしつ
中脑水管　中脳水道　ちゅうのうすいどう
中脑水管综合征　中脳水道症候群　ちゅうのうすいどうしょうこうぐん
中脑炎　中脳炎　ちゅうのうえん
中内胚层　中内胚葉　ちゅうないはいよう
中胚层　中胚葉　ちゅうはいよう
中胚层混合瘤　中胚葉混合腫瘍　ちゅうはいようこんごうしゅよう
中胚层肌　中胚葉筋　ちゅうはいようきん
中胚层神经胶质　メソグリア　mesoglia
中胚层体节　中胚葉原節　ちゅうはいようげんせつ
中胚层体型　中胚葉型　ちゅうはいようがた
中胚层细胞　中胚葉細胞　ちゅうはいようさいぼう
中频　中〔間周〕波,中频度　ちゅう〔かんしゅう〕は,ちゅうひんど
中频电疗　中波電流治療　ちゅうはでんりゅうちりょう

中频杂音　中頻度雑音　ちゅうひんどざつおん
中期分裂　中期分裂　ちゅうきぶんれつ
中期流产　中間期流産　ちゅうかんきりゅうざん
中期妊娠　妊娠中期　にんしんちゅうき
中期〔妊娠〕引产　中期誘発分娩　ちゅうきゆうはつぶんべん
中期胃癌　中期胃癌　ちゅうきいがん
中切牙　中切歯　ちゅうせっし
中筛斑　中篩斑　ちゅうしはん
中肾　中腎,原腎　ちゅうじん,げんじん
中肾管　中腎管　ちゅうじんかん
中肾管囊肿　中腎管嚢胞　ちゅうじんかんのうほう
中肾管系统　中腎管系　ちゅうじんかんけい
中肾嵴　中腎隆線,中腎稜　ちゅうじんりゅうせん,ちゅうじんりょう
中肾瘤　中腎腫　ちゅうじんしゅ
中肾旁管　中腎旁管　ちゅうじんぼうかん
中肾旁管发育不全　中腎旁管発育不全　ちゅうじんぼうかんはついくふぜん
中肾旁管囊肿　中腎旁管嚢胞　ちゅうじんぼうかんのうほう
中肾旁管融合异常　中腎旁管融合異常　ちゅうじんぼうかんゆうごういじょう
中肾腺肌瘤　中腎腺筋腫　ちゅうじんせんきんしゅ
中肾腺瘤　中腎腺腫　ちゅうじんせんしゅ
中肾小管　中腎小管　ちゅうじんしょうかん
中肾样瘤　中腎性腫瘍　ちゅうじんせいしゅよう
中生代　中生代　ちゅうせいだい
中室斑虻　メクラアブ
中枢　中枢　ちゅうすう
　布罗卡氏中枢　ブロカ中枢　Brocaちゅうすう
　布奇氏中枢　ブドゲ中枢　Budgeちゅうすう
　克罗内克氏中枢　クロネッケル中枢　Kroneckerちゅうすう
　库普雷索夫氏中枢　クプレソーフ中枢　Kupressoffちゅうすう
　韦尼克氏中枢　ウェルニッケ中枢　Werniekeちゅうすう
　谢切诺氏中枢　セチェノーフ中枢　Sechenoffちゅうすう
中枢递质　中枢伝達物質　ちゅうすうでんたつぶっしつ
中枢端　中枢端　ちゅうすうたん
中枢记忆性耳鸣　中枢記憶性耳鳴　ちゅうすうきおくせいみみなり
中枢紧张性　中枢緊張性　ちゅうすうきんちょうせい
中枢疗法　中枢療法　ちゅうすうりょうほう
中枢淋巴器官　中枢リンパ器官　ちゅうすうlymphきかん
中枢淋巴组织　中枢リンパ組織　ちゅうすうlymphそしき
中枢麻痹　中枢麻痺　ちゅうすうまひ
中枢免疫器官　中枢免疫器官　ちゅうすうめんえききかん
中枢神经　中枢神経　ちゅうすうしんけい
中枢神经递质　中枢神経伝達物質　ちゅうすうしんけいでんたつぶっしつ
中枢神经环路　中枢神経回路　ちゅうすうしんけいかいろ
中枢神经节　中枢神経節　ちゅうすうしんけいせつ
中枢神经梅毒　中枢神経梅毒　ちゅうすうしんけいばいどく
中枢神经系统　中枢神経系　ちゅうすうしんけいけい
〔中枢〕神经兴奋药　中枢神経興奮薬　ちゅうすうしんけいこうふんやく

中枢无反应性　中枢無反応性　ちゅうすうむはんのうせい
中枢兴奋　中枢興奮　ちゅうすうこうふん
中枢兴奋药　中枢興奮薬(剤)　ちゅうすうこうふんやく(ざい)
中枢兴奋药中毒　中枢興奮薬中毒　ちゅうすうこうふんやくちゅうどく
中枢兴奋状态　中枢興奮状態　ちゅうすうこうふんじょうたい
中枢性不全偏瘫　中枢性片側〔不全〕麻痺　ちゅうすうせいへんそく〔ふぜん〕まひ
中枢性迟语症　中枢性言語渋滞　ちゅうすうせいげんごじゅうたい
中枢性耳聋　中枢性聾　ちゅうすうせいろう
中枢性共济失调　中枢性運動失調　ちゅうすうせいうんどうしっちょう
中枢性黑蒙　中枢性黒内障　ちゅうすうせいこくないしょう
中枢性呼吸衰竭　中枢性呼吸不全　ちゅうすうせいこきゅうふぜん
中枢性化学感受区　中枢性化学受容区　ちゅうすうせいかがくじゅようく
中枢性惊厥　中枢性痙攣　ちゅうすうせいけいれん
中枢性麻痹(瘫痪)　中枢性麻痺　ちゅうすうせいまひ
中枢性面神经瘫痪　中枢性顔面神経麻痺　ちゅうすうせいがんめんしんけいまひ
中枢性呕吐　中枢性嘔吐,脳性嘔吐　ちゅうすうせいおうと,のうせいおうと
中枢〔性〕疼痛　中枢性痛　ちゅうすうせいつう
中枢性心搏徐缓　中枢性徐脈　ちゅうすうせいじょみゃく
中枢性嗅觉缺失　中枢性無嗅覚〔症〕　ちゅうすうせいむしゅうかく〔しょう〕
中枢性眼球震颤　中枢性眼振　ちゅうすうせいがんしん
中枢性运动　中枢性運動　ちゅうすうせいうんどう
中枢性直立低血压　中枢性起立性低血圧　ちゅうすうせいきりつせいていけつあつ
中枢性止咳药　中枢性鎮咳薬,中枢性せきどめ　ちゅうすうせいちんがいやく,ちゅうすうせいせきどめ
中枢性紫绀　中枢性チアノーゼ　ちゅうすうせい Zyanose
中枢延搁　中枢遅延　ちゅうすうちえん
中枢抑制　中枢抑制　ちゅうすうよくせい
中枢抑制药　中枢抑制薬　ちゅうすうよくせいやく
中枢抑制状态　中枢抑制状態　ちゅうすうよくせいじょうたい
中水泡音　中等度湿性ラ音　ちゅうとうどしっせいラおん
中速离心机　中速遠心機　ちゅうそくえんしんき
中碳链甘油三酯　中炭素連鎖トリグリセリド　ちゅうたんそれんさ triglyceride
中体　中心体　ちゅうしんたい
中腿基节　中脚基節　ちゅうきゃくきせつ
中外胚层　中外胚葉　ちゅうがいはいよう
中微子　中性微子,ニュートリノ　ちゅうせいびし,neutrino
中纬线　赤道　せきどう
中纬线葡萄肿　赤道ブドウ〔膜〕腫　せきどうブドウ〔まく〕しゅ
中位产钳分娩　中位鉗子分娩　ちゅういかんしぶんべん
中位产钳术　中位鉗子分娩術　ちゅういかんしぶんべんじゅつ
中位钳　中位鉗子　ちゅういかんし

中〔位〕数　中央値,メディアン　ちゅうおうち,median
中位心　胸郭中央位心臓　きょうかくちゅうおういしんぞう
中线　中線　ちゅうせん
中线肉芽肿　中線肉芽腫　ちゅうせんにくがしゅ
中小脑脚综合征　中小脳脚症候群　ちゅうしょうのうきゃくしょうこうぐん
中效胰岛素　イソフェンインシュリン　isophane insulin
中斜肌　中斜筋　ちゅうしゃきん
中斜角肌　中斜角筋　ちゅうしゃかっきん
中心　中心　ちゅうしん
中心凹　中心窩　ちゅうしんか
中心〔白〕内障　中軸白内障　ちゅうじくはくないしょう
中心法则　セントラルドグマ　central dogma
中心管后索综合征　中心管後索症候群　ちゅうしんかんこうさくしょうこうぐん
中心核　中心核　ちゅうしんかく
中心计算机　中心計算機　ちゅうしんけいさんき
中心监护器　中心モニター,中心監視装置　ちゅうしんmonitor,ちゅうしんかんしそうち
中心检验室　中央検査室　ちゅうおうけんさしつ
中心(央)腱　腱中心,中心腱　けんちゅうしん,ちゅうしんけん
中心静脉导管插入术　中心静脈カテーテル法　ちゅうしんじょうみゃくcatheterほう
中心静脉压　中心静脈圧　ちゅうしんじょうみゃくあつ
中心静脉压测定　中心静脈圧測定　ちゅうしんじょうみゃくあつそくてい
中心静脉压力计　中心静脈圧力計　ちゅうしんじょうみゃくあつりょくけい
中心静脉压装置　中心静脈圧装置　ちゅうしんじょうみゃくあつそうち
中心离子　中心イオン　ちゅうしんion
中心粒　中心子,中心小体　ちゅうしんし,ちゅうしんしょうたい
中心旁暗点　副中心暗点　ふくちゅうしんあんてん
中心球　中心球　ちゅうしんきゅう
中心巯基　中心チオール基　ちゅうしんthiolき
中心视觉　中心視〔覚〕　ちゅうしんし〔かく〕
中心视力　中心視力　ちゅうしんしりょく
中心视野　中心視野　ちゅうしんしや
中心体　中心体　ちゅうしんたい
中心细胞　中心細胞　ちゅうしんさいぼう
中心型肺癌　中心型肺癌　ちゅうしんがたはいがん
中心型脉络膜硬化　中心型脈絡膜硬化　ちゅうしんがたみゃくらくまくこうか
中心性暗点　中心暗点　ちゅうしんあんてん
中心性浆液性视网膜病　中心性漿液性網膜症　ちゅうしんせいしょうえきせいもうまくしょう
中心性脉络膜视网膜炎　中心性網脈絡膜炎　ちゅうしんせいもうみゃくらくまくえん
中心性盘状视网膜病　中心性円板状網膜症　ちゅうしんせいえんばんじょうもうまくしょう
中心性前置胎盘　中心性前置胎盤　ちゅうしんせいぜんちたいばん
中心性脱位　中心性脱臼　ちゅうしんせいだっきゅう
中心质　中心〔体〕形質　ちゅうしん〔たい〕けいしつ
中心紫绀　中心チアノーゼ　ちゅうしんZyanose

中心致密颗粒　中心緻密顆粒　ちゅうしんちみつかりゅう

中心注视点　中心注視点　ちゅうしんちゅうしてん

中型骨盆　中骨盤　ちゅうこつばん

中〔型〕淋巴细胞　中〔型〕リンパ球　ちゅう〔がた〕lymphきゅう

中型(等)身材　中間体格　ちゅうかんたいかく

中性　中性　ちゅうせい

中性白细胞　好中球　こうちゅうきゅう

中性白细胞减少〔症〕　好中球減少〔症〕　こうちゅうきゅうげんしょう〔しょう〕

中性白细胞游走因子　好中球遊出因子　こうちゅうきゅうゆうしゅついんし

中性白细胞增多〔症〕　好中球増加〔症〕　こうちゅうきゅうぞうか〔しょう〕

中性玻璃　中性ガラス　ちゅうせいglass

中性蛋白酶　中性プロティナーゼ,中性蛋白分解酵素　ちゅうせいproteinase,ちゅうせいたんぱくぶんかいこうそ

中性多形核白细胞　中性多形核白血球　ちゅうせいたけいかくはっけっきゅう

中性反应　中性反応　ちゅうせいはんのう

中性分叶核粒细胞　好中性分葉核顆粒球　こうちゅうせいぶんようかくかりゅうきゅう

中性杆状核粒细胞　好中性杆状核顆粒球　こうちゅうせいかんじょうかくかりゅうきゅう

中性红　ニュートラル レッド　neutral red

中性红试验　ニュートラル レッド試験　neutral redしけん

中性𬌗　普通咬合　ふつうこうごう

中性畸形　中性半陰陽　ちゅうせいはんいんよう

中性颗粒　中性顆粒　ちゅうせいかりゅう

中性蓝　中性ブルー　ちゅうせいblue

中性粒细胞　好中性顆粒球　こうちゅうせいかりゅうきゅう

中性粒细胞不动因子　好中性顆粒球不動因子　こうちゅうせいかりゅうきゅうふどういんし

中性粒细胞功能缺陷　好中性顆粒球機能欠陥　こうちゅうせいかりゅうきゅうきのうけっかん

中性粒细胞减少〔症〕　好中性顆粒球減少〔症〕　こうちゅうせいかりゅうきゅうげんしょう〔しょう〕

中性粒细胞趋化因子　好中性顆粒球走化性因子　こうちゅうせいかりゅうきゅうそうかせいいんし

中性粒细胞增多〔症〕　好中性顆粒球増加〔症〕　こうちゅうせいかりゅうきゅうぞうか〔しょう〕

中性粒子　中性微粒子　ちゅうせいびりゅうし

中性硫　中性硫黄　ちゅうせいいおう

中性霉素　ノイトラマイシン　neutramycin

中性配位体　中性配位子,中性リガンド　ちゅうせいはいいし,ちゅうせいligand

中性气体　中性ガス　ちゅうせいgas

中性染料　中性染料　ちゅうせいせんりょう

中性溶液　中性溶液　ちゅうせいようえき

中性石蕊试纸　中性リトマス紙　ちゅうせいlitmusし

中性糖蛋白　中性糖蛋白質　ちゅうせいとうたんぱくしつ

中性晚幼粒细胞　好中性後骨髄球　こうちゅうせいこうこつずいきゅう

中性细胞　好中球　こうちゅうきゅう

中性细胞过多性白细胞增多　好中球増多性白血球増加〔症〕　こうちゅうきゅうぞうたせいはっけっきゅうぞうか〔しょう〕

中性异染性　中性色素異染性　ちゅうせいしきそいせんせい

中性早幼粒细胞　好中性前骨髄球　こうちゅうせいぜんこつずいきゅう

中性脂肪　中性脂肪　ちゅうせいしぼう

中性脂肪球　中性脂肪球　ちゅうせいしぼうきゅう

中性植物　中性植物　ちゅうせいしょくぶつ

中性中幼粒细胞　好中性骨髄球　こうちゅうせいこつずいきゅう

中性紫　中性バイオレット　ちゅうせいviolet

中胸　中胸　ちゅうきょう

中胸侧板　中胸側板　ちゅうきょうそくばん

中胸盾片　中胸楯板　ちゅうきょうじゅんばん

中胸腹板　中胸腹板　ちゅうきょうふくばん

中压汞灯　中圧水銀灯　ちゅうあつすいぎんとう

中央薄板　中央薄板　ちゅうおうはくばん

中央被盖束　中心被蓋路　ちゅうしんひがいろ

中央部　中心部　ちゅうしんぶ

中央长动脉　長中心動脈　ちょうちゅうしんどうみゃく

中央层　中心層　ちゅうしんそう

中央处理机　中央処理装置　ちゅうおうしょりそうち

中央穿孔　中心性穿孔　ちゅうしんせいせんこう

中央带　中心帯　ちゅうしんたい

中央动脉　中心動脈　ちゅうしんどうみゃく

中央短动脉　短中心動脈　たんちゅうしんどうみゃく

中央肺炎　中心性肺炎　ちゅうしんせいはいえん

中央沟　中心溝　ちゅうしんこう

中央沟动脉　中心溝動脈　ちゅうしんこうどうみゃく

中央沟消失　中心溝消失　ちゅうしんこうしょうしつ

中央骨　中心骨　ちゅうしんこつ

中央管　中心管　ちゅうしんかん

中央管板　中心管薄板　ちゅうしんかんはくばん

中央核　中心核　ちゅうしんかく

中央后沟　中心後溝　ちゅうしんこうこう

中央后沟动脉　中心後溝動脈　ちゅうしんこうこうどうみゃく

中央后回　中心後回　ちゅうしんこうかい

中央灰质　中心灰白質　ちゅうしんかいはくしつ

中央尖畸形　中心尖奇形　ちゅうしんせんきけい

中央胶状质　中心ゼラチン　ちゅうしんgelatin

中央静脉　中心静脈　ちゅうしんじょうみゃく

中央巨细胞核　中心巨細胞核　ちゅうしんきょさいぼうかく

中央淋巴结　中心リンパ節　ちゅうしんlymphせつ

中央内侧核　中心内側核　ちゅうしんないそくかく

中央旁动脉　中心傍動脈　ちゅうしんぼうどうみゃく

中央旁核　中心傍核　ちゅうしんぼうかく

中央旁小叶　中心傍小葉,副中心小葉　ちゅうしんぼうしょうよう,ふくちゅうしんしょうよう

中央前沟　中心前溝,前中心溝　ちゅうしんぜんこう,ぜんちゅうしんこう

中央前沟动脉　中心前溝動脈　ちゅうしんぜんこうどうみゃく

中央前回　中心前回　ちゅうしんぜんかい

中央前静脉　中心前静脈　ちゅうしんぜんじょうみゃく

中央鞘　中心鞘　ちゅうしんしょう

中央群　中心群　ちゅうしんぐん

中央乳糜管　中心乳び管　ちゅうしんにゅうびかん

中央室　中央室　ちゅうおうしつ

中央脱位　中心脱臼　ちゅうしんだっきゅう

中央外侧核　中心外側核　ちゅうしんがいそくかく
中央微(小)管　中心微小管　ちゅうしんびしょうかん
中央窝(凹)　中心窩　ちゅうしんか
中央纤丝　中心原繊維　ちゅうしんげんせんい
中央纤维　中心線維　ちゅうしんせんい
中央小叶　中心小葉　ちゅうしんしょうよう
中央小叶翼　中心小葉翼　ちゅうしんしょうようよく
中央型　中央型　ちゅうおうがた
中央型肺癌　中央型肺癌　ちゅうおうがたはいがん
中央性穿孔　中心性穿孔　ちゅうしんせいせんこう
中央性核外染色质溶解　中心性核外染色質溶解　ちゅうしんせいかくがいせんしょくしつようかい
中央〔性〕前置胎盘　中央前置胎盤　ちゅうおうぜんちたいばん
中央中核　中心正中核　ちゅうしんせいちゅうかく
中央中间灰质　中心中間灰白質　ちゅうしんちゅうかんかいはくしつ
中央柱　中心杆〔状〕体　ちゅうしんかん〔じょう〕たい
中药〔材〕　漢方薬,中薬　かんぽうやく,ちゅうやく
中药麻醉　中薬麻醉　ちゅうやくますい
中药麻醉制剂　中薬麻醉製剤　ちゅうやくますいせいざい
中药引产　中薬誘発分娩　ちゅうやくゆうはつぶんべん
中药治疗　中薬治療　ちゅうやくちりょう
中野　中野　ちゅうや
中叶素　インテルメジン　intermedin
中叶支　中葉枝　ちゅうようし
中叶综合征　中薬症候群　ちゅうようしょうこうぐん
中医　①漢方医学,中医学②漢方医,中医　①かんぽういがく,ちゅういがく②かんぽうい,ちゅうい
中医师　漢方医〔師〕,中医〔師〕　かんぽうい〔し〕,ちゅうい〔し〕
中医学　漢方医学,中医学　かんぽういがく,ちゅういがく
中医治疗　漢方治療　かんぽうちりょう
中幼红细胞　正常芽細胞,正赤芽球　せいじょうがさいぼう,せいせきがきゅう
中幼粒细胞　骨髄細胞,ミエロサイト,骨髄球　こつずいさいぼう,myelocyte,こつずいきゅう
中止　中断　ちゅうだん
中止哺乳　哺乳中断　ほにゅうちゅうだん
中止妊娠　妊娠中絶　にんしんちゅうぜつ
中指　中指　なかゆび,ちゅうし
中轴　中軸　ちゅうじく
中轴骨　中軸骨　ちゅうじくこつ
中轴骨骼　軸骨格　じくこつかく
中轴器官　軸器官　じくきかん
中子　ニュートロン,中性子　neutron,ちゅうせいし
中子放射线照相术　中性子X線写真術　ちゅうせいしXせんしゃしんじゅつ
中子俘获　中性子捕獲　ちゅうせいしほかく
中子感生放射性物质　中性子誘発放射性物質　ちゅうせいしゆうはつほうしゃせいぶっしつ
中子活化　中性子活性化　ちゅうせいしかっせいか
中子活性分析　中性子活性分析　ちゅうせいしかっせいぶんせき
中子流　中性子流　ちゅうせいしりゅう
中子谱仪　中性子スペクトログラフ　ちゅうせいしspectrograph
中子损伤　中性子損傷　ちゅうせいしそんしょう
中子损伤防治　中性子損傷の予防と治療　ちゅうせいしそんしょうのよぼうとちりょう
中子衍射　中性子回折　ちゅうせいしかいせつ
中子源　中性子源　ちゅうせいししげん
中子照射　中性子照射　ちゅうせいししょうしゃ
中纵隔　縦隔の中部　じゅうかくのちゅうぶ
终板　終板　しゅうばん
终板电位　終板電位　しゅうばんでんい
终板旁回　終板傍回　しゅうばんぼうかい
终板栅　終板グリッド　しゅうばんgrid
终变期　ディアキネシス　diakinesis
终部　終末部　しゅうまつぶ
终产物　最終産物　さいしゅうさんぶつ
终池　終槽　しゅうそう
终点辨认　終点認知　しゅうてんにんち
终点迟滞　終点遅延　しゅうてんちえん
终点法　終点法　しゅうてんほう
终点密码子　ターミネーション　コードン　termination codon
终点速度　終点速度　しゅうてんそくど
终点温度　終点温度　しゅうてんおんど
终动脉　終動脈　しゅうどうみゃく
终端前轴突生长　終末前軸索発芽　しゅうまつぜんじくさくはつが
终端再生　終末再生　しゅうまつさいせい
终沸点　最終沸点　さいしゅうふってん
终核　終止核　しゅうしかく
终环　終末輪　しゅうまつりん
终极电子接受体　終末電子受容体　しゅうまつでんしじゅようたい
终结期　終末期　しゅうまつき
终结消毒　終末的消毒　しゅうまつてきしょうどく
终静脉　終静脈　しゅうじょうみゃく
终毛　終毛,硬毛　しゅうもう,こうもう
终末波　終末波　しゅうまつは
终末部　終末部　じゅうまつぶ
终末感受器　終末レセプタ,終末受容体　しゅうまつreceptor,しゅうまつじゅようたい
终末溃变　終末変性　しゅうまつへんせい
终末毛细血管网　終末毛細血管網　しゅうまつもうさいけっかんもう
终末器官　終末器官　しゅうまつきかん
终〔末〕宿主　終期宿主,固有宿主　しゅうきしゅくしゅ,こゆうしゅくしゅ
终末微动脉　終末細動脈　しゅうまつさいどうみゃく
终末尾椎　最終尾椎　さいしゅうびつい
终末细胞　終末細胞　しゅうまつさいぼう
终末细支气管　終末細気管支　しゅうまつさいきかんし
终末向量　終末ベクトル　しゅうまつvector
终末血尿　終末血尿　しゅうまつけつにょう
终脑　終脳　しゅうのう
终钮　終ボタン　しゅうbouton
终期　終期　しゅうき
终期肺炎　末期肺炎　まっきはいえん
终期梅毒　第四期梅毒　だいよんきばいどく
终器感觉神经　最終器官感覚神経　さいしゅうきかんかんかくしんけい
终球　終末小体　しゅうまつしょうたい

克劳泽氏终球 クラウゼ終末小体 Krauseしゅうまつしょうたい

终身免疫 永久免疫 えいきゅうめんえき

终神经 終神経 しゅうしんけい

终神经节 終神経節 しゅうしんけいせつ

终室 終室 しゅうしつ

终树突 終末樹状突起 しゅうまつじゅじょうとっき

终丝 終糸 しゅうし

终态 最終状態 さいしゅうじょうたい

终突 終末突起 しゅうまつとっき

终纹 分界線宝 ぶんかいせんじょう

终纹纤维 分界線条繊維 ぶんかいせんじょうせんい

终止反应 終止反応 しゅうしはんのう

终止密码子 終止コードン,ターミネーション コードン しゅうしcodon, termination codon

终止妊娠 妊娠終止 にんしんしゅうし

终止信号 終止シグナル,終止信号 しゅうしsignal, しゅうししんごう

终止因子 終止因子 しゅうしいんし

终止状态 終止状態 しゅうしじょうたい

终致癌物(原) 最終発癌物質 さいしゅうはつがんぶっしつ

钟摆运动 振子運動 ふりこうんどう

钟摆〔状节〕律 振子律動,振子リズム ふりこりつどう,ふりこrhythm

钟情妄想 愛情妄想 あいじょうもうそう

钟形常态曲线 鐘形ガウス分布曲線 かねがたGaussぶんぷきょくせん

zhōng 肿种

肿大(胀) 腫脹 しゅちょう

肿块 瘤〔腫〕 りゅう〔しゅ〕

肿块病 瘤腫病 りゅうしゅびょう

肿块切开术 瘤腫切開術 りゅうしゅせっかいじゅつ

肿瘤 腫瘍,新生物 しゅよう,しんせいぶつ

肿瘤病 腫瘍病 しゅようびょう

肿瘤病毒 腫瘍ウイルス しゅようvirus

RNA肿瘤病毒 RNA腫瘍ウイルス RNAしゅようvirus

肿瘤病理诊断 腫瘍の病理的診断 しゅようのびょうりてきしんだん

肿瘤超微结构 腫瘍超微細構造 しゅようちょうびさいこうぞう

肿瘤电灼术 腫瘍焼灼術 しゅようしょうしゃくじゅつ

肿瘤定位 腫瘍定位 しゅようていい

肿瘤发生 腫瘍発生 しゅようはっせい

肿瘤骨段截除术 骨腫瘍区域切除術 こつしゅようくいきせつじょじゅつ

肿瘤黑〔色〕素 フィマトルーシン phymatorhusin

肿瘤基因 腫瘍遺伝子 しゅよういでんし

肿瘤抗原 腫瘍抗原 しゅようこうげん

肿瘤流行病学 腫瘍流行病学,腫瘍疫学 しゅようりゅうこうびょうがく,しゅようえきがく

肿瘤免疫 腫瘍免疫 しゅようめんえき

肿瘤免疫学 腫瘍免疫学 しゅようめんえきがく

肿瘤排斥抗原 腫瘍拒絶抗原 しゅようきょぜつこうげん

肿瘤胚胎性抗原 腫瘍胚芽抗原 しゅようはいがこうげん

肿瘤普查 腫瘍の普遍調査 しゅようのふへんちょうさ

肿瘤染色 腫瘍染色 しゅようせんしょく

肿瘤溶解 腫瘍崩壊 しゅようほうかい

肿瘤生成 腫瘍形成 しゅようけいせい

肿瘤素 オンコトレフィン oncotrephin

肿瘤逃避机制 腫瘍逃避メカニズム しゅようとうひmechanism

肿瘤特异性抗原 腫瘍特異性抗原 しゅようとくいせいこうげん

肿瘤特异性移植抗原 腫瘍特異性移植抗原 しゅようとくいせいいしょくこうげん

肿瘤细胞 腫瘍細胞 しゅようさいぼう

肿瘤细胞生物学 腫瘍細胞生物学 しゅようさいぼうせいぶつがく

肿瘤显影 腫瘍現像 しゅようげんぞう

肿瘤显影剂 腫瘍現像薬 しゅようげんぞうやく

肿瘤相关抗原 腫瘍関連抗原 しゅようかんれんこうげん

〔肿〕瘤形成 腫瘍形成 しゅようけいせい

肿瘤型 腫瘍型 しゅようがた

肿瘤性胸膜渗液 腫瘍性胸膜滲出液 しゅようせいきょうまくしんしゅつえき

肿瘤性肿块 腫瘍性塊 しゅようせいかたまり

肿瘤性增生 腫瘍性過形成 しゅようせいかけいせい

肿瘤学 腫瘍学 しゅようがく

肿瘤血管生成因子 腫瘍血管新生因子 しゅようけっかんしんせいいんし

肿瘤压迫 腫瘍圧迫 しゅようあっぱく

肿瘤移植 腫瘍移植 しゅよういしょく

肿瘤隐伏灶 腫瘍潜在病巣 しゅようせんざいびょうそう

肿瘤诱发因子 腫瘍発生因子 しゅようはっせいいんし

肿瘤治疗 腫瘍治療 しゅようちりょう

肿瘤自然消退 腫瘍自然退行 しゅようしぜんたいこう

肿瘤组织化学 腫瘍組織化学 しゅようそしきかがく

肿胀痛 腫脹痛 しゅちょうつう

肿胀性狼疮 肥大性狼瘡 ひだいせいろうそう

种间斗争 種〔属〕間競合 しゅ〔ぞく〕かんせりあい

种间移殖 異種移植 いしゅいしょく

种类 種類 しゅるい

种名 種名 しゅめい

种内移植 同種移植 どうしゅいしょく

种皮 種皮 しゅひ

种群 集団,個体群 しゅうだん,こたいぐん

种群波动 集団波動 しゅうだんはどう

种群动态 集団動態 しゅうだんどうたい

种群分析 集団分析 しゅうだんぶんせき

种群结构 集団構造 しゅうだんこうぞう

种群密度 個体群密度 こたいぐんみつど

种仁 仁 じん

种属差异 種属差異 しゅぞくさい

种属概念 種属概念 しゅぞくがいねん

种〔属〕特异性 種属特異性 しゅぞくとくいせい

种特异性抗原 種属特異性抗原 しゅぞくとくいせいこうげん

种系发生 系統発生 けいとうはっせい

种质 遺伝質 いでんしつ

种质变异 遺伝質変態 いでんしつへんたい

种质破坏 遺伝質崩壊 いでんしつほうかい

种质学说 遺伝質説 いでんしつせつ

种子 種,種子 たね,しゅし

种子纤维 種子線維 しゅしせんい

种子凝集素 ファシン phasine

种子消毒剂　種子消毒剤　しゅししょうどくざい
种子植物　種子植物　しゅししょくぶつ
种子植物门　種子植物門　しゅししょくぶつもん
种族　種族　しゅぞく
种族精神病学　種族精神病学　しゅぞくせいしんびょうがく
种〔族〕免疫　種族免疫　しゅぞくめんえき
种族灭绝　ジェノサイド　genocide
种族生物化学指数　生化学種族指数　せいかがくしゅぞくしすう
种族素因　種族素因　しゅぞくそいん
种族特异性　種族特異性　しゅぞくとくいせい
种族卫生　種族衛生　しゅぞくえいせい

zhòng　中
中毒　中毒　ちゅうどく
中毒病　中毒病　ちゅうどくびょう
中毒反应　中毒反応　ちゅうどくはんのう
中毒量　中毒量　ちゅうどくりょう
中毒事故　中毒事故　ちゅうどくじこ
中毒死　中毒死　ちゅうどくし
中毒性白发病　中毒性白毛病　ちゅうどくせいはくもうびょう
中毒性〔白〕内障　中毒性白内障　ちゅうどくせいはくないしょう
中毒性表皮坏死溶解　中毒性表皮壊死融解　ちゅうどくせいひょうひえしゆうかい
中毒〔性〕病　中毒性疾患　ちゅうどくせいしっかん
中毒性肠麻痹　中毒性腸麻痺　ちゅうどくせいちょうまひ
中毒性痴呆　中毒性痴呆　ちゅうどくせいちほう
中毒性多发性神经炎　中毒性多発性神経炎　ちゅうどくせいたはつせいしんけいえん
中毒性肺水肿　中毒性肺水腫　ちゅうどくせいはいすいしゅ
中毒性肺炎　中毒性肺炎　ちゅうどくせいはいえん
中毒性腹泻　中毒性下痢　ちゅうどくせいげり
中毒性肝病　中毒性肝疾患　ちゅうどくせいかんしっかん
中毒性肝损害　中毒性肝損傷　ちゅうどくせいかんそんしょう
中毒性肝炎　中毒性肝炎　ちゅうどくせいかんえん
中毒性肝硬变(化)　中毒性肝硬変　ちゅうどくせいかんこうへん
中毒性黑蒙　中毒性黒内障　ちゅうどくせいこくないしょう
中毒性黑皮病　中毒性黒皮症　ちゅうどくせいこくひしょう
中毒性红斑　中毒性紅斑　ちゅうどくせいこうはん
中毒性呼吸困难　中毒性呼吸困難　ちゅうどくせいこきゅうこんなん
中毒性坏死　中毒性壊死　ちゅうどくせいえし
中毒性黄疸　中毒性黄疸　ちゅうどくせいおうだん
中毒性肌病　中毒性ミオパシー,中毒性筋障害　ちゅうどくせいmyopathy,ちゅうどくせいきんしょうがい
中毒性肌神经障碍　中毒性筋神経障害　ちゅうどくせいきんしんけいしょうがい
中毒性甲状腺肿　中毒性甲状腺腫　ちゅうどくせいこうじょうせんしゅ
中毒性结肠扩张　中毒性結腸拡張　ちゅうどくせいけっちょうかくちょう

中毒性精神病　中毒性精神病　ちゅうどくせいせいしんびょう
中毒性痉挛　中毒性痙縮　ちゅうどくせいけいしゅく
中毒性菌痢　中毒性細菌〔性〕赤痢　ちくゅうどくせいさいきん〔せい〕せきり
中毒性颗粒　毒性顆粒　どくせいかりゅう
中毒性痢疾　中毒性赤痢　ちゅうどくせいせきり
中毒性聋　中毒性難聴　ちゅうどくせいなんちょう
中毒性麻疹　中毒性麻疹　ちゅうどくせいはしか
中毒性迷路炎　中毒性迷路炎　ちゅうどくせいめいろえん
中毒性脑病　中毒性エンセファロパシー,中毒性脳症　ちゅうどくせいencephalopathy,ちゅうどくせいのうしょう
中毒性脑积水　中毒性水頭症　ちゅうどくせいすいとうしょう
中毒性脑脊髓病　中毒性脳脊髄症　ちゅうどくせいのうせきずいしょう
中毒性脑炎　中毒性脳炎　ちゅうどくせいのうえん
中毒性牛痘〔疹〕　中毒性種痘疹　ちゅうどくせいしゅとうしん
中毒性皮病　中毒性皮膚症　ちゅうどくせいひふしょう
中毒性皮炎　中毒性皮膚炎　ちゅうどくせいひふえん
中毒性贫血　中毒性貧血　ちゅうどくせいひんけつ
中毒性弱视　中毒性弱視　ちゅうどくせいじゃくし
中毒性神经衰弱综合征　中毒性神経衰弱症候群　ちゅうどくせいしんけいすいじゃくしょうこうぐん
中毒性神经炎　中毒性神経炎　ちゅうどくせいしんけいえん
中毒性肾变病　中毒性ネフローゼ　ちゅうどくせいnephrosis
中毒性肾炎　中毒性腎炎　ちゅうどくせいじんえん
中毒性苔癣状黑皮炎　苔癬様中毒性黒色皮膚炎　たいせんようちゅうどくせいこくしょくひふえん
中毒性糖尿　中毒性糖尿　ちゅうどくせいとうにょう
中毒性萎缩　中毒性萎縮　ちゅうどくせいいしゅく
中毒性胃扩张　中毒性胃拡張　ちゅうどくせいいかくちょう
中毒性心肌炎　中毒性心筋炎　ちゅうどくせいしんきんえん
中毒性眩晕　中毒性眩暈　ちゅうどくせいめまい
中毒性血红蛋白尿　中毒性血色素尿〔症〕　ちゅうどくせいけっしきそにょう〔しょう〕
中毒性休克　中毒性ショック　ちゅうどくせいshock
中毒性谵妄　中毒性譫妄　ちゅうどくせいせんもう
中毒性震颤　中毒性振戦　ちゅうどくせいしんせん
中毒性紫癜　中毒性紫斑〔病〕　ちゅうどくせいしはん〔びょう〕
中毒性周围神经炎　中毒性末梢神経炎　ちゅうどくせいまっしょうしんけいえん
中毒血浓度　中毒血液濃度　ちゅうどくけつえきのうど
中风　脳卒中　のうそっちゅう
中风发作　脳卒中発作　のうそっちゅうほっさ
中风昏迷　脳卒中性昏睡　のうそっちゅうせいこんすい
中风体型　脳卒中体型　のうそっちゅうたいけい
中暑　日射病,熱射病　にっしゃびょう,ねっしゃびょう
中暑过高热　日射病超高熱　にっしゃびょうちょうこうねつ
中暑衰竭　熱疲憊　ねつひはい
中暑性痉挛　熱性痙攣　ねっせいけいれん

中暑性热 日射病熱 にっしゃびょうねつ
仲胺 第二アミン だいにamine
仲醇 第二アルコール だいにalcohol
仲过碘酸钠 パラ過ヨウ素酸ナトリウム paraかヨウそさんnatrium
仲碳原子 第二炭素原子 だいにたんそげんし
仲盐 第二塩 だいにえん
众基因 ポリジーン polygene
众数 最頻値,モード さいひんち,mode
众数组 モダルクラス modal class
种痘 種痘 しゅとう
种痘并发症 種痘合併症 しゅとうがっぺいしょう
种痘刀 種痘刀 しゅとうとう
种痘反应 種痘反応 しゅとうはんのう
种痘后脑炎 種痘後脳炎 しゅとうごのうえん
种痘后蔷薇疹 種痘後蔷薇疹 しゅとうごばらしん
种痘后湿疹 種痘後湿疹 しゅとうごしっしん
种痘后紫癜 種痘後紫斑 しゅとうごしはん
种痘器 種痘器具 しゅとうきぐ
种痘器械包 種痘器械セット しゅとうきかいset
种痘性湿疹 種痘〔性〕湿疹 しゅとう〔せい〕しっしん
种痘针 種痘針 しゅとうしん
种植性继发肿瘤 移植性続発腫 いしょくせいぞくはつしゅ
种植性转移 移植性転移 いしょくせいてんい

zhòng 重

重病 重病(症) じゅうびょう(しょう)
重病护理组 重病ナースチーム じゅうびょうnurse team
重病监护器 重病モニター じゅうびょうmonitor
重病监护室 重病モニタールーム じゅうびょうnonitor room
重创性水肿 重創傷性浮腫 じゅうそうしょうせいふしゅ
重大手术 重大手術 じゅうだいしゅじゅつ
重度肺结核 高度増進型結核症,重症肺結核 こうどちうしんがたけっかくしょう,じゅうしょうはいけっかく
重度膀胱膨出 重症膀胱ヘルニア じゅうしょうぼうこうhernia
重度妊娠中毒症 妊娠中毒症重症 にんしんちゅうどくしょうじゅうしょう
重〔度〕胃炎 重症胃炎 じゅうしょういえん
重度异常脑电图 高度異常脳電図 こうどいじょうのうでんず
重度中毒 重症中毒 じゅうしょうちゅうどく
重铬酸钾 重クロム酸カリウム じゅうchromさんkalium
重铬酸盐 重クロム酸塩 じゅうchromさんえん
重黄疸 重症性黄疸 じゅうしょうせいおうだん
重金属 重金属 じゅうきんぞく
重金属肾损害 重金属腎損害 じゅうきんぞくじんそんがい
重金属污染 重金属汚染 じゅうきんぞくおせん
重金属盐〔类〕 重金属塩類 じゅうきんぞくえんるい
重金属中毒 重金属中毒 じゅうきんぞくちゅうどく
重晶石 バライド barite
重叩〔诊〕 重打診 じゅうだしん
重力 重力 じゅうりょく
重力场 重力場 じゅうりょくば
重力感受器 重力受容器 じゅうりょくじゅようき
重力加速度 重力加速度 じゅうりょくかそくど

重力生理学 重力生理学 じゅうりょくせいりがく
重力梯度离心法 重力勾配遠〔心〕沈〔殿〕法 じゅうりょくこうばいえん〔しん〕ちん〔でん〕ほう
重力性休克 重力性ショック じょうりょくせいshock
重力异常幻视 眼重力錯覚 がんじゅうりょくさっかく
重粒子 重粒子 じゅうりゅうし
重链 重鎖,H鎖 じゅうさ,Hさ
重链病 重鎖病 じゅうさびょう
重链免疫球蛋白 重鎖免疫グロブリン じゅうさめんえきglobulin
重量百分数 重量パーセント,重量百分率 じゅうりょうpercent,じゅうりょうひゃくぶんりつ
重量变异耐受性 重量変異耐性 じゅうりょうへんいたいせい
重量差异 重量変異 じゅうりょうへんい
重量差异试验 重量変異試験 じゅうりょうへんいしけん
重量当量浓度 重量規定度 じゅうりょうきていど
重量法 重量法 じゅうりょうほう
重量法测定 重量法測定 じゅうりょうほうそくてい
重量分析法 重量分析 じゅうりょうぶんせき
重量分析步骤 重量分析手順 じゅうりょうぶんせきてじゅん
重量分析法 重量分析法 じゅうりょうぶんせきほう
重量分析因素 重量分析因子 じゅうりょうぶんせきいんし
重量克分子 モル mol
重量克分子浓度 モル濃度 molのうど
重量克分子溶液 モル液 molえき
重量摩尔浓度 モル濃度 molのうど
重量平均分子量 重量平均分子量 じゅうりょうへいきんぶんしりょう
重量训练 ウェイトトレーニング weight training
重氢 重水素,H² じゅうすいそ
重氢离子 二重子,重陽子 にじゅうし,じゅうようし
重伤寒状态 重症腸チフス状態 じゅうしょうちょうtyphusじょうたい
重水 重水 じゅうすい
重同位素 重同位元素 じゅうどういげんそ
重土 重土,酸化バリウム じゅうど,さんかbarium
重心 重心 じゅうしん
重型 重症型 じゅうしょうがた
重型地中海贫血 重症型地中海貧血 じゅうしょうがたちちゅうかいひんけつ
重型渗出性多形红斑 重症性滲出性多形性紅斑 じゅうしょうせいしんしゅつせいたけいせいこうはん
重性精神病 重症精神病 じゅうしょうせいしんびょう
重油 重油 じゅうゆ
重油脱硫 重油脱硫 じゅうゆだつりゅう
重元素 重元素 じゅうげんそ
重症肌无力 重症〔性〕筋無力症 じゅうしょう〔せい〕きんむりょくしょう
重症肌无力上睑下垂 重症〔性〕筋無力症性眼瞼下垂〔症〕 じゅうしょう〔せい〕きんむりょくしょうせいがんけんかすい〔しょう〕
重症肌无力性斜视 重症〔性〕筋無力症性斜視 じゅうしょう〔せい〕きんむりょくしょうせいしゃし
重症肌无力综合征 重症〔性〕筋無力症症候群 じゅうしょう〔せい〕きんむりょくしょうしょうこうぐん

重〔症〕痒疹　重症痒疹　じゅうしょうようしん
重症谵妄　重症譫妄　じゅうしょうせんもう
重症中毒　重症中毒　じゅうしょうちゅうどく
重症中暑　重症熱射病　じゅうしょうねっしゃびょう
重质氧化镁　重質酸化マグネシウム　じゅうしつさんか magnesium
重质碳酸镁　重質炭酸マグネシウム　じゅうしつたんさん magnesium
重作业　重作業,重労働　じゅうさぎょう,じゅうろうどう

ZHOU　舟周粥轴肘昼皱骤

zhōu　舟周粥

舟骨　舟状骨　しゅうじょうこつ
舟骨粗隆　舟状骨粗面　しゅうじょうこつそめん
舟骨骨折　舟状骨骨折　しゅうじょうこつこっせつ
舟骨关节炎　舟状骨関節炎　しゅうじょうこつかんせつえん
舟骨结节　舟状骨結節　しゅうじょうこつけっせつ
舟骨炎　舟状骨炎　しゅうじょうこつえん
舟关节面　舟状骨関節面　しゅうじょうこつかんせつめん
舟形腹　舟状腹　しゅうじょうふく
舟状肩胛　舟状肩甲〔骨〕〔症〕　しゅうじょうけんこうこつ〔しょう〕
舟状面　舟状顔〔貌〕　しゅうじょうがん〔ぼう〕
舟状头畸形　舟状頭奇形　しゅうじょうとうきけい
舟状头脑积水　舟状水頭〔症〕　しゅうじょうすいとう〔しょう〕
舟状窝　舟状窩　しゅうじょうか
舟状窝瓣　舟状窩弁　しゅうじょうかべん
舟状心　舟状心臓　しゅうじょうしんぞう
周　サイクル　cycle
周边淋巴器官　末梢リンパ器官　まっしょうlymphきかん
周边视觉　周辺視〔覚〕　しゅうへんし〔かく〕
周边视野　周辺視野　しゅうへんしや
周边视野计　周辺視野計　しゅうへんしやけい
周边视野检查法　周辺視野検査法　しゅうへんしやけんさほう
周边性斜视　周辺性斜視　しゅうへんせいしゃし
周边性眼色素膜炎　周辺性眼ブドウ膜炎　しゅうへんせいがんブドウまくえん
周边抑制　周辺抑制　しゅうへんよくせい
周颗粒　周辺顆粒　しゅうへんかりゅう
周毛菌〔类〕　周毛菌〔類〕　しゅうもうきん〔るい〕
周皮细胞　周皮細胞　しゅうひさいぼう
周皮〔细胞〕瘤　周皮〔細胞〕腫　しゅうひ〔さいぼう〕しゅ
周期　周期　しゅうき
周期表　周期表　しゅうきひょう
周期函数　周期関数　しゅうきかんすう
周期律　周期律　しゅうきりつ
周期迁移　周期移動　しゅうきいどう
周期热　周期熱　しゅうきねつ
周期线　周期線　しゅうきせん
周期性鼻炎　周期性鼻炎　しゅうきせいびえん
周期性变化　周期性変化　しゅうきせいへんか
周期性波动　周期性波動　しゅうきせいはどう
周期性出血　周期性出血　しゅうきせいしゅっけつ
周期性蛋白尿　周期性蛋白尿〔症〕　しゅうきせいたんぱくにょう〔しょう〕

周期性动眼痉挛　周期性動眼〔神経〕痙攣　しゅうきせいどうがん〔しんけい〕けいれん
周期性动眼神经麻痹　周期性動眼〔神経〕麻痺　しゅうきせいどうがん〔しんけい〕まひ
周期性发热　周期性熱　しゅうきせいねつ
周期性发作　周期性発作　しゅうきせいほっさ
周期性复发性荨麻疹　周期性再発性じんま疹　しゅうきせいさいはつせいじんましん
周期性腹膜炎　周期性腹膜炎　しゅうきせいふくまくえん
周期性腹痛　周期性腹痛　しゅうきせいふくつう
周期性关节炎　周期性関節炎　しゅうきせいかんせつえん
周期性呼吸　周期性呼吸　しゅうきせいこきゅう
周期性疾病　周期性疾患　しゅうきせいしっかん
周期性精神病　周期性精神病　しゅうきせいせいしんびょう
周期性粒细胞减少症　周期性顆粒球減少症　しゅうきせいかりゅうきゅうげんしょうしょう
周期性流行　周期性流行　しゅうきせいりゅうこう
周期性麻痹　周期性〔四肢〕麻痺　しゅうきせい〔しし〕まひ
周期性呕吐　周期性嘔吐　しゅうきせいおうと
周期性偏头痛性神经痛　周期性片頭痛様神経痛　しゅうきせいへんずつうようしんけいつう
周期性上巩膜炎　周期性上強膜炎　しゅうきせいじょうきょうまくえん
周期性水肿　周期性水腫　しゅうきせいすいしゅ
周期性瘫痪　周期性麻痺　しゅうきせいまひ
周期性血小板减少症　周期性血小板減少症　しゅうきせいけっしょうばんげんしょうしょう
周期性意志缺失　周期性無為症　しゅうきせいむいしょう
周期性躁狂　周期性躁病　しゅうきせいそうびょう
周期性中性白细胞减少综合征　周期性好中球減少症候群　しゅうきせいこうちゅうきゅうげんしょうしょうこうぐん
周期性中性细胞减少症　周期性好中球減少症　しゅうきせいこうちゅうきゅうげんしょうしょう
周期运动　周期運動　しゅうきうんどう
周围带　周囲帯　しゅういたい
周围蛋白　周囲蛋白　しゅういたんぱく
周围动脉动脉瘤　末梢動脈動脈瘤　まっしょうどうみゃくどうみゃくりゅう
周围动脉栓塞　末梢動脈塞栓〔症〕　まっしょうどうみゃくそくせん〔しょう〕
周围动脉血栓形成　末梢動脈血栓形成　まっしょうどうみゃくけっせんけいせい
周围动脉造影术　末梢動脈造影法　まっしょうどうみゃくぞうえいほう
周围封闭　末梢ブロック　まっしょうblock
周围静脉压力　末梢静脈圧　まっしょうじょうみゃくあつ
周围静脉造影术　末梢静脈造影法　まっしょうじょうみゃくぞうえいほう
周围空气　周囲空気　しゅういくうき
周围淋巴器官　末梢リンパ器官　まっしょうlymphきかん
周围淋巴组织　末梢リンパ組織　まっしょうlymphそしき
周围滤泡带　濾泡末梢帯　ろほうまっしょうたい
周围染色质　周囲染色質,周囲クロマチン　しゅういせんしょくしつ,しゅういchromatin
周围神经　末梢神経　まっしょうしんけい
周围神经损伤　末梢神経損傷　まっしょうしんけいそんしょう

周围神经痛　末梢神経痛　まっしょうしんけいつう
周围神经系统　末梢神経系　まっしょうしんけいけい
周围〔神経〕性截瘫　末梢神経性対麻痺　まっしょうしんけいせいついまひ
周围〔神経〕性麻痹　末梢神経性麻痺　まっしょうしんけいせいまひ
周围神经炎　末梢神経炎　まっしょうしんけいえん
周围视力　周辺視力　しゅうへんしりょく
周围温度　環境温度　かんきょうおんど
周围性癫痫　末梢性てんかん　まっしょうせいてんかん
周围性动脉瘤　末梢性動脈瘤　まっしょうせいどうみゃくりゅう
周围性多发性神经病综合征　末梢性多発性神経障害症候群　まっしょうせいたはつせいしんけいしょうがいしょうこうぐん
周围性耳鸣　末梢性耳鳴　まっしょうせいみみなり
周围性核外染色质溶解　末梢性核外染色質溶解　まっしょうせいかくがいせんしょくしつようかい
周围(缘)性面神经麻痹　末梢性顔面神経麻痺　まっしょうせいがんめんしんけいまひ
周围性面瘫　末梢性顔面神経麻痺　まっしょうせいがんめんしんけいまひ
周围性呕吐　末梢性嘔吐　まっしょうせいおうと
周围性腺体　周囲腺体　しゅういせんたい
周围性眩晕　耳性眩暈　じせいめまい
周围性血管疾病　周囲性血管疾患　しゅういせいけっかんしっかん
周围血管创伤　末梢血管創傷　まっしょうけっかんそうしょう
周围血管造影术　末梢血管造影法　まっしょうけっかんぞうえいほう
周围血管张力　末梢血管張力　まっしょうけっかんちょうりょく
周围血液　末梢血液　まっしょうけつえき
周周循环机能不全　末梢循環〔機能〕不全　まっしょうじゅんかん〔きのう〕ふぜん
周围循环衰竭　末梢循環不全　まっしょうじゅんかんふぜん
周围运动神经元　末梢運動ニューロン　まっしょううんどうneuron
周细胞　周皮細胞　しゅうひさいぼう
周效磺胺　スルファジメトキシン,スルファドキシン,ファナシール　sulfadimethoxine,sulfadoxine,fanasil
粥瘤　粥腫,アテローム　じゅくしゅ,atheroma
粥样斑块　アテローム斑　atheromはん
粥样化性溃疡　アテローム性潰瘍　atheromせいかいよう
粥样化性脓肿　アテローム性膿瘍　atheromせいのうよう
粥样坏死　アテローム壊死　atheromえし
粥样硬变　アテローム〔性動脈〕硬化〔症〕,粥状硬化〔症〕　atherom〔せいどうみゃく〕こうか〔しょう〕,じゅくじょうこうか〔しょう〕

zhóu　轴

轴　軸　じく
轴壁　軸壁　じくへき
轴唇舌平面　軸面唇舌平面　じくめんしんぜつへいめん
轴对称　軸対称　じくたいしょう
轴浆　軸索原形質,軸〔索〕漿　じくさくげんけいしつ,じく〔さく〕しょう
轴浆流　軸漿流　じくしょうりゅう

軸浆运输　軸漿輸送　じくしょうゆそう
轴角　軸角　じくかく
轴面　軸面　じくめん
轴膜　軸索鞘　じくさくしょう
轴偏移　軸偏位　じくへんい
轴丝　軸糸　じくし
轴索(突)　軸索　じくさく
轴索变性　軸索変性　じくさくへんせい
轴索断伤　軸索断裂〔症〕　じくさくだんれつ〔しょう〕
轴索(突)反射　軸索反射　じくさくはんしゃ
轴索(突)反应　軸索反応　じくさくはんのう
轴索旁枝　軸索樹枝　じくさくじゅし
轴索传导　軸索伝導　じくさくでんどう
轴〔突〕流　軸流　じくりゅう
轴突逆行传导　軸索逆行伝導　じくさくぎゃっこうでんどう
轴〔突〕—树〔突〕突触　軸索樹状突起間シナプス　じくさくじゅじょうとっきかんsynapse
轴突顺行传导　軸索前方伝導　じくさくぜんぽうでんどう
轴〔突—细胞〕体突触　軸索細胞体間シナプス　じくさくさいぼうたいかんsynapse
轴〔突小〕丘　軸索小丘　じくさくしょうきゅう
轴突运输　軸索輸送　じくさくゆそう
轴突终末　軸索終末　じくさくしゅうまつ
轴〔突〕—轴〔突〕突触　軸索軸索間シナプス　じくさくじくさくかんsynapse
轴向键　アキシアル結合　axialけつごう
轴心　軸心　じくしん
轴〔心〕偏向　軸偏位　じくへんい
轴性近视　軸性近視　じくせいきんし
轴性神经炎　軸性神経炎　じくせいしんけいえん
轴性远视　軸性遠視　じくせいえんし
轴右偏　右軸偏位　うじくへんい
轴右偏心电图　右〔軸偏位〕心電図　う〔じくへんい〕しんでんず
轴柱　軸柱　じくちゅう
轴左偏　左軸偏位　さじくへんい
轴左偏心电图　左〔軸偏位〕心電図　さ〔じくへんい〕しんでんず

zhǒu　肘

肘　肘　ひじ,ちゅう
肘部静脉压测定　肘部静脈圧測定　ちゅうぶじょうみゃくあつそくてい
肘骨关节病　肘の骨関節症　ひじのこつかんせつしょう
肘骨间囊　骨間肘包　こつかんちゅうほう
肘关节　肘関節　ちゅうかんせつ
肘关节陈旧性脱位　陳旧性肘関節脱臼　ちんきゅうせいちゅうかんせつだっきゅう
肘关节穿刺术　肘関節穿刺術　ちゅうかんせつせんしじゅつ
肘关节骨折脱位　肘関節骨折脱臼　ちゅうかんせつこっせつだっきゅう
肘关节固定(融合)术　肘関節固定術　ちゅうかんせつこていじゅつ
肘关节结核　肘関節結核　ちゅうかんせつけっかく
肘关节囊破裂　肘関節嚢破裂　ちゅうかんせつのうはれつ
肘关节切除术　肘関節切除術　ちゅうかんせつせつじょじゅつ

肘关节切开引流术　肘関節切開ドレナージ　ちゅうかんせつせっかいdrainage
肘关节脱位　肘関節脱臼　ちゅうかんせつだっきゅう
肘关节网　肘関節動脈網　ちゅうかんせつどうみゃくもう
肘关节习惯性脱位　習慣性肘関節脱臼　しゅうかんせいちゅうかんせつだっきゅう
肘关节形成术　肘関節形成術　ちゅうかんせつけいせいじゅつ
肘关节炎　肘関節炎　ちゅうかんせつえん
肘后区　後肘部　こうちゅうぶ
肘肌　肘筋　ちゅうきん
肘淋巴结　肘リンパ節　ちゅうlymphせつ
肘内翻　内反肘　ないはんちゅう
肘内翻截骨矫正术　内反肘骨切り矯正術　ないはんちゅうほねきりきょうせいじゅつ
肘前区　前肘部　ぜんちゅうぶ
肘浅淋巴结　浅肘リンパ節　せんちゅうlymphせつ
肘上切断术　肘上切断術　ちゅうじょうせつだんじゅつ
肘深淋巴结　深肘リンパ節　しんちゅうlymphせつ
肘外翻　外反肘　がいはんちゅう
肘外翻截骨矫正术　外反肘骨切り矯正術　がいはんちゅうほねきりきょうせいじゅつ
肘窝　肘窩　ちゅうか
肘膝位俯卧检查法　膝肘位検査法　しつちゅういけんさほう
肘正中静脉　肘正中皮静脈　ちゅうせいちゅうひじょうみゃく

zhòu　昼皱骤

昼光(视)觉　明〔所〕視　めい〔しょ〕し
昼间尿频　昼間頻尿　ちゅうかんひんにょう
昼盲　昼盲　ちゅうもう
昼现丝虫　昼間出現性フィラリア　ちゅうかんしゅつげんせいFilaria
昼现丝虫病　昼間出現性フィラリア症　ちゅうかんしゅつげんせいFilariaしょう
昼夜节律　日周期〔リズム〕,バイオリズム,生物(生体)リズム　にちしゅうき〔rhythm〕,biorhythm,せいぶつ(せいたい)rhythm
昼夜周期性变化　日周期的変化　にちしゅうきてきへんか
皱襞(褶)　ひだ
皱襞缝术　ひだ縫合術　ひだほうごうじゅつ
皱襞舌　ひだ舌　ひだぜつ
皱眉肌　皺眉筋　しゅうびきん
皱缩耳　花キャベツ状耳　はなキャベツじょうみみ
皱缩红细胞　金米糖赤血球　こんぺいとうせっけっきゅう
皱纹　しわ
骤发　発症　クリーゼ　はっしょう,crisis
骤退　分利　ぶんり

ZHU　朱侏珠株猪蛛潴竹逐烛主煮助住贮注驻柱铸

zhū　朱侏珠株猪蛛潴

朱砂　丹砂,辰砂　たんしゃ,しんしゃ
侏儒　侏儒,小人　しゅじゅ,こびと
侏儒骨盆　矮小骨盤　わいしょうこつばん
侏儒症　小人症,侏儒症　こびとしょう,しゅじゅしょう

侏儒子宫　矮小子宮　わいしょうしきゅう
珠蛋白　グロビン　globin
珠蛋白肽链　グロビン ペプチド鎖　globin peptideさ
珠蛋白锌-胰岛素　グロビン インシュリン亜鉛　globin insulinあえん
珠孔　精孔　せいこう
珠被　珠皮　しゅひ
珠心　珠心　しゅしん
珠脂　マーガリン　margarine
株　株,菌株　かぶ,しゅ,きんしゅ
猪瓣膜　ブタ弁膜　ブタべんまく
猪布鲁氏杆菌　ブタ流産菌　ブタりゅうさんきん
猪红斑丹毒丝菌　ブタ丹毒菌　ブタたんどくきん
猪蛔虫　ブタ回虫　ブタかいちゅう
猪霍乱病毒　ブタコレラ ウイルス　ブタcholera virus
猪霍乱杆菌　ブタコレラ バチールス　ブタcholera bacillus
猪霍乱沙门氏菌　ブタコレラ菌　ブタcholeraきん
猪甲状腺中毒　ブタ甲状腺中毒　ブタこうじょうせんちゅうどく
猪疥螨　ブタ疥癬虫　ブタかいせんちゅう
猪巨吻棘虫　蛭状鉤頭虫　しつじょうこうとうちゅう
猪科　野豚科　イノシシか
猪笼草　ウツボカズラ
猪毛菜定〔碱〕　サルソリジン　salsolidine
猪毛菜碱　サルソルン　salsoline
猪囊尾蚴　有鉤嚢虫　ゆうこうのうちゅう
猪囊尾蚴病　有鉤嚢虫症　ゆうこうのうちゅうしょう
猪去氧胆酸　ヒオデスオキシコール酸　hyodesoxycholさん
猪肉绦虫　有鉤条虫　ゆうこうじょうちゅう
猪〔肉〕绦虫病　有鉤条虫病　ゆうこうじょうちゅうびょう
猪型钩螺旋体　ブタレプトスピラ　ブタLeptospira
猪油　ラード,豚脂　lard,とんし
猪圆线虫　ブタ円虫　ブタえんちゅう
蛛毒中毒　クモ毒症　クモどくしょう
蛛软膜　クモ柔膜　クモじゅうまく
蛛网膜　クモ膜　クモまく
蛛网膜管　クモ膜管　クモまくかん
蛛网膜粒　クモ膜顆粒　クモまくかりゅう
蛛网膜螺钉　クモ膜ねじ　クモまくねじ
蛛网膜螺钉旋凿　クモ膜ねじ回し　クモまくねじまわし
蛛网膜麻花钻　クモ膜ねじれ刃ドリル　クモまくねじれはdrill
蛛网膜囊肿　クモ膜嚢胞　クモまくのうほう
蛛网膜镊　クモ膜ピンセット　クモまくpincette
蛛网膜下池　クモ膜下槽　クモまくかそう
蛛网膜下出血　クモ膜下出血　クモまくかしゅっけつ
蛛网膜下腔　クモ膜下腔　クモまくかくう
蛛网膜下腔麻醉　クモ膜下腔麻酔　クモまくかくうますい
蛛网膜下腔阻滞麻醉　クモ膜下腔ブロック麻酔　クモまくかくうblockますい
蛛网膜下炎　クモ膜下炎　クモまくかえん
蛛网膜炎　クモ膜炎　クモまくえん
蛛形细胞　星状細胞　せいじょうさいぼう
蛛状癌　クモ様癌　クモようがん
蛛状痣　クモ状母斑,クモ状血管腫　クモじょうぼはん,クモじょうけっかんしゅ
潴留　貯留,停留　ちょりゅう,ていりゅう
潴留导尿管　留置カテーテル　りゅうちcathether

潴留囊肿　滞留囊胞　たいりゅうのうほう
潴留性黄疸　うっ滞性黄疸　うったいせいおうだん
潴留性尿毒症　貯留性尿毒症　ちょりゅうせいにょうどくしょう
潴留性中毒　停滞性中毒　ていたいせいちゅうどく

zhú　竹逐烛

竹节叁皂甙（苷）　パナクスサポニン　panax saponin
竹节样脊柱　竹状脊柱　ちくじょうせきちゅう
竹桃霉素　オレアンドマイシンoleandomycin
竹芋科　クズウコン科　クズウコンか
逐步反应　逐次反応　ちくじはんのう
逐水剂　駆水剤　くすいざい
烛光　燭光　しょっこう

zhǔ　主煮

主侧　一段側　いちだんがわ
主程序　主プログウム　しゅprogram
主存储器　主記憶機構　しゅきおくきこう
主点　主点　しゅてん
主动重（回）吸收　能動再吸収　のうどうさいきゅうしゅう
主动传递　能動輸送　のうどうゆそう
主动带菌者　活動性保菌者　かつどうせいほきんしゃ
主动分泌　能動分泌　のうどうぶんぴつ
主动活动　能動活動　のうどうかつどう
主动肌　主動筋,作動筋　しゅどうきん,さどうきん
主动扩张　能動拡張　のうどうかくちょう
主动脉　大動脈　だいどうみゃく
主动脉瓣　大動脈弁　だいどうみゃくべん
主动脉瓣闭锁　大動脈弁閉鎖　だいどうみゃくべんへいさ
主动脉瓣闭锁（关闭）不全　大動脈弁閉鎖不全〔症〕　だいどうみゃくべんへいさふぜん〔しょう〕
主动脉瓣刀　大動脈弁刀　だいどうみゃくべんとう
主动脉瓣窦动脉瘤　大動脈弁洞動脈瘤　だいどうみゃくべんどうどうみゃくりゅう
主动脉瓣开放　大動脈弁開放　だいどうみゃくべんかいほう
主动脉瓣扩张器　大動脈弁拡張器　だいどうみゃくべんかくちょうき
主动脉瓣区　大動脈弁区　だいどうみゃくべんく
主动脉〔瓣区〕第二音　第二大動脈音　だいにだいどうみゃくおん
主动脉瓣区舒张期杂音　大動脈弁区拡張期雑音　だいどうみゃくべんくかくちょうきざつおん
主动脉瓣上狭窄　大動脈弁上狭窄〔症〕　だいどうみゃくべんじょうきょうさく〔しょう〕
主动脉瓣上狭窄综合征　大動脈弁上狭窄症候群　だいどうみゃくべんじょうきょうさくしょうこうぐん
主动脉瓣狭窄　大動脈弁狭窄〔症〕　だいどうみゃくべんきょうさく〔しょう〕
主动脉瓣狭窄扩张术　大動脈弁狭窄拡張術　だいどうみゃくべんきょうさくかくちょうじゅつ
主动脉瓣下狭窄　大動脈弁下狭窄　だいどうみゃくべんかきょうさく
主动脉瓣杂音　大動脈弁雑音　だいどうみゃくべんざつおん
主动脉闭锁　大動脈閉鎖　だいどうみゃくへいさ
主动脉病　大動脈症　だいどうみゃくしょう
主动脉部分切除术　部分的大動脈切除術　ぶぶんてきだいどうみゃくせつじょじゅつ

主动脉侧瓣尖　大動脈側弁尖　だいどうみゃくそくべんせん
主动脉创伤　大動脈創傷　だいどうみゃくそうしょう
主动脉窗　大動脈窓　だいどうみゃくそう
主动脉〔动脉〕瘤　大動脈動脈瘤　だいどうみゃくどうみゃくりゅう
主动脉动脉炎　大動脈動脈炎　だいどうみゃくどうみゃくえん
主动脉窦　大動脈洞　だいどうみゃくどう
主动脉窦动脉瘤　大動脈洞動脈瘤　だいどうみゃくどうどうみゃくりゅう
主动脉窦动脉瘤切除术　大動脈洞動脈瘤切除術　だいどうみゃくどうどうみゃくりゅうせつじょじゅつ
主动脉窦瘤破裂　大動脈洞動脈瘤破裂　だいどうみゃくどうどうみゃくりゅうはれつ
主动脉反射　大動脈反射　だいどうみゃくはんしゃ
主动脉肺动脉窗　大動脈肺動脈窓　だいどうみゃくはいどうみゃくそう
主动脉肺动脉间隔缺损　大動脈肺動脈中隔欠損　だいどうみゃくはいどうみゃくちゅうかくけっそん
主动脉肺动脉吻合　大動脈肺動脈吻合　だいどうみゃくはいどうみゃくふんごう
主动脉缝术　大動脈縫合術　だいどうみゃくほうごうじゅつ
主动脉感受器　大動脈受容器　だいどうみゃくじゅようき
主动脉隔缺如　大動脈中隔欠如　だいどうみゃくちゅうかくけつじょ
主动脉根部　大動脈根部　だいどうみゃくこんぶ
主动脉干　大動脈幹　だいどうみゃくかん
主动脉干永存　大動脈幹存続　だいどうみゃくかんそんぞく
主动脉弓　大動脈弓　だいどうみゃくきゅう
主动脉弓离断　大動脈弓断離　だいどうみゃくきゅうだんり
主动脉弓综合征　大動脈弓症候群　だいどうみゃくきゅうしょうこうぐん
主动脉钩　大動脈鉤　だいどうみゃくこう
主动脉-冠状动脉傍路移植术　大動脈冠動脈バイパス移植術　だいどうみゃくかんどうみゃくbypasssいしょくじゅつ
主动脉后淋巴结　大動脈後リンパ節　だいどうみゃくこうlymphせつ
主动脉回流　大動脈逆流　だいどうみゃくぎゃくりゅう
主动脉夹层动脉瘤　大動脈解離性動脈瘤　だいどうみゃくかいりせいどうみゃくりゅう
主动脉减压反射　大動脈減圧反射　だいどうみゃくげんあつはんしゃ
主动脉降部　大動脈下行部　だいどうみゃくかこうぶ
主动脉结　大動脈隆起,ケルクリング小結節　だいどうみゃくりゅうき,Kerckringしょうけっせつ
主动脉口　大動脈口　だいどうみゃくこう
主动脉口狭窄　大動脈口狭窄　だいどうみゃくこうきょうさく
主动脉跨位（骑跨）　大動脈騎乗　だいどうみゃくきじょう
主动脉扩张　大動脈拡張　だいどうみゃくかくちょう
主动脉扩张器　大動脈擴張器　だいどうみゃくかくちょうき
主动脉裂孔　大動脈裂孔　だいどうみゃくれっこう
主动脉淋巴结　大動脈リンパ節　だいどうみゃくlymphせつ

主动脉瘤 大動脈瘤 だいどうみゃくりゅう
主动脉内膜炎 大動脈内膜炎 だいどうみゃくないまくえん
主动脉内气囊泵 大動脈内バロンポンプ だいどうみゃくないballoon pump
主动脉旁淋巴结 大動脈傍リンパ節 だいどうみゃくぼうlymphせつ
主动脉旁体 大動脈傍体,ツッカーカンドル小体 だいどうみゃくぼうたい,zuckerkandlしょうたい
主动脉喷射性咯喇音 大動脈駆出クリック だいどうみゃくくしゅつclick
主动脉前淋巴结 大動脈前リンパ節 だいどうみゃくぜんlymphせつ
主动脉前庭 大動脈前庭 だいどうみゃくぜんてい
主动脉钳 大動脈クランプ だいどうみゃくclamp
主动脉切除〔术〕后肠系膜动脉炎 大動脈切除後腸間膜動脈炎 だいどうみゃくせつじょごちょうかんまくどうみゃくえん
主动脉切开术 大動脈切開術 だいどうみゃくせっかいじゅつ
主动脉球 大動脈球 だいどうみゃくきゅう
主动脉三角 大動脈三角 だいどうみゃくさんかく
主动脉神经 大動脈神経 だいどうみゃくしんけい
主动脉肾神经节 大動脈腎神経節 だいどうみゃくじんしんけいせつ
主动脉缩窄 大動脈縮窄〔症〕 だいどうみゃくしゅくさく〔しょう〕
主动脉缩窄切除吻合术 大動脈縮窄切除吻合術 だいどうみゃくしゅくさくせつじょふんごうじゅつ
主动脉体化学感受器 大動脈体化学受容器 だいどうみゃくたいかがくじゅようき
主动脉痛 大動脈痛 だいどうみゃくつう
主动脉外侧淋巴结 外側大動脈リンパ節 がいそくだいどうみゃくlymphせつ
主动脉峡 大動脈峡 だいどうみゃくきょう
主动脉狭窄 大動脈狭窄 だいどうみゃくきょうさく
主动脉狭窄闭合钳 大動脈狭窄閉鎖クランプ だいどうみゃくきょうさくへいきclamp
主动脉下淋巴结 大動脈下リンパ節 だいどうみゃくかlymphせつ
主动脉小球 大動脈小球 だいどうみゃくしょうきゅう
主动脉〔小〕体 大動脈体 だいどうみゃくたい
主动脉型心脏 大動脈型心臓 だいどうみゃくがたしんぞう
主动脉压 大動脈圧 だいどうみゃくあつ
主动脉压迫器 大動脈圧迫器 だいどうみゃくあっぱくき
主动脉炎 大動脈炎 だいどうみゃくえん
主动脉易位 大動脈転位 だいどうみゃくてんい
主动脉硬化 大動脈硬化 だいどうみゃくこうか
主动脉右移位 大動脈右位 だいどうみゃくういい
主动脉造影术 大動脈造影法 だいどうみゃくぞうえいほう
主动脉震颤 大動脈振戦 だいどうみゃくしんせん
主动脉周炎 大動脈周囲炎 だいどうみゃくしゅういえん
主动脉粥样硬化 大動脈粥状硬化〔症〕 だいどうみゃくじゅくじょうこうか〔しょう〕
主动免疫疗法 能動免疫療法 のうどうめんえきりょうほう

主动免疫性 能動免疫性 のうどうめんえきせい
主动违拗〔症〕 積極的拒絶〔症〕 せっきょくてききょぜつ〔しょう〕
主动性 能動性 のうどうせい
主动性充血 能動性充血 のうどうせいじゅうけつ
主动运动 能動運動 のうどううんどう
主动注意 能動注意 のうどうちゅうい
主动转运 能動輸送 のうどうゆそう
主观测听法 主観的聴力測定法 しゅかんてきちょうりょくそくていほう
主观感觉 主観的感覚 しゅかんてきかんかく
主观误差 主観的誤差 しゅかんてきごさ
主观性 主観性 しゅかんせい
主观性耳鸣 主観的耳鳴 しゅかんてきみみなり
主观症状 自覚症状 じかくしょうじょう
主基因 主遺伝子 しゅいでんし
主〔计算〕机 ホスト計算機,ホストコンピュータ hostけいさんき,host computer
主键 主結合 しゅけつごう
主焦点 主焦点 しゅしょうてん
主焦距 主焦点距離 しゅしょうてんきょり
主静脉 主静脈 しゅじょうみゃく
主链 主鎖 しゅさ
主量子数 主量子数 しゅりょうしすう
主酶 アポ酵素 apoこうそ
主培养基 主培地 しゅばいち
主韧带 基靭帯 きじんたい
主诉 主訴 しゅそ
主细胞 主細胞 しゅさいぼう
主细胞增多症 主細胞増殖症 しゅさいぼうぞうしょくしょう
主纤维 主線維 しゅせんい
主腺 主腺 しゅせん
主眼 主眼 しゅがん
主要瓣膜 主要弁膜 しゅようべんまく
主要成分 主要成分 しゅようせいぶん
主要反应 主反応 しゅはんのう
主〔要化合〕价 主原子価 しゅげんしか
主要疾病 主要疾病 しゅようしっぺい
主要抗原 主要抗原 しゅようこうげん
主要适应症 主要適応症 しゅようてきおうしょう
主要宿主 主要宿主 しゅようしゅくしゅ
主〔要〕症〔状〕 主症状 しゅしょうじょう
主要组织相容性复合体 主要組織適合性複合体 しゅようそしきてきごうせいふくごうたい
主要组织相容性复合物基因 主要組織適合性複合体遺伝子 しゅようそしきてきごうせいふくごうたいいでんし
主要组织相容性抗原 主要組織適合性抗原 しゅようそしきてきごうせいこうげん
主要组织相容性抗原系统 主要組織適合性抗原系 しゅようそしきてきごうせいこうげんけい
主药 主薬 しゅやく
主质 実質 じっしつ
主质内注射 実質内注射 じっしつないちゅうしゃ
主质性角膜炎 実質性角膜炎 じっしつせいかくまくえん
主质性肾炎 実質性腎炎 じっしつせいじんえん
主质性心肌炎 実質性心筋炎 じっしつせいしんきんえん
主轴 主軸 しゅじく

煮沸　煮沸　しゃふつ
煮沸沉淀　煮沸沈殿　しゃふつちんでん
煮沸沉淀素　煮沸沈降素　しゃふつちんこうそ
煮沸沉淀原　煮沸沈降原　しゃふつちんこうげん
煮沸灭菌〔法〕　煮沸滅菌〔法〕　しゃふつめっきん〔ほう〕
煮沸消毒器　煮沸消毒器　しゃふつしょうどくき
煮锅　煮沸器，ボイラ〔ー〕　しゃふつき,boiler

zhù　助住贮注驻柱铸

助产士　助産婦,産婆　じょさんぷ,さんば
助产士机械包　助産婦器具セット　じょさんぷきぐset
助产学　助産学　じょさんがく
助催化剂　助触媒　じょしょくばい
助滤剂　濾過補助剤　ろかほじょざい
助凝剂　凝集薬,凝固〔結〕剤　ぎょうしゅうやく,ぎょうこ（けつ）ざく
助熔剂　融剤　ゆうざい
助色团　助色団　じょしょくだん
助手　助手　じょしゅ
助听器　補聴器,オージフォーン　ほちょうき,audiphone
助消化剂（药）　消化薬(剤)　しょうかやく（ざい）
助孕素　プロゲステロン　progesterone
助孕药　妊娠促進薬　にんしんそくしんやく
住血生物　住血生物　じゅうけつせいぶつ
住血吸虫　住血吸虫,シストゾーマ　じゅうけつきゅうちゅう,Schistosoma
住院　入院　にゅういん
住院病人　入院患者　にゅういんかんじゃ
住院病人电视监护　入院患者テレビモニター　にゅういんかんじゃTV monitor
住院隔离　病院隔離　びょういんかくり
住院医师　レジデント　resident
住宅卫生　住宅衛生　じゅうたくえいせい
贮备池（器）　貯蔵器　ちょぞうき
贮备〔溶〕液　貯蔵溶液　ちょぞうようえき
贮藏薄壁组织　貯蔵柔組織　ちょぞうじゅうそしき
贮藏细胞　貯蔵細胞　ちょぞうさいぼう
贮存宿主　貯蔵宿主　ちょぞうしゅくしゅ
贮存寿命　貯蔵寿命　ちょぞうじゅみょう
贮存胰岛素　貯蔵インス（シュ）リン　ちょぞうinsulin
贮积病　蓄積症　ちくせきしょう
贮片匣　スライド ボックス　slide box
贮尿器　蓄尿器　ちくにょうき
注气　気体注入　きたいちゅうにゅう
注气疗法　気体注入療法　きたいちゅうにゅうりょうほう
注入　注入　ちゅうにゅう
注射　注射　ちゅうしゃ
注射部位　注射部位　ちゅうしゃぶい
注射导管　注射カテーテル　ちゅうしゃcatheter
注射滴定管　注射ビュレット　ちゅうしゃburette
注射法直肠固定术　注射法直腸固定術　ちゅうしゃほうちょくちょうこていじゅつ
注射管　注射器,シリンジ　ちゅうしゃき,syringe
注射剂　注射剤　ちゅうしゃざい
注射疗法　注射療法　ちゅうしゃりょうほう
注射器持钳　注射器把持鉗子　ちゅうしゃきはじかんし
注射器盒　注射器箱　ちゅうしゃきばこ
注射器活塞　注射器ピストン　ちゅうしゃきpiston
注射器械包　注射器械セット　ちゅうしゃきかいset

注射〔器〕针头　注射針　ちゅうしゃしん
注射器煮沸消毒器　注射器煮沸消毒器　ちゅうしゃきしゃふつしょうどくき
注射液　注射液　ちゅうしゃえき
注射液调节器　注射液調節器　ちゅうしゃえきちょうせつき
注射用氨苄青霉素钠　注射用アンピシリン ナトリウム　ちゅうしゃようampicillin natrium
注射用苯巴比妥钠　注射用フェノバルビタール ナトリウム　ちゅうしゃようphenobarbital natrium
注射用苯妥英钠　注射用フェニトイン ナトリウム　ちゅうしゃようphenytoin natrium
注射用苯唑青霉素钠　注射用オキサシリン ナトリウム　ちゅうしゃようoxacillin natrium
注射用苄星青霉素　注射用ベンジルペニシリンベンザチン　ちゅうしゃようbenzyl penicillin benzathin
注射用对氨基水杨酸钠　注射用パラアミノサリチル酸 ナトリウム　ちゅうしゃようpara-aminosalicylさんnatrium
注射用二巯基丁二钠　注射用ジメルカプトサクシネート ナトリウム　ちゅうしゃようdimercaptosuccinate natrium
注射用辅酶A　注射用コエンザイムA　ちゅうしゃようcoenzymeA
注射用辅酶B　注射用コエンザイムB　ちゅうしゃようcoenzymeB
注射用杆菌肽　注射用バシトラシン　ちゅうしゃようbacitracin
注射用更生霉素　注射用ダクチノマイシン　ちゅうしゃようdactinomycin
注射用环磷酰胺　注射用シクロホスファミド　ちゅうしゃようcyclophosphamide
注射用甲氨蝶呤　注射用メソトレキセート　ちゅうしゃようmethotrexat
注射用利尿酸钠　注射用エタクリン酸ナトリウム　ちゅうしゃようethacrynさんnatrium
注射用邻氯青霉素钠　注射用クロキサシリン ナトリウム　ちゅうしゃようcloxacillin natrium
注射用硫喷妥钠　注射用チオペンタール ナトリウム　ちゅうしゃようthiopental natrium
注射用硫酸长春碱　注射用硫酸ビンブラスチン　ちゅうしゃようりゅうさんvinblastin
注射用硫酸卡那霉素　注射用硫酸カナマイシン　ちゅうしゃようりゅうさんkanamycin
注射用硫酸链霉素　注射用硫酸ストレプトマイシン　ちゅうしゃようりゅうさんstreptomycin
注射用硫酸双氢链霉素　注射用硫酸ジヒドロストレプトマイシン　ちゅうしゃようりゅうさんdihydrostreptomycin
注射用灭菌粉剂　注射用滅菌粉剤　ちゅうしゃようめっきんふんざい
注射用尿激酶　注射用ウロキナーゼ　ちゅうしゃようurokinase
注射用尿素　注射用尿素　ちゅうしゃようにょうそ
注射用普鲁卡因青霉素G　注射用ベンジルペニシリン プロカイン ちゅうしゃようbenzylpenicillin procain
注射用青霉素G钾　注射用ベンジルペニシリン カリウム　ちゅうしゃようbenzylpenicillin kalium
注射用青霉素G钠　注射用ベンジルペニシリンナトリウム　ちゅうしゃようbenzylpenicillin natrium
注射用溶癌呤　注射用スルホメルカプリン ナトリウム　ちゅうしゃようsulfomercaprin natrium

注射用绒促性素　注射用絨毛膜ゴナドトロピン　ちゅうしゃようじゅうもうまくgonadotropin

注射用乳糖酸红霉素　注射用乳糖エリスロマイシン　ちゅうしゃようにゅうとうerythromycin

注射用三磷酸腺苷　注射用三リン酸アデノシン　ちゅうしゃようさんリンさんadenosin

注射用噻孢霉素钠　注射用セファロチン ナトリウム　ちゅうしゃようcephalothin natrium

注射用水　注射用蒸留水　ちゅうしゃようじょうりゅうすい

注射用透明质酸酶　注射用ヒアルロニダーゼ　ちゅうしゃようhyaluronidase

注射用细胞色素C　注射用サイトクロムC　ちゅうしゃようcytochrom C

注射用新生霉素钠　注射用ノボビオシン ナトリウム　ちゅうしゃようnovobiocin natrium

注射用亚胺醌　注射用エチレンイミノキノン　ちゅうしゃようethyleniminoquinon

注射用盐酸阿糖胞苷　注射用塩酸シタラビン　ちゅうしゃようえんさんcytarabin

注射用盐酸金霉素　注射用塩酸クロルテトラサイクリン，注射用塩酸オーレオマイシン　ちゅうしゃようえんさんchlortetracyclin，ちゅうしゃようえんさんaureomycin

注射用盐酸万古霉素　注射用塩酸バンコマイシン　ちゅうしゃようえんさんvancomycin

注射用盐酸正定霉素　注射用塩酸ダウノルビシン　ちゅうしゃようえんさんdaunorbicin

注射用胰蛋白酶　注射用トリプシン　ちゅうしゃようtrypsin

注射用异戊巴比妥钠　注射用アモバルビタール ナトリウム　ちゅうしゃようamobarbital natrium

注射用异烟肼　注射用イソニアジド　ちゅうしゃようisoniazid

注射用油　注射用オイル　ちゅうしゃようoil

注射用增压素　注射用バゾプレッシン　ちゅうしゃようvasopressin

注射针洗涤器　注射針洗浄器　ちゅうしゃしんせんじょうき

注视点　注視点　ちゅうしてん

注视平面　注視平面　ちゅうしへいめん

注视异常　注視異常　ちゅうしいじょう

注意过强　注意力亢進，注意過剰　ちゅういりょくこうしん，ちゅういかじょう

注意涣散　注意逸散　ちゅういいつさん

注意力　注意力　ちゅういりょく

注意力减退　注意力減退　ちゅういりょくげんたい

注意性〔瞳孔〕反射　ピルツ反射　Piltzはんしゃ

驻波　定常波　ていじょうは

柱　カラム，柱　column，はしら

　贝坦氏柱　ベルタン柱　Bertinちゅう

　克拉克氏柱　クラーク柱　Clarkeちゅう

　腊特克氏柱　ラートケ柱　Rathkeちゅう

　莫尔加尼氏柱　モルガニー柱　Morgagniちゅう

柱层析(色谱)法　カラムクロマトグラフィ　column chromatography

柱晶　柱状結晶　ちゅうじょうけっしょう

柱晶白霉素　ロイコマイシン　leucomycin

柱头　柱頭　ちゅうとう

柱细胞　柱細胞　ちゅうさいぼう

柱型色层分离法　カラムクロマトグラフィ　column chromatography

柱状带　柱状带　ちゅうじょうたい

柱状结构　柱状構造　ちゅうじょうこうぞう

柱状上皮细胞　円柱上皮細胞　えんちゅうじょうひさいぼう

柱状上皮〔组织〕　円柱上皮〔組織〕　えんちゅうじょうひ〔そしき〕

柱状细胞　円柱細胞　えんちゅうさいぼう

柱状细胞癌　円柱細胞癌　えんちゅうさいぼうがん

柱状细胞腺癌　円柱細胞腺癌　えんちゅうさいぼうせんがん

柱状支气管扩张　円柱性気管支拡張〔症〕　えんちゅうせいきかんしかくちょう〔しょう〕

铸工　鋳造工　ちゅうぞうこう

铸工(造)热　鋳〔工〕熱　ちゅう〔こう〕ねつ

铸型　鋳型　いがた

铸造冠　鋳造冠　ちゅうぞうかん

铸造合金　鋳造合金　ちゅうぞうごうきん

铸造合金冠　鋳造合金冠　ちゅうぞうごうきんかん

铸〔造〕金　鋳造金　ちゅうぞうきん

铸〔造〕卡环　鋳造鉤　ちゅうぞうこう

铸造蜡　鋳造ワックス　ちゅうぞうwax

ZHUA 抓

zhuā 抓

抓破试验　ひっかき試験，スクラッチ試験　ひっかきしけん，scratchしけん

抓伤　掻き傷　かききず

抓握反射　にぎり反射　にぎりはんしゃ

ZHUAN 专转转

zhuān 专

专科(门)医院　専門病院　せんもんびょういん

专卖药　専売薬　せんばいやく

专门化　専門化　せんもんか

专性　特異性，特殊性　とくいせい，とくしゅせい

专性腐生菌　偏性腐生菌　へんせいふせいきん

专性需氧菌　偏性好気菌　へんせいこうききん

专性厌氧菌　偏性嫌気性菌　へんせいけんきせいきん

专性自养　偏性自己栄養　へんせいじこえいよう

专业化　専門化　せんもんか

专业课　専門課程　せんもんかてい

专一性　専一性　せんいつせい

专用名词　専門語　せんもんご

zhuǎn 转

转氨(基)酶　トランスアミナーゼ　transaminase

转氨(基)作用　アミノ基転移作用　aminoきてんいさよう

转白试验　蒼白試験，消滅試験　そうはくしけん，しょうめつしけん

转变素　コンバーチン　convertin

转导　導入　どうにゅう

转动频率　回転数　かいてんすう

转分器　インターポレーター　interpolator

转化　コンバージョン　conversion

转化法　コンバージョン法　conversionほう

转化酶　インベルターゼ　invertase

转化曲线　コンバージョン曲線　conversionきょくせん

转化试验　コンバージョン試験　conversionしけん

转化糖　転化糖　てんかとう

转化因子　転化因子　てんかいんし
转换性突变　転換突然変異　てんかんとつぜんへんい
转换性癔症　転換ヒステリー　てんかんHysterie
转甲基酶　トランスメチラーゼ　transmethylase
转甲基〔作用〕　メチル基転移〔作用〕　methylきてんい〔さよう〕
转接器　アダプター　adapter
转节　転節　てんせつ
转磷酸〔根〕酶　トランスフォスフォリラーゼ　transphosphorylase
转磷酸作用　リン酸基転移作用　リンさんきてんいさよう
转流术　シャント,短絡法　shunt,たんらくほう
转录单位　転写単位　てんしゃたんい
转录过程　転写過程　てんしゃかてい
转录酶　トランスクリプターゼ　transcriptase
转录子　トランスクリプトン　transcripton
转录〔作用〕　転写〔作用〕　てんしゃ〔さよう〕
转锰素　トランスマンガニン　transmanganin
转葡萄糖甙酶　トランスグルコシダーゼ　transglocosidase
转羟乙醛酶　トランスケトラーゼ　transketolase
转氢酶　トランスヒドロゲナーゼ　transhydrogenase
转醛醇酶　トランスアルドラーゼ　transaldolase
转染　トランスフェクション　transfection
转染子　トランスフェクタント　transfectant
转肽酶　トランスペプチダーゼ　transpeptidase
转肽作用　ペプチド転移,トランスペプチデーション　peptidてんい,transpeptidation
转糖基酶　グリコシルトランスフェラーゼ　glycosyl transferase
转铁蛋白　トランスフェリン　transferrin
转铁蛋白饱和度　トランスフェリン飽和度　transferrinほうわど
转酮醇酶　トランスケトラーゼ　transketolase
转位酶　トランスロカーゼ　translocase
转位子　トランスポゾン　transposon
转酰基作用　トランスアシレーション　transacylation
转形变异　型転換　かたてんかん
转续宿主　副中間宿主,運搬宿主　ふくちゅうかんしゅくしゅ,うんぱんしゅくしゅ
转亚胺酶　トランスイミナーゼ　transiminase
转移癌　転移癌　てんいがん
转移蛋白缺乏症　転移プロテイン欠乏症　てんいproteinけつぼうしょう
转移核糖核酸　転移リボ核酸,tRNA　てんいriboかくさん
转移核糖核酸甲基化酶　転移リボ核酸メチラーゼ　てんいriboかくさんmethylase
转移酶　トランスフェラーゼ　transferase
转移免疫　転移免疫　てんいめんえき
转移皮瓣　転位皮膚弁　てんいひふべん
转移途径　転移経路　てんいけいろ
转移细胞乳头状瘤　移行細胞乳頭腫　いこうさいぼうにゅうとうしゅ
转移小泡　転移小泡(胞)　てんいしょうほう
转移性病灶　転移性病巣　てんいせいびょうそう
转移性触痛　転移性圧痛　てんいせいあっつう
转移性多发性钙化　転移性多発性石灰化　てんいせいたはつせいせっかいか
转移性肺癌　転移性肺癌　てんいせいはいがん

转移性肺炎　転移性肺炎　てんいせいはいえん
转移性钙化　転移性石灰化　てんいせいせっかいか
转移性睾丸炎　転移性睾丸炎　てんいせいこうがんえん
转移性脉络膜炎　転移性脈絡膜炎　てんいせいみゃくらくまくえん
转移性脓肿　転移性膿瘍　てんいせいのうよう
转移性腮腺炎　転移性耳下腺炎　てんいせいじかせんえん
转移性神经机能病　転移性神経症　てんいせいしんけいしょう
转移性视网膜炎　転移性網膜炎　てんいせいもうまくえん
转移性输卵管绒毛膜上皮癌　転移性卵管絨毛癌　てんいせいらんかんじゅうもうがん
转移性外阴绒毛膜上皮癌　転移性外陰絨毛癌　てんいせいがいいんじゅうもうがん
转移性外阴肿瘤　転移性外陰腫瘍　てんいせいがいいんしゅよう
转移性心包肿瘤　転移性心膜腫瘍　てんいせいしんまくしゅよう
转移性心脏肿瘤　転移性心臓腫瘍　てんいせいしんぞうしゅよう
转移性眼炎　転移性眼炎　てんいせいがんえん
转移性肿瘤　転移性腫瘍　てんいせいしゅよう
转移灶　転移病巣　てんいびょうそう
转移灶切除术　転移病巣切除術　てんいびょうそうせつじょじゅつ
转乙酰〔基〕酶　トランスアセチラーゼ　transacetylase
转运蛋白　輸送蛋白質,輸送プロテイン　ゆそうたんぱくしつ,ゆそうprotein
转运核糖核酸　運搬RNA,tRNA　うんぱんRNA
转运机制　輸送機序　ゆそうきじょ
转运形式　輸送様式　ゆそうようしき
转运医院　輸送病院　ゆそうびょういん

zhuàn　**转**

转动光谱　回転スペクトル　かいてんspectrum
转动量子数　回転量子数　かいてんりょうしすう
转振光谱　回転振動スペクトル　かいてんしんどうspectrum
转轴滑轮　軸転滑車　じくてんかっしゃ
转轴镊　軸転鑷子　てんじくせっし
转子　転子　てんし
转子成形术　転子形成術　てんしけいせいじゅつ
转子间嵴　転子間稜　てんしかんりょう
转子间径　転子間径　てんしかんけい
转子间切骨术　転子間骨切り術　てんしかんほねきりじゅつ
转子间线　転子間線　てんしかんせん
转子流量计　ロータメーター　rotameter
转子皮下囊　皮下転子包　ひかてんしほう
转子窝　転子窩　てんしか
转子下切骨术　転子下骨切り術　てんしかほねきりじゅつ

ZHUANG　桩装壮状撞

zhuāng　**桩装**

桩钉　合釘　ごうちょう
桩冠　継続歯　けいぞくし
装病　仮病,詐病　けびょう,さびょう
装病者　仮病者　けびょうしゃ
装补学　補綴学　ほていがく

装片　マウンチング　mounting
装相　衒奇,わざとらしさ　げんき
装置　装置　そうち
装柱技术　柱充填技術　ちゅうじゅうてんぎしゅつ

zhuàng　壮状撞

壮年体力试验　壮年体力試験　そうねんたいりょくしけん
S状金属导尿管　S型金属カテーテル　Sがたきんぞく
　　catheter
状态反射　姿態反射　したいはんしゃ
状态函数　状態関数　じょうたいかんすう
撞擦伤　擦過傷　さっかしょう
撞击加速度　衝撃加速度　しょうげきかそくど
撞击伤　衝撃傷　しょうげきしょう

ZHUI　追椎锥坠赘

zhuī　追椎锥

追踪调查　追跡調査　ついせきちょうさ
追踪观察　トレーシング観察　tracingかんさつ
追踪物　トレーサ,追跡子　tracer,ついせきし
追(示)踪原子　トレーサ原子　tracerげんし
椎板　椎弓板　ついきゅうばん
椎板骨折　椎弓板骨折　ついきゅうばんこっせつ
椎板刮匙　椎弓板鋭匙　ついきゅうばんえいひ
椎板截除手术刀包　椎弓板手術器械セット　ついきゅうば
　　んしゅじゅつきかいset
椎板牵开器　椎弓板レトラクタ　ついきゅうばんretractor
椎板切除后综合征　椎弓板切除後症候群　ついきゅうばん
　　せつじょごしょうこうぐん
椎板切除减压术　椎弓板切除減圧術　ついきゅうばんせつ
　　じょげんあつじゅつ
椎板切除术　椎弓板切除術　ついきゅうばんせつじょじゅつ
椎板切除术台　椎弓板切除手術台　ついきゅうばんせつ
　　じょしゅじゅつだい
椎板融合术　椎弓板融合術　ついきゅうばんゆうごうじゅ
　　つ
椎动脉　椎骨動脈　ついこつどうみゃく
椎动脉丛　椎骨動脈叢　ついこつどうみゃくそう
椎动脉沟　椎骨動脈溝　ついこつどうみゃくこう
椎动脉孔　椎骨動脈孔　ついこつどうみゃくこう
椎动脉神经　椎骨動脈神経　ついこつどうみゃくしんけい
椎动脉造影术　椎骨動脈造影法　ついこつどうみゃくぞう
　　えいほう
椎弓　椎弓　ついきゅう
椎弓板　椎弓板　ついきゅうばん
椎弓崩裂　椎弓分離　ついきゅうぶんり
椎弓根　椎弓根　ついきゅうこん
椎弓根骨折　椎弓根骨折　ついきゅうこんこっせつ
椎弓骨折　椎弓骨折　ついきゅうこっせつ
椎弓切除手术刀包　椎弓切除手術器械セット　ついきゅう
　　せつじょしゅじゅつきかいset
椎骨　椎骨　ついこつ
椎骨横突切除术　椎骨横突起切除術　ついこつおうとっき
　　せつじょじゅつ
椎骨旁瘤　脊椎傍腫瘍　せきついぼうしゅよう
椎骨切除术　椎骨切除術　ついこつせつじょじゅつ
椎骨切迹　椎切痕　ついせっこん
椎骨上切迹　上椎切痕　じょうついせっこん
椎骨体　椎体　ついたい

椎骨体骨软骨炎　椎体骨軟骨炎　ついたいこつなんこつえ
　　ん
椎骨脱离　脊椎分離　せきついぶんり
椎骨下切迹　下椎切痕　かついせっこん
椎关节　〔脊〕椎関節　〔せき〕ついかんせつ
椎管　脊柱管　せきちゅうかん
椎管穿刺　脊柱管穿刺　せきちゅうかんせんし
椎管积水　脊柱管水腫　せきちゅうかんすいしゅ
椎管内出血　脊柱管内出血　せきちゅうかんないしゅっけつ
椎管内瘤　脊柱管内腫瘍　せきちゅうかんないしゅよう
椎管内麻醉　脊柱管内麻酔　せきちゅうかんないますい
椎管内硬脊膜外脓肿　脊柱管内硬膜外膿瘍　せきちゅうか
　　んないこうまくがいのうよう
椎管内异物取除术　脊柱管内異物除去術　せきちゅうかん
　　ないいぶつじょきょじゅつ
椎管内肿瘤切除术　脊柱管内腫瘍切除術　せきちゅうかん
　　ないしゅようせつじょじゅつ
椎管钳　脊柱管鉗子　せきちゅうかんかんし
椎管狭窄〔症〕　脊柱管狭窄〔症〕せきちゅうかんきょうさく
　　〔しょう〕
椎管造影　脊柱管造影〔法〕　せきちゅうかんぞうえい〔ほ
　　う〕
椎-基〔底〕动脉缺血　椎骨〔動脈〕脳底動脈乏血　ついこつ
　　〔どうみゃく〕のうていどうみゃくぼうけつ
椎间关节　椎間関節　ついかんかんせつ
椎间静脉　椎間静脈　ついかんじょうみゃく
椎间孔　椎間孔　ついかんこう
椎间孔挤压试验　スパルリング試験　Spurlingしけん
椎间联合　椎間結合　ついかんけつごう
椎间盘　椎間〔円〕板　ついかん〔えん〕ばん
椎间盘变性　椎間板変性　ついかんばんへんせい
椎间盘部分切除术　椎間板部分切除術　ついかんばんぶぶ
　　んせつじょじゅつ
椎间盘打孔器　椎間板穿孔器　ついかんばんせんこうき
椎间盘钙质沉着　椎間板石灰〔沈着〕症　ついかんばんせっ
　　かい〔ちんちゃく〕しょう
椎间盘突出〔症〕　椎間板ヘルニア　ついかんばんhernia
椎间盘咬骨钳　椎間板骨鉗子　ついかんばんこつかんし
椎间盘造影术　椎間板造影法　ついかんばんぞうえいほう
椎间纤维软骨　椎間線維軟骨　ついかんせんいなんこつ
椎间小关节急性损伤　椎骨間小関節急性損傷　ついこつか
　　んしょうかんせつきゅうせいそんしょう
椎静脉　椎骨静脈　ついこつじょうみゃく
椎孔　椎孔　ついこう
椎肋三角　脊椎肋骨三角　せきついろっこつさんかく
椎内后静脉丛　後内椎骨静脈叢　こうないついフフじょう
　　みゃくそう
椎内静脉丛　内椎骨静脈叢　ないついこつじょうみゃくそ
　　う
椎内前静脉丛　前内椎骨静脈叢　ぜんないついこつじょう
　　みゃくそう
椎旁交感神经节封闭　脊椎傍交感神経節ブロック　せきつ
　　いぼうこうかんしんけいせつblock
椎前部　椎骨前部　ついこつぜんぶ
椎前间隙　椎前隙　ついぜんげき
椎前节　脊椎前神経節　せきついぜんしんけいせつ
椎前筋膜　脊椎前筋膜　せきついぜんきんまく
椎前静脉　前椎骨静脈　ぜんついこつじょうみゃく

椎前静脉丛 前椎骨静脈叢 ぜんついこつじょうみゃくそう

椎上切迹 上椎切痕 じょうついせっこん

椎神经节 椎骨動脈神経節,脊椎神経節 ついこつどうみゃくしんけいせつ,せきついしんけいせつ

椎实螺属 モノアラ貝属 モノアラかいぞく

椎体 椎体 ついたい

椎体病理性脱位 椎体病理的脱臼 ついたいびょうりてきだっきゅう

椎体附件 椎体付属物 ついたいふぞくぶつ

椎体钩 椎体鉤 ついたいこう

椎体骨骺炎 椎体骨端炎 ついたいこつたんえん

椎体静脉 椎体静脈 ついたいじょうみゃく

椎体楔形变 楔状椎体 けつじょうついたい

椎体楔形压缩骨折 椎体楔形圧縮骨折 ついたいけっけいあっしゅくこっせつ

椎外后静脉丛 後外椎骨静脈叢 こうがいついこつじょうみゃくそう

椎外静脉丛 外椎骨静脈叢 がいついこつじょうみゃくそう

椎外前静脉丛 前外椎骨静脈叢 ぜんがいついこつじょうみゃくそう

椎下切迹 下椎切痕 かついせっこん

锥 円錐〔体〕 えんすい〔たい〕

波利泽氏锥 ポリゼ円錐 Politzerえんすい

锥部 岩様部 がんようぶ

锥虫病 トリパノソーマ症 Trypanosomaびょう

锥虫病疹 トリパノソーマ皮疹 Trypanosomaひしん

锥虫红 トリパン レッド trypan red

锥虫黄 トリパフラビン trypaflavine

锥虫蓝 トリパンブルー trypanblue

锥虫肿胺 トリパルサミド tryparsamide

锥虫属 トリパノソーマ属 Trypanosomaぞく

锥虫性下疳 トリパノソーマ下疳 Trypanosomaげかん

锥蝽属 トリアトーマ属 Triatomaぞく

锥隆起 錐体隆起 すいたいりゅうき

锥丝定 コネッシジン conessidine

锥丝碱 コネッシン conessine

锥丝亚胺 コネッシミン conessimine

锥体 錐体 すいたい

锥体侧束 錐体側索路 すいたいそくさくろ

锥体底 錐体底 すいたいてい

锥体后核 後錐体核 こうすいたいかく

锥体尖 錐体尖 すいたいせん

锥体交叉 錐体交叉 すいたいこうさ

锥体束 錐体路 すいたいろ

锥体束征 錐体路徴候 すいたいろちょうこう

锥体外束 錐体外路 すいたいがいろ

锥体外系 錐体外路系 すいたいがいろけい

锥体外系病 錐体外路系疾病 すいたいがいろけいしっぺい

锥体外系症状 錐体外路症状 すいたいがいろしょうじょう

锥体外系综合征 錐体外路性症候群 すいたいがいろせいしょうこうぐん

锥体系〔统〕 錐体系 すいたいけい

锥体细胞 錐体細胞 すいたいさいぼう

锥体细胞层 錐体細胞層 すいたいさいぼうそう

锥体叶 錐体葉 すいたいよう

锥形量杯 円錐形メートルガラス えんすいけいmeter glass

锥形内障 円錐形白内障 えんすいけいはくないしょう

锥形瓶 三角フラスコ,円錐フラスコ さんかくflask,えいすいflask

锥形烧杯 三角ビーカー,円錐ビーカー えんかくbeaker,えんすいbeaker

锥形四分法 円錐四分法 えんすいしぶんほう

锥形突出 円錐状突起 えんすいじょうとっき

锥蝇属 コクリオミア属 Cochliomyiaぞく

锥状肌 錐体筋 すいたいきん

锥状韧带 円錐状靱帯 えんすいじょうじんたい

锥状细胞 錐状細胞 すいじょうさいぼう

锥状叶 錐体葉 すいたいよう

zhuì 坠赘

坠积期 沈下期 ちんかき

坠积性充血 沈下性うっ血 ちんかせいうっけつ

坠积性肺炎 就下性肺炎 しゅうかせいはいえん

坠积性支气管肺炎 就下性気管支肺炎 しゅうかせいきかんしはいえん

坠落产 墜落分娩,急産 ついらくぶんべん,きゅうさん

坠落伤 落下損傷 らっかそんしょう

坠痛 圧下痛 あっかつう

坠胎 人工流産,堕胎 じんこうりゅうざん,だたい

坠胎药 堕胎薬 だたいやく

赘生耳垂 過剰耳垂 かじょうみみだれ

赘生物 新生物,疣腫 しんせいぶつ,ゆうしゅ

ZHUN 准

zhǔn 准

准备疗法 前処置法 ぜんしょちほう

准备麻醉 前麻酔 ぜんますい

准备运动 ウォーミング アップ warming up

准分子离子 準分子イオン じゅんぶんしion

准硅 エカシリコン eka-silicon

准金属 半金属,メタロイド はんきんぞく,metalloid

准静态变化 準静的変化 じゅんせいてきへんか

准元素 エカ元素 ekaげんそ

准直 照準,視準 しょうじゅん,しじゅん

准直孔 照準孔 しょうじゅんこう

准直仪 コリメーター collimator

ZHUO 卓荦灼浊着

zhuō 卓荦

卓-艾二氏综合征 ゾリンジャー・エリソン症候群 Zollinger-Ellisonしょうこうぐん

荦酮 トロポン tropone

zhuó 灼浊着

灼烙 焼灼 しょうしゃく

灼热 灼熱 しゃくねつ

灼热感 灼熱感 しゃくねつかん

灼热痛综合征 灼熱痛症候群 しゃくねつつうしょうこうぐん

灼伤 火傷 やけど,かしょう

灼伤性皮炎 火傷性皮膚炎 かしょうせいひふえん

灼烧 焼灼 しょうしゃく

灼烧沉淀　焼灼沈殿　しょうしゃくちんでん
灼烧试验　焼灼試験　しょうしゃくしけん
灼痛　灼熱痛　しゃくねつつう
灼性神经痛　カウザルギー　Kausalgie
浊点　混濁点　こんだくてん
浊度　混濁度　こんだくど
浊度标　混濁目盛　こんだくめもり
浊度标准液　混濁度標準液　こんだくどひょうじゅんえき
浊度单位　混濁度単位　こんだくどたんい
浊度点　混濁度点　こんだくどてん
浊度试验　混濁度試験　こんだくどしけん
浊量法　混濁度測定法　こんだくどそくていほう
浊音　濁音　だくおん
浊音区　濁音区　だくおんく
浊值　混濁度値　こんだくどち
着床　着床　ちゃくしょう
着地痒　土壌疹　どじょうしん
着陆冲击　着陸衝撃　ちゃくりくしょうげき
着色　着色　ちゃくしょく
着色斑〔病〕　着色斑〔病〕　ちゃくしょくはん〔びょう〕
着色不足　着色不足　ちゃくしょくふそく
着色过度　着色過度　ちゃくしょくかど
着色过深　過染色〔症〕　かせんしょく〔しょう〕
着色剂　着色剤　ちゃくしょくざい
着色梅毒疹　色素性梅毒疹　しきそせいばいどくしん
着色位相差显微镜　着色位相差顕微鏡　ちゃくしょくいそうさけんびきょう
着色性干皮病　色素性乾皮症　しきそせいかんひしょう
着色性干皮病痴呆　色素性乾皮症白痴　しきそせいかんひしょうはくち
着色性皮萎缩　色素性皮膚萎縮　しきそせいひふいしゅく
着色性荨麻疹　色素性じんま疹　しきそせいじんましん
着色性紫癜性疹　色素性紫斑性皮疹　しきそせいしはんせいひしん
着色芽生菌属　ホルモデンドラム属　Hormodendrumぞく
着色异常　着色異常　ちゃくしょくいじょう
着色真菌病　色素性真菌症　しきそせいしんきんしょう
着色紫癜性苔癣性皮炎　着色紫斑性苔癬状皮膚炎　ちゃくしょくしはんせいたいせんじょうひふえん
着丝点　動原体　どうげんたい
着丝点微管　動原体微小管　どうげんたいびしょうかん

ZI　姿滋孳子籽紫自字眦

zī　姿滋孳

姿势　姿勢,体位　しせい,たいい
姿势反射　姿勢反射　しせいはんしゃ
姿势紧张　姿勢緊張　しせいきんちょう
姿势觉　体位覚　たいいかく
姿势疗法　姿勢療法　しせいりょうほう
姿势疲劳　体位(直立)疲労　たいい(ちょくりつ)ひろう
姿势失衡　姿勢平衡失調　しせいへいこうしっちょう
姿势性休克　体位性ショック　たいいせいshock
姿势异常　姿勢異常　しせいいじょう
滋养层　栄養膜　えいようまく
滋养层绒毛　栄養膜絨毛　えいようまくじゅうもう
滋养层细胞　栄養膜細胞　えいようまくさいぼう
滋养层细胞柱　栄養膜細胞柱　えいようまくさいぼうちゅう

滋养动脉　栄養動脈　えいようどうみゃく
滋养管　栄養管　えいようかん
滋养核　栄養核　えいようかく
滋养孔　栄養孔　えいようこう
滋养母细胞　トロホブラスト　trophoblast
滋养期　栄養期　えいようき
滋养体　栄養体　えいようたい
滋养细胞　栄養細胞　えいようさいぼう
滋养细胞癌　栄養細胞癌　えいようさいぼうがん
滋养性低血糖症　栄養性低血糖症　えいようせいていけっとうしょう
滋养性糖尿　栄養性糖尿,食事性糖尿　えいようせいとうにょう,しょくじせいとうにょう
滋养叶瘤　栄養膜腫瘍　えいようまくしゅよう
滋养质　栄養原形質　えいようげんけいしつ
孳生　生長繁殖　せいちょうはんしょく
孳生地　生長繁殖地　せいちょうはんしょくち
孳生习性　生長繁殖習性　せいちょうはんしょくしゅうせい

zǐ　子籽紫

子胞子　スポロゾイト,胞子小体　sporozoite,ほうししょうたい
子胞子率　スポロゾイト率　sporozoiteりつ
子程序　副プログラム　ふくprogram
子代　子の世代　このせだい
子代病毒　プロゲニウイルス　progeny virus
子弹钳　弾丸鉗子　だんがんかんし
子房　子房　しぼう
子宫　子宮　しきゅう
子宫癌　子宮癌　しきゅうがん
子宫癌手术刀包　子宮癌手術器械セット　しきゅうがんしゅじゅつきかいset
子宫疤痕破裂　子宮瘢痕破裂　しきゅうはんこんはれつ
子宫闭锁　子宮閉鎖　しきゅうへいさ
子宫避孕器　子宮内避妊器具　しきゅうないひにんきぐ
子宫壁内平滑肌瘤　子宮壁内平滑筋腫　しきゅうへきないへいかつきんしゅ
子宫病　子宮病,メトロパシー,慢性子宮症　しきゅうびょう,metropathy,まんせいしきゅうしょう
子宫病理收缩环　子宮病的収縮輪　しきゅうびょうてきしゅうしゅくりん
子宫不完全破裂　不全子宮破裂　ふぜんしきゅうはれつ
子宫部　子宮部　しきゅうぶ
子宫部分切除术　子宮部分切除術　しきゅうぶぶんせつじょじゅつ
子宫残角妊娠　子宮痕跡角妊娠　しきゅうこんせきかくにんしん
子宫测量法　子宮計測法　しきゅうけいそくほう
子宫肠瘘　子宮腸瘻　しきゅうちょうろう
子宫成形术　子宮形成術　しきゅうけいせいじゅつ
子宫弛缓　子宮弛緩〔症〕　しきゅうちかん〔しょう〕
子宫弛缓因子　子宮アトニー因子,子宮弛緩因子　しきゅうatonyいんし,しきゅうちかんいんし
子宫匙　子宮匙　しきゅうひ
子宫充血　子宮うっ血　しきゅううっけつ
子宫冲洗用器械包　子宮洗浄器械セット　しきゅうせんじょうきかいset
子宫出血　子宮出血　しきゅうしゅっけつ
子宫穿孔　子宮穿孔　しきゅうせんこう

子宫唇　子宫唇　しきゅうしん
子宫次根治性切除术　子宫準根治的摘出術　しきゅうじゅんこんじてきてきしゅつじゅつ
子宫次全切除术　亜全子宫切除術　あぜんしきゅうせつじょじゅつ
子宫单瘤　子宫孤立腫　しきゅうこりつしゅ
子宫刀　子宫切開刀　しきゅうせっかいとう
子宫底〔部〕　子宫底　しきゅうてい
子宫底切除术　子宫底部切除術　しきゅうていぶせつじょじゅつ
子宫底输卵管切除术　卵管子宫底切除術　らんかんしきゅうていせつじょじゅつ
子宫底胎盘　子宫底部胎盤　しきゅうていぶたいばん
子宫骶骨岬固定术　子宫仙骨岬固定術　しきゅうせんこつこうこていじゅつ
子宫骶骨韧带　仙骨子宫靱帯　せんこつしきゅうじんたい
子宫骶韧带缩短术　仙骨子宫靱帯短縮術　せんこつしきゅうじんたいたんしゅくじゅつ
子宫骶骨韧带子宫内膜异位症　仙骨子宫靱帯エンドメトリオーシス　せんこつしきゅうじんたいendometriosis
子宫动脉　子宫動脈　しきゅうどうみゃく
子宫动脉钳　子宫動脈鉗子　しきゅうどうみゃくかんし
子宫毒素　子宫毒素，メトロトキシン　しきゅうどくそ，metrotoxin
子宫端　子宫端　しきゅうたん
子宫发育不良　子宫発育不全　しきゅうはついくふぜん
子宫肥大　子宫肥大　しきゅうひだい
子宫分泌物匙　子宫分泌物へら　しきゅうぶんぴつぶつへら
子宫分娩力计　子宫娩出力計　しきゅうべんしゅつりょくけい
子宫缝合针　子宫縫合針　しきゅうほうごうしん
子宫缝术　子宫縫合術　しきゅうほうごうじゅつ
子宫附件　子宫付属器　しきゅうふぞくき
子宫附件固定术　子宫付属器固定術　しきゅうふぞくきこていじゅつ
子宫附件切除术　子宫付属器切除術　しきゅうふぞくきせつじょじゅつ
子宫附件炎　子宫付属器炎　しきゅうふぞくきえん
子宫复旧　子宫復古　しきゅうふっこ
子宫复旧不全　子宫復古不全，子宫退縮不全　しきゅうふっこふぜん，しきゅうたいしゅくふぜん
子宫腹壁缝术　子宫腹壁縫合術　しきゅうふくへきほうごうじゅつ
子宫腹壁固定术　子宫腹壁固定術　しきゅうふくへきこていじゅつ
子宫腹壁瘘　子宫腹壁瘻　しきゅうふくへきろう
子宫腹膜炎　子宫腹膜炎　しきゅうふくまくえん
子宫腹腔妊娠　子宫腹腔妊娠　しきゅうふくくうにんしん
子宫感觉过敏　子宫知覚過敏　しきゅうちかくかびん
子宫根治性切除术　子宫根治的切除術　しきゅうこんじてきせつじょじゅつ
子宫梗塞　子宫梗塞　しきゅうこうそく
子宫功能异常　子宫機能異常　しきゅうきのういじょう
子宫骨化　子宫骨化　しきゅうこっか
子宫固定术　子宫固定術　しきゅうこていじゅつ
子宫刮匙　子宫鋭匙　しきゅうえいひ
子宫刮术　子宫掻爬術　しきゅうそうはじゅつ

子宫灌洗器　子宫洗浄器　しきゅうせんじょうき
子宫过度后屈　子宫後屈過度　しきゅうこうくつかど
子宫过度前屈　子宫前屈過度　しきゅうぜんくつかど
子宫过敏　子宫過敏　しきゅうかびん
子宫过强收缩　子宫収縮亢進　しきゅうしゅうしゅくこうしん
子宫后倾　子宫後傾　しきゅうこうけい
子宫后屈　子宫後屈　しきゅうこうくつ
子宫机能障碍　子宫機能障害　しきゅうきのうしょうがい
子宫肌层　子宫筋層　しきゅうきんそう
子宫肌层缝合　子宫筋層縫合　しきゅうきんそうほうごう
子宫肌层炎　子宫筋層炎　しきゅうきんそうえん
子宫肌间肌瘤　壁内子宫筋腫　へきないしきゅうきんしゅ
子宫肌瘤　子宫筋腫　しきゅうきんしゅ
子宫肌瘤切除术　子宫筋腫切除術　しきゅうきんしゅせつじょじゅつ
子宫肌瘤切开术　子宫筋腫切開術　しきゅうきんしゅせっかいじゅつ
子宫肌腺病　子宫筋腺症　しきゅうきんせんしょう
子宫肌腺瘤　子宫筋腺腫　しきゅうきんせんしゅ
子宫肌炎　子宫筋〔層〕炎　しきゅうきん〔そう〕えん
子宫积脓　子宫蓄膿〔症〕　しきゅうちくのう〔しょう〕
子宫积水　子宫留水〔症〕　しきゅうりゅうすい〔しょう〕
子宫积血　子宫留血〔症〕　しきゅうりゅうけつ〔しょう〕
子宫计　子宫計　しきゅうけい
子宫剪　子宫はさみ　しきゅうはさみ
子宫浆膜〔层〕　子宫漿膜　しきゅうしょうまく
子宫浆膜下肌瘤　子宫漿膜下筋腫　しきゅうしょうまくかきんしゅ
子宫角　子宫角　しきゅうかく
子宫角妊娠　子宫角妊娠　しきゅうかくにんしん
子宫绞痛　子宫仙痛　しきゅうせんつう
子宫节育器　子宫内避妊具　しきゅうないひにんぐ
子宫经血滞留　子宫留血〔症〕　しきゅうりゅうけつ〔しょう〕
子宫颈　子宫頸　しきゅうけい
子宫颈阿米巴病　子宫頸アメーバ症　しきゅうけいamebaしょう
子宫颈癌　子宫頸癌　しきゅうけいがん
子宫颈癌根治性子宫切除术　ウェルトハイム手術　Wertheimしゅじゅつ
子宫颈疤痕　子宫頸瘢痕　しきゅうけいはんこん
子宫颈白斑〔病〕　子宫頸白斑症　しきゅうけいはくはんしょう
子宫颈闭锁　子宫頸閉鎖　しきゅうけいへいさ
子宫颈部分切除术　子宫頸部分切除術　しきゅうけいぶぶんせつじょじゅつ
子宫颈残端癌　子宫頸断端癌　しきゅうけいだんたんがん
子宫颈残端切除术　子宫頸断端切除術　しきゅうけいだんたんせつじょじゅつ
子宫颈测量计　子宫頸測定器　しきゅうけいそくていき
子宫颈成形术　子宫頸形成術　しきゅうけいけいせいじゅつ
子宫颈电烙术　子宫頸電気焼灼術　しきゅうけいでんきしょうしゃくじゅつ
子宫颈恶性葡萄胎　子宫頸悪性胞状奇胎　しきゅうけいあくせいほうじょうきたい
子宫颈非典型增生　子宫頸非定型増殖　しきゅうけいひていけいぞうしょく

子宫颈肥大　子宮頸肥大　しきゅうけいひだい

子宫颈缝术　子宮頸縫合術　しきゅうけいほうごうじゅつ

子宫颈腹壁瘘　子宮頸腹壁瘻　しきゅうけいふくへきろう

子宫颈隔　子宮頸中隔　しきゅうけいちゅうかく

子宫颈固定术　子宮頸固定術　しきゅうけいこていじゅつ

子宫颈管　子宮頸管　しきゅうけいかん

子宫颈〔管〕内口　内子宮口　ないしきゅうこう

子宫颈管粘液　子宮頸管粘液　しきゅうけいかんねんえき

子宫颈管妊娠　頸管妊娠　けいかんにんしん

子宫颈〔管〕外口　外子宮口　がいしきゅうこう

子宫颈〔管〕消失　子宮頸管消失　しきゅうけいかんしょうしつ

子宫颈管炎　子宮頸管炎　しきゅうけいかんえん

子宫颈后唇　子宮頸後唇　しきゅうけいこうしん

子宫颈活体取样钳　子宮頸管生検鉗子　しきゅうけいかんせいけんかんし

子宫颈活组织检查　子宮頸管生検　しきゅうけいかんせいけん

子宫颈肌瘤　子宮頸筋腫　しきゅうけいきんしゅ

子宫颈肌瘤切除术　子宮頸筋腫切除術　しきゅうけいきんしゅせつじょじゅつ

子宫颈基底细胞增生　子宮頸基底細胞増殖　しきゅうけいきていさいぼうぞうしょく

子宫颈棘腺癌　子宮頸腺棘細胞癌　しきゅうけいせんきょくさいぼうがん

子宫颈坚韧　子宮頸硬直　しきゅうけいこうちょく

子宫颈结核　子宮頸結核　しきゅうけいけっかく

子宫颈浸润癌　子宮頸浸潤癌　しきゅうけいしんじゅんがん

子宫颈镜　子宮頸鏡　しきゅうけいきょう

子宫颈口　子宮頸口　しきゅうけいこう

子宫颈口开大　子宮頸口開大　しきゅうけいこうかいだい

子宫颈〔口〕扩张(大)　子宮頸拡大　しきゅうけいかくだい

子宫颈溃疡　子宮頸潰瘍　しきゅうけいかいよう

子宫颈扩张袋　メトロイリンテル,子宮頸拡張ゴム囊　metreurynter,しきゅうけいかくちょうgumのう

子宫颈扩张器　子宮頸拡張器　しきゅうけいかくちょうき　黒加氏子宮頸拡張器　ヘーガル子宮頸拡張器　Hegarしきゅうけいかくちょうき

子宫颈扩张术　子宮頸管拡張術　しきゅうけいかんかくちょうじゅつ

子宫颈冷冻手术　子宮頸冷凍(凍結)外科手術　しきゅうけいれいとう(とうけつ)げかしゅじゅつ

子宫颈良性瘤　子宮頸良性腫瘍　しきゅうけいりょうせいしゅよう

子宫颈良性损害　子宮頸良性病変　しきゅうけいりょうせいびょうへん

子宫颈裂伤　頸管裂傷　けいかんれっしょう

子宫颈裂伤修补术　頸管裂傷修復術　けいかんれっしょうしゅうふくじゅつ

子宫颈鳞状上皮化生　子宮頸扁平上皮化生　しきゅうけいへんぺいじょうひかせい

子宫颈鳞状〔上皮〕细胞癌　子宮頸扁平上皮癌　しきゅうけいへんぺいじょうひがん

子宫颈鳞状上皮增生　子宮頸扁平上皮増殖　しきゅうけいへんぺいじょうひぞうしょく

子宫颈流产　頸管流産　けいかんりゅうざん

子宫颈糜烂　子宮頸びらん　しきゅうけいびらん

子宫颈那氏囊肿　子宮頸ナボット腺囊胞　しきゅうけいNaboth せんのうほう

子宫颈囊肿　子宮頸囊腫　しきゅうけいのうしゅ

子宫颈内口缝合术　内子宮口縫合術　ないしきゅうこうほうごうじゅつ

子宫颈内口机能不全　内子宮口機能不全　ないしきゅうこうきのうふぜん

子宫颈内膜　子宮頸内膜　しきゅうけいないまく

子宫颈内膜息肉　子宮頸内膜ポリープ　しきゅうけいないまくpolyp

子宫颈内膜炎　子宮頸内膜炎　しきゅうけいないまくえん

子宫颈〔粘膜〕白斑〔病〕　子宮頸粘膜白斑病,子宮頸ロイコプラキー　しきゅうけいねんまくはくはんしょう,しきゅうけいLeukoplakie

子宫颈粘膜鳞状上皮化生　子宮頸管粘膜扁平上皮化生　しきゅうけいかんねんまくへんぺいじょうひかせい

子宫颈粘液　子宮頸粘液　しきゅうけいねんえき

子宫颈粘液表皮样癌　子宮頸管粘膜類表皮癌　しきゅうけいかんねんまくるいひょうひがん

子宫颈旁组织　子宮頸傍組織　しきゅうけいぼうそしき

子宫颈膀胱吻合术　子宮頸膀胱吻合術　しきゅうけいぼうこうふんごうじゅつ

子宫颈平滑肌瘤　子宮頸平滑筋腫　しきゅうけいへいかつきんしゅ

子宫颈平滑肌肉瘤　子宮頸平滑筋肉腫　しきゅうけいへいかつきんにくしゅ

子宫颈破坏性绒毛膜腺瘤　子宮頸破壊性絨毛腺腫　しきゅうけいはかいせいじゅうもうせんしゅ

子宫颈破裂　子宮頸破裂　しきゅうけいはれつ

子宫颈葡萄胎　子宮頸胞状奇胎　しきゅうけいほうじょうきたい

子宫颈葡萄样肉瘤　子宮頸ブドウ状肉腫　しきゅうけいブドウじょうにくしゅ

子宫颈前唇　子宮頸前唇　しきゅうけいぜんしん

子宫颈切除术　子宮頸管切除術　しきゅうけいかんせつじょじゅつ

子宫颈切开剖腹产术　子宮頸部帝王切開術　しきゅうけいぶていおうせっかいじゅつ

子宫颈切开术　子宮頸切開術　しきゅうけいせっかいじゅつ

子宫颈侵袭性葡萄胎　子宮頸侵襲性胞状奇胎　しきゅうけいしんしゅうせいほうじょうきたい

子宫颈缺失　子宮頸欠失　しきゅうけいけっしつ

子宫颈妊娠　子宮頸妊娠　しきゅうけいにんしん

子宫颈绒毛膜上皮癌　子宮頸絨毛上皮癌　しきゅうけいじゅうもうじょうひがん

子宫颈肉瘤　子宮頸肉腫　しきゅうけいにくしゅ

子宫颈乳头状瘤　子宮頸乳頭腫　しきゅうけいにゅうとうしゅ

子宫颈神经节　子宮頸神経節　しきゅうけいしんけいせつ

子宫颈视诊　子宮頸視診　しきゅうけいししん

子宫颈水肿　子宮頸水腫　しきゅうけいすいしゅ

子宫颈外翻　子宮頸外反　しきゅうけいがいはん

子宫颈外口粘合　外子宮口癒着　がいしきゅうこうゆちゃく

子宫颈萎缩　子宮頸萎縮　しきゅうけいいしゅく

子宫颈息肉　子宮頸ポリープ　しきゅうけいpolyp

子宫颈息肉切除术　子宮頸ポリープ切除術　しきゅうけいpolyp せつじょじゅつ

子宫颈狭窄　子宮頸狭窄　しきゅうけいきょうさく
子宫颈纤维瘤　子宮頸繊維腫　しきゅうけいせんいしゅ
〔子宫〕颈腺　子宮頸腺　しきゅうけいせん
子宫颈腺癌　子宮頸腺癌　しきゅうけいせんがん
子宫颈腺病　子宮頸腺疾患　しきゅうけいせんしっかん
子宫颈腺棘皮癌　子宮頸腺棘細胞癌　しきゅうけいせんきょくさいぼうがん
子宫颈腺鳞状上皮细胞癌　子宮頸腺扁平上皮癌　しきゅうけいせんへんぺいじょうひがん
子宫颈腺瘤性增生　子宮頸腺腫性増殖　しきゅうけいせんしゅせいぞうしょく
子宫颈腺滤泡囊肿　子宮頸腺濾胞嚢腫　しきゅうけいせんろほうのうしゅ
子宫颈腺体囊肿　子宮頸腺嚢腫　しきゅうけいせんのうしゅ
子宫颈炎　子宮頸炎　しきゅうけいえん
子宫颈延长　子宮頸延長　しきゅうけいえんちょう
子宫颈阴道瘘　子宮頸膣瘻　しきゅうけいちつろう
子宫颈阴道上部　子宮頸膣上部　しきゅうけいちつじょうぶ
子宫颈阴道炎　子宮頸膣炎　しきゅうけいちつえん
子宫颈原位癌　子宮頸上皮内癌　しきゅうけいじょうひないがん
子宫颈早期浸润性鳞状细胞癌　子宮頸早期浸潤性扁平細胞癌　しきゅうけいそうきしんじゅんせいへんぺいさいぼうがん
子宫颈增生　子宮頸増殖　しきゅうけいぞうしょく
子宫颈中肾管癌　子宮頸悪性中腎腫　しきゅうけいあくせいちゅうじんしゅ
子宫颈中肾管瘤　子宮頸中腎腫　しきゅうけいちゅうじんしゅ
子宫颈〔肿〕瘤　子宮頸腫瘍　しきゅうけいしゅよう
子宫颈潴留囊肿　子宮頸貯留嚢腫　しきゅうけいちょりゅうのうしゅ
子宫颈锥形切除术　子宮頸円錐切除術　しきゅうけいえんすいせつじょじゅつ
子宫颈子宫内膜异位症　子宮頸エンドメトリオーシス　しきゅうけいendometriosis
子宫痉挛　子宮痙攣　しきゅうけいれん
子宫痉挛性狭窄环　子宮痙攣性狭窄輪　しきゅうけいれんせいきょうさくりん
子宫静脉　子宮静脈　しきゅうじょうみゃく
子宫静脉丛　子宮静脈叢　しきゅうじょうみゃくそう
子宫静脉栓塞　子宮静脈塞栓〔症〕　しきゅうじょうみゃくそくせん〔しょう〕
子宫静脉炎　子宮静脈炎　しきゅうじょうみゃくえん
子宫镜　子宮鏡, ヒステロスコープ　しきゅうきょう, hysteroscope
子宫镜检查　子宮鏡検査, ヒステロスコープ検査　しきゅうきょうけんさ, hysteroscopeけんさ
子宫局部缺血　子宮虚血　しきゅうきょけつ
子宫卷棉子　子宮塗布器　しきゅうとふき
子宫孔　子宮孔　しきゅうこう
子宫口　子宮口　しきゅうこう
子宫口闭合术　子宮口縫合術　しきゅうこうほうごうじゅつ
子宫口刀　子宮口切開刀　しきゅうこうせっかいとう
子宫口开大度测定器　ポルチオメーター　portiometer

子宫口扩张　子宮口拡大　しきゅうこうかくだい
子宫口扩张器　子宮口拡張器　しきゅうこうかくちょうき
子宫口切开术　子宮口切開術　しきゅうこうせっかいじゅつ
子宫溃疡　子宮潰瘍　しきゅうかいよう
〔子宫〕扩张期痛　子宮拡張痛　しきゅうかくちょうつう
子宫扩张器　子宮拡張器　しきゅうかくちょうき
子宫阔韧带　子宮広間膜　しきゅうこうかんまく
子宫淋巴管炎　子宮リンパ管炎　しきゅうlymphかんえん
子宫瘤　子宮腫瘍　しきゅうしゅよう
子宫漏斗韧带　子宮漏斗靱帯　しきゅうろうとじんたい
子宫瘘　子宮瘻　しきゅうろう
子宫卵巢静脉曲张　子宮卵巣静脈瘤　しきゅうらんそうじょうみゃくりゅう
子宫卵巢切除术　子宮卵巣切除術　しきゅうらんそうせつじょじゅつ
子宫卵巢妊娠　子宮卵巣妊娠　しきゅうらんそうにんしん
子宫麻痹　子宮麻痺　しきゅうまひ
子宫囊肿形成　子宮嚢胞症　しきゅうのうほうしょう
子宫蛲虫病　子宮蟯虫症　しきゅうぎょうちゅうしょう
子宫内避孕(节育)器　子宮内避妊器　しきゅうないひにんき
子宫内翻　子宮内反〔症〕　しきゅうないはん〔しょう〕
子宫内翻复位术　子宮内反復位術　しきゅうないはんふくいじゅつ
子宫内感染　子宮内感染　しきゅうないかんせん
子宫内骨折　子宮内骨折　しきゅうないこっせつ
子宫内监护法　子宮内モニトリング　しきゅうない monitoring
子宫内口　内子宮口　ないしきゅうこう
子宫内膜　子宮内膜　しきゅうないまく
子宫内膜癌　子宮内膜癌　しきゅうないまくがん
子宫内膜不典型增生　子宮内膜異型増殖　しきゅうないまくいけいぞうしょく
子宫内膜不规则脱落　子宮内膜不整剥離　しきゅうないまくふせいはくり
子宫内膜活检刮匙　子宮内膜生検鋭匙　しきゅうないまくせいけんえいひ
子宫内膜活组织检查　子宮内膜生検　しきゅうないまくせいけん
子宫内膜基质细胞　子宮内膜間質細胞　しきゅうないまくかんしつさいぼう
子宫内膜腺棘癌　子宮内膜腺棘細胞癌　しきゅうないまくせんきょくさいぼうがん
子宫内膜间质肉瘤　間質性子宮内膜肉腫　かんしつせいしきゅうないまくにくしゅ
子宫内膜结核　子宮内膜結核　しきゅうないまくけっかく
子宫内膜瘤　子宮内膜腫　しきゅうないまくしゅ
子宫内膜螺旋小动脉　子宮内膜らせん小動脈　しきゅうないまくらせんしょうどうみゃく
子宫内膜囊性增生　子宮内膜嚢胞性増殖　しきゅうないまくのうほうせいぞうしょく
子宫内膜囊肿　子宮内膜嚢腫　しきゅうないまくのうしゅ
子宫内膜切除术　子宮内膜切除術　しきゅうないまくせつじょじゅつ
子宫内膜缺失　子宮内膜欠損　しきゅうないまくけっそん
子宫内膜肉瘤　子宮内膜肉腫　しきゅうないまくにくしゅ
子宫内膜透明细胞癌　子宮内膜明細胞癌　しきゅうないまくめいさいぼうがん

子宫内膜涂片　子宮内膜塗抹標本　しきゅうないまくとまつひょうほん

子宫内膜萎缩　子宮内膜萎縮　しきゅうないまくいしゅく

子宫内膜吸引术　子宮内膜吸引術　しきゅうないまくきゅういんじゅつ

子宫内膜息肉　子宮内膜ポリープ　しきゅうないまくpolyp

子宫内膜细胞　子宮内膜細胞　しきゅうないまくさいぼう

子宫内膜腺癌　子宮内膜腺癌　しきゅうないまくせんがん

子宫内膜腺棘皮癌　子宮内膜腺棘細胞癌　しきゅうないまくせんきょくさいぼうがん

子宫内膜腺鳞状上皮细胞癌　子宮内膜腺扁平上皮癌　しきゅうないまくせんへんぺいじょうひがん

子宫内膜腺瘤样增生　子宮内膜腺腫様増殖〔症〕　しきゅうないまくせんしゅようぞうしょく〔しょう〕

子宫内膜血管　子宮内膜血管　しきゅうないまくけっかん

子宫内膜炎　子宮内膜炎　しきゅうないまくえん

子宫内膜移植术　子宮内膜移植術　しきゅうないまくいしょくじゅつ

子宫内膜异位症　異所性子宮内膜症　いしょせいしきゅうないまくしょう

子宫内膜原位癌　子宮内膜上皮内癌　しきゅうないまくじょうひないがん

子宫内膜增生　子宮内膜増殖〔症〕　しきゅうないまくぞうしょく〔しょう〕

子宫内膜种植　子宮内膜植え込み　しきゅうないまくうえこみ

子宫内膜周期　子宮内膜周期　しきゅうないまくしゅうき

子宫内膜柱状上皮　子宮内膜円柱状上皮　しきゅうないまくえんちゅうじょうじょうひ

子宫内妊娠　子宮内妊娠　しきゅうないにんしん

子宫内纱布填塞法　子宮内タンポン法　しきゅうないtamponほう

子宫内水囊妊娠终止　子宮内水囊妊娠中絶　しきゅうないすいのうにんしんちゅうぜつ

子宫内天花粉注射妊娠终止　子宮内天花粉注射妊娠中絶　しきゅうないてんかふんちゅうしゃにんしんちゅうぜつ

子宫内压计　子宮内測圧計　しきゅうないそくあつけい

子宫内窒息　子宮内仮死　しきゅうないかし

子宫粘膜　子宮粘膜　しきゅうねんまく

子宫粘膜功能层　子宮粘膜機能層　しきゅうねんまくきのうそう

子宫粘膜海绵层　子宮粘膜海綿層　しきゅうねんまくかいめんそう

子宫粘膜基底层　子宮粘膜基底層　しきゅうねんまくきていそう

子宫粘膜下肌瘤　子宮粘膜下筋腫　しきゅうねんまくかきんしゅ

子宫粘膜下平滑肌瘤　子宮粘膜下平滑筋腫　しきゅうねんまくかへいかつきんしゅ

子宫粘膜〔X线〕造影术　子宮粘膜造影法　しきゅうねんまくぞうえいほう

子宫粘膜炎　子宮粘膜炎　しきゅうねんまくえん

子宫粘膜致密层　子宮粘膜緻密層　しきゅうねんまくちみつそう

子宫脓肿　子宮膿瘍　しきゅうのうよう

子宫排液器　子宮排液管　しきゅうはいえきかん

子宫旁淋巴结　子宮旁リンパ節　しきゅうぼうlymphせつ

子宫旁血囊肿　子宮旁(後)血瘤　しきゅうぼう(こう)けっしゅ

子宫旁组织　子宮旁結合組織　しきゅうぼうけつごうそしき

子宫旁组织恶性葡萄胎　子宮旁悪性胞状奇胎　しきゅうぼうあくせいほうじょうきたい

子宫旁〔组织〕脓肿　子宮旁膿瘍　しきゅうぼうのうよう

子宫旁组织破坏性绒毛膜瘤　子宮旁組織破壊性絨毛癌　しきゅうぼうそしきはかいせいじゅうもうがん

子宫旁组织葡萄胎　子宮旁組織胞状奇胎　しきゅうぼうそしきほうじょうきたい

子宫旁组织侵袭性萄萄胎　子宮旁組織侵襲性胞状奇胎　しきゅうぼうそしきしんしゅうせいほうじょうきたい

子宫旁组织绒毛膜上皮癌　子宮旁組織絨毛上皮癌　しきゅうぼうそしきじゅうもうじょうひがん

子宫旁〔组织〕炎　子宮旁組織炎　しきゅうぼうそしきえん

子宫膀胱缝术　子宮膀胱縫合術　しきゅうぼうこうほうごうじゅつ

子宫膀胱瘘　子宮膀胱瘻　しきゅうぼうこうろう

子宫膀胱破裂　子宮膀胱破裂　しきゅうぼうこうはれつ

子宫膀胱陷凹　子宮膀胱陥凹　しきゅうぼうこうかんおう

子宫贫血　子宮貧血　しきゅうひんけつ

子宫平滑肌　子宮平滑筋　しきゅうへいかつきん

子宫平滑肌瘤　子宮平滑筋腫　しきゅうへいかつきんしゅ

子宫平滑肌瘤玻璃样变　子宮平滑筋腫ヒアリン変性　しきゅうへいかつきんしゅhyalineへんせい

子宫平滑肌瘤钙化　子宮平滑筋腫カルシウム沈着　しきゅうへいかつきんしゅcalciumちんちゃく

子宫平滑肌瘤红色变性　子宮平滑筋腫紅色変性　しきゅうへいかつきんしゅこうしょくへんせい

子宫平滑肌瘤囊性变　子宮平滑筋腫囊性変性　しきゅうへいかつきんしゅのうせいへんせい

子宫平滑肌瘤切除术　子宮平滑筋腫切除術　しきゅうへいかつきんしゅせつじょじゅつ

子宫平滑肌瘤肉瘤样变　子宮平滑筋腫肉腫様変　しきゅうへいかつきんしゅにくしゅせいへん

子宫平滑肌瘤退行性变　子宮平滑筋腫退行変性　しきゅうへいかつきんしゅたいこうへんせい

子宫平滑肌瘤脂肪变　子宮平滑筋腫脂肪変性　しきゅうへいかつきんしゅしぼうへんせい

子宫平滑肌肉瘤　子宮平滑筋肉腫　しきゅうへいかつきんにくしゅ

子宫破裂　子宮破裂　しきゅうはれつ

子宫憩室　子宮憩室　しきゅうけいしつ

子宫牵引器　子宮牽引器　しきゅうけんいんき

子宫前倾　子宮前傾　しきゅうぜんけい

子宫前屈　子宮前屈　しきゅうぜんくつ

子宫腔粘连　子宮腔癒着　しきゅうくうゆちゃく

子宫强直性收缩　子宮テタニー性攣縮　しきゅうtetanyせいれんしゅく

子宫切除钳　子宮切除鉗子　しきゅうせつじょかんし

子宫切除术　子宮切除術　しきゅうせつじょじゅつ

子宫切开术　子宮切開術　しきゅうせっかいじゅつ

子宫倾斜　子宮斜転位　しきゅうしゃてんい

子宫屈曲　子宮屈曲　しきゅうくっきょく

子宫全部切除〔术〕　子宮全摘〔術〕　しきゅうぜんてき〔じゅつ〕

子宫全部脱垂　子宮全脱出　しきゅうぜんだっしゅつ

子宫缺失　子宮欠如　しきゅうけつじょ

子宫球蛋白　子宮グロブリン　しきゅうglobulin

子宫妊娠　子宮内妊娠　しきゅうないにんしん

子宫肉瘤　子宮肉腫　しきゅうにくしゅ

子宫软化　子宮軟化　しきゅうなんか

子宫纱布充填器　子宮ガーゼタンポン挿入器　しきゅう
　gauze tampon そうにゅうき

子宫疝　子宮ヘルニア　しきゅうhernia

子宫上段　上子宮区　じょうしきゅうく

子宫神经机能病　子宮性神経症　しきゅうせいしんけい
　しょう

子宫渗血　子宮漏血　しきゅうろうけつ

子宫生理缩复环　子宮生理収縮輪　しきゅうせいりしゅう
　しゅくりん

子宫石〔病〕　子宮結石〔症〕　しきゅうけっせき〔しょう〕

子宫实质炎　子宮実質炎　しきゅうじっしつえん

子宫收缩　子宮収縮　しきゅうしゅうしゅく

子宫收缩不良　微弱陣痛，子宮収縮無力　びじゃくじんつ
　う，しきゅうしゅうしゅくむりょく

子宫收缩电图　電気子宮運動描画図　でんきしきゅううん
　どうびょうがず

子宫收缩乏力　子宮収縮無力　しきゅうしゅうしゅくむりょ
　く

子宫收缩过度　子宮収縮過度　しきゅうしゅうしゅくかど

子宫收缩过强　過強陣痛　かきょうじんつう

子宫收缩环　子宮収縮輪　しきゅうしゅうしゅくりん

子宫收缩剂　子宮収縮剤　しきゅうしゅうしゅくざい

子宫收缩力计　子宮収縮力測定器　しきゅうしゅうしゅく
　りょくそくていき

子宫收缩力异常　子宮収縮力異常　しきゅうしゅうしゅく
　りょくいじょう

子宫收缩描记器　子宮収縮描写器，ヒステログラフ　しきゅ
　うしゅうしゅくびょうしゃき，hysterograph

子宫收缩描记术　子宮収縮描写法，ヒステログラフィ　し
　きゅうしゅうしゅくびょうしゃほう，hysterography

子宫〔收缩〕无力　子宮〔収縮〕無力　しきゅう〔しゅうしゅく〕
　むりょく

子宫收缩药　子宮収縮薬　しきゅうしゅうしゅくやく

子宫输卵管卵巢切除术　子宮卵管卵巣切除術　しきゅうら
　んかんらんそうせつじょじゅつ

子宫输卵管切除术　子宮卵管切除術　しきゅうらんかんせ
　つじょじゅつ

子宫输卵管吻合术　子宮卵管吻合術　しきゅうらんかんふ
　んごうじゅつ

子宫输卵管炎　子宮卵管炎　しきゅうらんかんえん

子宫输卵管造影　子宮卵管造影　しきゅうらんかんぞうえ
　い

子宫输卵管造影套管　子宮卵管造影カニューレ　しきゅう
　らんかんぞうえいcannula

子宫松弛　子宮アトニー　しきゅうatony

子宫松解术　子宮剥離術　しきゅうはくりじゅつ

子宫胎盘动脉　子宮胎盤動脈　しきゅうたいばんどうみゃ
　く

子宫胎盘卒中　子宮胎盤卒中　しきゅうたいばんそっちゅう

子宫探子　子宮ゾンデ　しきゅうsonde

子宫体　子宮体　しきゅうたい

子宫体癌　子宮体癌　しきゅうたいがん

子宫体〔部〕剖腹产　子宮体帝王切開　しきゅうたいていお

うせっかい

子宫体恶性肿瘤　子宮体悪性腫瘍　しきゅうたいあくせい
　しゅりゅう

子宫体混合性中胚层瘤　子宮体混合性中胚葉癌　しきゅう
　たいこんごうせいちゅうはいようがん

子宫体内膜炎　子宮内膜炎　しきゅうないまくえん

子宫〔体〕腔　子宮体腔　しきゅうたいくう

子宫体切除术　子宮体切除術　しきゅうたいせつじょじゅつ

子宫体切开剖腹产术　子宮体帝王切開術　しきゅうたいて
　いおうせっかいじゅつ

子宫体腺癌　子宮体腺癌　しきゅうたいせんがん

子宫体腺棘皮癌　子宮体腺棘皮癌　しきゅうたいせんきょ
　くひがん

子宫填塞法　子宮タンポン挿入法　しきゅうtamponそう
　にゅうほう

子宫痛　子宮痛　しきゅうつう

子宫托(帽)　ペッサリ　pessary

子宫脱垂(突出)　子宮脱出　しきゅうたっしゅつ

子宫脱垂手术　子宮脱出手術　しきゅうだっしゅつしゅじゅ
　つ

子宫外翻　子宮外反　しきゅうがいはん

子宫外口　外子宮口　がいしきゅうこう

子宫外口后唇　外子宮口後唇　がいしきゅうこうこうしん

子宫外口前唇　外子宮口前唇　がいしきゅうこうぜんしん

子宫外膜　子宮外膜　しきゅうがいまく

子宫外膜炎　子宮外膜炎　しきゅうがいまくえん

子宫外膜炎性脓肿　子宮外膜炎性膿瘍　しきゅうがいまく
　えんせいのうよう

子宫外妊娠　子宮外妊娠　しきゅうがいにんしん

子宫外孕　子宮外妊娠　しきゅうがいにんしん

子宫外窒息　子宮外仮死　しきゅうがいかし

子宫外子宫内膜异位症　子宮外子宮内膜症，エンドメトリ
　オーシス　しきゅうがいしきゅうないまくしょう，en-
　dometriosis

子宫完全破裂　全子宮破裂　ぜんしきゅうはれつ

子宫萎缩　子宮萎縮　しきゅういしゅく

子宫温度测量法　子宮温度測定法　しきゅうおんどそくて
　いほう

子宫息肉　子宮ポリープ　しきゅうpolyp

子宫息肉钳　子宮ポリープ鉗子　しきゅうpolypかんし

子宫系膜　子宮間膜　しきゅうかんまく

子宫系膜妊娠　子宮間膜妊娠　しきゅうかんまくにんしん

子宫峡〔部〕　子宮狭部　しきゅうきょうぶ

子宫狭窄　子宮狭窄　しきゅうきょうさく

子宫狭窄环性难产　絞窄輪難産　こうさくりんなんざん

子宫下垂　子宮下垂　しきゅうかすい

子宫下段　下子宮区　かしきゅうく

子宫下段剖腹产术　下子宮区帝王切開術　かしきゅうくて
　いおうせっかいじゅつ

子宫纤维变性　子宮繊維変性　しきゅうせんいへんせい

子宫纤维化　子宮繊維症　しきゅうせんいしょう

子宫纤维肌瘤　子宮繊維筋腫　しきゅうせんいきんしゅ

子宫纤维瘤　子宮繊維腫　しきゅうせんいしゅ

子宫纤维瘤切除术　子宮繊維腫切除術　しきゅうせんい
　しゅせつじょじゅつ

子宫〔X线〕造影术　子宮造影法　しきゅうぞうえいほう

子宫腺　子宮腺　しきゅうせん

子宫腺肌瘤　子宮腺筋腫　しきゅうせんきんしゅ

子宫兴奋药　子宫刺激薬　しきゅうしげきやく

子宫性闭经　子宫性無月経　しきゅうせいむげっけい

子宫悬吊术　腹壁子宫固定術　ふくへきしきゅうこていじゅつ

子宫学　子宫学　しきゅうがく

子宫炎　子宫〔筋層〕炎,子宫炎　しきゅう〔きんそう〕えん,しきゅうえん

子宫液溢　子宫漏　しきゅうろう

子宫移(异)位　子宫転位　しきゅうてんい

子宫移位测定器　子宫転位測定器　しきゅうてんいそくていき

子宫阴道肠疝　子宫膣腸ヘルニア　しきゅうちつちょうhernia

子宫阴道丛　子宫膣神経叢　しきゅうちつしんけいそう

子宫阴道管　子宫膣管　しきゅうちつかん

子宫阴道静脉丛　子宫膣静脈叢　しきゅうちつじょうみゃくそう

子宫阴道镜　ヒステロコルポスコープ　hysterocolposcope

子宫阴道突出　子宫膣脱出　しきゅうちつだっしゅつ

子宫硬癌　子宫硬性癌　しきゅうこうせいがん

子宫硬化　子宫硬化〔症〕　しきゅうこうか〔しょう〕

子宫右旋　子宫右旋　しきゅううせん

子宫圆韧带　子宫円索　しきゅうえんさく

子宫圆韧带动脉　子宫円索動脈　しきゅうえんさくどうみゃく

子宫圆韧带囊肿　子宫円索嚢腫　しきゅうえんさくのうしゅ

子宫缘　子宫縁　しきゅうえん

子宫杂鸣音　子宫雑音　しきゅうざつおん

子宫粘连　子宫癒着　しきゅうゆちゃく

子宫张力缺乏　子宫アトニー,子宫弛緩症　しきゅうatony,しきゅうちかんしょう

子宫直肠陷凹　ダグラス窩　Douglasか

子宫直肠陷凹切开术　ダグラス窩切開術　Douglasかせっかいじゅつ

子宫中胚叶混合瘤　子宫中胚葉性混合腫瘍　しきゅうちゅうはいようせいこんごうしゅよう

子宫周围炎　子宫周囲炎　しきゅうしゅういえん

子宫注射器　子宫注射器　しきゅうちゅうしゃき

子宫纵隔　子宫中隔　しきゅうちゅうかく

子宫纵隔切除术　子宫中隔切除術　しきゅうちゅうかくせつじょじゅつ

子宫纵裂　子宫正中離開　しきゅうせいちゅうりかい

子宫组织　子宫組織　しきゅうそしき

子核　娘核　じょうかく

子菌落　娘集落　じょうしゅうらく

子〔例行〕程序　サブルーチン　subroutine

子囊　子嚢　しのう

子囊孢子　子嚢胞子　しのうほうし

子囊果　子嚢果　しのうか

子囊菌　子嚢菌　しのうきん

子实层　子実層　しじつそう

子实体　胞子体　ほうしたい

子通道　サブチャンネル　subchannel

子午线　子午線　しごせん

子细胞　娘細胞　じょうさいぼう

子痫　子癇　しかん

子痫前期　子癇前症　しかんぜんしょう

子痫谵妄　子癇譫妄　しかんせんもう

子芽胞　生殖芽細胞　せいしょくしがさいぼう

子叶　子葉　しよう

子叶状胎盘　子葉状胎盤　しようじょうたいばん

籽骨　種子骨　しゅしこつ

籽骨炎　種子骨炎　しゅしこつえん

籽晶　種子結晶　しゅしけっしょう

籽状软骨　種子軟骨　しゅしなんこつ

紫斑〔病〕　紫斑〔病〕　しはん〔びょう〕

紫草科　紫草科　シソウか

紫草〔醌〕素　シコニン　shikonin

紫草乌碱　デラバコニチン　delavaconitine

紫癜　紫斑病　しはんびょう

　亨诺克氏紫癜　ヘノッホ紫斑病　Henochしはんびょう

　亨-舍二氏紫癜　ヘノッホ・シェーンライン紫斑病　Henoch-Schönleinしはんびょう

紫癜型药物〔性〕皮炎　紫斑性薬物性皮膚炎　しはんせいやくぶつせいひふえん

紫丁香　紫丁香,シリンガ　シチョウコウ,syringa

紫丁香甙　シリンギン　syringin

紫丁香甙元　シリンゲニン　syringenin

紫丁香酸　シリンガ酸　syringaさん

紫绀　チアノーゼ　Zyanose

紫绀病　青色病　せいしょくびょう

紫绀三联症矫正术　ファロー三徴症矯正手術　Fallotさんちょうしょうきょうせいしゅじゅつ

紫绀四联症　ファロー四徴症　Fallotしちょうしょう

紫绀四联症矫正术　ファロー四徴症矯正手術　Fallotしちょうしょうきょうせいしゅじゅつ

紫绀型先天性心血管病　チアノーゼ先天性心臓血管病　Zyanoseせんてんせいしんぞうけっかんびょう

紫绀型先天性心脏病　チアノーゼ先天性心臓病　Zyanoseせんてんせいしんぞうびょう

紫固醇　ビオステロール　viosterol

紫花杜鹃甲素　マヘウシノール　maheucinol

紫花洋地黄甙　プルプレア配糖体　purpureaはいとうたい

紫花洋地黄皂角甙　チゴニン　tigonin

紫花洋地黄皂角甙配体　チゴゲニン　tigogenin

紫黄茜素　プルプロキサンチン　purpuroxanthin

紫金牛科　ヤブコージ科　ヤブコージか

紫堇定　コリジン　corydine

紫堇啡碱　コリジン　collidine

紫堇碱　ブルボカプニン　bulbocapnine

紫堇球碱　コリブルビン　corybulbine

紫菌红素丙　ロドプルプリン　rhodopurpurin

紫菌红素丁　ロドビブリン　rhodovibrin

紫菌红素甲　フラボロジン　flavorhodin

紫菌红素乙　ロドピン　rhodopin

紫菌素　バイオラセイン　violacein

紫罗兰〔香〕酮　イオノン　ionone

紫铆甙　ブトリン　butrin

紫铆花素　ブテイン　butein

紫铆亭　ブチン　butin

紫霉素　バイオマイシン　viomycin

紫苜蓿酚　ジクマロール　dicoumarol

紫脲酸铵　ムレキシド　murexide

紫萁科　ゼンマイ科　ゼンマイか

紫色(茜)素　プルプリン　purpurin

紫色〔放线〕菌素　マイセチン　mycetin

紫色杆菌素　ビオラセイン　violacein

紫色盲　紫色盲　むらさきしきもう

紫色牛奶培养基　紫色牛乳培地　ししょくぎゅうにゅうばいち

紫色细菌　紫色細菌　ししょくさいきん

紫杉碱　タキシン　taxine

紫水晶　紫水晶　むらさきすいしょう

紫水晶紫　アメシスト紫　amethystむらさき

紫苏　紫蘇　シソ

紫苏醇　紫蘇アルコール　シソalcohol

紫苏霉素　シソマイシンsisomycin

紫苏醛　紫蘇アルデヒード　シソaldehyde

紫苏酮　紫蘇ケトン　シソketone

紫苏油　紫蘇油　シソゆ

紫檀红素　サンタリン　santalin

紫檀芪　プテロスチルベン　pterostilbene

紫檀素　プテロカルピン　pterocarpin

紫藤属　フジ属　フジぞく

紫外分光　紫外線分光　しがいせんぶんこう

紫外分光光度测定法　紫外線分光測光法　しがいせんぶんこうそっこうほう

紫外分光光度计　紫外線分光光度計　しがいせんぶんこうこうどけい

紫外光（线）灯　紫外線灯　しがいせんとう

紫外光度计　紫外線光度計　しがいせんこうどけい

紫外光谱　紫外線スペクトル　しがいせんspectrum

紫外光（线）显微镜　紫外線顕微鏡　しがいせんけんびきょう

紫外吸收　紫外線吸収　しがいせんきゅうしゅう

紫外细胞光度测定法　紫外線細胞測光法　しがいせんさいぼうそっこうほう

紫外线（光）　紫外線　しがいせん

紫外线测量计　紫外線線量計　しがいせんせんりょうけい

紫外线处理(疗法)　紫外線療法　しがいせんりょうほう

紫外线光谱法　紫外線スペクトロスコピー　しがいせんspectroscopy

紫外线光谱图　紫外線スペクトログラム　しがいせんspectrogram

紫外线红外线灯　紫外線赤外線灯　しがいせんせきがいせんとう

紫外〔线〕激光器　紫外線レーザー　しがいせんlaser

紫外线计　紫外線計　しがいせんけい

紫外线检偏镜　紫外線アナライザー　しがいせんanalyzer

紫外线角膜炎　紫外線角膜炎　しがいせんかくまくえん

紫外线结膜炎　紫外線結膜炎　しがいせんけつまくえん

紫外线灭菌法　紫外線滅菌法　しがいせんめっきんほう

紫外线太阳灯　紫外線太陽灯　しがいせんたいようとう

紫外〔线〕吸收光谱　紫外線吸収スペクトル　しがいせんきゅうしゅうspectrum

紫外〔线〕吸收光谱测定　紫外線吸収スペクトルメトリー　しがいせんきゅうしゅうspectrometry

紫外线照射　紫外線放射　しがいせんほうしゃ

紫外线照射检查法　紫外線放射検査法　しがいせんほうしゃけんさほう

紫外线诊断　紫外線診断　しがいせんしんだん

紫葳科　ノウセンカズラ科　ノウセンカズラか

紫纹　紫線条　しせんじょう

紫香酮　イオノン　ionone

紫药水　メチルバイオレット　methyl violet

紫甾醇　ビオステロール　viosterol

紫质尿　ポルフィリン尿〔症〕　porphyrins にょう〔しょう〕

紫质症　ポルフィリン症　porphyrins しょう

zì 自字眦

自爱欲　ナルシ(チ)シズム　narcissism

自卑感　劣等感　れっとうかん

自变量数　独立変数　どくりつへんすう

自促凝血酶原　オートプロトロンビン　autoprothrombin

自猝灭　自己消光　じこしょうこう

自猝灭计数器　自己消光計数数　じこしょうこうけいすうき

自耽忘他症　自閉症　じへいしょう

自动曝光装置　自動露光装置　じどうろこうそうち

自动被动免疫　自動受動免疫　じどうじゅどうめんえき

自动比色计　自動比色計　じどうひしょくけい

自动波长选择器　自動波長選択器　じどうはちょうせんたくき

自动采样　自動サンプリング　じどうsampling

自动采样器　自動サンプラー　じどうsampler

自动除极化　自発脱分極　じはつだつぶんきょく

自动催化　自己触媒作用　じこしょくばいさよう

自动催化反应　自己触媒反応　じこしょくばいはんのう

自动等时染色机　自動等時性染色機　じどうとうじせいせんしょっき

自动滴定管　自動ビュレット　じどうburette

自动滴定器　自動滴定器　じどうてきてい

自动滴注器　自動点滴注入器　じどうてんてきちゅうにゅうき

自动抵抗力　能動抵抗力　のうどうていこうりょく

自动电流刺激器　自動電流刺激器　じどうでんりゅうしげきき

自动电位测定器　自動電位差計　じどうでんいさけい

自动电压调节器　自動電圧調整器　じどうでんあつちょうせいき

自动定时器　自動タイマー　じどうtimer

自动断路　自動ブレーキ　じどうbreak

自动防爆装置　自動防爆装置　じどうぼうばくそうち

自动放射摄影法　オートラジオグラフィ　autoradiography

自动分类计数机　自動分類計数器　じどうぶんるいけいすうき

自动缝合器　自動縫合器　じどうほうごうき

自动复原　自己回復　じこかいふく

自动供氧人工呼吸器　プルモーター　pulmotor

自动光电滴定器　自動光電滴定器　じどうこうでんてきていき

自动恒温箱　自動恒温装置，サーモスタット　じどうこうおんそうち，thermostat

自动呼吸器　自動呼吸器　じどうこきゅうき

自动化　自動化　じどうか

自动化监测器　自動化モニター，自動化監視装置　じどうかmonitor，じどうかかんしそうち

自动化铸造机　自動化鋳造機　じどうかちゅうぞうき

自动缓解　自然寛解　しぜんかんかい

自动换片器　自動切換器　じどうきりかえき

自动火焰光度计　自動炎光光度計　じどうえんこうこうどき

自动获得性免疫　自動獲得免疫　じどうかくとくめんえき
自动计数器计数法　自動計数法　じどうけいすうほう
自动计算机　自動計算機　じどうけいさんき
自动记录测听计　自動記録聴力計　じどうきろくちょうりょくけい
自动记录滴定器　自動記録滴定器　じどうきろくてきていき
自动记录仪　自動記録器　じどうきろくき
自动加速记录仪　自動記録加速度計　じどうきろくかそくどけい
自动甲状腺牵开器　自動甲状腺開創器　じどうこうじょうせんかいそうき
自动监测系统　自動監視システム　じどうかんしsystem
自动搅拌器　自動混合機　じどうこんごうき
自动节律性　自動律動性　じどうりつどうせい
自动抗病性　能動抵抗性　のうどうていこうせい
自动控制　自動制御　じどうせいぎょ
自动控制灌肠器　自動制御浣腸器　じどうせいぎょかんちょうき
自动控制器　自動制御器　じどうせいぎょき
自动控制系统　自動制御系　じどうせいぎょけい
自动控制学说　自動制御説　じどうせいぎょせつ
自动冷热试验计　自動熱量計　じどうねつりょうけい
自动粒子计数器　自動粒子計数器　じどうりゅうしけいすうき
自动颅骨钻　自動頭蓋骨ドリル　じどうずがいこつdrill
自动棉球制造机　自動棉球製造機　じどうめんきゅうせいぞうき
自动免疫　能動免疫　のうどうめんえき
自动免疫法　能動免疫法　のうどうめんえきほう
自动免疫疗法　能動免疫療法　のうどうめんえきりょうほう
自动免疫性　能動免疫性　のうどうめんえきせい
自动面积计　自動面積計　じどうめんせきけい
自动描准　オートコリメーション　auto-collimation
自动膀胱　自律〔性〕膀胱　じりつ〔せい〕ぼうこう
自动喷雾器　自動噴霧器　じどうふんむき
自动曝光设备　自動露光装置　じどうろこうそうち
自动气体分析器　自動ガス分析計　じどうgasぶんせきけい
自动取样计数器　自動サンプル計算器　じどうsampleけいさんき
自动染色机　自動染色機　じどうせんしょくき
自动扫描机　自動スキャンナー　じどうscanner
自动色差计　自動色差計　じどうしきさけい
自动色谱扫描器　自動クロマトグラム スキャンナー　じどうchromatogram scanner
自动射线照相　オートラジオグラフ　autoradiograph
自动生化分析仪　自動生化学分析器　じどうせいかがくぶんせきき
自动湿度滴定器　自動湿度滴定器　じどうしつどてきていき
自动收集器　自動コレクター　じどうcollector
自动体重秤　自動体重スケール　じどうたいじゅうscale
自动调节　自〔己〕調節　じ〔こ〕ちょうせつ
自动调节器　自動調整器　じどうちょうせいき
自动温控电炉　自動温度調整電気炉　じどうおんどちょうせいでんきろ

自动稳压器　自動安定器　じどうあんていき
自动吸〔量〕管　自動ピペット　じどうpipette
自动稀释器　自動希釈器　じどうきしゃくき
自动洗片器　自動X線写真プロセッサ　じどうXせんしゃしんprocessor
自动洗瓶器　自動瓶洗い器　じどうびんあらいき
自动细胞计数器　自動細胞計数器　じどうさいぼうけいすうき
自动显微〔镜〕照相机　自動顕微写真機　じどうけんびしゃしんき
自动血标本染色器　自動血液標本染色器　じどうけつえきひょうほんせんしょくき
自动血细胞计数器　自動血球計数器　じどうけっきゅうけいすうき
自动氧化剂　自動酸化剤　じどうさんかざい
自动氧化〔作用〕　自動酸化〔作用〕　じどうさんか〔さよう〕
自动氧气安全阀　自動酸素安全弁　じどうさんそあんぜんべん
自动荧光检查仪　オートフルオロスコープ　autofluoroscope
自动运输　能動輸送　のうどうゆそう
自动张力计　自動張力計　じどうちょうりょくけい
自动张力记录仪　自動張力記録器　じどうちょうりょくきろくき
自动症　自動症　じどうしょう
自动止血带　自動止血帯　じどうしけつたい
自动制氧机　自動酸素発生器　じどうさんそはっせいき
自动致敏　自動感作　じどうかんさ
自渎　自慰　じい
自发病　自発病　じはつびょう
自发搏动　自発拍動　じはつはくどう
自发放电　自発放電　じはつほうでん
自发观念　自生観念　じせいかんねん
自发弥漫性皮萎缩　テーラー病　Taylorびょう
自发凝集　自然凝集　しぜんぎょうしゅう
自发凝集反应　自発凝集反応　じはつぎょうしゅうはんのう
自发过程　自発過程　じはつかてい
自发流产　自然流産　しぜんりゅうざん
自发同种溶素　自発性同種溶解素　じはつせいどうしゅようかいそ
自发痛　自発痛　じはつつう
自发突变　自然〔突然〕変異,偶発〔突然〕変異　じぜん〔とつぜん〕へんい,ぐうはつ〔とつぜん〕へんい
自发吞噬作用　特発貪食作用　とくはつどんしょくさよう
自发消退　自発消退　じはつしょうたい
自发型心绞痛　特発性アンギナ　とくはつせいangina
自发性半身疼痛　特発性片側神経痛　とくはつせいへんそくしんけいつう
自发〔性〕不育　特発性不妊〔症〕　とくはつせいふにん〔しょう〕
自发性出血　特発出血　とくはつしゅっけつ
自发性氮质血症　特発性高窒素血症　とくはつせいこうちっそけっしょう
自发性低血糖〔症〕　特発性低血糖〔症〕　とくはつせいていけっとう〔しょう〕
自发性断趾病　アインフム　ainhum
自发性多发性骨折　特発性多発性骨折　とくはつせいたは

つせいこっせつ

自发性肺含铁血黄素沉积症　特発性肺血鉄素症　とくはつせいはいけつてつそしょう

自发性腹膜炎　特発性腹膜炎　とくはつせいふくまくえん

自发性骨折　特発骨折　とくはつこっせつ

自发性坏疽　特発性壊疽　とくはつせいえそ

自发性寰枢椎半脱位　特発性環椎不全脱臼　とくはつせいかんついふぜんだっきゅう

自发性寰枢椎脱位　特発性環椎脱臼　とくはつせいかんついだっきゅう

自发性间质性肺气肿　ハンマン病　Hammanびょう

自发性肌收缩　特発性筋収縮　とくはつせいきんしゅくしゅく

自发性脑脊液瘘　特発性脳脊髄液瘻　とくはつせいのうせきずいえきろう

自发性呕吐　特発性嘔吐　とくはつせいおうと

自发性脾破裂　特発性脾破裂　とくはつせいひはれつ

自发性破伤风　特発性破傷風　とくはつせいはしょうふう

自发性气腹　自発性気腹〔症〕　じはつせいきふく〔しょう〕

自发性气胸　自発気胸　じはつききょう

自发性食管破裂　自発性食道破裂　じはつせいしょくどうはれつ

自发性食物过敏　自発性食餌アレルギー　じはつせいしょくじAllergie

自发性疼痛　自発痛　じはつつう

自发性痛经　自発性月経困難〔症〕　じはつせいげっけいこんなん〔しょう〕

自发性脱位　特発脱臼　とくはつだっきゅう

自发性血小板减少〔症〕　特発性血小板減少〔症〕　とくはつせいけっしょうばんげんしょう〔しょう〕

自发性眼〔球〕震〔颤〕　自発眼振　じはつがんしん

自发性幼稚型　特発性幼稚症　とくはつせいようちしょう

自发性圆窗膜破裂　特発性卵円窓膜破裂　とくはつせいらんえんそうまくはれつ

自发性蛛网膜下〔腔〕出血　特発性クモ膜下出血　とくはつせいクモまくかしゅっけつ

自发性子宫出血　特発性子宮出血　とくはつせいしきゅうしゅっけつ

自发性纵隔气肿　特発性縦隔洞気腫　とくはつせいじゅうかくどうきしゅ

自发异种溶素　自発性異種溶解素　じはつせいいしゅようかいそ

自发运动　自発運動　じはつうんどう

自分解　自己分解　じこぶんかい

自花授粉　自己授粉　じこじゅふん

自回复定时器　自己復帰タイマー　じこふっきtimer

自激〔发〕　自己励起　じこれいき

自〔己〕插导管　自己カテーテル挿入　じこcatheterそうにゅう

自〔己〕诊〔断〕　自己診断　じこしんだん

自己眼底检查镜　自己眼底検査鏡　じこがんていけんさきょう

自记比重计　自己記録比重計　じこきろくひじゅうけい

自记分光光度计　自己記録分光光度計　じこきろくぶんこうこうどけい

自记湿度计　自己記録湿度計　じこきろくしつどけい

自家(身)免疫　自己免疫　じこめんえき

自洁(净)作用　自浄作用　じじょうさよう

自觉性震颤音　自覚振蕩音　じかくしんとうおん

自觉症状　自覚症状　じかくしょうじょう

自溃性脓胸　〔胸壁〕穿孔性膿胸　〔きょうへき〕せんこうせいのうきょう

自扩散　自己拡散　じこかくさん

自来水　水道水　すいどうすい

自力霉素　マイトマイシン　mitomycin

自疗　自家治療　じかちりょう

自裂　自己破裂　じこはれつ

自裂变　セルフフィション　self-fission

自流井　掘抜井戸　ほりぬきいど

自流注射器　重力式注射器　じゅうりょくしきちゅうしゃき

自留导尿管　留置カテーテル　りゅうちcatheter

自律性　自律性　じりつせい

自律性细胞　自律性細胞　じりつせいさいぼう

自描听力计　自動聴力計　じどうちょうりょくけい

自尿〔注射〕疗法　自家尿注射療法　じかにょうちゅうしゃりょうほう

自尿〔注射〕试验　自家尿試験　じかにょうしけん

自凝树脂液　自己凝固樹脂液　じこぎょうこじゅしえき

自皮移植片　自己〔自家〕皮膚移植片　じこ(じか)ひふいしょくへん

自溶产物　自己溶解物　じこようかいぶつ

自溶酶　自己溶解酵素　じこようかいこうそ

自溶〔酶〕体　オートリソゾーム　autolysosome

自溶素　自己溶解素　じこようかいそ

自溶脂酶　自己溶解リパーゼ　じこようかいlipase

自溶〔作用〕　自己溶解〔作用〕　じこようかい〔さよう〕

自然被动免疫　自然受動(受身)免疫　しぜんじゅどう(うけみ)めんえき

自然采光　自然採光　しぜんさいこう

自然采光系数　自然採光係数　しぜんさいこうけいすう

自然沉淀〔法〕　自然沈殿〔法〕　しぜんちんでん〔ほう〕

自然对数　自然対数　しぜんたいすう

自然发生　自然発生　しぜんはっせい

自然发生说　自然発生説　しぜんはっせいせつ

自然分解　自然崩壊　しぜんほうかい

自然分类法　自然分類法　しぜんぶんるいほう

自然分娩　自然分娩　しぜんぶんべん

自然感染　自然感染　しぜんかんせん

自然环境　自然環境　しぜんかんきょう

自然环境保护法　自然環境保護法　しぜんかんきょうほごほう

自然界　自然界　しぜんかい

自然界水循环　自然界水循環　しぜんかいみずじゅんかん

自然景观　自然景観　しぜんけいかん

自〔然〕净〔化〕作用　自然浄化作用　しぜんじょうかさよう

自然科学　自然科学　しぜんかがく

自然疗法　自然療法　しぜんりょうほう

自然流产　自然流産　しぜんりゅうざん

自然免疫　自然免疫　しぜんめんえき

自然凝固　自然凝固　しぜんぎょうこ

自然凝集价　自然凝集価　しぜんぎょうしゅうか

自然凝集素　自然凝集素　しぜんぎょうしゅうそ

自然排卵　自然排卵　しぜんはいらん

自然痊愈　自然治癒　しぜんちゆ

自然死　自然死　しぜんし

自然通风　自然換気　しぜんかんき

自然铜　自然銅　しぜんどう
自然突变率　自然突然変異率　しぜんとつぜんへんいりつ
自然位　自然位〔置〕　しぜんい〔ち〕
自然选择　自然選択　しぜんせんたく
自然选择学说　自然選択説　しぜんせんたくせつ
自然疫源传播　自然病巣感染　しぜんびょうそうかんせん
自然疫源地　自然病巣地域　しぜんびょうそうちいき
自然疫源性疾病　自然病巣疾病　しぜんびょうそうしっぺい
自然因素　自然因子　しぜんいんし
自然荧光　自然蛍光　しぜんけいこう
自然照度系数　自然照度係数　しぜんしょうどけいすう
自然植被　自然植生〔被〕　しぜんしょくせい(ひ)
自然资源　天然資源　てんねんしげん
自然自动免疫　自然能動免疫　しぜんのうどうめんえき
自燃　自然燃焼　じぜんねんしょう
自溶素　自己溶血素　じこようけつそ
自杀　自殺　じさつ
自杀企图　自殺企図　じさつきと
自杀伤　自殺傷　じさつしょう
自杀死　自殺死　じさつし
自杀者　自殺者　じさつしゃ
自伤　自己加害　じこかがい
自身变态反应　自己アレルギー　じこAllergie
自身催化作用　自触反応　じしょくはんのう
自身断离　自身切断　じしんせつだん
自身对照　自身対照　じしんたいしょう
自身反应性克隆　自己反応性クローン　じこはんのうせい clone
自身分解　自己分解　じこぶんかい
自身感染　自己(自家)感染　じこ(じか)かんせん
自身感知不能　自己身体部位失認　じこしんたいぶいしつにん
自身干扰　自身干渉　じしんかんしょう
自身红细胞致敏综合症　自己赤血球感作症候群　じこせっけっきゅうかんさしょうこうぐん
自身红细胞紫癜　自己赤血球紫斑　じこせっけっきゅうしはん
自身还原作用　自身還元作用　じしんかんげんさよう
自身活化　自己賦活　じこふかつ
自身寄生物　自己寄生物　じこきせいぶつ
自身检眼镜　自身検眼鏡　じしんけんがんきょう
自身抗体　自己抗体　じここうたい
自身抗原　自己抗原　じここうげん
自身抗原形成　自己抗原形成　じここうげんけいせい
自身免疫补体结合反应　自己免疫性補体結合反応　じこめんえきせいほたいけつごうはんのう
自身免疫抗体　自己免疫抗体　じこめんえきこうたい
自身免疫力　自己免疫力　じこめんえきりょく
自身免疫性　自己免疫性　じこめんえきせい
自身免疫性多发性内分泌综合征　自己免疫性多発性内分泌症候群　じこめんえきせいたはつせいないぶんぴつしょうこうぐん
自身免疫〔性疾〕病　自己免疫疾患(病)　じこめんえきしっかん(ぺい)
自身免疫性溶血性贫血　自己免疫性溶血性貧血　じこめんえきせいようけつせいひんけつ
自身免疫性肾炎　自己免疫性腎炎　じこめんえきせいじん

えん
自身免疫性血小板减少性紫癜　自己免疫性血小板減少性紫斑　じこめんえきせいけっしょうばんげんしょうせいししはん
自身免疫性学说　自己免疫説　じこめんえきせつ
自〔身〕凝〔集〕反应　自身凝集反応　じしんぎょうしゅうはんのう
自身耐受性　自身耐性　じしんたいせい
自身凝集〔作用〕　自身凝集〔作用〕　じしんぎょうしゅう〔さよう〕
自身喷雾器　自家用噴霧器　じかようふんむき
自身溶解　自己溶解　じこようかい
自〔身〕溶〔酶〕体　オートリソゾーム　autolysosome
自身溶血试验　自己(自家)溶血試験　じこ(じか)ようけつしけん
自身溶血素　自己(自家)〔赤血球〕溶血素　じこ(じか)〔せっけっきゅう〕ようけつそ
自身受精　自家受精　じかじゅせい
自身输血　自家輸血　じかゆけつ
自身稳定　ホメオスターシス,恒常性　homeostasis,こうじょうせい
自身消化　自己消化　じこしょうか
自身(体)消瘦　自己消耗　じこしょうもう
自身血清溶血试验　自家血清溶血試験　じかけっせいようけつしけん
自身氧化还原反应　自己酸化還元反応　じこさんかかんげんはんのう
自身移植　自己(自家)移植　じこ(じか)いしょく
自身移植物　自家移植物　じかいしょくぶつ
自身疫苗　自己(自家)ワクチン　じこ(じか)vaccine
自身荧光镜　自己蛍光鏡　じこけいこうきょう
自身荧光图　自己蛍光図　じこけいこうず
自身中毒　自家中毒　じかちゅうどく
自生过敏性　自己過敏性　じこかびんせい
自声过(增)强　自声強聴　じせいきょうちょう
自食己肉　自食症　じしょくしょう
自噬泡　自食胞　じしょくほう
自噬体　自食体　じしょくたい
自噬细胞　自食細胞　じしょくさいぼう
自诉病史　自〔己〕病歴　じ〔こ〕びょうれき
自缩合作用　自己縮合作用　じこしゅくごうさよう
自体败血病　自己敗血症　じこはいけっしょう
自体不洁恐怖　自己不潔恐怖　じこふけつきょうふ
自体成形术　自己(同体)形成術　じこ(どうたい)けいせいじゅつ
自体传染　自己感染　じこかんせん
自体蛋白　自己蛋白　じこたんぱく
自体动脉移植　自家動脈移植　じかどうみゃくいしょく
自体毒素　自家毒素　じかどくそ
自体防御〔作用〕　自衛〔作用〕　じえい〔さよう〕
自体(我)复制　自己複製　じこふくせい
自体感觉　自己感覚　じこかんかく
自体感染　自己(自家)感染　じこ(じか)かんせん
自体红细胞致敏综合征　自己赤血球感作症候群　じこせっけっきゅうかんさしょうこうぐん
自体红细胞吞噬〔症〕　自己赤血球食細胞増加〔症〕　じこせっけっきゅうしょくさいぼうぞうか〔しょう〕
自体红细胞致敏　自己赤血球感作　じこせっけっきゅうかん

さ

自体红细胞紫癜　自己赤血球紫斑　じこせっけっきゅうしはん

自体角膜移植术　自己角膜移植術　じこかくまくいしょくじゅつ

自体接种　自己（自家）接種　じこ（じか）せっしゅ

自体结核菌素　自己ツベルクリン　じこtuberculin

自体结核菌素反应　自己反応ツベルクリン反応　じこtuberculinはんのう

自体菌（疫）苗　自己（自家）ワクチン　じこ（じか）vaccine

自体菌苗接种　自己（自家）ワクチン接種　じこ（じか）vaccineせっしゅ

自体菌苗疗法　自己（自家）ワクチン療法　じこ（じか）vaccineりょうほう

自体抗补体　自己抗補体　じここうほたい

自体抗毒素　自己抗毒素　じここうどくそ

自体抗体　自己抗体　じここうたい

自体抗原　自己抗原　じここうげん

自体疗法　自己（自家）療法　じこ（じか）りょうほう

自体瘤苗　自己腫瘍ワクチン　じこしゅようvaccine

自体（身）免疫　自己免疫　じこめんえき

自体免疫病　自己免疫病　じこめんえきびょう

自体免疫法　自己免疫法　じこめんえきほう

自体免疫试验　自己免疫試験　じこめんえきしけん

自体免疫性溶血性贫血　自己免疫性溶血性貧血　じこめんえきせいようけつせいひんけつ

自体灭菌　自家（己）殺（滅）菌　じか（こ）さっ（めっ）きん

自体（致）敏感性皮炎　自己感作（性）皮膚炎　じこかんさ〔せい〕ひふえん

自体内重复感染　内因〔性〕再感染　ないいん〔せい〕さいかんせん

自体凝集素　自己凝集素　じこぎょうしゅうそ

自体凝集（作用）　自己凝集〔作用〕　じこぎょうしゅう〔さよう〕

自体溶解　自己分解,自己溶解,自己融解　じこぶんかい,じこようかい,じこゆうかい

自体溶血　自己溶血　じこようけつ

自体溶血素　自己溶血素　じこようけつそ

自体肾毒素　オートネフロトキシン　autonephrotoxin

自体肾移植　自己腎移植　じこじんいしょく

自体噬菌体　自己バクテリオファージ　じこbacteriophage

自体（身）受精　自己受精　じこじゅせい

自体（身）输血　自己輸血　じこゆけつ

自体调节　自己調節　じこちょうせつ

自体外重复感染　外因性再感染　がいいんせいさいかんせん

自体消瘦　自己消耗　じこしょうもう

自体性欲　自体愛　じたいあい

自体血浆疗法　自己血漿療法　じこけっしょうりょうほう

自体血清　自己血清　じこけっせい

自体血清疗法　自己血清療法　じこけっせいりょうほう

自体血清诊断法　自己血清診断法　じこけっせいしんだんほう

自体血细胞凝集作用　自己血球凝集作用　じこけっきゅうぎょうしゅうさよう

自〔体〕血〔液〕　自己血液　じこけつえき

自体牙移植术　自己歯移植術　じこしいしょくじゅつ

自体移植膀胱成形术　自己移植膀胱形成術　じこいしょくぼうこうけいせいじゅつ

自体移植片（物）　自己移植片　じこいしょくへん

自体异位移植术　異所自己移植術　いしょじこいしょくじゅつ

自体有效物质　オータコイド　autacoid

自体致敏菌苗　自己感作ワクチン　じこかんさvaccine

自体中毒　自己（自家）中毒　じこ（じか）ちゅうどく

自体〔组织〕移植术　自家移植術　じかいしょくじゅつ

自卫功能　自衛機能　じえいきのう

自稳机制　ホメオスタシス メカニズム　homeostasis-mechanism

自我　自己,自我　じこ,じが

自我暗示　自己暗示　じこあんじ

自我催眠　自己催眠　じこさいみん

自我感觉　自己感覚　じこかんかく

自我监督　自己監督　じこかんとく

自我〔精神〕分析　自己分析　じこぶんせき

自我精神治疗　自己精神治療　じこせいしんちりょう

自我麻醉　自己麻酔　じこますい

自我识别　自己認識　じこにんしき

自我吸收　自己吸収　じこきゅうしゅう

自我吸收因子　自己吸収因子　じこきゅうしゅういんし

自我消化　自己消化　じこしょうか

自我意识　自己意識　じこいしき

自我意识障碍　自己意識障害　じこいしきしょうがい

自显指示剂　オーナ指示薬　ownerしじやく

自限性疾病　自己限定性疾病　じこげんていせいしっぺい

自限性溶血　自己限定性溶血　じこげんていせいようけつ

自相关　自己相関　じこそうかん

自相关分析　自己相関分析　じこそうかんぶんせき

自行车测力（功量）计　自転車作業計,自転車エルゴメーター　じてんしゃさぎょうけい,じてんしゃergometer

自行车疗法　自転車療法　じてんしゃりょうほう

自行分裂　特発性分裂　とくはつせいぶんれつ

自行缓解　自然寛解　しぜんかんかい

自行排尿　随意排尿　ずいいはいにょう

自行修复　自己修復　じこしゅうふく

自旋　スピン　spin

自旋标记　スピン標識付け,スピン ラベル　spinひょうしきづけ,spin-label

自旋标记免疫测定法　スピン ラベル免疫〔学的〕検定法,スピン ラベルイムノアッセイ　spin-labelめんえき〔がくてき〕けんていほう,spin-label immunoassay

自旋成对电子　スピン対電子　spinついでんし

自旋电子　スピン電子,スピン エレクトロン　spinでんし,spin electron

自旋分裂　スピン分裂　spinぶんれつ

自旋轨道　スピン軌道　spinきどう

自旋回波法　スピンエコー法　spin echoほう

自旋间相互作用　スピン スピン相互作用　spin-spinそうごさよう

自旋量子数　スピン 量子数　spinりょうしすう

自旋偶合　スピン結合,スピン カップリング　spinけつごう,spin-coupling

自旋去偶　スピン デカップリング　spin decoupling

自血激素疗法　自己（自家）ホルモン血療法　じこ（じか）hormoneけつりょうほう

自血疗法　自己血液療法　じこけつえきりょうほう

自血溶解　自己溶血　じこようけつ

自血溶解试验　自己溶血試験　じこようけつしけん

自血输注　返血,自己(自家)輸血　へんけつ,じこ(じか)ゆうけつ

自阉　自己去勢　じこきょせい

自养生物　自己栄養生物　じこえいようせいぶつ

自养生殖　自己栄養生殖　じこえいようせいしょく

自养〔型细〕菌　自己栄養型バクテリア　じこえいようがたbacteria

自养性　自己栄養性　じこえいようせい

自养作用　自己栄養作用　じこえいようさよう

自由表面　自由表面　じゆうひょうめん

自由沉降　自由沈殿　じゆうちんでん

自由电子　自由電子　じゆうでんし

自由度　自由度　じゆうど

自由基　游離基,フリーラジカル　ゆうりき,free radical

自由基间反应　游離基反応　ゆうりきはんのう

自由基聚合　游離基集合　ゆうりきしゅうごう

自由基清除剂　游離基除去剤　ゆうりきじょきょざい

自由基引发反应　游離基開始反応　ゆうりきかいしはんのう

自由价　自由価　じゆうか

自由联想　自由連想　じゆうれんそう

自由能　自由エネルギー　じゆうEnergie

自由能最小原理　自由エネルギー最小原理　じゆうEnergieさいしょうげんり

自由生活　自由生活　じゆうせいかつ

自由水清除率　自由水クリアランス　じゆうすいclearance

自由旋转　自由回転　じゆうかいてん

自由状态　自由状態　じゆうじょうたい

自游生物　ネクトン　nekton

自语　独語,独白　どくご,どくはく

自愈　自然治癒　しぜんちゆ

自责感　自責感　じせきかん

自诊　自己診断　じこしんだん

自整流　自己整流　じこせいりゅう

自整流式X线机　自己整流式X線装置　じこせいりゅうしきXせんそうち

自治区卫生局　自治区衛生局　じちくえいせいきょく

自治区医院　自治区病院　じちくびょういん

自主分化　自己分化　じこぶんか

自主呼吸　自律呼吸　じりつこきゅう

自主神经　自律神経　じりつしんけい

自主神经丛　自律神経叢　じりつしんけいそう

自主〔神经〕反射　自律神経反射　じりつしんけいはんしゃ

自主神经节　自律神経節　じりつしんけいせつ

自主神经末梢　自律神経終末　じりつしんけいしゅうまつ

自主神经系统　自律神経系　じりつしんけいけい

自主神经中枢　自律神経中枢　じりつしんけいちゅうすう

自主调节发育　自律的生長　じりつてきせいちょう

自主心律　自律心〔臓〕リズム(律動)　じりつしん〔ぞう〕rhythm(りつどう)

自主性　自律性　じりつせい

自主性膀胱　自律〔性〕膀胱　じりつ〔せい〕ぼうこう

自主性热结节　自律性熱結節　じりつせいねつけっせつ

自主运动　自律運動　じりつうんどう

自准直分光仪　自己照準スペクトロメータ　じこしょうじゅんspectrometer

自组织系统　自己組織システム　じこそしきsystem

自罪妄想　罪業妄想　ざいぎょうもうそう

自尊癖　独善狂,自己優越狂,自己愛　どくぜんきょう,じこゆうえつきょう,じこあい

自尊情结　優越感　ゆうえつかん

T字绷带　T字帯　Tじたい

Y字绷带　Y字帯　Yじたい

字符识别　文字認識　もじにんしき

字母顺序　アルファベット オーダー　alphabet order

8字形　8字状　はちじじょう

8字形缝合法　8字状縫合法　はちじじょうほうごうほう

8字形结扎　8字状結紮　はちじじょうけっさつ

E字形视力表　E字視力表　Eじしりょくひょう

眦　眼角　がんかく

眦部睑炎　眼角〔部〕眼瞼炎　がんかく〔ぶ〕がんけんえん

眦成形术　眼角形成術　がんかくけいせいじゅつ

眦缝术　眼角縫合術　がんかくほうごうじゅつ

眦结膜炎　眼角結膜炎　がんかくけつまくえん

眦切除术　〔外〕眼角切除術　〔がい〕がんかくせつじょじゅつ

眦切开术　〔外〕眼角切開術　〔がい〕がんかくせっかいじゅつ

眦炎　眼角炎　がんかくえん

ZONG　综棕腙鬃总纵

zōng　综棕腙鬃

综合产床　総合分娩台　そうごうぶんべんだい

综合措施　総合措置　そうごうそち

综合动作电位　合成活動電位　ごうせいかつどうでんい

综合法　総合法　そうごうほう

综合干燥硬化机　総合乾燥硬化装置　そうごうかんそうこうかそうち

综合利用　総合利用　そうごうりよう

综合疗法　総合療法　そうごうりょうほう

综合门诊所　総合診療所　そうごうしんりょうしょ

综合评价法　総合評価法　そうごうひょうかほう

综合手术台　万能手術台　ばんのうしゅじゅつだい

综合体格检查　総合身体検査　そうごうしんたいけんさ

综合显微镜　万能顕微鏡　ばんのうけんびきょう

综合向量　合成ベクトル　ごうせいvector

综合型骨膜剥离器　万能骨膜剥離器　ばんのうこつまくはくりき

综合型头靠　総合型支頭台　そうごうがたしとうだい

综合型诊断X线机　万能診断X線装置　ばんのうしんだんXせんそうち

综合医院　総合病院,一般病院　そうごうびょういん,いっぱんびょういん

综合征　症候群　しょうこうぐん

　阿狄森氏综合征　アディ(ジ)ソン症候群　Addisonしょうこうぐん

　阿尔波特氏综合征　アルポート症候群　Alportしょうこうぐん

　阿佩尔氏综合征　アペール症候群　Apertしょうこうぐん

　阿-提二氏综合征　アシャール・ティエール症候群　Achard-Thiersしょうこうぐん

　阿-希二氏综合征　アルノルド・キアーリ症候群　Arnold-Chiariしょうこうぐん

　埃-当二氏综合征　エーレルス・ダンロ症候群　Ehlers-

Danlosしょうこうぐん

艾迪氏综合征 アーディー症候群 Adieしょうこうぐん

艾-范二氏综合征 エリス・ファンクレフェルド症候群 Ellis-van Creveldしょうこうぐん

艾森门格氏综合征 アイゼンメンガ症候群 Eisenmenger しょうこうぐん

爱勃斯坦氏综合征 エブスタイン症候群 Ebsteinしょうこうぐん

爱德华氏综合征 エドワーズ症候群 Edwardしょうこうぐん

巴-格二氏综合征 バレー・ギャン症候群 Barre-Guillan しょうこうぐん

巴-卡二氏综合征 バッド・キャーリ症候群 Budd-Chiari しょうこうぐん

巴洛氏综合征 バーロー症候群 Barlowしょうこうぐん

班替氏综合征 バンティ症候群 Bantiしょうこうぐん

贝切特氏综合征 バーチェット症候群 Behcetしょうこうぐん

布朗-塞卡氏综合征 ブラウン・セカール症候群 Brown-Sequardしょうこうぐん

布伦斯氏综合征 ブルンス症候群 Brunsしょうこうぐん

当洛斯氏综合征 ダンロス症候群 Danlosしょうこうぐん

第·古格里耳摩氏综合征 ディグリェルモ症候群 Di Guglielmoしょうこうぐん

杜安氏综合征 デュエーン症候群 Duaneしょうこうぐん

杜-约二氏综合征 デュビン・ジョンソン症候群 Dubin-Johnsonしょうこうぐん

范康尼氏综合征 ファンコーニ症候群 Fanconiしょうこうぐん

费尔提氏综合征 フェルティー症候群 Feltyしょうこうぐん

费罗利希氏综合征 フレーリッヒ症候群 Fröhlichしょうこうぐん

弗鲁安氏综合征 フロワン症候群 Froinしょうこうぐん

伏-小柳二氏综合征 フォーグト・小柳症候群 Vogt-こやなぎしょうこうぐん

福-阿二氏综合征 フォーブズ・オールブライト症候群 Forbes-Albrightしょうこうぐん

甘塞氏综合征 ガンザー症候群 Ganserしょうこうぐん

格-巴二氏综合征 ギャン・バレー症候群 Guillain-Barre しょうこうぐん

格-斯二氏综合征 グレンブラッド・ストランドバリー症候群 Grönblad-strandbergしょうこうぐん

古德帕斯彻氏综合征 グッドパスチャー症候群 Good-pastureしょうこうぐん

汉-许-克三氏综合征 ハンド・シューレル・クリスチャン症候群 Hand-Schüller-Christianしょうこうぐん

黑德氏综合征 ヘイド症候群,肝肾症候群 Heydしょうこうぐん,かんじんしょうこうぐん

亨特氏舌炎综合征 ハンター舌炎症候群 Hunterぜつえんしょうこうぐん

亨特氏综合征 ハント症候群 Huntしょうこうぐん

胡尔勒氏综合征 フルラー症候群 Hurlerしょうこうぐん

霍纳氏综合征 ホルナー症候群 Hornerしょうこうぐん

吉尔伯氏综合征 ギルバート症候群 Gilbertしょうこうぐん

加德纳氏综合征 ガードナー症候群 Gardnerしょうこうぐん

卡塔格内氏综合征 カルタゲナー症候群 Kartagener しょうこうぐん

柯斯顿氏综合征 コステン症候群 Costenしょうこうぐん

科尔萨科夫氏综合征 コルサーコフ症候群 Korsakoff しょうこうぐん

科塔尔氏综合征 コタール症候群 Cotardしょうこうぐん

克-弗二氏综合征 クリペル・フェーユ症候群 Klippel-Feilしょうこうぐん

克莱恩费尔特氏综合征 クラィンフェルタ症候群 Kline-felterしょうこうぐん

克-列二氏综合征 クラィネ・レバン症候群 Kleine-Levin しょうこうぐん

克-纳二氏综合征 クリグラー・ナジャー症候群 Crigler-Najjarしょうこうぐん

肯尼迪综合征 ケネデー症候群 Kennedyしょうこうぐん

库兴氏综合征 クッシング症候群 Cushingしょうこうぐん

莱特尔氏综合征 ラィター症候群 Reiterしょうこうぐん

兰-代二氏面-肩-臂综合征 ランドジ・デジェリング顔面肩胛腕症候群 Landouzy-Dejeringがんめんけんこうわんしょうこうぐん

劳-穆-比三氏综合征 ローレンス・ムーン・ビードル症候群 Laurence-Moon-Biedlしょうこうぐん

雷蒙氏综合征 レーモン症候群 Raymondしょうこうぐん

累-尼二氏综合征 レッシュ・ナイハン症候群 Lesch-Ny-hanしょうこうぐん

利-萨二氏综合征 リブマン・サックス症候群 Libman-Sacksしょうこうぐん

鲁藤巴赫氏综合征 リュタンバッシェ症候群 Lutembach-erしょうこうぐん

吕弗勒氏综合征 レフラー症候群 Loefflerしょうこうぐん

罗-岗-雷三氏综合征 ローン・ギャノング・レビエン症候群 Lown-Ganong-levineしょうこうぐん

洛努瓦氏综合征 ローノワ症候群 Launoisしょうこうぐん

马方氏综合征 マルファン症候群 Marfanしょうこうぐん

马富西氏综合征 マフッチ症候群 Maffucciしょうこうぐん

马卡斯-格恩氏综合征 マールカス・ガン症候群 Mar-cus-Gunnしょうこうぐん

马林氏综合征 マリン症候群 Malinしょうこうぐん

马-米二氏综合征 マルキァファーバ・ミケーリ症候群 Marchiafava-Micheliしょうこうぐん

马切撒尼氏综合征 マルケサーニ症候群 Marchesani-しょうこうぐん

马-魏二氏综合征 マロリー・ウァイス症候群 Mallory-Weissしょうこうぐん

麦格氏综合征 メグス症候群 Meigsしょうこうぐん

梅尼埃尔氏综合征 メニエール症候群 Meniereしょうこうぐん

米-古二氏综合征 ミラール・ギュブレル症候群 Millard-

Gublerしょうこうぐん

米库利奇氏综合征　ミクリッチ症候群　Mikuliczしょうこうぐん

帕金森氏综合征　パーキンソン症候群　Parkinsonしょうこうぐん

帕里诺氏综合征　パリノー症候群　Parinaudしょうこうぐん

帕套氏综合征　パトー症候群　Patauしょうこうぐん

普茨氏综合征　ポィッツ症候群　Peutzしょうこうぐん

普-杰二氏综合征　ポイッツ・ジェガース症候群　Peutz-Jeghersしょうこうぐん

普-文二氏综合征　プラマー・ウィンソン症候群　Plummer-Vinsonしょうこうぐん

奇-柯二氏综合征　ジャノッティ・クロスティ症候群　Gianotti-Crostiしょうこうぐん

塞-舍二氏综合征　セスタン・シュネー症候群　Cestan-Chenaisしょうこうぐん

施密特氏综合征　シュミット症候群　Schmidtしょうこうぐん

斯-卡-韦三氏综合征　スタージ・カーリシャ・ウェーバー症候群　Sturge-Kalischer-Weberしょうこうぐん

斯-韦二氏综合征　スタージ・ウェーバー症候群　Sturge-Webertしょうこうぐん

斯-亚二氏综合征　ストークス・アダムズ症候群　Stokes-Adamsしょうこうぐん

斯耶格伦氏综合征　フ(シ)ェーグレン症候群　Sjögrenしょうこうぐん

斯-约二氏综合征　スティーベンズ・ジョンソン症候群　Stevens-Johnsonしょうこうぐん

唐氏综合征　ダウン症候群　Downしょうこうぐん

特里氏综合征　テリー症候群　Terryしょうこうぐん

特纳氏综合征　タナー症候群　Turnerしょうこうぐん

韦伯氏综合征　ウェーバー症候群　Weberしょうこうぐん

韦尔霍夫氏综合征　ウェルホフ症候群　Werlhofしょうこうぐん

韦-克二氏综合征　ウェーバー・クリスチャン症候群　Weber-Christianしょうこうぐん

韦尼克氏综合征　ウェルニッケ症候群　Wernickeしょうこうぐん

韦斯勒氏综合征　ウィスラー症候群　Wisslerしょうこうぐん

维-阿二氏综合征　ウィスコット・オルドリッチ症候群　Wiskett-Aldrichしょうこうぐん

午-帕-怀三氏综合征　ウルフ・パーキンソン・ホワィト症候群　Wolff-Parkinson-Whiteしょうこうぐん

希-弗二氏综合征　キャーリ・フロンメル症候群　Chiari-Frommelしょうこうぐん

席汉氏综合征　シーハン症候群　Sheehanしょうこうぐん

夏科氏综合征　シャルコー症候群　Charcotしょうこうぐん

伊万氏综合征　エバンス症候群　Evansしょうこうぐん

佐-艾二氏综合征　ゾリンジャー・エリソン症候群　Zollinger-Ellisonしょうこうぐん

AV综合征　AV症候群　AVしょうこうぐん

PIE综合征　PIE症候群　PIEしょうこうぐん

X综合征　X症候群　Xしょうこうぐん

XYY综合征　XYY症候群　XYYしょうこうぐん

综合治疗　総合治療　そうごうちりょう

综合治疗灯　総合治療灯　そうごうちりょうとう

棕毒毛旋花子苷(貳)　h-ストロファンチン　h-strophanthin

棕黑　黒褐色　こくかっしょく

棕褐色　暗褐色　あんかっしょく

棕红　赤褐色　せきかっしょく

棕红色痰　さび色痰　さびいろたん

棕榈　棕櫚　シュロ

棕榈襞　棕状ひだ　しゅじょうひだ

棕榈科　棕櫚科　シュロか

棕榈酸　パルミチン酸　palmitinさん

棕榈酸合霉素　パルミチン酸シントマイシン　palmitinさんsyntomycin

棕榈酸氯霉素　パルミチン酸クロラムフェニコール　palmitinさんchloramphenicol

棕榈酮　パルミトン　palmiton

棕榈酰基　パルミトイル基　palmitoylき

棕榈油酸　パルミトレイン酸　palmitoleineさん

棕榈汁　棕櫚汁　シュロじる

棕榈脂　パルミチン　palmitin

棕色　褐色　かっしょく

棕色合剂　褐色水剤　かっしょくすいざい

棕色环试验　褐色輪試験　かっしょくりんしけん

棕色粒性管型　褐色顆粒性円柱　かっしょくかりゅうせいえんちゅう

棕色人种　褐色人種　かっしょくじんしゅ

腙　ヒドラゾン　hydrazone

鬃毛　剛毛　ごうもう

zǒng　总

总斑　総斑　そうはん

总半衰期　総半減期　そうはんげんき

总苞　総包　そうほう

总鼻道　共通鼻道　きょうつうびどう

总肠系膜　総腸間膜　そうちょうかんまく

总成分　総合成分　そうごうせいぶん

总胆管　総胆管　そうたんかん

总胆管癌　総胆管癌　そうたんかんがん

总胆管闭锁　総胆管閉鎖〔症〕　そうたんかんへいさ〔しょう〕

总胆管结石〔病〕　総胆管結石〔症〕　そうたんかんけっせき〔しょう〕

总胆管扩张器　総胆管拡張器　そうたんかんかくちょうき

总胆管十二指肠瘘　総胆管十二指腸瘻　そうたんかんじゅうにしちょうろう

总胆管狭窄　総胆管狭窄〔症〕　そうたんかんきょうさく〔しょう〕

总胆红素　総ビリルビン〔量〕　そうbilirubin〔りょう〕

总胆甾(固)醇测定　全(総)コレステロール〔量〕測定　ぜん(そう)cholesterol〔りょう〕そくてい

总蛋白　全(総)蛋白〔量〕　ぜん(そう)たんぱく〔りょう〕

总氮　全(総)窒素　ぜん(そう)ちっそ

总氮平衡　総窒素平衡　そうちっそへいこう

总导管　総導管　そうどうかん

总电荷　総電荷　そうでんか

总二氧化碳〔量〕　総二酸化炭素〔量〕　そうにさんかたんそ〔りょう〕

总反应　総反応　そうはんのう

总肺气量　総肺容量,総肺気量　そうはいようりょう,そうはいきりょう

总分离效能　総合分離効率　そうごうぶんりこうりつ
总分析　全分析　ぜんぶんせき
总辐射剂量　総放射線量　そうほうしゃせんりょう
总肝管　総肝管　そうかんかん
总攻排石疗法　総攻撃排石療法　そうこうげきはいせきりょうほう
总骨脚　骨総脚　こつそうきょく
总固体　全固形物　ぜんこけいぶつ
总含量　総含量　そうがんりょう
总和（合）　総和　そうわ
总和反射　累加反射　るいかはんしゃ
总计　総計　そうけい
总甲状腺素测定　総甲状腺素測定　そうこうじょうせんそそくてい
总碱量测定　全アルカリ測定　ぜんalkaliそくてい
总碱值　総塩基数　そうえんきすう
总腱环　総腱輪　そうけんりん
总脚　総脚　そうきゃく
总菌数　総細菌数　そうさいきんすう
总面积　総面積　そうめんせき
总膜脚　総膜脚　そうまくきょく
总能量　総エネルギー　そうEnergie
总热焓　総エンタルピー　そうenthalpy
总热〔量〕　総熱　そうねつ
总热值　総カロリー価，総発熱価　そうCalorieか，そうはつねつか
总溶解固体　全溶解固形物　ぜんようかいこけいぶつ
总蠕动　集団蠕動　しゅうだんぜんどう
总熵　総エントロピー　そうentropy
总收率　総収率　そうしゅうりつ
总数　総数　そうすう
总死亡率　総死亡率　そうしぼうりつ
总酸　総酸　そうさん
总酸度　総酸度　そうさんど
总酸度测定　総酸度測定　そうさんどそくてい
总酸值　総酸数　そうさんすう
总体　母集団　ぼしゅうだん
总体反射　集合反射　しゅうごうはんしゃ
总体方差　母分散　ぼぶんさん
总体积　総体積　そうたいせき
总体均数　母平均　ぼへいきん
总铁结合力　総鉄結合能　そうてつけつごうのう
总系数　全（総）係数　ぜん（そう）けいすう
总效率　総効率　そうこうりつ
总需氧量　総酸素要求量（必要量）　そうさんそようきゅうりょう（ひつようりょう）
总血浆量　総血漿量　そうけっしょうりょう
总血清蛋白质　血清全（総）蛋白〔量〕　けっせいぜん（そう）たんぱく〔りょう〕
总样品　総標本　そうひょうほん
总硬度　総硬度　そうこうど
总有机碳　全有機炭素　ぜんゆうきたんそ
总远视　全遠視　ぜんえんし
总脂肪酸　総脂肪酸　そうしぼうさん
总重〔量〕　総重量，トータル　ウェート　そうじゅうりょう，total weight

zòng 纵

纵标度　垂直スケール，垂直目盛　すいちょくscale，すいちょくめもり
纵波　縦波　じゅうは
纵层　縦層　じゅうそう
纵产式　縦位　じゅうい
纵缝　縦縫合　じゅうほうごう
纵隔　縦隔　じゅうかく
纵隔凹陷　縦隔陥凹　じゅうかくかんおう
纵隔摆动　縦隔振子運動　じゅうかくふりこうんどう
纵隔肠源性囊肿　縦隔腸性嚢胞　じゅうかくちょうせいのうほう
纵隔成神经细胞瘤　縦隔神経芽〔細胞〕腫　じゅうかくしんけいが〔さいぼう〕しゅ
纵隔充气X线照相术　気体注入縦隔撮影法　きたいちゅうにゅうじゅうかくさつえいほう
纵隔窦道　縦隔洞　じゅうかくどう
纵隔肺动脉体瘤　縦隔肺動脈体腫　じゅうかくはいどうみゃくたいしゅ
纵隔何杰金氏病　縦隔ホジキン病　じゅうかくHodgkinびょう
纵隔后淋巴结　後縦隔リンパ節　こうじゅうかくlymphせつ
纵隔化脓感染　縦隔化膿性感染　じゅうかくかのうせいかんせん
纵隔黄色肉芽肿　縦隔黄色肉芽腫　じゅうかくこうしょくにくがしゅ
纵隔畸胎瘤　縦隔奇形腫　じゅうかくきけいしゅ
纵隔积气　気縦隔症　きじゅうかくしょう
纵隔积血　縦隔（洞）滲血　じゅうかく（どう）しんけつ
纵隔寄生虫病　縦隔寄生虫病　じゅうかくきせいちゅうびょう
纵隔甲状旁腺腺瘤　縦隔上皮小体腺腫　じゅうかくじょうひしょうたいせんしゅ
纵隔浆细胞瘤　縦隔形質細胞腫，縦隔プラスマ細胞腫　じゅうかくけいしつさいぼうしゅ，じゅうかくplasmaさいぼうしゅ
纵隔交感神经瘤　縦隔交感神経腫　じゅうかくこうかんしんけいしゅ
纵隔节细胞性神经纤维瘤　縦隔神経節性神経線維腫　じゅうかくしんけいせつせいしんけいせんいしゅ
纵隔结核性淋巴结切除术　縦隔結核性リンパ節切除術　じゅうかくけっかくせいlymphせつせつじょじゅつ
纵隔静脉　縦隔静脈　じゅうかくじょうみゃく
纵隔镜检查　縦隔鏡検査〔法〕　じゅうかくきょうけんさ〔ほう〕
纵隔淋巴管炎　縦隔リンパ管炎　じゅうかくlymphかんえん
纵隔淋巴结　縦隔リンパ節　じゅうかくlymphせつ
纵隔淋巴结结核　縦隔リンパ節結核〔症〕　じゅうかくlymphせつけっかく〔しょう〕
纵隔淋巴结切除术　縦隔リンパ節切除術　じゅうかくlymphせつせつじょじゅつ
纵隔淋巴结肿大（胀）　縦隔リンパ節腫脹　じゅうかくlymphせつしゅちょう
纵隔淋巴结转移癌　縦隔リンパ節転移癌　じゅうかくlymphせつてんいがん
纵隔淋巴肉瘤　縦隔リンパ肉腫　じゅうかくlymphにくしゅ
纵隔淋巴网状细胞瘤　縦隔リンパ細網腫　じゅうかくlymphさいもうしゅ
纵隔淋巴腺瘤　縦隔リンパ腺腫　じゅうかくlymphせんしゅ
纵隔淋巴组织瘤　縦隔リンパ組織腫　じゅうかくlymphそし

きしゅ
纵隔面　縦隔面　じゅうかくめん
纵隔囊性淋巴管瘤　縦隔囊胞性リンパ管腫　じゅうかくのうほうせいlymphかんしゅ
纵隔囊肿　縦隔囊胞　じゅうかくのうほう
纵隔脑膜膨出　縦隔髄膜瘤　じゅうかくずいまくりゅう
纵隔脓肿　縦隔膿瘍　じゅうかくのうよう
纵隔皮样囊肿　縦隔皮様囊腫　じゅうかくひようのうしゅ
纵隔平滑肌瘤　縦隔平滑筋腫　じゅうかくへいかつきんしゅ
纵隔扑动　縦隔粗動　じゅうかくそどう
纵隔气管支气管囊肿　縦隔気管気管支囊胞　じゅうかくきかんきかんしのうほう
纵隔气造影　気体縦隔造影〔法〕　きたいじゅうかくぞうえい〔ほう〕
纵隔气肿　縦隔気腫　じゅうかくきしゅ
纵隔前淋巴结　前縦隔リンパ節　ぜんじゅうかくlymphせつ
纵隔腔镜　縦隔鏡　じゅうかくきょう
纵隔切开术　縦隔切開術　じゅうかくせっかいじゅつ
纵隔绒毛膜癌　縦隔絨毛癌　じゅうかくじゅうもうがん
纵隔乳糜瘘　縦隔乳びフィステル　じゅうかくにゅうびFistel
纵隔疝　縦隔ヘルニア　じゅうかくhernia
纵隔神经节细胞瘤　縦隔〔神経〕節細胞腫　じゅうかくしんけいせつさいぼうしゅ
纵隔神经鞘瘤　縦隔神経鞘腫　じゅうかくしんけいしょうしゅ
纵隔神经纤维瘤　縦隔神経繊維腫　じゅうかくしんけいせんいしゅ
纵隔神经纤维瘤病　縦隔神経繊維腫症　じゅうかくしんけいせんいしゅしょう
纵隔神经原性肿瘤　縦隔神経〔原〕性腫瘍　じゅうかくしんけい〔げん〕せいしゅよう
纵隔退缩　縦隔退縮　じゅうかくたいしゅく
纵隔纤维化　縦隔繊維症　じゅうかくせんいしょう
纵隔纤维瘤　縦隔繊維腫　じゅうかくせんいしゅ
纵隔X线照相术　縦隔X線撮影法　じゅうかくXせんさつえいほう
纵隔心包囊虫症　縦隔心膜包虫症　じゅうかくしんまくほうちゅうしょう
纵隔心包囊肿　縦隔心膜囊腫　じゅうかくしんまくのうしゅ
纵隔心包炎　縦隔心膜炎　じゅうかくしんまくえん
纵隔胸膜　縦隔胸膜　じゅうかくきょうまく
纵隔胸膜炎　縦隔胸膜炎　じゅうかくきょうまくえん
纵隔胸腺瘤　縦隔胸腺腫　じゅうかくきょうせんしゅ
纵隔血管瘤　縦隔血管腫　じゅうかくけっかんしゅ
纵隔血肿　縦隔血腫　じゅうかくけっしゅ
纵隔炎　縦隔炎　じゅうかくえん
纵隔移位　縦隔偏位　じゅうかくへんい
纵隔异物　縦隔異物　じゅうかくいぶつ
纵隔张力性气肿　縦隔張力〔性〕気腫　じゅうかくちょうりょく〔せい〕きしゅ
纵隔支　縦隔枝　じゅうかくし
纵隔支气管囊肿　縦隔気管支囊胞　じゅうかくきかんしのうほう
纵隔脂肪瘤　縦隔脂肪腫　じゅうかくしぼうしゅ
纵隔肿块　縦隔腫物（瘤）　じゅうかくしゅもつ（りゅう）

纵隔肿瘤　縦隔腫瘍　じゅうかくしゅよう
纵隔肿瘤切除术　縦隔腫瘍切除術　じゅうかくしゅようせつじょじゅつ
纵隔主动脉体瘤　縦隔大動脈体腫瘍　じゅうかくだいどうみゃくたいしゅよう
纵隔综合征　縦隔症候群　じゅうかくしょうこうぐん
纵弓　縦足弓　じゅうそっきゅう
纵管　縦管　じゅうかん
纵狺曲线　縦咬合曲線　じゅうこうごうきょくせん
纵肌　縦走筋　じゅうそうきん
纵肌层　縦走筋層　じゅうそうきんそう
纵裂　縦裂　じゅうれつ
纵切面　縦切開面　じゅうせっかいめん
纵韧带　縦靱帯　じゅうじんたい
纵束　縦束　じゅうそく
纵纤维　縦線維　じゅうせんい
纵向分辨力　縦分解能　じゅうぶんかいのう
纵向分辨率　縦分解率　じゅうぶんかいりつ
纵向扩散　縦拡散　じゅうかくさん
纵小管　縦細管　じゅうさいかん
纵行嵴　縦走稜　じゅうそうりょう
纵轴排列　縦配列　じゅうはいれつ
纵坐标　縦坐標　じゅうざひょう

ZOU　走

zǒu　走

走　歩く　あゐく
走马疳　水癌，壊疽性口内炎　すいがん，えそせいこうないえん
走马疳后遗症　水癌後遺症　すいがんこういしょう

ZU　足族阻组祖

zú　足族

足　足　あし，そく
足背　足背　そくはい
足背动脉　足背動脈　そくはいどうみゃく
足背反射　足背立方骨反射　そくはいりっぽうこつはんしゃ
足背筋膜　足背筋膜　そくはいきんまく
足背静脉弓　足背静脈弓　そくはいじょうみゃくきゅう
足背静脉网　足背静脈網　そくはいじょうみゃくもう
足背内侧皮神经　内側足背皮神経　ないそくそくはいひしんけい
足背区　足背部　そくはいぶ
足背屈试验　ホーマンス徴候　Homansちょうこう
足背外侧皮神经　外側足背皮神経　がいそくそくはいひしんけい
足背网　足背動脈網　そくはいどうみゃくもう
足背中间皮神经　中間足背皮神経　ちゅうかんそくはいひしんけい
足病　足病　そくびょう
足〔部〕穿通性溃疡　足穿孔病　そくせんこうびょう
足臭汗　足臭汗症　そくしゅうかんしょう
足创伤性滑囊炎　足損傷〔性〕滑液包炎　そくそんしょう〔せい〕かつえきほうえん
足底　足底　そくてい
足底长韧带　長足底靱帯　ちょうそくていじんたい
足底反射　足底反射　そくていはんしゃ

足底方肌　足底方形筋　そくていほうけいきん

足〔底〕弓　足底弓　そくていきゅう

足底肌　足底筋　そくていきん

足底腱膜　足底腱膜　そくていけんまく

足底静脉弓　足底静脈弓　そくていじょうみゃくきゅう

足底静脉网　足底静脈網　そくていじょうみゃくもう

足底溃疡　足底潰瘍　そくていかいよう

足底面　足底面　そくていめん

足底内侧动脉　内側足底動脈　ないそくそくていどうみゃく

足底内侧神经　内側足底神経　ないそくそくていしんけい

足底胼胝　足底胼胝　そくていべんち

足底区　足底部　そくていぶ

足底伸肌反应　足底伸筋反応　そくていしんきんはんのう

足底深支　深足底枝　しんそくていし

足〔底〕神经痛　足底神経痛　そくていしんけいつう

足底痛　足底痛　そくていつう

足底外侧动脉　外側足底動脈　がいそくそくていどうみゃく

足底外侧神经　外側足底神経　がいそくそくていしんけい

足底纤维瘤病　足底繊維腫症　そくていせんいしゅしょう

足底(跖)疣　足底疣贅,足底いぼ　そくていゆうぜい,そくていいぼ

足副肌　足の副筋　あしのふくきん

足跟　踵　かかと

足跟隆凸　踵骨膨隆　しょうこつぼうりゅう

〔足〕跟内翻畸形　踵骨内反奇形　しょうこつないはんきけい

足跟轻叩试验　踵骨叩打試験　しょうこつこうだしけん

足弓过大　凹足　おうそく

足关节　足関節　そくかんせつ

足关节炎　足関節炎　そくかんせつえん

足汗分泌过多　足臭汗症　そくしゅうかんしょう

足横弓　横足弓　おうそくきゅう

足结核　足結核〔症〕　そくけっかく〔しょう〕

足菌肿(病)　足菌腫　そくきんしゅ

足劳损　足過労,足筋挫傷　そくかろう,そくきんざしょう

足量　総量　そうりょう

足量毛地黄治疗　総量ジギタリス治療　そうりょうdigitalisちりょう

足裂　足裂　そくれつ

足内翻　内反足　ないはんそく

足切断术　足切断術　そくせつだんじゅつ

足球运动员膝　フットボール競技者くるぶし　footballきょうぎしゃくるぶし

足三关节固定(融合)术　足三関節固定術　そくさんかんせつこていじゅつ

足水肿　足水腫　そくすいしゅ

足痛　足痛　そくつう

足痛风　足痛風　そくつうふう

足痛综合征　足痛症候群　そくつうしょうこうぐん

足外翻　外反足　がいはんそく

足位　足位　そくい

足位产儿　足位分娩児　そくいぶんべんじ

足细胞　セルトリ細胞　Sertoliさいぼう

足细胞瘤　セルトリ細胞腫　Sertoliさいぼうしゅ

足细胞唯存综合征　セルトリ細胞唯一症候群　Sertoliさいぼうゆいいつしょうこうぐん

足下垂　〔下〕垂足,尖足　〔か〕すいそく,せんそく

足先露　足位分娩　そくいぶんべん

足楔状骨骨折　〔足〕楔状骨骨折　〔そく〕けつじょうこつこっせつ

足(脚)癣〔病〕　ホンコン足,足部白癬　Hongkongそく,そくぶはくせん

足雅司病　足フランベジア,足イチゴ腫　そくframbesia,そくイチゴしゅ

足叶草〔毒〕素　ポドフィロトキシン　podophyllotoxin

足叶草树脂　ポドフィリン　podophyllin

足叶苦素　ピクロポドフィリン　picropodophyllin

足蚓状肌　足の虫様筋　あしのちゅうようきん

足印　足底像　そくていぞう

足应力骨折　足応力骨折　あしおうりょくこっせつ

足月　満期　まんき

足月产　満期分娩,満期産　まんきぶんべん,まんきさん

足月妊娠　満期妊娠　まんきにんしん

足月胎儿　成熟児　せいじゅくじ

足趾　足指,趾　そくし,し

足趾汗孔角化病　足指汗孔角化症　そくしかんこうかっかしょう

足趾间关节　足指節間関節　そくしせつかんかんせつ

足趾腱滑膜鞘　足指腱滑膜鞘　そくしけんかつまくしょう

足趾腱纤维鞘　足指腱繊維鞘　そくしけんせんいしょう

足趾屈肌反射　足指屈筋反射　そくしくっきんはんしゃ

足趾征　母趾徴候,バビンスキー反射　ぼしちょうこう,Babinskiはんしゃ

足阵挛中枢　足間代中枢　そくかんだいちゅうすう

足肿放线菌　マズラ足放線菌　Maduraそくほうせんきん

足舟骨　足〔の〕舟状骨　あし〔の〕しゅうじょうこつ

足舟状骨骺骨软骨炎　足〔の〕舟状骨端骨軟骨炎　あし〔の〕しゅうじょうこつこつたんこつなんこつえん

足舟状骨骨折　足〔の〕舟状骨骨折　あし〔の〕しゅうじょうこつこっせつ

足舟状骨炎　足〔の〕舟状骨炎　あし〔の〕しゅうじょうこつえん

足纵弓　縦足弓　じゅうそくきゅう

族　族　ぞく

族类特异性　族特異性　ぞくとくいせい

A族链球菌抗原　A族鏈鎖球菌抗原　Aぞくれんさきゅうきんこうげん

zǔ　阻组祖

阻胆碱剂　抗コリン剤　こうcholineざい

阻挡层　遮断層　しゃだんそう

阻断(滞)剂　遮断薬　しゃだんやく

阻断滤片　遮断フィルターガラス　しゃだんfilter glass

阻遏(抑)剂(物)　抑制剤　よくせいざい

阻遏(抑)〔作用〕　抑制〔作用〕　よくせい〔きよう〕

阻遏子　抑制因子　よくせいいんし

阻聚剂　重合禁止剤　じゅうごうきんしざい

阻抗　インピーダンス　impedance

阻抗测听　インピーダンス オージオメトリ〔ー〕　impedance audiometry

阻抗耦合　インピーダンス連結　impedanceれんけつ

阻抗匹配　インピーダンス配置　impedanceはいち

阻抗容积描记器　インピーダンス プレチスモグラフ　impedance plethysmograph

阻抗听力计　インピーダンス聴力計　impedanceちょうりょ

くけい
阻抗图　レオグラム　rheogram
阻力　抵抗,レジスタンス　ていこう,resistance
阻力单位　抵抗単位　ていこうたんい
阻力反射　抵抗反射　ていこうはんしゃ
阻力体积描记法　インピーダンス プレチスモグラフィ
　impedance plethysmography
阻力〔性〕血管　抵抗〔性〕血管　ていこう〔せい〕けっかん
阻尼　ダンピング,制動,減衰　damping,せいどう,げんすい
阻尼波　減衰波　げんすいは
阻尼器　ダンパ　damper
阻尼天平　ダンピング天秤　dampingてんびん
阻尼振动　減衰振動　げんすいしんどう
阻尼装置　制動装置　せいどうそうち
阻凝血剂　抗凝血薬　こうぎょうけつやく
阻塞空洞型结核瘤　閉塞空洞性結核腫　へいそくくうどうせいけっかくしゅ
阻塞性肺不张　閉塞性無気肺　へいそくせいむきはい
阻塞性肺疾病　閉塞性肺疾患　へいそくせいはいしっかん
阻塞性肺气肿　閉塞性肺気腫　へいそくせいはいきしゅ
阻塞性肺炎　閉塞性肺炎　へいそくせいはいえん
阻塞性肺原性心脏病　閉塞性肺性心〔臓〕病　へいそくせいはいせいしん〔ぞう〕びょう
阻塞性分娩　閉塞性分娩　へいそくせいぶんべん
阻塞性黄疸　閉塞性黄疸　へいそくせいおうだん
阻塞性空洞　閉塞性空洞　へいそくせいくうどう
阻塞性脑积水　閉塞性水頭〔症〕　へいそくせいすいとう〔しょう〕
阻塞性通气〔功能〕障碍　閉塞性換気〔機能〕障害　へいそくせいかんき〔きのう〕しょうがい
阻塞性头痛　閉塞性頭痛　へいそくせいとうつう
阻塞性心肌病　閉塞性心筋症　へいそくせいしんきんしょう
阻塞性血栓　閉塞性血栓　へいそくせいけっせん
阻生尖牙　埋伏犬歯　まいふくけんし
阻生磨牙　埋伏臼歯　まいふくきゅうし
阻生切牙　埋伏切歯　まいふくせっし
阻生双尖牙　埋伏小臼歯　まいふくしょうきゅうし
阻生牙　埋伏歯　まいふくし
阻生牙牵开器　埋伏歯レトラクタ　まいふくしretractor
阻生牙钳　埋伏歯鉗子　まいふくしかんし
阻生智牙拔除术　埋伏第三大臼歯拔去術　まいふくだいさんだいきゅうしばっきょじゅつ
阻抑蛋白　抑制蛋白〔質〕　よくせいたんぱく〔しつ〕
阻抑卤化　閉塞性ハロゲン化　へいそくせいhalogenか
阻抑免疫　抑制免疫　よくせいめんえき
阻滞　ブロック,遮断　block,しゃだん
阻滞抗原　遮断抗原　しゃだんこうげん
阻滞疗法　ブロック療法　blockりょうほう
阻滞麻醉　ブロック麻醉　blockますい
阻滞学说　遮断説　しゃだんせつ
组　群,族　ぐん,ぞく
组氨酸　ヒスチジン　histidine
组氨酸操作子　ヒスチジン オペロン　histidine operon
组氨酸反应　ヒスチジン反応　histidineはんのう
组氨酸酶　ヒスチダーゼ　histidase
组氨酸酶缺乏症　ヒスチダーゼ欠乏症　histidaseけつぼう

组氨酸尿　ヒスチジン尿〔症〕　histidinにょう〔しょう〕
组氨酸脱羧酶　ヒスチジン デカルボキシラーゼ,ヒスチジン脱炭素酵素　histidine decarboxylase,histidineだったんそこうそ
组氨酸血〔症〕　ヒスチジン血〔症〕　histidineけつ〔しょう〕
组胺磷酸盐　ヒスタミンリン酸塩　histamineリンさんえん
组胺酶　ヒスタミナーゼ　histaminase
组胺释放剂　ヒスタミン遊離剤　histamineゆうりざい
组胺性偏头痛　ヒスタミン性片頭痛　histamineせいへんずつう
组胺休克　ヒスタミンショック　histamine shock
组胺血〔症〕　ヒスタミン血〔症〕　histamineけつ〔しょう〕
组胺氧化酶　ヒスタミン オキシダーゼ　histamine oxidase
组沉淀　群沈殿　ぐんちんでん
组沉淀剂　群沈殿剤　ぐんちんでんざい
组成　組成　そせい
组成代谢　同化作用　どうかさよう
组成代谢产物　アナボリン　anabolin
组成酶　組成酵素　そせいこうそ
组蛋白　ヒストン　histone
组蛋白激酶　ヒストン キナーゼ　histone kinase
组蛋白尿　ヒストン尿〔症〕　histoneにょう〔しょう〕
组蛋白锌胰岛素　ヒストン亜鉛インスリン　histoneあえんinsulin
组反应　類属反応　るいぞくはんのう
组合　組合　くみあわせ
组合表　組合表　くみあわせひょう
组间比较　群間比較　ぐんかんひかく
组间比较设计　群間比較設計　ぐんかんひかくせっけい
组距　群の幅　ぐんのはば
组内相关　群内相関　ぐんないそうかん
组试剂　群試薬　ぐんしやく
组数　群数　ぐんすう
组丝古柯碱　トルキシリン　truxillin
组丝酸　トルキシリン酸　truxillinさん
组限　群限界　ぐんげんかい
组织　組織　そしき
组〔织〕胺　ヒスタミン　histamine
组〔织〕胺过敏因子　ヒスタミン アレルギー因子　histamine Allergieいんし
组〔织〕胺激发试验　ヒスタミン誘発試験　histamineゆうはつしけん
组〔织〕胺能神经　ヒスタミン作動性神経　histamineさどうせいしんけい
组〔织〕胺试验　ヒスタミン試験　histamineしけん
组〔织〕胺H_1受体　ヒスタミンH_1レセプタ,ヒスタミンH_1受容体　histamineH_1receptor,histamineH_1じゅようたい
组〔织〕胺H_2受体　ヒスタミンH_2レセプタ,ヒスタミンH_2受容体　histamine H_2 receptor,histamine H_2じゅようたい
组〔织〕胺性头痛　ヒスタミン性頭痛　histamineせいずつう
组织瓣膜　組織弁膜　そしきべんまく
组织胞浆菌病　ヒストプラスマ症　histoplasmaしょう
组织胞浆菌病性关节炎　ヒストプラスマ症性関節炎　histoplasmaしょうせいかんせつえん
组织标本制作器械包　組織標本製作器械セット　そしきひょうほんせいさくきかいset
组织病理学　組織病理学　そしきびょうりがく

组织不配合(亲合)(相容) 組織不適合 そしきふてきごう
组织池 組織プール そしきpool
组织持钳 組織把持鉗子 そしきはじかんし
组织摧毁术 組織破砕術 そしきはさいじゅつ
组织胆甾(固)醇沉着 組織コレステロール沈着〔症〕 そしきcholesterolちんちゃく〔しょう〕
组织蛋白 組織蛋白〔質〕 そしきたんぱく〔しつ〕
组织蛋白酶 カテプシン cathepsin
组织刀 組織刀 そしきとう
组织导体 形成体 けいせいたい
组织滴虫病 ヒストモナス症 Histomonasしょう
组织定(配)型 組織型別 そしきけいべつ
组织定型试验 組織型別試験 そしきけいべつしけい
组织断离 組織離断 そしきりだん
组织发生 組織発生,組織形成 そしきはっせい,そしきけいせい
组织放射自显影术 組織オートラジオグラフィ そしきautoradiography
组织分化 組織分化 そしきぶんか
组织改建 組織再建 そしきさいけん
组织灌洗 組織灌流(洗浄) そしきかんりゅう(せんじょう)
组织呼吸 組織呼吸 そしきこきゅう
组织化学 組織化学 そしきかがく
组织化学染色 組織化学染色 そしきかがくせんしょく
组织活化剂 組織活性化薬 そしきかっせいかやく
组织激活物 組織賦活体 そしきふかつたい
组织激素 組織ホルモン そしきhormone
组织寄生 組織寄生 そしききせい
组织寄生虫 組織寄生虫 そしききせいちゅう
组织间桥 組織間橋 そしきかんきょう
组织间隙 組織間隙 そしきかんげき
组织间〔隙〕液 組織間液 そしきかんえき
组织抗原 組織抗原 そしきこうげん
组织疗法 組織療法 そしきりょうほう
组织瘤 組織腫 そしきしゅ
〔组织〕氯过少 〔組織〕塩素低下〔症〕 〔そしき〕えんそていか〔しょう〕
组织免疫 組織免疫 そしきめんえき
组织母细胞 組織芽球 そしきがきゅう
组织磨碎器 組織ホモジナイザ そしきhomogenizer
组织内氧(气)过多 組織酸素過剰〔症〕 そしきさんそかじょう〔しょう〕
组织内脂肪消失 組織脂肪欠失 そしきしぼうけっしつ
组织尿酸盐沉着症 尿酸組織内沈着〔症〕 にょうさんそしきないちんちゃく〔しょう〕
组织镊 組織鑷子 そしきせっし
组织凝血活酶 組織トロンボプラスチン そしきthromboplastin
组织凝血激酶 組織トロンボキナーゼ そしきthrombokinase
组织凝血酶 ヒストトロンビン histotrombin
组织排斥性 組織不適合性 そしきふてきごうせい
组织培养 組織培養 そしきばいよう
组织培养基 組織培地 そしきばいち
组织培养灭活疫苗 組織培養不活性化ワクチン そしきばいようふかっせいかvaccine
组织配合(适应)性 組織適合性 そしきてきごうせい

组织破碎 組織崩壊 そしきほうかい
组织牵开器 組織レトラクタ そしきretractor
组织钳 組織鉗子 そしきかんし
组织切片 組織切片 そしきせっぺん
组织切片机 ミクロトーム,ヒストトーム microtome,histotome
组织切片术 組織切片作成法 そしきせっぺんさくせいほう
组织切碎器 組織ミンサー そしきmincer
组织缺血 組織虚血(乏血) そしききょけつ(ぼうけつ)
组织缺氧〔症〕 組織酸素欠乏〔症〕 そしきさんそけつぼう〔しょう〕
组织溶解 組織溶解(分解) そしきようかい(ぶんかい)
组织溶解器 組織溶解器 そしきようかいき
组织溶解物 組織溶解質 そしきようかいしつ
组织色素 ヒストヘマチン,組織色素 histohematin,そしきしきそ
组织生理学 組織生理学 そしきせいりがく
组织生物碱 組織アルカロイド そしきalkaloid
组织适合(相容)性抗原 組織適合性抗原 そしきてきごうせいこうげん
组织嗜碱细胞 組織好塩基〔性〕細胞,組織好塩基球 そしきこうえんき〔せい〕さいぼう,そしきこうえんききゅう
组织水过多 組織内水分過剰 そしきないすいぶんかじょう
组织水肿 組織水腫 そしきすいしゅ
组织酸中毒 組織アシドーシス そしきacidosis
组织碎片 組織破片 そしきはへん
组织碎片鉴定 組織破片識別 そしきはへんしきべつ
组织损伤 組織損傷 そしきそんしょう
组织弹力计 組織弾力計 そしきだんりょくけい
组织特异性抗原 組織特異抗原 そしきとくいこうげん
组织提取液 組織エキス そしきextract
组织调节 組織調節 そしきちょうせつ
组织涂片 組織塗抹標本,組織スミア そしきとまつひょうほん,そしきsmear
组织细胞 組織球 そしききゅう
组织细胞-淋巴细胞混合型 組織球リンパ球混合型 そしききゅうlymphきゅうこんごうがた
组织细胞瘤〔病〕 組織球腫〔症〕 そしききゅうしゅ〔しょう〕
组织细胞肉瘤 組織球肉腫 そしききゅうにくしゅ
组织细胞型 組織球型 そしききゅうがた
组织细胞性白血病 組織球性白血病 そしききゅうせいはっけつびょう
组织细胞增多病(症) 組織球増殖〔症〕 そしききゅうぞうしょく〔しょう〕
组织细胞增生综合征 組織球増殖症候群 そしききゅうぞうしょくしょうこうぐん
组织纤维分离法 組織繊維分離法 そしきせんいぶんりほう
组织相容性 組織適合性 そしきてきごうせい
组织相容性Y抗原 組織適合性Y抗原 そしきてきごうせいYこうげん
组织相容性位点A 組織適合性位置A そしきてきごうせいいちA
组织相容性座位 組織適合性位置 そしきてきごうせいいち
组织形态学 組織形態学 そしきけいたいがく

组织悬液　組織懸濁液　そしきけんだくえき
组织学　組織学　そしきがく
组织学检查　組織学検査　そしきがくけんさ
组织样麻风结节　組織様らい結節　そしきようらいけっせつ
组织液　組織液　そしきえき
组织液压　組織液圧　そしきえきあつ
组织移植　組織移植　そしきいしょく
组织因子　組織因子　そしきいんし
组织荧光　組織蛍光　そしきけいこう
〔组织〕匀浆　ホモジネート　homogenate
组织再生　組織再生　そしきさいせい
组织增殖　組織増殖　そしきぞうしょく
组织张力　組織張力　そしきちょうりょく
组织致活因子　組織活性化因子　そしきかっせいかいんし
组织中毒性缺氧〔症〕　組織中毒性酸素欠乏〔症〕　そしきちゅうどくせいさんそけつぼう〔しょう〕
组织自动处理机　自動組織処理機　じどうそしきしょりき
组织自动固定器　自動組織固定器　じどうそしきこていき
组织自动染色机　自動組織染色装置　じどうそしきせんしょくそうち
组织自显影照片　ヒストオートラジオグラフ　histoautoradiograph
组织自显影照相术　ヒストオートラジオグラフィ〔一〕　histoautoradiography
祖德克氏萎缩　ズーデック萎縮　Sudeckいしゅく
祖师麻甲素　ダフネチン　daphnetin

ZUAN　钻钻

zuān　钻
钻孔冲洗术　穿孔洗浄法　せんこうせんじょうほう
钻孔穿刺抽脓术　穿孔穿刺排膿法　せんこうせんしはいのうほう
钻孔定中心冲头　センタリング ドリル　centering drill
钻孔活检法　パンチ バィオプシー　punch biopsy
钻孔器　穿孔器,穿頭器,パンチ　せんこうき,せんとうき,punch
钻孔术　穿孔術,穿頭術　せんこうじゅつ,せんとうじゅつ
钻孔探查术　穿頭診査術　せんとうしんさじゅつ
钻孔引流法　穿頭ドレナージ　せんとうdrainage
钻孔造影术　穿頭X線撮影法　せんとうXせんさつえいほう
钻颅孔　バー ホール　burr hole
钻牙机　歯科用エンジン,歯科用旋盤　しかようengine,しかようせんばん
钻牙术　歯牙穿孔術　しがせんこうじゅつ

zuàn　钻
钻　ドリル　drill
钻石精修钻　ダイヤモンド仕上げバー　diamondしあげbur
钻石器械　ダイヤモンド器械　diamondきかい
钻石砂轮　ダイヤモンド ホイール　diamond wheel

ZUI　嘴最罪醉

zuǐ　嘴
嘴侧　吻側　ふんそく
嘴侧穿质　吻側穿孔質　ふんそくせんこうしつ
嘴侧连合　吻側交連　ふんそくこうれん
嘴侧支持筋膜　吻側支持筋膜　ふんそくしじきんまく

嘴唇　唇,口唇　しん,くちびる,こうしん
嘴状　吻状　ふんじょう

zuì　最罪醉
最长肌　最長筋　さいちょうきん
最大残留量　最大残留量　さいだいざんりゅうりょう
最大残留容许量　最大残留許容量　さいだいざんりゅうきょようりょう
最大冲动点　最大拍動点　さいだいはくどうてん
最大重吸收率　最大再吸収率　さいだいさいきゅうしゅうりつ
最大出汗量　最大発汗量　さいだいほっかんりょう
最大刺激　最大刺激　さいだいしげき
最大抵抗力　最大抵抗力　さいだいていこうりょく
最大肺活量　強制呼吸量　きょうせいこきゅうりょう
最大分泌量　最大分泌量　さいだいぶんぴつりょう
最大耗氧量　最大酸素消費量　さいだいさんそしょうひりょう
最大呼气基线　最大呼気基線　さいだいこききせん
最大呼气流量　最大呼気流量　さいだいこきりゅうりょう
最大呼气流量测定　最大呼気流量測定　さいだいこきりゅうりょうそくてい
最大呼气流速　最大呼気流速　さいだいこきりゅうそく
最大呼气流速容积　最大呼気流速容積　さいだいこきりゅうそくようせき
最大呼气流速容积曲线　最大呼気流速容積曲線　さいだいこきりょうそくようせききょくせん
最大呼气中期流量　最大呼気中間流量　さいだいこきちゅうかんりゅうりょう
最大呼吸量　最大呼吸量　さいだいこきゅうりょう
最大〔剂〕量　最大量,極量　さいだいりょう,きょくりょう
最大交盖　最大被蓋　さいだいひがい
最大结合　最大結合　さいだいけつごう
最大泌酸试验　最大酸分泌試験　さいだいさんぶんぴつしけん
最大耐受量　最大耐〔用〕量　さいだいたい〔よう〕りょう
最大耐受浓度　最大耐用濃度　さいだいたいようのうど
最大排泄率　最大排泄率　さいだいはいせつりつ
最大清除率　最大クリアランス　さいだいclearance
最大容许剂量　最大許容〔線〕量　さいだいきょよう〔せん〕りょう
最大容许浓度　最大許容濃度　さいだいきょようのうど
最大容许照射水平　最大許容照射レベル　さいだいきょようしょうしゃlevel
最大溶血浓度　最大溶血濃度　さいだいようけつのうど
最大生物容许浓度　最大生物許容濃度　さいだいせいぶつきょようのうど
最大声压　最大音圧　さいだいおんあつ
最大湿度　最大湿度　さいだいしつど
最大识别率　最大識別率　さいだいしきべつりつ
最大通气量　最大換気量　さいだいかんきりょう
最大误差　最大誤差　さいだいごさ
最大吸气量　最大吸気量　さいだいきゅうきりょう
最大吸湿度　最大吸湿度　さいだいきゅうしつど
最大限度　最大〔限〕界,最高限　さいだい〔げん〕かい,さいこうげん
最大向量　最大ベクトル　さいだいvector
最大心输出量　最大心拍出量　さいだいしんはくしゅつりょう

最大氧摄取量　最大酸素摂取量　さいだいさんそせっしゅりょう

最大氧债〔量〕　最大酸素負債〔量〕　さいだいさんそふさい〔りょう〕

最大值　最大値　さいだいち

最低必需培养基　最小必須培地　さいしょうひっすばいち

最低(小)检出量　最低検出量　さいていけんしゅつりょう

最低可嗅度　最低可嗅度　さいていかじゅうど

最低听域　最小可聴音場　さいしょうかちょうおんば

最低(小)致死量　最小致死量　さいしょうちしりょう

最低生理需要量　最低生理必要量　さいていせいりひつようりょう

最低限度律　最低限法則　さいていげんほうそく

最低限度培养基　最低限培地　さいていげんばいち

最低需要量　最低必要量　さいていひつようりょう

最低血压　最低血圧　さいていけつあつ

最低照度　最低照明度　さいていしょうめいど

最高容许标准　最高許容標準　さいこうきょようひょうじゅん

最高容许量　最高許容量　さいこうきょようりょう

最高容许浓度　最高許容濃度　さいこうきょようのうど

最高容许沾染水平　最高許容汚染レベル　さいこうきょようおせんlevel

最高生长温度　最高生長温度　さいこうせいちょうおんど

最高温度计　最高温度計　さいこうおんどけい

最高心搏率　最高心拍数　さいこうしんはくすう

最高最低值温度计　最高最低温度計　さいこうさいていおんどけい

最后(终)产物　最終産物　さいしゅうさんぶつ

最后结局　最終転帰　さいしゅうてんき

最后区　最後野　さいごや

最后诊断　最終診断　さいしゅうしんだん

最佳工作点　最適操作点　さいてきそうさてん

最佳化　最適化　さいてきか

最佳匹配　最適マッチング　さいてきmatching

最上鼻甲　最上鼻甲介　さいじょうびこうかい

最上项线　最上項線　さいじょうこうせん

最上肋间动脉　最上肋間動脈　さいじょうろっかんどうみゃく

最适 pH　最適 pH　さいてきpH

最适比例(率)　最適比　さいてきひ

最适比例带　最適比例帯　さいてきひれいたい

最适量　最適量　さいてきりょう

最适膳食　最適食　さいてきしょく

最适生长温度　最適生長温度　さいてきせいちょうおんど

最适湿度　最適湿度　さいてきしつど

最适条件　最適条件　さいてきじょうけん

最适温度　最適温度　さいてきおんど

最外囊　外包　がいほう

最小刺激　最小刺激　さいしょうしげき

最小抵抗力　最小抵抗力　さいしょうていこうりょく

最小电流梯度　最小電流勾配　さいしょうでんりゅうこうばい

最小反应量　最小反応量　さいしょうはんのうりょう

最小繁殖单位　最小繁殖単位　さいしょうはんしょくたんい

最小感染量　最小感染量　さいしょうかんせんりょう

最小红斑量　最小紅斑〔線〕量　さいしょうこうはん〔せん〕りょう

最小坏死量　最小壊死量　さいしょうえしりょう

最小检测浓度　最小検出濃度　さいしょうけんしゅつのうど

最小精密因数　最小精密因数　さいしょうせいみついんす

最小静脉　最小静脈　さいしょうじょうみゃく

最小可辨气味　最小認知域のにおい　さいしょうにんちしきのにおい

最小可听阈　最小可聴域値　さいしょうかちょういきち

最小量　最小量　さいしょうりょう

最小偏向　最小偏位　さいしょうへんい

最小皮肤反应量　最小皮膚反応量　さいしょうひふはんのうりょう

最小溶血量　最小溶血量　さいしょうようけつりょう

最小视角　最小視角　さいしょうしかく

最小听压　最小可聴音圧　さいしょうかちょうおんあつ

最小斜角肌　最小斜角筋　さいしょうしゃかくきん

最小抑制剂量　最小抑制量　さいしょうよくせいりょう

最小抑制浓度　最小抑制濃度　さいしょうよくせいのうど

最小有效量　最小有効量　さいしょうゆうこうりょう

最小致死量　最小致死量　さいしょうちしりょう

最小致死浓度　最小致死濃度　さいしょうちしのうど

最小中毒量　最小中毒量　さいしょうちゅうどくりょう

最小作用〔有效〕量　最小有効量　さいしょうゆうこうりょう

最终(后)　最終　さいしゅう

罪恶感　罪悪感　ざいあくかん

罪恶妄想　罪悪妄想　ざいあくもうそう

罪犯　罪人,犯人　ざいにん,はんにん

罪行　犯罪　はんざい

醉酒　酩酊　めいてい

醉酒步态　酔っぱらい歩行　よっぱらいほこう

醉梦状态　宿酔状態　しゅくすいじょうたい

ZUO　左佐作坐唑

zuǒ　左佐

左半〔侧〕结肠切除术　左半〔側〕結腸切除術　ひだりはん〔そく〕けっちょうせつじょじゅつ

左半侧上腔静脉永存　左半側大静脈開存　ひだりはんそくだいじょうみゃくかいぞん

左半肝切除术　左部分的肝切除術　ひだりぶぶんてきかんせつじょじゅつ

左半球　左半球　ひだりはんきゅう

左半月瓣　左半月弁　ひだりはんげつべん

左侧腹部　左側腹部　さそくふくぶ

左侧面　左側面　さそくめん

左侧位　左側位　さそくい

左侧位综合征　左側位症候群　さそくいしょうこうぐん

左侧卧位(式)　左側〔臥〕位　さそく〔が〕い

左侧缘　左側縁　さそくえん

左骶横　左仙骨横位　ひだりせんこつおうい

左骶后　左仙骨後位　ひだりせんこつこうい

左骶前　左仙骨前位　ひだりせんこつぜんい

左多巴　レボドパ　levodopa

左额横　左前頭横位　ひだりぜんとうおうい

左额后　左前頭後位　ひだりぜんとうこうい

左额前　左前頭前位　ひだりぜんとうぜんい

左额下回　左前頭下回　ひだりぜんとうかかい

左房肥大　左〔心〕房肥大　さ〔しん〕ぼうひだい

左房粘液瘤　左〔心〕房粘液腫　さ〔しん〕ぼうねんえきしゅ

左房室瓣　左〔心〕房室弁　さ〔しん〕ぼうしつべん

左房室口　左〔心〕房室口　さ〔しん〕ぼうしつこう

左房斜静脉　左〔心〕房斜静脈　さ〔しん〕ぼうしゃじょうみゃく

左房心律　左〔心〕房リズム　さ〔しん〕ぼうrhythm

左房压力增高　左〔心〕房圧力増大　さ〔しん〕ぼうあつりょくぞうだい

左房增大　左〔心〕房拡大　さ〔しん〕ぼうかくだい

左肺动脉　左肺動脈　さはいどうみゃく

左肺静脉　左肺静脈　さはいじょうみゃく

左肺上静脉　左上肺静脈　さじょうはいじょうみゃく

左肺上叶　左肺上葉　さはいじょうよう

左肺上叶尖后段肺叶切除术　左肺上葉尖後区肺葉切除術　さはいじょうようせんこうくはいようせつじょじゅつ

左肺上叶切除术　左肺上葉切除術　さはいじょうようせつじょじゅつ

左肺上叶舌段切除术　左肺上葉舌区切除術　さはいじょうようぜつくせつじょじゅつ

左肺上叫支气管　左肺上葉気管支　さはいじょうようきかんし

左肺下静脉　左下肺静脈　さかはいじょうみゃく

左肺下叶　左肺下葉　さはいかよう

左肺下叶基底段切除术　左肺下葉基底区切除術　さはいかようきていくせつじょじゅつ

左肺下叶尖段切除术　左肺下葉尖区切除術　さはいかようせんくせつじょじゅつ

左肺下叶切除术　左肺下葉切除術　さはいかようせつじょじゅつ

左肺下叶支气管　左肺下葉気管支　さはいかようきかんし

左肺小舌　左肺小舌　さはいしょうぜつ

左肺心切迹　左肺心切痕　さはいしんせっこん

左腹股沟部　左鼠径部　ひだりそけいぶ

左肝内胆管空肠吻合术　左肝内胆管空腸吻合術　ひだりかんないたんかんくうちょうふんごうじゅつ

左冠状动脉　左冠〔状〕動脈　ひだりかん〔じょう〕どうみゃく

左冠状动脉旋支　左冠〔状〕動脈回旋枝　ひだりかん〔じょう〕どうみゃくかいせんし

左后半〔束支〕传导阻滞　左脚後枝ブロック　さきゃくこうしblock

左后斜位　左後斜位　ひだりこうしゃい

左后支　左脚後枝　さきゃくこうし

左后支传导阻滞　左脚後支ブロック　さきゃくこうしblock

左季肋区　左季（下）肋部　ひだりき（か）ろくぶ

左间隔支　左中隔枝　ひだりちゅうかくし

左肩后　左肩甲後位　ひだりけんこうこうい

左肩前　左肩甲前位　ひだりけんこうぜんい

左结肠动脉　左結腸動脈　ひだりけっちょうどうみゃく

左结肠静脉　左結腸静脈　ひだりけっちょうじょうみゃく

左结肠淋巴结　左結腸リンパ節　ひだりけっちょうlymphせつ

左结肠下间隙　左結腸下間隙　ひだりけっちょうかかんげき

左静脉角　左静脈角　ひだりじょうみゃくかく

左聚糖　レバン　levan

左菌素　レボマイセチン　levomycetin

左颏横　左おとがい横位　ひだりおとがいおうい

左颏后　左おとがい後位　ひだりおとがいこうい

左颏前　左おとがい前位　ひだりおとがいぜんい

左肋腹部　左肋腹部　ひだりろくふくぶ

左肋间降干　左肋間下行幹　ひだりろっかんかこうかん

左肋间上静脉　左上肋間静脈　びだりじょうろっかんじょうみゃく

左利耳　左耳利き　ひだりみみきき

左利手　左手利き　ひだりてきき

左利眼　左眼利き　ひだりめきき

左利足　左足利き　ひだりあしきき

左淋巴导管　左リンパ導管　ひだりlymphどうかん

左米丙嗪　レボメプロマジン　levomepromazine

左髂区　左腸骨部　ひだりちょうこつぶ

左髂窝　左腸骨窩　ひだりちょうこつか

左前半〔束支〕传导阻滞　左脚前枝ブロック　さきゃくぜんしblock

左前降支　左脚前枝下行枝　さきゃくぜんしかこうし

左前斜位　左前斜位　ひだりぜんしゃい

左腔静脉襞　左大静脈ひだ　ひだりだいじょうみゃくひだ

左全肺切除术　左全肺切除術　ひだりぜんはいせつじょじゅつ

左三角韧带　左三角靱帯　ひだりさんかくじんたい

左上腹部　左上腹部　さじょうふくぶ

左上象限　左上象限,左上4分の1区　さじょうしょうげん,さじょうよんぶんのいちく

左室充盈压　左心室充満圧　さしんしつじゅうまんあつ

左室后基底部　左心室後基底部　さしんしつこうきていぶ

左室后静脉　左心室後静脈　さしんしつこうじょうみゃく

左室后支　左心室後枝　さしんしつこうし

左室喷血时间　左心室駆出時間　さしんしつくしゅつじかん

左室舒张末压　左心室拡張期終期圧　さしんしつかくちょうきしゅうきあつ

左室双流出道矫正术　左心室双極出口矯正術　さしんしつそうきょくしゅっこうきょうせいじゅつ

左室右房沟通　左心室右心房連通　さしんしつうしんぼうれんつう

左室右房通道　左心室右心房通路　さしんしつうしんぼうつうろ

左束支　左脚　さきゃく

左束支〔传导〕阻滞　左脚ブロック　さきゃくしblock

左束支后分支传导阻滞　左脚後支ブロック　さきゃくこうしblock

左束支前分支传导阻滞　左脚前脚支ブロック　さきゃくぜんきゃくしblock

左锁骨下肺动脉吻合术　左鎖骨下肺動脈吻合術　ひだりさこつかはいどうみゃくふんごうじゅつ

左天冬酰胺酶　L-アスパラギナーゼ　L-asparaginase

左外侧叶切除术　左外側肝葉切除術　ひだりがいそくかんようせつじょじゅつ

左位心　左心症　さしんしょう

左下腹部　左下腹部　ひだりかふくぶ

左下象限　左下象限,左下4分の1区　さかしょうげん,さかよんぶんのいちく

左纤维三角　左線維三角　ひだりせんいさんかく

左心导管　左心カテーテル　ひだりしんcatheter

左心导管检查〔术〕 左心カテーテル検査法 ひだりしんcatheterけんさほう

左心电图 左心電図 ひだりしんでんず

左心耳 左心耳 さしんじ

左心发育不全综合征 左心発育不全症候群 さしんはついくふぜんしょうこうぐん

左心房 左心房 さしんぼう

左心房穿刺术 左心房穿刺術 さしんぼうせんししゅつ

左心房扩(增)大 左心房拡大 さしんぼうかくだい

左心房压力曲线 左心房圧力曲線 さしんぼうあつりょくきょくせん

左心分流术 左心バイパス ひだりしんbypass

左心功能不全 左心機能不全症 ひだりしんきのうふぜんしょう

左心室 左心室 さしんしつ

左心室除极向量 左心室脱分極ベクトル さしんしつだつぶんきょくvector

左心室穿刺插管 左心室穿刺カテーテル さしんしつせんしcatheter

左〔心〕室肥大 左心室肥大 さしんしつひだい

左心室排血时间 左心室駆出時間 さしんしつくしゅつじかん

左心室增大 左心室拡大 さしんしつかくだい

左心室右心房瘘 左心室右心房フィステル さしんしつうしんぼうFistel

左心衰竭 左心室不全 さしんしつふぜん

左心选择性造影 左心室選択性造影 さしんしつせんたくせいぞうえい

左胸痛 左胸痛 さきょうつう

左旋 左旋 させん

左旋多巴 レボドパ levodopa

左旋多巴脱羧酶 L-ドパデカルボキシラーゼ L-dopade-carboxylase

左旋构型 レボ配置 levoはいち

左旋甲状腺素 レボチロキシン levothyroxine

左旋酪氨酸羟化酶 L-チロジン ヒドロキシラーゼ L-tyrosine hydroxylase

左旋麻黄碱 サネドリン sanedrine

左旋咪唑 レバミゾール levamisole

左旋乳酸 レボラクト酸 levolactさん

左旋四咪唑盐酸 L-テトラミゾール ヒドロクロリード L-tetramisole hydrochloride

左旋四氢巴马丁 L-テトラヒドロパルマチン L-tetrahydropalmatine

左旋糖 レブロース,フルクトース levulose,fructose

左旋延胡索乙素 ロトンジン rotundine

左旋异构体 レボイソーマ,左旋異性体 levoisomer,させんいせいたい

左腰部 左腰部 ひだりようぶ

左腰干 左腰リンパ本幹 ひだりようlymphほんかん

左叶 左葉 さよう

左腋前线 左前腋窩線 ひだりぜんえきかせん

左移 左方移動 さほういどう

左右发育不均 左右対称欠如 さゆうたいしょうけつじょ

左右感觉障碍 体側知覚不全,体側知覚困難〔症〕 たいそくちかくふぜん,たいそくちかくこんなん〔しょう〕

左右认识不能 左右認知不能〔症〕 さゆうにんちふのう〔しょう〕

左缘 左縁 さえん

左缘支 左縁枝 さえんし

左枕横 左後頭横位 ひだりこうとうおうい

左枕后 左後頭后位 ひだりこうとうこうい

左枕前 左後頭前位 ひだりこうとうぜんい

左支 左枝 さし

左中叶肝切除术 肝左中葉切除術 かんひだりちゅうようせつじょじゅつ

佐-埃二氏综合征 ゾリンジャー・エリソン症候群 Zollinger-Ellisonしょうこうぐん

佐剂(药) アジュバンド,佐剤 adjuvant,さざい
  费罗因德氏佐剂 フロインド佐剤 Freundさざい

佐剂病 アジュバンド病 adjuvantびょう

佐剂关节炎 アジュバンド関節炎 adjuvantかんせつえん

佐藤-大家二氏血沉试验 佐藤-大家赤沈測定法 さとう-おうづかせきちんそくていほう

佐藤-关谷氏法 佐藤-関谷法 さとう-せきやほう

佐藤-庄司二氏染剂 佐藤-庄司染剤 さとうしょうじ-せんざい

zuò 作坐唑

作图法 作図法 さくずほう

作息制度 生活規制 せいかつきせい

作息制度卫生 生活規制衛生 せいかつきせいえいせい

作业 作業 さぎょう

作业测验 作業テスト さぎょうtest

作业能力 作業能力 さぎょうのうりょく

作用电极 活性電極 かっせいでんきょく

作用方式 作用モード さようmode

作用光谱 作用スペクトル さようspectrum

作用机理 作用機序 さようきじょ

作用子 シストロン cistron

坐标 座標 ざひょう

坐标系 座標系 ざひょうけい

坐高 座高 ざこう

坐高尺 座高スケール ざこうscale

坐骨 坐骨 ざこつ

坐骨大孔 大坐骨孔 だいざこつこう

坐骨大孔疝 大坐骨孔ヘルニア だいざこつこうhernia

坐骨大切迹 大坐骨切痕 だいざこつせっこん

坐骨海绵体肌 坐骨海綿体筋 ざこつかいめんたいきん

坐骨棘 坐骨棘 ざこつきょく

坐骨棘间径 坐骨棘間径 ざこつきょくかんけい

坐骨结节 坐骨結節 ざこつけっせつ

坐骨结节骨骺分离 坐骨結節骨端分離 ざこつけっせつこつたんぶんり

坐骨结节〔骨〕骺炎 坐骨結節骨端炎 ざこつけっせつこつたんえん

坐骨结节骨折 坐骨結節骨折 ざこつけっせつこっせつ

坐骨结节间径 坐骨結節間径 ざこつけっせつかんけい

坐骨结节撕脱骨折 坐骨結節剝離骨折 ざこつけっせつはくりこっせつ

坐骨孔疝 坐骨孔ヘルニア ざこつこうhernia

坐骨联胎畸形 坐骨結合奇形 ざこつけつごうきけい

坐骨囊韧带 坐骨嚢靱帯 ざこつのうじんたい

坐骨上支 坐骨上枝 ざこつじょうし

坐骨神经 坐骨神経 ざこつしんけい

坐骨神经伴行动脉 坐骨神経伴行動脈 ざこつしんけいはんこうどうみゃく

坐骨神経腓腸肌标本　坐骨神経腓腸筋標本　ざこつしんけいひちょうきんひょうほん

坐骨神経縫〔合〕术　坐骨神経縫合術　ざこつしんけいほうごうじゅつ

坐骨神経松解术　坐骨神経剝離術　ざこつしんけいはくりじゅつ

坐骨神経损伤　坐骨神経損傷　ざこつしんけいそんしょう

坐骨神経痛　坐骨神経痛　ざこつしんけいつう

坐骨神経痛性脊柱側凸　坐骨神経痛性脊柱側彎　ざこつしんけいつうせいせきちゅうそくわん

坐骨神経显露法　坐骨神経暴露法　ざこつしんけいばくろほう

坐骨神経炎　坐骨神経炎　ざこつしんけいえん

坐骨神経阻滞麻酔　坐骨神経ブロック麻酔〔法〕　ざこつしんけいblockますい〔ほう〕

坐骨体　坐骨体　ざこつたい

坐〔骨〕尾骨肌　坐骨尾骨筋　ざこつびこつきん

坐骨下枝　坐骨下枝　ざこつかし

坐骨小孔　小坐骨孔　しょうざこつこう

坐骨小切迹　小坐骨切痕　しょうざこつせっこん

坐骨支　坐骨枝　ざこつし

坐骨支骨折　坐骨枝骨折　ざこつしこっせつ

坐骨直腸窩　坐骨直腸窩　ざこつちょくちょうか

坐骨直腸窩脓肿　坐骨直腸窩膿瘍　ざこつちょくちょうかのうよう

坐骨直腸窩疝　坐骨直腸窩ヘルニア　ざこつちょくちょうかhernia

坐骨直腸窩脂体　坐骨直腸窩脂肪体　ざこつちょくちょうかしぼうたい

坐位　坐位　ざい

坐卧床　ギャッチ ベッド　gatch bed

坐浴　坐浴　ざよく

坐浴盆　ビテ　bidet

唑啉头孢菌素　セファゾリン,セファメジン　cefazolin,cefamedin

唑嘧胺　トラピミン　trapymine

唑酮头孢菌素钠　セファノン　cephanone

二、中医中药词汇

说明：

1. 本词典收入常用并能反映中医概貌的名词术语 11,000 余条。内容包括医史、阴阳五行、脏象、病因、诊法、辨证、治则、各种疾病及证候、方剂、中药、经络、针灸、俞穴、正骨、推拿、按摩、气功等。

2. 词条按以下原则处理：①汉语词条与日语当用汉字写法一致时直接用假名注读音。②汉语词条与日语汉字写法不一致时则先注明日语当用汉字，后再用假名注读音。③汉语词条为汉语文言而不能用假名注音时，则直接译成日文文语体而不再注假名。

3. 各词条除极少数有对应词不需解释者外，其他均有汉语及日语解释。解释力求简炼，以使了解该词的实际含义为目的。如方剂包括有组成的药味、主治。中药包括入药部分及主治等。

4. 附录：植物中药的学名附表。

A

A 阿

ā 阿

阿胶 阿膠 あきょう ⇒阿(ē)胶

阿是穴 あぜけつ 又称压痛点、天应穴。是以压痛点或其它反应点做为俞穴的穴位。无固定位置、数目。 別称は圧痛点、天応穴。圧痛点あるいはその他の反応点を穴とするもの。固定した位置と数はない。

阿魏 あぎ 中药。树脂入药。用于消积杀虫。 中薬。薬用部分は樹脂。消積(消化不良による積滞を消すこと)、殺虫する作用がある。

AI 癌矮艾碍嗳

ái 癌

癌 がん 边缘不规则，表面凸凹不平，坚硬不移，形如岩石的肿块。类似恶性肿瘤。 周辺は 不規則で表面は凹凸不平で、堅くて岩石のような腫塊。悪性腫瘍に似ているもの。

癌疮 癌瘡 がんそう 癌病久则可溃烂，流出少量混血的液体。亦有流出少量脓汁覆盖疮面，并发出恶臭气味者。 癌は長びくと、潰れて血の混じった液が出る。また少量の膿汁が出て瘡面を覆い、悪臭を放つものもある。

ǎi 矮

矮地茶 わいじちゃ 又称紫金牛。中药。全草入药。用于止咳化痰、活血、止血。 別称は紫金牛。中薬。薬用部分は全株。止咳化痰、活血、止血する作用がある。

ài 艾碍嗳

艾灸 がいきゅう 用艾进行灸治疗的方法。将艾绒或艾条点燃，在人体一定部位上给以刺激进行治疗的方法。 艾(もぐさ)で灸を施す治療方法。艾炷あるいは艾条(棒状もぐさ)を燃やし、人体の一定の体表部位を刺激して治療する方法。

艾绒 艾絨 がいじゅう 艾条、艾炷的主要材料。将晒干的艾叶捣碎加工而成。 艾条と艾炷の主な材料である。乾燥した艾葉を磨り砕いて作製したもの。

艾条(卷) がいじょう(けん) 将艾绒卷制成长 20 厘米、直径 1.2 厘米的圆柱形长条。是灸法最常用的一种材料。 艾絨を長さ20センチ、直径 1.2センチの棒状に巻いたもの。灸によく使用される材料。

艾条(卷)灸 がいじょう(けん)きゅう 将艾条的一端点燃，熏灸一定穴位或部位，使局部或全身气血通畅，产生温热感，达到治疗的目的。 艾条(卷)すなわち棒状もぐさの一端を燃やし、一定の穴あるいは一定の部位に熏(いぶ)って灸を施し、局所あるいは全身の気血を順調に通ずるようにし、温熱感を生じさせ、治療目的を達成する方法。

艾叶 艾葉 がいよう 中药。叶入药。用于散寒、止痛、温经、止血，并用于针灸。 中薬。薬用部分は葉。散寒、止痛、温経、止血の作用がある。針灸療法にも用いられる。

艾炷 がいしゅ 用艾绒压制而成的锥状物。 艾絨に圧力を加えて円錐形に作製したもの。

艾炷灸 がいしゅきゅう 用点燃的艾炷在穴位上灸治的方法。 艾炷を体表の穴あるいは一定の部位の上に置いて燃やして灸を施すこと。

碍产 碍産 がいさん 因脐带缠颈所致胎儿不下。 臍帯が胎児の頸部に巻きついて、胎児の分娩を妨げること。

嗳腐 嗳腐 あいふ 嗳气伴有腐臭气味。 げっぷに腐臭を伴うこと。

嗳(噫)气 嗳(噫)気 あい(あい)き 打嗝。 げっぷ、おくび。

AN 安按暗

ān 安

安宫牛黄丸 あんきゅうごおうがん 方剂.成分:牛黄、郁金、犀角、黄芩、黄连、雄黄、栀子、朱砂、梅片、麝香、珍珠。主治:热入心包,痰热内闭所致之高热谵妄等症。 方剤。薬物構成:牛黄,鬱金,犀角,黄芩,黄連,雄黄,梔子,朱砂,梅片(冰片,竜脳),麝香,珍珠(真珠)。応用:熱邪が心包に内陥し,痰熱内閉に起因する高熱,うわ言など。

安谷 あんこく 患者能正常进食。 患者が正常に摂食できること。

安济坊 安済坊 あんさいぼう 宋代医疗福利设施,专为收养贫病之人而设。 宋代の医療と福祉の施設で,もっぱら貧しい患者を収容するために設けられたもの。

安眠 I あんみんいち 穴位.主治:失眠,精神分裂症。 穴位。応用:不眠,精神分裂症。

安眠 II あんみんに 穴位.主治:失眠。 穴位。応用:不眠。

安神 あんしん 用镇静药物治疗神志不宁、坐立不安等症状的方法。 鎮静薬物を用いて精神が落着かないのを治療する方法。

安神丸 あんしんがん 又称朱砂安神丸。方剂.成分:黄连、朱砂、生地黄、当归、炙甘草。主治:心火亢盛,灼伤阴血之心悸、怔忡、失眠等病症。 別称は朱砂安神丸。方剤。薬物構成:黄連,朱砂,生地黄,当帰,炙甘草。応用:心火が亢盛して陰血を灼傷することにより心悸(動悸),怔忡(心臓がはげしく不規則に拍動する一種の症状),不眠などの病症。

安胎 あんたい 对胎动不安或素有流产史的孕妇进行保胎或预防流产的方法。 胎動不安し,あるいは流産歴のある妊婦に対して保胎し,あるいは流産を予防する方法。

安息香 あんそくこう 中药。香脂入药。用于开窍清神、行气活血、止痛。 中薬。薬用部分は芳香の樹脂。開竅,清神,行気,活血と止痛の作用がある。

安中 あんちゅう 用药物进行调理,安定脾胃之气。 薬物で脾胃の気を調整し,安定させること。

àn 按暗

按法 あんぽう ①针灸手法名。将针用力下插。②用手指、手掌或屈曲关节按压穴位。 ①針灸手法。力を入れて針を下へさしこむ方法。②指,手のひら,あるいは曲げている関節で穴位を押さえて圧迫する方法。

按脉 按脈 あんみゃく ①脉诊。②用力按脉。 ①脈診。②やや力をいれて脈診すること。

按摩 あんま ①是医师用手或上肢在患部进行揉、推等的医疗方法。②正骨八法之一。 ①医師が手や上肢で患部をもんだり,押したりして治療する一種の医療方法。②正骨八法の一つ。

按摩疗法 按摩療法 あんまりょうほう 用按摩手法(按、摩、推、拿、揉、掐、搓、摇、滚、抖等)进行治疗的方法。可调和气血、疏通经络。适用于关节炎、神经痛、软组织损伤等。 按摩の手法〔按(あん),摩(ま),推(すい),拿(だ),揉(じゅう),掐(こう),搓(さ),揺(よう),滚(こん),抖(とう)などで治療を行う方法。気血を調和し,経絡を疏通することができる。関節炎,神経痛,軟部組織の損傷などの疾病に応用される方法。

按摩师 按摩師 あんまし 施行按摩的医师或术者。 按摩を施す医師あるいは術者。

按摩腰眼 あんまようがん 在腰眼穴处自行按摩。 腰眼穴を自分で按摩すること。

按跷 按蹺(蹻) あんきょう(きょう) 按摩的古代名称。 按摩の昔の名称。

按胸腹 胸腹を按ずる 胸腹部的触诊。 胸部と腹部の触診。

按压法 按圧法 あんあつほう 用手掌或肘尖在身体穴位或患部用力反复按压的方法。 手のひらあるいは肘で人体の穴位あるいは患部を押さえて圧迫することを繰り返えす方法。

暗产 暗産 あんざん 妊娠一个月以内的流产。 妊娠一か月以内に流産すること。

暗经 暗経 あんけい 妇女身体无病,但终生不行经,或每月届期只有腰痠感觉,而能受孕。 婦人の体には病気はないが,一生涯月経が來潮しない,あるいは毎か月の月経期に腰部がだるく感じるだけである,しかし,正常のように妊娠ができる。

AO 敖熬懊

áo 敖熬

敖氏金镜录 敖氏金鏡録 ごうしきんきょうろく 又称《伤寒金镜录》。现存最早的舌诊专著。杜清碧(1341)撰。 別称は「傷寒金鏡録」。現存する最も古い舌診の専門著作である。杜清碧(1341)が著したもの。

熬药 熬薬 ごうやく 煎药。煎成汤剂。 中薬を煎じて湯剤にすること。

ào 懊

懊侬 懊憹 おうのう 胸膈部有一种烧灼、焦躁的感觉。 胸膈部に一種の焼灼感,焦躁感のあること。

B

BA 八巴芭拔菝

bā 八巴芭

八法 はっぽう 八种治疗方法:汗法、吐法、下法、和法、温法、清法、消法、补法。 つまり汗,吐,下,和,温,清,消,補という八つの治療方法。

八风 八風 はっぷう 穴位.主治:趾痛,足背红肿痛等。 穴位。応用:足指の痛み,足背部発赤,腫脹,疼痛など。

八纲 八綱 はちこう 即阴阳、表里、寒热、虚实。 陰陽,表裏,寒熱,虚実。

八纲辨证 八綱辨証 はちこうべんしょう 运用阴阳、表

里、寒热、虚实八纲进行识别各种疾病。症状虽然错综复杂，但皆可用八纲分析、归纳，为疾病的诊断和治疗提供依据。表里为病位之深浅；寒热为区别病证的性质；虚实为了解邪正的正衰，阴阳是八纲的中心，有统摄领导其他六纲的总纲之意，表、热、实属阳，里、虚、寒属阴。　　陰，陽，表，裏，寒，熱，虚，実の八綱を運用して諸種の病証を識別すること。症状は錯綜して複雑であるが，すべて八綱で分析し，帰納して，疾病の診断や治療に準拠を提供することができる。表裏は病位の深さを示し，寒熱は病証の性質を示し，虚実は邪気と正気の盛衰を示す。陰陽は八綱の中心であり，他の六綱を統括，リードする意義があり，表，熱，実は陽に属し，裏，虚，寒は陰に属する。

八会穴　はちえけつ　　八个与脏、腑、气、血、骨、髓、筋、脉密切相关的穴位。　　臟，腑，気，血，筋，脉，骨，髓と密切な関係がある八つの穴。

八角枫　八角楓　はっかくふう　　中药。须根入药。用于祛风湿、散瘀、镇静、止痛。　　中薬。薬用部分は鬚根。祛風除湿，散瘀，鎮静，止痛の作用がある。

八角茴香　はっかくういきょう　　中药。果入药。用于温中散寒、理气止痛。　　中薬。薬用部分は果実。温中散寒，理気止痛の作用がある。

八廓　はっかく　　即水廓、风廓、大廓、地廓、火廓、雷廓、泽廓和山廓。每廓中的病理变化与一定脏腑发病有关。　　水廓，風廓，天廓，地廓，火廓，雷廓，沢廓，山廓というもの。各廓の病変は一定の臟腑の証候と関係がある。

八髎（窌）　はちりょう（りょう）　　即上髎、次髎、中髎下髎的合称。位于四对骶后孔处的穴位。　　上髎，次髎，中髎，下髎の総称。四対の仙骨孔の部位にある穴位。

八脉交会穴　八脈交会穴　はちみゃくこうえけつ　　奇经八脉和十二正经在四肢部的八个会合穴。　　奇経八脈と十二正経が四肢にある八つの会合穴。

八片锦　はちへんきん　　患儿指纹（食指的皮下静脉）外观及走向的八种类型的总称。每型显示一种证候或疾病，可作儿科辨证参考。　　患児の指紋（食指の皮下静脈）の外観と走行の八つの類型の総称。一つの類型が一種類の証候あるいは疾病を示し，小児科の辨証に参考となる。

八溪　はっけい　　左右两侧肘、腕、膝、踝关节。　　上肢の肘関節，手関節と下肢の膝関節，足関節。左右合わせて八溪（谿）というもの。

八仙长寿丸　八仙長寿丸　はっせんちょうじゅがん　　又称麦味地黄丸。方剂。成分：熟地黄、山萸肉、山药、泽泻、丹皮、茯苓、麦冬、五味子。主治：肺肾阴虚而症见咳嗽、吐血、潮热、盗汗等。　　別称は麦味地黄丸。方剤。薬物構成：熟地黄，山茱萸肉，山薬，沢瀉，牡丹皮，茯苓，麦門冬，五味子。応用：肺と腎の陰虚による咳嗽，喀血，潮熱と盗汗など。

八邪　はちじゃ　　穴位。主治：指关节疾患、指麻、头项强痛等。　　穴位。応用：指関節の疾患，指のしびれと頭と項（うなじ）の強ばり痛みなど。

八珍汤　八珍湯　はっちんとう　　方剂。成分：当归、党参、白芍、白术、茯苓、熟地、川芎、炙甘草。主治：气血两虚证。　　方剤。薬物構成：当帰，党参，白芍薬，白朮，茯苓，熟地黄，川芎，炙甘草。応用：気血両虚証。

八正散　はちしょうさん　　方剂。成分：木通、瞿麦、车前子、扁蓄、滑石、炙甘草、栀子、大黄。主治：湿热下注，发为热淋、石淋。　　方剤。薬物構成：木通，瞿麦，車前子，扁蓄，滑石，炙甘草，栀子，大黄。応用：湿熱が下へ注ぐことによる熱淋あるいは石淋になる病証。

巴豆　はづ　　中药。种子入药。用于峻下寒积、逐水除痰。外

治疗、疣、皮炎；内服限用巴豆霜。　　中薬。薬用部分は種。峻下寒積，逐水除痰などの作用がある。外用には癥，贅疣と皮膚炎を治し，内服には巴豆霜だけを用いること。

巴豆霜　はづそう　　中药。巴豆碾粉去油。内服功用同巴豆。　　中薬。巴豆を粉にして油を除いたもの。内服の場合には巴豆と同じ作用がある。

巴戟天　はげきてん　　中药。根入药。用于补肾阳、强筋骨、祛风湿。　　中薬。薬用部分は根。腎陽を補い，筋骨を強め，風湿を除く作用がある。

芭蕉根　ばしょうこん　　中药。根茎入药。用于清热、止渴、利尿、解毒。　　中薬。薬用部分は根茎。清熱，止渇，利尿と解毒などの作用がある。

芭蕉花　ばしょうか　　中药。花蕾和花入药。用于化痰、软坚、平肝、和瘀、通经。　　中薬。薬用部分は蕾と花。化痰，軟堅，平肝，瘀血を除き，月経を順調にする作用がある。

芭蕉叶　芭蕉葉　ばしょうよう　　中药。叶入药。用于清热、利尿、解毒。　　中薬。薬用部分は葉。清熱，利尿，解毒などの作用がある。

芭蕉油　ばしょうゆ　　中药。茎中液汁入药。用于清热、止渴、解毒。　　中薬。薬用部分は茎にある液体。清熱，止渇，解毒の作用がある。

芭蕉子　ばしょうし　　中药。种子入药。生食止渴、润肺；蒸熟取仁食，通血脉、增骨髓。　　中薬。薬用部分は種。生で食べると止渇，潤肺，蒸してなかみを食べると血脈を通じ，骨髄を増加する作用がある。

bá 拔菝

拔毒　拔毒　ばっどく　　①排除毒物。　②⇒拔（bá）脓（毒）。　　①毒物を排出する。

拔罐法　拔罐法　ばっかんほう　　使罐紧吸于穴位上以作治疗的方法。　　罐を穴位の上にしっかり吸い付けさせて治療の目的に達成する方法。

拔火罐　拔火罐　ばっかかん　　⇒拔（bá）罐法

拔脓（毒）　拔膿（毒）　ばつのう（どく）　　排出脓汁。　　膿汁を排出させること。

拔伸复位　拔伸復位　ばっしんふくい　　正骨手法之一。从患肢远端沿纵轴拔伸，为治疗脱臼或整复骨折的方法。　　正骨手法の一つ。患肢の遠心端からその縦軸に沿って引くこと，脱臼の治療または骨折を整復する方法。

拔伸牵引　拔伸牽引　ばっしんけんいん　　用人力或器械进行牵拉。　　人工あるいは機械で引きのばすこと。

拔针　拔針　ばっしん　　針を抜き出すこと。

拔直捏正　拔直捏正　ばっちょくねっしょう　　骨伤科手法名。一方面牵引拉直，同时将伤折移位部位捏正。　　骨傷科の手法。まっすぐに牽引し，同時に骨折の部位を手で整復する方法。

菝葜　ばつしつ　　中药。根茎入药。用于祛风湿、解毒消肿。　　中薬。薬用部分は根茎。風湿を除去し，解毒と腫脹を消退するなどの作用がある。

BAI 掰白百柏败

bāi 掰

掰（擘）　はい（はく）　　把某些药物如红枣先用手破开，后再煎煮的方法。　　ある薬物，たとえば両手で大棗を割ってから煎じる方法。

bái 白

白崩　はくほう　　五崩之一。突然从阴道流出大量白色液体或粘液。　　五崩の一つ。突然，腟から大量の白い液体

あるいは粘液が出ること。

白疕 はくひ　又称松皮癬、蛇虱。类似银屑病。　別称は松皮癬、蛇虱。乾癬に似ている。

白扁豆 びゃくへんず　中药。成熟种子入药。用于健脾胃、利湿消暑。　中藥。薬用部分は熟した種。健脾胃、利湿、消暑などの作用がある。

白缠喉 白纏喉 はくてんこう　⇒白(bái)喉

白菖蒲 はくしょうぶ　中药。根茎入药。用于化痰、开窍、健脾、利湿。　中藥。薬用部分は根茎。化痰、開竅、健脾、利湿の作用がある。

白虫病 はくちゅうびょう　类似绦虫病。　条虫病に類似する。

白带 はくたい　白带下。

白癜(駁)風 白癜(駁)風 はくてん(はく)ふう　白斑。

白豆蔻 びゃくずく　中药。种子入药。用于化湿健胃、温中止呕、行气宽中。　中藥。薬用部分は種。化湿、健胃、温中、止嘔、行気、寛中などの作用がある。

白矾 白礬 はくばん　中药。外用解毒杀虫、收湿止痒、内服燥湿、祛痰、敛肺止血。　中藥。外用には解毒、殺虫、収湿、止痒、内服には燥湿、祛痰、肺出血を止める作用がある。

白附子 びゃくぶし　中药。块茎入药。用于燥湿化痰、祛风止痉、解毒散结。　中藥。薬用部分は塊茎　燥湿、化痰、祛風、止痙、解毒と散結などの作用がある。

白果 はくか　又称银杏。中药。种子入药。用于敛肺、定喘、止遗尿、白带。　別称は銀杏。中藥。薬用部分は種。斂肺、定喘、遺尿と白帯下を止めるなどの作用がある。

白果仁 はくかにん　中药。种仁入药。用于敛肺定喘、涩精止带。　中藥。薬用部分は種の仁。斂肺、定喘、渋精と帯下を止めるなどの作用がある。

白喉 はくこう　又称白缠喉。白菌。类似近代医学的白喉。　別称は白纏喉、白菌。ジフテリアに似ている。

白喉条辨 はくこうじょうべん　医书。清・陈葆善撰,刊于1887年。有条辨15条,论述白喉证治,采取各家之长,参酌个人经验,内容较系统。　医学書である。清の陳葆善が著わした(1887)。条辨は15か条あって、白喉の証と治療を記述し、各家の特長を取り、個人の経験を入れた完備した内容をもっている著作。

白虎风 白虎風 びゃっこふう　⇒白(bái)虎历节

白虎加苍术汤 白虎加蒼朮湯 びゃっこかそうじゅつとう　方剂。成分:知母、炙甘草、石膏、粳米、苍术。主治:湿温病见多汗、身重、足冷者。　方剤。薬物構成:知母、炙甘草、石膏、粳米、蒼朮。応用:多汗、身重、足冷などのある湿温病。

白虎加桂枝汤 白虎加桂枝湯 びゃっこかけいしとう　方剂。成分:知母、炙甘草、石膏、粳米、桂枝。主治:风湿热痹、湿疟。　方剤。薬物構成:知母、炙甘草、石膏、粳米、桂枝。応用:風湿熱痹証と温瘧。

白虎加人参汤 白虎加人参湯 びゃっこかにんじんとう　方剂。成分:知母、炙甘草、石膏、粳米、人参。主治:白虎汤证而见气津两伤者。　方剤。薬物構成:知母、炙甘草、石膏、粳米、人参。応用:白虎湯証の上に気と津液が両方ともに損傷される場合。

白虎历节 白虎歴節 びゃっこれきせつ　又称历节〔风〕、痛风、白虎风。关节红肿、剧痛、屈伸不利。　別称は歴節〔風〕、痛風、白虎風。関節は発赤、腫脹、激しい痛みがあり、屈伸することができないなどがある。

白虎汤 白虎湯 びゃっことう　方剂。成分:石膏。知母、炙甘草、粳米。主治:阳明经热盛或外感热病、气分热盛证。　方剤。薬物構成:石膏、知母、炙甘草、粳米。応用:陽明経の熱が盛んであり、あるいは外感の熱病において気分の熱が盛んである病証。

白虎摇头法 白虎揺頭法 びゃっこようとうほう　针刺手法之一。即进针得气后,以右手拇指、食指掐住针柄、轻轻左右摇动。速度较苍龙摆尾法稍快。　針刺手法の一つ。進針して得気した後、右手の指指と食指が針柄をはさみ、左右方向に軽く振ること。速度は蒼竜擺尾法よりもやや速い。

白花菜子 びゃっかさいし　中药。种子入药。用于散寒、消肿、止痛。　中藥。薬用部分は種。散寒、消腫と止痛などの作用がある。

白花蛇 びゃくかだ　又称蕲蛇。皮入药。去风湿、通经化瘀。　別称は蕲蛇(きだ)。薬用部分は皮。風湿を去り、瘀血を化し、経絡を通じさせるような作用がある。

白花蛇舌草 びゃくかだぜつそう　中药。全草入药。用于清热、解毒、利湿、抗癌。　中藥。薬用部分は全株。清熱、解毒、利湿と抗癌などの作用がある。

白环俞 白環兪 はっかんゆ　穴位。主治:坐骨神经痛、腰骶痛、白带过多、疝气等。　穴位。応用:坐骨神経痛、腰仙部痛、白帯下過多、ヘルニアなど。

白芨 びゃくぎゅう　中药。块茎入药。用于收敛止血、消肿生肌。　中藥。薬用部分は塊茎。収斂止血、消腫と生肌などの作用がある。

白蒺藜 びゃくしつり　⇒蒺(jí)藜

白僵蚕 白僵蚕 はくきょうさん　⇒僵(jiāng)蚕

白胶香 白膠香 びゃくこうこう　⇒枫(fēng)香脂

白芥子 びゃくがいし　中药。种子入药。用于温肺祛痰、散结止痛。　中藥。薬用部分は種。温肺、祛痰、散結と止痛などの作用がある。

白芥子灸 びゃくがいしきゅう　天灸之一。取中药白芥子研末,用白水调糊状,敷于选好的俞穴上,约3～4小时,待局部皮肤发泡为止。用于治疗肺结核、哮喘、口眼㖞斜等。　天灸の一つ。中藥の粉末状の白芥子を取り、水でどろ状にして、選んだ穴の上に敷いて約3～4時間たってから、局所の皮膚に水泡ができるまで敷く。肺結核、喘息、口眼歪斜などに用いる。

白睛 はくせい　又称眼白、白眼、白仁。　別称は眼白、白眼と白仁。

白睛抱红 白睛抱紅 はくせいほうこう　⇒抱(bào)轮红赤

白睛暴赤 はくせいぼうせき　眼球结膜急性充血。　眼球結膜の急性充血。

〔白睛〕赤丝虬脉 〔白睛〕赤糸虬脉 〔はくせい〕せきしきゅうみゃく　⇒赤(chì)丝虬脉

白睛赤肿 白睛赤腫 はくせいせきしゅ　眼球结膜水肿及充血。　結膜の浮腫と充血。

白睛飞血 白睛飛血 はくせいひけつ　⇒目(mù)飞血

白睛浮壅 はくせいふよう　眼球结膜浮肿。　眼球結膜の浮腫。

白睛红赤 はくせいこうせき　眼球结膜充血。　眼球結膜の充血。

白睛混赤 はくせいこんせき　眼球结膜充血。　眼球結膜の充血。

白睛青蓝 白睛青藍 はくせいせいらん　巩膜炎反复发作,使病变部位变薄而呈青蓝色。　強膜炎が繰り返えして発作するために病変の部位が薄くなって、青藍色を呈す

ること。

白睛虬脉　白睛虬脉　はくせいきゅうみゃく　⇒赤(chì)
丝虬脉

白睛涩痛　白睛渋痛　はくせいじゅうつう　无充血的眼
結膜干燥感、异物感和灼痛感。　充血を伴はない眼球結
膜の乾燥感、異物感と灼痛感。

白睛萎黄　はくせいいおう　眼球結膜黄変症。　眼球
結膜の黄変症。

白睛溢血　はくせいいっけつ　又称胭脂障。眼球結膜下溢
血。　別称は咽脂障。眼球結膜下溢血。

白菊花　びゃくきくか　⇒菊(jú)花

白菌　はくきん　⇒白(bái)喉

白癩　白癩　はくらい　类似结核样麻风。　結核様癩
に類似するもの。

白痢　はくり　大便有粘液及脓性分泌物的痢疾。　大
便が粘液と膿性分泌物の伴う痢疾。

白薟　白薟　びゃくれん　中药。块根入药。用于清热解毒、
消痈肿。　中薬。薬用部分は塊根。清熱、解毒と癰腫を
消散する作用がある。

白漏　はくろう　慢性白带过多症。　慢性白带下過多
症。

白毛夏枯草　はくもっかこそう　⇒筋(jīn)骨草

白茅根　びゃくぼうこん　中药。根茎入药。用于清热生津、
凉血利尿。　中薬。薬用部分は根茎。清熱、生津、凉血と
利尿の作用がある。

白(干)梅　白(乾)梅　びゃく(かん)ばい　中药。又称梅
脯。用于生津止渴。　中薬。別称は梅脯。生津、止渴の
作用がある。

白梅花　びゃくばいか　中药。花蕾入药。用于舒肝、和胃、
化痰。　中薬。薬用部分は蕾。舒肝、和胃、化痰の作用が
ある。

白霉苔　白黴苔　はくばいたい　舌面生白衣、或糜点。主
热极伤津、或食积夹热。　舌の表面に生じた白い舌苔、
あるいは白い点状苔。熱が津液を損傷し、あるいは食積が
熱を伴うことを意味すること。

白膜　はくまく　①白色膜。②自角巩缘向角膜伸延之白
膜、常见于白膜侵睛。　①白い膜。②黒睛の辺縁に灰白
色の瀘泡ができ、しだいに中央に向って広がり、白い膜に
なること、白膜侵睛によく見られるもの。

白膜侵睛　はくまくしんせい　黑睛边缘出现灰白色小
泡、逐渐向中央扩展、严重时小泡融合成片。症见：羞明、刺
痛、流泪。易复发。　黒睛の辺縁に灰白色の瀘泡ができ、
しだいに中央に向って広がり、ひどい時には灰白色の小泡
が融合して一つとなる。症状には羞明、刺痛、流涙などが
ある。再発しやすい。

白木耳　びゃくもくじ　中药。子实体入药。用于滋阴、润
肺、养胃、生津。　中薬。薬用部分は菌体。滋陰、潤肺、養
胃、生津の作用がある。

白硇砂　白硇砂　はくろ(どう)しゃ　⇒硇(náo)砂

白内障　はくないしょう

白腻苔　白腻苔　はくじたい　白色舌苔、擦之不去、刮之
不脱、舌面如罩着一层粘液、呈油腻状。属内有痰湿之象。
　白い舌苔が拭きとりにくいもので、あたかも粘液にお
おわれるように見え、あぶらじみる状態を呈する。内に痰
湿がある症候に属すること。

白㾦　はくはい　又称晶痦、白疹。湿温病过程中在颈、项、
胸、腹等处皮肤上出现的细小水泡、破后流出黄色浆液。
　別称は晶㾦、白疹。湿温病が進展する経過中頸、項、胸、

腹などの皮膚に現われる一種の小さい白い水泡であり、
潰れると黄色の漿液が流れ出るもの。

白前　はくぜん　中药。根茎及根入药。用于降气祛痰。
　中薬。薬用部分は根茎と根。降気、祛痰の作用がある。

白屈菜　はくくっさい　中药。全草入药。用于镇痛止咳、利
尿解毒。　中薬。薬用部分は全株。鎮痛、止咳、利尿と解
毒などの作用がある。

白刃疔　はくじんちょう　鼻前庭疖、顶部白色。　鼻前
庭の癤で、頂点部が白色を呈するもの。

白如枯骨　白きこと枯骨の如し　肺的真脏色。苍白枯槁
不泽、是气血大虚、肺胃精气败露的颜色。　肺の真臟色
である。蒼白で、乾いて光沢がない、気血が大いに虚であ
り、肺と胃の精気が衰敗して外へ暴露する色。

白散　はくさん　⇒三(sān)物白散

白〔色〕恶露　白〔色〕悪露　はく〔しょく〕おろ　白い色の
悪露。

白芍　白芍薬　びゃくしゃくやく　中药。根入药。用于平
抑肝阳、柔肝止痛、敛阴养血。　中薬。薬用部分は根。肝
陽を平にし、肝を柔かくし、痛みを止め、陰を収斂し、血を
養うなどの作用がある。

白参　白人参　はくにんじん　中药。根入药。功效同人
参。　中薬。薬用部分は根。応用は人参と同じ。

白苔　はくたい　舌苔白色、常见于表证、寒证。　白い
舌苔で、ふつう表証、寒証に見られるもの。

白通汤　白通湯　はくつうとう　方剂。成分：熟附子、干
姜、葱白。主治：少阴病、阴盛格阳证。　方剤。薬物構成：
熟附子、乾薑、葱白。応用：少陰病において、陰が盛んであ
ることによる格陽証。

白头翁　白頭翁　はくとうおう　中药。根入药。用于清热
解毒、凉血止痢。　中薬。薬用部分は根。清熱解毒、凉血
と止痢の作用がある。

白头翁汤　白頭翁湯　はくとうおうとう　方剂。成分：白
头翁、黄连、黄柏、秦皮。主治：热毒血痢。　方剤。薬物構
成：白頭翁、黄連、黄柏、秦皮。応用：熱毒による血性痢疾。

白秃疮　白秃瘡　はくとくそう　頭部白輪癬に類似する
こと。

白薇　はくび　中药。根及根茎入药。用于清热凉血、退虚
热。　中薬。薬用部分は根と根茎。清熱、凉血と虚熱を
退ける作用がある。

白鲜皮　はくせんぴ　中药。根皮入药。用于祛风燥湿、清
热解毒。　中薬。薬用部分は根の皮。祛風、燥湿、清熱と
解毒などの作用がある。

白陷鱼鳞　白陥魚鱗　はくかんぎょりん　角膜软化。
角膜軟化。

白屑风　白屑風　はくせつふう　①类似脂溢性皮炎。②
类似脂溢性鱼鳞癣。　①脂漏性皮膚炎に似ているもの。
②脂漏性魚鱗癬に似ているもの。

白药　白薬　はくやく　三七及其他药味研成的白色粉
末。用于止血及跌打损伤。　三七と他の薬味を研磨した
白い粉末。止血と打撲傷を治療するなどの作用がある。

白药子　白薬子　はくやくし　中药。块根入药。用于散
瘀、消肿、止痛。　中薬。薬用部分は塊根。散瘀、消腫と
止痛などの作用がある。

白淫　はくいん　①白带过多症。②精液自然流出。③精液
尿。　①白带下過多症。②精液が自然に出る現象。③精
液尿のこと。

白英　はくえい　中药。全草入药。用于抗癌、清热解毒、利
湿祛风湿。　中薬。薬用部分は全株。抗癌、清熱、解毒、

利湿と祛風湿の作用がある。

白游风　白遊風　はくゆうふう　　類似急性血管神経性水腫。　　急性血管神経性浮腫に似ていること。

白云香　白雲香　はくうんこう　⇒枫(fēng)香脂

白疹　はくしん　⇒白(bái)痦

白芷　びゃくし　中药。根入药。用于祛风解表、散湿止痛、消肿排脓。　　中藥。薬用部分は根。祛風,解表,散湿,止痛,消腫と排膿などの作用がある。

白术　びゃくじゅつ　中药。根入药。用于补脾益气、燥湿利水、固表止汗。　　中藥。薬用部分は根。補脾,益気,燥湿,利水,固表と止汗などの作用がある。

白浊　白濁　はくだく　①类似淋病。②混浊尿。　　①淋病に似ているもの。②混濁尿。

băi　百柏

百部　ひゃくぶ　中药。根入药。用于润肺止咳、杀虫。　　中藥。薬用部分は根。潤肺,止咳と殺虫などの作用がある。

百草霜　ひゃくそうそう　中药。又称灶突墨。用于止血、消积化气,并治咽喉口舌诸疮。　　中藥。別名はは竈突墨。止血,消積,化気の作用があり,また咽喉,口,舌にできる瘡瘍を治療する作用がある。

百虫入耳　ひゃくちゅうにゅうじ　即昆虫入耳。　　すなわち昆虫が耳に入ること。

百虫窝　百虫窩　ひゃくちゅうか　穴位。主治:寄生虫病、皮肤病等。　　穴位。応用:寄生虫病,皮膚病など。

百骸　ひゃくがい　人体骨骼。　　人体の骨格。

百合　ひゃくごう　中药。球茎入药。用于润肺止咳、清心安神、健脾胃。　　中藥。薬用部分は球茎。潤肺止咳,清心安神と脾胃を健やかにする作用がある。

百合病　びゃくごうびょう　因七情郁结,或大病后,心肺阴虚而生内热所致。症见精神不宁、沉默少言、欲睡不能、欲行不能、欲食不能。似寒无寒、似热无热、口苦、尿赤等。本病以百合治疗,故名。　　七情鬱結のためあるいは重病の後に現われる心肺陰虚により内熱が生じる。症状には精神不安,沈黙して言葉が少ない,眠ろうとしても眠られない,歩こうとしても歩けない,食べようとしても食べられない,寒のようであるが実は寒がない,熱のようであるが実は熱がない,さらに口苦,尿赤などがある。合百を用いて本病を治療するからこの名がある。

百合固金汤　百合固金湯　びゃくごうこきんとう　方剂。成分:熟地、生地、贝母、百合、麦冬、玄参、当归、芍药、甘草、桔梗。主治:肺肾阴亏、虚火上炎之咳嗽、痰中带血等。　　薬物構成:熟地黄,生地黄,貝母,百合,麦冬,玄参,当帰,芍薬,甘草,桔梗。応用:肺腎の陰虚,虚火の上炎による咳嗽と痰の中に血液が混じるなど。

百会　ひゃくえ　穴位。主治:头痛、眩晕、癫痫、中风、子宫脱垂、脱肛等。　　穴位。応用:頭痛,目まい,てんかん,中風,子宮脱,肛門脱など。

百节　百節　ひゃくせつ　人体各关节。　　人体の諸関節。

百劳　ひゃくろう　穴位。主治:颈淋巴结结核、咳嗽、颈项强痛等。　　穴位。応用:頸部リンパ節結核,咳嗽,頸部と項(うなじ)部が強ばって痛むなど。

百日咳　ひゃくにちぜき

百蕊草　百蕊草　ひゃくずいそう　中药。全草入药。用于清热解毒、消肿。　　中藥。薬用部分は全株。清熱解毒,消腫の作用がある。

百岁疮　百歳瘡　ひゃくさいそう　⇒天(tiān)花

百晬咳　ひゃくさいぜき　⇒百(bái)晬〔内〕嗽

百晬〔内〕嗽　ひゃくさい(ない)そう　又称百晬咳、乳嗽、奶嗽、胎嗽。新生儿出生百日内因一般感冒引起的咳嗽。　　別称は百晬咳,乳嗽,奶嗽,胎嗽。新生児が出生してから百日以内に普通感冒による咳のこと。

柏子仁　はくしにん　中药。种籽入药。用于养心安神、润肠通便。　　中藥。薬用部分は種。養心安神,潤腸通便の作用がある。

柏子养心汤　柏子養心湯　はくしようしんとう　方剂。成分:柏子仁、枸杞子、麦冬、当归、石菖蒲、茯神、玄参、熟地、甘草。主治:心血不足、心肾不交之心悸、失眠等。　　方剤。薬物構成:柏子仁,枸杞子,麦門冬,当帰,石菖蒲,茯神,玄参,熟地黄,甘草。応用:心血の不足,心と腎が交わらないすなわち心と腎の生理関係が異常を起こして心悸と不眠。

bài　败

败毒散　敗毒散　はいどくさん　方剂。又称人参败毒散。成分:柴胡、前胡、川芎、枳壳、羌活、独活、茯苓、桔梗、人参、甘草。主治:风寒湿邪,兼正气不足。　　方剤。別称は人参敗毒散。薬物構成:柴胡,前胡,川芎,枳殻,羌活,獨活,茯苓,桔梗,人参,甘草。応用:風寒湿邪が正気の不足を伴う病証。

败酱草　敗醬草　はいしょうそう　中药。全草入药。用于清热解毒、凉血止血。　　中藥。薬用部分は全株。清熱解毒と涼血止血などの作用がある。

败血　敗血　はいけつ　又称恶血。瘀血的一种。溢于脉外的坏死的血液。　　別称は悪血。瘀血の一種。経脈の外へ溢れ出る壊死した血液。

败血冲肺　敗血衝肺　はいけつしょうはい　产后由于恶露不下等原因出现气喘逆、胸闷、烦躁、面赤的病症。　　産後悪露が下らず。胸がもだえ,せっかち,顔が赤く,気急喘逆などの病症。

败血冲胃　敗血衝胃　はいけつしょうい　产后由于恶露不下等原因出现恶心、呕吐、饱闷、腹胀、腹痛的病症。　　産後悪露が下らず,悪心,嘔吐,飽悶,腹部脹満して痛むなどの病証。

败血冲心　敗血衝心　はいけつしょうしん　产后由于恶露不下等原因出现发热、狂言呼叫,甚至发狂奔走的病症。　　産後悪露が下らず。発熱し,奇矯な言を叫び,ひどい場合には発狂奔走などの精神症状を呈する病症。

败血坚凝　敗血堅凝　はいけつけんぎょう　坏血凝聚变硬。　　経脈外へ溢れ出た壊血が堅く凝固になること。

BAN　扳斑瘢板半绊

bān　扳斑瘢

扳法　はんぼう　推拿手法。扳动肢体,使关节伸展或旋转。用于四肢及颈腰部以滑利关节、松解粘连、帮助复位。　　推拿(すいだ)手法で,四肢あるいは軀幹部を水平方向に引張って関節を伸展,あるいは旋転させる。四肢,頸部と腰部疾患に用いられ,関節をなめらかにし,癒着を分離と関節の整復に用いられること。

扳腿手法　はんたいしゅほう　扳腿使腰部过伸的手法。　　下肢を水平方向に引張って腰部を過度に伸展させる手法。

扳腿推拿手法　はんたいすいだしゅほう　三扳疗法之一。搬拉下肢的推拿手法。　　三扳療法の一つ。下肢を水平方向に引張って推拿する手法。

斑　はん　皮肤斑。　　皮膚斑。

斑痕疙瘩　はんこんぎつとう　伤口愈合后皮肉高突不

平,形成疙瘩状瘢痕。　　創面が癒合してから,皮膚表面にでこぼこで結節状となる瘢痕のこと。

斑蝥　はんぼう　　中药。全虫入药。用于攻毒逐瘀。　中薬。薬用部分は全虫。攻毒と逐瘀などの作用がある。

斑丘疹　はんきゅうしん　　皮肤斑丘疹。　皮膚の斑丘疹。

斑痧　はんさ　　发疹性疾病。　発疹性疾病。

斑秃　はんとく　　又称油风。斑形脱发　別称は油風。円形脱毛症。

斑疹　はんしん　　皮肤斑疹及丘疹。　皮膚斑疹と丘疹。

瘢痕灸　はんこんきゅう　　将艾炷直接放在体表穴位的皮肤上燃烧,促使局部化脓,产生水泡,最后结痂,形成瘢痕的灸法。　　艾炷を直接体表穴位の皮膚の上で燃やし,局所の化膿を促し,水泡を生じさせ,最後にかさぶたとなり,瘢痕を形成させる灸法。

bǎn　板

板　ばん　　足底部大趾近端部分。　　足底部の足の親指の根元の部分。

板齿(牙)　板齒(牙)　ばんし(が)　　门齿。　門歯,切歯。

板蓝根　板藍根　ばんらんこん　　中药。根入药。用于清热解毒、凉血、利咽、消肿。　　中薬。薬用部分は根。清熱,解毒,凉血,利咽と消腫などの作用がある。

板栗壳　板栗売　ばんりつこく　　中药。带刺果壳入药。用于止咳、化痰、消炎。　　中薬。薬用部分はとげのついてある果殻。止咳,化痰,消炎の作用がある。

板子伤　板子傷　ばんししょう　　被木或竹板击打所致外伤。　　木あるいは竹の板に打たれた外傷。

bàn　半绊

半边莲　半辺蓮　はんぺんれん　　中药。全草入药。用于清热解毒、利水消肿。　　中薬。薬用部分は全株。清熱解毒,利尿消腫の作用がある。

半表半里证　半表半裏証　はんひょうはんりしょう　　病变既不完全在表,也不完全在里,而介于表里之间所出现的证候。主要表现有寒热往来、胸胁苦满、心烦作呕、不欲饮食、口苦咽干、目眩、脉弦等。　　病変の部位が外表にあるのでもなければ,裏にあるのでもなく,外表と裏の間にあること。主な症状には寒熱往来,胸脇苦満,気分がいらいらして嘔吐し,食慾がない,口が苦い,喉が乾く,目眩,脈象は弦など。

半刺　はんし　　五刺法之一。即刺入很浅并很快拔针。不伤肌肉,如拔毛状,是古代治疗肺病的一种针法。　　五刺法の一つ。刺入は浅い,速やかに針を抜く。筋肉を傷つけないため,毛抜きのような方法。古代肺病治療に用いられた一種の針法。

半身不遂(随)　はんしんふずい(ずい)　　又称偏瘫。身体一侧偏瘫。　　別称は偏癱。片麻痺。

半身多汗　はんしんたかん　　多因气血偏虚,常为偏枯预兆。　　人体の片側に汗が多いこと,ふつう気血が虚により起こり,しばしば偏枯になる前兆として現われること。

半身麻木　はんしんまもく　　人体の片側に痺れ感があること。

半夏　はんげ　　中药。块茎入药。用于燥湿化痰、降逆止呕。　　中薬。薬用部分は塊茎。燥湿化痰,降逆止嘔の作用がある。

半夏白术天麻汤　半夏白朮天麻湯　はんげびゃくじゅつてんまとう　　方剂。成分:半夏、白术、天麻、茯苓、橘红、甘草、生姜、大枣。　　主治:風痰所致之眩暈、头痛。　　方

剂。药物构成:半夏、白术、天麻、茯苓、橘红、甘草、生薑、大棗。応用:風痰により眩暈(目まい)、頭痛。

半夏厚朴汤　半夏厚朴湯　はんげこうぼくとう　　方剂。成分:制半夏、厚朴、茯苓、生姜、苏叶。主治:痰气郁结之梅核气(咽喉异感症)。　　方剂。製半夏、厚朴、茯苓、生薑、蘇葉。応用:痰気鬱結による梅核気(咽喉異物感症)。

半夏泻心汤　半夏瀉心湯　はんげしゃしんとう　　方剂。成分。制半夏、黄芩、干姜、人参、炙甘草、黄连、大枣。主治:胃气不和、心下痞满症。　　方剂。薬物構成:製半夏、黄芩、乾薑、人参、黄連、大棗。応用:胃気不和と心下痞満証。

半夏中毒　はんげちゅうどく　　半夏により中毒を引き起こすこと。

〔半〕阴阳人　〔半〕陰陽人　〔はん〕いんようじん　　先天性奇型である半陰陽の人。

半枝莲　半枝蓮　はんしれん　　中药。全草入药。用于清热解毒、散瘀止血、利尿抗癌。　　中薬。薬用部分は全株。清熱解毒,散瘀止血,利尿と抗癌などの作用がある。

绊舌　絆舌　はんぜつ　　⇒结(jié)舌

BANG　榜傍

bǎng　榜

榜嘎　ぼうがゝ　　中药。全草入药。用于清热解毒。　　中薬。薬用部分は全株。清熱解毒の作用がある。

bàng　傍

傍针刺　傍針刺　ぼうしんし　　古代十二节刺法之一。一正一旁,正者刺其经,旁者刺其络,以治久居之留痹。　　古代十二節刺法の一つ。患部に一本の針づつ直刺ならびに傍刺すること。直刺は経を刺し,傍刺は絡を刺すことになって慢性痺証である留痹を治療すること。

BAO　包胞保报抱豹暴

bāo　包胞

包煎　ほうせん　　某些药物需要布包裹后再行煎煮。　　ある種類の薬物が布で包んでから煎じること。

胞痹　ほうひ　　风寒湿邪引起膀胱气化失常而致小便不利、小腹胀满。　　風、寒、湿の邪気が膀胱を犯し,膀胱の気化が失調することによって生じる。主な症状は小便が出渋り,下腹部が脹満するなど。

胞寒不孕　ほうかんふよう　　因寒邪凝滞于胞宫所致不孕。　　子宫に寒邪が凝滞する原因で不妊のこと。

胞育　ほうこう　　穴位。主治:腰痛、坐骨神经痛、尿潴留等。　　穴位。応用:腰痛,坐骨神経痛,尿閉などに用いること。

胞睑　胞瞼　ほうけん　　眼睑。　眼瞼。

胞睑石榴　胞瞼石榴　ほうけんざくろ　　类似春季卡他性结膜炎之乳头。　　春季カタル性結膜炎の乳頭に類似するもの。

胞睑肿核　胞瞼腫核　ほうけんしゅかく　　睑板腺囊肿、霰粒肿。　　瞼板腺嚢腫あるいは霰粒腫。

胞睑重坠　胞瞼重墜　ほうけんじゅうつい　　眼睑に重たい感じ。

胞浆水　胞漿水　ほうしょうすい　　羊水。胞内养胎的液体,随胎儿分娩时流出。　　羊水。子宮内の胎児を養う液体,胎児の分娩に伴って流れ出するもの。

胞漏　ほうろう　　⇒胎(tāi)漏

胞轮震跳　胞輪震跳　ほうりんしんちょう　　眼睑痉挛。　眼瞼けいれん。

胞络空虚　胞絡空虚　ほうらくくうきょ　　因体弱血虚或

产育过多等原因,使子宫附属的血脉极为衰弱。 体の衰弱と血虚あるいは産育が多すぎるなどの原因で子宫内に附属している血脈が極めて衰弱になること。

胞脉(络) 胞脈(絡) ほうみゃく(らく)　附属在子宫的脉络。 子宫に附属する脈絡のこと。

胞脉不通 胞脈不通 ほうみゃくふつう　子宫的脉络阻塞不通。 子宫の脈絡が塞がって通じないこと。

胞脉受损 胞脈,損を受く　子宫附属的脉络因产育过多等因素引起损伤。 子宫に附属している脈絡は産育過多などによって損傷すること。

胞门 胞門 ほうもん　子宫口。 子宫口のこと。

胞生痰核 ほうせいたんかく　⇒胞(bāo)睑肿核

胞系了戾 胞係,了戾す　胞系指泌尿系,了戾为紊乱屈曲之意,如用绳结絷。症见:小便不通。 胞係とは泌尿係のこと。了戾(りょうれい)とは紊乱屈曲の意味で,縄でしめるようであること。小便が通じない症状。

胞衣 ほうい　胎盘。 胎盤のこと。

胞衣不下 胞衣,下らず　胎儿娩出后,胎盘迟迟不下,多易合并出血,宜尽速使胎盘排出。 胎児分娩後かなり長時間たっても胎盤が自動的に排出されないこと。ふつう出血を伴うから早急に胎盤を排出させねばならないこと。

胞肿 胞腫 ほうしゅ　眼睑浮肿。 眼瞼の浮腫。

胞肿如桃 胞腫,桃の如し　重度眼睑浮肿。 ひどい眼瞼の浮腫。

胞转 胞転 ほうてん　无尿。 尿閉。

胞阻 ほうそ　妊娠期间,由于气血不和阻碍胞胎,经常出现腹痛,甚至阴道流血的病症。 婦人が妊娠後,気血が調和しないことによって胞胎を阻害するため,常に腹痛が現われ,ときには膣出血のある病症。

bāo　保

保和丸 ほうわがん。　方剂。成分:山楂、六曲、半夏、茯苓、陈皮、连翘、莱菔子。另方有麦芽。主治:食积。 方剤。薬物構成:山楂,六神曲(麴),半夏,茯苓,陳皮,連翹,萊菔子。別に一つの方剤に麦芽がある。応用:食積。

保婴撮要 保嬰撮要 ほえいさつよう　明太医院医士薛铠撰(1556)。书中强调小孩按年龄大小用药以及烧灼断脐的重要性。 明の太医院の医士である薛鎧が著した(1556)。彼が小児の年にしたがって薬物を使うべきであることを強調し,また臍帯を焼灼して断つ重要性を述べた。

bāo　报抱豹暴

报刺 報刺 ほうし　十二刺法之一。用于治疗没有固定部位的疼痛。刺法是:找到疼处,即直刺一针,并留针不拔。循按局部,找到另一个疼处后,将前针拔出,再在第二个疼处刺针。 十二刺法の一つ。固定した部位のない疼痛を治療する場合に用いられ,その刺法は痛む個所をさがしてから針を直刺して抜かないで留針し,局所を順序に従って押え,他の痛む個所をさがし,先の針を抜き出して二番目の痛む個所を刺す方法。

抱骨垫 抱骨墊 ほうこつてん　伤科用具之一。环抱断骨的固定垫。 傷科の用具の一つ。抱くように骨折部位を固定する圧子(ペロッテ)。

抱踝手法 ほうかしゅほう　挤压踝骨的手法。 足関節を抑えて圧迫する手法。

抱轮红赤 抱輪紅赤 ほうりんこうせき　又称白睛抱红。睫状充血。 別称は白睛抱紅。毛様充血のこと。

抱头火丹 抱頭火丹 ほうとうかたん　生于头部的丹毒。 頭部にできる丹毒。

抱膝器 ほうしつき　用来固定髌骨骨折的器具。 膝蓋骨の骨折を固定する器具。

豹骨 ひょうこつ　中药。骨入药。强筋骨、祛风湿、止痛。 中薬。薬用部分は骨。筋骨を強め、風湿を除去し、痛みを止める作用がある。

豹文刺 ひょうもんし　五刺法之一。即在患病部位的前后左右多处刺破小血管,排出瘀血。是应用于治疗心病及经络瘀阻等病症的一种古代针法。 五刺法の一つ。患部の前後左右の数個所において小血管を刺破し、瘀血を排出させる。心病と経絡の瘀滞,阻害などの病証を治療する古代の針法。

暴崩下血 ぼうほうげけつ　在非月经期,突然出现大量子宫出血。 月経期でないのに突然現われる大量な子宫出血。

暴病 ぼうびょう　⇒卒(cù)病

暴发火眼 暴発火眼 ぼうはつかがん　流行性出血性结膜炎。 流行性出血性結膜炎。

暴风客热 暴風客熱 ぼうふうきゃくねつ　感受风热之邪后,眼睛突然红肿热痛的急性眼病。 風熱の邪を感受した後,眼に突然発赤,腫脹,灼熱,痛みを来して急性な眼病。

暴厥 ぼうけつ　突然昏倒,不省人事,脉象躁急的病症。 突然,昏迷して人事不省になり,脈象は躁疾である病症。

暴聋 暴聾 ぼうろう　突然耳聋。 突然の聾。

暴露赤眼生翳 ばくろせきがんせいえい　兔眼性角膜炎。 兔眼性角膜炎。

暴(跑)马子皮 暴(跑)馬子皮 ぼう(ほう)ばしひ　中药。树皮入药。用于清肺祛痰、止咳平喘。 中薬。薬用部分は樹皮。清肺祛痰,止咳平喘の作用がある。

暴盲 ぼうもう　突然一侧或双眼失明。 突然片目あるいは両目が失明すること。

暴仆 ぼうふ　突然昏倒的一种症状。常见于中风、癫痫等病。 突然昏迷する症状。ふつう中風,てんかんなどに見られるもの。

暴热 暴熱 ぼうねつ　突然发生高热。 急に高熱になること。

暴伤 暴傷 ぼうしょう　突然受到猛烈损伤。 突然ひどい外傷を受けること。

暴脱 ぼうだつ　突然出现的脱证。 突然現われる虚脱証。

暴痫 暴癇 ぼうかん　突然发作的癫痫。 突然発作のてんかん。

暴喑(瘖) ぼういん(いん)　突然失音。 突然声が出なくなること。

暴注 ぼうちゅう　突然泄泻,大便如水。 突然激しい下痢をし,大便が水の如くもの。

BEI　背悲北贝备背焙

bēi　背悲

背法 はいほう　伤科的手法名称。医生与患者背向站立,将患者背起。 傷科手法の名称。治療の目的で医師が患者と背を向いあって立ち,医師が患者を背負う方法。

悲 ひ　七情之一。为精神情志变化的一种。 七情の一つ。精神,情意変化の一種。

悲则气消 悲しめば気が消える　悲伤过度,肺气运行不畅,久而化热,热蒸则气消。 過度に悲しむと上焦が鬱結して,熱と化し,肺気が消耗すること。

běi　北

北豆根 ほくとうこん　　中药。根茎入药。用于清热解毒、消肿止痛。　　中薬。薬用部分は根茎。清热解毒、消腫と止痛などの作用がある。

北沙参 ほくしゃじん　　中药。根入药。用于润肺止咳、养胃生津。　　中薬。薬用部分は根。潤肺止咳、養胃生津の作用がある。

北野菊 ほくやぎく　　中药。地上部分入药。用于清热解毒、凉肝明目。　　中薬。薬用は地上部分。清熱解毒、凉肝明目の作用がある。

bèi　贝备背焙

贝母 貝母 ばいも　　中药贝母的通称。未知为何种贝母，如处方上单写此名则可取浙贝母。　　中薬貝母の通称であるがどの種類の貝母が明らかでないと，処方にこの名を書くとふつう浙貝母が取られること。

贝母栝楼散 貝母栝蔞散 ばいもかろさん　　方剂。成分：贝母、栝蒌、天花粉、茯苓、桔梗、橘红。主治：肺燥而见干咳、咯痰不爽等症。　　方剤。薬物構成：貝母，栝楼，天花粉，茯苓，桔梗，橘紅。応用：肺燥が乾咳を伴い，咯痰困難など。

贝母花 貝母花 ばいもか　　中药。花入药。用于止咳、化痰。　　中薬。薬用部分は花。止咳，化痰の作用がある。

备急千金要方 備急千金要方 びきゅうせんきんようほう　　又称《千金要方》。孙思邈撰于七世纪。论述医理、药物、妇产、小儿、针刺、饮食、摄生等医学各科及方剂。　　別称は「千金要方」。孫思邈が著した（紀元七世紀）。医学理論，薬物，産婦人科，小児科，針刺，飲食と摂生などの各科と方剤について述べた。

背脊骨折 はいせきこっせつ　　背部，主要指胸椎及腰椎的骨折。　　背部の骨折，主として胸椎と腰椎の骨折。

背偻 はいろう　　脊柱后凸症。　　脊柱後彎症。

背俞穴 背兪穴 はいゆけつ　　与各脏腑密切相关的背部穴位。即心俞、心包俞、肺俞、肝俞、脾俞、肾俞、胆俞、胃俞、膀胱俞、三焦俞、大肠俞、小肠俞。　　背部のそれぞれの臓腑と関係の密切な穴位。心兪，心包兪，肺兪，肝兪，脾兪，腎兪，胆兪，胃兪，膀胱兪，三焦兪，大腸兪，小腸兪。

背痛 はいつう　　背部的疼痛。　　背部の疼痛。

背恶寒 背悪寒 はいおかん　　背部自觉有寒冷感。一般外感病初期，症兼发热、头痛、脉浮等。　　背部に寒がる。ふつう外感表証の始めに現われ，発熱，頭痛，脈浮などを兼ねること。

背痈 背癰 はいよう　　又称发背。发生于背部的急性、限局性、化脓性炎症的总称。　　別称は発背癰。背部にできる急性，化膿性炎症の総称。

焙 はい　　用文火将药物加热，使之干燥的方法之一。将药物放在清洁的瓦上或锅中，避免烧焦加热使之干燥的方法。　　とろ火で薬物に熱を加えて乾燥させる方法の一つ。薬物をきれいな瓦の上か，鍋の中に入れて，焦げないように加熱して乾燥させること。

BEN　奔贲本

bēn　奔贲

奔(贲)豚 ほん（ほん）とん　　又称奔豚气。即肾积，五积之一。有气从小腹上冲胸咽的一种病症。　　別称は奔豚気。すなわち腎積で五積の一つ。気が下腹部から咽喉部へ衝き上げる一種の病症。

贲门 噴門 ふんもん　　七冲门之一。胃上口。　　七衝門の一つ。胃の上部にある入口。

běn　本

本 ほん　　与标相对而言。①与证候相对之病因。②与邪相对之正。③与续发病相对之原发病。④与外证相对之内证。　　標に対していうこと。①証候に対して病因のこと。②邪に対して正のこと。③二次的疾患に対して原発疾患。④外証に対して内証のこと。

本草 ほんぞう　　①中药的统称或中药的原始称呼。②有关中药的著作的通用名称。　　①中薬の通称あるいは中薬の原始名称。②中薬著作の通用する名称。

本草备要 本草備要 ほんぞうびよう　　清・汪昂撰，刊于1694年。本书主要根据《神农本草经疏》和《本草纲目》编成，包括药物470种，并附图400余幅。由于简明扼要，流传较广。　　清代の汪昂の著作で1694年に出版し，本書が主に「神農本草経疏」と「本草綱目」によって編集してできたもので，470種類の薬物が含まれ，図が400余りあった。本書は簡明で要点をかいつまんだため，広く応用されてきた。

本草从新 本草従新 ほんぞうじゅうしん　　清・吴仪洛撰(1757)，共收常用药物720种。　　清代の呉儀洛が著した(1757)中薬書で，720種の薬物を集めた。

本草纲目 本草綱目 ほんぞうこうもく　　中国古代本草学中内容最丰富的著作。明・李时珍撰，刊于1590年，全书52卷，包括药物1892种，药方一万余，附图丁余。每种药物下列释名、集解、正误、修治、气味、主治、发明、附方等项。本书还涉及生物、化学、天文、地理、采矿等多方面的问题，实为一部博物学巨著。　　中国古代本草学の中にもっとも内容の豊富な著作で，明の李時珍が著したもので1590年に出版し，全書は52巻あり，1892種の薬物が含まれ，処方は一万余り，図は一千余りあって，薬物種類ごとにそれぞれ釈名，集解，正誤，修治，気味，主治，発明などの項目がある。本書はまた生物，化学，天文，地理，採鉱などの分野にかかわって実に一つの博物学の巨作である。

本草纲目拾遗 本草綱目拾遺 ほんぞうこうもくしゅうい　　清・赵学敏撰，刊于1765年，包括药物921种，其中716种为《本草纲目》所未载，161种为李时珍所记述的药物之补订。　　清の趙学敏の著作で，1765年に出版し，921種類の薬物を含み，その中716種が「本草綱目」に載せていない，161種が李時珍の述べた薬物の補充であった。

本草经集注 本草経集注 ほんぞうけいしゅうちゅう　　梁・陶宏景撰。是《神农本草经》的最早注释本，刊于公元536年。　　梁の陶宏景の著作で「神農本草経」の最も古い注釈本で，紀元536年に刊行したもの。

本草衍义 本草衍義 ほんぞうえんぎ　　宋・寇宗奭撰。刊于1116年。本书主要特点在于药物的辨识和鉴定。　　宋の寇宗奭が著したもので，1116年に出版し，本書の主な特点は薬物の鑑定について詳しく述べてあった。

本寒标热 本寒標熱 ほんかんひょうねつ　　寒热错杂证。①寒证为主兼有热证。②真寒假热证。　　寒熱が錯雑な証候。①寒証を主とし，熱証を兼ねること。②真寒仮熱証。

本节 本節 ほんせつ　　手指或足趾的基节，即掌指关节或趾蹠关节的圆形突起处。　　中手指節関節の部位あるいは中足指節関節の部位。

本热标寒 本熱標寒 ほんねつひょうかん　　寒热挟杂证。①热证为主，兼见寒证。②真热假寒证。　　寒熱が混雑な病証。①熱証を主とし，寒証を兼ねること。②真熱仮寒証。

本神 ほんしん　　穴位。主治：头痛、癫痫等。　　穴位。応用：頭痛，てんかんなど。

本实标虚 本実標虚 ほんじつひょうきょ　　虚实挟杂证。①实证为主兼有虚证。②真实假虚证。　　虚実混雑な病

証。①実証を主とし,虚証を兼ねること。②真実仮虚証。

本虚标实 本虚標実 ほんきょひょうじつ 虚実挟杂证。
①虚证为主,兼有实证。②真虚假实证。 虚実混雑な病
証。①虚証を主とし,実証を兼ねること。②真虚仮実証。

BENG 崩

bēng 崩

崩漏 ほうろう 阴道大量出血称崩,小量出血称漏。
子宫の大量出血を崩と称し,小量の出血を漏と称するこ
と。

崩中 ほうちゅう ⇒血(xuè)崩

崩中漏下 ほうちゅうろうか ⇒崩(bēng)漏

BI 鼻笔闭荜萆蓖睥痹碧蔽薜壁避臂髀

bí 鼻

鼻病 びびょう 鼻の疾患。

鼻出血 びしゅっけつ ⇒鼻(bí)衄

鼻疮 鼻瘡 びそう 鼻部之疮疡。 鼻にできる瘡瘍。

鼻疔 びちょう 鼻尖及鼻前庭部疔肿。红者称火珠疔,白
者名白刃疔。 鼻尖あるいは鼻前庭部の疔瘡,赤色のは
火珠疔と称し,白色のは白刃疔と称すること。

鼻洞 びどう ⇒鼻(bí)窍

鼻风 鼻風 びふう 婴儿重度鼻塞。 小児のひどい
鼻詰り。

鼻干燥 鼻乾燥 びかんそう 肺燥所致。症见鼻孔干燥、
口干、唇干、干咳无痰。 肺燥による。症状には鼻孔、口
と唇が乾燥し,乾咳して痰がないなどがあること。

鼻疳 びかん 又称鼻䘌。因感染而引起的一种炎性鼻
病。多发生于小儿,表现为鼻腔红痒疼痛、溃破生疮。 別
称は鼻䘌瘡(びじょくそう)。感染により起こる鼻の炎症性
疾病。ふつう小児に発生し,鼻腔に発赤,かゆく,潰れて瘡
を生じ,痛むなどの症状を呈するもの。

鼻藁 びこう 鼻内组织干燥枯萎。 鼻腔粘膜が乾燥
と萎縮すること。

鼻根 びこん 又称頞,王宫。位于左右内眦之间。 別
称は頞あるいは王宫。左右内眦(めがしら)の中間に位す
るもの。

鼻洪 びこう 重度鼻衄。 びどい鼻出血。

鼻尖 びせん 观察鼻尖,可做诊断脾脏疾病之参考。
鼻尖の望診は脾の疾病を診察する参考になること。

鼻疖 鼻癤 びせつ 鼻にできる癤。

鼻疽 びそ 鼻の蜂巣織炎。

鼻孔 びこう 外鼻孔。

鼻梁 びりょう 鼻背。 はなすじ。

鼻漏 びろう 鼻部瘘孔。 鼻の瘻孔。

鼻毛 びもう 鼻毛(はなげ)。

鼻苗 びびょう 即天花脓浆或干痂。将其纳入健康儿童鼻
孔,进行种痘,做为预防天花之用。 天然痘患者の濃い
痘漿あるいは乾燥痂皮。これを取って健康児の鼻孔の中に
入れて種痘として天然痘の予防に用いるもの。

鼻䘌疮 鼻䘌瘡 びじょくそう ⇒鼻(bí)疳

鼻衄 はなぢく 鼻出血。

鼻窍 鼻竅 びきょう 鼻腔。 鼻腔のこと。

鼻〔窍闭〕塞 鼻〔竅閉〕塞 び〔きょうへい〕そく 又称鼻
窍不利、鼻室。由急、慢性鼻炎或鼻息肉等引起。 別称は
鼻竅不利,鼻室。急,慢性鼻炎あるいは鼻のポリープなど
のために起こる鼻詰り。

鼻窍不利 鼻竅不利 びきょうふり ⇒鼻(bí)〔竅閉〕塞

鼻鼽 びきゅう 类似过敏性鼻炎。 過敏性鼻炎に類似
するもの。

鼻塞 びそく ⇒鼻(bí)〔窍闭〕塞

鼻塞肉 びそくにく ⇒鼻(bí)瘜(息)肉

鼻塞灼热 鼻塞灼熱 びそくしゃくねつ 鼻塞和鼻内灼
热感。 鼻詰りと鼻の中の灼熱感。

鼻生疮肿 鼻生瘡腫 びせいそうしゅ ⇒鼻(bí)疮

鼻水 びすい 鼻之分泌物。 鼻の分泌物。

鼻痠 びさん 鼻部有辛酸的感觉。 鼻に辛い,酸っぱ
い感があること。

鼻隧 びずい 包括鼻孔内的鼻前庭部分及鼻腔内通道。
鼻孔を含む鼻前庭と鼻腔内の通路。

鼻涕 びてい 鼻的分泌物。 鼻の分泌物。

鼻痛 びつう 鼻の痛み。

鼻瘜(息)肉 びそく(そく)にく 鼻腔内のポリープ。

鼻齆 びそく ⇒鼻(bí)瘜(息)肉

鼻掀胸挺 びきんきょうてい 鼻翼搧动,气短,胸部抬高,
小儿喘咳,呼吸困难之病症。 鼻翼がひくひくと動く,
息切がして胸が高くなる。小児の喘咳,呼吸困難に現われ
る病症。

鼻翼 びよく

鼻翼扇动 鼻翼扇動 びよくせんどう 表示重度呼吸困
难。 ひどい呼吸困難を表わす。

鼻渊 鼻淵 びえん 流浊涕,常见于鼻窦炎。 膿汁性
の分泌物をたらす鼻の疾患でふつう副鼻腔炎に見られる
もの。

鼻针 鼻針 びしん ①鼻针疗法所用的针。②鼻针疗法。
①鼻針療法に使う針。②鼻針療法。

鼻针疗法 鼻針療法 びしんりょうほう 现代针刺疗法
之一。针刺鼻部特定穴位治疗疾病的一种疗法。 現代の
針刺療法の一つ。鼻の特定穴位に針刺して疾病を治療す
る方法。

鼻针麻醉 鼻針麻酔 びしんますい 选用鼻部的穴位进
行针刺麻醉的方法。 鼻の穴位を選んで針麻酔をする
方法。

鼻室 びちつ ⇒鼻(bí)〔窍闭〕塞

鼻痔 びじ ⇒鼻(bí)瘜(息)肉

鼻肿 鼻腫 びしゅ 鼻の腫脹。

鼻柱 びちゅう ①鼻梁。②鼻中隔。 ①鼻梁すなわち
両方の内眼角の間から鼻先までの部位。②鼻中隔。

鼻柱骨 びちゅうこつ 鼻软骨。 鼻軟骨。

鼻准 鼻準 びじゅん 鼻尖。 鼻先。

bǐ 笔

笔管癣 筆管癬 ひつかんせん 圆癣。 輪癬のこと。

bì 闭荜萆蓖睥痹碧蔽薜壁避臂髀

闭 閉 へい 又称闭证。 ①中风实证,即中风见牙关紧
闭、握拳、昏迷等症者。②大便或小便不通。 別称は閉
証。①中風の実証で,すなわち中風が牙関緊急,両手は強
く握りしめ,昏睡などの症状があること。②大便あるいは
小便の通じないこと。

闭经 閉経 へいけい 月经闭止。 無月経。

闭癃 閉癃 へいりゅう 无尿、排尿困难。 尿閉の
こと。

闭证 閉証 ⇒闭(bì)

荜菝(拨) 蓽撥 ひはつ 中药。果穗入药。用于温中散
寒,下气止痛。 中薬。薬用部分は穂。温中散寒,下気止痛
の作用がある。

荜澄茄 蓽澄茄 ひつちょうか 中药。果实入药。用于温

暖脾肾、行气止痛。　　中药。薬用部分は果実。脾胃を暖め、気を行かし、痛みを止める作用がある。

萆薢　ひかい　⇒绵(mián)萆薢,粉(fěn)萆薢

萆薢分清饮　萆薢分清飲　ひかいぶんせいいん　方剂。成分：川萆薢,益智仁,石菖蒲,乌药,另方加茯苓,甘草。主治：胃气不足,湿浊下注所致之膏淋、白浊。　　方剤。薬物構成：川萆薢,益智仁,石菖蒲,烏薬。他の一つの方剤には茯苓と甘草が含まれる。応用：胃気が不足し,湿濁が下へ注ぐことにより起こる膏淋あるいは白濁。

蓖麻根　ひまこん　中药。根入药。用于镇静解痉、祛风散瘀。　　中薬。薬用部分は根。鎮静解痙,祛風散瘀の作用がある。

蓖麻叶　蓖麻葉　ひまよう　中药。叶入药。外用：拔毒止痒；内服：治咳嗽、痰喘。　　中薬。薬用部分は葉。外用には拔毒止痒の作用があり,内服には咳嗽と痰喘を止める作用がある。

蓖麻油　ひまゆ　中药。油入药。用于导泻。　　中薬。薬用部分は油。導瀉の作用がある。

蓖麻子　ひまし　中药。种子入药。用于消肿拔毒。　　中薬。薬用部分は種。消腫拔毒の作用がある。

蓖麻子灸　ひましきゅう　天灸方法之一。将蓖麻子仁研末,用白水调成糊状,敷于选好的穴位上。　　天灸の方法の一つ。蓖麻子仁を粉末に磨き,水で糊のようにかきまぜてから選んだ穴位に敷くこと。

睥翻粘睑　睥翻粘瞼　へいはんねんけん　眼睑外翻。　　眼瞼外反。

睥肉粘轮　睥肉粘輪　へいにくねんりん　睑球粘连。　　瞼球癒着。

睥生痰核　へいせいたんかく　霰粒肿。　　霰粒腫。

睥虚如球　睥虚,球の如し　眼睑肿胀。　　眼瞼腫脹。

痹　ひ　①麻木感。②感受邪气致气血凝滞不通。　　①痹れる感じ。②邪気に犯されて気血が凝滞して通じないこと。

痹气　痹気　ひき　气郁。　　気が鬱滞して通じないこと。

痹证　痹証　ひしょう　风寒湿三种邪气杂至侵犯经络,关节或肌肉发生疼痛等症状的病证。　　風寒湿三種類の邪気が経絡を犯して関節あるいは肌肉の疼痛などのある病証。

碧玉散　へきぎょくさん　方剂。成分：滑石、甘草、青黛。主治：暑湿证兼见目赤、咽痛或口舌生疮。　　方剤。薬物構成：滑石,甘草,青黛。応用：暑湿証が目赤,咽痛あるいは舌に瘡瘍ができることを伴う病証。

蔽心骨　蔽心骨　へいしんこつ　①剑突。②前胸部骨骼的总称。　　①剣状突起。②前胸部の骨格の総称。

蔽心骨伤　蔽心骨傷　へいしんこつしょう　剑突外伤。　　剣状突起の外傷。

薜荔　へいれい　中药。带叶藤茎入药。用于祛风、利湿、活血、解毒。　　中薬。薬用部分は葉のついている藤茎。祛風,利湿,活血,解毒の作用がある。

壁虎　へきこ　中药。全体烧黄入药。用于祛风定惊、散结、解毒。　　中薬。薬用部分は体全部を黄色に焼いたもの。祛風,定驚,散結と解毒の作用がある。

避年　ひねん　妇女身体无病,而月经每年只来潮一次。　　婦人は病気がないのに一年に一回だけ月経があること。

臂　ひ　①前臂。②上肢由肩至腕部分。即上臂和前臂的合称。　　①前腕部。②上肢の肩より手関節まで,すなわち上腕と前腕を合せていうもの。

臂骨伤　臂骨傷　ひこつしょう　一般指前臂的尺骨及桡骨骨折。　　ふつう前腕の尺骨と橈骨の骨折。

臂内廉　ひないれん　臂之内侧。为手三阴经主要循行部位。　　前腕の内側。手の三陰経の主な循行部位。

臂臑　ひじゅ　穴位。主治：肩关节疾患、上肢运动障碍等。　　穴位。応用：肩関節疾患,上肢の運動障害。

臂痈　臂癰　ひよう　前臂痈。　　前腕の癰瘡。

臂中　ひちゅう　穴位。主治：上肢麻痹、胸痛。　　穴位。応用：上肢麻痺と胸痛。

髀　髀　ひ　①股部(大腿)的代称。②股部的上半部分。　　①股部すなわち大腿部の代称。②大腿部の上半分。

髀骨　髀骨　ひこつ　股骨。　　大腿骨。

髀关　髀関　ひかん　穴位。主治：下肢瘫痪、腰腿痛、腹股沟淋巴结炎等。　　穴位。応用：下肢麻痺,腰痛と下肢疼痛,鼠径部リンパ節炎など。

髀枢　髀枢　ひすう　①位于股部外侧的最上方,股骨向外显著隆起,即股骨大转子的部位。②髋臼的部位。　　①大腿骨の大転子の部位,大腿部の外側の最上方に位し,大腿骨が外に向って,隆起している部分。②骨盤外側中央の寛骨臼の部位。

BIAN　砭扁萹变便遍辨

biān　砭

砭镰法　砭鐮法　へんれんほう　古代用尖石或利器放血、排脓的一种方法。　　古代においてとがっている石あるいは鋭い器具で放血,あるいは排膿の一種の方法。

砭石　へんせき　一种楔形石块,中国最古老的医疗工具之一。源于新石器时期,为治疗痈肿、排脓、放血及解除各种疼痛用。　　一種のくさびの形の石片。中国で最も古い医療器具の一つ。新石器時期に現われ,癰腫を治療するときに排膿あるいは放血及び諸種の疼痛を解除するときに用いられるもの。

砭针　砭針　へんしん　又称石针。古代用石制的针。　　別称は石針。古代において石で造った針。

biǎn　扁萹

扁豆　へんず　中药。种子入药。用于健脾化湿、消暑。同白扁豆。　　中薬。薬用部分は種。健脾化湿,消暑の作用がある。白扁豆と同じもの。

扁豆花　へんずか　中药。花入药。用于解暑、化湿。　　中薬。薬用部分は花。解暑,化湿の作用がある。

扁瘊　扁瘊　へんこう　扁平疣。　　扁平疣贅。

扁鹊　扁鵲　へんじゃく　最早见于历史记载的公元前五世纪的名医。原名秦越人。精通医术,能治多种疾病,尤精脉诊和针术,著作已佚。　　歴史に最も古い,紀元前五世紀の名医。元の名前は秦越人。医術に精通し,多種な疾病を治療することができ,脈診と針術に長じ,著作は失われた。

萹蓄　萹蓄　へんちく　中药。干燥地下部分入药。用于清热利尿、杀虫。　　中薬。薬用は乾燥の地下部分。清熱利尿と殺虫の作用がある。

biàn　变便遍辨

变　変　へん　五不男之一。即男性无生殖能力的五种证候(天、漏、犍、怯、变)之一。变为两性畸型,相当于半阴阳。　　五不男の一つ。男性の生殖力のない五つの証候(天,漏,犍,怯,変)の一つ,変とは両性具有の奇型で半陰陽に相当するもの。

变蒸　へんじょう　婴儿在生长过程中,有身热、汗出等症状,但无大病的情况。　　小児が生長する間に身熱と汗出

などの症状があるが大病がないこと。

変証　変証　へんしょう　　病証由简单变复杂,从轻变重的证候变化。多因误治或正气不足所致。　疾病が簡単から複雑にかわり,軽証かう重証にかわる証候の変化。ふつう治療上の誤りや患者の正気が不足などによることが多い。

便秘　べんぴ　　大便の通じないこと。

便胲血　便膿血　べんのうけつ　　膿と血液を伴う大便をすること。

便溏　べんとう　　大便稀薄。　軟便。

便血　べんけつ　　①血便。②単純便血。①糞便に血液を伴う。②単純な肛門より出血のこと。

遍身麻木　遍身麻木　へんしんまもく　　周身麻木。全身に痺れ感があること。

辨络脉　絡脈を辨ずる　　运用视觉观察病人浮行于浅表的小血管丛的色泽、充盈度等进行诊断的方法。　視覺を利用して,患者の表在性小血管叢の色,つや,充実の程度を診察して疾病を診断する方法。

辨証　辨証　べんしょう　　通过四诊、八纲、脏腑、病因、病机等中医理论对患者的症状、体征进行综合分析。　四診,八綱,臓腑,病因,病機などの中医学理論を通じて患者の症状と所見を総合,分析すること。

辨証論(施)治　辨証論(施)治　べんしょうろん(せ)じ　根据中医的基本理论,对症状、体征、疾病的原因、性质及部位,以及病人的体质进行全面分析,并作出诊断和治疗。　　四診,八綱,臓腑,病因,病機などの中医学の基礎理論を通じて患者の症状と所見及び疾病の原因,性質,部位と患者の体質を総合,分析していかなる性質の証かを推断して,さらに中医学の治療原則にもとづいて,治療方法を確定すること。

BIAO　标療表

biāo　标療

标　標　ひょう　　①与病因相对之证候。②与正相对之邪。③与原发相对之继发、复发病。④与内证相对之外证。①病因に対して証候をさすこと。②正に対して邪をさすこと。③原発に対して二次的と再発をさすこと。④内証に対して外証をさすこと。

标本　標本　ひょうほん　　标与本是一个相对的概念。是一种主次关系。人体的正气是本,致病的邪气是标;病因是本,症状是标;旧病与原发病是本,新病与继发病是标;病在下、在内是本,在上、在外是标。用以分清主次,轻重缓急,确定治疗步骤。　　標と本は一つの互いに対立な概念のこと。一種の主要的と副次的な関係を表わすもの。人体の正気は本で疾病の原因となる邪気が標であり,病因は本で症状は標であり,古い病と原発病が本で新しい病と二次的疾病が標であり,病が下にあるいは内にあるのが本で,上にあるいは外にあるのが標のこと。これをもって主と次,軽と重,緩と急を区分し,治療の措置を決定すること。

标本同治　標本同じく治す　　标本二者同时治疗。如痢疾患者不能进食是正气虚,为本虚。痢不止是邪气盛为标盛。此时标本皆宜急救,扶正的药物和除湿热的药物同时应用。　　標と本の両方を同時に治療すること。たとえば痢疾の患者が飲食物がとれないのは正気が虚であり,本が虚であり,下痢が止まらないのは邪気が盛んで,標が盛んであること。この場合,標本ともに救急すべきもので正気を扶ける薬物と湿熱を除く薬物を同時に用いること。

療疽　ひょうそ　　生于指或趾尖的疽。　疽が手あるいは足の指先にできるもの。

biǎo　表

表寒　ひょうかん　　表证中一种属于寒性的类型。主要表现为恶风寒较重,发热较轻,无汗或有汗,头痛项强,肢节疼痛,舌苔薄白,脉象浮紧或浮缓等。　表証の中,一種の寒に属する型。主な症状には悪風と悪寒がひどく,発熱が軽い,汗がない,あるいは汗をかく,頭痛,項(うなじ)が強(こわ)ばり,四肢関節が痛み,舌苔が薄く,白色を呈し,脈象が浮緊あるいは浮緩などがあること。

表寒里热　表寒裏熱　ひょうかんりねつ　　即表寒证与里热证并见的病证。　表寒証と裏熱証が同時に見られる病証。

表解里未和　表解すれども,裏未だ和さず　　外感表证消失,尚有痰饮、食滞、瘀血、伤阴等里证。　外感の表証はすでに消失したが裏にはまだ痰飲,食滞,瘀血,傷陰などの裏証が存在すること。

表解里自和　表解すれば,裏自ら和す　　里证随表证消失而消失。　裏証が表証の消失にしたがって消失すること。

表里　表裏　ひょうり　　是八纲辨证辨别病位内外、病势深浅、病情轻重的两个纲领。　八綱辨証において疾病の部位は内あるいは外にあるか,病勢は深いあるいは浅いか,症状は軽いあるいはひどいかを識別する二つの重要な基準であること。八綱の中の二つの綱となるもの。

表里传　表裏伝　ひょうりでん　　外感病的传变按互为表里的两经相传。如太阳病传少阴病,少阳病传厥阴病,阳明病传太阴病。　外感病が互いに表裏の関係となる二つの経に伝える。たとえば太陽病が少陰病に伝え,少陽病が厥陰病に伝え,陽明病が太陰病に伝えること。

表里俱寒　表裏俱に寒　　是表里同病的一种表现。　表裏が同時に発病する状態の一種。

表里俱热　表裏俱に熱　　是表里同病的一种表现。　表裏が同時に発病する状態の一種。

表里配穴法　表裏配穴法　ひょうりはいけつほう　　又称阴阳配穴法。针灸配穴方法之一。根据经络系统三阴经与三阳经互为表里关系相配合,即阴经与阳经相互配合。　別称は陰陽配穴法。針灸配穴の方法の一つ。経絡系統の三陰経と三陽経が互いに表裏関係として互いに組み合わせ,すなわち陰経と陽経が互いに組み合わせるもの。

表里双解　表裏双解　ひょうりそうかい　　用于既有表证又有里证的治法。①治疗外有表邪,里有实积的病证。②治疗里热已盛兼有表证的方法。　表証もあれば裏証もある病証の治療に用いられる方法。①外に表邪があって,裏に実証のある積滞を治療する方法。②裏熱がすでに盛んである病証に表証を兼ねるのを治療する方法。

表里同病　表裏同病　ひょうりどうびょう　　①患者既有恶寒、发热、头痛等表证,又有胸满、腹痛、腹泻等里证。②表里出现同一类性质的病,如表里俱寒、表里俱热等。　①患者が悪寒,発熱,頭痛などの表証を呈するとともに胸満,腹痛,下痢などの裏証をも呈すること。②表裏に同じ性質の疾病が現われること。たとえば表裏俱に寒と表裏俱に熱があること。

表气不固　表気固まらず　　即卫气不固,卫外的阳气虚,不能固表,皮肤腠理疏松,易受外邪入侵而得病。多有怕风、自汗等。　すなわち衛気が固まらず,衛気が虚であれば外表を固めることができない,皮膚の腠理がゆるみ,外邪が容易に侵入して,疾病にかかりやすい,発病はふつう悪風(風にあたるのをいやがる)自汗などがあること。

表热　表熱　ひょうねつ　　表证中一种属于热性的类型。主要表现为恶风寒较轻,发热较重,有汗或无汗,头痛,口微渴,舌苔薄白或薄微黄或舌尖红,脉象数等。　　表証中の一種の熱に属するもので,主に悪風(風に当るのをいやがる),悪寒が軽く,発熱がひどい,汗をかくあるいは汗がない,頭痛,口がやや渇く,舌苔が薄く,白い,あるいは黄色をおび,舌の先が赤い,脈象が浮数などがあるもの。

表热里寒　表熱裏寒　ひょうねつりかん　　既有表热又有里寒的病证。　　表熱もあれば裏寒もある病証。

表实　表実　ひょうじつ　　表证中一种属于实性的类型。其表现除有表证的症状外,以无汗、恶寒、脉浮紧为特点。　　表証の中にある実証の属する型。表証の症状の外に汗がない,悪寒(寒さをいやがる),脈象は浮緊などを特徴とすること。

表实里虚　表実裏虚　ひょうじつりきょ　　既有恶寒、发热、无汗之表实证,又有精神萎靡、食欲不振、脉沉等里虚证。　　悪寒(寒さをいやがる),発熱,汗がないなどの表実証もあれば精神不振,食欲低下,脈象が沈などの裏虚証もあること。

表邪　ひょうじゃ　　在表的邪气。可引起外感病。　　表にある邪気。外感病を引き起こすことができる。

表邪内陷　表邪内陥　ひょうじゃないかん　　在表的邪气陷入里。如温邪犯肺,逆传心包,症见:不恶寒,发热更高而神昏、谵妄。　　外表の邪気が裏の病変に落ちこむこと。たとえば温邪が上から受けて,肺を犯し,心包に逆伝する。症状には悪寒がない,一層発熱が高くなり,昏迷し,うわごとをいうなどがあること。

表虚　ひょうきょ　　表证中一种属于虚性的类型。其表现除有表证的症状外,以汗出、恶风、脉浮缓为特点。　　表証の中,虚証に属しているもので,表証の症状がある外に汗をかき,悪風(風に当るのをいやがる),脈象が浮緩などを特徴とすること。

表虚里实　表虚裏実　ひょうきょりじつ　　既有恶风、汗出之表虚证,又有腹痛、便秘之里实证。　　悪風(風に当るのをいやがる),汗をかく表虚証もあれば,また腹痛,便秘などの裏実証もあること。

表疹发疱　表疹発疱　ひょうしんはっぽう　　促进发疹,充分表出水疱的治法。　　発疹を促し,水疱を充分出られるようにする治療方法。

表证　表証　ひょうしょう　　浅表的、轻浅的证候。主要表现有恶寒、发热、头痛、身痛、四肢酸痛、鼻塞清涕或咳嗽、脉浮、苔薄等。多见于感冒、流行性感冒和各种急性传染病的前驱期或初期。　　表層あるいは軽い,浅い証候。主な症状には悪風(風にあたるのをいやがる),発熱,頭痛,身痛,四肢にだるく痛みを感じ,鼻詰り,鼻汁を流し,あるいは咳嗽をし,脈象が浮,舌苔が薄いなどがあること。ふつう感冒,インフルエンザと諸種の急性伝染病の前駆期あるいは初期に見られること。

BIE　鳖别

biē　鳖

鳖甲　鼈甲　べっこう　　中药。背甲入药。用于滋阴潜阳、散结消癥。　　中薬。薬用部分は背部の甲殻。陰を滋養し,亢盛な陽を下へ潜るようにし,結聚を散らし,癥塊を消すなどの作用がある。

鳖甲煎丸　鼈甲煎丸　べっこうせんがん　　方剂。成分:鳖甲、射干、黄芩、柴胡、鼠妇、大黄、干姜、芍药、桂枝、葶苈、石苇、厚朴、丹皮、瞿麦、紫葳、半夏、人参、䗪虫、阿胶、蜂窠、赤

硝、蜣螂、桃仁。主治:各种癥瘕积聚之病证。　　方剂。薬物構成:鼈甲、射干、黄芩、柴胡、鼠婦、大黄、乾薑、芍薬、桂枝、葶藶、石葦、厚朴、丹皮、瞿麦、紫葳、半夏、人参、䗪虫、阿膠、蜂巣、赤硝、蜣螂、桃仁。応用:諸種の癥瘕積聚すなわち腫瘍あるいは塊となる病証。

bié　别

别络　べつらく　　⇒大(dà)络

BIN　濒髌鬓

bīn　濒

濒湖脉学　瀕湖脈学　ひんこみゃくがく　　李时珍撰(1564)。书中对二十七脉及其诊断价值用流畅韵文作详细论述,数百年来流传很广。　　李時珍が著した(1564)。本書に二十七種類の脈およびその診断価値を流暢な脚韻式で詳しく述べ,数百年來広く伝われたもの。

bìn　髌鬓

髌骨软骨磨损　髕骨軟骨磨損　ひんこつなんこつまそん　　膝蓋骨軟骨の擦過傷。

鬓　鬢　びん　　①眼窝上缘外后方、颧骨弓之上方部位。②鬓发。　　①眼窩上縁の外後方,頬骨弓の上方の部位。こめかみ。②びんの毛髪。

鬓骨　鬢骨　びんこつ　　⇒顳(niè)顬

BING　冰槟秉饼并病

bīng　冰槟

冰凉花　ひょうりょうか　　中药。全草入药。用于强心、利尿、镇静及减慢心率。　　中薬。薬用部分は全株。強心,利尿,鎮静と心拍数を減少する作用がある。

冰片　ひょうへん　　中药。多为化学合成者入药。用于开窍、醒神、清热、止痛。　　中薬。薬用はふつう化学合成によるもの。開竅,精神意識を蘇生し,清熱止痛の作用がある。

冰瑕障　ひょうかしょう　　即凝脂翳。化脓性角膜炎。如早期受适当治疗时黑睛表面的混浊被吸收,残留点状或薄片状翳,明亮光滑如冰玉之瑕。　　凝脂翳。化膿性角膜炎。もし早期に適当な治療を受けると黒睛の表面にある混濁は吸収され,ただ点状あるいは薄片状の翳(かげり)が残れるが明るく,なめらかで,冰か玉のきずに似ているもの。

槟榔　檳榔　びんろう　　中药。种子入药。用于驱虫消积、行气利水。　　中薬。薬用部分は種子。駆蟲,消積,行気,利水の作用がある。

bǐng　秉饼

秉风　秉風　へいふう　　穴位。主治:肩关节痛,上肢麻木等。　　穴位。応用:肩関節痛,上肢の痺れなど。

饼剂　餅剤　へいざい　　将药物制成饼状的制剂。　　薬物の粉末をどろ状にしてから餅の形にする製剤。

bìng　并病

并(併)病　へい(へい)びょう　　伤寒一经的证未解,又出现另一经之证。　　傷寒が一つの経の証が解除されないうちにきた他の経の証が現われること。

并月　へいげつ　　妇女身无病而月经每两个月来潮一次。　　婦人が体に病気がないのに月経が二箇月毎に一回のこと。

病案　びょうあん　　⇒医(yī)案

病程　びょうてい　　疾病的过程。　　疾病の経過。

病初起　びょうしょき　　病气の始め。

病传　病伝　びょうでん　　疾病的进展与变化,即疾病的发

展规律。　　疾病的进展と変化,すなわち疾病の進展の法則。

病发于阳　病,陽に発す　疾病发生于阳经,属阳证。　疾病が陽経に発生し,陽証に属すること。

病发于阴　病,陰に発す　疾病发生于阴经,属阴证。　疾病が陰経に発生し,陰証に属すること。

病后多眠　病後多眠　びょうごためん　病后残邪未尽,正气未复,有倦怠、眠倦、微热等。　病の後に残った邪気があって,正気がまだ回復していない,倦怠,ねむ気と微热のあること。

病候　びょうこう　疾病的证候及表现。　疾病の証候と所見。

病缓起　病緩起　びょうかんき　发病缓慢。　緩慢に発病すること。

病机　病機　びょうき　疾病的原因、病位及疾病过程中的变化机制。　疾病の病因,病の位置および疾病の経過中の変化の要理。

病机十九条　病機十九条　びょうきじゅうきゅうじょう　《内经》一书中,把某些病理机制归纳为十九条,至今在临床上仍有指导意义。　「内経」の書に若干の疾病の機序を19条にまとめたもの。臨床上,今にも指導的な意義がある。

病况　びょうきょう　疾病的状况。　疾病の情况。

病脉　病脈　びょうみゃく　脉象异常。　脈象が異常。

病能　びょうのう　疾病的临床表现、病因及发病机制的总称。　疾病臨床の表わす,病因と発病機序の総称。

病容　びょうよう　病人的容貌。　患者の顔立。

病入膏肓　病,膏肓(こうこう)に入り　膏为心下,肓为膈上,病入则针药所不及不易治愈,为疾病危重。　膏は心臓の下部,肓は隔膜の上部,この間に病気が入ると薬も針もとどかなく,治りにくい重篤な疾病のこと。

病色　びょうしょく　疾病反映在面部及肌肤上的异常色泽。　疾病が顔面部あるいは皮膚に現われる異常な色とつや。

病色相克　病色,相尅す　是根据脏腑生克关系来分析患者面部颜色的变化,以判断病情顺逆。　臓腑の生と尅の関係にしたがって患者の顔面の色の変化を観察して病情の順逆(緩解あるいは悪化)を判断すること。

病势　病勢　びょうせい　疾病的严重程度。　疾病の重篤な程度。

病癩　病癩　びょうたい　小儿睾丸肿大。女性为阴核肿大。　小児の睾丸が腫大することで,女性では陰核腫大のこと。

病温　びょうおん　由温邪引起的,性質属热的疾病。　温邪による疾病で熱に属しているもの。

病因　びょういん　疾病的原因。　疾病の原因。

病因辨证　病因辨証　びょういんべんしょう　分析和辨別可归结为各种不同病因的病理表现,以进行诊断。　諸種な異なる病因にまとめることのできる病理表現を分析,鑑別をして,疾病を診断すること。

病骤起　病驟起　びょうしゅうき　骤然发病。　病気が突然発作すること。

病状　びょうじょう　病气の状態。

病坠　病墜　びょうつい　坠跌损伤的疾患。　高い所から落ちて外傷になる疾患。

BO　拨玻剥帛膊薄薄

bō　拨玻剥

拨络　撥絡　はつらく　用手指按于穴位上或患处,适当用力来回拨动,以达治疗目的。　手の指で穴位の上あるいは患部をおさえて,適当な力で繰り返えして,はねかえす方法をもって治療の目的に達する。

拨〔络〕法　撥〔絡〕法　はつ〔らく〕ほう　伤科手法名。用手指对穴位部或患部作来回揉动。　傷科手法。手の指で穴位の部位あるいは患部をおさえて繰り返えして揉む方法。

玻璃罐　はりかん　可用作拔火罐。　硝子罐。吸玉に用いられるもの。

剥苔　はくたい　多主虫积津伤。　舌苔が剥げ落ちること。ふつう虫積すなわち寄生虫病と津液が損傷されることを示しているもの。

bó　帛膊薄

帛片包缚　帛片包縛　はくへんほうばく　用宽带包扎法。　幅の広い織物で巻く方法。

膊　はく　又称臂膊。上肢。　別称は臂膊。上肢のこと。

薄白苔　はくはくたい　多见于外感风寒初起或里虚寒证。　うすく,白い舌苔。ふつう外感風寒の始めか裏虚寒証の場合に見られるもの。

薄黄苔　はくおうたい　多指内热初起。　うすく,黄色い舌苔。ふつう内熱の始めを示しているもの。

薄厥　はくけつ　暴怒引起突然头痛、目眩、昏厥。　激怒による頭痛,目まい,昏迷して倒れる病証。

薄贴　薄貼　はくちょう　①膏药。②贴膏药。　①硬膏。②硬膏を張り付ける。

bò　薄

薄荷　はくか　中药。干燥地上部分入药。用于疏散风热、透疹。　中藥。薬用は乾燥な地上部分。風熱を疏散し,発疹を充分させる作用がある。

薄荷油　はくかゆ　中药。用于芳香开窍、调味、驱风、下气,外用能清凉止痛。　中藥。芳香,開竅,調味,驅風,気を下す,外用は清凉止痛の作用がある。

BU　补哺不布步

bǔ　补哺

补　補　ほ　①增强。②滋养。③提高兴奋。④恢复。⑤强壮。⑥补足。　①增強する。②栄養をあたえる。③亢奮を高める。④回復する。⑤強壮させる。⑥不足を補う。

补法　補法　ほほう　八法之一。①增强的治疗方法。②滋养的治疗方法。　八法の一つ。①增強する治療方法。②栄養を補う治療方法。

补肺　補肺　ほはい　用养肺阴、补肺气方药治疗肺虚的方法。　肺陰を滋養し,肺気を補う方剤と薬物を用いて肺虚を治療する方法。

补肺阿胶汤　補肺阿膠湯　ほはいあきょうとう　又称阿胶散。方剂。成分:阿胶(麸火炒)、马兜铃、牛蒡子、炙甘草、杏仁(糯米炒)。主治:肺阴虚火旺所致之颧红、咳喘、痰中带血。　別称は阿膠散。方剤。薬物構成:阿膠(ふすまの火で炒める)、馬兜鈴、牛蒡子、炙甘草、杏仁、(糯米で炒める)。応用:肺の陰虚,火旺により顴部(煩部)発赤,咳喘,痰の中に血を帯びるなど。

补肺益肾　補肺益腎　ほはいえきじん　补益肺肾的治疗方法。　肺と腎を補益する治療方法。

补肺止咳　補肺止咳　ほはいしがい　补肺以止肺虚所致的咳嗽的治法。　肺を補って,咳嗽を止める治療方法。

补肝肾　補肝腎　ほかんじん　①补足肝肾。②滋养肝肾。　①肝と腎を補うこと。②肝と腎を滋養すること。

补骨脂　補骨脂　ほこつし　　中药。果入药。用于补肾助阳,温脾,止泻。　　中薬。薬用部分は果実。補腎助陽,温脾,下痢止めの作用がある。

补火壮阳　補火壯陽　ほかそうよう　　补命门火壮肾阳的治法。　　命門の火を補い,腎陽を強める治療方法。

补剂　補剤　ほざい　　十剂之一。具有补虚强壮作用。　　十剤の一つ。虚を補い,強壮する作用があるもの。

补精血　補精血　ほせいけつ　　补精补血的治法。　　精と血を補う治療方法。

补可扶弱　補,弱を扶く可し　　用补益药物治疗虚证。　　補益薬物を使って虚証を治療すること。

补脾　補脾　ほひ　　又称补中。用健脾益气药物治疗气虚。　　別称は補中。健脾益気の薬物で気虚を治療する方法。

补脾摄血　補脾摂血　ほひせっけつ　　治疗脾虚所致的出血。如对脾不统血、气不摄血等证的治疗可用本法。　　脾虚による出血を治療する方法。たとえば脾が血を統轄することができず,気が血を統摂することができずなどによる出血を治療する場合に用いる方法。

补脾胃　補脾胃　ほひい　　用健脾益胃药物增强脾胃的功能。　　健脾益胃の薬物で脾胃の機能を増強する治療方法。

补脾益肺　補脾益肺　ほひえきはい　　又称培土生金。通过补脾来治疗肺虚的方法。适应肺虚久咳、痰多清稀、食欲减退、大便稀、全身疲乏、舌淡苔白、脉细弱等。　　別称は培土生金。脾を補って肺虚を治療する方法。肺虚による慢性咳嗽,ふつう痰が稀薄で食慾不振,大便が溏すなわち軟便を呈し,全身にだるく脱力感があり,舌質の色が淡く,舌苔が白く,脈象が細弱などに適応する。

补脾益气　補脾益気　ほひえきき　　又称补中益气。用补脾的方法治疗气虚证。　　別称は補中益気。脾を補い,脾の機能を強め,健全にして気虚証を治療する方法。

补(益)气　補(益)気　ほ(えき)き　　治疗气虚证的方法。　　気虚証を治療する方法。

补气安神　補気安神　ほきあんしん　　籍补心气以治疗心悸不安的方法。　　心気を補うことによって心悸と落ち着かないのを治療する方法。

补气固表　補気固表　ほきこひょう　　治疗卫气不固,表虚自汗的方法。　　衛気が固らないことにより表が虚になって自汗が出るのを治療する方法。

补气解表　補気解表　ほきかいひょう　　⇒益(yi)气解表

补气止血　補気止血　ほきしけつ　　治疗气虚出血证的方法。　　気虚の出血証を治療する方法。

补肾　補腎　ほじん　　治疗肾虚方法的总称。　　腎虚を治療する方法の総称。

补肾安神　補腎安神　ほじんあんしん　　治疗肾阴虚、虚火偏亢导致的心肾不交。　　腎陰虚により虚火が比較的に亢盛のために心と腎が交らないのを治療する場合に用いられる。

补肾固精　補腎固精　ほじんこせい　　治疗肾虚遗精。　　腎虚による遺精を治療する方法。

补肾健骨　補腎健骨　ほじんけんこつ　　治疗肾虚所致的腰膝疲痛、软弱无力等。　　腎虚による腰膝のだるく痛み,脱力などを治療する方法。

补肾止血　補腎止血　ほじんしけつ　　用滋肾阴及养肺阴止血的药物治疗肾虚伴有肺阴虚所致痰中带血、咯血的方法。　　腎陰を滋補し,肺陰を養い,止血する薬物を用いて腎陰虚が肺陰虚を伴うことによる痰の中に血がある,あるいは咯血を治療する方法。

补肾助阳　補腎助陽　ほじんじょよう　　用补肾阳的方法治疗肾阳虚。　　補腎の方法を用いて腎陽虚を治療する方法。

补肾滋阴　補腎滋陰　ほじんじいん　　治疗肾阴虚的方法。　　腎陰虚を治療する方法。

补土派　補土派　ほとは　　中国金元四大医学派别之一。代表人物为李杲,他认为:"人以胃气为本"因而长于温补脾(土)胃之法,故称补土派。　　中国の金,元時代の医学の四大学派の一つ。代表的な人物は李杲であり,彼は「人は胃気を以って本と為す」と考え,脾胃あるいは脾土を温補する方法に長じ,世に補土派と称せられた。

补五脏　補五臓　ほごぞう　　治疗肝、心、脾、肺、肾等五脏虚证的方法。　　肝,心,脾,肺,腎などの五臓の虚証を治療する方法。

补泻〔手法〕　補瀉〔手法〕　ほしゃ〔しゅほう〕　　各种具有扶助正气或祛除病邪作用的针刺手法。　　諸種の正気を扶け,あるいは病邪を除去する作用のある針刺の手法。

补虚固表　補虚固表　ほきょこひょう　　治疗表虚的方法。　　表虚を治療する方法。

补虚平喘　補虚平喘　ほきょへいぜん　　治疗喘促、呼吸困难的方法。　　喘息,呼吸困難を治療する方法。

补(养)血　補(養)血　は(よう)けつ　　治疗血虚证的方法。　　血虚証を治療する方法。

补血安胎　補血安胎　ほけつあんたい　　治疗血虚所致胎动不安及预防流产的方法。　　胎動不安と流産を予防する方法。

补血止血　補血止血　ほけつしけつ　　治疗血虚引起出血的方法。　　血虚証による出血を治療する方法。

补(助,扶)阳　補(助,扶)陽　ほ(じょ,ふ)よう　　治疗各种阳虚的方法。如心阳虚、脾阳虚、肾阳虚等。　　諸種の陽虚を治療する方法。たとえば心陽虚,脾陽虚,腎陽虚など。

补阳还五汤　補陽還五湯　ほようかんごとう　　方剂。成分:黄芪、当归尾、赤芍、地龙、川芎、桃仁、红花。主治:中风后遗症。　　方剤。薬物構成:黄耆,当帰尾,赤芍薬,地竜,川芎,桃仁,紅花。応用:中風後遺症。

补药　補薬　ほやく　　①强壮药物。②补充不足的药物。③增强功能的药物。　　①強壮薬物。②不足を補足する薬物。③機能を強める薬物。

补益冲任　補益衝任　ほえきしょうにん　　用补养精血的方法补益冲任、任脉。　　精血を補養する方法で衝脈と任脈を補う方法。

补益法　補益法　ほえきほう　　八法之一。补养人体气血阴阳的不足以治疗各种虚证的方法。有补气、补血、补阴、补阳等,五脏虚则补五脏。　　八法の一つ。人体の気血陰陽の不足を補養して諸種の虚証を治療する方法。補気,補血,補陰,補陽などがあって,五臓の虚があれば五臓を補益する。

补益肺气　補益肺気　ほえきはいき　　治疗肺气虚的方法。　　肺気の虚を治療する方法。

补益肝肾　補益肝腎　ほえきかんじん　　治疗肝肾阴虚的方法。　　肝腎の陰虚を治療する方法。

补(益、养、育、滋)阴　補(益、養、育、滋)陰　ほ(えき、よう、いく、じ)いん　　治疗阴虚证的方法。　　陰虚証を治療する方法。

补元气　元気を補う　　治疗元气虚的方法。　　元気の虚を治療する方法。

补中　補中　ほちゅう　　即补益中焦脾胃气虚的方法。　　中焦の脾胃の気虚を補益する方法。

补中益气 補中益気 ほちゅうえきき 用健脾药治疗中气虚证的方法。是补气的基本方法。脾胃为后天之本,气血营卫之源,健脾即能加强化生之源,达到补气的目的。 健脾の薬物を用いて中気虚証を治療する方法。補気の基礎となる方法。脾と胃は後天の本で,気血営衛の源であり,健脾はその化生の源を増強することができ,補気の目的に達せられること。

补中益气汤 補中益気湯 ほちゅうえききとう 方剤.成分:黄芪、白术、陈皮、升麻、柴胡、当归、党参、炙甘草。主治:脾胃气虚证。气虚下陷引起的子宫脱垂,胃下垂等证。 方剤。薬物構成:黄蓍(黄芪),白朮,陳皮,升麻,柴胡,当帰,党参,炙甘草。応用:脾胃の気虚証,気虚による下に陥ることによる子宮脱.胃下垂など。

哺露 ほろ 小儿胃弱不时呕吐。 小児の胃が弱くて,ときには嘔吐をすること。

哺露疳 ほろかん 重证疳积患者全身消瘦,肚腹胀大,时有低热的病证。 重証の疳積。小児の全身が極度に痩せ衰え,腹は大きくなり,ときとき微熱のある病証。

bù 不布步

不辨(闻)香臭 香臭を辨(弁)えず 嗅觉消失症。 嗅覚脱失症。

不传 不伝 ふでん 伤寒病病情不再发展。 傷寒病の病情はもうこれ以上悪化にならないこと。

不得眠 眠るを得ず ⇒不(bù)寐

不得前后 前后を得ず 无尿与大便秘结或大小便困难。 尿閉と便秘,あるいは大便と小便が困難のこと。

不得偃卧 偃臥を得ず 不能平卧。 体を平になって寝ることができないこと。

不定穴 ふていけつ ⇒阿(ā)是穴

不服水土肿 水土に服せず腫す 因更换环境不服水土所致浮肿。 住所の変更によって水あるいは土になれないことによる浮腫。

不更衣 更衣せず 大便秘结。 便秘。

不换金正气散 不換金正気散 ふかんきんせいきさん 方剤.成分:陈皮、厚朴、苍术、甘草、藿香、制半夏。主治:脾胃湿滞兼外感。 方剤。薬物構成:陳皮,厚朴,蒼朮,甘草,藿香,製半夏。応用:脾胃に湿が滞って外感を兼ねる病証。

不拘时服 時に拘(かかわ)ることなしに服す 不拘时间服用汤剂的方法。即任何时间皆可服用。 中薬の湯剤を飲むには時間の制限がない方法。すなわちどんな時間でも飲むことができること。

不寐 ふび 失眠。 不眠

不内外因 ふないがいいん 三因之一。主要指饮食、劳倦、外伤、房事、虫兽、淹溺等致病因素。 三因の一つ。主に飲食(飢餓,飽食),過労,外傷,房室(過度の性生活),虫や獣類に傷つけられ,水におぼれるなどの病因のこと。

不能眴 眴(げん)ずる能はず 目凝视而不能动。 眼が凝視して動かせないこと。

不容 ふよう 穴位。主治:胃痛、胃胀、肋间神经痛等。 穴位。応用:胃痛,胃の膨満感,肋間神経痛など。

不乳 ふにゅう 婴儿出生 12 小时后虽无口腔疾患,而不能吮乳。 乳児が出生してから12時間になっても口腔疾患がないのに乳を吸うことができない病証。

不时泪溢 涙溢(いつ)して時なし 多因鼻泪管狭窄或闭塞所引起的眼泪流出。 涙がときとき溢れて流れ落ちること。ふつう涙鼻管の狭窄あるいは閉塞などによるもの。

不(恶)食 不(悪)食 ふ(あく)しょく 食欲不振。多为脾肾虚弱,或由气滞或痰湿凝聚所致。 食慾不振でふつう脾と腎の虚弱,あるいは気滞あるいは痰湿の凝集による。

不闻香臭 香臭を聞せず ⇒不(bù)辨香臭

不省人事 ふせいじんじ 意识丧失。 意識がなくなる。人事不省になる。

不孕(育) ふよう(いく) 婚后三年未采取避孕措施仍未怀孕。多因先天生理缺陷或后天疾病所致。 結婚後,夫婦が同居生活 3 年以上避孕しないのに受胎しないのをさす。ふつう先天性の生殖器あるいは機能の欠陥があるかあるいは後天性の疾病によるもの。

不治之症 ふじのしょう 不能治愈的病症。 治れることのできない病症。

布渣叶 布渣葉 ふさよう 中药。叶入药。用于清热消食。 中薬。薬用部分は葉。清熱,消食の作用がある。

布指 ふし 切脉时,医者食、中、无名三指的布置方法。 脈診の際,医師の指の置き方。

步廊 步廊 ほろう 穴位。主治:肋间神经痛、胸膜炎等。 穴位。応用:肋間神経痛,胸膜炎など。

C

CA 擦

cā 擦

擦法 さつほう 伤科手法之一。用手掌紧贴皮肤,稍用力作快速摩擦,使局部发热的治疗手法。 傷科に用いられる手法の一種。手のひらをぴったりと皮膚に当ててやや力を入れて速やかに摩擦して局所を発熱させる治療手法。

擦伤 擦伤 さつしょう 由摩擦引起的外伤。 摩擦によって引き起こされる外傷。

CAI 踩

cǎi 踩

踩(跻)法 踩(蹻)法 さい(きょう)ほう 用足踏在患者的腰部,以治疗腰部疾患的方法。 足で患者の腰部を踏み付けて腰部疾患を治療する方法。

CAN 蚕

cán 蚕

蚕豆 さんとう 中药。种子入药。用于健脾、止血、利尿。 中薬。薬用部分は種。健脾,止血,利尿の作用がある。

蚕茧　繭　まゆ　　中药。茧入药。治便血、尿血、血崩、消渴、反胃、痈疮。　　中藥。薬用部分はまゆ。下血,尿血,大量の子宮出血,糖尿病あるいは多尿症,幽門狭窄と癰瘡を治療する作用がある。

蚕砂(矢)　さんしゃ(し)　　中药。蚕粪粒。用于祛风除湿、和胃化浊。　　中藥。蚕(かいこ)の糞。祛風除湿,和胃化濁の作用がある。

蚕矢汤　蚕矢湯　さんしとう　　方剂。成分:蚕砂、木瓜、薏苡仁、豆卷、栀子、黄连、黄芩、制半夏、通草、吴茱萸。主治:湿热内蕴所致霍乱。　　方剤。薬物構成:蚕砂,木瓜,薏苡仁,大豆巻,通草,呉茱萸,梔子,黄連,黄芩,製半夏。応用:湿熱が内にこもることによる嘔吐と下痢。

CANG　仓苍藏

cāng　仓苍

仓廪之官　倉廩之官　そうりょうのかん　　比喻脾和胃(也有单指胃者)是纳、贮藏、输送营养的器官。　　脾と胃(もっぱら胃を指すこともある)が栄養を受取り貯え,輸送する器官であること。

苍耳子　蒼耳子　そうじし　　中药。果入药。用于通鼻窍、祛风湿止痛。　　中藥。薬用部分は果実。鼻道を通じ,風湿を去り,痛みを止める作用がある。

苍耳子散　蒼耳子散　そうじしさん　　方剂。成分:苍耳子、薄荷、辛荑花、白芷。主治:风邪上攻所致之鼻渊。　　方剤。薬物構成:蒼耳子,薄荷,辛荑花,白芷。応用:風邪が上を攻せめることによる副鼻腔炎。

苍龙摆尾法　蒼龍,尾を振る法　　针刺手法之一。又称青龙摆尾法。其法有二:①进针得气后,使针尖朝向病所,不提不插,亦不捻动。以右手拇指和食指扳倒针柄约45°角左右,如此左右慢慢往来拨动针柄,促使经气流动。②进针得气后,将针提至浅部,摇动针柄,以疏通气血。　　針刺治療に使う手法の一つ。別称は青龍擺尾法。その方法は二つに分けられる,①針を刺してから得気したのち針の先を患部にむけ,針身を動かさないで右手の拇指と食指で針の柄を45°に曲げさせて,ゆっくりと左右に針柄を動かし,経気の流動を促す。②針を刺してから得気したのち,針を浅部に引き抜いて針柄をゆれ動いて気血を通じるようにする。

苍术　蒼朮　そうじゅつ　　中药。根茎入药。用于燥湿健脾、祛风除湿。　　中藥。薬用部分は根茎。燥湿,健脾,風湿を除去する作用がある。

cáng　藏

藏而不泄　蔵而して泄せず　　五脏藏精气而不泄。　　五臓がそれぞれの精気を貯蔵して排除しないこと。

CAO　操嘈槽草

cāo　操

操纵　操縦　そうじゅう　　诊脉时运用指力的方法,包括举、按、寻。　　脈を診察するときに指の力を運用する方法。挙(きょ),あがる,按(あん),圧迫する,尋(じゅん),さがすなどを含む。

cáo　嘈槽

嘈杂　嘈雑　そうざつ　　むねやけ。

槽牙　そうが　双尖牙。　　二尖歯。

cǎo　草

草豆蔻　そうずく　　中药。种子入药。用于健脾燥湿、温胃止呕。　　中藥。薬用部分は種。健脾,燥湿,胃を湿め,嘔吐を止めるなどの作用がある。

草果　そうか　　中药。干燥果实去皮入药。用于去湿、温中焦脾胃,并作除痰和治疟药。　　中藥。薬用部分は皮を除いた乾燥果実。去湿,中焦の脾と胃を温め,除痰,抗瘧の作用がある。

草乌　草烏　そうう　　中药。块根入药。用于祛风湿、散寒、止痛。　　中藥。薬用部分は塊根。風湿を去る,散寒,止痛の作用がある。

草乌叶　草烏葉　そううよう　　中药。叶入药。用于清热、消炎、止痛。　　中藥。薬用部分は葉。清熱,消炎,止痛の作用がある。

草血竭　そうけつけつ　　中药。根茎入药。用于破瘀、调经、止血、消食。　　中藥。薬用部分は根茎。瘀血を破る,月経を順調にし,止血と消化機能を促すなどの作用がある。

草药　草薬　そうやく　　流传于民间的植物药。　　民間に伝えられる植物薬。

草药店　草薬の店　　卖草药的店。　　草薬を売る店。

草医　そうい　　民间使用草药有经验的医生。　　草薬で患者を治療する経験のある民間の医者。

CE　侧

cè　侧

侧柏叶　側柏葉　そくはくよう　　中药。枝梢及叶入药。用于凉血止血。　　中藥。薬用部分は柏の葉と細い枝。涼血と止血の作用がある。

CEN　参

cēn　参

参伍不调　参伍不調　さんごふちょう　　脉搏跳动节律不调,往来艰涩之状。　　脈拍のリズムが不規則で,不整脈となって脈の拍動がなめらかでないこと。

CHA　叉插舓茶搽察

chā　叉插舓

叉喉风　叉喉風　さこうふう　　急性咽部压迫感。类似喉水肿,急性喉炎。　　急性の喉頭部圧迫感で喉頭浮腫あるいは急性喉頭炎に似ること。

插药　揷薬　そうやく　　插入破溃痈疽内的细药条,用于去腐生肌。　　細長い棒状に造った中薬を潰れた癰あるいは癰の深部に挿入して腐敗した組織を除き,新しい組織を生じる目的に使うもの。

插针　揷針　そうしん　　刺入针。　　針をさし入れること。

舓舌喉痈　舓舌喉癰　そうぜつこうよう　　亦称舌根痈。舌下及咽喉肿胀。　　別称は舌根癰。舌の下部と喉頭部の腫脹と疼痛のこと。

chá　茶搽察

茶(剂)　茶(剤)　ちゃ(ざい)　　将药物粗粉加茶叶(或不加)与粘合剂轧成的块状制剂。　　中薬をあらい粉末にした後,お茶の葉といっしょに(あるいはお茶を加えないで)粘合剤を混ぜて塊状にした製剤。

茶叶　茶葉　ちゃよう　　中药。芽叶入药。用于清头明目、除烦渴,助消化、利尿、解毒。　　中藥。薬用部分は茶の若葉。頭と目をはっきりさせ,煩渇を除き,消化を助け,利尿,解毒の作用がある。

茶油　ちゃゆ　　中药。种子榨油入药。用于消热化湿、杀虫解毒。　　中藥。薬用部分は種子からとる油。熱を消し,湿を取り除き,殺虫,解毒の作用がある。

搽擦 ちゃさつ 用手在体表涂擦外用药物。 手で体の表面に外用薬を塗ることと摩擦をすること。

搽药 ちゃやく 敷外用药。 外用薬を塗ること。

察病指南 さつびょうしなん 诊断专书。施发撰(1241)。主要论述脉学并涉及其它诊断法。 施発が著した(1241)。中医診断学の専門書。主に脈学およびその他の診断法に関する内容を述べた。

察目 さつもく 望诊内容之一。观察病人眼睛神采、色泽、动态、瞳孔大小等变化以达到诊断目的。 望診の内容の一つ。眼の神気,色とつや,運動,瞳孔の大小などの変化を観察して診断の目的とすること。

CHAI 差柴

chāi 差

〔差后〕劳复 〔差後〕労復 〔さご〕ろうふく 病初愈而过度劳累,或饮食不节,或房事等致疾病复发。 病気がなおったばかり,過労,飲食の不注意,あるいは性生活のために再発すること。

chái 柴

柴葛解肌汤 柴葛解肌湯 さいかつかいきとう 方剂。成分:柴胡,葛根,甘草,黄芩,羌活,白芷,白芍,桔梗,石膏。主治:外感风寒内已化热而见高热、身痛等症。 方剤。薬物構成:柴胡,葛根,甘草,黄芩,羌活,白芷,白芍薬,桔梗,石膏。応用:風寒の邪が外から侵入し,内はすてに化熱し,高熱が現われ,体に痛みを感じる病証。

柴胡 さいこ 中药。根入药。用于和解退热、疏肝解郁、升举阳气。 中薬,薬用部分は根。和解,退熱,肝気の鬱結を除き,肝気を通じるようにして陽気を上へ昇らせる作用がある。

柴胡达原饮 柴胡達原飲 さいこたつげんいん 方剂。成分:柴胡,枳壳,青皮,桔梗,荷梗,槟榔,厚朴,黄芩,草果,甘草。主治:痰湿所致的疟疾。 方剤。薬物構成:柴胡,枳殻,青皮,桔梗,荷梗,檳榔,厚朴,黄芩,草果,甘草。応用:痰湿による瘧疾。

柴胡疏肝散 さいこそかんさん 方剂。成分:柴胡,芍药,枳壳,炙甘草,川芎,香附。主治:肝气郁结,胁肋疼痛,寒热往来。 方剤。薬物構成:柴胡,芍薬,炙甘草,川芎,香附。応用:肝気が鬱結して,疏通せず,胸部の両側と両脇部が痛み,寒,熱が交錯して現われる病証。

柴平汤 柴平湯 さいへいとう 方剂。成分:柴胡,人参,半夏,黄芩,甘草,陈皮,厚朴,苍术,生姜,大枣。主治:湿疟而见一身痛重,寒多热少。 方剤。薬物構成:柴胡,人参,半夏,黄芩,甘草,陳皮,厚朴,蒼朮,生薑,大棗。応用:湿による瘧疾の際,全身がひどく痛み,悪寒が発熱よりも多い病証。

CHAN 掺禅缠蝉蟾镵产颤

chān 掺

掺药 掺薬 さんやく 将药粉掺布在疮面或膏药上外贴肿疡的方法。 中薬の粉末を直接瘡面,あるいは膏薬の上に撒いて癤と癰を治療する方法。

chán 禅缠蝉蟾镵

禅定 禪定 ぜんじょう 气功用语。排除杂念,集中练功意念的方法。 気功の用語。気功の鍛錬のときに雑念を排除して気功鍛煉の精神力を集中する方法。

缠肠漏 纏腸漏 てんちょうろう 肛门周围痔瘘。 肛門周囲の痔瘻。

缠耳 纏耳 てんじ ⇒聤〔tíng〕(脓)耳

缠法 纏法 てんほう 迅速推动,迅速震动的手法。 速やかに推し,速かに震動する手法。

缠喉风 纏喉風 てんこうふう 喉周围颈深部蜂窝组织炎,红痛兼见颈项肿大。 喉頭の周囲,頸部の深い部位の蜂巣織炎,発赤,局所腫脹。蜂巣織炎性咽頭炎に似ているもの。

缠腰火丹 纏腰火丹 てんようかたん 又称蛇丹。火带疮、蜘蛛疮、蛇串疮。相当于带状疱疹。 別称は蛇丹,火帯瘡,蜘蛛瘡,蛇串瘡。ヘルペスに相当する。

蝉蜕(衣) せんぜい(い) 蝉若虫羽化时脱离的皮表入药。用于熄风止痉、疏风透疹、明目退翳。 中薬。薬用部分は蟬(せみ)の幼虫が成虫になる前に脱落した皮殻。風を止め,けいれんを解き,発疹を充分にし,視力を明らかにし,目翳(もくえい,角膜斑)をしりぞかせるなどの作用がある。

蟾酥 せんそ 中药。蟾皮肤腺的浆液入药。用于解毒止痛、开窍。 中薬。薬用部分はがまがえるの皮膚腺の漿液。解毒,止痛,蘇生する作用がある。

镵针 鑱針 ざんしん 古代九针之一。状如箭头,长一寸六分。用于浅刺皮肤泻血。治头身发热。近代常用的皮内针,撤针等皆由此发展而来。 古代の九針の一つ。針は矢の形をしていて,長さ一寸六分,皮膚に浅く刺し瀉血する目的に用い,頭身の発熱の治療に使われる。近代にふつう使われる皮内針,画鋲式針などがこの針から発展して來たもの。

chǎn 产

产后 産後 さんご 分娩のあと。

产后痹证 産後痹証 さんごひしょう 产后的痹证。一般指关节痛。 分娩後の痹証。ふつう関節痛をさす。

产后遍身疼痛 産後の全身痛 因产后气血不足,运行力衰,血滞留于经络、肌肉之间而致全身疼痛。 分娩後気血が不足のため運行の力が衰えたことにより血が経絡,筋肉の間に鬱滞するため,全身に痛みを來たすこと。

产后病(发)痉 産後病(発)痙 さんごびょう(はつ)けい 产后抽搐。 産後のひきつけ。

产后病温 産後病温 さんごびゅうおん 产后患各种急性热病的通称。 産後の急性熱性病の通称。

产后不语 産後不語 さんごふご 产后失语。 産後失語。

产后肉线 産後肉線 さんごにくせん 产后子宫内翻,产道损伤或直肠脱出等症。 産後の子宮内反症,産道損傷,あるいは直腸脱出など。

产后三冲 産後三衝 さんごさんしょう 产后因浊液败血没有排出或排出很少等原因而引起的三种重证,即败血冲心、败血冲胃、败血冲肺。 産後に濁る液体と壊死した血液が排除されない,あるいはその一部が残存するために引き起こされる三種の重症,すなわち敗血衝心,敗血衝胃,敗血衝肺。

产后三急 産後三急 さんごさんきゅう 产后出现呕吐不止、盗汗和泄泻等三种容易耗津伤气的急症。 産後に現われる嘔吐がつづいて止まらない,盗汗と下痢をする三種類の津液と気を消耗し易い急性症状。

产后三脱 産後三脱 さんごさんだつ 血脱、气脱、神脱分别指产后出现之血崩、气喘、谵妄。 血脱,気脱,神脱の三つはそれぞれ産後の子宮大出血,呼吸困難と譫妄をさす。

产后乍寒乍热 産後乍寒乍熱 さんごさかんさねつ 産

后气血两虚,阴阳不和或败血留滞、经脉阻闭、营卫不调,可出现此证。　産後,たちまち寒にたちまち熱になり,産後に気,血の両方とも不足,陰陽が調和しない,あるいは壊死した血液が滞って経脉が阻止され,営気と衛気が調和しないときに現われ,寒と熱がたちまちの間に交替する症状。

产后中风　産後中風　さんごちゅうふう　可连续十多日不解,头微痛、恶寒、时见发热、心下闷、干呕、汗出。若出现筋脉牵急、牙关紧闭,不省人事,慎勿误诊为真中风。　頭がやや痛み,悪寒ときには発熱,心窩部もだえる,からえずき,汗が出るなどの症状が十日間以上続くことがあり,もし重症のときにはけいれん,牙関緊急,意識不明になることがある,真中風と誤診しないように注意すべきこと。

产科　産科　さんか　元代十三科之一。　元代の十三科の一つ。

产门　産門　さんもん　产道口。　産道口。

产育　産育　さんいく　分娩与养育婴儿。　分娩と嬰児の養育。

chàn　颤

颤振　顫振　せんしん　振颤。　振戦。

CHANG　长肠常

cháng　长肠常

长虫病　長虫病　ちょうちゅうびょう　即蛔虫病。三种肠虫病之一。　すなわち回虫病。三種類の腸虫病の一つ。

长脉　長脈　ちょうみゃく　脉波动幅度过于本位,应指有盈余之感。脉象长而和缓为健康,长而弦硬为邪正俱盛的实证。　脈の波動の幅が正常より広く,指に余裕があると感じさせる脈。長くでおだやかなのを健康とし,脈が長くで弦硬,すなわち弓の弦のように強く引張っているのを邪気と正気がともに盛んである実証を意味すること。

长强　長強　ちょうきょう　穴位。主治:痔疮、直肠脱垂、癫痫等。　穴位。応用:痔,直腸脱,てんかんなど。

长蛇灸　長蛇灸　ちょうじゃきゅう　又称铺灸。间接灸的一种。即取大蒜适量,去皮捣成泥糊状。平铺于脊柱(大椎、腰俞)上,宽厚各约6毫米。上面用厚纸固定,再用小型艾炷两枚,分别置于大椎及腰俞上点燃施灸,灸至病人自感口鼻内有蒜味为止。民间常用此法治疗虚痨等病证。　別称は鋪灸。間接灸の一つ。泥状に搗いた大蒜(にんにく)を脊柱にある大椎と腰俞穴の上に敷き,直径と厚さはみな約6mmで上は厚い紙をもって固定し,そして小型の艾炷を二本,それぞれ大椎と腰俞の上で火をつけて灸を施す。患者の口,あるいは鼻腔に大蒜の味あるいは匂いが出るまで灸を続け,民間でふつうこの方法を慢性結核性,あるいは其他の慢性消耗性疾患に用いる。

长夏　長夏　ちょうか　夏季的最后一个月。　夏季の最後の一箇月。

长针　長針　ちょうしん　古代九针之一。针体较长,一般为6～7寸或更长一些。多用于深刺,以治疗慢性风湿病、坐骨神经痛等。　古代の九針の一つ。針体がやや長い,ふつう6～7寸,あるいはより長いものもある。多くは深刺に用い,慢性リウマチ,あるいは坐骨神経痛に使うもの。

肠痹　腸痹　ちょうひ　大小肠功能受阻,导致小便不利、喘满或飧泄等。　大小腸の機能が妨げられたため,小便困難,呼吸困難,腹部膨満感あるいは消化不良性下痢などを引き起こすこと。

肠风便(下)血　腸風便(下)血　ちょうふうべん(げ)けつ　①痔出血。②因脏腑劳损,气血不调及风冷热毒搏于大肠所致的便血。　①痔の出血。②臓腑の労損による気血が調和しない,および風,冷,熱,毒が大腸で組み打ちしたために起こした便血。

肠鸣　腸(腹)鳴　ちょう(ふく)めい　腹鳴。

肠癖　腸癖　ちょうへき　便血有力,俗称血箭。　力強い大便出血,俗称は血箭。

肠澼　腸澼　ちょうへき　①痢疾。②血便。　①痢疾。②血便

肠覃　腸覃　ちょうたん　类似卵巢囊肿。　卵巣嚢腫に類似するもの。

肠痛　腸痛　ちょうつう　腸の痛み。

肠痫　腸癇　ちょうかん　发作时全身僵硬为特征的痫证。　てんかんの発作が全身の緊張性けいれんを特徴とする癇証。

肠痈　腸癰　ちょうよう　①急性阑尾炎。②阑尾周围脓肿。　①急性虫垂炎。②虫垂周囲膿瘍。

肠痔　腸痔　ちょうじ　相当于肛周脓肿。　肛門周囲膿瘍に相当するもの。

常毒　じょうどく　药物毒性较轻者。　薬物の毒性が軽いもの。

常山　ちょうざん　中药。根入药。用于截疟、涌吐痰涎。　中薬。薬用部分は根。抗瘧と催吐の作用がある。

CHAO　巢朝潮炒

cháo　巢朝潮

巢元方　そうげんほう　隋代太医博士(550-630)。主持编有《诸病源候论》(610)是中国第一部论述病因和病证的专书。长期以来被视为权威性著述。　隋代の太医博士(550-630)。彼を主として「諸病源候論」を著した(610)。中国で始めての病因と病証を論述した専門書。多年来,権威的な著作としてみなされてきた。

朝鲜参　朝鮮人参　ちょうせんにんじん　中药。朝鲜产的人参。用于大补元气、补脾益肺、生津安神。　中薬。朝鮮産の人参。元気を大補し,脾と肺を補益し,津液を生じ,精神を安定するなどの作用がある。

潮热　潮熱　ちょうねつ　发热如潮汛而有定时。多于午后发热。　発熱が海の潮のように一定の時間がある。ふつう午後に発熱。

chǎo　炒

炒　そう　炮制法之一。　薬物の炮制法の一つ。いる,いためること。生薬を加工する方法の一つ。

CHE　车

chē　车

车前草　車前草　しゃぜんそう　中药。全草入药。用于利水通淋、清热明目。　中薬。薬用部分は全草。利尿,通淋,清熱,明目の作用がある。

车前子　車前子　しゃぜんし　中药。种子入药。用于利水通淋、清热明目。　中薬。薬用部分は種子。利尿,通淋,清熱,明目の作用がある。

CHEN　膪臣辰沉陈晨

chēn　膪

膪胀　膪脹　しんちょう　①上腹部胀满。②腹胀。　①上腹部膨満。②腹部膨満。

chén　臣辰沉陈晨

臣药　臣薬　しんやく　又称辅药。加强主要药物作用的

药物。 别称は輔薬。処方のうちで主な薬物の作用を強める薬物。

辰沙 しんしゃ ⇒朱〔zhū〕砂

沉疴 沈疴 ちんか 重症及难治的疾病。 重症となおりにくい疾病。

沉脉 沈脈 ちんみゃく 脉来轻取不应,重按得。主病在里。 脈は軽く指を当てただけでは感じられず,強く押えて,はじめて拍動が感じられる脈。病が裏(り)の部位にあることを主る。

沉香 沈香 ちんこう 中药。含树脂的木材入药。用于行气止痛,温中降气。 中薬。薬用部分は樹脂のついている木材。行気,止痛,中焦の脾と胃を温める作用がある。

沉痔 沈痔 ちんじ 内痔。 内痔のこと。

陈仓米 陳倉米 ちんそうまい 中药。久存之米,有养胃暖脾之作用。 中薬。長い間貯蔵された古い米。胃を養い,脾を暖める作用がある。

陈飞霞 陳飛霞 ちんひか ⇒陈(chén)复正

陈复正 陳復正 ちんふくせい 清代医学家,对小儿科尤为擅长,采集有关文献,结合个人经验,编成《幼幼集成》(1750),包括民间验方和疗法,对痘疹、惊风等记述较详。 清代の医学家,特に小児科にすぐれている。彼が小児科の文献を集めて,自身の経験とをいっしょにして「幼幼集成」という著作を著した(1750)。民間の有効な療法と処方を含み,天然痘と驚風についこ詳しく述べた。

陈九韶 陳九韶 ちんきゅうしょう ⇒陈(chén)司成

陈良有 陳良有 ちんりょうゆう ⇒陈(chén)念祖

陈念祖 陳念祖 ちんねんそ 清代名医(1753~1823)。著述颇多,在普及医学知识上做出了贡献,他的著述由后人辑成《陈修园医书十六种》(1865)。 清代の名医(1753~1823)。著作は頗る多く,医学の普及に力をつくした。彼の著作を後の人が「陳修園医書十六種」(1865)を編集した。

陈皮 陳皮 ちんぴ 中药。果皮干燥后入药。用於通气化食、祛湿化痰。 中薬。薬用部分は皮を乾かしたもの。気を調理し,脾を健やかにし,湿を除去することと化痰の作用がある。

陈伤 陳傷 ちんしゅう 陈旧外伤。 古い外傷。

陈伤实证 陳傷実証 ちんしょうじっしょう 陈旧外伤实证型。 古い外傷の実証型。

陈伤虚证 陳傷虚証 ちんしょうきょしょう 陈旧外伤虚证型。 古い外傷の虚証型。

陈慎修 陳愼修 ちんしんしゅう ⇒陈(chén)念祖

陈石灰 陳石灰 ちんせっかい 中药。用于解毒止痛、腐蚀赘疣。 中薬。古い石灰。解毒,止痛と贅疣(ぜいゆう)を腐蝕する作用がある。

陈实功 陳実功 ちんじつこう 明代外科学家(1555~1636)。编有《外科正宗》(1617)。主张外科和内科结合,他的著书流传很广,对我国古代外科学的发展有较大影响。 明代の中医の外科学家(1555~1636)。「外科正宗」を著した(1617)。外科と内科が互いに結合することを主張した。彼の著作は広く伝わり,中国の古代外科学の発展に強く影響をもたらした。

陈司成 陳司成 ちんしせい 明代医家(17世纪)。长于治疗梅毒。《霉疮秘录》(1632)记述梅毒的传染性及途径,遗传以及治疗方法,为中国最早之梅毒学专书。 明代の医家(17世紀)。梅毒の治療に長じ,著作の「霉(梅)瘡秘録」(1632)は梅毒の伝染性とその経路,遺伝およびその治療方法を記述した。中国の最も古い梅毒の専門書。

陈文中 陳文中 ちんぶんちゅう 宋代医学家(13世纪),尤精小儿痘疹。著有《小儿病源方论》(1241)、《陈氏小儿痘疹方》(1253)。 宋代の医家(13世紀),小児の天然痘にすぐれていた。著作には「小児病源方論」(1241)と「陳氏小児痘疹方」(1253)がある。

陈修园 陳修園 ちんしゅうえん ⇒陈(chén)念祖

陈修园医书十六种 陳修園医書十六種 ちんしゅうえんいしょじゅうろくしゅ 又称《南雅堂医书十六种》,实用医学丛书,陈念祖撰,由后人收集,刊于1865年。 別称は「南雅堂医書十六種」。実用医学叢書で陳念祖が著したものですが後の人が集めて1865年に出版したもの。

陈言 陳言 ちんげん 南宋医家(12世纪)。精于病因学。撰《三因极一病证方论》(1174)。将病因分内因、外因、不内外因三大类,对后世病因学有一定影响。 南宋の医学家(12世紀)。病因学にすぐれ,「三因極一病証方論」を著した(1174)。病因を内因,外因,不内外因の三大類に分けた,後の中医学の病因学に大なる影響を及ぼした。

陈藏器 陳蔵器 ちんぞうき 唐代本草学家(8世纪)。编有《本草拾遗》,对当时的本草文献(包括《新修本草》在内)有所补充,受到明代医学家李时珍的高度评价。 唐の時代の本草学家(中薬学家)(8世紀)。著作は「本草拾遺」を著し,当時の本草に関する文献(「新修本草」を含む)を補充し,明代の医学家李時珍の高い評価を受けた。

陈自明 陳自明 ちんじめい 宋代著名医学家(1190~1272)。所著《妇人大全良方》一书(1237)成为当时最完善的妇产科专书,还撰有《外科精要》(1236),对其后外科学的发展亦有一定影响。 宋代の著名な医学家(1190~1272),著作の「婦人大全良方」(1237)は当時の最も完全な産婦人科の専門書,彼はまた「外科精要」(1236)を編集し,其の後の外科学の発展に若干の影響を及ぼした。

晨吐 しんと 晨起呕吐,恶阻。 早朝嘔吐。つはり,悪阻。

晨泄 しんせつ 晨起腹泻。 早朝下痢。

CHENG 柽成承程

chēng 柽

柽柳 檉柳 せいりゅう ⇒西(xī)河柳

chéng 成承程

成方 せいほう 已组成的方剂。 既に組立てられた処方。

成方加减法 成方加減法 せいほうかげんほう 对已组成的处方中的药物进行加减的方法。 既に組立てられた処方の薬物を加減する方法。

成方切用 せいほうせつよう 清·吴仪洛编撰,刊于1761年,选历代及清代医方。 清の呉儀洛が著したものて,1761年に出版され,清の時代と清以前の処方を選んだ。

成无已 成無已 せいむこ 金代医学家。根据《内经》、《难经》等古典医理,对《伤寒论》进行了全面注解辨析。撰有《注解伤寒论》(1144)、《伤寒明理论》及《伤寒论方》等书。 金時代の医学家で,「内経」,「難経」などの古典的医学理論に基づいて「傷寒論」を全般的に注釈と説明を加えた。著作は「注解傷寒論」(1144)と「傷寒明理論」および「傷寒論方」など。

承扶 しょうふ 穴位。主治:坐骨神经痛、痔疾、下肢瘫痪等。 穴位。応用:坐骨神経痛,痔,下肢麻痺など。

承光 しょうこう 穴位。主治:头痛、鼻炎、感冒、角膜白斑等。 穴位。応用:頭痛,鼻炎,感冒,角膜白斑など。

承浆　承漿　しょうしょう　　　穴位。主治：流涎，面瘫等。
　　穴位。応用：流涎、顔面神経麻痺など。
承浆疔　承漿疔　しょうしょうちょう　　　生于承浆穴处的面
　　疔。即下唇下方之凹陷处，位于下颌骨正中。　　承漿穴の
　　部位にできた面疔すなわち下唇の下方の凹み，下顎骨の
　　正中線上に位するもの。
承筋　しょうきん　　　穴位。主治：腿痛、腰背强直疼痛等。
　　穴位。応用：下肢痛，腰背部强直と痛みなど。
承灵　承靈　しょうれい　　　穴位。主治：头痛、鼻塞、鼻出血
　　等。　　穴位。応用：頭痛，鼻つまり，鼻出血など。
承满　承満　しょうまん　　　穴位。主治：急慢性胃炎、胃痛、
　　腹直肌痉挛等。　　穴位。応用：急慢性胃疾患，腹直筋けいれ
　　んなど。
承泣　しょうきゅう　　　穴位。主治：各种眼疾。　　穴位。応
　　用：眼の諸疾患。
承山　しょうざん　　　穴位。主治：痔、坐骨神经痛、腓肠肌痉
　　挛等。　　穴位。応用：痔，坐骨神経痛，腓腹筋けいれんな
　　ど。
程国彭　程国彭　ていこくほう　　　清代医家。撰《医学心
　　悟》(1732)，叙述医理和临床治疗，简明扼要切实用。另有
　　《外科十法》，论述痈疽、疥癣、瘰疬等证的诊治。　　清時代
　　の医家。「医学心悟」を著した(1732)。医学理論と臨床治
　　療を記述し簡明で要点を把握した実用的な便利な著作で
　　ある。その外「外科十法」を著した。癰疽疥癬と瘰癧など
　　の皮膚と外科疾患の診断と治療を述べた。
程钟龄　程鐘齡　ていしょうれい　　　⇒程(chéng)国彭

CHI　眵痴迟持尺齿豉赤癒

chī　眵痴

眵　し　眼屎。　目垢。めやに。
眵干涩痒　眵乾渋癢　しかんじゅうよう　　　干燥的眼屎伴
　　有涩痒感。　　乾いた目垢(めやに)が渋くて癢い感じを
　　伴うこと。
眵泪　眵涙　しるい　　　眼泪伴有眼屎。　　目垢(めやに)
　　と涙。
眵泪胶粘　眵涙膠粘　しるいこうねん　　　眼泪伴有粘的眼
　　屎。　　粘い目垢(めやに)の伴う涙。
痴呆　ちほう　　　⇒呆(dāi)病

chí　迟持

迟脉　遅脈　ちみゃく　　　脉来迟慢，一息不足四至(相当于
　　每分钟60次以下)。主寒证。　　脈が遅い，一息(医師の一
　　回の呼吸)に脈拍が4回足らず(毎分間60回以下に当る)。
　　寒証を意味すること。
持针法　持針法　じしんほう　　　针刺时掌握针具的方法。
　　一般用右手拇指、食指夹持针柄或针身，露出针尖，以便刺
　　入穴位。若针身较长，多持针身下部，进行针刺。　　針刺治
　　療のときの針の持ち方，ふつうは右手の母指と食指で針
　　柄を挟んで穴位に刺す。もし針が長い場合，ふつう針体の
　　下部を挟んで針刺を行うこと。

chǐ　尺齿豉

尺脉　尺脈　しゃくみゃく　　　寸口脉为桡动脉，医师用食
　　中、无名指等三指的指尖轻压被诊者寸口部位的桡动脉处，
　　以探查脉象变化，将中指置于桡骨茎突部位为关脉，前方
　　(腕关节方向)食指部位为寸脉，关脉后方无名指部位为尺
　　脉。　　寸口脈は橈骨動脈で医師が食指，中指，薬指の三
　　本の指の先端で被診者の寸口部の橈骨動脈を軽く圧迫し
　　て，脈象の変化を探査する。中指を橈骨茎状突起の部位に
　　おき，そこを関脈とし，関の前に食指の部位(手関節の方)

が寸脈，関の後の薬指の部位が尺脈。
尺泽　尺沢　しゃくたく　　　穴位。主治：咳嗽、哮喘、咯血等。
　　穴位。応用：咳嗽、喘息、咯血など。
齿　歯　し　歯。
齿不生　歯不生　しふせい　　　⇒齿(chǐ)迟
齿迟　歯遅　しち　　　五迟之一。牙齿生长缓慢。　　五遅の
　　一つ。歯の生長が遅い。
齿蠹　歯蠹　しと⇒　齿(chǐ)龋
齿槁　歯槁　しこう　　　由于肾火蒸腾，肾水枯竭或衰老，或
　　热病中热邪熏蒸所致。　　歯が枯れて光沢を失うこと。腎
　　火に熏られて，腎水が涸れることによる。あるいは老衰ま
　　たは高熱性疾病によることもある。
齿更　歯更　しこう　　　乳齿换恒齿。　　乳歯が永久歯に
　　替わること。
齿痕舌　歯痕舌　しこんぜつ　　　舌体边缘可见牙齿的痕
　　迹，多属脾虚。　　舌体の周辺部に歯の痕跡が見られる，
　　多くは脾虚に属する。
齿焦　歯焦　ししょう　　　牙齿枯焦，阴液大伤所致，病见危
　　重。　　歯が焦げるように枯れる。陰液の大なる損傷によ
　　る。疾病の危篤を示す。
齿龀　歯齔　しかい　　　⇒齓(xiè)齿
齿洛　歯落　しらく　　　牙齿脱落。　　歯が脱落すること。
齿衄　歯衄　しじく　　　又称牙衄。牙龈出血。　　別称は牙
　　衄。歯齦出血，歯肉出血。
齿龋　歯齲　しう(しく)　　　又称齿蠹。即龋齿。　　別称は
　　歯蠹。すなわち齲歯。
齿龈结瓣　歯齦結瓣　しぎんけっべん　　　牙龈红肿如瓣状，
　　多属胃火炽盛。　　歯肉が発赤，腫脹して花弁(瓣)状に
　　なっている。多くは胃火が盛んであること。
齿龈宣露　歯齦宣露　しぎんせんろ　　　齿龈萎缩。　　歯
　　肉萎縮のこと。
齿龈肿痛　歯齦腫痛　しぎんしゅつう　　　即齿龈炎。　　歯
　　肉炎。
齿燥　歯燥　しそう　　　新病多属肺胃火盛、津液大伤；久病
　　多属肾阴严重亏损。　　歯が干燥していて潤いがない。新
　　しい病気では多くは肺，胃の火が盛んで津液がひどく消
　　耗されたことに属し，長い間の病気では，多くは腎陰がひ
　　どく損傷されたことに属する。
豉饼灸　豉餅灸　しへいきゅう，　　　灸法之一。置豉饼于穴
　　位上，隔饼艾灸。　　灸法の一つ。豆豉(とうし)餅を穴位
　　に置き，餅を隔てて艾炷灸を施すこと。

chì　赤癒

赤白带下　せきはくたいげ　　　红白相间的带下。　　赤い
　　色のついている白帯下。
赤白痢　せきはくり　　　下痢粘冻脓血，赤白相杂。　　下痢
　　が粘液，濃血のあるもので赤と白の交ったもの，赤痢に相
　　当する。
赤白肉际　赤白肉際　せきはくにくさい　　　手(足)背、手
　　(足)掌之间的分界线。　　手の甲と手のひら(あるいは足
　　の甲と足のうら)の分界線。
赤白游风　赤白遊風　せきはくゆうふう　　　相当于血管神
　　经性浮肿或荨麻疹。　　血管神経性浮腫あるいは蕁麻疹
　　に相当する。
赤白浊　赤白濁　せきはくだく　　　红色及白色混合的混浊
　　尿。　　赤い色と白い色とが混った混濁尿。
赤崩　せきほう　　　五崩之一。赤带暴下。　　五崩の一つ。
　　暴発的に赤色の帯下過多。
赤鼻　せきび　　　⇒酒皶(皻)鼻

赤虫病　せきちゅうびょう　　三虫病之一。症见肠鸣、腹泻，时或便脓血。　　三種寄生虫病の一つ。症状には腹鳴，下痢、ときには膿血便が見られるもの。

赤带　せきたい　　白带中混有血。　　血液の混った白帯下。

赤带抱轮　赤带抱輪　せきたいほうりん　⇒抱(bào)轮红赤

赤疽　せきそ　⇒額(é)疽

赤痢　せきり　　有血便的痢疾。　　血便のある痢疾。

赤龙　赤竜　せきりゅう　　气功用语。①舌。②月经。　　気功の用語。①舌。②月経。

赤脉传(侵)睛　赤脉伝(侵)睛　せきみゃくでん(しん)せい　　睫状体充血。　　毛様体充血。

赤脉贯布　赤脉貫布　せきみゃくかんぷ　⇒目(mù)飞血

赤脉如缕　赤脉，縷の如し　⇒目(mù)飞血

赤脉紫胀盘虬　赤脉紫脹盤虬　せきみゃくしちょうはんきゅう　　眼球结膜的小静脉瘤及充血。　　眼球結膜の小静脈瘤と充血。

赤面飞　赤面飛　せきめんぴ　　过敏性皮炎。　　アレルギー性皮膚炎。

赤膜　せきまく　　翼状胬肉。　　翼状片あるいは翼状贅片。

赤膜下垂　せきまくかすい　　又称垂帘障。类似沙眼性血管翳。　　別称は垂簾障。トラホーム性角膜パンヌスに類似するもの。

赤如衃血　赤きこと衃血(はいけつ)の如し　　真脏色之一，紫而枯槁，显露心脏气血衰败之色。　　顔色をさし，五種類の真臓色の一つ。心臓の真臓色で，乾いて光沢のない凝血したような紫色を呈し，心臓の気血が衰えることを意味する。

赤芍　赤芍薬　せきしゃくやく　　中药。根入药。用于清热凉血，活血祛瘀。　　中薬。薬用部分は根。清熱，涼血，活血と瘀血を除去する作用がある。

赤石脂　せきせきし　　中药。中国中部及南部的一种赤色的土。用于涩肠止泻，收敛止血。　　中薬。中国中部および南部にある一種の赤色の土。下痢止めと収斂止血の作用がある。

赤石脂禹余粮汤　赤石脂禹余粮湯　せきせきしうよりょうとう　　方剂。成分：赤石脂，禹余粮。主治：泻痢日久。　　方剤。薬物構成：赤石脂，禹余糧。応用：慢性下痢。

赤丝　赤絲　せきし　　结膜下毛细血管。　　結膜下毛細血管。

赤丝虬脉　赤糸虬脈　せきしきゅうみゃく　　眼球结膜充血。　　眼球結膜充血。

赤小豆　しゃくしょうず　　中药。种子入药。用于利尿除湿，解毒排脓。　　中薬。薬用部分は種子。利尿，除湿，解毒と排膿の作用がある。

赤小豆当归散　赤小豆当帰散　しゃくしょうずとうきさん　　方剂。成分：赤小豆，当归。主治：湿热蕴毒，积于肠中之大便下血证。　　方剤。薬物構成：赤小豆，当帰。応用：湿と熱による毒が腸中に蓄えられることによって引き起る便血証。

赤眼　せきがん　　又称目赤。急性结膜炎。　　別称は目赤。急性結膜炎。

赤游风(丹)　赤遊風(丹)　せきゆうふう(たん)　　丹毒。　　丹毒。

赤浊　赤濁　せきだく　　红色混浊尿。　　赤い混濁尿。

瘛(瘛)脉　瘛(瘛)脈　けい(けい)みゃく　　穴位。主治：耳聋、耳鸣、小儿惊厥等。　　穴位。応用：耳聾，耳鳴，小児のひきつけなど。

瘛(瘛)疭　瘛(瘛)瘲　けい(けい)しょう　　又称抽搐、抽搦、瘛疭、抽风。手足抽动。常见于外感热病、痫、破伤风病证。　　別称は抽搐，搐搦，瘛瘲，抽風。手足がけいれんする。ふつう外科の熱病，てんかん，破傷風などの病証に見られること。

CHONG　冲茺虫重

chōng　冲茺

冲风泪出　衝風涙出　しょうふうるいしゅつ　　又称迎风流泪。遇风流泪。　　別称は迎風流涙。風に当ると涙が出ること。

冲服　衝服　ちゅうふく　　将中药的精制品或粉末用热水、酒或汤剂浸泡或溶解后服用。　　中薬の精製品あるいは粉末を熱いお湯，酒，あるいは湯剤に浸しあるいは溶かした後飲むこと。

冲服剂　衝服剤　ちゅうふくざい　　中成药制剂的一种。中药的精制品或颗粒状物或粉末用开水浸泡或溶解后服用的制剂。　　中薬の成薬製剤の一種。中薬の精製品，あるいは顆粒状のもの，あるいは粉末を熱いお湯に浸し，あるいは溶かして飲む製剤。

冲脉　衝脈　しょうみゃく　　又称太冲脉。奇经八脉之一。为十二经之海。　　別称は太衝脈。奇経八脈の一つ。十二経の海とするもの。

冲门　衝門　しょうもん　　穴位。主治：睾丸炎、尿潴留、子宫内膜炎、疝气等。　　穴位。応用：睾丸炎，尿閉，子宮内膜炎とヘルニアなど。

冲气　衝気　しょうき　　由于饮邪内伏、肾阳虚衰，气从少腹上冲胸咽，伴见手足厥逆，小便难，脉沉数，或面热如醉、头晕眼花等。　　水飲の邪気が体内に潜って，腎の陽気が衰え，気が逆に下腹部から胸部，咽頭部に衝き上り，また手足が冷え，排尿困難，脈が沈数あるいは顔面に熱感があり，酒に酔ったような感じ，目まい，頭がくらくらして目がくらむなどを伴うこと。

冲任不固　衝任，固らず　　冲脉任脉失去固摄月经，防止子宫出血及流产的作用。　　衝脈と任脈が月経を固摂する作用と子宮出血および流産を防止する作用を失うこと。

冲任损伤　衝任，損傷する　　冲任两脉因孕育、性交或感受外邪所致的损伤。出现月经不调、下腹疼痛、腰部痠痛、不孕症等。　　衝脈と任脈がお産，性交あるいは外邪を受けることにより損傷されること。症状には月経不順，下腹部疼痛と不妊などが見られること。

冲任虚寒　衝任，虚寒なり　　冲脉与任脉虚寒，可出现月经不调、白带、小腹痛，不孕等。　　衝脈と任脈の虚寒には月経不順，白帯下，下腹部疼痛と不妊などがある。

冲阳　衝陽　しょうよう　　穴位。主治：牙痛，足背痛等。　　穴位。応用：歯痛，足背が痛むなど。

茺蔚子　じゅういし　　中药。果实入药。用于活血调经，清肝明目。　　中薬。薬用部分は果実。活血，調経，清肝，明目の作用がある。

chóng　虫重

虫白蜡　虫白蠟　ちゅうはくろう　　中药。虫蜡入药。用于止血、生肌、定痛。　　中薬。薬用部分は白蠟虫の分泌物である虫蠟。止痛，止血と筋肉を新生する作用がある。

虫斑　ちゅうはん　　由肠寄生虫引起。多见于儿童，面部呈圆形或椭圆形的薄白斑，覆以少量灰白色落屑。　　腸寄生虫によって引き起こす。多くは子供の顔面に見られる円形

あるいは楕円形の薄白い斑が少量の灰白色の落屑に覆われているもの。

虫病　ちゅうびょう　寄生虫病。　　寄生虫病。

虫病似痫　虫病，痫に似たり　　　寄生虫病伴有癫痫样症状。　寄生虫病がてんかん様症状を伴なうこと。

虫鼓(臌)　ちゅうこ(こ)　　又称虫胀、蛊臌。由寄生虫(如血吸虫病等)所致的臌胀。　　別称は虫胀、蠱臌。寄生虫たとえば日本住血吸虫病などによる腹脹。

虫积　虫積　ちゅうせき　　因寄生虫病而营养不良，极度消瘦者，多见于儿童。　　寄生虫による栄養不良と羸痩の疾病。多くは子供に見られること。

虫积腹痛　虫積腹痛　ちゅうせきふくつう　　腹痛如绞，时痛时止，甚或呕吐蛔虫。　　腹部が仙痛の如く、間歇性発作，ときには回虫を嘔吐に伴って吐き出ことがあること。

虫啮(咬)心痛　ちゅうし(こう)しんつう　⇒虫(chóng)心痛

虫入耳　虫は耳に入る　⇒百(bǎi)虫入耳

虫兽伤　虫獸傷　ちゅうじゅしょう　　虫、兽所致伤害。　虫と獣による傷害。

虫痛　ちゅうつう　　因寄生虫所致的腹痛。　　寄生虫による腹痛。

虫吐　ちゅうと　　因寄生虫所致的呕吐。　　寄生虫による嘔吐。

虫痫　虫癇　ちゅうかん　　肠寄生虫引起的痫证。　　腸寄生虫によるてんかん。

虫心痛　ちゅうしんつう　　又称虫啮(咬)心痛。由肠寄生虫所引起的上腹部痛。　　別称は虫嚙(咬)心痛。腸寄生虫による上腹部痛。

虫证　虫証　ちゅうしょう　　寄生虫病。　　寄生虫病。

重腭　重顎　じゅうがく　　又称悬痈。心脾热毒蕴结上腭生疮，状如倒悬的乳头。　　別称は懸癰。心脾の熱毒が口蓋に積みたくわえられたために起きる膿瘍。形はあたかも乳頭をぶらさげたようなもの。

重方　じゅうほう　　先用奇方，病不去，再用偶方。　　先づ奇数の薬物で組成される処方(奇方)を使って，効果がなければ偶数(偶方)のを使うこと。

重楼　じゅうろう　⇒七叶一枝花

重楼玉钥　重楼玉鑰　じゅうろうぎょくやく　　清・郑梅涧撰(1838)喉科书。　　清の鄭梅澗が著した(1838)咽喉科の専門書。

重舌(风)　重舌(風)　じゅうぜつ(ふう)　　又称莲花舌、子舌。二重舌之意：①舌的先天性畸型。②舌的肿物或舌下纤维瘤。③舌下软组织的炎症。　　別称は蓮花舌、子舌。二重舌の意味：①舌の先天性奇型。②舌の腫瘍あるいは舌下のフィブローマ。③舌下軟部組織の炎症。

重身　じゅうしん　　又称胎甲。妊娠。　　別称は胎甲。妊娠。

重台疬　重台癧　じゅうたいれき　　颈部瘰疬重叠堆垒簇聚者。　　頸部の瘰癧(リンパ節腫大)が重なり集っていること。

重言　じゅうげん　　口吃。　　どもり。

重阳　重陽　じゅうよう　　①两种属于阳的性质同时出现在一个事物上，如白昼为阳，中午为阳中之阳，故中午为重阳。②阳盛。症见身热、脉洪等。　　①二種類の陽に属する性質が同時に同じ物事に現れること。たとえば昼は陽で，正午が陽の中の陽であるから正午を重陽と称すること。②陽盛。症状には身熱，脈象が洪などがあること。

重阳必阴　重陽は必ず陰なり　　又称阳极反阴。热病热极

可引起寒战、四肢冷等寒象。　　別称は陽極反陰。陽が極まれば陰にかえすこと。熱病がきわめて熱くなると悪寒，振戦と手足が冷えるなどの寒の症状が起ること。

重阴　重陰　じゅういん　　两种属于阴的性质同时出现在一个事物上，如夜晚为阴，夜半为阴中之阴，故夜半称重阴。　　二種類の陰に属している性質が同時に同じ物事に現れること，たとえば夜は陰であり夜中が陰の中の陰である。故に夜中を重陰ということ。

重阴必阳　重陰は必ず陽なり　　又称阴极反阳。久病虚极可显示身热、口渴、躁动等阳性证象。　　別称は陰極反陽。陰が極まれば陽にかえすこと。長期間の疾病で極めて虚の場合，体に熱があり，口渇，あるいは躁動不安などの陽証が現れること。

重龈　重齦　じゅうぎん　　伴有水泡的齿龈肿胀。　　水泡の伴なった歯肉腫脹。

CHOU　抽臭

chōu　抽

抽搐　ちゅうちく　　痉挛。　　けいれん，ひきつけ。

抽搐痛　ちゅうちくつう　　痉挛痛。　　けいれん痛。

抽风　抽風　ちゅうふう　　痉挛。　　けいれん，ひきつけ。

抽筋疭　ちゅうきんき　　发疹性疾病伴有下肢痉挛。　　発疹性疾患に下肢けいれんを伴うこと。

chòu　臭

臭痰　ちゅうたん　　有臭味的痰。　　悪臭のある痰。

臭梧桐叶　臭梧桐葉　しゅうごとうよう　　中药。嫩叶入药。用于祛风除湿、降血压。　　中薬。薬用部分は若葉。祛風、除湿、血圧を降す作用がある。

CHU　出初除滁处楮怵畜搐噜触

chū　出初

出骱　出骱　しゅっかい　　脱臼。　　脱臼。

出(起)针　出(起)針　しゅつ(き)しん　　拔针。　　針を抜く。

初潮　しょちょう　　初次月经。　　始めての月経。

初持　しょじ　　诊脉时间较短，约一分钟左右。　　脈診の時間がわりあいに短い，約一分間位。

初伏　しょふく　　夏季最热季节，夏至后第三个庚日为初伏。　　夏の極暑期間に夏至の後の第三番目の庚(かのえ)の日を初伏とする。

初关　初関　しょかん　　气功用语。锻炼大小周天功法中，炼精化神。　　気功の用語。気功において大小周天功法を鍛錬するとき，精を煉り，神を化すること。

初生不尿　しょせいふにょう　　新生儿出生第二日仍无尿。　　新生児が二日目にもまだ尿が排出しないこと。

初生不乳　しょせいふにゅう　　新生儿出生十二小时后因无口唇等先天性畸型而不吸乳。　　新生児が12時間後，唇に先天性奇型がなくて乳を吸はないこと。

初生不啼　しょせいふてい　　新生儿窒息。　　新生児窒息のこと。

初生目闭　初生目閉　しょせいもくへい　　①新生儿眼睑浮肿。②先天性小眼睑。　　①新生児の眼瞼浮腫。②先天性の小眼瞼。

初生目烂　初生目爛　しょせいもくらん　　新生儿眼睑红肿、糜烂。　　新生児の眼瞼発赤、腫脹と糜爛。

初生乳核　しょせいにゅうかく　　新生儿乳房隆起，有乳汁分泌现象。　　新生児の乳房がふくれて乳汁を分泌する

現象。

初生啼哭不止　新生児啼泣止らず　　新生儿啼哭,多因心肝有热。　　新生児が常に泣く,ふつう心肝に熱がある。

chú　除滌

除虫菊　じょちゅうきく　　中药。头状花序入药。为杀虫剂。　　中薬。薬用部分は頭状花序。殺虫剤。

除胆热　胆熱を除く　　除胆经之热。　　胆経の熱を除去する。

除烦　除煩　じょはん　　除心中烦乱不安。　　心中煩乱の不安を除くこと。

除烦渴　じょはんかつ　　除心烦口渴。　　胸の中がほてってむかむかすることと喉が渇くことを除く。

除疳热　じょかんねつ　　除小儿疳证发热。　　小児の栄養障害に伴う発熱を除くこと。

除寒湿　寒湿を除く　　除去寒濕。　　寒湿を除去する。

除积冷　除積冷　じょせきれい　　除体内蓄积的寒冷。　　体内に積み込んでいる寒冷を除くこと。

除湿　じょしつ　　湿湿气。　　湿気を除く。

除湿止痒　じょしつしよう　　除湿以止痒的治法。　　湿を除き瘙痒を止める治療方法。

除痰　じょたん　　痰を除く。

除痰熄风　除痰熄風　じょたんそくふう　　用豁痰及平肝熄风的药物治疗风痰所致病证的方法。　　豁痰と平肝熄風の薬物を用いて風痰による病証を治療する方法。

除痰镇惊　除痰鎮驚　じょたんちんきょう　　除痰以镇惊的治法。　　除痰をもって驚風(ひきつけ)を治療する方法。

除翳祛邪　じょえいきょじゃ　　⇒消(xiāo)炎退翳

除中　じょちゅう　　厥阴病,出现四肢厥冷、下利者,应当不能食;若中气将绝而反能食者是为本病。　　厥陰病において,四肢に厥冷を来し,下痢する場合,食慾が低下するはずであるが,もし中気が絶えようとするときはかえって食慾増進するのは本病であること。

滌菊花　じょきくか　　中药。安徽省产除虫菊的变种入药。作杀虫剂用。　　中薬。薬用部分は中国の安徽省に産する除虫菊の変種。殺虫剤。

chǔ　处楮

处女　处女　しょじょ　　⇒室(shì)女

楮实子　楮实子　しゃじつし　　中药。果入药。用于滋肾养肝、利尿。　　中薬。薬用部分は果実。腎を滋(しげ)り,肝を養い,利尿などの作用がある。

chù　怵畜搐嗵触

怵惕　じゅってき　　因受惊恐而引起心悸。　　恐怖の刺激を受けて動悸が起ること。

畜门　畜門　ちくもん　　前鼻腔。　　前鼻腔。

搐搦　ちくごき　　⇒瘛(chì)(瘲)疭

嗵鼻　ちくび　　⇒吹(chuī)鼻

触电感　触電感　しょくでんかん　　针刺入后,针下产生痠麻、胀痛之感,并沿经络循行部位走窜,如同触电,是得气的反映。　　針治療のとき,針を刺し入れた後,針の下にだるい,しびれ,はれぼったい,重たいなどの感覚があり,また経絡の走行に沿って放散あるいは伝導する,あたかも軽く電流に触れたような感じがすること,得気(とくき)あるいはひびきを意味すること。

触摸法　しょくもほう　　外伤时用手摸摸的诊察方法。　　外傷の際に手で探ったり触れたりする診察方法。

触(按)诊　触(按)診　しょく(あん)しん　　触診。

CHUAI　揣腨

chuǎi　揣腨

揣　し　　用按摩以寻找穴位。　　按摩によって穴位をさがすこと。

腨(踹)　ぜん(ぜん)　　腓肠肌。　　ふくらはぎ,腓腹筋。

腨瘲　ぜんえん　　腓肠肌痠痛。　　腓腹筋のだるい痛み。

CHUAN　川穿传喘串

chuān　川穿

川贝母　川貝母　せんばいも　　中药。鳞茎入药。润肺、止咳化痰。　　中薬。薬用部分は鱗茎。潤肺,止咳,化痰の作用がある。

川椒　せんしょう　　⇒花(huā)椒

川槿皮　せんきんぴ　　⇒木(mù)槿皮

川楝子　せんれんし　　中药。果入药。用于行气止痛、驱虫。　　中薬。薬用部分は果実。行気,止痛,駆虫の作用がある。

川木通　せんもくつう　　中药。藤茎入药。用于清热利尿、通利血脉。　　中薬。薬用部分は藤茎。清熱,利尿,血脈を通ずる作用がある。

川木香　せんもくこう　　中药。根入药。行气、止痛、消胀。　　中薬。薬用部分は根。行気,止痛,腫脹を消す作用がある。

川牛膝　せんごしつ　　中药。根入药。用于活血祛瘀、通利关节、引血下行。　　中薬。薬用部分は根。活血と瘀血を除去し,関節を利き,血を下へ行くように導く作用がある。

川朴　せんぼく　　⇒厚(hòu)朴

川乌　川烏　せんう　　中药。母根入药。用于祛风湿、散寒、止痛。　　中薬。薬用部分は母根。風湿を除去し,散寒,止痛などの作用がある。

川芎　せんきゅう　　中药。根茎入药。用于活血祛瘀、行气、止痛。　　中薬。薬用部分は根茎。活血,祛瘀,行気,止痛の作用がある。

川芎茶调散　川芎茶調散　せんきゅうちゃちょうさん　　方剂。成分:川芎、荆芥、防风、白芷、细辛、薄荷、甘草、羌活。主治:外感风邪所致之头痛。　　方剤。薬物構成:川芎,荊芥,防風,白芷,細辛,薄荷,甘草,羌活。應用:風邪による外感の頭痛。

川续断　川続断　せんぞくだん　　⇒续(xù)断

穿拐毒　せんかいどく　　⇒穿(chuān)踝疽

穿拐痰　せんかいたん　　结核性踝关节炎,或类似的关节疾病或流痰。　　足関節結核あるいは類似する関節病証。あるいは流注膿瘍。

穿踝疽　穿果疽　せんかそ　　踝关节瘘管。　　足関節フィステル。

穿踝痰　穿果痰　せんかたん　　踝关节结核或类似疾病或流痰。　　足関節結核あるいは類似する関節病証。あるいは流注膿瘍。

穿破骨伤　穿破骨傷　せんぱこつしょう　　穿孔性骨折。　　穿孔性骨折。

穿破石　せんぱせき　　中药。根入药。用于活血通络、止咳退黄。　　中薬。薬用部分は根。活血,経絡を通じ,止咳,黄疸を消退する作用がある。

穿入伤　穿入傷　せんにゅうしょう　　穿通性外伤。　　穿通性外傷。

穿腮毒(发)　穿腮毒(発)　せんさいどく(はつ)　　⇒骨

(gǔ)槽风。

穿山甲　せんざんこう　　　中药。鳞甲入药。用于活血祛瘀、攻坚散结、消肿排脓、下乳汁。　　中薬。薬用部分は鱗甲。活血，瘀血を除去し，堅いものを攻め，硬結を散らし，腫脹を消し，膿を排除し，乳汁を下す作用がある。

穿山龙　穿山竜　せんざんりゅう　　　中药。根茎入药。用于祛风除湿、活血止痛、祛痰止咳。　　中薬。薬用部分は根茎。駆風，除湿，活血，止痛，除痰止咳の作用がある。

穿伤　穿傷　せんしょう　　　穿孔性外伤。　　穿孔性外傷。

穿臀漏　せんでんろう　　　多发性肛门瘘。　　多発性肛門瘻。

穿心冷瘘　穿心冷瘻　せんしんれいろう　　　寒性脓疡所致瘘管。　　寒性膿瘍による瘻孔（フィステル）。

穿心莲　穿心蓮　せんしんれん　　　中药。地上部分入药。用于清热解毒、燥湿。　　中薬。薬用は地上部分。清熱，解毒，燥湿の作用がある。

chuán　传

传变　伝変　でんへん　　　疾病的进行。　　疾病の進行。

传导之官　伝導之官　でんとうのかん　　　即大肠。是传送糟粕的通道。　　すなわち大腸。糟粕（かす）を伝え送る通路のこと。

传化之腑　伝化之腑　でんかのふ　　　胃、小肠、大肠、三焦、膀胱五个传导和变化饮食物的器官。　　胃，小腸，大腸，三焦，膀胱五つの飲食物を伝導，変化する器官のこと。

传经　伝経　でんけい　　　病证的演变。伤寒病由一经传入另一经，即由一经的证候演变为另一经的证候。　　病証の発展変化をさし，傷寒は外感病が一つの経より他の経に伝わる，すなわち一つの経の症候より他の経の症候に変わること。

传尸〔痨〕　伝尸（癆）　でんし（ろう）　　　⇒劳(láo)瘵

chuǎn　喘

喘急（促）　ぜんきゅう（そく）　　　⇒喘(chuǎn)证(逆)

喘家　ぜんか　　　慢性喘病患者。　　慢性喘息の患者。

喘鸣　喘鳴　ぜんめい　　　急速呼吸，喉内有痰声。　　呼吸が急速で，咽喉内に痰鳴すなわち痰のある音を出す。

喘逆　ぜんぎゃく　　　⇒喘(chuǎn)证(逆)

喘〔息〕　ぜん〔そく〕　　　⇒喘(chuǎn)证(逆)

喘胀　喘脹　ぜんちょう　　　喘息伴有胸部胀满。类似肺气肿。　　喘息が胸部の膨脹感を伴ふこと。肺気腫に類似する。

喘证（逆）　喘証（逆）　ぜんしょう（ぎゃく）　　　又称喘急、喘促、喘息，以呼吸困难为主的证候。　　別称は喘急，喘促，喘息。呼吸困難を主とする証候。

chuàn　串

串雅内外篇　かんがないがいへん　　　清代赵学敏撰(1759)。包括采自民间的各种治疗方法和药物。　　清代の趙学敏が著した(1759)。民間より集められた諸種の治療法と薬物を含む。

CHUANG　疮窗

chuāng　疮窗

疮　瘡　そう　　　⇒疮(chuāng)疡

疮毒攻心　瘡毒攻心　そうどくこうしん　　　多因疮毒邪胜正虚，或失治、误治，毒邪内攻，扰及心营所致。症见：心中烦乱、神昏，或恶心欲吐，神昏不语等，类似败血症。　　瘡毒の邪気が盛んで，正気が衰え，あるいは治療の誤りなどで毒が内に攻め，心の営気が損傷されたことによる。症状に

は心煩，意識不明，吐きけを催し，昏睡などが見られる。敗血症に類似するもの。

疮痂　瘡痂　そうか　　　疮疡的痂皮。　　瘡瘍の痂皮。

疮家　瘡家　そうか　　　经常患疮疡的患者。　　瘡瘍を患い易い患者のこと。

疮口　瘡口　そうこう　　　瘡疡的开口部，瘡面。　　瘡瘍の開口部，瘡面。

疮溃不敛　瘡潰不斂　そうかいふれん　　　疮口不愈合。瘡面が癒合しないこと。

疮生胬肉　瘡生胬肉　そうせいどにく　　　伴有颗粒状增生的疮疡。　　顆粒状増生の伴なう瘡瘍。

疮疡　瘡瘍　そうよう　　　包括痈、疽、疔疮、流注、瘰疬、溃疡等。　　癰，疽，疔，流注すなわち寒性膿瘍，瘰癧，潰瘍などの皮膚感染症を含んでいるもの。

疮疡经验全书　瘡瘍経験全書　そうようけいけんぜんしょ　　　原题宋·窦汉卿撰，实为明·窦梦麟所辑(1569)。本书包括五官、皮肤、外科疮疡、小儿科等病证和治疗。　　もとは宋の寶漢卿の著作としたが，実は明の寶夢麟によって著わしたもの(1569)。此の書には五官（眼，耳，鼻，咽喉），皮膚，外科の瘡瘍と小児科などの病証と治療が記述されている。

疮疡灸法　瘡瘍灸法　そうようきゅうほう　　　灸疗的一种，临床所见疮疡，不论阴证、阳证，初期均可先施灸法。　　灸治療の一種。臨床上見られる瘡瘍には陰証と陽証を問はず，初期であればみな先づ灸法を施すことができること。

疮疡科　瘡瘍科　そうようか　　　明十三科之一。清代九科之一。　　明代の十三科の一つ。清代の九科の一つ。

窗笼　窗籠　そうりゅう　　　⇒天(tiān)窗穴

CHUI　吹垂

chuī　吹

吹鼻　すいび　　　为治疗而向鼻内吹入药物细末。　　治療のために細かく磨いた薬物の粉末を鼻腔内に吹き入れること。

吹花癣　吹花癬　すいかせん　　　面部糠疹。　　顔面部の粃糠疹。

吹奶　すいだい　　　乳痈。　　乳腺炎。

吹药　吹薬　すいやく　　　将药物细末向患部的治疗方法。　　細かい粉末にした薬を患部に吹き入れて治療する方法。

chuí　垂

垂帘　垂簾　すいれん　　　气功用语。气功锻炼中指合双眼。　　気功の用語。気功鍛錬のとき両側の目を閉ぢること。

垂帘障　垂簾障　すいれんしょう　　　⇒赤(chì)膜下垂

垂盆草　すいぼんそう　　　中药。全草入药。用于清热解毒、利湿。　　中薬。薬用部分は全株。清熱解毒と利湿の作用がある。

垂痈　垂癰　すいよう　　　舌上长出隆起于舌面、坚硬疼痛的血肿。本病多见于新生婴儿。　　舌の上にできる表面が隆起し，堅く痛みを伴なう血腫をさす。ふつう新生児に見られるもの。

垂珠痔　すいしゅじ　　　相当于直肠息肉或乳头状瘤。　　直腸ポリープあるいは乳頭腫に相当するもの。

CHUN　春椿纯唇淳

chūn　春椿

春温　しゅんおん　　　春季发生的温病。初现高热、口渴、头痛、烦躁不安等里热症状。病变过程中可见神志昏迷及抽搐。　　春に発生する急性熱病，始めは高熱，口渇，頭痛，心煩などの裏熱症状が現れ，疾病の経過中に昏睡および

けいれんなどが現れること。

春弦　しゅんげん　　春季脉象紧张如弦。正常生理现象。　　春の脉象は引っ張ってあたかも弓の弦の如くもの。正常な生理的な脉。

椿皮　椿皮　ちんぴ　　中药。根皮或干皮入药。清湿热、涩肠、止血。　　中薬。薬用部分は根の皮あるいは乾燥樹皮。湿熱を清し、下痢止め、出血を止める作用がある。

chún　纯唇淳

纯阳之体　纯阳の体　じゅんようのたい　　小儿阳气盛,生长快,在发病时,阳热易盛,阴液易伤的体质特点。　　小児は陽気が盛んで生長は速い、発病のとき、陽熱が盛んになり易いから陰液が損傷され易い体質の特点を持つこと。

唇　しん　　其色泽鲜明与否,可反映脾的功能。　　その色沢の鮮やかさとつやが明らかであるか否かによって脾の機能を表わす。

唇疮　唇瘡　しんそう　　口唇的化脓性感染。　　唇にある化膿性感染。

唇疔　しんちょう　　又称反唇疔,龙唇发。疔生于上下唇或口角处,形小根深,顶有白色疮头,脾胃火毒上攻所致。　　別名は反唇疔,竜唇発。疔が唇の上下あるいは口角にできるもの,形は小さいが根が深く,頂端に白い瘡頭があり脾と胃の火毒が上に攻めることによる。

唇风(瞤)　唇風(瞤)　しんふう(じゅん)　　多发于下唇。红肿发痒,日久口唇瞤动不止。　　多くは下唇に発生する。発赤腫脹,瘙痒,時間がたつと唇がぴくぴくと引きつって止らない。

唇核　しんかく　　⇒唇(chún)〔生肿〕核

唇焦　しんしょう　　口唇焦干,属脾胃实热。　　唇が乾燥して湿潤しない,脾と胃の実熱に属する。

唇紧　唇緊　しんきん　　又称口紧,口唇紧缩,撮口,沉唇。唇口紧闭难开。　　別称は口緊,口唇緊縮,撮口,沈唇。唇と口がしっかりとしめつけられて開けにくいこと。

唇疽　しんそ　　又称唇口疽。口唇部皮下或粘膜下疮疡。　　別称は唇口疽。唇部の皮下あるいは粘膜下膿瘍。

唇菌　しんきん　　近似唇癌。　　唇に新生した腫瘍で唇癌に類似するもの。

唇口疽　しんこうそ　　⇒唇(chún)疽

唇裂　しんれつ　　唇干燥破裂,燥热伤津之候。　　唇が乾燥してひび裂れができること。燥熱による津液が損傷された症候。

唇瞤　唇瞤　しんじゅん　　⇒唇(chún)风(瞤)

唇〔生肿〕核　唇〔生腫〕核　しん〔せいしゅ〕かく　　相当于口唇粘液性囊肿。　　唇の粘液性囊疱に相当するもの。

唇针　唇針　しんしん　　针刺口唇周围的穴位以治疗疾病的方法。　　唇周囲の穴位に針刺して疾病を治療する方法。

唇针麻醉　唇針麻醉　しんしんますい　　选用口唇周围的特定穴位进行针刺麻醉的方法。　　唇周囲にある特定の穴位を選んで針刺を施して麻酔する方法。

唇胗　しんしん　　唇生小疮。时流黄水,或痛或痒。　　唇にできる小さい化膿性感染,ときには黄色液体が流れ出し,疼痛あるいは瘙痒があるもの。

唇紫　しんし　　唇色紫暗或紫红属热:青紫属寒,或血瘀,缺氧、中毒。　　唇の色が紫暗色あるいは紫紅色の場合は熱に属し:青紫色の場合は寒に属する。瘀血,酸素欠乏あるいは中毒を意味すること。

唇肿　唇腫　しんしゅ　　口唇肿胀。多见于脾胃积热或食物中毒。　　唇の腫脹。多くは熱が脾と胃に貯積され,ある

いは食物中毒のときに見られるもの。

淳于意　諄于意　じゅんうい　　又称仓公。西汉著名医家(BC205～?)。他重脉法,治病常针药并用。在史书上留有病案的医学家以他为最早。　　別称は倉公。西漢の著名な医家(BC.205～?),脉法を重視し,臨床治療するとき,常に針と薬の両方を使った。歴史書に病歴が載せられた最も古い医家。

CI　差疵磁雌次刺

cī　差疵

差颓　差頽　さたい　　小儿一侧睾丸肿大。　　小児の片側の睾丸腫大。

疵疮　疵瘡　しそう　　形小根深的疔疮。　　形の小さい根の深い疔瘡。

疵疽　しそ　　⇒附(fù)骨疽

cí　磁雌

磁石　じしゃく　　中药。用于潜阳安神、明目聪耳、纳气平喘。　　中薬。潜陽,安神,明目および耳がよく聞こえるようにし,気を納め,呼吸困難を改善する作用がある。

磁〔穴〕疗〔法〕　磁〔穴〕療〔法〕　じ〔けつ〕りょう〔ほう〕　　利用磁场作用于人体经穴的一种疗法。　　磁石の磁場が人体の経穴に作用することによる一種の治療法。

磁朱丸　じしゅがん　　又称神曲丸。方剂。成分:磁石、朱砂、神曲。主治:两眼昏花、心悸失眠、耳鸣、癫痫等。　　別称は神麴(曲)丸。方剤。薬物構成:磁石,朱砂,神(麴)曲。応用:両目がぼうとしてかすみ,動悸,不眠,耳鳴,てんかんなどを治療する作用がある。

磁珠疗法　磁珠療法　じしゅりょうほう　　现代疗法之一。用磁珠按压一定部位,代替针刺的一种治疗方法。体穴和耳穴均可用。主要用于治疗慢性疾病。　　現代療法の一つ。針刺のかわりに磁石の玉を体の一定部位をおさえて治療する方法。体穴と耳穴にみな用いられ,主として慢性疾病に使われる。

雌黄　しおう　　中药。矿石研粉后入药。燥湿、杀虫、解毒。　　中薬。薬用部分は鉱石を研磨してできた粉末。燥湿,殺虫,解毒の作用がある。

雌雄痔　しゆうじ　　一对痔。　　一対の痔。

cì　次刺

次髎　次髎　じりょう　　穴位。主治:白带多、前列腺炎,排尿困难,痔等。　　穴位。応用:白帯下が多く,前立腺炎,排尿困難,痔など。

刺蒺藜　ししつり　　⇒蒺(jí)藜

刺禁　しきん　　针刺治疗的禁忌部位及禁忌症。　　針刺治療の禁忌部位および禁忌症。

刺灸法　しきゅうほう　　针刺法与艾灸疗法。　　針刺療法と艾灸療法。

刺烙术　刺烙朮　しらくじゅつ　　火针之一种。有以下二法:①为古代用法,治疗已化脓的疮疡,代替手术,避免出血。②在一定穴位上进行火针治疗。　　火針の一種。次の二つの用法がある。①古代の用法で,すでに化膿した瘡瘍を治療し,手朮に替え,出血を避ける。②一定の穴位の上で火針療法を行なうこと。

刺络　刺絡　しらく　　又称络刺。用针刺破浅表血管使之出血的方法。　　別称は絡刺。針で表層小静脈を刺して少量の血液を放出して治療する方法。

刺络拔罐法　刺絡拔罐法　しらくばっかんほう　　刺络出血后再加拔罐的方法。　　針で表層の小静脈を刺して出血させてから吸玉を施す方法。

刺入　しにゅう　刺し入れること。

刺伤　刺傷　ししょう　受锐器刺伤。　鋭器で刺された創傷。

刺手　さしで　针灸用语。持针及刺针之手,多为右手。　針灸の用語。持針と針を刺す手,多くは右手。

刺痛　しつう　针刺样疼痛。　針で刺すような痛み。

刺猬皮　しいひ　中药。皮入药。降气定痛、凉血止血。亦用于遗精、遗尿。　中薬。薬用部分ははりねずみの皮。降気,鎮痛,涼血,止血,遗精あるいは遗尿を治療する作用がある。

刺五加　しごか　中药。根及根茎入药。用于益气健脾、补肾安神。　中薬。薬用部分は根および根茎。益気,健脾,補腎と安神の作用がある。

刺血疗法　刺血療法　しけつりょうほう　用粗针或三棱针刺破体表穴位或浅静脉,使之流出少量血液的一种疗法。适用于头痛、中暑、扁桃体炎等。　治療の目的で太い針あるいは三棱針を使って,体表の穴位あるいは表層の静脈を刺して少量の血液を放出する方法。頭痛,暑気あたり,扁桃炎などに適応する。

刺针法　刺針法　ししんほう　双手进行针法之一。进针时右手(或左手)拇指,食指,中指三指持针柄,左手(或右手)辅助进针。一边按压,一边稍加捻转,使针尖迅速穿透皮肤,再向下进入皮下。本法一般适用于1.5寸左右的毫针。　両手で進針する方法の一つ。進針のとき,右手(あるいは左手)の母指,食指,中指の三本の指で針の柄を持ち,左手(あるいは右手)で助けて進針する。針をおさえながら,少し力をいれて捻転し,針先が速やかに皮膚を通らせてから皮下へ挿入する。本方法は約1.5寸の毫針に適する。

CONG　葱从丛

cōng　葱

葱白　そうはく　中药。鳞茎入药。用于发表、通阳、解毒。　中薬。薬用部分は鳞茎。発汗,解表,通陽,解毒する作用がある。

葱豉汤　葱豉湯　そうしとう　方剂。成分:葱白、淡豆豉。主治:外感风寒轻证。　方剤。薬物構成:葱白,淡豆豉。応用:風寒による外感の軽症。

葱实子　葱実子　そうじつし　中药。种子入药。温肾、明目。　中薬。薬用部分は種子。温腎,明目の作用がある。

cóng　从丛

从治　従治　じゅうち　⇒反(fǎn)治

丛刺　叢刺　そうし　在同一部位上多针并刺的方法。　同じ部位に多数の針をいっしょに刺す方法。

丛(聚)毛　叢(聚)毛　そう(しゅう)もう　生于足大趾第一节背面皮肤上的毛。　足の母指の第一節の背側の皮膚に生える毛のむら。

丛针　叢針　そうしん　若干等长毫针并列捆扎在一起,使针尖齐平,称丛针。用于皮表浅刺。　若干な同じ長さの毫針を齊へて束にするものは叢針と称する。皮膚表層の浅刺に用いるもの。

COU　腠

còu　腠

腠理　そうり　①皮肤、肌肉、脏腑的纹理。②肌肉间隙的结缔组织。　①皮膚,筋肉,臓腑の紋理。②皮膚と筋肉の間隙にある結締織。

CU　瘄卒促

cū　瘄

瘄子　せきし　麻疹。　麻疹(はしか)

cù　卒促

卒病　そつびょう　①突患重病。②疾病的第一次发作。　①突然重篤な病気に罹ること。②疾病の第一回目の発作。

卒倒　そつとう　中风。　卒中発作。

卒喉痹　そつこうひ　急性咽喉炎。　急性咽頭炎。

卒疝　そつさん　睾丸急速肿大及疼痛。　睾丸が急速に腫大し疼痛を伴うもの。

卒腰痛　そつようつう　突然腰痛。多为风邪袭肾或由劳损所致。　突然の腰痛発作で多くは腎が風邪に侵され,あるいは労損によること。

卒喑(瘖)　そついん(いん)　突然失音。　突然の失声。

促脉　促脈　そくみゃく　脉来急数而有不规则间歇。主阳热亢盛,气滞血瘀或痰食停积等病证。　脈が急数,不規則な間歇がある。陽熱が盛んであり,あるいは気血が瘀滞し,あるいは痰と食(物)が溜るなどの病証を意味する。

CUI　催脆淬

cuī　催

催(下)乳　さい(げ)にゅう　又称通乳。促进乳汁分泌。　別称は通乳。乳汁分泌を促すこと。

催吐　さいと　嘔吐を催す。

催吐法　さいとほう　嘔吐を誘導する方法。

催压　催圧　さいあつ　五绝之一。五种卒死病证之一。挤压伤。　五絶の一つ。五種の急死病証の一つ。圧挫創。

cuì　脆淬

脆脚　ぜいきゃく　孕妇重症小腿浮肿。　妊婦の重症な下腿浮腫。

淬(焠)　すい(すい)　矿物药烧红后,立投入水或醋内,以解缓药力。　薬物の作用を弱めるため砿物薬を火で焼いて赤くなったとき,速やかに水あるいは酢の中に入れること。

淬(焠)刺法　すい(すい)しほう　又称火针。九刺法之一。　別称は火針。九刺法の一つ。

淬(焠)针　淬(焠)針　すい(すい)しん　⇒淬(cuì)(焠)刺法

CUN　存寸

cún　存

存想(神)　ぞんそう(しん)。　气功用语。气功锻炼中诱导入静的一种功法。　気功の用語。気功鍛煉において一種の入静誘導方法。

cùn　寸

寸白虫　すんはくちゅう　绦虫的节片。　条虫の節片。

〔寸〕白虫病　〔すん〕はくちゅうびょう　绦虫病。　条虫病。

寸、关、尺　寸,関,尺　すん,かん,しゃく　寸口脉分成三部分的名称,桡骨茎突处为关,关前腕端为寸,关后肘端为尺。　寸口の脈(橈骨動脈の脈拍)を三部分に分けた名称で橈骨茎状突起の部位を関とし,関の前の部分,すなわち手根骨に近い部位を寸,関脈の後,肘側の部位を尺とすること。

寸口　寸口　すんこう　　腕部桡动脉的诊脉部位。　手関節部位に近い橈骨動脈の脈拍の診察部位。

寸脉　寸脈　すんみゃく　　桡骨动脉前端寸部的脉象。　橈骨動脈遠心端の寸部の脈象。

CUO 搓撮蹉挫错

cuō 搓撮蹉

搓法　さほう　　按摩手法。用两手掌挟住一定部位,迅速揉搓。一般用于胸部或四肢肌肉,以通经络、行气血。　按摩の手法。両手のひらで一定の部位を挟んで,速かにもむ。ふつう胸部あるいは四肢,筋肉に用い,経絡を通らせ,気血を行かす。

搓滚舒筋法　さこんじょきんほう　　用两手掌揉搓和腕关节运动使手的尺侧缘转动,用以舒筋的手法。　両手のひらで揉むことと手関節の運動により手の尺側縁を転がして筋腱を緩める方法。

搓揉按摩法　さじゅうあんまほう　　⇒搓(cuō)法

搓针　さしん　　针刺手法之一,即将针刺入体内后,用右手拇指、食指向一个方向捻转,以加强针感的方法。　針刺手法の一つ。すなわち針を体内に刺入れてから右手の母指と食指を用いて同じ方向に捻転して針感を増強する方法。

撮风散　さつふうさん　　方剂。成分:蜈蚣、钩藤、朱砂、僵蚕、全蝎、麝香、竹叶。主治:小儿抽搐。　方剤。薬物構成:蜈蚣,鈎藤,朱砂,僵蚕,全蝎,麝香,竹葉。応用:小児のひきつけ。

撮空〔理线〕　さつくう〔りせん〕　　病人谵妄时,出现的两手向空中乱抓,同时拇指和食指不断捻动,如理线状。　患者が譫妄のとき,目的なしに両手を伸ばして空をつかむような動作をし,同時に母指と食指を絶ず捻りあわし,あたかも糸をととのえるような動作をする。

撮口　さつこう　　⇒唇(chún)紧

撮药　撮藥　さつやく　　按处方药味取药。　処方の薬物構成により薬物を取ること。

蹉跌　さてつ　　绊倒。　つまずくこと。

cuò 挫错

挫伤　挫傷　ざしょう

错语　錯語　さくご　　言語錯誤。

D

DA 搭达打大

dā 搭

搭手　とうしゅ　　发生于腰背部两旁、膀胱经上的痈疽。分上、中、下搭手,患者能以自己的手触及。　腰背部の両側,膀胱経の上にできる癰疽。上,中,下搭手に分けられ,患者が自分の手で触ることができる。

dá 达

达邪　達邪　たつじゃ　　⇒透(tòu)表(邪)

达原饮　達原飲　たつげんいん　　方剂。成分:槟榔、厚朴、草果、知母、芍药、甘草。主治:瘟疫或疟疾而见憎寒、壮热、发无定时。　方剤。薬物構成:檳榔,厚朴,草果,知母,芍薬,甘草。応用:瘟疫,あるいは瘧疾が寒さを憎み,壮熱があり,一定の発作時間がない場合。

dǎ 打

打嗝(呃)　だがく(やく)　　しゃっくり。

打破碗花花　だはわんかか　　中药。新鲜全草入药。去湿、杀虫。　中薬。薬用部分は新鮮な全株。去湿,殺虫の作用がある。

打扑伤损　打撲傷損　だぼくしょうそん　　⇒跌(diē)打损伤

打伤　打傷　だしょう　　因受殴打所致外伤。　殴打による外傷。

dà 大

大安丸　だいあんがん　　方剂。成分:山楂、神曲、半夏、茯苓、陈皮、连翘、莱菔子、白术。主治:食滞兼脾虚者。　方剤。薬物構成:山楂,神曲(麴),半夏,茯苓,陳皮,連翹,莱菔子,白朮。応用:食積が脾虚を伴う病証。

大包　だいほう　　穴位。主治:胸痛、周身痛、四肢乏力等。　穴位。応用:胸痛,全身痛,四肢脱力など。

大便　だいべん　　①排便。②粪便。　①排便すること。②糞のこと。

大补阴丸　大補陰丸　たいほいんがん　　方剂。成分:黄柏、知母、熟地黄、龟板、猪脊髓。主治:肝肾阴虚、虚火上炎所引起的潮热、盗汗等。　方剤。薬物構成:黄柏,知母,熟地黄,亀板,猪脊髄。応用:肝腎の陰が虚,あるいは虚火の上炎による潮熱,盗汗など。

大补元气　大補元気　たいほげんき　　用补气作用强的药剂补充元气。　補気作用の強い薬剤を用いて元気を補うこと。

大柴胡汤　大柴胡湯　だいさいことう　　方剂。成分:柴胡、黄芩、大黄、枳实、制半夏、白芍、生姜、大枣。主治:少阳、阳明合病。　方剤。薬物構成:柴胡,黄芩,大黄,枳実,製半夏,白芍薬,生薑,大棗。応用:少陽と陽明の合病。

大产　大産　だいさん　　⇒正(zhèng)产

大肠　大腸　だいちょう　　六腑之一。肺与大肠相表里,二者在生理病理上相互影响。　六腑の一つ。肺と大腸は表裏関係となり,生理あるいは病理において,お互いに影響を及ぼすこと。

大肠病　だいちょうびょう　　大腸の病証。

大肠寒结　大腸に寒,結ぶ　　寒气结于大肠而出现便秘的证候。　寒気が大腸に集結して便秘になる証候。

大肠滑脱　大腸滑脱　だいちょうかつだつ　　直肠脱垂。　直腸脱。

大肠经　大腸経　だいちょうけい　　手阳明大肠经的简称。　手の陽明大腸経の略称。

大肠咳　大腸咳　だいちょうがい　　咳嗽伴有大便失禁的现象。　咳するときに大便の失禁が起る現象。

大肠气滞　大腸気滞　だいちょうきたい　　气滞于大肠,症见腹部胀痛。　気が大腸に停滞することをさす。症状は腹部膨満感,疼痛があること。

大肠热结　大腸に熱，結ぶ　　邪热阻结于大肠而引起的热性病变。症见便秘、腹痛、腹胀拒按、舌苔黄燥、脉沉实有力等。　　邪熱が大腸に集結することによる熱性病証。症状には便秘，腹痛，腹部膨満と手で押えることを拒み，舌苔が黄色で乾き，脈象が沈実有力など。

大肠湿热　大腸の湿熱　　湿邪与热邪同时蕴结于大肠的病变。症见下痢脓血、腹痛、里急后重、尿短赤、苔黄腻、脉滑数等。多见于细菌性痢疾、阿米巴痢疾、急性肠炎等疾病。　　湿邪と熱邪が同時に大腸に集結する病証。症状には，下痢に膿血が混じる，腹痛，しぶり腹，尿が赤く短い，舌苔が黄色く，ねっとりする，脈象が滑数などがある。多くは細菌性赤痢，アメーバ赤痢と急性腸炎に見られるもの。

大肠俞　大腸兪　だいちょうゆ　　穴位。主治:便秘、腹泻、痢疾、坐骨神经痛、腰痛等。　　穴位。応用:便秘，下痢，痢疾，坐骨神経痛，腰痛など。

大肠虚　大腸，虚なり　　大肠虚弱的证候。主要症状有脱肛、肠鸣、久泻等。　　大腸の虚弱な証候。主な症状には，脱肛，腹鳴，長期の下痢などがあること。

大肠虚寒　大腸，虚寒となる　　大肠的功能衰退而引起的虚寒性病变。主要症状有下痢稀薄、形寒肢冷、腹部隐痛、喜温喜按等。　　大腸機能の減退による虚寒性病証。主な症状には下痢便がうすい，寒がる，四肢が冷える，腹部にかすかな痛みがあって，手で押えることと暖めることを好むなどがあること。

大肠液亏　大腸の液虧(えきき)す　　大肠津液不足而出现大便干结或排便困难的病变。　　大腸の津液が不足するために現れる便秘と排便困難な症状。

大肠痈　大腸癰　だいちょうよう　　相当于急性阑尾炎。　　急性虫垂炎に相当すること。

大肠胀　大腸脹　だいちょうちょう　　大肠胀满的病症。肠鸣而痛，冬天易重感寒邪而飧泄不化等。　　大腸の脹満する病症。腹鳴と腹痛があって，冬に再び寒邪に犯されやすい，下痢が消化不良便を下すなどの症状があること。

大定风珠　　だいていふうしゅ　　方剂。成分:白芍、阿胶、生龟板、干地黄、麻仁、五味子、生牡蛎、麦冬、炙甘草、生鸡子黄、生鳖甲。主治:热灼真阴虚风内动所致之眩晕、手足颤动等。　　方剂。薬物構成:白芍薬，阿膠，生亀板，乾地黄，麻仁，五味子，生牡蠣，麦門冬，炙甘草，生鶏子黄，生鼈甲。応用:熱が真陰を焼灼し虚風が内動することによる目まい，手足が震えるなど。

大都　だいと　　穴位。主治:腹胀、腹泻、高热等。　　穴位。応用:腹部膨満，下痢，高熱など。

大毒　だいどく　　药物毒性强烈，治疗作用强,只宜小剂量及短期用。且常需先炮制去毒。　　薬物の毒性が猛烈で，治療の作用が強く，小量と短い期間に使うべきである。ふつう炮製して毒を除去してから使うこと。

大敦　だいとん　　穴位。主治:月经过多、遗尿、疝气、睾丸炎等。　　穴位。応用:月経過多，遺尿，ヘルニヤ，睾丸炎など。

大方　だいほう　　七方之一。药力猛、药味多、药量重或能治重证及下焦病的方剂。　　七方の一つ。薬物の作用が猛烈で，薬物の種類が多い，薬物の量が多い，また重証と下焦の病を治療する方剤。

大方科　だいほうか　　明代十三科之一。清代九科之一。　　明代の十三科の一つ。清代の九科の一つ。

大方脉　大方脈　だいほうみゃく　　中国古代医学分科的一种。为专治成人疾病的一科。宋太医局，元、明、清各代之太医院中均有此科。　　中国古代の医学分科の一種。成人

の病気を専門に治療する科である。宋の太医局，元，明，清各代の太医院の中にみな，この科が設けられた。

大方脉科　大方脈科　だいほうみゃくか　　元十三科之一，清代九科之一。　　元代の十三科の一つ。清代の九科の一つ。

大分　だいぶん　　大肌肉的会合之处。　　大きな筋肉の互いによりあうところ。

大枫子　大楓子　だいふうし　　中药。种子入药。用于燥湿、攻毒杀虫。　　中薬。薬用部分は種子。燥湿，攻毒，殺虫の作用がある。

大腹　だいふく　　腹部之脐上部位。　　腹部の臍より上の部分。

大腹皮　だいふくひ　　中药。果皮入药。用于行气、消胀、利水、消肿。　　中薬。薬用部分は果実の皮。行気，消脹，利水，消腫作用がある。

大谷　だいこく　　肢体肌肉之间相互接触的缝隙或凹陷部位，其大者为谷或大谷，小者为豁或小豁。　　肢体の筋肉の間隙あるいは窪みの部位，大きいのを谷あるいは大谷といい，小さいのを豁，あるいは小豁という。

大骨枯槁　大骨，枯槁(ここう)す　　重度消瘦，形容全身骨骼及关节显露，相当于恶液质。　　ひどく痩せて，全身の骨格や関節があらわになることを形容し，悪液質に相当すること。

大汗　たいかん　　出汗多的现象。因热盛迫汗，解表太过，病后气虚，元气欲脱等所致。汗出伤阴，汗多则亡阴，大汗则亡阳。　　汗が多く出すぎる現象。熱が盛んとなって汗を迫る，解表過多，病後の気虚，元気が脱出しようとするなどの原因によって現われる。汗が多くなると津を傷つけ，ひどいときには亡陰となり，大汗をかくと亡陽となる。

大汗出　たいかんしゅつ　　大量出汗。　　汗が多く出すぎる現象。大汗をかく意味。

大赫　だいかく　　穴位。主治:外阴部痛、子宫脱垂、白带多、遗精等。　　穴位。応用:外陰部痛，子宮脱，白帯下過多，遺精など。

大横　だいおう　　穴位。主治:肠麻痹、便秘、腹痛、腹泻、肠道寄生虫病等。　　穴位。応用:腸麻痺，便秘，腹痛，下痢，腸寄生虫病など。

大红袍　大紅袍　だいこうほう　　中药。根入药。活血、调经、止血、止痛。　　中薬。薬用部分は根。活血，調経，止血，止痛の作用がある。

大茴香　だいういきょう　　⇒八(bā)角茴香

大戟　だいげき　　⇒京(jīng)大戟

大蓟　大薊　だいけい　　中药。地上部分或根入药。用于凉血止血、利尿降压、消痈肿。　　中薬。薬用部分は地上部分，あるいは根。涼血，止血，利尿，降血圧，癰腫の治療などの作用がある。

大瘕泄　だいかせつ　　痢疾古名。　　痢疾の古代名称。

大建中汤　大建中湯　だいけんちゅうとう　　方剂。成分:蜀椒、干姜、人参、饴糖。主治:中阳虚衰、阴寒内盛之脘腹剧痛、呕吐等。　　方剂。薬物構成:蜀椒，乾薑，人参，飴糖。応用:中陽が虚衰，すなわち中焦の脾胃の陽気が衰えて，陰寒が内に盛んとなる。上腹部の激痛と嘔吐など。

大节　大節　だいせつ　　①人体大关节。②指、趾的第一节。　　①人体の大関節。②手や足の指の第1関節。

大结胸　大結胸　だいけっきょう　　热邪与水饮互结于胸腹部所致。临床表现以胸腹部硬满、疼痛、拒按为特征。　　熱邪と水飲が互いに胸腹で結び，胸腹部が硬く膨満して痛み，手を近づけることもできない証候。

大经　大経　だいけい　　①经络系统中较大的经脉。②较大的主要经脉发生病变,则刺其本经俞穴。　　①経絡系統のうち比較的大きな経脈。②比較的に大きな主な経脈に病変が発生すれば,その本経の兪穴を刺すこと。

大巨　たいこ　　穴位。主治:膀胱炎、尿潴留、腹痛等。　　穴位。応用:膀胱炎,尿閉,腹痛など。

大厥　だいけつ　　中风卒倒,意识不清。　　中風で卒倒し,意識不明になる証候。

大渴引饮　大渴引飲　だいかついんいん　　因大渴而大量饮水的症状。　　ひどく喉が乾き,大量の水を飲む症状。

大陵　だいりょう　　穴位。主治:心悸、失眠、癫痫、精神疾患等。　　穴位。応用:心悸,不眠,てんかん,精神疾患など。

大络　大絡　たいらく　　又称别络、经隧。全身最大的络脉。一般指十五别络(十四经的络脉,加脾之大络),亦有专指胃之大络(虚里)或手阳明之络(偏历),手少阳之络(外关)。　　別称は別絡,経隧。全身で最大の絡脈である。一般に15別絡をさす。(14経の絡脈に脾の大絡と合せていう。)また専ら胃の大絡(虚裏),あるいは手の陽明の絡(偏歴),あるいは手の少陽の絡(外関)をさすこともある。

大脉　大脈　だいみゃく　　粗大满指的脉象。大而有力主实证、热证,大而无力主虚证。　　脈象の一種。脈は大きく指全体に感じられること。大きくて力強いのは実証,熱証を意味し,大きくて力の弱いのは虚証を意味すること。

大衄　だいじく　　口鼻一齐出血,甚至眼、口、鼻、二阴同时出血的疾患。　　口と鼻とが同時に出血し,ひどいときには眼,耳,口,鼻,二陰に同時に出血がみられる病証。

大气　大気　たいき　　大气,宇宙之气。　　大気,宇宙の気。

大秦艽汤　大秦椒湯　だいしんしょうとう　　方剤。成分:秦艽、石膏、甘草、川芎、当归、独活、白芍、羌活、防风、黄芩、白芷、白术、生地黄、熟地黄、白茯苓、细辛。主治:风邪中于经络之手足痿软、舌强不语等。　　方剤:薬物構成:秦艽(椒),石膏,甘草,川芎,当帰,獨活,白芍薬,羌活,防風,黄芩,白茯苓,細辛,白芷,白朮,生地黄,熟地黄。応用:風邪が経絡に中(あた)り,手足が萎(な)えて動けなくなり,舌が強(こわ)ばり,自由に話すことのできない病証。

大青龙汤　大青竜湯　だいせいりゅうとう　　方剤。成分:麻黄、桂枝、炙甘草、杏仁、石膏、生姜、大枣。主治:外感风寒所致的表实证,兼有里热。　　方剤。薬物構成:麻黄,桂枝,炙甘草,杏仁,石膏,生薑,大棗,応用:風寒の外感による表実証が裏熱を伴う場合。

大青盐　大青塩　だいせいえん　　中药。岩盐的结晶入药,用于清热凉血。　　中薬。薬用部分は岩塩の結晶。清熱,涼血の作用がある。

大青叶　大青葉　だいせいよう　　中药。叶入药,用于清热解毒、凉血、消斑。　　中薬。薬用部分は葉。清熱,解毒,涼血,消斑の作用がある。

大肉　だいにく　　臀部、臀部、腿部等大块肌肉。　　臀(ひ)部(上肢),臀部,下肢の筋肉の大きい塊。

大肉陷下　大肉,陷下す　　臀股等显露肌肉瘦削的征象。本证可见于慢性或虚弱性疾病。并形容其消瘦程度,类似恶液质。　　上、下肢と臀部の大きく見える筋肉の塊が痩せて,筋肉がおちこむこと。慢性あるいは衰弱性のある種の疾病の痩せ工合を形容する。悪液質に似ていること。

大实有羸状　大いに実すること羸状(るいじょう)有り　　实证的严重阶段,反而出现虚弱的假象。　　実証の重篤な段階に入ると,反対に虚弱の仮象か現われること。

大溲(解)　だいそう(かい)　　⇒大(dà)便

大蒜　だいさん　　中药。球茎入药。用于解毒、健胃,防治流感、痢疾、肠炎及疖痈。　　中薬。薬用部分は球茎。解毒,健胃の作用がある。インフルエンザ,痢疾,腸炎と癤,癰の予防と治療の作用がある。

大头垫　大頭墊　だいとうてん　　固定垫的一种式样。　　一種の固定用にあてがう物の様式。

大头瘟　大頭瘟　だいとうおん　　又称大头风、大头伤寒、虾蟆瘟。感受风温时毒,以头面红肿、咽喉肿痛为特征的时气传染病。　　別称は大頭風,大頭傷寒と蝦蟆瘟など。風温時毒を感受し,顔面が赤くはれる,あるいは咽喉部が腫れ痛むことを特徴とする,季節性の伝染病。

大腿痈　大腿癰　だいたいよう　　生于大腿上的痈。　　股にできる癰。

大泻　大瀉　たいしゃ　　针刺手法泻法之一。即针刺入穴位后,用一手固定针刺部周围的皮肤,另一手持针柄向左右前后大幅度的摇动,使针孔扩大的一种方法。　　針刺手法の瀉法の一つ。穴位に針を刺し入れた後,片方の手で針刺部の周囲の皮膚をしっかり押えて固定し,他の片方の手で針柄を持ち,左右前後に大幅にゆり動かし,針孔を拡げ大きくさせる方法。

大陷胸汤　大陷胸湯　だいかんきょうとう　　方剤。成分:大黄、芒硝、甘遂。主治:痰热互结所致的心下硬满而痛,痛不可近,大便秘结,脉沉有力。　　方剤。薬物構成:大黄,芒硝,甘遂。応用:痰熱が互いに鬱結したことにより心下硬満と痛みを来し,触れることのできないほど痛み,便秘があり,脈は沈,しかも有力である病証。

大泻刺　大瀉刺　だいしゃし　　古代九刺法之一。即用铍针刺切脓疡,排出脓血。　　古代の九刺法の一種。鈹針(ひしん)を使って,膿瘍を切開し,膿血を排出させること。

大血藤　だいけつとう　　中药。茎入药。清热解毒、活血化瘀。　　中薬。薬用部分は茎。清熱,解毒,活血,化瘀の作用がある。

大医　たいい　　中国封建社会时期,对道德品质及医疗技术都好的医生的尊称。　　中国の封建時代に道徳品質および医療技術がともにすぐれた医師に対する尊称。

大迎　だいけい　　穴位。主治:牙痛、面瘫、腮腺炎。　　穴位。応用:歯痛,顔面神経麻痺,耳下腺炎など。

大芸　だいうん　　⇒肉(ròu)苁蓉

大枣　大棗　たいそう　　中药。果实入药。补脾胃、调和诸药。　　中薬。薬用部分は果実。脾胃を補養し,諸種の薬物を調和する作用がある。

大皂角　だいそうかく　　又称皂荚。中药。果实入药。开窍、祛痰、解毒。　　中薬。別称は皂莢。薬用部分は果実。開竅,祛痰,解毒作用がある。

大针　大針　だいしん　　古代九针之一。针体较粗,针尖微圆。多用于治疗全身水肿及腹中癥瘕等病。　　古代九針の一つ。針体がわりあいに太く,針尖がやや丸い。多くは全身の浮腫と腹腔内の腫瘍などに用いる。

大指间　大指間　だいしかん　　足大趾(足第一趾)与次趾(足第二趾)之间的缝隙。　　足の第一指と第二指の間にある間隙。

大钟　大鐘　だいしょう　　穴位。主治:哮喘、咯血、癫病、精神疾病、足跟痛等。　　穴位。応用:喘息,咯血,ヒステリー,精神疾病,かがとの痛みなど。

大周天　たいしゅうてん　　气功用语。又称练气化神。气功锻炼中使内气通达奇经八脉的功法。　　気功の用語。別称は気を煉し神に化する。気功の鍛錬中に内気を奇経八脈に通ずるようにする功法。

大杼　だいじょ　　穴位。主治:咳嗽、发热、背痛等。　穴
位。应用:咳嗽,発熱,背部の痛みなど。

大椎　だいつい　　穴位。主治:发热、中暑、疟疾、精神分裂
症、肺气肿等。　穴位。応用:発熱,暑気あたり,瘧疾,精
神分裂症,肺気腫など。

大眦　だいじ　⇒内(nèi)眦

大眦漏　だいじろう　又称眦漏症。眦漏。泪囊炎。　別称
は眦漏症,眦漏。涙嚢炎のこと。

大眦脓漏　大眦膿漏　だいじのうろう　　有脓汁的泪囊
炎。　膿汁を伴う涙嚢炎。

DAI　呆大代玳带戴

dāi　呆

呆病　ほうびょう　　痴呆病。　痴呆病。

dài　大代玳带戴

大夫　たいふ　　封建时代的官名。医生的俗称。　封建時
代の官名。医師の俗称。

大黄　だいおう　　中药。根及根茎入药。用于泻下通便、清
热解毒、活血祛瘀。　中薬。薬用部分は根及び根茎。下剤
として通便,清熱,解毒,活血と瘀血を除去する作用があ
る。

大黄附子汤　大黄附子湯　だいおうぶしとう　　方剂。成
分:大黄、熟附子、细辛。主治:阴寒积聚、腹痛、便秘、胁下
疼、发热等症。　方剤。薬物構成:大黄,熟附子,細辛。応
用:陰寒による積聚,腹痛,便秘,両側の脇部の疼痛と発熱
などに適する。

大黄牡丹汤　大黃牡丹湯　だいおうぼたんとう　　方剤。
成分:大黄、牡丹皮、桃仁、冬瓜仁、芒硝。主治:肠痈初起(急
性阑尾炎)。　方剤。薬物構成:大黄,牡丹皮,桃仁,冬瓜
仁,芒硝。応用:腸癰の初期。(急性虫垂炎の初期)。

大黄药　大黃薬　だいおうやく　　中药。地上部分入药。清
热解毒、止咳。　中薬。薬用は地上部分。清熱,解毒,止
咳の作用がある。

代代花　だいだいか　　中药。花蕾入药。理气、宽胸、开胃。
　中薬。薬用部分は蕾。理気,胸内膨満を緩め,食慾を改
善する作用がある。

代脉　代脈　だいみゃく　　有规则的歇止且较缓弱的脉象。
多主脏气衰微、心脏疾病等。　脈象の一種。規則的に間
欠し,緩和な弱い脈象。多くは臓気が衰えることが原因で
心臓疾患によく見られること。

代赭石　たいしゃせき　⇒赭(zhě)石

代指　たいし　　又称瘭介、代甲。指尖急性化脓性感染。
　別称は瘭介(こうかい),代甲(たいこう)。指先にできる
急性化膿性感染。

玳瑁　たいまい　　中药。背甲入药。用于清热、解毒、平肝、
镇惊。　中薬。薬用部分は背部の甲殻。清熱,解毒,平肝,
鎮驚の作用がある。

带脉　带脈　たいみゃく　　①奇经八脉之一。起于季胁部,
横行环绕腰部一周,本经有病时,主要有腹部胀满、腰部无
力,下肢软弱不能走路、怕冷、月经不调、赤白带下等。②穴
位。主治:腰痛、子宫内膜炎、月经不调、白带过多等。　①
奇経八脈の一つ。肋下部から起り,横に走り,腰部を一周
りめぐる。本経に疾病があるときは主として腹部が膨満
する,腰がぬける,下肢が弱って歩けない,寒気がある,月
経不順,赤白帯下などが現われること。②穴位。応用:腰
痛,子宮内膜炎,月経不順,白帯下の過多症など。

带下　たいげ　⇒①白(bái)带。②妇科病病。　①白帯
下。②婦人科の疾患。

带下臭秽　带下臭穢　たいげしゅうあい　　带有臭味的污
秽白带。　臭みのある汚穢な白帯下。

带下医　たいげい　　古代专门治疗妇产科疾病的医生。
　古代では産婦人科の病気を専門に治療する医師。

戴思恭　たいしきょう　　明代医学家。御医。曾任太医院使,
为阐发其师朱震亨的学术,写有《推求师意》,另撰有《证治
要诀》、《证治要诀类方》等书。　明代の医学家。宮廷の医
師。一度は,太医院使に任じた。彼が恩師朱震亨の学術を
発展させるため「推求師意」を著し,また「証治要訣」
と「証治要訣類方」などを著した。

戴眼　たいがん　　眼上视,不能转动。为太阳病绝证的表
现。　瞳孔が上視して,動かすことができないこと。太
陽病の重い段階に現れる一種の脳神経症状。

戴阳　戴陽　たいよう　　下真寒,上假热的重危证候。症见
面泛潮红、两足不温、脉浮大无力或微细欲绝。　下は真
寒,上は仮熱である重篤な証侯。症状には顔面が潮紅,両
足が温くない,脈象は浮大で力がない,あるいは微細で絶
えようとするなどが見られること。

DAN　丹单担胆疸但淡瘅澹

dān　丹单担

丹　たん　　依方精制的成药。一般为粉末或颗粒状,分内
服、外用两种。　処方によって精製した成薬。ふつう粉末
状,あるいは顆粒状で,内服と外用の二種類に分られるも
の。

丹毒(瘭)　たんどく(ひょう)　　又称火丹、天火。一种局部
皮肤突然焮红肿胀、迅速扩大、状如涂丹的急性皮肤病。
　別称は火丹,天火。皮膚が突然発赤,腫脹を来し,すみや
かに拡がり,患部の皮膚が朱を塗ったように赤くなる急性
皮膚疾患。

丹痧　たんしゃ　⇒疫(yì)喉痧

丹参　たんじん　　中药。根入药。用于活血祛瘀、清热凉血、
镇静。　中薬。薬用部分は根。活血,祛瘀,清熱,涼血,鎮
静の作用がある。

丹参饮　丹参飲　たんじんいん　　方剂。成分:丹参、檀香、
砂仁。主治:气血瘀滞之胃脘疼痛。　方剤。薬物構成:丹
参,檀香(白檀),砂仁。応用:気血の瘀滞による胃部疼痛。

丹田　たんでん　　气功术语。气功疗法的意守部位。分三
处。通常指肚脐与耻骨联合线上 2/3 处,称为下丹田;心窝
部名为中丹田;两眉之间名为上丹田。　気功の用語。気
功療法の意を守る部位。三箇所があって,ふつう臍と恥骨
結合との連結線の上 2/3 の部位を下丹田,心窩部を中丹
田,両側の眉の間を上丹田とすること。

丹溪心法　たんけいしんぽう　　元・朱震亨著述,由其弟
子编辑而成,后经明・程充校订(1481)。书中反映了朱氏阳
常有余、阴常不足的学说,以及诊治内科杂病的经验。
　元の朱震亨の著作で,彼の弟子により編集されてできた
もの,また明の程充により校正された(1481),その中に朱
氏の陽が常に有余であり,陰が常に不足である学説を説
明し,その上に内科雑病の診察と治療の経験をも載せて
あった。

丹栀逍遥散　丹梔逍遙散　たんししょうようさん　　方剤。
成分:柴胡、当归、白芍、白术、茯苓、炙甘草、煨姜、薄荷、牡
丹皮、栀子。主治:肝郁血虚、兼有热者。　方剤。薬物構
成:柴胡,当帰,白芍薬,白朮,茯苓,炙甘草,煨薑,薄荷,牡
丹皮,梔子。応用:肝鬱,血虚が熱を伴う病証。

单按　单按　たんあん　　用一个手指专按某一部位脉象的
切脉方法。　一本の指で専らある一つの部位の脈象を

診察する脈診の方法。

单方　单方　たいほう　　药味简单、取之容易、使用方便的方剂。　　薬物の種類が少なく,たやすく手に入られ,また使い易い方剤。

单腹胀　单腹脹　たんふくちょう　　⇒鼓(gǔ)胀

单鼓　单鼓　たんこ　　⇒鼓(gǔ)胀

单瘰疬　单瘰癧　たんかれき　　生于颈项的单个瘰疬。　　頸項部に瘰癧が一つだけできること。

单〔乳〕蛾　单〔乳〕蛾　たん〔にゅう〕が　　单生于一侧的扁桃体肿大。　　片側の扁桃腫大。

单手进针法　单手進針法　たんしゅしんしんぽう　　针刺进针法之一。以右拇指、食指持针体与针尖之间,向下速刺入穴而不加捻转。　　針刺の進針法の一つ。右のおや指と食指で針体と針先の間を持って,すみやかに穴に刺入して捻転しない方法。

单瘫　单癱　たんたん　　单麻痹。

单行　单行　たんこう　　药物配伍七情之一。单用一味药以发挥效能来治疗疾病。　　薬物配伍における七情の一つ。単に一種の薬物を使って効果を発揮させ,疾病を治療すること。

担肠痔　担腸痔　たんちょうじ　　横于肛门的痔。　　肛門に横たわる痔。

dǎn　**胆疸**

胆　たん　　六腑之一。位附于肝,贮存胆汁,助脾胃消化。胆气之盛衰关系决断情志之变化。又属于奇恒之腑之一。　　六腑の一つ。肝にあって胆汁を貯え,脾と胃の消化を助ける。胆気の盛あるいは衰はそれぞれ精神,あるいは意識において決断,情志の変化と密切な関係がある。また奇恒の腑の一つに属していること。

胆病　たんびょう　　胆的疾病。　　胆の疾患。

胆瘅　胆癉　たんたん　　表现为口中常苦的热性病症。　　口の中が常に苦い感じがする熱性の病症。

胆矾　胆礬　たんばん　　中药。硫酸铜类矿物或用化学方法制取取入药。用于涌吐风痰,外用收湿解毒。　　中薬。薬用部分は硫酸銅類鉱物,あるいは化学方法で製取するもの。風痰を涌吐し,外用は湿を収斂し,解毒する作用がある。

胆黄　たんこう　　因惊恐伤胆所致之黄胆病。　　驚恐が胆を傷つけることによって起る黄胆病。

胆蛔汤　胆蛔湯　たんかいとう　　方剂。成分:榧子肉、使君子、槟榔、乌梅、苦楝根皮。主治:胆道蛔虫症。　　方剤。薬物構成:榧子肉,使君子,檳榔,烏梅,苦楝根皮。応用:胆道蛔虫症。

胆经　胆経　たんけい　　足少阳胆经的简称。　　足の少陽胆経の略称。

胆咳　たんがい　　咳嗽而呕吐胆汁。　　咳嗽に伴って,胆汁を嘔吐すること。

胆南星　たんなんせい　　中药。块茎磨粉,加家畜胆汁发酵制成。用于清化热痰、定惊搐。　　中薬。薬用部分は塊茎を粉末に磨いて家畜の胆汁を加えて発酵させて製造するもの。清熱化痰,ひきつけを止める作用がある。

胆囊〔穴〕　たんのう〔けつ〕　　穴位。主治:胆囊炎、胆石症等。　　穴位。応用:胆囊炎,胆石症など。

胆气　胆気　たんき　　胆之功能。　　すなわち胆の機能。

胆气虚　胆気虚　たんききょ　　胆气不足的证候。主要的症状有虚烦、不眠、心悸、易惊、多疑等。　　胆気不足の証候。主な症状には,虚煩,不眠,動悸,驚きやすい,ひどく疑い深いなどがあること。

胆热　胆熱　たんねつ　　胆的热证。主要表现为胸胁烦闷、口苦咽干、呕吐苦水、头晕眼花、耳聋、往来寒热、黄疸等。　　胆の熱証。主な症状には胸脇部の煩悶,口が苦く,咽頭が乾く,苦い水を吐く,目まい,つんぼ,寒熱が交互に現れ,黄疸などがあること。

胆热(实)多睡(卧)　胆熱(実)多睡(臥)　たんねつ(じつ)たすい(が)　　胆的热证或实证者有多眠的证候。　　胆の熱証あるいは実証には多眠の症候が見られること。

胆实　胆実　たんじつ　　胆气不畅而出现的实证。主要症状有胁下胀痛、口苦而干、头额两侧以及目锐眦疼痛等。　　胆気が通暢しないために現われる実証。主な症状には脇部に脹れぼったく痛み,口は苦く,乾く,前頭部の両側および外眼角の痛みなどがあること。

胆俞　胆兪　たんゆ　　穴位。主治:肝炎、胆囊炎、背痛等。　　穴位。応用:肝炎,胆囊炎,背部の痛みなど。

胆为怒　胆は怒を為す　　胆气抑郁则怒。　　胆気が抑鬱されると怒る。

胆虚　たんきょ　　胆气虚弱的证候。多见心烦不眠、心慌心跳、易惊恐、多疑虑等症。　　胆気虚弱の病証。多くは,心煩,不眠,心悸,驚恐し易い,ひどく疑い深いなどの症状が見られること。

胆虚不得眠　胆虚,眠を得ず　　因胆气虚所致的失眠。　　胆気虚による不眠をさす。

胆胀　胆脹　たんちょう　　因胆病所致胁胀痛。　　胆病による脇部の脹痛。

胆者,中正之官　胆は中正の官なり　　胆有中枢神经的部分作用。有维持气血的正常运行、确保脏器间相互协调关系的作用。　　胆は中枢神経の一部分の作用がある。気血の正常運行を維持し,臓器間が互いに協調する関係を確保する作用があること。

胆主决断　胆は決断を主る　　主要指胆与中枢神经系统某些精神活动(决心,判断)有关,若胆气虚则怯懦多虑而不能决。胆主决断还可抵御某些精神因素刺激,维持人体气血的正常运行。　　主として胆と中枢神経系の一部分の精神活動で,たとえば決心と判断と関係があること,胆気が虚であれば怯弱で疑いと心配することが多く,物事に対して決定しにくい。また胆は決断を主り,精神刺激に抵抗し,人体の気血の正常な運行を維持し,制御することができる。

疸目　たんもく　　又称椒疮。沙眼。　　別称は椒瘡。トラホーム。

dàn　**但淡瘅澹**

但欲寐　ただ寐(び)を欲す　　一种朦胧迷糊。似睡非睡、似醒非醒的症状。为心肾气虚衰的表现。　　意識が朦朧として,眠っているようであるが眠っていない,目が醒めているようであるが目醒めていない状態。心腎,気血がともに虚衰である症候。

淡大芸　たんたいうん　　⇒肉(ròu)苁蓉

淡豆豉　たんとうし　　中药。黄豆发酵制成。用于解表、除烦。　　中薬。薬用は大豆を発酵し製成したもの。解表,除煩の作用がある。

淡渗利湿　たんしんりしつ　　用淡味利湿药为主,使湿邪从小便排出的一种治法。常用于湿邪停蓄所致的腹泻、水肿等病证。　　主に淡味の利湿薬を使用して湿邪を小便から排出する一種の治療法。ふつう湿邪の停滞による下痢と浮腫などの治療に用いること。

淡竹叶　淡竹葉　たんちくよう　　中药。地上部分入药。用于清热利尿。　　中薬。薬用は地上部分。清熱利尿の作用

がある。

瘅疟　瘅瘧　たんぎゃく　以只发热、不恶寒、烦躁、胸闷、欲呕等为临床特征的疟疾。　　ただ発熱があり、悪寒がない、煩躁、胸悶、と嘔吐しようとするなどの臨床特徴を伴う瘧疾。

澹饮　澹飲　たんいん　痰饮的古代名称。水液贮留的病证。　　痰飲の古代名称である。水液貯留の病証。

DANG　当挡党

dāng　当

当归　当帰　とうき　中药。根入药。用于补血调经、活血止痛、润肠通便。　　中薬。薬用部分は根。補血、調経、活血、止痛、潤腸通便の作用がある。

当归补血汤　当帰補血湯　とうきほけつとう　方剂。成分：当归、黄芪。主治：血虚证及血虚发热证。　　方剤。薬物構成：当帰、黄蓍。応用：血虚証と血虚発熱証。

当归建中汤　当帰建中湯　とうきけんちゅうとう　方剂。成分：桂枝、芍药、甘草、生姜、大枣、饴糖、当归。主治：脾胃气虚之脘腹痉挛性痛而兼血虚者。　　方剤。薬物構成：桂枝、芍薬、甘草、生薑、大棗、飴糖、当帰。応用：脾胃の気虚による上腹部のけいれん性疼痛が血虚を伴う病証。

当归六黄汤　当帰六黄湯　とうきろくおうとう　方剂。成分：当归、生地、熟地、黄柏、黄连、黄芩、黄芪。主治：阴虚、热盛所致的盗汗等症。　　方剤。薬物構成：當帰、生地黄、熟地黄、黄柏、黄連、黄芩、黄蓍。応用：陰虚熱盛による盗汗などの病証。

当归四逆汤　当帰四逆湯　とうきしぎゃくとう　方剂。成分：当归、木通、细辛、桂枝、芍药、炙甘草、大枣。主治：血虚受寒所致之手足厥冷等症。　　方剤。薬物構成：当帰、木通、細辛、桂枝、芍薬、炙甘草、大棗。応用：血虚が寒邪を受けることによる手足の厥冷など。

dǎng　挡党

挡闪出　擋閃出　とうせんしゅつ　髋关节脱臼。　　股関節脱臼。

党参　とうじん　中药。根入药。用于补中、益气。　　中薬。薬用部分は根。補中、益気の作用がある。

DAO　刀导捣倒倒盗稻

dāo　刀

刀创药　刀創薬　とうそうやく　刀伤药。　　刀傷に使用する薬物。

刀豆　とうず　中药。种子入药。温中、下气、益肾。　　中薬。薬用部分は種子。温中、下気、益腎の作用がある。

刀豆壳　刀豆殻　とうずがく　中药。果壳入药。和中下气、散瘀活血。　　中薬。薬用部分は殻。和中、下気、瘀血を散り去り、活血の作用がある。

刀斧伤　刀斧傷　とうふしょう　刀斧等刃器伤。　　金属製の刃物、刀や斧による創傷。

刀伤　刀傷　とうしょう　刀による創傷。

刀晕　刀暈　とううん　因创伤出血、疼痛或同时伴有精神紧张而致的晕厥。　　創傷による出血、疼痛あるいは精神緊張のために現れる重症失神。

dǎo　导捣倒

导产　導産　どうさん　人工分娩。　　人工分娩

导赤散　導赤散　どうせきさん　方剂。成分：木通、生地、竹叶、甘草。主治：心经热盛而见小便短赤或口疮等。　　方剤。薬物構成：木通、生地黄、竹葉、甘草。応用：心経に熱が

盛んで、小便が短かく、赤い。あるいは口の中に瘡瘍ができるなど。

导法（便）　導法（便）　どうほう（ベン）　将液体药物注向肠内，或具有润滑性的坐药插入肛门以促进排便。　　液体の薬物を腸内に灌注する。あるいは潤滑性の坐剤を肛門内に挿入して排便を促すこと。

导（调）气〔法〕　導（調）気〔法〕　どう（ちょう）き〔ほう〕　针刺术语。针刺后，通过手法，如提插、捻转、震摇等，使针下得气。　　針法の術語。針刺の後に手法を通じて、たとえば提挿（雀啄）、捻転、震揺などを通じて針の下に得気させること。

导痰汤　導痰湯　どうたんとう　方剂。成分：半夏、桔红、茯苓、炙甘草、制南星、枳实。主治：风痰所致之眩晕、痰多等症。　　方剤。薬物構成：半夏、橘紅、茯苓、炙甘草、製南星、枳実。応用：風痰による目まい、痰が多いなどの病証。

导泻　導瀉　どうしゃ　使用泻剂使病人腹泻。　　下剤で下痢させること。

导引　導引　どういん　以肢体运动、呼吸运动和自我按摩相结合为特点的古代健身方法。　　肢体の運動、呼吸運動と自分で按摩するなどの方法をいっしょにすることを特徴とする古代の健身方法。

导滞通腑　導滞通腑　どうたいつうふ　下法之一。以行气消导药与泻下药合用，治疗积滞内停的方法。　　下法の一つ。行気、消導の薬物と瀉下剤を合わせて用いることをもって、飲食物の体内にある渋滞を治療する方法。

捣针　搗針　とうしん　针刺手法之一。将刺入体内的针在皮下反复上下捣动。　　針刺手法の一つ。体内に刺入した針を皮下で繰り返して上下に搗き動かす方法。

倒法　とうほう　患者卧于被上，两侧各有两人牵拔，使患者滚动反侧的方法。　　患者をベッドに横にして、ベッドの両側にそれぞれ二人の人が推したり、ひっぱたりしして、患者をころがすうようにする方法。

倒睫　とうしょう　睫毛乱生。

倒睫拳毛　とうしょうけんもう　倒睫与睑内翻。　　睫毛乱生と眼瞼内反のこと。

倒扑蹴损　倒撲蹴損　とうぼくしゅうそん　倒れる、打撲、あるいは蹴られることによる外傷。

dào　倒盗稻

倒饱　倒飽　とうほう　胃部胀饱感。　　胃部の飽食感。

倒（逆）产　倒（逆）産　とう（ぎゃく）さん　分娩时胎儿足先下。　　分娩のとき、胎児の足が先に出ること。

倒（逆）经　倒（逆）経　とう（ぎゃく）けい　又称经行吐衄。指经期或经期前后，出现周期性吐血或鼻衄的病症。经从上逆，经从口鼻出。　　別称は経行吐衄。月経期あるいは経期前後に現れる周期性吐血あるいは鼻出血の病症。月経は上より逆に出る、口あるいは鼻より出ること。

倒臀产　倒臀産　とうでんさん　分娩时，胎儿足或臀先娩出。　　分娩のときに胎児の足あるいは臀部が先に出ること。

盗汗　とうかん　夜间入睡后不自觉的汗出，醒后汗止的一种症状。多因阴虚内热所致。　　夜眠りに入ってから自分で知らない中に汗が出て、目がさめるとすぐ止まる一種の症状。多くは陰虚内熱による。

稻（谷）芽　稲（穀）芽　とう（こく）が　中药。发芽的稻粒入药。开胃、和中。　　中薬。薬用部分は発芽した稲の粒。開胃と和中の作用がある。

DE　得

dé　得

得气 得気 とくき 又称针感。①进针后,施针者,针下有空豁无物之感觉。应通过捻转、提插等手法,使针下逐渐产生沉、紧感。②受针者的针刺部位有痠、麻、重、胀、或凉、热等异常感觉也为得气。另外针刺时俞穴局部肌肉出现瞤动或肢体的轻微跳动等现象也是得气的反映。　別称は針感。①進針後,施針者が針の下がからっぽで,なかみがない感じがし,捻転、提揷(雀啄)などの手法を通じて針の下にはじめてしだいに重たい,緊張感が生じる。②受針者の針刺部位にだるい,痺れ,はれぼったい,重たいあるいは冷たい,熱いなどの異常感覚も得気である。この外,針刺のときに俞穴の局所の筋肉が瞤動し,すなわち筋肉がけいれんしてびくびく動き,あるいは肢体が軽く引きつって動くなどの現象も得気であること。

得神 とくしん 即有神气。人精神饱满,目光炯炯、言语清晰、面色润泽、呼吸平顺、脉象和缓有力等生命活动旺盛的现象。　神気があること。人の精神が充満し,眼が炯炯(けいけい)と輝き,話し方がはっきりしており,顔色がつやつやしており,呼吸が平順である。脈象は和緩,有力などの生命活動力の旺盛さま。

得神者昌 神を得れば昌(さかん)なり 中医理论之一。有神气的病人,较易治疗,预后良好。　中医の理論の一つ。神気のある病人は治りやすく,予後も良好であること。

DENG 灯登等

dēng 灯登

灯火灸 とうかきゅう 用灯草蘸油燃火在穴位上直接点灼的一种灸法。多用来治小儿病。　灯草に油をつけて燃やしてから穴位の上で直接焼灼する一種の灸法。多くは小児の病証を治療する場合に用いるもの。

灯台叶 灯台葉 とうたいよう 中药。叶入药。用于止咳、祛痰、消炎。　中薬。薬用部分は葉。止咳,祛痰,消炎の作用がある。

灯心草 とうしんそう 中药。茎髓部入药。用于清心火,利尿。　中薬。薬用部分は茎髄部。心火を清し,利尿する作用がある。

灯盏花 灯盞花 とうさんか ⇒灯(dēng)盏细辛

灯盏细辛 灯盞細辛 とうさんさいしん 中药。全草入药。用于散寒解表、祛风除湿、活络止痛。　中薬。薬用部分は全株。散寒,解表,祛風,除湿,活絡と止痛の作用がある。

登痘疮 登痘瘡 とうとうそう ⇒天(tiān)花

dēng 等

等份(分) とうぶん(ぶん) 一つの処方の薬物がそれぞれ用量が等しいこと。

DI 滴涤抵地蒂

dī 滴

滴酒法 てきしゅほう 拔罐疗法之一。先将白酒(60°度以上)或酒精数滴,滴入火罐内壁,但不要流至罐口。然后将白酒(或酒精)点燃,迅速扣按在选好的部位上。治疗病证与火罐同。　吸玉療法の一つ。先づ白酒(60°以上のもの)あるいはアルコールを吸玉の内壁に数滴垂らし,吸玉の縁に流さないように注意する。それから白酒(あるいはアルコール)を燃やして,すみやかに選んだ部位にかぶせおさえつける。適応する病証は一般の吸玉療法と同じ。

滴尿症 てきにょうしょう 排尿呈滴状。　尿が滴となる排出する。少量ずつ排尿のこと。

滴脓疮 滴膿瘡 てきのうそう ⇒黄(huáng)水疮

dí 涤

涤痰 滌痰 てきたん 祛痰法之一。用峻烈祛痰药物,以荡涤顽痰的方法。　祛痰法の一つ。作用の強い祛痰薬物で頑痰を清除する方法。

涤痰汤 滌痰湯 てきたんとう 方剂。成分:半夏、茯苓、陈皮、甘草、胆南星、人参、竹茹、枳实、菖蒲、生姜、大枣。主治:中风引起的舌强失语者。　方剤。薬物構成:半夏,茯苓,陳皮,甘草,胆南星,人参,竹茹,枳実,菖蒲,生薑,大棗。応用:中風による舌が強ばって失語の病証。

dǐ 抵

抵触伤 抵触傷 ていしょくしょう 受动物角抵伤。　動物の角の抵触による外傷。

dì 地蒂

地仓 地倉 ちそう 穴位。主治:牙痛、面瘫、三叉神经痛等。　穴位。応用:歯痛,顔面神経麻痺と三叉神経痛など。

地胆草 ちたんそう 中药。全草入药。用于清热解毒。　中薬。薬用部分は全株。清熱,解毒の作用がある。

地道不通 ちとうふつう 经闭。　月経閉止。

地耳草 ちじそう 中药。全草入药。用于清热利湿、消肿、解毒。　中薬。薬用部分は全株。清熱,利湿,消腫,解毒の作用がある。

地枫皮 地楓皮 ちふうひ 中药。树皮入药。祛风湿、行气止痛。　中薬。薬用部分は樹皮。風湿を除去し,行気,止痛の作用がある。

地肤子 地膚子 ちふし 中药。果入药。用于清热利尿、除湿止痒。　中薬。果実が入薬。清熱,利尿,除湿,止痒に用いる。

地骨皮 ちこつひ 中药。根皮入药。用于清热、凉血、退虚热。　中薬。薬用部分は根皮。清熱,凉血と虚熱を除くの作用がある。

地黄 ぢおう 中药。块根入药。药材有三种,鲜地黄、生地黄和熟地黄。处方时用不同的地黄。鲜地黄及生地黄用于清热、凉血、生津。熟地黄用于滋阴、补血。干地黄即生地黄。　中薬。薬用部分は塊根。薬材として三種類がある。鮮地黄,生地黄と熟地黄,処方によって異った地黄を用いる。鮮地黄と生地黄は清熱,凉血,生津の作用があ,熟地黄は滋陰,補血の作用がある。乾地黄は生地黄であること。

地黄饮子 地黄飲子 ぢおういんし 方剂。成分:干地黄、巴戟天、山萸肉、石斛、肉苁蓉、附子、五味子、肉桂、白茯苓、麦冬、菖蒲、远志。主治:瘖痱证即肾精不足引起的口不能语、手足不能动。　方剤。薬物構成:乾地黄,巴戟天,山萸肉,石斛,肉苁蓉,附子,五味子,肉桂,白茯苓,麦門冬,菖蒲,遠志。応用:瘖痱証,すなわち腎精の不足による失語,手足が麻痺して動けなくなる病証。

地机 地機 ちき 穴位。主治:腹胀、月经不调、经来过多、痛经等。　穴位。応用:腹部膨満,月経不順,月経過多,痛経など。

地椒 ちしょう 中药。地上部分入药。用于祛风解表、行气止痛。　中薬。薬用は地上部分。祛風,解表,行気,止痛の作用がある。

地锦草 地錦草 ちきんそう 中药。全草入药。用于清热利湿、止血、解毒。　中薬。薬用部分は全株。清熱,利湿,止血,解毒の作用がある。

地廓 ちかく 八廓之一。即眼睑部位。　八廓の一つ。眼瞼の部位。

地龙 地龍(竜) ちりゅう 中药。全体入药。用于息风清

热、活络、平喘、利水。　中薬。薬用部分はミミズ全体。風を止め，清熱活絡，平喘，利水の作用がある。

地五会　ちごえ　穴位。主治：耳鸣，乳腺炎，足背肿痛等。　穴位。応用：耳鸣，乳腺炎，足背部の腫脹と痛みを止める作用がある。

地榆　ちゆ　中薬。根入薬。用于凉血，止血，敛疮生肌。　中薬。薬用部分は根。涼血，止血，斂瘡，生肌の作用がある。

蒂丁（钟）　蒂丁（鐘）　ていちょう（しょう）　⇒悬（xuán）雍垂

DIAN　巅癫点电匋垫

diān　巅癫

巅　巓　てん　头顶部。　頭頂部。

巅顶痛　巓頂痛　てんちょうつう　头痛以巅顶部为甚，多属太阳经病。　頭痛が頭頂部にひどい，多くは太陽経病に属すること。

巅疾　巓疾　てんしつ　①头部疾患。②癫痫。③狂病，即兴奋性精神异常。　①頭部疾患。②てんかん。③狂病。すなわち興奮性精神異常。

癫　癲　てん　精神病之一种。以情志抑郁为特征。　精神病の一種。精神の抑鬱を特徴とするもの。

癫狗咬伤　癲狗咬傷　てんこうこうしょう　狂犬咬伤。　狂犬にかまれて外傷になること。

癫狂　癲狂　てんきょう　癫为抑郁状态，狂为兴奋状态之病证。　癲は抑鬱状態となって現われ，狂は興奮状態となって現われる病態。

癫痫　癲癇　てんかん

癫痫发作　癲癇発作　てんかんほっさ

diǎn　点

点刺　てんし　又称速刺法。针刺法之一。用于放血疗法。　別称は速刺法。針刺法の一つ。放血療法に用いるもの。

点地梅　てんちばい　中薬。全草入薬。用于清热，消肿止痛。　中薬。薬用部分は全株。清熱，解毒，消腫，止痛の作用がある。

点烙　てんらく　在一定的穴位上用火针方法治疗。　一定の穴位上で火針の方法で治療を行うこと。

点穴法　てんけつほう　用手指点穴位的方法。　手の指で点穴する方法。

点穴弹筋法　点穴弾筋法　てんけつたんきんほう　按摩穴位和弹拨肌腱的治疗方法。　穴位で按摩と筋腱を弾撥する治療方法。

点压推拿法　点圧推拿法　てんあつすいだほう　推拿手法之一。为一种作用面积小而力量大的压迫穴位的治疗手法。　推拿の手法の一つ。作用面積が小さいであるが力が強い一種の穴位を圧迫する治療手法。

点眼　てんがん　把药水或易溶化的极细药粉放入眼内的治疗方法。　水薬あるいは極めて溶けやすい細かい薬物の粉末を眼につける治療方法。

diàn　电匋垫

电按摩法　電按摩法　でんあんまほう　用电做为动力进行按摩的疗法。　電気を按摩の動力とする方法。

电磁综合疗法　電磁総合療法　でんじそうごうりょうほう　用电及磁力的综合疗法。　電気，磁力の総合療法を用いる。

电感针　電感針　でんかんしん

电灸　電灸　でんきゅう　用电作灸的治疗方法。　電気

を利用して灸療法を行うこと。

电烙器　電烙器　でんらくき　用电烧灼的器具。　電気焼灼的器具。

电烙术　電烙術　でんらくじゅつ

电兴奋疗法　電興奮療法　でんこうふんりょうほう　用感应电或直流电刺激病人体表的一定部位或穴位的治疗方法。　感応電流あるいは直流電流で人体の体表の一定部位あるいは穴位に刺激をあたえる治療方法。

电针机　電針機　でんしんき　电针疗法，针刺麻醉中使用的一种电能输出器。电池电源所产生的直流电的刺激和加强针刺的治疗和止痛的作用。电针机的两极，分别连接在已刺入相离不远的两穴位的两根针柄上逐渐调高至需要的或患者所能忍受的强度，并留针一定时间。　電針療法と針麻酔に用いる一種の電気輸出器。電池による直流電流の刺激作用により針刺の治療作用と止痛を強める作用がある。電針機の両極をそれぞれすでに刺入した遠くない二つの穴の二本の針の柄に連結して，しだいに強度を必要あるいは患者が耐えることのできる高さまで調節し，また，一定の時間を留針する。

电针疗法　電針療法　でんしんりょうほう　现代针刺疗法之一。运用针刺和电刺激的综合效能进行治疗的方法。　現代針刺療法の一つ。針刺と電気刺激の総合効能を利用して，治療する方法。

电针麻醉　電針麻酔　でんしんますい　针刺麻醉方法之一。即用电针刺激一定穴位，产生镇痛作用，以配合手术的进行。实际是用电流代替手法的操作　針刺麻酔の方法の一つ。電針で一定の穴位を刺激して，鎮痛作用が生じることをもって手術を施すことに配合すること。実は電流を利用して手法の操作を取り替えたもの。

匋气　匋気　てんき　⇒回（huí）食单

垫棉法　墊棉法　てんめんほう　加棉垫以利引流的方法。　ドレナージの場合に膿汁などを排出し易いように棉入の敷物をつけて圧迫を加える方法。

垫伤　墊傷　てんしょう　挫伤。　挫傷。

DIAO　吊掉

diào　吊掉

吊脚痧　ちょうきゃくさ　⇒霍（huò）乱转筋

吊下巴　ちょうかは　下颌关节脱臼。　下顎関節脱臼。

掉眩　ちょうげん　又称眩掉。头晕、头摇或肢体震颤。　別称は眩掉。目まい，頭が揺れる，あるいは肢体が震えること。

DIE　跌

diē　跌

跌打闪失　跌打閃失　てつだせんしつ　外力所致或用力不当引起的软组织损伤。　外力により，あるいは力を入れるのが適当でない場合に引き起こる軟部組織の損傷。

跌打损伤　跌打損傷　てつだそんしょう　又称撕扑打伤、打扑损伤、跌打内伤。包括刀枪、跌扑殴打、闪压、刺伤、擦伤及运动损伤等。伤处多有疼痛、肿胀、皮肉破损、出血、骨折、脱臼等情况，也包括一部分内脏损伤。　別称は撕撲打傷，打撲損傷，跌打内傷。刀銃傷，打撲傷，捻挫傷，圧迫傷，刺傷，摩擦傷および運動損傷などを含む。多くは局所に疼痛があり，腫脹，皮膚筋肉の外傷，出血，骨折，脱臼などで，一部の内臓損傷をも含む。

跌打损伤药　跌打損傷薬　てつだそんしょうやく　以治疗跌打损伤为主的外伤药。　打撲傷を主とする外傷に

用いる薬物。

跌打腰痛 てつだようつう 跌打外伤所致腰痛 打撲外傷による腰痛。

跌仆 跌僕 てつぼく 因跌倒所致挫伤。 ころんで挫傷になること。

跌仆伤胎 跌僕傷胎 てつぼくしょうたい 跌仆外伤累及胎儿。 打撲外傷が胎児に損傷をあたえること。

跌仆损伤 跌僕損傷 てつぼくそんしょう ⇒跌(diē)打損傷

跌仆胁痛 跌僕脇痛 てつぼくきょうつう 因跌仆外伤胁痛。 打撲外傷による脇部の痛み。

跌闪血崩 跌閃血崩 てつせんけつほう 因跌闪所致大量阴道出血。 打撲、捻挫傷による大量の腟出血。

DING 丁疔耵鼎定锭

dīng 丁疔耵

丁躬势 丁躬勢 ていきゅうせい 古代《易筋经》中的锻炼姿势之一。 古代における、「易筋経」の中の鍛煉の姿勢の一つ。

丁痂 ちょうか 痂皮。 痂皮、かさぶた。

丁蔻理中丸 ちょうこうりちゅうがん 方剂。成分:人参、干姜、炙甘草、白术、丁香、白蔻仁。主治:脾胃虚寒证兼有反胃、呕吐。 方剤。薬物構成:人参,乾薑,炙甘草,白术,丁香,白蔻仁。応用:脾胃の虚寒証が反胃と嘔吐を兼ねる病証に適応する。

丁奚疳 ていけいかん 小儿乳积成疳,肌瘦、腹大、颈细、其状如"丁"。 小児の乳積による疳病。症状は痩せ衰え,腹部が大きく,頸が細いなどがある。あたかも丁の字の形のようなもの。

丁香 ちょうこう 中药。花苞入药。用于温中降逆、温肾助阳。 中薬。薬用部分は蕾。温中,降逆,温腎,助陽の作用がある。

丁香柿蒂汤 丁香柿蒂湯 ちょうこうしていとう 方剂。成分:丁香、柿蒂、党参、生姜。主治:胃气虚寒之呃逆证。 方剤。薬物構成:丁香,柿蒂,党参,生薑。応用:胃気が虚寒によるしゃっくり。

丁字形骨折 丁字型骨折 ていじけいこっせつ 丁字形骨折。

疔〔疮〕疔瘡 ちょうそう 一种发病迅速、病情险恶的体表急性化脓性疾患。因其起形小而根深,形如钉状,故名。 一種の発病が急速,病情のけわしい体表の急性化膿性疾患。始めは形が小さく,根が深い,あたかも釘のようであるからこの名がある。

疔疮走黄 疔瘡走黄 ちょうそうそうこう 疔毒走散,入于血分,出现意识不清、高热等症状,局部漫肿无头,皮肤有瘀点或瘀斑,或全身发黄。类似败血症。 疔毒が四方に拡がり,内へ陥り,血分に入り,意識不明,高熱などの症状が現れ,局所の腫脹がびまん性のもので,皮膚に瘀点あるいは瘀斑があり,あるいは全身が黄色くなる。敗血症に類似しているもの。

疔毒 ちょうどく 为疔疮之重者。一种发病迅速、病情险恶的急性化脓性疾患,开始形小根深,易成为疔疮走黄的危重疾病。 疔瘡の重症。一種の発病が迅速で病情がけわしい急性化膿性疾患。始めは形は小さく,根が深い,疔瘡走黄の危篤な病証になりやすい。

疔疽 ちょうそ ①发生于两侧颐颌部位及鼻下之疔疮。如治疗失当则可见牙关紧闭、角弓反张或呕吐、烦躁、昏迷谵语等。 ①疔瘡が両側の下顎部位および鼻の下にでき

るもの。治療が適当でないと,牙関緊急,反弓緊張あるいは嘔吐,煩躁,昏迷,譫語(うわごと)などが現われる。

耵耳 ていじ 又称耳垢、耵聍。外耳道黄褐色分泌物,大量可堵塞外耳道,影响听力。 別称は耳垢。耵聹(ていでい)。外耳道の黄褐色の分泌物である。大量になると外耳道をふさぎ,聴力に影響することがある。

耵聍 耵聹 ていでい ⇒耵(dīng)耳

dīng 鼎

鼎式夹板固定 鼎式夾板固定 ていしききょうばんこてい 用头上有孔的夹板作超关节固定。 一つの端にあなのある夹板(副子)で超関節固定を行うこと。

dīng 定锭

定喘汤 ていぜんとう 方剂。成分:白果、麻黄、桑白皮、苏子、杏仁、黄芩、款冬花、制半夏、甘草。主治:风寒外束、痰热内蕴所致的哮喘证。 方剤。薬物構成:白果,麻黄,桑白皮,蘇子,杏仁,黄芩,款冬花,製半夏,甘草。応用:風寒の邪が外から包み,痰熱が内に鬱滞することによる喘息証。

定喘穴 ていぜんけつ 穴位。主治:哮喘、支气管炎、咳嗽等。 穴位。応用:喘息,気管支炎,咳など。

定喘助阳 定喘助陽 ていぜんじょよう 减轻喘息,补助阳气。 喘息を軽減し,陽気を助けること。

定惊 定驚 ていきょう 对小儿惊风、手足拘挛、心神不安用药物镇静的方法。 小児の驚風,手足のひきつけ,心神の不安な病証に薬物を用いて鎮静する方法。

定境 ていきょう 气功用语。不生杂念的状态。 気功の用語。雑念のない状態。

定痛 ていつう 镇痛疗法。 鎮痛療法。

锭〔剂〕錠〔剤〕じょう〔ざい〕 把药物研成极细粉末,加一定的赋形剂后,制成如圆锥或长方形的固体制剂。 薬物を極めて細かい粉末に研磨して,一定の賦形剤を加えて,円錐あるいは長方形の固体製剤にすること。

DONG 冬动冻洞

dōng 冬

冬虫夏草 とうちゅうかそう 中药。寄生在昆虫幼虫的真菌。虫体入药。用于滋肺补肾。 中薬。昆虫の幼虫に寄生する真菌。薬用部分は虫体。肺を滋養し,腎を補う作用がある。

冬瓜皮 とうかひ 中药。果皮入药。用于利水、消肿。 中薬。薬用部分は果皮。利水消腫の作用がある。

冬瓜子 とうかし 中药。种子入药。用于化痰、清热、利湿、排脓。 中薬。薬用部分は種子。化痰,清熱,利湿,排膿の作用がある。

冬季咳 とうきがい 冬の咳。

冬葵果 とうきか 中药。果实入药。清热利尿、消肿。 中薬。薬用部分は果実。清熱,利尿,消腫の作用がある。

冬凌草 とうりょうそう 中药。地上部分入药。用于清热解毒、活血止痛。 中薬。薬用は地上部分。清熱,解毒,活血,止痛の作用がある。

冬脉在骨 冬脈在骨 とうせき 冬季的脉在骨,即在深处。 冬の脈は骨にある。すなわち脈の位置は深いこと。

冬青叶 冬青葉 とうせいよう ⇒四(sì)季青

冬石 とうせき 石即沉重之意。正常脉象在冬季的变化。冬寒季节阳气潜藏,故脉象相应沉紧一些,亦较有力。 石は重い意味である。正常な脈象が冬における変化をさす。冬の寒い季節に陽気が潜って下へ隠れるから脈象もそれに応じてある程度の沈緊になり,しかも比較的に力が強い。

冬温　とうおん　　　冬季气候反常,应冷而反温,而发生的热性病。临床表现为:初起头痛、无汗、发热、微恶寒、口渴、鼻干或鼻塞流涕、咳嗽气逆、或咽干痰结、脉数、舌苔逐渐由白变黄,继则汗出热不解、口渴、恶热、咳呛、胁痛、脉滑数、舌赤苔黄而燥等。　　冬は寒いのが普通であるのに、反対に暖かすぎる異常気候を感受して発生する熱性病である。主な症状には初めに頭痛,汗がない,発熱,かすかな悪寒,口が渇く,鼻が乾燥し,鼻がつまり,鼻汁を流し,咳嗽,気逆などがあり,あるいは咽が乾燥し,痰が凝結し,脈象は数,舌苔は白色から次第に黄色に変化し,続いて汗が出て,熱が下らない,口が渇く,熱をいやがり,咳がむせるを伴い,脇部が痛み,脈象は滑数,舌質は赤色,舌苔は黄色で乾燥しているなどの症状を呈すること。

dòng　动冻洞

动功　動功　どうこう　　⇒外(wài)功

动静结合　動静結合　どうせいけつごう　　　運动与静止互相结合的方法。为外伤治疗原则之一。　　運動と静止を互いに結合する方法。外傷の治療原則の一つ。

动脉　動脈　どうみゃく　　　①搏动如豆状,滑数有力的脉象。可见于惊恐、疼痛及妊娠。②全身经脉搏动应手之处。　　①脈象が拍動の場合にあたかも豆の形のようで,滑と数で,しかも力の強いもの。驚、恐(おそれ)、疼痛,あるいは妊娠に見られること。②全身の経脈の拍動が手に触られるところ。

动象　動象　どうしょう　　　气功用语。炼气功中出现的肢体或脏器的自动活动现象。　　気功の用語。気功鍛煉に現われる肢体あるいは臓器の自動的な活動現象。

冻疮　凍瘡　とうそう

冻结肩　凍結肩　とうけつけん　　　肩关节周围炎。　　肩関節周囲炎。

洞房　どうぼう　　　气功用语。两眉之间。　　気功の用語。両側の眉の間。

洞泄　どうせつ　　　①属寒泄。症见食已即泄,完谷不化。　　②⇒濡(rú)泄。　　①寒泄に属する。症状には食べたら直ぐ下痢し,食べた穀物がそのまま下痢便として下して,消化不良便を下すこと。

DOU　都抖斗痘

dōu　都

都气丸　都気丸　ときがん　　　方剂。成分:熟地黄、山萸肉、山药、泽泻、丹皮、茯苓、五味子。主治:肾阴虚所致之气喘呃逆等。　　方剤。薬物構成:熟地黄,山茱萸肉,山薬,沢瀉,牡丹皮,茯苓,五味子。応用:腎陰虚による喘息としゃっくりなど。

dǒu　抖

抖法　とうほう　　　按摩伤科调整肌肉的手法之一。医生用双手或单手握住受伤部位的远端,在向外拔伸时,并作上下前后摆动的方法。其活动幅度须在生理许可的范围内进行。　　按摩や傷科における筋肉を調整する手法の一種。医師が両手あるいは片手で損傷した部位の遠位端をしっかりとつかみ,外に向かって伸すと同時に上下前後に振い動かす方法。動かす幅は組織,機能に影響しない程度に行うこと。

dòu　斗痘

斗鸡眼　鬥鶏眼　とうけいがん　　　内斜视。　　眼球の内斜位。

痘　とう　　　皮疹的一种。外形如豆,内含浆液,如天花、水痘

等。　　皮膚における発疹の一種。形は豆の如く,中に漿液を含む。天然痘あるいは水痘などの如くもの。

痘疮　痘瘡　とうそう　　　⇒天(tiān)花

痘风疮　痘風瘡　とうふうそう　　　又称痘癞。患痘、痘后恢复期余毒未尽,湿热内蕴,外受风邪所致之疥病。　　別称は痘癩。痘瘡あるいは他の発疹性疾患の後,回復期に毒邪がまだ残っている中に湿熱が体内につまり,風邪が外より侵すことによってできる癤。

痘风眼　痘風眼　とうふうがん　　　痘疮伴有结膜炎。　　痘瘡,すなわち天然痘が結膜炎を伴うこと。

痘浆法　痘漿法　とうしょうほう　　　古代人痘接种法之一。取天花患儿的新鲜痘浆,放入健康儿鼻孔内。　　古代の人の天然痘の接種法の一つ。天然痘の患児の新鮮痘漿を取って,健康児の鼻孔に入れる方法。

痘衣法　痘衣法　とういほう　　　古代人痘接种法之一。取天花患儿贴身内衣,给健康小儿穿2～3天。　　古代の人の天然痘の接種法の一つ。接種の目的で天然痘に罹患した患児のはだ着を健康な小児に2～3日着かせる方法。

痘疹入眼　痘疹入眼　とうしんにゅうがん　　　痘疮累及眼球。　　天然痘が眼に及ぼすこと。

痘疹心法　痘疹心法　とうしんしんぽう　　　又称《痘疹世医心法》,明·万全撰(1568)。阐述痘症特点,对发病的各个阶段的证治做了细致论述,并附个人临床经验。　　別称は「痘疹世医心法」。明代の万全が著した(1568)。天然痘の特点を述べ,その発病とそれぞれの段階の証と治療を詳しく論じ,また彼自身の臨床経験を加えて述べたもの。

DU　督毒独犊杜妒蠹

dū　督

督脉　督脈　とくみゃく　　　奇经八脉之一。与诸阳经交会,称为诸阳之海。本脉病证包括突然昏厥、癫痫、头痛、腰痛等。　　奇経八脈の一つ。諸陽経の交会すなわち循行過程において互いに連係し,諸陽の海と称せられる。本脈の病証には,突然昏迷して意識を失い,ヒステリー,頭痛,腰痛などが含まれる。

督脉络　督脈絡　とくみゃくらく　　　十五络脉之一。本络脉发生病变,实证则脊柱强直,虚证则头重难支,头动摇不定,腰脊不适。　　十五絡脈の一つ。本絡脈の病証は実証であれば脊柱強直,虚証であれば頭が重たく,頭を支え難く感じ,頭が揺れて止らず,腰部と脊柱部位に違和感があること。

督俞　とくゆ　　　穴位。主治:心前区痛及心悸、肠鸣、膈肌痉挛、皮肤瘙痒等。　　穴位。応用:前胸痛,動悸,腹鳴,横隔膜けいれん,皮膚瘙痒など。

dú　毒独犊

毒虫咬伤　毒虫咬傷　とくちゅうこうしょう　　　有毒昆虫にかまれて傷害を起こすこと。

毒攻黄仁　どくこうこうじん　　　传染性虹膜睫状体炎。　　伝染性虹彩毛様体炎。

毒痢　どくり　　　重症痢疾。　　劇症赤痢。

毒气攻心　毒気攻心　どくきこうしん　　　脓毒败血症出现神经系统症状,如神昏、谵语等。　　膿毒敗血症の場合に現れる神経系の症状,たとえば意識不明,うわごとなど。

毒蛇咬伤　毒蛇咬傷　どくじゃこうしょう　　　毒蛇にかまれることによる損傷。

毒蕈中毒　毒蕈に中毒す　　　有毒のきのこに中毒すること。

毒药　毒薬　どくやく　　　药物中毒性大者。　　薬物の中

の毒性の強いもの。

毒药攻邪 毒薬,邪を攻む 使用具有特效的毒物,或利用某些药物的副作用或其毒性,以攻病邪的治疗手段。 特効のある毒性薬物を使用し,あるいはある薬物の副作用,あるいはその毒性を利用して病邪を攻めて治療する方法。

独活 どくかつ 中药。根入药。用于祛风湿、止痛。 中薬。薬用部分は根。祛風湿,止痛の作用がある。

独活寄生汤 独活寄生湯 どくかつきせいとう 方剤。成分:独活、寄生、秦艽、防风、细辛、当归、干地黄、芍药、杜仲、牛膝、党参、茯苓、甘草、肉桂心。主治:肝肾两亏、气血不足之风寒湿痹,足膝痿软日久者。 方剤。薬物構成:独活,桑寄生,秦艽,防風,細辛,当帰,乾地黄,芍薬,杜仲,牛膝,党参,茯苓,甘草,肉桂心。応用:肝腎不足,気血の虚衰による風寒湿の痹証で長い間下肢が萎えて力がなくなる病証。

独角莲 独角蓮 どくかくれん ⇒白(bái)附子

独阳 独陽 どくよう 单指阳气。 陽気だけのこと。

独阴 独陰 どくいん 穴位。主治:疝气、胎盘滞留、月经不调等。 穴位。応用:ヘルニア,胎盤遺残,月経不順など。

独语 独語 どくご 神志一般清醒而喃喃自语,见人语止。 意識があるが独り言をいい,話しかける相手はおらず,人を見かけると話は止める症状。

犊鼻 犢鼻 とくび 穴位。主治:膝关节疾患。 穴位。応用:膝関節疾患。

dù 杜妒蠹

杜衡 とこう 中药。全草入药。用于祛风、散寒、止痛。 中薬。薬用部分は全株。祛風,散寒,止痛の作用がある。

杜仲 とちゅう 中药。树皮入药。用于补肝肾、强筋骨,安胎、降压。 中薬。薬用部分は樹皮。肝腎を補い,筋骨を強め,安胎,血圧を下降する作用がある。

妒精疮 妒精瘡 とせいそう ⇒下(xià)疳

妒乳 とにゅう ①⇒螳(táng)螂子 ②⇒乳(rǔ)痈

蠹疽 とそ 又称缺盆疽、锁骨疽。生于锁骨上窝的疽。 別称は缺盆疽,鎖骨疽。鎖骨上窩にできる疽。

DUAN 端短断煅

duān 端

端法 たんぽう 伤科手法名。用两手或一手托住伤部远端部位,从下向上,或从外向内送的手法。 傷科における手法の名称。医師は両手あるいは片手で損傷した部位の遠端をささえ,下から上へ,あるいは外から内へ正しく復位させる手法。

端、提、挤、按 端,提,挤,按 たん,てい,せい,あん 正骨复位的四种常用基本手法。 正骨復位の四種類のよく使われる基本的な手法。

duǎn 短

短刺 たんし 古代十二节刺法之一。针刺时,针体稍加摇动,深刺至骨,再上下提插时,也须触及于骨。主要治疗骨痹证。 古代の十二節刺法の一つ。針刺の場合,針体をすこしゆすりながら針を刺入し,深く骨まで到達させ,かつ雀啄の手法で深く骨まで達するように行う。主に骨痹証を治療するもの。

短脉 短脈 たんみゃく 脉搏动幅度较短,不及本位。唯关应指明显,主气病。 脈の拍動の幅が短かく,脈の位置に及ばない,すなわち寸部と尺部であまりはっきりしない,関部だけが指に感じて,はっきりしている。気病を主

る。

短气 短気 たんき 呼吸短促而不能相接续的症状。 呼吸が短促し,とぎれとぎれになる症状。

duàn 断煅

断端 だんたん 骨折的断端。 骨折の離断端。

断端移位 だんたんいい 骨折的断端位置移动。 骨折の離断端の位置が移動したこと。

断骨接续 断骨接続 だんこつせつぞく 骨折的连接。 骨折を接合させること。

断骨接整 断骨接整 だんこつせつせい 骨折的整复及连接。 骨折を整復して接合すること。

断经 断経 だんけい 又称经绝。月经闭止,闭经。 別称は経絶。月経閉止,閉経のこと。

断(回、消)乳 だん(かい、しょう)にゅう 用药物中断乳汁的分泌。 薬物を用いて乳汁の分泌を中止すること。

断绪 断緒 だんじょ ⇒不(bù)孕

断(折)针 断(折)針 だん(せっ)しん 针刺时意外折针。 針刺の場合に針が思いがけなく折れること。

煅 たん 把药物放在火内直接烧红,或放入耐火容器中间接烧红,使药物质地松脆的方法。 薬物を火の中にいれて赤くなるまで直接に焼くか,耐火容器の中にいれて間接的に火で焼く,その質をもろくする方法。

DUI 堆对兑

duī 堆

堆沙瘌痢 ついさらつり ⇒肥(féi)疮

duì 对兑

对口 たいこう ⇒脑(nǎo)疽

对症下药 症に対して薬を下す 根据病证处方用药。 病証に応じて処方と薬をあたえること。

兑端 兑端 だたん 穴位。主治:口腔炎、龈肉炎、癫痫等。 穴位。応用:口腔炎,歯肉炎,てんかんなど。

兑(鬓、锐)发 兌(鬢、鋭)髪 だ(びん,えい)はつ 耳前曲周部以下的头发。俗称鬓。 頭髪のもみあげが下へ向ってのびでる耳の前に相当する部分,俗称は鬢。

DUN 炖钝顿

dùn 炖钝顿

炖药 燉薬 とんやく 将药物及必要量的水放在密封容器中水浴煎煮。 薬物と必要量の水を密封容器の中で湯煎する。

钝麻痛 鈍麻痛 どんまつう 钝痛与痹。 鈍い痛みと痹れ。

钝痛 鈍痛 どんつう 钝い痛みのこと。

顿服 頓服 とんぷく 将煎剂一次服用完毕。 煎剤を一度に全部服用すること。

顿咳(呛) 頓咳(嗆) とんがい(しょう) ⇒百(bǎi)日咳。

顿嗽 頓嗽 とんそう 咳嗽的一种。多由肺燥津伤所致。咳时连咳十几声至数十声。 咳の一種。多くは肺燥と津液の欠損によるもの,咳は数回乃至数十回続く。

DUO 多夺堕

duō 多

多骨疽 多骨疽 たこつそ ⇒附(fù)骨疽

多汗 たかん 异常出汗过多。 異常に汗がよけい出ること。

多寐 たび ⇒嗜(shì)卧

多梦　多夢　たむ　　夢が多いこと。

多尿　たにょう　　多尿症。

多胎妊娠　たたいにんしん　　2個以上の胎児を同時に妊娠すること。

多忘　たぼう　　健忘。　健忘のこと。

多卧　多臥　たが　　⇒嗜(shì)卧

多言证　多言証　たげんしょう　　多語証。ことばの多い証候。

多针浅刺　多針浅刺　たしんせんし　　同时应用数枚针进行浅刺。　　数本の針を用いて同時に浅く刺すこと。

duó　夺

夺精　奪精　だっせい　　精气严重耗损的病证。主要表现为精神萎靡、耳聋、视物不明等。　　精気のひどく損耗される病証。症状には主として精神が衰えて元気がなくなり,

耳聋と視力減退などが現われること。

夺血　奪血　だっけつ　　①血液大量丧失。②又称夺血。血虚患者,如果发汗太过,损耗血液。　　①大量の血液を失うこと。②別称は奪血。血虚の患者がもし発汗しすぎると血液を損耗すること。

duò　堕

堕胎　だたい　　妊娠不足月即流产,一般指三个月以内的流产。　　妊娠の月が足らず流産すること。ふつう妊娠三個月以内の流産のこと。

堕胎药　堕胎薬　だたいやく　　以流产为目的的药物。流产させる目的に用いる薬物。

堕坠　堕墜　だつい　　从高处坠落伤。　　高い所から落ちて外傷になること。

E

E　阿莪鹅额恶呃恶遏颏

ē　阿

阿胶　阿膠　あきょう　　中药。驴皮制胶入药。用于补血、止血、滋阴、润肺。　　中薬。薬用部分は驢馬の皮を加工してゲル状にした物。補血,止血,滋陰,潤肺の作用がある。

阿胶鸡子黄汤　阿膠鶏子黄湯　あきょうけいしおうとう　　方剂。成分:陈阿胶、白芍、石决明、钩藤、生地、甘草、茯神、鸡子黄、络石藤、生牡蛎。主治:热邪伤阴、血虚生风而见筋脉拘急、手足濡动等症。　　方剤。薬物構成:陳阿膠,白芍薬,石決明,鈎藤,生地黄,甘草,茯神,鶏子黄,絡石藤,生牡蠣。応用:熱の邪気が陰血を損傷し,血虚のため風を生じて筋脈がけいれんし,手足に不随意運動が現われる病証。

阿胶散　阿膠散　あきょうさん　　⇒补(bǔ)肺阿胶汤

é　莪鹅额

莪大夏　がたいげ　　中药。全草入药。用于清热解毒生肌。　　中薬。薬用部分は全株。清熱,解毒と肌肉を新生する作用がある。

莪术　がじゅつ　　中药。根茎入药。用于破血祛瘀、行气止痛。　　中薬。薬用部分は根茎。破血による瘀血を除去し,行気,止痛の作用がある。

莪术油　がじゅつゆ　　中药。挥发油入药。抗癌药。　　中薬。薬用部分は揮発油。抗癌の作用がある。

鹅不食草　鵝不食草　がふしょくそう　　中药。全草入药。用于祛痰止咳、通鼻窍。　　中薬。薬用部分は全株。祛痰,止咳,鼻道を通ずる作用がある。

鹅口疮　鵝口瘡　がこうそう　　又称雪口。新生儿、婴儿口腔、舌上满布白色糜点。形如鹅口。　　別称は雪口。新生児,嬰児の口腔と舌の上に白い点状のものができる。形はあたかも鵝鳥の口のようである。

鹅掌风　鵝掌風　がしょうふう　　手癣,包括手部慢性湿疹、掌蹠角化症等。　　手癬,手の慢性湿疹と手のひら,足のうらの角化症などを含む疾病。

额　がく　　前額部。　　前頭部のこと。

额汗　がくかん　　前额部出汗。　　前頭部に汗が出ること。

额头角　額頭角　がくとうがく　　前发际与两鬓下垂处所形成的曲角。　　前の髪の生際ともみあげの間に形成される角。

额颅　額顱　がくろ　　又称额颡。前额部。　　別名は額颡。前頭部。

è　恶

恶心　悪心　おしん

è　呃恶遏颏

呃逆　やくぎゃく　　しゃっくり。

呃酸　やくさん　　返酸。　吞酸。

恶虫叮咬伤　悪虫叮咬傷　あくちゅうていこうしょう　　被虫咬致伤。　　昆虫にさされあるいはかじられることによる創傷。

恶臭痰　悪臭痰　あくしゅうたん　　有臭味的痰。　　悪臭のある痰。

恶疮　悪瘡　あくそう　　疮疡经久不愈者。　　瘡瘍のなおりにくいもの。

恶核　あくかく　　核生于肉中,形如豆或梅李,推之可动,患处疼痛,发热恶寒的病证。　　核のような硬結が肉中にでき,豆あるいは梅と李の如く,押すと動き,局所が痛み,発熱,悪寒のある病証。

恶露　悪露　おろ

恶露不尽　悪露,尽かず　　⇒悪(è)露不绝。

恶露不绝(止)　悪露絶えず(止らず)　　产后超过两三周,恶露仍未净止。　　分娩してから二三周間,悪露がまた続いていること。

恶露不下　悪露,下らず　　悪露貯留。　　悪露が貯留すること。

恶脉　悪脈　あくみゃく　　浅表静脉炎。　表層静脈炎。

恶念　悪念　あくねん　　气功用语。炼气功中邪恶的杂念。　　気功の用語。気功鍛錬のときの邪悪な雑念。

恶气　悪気　あくき　　①⇒六(liù)淫②因气血阻滞而产生的瘀浊之类病理产物。　　②気血の停滞により生じられた瘀血と濁痰などの病理産物。

恶(殃)色　悪(殃)色　あく(よう)しょく　　面部的晦暗枯槁之色。表示胃气枯竭,预后不良。　　疾病が顔面の色は

晦(くら)く,枯れた,つやのない色。胃気がなくなること
を意味し,予後不良を示すこと。

悪(瘀,败)血　悪(瘀,败)血　　あく(お,はい)けつ
瘀血的一种。血溢于经脉外,停留于组织间的死血。　瘀
血の一種。経脈外に溢れて,組織の間隙にたまった壊死し
た血液のこと。

悪阻　悪阻　おそ　又名儿病,子病。妊娠早期出现恶
心,呕吐。　　別称は児病あるいは子病。妊娠のつわり。妊
娠早期に現われる悪心と嘔吐。

遏阳　遏陽　あつよう　因阴气过盛或其他原因阳气被隔
住。　　陰気が盛んであるため,あるいはその他のある原
因のため,陽気をさえぎりとめることをさす。

颊　頬　あん　⇒鼻(bí)根

ER 儿耳二

ér 儿

儿茶　児茶　じちゃ　中药。干浸膏入药。用于生津化痰、止血
敛疮。　　中薬。薬用部分は乾燥エキス。津液を生じ,化
痰,止血,瘡面を収斂する作用がある。

儿风　児風　じふう　子痫。　子癇。

儿科四大要证　小儿科四大要证　しょうにかよんだいよう
しょう　痧(麻疹)、痘(天花)、惊(急、慢惊风)、疳(疳积)。
痧(麻疹,はしか),痘(天然痘),驚(急性あるいは慢性
のひきつけ),疳(疳積)。

儿枕痛　児枕痛　じちんつう　妇女产后,子宫收缩引起
的阵痛。　　婦人が分娩後,子宮収縮による発作性疼痛。

ér 耳

耳　じ　中医认为,人的听觉功能与肾气强弱密切相关。
中医学において聴覚機能は腎気の強弱と密切な関係
がある。

耳闭　耳閉　じへい　⇒耳(ér)聋

耳疮　耳瘡　じそう　外耳的感染性疾病的总称。　　外
耳の感染性炎症の総称。

耳垂　じすい　みみたぶ。

耳道　じとう　外耳道。

耳底痛　じていつう　⇒耳(ér)〔心〕痛

耳底子　じていし　化脓性慢性中耳炎。　　化膿性慢性
中耳炎。

耳(黑)疔　じ(こく)ちょう　外耳道疔。　外耳道の疔。

耳疔　じてい　耳菌之一。由肝胆积热所致。形如梅子,触
之痛不可忍。　　耳菌の一つ。肝胆の積熱による外耳道に
できるポリープ,形は梅の核の如くもので,圧迫すると劇
痛がある。

耳防风　耳防風　じぼうふう　急性外耳道炎。　急性
外耳道炎に当る疾病。

耳风毒　耳風毒　じふうどく　由外耳道流出粉红色分泌
物。　　耳から桃色の化膿性分泌物が出る。

耳疳　じかん　慢性化脓性中耳炎。　慢性化膿性中耳
炎。

耳根　じこん　耳のつけ根。

耳根毒(痈)　耳根毒(癰)　じこんどく(よう)　耳下急性
淋巴结炎。　　耳下の急性リンパ節炎。

耳垢　じこう　耳垢、耵聍。　耵聹。

耳后发疽　耳後発疽　じごはっそ　耳后所发生的化脓性
感染。　　耳の後に発生する化膿性感染。

耳后附骨痈　耳後附骨癰　じごふこつよう　乳突部骨膜
下脓肿　　乳頭様突起の骨膜下膿腫。

耳后疽　耳後疽　じごそ　急性乳样突炎。　　急性乳様突

起炎。

耳尖　じせん　穴位。主治:发热、高血压、炎症等。　　穴
位。応用:発熱,高血圧,炎症など。

耳菌(蕈)　じきん(じん)　外耳道息肉。　　外耳道のポ
リープ。

耳孔　じこう　外耳道开口部。　外耳道開口部。

耳廓　じかく　耳壳,耳介。　耳壳,耳介。

耳烂　耳爛　じらん　耳部之湿疹及类似的皮肤病。
耳の部位の湿疹あるいは湿疹に似ている皮膚病。

耳聋　耳聾　じろう　又称耳闭,聋聩。聋。　　別称は耳
閉,聾聩。聾。

耳聋口哑　耳聾口啞　じろうこうあ　聋哑症。　聾啞
症。

耳聋目昏　耳聾目昏　じろうもくこん　听力障碍,视力
昏花。　　耳はつんぼ,眼はくらむ。

耳轮　耳輪　じりん　耳壳周围边缘。　　耳殻のまわり
の丸い縁。

耳毛　じもう　外耳道细毛,可防止异物迷入。　　外耳道附
近にある細い毛,異物の嵌入を防止する作用がある。

耳门　耳門　じもん　①耳屏。外耳孔前的小瓣。②穴位。
主治:耳鸣、耳聋、中耳炎等。　　①外耳道口の小さい弁状
となる部分。②穴位。応用:耳鳴,耳聾,中耳炎などを治療
する作用がある。

耳门骨伤　耳門骨傷　じもんこつしょう　外耳道口骨折,
多由外伤引起。　　外耳道口部位の骨折,多くは外傷によ
る。

耳门痈　耳門癰　じもんよう　外耳道口痈。　　外耳道
にある膿瘍。

耳泌　じひ　小儿急性中耳炎。　小児の急性中耳炎。

耳鸣　耳鳴　じめい　耳如蝉鸣或有其他声音。　　耳の
中でせみの鳴き声,あるいはその他のいろいろな音を自
覚するもの。

耳鸣暴发　耳鳴暴発　じめいぼうはつ　突然耳鸣发作。
突然の耳鳴発作。

耳膜　じまく　鼓膜。　鼓膜。

耳内疮　耳内瘡　じないそう　外耳道内化脓性感染。
外耳道内の化膿性感染。

耳内异物　耳内異物　じないいぶつ　外耳道异物。
外耳道の異物。

耳脓　耳膿　じのう　外耳道脓汁。　外耳道の膿汁。

耳衄　じじく　外耳道出血。　外耳道出血。

耳壳视诊　耳殻視診　じかくししん　通过望耳壳皮肤变
色、变形、丘疹、脱屑与相应部出现的不同病理反应,以帮助
诊断疾病的一种方法。　　耳殻の視診を通じてその皮膚
の色と形の変化,発疹,落屑と相応部位に現われる病的反
応を以って疾病の診断を助ける方法。

耳窍　耳竅　じきょう　又称听户。外耳道。　　別称は聴
戸。外耳道。

耳窍闭塞　耳竅閉塞　じきょうへいそく　①外耳道闭塞。
②听力损伤　①外耳道閉塞。②聴力損傷。

耳生烂疮　耳に爛瘡を生ずる　じ　耳部生疮溃烂。多因局部
湿疹等继发感染所致。　　外耳の瘡瘍が破潰して滲出液
のあるもの,多くは湿疹の二次的感染による。

耳听聪敏　耳聴聡敏　じちょうそうびん　听力敏锐。
耳の聴力が鋭敏のこと。

耳梃　じてい　⇒耳(ér)菌

耳为肾窍　耳は腎の竅なり　腎与耳密切联系。耳之功能
状态可反映肾脏的生理病理变化。　　腎と耳とのつなが

りは密切で,耳の機能状態は腎臓の生理病理変化を表す。

耳无所闻　耳に聞くものなし　　全聾。　　全聾。

耳〔心〕痛　じ〔しん〕つう　耳痛。　　耳が痛む。

耳穴　じけつ　耳の穴(つぼ)。

耳穴贴敷法　耳穴貼敷法　じけつちょうふほう　又称
耳穴诊疗法、耳穴压豆法。根据耳壳变化诊断疾病。然后用
胶布将绿豆或王不留行籽等贴到一定耳穴上,通过压按,刺
激耳穴以治疗疾病的方法。　　別称は耳穴診療法,耳穴圧
豆法。耳殻の変化によって疾病を診断する。それから絆瘡
膏で緑豆あるいは王不留行の種子を一定の耳穴の上に貼
りつけ,手で抑えて耳穴に刺激をあたえて疾病を治療す
る方法。

耳痒　じよう　耳が痒い。

耳痈　耳癰　じよう　外耳道痈疖。　　外耳道の癰癤。

耳胀痛　耳脹痛　じちょうつう　耳のはれ痛み。

耳针　耳針　じしん　用于刺耳部穴位的针。　　耳の穴
に刺す針。

耳针〔疗法〕　耳針〔療法〕　じしん〔りょうほう〕　針刺耳
部特定穴位以治病的方法。据信耳与全身组织密切相关,耳
部乃人身整体的缩影。　　耳の特定穴位に針刺して疾病
を治療する方法。耳針によれば,耳と全身の臓器,組織と
密切な関係があり,耳は人体の縮図に相当する。

耳针麻醉　耳針麻酔　じしんますい　針刺耳穴达到镇痛
以进行手术的方法。　　耳穴に針刺を行って鎮痛して　手
術のできるように麻酔する方法。

耳痔　じじ　外耳道息肉的一种。　　外耳道ポリープの
一種。

耳中　じちゅう　内耳。内耳のこと。

耳中策策痛　じちゅうさくさくつう　耳中有搏动性疼痛。
　　耳の中の拍動性のある疼痛。

耳主平衡　耳は平衡を主る　　耳主身体平衡　　耳は体の
平衡(バランス)を保つ機能を主(つかさど)る。

耳〔作蝉〕鸣　耳〔蝉の如き〕鳴り　耳鸣。　　耳が蝉のよ
うに鳴る。

ěr 二

二白　にはく　　穴位。主治:痔疾、子宫脱垂等。　　穴位。
応用:痔,子宮脱など。

二便不利　にべんふり　大小便困难。　　排尿困難と排
便困難。

二便失禁　にべんしっきん　大小便失禁。　　小便失禁と
大便失禁。

二陈汤　二陳湯　にちんとう　　方剂。成分:制半夏、陈皮、
茯苓、甘草。主治:脾不健运之痰湿咳嗽证。　　方剤。薬物
構成:製半夏,陳皮,茯苓,甘草。応用:脾の運化すなわち飲
食物を消化吸収する機能が衰えて湿と痰が生じて咳嗽の
ある証。

二间　二間　にかん　　穴位。主治:牙痛、鼻出血、咽喉痛
等。　　穴位。応用:歯痛,鼻出血,咽頭痛など。

二妙散(丸)　にみょうさん(がん)　　方剂。成分:黄柏、苍
术。主治:湿热下注所致下肢痿软无力或足膝肿痛。　　方
剤。薬物構成:黄柏,蒼朮。応用:湿熱が下へ注ぐことによ
る下肢が衰弱または萎縮して力がなくなり,あるいは足
と膝関節が腫脹,疼痛など。

二十八脉　二十八脈　にじゅうはちみゃく　　常见的二十
八种脉象。即:浮、沉、迟、数、滑、濇、虚、实、长、短、洪、微、
紧、缓、弦、芤、革、牢、濡、弱、散、细、伏、动、促、结、代、大(一
作疾)。　　二十八種類の脈象(脈拍の状態)のこと。すな
わち浮,沈,遅,数,滑,渋,虚,実,長,短,洪,微,緊,緩,弦,
芤,革,牢,濡,弱,散,細,伏,動,促,結,代,大,(一説は疾
脈)。

二阳并病　二陽併病　によっへいびょう　　伤寒论之二阳
经病合并。如太阳与少阳并病。　　傷寒論の二つの陽経が
合併した疾病。たとえば太陽経と少陽経の合併した疾病。

二阴　二陰　にいん　尿道及肛门。　　尿道口と肛門。

二至丸　にしがん　方剂。成分:旱莲草、女真子。主治:肝肾
阴虚所致头晕眼花、失眠多梦等。　　方剤。薬物構成:旱蓮
草,女真子。応用:肝と腎の陰が虚による目まい,不眠,多
夢など。

二浊　二濁　にだく　　赤白混浊的尿液。　　赤色あるい
は白色の濁った二種類の尿。

F

FA　发伐法发

fā　发

发　発　はつ　　蜂窝组织炎或疮疖等化脓性感染之泛称。
　　蜂巣織炎あるいは瘡癤などの化膿性感染の通称。

发斑伤寒　発斑傷寒　はつはんしょうかん　　热性病证伴
有发斑者。　　熱性病証が斑疹を伴うこと。

发背　発背　はつはい　　发生于背脊部,督脉经上的痈疽。
　　脊背部の督脈経にできる癰疽。上,中,
下の発背がある。

发表不远热　発表には熱を遠ざけず　　用发散的方法治疗
表证,一般不避忌温热药。　　発散の方法で表証を治療す
る場合,ふつう温熱薬を避けないこと。

发耳　発耳　はつじ　　又称热毒发疽。痈疽生于耳的周围。
　　別称は熱毒発疽。癰疽が耳の周りにできるもの。

发汗　発汗　はっかん　　为治疗目的使病人发汗。多用于表
证。　　治療の目的に患者が発汗させる。多くは表証に用
いること。

发〔汗解〕表　発〔汗解〕表　はっ〔かんかい〕ひょう　　服用
发汗药物,从而解除表邪的治法。　　発汗作用のある薬物
を服用し,表邪を解除する治療方法。

发汗解表药　発汗解表薬　はっかんかいひょうやく　　能
使发汗以解除表邪的药物。　　発汗によって表邪を解除す
ることのできる薬物。

发汗禁例　発汗禁例　はっかんきんれい　　不宜用发汗法
治疗之证。如阴虚内热证、阳虚外寒证、出血性疾患等。　　
発汗法の禁忌証。たとえば陰虚による内熱証,陽虚による
外寒証,出血性疾患など。

发黄　発黄　はっこう　　各种原因所致全身皮肤、巩膜黄染
之黄疸。　　いろいろな異った原因によって全身の皮膚あ

るいは強膜が黄色く染まって,黄疸となること。

发麻　発麻　はつま　麻木的感覚。　痺れる感じ。

发脑　発脳　はつのう　生于后头部的痈疽。　後頭部にできる癰疽。

发泡〔疗法〕　発泡〔療法〕　はっぽう〔りょうほう〕　把能刺激皮肤的药物捣烂,或研末敷在皮肤上,使皮肤发泡的治疗方法。　皮膚に刺激をあたえることのできる薬物を揚き砕くか,あるいは碾いて粉末にして,皮膚に塗って水泡を作る治療方法。

发热(烧)　発熱(焼)　はつねつ〔しょう〕　発熱。

发热恶寒　発熱悪寒　はつねつおかん　発热畏寒冷,是感冒、伤寒,温病等多种外感病的常见症状。　すなわち発熱し,寒がり,すなわち寒気をいやがることを伴う,感冒,傷寒,温病などの多種な外感病によく見られる症状。

发乳　発乳　はつにゅう　⇒乳(rǔ)发

发散表邪　表邪を発散す　用发散药物解除表邪的治法。　発散作用のある薬物を用いて表邪を解除する治療方法。

发颐　発頤　はつい　又称汗毒。初起身发寒热,面颊一侧肿起如核,肿胀蔓延以至破溃,脓出秽臭。为颊部的化脓性炎症。　別称は汗毒。始には発熱,悪寒があって片側の頬が堅い核の如く腫れ,腫脹と疼痛が次第に拡がり,後に潰れて悪臭な膿汁を流れ出す疾患。頬部の化膿性炎症。

发胀　発脹　はっちょう　胀满感。　膨満感。

发指　発指　はっし　⇒蛇(shé)头疔

fá　伐

伐肝　ばっかん　又称抑肝。使用理气泄肝药物抑制肝气过旺的方法。　別称は抑肝。理気泄肝の薬物を用いて肝気が旺盛しすぎるのを抑制する方法。

fǎ　法

法半夏　ほうはんげ　中药。制半夏之一种。用于除湿祛痰。　中薬。製半夏の一種である。除湿祛痰の作用がある。

fà　发

发白　髪白　はつはく　少白头多由肝肾亏损,阴血不足,发失濡养而成。　若い人の髪が白くなるのはふつう肝腎欠損,陰血不足により,毛発が濡養を失うことからなるもの。

发迟　髪遅　はっち　五迟之一。小儿初生无发,或稀疏萎黄,因先天不足,气血不能上荣于发所致。　五遅の一つ。新生児の髪が生えていない,あるいは髪がまばらで萎(な)えている,先天不足,気血が上へ栄養することができないからなるもの。

发黄　髪黄　はつおう　头发黄萎,多因火盛或久病气血亏损所致。　毛髪が黄色く萎(な)えること。多くは火盛あるいは長い間気血が欠損することによるもの。

发际　髪際　はつさい　①头发的边沿处。②穴位。主治:偏、正头痛,眩晕。　①髪の生え際。②穴位。応用:片頭痛,頭痛,眩暈(目まい)など。

发际疮　髪際瘡　はつさいそう　颈后头发边缘的化脓性疮疡。如慢性疖疮与毛囊炎等。　後頭部の髪の生え際にできる化膿性瘡瘍。たとえば慢性癤瘡,フルンケルなど。

发枯　髪枯　はっこ　头发干枯,不润泽。　毛髪が枯れて乾燥し,光沢がないこと。

发落　髪落　はつらく　多为大病后、产后及营养不良所致。头发渐落稀疏、枯燥无泽,重者头发全部脱落。　多くは重病の後,産後および栄養不良による。毛髪が次第にまばらになり,枯れて乾燥し,光沢がない,ひどくなると毛

髪が全部脱落すること。

发眉疮　髪眉瘡　はつびそう　生于眉及额部的疮疡。　瘡瘍が眉,前頭部にできるもの。

发蛀脱发　髪蛀脱髪　はつしゅだはつ　脂溢性脱发。　脂漏性脱毛症。

FAN　番蕃翻烦燔反泛饭

fān　番蕃翻

番红花　番紅花　ばんこうか　⇒藏(zàng)红花

番泻叶　番瀉葉　ばんしゃよう　中药、叶入药。用于泻热、通便。　中薬。薬用部分は葉。瀉熱,通便の作用がある。

蕃　ばん　在耳根的前方,颧骨外下方的部位。　耳根すなわち耳垂が顔面の皮膚に付着している部位の前方,頬骨の外下方の部位。

蕃蔽　ばんひ　耳屏及其前面之部位。　耳屏とその前方の部位。

蕃椒　ばんしょう　⇒辣(là)椒

翻白草　ほんはくそう　中药。全草入药。用于清热解毒、凉血止血。　中薬。薬用部分は全株。清熱解毒,涼血止血の作用がある。

翻花疮　翻花瘡　ほんかそう　①肉芽增生。②皮肤癌。　①肉芽増殖。②皮膚癌。

翻花下疳　ほんかげかん　阴茎癌。　陰茎癌。

翻花痔　ほんかじ　内痔向肛门四边翻出。形如翻花,大便时出血伴有疼痛。　内痔が肛門外に翻転し,花の咲いているような形をしていて大便のときに出血と疼痛がある。

翻胃　はんい　⇒反(fǎn)胃

fán　烦燔

烦渴　煩渇　はんかつ　胸中烦热,渴而多饮。　胸の中が煩熱し,いらだつことと口が渇き,多飲のこと。

烦渴,喜冷　煩渇,冷たきをこのむ　胸中烦闷,口渴,喜冷饮。　胸中が煩熱といらだち,口が渇き,冷たい水を飲むことを好む。

烦热　煩熱　はんねつ　发热的同时,感觉烦躁、胸闷。　発熱と同時に心煩あるいは煩躁があり,胸苦しく感じること。

烦躁〔不安〕　煩躁〔不安〕　はんそう〔ふあん〕　胸中热郁不安及手足扰动不止。　胸中がほてって熱くなり,いらだつことと手足が動いて落ちつかないこと。

燔针法　燔針法　はんしんほう　⇒火(huǒ)针

fǎn　反

〔反〕唇疔　〔はん〕しんちょう　⇒唇(chún)疔。

反关脉　反関脈　はんかんみゃく　异位行于腕关节背侧的桡动脉脉搏。　生理上の位置の特異性のため,撓骨動脈が手関節の背側を通っていること。

反克　はんこく　⇒相(xiāng)侮

反酸　はんさん　吞酸

反胃　はんい　又称翻胃、胃反。呕吐食物。　別称は翻胃,胃反。食物を嘔吐すること。

反侮　はんぶ　⇒相(xiāng)侮

反治　はんじ　和常规相反的治法。如不用寒性药而用热性药治假热证。　ふつうの治療方法と反對の方法。たとえば寒性薬の代りに熱性薬で仮熱証(真寒仮熱)を治療する方法など。

反佐　はんさ　用与方中主药性质相反的少量药物以适当改变主药的作用,防止过强过猛。　方剤の中の主な薬物の性質と反対する薬物を小量用いて主な薬物の作用を適

当に変化させ、主な作用が強すぎ、あるいは猛烈しすぎるのを防止すること。

反佐药　反佐薬　はんさやく　　为防止主药的作用过猛过强，方剂中与主药性质相反的药物。　　方剂の中の主な薬物の作用が猛烈しすぎるか、あるいは強すぎることを防止するために用い、方剤の主な薬物と性質の反対を薬物のこと。

fàn　泛饭

泛恶〔欲吐〕　泛悪〔吐こう〕とす　　悪心。　　悪心。

饭后服　飯後に服す　　饭后服（药）。　　薬を食後に服用すること。

饭前服　飯前に服す　　飯前服（薬）。　　薬を食前に服用すること。

饭醉　飯酔　はんすい　　饭后昏倦欲睡的症状。　　食事の後、頭がぼうっとし、体が疲れて眠くなる症状。

FANG　方芳防房放

fāng　方芳

方〔剂〕　方〔剤〕　ほう〔ざい〕　　若干药物所配合组成方药。　　若干な薬物を組合せて構成する処方。

方剂学　方剤学　ほうざいがく　　中医学的一个分科。　　为研究用药物组成治疗处方的学科。　　中医学の一つの分野。薬物で治療用処方を構成する学科。

方解石　ほうかいせき　　中药。矿石入药。用于通血脉，治胃痛、黄疸。有的地区当寒水石用。　　中薬。薬用部分は鉱石。血脈を通じ、胃痛と黄疸を治療する作用がある。ある地方では寒水石として用いる。

方例　ほうれい　　⇒方(fāng)〔剂〕

方上　ほうじょう　　鼻翼部位。　　鼻翼部。

方书　方書　ほうしょ　　记载或论述方剂为主的著作。　　方剤を記載あるいは論述の著作。

芳香化湿　ほうこうかしつ　　用芳香去湿药物宣化湿邪的治法。　　芳香去湿の薬物で湿邪を除去する治療方法。

芳香化浊　芳香化濁　ほうこうかだく　　用芳香去湿浊药物，除去湿浊的治法。　　芳香去湿の薬物で湿濁の邪を除去する治療方法。

芳香味　ほうこうみ　　芳香气味。　　芳香なにおい。

fáng　防房

防风　防風　ぼうふう　　中药。根入药。用于解表祛风、胜湿止痛。　　中薬。薬用部分は根。解表祛風、勝湿止痛の作用がある。

防风通圣散　防風通聖散　ぼうふうつうせいさん　　方剂。成分：防风、荆芥、连翘、麻黄、薄荷、川芎、当归、白术、白芍、黑栀子、大黄、芒硝、石膏、黄芩、桔梗、甘草、滑石。主治：外感风邪，内有蕴热，表里皆实之证。　　方剤。薬物構成：防風、荊芥、連翹、麻黄、薄荷、川芎、当帰、白朮、白芍薬、黒梔子、大黄、芒硝、石膏、黄芩、桔梗、甘草、滑石。応用：風邪を外感し、熱が体内に積みたくわえて、表裏の両方がみな実証の場合。

防己　ぼうき　　中药。块根入药。用于利水消肿，祛风湿。　　中薬。薬用部分は塊根。利水、消腫と風湿を除去する作用がある。

防己茯苓汤　防己茯苓湯　ぼうきぶくりょうとう　　方剂。成分：防己、黄芪、桂枝、茯苓、甘草。主治：脾虚水停之皮水。　　方剤。薬物構成：防己、黄蓍、桂枝、茯苓、甘草。応用：脾虚のため、水が停滞して、皮水になる病証。

防己黄芪汤　防己黄蓍湯　ぼうきおうぎとう　　方剂。成分：黄芪、白术、甘草、生姜、大枣。主治：表气不固，脾虚不运所致之风水或风湿证。　　方剤。薬物構成：防己、黄蓍、白朮、甘草、生薑、大棗。応用：表気が固まらず、脾虚のため運化がよくないなどによる風水あるいは風湿証。

房劳　房労　ぼうろう　　因性生活过度消耗损害肾精。为病因之一。　　性生活の過度によって腎精が消耗損害されること。病因の一つ。

房事　ぼうじ　　性生活。

房事不节　房事不節　ぼうじふせつ　　又称房事过度。性生活过度。　　別称は房事過度。性生活の過度。

房事过度　房事過度　ぼうじかど　　⇒房(fáng)事不节

fàng　放

放松功　ほうしょうこう　　气功用语。要求心身内外放松的气功。　　気功の用語。心身、内外ともに緩めるようにする気功。

放血　ほうけつ　　用针刺使出血。　　針で出血させること。

放血疗法　放血療法　ほうけつりょうほう　　⇒刺(cì)血疗法

FEI　飞非肥榧肺痱

fēi　飞非

飞痘　飛痘　ひとう　　牛痘接种部位以外发生的痘泡。多由种痘后搔抓传播所致。　　牛痘（天然痘）を接種した部位以外にできる痘瘡。多くは種痘の後に手で搔いたために痘瘡が他の部位に伝わることからなるもの。

飞法　飛法　ひほう　　针刺治疗手法之一。针刺后拇、食二指连续捻动针柄数下，针下有阻滞感觉时，立即松开手指，拇、食二指形态如同飞鸟展翅，而针体则自然产生轻微颤动，故名。临床常与其他手法配合使用。　　針刺治療の手法の一つ。針刺してから拇指と食指で針柄を何回も捻転し、針の下に阻滞感が生じると直ちに手の指を放し、拇指と食指があたかも飛んでいる鳥が翼を広げた姿をし、針体が自然に軽く震うからこの名がある。臨床上他の手法といっしょに用いること。

飞门　飛門　ひもん　　七冲门之一。口唇。　　七衝門の一つ。唇。

飞腾八法　飛騰八法　ひとうはっぽう　　⇒灵(líng)龟八法

飞扬　飛揚　ひよう　　穴位。主治：肾炎、膀胱炎、腰痛、腿痛等。　　穴位。応用：腎炎、膀胱炎、腰痛と下肢痛など。

飞扬草　飛揚草　ひようそう　　中药。全草入药。用于清热解毒、收敛止痒。　　中薬。薬用部分は全株。清熱解毒、収斂止痒の作用がある。

飞疡(扬)喉　飛瘍(揚)喉　ひよう(よう)こう　　悬雍垂血肿。　　口蓋垂の血腫。

非风　非風　ひふう　　⇒类(lèi)中风

féi　肥

肥疮　肥瘡　ひそう　　又称堆沙瘌痢。头部黄癣。　　別称は堆沙瘌痢（ついしゃらつり）。頭部の黄輪癬。

肥儿丸　肥児丸　ひじがん　　方剂。成分：六曲、肉蔻、黄连、使君子、麦芽、槟榔、木香。主治：小儿虫疳，腹痛兼有内热。　　方剤。薬物構成：六神曲（六神麹）、肉豆蔲、黄連、使君子、麦芽、檳榔、木香。応用：小児の虫疳、腹痛と内熱を兼ねている病証。

肥疳　ひかん　　⇒脾(pí)疳

肥粘疮　肥粘瘡　ひねんそう　　头皮化脓性感染。多发于小儿。　　頭皮の化膿性感染で、多くは小児に発生する。

肥胖　ひはん　　肥胖。

肥胖不孕　ひはんふよう　　妇女因肥胖而不孕。　　婦人
の肥胖による不妊症。

肥气　肥氮　ひき　　即肝积。五积之一。左胁下突起肿块，
多为肝气郁结及瘀血停聚所致，形似脾大等症。　　すなわ
ち肝積のこと。五積の一。突然左側の脇部に腫塊が起る。
多くは肝気の鬱結および瘀血の停滞による，脾腫大に似
ているもの。

肥热疳　肥熱疳　ひねつかん　　⇒热(rè)疳

肥珠子风　肥珠子風　ひしゅしふう　　耳垂硬结。　　耳垂
に硬結ができること。

fěi　榧

榧子　ひひ　　中药。种子入药。用于驱虫。　　中薬。薬用
部分は種子。駆虫の作用がある。

fèi　肺痱

肺　はい　　五脏之一。主持呼吸。吸入的清气与水谷精气相
合，在肺形成宗气，而能贯布心脉，布散周身。故肺主一身之
气，并能协调和补助心脏功能。肺有通调水道作用，并与鼻
窍和皮肤的生理功能有关。　　五臓の一つ。主として呼吸
をつかさどり，吸入する清い気が水穀の精気と結合し，肺
で宗気を形成し，心脈を通じて全身に輸送される。故に肺
が一身の気をつかさどり，心臓機能を調整，補充作用があ
り，また鼻と皮膚の生理的機能と関係があること。

肺闭喘咳　肺閉喘咳　はいへいぜんがい　　又称肺风痰
喘。外邪侵袭肺脏，导致肺气不宣而出现的发热、气促、咳
嗽，甚则鼻翼煽动、口唇发绀的证候。　　別称は肺風痰喘。
外邪が肺臓を侵すことにより肺気がこもって宣発せず，发
熱，呼吸困难，咳嗽，ひどいときには鼻翼が煽動し，口唇は
紫色になるなどの証候が現われること。

肺痹　はいひ　　肺气受阻而出现胸闷、气急、咳嗽、恶心等
的病证。　　肺気が阻まれて胸悶，すなわち息が詰りそう
な感じ，呼吸困难，咳嗽，恶心などが現われる病証。

肺病　はいびょう　　发生于肺脏的各种病证。　　肺臓に发
生する諸種の病証。

肺藏魄　肺は魄を蔵す　　魄为与运动和感觉有关的精神活
动的一部分。由肺所收藏。　　魄は運動と感覚に関係ある
精神活動の一部であり，肺に貯蔵されるもの。

肺朝百脉　肺は百脈を朝す　　全身血脉都要流经肺脏，所
以肺与百脉有密切关系。　　全身の血脈がみな必ず肺蔵
を通る，故に肺と全身の脈が密切な関係があること。

肺风〔粉刺〕　肺風〔粉刺〕　はいふう〔ふんし〕　　⇒酒(jiǔ)
齇鼻

肺风痰喘　肺風痰喘　はいふうたんぜん　　⇒肺(fèi)闭喘
咳

肺〔气〕疳　肺(気)疳　はい(き)かん　　又称气疳。五〔脏〕
疳之一。疳证兼因郁热伤肺，出现咳嗽气逆、咽喉不利、多涕
或鼻下生疮、壮热憎寒等症。　　別称は気疳。五〔臓〕疳の一
つ。疳証が鬱熱のため肺を傷めたことを兼ね，咳嗽，気息
が逆上し，咽喉が不快し，あるいは鼻の下に瘡瘍ができ，
ひどく发熱，寒さを畏れるなどの症状が現われること。

肺合大肠　肺は大腸に合す　　肺为脏，属阴属里，大肠为
腑，属阳属表，通过经络构成表里相合关系。肺气肃降能促
进大肠的传导，而大肠传导功能正常，亦有助于肺气肃降功
能的保持。　　肺は臓であり，陰と裏に属し，大腸が腑で
あり，陽と表に属し，以上の両者は経絡を通じて表裏が相
合する，すなわち組み合せの関係を構成する。肺気が粛降
する機能が正常，呼吸が正常であれば大腸の伝導機能を
促し，大腸の伝導機能の正常は，また肺気の粛降機能を保
つことを助けること。

肺合皮毛　肺は皮毛を合す　　皮毛由肺宣发的精气所生
养，肺又有敷布阳气，外卫肌表的功能，故肺与体表皮毛相
合。　　皮毛は肺の精気によって生じ養われ，肺はまた陽
気をひろめ，肌表を防衛する機能がある。故に，肺と体表
の皮毛とは組み合せ(相合)ることとなる。

肺花疮　肺花瘡　はいかそう　　⇒喉(hóu)癣

肺火　はいか　　即肺热盛病变。分虚火、实火两种。　　す
なわち肺熱が盛んである病変。虚火と実火の二種類に分
けられること。

肺津不布　肺津，布せず　　肺不能输布津气，出现喘咳等。
肺が正常に津気を輸布することができず，喘咳が現れる
こと。

肺经　肺経　はいけい　　手太阴肺经的简称。　　手の太
陰肺経の略称。

肺〔经〕咳〔嗽〕　肺〔経〕咳〔嗽〕　はい〔けい〕がい〔そう〕
咳时喘息，甚至咯血的病证。　　咳のときには喘息があ
り，ひどい場合に咯血を伴う病証。

肺绝　肺絶　はいせつ　　五绝之一。危证之一。汗出发润，
气欲绝，口如鱼口，喘不停者。　　五絶の一つ。重篤な証の
一つ。汗が出で，髮が潤し，気が絶えようとし，口が魚の口
如く，喘息が続くもの。

肺开窍于鼻　肺は竅を鼻に開く　　鼻的通气和嗅觉功能，
主要依靠肺气作用，故鼻为肺之窍。　　鼻の通気と嗅覚機
能は主に肺の作用にたより，故に鼻は肺の竅とすること。

肺劳　肺労　はいろう　　①五劳之一。肺气损伤所致的咳
嗽、气短、胸满、背痛、怕冷、乏力、面容消瘦等症。②⇒痨瘵。
①五労の一つ。肺気が損傷されることによる咳嗽，呼
吸困难，胸中が膨満し，背中が痛み，寒さをいやがり，全身
倦怠，顔は痩せ衰えるなどの症状がある。

肺络损伤　肺絡損傷す　　因久咳，剧咳或热邪所伤，引起肺
中血络破损而出血的病理现象。　　長期にわたる咳や，ひ
どい咳あるいは熱邪のため，肺絡が損傷されて，咯血を引
き起こすこと。

肺脉浮　肺脈，浮なり　　肺的病变，多见浮脉。　　肺の病
証の多くは浮脈が見られる。

肺脉毛　肺脈，毛なり　　肺脉软而轻，有如毛的感觉。
肺脈はふつう軟らかく，軽く，毛のような感じがあるこ
と。

肺气　肺気　はいき　　①肺的功能活动。②呼吸之气，包括
胸中的宗气。　　①肺の機能活動をさす。②呼吸の気。胸
中の宗気を含む。

肺气不利　肺気，利せず　　肺功能活动障碍，特别指调通水
道功能障碍。除呼吸症状外，引起尿少、水肿。　　肺の機能
活動の障害，特に水道を通じ，調節する機能の障害をさ
す。呼吸の症状以外に小便が少く，浮腫を引き起こすこ
と。

肺气不宣　肺気，宣せず　　肺功能活动受阻，通常指外因所
致之表证。常有发热憎寒、鼻塞流涕、咳嗽等上呼吸道症状。
肺の機能活動が障害され，ふつう外因による表証を
さす。发熱，寒さをいやがり，鼻つまり，鼻水が出る，咳嗽
などの上呼吸道症状が現れること。

肺气不足　肺気不足　はいきふそく　　⇒肺(fèi)气虚

肺气上逆　肺気，上逆す　　肺气上逆包括肺气及吸入之大
气。　　肺気が逆に上沖し，肺気および吸入の大気を含
む。

肺气虚　肺気，虚なり　　肺气虚弱，主要病状有呼吸气短、
声音低弱、畏风、自汗、面色淡白等。　　肺気の虚弱をさ
し，主な症状は呼吸困难，声が低く弱い，風をいやがり，自

汗,顏色が淡白などがあること。

肺气壅塞 肺気壅塞 はいきようそく ⇒肺(fèi)气不宣

肺热 肺熱 はいねつ ⇒热(rè)邪阻肺

肺热喘咳 肺熱,喘咳となり 由外邪侵肺化热或内热引起。症见喘促、咳嗽、胸痛、身热、舌红苔黄腻、脉滑数等。　　外邪が肺に侵して熱に変化することによる。症状には喘息,咳嗽,胸痛,身熱,舌質が赤い,舌苔が黄膩,脈が滑数などが見られるもの。

肺热咳嗽 肺熱,咳嗽となり 由外邪侵肺化热或内热引起。症见咳嗽、痰黄、身热、舌红苔黄、脉数等。　外邪が肺を侵して熱に変化することによる。症状には咳嗽,痰が黄色い,身熱,舌質が赤い,舌苔が黄色い,脈が数などが見られるもの。

肺热叶焦 肺熱すれば葉焦す 热邪侵犯肺叶而出现枯萎病变。症状有咳嗽、吐脓血痰、咯血等。　熱邪が肺葉を侵して現れる枯れ萎(な)える病変。症状には咳嗽,膿血痰を吐く,咯血など。

肺肾两虚 肺腎,両虚なり 如肺气虚、肾阳虚可见呼吸困难、气喘、气促、自汗、咳嗽多痰。如肺肾阴虚可见干咳、气短、喉干、日晡潮热、腰痛、盗汗、遗精等。　肺気の虚,腎陽の虚であれば呼吸困難,喘息,短気,自汗,咳嗽,痰が多いなどが見られる。肺腎の陰虚であれば痰のないから咳,短気,喉が乾く,午後の潮熱,腰が痛み,盗汗,遺精などが見られること。

肺肾气虚 肺腎,気虚なり 肺肾两脏气虚的病变。主要症状有喘促气短、自汗易汗、腰痠膝软、形寒肢冷、或咳嗽多痰等。　肺腎の両臓の気虚の病変。主な症状は喘息,短気,自汗,汗が出易く,腰がだるい,足に力がない,寒がり,四肢が冷えあるいは咳嗽,痰が多いなどがあること。

肺肾同治 はいじんどうじ 对肺和肾同时进行治疗的方法。常用于肺肾阴虚、肺肾气虚证。　肺と腎に対して同時に治療を行う方法。ふつう肺腎陰虚と肺腎気虚に用いる。

肺肾相生 肺腎,相生す 肺属金,肾属水,金生水,二者是母子关系,故在生理和病理方面,肺与肾关系密切,可以互相影响。　肺は金に属し,腎は水に属し,金は水を生じ,両者が母と子の関係であり,故に生理あるいは病理において,肺と腎の関係が密切であり,お互いに影響を与えることがあること。

肺肾虚寒 肺腎,虚寒なり ⇒金(jīn)寒水冷

肺肾阴虚 肝腎,陰虚なり 肺肾两脏阴液不足的病变。主要症状有干咳、短气、咽喉干燥、腰痠腿软、骨蒸潮热、遗精盗汗等。　肺腎両臓の陰液が不足の病変。主な症状にはから咳,短気,咽喉が乾く,腰がだるい,足が弱い,骨蒸潮熱,遺精と盗汗など。

肺失清肃 肺,清粛を失う 常见肺病病机之一。可致咳嗽、气促、痰多、胸闷等症。　ふつう肺臓疾病に見られる病機の一つ。咳嗽,呼吸促迫,痰が多い,胸内苦悶感などの症状が現れるもの。

肺失肃降 肺,粛降を失う ⇒肺(fèi)失清粛

肺实 肺実 はいじつ 肺经邪实病变。　肺経の邪気が実である病証。

肺俞 はいゆ 穴位。主治:支气管炎、哮喘、肺炎、肺结核、盗汗等。　穴位。応用:気管支炎,喘息,肺炎,肺結核,盗汗など。

肺水 はいすい 五水之一。症见身体浮肿、呼吸不利。小便困难,大便鸭溏。　五水の一つ。症状には体が浮腫し,呼吸困難,小便困難,大便が鴨の糞の如く軟便などがある

こと。

肺痿 はいい 因肺阴损伤所致的一种慢性虚弱性疾患。症见咳嗽、吐白泡沫样痰、形体消瘦、精神萎靡、口唇干燥、脉象虚数等。　肺陰損傷による一種の慢性,衰弱性疾患。症状には咳嗽,白色泡沫痰を吐き,体が痩せ衰え,精神が衰えて活気を失い,口唇が乾燥し,脈象が虚數などが見られること。

肺恶寒 肺は寒を悪む 肺畏寒之意。肺主一身之表,外合皮毛,开窍于鼻,寒气侵袭,而易伤卫外的阳气,也可直接侵犯肺经。　肺は寒さを畏れる意味で,肺は全身の表を主り,外表では皮毛と合し,鼻に竅を開き,寒気は容易に犯され,表を防衛する陽を傷む,また直接に肺経を侵すこともできること。

肺系 肺糸 はいけい ①肺的附属器官,如鼻、咽喉、气管。②肺与喉咙相联系的部位。③喉道、气管。　①肺の附属器官,たとえば鼻,咽喉,気管。②肺と喉頭とが連絡している部位。③喉頭と気管。

肺痫 肺癎 はいかん 痫证的一种,由肺虚受邪,伤及肝肾所致。发作时面色灰白、目睛上视、惊跳、颈项反折、手松开、张口吐舌、声如羊叫。　癎証の一種である。肺虚のため,邪を受け,肝腎が傷つけられることによって生ずる。発作のときには顔色は灰白色となり,眼球は上視し,驚いて飛び上り,頸や項部(うなじ)がそり返り,手は開き,口をあけ,舌を出し,羊が鳴くような声を出すなどの症状があること。

肺消 はいしょう ⇒上(shàng)消

肺邪胁痛 肺邪脇痛 はいじゃきょうつう 肺受病邪所引起的胁痛。症见恶寒发热、咳嗽气喘、多痰、胁肋刺痛或咳引胁痛。　肺が邪を受けて脇痛になる。症状には悪寒発熱,咳嗽,喘息,痰が多い,脇部に刺すような痛み,あるいは咳による脇部の痛みなどが見られること。

肺虚 はいきょ 包括肺阴虚和肺气虚。　肺陰虚と肺気虚の両方を含むこと。

肺虚喘急 はいきょぜんきゅう 包括肺阴虚或肺阳虚的呼吸急促。　肺陰虚あるいは肺陽虚の両方の呼吸促迫を含んでいること。

肺虚咳嗽 はいきょがいそう 多因肺阴不足所致。症见咳嗽少痰或痰中带血、形体消瘦、心烦失眠、午后潮热、面红颧赤等。　多くは肺陰不足によるもの。症状には咳嗽,痰が少ない,あるいは痰の中に血があり,体が痩せ衰え,心煩,すなわち胸部がむかむかして気分が悪い,不眠,午後潮熱,顔面ことに頬部が赤いなどが見られること。

肺阴 肺陰 はいいん 又称肺津。滋润肺脏的阴液。　別称は肺津。肺臓を潤う陰液のこと。

肺阴虚 肺陰,虚なり 肺阴亏损所致的燥热证候。症见干咳、少痰、潮热盗汗、两颧潮红、手足心热、咽干音哑、舌质红干、脉细数等。　肺陰が欠損して,燥熱の証候が現われること。症状にはから咳,痰が少ない,潮熱,盗汗,ほほが赤く,手のひらと足のうらが熱い,喉が乾く,声がかれる,舌質が赤く乾燥し,脈象が細数などが見られること。

肺痈 肺癰 はいよう 肺部的痈疡。相当于肺脓肿或肺坏疽。　肺部にできる癰瘍。肺膿瘍あるいは肺壊疽に相当する。

肺与大肠相表里 肺と大腸は相い表裏す 肺为脏,属阴;大肠为腑,属阳。其经脉互相络属,互为表里。　肺は臓であり,陰に属し,大腸は腑であり,陽に属する,それらの経脈が互いに連絡する,互いに表裏の関係にあること。

肺燥 はいそう 燥邪伤肺或肺阴虚,伤津化燥的病变。

燥邪が肺を傷つけあるいは肺陰が虚になって津液を傷つけて燥となる病証。

肺胀 肺脹 はいちょう 肺气胀满或胀病。症见胸闷、咳嗽气喘、缺盆中痛。 肺气が脹満，あるいは脹病による病証。症状には胸内苦悶感，咳嗽，喘息と鎖骨上窩の痛みなどが見られること。

肺主皮毛 肺は皮毛を主(つかさど)る 肺与皮毛在生理上和病理上均有密切关系。肺气主表，合于皮毛。皮毛为一身的外卫，肺有散布卫气外卫肌表的机能。皮毛的散气作用也与肺司呼吸有密切关系。 肺と皮毛とが生理あるいは病理上みな密切な関係がある。肺気が表を主り，皮毛に合し，皮毛が一身の外衛であり，肺が衛気をひろめ，外で肌表を衛(まも)る機能があり，皮毛の散気する作用も亦肺の呼吸を司ることと密切な関係があること。

痱(痱)疮 痱(痱)瘡 ひ(ひ)そう 又称痱子、汗疹。 別称は痱子，汗疹。あせも。

痱子 ひし ⇒痱(fèi)(痱)瘡

FEN 分粉粪腊

fēn 分

分刺 ふんし 古代九刺法之一。针刺肌肉间隙部位，以泻其邪气，用以治疗肌肉疫痛与肌萎无力等。 古代の九刺法の一つ。筋肉間隙に針刺して邪気を瀉し，筋肉のだるい痛みと筋肉が萎縮と弱いなどを治療する場合に用いるもの。

分骨垫 分骨墊 ぶんこつでん 能使并列的双骨折分开的压垫。 並列する二か所の骨折を分離することのできる圧墊すなわち敷物。

分筋〔手法〕 ぶんきん〔しゅほう〕 推拿手法之一。能分离软组织粘连或解除筋结的一类手法。 推拿手法の一つ。軟部組織の癒着あるいは筋肉けいれんによる硬い結節などを解除する一種の手法。

分娩 ふんべん

分肉 ふんにく ①肌肉。②皮内近骨之肉。与骨相分者。③肌肉或肌肉层之间的界限。 ①筋肉。②皮膚の下で骨に近い肉と骨とを分けているもの。③筋肉あるいは筋肉層の間のさかい。

fěn 粉

粉萆薢 ふんひかい 中药。根茎入药。用于驱风利湿。 中薬。薬用部分は根茎。駆風，利湿の作用がある。

粉(酒)刺 ふん(しゅ)し 痤疮。 痤瘡。

粉防己 ふんぼうき ⇒防(fáng)己

粉瘤 ふんりゅう アテローム 粉瘤，皮脂のう(囊)泡。

fèn 粪腊

粪毒块 糞毒塊 ふんどくがい 钩虫性皮炎。 鉤虫性皮膚炎。

腊郁(菀) 憤鬱(菀) ふんうつ(えん) 胸中满闷伴有呼吸困难。 胸の中の脹満感が呼吸困難を伴うこと。

FENG 丰风枫封疯锋蜂冯凤

fēng 丰风枫封疯锋蜂

丰隆 豊隆 ほうりゅう 穴位。主治：痰多、癫痫、精神分裂症等。 穴位。応用：痰が多い，てんかん，精神分裂症など。

风 風 ふう ①六淫病邪之一。常与其他病邪结合而致病，如风寒、风热、风湿、风燥等。风为阳邪，其性善行而数变，发病常具游走性及多样性特点。②病证之一，如内风、风气内

动等。 ①六淫病邪の一つ。常に他の病邪といっしょに結合して病気になる。たとえば風寒，風熱，風湿，風燥などがある。風は陽邪であり，その性質が善く行動し，しばしば変る，発病の症状には游走性と多変性の特点があること。②病証の一つ。たとえば内風，風気内動などのこと。

风秘 風秘 ふうひ 风邪袭肺的便秘。可见于风热型感冒或中风。 風邪が肺を襲うことによる便秘。風熱型の感冒あるいは中風に見られること。

风(行)痹 風(行)痺 ふう(こう)ひ ⇒行(xíng)痹

风池 風池 ふうち 穴位。主治：感冒、头痛、眩晕、眼疾、高血压、失眠等。 穴位。応用：感冒，頭痛，眩暈(目まい)，眼の疾病，高血圧と不眠など。

风赤疮痍 風赤瘡痍 ふうせきそうい ①眼睑水泡性皮炎。②溃疡性睑缘炎。 ①眼瞼の水泡性皮膚炎。②潰瘍性眼瞼縁炎。

风搐 風搐 ふうちく 以手足动摇为主症的疾患。症见手足震颤，不能持物和步履，口开目张，扯动不已，夜卧发热，遍身燥痒，或见目眩，角弓反张。 手足が動揺することを主な症状とする疾患。症状として手足が震え，手で物を持つあるいは歩くことができず，口を開き，眼をみ張り，攣縮し，夜に発熱と全身が痒く感じ，あるいは目まい，反弓緊張などが見られること。

风耳 風耳 ふうじ 耳中流出红色脓液。 耳の中から赤色の膿汁が出る病証。

风痱 風痱 ふうひ 中风后偏瘫。 中風の後に片麻痺が現われる病証。

风府 風府 ふうふ 穴位。主治：精神病、中风等。 穴位。応用：精神疾病，中風など。

风疳 風疳 ふうかん ⇒肝(gān)疳

风关 風関 ふうかん 诊察小儿指纹的部位名称。食指桡侧的表浅静脉的手指第一节的部位。 小児の指紋を診察する部位の名称。すなわち食指橈側にある浅層静脈の指の第一節の部位。

风寒 風寒 ふうかん ⇒①风(fēng)寒邪〔气〕。②⇒风(fēng)寒证。

风寒喘〔急〕 風寒の喘〔急〕 又称风寒外束喘。感受风寒，内郁于肝而致的喘急。症见呼吸气急、发热无汗。 別称は風寒外束喘。風寒を感受して，内へ肝に鬱滞して喘息になる。症状には呼吸促迫，発熱，汗がないなどがあること。

风寒耳聋 風寒の耳聾 风寒束表所致耳聋。症见头痛、身痛、恶寒发热、无汗、鼻塞、耳鸣、耳聋。 風寒が表を束縛することによる耳聾。症状には頭痛，体が痛み，悪寒発熱，汗がない，鼻が詰り，耳鳴，耳聾などが見られること。

风寒感冒 風寒の感冒 感冒的一个证型。为感受风寒邪气而发病。症见发热、恶寒、头痛、鼻塞、流清涕、口不渴、舌苔薄白等。 感冒の一つの証型。風寒の邪を感受することによって発病する。症状には発熱，悪寒，頭痛，鼻が詰り，稀薄な鼻汁が出る，口は渇かない，舌苔は薄く白色などが見られること。

风寒咳嗽 風寒の咳嗽 因风寒犯肺，肺气不宣所致。症见咳嗽痰稀、鼻塞流涕、声重、恶寒或头痛、骨节痠痛、寒热无汗、舌苔薄白、脉浮等。 風寒が肺を犯し，肺気を宣発することができないことによる。症状には咳嗽，痰が薄い，鼻が詰り，鼻汁が出る，声が重い，悪寒があり，あるいは頭痛，関節がだるく痛み，悪寒発熱が汗を伴わない，舌苔は薄く白色，脈は浮などが見られること。

风寒湿痹 風、寒、湿による痺 风寒湿三种邪气结合所致

的痹证。　　　　風,寒,湿の三種類の邪気が結合することによる痹証。

风寒湿〔邪〕　風寒湿〔邪〕　ふうかんしつ〔じゃ〕　　　風、寒、湿三种病因交加的致病因素。　　　風,寒,湿の三種類の邪気がいっしょに交って疾病になる素因。

风寒束肺　風寒,肺を束する　　　风寒侵袭于肺的证候。症见恶寒、鼻塞、声重、喷嚏、流清鼻涕、咳嗽、吐痰清稀、头痛、舌苔薄白、脉浮等。　　　風寒が肺を侵襲する症候。症状には悪寒,鼻が詰り,声が重い,くしゃみ,水ばながある,咳嗽,痰が薄い,頭痛,舌苔が薄白い,脈象が浮などが見られること。

风寒头痛　風寒の頭痛　　　外感风寒而引起的头痛,联及项背、恶风寒、骨节痠痛、流清鼻涕、舌苔薄白、脉浮等。　　　風寒の外邪を感受することによる頭痛,その頭痛が項(う)なじと背部にも放散し,風寒をいやがり,関節がだる痛み,澄んだ鼻汁が出る,舌苔が薄白い,脈象が浮など。

风寒外束喘　風寒,外束による喘　⇒风(fēng)寒喘〔急〕

风寒邪〔气〕　風寒の邪〔気〕　　　风与寒相结合的病邪。　　　風と寒が結合した病邪。

风寒胁痛　風寒の脇痛　　　又称感冒胁痛。因风寒所致胁痛。症见寒热、胁肋疼痛、口苦、干呕、脉弦等。　　　別称は感冒脇痛。風寒による脅痛。症状には悪寒,発熱,脅肋が疼痛,口が苦い,からえずき,脈象が弦などが見られること。

风寒眩晕　風寒の眩暈　　　包括风邪眩晕与寒邪眩晕两种。前者症见头痛、额痛、骨节烦痛、身热多汗、上气喘逆、躁扰时眩;后者症见身热无汗、恶寒拘紧、头痛身痛、时时眩晕。　　　風邪の眩暈と寒邪の眩暈の二種類がある。前者の症状には,頭痛,前頭痛,関節疼痛,身熱,汗が多い,呼吸困難,煩躁,ときには目まいなど。後者の症状には,身熱,汗がない,悪寒,拘緊すなわち四肢が引きつって屈伸しにくい,頭痛,身痛,ときには目まいなど。

风寒牙痛　風寒の牙痛　　　因风寒所致牙痛。症见牙痛、恶风寒、骨节痠痛、鼻流清涕、舌苔薄白、脉浮等。　　　風寒による歯痛。症状には歯痛,風寒をいやがり,関節がだる痛み,澄んだ鼻水が出る。舌苔が薄くて白い,脈象が浮などが見られること。

风寒咽痹　風寒の咽痹　　　因风寒所致急性咽炎。　　　風寒による急性咽頭炎。

风寒证　風寒証　ふうかんしょう　　　风寒病邪所致。症见恶寒重、发热轻、头痛、身痛、鼻塞、流涕、舌苔薄白、脉浮紧。　　　風寒の病邪による。症状には悪寒がひどいが発熱は大したことはなく,頭痛,全身の痛み,鼻が詰り,鼻水が出る,舌苔が薄白い,脈象が浮緊を呈するなど。

风火　風火　ふうか　　　①风火病邪交加的致病因素。②气功用语。练气功中火指神意,风指呼吸。　　　①風と火の病邪がいっしょに交って疾病の素因となること。②気功の用語。気功の鍛煉するとき,火は神意をさし,風は呼吸のこと。

风火疬　風火癧　ふうかれき　　　急性颈淋巴结炎。　　　急性頚部リンパ節炎。

风火相煽　風火相煽す　　　急性热病的极期阶段。既见高热,又见惊厥、抽搐等病理现象　　　急性熱病の最盛時期に高熱があり,驚厥とひきつけなどのある病証。

风火牙痛　風火の牙痛　　　牙痛之由于风火之病证。　　　歯痛が風火による病証。

风火眼〔痛〕　風火眼〔痛〕　ふうかがん〔つう〕　　　又称火眼。风火所致眼痛。症见目赤肿痛、作痒多泪、畏风避日,相当于急性结膜炎。　　　別称は火眼。風火による眼の痛むこと。症状には目が赤く腫れ痛み,痒く感じ,涙が多い,風を畏れ,日光を避けるなどが見られ,急性結膜炎に相当するもの。

风家　風家　ふうか　　　①易患感冒的人。②感冒病人。③中风的病人。　　　①感冒になり易い人。②感冒の患者。③卒中の患者。

风痉　風痙　ふうけい　　　①由于感风寒湿邪所致。症见突然跌倒、身背强直、口噤不开、如痫状,反复发作。②⇒蓐(rú)风　　　①風寒湿を感受することによる。症状には突然に倒れ,体が背部に強張り,牙関緊急,てんかんの如く症状が繰り返して発作する病証。

风疽　風疽　ふうそ　　　相当于慢性湿疹。　　　慢性湿疹に相当する。

风科　風科　ふうか　　　元十三科之一。古代医学治疗风邪所致疾病的专科。　　　元の十三科の一つ。古代医学において風邪による疾病を治療する専門科。

风疬　風癧　ふうれき　　　瘰疬。淋巴结肿大的一种。多由风邪引起,形小而痒。　　　瘰癧。リンパ節腫の一種。多くは風邪による,形は小さく痒い感じがあるもの。

风痢　風痢　ふうり　　　与感受风邪有关的一种痢疾。其临床特点是先泻后痢、肠鸣腹痛,或纯下鲜血而有里急后重感。　　　風邪を感受することと関係のある一種の痢疾。その臨床特徴は,最初に下痢をして後に痢疾のような膿血便があり,腹鳴,腹痛,あるいは鮮血便がしぶり腹を伴うこと。

风聋　風聾　ふうろう　　　因感受风邪所致耳聋。　　　風邪を感受することによる耳聾。

风轮　風輪　ふうりん　　　为五轮之一。指黑睛,包括角膜、前房和虹膜。　　　五輪の一つ。眼球の黒い部位。角膜,前房と虹彩を含む。

风轮赤豆　風輪赤豆　ふうりんせきとう　　　①小疱性角膜炎。②眼球结膜充血。　　　①フリクテン性角膜炎。②眼球結膜充血。

风门　風門　ふうもん　　　穴位。主治:感冒恶风、哮喘等。　　　穴位。応用:感冒,風をいやがり,喘息など。

风疟　風瘧　ふうぎゃく　　　夏季贪凉受风,又感疟邪。症见先寒后热、寒少热多、头痛、烦躁。　　　夏に涼しいことをほしがり,風邪を感受し,その上に瘧疾が発生すること。症状には先に寒があって後に熱が現われ,寒が少く熱が多い,頭痛,煩躁などが見られること。

风起喎偏　風起喎偏　ふうきかへん　　　又称风引喎斜,系风中经络所致。眼、颊及唇均可偏歪一侧,且可不自主地颤动,视一为二,目赤流泪,甚或半身不遂等。　　　別称は風引喎斜。風が経絡にあたることによる。眼,ほほと唇がみな片側に歪み,また被動的に震え,復視,眼が赤色になり,涙が流し,ひどいものは片麻痺になること。

风气内动　風気,内動す　　　出现眩晕、抽搐、昏仆及口眼喎斜、两目上视等神经系统症状。　　　眩暈(目まい),ひきつけ,昏倒と口,眼が歪み,両眼が上視するなどの神経症状が現れるもの。

风牵出睑　風牽出瞼　ふうけんしゅっけん　⇒睥(pì)翻粘睑

风牵偏视　風牽偏視　ふうけんへんし　　　又称风牵喎斜。麻痹性斜视。　　　別称は風牽喎斜。麻痺性斜視。

风牵喎斜　風牽喎斜　ふうけんかしゃ　⇒风(fēng)牵偏视

风热　風熱　ふうねつ　　　①　⇒风(fēng)热〔邪气〕。②⇒风(fēng)热证。

风热疮　風熱瘡　ふうねつそう　　类似玫瑰糠疹。　ばら色糠糠(ひこう)疹に類似するもの。

风热耳聋　風熱の耳聾　　風熱上攻所致。症见头痛、鼻塞、耳鸣、耳聋。　　風熱の邪が上へ攻めることによる。症状には頭痛、鼻が詰り、耳に痛みがあり、耳鳴と耳聾などが見られるもの。

风热感冒　風熱の感冒　　为感受风热邪气而发病。症见发热、头痛、自汗、微恶风寒、咽喉疼痛、口渴、舌边尖红、苔薄白或微黄等。　　風熱の邪気を感受することによって発病する。症状には発熱、頭痛、口渴、舌の縁と舌尖が赤い、舌苔が薄白いあるいはやや黄色いなどが見られるもの。

风热喉痹　風熱喉痹　ふうねつこうひ　　类似急性咽炎。急性咽頭炎に類似するもの。

风热惊悸　風熱驚悸　ふうねつきょうき　　小儿因风热所致的惊悸。多有惊不安。惊不已则悸动不止。　　小児が風熱による驚悸。多くは驚いて落ち着かない。驚きが止らないならば動悸が高ぶり、止らないなどが見られるもの。

风热咳嗽　風熱咳嗽　ふうねつがいそう　　因风热犯肺、肺失清肃所致。症见咳嗽痰稠、身热、汗出、恶风、口干、咽痛、鼻流黄涕、苔薄、脉浮数等。　　風熱が肺を犯し、肺が清粛を失うことによる。症状には咳嗽、痰か粘稠で身熱があり、汗が出て、風をいやがり、口が乾く、咽頭に痛みがあり、黄色い鼻汁が出る、舌苔が薄く、脈が浮数などが見られる。

风热乳蛾　風熱乳蛾　ふうねつにゅうが　　风热所致急性扁桃腺炎。　　風熱の邪気による急性扁桃炎。

风热头痛　風熱頭痛　ふうねつずつう　　风热之邪所致。症见头部胀痛、恶风、发热、或鼻塞流涕或齿痛或目赤面红、口渴喜饮、便秘溺赤、舌苔薄黄、脉浮数。　　風熱の邪気による頭痛。症状には頭が腫れ痛み、風をいやがり、発熱あるいは鼻が詰り、鼻水が出るあるいは歯痛があり、あるいは目と顔の色が赤く、口渴で水を飲みだがり、便秘、小便が赤色、舌苔が薄黄色い、脈が浮数などが見られる。

风热〔邪气〕　風熱〔邪気〕　ふうねつじゃき　　风邪与热邪相交加而成的致病因素。　　風邪と熱邪がいっしょに交って疾病の素因となること。

风热眩运　風熱眩運　ふうねつげんうん　　因风热上壅所致。症见头目昏眩、甚至旋晕欲倒、胸中不舒、呕吐等。　　風熱が上でつまることによる。症状には目まい、目がくらんで倒りそうになる、胸内苦悶感、嘔吐などが見られるもの。

风热牙疳　風熱牙疳　ふうねつがかん　　风热之邪所引起的溃疡性牙龈炎。　　風熱の邪による潰瘍性歯肉炎。

风热牙痛　風熱牙痛　ふうわつがつう　　风热之邪所引起的牙痛。　　風熱の邪による歯痛。

风热咽痹　風熱咽痹　ふうねつえんぴ　　风热之邪所引起的急性咽炎。　　風熱の邪による急性咽頭炎。

风热腰痛　風熱腰痛　ふうねつようつう　　由风热之邪所引起之腰痛。症见腰痛强急、牵连脚膝、口渴、脉数等。　　風熱の邪により引き起される腰痛。症状には腰部が痛み強張り、脚と膝に波及し、口渴、脈が数などが見られるもの。

风热〔证〕　風熱〔証〕　ふうねつ〔しょう〕　　因风邪挟热所致。以发热重、恶寒轻、口微渴、舌边红、苔薄微黄、脉浮数为特征。　　風邪に熱が加わることによる。発熱がひどいが悪寒は大したことはない、口がやや渴く、舌縁が赤色、舌苔が薄くやや黄ばみ、脈象が浮数を特徴とすること。

风瘙痒　風瘙痒　ふうそうよう　　皮肤瘙痒症。　皮膚瘙痒症。

风痧　風痧　ふうさ　　⇒风(fēng)疹

风胜则动　風が勝れば動　　内风胜引起非意识运动、如眩晕、抽风、震颤等。　　内風の盛んであることによる不随意運動。たとえば眩暈(目まい)、ひきつけ、振戦など。

风湿　風湿　ふうしつ　　①⇒风(fēng)湿〔邪气〕。②⇒风(fēng)湿〔证〕

风湿热　風湿熱　ふうしつねつ　　①风、湿、热三种邪气结合起来做为致病的原因。②风、湿、热三种病因所致的病证。　　①風、湿、熱三種類の邪気がいっしょに結合して病因となること。②風、湿、熱三つの病因による病証。

风湿头痛　風湿頭痛　ふうしつずつう　　由风邪外袭、湿浊上蒙所致。症见头痛如裹、肢体困重、胸闷腹胀、恶心纳呆、口干少饮、苔腻、脉濡或浮缓。　　風邪が外から襲い、湿濁が上をおおうことによる。症状には頭痛が布で縛られた感じがあり、四肢と体が重たい、胸内苦悶感と腹部膨満感があり、悪心、食欲不振、口が乾くが、飲水が少ない、舌苔が膩、脈象が濡あるいは浮緩などが見られる。

风湿相搏　風湿、相搏つ　　风邪和湿邪相互结合为患、常致肌肉疼痛、关节疼痛等。　　風邪と湿邪がお互いに撃ち合って疾病となる。ふつう筋肉が痛み、関節が痛むなどが見られる。

风湿〔邪气〕　風湿〔邪気〕　ふうしつ〔じゃき〕　　风邪与湿邪交加的致病因素。　　風邪と湿邪がいっしょに交って病因になること。

风湿腰痛　風湿腰痛　ふうしつようつう　　多因卧湿受风、或肾虚风湿乘袭、留滞经络所致。症见腰背拘急、痠重疼痛、活动不利、或发热恶风、或浮肿、脉浮涩等。　　多くは湿っている場所で寝る、あるいは腎が虚の場合、風湿がその虚に乗じて襲って、経絡に停滞することによる。症状には腰背部に強張り、だるく痛み、運動が順調でない、あるいは発熱、風をいやがり、あるいは浮腫がある、脈象が浮、渋などが見られること。

风湿〔证〕　風湿〔証〕　ふうしつ〔しょう〕　　因感受风湿病邪、有关节、肌肉、骨骼疼痛、屈伸不利等症状。　　風湿病邪に感受することによる。関節、筋肉、骨格の痛み、関節の屈伸が順調でないなどの症状が見られること。

风市　風市　ふうし　　穴位。主治：下肢瘫痪、下肢外侧麻木、荨麻疹等。　　穴位。応用：下肢麻痺、下肢の外側の痺れ感、蕁麻疹など。

风水　風水　ふうすい　　水肿之一。多由风邪侵袭。主要表现为发病急骤、关节疼痛、发热、怕风、浮肿(以头面部较甚)、脉浮等。　　水腫の一つ。多くは風邪に襲われることによる。主な症状は発病が急激で、関節の疼痛、発熱、風を恐れ、頭部と顔面部に浮腫がひどい、脈象が浮などが見られること。

风嗽　風嗽　ふうそう　　⇒伤(shāng)风咳嗽

风痰　風痰　ふうたん　　素有痰疾、因感受风邪或因风热佛郁而发。　　平素、痰による疾病があり、風邪を感受し、あるいは風熱の邪が鬱滞することによって発病するもの。

风痰痉　風痰痙　ふうたんし　　痉病的一种。因风痰壅滞经络所致。症见口眼喎澼、手足振摇或搐搦、甚者神昏不省。　　痙病の一種。風痰が経絡に鬱滞することによる。症状には口と眼が歪み、手足が振戦し、あるいはひきつり、ひどいのは昏睡に陥って意識不明になること。

风痰头痛　風痰頭痛　ふうたんずつう　　因痰所致的头痛。症见头晕、目闭不欲开、懒言、身重体倦、胸闷恶心、或两颊青黄或吐痰涎。　　風痰による頭痛。症状には頭痛、眩

晕（目まい），目を閉ぢて開きたくない，話しもしたくない，身体が重たく，疲れる感じ，胸内苦悶感，悪心あるいは両側のほほが青黄色く，あるいは痰涎を吐くなどが見られること。

风痰眩晕〔运〕 風痰眩暈〔運〕 ふうたんげんうん〔うん〕
　　風痰塞阻所致的眩晕。症见头晕头痛、两目昏花、肩背拘急、身重多睡、胸闷心悸、呕吐痰涎等。　　風痰に阻まれたことによる眩暈（目まい）。症状には頭がくらくらして痛み，目がかすみ，肩背部が強張り，体が重たい，多眠，胸内苦悶感，心悸，痰涎を嘔吐するなどが見られること。

风温 風温 ふうおん　①⇒风（fēng）温〔邪气〕。②⇒风（fēng）温证

风温痉 風温痙 ふうおんけい　　風温病証中出现的痉証。　　風温病証の場合に現れる痙証。

风温〔邪气〕 風温〔邪気〕 ふうおん〔じゃき〕　風邪与温邪交加的致病因素。　　風邪と温邪がいっしょになって疾病の素因となるもの。

风温〔证〕 風温〔証〕 ふうおん〔しょう〕　　一般指冬春两季因感受风温病邪而发生的一类急性热病。其临床特点为：初期有发热恶寒、口渴、自汗咳嗽、头痛等症状。在病变过程中易出现神志昏迷及皮肤发斑等症。　　ふつう冬，春の季節における風温病邪を感受して発生する一種類の急性熱病をさす。その臨床特徴は初期に発熱，悪寒（寒さをいやがる），口が渇く，自汗，咳嗽，頭痛などの症状が見られる。経過中にしばしば昏睡と皮膚に斑疹ができるなどの症状が現れること。

风弦赤烂 風弦赤爛 ふうげんせきらん　　⇒眼（yǎn）弦赤烂

风痫 風癇 ふうかん　①急性幼儿痉挛。②发作时有项强直视、不省人事、牙关紧闭等的证候。　　①急性の幼児けいれん。②発作のとき，項（うなじ）が強張り，目が直視し，人事不省，牙関緊急などのある証候。

风消 風消 ふうしょう　　因情志郁闷、心神耗散、而见发热、肌肉日渐消瘦。男子可见亡血、失精，妇女兼见经闭、血溢。　　情志の鬱結により，心神が消耗されて発熱が見られ，筋肉が日増しに痩せ衰える。男子が亡血と失精を兼ね，婦人は月経閉止と出血を兼ねることが見られること。

风邪眩晕 風邪眩暈 ふうじゃげんうん　　⇒风（fēng）寒眩晕

风泻 風瀉 ふうしゃ　感受风邪而引起的泄泻。恶风自汗、头痛发热、脉浮。　風邪を感受することによる泄瀉（下痢）。風をいやがり，自汗，頭痛，発熱，脈が浮などが見られること。

风心痛 風心痛 ふうしんつう　风冷邪气乘虚内干所致。症见心痛而肋下鸣转、喉中妨食不消、胸满、短气、吐涎等。　風冷の邪気が虚に乗じて体内を侵すことによる。症状には心（心窩部）が痛み，肋下部に腹鳴があり，喉に食べものが順調に下らない，胸部膨満感と呼吸困難があり，よだれを吐くなどが見られること。

风癣 風癬 ふうせん　体癣。　躯干白輪癬。

风眩 風眩 ふうげん　体虚，风邪入脑所致。症见：头晕眼花、呕逆，甚则厥逆，发作无常，伴有肢体疼痛等。　体が虚であるときに風邪が脳に入ることによる。症状には目まい，目がかすむ，嘔吐，ひどいものは厥逆すなわち手足が冷たくなる。発作に規律がなく，肢体の疼痛を伴うなどが見られること。

风眼 風眼 ふうがん　以风证为主的眼病。　風の症状を主とする眼病。

风懿〔瘖〕 風懿〔瘖〕 ふうい〔い〕　　中风证之一。突然昏倒、不能言语，喉中有阻塞感和痰鸣声。　中風証の一つ。主に突然昏倒し，言語障害，喉に塞がれる感じと痰鳴音があるもの。

风引㖞斜 風引㖞斜 ふういんかしゃ　　⇒风（fēng）起㖞偏

风瘾疹 風癮疹 ふういんしん　　荨麻疹。　蕁麻疹。

风燥 風燥 ふうそう　①风、燥相结合的邪气。②⇒风燥〔证〕　①風と燥の二種の邪気の結合したもの。②⇒風燥〔証〕

风燥〔证〕 風燥〔証〕 ふうそう〔しょう〕　　秋季感受风邪与燥邪引起的证候。表现为发热、恶寒无汗、咽干唇燥等。　秋に風邪と燥邪を感受することによる証候。発熱，寒さをいやがり，汗がない，喉と唇が乾く感じなどが現れるもの。

风疹 風疹 ふうしん　又称风痧。　別称は風痧。

风疰牙痛 風疰牙痛 ふうしゅがつう　　因风邪而引起的龋齿疼痛。　風邪による齲齒の痛み。

枫香脂 楓香脂 ふうこうし　　中药。树脂入药。用于活血、生肌、止痛、解毒。　中薬。薬用部分は樹脂。活血，生肌，止痛，解毒の作用がある。

封藏失职 封蔵、職を失う　　肾有贮藏精气的功能而主二便。如肾气不固，出现遗清早泄、小便失禁、夜尿频多、黎明前泄泻等症。　腎に精気を貯蔵する機能があり，大便と小便を主（つかさど）る。もし，腎気が固まらないと，遺精，早漏，小便が失禁，夜に尿が頻り，夜明け前の下痢などの症状が現われる。

封髓丹 封髓丹 ほうずいたん　　方剂。成分：砂仁、黄柏、炙甘草。主治：肾火妄动而致梦遗失精。　方剤。薬物構成：砂仁，黄柏，炙甘草。応用：腎火が勝手に動き廻ることによる夢を見て遺精する病症。

疯犬咬伤 瘋犬咬傷 ふうけんこうしょう　　狂犬咬伤。　狂犬による咬傷。

锋针 鋒鍼 ほうしん　　古代九针之一。针尖锋利，三面有刃，针长一寸六分，现今称三棱针。多用于刺络、散刺、排刺，使少量出血。治疗痈肿。急性热病，急性胃肠炎等。　古代の九針の一つ。針先は三稜状を呈し，長さは1寸6分，現代は三稜針と呼ばれている。主として刺絡，散刺，排刺に用い，小量の出血させる場合に用いる。癰腫，急性熱病，急性胃腸炎などの治療に用いるもの。

蜂房 蜂房 ほうぼう　　中药。蜂巢入药。祛风、攻毒。　中薬。薬用部分は蜂の巣。祛風，攻毒の作用がある。

蜂蜡 蜂蠟 ほうろう　　中药。蜡质入药。用于收涩、生肌、止痛。　中薬。薬用部分は蠟。収渋，生肌，止痛の作用かある。

蜂瘘 蜂瘻 ほうろう　颈部生瘰疬。溃后流脓。相当于颈淋巴结结核。　頸部にできる瘰癧。つぶれた後に膿が出る。頸部リンパ節結核に相当する。

蜂蜜 ほうみつ　中药。用于滋养补中、润肠滑肠、解毒。　中薬。滋養，補中，潤肺，滑腸と解毒の作用がある。

蜂螫伤 蜂螫傷 ほうせきしょう　蜂螫所致外伤。　蜂に刺されて外傷になること

féng　冯

冯楚瞻 馮楚瞻 ひょうそせん　⇒冯（féng）兆张

冯兆张 馮兆張 ひょうちょうちょう　17世纪清代医家。长于儿科。编成《冯氏锦囊秘录》（1702）。　17世紀の清の医家である。小児科に長じる。「馮氏錦囊秘録」を著した（1702）。

fèng 凤

凤凰衣 鳳凰衣 ほうおうい 中药。鸡卵膜入药。用于润肺、止咳。 中薬。薬用部分は鶏卵の膜。潤肺、止咳の作用がある。

凤尾草 鳳尾草 ほうびそう 中药。全茎入药。用于清热利湿、凉血解毒。 中薬。薬用部分は全茎。清熱利湿、凉血と解毒の作用がある。

FO 佛

fó 佛

佛甲草 仏甲草 ぶっこうそう 中药。全草入药。用于清热、解毒。消肿、止血。 中薬。薬用部分は全茎。清熱、解毒、消腫、止血の作用がある。

佛手 仏手 ぶっしゅ 中药。果入药。用于行气止痛、健胃化痰。 中薬。薬用部分は果実。行気、止痛、健胃、化痰の作用がある。

FU 肤跗敷伏芙扶茯浮福呎府俯釜辅腑腐妇附复傅腹蝮覆

fū 肤跗敷

肤胀(肿) 膚脹(腫) ふちょう(しゅ) 寒气留滞在皮肤内而出现肿胀的病症。其特点是:腹胀。叩之中空不实,全身浮肿,按之凹陷等。 寒気が皮膚内に滞って腫脹の現れる病症。その特点は腹脹,たたくと中空で実音がない,全身浮腫,抑えると陥凹ができるなどがあること。

跗 ふ 足背。 足の甲。

跗骨伤 跗骨傷 ふこつしょう 跗骨骨折。 足根骨の骨折。

跗阳 跗陽 ふよう 穴位。主治:头痛、腰骶痛、踝关节炎等。 穴位。応用:頭痛,腰仙部痛,足関節炎など。

跗(趺)阳脉 跗(趺)陽脈 ふ(ふ)ようみゃく 在足背胫前动脉搏动处。 足の甲に脛骨の前に動脈が拍動する部位。

跗肿 跗腫 ふしゅ 足背浮肿。 足背の浮腫。

敷贴〔法〕 敷貼〔法〕 ふちょうほう ⇒敷(fū)药〔法〕

敷药〔法〕 敷薬〔法〕 ふやく〔ほう〕 把新鲜植物药捣烂成泥,或用药物研成粉末,加酒,或蜜或醋等调成糊状,敷在体表病变部位。常用于外伤后局部肿痛及其他治疗目的。 新鮮な薬用植物をどろ状に搗きあるいは薬物を粉末にして酒あるいは蜂蜜あるいは醋などでどろ状にし,そして体表病変の部位に敷く。ふつう外傷の後の局所の腫脹,疼痛とその他の治療に用いること。

fú 伏芙扶茯浮福

伏冲 伏衝 ふくしょう 冲脉循行进入椎骨的部分。 冲脈が循行する中に脊椎骨内に入る部分。

伏虫病 ふくちゅうびょう 寄生虫病。包括钩虫病。 寄生虫病。鉤虫病を含む。

伏瘕 ふくか 古病名。主要症状为下腹部有时出现包块,但又可自行消散,伴腹痛、便秘等。 古代の病名。主な症状にはときに下腹部に塊ができ,しかし自然に消えることがあり,腹痛,便秘などを伴うこと。

伏梁 ふくりょう 即心积。五积之一。上腹部的肿块。 すなわち心積。五積の一つ。上腹部の腫塊。

伏脉 伏脈 ふくみゃく 脉来隐状,重按着骨始得,较沉脉部位更深。可见于厥证剧痛及邪气内闭之证候。 脈が深く隠れており,強く骨に着くほど力を入れて押えてか

らはじめて触られ,沈脈よりも深い,厥証,劇痛,あるいは邪気が内部に閉塞する証候。

伏气 伏気 ふくき 病邪潜伏体内,经过相当时间才发作的症证。 病邪が体内に伏蔵されており,一定の時期を経てから発病すること。

伏气温病 伏気の温病 又称晚发。感受时气温邪后潜伏于里,待时而发的一类温病。其特点是初起便见里热证候。 別称は晚発。時気の温邪を感受してから裏に蘊(こ)もり潜伏し,一定の時間になると発病する一種の温病。その特徴は発病するとすぐ裏熱証が見られること。

伏热 伏熱 ふくねつ 泛指热邪伏于体内而致病。 ひろく熱邪が内伏のために起きる病証。

伏热在里 伏熱、裏に在り 热邪伏于体内,表现心烦、口渴口臭。尿赤、便秘、舌质红、苔黄等。 熱邪が体に内伏し,心煩すなわち胸部がほてってむかむかし,口渴,口臭,小便が赤色,便秘,舌質が赤色,苔が黄色いなどが見られること。

伏暑 ふくしょ 夏受暑,邪留伏体内,秋后发作的病证。 夏に人体が暑邪を感受して,邪気が体内に潜伏し,秋に発病する病証。

伏(宿)痰 ふく(しゅく)たん 停积在体内较久的痰饮。 久しく体内に停滞する痰飲。

伏兔 伏兎 ふくと ①伸腿时,股部前面肌肉的最高隆起部。因其状如伏兔而得名。②穴位。主治:下肢瘫痪,半身不遂等。 ①下肢を伸ばしたときに前面の筋肉の最も高く隆起した部位。兎が体を低くしているようであるからこの名がある。②穴位。応用:下肢麻痺,片麻痺など。

伏邪 ふくじゃ ⇒伏(fú)气

伏饮 伏飲 ふくいん 其临床特征是腰痠背痛、胸胁胀满、咳嗽呕吐,伴见恶寒发热等。且具有反复发作性。 その臨床特徴は腰背部がだるく痛む,胸脇部が脹満し,咳嗽,嘔吐などと悪寒発熱を伴い,常に発作を繰り返すこと。

芙蓉叶 芙蓉葉 ふようよう 中药。叶入药。用于清肺、凉血、消炎、解毒、消肿、排脓。 中薬。薬用部分は葉。清肺,凉血,消炎,解毒,消腫,排膿の作用がある。

扶突 ふとつ 穴位。主治:咽喉痛、声音嘶哑、吞咽困难等。 穴位。応用:咽頭痛,声がかれる,呑咽困難など。

扶(助)阳 扶(助)陽 ふ(じょ)よう 用温阳药物扶助阳气,使阳气不虚的方法。 温陽の薬物を使って陽気を扶け,陽気が虚にならないようにする方法。

扶阳化浊 扶陽、濁を化す 使用扶阳药物以化除湿浊的治法。 陽を扶ける薬物で湿濁を除去する治療方法。

扶阳退阴 扶陽、陰を退く 使用扶阳药物,助长阳气以清除阴盛的治法。 陽を扶ける薬物を用いて陽気を助長して,陰気の盛んなのを除去する治療方法。

扶正 ふせい 用药物扶助患者正气,使正气加强的治法。 薬物を使って患者の正気を扶け,正気を強化する治療方法。

扶正固本 扶正,本を固める 使用扶正药物扶助正气,恢复人体正常功能,以固根本。 正を扶ける薬物を使って正気を扶け,あるいは人体の正常な機能を回復させ,正気である根本を固める治療方法。

扶正祛邪 正を扶け邪を祛す 使用药物扶助正气,使正气加强以消除病邪,祛邪则又能进一步扶助正气。 薬物を使って正気を助長し,正気を強化して病邪を除去する,病邪を駆除することはさらに正気を扶けることになるこ

と。

茯苓 茯苓 ぶくりょう　　中药.菌核入药.用于利水渗湿、健脾、宁心安神。　　中藥.薬用部分は菌核.利水,渗湿,健脾,寧心と安神の作用がある。

茯苓皮 茯苓皮 ぶくりょうひ　　中药.菌核外皮入药.用于利水消肿。　　中藥.薬用部分は菌核の外皮.利水,消腫の作用がある。

茯神 ぶくしん　　中药.抱木菌核入药.用于健脾、宁心安神。　　中藥.薬用部分は樹木の根の入る菌核.健脾,寧心と安神の作用がある。

浮白 ふはく　　穴位.主治:耳鸣、耳聋、头痛等。　　穴位.応用:耳鳴,耳聾,頭痛などを治療する作用がある。

浮刺 ふし　　十二刺法之一.用于治疗由寒邪所致的肌肉痉挛,从患处的侧旁进行浅刺。　　十二刺法の一つ.寒邪による筋肉けいれんを治療する場合に用いる.その刺法は患部の側方から淺刺すること。

浮海石 ふかいせき　　中药.骨骼入药.用于清肺化痰、软坚散结。　　中藥.薬用部分は骨格.清肺,化痰,軟堅と散結の作用がある。

浮络 浮絡 ふらく　　位于浅表皮肤的络脉.临床往往可根据某些浮络色泽和形态的改变来诊断病证.如脉色青,则寒且痛;亦则有热等.小可取浮络点刺放血,治疗某些外感热证。　　皮膚の淺層を通っている絡脈,ここでは小血管叢をさす,絡脈の色,つやと形態の変化によって病証を診断する.たとえば脈は青色であれば寒,しかも痛みがあり,赤色であれば熱があるなど.浮絡を点刺,放血して一部の外感熱証を治療することもできること。

浮脉 浮脈 ふみゃく　　脉末轻取即得,重取稍弱,主病在表。　　指を軽く触れるだけで拍動を感じ,強く押さえるとかえって弱くなる.主に病は表にあることを表すこと。

浮萍 ふへい　　中药.全草入药.用于发汗、透疹、祛风、利湿。　　中藥.薬用部分は全株.発汗,透疹,祛風と利湿の作用がある。

浮热 浮熱 ふねつ　　①外感初期的表热.②阴寒盛于内,虚阳浮于外的假热。　　①外感初期の表熱をさす.②陰寒が内部で盛んであり,微弱な陽気が体表に浮き出ている仮熱,すなわち真の熱でない現象。

浮石 ふせき　　⇒浮(fú)海石

浮郄 ふげき　　穴位.主治:膀胱炎、便秘、下肢瘫痪等。　　穴位.応用:膀胱炎,便秘,下肢麻痺など。

浮小麦 ふしょうばく　　中药.果入药.用于养心止汗。　　中藥.薬用部分は果実.養心,止汗の作用がある。

浮翳内障 ふえいないしょう　　晶状体前囊的混浊,有时也包括前皮质片状混浊。　　水晶体前囊の混濁.ときには水晶体の前皮質の散在性混濁をも含んでいること。

福寿草 ふくじゅそう　　⇒冰(bīng)凉花

fú 咬府俯釜辅腑腐

咬咀 ふそ　　古代将药物咬成粗粒,叫咬咀。　　古代,薬物を歯でかみ砕いてあらい粉にすること。

府舍 ふしゃ　　穴位.主治:腹股沟淋巴结炎、兰尾炎、盆腔炎等。　　穴位.応用:鼠径リンパ節炎,虫垂炎,骨盤腔炎など。

俯腰过伸法　　腰を俯して伸び過ぎ法　　治疗腰部损伤的一种方法。　　腰部損傷を治療する一種の方法。

釜底抽薪 釜底(ふてい),薪を抽す　　用大便来泻去实热的治法。　　排便させることによって実熱を除去する治療方法。

釜沸脉 釜沸脈 ふふつみゃく　　七怪脉亦十怪脉之一.脉象浮数之极,有出无入,如锅中水沸,绝无根脚。　　七怪脈または十怪脈の一つ.脈象は著しく浮数で,出ることはあるが入ることはない.あたかも鍋で水が沸くように絶対に根がないもの。

辅骨 輔骨 ほこつ　　①腓骨.②桡骨。　　①腓骨.②橈骨。

辅(臣)药 輔(臣)薬 ほ(しん)やく　　⇒臣(chén)药

腑会 ふかい　　与六腑有密切关系的一个穴位.即中脘。　　六腑と密切な関系のある一つの穴.すなわち中脘穴。

腑证 腑証 ふしょう　　三阳经病变影响到所属腑的病证。　　三陽経の疾病がその対応する腑に影響を及ぼすこと。

腐苔 ふたい　　舌苔形如豆腐渣,堆积舌面,松厚可拭.常见于消化不良病人。　　舌苔が豆腐のかすのように舌面をおおい,柔かくて厚く,拭きとることができる.ふつう消化不良患者に見られるもの。

fù 妇附复傅腹蝮覆

妇科证治准绳 婦科証治準繩 ふかしょうちじゅんじょう　　妇科著作.明·王肯堂撰(1602)。　　婦人科の著作.明の王肯堂が著した(1602)もの。

妇人 婦人 ふじん　　①妇女.②指古代专门治疗妇女病的专科.相当于现代的妇科。　　①婦人.②古代の婦人の病気を治療する専門科.現在の婦人科に相当する。

妇人大全良方 婦人大全良方 ふじんたいぜんりょうほう。　　宋·陈自明撰(1237).为十三世纪内容最丰富的妇产科专著。　　宋の陳自明が著した(1237).13世紀において内容の最も富富な産婦人科の専門著作。

妇人科 婦人科 ふじんか　　明十三科之一.清代九科之一。　　明代の十三科の一つ.清代の九科の一つ。

妇人血亏 婦人,血虧す　　妇女贫血。　　婦人の貧血。

妇人脏躁 婦人臟躁 ふじんぞうそう　　与妇女的癔病相似。　　婦人のヒステリーに似ている病証。

附分 ふぶん　　穴位.主治:颈项、肩背疼痛,肘臂麻木等。　　穴位.応用:頸部,項(うなじ)部,肩背部がだるく,痛み,肘と腕が痺れるなど。

附骨疽 ふこつそ　　又称多骨疽、朽骨疽、股胫疽、咬骨疽、疵疽.包括化脓性骨髓炎、骨结核。　　別名は多骨疽,朽骨疽,股脛疽,咬骨疽,疵疽(しそ)など.化膿性骨髄炎と骨結核を含む疾病。

附桂理中丸 ぶけいりちゅうがん　　方剂.成分:人参、干姜、甘草、白术、制附子、肉桂.主治:脾肾阳虚之腹痛吐泻、手足不温等。　　方剤.薬物構成:人参,乾薑,甘草,白术,製附子,肉桂.応用:脾肾陽虚による腹痛,嘔吐と下痢,手足が冷たい病証。

附牙痈 附牙癰 ふがよう　　⇒牙(yá)痈

附子 ぶし　　中药.块根入药.用于回阳救脱、温肾助阳、温中止痛。　　中藥.薬用部分は塊根.回陽救脱,温肾助陽,温中止痛の作用がある。

附子饼灸 附子餅灸 ぶしへいきゅう　　间接灸的一种.用附子细末,加入白酒调合制成薄饼,中间透刺数孔,置於施灸的俞穴上,艾柱置薄饼上点燃灸之.故多用于治疗阴性疮疡,久不收口等病证。　　間接灸の一種.附子の細い粉末を白酒の中に入れてかきまぜて薄い餅にし,真中に針でいくつかの穴をあけ,灸を施しよう俞穴の上に置き,艾柱を薄い餅の上に置いて燃やして灸を施す.多くは陰性の瘡瘍,長い間癒合しないなどの病証を治療する場合に用いるもの。

附子汤 附子湯 ぶしとう　　方剂.成分:熟附子、茯苓、白

术、党参、白芍。主治：阳虚寒湿内盛。症见身体骨节疼痛等。　方剂。薬物構成：熟附子，茯苓，白朮，党参，白芍。応用：陽虚による寒湿が内盛する場合に用いる。症状には全身の関節が痛むなどが見られる病症。

复方　複方　ふくほう　　七方之一。两个以上的方结合使用的方剂。　　七方の一つ。二つ以上の方剤を結びつけて使用するもの。

复方大柴胡汤　複方大柴胡湯　ふくほうだいさいことう　　方剂。成分：柴胡、黄芩、枳壳、川楝子、延胡索、白芍、大黄、木香、蒲公英、甘草。主治：溃疡病急性穿孔缓解后，腹腔感染。　　方剂。薬物構成：柴胡，黄芩，枳殻，川楝子，延胡索，白芍薬，大黄，木香，蒲公英，甘草。応用：胃あるいは十二指腸潰瘍が急性穿孔を経て，緩解した後の腹腔感染。

复方大承气汤　複方大承気湯　ふくほうだいしょうきとう　　方剂。成分：大黄、芒硝、厚朴、枳壳、桃仁、赤芍、莱菔子。主治：肠梗阻气胀较明显者。　　方剂。薬物構成：大黄，芒硝，厚朴，枳殻，桃仁，赤芍薬，莱菔子。応用：腸閉塞が腹内膨満のひどいもの。

复溜　復溜　ふくりゅう　　穴位。主治：热病、肾炎、睾丸炎、自汗、盗汗等。　　穴位。応用：熱病，腎炎，睾丸炎，自汗，盗汗など。

复脉汤　復脈湯　ふくみゃくとう　　⇒炙(zhì)甘草汤

复气　復気　ふくき　　气候或五运变化失常之报复。如上半年发生某种胜气，下半年就有与之相反的气候发生。　気候あるいは五運の変化が正常を失うことの仕返しすること。たとえば前の半年にある気候が盛んであれば，後の半年に相反対の気候が現われること。

复元活血汤　復元活血湯　ふくげんかっけつとう　　方剂。成分：柴胡、瓜蒌根、当归、红花、甘草、穿山甲、大黄、桃仁。主治：跌打损伤，瘀血留于胁下痛不可忍者。　　方剂。薬物構成：柴胡，瓜蔞根，当帰，紅花，甘草，穿山甲，大黄，桃仁。応用：打撲傷，瘀血が脇の下部に留り，痛んで忍ぶことのできないもの。

傅青主　ふせんしゅ　　⇒傅(fù)山

傅青主女科　ふせいしゅじょか　　女科专书。清代傅山之著作。约成书于十七世纪，1827年初刊。　　婦人科の専門書。清代の傅山の著作で紀元17世紀に完成し，1827年に初版ができた。

傅仁宇　ぶじんう　　明代眼科学家。撰《审视瑶函》又名《眼科大全》。为古代眼科的总结性专著。　　明代の眼科学家。「審視瑶函」別名は「眼科大全」を著した。古代眼科の総括性専門著作。

傅山　ふさん　　明末清初著名医家，著《辨证录》、《宝室秘录》、《洞天奥旨》等书。《傅青主男科》(1827)、《傅青主女科》(1827)，为后人从以上著作中摘录而成。　　明代の末，清代の始めの著名な医家。「辨証録」，「宝室秘録」，「洞天奥旨」などを著した。「傅青主男科」(1827)および「傅青主女科」(1827)は後世の人が彼の著作の中から摘録してできた医学書。

傅允科　ふいんか　　⇒傅(fù)仁宇

腹哀　ふくあい　　穴位。主治：腹痛、消化不良、便秘、痢疾等。　　穴位。応用：腹痛，消化不良，便秘，痢疾など。

腹部进伤　腹部進傷　ふくぶほうしょう　　突然用力过猛引起腹肌疼痛。　　突然，力をいれすぎるために起きた腹部の筋肉の痛み。

腹部陈伤　腹部陳傷　ふくぶちんしょう　　腹部陈旧的外伤。　　腹部にある古い外傷。

腹部绞痛　腹部絞痛　ふくぶこうつう　　腹部的仙痛。　　腹部の仙痛。

腹部内伤　腹部内傷　ふくぶないしょう　　由外伤引起腹部内脏损伤。　　外傷による腹部内臓の損傷。

腹结　腹結　ふくけつ　　穴位。主治：脐周痛、腹泻等。　　穴位。応用：臍周囲の痛み，下痢など。

腹满〔䐜胀〕　腹満〔䐜脹〕　ふくまん〔しんちょう〕　　腹胀。腹部膨満感。

腹鸣　腹鳴　ふくめい　　⇒肠(cháng)鸣

腹伤肠出　腹傷による腸，出す　　因腹部开放性创伤而使肠脱出。　　腹部の開放性外傷によって腸が脱出すること。

腹痛　ふくつう

腹痛下堕　腹痛，下堕を伴う　　腹痛伴有下堕感。　　腹部の痛みがしぶり腹を伴うこと。

腹〔皮〕痈　腹〔皮〕癰　ふく〔ひ〕よう　　发生于腹壁部的急性、局限性、化脓性炎症的总称。　　腹壁にできる急性，限局性，化膿性炎症の総称。

腹胀　腹脹　ふくちょう　　腹部膨満感。

腹中雷鸣　腹中雷鳴　ふくちゅうらいめい　　⇒肠(cháng)鸣

腹中硬块　腹腔にある硬い塊　　腹中的硬块。　　腹腔の中にある堅い塊

蝮蛇　ふくだ　　中药。去内脏干体入药。用于祛风、攻毒、治麻风、皮肤顽痹、痔瘘。　　中薬。薬用部分は内臓を取り除いた乾燥蛇体。祛風，攻毒，癩(らい)を治し，皮膚の治れにくい皮膚病と痔瘻を治す作用がある。

覆杯　ふくはい　　重度眼睑浮肿。　　ひどい眼瞼の浮腫。

覆盆子　ふくほんし　　中药。果入药。用于益肾、固精、缩尿。　　中薬。薬用部分は果実。益腎，固精，尿量を減少する作用がある。

G

GAN　干甘肝疳感骭

gān　干甘肝疳

干便　乾便　かんべん　　干燥粪便。　　乾燥した糞便。

干霍乱　乾霍乱　かんかくらん　　因饮食不节，或感受秽浊，闭塞肠胃所致。症见突然腹中绞痛，欲吐不吐，欲泻不泻，烦闷不安，甚则面青、肢冷、汗出、脉伏。　　飲食の不注意あるいは汚穢な邪気を感受して、腸胃に閉塞を起こすことによる。症状には腹部仙痛が突然起こり，吐こうとしても吐き出せない，下痢そうとしても下痢しない，煩悶，いらいらして気が落ち着かない，甚しいのは顔面は青色

になり,四肢が冷たくなり,汗か出る,脈象は伏(ふく)などが見られるもの。

干姜　乾薑　かんきょう　　中药。根茎入药。用于回阳、温脉、化饮。　　中藥。薬用部分は根茎。回陽,経脈を温め,水飲を化する作用がある。

干脚气　乾脚気　かんかっけ　　脚气之一种。即脚气之不肿者。症见足胫无力,麻木疼痛、挛急,日见枯瘦,饮食减少,小便频赤,苔红,脉弦数。类似维生素 B₁ 缺乏性脚气。　　脚気病の一種。脚気が浮腫のないもの。症状には足に力がない。痺れ,だるい,ひきつけ,日増しに痩せ衰えていく,食慾低下,尿が熱く赤色,舌が赤い,脈が弦数などがある。ビタシンB₁欠乏性脚気に似ているもの。

干疽　乾疽　かんそ　　生于肩前部位的疽。　　肩の前の部位にできる疽。

干咳〔嗽〕　乾咳〔嗽〕　かんがい〔そう〕　　无痰的干性咳嗽。　　痰のないから咳。

干呕　乾嘔　かんおう　　作呕吐之态但有声而无物吐出。　　嘔吐の様子をするが声があって吐物が出ないこと。

干涩不舒　乾渋不舒　かんじゅうふじょ　　眼部干涩不适。　　眼が乾き,渋いことによって気持の悪い感じ。

干陷　乾陷　かんかん　　三陷证之一。痈疽化脓期,因疮毒内陷,正气不足所致,应成脓而脓未成,疮色晦暗或具脓少而稀,伴发热微寒、自汗、疲劳、脉虚数,甚则肢冷脉微。类似败血症。　　三陷証の一つ。多くは瘡毒の邪が体内へ陥り,癰疽の化膿期に正気が不足による。化膿するはずだが,まだ充分に化膿していない,癰疽の色が暗く,頂部は枯れ,あるいは少量の稀薄な膿汁があり,発熱がわずかな悪寒を伴い自汗,疲労などがあり,脈が虚数,ひどいのは手足が冷たく脈が微などがある。敗血症に類似するもの。

干胁痛　乾脇痛　かんきょうつう　　肝肾气耗损所致的胁痛,多由于酒色过度引起。　　肝腎気血が損耗されるための脇部の痛み。多くは酒と女色に耽ることによるもの。

干癣　乾癬　かんせん　　①慢性湿疹。②神经性皮炎。　　①慢性湿疹。②神経性皮膚炎。

干血劳　乾血労　かんけつろう　　多见于妇女血瘀血虚的痨症,常伴有经少或停经。　　多くは婦人の血瘀と血虚の痨証に見られ,月経減少あるいは月経閉止を伴うもの。

甘草　甘草　かんぞう　　中药。根及根茎入药。用于补中益气、清热解毒、润肺止咳、缓急止痛。　　中藥,薬用部分は。根と根茎。補中、益気、清熱、解毒、潤肺、止咳、緩急、止痛の作用がある。

甘草干姜茯苓白术汤　甘草乾姜茯苓白朮湯　かんぞうかんきょうぶくりょうびゃくじゅつとう　　方剂。成分:干姜、茯苓、白术、甘草。主治:寒湿伤脾之身重、腰以下冷痛等症。　　方剤。薬物構成:乾薑,茯苓,白朮,甘草。応用:寒湿が脾を損傷するため体が重たい,腰部より下の部位が冷え痛みなどの病証。

甘〔草小〕麦大枣汤　甘〔草小〕麦大棗湯　かん〔ぞうしょう〕ばくたいそうとう　　方剂。成分:甘草、浮小麦、大枣。主治:脏燥病,相当于歇斯底里。　　方剤。薬物構成:甘草,浮小麦,大棗。応用:臟燥病。ヒステリーに相当すること。

甘草泻心汤　甘草瀉心湯　かんぞうしゃしんとう　　方剂。成分:半夏、黄芩、干姜、人参、甘草、黄连、大枣。主治:胃气虚弱,气结成痞。　　方剤。薬物構成:半夏,黄芩,乾薑,人参,甘草,黄連,大棗。応用:胃気が虚弱のため,気が結滞して痞になる病証。

甘疳　かんかん　　小儿疳证之一。多因脾虚,伤于肥甘,积滞化热所致。出现肤色黄黑、偏嗜异物、腹泻等。　　小児の疳証の一つ。多くは脾虚があり,脾があまり肥えている美味な食物のために損傷されて消化不良と積滞を來して,熱に化するからなる。症状には主に皮膚が黄黒色になり,異嗜症と下痢などがあること。

甘寒清热　甘寒清熱　かんかんせいねつ　　用甘寒药物进行清热治疗的方法。如用石膏清热即属此法。　　甘寒薬物で清熱治療する方法。たとえば石膏の清熱はこの方法である。

甘寒生津　かんかんせいしん　　用甘寒药物治疗胃津损伤的方法。　　甘寒薬物で胃の津液の損傷を治療する方法。

甘寒滋润　甘寒滋潤　かんかんじじゅん　　用甘寒药滋润肺肾,以治疗津液不足,热化躁伤阴。　　甘寒薬物で肺腎を滋潤することをもって津液の不足,熱病が燥に化して,陰を損傷する病証を治療する方法。

甘姜苓术汤　甘薑苓朮湯　かんきょうりょうじゅつとう　　⇒甘(gān)草干姜茯苓白术汤

甘疽　かんそ　　于胸部两侧肌肉较发达部位,女性则在乳房隆起部位所生之疽。　　胸部の両側の筋肉の比較的発達した部位,女性であれば乳房の隆起している部位にできる疽。

甘露消毒丹　かんろしょうどくたん　　方剂。成分:滑石、茵陈、黄芩、石菖蒲、木通、川贝母、射干、连翘、薄荷、白蔻仁、藿香。主治:湿温病、湿热并重。　　方剤。薬物構成:滑石,茵陳蒿,黄芩,石菖蒲,木通,川貝母,射干,連翹,薄荷,白豆蔲,藿香。応用:湿温病の湿と熱がともに重い場合。

甘青青蓝　甘青青藍　かんせいせいらん　　中药。地上部分入药。用于清肝胃热。　　中藥。薬用は地上部分。肝胃の熱を清除する作用がある。

甘入脾　甘は脾に入る　　中药五味各有其所好之脏。甘味之药物入脾,治疗脾病。　　中藥には五味がそれぞれその好む臓器がある。甘味のものは脾に入り,脾病を治療する作用がある。

甘松　かんしょう　　中药。根茎及根入药。用于理气止痛、开郁醒脾。　　中藥。薬用部分は根茎と根。理気止痛,鬱結を解き,脾の機能を促す作用がある。

甘遂　かんずい　　中药。块根入药。用于泻水逐饮、消肿散结。　　中藥。薬用部分は塊根。瀉水,逐飲,消腫と散結の作用がある。

甘遂通结汤　甘遂通結湯　かんずいつうけつとう　　方剂。成分:甘遂末、桃仁、赤芍、牛膝、厚朴、大黄、木香。主治:重型肠梗阻、腹痞积液较多者。　　方剤。薬物構成:甘遂の粉末,桃仁,赤芍,牛膝,厚朴,大黄,木香。応用:重症イレウス,腹部の痞塊で腹水の多い病証。

甘温除大热　甘温,大热を除く　　用性味甘温的药物治疗气虚发热的方法。　　甘温の薬物で気虚による発熱を治療する方法。

甘辛无降　甘辛は降が無し　　性味甘辛药物有向上及向外发散的作用,而无下降之作用。但亦有例外,如苏子与沉香皆辛温,但因其质重而有降的作用。　　薬物の気味が甘辛のものは外と上へ発散する作用があり,降の作用がないこと。例外もあるが極めて少い,たとえば蘇子と沈香は辛温性の薬物であるが,質が重いから降の作用があること。

肝　かん　　五脏之一。贮藏血液并起调节作用。统摄气之疏泄,与全身筋腱和两眼的生理功能有密切关系。　　五臓の一つ。血液を貯蔵する臓器で全身の血液分布に対して,調節の役割を果し,気がよく疏泄するように統轄し,肝はまた全身の筋腱と両側の眼の生理機能と密切な関係がある

こと。

肝痹　かんひ　筋痹証日久不愈,复感外邪或脑怒伤肝所致肝气郁滞。症见:头痛、多梦、多尿、腹胀、腰痛、胁痛等。
　　筋痹証が長い間経ってもなおらず,その上に外邪に犯されあるいは怒ることにより肝を傷め,肝気の鬱滞を來すことによる。症状には頭痛,多夢,多尿,腹部膨満,腰痛,脇痛などが見られるもの。

肝病　かんびょう　发生于肝脏的多种疾病的总称。　肝臓に発生する多種の疾病の総称。

肝藏魂　肝は魂を蔵す　魂为五脏精气所生的精神情意的活动,贮藏于肝。肝藏血,血舍魂,若肝不藏魂,肝血不足则出现梦游症、梦语或幻视、幻觉等精神病証。　魂は五臓の精気により化生してできる精神,情意の活動のこと。肝に貯蔵し,肝が血を蔵し,血は魂を舎す(血は魂の家とする),もし肝が血を蔵せず,肝血は不足になると夢游症,寝言あるいは幻視,幻覚などの精神病証が來すこと。

肝胆气虚　肝胆の気虚　肝胆的功能衰退而出现容易惊恐、多疑、叹息、心慌、烦躁、乏力、眩晕、失眠等病理表现。　肝胆の機能が衰えることによって驚恐し易い,疑念が多い,ため息,動悸,いらだつ,脱力,目まいと不眠などの症状が現われること。

肝胆湿热　肝胆の湿热　湿热之邪蕴伏于肝胆的病理现象。症见黄疸、发热、口苦、胁痛、恶心、呕吐、厌食、厌油、腹胀、腹痛、尿黄、便溏、舌苔黄腻、脉象弦数等。　湿熱の邪が肝胆に積みたくわえられた病理現象。症状には黄疸,発熱,口が苦く,脇部が痛み,悪心,嘔吐,食事と油を嫌い,腹部膨満腹痛,尿は黄色い,大便は溏(軟便),舌苔は黄腻,脈象は弦数などが見られること。

肝风内动　肝風,内動す　抽搐、震颤、痉挛等类症状。其发作如风一般,具有动、突然、易变等特征。　ひきつけ,震戦などの症状。その発作は風の如く動きやすい,また突然と変りやすいなどの特徴があること。

肝疳　かんかん　又称风疳、筋疳。五脏疳証之一。肝经受热所致。症见面黄、摇头揉目、烦躁易哭吵,或夜盲,甚至目生翳者。　別称は風疳,筋疳。五臓疳証の一つ。肝経が熱に侵されることによる。症状には顔面が黄色く,頭を振り,眼を揉み,小児が安静ができなく泣きやすい。あるいは夜盲症,甚しいのは眼に翳ができることもあること。

肝寒　かんかん　①阳气不足所致肝气凝滞出现内寒之証。②寒邪凝滞于肝经。　①肝臓の陽気不足により,肝気が凝滞して寒性の症状が現われること。②寒邪が肝の経脈に凝滞すること。

肝合胆　肝は胆に合する　肝与胆之间的相互关联和影响。主要是通过肝经和胆经经络之间的联系和某些生理功能的相互配合而体现的。　肝と胆の間の相互関係と影響。主として肝経と胆経の経絡の間の連係およびいくつかの生理機能の相互配合を通じて体現されるもの。

肝火　かんか　肝经蕴热或七情过极而出现的热象和冲逆症状,如头痛眩晕、目赤耳聋、眼睛胀痛、急躁易怒、口苦心烦,甚则发狂、呕吐咯血、衄血、脉弦数有力、舌边尖红、苔黄等。　肝経に積みたくわえられた熱あるいは七情の過度による熱象と衝逆の症状。たとえば頭痛,目まい,目が赤い,耳が聾になり,眼球の脹痛,せっかちで怒りっぽい,口が苦い,重症になると,発狂,吐血,鼻血,脈象は弦数で力があり,舌の辺縁や先が赤い,舌苔は黄色いなどがあること。

肝火不得卧　肝火,臥すること得ず　因肝火所致失眠。　肝火に侵されて不眠になること。

肝火耳聋　肝火の耳聾　因肝火所致耳聋。　耳聾が肝

火の上へ攻めることによるもの。

肝火耳鸣　肝火の耳鳴　因肝火所致耳鸣。　肝火による耳鳴。

肝火上炎　肝火,上炎す。　肝经实火。即肝郁化火,火气上逆的病理变化。　肝経実火のこと。すなわち肝鬱が火に化し,火気が上へ衝逆する病理変化。

肝火眩晕　肝火眩晕　かんかげんうん　由肾水不足使肝胆相火上炎所致。症见眩晕、头痛、面赤、口苦、目赤、舌质红、脉弦数等。　腎水の不足により,肝胆の相火が上を侵す病証。症状には目まい,頭痛,顔面発赤,口が苦い,眼が赤い,舌質が赤い,脈象が弦数などの症状があること。高血圧病,脳動脈硬化症などに見られるもの。

肝经　肝経　かんけい　足厥阴肝经的简称。　足の厥陰肝経の略称。

肝〔经〕咳〔嗽〕　肝〔経〕咳〔嗽〕　かん〔けい〕がい〔そう〕　咳时牵引两胁痛,甚则躯体不能转侧,转侧则两胁部胀满。　咳のときに両側の脇部を牽引して痛み,重症になると身体の寝返りを打つこともできなくなる。寝返りをすれば両側の脇部に膨満感をおぼえること。

肝经湿热带下　肝経の湿熱による帯下　由肝经湿热引起的带下。症见带下连绵不断、色黄或赤白相兼、稠粘、味臭、胸乳胀闷、头晕目眩、口苦咽干。　肝経の湿熱のために発生する帯下。症状には帯下が続いて止まらない,色は黄色いあるいは赤と白を兼ねた色で粘稠,臭味のあるもの,胸部と乳房がはれぼったい,目まい,口が苦い,咽が乾くなどが見られるもの。

肝绝　肝絶　かんぜつ　五绝之一。为危重症之一。症见面色青、但欲伏眠、目视而不见人、汗出如水不止等。　五絶の一つ。危篤な重証の一つ。症状には顔色は青い,体を伏して眠りたい,目は見ているようであるが人が見えない,汗が水の如く出て止まらないなどが見られるもの。

肝厥　かんけつ　由肝气上逆所引起的手足冰冷、呕吐头晕、神识不清,甚至抽搐等。　肝気の上逆による手足が冷える,嘔吐,目まい,意識不明になり,ひどくなるとけいれんを発作することもある。

肝厥头痛　かんけつずつう　由肝气失调所致之内伤头痛。其中由怒气伤肝,肝气上逆,上冲于脑而致头痛,称肝逆头痛。平素胃气虚寒,肝胃不和,肝气与寒结,上冲厥阴经脉,现巅顶痛、四肢厥冷、口吐涎沫等症状者称厥阴头痛。　肝気の失調による内傷性頭痛。怒気が肝を傷め,肝気が上の脳に上衝することによる頭痛は肝逆頭痛のこと。平素,胃気が虚寒で肝胃の不和をもまたらし,肝気が寒と結び,厥陰の経脈に上衝し,頭頂か痛み,四肢が厥冷,口に涎沫を吐く症状が見られるものは厥陰頭痛のこと。

肝开窍于目　肝は竅を目に开く　肝的生理、病理部分情况可以通过眼的变化反映出来。　肝の生理,病理の一部分の情況は眼の変化により現れること。

肝劳　肝労　かんろう　五劳之一。由精神刺激损伤肝气所致。主要症状有视物不明、胸胁痛、筋脉弛缓、活动困难。　五労の一つ。精神上の刺激を受けて肝気が損傷されるために生ずる。主な症状には,眼がはっきりと見えない,胸部と脇部の痛み,筋脈弛緩と運動障害などがあること。

肝脾不和　肝脾,和さず　由于肝气郁结,肝脾两脏制约失调,致使消化机能长期紊乱。主要症状有胁胀或痛、嗳气、厌食、腹胀痛、肠鸣、矢气、大便溏泄、性情急躁、脉弦等。　肝気が鬱結のため,肝脾の両臓がお互いに制約し合うことの失調により,消化機能が長期間にわたって失調になること。主な症状には脇部の膨満感あるいは疼痛,おくび,

食慾不振,腹部の膨満感あるいは疼痛,腹鳴,排気が多い,
軟便,怒りっぽい,脈象は弦などがあること。

肝气 肝気 かんき　①肝的精气与功能活动。②病证之
一。常见症状为胁肋胀痛、胸闷不舒,并常见消化机能紊乱
或月经不调等症状。　①肝の精気と機能活動。②病証の
一種。ふつう見られる症状には脇部の膨満,疼痛,胸苦し
く不快な気分になったりすること。また,消化機能の失調
も見られ,あるいは月経不順などの症状が見られること。

肝气不舒 肝気,舒せず　肝脏功能发生紊乱的病变。主要
症状有胁、胸、少腹胀痛,妇女则乳房胀痛,月经不调等。
　肝臓の機能の失調を発生する病証。主な症状には胸部,
脇部と下腹部の膨満,疼痛,婦人では乳房の脹れ痛み,月
経不順などがあること。

肝气不足 肝気,不足す　⇒肝(gān)〔気〕虚

肝气犯脾 肝気,脾を犯す　⇒肝(gān)气犯胃

肝气犯胃 肝気,胃を犯す　肝气横逆,影响及脾胃,同时
出现脾、胃二脏的病理表现。主要症状有眩晕、胸闷、胁痛、
急躁易怒,胃脘胀痛、食欲不振、恶心呕吐、吐酸、脉弦等。
　肝気が横に逆行し,脾と胃に影響を与え,脾と胃の病症
が同時に現われること。主な症状には目まい,胸苦しい,
脇部痛,せっかちで怒りっぽい,胃部の膨満痛,食欲不振,
悪心,嘔吐,呑酸,脈象は弦などがあること。

肝气横逆 肝気,横に逆す　肝气郁结,横逆侵犯脾胃的病
理变化。包括腹胀,腹痛,嗳气,返酸。　肝気が鬱結し,横
に逆行して脾胃を犯す病証。腹部膨満,腹痛,おくび,呑酸
などの症状を含む。

肝气〔上〕逆 肝気,〔上に〕逆す　肝气向上冲逆的病理表
现,主要有眩晕、头痛、面赤、耳鸣、耳聋、胸胁满痛、嗳气吞
酸,甚则呕血,脉象弦而有力。　肝気が上に衝逆する病
理現象。主な症状には眩暈(目まい),頭痛,顔は赤い,耳
鳴,耳聾,胸と脇部は膨満で痛み,おくび,呑酸,ひどいも
のは吐血,脈象は弦,しかも有力などがあること。

肝气胁痛 肝気,脇に痛む　症见胁肋胀痛,胸闷,饮食减
少,脉弦;疼痛游走不定,时痛时歇,得嗳气则舒,情绪波动
则加剧。　肝気による脇部の膨満と疼痛,胸苦しい,食
慾不振,痛みが遊走して,固定しない。間欠的に痛み,おく
びをすれば気持がよくなり,気分が変化することにより
ひどくなること。

肝〔气〕虚 肝〔気〕虚　かん〔き〕きょ　又称肝气不足。常兼见
肝血不足。主要症状为面少华色,唇淡,乏力,耳鸣,失聪,易
恐惧等。　別称は肝気不足。常に肝血の不足を伴う。主
な症状には顔につやがない,唇の色は薄く,脱力,耳鳴,耳
聾,恐懼し易いなどがあること。

肝气郁结 肝気,鬱結す　由于肝气郁结所致的证候。症见
善叹息,两胁作胀,嗳气。　肝気の鬱結による証候。症状
にはため息,両側の脇部の膨満感とおくびなどが見られ
ること。

肝气郁结不孕 肝気,鬱結による不孕(ふよう)　由于肝
气郁结,气血不和,冲任胞脉难以摄精成孕,多伴有情志抑
郁,胸胁不舒,乳房胀痛,月经失调等。　肝気が鬱結し,
気血が調和しないため,衝任胞脈が精脈摂取することを
妨げ,妊娠し難い,多くは精神の抑鬱,胸と脇部に苦悶感
があり,乳房が脹れ痛み,月経不順などを伴うこと。

肝热 肝熱 かんねつ　肝有热邪的病理表现。主要症状
有口苦,咽干,烦闷不安,胸胁胀满,眩晕目赤,急躁易怒,舌
边尖红,苔黄,脉弦数等。　肝に熱邪がある病証。主な症
状には口が苦い,咽が乾く,苦悶感といらいらして落ち着
かない,胸と脇部に脹れるような感じがあり,目まい,眼

が赤い,せっかち,怒りっぽい,舌の縁と先が赤い,舌苔が
黄色い,脈が弦数などがあること。

肝热恶阻 肝熱悪阻 かんねつおそ　妊娠恶阻证型之
一。为妇女阴血不足,肝火犯胃所引起。一般急躁妇女易患
本证。症见呕吐苦水,食已即吐,目眩口苦等。　妊娠悪阻
の証型の一つ。婦人が陰血不足,肝火が胃を犯すことによ
る妊娠悪阻,ふつう,せっかちな婦人に罹り易い。症状には
苦い水を吐き,あるいは食べたら直ちに吐き,目まい,口
が苦いなどが見られること。

肝热自汗 肝熱自汗 かんねつじかん　自汗之一种。无发
汗原因而自出汗。由肝热所引起,常伴口苦、多眠等症状。
　自汗の一種。汗の出る原因がないのに自ら汗が出るこ
と。肝熱による。常に口か苦い,多眠などの症状を伴うこ
と。

肝肾亏损 肝腎,虧損す　⇒肝(gān)腎陰虚

肝肾亏损经 肝腎,虧損による痛経　多因素虚弱,早
婚或分娩次数多,损伤肝肾,精亏血少。症见小腹绵绵作痛,
喜按,头晕,耳鸣,腰膝酸软等。　多くは素質が虚弱であ
り,早婚あるいは分娩の回数が多いなどによって肝腎に損
傷を与え,精血が不足になること。症状には下腹部に痛み
があり,激しくないが続いて止まらない。手で抑えること
を好み,目まい,耳鳴,腰膝がだるく,力がないなどが見ら
れること。

肝肾同源 肝腎同源 かんじんどうげん　中医学五脏相
关理论之一。①肝藏血,肾藏精,精血同源。②肝阴肾阴互相
滋补,此亏必使彼亏。　中医学における五臓相関の理論
の一つ。①肝は血を蔵し,腎は精を蔵す,精と血は同源で
あること。②肝陰と腎陰はお互いに滋補し,片方が損傷さ
れたら必ず他の一方にも損傷を与えること。

肝肾相生 肝腎,相生す　肝肾有互相滋养的关系。　肝
と腎がお互いに滋養しあう関係があること。

肝肾阴寒 肝腎陰寒 かんじんいんかん　因寒凝结于肝
肾所致。症见:少腹胀痛、睾丸坠疼、遇寒加重、或阴囊冷缩,
苔白脉沉弦。　寒邪が肝腎に凝結することによる。症状
には下腹部に脹れ痛み,睾丸がつり下げられるような牽
引痛と脹れる感じがし,寒さに遇うとひどくなり,あるい
は陰嚢が冷たく縮む,舌苔が白色,脈が沈弦などが見られ
ること。

肝肾阴虚 肝腎の陰,虚なり　肝阴和肾阴俱虚的病变。多
具有阴虚内热及阴虚阳亢等病理特点。症见眩晕、头胀、视
物不明、耳鸣、咽干口燥、五心烦热、遗精、失眠、腰膝疼痛、
舌红少津,脉弦细无力。　肝陰と腎陰がともに虚である
病証。多くは陰虚内熱と陰虚陽亢などの特徴があるもの。
症状には眩暈(目まい),頭がはれぼったい,眼がはっきり
と見えない,耳鳴,咽が乾く,手のひら,足のうらと心窩部
が熱く感じ,遺精,不眠,腰膝がだるく痛み,舌質の色が赤
く,津液が少ない,脈象が弦細,脱力などが見られること。

肝肾阴虚崩漏 肝腎,陰虚による崩漏　症见突然阴道出
血,时多时少,淋漓不断,血色鲜红,头晕耳鸣,腰疲膝软,两
颧发红,手足心热或午后潮热等。　症状には突然の子宮
出血,ときには多く,ときには少い,出血が止まらない,血の
色は鮮やかな赤色,目まい,耳鳴,腰部がだるい,膝蓋部に
力がない,両側の頬部が発赤,手のひらと足のうらに熱感
があり,あるいは午後に潮熱すなわち大体同じ時間に発
熱がくるなどが見られること。

肝实 肝実 かんじつ　肝之实证。包括肝火、肝热、肝气、
肝寒等实证。主要特征为不安易怒,两胁疼痛,且可痛引少
腹。　肝の実証。肝熱、肝火、肝寒、などの実証を含む,主

な特徴はいらいらして落ち着かないことと怒りっぽい,両側の脇の肋部に疼痛があり,その疼痛は下腹部にも及ぶこと。

肝俞 肝兪 かんゆ　穴位。主治:肝炎,胆囊炎。慢性眼疾,背痛等。　穴位。応用:肝炎,胆囊炎,慢性眼部疾患と背痛など。

肝水 かんすい　五水之一。为水气侵犯肝脏所致。主要症状有腹部胀大,不能转侧,胁下疼痛,常小便通利与不通交替出现等。　五水の一つ。水気が肝臓を犯すことによる。主な症状には腹部膨満,寝返りができなく,脇部に痛みがあり,ふつう利尿と利尿しない症状が交代して現れるなどがあること。

肝萎 かんい　⇒筋(jīn)痿

肝胃不和 肝胃,和さず　⇒肝(gān)脾不和

肝胃气痛 肝胃の気痛　因情志郁结,肝氣犯胃所致之胃痛。　精神の鬱結,肝気が胃を犯すための胃痛。

肝恶风 肝は風を悪(にく)む　恶即畏恶。风气偏胜则肝风易动,眩晕,抽掣,故恶风。　悪は畏れ,悪むの意味。風気が勝つと肝風が動きやすい。目きい,ひきつけなどの症状が現れる。故に風を悪む。

肝虚 かんきょ　⇒肝(gān)〔气〕虚

肝血 かんけつ　肝脏所藏的血液。　肝臓の貯蔵する血液。

肝血虚 肝血,虚なり　肝血不足的病理表现。主要症状有面色萎黄,视力减退,头昏目眩,四肢发麻,爪甲苍白,月经不调,色淡量少,脉象弦细等。　肝血不足の病証。主な症状には顔色は萎えて黄色い,視力が減退し,目まい,四肢が痺れ,手の爪の色は薄白い,月経不順,色は薄く,量が少い,脈象は弦細などがあること。

肝阳 肝陽 かんよう　肝的阳气。主升发疏泄,与肝阴相对而言。　肝の陽気。昇発と疏泄の作用があること。肝陰と相対的にいうもの。

肝阳化火 肝陽,火に化す　是肝阳上亢的进一步发展。阳亢则热,热极则生火。　肝陽が上亢,すなわち肝陽が盛んで上衝することが一歩発展したもの,陽が亢進すると熱になり,熱が極まれば火を生じること。

肝阳上亢 肝陽,上亢す　又称肝阳偏旺。肝脏阳气盛的病理现象。主要症状有头眩,头痛,面赤,眼花,耳鸣,口苦,脉弦数等。　別称は肝陽偏亢すなわち肝陽は亢に傾いている状態。肝臓の陽気が盛んであること。主な症状には目まい,頭痛,顔面発赤,視力がはっきりとしない,口が苦い,脈象は弦数などがあること。

肝阳头痛 肝陽の頭痛　肝阳上亢引起的头痛。症见头角及巅顶疼痛,眩晕,烦躁,易怒,睡眠不宁,脉弦等。　肝陽の上亢による頭痛。症状には側頭部と頭頂部の疼痛,目まい,せっかち,怒りっぽい,熟睡ができない。脈象は弦などが見られるもの。

肝阳眩晕 肝陽の眩暈　肝阳上亢引起的眩晕。症见时时头晕头痛,睡眠不宁,易怒脉弦。见于高血压及脑动脉硬化病人。　肝陽上亢による眩暈(目まい)。症状にはときとき目まいを来し,頭痛,熟睡ができない,怒りっぽい,脈は弦などが見られるもの。高血圧および脳動脈硬化の患者に見られるもの。

肝阴 肝陰 かんいん　肝血及本脏的阴液。　肝血と本臓の陰液。

肝阴虚 肝陰,虚なり　肝的阴液不足的病理表现。主要症状有眩晕。头痛,视物不清,眼干,夜盲,经闭,经少等。　肝の陰液が不足のこと。主な症状には目まい,頭痛,眼がはっきりと見えない,眼が乾き,夜盲,月経閉止,月経減少などがあること。

肝痈 肝癰 かんよう　相当于肝脓肿。　肝膿瘍に相当するもの。

肝郁 肝鬱 かんうつ　⇒肝(gān)气郁结

肝郁经行先期 肝鬱による経行先期　经行先期的类型之一。精神不快,烦恼,发怒等原因伤肝而致肝郁,肝郁化热,迫血妄行,冲任失守,经期可提前一周以上,或一个月来潮二次。　経行先期証型の一つ。精神の不快や悩み,怒ることによって肝を損傷して肝鬱になり,肝鬱が熱に化し,熱が血をむやみに脈外へ行かせ,衝任が守りを失って月経の來潮が正常より一周間以上繰り上がり,あるいは一か月に二度來潮することもあること。

肝郁脾虚 肝鬱し,脾虚なり　肝气郁结致疏泄失常使脾胃功能紊乱。主要症状为胁痛,厌食,腹胀,大便溏泄,四肢倦怠等。　肝気の鬱結により疏泄機能の障害を起し,その結果,脾胃の消化機能が失調すること。主な症状には脅部痛,食慾不振,腹部膨満,軟便,四肢がだるいなどがあること。

肝郁胁痛 肝鬱,脇痛なり　多由悲哀恼怒引起。常伴有胸膈痞塞,筋脉拘急,腰脚重滞。　多くは悲しみ,悩むと怒ることによって起る,脇部と胸部が痞えふさがる感じ,筋脈は緊張して屈伸しにくい,腰部と足は重たく感じるなどを伴うこと。

肝胀 肝脹 かんちょう　胁下胀痛引至少腹。　脇部の脹れることと痛みが下腹部の両側まで放散する。

肝主筋 肝は筋を主る　筋附着于关节,由于筋的弛张收缩使全身的肌肉及关节可自由运动,而保持筋的正常功能须依赖肝的滋养。　筋腱は関節に附着し,筋の弛張収縮によって自由に全身の筋肉と関節の運動ができ,筋の正常な機能を保つのに肝の滋養にたよるもの。

肝著 かんちゃく　因肝脏气血郁滞所致。症见胸胁胀痛,用手捶击稍舒的病症。　肝臓の気血が鬱滞することによる。症状には胸脇部が痞え脹れ痛み,手で軽くたたくと気持がよくなる病証。

疳疮 疳瘡 かんそう　⇒下(xià)疳

疳毒眼 かんどくがん　⇒小(xiǎo)儿疳眼

疳积 疳積 かんせき　⇒脾(pí)疳

疳〔疾〕 かん〔しつ〕　又称疳证。小儿慢性疾患以营养不良,面黄肌瘦,毛发焦枯,腹大青筋,精神萎靡等为特征。　別称は疳証。小児の慢性疾患であり,営養障害,顔色は黄色く,体は痩せ衰え,毛髪は焦げ枯れ,腹部は膨満して青すじが見られ,精神不振などを特徴とするもの。

疳疾上目 かんしつじょうもく　⇒小(xiǎo)儿疳眼

疳渴 かんかつ　疳证而兼口渴喜饮。多由于胃热或津液不足所致。　疳証に口が渇く,水を飲みたがることを伴う病征。多くは胃熱,あるいは津液不足によるもの。

疳痨 疳癆 かんろう　疳证见潮热,颧红,盗汗,消瘦等。　疳証に潮熱,大体時間の定った発熱,頬部発赤,盗汗,痩せるなどの症状が見られるもの。

疳痢 かんり　疳证患儿并发痢疾。　疳証の患児が痢疾を合併すること。

疳热 疳熱 かんねつ　疳证患儿伴有发热。　疳証の患児が発熱を伴うこと。

疳泻 疳瀉 かんしゃ　疳证患儿伴有腹泻。　疳証の患児が下痢を伴うこと

疳眼 かんがん　⇒小(xiǎo)儿疳疳眼

疳证 疳証 かんしょう　⇒疳(gān)疾

疳肿胀 疳腫脹 かんしゅちょう　疳证患儿兼有肿胀。　疳証の患児が腫脹を伴うこと。

gǎn　感

感暑　かんしょ　⇒伤(shāng)暑

感暑眩晕　感暑眩暈　かんしょげんうん　⇒中(zhòng)暑眩暈

gàn　骭

骭骨　骭骨　かんこつ　　又称成骨。即胫骨。　　別称は成骨。すなわち脛骨。

GANG　刚肛岗杠

gāng　刚肛

刚痉　剛痙　ごうけい　　发热无汗、恶寒的热病，并伴颈项强急、手足抽搐，甚则角弓反张。　　発熱し，汗がなく，悪寒のある熱病が頸項部が強張る，手足はひきつけ，ひどくなると弓なり緊張などを伴うこと。

肛裂　こうれつ　　又称钩肠痔。　　別称は鉤腸痔。肛門裂傷。

肛漏(瘘)　こうろう(ろう)　　又称漏疮。　　別称は漏瘡。肛門フィステル。

肛〔门〕　肛〔門〕　こう〔もん〕　　又称魄门、后阴。　　別称は魄門，あるいは後陰。

肛门痈　肛門癰　こうもんよう　　又称肛痈、脏毒、偷粪鼠、盘肛痈。肛门周围脓肿。　　別称は肛癰、臓毒、偷糞鼠、盤肛癰、肛門周囲膿瘍のこと。

肛门痈疽　肛門癰疽　こうもんようそ　　⇒肛(gāng)门痈。

gǎng　岗

岗梅　崗梅　こうばい　　中药。根入药。用于清热解毒、生津止渴。　　中薬。薬用部分は根。清熱，解毒，生津，止渇の作用がある。

岗松　崗松　こうしょう　　中药。叶及花果入药。用于清利湿热、杀虫止痒。　　中薬。薬用部分は葉，花と果実。湿熱を清利し，殺虫と止痒の作用がある。

gàng　杠

杠板归　杠板帰　こうばんき　　中药。地上部分入药。用于清热解毒、止咳、祛风止痒。　　中薬。薬用は地上部分。清熱，解毒，止咳，祛風，止痒の作用がある。

GAO　高睾膏藁

gāo　高睾膏

高低垫　高低墊　こうていてん　　伤科用的一边厚，一边薄的固定垫。　　傷科に使われる固定用の片側が薄く，他の側が厚い敷物。

高风雀目内障　高風雀目内障　こうふうじゃくもくないしょう　　又称黄风。视网膜色素变性，终年瞳子如金色。　　別称は黄風。網膜色素変性。瞳孔が常に金色を呈すること。

高骨　高骨　こうこつ　　桡骨茎突部。　　橈骨茎状突起。

高丽参　高麗參　こうれいじん　　⇒人(rén)参

高良姜　高良薑　こうりょうきょう　　中药。根茎入药。用于温中、散寒、止痛。　　中薬。薬用部分は根茎。温中，散寒，止痛の作用がある。

高热谵妄　高熱譫妄　こうねつせんぼう　　因高热引起意识不清、谵语、错觉、幻觉、情绪异常或出现兴奋、躁动不安等症状。　　高熱による意識不明になり，うわごと，錯覚，幻覚が起り，気持ちの異常を来し，あるいは興奮，発揚状態などの症状を呈するもの。

高突　高突　こうとつ　　由于外伤或病理所致局部的骨骼或软组织隆起。　　外傷あるいは病変による局所の骨格，

あるいは軟部組織の隆起。

高武　こうぶ　　明代针灸学家。编成《针灸聚英》(1529)，并制针灸铜人三具(男、妇、童子各一)。　　明代の針灸学家。「針灸聚英」を著し(1529)，また三つの針灸銅人を造った。男子，婦人と子供のをそれぞれ一つづつ造った。

睾　こう　　又称卵。睾丸。　　別称は卵。睾丸のこと。

睾丸萎缩　睾丸，萎縮す　睾丸萎縮

睾丸肿痛　睾丸，腫痛す　睾丸の腫れ痛み。

膏肓　こうこう　　心下膈之上部位。发病部位较深，治疗较难之证称病入膏肓。　　心の下，横膈の上の部位。発病部位が深く治療しにくいのを病気が膏肓に入ったということ。

膏肓俞　膏肓兪　こうこうゆ　　穴位。主治：肺结核、胸膜炎、哮喘、体虚等。　　穴位。応用：肺結核，胸膜炎，喘息，体が虚弱など。

膏〔剂〕　膏〔剤〕　こう〔ざい〕　　①⇒膏(gāo)滋。②⇒膏(gāo)药

膏粱厚味　こうりょうこうみ　　肥腻浓厚的食物。长期多食不但损伤脾胃，还会发生痰热和疮疡等。　　脂っこい食物のこと。長期にわたって多食すると，脾胃の機能を損傷するばかりでなく痰熱や瘡瘍などを生じることがある。

膏淋　こうりん　　五淋证之一。主要症状为小便混浊，如米泔水或如脂膏之物，排尿不畅。　　五淋症の一つ。主な症状には小便混濁，米のとぎ汁あるいは油脂のようで排尿しにくいなどがあるもの。

膏摩　こうま　　用药膏摩擦病变局部的方法。用于治疗关节痛及皮肤病等。　　軟膏をもって病変の局所を摩擦する方法。関節痛および皮膚病などの治療に用いるもの。

膏药　膏薬　こうやく　　又称铅膏药。在常温下为半固体或固体的膏剂。应用时须加热使软化以供敷贴。　　別称は鉛膏薬。常温では半固体あるいは固体の膏剤。熱を加えて軟かくしてから皮膚に貼るもの。

膏滋　こうじ　　通常药物煎好后，加糖或蜜熬成稠厚的膏。　　ふつう，薬物を煎じてから砂糖あるいは蜂蜜を加えてから煎じて濃稠なのり状にした薬物。剤形の一種。

gǎo　藁

藁本　こうほん　　中药。根茎与根入药。用于发表散寒、祛风止头痛。　　中薬。薬用部分は根茎と根。解表，散寒，祛風と頭痛を止める作用がある。

GE　割革格鬲蛤隔痼膈葛

gē　割

割伤　割傷　かつしょう　　用刃器割切所致外伤。　　刃物による外傷。

割治(脂)疗法　割治(脂)療法　かつち(し)りょうほう　　在病人身上一定部位用手术刀切开皮肤进行机械性刺激，并摘除少量脂肪进行治疗的方法。　　患者の体の一定部位に手術メスで皮膚を切開して機械性刺激を与え，その上に少量な脂肪組織を摘出する治療方法。

gé　革格鬲蛤隔痼膈

革脉　革脈　かくみゃく　　脉象之一种。弦大中空，如按鼓皮之脉象。多见于失血、失精之证。　　脈象の一種。弦で大きく，押えると中がからっぽで，あたかも太鼓の皮を押えるような感じがし，多くは失血，失精の病証に見られるもの。

格　かく　　有阻碍、拒绝之意。①咽下困难。②呕吐。　　阻害する。拒絶する意味があること。①嚥下困難。②嘔吐。

格阳关阴　格陽関陰　かくようかんいん　　①因阴阳失

调,引起脉象过盛。人迎脉即两侧颈动脉,搏动较正常盛大四倍以上称格阳。寸口脉即两侧桡动脉,搏动较正常盛大四倍以上称关阴。以上二者俱见则为格阳关阴,显示病变危重。②呕吐,伴有大小便困难的病证。　①陰陽が失調したために起る極めて充実した脈象。人迎脈すなわち両側の頸動脈の拍動が正常の拍動に比べて4倍以上もあるのを格陽,また寸口脈すなわち,両側の橈動脈の拍動が正常な拍動に比べて4倍以上もあるのを関陰と称する。以上二種類の脈が同時に現われるのを格陽関陰であること,病情の重篤を示す。②嘔吐が大小便困難を伴う病証。

格致余论　格致余論　かくちよろん　　朱震亨撰(1347)。着重阐述阳常有余,阴常不足的医理。　朱震亨が著した(1347)。主に陽,常に有余,陰,常に不足なりの医学理論を述べた。

鬲　かく　　①⇒膈(gé)②⇒噎(yē)膈

鬲咽　かくいん　　⇒噎(yē)膈

蛤蚧　こうかい　　中药。除去内脏的干燥全体入药。用于补肺益肾,定喘助阳。　中藥。薬用部分は内臓を取り除いた乾燥全体。補肺,益腎,定喘と助陽の作用がある

蛤壳　蛤壳　かっかく　　中药。贝壳入药。用于清热化痰、软坚、制酸。　中藥。薬用部分は貝殻。清熱、化痰、軟堅と抗酸の作用がある。

膈饼灸　隔餅灸　かくへいきゅう　　间接灸之一种。在穴位与艾炷之间用药饼垫隔的灸法。　間接灸の一種。穴位と艾炷の間に薬物を餅のように平にしたものを敷いて,灸を施す方法。

隔姜灸　隔姜灸　かくきょうきゅう　　间接灸的一种。将2毫米厚鲜姜薄片刺孔,置于施灸穴位,将艾炷放于姜片上点燃,以温中散寒。　間接灸の一種。針で孔をあけた厚さ2^{mm}の生薑の薄きれを施灸の穴位に置き,さらに艾炷を生薑きれの上に置いて燃やす。温中,散寒の作用がある。

隔蒜灸　かくさんきゅう　　间接灸的一种。选用较大的生蒜瓣,紫皮者尤好,横切约2毫米的薄片,置于施灸穴位,再将艾炷放在蒜片上点燃,可用于治疗肺痨、瘰疬、疮扬肿痛初起等。　間接灸の一種。わりあいに大きい大蒜を選んで,皮の紫色のがよい,横に約2^{mm}の厚さに薄きりに切って,施灸の穴位に置き,艾炷を大蒜きれの上で燃やす。肺痨、瘰瀝、瘡瘍、腫痛の初めに用いるもの。

隔盐灸　隔塩灸　かくえんきゅう　　间接灸的一种。取洁净细食盐,填平脐窝,将艾炷置于上面点燃,可治疗霍乱、中风、虚脱等。　間接灸の一種。精製食塩を臍のくぼみに詰めこみ,平にしてから艾炷を置いて燃焼させること。霍乱(かくらん)、中風,虚脱などを治療する作用がある。

瘑疮　瘑瘡　かくそう　　慢性湿疹。　慢性湿疹。

膈　かく　　膈肌。　横隔膜。

膈关　膈関　かくかん　　穴位。主治:膈肌痉挛、食道狭窄等。　穴位。応用:横隔膜けいれん、食道狭窄など。

膈俞　かくゆ　　穴位。主治:慢性出血性疾患、贫血、膈肌痉挛、神经性呕吐等。　穴位。応用:慢性出血性疾患,貧血,横隔膜けいれん,神経性嘔吐など。

膈痰　かくたん　　症见心腹痞满、短气不能平卧、头眩目暗、常欲呕逆。　心窩部,腹部が痞(つか)えふさがり,呼吸促迫感があり,横になって寝ることができない,目まい,目がくらみ,常に悪心,嘔吐しようとする病証。

膈痛　かくつう　　①胸痛。②胁痛。　①胸痛。②脇部の痛み。

膈下逐瘀汤　膈下逐瘀湯　かくかちくおとう　　方剂。成分:五灵脂、当归、川芎、桃仁、丹皮、赤芍、乌药、延胡索、甘

草、香附、红花、枳壳。主治:瘀血在膈下形成之积块。　方剂。薬物構成:五靈脂,当帰,川芎,桃仁,牡丹皮,赤芍薬,烏薬,延胡索,甘草,香附,紅花,枳殼。応用:横隔膜の下にある瘀血による積塊。

膈痫　膈癇　かくかん　　风痰阻于胸膈引起的痫证。　風痰が胸膜に阻害することによるてんかん。

膈消　かくしょう　　⇒上(shàng)消

膈噎　かくえつ　　⇒噎(yē)膈

gé　葛

葛根　かつこん　　中药。根入药。用于解肌退热、升阳透疹、生津止渴。　中藥。薬用部分は根。肌表の邪気を解除し,退熱,昇陽,透疹,生津,止渇の作用がある。

葛根芩连汤　葛根芩連湯　かつこんごんれんとう　　方剂。成分:葛根、黄芩、黄连、炙甘草。主治:外感表证未解热邪入裹,热性泻泄,痢疾。　方剂。薬物構成:葛根、黄芩、黄連、炙甘草。応用:外感の表証が解除しないうちに熱邪が裏に入った熱性の瀉泄,痢疾。

葛洪　かつこう　　道教家。其《抱朴子》一书主要记述炼丹、饮食等。并有《肘后备急方》。　道教家。彼の著作である「抱朴子」は主に煉丹,飲食などについて記述した。彼はまた「肘後備急方」を著した。

葛花　かつか　　中药。花入药。用于解酒醒脾。　中藥。薬用部分は花。酒に酔うのを解除し,脾の機能を高める作用がある。

GEN　跟

gēn　跟

跟疔　こんちょう　　足跟部的疔疮。　かかとにできる疔瘡。

跟疽　こんそ　　⇒土(tǔ)栗

GENG　鲠

gěng　鲠

鲠喉　こうこう　　鱼刺或各种小骨、金属、谷物、竹、木等异物卡于咽喉部。　魚の骨を含む諸種の小さい骨,金属,谷物,竹と木などの異物が喉にささること。

GONG　公功攻肱宫龚

gōng　公功攻肱宫龚

公孙　公孫　こうそん　　穴位。主治:胃痛、呕吐、月经过多等。　穴位。応用:胃痛,嘔吐と月経過多症など。

功劳木　功勞木　こうろうぼく　　中药。茎入药。用于清湿热、解毒。　中藥。薬用部分は茎。湿熱を清利することと解毒作用がある。

攻补兼施　攻補兼施　こうほけんし　　攻逐邪气,补益正气同时进行的疗法。　邪気を攻逐することと正気を補益することを同時に行う治療方法。

攻毒　こうどく　　①解毒。②除去毒物。③从毒物中除去毒性。　①解毒。②毒物を取り除く。③毒物から毒性を取り除く。

攻毒杀虫　攻毒殺虫　こうどくさっちゅう　　使用药物解毒或杀虫。　薬物を使って,解毒と殺虫すること。

攻坚散结　攻堅散結　こうけんさんけつ　　使用药物攻坚消积散结。　薬物を使って堅い,積滞の塊を攻めて消散させる方法。

攻溃　攻潰　こうかい,　　用药物使局部组织已成脓者迅速溃破而排出,并促使肿痛消退的方法。　薬物を使って

局所のすでに化膿した瘡瘍を破って早く膿汁を排出させ、腫脹と痛みを軽減する方法。

攻下　こうげ　　是运用有强泻下作用的药物以通导大便、消除积滞、荡涤实热、攻逐水饮的治法。　　下痢作用の強い薬物を使って便通をつけて、積滞を除去し、実熱を洗い清め、水飲を追い払う治療方法。

攻下派　こうげは　　金元时期的一个医学派别，以张从正为代表，认为疾病是侵入体内的外邪，主张治疗重在驱邪，多用攻下法。　　金元時期の医学派の一つ。張従正を代表とし、疾病は体内に侵入した外邪であり、治療には外邪を払いのけることを重視すべきであると主張し、多くは攻下法で治療したこと。

攻下逐瘀　こうげちくお　　用活血和攻下方法，攻逐瘀血。　　活血と攻下の方法で瘀血を追い払うこと。

肱　こう　　上臂。　　上腕。

宫外孕方　きゅうがいようほう　　成分：丹参、赤芍、桃仁、乳香、没药〔Ⅰ号处方〕，加三棱、莪术〔Ⅱ号处方〕。主治：子宫外孕引起包块。　　方剤。子宮外妊娠に用いる処方。薬物構成：丹参、赤芍薬、桃仁、乳香、没薬、以上の薬物から構成するのは第一番目の処方。三稜、莪朮を加えると第二番目の処方になる。応用：子宮外妊娠による腹腔内の塊。

龚庆宣　襲慶宣　きょうけいせん　　南北朝时期外科医家，生于公元五世纪末。整理编辑《刘涓子鬼遗方》，为中国现存最早的外科专书。　　南北朝時代における外科の医家。紀元五世紀の末に生れ、「劉涓子鬼遺方」を整理、編修した、今の中国に保存されている最も古い外科の専門書。

龚廷贤　襲廷賢　きょうていけん　　十六世纪，明代医家，著有《万病回春》、《寿世保元》等医书。　　16世紀、明代の医家、著作には「万病回春」、「寿世保元」などの医学書がある。

龚云林　襲雲林　きょううんりん　　⇒龚(gōng)廷贤

龚子才　襲子才　きょうしさい　　⇒龚(gōng)廷贤

GOU　钩狗枸

gōu　钩

钩肠痔　鉤腸痔　こうちょうじ　　⇒肛(gōng)裂

钩肠痣　鉤腸痣　こうちょうじ　　混合痔。　　混合痔。

钩割法　鉤割法　こうかつほう　　中国古代眼科手术方法之一。　　中国古代眼科手術方法の一つ。

钩藤　鉤藤　こうとう　　中药。带钩茎枝入药。用于清热、平肝、熄风。　　中薬。薬用部分は鉤のついている茎枝。清熱、平肝、風を消す作用がある。

gǒu　狗枸

狗宝　くほう　　中药。狗胃结石入药。用于降逆气、开郁结、解毒。　　中薬。薬用部分は犬の胃の結石。逆行の気を降し、鬱結を解き、解毒する作用がある。

狗肝菜　くかんさい　　中药。全草入药。用于清热、凉血、利尿、解毒。　　中薬。薬用部分は全株。清熱、涼血、利尿、解毒の作用がある。

狗脊　くせき　　中药。根茎入药。用于补肝肾、强筋骨、祛风湿。　　中薬。薬用部分は根茎。肝腎を補い、筋骨を強め、風湿を除去する作用がある。

狗皮膏药　狗皮膏薬　くひこうやく　　外用药剂型之一。将膏药涂于狗皮上在患部贴用。　　外用薬の剤型の一つ。硬膏を犬の皮にのせて患部に貼りつけて用いるもの。

狗尾草　くびそう　　中药。全草入药。用于除热、去湿、消肿。　　中薬。薬用部分は全株。除熱、去湿、消腫の作用がある。

枸骨叶　枸骨葉　くこつよう　　中药。叶入药。用于养阴清热、补益肝肾。　　中薬。薬用部分は葉。養陰、清熱と肝腎を補益する作用がある。

枸杞子　くこし　　中药。果入药。用于养阴补血、益精明目。　　中薬。薬用部分は果実。養陰、補血、益精、明目の作用がある。

GU　孤箍古谷股骨蛊鼓瞽固痼

gū　孤箍

孤腑　こふ　　指三焦。　　三焦のこと。

孤阳上越　孤陽上越　こようじょうえつ　　⇒虚(xū)阳上浮

孤阴　孤陰　こいん　　指单一的阴。　　単一の陰のこと。

孤脏　孤臓　こぞう　　孤独之脏，一指脾为孤脏，一指肾为孤脏。有两种含义。　　孤獨の臓。一つは脾をさし、一つは腎をさす。二つの意味があること。

箍痛　こつう　　如用带子等用力缠裹所致的疼痛。　　帯などで力強く巻きつかれるような痛み。

箍围药　箍囲薬　こいやく　　又称围药、箍药。于疗疮(初期)的周围敷一圈湿润药泥，促使感染局限而不致于扩散，并可促使局部组织迅速化脓与溃破的方法。　　別称は囲薬、搗薬。初期の疔瘡の周囲に軟膏のような湿っている泥状の薬物を塗りつけ、感染した部位を拡散しないように限局させ、速やかに局所の組織の化膿と破潰することを促す方法。

gǔ　古谷股骨蛊鼓瞽

古今图书集成医部全录　古今図書集成医部全録　ここんとしょしゅうせいいぶぜんろく　　是《古今图书集成》的一部分。清·蒋廷锡等编纂(1723)。本书辑录自《内经》到清初的医学文献100余种。　　「古今図書集成」の一部分。清の蒋廷錫などにより編修された(1723)、本書は「内経」から清代の初期迄の医学文献を100種あまり集めたもの。

古今医案按　ここんいあんあん　　清·俞震编(1778)。本书汇集诸家医案并加按语和发挥。　　清の俞震が編集した(1778)。本書には各医家の医案、すなわち医師が治療する際に辨証、立法、処方、薬物などの記録を集め、編集者の言葉を加えて自分の考えをも述べたもの。

古今医统正脉全书　古今医統正脈全書　ここんいとうせいみゃくぜんしょ　　王肯堂辑(1601)。医学丛书，包括上自现存最早的《内经》，下至明代，共44种医书。　　王肯堂が編集した(1601)。医学の叢書で、現存の保存されている最も古い、「内経」から明代までの医学書44種を含む。

谷疸　穀疸　こくたん　　黄疸类型之一。因饮食不节，食滞脾、胃、湿热壅阻所致。主要表现有食即头眩、烦闷、胃中不适、腹满、大便溏泻、小便不利、身面发黄等。　　黄疸の類型の一つ。飲食に控えがなく食物が脾胃に停滞し、湿熱が中焦を阻(はば)むことによる。主な症状には食べたらすぐ目まいを来し、胃の中が不快に感じ、腹部膨満感があり、煩悶、軟便、尿が少ない、体や顔が黄色くなるなどがあること。

谷道　穀道　こくとう　　肛门。　　肛門。

谷道痒　穀道痒　こくとうよう　　肛门瘙痒。　　肛門瘙痒。

谷精草　穀精草　こくせいそう　　中药。带花茎的头状花序入药。用于疏散风热、明目退翳。　　中薬。薬用部分は花茎のついた頭状花序。風熱を疏散し、明目、退翳の作用がある。

谷气　穀気　こくき　　又称水谷之气。饮食的精气。　　別

称は水穀の気。飲食物の精気のこと。

谷神 こくしん 气功用语。在虚极静笃情况下的智能。 気功の用語。極めて虚と静で雑念のない場合の智能。

谷芽 穀芽 こくが 中药。用于健脾胃，消食滞。 中薬。薬用部分は稲を発芽してから乾燥したもの。脾，胃を健(すこ)やかにし，食物の積滞を除去する作用がある。

股 こ 大腿。 大腿部。

股胫疽 股脛疽 こけいそ ①生于大腿或小腿的疽。②生于大腿或小腿的溃疡。 ①大腿あるいは下腿にできる疽。②大腿あるいは下腿にできる潰瘍。

股疽 こそ 又称大腿疽。股部疽。 別称は大腿疽。大腿部にできる疽。

股内前廉 こないぜんれん 股部的内前缘。 大腿の内前縁。

股癣 こせん 股部顽癣。 大腿にできる頑癬。

股阳疽 股陽疽 こようそ 股部外侧的疽。 大腿の外側にできる疽。

股阴疽 股陰疽 こいんそ 股部内侧，近阴部的疽。 大腿の内側，陰部に近い部位にできる疽。

骨 骨 こつ 四维之一。奇恒六腑之一。为人身的支架，由肾所主，赖精髓以滋养。 四維すなわち四種類の組織の一つ。奇恒六腑の一つ。人体において重要な支持具で，腎により主(つかさど)られ，精髄によって滋養されるもの。

骨痹 骨痹 こつひ 以骨节症状为主要表现的痹证。 関節症状を主とする痹証。

骨槽风 骨槽風 こつそうふう 又称穿腮发，牙叉发，穿腮毒。齿龈化脓，流出脓血。类似上颌骨骨髓炎。 別称は穿腮発，牙叉発，穿腮毒。歯肉が化膿して膿血が出る。上顎骨の骨髄炎に似ているもの。

骨出差爻 こつしゅつさこう 开放性骨折伴有断端重叠交叉。 開放性骨折の骨折端が互いに重なり合っている交叉。

骨刺 こつし 骨刺。 骨のとげ。

骨度〔法〕 骨度法 こつと〔ほう〕 同身寸之一种。以骨的等分长度测量穴位位置的方法。 同身寸の一種。骨の等分の長さで穴位の位置を測定する方法。

骨度分寸折量法 骨度分寸折量法 こつとぶんすんせつりょうほう ⇒骨(gǔ)度〔法〕

骨端回纳 骨端回納 こつたんかいのう 还纳骨折端。 骨折端を還納すること。

骨缝开错 骨縫開錯 こつほうかいさく 骨折后，断端分离，形成空隙或断端移位。 骨折してから骨折端が分離して，隙間ができ，あるいは骨折端が位置を変えること。

骨疳 骨疳 こつかん ⇒肾(shèn)疳

骨鲠 骨鯁 こつこう 因鱼刺或其他骨类鲠于咽喉。 喉が魚の骨あるいは他の骨が喉にささること。

骨会 骨会 こつえ 八会穴之一。与骨有密切关系的一个穴位。即大杼。 八会穴の一つ。骨と密切な関係のある穴。すなわち大杼。

骨极 骨極 こつきょく 六极之一。主要表现为牙齿浮动，两足痿竭等。 六極の一つ。主な症状には歯が浮き，足は萎え竭(つ)き，つまずいて倒れるなどがあるもの。

骨节疼痛 骨節疼痛 こっせつとうつう 关节痛。 関節痛。

骨痨 骨癆 こつろう 骨及关节结核。 骨と関節結核。

骨瘤 骨瘤 こつりゅう 骨肿瘤。 骨の腫瘍。

骨软化 骨軟化 こつなんか 骨软化症。

骨瘦如柴 骨，瘦せること柴の如し 人体の痩せる様子を形容する。痩せて骨がたきぎのようであること。

骨碎补 骨碎補 こつさいほ 中药。根茎入药。用于补肾健骨，活血祛瘀。 中薬。薬用部分は根茎。補腎，健骨，活血，祛瘀の作用がある。

骨碎筋翻 骨碎筋翻 こつさいきんはん 粉碎性骨折。 粉砕骨折。

骨痛 骨痛 こつつう 肢体疼痛达骨。见于骨外伤或虚痨证。 肢体の痛みが骨まで及ぶこと。痹証，骨の外傷あるいは虚痨証に見られるもの。

骨头归旧 骨頭帰舊 こつとうききゅう 将脱臼的骨复归旧位。 脱臼した骨を元の位置にもどらせること。

骨歪 骨歪 こつわい 骨折端位置移动变歪。 骨折端が位置をかえて歪むこと。

骨痿 骨痿 こつい 痿证之一。症见腰背痿软不能直立，下肢肌肉萎缩松弛，面色暗黑，牙齿干枯等。多由肾阴大亏，虚火亢盛所致。 痿証の一つ。症状には腰背部がだるく直立困難となり，下肢の筋肉が萎(な)えて，ゆるみ，顔色は暗黒色となり，歯はひからびるなどが見られるもの。多くは腎陰が大いに不足し，虚火が亢(たか)ぶるなどによるもの。

骨位 骨位 こつい 骨的位置。 骨の位置。

骨蒸 骨蒸 こつじょう 形容阴虚潮热从骨熏蒸而出。每伴发盗汗。常见于肺结核。 陰虚潮熱が骨から蒸して出てくるようなことを形容していう。常に盗汗を兼ね，肺結核によく見られるもの。

蛊 蠱 こ 虫臌，蛊胀的简称。由虫毒结聚，肝脾受伤，络脉瘀塞所致。如血吸虫病所致的臌胀。症状有胁下有痞块，腹胀逐渐增大等。 略称は虫臌，蠱脹。虫毒の結聚により，肝脾が傷められて，絡脈が瘀塞されることからなる。たとえば住血吸虫病による臌脹。症状には脅部に痞塊ができ，腹部膨満が次第に増加するなどがあること。

蛊毒 蠱毒 こどく ①诸虫毒素所致各证。如蛊毒候，蛊吐血候等。②毒虫所生之毒。③虫臌。寄生虫引起的臌胀。 ①人体の諸種寄生虫の毒素による諸種の病証。たとえば蠱毒候，蠱吐血候など。②有毒な虫類の産生する毒。③虫臌すなわち寄生虫による臌脹。

蛊胀 蠱脹 こちょう ⇒蛊(gǔ)

蛊注(疰) 蠱注(疰) こちゅう(ちゅう) 类似肺结核，结核性腹膜炎的病证。四肢浮肿，消瘦，咳嗽，气短，腹胀等，并有传染他人的特性。 肺結核あるいは結核性腹膜炎に類似する病証。四肢に浮腫があり，痩せ衰え，咳と呼吸困難があり，腹部膨満と他人に伝染する特性があること。

鼓 こ 五不女之一。妇女生理上先天性异常。认为无生殖能力，鼓即为鼓花，为处女膜闭锁。 五不女の一つ。婦人の先天性生理的異常。生殖力のないものと見做され，鼓とは鼓花(こか)のことで，処女膜閉鎖のこと。

鼓(臌)胀 鼓(臌)脹 こ(こ)ちょう 以腹大如鼓，腹皮青筋显露，四肢不肿，或微肿为特征。有蛊胀，血鼓，气鼓等。若患者面部，四肢瘦削，仅腹部胀大者称为单腹胀。 腹部が太鼓のように脹れて大きくなり，腹部の皮膚に青色の筋が顕われ，四肢に浮腫がないあるいはやや腫れるなどを特徴とする。蠱脹，血鼓，気鼓などがあること。もし患者の顔面，四肢が痩せ衰え，腹部だけがふくれて，大きくなるものであれば，単腹脹のこと。

瞽症 こしょう 眼球萎缩或无眼球的失明症。 眼球萎

縮あるいは眼球欠如の失明。

gù　固瘤

固崩止带 こほうしたい　　治疗妇女血崩、经行不止、带下淋漓等病证的方法。　　婦人の血崩、突然大量に月経を下し、あるいは月経が長く続いて止らない、帯下がしたたり落ちるなどの病証を治療する方法。

固表利水 こひょうりすい　　表虚、小便不利、水湿停留、浮肿病等证的治疗方法。　　表が虚し、小便がよく通じないことによる水湿が滞って体表に溜る浮腫を治療する方法。

固冲汤　固衝湯 こしょうとう　　方剂。成分:白术、黄芪、煅龙骨、煅牡蛎、山萸肉、白芍、海螵蛸、茜草、棕榈炭、五倍子。主治:气血两虚,冲任不固之血崩及月经过多。　　方剂。薬物構成:白朮,黄蓍,煅龍(竜)骨,煅牡蠣,山茱萸肉,白芍薬,海螵蛸,茜草,棕櫚炭(棕櫚炭),五倍子。応用:気血がともに虚であり,衝,任脈が固らないことによる血崩,月経過多。

固定垫　固定墊 こていてん　　⇒压(yā)墊

固瘕 こか　　①大便先硬后溏,杂有未消化食物和水。②慢性腹泻。　　①大便が初めに堅く後に軟便,消化されていない食物残渣と水が混っている。②慢性下痢。

固(涩)精　固(渋)精 こ(じゅ)せい　　用有补肾,使精液固涩的药物治疗因肾气不固而遗精的方法。　　腎を補い,精液を固渋する作用のある薬物を用いて腎がが固らないために遺精のある病証を治療する方法。

固精止带 こせいしたい　治疗遗精,白带的方法。　　遺精と白帯下を治療する方法。

固涩　固渋 こじゅう　　又称固摄、收涩。用收敛药为主以治疗体弱出汗、久泻、脱肛、遗精、出血等病症的方法。　　別称は固摂,收渋。主として收斂薬をもって衰弱,汗をかき,慢性下痢,脱肛,遺精と出血などの病証を治療する方法。

固涩止汗　固渋止汗 こじゅうしかん　　用收敛药治疗多汗的方法。　　收斂作用のある薬物を用いて多汗を治療する方法。

固肾　固腎 こじん　　治疗肾虚遗尿或遗精等的方法。　　腎虚による遺尿,あるいは遺精などを治療する方法。

固肾涩精　固腎渋精 こじんじゅうせい　　治疗肾气不固所致遗精,尿频的方法。　　腎気が固らないために遺精したり,頻尿になるのを治療する方法。

固泄 こせつ　　大便不通或大便失禁。　　大便が通じないあるいは大便が失禁すること。

瘤疾 こしつ　　久治不愈,比较顽固的疾病。　　長い間治療しても治らない,比較的に治りにくい慢性の疾病。

瘤冷　固冷 これい　　真阳不足,阴寒之邪久伏体内难治的虚寒证。　　真陽不足,陰寒の邪が長い間体内に潜伏するため,治りにくい虚寒証。

GUA　瓜刮栝挂

guā　瓜刮栝

瓜蒂散 かていさん　　方剂。成分:甜瓜蒂、赤小豆。主治:痰涎宿食停于胃中而周身不适。　　方剂。薬物構成:甜瓜蒂,赤小豆。応用:痰や涎(よだれ)と宿食すなわち消化されていない食物が胃中に停滞し,全身の気分が悪くをる病証。

瓜藤缠　瓜藤纏 かとうてん　　①结节性脉管炎。②结节性红斑。　　①結節性血管炎。②結節性紅斑。

瓜子金 かしきん　　中药。全草入药。用于化痰止咳、润血、止血、安神、解毒。　　中薬。薬用部分は全株。化痰,止咳,潤血,止血,安神と解毒の作用がある。

刮柄〔法〕 かつへい〔ほう〕　　又称刮针。用指甲轻轻刮动针柄的针刺手法。　　別称は刮針。指の爪で軽く針柄をこすりつける一種の針刺手法。

刮肠　刮腸 かっちょう　　①坏证而下脓血者。②痢下带黄赤色粘稠物。③直肠泄。　　①壊証,すなわち治療の誤りで疾病が悪くなった病証が膿血便を下すもの。②下痢が黄赤色の帯びた粘稠物を下す。③直腸泄,すなわち飲食が口に入るとすぐ下痢すること。

刮针　刮針 かつしん　　⇒刮(guā)柄〔法〕

栝蒌　瓜蔞 かろ　　中药。果入药。用于化痰清热、宽胸散结、润肠通便。　　中薬。薬用部分は果実。化痰,清熱,寛胸,散結,潤腸,通便の作用がある。

栝蒌皮　括(瓜)蔞皮 かろひ　　中药。果皮入药。用于化痰清热、宽中散结。　　中薬。薬用部分は果皮。化痰,清熱,寛中,散結の作用がある。

栝蒌薤白白酒汤　括蔞薤白白酒湯 かろがいはくはくしゅとう　　方剂。成分:栝蒌、薤白、白酒。主治:胸阳不振,痰阻气机之胸痹证。　　方剤。薬物構成:栝蒌(瓜蔞),薤白,白酒。応用:胸の陽が衰え,痰が気機を阻む胸痹証。

栝蒌薤白半夏汤　括蔞薤白半夏湯 かろがいはくはんげとう　　方剂。成分:栝蒌、薤白、半夏、白酒。主治:胸痹证而痰浊结聚较甚者。　　方剤。薬物構成:栝蔞(瓜蔞),薤白,半夏,白酒。応用:胸痹証でひどく痰濁の集結している病証。

栝蒌子(仁)　括蔞子(仁) かろし(にん)　　中药。种子入药。用于化痰清热、润肠通便。　　中薬。薬用部分は種子。化痰,清熱,潤腸と通便の作用がある。

guà　挂

挂线〔疗法〕　掛線〔療法〕 けいせん〔りょうほう〕　　用丝线或橡皮筋结扎瘘管,治疗肛瘘的一种方法。　　生系あるいはゴム・バンドなどで痔瘻管を結紮して脱落させる一種の治療方法。

GUAN　关观贯灌鹳

guān　关观

关白附　関白附 かんはくぶ　　中药。根入药。祛寒湿、止痛。　　中薬。薬用部分は根。寒湿を除去し,痛を止める作用がある。

关冲　関衝 かんしょう　　穴位。主治:热病、咽喉痛、头痛等。　　穴位。応用:熱病,咽喉痛,頭痛など。

关刺　関刺 かんし　　又称渊刺、岂刺。古代五刺法之一。直刺关节周围筋肉。多用于治疗筋痹。　　別称は淵刺(えんし),豈刺(きし)。古代の五刺法の一つ。四肢の関節周囲の筋肉に直刺する。多くは筋痹の治療に用いる方法。

关格　関格 かんかく　　①小便不通及便秘伴有呕吐不止。②小便不通与呕吐不止并见。③脉象指人迎与寸口脉俱盛极,系阴阳决离的危象。　　①小便が通じないことと便秘,頑固な嘔吐を伴うこと。②小便が通じないことと頑固な嘔吐がともに見られること。③脈象で人迎と寸口の脈がともにきわめて盛んで,陰陽決離の危篤な状態。

关节痛　関節痛 かんせつつう

关脉　関脈 かんみゃく　　桡动脉桡骨茎突处关部的脉象。　　橈骨茎状突起の部位にある関部の脈象のこと。

关门　関門 かんもん　　穴位。主治:腹胀、肠鸣、食欲不振等。　　穴位。応用:腹部の臓満感,腹鳴,食慾不振など。

关门不利　関門不利 かんもんふり　　肾虚而致小便不利,发生水肿。　　腎虚による排尿困難,浮腫などがある

关元　関元　かんげん　　穴位。主治:体虚、遗精、遗尿、阳萎、痛经、慢性腹泻、休克等。　　穴位。応用:体虚,遺精,遺尿,陽萎(陰萎),痛経,慢性下痢とショックなど。

关元俞　関元俞　かんげんゆ　　穴位。主治:慢性腹泻、慢性盆腔炎、腰痛等。　　穴位。応用:慢性下痢,慢性骨盤膿瘍,腰痛など。

观神色　神色を観る　　望诊内容之一,即观察患者的精神、意识、表情以及面部色泽等。　　望診の内容の一つ。患者の精神,意識,表情および顔の色とつやなどを観察する。

guàn 贯灌鹳

贯通伤　貫通傷　かんつうしょう

贯叶蓼　貫葉蓼　かんようりょう　⇒杠(gàng)板归。

贯众　貫衆　かんじゅ　　中药。根茎入药。用于清热解毒、止血杀虫。　　中薬。薬用部分は根茎。清熱,解毒,止血,殺虫の作用がある。

灌肠　灌腸　かんちょう　　浣腸。

灌浆期　灌漿期　かんしょうき　　天花发病7~8日后,疱疹灌浆,渐成脓疱的时期。　　発病してから第7~8日目の後,天然痘の発疹が漿液によって充満し,次第に膿疱になる時期。

鹳口疽　鸛口疽　かんこうそ　　又称锐疽,尾闾发。尾骨部位的痈疽。　　別称は鋭疽,尾閭発。尾骨部位の癰疽。

GUANG 光广

guāng 光

光剥舌　こうはくぜつ　　舌苔骤然退去,不再复生,如剥脱样。为胃阴枯竭,胃气大伤的表现。　　舌苔が剥離されたように突然消えること。胃の陰液が枯渇し,胃気がひどく傷つかれた症候。

光慈菇　こうじこ　　中药。鳞茎入药。功用同山慈菇。　　中薬。薬用部分は鱗茎。山慈菇と同じ作用がある。

光明　こうみょう　　穴位。主治:眼疾、偏头痛等。　　穴位。応用:眼の疾患,片頭痛など。

光枝勾儿茶　光枝鉤児茶　こうしこうじちゃ　　中药。地上部分入药。祛痰止咳、活络、止痛。　　中薬。薬用は地上部分。祛痰,止咳,活絡,止痛の作用がある。

guǎng 广

广肠　広腸　こうちょう　　乙状结肠及直肠。　　S状結腸と直腸。

广疮　広瘡　こうそう　⇒杨(yáng)梅疮

广地丁　広地丁　こうちちょう　　中药。全草入药。清热解毒。　　中薬。薬用部分は全株。清熱,解毒の作用がある。

广藿香　広藿香　こうかくこう　　中药。地上部分入药。祛暑、解表、化湿、和胃。　　中薬。薬用は地上部分。祛暑,解表,化湿,和胃の作用がある。

广金钱草　広金銭草　こうきんせんそう　　中药。地上部分入药。用于清湿热、利尿、排石。　　中薬。薬用は地上部分。湿熱を消し,利尿と結石を排除するなどの作用がある。

广明　広明　こうめい　　人体前面和上方之部位。　　人体の前面と上方の部位。

广木香　広木香　こうもくこう　⇒木(mù)香

GUI 归龟鬼桂

guī 归龟

归经　帰経　きけい　　把药物的作用与脏腑、经络和不同部位联系起来,以说明某些药物的特殊作用。　　薬物の作用と臓腑,経絡あるいは異なる部位と結びつけて,ある一部分の薬物の特殊作用を説明すること。

归来　帰来　きらい　　穴位。主治:闭经、排尿困难、盆腔炎等。　　穴位。応用:月経閉止,小便困難,骨盤腔の炎症など。

归脾汤　帰脾湯　きひとう　　方剂。成分:白术、茯苓、黄芪、龙眼肉、酸枣仁、党参、木香、炙甘草、当归、远志、生姜、大枣。主治:①心脾两虚,气血不足。②脾虚不摄血所致崩漏带下,便下出血等。　　方剤。薬物構成:白朮,茯苓,黄蓍,竜眼肉,酸棗仁,党参,炙甘草,当帰,遠志,生薑,大棗。応用:①心と脾が両方とも虚弱あるいは気血が不足の場合。②脾虚により血を統轄することができないことによって崩漏,月経が長く続いて止らない帯下を下す,あるいは皮下出血など。

龟板　亀板　きはん　　中药。腹甲入药。用于滋阴潜阳、益肾健骨。　　中薬。薬用部分は腹甲。滋陰,潜陽,益腎,健骨の作用がある。

龟板胶　亀板膠　きはんきょう　　中药。龟板熬成胶。功用同龟板。长于滋阴,并有补血、止血作用。　　中薬。薬用部分は亀の甲(亀板)を煎じてゲル状になるもの。亀板と作用は同じ,滋陰に長じ,補血と止血の作用がある。

龟背　亀背　きはい　　佝偻病症状之一。其表现为背脊骨弯曲隆起,状如龟背,故名。　　佝僂病(くるびょう)の症状の一つ。脊柱が曲がって隆起し,あたかも亀の背のような形をしていること。

龟背痰　亀背痰　きはいたん　　脊柱结核。　　脊柱結核。

龟背驼　亀背駝　きはいだ　　脊柱结核或佝偻病所致脊柱后弯。　　脊柱結核あるいはくる(佝僂)病による脊柱後彎。

龟头肿痛　亀頭腫痛　きとうしゅつう　　多由湿热下注所致的龟头肿痛。　　多くは湿熱の邪気が下へ注ぐことによる亀頭の腫脹と痛み。

龟胸　亀胸　ききょう　⇒鸡(jī)胸

guǐ 鬼

鬼击　鬼撃　きげき　　古代对病因不明的暴病、重病的总称。　　古代に病因不明な劇症あるいは重病に對する総称。

鬼箭羽　きせんう　　中药。翅状枝条入药。用于活血通经、祛风。　　中薬。薬用部分は羽状の枝。活血,通経,祛風の作用がある。

鬼门　鬼門　きもん　　体表的汗孔。　　体表の汗孔。

鬼(伪)胎　鬼(偽)胎　き(ぎ)たい　　非为真胎,指想像妊娠。　　真の胎でなく,想像妊娠のこと。

鬼针草　鬼針草　きしんそう　　地上部分入药。用于清热、解毒、利湿。　　中薬。薬用は地上部分。清熱,解毒,利湿の作用がある。

鬼注(疰)　きちゅう(ちゅう)　⇒劳(láo)瘵

guì 桂

桂花　けいか　　中药。花入药。用于化痰、散瘀。　　中薬。薬用部分は花。化痰,散瘀の作用がある。

桂心　けいしん　　中药。肉桂的处方名。肉桂树皮剥下的栓皮入药。①用于肾阳不足、阳萎、尿频、腰膝冷痛等。②用于胃及腹部冷痛、食少便溏。③用于妇女冲任虚寒、痛经、经闭。④用于阴疽稀肿、未溃或已溃、疮口不收者。　　中薬。肉桂の処方名。薬用部分は肉桂の樹皮の栓皮を剥いたもの。①腎陽不足,陽萎(陰萎),頻尿,腰,膝が冷たく痛むな

どを治療する作用がある。②胃と腹部の冷たく痛み，食慾不振，軟便を治療する作用がある。③婦人の衝任虚寒，痛経，月経閉止を治療する作用がある。④陰疽がやや腫脹し，まだ潰れていないかあるいは潰れても瘡面が収斂しない場合に用いるもの。

桂枝　けいし　　嫩桂枝入药。用于发汗解表、温经通阳。　中薬。薬用部分は若い枝。発汗，解表，温経，通陽の作用がある。

桂枝茯苓丸　桂枝茯苓丸　けいしぶくりょうがん　　方剂。成分：桂枝、伏苓、丹皮、桃仁、芍药。主治：妇女小腹有瘀块，按之痛或经闭腹痛等证。　　方剂。薬物構成：桂枝，茯苓，牡丹皮，桃仁，芍薬。応用：婦人の下腹部にある塊状腫物，手で押えると疼痛があり，あるいは月経閉止，疼痛などの病証。

桂枝附子汤　桂枝附子湯　けいしぶしとう　　方剤。成分：桂枝、炮附子、生姜、甘草、大棗。主治：寒性風濕性關節痛。　　方剤。薬物構成：桂枝，炮附子，生薑，甘草，大棗。応用：寒を主とする関節痛，風湿痛。

桂枝加葛根汤　桂枝加葛根湯　けいしかかつこんとう　　方剤。成分：桂枝、生姜、芍药、甘草、大枣、葛根。主治：发热、头痛、汗出、恶风、鼻鸣、干呕、口不渴、脉浮缓、苔薄白等桂枝汤证外尚兼见项背强痛者。　　方剤。薬物構成：桂枝，生薑，芍薬，甘草，大棗，葛根。応用：発熱，頭痛，汗が出る，風をいやがる，鼻が鳴る，からえずき，口が渇かない。脈象は浮緩，舌苔は薄くて白いなどの桂枝湯証の上に項（うなじ）背部に強ばることを兼ねる病証。

桂枝加厚朴杏子汤　桂枝加厚朴杏子湯　けいしかこうぼくきょうしとう　　方剤。成分：桂枝、芍药、生姜、甘草、大枣、厚朴、杏仁。主治：发热、头痛、汗出、恶风、鼻鸣、干呕、口不渴、脉浮缓、舌苔薄白等桂枝汤证外尚兼见喘咳者。　　方剤。薬物構成：桂枝，芍薬，生薑，甘草，大棗，厚朴，杏仁。応用：外感の始め，発熱，頭痛，汗が出る，風をいやがる，鼻が鳴る，からえずき，口渇がないなどがある。脈象は浮緩，舌苔は薄くて白いなどの桂枝湯証の上に喘息，咳嗽を兼ねる病証。

桂枝加龙骨牡蛎汤　桂枝加竜骨牡蠣湯　けいしかりゅうこつぼれいとう　　方剤。成分：桂枝、芍药、生姜、甘草、大枣、龙骨、牡蛎。主治：阴阳失调所致遗精、眩晕、盗汗、自汗等。　　方剤。薬物構成：桂枝，芍薬，生薑，甘草，大棗，竜骨，牡蠣。応用：陰陽の失調による遺精，目まい，盗汗，自汗など

桂枝人参汤　桂枝人参湯　けいしにんじんとう　　方剤。成分：人参、干姜、炙甘草、白术、桂枝。主治：脾胃虚寒下痢不止，而兼外感风寒之邪。　　方剤。薬物構成：人参，乾薑，炙甘草，白朮，桂枝。応用：脾胃の虚寒による下痢が止らない，その上に外感風寒の邪を兼ねる病証。

桂枝汤　桂枝湯　けいしとう　　方剤。成分：桂枝、白芍、炙甘草、生姜、大枣。主治：外感风寒表虚证。症见：发热、头痛、汗出、恶风、鼻鸣、干呕、脉浮缓、苔薄白等。　　方剤。薬物構成：桂枝，白芍薬，炙甘草，生薑，大棗。応用：風寒の邪を外感することによる表虚証。症状には発熱，頭痛，汗をかき，風をいやがり，鼻が鳴り，からえずきなどがある。脈象は浮緩，舌苔は薄くて白いなどが見られるもの。

GUN 滚

gǔn 滚

滚刺筒　こんしとう　　为皮肤针之一种。主要由滚柄与滚筒两部分组成，滚筒表面均匀地密布着短针。操作时手持滚柄在皮肤一定部位来回滚动3～5分钟，至皮肤潮红为止。适用于刺激面积较大的部位。治疗范围很广，尤以神经衰弱、机能障碍性疾病及局部皮肤病（如神经性皮炎等）疗效更好。　　皮膚針の一種。滚柄と滚筒の両部分からなる。円筒状の滚筒の表面に等距離に短針を多く並べ，滚柄を持って皮膚の一定部位に繰り返しててろがし，約3～5分間皮膚が赤くなるまで治療し，刺激部位が広い場合に適応する。治療する範囲も広い，特に神経衰弱，機能障害性疾患あるいは局所の皮膚病（神経性皮膚炎など）に対して効果がよい。

滚〔摇〕法　こん〔よう〕ほう　　是医生用手背的近小指侧部分按压在病人的体表部位上，从腕部有节奏地作前、后、左、右连续不断的滚动的方法。属按摩手法之一。　　医師が手背の尺骨側で患者の体表にある一定の部位を圧迫して，手くびでリズムをつけて前後，左右に絶えずころがす方法。按摩の手法の一つ。

GUO 腘裹过

guó 腘

腘　こく　　膝窝。　　膝窩。

guǒ 裹

裹帘　裹簾　かれん　　古代用于缠裹伤处的布条，即相当于绷带。　　古代の傷科において，正骨する際に負傷した部位を巻くために用いた細長い布切れのこと。すなわち今用いている包帯に相当するもの。

guò 过

过岗龙　過崗竜　かこうりゅう　　中药。藤茎入药。祛风湿、活络行瘀。　　中薬。薬用部分は藤茎。風湿を除去し，活絡，行瘀の作用がある。

过经　過経　かけい　　外感病由一经转入到另一经的证候的变化。　　外感病が一経より別の一つの経に伝える証候の変化。

过期经行　過期経行　かきけいこう　　⇒経(jīng)行后期

H

HA 蛤

há 蛤

蛤（士）蟆油　蟆油　ごう（し）ばくゆ　　中药。干燥输卵管入药。用于补肾益精、润肺养阴。　　中薬。薬用部分は乾燥輸卵管。補腎，益精，潤肺と養陰の作用がある。

蛤士蟆　ごうしばく　　中药。除去内脏的干燥全体入药。用

于养肺滋肾，治虚劳咳嗽。　　中薬。薬用部分は内臓を除いた乾燥全体。養肺，滋腎と虚労による咳嗽を治療する作用がある。

HAI 孩骸海

hái 孩骸
孩儿茶 孩児茶 がいじちゃ　⇒儿（ér）茶。
孩儿参 孩児参 がいじじん　中药。根入药。用于益气、健脾、生津。　　中薬。薬用部分は根。益気、健脾、生津の作用がある。

骸 骸 がい　①骨骼。②胫骨。　　①骨格。②脛骨。

hǎi 海
海底漏 かいていろう　会阴瘘。　会陰フィステル。
海底痈 海底癰 かいていよう　⇒悬（xuán）癰。
海风藤 海風藤 かいふうとう　中药。茎入药。用于祛风湿、通经络、止痛。　　中薬。薬用部分は茎。風湿を除去し、経絡を通じ、止痛の作用がある。
海蛤壳 海蛤殻 かいごうかく　⇒蛤（gé）壳。
海金砂 かいきんしゃ　中药。孢子入药。用于清热利水、通淋。　　中薬。薬用部分は胞子。清熱、利水、通淋の作用がある。
海龙 海竜 かいりゅう　中药干燥体入药。用于温肾壮阳、软坚散结。　　中薬。薬用部分は乾燥体。温腎、壮陽、堅いものを軟らかくし、鬱結を散らす作用がある。
海马 海馬 かいば　中药。干燥体入药。用于温肾壮阳、软坚散结。　　中薬。薬用部分は乾燥体。温腎、壮陽、堅いものを軟らかくし、鬱結を散らす作用がある。
海螵蛸 かいひょうしょう　中药。乌贼的干燥内壳入药。用于收敛止血、固精止带、制酸止痛。　　中薬。薬用部分はコウイカあるいはスルメイカの乾燥内殻。収斂、止血、精を固め、白帯下を止め、胃酸過多を治療することと止痛の作用がある。
海桐皮 かいとうひ　中药。树皮入药。用于祛风湿、通经络、利水消肿。　　中薬。薬用部分は樹皮。風湿を除去し、経絡を通じ、利水と消腫の作用がある。
海芋 かいう　中药。根茎入药。用于清热解毒、消肿散结。　　中薬。薬用部分は根茎。清熱、解毒、消腫、散結の作用がある。
海藻 かいそう　中药。干燥全草入药。用于清热化痰、软坚散结。　　中薬。薬用部分は乾燥全株。清熱、化痰、堅いものを軟らかくし、鬱結を散らす作用がある。

HAN 鼾含韩寒汉汗旱颔薄

hān 鼾
鼾声 かんせい　いびき声。

hán 含韩寒
含服 がんぷく　⇒噙（qín）化。
含腮疮 含腮瘡 がんさいそう　①新生儿颊部或腮部疮疡。②流行性腮腺炎。　①新児の頬部あるいは耳下腺の瘡瘍。②流行性耳下腺炎。
含漱 がんそう　⇒漱（shù）涤。
韩悉 韓悉 かんぼう　明代医家。撰有《韩氏医通》(1522)，强调四诊在治疗中的重要性，并对书写病案作了较全面的规定和改进。　　明代の医家「韓氏医通」を著した(1522)，四診が疾病を治療する重要性を強調し、また病歴の書き方に対しても全般的な法則を定め、改善をした。
寒 かん　①又称寒邪。病因六淫之一。寒邪可致外感。②内

寒。③寒证。　①別称は寒邪。病因として六淫の一つ。寒邪のため外感になることがある。②内寒。③寒証。
寒包火（热） 寒が火（熱）を包む　如人体内有积热，再受外寒，形成寒邪束于外，热邪郁于内的病理现象。症见哮喘、咳嗽、失音、目赤肿痛、牙龈肿痛等。　　たとえば人体には内に積熱を持っており、その上に外寒な受けると、寒は外を包み、熱邪は内に鬱積する病理現象になること。症状には喘息、咳嗽、失音、咽痛、歯肉の腫れ痛みなどが見られるもの。
寒秘（闭） 寒秘（閉） かんぴ（へい）　因寒邪所致便秘。　寒邪による便秘。
寒（皮）痹 かん（ひ）ひ　以寒邪为主使气血滞阻不通的痹证。痛处固定，得热痛减，遇寒痛增。　　寒邪を主とし、気血が鬱滞して通じない痹証のこと。痛む場所は一定しており、熱を得れば痛みが軽く、寒さにあうと痛みがひどくなること。
寒喘 かんぜん　因寒邪而引起的气喘，而四肢逆冷、脉象沉细等。　寒邪による喘息。手足が逆冷する。すなわち肘より遠端へ、膝より下へ冷たくなる。脈象は沈細などがあること。
寒疮 寒瘡 かんそう　⇒猫（māo）眼疮。
寒从中生 寒は中より生ず　体内脏腑功能衰退所产生的虚寒症状。　体内の臓腑機能が衰えることにより生じた虚寒症状。
寒多热少 寒、多し、热、少なし　恶寒发热时，恶寒比发热重。　悪寒発熱のとき、悪寒が発熱よりひどいこと。
寒呃 かんやく　由寒邪犯胃或脾胃虚寒所致之呃逆。　寒邪が胃を犯しあるいは脾胃の虚寒による呃逆すなわちしゃっくりのこと。
寒化 かんか　邪入阴经，或热病后期，由于阳气衰而使疾病转化为寒证　邪が陰経に入り、あるいは熱病の後期に陽気が衰えて疾病が寒証に転じたこと。
寒霍乱 かんかくらん　又称寒气霍乱。内伤生冷，外感寒湿引起的急性上吐下泻。　別称は寒気霍乱。内になまものあるいは冷たい食物の傷害を受けて、外に寒湿を感じることによる急性嘔吐と下痢のこと。
寒积腹痛 寒積による腹痛　脾胃阳虚，伤于生冷，身受寒邪、寒积凝滞所致之腹痛。　脾胃の陽が不足で、その上になまものあるいは冷たい食物に傷つけられて、体が寒邪を受けて、凝滞することによる腹痛。
寒剂 寒剂 かんざい　十二剂之一。性质寒凉，能治疗热证的一类方剂。　十二剤の一つ。性質が寒涼で、熱証を治療することのできる一種の方剤。
寒结 寒結 かんけつ　⇒冷（lěng）秘。
寒痉 寒痙 かんけい　由寒邪引起的痉挛。多见于小儿。　寒邪によるけいれん。多くは小児に見られるもの。
寒厥 かんけつ　又称冷厥。阳虚阴盛所致的手足厥冷。症见手足厥冷、恶寒蜷卧、下利清谷、口不渴或腹痛面赤、指甲青暗、甚则昏厥、舌多质淡、苔润、脉多微细。　　別称は冷厥。陽が衰え、陰が盛んであることによる手足の厥冷，すなわち肘より遠端へ、膝より下が冷たい。症状には手足が厥冷、悪寒と体を丸くして寝る、清い水と消化されていない穀物残渣のある下痢をし、口が渇かないあるいは腹痛、顔が赤い、爪が青黒くなり、ひどいときには昏倒することがあり、舌質の色はうすい、舌苔は潤い、脈は微細を呈するなどが見られるもの。
寒〔厥〕心痛 かん〔けつ〕しんつう　⇒冷（lěng）〔气〕心痛。

寒冷腹痛 寒冷による腹痛　　又称寒气腹痛。因脾胃虚寒或感受寒邪所致。症见腹痛绵绵，得食更痛，得热稍缓，脉沉迟。　　別称は寒気腹痛。脾胃の虚寒あるいは寒邪に犯されることによる。症状には腹痛が軽くめんめんと続き、寒さに遇うと痛みがひどくなる、温めるとやや緩解する、脉が沈遅などが見られるもの。

寒栗鼓頷 寒慄し，鼓頷す　　悪寒时全身颤抖，致下颌抖动，牙齿做响。　　悪寒のときに全身が振戦して、下顎ががたがたする様子。

寒痢 かんり　　又称冷痢。痢疾之属寒者。痢下纯白或白多红少，质稀气腥，脉迟苔白等。　　別称は冷痢。痢疾の寒に属するもの。便が白色あるいは白色が赤色よりも多く、稀薄な生臭いにおいをし、脉が遅、舌苔が白色などを呈するもの。

寒涼派 寒涼派 かんりょうは　　金元时期四大医学派別之一。以刘完素为代表，主张疾病多因火热而起。治病多用寒涼药。　　金元時期における医学の四大学派の一つ。劉完素を代表とし、疾病が火熱によるものが多いと主張する。治療するときに寒涼薬を使用する場合が多いこと。

寒凝气滞 寒凝し、气滞す　　身体某一部位因寒邪凝聚而出现气滞疼痛的证候。　　身体のある部位に、寒邪が凝集するために気が渋滞し痛むのある証候。

寒疟 寒瘧 かんぎゃく　　疟疾之一。多因寒气内伏，秋凉再感疟邪所致。症见先寒后热，寒多热少或但寒不热，腰背头痛，无汗，脉弦紧等。　　瘧疾の一つ。多くは寒気が内伏し、秋の涼しい季節に瘧疾の邪気に犯されることによる。症状には先に悪寒があり、後に発熱し、寒が多く、熱が少ない、あるいは寒だけで熱がなく、腰背部と頭部に痛みがあり、汗が出ない、脉が弦緊などが見られるもの。

寒呕（吐） 寒嘔吐 かんおう（と）　　胃气虚寒或复感寒邪所致。症见食久呕吐，或感寒而吐，面青，手足清冷，脉沉细迟或弦。　　胃気が虚寒あるいはその上に寒邪に犯されることによる。症状には食べてから長い時間、あるいは寒邪に犯されてから嘔吐をし、顔色は青色、手足が冷たい、脉象が沈細遅あるいは弦を呈するもの。

寒癖 かんへき　　因寒引起的胁肋疼痛并有弦索状块物的一种证候。　　寒邪による脇部の痛み、また細長い塊を伴う証候のこと。

寒气腹痛 寒気による腹痛　　⇒寒(hán)冷腹痛。

寒气霍乱 寒気による霍乱　　⇒寒(hán)霍乱。

寒气呕吐 寒気による嘔吐　　⇒寒(hán)呕(吐)。

寒热 かんねつ　　八纲辨证中鉴别疾病属性的两个纲领，阴盛则寒，阳盛则热。　　八綱辨証における病証の性質を鑑別する二つの綱領。陰が盛んであれば則ち寒であり、陽が盛んであれば則ち熱であること。

寒热错杂 寒熱錯雑す　　寒热交错同时出现。如上热下寒，上寒下热，表热里寒，表寒里热。　　寒熱が交錯して同時に現れること。たとえば上熱下寒、上寒下熱、表熱裏寒、表寒裏熱など。

寒热往来 寒熱往来 かんねつおうらい　　忽寒忽热，寒与热互相交替，一天可发作数次的一种证候。　　ときには悪寒、ときには発熱、寒と熱が交互に現れ、日に数回発作することがある証候。

寒疝 かんせん　　①因寒邪凝滞所致，绕脐绞痛，出冷汗，恶寒肢冷。②由寒湿侵犯厥阴肝经所引起的阴囊或睾丸痛肿硬，阴茎不能勃起的疾患。　　①寒邪が凝滞することによる。臍周囲の仙痛、冷汗、悪寒と手足が冷えること。②厥陰肝経が寒湿に犯されることにより陰嚢あるいは睾丸が冷え痛み、腫れて堅くなり、陰茎が勃起しないこと。

寒湿 かんしつ　　①寒与湿相合的病邪。②湿浊内困肠胃，损伤脾阳，或素体脾肾阳虚而致水湿内停的证候。　　①寒と湿が結合した病邪のこと。②湿濁が内にあって胃腸を苦しめ、脾陽を損傷し、あるいは患者は平素から脾と腎の陽が虚により、水湿が体内に停滞する証候。

寒湿脚气 寒湿による脚気　　症见脚膝软弱，行动无力、麻木浮肿或拘挛疼痛或恶寒肢冷。　　症状には足と膝が弱く、歩行困難、痺れ、浮腫、けいれんと痛みを伴い、あるいは悪寒があって手足が冷えるなどが見られるもの。

寒湿久痹 寒湿痺，久し　　寒湿侵袭所致之慢性痹证。症见肌肤疼痛、关节挛痹，并有痛处固定，病程缠绵的特点。　　寒湿の邪に犯されることによる慢性痺証。症状には筋肉皮膚が痛み、関節がけいれんして痛み、また痛む部位は一定しており、経過が長いのを特徴とすること。

寒湿痢 かんしつり　　痢疾证型之一。临床上以解出白色稀脓样大便、无热、脘腹胀闷、腹痛隐隐、里急后重、精神疲乏、不渴、饮食减少、小便清、舌淡苔白、脉缓等为特征。　　痢疾の証型の一つ。臨床上に白色、稀薄な膿性便を下し、熱がない、腹部膨満、軽く痛み、しぶり腹、精神不振、喉が渇かない、食慾低下、小便が澄んでいる、舌質の色が薄い、舌苔が白色、脉象が緩などを特徴とするもの。

寒湿凝滞经闭 寒湿凝滞による経閉　　经闭证型之一。寒湿与血搏结，冲任胞脉闭阻引起的经闭。常兼见小腹冷痛，形寒肢冷、白带量多。　　月経閉止証型の一つ。寒湿が血と結合し、衝脉、任脉と子宮の血脉が閉じ阻まれることによる病証。常に下腹部の冷え痛み、寒そうで手足が冷える、白帯下が多いなどを兼ねるもの。

寒湿凝滞痛经 寒湿凝滞による痛経　　痛经证型之一。寒湿伤及冲任胞宫，血被寒凝，经血下行受阻。症见下腹冷痛或绞痛，得热痛减，经血色暗，夹有血块，经行涩滞不畅。　　痛経証型の一つ。寒湿が衝脉、任脉と子宮の血脉を傷め、血が寒により凝り、経血が下へ行くのが阻止される。症状には下腹部の冷え痛み、あるいは仙痛があり、温めることにより痛みが減り、経血の色が暗く、血塊が混じり、月経が渋滞して順調でないこと。

寒实 寒実 かんじつ　　正气不虚，寒邪结滞于内的证候。主要症状有口中和、四肢冷、小便清长、腹痛拒按、便结、舌苔白、脉沉弦。　　正気が不足せず、寒邪が体内に滞留する証候。主な症状は口中和すなわち食事に味がわかる、胃気が正常で手足が冷える、尿が澄んでいる、腹部に圧痛と便秘がある、舌苔は白色、脉は沈弦を呈すること。

寒〔实〕结胸 寒〔実〕結胸 かん〔じつ〕けっきょう　　结胸证类型之一。乃寒邪结胸所致。以胸胁部硬满而痛、拒按、大便秘结、不发热、口不渴、舌苔白滑、脉象沉迟为特征。　　結胸証の類型の一つ。寒邪が胸中に結ばれるために生ずる。胸部、脇部が堅く、膨満して痛み、圧痛があり、便秘、熱がない、喉が渇かない、舌苔は白色で滑らか、脉象は沈遅などを特徴とするもの。

寒水石 かんすいせき　　⇒方(fāng)解石。

寒嗽 かんそう　　因受寒而引起的咳嗽。症见咳嗽、痰白带泡沫、面白、脉紧或弦细、冬月受寒，可有恶寒发热、无汗、鼻塞。　　寒邪を受けることによる咳嗽。症状には咳嗽、白色泡沫性痰で、顔色も白く、脉象は緊あるいは弦細、冬に寒を受けると悪寒発熱があり、汗が出ず、鼻詰りがあるなどが見られるもの。

寒痰 かんたん　　①痰证之一种。素有痰疾，又感寒凉而喘咯咳唾者。症见痰色白而清稀、舌苔白润并可见形寒肢冷。

②又称虚痰、冷痰。阳虚寒湿相搏的痰证。多见足膝酸软、腰背强痛、肢节冷痹痛。③痰湿在肾经者。症见脉沉、面黑、小便急痛、足寒冷、心多恐怖、其痰有黑点、量多而稀。
①痰証の一種。平素痰病があり，また寒涼を感受して喘息になり，喀痰を伴ふ痰証。症状には白色稀薄な痰があり，舌苔が白く潤い，寒そうに見えて手足が冷えるなどが見られるもの。②別称は虚痰，冷痰。陽虚のために寒湿が互いに争うことによる痰証。多くは足と膝はだるく，脱力感があり，腰背部に強張って痛む，四肢の関節が冷え痺れ，痛みなどが見られるもの。③痰湿が腎経にあるもの。脈象は沈，顔色は黒い，尿が急迫して痛み，足が寒く冷える，恐懼する心理がよく現れ，痰に黒い点状物が入り，痰量が多くしかも稀薄であるなどの症状が見られるもの。

寒痰阻肺 寒痰，肺を阻む　　痰与寒邪壅阻于肺系的病证。症见咳嗽、气喘、吐清稀白痰或泡沫痰、舌苔白、脉缓。　　痰と寒邪が肺系に阻滞する証証。症状には咳嗽，喘息，澄んで稀薄あるいは泡沫を伴ふ痰を吐き，舌苔は白色，脈象が緩などが見られるもの。

寒吐 かんと　　⇒寒（hán）呕（吐）。

寒无犯寒 寒には寒を犯しこと無し　　在寒冬如无实热证，不要随便节用寒性药，乃季节用药的一般规律。　　寒い冬に実熱証がなければ，勝手に寒薬を用いてはならない。これは薬物を季節によって用いるときの一般的な法則であること。

寒下 かんげ　　用寒性泻下药物治疗里热实证的方法。　　寒性の下剤を用いて裏，実，熱証を治療する方法。

寒〔邪〕 かん〔じゃ〕　　⇒寒（hán）

寒邪外感 かんじゃがいかん　　寒邪所致外感。　　寒邪による外感。

寒邪眩暈 寒邪による眩暈　　由寒邪所致眩暈　　寒邪による眩暈（目まい）。

寒邪直中阴经 寒邪，陰経に直中す　　寒邪直接侵犯阴经。按六经病传变规律，一般早期见三阳证，后期见三阴证。但病邪重，正气虚时则可起病即见三阴证。　　寒邪が直接陰経を犯すこと．六経病が伝変すなわち進展する法則にはふつう早期には三陽証が見られ，後期には三陰証が見られる。しかし病邪が重く，正気が虚である場合には，発病の始めに直ちに三陰証が見られること。

寒泻（泄） 寒瀉（泄）　かんしゃ（せつ）　　因寒邪内阻而引起的泻泄。主要症状有：大便清稀并夹有不消化食物，以及腹中隐痛、小便白、苔白滑、脉沉迟等。　　寒邪が内に阻むことによる瀉泄すなわち下痢のこと。主な症状には稀薄な水様便に消化されていない食物残渣を含み，腹部がかすかに痛み，尿は白色，舌苔は滑らか，脈象は沈遅などがあるもの。

寒（冷）心痛 寒（冷）心痛　かん（れい）しんつう　　⇒冷（lěng）〔气〕心痛。

寒〔性〕 かん〔せい〕　　四气之一。药物的寒热、温、凉的四气。　　四気の一つ。薬物の寒，熱，温，涼の四気。

寒性积滞 寒性积滞　かんせいせきたい　　脾胃阳虚、伤于生冷，寒积凝滞所致。症见腹痛绵绵，得热痛减，得寒更甚，痛则下痢，脉多沉迟或沉紧。　　脾胃の陽気が不足，その上になまあるいは冷たい食物により傷められ，寒邪が渋滞することによる。症状には軽く腹痛し，熱さにより痛みが減り，寒さによりいっそうひどくなり，痛むと下痢をし，脈の多くは沈遅あるいは沈緊を呈する。

寒〔夜〕啼 かん〔や〕てい　　内脏虚寒。症见曲腰而啼、面色青白、腹痛、四肢不举。　　内臓の虚寒による。症状には腰を曲げて泣く，顔色が青白く，腹痛，手足の運動が制限されて自由に挙げることができない。

寒疫 かんえき　　①夏秋多见肠道传染病。症见腹痛、肢厥、身踡卧、吐泻清冷、脉沉迟者。②春夏因暴寒而引起之流行性疾病。头痛身痛、寒热无汗或吐、苔白不渴、脉浮紧，似流感早期。　　①夏と秋によく見られる胃腸系の伝染病。症状には腹痛，手足が冷える，体を丸くして寝る，稀薄な冷たいものを吐き，下痢をする，脈象は沈遅などが見られるもの。②春と夏に突然ひどい寒さにより起る流行病。頭痛と全身痛，悪寒と発熱，汗がないあるいは嘔吐がある，舌苔は白く，喉が渇かない，脈は浮緊を呈し，インフルエンザの初期に似ているもの。

寒因寒用 かんいんかんよう　　治法之一。以寒药治疗真热假寒之法。属反治法。　　治療法の一つ。寒薬を用いて体内が真熱で，体表が仮寒の症状を治療する方法。反治法に属するもの。

寒则气收 寒なれば気収まる　　寒性收缩，使阳气不得宣泄，寒在皮毛腠理，则毛窍收缩出现恶寒、无汗。　　寒の性質は収縮である。陽気が収斂して宣泄することができず，寒が皮毛と腠理にあるため，毛孔が閉じ，悪寒と汗が出られない症状が現れること。

寒战 寒戦　かんせん　　⇒戦（zhàn）栗。

寒胀 寒脹　かんちょう　　因脾胃虚寒或寒湿郁遏所致的腹部胀满　　脾胃が虚寒あるいは寒湿が鬱滞することによる腹部膨満。

寒者热之 寒なれば之を熱す　　治法之一。寒证要用温热的方药治疗。　　治療法の一つ。寒証を温熱な方剤と薬物を使って治療する方法。

寒证 寒証　かんしょう　　由寒邪引起的，或因阳气衰弱、阴气过盛而导致身体机能与代谢活动衰退、抵抗力减弱所出现的寒性证候，如形寒肢冷、面色苍白、精神萎顿、踡卧、喜温怕冷、脘腹冷痛、得热则减、口不渴或喜热饮、大便溏薄、小便清长、舌质淡、苔白滑、脉沉迟等，多见于慢性、机能衰退性疾病。　　寒邪により，あるいは陽気の衰弱，陰気の過剰のため，体の機能と新陳代謝の活動の減退，抵抗力の減退などにより現われた寒の証候。たとえば，寒そうで手足が冷え，顔色が青白い，精神不振，うずくまり横になりたがる，温さを喜び，寒さをいやがり，上腹部が冷えて痛む，温めると軽くなる，口は渇かない，あるいは口が渇くと熱い飲み物を欲しがる，大便は薄い，小便は澄んでいて長い，舌質の色がうすく舌苔は白くて滑らかで，脈象は沈遅などであること。慢性の疾病，機能衰退性疾病に多く見られるもの。

寒滞肝脉 寒，肝脉に滞る　　寒邪凝滞于肝经的证候。如下腹胀满冷痛，并牵引睾丸痛、肢冷畏寒、舌苔白滑、脉沉弦或迟等　　寒邪か肝経に凝滞する証候。症状には腹部膨満，冷え痛み，睾丸まで放散する，手足が冷えて寒さを畏れ，舌苔が白く，滑らかで，脈象が沈弦あるいは遅などがあること。

寒滞中焦 寒，中焦に滞る　　寒邪凝滞于中焦脾胃的证候。症见胃脘冷痛，轻则绵绵不已，重则拘急剧痛，遇寒加剧，得温则减、口淡不渴、口泛清水、食后作吐、肠鸣、舌淡、苔白滑、脉弦或迟。　　寒邪が中焦の脾胃に凝滞する証候。症状には胃脘部に冷え痛み，軽いのはかすかな痛みがめんめんと続いて止まらない，ひどいのはけいれんして劇痛を来たし，痛みが寒により激しくなり，温により軽減する，口に味がなく渇かない，口に澄んでいる涎が流れる，食後に嘔吐，腹鳴がある，舌の色がうすく，舌苔は白く滑らか

である.脈が弦あるいは遅などが見られること。

寒中　かんちゅう　邪在脾胃而为里寒的证候。多因脾胃虚寒,邪从寒化,或由劳倦内伤传变而成。症见脘腹疼痛,肠鸣泄泻等。　寒邪が脾胃にある裏寒の病証。多くは脾胃が虚寒で,邪気が寒化し,あるいは過労,内傷から変化して来たもの。症状には上腹部疼痛,腹鳴,下痢などが見られること。

寒中　かんちゅう　因突然感受寒邪而造成的一種中風。
* 突然寒邪を感受することによる一種の中風。

hàn　汉汗旱颔薜

汉防己　漢防己　かんぼうき　⇒防(fáng)己。

汗　かん　五液之一。汗液。　五液の一つ。汗液。

汗斑　かんはん　⇒紫(zǐ)白癜风。

汗出　かんしゅつ　汗が出る。

汗出漐漐然　汗出づること漐漐然(しゅうしゅうぜん)たり　连绵不断地出汗。多为里热迫津外泄所致。　汗がたえず出ることを形容する。多くは裏熱が汗液を蒸迫して外に排泄する。

汗出如油　汗出づること油の如し　汗出不止,如油样粘腻的症状。多见于阳气即将衰亡之际。　汗が出て,とまらず,その上に汗の性質が油のようにねばねばしていること。陽気が衰亡しようとする場合に見られるもの。

汗法　かんぽう　三法亦八法之一。用发汗来治疗疾病。多用于表证。　三法あるいは八法の一つ。発汗させて疾病を治療する方法。ふつう表証に用いるもの。

汗剂　かんざい　有发汗作用的方剂。多用于表证。　発汗作用のある方剤。ふつう表証に用いるもの。

汗家　かんか　平素多汗,易出汗的人。　平素多汗あるいはたやすく汗をかく人。

汗空　かんこう　又称毛孔,玄府。汗孔。　別称は毛孔,玄府。汗孔。

汗脱　かんだつ　⇒大(dà)汗。

汗为心液　汗は心液為り　又称汗为心之液。五脏化液。心为汗。　別称は汗が心の液。五臓はそれぞれの液に化す　心は汗となること。

汗渐疮　汗渐瘡　かんせきそう　擦烂红斑　間擦性紅斑

汗血　かんけつ　又称血汗,肌衄。汗出色淡红如血。　別称は血汗,肌衄。出る汗がうす赤く血の如きもの。

汗疹　かんしん　⇒痱(fèi)疮。

旱莲草　旱蓮草　かんれんそう　中药。又称黑旱莲。地上部分入药。用于养阴益肾,凉血止血。　中薬。別称は黒旱蓮。薬用は地上部分。養陰益腎,涼血止血の作用がある。

旱莲灸　旱蓮灸　かんれんきゅう　天灸之一种。取中药鲜旱莲草捣烂成泥糊状,外敷穴位,约3～4小时,皮肤发泡为止,治疗疟症。　天灸の一種。中薬の新鮮な旱蓮草を泥状に搗いてから,穴に敷き,3～4時間たった後,皮膚に発泡が出来てから取り去る。瘧疾を治療する作用がある。

旱苗法　かんびょうほう　人痘种法之一。取天花患者痘痂研成极细末,吹入健康儿鼻孔,以达种痘目的。　人痘接種法の一つ。天然痘患者の天然痘痂皮を取って,研磨して細かい粉末にしてから,種痘の目的で健康児の鼻孔に吹き入れること。

旱鸭赶水势　あひる,水を追う姿　背伸肌锻练的一种方法。　背部の伸筋を鍛錬する方法の一つ。

颔　頷　がん　颏部与颈结之间的软肉处。　おとがいと喉頭隆起の間の軟らかい部分。

颔下痈　頷下癰　がんかよう　生于颔部的痈疡。　お

とがいと喉頭隆起の間にできる癰。

颔厌　頷厭　がんえん　穴位。主治:偏头痛、耳鸣、鼻炎等。　穴位。応用:片頭痛,耳鳴,鼻炎など。

薜菜　かんさい　中药,全草入药。用于祛痰止咳、利湿、解毒。　中薬。薬用部分は全株。祛痰止咳,利湿,解毒の作用がある。

HANG　颃

háng　颃

颃颡　頏顙　こうそう　咽后壁上之后鼻道。人体与外界进行气体交换的必经通路　咽頭後壁の上にある後鼻道。鼻咽腔の部位。人体が外界と気体交換する通路。

HAO　蒿毫

hāo　蒿

蒿芩清胆汤　蒿芩清胆湯　こうごんせいたんとう　方剂。成分:青蒿、淡竹茹、制半夏、赤茯苓、黄芩、枳壳、陈皮、碧玉散。主治:少阳湿热痰浊。症见寒热如疟等。　方剤:薬物構成:青蒿,淡竹茹,製半夏,赤茯苓,黄芩,枳殻,陳皮,碧玉散(滑石,甘草,青黛)。応用:少陽経の湿熱と痰濁証。症状は寒熱があって瘧疾の如く病証など。

háo　毫

毫毛　ごうもう　①皮肤上之细毛。②眉中之长毛。　①皮膚に生える細い毛。②眉の長い毛。

毫针　毫針　ごうしん　古代九针之一。也是现代最常用的针具。毫针的长度由5分(约1.5厘米)至4～5寸(约13～17厘米)不等。　古代九針の一つ。また現代のもっともよく使う針刺用具。毫針の長さは5分(約1.5cm)ないし4～5寸(約13～17cm)など。

HE　诃禾合何河和荷核颌髂鹤

hē　诃

诃子　訶子　かし　中药。果入药。用于涩肠止泻、敛肺止咳、利咽开音。　中薬。薬用部分は果実。渋腸,下痢止め,肺を収斂し,止咳と利咽開音の作用がある。

hé　禾合何河和荷核颌髂

禾髎　禾髎　かりょう　穴位。主治:鼻炎、鼻出血、三叉神经痛等。　穴位。応用:鼻炎,鼻出血,三叉神経痛など。

合病　ごうびょう　伤寒病两经或三经同病。　傷寒病で二つの経あるいは三つの経が同時に発病すること。

合谷　ごうこく　穴位。主治:急性咽炎、急性扁桃体炎、牙痛、面瘫、上肢瘫痪等。　穴位。応用:急性咽頭炎,急性扁桃炎,齒痛,顔面神経麻痺と上肢麻痺など。

合谷刺　ごうこくし　五刺法之一。用于治疗肌痹。刺法是在患病局部向左、右外方两侧斜刺,直接刺在肌肉部位,好象鸡爪的形状。是应用于脾病的一种古代针法。　五刺法の一種。肌痹の治療に用いる。患部局所の左右両側で外に向って斜刺し,筋肉に直接針刺し,その形が鶏の脚に似ている。脾病に応用される一種の古代針法。

合骨垫　合骨墊　ごうこつてん　促使分离的骨折按正常位置吻合的固定垫。　離れた骨折を正常位置に吻合させる固定用敷物。

合欢花　合歡花　ごうかんか　中药。头状花序入药。用于安神、解郁。　中薬。薬用部分は頭状花序。安神解鬱の作用がある。

合欢皮　合歡皮　ごうかんぴ　中药。树皮入药。用于安神解郁、活血消肿。　中薬。薬用部分は樹皮。安神解鬱,活

血消腫の作用がある。

合剂 合剤 ごうざい 中药复方的水煎浓缩液，或中草药的提取物，以水为溶剂配成的液体制剂。 二種あるいは二種以上の中薬を水で煎じて一定の量に濃縮するか，あるいは中薬から精製したものを水溶剤に作った製剤。

合邪 ごうじゃ 两种或两种以上联合侵犯人体的邪气。 二種もしくは二種以上連合して人体を侵す邪気。

合穴 ごうけつ 五输穴之一。位于肘关节、膝关节附近，十二经各有一个，如各处的江河汇合流入大海一样，故名。 五輸穴の一つ。肘関節、膝関節の部位にあるもの。十二経にはそれぞれ一つの合穴があり，あたかも各所の河流が合せて海に流れ込むことと似ているからこのように名付けた。

合阳 合陽 ごうよう 穴位。主治：腰腿痠痛，下肢瘫痪等。 穴位。応用：腰がだる痛み，下肢がだる痛み，下肢麻痺など。

何人饮 何人飲 かじんいん 方剂。成分：何首乌、人参、当归、陈皮、生姜。主治：疟疾久发不止而气血两虚之证。 方剤。薬物構成：何首烏，人参，当帰，陳皮，生薑。応用：瘧疾が久しくなおらない，その上に気血がともに虚になった病証。

〔何〕首乌 〔何〕首烏 かしゅう ⇒首(shǒu)烏。

河车 河車 かしゃ ①气功用语。炼气功中任、督脉前后循环的代名词。②紫河车的简称。人胎盘干燥粉剂，为大补气血之药。 ①気功の用語。気功鍛煉のとき任脈と督脈が前後方に循環することの代称。②紫河車の簡称。人胎盤の乾燥粉末剤で気血を大補する薬物。

和法 わほう 八法之一。利用疏通调和的药物，解除少阳病邪或调和脏腑气血的治法。包括和解少阳、调和肝脾、调和肝胃等。 八法の一つ。疏通と調和作用のある薬物を使って，少陽の病邪を解除し，あるいは肺腑気血を調和する治療法。少陽を和解し肝脾の調和と肝胃を調和するなどを含むこと。

和肝 わかん 又称滋阴疏肝以滋阴药和疏肝药合用，使肝气和畅的方法。 別称は滋陰疏肝。滋陰薬と疏肝薬を合せて用い，肝気を和暢させる方法。

和缓 和緩 わかん 原为医和与医缓二人之名，均系春秋时期秦国的医官。此二人医学造诣较深，后世以和缓并称，作为称誉良医的代名词。 医和と医緩の二人を合せた呼び方で，いずれも春秋時代秦国の医官で，二人とも医学造詣が深かった。後世の人は和緩と合せた呼称で良医をたたえる代名詞とした。

和剂 和剤 用具有疏通和和解作用的药物组成的方剂。 疏通調和作用のある薬物をもって構成する処方と製剤。

和解法 わかいほう ⇒和(hé)法。

和解少阳 少陽を和解す 用和解药物治疗外感热病，邪在半表半里(少阳经)的方法。 和解作用のある薬物を用いて外感熱病の邪が半表半裏(少陽経)にあるのを治療する方法。

和解退热 和解退熱 わかいたいねつ 用和解药物治疗热在半表半里(少阳经)的方法。 和解作用のある薬物を用いて熱邪が半表半裏(少陽経)にあるのを治療する方法。

和胶(耳) 和膠(耳) わりょう(じ) 穴位。主治：耳鸣，头痛，咬肌痉挛等。 穴位。和窌とも書く。応用：耳鳴，頭痛，咬筋けいれんなど。

和胃 わい 又称安中，和中。治疗胃气不和的方法。适于胃脘胀满，食少，嗳气，吞酸，上腹痛等。 別称は安中，和中。胃気不和を治療する方法。胃脘部が膨満して苦しい，

食慾不振，おくび，呑酸，上腹部疼痛などに適応する。

和胃化浊 和胃化濁 わいかたく 用芳香药物治疗湿浊，食滞于胃脘的方法。 芳香薬物を用いて湿濁と食物が胃脘部に渋滞するのを治療する方法。

和胃理气 和胃理気 わいりき 用调和胃气的药物治疗气、痰、食、湿等病邪阻滞中脘的方法。 胃気を調和する薬物を用いて気，痰，食，湿などの病邪が中脘に渋滞するのを治療する方法。

和血调经 和血調経 わけつちょうけい 用和血药物治疗素有血虚或病后血虚所致月经不调。 和血薬物を用いて平素から血虚があり，あるいは病後の血虚による月経不順を治療する方法。

和血熄风 和血熄風 わけつそくふう 以补血药为主治疗血虚生风证的方法。 補血を主とする薬剤を用いて血虚による内風証を治療する方法。

和血止痛 わけつしつう 以调和血行的药物治疗血瘀疼痛的方法 血行を調節する薬物で瘀血と痛みを治療する方法

和药 和薬 わやく 具有疏通、调和作用的药物。 疏通と調和作用のある薬物。

和营活血 和営活血 わえいかっけつ 调和营血，治疗血瘀病证的一种方法。 営血を調和し，瘀血病を治療する一種の方法。

和营理血 和営理血 わえいりけつ 调和营血以治疗血分病证的方法。 営血を調和して血分病証を治療する方法。

和营生新 和営生新 わえいせいしん 调和营血以促进肌肤的新生。 営血を調和して，新しい筋肉，皮膚の生長を促す治療方法。

和营止痛 和営止痛 わえいしつう 调和营血以止痛的治法。 営血を調和して痛みを止める治療方法。

和中 わちゅう ⇒和(hé)胃(中)。

和中下气 和中下気 わちゅうかき 用和胃药治疗因胃气不和所致气上逆的治疗方法。 和胃の薬物を用いて胃気不和による気の上へ衝逆するのを治療する方法。

荷梗 かこう 中药。叶柄或花梗入药。用于清热解暑、运气行水。 中薬。薬用部分は蓮の葉柄と花梗。清熱，解暑，気と水を運行させる作用がある。

荷花 かか 中药。花蕾入药。用于活血化瘀、去湿消风。 中薬。薬用部分は蓮の蕾。活血化瘀，去湿，消風の作用がある。

荷叶 荷葉 かよう 中药。叶入药。用于解热消暑、升发清阳。 中薬。薬用部分は蓮の葉。解熱消暑，清陽を昇発させる作用がある。

核骨 かくこつ ①第一跖趾关节内侧部，呈核状突起处。②足外踝。 ①足の第1指節骨と中足骨の関節の内側に核状に突起となる部位。②外果。

核桃仁 かくとうにん 中药。种子入药。用于温补肺肾，润肠通便。 中薬。薬用部分は種子。肺腎を温補し，潤腸と通便の作用がある。

颌 頷 こう 下颌骨。 下顎骨。

颌下痈 頷下癰 こうかよう 下颌脓肿。 下顎膿瘍。

髑骭 髑骭 かつかん ⇒鳩(jiū)尾。

髑骭骨 髑骭骨 かつかんこつ ⇒胸(xiōng)骨。

hè 鹤

鹤草芽 鶴草芽 かくそうげ 中药。带短小根茎的芽入药。用于驱绦虫。 中薬。薬用部分は短い根茎のついている芽。条虫を駆除する作用がある。

鶴顶　鶴頂　かくちょう　　　穴位。主治:膝痛、腿膝无力等。
　　穴位。応用:膝関節痛,下肢と膝関節の脱力など。

鶴虱　鶴虱　かくしつ　　　中药。果入药。用于驱虫。　　中
　　薬。薬用部分は果実。駆虫する作用がある。

鶴膝风　鶴膝風　かくしつふう　　　膝关节肿大如鶴膝的病
　　证。　　膝関節が腫大して鶴の膝の如く病証。

鶴膝风痰　鶴膝風痰　かくしつふうたん　　　膝関節結核の
　　こと。

HEI 黑

hēi　黑

黑大豆　こくだいず　　　中药。黑色种子入药。用于活血、利
　　水、祛风、解毒。　　中薬。薬用部分は黑色の種子。活血,
　　利水,祛風,解毒の作用がある。

黑崩　こうほう　　　五崩之一。即五种颜色的带下病之一。黑
　　崩如衄血,少见。　　五崩の一つ。五種類の色の異なる帯
　　下病の一つ。黑崩は衄血(はいけつ),すなわち凝固して黑
　　紫色を呈する帯下。稀に見られるもの。

黑带　こくたい　　　黑色阴道分泌物。　　黑色の帯下,すな
　　わち黑色の膣分泌物。

黑疸　こくたん　　　五疸之一。多因黄疸证经久不愈,肝肾虚
　　衰,瘀浊内阻所致。症见身黄不泽、目青、面颜色黑、心中懊
　　侬,皮肤干燥、大便色黑等。　　五疸の一つ。多くは黄疸証
　　が長い間治らず,肝腎が衰弱し,瘀血が体内に阻滞するこ
　　とによる。症状には体は黄色く,皮膚に光沢がない,眼は
　　青い,顔色は黑い,胸に懊憹すなわち痛みや飢えるように
　　あるがそうでもない,一種の違和感をおぼえ,皮膚は乾燥
　　し,大便の色が黑いなどが見られるもの。

黑疔　こくちょう　　　⇒耳(ěr)疔。

黑粪　黑糞　こくふん　　　黑色大便。　　黑い大便。

黑风内障　黑風内障　こくふうないしょう　　　瞳孔散大,呈
　　黑色的一种青光眼。此病极少见。　　黑色を呈する一種の
　　緑内障。極めて少い。

黑旱莲　黑旱蓮　こくかんれん　　　⇒旱(hàn)蓮草。

黑胡椒　こくこしょう　　　中药。果实入药。用于温中、散寒、
　　健胃。　　中薬。薬用部分は果実。温中,散寒,健胃の作用
　　がある。

黑睛(珠)　こくせい(しゅ)　　　眼睛外观上黑色的部位,包括
　　角膜和虹膜。　　眼球の外観上黑色を呈する部位,角膜と
　　虹彩を含む。

黑睛混蒙　こくせいこんもう　　　全角膜混浊。　　全角膜
　　混濁。

黑睛溃陷　黑睛潰陷　こくせいかいかん　　　角膜溃疡。
　　角膜潰瘍。

黑睛破损　黑睛破損　こくせいはそん　　　角膜穿孔。
　　角膜穿孔。

黑睛属肝　黑睛,肝に属す　　　黑睛按脏腑属于肝。　　眼球
　　の黑い部位は臓腑からいうと肝に属すること。

黑睛微晦　こくせいびかい　　　黑睛无光泽。　　眼球の黑
　　い部位が光沢を失うこと。

黑老虎根　こくろうここん　　　中药。根入药。用于行气止
　　痛、活血散瘀。　　中薬。薬用部分は根。行気止痛,活血散
　　瘀の作用がある。

黑如炱　黑きにと炱(たい)の如し　　　真脏之一。为灰黑
　　枯槁之色,是肾脏精气败露的颜色。　　真臓色の一つ。炱
　　は灰黑に枯れた光沢のない色,腎臓の精気が衰敗して暴
　　露した色。

黑苔　こくたい　　　苔黑而干,主热极伤阴。苔黑而润,主寒

主湿。　　黑色,その上に乾燥を呈する舌苔は熱がひど
く,陰が傷つけられたことを表し,黑色,その上になめら
かで濡れておるのは寒と湿を表していること。

黑锡丹　黑錫丹　こくしゃくたん　　　方剂。成分:黑锡、硫
　　黄、沉香、小茴香、木香、阳起石、胡芦巴、破故纸、肉蔻、川楝
　　子、附子、肉桂。主治:肾阳衰弱,肾不纳气所致之气喘或寒
　　疝。　　方剤。薬物薬成:黑錫,硫黄,沈香,小茴香,木香,陽
　　起石,胡蘆巴,破故紙,肉豆蔲,川楝子,附子,肉桂。応用:腎
　　陽が衰弱し,腎が気を納めることができないことによる喘
　　息あるいは寒疝。

黑消遥散　こくしょうようさん　　　方剂。成分:甘草、当归、
　　茯苓、白芍、白术、柴胡、生地或熟地。主治:肝经血虚所致之
　　经前腹痛。　　方剤。薬物構成:甘草,当帰,茯苓,白芍薬,
　　白术,柴胡,生地黄あるいは熟地黄。応用:肝鬱血虚による
　　月経前期の腹痛。

黑影茫茫　黑影,茫茫とす　　　飞蚊症。　　飛蚊症。

黑运转旋　黑運転旋　こくうんてんせん　　　眩晕。眩暈(め
　　まい)。

黑枣　黑棗　こくそう　　　⇒君(jūn)迁子。

黑芝麻　こくしま　　　中药。种子入药。用于补肝肾、润五脏。
　　　　中薬。薬用部分は種子。肝腎を補い,五臓を潤すなど
　　の作用がある。

黑痣　こくし　　　黑い母斑。

黑种草子　黑種草子　こくしゅそうし　　　中药。种子入药。
　　用于补脑肾、通经、通乳、利尿。　　中薬。薬用部分は種子。
　　脳腎を補い,通経,通乳,利尿の作用がある。

HEN 痕

hén　痕

痕芋头　痕芋頭　こんえいとう　　　⇒海(hǎi)芋。

HENG 橫骱

héng　橫骱

橫产　橫産　おうさん　　　分娩时儿手先下。　　分娩のと
　　き,嬰児の手が先に出ること。

橫(平)刺　おう(へい)し　　　将针沿皮下刺入。　　針を皮
　　下に沿って刺入する。

橫垫　橫墊　おうてん　　　横放在骨折部位的长方形垫。
　　骨折した部位に横に置く長方形の敷物。

橫骨　橫骨　おうこつ　　　①耻骨。②穴位。主治:遗尿、排尿
　　困难、疝气、遗精等。　　①恥骨。②穴位。応用:遺尿,排尿
　　困難,疝(ヘルニヤ),遺精など。

橫痃　おうげん　　　各种性病引起的腹股沟淋巴结肿大。
　　諸種の性病による鼠径リンパ節腫。

骱骨　骱骨　こうこつ　　　胫骨、腓骨的总称。　　脛骨と腓
　　骨の総称。

骱骨伤　骱骨傷　こうこつしょう　　　胫骨与腓骨骨折。
　　脛骨と腓骨の骨折。

HONG 烘红洪

hōng　烘

烘焙　こうばい　　　用微火(细火)加热药材使干燥的方法。
　　弱い火で薬材を加熱して乾燥させる方法。

hóng　红洪

红大戟　紅大戟　こうだいげき　　　中药。块根入药。内用泻
　　水。外用消肿、散结。　　中薬。薬用部分は塊根　内服は
　　瀉水,外用は消腫,散結の作用がある。

红豆蔻　紅豆蔻　こうずく　　中药。果实入药。用于燥湿散寒、健脾消食。　　中藥。薬用部分は果実。燥湿散寒、健脾消食の作用がある。

红粉　紅粉　こうふん　　中药。研成极细粉入药。用于拔毒、去腐、生肌。　　中藥。薬用部分は極めて細かく研磨した粉末。毒を抜き出し、腐敗した組織を除去し、肌膚を新生させる作用がある。

红根草　紅根草　こうこんそう　　中药。全草入药。用于清热解毒。　　中藥。薬用部分は全株。清熱解毒の作用がある。

红管药　紅管藥　こうかんやく　　中药。全草入药。用于止咳祛痰。　　中藥。薬用部分は全株。止咳祛痰の作用がある。

红汗　紅汗　こうかん　　伤寒发热无汗而鼻衄自作，热随衄解，故名。　　傷寒に罹った場合、発熱があって汗がないが、鼻衄が自ら出る、熱が鼻衄によって退くのでこの名がある。

红花　紅花　こうか　　中药。花入药。用于活血、散瘀、通经。　　中藥。薬用部分は花。活血散瘀，通経の作用がある。

红花龙胆　紅花竜胆　こうかりゅうたん　　中药。全株入药。用于除湿热、消炎、止咳。　　中藥。薬用部分は全株。湿熱と炎症を消し，咳止めなどの作用がある。

红景天　紅景天　こうけいてん　　中药。根及根茎入药。用于清热解毒、燥湿。　　中藥。薬用部分は根と根茎。清熱解毒，燥湿の作用がある。

红毛七　紅毛七　こうもうしち　　中药。根及根茎入药。用于散瘀止血、祛风止痛。　　中藥。薬用部分は根と根茎。散瘀止血，祛風止痛の作用がある。

红芪　紅蓍　こうぎ　　中药。根入药。代黄芪用。　　中藥。薬用部分は根。黄蓍の代用にするもの。

红曲〔米〕　紅麹〔米〕　こうきく〔べい〕　　中药。发酵过的红色米粒入药。用于活血化瘀、健脾消食。　　中藥。薬用部分は発酵した赤い米の粒。活血化瘀，健脾消食の作用がある。

红参　紅参　こうじん　　中药。根蒸熟入药。功同人参。　　中藥。薬用部分は蒸した根。作用は人参と同じ。

红丝〔线〕疔　紅絲〔線〕疔　こうし〔せん〕ちょう　　又称血丝疔。疔疮伴有淋巴管炎形成红丝者。　　別称は血絲疔。疔瘡がリンパ管炎を伴って赤い線となるもの。

红藤　紅藤　こうとう　　⇒大(dà)血藤。

红头草　紅頭草　こうとうそう　　中药。地上部分入药。用于消炎、解毒。　　中藥。薬用は地上部分。消炎解毒の作用がある。

红眼　紅眼　こうがん　　急性接触性结膜炎。　　急性接触性結膜炎。

红枣　紅棗　こうそう　　⇒大(dà)枣。

红痣　紅痣　こうし　　赤い母斑。

洪脉　洪脈　こうみゃく　　脉来如波涛汹涌，来盛去衰，脉体阔大，充实有力，多属邪热亢盛。　　脈の打ち方が波が湧きたつようであり、来る脈は強く、去る脈は弱い。脈の幅が広く、形が大きく、充実有力な脈象のこと。多くは邪熱が亢盛の場合に現われるもの。

HOU　齁喉猴吼后厚候

齁喘　こうぜん　　喘息伴有鼻息声高气粗的病症。　　喘息がいびきを伴う病症。

喉痹（闭）　喉痹（閉）　こうひ（へい）　　咽喉部炎症。症见咽喉肿痛、咽下不适或咽下困难等。　　喉頭部の炎症。症状には喉が腫れ痛み、咽下不順あるいは咽下困難などが見られるもの。

喉疮　喉瘡　こうそう　　咽喉痛疮。　　喉頭膿瘍。

喉底　こうてい　　咽后壁。　　咽頭後壁。

喉疔　こうちょう　　发生于喉头两旁，根深而形如钉状的急性化脓性疾患。　　口峡両側にできる、根の深い、形が釘のような急性化膿性疾患。

喉蛾　こうが　　又称乳蛾、蚕蛾。急性扁桃体炎。　　別称は乳蛾、蚕蛾。急性扁桃炎。

喉风　喉風　こうふう　　咽喉部突然肿痛、呼吸困难、吞噬不适、痰涎壅盛、语言难出等危急证候的总称。　　咽喉部が突然腫れ痛み、呼吸困難、嚥下不順、痰あるいはよだれがつまり、言語も困難などの危篤な証候の総称。

喉疳　こうかん　　咽喉或上腭部出现如豆样大小不等，呈白色腐烂的溃疡。　　咽喉あるいは口蓋に大小まちまちの白色のつぶ状の潰瘍。

喉关　喉関　こうかん　　咽峡。　　口峡。

喉关痈　喉関癰　こうかんよう　　口峡膿瘍あるいは扁桃周囲膿瘍。

喉核　こうかく　　扁桃体。　　扁桃。

喉花　こうか　　⇒悬(xuán)雍垂。

喉间溃烂　喉間潰爛　こうかんかいらん　　咽部溃疡。　　咽頭部潰瘍。

喉间痰阻　喉間痰阻　こうかんたんそ　　痰阻塞咽喉部。　　痰が咽頭部を塞ぐ病証。

喉听　こうかい　　喉中如有芥蒂状之异物感。　　喉に芥蒂(かいたい)状の異物感があること。

喉菌（岩）　こうきん（がん）　　类似喉癌。　　喉癌に類似するもの。

喉科指掌　こうかししょう　　清・张宗良撰（1757）附图。　　清の張宗良が著した(1757)図のついてある咽喉科の書物。

喉瘤　こうりゅう　　发生于咽喉部的红色肉瘤。其表面光滑，质地较硬，触之疼痛。　　咽喉部に赤い腫瘍のようなものができ、その表面は滑らかでつやがあり、素地は堅く、触れると痛みがあるもの。

喉鸣如锯　喉鳴，鋸の如し　又称声如拽锯。即锉锯状喘鸣。　　別称は声、拽鋸の如し。鋸を鑢る如き喘鳴。

喉球　こうきゅう　　喉中球形肿物。　　喉にできる球形の腫物。

喉痧　こうさ　　又称烂喉丹痧、疫喉痧。猩红热。　　別称は爛喉丹痧、疫喉痧。猩紅熱。

喉痛　こうつう　　咽喉痛。

喉癣　こうせん　　又称天白蚁、肺花疮。膜性咽炎。　　別称は天白蟻、肺花瘡。膜性咽頭炎。

喉岩　こうがん　　⇒喉(hóu)菌（岩）。

喉痒　こうよう　　为某些咽喉疾病喉癣、喉疳等之兼证。　　咽喉瘙痒。　　ある種の咽喉疾病、たとえば喉癣、喉疳などを兼証とするもの。咽喉が痒い。

喉瘖　こういん　　失音。　　失声。

喉痈　喉癰　こうよう　　咽后壁脓肿。　　咽頭後壁にできる膿瘍。

喉中水鸡声　喉中水鶏声　こうちゅうすいけいせい　　喘鸣音。　　喘鳴音。

猴枣　猴棗　こうそう　　中药。胆结石入药。用于消痰镇

惊、清热解毒。　　　中薬。薬用部分は胆石。消痰,鎮驚,清熱解毒の作用がある。

hǒu　吼

吼病　こうびょう　　支气管哮喘。　　　気管枝喘息。

hòu　后厚候

后侧夹板　後側夾板　こうそくきょうばん　　固定在肢体后面的夹板。　　肢体の後方に固定する副子。

后顶　後頂　ごちょう　　穴位。主治:头痛、眩晕等。　　穴位。応用:頭痛,眩暈など。

后发际　後髮際　こうはっさい　项部上方头发边缘线。　　項部(うなじ)の上方の髪のへり。

后天　後天　こうてん　　人出生之后。　　人の生後。

后天失调　後天失調　こうてんしっちょう　　后天营养失调。　　出生後の営養失調。

后天之火　後天の火　脾胃之火。　　脾胃の火。

后天之精　後天の精　又称水谷之精。源于饮食,以维持人体生命活动和新陈代谢的基本物质。　　別称は水穀の精。飲食から得て,人体の生命活動と新陳代謝を維持する基礎的な物質。

后溪　後谿　こうけい　　穴位。主治:颈项发硬而痛、腰痛、疟疾、癫痫等。　　穴位。応用:頸部、項(うなじ)部が強張って痛み,腰痛,瘧疾,てんかんなど。

后下　後下　こうか　　待汤药已煎至半成时将某种药材投入煎煮,以保存其有效成分。　　湯薬を煎じる場合にある種の薬物を少しおそく投入することをもってその有効成分を保つこと。

后阴　後陰　こういん　　肛門。

后枕痛　後枕痛　こうちんつう　　后头痛。　　後頭部痛。

厚朴　こうぼく　　中药。树皮入药。用于行气燥湿、降逆平喘。　　中薬。薬用部分は樹皮。行気燥湿,気の逆上を降して平喘する作用がある。

厚朴花　こうぼくか　　中药。花蕾入药。用于理气宽中、芳香化浊。　　中薬。薬用部分は蕾。理気寛中,芳香化濁の作用がある。

厚朴温中汤　厚朴温中湯　こうぼくおんちゅうとう　　方剂。成分:厚朴、陈皮、炙甘草、茯苓、草豆蔻、木香、干姜。主治:脾胃寒湿气滞,脘腹胀满。　　方剤。薬物構成:厚朴,陳皮,炙甘草,茯苓,草豆蔻,木香,乾薑。応用:脾胃の寒湿気滞,胃脘と腹部が脹満する病証。

厚苔　こうたい　　厚舌苔　　厚い舌苔。

厚纸板固定　厚紙板固定　こうしはんこてい　　用厚纸板做为副木固定。　　厚い紙で造られる板を副子として固定に使うこと。

候气　候気　こうき　　针法术语。①等候针下得气的方法。②掌握病气变化而施针的时机。　　針法の術語。①針を刺してから得気を来すのを待つ方法。②病気の変化に随って針を施す時機を把握すること。

HU　呼忽狐胡葫猢糊槲虎琥户

hū　呼忽

呼吸补泻　呼吸補瀉　こきゅうほしゃ　　针刺补泻法之一。以进出针时配合病人呼吸来区分补泻的一种方法。即呼气时进针,吸气时出针为补;吸气时进针,呼气时出针为泻。　　針刺補瀉法の一つ。針の進むあるいは出すときに患者の呼吸によって補と瀉を区別する方法。すなわち呼気のときに針を進め,吸気のときに針を出すことを補とし,吸気のときに針を進め,呼気のときに針を出すことを瀉とすること。

呼吸促迫　こきゅうそくはく。

呼吸微弱　こきゅうびじゃく。

忽思慧　こつしけい　　元代营养学家。著《饮膳正要》(1330),为中国现存最早的营养疗法专书。　　元代の営養学家。「飲膳正要」を著し(1330),中国で今まで保存されている最も古い営養療法の専門書。

hú　狐胡葫猢糊

狐臭　狐臭　こしゅう　　又称腋窝臭汗症、体气、腋臭。　　別称は腋窩臭汗症,体気,腋臭。

狐惑　こわく　　以咽喉部及前、后阴溃疡,神情惑乱不定,卧起不安为主要症状的疾患。　　咽喉部および前後の陰部に潰瘍があって,精神が不安定で,寝ても起きても落ちつかないなどを主な症状とする疾病。

狐尿狸刺　こにょうりし　　接触性皮炎。　　接触性皮膚炎。

狐疝　こさん　　腹股沟疝。　　鼠径ヘルニア。

胡豆黄　こずおう　　蚕豆病。　　そらまめ病。

胡黄连　胡黄連　こおうれん　　中药。根茎入药。用于退虚热、除疳热、清湿热。　　中薬。薬用部分は根茎。虚熱を退げ,疳熱を除き,湿熱を清除する作用がある。

胡芦巴　胡蘆巴　ころは　　中药。种子入药。用于温肾阳、祛寒湿。　　中薬。薬用部分は種。腎陽を温め,寒湿を除去する作用がある。

胡萝卜　胡蘿蔔　こらふく　　中药。根部入药。用于健脾化滞。　　中薬。俗称はニンジン。薬用部分は根。健脾,化滞の作用がある。

胡荽　こずい　　中药。全株入药。用于发汗透疹、消食下气。　　中薬。薬用部分は全株。発汗透疹,消食下気の作用がある。

胡荽子　こずいし　　中药。果入药。用于消食健胃。　　中薬。薬用部分は果実。消食健胃の作用がある。

胡桃仁　ことうにん　　⇒核(hé)桃仁。

胡颓子　胡頽子　こたいし　　中药。果入药。用于收敛止泻。　　中薬。薬用部分は果実。収斂作用による下痢止めの作用がある。

胡颓子叶　胡頽子葉　こたいしよう　　中药。叶入药。用于平喘止咳。　　中薬。薬用部分は葉。平喘止咳の作用がある。

葫芦　葫蘆　ころ　　中药。果入药。用于利尿、消肿。　　中薬。薬用部位は果実。利尿消腫の作用かある。

葫芦茶　葫蘆茶　ころちゃ　　中药。全草入药。用于清热解毒、利湿、杀虫。　　中薬。薬用部分は全株。清熱解毒,利湿,殺虫の作用がある。

葫芦垫　葫蘆墊　ころてん　　葫芦形的垫。　　ヒョウタンの形をした敷き物。

猢狲疳　猢猻疳　こそんかん　　类似臀部剥脱性皮炎。　　臀部剥脱性皮膚炎に類似する。

糊丸　こがん　　用米糊为合剂制成的一种丸剂。　　米で造ったのりを混ぜて薬物を丸剤にする一種の製剤。

槲寄生　槲寄生　こくきせい　　中药。带叶茎枝入药。用于祛风湿、补肝肾、强筋骨。　　中薬。薬用部分は葉の付いている茎と枝。風湿を除去し,肝腎を補い,筋骨を強める作用がある。

hǔ　虎琥

虎刺　こし　　中药。全株入药。用于祛风湿、活络、止痛。　　中薬。薬用部分は全株。風湿を除去し,活絡,止痛の作用がある。

虎耳草　こじそう　　中药。全草入药。用于清热解毒、凉血。

中薬。薬用部分は全株。清熱解毒,涼血の作用がある。

虎骨　虎骨　ここつ　　中薬。骨入药。用于祛风湿、强筋骨、镇惊。　　中薬。薬用部分は骨。風湿を除去し,筋骨を強め,鎮驚の作用がある。

虎口疗(疽)　虎口疗(疽)　ここうちょう(そ)　又称合谷疔、叉毒、丫刺毒、手叉发、手丫刺、虎丫毒、虎口毒。发生于手拇指与示指之间的合谷穴的疗疮。　　別称は合谷疔,叉毒,丫刺毒,手叉发,手丫刺,虎丫毒,虎口毒。手の拇指と示指の間,合谷穴に当る部位にできる疔瘡。

虎口毒　ここうどく　　⇒虎(hǔ)口疗(疽)

虎须疗(毒)　虎鬚疗(毒)　こしゅちょう(どく)　生于口角外侧的疗。　　口角の外側にできる疔。

虎丫毒　こあどく　　⇒虎(hǔ)口疗(疽)

虎掌草　こしょうそう　　中薬。根入药。用于清热解毒、止咳、祛痰。　　中薬。薬用部分は根。清熱解毒,止咳,祛痰の作用がある。

虎杖　こじょう　　中薬。根茎入药。用于清热、利湿、活血、解毒。　　中薬。薬用部分は根茎。清熱,利湿,活血,解毒の作用がある。

琥珀　こはく　　中薬。松脂化石入药。用于镇惊安神、活血散瘀、利尿通淋。　　中薬。薬用部分は松の樹脂化石。鎮驚安神,活血散瘀,利尿通淋の作用がある。

hù　户

户门　戶門　こもん　　七冲门之一,在全消化道中有七个重要的门,齿为户门。　　七衝門の一つ。全消化系統に七つの重要な門で,歯は戸門のこと。

HUA　花华滑化华

huā　花

花斑癣　花斑癬　かはんせん　　瘢風(なまず,くろなまず)に類似する。

花剥舌　かはくぜつ　　地图舌。

花颠(癫)　花顚(癲)　かてん(てん)　妇女相火过旺,欲火妄动,精神失常之病症。　　女性患者が性欲過度と精神異常の病症。

花椒　かしょう　　中薬。果皮入药。用于温中止痛、燥湿杀虫。　　中薬。薬用部分は果皮。温中止痛,燥湿殺虫の作用がある。

花蕊石　かずいせき　　中药。用于化瘀止血。　　中薬。化瘀止血の作用がある。

花生衣　かせいい　　中药。种子皮入药。用于止血。　　中薬。薬用部分は種子の皮。止血作用がある。

花癣　かせん　　类似面部糠疹。　　顔面部ひこう疹に類似する。

花翳白陷　花翳白陷　かえいはくかん　　中心部有凹陷的,形如花瓣的角膜白翳。　　中心部にくぼみのある花びらのような角膜白濁。

huá　华滑

华池　華池　かち　　气功用语。唾液返流。　　気功の用語。唾液返流のこと。

华盖　華蓋　かがい　　穴位。主治:支气管炎、哮喘等。　　穴位。応用:気管枝炎,喘息など。

滑肠　滑腸　かっちょう　　溏泄大便。　　溏泄すなわち軟便。

滑剂　滑剤　かつざい　　十剂之一。具有利石通淋等作用的方剂。　　十剤の一つ。利石通淋作用のある方剤。

滑精　滑精　かっせい　　遗精。

滑可去着　滑は着を去る可し　　有滑利作用的药物可以治疗体内凝结之病邪。　　滑利すなわちすんなり排出作用のある薬物を使って体内に凝結した病邪を治療することができること。

滑利关节　滑利関節　かつりかんせつ　　为治疗关节运动障碍的方法。　　関節運動障害を治療する方法。

滑脉　滑脈　かつみゃく　　脉象往来流利,指下圆滑,如珠走盘。主痰饮、食滞、实热,又主妊娠。　　脈の流れ方がなめらかで滞ることがなく,あたかも玉が大皿の上にころがるような脈。痰飲,食滞,実熱と妊娠などを意味すること。

滑肉门　滑肉門　かつにくもん　　穴位。主治:胃肠炎、精神病等。　　穴位。応用:胃腸炎,精神疾病など。

滑石　滑石　かっせき　　中药。用于利水通淋、消热解暑。　　中薬。利水通淋,消热解暑の作用がある。

滑石粉　滑石粉　かっせきふん　　中药。细粉入药。用于清暑、渗湿。　　中薬。薬用部分は細い粉末。清暑,滲湿の作用がある。

滑寿　滑寿　かつじゅ　　元代著名医学家。撰有《十四经发挥》等书(14世纪)　　元代の著名な医学家,「十四経発揮」などの医学書を著した(14世紀)。

滑胎　滑胎　かつたい　　习惯性流产。　　習慣性流産。

滑泄　滑泄　かっせつ　　①慢性腹泻。②⇒滑精　　①慢性下痢。②⇒滑(huá)精

滑翳内障　滑翳内障　かつえいないしょう　　晶状体混浊膨胀,表面发亮,形如水银珠子。　　水晶体が混濁膨満して,表面がぴかぴかして,形は水銀の玉の如きもの。

huà　化华

化斑汤　化斑湯　かはんとう　　方剂。成分:知母、石膏、甘草、玄参、犀角、粳米。主治:温病发斑、高热、谵语。　　方剤。薬物構成:知母,石膏,甘草,玄参,犀牛角,粳米。応用:温熱病の場合の発斑,高熱,譫語(うわごと)など。

化虫丸　かちゅうがん　　方剂。成分:鹤虱、槟榔、苦楝根皮、铅粉、枯矾。主治:肠寄生虫病。　　方剤。薬物構成:鶴虱,檳榔,苦楝根皮,鉛粉,枯礬。応用:腸寄生虫病。

化风　風に化す　　疾病变化过程中出现风证现象。如眩晕、震颤、四肢抽搐、强直及至昏仆等。　　疾病の経過中に現れる風証の現象。たとえば目まい,振戦,四肢が抽搐(ひきつけ),強直乃至意識を失って倒れるなどがあるもの。

化火　火に化す　　热性病证发展到极期所出现的一种机能亢进的病理现象,如面红目赤、烦渴唇焦、咽喉干痛、咯血、衄血、狂躁不安等。　　熱性病証の発展がひどくなると現れる一種の機能亢進の病理的現象。たとえば顔面と眼が発赤し,喉が激しく渇き,唇がからからに乾燥し,咽喉にも乾燥して痛み,咯血,鼻血,精神が安定できないなどがあるもの。

化橘红　化橘紅　かきっこう　　中药。外层果皮入药。功用与橘红同。　　中薬。薬用部分は外層の果皮。応用には橘紅と同じ。

化热　熱に化す　　外感传里,转化为热性证候。　　外感による表証が内に伝わって,熱性証候に変ること。

化湿　湿に化す　　用芳香祛湿药物宣化上焦湿邪的方法。　　芳香祛湿作用のある薬物で上焦の湿邪を宣化して除去する方法。

化湿和胃　かしつわい　　用芳香化湿药物治疗湿邪所致胃气不和的方法。　　芳香化湿作用のある薬物を用いて湿邪による胃気不和の治療方法。

化湿健胃　かしつけんい　　用芳香化湿药物治疗湿邪所致胃的消化功能减弱的方法。　　芳香化湿作用のある薬物

を用いて湿邪による胃の消化機能が弱くなる病証の治療方法。

化湿利水　かしつりすい　　用芳香化湿及利水药物治疗水湿之邪所致水肿的疗法。　　芳香化湿と利水薬物を用いて水湿の邪による水気病証の治療方法。

化湿舒筋　かしつじょきん　　用芳香化湿及舒筋药物治疗因湿邪所致筋脉拘急的治法。　　芳香化湿と舒筋の薬物を用いて湿邪による筋脉攣縮の治療方法。

化痰　かたん　　用化痰药物消解痰涎的治法。　　化痰薬物を用いて痰涎を消解する治療方法。

化痰开窍　化痰開竅　かたんかいきょう　　⇒豁(hé)痰〔醒脳〕

化痰平喘　かたんへいぜん　　治疗因痰湿所致喘息的方法。　　痰湿による喘息病証の治療方法。

化痰软坚　化痰軟堅　かたんなんけん　　治疗因痰凝所致肿块的治法。　　痰の凝結による腫瘍の治療方法。

化痰散结　化痰散結　かたんさんけつ　　治疗因痰所致凝结成的肿物的方法。　　痰の凝結による腫瘍の治療方法。

化饮解表　化飲解表　かいんかいひょう　　治疗表有风寒，内有水饮证的方法。　　表に風寒があり，裏に水飲証のある病証の治療方法。

化瘀行血　かおぎょうけつ　　⇒祛(qū)瘀活血

化燥　燥に化す　　治疗热伤津液所出现的咽干、鼻干、咽燥、干咳、尿少、便结等的方法。　　熱か津液を傷めることにより現れる咽喉と鼻が乾い，咳には痰がなく，尿量が少なく，便秘などを治療する方法。

华佗　華佗　かだ　　东汉末杰出的外科学家。倡用体育疗法，创五禽戏。尤以应用麻醉药行腹部外科手术而闻名。　　東漢の末の傑出した外科学家。体育療法を唱道し，五禽戯を開発した。有名なのは麻酔薬を応用して腹部外科手術を行った。

华佗夹脊〔穴〕　華佗夾脊〔穴〕　かだきょうせきけつ　　穴位。主治：各内脏的慢性病、神经衰弱、脊柱疾患等。　　穴位。応用：諸内臓の慢性病，神経衰弱，脊柱疾患など。

HUAI　怀槐踝坏

huái　怀槐踝

怀牛膝　懷牛膝　かいごしつ　　⇒牛(niú)膝

槐花　かいか　　中药。花入药。用于凉血、止血、清肝降压。　　中薬。薬用部分は花。涼血、止血、肝熱を清し、血圧を降すなどの作用がある。

槐花散　かいかさん　　方剂。成分：槐花、侧柏叶、荆芥穗、枳壳。主治：大便下血，血色鲜红，例如痔出血。　　方剂。薬物構成：槐花，侧柏葉，荊芥穂，枳殻。応用：大便下血，血が鮮紅色を呈する。たとえば痔出血など。

槐角　かいかく　　中药。果入药。用于凉血止血、清肝降压。　　中薬。薬用部分は果実。涼血止血，肝熱を清し，血圧を降すなどの作用がある。

槐米　かいべい　　中药。花蕾入药。用于凉血、止血、清热。　　中薬。薬用部分は蕾。涼血、止血、清熱の作用かある。

踝　踝　か　くるぶし

踝部伤筋　踝部，傷筋し　　踝周围软组织损伤。　　果関節周囲の部位に発生する軟部組織損傷。

踝浮肿　踝浮腫　かふしゅ　くるぶしの浮腫。

huái　坏

坏病　壊病　かいびょう　　伤寒因误治而使病变坏。　　傷寒病を誤って治療した結果，病が悪化させること。

HUAN　环缓

huán　环

环肛漏　環肛漏　かんこうろう　　围绕肛门的瘘孔。　　肛門の廻りにできるフィステル。

环跳　環跳　かんちょう　　穴位。主治：坐骨神经痛、下肢瘫痪、髋关节疾患等。　　穴位。応用：坐骨神経痛，下肢麻痺，股関節疾患など。

环跳疽　環跳疽　かんちょうそ　　发生于髋关节部位环跳穴处的疽。　　股関節部位，環跳穴にできる癰疽。

环跳流痰　環跳流痰　かんちょうりゅうたん　　生于环跳穴部位的寒性脓肿。　　環跳穴の部位にできる寒性膿瘍。

huǎn　缓

缓方　緩方　かんほう　　药性缓和的方剂，七方之一。适用于体虚而患慢性病证者。　　薬性の緩和な方剤。七方の一つ。体が虚弱，しかも慢性病証に適応するもの。

缓急止痛　緩急止痛　かんきゅうしつう　　用解痉药物治疗因筋脉拘急所致疼痛的方法。　　解痙薬物を用いて筋脉が拘急，すなわちけいれんによる痛みの治療方法。

缓疽　緩疽　かんそ　　因寒凝气滞所致生于膝关节附近的坚硬肿物。　　寒邪が凝集し，気が渋滞することによる膝関節附近にできる堅い腫瘍のような病証。

缓脉　緩脈　かんみゃく　　①一呼一吸间脉搏跳动四次，和缓有力，快慢均匀的脉象。见于正常人。②弛缓松懈、速率偏慢的脉象。多主湿证或脾胃虚弱。　　①一回の呼気と吸気の間に脈拍が四回打ち，その打ち方がおだやかで，力があって，速度も均一であること。②脈の打ち方が緩んで，しまりがない，速度も遅い脈象のこと。多くは湿証あるいは脾胃虚弱な病証に現れる。

缓下　緩下　かんげ　　用泻下作用缓和的药物，通导大便。　　瀉剤の中でおだやかな薬物を使って大便を下す方法。

HUANG　肓皇黄恍

huāng　肓

肓　こう　　心下膈上之部位。　　心の下方，膈部の上方の部位。

肓门　肓門　こうもん　　穴位。主治：便秘，脾肿大，上腹痛等。　　穴位。応用：便秘，脾臓腫大，上腹部の痛みなど。

肓膜　こうまく　　①膈上心下部位之脂膜。②肠系膜。　　①膈の上方，心の下方の部位にある脂膜。②腸間膜。

肓俞　こうゆ　　穴位。主治：胃痛，便秘，疝气等。　　穴位。応用：胃痛，便秘，疝気（ヘルニヤ）など。

肓之原　肓(こう)の原　　气海穴或关元穴。　　気海穴あるいは関元穴のこと。

huáng　皇黄

皇甫谧　皇甫謐　こうふひつ　　文学家，医学家。编《针灸甲乙经》，对古代针灸知识的系统化做出贡献。　　文学家，医学家。「針灸甲乙経」を編集した。古代針灸知識を系統化することに力を尽くした。

黄白痰　おうはくたん　　白色と黄色を帯びた痰。

黄柏　おうばく　　中药。树皮入药。用于泻火、燥湿、解毒。　　中薬。薬用部分は樹皮。瀉火，燥湿，解毒の作用がある。

黄崩　こうほう　　五崩之一。五种带下病之一。色黄，形如烂瓜者。　　五崩の一つ。五種類の帯下病の一つ。黄色いのは形が爛れた瓜のようなもの。

黄带　おうたい　　黄色带下。　　膣から流れ出る黄色い分

泌物。

黄疸　おうたん　　五疸之一。临床上以皮肤、巩膜发黄、小便呈黄褐色为主要症状。分为阳黄和阴黄两大类。　　五疸の一つ。臨床上皮膚、強膜が黄色くなり、小便か黄褐色になるのを主な症状とする。大きく陽黄と陰黄の二種類に分られる。

黄瘅　黄癉　おうたん　　⇒黄(huáng)疸

黄帝内経　黄帝内経　こうていないきょう　　簡称《内経》。中国现存最早的医学著作,出现于战国时期(公元前475～221)。作者不详,包括《素问》、《灵枢》两部分,前者主要为医学理论,后者主要论述针灸等理论。　　略称は「内経」中国で今保存されている最も古い医学著作。戦国時代BC477-221に発現した。作者は明らかでない。「素問」と「靈枢」の二部分を含み,前者は主に医学理論,後者は主に針灸理論を論述した。

黄帝内经灵枢注证发微　黄帝内経靈枢注証発微　こうていないきょうれいすうちゅうしょうはつび　　又称《灵枢注证发微》。明・马莳注(1586)。　　別称は「靈枢注証発微」。明の馬蒔が注釈した(1586)。

黄帝内经素问灵枢集注　黄帝内経素問靈枢集注　こうていないきょうそもんれいすうしゅうちゅう　　张志聪等编(1672)。为内经的重要注释书。　　張志聰などが編集した(1672)。「内経」の重要な注釈書である。

黄帝内经素问注证发微　黄帝内経素問注証発微　こうていないきょうそもんちゅうしょうはつび　　又称《素问注证发微》。明。马莳注(1586)。　　別称は「素問注証発微」。明の馬蒔が注釈した(1586)。

黄帝内经太素　黄帝内経太素　こうていないきょうたいそ　　医书。黄帝内经的一种早期传本。隋唐之际经杨上善重加编次和注释。　　医書。「黄帝内経」の早期の伝えていた本である。隋唐の時代に楊上善が改めて編修し,注釈を加えた。

黄帝素问宣明论方　黄帝素問宣明論方　こうていそもんせんめいろんほう　　刘完素撰(1172)。对《素问》中的61个病名逐一进行阐发分析,并制定方剂。　　劉完素が著した(1172)。「素問」にある61個の病名を一一説明と解釈を加え,その上に方剤も加えた。

黄耳伤寒　黄耳傷寒　こうじしょうかん　　耳痛流脓,伴有寒热、抽搐者。类似伴有颅内并发症的中耳炎、乳突炎。　　耳に痛みがあって膿汁を分泌し,寒熱とひきつけを伴うもの。頭蓋内の合併症のある中耳炎と乳様突起炎に類似する。

黄风内障　黄風内障　こうふうないしょう　　瞳孔呈黄色之青光眼,即绝对期(晚期)青光眼的并发性白内障。　　瞳孔が黄色を呈する緑内障,すなわち絶対期(晩期)緑内障の合併性白内障。

黄干苔　黄乾苔　おうかんたい　　主热伤津之舌苔。　　熱によって津液を傷めた舌苔。

黄瓜痈(疽)　黄瓜癰(疽)　こうかよう(そ)　　又称肉龟。生于背部两旁的痈疽。长数寸甚至尺余,状若黄瓜,故名。　　別称は肉亀。背部の両側にできる癰疽。長さは数寸ないし一尺以上,形がキュウリに似ているのでこの名がある。

黄汗　こうかん　汗粘衣,呈黄色。　　汗が着物に粘着して黄色を呈すること。

黄家　こうか　平素患黄疸,多复发者。　　平素から黄疸を患い,再発し易い者。

黄精　おうせい　　中药。根茎入药。用于补脾润肺、养阴生津。　　中薬。薬用部分は根茎。補脾潤肺,養陰生津の作

用がある。

黄菊花　おうきくか　　中药。头状花序入药。功同菊花。　　中薬。薬用部分は頭状花序。応用は菊花と同じ。

黄坤载　黄坤載　おうこんさい　　⇒黄(huáng)元御。

黄烂疮，黄爛瘡　おうらんそう　　⇒王(wáng)烂疮。

黄连　黄連　おうれん　　中药。根茎入药。用于清热燥湿、泻火、解毒。　　中薬。薬用部分は根茎。清熱,燥湿,瀉火,解毒の作用がある。

黄连解毒汤　黄連解毒湯　おうれんげどくとう　　方剤。成分:黄连、黄芩、黄柏、栀子。主治:三焦热盛、高热狂躁。　　方剤。薬物構成:黄連,黄芩,黄柏,梔子。応用:三焦に熱が盛んであり,高熱狂燥など。

黄连汤　黄連湯　おうれんとう　　方剤。成分:黄连、干姜、桂枝、党参、炙甘草、半夏、大枣。主治:寒热错杂、升降失常之烦热痞闷,腹痛呕吐等症。　　方剤。薬物構成:黄連,乾薑,桂枝,党参,炙甘草,半夏,大棗。応用:寒熱錯雑,昇降の失調による煩熱痞悶,腹痛嘔吐など。

黄连香薷饮　黄連香薷飲　おうれんこうじゅいん　　⇒四(sì)味香薷飲

黄龙汤　黄竜湯　おうりゅうとう　　方剤。成分:大黄、芒硝、厚朴、枳实、人参、当归、桔梗、甘草、生姜、大枣。主治:胃肠实热积滞之便秘而气血两虚者。　　方剤。薬物構成:大黄,芒硝,厚朴,枳实,人参,当帰,桔梗,甘草,生薑,大棗。応用:胃腸の実熱による渋滞のために便秘,しかも気血両虚の病証。

黄栌　黄櫨　おうろ　　中药。叶与嫩枝入药。用于清利湿热。　　中薬。薬用部分は葉と若い枝。湿熱を清利する作用がある。

黄明胶　黄明膠　おうめいきょう　　中药。胶入药。用于滋阴润燥、止血消肿。　　中薬。薬用はゲル。滋陰潤燥,止血消腫の作用がある。

黄膜上冲　黄膜上衝　おうまくじょうしょう　　⇒黄(huáng)液上冲。

黄腻苔　おうじたい　　湿热内蕴或胃肠实热积滞所致。　　湿熱が内につみたくわえ,あるいは胃腸実熱の渋滞による舌苔。

黄胖　おうはん　　又称食劳疳黄、黄肿、脱力黄。以全身肌肤萎黄、面浮足肿、神疲乏力为主症,或兼见恶心、呕吐黄水,好食生米、茶叶、土灰等症。多见于钩虫病。　　別称は食労疳黄,黄腫,脱力黄。全身の皮膚が萎黄し,顔面と下肢に浮腫があり,精神不振と脱力を主な症状とし,あるいは悪心,黄色い水を嘔吐し,生の米,お茶の葉,土灰などの異嗜症が見られる。多くは鉤虫病に見られる。

黄芪　黄蓍　おうぎ　　中药。根入药。用于补气升阳、固表利水、托毒生肌。　　中薬。薬用部分は根。補気昇陽,固表利水,托毒生肌の作用がある。

黄芪鳖甲散　黄蓍鼈甲散　おうぎべっこうさん　　方剤。成分:炙黄芪、炙鳖甲、天门冬、秦艽、柴胡、茯苓、桑白皮、紫菀、人参、桔梗、肉桂、半夏、地骨皮、赤芍药、生地、知母、炙甘草。主治:虚劳烦热、咳嗽咽干,自汗等症。　　方剤。薬物構成:炙黄蓍,炙鼈甲,天門冬,秦艽,柴胡,茯苓,桑白皮,紫菀,人参,桔梗,肉桂,半夏,地骨皮,赤芍薬,生地,知母,炙甘草。応用:虚労煩熱,咳嗽,咽喉乾燥,自汗など。

黄芪桂枝五物汤　黄蓍桂枝五物湯　おうぎけいしごぶつとう　　方剤。成分:黄芪、桂枝、芍药、生姜、大枣。主治:血痹证、肌肤麻木不仁等症。　　方剤。薬物構成:黄蓍,桂枝,芍薬,生薑,大棗。応用:血痹証,皮膚の痹れ感と不仁すなわち感覚障害など。

黄芪建中汤　黃耆建中湯　おうぎけんちゅうとう　　　方剤。
　成分:黄芪、桂枝、芍药、生姜、甘草、大枣、饴糖。主治:脾胃
　虚寒而见腹痛、自汗、气短等。　　　方剤。薬物構成:黄耆,桂
　枝,芍薬,生薑,甘草,大棗,飴糖。応用:脾胃の虚寒証で腹
　痛,自汗,息苦しいなど。
黄芩　おうごん　　　中药。根入药。用于清热燥湿、泻火、解
　毒、安胎。　　　中薬。薬用部分は根。清熱燥湿,瀉火,解毒,
　安胎の作用がある。
黄芩滑石汤　黃芩滑石湯　おうごんかっせきとう　　　方剤。
　成分:黄芩、滑石、茯苓、大腹皮、白蔻仁、猪苓。主治:湿温或
　暑湿病,热重于湿者。　　　方剤。薬物構成:黄芩,滑石,茯
　苓,大腹皮,白豆蔻仁,猪苓。応用:湿温あるいは暑湿病に
　熱が湿よりもひどい場合。
黄芩汤　黃芩湯　おうごんとう　　　方剤。成分:黄芩、芍药、
　炙甘草、大枣。主治:热性泻痢初起。　　　方剤。薬物構成:
　黄芩,芍薬,炙甘草,大棗。応用:熱性下痢の初期。
黄仁　こうじん　　　眼球的虹彩。
黄如枳实　黄なること枳実(きじつ)の如し　　　真脏色之一。
　为枯黄之色,是脾胃精气败露的颜色。　　　真臓色の一つ。
　枯れて黄色くなり,脾胃の精気が絶えようとして衰弱し
　た場合に見られる色。
黄水疮　黃水瘡　こうすいそう　　　又称滴脓疮。脓痂疹、脓疱
　症。　　　別称は滴膿瘡。膿痂疹,膿疱症。
黄苔　こうたい　　　黄色的舌苔。主热邪在里。　　　黄色い舌
　苔。熱邪が裏にあることを意味する。
黄痰　こうたん　　　黄色脓痰。主肺热。　　　黄色い膿性痰。
　肺熱を意味する。
黄藤　こうとう　　　中药。又称大黄藤、藤黄连。藤茎入药。用
　于清热解毒。　　　中薬。別称は大黄藤,藤黄連。薬用部分
　は藤茎。清熱解毒の作用がある。
黄涕　こうてい　　　黄色粘涕。主热。　　　黄色い粘液性鼻
　汁。熱を意味する。
黄庭　こうてい　　　⇒下(xià)丹田。
黄土汤　黃土湯　おうどとう　　　方剤。成分:灶心土、白术、
　附子、生地、黄芩、阿胶、甘草。主治:脾气虚寒,不能摄血所
　致的便血、血崩、吐血、衄血等症。　　　方剤。薬物構成:竈心
　土(そうしんど),白术,附子,生地黄,黄芩,阿膠,甘草。応
　用:脾気が虚寒の場合に血を統摂することができないこ
　とによる便血,血崩(大量な子宮出血),吐血と衄血など。
黄心白翳　おうしんはくえい　　　带黄褐色的白内障。　　　
　黄褐色の帯びた白内障。
黄研农　黃研農　おうけんのう　　　⇒黄(huáng)元御
黄药子　黃薬子　おうやくし　　　中药。根茎入药。用于治
　癌、凉血解毒散结、消瘿。　　　中薬。薬用部分は根茎。癌を
　治療する作用がある。涼血解毒,散結消瘿すなわち甲状腺
　腫を治療する作用がある。
黄液上冲　黃液上衝　こうえきじょうしょう　　　前房积脓。
　前房蓄膿。
黄油证(障)　黃油証(障)　にゅうゆうしょう(しょう)　　　結
　膜黄斑。　　　晩裂斑。
黄玉路　こうぎょくろ　　　⇒黄(huáng)元御。
黄元御　こうげんぎょ　　　清代医家。著有《黄氏医书八种》,
　刊于18世纪中叶,为对《内经》、《难经》、《伤寒论》等古典医
　籍的注释。　　　清代の医家。「黄氏医書八種」を著し,紀
　元18世紀の中葉に刊行し,「内経」,「難経」,「傷寒
　論」などの古典医書に注釈を加えた。
黄肿　黃腫　こうしゅ　　　⇒黄(huáng)胖

huǎng　恍

恍惚　こうこつ　　　うっとりとするさま。

HUI　灰恢回蚘蛔会恚秽

huī　灰恢

灰苔　灰苔　かいたい　　　舌苔灰白。可见于里热证也可见
　于寒湿证。　　　灰白色の舌苔。裏熱証に見られ,寒湿証に
　も見られるもの。
恢刺　恢刺　かいし　　　十二刺法之一。用于治疗筋痹。刺法是
　将针直刺在病痛的一侧。并上下前后左右摇动针体,以促使
　肌肉弛缓。　　　十二刺法の一つ。筋痺の治療に用い,針を
　病痛側に直刺し,上下前後左右に針体を揺り動かして,筋
　肉をゆるめることを促す。

huí　回蚘蛔

回光返照　かいこうへんしょう　　　昏迷病人临终前之清醒。
　　　昏睡になった患者が死亡の直前に一時意識が回復するこ
　と。
回乳　かいにゅう　　　乳汁の分泌が止ること。
回食单　回食単　かいしょくたん　　　又名甸气。慢性滤胞性
　咽炎。　　　別名は甸気(でんき)。慢性沪胞性咽頭炎。
回旋灸　かいせんきゅう　　　艾卷灸法之一种。将艾卷的燃端
　放在施灸的皮肤上方,以病变部位为中心,旋转晃动,使热
　量均匀地辐射到皮肤上,直至皮肤红润为止。主治:脘腹冷
　痛、痹症等。　　　艾卷灸法の一種。艾卷の一端を燃やし,施
　灸する皮膚の上方で病変の部位を中心として,前後左右
　に回旋移動させ,熱を平均に輻射させて,皮膚が赤く潤う
　まで施す方法。胃脘部と腹部の冷え痛み,痹証に用いるも
　の。
回阳　回陽　かいよう　　　使用温热药物,治疗亡阳证的方
　法。　　　温熱薬物を使って亡陽証を治療する方法。
回阳救急汤　回陽救急湯　かいようきゅうきゅうとう　　　
　方剤。成分:熟附子、干姜、肉桂、人参、白术、茯苓、陈皮、炙
　甘草、五味子、制半夏、麝香。主治:阴寒内盛,阳气衰微证。
　　　方剤。薬物構成:熟附子,乾薑,肉桂,人参,白术,茯苓,陳
　皮,炙甘草,五味子,製半夏,麝香。応用:陰寒が内盛,陽気
　が衰微する病証。
回阳救逆　回陽救逆　かいようきゅうぎゃく　　　使用温热
　回阳药,治疗亡阳证的方法。　　　温熱回陽薬物を使って亡
　陽証を治療する方法。
蚘动脘痛　蚘动にして脘痛む　　　因蛔虫所致上腹疼痛的病
　症。　　　蚘(かい)は蛔の異体字で,蛔虫(回虫)により上腹
　部に痛みを来す病症。
蛔(蚘)虫病　回(蚘)虫病　かい(かい)ちゅうびょう　　　回
　虫病。
蛔疳　回疳　かいかん　　　因蛔虫所致小儿营养不良。　　　
　回虫病による小児の営養不良証。
蛔厥　回厥　かいけつ　　　因蛔虫所致腹部剧痛、烦躁、手足
　厥冷等。　　　回虫による腹部の激しい痛みと煩躁(せっか
　ち),手足厥冷などのこと。

huì　会恚秽

会穴　えけつ　　　①两条或两条以上经脉相交会的部位。②
　八会穴的简称。　　　①二本あるいは二本以上の経脈が相
　交わる部位。②八会穴の略称。
会厌　会厭　ええん　　　又称吸门。七冲门之一。　　　別称は
　吸門。七衝門の一つ。喉頭蓋。
会阳　会陽　えよう　　　穴位。主治:经期腰痛、白带过多、阳
　萎等。　　　穴位。応用:月経期の腰痛,白帯下の過多,陽萎
　(陰萎)など。
会阴　会陰　えいん　　　①又称篡、下极、屏翳。②穴位。主治:

溺水窒息、尿道炎、子宫脱垂等。　①別称は纂（さん），下極，屏翳（へいえい）。②穴位。応用：水におぼれることによる窒息，尿道炎，子宫脱など。

会宗　えそう　　穴位。主治：耳聋、上肢痛、癫痫等。　穴位。応用。耳聾，上肢痛，てんかんなど。

恚膈　いかく　　思虑过度所致气结。症见消化不良、中脘实满、恚气、吞酸等。　物事を考え過ぎることによる気が結滞する病証。症状には消化不良，上腹部に膨満感，曖気，吞酸などが見られること。

秽脓　穢膿　あいのう　腐败脓汁。　腐敗した膿汁。

HUN　昏浑魂混

hūn　昏

昏沉　昏沈　こんちん　气功用语。在气功锻炼中,处于无知无觉,近于睡眠状态。　気功の用語。気功の鍛煉中に知覚が失って睡眠に近い状態になること。

昏厥　こんけつ　突然仆倒,四肢厥冷,意识不清,人事不省。　突然倒れて，四肢が厥冷し，意識不明，人事不省におちいる症候。

昏愦　昏潰　こんかい　意识混乱,事理不明。　意識混乱，庸愚ごぼけている症候。

昏迷　こんめい　神识迷糊或人事不省。　意識不明，人事不省になる症候。

昏睡　こんすい　神志不清,日夜沉睡,呼之可醒,旋即复睡。　意識不明，昼夜熟眠して，呼ぶとめざめることもあるがすぐ眠りこむ症候。

hún　浑魂

浑身疼痛　渾身疼痛　こんしんとうつう　全身の痛み。

魂门　魂門　こんもん　穴位。主治:神经衰弱、肝胆疾患、胸膜炎等。　穴位。応用:神経衰弱，肝胆の疾患，胸膜炎など。

hùn　混

混合痔　こんごうじ　内外痔同时存在。　内痔と外痔が同時に存在すること。

混睛障　こんせいしょう　类似角间质性角膜炎。　間質性角膜炎に似ている疾病。

HUO　活火霍豁藿

huó　活

活络　活絡　かつらく　使络脉通畅的治法。　絡脈がよく通じるように治療する方法。

活络丹　活絡丹　かつらくたん　方剂。成分:制川乌、制草乌、地龙、制南星、乳香、没药。主治:风寒湿痹、肢体疼痛、麻木拘挛。　方剤。薬物構成:製川烏，製草烏，地竜，製南星，乳香，没薬。応用:風寒湿痹証，四肢と体の疼痛，痺れ感とけいれんなど。

活络止痛　活絡止痛　かつらくしつう　通畅络脉以止痛。　絡脈をよく通じるようにして痛みを止める治療方法。

活人葱豉汤　活人葱豉湯　かつじんそうしとう　方剂。成分:葱白、淡豆豉、麻黄、葛根。主治:轻症外感风寒而见恶寒较甚、项背疼痛者。　方剤。薬物構成:葱白，淡豆豉，麻黄，葛根。応用:軽度の風寒による外感証に悪寒がひどい，項（うなじ）背部疼痛のある病証。

活血　かっけつ　促进血液运行的治法。　血の運行を促す治療方法。

活血化瘀　かっけつかお　⇒祛(qū)瘀活血

活血祛(驱、散)瘀　活血祛(駆、散)瘀　かっけつきょ(く、さん)お　促进血液运行以消除血瘀的治法。　血の運行を促して瘀血を除去する治療方法。

活血调经　活血調経　かっけつちょうけい　促进血液运行以调经的治法。　血の運行を促して経血を順調にする治療方法。

活血通经　活血通経　かっけつつうけい　促进血液运行以通经。　血の運行を促して経血(月経)が順調に通じるようにする治療方法。

活血通络　活血通絡　かっけつつうらく　活血以通畅脉络。　血の運行を促して脈絡をよく通じるようにする治療方法。

活血消积　活血消積　かっけつしょうせき　活血以消除积滞。　血の運行を促して積滞を除去する治療方法。

活血药　活血薬　かっけつやく　促进血液运行的药物。　血の運行を促す薬物。

活血止痛　かっけつしつう　促进血液运行以止痛的治法。　血の運行を促して痛みを止める治療方法。

活幼心法　かつようしんぽう　明・聂尚恒撰(1616)。主要论述痘疹的原因,证治原则,并附医案。　明朝の聶尚恒が著わした(1616)。主に天然痘の原因，証と治療法を論述し，病歴もつけてあった。

huǒ　火

火　か　①五行之一。②生理之火,作为生命的动力。③六淫之一。④由于功能过盛,情绪过激或各种病理因素致病所生成热的病理表现,如面红目赤及局部急性炎症等。　①五行の一つ。②生理上の火は生命の動力とする。③六淫の一つ。④機能亢進，気分が緊張し過ぎるあるいはいろいろな病理素因による病証のために産生した熱の病理現象たとえば顔色と眼が赤くなり，局所に急性炎症ができるなど。

火不生土　火は土を生ぜず　此火指肾阳,肾阳不足则脾土得不到肾阳之温煦,致使运化功能失常。　ここでは腎陽をさし，腎陽不足であれば脾土が腎陽の暖さを得られなくなって，脾の運化機能が正常を失うこと。

火乘金　火、金を乗す　心火炽盛可耗伤肺阴,引起喘咳痰血。　心火の熾盛のため肺陰を消耗することにより喘咳と喀血などが起こること。

火喘　かぜん　①火炎肺胃喘。胃有实火,侵肺生痰致喘。得食则减,食已则喘。②冲脉之火上逆而致喘。　①火が肺と胃に作用して喘息になる。胃に実火があれば肺を犯して痰を生じ，ついに喘息になる。食物を食べると症状が軽くなり，食べ終るとまた喘息する。②衝脈の火が上へ逆行して喘息になる。

火疮　火瘡　かそう　やけど。

火丹　かたん　⇒丹(dān)毒(爆)。

火毒　かどく　①火热邪气郁结成毒。②烫火伤感染。　①火熱の邪気が鬱結して毒になる。②熱傷による感染。

火疳　かかん　类似急性巩膜炎。　急性強膜炎に似ている。

火罐　かかん　拔罐疗法的一种用具。以其在罐中燃火排除空气,产生负压而吸着皮肤,故名。多用玻璃、金属、陶土、竹子等制成。　拔罐療法の一種の用具。罐の中に火を燃やして，空気を排出することによって負圧ができて皮膚に吸着するからこの名がある。多くは硝子，金属，陶土，竹などを用いて作製したもの。

火咳(嗽)　火咳(嗽)　かがい(そう)　因火邪侵肺所致。症见痰中带血、烦渴目赤、胸痛、便秘等。　火邪が肺を犯

すことによる。症状には痰に血を帯び,ひどく喉が乾き,眼が赤く,胸部が痛み,また便秘などが見られること。

火克金　火は金に克つ　心火盛可耗伤肺阴。　　心火が盛んであれば肺陰を消耗して損傷する。

火廓　かかく　八廓之一。即目内眦上方部位。　　八廓の一つ。すなわち内眼角上方の部位。

火聲　火聾　かろう　火邪所致之聋。　　火邪による聾。

火麻仁　かまにん　中药。果入药。用于润肠通便。　　中薬。薬用部分は果実。潤腸通便の作用がある。

火逆　かぎゃく　误用火针、艾条、药物熏蒸等法,导致病情恶化。　　誤って火針,艾条あるいは薬物熏蒸などの方法を使って病情が悪化させること。

火热头痛　火熱頭痛　かねつずつう　因火热邪所致头痛。　　火熱の邪気による頭痛。

火伤　火傷　かしょう　⇒燒(shāo)傷

火伤风　火傷風　かしょうふう　火邪所致外感。症见干咳无痰、口干咽痛、舌红苔燥等。　　火邪による外感。症状には乾咳,痰がない,口は乾燥して喉は痛む,舌は赤く舌苔は乾燥するなどが見られるもの。

火烧伤　火燒傷　かしょうしょう　⇒燒(shāo)伤

火牛土　火は土を生ず　命火温煦脾的消化功能。　　命門の火が脾の消化機能を暖めること。

火盛刑金　火,盛んなれば金を刑す　①肝火过旺时,损伤及肺。②心火炽盛时,可耗伤肺阴。　　①肝火が盛んになると肺を傷める。②心火が盛んになると肺陰を損傷する。

火嗽　かそう　⇒火(huǒ)咳

火痰　かたん　⇒热(rè)痰

火炭母　火炭母　かたんも　中药。全株入药。用于清热解毒、利湿止痒、明目退翳。　　中薬。薬用部分は全株。清熱解毒,利湿止痒,明目退翳の作用がある。

火头痛　火頭痛　かずつう　火邪による頭痛。

火为阳　火は陽為り　火在阴阳当中属于阳。　　火は陰陽でいえば陽に属する。

火陷　火陥　かかん　三陷证之一。疮疡形成期,因火毒炽盛,阴液亏损,致疮色紫暗,无脓,但灼热疼痛,并伴有高热、口渴、尿赤、便秘、神昏谵语、烦躁不安、舌质红绛、脉数等。　　三陥証の一つ。瘡瘍の形成期に火毒が熾盛により陰液が欠損するため,瘡瘍の色が暗紫色を呈し,膿汁がない,しかし灼熱感と痛みがあり,また高熱,口渴,尿が赤色を呈し,便秘,神昏譫語,煩躁不安,舌質は絳,脈は数などを伴うこと。

火邪　かじゃ　①六淫之一。②病程中出现的各种化火的病理表现。　　①六淫の一つ。②疾患の経過中に現れる種種な火に化する症候。

火邪结聚为疳　火邪,結聚して疳と為り　火邪所致巩膜炎。　　火邪による強膜炎。

火泄　かせつ　⇒热(rè)泄

火心痛　かしんつう　⇒热(rè)心痛

火性炎上　かせいえんじょう　比喻火邪致病表现在身体上部,特别在头部,出现头痛、咽痛、目赤、齿衄等。　　火邪による疾患は体の上部に現われる特徴のたとえ。特に頭部にあっては,頭痛,咽頭痛,目が赤くなり,歯肉出血などが現れる。

火疡　火瘍　かよう　⇒火(huǒ)疳

火郁　火鬱　かうつ　六郁之一。因火邪停滞而引起的证候。　　六鬱の一つ。火邪の停滞による証候。

火郁喘　火鬱喘　かうつぜん　火邪郁阻于肺所致之气喘。症见气逆喘促、神情闷乱、四肢厥冷、脉象沉大。　　火邪が肺に鬱滞されて喘息になる病証。症状には気が上へ逆行して喘息になり,気分が悶えて気が落ちつかず,四肢厥冷,脈象が沈大などが見られるもの。

火郁发之　火鬱すれば之を発す　热邪内伏用发泄、发散之治法。如温邪至气分,症见身热、心烦、口渴、舌苔黄,如无汗用辛凉透达之法使微汗,又如火郁抑于内,用升阳散火之法。　　熱邪が内にあれば発散,発泄の方法で治療すること。たとえば温病の邪が気の部位にある場合,症状には身熱,心煩,口渴,舌苔が黄色く,汗がないと辛凉透達の方法を用いて微汗を取り,また火鬱が内にある場合には昇陽散火の治療方法を用いること。

火郁嗽　火鬱嗽　かうつそう　⇒劳(láo)嗽

火针　火針　かしん　长3～4寸,体粗圆,尖锐利,柄用角质或竹木包裹,用时将针尖烧红。　　長さ3～4寸,針体が太く丸い,先が鋭い,柄は牛の角,竹あるいは木を使って包み,使う場合には針先を焼いて赤くなってから刺入する。

火针烙法　火針烙法　かしんらくほう　烧灼法与火针并用的疗法。　　焼灼法と火針を合せて使用する治療法。

火珠疮　火珠瘡　かしゅそう　头面部疱疹。　　頭と顔面部のヘルペス。

火珠疔　かしゅちょう　鼻疔中之红者。生于鼻孔内。　　鼻疔の中,赤いもの。鼻孔の中にできる。

huò　霍豁藿

霍乱　かくらん　起病突然,上吐下泻,包括真性霍乱在内的一种病证。　　突然に発病し,上は嘔吐,下は下痢,コレラを含む一種の病証。

霍乱转筋　霍乱転筋　因上吐下泻,水及其他物质损失过多所致的小腿排肠肌痉挛。　　嘔吐と下痢のため,水およびその他の物質の過度欠損による下腿の排腹筋けいれん。

豁痰　かったん　治疗痰证神昏不清的方法。　　痰証が意識不明を伴う病証を治療する方法。

豁痰醒脑　豁痰醒脳　かったんせいのう　又称化痰开窍。化痰药与开窍药同用以治疗神志昏迷的方法。　　別称は化痰開竅。化痰薬と開竅薬をともに用いて意識不明を治療する方法。

藿朴夏苓汤　藿朴夏苓湯　かくぼくかれいとう　方剂。成分:藿香、厚朴、半夏。茯苓、杏仁、薏仁、白蔻仁、猪苓、淡豆豉、泽泻。主治:湿温病表证较明显者。　　方剤。薬物構成:藿香,厚朴,半夏,茯苓,杏仁,薏仁,白蔻仁,猪苓,淡豆豉,沢瀉。応用:湿温病が表証の明らかな場合に用いるもの。

藿香　かくこう　中药。地上部分入药。用于芳香化湿、健胃止呕、发散表邪。　　中薬。薬用は地上部分。芳香化湿,健胃止嘔,表邪を発散させるなどに用いる。

藿香正气散　藿香正気散　かくこうせいきさん　方剂。成分:藿香、苏叶、白芷、茯苓、大腹皮、白术、半夏曲、陈皮、厚朴、桔梗、炙甘草。主治:外感风寒、内伤湿滞。　　方剤。薬物構成:藿香,蘇葉,白芷,茯苓,大腹皮,白术,半夏曲(麴),陳皮,厚朴,桔梗,炙甘草。応用:風寒による外感,湿が鬱滞する内傷に用いるもの。

J

JI　击饥肌鸡奇积畸箕激吉极急疾蒺挤脊忌季剂荠济檕悸跽

jī　击饥肌鸡奇积畸箕激

击打〔手〕法　撃打〔手〕法　げきだ〔しゅ〕ほう　　用手掌、拳或特制的木棍拍打肢体的治疗方法。　　手のひら、こぶしあるいは特製木の棒で体をたたいて治療する方法。

饥不欲食　饑にして食を欲せず　　感觉饥饿又不想进食，病在胃、肾。　　空腹感があるが食べたくない，病の部位は胃と腎にあること。

肌　き　①肌肉。②皮肤、皮下组织和肌肉。　　①筋肉。②皮膚，皮下組織と筋肉をさすもの。

肌（肉）痹　き（にく）ひ　　肌肉麻木或疼痛无力，眍倦、汗出的痹证。　　皮膚と筋肉がしびれ，あるいはだるく痛み，倦怠、脱力，汗が出るなどのある痹証。

肌（肉）腠　き（にく）そう　　又称分理。泛指肌表、皮下组织及肌肉的细纹。　　別称は分理。ふつう皮膚，皮下組織と筋肉のあやをさす。

肌肤甲错　肌膚甲錯　きふこうさく　　皮肌粗糙、干燥、角化过度，外观皮肌如鳞状的症状，常由瘀血内阻所致。　　皮膚が荒く，乾燥し，過度に角質化しているので，外観は鱗（うろこ）状になっている症状を形容する。通常は瘀血が体内で阻滞されることによる。

肌衄　きじく　⇒汗（hàn）血

肌肉不仁　きにくふじん　　皮肤、肌肉麻木，对寒热及痛觉迟钝或消失。　　皮膚と筋肉が痹れて，寒熱あるいは痛覚などの感覚が鈍いあるいは消失のこと。

肌肉软　肌肉軟　きにくなん　　五软之一。小儿发育迟缓，智力不全，类似大脑发育不全之愚钝症。　　五軟の一つ。小児の発育が遅く，智力の発達が不完全で，大脳が発育不完全の愚鈍症に類似している。

肌痛　きつう　肌肉疼痛。　　肌肉（筋肉，皮膚を含む）の痛み。

鸡骨草　鶏骨草　けいこつそう　　中药。全株入药。用于清热利湿、舒肝止痛。　　中薬。薬用部分は全株。清熱，利湿，舒肝，止痛の作用がある。

鸡冠花　鶏冠花　けいかんか　　中药。穗状花序入药。用于清湿热，炒炭则可收敛、止血、止带。　　中薬。薬用部分は穗状の花序。湿熱を清除する。炒めて炭状にすると収斂，止血，白帯下を止める作用がある。

鸡咳　鶏咳　けいがい　⇒百（bǎi）日咳

鸡盲　鶏盲　けいほう（もう）　⇒雀（què）盲

鸡鸣散　鶏鳴散　けいめいさん　　方剂。成分：槟榔、陈皮、木瓜，生姜，吴萸，紫苏，桔梗。主治：寒湿郁结之湿脚气。　　方剤。薬物構成：檳榔、陳皮、木瓜，生薑，呉茱萸，紫蘇，桔梗。応用：寒湿鬱結の湿脚気。

鸡内金　鶏内金　けいないきん　　中药。鸡沙囊内壁入药。用于健脾胃、消食滞、化结石。　　中薬。鶏の嗉嚢胃（すなぶくろ）薬用部分は内壁の黄色い膜状物。健脾，健胃，食物

の停滞を消し，結石を化する作用がある。

鸡尿藤　鶏尿藤　けいにょうとう　　中药。地上部分入药。用于祛风活血、化湿消积、解毒、止痛。　　中薬。薬用は地上部分。祛風，活血，化湿，消積，解毒，止痛の作用がある。

鸡苏散　鶏蘇散　けいそさん　　方剂。成分：滑石、甘草、薄荷。主治：暑湿兼表证者。　　方剤。薬物構成：滑石、甘草、薄荷。応用：暑湿が表証を兼ねる場合。

鸡胸　鶏胸　けいきょう　鶏胸。　　鳩胸。

鸡血藤　鶏血藤　けいけつとう　　中药。藤茎入药。用于补血活血、舒筋活络。　　中薬。薬用部分は藤茎。補血，活血，舒筋，活絡の作用がある。

鸡眼　鶏眼　けいがん　⇒肉（ròu）刺

鸡眼膏　鶏眼膏　けいがんこう　　用于治疗鸡眼的药膏。　　鶏眼（魚の目）の治療に用いる膏薬。

奇方　きほう　　七方之一。药味为单数或由单味药组成的方剂。一般用于治疗病因单纯的病证。　　七方の一つ。薬物の種類が奇数である方剤，あるいは一種類の薬物だけ使用する方剤。一般に病因の単純な病証を治療する場合に用いるもの。

积聚　積聚　せきしゅ　　腹内结块或胀或痛之疾病。一般以积块明显，痛胀较甚，固定不移的为积；积块隐现，攻窜作胀，痛无定处的为聚。　　腹腔内の停滞集結して散ることのない腫物で，あるいは膨満あるいは痛む疾病。一般に腫物が明らかで，痛みと膨満感が激しい，固定されて移動しないのは積，腫物が隠れたり，現われたりして，痛脹は突き張るような感じがあって痛みが一定した場所がないのは聚のこと。

积食　積食　せきしょく　　胃内停滞的食物。　　胃内に停滞する食物。

积雪草　積雪草　せきせつそう　　中药。全株入药。用于清热解毒、利湿。　　中薬。薬用部分は全株。清熱，解毒，利湿の作用がある。

积饮　積飲　せきいん　⇒留（liú）饮

畸胎　奇胎　きたい　畸形胎。　　奇形胎児。

箕门　箕門　ききん　　穴位。主治：腹股沟淋巴结炎、尿道炎、尿失禁等。　　穴位。応用：鼠径部リンパ節炎，尿道炎，小便失禁など。

激经　激経　げきけい　　又称胎垢、盛胎。怀孕以后，月经仍然按月来潮，而对孕妇、胎儿并无明显损害的生理现象。待胎儿长大即可自止。　　別称は胎垢，盛胎。妊娠した後月経がまた每か月來潮し，妊婦，胎児に対して明らかな損害がない生理的現象。胎児が大きくなるにつれて自然と止まる。

jí　吉极急疾蒺

吉林参　きつりんじん　　主要产于吉林的人参。　　主に吉林に出産する人参。

极泉　極泉　きょくせん　　穴位。主治：胸痛，肩痛，上肢瘫痪等。　　穴位。応用：胸痛，肩痛，上肢麻痹など。

急蛾　きゅうが　⇒急（jí）乳蛾

急方　きゅうほう　　七方之一。治疗急病、重病的方剂。

七方の一つ。急性病，重病を治療する方剤。

急疳　きゅうかん　⇒肾(shèn)疳

急(卒)喉痹　きゅう(そつ)こうひ　急性咽炎。　急性咽頭炎。

急(紧)喉风　急(緊)喉風　きゅう(きん)こうふう　喉風之急暴者。症见喉部肿痛，声嘶，呼吸困难，喘鸣。　喉風の急性暴発性のもの。喉頭部の腫れ痛み，声が嗄(か)れる，呼吸困難，喘鳴などが見られること。

急黄　きゅうおう　发病急骤的黄疸病。以全身皮肤及巩膜呈红黄色、高热烦渴、神昏谵语、衄血、便血、斑疹、舌绛、苔黄燥等为特征。由湿热毒邪太盛灼伤津液而深入营血所致。　発病の急激な黄疸病。全身の皮膚および強膜が赤黄色になり，高熱，煩渇があって，意識不明，うわごと，鼻血，便血と発疹などがある。舌質は深赤色，舌苔は黄色くて乾燥しているなどの特徴がある。湿熱の毒邪がきわめて盛んになるため，津液を灼傷して営血に深く入ったことを原因とすること。

急惊风　急驚風　きゅうきょうふう　小儿惊风起病暴急，神志昏迷、两目上视、牙关紧闭、颈项强直、四肢抽搐，或见高热、口吐白沫、喉中痰声漉漉等。　小児の発病は迅速で，意識不明，両眼が上視し，牙関緊急，項(うなじ)が強直になり反弓緊張が現われ，ひきつけが起る。あるいは高熱，白い泡沫状のつばを吐き，喉に痰鳴の声が聞えるなどが見られるもの。

急劳　急労　きゅうろう　急性肺结核。　急性肺結核。

急脉　急脈　きゅうみゃく　穴位。主治：疝气、阴茎痛、子宫脱垂等。　穴位。応用：ヘルニア，陰茎痛，子宮脱など。

急乳蛾　きゅうにゅうが　急性扁桃体炎。　急性扁桃炎。

急下存阴　急下存陰　きゅうげぞんいん　用泻下剂迅速通便泻热、清除燥结、保存津液的治法。　迅速に下剤を使って排便させて，実熱を除去し，乾燥な大便を除去して津液を保存する治療方法。

急性子　きゅうせいし　中药。又称凤仙花子。种子入药。用于软坚，消积。　別称は鳳仙花子。中藥。薬用部分は種子。軟堅，消積の作用がある。

疾脉　疾脈　しつみゃく　脉象之一。脉来急疾，一息七至以上(约一分钟120～140次)，其特征为数频而躁疾。多见于亢阳无制，真阴垂绝之证。　脈象の一種。脈の打ち方が異常に速く，医師の正常の1回呼吸に患者の脈拍が7～8回(1分間に120～140回)に達する。その特徴は数が多く手にあせる感じがあること。多くは陽がきわめて盛んであり，陰が絶えようとする病証に見られるもの。

疾徐补泻　疾徐補瀉　しつじょほしゃ　①以进出针快慢为补为泻的手法。②以出针之快慢及出针后按揉针孔之快慢为补为泻的手法。　①針の刺入と抜針の急，緩を補あるいは瀉とする手法。②抜針の急，緩と抜針した後，針孔を押えてもむことの急，緩を補あるいは瀉とする手法。

疾医　しつい　中国古代《周礼》所记之四种医生中之一种。主治内科疾病。　中国古代「周礼」に記載された四種類の医者の内の一種。主に内科疾病を治療する。

蒺藜　しつり　中药。干果入药。用于平肝、祛风、明目。　中藥。薬用部分は乾燥果実。平肝，祛風，明目の作用がある。

jǐ　挤脊

挤压法　擠壓法　せいあつほう　骨伤科的一种治疗手法。即用手指或手进行挤压以达治疗的目的。　骨傷科の治療に用いる手法の一つ。すなわち手の指あるいは手で

押し，あるいは圧迫して治療の目的に達すること。

脊　せき　脊椎骨，共二十一节，胸椎十二节，腰椎五节，骶椎四节。　脊椎。中医学で脊とは第一胸椎棘状突起より胸椎は12節，腰椎は5節，仙骨は4節，共に21節があること。

脊疳　せきかん　疳证之一。患者肌肉消瘦，脊骨显露。　疳証の一つ。患者が痩せ衰え，脊椎がはっきりと現われる疳証。

脊核　せきかく　咽喉及肢体各部炎症感染所引起的颌下淋巴结、腋窝淋巴结或腹股沟淋巴结肿大。　咽喉および肢体の各部分の感染による下顎リンパ節，あるいは腋窩リンパ節，あるいは鼠径部リンパ節腫大のこと。

脊强　せききょう　脊背部筋脉、肌肉强急、身体不能前俯的病证。　脊背部の筋脈，肌肉が強張って，緊張していること。体を前に曲げることのできない病証。

脊痛　せきつう　脊椎骨痛。　脊椎骨の疼痛。

脊中　せきちゅう　穴位。主治：癫痫、肝炎、腰背痛等。　穴位。応用：てんかん，肝炎，腰背痛など。

jì　忌季剂荠济榉悸跽

忌口　きこう　由于治疗的需要，要求病人忌食某些食物。　治療上の必要からある種の食物を断つようにすることを患者に要求すること。

季经　季経　きけい　⇒居(jū)经

季胁(肋)　季脇(肋)　ききょう(ろく)　①季肋下部。②侧胸第十一、十二肋软骨部分。　①肋下部のこと。②胸部の側方第11，12肋軟骨の部分をさす。

季胁痛　季脇痛　ききょうつう　胁痛。　脇部痛，すなわち肋下部の痛み。

剂〔型〕　剤〔型〕　ざい〔けい〕　药物通过加工后制成的各种不同形式。如汤、饮、膏、丹、丸、散、片等。　薬物を加工して作製された異つた形をさす。たとえば湯，飲，膏，丹，丸，散，錠などがある。

荠菜　薺菜　さいさい　中药。全株入药。用于凉血止血、清热利水。　中藥。薬用部分は全株。涼血止血，清熱，利尿の作用がある。

荠苧　薺苧　さいちょ　⇒荔(lì)枝草

济生方　済生方　さいせいほう　又称《严氏济生方》。南宋严用和撰(1253)。共收作者试用有效方剂450余首。　別称は「厳氏済生方」。南宋の厳用和が著した(1253)。作者が試用して有効な方剤を450個収めた。

济生肾气丸　済生腎気丸　さいせいじんきがん　方剂。成分：地黄、山药、山茱萸、丹皮、茯苓、泽泻、炮附子、桂枝、牛膝、车前子。主治：肾阳不足之腰重、水肿、小便不利者。　方剤。地黄，山薬，山茱萸，牡丹皮，茯苓，沢瀉，炮附子，桂枝，牛膝，車前子。応用：腎陽不足による腰部の重たい，浮腫，排尿が少ないもの。

济阴纲目　済陰綱目　さいいんこうもく　武之望撰(1620)。本书以王肯堂编著的《女科证治准绳》为蓝本编写而成，资料丰富，分类详细，选方较实用。　武之望が著した(1620)。本書は王肯堂の著した「女科証治準繩」を種本として編纂されたものである。資料が豊富で，分類が詳しく，選んだ方剤も実用的である。

榉木叶　榉木葉　けいもくよう　中药。叶入药。用于清热解毒、收敛、止血。　中藥。薬用部分は葉。清熱，解毒，収斂，止血の作用がある。

悸心痛　きしんつう　又称虚心痛。多因心脾不足所致。心痛而悸，痛有休止，喜按、得食减缓，饥则更痛，脉虚弱。　別称は虚心痛。多くは心脾不足による。心が痛み，しかも

動悸があり，痛みは止むことがある，痛む場所を手で押えることを好み，食物を食べたら痛みは軽減し，腹がすくと更に痛みを來し，脈は虚弱。

跽　き　足大趾下面（跖）近端部分。　足の母指の下側（跖せき）の根元の部分。

JIA　加夹痂颊甲胛假瘕

jiā　加夹痂

加减复脉汤　加減復脈湯　かげんふくみゃくとう　　方剂。成分：炙甘草，干地黄，芍药，麦冬，阿胶，麻仁。主治：温热病后期热邪未解，阴液已亏损者。　　方剂。炙甘草，乾地黄，白芍薬，麦（門）冬，阿膠，火麻仁。応用：温熱病の後期に熱邪がまだ解除しないうちに陰液がすでに欠損した病証。

加减葳蕤汤　加減葳蕤湯　かげんいすいとう　　方剂。成分：葳蕤，生葱白，桔梗，白薇，淡豆豉，薄荷，炙甘草，大枣。主治：素体阴虚而感受风热。　　方剂。葳蕤，生葱白，桔梗，白薇，淡豆豉，薄荷，炙甘草，大棗。応用：平素体が陰虚で，その上に風熱を感受した場合。

夹承浆　夾承漿　きょうしょうしょう　　穴位。主治：三叉神经痛，面瘫，面肌痉挛，龈炎等。　　穴位。応用：三叉神経痛，顔面神経麻痺，顔面筋けいれん，歯肉炎などに用いる。

夹喉痈　夾喉癰　きょうこうよう　　两侧喉头隆起脓肿。　両側喉頭隆起の膿瘍。

夹脊　夾脊　きょうせき　⇒华（huà）佗夹脊

夹惊吐　夾驚吐　きょうきょうと　⇒小（xiǎo）儿惊吐

夹荽疽　夾荽疽　きょうけいそ　⇒肋（lèi）疽

痂块　痂塊　かかい　痂皮。　か（痂）皮，かさぶた。

jiá　颊

颊　頰　きょう　颊部。　頰（ほほ）。

颊车　頰車　きょうしゃ　①下颌部。②穴位。主治：面瘫，牙痛，腮腺炎，咬肌痉挛等。　①下顎部。②穴位。応用：顔面神経麻痺，歯痛，耳下腺炎，咬筋けいれんなど。

颊脂垫　頰脂墊　きょうしてん　⇒蟷（táng）螂子

jiǎ　甲胛假瘕

甲疽　こうそ　又称嵌甲。指、趾甲部之疽。多因剪甲伤肌，或因穿鞋不当，甲长侵肉而生，久之甲旁焮痛破烂。　　別称は嵌甲（かんこう）。手足の爪の部分にできる疽。多くは爪を切るときに近接する組織を傷めるか，あるいはきつい靴をはいて，長い間圧迫されることによって生じるもの。

甲癣　こうせん　又称鹅爪风，灰指甲。即指甲白癣。　別名は鵝爪風（がそうふう），灰指甲（かいしこう）。爪白癬。

胛　こう　肩胛部。　肩胛部。

假寒　かかん　即真热假寒。阳证似阴的证候。症见恶寒，但不欲盖衣被：手足冰冷，但胸腹灼热；下利纯水，但矢气极臭者：脉沉，但重按弦滑有力；并见烦渴，咽干、口臭、小便黄、舌苔白干等。　　真熱であるが寒証を呈する仮象をさす。陰証によく似た陽証の症状である。症状には悪寒があるが着物を着たり，夜具をかけたがらない，手足は冰のように冷たいが，胸腹部は灼けるように熱い。下痢は水のようであるが乾燥な糞便が混じる。あるいは極めて臭い排気がある。脈象は沈，しかし強く押すと弦滑で有力である。また喉が激しく乾く，口臭がある，小便は黄色い，白くて乾燥な舌苔があること。

假热　かねつ　即真寒假热。阴证似阳的证候。症见身热，但喜衣被：口渴，而不多饮：手足躁扰，但神志安静：苔黑但滑润：脉洪大而无力等。　　真寒であるが熱証を呈する仮

象をさす。陽証によく似た陰証の症状である。症状には体が熱いが着物や夜具ですっぽり身体を覆いたがる，口は渇くが飲み物はあまり欲しがらない，手足をしきりに動かすが，精神状態は落着いている。舌苔は黒いが滑らかで濡れている，脈象は洪大，しかし押さえると力が弱いなどが見られること。

瘕聚　かしゅう　一般指妇女下腹部有肿块，且推之可移，痛无定处的病证。　　ふつう，婦人の下腹部に硬い塊りができ，推すと移動し，痛みは定っていない病証。

JIAN　坚间肩兼犍煎茧跰睑简蹇间建健楗践鉴箭

jiān　坚间肩兼犍煎

坚阴　堅陰　けんいん　　固肾精、清虚热的治法。用于治疗遗精。　　腎精を固め，虚熱を清除する治療方法。遺精を治療する方法。

间使　間使　かんし　　穴位。主治：疟疾、心悸、心绞痛、癫痫、精神分裂症。　　穴位。応用：瘧疾（マラリア），動悸，狭心症，てんかん，精神分裂症。

肩臂功　肩臂功　けんひこう　　肩臂部的功能锻练。　肩臂（上肢）部の機能鍛練。

肩臂痠痛　肩臂痠痛　けんひさんつう　　肩臂部痠痛。　肩、臂（上肢）部のだるい痛み。

肩背沉痠　肩背沈痠　けんはいちんさん　　肩背部有沉重痠的感觉。　肩背部に重たい，だるい感じがあること。

肩背痛　肩背痛　けんはいつう　　肩背部疼痛。　肩背部の痛み。

肩不举　肩，挙がらず　　因肩关节疼痛致上肢不能高举。　肩関節の疼痛により上肢が高く挙げることができないこと。

肩毒　肩毒　けんどく　　肩部之痈。　肩部の癰。

肩胛疽　肩胛疽　けんこうそ　　肩胛部之疽。　肩胛部の疽。

肩解　肩解　けんかい　　肩关节部位。　肩関節部のこと。

肩髃落下　肩髃落下　けんかいらくか　　肩关节脱白。　肩関節の脱白。

肩井　肩井　けんせい　　穴位。主治：乳腺炎、神经衰弱、功能性子宫出血、肩胛疼痛等。　　穴位。応用：乳腺炎，神経衰弱，機能性子宮出血と肩胛部のだるいと痛み。

肩髎　肩髎けんりょう　　穴位。主治：肩关节及周围软组织的疾患。　　穴位。応用：肩関節及び周囲の軟部組織疾患。

肩痛　肩痛　けんつう　　肩关节疼痛。　肩関節疼痛。

肩外俞　肩外俞　けんがいゆ　　穴位。主治：颈项强硬而痛、肩背痠痛等。　　穴位。応用：頸部，項（うなじ）部が強張って痛み，肩背部のだるい痛みなど。

肩息　肩息　けんそく　　呼吸困难时双肩耸动的状态。哮喘病人或其他原因引起的缺氧时均可出现此种情况。　　呼吸困難になり，肩をあげて呼吸を助ける状態。喘息の患者あるいはそのほかの原因で酸素欠乏が起ったときにすべてこのようを状態のこと。

肩髃　肩髃けんぐう　　穴位。主治：肩关节疾患、上肢瘫痪等。　　穴位。応用：肩関節の疾患，上肢の麻痺など。

肩贞　肩貞　けんてい　　穴位。主治：肩关节周围炎，上肢瘫痪等。　　穴位。応用：肩関節周囲炎，上肢の麻痺など。

肩中俞　肩中俞　けんちゅうゆ　　穴位。主治：支气管炎、支气管扩张、颈项强直、疼痛。　　穴位。応用：気管支炎，気管支拡張と頸，項（うなじ）部の強張り，痛みなど。

兼方　けんぽう　　将性能不同的药物组合在一方之中。多用于病情较复杂的病证。　　作用の異なる薬物を一つの処方の中でいっしょに用いること。多くは病情が複雑な病証に用いること。

兼证　兼証　けんしょう　　兼挟的病证。按感受病邪及其相应的证候分主次,次者为兼。如六经辨证时,可有少阳兼里实证或少阳兼里虚证,亦有温热兼风或挟湿者。　　兼ねている病証。感受した病邪とその相応しい証候を主と次に分け,次は兼であること。たとえば六経辨証には少陽病が裏実を兼ね,あるいは裏虚を兼ねる。また温熱病が陽を兼ね,あるいは湿を兼ねることがあること。

犍　けん　　五不男之一。男性无生殖能力的五症状之一。切除阴茎或睾丸为犍。　　五不男の一つ。男性の生殖能力のない五つの症状の一つ。犍は陰茎あるいは睾丸を切除すること。

煎　せん　　①⇒煎(jiān)药②汤剂的另一种名称。　　②湯剤の別称。

煎厥　せんけつ　　古病名。由于内热消耗阴液而出现昏厥的病证。多因素素阴虚阳亢,复感暑热病邪所致。症见耳鸣、耳聋、或突然昏厥。　　昔の病名。内熱が陰液を消耗して昏厥が現れる病証。多くは平素から陰が欠損し,陽が亢(たか)ぶって盛んになり,その上に暑熱病の邪気を感受することによって生じる。症状には耳鳴,耳聾があり,あるいは突然昏厥が現われること。

煎水代茶饮　煎じて水とし,茶の代りに飲む　　将药物煎熬成水剂,代茶做饮料服用。　　薬物を煎じて湯剤にする,お茶のような飲物の代りに飲む。

煎水外洗　煎じて水とし,外部で洗う　　将药物煎熬成水剂,做为洗剂外用。　　薬物を煎じて湯剤にする,洗浄液として外用。

煎药　煎薬　せんやく　　将药物用水煎熬制成汤剂。　　薬物を水に入れて煮出し,湯剤にするもの。

煎药法　煎薬法　せんやくほう　　药物加水煎煮时所应采取的适宜方法。如煎煮时间的长短,加水量的多少,以及药物的先煎后下等,都属煎药范畴。　　薬物を水に入れて,煎じる場合,決った適当なとるべき方法。たとえば煎煮時間の長短,どれほどの水を加えるか,ある薬物は他より先に入れて煎じ,ある薬物は最後に入れて煎じるなどがみな煎薬法であること。

jiān　茧趼睑简謇

茧唇　繭唇　けんしん　　又称茧唇风、白茧唇。唇部的皲裂状如蚕茧,初起如硬结如豆,逐渐增大,可见出血或如覃状,溃后覆以痂皮,表面不平;後期可出现形体消瘦等,相当于唇癌。　　別称は繭唇風,白茧唇。唇部に白く皮膚がちぢんで裂けた状態が,蚕の繭に似ている。初めは硬結が豆の如く,次第に増大し,出血することがあり,形はたけ状あるいはつぶれて痂皮(かさぶた)におおわれ,表面は平らでない,後期になると体が痩衰える。唇癌に相当するもの。

趼子　けんし　　胼胝,茧子。　　胼胝(へんち),たこ。

睑废　瞼廃　けんはい　　又称上胞下垂。先天者,常由发育不全引起,後天者多因脾虚,脉络失和、风邪客睑或由外伤所致。症见上胞下垂,无力提起。　　別称は上胞下垂。先天性のものには多くは発育不全の結果で,後天性のものには多くは脾が虚であり,脈絡の失調,風の邪が眼瞼に滞りあるいは外傷のために起る。症状には上の眼瞼下垂,上眼瞼を引き高げる力がないこと。

睑内　瞼内　けんない　　眼睑结膜。　　眼瞼の結膜。

睑皮垂缓　瞼皮,垂緩す　眼睑下垂。　　眼瞼下垂。

睑生风粟　瞼生風粟　けんせいふうぞく　　眼睑结膜滤泡。　　眼瞼結膜の沪泡。

睑弦　瞼弦　けんげん　　睑缘。　　眼瞼縁。

睑弦赤烂　瞼弦赤爛　けんげんせきらん　　睑缘炎。　　眼瞼縁炎。

睑弦糜烂　瞼弦糜爛　けんげんびらん　　溃疡性睑缘炎。　　潰瘍性眼瞼縁炎。

简明中医辞典　簡明中医辞典　かんめいちゅういじてん　　《中医辞典》编辑委员会编(1979)。收中医基础、临床各科、中药、医史人物、书籍等词目共12,176条。　　「中医辞典」編輯委員会が編集した(1979)。中医の基礎,臨床各科,中薬,医学史の人物,書籍などの見出し語は12,176語が収められた。

謇　けん　　运动困难。舌謇指语言障碍,膝謇指不能步行。　　運動障害。舌謇であれば言語障害をさし,膝謇であれば,歩くことができなくなること。

jiàn　间建健楗践鉴箭

间接灸　間接灸　かんせつきゅう　　在艾炷与穴位间有垫隔物的一类艾灸法。　　艾炷(がいしゅ)と穴位の間になにかを敷いて,隔ててから施灸する一種の艾灸法。

间日疟　間日瘧　かんじつぎゃく　　隔日发作一次的疟疾。　　一日おきに発作する瘧疾(マラリア)。

间歇痛　間歇痛　かんけつつう　　間歇性疼痛。　　間欠性疼痛。

建里　けんり　　穴位。主治:胃炎、腹膜炎、呕吐、水肿等。　　穴位。応用:胃炎,腹膜炎,嘔吐,浮腫など。

建瓴汤　建瓴湯　けんれいとう　　方剂。成分:生地、白芍、怀牛膝、龙骨、牡蛎、代赭石、生山药、柏子仁。主治:肝阳上亢而见眩晕、耳鸣、心悸、失眠等症。　　方剂。薬物構成:生地,白芍,懐牛膝,竜骨,牡蠣,代赭石,生山薬,柏子仁。応用:肝の陽が上へ亢(たか)ぶる。症状には目まい,耳鳴,心悸,不眠など。

健脾　けんぴ　　增强脾运化功能的方法。　　脾の運化する機能を増強する方法。

健脾补肺　健脾補肺　けんぴほはい　　用健脾药物治疗肺虚的方法。　　健脾の薬物を用いて肺虚を治療する方法。

健脾和胃　けんぴわい　　用健脾药物治疗胃气不和的方法。　　健脾の薬物を用いて胃気不和を治療する方法。

健脾化湿　けんぴかしつ　　治疗脾为湿困的方法。　　脾が湿によって困らせるのを治療する方法。

健脾化痰　けんぴかたん　　治疗脾虚生痰的方法。　　脾虚により痰を生ずるのを治療する方法。

健脾疏肝　けんぴそかん　　治疗肝气郁结引起脾不健运的方法。　　肝気の鬱結による脾の運化を妨げることを治療する方法。

健脾胃　けんひい　　治疗脾胃虚弱的方法。　　脾と胃の衰弱を治療する方法。

健脾消食　けんぴしょうしょく　　用健脾药物治疗消化不良的方法。　　健脾の薬物を用いて消化不良を治療する方法。

健脾益气　健脾益気　けんぴえきき　　治疗由脾气不足所致气虚的方法。　　脾気の不足による気虚を治療する方法。

健胃　けんい　　加强胃功能的方法。　　胃の機能を増強する方法。

健胃化痰　けんいかたん　　治疗胃的消化功能低下,挟有痰湿的方法。　　胃の消化機能が衰えて痰湿を伴うのを

治療する方法。

健胃清肠 健胃清腸 けんいせいちょう　　治疗胃弱伴有大肠干燥积热所致便秘的方法。　　胃の機能が衰えて大腸の乾燥積熱による便秘を伴うことを治療する方法。

健胃止呕 けんいしおう　　治疗胃失和降所致呕吐的方法。　　胃が調和と下へ降るのを失うことによる嘔吐を治療する方法。

楗骨 楗骨 けんこつ　　坐骨。　　坐骨のこと。

践踏伤 踐踏傷 せんとうしょう　　被家畜、兽类等践踏所致外伤。　　家畜あるいは獣類に踏みつけられることによる外傷。

鉴真 鑑真 かんしん　　唐代著名高僧及医家。受邀于753年抵日本,带去多种中药,并传授医药。写有《鉴真上人秘方》。　　唐代の有名な僧侶で医家である。招きに応じて紀元753年に日本に着き,多種類の中薬を携帯し,医薬を伝授した。「鑑真上人秘方」を編著した。

箭镞伤 箭鏃傷 せんぞくしょう　　箭头所致外伤。　　やじりによる外傷。

JIANG　江姜僵降绛

jiāng　江姜僵

江瓘 こうかん　　明代医家,《名医类案》作者。其书由其子江应宿增补,于1552年刊行。为研究中医古代疾病史提供了丰富资料。　　明代の医家、「名医類案」の著者。彼の子,江応宿がその書を増補し,1552年に刊行した。中医古代の疾病史を研究する上に豊かな資料を提供した。

姜半夏 薑半夏 きょうはんげ　　即用生姜炮制的半夏,可减半夏毒性及加强止呕作用。　　生薑をもって半夏を炮製したもの,半夏の毒性を減少し,嘔吐を止める作用を増強することができる。

姜黄 薑黄 きょうおう　　中药。根茎入药。用于活血祛瘀,行气止痛,祛风湿。　　中薬。薬用部分は根茎。活血,祛瘀,行気,止痛と風湿を除去する作用がある。

姜皮 薑皮 きょうひ　　中药。根茎的外皮入药。用于行水,消肿。　　中薬。薬用部分は根茎の外皮。行水,消腫の作用がある。

僵蚕(蛹) 僵蚕(蛹) きょうさん(よう)　　中药。幼虫入药。用于祛风解痉、化痰散结。　　中薬。薬用部分は幼虫。祛風,解痙,化痰,散結の作用がある。

僵仆 きょうふ　　突然昏倒的症状。　　突然昏倒する症状。

jiāng　降绛

降火化痰 こうかかたん　　治疗痰火的方法。　　痰火を治療する方法。

降剂 降剂 こうざい　　十二剂之一。有降逆作用,能治疗咳嗽,呕吐等的一类方剂。　　十二剤の一つ。上逆を抑え,降下させる作用があり,咳嗽,嘔吐を治療することのできる一種の方剤。

降逆平喘 こうぎゃくへいぜん　　治疗肺气上逆所致喘息的方法。　　肺気の上へ逆行することによる喘息を治療する方法。

降逆气 逆气を降す　　治疗气逆的方法。　　気の上へ逆行することを治療する方法。

降逆下气 降逆下気 こうぎゃくかき　　治疗肺胃之气上逆的方法。　　肺胃の気が上へ逆行するのを治療する方法。

降气 降気 こうき　　又称下气。治疗气上逆的方法。　　別称は下気。気の上へ逆行するのを治療する方法。

降气定痛 降気定痛 こうきていつう　　用降气药物如降香治疗心胃气痛,胸胁气血瘀滞疼痛的方法。　　降気,散瘀,定痛作用のある降香の如き薬物で心,胃の気痛,胸脇すなわち肋下部の気血の瘀滞と疼痛を治療する方法。

降气平咳 降気平咳 こうきへいがい　　用苏子,旋覆花等降气止咳药治疗因气逆所致咳嗽的方法。　　蘇子,旋覆花のような降気止咳薬物をもって気逆による咳を治療する方法。

降气祛痰 降気祛痰 こうききょたん　　为用降气祛痰药如半夏治疗痰饮咳喘的方法。　　降気祛痰作用のある薬物たとえば半夏を用いて痰飲咳喘を治療する方法。

降气止血 降気止血 こうきしけつ　　用有降气止血作用药物如降香治疗吐血、咯血等的方法。　　降気と止血作用のある薬物たとえば降香を用いて吐血,喀血などを治療する方法。

降香 こうこう　　中药。心材入药。用于降气、活血、止痛、止血。　　中薬。薬用部分は心材。降気,活血,止痛,止血の作用がある。

降压沟 降圧溝 こうあつこう　　耳针穴位。主治:高血压。　　耳針の穴位。応用:高血圧。

绛宫 絳宮 こうきゅう　　气功用语。又称中丹田。　　気功の用語。別称は中丹田。

JIAO　交胶焦椒角绞脚矫校

jiāo　交胶焦椒

交肠 交腸 こうちょう　　直肠尿道瘘。　　直腸尿道瘻。

交骨 交骨 こうこう　　①耻骨。②骶尾关节。　　①恥骨。②仙骨と尾骨の関節部。

交骨不开 交骨,开かず　　耻骨临产时不开,则难产。　　分娩の際に恥骨結合が開かないので難産になること。

交会穴 こうえけつ　　经脉交叉会合之处。　　経脈が互いに交わる部位にある穴。

交接出血 こうせつしゅっけつ　　性交所致阴道出血。　　性交による膣出血。

交通心肾 交通心腎 こうつうしんじん　　治疗心肾不交证的方法。　　心腎不交すなわち心陽と腎陰の生理関係が異常を起すことを治療する方法。

交信 こうしん　　穴位。主治:月经不调、月经过多、尿潴留、下腹内侧痛等。　　穴位。応用:月経不順,月経過多,尿閉,下肢の内側の痛みなど。

胶 膠 こう　　将药用动物的皮、骨、甲、角等加水反复煎熬,浓缩后制成的干燥固体块状物质。多为补养药,如驴皮胶、虎骨胶、龟板胶、鹿角胶等。　　薬用動物の皮,骨,甲,角などを水の中でゆっくりと煎じて,濃縮してから製成した乾燥した固体塊状物。多くは補養薬たとえば驢皮膠,虎骨膠,亀板膠と鹿角膠などがある。

胶艾汤 膠艾湯 こうがいとう　　方剂。成分:川芎、阿胶、甘草、艾叶、当归、芍药、干地黄。主治:血虚寒凝之少腹疼痛、月经过多。　　方剤。薬物構成:川芎,阿膠,甘草,艾葉,当帰,芍薬,乾地黄。応用:血虚と寒凝による下腹部両側の痛み,あるいは月経過多症。

焦原 しょうげん　　即命门。　　すなわち命門のこと。

椒饼灸 椒餅灸 しょうへいきゅう　　隔着胡椒粉加面粉和水制成的药饼施灸的方法。用于驱寒胜湿。　　胡椒の粉末に小麦粉と水を加えて造った薬餅を隔てて灸を施す方法。寒を駆逐し,湿に勝る作用がある。

椒疮 椒瘡 しょうそう　　又称疸目。沙眼。　　別称は疸目。トラコーマ。

jiǎo　角绞脚矫

角　角　かく　　又称角花。五不女之一。阴蒂过长。　　别称は角花。五不女の一つ。婦人の先天性生理欠陥で陰核が長すぎるもの。

角法　角法　かくほう　　拔罐法的古称。古代以兽角做拔罐。　　吸玉の古代名称。古代において獣の角を吸玉とした。

角孙　角孫　かくそん　　穴位。主治：牙痛、耳廓红肿、目翳等。　　穴位。応用：歯痛,耳介の発赤,腫脹と角膜白濁など。

绞（搅）肠痧　絞（攪）腸痧　こう（かく）ちょうさ　　⇒干（gān）霍乱

脚病　きゃくびょう　　足部皮肤及趾甲的炎性、增生性为主的皮肤病。主要有胼胝、疣子等。　　足の皮膚と足の爪の炎症性,増殖性を主とする皮膚病。主に胼胝,乳頭腫など。

脚垫　脚墊　きゃくてん　　⇒胼（pián）胝

脚拐毒　きゃくかいどく　　生于足外踝的痈疽。　　足の外果にできる癰疽。

脚盘出臼　きゃくばんしゅっきゅう　　即踝关节脱臼。　　足関節脱臼。

脚气（弱）　脚気（弱）　かっけ（じゃく）　　多因湿热引起。从胫及足部开始麻木、疼痛、无力或挛急或肿胀或萎朏或胫肿、发热、进而入腹攻心有小腹不仁、呕吐不食、心悸、胸闷、气喘、神志恍惚、言语错乱等症状。　　多くは湿熱による。下腿部と足から痺れ,だるく痛み,脱力感あるいはけいれん,あるいは腫れ,あるいは萎縮し,あるいは下腿が赤く腫れ,発熱し,進んで腹に入り,心を攻め,下腹に無感覚により,嘔吐して食物が食べられず,動悸し,胸内苦悶感,喘息,意識障碍,言語錯乱などの症状がある。

脚气冲（攻、入）心　脚気衝（攻、入）心　かっけしょう（こう、にゅう）しん　　严重的脚气病出现的心悸、气急等症状。　　重篤な脚気病が心悸,呼吸促迫などの症状が現れること。

脚气疮　脚気瘡　かっけそう　　⇒脚（jiǎo）湿气

脚湿气　脚湿気　きゃくしっき　　又称脚气疮、臭田螺、香港足,足部白癣。　　別称は脚気瘡,臭田螺,香港足,足の白輪癬。

脚踏莲花生　蓮の花を踏みて生む　　分娩时足先下。相当于足位分娩。　　分娩の際,足が先に出る。足位分娩に相当する。

脚心痛　きゃくしんつう　　足底痛。　　足底痛。

脚硬　きゃくこう　　五硬之一。小儿足部强直而硬。　　五硬の一つ。小児の足部が強直と硬いこと。

脚趾骱失　脚趾骱失　きゃくしかいしつ　　即趾关节脱臼。　　足の指（趾）節骨関節脱臼。

脚肿　脚腫　きゃくしゅ　　足部浮肿。　　足の浮腫。

矫正　矯正　きょうせい

jiǎo　校

校正医书局　校正医書局　こうせいいしょきょく　　中国宋代政府于1057年创立之整理、校订、刊印医书的机构。　　中国の宋代政府が紀元1057年に創立した医学書を整理,校訂と刊行する機構。

JIE　疖接痎节洁结桔睫截解芥戒疥

jiē　疖接痎

疖　癤　せつ

接法　せつほう　　将骨折的断端或碎片重新整复并接合在一起的方法。　　骨折した骨端部あるいは骨組織片を再

び元の位置にもどして接合させる方法。

接骨　接骨　せっこつ　　将骨折的断端接合在一起。　　骨折した骨端部を接合させること。

接骨科　接骨科　せっこつか　　明十三科之一。为接骨的专门科。　　明代の十三科の一つ。骨折を接合させる専門科。

接骨续筋　接骨続筋　せっこつぞくきん　　连接断骨和恢复软组织损伤。　　骨折の接合と軟部組織の損害を回復させること。

痎疟　痎瘧　かいぎゃく　　疟疾的古代名称。　　瘧痴の古代名称。

jié　节洁结桔睫截

节气　節気　せっき　　中国农历推算四季气候的单位,每个节气有15天,一年共24个节气。即：立春、雨水、惊蛰、春分、清明、谷雨、立夏、小满、芒种、夏至、小暑、大暑、立秋、处暑、白露、秋分、寒露、霜降、立冬、小雪、大雪、冬至、小寒、大寒。　　中国の農暦で四季の気候を推算する単位。十五日を一節気とする一年に24の節気がある。すなわち立春,雨水,驚蟄,春分,清明,穀雨,立夏,小満,芒種,夏至,小暑,大暑,立秋,処暑,白露,秋分,寒露,霜降,立冬,小雪,大雪,冬至,小寒,大寒があること。

洁净腑　浄腑を潔す　　治法之一。用通利小便的方药清除膀胱病邪的方法。　　治療法の一つ。利尿作用のある薬物を使って膀胱の病邪を清除する方法。

结核　結核　けっかく　　结于皮下之硬核。见于淋巴结炎及淋巴结结核。　　皮下に結んでいる堅い核。リンパ節炎とリンパ節結核に見られるもの。

结喉　結喉　けつこう　　颈部正前方向前突起处,相当于喉头的甲状软骨部位。　　頸部前面の正中線上で外へ向って突起している部分。喉頭の甲状軟骨の個所に相当する。喉頭隆起のこと。

结喉痈　結喉癰　けつこうよう　　又称猛疽。痈疽发于咽喉,肿甚疼痛,汤水难下,呼吸不利,寒热大作。包括急性会厌炎、咽后壁脓肿、喉部水肿等。　　別称は猛疽。癰疽が咽喉部に発生し,腫れて劇痛があり,飲み物が嚥下しにくく,呼吸困難,悪寒発熱がひどくなる。急性喉頭蓋炎,咽頭後壁膿瘍,喉頭水腫が含まれること。

结脉　結脈　けつみゃく　　脉来缓慢不匀,有不规则之间歇。主气血郁滞。　　脈の打ち方が緩く,弱く,不規則な間欠がある。気血の鬱滞を意味すること。

结膜红赤　結膜紅赤　けつまくこうせき　　结膜充血。　　結膜充血。

结膜鱼子　結膜魚子　けつまくぎょし　　球结膜（角膜缘）型春季性结膜炎之乳头。　　角膜周囲型の春季結膜炎の乳頭。

结（连、绊）舌　結（連、絆）舌　けつ（れん,はん）ぜつ　　舌小带短缩。　　舌小帯短縮。

结胸　結胸　けっきょう　　热邪或寒邪与水饮或痰或血互结于胸腹部的病证。　　熱邪あるいは寒邪と水飲あるいは痰あるいは血が互いに胸腹部で結ぶ病証。

结阳　結陽　けつよう　　四肢的阳气凝结不畅,水液停滞不行而出现浮肿的病理现象。　　四肢の陽気が凝結してあまねく通ずることができなくなると,水液が停滞して浮腫が現れる病変。

结阴　結陰　けついん　　邪气结于阴经所致大便下血。　　邪気が陰経に結ぶことによる血便。

结札法　結紮法　けっさつほう　　用丝线或药线结扎痔核或有蒂小肿物的根部使之坏死脱落。　　生糸あるいは薬

線でいぼ痔あるいは細い根の部分のある小さい腫物を糸
で結紮して組織を壊死、脱落させて治療の目的を達成す
る方法。

桔梗　ききょう　　中药。根入药。用于宣肺、祛痰、利咽、排
脓。　　中薬。薬用部分は根。宣肺、祛痰、利咽、排膿の作
用がある。

桔梗白散　ききょうはくさん　　⇒三(sān)物白散

睫毛倒入　しょうもうとうにゅう　　又称倒睫拳毛、拳毛倒
睫、倒睫。睑缘炎或砂眼等经久未愈所致睫毛拳缩的症状。
別称は倒睫拳毛(とうしょうけんもう)、拳毛倒睫、倒睫。瞼
縁炎あるいはトラコーマなどが長時間治癒しないために
まつげが縮まって伸びない症状。

截肠　截腸　せつちょう　　⇒脱(tuō)肛

截疟　截瘧　せつぎゃく　　疟疾的预防发作和治疗。　瘧
疾の発作予防と治療。

截疟七宝饮　截瘧七宝飲　せつぎゃくしちほういん　　方
剤。成分:常山、厚朴、青皮、陈皮、炙甘草、草果仁、槟榔。主
治:疟疾而体壮疾湿者。　　方剤。薬物構成:常山、厚朴、青
皮、陳皮、炙甘草、草果仁、檳榔。応用:瘧疾の患者で壮実な
体と痰湿のあるもの。

jiě　解

解表　かいひょう　　用辛散解表药物解除表证的治法,即汗
法。　辛散解表作用の薬物を用いて表証を解除する治
療法。すなわち汗法のこと。

解表祛风　解表祛風　かひょうきょうふう　　解除表证驱逐
风邪的治法。　表証を解除し風邪を駆逐する治療法。

解毒　げどく　　即解除危害人体的毒。①解除任何致病生
物的毒。②解除任何物质的毒性。　人体を危害する毒を
消除すること。①すでての病原生物の毒を消除すること。
②諸種物質の毒性を取り除くこと。

解毒排脓　解毒排膿　げどくはいのう　　用解毒排脓药物
解除毒质,促进排脓的治法。　解毒排膿の薬物を用いて
毒性物質を取り除き、膿汁の排除を促す治療法。

解毒散结　解毒散結　げどくさんけつ　　解除毒性,消散
因郁结所致肿物。　毒性を除き、鬱結による腫れ物を散
らす治療法。

解毒生肌　げどくせいき　　解除毒性,促进肌肉生长的治
法。　毒性を除き、肌肉すなわち皮膚と筋肉の生長をう
ながす治療法。

解毒消肿　解毒消腫　げどくしょうしゅ　　解消毒性,促进
消除肿胀的治法。　毒性を除き、腫脹の消散をうながす
治療法。

解肌　解肌　げき　　使用性味辛温但发汗力较弱的药物,
治疗外感风寒表证初起有汗的方法。　性味が辛温であ
るが発汗する作用のわりあいに弱い薬物を使って外感病
の風寒表証の始め、汗が出るのを治療する方法。

解肌退热　解肌退熱　げきたいねつ　　解除肌表之邪以退
热。为外感初起有汗,发热的治法。　肌表の邪を除いて
解熱すること。外感病の始め、汗があり、発熱する病証の
治療法。

解(镇)痉　解(鎮)痙　かい(ちん)けい　　用止痉药物解除
震颤、抽搐、项背强直等症的方法。　止痙薬物を用いて
ふるえ、手足のけいれん、反弓緊張などの症状を取り除く
治療法。

解痉止痛　解痙止痛　げけいしつう　　缓解痉挛及止痛的
治法。　けいれんと痛みを緩める治療法。

解酒毒　かいしゅどく　　解除酒中毒的治法。　酒の毒を
解除する治療法。

解酒醒脾　かいしゅせいひ　　治疗酒后食欲不振,食后痞
满,腹隐痛,大便溏,舌质淡,脉濡弱的治法。　酒のため
食慾不振、食後胃脘部がつかえて膨満し、腹部が軽く痛
み、軟便、舌質の色が薄い、脈が濡弱などの治療法。

解颅　解顱　かいろ　　小儿囟开不合。小儿到一定年龄,囟
门应合不合,头缝开解以致囟门较正常为大。　小児の囟
門(しんもん)が開いて閉合しない。小児が一定の年齢に
なると囟門が閉合するはずのものが閉合しない、頭蓋骨
の縫合か開くので、囟門が正常より大きいこと。

解热剂　解熱剤　げねつざい　　解热的药剂。　解熱に
使用する薬剤。

解暑　かいしょ　　解夏日暑热的治法。　夏の暑さを解除
する治療法。

解索脉　解索脈　かいさくみゃく　　七怪脉亦十怪脉之一。
脉来忽疏忽密,节律紊乱,如解索之状。　七怪脈または
十怪脈の一つ。脈象がまばらかと思うと密になり、リズム
が不規則であること。ちょうど綱を解くような状態のこ
と。

解溪　解溪　かいけい　　穴位。主治:垂足、踝关节疾患、头
痛等。　穴位。応用:垂れ足、足関節疾患、頭痛など。

解㑊　かいえき　　全身疲乏、肢体困倦的症状。　全身が
倦怠、体が疲れだるい症状。

解郁　解鬱　かいうつ　　⇒疏(shū)郁理气

jiè　芥戒疥

芥子　がいし　　中药。种子入药。用于温化寒痰、通络止痛。
中薬。薬用部分は種子。寒痰を温化し、経絡を通じ、痛みを
止める作用がある。

戒荤腥　葷腥(くんせい)を戒める　　禁食肉类及鱼类。
食事に肉やなまぐさい魚類を禁止すること。

戒酒　酒を戒める

戒烟　喫煙を戒める

疥疮(癞)　疥瘡(癩)　かいそう(らい)　　又称虫疥,湿疥。
为手指缝多见的皮肤病,重时可波及肢体。因疥癣虫在皮肤
寄生而发病。有重度搔痒症状。　別称は虫疥、湿疥。指
の股によくできる皮膚病、ひどいときには肢体にも波及
する。疥癬虫が皮膚に寄生して発病する。ひどいかゆい症
状があること。

JIN　巾金津筋紧锦进近浸禁噤

jīn　巾金津筋

巾针　巾針　きんしん　　古代针具之一。《灵枢》云似镵针。
古代の針具の一つ。「靈枢」にいうには鑱針(さんしん)
に似ているもの。

金　きん　　五行之一。　五行の一。

金创(疮)　金創(瘡)　きんそう(そう)　　又称金伤、金刃
伤、金疡。金属利器造成之创伤。　別称は金傷、金刃傷、
金瘍。金属の鋭い器具による創傷。

金疮痉　金瘡痙　きんそうけい　　又称破伤风。多因外伤
后恶寒发热、颜面肌肉痉挛、呈苦笑面容、牙关紧闭、舌强口
噤、流涎、角弓反张、后期语言、吞咽、呼吸俱感困难、甚则窒
息。　別名は破傷風。多くは外傷した後、寒がり、あるい
は発熱を来し、顔面の筋肉がけいれんを起し、苦笑いをし
たような表情となる、牙関緊急、反弓緊張、舌が強張って、
失語と流涎などがあり、後期になると言語、嚥下、呼吸と
もに困難となる、甚しいのは窒息に陥ること。

金疮内伤　金瘡内傷　きんそうないしょう　　金属,刃器等
外伤所致之内伤。　金属の刃物などの外傷による内傷。

金疮书禁科　金瘡書禁科　きんそうしょきんか　　宋代太

医局中分科之一。　　宋代太医局の分科の一つ。

金疮肿科　金瘡腫科　きんそうしゅか
元十三科之一。　　元の十三科の一つ。

金沸草　きんぶつそう　　中药。地上部分入药。用于化痰，止咳。　　中薬。薬用は地上部分。化痰，止咳の作用がある。

金疳(疡)　金疳(瘍)　きんかん(よう)　　濾泡性结膜炎。濾胞性結膜炎。

金果榄　金果欖　きんからん　　中药。根入药。用于清热解毒、利咽、消肿。　　中薬。薬用部分は根。清热，解毒，利咽，消腫の作用がある。

金寒水冷　きんかんすいれい　　又称肺肾虚寒。肺属金，肾属水，肺肾相互影响。症见咳嗽，稀痰色白、气喘、畏寒、腰膝冷，水肿等。　　別称は肺腎虚寒。肺は金に属し，腎は水に属する。肺と腎は互いに影響を与える。症状には咳嗽，白い稀薄な痰を吐く，喘ぐ，寒を恐れる，腰や膝が冷え，浮腫などが見られること。

金鸡纳皮　金鶏納皮　きんけいのうひ(金鶏勒皮、きんけいろくひ)　　中药。树皮入药。用于截疟。　　中薬。薬用部分は樹皮。瘧疾(マラリア)を治療する作用がある。

金津、玉液　きんしん、ぎょくえき　　穴位。主治：口腔炎、舌炎、糖尿病等。　　穴位。応用：口腔炎，舌炎，糖尿病など。

金锦香　金錦香　きんきんこう　　中药。全株入药。用于清湿热、解毒。　　中薬。薬用部分は全株。湿熱を清し，解毒の作用がある。

金井　きんせい　　⇒瞳(tóng)神

金井骨　金井骨　きんせいこつ　　骨盆。　　骨盤。

金匮要略方论　金匱要略方論　きんきようりゃくほうろん　　简称《金匮要略》。《伤寒杂病论》之一部分。本书主要论述内科杂证，亦涉及妇、外科等科。　　略称は「金匱要略」。「傷寒雑病論」の一部分である。本書には主に内科雑証が論述され，また婦人科，外科にも及んでいる。

金匮要略方论本义　金匱要略方論本義　きんきようりゃくほうろんほんぎ　　为《金匮要略方论》注释本。清·魏荔彤撰(1720)。　　「金匱要略方論」の注釈本。清の魏荔彤が編修したもの(1720)。

金匮〔要略〕心典　金匱〔要略〕心典　きんき〔ようりゃく〕しんてん　　清·尤怡纂注(1729)。是《金匮要略》注本中较好的一种。　　清の尤怡が編修注釈したもの(1729)。「金匱要略」注釈本の中で比較的に良いもの。

金莲子　金蓮子　きんれんし　　中药。花入药，用于抗菌消炎。　　中薬。薬用部分は花。抗菌，消炎の作用がある。

金铃子　金鈴子　きんれいし　　⇒川(chuān)楝子

金铃子散　金鈴子散　きんれいしさん　　方剂。成分：金铃子、延胡索。主治：肝气郁结之胁肋疼痛。　　方剤。薬物構成：金鈴子，延胡索。応用。肝気鬱結による肋下部の痛み。

金门　金門　きんもん　　穴位。主治：癫痫、小儿惊厥、足跟痛等。　　穴位。応用：てんかん，小児のひきつけ，かかとの痛み。

金礞石　きんもうせき　　中药。岩石煅后入药。用于逐痰、平肝。　　中薬。薬用部分は岩石を煅製したもの。逐痰と平肝の作用がある。

金破不鸣　金，破して鳴かず　　肺(金)虚而声哑。　　肺が金に属する，肺虚のため声がしわがれて出なくなる病証。

金气肃降　金気粛降　きんきしゅくこう　　肺属金，主气，肺气宜清肃下降，气化活动正常才能滋养皮毛，通调三焦水道。　　肺は金に属し，気をつかさどり，肺気が清浄で下降すれば，気化の活動は順調であり，皮毛を滋養し，三焦

の水道も順調に流通できること。

金钱白花蛇　金銭白花蛇　きんせんびゃくかだ　　中药。幼蛇干入药。功同蕲蛇。　　中薬。薬用部分は乾燥若蛇。作用は蕲蛇(きだ)と同じ。

金钱草　金銭草　きんせんそう　　中药。全株入药。用于利水化石、清热、消肿、除湿、退黄。　　中薬。薬用部分は全株。利尿，結石を溶解し，清熱，消腫，除湿，黄疸を退散させる作用がある。

金钱癣　金銭癬　きんせんせん　　又称圆癣。一种状如钱币的圆形皮肤癣症。　　別称は円癬。形が丸く貨幣のような皮膚の癬病。

金乔麦　金喬麦　きんきょうばく　　中药。根茎入药。用于清热解毒、活血祛瘀、祛风湿。　　中薬。薬用部分は根茎。清熱，解毒，活血，瘀血を除き，風湿を払いのけるなどの作用がある。

金刃伤　金刃傷　きんじんしょう　　⇒金(jīn)创(疮)

金伤　金傷　きんしょう　　⇒金(jīn)创(疮)

金实不鸣　金実にして鳴かず　　肺(金)实而声哑。肺が金に属し，肺気が実であって声がしわがれて出なくなる病証。

金水相生　金水，相生す　　⇒肺(fèi)肾相生

金锁固精丸　金鎖固精丸　きんさこせいがん　　方剂。成分：沙苑蒺藜、芡实、莲须、龙骨、煅牡蛎。主治：肾虚所致之遗精。　　方剤。薬物構成：沙苑蒺藜，芡実，蓮鬚，竜骨，煅牡蠣。応用：腎虚による遺精。

金疡　金瘍　きんよう　　①⇒金(jīn)疳(疡)②⇒金(jīn)创

金银花　金銀花　きんぎんか　　中药。花蕾入药。用于清热解毒、疏散风热。　　中薬。薬用部分は蕾。清熱，解毒，風熱を疏散する作用がある。

金樱子　金桜子　きんおうし　　中药。果入药。用于固肾涩精。　　中薬。薬用部分は果実。固腎，渋精の作用がある。

金元四大家　きんげんしたいか　　即刘完素、张从正、李杲，朱震亨为金元四大医学派别代表人物。详各该条。　　すなわち劉完素，張従正，李杲，朱震亨が金元時代の四大医学派の代表的人物である。

金针　金針　きんしん　　金制或金属制之针灸用针具。　　金あるいは金属製の針灸用具。

金针拨障〔术〕　金針撥障〔術〕　きんしんはつしょう〔じゅつ〕　　又称金蓖刮目、开金针法。中国古代用金(金属)针治疗内障的手术。现此法已有很大改进。　　別称は金蓖刮目(きんへいかつもく)，開金針法。中国古代において金(金属)針で内障を治療する手術。今この方法が大なる改善をもたらした。

金镞　金鏃　きんぞく　　古代医学分科之一。专门治疗刀、枪、箭等战伤，相当于战伤外科。　　古代医学分科の一種で，刀，槍，矢の外傷を専門に治療する分野をさし，戦傷外科に相当するもの。

金镞科　金鏃科　きんぞくか　　明十三科之一。专门治疗刀、枪、箭等外伤。　　明の十三科の一つ。刀，槍，矢の外傷を専門に治療する分科。

津　しん　　①唾液。②稀薄及清澈的体液。　　①唾液。②稀薄な清らかな体液。

津气　津気　しんき　　体液的机能活动。　　体液の機能活動。

津窍　津竅　しんきょう　　分泌津液的孔道。指廉泉、玉英二穴。　　津液を分泌する孔。廉泉と玉英の二穴をさすこと。

津血同源　しんけつどうげん　　津和血均源于饮食精气所

化,同属人体的阴液。　津液と血はともに飲食物の精気を来源とする。ともに人体の陰液に属しているもの。

津液 しんえき　人体所有体液。　人体のあらゆる体液。

津液辨证 津液辨証 しんえきべんしょう　以津液状态来进行辨证。　津液の状態による辨証。

筋 きん　四维之一。肌腱。　四維の一つ。筋腱。

筋痹 きんひ　表现为筋脉拘急、关节疼痛、难以屈伸等。　筋脉がひきつり,関節に疼痛があり,屈伸しにくいなどの症状があるもの。

筋弛 きんし　筋松弛不能支撑肢体。　体の筋がゆるんで肢体を支えることができないこと。

筋弛软弱 筋弛軟弱 きんしなんじゃく　软组织损伤后松弛。　軟部組織が損傷されてからゆるまること。

筋粗 きんそ　肌腱粗大。　筋腱粗大。

筋错 筋錯 きんさく　软组织失去正常位置而交错排列。　軟部組織が正常の位置を失って,交錯した位置になること。

筋断 きんだん　软组织损伤后,全部或部分断裂。　軟部組織の損傷により全部あるいは一部分が断裂すること。

筋断伤 筋断傷 きんだんしょう　软组织之断裂伤。　軟部組織の断裂傷。

筋翻 きんはん　软组织受伤后移位。　軟部組織が損傷されて位置が変ること。

筋翻肉肿 筋翻肉腫 きんはんにくしゅ　软组织受伤后引起移位和肿胀。　軟部組織が損傷されて位置が変り,腫脹を来すこと。

筋疳 きんかん　⇒肝(gān)疳

筋骨不利 筋骨不利 きんこつふり　肌肉关节运动困难。　筋肉と関節の運動困難。

筋骨草 筋骨草 きんこつそう　中药。全草入药。用于清热解毒,祛痰止咳。　中薬。薬用部分は全草。清熱,解毒,祛痰,止咳の作用がある。

筋骨寸断 筋骨寸断 きんこつすんだん　筋骨的严重损伤。　筋肉と骨のひどい損傷。

筋骨疼痛 筋骨疼痛 きんこつとうつう　筋、骨及关节的疼痛。　筋、骨と関節の痛み。

筋骨萎软 筋骨萎軟 きんこついなん　筋骨软弱无力,难于支撑身体。　筋肉,骨が弱くなり,体を支えることが困難になる症状。

筋骨懈堕 筋骨懈堕 きんこつかいだ　⇒筋(jīn)骨萎软

筋合 きんごう　肌腱或肌肉损伤后粘连。　筋腱と筋肉が損傷されてから癒着すること。

筋缓 筋緩 きんかん　筋肉弛缓,不能随意运动。　筋肉が弛緩して,自由に運動することができない。

筋会 きんかい　与筋有密切关系的一个穴位,即阳陵泉。　筋と密切な関係のある一つの穴,すなわち陽陵泉。

筋极 筋極 きんきょく　六极之一。主要表现为筋脉拘紧,抽筋等。　六極の一つ。主に筋脈がけいれんしてひきつる症状があること。

筋急 きんきゅう　筋肉突然紧张,难于屈伸的现象。　筋肉が突然緊張して,屈伸しにくくなる現象。

筋强 筋強 きんきょう　肌肉强硬,软组织强硬。　筋肉が強ばる,軟部組織が強ばること。

筋结 筋結 きんけつ　软组织呈结节样的局限性肥厚并隆起。　軟部組織が結節状に限局性増殖と隆起となること。

筋离 筋離 きんり　⇒筋(jīn)伤断裂

筋瘤 きんりゅう　①小结节性静脉瘤样肿胀。②肿胀性静脉瘤。　①小結節性静脈瘤様腫脹。②腫脹性静脈瘤。

筋挛 きんれん　软组织损伤或受风寒引起痉挛。　軟部組織の損傷あるいは風寒を受けることによるけいれん。

筋瘰 きんるい　颈部淋巴腺肿大。　頸部のリンパ節腫大。

筋脉拘急 筋脈拘急 きんみゃくこうきゅう　肌肉痉挛。　筋肉がけいれんすること。

筋膜 きんまく　腱膜。　腱膜。

筋凝症 きんぎょうしょう　腱鞘炎。　腱滑膜炎。

筋扭 きんじゅう　肌肉与肌腱受扭伤而扭曲。　筋と腱が捻挫してひね曲ること。

筋肉萎缩 筋肉萎縮 きんにくいしゅく　肌肉萎缩。　筋肉萎縮。

筋疝 きんせん　阴茎疼痛、急缩,或痒或肿或破溃流脓,或兼阳萎,并有白色粘液随小便排出的病证。　陰茎に疼痛があり,急激に縮み,痒みがあるかあるいは腫れ,あるいは化膿し,あるいは潰れて膿がでるなどが見られる。陽萎(陰萎)を兼ね,白い粘液が小便とともに排出される病証。

筋伤断裂 筋傷断裂 きんしょうだんれつ　又称筋离。肌肉或肌腱裂伤。　別称は筋離。筋肉あるいは腱の裂傷。

筋伤壅肿 筋傷壅腫 きんしょうようしゅ　软组织损伤肿胀隆起。　軟部組織損傷による腫脹隆起。

筋缩 筋縮 きんしゅく　①软组织受伤后缩短。②穴位。主治:背痛、肝炎、癔病、癫痫等。　①軟部組織が損傷によって縮んで短かくなること。②穴位。応用:背部の痛み,肝炎,ヒステリー,てんかんなど。

筋惕肉瞤 筋惕肉瞤 きんてきにくじゅん　筋肉抽掣跳动。　筋肉がけいれんしてぴくぴく動くこと。

筋痛 きんつう　筋、肉抽痛。　筋肉がけいれんして痛みを伴うこと。

筋歪 きんわい　又称筋走。软组织损伤后移位。　別称は筋走。軟部組織が損傷を受けて位置を変えること。

筋痿 きんい　①别称是肝痿。肌肉无力,肝的阴血不足所致肌肉软弱无力。②阴痿。　①別称は肝痿。筋無力。筋肉が肝の陰血不足のために弱く,力がなくなること。②陰痿。

筋瘿 筋癭 きんえい　结喉部之瘿块,青筋显露,结如蚯蚓。　結喉部(甲状軟骨)の瘿の塊(甲状腺腫)で色の青い静脈がみみずのように見えるもの。

筋正 きんせい　使软组织恢复正常位置的疗法。　軟部組織を元の位置に回復させる療法。

筋之府(会) きんのふ(かい)　人体部位名称。膝者,筋之府,筋会阳陵泉。膝乃筋之会府。　人体部位の名称。膝は筋の府(いえ)であり,筋は陽陵泉(穴位)に会合する。膝は筋の会府すなわち集まる部位であること。

筋转 筋転 きんてん　肌肉痉挛。　筋肉けいれん。

筋纵 筋縦 きんじゅう　肌肉弛缓。　筋肉弛緩。

筋走 きんそう　⇒筋(jīn)歪

jǐn 紧锦

紧喉风 緊喉風 きんこうふう　⇒急(jí)(紧)喉风

紧脉 緊脈 きんみゃく　脉来紧张有力,绷急,如转绳索,主病为寒,为痛,为宿食。　脈の打ち方が緊張していて,力強く,指に撚った綱のようにぴんと張った感じがある。寒,痛みと宿食すなわち消化不良などを意味する。

锦灯笼　錦燈籠　きんとうろう　　　中药。带果实的宿萼入药。用于清热解毒、化痰利尿。　　　中薬。薬用部分は果実のついた萼。清熱,解毒,化痰,利尿の作用がある。

jǐn　进近浸禁噤

进针　進針　しんしん　　　针刺疗法中针的刺入。　　　針療法において針を刺入すること。

近血　きんけつ　　　排便时先出鲜血,乃肛门出血或直肠出血。　　　排便に先立って鮮紅色の血液が出る。肛門あるいは直腸の出血を意味する。

浸剂　浸剤　しんざい

浸酒　しんしゅ　　　将药品在酒中浸泡。　　　薬品を酒のなかに浸(ひた)すこと。

浸淫疮　浸淫瘡　急性湿疹。　　　急性湿疹。

浸渍　浸漬　しんし　　　浸泡。　　　浸(ひた)すこと。

禁刺　きんし　　　针刺的禁忌事项。其中包括某些进针部位、酒醉、过饥、过饱、过度疲倦、情绪激烈变化及房事后等。　　　針刺の禁忌事項。そのうちには次のような場合が含まれる。若干の刺入部位,酒に酔う,過度に飢えているとき,過度に満腹のとき,過度に疲労したとき,精神の激しい変化および房事の後などがある。

禁方　きんぽう　　　秘方。秘密にして知らせない処方のこと

禁忌　きんき

禁灸穴　きんきゅうけつ　　　禁灸的穴位。　　　灸療法を禁止する穴位。

禁科　きんか　　　元十三科之一。　　　元代の十三科の一つ。

禁针穴　禁針穴　きんしんけつ　　　禁针的穴位。　　　針療法を禁止する穴位。

噤(禁)　きん(きん)　　　牙关紧闭。　　　開口障害。牙関緊急。

噤风　噤風　きんふう　　　又称著噤。脐风三证之一。　　　別称は著噤。臍風三証の一つ。

噤口痢　きんこうり　　　痢疾证型之一。病人饮食不进,或呕不能食者。　　　痢疾証型の一つ。飲食が入らない,あるいは嘔吐して食べることができないこと。

JING　茎京泾经荆惊睛精井颈景净胫痉静镜

jīng　茎京泾经荆惊睛精

茎　茎　けい　　　阴茎。　　　陰茎。

茎垂　茎垂　けいすい　　　阴茎与睾丸之总称。　　　陰茎と睾丸の総称。

京大戟　けいだいげき　　　中药。根入药。用于水泻去湿,外用消肿散结。　　　中薬。薬用部分は根。下剤で湿を除去し,外用には腫脹を消し,結である塊を散らす作用がある。

京骨　京骨　きょうこつ　　　穴位。主治:头痛、癫痫、心悸、腰腿痛等。　　　穴位。応用:頭痛,てんかん,動悸,腰部と下肢の痛みなど。

京门　京門　けいもん　　　穴位。主治:胁肋痛、腹胀等。　　　穴位。応用:肋下部の痛み,腹部膨満など。

泾溲不利　涇溲不利　けいしゅうふり　　　①小便不利。②小便不利与便秘。　　　①小便不利のこと。②小便不利と大便が通じないこと。

经　経　けい　　　经络系统的主干。　　　経絡系統の主幹。

经崩　経崩　けいほう　　　⇒血(xuè)崩

经闭　経閉　けいへい　　　无月经或月经闭止。　　　無月経あるいは月経閉止。

经闭发肿　経閉発腫　けいへいはっしゅ　　　经闭后发生肢体浮肿的病证。　　　月経が閉止した後,肢体に浮腫が発生する病証。

经迟　経遅　けいち　　　⇒経(jīng)行后期

经刺　経刺　けいし　　　①针刺病变局部经脉结聚、气血不通之部位。②循经取穴的针法,即某经或相属脏腑病变时,取该经穴位刺之。　　　①疾患局所と同一経脈上の結聚(けっしゅう)して気血が通じない部位に針刺すること。②経に従って穴位を定める針法,すなわちある経脈あるいは相属する臓腑の病変の場合,その経脈の穴位を刺す。

经带胎产　経帯胎産　けいたいたいさん　　　有关月经、白带、妊娠及分娩等妇产科病的总称。　　　月経,白帯下,妊娠および分娩などに関する婦人科病証の総称。

经断前后诸证　経断前後の諸証　　　妇女更年期综合征。　　　婦人の更年期症候群。

经方　経方　けいほう　　　张仲景《伤寒论》《金匮要略》中的方剂。　　　張仲景の「傷寒論」,「金匱要略」中の方剤。

经方派　経方派　けいほうは　　　明清时期固守张仲景《伤寒论》、《金匮要略》中的方剂的一派医家。　　　明、清時代において張仲景の「傷寒論」,「金匱要略」にある方剤を固く守って,他の方剤を使わない一派の医家。

经后吐衄　経後吐衄　けいごとぢく　　　月经后吐血或鼻衄。出血量少,色鲜红。　　　月経後の吐血あるいは鼻出血。出血の量が少なく,色が鮮紅であること。

经尽　経尽　けいじん　　　外感热病,止于某经或某一阶段,不再发展,开始好转。　　　外感の熱病がある経あるいはある段階で止まり,発展しないで軽減し始めること。

经绝　経絶　けいぜつ　　　妇女49岁前后月经终止之意。　　　婦人が49才前後になって月経が終ること。

经来发狂　経来発狂　けいらいはっきょう　　　⇒経(jīng)来狂言谵语

经来发热　経来発熱　けいらいはつねつ　　　⇒経(jīng)行发热

经来浮肿　経来浮腫　けいらいふしゅ　　　⇒経(jīng)期水腫

经来狂言谵言　経来狂言譫語　けいらいきょうげんせんご　　　又称经来发狂。月经来潮后神志紊乱,幻视、谵语,甚至人事不省。　　　別称は経来発狂。月経が来潮した後意識障害,幻視,譫語,ひどいのは人事不省になることもある。

经来呕吐　経来嘔吐　けいらいおうと　　　月经来潮伴有呕吐。　　　月経の来潮が嘔吐を伴うこと。

经来下肉(血)胞　経来、肉(血)胞を下す　　　⇒経(jīng)如虾蟆子

经乱　経乱　けいらん　　　⇒経(jīng)行先后无定期

经络　経絡　けいらく　　　系经脉和络脉之总称。乃人体气血运行之通道,经是经脉,系深部主干,络系络脉,于表层纵横交错,网布全身。　　　経脈と絡脈の総称。人体における気血の運行の通路である。経は経脈であり,深部にある主な幹線である。絡は絡脈であり,経より分かれ出て表層にある網のように相交わって全身に分布している支脈であるもの。

经络电测定法　経絡電測定法　　　测定人体皮肤电阻的各种变化,以了解有关的脏腑经络生理、病理情况的一种方法。　　　人体皮膚における電気抵抗の異った変化を測定により,関係ある臓腑,経絡の生理,病理の状態を了解する方法。

经络感传〔现象〕　経絡感伝〔現象〕　けいらくかんでん〔げんしょう〕　　　又称针灸感应。即针(或灸)感觉沿经络循行部位传导。　　　別称は針灸感応。すなわち針(あるいは灸)の感覚が経絡の循行部位に沿って伝わること。

经络经穴探测仪　経絡経穴探測儀　けいらくけいけつたんそくぎ　　現代针疗仪器,用以探测皮肤电阻,经络的循行和生理变化以及经穴部位。　　現代針療法の器械であり,皮膚の電気抵抗,経絡の循行と生理変化と経穴の部位の探測に用いるもの。

经络敏感点　経絡敏感点　けいらくびんかんてん　　経絡上的敏感点。　　経絡上にある敏感点。

经络敏感区　経絡敏感区　けいらくびんかんく　　沿经络部位的敏感区。　　経絡に沿った敏感区。

经络敏感人　経絡敏感人　けいらくびんかんじん　　针刺时较易出现经络现象的人。　　針を刺すときに経絡現象の現れ易い人。

经络敏感〔现象〕　経絡敏感〔現象〕　けいらくびんかんげんしょう　　⇒经(jīng)络感传〔現象〕

经络敏感线　経絡敏感線　けいらくびんかんせん　　沿经络之敏感线。　　経絡に沿った敏感線。

经络系统　経絡系統　けいらくけいとう

经络现象　経絡現象　けいらくげんしょう　　⇒经(jīng)经感传〔現象〕

经络学说　経絡学説　けいらくがくせつ　　経络学说是中医理论的重要组成部分,是研究人体经络系统的生理、病理及其与脏腑相互关系的学说。本学说直接指导针灸疗法的实践。　　経絡学説は中医学理論の重要な構成部分であり,人体経絡系の生理,病理と臓腑との関系を研究する学説である。本学説は直接針灸療法の実際を指導するもの。

经络之海　経絡之海　けいらくのうみ　　冲脉和任脉。　　衝脈と任脈。

经络综合疗法　経絡綜合療法　けいらくそうごうりょうほう　　将药液注射于经络上的阳性反应点,敏感点或背俞穴、募穴,郄穴上进行治疗的方法。　　注射剤にした薬物を経絡上にある陽性反応点,敏感点あるいは背部にある俞穴(ゆけつ),募穴(ぼけつ),郄穴(げきけつ)に注射して治療する方法。

经络阻滞　経絡阻滞　けいらくそたい　　経絡遮断。

经脉　経脈　けいみゃく　　経络名称。人体气血运行之主要通道。是经络系统中的主干,联络脏腑肢体。分十二正经和奇经八脉两大类。　　経絡の名称。人体気血運行の主な通路である。経絡系における主な幹線であり,臓腑と肢体を繋げる。十二正経と奇経八脈の大きく二種類に分けられていること。

经脉之海　経脈の海　けいみゃくのうみ　　即冲脉。　　すなわち衝脈をさす。

经期水肿　経期水腫　けいきすいしゅ　　又称经来浮肿。月经期出现浮肿。　　別称は経来浮腫。月経期に浮腫が現われること。

经气　経気　けいき　　又称经脉气、脉气。行于经脉之气。①是经脉行气血,营阴阳,濡筋骨,利关节功能的体现。②指真气而言,即指(运行于经脉内的)水谷精微之气。　　別称は経脈気,脈気。経脈の中に運行する気をさす。①経脈が気血を行かせ,陰陽を営み,筋骨を濡い(滋養),関節を利かせるなどの機能を体現する。②真気。すなわち経脈内に運行している水穀(飲食物)の精微の気のこと。

经渠　経渠　けいきょ　　穴位。主治:支气管炎,哮喘、胸痛等。　　穴位。応用:気管支炎,喘息,胸痛など。

经如虾蟆子　経が蝦蟇(がま)の子が如し　又称经来下血胞、经来下肉胞。月经来潮时,血中有如虾蟆子样之物。　　別称は経来下血胞,経来下肉胞。月経が来潮のとき,血の中に蝦蟇の子のようなものがある。

经史证类备急本草　経史証類備急本草　けいししょうるい

びきゅうほんぞう　　簡称《证类本草》。唐慎微约编于公元十一世纪末,总结前代本草学知识,包括药物 1746 种,记述药名、药性、产地、采集、炮制等项,并附新方多首。　　「証類本草」と略称する。唐慎微が11世紀の末に著したもの,前代の本草学の知識を総括して1746種類の薬物を含み,名称,性質,産地,採集と炮製などを記述した。また,数多く新しい方剤をつけ加えた。

经水　経水　けいすい　　⇒经(jīng)血

经〔水〕断〔绝〕　経〔水〕断〔絶〕　けい〔すい〕だん〔ぜつ〕　　妇女49岁前后,生理性的月经终止。　　婦人が49才ごろ,生理的月経閉止。

经水先后无定期　経水先後無定期　けいすいせんごむていき　　⇒经(jīng)行先后无定期。

经隧　経隧　けいずい　　経脉别名。　　経脈の別名。

经隧失职　経隧失職　けいずいしっしょく　　経脉功能失常造成气血循行障碍。　　経脈機能の異常による気血の循行障害。

经外奇穴　経外奇穴　けいがいきけつ　　在十四经穴之外而後发现命名的穴位。　　十四経穴のほか後に発現され,命名された穴位。

经效产宝　経効産宝　けいこうさんほう　　又称《产宝》。昝殷撰于(852)。为中国现存最早的产科专书,论述妊娠期杂病、难产和产后诸病。　　別称は「産宝」。昝殷が著したもの(紀元852)。中国で現在保存されている最も古い産科の専門書。妊娠期の雑病,難産と産後の諸種の疾病を論述した。

经行便血　経行便血　けいこうべんけつ　　又称差经。月经期便血。　　別称は差経。月経期に便血すること。

经行发热　経行発熱　けいこうはつねつ　　又称经来发热。月经期发热。　　別称は経来発熱。月経期に発熱のこと。

经行后期　経行後期　けいこうこうき　　又称经期错后、经迟、经期落后、经水后期、过期经行。月经来潮比正常周期迟一周以上。　　別称は経期錯後,経遅,経期落後,経水後期と過期経行。月経の来潮が平時の周期より一周以上遅れること。

经行衄血　経行衄血　けいこうぢくけつ　　又称倒经、逆经。月经期月经不来潮而鼻衄。　　別称は倒経,逆経。月経期に月経が来潮しない,鼻出血があること。

经行身痛　経行身痛　けいこうしんつう　　于经行时,或经行前后,发热恶寒,身体疼痛。　　月経期あるいは月経来潮の前後に発熱,悪寒と体が疼痛を来すこと。

经行吐血　経行吐血　けいこうとけつ　　又称逆经、错经。经期吐血。　　別称は逆経,錯経。月経期に吐血を来すこと。

经行先后无定期　経行先後無定期　けいこうせんごむていき　　又称经行或前或后、经乱、经水先后无定期。月经来潮或提前或错后表现不规律。　　別称は経行が前へあるいは後へ移る,経乱と経水先後無定期。月経の来潮が早すぎあるいは遅すぎで経期が定まらないこと。

经行先期　経行先期　けいこうせんき　　又称月经先期、经期超前、经水先期、经早。月经来潮较正常提前一周以上,甚或一月两至者。　　別称は月経先期,経期超前,経水先期と経早。月経の来潮が正常の周期より一周以上繰り上がり,はなはだしいものは一か月に二度来潮する。

经行泄泻　経行泄瀉　けいこうせつしゃ　　行经前或行经期发生的大便泄泻,经尽则泄泻自止。　　月経期の前あるいは月経期に大便泄瀉(下痢)を起し,月経がやむとすぐ

止まること。

经穴　経穴　けいけつ　①⇒〔十(shí)四〕经穴。②十二经各有一经穴，即经渠(肺)、阳溪(大肠)、解溪(胃)、商丘(脾)、灵道(心)、阳谷(小肠)、昆仑(膀胱)、复溜(肾)、间使(心包)、支沟(三焦)、阳辅(胆)、中封(肝)。　②全身の十二経にはそれぞれ一つの経穴がある。すなわち経渠(肺経)，陽溪(大腸)，解溪(胃)，商丘(脾)，靈道(心)，陽谷(小腸)，昆侖(膀胱)，復溜(腎)，間使(心包)，支溝(三焦)，陽輔(胆)，中封(肝)など。

经穴电测定法　経穴の電気測定法　測定经络穴位电位、电阻等电学特性的方法。　経絡，穴位の電位と電気抵抗などの特性を測定する方法。

经血　経血　けいけつ　又称经水。月经。　別称は経水。月経。

经证　経証　けいしょう　病邪侵扰三阳经的病变尚未影响所属腑的证候。　病邪が三つの陽経を侵し，まだ所属の腑に及んでいない証候。

荆芥　けいがい　中药。地上部分入药。用于解表、祛风、透疹。　中薬。薬用は地上部分。解表，祛風と麻疹を充分でるようにする作用がある。

荆防败毒散　荊防敗毒散　けいぼうはいどくさん　方剂。成分：荆芥、防风、羌活、独活、前胡、柴胡、桔梗、枳壳、茯苓、川芎、甘草。主治：疮疡肿痛发热。　方剤。薬物構成：荊芥，防風，羌活，独活，前胡，柴胡，桔梗，枳殻，茯苓，川芎，甘草。応用：瘡瘍腫痛，発熱など。

荆芥穗　荊芥穗　けいがいすい　中药。芥穗入药。功同荆芥，而发汗作用更强。　中薬。薬用部分は荊芥の穂。作用は荊芥と同じであるが発汗の作用は穂の方が強い。

荆芥炭　けいがいたん　中药。荆芥烧炭存性入药。用于收敛止血。　中薬。薬用部分は元の性質を保つように荊芥を炭状に焼いたもの。収斂，止血の作用がある。

惊　驚　きょう　七情之一。　驚くこと。七情の一つ。

惊风　驚風　きょうふう　为以小儿四肢抽搐或意识不清为主要特征的病证。多见于热性、急性疾病之急惊风。　小児の四肢のひきつけあるいは意識不明を主な特徴とする病証。熱性，急性病による急驚風に多く見られるもの。

惊风八候　驚風八候　きょうふうはちこう　即搐，四肢抽搐；掣，两肩掣动；颤，手足震颤；搦，两手呈握拳状；反，角弓反张；引，手臂拘挛；收引，窜，两目上视；视，两目斜视或直视，或露睛不和。　すなわち搐(ちく)，四肢がひきつること。掣(せい)，両肩がひきつり動くこと。顫(せん)，手足が震えること。搦(じゃく)，両手の拳を握る。反(はん)，反弓緊張。引(いん)，上肢がひきつること。竄(ざん)，両眼が上視すること。視(し)，目が斜視あるいは直視し，あるいは白眼をむきだすこと。

惊风抽搐　驚風抽搐　きょうふうちゅうちく　多由热性急性病所引起小儿四肢抽搐。　多くは熱性，急性疾病による小児のひきつけ。

惊风烦渴　驚風煩渴　きょうふうはんかつ　小儿惊风后，因津液受伤而引起烦躁、口渴的症状。　小児が驚風により，津液が損傷されたため，いらだって，喉が渇くこと。

惊风腹痛　驚風腹痛　きょうふうふくつう　为小儿惊风伴有腹痛。　小児の驚風が腹痛を伴うこと。

惊风热　驚風熱　きょうふうねつ　为小儿惊风伴有发热。　小児の驚風が発熱を伴うこと。

惊风四证　驚風四証　きょうふうよんしょう　产生惊风的因素，即痰、热、惊、风。　小児の驚風を起す素因，すなわち痰，熱，驚，風四つのこと。

惊风先兆　驚風先兆　きょうふうせんちょう　小儿惊风发作的先兆。　小児の驚風発作の前駆症状。

惊疳　驚疳　きょうかん　⇒心(xīn)疳

惊膈嗽　驚膈嗽　きょうかくそう　惊风发作后咳嗽。　驚風すなわちひきつけの発作した後の咳嗽。

惊膈吐　驚膈吐　きょうかくと　⇒小(xiǎo)儿惊吐

惊后瞳斜　驚後瞳斜　きょうごどうしゃ　小儿惊风发作后出现的斜视。　小児の驚風すなわちひきつけ発作の後に現わる斜視。

惊积　驚積　きょうせき　由小儿食积所致之发热引起的手足抽搐。　小児の消化不良による熱が原因でテタニーをひき起すこと。

惊悸　驚悸　きょうき　①由于惊骇而悸，或心悸而惊，恐惧不安的病症。②突然心悸欲厥，时作时止的病证。　①心臓の動悸が驚怖によるかあるいは動悸により驚き易く，恐懼不安な病証。②突然の心悸により昏厥しようとすること。発作性に現れる病症。

惊厥　驚厥　きょうけつ　①小儿惊风。②因突然受到强烈精神刺激所致人事不省。　①小児の驚風の証候。②突然強い精神の刺激を受けたために人事不省に陥る現象。

惊痫　驚癇　きょうり　⇒惊(jīng)泻(痢)

惊热　驚熱　きょうねつ　小儿由于发热而又易惊惕。　小児が発熱のため，驚き易いこと。

惊伤胁痛　驚傷脇痛　きょうしょうきょうつう　因受惊伤及肝气所致的胁痛。　驚かせて肝気を損傷することによる脇部すなわち脇下部の痛みのこと。

惊水　驚水　きょうすい　小儿惊风引起的水肿。　小児の驚風すなわちひきつけによる水腫。

惊瘫　驚癱　きょうたん　小儿惊风后四肢瘫痪。　小児の驚風すなわちひきつけの後に現れる四肢の麻痺。

惊啼　驚啼　きょうてい　小儿受惊而引起啼哭。　小児が驚くことにより泣くこと。

惊吐　驚吐　きょうと　小儿因受惊而引起呕吐。　小児が驚くことにより嘔吐すること。

惊退而喑　驚が退き，喑(いん)になる　小儿惊风发作后失音。　小児が驚風すなわちひきつけの発作後の失声症。

惊痫　驚癇　きょうかん　①受惊而诱发癫痫。②小儿惊风。　①驚くことにより誘発されるてんかん。②小児の驚風すなわちひきつけのこと。

惊泻(痢)　驚瀉(痢)　きょうしゃ(り)　小儿因突受惊恐而引起腹泻的症状。　小児が急に驚恐を受けて下痢を引き起す症状。

惊则气乱　驚けば気が乱れる　大惊则气紊乱，气血失调，出现心神不安，甚则精神错乱。　大いに驚くと，気が紊乱し，気血が調和を失い，精神不安，ひどくなると精神錯乱などの症状が現われること。

惊震内障　驚震内障　きょうしんないしょう　又称惊震翳。眼外伤所致白内障。　別称は驚震翳。眼の外傷による白内障のこと。

惊震翳　驚震翳　きょうしんえい　⇒惊(jīng)震内障

睛光瞎　せいこうかつ　⇒睁(zhēng)光瞎

睛帘　睛簾　せいれん　⇒黄(huáng)仁

睛明　せいめい　穴位。主治：眼疾。　穴位。応用：眼の疾患。

睛珠偏视　睛珠偏視　せいしゅへんし　斜视。　斜視。

精　せい　①构成人体和维持人体生命活动的基本物质。②生殖之精。　①人体を構成することと生命活動を維

持する基本の物質。②生殖の精。

精极　精極　せいきょく　　六极之一。主要表现为：目花，耳聋等。　　六極の一つ。主な症状には目がはっきりと見えなくなり，耳が聾になるなどがあること。

精冷　精冷　せいれい　　男子肾阳不足以致精液清冷，无生育能力。类似于性神经衰弱，精子缺乏等。　　男子が腎陽不足により精液が稀薄で冷たい，生育能力がない。性神経衰弱または精子欠乏症に類似するもの。

精门　精門　せいもん　　气功用语。气功锻炼中指后腰部。　　気功の用語。腰部をさしていること。

精明之府　せいめいのふ　　头部。　　頭部。

精气　精気　せいき　　维持人体生命活动、脏腑功能和新陈代谢的水谷之精。　　人体の生命活動，藏腑機能と新陳代謝を維持する水穀(飲食物)の精のこと。

精气夺则虚　精気が奪われ則ち虚なり　　人体的正气在疾病中过度耗损，则表现为虚证。症见面色苍白，神疲体倦，心悸气短、自汗盗汗，脉细弱无力等。　　人体の正気が疾病中において過度に損耗することにより現われる虚証のこと。症状には顔面蒼白，精神と体の疲労，心悸，呼吸がせわしくなる，自汗，盗汗(ねあせ)，脈象が細弱で力がないなどが見られること。

精窍　精竅　せいきょう　　男性尿道口。　　男性の尿道口。

精少　せいしょう　　七伤之一。①精液缺乏。②精子减少。　　七傷の一つ。①精液欠乏。②精子減少。

精神　せいしん　　是人体生命活动力的集中表现。　　人体における生命活動力をまとめて現わすこと。

精神内守　精神が内に守る　　精气内存，神不妄动，以保持充沛的正气，有抗拒病邪伤害之意义。　　精気が体内にあり，神が勝手に動かないことにより充分な正気を保ち，病邪の傷害に抵抗すること。

精血　せいけつ　　血本源于先天之精，而生成于后天饮食水谷；精的形成亦靠后天饮食所化生。　　血の生成が先天の精を源とする。人が出生した後，血液の再生は後天の水穀，すなわち飲食物からなり，精の生成も後天の飲食物から変化して生じること。

精血同源　せいけつどうげん　　即肝肾同源。因肝藏血，肾藏精，二者构成生命的物质基础。血源于先天之精，而养于后天之精。　　すなわち肝腎同源であること。肝は血を藏し，腎は精を藏し，両者が生命の物質の基礎を構成する。血は先天の精を源とし，後天の精によって養われること。

精液清冷稀薄　精液，清し，冷え，稀薄なり　　七伤之一。精液清冷，精液稀薄。　　七傷の一つ。精液が清く冷えることと稀薄であること。

精易滑出　精，滑出易し　　七伤之一。精容易滑出。　　七傷の一つ。精液が滑り出し易いこと。

精汁　せいじゅう　　胆汁。　　胆汁。

井疽　せいそ　　又称心漏疽，慢心锐毒。无头疽生于鸠尾穴或中庭穴或两穴之间。　　別称は心漏疽，慢心鋭毒。無頭疽，すなわちわりあいに平な疽が鳩尾穴あるいは中庭穴あるいは両穴の間にできるもの。

井穴　せいけつ　　为五输穴之一。位于手指或足趾末端处。十二经各一个。　　五輸穴の一つ。すべて手の指あるいは足の指の末端部にある。全身の十二経にそれぞれ一つの井穴がある。

颈骨　頸骨　けいこつ　　又称天柱骨。即颈椎。　　別称は天柱骨。頸椎のこと。

颈硬　頸硬　けいこう　　五硬之一。为小儿病证。手硬、脚硬、腰硬、肉硬、颈硬等五硬。颈硬即颈部僵硬。　　五硬の一つ。小児の病証である。手硬，脚硬，腰硬，肉硬，頸硬の五硬である。頸硬は頸部がかたく強ばること。

颈痈　頸癰　けいよう　　①颈部痈。②急性颌下淋巴结炎。　　①頸部の癰。②急性顎下リンパ節炎。

景天三七　けいてんさんしち　　中药。全草入药。用于止血散瘀。　　中薬。薬用部分は全株。止血散瘀の作用がある。

景岳全书　景岳全書　けいがくぜんしょ　　张介宾撰(1624)。阐发阳非有余，真阴不足之理，颇有独到见解。　　張介賓が著した(1624)。陽が有余でない，真陰が不足の理論を解明した。頗る独特な見解があった。

净腑　じょうふ　　膀胱。　　膀胱。

胫　脛　けい　　①胫骨。②小腿。　　①脛骨。②下腿。

胫骨　脛骨　けいこつ　　又名骭骨，成骨。　　別称は骭骨，成骨。

胫疽　脛疽　けいそ　　又称小腿疽。即小腿的痈疽。　　別称は小腿疽。下腿の癰疽。

痉〔病〕　痙〔病〕　けい〔びょう〕　　热性病过程中出现的角弓反张，牙关紧闭的疾患。　　熱性病の経過中に現われる反弓緊張，牙関緊急の疾患。

痉咳　痙咳　けいがい　　阵发性痉挛性咳嗽。　　発作性のけいれん性咳嗽。

痉挛　痙攣　けいれん

痉挛痛　痙攣痛　けいれんつう　　痉挛性疼痛。　　けいれん性疼痛。

静坐　せいざ　　气功用语。以静坐为主的练气功方法的总称。为一种古代的功法。　　気功の用語。静坐を主とする気功を鍛錬する方法の総称。古代功法の一種。

镜面舌　鏡面舌　きょうめんぜつ　　舌面无苔，光滑如镜，如去膜猪肾，多见于肾阴亏损病证。　　舌の表面に舌苔がない，滑らかで鏡の如く，あたかも表層の膜を剝いた豚の腎臓のように見える。多くは腎陰の欠損病証に見られるもの。

JIONG　炅腘

炅(热)则气泄　炅(けい)(熱)なれば気泄す　　热则毛窍腠理疏松而多汗，阳气随汗散泄于外。　　熱があると腠理，毛孔がゆるんで開き，汗が多くなり，陽気が汗に従って外へ漏れること。

腘　きん　　人体肌肉丰富处。　　人体の筋肉に富んでいる部位。

JIU　鸠揪九久灸韭酒救

鸠尾　鳩尾　きゅうび　　①又称鸠尾骨，蔽心骨，心坎骨。②穴位。主治：心前区痛、癫痫、精神分裂症、膈肌痉挛等。　　①別称は鳩尾骨，蔽心骨，心坎骨。②穴位。応用：前胸部痛，てんかん，精神分裂症，しゃっくりなど。

揪痧　しゅうさ　　用手指揪，挤拧治疗部位的皮肤至皮下出血，为治疗痧症的民间的外治法。　　皮下出血するまで手の指で治療部位の皮膚をつまみ，押し出す，民間における痧症治療の外治法。

九刺　きゅうし　　泛指古代九种刺法。九种不同的针刺方

法,适用于九种不同病症。九种刺法是输刺、远道刺、经刺、络刺、分刺、大泻刺、毛刺、巨刺、焠刺。　古代において用いられた九種の針法。九種の異なる針刺方法が九種の異なる病証に適応する。九種の針法は輸刺,遠道刺,経刺,絡刺,分刺,大瀉刺,毛刺,巨刺,焠刺などがある。

九节茶　九節茶　きゅうせつちゃ　中药。枝叶入药。用于清热、祛风、散瘀、接骨。　中薬。薬用部分は枝と葉。清熱,祛風,散瘀,接骨の作用がある。

九节菖蒲　九節菖蒲　きゅうせつしょうぶ　中药。根茎入药。用于开窍化痰、醒脾、安神。　中薬。薬用部分は根茎。開竅,化痰,醒脾,安神の作用がある。

九里香　きゅうりこう　中药。叶入药。用于行气、止痛、解毒。　中薬。薬用部分は葉。行気,止痛と解毒の作用がある。

九六补泻法　九六補瀉法　きゅうろくほしゃほう　针刺补泻手法之一。是以进针后提插或捻转的次数进行补泻的方法。九为奇数或九的倍数为阳,主补;六为偶数或六的倍数为阴,主泻。　針刺における補瀉手法の一つ。進針の後に提挿すなわち雀啄あるいは捻転の回数を補瀉の方法とする。九は奇数であるいは九の倍数を陽とし,補であり,六は偶数であるいは六の倍数を陰とし,瀉であること。

九气　九気　きゅうき　为九种气病。怒则气上,喜则气缓,悲则气消,恐则气下,寒则气收,炅则气泄,惊则气乱,劳则气耗,思则气结。说明七情过激引致气机紊乱的关系。　九種の気病で,怒れば気が上る,喜べば気が緩む,悲しめば気が消える,恐れると気が下る,寒なれば気が収まる,炅(けい)なれば気が泄する,驚けば気が乱れる,癆労すれば気が消耗する,思えば気が結ぶ。七情の過度により気機の紊乱を引き起す関係を説明しているもの。

九窍　九竅　きゅうきょう　七窍加上前阴(包括尿道、精窍、阴道)及后阴肛门。　七竅(眼、耳、鼻孔おのおの二つと口)に前陰(尿道と膣を含む)と後陰の肛門を加えたもの。

九窍出血　九竅出血　きゅうきょうしゅっけつ　口、眼、耳、鼻及前阴与后阴的出血。　口,眼,耳,鼻と前陰と後陰の出血のこと。

九头狮子草　九頭獅子草　きゅうとうししそう　中药。全草入药。用于发汗解表、清热解毒。　中薬。薬用部分は全株。発汗解表,清熱解毒の作用がある。

九味羌活汤　九味羌活湯　きゅうみきょうかつとう　方剂。成分:羌活、防风、苍术、细辛、川芎、白芷、生地、黄芩、甘草。主治:外感风寒湿邪内有蕴热。　方剤。薬物構成:羌活,防風,蒼朮,細辛,川芎,白芷,生地黄,黄芩,甘草。応用:風,寒,湿の邪による外感で,内に熱が積みたくわえられたのを治療する作用がある。

九香虫　きゅうこうちゅう　中药。全虫入药。用于行气、止痛。　中薬。薬用部分は全虫。行気,止痛の作用がある。

九脏　九臓　きゅうぞう　心、肝、脾、肺、肾、胃、大肠、小肠、膀胱。　心,肝,脾,肺,腎,胃,大腸,小腸,膀胱のこと。

久咳(嗽)　きゅうがい(そう)　慢性咳嗽。　慢性咳嗽。

久痢　きゅうり　痢疾经久不愈。　痢疾が長い間治らないこと。

久热伤阴　久熱、陰を傷める　邪热稽留不退,灼烁津液以致阴液耗损的病理。　邪熱が滞留して退かず,津液を焼き,陰津が損耗する病理現象。

久痔　きゅうじ　⇒肛(gāng)漏

灸疮　灸瘡　きゅうそう　艾火灼伤皮肤,或因灼伤处理不当感染化脓形成疮疡。　艾の火が皮膚を灼傷するかあるいは灼傷後局所の処置が不適当のため,感染によって瘡瘍になること。

灸法　きゅうほう　点燃艾绒等药物制成的艾炷或艾卷,刺激人体上体表的一定部位的治疗方法。　艾絨などより製造した艾炷(がいしゅ),あるいは艾卷(棒状もぐさ)を燃やし,人体上の一定の体表部位を刺激して治療する方法。

灸疗〔法〕　灸療〔法〕　きゅうりょう〔ほう〕　⇒艾(ài)灸

韭菜子　きゅうさいし　中药。种子入药。用于温肾壮阳、固精。　中薬。薬用部分は種子。温腎壮陽,固精の作用がある。

酒悖　しゅはい　酒醉所致不正常的言语及行为。　酒に酔ってでたらめな言語と行為。

酒刺　しゅし　痤疮。　アクネ,痤瘡。

酒〔黄〕疸　しゅ〔おう〕たん　五疸之一。因酒食不节,湿热内生所致。主要症状有身目发黄、胸中烦闷、不欲食、恶心欲呕、小便黄短等。　五疸の一つ。酒食の不節制と湿熱が内部に生ずることによる。主な症状には身体と目が黄色くなる,胸部がむかむかして苦しい,食慾不良,悪心,嘔吐,小便は赤くて短いなどがあること。

酒剂　酒劑　しゅざい　亦称药酒。药物浸入酒内,经过一定时间,或隔汤煎煮滤去渣,取上清液服用的剂型。　別称は薬酒。薬物を酒の中に浸し,一定の時間を経て,あるいは水浴法で煎じて滓をこし去り,透明な上清液を取って服用する剤型。

酒家(客)　しゅか(きゃく)　嗜好饮酒的人。　飲酒をたしなむ人。

酒浸　しゅしん　将药物浸于酒中。　薬物を酒の中に浸すこと。

酒癖　しゅへき　⇒酒(jiǔ)癖

酒送服　酒で送服す　用酒送服药。　薬を飲むときに酒といっしょに飲むこと。

酒熨　しゅうつ　古代理疗法之一。用净布蘸热酒从胸部至腹部反复搓抹,待皮肤潮红,周身发热而止。此法可促气血流通,适用于情志不舒及气机不调、胸胁胀满等症。　古代の物理療法の一つ。布に熱い酒をつけて胸部より腹部にかけて拭くことをくり返し,皮膚が赤く,体が熱くなってから止める。この方法で気血の流通を促すことができる。気分がすっきりしない,気機が調和しない,胸部,肋下部が脹れるなどの症状に用いること。

酒齇(皶)鼻　しゅさ(さ)び　又名鼻赤、鼻齇、赤鼻、肺风粉刺。　別名は鼻赤,鼻齇,赤鼻と肺風による粉刺。

酒胀　酒脹　しゅちょう　因酒积致鼓胀,症见腹脉大如斗、血便、血尿、脉数或涩。　酒積による鼓脹。症状には腹部が枡(ます)のようにはれる,あるいは血便,血尿がみられ,脈は数あるいは渋であること。

酒癥　しゅちょう　因嗜酒成性而腹部发生硬块的慢性病。类似于慢性酒精中毒而引起的肝硬化。　飲酒に耽(ふ)けり,腹部に堅い塊ができる一種の慢性病。慢性アルコール中毒による肝硬変に類似しているもの。

jiù　救

救必应　救必应　きゅうひつおう　中药。树皮入药。用于清热解毒、行气止痛。　中薬。薬用部分は樹皮。清熱解毒,行気止痛の作用がある。

救荒本草　きゅうこうほんぞう　明・朱橚撰,记述可供荒年食用之野生植物138种。　明代の朱橚が著したもの。災害の年に食用のできる野生植物138種を記載した。

救脱　きゅうだつ　　治疗亡阳和亡阴的急救方法。　　亡陽
　と亡陰を治療する救急の方法。

JU　拘居疽局菊橘举巨拒剧聚

jū　拘居疽

拘急　こうきゅう　　四肢拘挛、屈伸不利的症状。　　四肢
　が引きつって屈伸しにくい症状。

拘〔痀〕挛　こう〔こう〕れん　　属于筋的疾病。四肢如被牵
　引样痉挛，屈伸不利。　　筋の疾病に属している。四肢が
　引張られるようにひきつり，運動が自由にできないこと。

居经　居経　きょけい　　妇女身体健康无病，但月经三月才
　来潮一次。　　婦人の体が健康で疾病がない，しかし三か
　月ごとに月経が一度來潮すること。

居髎　きょりょう　　穴位。主治：腰胁痛、髋关节疾患等。
　穴位。応用：腰部と脇部痛，股関節疾患など。

疽　そ　　顶平，皮色不变，不热，痛轻，进展缓慢，脓汁稀薄，
　难治的疮疡。　　頂部が平たく，一面に腫れひろがり，皮
　膚の色は変らない，熱もなく痛みも少ない，膿汁が稀薄で
　あり，治療が難しい瘡瘍のこと。

jú　局菊橘

局部选穴法　局部選穴法　きょくぶせんけつほう　　選穴
　方法之一。在病变局部选穴治疗。如胃痛选中脘，肩痛选肩
　髃，腹部痛选关元等。　　穴位を選ぶ方法の一つ。病変の
　局所で穴位を選んで治療すること。たとえば胃痛には中
　脘，肩痛には肩髃，腹痛には関元を選ぶなど。

菊花　きくか　　又称白菊花。中药。头状花序入药。用于疏
　散风热，清热解毒。　　中薬。別称は白菊花。薬用部分は
　頭状花序。風熱を疏散し，清熱解毒の作用がある。

橘半枳术丸　きつはんきじゅつがん　　方剂。成分：枳实、白
　术、橘皮、半夏。主治：脾虚湿阻而见胸脘胀闷等症。　　方
　剤。薬物構成：枳実，白术，橘皮，半夏。応用：脾虚により湿
　が阻む。症状には胸部，上腹部の膨満感など。

橘核　きっかく　　中药。种子入药。用于行气止痛、散结。
　中薬。薬用部分は種子。行気止痛，散結の作用がある。

橘核丸　きっかくがん　　方剂。成分：橘核、海藻、昆布、海
　带、川楝子、桃仁、厚朴、木通、枳实、元胡、桂心、木香。主治：
　寒湿之疝症。　　方剤。薬物構成：橘核，海藻，昆布，海带，
　川楝子，桃仁，厚朴，木通，枳实，元胡，桂心，木香。応用：寒
　湿による疝（ヘルニヤ）症。

橘红　橘紅　きっこう　　中药。外果皮入药。用于温肺化痰、
　行气祛湿。　　中薬。薬用部分は外部の果皮。温肺化痰，
　行気祛湿の作用がある。

橘络　橘絡　きつらく　　中药。橘皮内层的丝络入药。用于
　行气、通络止痛。　　中薬。薬用部分は橘皮内層の絲絡。行
　気，通絡，止痛の作用がある。

橘皮　きっぴ　　⇒陈(chén)皮

橘皮竹茹汤　橘皮竹茹湯　きっぴちくじょとう　　方剂。成
　分：橘皮、竹茹、大枣、生姜、甘草、党参。主治：胃虚有热，气
　逆下降所致的呃逆或呕吐。　　方剤。薬物構成：橘皮，竹
　茹，大棗，生薑，甘草，党参。応用：胃虚で熱がある，気が上
　へ逆上して下へ降らないことによるしゃっくりあるいは
　嘔吐。

jǔ　举

举、按、寻　挙、按、尋　きょ、あん、じん　　运用三种不同指
　力体察脉象的方法，轻按称举，重按或中等度用力按称按，
　需要改变指力，移动手指方能获得较明显感觉者称寻。　　
　三種の異なる指力を使って脈象を検査する方法。輕く抑え
　ることを挙，重く抑え，あるいは中等度に力を入れて抑え

ることを按，指力を変化して，手の指を移動してから始め
　て明らかな感覚の得られるものを尋のこと。

举抬无力　抬挙無力　きょたいむりょく　　①下垂。②眼睑
　下垂。　　下垂。瞼下垂。

jù　巨拒剧聚

巨刺　きょし　　古代九刺法之一。即用针直刺其经，左侧有
　病取于右，右侧有病取于左，交叉行刺。巨刺与缪刺同属交
　叉行刺，但巨刺者刺经，缪刺者刺络。　　古代九刺法の一
　つ。針で直接その経を刺す。左側に病があるとき，反対側
　すなわち右側をとり，右側に病があるとき左側をとる。交
　叉して刺す，巨刺と繆刺（びゅうし）はともに交叉針刺であ
　るが巨刺は経を刺し，繆刺は絡を刺すこと。

巨分　きょぶん　　鼻唇沟。　　鼻唇溝。

巨骨　こここつ　　穴位。主治：肩关节及其周围软组织
　疾患，颈淋巴腺结核。　　穴位。応用：肩関節およびその周
　囲の軟部組織の疾患と頸部リンパ節結核。

巨髎　巨髎　こりょう　　穴位。主治：面瘫，三叉神经痛等。
　穴位。応用：顔面神経麻痺，三叉神経痛など。

巨屈　きょくつ　　相当于下颌角部位。通过望巨屈部位形色
　之变化，诊知膝膑部位的病证。　　下顎角の部位に相当す
　る。この部位の形と色の視診の変化を通じて膝と膝蓋骨
　の病症を診察することができる。

巨阙　巨闕　こけつ　　穴位。主治：精神病、癫痫、胃病、呕
　吐等。　　穴位。応用：精神疾患，てんかん，胃の疾患，嘔吐
　など。

巨针　巨針　きょしん　　古代针具之一。其形同毫针，但较
　毫针略粗大。主要用于治疗半身不遂或顽痹等。但体质弱，
　气血俱虚者慎用。　　古代の針の一種。形が毫針と同じ，
　毫針よりはやや太くて大きい。主として片麻痺あるいは
　頑痺すなわち慢性関節疾患などに用いられる。しかし体
　質の弱い，気血ともに虚な患者には愼んで用いるべきで
　あること。

拒按　きょあん　　疼痛部位因按压而痛增。属里实证。　　
　疼痛の部位を抑えて圧迫を加えることによって痛みが激
　しくなること。裏実証に属するもの。

剧药　劇薬　げきやく　　药物的作用强烈者。　　薬物の
　作用の激しいもの。

聚散(开)障　聚散(開)障　しゅうさん(かい)しょう　　又
　称星月聚散、浮萍障。类似散在性角膜炎。　　別称は星月
　聚散，浮萍障。散在性角膜炎に類似するもの。

聚星障　しゅうせいしょう　　黑精生翳，呈细颗粒状，聚散
　如星，类似树状角膜炎、点状角膜炎。　　角膜に細い顆粒状
　の翳ができる，星の如く散っては集まり，発作を繰り返す。
　樹状突起性角膜炎あるいは点状角膜炎に類似するもの。

JUAN　蠲卷

juān　蠲

蠲痹汤　蠲痹湯　けんぴとう　　方剂。成分：羌活、姜黄、防
　风、赤芍、当归、黄芪、甘草、生姜。主治：营卫两虚之风痹。见
　项背拘急、肩肘臂痛、举动困难等。　　方剤。薬物構成：羌
　活，薑黄，防風，赤芍，当帰，黄蓍，甘草，生薑。応用：営，衛と
　もに虚である風痺に用いる。症状には項（うなじ）背部が
　強張り，肩，肘と上肢の痛み，運動も痛みによって製限され
　る。

蠲邪　けんじゃ　　除去病邪之意。　　病邪を除去する意味
　のこと。

juǎn　卷

卷柏　卷柏　けんばく　　中药。全株入药。生用活血，炒炭

止血。　　中药。药用部分は全株。生で用いると活血し、炭に炒ると止血する作用がある。

卷帘疗　卷簾疗　けんれんちょう　疗生于舌上者。疗瘡が舌の上にできるもの。

卷舌痈　卷舌癰　けんぜつよう　痈生于舌下左右或正中者。　癰が舌下の左右あるいは正中にできるもの。

JUE　撅决绝厥爵蹶

juē　撅

撅肋　けつろく　肋骨骨折。　肋骨の骨折。

jué　决绝厥爵蹶

决渎之官　决瀆の官　三焦。有疏通人体水道作用。　三焦をさす。人体の水道を疏通する作用がある。

决明子　けつめいし　中药。种子入药。用于清肝明目、润肠通便。　中薬。薬用部分は種子。清肝明目、潤腸通便の作用がある。

绝骨　絕骨　ぜっこつ　又称悬钟。穴位。主治：颈项强痛、下肢瘫痪、坐骨神经痛、偏头痛等。　別称は懸鐘。穴位。応用：頸項（うなじ）強張って痛み、下肢麻痺、坐骨神経痛、片頭痛などの作用がある。

绝(脱)汗　ぜつ(だつ)かん　病危时汗出淋漓，汗液粘而冷。　病気が危篤のとき、淋漓（りんり）とたまの汗をかく、汗が粘稠で冷たいもの。

绝经期　絕経期　ぜっけいき　妇女五十岁左右闭经之生理现象。　婦人が五十才ごろに月経閉止が來る生理現象。

厥　けつ　⇒厥(jué)证

厥聋　厥聾　けつろう　耳聋伴眩晕。　耳聾が目まい（眩暈）を伴うもの。

厥逆　けつぎゃく　四肢厥冷，即冷从手足末端至肘膝关节。　四肢厥冷すなわち冷えることが手足の指から肘膝の関節部位にまで達すること。

厥(脑)逆头痛　厥(脑)逆頭痛　けつ(のう)ぎゃくずつう　寒邪犯脑所致的头痛。症见头痛连及齿痛。　寒邪が脳を侵すことによる頭痛。この頭痛は歯痛をいっしょに伴うこと。

厥气　厥気　けっき　引起四肢厥冷，精神失常或突然昏仆之病因。如阴阳失调、气血逆乱、痰浊闭阻、食积停滞或暴痛等。　四肢厥冷、精神異常あるいは突然昏倒などを引き起す病因。たとえば陰陽の失調、気血の逆乱、痰濁閉阻、食積停滞あるいは暴痛などのこと。

厥疝　けつせん　以脐周绞痛、胁痛、恶心、呕吐涎沫、手足厥冷为主要表现的疾患。　臍の周囲の仙痛、脇痛、悪心、嘔吐では涎沫を吐く、手足は厥冷などを主な症状とする疾患。

厥心痛　けつしんつう　寒气厥逆，心痛彻背并伴有瘈疭的病证。　寒気による厥逆、すなわち四肢が厥冷、けいれんを伴う心痛が背部にまでおよぶ病証。

厥阴　厥陰　けついん　经脉名称之一。是阴气发展的最后阶段，开始重新向阳的方面转化过程。　経脈の名称の一つ。陰気発展の最後の段階で、ふたたび陽に向って転化し始めること。

厥阴病　厥陰病　けついんびょう　外感的最后阶段。具有

寒热错杂、阴阳消长的病理特点。临床表现有四肢厥冷、口渴、胸脘部疼痛而有灼热感，或气逆上冲感，饥而不欲食，甚至吐蛔等。　外感の最後の段階である。その特徴は寒熱が錯雑し、陰陽が消長、すなわち気あるいは陰が衰えたり盛んになったりする。症状には四肢が冷える、口渴、心窩部疼痛が灼熱感を伴い、あるいは気が逆に上行する感じがし、空腹であるのに食慾がない、場合によっては回虫を吐き出すなどが見られること。

厥阴经　厥陰経　けついんけい　手厥阴心包经与足厥阴肝经皆属厥阴经。　手の厥陰心包経と足の厥陰肝経がみな厥陰経に属するもの。

厥阴俞　厥陰俞　けついんゆ　穴位。主治：神经衰弱、胸闷、胸痛、心悸等。　穴位。応用：神経衰弱、胸内苦悶感、胸痛、心悸など。

厥阴头痛　厥陰頭痛　けついんずつう　①因厥阴经失调所致的头痛。②沿头部厥阴经疼痛。　①厥陰経の異常による頭痛。②頭部の厥陰経に沿って痛むこと。

厥阴为合　厥陰は合為り　厥阴为阴气发展的最后阶段，开始向阳气转化。又是三阴经位于最里层者，因而有厥阴为合之称。　厥陰が陰気発展の最後の段階で、ふたたび陽に向って転化し始める。また、三陰経の最も内層に位する。故に厥陰は合と為る名称があること。

厥证　厥証　けつしょう　①突然昏倒，不省人事，常伴有四肢寒冷的证候。②四肢寒冷。③气逆自腹部上升心胁部。④癃证之危重者。　①突然昏倒，人事不省，常に四肢厥冷を伴う、すなわち肘、膝関節より末梢まで冷えること。②四肢が寒冷。③気が腹部から逆に胸部に昇る。④癃証すなわち尿閉の重症のこと。

爵床　爵床(牀)　しゃくしょう(しょう)　中药。全草入药。用于清热解毒、消疳积。　中薬　薬用部分は全株。清熱解毒、疳積を消散する作用がある。

蹶　けつ　⇒厥(jué)证

JUN　君皲峻

jūn　君皲

君臣佐使　くんしんさし　又称主、辅、佐、引。诸药在方中之不同作用。　別称は主、輔、佐、引。薬物が方剤中において異なる作用のこと。

君火　くんか　即心火。　すなわち心火であること。

君迁子　君遷子　くんせんし　中药。果实入药。用于止消渴、去烦热。　中薬。薬用部分は果実。消渴証を治療し、煩熱を去る作用がある。

君药　君薬　くんやく　又名主药。针对病因或主证而起主要治疗作用的药剂。　別名は主薬。病因あるいは主証に対して治療する作用を果す薬剤のこと。

皲裂疮　皲裂瘡　くんれつそう　皲裂。　亀裂。あかぎれ。

jùn　峻

峻下　しゅんげ　用泻下作用强烈的药物通导大便。　強烈な瀉下作用を有する薬物で下痢させること。

峻下寒积　峻下寒積　しゅんげかんせき　用有强烈泻下作用的药物以攻逐寒积的治法。　強烈な瀉下作用を有する薬物で寒性の積滞を攻逐する治療法。

K

KA 咯

kǎ 咯

咯血 かっけつ 无咳而自喉中吐出血块或鲜血。 血の塊あるいは鮮血が咳を伴わないで喉から吐き出されること。

KAI 开

kāi 开

开达膜原 開達膜原 かいだつまくげん 运用芳香去浊的药物,以清除邪在膜原的治法。适应于瘟疫初起,症见阵寒阵热、无定时发作及胸闷欲呕、头痛烦躁、脉弦数等症。 芳香の薬物を用いて濁りを除く意味で,膜原の間にある病邪を除去する治療法。瘟疫の初期に適応する,症状は発作性の寒と熱が不規則に発生し,胸苦しく吐きそうな感じ,頭痛と煩燥があって脈は弦数などが見られること。

开鬼门 鬼門を開く ⇒汗(hàn)法

开合补泻法 開闔補瀉法 かいごうほしゃほう 出针较快,针退出体表时,立即以手指按揉针孔,勿使气泻者为补;出针较慢,渐出针渐摇动针柄,使针孔大开,针退出体表后,不按揉针孔,任其气外泄者为泻。 針刺の補瀉手法の一つ。速やかに針を抜き出してから,すぐ手で針孔を押えてもむ,気をもらさぬようにする,これを闔と称し,補法である。ゆっくりと針を抜きながら針柄をまわりに動かし,針孔を大きくしたまま,もまないで気をもらせるのを開と称し,瀉法のこと。

开、合、枢 開、闔、枢 かい、ごう、すう 经脉的开放,闭合,枢纽三种不同作用。如太阳经主开,阳明经主合,少阳经主枢,太阴经主开,厥阴经主合,少阴经主枢。 経脈には開放,閉闔と枢軸の三つの異った作用がある。たとえば太陽経は開,陽明経は闔,少陽経は枢,太陰経は開,厥陰経が闔,少陰経は枢を司(つかさど)る。

开噤通关 開噤通関 かいきんつうかん 治疗昏迷,不省人事,牙关紧闭的方法。用开关通窍药物擦白齿齿龈,或将少量通关散(皂角、细辛各等量的粉末)吹入病人鼻中以使得喷嚏、开口、恢复意识。 昏迷,人事不省と牙関緊急を治療する方法。開関通竅薬物を使って臼歯の歯肉の上をこすり,あるいは小量の通関散(皂角と細辛をそれぞれ等分量の粉末)を病人の鼻の中に吹きつけ。くしゃみをさせて,口を開かせ,意識を回復させること。

开痞 開痞 かいひ 理气法之一。用辛香理气药,以治疗上腹痞满的方法。 理気法の一つ。辛香理気の薬物を使って,上腹部の膨満を緩める治療方法。

开窍(闭) 開竅(閉) かいきょう(へい) 又称宣窍、醒脑、醒神。用芳香开窍的药物治疗邪阻心窍的方法。 別称は宣竅、醒脳、醒神。芳香開竅の薬物を用いて邪気か心竅を閉塞した疾病を治療する方法。

开窍化痰 開竅化痰 かいきょうかたん 治疗因痰所致心窍闭塞疾病的方法。热痰时,发热、昏迷、呼吸困难、四肢抽搐,用清热化痰、芳香开窍药治疗。寒痰时,突然昏倒、不省人事、面色苍白、手足逆冷、脉沉,用温热性化痰及芳香开窍药物治疗。 痰による心竅を閉塞した疾病を治療する方法。熱痰の場合,発熱,昏睡,呼吸困難,四肢がひきつけ,清熱化痰と芳香開竅の薬物を用いて治療する。寒痰の場合,突如昏倒し,人事不省となり,顔色は青白く,手足は冷たくなり,脈象は沈を呈する。温熱性の化痰と芳香開竅の薬物を用いて治療すること。

开提 開提 かいてい 驱散表里之邪,并且升提清气的治法。可治疗外有表证,同时又有病邪内陷的腹泻等证。 表裏両方の邪気を除去し,清気を上方へ昇るようにする治療法。外には表証があり,同時に病邪が内陥している下痢などの病証を治療する場合に用いる。

开胃 開胃 かいい 治疗消化不良及食欲低下的方法。 消化不良と食慾不振を治療する方法。

开郁结 鬱結を開く 用疏肝理气药物治疗情志郁闷所致气滞的治法。 疏肝理気の薬物を用いて感情が鬱屈して気滞を引き起す病証を治療する方法。

开郁醒脾 開鬱醒脾 かいうつせいひ 用宽中开郁及芳香健脾药物治疗情志抑郁,脾为湿困,运化无力的病证。 寛中開鬱と芳香健脾薬物を用いて精神の抑郁,脾の運化する機能が低下する病証を治療する方法。

KAN 坎颗

kǎn 坎颗

坎离 かんり 气功用语。宇宙间包括医学在内的两事物之间截然对立,如火、水、南、北、呼、吸、心、肾等。 気功の用語。宇宙間にある医学を含んだ二つの互いに対立する物事のこと。たとえば水と火,南と北,呼と吸,心と腎などのこと。

颗 かん 同腮。 頬。

KANG 亢抗

kàng 亢抗

亢害承制 こうがいしょうせい 五行学说内容之一。事物偏亢则失去平衡而为害。惟有克制亢害才能恢复相对平衡。 五行学説の内容の一つ。物事が亢(たかぶり,盛ん)に片寄れば平衡た失って害となる。亢害を克服,抑制すれば始めて相対的なバランスを保つことができること。

抗白喉合剂 抗白喉合剤 こうはくこうごうざい 方剤。成分:连翘、黄芩、麦冬、生地、元参。主治:白喉。 方剤。薬物構成:連翹、黄芩、麦門冬、生地黄、玄参。応用:ヂフテリア。

KAO 尻

kāo 尻

尻 こう 从骶骨到尾骨的通称。 仙骨から尾骨に至る部分の通称。

尻骨 尻骨 こうこつ ⇒尾(wěi)骶骨

KE 柯颏磕咳渴客

kē 柯颏磕

柯琴 かきん　17世紀初期医家,以研究伤寒学著称。撰有《伤寒来苏集》(1669)。　　紀元17世紀の初期の医家。傷寒学の研究で有名,「傷寒来蘇集」を著した(1669)。

柯韵伯 かいんはく　⇒柯(kē)琴

颏 頦 がい　あご。

磕臂出血 かいへきしゅっけつ　手臂创伤伴有出血。　出血を伴う上肢の創傷。

ké 咳

咳喘 がいぜん　⇒咳(ké)逆〔上气〕

咳逆〔上气〕 咳逆(上気) がいぎゃく(じょうき)　又称咳喘。咳嗽气逆而喘的证候。　別称は咳喘。咳嗽と気が逆に上へ昇ることによる呼吸促迫の証候。

咳嗽 がいそう　せき。

咳嗽失音 がいそうしつおん　因咳嗽而失音。　せきによる失声になること。

咳嗽痰盛 がいそうたんせい　咳嗽伴有大量痰。　咳嗽が多量の痰を伴うこと

kě 渴

渴甚 かつじん　严重口渴。　ものすごく喉が渇く感じのこと。

kè 客

客忤 きゃくご　小儿受外界异物、大声或生人惊吓。症见面色发青、口吐涎沫、喘息、腹痛、抽搐的一类病证。　小児が外界の異物,強い音あるいは見知らぬ人におびえて,顔の色は青ざめ,口から涎沫を流し,喘息と腹痛がある,肢体にはけいれんなどのある病証。

客邪 かくじゃ　⇒外(wài)邪

客主人 かくしゅじん　⇒上(shàng)关

KONG 空孔恐控

kōng 空

空腹服 空腹に服す　药物空腹时服用。　薬を空腹のときに服用すること。

空窍 空竅 くうきょう　⇒孔(kǒng)窍

空心莲子草 空心蓮子草 くうしんれんしそう　中药。新鲜地上部分入药。用于清热、凉血、解毒。　中薬。薬用部分は新鮮な地上部分。清熱,涼血,解毒の作用がある。

kǒng 孔恐

孔窍 孔竅 こうきょう　人体与外界相通的孔洞。如:五官、九窍。　人体と外界とをつなぐ孔(あな)。たとえば五官すなわち鼻、眼、唇、舌、耳である、九竅すなわち眼は二つ、耳は二つ、鼻孔は二つ、口、前陰の尿道と後陰の肛門の九竅のこと。

孔最 こうさい　穴位。主治:气管炎、支气管炎、咯血、哮喘、扁桃体炎。　穴位。応用:気管支炎、咯血、喘息、扁桃炎。

恐 こう　七情之一。情意变化的七种表现之一。过度惊恐则伤肾。　七情の一つ。情意の変化の七種の表現の一つ。恐れが過度であれば腎を傷害すること。

恐伤肾 恐れは腎を損傷する　过度恐惧则消耗损伤肾气。　過度に恐れると腎気を消耗損傷すること。

恐则气下 恐れると気が下る　恐惧过度则伤损肾气,精气下陷,出现二便失禁、遗精、滑泄等。　過度に恐れると腎気を消耗損傷し,精気を下陥させ,上昇ができなくな

る,大小便の失禁,遺精などの症状が現われること。

kòng 控

控睾 こうこう　小腹痛放散至睾丸。　下腹部痛が睾丸まで放散すること。

控脑痧 控脑痧 こうのうしゃ　①萎缩性鼻炎。②重症副鼻窦炎。③有臭味的黄色分泌物。　①萎縮性鼻炎。②重症の副鼻腔炎。③悪臭のある黄色鼻腔分泌物。

控涎丹 こうえんたん　又称妙应丸、子龙丸。方剂。成分:甘遂、大戟、白芥子。主治:水饮停于胸膈而见咳嗽、胸胁疼痛等。　別称は妙応丸,子竜丸。方剤。薬物構成:甘遂,大戟,白芥子。応用:水飲が胸膈にたまり,咳嗽,胸痛,両側の脇部痛など。

KOU 扤口叩寇

kōu 扤

扤脉 扤脈 こうみゃく　脉来浮大而软,按之中空如捻葱管。多见于大失血后。　脈は浮大で軟かく,抑えると中味がからっぽで葱の管状葉を抑えるように感じられる,多くは大失血の後に見られること。

kǒu 口

口 こう　嘴。口腔。　口。口腔。

口不仁 こうふじん　口舌麻木,味觉减退的症状。　口や舌がしびれて,味覚が減退する症状。

口不知谷味 口に穀物の味を知らず　食欲减退。　口に食物の味を知らず,食慾不振をさす。

口吃 こうきつ　どもり。

口齿科 口歯科 こうしか　元或明十三科之一。口腔及牙齿的专科。　元あるいは明代の十三科の一つ。口腔と歯の専門科のこと。

口齿类要 口歯類要 こうしるいよう　明・薛己约撰于16世纪中叶。书中记述口齿疾患,并附验案与方剂。　明代の薛己が紀元16世紀の中葉に著した,口歯の疾患を記述した専門書で治験例と方剤が合わせて述べたもの。

口齿咽喉科 口歯咽喉科 こうしいんこうか　①宋代太医局中分科之一。②清代九科之一。　①宋代の太医局の分科の一つ。②清代九科の一つ。

口臭 こうしゅう　口腔有臭味。　口臭,口腔にいやなにおいがあること。

口臭口烂 口臭口爛 こうしゅうこうらん　口腔有臭味及溃烂。　口腔内にいやなにおいと潰爛があること。

口疮 口瘡 こうそう　生于口腔内的黄白色如豆粒大粘膜糜烂,相当于口内溃疡。　口腔内の粘膜に黄白色の豆大の糜爛ができること。アフタ口内炎に相当するもの。

口唇发紫 口唇,紫色し　口唇发绀。　唇がチアノーゼを呈すること。

口淡 こうたん　口中味觉减退,一般由脾胃功能低下所致。　口の味覚が減退する症状でふつう脾胃の機能が低下による。

口服 こうふく　经口服用。　口服する。口を経て服用すること。

口干唇裂 口乾唇裂 こうかんしんれつ　口唇干燥,皲裂的症状。　口が乾き口唇が裂ける症状。

口甘(甜) こうかん(てん)　口中有甜味的症状。多由脾胃湿热所致。　口の中にあまみがある症状,脾胃の湿熱によることが多い。

口疳 口疳 こうかん　小儿疳疾时湿热内存,胃阴不足而生口腔溃烂。　小児の疳の疾のとき,湿熱が内にあり,胃陰が足らず,口腔に潰瘍(アフタ)ができること。

口疳风　口疳風　こうかんふう　　⇒舌(shé)生泡

口噤　こうきん　　牙关紧闭。　　牙関緊急。

口噤唇青　こうきんしんせい　　牙关紧闭及口唇青紫。
牙関緊急と口唇のチアノーゼ。

口苦　こうく　　足少阳胆经证候之一。属实证,多为肝胆有
热,口中有苦味。　　足の少陽経証候の一つ。実証に属す
る,多くは肝胆に熱がある,口に苦味があること。

口软　口軟　こうなん　　五软之一。症见唇色淡白,咀嚼无
力,时流清涎。类似大脑发育不全。　　五軟の一つ。症状
は唇の色は淡白,咀嚼に力がない,ときには流涎が見られ
小児の生長遅延に類似している。

口〔舌〕糜〔烂〕　口〔舌〕糜〔爛〕　こう〔ぜつ〕び〔らん〕　　口
舌潰瘍。　　アフタ口炎が潰瘍を伴うこと。

口水　こうすい　　唾液。　　唾液。

口酸　こうさん　　口中有酸味,多见于消化不良。　　口の中
に酸味がある。消化不良によく見られること。

口喝　口喎　こうか　　口喝斜。　　口が歪みひきつる。

口沃沫多唾　こうよくまつただ　　口内流涎伴有泡沫。
口に泡沫の伴うつばきが多いこと。

口咸　こうせん　　口内有咸味。可见于肾虚。　　口に塩か
らい感じがある,腎虚すなわち腎の機能が衰えることを
示す。

口涎外溢　こうせんがいいつ　　①不自觉的流涎。②流涎
症。　　①自覚しない流涎。②流涎症。

口丫疮　口丫瘡　こうあそう　　多因热留于脾胃,儿童多
见,口角的一侧或两侧生刺或见糜烂,说话或食物则痛。
多くは脾胃に熱がたまることによる。小児によく見られ,
片側あるいは両側の口角にささくれができ,糜爛して,話
をしたり,あるいは食事のへるのときに痛みを感ずるこ
と。

口眼喝斜　口眼喎斜　こうがんかしゃ　　①一侧面瘫。②口
歪,目闭合不全。　　①片側の顔面神経麻痺。②口が歪み
ひきつり,目をしっかりと閉合できないこと。

口中和　こうちゅうわ　　口不干,味觉正常,胃气正常。
口は乾かず,味覚は正常,胃気が正常なこと。

口中无味　口の中に味無し　　⇒口(kǒu)淡

kòu　叩寇

叩刺　こうし　　用皮肤针(梅花针或七星针)在穴位皮肤上
轻敲。　　皮膚針(梅花針あるいは七星針)で皮膚の穴位
の上を軽くたたいて行う刺針法。

叩击法　叩撃法　こうげきほう　　轻轻叩击肢体的治疗方
法。　　軽く肢体をたたいて治療する方法。

寇宗奭　こうそうせき　　宋代药物学家。编有《本草衍义》
(1116)。收载常用药460种,记述其药物鉴别、药理和加工
炮制等。　　宋代の薬物学家,「本草衍義」を著わした
(1116)。常用薬を460種を記載し,薬物の鑑別,薬理と製薬
加工などを記述した。

KU　枯苦库

kū　枯

枯矾　枯礬　こはん　　中药。外用:功同明矾,长于收敛。
中薬。外用:明礬と作用が同じ,収斂に長ずること。

枯痔法　こじほう　　敷用药物和注射药剂于患部,使痔核
枯萎、坏死、脱落而愈的方法。　　枯痔薬を痔核に塗るか,
枯痔薬の注射をして痔核を乾枯,壊死,脱落させて治療す
る方法。

kǔ　苦

苦寒清气　苦寒清気　くかんせいき　　使用苦寒药物治疗

气分热证的方法。　　苦寒薬物を使って,気の分の熱を治
療する方法。

苦寒清(泄)热　くかんせい(せつ)ねつ　　运用苦寒药物以
清除里热的疗法。　　苦寒薬物を用いて裏熱を清除する
方法。

苦楝皮　くれんぴ　　中药。树皮入药。用于驱蛔虫。
中薬。薬用部分は樹皮。回虫を駆除する作用がある。

苦楝子　くれんし　　⇒川(chuān)楝子

苦木　くもく　　中药。树皮及叶入药。用于抗菌消炎、祛湿
解毒。　　中薬。薬用部分は樹皮と葉。抗菌,消炎,除湿,
解毒の作用がある。

苦入心　苦は心に入る　　苦味入心。苦味药物作用于心。
苦味は心に入る。故に苦味の薬物で心の疾病を治療する
ことができる。

苦参　くしん　　中药。干根入药。用于清热燥湿,杀虫止痒。
中薬。薬用部分は乾燥の根。清熱,燥湿,殺虫,止痒の作用
がある。

苦温平燥　くおんへいそう　　治疗外感凉燥表证的方法。
适用于秋季感冒后出现轻微头痛,怕冷,不出汗,流清涕,鼻
腔、嘴唇、咽喉干燥等症。　　外感の涼燥の表証のあるも
のを治療する方法。秋に感冒の後軽い頭痛,寒さをいやが
り,汗が出ない,稀薄な鼻汁,鼻腔,唇と咽喉の乾燥感など
の症状を呈する病証に用いる。

苦杏仁　くきょうにん　　中药。苦味种仁入药。用于止咳、平
喘、润肠。　　中薬。薬用部分は苦味の種子の仁。止咳,平
喘,潤腸の作用がある。

苦竹叶　苦竹葉　くちくよう　　中药。嫩叶入药。用于清
热、明目、利窍、解毒、杀虫。　　中薬。薬用部分は若葉。清
熱,明目,孔竅を利かせ,解毒,殺虫の作用がある。

kù　库

库房　庫房　こぼう　　穴位。主治:支气管炎、胸痛等。
穴位。応用:気管支炎,胸痛など。

KUA　胯

kuà　胯

胯腹痈　胯腹癰　こふくよう　　腹股沟化脓性淋巴结炎。
鼠径部の化膿性リンパ節炎。

胯骨　胯骨　ここつ　　⇒髋(kuān)骨

KUAI　块快

kuài　块快

块根木兰　塊根木蘭　かいこんもくらん　　中药。块根入
药。用于止痛、消炎。　　中薬。薬用部分は塊根。止痛,消
炎の作用がある。

快速进针　快速進針　かいそくしんしん　　快速将针刺入
的方法。　　速やかに針をさしいれる方法。

KUAN　宽髋款

kuān　宽髋

宽胸　寛胸　かんきょう　　①缓解胸部压迫感。②胸中痞满
的治法。　　①胸部の圧迫感を緩解する治法。②胸部の
つかえる感じを治療する方法。

宽胸散结　寛胸散結　かんきょうさんけつ　　缓解胸中痞
满,消散结滞的治法。　　胸部のつかえる感じを緩め,結
滞を散らす治療法。

宽中　寛中　かんちゅう　　⇒疏(shū)郁理气

宽中散结　寛中散結　かんちゅうさんけつ　　用宽中行气

药物缓解痞满,消散结滞的治法。　　寛中行気の薬物を用いて上腹部の膨満感を緩解し,結滞を消散する治療法。

髋骨　髖骨　かんこつ　　又称胯骨、跨骨、髁骨。　　別称は胯骨,跨骨,髁骨(かこつ)。寛骨のこと。

kuǎn 款

款冬花　かんとうか　　中药。花蕾入药。用于止咳化痰、润肺下气。　　中薬。薬用部分は蕾。止咳,化痰,潤肺,下気すなわち気を順調に行くようにする作用がある。

KUANG 狂

kuáng 狂

狂　きょう　　精神病的一种。精神狂躁,动作粗鲁,有违背常理的行为。　　精神病の一種。精神がたけり狂い,動作が荒荒しい,常規にそむいた行為をすること。

狂犬伤　狂犬傷　きょうけんしょう　　受狂犬所伤。　　狂犬による傷害。

狂言　きょうげん　　失去理性荒唐不能自制的语言。　　理性を失い,荒っぽく自己制限のできない言語。

KUI 揆溃瘭

kuí 揆

揆度奇恒　奇恒(きこう)を揆度(きたく)す　　辨证要则之一。揆度为推断思考之意,奇者特殊之意,恒者普通之意。诊断辨证时将一般与特殊变化进行巧妙观察以正确辨证。　　辨証要則の一つ。揆度はおしはかる,はかり考えるの意味,奇は特殊なもの,恒は普通のものの意味,診断,辨証に当って一般の法則と特殊な変化を巧みに観察して正しく辨証をすること。

kuì 溃瘭

溃疡不敛　潰瘍不斂　かいようふれん　　溃疡不愈合。　　潰瘍がなおらないこと。

瘭瘕疝　癆瘰疝　たいりゅうせん　　生于腹腔内的包裹性、化脓性炎症肿块伴有尿闭者。　　腹腔内にできる包嚢性,化膿性の炎症腫塊が排尿困難を伴うこと。

瘭疝　癆疝　たいせん　　①嵌顿疝。②外生殖器之溃疡及损伤。③阴囊、睾丸,阴茎肿胀、疼痛,结节及麻木。　　①ヘルニア嵌頓症。②外生殖器の潰瘍と損傷。③陰嚢,睾丸,陰茎の腫脹,疼痛,結節と痺れがあること。

瘭阴　癆陰　たいいん　　睾丸与阴茎痛。　　睾丸と陰茎の疼痛。

KUN 昆

kūn 昆

昆布　こんぶ　　中药。叶状体入药。用于软坚散结、消痰利尿。　　中薬。薬用部分は葉状体。軟堅,散結,消痰,利尿の作用がある。

昆仑　昆侖　こんろん　　①穴位。主治:后头痛、背脊痛、坐骨神经痛、踝关节疾患等。②气功用语。炼气功中丹田的别称,或指头顶。　　①穴位。応用:後頭痛,脊柱,背部痛,坐骨神経痛,足関節疾患など。②気功の用語。昆侖は山の名で気功の鍛煉の中では丹田の別称。または頭頂をさすこともある。

KUO 蛞

kuò 蛞

蛞蝓　かつゆ　　中药。全体入药。用于清热祛风、消肿解毒、破瘀通经。　　中薬。薬用部分は全体。清熱,祛風,消腫,解毒,瘀血を破り,経絡を通ずる作用がある。

L

LA 拉蜡辣

lā 拉

拉法　らほう　　骨折有重叠移位时的基本复位手法。　　骨折のときに骨が重った場合の基礎的な復位手法。

拉腿手法　らたいしゅほう　　伤科一种治疗腰痛的手法。　　脚を引く手法。傷科において一種の腰痛を治療する手法。

là 蜡辣

蜡壳　蠟殻　ろうかく　　中空圆形球状蜡壳,直径二至三厘米,用于包裹药丸。　　中空の丸い形の蠟で造った殻。直径2~3センチで丸薬を包んで密閉する殻。

辣椒　らっしょう　　中药。果入药。用于温中散寒、健胃消食。　　中薬。薬用部分は果実。温中散寒,健胃消食の作用がある。

辣蓼　らつりょう　　中药。全草入药。用于除湿、化滞,治疗痢疾、肠炎、食滞。　　中薬。薬用部分は全株。除湿,積滞を除去し,痢疾,腸炎,食物の積滞などを治療する作用がある。

LAI 莱癞

lái 莱

莱菔子　萊菔子　らいふくし　　中药。种子入药。用于祛痰、降气、消积除胀。　　中薬。薬用部分は種子。祛痰,降気,消積と膨満を除くなどの作用がある。

lài 癞

癞头疮　癩頭瘡　らいとうそう　　⇒白(bái)秃疮

LAN 兰阑蓝烂

lán 兰阑蓝

兰茂　蘭茂　らんも　　明代本草学家(1397~1496)。约于15世纪中叶撰有《滇南本草》。包括许多少数民族地区的医药经验。　　明代の本草学家(1397~1496)。およそ15世紀の中葉に著した「滇南本草」には数多くの少数民族地区の医薬経験が含まれるもの。

兰室秘藏　蘭室秘藏　らんしつひぞう　　金・李杲撰(1276)。书中分述21门病证,其所附方剂切于实用。　　金の李杲が著した(1276)。この書には12門の病証を述べ,おのおのの方剤も実用的であった。

阑门 闌門 らんもん　　七冲门之一。回盲部。大肠与小肠连结处。　　七衝門の一つ。回盲部。大腸と小腸の連接するところ。

阑尾穴 闌尾穴 らんびけつ　　穴位。主治:阑尾炎。穴位。応用:虫垂炎。

蓝布正 藍布正 らんふせい　　中药。全草入药。用于益气补血、养阴、健脾胃、润肺化痰。　　中薬。薬用部分は全草。益気補血し、陰を養い、脾胃を健やかにし、肺を潤い、痰を化する作用がある。

蓝靛 藍澱 らんでん　　中药。制青黛时沉淀物入药。用于清热、解毒。　　中薬。薬用部分は青黛を作る場合に藍葉を発酵してできる沈殿物。清熱、解毒の作用がある。

蓝花参 藍花參 らんかじん　　中药。全草入药。用于补虚健脾、止咳化痰。　　中薬。薬用部分は全草。虚を補い、脾を健やかにし、咳を止め、痰を化する作用がある。

làn 烂

烂疗 爛疗 らんちょう　　又称水疗、脱靴疗、卸肉疗。疗疮之一。易腐烂。　　別称は水疗,脱靴疗,卸肉疗(しゃにくちょう)。疗瘡の一つ。腐爛しやすい。

烂喉丹(疫)痧 爛喉丹(疫)痧 らんこうたん(えき)さ ⇒疫(yì)喉痧

烂舌边 爛舌辺 らんぜつへん ⇒舌(shé)烂

烂腿 爛腿 らんたい ⇒臁(lián)疮

烂弦风 爛弦風 らんげんふう ⇒眼(yǎn)弦赤烂

LANG 郎狼莨

láng 郎狼

郎中 ろうちゅう　　①封建时代的官名。②古代我国南方对医生的称谓。　　①封建時代の官名。②古代南方では医師を郎中と呼ぶ習慣があった。

狼把草 ろうはそう　　中药。全草入药。用于清解湿热。　　中薬。薬用部分は全株。湿熱を清除する作用がある。

狼毒 ろうどく　　中药。根入药。用于散结、杀虫。　　中薬。薬用部分は根。結聚して塊となるものを散らせ、虫を殺す作用がある。

狼毒中毒 ろうどくちゅうどく　　症见呕吐,腹泻,头晕,严重时可致休克。　　症状には嘔吐,下痢,目まいなどがあって、ひどい場合にはショックすることがある。

làng 莨

莨菪子 ろうとうし　　中药。种子入药。用于解痉。止痛、安神。　　中薬。薬用部分は種子。けいれんを緩解し、止痛と安神の作用がある。

LAO 牢劳痨老烙落

láo 牢劳痨

牢脉 牢脈 ろうみゃく　　坚牢不移,实大弦长,沉取始得之脉象。多见于阴寒积聚的病证。　　脈が堅く移らない、実で大きく、弦で長く、沈、すなわち強く押さえて、はじめて取れる脈象。多くは陰寒が積み集まって塊となる病証に見られるもの。

劳(痨)瘵(极) 労(癆)瘵(極) ろう(ろう)さい(きょく)　　为慢性传染性疾病。因劳伤正气,正不胜邪而感劳虫所致。症见恶寒、潮热、咳嗽、咯血、消瘦、无力、自汗盗汗、舌红、脉细数等。　　慢性伝染性疾病。過労のために正気が傷まれて正が邪気に勝つことができないために労虫に感染することによる。症状には悪寒,潮熱,咳嗽,咯血,体が痩せ衰え,力がなく,汗が自然と出,寝汗をかき,舌は赤く,脈は

細数などが見られること。

劳复 労復 ろうふく　　过早操劳,七情所伤,饮食失宜或房事不节,使正气受损,导致旧病复发。　　病気がはじめて治療して、まだ十分回復していないうちに過労したり、七情のために傷まれたり、飲食に注意しなかったり、房事の疲労などのために正気が損害せられて元の疾病が再発すること。

劳宫 労宮 ろうきゅう　　穴位。主治:中风、中暑、心前区痛、口腔炎等。　　穴位。応用:卒中、暑気あたり、前胸痛、口腔炎など。

劳倦 労倦 ろうけん　　又称劳伤。多因七情内伤。症见困乏懒言、动则喘气、表热自汗、心烦不安。　　別称は労傷。多くは七情による内傷からなる。症状には疲労感と話しをしたくない、動くと呼吸促迫を起こし、体表に熱があり、静止しても汗をかき、煩って心がいらいらして落着かないなどが見られること。

劳咳 労咳 ろうがい ⇒劳(láo)嗽

劳淋 労淋 ろうりん　　五淋之一。小便不利或淋漓不已,引小腹痛,因劳倦过度而发。　　五淋の一つ。小便困難、淋漓として止らない、下腹部疼痛を伴い、疲労し過ぎるとすぐ発病すること。

劳聋 労聾 ろうろう　　劳累或房劳所致之耳聋。　　過労あるいは房事過度による耳聾。

劳疟 労瘧 ろうぎゃく　　久疟。正气虚衰或久患劳损,又感疟邪所致。　　瘧疾が長い間愈らないもの。正気が虚弱し、あるいは慢性労証の上にまた瘧疾の邪を患うこと。

劳热 労熱 ろうねつ　　①各种慢性消耗性疾病中出现的发热现象。②体质弱,劳累后出现的低热症状。　　①諸種の慢性消耗性疾病に現われる発熱現象。②体質の虚弱者が疲れることによる低熱症状。

劳嗽 労嗽 ろうそう　　肺劳咳嗽,及因劳倦,酒色过度损伤内脏所致之咳嗽。　　肺癆咳嗽。あるいは疲労,酒色の過度によって内臓が損傷されて咳嗽になること。

劳损 労損 ろうそん　　属内伤病证。多因过劳所致。症见倦怠无力、动则虚喘、自汗、心神不安等。　　内傷病証で多くは過労による。症状には疲労と脱力感があり、動くと喘息し、じっとして動かなくとも汗をかき、心がいらいらして落着かないなどが見られる。

劳则气耗 労すれば気が耗す　　过度劳累,体力消耗过甚而出现倦怠乏力、气短、出虚汗等。　　過度疲労により体力が消耗し過ぎる場合に現れるだるい、脱力感、呼吸困難、虚汗をかくなどの症状があるもの。

劳者温之 労する者は之を温む　　劳损虚弱病人应用温补药物补气温阳。　　過労による内傷病である虚弱患者には温補薬物を用いて補気温陽の治療法を使うべきであること。

劳蒸 労蒸 ろうじょう　　以潮热为主症,其热似自内蒸发而出。　　潮熱を主な症候とする。その熱があたかも内から蒸発して出るものようであること。

痨病 癆病 ろうびょう　　为虚损,劳瘵,包括肺痨。症见潮热、骨蒸、盗汗、遗精、失眠、咳嗽、吐血等。　　虚損,癆瘵肺癆を含む。症状には潮熱,骨蒸,盗汗,遺精,不眠,咳嗽,吐血などが見られること。

痨疮 癆瘡 ろうそう　　通常指结核性病变。　　ふつう結核性瘡瘍のこと。

痨痓 癆痓 ろうしゅ ⇒劳(láo)(癆)瘵(极)

lǎo 老

老沉香 老沈香 ろうじんこう　　中药。树脂入药。作用同

沉香,质量较优。　　中薬。薬用部分は樹脂。作用は沈香と同じ,質は優れていること。

老妇行经　老婦行経　ろうふこうけい　　妇女过五十仍行经者,若经来较频,一月二、三次血量反增多者,多属血失统摄所致病。　　婦人が五十才を超えてもなお月経のあること,もし頻りに来潮し,月経が月に二、三回もあって血量がかえって増加する者の多くは血が統摂を失うことによる疾病こと。

老鹳草　ろうかんそう　　中薬。地上部分入药。用于祛风除湿、舒筋活络。　　中薬。薬用は地上部分。袪風除湿,舒筋活絡の作用がある。

老黄苔　ろうこうたい　　可见于胃肠热结、津液受伤。　　胃腸に熱が結滞し,津液が損傷された場合に見られること。

老淋　ろうりん　　为老人淋证。老人精气已衰,患淋多属虚证。大小便牵痛如淋。　　老人の淋証。老人は精気がすでに衰えたから,ふつう虚証のこと,大小便のときに牽引痛があって淋の如き病証。

老伤　老傷　ろうしょう　　陈旧的外伤。　　古い外傷。

老鼠疮　老鼠瘡　ろうそそう　　⇒瘰(luǒ)病

老(郁)痰　老(鬱)痰　ろう(うつ)たん　　⇒郁(yù)痰

LUO　烙落

烙法　らくほう　　①烧灼法。②又称点烙。将针烧红不断地点烙一定的穴位的方法。　　①焼灼法。②別称は点烙。針を赤く焼いて一定の穴に点烙するの方法。

烙伤　烙傷　らくしょう　　烧灼伤。

烙铁烙法　烙鉄烙法　らくてつらくほう　　用铁具进行烧灼的治疗方法。　　鉄の器具で焼灼する治療方法。

落枕　らくちん　　①因睡眠姿势不当所致。②穴位。主治:颈项强痛。　　①睡眠のときに姿勢が適当でないことによって筋ちがいをして痛むこと。②穴位。応用:頸部とうなじの強張って痛む。

落枕颈痛　落枕頸痛　らくちんけいつう　　由落枕所致颈痛。　　ねちがえによる頸部の痛み。

落枕〔穴〕　らくちん〔けつ〕　　穴位。主治颈项部强痛。穴位。応用:頸部とうなじの強張って痛む。

LEI　雷肋泪类

léi　雷

雷公　らいこう　　传说中上古的医生。相传为黄帝之臣,精于针灸,曾与黄帝论医药。《内经》中有七篇黄帝与雷公谈论医药。　　伝説による古代の医者。伝えによれば黄帝の大臣で針灸にすぐれていた。かつて黄帝と医薬を論じた。「内経」の中に黄帝と雷公の医薬を論じた内容が七篇ある。

雷公炮炙论　雷公炮炙論　らいこうほうしゃろん　　雷敩约撰于公元五世纪,记述了制药学的基本知识和300余种药物的炮炙法。原书早佚,内容散见于后代本草书中。　　雷敩が約紀元五世紀に著した。製薬学の基礎知識と300余種類の薬物の炮炙法を記述した。原書は昔から失って,内容が後世の本草書に散見されるもの。

雷火神针　雷火神針　らいかいしんしん　　药艾条之一。含沉香、木香、茵陈、羌活等。主治:心腹冷痛、风寒湿痹、痛经等症。因疗效明显快速,故名。　　薬物艾巻すなわち薬物棒状もぐさの一種。沈香,木香,茵陳,羌活などを含む。応用:心窩部と腹部の冷え痛み,風寒湿による痺証,痛経などに用いられる。効果があきらかで速いからこの名がある。

雷廓　らいかく　　八廓之一。即目内眦下方部位。　　八廓の一つ。眼の内眦,すなわち内眼角の下方にある部位と。

雷头风　雷頭風　らいとうふう　　头面肿,头痛,头中如雷鸣。　　頭と顔面部が腫脹し,頭痛,頭の中で雷のような音を自覚すること。

雷丸　らいがん　　中药。菌核入药。用于驱杀绦虫、钩虫。　　中薬。薬用部分は菌核。条虫,鉤虫を駆殺する作用がある。

雷敩　らいこう　　南北朝时期的著名药学家。长于药物炮炙法,撰有专书,已佚。　　南北朝時代の著名な薬学家。薬物の炮炙法に長じ,専門の著作があるが今は伝っていない。

léi　肋泪类

肋疽　ろくそ　　又称夹荚疽。多见于骨髓炎、肋骨结核、肿瘤等。　　別称は夾荚疽。多くは骨髓炎,肋骨結核,腫瘍などに見られるもの。

泪　涙　るい　　五液之一。　　五液の一つ。

泪(涙)窍(堂)　涙竅(堂)　るいきょう(とう)　　泪小管开口部。　　涙小管の開口部。

泪下无时　涙,下ること時無し　⇒无(wú)时泪下。

类案　類案　るいあん　　分类的医案。　　分類した病歴。

类经　類経　るいきょう　　张介宾编(1624)。对《内经》进行类编,为研究和学习《内经》的重要参考书。　　張介賓が著した(1624)。「内経」を分類して編修し,「内経」の研究と学ぶには重要な参考書である。

类经图翼　類経図翼　るいきょうずよく　　张介宾撰(1624)。本书用图解补充《类经》的不足。　　張介賓が著した(1624)。本書は図解をもって「類経」の不足を補充した。

类书　類書　るいしょ　　按部门分类编辑的书籍。　　部門別に分類して編集した書籍。

类消证　類消証　るいしょうしょう　　因中气虚寒、浮火上游所致。症见渴欲求饮,方饮即止,面赤烦躁等。　　中気が虚寒のために浮火が上へ浮ぶことによる。症状には口が渇き,水を欲しがるが水を飲むとすぐいやになる。顔面発赤とせっかちなどが見られる。

类证活人书　類証活人書　るいしょうかつじんしょ　　宋・朱肱撰(1108)。论述伤寒各证及一些杂病,是研究《伤寒论》较早的一部著作。　　宋の朱肱が著した(1108)。傷寒の諸証と若干の雑病を論述した「傷寒論」研究の早期の著作である。

类证治裁　類証治裁　るいしょうちさい　　林佩琴撰(1839)。作者对内、妇、外科等病证的病因、临床表现及治疗详予辨析,为一本较有影响的临床参考书。　　林佩琴が著した(1839)。作者は内,婦人,外科などの病証の病因,臨床の症状および治療に對して詳しく辨証,解明した。わりあいに影響のある臨床参考書。

类中风　類中風　るいちゅうふう　　由内风引起的中风病。　　内風から引き起された中風病。

LENG　冷

lěng　冷

冷秘　れいひ　　脾肾阳虚有寒性症状的便秘。症见唇淡口和、四肢不温、腰腹觉冷、喜热恶寒、小便清长、舌胖苔白、脉细无力等。　　脾腎の陽虚と寒性症状のある便秘。症状には唇は淡く,口に味がない,手足は温かくない,腰と腹部に冷たく感じ,熱さを好み,寒さをいやがり,小便がすんで長い,舌質が胖,舌苔が白色,脈が細で力がな

いなどが見られること。

冷敷 冷敷 れいふ 冷湿布。

冷服 冷服 れいふく 汤药冷时服用。　湯薬を冷たくして飲む。

冷疳 冷疳 れいかん 又称瘦冷疳。小儿疳疾久者。　別称は瘦冷疳。小児の栄養不良、疳疾の古い者。

冷汗 冷汗 れいかん 畏寒,肢冷而汗出。多因阳虚而致。　寒さを畏れ、四肢が冷たく汗が出る。多くは陽虚による。

冷灸 冷灸 れいきゅう ⇒天(tiān)(冷,自)灸

冷厥 冷厥 れいけつ ⇒寒(hán)厥

冷劳 冷勞 れいろう 妇女虚劳病属于阴证、寒证者。其主要表现为:小腹冷痛、手足痛、纳差、便溏、间有恶心呕吐、时冷时热、月经紊乱、形体消瘦、骨节酸楚等。　婦人の虚劳病が陰証、寒証に属する者。その主な症状は下腹部の冷え痛み、手足が痛み、食慾不振、大便が溏すなわち軟便で、稀に悪心嘔吐があり、ときに冷え、ときに熱く感じ、月経不順、体か瘦せて来る、関節がだるく痛むなどがあること。

冷泪 冷淚 れいるい 多因肝肾两虚,招引外风等所致。　多くは肝肾の両方とも虚であるため、外風に犯されることによる。

冷痢 冷痢 れいり ⇒寒(hán)痢

冷庐医话 冷廬醫話 れいろいわ 又名《撷拾闻见》。陆以湉撰(1897)。主要为医学杂谈和笔记。　別称は「撷拾闻见」。陸以湉が著した(1897)。医学雑談と記録を主とした書物。

冷〔气〕心痛 冷〔気〕心痛 れい〔き〕しんつう 又称寒厥心痛。①症见心痛暴发、心痛彻背、背痛彻心或痛热绵绵不休、可伴手足厥逆、通身冷汗出、便溺清利或大便利而不渴、气微力弱、脉沉细无力等。②类似心绞痛。　別称は寒厥心痛続。①症状には突然の心痛、心痛が背部にまで波及し、背部痛がまた心に波及する、あるいは痛み、熱い感じが続いで止らない、手足の厥逆すなわち肘と膝より遠端に冷える、全身に冷汗をかき、尿が澄み、大便が順調で口が渴かない、気と力が微弱である。脈が沈細、力がないなどが見られる。②狭心症に類似する。

冷热疳 冷熱疳 れいねつかん 疳之二种,通常以疳之新久和证候表现来鉴别。疳之新者,偏于外(体表)、偏于热者为热疳,疳之久者而偏于内(脏腑)、偏于寒者为冷疳。　二種類の疳証(小児の栄養不良)をさし、ふつうつ発病時間の長短と証候の表現によって鑑別する。新しく発病し、しかも外、すなわち体表にあり、熱のあるものを熱疳とし、長日期から発病し、しかも内、すなわち臓腑にあり、寒のあるのを冷疳とする。

冷痰 冷痰 れいたん ⇒寒(hán)痰

冷痛 冷痛 れいつう 有寒性症状的疼痛,痛处有冷感,局部喜热的症状。可见于胃痛、腹痛、痹症等。　寒性症状のある疼痛、痛むところに冷感があって、局所に熱を加えることを欲しがるなどの症状がある。胃痛、腹痛、痺証などに見られるもの。

冷哮 冷哮 れいこう 因寒邪引起的哮喘。症见呼吸急促、喉中有哮鸣音。咳吐清稀粘液痰、胸闷、面色灰暗、舌苔白滑、脉浮紧。　寒邪による喘息。症状には呼吸促迫、喉に喘鳴音がある。稀薄な粘液痰を吐き、胸内苦悶感、顔色は暗灰色、舌苔は白く、滑らかである、脈は浮緊を呈すること。

冷心痛 冷心痛 れいしんつう ⇒冷(lěng)〔气〕心痛

痛

LI 厘离鹂蠡李里理历厉立丽利沥疠戾荔栗痢

lǐ 厘离鹂蠡

厘正按摩要求 厘正按摩要求 りせいあんまようきゅう 清・张振鋆辑(1889)。本书在明・周于蕃《小儿推拿秘诀》一书基础上,进一步校订编辑而成。包括辨证立法,各种按摩手法,取穴法以及对24种疾病的推拿法。　清の張振鋆が編集した(1889)。本書は明の周于蕃の「小児推拿秘訣」を基礎として、校正編集してできたもの。辨証、立法、諸種の按摩手法、取穴法と24種の疾病の推拿法が含まれているもの。

离而复合 離して、また合す 整复手法之一。先使骨折的断端分离,再恢复到正常位置。　整復手法の一つ。先づ骨折の骨折端を分離させてから元の正常な位置に回復させる手法。

离经脉 離経脈 りけいみゃく 过快或过慢的脉象,或孕妇分娩期间速率加快的脉象。　速すぎあるいは緩慢しすぎる脈象。また妊婦が分娩期間に脈率が増加する脈象のこと。

鹂黑斑 鹂黑斑 れいこくはん 皮肤呈黄褐或暗黑色斑块,大小不一,枯暗无光泽,即黄褐斑,类似肝斑。　皮膚に黄褐色あるいは暗黒色の斑ができ、大きさは一致しない、枯れて光沢がない。すなわち黄褐斑で肝斑に類似するもの。

蠡沟 蠡溝 れいこう 穴位。主治:盆腔炎、尿潴留、阳萎等。　穴位。応用:骨盤内蜂巣炎、尿閉、陽萎など。

lǐ 李里理

李杲 りこう 金代著名医家。著有《脾胃论》、《内外伤辨惑论》、《医学发明》等书。为补土派的创始人,认为内伤脾胃,百病由生,主张调理脾胃,升提中气之法。　金代の著名な医家。「脾胃論」、「内外傷辨惑論」、「医学発明」などの書を著した。補土派の創始人である。彼は内に脾胃を傷めることにより百病が生じると考え、脾胃を調理し、中気を昇提する方法を主張した。

李濂 りれん 明代文人,编成《医史》一书,记述六十五位名医的传记,为现存最早的医史人物传记专书。　明代の文人。「医史」を編集して65名の名医の伝記を記述した。現存する最も古い医史人物の傳記の専門書である。

李濂医史 りれんいし ⇒医(yī)史

李念莪 りねんが ⇒李(lǐ)中梓

李时珍 李時珍 りじしん 明代伟大医学家、科学家(1518～1593)。曾于太医院任职。1587年完成巨著《本草纲目》。不仅是部本草学,且是一部博物学百科全书。并著有《濒湖脉学》、《奇经八脉考》等。　明代の偉大な医学家、科学家(1518～1593)。曾つて太医院に任職した。1587年に巨作「本草綱目」を完成した。本草学だけではなく、一つの博物百科全書でもある。また「瀕湖脈学」、「奇経八脈」などを著した。

李士材 りしざい ⇒李(lǐ)中梓

李惺庵 りせいあん 清代医学家。通各家之说,汇集前人关于内科杂证的诊治经验,撰有《证治汇补》(1687)。　清代の医学家、各家の説に通じる。前人の内科雑証の診断と治療の経験を集めた「証治匯補」(1687)を著した。

李修之 りしゅうし ⇒李(lǐ)惺庵

李迅 りじん 南宋医家,精外科。于1196年编成《集验背疽方》。　南宋の医家で外科にすぐれていた。紀元1196年に「集験背疽方」の編修をした。

李用粹 りようすい 李(lǐ)惺庵

李中梓　りちゅうし　　明代医家(1588～1655)。深谙宋、金、元各家之学，著述较多，其中《内经知要》流传较广。　　明代の医家(1588～1655)。宋，金，元各家の学に精通し，著述がわりあいに多く。その中の「内経知要」が広く伝わっている。

里寒　裏寒　りかん　　内在脏腑的寒证。主要表现有畏寒肢冷、面色苍白、腰膝痠冷、大便溏泻、小便清长、脉沉迟或微细、舌质淡、苔白润等。　　臓腑の寒証。主要症状には寒さをおそれ，四肢が冷える，顔色が蒼白で，腰と膝がだるく冷える。軟便あるいは下痢をし，小便が澄んで長く，舌苔は白くて湿っているなどがあること。

里寒格热　裏寒，熱を格す　　①下寒格拒上热。②⇒阴(yīn)盛格阳　　①下方にある寒が上部の熱をはばむこと。②⇒陰(yīn)盛格陽

里喉痈　裏喉癰　りこうよう　　咽頭後壁にできる膿瘍。

里急　裏急　りきゅう　　《诸病源候论》肾精缺损之七伤之一。为便意不堪忍耐的证候。　　「諸病源候論」に腎精欠損の七傷の一つ。大便を我慢できない症候。

里急后重　裏急後重　りきゅうこうじゅう　　しぶり腹，テネスムス。

里结　裏結　りけつ　　便秘。

里热　裏熱　りねつ　　胃肠、肺胃实热或肝胆郁热。主要表现有高热、不恶寒反恶热、口渴引饮、烦躁或心烦口苦、小便短赤、舌质红苔黄、脉洪数或弦数有力等。　　胃腸と肺胃の実熱あるいは肝胆の鬱熱。主な症状には高熱，悪寒がないが反して悪熱がある，口が渇いて水を欲しがる，煩躁あるいはいらいらして口が苦い，小便が短かくて赤い，舌質は赤く，舌苔は黄色い，脈象は洪数か弦数で力が強いなどがあること。

里实　裏実　りじつ　　①内在脏腑的实证。②肠内有形之邪阻滞而不畅通，出现腹胀、腹痛、大便秘结等症候。③停留在体内的各种病理产物所表现的病证。如痰饮、瘀血、虫积、食积等。　　①臓腑の実証。②腸内に有形の邪が集結して通らなくなる，腹部膨満感，腹痛，便秘などが現れる。③体内に停滞する諸種の病理素因による病証。たとえば痰飲，瘀血，虫積，食積などであること。

里虚　裏虚　りきょ　　脏腑气血不足，机能衰退的虚弱证候。　　臓腑の気血が不足し，機能が衰退した証候。

里虚寒证　裏虚寒証　りきょかんしょう　　在八纲辨证中，与表热实属于阳的证相对而言，属于阴。　　八綱辨証において陽に属する表熱実証と反対して陰に属するもの。

里虚热证　裏虚熱証　りきょねつしょう　　居于里的虚热证。　　裏にある虚熱証のこと。

里证　裏証　りしょう　　与表证相对而言，凡脏腑等的病理变化所表现出的证候。　　表証に反対していうもの。すべての臓腑などの病理変化による証候。

理筋〔手法〕　りきん〔しゅほう〕　　外治的手法。将由扭挫伤所致的筋脉扭曲及翻转、拳缩等纠正过来的手法。　　外治の手法。挫傷による筋脈がひねり，曲りあるいは反転，けいれんするのを直す手法。

理气　理気　りき　　运用行气、降气或补气药物治疗气滞、气逆、气虚的方法。　　行気，降気あるいは補気薬物で気滞，気逆，気虚を治療する方法。

理气化瘀　理気化瘀　りきかお　　用行气活血药物治疗气滞血瘀的方法。　　行気活血の薬を用いて気滞血瘀を治療する方法。

理气开郁　理気開郁　りきかいうつ　　用行气活血解郁药物治疗气郁的方法。　　行気活血解鬱の薬を用いて気

の鬱滞を治療する方法。

理气宽中　理気寛中　りきかんちゅう　　用行气宽胸利膈药物治疗胸膈部气郁所致胸胁满闷的方法。　　行気寛胸と利膈の薬物を用いて胸膈部の気の鬱滞による胸脅部のつかえるとを治療する方法。

理气通便　理気通便　りきつうべん　　用行气、降气的药物治疗大便不通，便秘的方法。　　行気，降気の薬物を用いて大便の通じないことと便秘を治療する方法。

理气通经　理気通経　りきつうけい　　用行气活血的药物治疗肝郁或气滞所致的月经不调的方法。　　肝鬱あるいは気滞による月経不順を治療する方法。

理气止痛　理気止痛　りきしつう　　行气药物治疗由气滞所致疼痛的方法。　　行気の薬物を用いて気の鬱滞による痛みを治療する方法。

理气止痛药　理気止痛薬　りきしつうやく　　治疗由气滞所致疼痛的药物。　　気の鬱滞による痛みを治療する薬物。

理伤续断　理傷続断　りしょうぞくだん　　处理各种外伤、骨折的方法。　　諸種の外傷，あるいは骨折を処理する方法。

理伤续断方　理傷続断方　りしょうぞくだんほう　　又称《仙授理伤续断秘方》。为最早的正骨名著，唐·蔺道人传，约刊于公元846年，对骨折脱臼的牵引、接合及固定均有独到的论述。　　別称は「仙授理傷続断秘方」。最も古い正骨療法の名著。唐代の蘭道人が伝えたもの。約紀元846年に書いた医書である。骨折，脱臼に関する牽引，接合あるいは固定について独特な論述をした。

理血　りけつ　　调理血分病的方法。包括补血、凉血、活血、祛瘀、止血等。　　血分病を治療する方法。これには補血，涼血，活血，瘀血を除去する，止血などがあること。

理瀹骈文　理瀹骈文　りやくべんぶん　　清·吴尚先撰(1870)。以骈文体记述以膏药为主对常见病的外治法专书。具有简、便、验、廉的特点。　　清代の呉尚先が著した。(1870)。　　べんれい体で記述したもので，主として膏薬を用いて多発病を治療する外治法の専門書。方法は簡単，便利，有効，廉価などを特徴とすること。

理(调)中　理(調)中　り(ちょう)ちゅう　　调理中焦脾胃的方法。多用于脾胃虚寒证。　　中焦の脾胃病を治療する方法。多くは脾胃の虚寒証に用いるもの。

理中安蛔汤　理中安蛔湯　りちゅうあんかいとう　　方剤。成分：人参、白术、干姜、蜀椒、茯苓、乌梅。主治：脾胃虚寒，蛔虫腹痛。　　方剤。薬物構成：人参，白朮，幹薑，蜀椒，茯苓，烏梅。応用：脾胃の虚寒が虫を伴うことによる腹痛。

理中化痰丸　りちゅうかたんがん　　方剤。成分：人参、干姜、白术、炙甘草、制半夏、茯苓。主治：脾胃虚寒兼见咳嗽痰多。　　方剤。薬物構成：人参，乾薑，白朮，炙甘草，製半夏，茯苓。応用：脾胃の虚寒，咳嗽に痰の多い病証。

理中降痰丸　理中降痰丸　りちゅうこうたんがん　　方剤。成分：人参、干姜、白术、炙甘草、制半夏、茯苓、苏子。主治：脾胃虚寒兼咳嗽痰多而咳喘较甚者。　　方剤。薬物構成：人参，乾薑，白朮，炙甘草，製半夏，茯苓，蘇子。応用：脾胃虚寒と咳嗽に痰が多い，しかも咳嗽喘息のひどい病証。

理中丸　りちゅうがん　　方剤。又称人参汤。成分：人参、干姜、炙甘草、白术。主治：脾胃虚寒。症见食少呕吐、泄泻腹痛等症。　　方剤。別称は人参湯。薬物構成：人参，乾薑，炙甘草，白朮。応用：脾胃の虚寒。症状には食慾低下，嘔吐，下痢と腹痛が見られるもの。

l　　历厉立丽利沥疬疠荔栗痢

历代名家医术　歴代名家の医術　宋・周守忠撰(1220)。记叙宋以前名医事迹和医林掌故,以及某些疑难病证的案例。　宋代の周守忠が著した(1220)。宋代より前の名医の事蹟と医学界のものがたりと若干の治療しにくい病歴を記述した。

历节〔风〕　歴節〔風〕　れきせつ〔ふう〕　⇒白(bái)虎历节

厉兑　厲兌　れいだ　穴位。主治:多梦、热病等。　穴位。応用:多夢、熱性病など。

厉痈　厲癰　れいよう　发生于足背两旁的急性、局限性、化脓性炎症。形虽小而病情较严重。　足背の両側にできる急性,限局性,化膿性炎症。形は小さいが病情がひどい。

立迟　立遅　りっち　五迟之一。小儿周岁后仍迟迟不能站立。　五遅の一つ。小児が生れてから一年になってもまだ立つことのできないこと。

立法　りっぽう　根据辨证论治确定治法。　辨証論治により治療方法を定めること。

立位手法　りついしゅほう　腰部扭伤后,患者取立位姿势的治疗手法。　ぎっくり腰になった患者が立つ姿勢を取って治療する手法。

丽江山慈姑　麗江山慈姑　れいこうさんじこ　⇒山(shān)慈姑

利胆退黄　りたんたいおう　使胆汁通利及消退黄疸的治法。　胆汁を通じ,黄疸を消退させる治療方法。

利筋骨　りきんこつ　改善肌肉关节的运动功能的治法。　筋肉,関節の運動機能をよくする治療方法。

利尿　りにょう　⇒利(lì)水

利尿除湿　りにょうじょしつ　利尿以消除湿邪的方法。　利尿して湿邪を除去する治療方法。

利尿通淋　りにょうつうりん　利尿以治疗小便淋漓不尽的方法。　利尿して,小便が淋瀝して断えない病証を治療する方法。

利尿消肿　利尿消腫　りにょうしょうしゅ　利尿以消除浮肿的治法。　利尿して浮腫を治療する方法。

利尿逐饮　利尿逐飲　りにょうちくいん　利尿以治疗水饮病。　利尿して水飲病を治療する方法。

利气　利気　りき　⇒行(xíng)(通)气

利气活血　利気活血　りきかっけつ　使气血运行以治疗气滞血瘀的方法。　行気活血して気血の瘀滞を治療する方法。

利湿　りしつ　用渗湿利水药物使湿邪从小便排出的方法。　滲湿利水薬物を用いて湿邪を小便から排出する方法。

利石淋　石淋を利す　治疗石淋的方法。　石淋を治療する方法。

利水　りすい　使水气下行以利尿的方法。　水気を下行させて利尿する方法。

利水化石　りすいかせき　利水及化除尿路结石的方法。　利水と尿路結石を除去する治療方法。

利水渗湿　りすいしんしつ　使水气下行利尿,除祛湿邪的方法。　水気を下行させて利尿し,湿邪を除去する治療方法。

利水消肿　利水消腫　りすいしょうしゅ　利水以消除浮肿的治法。　利水することをもって浮腫を治療する方法。

利小便〔以〕实大便　小便を利して,大便を実す。　用淡渗利湿药物治疗湿泻的方法。利尿以使溏或腹泻便恢复正常。　淡滲利湿の薬物を用いて湿邪による下痢を治療する方法。利尿により軟便あるいは下痢便を正常にすること。

利咽　りいん　清利咽喉肿痛的治法。　咽頭の腫れ痛みを清利する治療方法。

利咽开音　利咽開音　りいんかいおん　清利咽喉肿痛,恢复声音的治疗方法。　咽頭の腫れ痛みを清利して発音を回復する治療方法。

利咽消肿　利咽消腫　りいんしょうしゅ　清利咽喉肿痛的治法。　咽頭の腫れ痛みを治療する方法。

沥浆(胞)产　瀝漿(胞)産　れきしょう(ほう)さん　⇒沥(lì)浆(胞)生

沥浆(胞)生　瀝漿(胞)生　れきしょう(ほう)せい　早期破水。　羊水早漏のこと。

疠　癘　れい　①⇒戾(lì)(疠)气。②⇒(疠)(lì)(麻)风。③⇒疫(yì)疠

疠(麻)风　癘(麻)風　れい(ま)ふう　癩(らい)病。

疠疡风　癘瘍風　れいようふう　白癜风。　なまず,癜風。

戾(疠)气　戾(癘)気　れい(れい)き　发生强烈传染性疾病的邪气。　強烈な伝染性疾病を発生する邪気。

荔枝草　れいしそう　中药。地上部分入药。用于清热、解毒、凉血、利尿。　中薬。薬用は地上部分。清熱,解毒,涼血,利尿の作用がある。

荔枝核　れいしかく　中药。种子入药。用于行气、散寒、止痛、散结。　中薬。薬用部分は種子。行気,散寒,止痛,散結の作用がある。

栗毛壳(球)　栗毛殻(球)　りつもうかく(きゅう)　⇒板(bǎn)栗壳

栗子痔　りつしじ　痔色紫红如栗,相当于内痔发生嵌顿者。　痔が紫かかった赤い色を呈し,あたかも栗のような形をする。内痔が嵌頓(かんとん)したもの。

痢疾　りしつ　赤痢。

LIAN　连莲廉膁镰敛练恋链

lián　连莲廉膁镰

连骸　連骸　れんがい　相当于股骨下端内上髁和外上髁的部位。　大腿骨の内側上顆と外側上顆の部位に相当するもの。

连钱草　連銭草　れんせんそう　中药。地上部分入药。用于清热解毒、利水化石、祛痰消肿。　中薬。薬用は地上部分。清熱解毒,利水化石,祛痰消腫の作用がある。

连翘　連翹　れんぎょう　中药。果入药。用于疏散风热、清热解毒、消痈散结。　中薬。薬用部分は果実。風熱を疏散し,清熱解毒,消癰散結の作用がある。

连舌　連舌　れんぜつ　⇒结(jié)舌

莲房　蓮房　れんぼう　中药。花托入药。用于止血、消瘀。　中薬。薬用部分は花托。出血を止め,瘀血を消散する作用がある。

莲梗　蓮梗　れんこう　⇒荷(hé)梗

莲花　蓮花　れんか　中药。花蕾入药。用于活血止血,去湿消风。　中薬。薬用部分は蕾。活血止血,湿を除去し,風を消散するなどの作用がある。

莲花舌　蓮花舌　れんかぜつ　⇒重(chóng)舌

莲蓬　蓮蓬　れんほう　⇒莲(lián)房

莲蓬(子)发　蓮蓬(子)発　れんほう(し)はつ　又称蜂窝疽。背部痈疽疮头甚多,上有脓眼,形如莲蓬或蜂窝,故名。　別称は蜂窩疽。背部にできる癰疽で瘡面に化膿するところが多く,上に膿点があり,形は蓮の実あるいは蜂の巣のようなので,この名がある。

莲心　蓮心　れんしん　⇒莲(lián)子心

莲须　蓮須　れんしゅ　　中药。雄蕊入药。用于固肾涩精。　　中薬。薬用部分は雄蕊。腎を固め、精を渋くなるようにする作用がある。

莲叶　蓮葉　れんよう　　⇒荷(hé)叶

莲子　蓮子　れんし　　中药。种子入药。用于养心益肾、健脾止泻。　　中薬。薬用部分は種子。養心、益腎、健脾と下痢止めの作用がある。

莲子发　蓮子発　れんしはつ　　⇒蓮(lián)蓬发。

莲子疬　蓮子癧　れんしれき　　瘰疬核块簇聚,形同莲蓬之子,故名。　　瘰癧(リンパ節結核に似ている)が塊となって集まり,形が蓮の実の様であるからこの名がある。

莲子心　蓮子心　れんししん　　中药。种子中的幼叶及胚根入药。用于清心、除烦、降压。　　中薬。薬用部分は種子中にある若葉と胚根。清心、煩燥を除去し、血圧を降すなどの作用がある。

廉　れん　　古代中医解剖学术语,即侧或面的意思。如上廉即上侧(上面),外廉即外侧(外面)。　　古代中医解剖学の術語である。側(がわ)と方(ほう)の意味。たとえば上廉は上方、外廉は外側のこと。

廉泉　れんせん　　穴位。主治:声音嘶哑、舌肌麻痹、喉炎等。　　穴位。応用:声がかすれ、舌の筋肉が麻痺し、喉頭炎など。

臁疮　臁瘡　れんそう　　又名裙边疮、裤口毒。小腿臁骨部位的慢性溃疡。　　別名は裙辺瘡、裤口毒。下腿の脛骨部位にできる潰瘍。

镰洗法　鎌洗法　れんせんほう　　用三棱针或小锋针轻刺患处,然后以生理盐水冲洗(常用于沙眼滤泡症)。　　三稜針あるいは小さい鋒針を用いて患所を軽く刺してから、生理的食塩水で洗う方法。ふつうトラコーマの濾胞に用いられる。

liǎn　敛

敛肺　斂肺　れんはい　　用收敛补肺药物,治疗久咳肺虚的方法。　　収斂して肺を補うことのできる薬物で慢性咳嗽のある肺の虚を治療する方法。

敛肺定喘　斂肺定喘　れんはいていぜん　　治疗慢性喘息病的方法。　　慢性喘息病を治療する方法。

敛肺止咳　斂肺止咳　れんはいしがい　　用收敛药为主,治疗久咳肺虚的方法。　　主に収斂薬を用いて、慢性咳嗽と肺虚を治療する方法。

敛汗　斂汗　れんかん　　用酸敛药物治疗表虚不固所致自汗及阴虚所致盗汗的方法。　　酸性と収斂性の薬物を用いて表虚のため、表が固渋することができない自汗と陰虚による盗汗を治療する方法。

敛汗〔固表〕　斂汗〔固表〕　れんかん〔こひょう〕　　用酸敛药物治疗气虚自汗或阴虚盗汗的方法。　　酸性の収斂薬物を用いて気虚による自汗と陰虚による盗汗を治療する方法。

敛气　斂気　れんき　　用具有收敛作用的药物,治疗气虚耗散不收的方法。　　収斂作用のある薬物で気虚により気が消耗し、分散して収めることのできない病証を治療する方法。

敛阴　斂陰　れんいん　　用酸涩药物,收敛阴气的治疗方法。适用于阴津耗散而邪已衰退的病证。　　酸性,収斂性のある薬物で陰気を収斂させる治療方法。陰津が消耗,分散し,しかも邪気がすでに衰えている病証に適応すること。

敛阴养血　斂陰養血　れんいんようけつ　　用酸涩药物收敛阴分,用养血药物补血,治疗阴血不足的方法。　　酸性,

収斂性のある薬物を用いて陰分を収斂することと養血薬物を用いて補血をして陰血の欠損証を治療する方法。

lián　练恋链

练丹　煉丹　れんたん　　①⇒练(liàn)丹术　②又称内丹。气功用语。气功中的一种修炼精、气、神的静功。　　②別称は内丹。気功の用語。気功の一種の精,気,神を修める静功のこと。

练丹术　煉丹術　れんたんじゅつ　　古代精制丹药的一种技术。例如将药物加温升华的制药方法。　　古代の丹薬を精製する一種の技術。たとえば薬物を加温してから昇華させて製薬する方法。

练己　煉己　れんき　　气功用语。在气功锻炼中,集中练功意念,排除杂念。　　気功の用語。気功の鍛煉中に功をきたえる意念に集中して,雑念を排除すること。

练精　煉精　れんせい　　气功的用语。使腹部内气充沛的特种炼功方法。　　気功の用語。腹部の内気が充分に満つるようにする一種の特殊な功をきたえる方法。

练蜜为丸　煉蜜して丸と為す　　将蜂蜜加热后混合药物以制造丸药。　　蜂蜜を加熱して薬物と混ぜて丸薬に造ること。

练神　煉神　れんしん　　气功用语。炼气功中,神意的锻炼。　　気功の用語。気功における神意の鍛煉のこと。

练药　煉薬　れんやく　　药物原料经加热等加工后,取得药物的过程。　　薬物の原料を加熱などの方法で加工してから薬物を製成する過程。

恋(链)眉疮　恋(鏈)眉瘡　れん(れん)びそう　　脂溢性湿疹(小儿)。　　脂漏性湿疹(小児)。

链锁配穴法　鏈鎖配穴法　れんさくはいけつほう　　针灸配穴方法之一。即在身体同侧上肢或下肢某经上,同时取2～3个穴,以同经同侧上下相连,互相配合的配穴法。如上肢疼痛取肩髃、曲池、合谷,下肢不遂取环跳、阳陵泉、悬钟等。　　針灸の配穴の方法の一つ。体のおなじ側の上肢あるいは下肢のある経に同時に2～3か穴を取り,おなじ経のおなじ側において上下が互いに連って,互いに配合する配穴法。たとえば上肢の痛みに肩髃,曲池,合谷を取り,下肢麻痺には環跳,陽陵泉,懸鐘などを取ること。

LIANG　良凉梁两

liáng　良凉梁

良方　りょうほう　　效果良好的处方。　　効果の良い処方。

良附丸　りょうぶがん　　方剂。成分:高良姜、香附。主治:肝郁气滞、胃有寒凝之胃脘胸胁疼痛。　　方剤。薬物構成:高良薑,香附。応用:肝鬱により,気が阻滞されて寒が凝りかたまり,胃脘と胸部と脇部の疼痛を起す場合。

良工　りょうこう　　中国古代对技术优良的医生的称谓。　　中国古代において技術のすぐれた医師の呼び名。

凉茶　涼茶　りょうちゃ　　冷药物茶。　　冷たい薬物茶。

凉茶精　涼茶精　りょうちゃせい　　精制的冷药物茶。　　精製した冷たい薬物茶。

凉肝明目　涼肝明目　りょうかんめいもく　　治疗肝热所致视力障碍的方法。　　肝熱による視力障害を治療する方法。

凉膈散　涼膈散　りょうかくさん　　方剂。成分:大黄、甘草、栀子、黄芩、薄荷、连翘、芒硝、竹叶。主治:上、中二焦热邪炽盛,症见胸膈烦热、便秘等症。　　方剤。薬物構成:大黄,甘草,栀子,黄芩,薄荷,連翹,芒硝,竹葉。応用:上焦と中焦に熱邪が熾盛である病証。症状には胸中と横膈部の

煩熱と便秘などのあるもの。

涼开　涼開　りょうかい　⇒清(qīng)熱开窍

涼热补泻法　涼熱補瀉法　りょうねつほしゃほう　　針刺补泻法之一。使冷或热作为补泻的手法。　針刺において補と瀉の手法の一つ。冷やすあるいは熱をあたえることをもって補瀉の手法とすること。

涼〔性〕　涼〔性〕　りょう〔せい〕　　药性四气之一。药性的凉性。　薬性の四気の一つ。薬物の冷たい性質。

涼血　涼血　りょうけつ　　清血分热邪的治法。适用于热性病热入血分,迫血妄行,症见各种出血及神昏谵语,舌绛等。　血分の熱邪を除去する方法。熱性疾病の熱邪が血分に入って血の運行を乱すときに適応する。症状には諸種の出血と意識障害,うわ言があって舌が暗紅色を呈するなどが見られるもの。

涼血解毒　涼血解毒　りょうけつげどく　　用清血分热邪药物及解毒药物治疗瘟疫,温毒等证的方法　血分の熱邪を清する薬物と解毒の薬物を用いて瘟疫,温毒などの病証を治療する方法。

涼血利尿　涼血利尿　りょうけつりにょう　　清血分热邪及利尿的治法。　血分の熱邪の除去することと利尿をする治療方法。

涼血散血　涼血散血　りょうけつさんけつ　　清除血分热邪,行散瘀血的治法。　血分の熱邪を除去して,血瘀を散らす治療方法。

涼血药　涼血薬　りょうけつやく　　能清除血分热邪的药物。　血分の熱邪を除去することのできる薬物。

涼血止痢　涼血止痢　りょうけつしり　　清除血分热邪,止痢的治法。　血分の熱邪を除去して,痢疾を止める治療方法。

梁门　梁門　りょうもん　　穴位。主治:消化性溃疡,胃炎,胃痛等。　穴位。応用:消化性潰瘍,胃炎,胃痛など。

梁丘　りょうきゅう　　穴位。主治:急性胃炎,胃痉挛,膝关节痛等。　穴位。応用:急性胃炎,胃けいれん,膝関節痛など。

liǎng　两

两感　両感　りょうかん　　①⇒両(liǎng)感傷寒。②⇒重(chóng)感

两感伤寒　両感傷寒　りょうかんしょうかん　　外感热病初期,阳经证候与阴经证候同时出现。　外感の熱病の初期に陽経の証候と陰経の証候が同時に現われること。

两睑粘睛　両瞼粘睛　りょうけんねんせい　　睑球粘连。　瞼球癒着症。

两面针　両面針　りょうめんしん　　中药。根入药。用于祛風活血,行气止痛。　中薬。薬用部分は根。祛風活血,行気止痛の作用がある。

两目翻上　両目翻上　りょうもくはんじょう　　両眼上揚。　両眼が上にあがること。

两腮赤肿　両腮赤腫　りょうさいせきしゅ　　両側の頬が発赤腫脹のこと。

两胁拘急　両脇拘急　りょうきょうこうきゅう　　両胁部抽搐紧张的感觉,多因肝郁或水饮聚结于两胁。　両側の脇部が引きつって不快感をもつこと。多くは肝気の鬱結あるいは水飲が両脇に凝結することによる。

两眼无光　両眼に光無し　　両側の眼に光がない。

两阳相熏灼　両陽相熏灼す　　热证误用艾灸或火熏迫汗,导致火毒内攻,灼伤津液,反使病情加重。　熱証のときに誤って艾灸あるいは火で熏って汗を出させようとして火毒が内入攻めることになって津液を灼傷し,返って病情

がひどくなること。

LIAO　膠了蓼

liáo　膠

膠(窌)　膠(窌)　りょう(りょう)　　①骨骼孔隙或孔隙上的穴位。②⇒髋(kuān)　　①骨の孔あるいは骨節の間隙の部位とそれらの部位にある穴位。

liǎo　了蓼

了哥王　りょうかおう　　中药。根或根皮入药。用于清热解毒、活血散瘀、利水消肿。　中薬。薬用部分は根あるいは根皮。清熱解毒,瘀血を活して散らせ,利水と消腫の作用がある。

蓼大青叶　蓼大青葉　りょうたいせいよう　　中药。叶入药。用于清热、解毒、凉血。　中薬。薬用部分は葉。清熱,解毒,涼血の作用がある。

LIE　列烈捩裂

liè　列烈捩裂

列当　れつとう　　中药。全草入药。用于补肾、强精(或壮阳)。　中薬。薬用部分は全株。補腎,強精(あるいは陽を強める)などの作用がある。

列缺　れつけつ　　穴位。主治:咳嗽,腕关节痛,头颈痛等。　穴位。応用:咳嗽,手関節痛,頭痛とうなじの痛みなど。

烈香杜鹃　烈香杜鵑　れっこうとけん　　中药。叶入药。用于祛痰、止咳、平喘。　中薬。薬用部分は葉。祛痰,止咳,平喘の作用がある。

捩伤　捩傷　れつしょう　　扭伤。　捻挫傷。

裂伤　裂傷　れつしょう　　破裂伤。　破裂傷。

LIN　邻临淋

lín　邻临

邻近选穴法　隣近選穴法　りんきんせんけつほう　　在病所在部位附近选穴治疗。　疾病局所の附近に穴を選んで治療する方法。

临产惜力　臨産惜力　りんさんせきりょく　　临产时吝惜力气。　分娩する場合に骨惜みをすること。

临泣(头)　頭の臨泣　あたまのりんきゅう　　穴位。主治:眼疾。　穴位。応用:眼の疾病。

临泣(足)　足の臨泣　あしのりんきゅう　　穴位。主治:头痛、胸胁痛等。　穴位。応用:頭痛胸部と脇部の痛み。

临蓐　臨蓐　りんじょく　　分娩前。　分娩前。

临睡前服　臨睡前に服す　　睡前服用。　就寝前に服用する。

临证指南医案　臨証指南医案　りんしょうしなんいあん　　简称《临证指南》。叶桂撰,叶氏门人华岫云等辑录(1766)。内容为内、妇、幼三科病案。　略称は「臨証指南」である。葉桂が著したものである。葉氏の門人である華岫雲などが記録編集した(1766)もので内科,婦人科,幼(小児)科の病案がその内容である。

lìn　淋

淋秘(闭)　淋秘(閉)　りんぴ(へい)　　小便涩痛,不爽难通。　小便が渋く,痛み,たらたらと流れ出て,よく通じないこと。

淋家　りんか　　小便涩痛,不爽的病人。　小便が渋く,痛み,たらたらと流れ出て,よく通じない患者。

淋证　淋証　りんしょう　　以尿急、尿频、涩痛、淋沥不断为

特征的病证。 排尿が急迫,頻尿,小便が渋く痛み,たらたらと流れ出ることを特徴とする病証。

淋浊 淋濁 りんだく 小便涩痛不爽伴有混浊尿。 小便が渋く痛み,たらたらと流れ出て,混濁している尿を伴うこと。

LING 灵凌铃苓羚另

líng 灵苓铃凌羚

灵道 霊道 れいどう 穴位。主治:心绞痛、尺神经麻痺、癔病等。 穴位。応用:狭心症,尺骨神経麻痺とヒステリーなど。

灵谷 霊谷 れいこく 气功用语。炼气功中下丹田的别称。 気功の用語。気功鍛煉する場合の下の丹田の別称。

灵龟八法 霊亀八法 れいきはっぽう 古代针灸取穴的一种学说。以奇经八脉中的八个穴位,配合日、时的天干、地支来决定取穴的理论。 古代針灸の取穴するときの学説の一種。奇経八脉による八つの穴位と日時の天干と地支に配合して穴を取ることを定める理論。

灵龟飞腾 霊亀飛騰 れいきひとう ⇒灵(líng)龟八法

灵猫香 霊猫香 れいびょうこう 中药。香囊分泌物入药。用于芳香行气,止痛。 中薬。薬用部分は香囊にある分泌物。芳香行気,止痛の作用がある。

灵枢经 霊枢経 れいすうきょう 又称《灵枢》、《黄帝内经灵枢经》、《针经》。《内经》两大部分之一。是研究我国战国时期医学理论和针灸学的重要文献,为历代医家所珍视。 別称は「霊枢」、「黄帝内経霊枢経」、「針経」。「内経」の二つの大きな部分の一つ。戦国時期の医学理論と針灸学を研究する重要な文献。歴代の医家に重視された医学書。

灵台 霊台 れいだい 穴位。主治:哮喘、支气管炎、胃痛、胆道蛔虫症等。 穴位。応用:喘息,気管支炎,胃痛,胆道回虫症など。

灵墟 霊墟 れいきょ 穴位。主治:肋间神经痛、支气管炎、乳腺炎等。 穴位。応用:喘息,気管支炎,乳腺炎など。

灵药 霊薬 れいやく 金石药升华,精制而成的药物。为各种升丹、降丹的总称。 金属あるいは鉱物薬を昇華、精製して作った薬物。諸種の昇丹と降丹の総称。

灵芝〔草〕 霊芝〔草〕 れいし(そう) 中药。子实入药。用于滋补强壮、安神健胃。 中薬。薬用部分は種子。滋養して補い,強壮と安神,健胃などの作用ある。

凌霄花 りょうしょうか 中药。花入药。用于凉血、去瘀。 中薬。薬用部分は花。凉血と瘀血を除去する作用がある。

铃医 鈴医 れいい 又称走方医。往来于民间的一种医生。 別名は走方医。民間をめぐる医者。

苓甘五味姜辛汤 苓甘五味薑辛湯 れいかんごみきょうしんとう 方剂。成分:茯苓、甘草、五味子、干姜、细辛。主治:肺寒、痰饮内停之咳嗽症。 方剤。薬物構成:茯苓,甘草,五味子,乾薑,細辛。応用:肺寒による痰飲が体内に停滞することによる咳嗽病症。

苓桂术甘汤 苓桂术甘湯 れいけいじゅつかんとう 方剂。成分:茯苓、桂枝、白术、甘草。主治:中焦阳虚之痰饮病。 方剤。薬物構成:茯苓,桂枝,白朮,甘草。応用:中焦の陽虚による痰飲病。

羚角钩藤汤 羚角鈎藤湯 れいかくこうとうとう 方剂。成分:羚羊角、钩藤、桑叶、川贝母、竹茹、生地、菊花、白芍、茯神、生甘草。主治:肝经热盛动风证。 方剤。薬物構成:羚羊角,鈎藤,桑葉,川貝母,竹茹,生地,菊花,白芍薬,茯神,生甘草。応用:肝経の熱が盛んであることによる動風証。

羚犀白虎汤 羚犀白虎湯 れいさいびゃくことう 方剂。成分:知母、石膏、甘草、粳米、羚羊角、犀角。主治:温热病气血两燔证。 方剤。薬物構成:知母,石膏,甘草,粳米,羚羊角,犀角。応用:温熱病の気血両燔,すなわち気分と血分の温熱の邪がともに熾盛である病証。

羚羊角 羚羊角 れいようかく 中药。用于平肝息风、清肝明目、清热解毒。 中薬。肝気を清し,眼を明らかにし,解毒などの作用がある。

líng 另

另燉 れいとん 中薬を単独に湯煎(ゆせん)すること。

另煎 れいせん 中薬を単独に煎じること。

LIU 刘留流硫瘤六

liú 刘留流硫瘤

刘昉 劉昉 りゅうほう 南宋官员(?～1150)。喜好医学,注重儿科,平时注意访求古方及验方,同王历等编纂《幼幼新书》,是我国较早、内容丰富的儿科专书。 南宋の官員(?～1150)で医学を好み,小児科を重んじた。平素古代の方剤と有効な方剤を集めることに注意を払い,王歴らとともに「幼幼新書」を編集し,この書は我が国ではわりあいに古く,内容も豊かな小児科の専門書である。

刘涓子鬼遗方 劉涓子鬼遺方 りゅうけんしきいほう 刘涓子撰,约于公元五世纪。南齐、龚庆宣整理。主要记叙金疮外伤、痈疽、火伤、疥癣等外科疾患。为中国现存最早的外科专著。 劉涓子が著した(約紀元五世紀)。南斉の龔慶宣によって整理された。主に金瘡外傷,癰疽,火傷,疥癬どの外科疾患を記述し,中国で現存する最も古い外科の専門著作である。

刘完素 劉完素 りゅうがんそ 金代著名医学家(1120～1200)。寒凉派之倡导者。强调火热致病的理论,著有《黄帝素问宣明论方》、《素问玄机原病式》等书。 金代の有名な医学家(1120～1200)で,寒凉派の唱道者である。火熱が疾病の原因である理論を強調し,著作に「黄帝素問宣明論」、「素門玄機原病論」などがある。

留饮 留飲 りゅういん 长期停而不去的水饮。 長い間留って除去しない水飲。

留针 留針 りゅうしん 针刺入穴位后,放置不动,经过一定时间后,再拔针的方法,以保持或延长针效。 針を穴位に刺し入れてから針を穴内に放置して動かない,一定の時間を経てから針を抜き,これをもって針の効果を保ち,あるいは延長すること。

流火 りゅうか 发生于小腿的丹毒。 下腿に発生する丹毒。

流泪 流涙 りゅうるい 流涙。

流痰 りゅうたん 寒性脓肿。 寒性膿瘍。

流痰结瓜 流痰結瓜 りゅうたんけつか ⇒流(liú)注

流涕 りゅうてい 鼻汁をたらすこと。

流涎 流涎 りゅうぜん つばきが流れ出るくと。

流饮 流飲 りゅういん 水液贮留于胃肠者。 水液が胃腸に貯留すること。

流注 りゅうちゅう 遊走膿瘍。

流注疬 流注癧 りゅうちゅうれき 又称千岁疮。为瘰疬生于遍身者。 別称は千歳瘡。瘰癧が全身にできるもの。

流〔注〕痰 りゅう（ちゅう）たん ⇒流（liú）痰

流璃疽 るりそ 足跟部的疽。 かがとの感染。

硫黄 いおう 中药。外用：解毒杀虫，内服：助阳益火。 中薬。外用：解毒殺虫。内用：陽を助け，火を益し，すなわち陽虚証を治療する作用がある。

瘤〔赘〕 りゅう〔ぜい〕 肿瘤。 腫瘍。

liù 六

六变 六変 ろくへん ①急、缓、大、小、滑、涩六种脉象的病理变化。②表、里、寒、热、虚、实六个诊断疾病的纲领。 ①急，緩，大，小，滑，渋の六種類の脈象の病理変化。②表，裏，寒，熱，虚，実の六つの疾病を診断する綱領。

六腑 ろっぷ 胆、胃、小肠、大肠、膀胱、三焦的合称。脏与腑有着表里的相互关系。 胆，胃，小腸，大腸，膀胱，三焦の総称。臓と腑が表裏の相互関係があること。

六腑以通为用 六腑は通を以って用と為す 六腑以协调无阻碍并顺利的传化物为正常功用。 六腑が協調して邪魔なく順調に物を伝達消化することを正常の機能とすること。

六腑者，传化物而不藏 六腑とは物を伝化して蔵せず 六腑的共同特点都是传而不藏的。 六腑の共同な特徴はみな伝達，消化し，ともに貯蔵しないこと。

六纲 六綱 ろくこう 表、里、寒、热、虚、实六个诊断疾病的纲领。 表，裏，寒，熱，虚，実の六つの疾病を診断する綱領のこと。

六极 六極 ろっきょく 六种虚劳证的合称。 六種類の虚労の病証の合称。

六经 六経 ろくけい 太阴、少阴、厥阴、阳明、太阳、少阳六種经脉。 太陰，少陰，厥陰，陽明，太陽，少陽の六種類の経脈。

六经辨证 六経辨証 ろくけいべんしょう 《伤寒论》的辨证方法。张仲景在《内经》中六经的基础上，结合外感热病传变情况总结出来的六个辨证纲领。 「傷寒論」の辨証方法。張仲景が「内経」の六経にもとづき，外感の熱病の伝変変化の情況と結びつけて総括した六つの辨証綱領のこと。

六经病 六経病 ろくけいびょう 即《伤寒论》中的太阳、阳明、少阳、太阴、少阴、厥阴。分称三阳病，三阴病。 「傷寒論」にある太陽，陽明，少陽，太陰，少陰，厥陰病。三陽病と三陰病に分られていうもの。

六君子汤 六君子湯 ろくくんしとう 方剂。成分：人参、白术、茯苓、炙甘草、半夏、陈皮。主治：脾胃气虚而见咳嗽痰多。 方剤。薬物構成：人参，白朮，茯苓，炙甘草，半夏，陳皮。応用：脾胃の気が虚であり，その上に咳があって痰が多いなど。

六科证治准绳 六科証治準縄 ろくかしょうちじゅんじょう 简称《证治准绳》，王肯堂编纂(1602)。 略称は「証治準縄」で，王肯堂が編修した(1602)。

六气 六気 ろくき ①风、寒、暑、湿、燥、火六种气候。②生命活动中的精、气、津、液、血、脉六种基本物质，此六种物质均由水谷精气所化。 ①風，寒，暑，湿，燥，火の六種類の気候。②精，気，津，液，血，脈六種の生命活動の基本物質で，これらの物質はみな水穀の精気から変化して來たもの。

六味地黄丸 ろくみじおうがん 方剂。成分：山萸肉、熟地黄、茯苓、泽泻、淮山药、丹皮。主治：肝肾虚。 方剤。薬物構成：山茱萸肉，熟地黄，茯苓，沢瀉，淮山薬，牡丹皮。応用：肝腎虚。

六阳脉 六陽脈 ろくようみゃく ①手足三阳经脉。②为

生理特异脉象，即平素两手寸、关、尺六脉均较洪大。 ①手と足の三陽経脈。②生理的に特異な脈象で，平生両手の寸，関，尺の六つの脈象がすべてかなり洪大であること。

六一散 りくいちさん 方剂。成分：滑石、甘草。主治：暑湿病轻证所致之发热、头痛、身重、水泄等。 方剤。薬物構成：滑石，甘草。応用：軽い暑湿病による発熱，頭痛，身が重い，水様便下痢など。

六阴脉 六陰脈 ろくいんみゃく ①手足三阴经脉。②平素两手各部的脉象均较细弱，但无病态，故不属病理性脉象，而是一种生理性的特异脉象。 ①手と足の三陰経脈。②平生両手の各部の脈象がすべてかなり細くて弱いが病理的な脈象ではなく，一種の生理的に特異な脈象のこと。

六淫 ろくいん 风、寒、暑、湿、燥、火太过或变化不及时致病。 風，寒，暑，湿，燥，火が多すぎるかあるいは及ばないかが病因となること。

六郁 六鬱 ろくうつ 气、血、痰、火、湿、食等六种郁证的合称。 気，血，痰，火，湿，食などの六種類の鬱証の総称。

六月雪 ろくがつせつ 中药。全株入药。用于健脾利湿、疏肝活血。 中薬。薬用部分は全株。健脾利湿，疏肝活血の作用がある。

六脏 六臓 ろくぞう 心、肝、脾、肺、肾五脏与心包络的合称。 心，肝，脾，肺，腎の五臓と心包絡の総称。

LONG 龙聋隆癃

lóng 龙聋隆癃

龙齿 竜歯 りゅうし 中药。动物齿化石。用于镇惊安神。 中薬。動物の歯の化石。鎮驚安神の作用がある。

龙唇发 竜唇発 りゅうしゅんはつ 口唇脓疱。 唇の膿疱。

龙胆〔草〕 竜胆〔そう〕 りゅうたん〔そう〕 中药。根及根茎入药。用于清利肝胆湿热、健胃。 中薬。薬用部分は根及び根茎。肝胆の湿熱を清利し，胃を健やかにする作用がある。

龙胆泻肝汤 竜胆瀉肝湯 りゅうたんしゃかんとう 方剂。成分：龙胆草、黄芩、栀子、泽泻、木通、车前子、当归、柴胡、甘草、生地。主治：肝火或肝经湿热。症见胁痛、口苦、阴囊湿痒等。 方剤。薬物構成：竜胆草，黄芩，栀子，沢瀉，木通，車前子，当帰，柴胡，甘草，生地黄。応用：肝火あるいは肝経の湿熱を治療する場合。症状には脇部痛，口が苦い，陰嚢が湿って痒い感じのあるなどが見られる。

龙骨 竜骨 りゅうこつ 中药。动物骨化石。用于平降肝阳、镇惊安神，煅用收敛固涩。 中薬。動物の骨の化石。平肝潜陽，鎮驚安神の作用がある。煅製すると収斂作用があって固め渋る作用がある。

龙虎交战法 竜虎交戦法 りゅうここうせんほう 古代针刺补泻法之一。由捻转与九六两个补泻手法组成，在手三阳经、足三阳经、任脉等七条经脉取穴针刺后，先左转九下，行补法，称为龙；在手三阴经、足三阴经、督脉，这七条经取穴针刺后，右转六下，行泻法，称为虎。 古代の針刺の補瀉手法の一つ。本法は捻転と九六の二つの補瀉手法よりなる。手の三陽経，足の三陽経と任脈ともに七本の経脈に穴を取って針刺してから先ず左へ九回週して補法を行い，これを竜と称する。手の三陰経，足の三陰経と督脈ともに七本の経脈に穴を取って針刺してから右へ六回週して瀉法を行う，これを虎と称するもの。

龙虎升降法 竜虎昇降法 りゅうこしょうこうほう 古

代针刺补泻手法之一。现代亦称阳中隐阴,阴中隐阳,或阳中引阴,阴中引阳法,刺法是由浅而深,先补后泻。　　古代の針刺補瀉手法の一つ。現代ではまた陽の中に陰を隠し,陰の中に陽を隠す,あるいは陽の中に陰を引(みちび)き陰の中に陽を引くこと。方法は針刺が浅いところより深いところへ,先に補,後に瀉法を行うこと。

龙火内燔　竜火,内に燔ず　⇒肾(shèn)火偏亢

龙疽　竜疽　りゅうそ　⇒中(zhōng)搭手

龙葵　竜葵　りゅうき　中药。地上部分入药。用于清热解毒、利水消肿、抗癌。　　中薬。薬用は地上部分。清熱解毒,利水消腫と抗癌の作用がある。

龙雷火动　竜雷の火動す　⇒肾(shèn)火偏亢

龙利叶　竜利葉　りゅうりりょう　中药。叶入药。用于润肺止咳。　　中薬。薬用部分は葉。潤肺止咳の作用がある。

龙脑　竜脳　りゅうのう　⇒冰(bīng)片

龙脑冰片　竜脳冰片　りゅうのうひょうへん　中药。精制后入药。功用同冰片。　　中薬。薬用部分は精製品。作用は冰片と同じ。

龙涎香　竜涎香　りゅうせんこう　中药。干燥分泌物入药。用于补气活血、散结止痛、利水通淋。　　中薬。薬用部分は乾燥分泌物。補気活血,散結止痛,利水通淋の作用がある。

龙眼肉　竜眼肉　りゅうがんにく　中药。果肉入药。用于补心安神、养血益脾。　　中薬。薬用部分は果肉。補心安神,養血益脾の作用がある。

聋聩　聾聵　ろうかい　耳聋。　　つんぼ。

隆起　りゅうき　腫脹。隆起。

癃　りゅう　小便不利。　　排尿障害,排尿困難。

癃闭　癃閉　りゅうへい　排尿困难,点滴而下,甚则闭塞不通。　　排尿困難,小便が出ても点滴して出る,ひどくなると尿閉になること。

癃疝　りゅうせん　少腹痛引睾丸,小便不通。　　下腹部痛が睾丸に放散し,小便が通じないこと。

LOU　偻蝼漏

lóu　偻蝼

偻附　僂附　ろうふ　驼背。　　突背,ねこ背。

蝼蛄　螻蛄　ろうこ　中药。虫体入药。用于利水消肿。　　中薬。薬用部分は虫体。利水消腫の作用がある。

蝼蛄窜　螻蛄竄　ろうこさん　前臂骨关节或腕关节核。　　前腕の骨関節あるいは手関節の結核。

蝼蛄疖　螻蛄癤　ろうこせつ　又称鳝拱头。小儿头部之多发性疖肿。　　別称は鱔拱頭(せんきょうとう),小児の頭部にできる多発性の癤。

lòu　漏

漏　ろう　五不男之一。男子精关不固,常自遗泄而影响生育者。　　五不男の一つ。男が精液が固まらないで,常に自然と漏れるので,生殖機能が影響される病証。

漏(瘘)　漏(瘻)　ろう(ろう)　瘘管。　　瘻孔(フィステル)。

漏疮　漏瘡　ろうそう　⇒肛(gāng)漏

漏底伤寒　漏底傷寒　ろうていしょうかん　外感证一起即直肠洞泻,不因攻下而自利者。　　外感証か始めから寒性下痢をし,攻泄薬によらなくでも自然に下痢するもの。

漏谷　ろうこく　穴位。主治:腹胀、肠鸣、下肢麻木等。　　穴位。応用:腹部膨満感,腹鳴,下肢の痺れ感などの病証。

漏汗　ろうかん　用发汗药过量,损伤阳气,致汗出不止。　　発汗薬の量が多すぎて,陽気が傷つけられることによって汗がとまらないこと。

漏肩风　漏肩風　ろうけんふう　肩部因受风寒而引起的疼痛、功能障碍。　　肩部が風寒を受けることによって引き起す痛みと運動障害。

漏睛〔脓出〕　漏睛〔膿出〕　ろうせい〔のうしゅつ〕　又称窍漏症,眦漏。内眦穴按之脓出。　　別称は竅漏症,眦漏。内眦穴の部位を押えると膿が出る。

漏疬　漏癧　ろうれき　瘰疬破溃久不敛者。　　瘰癧(リンパ節結核)が潰れて瘻孔となって長い間,治癒しないもの。

漏芦　漏蘆　ろうろ　中药。根入药。可用祁州漏芦或禹州漏芦。用于清热解毒、消肿排脓,治乳痈及风湿性关节炎。　　中薬。薬用部分は根。祁州漏蘆あるいは禹州漏蘆を用いることができる。清熱解毒,消腫排膿,乳癰とリウマチ性関節炎を治療する作用がある。

漏食泄　ろうしょくせつ　⇒禄(lù)食泄

漏下　ろうげ　月经淋漓不断。　　月経がたらたらしたり落ちで,なかなか止らないこと。

漏项　漏項　ろうこう　项部瘰疬破溃难愈者。　　項(うなじ)にできる瘰癧(リンパ節結核)が潰れて治りにくいもの。

LU　芦炉颅虏陆鹿禄路辘露

lú　芦炉颅

芦根　蘆根　ろこん　中药。根茎入药。用于清热、生津、止呕、除烦、利尿。　　中薬。薬用部分は根茎。清熱,生津,嘔吐を止め,煩いを除き,利尿など作用がある。

芦荟　蘆薈　ろかい　中药。叶汁入药。用于清肝热、通便。　　中薬。薬用部分は葉の汁。清肝熱,通便の作用がある。

炉甘石　爐甘石　ろかんせき　中药。外用:退翳、止泪、止血、敛疮。　　中薬。外用:退翳,止涙,止血,瘡面を収斂する作用がある。

颅息　顱息　ろそく　穴位。主治:耳鸣、中耳炎、头痛等。　　穴位。応用:耳鳴,中耳炎,頭痛などに用いる。

lǔ　虏

虏〔鲁〕疮　虜〔魯〕瘡　りょ〔ろ〕しょう　⇒天(tiān)花

lù　陆鹿禄路辘露

陆九芝　陸九芝　りくきゅうし　⇒陆(lù)懋修

陆懋修　陸懋修　りくぼうしゅう　清代名医(1815? ~ 1887)。治病宗张仲景之说,常奏良效。撰《世补斋医学》(1866)。　　清代の名医(1815? ~ 1887)。疾病を治療するには張仲景の学説に従い,常に良好な効果を得た。著作に「世補斎医学」がある(1866)。

鹿角　ろくかく　中药。鹿角入药。用于补肾壮阳、活血消肿。　　中薬。薬用部分は鹿の角。補腎壮陽,活血消腫の作用がある。

鹿角胶　鹿角膠　ろくかくこう　中药。鹿角熬成胶入药。用于补肾阳、生精血、收敛止血。　　中薬。薬用部分は鹿の角を煮つめて,ゲル状にしたものを冷やして固体になるもの。腎陽を補い,精血を生じ,収斂作用によって止血する作用がある。

鹿角霜　ろくかくそう　中药。鹿角煎制鹿角胶的残角入药。用于补肾阳、收敛止血。　　中薬。薬用部分は鹿角膠を製成する場合,鹿の角を煎じてから残留の角。腎陽を補い,収斂作用によって止血する作用がある。

鹿茸　ろくじょう　　中药。雄鹿未骨化带茸毛幼角入药。用于壮肾阳，补精血，强筋骨。　　中薬。薬用部分は雄性の鹿のまだ骨化していない新生の角。腎陽を強壮し，精血を補い，筋骨を強める作用がある。

鹿衔草　鹿衔草　ろくかんそう　　中药。全草入药。用于祛风湿，补肾止血。　　中薬。薬用部分は全株。風湿を除去し，腎を補い，出血を止める作用がある。

禄食泄　ろくしょくせつ　　又称漏食泄。多因脾胃虚所致。症见食毕即肠鸣腹急，泄下所入食物，泄下变快，经年不愈。別称は漏食泄。多くは脾胃の虚弱による。症状には食べた後すぐに腹鳴して便意を来し，食べた食物を下し，下痢した後，軽快をおぼえ，なかなか治りにくい。

路路通　ろろつう　　中药。果序入药。用于行气活血、通络利水。　　中薬。薬用部分は果序。行気活血，通絡利水の作用がある。

辘轳转关　辘轳転関　ろくろてんかん　　眼球震颤。眼振のこと。

露丹　ろたん　　小儿满面发红的疱疹性疾病症。　　小児の顔面部に発赤とヘルペスのある疾病。

露蜂房　露蜂房　ろほうぼう　　中药。蜂巢入药。用于攻毒杀虫，祛风止痛。　　中薬。薬用部分は蜂の巣。攻毒殺虫，祛風止痛の作用がある。

露剂　露剂　ろざい　　药物加水蒸馏所得的澄明液体。薬物に水を加えて，蒸溜してから得た透明な液体。

露睛　ろせい　　小儿睡眠时，半闭双目。　　小児が完全に両眼を閉ぢないで睡眠すること。

Lǚ　膂绿

lǚ　膂

膂　りょ　　背部脊柱骨左右两侧的肌肉群。　　背部脊椎の左右両側の筋肉群。

膂骨　膂骨　りょこつ　　①脊椎骨之统称。②第一胸椎棘突。　　①脊椎骨の総称。②第一胸椎の棘突起。

lǜ　绿

绿豆　绿豆　りょくず　　中药。种子入药。用于清热解毒，消暑利水。　　中薬。薬用部分は種子。清熱解毒，消暑利水の作用がある。

绿萼梅　绿萼梅　りょくがくばい　　⇒白(bái)梅花

绿矾　绿礬　りょくばん　　中药。入丸散服去外用：燥湿去痰、消积杀虫、止血补血、解毒敛疮。　　中薬。丸剤あるいは散剤の中に入れて内服あるいは外用，燥湿去痰，消積殺虫，止血補血，解毒斂瘡の作用がある。

绿风〔内障〕　绿風〔内障〕　りょくふう〔ないしょう〕　　青光眼。　　緑内障のこと。

绿梅花　绿梅花　りょくばいか　　⇒白(bái)梅花

绿水灌珠　绿水灌珠　りょくすいかんしゅ　　⇒绿(lǜ)风内障

LUAN　挛卵

luán　挛

挛痹　れんひ　　关节痛伴有肌肉痉挛。　　関節痛が筋肉けいれんを伴うこと。

挛急　れんきゅう　　⇒拘(jū)急

挛缩　攣縮　れんしゅく　　痉挛。　　けいれん

luǎn　卵

卵　らん　　睾丸。　　睾丸のこと。

卵缩　卵縮　らんしゅく　　阴囊上缩。　　陰嚢が上へ収縮すること。

LUO　罗萝螺裸瘰络落

luó　罗萝螺

罗布麻叶　羅布麻葉　らふまよう　　中药。叶入药。用于平肝、清热、利水、降压。　　中薬。薬用部分は葉。平肝，清熱，利水，降圧の作用がある。

萝芙木　羅芙木　らふぼく　　中药。根入药。用于清风热、降肝火、消肿毒，从中提制的总生物碱能降血压。　　中薬。薬用部分は根。風熱を清し，肝火を降し，腫毒を消す作用がある。

螺　ら　　五不女之一。①阴道中有螺旋纹，有碍于性交。②终生无生殖能力的女性。　　五不女の一つ。女子の生理的欠陥である。①膣の中に螺旋があり，性交を妨げること。②一生生殖力のない女性。

螺盖翳　螺蓋翳　らがいえい　　⇒旋(xuán)螺突起

螺〔纹〕疔　螺〔紋〕疔　ら〔もん〕ちょう　　生于指螺纹处的疔疮。　　手指先にできる疔瘡。

luǒ　裸瘰

裸花紫珠　らかししゅ　　中药。叶入药。用于消炎、解毒、收敛、止血。　　中薬。薬用部分は葉。消炎，解毒，収斂止血の作用がある。

瘰疬　瘰癧　るいれき　　又称鼠瘘、老鼠疮、疬子颈等。类似颈淋巴结结核。　　別称は鼠瘻，老鼠瘡，癧子頸など。結核性頸部リンパ節結核に類似するもの。

luò　络落

络〔脉〕　絡〔脈〕　らく〔みゃく〕　　由经脉分出的网络全身的分支。　　経脈から分かれ出た網状の分支のこと。

络却　絡却　らっきゃく　　穴位。主治：头痛、头晕、鼻炎、鼻出血等。　　穴位。応用：頭痛，目まい，鼻炎，鼻出血など。

络石藤　絡石藤　らくせきとう　　中药。带叶藤茎入药。用于舒筋通络、化瘀止血。　　中薬。薬用部分は葉の付いている藤茎。舒筋通絡，化瘀止血の作用がある。

络穴　絡穴　らくけつ　　十五络脉从本经分出处穴位。　　全身の十五絡脈のその本経脈と相連絡するそれぞれ一つの穴位があること。

落得打　らくとくだ　　⇒积(jū)雪草

落地惊　落地驚　らくちきょう　　新生儿假死。　　新生児仮死のこと。

落叶松蕈　落葉松蕈　らくようしょうしん　　中药。子实体入药。用于温肺化痰、降气平咳、祛风除湿、活血消肿。　　中薬。薬用部分は子実体。温肺化痰，降気平咳，祛風除湿，活血消腫の作用がある。

落枕　らくちん　　⇒落(lào)枕

落枕颈痛　落枕頸痛　らくちんけいつう　　⇒落(lào)枕颈痛

落枕〔穴〕　らくちん〔けつ〕　　⇒落(lào)枕〔穴〕

M

MA　麻马玛

má　麻

麻出红肿　麻出紅腫　ましゅつこうしゅ　为毒火壅遏所致。治宜清热解毒。　麻疹(はしか)の発疹が赤く腫れていること。毒火のつまることによる。治療には清熱解毒法を用いること。

麻促脉　麻促脈　まそくみゃく　危重证十怪脉之一。脉来急促凌乱。　危篤に陥いるときに現れる十種類の異常脈象の一つ。脈象は急促しかも乱れていること。

麻毒攻目　まどくこうもく　麻疹并发角结膜炎。　はしかが角結膜炎を合併するもの。

麻毒入营　麻毒入営　まどくにゅうえい　麻疹热邪炽盛，深入营血，内陷心包。症见疹子融合成片、色紫暗、高热、烦渴、谵妄、神昏、痉厥、撮空、舌绛起刺，或口、鼻、二阴出血。　はしかの熱邪が熾盛のため営血に深く入り，心包に内陥するもの。症状には発疹が融合して，暗紫色になり，高熱，煩渇，譫妄，意識不明，四肢が冷たく，ひきつり，手に不随意運動があり。舌は絳(深紅色)，乾燥，とげ状の隆起ができ，あるいは口，鼻と大小便の出血などがあること。

麻毒陷肺　麻毒陥肺　まどくかんはい　麻疹出疹或疹回时，感受风邪，以致麻毒内陷于肺。症见高热、咳嗽气促、痰鸣、鼻翼煽动、面唇青紫。　はしかが発疹あるいは退疹するときに風邪を受けて麻疹の毒が肺に内陥するもの。症状には高熱，咳嗽，呼吸困難，痰鳴，鼻翼呼吸，チアノーゼなどがあること。

麻风　麻風　まふう　⇒疠(二)風。

麻黄　まおう　中药。草质茎入药。用于发汗解表、宣肺平喘、利水。　中薬。薬用部分は草質茎。発汗，解表，宣肺，平喘，利水の作用がある。

麻黄附子甘草汤　麻黄附子甘草湯　まおうぶしかんぞうとう　方剂。成分:麻黄、附子、甘草。主治:阳虚外感风寒或兼见浮肿。　方剤。薬物構成:麻黄，附子，甘草。応用:陽虚による風寒を外感，あるいは浮腫を兼ねるもの。

麻黄附子细辛汤　麻黄附子細辛湯　まおうぶしさいしんとう　方剂。成分:麻黄、附子、细辛。主治:外感风寒表证而兼见阳虚者。　方剤。薬物構成:麻黄，附子，細辛。応用:外感風寒による表証が陽虚を兼ねるもの。

麻黄根　まおうこん　中药。根入药。用于止汗。　中薬。薬用部分は根。止汗の作用がある。

麻黄加术汤　麻黄加朮湯　まおうかじゅつとう　方剂。成分:麻黄、桂枝、杏仁、炙甘草、白术。主治:外感风寒湿邪而见恶寒无汗、骨节痛等。　方剤。薬物構成:麻黄，桂枝，杏仁，炙甘草，白朮。応用:風寒湿邪による外感に悪寒，汗がなく，関節痛などが見られる場合。

麻黄汤　麻黄湯　まおうとう　方剂。成分:麻黄、桂枝、杏仁、炙甘草。主治:外感风寒表实证。　方剤。薬物構成:麻黄，桂枝，杏仁，炙甘草。応用:風寒外感による表実証。

麻杏石甘汤　麻杏石甘湯　まきょうせきかんとう　方剂。成分:麻黄、杏仁、石膏、甘草。主治:肺热喘咳。　方剤。薬物構成:麻黄，杏仁，石膏，甘草。応用:肺熱による喘咳。

麻杏苡甘汤　麻杏苡甘湯　まきょういかんとう　方剂。成分:麻黄、杏仁、薏仁、甘草。主治:外感风寒湿邪而见身痛、发热等症。　方剤。薬物構成:麻黄，杏仁，薏仁，甘草。応用:風寒湿邪による外感で身痛，発熱などの見られる症候。

麻油　まゆ　中药。种子油入药。用作缓泻剂、软膏与硬膏的基质。　中薬。薬用部分はごまの種子油。緩下剤，軟膏あるいは硬膏の基質に用いる。

麻胀感　麻脹感　まちょうかん　しびれはれぼったい感じのこと。

麻〔疹〕　ま〔しん〕　又称痧子，瘄子。麻疹。　別称は痧子(さし)，瘄子(さくし)。はしか。

麻疹闭证　麻疹閉証　ましんへいしょう　由各种因素使麻疹不能透发，邪毒闭阻于内的证候。症见:麻疹当出不出，疹出不透或没收太快等。　諸種の原因により充分に発疹することができなく，邪毒が内に閉ぢこまれる証候。症状には麻疹が出るべきものが出られないか，出ても充分でなくあるいは消失が速すぎるなどがあること。

麻疹不透　麻疹透せず　麻疹不出或不透。　麻疹が発疹しないか充分でないこと。

麻疹喉痛　ましんこうつう　麻疹合并喉痛。　麻疹が喉頭痛を合併するもの。

麻疹逆证　麻疹逆証　ましんぎゃくしょう　麻疹患者正虚邪盛而在各阶段中病情逆转的各种症候。症见疹出不畅、壮热剧咳，甚则气急、口唇青紫等。　麻疹患者の正気が不足，邪気が亢盛の場合，疾病の経過中に逆転する種種の症候のこと。症状には発疹が充分でなく高熱，激しい咳，ひどいのは呼吸困難，チアノーゼなどがあること。

麻疹失音　ましんしつおん　麻疹伴有声音嘶哑。　麻疹が失声を伴うこと。

麻疹顺证　麻疹順証　ましんじゅんしょう　麻疹患者正气充沛而邪毒较轻的症候。症见身热和缓，咳嗽而气不促，疹出透而无其他合并症。　麻疹患者の正気が充実し，邪気が軽い症候。症状には身熱がおだやかで咳があっても呼吸困難がなく，発疹が充分で他の合併症がないなどがあること。

麻疹险证　麻疹険症　ましんけんしょう　麻疹患者邪盛正衰，麻毒内陷。为气短、咳嗽的危重证候。　麻疹患者の邪気が盛んで正気が衰え，麻毒が内陥し，呼吸困難と咳嗽のある危篤な証候。

麻证驹鲐　麻証駒鮐　ましょうこうごう　麻疹伴有呼吸困难。　麻疹が呼吸困難を伴う。

麻子仁丸　ましにんがん　方剂。成分:麻子仁、大黄、杏仁、枳实、厚朴、芍药。主治:肠燥便秘。　方剤。薬物構成:麻子仁，大黄，杏仁，枳実，厚朴，芍薬。応用:腸燥による便秘。

mǎ　马玛

马宝　馬宝　ばほう　中药。肠胃道结石入药。用于镇惊、化痰、清热解毒。　中薬。薬用部分は腸胃にある結石。鎮

驚,化痰,清熱解毒の作用がある。

马鞭草　馬鞭草　ばべんそう　　中药。地上部分入药。用于清热、利水、破血、消肿。　　中薬。薬用は地上部分。清熱,利水,破血,消腫の作用がある。

马槟榔　馬檳榔　ばびんろう　　中药。种子入药。用于清热、生津、止渴。　　中薬。薬用部分は種子。清熱,生津,止渴の作用がある。

马勃　馬勃　ばぼつ　　中药。子实体入药。用于清肺、利咽、外用止血。　　中薬。薬用部分は菌体。清肺,咽頭を清く,外用には止血する作用がある。

马齿苋　馬齒莧　ばしけん　　中药。地上部分入药。用于清热利湿、凉血、止血、解毒。　　中薬。薬用は地上部分。清熱利湿,凉血,止血,解毒の作用がある。

马刀侠瘿　馬刀俠瘿　ばとうきょうえい　　生于颈部与腋下的淋巴结结核的合称,因其形有如马刀或缨络,故名。　　頸部と腋下にできるリンパ節結核の総称。形が腋下のは馬刀(まて貝)のようで頸部のは貫珠(輪にした玉)のようであるからこの名がある。

马兜玲　馬兜玲　ばとれい　　中药。果实入药。用于清肺祛痰、止咳、平喘。　　中薬。薬用部分は果実。清肺祛痰,止咳平喘の作用がある。

马兜玲藤　馬兜玲藤　ばとれいとう　　中药。地上部分入药。用于活血通络、行气利水。　　中薬。薬用は地上部分。活血通絡,行気利水の作用がある。

马蔺花　馬藺花　ばりんか　　中药。花入药。用于清热、解毒、止血、利尿。　　中薬。薬用部分は花。清熱解毒,止血,利尿の作用がある。

马脾风　馬脾風　ばひふう　　暴喘急性发作。　　ひどい喘息が急性発作のこと。

马蜞咬伤　馬蜞咬傷　ばきこうしょう　　水蛭の咬傷。

马钱子　馬錢子　ばせんし　　中药。种子入药。用于通络止痛、消肿、散结。　　中薬,薬用部分は種子。通絡,止痛,消腫,散結の作用がある。

马桶癣　馬桶癬　ばとうせん　　接触涂漆马桶所致过敏性皮肤疾病。　　うるしまたはペンキを塗った便器に接触してアレルギー性皮膚の疾病。

马尾莲　馬尾蓮　ばびれん　　中药。根及根茎入药。用于清热、燥湿、泻火、解毒。　　中薬。薬用部分は根と根茎。清熱燥湿,瀉火,解毒の作用がある。

马牙　馬牙　ばが　　初生儿生于牙龈的白色水泡。　　新生児の歯肉にできる白い水疱。

玛瑙　瑪瑙　めのう　　中药。石英岩矿物入药。用于清热明目。　　中薬。薬用部分は石英岩鉱物。清熱明目の作用がある。

MAI　埋买麦脉

mái　埋

埋线疗法　埋線療法　まいせんりょうほう　　在无菌操作下,把羊肠线埋入一定的穴位中进行治疗疾病的方法。　　無菌操作でカットグートを一定の穴位の中に埋入して疾病を治療する方法。

埋针〔疗法〕　埋針〔療法〕　まいしん〔りょうほう〕　　将特制的针刺入穴位内,用胶布封固后,留置较长时间的治疗方法。　　特製な針を穴位に刺入して,絆瘡膏で固定したのち,比較的長時間に留置する治療方法。

mǎi　买

买麻藤　買麻藤　ばいまとう　　中药。茎叶入药。用于祛风除湿、活血散瘀。　　中薬。薬用部分は茎と葉。祛風除湿,

活血散瘀の作用がある。

mài　麦脉

麦冬　麥門冬　ばくもんとう　　中药。块根入药。用于养阴清热、润肺清心。　　中薬。薬用部分は塊根。養陰清熱,潤肺清心の作用がある。

麦角　麥角　ばくかく　　中药。菌核入药。用于子宫出血。　　中薬。薬用部分は菌核。子宫出血を治療する作用がある。

麦粒灸　麥粒灸　ばくりゅうきゅう　　用象麦粒一样大小的艾炷在穴位上施灸。　　麦粒大の艾炷で穴の上に灸を施すこと。

麦门冬汤　麥門冬湯　ばくもんとうとう　　方剂。成分:党参、制半夏、大枣、甘草、麦冬、粳米。主治:胃阴不足之肺痿症。　　方剤。薬物構成:党参,製半夏,大棗,甘草,麦門冬,粳米。応用:胃陰不足による肺萎症。

麦味地黄丸　ばくみぢおうがん　　⇒八(bā)仙长寿丸

麦芽　ばくが　　中药。发芽种子入药。用于消食、益脾、回乳。　　中薬。薬用部分は発芽した種子。消食,益脾,回乳の作用がある。

脉　脈　みゃく　　①经脉,是气血运行的通道。②脉搏,脉象。③五不女之一,女子一生月经全无或月经不调,不能孕育之病症。　　①経脈,気血が運行する通路。②脈拍,脈象。③五不女の一つ,婦人が無月経あるいは月経不順による不妊症のこと。

脉暴出　脈暴出す　　原为沉微欲绝之脉突然变得非常显露。见于病情危重之时。　　もとは微細で停止寸前の脈が突如触れ易いようになることで,病勢が危篤の場合に見られること。

脉痹　脈痹　みゃくひ　　以血脉症状为主的痹证。　　血脈の症状を主とする痹証。

脉冲电刺激　脈衝電刺激　みゃくしょうでんしげき　　运用电脉冲刺激穴位。　　電気インパルスで穴を刺激する。

脉度　脈度　みゃくど　　经脉长短的度数,是古人测定人体经脉长度的一种数据记录。　　経脈の長短の度数。古人が体の経脈の長さを測定する一種のデータでもあること。

脉管　脈管　みゃくかん　　血管。　　血管のこと。

脉合四时　脈,四時に合う　　脉象随着四时气候的变化而有相应变化的生理现象。如春天脉略带弦象,夏天脉略带洪象,秋天脉略带毛(即浮),象,冬天脉略带石(即沉)象,均属正常。　　脈象が四季の気候に応じて変化する生理現象のこと。春の脈がやや弦,夏の脈がやや洪,秋の脈がやや毛(すなわち浮),冬の脈がやや石(すなわち沈)であることはみな正常の範囲に当るもの。

脉会　脈会　みゃくえ　　八会穴之一。即太渊。　　八会穴の一つ。すなわち太淵(たいえん)穴。

脉经　脈經　みゃくきょう　　中国现存最早的脉学专书。为公元三世纪名医王叔和所撰写。　　中国の現在する最も古い脈学の専門書。紀元三世紀の名医王叔和が著したもの。

脉静　脈靜　みゃくせい　　脉搏和缓平静,表示疾病好转或不会恶化。　　脈がゆるやで平静なことで疾病が好転するか,これ以上悪化しないことを示しているもの。

脉诀　脈訣　みゃくけつ　　宋・崔嘉彦撰,用韵体阐述脉学知识和理论,以便于初学者记诵。　　宋代の崔嘉彦が著した脈書。韻文で脈学の知識と理論を述べて初学者の暗記に便利であること。

脉逆四时　脈,四時に逆う　　由于身体不能适应四时气候的变化,因而出现脉象不能随着四时气候改变而相应变化的病理现象。如春应弦而反毛(浮),夏应洪而反石(沉)等

等。　　人体が四時の気候の変化に適応することができない脈象が四時の気候に応じて変化することもできない病的現象のこと。たとえば春には弦のはずであるのに反して毛(浮)になり，夏には洪のはずであるのに反して石(沈)になるなど。

脉气　脈気　みゃくき　　⇒经(jīng)气

脉神　脈神　みゃくしん　　脉象的活力。　　脈象の活力。

脉数急　脈，数急なり　　⇒弦(xián)数脉

脉微肢冷　脈微肢冷　みゃくびしれい　　脉微细而四肢冷。　　脈が微細で四肢が冷えること。

脉(心)痿　脈(心)痿　みゃく(しん)い　　以下肢肌肉萎缩为主的痿证。　　下肢の筋肉萎縮を主とする痿証。

脉无胃气　脈に胃気無し　　脉象失去从容和缓的正常节律，表示胃气将绝，五脏真气败露。常为危证的象征。　　脈が落着き，おだやかさ，正常な律動を失うと，胃気が絶えようとして五臓の真気が敗露することを表す，常に危篤証であることを示すもの。

脉象　脈象　みゃくしょう　　脉动应指的征象。包括频率、节律、充盈度、流利度和波动幅度等。　　指に感じる脈の拍動の状態。脈拍数，脈拍のリズム，充盈の状態，なめらかさと拍動の幅などを含む。

脉象主病　脈象，病を主る　　某种脉象反应出某种证候。如浮脉主表证，沉脉主里证，数脉主热证，迟脉主寒证等。　　ある脈象がある証候を示す。たとえば浮脉が表証，沈脈が裏証，数脈が熱証，遅脈が寒証などを主ること。

脉悬绝　脈懸絶　みゃくけんぜつ　　与正常脉相差悬殊的脉象。如比正常脉快三、四倍，或只及正常的一半或更少，主病重。　　正常の脈に比べて違いが著しい脈のこと。たとえば正常の脈に比べて脈拍が3〜4倍も速いとか，逆に半分あるいはそれ以下に減る脈のこと。病証の危篤を示す。

脉学　脈学　みゃくがく　　研究脉象的学科。　　脈象を研究する学科。

脉阴阳俱浮　脈は陰陽俱に浮なり　　寸部和尺部脉俱浮。多主表证。　　寸部および尺部の脈がともに浮を呈する。普通表証を示すこと。

脉阴阳俱紧　脈は陰陽俱に緊なり　　寸部脉和尺部脉俱现紧张有力之脉象，即浮紧脉。主风寒表实证。　　寸部脈と尺部脈がともに緊張して有力な脈象。すなわち浮緊脈のこと。風寒表実証を示す。

脉有胃气　脈に胃気有り　　脉来流畅，从容和缓，节律匀。　　脈がなめらかで落着き，おだやかでリズムが平均していること。

脉躁　脈躁　みゃくそう　　疾病过程中，脉象变化比原来急速躁动，邪气内传，病情向坏的方向发展。　　疾病の経過中においもとの脈象より急速でおだやかでない，邪気が内に伝え，病情が悪化することを示す。

脉诊　脈診　みゃくしん　　又称切脉、按脉、持脉。诊察脉象的方法。　　別称は切脉，按脉，持脉。脈象を診察する方法のこと。

脉证合参　脈証合參　みゃくしょうごうさん　　辨证过程中，把脉象和证候互相参照、推断病情的方法。　　辯証の場合に脈象と証候を合せて，参照して病情を判断する方法。

脉痔　脈痔　みゃくじ　　⇒肛(gāng)裂

MAN　满曼蔓慢

mǎn　满

满口烂斑　満口爛斑　まんこうらんはん　　口炎。　　ア

フタ。

满目疮痍　満目瘡痍　まんもくそうい　　眼部带状疱疹伴大量渗出液的接触性睑皮炎。　　眼の周りにできるヘルペスおよび多量な渗出液を伴う接触性眼瞼皮膚炎。

满山红　満山紅　まんさんこう　　中药。叶入药。用于化痰、止咳、平喘。　　中薬。薬用部分は葉。化痰，止咳，平喘の作用がある。

màn　曼蔓慢

曼陀罗叶　曼陀羅葉　まんだらよう　　中药。叶入药。用于解痉、镇痛、平喘、祛风湿。　　中薬。薬用部分は葉。解痙，鎮痛，平喘と風湿を除去する作用がある。

曼陀罗子　曼陀羅子　まんだらし　　中药。种子入药。用于解痉、镇痛、平喘、祛风湿。　　中薬。薬用部分は種子。解痙，鎮痛，平喘と風湿を除去する作用がある。

蔓荆子　まんけいし　　中药。果入药。用于疏散风热、清热明目。　　中薬。薬用部分は果実。風熱を疏散し，清熱と明目の作用がある。

慢肝惊风　慢肝驚風　まんかんきょうふう　　慢性惊风的一种。症见抽搐，兼有目如橘黄、上视、不乳食、气虚欲脱。多因泄泻日久，损伤脾胃，肝失所养，虚阳上犯所致。　　慢性驚風の一種。症状にはひきつけ，目がオレンジ色を呈して上を見詰め，患児は乳食を飲まない，気が虚脱しようとするなど。ふつう長い間の泄瀉が続いて脾胃を損傷することにより，肝が養はれることを失い，虚陽が上を犯すことによるもの。

慢疳　まんかん　　小儿慢性疳疾、慢性营养不良。　　小児の慢性疳疾，慢性栄養不良。

慢惊风　慢驚風　まんきょうふう　　发病缓慢的惊风证。主要表现为起病缓慢，面色淡白发青、神倦嗜睡、四肢缓缓抽搐，时作时止，腹部凹陷，四肢厥冷，呼吸微弱，脉沉细无力等。　　慢性進行する驚風証。主な症状にはゆっくりと発病し，顔色が淡白，青みを帯び，精神倦怠，嗜睡を表し，四肢もゆっくりとひきつけ，発作したり止まったりする。腹部が凹陥し，四肢厥冷，呼吸が微弱，脈が沈細無力など。

〔慢〕脾风　〔慢〕脾風　〔まん〕ひふう　　小儿由于吐泄过度，正气虚弱而出现闭目、摇头、面青唇淡、额汗、昏睡等症状。　　小児が吐瀉しすぎることにより正気が虚弱のため，眼を閉ぢ，頭を振り，顔色が青く，唇の色が淡く見え，額に汗をかき，昏睡などの症状が現れること。

慢性复位　慢性復位　まんせいふくい　　通过牵引或加垫，使骨折逐步复位的方法。　　牽引あるいは敷物を加えることにより骨折をしだいに復位する方法。

MANG　芒盲

máng　芒盲

芒硝　ぼうしょう　　中药。硫酸钠。用于软坚泻下。　　中薬。硫酸ナトリウム。軟堅の作用により下剤として用いられる。

芒针　芒針　ぼうしん　　针身细长与毫针相似，但较长，长度超过5寸者。　　針身が細長い，毫針に似ているが長さが長い，5寸以上のもの。

盲　ぼう　　失明。　　失明のこと。

MAO　猫毛茅冒瞀

māo　猫

猫眼草　びょうがんそう　　中药。根入药。用于祛痰、散结消肿。外治淋巴结结核。　　中薬。薬用部分は根。祛痰，散結消腫。外用にはリンパ節結核を治療する作用がある。

猫眼疮　猫眼瘡　びょうがんそう　　又称寒疮。多形性红斑。　　別称は寒瘡。多形性紅斑。

猫爪草　びょうそうそう　　中药。块根入药。用于解毒散结。　　中藥。薬用部分は塊根。解毒散結の作用がある。

máo　毛茅

毛刺　もうし　　古代九刺法之一。短细毫针浅刺皮肤。治疗肌肤麻木不仁等病症。　　古代の九刺法の一種。短い毫針で皮膚を浅く刺す。肌膚の痹れあるいは知覚障礙などの治療に用いること。

毛冬青　もうとうせい　　中药。根入药。用于凉血、活血、通脉、消炎、解毒。　　中藥。薬用部分は根。涼血,活血,通脈,消炎と解毒の作用がある。

毛发脱落　毛髮脱落　もうはつだつらく

毛诃子　毛訶子　もうかし　　中药。成熟果实入药。用于清热解毒、调和诸药、收敛养血。　　中藥。薬用部分は成熟果実。清熱解毒,諸薬を調和し,収斂養血の作用がある。

毛际　毛際　もうさい　　前阴上方,阴毛与皮肤分界部。　　外生殖器の上方の陰毛と皮膚の境目。

毛孔　もうこう　⇒汗(hàn)孔

毛折　もうせつ　　毛发枯槁、稀疏易折的病变。多因久病精气枯竭,不能濡润皮毛所致。　　毛発が枯れ,まばらになり,折れ易いこと。ふつう長い間病気のため精気が殆んど失われ,皮毛を潤せないことによるもの。

茅莓　ぼよばい　　中药。地上部入药。用于活血消肿、清热解毒、祛风湿。　　中藥。薬用は地上部分。活血消腫,清熱解毒,風湿を除去するなどの作用がある。

茅莓根　ぼうばいこん　　中药。根入药。用于活血消肿、祛风利湿。　　中藥。薬用部分は根。活血消腫,祛風利湿の作用がある。

茅(苍)术　茅(蒼)朮　ぼう(そう)じゅつ　　中药。根入药。用于燥湿健脾、祛风除湿。　　中藥。薬用部分は根。燥湿健脾,祛風除湿の作用がある。

mào　冒瞀

冒寒　ぼうかん　⇒小(xiǎo)伤寒

冒家　ぼうか　　平素患有头目晕眩的病人。　　平素,頭や目がくらくらして目まいを患っている人。

冒暑　ぼうしょ　　感受暑邪之后,邪阻肠胃,出现发热、恶寒、腹痛、腹泻、恶心呕吐、小便黄短、头重眩晕等症。　　暑邪を感受してから邪気が腸胃を阻滞し,悪寒発熱,腹痛下痢,悪心嘔吐,小便が短くて赤く,頭が重く,くらくらするなどの症状があること。

冒暑眩晕　冒暑眩暈　ぼうしょげんうん　　暑邪所致眩晕。　　暑邪による目まい。

冒眩　ぼうげん　⇒眩(xuàn)晕(冒、转)

瞀瘛　ぼうけい　　视物漠糊、手足抽搐的证候。　　物を見るのにぼんやりとして目がかすみ,手足がひきつってけいれんする証候。

MEI　玫眉莓梅霉

méi　玫眉莓梅霉

玫瑰花　まいかいか　　中药。花入药。用于理气、解郁和血。　　中藥。薬用部分は花。理気,解鬱と和血の作用がある。

眉冲　眉衝　びしょう　　穴位。主治:头痛、头晕、癫痫、鼻塞等。　　穴位。応用:頭痛、めまい、てんかん、鼻づまりなど。

眉棱骨　眉稜骨　びりょうこつ　　眼窝上缘的骨。额骨的一部分。　　眼窩の上縁の骨。前頭骨の一部分。

眉棱骨痛　眉稜骨痛　びりょうこつつう　　眼窝上缘的骨疼痛。　　眼窩上縁の骨の痛み。

眉心疔　びしんちょう　　生于两眉之间的疔。　　両側の眉の間にできる疔瘡。

莓叶委陵菜　莓葉萎陵菜　ばいよういりょうさい　　中药。根及根茎入药。用于止血。　　中藥。薬用部分は根と根茎。止血の作用がある。

梅疮　梅瘡　ばいそう　⇒扬(yáng)梅疮

梅脯　ばいほ　⇒白(bái)(干)梅

梅核气　梅核気　ばいかくき　　自觉如梅核鲠喉或喉部受压迫。　　喉に梅の核のような異物感があり,あるいは圧迫感のある一種の病証。

梅花　ばいか　　中药。花入药。用于舒肝、和胃、生津。　　中藥。薬用部分は梅の花。舒肝,和胃と生津の作用がある。

梅花针　梅花針　ばいかしん　　皮肤针之一种。柄端集细短针五枚,针尖簇成梅花形,作浅刺用。　　皮膚針の一種。細く短い針5本をまとめ,針先をそろえて,梅の花の形にし,淺刺に用いるもの。

霉疮　霉瘡　ばいそう　⇒杨(yáng)梅疮

霉疮秘录　霉瘡秘録　びそうひつろく　　我国最早有关梅毒的专著,陈司成撰(1632)。　　中国の最も古い梅毒についての専門著作。陳司成が著した(1632)。

MEN　扪闷

mén　扪

扪　捫　もん　　扪诊。　　触診。

mèn　闷

闷瞀　悶瞀　もんぼう　　心胸满闷烦乱,眼目昏花的症状。　　心窩部と胸部に膨満感があり,煩悶していらいらする,眼がくらつきかすむ症状。

MENG　虻礞猛梦

méng　虻礞

虻虫　蝱虫　ぼうちゅう　　中药。雌虫入药。用于破血逐瘀、散结通络。　　中藥。薬用部分は雌虫。破血逐瘀,散結通絡の作用がある。

礞石滚痰丸　もうせきこんたんがん　　方剂。成分:大黄、黄芩、煅礞石、沉香。主治:实热顽痰而见癫狂、惊痫。　　方剤。薬物構成:大黄,黄芩,煅礞石,沈香。応用:実熱頑痰証が癲狂,驚癇のある場合。

měng　猛

猛疽　もうそ　⇒结(jié)喉痈

mèng　梦

梦失精　夢失精　もうしっせい　⇒梦(mèng)遗

梦遗　夢遺　もうい　　夢を伴う遺精。

MI　猕麋米眯泌秘密蜜

mí　猕麋

猕猴桃根　獼猴桃根　みこうとうこん　　中药。根入药。用于清热解毒、活血散结、祛风利湿。　　中藥。薬用部分は根。清熱解毒,活血散結,祛風利湿の作用がある。

糜肉　びにく　　糜烂的组织。　　ただれた組織。

mǐ　米眯

米泔水　べいかんすい　　洗米水。煎汤剂时,有时用以代水用。　　米を洗った水,湯剤を煎じる際に水の代りに用いることがあるもの。

米泔样粪　米泔様糞　べいかんようふん　　米のとぎ汁の

ような糞。

眯目　べいもく　　異物入眼。　　異物が眼に入ること。

mǐ　泌秘密蜜

泌别清浊　清浊を泌別する　　小肠的主要功能,将饮食精微吸收,糟粕部分下注大肠,排出体外。　　小腸の主な機能。飲食物の精微物質を吸収し,糟粕発物を下へ注いで大腸から体外に排除すること。

秘传眼科龙木论　秘伝眼科竜木論　ひでんがんかりゅうぼくろん　　撰人不详。约出现于13世纪。记述眼科病证72种及其疗法,家传秘方等等。　　著者が不明。約13世紀に発現された眼科の病証72種とその療法,家に代代伝わる秘方などを記述した。

密蒙花　みつもうか　　中药。花蕾及花序入药。用于清肝热、明目退翳。　　中薬。薬用部分は蕾と花序。清肝熱,明目退翳の作用がある。

密陀僧　みつだそう　　中药。粗制黄色氧化铅入药。用于燥湿、杀虫、敛疮、坠痰镇惊。　　中薬。薬用は粗制した黄色酸化鉛。燥湿,殺虫,敛瘡,墜痰鎮驚の作用がある。

蜜煎导　蜜煎導　みつせんどう　　蜂蜜煎熬浓缩,趁热取出,做成栓剂。　　導法の一種。蜂蜜を煎じて濃縮して,熱いうちに取り出して栓剤にする方法。

蜜丸　みつがん　　用蜂蜜为粘合剂制成的一种丸剂。　　蜂蜜を粘合剤として製成する一種の丸剤。

蜜枣　蜜棗　　中药。果入药。用于健脾和胃。　　中薬。薬用部分は果実。健脾和胃の作用がある。

MIAN　绵棉娩面

mián　绵棉

绵草薢　綿草薢　めんひかい　　中药。根茎入药。用于祛风利湿。　　中薬。薬用部分は根茎。祛風利湿作用がある。

绵马贯众　綿馬貫衆　めんまかんじゅ　　中药。根茎入药。用于清热解毒、驱虫、止血。　　中薬。薬用部分は根茎。清熱解毒,駆虫,止血の作用がある。

棉花疮　棉花瘡　めんかそう　　⇒杨(yáng)梅疮

棉枕固定　めんちんこてい　　用棉花做垫固定。　　棉を用いて造ったパットで固定すること。

mián　娩

娩出　べんしゅつ　　出产。　　生産する。

miàn　面

面尘　面塵　みんちん　　面色灰黑如蒙尘土之状。实证多主燥邪所伤或伏邪内郁,虚证多主肝肾阴虚。　　顔色が灰黒色で,あたかも塵を蒙ったようである。実証にはふつう燥邪によるか伏邪が内に鬱滞することによる。虚証にはふつう肝腎の陰虚による。

面疔　めんちょう　　面部的疔疮。　　顔面にできる疔瘡。

面䵟䵟　みんかんそう　　⇒䵟(䵟)黑斑

面垢　めんこう　　脸上似有污垢之状。多见于肝病,湿热证等。　　顔面に汚穢のあるように見える。ふつう肝病,湿証などに見られること。

面红　面紅　めんこう　　面部色红。　　赤い顔色のこと。

面黄肌瘦　めんおうきそう　　面色黄肌肉瘦。　　顔色が黄色く,肌肉が痩せていること。

面目浮肿　面目浮腫　めんもくふしゅ　　面部及眼睑部浮肿。　　顔面と眼瞼の浮腫。

面色苍白　面色蒼白　めんしょくそうはく　　常伴有口唇、指甲色淡白,为血虚证。　　顔色が青白く見える。ふつう唇,爪甲の色が淡く白色を伴い,血虚証を意味すること。

面色苍(黧)黑　面色蒼(黧)黑　めんしょくそう(れい)こく　　又称面色黧黑。面部现晦黑色,多因肾气耗损,血气失荣于面所致。可见于阴黄等病。　　別称は面色黧黒。顔面部が暗黒色を呈する。ふつう腎気が損耗されて血気が顔面部を充すことを失うことによる。陰黄などの病証に見られるもの。

面色萎黄　めんしょくいおう　　面部呈现枯萎晦黄的病色,多因脾胃虚弱,气血不能上荣所致。常见于慢性消耗性疾患,阴黄、失血、久痢等。　　顔面が枯れ萎え,暗黄色を呈する病色のこと。ふつう脾胃が虚弱して気血が上へ栄えることができないことによる。ふつう慢性消耗性疾患,陰黄,失血,長期間の下痢などに見られるもの。

面色无光　面色,光無し　　面部无光泽。　　顔面に光沢がないこと。

面色缘缘正赤　面色,縁縁として正に赤し　　满脸通红,多见于急性热病。　　顔面が真っ赤になること。ふつう急性熱病に見られるもの。

面瘫　面癱　めんたん　　面神经瘫　　顔面神経麻痺。

面脱　めんだつ　　面部肌肉消脱的危重证候。　　顔面部が痩せ衰える重篤な証候。

面游风　面遊風　めんゆうふう　　面部皮肤疾患。包括部分过敏性皮炎。　　顔面部皮膚疾患。一部のアレルギー性皮膚炎を含む。

面针〔疗法〕　面針〔療法〕　めんしん〔りょうほう〕　　近代针刺疗法之一。针刺面部特定穴位,以治疗身体他处疾患。面部穴位与身体特定部分相关联。　　近代の針刺療法の一つ。顔面部特定の穴に刺して体の他の部位の疾患を治療する。顔面部の穴は体の特定部位と関連する。

面针麻醉　面針麻酔　めんしんますい　　针刺面部特定穴位,起到镇痛效果,以进行手术的方法。　　顔面部特定の穴に針刺して鎮痛効果を起こさせることによって手術をする方法。

面肿　面腫　めんしゅ　　面部浮肿。　　顔面浮腫。

MIAO　苗䏶妙缪

miáo　苗

苗窍　苗竅　びょうきょう　　五官,通过五官可以观察到体内脏器的生理、病理变化。鼻为肺窍,目为肝窍,口(唇)为脾窍,舌为心窍,耳为肾窍。　　五官のこと。五官を通じて体内臓器の生理,病理変化を観察することができる。鼻は肺竅(肺の孔),目は肝竅,口(唇)は脾竅,舌は心竅,耳は腎竅であること。

miǎo　䏶

䏶　びょう　　位于两侧腹部,相当于第十二肋软骨下方,髂嵴上方的软组织部分。　　両側の側腹部に位し,第12肋軟骨の下方,腸骨稜上方の軟部組織の部位。

miào　妙缪

妙应丸　妙応丸　みょうおうがん　　⇒控(kòng)涎丹

缪慕台　繆慕台　びゅうぼたい　　⇒缪(miào)希雍

缪希雍　繆希雍　びゅうきよう　　明代医家(16～17世纪),精于本草,推崇《神农本草经》,用三十余年加以增订注疏,撰成《本草经疏》(1625)。另撰《先醒斋医学笔记》。　　明代の医家(16～17世紀)で本草に精通し,「神農本草経」を推賞し,30余年を費やして,修訂,注釈し,「本草経疏」を著し(1625),また「先醒斎医学筆記」を著した。

缪仲淳　繆仲淳　びゅうちゅうじゅん　　⇒缪(miào)希雍

MING　名明暝命

míng　名明暝

名医类案　名医類案　めいいるいあん　　　明江瓘编,由其子江应宿增补,成书于1552年,全书集明以前历代名医治案,按病证分类,并附编者按语。　　明の江瓘が編集し,其の子江応宿が増補して,1552年に完成した。全書が明以前の歴代の名医の治案を集めて,病証に応じて分類し,編者の言葉も加えた。

明党参　めいとうじん　　　中药。根入药。用于润肺化痰、生津。　　中薬。薬用部分は根。潤肺化痰,生津の作用がある。

明耳目　耳目を明し　　　改善听力与视力。　　聴力と視力を改善する治療方法。

明矾　明礬　めいばん　　　⇒白(bái)矾

明目　めいもく　　　改善视力。　　視力を改善する治療方法。

明目聪耳　明目聰耳　めいもくそうじ　　　改善视力与听力。　　視力と聴力を改善する治療方法。

明目退翳　めいもくたいえい　　　改善视力与消除云翳。　　視力の改善と角膜白濁を除去する治療方法。

明堂　めいどう　　　①鼻子。②⇒明(mǐng)堂图　　　①鼻。

明堂图　明堂図　めいどうず　　　古代经络穴位图。　　古代の経絡穴位図。

明医杂著　明医雑著　めいいざつちょ　　　明・王纶撰。薛己注(1549)。　　明代の王綸が著した。薛己が注釈を加えた(1549)。

瞑眩　めいげん　　　服药后出现的恶心、头晕等反应。　　ふつう内服薬を飲んだ後に現われる悪心とか頭がくらくらするなどの副作用。

mǐng 命

命蒂　めいてい　　　又称坎气。脐带。　　別称は坎気(かんき)。臍帯。

命关　命関　めいかん　　　小儿指纹诊部位名。位于食指第三指节处。　　小児の指紋診の部位名。食指の第三指関節の部分の名称。

命门　命門　めいもん　　　①根据不同作者,或指右肾,或指两肾或指两肾之间,目前比较统一的看法,将命门的功能与肾阳等同。②穴位。主治:阳萎、神经衰弱、遗精、白带(过多)、腰痛、慢性腹泻等。　　①作者によって違い,ある人は右腎,ある人は両腎,あるいは両腎の間をさす。現代では比較的に統一した見解は命門の機能が腎陽と一致することと考える。②穴位。応用:陰萎(中医では陽萎のこと)、神経衰弱,遺精,白帯下(過多),腰痛,慢性下痢などを治療する作用がある。

命门火衰　命門の火,衰う　　　肾阳不足而造成的生殖机能衰退。　　腎陽不足により生殖機能が衰退すること。

命门火旺　命門の火,旺ん　　　⇒肾(shèn)火偏亢

命门之火　命門の火　　　简称命火,即肾阳。　　略称は命火。すなわち腎陽。

MIU 繆

miù 繆

繆刺　繆刺　びゅうし　　　又名交经缪刺。古代刺法之一。左病刺右,右病刺左。现在以浅刺井穴和体表瘀血的络脉为主。　　別称は交経繆刺。古代刺法の一つ。左側に病があれば右を刺し,右側に病があれば左を刺す。現代では井穴と体表の瘀血のある絡脈を浅刺することを主とする。

MO 摸膜摩抹没墨

mō 摸

摸法　もほう　　　正骨八法之一,用以检查损伤部位及周围组织。　　正骨八法の一つ。損傷部位と周囲の組織を検査する場合に用いること。

mó 膜摩

膜入水轮　膜,水輪に入る　　　又称膜入冰轮。黑睛宿翳掩及瞳神者。　　別名は膜が冰輪に入る。眼の角膜部位にある角膜白濁が瞳孔を覆うもの。

膜(募)原　まく(ぼ)げん　　　①胸膜膈肌之间。②某些温病病原所在半表半里的位置。　　①胸膜と横隔膜の間の部位。②温病の辨証で邪気が半表半裏の位置にあること。

摩法　まほう　　　按摩手法。用手掌紧贴皮肤作圆形动作的治疗方法。　　按摩手法。手のひらを皮膚にぴったりと当て円を描くような運動をして摩擦する治療方法。

mǒ 抹

抹法　まつほう　　　推拿手法。用拇指指腹或手掌面紧贴皮肤,略用力作上下或左右缓慢的往返移动,有舒气活血作用。　　推拿手法。親指のひら側,あるいは手のひらをぴったりと皮膚に当て,やや力を入れて上下あるいは左右にゆっくりと往復させる。舒気活血の作用がある。

mò 没墨

没药　沒薬　もつやく　　　中药。树胶脂入药。用于活血、止痛、生肌。　　中薬。薬用部分は樹脂。活血,止痛,生肌の作用がある。

墨旱莲　墨旱蓮　ぼくかんれん　　　中药。地上部分入药。用于凉血止血、补阴益肾。　　中薬。薬用は地上部分。涼血止血,補陰益腎の作用がある。

MU 母牡拇木目募

mǔ 母牡拇

母病及子　母病,子に及ぶ　　　用五行相生的母子关系,说明五脏之间病理上的相互影响。如脾土为母,肺金为子,脾土为病,可影及肺金。　　五行間の相生の母子関係で五臓の間の病理上の相互影響を説明する。たとえば脾土が母で,肺金が子であり,脾土に病があれば肺金に影響すること。

母气　母気　ぼき　　　在五行相生关系中,生我者为母,母脏之气即为母气。如肝木生心火,则肝气为心之母气。　　五行の相生の関係において生我(我を生する)ものが母であり,すなわち母臓の気をさす。たとえば肝木が心火を生するから肝気が心の母気であること。

牡丹皮　ぼたんぴ　　　中药。根皮入药。用于清热、凉血、活血散瘀。　　中薬。薬用部分は根皮。清熱,涼血,活血散瘀の作用がある。

牡荆叶　牡荊葉　ぼけいよう　　　中药。叶入药。用于祛痰、止咳、平喘。　　中薬。薬用部分は葉。祛痰,止咳,平喘の作用がある。

牡荆油　ぼけいゆ　　　中药。叶中馏出发挥油入药。用于祛痰、止咳、平喘。　　中薬。薬用部分は葉の揮発油。祛痰止咳平喘の作用がある。

牡荆子　ぼけいし　　　中药。果实入药。用于祛风、化痰、平喘、止痛。　　中薬。薬用部分は果実。祛風,化痰,平喘,止痛の作用がある。

牡蛎　牡蠣　ぼれい　　　中药。贝壳入药。用于平肝潜阳、软坚散结,煅用固涩。　　中薬。薬用部分は貝殻。平肝潜陽,軟堅,散結の作用がある。火で煅して用いると固渋の作用がある。

牡蛎散　牡蠣散　ぼれいさん　　　方剂。成分:牡蛎、黄芪、麻黄根。主治:表虚自汗。　　方剤:薬物構成:牡蠣,黄蓍,麻

黄根。应用:表虚自汗。

牡脏　牡臓　ぼぞう　　五脏中之属阳者。即心肝二脏。
　　五臓の中に陽に属するもの。心と肝の二臓。

牡痔　ぼじ　　⇒肛(gāng)漏

拇食指押手法　ぼしょくしおうしゅほう　　又名拼指押手
法。押手进针法之一。手拇、食二指垫以消毒棉球挟持针身
下端,将针固定在所需针刺穴位的皮肤上,另一手持针柄,
进针两手同时用力,将针快速插入。此法多用于较长毫针之
进针。　　别名は拼指押手法。押手進針法の一つ。手の親
指と食指の二本の指に消毒棉球を隔てて針の下端を挾ん
で針を必要な穴に固定し,他の手で針柄を持ち,進針する
場合,両手が同時に力を入れて針を速やかに挿入する。こ
の方法がふつうわりあいに長い毫針の進針に用いるこ
と。

拇指同身寸　ほしどうしんすん　　同身寸取穴法之一。即
拇指关节横径的长度为同身寸。　　同身寸取穴法の一つ。
すなはち母指の関節の横径の長さを同身寸とすること。

mù　**木目募**

木乘土　木は土に乘す　　⇒木(mù)克土

木瓜　もくか　　中药。果入药。用于和胃化湿、舒筋活络。
　　中薬。薬用部分は果実。和胃化湿,舒筋活絡の作用があ
る。

木蝴蝶　もくこちょう　　中药。种子入药。用于清肺利咽、疏
肝、和胃。　　中薬。薬用部分は種子。清肺利咽,疏肝和胃
の作用がある。

木火刑金　木火,金を刑す　　肝火太旺可以耗伤肺阴,引起
干咳、胸痛、咯血等。　　肝火が旺盛になりすぎると肺金
の陰を傷めることがあり,から咳,胸痛,咯血などを起す
こと。

木槿花　もくきんか　　中药。花入药。用于清湿热、凉血。
　　中薬。薬用部分は花。湿熱を清し,血を涼しめる作用が
ある。

木克土　木は土に克(尅)つ　　肝气过亢可以影响脾、胃。
　　肝気が旺盛になりすぎると脾と胃に影響をあたえる。

木棉花　もくめんか　　中药。花入药。用于清热利湿。
　　中薬。薬用部分は花。清熱と利湿の作用がある。

木舌〔胀(风)〕　木舌〔脹(風)〕　もくぜつ〔ちょう(ふう)〕
　　又称死舌。症见舌肿胀、木硬满口、无疼痛、色红或紫,多
因心火过盛,或心脾积热所致。　　別称は死舌。症状には
舌が口いっぱいになるほど腫脹し,痛みがなく,色が赤あ
るいは紫色を呈し,ふつう心火が旺盛になりすぎあるい
は心脾の積熱によるもの。

木肾　木腎　もくじん　　睾丸肿而不痛。　　睾丸が腫れる
が痛みがないこと。

木通　もくつう　　中药。茎入药。关木通、川木通。用于清
心降火、利水通乳。　　中薬。薬用部分は茎。関木通と川
木通二種類ある。清心降火,利水通乳の作用がある。

木香　もくこう　　中药。根入药。用于行气止痛、温中和胃。
　　中薬。薬用部分は根。行気止痛,温中和胃の作用があ
る。

木香槟榔丸　木香檳榔丸　もくこうびんろうがん　　方
剂。成分:木香、槟榔、青皮、陈皮、莪术、黄连、黄柏、大黄、香
附、牵牛。主治:湿热积滞之痢疾等。　　方剤。薬物構成:
木香,檳榔,青皮,陳皮,莪朮,黄連,黄柏,大黄,香附,牽牛。
応用:湿熱の積滞による痢疾。

木腰子　もくようし　　中药。种子入药。用于解痉止痛。中
薬。薬用部分は種子。解痙止痛の作用がある。

木郁化风　木鬱すれば風に化す　　木指肝,风指某些动摇
突然、游走不定等症状。肝气抑郁较久则易产生风证,如震
颤、肢体发麻、舌麻、眩晕、痉厥等。　　木は肝であり風は
動揺,突如,遊走不定などの症状をいい,長期間において
肝気が抑鬱されるとわりあいに風証になり易い。風証に
なると振戦,肢体の痺れ感,舌の痺れ感,目まい,けいれん
などを起すこと。

木郁化火　木鬱すれば火に化す　　木即肝。肝气抑郁则产
生肝火症状。如头痛、眩晕、面红、目赤、呕血、咯血、甚或发
狂等。　　木は肝であり,肝気が抑鬱されると肝火症状が
産生する。たとえば頭痛,目まい,顔が真っ赤になり,眼が
赤くなり,吐血,咯血,ひどいのは発狂などを引き起すこ
と。

木贼　もくぞく　　中药。地上部分入药。用于疏风退翳。
　　中薬。薬用は地上部分。疏風退翳の作用がある。

目胞　もくほう　　眼睑。　　眼瞼。

目本　もくほん　　⇒目(mù)系

目不瞑　目,瞑せず　　失眠。　　不眠。

目赤　もくせき　　又称赤眼。结膜发红充血。　　別称は赤
眼。結膜発赤充血。

目赤翳膜　もくせきえいまく　　结膜炎。　　結膜炎のこ
と。

目窗　目窓　もくそう　　八位。土治:眼疾、面肿、头痛等。
　　穴位。応用:眼疾病,顔面部腫脹,頭痛など。

目飞血　目に飛血す　　又称白睛飞血,赤脉贯布。球结膜充
血。　　別称は白睛飛血,赤脉貫布。眼球結膜充血。

目封塞　目,封塞す　　重度眼睑浮肿。　　ひどい眼瞼浮腫
のこと。

目干(枯)涩　目,乾(枯)渋す　　⇒目(mù)沙(癎、磣)涩

目纲　目綱　もくこう　　⇒目(mù)弦

目光有神　目光に神,有り　　视力敏锐,精神充沛。視力が
鋭く,元気いっぱいのこと。

目昏(眛)　もくこん(まい)　　视力障害あるいは弱视のこ
と。

目窠　もくか　　两眼眶包括两侧眼睑。　　両側の眼窩と
上下眼瞼を含む部位。

目窠上微肿　目窠上に微腫す　　两眼睑微有浮肿。　　両
側の眼瞼に軽度の浮腫があること。

目眶　もくきょう　　眼窝四周的骨骼。　　眼窩を形成する
周囲の骨。

目力　もくりょく　　视力。　　視力のこと。

目力昏倦　もくりょくこんけん　　眼疲劳。　　眼精疲労。

目连箚　目連箚　もくれんさつ　　频频瞬目。　　頻りに
またたきをすること。

目盲　もくもう　　失明。　　失明のこと。

目瞑　もくめい　　闭目,欲开不能。　　目をつぶる。目を
閉じて開けようとするが開けられないこと。

目内眦　もくないじ　　⇒内(nèi)眦。

目锐眦　目鋭眦　もくえいじ　　外眦。　　外眼角,めじ
り。

目涩　目渋　もくじゅう　　⇒目(mù)沙(癎、磣)涩

目沙(癎、磣)涩　目沙(癎、磣)渋　もくさ(いん、しん)じゅう
　　①干眼病。②眼内沙涩,有异物感。　　①眼球乾燥症。
②眼に異物感があること。

目上胞　もくじょうほう　　上眼睑。　　上眼瞼のこと。

目上弦(纲)　目上弦(綱)　もくじょうげん(こう)　　上眼
睑缘。　　上眼瞼縁。

目为肝之窍　目は肝の竅なり　　又称肝开窍于目。眼与肝
相关。肝的生理、病理情况可从眼的变化反映出来。　　別

称は肝は竅を目に開く。眼と肝が互いに関係がある。肝の生理,病理状況が眼の変化から見られること。

目系 もくけい　眼球与脑的联系结构。包括血管及视神经。　眼球と脳のつながる組織。血管と視神経を含む。

目下胞 もくかほう　下眼睑。　下眼瞼。

目下弦 もくかげん　下眼睑缘。　下眼瞼縁のこと。

目下有卧蚕 目下に卧蚕(がさん)有り　下眼睑水肿,状如卧蚕。　下眼瞼浮腫。あたかも就眠中の蚕(かいこ)のようであること。

目下肿 目下腫 もくかしゅ　⇒目(mù)下有卧蚕

目弦 もくげん　睑缘。　眼瞼縁のこと。

目疡 目瘍 もくよう　眼瞼炎。　眼瞼炎のこと。

目痒 もくよう　眼瘙痒。　眼の痒感。

目疣 もくゆう　⇒眼(yǎn)胞痰核

目晕 目暈 もくうん　①老年环。②轮状视症。　①老人環。②輪状視症。

目直 目直 もくちょく　定睛漠然直视。多见于小儿急惊风或惊痫。　眼球が動かなくぼんやりと直視するさま。

ふつう小児の急驚風あるいは驚癇などの病証に見られるもの。

目珠偏斜 もくしゅへんしゃ　①斜视。②眼球偏位。　①斜視。②眼球偏位。

目转 目転 もくてん　⇒辘(lù)轳转关

目转耳鸣 目転耳鳴 もくてんじめい　眼震伴耳鸣。　眼振が耳鳴を伴うこと。

目眦 もくし　眼角。　眼角。

募穴 ぼけつ　在胸腹部与脏腑有密切关系的十二个穴位,即中府(肺)、巨阙(心)、膻中(心包)、期门(肝)、章门(脾)、京门(肾)、日月(胆)、中脘(胃)、天枢(大肠)、关元(小肠)、石门(三焦)、中极(膀胱)。　胸腹部と臓腑間に密切な関係のある12箇の穴位。すなわち中腑(肺),巨闕(心),膻中(心包),期門(肝),章門(脾),京門(腎),日月(胆),中脘(胃),天枢(大腸),関元(小腸),石門(三焦),中極(膀胱)。

募原 ぼけん　⇒膜(mó)原

N

NA 拿纳捺

ná 拿

拿法 だほう　推拿、按摩、正骨手法之一。医生用一手或两手提拿患处的肌肉,加以压挤或提起肌肉后迅速放手的方法。　推拿(すいだ),按摩上正骨手法の一種。医師が片手あるいは両手で患部の肌肉をつまみ,力をいれてはさみ込んで圧迫し,あるいは肌肉をつまみあげてから急に手をはなむ方法。

拿捏法 だねつほう　一种推拿手法。用手指捏的方法。　推拿手法の一種。指でつまむ方法。

nà 纳捺

纳甲(干)法 納甲(干)法 のうこう(かん)ほう　子午流注针法的一种。　子午流注針法の一種。

纳气 納気 のうき　又称补肾纳气。用补肾药为主以治疗因肾虚而致哮喘、咳嗽、气促等症的方法。　別称は補腎納気。補腎の薬物を主とする腎虚による喘息咳嗽,呼吸困難などを治療する方法。

纳气平喘 納気平喘 のうきへいぜん　用补肾的药物治疗肾虚作喘。　補腎の薬物を用いて腎虚による喘息を治療する方法。

纳入原位 原位に納入す　用手将脱出的骨骼推入正常位置的治疗方法。　手で脱出した骨格を正常な位置に推し入れる治療方法。

纳〔胃〕呆 納〔胃〕呆 のう〔い〕ほう　又称胃纳呆滞。食欲不振。　別称は胃納呆滞。食慾不振のこと。

纳子(支)法 納子(支)法 のうし(し)ほう　子午流注针法的一种。　子午流注針法の一種。

捺正 なっせい　使骨折的不平正断端恢复平正的手法。　骨折の凸凹不平の骨折端を押えて正しく整復する手法のこと。

NAI 奶

nǎi 奶

奶积 奶積 だいせき　⇒乳(rǔ)癖

奶(乳)麻 だい(にゅう)ま　类似幼儿急疹。　乳児の突発性発疹症に類似している。

奶脾 だいひ　⇒乳(rǔ)癖

奶嗽 だいそう　⇒百(bǎi)晬〔内〕嗽

奶癣 だいせん　又称乳癣、胎癣、胎瘢疮。婴儿湿疹。面部多见。　別称は乳癬,胎癬,胎瘢瘡。乳児の湿疹。顔面に多く見られること。

NAN 南难

nán 南难

南瓜子 なんかし　中药。种子入药。用于驱绦虫。　中薬。薬用部分は種子。条虫を駆除する作用がある。

南鹤虱 南鶴蝨 なんかくしつ　中药。果实入药。用于驱虫。　中薬。薬用部分は果実。駆虫の作用がある。

南沙参 なんしゃじん　中药。根入药。功同北沙参,但清润功能较差。　中薬。薬用部分は根。作用は北沙参と同じ,しかし清潤の作用は弱い。

南天竹 なんてんちく　中药。果入药。用于清热解毒、止咳平喘。　中薬。薬用部分は果実。清熱解毒,止咳平喘の作用がある。

南五味子根 なんごみしこん　中药。根入药。用于祛风、活血、理气止痛。　中薬。薬用部分は根。祛風,活血,理気,止痛の作用がある。

难产 難産 なんざん　妊娠足月,胎位已向下移动但胎儿不能娩出。　妊娠して月が満ち,胎位がすでに下に向かって移動したのに,胎児が分娩できないこと。

难经 難経 なんきょう　题名秦越人,撰于秦汉之际,为中医重要古医著之一。实际作者佚名。本书以问答形式阐述

医学理论。　秦と漢の時代に署名秦越人という人によ
り著した中医の重要な医学著作の一つ。実際の作者は不
明。本書は問答の形式で医学の理論を解明したもの。

难经本义　難経本義　なんきょうほんぎ　元・滑寿撰
（1366）。为《难经》注解本中最有影响的注本。　元代の滑
寿が著した（1366）。「難経」の注釈のうち最も影響のあ
る注釈本。

难经集注　難経集注　なんきょうしゅうちゅう　原提宋・
王惟一编撰，明・王九思等辑。为《难经》的现存最早集注
本。　元は宋代の王惟一の著作としたが実は明の王九
思などが編修したもの。「難経」の現存する最も古い集
注本。

难乳　難乳　なんにゅう　新生儿吮乳困难。　新生児が
吸乳困難のこと。

NANG 囊

náng 囊

囊（卵）缩　のう（らん）しゅく　阴囊收缩，常与舌卷并见于
危笃重病。　陰嚢が収縮する，常に舌捲，すなわち舌が
曲って伸ばれないことといっしょに現れ，重篤な危険病証
の場合に見られるもの。

囊痈　囊癰　のうよう　又称肾囊痈。发生于阴囊的急性、
限局性、化脓性炎症。　別称は腎嚢癰。陰嚢にできる急
性，限局性，化膿性炎症のこと。

NAO 硇蛲脑臑

náo 硇蛲

硇砂　どうしゃ　中药。氯化铵矿石或合成品。外用治翳，内
用软坚，治食道癌。　中薬。塩化アムモニウムの鉱石あ
るいは化学合成物。外用には翳を治療し，内用には軟堅の
作用があり，食道癌を治療する作用がある。

蛲虫病　蟯虫病　ぎょうちゅうびょう　三虫病之一。为白
色线虫，多寄生于小儿，夜间出于肛门外使肛门瘙痒异常。
　三虫病の一つ。蟯虫は白い線虫で多くは小児に寄生
し，夜に肛門周囲に出る，肛門にびどい瘙痒を感じる。

nǎo 脑

脑　脑　のう　又称髓海。奇恒之腑之一。位于颅内，由肾
精生髓，髓汇聚而成。　別称は髓海。奇恒の腑の一つ。頭
蓋骨の中にあり，腎精により髓を生じ，髓から集って脳に
なること。

脑崩　脑崩　のうほう　⇒脑（nǎo）漏

脑风　脑風　のうふう　主要表现为头痛较剧，痛时牵及
牙根部与颊部，后头部有冷感，项背恶寒，全身怕风等。
　主な症状は激しい頭痛があり，痛みは歯根と頰部に波及
し，後頭部に冷感があって，項（うなじ）や背中に悪寒と全
身悪風などがある。

脑疳　脑疳　のうかん　小儿疳积，营养不良，头部生疮，
或毛发焦枯，失去光泽，多发生于气血不足或感染所致。
　小児の疳積，栄養不良，頭部に瘡ができ，あるいは毛髪
が焦げたように光沢を失い，多くは気血の不足，あるいは
感染により発生する。

脑骨伤　臑骨傷　のうこつしょう　颅骨骨折。　頭蓋骨
の骨折のこと。

脑寒　脑寒　のうかん　⇒脑（nǎo）漏

脑后发　脑後発　のうこうはつ　⇒脑（nǎo）疽

脑户　脑戸　のうこ　穴位。主治:头痛、项强、失眠、癫痫
等。　穴位。応用:頭痛,項強直,不眠,てんかんなど。

脑疽　脑疽　のうそ　又称对口、脑后发、项虫疽、脑烁。生

于脑后枕骨之下,大椎穴之上的痈疽。　別称は対口,脳
後発,項中疽,脳爍。後頭部,後頭骨の下,大椎穴の上にで
きる癰疽。

脑空　脑空　のうくう　穴位。主治:头痛、项强、哮喘、癫
痫等。　穴位。応用:頭痛,項部強直,喘息,てんかんな
ど。

脑漏　脑漏　のうろう　又称脑崩、脑寒、控脑痧。伴有脓
性鼻涕的重症鼻窦炎。　別称は脳崩,脳寒,控脳痧。化膿
性鼻汁を伴う重症の副鼻腔炎。

脑鸣　脑鳴　のうめい　头中有虫鸣音伴有耳鸣及眩晕
症。　頭の中に虫が鳴くような音がして耳鳴とめまい
などを伴うこと。

脑逆头痛　脑逆頭痛　のうぎゃくずつう　⇒厥（jué）逆头
痛

脑烁　脑爍　のうしゃく　⇒脑（nǎo）疽

脑髓　脑髓　のうずい　脑或脑与脊髓。　脳あるいは
脳と脊髄のこと。

脑转耳鸣　脑転耳鳴　のうてんじめい　眩晕、耳鸣。
　めまいと耳鳴のこと。

nào 臑

臑　じゅ　上臂内侧之肌肉。　上腕(肱部),(上膊)内側
の肌肉。

臑骨　じゅこつ　肱骨。　上腕骨のこと。

臑骨伤　臑骨傷　じゅこつしょう　肱骨损伤,包括骨折。
　上腕骨の損傷,骨折を含む。

臑会　じゅえ　穴位。主治:肩臂痛、甲状腺肿等。　穴位。
応用:肩と上肢痛,甲状腺腫など。

臑内　じゅない　上臂中央。　上腕の中央。

臑俞　じゅゆ　穴位。主治:肩臂疼痛无力等。　穴位。応
用:肩痛,上肢痛,上肢の脱力感など。

臑外　じゅがい　上臂的侧面。　上腕の側面。

臑痈　臑癰　じゅよう　臂部痈。　上腕部の癰。

NEI 内

nèi 内

内闭外脱　内閉外脱　ないへいがいだつ　心神内闭,昏
忽,阳气隔拒,消耗于外而虚脱。　心神が内閉し,意識を
失い,陽気は外表で隔拒,消耗されて虚脱になること。

内吹〔乳痈〕　内吹〔乳癰〕　ないすい〔にゅうよう〕　妊娠
期急性乳腺炎。　妊娠中の急性乳腺炎。

内丹　ないたん　气功用语。锻炼气功中,指在体内形成
的,具有一定活力的某种物质。　気功の用語。気功の鍛
煉の場合,体内に形成された一定の活力をそなえるある
物質のこと。

内钓（吊）　内釣（吊）　ないちょう（ちょう）　婴幼儿的一
种抽搐证。由受风、受惊引起,抽搐时腹痛、弯腰、肢缩、面色
灰白。　乳児の一種のひきつけ証。風邪を受け,あるい
は驚恐によって引き起される。ひきつけのときに腹痛,背
部と四肢が屈曲し,顔色が灰白色などの症状が見られる
こと。

内钓似痫　内釣似癇　内钓,痫に似たり　表现为腹痛、多
啼、唇黑、囊肿、伛偻、反张等。　小児がひきつけのとき,
腹痛,常に泣く,唇が黒色,陰嚢が腫れる,背が曲がり,反
弓緊張,てんかんのような症状があること。

内动脑髓　内動脳髓　ないどうのうずい　脑振荡。
　脳振盪のこと。

内毒　ないどく　蕴伏于体内的热毒。　体内に潜伏す
る熱毒。

内发丹毒　内発丹毒　ないはつたんどく　　发生于肋下腰胯的丹毒。　　両側の脇部の腰股部に出来る丹毒のこと。

内烦　内煩　ないはん　因内热所致烦闷。　　内熱による胸内苦悶感と不安のこと。

内风　内風　ないふう　病变过程中出现振颤、摇动、眩晕之类的病症。多由高热、阴亏血虚、肝阳上亢、气血逆乱等造成。　　病変中に現れる振戦、揺動、目まいなどの病症のこと。多くは高熱による陰血が不足、肝陽が亢盛、気血が逆乱によって生じるもの。

内服　ないふく　口を経て服用すること。

内服量　ないふくりょう　内服薬の量。

内服药　内服薬　ないふくやく　口を経て服用する薬物。

内(静)功　ない(せい)こう　气功用语。锻炼人体内气，即增强体内脏器机能的静功。　　気功の用語。気功鍛煉に際して，人体の内気を鍛煉する。すなわち体内臓器機能を増強する静功のこと。

内关　内関　ないかん　穴位。主治：心悸、休克、呕吐、膈肌痉挛、胸痛脘痛等。　　穴位。応用：心悸(動悸)，ショック，嘔吐，しゃっくり，胸痛，上腹部の痛みなど。

内寒　ないかん　脾胃阳虚而致阴寒内盛的证候。　　脾腎の陽虚による陰寒が内に盛んになる証候。嘔吐，下痢，腹痛，手足逆冷(遠心端が冷える)あるいは浮腫などがあること。

内踝　内果　ないか

内踝疽　内果疽　ないかそ　生于内踝部的痈疽。　　内果の部位に出来る癰疽。

内踝扭伤　内果扭傷　ないかじゅうしょう　内果の捻挫傷。

内经知要　内経知要　だいきょうちよう　明・李中梓撰(1642)。摘要阐述《内经》，体例较清晰。　　明の李中梓が著した(1642)。「内経」の要点を述べ，格式が比較的に明せきであった。

内溃　ないかい　机体内部受伤发生溃烂。　　機体内部が損傷されて潰瘍になって爛れること。

内廉　ないれん　内侧。　　内側のこと。

内臁疮　内臁瘡　ないれんそう　生于小腿内侧的慢性溃疡。　　下腿内側の慢性潰瘍。

内淋　ないりん　⇒膏(gāo)淋

内漏　ないろう　外伤所致内出血。　　外傷による内出血。

内气　内気　ないき　气功用语。气功中体内元气(真气)的总称。为体内能量传播的物质基础。　　気功の用語。気功において体内の元気(真気)の総称。体内エネルギーを伝へる物質基礎。

内热　内熱　ないねつ　①阴液耗损过多出现的热性证候。临床表现为潮热、夜热或五心烦热、虚汗、心烦、口渴、大便干结、小便短赤、舌红苔少、脉细数等。②邪热入里出现的里热证。临床表现为面红赤、心烦、发热。或神昏谵妄、口渴喜冷饮、大便闭结、小便短赤、舌红苔黄燥、脉沉实等。　　①陰液の消耗が多すぎるために現われた熱性病証。臨床上潮熱，夜熱あるいは五心煩熱すなわち手のひらと足のうらと心胸の熱感，動けばすぐ汗が出る，不安，口渴，便秘，尿が短くて少ない，色も濃い，舌は赤色，苔は少ない，脈は細数などが現れる。②邪熱が裏に入ってから現れる裏熱証。症状には顔色は赤く，胸部がほてってむかむかし，発熱，あるいは意識不明になり，うわ言をいい，口渴，冷たい水を飲みたがり，便秘，小便は短くて色は濃い，舌は赤色，

苔は黄色く乾燥している，脈は沈実などの症状が見られること。

内伤　内傷　ないしょう　⇒内(nèi)损伤

内伤不得卧　内傷、臥を得ず　因内伤所致失眠。　　内傷による不眠。

内伤头痛　内傷頭痛　ないしょうずつう　因内伤所致头痛。　　内傷による頭痛。

内伤吐血　内傷吐血　ないしょうとけつ　因内伤所致吐血。　　内傷による吐血。

内伤胃脘痛　内傷胃脘痛　ないしょういがんつう　因内伤所致胃脘痛。　　内傷による胃(上腹)部の痛み。

内伤腰痛　内傷腰痛　ないしょうようつう　因内伤所致腰痛。　　内傷による腰痛。

内伤饮食痉　内傷飲食痙　ないしょういんしょくけい　见于呕吐、泻泄之后。症见痉厥、神疲、面色清白。　　嘔吐と下痢の後に見られるもの。症状としてけいれんと手足が冷える，精神不振，顔色は蒼白などがある。

内湿　ないしつ　体内水湿停滞，表现为食欲不振、腹泻腹胀、尿少、浮肿，舌淡苔润、脉濡缓。多由脾肾阳虚，运化水湿功能障碍所致。　　体内に水湿が停滞する。症状として食慾不振，下痢，腹部膨満，尿が少ない，浮腫などがある，舌質の色は淡い，舌苔は潤い，脈は濡緩(じゅかん)が現われ，多くは脾腎の陽虚のため，水湿を運化する機能が碍げられたことによるもの。

内视　内視　ないし　气功用语。在气功锻炼中轻闭双目，并将意念集中在体内某一部位。　　気功の用語。気功鍛煉において双眼を軽く閉ぢ，意念を体内のある一つの部位に集中させること。

内损伤　内損傷　ないそんしょう　①七情不节，饮食饥饱、劳倦、房事过度等而内伤脏气。②因撞击、跌仆、强力负重或其它因素而伤及脏腑气血。　　①七情(喜怒憂思悲恐驚)の精神的活動が多すぎる，飲食の規律がみだれて飢えたり，多食したりする，疲労過度と房労すなわち過度の性生活などによる内臓の気が損傷されること。②衝撃，打撲，重い物を背負いあるいはその他の原因による臓腑気血を損傷すること。

内庭　ないてい　穴位。主治：牙痛、头痛等。　　穴位。応用：歯痛，頭痛など。

内托　ないたく　又称托法。运用补益气血的药物，扶助正气，以免毒邪内陷的方法。　　別称は托法。気血を補う薬物を服用して正気を扶け，毒邪が内陥せぬように治療する方法。

内外侧夹板　内外側夹板　にいがいそくきゅうはん　用以固定肢体内侧和外侧的夹板。　　肢体を固定する内側および外側の薄い板，すなわち副子のこと。

内外踝伤　内外果傷　ないがいかしょう　内踝或外踝损伤。　　内あるいは外果の損傷。

内外伤辨惑论　内外傷辨惑論　ないがいしょうべんわくろん　元・李杲撰(1247)。主论饮食劳伤所致的疾患，在理论上有独到之见解。　　元の李杲が著した(1247)。飲食あるいは過労などの損傷を主とする病証を述べ，理論上独特の見解を示した。

内外痔　ないがいじ　又称混合痔。内痔与外痔同时存在。　　別称は混合痔。内痔と外痔がいっしょに存在すること。

内陷　ないかん　邪气由浅表突然入里致病情加重的病理现象。如麻疹的出疹期，疹点突然隐没，呼吸急促，面色晄白，嘴唇发绀，病情迅速加剧，谓之麻毒内陷。　　邪気が突

然,表層の部位から裏に入って病情が悪化する。たとえば麻疹の発疹期において,疹点が突然,隠没し,呼吸困難,顔面蒼白,唇は紫色でチアノーゼになり,病情は急速に悪化する,麻毒内陥のこと。

内消 ないしょう ①对外科痈疽疮疡,用以消散为主的内服药,使尚未成脓者得以消散的治法。②又称外科消法。对外科肿块用以消散为主的内服药,使其消散的治法。 ①外科の癰疽,瘡瘍に対して消散を主とする内服薬を使って,まだ化膿していない病巣を散らす方法。②別称は外科消法。外科の腫瘍に対して消散を主とする内服薬を使って,腫瘍を散らす方法。

内养功 内養功 ないようこう 气功用语。以调养精气神为主的气功功种。 気功の用語。主に精,気,神を調理する気功の一種。

内因 ないいん 三因之一。七情过度作为病因的因素,有喜、怒、忧、思、悲、恐、惊七种。 三因の一つ。七情の限度をすぎたものを病因の内因とする。七情は喜,怒,憂,思,悲,恐,驚の七種類の素因をさす。

内痈 内癰 ないよう 发生于内脏的急性、局限性、化脓性炎症的总称。 内臓にできる急性,限局性,化膿性炎症の総称。

内燥 ないそう 体内津液耗伤而出现干燥的证候。 体内の津液が消耗,損傷されたことによる乾燥性証候。

内障 ないしょう 虹膜之后的一切内眼疾病。 虹膜の後にあるゆる内眼の疾病。

内眦 ないじ 又名目内眦、大眦。内眼角。 別名は目の内眦,大眦。内眼角のこと。

NENG 能

néng 能

能近怯远症 能近怯遠症 のうきんきょえんしょう 近視。 近視,近眼。

能远怯近症 能遠怯近症 のうえんきょきんしょう 远视。 遠視,遠眼。

NI 泥逆腻溺蓐

ní 泥

泥疗 泥療 でいりょう 泥疗法。 泥療法のこと。

泥鳅疽 泥鰍疽(痈、疗) でいしゅうそ(よう、ちょう) 疗疮之一。一根手指肿如泥鳅,痛引肘弯。 疔の一種。一本の指が腫れて,形はあたかも泥鰍(どじょう)の如く,痛みは肘まで放散することがある。

泥丸 でいがん 气功用语。上丹田的别称。 気功の用語。上丹田の別称。

泥浴 でいよく 泥疗法之一种。 泥療法の一種。

nì 逆腻溺蓐

逆传 逆伝 ぎゃくでん 证候不按一定次序传变如温热病由卫分逆传心包等。 証候が一定の順序で伝はらず,たとえば温熱病が衛分より心包へ逆伝するなどがある。

逆传心包 逆伝心包 ぎゃくでんしんぽう 温热病邪较重,不从卫分顺传气分,逆入心包,出现神昏谵语、邪热蒙蔽心包之证候。 温熱病の病邪が重く,衛分から気分に順序通りに伝達せず,直ちに心包に入り,精神錯乱,うわごとなどの邪熱が心包を犯した症状が現れること。

逆经 逆經 ぎゃくけい ⇒倒(dào)经

逆流挽舟 流れに逆い舟を挽く 采用疏表除湿的药物,治疗痢疾初起兼有表证的方法。痢疾之邪从表陷里,用此法使邪由里出表,犹如逆水挽舟上行。 解表,除湿する薬

物を用いて痢疾の初期に表証を兼ねている病証を治療する方法。痢疾の邪が表より裏に陥る場合,にの方法で邪気を裏より表に出て來るように治療してあたかも流れに逆行した船を上流へひくようにする治療法。

逆证 逆證 ぎゃくしょう 病情恶化,正气虚弱,邪气较盛,预后不良。 病情が悪化,正気が虚弱,邪気がわりあいに盛んである病証。予後不良を示す。

逆治 ぎゃくち ⇒正(zhèng)治

腻苔 膩苔 じたい 舌苔粘腻,拭之不去,多为湿浊内停,或食积,痰饮为阻。 舌苔がねばねばしている,拭いても取うれず,多くは湿濁が内に停滞し,あるいは食積,痰飲などに阻まれたためになるもの。

溺 でき 尿。 尿。

溺赤 できせき ⇒小(xiǎo)便黄赤

溺水 できすい 五绝之一。 五絶の一つ。おぼれること。

溺血 できけつ ⇒尿(niào)血

溺浊白 溺濁白 できだくはく 尿混浊。 尿が濁ること。

蓐疮 蓐瘡 じょくそう 妇女外生殖器溃疡。 婦人の外生殖器の潰瘍。

NIAN 粘捻

niān 粘

粘汗 ねんかん ⇒油(yóu)汗

niǎn 捻

捻法 ねんぽう 推拿手法。用拇指和食指捏住一定部位,主要对指趾小关节和浅表皮肤,作捻线状搓揉,疏通关节,使气血通畅。 推拿の手法。母指と食指で一定の部位を挟み,主に手足の指の小関節と皮膚を挟み,あたかも系をひねるようにひねり揉み,関節を疏通させ,気血をよく通じるようにする治療方法。

捻针 捻針 ねんしん ⇒捻(niǎn)转法

捻转补泻法 捻転補瀉法 ねんてんほしゃほう 针刺补泻手法之一。行针时,以捻转角度的大小和手法的轻重来分补泻。在行针时,捻转较重,角度较大(约360°以上)为圆,即泻法;捻转较轻,角度较小(约180°左右)为方,即补法。 針刺の補瀉の手法の一つ,針刺のとき,捻転の角度の大小と手法の軽重により補と瀉が分けられる。もし捻転がわりあいに重く,角度が大きい(約360°以上),円(えん)となるときは瀉法のこと。もし捻転がわりあいに軽く,角度が小さい(約180°あたり)方(ほう)となるときは補法のこと。

捻转法 捻転法 ねんてんほう 又称捻针。针刺入穴位后,将针转动的手法。 別称は捻針。針を穴位に刺入してから針をひねって廻す手法。

NIAO 尿

niào 尿

尿胞(脬) にょうほう(ほう) ⇒膀(páng)胱

尿频 にょうひん 尿意频数のこと。

尿少 にょうしょう 乏尿のこと。

尿血 にょうけつ 又称溲血、溺血。血尿。 別称は溲血,溺血。血尿のこと。

尿浊 尿濁 にょうだく 尿混浊。 尿が濁る。

NIE 捏啮颞

niē 捏

捏脊(积)〔疗法〕 捏脊(積)〔療法〕 ねっせき(せき)〔りょうほう〕 用手指捏小儿脊肌以治疗疳积的方法。 手の指を用いて小児の脊柱部の皮膚を捏(こ)ねることをもって疳積を治療する方法。

niè 啮颞

啮舌 嚙舌 ごうぜつ 病人自己咬伤舌头出血。 病人が自分で舌をかんで出血をすること。

颞〔顳〕 顳〔顳〕 しょう〔じゅ〕 眼窝上缘外后方,颧骨弓之上方的部位。 眼窩上縁の外後方,頬骨弓の上方の部位。こめかみのこと。

NING 宁凝拧

níng 宁凝

宁心安神 寧心安神 ねいしんあんしん 治疗心神不安,心悸,易惊,心烦,失眠的疗法。 心神の不安,心悸,驚き易い,心煩不眠などを治療する方法。

凝脂翳 ぎょうしえい 类似化脓性角膜炎。前额和眼疼痛,羞明及带黄绿色的流泪,恰如凝脂样故有此名。 化膿性角膜炎に類似している。前額と目が痛む,羞明と黄緑色を帯びた流涙があたかも凝結した油脂のようなのでこの名がある。

nǐng 拧

拧拳反掌势 擰拳反掌勢 どうけんはんしょうせい 是手腕关节锻炼的一种方法。反转手腕向前的姿势。 手関節を鍛錬する一種の方法。手関節をひねって手のひらを前の方へ返す姿勢。

NIU 牛扭钮

niú 牛

牛蒡子 ごぼうし 中药。果入药。用于疏风,透疹,利咽。 中薬。薬用部分は果実。疏風,透疹,咽喉の炎症を消す作用がある。

牛程躔 ぎゅうていけん 手足掌部受长期压力及摩擦而生胼胝,一般无痛但生于足跟部或足蹠部者因顽硬而胀痛,致步履艰难。 手のひらと足のうらが長期の圧力や摩擦を受けて胼胝ができ,一般には痛みがない,しかし足跟部や足のうらの部分にできるのは硬くなって脹れ痛んで歩行困難になること。

牛胆〔汁〕 ぎゅうたん〔じゅう〕 中药。牛胆汁入药。用于清肝明目,利胆通肠,解毒消肿。 中薬。薬用部分は胆汁。清肝,明目,利胆通肠,解毒消腫する作用がある。

牛黄 ごおう 中药。牛胆石入药。用于清心开窍,豁痰,定惊,清热解毒。 中薬。薬用部分は牛の胆石。清心,開竅,豁痰,定驚,清熱解毒などの作用がある。

牛黄承气丸 牛黄承気丸 ごおうしょうきがん 方剂。成分:牛黄、郁金、犀角、黄连、朱砂、栀子、雄黄、黄芩、珍珠、冰片、麝香、大黄。主治:清热解毒、豁痰、开窍、神昏、谵语等。安宫牛黄丸证兼见大便秘结等症。 方剤。薬物構成:牛黄、鬱金、犀角、黄連、朱砂、栀子、雄黄、黄芩、珍珠、冰片、麝香、大黄。応用:清熱、解毒、豁痰と竅を開く熱性病証の神昏とうわ言を治療することは安宮牛黄丸と同じ,その上に便秘があればこの方剤を応用すること。

牛黄清心丸 ごおうせいしんがん 方剂。成分:牛黄、朱砂、黄连、黄芩、栀子、郁金。主治:清热、解毒、豁痰、开窍、神昏、谵语等。安宫牛黄丸证轻症。 方剤。薬物構成:牛黄、朱砂、黄連、黄芩、栀子、鬱金。応用:清熱、解毒、豁痰、開竅、神昏とうわ言の安宮牛黄丸の軽症に用いられる。

牛皮癣 ぎゅうひせん 患部皮肤如牛颈部皮,坚厚,瘙痒,入夜尤甚,发作与精神刺激有关。类似神经性皮炎或慢性湿疹。 患部の皮膚が牛の首の皮のように厚くて堅い,瘙痒,夜に入るとひどくなる,発作は精神が刺激されることと関係がある,神経性皮膚炎あるいは慢性湿疹に類似する。

牛膝 ごしつ 中药。根入药。用于活血祛瘀。 中薬。薬用部分は根。活血と瘀血を除去する作用がある。

牛至 ごし 中药。全草入药。用于清暑解表,利水消肿。 中薬。薬用部分は全株。清暑,解表,利水,消腫の作用がある。

niǔ 扭钮

扭痧 じゅうしゃ ⇒挤(jǐ)痧疗法

钮扣风 鈕扣風 じゅうこうふう 初起有粟粒样发疹。破溃后流出渗出液,重时表面湿烂融合,向项背部扩散。类似脂溢性湿疹或脂溢性皮炎。 初めは粟粒のような発疹ができ瘙痒がある。破れてから滲出液が出る,甚しいときは瘡面がしめって爛れて融合し,項(うなじ),背部に拡がる。脂漏性湿疹あるいは脂漏性皮膚炎に類似する。

NONG 农浓脓弄

nóng 农浓脓

农吉利 農吉利 のうきつり 中药。地上部分入药。用于清热解毒、抗癌。 中薬。薬用は地上部分。清熱,解毒と抗癌の作用がある。

浓缩丸 濃縮丸 のうしゅくがん 将部分药物提取浓缩成浸膏后制成的丸剂。 一部分の薬物を濃縮してエキスにした後,造った丸剤。

脓耳 膿耳 のうじ ⇒聤(tíng)耳

脓疱 膿疱 のうそう 脓泡。 膿疱。

脓尿 膿尿 のうにょう 脓尿的こと。

脓泡疮 膿疱瘡 のうほうそう ⇒天(tiān)疱疮

脓疱疹 膿疱疹 のうほうしん 膿疱疹。

脓窝(窠)疮 膿窩(窠)瘡 のうか(か)そう 易接触感染的化脓性皮肤病。黄豆大脓疱,周围发红、发热、疼痛,破溃后陷没出现凹脐,表面脓液干后成黄色结痂。 接触感染しやすい化膿性皮膚病。大豆大の膿疱となって現れ,周囲は赤く熱があって痛み,破れた後,陥没したくぼみができ,表面にある膿液が乾いて黄色のかさぶたができること。

脓窝疥 膿窩疥 のうかかい 疥癣合并化脓性感染。 疥癬が化膿性感染を伴うこと。

脓血痢 膿血痢 のうけつり 排脓血便的痢疾。 膿と血液便を排出する痢疾。

脓瘀内炊 膿瘀内炊 のうおないしん 血性脓肿引起机体局部发热或全身高热。 血性膿瘍が機体局所の発熱あるいは全身の高熱を引き起こすこと。

nòng 弄

弄产 弄産 ろうさん 妊娠后期频频胎动。 妊娠後期の胎児が頻りに動くこと。

弄舌 ろうぜつ 又称吐舌、舒舌。舌时时微出口外,又立即收回口内,或舌舔口唇上下或口角左右。属心脾有热,多为动风先兆,或小儿智能发育不良。 別称は吐舌,舒舌。舌がときとき口の外へちょと伸び出してからすぐひっこく,あるいは舌で唇を上下左右になめること。心脾に熱があり,多くはひきつけの先兆になる。あるいは精神薄弱の小児にも現れる。

弄舌喉风 弄舌喉風 ろうぜつこうふう 咽喉肿痛,痰液塞喉,声嘶,舌伸出而不收回,时时搅动,常欲用手按压。

咽喉腫脹と痛み，痰液が喉を塞ぐ，かれ声，舌を外へ出してひっこまさないでときときかき廻し，常に手で押えようとすること。

NU 胬怒

nǔ 胬

胬肉攀睛　どにくばんせい　翼状胬肉。　翼状(贅)片。

胬肉壅肿　胬肉壅腫　どにくようしゅ　進行性翼状胬肉。　進行性翼状(贅)片。

nù 怒

怒　ど　七情之一。怒如超过正常限度即成病因。　七情の一つ。怒るのが正常の限度をすぎると病因になること。

怒伤肝　怒傷肝　どしょうかん　怒损伤肝脏。　怒ることは肝を損傷すること。

怒则气上　怒れは則ち気が上る　过度愤怒，可使肝气疏泄失常，过于升发而上冲，甚则血随气逆于上，引起昏厥。　怒れば肝気の正常な疏泄を失い，肝気を過度に昇発し，逆上させて，甚しいものは血が気に随って逆上し，昏迷を引き起すことがある。

NÜ 女衄

nǔ 女

女科　じょか　①产妇科学。②产妇科。　①産婦人科学。②産婦人科。

女科百问　女科百問　じょかひゃくもん　宋·齐仲甫撰(1220)，本书以问答体例，对妇产科的主要疾病做了扼要记述。　宋代の齊仲甫が著した(1220)。本書は問答の形式で産婦人科の主な疾病を重点のある記述をした。

女科经论　女科経論　じょかきょうろん　清·肖庚六撰(1684)。妇产科专书，资料丰富，附有按语。　清代の肖庚六が著した(1684)。産婦人科の専門書として内容が豊富で，著者の言葉も入れてあるもの。

女劳疸　女労疸　じょろうたん　五疸之一。因房事过度引起的黄疸。　五疸の一つ。房事(性生活)過度による黄疸のこと。

女劳复　女労復　じょろうふく　因房事过度所致疾病的复发。　房事(性生活)過度による疾病の再発。

女医　じょい　①女医生。②诊治妇女病的医生。　①女の医者。②婦人病を診察治療する医者。

女阴溃疡　女陰潰瘍　じょいんかいよう　妇女外阴部的溃疡。　女性の外陰部にできる潰瘍。

女贞子　女貞子　にょていし　中药。果入药。用于补肾、滋阴、养肝、明目。　中藥。薬用部分は果実。補腎，滋陰，養肝，明目の作用がある。

女子胞　じょしほう　又称胞宫，子脏，胞脏。子宫。　別称は，胞宫，子臟，胞臟。子宮のこと。

nǔ 衄

衄家　じくか　常有鼻出血的病人。　常に鼻出血をする患者。

衄血　じくけつ　①眼、耳、鼻、口及皮下出血。②鼻衄。　①眼，耳，鼻，口あるいは皮下の出血。②鼻出血のこと。

NUAN 暖

nuǎn 暖

暖肝煎　だんかんせん　方剂。成分：当归、枸杞子、小茴香、肉桂、乌药、沉香、茯苓、生姜。主治：肝肾阴寒内盛证。症见少腹疼痛，疝气等症。　方剤。薬物構成：当帰，枸杞子，小茴香，肉桂，烏薬，沈香，茯苓，生薑。応用：肝腎の陰寒が体内に盛んである病証。症状には下腹の両側が痛み，疝気(ヘルニア)などがある。

暖脾胃　だんひい　用热性药物治疗脾胃有寒邪停滞引起的上腹痛或腹泻的方法。　熱性の薬物で脾と胃に寒邪が停滞することにより引き起した上腹部の痛みあるいは下痢を治療する方法。

暖肾　暖腎　だんじん　用温肾药物治疗肾寒或肾阳不足时，畏寒、腰痛、滑精、阳萎、夜尿频数的方法。　温腎の薬物で腎寒あるいは腎陽不足に見られる体が寒がる，腰がだるい，遺精，陽萎(陰萎)，夜尿頻数などの病証を治療する方法。

NÜE 疟

nüè 疟

疟病　瘧病　ぎゃくびょう　⇒疟(nüè)(疾)

疟〔疾〕　瘧〔疾〕　ぎゃく〔しつ〕　以间歇性寒战、高热出汗为特征的一类疾病，包括感受疟邪所致的疟疾。　間欠性の悪寒戦慄，高熱，汗をかくのを特徴とする疾病で，瘧邪の感染による瘧疾(マラリア)を含む。

疟母　瘧母　ぎゃくぼ　疟疾患者肿大的脾脏。　瘧疾患者の腫大する脾臟のこと。

疟邪　瘧邪　ぎゃくじゃ　疟疾的病原性因素。　瘧疾の病原性素因のこと。

NUO 糯

nuò 糯

糯稻根　だとうこん　中药。根入药。用于止汗。　中藥。薬用部分は根。止汗の作用がある。

糯米　だべい　中药。种子入药。用于补中益气。　中藥。薬用部分は種子。中焦の脾胃を補い，中気に益を与える作用がある。

O

OU 呕偶藕髃

ǒu 呕偶藕髃

呕家　嘔家　おうか　经常患有呕吐的病人。　常に嘔吐を患っている病人。

呕苦(胆)　嘔苦(胆)　おうく(たん)　呕吐味苦，呕吐胆汁。　嘔吐に苦い嘔吐物が出る，胆汁の出る嘔吐のこと。

呕逆反胃　嘔逆反胃　おうぎゃくはんい　呕吐不止，胃气

上逆，食后腹胀，朝食暮吐，暮食朝吐，可呕出未消化食物。　嘔吐してとまらず，胃気が上へ逆行することと食後の上腹部膨満感，朝食は夕方に吐き，夕食は朝に吐く，且つ消化不良の食物残渣を吐くこと

呕乳　嘔乳　おうにゅう　新生儿呕吐。　新生児嘔吐のこと。

呕吐　嘔吐　おうと

呕〔吐〕苦〔水〕　嘔〔吐〕苦〔水〕　おう〔と〕く〔すい〕　⇒呕（ǒu）苦〔胆〕

呕血　嘔血　おうけつ　吐血。

偶刺　ぐうし　古代十二节刺法之一。在病者的前胸与后背痛处斜刺进针。主要治疗心痹证。　古代針刺療法の十二節刺法の一つ。病人の前胸と後背の痛む部位に斜刺して進針する。主に心痹証を治療する。

偶方（剂）　偶方（剤）　ぐうほう（ざい）　七方之一。用偶数药物组成的方剂。　七方の一つ。偶数の薬物より構成された方剤。

藕包毒　ぐうほうどく　上臂痈。　上膊の癰。

藕节　藕節　ごうせつ　中药。根茎节入药。用于收敛止血。　中薬。薬用部分は根茎。収斂止血の作用がある。

髃骨伤　髃骨傷　ぐこつしょう　肩胛骨骨折　肩甲骨の骨折のこと。

P

PA 爬

pá 爬

爬山虎　はさんこ　中药。茎或根入药。用于祛风除湿、通络、止血、解毒。　中薬。薬用部分は茎あるいは根，祛風，除湿，通絡，止血，解毒の作用がある。

PAI 排

pái 排

排罐法　はいかんほう　拔罐疗法之一。在一个较大治疗面积上同时吸拔数个火罐以增加疗效。临床常用于治疗较大范围的软组织病变，如腰肌劳损，肩、背关节疼痛等。　吸玉（すいたま）療法の一つ。同時に数箇の吸玉を体表につけて治療効果を増強する方法。臨床上大面積の軟部組織の病変に使用する。たとえば腰背部軟部組織の慢性疲労性損傷，肩，背部の関節痛などに使うこと。

排脓　排膿　はいのう　膿汁の排出を促す治療法。

排脓托毒　排膿托毒　はいのうたくどく　补气益血、拔脓解毒药并用，从内部排出病邪的方法之一。　気血を補益する薬物と膿を排出する薬物と解毒薬物を併用して内部から毒邪を外部へ排除する治療方法の一つ。

排针　排針　はいしん　⇒退（tuì）针

PAN 攀盘蟠

pān 攀

攀索叠砖　攀索疊磚　はんさくじょうせん　古代医治腰胸部骨折，错位所采用的牵引法之一。令患者立砖上（一般左右脚下各三块），手攀高处之绳索，医者扶住患者腰部，助手分三次抽出三层砖，以行牵引。　古代の腰部，胸部の骨折，脱臼を治療する牽引法の一つ。患者を煉瓦の上に立たせ，左右両側の足の下にそれぞれ三層の煉瓦を積みかされる（疊磚）。同時に両手を上に向けて高くあげ，高い所に掛けた網をしっかりと握らせる（攀索）。このとき，医者は患者の腰部をささえ，助手はそれぞれ三度，上，中，下三層に積みかさねた煉瓦を引きとって牽引をする方法。

pán 盘蟠

盘肠产　盤腸産　ばんちょうさん　分娩中的直肠脱垂。　分娩中の直腸脱のこと。

盘肠气钓啼　盤腸気鈎啼　ばんちょうきちょうてい　⇒盘（pán）肠气痛

盘肠气痛　盤腸気痛　ばんちょうきつう　以曲腰干啼为临床特征的小儿腹痛。　腰を曲げ，涙を流さないで泣くことを特徴とする小児の腹痛。

盘肠痈　盤腸癰　ばんちょうよう　肠痈伴有腹壁穿孔。　腸癰が腹壁に穿孔を伴うこと。

盘肠痔　盤腸痔　ばんちょうじ　直肠脱垂伴有炎性痔。　直腸脱が炎症のある痔を伴うこと。

盘肛痈　盤肛癰　ばんこうよう　肛周脓肿。　肛門周囲膿瘍のこと。

盘疝　盤疝　ばんせん　脐周绞痛。　臍の周囲の仙痛。

蟠蛇疬　蟠蛇癧　ばんじゃれき　瘰疬生于颈周围者。　瘰癧（るいれき）（リンパ節結核）が頸部を迴ってできるもの。

PANG 膀胖

páng 膀

膀胱　ぼうこう　又称尿胞、尿脬。六腑之一。　別称は尿胞（にょうほう），尿脬（にょうほう）。六腑の一つ。

膀胱痹　ぼうこうひ　⇒胞（bāo）痹

膀胱不利　ぼうこうふり　膀胱功能障碍。　膀胱の機能障害。

膀胱经　膀胱経　ぼうこうけい　足太阳膀胱经的简称。　足の太陽膀胱経の略称。

膀胱咳　ぼうこうがい　咳时发生尿失禁。　咳するときに尿失禁が起ること。

膀胱气闭　膀胱気閉　ぼうこうきへい　膀胱气化功能障碍所致尿闭。　膀胱の気化機能障害による尿閉のこと。

膀胱湿热　膀胱湿熱　ぼうこうしつねつ　又称湿热下注膀胱。症见尿频、尿急、尿少而痛、尿黄赤或尿血、少腹胀满、舌苔黄腻、脉数等。　別称は湿熱，膀胱に下注す。症状は頻尿，急に尿意を催し，尿が少なく，痛みがある。尿の色は黄赤あるいは尿血，下腹部膨満感，舌苔が黄膩（こうじ）黄色でねっとりしている，脈が数（さく）を呈するなどが見られる。

膀胱俞　膀胱兪　ぼうこうゆ　穴位。主治：膀胱炎、尿潴留、腰骶痛等。穴位。応用：膀胱炎，尿閉，腰仙部疼痛など。

膀胱虚寒　ぼうこうきょかん　膀胱的功能衰退，并伴有寒象的病理现象，症见尿频、遗尿、小便清白或淋沥不尽、少腹

清冷、舌苔白润、脉细弱等。　膀胱の機能が衰え，寒の症状を伴うこと。頻尿，遺尿，尿が無色透明で澄んでいる。あるいは尿がたらたら出て止らない，下腹部が冷たく感じがあり，舌苔は白く潤い，脈は細弱などの症状が見られること。

膀胱胀　膀胱脹　ぼうこうちょう　少腹胀满及排尿困难的膀胱胀满。　下腹部膨満と排尿困難の膀胱膨満のこと。

膀胱者，州都之官　膀胱は州都の官なり　将膀胱比喻为州都之官，州与洲同，为在水中能居住的器官。即膀胱为水液聚会之处。　膀胱を州都の官にたとえ州都は州渚と同義で水中に居住し得る器官である。すなわち膀胱は水液の集まるところを表わしていること。

膀胱主藏津液　膀胱は津液を蔵することを主る　膀胱为三焦水液聚集之处，意味着津液经肾的气化成尿而聚于膀胱。　膀胱が三焦の水液の集結するところで，津液は腎の気化を経て小便となって膀胱に集まることを意味するもの。

pàng　胖

胖大海　はんだいかい　中药。种子入药。用于清热、润肺、利咽、解毒。　中薬。薬用部分は種子。清熱，潤肺，利咽，解毒の作用がある。

胖（大）舌　はん（だい）ぜつ　舌体胖嫩，色淡，舌边有齿痕，多属脾虚。舌体肿胀满口，舌色深红，多属心脾热盛。　舌体が肥大して色は淡い，舌縁に歯痕があるのは脾虚によることが多い。舌体が口を塞ぐほど腫れて大きく，色が深紅色であるのは心脾の二経に熱があることを示しているもの。

PAO　脬炮匏泡

pāo　脬

脬　ほう　⇒膀（páng）胱

脬气不固　脬気（ほうき）固らず　膀胱气化功能衰退，不能约束小便而出现遗尿或小便失禁的病理现象。　膀胱の気化機能が衰え，小便をコントロールすることができなくなり，尿失禁，遺尿などの病理現象が現れること。

páo　炮匏

炮　ほう　把药物放在铁锅内炒至四面焦黄或炸裂的加工方法。　薬物を鉄の鍋の中にいれて全体が黄色あるいは暴裂するまで炒（いた）めて加工する方法。

炮姜　炮薑　ほうきょう　中药。根茎入药。炮制加工后用于温经止血。　中薬。薬用部分は根茎。炮（ほう）の方法で加工したもの，温経，止血の作用がある。

炮炙　ほうしゃ　①炮和炙两种不同的制药方法。　②⇒炮（páo）制　①炮（ほう）と炙（しゃ）が二つの異った薬物の加工方法。

炮炙大全　ほうしゃだいぜん　缪希雍、庄继光根据雷公炮炙一书加上当时民间流行的炮炙法于1622年编成。　缪布雍と荘継光が雷公の「炮炙」という書と当時の民間に流行している炮炙方法とをいっしょにして著した（1622）。薬物加工の専門書である。

炮制　炮製　ほうせい　为便于服用、保存和制剂将药材进行加工。去除无用部分，切片、浸泡、晒干、蒸、煅、炒等。　服用と保存と製剤に便ならしめるため，薬材を加工すること。雑物や無用の部分を除去して，切片（薄切れ），浸泡（水に浸す），晒乾（日光の下に晒して乾燥する），蒸す，煅（火の中で赤くまで焼く），炒めるなど。

匏舌　ほうぜつ　舌下囊肿。　舌下囊胞。

pào　泡

泡　ほう　又称浸泡、渍。药物加工前，以水浸透去皮或使变软。　別称は浸泡（しんほう），漬（し）。薬物を加工する前に水に浸してから皮を除去し，あるいは軟かくすること。

泡服　ほうふく　将药物放入热水或汤剂中充分浸泡后服用的方法。　薬物を熱いお湯，あるいは湯剤の中に入れて充分に浸してから飲む方法。

泡桐果　ほうとうか　中药。果实入药。用于祛痰、止咳、平喘。　中薬。薬用部分は果実が入薬。祛痰，止咳，平喘の作用がある。

PEI　衃培佩配

pēi　衃

衃血　はいけつ　凝固而呈黑色的败血。　凝固して黒色を呈する敗血のこと。

péi　培

培土　ばいど　即补脾。促进脾机能恢复正常的治法。　すなわち脾を補うこと，脾の機能を正常に回復することを促す治療方法。

培土生金　ばいどしょうきん　又称补脾益肺。补益脾土来治疗肺脏亏虚证候的方法。　別称は補脾益肺。脾土（脾は土に属する）を補益して肺金（肺は金に属する）の虚弱証候を治療する方法。

培土抑木　ばいどよくもく　又称健脾疏肝。用健脾疏肝解郁药物治疗肝气郁结影响脾运化功能的方法。　別称は健脾疏肝。健脾疏肝解鬱薬物を用いて肝気が鬱結することにより脾の運化機能に影響することを治療する方法。

pèi　佩配

佩兰　佩蘭　はいらん　中药。地上部分入药。用于芳香化湿、解暑。　中薬。薬用は地上部分。芳香による化湿，暑熱を解除する作用がある。

配方（药）　配方（薬）　はいほう（やく）　①处方。②开处方。　①処方。②処方をする。

配伍禁忌　はいごきんき　一张处方中的药物，互相配伍上的禁忌。　一つの処方の中で薬物の配伍禁忌すること。

配穴　はいけつ　针刺配方中起辅助治疗作用的穴位。　針刺治療において輔助作用をはたす穴位。

配穴法　はいけつほう　针灸治疗时，穴位相互配合的方法。　針灸治療において穴位を互いに組み合わせる方法。

PENG　硼

péng　硼

硼砂　ほうしゃ　中药。硼酸钠结晶入药。外用清热解毒，内服清热化痰。　中薬。薬用は硼酸ナトリウムの結晶。外用は清熱解毒，内服は清熱化痰の作用がある。

PI　披砒皮枇铍脾痞癖

pī　披砒

披肩　ひけん　古代治疗肩部骨折的一种外固定器具。　古代に肩骨折を治療する一種の外固定器具のこと。

砒石　ひせき　中药。天然砒石即砷矿石或含砒石矿物入药。外用蚀疮、去腐，内服截疟。　中薬。薬用部分は天然の砒石すなわち砒素あるいは砒素を含む鉱石。外用，瘡瘍を腐蝕し腐敗物を除く。内服は瘧疾を治療する作用がある。

砒霜　ひそう　中药。砒石经升华而得的精制品入药。外用蚀

恶肉,内服微量催吐,祛风湿寒疼。　　中药。砒石を昇華して得た精製品が入薬。外用は腐敗した組織を腐蝕し,内服は微量で催吐と風,寒,湿による痛みを除く作用がある。

砒霜中毒　ひそうちゅうどく　砷中毒。　砒素(As)中毒のこと。

pí　皮枇铍脾

皮痹　ひひ　风寒湿引起皮肤不仁或疼痛。　風寒湿による皮膚の痺れ,感覚低下あるいは疼痛などのこと。

皮刺　ひし　在穴位皮肤上浅刺。　穴位の皮膚に淺く刺すこと。

皮腠　ひそう　①皮肤、肌肉的纹理。②皮肤和肌肉相接连处。　①皮膚,筋肉のあやのこと。②皮膚と筋肉のまじわる部位。

皮肤青紫　皮膚青紫　ひふせいし　皮肤发绀。　皮膚のチアノーゼ。

皮肤针　皮膚針　ひふしん　浮浅刺激皮肤的针具之一。由针柄、针头、针体三部分组成,可用5～7枚小针,嵌在一端莲蓬状的针头上。　皮膚に淺い刺激をする針具の一つ。針柄,針頭と針体の三部分からなる。5～7本の小さい針をそろえて,蓮の花たく状になる針頭に固定するもの。

皮肤针疗法　皮膚針療法　ひふしんりょうほう　针刺疗法之一。用特制的皮肤针刺激体表一定部位,治疗疾病的方法。　針刺療法の一つ。特製の皮膚針で体表の一定部位に刺激を与えて疾病を治療する方法。

皮开肉绽　皮、開き肉、綻(たん)す　皮肤肌肉破伤,即开放性创伤。　皮膚と筋肉が破れる,すなわち開放性創傷のこと。

皮毛　ひもう　皮肤毛发的总称。　皮膚と毛髪の総称。

皮毛瘁　ひもうい　皮毛干枯无华的瘁证症状。　皮毛がひからびて潤沢を失い瘁証の症状。

皮内埋针　皮内埋針　ひないまいしん　针刺法之一。长约一寸的消毒短毫针或揿针,前者用斜刺或横刺刺向皮下,将针柄露出。以粘膏固定。在局部不痛,不影响患者肢体活动的情况下,留针1～7天。　針刺法の一種。長さ約1寸ぐらいの消毒済みの短い毫針あるいは揿針(きんしん)を用い,前者の際,斜刺あるいは横刺で針柄を露出したまま皮下に刺す。絆創膏で固定する。局所が痛まず,患者の肢体の運動が影響を受けないように,一日ないし七日間,留置することができること。

皮内针　皮内針　ひないしん　现代常用针具之一。是一种专用于埋藏在皮下的小型针具。　現代常用する針具の一つ。もっぱら皮下埋蔵に用いるもの。

皮水　ひすい　水肿之一。主要表现为起病缓慢,全身浮肿、按之没指、肢体沉重,疼痛、无汗、皮肤冷等。多由于脾虚湿盛,水溢皮肤所致。　浮腫の一種。発病が緩慢で,全身性,陷沒性浮腫で四肢と体が重たい,痛み,汗がない,皮膚が冷たい。多くは脾虚による湿盛で水が皮膚の部位に溢れることによって生じるもの。

皮松弦紧　皮松弦緊　ひしょうげんきん　睑内翻及倒睫。　眼瞼内反と睫毛乱生のこと。

枇杷根　びわこん　中药。根入药。用于虚痨久咳,关节疼痛。　中藥。薬用部分は根。慢性の虚痨咳嗽,関節痛の作用がある。

枇杷叶　枇杷葉　びわよう　中药。叶入药。用于化痰止咳和胃降逆。　中藥。薬用部分は葉。化痰,止咳と和胃降逆の作用がある。

铍针　鈹針　ひしん　又称铍刀,锬针,剑针。古代九针之一。针长四寸,宽二分半,下端其形如剑,两面有刃。主要用于外

科排脓、放血、清泻邪热。　別称は鈹刀,锬針,剣針。古代九針の一つ。針の長さは4寸,幅2分半,下部が剣の形で両面に刃がある。主に外科の排膿,放血,邪熱を清泄するのに用いるもの。

脾　ひ　五脏之一。能消化饮食并把营养精华运输至全身。能统摄周身血液,并参与水液代谢。和四肢、肌肉的关系甚为密切。　五臓の一つ。脾は運化を司る。すなわち飲食物を消化し,栄養になる精華物質を全身に送り,全身の血液を統轄して,全身の水液の代謝に参与する。また四肢と筋肉と密切な関連があること。

脾痹　ひひ　脾气受阻有四肢无力、胸闷腹胀、吐清水、不欲食的证候。　脾気が阻害されて四肢脱力,胸内苦悶感,腹部膨満感,稀薄な唾液を吐くあるいは食慾低下などの症状のある証候。

脾不健运　脾、健運せず　脾的运化功能障碍。脾主运化水谷精微及水湿,如脾阳虚时,失去正常功能,可见腹胀、肠鸣、食少、泻泄,久则面黄瘦、四肢无力、或因水湿停留而生浮肿等。　脾の運化機能が正常にできないこと,脾は水穀の精微と水湿の運化を主る。もし脾陽が虚になると,正常な機能が失われ,腹脹,腹鳴,食欲不振,下痢,長期になると,顔が黄色く瘦せ衰え,四肢が脱力になり,あるいは水湿の停留のため浮腫を生じるなどが見られること。

脾不统血　脾が血を統べず　脾气虚弱,统摄血液功能失常的病变。可见于多种慢性出血证候。　脾気が虚弱で血液を統轄する機能が正常を失う病変。多種の慢性出血性病病証に見られること。

脾藏意　脾は意を蔵す　意即意念。为脾所藏。思虑过度,可以损伤脾的功能,产生食欲不振等。　意は考えのことで,脾に蔵し,過度の思考により脾の機能が損傷され,食慾不振などの症状を生じること。

脾藏营　脾は営を蔵す　脾有藏纳营养物质的作用。营循行于经脉内,可化生血液。　脾に栄養物を蔵する作用がある。営は経脈内に循行し,営は血液を化生することができること。

脾瘅　脾癉　ひたん　多食甘肥,脾热浊气上泛,自觉口舌甘而腻的病证。　甘い,肥えた食物を過食のため,脾熱と濁気が上へさかのぼり,口舌に甘味とねっとりとあぶらじみる感じのある病証。

脾肺两虚　脾肺両虚なり　脾肺两脏功能皆衰而引起的病理变化。既有脾虚症状,如食少、便溏、腹胀等,又有肺虚症状,如气短、咳嗽、痰多、自汗等。　脾と肺の両臓の機能がみな衰えることによる病変で脾虚の症状の食慾不振,軟便,腹部膨満感などだけでなく,また肺虚の症状の呼吸困難,咳嗽,痰量が多い,自汗(じっとしても汗が出る)などがあること。

脾疳　ひがん　又称疳积、食疳、肥疳。五(脏)疳之一。因喂养不当,脾胃虚受损,尚未及他脏者。症见面黄肌瘦、能食易饥、腹胀、大便不调等。　別称は疳積,食疳,肥疳。五(臓)疳の一つ。小児の育成する方法がよくないため,脾と胃の虚損を來し,また他の臓に及んでいないもの。症状には顔面が黄色い,体が瘦せ衰え,多食で饑えやすい,腹部膨満感,大便が順調でないなどのこと。

脾寒　ひかん　脾脏阳虚而导致的寒证。症见腹胀、上腹寒痛、厌食、便溏、四肢厥冷、舌苔苍白、脉微迟。　脾陽虚による寒証。症状には腹部膨満感,上腹部寒痛,食慾不振,軟便,四肢が冷える,舌苔が白い,脈が微と遅などが見られること。

脾合胃　脾は胃に合す　脾和胃互为表里关系。脾和胃相

互影响。　　脾と胃は互いに表裏の関係をなし,脾と胃の間の相互関係と影響のこと。

脾积 脾積 ひせき　　脾胃运化失常而产生的肿块。　脾と胃の運化の異常による腹部にある塊のこと。

脾经 脾経 ひけい　　足太阴脾经的简称。　　足の太陰脾経の簡称。

脾绝 脾絶 ひぜつ　　五绝之一。脾之重证。　五絶の一つ。脾臓の重篤な病証。

脾开窍于口 脾は竅を口に開く　脾的生理病理部分情况,可以通过口唇加以辨别观察。　脾の生理病理の一部分が唇を通じて観察あるいは識別することができること。

脾〔经〕咳〔嗽〕 脾〔経〕咳〔嗽〕 ひ〔けい〕がい〔そう〕　伴有胁痛,痛连肩背,动则加剧的咳嗽。　咳嗽が脅部の痛みを伴い,痛みは肩背部にまでつらなり,動けば激しくなること。

脾劳 脾労 ひろう　　由于饮食不节或忧思过度致脾气损伤,引起肌肉消瘦、四肢乏力、食欲减退、腹胀便溏等。　食事の不規則あるいは過度の憂慮が脾を損傷することによる。症状には肌肉が痩せ衰え,四肢脱力感があり,食慾低下,腹部膨満,軟便などがあること。

脾冷多涎 脾冷にして多涎す　脾液为涎,脾气冷则津液不收而出现流涎。　脾の液は涎である。脾気が冷えると津液を収めることができないから流涎が現れること。

脾脉缓 脾脈,緩なり　脾的病变多见缓脉。　脾の病変の脈は緩脈が多いこと。

脾,其华在唇 脾,其の華は唇に在り　脾的机能正常,气血化源充足,其荣华外露于唇。　脾の機能が正常であれば気血の化生する源は充分である。そのはなやかなつややが唇に現れること。

脾,其华在唇四白 脾其の華は唇の四白に在り　脾的功能正常时,其精气现于唇周围白肉外。　脾の機能が正常であればその精気すなわちはなやかが唇の周囲の白肉に現れること。

脾气 脾気 ひき　脾的运化(包括升清)功能及统摄血液的功能。　脾の運化機能のこと。脾の軽く清いものを昇らせる機能と血液を統轄する機能を含むもの。

脾气不升 脾気昇せず　脾气虚弱不能升清的病机,多因脾阳虚,或因湿浊食滞阻遏所致。　脾気が虚のため軽く清いものを昇らせる機能を失う病機のこと。脾陽虚あるいは湿濁,飲食物の停滞や阻害によることが多いこと。

脾气不舒 脾気,舒せず　脾胃消化、吸收功能轻度障碍的病理表现。主要症状有食欲减退、食不消化、脘腹胀闷等。　脾胃の消化,吸収機能の軽度障害のこと。主な症状には食慾不振,消化不良,上腹部あるいは腹部の膨満感などがあること。

脾气下陷 脾気,下陥す　脾虚中气不足,升举固摄无权,其气虚陷的病理变化。多见于脱肛、久泻、子宫脱垂等。　中気が不足のため,上部へ昇らせるあるいは挙げる機能が衰えて,気が虚になって下へ陥る病理変化をさす。症状には脱肛,慢性下痢,子宮脱などが見られること。

脾气虚 脾気,虚なり　主要表现为消化、吸收功能减弱等。　主として消化,吸収する機能の減弱をさす。

脾窍 脾竅 ひきょう　指口。　口をさす。

脾热 脾熱 ひねつ　脾受热邪或过食燥热食物而引起的热性病变。　脾が熱邪あるいは燥熱食物を過食したときに起る熱性病変。

脾热多涎 脾熱にして多涎す　小儿证候。脾经风热上壅而多涎。　小児の証候である。脾経の風熱が上へ湧き上ったため涎(よだれ)が多い。

脾肾阳虚 脾腎の陽,虚なり　肾阳不足,火不生土,则脾阳失健,阳虚水泛。　腎陽が不足のため,火は土を生じることができないから脾の陽が正常な運化を失い,陽虚の結果として浮腫になること。

脾生肉 脾は肉を生ず　肌肉依靠脾的运化输布而供给营养。　肌肉の栄養は脾の運化輸送と分布機能によって供給する意味。

脾失健运 脾,健連を失う　脾虚不能正常运化。主要症状有食欲减退、腹胀、腹泻、肠鸣,久则面黄肌瘦、四肢乏力、肢体浮肿等。　脾が虚であるため正常な運化ができないこと。主な症状には食欲不振,腹部膨満感,下痢,腹鳴,長期になると顔が黄色く,肌が痩せ,四肢に脱力感があり,肢体に浮腫を來すなどがあること。

脾属土 脾は土(ど)に属す　根据五行说,脾属土。　五行の説によれば脾は土に属すること。

脾俞 脾兪 ひゆ　穴位。主治:消化性溃疡、消化不良、慢性腹泻、肝炎、慢性出血性疾患等。　穴位。応用:胃,十二指腸潰瘍,消化不良,慢性下痢,肝炎と慢性出血性疾患など。

脾水 ひすい　五水之一。为水气侵犯脾脏所致。主要症状有腹胀大、四肢浮肿沉重、疲乏短气、小便不利等。　五水の一つ。水気が脾を侵すことによる。主な症状には腹部膨満,四肢浮腫と体が重たく,倦怠感,呼吸困難と小便困難などがあること。

脾统血 脾は血を統べる　脾有统摄血液,使其运行于经脉之中而不外溢的功能。　脾が血液を統轄して,これを経脈中に運行させて,外へ溢出しない機能のこと。

脾为生化之源 脾は生化の源なり　脾是消化、吸收水谷精华,化生气血供养全身各脏腑、组织的重要脏器。　脾は水穀の精華を消化,吸収し,気血に化生して全身の諸臓腑,組織を供養する重要な臓器のこと。

脾痿 ひい　⇒肉(ròu)痿

脾胃不和 脾胃,和せず　脾胃病变,症见纳差、便溏及其它消化不良等。　脾胃の病証で,症状には食欲不振,軟便とその他の消化不良などが見られること。

脾胃论 脾胃論 ひいろん　李杲撰,约刊于13世纪,为创导脾胃论学说代表作。　李杲(りこう)が紀元13世紀に著したもので,「脾胃説」の学説を唱導する代表的な著作のこと。

脾胃湿热 脾胃の湿熱　脾胃病变。症见呃逆、呕吐、溏便、尿少。多见于黄疸型肝炎或其他急性肝胆疾患。　脾胃の病変。症状にはしゃっくり,嘔吐,軟便,尿少。多くは黄疸を伴い,肝炎あるいはその他の急性肝胆係統の疾患に見られること。

脾胃为后天之本 脾胃は後天の本なり　人出生后由于脾胃的正常功能而保持人体的生长、发育。水谷精微物质通过脾胃的消化、吸收向人体各部位输送,向各脏腑供给营养,所以是后天之本。　人が生れてから脾と胃の正常な機能によって人体の生長,発育を保つこと。飲食物の精微な物質が脾胃の消化,吸収を通じて人体の諸部位へ輸送され,それぞれの臓腑に栄養を与えているので後天の本といわれること。

脾胃相表里 脾,胃は相い表裏をなす　表现在经脉上互相络属,功能上互相配合。　脾と胃の間の相互関係と影響のこと。脾と胃の経絡の間において互いに属絡しあい,機能においても互いに属絡しあい,互いに組み合せること。

脾胃虚弱 脾胃,虚弱なり　脾と胃の虚弱のこと。

脾恶湿　脾は湿を悪む　　脾主运化水湿,湿盛则易份脾阳,影响健运而发生湿困脾土的证候。症见便溏,头重身重,四肢疲乏,腹胀等。　　脾は水湿の運化を司(つかさど)り,湿が盛んであれば脾陽が損傷され易く,脾の運化機能に影響を与えて,湿が脾土にわざわいする(湿は脾土を困す)の証候が現れる。症状には軟便,頭と体が重たい,四肢が疲れる,腹部膨満感などが見られること。

脾消　ひしょう　⇒中(zhōng)(脾、胃)消

脾泄　ひせつ　因脾虚而引起消化不良性泄泻。　脾虚による消化不良性下痢のこと。

脾虚　ひきょ　脾气虚弱或脾阳不足的证候。常见饮食不化、脘腹膜胀、肠鸣、飱泄等。　　脾気が虚弱と脾陽不足の証候をさす。ふつう見られる症状には消化不良,上腹あるいは腹部膨満感,腹鳴と消化不良性下痢などがあること。

脾虚带下　ひきょたいげ　由于脾失健运,湿聚下注,伤及任、带二脉所致。　　脾が運化する機能を失い,湿が溜って下へ注いで任,帯の二脉に損傷を与え帯下が発生すること。

脾虚多涎　脾虚,涎(よだれ)多し　脾虚唾液过多。　脾虚による唾液過多のこと。

脾虚肺弱　ひきょはいじゃく　⇒脾(pí)肺两虚

脾虚经闭　脾虚経閉　ひきょけいへい　脾胃损伤,饮食顿减,生化之源不足,难以生成经血所致。　脾胃損傷のため,飲食が減少し,血液化生の源が不足になるから経血が生成し難いことによる。

脾虚湿困　脾虚にして湿困す　脾的运化功能衰退,而引起水湿在体内阻滞的病理表现。症见食欲减退、脘腹胀闷、大便溏泄、恶心欲吐、口不渴或喜热饮、肢体浮肿、倦怠乏力、舌苔厚腻、脉象沉缓等。　脾の運化する機能が衰えるため水湿が体内に停滞する病証。症状には食慾減退,上腹と腹部の膨満,軟便,悪心,吐きたがる,喉が渇かない,あるいは熱い飲物を飲みたがる,肢体が浮腫し,だるく,舌苔が厚腻(あつく,ねっとりしている。),脈象が沈緩などが見られること。

脾虚湿盛　脾虚にして湿盛なり　因脾虚运化水湿功能减低,故水湿过盛。症见食减腹胀,四肢浮肿等。　脾虚により水湿を運化する機能が低下する,そのため水湿が盛んになる。症状には食慾低下,腹部膨満,四肢が重たい浮腫などが見られことる。

脾虚泄泻　脾虚にして泄瀉す　因脾虚运化失职,有腹胀、腹泻的病症。　脾虚のため運化の機能が衰え腹部膨満と下痢などのある病証。

脾阳　脾陽　ひよう　脾脏的运化功能及其在运化过程中起温煦作用的热能。　脾の運化機能および運化中に生じる暖める作用のある熱エネルギーのこと。

脾阳虚　脾陽,虚なり　又称脾胃虚寒。脾功能减退,并伴有虚寒性病变。　別称は脾胃の虚寒。脾の機能減退が虚寒性病証を伴うこと。

脾阴　脾陰　ひいん　①脾脏的阴液。②脾脏本身与胃相对而言,脾脏为阴,胃腑为阳。　①脾,自身の陰液のこと。②脾臓自身が胃腑に対していうもの。脾は臓であり陰に属し,胃は腑であり陽に属すること。

脾阴虚　脾陰,虚なり　又称脾胃阴虚。脾胃阴液不足,影响受纳及运化功能的病变。　別称は脾胃陰虚。脾胃の陰液不足が受納と運化機能に影響を及ぼす病変のこと。

脾约　ひやく　脾运化失调,粪便干燥而引起便秘。　脾の運化機能が失調するため大便が乾燥により引き起した便秘のこと。

脾胀　脾脹　ひちょう　寒气犯脾,引起四肢沉重,卧不安,

多哕、时有腹胀。　寒気が脾を犯すことにより,四肢が重たい,安眠することができない,多くは悪心があり,ときには腹部が脹れること。

脾之大络　脾の大絡　从脾脏直接分出的一支大络脉。其循行经路为从脾出发由侧胸壁的渊液下3寸之大包穴分出,散布于胸胁部。　脾臓から直接分かれ出る一本の大絡脈のこと。その循行経路は脾から発し側胸壁の淵液の下3寸の大包穴から別れて胸脇部に散布するもの。

脾主后天　脾は後天を主(つかさど)る　人出生后依着脾胃功能的健全以维持生长、发育,脾有将饮食物的精微向人体各部位输送以供给营养的作用。　人は出生してから主に脾と胃の機能の健全により生長,発育をたもち,脾は飲食物の精微を人体の諸部位へ輸送して栄養を与える作用があること。

脾主〔肌〕肉　脾は〔肌〕肉を主(つかさど)る　肌肉的营养由脾的消化、吸收与输送而获得。如脾气健运则肌肉丰满充实,脾有病则消化、吸收障碍而肌肉瘦削。　筋肉の栄養は脾の消化吸収と輸送によって得られる。脾気が健全であれば筋肉は豊かに充実し,脾に病気があると,消化吸収が障害され,筋肉が痩せ衰えること。

脾主口　脾は口を主(つかさど)る　脾开窍于口,脾的状态,可以从口反映出来。　脾は竅(きょう)を口に開く,脾の状態が口から見られること。

脾主升清　脾は昇清を主(つかさど)る　脾使精微物质上升,即向上输送,以进一步向脏腑器官输送分配之意。　脾は昇清,すなわち清である精微の物質を昇らせ,上方に送りあげ,さらに進んで他の臓腑器官へ輸送配布する意味。

脾主四肢　肢は四肢を主(つかさど)る　四肢靠水谷产生的阳气而活动。此阳气经脾之运化始能送于四肢,所以四肢活动的强弱与脾的健全或低下有关。　四肢の活動は水穀から生じた陽気による。この陽気が脾の転送を経て四肢に達することができ,故に四肢の運動の力が強いか虚弱であるかは脾気の健全と低下に関連すること。

脾主运化　脾は運化を主(つかさど)る　脾的重要机能之一为运化。即消化与输送。运化水谷及运化水湿。　脾の重要な機能の一つは運化である。すなわち消化と輸送をする。水穀すなわち飲食物を運化することと水湿を運化すること。

pǐ　痞癖

痞根　ひこん　穴位。主治:肝、脾肿大、肾下垂等。　穴位。応用:肝脾の腫大,腎下垂など。

痞积(块)　痞積(塊)　ひせき(かい)　腹腔内肿块。　腹腔内の塊。

痞满〔气胀〕　痞満(気脹)　ひまん(きちょう)　⇒痞(pǐ)气

痞气　痞気　ひき　①即脾积。五积之一。②胸前痞满。　①すなわち脾積のこと。五積の一つ。②胸部の痞え,脹れる感じのこと。

癖积　癖積　へきせき　胁部肿块。　脇部の塊。

癖嗜　へきし　长年成癖的嗜好。多指饮食嗜好。　長年にわたる習慣となったある種の嗜好に耽ること。多くは飲食のくせのこと。

癖饮　癖飲　ひいん　⇒悬(xuán)饮。

PIAN 偏胼

piān　偏

偏产　偏産　へんさん　胎位不正的难产。　胎位不正で難産のこと。

偏方　へんぽう　　出自民间的特殊方剂。　民間から出た特殊な方剤のこと。

偏废不仁　偏廢不仁　へんはいふじん　　又称偏枯、半身不遂。偏瘫。　別称は偏枯（へんこ）,半身不遂。片麻痺のこと。

偏沮　へんそ　　半身出汗的症状。患侧无汗。　沮とは湿める意味がある。体の片側にだけ汗が出る症状のこと。患側には汗が出ないこと。

偏枯　へんこ　　⇒半(bàn)身不遂。

偏口(脑)疽　偏口(腦)疽　へんこう(のう)そ　　在后头部,项部中央向左或向右,即足太阳膀胱经部位所生的痈疽。　後頭部,項（うなじ）の中央より左あるいは右すなわち足の太陽膀胱経の部位にできる癰疽のこと。

偏历　偏歷　へんれき　　穴位。主治:鼻出血、扁桃体炎、面瘫等。　穴位。応用:鼻出血,扁桃炎,顔面神経麻痺など。

偏食癖　へんしょくへき　　异嗜症。　異味症。

偏头风　偏頭風　へんとうふう　　偏头痛。　片頭痛。

偏斜瞻视　偏斜瞻視　へんしゃせんし　　斜视。　斜視のこと。

偏坠　偏墜　へんつい　　睾丸、副睾炎或阴囊疝气所致一侧阴囊肿大伴有下坠的感觉。　睾丸,副睾丸炎あるいは陰嚢ヘルニアによる片側の陰嚢が腫大して,下垂痛を伴うこと。

pián 胼

胼胝　へんち　　べんち。

PIAO 漂

piǎo 漂

漂药　漂藥　ひょうやく　　经常换水浸洗药材,以清除其中杂质,减轻毒性及腥味的处理过程。　薬物を水に浸して絶えず水を取り換え,その毒性やなまぐさいにおいを取り除くこと。たとえば海藻,半夏などの薬物にこの方法を用いること。

PIN 频牝

pín 频

频服　頻服　ひんぷく　　汤药小量频频服用。　薬物,湯剤などを小量ずつしきりに飲むこと。

频咳　頻咳　ひんがい　　频频不断地咳嗽。　絶えず咳をすること。

pìn 牝

牝疟　牝瘧　ひんぎゃく　　患者素体虚弱,寒邪偏盛的疟疾,临床特点为寒战较甚,无热或微热,面色淡白,每日定时发作,脉沉而迟等。　平素,患者の体が虚弱であり,寒の邪気が盛んである瘧疾のこと。症状は振戦がひどく,無熱あるいは微熱,顔面の色は薄白い,毎日一定の時間に発作する。脈は沈,遅などを特徴とすること。

牝脏　牝臟　ひんぞう　　五脏中之属阴者,即肺、脾、肾三脏。　五臓のうち,陰に属するもの。すなわち肺,脾,腎三つのこと。

牝痔　ひんじ　　肛周脓肿及一部分混合痔。　肛門周囲膿瘍と一部分の混合痔のこと。

PING 平

píng 平

平贝母　平貝母　へいばいも　　中药。鳞茎入药。用于清肺、化痰、止咳。　中薬。薬用部分は鱗茎。清肺,化痰と止咳の作用がある。

平补平泻法　平補平瀉法　へいほへいしゃほう　　①针刺补泻手法之一。即是先泻后补的一种补泻方法。②进针后,均匀地提、插、捻、转针身,提插的幅度,捻转的角度,应轻重适中,待针下得气后,留针或立即出针。　①針刺補瀉手法の一つ。すなわち先つ瀉し後で補をする一種の補瀉方法。②進針してから指の力を平均に針体を雀啄,捻転をする。雀啄の幅と捻転の角度が適当に中等度にし,得気してから留針あるいはすぐ抜針すること。

平产　平産　へいさん　　正常产。　正常産のこと。

平肠痔　平腸痔　へいちょうじ　　肛门近处的痔。　肛門に近づいている痔のこと。

平喘　へいぜん　　①缓解喘息。②预防喘息。　①喘息を軽減する。②喘息を予防すること。

平喘穴　へいぜんけつ　　耳针穴。主治:哮喘　穴位。耳針の穴。応用:喘息。

平肝　へいかん　　⇒平(píng)肝潜阳

平肝潜阳　平肝潛陽　へいかんせんよう　　治疗肝阳过亢,用于高血压、神经衰弱等。　肝陽の亢（たか）ぶることを治療する方法,高血圧,神経衰弱などに用いられること。

平(镇)肝熄风　平(鎮)肝熄風　へい(らん)かんそくふう　　治疗肝阳上亢所致内风的方法用于眩晕、口眼歪斜、四肢麻木、抽搐等症。　肝陽の亢進によって内風を誘発するのを治療する方法。眩暈,口や眼かゆがむ,肢体が痺れ,ひきつけなどに用いること。

平肝镇惊　平肝鎮驚　へいかんちんきょう　　治疗因肝阳上亢所致抽搐的方法。　肝陽の上亢によるひきつけを治療する方法。

平肝止血　へいかんしけつ　　治疗肝气郁结而致的血崩。　肝気の鬱結による崩漏,すなわち大量な子宮出血を治療する方法。

平脉　平脈　へいみゃく　　正常脉象。　正常な脈象のこと。

平人　へいじん　　健康人。　正常な健康人のこと。

平胃散　へいいさん　　方剂。成分:苍术、陈皮、厚朴、甘草。主治:脾胃湿滞之消化不良。　方剤。薬物構成:蒼朮,陳皮,厚朴,甘草。応用:脾と胃が湿邪の停滞による消化不良。

平息　へいそく　　正常的呼吸。　正常の呼吸のこと。

平(抑)肝(阳)　平(抑)肝(陽)　へい〔よく〕かん〔よう〕　　⇒平(píng)肝潜阳

平整复元　平整復元　へいせいふくげん　　正骨用语。整复、复位。　正骨の用語。骨の位置を整復と復位をする意味。

PO 破魄

pò 破魄

破故纸　はこし　　⇒补(bǔ)骨脂

破溃痈疽　破潰癰疽　はかいようそ　　使用药物促进痈疽化脓的治法。　薬物を用いて癰疽の化膿を促す治療方法。

破皮疮　破皮瘡　はひそう　　患处形成慢性溃疡,色黑,局部无肿胀,渗出液贮留,不易恢复的疾患。　患部に慢性潰瘍を形成し,色は黒い,局所に腫脹はない,滲出液が溜って回復しにくい疾患のこと。

破气　破氣　はき　　使用理气药中比较峻烈的药物,以破气散结、开郁导滞的方法。　理気薬のうち,比較的に薬性の強いものを用いて気を破り,鬱結を散らし渋滞を解

除する方法。

破水 はすい　羊水流出。　羊水流出のこと。

破血 はけつ　使用具有较剧烈的破血作用的药物,除去瘀血。　比較的に劇烈な破血作用のある薬物を使って瘀血を除去すること。

破血袪(逐)瘀 はけつきょ(ちく)お　使用较剧烈的破瘀血药物将瘀血除袪的治法。　袪瘀薬のうちの比較的に劇烈な薬物を使って瘀血を除去する治療方法。

破瘀 はお　⇒破(pò)血袪(逐)瘀

破瘀生新 はおせいしん　除瘀血使血脉通畅,促进血的新生的治法。　瘀血を除去して血脉を通じさせて,血の新生を促す治療方法。

破瘀通经 破瘀通經 はおつうけつ　除瘀血使月经通畅,用于因瘀血而闭经。　瘀血を除去して月経を通じさせる治療方法で,瘀血による月経閉止に用いること。

破瘀消癥 はおしょうちょう　腹中瘀血结块的治法。用于腹腔或子宫生硬结,推之不动,舌生紫斑,脉涩者。　腹中の瘀血,結塊を治療する方法。腹腔あるいは子宮に塊が生じ,押しても動かない,舌には紫斑ができ,脉象は渋を呈するものに用いる。

魄 はく　神经活动的一部分。属于有关本能的感觉和运动。例如:听觉、视觉、冷热觉、痛觉皆是。　神経活動の一部分,本能的な感覚と運動に属する。たとえば聴覚,視覚,冷熱覚,痛覚などのこと。

魄汗 はくかん　汗。因汗孔有魄门之称,故名。　汗のこと。汗腺孔が魄門と称せらるからこの名がある。

魄戸魄戸 はくこ　穴位。主治:支气管炎,哮喘,胸膜炎,肺结核等。　穴位。応用:気管支炎,喘息,胸膜炎と肺結核など。

魄门 魄門 はくもん　①七冲门之一。肛门。②汗腺孔。　①七衝門の一つ。肛門。②汗腺孔。

PU 扑仆匍葡蒲普

pū 扑

扑粉 撲粉 ぼくふん　又称温粉。属外治法。将药物研成细末撒于皮肤上使用。　別称は温粉。外治法に属し。薬物を細い粉末に研磨して皮膚に撒いて使うもの。

pú 仆匍葡蒲

仆参 僕參 ぼくしん　穴位。主治:足跟痛、腰痛等。　穴位。応用:かがとの痛み、腰痛など。

匍伏堇 ぶふくきん　中药。全草入药。用于清热解毒、消肿止痛。　中薬。薬用部分は全株。清热,解毒,止痛と腫脹を消す作用がある。

葡萄疫 ぶとうえき　出血性疾病伴有紫癜。　紫斑の伴う出血性疾病のこと。

葡萄痔 ぶとうじ　痔疮伴有血栓。　血栓の伴う痔のこと。

蒲公英 ほこうえい　中药。地上部分入药,用于清热解毒。　中薬。薬用は地上部分。清热,解毒の作用がある。

蒲黄 ほおう　中药。花粉入药。用于止血、活血。　中薬。薬用部分は花粉。止血と活血の作用があろ。

pǔ 普

普济本事方 普済本事方 ふさいほんじほう　又称《类证普济本事方》,简称《本事方》。南宋许淑微撰,12世纪中叶刊行。主要论述内科常见病,列有二十三种疗法及三百余方,方后附有作者验案及论述。　別称は「類証普済本事方」。略称「本事方」。南宋の許淑微が著した,紀元12世紀中葉に刊行した。主に内科の多発病を論述し,23種類の療法と300余りの方剤をとりあげであった。著者の治験例と経験をも本書の後につけてあつた。

普济方 普済方 ふさいほう　滕硕等在明・周定王朱橚主持下所编的大型方书(1406)。其中包括医学各科方剂61739个。　明の滕硕などが周定王朱橚の主管のもとに著した(1406)大型の方剤書である。そのうち医学各科の方剤61739枚が含まれている。

普济消毒饮 普済清毒飲 ふさいしょうどくいん　方剂。成分:黄连、黄芩、陈皮、甘草、元参、连翘、板蓝根、马勃、牛蒡子、薄荷、僵蚕、升麻、柴胡、桔梗。主治:风热毒邪上攻之头面红肿热痛、腮腺炎、颜面丹毒等症。　方剤。薬物構成:黄連,黄芩,陳皮,甘草,元参,連翹,板藍根,馬勃,牛蒡子,薄荷,僵蚕,升麻,柴胡,桔梗。応用:風熱の毒邪が顔面へ攻めることにより局所に発赤,腫脹,発熱,疼痛など。耳下線炎,顔面の丹毒などに用いること。

Q

QI 七期漆齐芪奇歧脐骑蛴綦蕲杞岂起气泣

qī 七期漆

七冲门 七衝門 しちしょうもん　消化道的七个冲要部位。唇(飞门)、齿(户门)、会厌(吸门)胃上口(贲门)、胃下口(幽门)、大小肠交会处(阑门)、肛门(魄门)。　消化係統の中の七つ重要な部位。唇(飛門),歯(戸門),会厭(吸門),胃の上口(噴門),胃下の下口(幽門),大腸と小腸の境を接するところ(闌門),肛門(魄門)のこと。

七恶 七惡 しちあく　外科疮疡预后不良的七种险恶证候。　外科の瘡瘍における予後不良の七種類の危険な証候。

七方 しちほう　中国古代方剂的一种分类法。七方为大方、小方、急方、缓方、奇方、偶方、复方。　中国古代方剤の分類方法の一つ。七方は大方,小方,急方,緩方,奇方,偶方,複方のこと。

七怪脉 七怪脈 しちかいみゃく　生命垂危时出现的雀啄、屋漏、弹石、解索、鱼翔、虾游、釜沸七种异常脉象。　生命が危篤状態になったときに現れる雀啄,屋漏,弾石,解索,魚翔,蝦逐,釜沸脈の七種類の異常脈象。

七里散 しちりさん　方剂。成分:血竭、麝香、冰片、乳香、没药、红花、朱砂、儿茶。主治:跌打损伤所致之各种瘀痛出血。　方剤。薬物構成:血竭,麝香,冰片,乳香,没薬,紅花,朱砂,児茶。応用:打撲傷による諸種な瘀血のために現れる痛みと出血。

七窍　七竅　しちきょう　　头面部五官的七个孔窍。即:口、眼、鼻、耳。　　頭部と顔面の口,眼,鼻,耳などの孔竅が七つあるもの。

七情　しちじょう　　①喜、怒、忧、思、悲、恐、惊七种情志活动,是人的精神意识对外界事物的反应。②作为病因,指七种情志活动过于强烈或过于持久,引起脏腑气血功能失调而致病。③药物配伍的七种不同作用,即单行、相须、相使、相畏、相恶、相杀、相反。　　①喜,怒,憂,思,悲,恐,驚の精神意識の変化が七種類ある。これらは人の精神意識の外界に対する反映である。②病因として七種類の精神意識が過度に強くあるいは長時間に続くと臓腑気血の機能失調を起して疾病になること。③薬物配伍の七種の異なる作用,すなわち単行,相須,相使,相畏,相悪,相殺,相反のこと。

七日风　七日風　しちにちふう　　⇒脐(qí)风。

七疝　しちせん　　古书中将疝气分为七种:①厥疝、癥疝、寒疝、气疝、盘疝、胕疝、狼疝等。②寒疝、水疝、筋疝、血疝、气疝、狐疝、癩疝等。亦有分为六种者。　　古代の医書では疝気(ヘルニア)を七種類に分けた:①厥疝、癥疝、寒疝、気疝、盤疝、胕疝、狼疝がある。②寒疝、水疝、筋疝、血疝、気疝、狐疝、癩疝がある。また疝気を六種類に分けたのもある。

七伤　七傷　しちしょう　　①七种劳伤的病因:大饱伤脾,大怒,气逆伤肝,强力举重,久坐湿地伤肾,形寒,寒饮伤肺,忧愁思虑伤心,风雨寒暑伤形,大恐惧,不节伤志。②男子肾气亏损的七个症状:阴寒、阴萎、里急、精易滑出、精少、阴下湿、精液清冷稀薄、小便频数、淋漓不清。　　①過労による損傷の七種類の病因のこと。大いに飽食すれば脾を傷める。大いに怒り,気逆すれば肝を傷める。強いカで重いものを持ち上げたり,長く湿地に座っていたりすれば腎を傷める,形が寒,もしくは寒飲すれば肺を傷める,憂思にして考え込むと心を傷める,風雨寒暑は形を傷める,大いに恐れ,節度をはづすと志を傷める。②男子が腎気の欠損による七つの症状。陰寒、陰萎、大便を我慢できない、早漏、精少、陰部の下が湿る、精液が清冷で稀薄,頻尿で出がわるく,したたるようですっきりしないこと。

七星针　七星針　しちせいしん　　皮肤针之一。针柄一端集七枚针,浅刺皮肤用。　　皮膚針の一種。針柄の一側の端に七本の針を集める。皮膚を浅刺する場合に用いるもの

期门　期門　きもん　　穴位。主治:肝炎、肝肿大、胸膜炎、胆囊炎等。　　穴位。応用:肝炎,肝腫大,胸膜炎,胆囊炎など。

漆疮(咬)　漆瘡(咬)　しっそう(こう)　　因体质对漆过敏、接触漆而引起的一种皮肤病。皮肤突然红肿、发热、瘙痒,伴有小丘疹及水泡。　　体質が漆(うるし)に対して過敏のため,漆に接触することによる一種の皮膚病。皮膚は突然赤く腫れ,熱が出てかゆくなり,小丘疹および水疱を伴う

qí　齐芪奇歧脐骑蛴蕲蕲

齐刺　齊刺　せいし　　十二刺法之一。用于治疗感受寒邪的较小和较深的部位。其法是在患处中央刺一针,两旁各刺一针。　　十二刺法の一つ。寒邪に感受したわりあいに狭く深い部位の治療に用いる。その方法は患部の中央に一本の針を刺し,両側にそれぞれ一本を刺すこと。

齐德之　齊德之　せいとくし　　元代外科医家。曾任医学博士,御药院外科太医。强调用整体看待疮疡外证。编撰有《外科精义》一书(1335)。　　元代の外科医家。かつて医学博士,御薬院の外科太医に任じられた。整体観から瘡瘍の外証を取り扱うべきことを強調した。「外科精義」を著した(1335)。

芪附汤　耆附湯　ぎふとう　　方剂。成分:炙黄芪、炮附子、生薑。主治:陽虚自汗症。　　方剤。薬物構成:炙黄耆,炮附子,生薑。応用:陽虚による自汗,すなわち発汗する原因がないのに汗をかく病症。

奇恒痢　きこうり　　暴发型痢疾。　　劇症赤痢のこと。

奇恒之腑　奇恒(きこう)の腑　　异于正常六腑的一类脏器,包括脑、髓、骨、脉、胆、女子胞。因其形虽似腑,其作用则同于脏,亦主贮存精气,故名。　　正常の六腑に異る一類の臓器。脳、髓、骨、脈、胆と女子胞が含まれる。その形は腑に似ているがその作用は臓と同じ,また精気を貯えるからこの名がある。

奇经〔八脉〕　奇経〔八脈〕　きけい(はちみゃく)　　为任脉、督脉、冲脉、带脉、阴蹻脉、阳蹻脉、阴维脉、阳维脉之总称。其分布和作用均有别于十二经脉。　　任脈,督脈,衝脈,帯脈,陰蹻脈,陽蹻脈,陰維脈と陽維脈の總称。その分布と作用はみな十二経脈と異ること。

奇经八脉考　奇経八脈考　きけいはちみゃくこう　　明・李时珍撰(1578)。作者对历代有关奇经八脉文献做了全面考证,对每条奇经的循行和功用分别进行了说明。　　明の李時珍が著した(1578)。作者が歴代の奇経八脈と関係のある文献を全面に考証し,一つ一つの奇経の循行と用途の説明を加えた。

奇邪　きじゃ　　具有奇特性质的病邪,常留于大络。　　邪気の性質が特異で,常に大絡の部位を犯すこと。

奇穴　きけつ　　⇒[经(jing)外]奇穴。

歧伯　きはく　　中国古代传说中黄帝时期的杰出医生。　　中国古代伝説中にある黄帝時期の傑出した医師。

歧骨　岐骨　きこつ　　①骨骼连接成角之处。②左右第七肋软骨合会于胸骨处。　　①骨格が連接して,角となる部位のこと。②左右第七脇軟骨が胸骨に会合する部位。

歧黄　きこう　　名医歧伯与黄帝的合称。中国古代传说黄帝令歧伯研究医药而创立经方,故古人常把"歧黄"作为中医学的代名词。　　名医岐伯と黄帝の合称。古代伝説に黄帝が岐伯に医薬を研究するとを命じて経方を創立した。故に古人が常に「岐黄」を中医学の代名詞とした。

脐　臍　せい　　へそ。

脐疮　臍瘡　せいそう　　又称脐[湿]疮。①小儿脐部化脓性感染。②脐部溃疡。　　別称は臍[湿]瘡。①小児の臍部化膿性感染。②臍部潰瘍のこと。

脐带　臍帯　せいたい

脐风　臍風　せいふう　　又称风搐、七日风、七日口噤、四六风。新生儿破伤风。　　別称は風搐,七日風,七日口噤,四六風。新生児破傷風。

脐风三症　臍風三症　せいふうさんしょう　　脐风的三种危症,撮口(开口障碍)、噤风(发音障碍)、锁肚(腹部强直)。　　臍風すなわち新生児破傷風の三種類の危険な症候。撮口(開口障害),噤風(発声障害)と鎖肚(腹部硬直)のこと。

脐漏[疮]　臍漏[瘡]　せいろう[そう]　　脐瘘。　　臍瘻のこと。

脐湿　臍湿　せいしつ　　又称脐湿肿。新生儿脐带脱落后,脐孔湿润不干甚或有水溢出,或脐孔周围呈现红肿。　　別称は臍湿腫。新生児の臍帯が脱落してから臍が湿り,ひどいのは水が溢れ出し,あるいは臍の周囲が赤く腫れること。

脐[湿]疮 臍[湿]瘡 せい[しつ]そう　⇒脐(qí)疮。

脐湿肿 臍湿腫 せいしつし　⇒脐(qí)湿。

脐突(疝) 臍突(疝) せいとつ(せん)　臍ヘルニア。

脐血 臍血 せいけつ　初生儿脐断后,脐部有血渗出。　新生児の臍帯が切断した後,臍から滲血のあること。

脐痈 臍癰 せいよう　泛指脐部的局限性化脓性感染。　臍部の限局性化膿性感染。

脐周痛 臍周痛 せいしゅうつう　臍の周囲の痛み。

骑马痈 騎馬癰 きばよう　⇒悬(xuán)痈。

蛴蟧漏 蠐蟧漏 せいそうろう　頸部淋巴结结核。　頸部リンパ節結核。

綦针 綦針 きしん　长针。　長針。

蕲蛇 きだ　中药。蛇干入药。用于祛风、活络、镇痉、攻毒。　中薬。薬用部分は乾燥蛇体が入薬。祛風,活絡,鎮痙,攻毒の作用がある。

qǐ 杞岂起

杞菊地黄丸 こきくじおうがん　方剂。成分:熟地黄、山萸肉、干山药、泽泻、牡丹皮、白茯苓、杞子、菊花。主治:肝肾不足之视物模糊、眼痛、迎风流泪等症。　方剤。薬物構成:熟地,山萸肉,乾山薬,沢瀉,牡丹皮,白茯苓,枸杞子,菊花。応用:肝腎不足による視力がもうろうとし,眼痛,風に当ると流泪するなどの病症。

岂刺 豈刺 きし　⇒关(guān)刺。

起罐 きかん　将罐取下。　吸玉を取り去ること。

qì 气泣

气 氣 き　①体内流动着的富有营养的精微物质。如水谷之气,呼吸之气。②脏腑组织的功能,如五脏之气,六腑之气等。③温病辨证的一个部位或阶段。　①体内を流動する栄養に富む精微物質。たとえば水穀の気,呼吸の気など。②臓腑組織の機能。たとえば五臓の気,六腑の気など。③温病辨証の一つの部位あるいは段階。

气闭耳 氣,耳を閉す　精神性耳聋。尤其在发怒、情志不舒、烦闷时易发生。　精神性聾。殊に怒り,あるいは気分が煩悶したことに発生し易い。

气秘 氣秘 きひ　因气滞和气虚所致的便秘。气滞者并见腹胀、胁痛、嗳气;气虚者兼有倦怠无力。　気滞と気虚による便秘。気滞の者には腹脹,脇痛,嗳気などを兼ね,気虚の者には疲労無力を兼ねること。

气痹 氣痹 きひ　因气滞所致痹证。　気滞による痹証。

气冲 氣衝 きしょう　穴位。主治:疝气、生殖系疾病。　穴位。応用:疝気(ヘルニア),生殖係疾患。

气喘(短) 氣喘(短) きぜん(たん)　呼吸困难。　呼吸困難のこと。

气道阻塞 氣道阻塞 きとうそそく　呼吸道堵塞不通。　呼吸道が塞がり通じなくなること。

气呃 氣呃 きやく　因气滞或气虚引起的呃逆。　気滞あるいは気虚によるしゃっくり。

气分热盛 氣分に熱盛ん　卫气营血辨证中,气分热过盛。　衛,気,営,血辨証の場合,気の部位に熱が盛んであること。

气分证 氣分証 きぶんしょう　温病的第二阶段,即热邪入里化热阶段。临床以高热不恶寒、舌苔黄为特点,或气促、咳嗽、痰黄、口渴、大便秘结或胸闷脘满、舌苔腻等。　温熱病の第二段階,すなわち熱邪が裏に入って化熱する段階の病証。臨床上の特徴としては高熱があって悪寒がなく,舌苔は黄色,あるいは呼吸困難,咳嗽,黄色な痰,口渴,大便が秘結,あるいは胸内苦悶感と膨満感,舌苔は膩などが

あること。

气疳 氣疳 きかん　⇒肺(fèi)疳

气(怒)膈 氣(怒)膈 き(ど)かく　①噎膈的一种。由忧思郁结所致,症见噎塞不通、胸胁逆满、嗳气腐臭。②气滞所致痞满,即气痞。　①噎膈の一種。憂えて心配する気持ちが長く続いて,鬱結することによる。症状には飲食物がのどにつかえる感じ,胸部と脇部に膨満感ががあって,悪臭の伴うおくびがあること。②気の鬱滞による上腹部膨満すなわち気痞証のこと。

气功[疗法] 氣功[療法] きこう[りょうほう]　以抱元守一为原则,用调息、守意等方法,使精、气、神相统一的锻炼人体和防治疾病的知识和技能,为中医学中的身心疗法。　元を抱き一を守ることを原則とし,すなわち専心して雑念を去り,呼吸を調理するなどの方法で精,気,神を統一させて人体を鍛錬し,疾病を予防と治療する知識と技能のこと。中医学中の身心療法。

气臌(鼓) 氣臌(鼓) きこ(こ)　气机郁滞所致的鼓胀。症见腹部鼓胀,中空无物,叩之有声,甚至一身尽肿、青筋暴露、肤色苍黄等。　気の鬱による鼓脹。症状には腹部膨満,中が空で物がない,たたくと音が出る。ひどいものは全身に浮腫があり,青い筋脈が暴露して,皮膚の色が蒼黄などがある。

气关 氣関 きかん　小儿指纹诊断部位名,位于食指第二指节处。　小児指紋(すなわち指の掌側表層静脈)診断の部位の名称。食指の第二指関節に位するもの。

气海 氣海 きかい　①穴位。主治:体虚、胃下垂、子宫脱垂、肠麻痹、尿潴留、腹胀等。②又称上气海。四海之一。为宗气会聚发源之处。膻中。③又称下气海。丹田。　①穴位。応用:体が虚弱,胃下垂,子宮脱,腸麻痺,尿閉,腹部膨満など。②別称は上気海。四海の一つ。宗気の集る部位。膻中(たんちゅう)。③別称は下気海。丹田(たんでん)。

气海俞 氣海兪 きかいゆ　穴位。主治:腰痛、痔疮等。　穴位。応用:腰痛,痔瘡など。

气候 氣候 きこう　天气变化的气象,如风、寒、暑、湿、燥、火或泛指天气变化。　天気変化の気象。たとえば風,寒,暑,湿,燥,火あるいは一般的に天気変化のこと。

气户 氣戸 きこ　穴位。主治:哮喘、呼吸困难、支气管炎、膈肌痉挛等。　穴位。応用:喘息,呼吸困難,気管支炎,しゃっくりなど。

气化 氣化 きか　①泛指阴阳之气化生万物。通常表示身体生理性的气机运行变化,如脏腑的功能气血的输布、经络的流注等。②专用于概括某些器官的特殊功能。如三焦对体液的调节,称三焦气化;膀胱的排尿功能,称膀胱气化。　①広く陰陽の気を万物を化生すること。ふつう人体の生理性気機の運行変化たとえば臓腑の機能,気血の輸送,分布,経絡の流注など。②もっぱらある器官の特殊機能を説明する場合に用いる。たとえば三焦が体液の調節するのを三焦の気化と称し,膀胱の排尿機能を膀胱の気化と称すること。

气化不利 氣化,利せず　又称气化无权。由于阳气不足,以致消化、吸收、代谢不良,影响气、血、精、津液的化生和体液代谢产物的排除。　別称は「気化,権無し」。陽気が不足のために消化と代謝の障害により気,血,精,津,液の化生と体液代謝産物の排除が影響されること。

气化无权 氣化,權無し　⇒气(qì)化不利。

气会 氣会 きえ　诸气相会之处,即膻中穴。　諸気の互いに会合するところ。すなわち膻中穴。

气机 氣機 きき　泛指功能活动。用以概括各脏器的生

理或病理活动。如气机失调、气机阻滞等。　　ふつうはひ
ろく機能活動のこと。各臓器の生理的あるいは病理的活
動を表す。たとえば気機が失調する。気機が阻滞されるな
ど。

气机不利　気機不利　ききふり　　脏腑功能活动失调。通
常用以说明脏腑气化过程中，升清降浊机能紊乱。　　臓腑
機能活動の失調，ふつうこれで臓腑の気化中の清を昇ら
せ，濁を降らせる機能が乱れることを説明する。

气积　気積　きせき　　气机不利，日久聚而成积所致。症见
胸闷嗳气、胁腹膨胀或有块时隐时现。胀痛游走无定处等。
　　気機が調和しない。時間が長く続くと聚結して気積
となる。症状には胸悶，おくび，脇部と腹部が膨満，あるい
は腫塊があればときに隠れときに現われる，はれ痛みが
遊走性で部位が一定しないこと。

气极　気極　ききょく　　六极之一。为六种虚劳证之一。主
要表现为气短、喘促等。　　六極の一つ。六種類の虚労証
の一つ。主に呼吸困難，喘息などがあること。

气街　気街　きがい　　①⇒气(qì)冲。②腹股沟股动脉处。
③经络之气通行的径路。　　②鼠径部動脈の部位。③経絡
の気の通路。

气结腹痛　気結による腹痛　　气郁结所致腹痛。　　気の
鬱結による腹痛。

气厥　気厥　きけつ　　①气逆。②因气机逆乱引起的昏迷、
手足逆冷。有气虚与气实之分。　　①気逆。②気の逆乱に
より起こされる昏睡，四肢が冷える病証。気虚と気実の二
種類があること。

气疬　気癧　きれき　　生于颈之两侧的瘰疬。遇怒则恶化。
类似淋巴结结核。　　頸部の両側にできる瘰癧。怒ると悪
化する。リンパ節結核に似ているもの。

气痢(利)　気痢(利)　きり(り)　　气虚或气滞引起的腹
泻。由于气虚者下痢滑脱，大便随矢气而出；由于气滞者，泄
如蟹渤，拘急甚。　　気虚あるいは気滞による下痢。気虚
による者には大便が排気とともに出る。気滞による者に
は大便が蟹(かに)の出す泡沫のような状態で，腹痛がひ
どい。

气淋　気淋　きりん　　五淋之一。小腹至阴囊肿痛，小便
难或排尿后疼痛。多由膀胱气滞所致。　　五淋の一つ。下
腹部から陰囊にかけて腫れ痛み，小便がよく通じないか
あるいは排尿後に痛みがある。ふつう膀胱の気滞による。

气淋(癃)　気淋(癃)　きりん(りゅう)　　因气滞或气虚引
起的小便涩痛。　　気滞あるいは気虚によこり起り，小便
の場合にしぶり痛みがあること。

气瘤　気瘤　きりゅう　　因劳伤肺气,复被外邪所袭而致之
肿瘤。质软,喜,怒时多增大或缩小。　　過労により肺気を
傷め，その上に外邪に襲われて腫瘍になる。質が軟らか
く，ふつう喜怒により増大あるいは縮小すること。

气轮　気輪　きりん　　五轮之一。白睛。　　五輪の一つ。眼
の白睛部位。

气瘰　気瘰　きるい　　生于颈部两侧的淋巴结结核,遇恼
怒愤郁则肿大。　　頸項部の両側にできる瘰癧。怒るなど
の気分の悪い場合に悪化する。リンパ節結核に似ている。

气门　気門　きもん　　①⇒玄(xuán)府。②穴位。主治:产
后恶露不止,崩漏,不孕症,尿闭。　　穴位。応用:産後悪露
が止らない,崩漏すなわち子宮出血,不孕症,尿閉など。

气门伤　気門傷　きもんしょう　　下腹部外伤。　　下腹部
の外傷。

气逆　気逆　きぎゃく　　指体内的气流行不顺而上逆。多指
肝、肺、胃等脏腑功能障碍所致之向上的病势。例如肝气上

逆则见头眩、头痛、面赤、耳鸣、耳聋、胸胁满痛、甚则呕血、
昏倒等症;肺气上逆,则见喘促、咳嗽;胃气上逆,则见呕逆、
呕吐等。　　気が逆上し不順であること。ふつう肝,肺,胃
などの臓腑機能障害により逆に上る性質のある症候。た
とえば肝気上逆すると頭がくらくらして目まいし,頭痛,
顔色が赤く,耳鳴,耳聾,胸部と脇部膨満して痛み,ひどく
なると吐血,昏倒などがある。肺気上逆すると,せわ
しくあえぎ,咳嗽がある。胃気上逆すると嘔吐,しゃっくり
などがあること。

气逆喘促　気逆喘促　きぎゃくぜんそく　　⇒气(qì)喘。

气〔逆耳〕聋　気逆耳聾　きぎゃくじろう　　厥阴、太阳、少
阳诸经气逆所致耳聋。　　厥陰,太陽,少陽諸経の気逆に
よる耳聾。

气呕　気嘔　きおう　　因盛怒、忧思,情感不舒、脾气郁结
所致。　　大いに怒り,気分がいらいらして心配し,脾気
の鬱結による嘔吐のこと。

气痞　気痞　きひ　　因气滞而引起的胸脘痞塞胀满。　　
気滞による胸部と上腹部が膨満と塞がること。

气怯　気怯　ききょう　　由于虚而出现的气短、语音低微、
心慌、惊恐、胆怯等症。　　虚による呼吸困難,話し声が低
く力がない,動悸,びくびく驚きやすいなどのこと。

气疝　気疝　きせん　　因气郁而引起的少腹疝痛或阴囊下
坠疼痛。　　気鬱による下腹部の疝痛あるいは陰囊が吊
り下げるような痛むこと。

气伤　気傷　きしょう　　气受到损伤。　　気が傷められる
こと。

气上冲心　気上りて心を衝く　　病人自觉有股气流从下腹
上冲脘腹及胸部的症候。　　気が下腹から上って上腹部と
胸部を衝くように患者が自覚する症候。

气上冲胸　気上りて胸を衝く　　病人自觉有股气流从下腹
上冲至胸部的症候。　　気が下腹から上って胸部を衝くよ
うに患者が自覚する症候。

气少(短)　気少(短)　きしょう(たん)　　⇒气(qì)喘。

气舍　気舎　きしゃ　　穴位。主治:咽喉痛、甲状腺肿大、哮
喘等。　　穴位。応用:咽頭痛,甲状腺腫大,喘息など。

气嗽　気嗽　きそう　　由于情志所伤,气机不利而引起的
咳嗽。　　感情意志が傷められることにより気機が利か
なくなり,すなわち肺気が粛降しないことから咳嗽を引
き起こすこと。

气随血脱　気は血脱に随う　　因出血过多,导致阳气虚脱
的病变,症见面色苍白、四肢厥冷、大汗淋漓、脉微欲绝等。
相当于出血性休克。　　出血過多により陽気脱盪するこ
と。症状には顔色が蒼白,四肢厥冷,大汗を淋漓とかき,脈
が微で絶えようとするなどがある。出血性ショックに相当
すること。

气痰　気痰　きたん　　①又称燥痰。多因肺燥所引起。症见
痰少色白,或咯出如米粒状致,涩而难出,或兼见面白色枯、
皮毛干焦、口干咽燥、咳嗽喘促等。②素有痰疾,因情志郁
结,而致喘咳咯痰。③　⇒梅(méi)核气。　　①別称は燥
痰。ふつう肺燥による。症状には痰が少く色が白い,ある
いは米粒のような痰を喀出することがあり,喀出が困難
で顔色が白く枯れて見え,皮膚と頭髪が乾燥し,口と喉が
乾き,咳嗽喘息などがある。②平素に痰疾があって感情意
志の鬱結による咳喘喀痰のこと。

气痛　気痛　きつう　　七情郁结,痰湿阻滞以及饮食劳伤
等均能引起气滞不通,以致疼痛。　　七情の鬱結,痰湿の
阻滞と飲食労傷などにより気が鬱滞して通じない,この
原因で痛みを起こすこと。

气为血帅　気は血の帅為り　　血之运行,全赖气的推动和统摄,气滞则血滞,气虚血亦虚或血失统摄而外溢,故说气为血之帅。　血の運行は気の推進力と統摂力に頼り,気が滞れば血も滞る,気が虚であれば血も虚であること,あるいは血が統摂を失われると外に溢出する。故に「気は血の帅なり」ということ。

气味　気味　きみ　　即性味。药物寒、热、温、凉四气和辛、甘、酸、苦、咸五味的基本属性,它们直接影响药物的作用与效能。　すなわち性と味のこと。薬物の寒,熱,温,凉の四気と辛,甘,酸,苦,咸(塩からい)の五味は基本的な性質である。これらが薬物の作用と効果に直接的な影響を与えること。

气味阴阳　気味陰陽　きみいんよう　　中药四气五味和升降浮沉的阴阳属性。如四气中,具有热、温性质的药物属阳;寒、凉性质的药物属阴。五味中具有辛、甘味的药物属阳;酸、苦、咸属阴。具有升、浮性能的属阳;沉降属阴。　薬物の四気五味と昇降浮沈の陰陽の属性のこと。たとえば四気の中,熱と温性の薬物が陽に属し,寒,凉の性質の薬物が陰に属する。五味の中に辛と甘味薬物が陽に属し,酸,苦,鹹(塩からい)が陰に属し,昇,浮の性能のあるのは陽に属し,沈,降性能のあるのは陰に属する。

气陷　気陥　きかん　　脓毒血症的中医辨证分型,三陷证之一。以脾、肾、气、血虚衰为主证。　膿毒血症の中医辨證の証型,三陷証の一つ。脾,腎,気血の虚弱と衰えることを主とすること。

气泻(泄)　気瀉(泄)　きしゃく(せつ)　　因郁怒挟食,肝气犯脾所致的泄泻。症见胸膈痞闷,肠鸣腹痛,泻后痛缓。　鬱怒が食積を伴うことによって肝気が脾を犯して泄瀉を起す。症状としては胸部と横隔膜部位に痞(つか)えて気分が悪く,腹鳴と腹痛があり,下痢してから痛みが軽減するなど。

气心痛　気心痛　きしんつう　　多因大怒及七情之气作痛。实证胸中气壅,攻刺作痛,游走不定。虚证按之则痛减,脉大无力。　ふつう大いに怒ったり,および七情の気による痛み。実証では胸中に気が壅塞して,衝き刺すような痛みが遊走して部位が一定しない。虚証では手で圧迫すると痛みが軽減する。脈が大を呈して力がないこと。

气行血行　気,行すれば血,行なり　　气血互相依存。气为血帅,气行血才能行。　気と血は,相互に依存しており,気は血の帅であり,気が循行すると血が始めて循行することが出來ること。

气虚　気虚　ききょ　　①泛指由劳倦内伤或重病久病后元气不足。可见气短声低,神疲乏力,动则出汗等症。②专指肺气虚。　①疲労による内傷あるいは重篤な疾病が長びくことによる元気の損耗によって起こる病証。症状には呼吸がせわしい,話し声が低く,倦怠して脱力感があり,動くと汗が出るなどがある。②肺気虚。

气虚痹　気虚痹　ききょひ　　多因气虚阳虚,寒湿内盛所致。关节不利,身冷或兼肢体麻木。　ふつう気虚と陽虚,寒湿が内に盛んになることによる。関節がよく利かなく,体が冷えるあるいは肢体が痺れる症状を兼ねること。

气虚喘　気虚による喘ぐ　　因气虚引起的喘息。　気が不足のために起こる喘息。

气虚耳鸣　気虚による耳鸣　　耳鸣声细,常兼见肢体倦怠、食少便溏等症状者。　耳鳴の音が軽く,ふつう肢体に倦怠感を兼ね,食慾不振と軟便などの症状があること。

气虚滑胎　気虚による滑胎　　孕妇有滑胎病史。孕后脾胃虚弱,中气不足,冲任不固,胎失摄养,胎动下坠,或阴道下血,气短无力。　妊婦に流産史があり,妊娠した後脾胃が虚弱して,中気が不足になり,衝任の脈が固らない。胎児が正常な養いを失うことにより胎動不安と吊り下げるような感じがあって切迫流産しようとする。あるいは膣出血,呼吸困難と脱力感があること。

气虚痿　気虚による痿(い)　　气虚所致手足痿弱,举动无力。　気虚による手足が痿弱して,運動に力がないこと。

气虚眩晕　気虚による眩晕。　　眩晕的一种。症见头晕眼花、神疲乏力、食少便溏、脉虚,过劳则发。　眩暈(目まい)の一種。症状には頭がくらくらして目まいし,倦怠感と脱力感,食慾不振と軟便で脈が虚などがある。過労する場合に発病すること。

气虚则寒　気虚なれば寒　　脏腑功能衰退,代谢功能低下所致之寒证。　臓腑機能が衰え,代謝機能が低下による寒証のこと。

气虚中满　気虚であれば中が満　　脾失健运,而产生腹部胀满。　脾が健全な運行を失われることにより腹部が膨満すること。

气虚自汗　気虚による自汗　　因气虚表卫不固所致。症见自汗恶风、疲乏无力、脉象虚弱。　気が虚弱のために表衛の気が固らないことによる。症状は自ら汗が出て風をいやがり,倦怠,脱力,脈象が虚弱のこと。

气穴　気穴　きけつ　　①⇒穴(xué)位。②⇒下(xià)丹田。③穴位。又称胞门、子戸。主治:月经不调、不孕症、腹泻等。　③穴位。別称は胞門,子戸。応用:月经不順,不妊症,下痢など。

气血辨证　気血辨証　きけつべんしょう　　辨证的方法之一。即以气血的证候为纲进行辨证的方法。气的证候多指功能性活动的紊乱或不足,如气虚、气滞、气逆等。血的证候由摇的生成不足和血的运行失常所致,如血虚、血瘀、出血等。　辨証方法の一つ。気血証候を中心にして辨証を行なう方法。気の証候の多くは気の機能活動の失調と不足のこと。たとえば気虚,気滞,気逆など。血の証候は血の生産不足と血の運行の失調による。たとえば血虚,血瘀,出血など。

气血不足　気血不足　きけつふそく　　气与血皆不足。　気と血がともに足りないこと。

气血畅通　気血暢通　きけつちょうつう　　气与血畅通无阻。　気と血の運行が滞りなく通じる。

气血两燔　気血,両燔す　　气分证与血分证同时出现的证候。主要症状有壮热、烦渴、神志昏迷、斑疹显露、吐血、衄血、便血等。　気分証と血分証が同時に現れる証候。主な症状として壮熱,煩渴,意識不明,斑疹が出る,吐血,鼻出血,大便出血などがあること。

气血两亏(虚)　気血両虧(虚)　きけつりょうき(きょ)　　气与血皆虚。　気と血が両方とも欠けること。

气血内伤　気血内傷　きけつないしょう　　气与血皆损伤于内。　気と血が両方とも内で損傷されること。

气血凝滞　気血凝滞　きけつぎょうたい　　气血瘀滞凝结不通。　気と血が凝結して滞って通じないこと。

气血失调　気血,失調す　　气与血的两者的关系が协调を失うこと。

气血虚弱痛经　気血,虚弱による痛経。　　因气血虚弱引起的痛经。　気と血の虚弱による痛経。

气血阴阳兼补　気血と陰陽を兼ねて補う　　气血阴阳俱虚时兼补气血阴阳的治法。　気血と陰陽がともに虚である場合に気,血,陰と陽をみな補う治療方法。

气血瘀凝　気血,瘀凝す　　气血瘀滞凝结的证候。　気と

血が瘀滞して凝結する証候。

气血诸痛　気血諸痛　きけつしょつう　因气血所致各种疼痛。　気と血による種種な痛み。

气翳　気翳　きえい　⇒混(hùn)睛障。

气阴两虚(伤)　気陰両虚(傷)　きいんりょうきょ(しょう)　阳气和阴液皆受到损耗的病理现象,常见于温热病后期和某些慢性消耗性疾病。　陽気と陰液がみな損耗される病証。ふつう温熱病の後期とある慢性消耗性疾病に見られるもの。

气营两燔　気営,両燔す　气分与营分邪热炽盛的证候。症见壮热,烦渴,神志昏迷,斑疹隐隐,舌绛,苔黄燥等。　気分と営分の邪熱が熾盛な証候。症状には壮熱,煩渇,昏睡,斑疹がかすかに見られ,舌は絳(暗赤色),舌苔が黄燥などがあること。

气营两清　気営両清　きえいりょうせい　同时使用清气分和清营分的药物,以治疗热性病热邪侵入气分和营分的方法。　気分と営分の病邪を除去することのできる薬物を同時に使用して,熱性病の熱邪が気分と営分に侵入する病証を治療する方法。

气瘿　気瘿　きえい　因水土因素或情志抑郁所致之甲状腺肿大。　地方の水土の素因あるいは感情意志が抑鬱され,すなわち気分が悪いなどによる甲状腺腫大。ふつう単純性あるいは地方性甲状腺腫に相当するもの。

气郁　気,鬱す　气机郁结不畅的病理变化。多由情志郁结,肝气不舒所致。症见胸满胁痛,烦躁易怒,食欲不振,月经不调等。　気機の鬱結のこと。多くは感情意志の鬱結,気分がよくないことによる。症状には胸部膨満と脇部の痛み,煩躁して怒り易く,食慾不振,月経不順などがあること。

气郁脘痛　気鬱による脘痛　因情感不舒,肝气郁结,横逆犯胃所致的脘痛。　気持がのびのびとしない,肝気が鬱結し,横に逆行して胃を犯して,胃脘すなわち上腹部に痛みを来たすこと。

气郁胁痛　気鬱による脇痛　因情感不舒,肝气郁结所致的胁痛。　気持の不快や悩み,肝気が鬱結することによる脇部の痛み。

气郁眩晕　気鬱による眩暈　眩晕的一种。多因七情郁结所致。症见精神抑郁,心悸怔忡,面部时时发热。　眩暈(目まい)の一種。ふつう七情の鬱結,不快による。症状には気分が悪く,精神が抑鬱し,動悸と怔忡(せいちゅう)すなわち心臓がはげしく拍動する。顔面部にときどき発熱などがあること。

气郁血崩　気鬱による血崩　血崩证之一。多因暴怒伤肝,血失所藏,冲任失调所致。症见突然阴道下血,量多。　血崩証の一つ。ふつう大いに怒ったために肝を傷め,肝血が蔵することを失い,衝,任脈が失調することによる。症状には突然な膣出血,しかも量が多い。

气胀　気脹　きちょう　①情感郁结所致的腹部胀满。②又称鼓胀。腹大胀满而中空无物者。　①情志,気分が不快,鬱結による腹部膨満感。②別称は鼓脹。腹部が大きく脹れて膨満し,中は空で何物もないもの。

气痔　気痔　きじ　相当于内痔,伴有脱肛。　内痔が肛門脱を伴う病証に相当すること。

气滞　気滞　きたい　体内之气运行不畅,于某一部位发生阻滞的证候。临床表现,以局部出现胀满或疼痛为特征。　体内の気の運行が流暢でないと,ある部位に阻滞が発生する証候。臨床には局所に脹満あるいは疼痛を表すのを特徴とすること。

气滞腹痛　気滞による腹痛　因情志不舒,起居不慎,使气机郁滞所致。症见腹部胀痛或攻痛。　情志が不快,あるいは生活上注意しないために気が鬱滞されることによる。症状には腹部に脹れ痛み,あるいは突き当るように痛みが見られること。

气滞痛经　気滞による痛経　多因情志抑郁。气机不畅,气滞不通所致。症见经前或经期小腹胀甚于痛,或兼见胸乳等处胀闷不舒,经行涩滞不畅。　情志が不快,気分が悪いために気機が流暢に運行ができなく,気が滞って通じないことによる。症状には月経の前あるいは月経期に下腹部が脹れ,すなわち膨満感があってしかも痛みよりも明らかであり,あるいは胸部,乳房などの部位に膨満感があって月経も渋滞してよく通じないこと。

气滞血瘀　気滞し,血瘀す　体内气的运行不利,于某一部位产生阻滞,久则导致血瘀的病症。其特征为局部痛剧,甚则结成肿块,或腐损肌肉。　体内の気の運行が順調でなく,ある部位に停滞が生じ,それが永く続くと血瘀の病症をまねき,局所の劇痛を特徴とし,ひどくなると腫塊ができ,あるいは筋肉が腐爛あるいは損傷されること。

气滞血瘀经闭　気滞血瘀による経閉　多因肝气郁滞,气滞则血瘀,经血不得下达胞宫所致。　多くは肝気が鬱滞することによって起こる,気が滞ると血瘀になって経血が下の胞宮すなわち子宮に至ることができないことによる。

气滞血瘀心悸　気滞血瘀による心悸　心悸之一种。多因气滞血瘀所致。症见心悸不安,短气喘息,胸闷或痛,舌色紫暗,脉涩等。　心悸の一種。多くは気滞血瘀によって起る。症状には動悸,いらいらして落ちつかない,呼吸困難,喘息,胸内苦悶感あるいは痛みがある。舌の色が暗紫色を呈し,脈が渋などがあること。

气滞腰痛　気滞による腰痛　因情感郁结或闪挫跌仆,筋脉气滞引起的腰痛。　情志の鬱結,あるいは捻挫,打撲傷のため,筋脈気滞によって引き起こされる腰痛。

气肿　気腫　きしゅ　因气滞湿郁所致的水肿。症见四肢削瘦而腹胁膨满,或突然浮肿,或由上及下浮肿。　気滞と湿鬱による浮腫。症状には四肢が痩せ衰えるが腹部と脇部が膨満し,あるいは突然浮腫が現われ,あるいは上から下まで浮腫が現われる。

泣　きゅう　①泪。②哭泣。　①泪。②泣く。

QIA 掐髂

qiā 掐

掐法　こうほう　推拿手法。用指甲按压体上穴位,产生强刺激的手法。通常用于晕厥,惊风等症。　推拿手法。手の爪で体表にある穴に圧力を加え,強い刺激をあたえる手法。ふつう失神,驚風,すなわちひきつけなどに用いること。

掐脊法　こうせきほう　掐拉脊柱两侧的肌肉的手法。　脊柱両側にある背部の筋肉をつまみ,引く手法。

qià 髂

髂骨　髂骨かこつ　腸骨のこと。

QIAN 千牵铅葥前钱潜浅芡茜

qiān 千牵铅

千金要方　せんきんようほう　⇒备(bèi)急千金要方。

千金翼方　せんきんよくほう　孙思邈撰(约682)。是《千金要方》的补篇,包括医学各科。此书与《千金要方》共被视为唐代医学代表作。　孫思邈が著した(約682)。「千金

要方」の補充篇で医学各科を含む。本書が「千金要方」とともに唐代の医学代表的な著作と見做されていること。

千金子　せんきんし　　中药。种子入药。除去外壳，压榨去油。用于行水消肿、破血散结。　　中薬。薬用部分は種子。外殻を除去し，圧榨して油を除く。行水，消腫と破血散結の作用がある。

千里光　せんりこう　　中药。地上部分入药。用干清热解毒、清肝、明目。　　中薬。薬用は地上部分。清熱解毒，清肝明目の作用がある。

千年健　せんねんけん　　中药。根茎入药。用于祛风湿、强筋骨。　　中薬。薬用部分根茎。風湿を除去し，筋骨を強める作用がある。

千日疮　千日瘡　せんにちそう　　又称枯筋箭、疣疮、瘊子。　　別称は枯筋箭，疣瘡，瘊子。疣贅（ゆうぜい）。

千岁疮　千歳瘡　せんざいそう　　⇒流(liú)注疳

牵拉肘　牽拉肘　けんらひじ　　桡骨头半脱位。　　撓骨頭不全脱臼のこと。

牵牛子　牽牛子　けんごし　　中药。种子入药。用于泻下逐水、杀虫。　　中薬。薬用部分は種子。瀉下，逐水，殺虫の作用がある。

牵推法　牽推法　けんすいほう　　下颌关节脱白正复手法之一。　　顎関節脱臼の整復手法の一つ。

牵正散　牽正散　けんせいさん　　方剂。成分：白附子、僵蚕、全蝎。主治：中风、面瘫。　　方剤。薬物構成：白附子，僵蚕，全蝎。応用：中風による顔面神経麻痺を治療する作用がある。

铅（黄真）丹　鉛（黄真）丹　えん（おうしん）たん　　又称铅华、丹粉、朱粉、广丹等。方剂。外用解毒、生肌。　　別称は鉛華，丹粉，朱粉，広丹など。方剤。外用：解毒，生肌。

qián　荨前钱潜

荨麻　蕁麻　じんま　　中药。地上部分入药。用于祛风去湿、镇惊。　　中薬。薬用は地上部分。風湿を除去し，驚を鎮む。

前顶　前頂　ぜんちょう　　穴位。主治：头顶痛、眩晕、小儿惊厥等。　　穴位。応用：頭頂痛，眩暈，小児のひきつけなど。

前发际　前髮際　ぜんはつさい　　额上头发边缘。　　額の上方頭髪のへり。髪の生え際。

前谷　ぜんこく　　穴位。主治：耳鸣、白翳、手指麻木等。　　穴位。応用：耳鳴，白翳，手の指の痺れなど。

前后配穴法　前後配穴法　ぜんごはいけつほう　　前指胸腹，后指背腰。前后相呼应的取穴法。为十二刺中之偶刺法。例如前面取中脘后面取胃俞。　　前とは胸腹をさし，後とは背腰をさす。前後が対応している取穴法で十二刺中の「偶刺」法のこと。たとえば前の中脘を取った場合，後の胃兪を取ること。

前胡　ぜんこ　　中药。根入药。用于祛痰止咳、宣散风热。　　中薬。薬用部分は根。祛痰止咳と風熱を宣散する作用がある。

前溲　ぜんそう　　尿。　　尿のこと。前（下）阴。　　前（下）陰。　　ぜん（か）いん　　男女的外生殖器及尿道口的总称。　　男女の外生殖器と尿道口の総称。

钱乙　錢乙　せんおつ　　北宋著名儿科学家。所著《小儿药证直诀》一书，为世界上现存第一部儿科专书，他倡用观察面色、眼睛和脉型诊断儿科疾病，在理论、诊断、治疗和方剂上都有重要贡献。　　北宋時代の有名な小児科学家。著した「小児薬証直訣」は世界で現存する第一冊目の小児科の専門書。顔色を観察し，眼と脈型で小児の疾病を診断することを唱えた。理論，診断，治療，方剤面にみな重要な貢献をつくした。

潜阳　潛陽　せんよう　　用重镇、潜阳药治疗阴虚而肝阳上亢的方法。适用于头痛、眩晕、耳鸣、肢体麻木、手足震颤等症。亦常用于高血压病。此法常与平肝、滋阴法合用。　　重鎮性質のある潜陽薬を用いて，陰虚でしかも肝陽のたかぶるのを治療する方法。頭痛，眩暈（目まい），耳鳴，耳聾，肢体の痺れ，手足が振戦するなどの症状に適応する。ふつう高血圧病に用い，この方法はふつう平肝，滋陰法と同時に用いること。

潜阳安神　潛陽安神　せんようあんしん　　在治疗阴虚阳亢的基础上合用安神法。　　陰虚で陽がたかぶるのを治療する上に鎮静法を合せて用いる方法。

潜阳敛阴　潛陽斂陰　せんようれんいん　　在治疗阴虚阳亢的基础上合用收敛阴液的方法。适应于肝阳上亢，阴液不足。　　陰虚で陽がたかぶるのを治療する上に陰液を収斂させる方法を合せて用いること。肝陽亢盛，陰液不足に適応する。

潜阳纳气　潛陽納気　せんようのうき　　在治疗阴虚阳亢的基础上合用纳肾气的方法。适应于肝阳上亢肾不纳气、呼多吸少之呼吸困难。　　陰虚と陽のたかぶることを治療する上に腎が気を納める方法を合せて用いる治療方法。肝陽上亢と腎が気を納めることのできない呼気が多く吸気が少ない呼吸困難に適応する。

潜阳熄风　潛陽熄風　せんようそくふう　　在治疗阴虚阳亢的基础上合用熄风的方法。适应于肝阳上亢，肝风抽搐。　　陰虚で陽がたかぶるのを治療する上に熄風する方法を合せて用いる。肝陽上亢と肝風によるひきつけに適応すること。

潜阳镇惊　潛陽鎮驚　せんようちんきょう　　在治疗阴虚阳亢的基础上合用镇惊的方法。适应于惊风抽搐或意识不清。　　陰虚で陽がたかぶるのを治療する上に鎮驚する方法を合せて用い，驚風，ひきつけあるいは意識不明に適応すること。

潜镇　潛鎮　せんちん　　又称镇潜。镇静安神药和潜阳药合用，治疗因心神浮越表现惊悸失眠或肝阳上亢所致头痛眩晕的方法。　　別称は鎮潜。鎮静安神薬と潜陽薬を合せて用いる治療方法。心神浮越すなわち不眠，動悸，あるいは肝陽上亢による頭痛，眩暈を治療する方法。

qiǎn　浅

浅刺　淺刺　せんし　　针刺浅。　　針を浅く刺すこと。

浅刺拔罐法　淺刺拔罐法　せんしばっかんほう　　针刺浅同时拔罐的治疗方法。　　針を浅く刺すとともに吸玉を施して治療する方法。

qiàn　芡茜

芡实　芡実　けんじつ　　中药。种子入药。用于健脾止泻、固肾涩精、止带。　　中薬。薬用部分は種子。健脾と下痢止め，固腎，渋精と帯下止めの作用がある。

茜草　せんそう　　中药。根入药。用于凉血止血、活血祛瘀。　　中薬。薬用部分は根。涼血止血，活血祛瘀の作用がある。

QIANG　羌强

qiāng　羌

羌活　きょうかつ　　中药。根茎或根入药。用于解表散寒，祛风湿止痛。　　中薬。薬用部分は根茎あるいは根。解表散寒，祛風湿止痛の作用がある。

羌活胜湿汤　羌活勝湿湯　きょうかつしょうしつとう
　方剂。成分：羌活、独活、藁本、防风、川芎、炙甘草、蔓荆子。
　主治：风湿在表之头痛、头重、腰脊重痛、身痛等。　　方剂。
　薬物構成：羌活，独活，藁本，防風，川芎，炙甘草，蔓荆子。応
　用：表にある風湿による頭痛，頭が重たい，腰脊部が重た
　く痛みなど。

qiáng　强

强刺激　強刺激　きょうしげき　　強い刺激。

强间　強間　きょうかん　　穴位。主治：头痛、癫痫、头晕等。
　穴位。応用：頭痛，てんかん，眩暈（目まい）など。

强筋〔健〕骨　強筋〔健〕骨　きょうきん〔けん〕こつ　　筋肉
　と骨を健やかに強めること。

强阴　強陰　ごういん　　运用补益阴精作用的药物，以治
　疗肝肾阴精亏损的方法。常用于腰痠、遗精等症。　　陰精
　を補う作用のある薬物を用いて，肝腎の陰精欠損を治療
　する方法。ふつう腰がだるい，遺精などの症状に用いるこ
　と。

强直　強直　きょうちょく　　强为筋不柔和，直为肢体挺直
　不能屈伸。　　強は筋肉が軟らかくないこと，直は肢体が
　真直ぐに伸びて曲げられないこと。

强中　強中　きょうちゅう　　阴茎勃起时间过长，久久不
　痿，精液自动流出的病症。　　陰茎が勃起して長い時間萎
　えないで精液が自然と漏れる病症。

QIAO　蹻窍

qiāo　蹻

蹻法　蹻法　きょうほう　　用脚轻踏痛处，治疗腰腿痛的一
　种方法。　足で軽く痛む所を踏む治療法。腰と下肢の痛
　みを治療する方法の一種。

qiào　窍

窍漏症　竅漏症　きょうろうしょう　　泪囊炎。　　涙囊炎
　のこと。

窍阴(头)　頭の竅陰　あたまのきょういん　　穴位。主治：
　头痛、耳鸣、耳痛等。　　穴位。応用：頭痛，耳鳴，耳の痛み
　など。

窍阴(足)　足の竅陰　あしのきょういん　　穴位。主治：头
　痛、眩晕、耳鸣等。　　穴位。応用：頭痛，眩暈（目まい），耳
　鳴など。

QIE　切怯

qiè　切怯

切法　せっぽう　　针刺术语。入针前先用左手拇指指甲掐
　(切)压穴位四周，然后下针的一种辅助方法。可减轻针刺疼
　痛，促使得气。　　針刺の術語。針を刺し入れる前に左手
　の母指の爪で穴の周りを圧迫してから針を刺し入れる一
　種の輔助方法。針刺のときの疼痛を軽減し，得気を促すこ
　とができること。

切诊　切診　せっしん　　四诊之一。包括脉诊与按诊，用手
　和指端的感觉对病人体表某些部位进行触摸按压的检查方
　法。如脉象，胸腹痞块，皮肤肿胀，手足的温凉，疼痛的部位
　等。　　四診の一つ。脈診と触診に分けられるが，いずれ
　も手または指先を用いて患者のある部位を手で押える検
　査方法。たとえば脈象，あるいは胸腹部にできる痞塊，皮
　膚の腫脹，手足の温度と疼痛の部位など。

怯　きょう　　①五不男之一。男子阳萎而影响生育者。②虚
　劳证。以虚劳血气衰，心常恐怯。　　①五不男の一つ。男
　が陽萎（陰萎）で生殖力が影響されるもの。②虚労証で虚

労で血気が衰え，なんでもこわがること。

QIN　侵秦嗪揿

qīn　侵

侵风　侵風　しんぷう　　⇒睑(jiǎn)皮垂缓

qín　秦嗪

秦艽　しんぎょう　　中药。根入药。用于祛风湿、退虚热。
　　中薬。薬用部分は根。風湿を除去し，虚熱を退ける作用
　がある。

秦皮　しんぴ　　中药。树皮入药。用于清热燥湿。外用清肝
　明目。　　中薬。薬用部分は樹皮。清熱燥湿。外用には清
　胆明目の作用がある。

嗪化　きんか　　舌下投药。　　舌下投薬のこと。

qín　揿

揿针　扨針　きんしん　　针如按钉，针柄扁平，针体约一分
　至二分。多用于皮内针及耳针，供皮内留针用。　　針が押
　しピン形で針柄は扁平，針体は約1～2分。ふつう皮内針
　あるいは耳針として用い，皮内留針に用いること。

QING　青轻圊清情苘

qīng　青轻圊清

青崩　せいほう　　五崩之一。阴道分泌青绿色粘液，气味臭
　秽。　　五崩の一つ。膣から青緑色の粘液を分泌し，悪臭
　を伴うこと。

青带　せいたい　　多因分娩后湿浊秽邪或肝经湿热伤及任
　带二脉所致。带下青绿色，有臭味。　　多くは分娩后，湿濁
　穢邪あるいは肝経の湿熱が任，帯二脈を傷めたためによ
　る。帯下が青緑色を呈し，悪臭を伴うもの。

青黛　せいたい　　中药。由马蓝等叶制成青黛粉入药。用于
　清热、解毒、凉血。　　中薬。馬藍などの葉から製成する青
　黛の粉末。清熱，解毒，涼血の作用がある。

青风内障　青風内障　せいふうないしょう　　相当于慢性
　单纯性青光眼，较绿风内障略轻。　　慢性単純性緑内障に
　相当する，緑風内障よりやや軽い。

青风藤　青風藤　せいふうとう　　中药。藤茎入药。用于祛
　风湿、止痛，治风湿性关节炎、关节肿痛。　　中薬。薬用部
　分は藤茎。風湿を除去し，痛みを止め，リウマチ性関節炎，
　関節の腫れ痛みを治療する作用がある。

青果　せいか　　橄榄的别称。中药。果入药。用于清热、利
　咽、生津。　　オリーブの別称。中薬。薬用部分は果実。清
　熱，利咽，生津の作用がある。

青蒿　せいこう　　中药。地上部分入药。用于清暑、除热、截
　疟。　　中薬。薬用は地上部分。清暑，除熱，瘧疾を治療す
　る作用がある。

青蒿鳖甲汤　青蒿鱉甲湯　せいこうべっこうとう　　方剂。
　成分：青蒿、鳖甲、知母、丹皮、生地黄。主治：热病伤阴之久
　热不退者。　　方剂。薬物構成：青蒿，鱉甲，知母，牡丹皮，
　生地黄。応用：熱病の場合に陰が損傷され，長い間発熱が
　緩解し得ないもの。

青灵　青霊　せいれい　　穴位。主治：胸胁痛、肩臂痛等。
　　穴位。応用：胸部と脇部痛，肩と上肢の痛みなど。

青龙疽　青竜疽　せいりゅうそ　　⇒中(zhōng)搭手

青盲〔内障〕　せいもう〔ないしょう〕　　类似视神经萎缩。
　　視神経萎縮に似ている。

青木香　せいもくこう　　中药。根入药。用于行气止痛、祛
　风湿、降血压。　　中薬。薬用部分は根。行気止痛，風湿を
　除去し，血圧を下す作用がある。

青皮 せいひ 中药。幼果或未成熟果皮入药。用于疏肝破气、散结化滞。 中薬。薬用部分は若い果実あるいは成熟していない果皮。疏肝破気,散結化滞の作用がある。

青如草兹 青きこと草兹(そうし)の如し 是肝的真脏色。见于风邪极盛、胃气将绝,如小儿慢惊风及破伤风的持续痉挛状态等。 肝の真臓色のこと。風の邪が極めて盛んで,胃気が絶えようとするときに見られる。たとえば小児の慢驚風と破傷風が持続的なけいれん状態に見られるもの。

青葙子 せいしょうし 中药。种子入药。用于清肝火、明目去翳、降血压。 中薬。薬用部分は種子。肝火を清し,目を明らかにして翳を除き,血圧を降す作用がある。

青叶胆 青葉胆 せいようたん 中药。全草入药。用于清肝胆湿热。 中薬。薬用部分は全株。肝胆の湿熱を清除する作用がある。

轻粉 軽粉 けいふん 又称甘汞。内服逐水退肿,外用攻毒杀虫。 別称は甘汞。内服逐水,消腫。外用攻毒殺虫の作用がある。

轻剂 軽剤 けいざい 十剂之一。轻清疏解的药物。用于治疗风温初起的表实证。 十剤の一つ。軽清疏解な薬物。風温の初期においての表実証を治療するもの。

轻咳 軽咳 けいがい 轻微咳嗽。 軽い咳。

轻可去实 軽は実を去る可し 用轻清疏解的药物,治疗风温初起之表实证。 軽清疏解な薬物を用いて風温の初期においての表実証を治療すること。

轻清疏解 軽清疏解 けいせいそかい 用轻清上浮、疏解泄热的方药,治疗上焦风热证的方法。 軽く上へ浮ぶ性質により疏解して熱を泄する方剤と薬物を用いて,上焦の風熱証を治療する方法。

轻瘫 軽癱 けいたん 轻度瘫痪。 軽い麻痺。

轻宣肺气 軽宣肺気 けいせんはいき 用轻宣通肺气,清解表热的治法。如感受秋季温燥之气,身微发热,口干而渴,干咳无痰。 軽剤を用いて肺気を通じさせ,表熱を清解する治療方法。たとえば秋に温燥の邪気に感受して,体が少し熱っぽく,口が乾き,から咳をし,痰が出ないなどの症状。

轻宣润燥 軽宣潤燥 けいせんじゅんそう 治疗外感凉燥或温燥表证的方法。凉燥有头痛恶寒、咳嗽鼻塞、咽干口燥,温燥有头痛身热、干咳无痰、口渴咽干。 外感の凉燥あるいは温燥こよる表証の治療方法。凉燥は頭痛,悪寒,咳嗽,鼻づまり,口と咽頭が乾く;温燥は頭痛,体が発熱し,から咳,痰がなく,口渴と咽頭が乾くなどがある。

轻证 軽証 けいしょう 轻い症候。

圊血 せいけつ 便血。 大便出血のこと。

清肠润燥 清腸潤燥 せいちょうじゅんそう 治疗大肠燥热而便秘的方法。 大腸の燥熱による便秘を治療する方法。

清代九科 しんだいきゅうか 清代把医学分为九科,即大方脉、伤寒、妇人、小方脉、疮疡、眼科、口齿咽喉、针灸、正骨。 清代では医学を九科に分けた。すなわち大方脉,傷寒,婦人,小方脉,瘡瘍,眼科,口歯咽喉,針灸,正骨のこと。

清法 せいほう 又称清热法。八法之一。用寒凉药物以清解火热证的疗法。 別称は清熱法。八法の一つ。寒凉薬物を用いて火熱証を清解する治療方法。

清肺化痰 せいはいかたん 治疗邪热壅肺有痰的方法。 邪熱が肺に壅滞する痰のあるのを治療する方法。

清肺利咽 せいはいりいん 治疗肺热、咽喉肿痛的方法。 肺熱による咽頭部の腫れ痛みを治療する方法。

清肺〔热〕 清肺〔熱〕 せいはい〔ねつ〕 清肺热的方法。 肺熱を清除する治療方法。

清肺润燥 清肺潤燥 せいはいじゅんそう 肺部燥热的治疗方法。 肺の燥熱を治療する方法。

清肺止咳 せいはいしがい 清肺热止咳的疗法。 肺熱を清し,咳を止める治療方法。

清肝 せいかん 清除肝热的方法。 肝熱を清除する治療方法。

清肝火 せんかんか 用苦寒药物以清肝火的治法。 性味が苦寒で肝火を退散させる薬物を用いて肝火の上昇を治療する方法。

清肝明目 せいかんめいもく 用清肝热、明目的药物治疗因肝热所致视力障碍的方法。 肝熱を清除し視覚をよくする薬物を用いて,肝熱による視力障害を治療する方法。

清肝胃热 清肝胃熱 せいかんいねつ 清肝胃热的治疗方法。 肝熱と胃熱を退散させる治療方法。

清肝泻火 清肝瀉火 せいかんしゃか ⇒泻(xiè)肝

清解暑热 清解暑熱 せいかいしょねつ 用清热药结合解暑药治疗外感暑热的方法。 清熱薬と解暑薬をいっしょに用いて,外感暑熱を治療する方法。

清经络之热 経絡の熱を清す 使经络之热消退的治疗方法。 経絡の熱を退散させる治療方法。

清冷渊 清冷淵 せいれいえん 穴位。主治:头痛、眼痛、肩臂痛等。 穴位。応用:頭痛,眼痛,上肢痛など。

清里泄热 清裏泄熱 せいりせつねつ 用寒凉药物治疗里热的方法。 寒凉の薬物を用いて裏熱を退散させる治療方法。

清利肝胆湿热 肝胆の湿熱を清利す 治疗肝胆湿热蕴结的方法。 湿熱が肝胆に積みたくわえられる病証を治療する方法。

清利湿热 清利湿熱 せいりしつねつ 多用于治疗下焦湿热的方法。 ふつう下焦の湿熱証を治療する方法。

清利下焦湿热 下焦の湿热を清利す 治疗下焦湿热的方法。 下焦の湿熱を治療する方法。

清络保阴 清絡保陰 せいらくほいん 清肺热而保肺阴的方法。暑温治疗后诸症皆退,但咳而无痰,咳声清高者,是肺络中仍有热,肺阴易于受灼,用此法。 肺熱を退散させて肺陰を保つ治療方法。暑温証で治療した後,すべての症状が消退したがただから咳があり,咳の声が澄んでいてかん高い症状だけが残っているのは,肺絡中にまだ熱があることを示し,肺陰が焼け易い場合にこの方法を用いること。

清络饮 清絡飲 せいらくいん 方剂。成分:鲜荷叶、鲜金银花、西瓜翠衣、丝瓜皮、鲜扁豆花、鲜竹叶心。主治:暑热之轻症或暑湿病,发汗后,余邪未解。 方剤。薬物構成:鮮荷葉,鮮金銀花,西瓜翠衣,絲瓜皮,鮮扁豆花,鮮竹葉心。応用:暑熱の軽症あるいは暑湿病,発汗の後,残った邪がまだ除去されていない場合。

清脾饮 清脾飲 せいひいん 方剂。成分:青皮、厚朴、白术、草果仁、柴胡、茯苓、制半夏、黄芩、甘草。主治:痰湿阻滞所致之疟疾。 方剤。薬物構成:青皮,厚朴,白术,草果仁,柴胡,茯苓,製半夏,黄芩,甘草。応用:痰湿阻滞による瘧疾(マラリア)。

清气 清気 せいき ①水谷精微之气。上输于肺,散布到脏腑组织。②吸入的大气。③秋令清肃之气。④清气分热。 ①水穀の精微の気。上へ輸送されて肺に至り,その後さら

に臓腑組織に散布する気。②肺に吸入される大気。③秋の清粛の気。④気分の熱を清(さ)ますこと。

清気化痰丸　清気化痰丸　せいきかたんがん　　方剤。成分：瓜蔞仁、黄芩、茯苓、枳実、陈皮、胆南星、半夏。主治：痰热内结于肺所致之咳嗽、呼吸困难或气喘，伴有发热、痰中带血。　　方剤。薬物構成：栝蔞仁，黄芩，茯苓，枳実，陳皮，胆南星，半夏。応用：痰熱が肺に内結することによる咳嗽，呼吸困難あるいは喘息が発熱，血痰を伴った場合。

清窍　清竅　せいきょう　⇒七(qī)竅。

清热　清熱　せいねつ　　用寒涼药物以清解火热证的治法。适用于热性病和其他热证。实热用苦寒药，虚热多用甘涼药。　　寒涼性の薬物を用いて，熱性病とその他の熱証を治療し，熱邪を清解すること。実熱に苦寒薬を用い，虚熱には甘涼薬を用いること。

清热导滞　清熱導滞　せいねつとうたい　　用寒性药及消导药治疗积滞内停、生湿蕴热所致便秘的方法。　　寒性薬物と消導薬物を用いて，積滞が内停し，湿を生じ，熱をつみたくわえられることによる便秘を治療する方法。

清热法　清熱法　せいねつほう　⇒清(qīng)法。

清热固经汤　清熱固経湯　せいねつこけいとう　　方剤。成分：生地、地骨皮、炙龟板、牡蛎粉、阿胶、焦山栀、地榆、黄芩、藕节、陈棕炭、甘草。主治：血热崩漏证。　　方剤。薬物構成：生地，地骨皮，炙亀板，牡蠣の粉末，阿膠，焦山梔，地榆，黄芩，藕節，陳棕炭，甘草。応用：血熱による崩漏(子宮出血)証。

清热化湿　清熱化湿　せいねつかしつ　　治疗湿热病邪互结于中、上焦的方法。　　湿熱と病邪がいっしょになって中焦あるいは上焦を犯す病証を治療する方法。

清热化痰　清熱化痰　せいねつかたん　　化痰法之一。治疗热痰。　　化痰法の一つ。熱痰を治療すること。

清热化痰开窍　清熱化痰開竅　せいねつかたんかいきょう　　治疗小儿痰热所致神昏的方法。　　小児の痰熱による意識障害の治療方法。

清热解毒　清熱解毒　せいねつげどく　　瘟疫、温毒及多种热毒证的治疗方法。使用能清热解毒的方药治疗热性病的里热盛及痈疮、疖肿、疔毒、斑疹等。　　瘟疫，温毒および多くの熱毒病証の治療方法。清熱解毒作用のある方剤と薬物を使って熱性病の裏熱が盛んであるいは癰瘡，癤腫，疔毒，斑疹などの治療すること。

清热解毒药　清熱解毒薬　せいねつげどくやく　　能清热邪、解热毒的药物。　　熱邪を除去し，熱毒を解除できる薬物のこと。

清热解暑　清熱解暑　せいねつかいしょ　　用清热药结合解暑药治疗外感暑热的方法。　　清熱薬と解暑薬をいっしょに用いて外感の暑熱を治療する方法。

清热(心)开窍　清熱(心)開竅　せいねつ(しん)かいきょう　　治疗温热病神识昏迷的方法。此法多以芳香开窍药与清热药同用。　　温熱病が意識障害を伴う病証を治療する方法。この方法ではふつう芳香開竅薬と清熱薬を合せて用いること。

清热利湿　清熱利湿　せいねつりしつ　　治疗下焦湿热的方法。　　下焦の湿熱を治療する方法。

清热涼血　清熱涼血　せいねつりょうけつ　　治疗血热的方法。　　血熱を治療する方法。

清热涼血药　清熱涼血薬　せいねつりょうけつやく　　清热涼血治疗血热所致出血的药物。　　熱を退散し，血を涼しめ，血熱による出血を止める薬物。

清热明目　清熱明目　せいねつめいもく　　上焦热盛所致

的眼目昏暗、迎风流泪、畏光羞明的治疗方法。　　上焦に熱が盛んであることによる視力障害，風に当ると流涙する，光を畏れて羞明するのを治療する方法。

清热排脓　清熱排膿　せいねつはいのう　　清除热毒、排除脓汁的方法。　　熱毒を清除し，膿汁を排除する治療方法。

清热祛风　清熱祛風　せいねつきょふう　　清除热邪、祛风止痉的治法。　　熱邪を清除し，風を除去してけいれんを治療する方法。

清热生津　清熱生津　せいねつせいしん　　清除热邪，促进津液产生的治法。多用于高热伤阴的证候。　　熱邪を清除し，津液の産生を促進する治療方法。多くは高熱証で陰が傷たまれた証候に用いること。

清热通便　清熱通便　せいねつつうべん　　清除热邪以通便的方法。多用于大肠热结便秘。　　熱邪を清除し，便通をよくする治療方法。多くは大腸の熱結による便秘に用いること。

清热消食　清熱消食　せいねつしょうしょく　　清除热邪以消除食滞的方法。多用于饮食积滞、脘腹闷胀。　　熱邪を清除し，食滞を取り除く治療方法。多くは飲食積滞，胃脘(上腹)部膨満感に用いること。

清热泻火药　清熱瀉火薬　せいねつしゃかやく　　清除火热之邪的药物。多用于清泻肝经火热。　　火熱の邪気を清(さ)ます薬物。多くは肝の火熱を治療する場合に用いること。

清热药　清熱薬　せいねつやく　　清解火热证的寒涼性药物。多用于热性病和其他热证。　　火熱を退散させる寒涼性のある薬物。多くは熱性病とかその他の熱証に用いること。

清热燥湿药　清熱燥湿薬　せいねつそうしつやく　　能清热除湿的药物。多用于湿热互结的证候。　　熱邪を清除し，湿邪を取り除くことのできる薬物。多くは湿熱が結びあった病証に用いること。

清热止呕　清熱止嘔　せいねつしおう　　清除热邪、降逆止呕的治法。　　熱邪を清除し，気の逆上を降して嘔吐を止める治療方法。

清热止痛　清熱止痛　せいねつしつう　　清除热邪聚结、止痛的治法。　　熱邪の集結を消散し，痛みを止める治療方法。

清热止泻　清熱止瀉　せいねつししゃ　　清除热邪以止泻泄的方法。　　熱邪を清除し，下痢を止める治療方法。

清热止血　清熱止血　せいねつしけつ　　用寒涼药物治疗因血热妄行而出血的方法。　　寒涼薬物を用いて血熱がやたらに動いたために出血するのを治療する方法。

清湿热　湿熱を清す　　治疗湿热证的方法。　　湿熱証を治療する方法。

清暑化(利)湿　せいしょか(り)しつ　　治疗夏季暑湿病的基本方法。　　夏の暑湿病を治療する基礎的な方法。

清暑解表　せいしょかいひょう　　用清暑药结合解表药治疗外感暑热的方法。　　清暑薬と解表薬を合せて使用し，外感の暑熱を治療する方法。

清暑益气汤　清暑益気湯　せいしょえききとう　　方剤。成分：西洋参、西瓜翠衣、莲梗、黄连、石斛、麦冬、竹叶、知母、甘草、粳米。主治：暑热伤气，津证。症见：高热、口渴、烦躁、多汗、苔黄白而干、脉虚数无力等。　　方剤。薬物構成：西洋参，西瓜翠衣，蓮梗，黄連，石斛，麦門冬，竹葉，知母，甘草，粳米。応用：暑熱が気，津を傷める病証に用いること。症状として高熱，口渇，煩躁，汗が多い，舌苔は白色で乾燥

し，脈は虚数で力がないなど。

清肃肺气 清粛肺気 せいしゅくはいき　　治疗肺气上逆的方法。可见咳喘气急。　　肺气が上逆するのを治療する方法。咳嗽，喘息，呼吸促迫などが見られること。

清头目 頭，目を清す　　使头眼清晰的治法。　　頭と目をはっきりするための治療方法。

清胃热 清胃熱 せいいねつ　　治疗热邪犯胃或过食煎炒炙煿以致胃中燥热的方法。胃が邪気を受けるか，油でいためたり，揚げたりした燥熱の食物を過食することにより，胃の中の燥熱を治療する方法。

清胃散 せいいさん　　方剂。成分:黄连、当归、生地、升麻、牡丹皮。主治:胃火上攻所致的牙龈肿痛。　　方剤。薬物構成:黄連，当帰，生地，升麻，牡丹皮。応用:胃火が上へ攻めることによって起った歯肉が腫れ痛む。

清瘟败毒饮 清瘟敗毒飲 せいおんはいどくいん　　方剂。成分:石膏、生地、犀角、黄连、栀子、桔梗、黄芩、知母、赤芍、连翘、玄参、甘草、丹皮、鲜竹叶。主治:气血两热所致之高热烦躁或发狂吐衄等。　　方剤。薬物構成:石膏，生地黄，犀角，黄連，栀子，桔梗，黄芩，知母，赤芍薬，連翹，玄参，甘草，牡丹皮，鮮竹葉。応用:気と血が両方とも熱である場合に現れる高熱，煩躁あるいは気が狂い，吐血，衄血など。

清邪 せいじゃ　　处于空间的雾露邪气。　　空間にある霧露の邪気のこと。

清泄少阳 少陽を清泄す　　用清热泄湿的药物治疗湿热病邪在半表半里(少阳)的方法。　　熱と湿邪を清泄する薬物を用いて湿熱病の邪が半表半裏(少陽)にある病証を治療する方法。

清心(宫) 清心(宫) せいしん(きゅう)　　又称清心涤热。即清心包之热邪。　　別称は清心滌熱。すなわち心包の熱邪を清(さ)ますこと。

清心安神 清心安神 せいしんあんしん　　治疗热性病邪入心包的方法。　　熱性病の邪が心包に入ったのを治療する方法。

清心涤热 清心滌熱 せいしんてきねつ　　⇒清(qīng)心(宫)。

清心火 心火を清す　　治疗心经火热的方法。　　心の火熱を治療する方法。

清心开窍 清心開竅 せいしんかいきょう　　⇒清(qīng)热(心)开窍。

清血热 血熱を清す　　血分热证的治疗方法。　　血の熱証を治療する方法。

清咽利膈 せいいんりかく　　治疗心脾蕴热或咽喉腮舌肿痛的方法。　　熱が心脾に蓄積したりあるいは咽頭，口腔，舌の腫れ痛みを治療する方法。

清阳 清陽 せいよう　　体内轻清升发之气，走向上窍的阳气(主要指吸入之气)，发于肌表的卫气等均称清阳。体内の軽く清い上昇の気，上の竅(孔)の方に向って行く陽気(主に吸気をさす)肌の表面にある衛気などがみな清陽に属するもの。

清阳不升 清陽昇らず　　水谷化生的轻阳之气不能正常濡养头部、肌表、四肢。多因脾胃阳气不足，升清降浊的功能障碍所致。症见头晕，眼花、视蒙、耳鸣、耳聋、畏寒肢冷、纳减、便溏等。　　水穀が化生する軽く清い陽気が正常に頭部，肌の表面，四肢を滋養することができないこと。多くは脾胃の陽気が不足し，清を上昇させ，濁を降らせる機能が障害することによる。症状としては目まいし，目がかすみ，視力低下，耳鳴，耳聾，寒さを畏れ，四肢が冷たい，少食，大便が軟いなどが見られること。

清阳出上窍 清陽は上竅に出ず　　体内轻清升发之气，走

向上窍。即自耳、目、口、鼻而出。　　体内の軽く清い上昇の気が上の孔の方に向って行く，すなわち耳，目，口，鼻などから出ること。

清阳发腠理 清陽は腠理に発す　　发于肌表腠理的卫气。　　肌の表面の腠理にある衛気のこと。

清营 清営 せいえい　　温病治疗中清解营分热邪的方法。　　温熱病の治療において営分の熱邪を清除する方法。

清营汤 清営湯 せいえいとう　　方剂。成分:犀角、丹参、黄连、玄参、生地、麦冬、银花、连翘、竹叶心。主治:邪热传营证而致高热、烦躁、谵妄、皮疹等证。　　方剤。薬物構成:犀角，丹参，黄連，玄参，生地黄，麦冬，金銀花，連翹，竹葉心(若葉)。応用:邪熱が営分に伝わる病証による高熱，煩躁，譫妄，皮膚発疹など。

清营透疹 清営透疹 せいえいとうしん　　清营分热结合透疹的治法。　　営分の熱を除去するとともに発疹を十分させる治療方法。

清燥 せいそう　　⇒润(rùn)燥。

清燥救肺汤 清燥救肺湯 せいそうきゅうはいとう　　方剂。　　成分:桑叶、石膏、党参、甘草、胡麻仁、麦冬、阿胶、杏仁、枇杷叶。主治:温燥伤肺之干咳无痰、喉痛。　　方剤。薬物構成:桑葉，石膏，党参，甘草，胡麻仁，麦門冬，阿膠，杏仁，枇杷葉。応用:温燥の邪が肺を傷めて痰のないから咳と咽頭が痛むなど。

qíng 情

情志过极 情志過極 じょうしかきょく　　情志活动过度强烈且持续时间较长而影响脏腑气血功能。　　精神活動が過度に強烈に長時間に続いたため，臓腑の気血の機能に影響すること。

qǐng 苘

苘麻子 けいまし　　中药。种子入药。用于清湿热、解毒、退翳。　　中薬。薬用部分は種子(いちびの種)。湿熱を清し，毒を解き，翳を退散させる作用がある。

QIONG 芎

qiōng 芎

芎术丸 きゅうじゅつがん　　⇒越(yuè)鞠丸。

QIU 丘秋鳅虬颀球鼽

qiū 丘秋鳅

丘墟(嘘) きゅうきょ　　穴位。主治:坐骨神经痛、胸胁痛、踝痛等。　　穴位。応用:坐骨神経痛，胸部と脇痛，くるぶしの痛みなど。

秋毛 しゅうもう　　正常脉象在秋季减弱并略带浮象。　　正常な脈象が秋においては弱化し，少し浮脈のようになること。

秋燥 しゅうそう　　秋季感受燥邪而引起的疾病。　　秋に燥邪を感受して発生する疾病。

鳅肚疔 しゅうとちょう　　又称蛇腹疔、鱼肚疔、中节疔。疔之一种。生于中指中節掌面，形如鱼肚，色赤疼痛。　　別称は蛇腹疔，魚肚疔，中節疔。疔の一種。中指の第二関節の手のひら側にでき，形が魚の腹に似ている。色が赤く，痛みがあること。

qiú 虬颀球鼽

虬脉纵横 虫脈縦横 きゅうみゃくじゅうおう　　⇒虬(qiú)蟠卷曲。

虬蟠卷曲 きゅうはんけんきょく　　白睛血管充血，血脉、

络脉稀疏迂回弯曲。　　白睛(眼球結膜)の血管が充血し，血脉，絡脈がまばらでめぐり曲っているもの。

頄　頄　きゅう　　目下顴部。　　目の下部にある顴部のこと。

球后　球後　きゅうご　　穴位。主治:近视、视神经萎缩、视神经炎、青光眼、玻璃体混浊。　　穴位。応用:近視，視神経萎縮，視神経炎，緑内障，硝子体混濁など。

䶎　きゅう　　又称鼻䶎。鼻流清涕之疾病。類似过敏性鼻炎。　　別称は鼻䶎。鼻から澄んだ鼻水を流す疾病。アレルギー鼻炎に似ている。

QU　曲驱胠祛瞿取苣去

qū　曲驱胠祛

曲(麴)　曲(麴)(麴)　きょく(きょく)(きく)　　把药粉与面粉混合揉合,使之发酵切为块状而成。一般用水煎服,多入脾胃而助消化。如六神曲、半夏曲等。　　薬物の粉末と小麦粉をまぜ合わせてよくこねた後,塊りにして発酵させたもの。ふつう水で煎じて服用する。多くは脾胃に入って消化を助ける。たとえば六神麴,半夏麴などがある。

曲鬓　曲鬢　きょくひん　　穴位。主治:偏头痛、三叉神经痛等。　　穴位。応用:片頭痛,三叉神経痛など。

曲差　きょくさ　　穴位。主治:前额痛、鼻衄、鼻塞等。　　穴位。応用:前頭痛,鼻衄,鼻づまりなど。

曲池　きょくち　　穴位。主治:发热、高血压、上肢瘫痪、皮肤病等。　　穴位。応用:発熱,高血圧,上肢麻痺,皮膚病など。

曲骨　曲骨　きょくこつ　　穴位。主治:膀胱炎、月经不调、子宫脱垂、睾丸炎等。　　穴位。応用:膀胱炎,月経不順,子宮脱,睾丸炎など。

曲麦枳术丸　麴(麴)麦枳术丸　きょく(きく)ばくきじゅつがん　　方剂。成分:枳实、白术、六曲、麦芽。主治:饮食过多所致之消化不良。　　方剤。薬物構成:枳実,白术,六神麴(麴),麥芽。応用:過食による消化不良。

曲泉　きょくせん　　穴位。主治:泌尿生殖系疾病、膝关节疾患等。　　穴位。応用:泌尿生殖系疾病。膝関節疾患など。

曲垣　きょくえん　　穴位。主治:肩臂痛、冈上肌腱炎、肩周炎。　　穴位。応用:肩と上肢の痛み,棘上筋腱炎,肩関節周囲炎など。

曲泽　曲沢　きょくたく　　穴位。主治:胃痛、心悸、心前区痛。　　穴位。応用:胃痛,動悸,前胸痛など。

曲针　曲針　きょくしん　　弯曲的针。　　曲った針。

曲周　きょくしゅう　　额角外侧方,耳之前上方发际向下弯曲部分。　　額角の外側下方,耳の前上方の頭髪の生え際が曲って下へ向っている部分。

驱虫　駆虫　くちゅう　　用驱虫药治疗人体寄生虫的方法。　　駆虫薬を用いて人体の寄生虫を除く治療方法。

驱虫消积　駆虫消積　くちゅうしょうせき　　驱除寄生虫,消散虫积的治法。　　寄生虫を駆除して,虫積を消散する治療方法。

驱风活血　駆風活血　くふうかっけつ　　用驱风及活血的药物治疗风邪留滞的方法。　　駆風と活血の薬物を用いて風邪の滞る病証の治療方法。

驱风利湿　駆風利湿　くふうりしつ　　用驱风和利湿的药物,治疗风湿为主所致证候的方法。多用于痹证。　　駆風と利湿の薬物を用いて,風湿を主とする証候の治療方法。多くは痹証に用いる。

驱蛔汤　駆回湯　くかいとう　　方剂。成分:乌梅、胡连、使君子、枳壳、白芍、榧子肉、苦楝根皮。主治:肠或胆道蛔虫病。　　方剤。薬物構成:烏梅,胡連,使君子,枳殼,白芍薬,榧子肉,苦楝根皮,応用:腸あるいは胆道回虫症。

驱杀绦虫　駆殺条虫　くさつじょうちゅう　　条虫を駆殺すること。

驱绦虫　駆条虫　くじょうちゅう　　条虫を駆除すること。

驱绦汤　駆条湯　くじょうとう　　方剂。成分:南瓜子肉、槟榔。主治:绦虫病。　　方剤。薬物構成:南瓜子肉,檳榔。応用:条虫症。

胠　きょ　　胁下空软部位。　　脇の下部の軟かい部位。

祛风　祛風　きょふう　　利用疏风祛邪药物,以疏散肌表、经络、肌肉、关节间风邪留滞的方法。常用于治疗外感痹证包括风湿性关节炎、类风湿性关节炎。　　風邪を分散させる作用のある薬物を用いて肌の表面,経絡,筋肉,関節の間に風の邪気が滞るのを治療する方法。ふつう外感と痹証,リウマチ,リウマチ様関節炎の治療に用いること。

祛风除湿　祛風除湿　きょふうじょしつ　　风湿之邪留滞经络、肌肉、关节等部位,出现游走性疼痛症状时的治法。　　風湿の邪が経絡,筋肉,関節などの部位に滞るために遊走性の疼痛症状が現れる場合の治療方法。痹証に適応するもの。

祛风除湿止痛　祛風除湿止痛　きょふうじょしつしつう　　除祛风湿之邪以止痛的治法。多用于痹证。　　風と湿邪を除いて痛みを止める治療方法。多くは痹証に用いるもの。

祛风定惊　祛風定驚　きょふうていきょう　　平熄风邪以治疗惊风的方法。适于小儿惊风或肝风所致抽搐。　　風邪を静めて,驚風を治療する方法。小児の驚風あるいは肝風によるひきつけに適応するもの。

祛风活血　祛風活血　きょふうかっけつ　　用疏散风邪及活血的药物治疗风邪留滞的方法。适用于风湿日久腰膝及其他关节冷痛、屈伸不利的病症。　　風邪を分散する薬物と活血の薬物を用いて風邪の滞るのを治療する方法。長い間の風湿による腰部と膝あるいはその他の関節の冷え痛み,伸びたり縮みたりすることが出来ないなどの病症に適応する。

祛风解表　祛風解表　きょふうかいひょう　　用祛散风邪的药物治疗风邪袭表的方法。适用于外感风邪头痛。　　風邪を分散する薬物を用いて表が風邪に襲われたのを治療する方法。風邪外感による頭痛に適応するもの。

祛风解痉　祛風解痙　きょふうかいけい　　用疏散风邪止痉药物治疗风邪侵袭的方法。适用于中风面瘫或面肌痉挛及破伤风等。　　風邪を分散し,けいれんを止める薬物を用いて風邪が人体を襲ったのを治療する方法。中風による顔面神経麻痺あるいは顔面けいれん,破傷風などに適応すること。

祛风清热　祛風清熱　きょふうせいねつ　　除祛风热之邪的治疗方法。用于风热所致的眩晕、头痛及某些皮肤疾病等。　　風熱の邪を除去する治療方法。風熱による眩暈,頭痛およびある種類の皮膚疾患などに適応するもの。

祛风散寒　祛風散寒　きょふうさんかん　　除祛风寒之邪的治疗方法。适用于风寒所致的咳嗽、喘息、头痛、眩晕等。　　風寒の邪を除去する治療方法。風寒による咳嗽,喘息,頭痛と眩暈などに適応するもの。

祛风胜湿　祛風勝湿　きょふうしょうしつ　　风湿之邪留滞经络、肌肉、关节等部位,出现游走性疼痛症状时的治法。多用于痹证。　　風湿の邪が経絡,筋肉,関節などの部位に滞って遊走性疼痛の症状が現れた場合の治療方法。多くは痹証に用いるもの。

祛风湿药　祛風湿薬　きょふうしつやく　　風湿を除去する薬物。

祛风通络　祛風通絡　きょふうつうらく　　除祛风邪以通经活络的治法。适用于风邪重的痹证。風邪を除去して経絡を通じる治療方法。風邪のひどい痺証に適応するもの。

祛风通窍　祛風通竅　きょふうつうきょう　　除祛风邪以通窍的治法。适用于中风失语,不省人事,或风邪所致耳聋等。風邪を除去して孔竅を通じる治療方法。中風による失語,人事不省あるいは風邪(ふうじゃ)による耳聾などに適応するもの。

祛风行水　祛風行水　きょふうぎょうすい　　風邪襲肺,不能通调水道引起水湿停留的治法。用于风水浮肿。風邪が肺を襲い,水道が通じないことにより浮腫を起した場合の治療方法。風水に属する浮腫に用いられるもの。

祛风养血　祛風養血　きょふうようけつ　　治疗风湿日久,血脉不和,肝肾亏虚的方法。用于腰膝冷痛,下肢关节麻木等。長い間,風湿の邪気に侵されて,血脈が調和せず,肝肾がともに虚弱であるのを治療する方法。腰と膝関節が冷え痛み,下肢関節の痺れるなどに用いられるもの。

祛风燥湿　祛風燥湿　きょふうそうしつ　　風湿之邪留滞经络、肌肉、关节等部位所致的痹证的治法。風湿の邪が経絡,筋肉,関節などの部位に滞ることによる痺証の治療方法。

祛风镇痉　祛風鎮痙　きょふうちんけい　　肝风内动所致痉挛的治法。肝風の内動を消除し,けいれんを緩解する治療方法。

祛风止痒　祛風止痒　きょふうしよう　　除祛风邪以止瘙痒的治法。多用于瘾疹,风疹等皮肤疾病。風邪を除去して瘙痒感を止める治療方法。多くは蕁麻疹,風疹(急性湿疹)などの皮膚疾患に用いられること。

祛寒化痰　きょかんかたん　　治疗寒痰的方法。多用于脾胃阳虚,寒饮内停所致的吐痰清稀、畏寒等病症。寒痰の治療方法。多くは脾胃の陽が弱まり寒飲が内停したために起し,痰が稀薄ですんでいる,寒さをおそれるなどの病症に用いられるもの。

祛寒湿　きょかんしつ　　除祛寒湿之邪的治法。用于寒湿所致久痹,头痛,腰痛,脚气等病症。寒湿の邪気を除去する治療方法。寒湿による慢性痺証,頭痛,腰痛と脚気などの病症に用いられるもの。

祛湿　きょしつ　　使用药物以去除湿邪的治法。薬物を使って湿邪を除去する治療方法。

祛湿止泻　祛湿止瀉　きょしつししゃ　　除祛湿邪以止泻下的治法。用于湿邪伤脾所致泻泄。湿邪を除去することにより下痢を止める治療方法。湿邪が脾を傷うことによる下痢に用いるもの。

祛湿止痒　きょしつしよう　　除祛湿邪以止痒的治法。多用于湿癣,即急性湿疹,皮炎等。湿邪を除去して,瘙痒を止める治療方法。多くは湿癬,すなわち急性湿疹,皮膚炎などに用いるもの。

祛暑化湿　きょしょかしつ　　祛除暑湿之邪的治法。多用于夏季暑热伤津,气和湿浊阻滞气机所致胸脘痞闷、身热、口渴、心烦等。暑湿の邪を除去する治療方法。多くは夏に暑熱が津,気を傷め,湿濁が気を阻滞することによって起した胸部と上腹部の痞(つか)え,塞ぐ感じ,体が熱い,口が渇く,心煩すなわちいらいらして落ち着かないなどの症状に用いるもの。

祛暑解表　きょしょかいひょう　　祛除暑邪以解表的治法。用于夏季因暑邪所致外感。暑邪を除去して表証を治療する方法。夏の暑邪による外感に用いられるもの。

祛痰　きょたん　　用药物帮助痰液排出或祛除生痰原因的方法。薬物を用いて痰の排出を助け,あるいは痰のできる原因を取り除く方法。

祛痰消肿　祛痰消腫　きょたんしょうしゅ　　祛痰利水消肿的治法。用于痰饮时过量水液不得输化所致水肿。痰を除去し利水させ,浮腫を消退させる治療方法。痰飲証で過剰の水液が代謝できずまた輸送排出することもできないことによる浮腫に用いるもの。

祛痰止咳　きょたんしがい　　排痰或祛除生痰的病因以止咳的治法。用于有痰的咳嗽。痰を排出させ,あるいは痰を生成する病因を除去して咳を止める治療方法。痰のある咳嗽に用いられるもの。

祛邪　きょじゃ　　驱除外邪的治法。外邪を駆除する治療方法。

祛邪扶正　きょじゃふせい　　邪实而正稍虚的病情,以祛邪为主,扶正为辅的治法。邪気が実,正気がやや虚である病証に対して,邪気を除去することを主とし,正気を扶けることを輔助とする治療方法。

祛瘀　きょお　　消除瘀血的治疗方法。瘀血を除去する治療方法。

祛瘀活血　きょおかっけつ　　又称化瘀行血,去瘀生新。用活血化瘀药物以祛除瘀血,使血流通畅的疗法。別称は化瘀行血あるいは去瘀生新。活血化瘀作用のある薬物を用いて瘀血を除去し血流を通じさせる治療方法。

祛瘀消肿　祛瘀消腫　きょおしょうしゅ　　外伤瘀血的治法。用于跌打损伤所致患部青肿。外傷による瘀血を治療する方法。打撲傷により患部が青く腫れる疾患に用いられるもの。

祛瘀止血　きょおしけつ　　去瘀血以止血的治法。用于妇女崩漏及产后恶露淋沥不尽等。瘀血を取りさることによって止血する治療方法。婦人の機能性子宮出血とか出産後悪露が淋漓として止らない疾患に用いられるもの。

qú 瞿

瞿麦　ぐばく　　中药。地上部分入药。用于清热、利水、通淋。中薬。薬用は地上部分。清熱利水,通淋の作用がある。

qǔ 取苣

取穴法　しゅけつほう　　针灸疗法中穴位的定位方法。針灸療法において穴位の位置を定める方法。

苣荬菜　苣蕒菜　きょばいさい　　中药。全草入药。用于清湿热、消肿排脓、化痰解毒。中薬。薬用部分は全株。湿熱を清し,腫脹を消退し,膿汁を排出する,化痰と解毒の作用がある。

qù 去

去风湿　去風湿　きょふうしつ　　清除风湿之邪的治法。風湿の邪を除去する治療方法。

去腐　きょふ　　除去腐败坏死组织的治法。用于疮疡等。腐敗壊死組織を除去する治療方法。瘡瘍を治療する作用がある。

去腐生肌　きょふせいき　　除去腐败坏死组织促进肌肉新生的治法。用于疮疡。腐敗壊死組織を除去して筋肉の新生を促す治療方法。ふつう瘡瘍を治療する作用がある。

去火毒　火毒を去る　　将新熬药膏或炒炙药置阴凉处或冷水中,数日后再使用以去其中烟薰火燎所致刺激性气味。できあがったばかりの膏薬と炒めあるいは炙(しゃ)すなわち鍋の中で熱を加えた薬物を日光に直接当らない場

所に放置し,あるいは冷たい水の中に漬けて,数日後に用いることによって,その中にある煙や火にあぶることによって刺激性のある気体とにおいを取り除く方法。

去来心痛　心痛,去り来る。　　因阳气不足,湿痰内滞所致。症见心痛倏痛倏止,甚则一日数十遍,昼夜不安,久而不愈。　　陽気が不足のため,湿痰が体内に滞ることによる病証。症状には発作性心痛,ひどいのは一日に昼夜を問わず数十回も発作する。長い間続いて治らないことがある。

去湿　きょしつ　⇒除(chú)湿

去湿药　去湿薬　きょしつやく　　祛除湿邪的药物。　　湿邪を除去する作用のある薬物。

去宛陈莝　宛と陳莝(ちんざ)を去る　　驱除郁于体内的水液废物的治法。宛通郁,即郁结;陈莝,是陈旧的铡碎的草,喻人体废物。　　体内に鬱結した水液と廃物を除去する治療方法。「宛」は鬱に等しく,鬱結の意味である。また「陳莝」とは押し切りで細かく切った古く腐った草のことで,積んである古い草を取り除くという意味で人体の廃物のたとえとした。

去油　きょゆ　　去掉某些药物的油脂,以减低药物的烈性、毒性或副作用。　　ある種類の薬物の油脂を取り除くことによって薬物の劇性や毒性あるいは副作用を軽減すること。

去瘀生新　きょおせいしん　　⇒祛(qū)瘀活血

QUAN　全拳颧犬

quán　全拳颧

全身浮肿　全身浮腫　ぜんしんふしゅ

全身痛　ぜんしんつう

全身无力　全身無力　ぜんしんむりょく　　全身脱力感。

全生白术散　ぜんせいびゃくじゅつさん　　方剤。成分:陈皮、伏苓皮、生姜皮、白术、大腹皮。主治:妇人脾虚妊娠水肿。　　方剤。薬物構成:陳皮,伏苓皮,生薑皮,白术,大腹皮。応用:婦人における脾虚,妊娠の場合に現われる浮腫。

全蝎　全蝎　ぜんかつ　　中药。全虫入药。用于熄风止痉、解毒散结、通络止痛。　　中薬。薬用部分は虫体全部。内風を消してけいれんを止め,解毒,散結,通絡して痛みを止める作用がある。

全叶青兰　全葉青藍　ぜんようせいらん　　中药。地上部分入药。用于止咳、祛痰、平喘。　　中薬。薬用は地上部分。止咳,祛痰,平喘の作用がある。

拳毛倒睫　けんもうとうしょう　　倒睫。　　睫毛乱生,さかまつげのこと。

颧　顴　けん　　顔面の頬骨に当る部位。

颧赤　顴赤　けんせき　　顴部发红。　顔面の頬骨部位の発赤。

颧骨　顴骨　けんこつ　　頬骨。

颧骨伤　顴骨傷　けんこつしょう　　顴骨的外伤。　　頬骨の外傷。

颧髎　顴髎　けんりょう　　穴位。主治:三叉神经痛、面肌痉挛、痤疮等。　　穴位。応用:三叉神経痛,顔面けいれん,痤瘡など。

quǎn　犬

犬咬伤　犬咬傷　けんことしょう

QUE　缺雀鹊阙

quē　缺

缺盆　けつぼん　　①锁骨上窝。②穴位。主治:哮喘、膈肌痉挛、颈淋巴腺结核等。　　①鎖骨上窩。②穴位。応用:喘息,しゃっくり,頸部リンパ節結核など。

缺乳　けつにゅう　　产后乳汁甚少或全无。　　産後の乳汁の欠乏あるいは全然乳汁がないこと。

què　雀鹊阙

雀斑　じゃくはん　　面部皮肤呈黑褐色或淡黑色散在的斑点。　　顔面にできる黒褐色あるいはうす黒色の散在斑点。そばかす。

雀目〔内障〕　じゃくもく〔ないしょう〕　　夜盲症。　　夜盲症のこと。

雀舌　じゃくぜつ　　舌上新生物,如雀之舌。初痛后溃。　　舌にできる新生物,すずめの舌のようなもの。始めに痛みがあり,後は潰れる。

雀啄法　じゃくたくほう　　针刺穴位后,作有节律的小幅度上下提插的手法,如雀啄米状。　　針を穴に刺入した後,雀が餌をついばむように針を上下にやや進退させる手技。

雀啄灸　じゃくたくきゅう　　悬起灸之一种。将艾条燃着的一端在施灸部位上作一上一下、忽近忽远的一种灸法。形如雀啄,故名。适用于昏厥急救及一般虚寒性疾病。要注意避免灼伤皮肤。　　懸起灸の一種。灸を皮膚に付かないように灸を施し,棒状もぐさの一端を燃やして施灸する部位の上方で高くしたり低くしたり,近かづいたり遠ざかったりして灸を施す一種の灸法。すずめが餌を啄むようであるからこの名がある。失神の救急および一般の虚寒性疾病に用いられる。この方法を用いる場合,皮膚にやけどにならないように注意すべきである。

雀啄脉　雀啄脈　じゃくたくみゃく　　七怪脉亦十怪脉之一。脉象急数,节律不调,止而复作,如雀啄食之状。　　七怪脈または十怪脈の一つ。脈象は速くて,律動は不揃いであり,止ったと思うとまた打ち始め,すずめが餌を啄むむ様子に似ているもの。

鹊桥　鵲橋　じゃっきょう　　气功用语。气功锻炼中的二个部位,上鹊桥在印堂、鼻窍间。下鹊桥在尾闾、肛门间。　　気功の用語。気功鍛錬における二つの部位。上鵲橋は印堂(眉間)と鼻竅(鼻孔)の間にあって,下鵲橋は尾閭(尾骨)と肛門の間にあるもの。

阙上　闕上　けつじょう　　阙之上,天庭之下的部位。　　闕は鼻根部の上,左右の眉毛の間の部位で,この部位の上方と天庭すなわち前頭部の中央の部位より下の部位。

阙庭　闕庭　けつてい　　又称天庭。额的中央部。　　別称は天庭。前頭の中央部。

阙〔中〕　闕〔中〕　けつ〔ちゅう〕　　又称印堂。两眉之间的部位。　　別称は印堂。両側の眉毛の間の部位。

R

RAN 然染

rán 然

然谷(骨) 然谷(骨) ねんこく(こつ) 穴位。主治:咽喉痛、膀胱炎、趾痛、糖尿病等。 穴位。応用:咽頭痛,膀胱炎,足のゆびの痛み,糖尿病など。

然骨 然骨 ねんこつ 位于内踝前的舟状骨。 内果前にある舟状骨。

rǎn 染

染苔 染苔 せんたい 又称假苔。舌苔被食物或药物所染。舌诊时应与其实苔色区别。 別称は仮苔。舌苔が食物あるいは薬物の雑質に染められて色のつくもの。舌診のときに真苔と区別すべきもの。

RANG 瀼

ráng 瀼

瀼泄 じょうせつ 即五更泻。黎明前腹泄。 すなわち五更瀉のこと。夜明け前あるいは明方に下痢をすること。

RE 热

rè 热

热闭 熱閉 ねつへい ①泛指热邪壅闭于脏腑经络的病理变化,如麻疹之热毒闭于体内则疹出不透,疹毒内陷,热闭于肺而出现发热与呼吸困难。②由热邪内陷所引起的闭证,以中风昏迷,牙关紧闭,两手握固为特征。 ①熱の邪気が臓腑経絡に閉じ込まれることと発疹が充分せず,麻疹の毒が内に陥り,熱が肺に閉じられるから発熱と呼吸困難が現れる。②熱の邪気が内に陥ることにより閉証を起す。中風して倒れ,牙関緊急,両手を握りしめることを特徴とすること。

热秘 熱秘 ねつひ 因热结大肠所致的便秘,伴有身热面赤、恶热喜冷、口舌生疮、口躁唇焦、小便黄赤。 熱が大腸に滞るための便秘。体に熱があり,顔面部発赤,患者が熱に離れ,寒に近づくことをこのみ,瘡瘍が口と舌にでき,口と唇は乾燥し,尿は黄色いなどの症状を伴うこと。

热痹 熱痹 ねつひ 热毒流注关节或内有蕴热,复感风寒湿邪所致之痹证,症见关节红肿疼痛,伴有口渴、发热等症。 熱毒が関節に流注し,あるいは体内に熱が積みたくわえて,さらに風,寒,湿の邪気を感受して痹証になる。症状には関節が赤く,腫れ,局所が熱く痛みなどがあると同時に喉が渇く,全身発熱が見られること。

热病 熱病 ねつびょう ①感受外邪以热证为主的病证。②夏天因炎热引起各种的暑病。即中暑、伤暑、伏暑。 ①外邪による熱証を主とする病証。②夏の酷暑による諸種の暑病。すなわち中暑,傷暑,伏暑など。

热病伤津 熱病傷津 ねつびょうしょうしん 热病使津液耗伤。 熱病により体の津液が損傷されること。

热病伤阴 熱病傷陰 ねつびょうしょういん 因热病使阴液耗伤。主要指体液。 熱病による体の陰液が消耗損伤されること,主として体液が損害されること。

热产 熱産 ねつさん 在气候炎热的天气里分娩。如在产褥中室温过高时出现头痛、面赤的症状。 熱い天気に分娩すること,もし産褥中,室温が高すぎると頭痛,顔面発赤などの症状が現われるもの。

热喘 熱喘 ねつぜん 由肺受热灼所致的喘息。伴有痰多黄稠、烦热、胸满、口渴等症。 肺が熱に灼傷されることによる喘息。ふつう黄色い粘稠な痰,発熱と同時に心煩し,胸苦しく感じ,胸に膨満し,口が渇くなどの症状を伴うこと。

热疮 熱瘡 ねつそう 单纯性疱疹。 単純ヘルペス。

热毒 熱毒 ねつどく ①外科痈疖之病因。②温毒,指温热之病因。 ①外科癰癤の病因。②温毒,温熱病の病因。

热毒下血 熱毒下血 ねつどくげけつ 便血的一种。多因热毒蕴结大肠,迫血妄行所致。症见便血鲜红、腹痛、肛内灼热、口干舌燥。 下血の一種。多くは熱毒が大腸に入り,血をむやみに脈外へ行かせて出血を来すことによる。症状には便血が鮮やかな赤色を呈し,腹痛し,肛門内に灼熱感があり,口と舌は干燥であるなどが見られること。

热呃 熱呃 ねつやく 由胃火(热)上逆,或痰火郁遏所致的呃逆。症见呃声连续而有力,面赤烦渴、口干舌燥。 胃火(熱)が上へ逆行し,あるいは痰火の鬱滞によるしゃっくりのこと。症状にはしゃっくりの声が強く,続いて止らない,顔面は赤く,ひどい口渇し,口舌は乾燥するなどが見られるもの。

热烦啼 熱煩啼 ねつはんてい 小儿热伏心经,烦躁而啼。 小児に見られる熱が心経を侵して,煩躁して泣くこと。

热痱 熱痱 ねつひ ⇒白(bái)痦

热敷 熱敷 ねつふ 又称热罨法。用热药使患部产生温热的外敷方法。 別名は熱罨法。熱性の薬物で患部に温熱を生じさせる湿布の方法。

热伏冲任 熱が衝任に伏す 热邪蕴伏于冲脉和任脉的病理现象。临床表现为低热、腰酸痛、下腹疼痛、子宫出血等。 熱の邪気が衝脈と任脈に蔵する病理現象。臨床上よく低熱,腰部がだるく,痛み,下腹部の痛み,子宮出血などが見られること。

热服 熱服 ねっぷく 汤剂趁热服用。 湯剤を熱いうちに服用すること。

热疳 熱疳 ねつかん 小儿夏季因离乳、脾胃虚弱,饮食不节而产生营养不良。主要症状有消瘦、腹胀、五心烦热、口渴、喜冷饮等。 小児が夏に離乳,脾胃の虚弱,飲食不節によって生じる栄養不良。主な症状には体は痩せ衰え,腹部は脹れる,心窩部と手のひらと足のうらが熱い,口は渇き,冷たい水を欲しがるなどが見られること。

热膈 熱膈 ねつかく 咽下困难及羸瘦、发热、口内疮疡、四肢沉重等。类似食道癌。 嚥下困難と羸瘦(るいそう),発熱,口内瘡瘍,四肢が重たいなどの症状が見られる。食道癌に類似するもの。

热汗 熱汗 ねつかん 热性病的发汗。 熱性病の発

汗のこと。

热烘　热烘　ねつこう　　将药物涂于患部,再用火烘烤的方法。　　病変の部位に薬物を塗り,それから火であぶる方法。

热化　热化　ねつか　　①寒邪入里化热。②伤寒少阴病,从一身手足逆冷,转化为一身手足尽热的过程。　　①寒邪が裏に入って熱に化すること。②傷寒少陰病の場合,全身と手足厥冷し,すなわち手が肘まで足が膝までの末梢部分の冷たいのを転じて全身と手足がみな熱くなる　経過。

热积大肠　热,大肠に積む　　急性热性的腹泻。因邪热积于大肠。症见腹痛,腹泻,肛门灼热等。　　急性熱性の下痢。熱の邪気が大腸に積みこむ証候。症状には腹瀉,下痢,肛門灼熱感など。

热极生风　热が極(きわ)まれば風を生ずる　　又称热盛风动。温热病的高热期出现壮热,昏迷,筋脉强急,抽搐,甚则有角弓反张等症状。多见于小儿高热惊厥,流行性脑脊髓膜炎,乙型脑炎等。　　別称は熱盛風動。温熱病の高熱期に高熱,昏睡,ひきつけ,ひどいのは反弓緊張などの症状がある。多くは小児の高熱による驚風,流行性脳脊髄膜炎,B型脳炎などに見られること。

热极生寒　热が極(きわ)まれば寒を生ずる　　阳热证在一定条件下转化为阴虚证的病理变化。如热性病,热极伤阴,阴竭而至阳脱,出现四肢厥冷,大汗淋漓,脉微欲绝的亡阳。　　陽熱証が一定の条件によって陰虚証に転化すること。熱性病の熱が極限に達すると陰を損傷し,陰が消耗されたら陽も脱出される。四肢厥冷,大汗が続く,脈が微弱で絶えようとす亡陽証が現われる。

热剂　热剂　ねつざい　　十二剂之一。性质温热,能治疗寒证的一类方剂。　　十二剤の一つ。性質は温熱で寒証を治療することができる方剤。

热疖　热癤　ねつせつ　　⇒疖(jiē)

热结旁流　热结旁流　ねつけつぼうりゅう　　肠中燥屎内结,又见下利纯稀臭水的病变。见于外感热病的阳明腑实证。　　腸内に乾燥な大便が秘結して下らず,また糞便の側方より臭い水のようなものを下すこと。外感の熱病の陽明腑実証に見られるもの。

热结膀胱　热,膀胱に结ぶ　　伤寒太阳病不解化热入里,瘀热结于膀胱的病理现象。症见尿频,尿急,小便涩痛或短黄,小便不利,少腹胀满,苔黄,脉数等。　　傷寒の太陽病が解せず,熱に化して裏に入って,邪熱が膀胱に瘀結する。尿意頻数,尿意を我慢することができない,排尿するときに渋く痛みあるいは尿が短かく,黄色い,小便が正常に通じない,下腹部に膨満し,舌苔は黄色い,脈象は数などが見られること。

热结下焦　热,下焦に结ぶ　　热邪结聚下焦而致大小肠,膀胱功能障碍。症见大便秘结,小便涩痛或尿血,甚则小腹硬满拒按,狂躁不安。　　熱邪が下焦へ集結により大腸,小腸,膀胱の機能障害をきたす。症状には大便が乾燥し,小便は渋く痛み,あるいは尿血し,ひどいのは下腹部に堅く,膨満し,手で抑えると痛みはいっそう激しくなり,精神に狂躁不安などが見られること。

热结胸　热结胸　ねつけつきょう　　⇒热(rè)〔实〕结胸

热厥　热厥　ねっけつ　　因热邪过盛,津液耗伤,阳气不能正常流通而外达四肢所引起的手足厥冷。　　熱の邪気が盛んになりすぎることにより,津液が耗傷されて,陽気が正常に流通して四肢に達せられることができないから手足の厥冷を引き起すこと。

热厥心痛　热厥心痛　ねっけつしんつう　　因暑毒入心,或因常服热药、热食致热郁作痛。症见胃脘灼热剧痛,时作时止,畏热喜冷,或兼见面目赤黄,身热烦躁,便秘。　　暑毒の邪気が心に入り,熱い湯剤を飲み,あるいは熱い食物を食べるなどによって熱が鬱結して痛みをきたす。症状には胃部の灼熱劇痛,熱いことを畏れ,冷えることを好み,発作性に現れ,また顔面と目は黄赤色になり,身熱,煩躁と便秘などを兼ねること。

热痢　热痢　ねつり　　表现为热性证候的痢疾。症见身热腹痛,里急后重,痢下赤白,烦渴,小便赤热,舌苔黄腻等。　　熱性症状を主とする痢疾。症状には身熱,腹痛,しぶり腹,赤,白両色の粘液,血液の混ぜた大便を下し,煩渇,尿は赤色で熱く,舌苔は黄腻すなわち黄色を呈してねっとりしているなどが見られること。

热淋　热淋　ねつりん　　因湿热蕴结下焦而致的淋证。症见小便短数,热赤涩痛,寒热,腰痛,小腹胀痛等。　　湿熱の邪気が下焦につみたくわえられることによる淋証。症状には小便が短かく,回数が多く,熱く,赤色,渋く,痛み,悪寒したり,発熱したりし,腰が痛み,下腹部に腫れ痛むなどが見られること。

热呕　热呕　ねつおう　　呕吐的一种。多因脾胃积热,或热邪犯胃所致。症见食入即吐,面赤,心烦喜冷,口渴便秘,小便黄赤。　　嘔吐の一種。多くは脾胃に熱が積み込み,あるいは熱の邪気が胃を犯したときに起る。症状には飲食物が入るとすぐ吐き出し,顔面は発赤し,心煩すなわち胸部がほてってむかむかすることで,冷たい飲物がすき,口が渇き,便秘があり,小便が黄色く赤いなどが見られること。

热迫大肠　热,大肠に迫(せま)る　　因热邪侵犯大肠所致的急性腹泻病变。症见腹痛,粪便黄臭,肛门灼热,尿黄短,舌苔黄干。　　熱の邪気が大腸を侵して急性下痢になる。症状には腹痛,糞便が黄色く悪臭で,肛門に灼熱感があり,尿が黄色で少い,舌苔は黄色く乾燥を呈するなどが見られること。

热气霍乱　热气霍乱　ねっきかくらん　　因饮食不当或外感暑热,湿热所致的急性吐泻,伴有腹中绞痛。　　不適当な飲食あるいは暑熱,湿熱による急性嘔吐と腹部仙痛を伴う下痢。

热入心包　热,心包に入る　　温热病进入营血阶段的证候。表现为高热,神昏,谵语,四肢厥逆,或见抽搐。　　温熱病が営血段階に入る証候。症状には高熱,昏睡,譫語(うわごと),四肢厥逆すなわち四肢の末端より膝,肘関節まで冷えるなどが見られること。

热入血分　热,血分に入る　　热邪侵入血分的病变。为温热病的一个深重阶段,常导致消耗阴血或迫血妄行。临床特征为发热夜重,神志昏迷,躁扰不安,或抽搐,斑疹,出血,舌色深绛等。　　熱邪か血分に侵入する病変。温熱病の最もひどい段階で多くは陰血を消耗し,あるいは血を迫って妄行(もうこう)させ,すなわち血がみだりに流れることで出血する。臨床上の特徴としては発熱が夜に重い,意識は昏睡のために消失し,あるいは苦悶感があって,いらいらして落ち着かず,あるいはひきつけ,斑疹,出血,舌は暗赤色などを呈すること。

热入血室　热,血室に入る　　妇女在经期或产后,邪热乘虚侵入血室,与血相搏所出现的证候。症见下腹部或胸胁下硬满,寒热往来,夜晚则胡言乱语,神志异常等。　　婦人が月経期あるいは産後に熱邪が虚に乗じて血室に侵入し,熱邪と血が互いに戦いあって現われる証候。症状には下腹部あるいは胸脇の下部が硬満し,寒と熱が互いに交代し,夜

になると,とりとめのないことを口に走ったり,精神異常
になったりするなどが見られること。

热伤肺络 熱,肺絡を傷める　肺络被热所伤,引起咳血或
咯血的病症。　肺絡が火熱によって傷つき,咯血をひき
起す病症。

热伤津液 熱,津液を傷める　热邪消耗津液。　熱邪が
津液を傷めること。

热伤筋脉 熱,筋脈を傷める　因高热或久热灼伤营阴,筋
脉失养而出现四肢拘挛、痿软、瘫痪的病症。　高熱や長
期の熱で営陰が燒かれ傷つき,筋脈がその濡養を失い,四
肢のけいれん,筋肉が萎縮して力がなくなり麻痺などの
病症。

热伤气 熱,気を傷める　暑热侵入体内导致伤津耗气的
病变。　暑熱が人体に侵入して津液を損傷して,気を消耗
する病変。

热伤神明 熱,神明を傷める　热性病高烧而引起的神昏、
谵语等意识障碍。　熱性病で高熱により神昏,うわ言,
意識障害などが見られること。

热深厥深 熱深ければ厥深し　热性病中热邪伤正,阳气
被阻抑,不能透达四肢的一种病症。其热邪越深伏,则手足
厥冷程度越高。　熱性病において熱邪が正を傷め,陽気
が礙げられて,四肢まで出ることができない一種病症。そ
の熱邪が深い部位に潜伏し,深ければ深いほど手脚が冷
たいこと。

热甚发痉 熱,甚しき発痙し　由于热邪壅滞或热甚伤阴,
经失濡养所致之痉证。症见壮热、项背强、口噤、手足挛急、
腹满便秘,甚则角弓反张、神志不清等。　熱邪塞がって滞
り,あるいは熱がひどい場合に陰を傷めて,経脈が濡養を
失うことによる痙証。症状には壮熱すなわち高熱で,項
(うなじ)と背が強張り,牙関緊急,手足がひきつり,腹部
膨満して便秘し,ひどいのは反弓緊張と意識不明などが
見られること。

热胜则肿 熱勝れば腫れる　阳热偏胜而出现局部的红肿热
痛病症。多因火热邪盛,阳气内郁,血脉壅塞所致。　陽熱
が偏盛すると,局所に発赤,腫脹,熱くなり,痛みなどが見
られる病症。多くは火熱の邪気が盛んになるため,陽気が
内に鬱滞して血脈を塞げることによるもの。

热盛 熱盛　ねつせい　热邪亢盛。　熱の邪気が盛ん
であること。

热盛风动 熱盛にして風動く　⇒热(rè)极生风

热盛津伤 熱,盛ん,津傷す　因热邪过盛而耗伤津液。
　熱邪の盛すぎることによって津液を消耗,損傷するこ
と

热盛气分 熱,気分に盛ん　热邪盛于气分的病症。症见壮
热不恶寒、心烦、面赤、大汗、大渴、尿黄、便秘、舌苔黄燥、脉
洪大等。　熱の邪気が気の部分に盛んである病症。症状
には高熱で悪寒がなく,心煩し,いらいらして着ち落か
ず,顔面発赤,大汗,ひどく喉が渇き,尿が黄色い,便秘し,
舌苔は黄色で乾燥し,脈は洪大などが見られるもの。

热〔实〕结胸 熱〔実〕結胸　ねつ〔じつ〕けっきょう　热实
邪气结聚于胸中的证候。症见脘腹硬满作痛、发热、烦渴、懊
恼、口燥便闭、脉沉滑等。　熱実の邪気が胸中に結集す
る証候。症状には脘腹(上腹部)に膨満し,堅く,痛み,発
熱,ひどく喉が渇き,懊憹すなわち胸膈部の一種の燒灼感
を自覚する症状で,口は乾燥し,大便は秘結し,脈象は沈
滑などが見られること。

热嗽 熱嗽　ねつそう　肺部积热所致的咳嗽。常伴有咽
喉干痛、痰色黄稠或带血,或伴有发热等。　肺部の積熱
による咳嗽。常に咽喉に乾燥と痛みを感じ,痰の色は黄色く,粘稠で
あるいは血痰があり,あるいは発熱を伴うなど。

热(火)痰 熱(火)痰　ねつ(か)たん　①素有痰疾,因饮
食辛辣,重褥厚裤及天时郁勃而引发咳喘,痰色黄稠之证候
②因痰热所致之痰迷心窍之证。症见痰色黄稠浊,不易吐
出,兼见脉洪、面赤、烦热、癫狂、懊恼、怔忡、口干唇燥等。
　①平素に痰の疾病があって,その上に辛い飲食物をと
り,厚すぎる服装あるいは蒲団を使うことと天気の異常
などの原因で咳喘を引き起し,痰の色が黄色く,粘稠であ
る証候。②痰熱による心竅を迷う病証。症状には痰の色は
黄色く,粘稠で,混濁して咯出し難く,洪脈を兼ね,顔面の
色は赤く,煩熱,すなわち苦悶感があって,いらいらして落
ち着かず,熱く感じ,癲狂,懊憹すなわち胸膈部に一種の
燒灼感,怔忡すなわち激しく動悸し,口と唇が乾燥などが
見られるもの。

热啼 熱啼　ねってい　⇒热(rè)夜啼

热无犯热 熱には熱を犯すこと無し　在炎夏,如无寒证,
不宜使用热药。　夏の暑い季節に寒証がなければ熱薬
は使わないこと。

热痫 熱痫　ねつかん　由内有积热引起的痫证。多见于
小儿。症见腰背强直、手足抽搐、鼻里作声、壮热啼哭。
　体内に熱が積集することによるてんかん。多くは小児に
見られる。発作のときに腰背部が強張り,手足がひきつ
り,呼吸に伴って鼻に音を出し,高熱に伴って泣くなどが
見られること。

热哮 熱哮　ねつこう　由痰热内积、肺气受阻所致的哮
喘。症见喘急、痰鸣声、痰色黄稠、胸膈烦闷、面赤有汗、口渴
喜饮等。　痰熱が体内に積集し,肺気が阻まれて喘息に
なる。症状には喘息,痰鳴音があり,痰の色が黄色く粘稠
で,胸苦しい感じがあり,顔色は発赤,汗をかき,口が渇
き,飲物を欲しがるなどか見られること。

热邪 熱邪　ねつじゃ　病因之一。致病特点是出现热性阳
性的实证。　病因の一つ。熱邪による病証が熱性,陽性
の実証を特徴とする。

热邪传里 熱邪,裏に伝わる　又称表热传里。热邪不从表
解而入里的过程。症见发热更甚、目赤、胸中烦闷、口渴引
饮、烦躁,甚则谵语、大便秘结、脉数等。　別称は表熱が
裏に伝わる。熱邪が表から解除されないで裏に伝わる経
過。症状には発熱がいっそう高く,眼は赤色を呈し,胸内苦
悶感があり,口が渇いて頻りに水を飲み,煩躁すなわちい
らいらして落ち着かなく,ひどいのはうわ言をいい,便
秘,脈象は数などが見られること。

热邪内结 熱邪,内に結ぶ　热邪结于体内时出现的里热
证。　熱邪が体内に結んだときに現れる裏熱証。

热邪伤阴 熱邪,陰を傷める　热邪损伤阴分,一般指温热
后期伤及肝肾真阴。症见微热、手足心热、倦怠、消瘦、口渴、
舌干等。　熱邪が陰を損傷し,ふつう温熱病の後期に肝
と腎の真陰が傷つけられる。症状には微熱,手のひらと足
のうらが熱く感じ,体がだるく,痩衰え,口が渇き,舌が乾
いなどの症状が見られること。

热邪阻肺 熱邪,肺を阻む　热邪壅阻于肺而发生高热喘
咳的病症。主要症状为发热、咳嗽、痰稠黄或带血,甚则呼吸
促迫、胸胁作痛、舌边尖红、苔黄干、脉洪数或弦数。　熱
邪が肺を阻害することにより引き起る高熱,喘息,咳嗽の
病症。主な症状には咳嗽,粘稠あるいは血液の混ざった痰
を吐き,ひどいのが呼吸促迫,胸部と脇部が痛み,舌の辺
縁部位と舌尖は発赤,黄色く,且つ乾燥な舌苔があり,脈
は洪数あるいは弦数などが見られること。

热泻(泄)　熱瀉(泄)　ねつしゃ(せつ)　　因热迫大肠所致的泄泻。症见肠鸣腹痛、痛泻阵作、泻下稠粘或注泻如水、或泻下完谷、肛门灼痛、口渴喜冷、脉数等。　　　热が大腸に迫ることによって引き起こされる下痢。症状には腹鳴,腹痛,発作性はげしい下痢をし,大便は粘稠あるいは水様便を呈し,ときには消化不良の大便を下し,肛門灼痛,口が渇き,冷たい水を欲しがり,脉象は数などがあること。

热心痛　熱心痛　ねつしんつう　⇒热(rè)厥心痛

热〔性〕　熱〔性〕　ねつ〔せい〕　　四气之一。药物有寒热温凉四气,热即为其中之一。　　　四気の一つ。薬物に寒熱温涼の四気がある。熱はその中の一つの気であること。

热罨法　熱罨法　ねつあんぽう　⇒热(rè)敷

热药　熱薬　ねつやく　　具热性可祛寒的药物。干姜、附子等热药可治疗寒证。　　　熱性のあるものは寒を除去することができる。乾薑、附子などの熱薬は寒証を治療することができること。

热〔夜〕啼　熱〔夜〕啼　ねつ〔や〕てい　　小儿夜间大声啼哭不止之病证。由胎热、惊热及风热内犯于心所致。　　　よなき,すなわち小児が夜中に大声をあげて泣く病証。胎热,驚熱あるいは驚熱が内へ心を犯すことによるもの。

热因热用　熱因熱用　ねついんねつよう　　治法之一。以热药治疗真寒假热之法。　　　治療法の一つ。熱薬で真寒仮熱を治療する方法。

热郁(遏)　熱鬱(遏)　ねつうつ(あつ)　　六郁之一。由肝气郁结而化热所致。症见头痛、口干口苦、情绪急躁、胸闷胁胀、吞酸、便秘、小便短赤或目赤耳鸣、脉弦数等。　　　六鬱の一つ。肝気が鬱結して熱に化することによる。症状には頭痛,口が乾いて苦い,せっかち,胸悶,脇部が脹れる,呑酸,便秘,小便が短く赤い,目が赤く耳鳴りがし,脉象は弦数などが見られること。

热熨　熱熨　ねつうつ　　将药物加热后,以布包裹,熨于肌表的一种治疗方法。　　　細かくした薬物を加熱して,布で包んで患部の皮膚表面にあてて治療する方法。

热胀　熱脹　ねつちょう　　因伤于酒食滋腻,湿热蕴结于中,或气机化火,邪盛阴虚所致。症见腹部胀满、大便干结、小便黄赤或见发热、脉洪数。　　　過度に酒を飲み,あぶらっこい食物のため,湿熱が中焦に積みたくわえて脾胃を傷めることにより,あるいは気の鬱滞によって火に化し,邪気が盛んになり,陰が虚になることによる。症状には腹部膨満,便秘,小便は黄赤色,あるいは発熱,脉象は洪数などが見られること。

热者寒之　熱なれば之を寒す　　属于热的病证,用寒凉药物治疗的方法。　　　熱に属する病証は寒凉の薬物を用いて治療する法。

热证　熱証　ねっしょう　　由热邪侵袭或阳气亢盛而引起的热性病证。多见于感染性疾病以及阳盛或身体机能代谢活动过度亢盛所致之疾病。表现为身热、烦躁、面目红赤、咽干口燥、唇红而干、渴喜冷饮、大便秘结、小便短赤、舌质红、苔干黄或干黑、脉数等。　　　热邪のため陽気が亢進して,盛んになる熱性病証。多くは感染性疾患および陽が盛んであるあるいは体の機能代謝が亢盛しすぎることによる疾病に見られる。症状には体に熱があり,煩躁し,顔や目が赤くなり,喉と口は乾く,口が渇いて冷たい飲み物を欲しがる,唇は赤くて乾き,便秘し,小便は短くて赤い,舌質は赤色,舌苔は乾く黄色い,あるいは乾く黒色,脉象は数などがあること。

热中　熱中　ねっちゅう　　①善饥能食、小便多之证,或多饮数溲之证,亦指消瘅。②热邪郁于胃而出现黄疸的证候。

③由于饮食不节、劳倦复损伤脾胃所致的气虚火旺之证。
①飢餓し易く,食慾は亢進し,尿量は多い,あるいは飲水と尿量はともに多い証候。また消瘅をさすこともある。②热邪が胃鬱滞して黄疸になる証候。③暴飲暴食,過労があってさらに脾胃を傷めることにより,気虚と火旺になる証候。

热灼肾阴　熱、腎陰を灼す　　肾阴被热邪所耗伤的病症。多见于温病后期。症见低热手足心灼热、口干、耳聋、舌光绛干瘦、脉细数等。　　　腎陰が熱邪によって消耗することによる病症。多くは温病の後期に見られるもの。症状には低熱,手のひらと足のうらに灼熱感があり,口が乾く,つんぼ,舌がてかてか光って暗赤色,乾いてひからびる,脉象が細数を呈するなど。

REN 人忍任妊

rén　人

人背复位　人背復位　じんはいふくい　　将患者负于人背上进行操作,使其身体某部回复正常位置的操作法。　　　患者を術者の背中に背負って患部を正常な位置に回復させる操作法。

人痘接种　人痘接種　じんとうせっしゅ　　古代使用天花痘痂接触皮肤或鼻腔粘膜以获免疫的接种法。　　　古代に人の天然痘の痂皮を用いて皮膚あるいは鼻腔の粘膜に接触させて免疫を獲得する接種の方法。

人工牛黄　じんこうごおう　　用人工的化学方法制成的牛黄。功似牛黄。　　　人工で化学的合成方法によって生産した牛黄。その作用は牛黄に似ていること。

人参　にんじん　　中药。根入药。用于补气固脱、补肺益脾、生津、安神。　　　中薬。薬用部分は根。補気,固脱(虚脱を回復する),補肺,益脾,生津と安神などの作用がある。

人参败毒散　人参敗毒散　にんじんはいどくさん　⇒败(bài)毒散

人参花　にんじんか　　中药。花入药。泡茶饮,有兴奋作用。　　　中薬。薬用部分は花。お茶として飲む,興奮する作用がある。

人参芦　人参蘆　にんじんろ　　中药。根茎入药。用于涌吐、升阳。　　　中薬。薬用部分は根茎。催吐剤として用いられ,また陽を昇らせる作用もある。

人参汤　人参湯　にんじんとう　　方剂。成分:人参、干姜、炙甘草、白术。主治:温中祛寒、补益脾胃。　　　方剂。薬物構成:人参、乾薑、炙甘草、白术。応用:温中,祛寒と脾胃を補益するなどに用いられる。

人参须　人参須　にんじんしゅ　　中药。须根入药。用于益气、生津、止泻。　　　中薬。薬用部分は支根。気を補益し,津液を生じ,下痢を止める作用がある。

人参养荣汤　人参養栄湯　にんじんようえいとう　　又称养营汤、养荣汤。方剂。成分:当归、陈皮、黄芪、桂心、人参、煨白术、炙甘草、熟地黄、五味子、茯苓、远志、生姜、大枣。主治:气血不足。症见心悸、失眠等。　　　方剂。薬物構成:当歸、陳皮、黄耆、桂心、人参、煨白术、炙甘草、熟地黄、五味子、茯苓、遠志、生薑、大棗。応用:気血不足に用いる。症状には動悸と不眠などがある。

人参叶　人参葉　にんじんよう　　中药。叶入药。用于生津祛暑、降虚火。　　　中薬。薬用部分は葉。津液を生じ,暑熱を除去し,虚火を降ろす作用がある。

人参子　にんじんし　　中药。干果入药。用于表疹发疱。　　　中薬。薬用部分は乾燥した果実。発疹と膿疱が充分に体表へ出るように用いられる。

人事不省　じんじふせい　⇒神(shén)昏

人迎　じんげい　穴位。主治：高血圧、哮喘、甲状腺肿大、发音困难等。　穴位。応用：高血圧、喘息、甲状腺腫大、発音困難など。

人迎脉　人迎脈　じんげいみゃく　脉位于结喉旁两侧颈总动脉搏动处。　脈拍は甲状軟骨の両側にある頸総動脈の拍動する部位にある。

人中　じんちゅう　又称水沟。穴位。主治：中风、休克、癫痫、面肿、急性腰扭伤等。　別名は水溝。穴位。応用：中風、ショック、てんかん、顔面部浮腫、ぎっくり腰など。

人中疔　じんちゅうちょう　又称龙泉疗。人中穴部位所生的疗疮。　別称は龍泉疗。人中穴の部位にできる疔瘡。

rèn　忍

忍冬花　にんとうか　⇒金(jīn)银花

忍冬藤　にんとうとう　中药。根茎入药。用于清经络之热，以治疗急性风湿性关节炎。　中薬。薬用部分は根茎。経絡の熱を清除することを以って急性リウマチ関節炎を治療すること。

rèn　任妊

任脉　任脈　にんみゃく　奇经八脉之一。起于盆腔，出于会阴部，上至前阴，沿腹部正中线，通过脐部，上至胸部、颈部、至下唇中央，由此分为左右两支止于眼部。在循行过程中和诸阴经相联系。本经有病时主要有疝气、赤白带、腹内肿块、胸腹部内脏的机能失调、元气虚弱等。　奇経八脈の一つ。骨盤腔から始め、会陰部に出て、前陰部に昇り、腹部正中線に沿って臍部を通り、さらに上って胸部、頸部(いずれも正中線)に至り、下唇中央に至る。ここから左右に分れて眼に至る。循行中において諸陰経と互いに連係する。本経に病気があるとおもに疝気(ヘルニア)、赤白帯下、腹腔内の腫瘍、胸腹部の内臓の機能の失調、元気虚弱などが現れれる。

妊娠(子)　にんしん(し)　又称重身、怀娠、胎孕。即怀孕。　別称は重身、懐娠、胎孕。すなわち妊娠のこと。

妊娠喘　にんしんぜん　妊娠期间之呼吸困难。　妊娠中の呼吸困難。

妊娠疮疡　妊娠瘡瘍　にんしんそうよう　妊娠期间之疮疡。　妊娠中の皮膚の瘡瘍。

妊娠毒药伤胎　妊娠毒薬傷胎　にんしんどくやくしょうたい　妊娠妇女误服毒药，毒伤胎儿。　妊婦が誤って毒薬を服用して、毒が胎児を損傷すること。

妊娠恶阻　妊娠悪阻　にんしんおそ　在妊娠早期出现程度不同的恶心、呕吐、眩晕等。　妊娠早期に現れる程度の異る悪心、嘔吐、目まいなど。

妊娠风痉　妊娠風痙　にんしんふうけい　又称妊娠痫证。妊娠后期出现的阴虚阳亢所致病证。突然眩晕、摔倒、不省人事、手足抽搐、阵发性发作。　別称は妊娠癇証。妊娠の後期に現われる陰虚陽亢による病証、突然、目まいがしてころげ倒れて、人事不省となり、手足がひきつけ、発作性に現われる。すなわち子癇のこと。

妊娠腹痛　にんしんふくつう　又称胞阻。多为虚寒、血虚、气郁或胞脉气血运行受阻所致。　別称は胞阻。多くは虚寒、血虚、気の鬱滞あるいは胞脈の気血の運行が阻まれることによる。

妊娠咳嗽　にんしんがいそう　又称子嗽。妊娠期间咳嗽，为外感、阴虚或痰饮等所致。　別称は子嗽。妊娠中の咳嗽。外感、陰虚あるいは痰飲などによる。

妊娠脉　妊娠脈　にんしんみゃく　孕妇的一种脉象，常见滑象。　妊婦の脈象。多くは滑脈が現われること。

妊娠尿血　にししんにょうけつ　妊娠期间尿血。　妊娠中の尿血。

妊娠偏嗜　にんしんへんし　妊娠期间偏食。　妊娠中の偏食。

妊娠失音　にんしんしつおん　⇒子(zǐ)音

妊娠水肿　妊娠水腫　にんしんすいしゅ　⇒子(zǐ)腫

妊娠痫证　妊娠癇証　にんしんかんしょう　⇒子(zǐ)痫

妊娠药忌　妊娠薬忌　にんしんやくき　妊娠期间的药物禁忌。　妊娠期の薬物禁忌。

妊娠遗尿　妊娠遺尿　にんしんいにょう　妊娠期间遗尿。　妊娠期の遺尿。

妊娠音哑　妊娠音啞　にんしんおんあ　妊娠期间声音嘶哑，或不能出声症。多由肾阴不足所致。　妊娠期に現れる声が嗄れ、あるいは声が出なくなること。

妊娠月　にんしんげつ　妊娠的月数。　妊娠の月の数。

妊娠肿胀　妊娠腫脹　にんしんしゅちょう　妊娠六个月后，如有脾肾阳虚则水湿停留体内，溢于肌肤而成浮肿。因浮肿的部位及症状不同而有不同病名。分为子肿、子满、脆脚、皱脚等。　妊娠六か月後、脾腎の陽虚があれば水湿が体内にたまり、筋肉あるいは皮膚の間隙にあふれて浮腫になる。浮腫部位と症状によって異った病名がある。子腫、子満、子気、脆脚、皱脚に分けられる。

妊娠中风　妊娠中風　にんしんちゅうふう　多因妊娠后血虚，经络脏腑失去营养，又感风邪而发病。中于经络则皮肤感觉迟钝，手足麻木，口眼㖞斜，甚至偏瘫。中于脏腑则突然意识不清而昏倒，痰壅喉中，不省人事。　多くは妊娠後血虚のため、経絡臓腑が栄養を失い、さらに風邪にあたって発病する。経絡にあたると皮膚の感覚が鈍くなり、手足は痺れ、口眼が歪み、あるいは片麻痺に至る。臓腑にあたると突然、意識を失って倒れ、痰が喉にたまり、人事不省になる。

RI　日

rì　日

日晡发(潮)热　日晡発(潮)熱　にちほはつ(ちょう)ねつ　发热如海潮，有定时，每天下午3～5点钟左右，热度升高。　発熱は潮の如く、一定した時間があり、毎日午後3～5時あたりに熱が高くなること。

日晒疮　日晒瘡　にちさいそう　强阳光所致皮肤疾病。皮肤曝露于阳光的部位，有发红、肿胀、甚至水泡、灼热、瘙痒或刺痛。　強い日光による皮膚疾患。皮膚の露出部位に日光にさらされて発赤、腫脹、ひどいのは水泡、灼熱、瘙痒あるいは刺痛があること。

日月　じつげつ　穴位。主治：胆囊炎、胆囊结石、肝炎、呕吐等。　穴位。応用：胆囊炎、胆囊結石、肝炎、嘔吐など。

RONG　荣

róng　荣

荣枯老嫩　栄枯老嫩　えいころうどん　望舌质的基本内容之一。舌体荣润，说明津液充足；舌体干枯，说明津液已伤；坚敛苍老，多属实证；浮肿娇嫩，多属虚证。　視診するときに舌質の基礎的な内容の一つ。舌体の栄養がよく、潤いのあるものは津液が充分である。舌体が枯れて乾燥しているものは津液が耗傷したことを示し、舌質が堅く、見て老いているものはふつう実証に属し、舌質が浮腫のようにみずみずしく見えるものはふつう虚証に属すること。

荣穴　栄穴　えいけつ　五腧穴之一。此处经气犹如形将

成流的泉水。　　五臓穴の一つ。この部位の経気はあたか
も流れをなさそうな泉の水の如きもの。

ROU　柔揉肉

róu　柔揉

柔肝　じゅうかん　　用滋养阴血的方药治疗肝阴血不足之
法。适用于视力减退、两眼干涩、夜盲、头晕、耳鸣、唇及指甲
淡白、口干津少、脉细弱等。　　陰血を滋養する方剤と薬
物を使用して肝の陰血不足を治療する方法。視力減退、両
眼が乾き、渋い、夜盲、目まい、耳鳴あるいは唇と爪甲が蒼
白、口は乾く、津液が少い、脈象は細弱などに適応するこ
と。

柔肝止痛　じゅうかんしつう　　对由肝阴虚、肝血不足所引起
疼痛的病症使用滋阴养血方药的治法。　　肝陰虚と肝血
不足による疼痛のある病証に対して、滋陰、養血の方剤を
使って治療する方法。

柔痉（痙）　柔痙（痙）　じゅうけい（し）　　热性病发热出汗、
并伴有颈项强急、手足抽搐、甚至角弓反张的病症。　　熱
性病の発熱、発汗、項部強直、手足がひきつけ、ひどいのは
反弓緊張も現れる病症。

揉法　じゅうほう　　⇒拨(bō)络法

róu　肉

肉　にく　　四维之一。四维即筋、骨、血、肉。肉即肌肉。肌肉
的营养从脾运化的水谷精微而获得、故为脾所主。　　四維
の一つ。四維は筋、骨、血、肉のこと。肉は肌肉で、肌肉の栄
養は脾が水穀の精微物質を運化して得られ、故に脾は肌
肉を主ること。

肉痹　にくひ　　⇒肌(jī)痹

肉刺　にくし　　⇒鸡(jī)眼

肉苁蓉　肉蓯蓉　にくしょうよう　　中药。肉质茎入药。用
于补肾壮阳、润肠通便。　　中薬。薬用部分は肉質の茎。補
腎、壮陽、潤腸と大便を通じるなどの作用がある。

肉豆蔻　にくずく　　中药。种子入药。用于温中行气、涩肠
止泻。　　中薬。薬用部分は種子。中焦の脾胃を温め、気
を行かせ、腸を渋くして、下痢を止めるなどの作用があ
る。

肉分　にくぶん　　⇒肌(jī)腠

肉桂　にくけい　　⇒桂(guì)心

肉极　肉極　にくきょく　　六极之一。主要表现为肌肉消
瘦、面色萎黄等。　　六極の一つ。主な症状には肌肉が痩
せ、顔面の色は萎黄など。

肉瘤　にくりゅう　　瘤的一种。瘤体软、无痛感、推之可移、
相当于脂肪瘤或肌纤维瘤。　　腫瘍の一種。腫瘍が軟ら
く、痛がない押えると動くことができる、リポーマ、あ
いはマイオフィブローマに相当すること。

肉轮　肉輪　にくりん　　五轮之一。眼睑。　　五輪の一
つ。眼瞼のこと。

肉脱　にくだつ　　消瘦。　　痩せること。

肉痿　にくい　　痿证的一种。多因热邪犯脾而肌肉失养、或
湿邪伤及肌肉所致。症见肌肉麻痹、甚或四肢不能举动。
　　痿証の一つ。多くは熱邪が脾を犯して筋肉の栄養を失
い、あるいは湿邪が筋肉に損傷を加えることによる。症状
には肌肉が痺れ、あるいは四肢麻痺になることが見られ
るもの。

肉瘿　肉癭　にくえい　　颈部肿块、在喉结两旁、按之不
痛、软如棉或硬如馒、可伴有性情急躁、心悸胸闷以及月经
不调、类似于突眼性甲状腺肿或甲状腺瘤。　　頸部の腫
瘍、甲状軟骨の両側にある、圧痛がない、軟らかさは棉の

如き、堅さは彈力硬のようで、せっかち、動悸、胸悶と月経
不順を伴い、甲状腺機能亢進症あるいは甲状腺のアデノ
ーマに似ていること。

肉硬　にくこう　　五硬之一。五硬为小儿手硬、脚硬、腰硬、
肉硬、颈硬等。　　五硬とは小児の手、脚、腰、肉、頸が硬い
など。

RU　如儒濡乳人蓐褥

rú　如儒濡

如法炮制　方法の如き炮制す　　用一定方法泡制中药。
　　一定の方法によって中薬を加工すること。

如疟　瘧の如し　　类似疟疾的证候、但发热无定时、脉不弦。
　　瘧疾に似ているがその発熱は一定の時間がない、脈
は弦でないこと。

如丧神守　神守を失うが如し　　里热炽盛所致的神志不
清、烦躁不安、胡言乱语等症。　　裏熱の盛んになるため
に意識不明、煩躁不安、言語錯乱などの症状。

如银白障　銀の如き白障　　⇒白(bái)内障

儒门事亲　儒門事親　じゅもんじしん　　金・张子和撰、详
述汗、吐、下三法和对多种疾病的临床经验。　　金代の張
子和が著した。汗、吐、下の三つの治療法則と多種類の疾
病の臨床経験を詳しく述べた医学書。

儒医　じゅい　　通谙医学文献的学者、医生。　　医学文献
の通じる学者、医者。

濡脉　濡脈　じゅみゃく　　脉未浮而细软、轻按可以触知、
重按反不明显。多见于湿证、虚证。　　脈が浮、しかも細軟
で、軽く押えると触知ができ、重圧するとかえって明らか
でない、多くは湿証と虚証に見られること。

濡泄　じゅせつ　　⇒湿(shī)泻

rǔ　乳

乳吹　にゅうすい　　急性乳腺炎。　　急性乳腺炎のこと。

乳蛾（鹅）　乳蛾（鵝）　にゅうが（が）　　又称喉蛾、蛾子。急
性扁桃腺炎。　　別称は喉哦、蛾子。急性扁桃炎。

乳发　乳発　にゅうはつ　　化脓性乳腺炎。　　化膿性乳腺
炎のこと。

乳疳　にゅうかん　　乳部所发生疮肿或结块、经年不愈、或
腐去半截。包括乳癌、乳腺结核等。　　乳房部にできる瘡
瘍 あるいは腫瘍が長期間にわたって癒らない。あるいは
組織器官の一部が爛れてなくなる。乳癌と乳腺結核をも
含むもの。

乳根　にゅうこん　　穴位。主治：少乳、乳腺炎。　　穴位。応
用：乳汁減少、乳腺炎。

乳核　にゅうかく　　⇒乳(rǔ)〔中结〕核

乳（奶）积　乳（奶）積　にゅう（だい）せき　　又称乳食积滞、
伤乳食。婴儿乳食消化不良。　　別称は乳食積滞、傷乳食。
嬰児の乳食が消化不良のこと。

乳疖　乳癤　にゅうせつ　　生于乳腺的疖肿。　　乳腺にで
きる癤のこと。

乳疽　にゅうそ　　①深部乳腺脓肿。②乳腺蜂窝组织炎。
　　①深部にできる乳腺膿瘍。②乳腺蜂巣織炎。

乳痨（痰）　乳癆（痰）　にゅうろう（たん）　　①乳腺结核。②
婴儿断奶前后的营养不良及佝偻病的统称。　　①乳腺結核。
②嬰児の哺乳が止める前後の栄養不良となる病の通称。

乳疬　乳癧　にゅうれき　　瘰疬生于乳腺者。即生于乳腺的
核。　　瘰癧（るいれき）が乳腺にできるもの。すなわち乳
腺にできる核のこと。

乳漏　にゅうろう　　乳腺瘘。　　乳腺瘻。

乳衄　にゅうじく　　乳头出血。　　乳頭の出血。

乳癖　にゅうひ　　又称奶脾、奶积。乳房中生肿块,呈结节状,质硬,无痛,推之可移,皮色不变,类似乳腺增生及乳腺良性肿瘤。　　別称は奶脾,奶积。乳房中の腫塊で,堅い結節状を呈し,痛みがなく,手で推すと移動し,皮膚の色は変らず。乳腺増生と良性腫瘍に似ていること。

乳泣(溢)　にゅうきゅう(いつ)　　妊娠中乳汁自然流出。妊娠中に乳汁が自然に流れ出ること。

乳食不节　乳食不節　にゅうしょくふせつ　　対乳儿不适当的营养方法。　乳児に対して不適当な栄養方法。

乳食积滞　乳食積滞　にゅうしょくせきたい　　⇒乳(rǔ)(奶)积

乳嗽　にゅうそう　　⇒百(bǎi)晬嗽

乳粟　にゅうぞく　　⇒乳(rǔ)岩(粟)

乳痰　にゅうたん　　⇒乳(rǔ)痨(痰)

乳头风　乳頭風　にゅうとうふう　　又称乳头破碎(裂)。多指肝胃湿热蕴结而成。症见乳头、乳颈及乳晕部裂口,疼痛,揩之出血或流出粘稠液体,久之可结黄痂。　別称は乳頭破碎(裂)。多くは肝胃の湿熱が積みたくわえて乳頭,乳暈部の皮膚が破裂し,痛みがあって,手で拭くと出血あるいは粘稠な液体が出るなどが見られる,久しくなると黄色い痂皮ができるもの。

乳〔头〕瘘　乳〔頭〕瘻　乳腺瘘、乳头瘘。　乳腺瘻,乳頭瘻のこと。

乳头破碎(裂)　乳頭破碎(裂)　にゅうとうはさい(れつ)　　⇒乳(rǔ)头风

乳细　乳細　にゅうさい　　中药炮制法之一。把药物放在乳钵内研成极细粉末的方法。如点眼药和吹喉药一般都用此法。　中薬の炮製方法の一つ。中薬を乳ばちの中に入れて極めて細い粉末に研磨する方法。眼薬あるいは喉に吹く薬物はふつうこの方法を用いること。

乳香　にゅうこう　　中药。树胶脂入药。用于活血、止痛、生肌。　中薬。薬用部分は樹脂。活血,止痛,生肌(すなわち肌肉が生長する)などの作用がある。

乳癣　にゅうせん　　婴幼儿湿疹。　嬰幼児の湿疹。

乳岩(粟)　にゅうがん(ぞく)　　乳腺癌。　乳癌のこと。

乳溢　にゅういつ　　⇒乳(rǔ)泣(溢)

乳痈　乳癰　にゅうよう　　急性乳腺炎。　急性乳腺炎のこと。

乳晕　乳暈　にゅううん　　位于乳房中央,乳头周围淡红色部位。妊娠期有色素沉着,色变浓,可作为妊娠诊断的参考。　乳房の中央に位し,乳頭の周りの薄赤色の部分。妊娠期に色素沈着があって色が濃くなり,妊娠診断の参考になること。

乳(奶)汁　にゅう(だい)じゅう　　人乳汁。　人乳のこと。

乳汁不通　にゅうじゅうふつう　　乳汁淤滞不通　乳汁が停滞して通じないこと。

乳汁不足　にゅうじゅうふそく　　⇒缺(rǔ)乳

乳汁自出　にゅうじゅうじしゅつ　　⇒乳(rǔ)泣(溢)

乳中　にゅうちゅう　　穴位。禁针禁灸。　穴位。禁針穴,禁灸穴。

乳〔中结〕核　乳〔中結〕核　にゅう〔ちゅうけつ〕かく　　乳房中结节性肿块。可见于乳痨、乳岩等。　乳房の中にできる結節性の腫塊。乳痨(結核性病変)と乳岩すなわち乳癌などを含むもの。

乳肿　乳腫　にゅうしゅ　　乳房肿胀。　乳房が腫れること。

rù　入蓐褥

入臼　にゅうきゅう　　用手法使关节复位。　手法を使って脱臼した関節を復位させること。

蓐风　蓐(褥)風　じょく(じょく)ふう　　产妇破伤风。産婦の破傷風。

蓐劳　蓐(褥)癆　じょく(じょく)ろう　　因产后耗伤气血,调理失宜,感受风寒,或思虑忧劳等引起的虚羸、倦怠、头昏、头痛、盗汗、咳嗽、胸中痞满、消化不良等。　分娩後,気血が消耗損傷され,保養と看護が不適当と風寒を感受し,あるいは思慮,憂愁と過労などによる虚弱,羸痩(ろいそう)倦怠,目まい,頭痛,盗汗,咳嗽,胸が痞え,消化不良などが見られること。

褥(席)疮　褥(席)瘡　じょく(せき)そう　　褥疮。　とこずれ。

RUAN　软

ruǎn　软

软骨　軟骨　なんこつ　　用药物使哽于咽喉食道之骨性异物变软,以使下落至胃的治法。　薬物を用いて咽喉および食道の骨性異物を軟かくして,下へ胃に入らせる治療方法。

软坚　軟堅　なんけん　　用药物使坚硬的积聚软化的治法。　薬物を用いて堅い積聚すなわち腫塊を軟かくする治療方法。

软坚除满　軟堅除満　なんけんじょまん　　用咸寒性味的药物来通导大便、消除腹满的治法。　性味の鹹寒(せんかん)な薬物を用いて,便通をよくして腹部脹満を解除する治療方法。

软坚利咽　軟堅利咽　なんけんりいん　　用药物来消除咽喉部的积聚肿块,以缓解咽喉疼痛的治法。　薬物を用いて咽喉部の積聚腫塊を除去して,咽喉部の痛みを緩解する治療方法。

软坚散结　軟堅散結　なんけんさんけつ　　用消痰化瘀、软坚散结等药物以治疗痰浊瘀血停滞而形成的腹内肿块等的方法。　痰を消除し,瘀血を化し,堅いものを軟かくし,結聚を散らせる薬物を用いて,痰濁と瘀血の停滞により腹腔内にできる腫塊を治療する方法。

软瘫　軟癱　なんたん　　即五软。头软、项软、手足软、肌肉软、口软等弛缓性瘫痪。　すなわち五軟。頭軟,項軟,手足軟,肌肉軟,口軟などの弛緩性麻痺が軟癱。

RUI　蕤锐

ruí　蕤

蕤仁　ずいにん　　中药。果核入药。用于养肝明目。　中薬。薬用部分はたね。養肝,明目の作用がある。

ruì　锐

锐毒　鋭毒　えいどく　　阴疽生于右侧乳突部者。　陰疽が右側の乳突部にできるもの。

锐疽　鋭疽　えいそ　　阴疽生于尾骨尖者。　陰疽が尾骨尖にできるもの。

锐眦　鋭眦　えいじ　　外眼角。　外眼角のこと。

RUN　润

rùn　润

润肠通便　潤腸通便　じゅんちょうつうべん　　用甘平滑润的药物进行治疗的方法。用于不宜峻下的肠燥津枯的便秘,如老年人肠燥便秘或习惯性便秘,以及孕妇或产后便秘。　性味の甘平な滑潤作用のある薬物を用いて治療

する方法。峻烈な下剤に適応しない腸が乾燥し,津液が枯れている便秘に用い,たとえば老年の腸の乾燥による便秘,あるいは習慣性の便秘および妊婦の便秘,産後の便秘などに用いること。

润肺　潤肺　じゅんはい　　用甘寒滋润药物治疗以干咳、咯血、鼻咽干燥、或咽喉燃痛、音嘶、口干而渴、舌红苔白而干为特征的肺燥证的治法。　　甘寒滋潤すなわち滋養と潤い作用のある薬物を用いてから咳,喀血,鼻咽部乾燥感,あるいは咽喉部灼痛,かれ声,口が渇き,舌質は赤色,舌苔は白く乾燥していることを特徴とする肺燥証の治療方法。

润肺滑肠　潤肺滑腸　じゅんはいかつちょう　　用甘寒滋润的药物治疗身热、干咳、无痰或痰粘稠、鼻咽干燥、口渴、便秘等肺与大肠燥热津亏证候的治法。　　甘寒滋潤作用の薬物を用いて身熱,から咳,鼻腔と咽喉部が乾燥し,口が渇き,便秘などの肺と大腸の燥熱による津液不足の証候を治療する方法。

润肺(燥)化痰　潤肺(燥)化痰　じゅんはい(そう)かたん　　养阴润肺药与化痰药同用以治疗燥痰证的方法。　　養陰潤肺薬と化痰薬をいっしょに用いて燥痰証を治療する方法。

润肺下气　潤肺下気　じゅんはいかき　　用养阴润肺药与肃降肺气药治疗肺燥气逆证的方法。适用于喘咳气逆、痰多浓稠、胸闷不舒、口干舌燥等。　　養陰潤肺薬と肺気を粛降(しゅくこう)する薬物を用いて,肺燥による肺気が上逆する肺燥気逆証を治療する方法。喘息,咳嗽,痰が粘稠で,胸内苦悶感と口舌乾燥などに適応すること。

润肺养阴　潤肺養陰　じゅんはいよういん　　用滋阴润燥药治疗外感温燥、灼伤肺阴的方法。适用于干咳无痰或痰液粘稠带血、咽干喉痛、舌红少津等。　　滋陰潤燥薬物を用いて外感温燥が肺陰を灼傷するのを治療する方法。痰のないから咳あるいは粘稠な痰液があり,ときには血を混ぜることがあり,咽喉部に乾き,痛み,舌質は赤色,津液に乏しいなどに適応すること。

润肺止咳　潤肺止咳　じゅんはいしがい　　用养阴润肺止咳药物治疗燥热伤肺的方法。适用于干咳或痰液粘稠、咽喉干痛等。　　養陰潤肺止咳薬物を用いて,燥熱が肺を傷つけるのを治療する方法。から咳あるいは痰が粘稠であり,

咽喉が乾き,痛みなどに適応すること。

润五脏　五臓を潤し　　用滋润药物治疗五脏燥热证的方法。适用于五脏津液耗损的证候。　　滋潤薬物で五臓の燥熱証を治療する方法。五臓の津液が損耗される証候に適応すること。

润下　潤下　じゅんげ　　又称缓下。用润肠通便药物治疗不宜峻下的肠燥津枯的证候。如老年人肠燥便秘或习惯性便秘以及孕妇或产后便秘。　　別称は緩下。峻下の適応しない腸燥,津液の枯れている便秘に用いること。たとえば老年の腸燥による便秘,習慣性便秘,妊婦および産後の便秘などがあること。

润燥　潤燥　じゅんそう　　用滋润药以治疗燥证的方法。　　滋潤作用のある薬物を用いて燥証を治療する方法。

润燥腐腻　潤燥腐膩　じゅんそうふじ　　望舌苔的基本内容之一。舌苔润泽,说明津液充足或兼湿邪;舌苔干燥,属阴津已伤;腐苔,属胃浊上泛;舌粘腻,多属痰湿或食积。　　舌苔を視診する基礎的な内容である。潤い,光沢のある湿っている舌苔であれば津液が十分であることを示し,あるいは病理上の湿邪を兼ねることもある。舌苔乾燥は陰である津液が損耗されることを示し,腐苔は白く厚く積んでいるもので胃の濁気が上へ泛濫して來ることを意味し,ねっとりとした膩苔の多くは痰湿に属し,あるいは食積に属すること。

RUO　弱炳

ruò　弱炳

弱刺激　じゃくしげき　　针灸术语。刺激强度较小,机体反应不大的针灸方法。一般以细针、低频率、小幅度、短时间的捻转提插,而病人针感较弱。　　針灸の用語。針灸の刺激強度がわりあいに小さい,人体の反応も小さい,遅い頻度,短かい時間の雀啄捻転により,患者の針感もまたわりあいに弱いもの。

弱脉　弱脈　じゃくみゃく　　脉来极软而沉细。见于气血不足的虚证。　　脈が極めて軟かく,沈細のこと。気血不足の虚証に見られるもの。

炳　せつ　　温针、火针。将针加热刺激体表穴位的疗法。　　針を加熱して体表の穴位に刺激する治療方法。

S

SA　洒

sǎ　洒

洒淅恶寒　酒淅悪寒　しゃせきおかん　　悪寒のこと。

SAI　腮塞

sāi　腮塞

腮　さい　　頬部。　　頬部のこと。

腮肿　腮腫　さいしゅ　　⇒痄(zhà)腮

腮肿燃然　腮腫燃然　さいしゅきんねん　　腮腺炎伴有烧灼感。　　耳下腺炎が燒灼感を伴うこと。

塞法　さいほう　　将药粉用棉花或纱布包裹扎紧,或用栓

剂塞入鼻、阴道、肛门等处,以达治疗目的的方法。　　薬物の粉末を脱脂綿かガーゼに包んできつくしばったものか,錠剤を鼻,腟,肛門内などに挿入して治療の目的を達する方法。

塞因塞用　そくいんそくよう　　运用滋补法治疗某些表象是塞,而实质是虚证的反治方法。例如,用补脾药治疗因脾虚所致的腹部胀满,用养血药物治疗因气血虚所致的月经不通等。　　補益の薬物で仮象を阻止することは塞であり,実際は虚証の反治方法のこと。たとえば補脾薬物で脾虚による腹部の膨満を治療する場合,養血薬物で気血虚による月経不通を治療するなど。

SAN 三散散

sān 三

三拗湯 三拗湯 さんおうとう　　　方剤.成分:麻黄、杏仁、甘草、生姜.主治:外感風寒、咳嗽等症。　　方剤.薬物構成:麻黄,杏仁,甘草,生薑.応用:風寒による外感,咳嗽など。

三白草 さんはくそう　　中药.根茎或全株入药.用于清热解毒、利水消肿。　　中薬.薬用部分は根茎あるいは全株。清熱解毒,利水消腫の作用がある。

三扳疗法 三扳療法 さんはんりょうほう　　又称三搬疗法.推扳、腿扳、斜扳三种推拿手法。　　別称は三搬療法。推扱,腿扱,斜扳の三種類の推拿手法のこと。

三宝 さんほう　　精、气、神.三者关系非常密切,存则俱存,亡则俱亡,是生命存亡的关键。　　精,気,神のこと。三者の関係が非常に密接であり,存するときは共存し,亡ぶときはともに亡ぶ。生命の存亡のキーポイントであること。

三痹 さんぴ　　行痹、痛痹、着痹三种痹证的合称。　　行痹,痛痹,着痹三種類の痹証の総称。

三部九候 さんぶきゅうこう　　①寸、关、尺三部,各部有浮、中、沉三候,合称三部九候。②古代诊脉方法之一.把人体分成头部、上肢、下肢三部,每部各有上、中、下动脉,在这些部位诊脉.即额动脉(太阳)、耳前动脉(耳门)、颊动脉(地仓、大迎)、手太阴肺经动脉(寸口)、手少阴心经动脉(神门)、手阳明大肠经动脉(合谷)、足厥阴肝经动脉(五里或太冲)、足太阳脾经动脉(箕门)配足阳明胃经动脉(冲阳)、足少阴肾经动脉(太谿)。　　①脈診は寸,関,尺の三部があり,各部分また浮,中,沈,の三候があるから合せて三部九候と称すること。②古代脈診の方法の一つ。人体を頭部,上肢,下肢の三部分に分け,各部分にはそれぞれ上,中,下,の三つの部位に動脈があり,これらの部位で脈診をする。すなわち額動脈(太陽),耳前動脈(耳門),頬動脈(地倉,大迎),手の太陰肺経動脈(寸口),手の少陰心経動脈(神門),手の陽明大腸経動脈(合谷),足の厥陰肝経動脈(五里あるいは太衝),足の太陰脾経動脈(箕門)が足の陽明胃経動脈(衝陽)と配合し,足の少陰腎経動脈(太谿)など。

三叉苦 三叉苦 さんさく　　中药.枝叶入药.用于清热解毒、消炎止痛。　　中薬.薬用部分は枝と葉。清熱解毒,消炎止痛の作用がある。

三虫病 さんちゅうびょう　　长虫病、赤虫病、蛲虫病的合称。　　長虫病,赤虫病,蟯虫病の総称。

三春柳 さんしゅんりゅう　　⇒柽(shēng)柳

三刺 さんし　　⇒齐(qí)刺

三点挤压法 三点擠圧法 さんてんせいあつほう　　骨折固定方法之一.在成角移位骨折的相对三个点上,同时相对用力,以纠正成角畸形的方法。　　骨折の固定方法の一つ。成角変形骨折の相対応する三つの点に同時に力を入れることをもって成角変形を治す方法。

三法 さんぽう　　三个治法.汗法、吐法、下法。　　三つの治療法のこと。汗法,吐法,下法。

三伏 さんぷく　　①初伏、中伏、末伏称三伏.是一年中气候最炎热的时候.从夏至后第三个庚日为初伏;第四个庚日为中伏;立秋后初庚为末伏。②第三伏,即末伏。　　①初伏,中伏,末伏を三伏と称する。一年のうちで最も暑いときである。夏至のあとの第三番の庚の日を初伏とし,第四番目の庚を中伏とし,立秋のあと初めての庚を末伏とする。②第三伏すなわち末伏をさすこと。

三关 三関 さんかん　　风关、气关、命关的合称.用于观察小儿食指掌面所呈现的浅表静脉形色来推断病情,只见于风关者病浅易治,愈趋远端则病情愈重。　　風関,気関,命関の総称。小児の食指のひら側に現われる表層静脈の形と色を観察して病情を判断し,ただ風関に見られるのが病証が浅く治り易い,遠端へ行くほど病情がひどい。

〔三黄〕石膏汤 〔三黄〕石膏湯 〔さんこう〕せっこうとう　　方剤.成分:石膏、黄连、黄柏、茯苓、淡豆豉、栀子、麻黄.主治:外感表热未解而里热已盛。　　方剤.薬物構成:石膏,黄連,黄柏,茯苓,淡豆豉,栀子,麻黄.応用:外感病の表証がまだ解除していない中に裏熱がすでに盛んになる場合。

三间 三間 さんかん　　穴位.主治:牙痛、咽炎、眼痛、手背及指红肿等。　　穴位.応用:歯痛,咽頭炎,眼の痛み,手背および指の発赤,腫脹など。

三焦 さんしょう　　六腑之一.即上、中、下三焦.上焦包括心肺,中焦包括脾胃,下焦包括肝肾、膀胱、小肠、大肠.三焦的功能是体内脏腑功能的综合,又是气和水液运行的通路。　　六腑の一つ。上,中,下の三焦。上焦は心と肺を含み,中焦は脾と胃を含み,下焦は肝,腎,膀胱,小腸と大腸を含む。三焦機能は体内臓腑の機能の総合であり,また,気と水液運行の通路でもあること。

三焦辨证 三焦辨証 さんしょうべんしょう　　温病辨证方法之一.是吴鞠通根据温热病传变情况,划分为上焦、中焦、下焦三个阶段,并作为辨证施治的提纲。　　温病の辨証方法の一つ。呉鞠通が温熱病の経過変化の情況によって区分した上焦,中焦,下焦の三つの段階で,また辨証施治の法則とするもの。

三焦病 さんしょうびょう　　六腑病变之一.主要为气化失常,水液代谢障碍.症见腹部胀满、少腹尤甚、小便不利,甚则气喘、肿胀.若三焦气虚,则见短气、腹寒、泄泻、遗尿等。　　六腑病変の一つ。主に気化の異常のための水液代謝障害。症状には腹部脹満し,下腹部にひどく,尿が少なく,ひどいのは喘息し,浮腫などがある。もし三焦の気虚があると,呼吸困難,腹部が寒冷し,下痢と遺尿などが見られること。

三焦经 三焦経 さんしょうけい　　手少阳三焦经的简称。　　手の少陽三焦経の略称。

三焦咳 さんしょうがい　　邪滞三焦,咳而腹满,不欲饮食的病证。　　邪気が三焦に滞り,咳をし,腹部膨満感があり,食慾が低下する病証。

三焦实热 三焦実熱 さんしょうじつねつ　　上、中、下三焦同现实热的证候.上焦实热可见胸膈闷瞀、额汗出、舌干、嗌干、喘满;中焦实热可见腹满胀满、不吐不下;下焦实热可见大小便不通或下利脓血。　　上,中,下三焦が同時に実熱を現す証候。上焦の実熱には胸膈がいらいらして落ち着かなく,つかえる感じ,額に汗をかき,舌と咽頭は乾燥し,呼吸困難などがある。中焦の実熱には腹痛と腹部膨満し,嘔吐がなく下痢もない。下焦の実熱には大小便が通じないあるいは下痢があって膿血便を下すなどが見られること。

三焦俞 三焦俞 さんしょうゆ　　穴位.主治:胃炎、肠炎、肾炎、遗尿等。　　穴位.応用:胃炎,腸炎,腎炎,遺尿など。

三焦虚寒 さんしょうきょかん　　上、中、下焦同现虚寒的证候.上焦虚寒可见精神不守、气短不足、语声不扬;中焦虚寒可见腹痛喜按、肠鸣洞泻;下焦虚寒可见大便洞泄、小便清长或遗尿。　　上,中,下焦が同時に虚寒を現す病証。上

焦の虚寒には精神が集中しなく，呼吸困難，話す声が小さい，中焦の虚寒には腹痛があり，手で押えると痛みが軽くなり，腹鳴があって洞泄し，すなわち食べたらすぐ消化されていないものを下す下痢をし，下焦の虚寒には大便が消化されていない，澄んだ長い尿を排出し，あるいは遺尿などが見られること。

三颗针　三顆針　さんかしん　中药。根入药。用于清热燥湿，泻火解毒的作用がある。　中薬。薬用部分は根。清熱燥湿，瀉火解毒の作用がある。

三棱　さんりょう　中药。块茎入药。用于破瘀通经、行气消积。　中薬。薬用部分は塊茎。破瘀通経，行気消積の作用がある。

三棱针　三稜針　さんりょうしん　针刺用的针尖三面有刃呈三角形的针。临床用于点刺放血。　針刺に用いる針の先が三つの側面に双のある三角形を呈する針のこと。臨床上點刺して放血する場合に用いられるもの。

三(丛，聚)毛　三(叢，聚)毛　さん(そう，しゅう)もう　聚生于大趾第一节背面皮肤的汗毛。　足の母指の第一節の爪の後方に叢生する毛のこと。

三妙散　さんみょうさん　方剂。成分：苍术、黄柏、槟榔。主治：外用脐中出水及湿疹。　方剤。薬物構成：蒼术，黄柏，檳榔。応用：外用には臍の中から水が出るあるいは湿疹。

三妙丸　さんみょうがん　方剂。成分：黄柏、苍术、川牛膝。主治：湿热下注所致之腰膝关节疼痛。　方剤。薬物構成：黄柏，蒼术，川牛膝。応用：湿熱下注による腰膝関節の疼痛。

三品　さんぴん　古代药物分类法。当时将认为无毒，多服不会损害机体的列为上品，无毒或有毒但毒性不大，可以治病补虚的列为中品；有毒不能长期服用，但能退寒热除邪气的列为下品。　古代薬物の分類法。その当時，毒性のない，長い間服用しても人体に損害をあたえないことを認めたのを上品とし，毒のないあるいは毒性が強くない，疾病を治し，虚を補うことができるのを中品とし，毒があって長い間服用することができないが寒熱を退け，邪気を除くことができるのを下品とされた。

三七　さんしち　中药。根入药。用于止血、散瘀、止痛。　中薬。薬用部分は根。止血，散瘀，止痛の作用がある。

三仁汤　三仁湯　さんにんとう　方剂。成分：杏仁、滑石、苡仁、厚朴、白蔻仁、半夏、通草、竹叶。主治：湿温初起，湿邪偏重的证候。　方剤。薬物構成：杏仁，滑石，薏苡仁，厚朴，白蔻仁，半夏，通草，竹葉。応用：湿温の初め，湿邪がわりあいにひどい証候。

三物白散　さんぶつはくさん　方剂。成分：桔梗、巴豆、贝母。主治：寒实结胸，痰涎壅盛，喉痹。　方剤。薬物構成：桔梗，巴豆，貝母。応用：寒実による結胸，痰延が多い，喉痹など。

三物备急丸　三物備急丸　さんぶつびきゅうがん　方剂。成分：大黄、巴豆霜、干姜。主治：寒邪积滞阻于肠胃所致之心腹卒然胀痛，甚至昏厥。　方剤。薬物構成：大黄，巴豆霜，乾薑。応用：寒邪が胃腸に阻滞することによって心腹が突然膨満疼痛し，ひどいのは意識不明になって倒れることがある病証。

三物香薷饮　三物香薷飲　さんぶつこうじゅいん　⇒香(xiāng)薷饮

三陷证　三陷証　さんかんしょう　脓毒血症的中医辨证分型。①火陷，以热毒炽盛为主证；②干陷，以伤阴为主证；③气陷，以脾、肾、气、血虚衰为主证。　膿毒血症の中医辨証分類である。すなわち①火陷，熱毒熾盛を主とする病

証。②乾陷，傷陰を主とする病証。③気陷，脾腎気血の虚衰を主とする証候。

三消　さんしょう　消渴证的分类。上消、中消、下消的合称。　消渇証の分類。上消，中消，下消に分けられること。

三阳病　三陽病　さんようびょう　太阳病、阳明病、少阳病的合称。　太陽病，陽明病，少陽病の総称。

三阳合病　三陽合病　さんようごうびょう　太阳与少阳经之邪热同入阳明经，出现阳明经邪热独盛之证。如身热、口渴、汗出、腹部胀满、身倦沉重、口不知味、神昏谵语、小便失禁等。　太陽と少陽経の邪熱が同時に陽明経に入って陽明経の邪熱だけ盛んである病証。たとえば身熱，口渇，汗が出，腹部脹満，体がだるく，口に味がなく，意識不明になり，うわごとをいい，小便失禁などがあること。

三阳经　三陽経　さんようけい　阳明经、太阳经、少阳经的合称。　陽明経，太陽経，少陽経の総称。

三阳络　三陽絡　さんようらく　穴位。主治：耳聋、失音、臂痛等。　穴位。応用：聾，失音，上肢痛など。

三因　さんいん　病因分类法之一。将病因分为三类：内因，外因，不内外因。　病因の分類法の一つ。病因を三種類に分けて，内因，外因，不内外因とすること。

三因极一病证方论　三因極一病証方論　さんいんきょくいちびょうしょうほうろん　简称《三因方》。陈言撰(1174)。书中将疾病原因分为三类：内因、外因、不内外因，并附治疗方剂。　「三因方」と略称する。陳言が著した(1174)。本書は疾病の原因を三種類に分けて，外因，内因，不内外因とし，また治療の方剤もつけ加えた。

三阴病　三陰病　さんいんびょう　太阴病、少阴病、厥阴病的合称。　太陰病，少陰病，厥陰病の総称。

三阴交　三陰交　さんいんこう　穴位。主治：泌尿生殖系疾患、神经衰弱、水肿、糖尿病等。　穴位。応用：泌尿生殖系疾患，神経衰弱，浮腫，糖尿病など。

三阴〔经〕　三陰〔経〕　さんいん〔けい〕　少阴经、太阴经、厥阴经的合称。　少陰経，太陰経，厥陰経の総称。

三阴痉　三陰痙　さんいんけい　痉病出现三阴经症状者，即兼见头摇口噤(属厥阴)，四肢不收、发热腹痛(属太阴)，闭目嗜睡(属少阴)。　痙病に三陰経症状の現れたもの。すなわち頭搖，口噤(厥陰に属する)，四肢が収縮できない，発熱し腹痛し(太陰に属する)，目を閉じて眠りたがる(少陰に属する)などの三陰経の症状を呈するもの。

三阴疟　三陰瘧　さんいんぎゃく　①即三日疟。②在夜里发作的疟疾。③疟疾发作在处暑后，冬至前之三日疟。　①三日瘧。②夜に発作する瘧疾。③瘧疾が処暑の後，冬至の前に発作する三日瘧のこと。

三子养亲汤　三子養親湯　さんしようしんとう　方剂。成分：苏子、白芥子、莱菔子。主治：咳嗽、气逆、食少、痰多。　方剤。薬物構成：蘇子，白芥子，萊菔子。応用：咳嗽，気逆，食慾不振，痰が多いなど。

sǎn　散

散(剂)　散(剤)　さん(ざい)　研成粉末的药物，供内服或外用。　粉末に研磨された薬物で内服あるいは外用にする製剤。

散刺　さんし　针刺手法之一。散在性的针刺。　針刺手法の一つ。散在的に針を刺すこと。

散乱　さんらん　气功用语。炼气功中杂念纷纭，不易入静。　気功の用語。気功鍛煉において，雑念がときどき出て来て入静しにくいこと。

散脉　散脈　さんみゃく　脉象之一种。脉象散而不聚，轻

按有分散零乱之感,而且无力。重按则触不到脉动。主元气
耗散。见于垂危证候。　　脉象の一種。脉象が散漫でまと
まりがなく,軽く押さえると分散し,乱れている感じがし
て力がない。強く押さえると脉拍が感触できなくなる。元
気の消耗,分散を意味する。疾病の危篤段階に見られるも
の。

sàn　散

散寒除湿　さんかんじょしつ　　治疗寒湿之邪所致证候的
　方法。　　寒湿の邪気による証候を治療する方法。
散寒平喘　さんかんへいぜん　　治疗寒喘证的方法。　　
　寒喘証を治療する方法。
散寒祛湿　さんかんきょしつ　　⇒散(sàn)寒除湿
散寒通阳　散寒通陽　さんかんつうよう　　治疗因寒邪所
　致阳气闭塞的方法。　　寒邪によって陽気が閉阻される証
　候を治療する方法。
散寒温肾　散寒温腎　さんかんおんじん　　治疗肾寒证的方
　法。　　腎寒証を治療する方法。
散寒止呕　散寒止嘔　さんかんしおう　　治疗因胃寒引起
　呕吐的方法。　　胃寒による嘔吐を治療する方法。
散寒止痛　さんかんしつう　　治疗寒邪所致气滞血瘀所致
　疼痛的方法。　　寒邪のために気滞と血瘀によって発生す
　る痛みの治療方法。
散结　散結　さんけつ　　治疗结聚、痰核的方法。　　結聚
　と痰核を治療する方法。
散结通络　散結通絡　さんけつつうらく　　治疗络脉不通
　所致结聚、痰核的方法。　　絡脈が通じないことによる結
　聚あるいは痰核を治療する方法。
散结消癥　散結消癥　さんけつしょうちょう　　治疗腹中
　瘀血、结聚、癥块的方法。　　腹内的瘀血,結聚と塊を治療
　する方法。
散结止痛　散結止痛　さんけつしつう　　治疗结聚、痰核
　及止痛的方法。　　結聚,痰核と痛みを止める治療方法。
散饮止呕　散飲止嘔　さんいんしおう　　治疗水饮引起呕
　吐的方法。　　水飲によって引き起こした嘔吐を治療する
　方法。
散壅化痰　さんようかたん　　治疗痰浊壅盛的方法。　　
　痰濁の停滞している病証を治療する方法。
散瘀　さんお　　散瘀、活血。　　瘀血を治療する方法。
散瘀活血　さんおかっけい　　散瘀、活血。　　瘀血を治療
　する方法。
散瘀舒筋　さんおじょきん　　按摩手法之一。可用于消除血
　肿,松解软组织。　　按摩手法の一つ。血腫を除去し,軟部
　組織をゆるめるなどに用いられるもの。
散瘀消肿　散瘀消腫　さんおしょうしゅ　　治疗瘀血肿胀
　的方法。　　瘀血と腫脹を治療する方法。

SANG　桑

sāng　桑

桑白皮　そうはくひ　　中药。根皮入药。用于泻肺平喘、利
　水降压。　　中薬。薬用部分は根皮。瀉肺平喘,利水降圧
　の作用がある。
桑寄生　そうきせい　　中药。带叶茎枝入药。用于祛风湿、
　养血安胎、降血压。　　中薬。薬用部分は葉のついている
　枝。風湿を除去し,養血,安胎と血圧を降すなどの作用が
　ある。
桑菊饮　桑菊飲　そうきくいん　　方剂。成分:桑叶、菊花、
　桔梗、连翘、杏仁、薄荷、甘草、芦根。主治:外感风热咳嗽、头
　痛、轻度发热等症。　　方剤。薬物構成:桑葉,菊花,桔梗,

连翘、杏仁、薄荷、甘草、芦根。应用:風熱による外感,咳嗽,
頭痛,軽い発熱など。
桑木灸　そうぼくきゅう　　将桑木棒一端点燃向患处施灸
　的治疗方法。用于痈疽初期。　　桑の木棒の一端を燃やし
　て,患所に灸を施す治療方法。癰疽の初期に用いられるも
　の。
桑螵蛸　そうひょうしょう　　中药。卵块入药。用于补肾助
　阳、固精缩尿。　　中薬。薬用部分は卵塊。腎を補い,陽を
　助け,精を固め,遺尿を治療する作用がある。
桑螵蛸散　そうひょうしょうさん　　方剂。成分:桑螵蛸、远
　志、菖蒲、龙骨、党参、茯神、当归、龟板。主治:心肾两虚所致
　的尿频、遗尿及遗精等。　　方剤。薬物構成:桑螵蛸,遠志,
　菖蒲,竜骨,党参,茯神,当帰,亀板。応用:心腎両虚による
　頻尿,遺尿と遺精など。
桑椹　そうじん　　中药。果穗入药。用于滋补肝肾、养血、生
　精。　　中薬。薬用部分は果実の穂。肝腎を滋補し,血を
　養い,精を生じるなどの作用がある。
桑杏汤　桑杏湯　そうきょうとう　　方剂。成分:桑叶、杏
　仁、沙参、浙贝母、淡豆豉、栀子、梨皮。主治:外感燥热、干咳
　无痰、头痛口渴等。　　方剤。薬物構成:桑葉,杏仁,沙参,
　浙貝母,淡豆豉,栀子,梨皮。応用:燥熱による外感,から咳
　痰がなく,頭痛と口渇など。
桑叶　桑葉　そうよう　　中药。叶入药。用于疏风清热、清
　肝明目。　　中薬。薬用部分は葉。疏風清熱,清肝と明目
　の作用がある。
桑枝　そうし　　中药。干燥嫩枝入药。用于祛风湿、通经络、
　利小便、降血压。　　中薬。薬用部分は乾燥した若枝。風
　湿を除去し,経絡を通じ,利尿と血圧を降すなどの作用が
　ある。

SAO　搔

sāo　搔

搔伤　搔傷　そうしょう　　ひっかき傷。

SE　色涩塞

sè　色涩塞

色悴　しょくすい　　气血亏损,面色憔悴无华的病容。常见
　于慢性病人。　　気血の欠損,顔色が憔悴してつやのない
　顔貌のこと。ふつう慢性病患者に見られるもの。
色脉合参　色脉合参　しきみゃくごうさん　　把病人脉象
　和病色变化互相参照,进行全面分析,以推断病情的诊断方
　法。　　患者の脉象と病色の変化を相互に参照して,分析
　し,総合して病情を判断する方法。
色随气华　色は気華に随う　　色泽随五脏精气的盛衰而相
　应变化。色泽是五脏精气之外荣。上见于颜面,光泽明润,含
　蓄不露,为精气充足。如重病或久病,脏气已衰,则出现枯橘
　晦暗,甚则真脏色败露。　　色つやが五臓の精気の盛衰に
　つれて変化すること。色つやは五臓精気の充実している
　証拠であり,上では顔に見られ,光沢が明るくて,表面に
　浮き出でいないのは精気が充実していること。たとえば
　重病あるいは長い間病気であれば臓気がすでに衰えるな
　らば,乾いてかさかさした衰弱して,つやのない顔色が現
　れ,ひどいのは真臓色が現われることがある。
色诊　色診　しきしん　　望诊之一种。观察面部皮肤色调
　的变化以判断病情的方法。　　望診の一種である。顔の皮
　膚の色の変化を観察して病情を判断する方法。
涩肠　渋腸　じゅうちゅう　　治疗腹泻的方法。　　下痢を
　治療する方法。

涩肠止痢　渋腸止痢　じゅうちゅうしり　　治疗腹泻的方法。　下痢を治療する方法。

涩肠止泻　渋腸止瀉　じゅうちょうししゃ　　治疗腹泻的方法。　下痢を治療する方法。

涩剂　渋剤　じゅうざい　　十剂之一。具有收涩作用的方剂。常用以治疗多汗、遗精、久泻等。　十剤の一つ。収斂作用のある方剤のこと。ふつう多汗，遗精，長い間の下痢などに用いられること。

涩精　渋精　じゅうせい　　治疗遗精的方法。　遗精を治療する方法。

涩精止带　渋精止帯　じゅうせいしたい　　治疗遗精与白带的方法。　遗精と白帯下を治療する方法。

涩脉　渋脈　じゅうみゃく　　脉动来往不流利,如轻刀刮竹之状。主气滞血瘀、血少伤精、津液亏损。　脈拍の流れ方がなめらかでなく，ナイフで竹を軽くこすり削るような状態の脈のこと。気滞，血瘀，血が少なく，精が傷つけられ，津液が欠損することを意味する。

塞兑　塞兌　そくたい　　气功用语。气功锻炼中指轻合嘴。　気功の用語。気功鍛煉中軽く口を合せること。

SHA　杀沙砂痧

shā　杀沙砂痧

杀虫　殺虫　さっちゅう　　①杀灭寄生虫的方法。②杀灭肠内寄生虫的方法。　①寄生虫を殺滅する方法。②腸内寄生虫を殺滅する方法。

杀虫止痒　殺虫止痒　さっちゅうしよう　　杀灭皮肤寄生虫以止瘙痒的治疗方法。　皮膚寄生虫を殺滅して瘙痒を止める治療方法。

杀胎　殺胎　さったい　　堕胎。堕胎のこと。

杀血心痛　殺血心痛　さっけつしんつう　　又称失血心痛。妇女血崩而出现心痛。　別称は失血心痛。婦人が血崩すなわち大量の子宮出血のためによって引き起こした心痛。

沙棘　しゃきょく　　中药。果入药。用于止咳祛痰、消食化滞、活血散瘀。　中薬。薬用部分は果実。止咳祛痰，消食化滞，活血散瘀の作用がある。

沙参　しゃじん　　①⇒南(nán)沙参②⇒北(běi)沙参

沙参麦冬汤　沙参麦冬湯　しゃじんばくとうとう　　方剤。成分:沙参、麦冬、玉竹、甘草、桑叶、扁豆、天花粉。主治:燥伤肺胃、津液亏损而致咽干、口渴、干咳等症。　方剤。薬物構成:沙参，麦門冬，玉竹，甘草，桑葉，扁豆，天花粉。応用:燥による肺胃を傷め，津液が欠損するために起す咽が乾燥し，口が渇き，から咳などの病証。

沙虱病　沙蝨病　しゃしつびょう　　恙虫病。つつが虫病。

沙苑子　しゃえんし　　中药。种子入药。用于补肝益肾、固精明目。　中薬。薬用部分は種子。肝腎を補益し，精を固め，目を明らかにする作用がある。

沙枣　沙棗　しゃそう　　中药。果入药。用于健脾止泻。　中薬。薬用部分は果実。健脾と止瀉の作用がある。

沙枣叶　沙棗葉　しゃそうよう　　中药。叶入药。用于清热解毒。　中薬。薬用部分は葉。清熱解毒の作用がある。

砂仁　しゃじん　　中药。果入药。用于化湿行气、温脾止泻、安胎。　中薬。薬用部分は果実。化湿行気，温脾止瀉と安胎の作用がある。

砂石淋　させきりん　　尿路结石。尿石症のこと。

痧块　痧塊　さかい　　皮肤斑疹成片。皮膚の斑疹が融合しているもの。

痧癞　痧癩　さらい　　麻疹后痧毒未清,搔破皮肤流脂水结痂。　麻疹(はしか)の後,疹毒が全部消えていないうちに皮膚を搔爬して分泌液が流れ出て痂皮を形成すること。

痧〔气〕　痧〔気〕　さ〔き〕　　发斑疹的病证。　発疹のある病証。

痧〔胀〕　痧〔脹〕　さ〔ちょう〕　　夏秋之间,因感受秽污之邪而发热、胸闷、胸胀或上吐下泻。　夏から秋の間に穢濁の邪気を感受して発熱し，胸内苦悶感,腹部膨満感，嘔吐と下痢などのある病証。

痧胀玉衡　痧脹玉衡　さちょうぎょくこう　　郭志邃撰(1675)。是一部比较系统的痧症专著。　郭志邃が著した(1675)。一つの比較的に系統的な痧症の専門著作。

痧子　さし　　⇒麻(má)疹

SHAN　山杉珊闪疝善鳝

shān　山杉珊

山扁豆　さんへんず　　中药。全株入药。用于清肝利湿、散瘀化积。　中薬。薬用部分は全株。清肝利湿，散瘀化積の作用がある。

山苍子　山蒼子　さんそうし　　又称荜澄茄。中药。果实入药。用于温中祛寒、健胃。　別称は蓽澄茄。中薬。薬用部分は果実。温中祛寒，健胃の作用がある。

山慈姑　さんじこ　　中药。根茎入药。用于清热解毒、消肿、散结。　中薬。薬用部分は根茎。清熱解毒，消腫散結の作用がある。

山豆根　さんずこん　　中药。根及根茎入药。用于清热解毒、消肿止痛、利咽喉。　中薬。薬用部分は根と根茎。清熱解毒，消腫，止痛と咽喉を清利する作用がある。

山根　さんこん　　⇒鼻(bí)根

山廓　さんかく　　八廓之一。即耳外眦上方部位。　八廓の一つ。すなわち外眼角の上方の部位。

山腊梅茶　山臘梅茶　さんろうばいちゃ　　中药。山腊梅叶粉碎压制成块入药。功能同山腊梅叶。　中薬。薬用部分は山臘梅の葉を細かく研磨してから圧力を加えて塊に造ったもの。山臘梅葉の作用と同じ。

山腊梅叶　山臘梅葉　さんろうばいよう　　中药。叶入药。用于解表祛风、清热解毒。　中薬。薬用部分は葉。解表祛風，清熱解毒の作用がある。

山岚瘴气　山嵐瘴気　さんらんしょうき　　又称瘴毒。中国南方山林间的一种病邪,通常指疟疾的疫原。　別称は瘴毒。中国南方の山林地区にある一種の病邪。ふつう瘧疾の疫原をさす。

山奈　さんな　　中药。根茎入药。用于行气、温中、止痛。　中薬。薬用部分は根茎。行気，温中，止痛の作用がある。

山药　山薬　さんやく　　又称薯蓣。中药。根茎入药。用于健脾止泻、补肺益精。　別称は薯蕷。中薬。薬用部分は根茎。健脾止瀉,補肺益精の作用がある。

山楂　さんざ　　中药。果入药。用于消积、散瘀。　中薬。薬用部分は果実。消積，散瘀の作用がある。

山芝麻　さんしま　　中药。根入药。用于清热解毒。　中薬。薬用部分は根。清熱解毒の作用がある。

山栀茶　山栀茶　さんしちゃ　　中药。根入药。用于镇静、降血压。　中薬。薬用部分は根。鎮静，血圧を降す作用がある。

山茱萸　さんしゅゆ　　中药。果肉入药。用于补益肝肾、涩精止汗。　中薬。薬用部分は果実の肉。肝腎を補益し，渋精と止汗の作用がある。

杉篱　杉籬　さんり　　古代治疗四肢骨折所用的杉木条编

制成的竹篦状固定工具。　　古代の正骨に用いる杉の木棒で竹がき状に編み,骨折した四肢を固定する用具。

杉树皮夹板　杉の樹皮挟板　用杉树皮制成的小夹板,用于正骨。　　杉の樹皮で造った小さい副子。正骨に用いられること。

珊瑚　さんご　中药。珊瑚虫化石入药。用于去翳明目、安神镇惊。　　中薬。薬用部分は珊瑚虫の化石。翳を除去し,目を明らかにし,精神を安定し,驚きを鎮めるなどの作用がある。

珊瑚痔　さんごじ　直肠息肉。　　直腸ポリープ。

shān　闪

闪挫　闪挫　せんざ　捻挫傷と挫傷。

闪跌血崩　闪跌血崩　せんてつけっぽう　外伤引起的子宫出血。　　外傷による子宮出血。

闪罐法　闪罐法　せんかんほう　拔罐法之一种。快速拔罐,随即取下,反复多次,直至局部皮肤潮红充血。　　抜罐法の一種。吸玉療法のこと。速やかに抜罐して,すぐに取りはずし,これを何回も繰り返えして局所の皮膚が赤く充血するまで続けてから止める。

闪火法　闪火法　さんかほう　火で吸玉を施する方法。

闪伤　闪伤　せんしょう　躯干部因突然旋转或屈伸,使筋膜、韧带或肌腱等受急骤的牵引而引起的损伤。　　躯幹部が突然旋回したり屈伸したりして,筋膜,靭帯,腱などが急激に引っぱられることによって生じる損傷のこと。捻挫傷に相当する。

闪痛　闪痛　せんつう　电击样痛。　　神経に響き渡る痛みのこと。

闪腰　闪腰　せんよう　急性腰扭伤。　　腰部の急性捻挫傷,ぎっくりこし。

shān　疝善鳝

疝　せん　①疝气。②外生殖器、睾丸及阴囊的疾病。③腹部剧疼兼有大小便不通的病症。　　①ヘルニア。②外生殖器,睾丸,陰嚢の疾病。③腹部が激しく痛み,同時に大便と小便が通じない病症。

善悲　ぜんひ　患者易悲伤。　　患者が容易に悲しくなること。

善惊　善驚　ぜんきょう　患者易受惊。　　患者が容易に驚くこと。

善怒　ぜんど　患者易怒。　　患者が容易に怒ること。

善食而瘦　善く食べても瘦せる　中消证的主要症状。内热灼伤阴津所致,多食身体仍消瘦之意。　　中消証の主な症状。内熱が陰津を消耗することによって生じ,多く食べても体が瘦せること。

鳝漏　鱔漏　ぜんろう　腿肚子处之瘘疮。　　下腿の腓腹筋部位のフィステル。

SHANG　伤商上尚

shāng　伤商

伤产　傷産　しょうさん　①怀胎未足月有所伤动,或服催产药过早,或产母用力过早,逼胎外出,以致不能正产。②过月而产。　　①妊娠してまだ月が満ちていないのに,胎児が動く,あるいは催産の薬物を飲むのが早すぎたため,あるいは産婦が力を入れるのが早すぎたため胎児が外へ出て,正産することができないこと。②月が過ぎた後の分娩。

伤肺　傷肺　しょうはい　七伤之一。寒饮伤肺。　　七傷の一つ。寒飲によって肺を傷めること。

伤风　傷風　しょうふう　①太阳中风之证。②患外感证。

①太陽中風の証。②外感証に罹ること。

伤风发痉　傷風発痙　しょうふうはっけい　感冒风邪致痉,多见于小儿。　　風邪感冒によるひきつけ。多くは小児に見られるもの。

〔**伤**〕**风**〔**咳**〕**嗽**　〔傷〕風咳嗽　〔しょう〕ふう〔がい〕そう　风邪犯肺所致的咳嗽。症见恶风自汗、或恶寒发热、鼻塞流涕、喉痒咳嗽、脉浮。　　風の邪気が肺を犯して咳になること。症状には風をいやがり,自ら汗をかき,あるいは悪寒発熱し,鼻詰り,鼻汁を流し,喉は痒く,咳があり,脉は浮などが見られること。

伤肝　傷肝　しょうかん　七伤之一。大怒气逆伤肝。　　七傷の一つ。大いに怒り,気逆すれば肝を傷めること。

伤骨　傷骨　しょうこつ　骨の損傷。

伤寒　傷寒　しょうかん　①多种外感病的总称。②狭义伤寒为外受邪,感而即发的太阳证。③受寒所致疾病。④五邪之一。《难经》四十九难中中风、伤暑、饮食、劳倦、伤寒之五邪。　　①多種の外感病の総称。②狭義の傷寒は外から寒邪を受けて,すぐ発病する太陽表証のこと。③病因では寒によって疾病に罹ること。④五邪の一つ。「難経」の四十九難に中風,傷暑,飲食,労倦と傷寒の五邪があること。

伤寒表证　傷寒表証　しょうかんひょうしょう　又称太阳表证。外感热病的初期,病邪在表的病证。表现为脉浮、无汗、发热、身疼痛。　　別称は太陽表証。外感熱病の初期に病邪が表にある病証。症状には脉は浮で,汗がなく,体は痛むなどがあること。

伤寒贯珠集　傷寒貫珠集　しょうかんかんしゅしゅう　清・尤怡编撰(1810)。将《伤寒论》按六经重行编次,并加注释。　　清の尤怡が著した(1810)。「傷寒論」を六経にしたがって改めて編修しなおし,また注釈を加えた。

伤寒科　傷寒科　しょうかんか　清代九科之一。　　清代の九科の一つ。

伤寒来苏集　傷寒來蘇集　しょうかんらいそしゅう　清・柯琴所撰(1669)。《伤寒论注》、《伤寒论翼》、《伤寒附翼》之总称。是较好的《伤寒论》注本。　　清,柯琴が著した(1669)。「傷寒論注」,「傷寒論翼」,「傷寒附翼」の総称である。わりあいによい「傷寒論」の注釈本である。

伤寒里证　傷寒裏証　しょうかんりしょう　外感热病的中后期,病邪侵犯人体脏腑的证候。　　外感病の中後期に病邪が人体の臓腑を侵す証候。

伤寒论　傷寒論　しょうかんろん　汉・张机撰《伤寒杂病论》中有关伤寒证候的部分。本书以六经分证评述伤寒热病的诊治。为中国最有影响的古典医籍之一。　　漢の張機が著した「傷寒雑病論」の中の傷寒証候に関連している部分。本書が六経分証にしたがって傷寒熱病の診察と治療を詳しく述べ,中国の最も影響のある古典医籍の一つである。

伤寒论类方　傷寒論類方　しょうかんろんるいほう　清・徐大椿撰(1759)。将《伤寒论》113方分为桂枝汤类、麻黄汤类等十二类进行论述。　　清の徐大椿が著した(1759)。「傷寒論」の113方剤を桂枝湯類,麻黄湯類などの12種類に分けて述べた。

伤寒明理论　傷寒明理論　しょうかんめいりろん　金・成无己撰(1156)。本书着重药方配伍,是学《伤寒论》的良好参考书之一。　　金・成無己が著した(1156)。本書は方剤の配伍に重点をおいて述べ,「傷寒論」を学ぶのに良い参考書の一つである。

伤寒舌鉴　傷寒舌鑑　しょうかんぜつかん　清・张登撰

（1667）。舌诊专著，附120图。　清的張登が著した（1667）。舌診の専門書で，図が120付いた。

伤寒蓄水证　傷寒蓄水証　しょうかんちくすいしょう
外感热病伴有水饮挟热蓄结于体内的证候。症见脉浮、发热、小便不利、少腹满、或水入即吐。　外感熱病が水飲に熱を挾んで体内に蓄結したのを伴う証候。症状には脈は浮，発熱し，小便が通じなく，下腹部膨満し，あるいは水が入るとすぐ吐くなどが見られること。

伤寒蓄血证　傷寒蓄血証　しょうかんちくけつしょう
外感热病伴有瘀血挟热，蓄结于体内的证候。症见少腹硬满、如狂或发狂、善忘、大便溏而色黑、小便自利。　外感熱病が瘀血に熱を挾んで体内に蓄結したのを伴う証候。症状には少腹すなわち下腹部が硬く膨満し，狂の如く，あるいは発狂し，記憶力が低下し，大便は軟便でしかも黒く，小便がよく通じているなどが見られること。

伤寒学派　傷寒学派　しょうかんがくは　明清以来的一个医学派别。在治疗外感热病上尊张仲景《伤寒论》学说的一派医家。　明清以來の一つの医学派。外感熱病を治療する場合に張仲景の「傷寒論」の学説を尊ぶ一派の医家。

伤寒杂病论　傷寒雑病論　しょうかんざつびょうろん
汉代杰出医学家张机著（约公元三世纪），后由西晋王叔和整理，并经宋校正医书局刊行（1065）。分两部分《伤寒论》和《金匮要略》。是中医学的一部经典性著作。　漢代の傑出した医学家である張機が著し（約紀元3世紀），後に西晋の王叔和によって整理し，また宋の校正医書局から出版発行された（1065）。「傷寒論」と「金匱要略」の二つの部分にわけられる。一部の中医学の経典著作である。

伤津　傷津　しょうしん　由于高热、出汗过多、或感受燥邪而导致的肺胃津液耗伤。肺津受伤可见干咳无痰、或痰少带血丝、鼻干咽燥、喉干而痛等；胃津受伤则见烦躁、渴饮不止、咽干口燥等症。　高熱，汗が多すぎ，あるいは燥邪を感受することによって起した肺胃の津液が耗傷されること。肺津が傷つけられる場合にはから咳をして痰がなく，あるいは痰が少なく，血がまじっている，鼻と咽頭は乾燥し，喉が痛むなどがある。胃津が傷つけられる場合には煩躁，喉が渇いてしきりに水を飲み，咽頭と口が乾燥するなどがあること。

伤筋　傷筋　しょうきん　①软组织损伤。②肌腱损伤。　①軟部組織の損傷。②筋腱の損傷。

伤痉　傷痙　しょうけい　破伤风。　破傷風のこと。

伤酒头痛　傷酒頭痛　しょうしゅずつう　饮酒过量所致头痛。　酒の飲みすぎによって起る頭痛。

伤科　傷科　しょうか　①外伤科。②骨折和创伤科。　①外傷科のこと。②骨折と創傷科のこと。

伤科补要　傷科補要　しょうかほよう　清・钱秀昌撰（1808）。本书主要讨论创伤治疗和正骨术。处方押韵。　清の銭秀昌が著した（1808）。本書には主として創傷の治療と正骨術を検討し，処方に韻をふむ字で書いていた。

伤科汇纂　傷科匯纂　しょうかかいさん　清・胡廷光撰（1818）。本书区别骨折和脱臼的诊断及其治疗。　清の胡廷光か著した（1818）。本書では骨折と脱臼の診断とそれらの治療を区別した。

伤科学　傷科学　しょうかがく　創傷学。

伤冷乳　傷冷乳　しょうれいにゅう　小儿乳食生冷伤胃所致之吐泻。常伴有四肢冷、面色㿠白、口不渴等症。　小児の乳類食品が生あるいは冷たいことによって起った嘔吐と下痢。ふつう四肢は冷たく，顔色は㿠白色を呈し，口

は渇かないなどの症状が伴うこと。

伤力症　傷力症　しょうりょくしょう　由体力过劳引起的损伤。　体力の過労によって起る損傷。

伤灵明　傷霊明　しょうれいめい　头部受震击后出现的神志失常或神志不清的症状。　頭部を震動することによって起した意識障害。

伤皮肉　傷皮肉　しょうひにく　皮肤与表层筋肉组织的损伤。　皮膚と表層筋肉組織の損傷。

伤脾　傷脾　しょうひ　七伤之一。大饱伤脾。　七傷の一つ。満腹しすぎたために脾が傷つけらること。

伤破阴子　傷破陰子　しょうはいんし　阴囊开放性创伤。　陰嚢の開放性創傷。

伤气　傷気　しょうき　外伤后由于气闭、气滞所引起的证候。气闭可见人事不省；气滞可见胸胁牵掣作痛、心烦、气急、咳嗽等症。　外傷後の気閉，気滞によって起った証候。気閉には人事不省が見られ，気滞には胸脇部の放散痛，呼吸運動に伴って引っぱられるような痛みを來し，胸がほてってむかむかする，呼吸困難，咳嗽などの症状が見られること。

伤情　傷情　しょうじょう　创伤的状况。　創傷の情況。

伤乳食　傷乳食　しょうにゅうしょく　婴幼儿乳食停滞所致的吐泻。常伴有腹痛、发热、不喜饮食等症。　嬰児と幼児の乳食が停滞することによって嘔吐と下痢を起す病証。ふつう腹痛，発熱，食慾不振などを伴うこと。

伤乳（食）吐　傷乳（食）吐　しょうにゅう（しょく）と　又称嗌乳。因乳食过饱或饮食不节引起的呕吐。　別称は嗌乳。乳食を満腹しすぎあるいは飲食が適当でないことによって起てった嘔吐。

伤肾　傷腎　しょうじん　七伤之一。强力举重、久坐湿地伤肾。　七傷の一つ。強い力で重いものを持ち上げたり，長時間に湿っている土地に座ったりすると腎を傷めること。

伤湿　傷湿　しょうしつ　外感湿邪所致的证候。常见体重腰痠、四肢困倦、关节肌肉疼痛不移、或湿阻肠胃，而见胃纳不佳、胸闷、小便不利、大便溏泻等症。　湿邪を外感することによって起る証候。ふつう体が重たく，腰がだるく，四肢倦怠，関節と肌肉が痛み，痛みの部位は一定で移動しない，あるいは湿邪が腸胃を阻み，食慾不振になり，胸悶があり，小便はよく通じなく，大便は溏すなわち軟便を呈するなどの症状が見られること。

伤湿咳嗽　傷湿咳嗽　しょうしつがいそう　⇒湿（shī）咳

伤湿腰痛　傷湿腰痛　しょうしつようつう　感受风邪所致之腰痛。常因久坐寒湿之处，或被雨淋所引起。症见腰部冷痛沉重，逢阴雨或久坐则增剧。　湿邪を感受することによる腰痛。ふつう長時間に寒湿の場所で座り，あるいは雨にぬれたために起てる。症状には腰部の冷え痛み，重たく感じ，曇り，雨の日あるいは長時間に寒湿の場所で座ることによってひどくなるなどが見られる。

伤湿自汗　傷湿自汗　しょうしつじかん　多由湿邪阻遏所致。症见自汗恶风、身重体倦等。　多くは湿邪に阻まれることによる。症状には自汗し（じっとして動かなくても汗が出ること），風をいやがり，体がだるく重たいなどが見られること。

伤食　傷食　しょうしょく　因饮食不节损伤脾胃所致。症见胸脘痞闷、嗳气腐臭、厌食、恶心呕吐、泻泄、苔腻等。饮食劳倦亦为五邪之一。　飲食が適当でないために起てした脾胃の損傷による。症状には胸部と胃脘部が痞（つか）

え，嗳気に臭いにおいがあり。食べたくない，悪心，嘔吐，下痢と舌苔は膩などが見られる。飲食と過労も亦五邪の一つでもあること。

伤食头痛 傷食頭痛 しょうしょくずつう 因饮食停滞脾胃所致之头痛。常伴有胸脘痞闷、嗳腐吞酸、厌食、或身热等症。 飲食停滞のために発生する頭痛。ふつう胸脘部が痞（つか）え，嗳気に臭いにおいがあって，呑酸し，食物を食べたくない，あるいは体が熱いなどの症状を伴うこと。

伤食吐 傷食吐 しょうしょくと ⇒伤(shāng)乳(食)吐

伤食泻 傷食瀉 しょうしょくしゃ 因饮食不节，损伤脾胃所致泄泻。症见吞酸嗳腐、腹痛胀满、泻后痛减。 飲食が適当でないために脾胃を損傷したことによる下痢。症状には呑酸，嗳気は臭いにおいがあり，腹痛，腹部膨満，下痢してから痛みが軽くなるなどが見られること。

伤势 傷勢 しょうせい 創傷のひどい程度のこと。

伤暑 傷暑 しょうしょ ①五邪之一。中暑。②夏季感受暑邪之轻者。 ①五邪の一つ。中暑。②夏に暑邪を感受する病証の軽いもの。

伤暑咳嗽 傷暑咳嗽 しょうしょがいそう 因感受暑邪伤肺所致之咳嗽。症见咳嗽痰少、身热面赤、口渴、胸闷胁痛、脉滑而数。 暑邪を感受したために肺を傷めたことによる咳嗽。症状には咳嗽する場合に痰が少い，身熱し，顔の色は赤い，口は渇く，胸悶，脇部は痛み，脉は滑，しかも数などが見られること。

伤损 傷損 しょうそん 創傷あるいは損傷のこと。

伤损腹痛 傷損腹痛 しょうそんふくつう 損傷所致腹痛。 損傷による腹痛のこと。

伤损腰痛 傷損腰痛 しょうそんようつう 損傷所致腰痛。 損傷による腰痛。

伤心 傷心 しょうしん 七伤之一。忧愁思虑伤心。 七傷の一つ。憂愁思慮により心を傷めること。

伤形 傷形 しょうけい 七伤之一。风雨、寒暑伤形。 七傷の一つ。風雨，寒暑により形体を傷めること。

伤血 傷血 しょうけつ 外伤后瘀血或失血之证。 外傷の後，瘀血あるいは失血の病証。

伤阳 傷陽 しょうよう 即阳气受伤。可由各种原因造成，诸如过用苦寒药物，发汗，泻下过甚，寒邪直中，内寒偏胜或暴喜等。 陽気が傷めたこと。諸種の原因からなり，たとえば苦寒薬物を必要以上に用いた場合，過度の発汗，ひどい下痢をした場合，寒邪が直中し，内寒が過盛の場合，あるいは突然過度に喜ぶなどがある。

伤阴 傷陰 しょういん 温热病后期肝肾的真阴受伤，或由阳气偏亢而致阴液受伤。常出现低热，手足心热，消瘦，口干舌燥，或咽痛、耳聋、颧红，舌干绛，脉细数无力等症。 温熱病の後期に肝と腎の真陰が傷つけられ，あるいは陽気が亢盛のため，陰液が傷つけられること。ふつう低熱，手のひらと足のうらが熱く，痩せ衰え，口は乾くあるいは咽頭痛，聾，頬部発赤，舌は乾き，絳色（暗赤色）を呈し，脉は細数，力がないなど症状があること。

伤脏腑 傷臓腑 しょうぞうふ 因严重外伤所致之内脏损伤。 ひどい外傷による内臓の損傷。

伤燥咳嗽 傷燥咳嗽 しょうそうがいそう 因外感燥邪，耗伤肺津所致之咳嗽。症见干咳少痰、鼻燥咽干、胸胁疼痛等。 外感燥邪のために肺津を消耗損傷することによる咳嗽。症状にはから咳で痰が少い，鼻は乾燥し，咽喉は乾く，胸脇部に痛みなどが見られること。

伤折 傷折 しょうせつ 因创伤所致骨折。 創傷による骨折のこと。

伤志 傷志 しょうし 七伤之一。大恐惧，不节伤志。 七傷の一つ。大いに恐れ，節度をはずすと志を傷めること。

伤重昏聩 傷重昏聵 しょうじゅうこんかい 损伤严重，神志不清。 損傷がひどく，意識不明になること。

商陆 商陸 しょうりく 中药。根入药。用于利水、泻下、消肿。 中薬。薬用部分は根。利水，下痢，消腫の作用がある。

商丘 しょうきゅう 穴位。主治:胃炎、肠炎、脚气病、踝关节痛等。 穴位。応用:胃炎，腸炎，脚気病，足関節痛など。

商曲 しょうきょく 穴位。主治:腹胀、慢性肠炎、胃痛等。 穴位。応用:腹部が脹れる，慢性腸炎，胃痛など。

商阳 商陽 しょうよう 穴位。主治:高热、昏迷、中风、急性咽喉炎等。 穴位。応用:高熱，昏迷，中風，急性咽頭炎など。

shàng 上尚

上胞 じょうほう 上眼瞼。

上胞下垂 じょうほうかすい 上眼瞼下垂。

上病下取(治) 上病は下に取る（治る）。 治法之一。身体上部的疾病，用药物或针灸在身体下部进行治疗。如气喘用药物补肾，头晕针刺太冲。 治法の一つ。疾病の症状が体の上部に現れている場合，薬物あるいは針灸などを用いて体の下部を治療をすること。たとえば喘息の場合に腎を補い，目まいの場合に太衝穴を刺すなどのこと。

上膊 じょうはく 上肢の肘より上の部分。

上搭手 じょうとうしゅ 发生于近肩胛部的疽。 肩胛骨に近い部位にできる疽。

上丹田 じょうたんでん 气功用语。又称天谷、昆仑。气功意守部位的名称。指两眉间部位。 気功の用語。別称は天谷あるいは昆侖。気功療法における意守の部位の名称で，両側の眉の間の部位。

上腭痈 上腭癰 じょうがくよう 口蓋の膿瘍。

上耳背 じょうじはい 耳针穴位。主治:皮肤病、坐骨神经痛、背痛等。 耳針の穴位。応用:皮膚病，坐骨神経痛，背部の痛みなど。

上发背 上発背 じょうはつはい 又称脾肚发。发生于上背部的疽。 別称は脾肚発。背部の上の部分にできる疽のこと。

上膈 じょうかく 食后呕吐，食物不下的病症。 食後の嘔吐で食物が下らない病症。

上膈下膈 じょうかくかかく 上膈是食入即吐，下膈是朝食暮吐。 上膈は食べてからすぐ吐き，下膈は朝食べて晩に吐く病証。

上工 じょうこう 中国古代对技术精良的医生的称谓。 中国古代に技術優秀な医者に対する呼称。

上关 上関 じょうかん ①穴位。主治:耳聋、耳鸣、牙痛、颞颌关节疾患等。②气功用语。锻炼大小周天功法中的"炼神还虚"动作。 ①穴位。応用:聾，耳鳴，歯痛，顎関節疾患など。②気功の用語。大小周天功法を鍛錬する場合の「神を鍛えて虚に還す」こと。

上寒下热 上寒下熱 じょうかんかねつ 患者在同一时间内，上部表现为寒，下部表现为热的证候。例如身上部感受寒邪而见恶寒、恶心、呕吐、舌苔白等。同时下部感受热邪而见腹胀便秘、小便短赤等。 患者が同じ時期に上部に寒性の証候，下部に熱性の病証を呈すること。たとえば寒邪が上部に感じられると悪寒，悪心，嘔吐，舌苔は白色などが見られ，熱邪が下部に起ると，腹が脹る，便秘する，小

便が赤色で短いなどが見られること。

上横骨 じょうおうこつ　胸骨柄。　胸骨柄のこと。

上火 じょうか　患火热的邪气所致的病証。　火热の邪気による病証にかかること。

上焦 じょうしょう　三焦之上部。从咽喉至胸膈部分。主要功能是敷布水谷精气至全身，以温养肌肤、骨节、通调腠理。　三焦の一つ。三焦の上部で咽頭から胸膈までの部分。主な機能は水穀の精気を全身に分布して、肌膚、關節を温養し、腠理を通調させるなどがある。

上焦病証 上焦病证　じょうしょうびょうしょう　温热病的初期，病邪侵犯肺和心包经的病理表现。　温熱病の初め、病邪が肺と心包経を侵す病証。

上焦如霧 上焦は霧の如し　心肺能宣发由中焦上输的水谷精气，使其象雾露一样均匀地敷布于周身。　上焦の心肺は中焦より上へ送られて來た水穀の精気をひろく全身に送り、まるで霧のように均等に全身にくまなく行き渡ることを形容するもの。

上焦主納 上焦は納を主る　空气与食物都是通过上焦（鼻腔，肺和口腔）而受納的。　空気と食物はみな上焦（鼻腔，肺と口腔）を通じて摂取されること。

上骱〔手法〕 上骱手法　じょうかい〔しゅほう〕　脱臼复位手法。　脱臼の整復手法。

上巨虚 じょうこきょ　穴位。主治：腹痛、腹泻、阑尾炎、下肢瘫痪等。　穴位。応用：腹痛，下痢，虫垂炎，下肢麻痺など。

上厥下竭 じょうけつかけつ　由于下部真阴真阳衰竭，人体阴阳之气不相顺接，出现昏厥神志不清。　下部の真陰，真陽が衰竭することにより、人体の陰陽の気が順調につながないから意識昏濁して倒れ、人事不省になる病証。

上廉 じょうれん　穴位。主治：上肢扭伤、偏瘫、手足麻木等。　穴位。応用：上肢の捻挫傷，片麻痺，手足の痺れなど。

上廉泉 じょうれんせん　穴位。主治：哑、流涎、舌下神经麻痹、扁桃体炎。　穴位。応用：啞，流涎，舌下神経麻痺，扁桃炎など。

上髎 上髎　じょうりょう　穴位。主治：腰骶关节疾患、坐骨神经痛、睾丸炎、痔疾等。　穴位。応用：腰仙関節疾患，坐骨神経痛，睾丸炎，痔など。

上马痈 上馬癰　じょうばよう　左臀部痈。　左側の臀部にできる癰。

上气 じょうき　①肺气上逆引起气急的证候。②心肺之气。　①肺気の上逆によって起てる呼吸困難の証候。②心肺の気。

上气喘促 上气喘促　じょうきぜんそく　⇒气(qi)喘

上翹下鈎勢 上翘下钩势　じょうきょうかこうせい　一种锻炼肢体功能的方法。腕关节极度背伸和掌曲交替的姿势。　一種の肢体の機能を鍛煉する方法。手関節を極度に伸展と屈曲を交替する姿勢。

上窍 上竅　じょうきょう　头部的五官七窍。　頭部の五官の七竅のこと。

上热下寒 じょうねつかかん　①厥阴病证型之一。患者在同一时间内上部表现为热，下部表现为寒的证候。②肾阳虚，阴寒盛于下，虚阳浮越于上的证候。　①厥陰病の証型の一つ。患者は同じ時間内に上の部分は熱，下の部分は寒となる証候。②腎陽虚と陰寒が下部に盛んになり、虚陽が上部に浮く証候。

上石疽 じょうせきそ　疽生于耳旁颈项，石硬难移，渐增大，类似颈淋巴癌。　耳のそば、頸項の両側に石の如く、

移动性のない，次第に增大する腫塊ができる。頸リンパ節の癌性転移に類似するもの。

上实下虚 上实下虚　じょうじつかきょ　①邪气实于上，正气虚于下的错杂证候。例如脾胃虚弱而反感寒邪，一方面因寒邪束肺而见恶寒，头痛、咳喘等表实证于上；另一方面有腹痛、便溏、肢冷等下虚证。②通常指肝肾不足，阴虚于下，阳亢于上。一方面出现腰膝酸软无力，遗精等下虚证，另方面又出现胁痛，头眩，头痛，目赤，烦躁，易怒等肝阳上亢的证候。　①邪気が上部で盛んであり、正気が下部で不足している錯雑な症候。たとえば脾胃が虚弱であり、また寒邪を感受し、寒邪が体表で肺の衝気を拘束するため、寒さをいやがり、頭が痛み、喘咳などの上部に属する表実証を呈し、一方腹痛、大便が軟かくなり、四肢が冷えるなどの下虚証をも呈すること。②ふつう肝腎の不足をいい、陰が下部において不足し、陽が上部において亢盛する。腰がだるく、膝が軟かく、力がない、遺精などのある下虚証が現われるが、一方また脇痛、頭がくらくらして痛み、目が赤くなり、煩躁し、怒りっぽいなどの肝の陽気が上部で亢進する証候が現われること。

上水鱼 じょうすいぎょ　在膝窝折纹两端所发生的脓肿。　膝窩のひだの両端にできる膿瘍。

上损及下 上损，下へ及ぶ　虚损病变由上部脏腑发展到下部脏腑的病理过程。如肺虚发展到肾虚。　虚損の病気が上部の臓腑から下部の臓腑へと発展する経過をとること。たとえば肺虚が腎虚へと発展することがある。

上吐下泻 上吐下瀉　じょうとげしゃ　呕吐と下痢のこと。

上脘 しょうがん　①穴位。主治：胃炎、胃扩张、胃痉挛、贲门痉挛等。②上腹部。　①穴位。応用：胃炎，胃拡張，胃けいれん，噴門けいれんなど。②上腹部のこと。

上下配穴 じょうげはいけつ　针灸选穴法之一。身体上下部位之针灸穴位结合使用，以起到互相配合的作用。　針灸の選穴する方法の一つ。人体の上部と下部の針灸穴位をいっしょに用いることをもって効果を高めること。

上消 じょうしょう　三消之一。又称消心、膈消、肺消。以心胃热盛为主的消渴病。主要表现为口渴引饮。　三消の一つ。別称は消心，膈消，肺消。心胃の熱が盛んなことを主とする消渴病。主な症状は口渇がひどく大量な水を飲む。

上星 じょうせい　穴位。主治：头晕、鼻出血、鼻窦炎、眼痛等。　穴位。応用：目まい，鼻出血，副鼻腔炎，眼の痛みなど。

上虚下实 上虚下実　じょうきょかじつ　正气虚于上，邪气实于下的错杂证候。如病人患怔忡心悸，心血虚之证。又患邪气实于下的湿热痢疾。　正気が上部で不足し、邪気が下部で盛んな証候。たとえば患者は元來怔忡証があり、胸がどきどきして落着つかなくなるのは、ふつう心血が虚損しまた邪気が下部で盛んな湿熱の痢疾にかかること。

上牙床 じょうがしょう　上歯槽のこと。

上肢瘫 上肢癱　じょうしたん　上肢の麻痺。

尚药局 尚藥局　しょうやっきょく　中国古代官方管理药品及有关医务的最高机构。南北朝时北魏到唐代均有此机构，主要掌管为帝王配制药物。药成后，医官先尝，再送皇帝服用。　中国古代における官方。薬品管理および医務関係の最高機構である。南北朝の時代に北魏から唐までみなこの機構があり、主に帝王のために薬物を調製する。薬品は医官が先になめてから皇帝に飲ませた。

SHAO 烧芍少少

shāo 烧

烧存性 燒存性 しょうぞんせい 在炭火中烤炙药物,使外部炭化,而保存药物原性。 木炭の火で薬物をあぶり,燒き,外部を炭化させて,同時に薬物の原性を保存すること。

烧山火 燒山火 しょうざんか 一种能引起热感的针刺方法。 一種の熱感を引き起てすことのできる針刺手法。

烧(火)伤 燒(火)傷 しょう(か)しょう 又称火烧伤,火疮。 別称は火燒傷,火瘡。

烧心 燒心 しょうしん 胸やけ。

烧针法 燒針法 しょうしんほう 用烧成灼热的针做针刺治疗的方法。 灼熱に燒いた針で針刺治療をする方法。

sháo 芍

芍药汤 芍藥湯 しゃくやくとう 方剂。成分:芍药、黄芩、炙甘草、黄连、大黄、当归、槟榔、木香、肉桂。主治:湿热痢疾初起,湿热之邪较重者。 方剤。薬物構成:芍藥、黄芩、炙甘草、黄連、当帰、大黄、槟榔、木香、肉桂。応用:湿熱による痢疾の初め,湿熱の邪がわりあいにひどい者。

shǎo 少

少气 少気 しょうき 即气虚。主要表现为懒言、语低、神疲、乏力、说话时感觉气不足、脉弱等。 すなわち気虚のこと。主な症状には話をしたくない,話声が低い,倦怠感,脱力感があって,話をするとき力がなく,脈は弱などのこと。

shào 少

少冲 少衝 しょうしょう 穴位。主治:高热、昏迷、小儿惊厥、心悸等。 穴位。応用:高熱,昏迷,小児のひきつけ,心悸など。

少府 しょうふ 穴位。主治:心悸、心律不齐、心绞痛、排尿困难等。 穴位。応用:心悸,不整脈,狭心症,排尿困難など。

少腹 しょうふく ①下腹部。②下腹部外侧。 ①下腹部。②下腹部の外側。

少腹急结 少腹急結 しょうふくきゅうけつ 下腹部自觉胀满、拘急感,并常见小便不利。 下腹部が張って膨満し,引きつって不快な感じがして,ふつう小便の出がよくない症候。

少腹拘急 しょうふくこうきゅう ①下腹部拘挛。②下腹部收缩感。 ①下腹部けいれん。②下腹部收縮感。

少腹疽 しょうふくそ 下腹部の癰疽。

少腹满 少腹満 しょうふくまん 下腹部の膨満感のこと。

少腹如扇 しょうふくじょせん 妊娠期间,下腹部自觉寒冷,如被扇子所扇。 妊娠の初期,下腹部に寒冷を感じ,あたかも扇子であおがれた感じがする。

少腹痛 しょうふくつう 少腹部の疼痛。

少腹硬满 少腹硬満 しょうふくこうまん 下腹部が堅くなり,張って膨満する症状。

少腹逐瘀汤 少腹逐瘀湯 しょうふくちくおとう 方剂。成分:小茴香、干姜、延胡索、没药、当归、川芎、肉桂、赤芍、蒲黄、五灵脂。主治:瘀血积滞所致的少腹疼痛、胀满、腰痠等症。 方剤。薬物構成:小茴香,乾薑,延胡索,沒藥,当帰,川芎,肉桂,赤芍薬,蒲黄,五靈脂。応用:瘀血が積滞することによる下腹部の痛み,膨満感,腰がだるいなど。

少海 しょうかい 穴位。主治:手臂麻木或震颤、心绞痛等。 穴位。応用:上肢の痺れあるいは振戦,狭心症など。

少火 しょうか 维持人体正常生命活动的阳气。 人体の正常な生命活動を維持する陽気。

少商 しょうしょう 穴位。主治:高热、急性扁桃体炎、中风等。 穴位。応用:高熱,急性扁桃炎,中風など。

少小 しょうしょう 中国唐代太医署分科之一。小儿科。 中国唐代太医署の分科の一つ。小児科のこと。

少阳 少陽 しょうよう ⇒少(shào)阳〔经〕

少阳病 少陽病 しょうようびょう 六经病之一。为外感病位于表里之间的病理变化,以寒热往来、胸胁苦满、不欲饮食、心烦苦呕、口苦咽干、目眩、脉弦等为特征。 六経病証の一つ。外感病が表裏の間に位する病証で寒熱往來,胸と脇部が膨満感と苦悶感があって食慾がない,むかついて嘔吐したがる,口が苦く,喉が乾く,目まいがする,脈象は弦などを特徴とするもの。

少阳腑证(病) 少陽腑証(病) しょうようふしょう(びょう) 少阳病热郁胆腑的证候。如口苦、咽干、目眩、胸闷、呕吐。 少陽病の熱が胆腑に鬱滞する証候。たとえば口が苦い,喉が乾く,目まい,胸内苦悶感と嘔吐などがあるもの。

少阳〔经〕 少陽〔経〕 しょうようけい 三阳经之一。手少阳三焦经与足少阳胆经的总称。 三陽経の一つ。手の少陽三焦経と足の少陽胆経の総称。

少阳经证(病) 少陽経証(病) しょうようけいしょう(びょう) 少阳病由于热郁而产生胸胁苦满、往来寒热、心烦、胁痛等症。 少陽病が熱の鬱滞のため胸脇部の苦悶感と膨満感,往来寒熱,心煩,脇痛などの症候が現われること。

少阳头痛 少陽頭痛 しょうようずつう 邪犯少阳经而引起头部两侧的疼痛。 邪が少陽経を犯すことによって頭の両側に起てる疼痛。

少阳阳明并病 少陽陽明併病 しょうようようめいへいびょう 少阳病未愈,又出现阳明病的证候。 少陽病が治癒しないうちにまた陽明病の証候が現われること。

少阴 少陰 しょういん ⇒少(shào)阴〔经〕

少阴病 少陰病 しょういんびょう 六经病之一。外感病出现心肾虚寒的证候变化,以脉微细、但欲寐、恶寒、下利清谷、四肢逆冷等症为特征;或出现阴虚火旺的变化,以心中烦躁失眠、舌红口燥、脉细数为特征。 六経病の一つ。外感病に心腎の虚寒証候が現われる病証で,脈象は微細,眠りたがる,悪寒,下痢が澄んだ水のようでまだ消化されていない食物残滓のある便を排泄し,四肢が冷えるなどの症状を特徴とし,あるいは陰虚火旺すなわち陰が不足し,火が盛んである変化が現われ,胸内がいらいらして落ち着かない,不眠,舌は赤色,口は乾燥し,脈は細数などを特徴とするもの。

少阴寒化 少陰寒化 しょういんかんか 热性病后期,心肾阳虚所出现的病理表现。如畏寒、肢厥、下利清谷、舌质淡、脉象沉微等。 熱性病の後期に心と腎の陽が不足する場合に現われる病変,たとえば寒さを畏れ,四肢が冷え,大便が澄んだ水のようでまだ消化されていない食物残渣を伴い,舌質が淡く,脈象が沈などがあるもの。

少阴〔经〕 少陰〔経〕 しょういん〔けい〕 手少阴心经与足少阴肾经的总称。 手の少陰心経と足の少陰腎経の総称。

少阴热化 少陰熱化 しょういんねつか 热性病后期,心肾阴虚,心火偏亢所出现的病理现象。如心烦不得卧、咽喉干痛、舌质红绛、脉象细数等。 熱性病の後期に心と腎

の陰が不足する場合に心火が過度に亢盛して現われる病変,たとえば心煩で横になれない,咽喉に乾き痛み,舌質が深紅色を呈し,脈象が細数などがあるもの。

少阴三急下　少陰三急下　しょういんさんきゅうげ　　外感热病在少阴病阶段,急需用攻下治疗的三种证候:便秘,泄泻清稀,口燥咽干。　　外感熱病が少陰病の段階において,攻下の治療方法を至急要する三種類の証候のこと,すなわち便秘,水様便の下痢,口と喉が乾くなど。

少阴头痛　少陰頭痛　しょういんずつう　　因寒邪侵犯少阴经所致。症见头痛,足寒气逆,心痛烦闷,脉沉细。　　寒邪が少陰経を侵すことによる。症状には頭痛,足は寒く,気は逆上し,心は痛み,煩悶し,脈は沈細などが見られること。

少泽　少沢　しょうたく　　穴位。主治:少乳,乳腺炎,头痛,目翳等。　　穴位。応用:乳汁不足,乳腺炎,頭痛と目に翳ができるなど。

SHE　舌蛇舍射摄麝

shé　舌蛇

舌　ぜつ　　舌诊在中医诊断学中有特殊的重要意义。　　舌診が中医診断学において特殊な重要意義をもっていること。

舌本(根)　ぜつほん(こん)　　舌根のこと。

舌本出血　ぜつほんしゅっけつ　　⇒舌(shé)衄(血)

舌〔本〕强　舌〔本〕強　ぜつ〔ほん〕ごう　　⇒舌(shé)强

舌〔本〕缩　舌〔本〕縮　ぜつ〔ほん〕しゅく　　舌缩入难伸出。　　舌が縮んで伸ばし出すことが困難であること。

舌痹(麻)　ぜつひ(ま)　　舌肿大,麻木不仁,不辨五味,或有痛。　　舌が腫大して,痺れて感覚を失い,味覚が消失し,あるいは痛みがあること。

舌边　舌辺　ぜっぺん　　舌の辺縁。

舌边(尖)有齿印　舌辺(尖)に歯痕有り　⇒齿(chǐ)痕舌

舌颤　舌顫　ぜつせん　　又称战舌。舌头颤动。多因内风或酒毒所致。　　別称は戦舌。舌がふるえる。多くは内風あるいは酒毒によるもの。

舌出　ぜつしゅつ　　因心火炽盛所致病症。症见舌伸出口外不收,肿胀多涎。　　心火の熾盛による病症,症状には舌が外へ伸びて収められない,腫脹して涎が多いなどが見られること。

舌疮　舌瘡　ぜつそう　　舌にできる瘡瘍のこと。

舌淡　ぜつたん　　舌の色が淡い。

舌淡薄白润苔　舌淡薄白潤苔　ぜつたんはくはくじゅんたい　　舌の色は淡く,舌苔は薄く白く潤うこと。

舌淡红　舌淡紅　ぜつたんこう　　舌の色は淡い赤色を呈すること。

舌淡苔润　舌淡苔潤　ぜつたんたいじゅん　　舌の色は淡く,舌苔は潤うこと。

舌淡无苔　舌淡無苔　ぜつたんむたい　　舌の色淡く,舌苔がないこと。

舌疔　ぜつちょう　　舌にできる膿疱。

舌端　ぜつたん　　舌尖のこと。

舌短(缩)　舌短(縮)　ぜつたん(しゅく)　　舌体短缩,收紧而不能伸张,可因寒或因热或痰湿所致。　　舌体が短かく縮み,伸ばすことができない,寒あるいは熱あるいは痰湿によるもの。

舌短而强　舌,短かし,而も強ばり　　舌が短く,強ばっていること。

舌根　ぜっこん　　⇒舌(shé)本(根)

舌根痈　舌根癰　ぜっこんよう　　舌根にできる癰疽。

舌光苔　ぜつこうたい　　舌苔がないこと。

舌红　舌紅　ぜつこう　　舌质较正常的淡红色为深,主热证。　　舌質が正常のうす赤色より濃い,熱証を主る。

舌红干无苔　舌紅乾無苔　ぜつこうかんむたい　　舌が赤く乾き,舌苔がないこと。

舌红苔白微黄　舌紅苔白微黄　ぜつこうたいはくびおう　　舌の色が赤く,舌苔が白く,やや黄色い。

舌红苔薄黄　舌紅苔薄黄　ぜつこうたいはくおう　　舌の色が赤く,舌苔がうす黄色い。

舌红苔黄　舌紅苔黄　ぜつこうたいおう　　舌の色が赤く,舌苔が黄色い。

舌忽缩入　舌,忽ち縮入り　⇒舌(shé)〔本〕缩

舌缓　舌緩　ぜつかん　⇒舌(shé)瘖(暗)

舌尖　ぜっせん　　舌の先。

舌謇　舌蹇　ぜっけん　　舌体卷缩,转动迟钝,言语困难之状。多因痰阻心窍,或热灼阴伤所致。见于中风,流行性脑脊髓膜炎,乙型脑炎或其后遗症。　　舌体が巻いて縮んでおり,回転がのろい,言語が困難である状態。多くは痰が心竅を阻み,あるいは熱のために陰が損傷されることによる。中風,流行性脑脊髄膜炎,B型大脳炎,あるいはその後遺症に見られること。

舌绛　舌絳　ぜつこう　　舌呈深红色。主热入营分,内热深重。　　舌が深紅色を呈し,熱が営分に入り,内熱が深くて重い。

舌强　舌強　ぜつごう　　又称舌本强。舌体强硬,运动不灵,常见于中风病人,或温热病热入心包或高热伤津。　　別称は舌本強。舌体が強ばり,自由に動くことができない。ふつう中風の患者あるいは温熱病の熱が心包に入り,あるいは高熱によって津液を耗傷したときなどに見られること。

舌筋急　ぜつきんきゅう　　中风所致之舌强,动转困难。　　中風により舌が強ばり,回転がのろいこと。

舌卷　ぜっけん　　舌卷不能言语。　　舌が巻いて話すことができないこと。

舌卷卵(囊)缩　舌卷卵(囊)縮　ぜっけんらん(のう)しゅく　　舌体卷曲,睾丸上缩,常为肝经气绝的危重表现。可见于急性热病衰竭期或严重脑血管病变。　　舌体は巻き,睾丸は上へ縮む,ふつう肝経の気が絶えた危篤な症候。急性熱病の衰退期あるいは重症の脳血管疾患に見られること。

舌菌　ぜっきん　　⇒舌(shé)岩(癌、菌)。

舌烂　舌爛　ぜつらん　　舌の糜爛。

舌裂　ぜつれつ　　舌体有裂纹。为阴伤征象。　　舌体に裂け目がある。陰が耗傷されたことを意味する。

舌略红　舌略紅　ぜつりゃくこう　　舌がやや赤いこと。

舌面如镜　舌面,鏡の如し　　舌面无苔,光滑如镜,如去膜猪肾。亡阴至极。　　舌面に苔がなく,滑らかで鏡の如く,あたかも膜を除いた豚の腎臓のようである。極めて重症な腎の真陰が損耗したこと。

舌乃心之苗　舌,乃ち心の苗なり　　心之生理病理变化,可以透过舌反映出来。　　心の生理病理変化が舌に現れること。

舌衄血　ぜつじくけつ　　舌が出血すること。

舌旁　ぜつぼう　　舌の両側のこと。

舌胖　ぜつはん　　多见于阳气虚弱,心脾积热等证候。　　多くは陽気の虚弱と心脾の積熱などの証候に見られるもの。

舌起芒刺　舌に芒刺(ぼうし)起り　　舌苔隆起如刺状,是热之象。　　舌苔が隆起してあたかもとげのようで,熱を表すこと。

舌上起瓣　舌上に瓣起る　　舌苔隆起如瓣状,是热极之象。　　舌苔が隆起して花瓣状になること。熱が極めて盛んであること。

舌上珠　ぜつじょうしゅ　⇒舌(shé)生泡

舌生泡　ぜつせいほう　　舌下生泡为舌下珠,多由脾肾虚火上炎所致;舌上生泡为舌上珠,多由心脾积热所致。　　舌の下に疱のできるのは舌下珠で,多くは脾胃の虚火が上へ燃えることによる,舌の上に疱のできるのは舌上珠で,多く心脾の積熱によるもの。

舌笋　ぜつじゅん　　小儿舌上起白泡,妨碍吮乳,令儿啼哭不止。　　小児の舌に白い疱ができ,乳汁を吸うことを妨げ,小児は泣いて止まないこと。

舌苔　ぜつたい　　舌面上的一层苔状物。观察舌苔变化,有助于辨别病邪的深浅和津液存亡。　　舌面上に生ずる苔状の物。舌苔の変化を観察すれば病邪の位置の深浅と津液の有無を弁えることに役立つもの。

舌苔的润、燥、腐、腻　舌苔の潤,燥,腐,腻　　舌苔润指湿润,燥指干燥,腐指如豆腐渣状,腻指粘腻状。　　舌苔の潤は湿って潤い,燥は乾燥,腐は豆腐かすのようなもの,腻は舌苔がねばねばしていること。

舌苔粘腻　舌苔粘腻　ぜつたいねんぎ　　舌苔粘如油腻。　　舌苔がねっとりしてあぶらじみる舌苔。

舌体　ぜつたい　⇒舌(shé)质

舌痛　ぜつつう　　舌の痛み。

舌歪　ぜつわい　　伸舌时舌体歪斜偏于一侧,多见于中风证。　　舌を伸ばした場合にゆがんでどちらか一方にかたより,多くは中風証に見られること。

舌为心窍　舌は心竅為り　　心的生理、病理部分情况可以在舌的变化中反映出来。　　心の生理と病理の状態の一部は舌の変化から見ることが出來ること。

舌萎　舌痿　ぜつい　　舌体软弱,伸卷无力,转动不便。多属气血虚极或阴液亏损。　　舌体か軟弱で伸びたり巻いたりする場合に力がなく,回転がのろい。多くは気血が極めて虚になりあるいは陰液が欠損する病証に属するもの。

舌系　舌係　ぜつけい　　舌下的血管、韧带等。　　舌の下にある血管や靭帯などの組織。

〔舌下〕痰包　〔ぜつか〕たんほう　⇒痰(tán)包

舌下痈　舌下癰　ぜっかよう　　舌の下にできる癰。

舌下珠　ぜっかしゅ　⇒舌(shé)生泡

舌象　ぜつしょう　　舌诊のこと。

舌心　ぜつしん　　舌の中央部。

舌岩(癌,菌)　ぜつがん(がん,きん)　　舌癌

舌瘖(暗)　ぜついん(いん)　　又称舌缓。风痰为患,舌转动不灵,不能言语。　　別称は舌緩。風痰のため,舌の回転がのろく,言語ができないこと。

舌痈　舌癰　ぜつよう　　舌にできる癰。

舌有瘀斑(点)　舌に瘀斑(点)有り　　舌面或舌边,尖有瘀血斑点。主瘀血证。　　舌面あるいは舌辺と舌先に瘀血斑点がある。瘀血証を主る。

舌有紫斑　舌に紫斑有り　　舌に出血性斑点があること。

舌胀〔大〕　舌脹〔大〕　ぜっちょう〔だい〕　⇒舌(shé)肿〔满,大〕

舌针疗法　舌針療法　ぜつしんりょうほう　　舌に針刺して治療する方法。

舌诊　舌診　ぜつしん　　主要观察舌苔和舌质的形态、色泽、润燥等变化。　　主として舌苔と舌質の形態、色つや,潤燥などの変化を観察すること。

舌质　舌質　ぜつしつ　　又称舌体。一般用观察舌质状况来判断脏腑的虚实。　　別称は舌体。ふつう舌質の状態を観察して臓腑の虚実を判断すること。

舌质肥胖娇嫩　舌質肥胖嬌嫩　ぜつしつひはんきょうどん　　舌質が肥胖して色が若く見えること。

舌质红绛　舌質紅絳　ぜつしつこうこう　　舌質が赤く,しかも深紅色を呈すること。

舌质红紫　舌質紅紫　ぜつしつこうし　　舌質が赤く,紫色を呈すること。

舌质坚敛苍老　舌質堅斂蒼老　ぜつしつけんれんそうろう　　舌質が堅く,弾力のあるように収斂して色は老いたように見えること。

舌肿〔满,大〕　舌腫〔満,大〕　ぜつしゅ〔まん,だい〕　　舌体肿胀而疼痛。多因心经火盛血壅所致。　　舌体が腫脹して痛む。多くは心経の火が盛んで,血瘀によるもの。

舌灼热感　舌灼熱感　ぜつしゃくねつかん　　舌に灼熱感があること。

舌紫　ぜつし　　舌が紫色を呈すること。

舌自痹　ぜつじひ　　舌麻木感。　　舌に痺れ感じがあること。

舌纵　舌縱　ぜつじゅう　⇒伸(shēn)舌

蛇背疔　じゃはいちょう　　发生于指甲根部后面或端节指(趾)骨周围的疔疮。　　指の爪のつけ根のうしろ側にでき,あるいは末梢の指骨の周りにできる疔瘡。

蛇床子　じゃしょうし　　中药。果入药。用于温肾助阳,外用燥湿杀虫。　　中薬。薬用部分は果実。温腎助陽の作用があって,外用には燥湿,殺虫の作用がある。

蛇毒　じゃどく　　蛇毒のこと。

蛇腹疔　じゃふくちょう　　生于手指中节掌面,肿胀如鱼腹的疔疮。　　手の指の第二関節のひら側にでき,魚の腹のように腫れあがり,赤色で疼痛のあるもの。

蛇节疔　蛇節疔　じゃせつちょう　　疔疮生于手指中节,绕指俱肿。　　手の指の第二関節にできる疔瘡,指の周りにみな腫脹があること。

蛇窠疮　蛇窠瘡　じゃかそう　　多发于胸胁、脐腹的疮疡。其形如蛇绕身,皮肤疼痛,轻则腐浅,重则深烂。类似带状疱疹并发感染破溃。　　多くは,胸脇,脐部,腹部に瘡瘍ができ,蛇が体を巻いたような形をして,皮膚が痛み,軽いのは瘡が浅い,重いのは深くただれる。ヘルペスが感染を合せて,潰れたものに類似する。

蛇莓　じゃばい　　中药。全株入药。用于清热、解毒、散结。　　中薬。薬用部分は全株。清熱,解毒,散結の作用がある。

蛇盘痈　蛇盤癰　じゃばんよう　　癰瘡が頸部の周りにできるもの。

蛇皮癣　じゃひせん　⇒蛇(shé)身(体)

蛇身(体)　じゃしん(たい)　　又称鱼鳞风、蛇皮癣。即鱼鳞癣。　　別称は魚鱗風,蛇皮癬。すなわち魚りんせん(魚鱗癬)。

蛇头缠指　蛇頭纏指　じゃとうてんし　　生于指上的疮疡。　　指にできる瘡瘍。

蛇头疔　蛇頭疔　じゃとうちょう　　又称螺疔。指疔之一。生于指头,肿似蛇头。　　別称は螺疔。指疔の一つ。指にできるもので,腫脹して蛇の頭に似ているもの。

蛇蜕　だぜい　　中药。皮膜入药。用于祛风、止痒、退翳、定惊。　　中薬。薬用部分は皮の膜。祛風,止痒,退翳,定驚

の作用がある。

蛇眼疔　じゃがんちょう　　指疗之一。生于指甲旁,形如蛇眼。　　指疗の一つ。指の爪の両側にでき,蛇の眼の形に似ているもの。

蛇咬伤　蛇咬傷　じゃこうしょう　　蛇の咬傷。

蛇瘴　じゃしょう　　⇒蛇(shé)腹疔

shé　舍

舍脉从证　脉を捨てて証に従う　　辨证原则之一。诊断疾病时,尤其是急性或复杂证候,当脉象与其症状和体征不一致而症状和体征反映了疾病的本质时,就不管脉象如何,而以症状和体征作为诊断的主要根据。　　辨証の法則の一つ。疾病を診断するとき,特に急性あるいは複雑な証候において脈象と症状が一致しない場合に,もし症状と所見が疾病の実際を表しているならば,脈象の如何を問わず,症状と所見を診断の主な根拠とすること。

舍证从脉　证を捨てて脉に捨う　　诊断疾病时,当脉象与其症状和体征不一致时,认为脉象能反映真正的病机本质,即以脉象作为诊断的依据,而不管症状和体征。　　疾病を診断するとき,脈象と症状と所見が一致しない場合,脈象が疾病の機転の実際を表すことができると認めるならば,症状と所見の如何を問わず脈象をもって診断の根拠とする。

shé　射摄麝

射干　しゃかん　　中药。根茎入药。用于清热、解毒、祛痰、利咽。　　中薬。薬用部分は根茎。清熱,解毒,祛痰,利咽の作用がある。

射干麻黄汤　射干麻黄湯　しゃかんまおうとう　　方剂。成分:射干、麻黄、紫菀、冬花、半夏、细辛、五味子、生姜、大枣。主治:寒饮郁肺之咳喘。　　方剤。薬物構成:射干,麻黄,紫菀,款冬花,半夏,細辛,五味子,生薑,大棗。応用:寒飲が肺に鬱滞する喘咳。

摄领疮　摂領瘡　せつりょうそう　　神経性皮膚炎。

麝香　じゃこう　　中药。雄麝香腺分泌物入药。用于开窍醒神、活血、散瘀、催产下胎。　　中薬。薬用部分は雄性のジャコウジカの麝香腺の分泌物。開竅,醒神,活血,散瘀,催産と下胎の作用がある。

SHEN　申伸身参深神沈审肾甚肿渗

shēn　申伸身参深

申脉　申脈　しんみゃく　　穴位。主治:头痛、眩晕、动脉硬化、癫痫等。　　穴位。応用:頭痛,眩暈(目まい),動脈硬化,てんかんなど。

伸筋草　しんきんそう　　中药。全株入药。用于祛风、除湿、舒筋活络。　　中薬。薬用部分は全株。祛風,除湿,舒筋,活絡の作用がある。

伸舌　しんぜつ　　又称舌纵。舌伸出口外,不能回缩口内。　　別称は舌縦。舌が伸び出して,口の中へ返すことができないこと。

身不仁　しんふじん　　身体皮肤麻木,感觉消失的症状。　　身体の皮膚が痺れて感覚消失する症状。

身热　身熱　しんねつ　　体に熱がある。

身热不扬　身熱,揚がらず　　形容热受湿邪所阻遏的一种发热现象。其特点是:开始用手摸病人皮肤不觉很热,扣之稍久则灼热感较甚。　　湿邪に阻止された一種の熱象を形容すること。その特徴は,体表が最初,手のひらを当てて見ても熱いとは感じないが,しばらく当てていると手が灼(や)かれるように感じられること。

身热喜凉　身熱にして涼を喜ぶ　　身有热,喜冷饮。　　身

に熱があって冷たい飲物を飲みたがること。

身瞤胸动　身,瞤胸(じゅんしゅん)動す　　肌肉挛缩。筋肉けいれんすること。

身瘦不孕　しんそうふよう　　瘦弱之人的不孕症。　　瘦せ衰える人の不妊症。

身体烦痛　身体煩痛　しんたいはんつう　　身体疼痛心烦。　　体が痛み,いらいらして落ちつかない症状。

身痛逐瘀汤　身痛逐瘀湯　しんつうちくおとう　　方剂。成分:秦艽、川芎、桃仁、红花、甘草、羌活、没药、当归、香附、牛膝、地龙、五灵脂。主治:气血痹阻经络之周身疼痛证。　　方剤。薬物構成:秦艽,川芎,桃仁,紅花,甘草,羌活,没薬,当帰,香附,牛膝,地竜,五霊脂。応用:気血が経絡を阻むために起こる全身の痛む。

身重　しんじゅう　　身体沉重,多因脾肾阳虚,水湿留滞所致。　　四肢と体が重たいこと。多くは脾と腎の陽が不足のため,水湿が停滞することによるもの。

身柱　しんちゅう　　穴位。主治:背强痛、精神病、支气管炎等。　　穴位。応用:背部が強ばって痛む,精神の異常,気管支炎など。

参附汤　参附湯　しんぶとう　　方剂。成分:人参、附子。主治:元气大亏,阳气暴脱之危证。　　方剤。薬物構成:人参,附子。応用:元気が大いに欠損し,陽気が暴脱の危篤の病証。

参苓白术散　参苓白朮散　じんりょうびゃくじゅつさん　　方剂。成分:人参、茯苓、白术、扁豆、陈皮、淮山药、莲子、砂仁、苡仁、桔梗、甘草。主治:脾胃气虚而挟湿所致之证。症见食欲不振、腹胀、下泄、怠惰等。　　方剤。薬物構成:人参,茯苓,白朮,扁豆,陳皮,淮山薬,蓮子,砂仁,薏苡仁,桔梗,甘草。応用:脾胃の気が虚であり,湿邪が混じることによる証候。症状には食慾不振,腹部膨満感,下痢と体がだるいなどがあること。

参苏饮　参蘇飲　じんそいん　　方剂。成分:党参、苏叶、葛根、前胡、半夏、茯苓、陈皮、甘草、桔梗、枳壳、木香、生姜、大枣。主治:虚人外感风寒。症见恶寒、发热、头疼、鼻塞、咳嗽、痰多等。　　方剤。薬物構成:党参,蘇葉,葛根,前胡,半夏,茯苓,陳皮,甘草,桔梗,枳殻,木香,生薑,大棗。応用:体の虚弱な人の風寒による外感証。症状には悪寒,発熱,頭痛,鼻詰り,咳嗽,痰が多いなどが見られること。

参须　参鬚　じんしゅ　　中药。须根入药。功同人参而力逊。　　中薬。薬用部分は鬚根。人参と同じ作用で効果がやや弱い。

深刺(札)　しんし(さつ)　　深く刺すこと。

shén　神

神　しん　　①人体生命活动的总称。②精神意识,思维活动。　　①人体生命活動の総称。②精神意識と思維活動のこと。

神不安啼　しんふあんてい　　心神不安而致的啼哭。　　心神不安すなわち精神がいらいらして落ち着かないために泣くこと。

神不守舍　神は舍を守らず　　精神错乱。　　精神錯乱のこと。

神藏　しんぞう　　穴位。主治:支气管炎、呕吐、肋间神经痛。　　穴位。応用:気管支炎,嘔吐,肋間神経痛など。

神道　しんどう　　穴位。主治:健忘、烦躁、癫痫、发热等。　　穴位。応用:健忘,煩躁すなわちいらいらしてじっとすることができない,てんかん,発熱など。

神封　しんぷう　　穴位。主治:胸膜炎、肋间神经痛、乳腺炎等。　　穴位。応用:胸膜炎,肋間神経痛,乳腺炎など。

神膏　しんこう　　玻璃体。　　硝子体のこと。

神膏綻出　神膏綻出　しんこんたんしゅつ　　玻璃体脱出。硝子体脱出。

神光充沛　神光充沛　しんこうじゅうはい　　精力旺盛。精力おう盛であること。

神光耗散　しんこうもうさん　　精力耗散。　精力が消耗され散らされること。

神光自現　神光，自ら現わす　　光視病。光的主观的感觉。光視症。光の主観的感覚のこと。

神昏　しんこん　　昏睡，意識不明になること。

神昏譫語　神昏譫語　しんこんせんご　　意識不明になって，うわ言をいうこと。

神庐　神廬　しんろ　　气功用语。气功锻炼中指鼻部。気功の用語。気功鍛錬における鼻をさす。

神門　神門　しんもん　　穴位。主治：心悸、心动过速、失眠、烦躁等。　穴位。応用：心悸，心頻拍，不眠，煩躁，すなわちいらいらしてじっとすることができないなど。

神門脉　神門脈　しんもんみゃく　　手少阴心经神门穴处动脉，即手腕之尺动脉。　手の少陰心経の神門穴の部位に位する動脈，すなわち手関節に近づいている尺骨動脈のこと。

神明　しんめい　　精神。　　精神のこと。

神农本草经　神農本草経　しんのうほんぞうけい　　简称《本草经》或《本草》。中国现存最早的本草学专著。约出现于秦汉之际，原撰者佚名。其中包括 365 种药物，并分上、中、下三品。　略称は「本草経」あるいは「本草」。中国に現存する最も古い本草学の専門著作。約秦漢の時代に現れたもので，元の著者の名は伝わっていない。その中に365種類の薬物が含まれ，薬物が上，中，下の三品に分けられていること。

神曲　神麴（麵）　しんきく（きょく）　　中药。辣蓼、青蒿、杏仁等与药物加工后与面粉或麸皮混合，经发酵而制成的曲剂。用于消食调中、健脾和胃。　中薬。辣蓼，青蒿，杏仁などの薬物を加工してから小麦粉あるいは小麦の皮のかすを混合して発酵させて製成する薬物。作用は食物を消化し，脾胃の機能を調理し，健脾和胃などの作用がある。

神曲丸　神麴（麵）丸　しんきく（きょく）がん　　⇒磁（cí）朱丸

神阙　神闕　しんけつ　　穴位。主治：休克、肠道慢性疾患、急性腹泻等。　穴位。応用：ショック，腸内慢性疾患，急性下痢など。

神水　しんすい　　眼房水。　　眼房水のこと。

神水混浊　神水混濁　しんすいこんだく　　眼房水混浊。眼房水混濁のこと。

神思间病　神思間病　しんしかんびょう　　一般指精神、神经（特别是思维意识活动）异常的病证。　一般には精神，神経活動（特に思維意識の活動）が異常となる病証。

神堂　しんどう　　穴位。主治：心脏疾患、支气管炎、哮喘、肋间神经痛等。　穴位。応用：心臓の疾患，気管支炎，喘息，肋間神経痛など。

神庭　しんてい　　穴位。主治：前额痛、眩晕、癫痫、鼻炎等。　穴位。応用：前頭部の頭痛，眩暈（目まい）てんかん，鼻炎など。

神犀丹　神犀丹　しんさいたん　　方剂。成分：犀角、石菖蒲、黄芩、生地、银花、金汁、连翘、紫草、板蓝根、青黛、淡豆豉、玄参、天花粉。主治：血热伤阴。症见高热神昏，斑疹等。　方剤。薬物構成：犀角，石菖蒲，黄芩，生地黄，金銀花，金汁，連翹，紫草，板藍根，青黛，淡豆豉，玄参，天花粉。応

用：血热により陰が損耗された場合。症状には高熱があって，昏睡し，斑疹が出るなどが見られること。

神臓　神臓　しんぞう　　藏五脏之神的心、肝、脾、肺、肾五脏。即心藏神、肺藏魄、肝藏魂、肾藏志、脾藏意。　五臓の神をたくわえる心，肝，脾，肺，腎の五臓のこと。すなわち心は神を蔵し，肺は魄を蔵し，肝は魂を蔵し，腎は志を蔵し，脾は意を蔵すること。

神志不清　しんしふせい　　意識不明のこと。

神珠　しんしゅ　　角膜。黑睛部分。　　角膜。眼球の黒い部分。

神珠将反　しんしゅしょうはん　　绝对斜视。　　絶対斜視のこと。

沈汲门　沈汲門　しんきゅうもん　　⇒沈（shěn）金鳌

沈金鳌　しんきんごう　　清代医家（1717～1776）。撰《沈氏尊生书》（1773）。对医理、诊法、临床各科均有论述。治疗上，除药物外，还重视气功疗法。　清代の医家（1717～1776）。「沈氏尊生書」を著し（1773），医理，診法，臨床各科についてみな論述した。治療において薬物の外にまた気功療法を重視した。

沈括　しんかつ　　北宋杰出的学者（1030～1095）。曾任翰林院学士。对自然科学具有广泛兴趣。撰有《良方》。后人将此书与苏轼所收集的方剂合编而成《苏沈良方》。　北宋のすぐれた学者（1030～1095）。かつて翰林院学士に任命され。自然科学に対してひろく興味を持ち，「良方」を著した。後人がこの書に蘇軾の集めた方剤を合せて「蘇沈良方」を編集した。

沈芊绿　沈芊緑　しんせんりょく　　⇒沈（shěn）金鳌

沈之问　沈之問　しんしもん　　明代 16 世纪医家。他将祖父和父亲所藏的治疗麻风的秘方和个人诊治此病的经验，编撰成《解围元薮》（1550）。　明代 16 世紀の医家。彼が祖父と父が収蔵していた癩を治療する秘方と自分がこの疾病を治療した経験をまとめて，「解囲元藪」を著した（1550）。

审苗窍　審苗竅　しんびょうきょう　　运用视觉，观察病人的舌、眼、耳、鼻、唇等五官的变化，以了解内脏病变的诊断方法。　視覚を用いて患者の舌，眼，耳，鼻，唇などの五官の変化を観察することをもって，内臓の病変を診断する方法。

审视瑶函　審視瑤函　しんしようかん　　又称《眼科大全》。明・傅仁宇撰（1644）。分眼病为 108 症，收方 300 余，并介绍多种眼科外治法。　別称は「眼科大全」。明の傅仁宇が著した（1644）。眼病を108症，方剤 300 あまりが含まれ，また多種類な眼科の外治法を紹介した。

审瞳仁法　審瞳仁法　しんとうじんほう　　诊察瞳孔的方法。　　瞳孔を診察する方法。

肾　腎　じん　　五脏之一。主藏精，包括生殖之精和水谷之精。脑髓、骨的生长发育都与肾的精气有关。肾气通于耳，并主持大小便的排出，且有纳气功能，与肺共同完成呼吸作用。肾与肺、脾共同参与人体水液代谢，且起主导作用。　五臓の一つ。精を貯蔵することを主り，生殖の精と水穀（食物）の精を含む。脳，髄，骨の生長発育はみな腎の精気と関連している。腎気が耳に通じ，また大小便の排出を主る。しかも気を納める機能があり，肺とともに呼吸作用を果す。腎，肺，脾とともに人体水液代謝に参加し，かつ主導作用を果すこと。

肾痹　腎痺　じんぴ　　痹证之一。寒湿侵犯肾经而出现的

腰背俯曲、腰痛、遺精等。　　痹症の一つ。寒湿が腎経を犯して腰背部が彎曲し，腰痛，遺精など。

腎病　腎病　じんびょう　　腎的病証。　　腎の病証。

腎不纳气　腎は納気せず　　腎气虚弱，不能摄纳，以致气喘、呼多吸少。　　腎気が虚弱のため，気を摂取と納めることができないことによって喘息し，呼気が多く吸気が少ないこと。

腎藏志　腎は志を蔵す　　脑髓为腎精所化，腎精充沛，则记忆力强盛。　　脳髄は腎精から変化して来たもので腎精が充分であれば記憶力が強いこと。

腎虫病　腎虫病　じんちゅうびょう　　蛲虫病。　　蛲虫病のこと。

腎喘　腎喘　じんぜん　　腎虚作喘。　　腎虚による喘息のこと。

腎疔　腎疔　じんちょう　　耳疔。　　外耳道の疔瘡。

腎疳　腎疳　じんかん　　又称急疳、骨疳。五〔脏〕疳之一。疳证兼因伏热内阻或因腎气不足所致。症见形体羸瘦、四肢无力、齿迟、多汗、齿龈出血或溃烂、寒热时作等。　　別称は急疳，骨疳。五〔臓〕疳の一つ。疳証が伏熱が内阻あるいは腎気が不足を兼ねたことによるもの。症状には体が羸瘦（るいそう）四肢に力がない，歯の発育が遅い，多汗，歯肉出血あるいは潰爛し，ときに寒熱があるなどがある。

腎合膀胱　腎は膀胱を合す　　脏腑相合之一。两者通过经络相互络属，构成表里关系。在生理上相互配合，在病理上相互影响。　　臓腑相合の一つ。両者の経絡が互いに連絡して，表裏関係を構成する。生理においては互いに配合し，病理においては互いに影響し合うこと。

腎火偏亢　腎火，偏亢す，　　又称命门火旺、龙火内燔、龙雷火动。腎阴亏损太过，腎火相对偏亢。症见性欲亢奋、遗精、早泄、多梦等。　　別称は命門火旺，竜火内燔，竜雷火動。腎陰が欠損しすぎ，腎火が相対的に亢盛にかたよる。症状として性欲亢盛，遺精，早泄，多夢などが見られること。

腎间动气　腎間の動気　　又称生气之源。两腎之间所藏之真气。人体脏腑经络的正常功能均有赖于腎间动气的作用。　　別称は生気の源。両腎の間に貯蔵された真気のこと。人体の臓腑経絡の正常な機能はみな腎の間にある動気の作用にたよること。

腎〔经〕咳〔嗽〕　腎〔経〕咳〔嗽〕　じん〔けい〕がい〔そう〕　　⇒腎(shè)咳

腎精　腎精　じんせい　　贮存于腎的脏腑水谷之精。　　腎に貯蔵される臓腑水穀の精。

腎绝，腎絶　じんぜづ　　五绝之一。心、肝、脾、肺、腎等五脏衰竭之证。　　五絶の一つ。心，肝，脾，肺，腎などの五臓の機能が不全になること。

腎厥头痛　腎厥頭痛　じんけつずつう　　头痛病证之一。由于下虚上实，腎气厥逆所致。症见头顶痛不可忍，四肢逆冷，胸脘痞闷，多痰，脉弦。　　頭痛の病証の一つ。上虚と下実，腎気が厥逆による。症状には頭頂部が忍ぶことのできない痛みがあり，手足が逆冷すなわち末梢から肘と膝まで冷え，胸脘部が痞え，苦悶感があり，痰が多く，脈が弦などがあること。

腎开窍于耳　腎は竅を耳に開く　　腎气盛衰的情况，由耳的听觉变化来判断。故腎与耳的关系密切。　　腎気の盛衰情況は耳の聴覚から判断する。故に腎と耳の関係が密接であること。

腎开窍于二阴　腎は竅を二陰に開く　　前阴为尿道，后阴为肛门。主要指腎与大小便关系密切。　　前陰は尿道，後陰は肛門のこと。腎が大小便と関係が密接のこと。

腎咳　腎咳　じんがい　　腎受寒邪引起的咳嗽。咳时腰背牵引作痛，甚则吐涎。　　腎が寒邪を受けて咳になること。咳をすると腰と背が互いに引きつって痛み，ひどいときには涎を吐くこと。

腎亏　腎虧　じんき　　⇒腎(shèn)虚(亏)

腎劳　腎労　じんろう　　五劳之一。主要由性欲过度损伤腎气所出现的腰痛、遗精或月经紊乱、盗汗、骨蒸潮热、下肢软弱无力等症。　　五労の一つ。主に性慾の過度によって，腎気が損傷されるために生じる。主な症状は腰痛，遺精，あるいは月経不順，盗汗，骨蒸，潮熱，下肢が萎えて弱くなるなどがあるもの。

腎囊　腎嚢　じんのう　　阴囊。　　陰嚢のこと

腎囊风　腎嚢風　じんのうふう　　阴囊湿疹。　　陰嚢湿疹のこと。

腎气　腎気　じんき　　①腎精化生之气，指腎脏的功能活动，如生长发育及性机能活动。②大横穴之别名。　　①腎の精から化生する気で，腎の機能活動，たとえば生長，発育および性機能活動などを含むこと。②大横穴の別称。

腎气不固　腎気，固らず　　腎气虚弱，失其封藏固摄功能的病理表现。可见滑精、早泄、夜尿多频、小便失禁等症。　　腎気が虚弱のため，精気を貯蔵し難く，摂取する機能を失う病理変化。遺精，早泄，夜に頻尿．小便失禁などが見られること。

腎气丸　腎気丸　じんきがん　　方剂。成分：干地黄、山萸肉、山药、茯苓、泽泻、丹皮、桂枝、熟附子。主治：腎阳不足证。　　方剤。薬物構成：乾地黄，山萸萸肉，山薬，茯苓，沢瀉，牡丹皮，桂枝，熟附子。応用：腎陽不足証。

腎气游风　腎気遊風　じんきゆうふう　　小腿丹毒。　　下腿の丹毒。

腎俞　腎兪　じんゆ　　穴位。主治：腎炎、神经衰弱、耳聋、耳鸣、遗精、遗尿、腰痛等。　　穴位。応用：腎炎，神経衰弱，耳聾，耳鳴，遺精，遺尿，腰痛など。

腎俞漏　腎兪漏　じんゆろう　　漏管生于腎俞穴部位。相当于腰椎寒性脓疡破溃。　　瘻孔が腎兪穴の部位にできるもの。腰椎の寒性膿瘍が潰れたことに相当する。

腎俞虚痰　腎兪虚痰　じんゆきょたん　　相当于腰椎结核并发寒性脓疡。　　腰椎結核が寒性膿瘍を合併する疾病に相当する。

腎水　腎水　じんすい　　①⇒腎(shèn)阴(水)。②五水之一。为水气侵犯腎脏所致。症见腹大、脐肿腰痛、小便不利、阴下湿润、两足逆冷、面部消瘦。　　②五水の一つ。水気が腎臓を犯すことによる。症状には腹部が大きくなり，臍が腫れ，腰痛，小便が困難，下陰には常に湿めっている，両足が冷える，顔かたちが痩せ衰えるなどが見られること。

腎司二阴　腎は二陰を司(つかさど)る　　二阴即尿道及肛门，腎司功能正常，则大小便的排泄正常。　　二陰とは尿道と肛門のこと，腎気の機能が正常であれば大小便の排泄は正常である。

腎为先天之本　腎は先天の本為り　　腎为人体生殖发育之源。生命的发生，均本源于先天父母生殖之精所结合。　　腎は人体生殖発育の源である。生命の発生はみな先天的に父と母の生殖の精が結合することを源とすること。

腎痿　腎痿　じんい　　⇒骨(gǔ)痿

腎恶燥　腎は燥を悪む　　腎为水脏，主藏精。燥则阴津受伤，腎精耗损，故腎恶燥。　　腎は水臓で精を蔵することを主(つかさど)る。燥であれば陰津が損耗され，腎精が消耗される。故に腎は燥を悪むこと。

腎消　腎消　じんしょう　　⇒下(腎)(shèn)消

肾哮　肾哮　じんこう　　肾脏聚水,上凌于肺所致哮证。
　　腎臓が水を集めて上の肺を犯すことによる哮証。

肾泄　腎泄　じんせつ　　又称五更泄。因肾元不足所致。症
见泄泻日久不愈,常在黎明前作泄。　　別称は五更瀉。腎
の元気が不足することによる。症状には下痢が長い間治
らない,常に夜明け前に下痢をするなどが見られるもの

肾虚(亏)　腎虚(虧)　じんきょ(き)　　肾脏精气不足的病
变。症见头晕、耳鸣、腰痠、遗精、阳痿、精神疲乏、健忘等。
　　腎臓の精気が不足な病証。ふつう頭がくらくらして耳
鳴があり,腰がだるく,遗精,阳痿,精神倦怠,健忘などが
見られるもの。

肾虚不孕　腎虚不孕　じんぎょふよう　　因肾的精气不足或
受损而引起的不孕。　　腎の精気が不足しあるいは損傷
を受けて不妊になること。

肾虚耳鸣　腎虚による耳鳴　　因年老体虚,肾阴亏损而引
起的耳鸣。　　老人のため体が虚弱し,腎陰が欠損による
耳鳴のこと。

肾虚滑胎　腎虚滑胎　じんきょかつたい　　由于肾虚胎失
所系引起的流产。　　腎虚のため胎がつながる所を失う
ことによる流産

肾虚经闭　腎虚経閉　じんきょけいへい　　肾虚冲任不足
所致经闭。　　腎虚のために衝脈と任脈が不足による閉
経のこと。

肾虚经行后期　腎虚経行後期　じんきょけいこうこうき
　　肾虚,精亏血少,冲任不足所致经期错后。　　腎虚のた
めに経血欠乏し,衝脈と任脈が不足によって月経の来潮が
遅れること。

肾虚水泛　腎虚にして水汎す　　肾阳亏损所引起的水肿的
病变。症见全身浮肿、腰痠痛、畏寒肢冷、苔白润、脉沉细等。
常见于慢性肾炎。　　腎陽が虚になり,水腫が現われる病
变。症状には全身浮腫,腰がだるい,寒さを畏れ,四肢が冷
たく,舌苔が白く潤い,脉は沈細などが見られること。し
ばしば慢性腎炎に見られること。

肾虚水肿　腎虚水腫　じんきょすいしゅ　　由于肾阳虚所
致水肿。　　腎陽が虚になって水腫が現われる。

肾虚头痛　腎虚頭痛　じんきょずつう　　肾阳虚所致头痛,
伴有头晕耳鸣、腰膝无力、舌红脉细。或肾阴虚所致的头痛,
伴畏寒、四肢不温、面色白、舌淡、脉沉细。　　腎陰虚によ
る頭痛,頭がくらくらして耳鳴,腰と膝に脱力感があり,
舌は赤色,脉は細を伴い,あるいは腎陽虚による頭痛
が寒さを畏れ,四肢は温かくない,顔色は白い,舌は淡く,
脉は沈細などを伴うこと。

肾虚眩晕　腎虚眩暈　じんきょげんうん　　因肾精不足,不
能上充脑髓所致。症见头晕、耳鸣、神疲、健忘、腰膝痠软。
　　腎精が不足のため,上へ脳髓を充満することができな
いことによる。症状には頭がくらくらし(目まい),耳鳴,
精神が疲れ,健忘,腰と膝にだるく力がないなどが見られ
ること。

肾虚阳萎　腎虚陽萎(痿)　じんきょようい(い)　　腎虚に
よる陽萎(痿)。

肾虚腰痛　腎虚腰痛　じんきょようつう　　因肾精气虚而
引起的腰痛。症见腰痛痠软　腿膝无力,过劳更甚,卧息少
安。　　腎の精気が虚になるために起こる腰痛のこと。症
状には腰部の痛み,だるい,弱い感じがあり,足と膝に力
がなく,過労後いっそうひどくなる,横になってからやや
軽減するなどが見られること。

肾虚遗精　腎虚遺精　じんきょいせい　　因思虑过度或房
事不节,肾精气亏虚而引起的遗精。　　思慮過度あるいは

過度の性生活のため,腎の精気が不足したために起る遺
精。

肾虚遗尿　腎虚遺尿　じんきょいにょう　　因肾虚所致遗
尿。　　腎虚による遺尿のこと。

肾虚月经过少　腎虚月経過少　じんきょげっけいかしょう
　　因肾虚冲任不足所致月经过少。　　腎虚のため,衝脈と
任脈が足らないことによる月経過少のこと。

肾岩　腎岩　じんがん　　类似肾癌。　　腎癌に類似する
疾患。

肾阳　腎陽　じんよう　　又称元阳、真阳、真火、命门之火、
先天之火。肾中阳气,为肾脏生理功能的动力,也是人体生
命动力的源泉。　　別称は元陽,真陽,真火,命門之火,先
天之火。腎の陽気で腎臓の生理機能の動力であり,人体の
生命動力の源であること。

肾阳不足　腎陽不足　じんようふそく　　⇒肾(shèn)阳虚

肾阳虚　腎陽虚　じんようきょ　　因阳虚或久病不愈,亏损
过度,老年体弱所致。症见形寒肢冷、精神不振、腰膝痠软、
阳萎、滑精、夜多尿频、舌淡胖、苔白厚、两尺脉弱。　　陽虚
あるいは疾病が長い間治らず,虚損がひどく,老人で体が
弱いなどによるもの。症状には寒そうな姿,四肢が冷え,
精神不振,腰と膝がだるく弱い,陽痿(陰痿),滑精,夜に頻
尿し,舌は淡く,胖となり,舌苔は白く厚い,脈象は両側の
尺脈が弱となるなどが見られること。

肾阴(水)　腎陰(水)　じんいん(すい)　　又称元阴、真阴、
真水。肾脏之阴液,包括肾脏所藏之精,与肾阳依附为用,是
肾阳功能活动的物质基础。　　別称は元陰,真陰,真水。腎
臓の陰液で,腎臓が貯する精を含み,腎陰と相互に依存し
て作用を果し,腎臓の機能活動の物質的基礎であること。

肾阴(水)不足　腎陰(水)不足　じんいん(すい)ふそく
　　⇒肾(shèn)阴虚

肾阴虚　腎陰虚　じんいんきょ　　又称真阴不足、肾水不
足、下元亏损。多由伤精、耗液所致。症见腰痠疲乏、头晕耳
鸣、遗精早泄、口干咽痛、两颧潮红、手足心热、午后潮热、舌
红少苔或无苔,脉细数等。　　別称は真陰不足,腎水不足,
下元亏损。多く伤精と陰液を消耗することによる。症状に
は腰がだるく疲れ,頭がくらむ(目まい),耳鳴,遗精,早
漏,口が乾き,喉が痛み,両側の頬部が潮紅を呈し,手のひ
らと足のうらが熱く,午後に潮熱があり,舌は赤色,苔は
少いかあるいはなく,脉は細数などが見られること。

肾与膀胱相表里　腎と膀胱は相い表裏す　　表示肾与膀胱
的相互关系与相互影响,肾为表,膀胱为里。　　腎と膀胱
の間の相互の関係と影響を表わし,腎が表で膀胱が裏の
こと。

肾胀　腎脹　じんちょう　　邪犯肾经以致腹部胀满,引起
腰、背、髀等处疼痛的病症。　　腎経が邪に犯されるため,
腹部膨満,腰,背と下肢などの部位が痛む病症。

肾之府　腎の府　　腰部。　　腰部のこと。

肾主骨　腎は骨を主る　　又称肾合骨。肾藏精,精生髓,髓
养骨,说明骨的功能同肾精的盛衰密切相关。　　別称は腎
は骨を合する。腎は精を蔵し,精は髓を生じ,髓は骨を養
う。骨の機能が腎精の盛衰と密切な関係があることを説
明しているもの。

肾主(司)开阖　腎は開闔を主(司)る　　肾有主大小便正常
排泄作用。　　腎は大便と小便を正常に排泄させる作用
がある。

肾主纳气　腎は納気を主る　　肾与吸气功能有关。呼吸出
入之气,其主在肺,其根在肾,故肾病可见呼吸困难。　　腎
と吸気機能と関係がある。呼吸して出入する気の主は肺

にあり,その根は腎にある。それ故,腎虚の場合には呼吸困難が見られる。

肾主生殖　腎は生殖を主る　　男女生殖系统的发育成熟及其生殖能力,均有赖于肾脏精气的充实,而精气的生长、储藏和排泄皆由肾所主管。　　男と女の生殖系統の発育と成熟およびその生殖能力はみな腎臓の精気の充実にたよるが精気の生長,貯蔵と排泄はみな腎が主管すること。

肾着　腎着　じんちゃく　　肾虚而感寒湿。腰部冷痛沉重,转侧不利的病症。　　腎虚で寒湿を感受し,腰部が冷え痛み,重たく感じ,運動が困難になる病症。

肾着汤　腎着湯　じんちゃくとう　⇒甘(gān)草干姜茯苓白术汤

肾子挂出　腎子挂出　じんしけいしゅつ　　阴囊开放性创伤,睾丸向外脱出。　　陰囊の開放性創傷で睾丸が外へ脱出すること。

甚者从之　甚しき者は之を従す　　严重而出现假象的证候,应以顺从其假象的药物来治疗。如热极似寒,应采用寒药。　　重症でしかも仮象の現れる証候。その場合その仮象に応じた薬物を用いて治療すること。たとえば熱極まれば寒に似ている,その場合には寒薬を使うべきである。

胂　しん　　①髂骨部髂嵴下方的肌肉部分。②脊椎两侧的肌群。　　①腸骨部の腸骨棱の下の筋肉部分のこと。②脊椎両側の筋肉群。

渗湿　じんしつ　　又称淡渗利湿。治疗湿邪蓄积所致的泄泻,水肿的一种方法。用淡渗利湿药物,使湿邪从小便排出。　　別称は淡渗利湿。湿邪がつみたくわえられたために生じた下痢,水腫を治療する一種の方法。淡渗利湿の薬物を用いて,湿邪を小便から排出させる方法。

渗湿利尿药　渗湿利尿薬　じんしつりにょうやく　　利尿して湿邪を除去する薬物。

渗湿于热下　熱下に渗湿す　　运用淡渗利湿药为主,通过分利湿邪而使邪热透达的一种治法。常用于热性病湿重于热的证候。　　主として淡渗利湿の薬物を使って湿邪を分利することによって邪熱を透達させる一種の方法。ふつう熱性病において湿が熱よりもひどい証候に用いられること。

SHENG　升生声圣胜

shēng　升生声

升发清阳　清陽を昇発する　　升发清阳之气的治法。　　清陽の気を昇発させる治療法。

升剂　昇剤　しょうざい　　十二剂之一。有升提作用,能治疗脱肛,子宫脱垂等病症的一类方剂。　　十二剤の一つ。上昇する作用を持つ薬物。肛門脱出,子宮脱などの病症を治療することができる一類の方剤。

升降浮沉　昇降浮沈　しょうこうふちん　　药物在体内作用的趋向,升、浮是指效应有向上、向外的药物,用作升阳、散寒解表;降、沉是指效应有下行、向内的药物,用作降逆、收敛、泻下。　　薬物が体内において作用する方向。昇と浮とはききめが上と外へ行く薬物で,陽を上昇させ,寒を散らせ,発汗と解表に用い,降と沈とはききめが下と内へ行く薬物で,降逆,収斂,下痢させるなどに用いられること。

升降失常　昇降,常を失す　　多指脾胃功能失去协调,脾气不升,胃气不降的病理变化,表现为腹胀、嗳气、厌食、泄泻等。　　多くは脾と胃の機能が調和を失い,脾気が上昇せず,胃気が下降しないために生じた病理変化のこと,腹部膨満,嗳気,食欲不振,下痢などが現れわること。

升麻　しょうま　　中药。根茎入药。用于解表透疹、清热解毒、升阳举陷。　　中薬。薬用部分は根茎。解表透疹,清热解毒,陽気を昇らせ,下へ陥るのを持ち上げる作用がある。

升麻葛根汤　昇麻葛根湯　しょうまかつこんとう　　方剂。成分:升麻、葛根、芍药、炙甘草。主治:麻疹初发,透发不畅。　　方剤。薬物構成:昇麻,葛根,芍薬,炙甘草。応用:麻疹(はしか)の初めに発疹が充分出ることができない場合。

升提中气　中气を昇提す　　用补脾升气药物治疗久泻、脱肛以及胃下垂、子宫脱垂等疾患的方法。　　補脾昇気の薬物を用いて長い間の下痢,肛門脱および胃下垂,子宮脱などの疾患を治療する方法。

升阳　昇陽　しょうよう　　升发脾阳以治疗脾虚气陷的方法。用于久泻、脱肛、子宫脱垂等。　　脾陽を昇発させて脾虚による気陥を治療する方法。長い間の下痢,肛門脱,子宮脱などが見られる場合に用いること。

升阳透疹　昇陽透疹　しょうようとうしん　　使阳气上升、疹子出透的治法。用于麻疹初期,疹出不透者。　　陽気を昇らせ,発疹を充分にするように治療する方法。麻疹(はしか)の初期,発疹が充分でない場合に用いられること。

生地　生地黄　せいぢおう　　中药。根入药。用于清热凉血、养阴生津。　　中薬。薬用部分は根。清热凉血,養陰生津の作用がある。

生地黄　せいぢおう　⇒干(gān)地黄

生化汤　生化湯　せいかとう　　方剂。成分:当归、川芎、桃仁、炙甘草、炮姜。主治:产后恶露不停、小腹疼痛。　　方剤。薬物構成:当帰,川芎,桃仁,炙甘草,炮薑。応用:産後の悪露が止らない,下腹部の痛み。

生肌　せいき　　①肌肉生长。②肉芽组织生长。　　①肌肉の生長のこと。②肉芽組織の生長。

生肌敛疮　生肌斂瘡　せいきれんそう　　促进肌肉、肉芽生长,治疗疮疡破溃、去腐肉生新肉的治疗方法。　　肌肉組織,肉芽組織の生長を促し,瘡面が潰れる場合に腐肉がなくなり,新肉ができるように治療する方法。

生肌收敛　生肌収斂　せいきんしゅうれん　　促进肌肉、肉芽生长,收敛疮面的治疗方法。　　肌肉組織,肉芽組織の生長を促し,瘡面を収斂させる治療方法。

生肌止血　せいきしけつ　　促进肌肉、肉芽生长,止血的治疗方法。　　肌肉組織,肉芽組織の生長を促し,止血させる治療方法。

生姜　生薑　しょうきょう　　中药。鲜根茎入药。用于发汗解表、温中止呕、温肺止咳。　　中薬。薬用部分は新鮮な根茎。発汗解表,温中止嘔,温肺止咳の作用がある。

生姜皮　生薑皮　しょうきょうひ　　中药。根茎外皮入药。用于利水消肿。　　中薬。薬用部分は根茎の外皮。利水消腫の作用がある。

生姜泻心汤　生薑瀉心湯　しょうきょうしゃしんとう　　方剂。成分:半夏、黄芩、干姜、人参、炙甘草、黄连、大枣、生姜。主治:水热互结,胃中不和证。　　方剤。薬物構成:半夏,黄芩,乾薑,人参,炙甘草,黄連,大棗,生薑。応用:水と熱が互いに結聚して胃中に調和しない証候。

生姜汁　生薑汁　しょうきょうじゅう　　中药。姜汁入药。用于发表、散寒、止呕、化痰。　　中薬。薬用部分は汁。表を発散し,寒を散らし,嘔吐を止め,痰を化するなどの作用がある。

生津　せいしん　　一种常用于治疗热性病时津液耗损的方法。　　熱性病が津液を消耗するのを治療する一種の方法。

生津安神　せいしんあんしん　　津液を生じさせ,精神を安定させる治療方法。

生津润肺　生津潤肺　せいしんじゅんはい　　津液を生じさせ肺を潤す治療方法。

生津益气　生津益気　せんしんえきき　　津液を生じさせて気を補益する治療方法。

生津止渴　せいしんしかつ　　津液を生じさせて喉が渇くことを止める治療方法。

生精血　せいせいけつ　　精と血を生成する治療方法。

生克制化　生尅制化　せいこくせいか　　五行学说认为,生化、克制是互相为用的。生中有克,克中有生,才能维持脏腑间的相对平衡协调。　　五行学説では生化と尅制は互いに作用しあうものである。生の中に尅があり,尅の中に生があって始めて臓腑の間の相対的なバランスと協調を維持することができるもの。

生脉散　生脈散　しょうみゃくさん　　方剤,成分:人参,麦冬,五味子。主治:暑病后气阴两伤证,肺虚久咳。　　方剤。薬物構成:人参,麦冬,五味子。応用:暑病の後,気と陰が両方とも損耗された証候,肺虚による慢性の咳。

生门　生門　せいもん　　气功用语。脐部。　　気功の用語。臍部のこと。

生气　生気　せいき　　①活气。②春天生发之气。　　①活気。②春の生発の気のこと。

生气之源　生気の源　又称原气。生命气息的根源。指脐间动气。　　別称は原気。生命気息の源である。両腎の間にある動気のこと。

生晒参　生曬参　せいさいしん　　中药。鲜根晒干入药。功用同人参。　　中薬。薬用部分は新鮮な人参の根を日光にさらして乾燥したもの。作用は人参と同じ。

生首乌　生首烏　せいしゅう　　⇒首(shǒu)乌

生铁落饮　生鉄落飲　せいてつらくいん　　方剤。成分:天冬、麦冬、贝母、胆星、远志、橘红、菖蒲、连翘、伏苓、伏神、玄参、钩藤、丹参、朱砂、生铁落。主治:痰火上扰所致之癫狂证。　　方剤。薬物構成:天門冬,麦門冬,貝母,胆南星,遠志,橘紅,連翹,菖蒲,茯苓,伏神,玄参,鉤藤,丹参,朱砂,生鉄落。応用:痰火が上を乱すことによる癲狂証。

生殖之精　せいしょくのせい　　生殖作用を果す精。

声如拽锯　声,鋸を引くが如し　　喉中痰鸣呈拉锯样的声音。常见于中风昏迷和喉头梗阻等。　　喉の痰鳴音が鋸を引くような音がする。ふつう中風による昏睡と喉頭が塞がれる場合見られるもの。

声嘶　せいせい　　又称声音嘶哑、音哑。　　別称は声音嘶哑,音哑。声がかれる。

声重　せいじゅう　　又称声音重浊。发音不清。　　別称は声音重濁。発音が濁ってはっきりしないこと。

shèng　圣胜

圣惠方　聖恵方　せいけいほう　　⇒太(tài)平圣惠方

圣济总录　聖済総録　せいさいそうろく　　宋代官修大型医书之一。成书于1111～1117年之间。包括医学各科,并录方近二万个。　　宋代の官方で編集した大型の医書の一つ。紀元1111～1117年の間に完成した。医学各科,また方剤を2万近く収録した。

胜湿止痛　勝湿止痛　しょうしつつう　　湿邪を除去して痛みを止める治療方法。

SHI　尸失湿著十石时实食矢使世试视柿是室嗜

shī　尸失湿著

尸厥　しけつ　　突然昏倒不省人事,状如昏死。　　突然昏倒して人事不省に陥り。意識不明で死んだようになること。

失精　しっせい　　⇒遗(yí)精

失精家　しっせいか　　平素患遗精的病人　　平素遺精病を患っている人。

失颈　失頸　しっけい　　⇒落(lào)枕

失眠多梦　失眠多夢　しつみんたむ　　不眠と寝る時に夢が多いこと。

失气　失気　しっき　　①人体过分损耗,津液不能运化,精气不足而全身衰弱,不能化生食物的精微,身体不能吸收营养。②⇒矢(shǐ)(屎)气。　　①人体が過度に損耗し,津液が運化できなくなり,精気を失って,全身が衰弱し,食物の精微的な物を化生することができなく,栄養を吸収することもできない。

失荣　失栄　しつえい　　颈部淋巴结转移性或原发性恶性肿瘤出现恶液质。　　頸部リンパ節の転移性あるいは原発性悪性腫瘍に悪液質が現われること。

失神　しっしん　　无神气之状,如目光无神、精神萎靡、精神恍惚、言语低微、面色无华、肌肉瘦削、二便失禁等。表示病情严重,预后不良。　　神気のない状態で,目を見ると神がない,精神不振,意識がぼうとしてはっきりしない,話す声は低く,顔につやがない,筋肉が痩せ衰え,大便と小便が失禁するなどがある。病情がひどく,預後が不良のことを示す。

失声　しっせい　　⇒失(shī)音

失溲　しっしゅう　　小便失禁。　　尿失禁のこと。

失笑散　しっしょうさん　　方剤。成分:蒲黄、五灵脂。主治:瘀血内阻所致之少腹疼痛。　　方剤。薬物構成:蒲黄,五霊脂。応用:瘀血が体内で阻むことによる下腹部の痛み。

失心风　失心風　しっしんふう　　癫痫。　　てんかん。

失血　しっけつ　　出血のこと。

失血心痛　しっけつしんつう　　因失血所致前胸痛。　　失血による前胸痛。

失血眩晕　失血眩暈　しっけつげんうん　　因失血所致眩晕。　　失血による眩暈。

失音　しつおん　　不能发音。　　発音ができなくなること。

失枕　しっちん　　⇒落(lào)枕

湿　しつ　　①五邪或六淫之一。病因中之湿邪。②指内湿,因脾肾阳虚,运化失常所致之水湿停滞之证。　　①五邪あるいは六淫の一つ。病因の湿邪のこと。②内湿。脾腎の陽が虚であるため,運化が正常を失うことによる水湿停滞証。

湿(着)痹　しつ(ちゃく)ひ　　痹证类型之一,以湿邪为主,关节肿痛,固定不移。　　痹証類型の一つ。湿邪を主とし,関節が腫れ痛み,位置が固定して移動しないこと。

湿病　しつびょう　　因湿邪所引起的病证。　　湿邪により引き起てされた病証。

湿毒　しつどく　　湿气郁积而形成的毒邪,如在肠为便血,在肌肤为小腿溃疡。　　湿気が鬱積して毒になること。腸にあれば便血し,肌膚にあれば下腿潰瘍になること。

湿毒带下　しつどくたいげ　　带下如脓伴有臭味,多见于子宫颈炎。　　帯下が膿汁のようで臭いにおいがあり,多くは子宮頸炎に見られるもの。

湿毒下血　しつどくげけつ　　便血的一种。因湿毒蕴结大肠所致,症见便血颜色不鲜或紫黑、腹不痛、胸膈胀闷、饮食减少、面目发黄、小便不利。　　便血の一種。湿毒が大腸に

蘊結することによる。症状には便血の色は鮮やかでない
あるいは紫黒色を呈し，腹部は痛くない，胸膈部が膨満し
て苦悶感がある，食慾不振，顔と眼は黄色い，小便は通じ
ないなどが見られるもの。

湿遏熱伏　湿遏熱伏　しつあつねつふく　又称湿郁热
伏。湿邪阻遏于里，导致热邪不易外透的病理变化。主要表
现为身热不扬，午后热高，汗出而热不退，胸闷腹胀，苔白
腻，脉濡数等。　　　別称は湿鬱熱伏。湿邪が裏に阻まれて，
熱邪は外へ発散し透達しにくい病理変化。主に身体は熱
いが高くはない，午後に熱が高い，汗が出ても熱が下らな
い，胸悶と腹部膨満感がある。舌苔は白膩を呈し，脈は濡
数などがあること。

湿剤　湿剤　しつざい　十剤之一。具有滋润作用的，如养
血，生津的方剂。　　　十剤の一つ。滋潤の作用のあるたと
えば養血，生津の方剤。

湿家　しっか　平素患有湿病的人。　　　平素，湿病を患っ
ている人。

湿脚气　湿脚気　しつかっけ　脚气。　　　脚気のこと。

湿疥　しっかい　疥癣。　　　かいせん。

湿痉　湿痙　しっけい　感受湿邪所致痉病。　　　湿邪を
感受することによる痙病（けいれん）。

湿咳　しがい　因感受湿邪所致的咳嗽。常伴有多痰，骨
节疼痛，面浮肢肿，四肢沉重，小便不利等症。　　　湿邪を感
受することによる咳嗽。常に痰が多い，関節が痛み，顔と
四肢に浮腫がある，手足が重たい，小便が通じないなどを
伴うこと。

湿可润燥　湿は燥を潤す可し　用具有滋润作用的药物，
可以治疗燥邪引起的证候。　　　滋陰作用のある薬物を用
いて，燥邪による証候を治療することができる。

湿困脾阳　湿は脾陽を困す　因湿邪侵袭，导致脾运化功
能失常的证候。症见脘腹胀闷，食欲减退，大便溏泄，恶心，
肢体浮肿，倦怠无力，畏寒，舌苔白腻，脉沉迟等。　　　湿邪
に侵されたために脾の運化する機能が正常を失う証候。
症状には上腹部と腹部が脹れて痞える感じがあり，食慾
不振，大便が溏，すなわち軟便を呈し，悪心，肢体が浮腫
し，倦怠で力がなく，寒さを畏れ，舌苔は白膩，脈象は沈遅
などが見られること。

湿癧　湿癧　しつれん　⇒奶（nǎi）癧

湿聋　湿聾　しつろう　因受湿邪侵犯所致的耳聋。　　　
湿邪に侵されることによる耳聾。

湿瘰　しつるい　生于颈后足太阳膀胱经所过部位的淋巴
结结核。　　　頸の後にある足の太陽膀胱経走行部位にで
きるリンパ節結核のこと。

湿疟　湿瘧　しつぎゃく　因外感湿邪所致的疟疾。症见恶
寒而发热不高，一身尽痛，四肢沉重，脘闷呕吐，舌苔白腻，
脉濡缓等。　　　外感の湿邪による瘧疾（マラリア）。症状に
は悪寒があるが，発熱は高くない，全身いたるところ，み
な痛みがあり，四肢は重たい，上腹部に苦悶感があり，舌
苔は白膩，脈象は濡緩などが見られること。

湿气　湿気　しっき　①湿邪。②湿证。　　　①湿邪。②湿
证。

湿热　湿熱　しつねつ　①病因，即湿热邪气。②温病的一
种，症见发热，头痛，身重而痛，腹满食少，小便短而黄赤，舌
苔黄腻等。③湿热合邪的其它证候，如湿热发黄，湿热下痢，
湿热带下等。　　　①病因ですなわち湿熱の邪気のこと。②
湿病の一種。症状には発熱，頭痛，身が重たくしかも痛み
があり，腹部膨満し，食慾不振，小便は短かく黄赤色を呈
し，舌苔は黄膩などが見られること。③湿熱の邪が合わ

さって引き起てされたものとそのた証候。たとえば湿熱に
よる黄疸，湿熱下痢，湿熱帯下などがあるもの。

湿热腹痛　湿熱腹痛　しつねつふくつう　湿热所致腹
痛。　　　湿熱による腹痛。

湿热黄疸　湿熱黄疸　しつねつおうだん　湿热所致黄
疸。　　　湿熱による黄疸。

湿热痢　湿熱痢　しつねつり　由湿邪和热邪引起的痢
疾。症见腹痛，里急后重，下痢赤白，肛门灼热，小便短赤，苔
黄腻，脉滑数。　　　湿邪と熱邪による痢疾。症状には腹痛，
しぶり腹，赤い色と白色の下痢，肛門に灼熱を感じ，小便
は短かく赤い，舌苔は黄膩，脈象は滑数などが見られるこ
と。

湿热内蕴　湿熱内蘊　しつねつないうん　湿热之邪蕴伏
于中焦脾胃及肝胆。　　　湿熱の邪が中焦の脾胃および肝
胆につみたくわえて潜伏すること。

湿热头痛　湿熱頭痛　しつねつずつう　湿热所致头痛。　　　
湿熱の邪による頭痛。

湿热痿　湿熱痿　しつねつい　湿热所致之痿证。症见两
足痿软，微肿，或足趾麻木，身重，小便赤涩，舌苔黄腻，脉濡
数等。　　　湿熱による痿証。症状には両足が萎えて力がな
い，やや腫れる，あるいは足の指が痺れ，体は重たい，小便
は赤く渋い，舌苔は黄膩，脈象は濡数などが見られるこ
と。

湿热下注　湿熱下注　しつねつかちゅう　湿热流注于下
焦的病变，如腹泻，痢疾，淋浊，带下等。　　　湿熱が下焦へ
流れて注ぐことによる病証。たとえば痢疾，淋濁，帯下な
どがあること。

湿热胁痛　湿熱脇痛　しつねつきょうつう　湿热所致胁
痛。　　　湿熱による脇部の痛み。

湿热泄泻　湿熱泄瀉　しつねつせつしゃ　因湿热蕴于肠
腑而致的泄泻。常伴有身重疲乏，胃纳不佳，小便短赤，舌苔
黄腻等。　　　湿熱が腸腑につみたくわえられることによ
る下痢。常に身が重たい，疲労感，食慾不振，小便は短く赤
い，舌苔は黄膩などを伴うこと。

湿热眩晕　湿熱眩暈　しつねつげんうん　湿热所致眩
晕。　　　湿熱の邪による眩暈すなわち頭がくらむ，目ま
い。

湿热腰痛　湿熱腰痛　しつねつようつう　湿热所致腰
痛。　　　湿熱の邪による腰痛。

湿热蕴毒积于肠中　湿熱蘊毒，腸中に積む　湿热病邪
所致蕴酿之毒，积于肠中的病变。　　　湿熱の邪による蘊毒
が腸の中に積みたくわえられる病変。

湿胜阳微　湿が勝すれば陽微す　湿邪过盛，伤害阳气，以致
阳气衰微，产生寒湿证候。多见于慢性水肿。　　　湿邪が過
盛するため，陽気が傷害されて，衰微になり，寒湿証候を
産生すること。多くは慢性浮腫に見られるもの

湿胜则濡泻　湿，勝すれば，則ち濡瀉す　湿气偏胜可出现
大便泄泻。症见肠鸣腹泻，泻出稀烂大便而腹不痛。　　　湿
气が盛んであるために下痢が現われること。症状には腹
鳴，下痢，軟便を下す，しかし腹部に痛みはないなどが見
られること。

湿嗽　しつそう　湿邪所致咳嗽。　　　湿邪による咳嗽。

湿痰　しつたん　①体内湿浊停留日久转变的痰。②⇒湿
（shī）痰〔证〕　　　①体内に湿濁が長い間留まって転化して
痰になること。

湿痰脚气　湿痰脚気　しつたんかっけ　湿痰所致脚气。　　　
湿痰による脚気。

湿痰咳嗽　しつたんがいそう　湿痰内蕴所致。症见咳声

重浊、痰易咳出、胸闷食少、苔白、脉浮滑等。　湿痰が体内につみたくわえられたことによる。症状には咳の声は重く濁る、痰は多く出やすい、胸内苦悶感、食慾不振、舌は白い、脉象は浮滑などが見られること。

湿痰流注　しつたんりゅうちゅう　邪毒流注的多发性化脓性疾病。　邪毒が流注する多発性化膿性疾病。

湿痰痿　しつたんい　痿证之一。多发生于体肥之人，湿痰客于经脉所致。症见四肢痿弱、腰膝麻木、脉沉滑等。　痿証の一つ。多くは体の肥満の人において湿痰の邪が経脉を侵すことによる。症状には四肢は痿弱し、腰部と膝関節が痺れ、脉象は沈滑などが見られること。

湿痰〔证〕　湿痰〔証〕　しつたん〔しょう〕　因脾失健运，湿聚成痰而导致的病变。症见痰多稀白、或痰黄滑、身重而软、倦怠无力、腹胀食不易消、或见腹痛泄泻、脉象缓滑等。　脾が運化を失い、湿が集って痰となることによる病証。症状には痰は多く澄んで白く、あるいは黄滑で、体が重たく弱い、倦怠で力がない、腹部が脹って食物を消化しにくく、あるいは腹痛と下痢をし、脉象は緩滑などが見られるもの。

湿温　しつおん　感受湿温邪气而发生的一种热性病。多见于长夏。其临床特点为：病程较长，以肠胃道病变为主，可见于肠伤寒一类疾病。　湿温の邪気を感受して、発生する一種の熱性病。多く長夏（夏季の第三番目の月、中国の農歴の6月ごろ）の季節に見られる。その臨床特徴は経過が長い、腸胃の病変を主とする。腸チフス一類の疾患に見られるもの。

湿邪　しつじゃ　病因六淫之一。属阴邪，性质重浊，粘腻，能阻滞气的活动，妨碍脾的运化。外感湿邪，常见恶寒发热，虽汗出而热不解、头重如裹、胸闷腰痠、口不渴、全身困倦；湿浊内阻肠胃，常见食欲不振、胸闷、小便不利、大便溏泄等。　病因の六淫の一つ。陰邪に属し、性質は重濁、粘膩、気の活動を妨げて脾の運化機能を損害する。湿邪外感では常に悪寒発熱、汗が出ても熱が降らない、頭が重たく、頭が布でしっかりとまといつけたような感じがし、胸悶と腰がだるい、口が渇かない、全身に倦怠感があり、もし腸胃が湿邪に阻害されたならば、ふつう食慾不振、胸内苦悶感、小便が通じない、大便は溏泄などが見られること。

湿泄　しつせつ　⇒湿(shī)泻

湿泻　湿瀉　しつしゃ　又称濡泄、湿泄。因湿气伤脾所致。症见泻下如水、或大便每日数次而溏薄、苔腻、脉濡。　別称は濡泄、湿泄。脾が湿気に傷つけられたことによる。症状には下痢は澄んで水の如く、あるいは稀薄な便が一日に数回あり、舌苔は膩、脉は濡などが見られること。

湿癣　しつせん　有渗出的皮肤病。例如急性湿疹、皮炎等。　滲出のある皮膚病。たとえば急性湿疹、皮膚炎など。

湿腰痛　しつようつう　因湿邪所致腰痛。　湿邪による腰痛。

湿郁　湿鬱　しつうつ　六郁之一。因湿邪郁滞而引起。症见周身疼痛、身重、倦怠、舌苔薄腻、脉沉缓，遇阴天和寒冷则发。　六鬱の一つ。湿邪が鬱滞することにより引き起されるもの。症状には全身の痛み、体は重たく、倦怠、舌苔は薄く膩、脉は沈緩などが見られ、曇る日や寒い場合に発病すること。

湿郁热伏　湿鬱熱伏　しつうつねつふく　⇒湿(shī)遏热伏

湿肿　湿腫　しつしゅ　因湿重而形成的水肿。　湿邪が

ひどいために水腫となること。

湿浊　湿濁　しつだく　⇒湿(shī)邪

湿阻气分　湿，气分を阻む　身体受湿邪阻滞所产生的某些病理变化。可见发热不扬、头重如裹、身重倦怠、胸闷腹胀、纳呆、舌苔滑腻、脉濡缓等症状。　体が湿邪の阻滞によって生じた病証。発熱は高くない、頭は重たく、あたかも布で縛っているような感じがし、体は重たく、倦怠し、胸悶と腹部膨満感があって、食慾不振、舌苔は滑膩、脉は濡緩などの症状が見られること。

湿阻中焦　湿，中焦を阻む　湿邪阻滞于脾胃的病理现象。症见倦怠、食欲不振、恶心、呕吐、脘闷腹胀、大便稀溏、苔腻脉缓等。　湿邪が脾胃に阻滞する病証。症状には倦怠、食慾不振、悪心嘔吐、上腹部苦悶感、腹部膨満感、大便は稀薄、舌苔は膩、脉は緩などが見られること。

蓍草　しそう　中药。地上部分入药。用于抗菌消炎、解毒、镇痛。　中薬。薬用は地上部分。抗菌消炎、解毒鎮痛の作用がある。

shí　十石时实食

十八反　じゅうはちはん　古代医家认为，有十八科药物性能相反，两药同用会发生强烈的副作用。即甘草反甘遂、大戟、芫花、海藻；乌头反贝母、瓜蒌、半夏、白蔹、白芨；藜芦反人参、沙参、丹参、苦参、细辛、白芍。　古代の医家は18種の薬物が相反する関係にあるとし、二種類の薬物を同時に用いるとはげしい副作用を起てす。すなわち甘草は甘遂、大戟、芫花、海藻に反し、烏頭は貝母、瓜蒌(栝蔞、栝楼)、半夏、白蔹、白芨に反し、藜蘆は人参、沙参、丹参、苦参、細辛、白芍薬に反するなど。

十产论　十産論　じゅうさんろん　北宋・杨子建撰于11世纪。主要论述难产、正常胎位和不正常胎位及矫正手法。并最早记述臀产、额产、脐带产式。为中国现存第一部助产专著。　北宋の楊子建が紀元11世紀に著した。主に難産、正常胎位と不正常胎位および胎位を回転する手法を論述し、臀産、額産、臍帯産式などの最も古い記述である。中国現存する一番目の産科の専門著作であること。

十大功劳　十大功労　じゅうたいこうろう　⇒功(gōng)劳木

十大功劳叶　十大功労葉　じゅうたいこうろうよう　中药。叶入药。用于清热补虚、止咳化痰。　中薬。薬用部分は、清熱補虚、止咳化痰の作用がある。

十二剂　十二剤　じゅうにざい　十剂加寒剂、热剂，或十剂加升剂和降剂。　十剤に寒剤、熱剤を加えあるいは十剤に昇剤と降剤を加えること。

十二节　十二節　じゅうにせつ　四肢十二个大关节，即两侧的肩、肘、腕、股、膝、踝关节。　四肢にある12か所の大関節。すなわち両側の肩、肘、手、股、膝、足関節など。

十二节刺　十二節刺　じゅうにせっし　十二种古代针法。　12種類の古代針法。

十二禁　じゅうにきん　十二种禁忌。　12種類の禁忌のこと。

十二经别　十二経別　じゅうにけいべつ　十二经的支流，分别进入体腔或上行头部。　12経の支流で、それぞれ体腔に入りあるいは頭部へ上行すること。

十二经动脉　十二経動脈　じゅうにけいどうみゃく　在十二经循行过程中有脉搏应手的动脉部位。　12経循行する中に脉拍が手に触られる動脈の部位。

十二经筋　十二経筋　じゅうにけいきん　在十二经脉循行部位上分布的体表肌肉系统的总称。　12経脉の循行部位に分布する体表の筋肉系統の総称。

十二经〔脉〕 十二経〔脈〕 じゅうにけい〔みゃく〕 十二正经。 12正経。

十二经之海 十二経の海 冲脉的别称。 衝脈の別称。

十二井穴 じゅうにせいけつ 十二处井穴。在手指和足趾的末端部。 12か所の井穴のこと。すべて手の指または足の指の末端部にあること。

十二皮部 じゅうにひぶ 与十二经脉之气相关的皮肤区域。 12経脈の気と互いに関連する皮膚の範囲のこと。

十二时 十二時 じゅうにじ 将一昼夜分为子、丑、寅、卯、辰、巳、午、未、申、酉、戌、亥十二时辰。一时辰相当于二小时。子时为晚上十一点至次日凌晨一点,余类推。 一昼夜を子,丑,寅,卯,辰,巳,午,未,申,酉,戌,亥の十二時辰に分ける。一時辰が二時間に相当する。子時を夜中の十一時から翌日の一時にあたり,他の時辰は推算して分ること。

十二脏 十二臓 じゅうにぞう 为六脏(包括心包络)六腑之合称。 六臓(心包絡を含む)と六腑の総称。

十怪脉 十怪脈 じゅうかいみゃく 生命垂危时出现的十种异常脉象,包括七怪脉,另加偃刀脉、转豆脉、麻促脉。 危篤の場合に現われる十種類の異常な脈象のこと。七怪脈の外に偃刀脈,転豆脈,麻促脈を加えること。

十灰散 じゅうかいさん 方剂。成分:大蓟、小蓟、侧柏叶、茜草根、大黄、栀子、棕榈皮、丹皮、荷叶、茅根。主治:血热妄行所致的各种出血证。 方剤。薬物構成:大薊,小薊,側柏葉,茜草根,大黄,栀子,棕櫚皮,丹皮,荷葉,茅根。応用:血熱による諸種出血証。

十剂 十剤 じゅうざい 十种不同功效的方剂。即:宣剂、通剂、补剂、泄剂、轻剂、重剂、滑剂、涩剂、燥剂、溼剂。 十種類の異った作用のある方剤。すなわち宣剤,通剤,補剤,泄剤,軽剤,重剤,滑剤,渋剤,燥剤,湿剤のこと。

十九畏 じゅうきゅうい 古代医家认为有十九种药物性能相畏,两药同用会发生抑制作用。如硫磺畏朴硝,水银畏砒霜,狼毒畏密佗僧,巴豆畏牵牛,丁香畏郁金,牙硝畏三棱,川乌、草乌畏犀牛角,人参畏五灵脂,官桂畏赤石脂。 古代医家は19種の薬物の性質と作用は互いに畏れると認めた,すなわち両薬を同時に用いると薬物の作用は抑制され,たとえば硫黄は朴硝を畏れ,水銀は砒霜を畏れ,狼毒は密佗僧を畏れ,巴豆は牽牛を畏れ,丁香は鬱金を畏れ,牙硝は三稜を畏れ,川烏と草烏は犀牛角を畏れ,人参は五霊脂を畏れ,官桂は赤石脂を畏れること。

十六郄穴 じゅうろくげきけつ 在经脉上位于气血汇集的空隙处的十六个穴位。即孔最、会宗、郄门、养老、阴郄、梁丘、温溜、外丘、金门、跗阳、地机、交信、中都、阴交、水泉、筑宾。 経脈において,気血の集中する間隙部位にある16個所の穴のこと。すなわち孔最,会宗,郄門,養老,陰郄,梁丘,温溜,外丘,金門,跗陽,地機,交信,中都,陽交,水泉,築賓など。

十七椎 じゅうしちずい ①第五腰椎。②穴位。主治:腰骶痛、坐骨神经痛、痛经、外伤性截瘫等。 ①第五腰椎。②穴位。応用:腰仙部痛,坐骨神経痛,月経痛,創傷性下肢麻痺など。

十全大补汤(丸) 十全大補湯(丸) じっぜんたいほとう(がん) 方剂。成分:人参、茯苓、白术、甘草、当归、川芎、白芍、熟地、黄芪、肉桂。主治:气血两虚而兼阳虚者。 方剤。薬物構成:人参,茯苓,白朮,甘草,当帰,川芎,白芍薬,熟地黄,黄蓍,肉桂。応用:気と血がともに虚,しかも陽虚を兼ねる病証。

十三科 じゅうさんか 元代、明代太医院把医学分为十三

科。元代十三科是:大方脉、杂医、小方脉、风、产、眼、口齿、咽喉、正骨、金疮肿、针灸、祝由、禁。明代的十三科是:大方脉、小方脉、妇人、疮疡、针灸、眼、口齿、咽喉、伤寒、接骨、金镞、按摩、祝由。 元代と明代の太医院が医学を十三科に分けた。元代の十三科は大方脈科,雑医科,小方脈科,風科,産科,眼科,口歯科,咽喉科,正骨科,金瘡腫科,針灸科,祝由科,禁科のこと。明代の太医院の十三科は大方脈科,小方脈科,婦人科,瘡瘍科,針灸科,眼科,口歯科,咽喉科,傷寒科,接骨科,金鏃科,按摩科,祝由科など。

十四经 十四経 じゅうよんけい 十二经脉同奇经八脉中的任脉、督脉的合称。 十二経(正経)に奇経八脈中の任脈と督脈を加えたものの総称。

十四经发挥 十四経発揮 じゅうしけいはっき 元・滑寿撰(1341)。为经脉学著作,阐述全身十四经脉,奇经八脉的循行理论。 元代の滑寿が著した(1341)。経脈学の著作で,全身の十四経脈,奇経八脈の循行理論を述べたもの。

〔十四〕经穴 〔十四〕経穴 〔じゅうし〕けいけつ 十四经脉所属的穴位。简称经穴。 14本の経脈に属している穴位のこと。略称は経穴。

十味香薷饮 じゅうみこうじゅいん 方剂。成分:香薷、黄芪、人参、白术、茯苓、陈皮、木瓜、厚朴、白扁豆、炙甘草。主治:暑湿感冒。症见发热有汗、头痛、腹痛、吐泻、水肿、小便不利等兼气虚者。 方剤。薬物構成:香薷,黄蓍,人参,白朮,茯苓,陳皮,木瓜,厚朴,白扁豆,炙甘草。応用:暑湿による感冒。症状には発熱,汗があり,頭痛,腹痛,嘔吐,下痢,水腫,小便が通じないなどの気虚を合併するもの。

十问 十問 じゅうもん 古代医生把询问病情和病史的重点归纳为十条:一问寒热,二问汗,三问头身,四问便,五问饮食,六问胸,七聋,八渴俱当辨,九问旧病十问因,更兼服药参机变,妇人尤必问经期,迟速闭崩皆可见,再添片语告儿科,天花麻疹全占验。 古代の医師が病情と病歴を問診する場合に十項目に重点をまとめた。一問は寒熱,二問は汗,三問は頭と身体,四問は大,小便,五問は飲食,六問は胸,七は聾,八は渇,九問は以前にある疾病,十問は病因でさらに薬を服用することに関することを参考とする。とくに婦人では必ず月経期について尋ねるべきである。月経の遅速,閉経,崩漏などがみな知る必要がある。さらに小児科について一,二言つけ加えるならば天然痘やはしかなどを判断すべきであること。

十五络〔脉〕 十五絡〔脈〕 じゅうごらく〔みゃく〕 全身十五条最大的络脉。十四经各有一条大的络脉,加脾之大络。 全身にある15本の最も大きい絡脈のこと。14経がそれぞれ一本の大きな絡脈があり,脾の大絡を加えて15本になること。

十五络穴 十五絡穴 じゅうごらくけつ ⇒络(luò)穴

十宣 じゅうせん 穴位。主治:昏迷、休克、中暑、高热等。 穴位。応用:昏睡,ショック,中暑(暑気あたり)高熱など。

十药神书 十薬神書 じゅうやくしんしょ 元・葛乾孙撰(1348)。收载了治疗虚劳吐血的十个验方。 元の葛乾孫が著した(1348)。虚労,吐血を治療する有効な方剤を10枚載せてあるもの。

十枣汤(丸) 十棗湯(丸) じゅうそうとう(がん) 方剤。成分:大枣、甘遂、大戟、芫花。主治:水肿、腹水而身体壮实者。 方剤。薬物構成:大棗,甘遂,大戟,芫花。応用:水腫,腹水,しかも体の強い患者に用いること。

石菖蒲 せきしょうぶ 中药。根茎入药。用于开窍、豁痰、

化湿、和中。　　中薬。薬用部分は根茎。開竅,豁痰,化湿と和中の作用がある。

石蛾 せきが　　与慢性扁桃体炎相类似的疾病。　　慢性扁桃炎に類似している疾病のこと。

石膏 せきこう　　中薬。生用清热泻火、除烦止渴;煅后外用,收敛生肌。　　中薬。生で用いると清熱瀉火,煩悶を除き,渇きを止める,火で煅製してから用いると,瘡面を収斂して肌肉を新生する作用があること。

石膏汤 石膏湯 せきこうとう　　⇒三(sān)黄石膏汤

石关 石関 せきかん　　穴位。主治:胃痛、膈肌痉挛、便秘、产后腹痛等。　　穴位。応用:胃痛,しゃっくり,便秘,産後の腹痛など。

石胡荽 せきこずい　　⇒鹅(é)不食草

石斛 せきこく　　中药。茎入药。用于滋阴养胃、清热生津。　　中薬。薬用部分は茎。滋陰養胃,清熱生津の作用がある。

石灰 せきかい　　中药。仅供外用,解毒、止血、收敛。　　中薬。外用だけ用られるもの。解毒,止血と収斂作用がある。

石瘕 せきか　　妇女月经期间,因寒气侵袭,瘀血停留在子宫内形成的肿块,质坚硬,逐渐增大,状若怀孕。　　月経期に寒気が侵入し,瘀血が停滞して子宮内に塊状物ができ,堅く,日増しに増大して,妊娠したような状態になること。

石见穿 石見穿 せきけんせん　　中药。地上部分入药。用于清热解毒、活血、利气、止痛。　　中薬。薬用は地上部分。清熱解毒,活血,利気,止痛の作用がある。

石椒草 せきしょうそう　　中药。全草入药。用于抗菌消炎。　　中薬。薬用部分は全株。抗菌消炎の作用がある。

石疽 せきそ　　生于颈项、腰胯、腿股间或其他部位的肿核,坚硬如石,渐增大,难消难溃,溃则难敛。类似肿瘤。　　頸項,腰股の間あるいは他の部位にできる,腫核は石の如く堅く,だんだんと増大し,消退,潰爛しにくく,もし潰れると収斂しにくく,腫瘍に似ているもの。

石决明 せきけつめい　　中药。贝壳入药。用于平肝潜阳、清热明目。　　中薬。薬用部分は貝殻。平肝潜陽,清熱明目の作用がある。

石莲子 石蓮子 せきれんし　　①⇒甜(tián)石莲。②⇒苦(kǔ)石莲

石淋 せきりん　　五淋之一。症见尿出困难,排尿痛引少腹,若有砂石排出则痛解。属泌尿系结石。　　五淋の一つ。症状には小便が困難であり,排尿の場合に痛みがあって下腹部に放散し,もし砂石が排出されると痛みは緩解する。泌尿系の結石に相当するもの。

石榴皮 せきりゅうひ　　中药。果皮入药。用于涩肠止泻、驱虫。　　中薬。薬用部分は果皮。渋腸,下痢止め,駆虫の作用がある。

石榴子 せきりゅうし　　中药。种子入药。用于温中健胃。　　中薬。薬用部分は種子。温中健胃の作用がある。

石门 石門 せきもん　　穴位。主治:腹胀、月经病、尿潴留等。　　穴位。応用:腹部膨満,月経病,尿閉など。

石楠叶 石楠葉 せきなんよう　　中药。叶入药。用于祛风、通络、益肾。　　中薬。薬用部分は葉。祛風,通絡,益腎の作用がある。

石女 せきじょ　　阴道口狭小的妇女。　　膣口の小さい女性。

石水 せきすい　　小腹肿硬如石,胁下胀痛的水肿。　　下腹部が腫れて堅く石の如く,脇の下が脹れ痛みをする水腫のこと。

石韦 石葦 せきい　　中药。叶入药。用于利水通淋、凉血止血。　　中薬。薬用部分は葉。利水通淋,涼血止血の作用がある。

石瘿 せきえい　　颈部凹凸不平、坚硬的肿块,类似甲状腺瘤。　　頸部にできる凹凸不平,堅い腫塊のこと。甲状腺癌に類似するもの。

石钻子 石鑽子 せきせんし　　中药。又称钻石风。根入药。用于祛痰、止咳、平喘。　　別称は鑽石風。中薬。薬用部分は根。祛痰,止咳,平喘の作用がある。

时病 時病 じびょう　　季节多发病。　　季節によって多発する病気。

时病论 時病論 じびょうろん　　清・雷丰撰(1882)。论述时病的病因、证治,并附个人经验和常用方剂。　　清の雷豐が著した(1882)。季節病の病因,証治を論述し,その上に自分の経験と常に用いられる方剤をつけてあった。

时辰 時辰 じしん　　⇒十(shí)二时

时疮 時瘡 じそう　　梅毒性皮肤疾患。　　梅毒性皮膚疾患。

时毒 時毒 じとく　　①又称时毒发颐。时邪疫毒,发于项、腮、颌、颐等部位。形成肿痛的疾患。②⇒温(wēn)毒。　　①別称は時毒発頤。時邪の疫毒が三陽経絡を犯して項部,頬部,下顎部などの部位にできる腫れ痛みのある疾患。

时毒发颐 時毒発頤 じどくはつい　　⇒时(shí)毒。

时方 時方 じほう　　张仲景以后的医家所创制的方剂。　　張仲景以後の医家によって創製された方剤。

时方歌括 時方歌括 じほうかかつ　　清・陈念祖撰(1801)。选辑唐宋以后时方108个,用歌诀写成。　　清の陳念祖が著した(1801)。唐宋以後の時方の108枚を選んで編集した,うたの形で書いたもの。

时方派 時方派 じほうは　　金元时期(1115～1368)以后出现的一个学派,主张不拘泥张仲景《伤寒论》和《金匮要略》的方剂,而自行处方用药。尤其是明、清时期(1368～1911)的温病学派的医家,认为伤寒和温病是两种不同范畴的疾病。　　金元時期(1115～1368)以後に現れた一つの学派で,張仲景の「傷寒論」と「金匱要略」にある方剤に限らないで自分で処方と薬を用いる。特に明,清時期(1368～1911)に温病学派の医家は傷寒と温病は二種類の異る疾病であることを認めた。

时令 時令 じれい　　又称月令。一年四季十二个月气候变化的特征。　　別称は月令。一年の四季に12か月の気候の変化の特徴。

时气鼻衄 時気鼻衄 じきびじく　　气候に関係している病邪による鼻出血。

时邪 時邪 じじゃ　　泛指与四时气候相关的病邪,是季节性流行病,病因的统称。　　ひろく気候に関係している病邪のこと。季節性の流行病と病因の総称。

时行暴嗽 時行暴嗽 じこうぼうそう　　季节性流行病突然发作暴嗽。　　季節性流行病でひどい咳が突然発作のこと。

时行顿呛 時行頓嗆 じこうとんそう　　百日咳。　　百日咳のこと。

时行感冒 時行感冒 じこうかんぼう　　流行性感冒。　　インフルエンザ。

时行寒疫 時行寒疫 じこうかんえき　　春夏季因气候反常,突然寒冷所引起的流行病。　　春夏の季節において気候が正常を失い,突然寒くなって流行病を起てすこと。

时〔行戾（疠）〕气　時〔行戾（癘）〕気　じ〔こうれい（れい）〕き　传染性强的邪气。　伝染性の強い邪気のこと。

时行嗽　時行嗽　じこうそう　又称天行嗽。因感时行之气，以咳嗽为主症的流行病。　別称は天行嗽。季節流行の気を感受して咳を主な症候とする流行病。

时疫　時疫　じえき　流行病。季节性恶疫。　流行病。季節性の悪疫のこと。

时疫发斑　時疫発斑　じえきはつはん　流行病伴有皮肤发斑。　流行病が皮膚の発斑を伴うこと。

时疫痢　時疫痢　じえきり　电击性痢疾。　電撃性赤痢。

实秘　実秘　じっぴ　实证便秘。　実証の便秘。

实喘　実喘　じつぜん　邪气盛实，壅阻于肺所致之喘息。特点为呼吸急促、气粗有力、发病急、病程短。　盛んな実邪が肺に停滞するために引き起こした喘息。特徴としては呼吸は促迫し、気はあらく力が強い、急性に発病し、経過が短いもの。

实呃　実呃　じつやく　呃声响亮、强大有力、脉象滑大。多见于伤食、胃神经官能症、急性胃炎等疾病。　しゃっくりの声がひびきわたり、力が強く、脉象は滑大を呈し、多くは傷食と胃の神経症、急性胃炎などの疾病に見られるもの。

实寒　実寒　じっかん　正气不虚而寒邪结滞于内的证候。主要表现为形寒肢冷、口不渴、腹痛、大便秘结、小便清、舌苔白厚或白腻、脉沉弦有力等。　正気は虚でないが寒邪が内に停滞する証候。主に寒そうに見え、四肢は冷える、口は渇かない、腹痛し、大便は秘結し、小便は澄んでいる、舌苔は白く厚い、あるいは白腻を呈し、脉は沈弦、力があるなどがある。

实火　実火　じつか　火邪亢盛所致之实证。以胃肠、肝胆实火为常见。症见高热、面红、目赤、口干渴、口苦、烦躁、腹痛拒按、大便秘结、小便黄赤、甚或吐血、衄血、或发斑疹、舌红、苔黄干、脉数实等。　火邪が非常に盛んなことが原因として起こる実証。胃肠，肝胆の実火が多く見られる。症状には高热、顔色は赤く、目は赤く、口は乾き、苦く、煩躁く、腹痛があって腹部を押さえることを拒み、大便は乾燥し、小便は黄赤を呈し、あるいは吐血、鼻出血、あるいは発疹し、舌は赤色、舌苔は黄色く乾き、脉は数実などが見られるもの。

实脉　実脉　じつみゃく　脉来去俱盛，轻按重按均应指有力，主实证。　脉象の打ち方が力強く、軽く押さえても強く押さえても、充実感のある脉である。実証を意味すること。

实脾散　実脾散　じっぴさん　方剂。成分：厚朴、白术、木瓜、木香、草果仁、大腹皮、熟附子、炙甘草、干姜、生姜、大枣、茯苓。主治：脾肾阳虚浮肿。　方剤。薬物構成：厚朴、白术、木瓜、木香、草果仁、大腹皮、熟附子、炙甘草、乾薑、生薑、大棗、茯苓。応用：脾と腎の陽が虚による浮腫。

实痞　実痞　じっぴ　邪滞引起的痞证。症见胃脘痞寒满闷，严重者可兼疼痛，伴有呕逆，大便秘结，甚至不能饮食。　邪気が積滞による痞証。症状には胃脘部に痞え塞がるように膨満し、ひどいのは疼痛があり、悪心、嘔吐、便秘を伴い、はては飲食が妨げられることがある。

实热　実熱　じつねつ　外感病邪入里化热，邪盛而正气不衰，正邪相争激烈而引起的实热证。特征为高热、烦渴、便秘、或腹痛拒按、尿黄赤、舌苔黄干、脉洪数等。　外邪が体内に侵入し、熱に化して裏に入るが邪気が盛んな上に正気も充実しており、邪気と正気が抗争して起る実熱証。

特征是高热、烦渴，便秘或者腹痛是押えられることを拒み、尿は黄赤色，舌苔は黄色く乾燥している，脉象は洪数などのこと。

实邪　実邪　じつじゃ　①亢盛的邪气。②子盗母气的病邪。即用五行理论说明五脏间的母子关系，子病及母的病邪。　①亢盛な邪気のこと。②子が母気を盗む病邪。すなわち五行の理論で五臓間の相生の母子関係を説明する。子病が母に及ぶ病邪のこと。

实则太阳，虚则太阴　実なれば太陽，虚なれば少陰　感受外寒发病后两种不同的病理变化。一是患者正气比较充实，出现头痛、恶寒发热、脉浮等太阳表证；一是正气虚弱，出现恶寒、身不发热而仅见心烦神倦，或发热而头不痛，脉不浮，称为少阴表证。　外寒を受けて発病した後の二種類の異なる病理変化。その一つは患者の正気が比較的充実していて、頭痛、悪寒発熱、脉は浮などの太陽表証が現れる。他の一つは正気が虚弱で、悪寒、身体は発熱しないが、ただ心煩と精神倦怠、あるいは発熱があっても頭は痛くない、脉は浮でないなどの少陰表証が現れること。

实则泻其子　実なれば其の子を瀉す　治疗原则之一。母脏实证可用泻其子脏之法治之。如肝实证，可用泻心火之法治之。　治療原則の一つ。母臓の実証に対してその子臓を瀉する方法を用いて治療する。たとえば肝の実証に対しては心火を瀉する方法を用いて治療すること。

实则泻之　実なれば之を瀉す　实证用泻法以驱邪的治疗方法。　実証に対しては邪気を除去する瀉法を用いて治療する方法。

实则阳明，虚则太阴　実なれば陽明，虚なれば太陰　人体感受寒邪后病邪内传时有两种性质不同的病理变化。若患者阳气素旺，寒邪入里容易化热伤津，形成阳明病（胃肠实热证）；若患者脾胃素来虚弱，寒邪入里则可损伤脾胃功能，形成太阴病（脾胃虚寒证）。　人体が寒邪を受けてから病邪が内へ伝わるとき、性質の異なる二種類の病理変化。もし平素患者の陽気が旺盛であれば寒邪が裏に入って熱に化し津を損耗しやすく、陽明病（胃腸の実熱証）になる。もし患者の脾胃が平素から虚弱であると寒邪が裏に入って脾胃の機能を損耗し、太陰病（脾胃の虚寒証）になること。

实胀　実脹　じっちょう　腹胀坚硬拒按，大便秘结，小便赤黄。　腹部が脹れて堅く、押えられることを拒み、便秘、小便の色は赤黄を呈すること。

实证　実証　じっしょう　病邪亢盛，正气与邪气反应激烈，或人体内部机能障碍引起的气血郁结、水饮、停痰、食积等。　病邪が亢盛しつつ、正気と邪気の抗争の反応が激しいこと、あるいは人体内部の機能障害によって生じた気血の鬱結、水飲、停痰、食積などのこと。

实中夹虚　実中夾虚　じっちゅうきょうきょ　实邪结聚的证候夹有虚证。邪盛正虚，但以实证为主。　実邪が鬱積した証候に虚証が併発すること。邪気が盛んで、正気が不足しているが、実証を主とする病証。

食痹　しょくひ　古病名。症见食入则上腹闷痛引及两胁，饮食不下，吐后反快。　昔の病名。症状には飲食物が胃に入ってから上腹部が重苦しく痛み、両側の脇部に放散して、飲食物が下らない、吐けば反対に快適になること。

食病　しょくびょう　妊娠期挑拣食物的病症。　妊娠期異嗜症。

食窦　食竇　しょくとく　穴位。主治：胸腹胀满、嗳气、呕吐等。　穴位。応用：胸腹部膨満感、噯気、嘔吐など。

食复　食復　しょくふく　因饮食失宜引起疾病复发。

飲食の不節制により疾病を再発すること。

食疳　しょくかん　⇒脾(pí)疳

食后上腹胀满　食後上腹脹満　しょくごじょうふくちょうまん　食事をしてから上腹部の膨満感。

食积　食積　しょくせき　因脾胃运化失常,食物积滞不行的病证。　脾胃の運化が正常を失い,食物が積滞する病証。

食积腹痛　食積腹痛　しょくせきふくつう　因饮食不节,脾失健运,食物停滞胃肠所致的腹痛。　飲食の不節制のため,脾が正常のように運転,消化することを失い,食物が胃腸に停滞することによる腹痛。

食积咳(痰)嗽　食積咳(痰)嗽　しょくせきがい(たん)そう　因食积生痰,痰气上逆所致的咳嗽。　食積のために痰を生じ,痰気が上へ逆行することによる咳嗽。

食积呕吐　食積嘔吐　しょくせきおうと　因饮食不节,脾胃损伤,食滞不化所致的呕吐。　飲食の不節制のため,脾胃が損傷されて,食物が停滞して消化しないことによる起る嘔吐。

食积胁痛　食積脇痛　しょくせききょうつう　因饮食不节,食积不化,气机壅滞所致的胁痛。　飲食の不節制のため,食積が消化されなく,気機が鬱滞することによる脇部の痛み。

食〔积〕心痛　食〔積〕心痛　しょく〔せき〕しんつう　因饮食不节所致上腹部痛。　飲食の不注意による上腹部の痛み。

食忌　しょくき　禁止される飲食物。

食厥　しょくけつ　因暴饮暴食而引起的昏厥。　暴飲暴食による失神のこと。

食咳　しょくがい　因饮食不节所致的咳嗽。　飲食の不節制による咳嗽のこと。

食劳疳黄　食労疳黄　しょくろうかんおう　因饮食不节及过劳所致营养不良及黄疸病。　飲食の不注意と過労のために起る栄養不良に黄疸病を伴う証候。

食疗本草　食療本草　しょくりょうほんぞう　唐・孟诜撰,记述既可做食物,又可疗病的本草专著。原书已佚。但在《证类本草》及日本名医丹波康赖(912~995)所著之《医心方》中,仍可见其佚文。　唐の孟詵が著した。食物でもあり,治療用の薬物でもある本草の専門著作である。原書は失われた。しかし「証類本草」および日本の名医丹波康頼(912~995)が著した「医心方」の中にその一部分が見られるもの。

食难消化　食難消化　しょくなんしょうか　⇒挟(xié)食

食疟　食瘧　しょくぎゃく　因饮食停滞,再感受外邪而诱发的一种疟疾。其特点为寒热交作,伴有嗳气、纳呆、食则吐逆、腹胀脘闷等。　飲食物が停滞し,さらに外邪を感受することによって誘発される一種の瘧疾。その特徴は悪寒と発熱が交互に起り,嗳気,食慾不振,食べるとすぐ吐く,腹が張り,上腹部が重苦しいなどの症状を伴うこと。

食呕　食嘔　しょくおう　因食积不化所致呕吐。　飲食物が停滞して,消化されないことによる嘔吐。

食肉则复　肉を食すれば則ち復す　消化机能低下的患者,食油腻腥膻的肉食而引起疾病的复发。　消化機能が低下している患者が脂っこく,なまぐさい肉類を思うままに食べると,病情が再発すること。

食伤　食傷　しょくしょう　⇒伤(shāng)食

食痫　食癇　しょくかん　小儿伤食发热所致抽搐。　小児が消化不良のために発熱することによるひきつけのこと。

食泻(泄)　食瀉(泄)　しょくしゃ(せつ)　⇒伤(shāng)食泻

食医　しょくい　中国古代《周礼》所记之四种医生中之一种。主管饮食。　中国古代の「周禮」に記してある四種の医師の中の一種で,主として飲食を管理する。

食已即吐　食已すぐさま吐く　食后片刻即吐。多因胃热,亦可由痰气郁结,饮食停滞所致。　食べたらすぐ吐くこと。多くは胃熱のため,また痰気の鬱結あるいは飲食物の停滞などによること。

食亦(㑊)　しょくえき(えき)　古病名。其症多食而形体消瘦。　昔の病名。症状は食量が多いが体が痩せ衰えること。

食郁　食鬱　しょくうつ　郁证之一。因食滞不消而引起。症见脘腹饱满、嗳气酸腐、不能食、大便不调等。　鬱証の一つ。食物が停滞して消化しないことによる。症状には上腹部の膨満感,嗳気が酸っぱく臭いにおいを伴い,食物が食べられない,大便は正常でないなどが見られること。

食郁肉中毒　鬱肉食い中毒　因食密闭器内生熟变质的肉类中毒。　密閉器内の生あるいは煮た,あるいは焼いた変質した肉類を食べることによる中毒。

食欲不振　食慾不振　しょくよくふしん

食远服　食遠に服す　距吃饭时间较远,即于食间服药。　ふつう食事時間からかなりたって,つまり食間に薬を服用すること。

食胀　食脹　しょくちょう　因饮食不节所致腹胀。　飲食の不節制による腹部膨満感のこと。

食治(疗)　食治(療)　しょくち(りょう)　用食物对疾病进行治疗、养生。　食物を用いて疾病に対して治療と養生を行うこと。

食滞　しょくたい　饮食停滞,消化不良。　飲食物が停滞して消化不良になること。

食滞脘痛　食滯脘痛　しょくたいがんつう　因饮食不节引起胃失和降,脾失健运所致胃脘疼痛。　飲食の不節制のために胃は和降を失い,脾は健やかに運化することができないことによる胃脘部の痛みのこと。

食滞胃脘　食,胃脘に滞る　因进食过饱,食物停滞于胃而引起的病变。症见胃脘胀痛、嗳腐呕吐、舌苔厚腻、脉滑。　飲食の不注意により,食物が胃脘部に滞留し,消化できないことによる病証。症状には胃脘部の脹れ痛み,嗳気が臭い,嘔吐し,舌苔は厚膩,脈は滑などが見られること。

食中　しょくちゅう　又称中食。因暴饮暴食所致之类中风。　別称は中食。暴飲暴食による類中風のこと。

shǐ 矢使

矢(屎)　し(し)　粪便。

矢(屎)气　矢(屎)気　し(し)き　放屁。　放屁のこと。

使君子　しくんし　中药。果入药。用于驱虫。　中薬。薬用部分は果実。駆虫の作用がある。

使药　使薬　しやく　具有引导药物直达病变部位或调和诸药作用的药物。　薬物を導いて直接に病変部位に到達させ,あるいは諸薬を調和する作用のある薬物。

shì 世试视柿是室嗜

世医　せいい　中国历来有不少医生是世代相传的。人们称之为世医。　中国では昔から多くの医師は子が父の業を継ぐ,世襲であり,人人はこのような医師を世医と呼んだ。

世医得效方　せいいとくこうほう　元・危亦林撰(1345)。根据其五代家传的效方,按照元代医学13科的顺序,分别记述各类疾病的脉病证治。　元の危亦林が著し

た(1345)。彼の五代祖先から伝えられて来た有効な方剤を元代の医学13科の順序にしたがって,それぞれ各種類の疾病の脈,証候と治療法を記述した。

試胎　試胎　したい　　妊娠試験。

試月　試月　しげつ　　难产的一种。妊娠未足月而腹痛欲临产状。但不能分娩。　　難産の一種。妊娠してまだ月が満ちていないのに,痛んで今にも分娩しそうになるが出産ができないこと。

視赤如白　赤を視し,白の如し　　色盲。　　色盲のこと。

視大为小　大を視し,小と為り　　小視症。　　小視症のこと。

視歧　しき　　⇒視(shì)一为二〔症〕

視物昏暗　しぶつこんあん　　視力低下。　　視力低下のこと。

視物如隔烟雾　物を視し,煙霧を隔てる如し　　視力障礙。　　視力障害のこと。

視物异色　視物異色　しぶついしょく　　⇒視(shì)赤如白

視小为大　小を視し,大と為り。　　大視症　　大視症のこと。

視一为二〔症〕　一を視し,二と為り〔症〕　　复視。　　複視のこと。

視衣　視衣　しい　　視网膜。　　網膜のこと。

視瞻昏渺　視瞻昏渺　しせんこんびょう　　視力障碍。　　視力障害のこと。

視瞻有色　視瞻有色　しせんゆうしょく　　色視。　　色視のこと。

視正为斜　正を視し,斜と為り　　視覚変形。　　視覚変形のこと。

視直为曲　直を視し,曲と為り　　視物変形症。　　変視症のこと。

柿蒂　柿蒂　してい　　中药。宿萼入药。用于降气止呕。　　中薬。薬用部分は乾燥した萼。降気止嘔の作用がある。

柿蒂汤　柿蒂湯　していとう　　方剂。成分:丁香、柿蒂、生姜。主治:胃寒所致的胸满、呃逆不止。　　方剤。薬物構成:丁香,柿蒂,生薑。応用:胃寒による胸部の膨満感としゃっくりして止まない病証。

柿霜　柿霜　しそう　　中药。柿实含糖渗出物入药。用于清热润燥。　　中薬。薬用部分は柿の実の糖を含む渗出物。清熱潤燥の作用がある。

是动病　是動病　ぜどうびょう　　①经脉经气变动引致所连络脏腑的病症。②经脉循行经路的病症。　　①経脈と経気の変動によるそれらの連絡している臓腑の病症。②経脈の循行する経路の病症。

室女　しつじょ　　未婚的女子。处女。　　未婚の女性。処女のこと。

室女经闭　室女経閉　しつじょけいへい　　又称室女月水不通。未婚女子闭经。　　別称は室女月水不通。未婚の女性が月経閉止のこと。

室女月水不通　しつじょげつすいふつう　　⇒室(shì)女経閉

嗜卧(睡)　嗜臥(睡)　しが(すい)　　困倦欲睡的病症。以湿胜、脾虚、胆热等为多见。　　眠りたがる病証で湿盛,脾虚と胆熱などに多く見られるもの。

SHOU　收手首寿受兽瘦

shōu　收

收敛　収斂　しゅうれん

收敛止泻　収斂止瀉　しゅうれんししゃ　　用收敛性药物止泻的治法。　　収斂性薬物を用いて下痢を止める治療方法。

收敛止血　収斂止血　しゅうれんしけつ　　用收敛性药物止血的治法。　　収斂性薬物を用いて止血をする治療方法。

收涩止血　収渋止血　しゅうじゅうしけつ　　①用收敛药物止血的治法。②收敛分泌,止血的治疗方法。　　①収斂薬を用いて止血をする治療方法。②分泌を収斂し,出血を止める治療方法。

收湿　収湿　しゅうしつ　　湿病的治法。　　湿病を治療する方法。

收引　収引　しゅういん　　拘急。痉挛。　　拘急のこと。ひきつけ。

shǒu　手首

手背发(毒)　手背発(毒)　しゅはいはつ(どく)　　⇒手(shǒu)发背

手发背　手発背　しゅはつはい　　手背痈疮。　　手背にできる癰瘡のこと。

手法操作　しゅほうそうさ　　手技のこと。

手法复位术　手法復位術　しゅほうふくいじゅつ　　纠正骨折错位或关节脱位的手法。　　骨折あるいは関節の脱臼を整復する手技のこと。

手法牵引　手法牽引　しゅほうけんいん　　用手法手技进行牵引。　　手法,手技による牽引。

手脚(足)软　手脚(足)軟　しゅきゃく(そく)なん　　小儿五软之一。发育迟,智力低下,手脚软而无力。　　小児の五軟の一つ。発育が遅く,智力低下,手と足が軟らく力がないこと。

手厥阴心包经　手の厥陰心包経　　十二经之一。本经有病时,主要表现为心烦、心痛、心悸、胸胁满闷、面赤目黄、精神病,以及本经循行部位的局部症状。　　12経の一つ。本経が疾病に罹る場合には心煩,心痛,心悸,胸部と脇部に膨満苦悶感があり。顔は赤く,目は黄色い,精神病などの症状が現われおよび本経の循行部位の局所症状が現われること。

手三里　手の三裏　　穴位。主治:偏瘫、上肢痛或震颤等。　　穴位。応用:片麻痺,上肢痛あるいは振戦など。

手三阳经　手の三陽経　　手阳明大肠经,手太阳小肠经,手少阳三焦经的合称。　　手の陽明大腸経,手の太陽小腸経と手の少陽三焦経を合せていうもの。

手三阴经　手の三陰経　　手太阴肺经,手少阴心经,手厥阴心包经的合称。　　手の太陰肺経,手の少陰心経と手の厥陰心包経を合せていうもの。

手伤　手傷　しゅしょう　　手外伤,手损伤。　　手の外傷,手の損傷のこと。

手少阳三焦经　手の少陽三焦経　　十二经之一。本经有病时,主要表现为耳聋、耳鸣、咽喉肿痛、眼痛、颊肿,以及本经循行部位的局部症状。　　12経の一つ。本経が疾病に罹ると主に耳聾,耳鳴,咽頭の腫れ痛み,眼の痛み,煩部腫が現われ,および本経の循行部位の局所症状が現われること。

手少阴心经　手の少陰心経　　十二经之一。本经有病时,主要表现为心痛、口渴、咽干、目黄、胁痛,以及本经循行部位的局部症状。　　12経の一つ。本経が疾病に罹ると主に心痛(上腹痛),口渇,咽頭が乾く,目は黄色く,脇部が痛むなどの症状が現われ,および本経の循行部位の局所症状が現われること。

手太阳小肠经　手の太陽小腸経　　十二经之一。本经有病时,主要表现为耳聋、目黄、颊颔肿胀、咽喉肿痛,以及本经

循行部位的局部症状。　12経の一つ。本経が疾病に罹ると主に耳聾，目は黄色く，頬部と下顎部の腫脹，咽頭の腫れ痛みなどの症状が現われ，および本経の循行部位の局所症状が現われること。

手太阴肺经　手の太陰肺経　十二経之一。本経有病時，主要表现为咳喘、胸闷心烦、锁骨上窝疼痛，以及本经循行部位的局部症状。　12経の一つ。本経が疾病に罹ると主に咳喘，胸悶，心煩（胸がほてってむかむかむかする），鎖骨上窩の痛みなどの症状が現われ，および本経の循行部位の局所症状が現われること。

手心毒　しゅしんどく　手掌感染。　手掌の感染。

手阳明大肠经　手の陽明大腸経　十二経之一。本経有病時，主要表现为目黄、齿黄、口干、鼻衄、喉痹、颈肿，以及本经循行部位的局部症状。　12経の一つ。本経が疾病に罹ると主に目は黄色く，歯は黄色く，口は乾く，鼻出血，嗄（さ）声などの症状が現われ，および本経の循行部位の局所症状が現われること。

手硬　しゅこう　五硬之一。手心冷如冰而硬。多因秉赋不足，真阳大虚所致。　五硬の一つ。手のひらが冷えること冰の如く，しかも堅い。多くは先天不足のために，真陽が大虚になることによる。

手针〔疗法〕　手針〔療法〕　しゅしん〔りょうほう〕　針刺手部特有部位（多在指关节或指掌关节处）治病的方法。　手にある特有な穴位（多くは指骨間関節あるいは中手指節関節の部位にある）を針刺して疾病を治療する方法。

手针麻醉　手針麻酔　しゅしんますい　针刺手指特有穴位施行麻醉的方法。　手にある特有な穴位を針刺して麻酔を施す方法。

手指毒疮　手指毒瘡　しゅしどくそう　又称蛇头疔。相当于化脓性指头炎。　別称は蛇頭疔。化膿性指頭炎に相当するもの。

手指节发　手指節発　しゅしせつはつ　又称蛇节疔。生于手指中节，绕指皆肿。　別称は蛇節疔。手の指の中節にでき，指を周って腫れること。

手指麻木　しゅしまもく　手指麻木不适感。　手の指が痺れて不快な感じがすること。

手指伤筋　手指傷筋　しゅししょうきん　手指软组织损伤。　手の指の軟部組織損傷のこと。

手指脱胼　しゅしだっかい　手指脱臼。　手の指の関節脱臼のこと。

手足背热　手足背熱　しゅそくはいねつ　手足背有热盛。　手，足の甲が熱い感じがすること。

手足部疔疮　手足部疔瘡　しゅそくぶちょうそう　手と足にできる疔瘡。

手足汗　しゅそくかん　手足出汗。　手と足に汗をかくこと。

手足厥（逆）冷　手足厥（逆）冷　しゅそしけつ（ぎゃく）れい　又称四逆。四肢厥冷至肘、膝的症状。　別称は四逆。四肢が肘あるいは膝まで冷える症状。

手足厥逆　しゅそくけつぎゃく　⇒手（shǒu）足厥（逆）冷

手足皲裂　手足皸裂　しゅそくくんれつ　手足皮肤裂开。　手足の皮膚がさけること。

手足蠕动　手足蠕動　しゅそくじゅどう　手足不随意运动。　手足の不随意運動のこと。

手足软　手足軟　しゅそくなん　五软之一。如脾胃肝肾虚弱则手足软无力。　五軟の一つ。もし脾胃肝腎が虚弱であれば手足が軟らかく力がないこと。

手足伤损　手足傷損　しゅそくしょうそん　手足の外傷。

手足心热　手足心熱　しゅそくしんねつ　手足心有热感，多由阴虚生内热或火热内郁等所致。　手のひら，足のうらに熱い感じがあり，多くは陰虚のために内熱が生じあるいは火熱が内に鬱滞するなどによるもの。

手足躁扰　手足躁擾　しゅそくそうじょう　手足乱动、烦躁不安的状态。实证则为内热盛，虚证则重危为元气欲脱的状态。　手足をばたばた動かして落ち着かない状態。実証では内熱がきわめて盛んで，虚証では危篤で今にも元気がぬけ出しそうな状態にあること。

首乌　首烏　しゅう　中药。块根入药。生首乌润肠、解疮毒，制首乌补肝肾、益精血。治血虚、须发早白、腰膝痠软、神经衰弱、血胆固醇过多。　中薬。薬用部分は塊根。生の首烏は潤腸，瘡毒を解く，製首烏は肝腎を補い，精血を益し，血虚，鬚髪の若いうちに白くなるのを治療し，腰部と膝がだるく力がない，神経衰弱，血液コレステロール過多症などを治療する作用がある。

首乌藤　首烏藤　しゅうとう　中药。藤茎入药。用于养心安神、祛风通络。　中薬。薬用部分は藤茎。養心安神，祛風通絡の作用がある。

寿斑　じゅはん　老年斑。　老人斑。

受盛之腑　じゅせいのふ　小肠。　小腸のこと。

兽医　獣医　じゅうい

〔瘦〕冷疳　〔瘦〕冷疳　〔そう〕れいかん　⇒冷（lěng）疳

舒筋活络　舒筋活絡　じょきんかつらく　用舒筋通络、行气活血的药物，治疗偏瘫、腰腿痛、痹证、筋脉拘挛等病症的方法。　舒筋通絡，行気活血の薬物を用いて片麻痺，腰と下肢の痛み，痹証，筋肉けいれんなどの病症を治療する方法。

舒筋活血　じょきんかっけつ　用舒筋通络、行气活血的药物治疗血瘀、偏瘫、痹证、肌肉痉挛等病症的方法。　舒筋通絡，行気活血の薬物を用いて，血瘀，片麻痺，痹証，筋肉けいれんなどの病症を治療する方法。

舒张押手法　舒張押手法　じょちょうおうしゅほう　针刺押手法之一。用左手二指将皮肤撑开，使之绷紧，右手将针刺入。　針刺の押手法の一つ。左手の二本の指で皮膚をぴんと張るように押え，右手で針を刺入すること。

疏表　そひょう　⇒解（jiě）表法

疏风　疎風　そふう　用祛风解表药物疏散风邪的方法。　祛風解表薬物を用いて風邪を疎散させる方法。

疏风散寒　疎風散寒　そふうさんかん　用辛温、散风寒解表药物治疗风寒表证的方法。　辛温性のある，風寒を散らし，表証を解除する薬物を用いて風寒の表証を治療する方法。

疏风透疹　疎風透疹　そふうとうしん　用疏风解表药治疗风邪在表，疹出不透的方法。　疎風解表薬を用いて風邪が表にあり，発疹の出が充分でない証候を治療する方法。

疏风泄热　疎風泄熱　そふうせつねつ　疏风药与清热药同用以治疗表有风邪，里有热邪的方法。　疎風薬と清熱薬を同時に用いて表に風邪があり，裏に熱邪がある証候を治療する方法。

疏肝　そかん　疏散肝气郁结的方法。　肝気鬱結を疎散する方法。

疏肝〔解郁〕　疎肝〔解鬱〕　そかん〔かいうつ〕　用理气药

物,疏解以两胁胀痛、胸闷、精神抑郁、脘腹胀痛、恶心、呕吐、食欲不振、月经不调、口苦、脉弦等症状为特点的肝气郁结的方法。　　理气药物を用いて両側の脇部が脹れ痛み、胸内苦悶感,精神抑鬱,胃気部と腰部が痛み,悪心,嘔吐,食慾不振,月経不順,口が苦い,脈象は弦などの症状を特徴とする肝気の鬱結を治療する方法。

疏肝理气　疏肝理氣　そかんりき　⇒疏(shū)肝〔解郁〕

疏肝止痛　そかんしつう　疏散肝气郁结,以治疗因肝气所致胁肋及小腹胀痛的方法。　　肝気の鬱結を疎散して肝気による脇部あるいは下腹部の脹れ痛みを治療する方法。

疏散风寒　疏散風寒　そさんふうかん　⇒疏(shū)风散寒

疏散风热　疏散風熱　そさんふうねつ　治疗外感风邪兼有里热的方法。　　風邪が裏熱を伴う外感を治療する方法。

疏通经络　疏通経絡　そつうけいらく　使经络中的气血运行通畅的方法。　　経脈中の気血運行を通暢させる方法。

疏通经脉　疏通経脈　そつうけいみゃく　使经脉中的气血运行通畅的治法。　　経脈中の気血運行を通暢させる治療方法。

疏通气血　疏通気血　そつうきけつ　使气血运行通畅的治法。　　気血の運行を通暢させる治療方法。

疏郁理气　疎鬱理気　そうつりき　治疗因情志抑郁而引起气滞的方法。　　感情が鬱屈して気滞を惹起するのを治療する方法

疏凿饮子　疏鑿飲子　そさくいんし　方剂。成分:羌活、秦艽、商陆、槟榔、大腹皮、茯苓皮、生姜皮、椒目、木通。主治:水肿而身体壮实者。　　方剤。薬物構成:羌活,秦艽,商陸,檳榔,大腹皮,茯苓皮,生薑皮,椒目,木通。応用:水腫で体の丈夫な患者に用いる。

shú　熟

熟地黄　じゅくぢおう　中药。加工蒸晒而成的地黄根入药。主治:补血、滋阴。　　中薬。薬用部分は蒸してから日光にさらして加工した地黄の根。応用:補血と滋陰の作用がある。

shǔ　暑蜀鼠数薯

暑　しょ　⇒暑(shǔ)〔邪〕

暑病　しょびょう　夏季感受暑热邪气而发生的多种热病的总称。　　夏に暑熱の邪気を感受して発生する多種の熱性病の総称。

暑产　暑産　しょさん　夏日炎热季节分娩。　　夏の熱い季節に分娩すること。

暑风　暑風　しょふう　感受暑邪复感风邪以致手足搐搦。　　暑邪を感受してからまた風邪を感受し,手足がひきつること。

暑风成惊　暑風,驚に成り　小儿因暑湿太盛引起大吐大泻、惊擎抽搐。　　小児において暑湿が過度に盛んであるためにひどい嘔吐と下痢があって,驚いてひきつる病証。

暑秽　暑穢　しょわい　暑温挟有湿邪浊秽的一类证候。其临床特点为:发病较急、头痛而胀、胸脘胀闷、烦躁、呕吐、恶心、身热有汗、甚至神昏、耳聋等。　　暑湿穢濁の気を感受して発する病証。臨床上の特徴は発病が急速で,頭が痛み脹れる,胸脘部が張って苦しくなる。煩躁(いらいらして落ち着かない。),悪心,嘔吐する,身熱,汗をかき,重症になると神昏(意識不明),耳聾などがあるもの。

暑疖　暑癤　しょせつ　暑天的疖肿或痱疖。　　夏の熱い

季節の癤あるいはあせもが二次的感染をした証候。

暑厥　しょけつ　因暑热闭窍,引起卒然昏倒,手足厥冷的病证。　　暑熱病の場合人体の孔竅が閉じることにより,突然意識が不明になり手足が厥冷し,すなわち肘,膝部位まで冷える病証。

暑咳　しょがい　⇒伤(shāng)暑咳嗽

暑痢　しょり　因夏天感受暑热,内夹积滞,伤于肠胃所致的痢疾。以腹中绞痛、下痢赤白、里急后重、发热、汗出、呕吐、恶心、烦渴为特征。　　夏の暑熱を感受し,体内に積滞があり,腸胃が傷つけられたために起こる痢疾のこと。腹が絞るように痛む,赤と白の混じったものを下痢する,しぶり腹,発熱,汗をかく,嘔吐,悪心,煩渇などを特徴とするもの。

暑疟　暑瘧　しょぎゃく　与感受暑邪有关的一种疟疾。其临床特点是:恶寒、高热、无汗、烦躁、喜冷饮等。　　暑邪を感受することと関係のある瘧疾のこと。臨床上の特徴は悪寒,発熱が高い,汗がない,煩躁(いらいらして落ち着かない。),冷たい飲物を欲しがるなどがあること。

暑热　暑熱　しょねつ　①⇒暑(shǔ)邪。②外感暑邪的热证。　　②暑邪を外感した熱証のこと。

暑热邪气　暑熱邪気　しょねつじゃき　暑热的邪气。

暑热胁痛　暑熱脇痛　しょねつきょうつう　暑证兼见胁痛的病症。　　暑証が脇部の痛みを伴う病症。

暑热证　暑熱証　しょねつしょう　①夏日炎热季节的热证。②小儿夏日发热的证候。　　①夏の暑い季節の熱証。②小児の夏季の熱証。

暑痧　しょさ　暑天感受秽浊之邪而发生的腹痛吐泻。　　夏の暑い季節に穢濁の邪を感受して発生する腹痛,嘔吐と,下痢のこと。

暑湿　しょしつ　①暑湿病邪。②暑热兼湿邪所致的证候。　　①暑湿の病邪。②暑熱が湿邪を伴う証候。

暑湿流注　しょしつりゅうちゅう　因暑湿之邪所致多发性脓肿。　　暑湿の邪気による多発性膿瘍のこと。

暑湿眩晕　暑湿眩暈　しょしつげんうん　暑令感受湿邪所致的眩晕。　　夏の暑い季節に湿邪を感受することによる眩暈(目まい)。

暑温　しょおん　因感受暑邪而致的一种急性热病。症见高热、大汗出、口渴、面赤、心烦等。　　夏季に暑邪を感受して発病する急性熱病。症状には高熱,汗が大量に出る,口が渇く,顔色は赤く,心煩(胸がほてってむかむかする)などが見られるもの。

暑温夹疬　暑温,癧を夾す　因感暑邪所致热病,合并传染性疬气。如乙型脑炎、中毒性痢疾等。　　夏の暑い季節に暑邪を感受して発病する急性熱病が伝染性の癧気を合併する病証。たとえばB型大脳炎と中毒性赤痢などがある。

暑痫　暑癎　しょかん　感受暑邪热极神昏,卒然痉厥的病证。　　夏に暑邪を感受して,熱が極めて高く,昏迷になって,突然四肢が冷たく,昏倒して,けいれん発作をする病証。

暑〔邪〕　しょ〔じゃ〕　六淫病邪之一。夏日炎热季中的病因。　　六淫病邪の一つ。夏の暑い季節の病因。

暑泻(泄)　暑瀉(泄)　しょしゃ(せつ)　因感受暑热之邪而引起的泄泻。主要症状为泻下如注,或泻出稠粘、烦渴、尿黄赤、自汗等。　　暑熱の邪を感受して発病する下痢。主な症状には下痢が水を注ぐように下し,あるいは下痢が濃く,粘けのあるものを下し,煩渇,尿が黄赤色を呈し,自汗などがあること。

暑瘵　しょさい　感受暑邪而致咳嗽咯血的病证。　　暑邪

を感受して発病する咳嗽,咯血の病証。

蜀葵根　しょくきこん　　中药。根入药。用于清热凉血、利尿排脓。　　中薬。薬用部分は根。清熱涼血,利尿排膿の作用がある。

蜀葵花　しょくきか　　中药。花入药。用于和血利湿、通利二便。　　中薬。薬用部分は花。和血利湿,大便と小便を通じる作用がある。

蜀葵苗　しょくきびょう　　中药。地上部分入药。用于治热毒下痢、淋病、金疮。　　中薬。薬用は地上部分。熱毒下痢,淋病(排尿困難),金属による創傷を治療する作用がある。

蜀葵子　しょきし　　中药。种子入药。用于利水通淋、滑肠。　　中薬。薬用部分は種子。利水通淋,滑肠(通便)の作用がある。

鼠妇　鼠婦　そふ　　中药。虫体入药。用于破血、利水、解毒、止痛。　　中薬。薬用部分は虫体。破血,利水,解毒,止痛の作用がある。

鼠李　鼠李　そり　　中药。果入药。用于清热、利湿、消积、杀虫。　　中薬。薬用部分は果実。清熱,利湿,積滞を消し,虫を殺す作用がある。

鼠瘘(漏)　鼠瘻(漏)　そろう(ろう)　　⇒瘰(lǒu)疬

鼠曲草　鼠麯(麴)草　そきく(きょく)そう　　中药。全草入药。用于祛痰、止咳、平喘、祛风湿。　　中薬。薬用部分は全株。祛痰,止咳,平喘,祛風湿の作用がある。

数息　すうそく　　气功用语,气功锻炼时,默数自己的呼吸,借以入静的一种方法。　　気功の用語。気功鍛煉のとき,自分の呼吸を声を出さないで数えて,一種の入静の方法。

薯良　しょりょう　　中药。块根入药。用于止血、活血、养血。　　中薬。薬用部分は塊根。止血,活血,養血の作用がある。

shù　束俞输腧漱

束骨　束骨　そくこつ　　穴位。主治:头痛、头晕、精神病、腿痛等。　　穴位。応用:頭痛,頭がくらくらして目まい,精神疾患,下肢の痛みなど。

俞府　兪府　ゆふ　　穴位。主治:咳嗽、哮喘、胸痛等。　　穴位。応用:咳嗽,喘息,胸痛など。

俞募配穴　兪募配穴　ゆぼはいけつ　　五脏六腑皆有俞穴与募穴。俞募相配,能调和阴阳,适于治疗脏腑的病证。　　五臓六腑には兪穴と募穴がある。兪募穴は互いに配合して陰陽を調和し,臓腑の病証に適応するもの。

俞穴　兪穴　ゆけつ　　五俞穴的一种。位于手足部,十二经各有一个,即太渊(肺)、三间(大肠)、大陵(心包)、中渚(三焦)、神门(心)、后溪(小肠)、太白(脾)、陷谷(胃)、太冲(肝)、足临泣(胆)、太溪(肾)、束骨(膀胱)。　　五兪穴の一種。手足に位し,12経にそれぞれ一つあり,すなわち太淵(肺),三間(大腸),大陵(心包),中渚(三焦),神門(心),後谿(小腸),太白(脾),陥谷(胃),太衝(肝),足の臨泣(胆),太谿(腎),束骨(膀胱)などのこと。

输刺　輸刺　ゆし　　五刺之一。直刺直出,深入至骨,适于治疗骨痹的刺法。　　五刺の一つ。直刺し,真直ぐに抜き出し,骨まで刺入れ,骨痺の治療に適応する刺法。

输穴　輸穴　ゆけつ　　⇒穴(xué)位

腧(输)　腧(輸)　ゆ(ゆ)　　⇒穴(xué)位。

漱涤　漱滌　そうじょう　　含漱のこと。

SHUAI　衰率

shuāi　衰

衰竭　すいけつ　　消耗、疲惫。　　消耗,疲憊(ひはい)の

こと。

衰弱　すいじゃく

衰之以属　之を衰するには属を以ってす　　使病邪势衰的方法。将病证的性质与药物的分类相结合以决定治疗方法。　　病邪を弱化させる方法。病証の性質と薬性の分類とを結びつけて治療方法を決定すること。

shuài　率

率谷　そっこく　　穴位。主治:偏头痛、眩晕等。　　穴位。応用:片頭痛,眩暈(目まい)など。

SHUANG　双

shuāng　双

双〔乳〕蛾　そう〔にゅう〕が　　双侧扁桃体炎　　両側の扁桃炎。

双手进针法　双手進針法　そうしゅしんしんほう　　両手で針を刺し入れる方法。

双手攀足势　双手攀足勢　そうしゅはんそくせい　　一种腰部锻炼的方法。　　一種の腰部を鍛煉する姿勢(体のかまえ)。

双手托天势　双手托天勢　そうしゅたくてんせい　　一种锻炼上肢功能的方法。　　一種の上肢機能を鍛煉する方法。両手のひらを上にあげる,あたかも天を手のひらにのせるような姿勢(体のかまえ)。

SHUI　水睡

shuǐ　水

水　すい　　相生相克五行之一。　　相生と相尅の五行の一つ。

水不涵木　水は木を涵せず　　根据五行相生理论,肾(水)不足,不能滋养肝(木),则会导致肝阴不足而出现低热、眩晕、耳鸣、耳聋、腰痠、遗精、口干、咽燥,甚则抽搐等症。　　五行相生理論にもとづいて,腎(水)が不足で肝(木)を養うことができないならば肝の陰が不足して微熱,眩暈(目まい),耳鳴,聾,腰がだるい,遺精,口が乾く,咽頭が乾燥し,ひどいのはひきつけなどが現われること。

水不化气　水,气に化せず　　水液代谢功能障碍引起小便不利、水肿的病理表现。　　水液代謝機能障害による小便が通じなく,水腫になること。

水喘　すいぜん　　因水饮犯肺而引起的气喘。　　水飲が肺を犯すことによる喘息。

水疮　水瘡　すいそう　　⇒水(shuǐ)痘(疮)

水道　すいどう　　穴位。主治:腹水、肾炎、膀胱炎、尿潴留等。　　穴位。応用:腹水,腎炎,膀胱炎,尿閉など。

水毒　すいどく　　又称中水、中洒、中溪、水中病。因感受山谷溪流虫毒所致的病症。　　別称は中水,中灑,中溪,中水病。谷や川の汚染された疫水の虫や毒を感受することによる病証。

水痘(疮)　水痘(瘡)　すいとう(そう)　　水痘。　　水痘のこと。

水飞　水飛　すいひ　　取药材极细粉末的方法。将不溶于水的药材与水共研细,加入多量水,搅拌,粗粉混悬即下沉,细粉混悬于水中,倾出的混悬液沉淀后,分出,干燥即成。　　薬材の極めて細かい粉末を製取する方法。水に溶けない薬材を水といっしょに細かく研磨してから多量な水を加えて攪拌し,わりあいに粗大な顆粒が沈澱し,細かい粉末が水の中に混懸し,その混懸液を別の容器に入れてさらに沈澱し,その沈澱物を乾燥させて得られる。

水分　すいぶん　　穴位。主治:腹水、水肿、肾炎、腹泻等。

穴位。応用:腹水,水腫,腎炎,下痢など。

水沟　水溝　すいこう　　又称人中。穴位。主治:休克,昏迷,晕厥,窒息,小儿惊风,癫痫,瘛疭,低血压。　　別称は人中。穴位。応用:ショック,昏睡,失神,小児のひきつけ,てんかん,精神疾患,ヒステリー,低血圧など。

水谷　水穀　すいこく　　饮食物。　　飲食物のこと。

水谷痢　水穀痢　すいこくり　　因脾胃气虚,不能消化水穀所致。以粪便夹有食物残渣及脓血,饮食减少,四肢无力等为临床特征。　　脾胃気虚となり,水穀を消化することができないために起る。糞便のなかに食物のかすと膿血が含まれ,飲食の量は減少し,四肢が疲れてだるくなることを臨床上の特徴とする。

水谷之海　水穀の海　四海之一。即胃。　　四海の一つ。胃のこと。

水谷之气　水穀の気　饮食物之精气。　　飲食物の精気。

水鼓(蛊)　水鼓(蠱)　すいこ(こ)　　腹部胀大,有腹水的病证。　　腹部が膨満し,腹水がある病証。

水罐法　すいかんほう　　拔罐法之一。用竹罐先在沸水中煮3~5分钟,倒出沸水,擦干罐口,立即吸附在治疗部位约10~15分钟。　　吸玉の一種。竹罐を先ず煮え立った湯の中で3~5分間煮てから,竹罐の中の水をすてて,竹罐のふちにある熱い水を拭きとって,すぐ治療部位に約10~15間吸いつける方法。

水寒射肺　水寒,肺を射す　　寒邪和水气侵犯肺脏所引起的证候。常见于痰饮或水肿病人。症见咳嗽,气喘,痰多稀白,面浮肢肿,小便不利,舌苔白润或白腻,脉浮紧或伴有发热恶寒等。　　寒邪と水気が肺臓を侵すことによる証候。ふつう痰飲や水腫を患っている患者に見られる。症状には咳嗽,喘息,痰の多くは澄んで白い,顔と下肢に浮腫があり,小便は少い,舌苔は白くあるいは膩苔でねっとりとしている,脈象は浮緊を呈し,あるいは発熱,悪寒を伴うなどが見られること。

水红花子　水紅花子　すいこうかし　　又称水红子。中药。果入药。用于清热,软坚。　　別称は水紅子。中薬。薬用部分は果実。清熱,軟堅の作用がある。

水火不济　水火,济せず　　肾水心火相济失调。可出现心烦,失眠,遗精等症。　　腎水と心火がたがいに作用しあって生理の動態の平衡(バランス)を維持している関係が破壊されて失調になって疾病になる。症状には心煩(胸がはてって落ち着かない。),不眠,遺精などが現れること。

水火相济　水火,相济し　⇒心(xīn)肾相交

水煎服　すいせんふく　　薬剤を水を用いて煎じて湯剤にして飲むこと。

水结胸　水結胸　すいけっきょう　　因热邪与水饮结聚于胸胁所致。症见胸胁触痛,发热有汗,颈项强硬等。　　熱邪と水飲が胸脇部で結びついたことによる。症状には胸脇部に触痛があり,発熱,汗をかき,頸部と項部が強張って堅いなどが見られること。

水浸膏　すいしんこう　　水エキス。

水精　すいせい　⇒水(shuǐ)谷之气

水亏火旺　水虧すれば,火旺ん　　①根据五行相克理论,肾水不足,不能制约心火,以致心火亢盛。症见心烦,头晕,耳鸣,失眠,舌尖红,脉细数等。②肾阴亏损,肾阳相对偏亢。症见性欲亢进,遗精,早泄等。　　①五行相剋の理論によると,腎水が不足のため心火を制約することができないので心火が亢盛する。症状に心煩,頭がくらくらし,耳鳴,不眠,舌尖は赤く,脈は細数などが見られること。②腎陰が欠損のため,腎陽は相対的に亢盛すること。症状には性慾亢進,遺精,早泄などが見られるもの。

水廓　すいかく　　八廓之一。即瞳神部位。　　八廓の一つ。すなわち瞳神(瞳孔)の部位。

水陆二仙丹　水陸二仙丹　すいりくにせんたん　　方剂。成分:芡实,金樱子。主治:肾虚所致的遗精,带下等症。　　方剤。薬物構成:芡実,金櫻子。応用:腎虚による遺精,帯下など。

水轮　水輪　すいりん　　为五轮之一。瞳孔部位。　　五輪の一つ。瞳孔の部位。

水蔓菁　すいまいせん　　中药。全株入药。用于清热、利尿、止咳化痰。　　中薬。薬用部分は全株。清熱,利尿,止咳化痰の作用がある。

水苗法　すいびょうほう　　古代人痘接种法之一。将患儿痘痂研细调水引入常儿鼻中。　　昔の人の痘瘡接種法の一つ。患児の天然痘の痂皮を細かく磨いて,水でかきまわしてから正常小児の鼻の中に入れる方法。

水逆　すいぎゃく　　饮水上逆,水入即吐的证候,由胃有停水所致。　　飲んだ水が上へ逆行し,水が入ってからすぐ吐く証候で,胃の中に水が停滞することによるもの。

水牛角　すいぎゅうかく　　中药。角入药。用于清热,凉血,解毒。　　中薬。薬用部分は角。清熱,涼血,解毒の作用がある。

水气　水気　すいき　　①水肿。②水液停滞于体内。　　①浮腫。②水液が体内に停滞すること。

水气凌心　水気,心を凌ぐ　　水气上逆,引起心功能失常的变化。症见水肿,心悸,气促等。　　水気が上へ逆行するため,心機能の異常が起る。症状には浮腫,心悸,呼吸が促迫などが見られるもの。

水泉　すいせん　　穴位。主治:闭经,子宫脱垂,近视等。　　穴位。応用:月経閉止,子宮脱,近視など。

水疝　すいせん　　阴囊肿大,不红不热的病症。相当于睾丸鞘膜积液。　　陰嚢が大きく腫れて,赤くもなく熱もない病症。睾丸精巣鞘膜水瘤に相当するもの。

水湿停滞　すいしつていたい　　水湿停滞体内。　　水湿が体内に停滞すること。

水突　すいとつ　　穴位。主治:咽喉痛,哮喘,甲状腺肿大,声带疾患等。　　穴位。応用:咽喉痛,喘息,甲状腺腫大,声帯の疾患など。

水土不服　水土,服せず　　初至一地,由于自然环境和生活习惯的改变,出现暂时不能适应的现象。　　ある地区に行ったばかり,自然環境と生活習慣の相違から一時,適応不能となる。

水丸　すいがん　　用水或米面糊作粘合剂制成的药丸。　　水あるいは米の粉の糊を粘合剤として製成する丸薬。

水泻　水瀉　すいしゃ　　又称注泄。水样大便的泻泄。　　別称は注泄。水様便を下す下痢。

水泻去湿　水瀉,湿を去り　　由水样便腹泻,排除体内湿邪。　　水様便の下痢のため湿を体から排除すること。

水性流下　すいせいりゅうか　　借用水往下流的特性来比喻湿邪之侵犯人体致病的病理表现,也有向下的特点。如出现腹泻,下肢浮肿等。　　水が下に流れる現象によって,水湿の邪気が原因となった病変が下に向かう特徴をたとえる。たとえば下痢,下肢浮腫などが現われるもの。

水杨梅　水楊梅　すいようばい　　中药。未成熟果入药。用于清热、解毒。　　中薬。薬用部分は成熟していない果実。清熱解毒の作用がある。

水银　水銀　すいぎん　　中药。外用攻毒、杀虫。　　中薬。外用薬で攻毒,殺虫の作用がある。

亢进,遗精,早泄などが見られるもの。

水饮　水飲　すいいん　　停留在体内的多余液体。是脏腑病理变化过程中的产物。　　体内に滞留するよけいな液体。臓腑の病理変化中の産物。

水郁折之　水鬱すれば之を折す　　水郁应用调节制约的治法。病多在于肾。如肾阳衰微，症见面色苍白、头晕眼花、腰部痠痛、四肢发冷、小便短少、面及下身浮肿不退，按之不起，舌淡苔薄白，脉沉细而弱等。　　水は鬱滞すれば水を調節、制御する方法を用いて治療すべきこと。症状には顔色は蒼白し，頭がくらくらして目まい，腰部はだるく痛み，四肢は冷える。尿は少い，顔面と体の下部に浮腫があって消えない，指で押えると凹陥して回復しない，舌は淡い，苔は薄白い，脈は沈細，しかも弱いなどが見られるもの。

水胀　水脹　すいちょう　　①水肿的别称。②先有腹胀，后有肢肿的水肿病。　　①水腫の別称。②先に腹が脹れ，後に四肢が腫れる水腫病。

水针〔疗法〕　水針〔療法〕　すいしん〔りょうほう〕　　又称穴位注射。在穴位中注射一定的药液。　　別称は穴位注射。穴位に一定の薬物を注射する療法。

水蛭　すいしつ　　中药。干燥蛭体入药。用于破血祛痰、通经、消癥。　　中薬。乾燥した蛭体。破血，袪痰，通経，消癥（腫塊を消す）の作用がある。

水中(毒)病　水中の(毒)病　　因感染受恶虫毒污染的山谷溪水而致病。　　穀や川の悪虫毒に汚染された疫水に感染して疾病になること。

水渍疮　水漬瘡　すいしそう　　长时间在稻田工作所致的一种皮炎。　　長い間，水田の中で働くことによる一種の皮膚炎。

shuì　睡

睡中呢喃　睡中呢喃（じなん）す　　梦呓。　　ねごと。

SHUN 顺瞬

shùn　顺瞬

顺产　順産　じゅんさん　　正常分娩。

顺传　順伝　じゅんでん　　病证按一定的次序而传，如伤寒病从太阳传阳明或少阴，病邪由表入里或由阳经传入阴经，称顺传。　　病証が一定の順序で伝経し，変化すること。たとえば傷寒病が太陽から陽明あるいは少陽経へ，病邪が表から裏に入りあるいは陽から陰へ伝入することを順伝と称する。

顺骨捋筋　順骨捋筋　じゅんこつらつきん　　用手沿骨来顺理肌肉和肌腱。　　手で骨と筋を握りながら骨に沿って，手を移動して筋肉と筋腱を整理する手法。

顺气　順気　じゅんき　　⇒降(jiàng)逆下气

顺证　順証　じゅんしょう　　预后良好的证候，病人正气较强，病程发展正常。　　預後良い証候。患者の正気がわりあいに強く，疾病の経過と発展が正常のこと。

瞬　瞬　じゅん　　眼睑或肌肉挛缩。　　眼瞼あるいは筋肉の攣縮のこと。

SHUO 数

shuò　数

数脉　数脈　さくみゃく　　脉来急速，一息五至以上（相当于每分钟90次以上），主热证。　　脈が急速で一息に五回以上拍動し，（毎分間90回以上に相当する），熱証を主（つかさど）る。

数欠　さくけつ　　经常打哈欠。　　頻りにあくびをすること。

SI 丝思嘶死四

sī　丝思嘶

丝瓜络　絲瓜絡　しからく　　中药。果实的维管束入药。用于治血、通络、利水、消肿。　　中薬。薬用部分は果実の維管束。活血，通絡，利水消腫の作用がある。

丝瓜叶　絲瓜葉　しかよう　　中药。叶入药。用于清热解毒、止咳化痰、止血。　　中薬。薬用部分は葉。清熱解毒，止咳化痰，止血の作用がある。

丝瓜子　絲瓜子　しかし　　中药。种子入药。用于清热、润燥、驱虫。　　中薬。薬用部分は種子。清熱，潤燥，駆虫の作用がある。

丝竹空　糸竹空　しちくくう　　穴位。主治：头痛、眼病、面瘫等。　　穴位。応用：頭痛，眼痛，顔面神経麻痺。

思　し　　七情之一。思虑，致病的内因。　　七情の一つ。思慮，すなわち深く考えること。疾病の内因の一つ。

思伤脾　思，脾を傷し　　思虑过度，使脾气郁结，久伤脾则运化失常，出现饮食不思、消化不良、腹胀便溏等。　　思慮しすぎると脾気が鬱結し，長くなると脾が傷つけられて運化が正常を失って，食慾が低下し，消化がよくない，腹部膨満と大便が溏（軟便）などが現われること。

思则气结　思えは気が結ぶ　　忧思过度，脾气不行，运化失常，出现胸脘痞满、食欲不振、大便溏等。　　思慮しすぎると脾気が運行できなく，運化が正常を失って，胸脘部が痞えて膨満し，食慾不振と大便が溏などが現われること。

嘶嗄　せいさ　　嘶哑。　　しわがれ声。

sǐ　死

死产　死産　しさん

死舌痈　死舌癰　しぜつよう　　舌痈之一。色白木痛者。　　舌にできる癰瘡の一つ。色が白く，知覚が鈍く，痛みのあるもの。

死胎　したい　　①胎儿出生前死亡。②⇒死(sǐ)胎〔不下〕。　　①胎児が出産する前に死亡すること。

死胎〔不下〕　したい〔ふか〕　　又称胎死腹中、子死腹中。胎儿产前死亡，不能自行娩出。　　別称は胎死腹中，子死腹中。胎児が出産する前に死亡し，自然に分娩することができないこと。

死血胁痛　死血脇痛　しけつきょうつう　　瘀血停留所致的胁痛。　　瘀血が停滞したことによる脇部の痛み。

死血心痛　しけつしんつう　　多因跌仆损伤或喜食热物，以致瘀血停于胃脘作痛。症见胃痛时痛时止，饮汤水下咽即呛，痛从上而下，时闻唧唧作声，口中兼有血腥气，脉涩或芤等。　　多くは打撲損傷あるいは熱い食物を好むため，瘀血が停滞し，胃脘部に痛みをきたすこと。症状には胃痛が発作したり止んだりする，水やお湯を飲んだらすぐむせる，痛が上から下へ，ときときぎーぎーという音がし，口の中に血なまぐい臭いにおいがあり，脈は渋あるいは芤などが見られるもの。

死血自散　しけつじさん　　瘀血自然消散。　　瘀血が自然に散ること。

sì　四

四白　しはく　　穴位。主治：面瘫、面肌痉挛、眼疾患、鼻窦炎等。　　穴位。応用：顔面神経麻痺，顔面けいれん，眼の疾患，副鼻腔炎など。

四渎　四瀆　しどく　　穴位。主治：耳聋、头痛、牙痛、臂痛等。　　穴位。応用：聾，頭痛，歯痛，上肢痛など。

四方藤　しほうとう　　中药。藤茎入药。用于祛风湿、舒筋络。　　中薬。薬用部分は藤茎。風湿を除去し，舒筋活絡

の作用がある。

四缝　四縫　しほう　　　穴位。主治:小儿疳积、肠蛔虫症、百日咳等。　　穴位。応用:小児の疳疾、腸回虫症、百日咳など。

四关　四関　しかん　　①上肢肘关节和下肢膝关节的总称。②上肢肘 关节和肩关节,下肢膝关节和髋关节的总称。　①上肢の肘関節と下肢の膝関節の総称。②上肢の肘関節と肩関節と下肢の膝関節と股関節の総称。

四海　しかい　　脑为髓海,冲脉为血海,膻中为气海,胃为水谷之海,合称四海。　脳は髄海、衝脈は血海、膻中は気海、胃は水穀の海で合せて四海と称すること。

四极　四極　しきょく　　⇒四(sì)末

四季青　しきせい　　中药。叶入药。用于清热解毒、凉血。　中薬。薬用部分は葉。清熱解毒、涼血の作用がある。

四君子汤　四君子湯　しくんしとう　　方剤。成分:党参、白术、茯苓、炙甘草。主治:脾胃气虚证。如消化不良、便溏、四肢无力、面色㿠白、脉缓弱或细弱等。　方剤。薬物構成:党参,白术,茯苓,炙甘草。応用:脾胃の気虚証。たとえば消化不良、大便は溏(軟便)で、四肢に脱力感があり、顔色は白く、脈は緩弱あるいは細弱など。

四苓散　四苓散　しれいさん　　方剤。成分:茯苓、猪苓、泽泻、白术。主治:疫邪传胃而渴,小便不利。　方剤。薬物構成:茯苓,猪苓,沢瀉,白术。応用:邪気が胃に伝わり,口が渇く,小便が少ないなど。

四六风　四六風　しろくふう　　又称脐风。小儿出生后四到六天之间出现抽风症状,故名。　別称臍風。小児が産出してから4～6日の間に現れるひきつけのこと。故にこの名がある。

四满　四満　しまん　　穴位。主治:月经不调、产后腹痛、水肿等。　穴位。応用:月経不順,産後腹痛,水腫などの作用がある。

四妙勇安汤　四妙勇安湯　しみょうゆうあんとう　　方剤。成分:玄参、当归、银花、甘草。主治:热毒型脱疽。　方剤。薬物構成:玄参,当帰,銀花,甘草。応用:熱毒型の脱疽。

四末　しまつ　　①四肢。②手指及脚趾。　①四肢。②手の指と足の指。

四末受伤　四末,傷を受し　　肢端の損傷。

四磨饮　四磨飲　しまいん　　方剤。成分:人参、乌药、槟榔、沉香。主治:胃虚气逆证。　方剤。薬物構成:人参,烏薬,槟榔,沈香。応用:胃虚による気が逆行する証候。

四逆　しぎゃく　　四肢冷至肘膝的症状。　四肢が肘と膝まで冷える症状。

四逆加人参汤　四逆加人参湯　しぎゃくかにんじんとう　　方剤。成分:柴胡、芍药、枳实、炙甘草、人参。主治:四逆汤证之重症。即阴寒内盛,阳气衰微,四肢厥冷,下利清谷或头出冷汗或呕吐腹痛,脉沉或微细欲绝的重症者。　方剤。薬物構成:柴胡,芍薬,枳実,炙甘草,人参。応用:四逆湯証の重症すなわち陰寒が内に盛んで、陽気が衰えて、弱くなり、下痢が澄んでいる消化されていない穀物を下しあるいは頭に冷汗が出、あるいは嘔吐と腹痛があり、脈は沈あるいは微細で絶えようとする重症。

四逆散　しぎゃくさん　　方剤。成分:柴胡、芍药、枳实、炙甘草。主治:热厥轻症及肝郁气滞之胸胁脘腹诸痛。　方剤。薬物構成:柴胡,芍薬,枳実,炙甘草。応用:熱厥の軽症と肝鬱気滞による胸脇部と脘腹部位などの痛み。

四逆汤　四逆湯　しぎゃくとう　　方剤。成分:炙甘草、干姜、生附子。主治:阴盛阳衰所致厥逆,下利清谷,腹痛,呕吐。　方剤。薬物構成:炙甘草,乾薑,生附子。応用:陰盛

陽衰による四肢が厥冷,下痢の大便が澄んで消化されていない穀物を含み,腹痛と嘔吐など。

四气(性)　四気(性)　しき〔せい〕　　药物治疗性质的分类。包括寒、热、温、凉四种。　薬物の治療の性質による分類で,寒、熱、温、涼の四種類のこと。

四神聪　四神聡　ししんそう　　穴位。主治:头胀痛、眩晕、癫痫、神经衰弱等。　穴位。応用:頭が脹れ痛み,眩暈(目ま)、てんかん、神経衰弱など。

四神丸　ししんがん　　方剤。成分:破故纸、五味子、肉豆蔻、吴茱萸、生姜、大枣。主治:脾肾虚寒所致之泄泻。　方剤。薬物構成:破故紙,五味子,肉豆蔻,呉茱萸,生薑,大棗。応用:脾腎虚寒による下痢。

四生丸　しせいがん　　方剤。成分:生荷叶、生艾叶、生柏叶、生地黄。主治:血热妄行所致之各种出血。　方剤。薬物構成:生荷葉,生艾葉,生柏葉,生地黄。応用:血熱妄行による諸種類の出血。

四时不正之气　四時不正の気　　泛指四季不正常的气候。如冬天应寒而反暖,春天应暖而反寒等,影响人体之适应能力,以及其他原因,成为致病因素。　ひろく四季の不正常な気候のこと。たとえば冬は寒いはずなのに暖かったり、春は暖かいはずなのに寒かったりといったこと。人体の適応能力に影響し、またその他の原因もあって疾病の素因となること。

四时五季　四時五季　しじごき　　四时指春、夏、秋、冬四季。五季即四时加长夏(夏季的第三个月即农历六月)为五季。　四時は春、夏、秋、冬のこと,五季は四時に長夏(夏の第三個月,すなわち中国の農暦の六月)を加えて,五季になること。

四弯风　四彎風　しわんふう　　湿疹或神经性皮炎。尤其是生于肘窝和膝者。　湿疹あるいは神経性皮膚炎で,特に肘窩と膝にできるもの。

四威仪　四威儀　しいぎ　　气功用语。炼气功中指行、住(立)、坐、卧四种姿势。　気功の用語。気功鍛錬において、行き、住(立つ)、坐り、臥すなどの四種類の姿勢のこと。

四维　四維　しい　　①⇒四(sì)末。②指东南、东北、西南、西北。③四季中各季的最后一个月,即三、六、九、十二月。④指筋、骨、血、肉。　②四つっの方向。すなわち東南、東北、西南、西北のこと。③四季の中おのおのの季において最後の一か月すなわち三、六、九、十二月のこと。④筋、骨、血、肉のこと。

四味香薷饮　四味香薷飲　しみこうじゅんいん　　又称黄连香薷饮。方剤。成分:香薷、厚朴、扁豆、黄连。主治:香薷散证即暑邪表证及湿阻中焦兼有里热盛者。　別称は黄連香薷飲。方剤。薬物構成:香薷,厚朴,白扁豆,黄連。応用:香薷散証すなわち暑邪の表証と湿邪が中焦で阻むの外に裏熱の盛んなことを兼ねるもの。

四物汤　四物湯　しぶつとう　　方剤。成分:当归、熟地、川芎、白芍药。主治:血虚证。　方剤。薬物構成:当帰,熟地,川芎,白芍薬。応用:血虚証。

四叶参　四葉参　しようじん　　中药。根入药。用于补血通乳、消热解毒、消肿排脓。　中薬。薬用部分は根。補血通乳、清熱解毒、消腫排膿の作用がある。

四淫　しいん　　足部化脓性炎症。　足の化膿性炎症。

四饮　四飲　しいん　　痰饮、悬饮、溢饮、支饮等四种饮证的合称。　痰飲,懸飲,溢飲と支飲などの四種類の飲証の総称。

四诊　四診　ししん　　望、闻、问、切四种诊病方法的合称。

望診,聞診,問診と切診の四種類の疾病を診断する方法の総称。

四诊合参　四診合參　ししんごうさん　　把望、闻、问、切四诊所得的材料进行全面的分析综合以确切地进行辨证。　　望診,聞診,問診,切診から得られた病歴,症状,形や色,脈象と舌苔などの材料を全面的に分析し,総合することをもって弁証を確かめること。

四诊抉微　四診抉微　ししんけつび　　清・林之翰撰(1732)。以《内经》色脉并重为依据,遂抉取古今有关四诊论述,编纂而成。　　清の林之翰が著した(1732)。「内経」の色と脈象をともに重んじることにもとづいて,古今の四診に関す論述をほじくり出して編集したもの。

四肢　しし　⇒四(sì)末

四肢不举　四肢不舉　ししふきょ　　四肢活动受限不能抬举的症状。　　四肢の運動障害で持ち上げたり,手を高くさしあげたりすることができない症状。

四肢不用　ししふよう　　四肢萎缩,丧失活动能力的症状。　　四肢が萎(な)えて活動能力を失う症状。

四肢抽搐　ししちゅうちく　　四肢のひきつけ。

四肢拘急(挛)　四肢拘急(攣)　ししこうきゅう(れん)　　四肢のけいれん。

四肢麻木　ししまもく　　四肢が痺れること。

四肢疲倦　ししひけん　　四肢が倦怠のこと。

四肢湿冷　四肢湿冷　しししつれい　　四肢が湿めって冷えること。

四肢水肿　四肢水腫　ししすいしゅ　　四肢に浮腫があること。

四肢无力　四肢無力　ししむりょく　　四肢に力がないこと。

SONG　松宋送

sōng　松

松花粉　しょうかふん　　中药。花粉入药。用于燥湿、收敛。　　中薬。薬用部分は花粉。燥湿収斂の作用がある。

松节　松節　そうせつ　　中药。枝干结节入药。用于祛风燥湿、活络止痛、治风湿关节痛。　　中薬。薬用部分は枝の結節。祛風燥湿,活絡止痛,関節のリウマチ痛を治療する作用がある。

松筋解凝　しょうきんかいぎょう　　使肌肉和肌腱松弛的治法。　　筋肉と筋腱を弛緩させる治療方法。

松皮癣　松皮癬　しょうひせん　　⇒白(bái)疕

松塔　しょうとう　　中药。松果入药。用于祛痰、止咳、平喘。　　中薬。薬用部分は松果。祛痰,止咳,平喘の作用がある。

松香　しょうこう　　中药。松属植物。树脂经蒸馏除去油质遗留物。用于祛风、燥湿、排脓、拔毒、生肌、止痛。　　中薬。薬用部分は松属植物の樹脂を蒸溜してから油を除いて残ったもの。祛風,燥湿,排膿,抜毒,生肌,止痛の作用がある。

sòng　宋送

宋慈　そうじ　　宋代法医学家(1186～1249)。他总结自己从事法官检验的丰富经验。并吸收前人的成就,编著《洗冤集录》(1247)。是中国现存的一部系统的法医学著述,曾被译成几种外文。　　宋代の法医学家(1186～1249)。彼が法官検証に従事した自己の豊かな経験と前人の成果を吸収して「洗冤集録」を著した(1247)。中国で現在まで保存されている第一冊の系統的な法医学著作であること。かつて数種の外国文に訳された。

宋九科　そうきゅうか　　宋代医学分为九科。即大方脉、小方脉、疮肿兼折伤、眼科、产科、风科、口齿兼咽喉科、针灸科、金镞兼书禁科。　　宋代に医学を九科に分けた。すなわち大方脈科,小方脈科,瘡腫と折傷科,眼科,産科,小児科,口歯と咽喉科,針灸科,金鏃と書禁科のこと。

送服(下)　そうふく(か)　　用开水等送服中药。　　沸いたお湯などを用いて中薬を内服すること。

SOU　搜溲嗽

sōu　搜溲

搜风止痛　搜風止痛　そうふうしつう　　治疗风邪,以止疼痛的方法。　　風邪を治療して疼痛を止める方法。

搜风逐寒　搜風逐寒　そうふうちくかん　　治疗风寒痰湿留滞经络(例如中风,手足麻木,日久不愈)的方法。　　風,寒,痰,湿が経絡に滞留し,たとえば中風,手足が痺れ,長い間治らないのを治療する方法。

搜牙风　搜牙風　そうがふう　　牙周病。　　歯周病のこと。

溲　しゅう　　尿。

溲多　しゅうた　　多尿。

溲血　しゅうけつ　　血尿。

sòu　嗽

嗽血　そうけつ　　⇒咯(kǎ)血

SU　苏素宿粟

sū　苏

苏梗　蘇梗　そこう　　中药。茎入药。用于理气宽胸、解郁、安胎。　　中薬。薬用部分は茎。理気寛胸,解鬱,安胎の作用がある。

苏合香　蘇合香　そごうこう　　中药。香脂入药。用于开窍、豁痰。　　中薬。薬用部分は香脂。開竅,豁痰の作用がある。

苏合香丸　蘇合香丸　そごうこうがん　　方剂。成分:白术、犀角、香附、朱砂、诃子、檀香、安息香、沉香、麝香、丁香、荜拨、冰片、乳香、苏合香油。主治:寒邪或痰浊内闭所致之昏迷不醒。　　方剤。薬物構成:白朮,犀角,香附,朱砂,訶子,檀香,安息香,沈香,麝香,丁香,蓽撥,冰片,乳香,蘇合香油。応用:寒邪あるいは痰濁が体内に閉じこめられたことによる昏睡。

苏木　蘇木　そぼく　　中药。心材入药。用于活血祛瘀、消肿。　　中薬。薬用部分は心材。活血祛瘀,消腫の作用がある。

苏子　蘇子　そし　　中药。果入药。用于止咳平喘、降气祛痰。　　中薬。薬用部分は果実。止咳平喘,降気祛痰の作用がある。

苏子降气汤　蘇子降氣湯　そしこうきとう　　方剂。成分:苏子、前胡、陈皮、半夏、肉桂、厚朴、当归、生姜、大枣、炙甘草、薄荷。主治:上实(指肺实)下虚(指肾阴虚)之痰多咳喘。　　方剤。薬物構成:蘇子,前胡,陳皮,半夏,肉桂,厚朴,当帰,生薑,大棗,炙甘草,薄荷。応用:体の上部が実証(肺実)で下部が虚証(腎陰虚)である痰の多い咳嗽と喘息。

sù　素宿粟

素髎　素髎　そりょう　　穴位。主治:休克、心动过缓、酒渣鼻、鼻出血等。　　穴位。応用:ショック,徐脈,酒皶(しゅ)鼻,鼻出血など。

素问玄机原病式　素問玄機原病式　そもんげんきげんびょうしき　　病原学专著。金,元,刘完素撰,作者提出火热为

导致多种证候的原因。总结了治疗热性病的原则和疗法。　病原学の専門著作。金,元の劉完素の著作で,火と熱は多種証候の原因であると唱え,熱性病を治療する法則と療法を総括した。

素馨花　そけいか　中药。花香入药。用于疏肝解郁。　中薬。薬用部分は蕾。疎肝解鬱の作用がある。

宿疾　しゅくしつ　慢性病或旧病。　慢性病あるいは古い疾病のこと。

宿伤　宿傷　しゅくしょう　旧外伤。　古い外傷。

宿食〔病〕　しゅくしょく〔びょう〕　⇒食(shí)积

宿痰　しゅくたん　水饮受内热煎熬成痰。　水飲が内熱によって煎じられるように痰となること。

宿翳　しゅくえい　陈旧的云翳。　角膜白濁のこと。

宿滞　宿滯　しゅくたい　⇒食(shí)积

粟疮　粟瘡　ぞくそう　丘疹性湿疹。　丘疹性湿疹のこと。

粟芽　ぞくが　中药。粟的发芽颖果干燥品入药。用于健脾、消食。　中薬。薬用部分は粟の発芽した穎果の乾燥品。健脾,消食の作用がある。

SUAN　瘆酸

suān　瘆酸

痠痛无力　痠痛無力　さんつうむりょく　だる痛みと力がないこと。

酸鼻辛頞　酸鼻辛頞　さんびしんあん　鼻发酸,鼻根部位有辛辣感。　鼻がすっぱく,鼻根部位が辛い感じがすること。

酸甘化阴　酸甘化陰　さんかんかいん　酸味药与甘味药合用以益阴的治法。　酸味のある薬物と甘味のある薬物をいっしょに用いて益陰の治療方法。

酸感　さんかん　すっぱく感じのこと。

酸涩　酸澀　さんじゅう　すっぱく,しぶく感じ。

酸痛　さんつう　だるく痛む。

酸味　さんみ　すっぱい味。

酸枣仁　酸棗仁　さんそうにん　中药。种子入药。用于养心益肝、安神敛汗。　中薬。薬用部分は種子。養心益肝,安神敛汗の作用がある。

酸枣仁汤　酸棗仁湯　さんそうにんとう　方剂。成分:酸枣仁、茯苓、知母、川芎、甘草。主治:肝血不足所致之虚烦不得眠。　方剂。薬物構成:酸棗仁,茯苓,知母,川芎,甘草。応用:肝血が不足することによる虚煩(虚証にいらいらして落ち着かない)で不眠。

SUI　睢随髓碎

suī　睢

睢目　すいもく　上眼睑下垂。　上眼瞼下垂のこと。

suí　随

随息　ずいそく　气功术语。气功炼功时移心于息,以感知息之出入。　気功の用語。気功鍛煉のときに考えを息(呼吸)に集中して,息の出入を感知すること。

随症取穴　ずいしょうしゅけつ　根据症状选取穴位。　症状にしたがって穴を取ること。

suǐ　髓

髓　すい　奇恒之腑之一。即骨髓和脊髓,由肾精所化生,与脑相通,有充养骨骼,补益脑髓的作用。　奇恒の腑の一つ。骨髄と脊髄で腎の精によって化生し,脳と互いに通じあって,骨を充養し,脳髄を補益する作用があること。

髓海　ずいかい　四海之一。即脑。　四海の一つ。すなわち脳のこと。

髓会　ずいかい　与髓有密切关系的一个穴位。即绝骨。　髄と密切な関係のある一つの穴。絶骨のこと。

髓涕　ずいてい　鼻流浊涕不止。如髓如脓。见于脑漏。　鼻から濁った鼻汁が流れて止らなく,髄あるいは膿汁に似ているもの。脳漏に見られるもの。

髓之府　髓の府　骨をさす。骨の中には髄があること。

suì　碎

碎断　すいだん　粉碎骨折。　粉碎骨折のこと。

SUN　孙飧损

sūn　孙飧

孙脉(络)　孫脈(絡)　そんみゃく(らく)　经络的微细枝。　経絡の細微な分枝。

孙思邈　孫思邈　そんしばく　唐代著名医学家和道家,著有《千金要方》和《千金翼方》,为唐代医学的可贵资料来源。　唐代の著名な医学家と道学家,著作には「千金要方」と「千金翼方」があり,唐代医学の貴重な資料の源であること。

飧泄(泻)　飧泄(瀉)　そんせつ(しゃ)　因肝郁脾虚所致之泄泻。症见大便清稀,伴有不消化食物残渣,肠鸣腹痛,脉弦缓等。　肝鬱脾虚による下痢。症状には澄んだ稀薄な大便を下し,消化していない食物残渣を伴い,腹鳴,腹痛,脈は弦,緩などが見られること。

sǔn　损

损伤　損傷　そんしょう　外伤,あるいは損傷のこと。

损伤出血　損傷出血　そんしょうしゅっけつ　外傷あるいは損傷による出血。

损伤昏愦　損傷昏憒　そんしょうこんかい　外傷あるいは損傷による意識不明になること。

损伤眩晕　損傷眩暈　そんしょうげんうん　外傷あるいは損傷による眩暈(目まい)。

损腰　損腰　そんよう　腰部の外傷のこと。

损翳　損翳　そんえい　角膜穿孔伴有虹膜脱出。　角膜穿孔が虹彩脱出を伴うこと。

SUO　娑缩锁

suō　娑缩

娑罗子　娑羅子　しゃらし　中药。果入药。用于理气、宽中、止痛。　中薬。薬用部分は果実。理気,寬中,止痛の作用がある。

缩脚流注　縮脚流注　しゅくきゃくりゅうちゅう　发生于髂窝深处的流注,患侧大腿因疼痛而屈曲,不能伸直。　腸骨窩にできる深部の膿瘍で,患側の股の部分は疼痛によって縮み,まっすぐに伸ばすことができなくなること。

缩脚隐痰　縮脚隱痰　しゅくきゃくいんたん　髋关节结核。　股関節結核のこと。

缩尿　縮尿　しゅくにょう　用固肾收敛药物,治疗肾虚不固,小便次数增多或失禁的方法。　固腎収斂薬物を用いて,腎虚のため,腎が固まらないことによる頻尿あるいは尿失禁を治療する方法。

缩泉丸　縮泉丸　しゅくせんがん　方剂。成分:乌药、益智仁。主治:下元虚冷所致之小便频数及小儿遗尿。　方剤。薬物構成:烏薬,益智仁。応用:下元の虚冷による頻尿と小児の遺尿。

缩腿肠痈　縮腿腸癰　しゅくたいちょうよう　急性阑尾

炎患者因右下腹剧痛,右腿屈曲,难以伸直,故名。　急性虫垂炎の患者が右下腹部のはげしい痛みのために右下肢を屈曲して伸ばすことが困難となるからこの名がある。

suǒ 锁

锁肚　鎖肚　さと　　惊风三证之一。小儿乳不下咽,腹壁板硬,手足口气俱冷。　驚風三証の一つ。小児が乳を飲まず,腹壁は板状に硬く,手足と呼気がともに冷える病証のこと。

锁肛痔　鎖肛痔　さこうじ　　相当于肛门直肠癌。　肛門直腸癌に相当するもの。

锁骨疽　鎖骨疽　さこうそ　　又称缺盆疽。发生于锁骨上窝的痈疽。　別称は缺盆疽。鎖骨上窩にできる癰疽のこと。

锁喉毒　鎖喉毒　さこうどく　　一种先由耳前部结块肿痛,逐渐蔓延影响到咽喉,肿塞疼痛,妨碍饮食的病症。　耳の前部に塊ができて腫れ痛み,次第に咽喉部に波及し,腫れてふさがり,痛み,飲食を妨げる病症。

锁喉风　鎖喉風　さこうふう　　又称咬牙风。咽喉肿痛,口噤如锁,呼吸气紧,吞咽困难。　別称は咬牙風。咽喉の腫れ痛み,歯を食いしばり,錠をかけたように口をつぐむ,呼吸困難と嚥下困難などがあること。

锁喉痈　鎖喉癰　さこうよう　　颈部急性化脓性感染或蜂窝组织炎,堵塞咽喉,汤水难下。　頸部の急性化膿性感染あるいは蜂巣織炎に相当する。咽喉がふさがり,咽下困難によって水も下らないこと。

锁口　鎖口　さこう　　疔疮生于口角,疮口不敛,周围坚硬。　疔瘡が口角にでき瘡面が収斂しなく,周囲が堅いこと。

锁口疔　鎖口疔　さこうちょう　　发生于口角处、影响口张开的疔疮。　疔が口角にでき,口を開けることを妨げること。

锁阳　鎖陽　さよう　　中药。肉质茎入药。用于补肾壮阳,润肠通便。　中薬。薬用部分は肉質茎。補腎,壮陽,潤腸通便の作用がある。

锁子骨伤　鎖子骨傷　さしこつしょう　　锁骨骨折。　鎖骨の骨折。

T

TA 溻踏

tā 溻踏

溻皮疮　溻皮瘡　とうひそう　　新生儿剥脱性皮炎。　新生児の剝脱性皮膚炎。

溻浴　とうよく　　用药物煎成汤汁洗浴浸泡身体,以治病的方法。适用于全身性或局部疾患,如高热、皮肤病等。　薬物を煎じて得た薬液を用いて浸し浴びる。一種の治療法。全身あるいは局所の疾患,たとえば高熱,皮膚病などに適する。

tà 踏

踏跷法　とうちょうほう　　又称跷法、踩法。按摩方法之一。术者用双脚沿病人体表经络线、穴位或患处进行有节奏的踏踩的治疗方法。　別称は蹺法、踩法。術者の両足で患者の体表にある経絡線に沿って,穴位あるいは患部に律動のある踏むことによる治療法。

TAI 苔胎太泰

tāi 苔胎

苔垢　たいこう　　混杂污垢的舌苔。多见于宿食不化,或湿浊内停。　垢の混じっている舌苔のこと。多くは食物が消化せず,あるいは湿濁が胃内に停滞する場合に見られるもの。

苔滑　苔滑　たいかつ　　舌苔水分过多,湿润而光滑。主水湿内停。　舌苔が湿っていて,なめらかでつやがあること。水湿が體内に停滞することを示すもの。

苔黄燥　たいこうそう　　舌苔黄色而干燥。　舌苔が黄色く,乾燥していること。

苔腻　たいじ　　舌苔粘腻。主湿邪,痰饮,食积等。　ねっとりした舌苔。湿邪,痰飲,食積などを意味するもの。

苔润　苔潤　たいじゅん　　舌苔干湿适中,不粘不厚者,为正常舌苔。若湿润厚腻,则多属湿病。　舌苔が適度に湿っていて,ねっとりしておらず,厚くないのが正常な舌苔のこと。舌苔が湿潤であって,厚く,ねっとりしているのは一般に湿病のこと。

胎病　たいびょう　　乳幼儿癫痫。　乳幼児のてんかんのこと。

胎不长　たいふちょう　　妇女妊娠期子宫出血或妊妇体质素虚,以及某种慢性疾病等原因而阻止胎儿发育。　婦人が妊娠期において子宮出血,あるいは妊婦の体質はもともと虚弱し,または慢性病などによって胎児の発育が阻止されること。

胎不正　たいふせい　　胎位不正。　胎位異常のこと。

胎产心法　胎産心法　たいさんしんぽう　　阎纯玺撰(1730)。参考前人著述,并结合个人心得,分述胎前、临产、产后多种病症的诊治。　閻純璽が著した(1730)。前人の著作を参考し,彼自身の経験をまとめて産前,臨産,産後などの疾病の診断と治療を述べた産科の専門書。

胎赤　たいせき　　①新生儿因胎中感受热毒而引起头面、肢体通红。②指小儿睑缘发红有渗出液。　①新生児の顔面と四肢の皮膚が真赤になることであり,胎中で熱毒を感受するために生じるもの。②小児の瞼縁が赤くなり滲出液のあること。

胎搐　たいちく　　新生儿抽搐。　新生児のけいれんのこと。

胎动不安　たいどうふあん　　胎儿躁动不安,引起妊妇腹痛,下坠感。　胎児がしきりに動かし,妊婦が腹痛と下墜感を覚えること。

胎儿下血　胎儿下血　たいどうげけつ　　胎儿频频躁动不安,引起妊妇腹痛,下坠,伴有阴道出血。　胎児がしきりに動かして,妊婦は腹痛と下墜感があり膣出血を伴うこと。

胎毒　たいどく　　婴幼儿疮疖,痘疹等疾病。古人认为是胎儿被母体遗留的热毒所致。实多为感染性疾病。　乳幼児

の瘕と癥あるいは痘疹などの疾病。古人は胎児が母体に残された熱毒を受けたものと考えたが実際には感染性疾患によるものが多い。

胎发　胎髪　たいはつ　　胎儿和毛发。　　胎児の毛髪のこと。

胎肥　たいひ　　小儿生下时,遍身肌肉肥厚,满月后,逐渐消瘦,伴有手足心发热,便秘吐涎等。　　新生児の肌肉の肥厚。生後一か月後から日増しに痩せ衰え,手のひらと足のうらが熱く,便秘と流涎などが見られる。

胎风　胎風　たいふう　　婴儿因禀赋不足.触冒风邪而引起壮热,呕吐,神情不安,睡易惊醒,手足抽掣等。　　新生児が先天的に栄養不良の上に風邪(ふうじゃ)に犯され,壮熱(高熱),嘔吐,精神不安,睡眠中によく驚いて,眼をきます,手足がけいれんするなど。

胎风赤烂　胎風赤爛　たいふうせきらん　　乳幼儿眼睑缘炎。　　乳幼児の眼瞼縁炎のこと。

胎寒　たいかん　　①小儿初生后百日内腹痛肢冷,身起寒粟,曲足握拳,昼夜啼哭,甚或口噤等。②妊娠期饮食生冷,当风取凉,以致出现胎动不安,肠鸣,腹泻,胸腹胀痛,四肢拘急等。　　①小児が出生後,百日以内に現われる寒証で腹痛,四肢が冷える,皮膚に鳥はだが立つ,手を握り,脚をまげる。昼も夜も泣きつづき,あるいは声が出なくなること。②婦人が妊娠期に冷たい物た飲みすぎ,または涼しい風に当たるなどにより胎児を損傷したたあ,胎動不安,腹鳴,下痢,胸腹が脹って痛む,手足がひきつるなどのこと。

胎患内障　たいかんないしょう　　相当于先天性白内障。　　先天性白内障に相当すること。

胎黄(疸)　たいおう(だん)　　新生儿黄疸。　　新生児黄疸のこと。

胎疾(证)　胎疾(証)　たいしつ(しょう)　　又称胎中病。新生儿疾病之总称。　　別称は胎中病。新生児の疾病の総称。

胎记　胎記　たいき　　新生儿皮肤色素斑。　　新生児の皮膚にある色素のあざのこと。

胎惊　胎驚　たいきょう　　新生儿抽搐。　　新生児のけいれん。

胎漏　たいろう　　又称胞漏。妊娠期阴道出血。　　別称は胞漏。妊娠期の膣出血。

胎气　胎気たいき　　⇒胎(tāi)元气

胎气上逼(迫,逆)　胎気上逼(迫,逆)　たいきじょうひつ(はく,ぎゃく)　　⇒子(zǐ)悬

胎前漏红　たいぜんろうこう　　⇒胎(tāi)漏

胎热　胎熱　たいねつ　　①小儿出生后目闭,面赤,眼睑浮肿,壮热烦啼,溺赤便结的病症。因在母体时感受热毒所致。②孕妇经常目赤多眵。因肝经热毒上攻所致。　　①新生児が目を閉じ,顔が赤く,まぶたが腫れ,高熱を出し,常に泣き,便秘,小便が赤いなどの病症が現われること。母体が妊娠期に熱毒を感受したことによる。②妊婦が常に目が赤く,目やにが多い。肝経に熱毒が上攻したためによること。

胎弱(怯,瘦)　たいじゃく(きょう,そう)　　小儿因禀赋不足,气血虚弱而引起皮肤脆薄,毛发不生,面黄肌瘦的病症。　　小児が先天的に栄養不足で気血が虚弱であるため皮膚は脆くて薄く,毛髪が少い,顔面は黄色く痩せ衰えるなどの病症。

胎疝　たいせん　　新生儿阴囊肿大。　　新生児に陰嚢の腫大がみられること。

胎上逼心　たいじょうひつしん　　⇒子(zǐ)悬

胎食　たいしょく　　气功用语。气功锻炼中,嚥下经漱炼的唾液。　　気功の用語。気功鍛煉中に口の中で漱煉(すすぐ)して嚥下した唾液のこと。

胎水　たいすい　　羊水。　　羊水のこと。

胎水肿满　胎水腫満　たいすいしゅまん　　羊水过多。　　羊水過多のこと。

胎死不下　たいしふげ　　⇒死(sǐ)胎不下

胎死腹中　たいしふくちゅう　　⇒死(sǐ)胎不下

胎嗽　たいそう　　⇒百(bǎi)日咳

胎溻皮疮　胎溻皮瘡　たいとうひそう　　⇒溻(tā)皮疮

胎萎不长　胎萎不長　たいいふちょう　　多因漏红伤胎,漏红虽止,但胎儿发育受阻;或孕妇素体虚弱或有宿疾,而影响胎儿。　　普通妊娠期間に子宮出血による胎児が損傷され,出血が止まっても胎児の発育生長が阻止される,あるいは妊婦の体質がもともと虚弱または慢性病などがあり胎児に影響を及ぼすことによるもの。

胎位　たいい　　胎儿在子宫内的位置。　　胎児が子宮腔内における位置のこと。

胎息　たいそく　　气功用语。古代的内呼吸气功的理论。古人认为意守丹田进行腹式呼吸,可以返本还元,重建胎息。　　気功の用語。古代の内呼吸気功の理論。古人は意を丹田(臍下の部位)に守る,すなわち丹田の部位に注意を集中する。腹式呼吸をすることで本元(もと)に返えることができ,胎児の呼吸に建てなおすこと。

胎息经疏略　胎息経疏略　たいそくけいそりゃく　　明・王文禄撰。为专论气功腹式呼吸锻炼方法的著述。　　明の王文祿が著した。気功の腹式呼吸を鍛煉する方法の専門著作である。

胎息铭　胎息銘　たいそくめい　　专论气功腹式呼吸锻炼方法的碑铭。　　もっぱら気功の腹式呼吸鍛煉方法を論ずる碑銘,すなわち石碑に刻む文章。

胎痫　胎癇　たいかん　　新生儿抽搐。　　新生児のひきつけ。

胎癣　たいせん　　乳幼儿湿疹。　　乳幼児の湿疹。

胎衣不下　たいいふげ　　胎盘残留。　　胎盤残留のこと。

胎翳内障　たいえいないしょう　　相当于先天性白内障。　　先天性白内障に相当するもの。

胎元　たいげん　　①妊娠时母体子宫内的胚胎。②母体中培育胎儿的元气。③胎盘。　　①妊娠したときの母体の子宮内の胚胎のこと。②母体中の胎児な養う元気。③胎盤。

胎元不固　たいげんふこ　　胚胎不固,有流产的倾向。　　胚胎が固らず,すなわち流産の傾きがあること。

胎孕　たいよう　　⇒妊(rèn)娠

胎证　胎証　たいしょう　　⇒胎(tāi)疾(証)

胎痣　たいし　　新生儿出生后皮肤上的痣。　　新生児が出生後,皮膚に見られるあざのこと。

胎中病　たいちゅうびょう　　⇒胎(tāi)疾(証)

胎自堕　たいじだ　　因怀孕妇女气血虚弱,胎失滋养,或因血热伤胎,肾虚对胎儿不利而引起的流产。　　妊婦の気血が虚弱で胎児が滋養を失い,あるいは血熱のために胎見が損傷され,または腎虚で胎児に不利を与えることにより引き起こされる流産のこと。

tài　太泰

太白　たいはく　　穴位。主治:胃痛,腹胀,痢疾,便秘等。　　穴位。応用:胃痛,腹部脹満,痢疾,便秘など。

太冲　太衝　たいしょう　　穴位。主治:高血压,头顶痛,眩晕,多梦,小儿惊厥等。　　穴位。応用:高血圧,頭頂痛,目まい,多夢,小児のひきつけなど。

太冲脉　太衝脉　たいしょうみゃく　　冲脉之别称。　衝脉の別称。

太极拳　太極拳　たいきょくけん　　中国拳法的一种。中国拳法の一種。

太平惠民和剂局　太平惠民和劑局　たいへいけいみんわざいきょく　宋代官方设立的经营管理药品的机构。始于1076年太医局所设的卖药所，1114年改称"医药惠民局"，1151年又改称太平惠民和剂局，并在诸州县设立分支机构。向平民出售廉价药物的部分称为"太平惠民局"，配制药物的部分称为和剂局。　宋代の医薬品を経営、管理する官立機構。紀元1076年太医局に設けられた売薬所がその始めとし、1114年に医薬恵民局と改称した。1151年さらに太平恵民和剤局に改め、またそれぞれの州、槼に分支機構が設けられた。其の中で平民に安価な薬物を売る部門が太平恵民局と呼ばれ、薬物を製剤する部門が和剤局と呼ばれた。

太平惠民和剂局方　太平惠民和劑局方　たいへいけいみんわざいきょくほう　宋太医局所编制的方书(1078～1085)。　宋代の太医局の編修した方剤書(1078～1085)。

太平惠民局　太平惠民局　たいへいけいみんきょく　宋代官方设立的经营管理药品的机构。　宋代の薬品を経営管理する官立機構。

太平圣惠方　太平聖恵方　たいへいせいけいほう　简称圣惠方。宋代医官王怀隐等编撰(992)，收载医学各科方剂一万余。保存了许多已佚的医学文献。　略称は聖恵方。宋代の医官である王懷隱などが編集した(992)。医学の各科の方剤を一万余り収録し、数多く失った医学文献を保存された。

太息　たいそく　　深呼吸。以呼气为主。与叹息同义。深呼吸のこと。呼気を主とする深呼吸。ため息と同じ意味。

太溪　たいけい　　穴位。主治：耳鸣、耳聋、牙痛、慢性咽炎、遗精、休克等。　穴位。応用：耳鳴、耳聾、歯痛、慢性咽頭炎。遺精、ショックなど。

太阳　太陽　たいよう　　①穴位。主治：头痛、三叉神经痛、急性结膜炎等。②古代三部脉部位之一，即两颞动脉。①穴位。応用：頭痛，三叉神経痛，急性結膜炎など。②古代三部脉の部位の一つ。すなわち両側の側頭動脈のこと。

太阳腑病(证)　太陽腑病(証)　たいようふびょう(しょう)　邪侵膀胱腑的证候。　邪気が膀胱腑を侵した証候。

太阳经　太陽経　たいようけい　　手太阳小肠经与足太阳膀胱经的合称。　手の太陽小腸経と足の太陽膀胱経の総称。

太阳经(表)病(证)　太陽経(表)病(証)　たいようけい(ひょう)びょう(しょう)　此证有二。①表实无汗，脉浮紧、头痛、发热、身痛、骨节痛、恶寒。②表虚有汗，脉浮缓、发热、头痛、鼻鸣、干呕、恶风。　この証には二つある。①表実では汗は出ない。脈は浮緊で頭痛、発熱、体が痛み、骨節が痛み、寒をいやがる。②表虚では汗が出る。脈は浮緩で、発熱、頭痛、鼻が鳴り、からえずきがあり、風をいやがること。

太阳伤寒　太陽傷寒　たいようしょうかん　　寒邪侵犯太阳经而出现恶寒、无汗、脉浮紧的证候。　寒邪が太陽経を犯して現れる悪寒、無汗、脈は浮緊などの証候。

太阳少阳并病　太陽と少陽の併病　太阳病未愈，又出现少阳病的证候。　太陽病がまだ解けぬうちに、少陽病を併発する証候。

太阳头痛　太陽頭痛　たいようずつう　　①伤寒太阳病的头痛。②头痛而在太阳经脉循行部位者。　①傷寒による太陽病の頭痛。②頭痛は太陽経脈の循行部位にあるもの。

太阳为开　太陽は開なり　太阳经位于身体三阳经的最表层，感受外邪后常先发病。　太陽経が体の三陽経の最も表層に位し、外邪を感受すると常に先に発病すること。

太阳为六经之藩篱　太陽は六経の藩離なり　太阳经位于身体之最表层，象篱笆一样起着保护机体的作用。　太陽経が体の最も表層に位し、あたかもまがきのように人体を保護する役割を果すこと。

太阳阳明并病　太陽と陽明の併病　太阳病未愈，又出现阳明病的证候。　太陽病が解けぬうちに陽明病証が現われること。

太阳与少阳合病　太陽と少陽の合病　太阳和少阳两经证候同时出现，既有太阳病的头痛、发热，又有少阳病的口苦、咽干、目眩。　太陽経と少陽経の証候が同時に現われること。太陽病の頭痛と発熱があれば少陽病の口が苦い、咽が乾く、目まいなどもあること。

太阳与阳明合病　太陽と陽明の合病　太阳和阳明两经证候同时出现，既有太阳病的头痛项强、无汗恶风，又见阳明病的下利，呕吐等症状。　太陽経と陽明経の証候が同時に現われる。太陽病の頭痛、項(うなじ)の強ばり、汗がない、風をいやがるなどの症状と同時に陽明病の下痢と嘔吐などの症状も現われること。

太阳中风　太陽中風　たいようちゅうふう　　风邪侵犯太阳经而出现发热、汗出、恶风、脉缓的证候。　太陽経が風邪に犯されて発熱、汗が出る、風をいやがる、脈緩などの証候が現われること。

太医　たいい　　中国古代封建社会中专门为帝王和宫廷服务的医生。　中国古代の封建社会においてもっぱら帝王および宮廷のためにつとめる太医院の医師。

太医丞　たいいじょう　　太医署或太医院的行政长官太医令的副手。　太医署あるいは太医院の行政長官太医令の助手。

太医局　たいいきょく　　宋代官方主管医疗和医学教育的机构。　宋代の医療と医学教育を管理する官立機構。

太医令　太医令　たいいれい　　中国古代主管医事行政的长官。　中国古代の医薬関係の事務を司る長官。

太医署　たいいしょ　　中国古代官方医疗、医学教育机构，始建于南北朝时期至隋唐臻于完备。　中国古代の医療と医学教育の機構で、南北朝の時代から設けられ、隋唐に至って機構が完備するに至った。

太医院　たいいいん　　金代开始设立的医疗机构，专门为上层封建统治阶级服务。其后元、明、清各代均设有太医院。　金代に始めて設立された医療機構で、もっぱら上層の封建支配階級のためにつとめ、その後、元、明、清各代ではみな太医院が設けられた。

太乙　たいおつ　　穴位。主治：胃痛、精神病等。　穴位。応用：胃痛、精神疾患など。

太乙神针　たいおつしんしん　　用多种中药(包括檀香、羌活、桂枝、木香、雄黄、白芷、乳香、独活、硫黄、香附、丹参、细辛、甘松等)配制的艾条。适用于治疗风寒湿痹证，寒性腹痛，痛经等。　灸療法に使う薬物、艾卷で艾絨に諸種の中薬(檀香、羌活、桂枝、木香、雄黄、白芷、乳香、独活、硫黄、香附、丹参、細辛、甘松などを含む)を用いて作製した棒状もぐさ。風、寒、湿による痺証、寒性腹痛、痛経などに適応するもの。

太阴病　太陰病　たいいんびょう　　六经病之一。为脾阳虚弱，寒湿内阻的病变。主症为腹满、呕吐、腹泻、腹痛。　六

経病の一つ。脾陽が虚弱で,寒湿が体内で阻(はば)まれた病変。主な症状には腹部脹満,嘔吐,下痢と腹痛などがあること。

太阴经　太陰経　たいいんけい　　手太阴肺经与足太阴阴脾经的合称。　　手の太陰肺経と足の太陰脾経の合称。

太阴疽　太陰疽　たいいんそ　　生于肩胛骨部位的疽。　肩胛骨の部位にできる疽。

太阴头痛　太陰頭痛　たいいんずつう　　由痰湿困脾,清阳不升所致的头痛。症见头痛而重,痰多身重,或腹部胀满,脉沉缓。　　痰湿が脾を閉じこめ,脾の清陽の気が上昇しないことによる頭痛。症状には頭痛,頭が重たい,痰が多い,体が重たい,あるいは腹部脹満,脈は沈緩などが見られること。

太渊　太淵　たいえん　　穴位。主治:咳嗽,哮喘,咽喉疾患等。　　穴位。応用:咳嗽,喘息,喉頭疾患など。

太子参　たいしじん　　中药。根入药,用于补气,健脾,生津。　　中薬。薬用部分は根。補気,健脾,津液を生じるなどの作用がある。

泰山磐石散　たいさんばんじゃくさん　　方剤。成分:人参,黄芪,当归,川断,黄芩,川芎,白芍,熟地,白术,砂仁,糯米,炙甘草。主治:气血两虚所致的胎动不安并多有腹痛及下坠感。　　方剤。薬物構成:人参,黄芪,当帰,川続断,黄芩,川芎,白芍薬,熟地黄,白术,砂仁,糯米,炙甘草。応用:気血の虚弱による胎動不安すなわち胎児がしきりに動いて腹痛と下墜感を伴うこと。

TAN　弹痰檀膻探

tán　弹痰檀膻

弹筋　弹筋　たんきん　　拿法之一。是医生提起肌肉后迅速放手的方法。　　推拿(すいだ)法の拿法の一つ。医師が患者の肌肉をつまみあげた後,速やかに手を放す方法。

弹石脉　弹石脈　たいせきみゃく　　七怪脉或十怪脉之一。脉象沉实无神,如以指弹石之感。　　七種あるいは十種の怪脈の一つ。脈象が沈実で神がない。あたかも指で石をはじくような感じがする。

弹针　弹針　たんしん　　针刺手法之一。将针刺入体内后,用指尖轻弹针柄,使针体出现轻度震动的方法。　　針刺手法の一つ。針を体内に刺入した後,指先で針柄を軽く弾(はじ)いて,針体を軽く震動させる方法。

痰　たん　　①呼吸道的分泌物。②某些病变器官或组织内积存的病理性粘液物质。　　①呼吸器の分泌物。②ある罹患した臓器あるいは組織内にうっ滞した病的な粘液物質。

痰包　たんほう　　又称舌下痰包。生于舌下的一种病理性包块,光滑柔软,内含黄色蛋清样物。　　別称は舌下痰包。舌の下にできる一種の病的な塊で,表面はなめらかで軟かく,内に黄色い卵白のような粘液があるもの。

痰闭　痰閉　たんへい　　痰浊郁凝所致精神性疾病。　　痰濁の鬱滞による精神性疾患。

痰秘　たんぴ　　由湿痰郁滞引起的便秘。　　湿痰のうっ滞による便秘。

痰喘　たんぜん　　痰饮壅肺的气喘。　　痰飲(痰の濃いものは痰,薄いものは飲のこと。)が肺につまることによる喘息。

痰多　たんた　　痰量多。　　痰量の多いこと。

痰呃　たんあく　　由痰聚引起的呃逆。　　痰のうっ滞による呃逆(しゃっくり)のこと。

痰核〔流注〕　たんかく〔りゅうちゅう〕　　皮下肿起如核的结块,多因脾虚不运,痰湿流注而成。多生于颈项,下颌,四肢及背部。　　皮下にできる核のような結節のこと。多くは脾の運化機能が低下するため,痰湿が流れ注いでできる,多くは頸部とうなじ,下顎,四肢と背部に見られるもの。

痰火　たんか　　一般指气郁化火,煎熬津液成痰所致的证候。多影响心神,出现躁狂等。　　ふつう気がうっ結することにより火に化する,火が津液を煎じて痰になる証候。多くは心神に影響して狂躁などの精神疾患が現われること。

痰火痉　たんかし　　痰火引起的痉挛。　　痰火によるけいれん発作のこと。

痰火耳聋　痰火耳聾　たんかじろう　　痰火所致耳聋。　　痰火による聾

痰火耳鸣　痰火耳鳴　たんかじめい　　痰火所致耳鸣。　　痰火による耳鳴。

痰火扰心　痰火が心を擾す　　外感热病,邪热挟痰内陷心包的病理变化。主要表现为神志狂乱等。　　外感熱性病で熱邪が痰を伴い,内の心包へ陥る病証。主に精神錯乱などが現われること。

痰火头痛　痰火頭痛　たんかずつう　　痰火所致头痛。　　痰火による頭痛。

痰火眩晕　痰火眩暈　たんかげんうん　　痰火所致眩晕。　　痰火による眩暈(目まい)。

痰火怔忡　たんかせいちゅう　　痰火所致心脏激烈的不规的搏动。　　痰火による心臓がはげしく不規則に拍動すること。

痰积　痰積　たんせき　　痰凝聚胸膈的病证。症见痰多稠粘,头晕目眩,胸闷隐痛,脉弦滑等。　　痰が胸膈に凝集した病証。症状には粘稠で量の多い痰が見られ,目まい,胸内苦悶感とかすかな痛み,脈は弦滑などの症状が見られること。

痰积呕吐　痰積嘔吐　たんせきおうと　　痰滞胸膈上逆成呕。症见时时恶心,呕吐,肠鸣,心悸,头晕目眩。　　痰が胸膈に停滞して,上逆により嘔吐となる。症状にはときどき悪心嘔吐を来し,腹鳴,心悸,目まいなどが見られること。

痰厥　たんけつ　　因痰盛气闭而致手足厥冷,甚则昏迷的病证。　　痰が盛んになるため気が閉じられて手足が厥冷し,はなはだしいときは昏睡を来すなどの病証。

痰咳　たんがい　　又称痰湿咳嗽。由痰湿阻肺所致。以咳嗽痰多,痰易咯出,痰出则咳止为特征。常见于慢性支气管炎,支气管扩张等病。　　別称は痰湿咳嗽。痰湿により肺が阻まれ,咳には痰が多く,しかも喀痰し易い,痰が排出されてから咳が止むのが特徴である。ふつう慢性気管支炎と気管支拡張に見られるもの。

痰疬　痰癧　たんれき　　脾失运化而生痰,聚而成核,形成一种瘰疬。　　脾の運化機能が低下し,そのため痰を生じて核のように集まって一種の瘰癧(るいれき)のこと。

痰迷(蒙)心窍(包)　痰迷(蒙)心竅(包)　たんめい(もう)しんきょう(ほう)　　痰浊蒙蔽心窍引起意识障碍的病变。多见于高热,精神分裂症,脑血管意外等。　　心竅が痰濁のために閉鎖されることによる意識障害,高熱,精神分裂症,あるいは中風などに多く見られるもの。

痰鸣　痰鳴　たんめい　　有形之痰随呼吸而鸣响。　　形のある痰が呼吸に応じて喉に痰の音がすること。

痰疟　痰瘧　たんぎゃく　　兼有痰郁的疟疾。严重者可见昏迷,抽搐等症状。　　痰のうっ結を兼ねている瘧疾(ぎゃくしつ)。重症では昏睡とひきつけなどが見られること。

痰呕　痰嘔　たんおう　　脾胃运化失职,聚湿成痰,痰郁中脘上逆而呕吐。　　脾と胃の運化機能が失調し,湿を集め

て痰になり，痰が中脘にうっ滞し，上へ逆行して嘔吐となること。

痰痞 たんぴ 痰气相结致上腹胀闷不适。 痰と気が互いに結ばれることにより上腹部に不快な膨満感をきたすこと。

痰癖 たんぴ 水饮停留化痰，流移胁肋之间，以致胁痛。 水飲が停滞して痰に化し，脇肋の部位に流れて脇部に痛みを起こすこと。

痰热阻肺 痰熱，肺を阻む 痰与热互结壅阻于肺的病变。症见咳嗽、气喘、或痰黄稠、痰中带血、胸胁疼痛、舌红苔黄腻、脉滑数。 痰と熱が結びあい，肺をふさぐ病変。症状には咳嗽，喘息，痰は黄色く，粘稠，痰の中に血が混じることもあり，胸胁部の疼痛，舌色は赤，舌苔は黄腻（こうじ）すなわち黄色いとねっとりしている，脈は滑，数などが見られること。

痰如泡沫 痰，泡沫の如し 伴有泡沫的痰。 泡沫の立つ痰。

痰盛 たんせい 痰量多。 痰が多量のこと。

痰湿 たんしつ 脾虚不能运化水湿，湿浊长期停滞致病。症见稀痰多量，喘咳等。 脾が虚であるため水湿を運化できず，湿濁が体内に長い間停滞しているために起こる疾病。症状には稀薄な痰が多い，喘咳などが見られること。

痰湿不孕 たんしつふよう 妇女肥胖，痰湿停滞所致不孕。 婦人の体質が肥満で痰湿が体内に停滞しているための不妊症。

痰湿咳嗽 たんしつがいそう ⇒痰(tán)咳

痰湿疟疾 痰湿瘧疾 たんしつぎゃくしつ 由痰湿引起的疟疾。类似重症脑型疟疾。 痰湿による瘧疾のこと。重症な脑型マラリアに似ているもの。

痰湿头痛 痰湿頭痛 たんしつずつう 由痰湿所致的头痛。 痰湿による頭痛のこと。

痰湿中阻 たんしつちゅうそ 痰湿阻于中焦的证候。脾虚不能运化水湿所致。症见脘腹胀满，食少纳呆。 痰湿が中焦で阻まれる証候。脾虚のため水湿を運化できないことによる。症状には上腹部の膨満と食欲低下が見られるもの。

痰湿阻肺 痰湿，肺を阻む 痰湿壅阻于肺的病变。症见咳嗽，痰多，色白而稀，容易咯出，胸膈满闷，舌苔白腻或白滑，脉象濡缓等。 痰湿が肺をふさぐこと。症状は咳嗽，痰量が多く，稀薄で白い痰は喀出し易い，胸部が膨満して苦しい，舌苔が白腻（はくじ）すなわち白く，ねっとりしている，あるいは白滑すなわち白く，つるつるしている，脈象が濡緩（じゅかん）を呈するなどが見られること。

痰湿阻滞 たんしつそたい 由痰湿郁阻所致的停滞。 痰湿に阻まれて停滞すること。

痰稀 たんき 痰液稀薄。 痰が稀薄であること。

痰痫 痰癇 たんかん 由痰热郁滞引起的抽搐。 痰熱の鬱滞によるひきつけ。

痰哮 たんこう 多由痰火内郁，风寒外束所致。症见喘促痰鸣，声如拽锯。 多くは痰火が内に鬱滞し，風寒が外に束（つか）ねる，すなわち肺をしばってまとめるように包むことによる。症状には喘息と痰鳴が鋸を引く音のように聞えること。

痰泻 痰瀉 たんしゃ 因痰积于肺，肺与大肠相表里，因而致泻。症见时泻时止，或多或少，或下白胶如蛋白，头晕，恶心，胸腹满闷，脉弦滑。 痰が肺に鬱滞し，肺は大腸と互に表裏関係となっているから下痢になる。症状には間欠的に下痢を来し，ときには多く，ときには少い，あるいは

白いコロイド状で卵白の如きものを下し，目まい，悪心，胸腹膨満感などが見られ，脈は弦滑であること。

痰饮 痰飲 たんいん 四饮之一。①多因肺、脾、肾等脏功能失常，或三焦水道失于通调，水液代谢障碍，以致水湿凝聚而成。稠者为痰，稀者为饮，流注于某一部位而发生的病证。②饮邪留于肠胃的病证。 四飲の一つ。①多くは肺，脾，腎などの臓の機能の失調あるいは三焦の水道が通調を失い，水液の代謝が障害され，水湿が凝集することによる。粘稠なのは痰で稀薄なのは飲であり，ある一つの部位に流注して発生する病証を痰飲と称すること。②飲の邪気が腸胃に停滞する疾病。

痰饮咳嗽 痰飲咳嗽 たんいんがいそう 因痰饮而致咳嗽，并以咳嗽为主症者。症见咳嗽多痰，色白或如泡沫。 痰飲による咳嗽でしかも咳嗽を主な症状とするもの。症状には咳嗽，痰が多い，色は白い，あるいは泡沫のようなものなどが見られること。

痰饮呕吐 痰飲嘔吐 たんいんおうと 脾胃运化失常，聚湿成痰，留滞中脘，上逆成呕。症见时时恶心、呕吐、肠鸣、心悸、昏晕等。 脾と胃の運化機能が失調し，湿が集まって痰となり，中脘に滞り，上へ逆に昇って嘔吐となる。症状にはときどき悪心，嘔吐が来し，腹鳴，動悸，目まいなどが見られること。

痰饮胃脘痛 痰飲胃脘痛 たんいんいがんつう 多由脾运化失常，水湿凝集，转成痰饮，停留中焦所致。症见胃痛食少，恶心呕吐，脉弦滑。 多くは脾胃の運化機能が失調して，水湿が凝集し，転じて痰飲となり，中焦に溜るからなる。症状には胃痛と食慾不振，悪心嘔吐，脈が弦滑などが見られること。

痰饮胁痛 痰飲脇痛 たんいんきょうつう 多由水饮痰浊，流注肝经，气机痹阻所致。症见胁肋疼痛，或两胁走注疼痛，甚则漉漉有声，咳嗽气急，脉沉弦。 多くは水飲，痰濁が肝経に流注して，肝気が阻まれることによる，症状は脇部に放散して痛み，甚しいのはごろごろと鳴る，あるいは咳嗽と呼吸困難がある。脈は沈弦であること。

痰饮眩晕 痰飲眩暈 たんいんげんうん 多因脾虚痰饮内停，上蒙清窍所致。病见眩晕头重、胸闷呕吐、痰多气促等。 多くは脾虚で痰飲が内に停滞して，上へ清竅をおおうことによる。症状には目まい，頭が重たい，胸内苦悶感，嘔吐，多痰と呼吸促迫などが見られること。

痰郁 痰鬱 たんうつ 六郁之一。由痰郁结所致的病证。症见喘息或咳嗽、胸闷、咽中梗阻、脉沉滑。 六鬱の一つ。痰の鬱結による病証。症状には喘息あるいは咳嗽，胸苦しく，咽頭につまるような感じがする。脈象は沈滑であること。

痰壅遗精 痰壅遺精 たんよういせい 因久思气结成痰，痰迷窍络，精神不宁所致之遗精。 長期間思慮過度のため，気が結んで痰になり，痰が竅絡をおおい，精神が安定することができななくなって遺精すること。

痰滞恶阻 痰滞惡阻 たんたいおそ 因痰滞所致恶阻。脾胃虚弱，运化失常，聚湿成痰，孕后经血闭，冲脉上逆，痰饮随逆气上冲所致。病见恶心、呕吐、胸满不食等。 痰の停滞による悪阻。脾胃が虚弱のため運化の失調をきたし，湿が集結して痰となり。妊娠してから経血が閉塞され衝脈が上へ逆（さから）い，痰飲が逆気に伴って上を突くことによる。症状には悪心，嘔吐，胸部膨満と食べないなどが見られること。

痰证 痰証 たんしょう 泛指痰涎停留在体内的证候。多因脏腑气机失常，尤与脾肺有关。 一般に痰が体内に停

滞する証候。多くは臓腑の機能の失調による。特に脾と肺に関係があること。

痰中带血　痰に血を帯びる　　咯痰中带血。　痰の中に血が混じること。

痰(湿)中　たん(しつ)ちゅう　　类中风类型之一。病见猝然眩晕,昏倒不省人事,舌本强直,喉有痰声,四肢不举,脉象洪滑等。　　類中風の病型の一つ,症状には突然目まいし,昏迷,人事不省,舌はこわばり,喉に痰鳴の声が聞え,四肢が麻痺し,脈象は洪滑などが見られること。

痰浊内闭　痰濁,内に閉じる　　简称痰闭。①痰浊引致的闭证,见于中风昏倒,牙关握闭,两手握固。②痰迷心窍所致的癫狂,痫症。　　略称は痰閉。①痰濁による閉証で中風,昏迷,牙関緊急,両手をかたく握るなどが見られるもの。②痰が心竅をおおうことによる癲,狂,癇証のこと。

痰阻肺络　痰,肺絡を阻む　　肺受邪之后,输布津液功能失职,致聚液成痰,阻滞于肺的病变。症见痰盛气逆,喘咳等。　　肺が邪を受けると,津液を輸送する機能を失い,液が集まって痰になり,肺をふさぎ,このため痰が盛んで気逆する,喘咳が生じるなどの症状が現われること。

檀香　だんこう,　　中药。干燥木质的中心部分入药。用于行气,止痛,散寒,开胃。　　中藥。薬用部分は乾燥した木質の中心部。行気,止痛,散寒,開胃する作用がある。

膻中　だんちゅう　　穴位。主治:哮喘,支气管炎,胸闷,乳汁少等。　　穴位。応用:喘息,気管支炎,胸悶,乳汁が少ないなど。

膻中疽　だんちゅうそ　　两乳头间所生之疽。　　両側の乳頭の間にできる疽。

tàn　探

探吐　たんと　　人为刺激咽喉粘膜使呕吐。　　人為的に咽喉に刺激なあたえて嘔吐させること。

TANG　汤唐溏糖螳淌烫

tāng　汤

汤(烫)火伤　湯(燙)火傷　とう(とう)かしょう　　由高温引起的称烧伤,由高温液体或蒸气引起的称烫伤,由火焰引起者称火伤。　　高温によって引き起こされるのをやけどと称し,高温の液体や蒸気よるものを一般に燙傷と称し,火焰によるものを火傷と称すること。

汤剂　湯剤　とうざい　　中药剂型之一。中药经煎熬后的汤汁。　　中藥の剤型の一つ。中藥を煎じた汁。

汤头　湯頭　とうとう　　汤剂的处方。　　湯剤の処方。

汤头歌诀　湯頭歌訣　とうとうかけつ　　清汪昂撰(1694)。选录300余方。以七言歌诀形式写成,并对每方附有注解。　　清の汪昂が著した(1694)。処方を300あまり選び,七言の詩歌の形式で書いた。各方剤にそれぞれ注釈をつけてあるもの。

汤液(剂)　湯液(剤)　　将中药加适量水,煎沸一定时间后去渣取汁,为内服的药液。　　中藥を適量の水にいれて,一定の時間に煎じて滓をこし去り,液汁を取って服用する薬液。

汤液本草　湯液本草　とうえきほんぞう　　元・王好古撰(1289)。共收药物238种,记述药之性味及治疗诸项,并引述诸家本草。　　元の王好古が著した(1289),238種の薬物を収め,薬物の性,味と治療などを記述した。また他の諸家の本草の書を引用して述べた。

táng　唐溏糖螳

唐代四科　とうだいよんか　　唐代医学教育分为四个专业。医科,针科,按摩科和咒禁科。　　唐代に医学教育を四科に分けた。すなわち医科,針科,按摩科および咒禁科(じゅきんか)のこと。

唐容川　とうようせん　　⇒唐(táng)宗海

唐审元　唐審元　とうしんげん　　⇒唐(táng)慎微

唐慎微　とうしんび　　北宋本草学家,撰《经史证类备急本草》收药1746种,后世许多本草书都以此书为蓝本。　　北宋の本草学家,「経史証類備急本草」を著し,1746種類の中藥を収めた。その後の本草著作はみなこの書を原本とした。

唐宗海　とうそうかい　　晚清医家,早期试图汇通中,西医学的代表人物之一,长于运用活血化瘀治疗血症。主要著作有《中西医汇通医经精义》(1892),《血证论》(1884)。　　清代後期の医家で,初期に中医と西医を結びつけろことを試みた代表者の一人である。活血化瘀法をもって血症を治療することに長じた。主な著作は「中西医匯通医経精義」(1892)と「血証論」(1884)がある。

溏便(泄)　とうべん(せつ)　　大便为稀薄之软便。　　大便が稀薄な軟便のこと。

糖参　とうじん　　中药。根入药即蜜饯人参。用于补中益气。　　中藥。薬用部分は根,砂糖づけの人参。補中,益気の作用がある。

糖哮　とうこう　　吃糖过多而引起的哮喘。　　砂糖の食べすぎにより発生する喘息。

螳螂子　とうろうし　　又称妒乳。小儿出生后几天到一个月左右,口腔内两颊粘膜出现肿硬隆起,妨碍吮乳,剖视之似螳螂子,故名。　　別称は妒乳。新生児が出生後数日ないし一か月あたりで口腔内の両側の頬部粘膜にできる堅く腫れる隆起,乳を吸うのを妨げる。腫物を剥離して見ると螳螂子(かまきりの卵)によく似ているもので,故にこの名がある。

tǎng　淌

淌(流)口水　とう(りゅう)こうすい　　流涎。　　流涎のこと。

tàng　烫

烫伤　燙傷　どうしょう　　由高温液体或蒸气所引起的热伤。　　高温の液体あるいは蒸気によるやけど。

TAO　桃陶

táo　桃陶

桃儿七　桃児七　とうじしち　　中药。根及根茎入药。用于祛风湿,利气活血,止痛,止血。　　中藥。薬用部分は根および根茎。風湿を去り,利気,活血,止痛,止血の作用がある。

桃核承气汤　桃核承気湯　とうかくしょうきとう　　方剂。成分:桃仁,大黄,桂枝,芒硝,炙甘草。主治:下焦蓄血证。　　方剤。薬物構成:桃仁,大黄,桂枝,芒硝,炙甘草。応用:下焦の蓄血(ちくけつ)証。

桃花汤　桃花湯　とうかとう　　方剂。成分:赤石脂,干姜,粳米。主治:虚寒引起的下痢,日久不愈者。　　方剤。薬物構成:赤石脂,乾薑,粳米。応用:虚寒証,下痢が長い間治らないもの。

桃花癣　とうかせん　　相当于粃糠疹。春季多发,开始面部皮肤发红伴有丘疹,继则成为边缘不清斑疹,并有脱屑。　　粃糠(ひこう)疹に相当する。春に多い,始めは顔面の皮膚に発赤する丘疹を伴い,次いで辺縁がはっきりしない斑疹になり,落屑があること。

桃金娘根　とうきんじょうこん　　中药。根入药。用于养血,通络。　　中藥。薬用部分は根。養血,通絡の作用がある。

桃仁　とうにん　　　中药。果仁入药。用于活血、祛瘀、润肠通便。　　　中薬。薬用部分は果仁。活血、瘀血を取り除き、潤腸、通便する作用がある。

陶道　とうどう　　　穴位。主治：精神分裂症、疟疾、发热、癫痫、背强等。　　　穴位。応用：精神分裂症、瘧疾、発熱、てんかん、背部が強(こわ)ばるなど。

陶弘景　とうこうけい　　　著名医药学家、道家、炼丹家(452～536)。著述很多，其《本草经集注》系将《神农本草经》与《名医别录》中730种药物分类合编，加以注释而成。是古代本草学的重要文献。　　　著名な医薬学家、道家と煉丹家(452～536)で著作は頗る多い、その「本草経集注」は「神農本草経」と「名医別録」に載っている730種の薬物を分類して編集し、その上に注釈を加えたものである。古代本草の重要な文献である。

陶通明　とうつうめい　　　⇒陶(táo)弘景

TENG 藤

téng 藤

藤黄　とうおう　　　中药。树脂入药。用于止血、消痈、泻水。　　　中薬。薬用部分は樹脂。止血、消癰、瀉水の作用がある。

藤梨根　とうりこん　　　中药。根入药。用于治癌、利尿、清热解毒。　　　中薬。薬用部分は根。癌の治療に用い、利尿、清熱、解毒の作用がある。

TI 提体涕

tí 提

提插补泻　提插補瀉　ていそうほしゃ　　　针刺补泻手法之一。重插轻提为补，重提轻插为泻。　　　針刺補瀉の手法の一つ。提插(雀啄)針法を使うときに強く刺し、軽く抜くことを補とし、軽く刺し、強く抜くことを瀉とすること。

提插法　提插法　ていそうほう　　　针刺时，针在穴位内上提下插的手法。提插的幅度一般在3～5分之间(1～1.5cm)为宜。　　　針刺のとき、針は穴位内に下へ刺しいれることを挿、上に引くことを提という、指の力を平均させ、その上下の深度は3～5分(1～1.5cm)が最適であること。

提法　ていほい　　　正骨方法。将折断下垂的骨端用手或绳带向上、向外提起，以达到直接或间接完全复位的一种牵引手法。　　　正骨の方法。骨折した下へ垂れている骨端を手あるいは紐で上、外の方向へ引き上げることをもって直接、あるいは間接的に完全復位をする一種の牽引手法のこと。

提针　提針　ていしん　　　即将针往上提。　　　針を引き抜くこと。

tí 体

体惰　たいだ　　　身体怠惰。因疲劳不欲动。　　　体が怠(おこた)る、疲労感により動きたくないこと。

体厥　たいけつ　　　瘟疫阳亢已极，通身冰冷的病证。　　　温熱性伝染病に陽が極めて亢(たか)ぶり、しかし全身が冰のように冷たい病証。

体气　体気　たいき　　　人体发出的特殊臭气，如狐臭之类。　　　一種の人体の特別な悪臭のこと。俗にわきがというもの。

体弱忌用　たいじゃくきよう　　　药物对体弱患者的使用禁忌。　　　薬物が体の衰弱な患者に対する使用禁忌のこと。

体弱气虚　体弱気虚　たいじゃくききょ　　　身体虚弱及气虚。症见面色苍白、心悸、气短、动则汗出、语声低微、倦怠无力等。　　　体が衰弱と気虚。症状には顔面蒼白、心悸、呼吸がせわしい、動くと汗が出る、話し声は低く、倦怠し、脱力感があるなどが見られること。

体(钱、园)癣　体(錢、円)癬　たい(せん、えん)せん　　　多由湿热侵袭皮肤，接触感染所致。癣的形状为圆形，颇似硬币状，中央常自愈，边缘清楚，多发生于躯干、腹部或股内侧。颈部及面部亦有发生。　　　湿熱が皮膚を襲い、接触感染により生ずる、癬の形は圓形で、硬貨幣のようで中央は常に自然に消散する、周囲の辺縁は明瞭であり、多くは軀幹、腹部あるいは大腿の内側などにできる。また頸部、顔面などにもできる。

体针　体針　たいしい　　　针刺身体各部位穴位的治疗方法，是与耳针、头针等相对而言。　　　体の各部位の穴位に針刺して治療する方法。耳針と頭針に相対していうこと。

体针麻醉　体針麻酔　たいしんますい　　　应用体针方法进行针刺麻醉。　　　体針を応用して針刺麻酔すること。

体质　体質　たいしつ　　　人体素质健康程度。　　　人体の素質、健康の程度。

tì 涕

涕　てい　　　鼻水。汗、泪、涎、鼻水、唾为五液，肺开窍于鼻，故风寒犯肺则鼻塞流涕，肺燥热则鼻孔干涩甚或衄血，肺虚寒则常流清涕。　　　五液の一つ。鼻水。汗、涙、涎、鼻水、唾液を五液といい、肺が鼻に開孔する。故に風寒が肺が侵すと鼻がつまり、流涕、肺が燥熱であれば鼻孔は乾き、渋りあるいは鼻出血がある、肺が虚寒であれば常に稀薄な鼻水が出ること。

TIAN 天田甜填

tiān 天

天　てん　　　五不男之一。天宦。一般为男性外生殖器或睾丸缺陷及第二性征发育不全。　　　五不男の一つ。天宦のこと。一般に男性の先天的外生殖器あるいは睾丸の欠陥および第二次性徴の発育不全のこと。

天池　てんち　　　穴位。主治：心绞痛、肋间神经痛、胸闷等。　　　穴位。応用：狭心症、肋間神経痛、胸内苦悶感など。

天冲　天衝　てんしょう　　　穴位。主治：头痛、齿龈炎、癫痫等。　　　穴位。応用：頭痛、歯肉炎、てんかんなど。

天窗　天窓　てんそう　　　穴位。主治：耳鸣、耳聋、咽喉痛、甲状腺肿等。　　　穴位。応用：耳鳴、耳聾、咽頭痛、甲状腺腫など。

天钓　天釣　てんちょう　　　婴幼儿惊风的一种证型。多由心肺积热而引起，以高热、惊厥、头目仰视、喉中痰鸣、口中流涎为特征。　　　小児の驚風の一種。心肺の積熱によって生ずる高熱、けいれん、頭が上を仰いで凝視し、痰鳴、流涎するなどを特徴とするもの。

天钓似痫　天釣、癇に似たり　てんちょう　　　小儿天钓，即惊风、高热、仰头向上凝视，类似癫痫。　　　小児の天釣すなわち驚風(ひきつけ)、高熱、頭が上を仰いで凝視し、てんかんに似ていること。

天鼎　てんてい　　　穴位。主治：扁桃体炎、喉炎、颈淋巴结结核等。　　　穴位。応用：扁桃炎、喉頭炎、頸部リンパ節結核など。

天痘　てんとう　　　⇒天(tiān)花(痘)

天府　てんぷ　　　穴位。主治：支气管炎、哮喘、鼻出血等。　　　穴位、応用：気管枝炎、喘息、鼻出血など。

天干地支　てんかんちし　　　天干地支是古代纪年、月、日、时的符号。甲、乙、丙、丁、戊、己、庚、辛、壬、癸为十天干。子、丑、寅、卯、辰、巳、午、未、申、酉、戌、亥为十二地支。　　　古代年、月、日、時を記す符号である。甲(こう)、乙(おつ)、丙

(へい),丁(てい),戊(ぼ),己(き),庚(こう),辛(しん),壬(じん・にん),癸(き)を十天干とし,子(し),丑(ちゅう),寅(いん),卯(ぼう),辰(しん),巳(し),午(ご),未(みび),申(しん),酉(ゆう),戌(じゅつ),亥(かい,がい)を十二地支とすること。

天谷　てんこく　⇒上(shàng)丹田

天胡荽　てんこすい　中薬。全株入药。用于祛风清热、利湿、化痰止咳。　中薬。薬用部分は全株。祛風,清熱,利湿,化痰,止咳の作用がある。

天花(痘)　てんか(とう)　痘瘡。　天然痘。

天花粉　てんかふん　中薬。根入药。用于清热生津、排脓消肿。　中薬。薬用部分は根。清熱,生津,排膿,消腫の作用がある。

天火　てんか　⇒丹(dān)毒

天井　てんせい　穴位。主治:肘关节疾患、偏头痛、颈淋巴结结核等。　穴位。応用:肘関節の疾患,片頭痛,頸部リンパ節結核など。

天(自)灸　てん(じ)きゅう　用具有刺激性的药物敷贴于穴位处,使其发泡的方法。主治:用于治疗疟疾、哮喘、关节炎等。　刺激性のある薬物を穴位の部位に敷いて発泡させる治療方法。応用:瘧疾,哮喘,関節炎など。

天癸　てんき　①男女性机能。②月经。③→肾(shèn)阴。　①男と女の性機能をさす。②月経。

天癸竭　てんきけつ　闭经期。　閉経期。

天癸至　てんきし　初经。　初経のこと。

天癸子　てんきし　中薬。根入药。用于散结、消肿、解毒。　中薬。薬用部分は根。散結,消腫,解毒に用いる。

天廓　てんかく　八廓之一。即白睛部位。　眼の八廓の一つ。すなわち眼の白睛の部位に相当するもの。

天膠　天膠　てんりょう　穴位。主治:颈项肩胛痛、热病等。　穴位。応用:頸,項(うなじ)と肩甲部の痛み,熱性病など。

天麻　てんま　中薬。块茎入药。用于平肝、息风、止晕。　中薬。薬用部分は塊茎。平肝,息風,止暈などの作用がある。

天麻钩藤饮　天麻鈎藤飲　てんまこうとういん　成分:天麻、钩藤、石决明、栀子、黄芩、牛膝、杜仲、茯苓、益母草、桑寄生、夜交藤。主治:肝阳上亢、肝风内动。　方剤。薬物構成:天麻,鈎藤,石決明,梔子,黄芩,牛膝,杜仲,茯苓,益母草,桑寄生,夜交藤。応用:肝陽の上亢と肝風が内動するもの。

天南星　てんなんせい　中薬。根茎入药。用于燥湿化痰、祛风定惊,外用消肿散结。　中薬。薬用部分は根茎。燥湿,化痰,祛風と定驚に用いる。外用には消腫と散結の作用がある。

天门　天門　てんもん　⇒命(mìng)关

天(门)冬　天(門)冬　てん(もん)とう　中薬。块根入药,用于养阴润燥、清肺止咳。　中薬。薬用部分は塊根。養陰,潤燥,清肺,止咳の作用がある。

天泡疮　天泡(疱)瘡　てんほう(ほう)そう

天泉　てんせん　穴位。主治:咳嗽、心绞痛、胸胁痛等。　穴位。応用:咳嗽,狭心症,胸脇の痛みなど。

天人相应　天人相応　てんじんそうおう　人体组织结构,生理活动以及疾病变化作为小宇宙,同自然界大宇宙的相对应关系。　人体の組織構造,生理現象および疾病の変化を小さい宇宙とみなし,自然界の大宇宙との対応関係のこと。

天容　てんよう　穴位。主治:扁桃体炎、咽喉炎、失语等。

穴位。応用:扁桃炎、咽頭炎、失語症など。

天枢　天枢　てんすう　穴位。主治:肠炎、痢疾、肠麻痹、便秘等。　穴位。応用:腸炎、痢疾、腸麻痺、便秘など。

天台乌药散　天台烏薬散　てんたいうやくさん　方剤。成分:乌药、木香、茴香、青皮、高良姜、槟榔、川楝子、巴豆。主治:寒凝气滞所致之疝气。　方剤。薬物構成:烏薬,木香,茴香,青皮,高良薑,槟榔,川楝子,巴豆。応用:寒凝,気滞によるヘルニア。

天庭　てんてい　前额之中央部位。　額の中央の部位。

天突　てんとつ　穴位。主治:哮喘、支气管炎、膈痉挛等。　穴位。応用:喘息,気管支炎,横隔膜けいれん(しゃっくり)など。

天王补心丹　天王補心丹　てんおうほしんたん　方剤。成分:柏子仁、枸杞子、麦冬、天冬、元参、五味子、生地、当归、茯苓、远志、桔梗、酸枣仁、党参。主治:心肾不足、阴亏血少、而致的心悸失眠等。　方剤。薬物構成:柏子仁,枸杞子,麦門冬,天門冬,五味子,生地黄,当帰,茯苓,遠志,桔梗,酸棗仁,党参。応用:心腎の不足,陰血の不足による動悸と不眠等。

天溪　天谿　てんけい　穴位。主治:支气管炎、哮喘、乳腺炎等。　穴位。応用:気管支炎,喘息,乳腺炎など。

天仙藤　てんせんとう　⇒马(mǎ)兜铃藤

天仙子　てんせんし　中薬。种子入药。用于解痉止痛、定惊、平喘、止泻。　中薬。薬用部分は種子。解痙,止痛,定驚,平喘と下痢を止める作用がある。

天行赤眼(热)　天行赤眼(熱)　てんこうせきがん(ねつ)　急性结膜炎。　急性結膜炎のこと。

天行赤眼暴翳　てんこうせきがんぼうえい　流行性角膜结膜炎。　流行性角結膜炎のこと。

天行发斑疮　天行発斑瘡　てんこうはつはんそう　⇒天(tiān)花

天行温疫　てんこうおんえき　流行病。　流行病のこと。

天应穴　天応穴　てんのうけつ　⇒阿(ā)是穴

天牖　てんよう　穴位。主治:耳聋、颈项强等。　穴位。応用:頸項部の筋肉が強張って痛むなど。

天柱　てんちゅう　穴位。主治:后头痛、颈项强痛等。　穴位。応用:後頭痛,頸項部が強張って痛むなど。

天柱(骨)倒　天柱(骨)倒　てんちゅう(こつ)とう　又称项软。颈项软弱无力、头向下垂的病症。多见于小儿发育不全或老年体弱者。　別称は項軟。頸,項(うなじ)が弱く,頭が下に垂れる姿。小児の発育不良あるいは老年衰弱者によく見られること。

天柱骨折　てんちゅうこっせつ　颈椎骨折。　頸椎骨折のこと。

天宗　てんそう　穴位。主治:肩胛痠痛等。　穴位。応用:肩部がだるく,痛むなど。

tián　田甜填

田基黄　てんきおう　⇒地(dì)耳草

田螺泡　でんらほう　⇒足(zú)癬

甜瓜蒂　てんかてい　中薬。果柄入药,用于催吐。　中薬。薬用部分は果実の柄。嘔吐を催する作用がある。

甜瓜子　てんかし　中薬。种子入药。用于清热、排脓。　中薬。薬用部分は種子。清熱,排膿の作用がある。

甜石莲　甜石蓮　でんせきれん　中薬。果入药。用于养心、益肾、补脾、涩肠。　中薬。薬用部分は果実。養心,益腎,補脾と渋腸の作用がある。

填疮　填瘡　てんそう　创伤时所使用的敷料。　創傷

に使う包帯材料のこと。

填精　填精　てんせい　　治疗肾阴虚、肾精不足的方法。　肾虚で肾精不足を治疗する方法。

填涂　填塗　てんと　　用药物敷贴,再加厚垫。正骨治疗措施之一。　薬物を貼り付けてから厚い敷き物をあてる。正骨治療方法の一つ。

TIAO　条调挑

tiáo　条调

条剂　条剤　じょうざい　　将纸粘药后,捻成线状细条的一种外用剂型。　紙に薬物を粘着させてから、細い線状に搓(よ)って作った一種の外用剤の剤型。

条口　じょうこう　　穴位。主治:肩周炎,下肢麻痹或痛等。　穴位。応用:肩関節周囲炎,下肢の麻痺あるいは痛むなど

调醋外搽　調醋外搽　ちょうすがいちゃ　　药物用醋调匀后搽用的使用方法。　薬物に醋(酢・す)を入れて混合攪拌してから外用として塗り付けて使う方法。

调服　調服　ちょうふく　　将粉末状药物用液体混合搅拌后服用。　粉末にした薬物に液体を入れて混合攪拌して服用すること。

调和肝脾　肝脾を調和する　　治疗肝气犯脾,肝脾不和的方法。　肝気が脾を犯し、肝と脾の調和しこいとを治療する方法。

调和肝胃　肝胃を調和する　　治疗肝气犯胃,肝胃不和的方法。　肝気が胃を犯し、肝と胃の調和しないことを治療する方法。

调和气血　気血を調和する　　治疗气血不调的方法。为改善气血循环的方法。　気と血の調和しないことを治療する方法。気血の循環をよくする方法。

调和营卫　営衛を調和する　　解除风邪,调整营卫失和的治法。　風邪を解除し、営衛の調和しないことを調整する治療法。

调和诸药　諸薬を調和する　　在一个方剂里调和不同药物的性质和作用。　一つの方剤に異る薬物の性質と作用を調和する作用を果すこと。

调和诸脏　諸臓を調和する　　对各脏间不调和的治法。　各臓の間の調和しなこいとを治療する方法。

调经　調経　ちょうけい　　治疗月经病的方法。包括月经不调,有经行先期、经行后期和经行不定期,尚有痛经、经闭、经过多、过少等。　月経病を治療する方法。月経不順、経行先期,経行後期と経行不定期を含み、また痛経,月経閉止,月経過多,月経過少などを含む。

调理(养)　調理(養)　ちょうり(よう)　　保养。保養する,あん配すること。

调气　調気　ちょうき　　①调整人体经络之气。②用行气、降气方药,使气机畅利平顺、恢复正常的方法。多用于气滞气逆证的治疗　①人体の経絡の気を調整する。②行気,降気の薬物あるいは方剤を用いて気を平順にして滞りなく通ぜしめ、正常な状態に回復させること。多くは気逆あるいは気滞証に用いること。

调气解郁　調気解鬱　ちょうきかいうつ　　使气调达平顺以解除气郁的方法。　気を調和してのびやかに順調にして気鬱を解除する方法。

调身　調身　ちょうしん　　気功用语。调正身体的姿势,以使内气通达。　気功の用語。体の姿勢を調整することによって、内気を通達させること。

调胃承气汤　調胃承気湯　ちょういしょうきとう　　方剤。成分:大黄、芒硝、炙甘草。主治:热结便秘轻证。　方剤。

薬物構成:大黄,芒硝,炙甘草。応用:熱の鬱結による軽症の便秘。

调息　調息　ちょうそく　　気功用语。调整呼吸。　気功の用語。呼吸を調整すること。

调心　調心　ちょうしん　　気功用语。使意念集中,排除杂念的方法。　気功の用語。意識を集中させて、雑念を排除する方法。

调整阴阳　調整陰陽　ちょうせいいんよう　　陰と陽を調整すること。

调治　調治　ちょうち　　保養と治療をあん配すること。

tiǎo　挑

挑治疗法　挑治療法　ちょうちりょうほう　　用针在体表一定部位挑取皮下白色纤维样物的治疗方法。　針で体表の一定部位に皮下の白色の線維様の物をほじくり出して治療する方法。

挑痔疗法　挑痔療法　ちょうじりょうほう　　先在患者背部寻找痔点即稍突出表皮,如针尖大小,压不褪色的小丘疹,消毒后以粗针将痔点表皮挑破,再挑断皮下白色纤维数十条。　先づ患者の背部で痔点をさがす,すなわち皮膚の表面よりやや突出している針の先の大ききのもので圧迫しても退色しない小さな丘疹。消毒してから太い針で痔点の表皮をほじくりあげて皮下にある白い線維を数十本ほじくり切る療法。

TIE　贴铁

tiē　贴

贴棉法　貼棉法　ちょうめんほう　　用燃着棉花拔火罐的方法。　棉を燃やして吸玉を施す方法。

tiě　铁

铁粉　鉄粉　てつふん　　中药。钢铁飞练而成的粉末入药,用于平肝、镇心。　中薬。薬用部分は鋼鉄を水飛法によって造った非常に細かい粉末。平肝,鎮心の作用がある。

铁树　鉄樹　てつじゅ　　中药。叶入药。用于理气、活血。　中薬。薬用部分は葉。理気と活血の作用がある。

铁苋菜　鉄莧菜　てつけんさい　　中药。地上部分入药,用于清热解毒、治痢止血。　中薬。薬用は地上部分。清熱,解毒,止痢と止血の作用がある。

TING　听廷庭停葶聤挺

tīng　听

听宫　聴宮　ちょうきゅう　　穴位。主治:耳的疾患。　穴位。応用:耳の疾患。

听会　聴会　ちょうえ　　穴位。主治:耳的疾患、面瘫、颞颌关节炎等。　穴位。応用:耳の疾患,顔面神経麻痺,下顎関節炎など。

听息　聴息　ちょうそく　　気功用语。炼功时,藉以摄心入静之法。　気功の用語。気功鍛煉のとき、この方法によって精神を集中して入静をすること。

tíng　廷庭停葶聤

廷孔　ていこう　　指女子尿道口。　女子の尿道口。

庭　てい　　又称〔天〕庭。额中央部。　別称は〔天〕庭。額の中央部。

停经　停経　ていけい　　闭经。　月経閉止のこと。

停饮胁痛　停飲脇痛　ていいんきょうつう　　由水饮流注肝经,气机痹阻所致。症见胁肋疼痛,或两胁走注疼痛,甚则漉漉有声,咳嗽气急,脉沉弦。　水飲が肝経に流注して、気機が阻害されることによる。症状には脇部の痛み,ある

いは游走痛,甚しいのはごろごろと音を立て,咳嗽,呼吸困難と脈が沈弦などが見られること。

停饮心悸　停飲心悸　ていいんしんき　心悸之一种。可伴有胸脘痞满、头晕恶心、小便短少、苔白、脉弦等。　心悸の一種。胸部と上腹部に塞ぐような膨満感があり,目まい,悪心,小便が少い,舌苔が白色,脈象が弦などを伴うこと。

停饮眩晕　停飲眩暈　ていいんげんうん　眩晕的一种。多因中阳不运,水饮内停所致。症见头目眩冒,怔忡心悸或脐下悸,呕吐涎沫等。　眩暈の一種。多くは中陽(中焦の陽気)が運行しない,水飲が内に停滞することによる。症状には眩暈(めまい),怔忡(せいちゅう)すなわち心臓がはげしく不規則に拍動し,あるいは下腹部拍動,流涎などの症状が見られこと。

葶苈大枣泻肺汤　葶藶大棗瀉肺湯　ていれきたいそうしゃはいとう　方剂。成分:葶苈子、大枣。主治:痰涎壅盛所致之咳喘胸闷。　方剤。薬物構成:葶藶子,大棗。応用:痰涎につまられることによる咳嗽,喘息と胸内苦悶感など。

葶苈子　葶藶子　ていれきし　中药。种子入药。用于泻肺平喘、利水消肿。　中薬。薬用部分は種子。瀉肺,平喘,利水,消腫の作用がある。

聤(脓)耳　てい(膿)じ　化脓性中耳炎。　化膿性中耳炎。

tǐng　挺

挺定腿拔伸　挺定腿拔伸　ていていたいばっしん　正骨方法之一。挺直大腿作牵引。　正骨の方法の一つ。下肢を真直に伸ばして牽引をすること。

TONG　通同铜童潼瞳痛

tōng　通

通鼻窍　鼻竅を通じる　①清洁鼻道,以使鼻道通畅。②缓解鼻道阻塞。　①鼻道を清潔して,鼻道をよく通じるようにすること。②鼻道のつまりを軽減すること。

通便　つうべん　使大便通畅。　便通をよくすること。

通草　つうそう　中药。茎髓入药。用于清热、利水、通乳。　中薬。薬用部分は茎髄。清熱,利水,通乳の作用がある。

通谷(腹)　はらのつうこく　穴位。主治:腹胀、呕吐、腹痛。　穴位。応用:腹部膨満,嘔吐,腹痛。

通谷(足)　あしのつうこく　穴位。主治:头痛、眩晕、鼻出血。　穴位。応用:頭痛,目まい,鼻出血。

通关散(丸)　通関散(丸)　つうかんさん(がん)　方剂。成分:细辛、猪牙皂角。主治:中风或痰厥闭证。　方剤。薬物構成:細辛,猪牙皂角。応用:中風あるいは痰厥による閉証。

通剂　つうざい　十剂之一。具有通利作用的方剂,如用于乳汁不下。　十剤の一つ。通利作用をもっている方剤。たとえば乳汁不下に用いるなど。

通经　通経　つうけい　闭经时,促使月经来潮的治法。　閉経の場合,月経を招来する治療方法。

通经活络　通経活絡　つうけいかつらく　疏通经脉与络脉的治疗方法。　経脈と絡脈を通じるようにする治療方法。

通经药　通経薬　つうけいやく　疏通月经的药物。　月経を通じる薬物。

通经止痛　通経止痛　つうけいしつう　使月经正常以缓解痛经。　月経を正常に通じるように痛経を軽減する

通睛　つうせい　内斜视。　内斜視のこと。

通里　つうり　穴位。主治:语言不能、舌强、心悸、失眠。　穴位。応用:失語,舌强すなわち舌体が強ばり自由に動くこどができない,心悸(動悸)不眠など。

通利关节　通利関節　つうりかんせつ　用药物驱湿邪、通血脉以缓解关节运动受限、抽搐、疼痛等症状的疗法。　薬物を使って湿邪を駆逐し,血脈を通ぜしめることをもって関節運動のこわばり,ひきつりと疼痛などの症状を軽減する療法。

通利血脉　通利血脈　つうりけつみゃく　促进血液循环的疗法。　血液の循環を促す療法。

通淋　つうりん　用清热利尿化石的药物以清下焦湿热,消除结石,解除排尿涩痛,淋沥不畅的治法。　清熱,利尿と結石を化する,薬物を使って下焦の湿熱を清めることをもって結石を消し除き,排尿困難と尿がしたたり落ち,よく通じないなどを治療する方法。

通络止痛　通絡止痛　つうらくしつう　用通络药物,缓解经络阻塞以解除疼痛的治法。　通絡薬物を使って経絡のつまり塞がるのを治療して疼痛を軽減する治療方法。

通脉　通脈　つうみゃく　①温通阳气以振起脉搏的方法。②用补益气血药治疗产后气虚而少乳的方法。③古代用杉木制成的医疗器械,作腰背支架用。　①陽気を温め,通じさせて,脈拍を強くする方法。②気血を補う方法で出産後の気血の虚による母乳不足を治療する方法。③古代において杉の木で造った医療用器具。腰背部の支持に使うもの。

通脉四逆汤　通脈四逆湯　つうみゃくしぎゃくとう　方剂。成分:炙甘草、生附子、干姜。主治:少阴病,症见下利清谷、手足厥逆、脉微欲绝等。　方剤。薬物構成:炙甘草,生附子,乾薑。応用:少陰病。症状には下痢清穀,すなわち下痢の下した糞便が澄んだ水のようで,消化されていない食物の残渣を伴い,手足が厥逆,手足が冷える。脈は微で絶えようとするなど。

通木　つうぼく　古代正骨用的医疗器具,用木制成的支持架。　古代の正骨用の医療器具。木で造った支持に使うもの。

通窍活血汤　通竅活血湯　つうきょうかっけつとう　方剂。成分:赤药、川芎、桃仁、红花、老葱、生姜、红枣、麝香。主治:瘀阻头面。症见头痛、昏晕等。　方剤。薬物構成:赤芍薬,川芎,桃仁,紅花,老葱,生薑,紅棗,麝香。応用:瘀血が頭部,顔面部を阻止する病証。症状には頭痛,目まいなどが見られること。

通(下)乳　つう(げ)にゅう　治疗产后缺乳的方法:①补益气血,适于气血虚弱乳汁全无或乳少者。②行气通络,适于气滞血瘀,乳汁不下,乳房胀满者。　出産後の乳汁不足を治療する方法:①補益気血法,気血不足により乳汁が全然出ないか乳汁が少いものに適するもの。②行気通絡,気が渉滞して通じなく,乳汁が下らず,乳房が脹れるものに適するもの。

通气　通気　つうき　⇒行(xíng)(通,利)气

通天　つうてん　穴位。主治:头痛、鼻炎等。　穴位。応用:頭痛,鼻炎など。

通调水道　つうちょうすいどう　使人体水液流路通畅的治法。　体の水液の通路をよく通じるようにする治療法。

通下　つうげ　是运用有泻下、攻逐、润下作用的药物以通导大便,消除积滞,荡涤实热,攻逐水饮的方法。　瀉法で

ある。瀉泄,攻逐,潤下作用のある薬物を用いて,便通をつけ,積滞を除去し,実熱を除去し,水飲を駆逐するなどの治療方法。

通小便　小便を通ずる　⇒利(lì)水(尿)

通泄　つうせつ　用泻下法以解里热。　瀉下法によって裏熱を清除すること。

通血脉　通血脈　つうけつみゃく　用温通的药物,通调血脉运行的方法。　温通の薬物を用いて血脈の運行を通じさせる方法。

通阳　通陽　つうよう　用温热通阳方药治疗由于寒湿阻遏,痰凝瘀阻所致阳气不通的方法。　温熱通陽の方剤と薬物で寒湿に阻まれ,痰と瘀血で塞がれることにより陽気がよく通じないことを治療する方法。

通阳利水　通陽利水　つうようりすい　用温热通阳的方药以利水的治法。　温熱通陽の方剤と薬物を用いて利尿させる治療方法。

通因通用　つういんつうよう　反治法之一,用通利药物,而不用固涩药治疗通泄证证,如瘀热滞塞所致的泻泄。　反治法の一つ。通利薬で固渋薬を使わないで通泄の病証を治療する方法。たとえば瘀熱滞塞による瀉泄。

tóng　同铜童潼瞳

同病异治　同病異治　とうびょういち　中医治疗原则之一。同一病证,因不同情况而治法不同。例如根据病人体质、气候、季节变化、地理状况以及病情病机不同等采取不同治法。　中医の治療原則の一つ。同じ一つの病証でも異なる場合により治療法が違う。たとえば患者の体質,気候,季節の変化,地理の状況と病情と病機などが異なるとそれに対して治療する方法が違うこと。

同名经　同名經　どうめいけい　同名为太阴、少阴、厥阴,阳明、太阳或少阳的一对手经和足经。　太陰,少陰,厥陰,陽明,太陽と少陽それぞれ一対の同じ名前の手の経と足の経がある。

同身寸　どうしんすん　量取穴位的长度单位。以病人身体某部位分为一定等分的长度,每一等分作为一寸即同身寸,用以作为取穴的量度单位。　針灸における取穴の長さの単位のこと。患者の体のある部位を一定の等分の長さ,一等分ごとに一寸とし,これを同身寸といい,これを以って取穴の長さの単位とすること。

铜绿　銅緑　どうりょく　中药。铜器表面经潮湿空气或酸作用后生成的绿色锈衣(主要为盐基性碳酸铜)入药。用于退翳、去腐、敛疮、杀虫、吐风痰。　中薬。薬用部分は銅器具の表面に湿めった空気,あるいは酸に作用して生成する緑色のさび($CuCO_3 \cdot Cu(OH)_2$を主とする)。退翳,腐爛した組織を除き,瘡面を収斂し,殺虫と風痰を吐き出す作用がある。

铜人　どうじん　供教学所用的铜铸人体经脉腧穴模型。最早的铜人为北宋针灸学家王惟一约于公元 10 世纪所铸造。　授業に使う銅で造った人体の経脈,腧穴(ゆけつ)の模型。北宋時代の針灸学家王惟一が約紀元 10 世紀に鋳造したのが最も古い。

铜人腧穴针灸图经　銅人腧穴針灸図経　どうじんゆけつしんきゅうづきょう　王惟一撰(1027)。列举并订正经脉循行和腧穴。　王惟一が著した(1027)。経脈の循行と腧穴を記載し同時に訂正をした。

童便　とうべん　12 岁以下男孩的尿。　12 才以下の男の子の尿。

童男　とうなん　12 岁以下男孩(未婚)。　12 才以下の男の子(未婚)。

童女　とうじょ　12 岁以下女孩(未婚)。　12 才以下の女の子(未婚)。

童子痨　童子癆　とうしろう　少年之痨病(指结核等消耗性疾病)。　少年の癆病(結核のような消耗性疾病)。

潼蒺藜　とうしつり　⇒沙(shā)苑子

瞳〔仁、神、子〕　どう〔じん,しん,し〕　瞳孔。　瞳孔のこと。

瞳人干缺　瞳人乾缺　どうじんかんけつ　瞳孔失去正圆,边缘呈钜齿形或瞳孔如梅花。通常指凝脂翳等重症后遗症。最终亦可失明。　瞳孔が正円の状態でなくなり,辺縁が鋸の歯あるいは梅の花のようになること。通常凝脂翳などの重症の後遺症をさす。最終,失明することもある。

瞳人散杳　どうじんさんよう　瞳孔散大,多见于绿内障,外伤亦为原因之一。呈瞳孔收缩不良。　瞳孔が散大すること。緑内障によく見られ,外傷もその原因の一つである。散大する瞳孔収縮が不良になること。

瞳人锁紧　瞳人鎖緊　どうじんさきん　瞳孔缩小,失去正常的舒缩功能。　瞳孔が縮小する。正常に伸縮することができないこと。

瞳神欹侧　瞳神欹側　どうしんいそく　虹膜前粘连所致之瞳孔变形及移位。　虹彩前癒着による瞳孔の変形および位置の変化。

瞳子高　瞳子,高し　瞳子上视,上斜位。　瞳孔が上視することをさし,上斜位のこと。

瞳子髎　瞳子髎　どうしりょう　穴位。主治:三叉神经痛、面瘫、眼疾。　穴位。応用:三叉神経痛。顔面神経麻痺,眼疾患など。

tòng　痛

痛痹　つうひ　痹证的类型之一。症见体倦、疼痛,关节痛较重,遇寒加重,得热则痛减。在风、寒、湿邪中以寒邪偏胜为特征。　痺証の類型の一つ。症状には体がだるく,痛みと関節痛がひどく,寒さにあえば重くなり,熱を得ると痛みは減少する。風,寒,湿の三邪のうち寒邪の偏勝が特徴であること。

痛风　痛風　つうふう　①痹证之一种。关节疼痛重及疼痛为游走性,所以有视为风痹者。②风痹。　①痺証の一種。関節の疼痛が激しい,また疼痛が遊走性であるから風痺とみなすことがある。②風痺のこと。

痛经　痛經　つうけい　又称经行腹痛。月经痛。　別称は経行腹痛。月経痛。

痛泻要方　痛瀉要方　つうしゃようほう　方剂。成分:防风、白术、白芍、陈皮。主治:肝旺脾虚所致之腹痛泄泻等症。　方剤。薬物構成:防風,白术,白芍薬,陳皮。応用。肝が旺盛,脾が虚による腹痛と下痢のある病症。

TOU　偷头投透

tōu　偷

偷针　偷針　とうしん　⇒针(zhēn)眼

tóu　头投

头风白屑　頭風白屑　とうふうはくせつ　相当于脂溢性皮炎。　脂漏性皮膚炎に相当するもの。

头风伤目　頭風傷目　とうふうしょうもく　因头部受风邪侵袭所致眼疾。症见头痛久治不愈,眼痛等。　頭が風邪に犯されることによる眼の疾患。症状には頭痛が長い間治らない,眼が痛むなどが見られること。

头骨　頭骨　とうこつ　颅骨。　頭蓋骨。

头汗　頭汗　とうかん　仅头部有汗,尤其仅前额部有汗。

ただ頭部,ことに前頭部だけに発汗が見られること。

头强　頭強　とうきょう　　头项僵硬,俯仰、转侧有牵强的感觉。　　項(うなじ)が強(こわ)ばり,前後,左右へ運動するとき引っぱられるような感じがするもの。

头角　頭角　とうかく　⇒額(é)(头)角

头临泣　頭の臨泣　あたまのりんきゅう　　穴位。主治:鼻塞、眼疾、中风、癫痫。　　穴位。応用:鼻づまり,眼の疾患,中風(卒中),てんかん。

头〔脑〕风　頭〔脳〕風　とう〔のう〕ふう　　①头痛经久不愈,时发时止。②头部感受风邪之症的总称,包括头痛、眩晕、口眼歪斜、头痒多屑等。　　①頭痛が久しく治らず,頭痛が発作したり緩解したりすること。②頭部が風邪に犯される病証の総称。頭痛,眩暈(目まい),口と眼がゆがみ,頭部瘙痒感と落屑が多いなどの症状を含む。

头皮针〔术〕　頭皮針〔術〕　とうひしん〔じゅつ〕　　又称头〔疗法〕。针刺头部特定区进行治疗的方法。　　別称は頭針〔療法〕。頭部の特定した区に針刺して治療を行う方法。

头热　頭熱　とうねつ　　头部热感。多有两颧发红,面部如被烘烤的症状。　　頭部の熱い感覚。普通両顴(両側のほほ)が赤く,顔面部があぶられるように熱く感じられる症状。

头软　頭軟　とうなん　　又称头项软。五软之一。多由小儿阳气不足或后天营养不良,头项软弱,不能抬起。　　別称は頭項軟。五軟の一つ。多くは小児の陽気不足あるいは後天栄養不良による頭部,項部(うなじ)が弱く,上へあげることができないこと。

头痛　頭痛　ずつう

头痛躁烦　頭痛躁煩　ずつうそうはん　　头痛伴有烦闷。　　頭痛が胸の中がほてってむかむかすることを伴うこと。

头维　頭維　づい　　穴位。主治:偏头痛、眼痛。　　穴位。応用:片頭痛,眼の痛み。

头项强痛　頭項強痛　とうこうきょうつう　　头项强急伴有疼痛。因外感六淫之邪,阻滞经脉所致。一般初起为表证,日久不愈者多为风湿痹证。　　頭項(うなじ)の強ばりが頭痛を伴うこと,外感六淫の邪気が経脈を阻害することによる。はじめの段階は表証で久しくなおらないものは多くは風湿痹証のこと。

头眩　頭眩　とうげん　⇒眩(xuàn)晕

头摇　頭搖　とうよう　　头部摇颤不能自制的病症。症见突然头摇、目眩、耳聋、颈项强痛,或伴高热烦躁、腹痛便秘等。　　頭がたえず動いて,自分で制止できない病症。症状には突然,頭が揺れる,目眩(目がかすみ),耳聾,頸項部(うなじ)が強ばって痛み,あるいは高熱煩躁,腹痛,便秘などを伴うこと。

头晕　頭暈　とううん　　头昏。　　頭がくらくらして目まい。

头晕耳鸣　頭暈耳鳴　とううんじめい　　头晕伴有耳鸣。　　目まいが耳鳴を伴うこと。

头胀　頭脹　ずちょう　　头部发胀的感觉。　　頭部が脹れぼったい感じがすること。

头针〔疗法〕　頭針〔療法〕　とうしん〔りょうほう〕　⇒头(tóu)皮针〔术〕

头针麻醉　頭針麻酔　とうしんますい　　选用头部的穴位进行针刺麻醉的方法。　　頭部にある穴位を選んで針刺麻酔を行う方法。

头重　頭重　ずじゅう　　头部自觉沉重或头部有如被何物所缠裹的感觉。　　自覚的に頭部が重たい感じあるいは

頭がなにかで巻き付けられたような感じがすること。

投火法　とうかほう　　拔罐法之一。用小纸片点火后投入罐内,不待纸片燃尽,迅速将罐罩在应拔部位。　　吸玉の一種。小さい紙切れを燃やしてから罐の中に入れる,紙切れが燃えきれないうちに迅やかに罐を一定の部位にかぶせる方法。

tòu　透

透斑　とうはん　　热性病隐见斑点时,用清热凉血的药物,使斑点向外透达,以祛除病邪。　　熱性病で斑点が見えがくれに外表に浮き出ようとする場合,清熱涼血剤を用いて斑点を外表に浮き出させ,病邪を駆逐する治療方法。

透表(邪)　とうひょう(じゃ)　　使用辛凉解表一类药物,治疗热证初起出现的风热表证,使病邪向外透达的方法。　　辛涼解表類の薬剤を使って熱証の始めに現われる風熱表証を治療して病邪を外表に浮き出させるようにする治療方法。

透刺　とうし　⇒透(tòu)针(刺、经、穴)

透关射甲　透関射甲　とうかんしゃこう　　小儿指纹的显现部分通过三关(从第一指节经由第二、第三指节),一直延伸到指甲端处,提示病情严重。　　小児の指紋,すなわち示指の橈側にある血管をさし,この指紋の顕われる部分が三関を通過し,すなわち第一から始め,第二,第三の中手指節関節を経由して指爪の辺縁まで伸びる。指爪の端まで伸びたのは疾病が重篤であることを示す。

透天凉　とうてんりょう　　一种能引起凉感的针刺手法。　　患者に冷感が現われる一種の針刺手法。

透邪　とうじゃ　⇒透(tòu)表(邪)

透泄　とうせつ　　用辛凉药解表透邪与苦寒药清泄里热相结合的治疗方法。　　辛涼解表の薬物を用いて表を解き病邪を出させることと苦寒薬物を用いて裏熱を清泄することの両方を合せ用いて治療する方法。

透穴法　とうけつほう　　针刺法之一。将针刺入某穴位后,斜刺或直刺使针尖到达邻近之穴位。即用一根针同时刺两上以上的穴位。　　針法の一種。針をある穴位に刺入した後,斜刺あるいは直刺により針先を近隣の穴位に至る。一本の針で同時に二箇以上の穴位を刺す方法。

透〔穴〕针〔刺〕法　透〔穴〕針〔刺〕法　とう〔けつ〕しん〔し〕ほう　⇒透(tòu)穴法

透营转气　透営転気　とうえいてんき　　治疗热性病时,使营分邪热,转从气分透达解除的方法。适应于热邪初入营分。症见脉象细数、舌质绛、身热较高、心烦、口不渴等。　　温熱性の疾患を治療するとき,営分の熱邪を外表へ浮き上らせて,気分から出させ,外表から解除する方法。熱邪が営分に入る病証に適する。脈が細数(さいさく),舌質は絳(こう),深紅色で身体が熱く,心煩すなわち胸がほてってむかむかする,口渇がないなどの症状が見られること。

透针(刺、经、穴)　透針(刺、経、穴)　とうしん(し、けい、けつ)　　针刺法之一。一针同时穿透两条以上相邻经脉或穴位。多用作强刺激。　　針法の一種。一本の針で同時に二本以上の近隣の経あるいは二箇以上の穴位を刺す方法。多くは強い刺激を加える場合に用いること。

透疹　とうしん　　运用辛凉透表药物促使麻疹顺利发出,不致发生变证。　　辛涼解表の薬物を使って麻疹の発疹が順調に出るのを促し,変証が発生しないようにすること。

TU　秃徒土吐吐兔菟

tū　秃

秃疮　秃瘡　とくそう　　又称癞头疮。类似头部白癣。初起

有白色落屑,痒甚,毛发脱落而成秃斑,治愈后毛发可再生。　　別称は癩頭瘡。頭部白癬に類似している。初めに白い落屑があり,ひどくかゆく,毛髪が脱落して秃斑ができ,治癒したあと毛髪は再生することができる。

tú　徒

徒手整复　従手整復　としゅせいふく　　正骨用语。不用任何器械,仅用手进行整复的方法。　　正骨の用語。器具あるいは器械を使わないで手で整復をすること。

tǔ　土吐

土　と　　五行之一。　　五行(ごぎょう)の一つ。

土鳖虫　土鼈虫とべつちゅう　　中药。全虫入药。用于破血逐瘀、续筋接骨。　　中薬。薬用部分は全虫。破血逐瘀,離断した筋骨を癒合させる作用がある。

土不制水　土は水を制せず　　根据五行相克理论,脾土虚弱,不能制约肾水,则水湿泛滥而水湿停滞,引起水肿。　　五行(ごぎょう)の理論によれば脾土は腎水を尅(こく)する,脾土が虚弱すると腎水を制約することができないから水湿の停滞を引き起こして浮腫が現われること。

土党参　どとうじん　　中药。根入药。用于健脾补肺。　　中薬。薬用部分は根。健脾,補肺の作用がある。

土方　どほう　　民间流传使用的简便方剂。　　民間に伝わり使用されている簡単で便利な方剤。

土风疮　土風瘡　どふうそう　　相当于丘疹性荨麻疹的皮肤疾病　　丘疹性蕁麻疹に相当する皮膚の疾患。

土茯苓　どぶくりょう　　中药。根茎入药。用于利湿、祛风、解毒。　　中薬。薬用部分は根。利湿,祛風,解毒の作用がある。

土疳(疡)　土疳(瘍)　どかん(よう)　　⇒针(zhēn)眼

土荆芥　どけいがい　　中药。带有果穗的地上部分入药。用于祛风杀虫、通经止痛。　　中薬。薬用は穂のついている地上部分。祛風,殺虫,通経と止痛の作用がある。

土荆皮　どけいひ　　中药。根皮或近根树皮入药。用于祛湿止痒。　　中薬。薬用部分は根の皮あるいは根に近い樹皮。祛湿止痒の作用がある。

土栗　とりつ　　足跟部感染。　　足のかかとの感染。

土木香　どもくこう　　中药。根入药。用于健脾和胃、行气止痛　　中薬。薬用部分は根。健脾,和胃,行気と止痛の作用がある。

土生万物　土は万物を生ず　　借用自然界万物滋生于大地,比喻脾胃为人体气血生化之原。　　自然界の万物が大地によって滋生する現象にたとえて,脾胃が人体の気血の生化の源であること。

土喜温燥　土は温燥を喜ぶ　　借用五行学说以说明脾的生理特点是喜温燥而恶寒湿,因温燥有利于脾的运化功能,寒湿则损伤此种功能。　　五行の学説を応用して脾の生理的特徴を説明する。脾は温燥を好み,寒湿を嫌い,すなわち温燥は脾の運化機能に有利で,寒湿はこの機能を損傷すること。

土郁夺之　土鬱すれば之を奪う　　治法之一。中焦脾胃,湿邪郁阻,湿热所致者,腹痛、腹胀、大便稀粘而臭,舌苔黄腻用苦寒燥湿法;寒湿所致者,胸闷、恶心、呕吐、腹胀、大便清稀,舌苔白腻,用苦温化湿法。　　治療法の一つ。湿邪が中焦の脾胃に鬱滞し,湿熱によるものは,腹痛,腹部膨満感,大便がうすく,ねっとりして悪臭がある,舌苔が黄膩(こうじ)のは,苦寒燥湿法を用いる。寒湿によるものは胸苦しい,悪心,嘔吐,腹部膨満感,大便はうすく,舌苔は白膩のは苦温化湿法を使うこと。

吐纳　とのう　　气功用语。指呼气与吸气,深呼吸之意。　　気功の用語。呼気と吸気のことで,深呼吸の意味。

吐〔弄〕舌　と〔ろう〕ぜつ　　舌吐出口外,长而弛缓。可见于热性病热毒攻心或小儿大脑发育不全。　　長くしかも弛緩している舌が口の外へ出すこと。熱性病における熱毒が心に攻入し,あるいは小児の脳障害性白痴に見られるもの。

tù　吐兔菟

吐法　とほう　　三法或八法之一。使用催吐药或其它能引起呕吐的物理刺激,使停痰宿食或毒物随呕吐排出的方法。　　三法あるいは八法の一つ。催吐薬あるいはその他の嘔吐を引き起こすことのできる物理刺激の方法を使って停滞している痰と消化されていない食物あるいは毒物を嘔吐によって排出する方法。

吐粪　吐糞　とふん　　⇒吐(tù)矢(粪)

吐蚘　吐蛔　とかい　　蛔虫随呕吐而出。　　蛔虫が嘔吐に伴って吐き出されること。

吐剂　吐剤　とざい　　催吐的药剂。　　催吐に使う薬剤。

吐清水　清水を吐く　　脾胃虚寒、痰饮停滞、宿食不化及虫扰均可见吐清水。　　脾胃の虚寒,痰飲の停滞,消化していない食物あるいは回虫などに見られること。

吐乳　とにゅう　　吐乳汁。　　乳汁を吐くこと。

吐矢(粪)　吐矢(糞)　とし(ふん)　　呕吐物混有粪便,多见于肠梗阻。　　嘔吐物に糞便が混じっていること。腸閉塞に見られるもの。

吐(吞)酸　と(どん)さん　　泛酸。　　吞酸。

吐涎沫　涎沫(せんまつ)を吐く　　口中唾液多或口流涎沫。　　口の中に涎(よだれ)が多いあるいは涎沫を吐くこと。

吐血　とけつ　　①呕血。②咯血。　　①吐血。②喀血。

兔唇　兔唇　としゅん　　唇裂。　　口唇裂。

菟丝子　菟絲子　としし　　中药。种子入药。用于补肝肾、益精明目、安胎。　　中薬薬用部分は種子。肝腎を補い,益精,明目と安胎の作用がある。

TUI　推腿退癩

tuī　推

推扳手法　すいはんしゅほう　　正骨、推拿的手法。医师用手指或手掌推或扳患者需要治疗的部位。　　正骨と推拿の手法。医師が手の指あるいは手のひらで患者の治療に必要な部位を推し,あるいは引っ張る手法。

推扳推拿手法　すいはんすいだしゅほう　　三扳疗法之一。用手推扳患者的肢体的治疗方法。　　三扳療法の一つ。手で患者の肢体を押し,あるいは引っ張ることによる治療方法。

推法　すいほう　　一种推拿手法。医生用手指或手掌用力推挤患者肌肉的手法。　　一種の推拿(すいだ)手法である。医師が手の指あるいは手のひらで外に向いて力を入れて患者の皮膚と筋肉を推してもむ方法。

推(走)罐法　すい(そう)かんほう　　一种拔罐法。先在皮肤上涂些润滑油,拔上火罐后向邻近部位移动。　　拔罐(吸玉　すいたま)療法の一種。先づ局部の皮膚に潤滑用の油脂を塗り,火罐をつけた後皮膚の上で上下左右に移動する治療方法。

推摩法　すいまほう　　推拿、按摩疗法。　　推拿按摩療法のこと。

推拿〔法〕　すいだ〔ほう〕　　⇒按(àn)摩

推拿广意　推拿広意　すいだこうい　　⇒小(xiǎo)儿推拿广意

推拿疗法　推拿療法　すいだりょうほう　　即按摩疗法。医

师为患者按摩以调和气血、疏通经络,促进新陈代谢,增强
对疾病的低抗力,改善局部血液循环及营养状态。　按摩
疗法のこと。医师が患者を按摩することをもって气血を调
和し,经络を疏通し,新陈代谢を促进し,病气に对する抵
抗力を向上させ,局所の血液循环や栄养状态をよくする
こと。

推拿手法　すいだしゅほう　　即为按摩手法。有按、摩、推、
　拿、揉、掐、搓、摇、滚、抖等法。　　按摩の手法。按(あん),
　摩(ま),推(すい),拿(だ),揉(じゅう),掐(こう),搓(さ),
　摇(よう),滚(こん),抖(とう)などの方法。
推寻　推尋　すいじん　　脉诊时,医师用手指在脉诊部位
　滑动探寻诊察。　　脉诊の场合,医师が手の指で脉の部位
　をすべらせながら脉をさがして诊察すること。

tuǐ 腿

腿功　たいこう　　一种锻炼下肢的方法。　　一種の下肢
　鍛煉の方法。
腿痛　たいつう　　下肢痛。　　下肢痛のこと。
腿痈　腿癰　たいよう　　下肢痈疮。　　下肢の癰瘡。
腿游丹　たいゆうたん　　又称流火,下肢丹毒。　　別称は
　流火。下肢の丹毒。

tuì 退癫

退黄　たいおう　　治疗黄疸。　　黄疸治療のこと。
退虚热　虚热を退く　　治疗虚热。　　虚熱を治療するこ
　と。
退翳明目〔法〕　たいえいめいもく〔ほう〕　　治疗眼翳,改
　善视力的治法。　　眼の翳を除き,视力を改善する治療方
　法。
退翳明目药　退翳明目薬　たいえいめいもくやく　　治疗
　眼翳,改善视力的药物。　　眼の翳を除き,视力を改善す
　る薬物。
退(排)针　退(排)針　たい(はい)しん　　针刺手法之一。
　针刺入体内一定部位后,将针从深部向浅部拔出的方法。
　　　針刺手法の一つ。針を体内の一定部位に刺入した後,深
　い所から浅い方へ向かって針体を抜き出す方法。
癫疝　癲疝　たいせん　　①睾丸肿大而坚硬。②女性小腹
　肿胀。　　①睾丸が腫大して堅くなること。②婦人の下腹
　部の腫脹。

TUN 吞臀

tūn 吞

吞酸　どんさん　　泛酸。　　吞酸。
吞咽不利　どんえふり　　吞咽困难。　　嚥下困難。

tún 臀

臀　でん　　臀部。　　臀部。
臀痈　臀癰　でんよう　　臀部痈疮。　　臀部の癰瘡。

TUO 托脱唾

tuō 托脱

托板　たくばん　　正骨时用以托住患肢的长方形木板。
　　　正骨の場合に患肢をのせる長方形の木製の板。
托毒排脓　托毒排膿　たくどくはいのう　　用内服药治疗
　创伤的三大疗法之一。使用补益气血的药物,助正气托毒外
　出,促进排脓的治法。　　内服薬によって瘡瘍を治療する
　場合の三大治療法の一つ。補益気血の薬物を使用して正
　気が毒邪を外部へ排除するのをたすけ,膿汁の排出する
　ことを促す方法。
托毒生肌　たくどくせいき　　用内服药治疗疮疡的三大治

法之一。运用补益气血的药物,扶助正气,托毒外出,生肌收
　口。　　内服薬によって瘡瘍を治療する場合の三大治療法
　の一つ。補益気血の薬物を使用して正気が毒邪を外部へ
　排出し,瘡面の修復を促す方法。
托法　たくほう　　⇒内(nèi)托
托疽　たくそ　　疽生于膝旁。患部焮肿疼痛,站立时尤甚,
　常须用双手托住患处,以减少疼痛。　　疽が膝の近い部位
　にできるもの。患部に発赤,腫脹と疼痛があり,立っている
　とき特に痛みが激しく,常に両手で患部をささえて,疼痛
　を減らさなければならないこと。
托盘疔(疗)　托盤疔(疗)　たくばんそう(ちょう)　　疔疮
　之一。疔疮生于手掌,患肢活动障碍,常呈托盘状,故有此
　名。　　疔瘡疾患の一つ。疔瘡が手のひらにでき,患者の
　手の動きが支障を受け,常に皿を手のひらにのせるよう
　な姿勢になるのでこの名がある。
脱　だつ　　⇒脱(tuō)〔证〕
脱发　脱髮　だつはつ　　毛髮の脱落。
脱肛〔痔〕　だっこう〔じ〕　　①直肠脱出。常见于体质虚弱的
　小儿与老人。②痔疮合并脱肛。　　①直腸が肛門の外に脱
　出する。常に体質の虚弱な小児や老人に見られるもの。②
　痔が直腸脱を伴うこと。
脱骨疽(疗)　だっこつそ(ちょう)　　手足发病,但多发于足
　趾,发病缓慢,初起色白,发凉,麻木疼痛,日久皮色如枣皮,
　肤色逐渐加深变黑。痛如火烧,溃而脱落,类似闭塞性血栓
　性脉管炎所致的坏疽。　　手,足に発病するがほとんど足
　の指にできる。発病は緩慢で初めは指が白くなって冷た
　く,痺れ,痛み,日がたつと色が棗の皮の如く暗紅色にな
　り,色がだんだん深くなって黒くなる。痛みは焼くが如く
　潰れて脱落するもの。閉塞性血栓血管炎による壊疽に似
　ていること。
脱汗　だつかん　　为病危时见症之一。阳气脱,伴有汗出。
　类似休克出汗。　　危篤な症状の一つ。陽気がぬけ出よう
　とするときに汗が伴う。ショックの症状に似ているもの。
脱骱(臼)　脱骱(臼)　だっかい(きゅう)　　即脱臼。　　す
　なわち脱臼のこと。
脱疽　だっそ　　主要指血栓性脉管炎和闭塞性动脉硬化所
　致的坏疽。　　主に閉塞性血栓血管炎や閉塞性動脈硬化
　による壊疽のこと。
脱力黄　だつりょくおう　　⇒黄(huáng)胖
脱气　脱気　だっき　　①针刺失宜而致耗损正气。②虚劳病
　出现严重阳气虚弱之证。多见脉小而迟,疾行则喘促,手足
　逆寒,腹满,甚则溏泄,食不消化等症。　　①適当でない針
　刺により正気が損耗されること。②虚労病が重篤な陽気
　の虚弱の証を現わすことをいい,症状には多くは脈が小
　さく,遅い,急いで歩けば息ぎれ,手足が冷たく,腹部膨満
　し,甚しいのは大便が溏泄軟便となり,消化不良などが見
　られること。
脱壳乳痈　脱殼乳癰　だっかくにゅうよう　　又称乳发,发
　乳。较一般乳痈为重,溃则迅速扩散形成乳漏。相当于乳线
　蜂窝织炎。　　別称は乳発,発乳。一般の乳癰よりもひど
　く,潰れるとすみやかに広がり乳漏になる。乳房の急性蜂
　巣織炎に相当するもの。
脱肉破䐃　だつにくはきん　　因内热盛,脾阴不足所致肌
　肉瘦弱之症状。　　内熱が盛んで脾の陰精が不足のため,
　四肢の筋肉が瘦せ衰える症状。
脱神　だつしん　　神气外脱,生命垂危的表现。　　神気が外部
　へ離れること,生命が危篤に瀕していること。
脱下颏　だっかがく　　下颌关节脱臼。　　下顎関節脱臼の

こと。

脱靴疗　だっかちょう　　⇒烂(làn)疗
脱血　だっけつ　　又称血脱。①大出血所致虚脱。②慢性出
　血患者伴有面色苍白无华，体瘦脉虚等。　　別稱は血脱。
　①大出血により引き起こされる虚脱。②慢性出血の患者
　が顔面蒼白，生彩がない，四肢が痩せ衰え，脈は虚などの
　証侯を伴うこと。
脱阳　脱陽　だつよう　　①危重病人，因阳气严重损耗而
　出现大汗，肢冷，幻视等。②男子性交时或性交后虚脱。
　①重篤な患者がひどく陽気が損耗されて大汗があり，四
　肢は冷たく，錯視などの症状が現われる。②男性が性交の
　際あるいは性交の後の虚脱のこと。
脱阴　脱陰　だついん　　肝肾阴精过度损耗而致视力严重
　减弱或丧失的病症。可见于急性热病后期，慢性发热，虚脱
　及产后体弱等。　　肝腎の陰精が消耗しすぎると視力が
　ひどく減退あるいは失う病症。急性熱性病の後の段階あ
　るいは慢性の発熱と産後の虚弱などの患者に見られるこ

と。

脱营失精　脱営失精　だつえいしっせい　　営血精气，两俱
　脱失的病症。症见形体消瘦，精神憔悴，饮食无味，畏寒、健
　忘、四肢痿弱等。　　営血と精気が両方とも失う病症。症
　状には体が痩せ衰え，精神がやつれる，食慾低下，寒さを
　恐れる，健忘，四肢に力がないなどが見られること。
脱〔证〕　脱〔証〕　だつ〔しょう〕　　阴阳气血严重损耗的综
　合证候。症见大汗，四肢厥冷，口开目合，手撒尿遗，脉细欲
　绝等。陰，陽，気，血がひどく損耗される総合的な証候。症
　状には大汗，四肢が冷える，口をあけ，目をつぶり，手を放
　つ，遺尿する，脈象は細で絶えようとするなどが見られる
　こと。

tuò　唾

唾　だ　　①五液之一。唾液。②吐。　　①五液の一つ。唾
　液。②吐く。
唾血　だけつ　　咯血。　　咯血のこと。

W

WA　呝瓦膃

wā　呝
呝　えつ　　⇒干(gān)呕
wǎ　瓦
瓦楞子　瓦楞子　かりょうし　　中药。贝壳入药。用于制酸
　化痰、软坚散结。　　中薬。薬用部分は貝殻。抗酸剤，化痰，
　軟堅と散結の作用がある。
wà　膃
膃肭脐　膃肭臍　おっとつせい　　⇒海(hǎi)狗肾

WAI　喎外

wāi　喎
喎僻不遂　喎僻不遂　かへきふずい　　面瘫伴有偏瘫。
　顔面神経麻痺に片麻痺を伴うこと。
喎僻偏视　喎僻偏視　かへきへんし　　面瘫伴有斜视。
　顔面神経麻痺に斜視を伴うこと。
wài　外
外吹乳痈　外吹乳癰　がいすいにゅうよう　　①产后乳腺
　脓肿。②产后乳腺炎。　　①産後乳腺膿瘍。②産後乳腺炎。
外动　外動　がいどう　　①气功用语。理学运动。②炼内功入
　静时出现动象。　　①気功の用語。理学的運動。②内功鍛
　煉中に入静する場合に現われる運動現象。
外风　外風　がいふう　　外感风邪。　　外感の風邪のこ
　と。
外辅骨　外輔骨　がいほこつ　　腓骨。位于小腿外侧。
　腓骨。下腿部の外側に位置するもの。
外腑　外腑　がいふ　　⇒三(sān)焦
外感　外感　がいかん　　感受六淫(风、寒、暑、湿、燥、火)
　或疫疠之气等外邪而发病。　　六淫(風、寒、暑、湿、燥、火)

あるいは疫癘の気などの外邪を感受して発病すること。
外感不得卧　外感の臥することを得ず　　因外感所致失
　眠。　　外感病による不眠。
外感头痛　外感の頭痛　　因外感所致头痛。　　外感病に
　よる頭痛。
外感胃脘痛　外感の胃脘痛　　由外感所致胃痛。　　外感
　病による胃痛。
外感温病　外感温病　がいかんおんびょう　　又称新感温
　病。感受外邪后立即发病。与伏气温病相对而言。　　別称
　は新感温病。外邪を感受してすぐ発病する。伏気温病と相
　対的にいうもの。
外感腰痛　外感の腰痛　　外感病所致腰痛。　　外感病に
　よる腰痛。
外功　外功　がいこう　　气功用语。身体的锻练，动力学的
　锻炼。　　気功の用語。身体の鍛練，動力学的鍛錬。
外关　外関　がいかん　　穴位。主治:耳聋、耳鸣、感冒、热性
　病、偏瘫、上肢麻木或震颤等。　　穴位。応用:耳聾，耳鳴，
　感冒,熱性病,片麻痺,上肢の痺れあるいは振戦など。
外寒　外寒　がいかん　　①外感寒邪。②阳虚而导致形寒
　肢冷。　　①外感の寒邪のこと。②陽の虚による体が寒が
　り，四肢が冷たいこと。
外喉痈　外喉癰　かいこうよう　　咽喉部脓肿。　　喉頭
　部の膿瘍のこと。
外踝　外果　がいか　　又称核骨，即腓骨下端向外的骨突。
　为足太阳膀胱经与足少阳胆经所过之部位。　　別称は核
　骨。　腓骨下端の外方への骨の隆起。足の太陽膀胱経と
　足の少陽胆経の走行部位。すなわち外果。
外踝疽　外果疽　がいかそ　　外踝痈疽。　　外果の癰疽。
外经　外経　がいけい　　经脉的体表部分。　　経脈の体
　表部分。
外科补法　外科補法　げかほほう　　外科所用补法。　　外
　科に用いる補法。
外科大成　外科大成　げかだいせい　　祁坤撰(1665)。详

述外科辨证和治法。为清代官修《医宗金鉴・外科心法》的蓝本。　祁坤が著した(1665)。外科辨証と治療法を詳しく述べた。清代に官方が編集した「医宗金鑑の外科心法」の種本とされた。

外科精要　外科精要　げかせいよう　　宋・陈自明撰(1263)。记述痈疽发背的证治。　宋代の陳自明が著した(1263)。癰疽,発背の辨証ど治療を記述した。

外科精义　外科精義　げかせいぎ　齐德之撰(1335)。书中有外科医论 35 余篇,外科用汤、丸、膏、丹等 145 个药方,并附论炮制诸药及单方主治等。　斉徳之が著した(1335)。書中に外科の医論が35篇あまり,外科の湯,丸,膏,丹製剤などの145枚の方剤,諸薬の炮製および単方の応用などが含まれている。

外科理例　外科理例　げかりれい　汪机著(1531)。全面叙述外科病的证治,并附医案。　汪機が著した(1831)。外科病の辨証と治療を全般的に記述した。病歴をも附けてある。

外科启玄　外科啓玄　げかけいげん　　申拱宸撰(1604)。简要记述多种外科病证。　申拱宸が著した(1604)。多種類の外科の証を簡明に記述した。

外科顺证　外科の順証　　外科病治疗顺利,症状由重到轻,有好转倾向,意味预后良好。　外科病の経過が順調で症状が重いから軽いへと好転の傾向があって予後良好のことを意味する。

外科正宗　外科正宗　げかせいそう　　陈实功撰(1617)。全书 157 篇,详述各种外科疾病的病因和证治。　陳実功が著わした(1617)。全書は157篇あり,諸種の外科の疾病の病因,辨証と治療を詳しく述べた。

外科证治全生集　外科証治全生集　げかしょうちぜんせいしゅう　　又称《外科全生集》。王惟德撰(1740)。主张治疗疮痈以内消之法为要。　別称は「外科全生集」。王惟德が著わした(1740)。瘡癰を治療するには内消の方法が重要であることを主張した。

外廉　外廉　がいれん　　外側缘　　外側縁のこと。

外臁疮　外臁瘡　がいれんそう　　生于小腿外側的溃疡。下腿の外側にできる潰瘍のこと。

外陵　外陵　がいりょう　　穴位。主治:痛经、腹痛等。穴位。応用:痛経,腹痛など。

外气　外気　がいき　　气功用语。在气功锻炼中,向人体体外辐射的某种能量。　気功の用語。気功鍛錬において人体が体外へ輻射するある種のエネルギーのこと。

外丘　外丘　がいきゅう　　穴位。主治:胸胁胀满、下肢外側痛或麻痹等。　穴位。応用:胸部と脇部の満満,下肢の外側が痛みあるいは痺れなど。

外伤　外傷　がいしょう　　①外伤。②因六淫外邪所伤,如伤风、伤寒、伤暑等。　①外傷のこと。②六淫の外邪による傷害,たとえば傷風,傷寒,傷暑など。

外肾吊痛　外腎の吊り痛み　　阴囊坠痛。　陰嚢がつり下って痛む。

外肾肿硬　外腎腫硬　がいじんしゅこう　　阴囊部肿硬。　陰嚢部が腫脹と堅くなること。

外湿　外湿　がいしつ　　外感湿邪。　外感の湿邪のこと。

外台秘要　がいたいひつよう　　王焘编撰(752)。包括 1104 门,方 6 千余。涉及医学各科,是研究唐以前医学的重要文献。　王焘が著した(752)。1104門と600あまりの処方を含む。医学の各科にかかわり,唐以前の医学を研究するための重要な文献である。

外膝眼　外膝眼　がいしつがん　　⇒犊(dú)鼻

外邪　外邪　がいじゃ　　泛指风、寒、暑、湿、燥、火六淫和疫疠之气等外在致病因素。　一般に風,寒,暑,湿,燥,火の六淫と疫癘の気などの外部にある病因のこと。

外眼病　外眼病　がいがんびょう

外因　外因　がいいん　　①指外来各种病因。②⇒六(liù)淫　①一般に諸種の外部からの病因のこと。

外痈　外癰　がいよう　　生于体表的痈。　癰が体表部位にできるもの。

外燥　外燥　がいそう　　外感燥邪。　外感の燥邪。

外障　外障　がいしょう　　外眼病　外眼病のこと。

外证　外証　がいしょう　　一般指外科、皮肤科病证。一般に外科,皮膚科の病証。

外治　外治　がいじ　　内服药物以外,从体表或体外实施的治疗方法。　一般に内服薬物以外の体表あるいは体外から治療を施す方法。

外痔　外痔　がいじ　　生于肛门齿线以外的痔。　肛門の歯縁の外部にできる痔のこと。

外眦(眥)　外眦　がいじ　　外眼角。　外眼角のこと。

WAN　弯丸完顽晚万腕

wān　弯

弯针　彎針　わんしん　　针法操作时出现的异常情况。针刺入体内后,针体出现弯曲现象。　針法操作のときの異常な情況。針を体内に刺入した後,針体が彎曲の現象。

wán　丸完顽

丸剂　丸剤　がんざい

完带汤　完带湯　がんたいとう　　方剂。成分:人参、柴胡、白芍、甘草、黑荆芥、苍术、白术、陈皮、车前子。主治:脾虚湿盛所致之带下病。　方剤。薬物構成:人参,柴胡,白芍,甘草,黒荊芥,蒼朮,白朮,陳皮,車前子。応用:脾が虚し,湿が盛んであることによる帯下病。

完骨　完骨　かんこつ　　①穴位。主治:耳鸣、牙痛、面瘫等。②⇒寿(shòu)台骨。　①穴位。応用:耳鳴,歯痛,顔面神経麻痺など。

顽疮　頑瘡　がんそう　　慢性疮疡,伤口伴有脓血样分泌物。　慢性瘡瘍で瘡面に膿血様分泌物を伴うこと。

顽痰　頑痰　がんたん　　顽固不易治愈的痰证。　頑固で治りにくい痰証のこと。

顽癣　頑癬　がんせん　　①神经性皮炎。②慢性湿疹。　①神経性皮膚炎。②慢性湿疹。

顽症　頑症　がんしょう　　顽固难治的疾病。　頑固な治癒しにくい疾病。

wǎn　晚

晚发　晩発　ばんはつ　　伏气温病的别称。冬感寒邪,来年春季发病;夏感暑湿之邪,秋季发病;或夏感暑湿之邪,秋或冬季发病。　伏気温病の別称。冬に寒邪を感受して次の年の春に発病,夏に暑湿の邪を感受して秋に発病,あるいは夏に暑湿の邪を感受して秋または冬に発病すること。

wàn　万腕

万年青　万年青　まんねんせい　　中药。根茎及叶入药。用于强心利尿、清热解毒、止血。　中薬。薬用部分は根茎および葉。強心利尿,清熱解毒,止血の作用がある。

万氏女科　万氏女科　ばんしじょか　　万全撰(1549)。简述妇女各种疾病。　万全が著した(1549)。婦人の諸種疾病について簡明に記述した。

腕　腕　わん　　即手与臂相连接的关节部位。为手三阴经

与手三阳经所经过之部位　　すなわち手と前腕の相連接の手関節の部位。手の三陰経と手の三陽経の通る部位。

腕部伤筋　腕部的傷筋　　手腕部位的软部組织损伤。　手根部位の軟部組織損傷。

腕骨　腕骨　わんこつ　　穴位。主治:肘、腕、指关节炎,头痛、耳鸣等。　穴位。応用:肘,手,手指の関節炎,頭痛,耳鳴など。

腕骨伤　腕骨傷　わんこつしょう　　手腕部骨折。　手根部の骨折。

腕痈　腕癰　わんよう　　腕部痈。　手根部の癰のこと。

WANG　汪亡王往望

wāng　汪

汪昂　おうこう　　清代著名医家。著述较多,包括本草、医方歌诀、内经注释等。其中《汤头歌诀》(1694)《本草备要》(1694)流传尤广。　清代の著名な医家である。著述が多い,本草,医方歌訣,内経注釈などを含む。その中「湯頭歌訣」(1694)「本草備要」(1694)特に広く伝わっている。

汪机　汪機　おうき　　明代医学家(1463～1539)。撰有《外科理例》、《痘治理辨》等。对内、外、针灸、痘疹等科都有自己的见解。　明代の医学家(1463～1539)。「外科理例」,「痘疹理辨」などを著した。内,外,針灸,痘疹などの科にみな自己の見解があった。

汪讱庵　汪訒庵　おうじんあん　　⇒汪(wāng)昂

wáng　亡王

亡血　ほうけつ　　出血证的总称。　出血証の総称。

亡血家　ほうけつか　　平素患出血性疾病的患者。　平素,出血性疾病を罹っている患者のこと。

亡阳　亡陽　ぼうよう　　阳气衰竭的危重证候。主要症状有大汗淋漓、畏冷、四肢厥冷、精神萎靡、面色苍白、呼吸微弱、脉微欲绝或浮数而空等。　陽気消耗の重篤な証候。主な症状にはひどく汗をかいて止まらない,寒気をおそれる,手足が冷える,精神不振,顔色が蒼白,呼吸が微弱になる,脉象は微で断絶しようとし,あるいは浮数で中が空であるなどが現われること。

亡阴　亡陰　ぼういん　　因高热、汗出吐泻、出血或其他慢性消耗病而导致的阴液严重缺损状态。症见身体干瘦、皮肤皱折或眼眶深陷、精神烦躁或昏迷谵妄等。　高熱,汗が出すぎる,大量に吐瀉するあるいはその他の慢性消耗性疾患により陰液がひどい欠損状態になること。症状には体が乾燥して痩せ衰え,皮膚に皺が寄り,あるいは眼が深くくぼみ,精神がいらだつ状態,あるいは昏睡,譫妄などが見られること。

王安道　おうあんどう　　⇒王(wáng)履

王冰　王氷　おうひょう　　唐代医学家。用12年时间整理注释《素问》。　唐代の医学家。12年間を費して「素問」の注釈と整理をした。

王不留行　おうふるぎょう　　中药。种子入药。用于活血下乳.　中薬。薬用部分は種子。活血下乳の作用がある。

王瓜　おうか　　中药。果实入药。用于清热生津、消瘀通乳。　中薬。薬用部分は果実。清熱,生津,通乳,瘀血を消すなどの作用がある。

王好古　おうこうこ　　元代名医。著有《汤液本草》、《此事难知》等。　元代の著名な医家。「湯液本草」「此事難知」などの著作がある。

王进之　王進之　おうこんし　　⇒王(wáng)好古

王肯堂　王肯堂　おうこうとう　　明代医家。著有《证治准绳》、《医论》等书。　明代の医家。「証治准繩」,「医論」などを著した。

王(黄)烂(灼)疮　王(黄)爛(灼)瘡　おう(こう)らん(しゃく)そう　又称洪烂疮　別称は洪烂瘡。すなわち水疱性インペチゴのこと。

王履　おうり　　元末、明初医学家(1332～?)。著有《医经溯洄集》,指出伤寒和温病的区别。　元末、明初の医学家(1332～?)「医経溯洄集」を著し,傷寒と温病の区別を指摘した。

王孟英　おうもうえい　　⇒王(wáng)士雄

王清任　おうせいにん　　清代名医。(1768—1831)。他强调医生了解人体脏腑的重要意义。他将动物内脏和人体内脏进行比较,绘制了一些脏腑图形。于1830年写成《医林改错》一书。改进了前人记述脏腑的一些错误,提出许多新见解,并创立一些有实用价值的方剂。　清代の名医(1768～1831)。彼がはっきりと人体の臓腑を了解することの重要な意義と強調した。彼は動物の内臓と人体の内臓とを比較して若干な臓腑の図を描いた。「医林改錯」(1830)を著し,前人の記述した臓腑の一部の誤りを改め,少なくない新しい見解を提出し,また若干な実用価値のある方剤を組立てた。

王士雄　おうしゆう　　清代名医(1808～1866?)。主要著作有《温热经纬》(1852)、《霍乱论》(1838)、《归砚录》(1838)等。此外,又将个人医案整理成《王氏医案》(约1843)。他对当代传入中国的西医解剖学、生理学持开明态度。　清代の名医(1808～1866?)。「温熱経緯」(1852),「霍乱論」(1838),「帰硯録」(1838)などの著作がある。他にまた彼自身の医案を整理して「王氏医案」(約1843)を著した。彼は当時中国へ伝わって来た西洋医学の解剖学,生理学に対して見識のある態度を取った。

王叔和　王叔和　おうしゅくわ　　西晋医家。曾任太医令,精于脉学。总结前代脉学经验,写成《脉经》,列述24种脉象,使古代脉学知识系统化。　西晋時代の医家。曾て太医令という官職に任じ,脉学に精通した。前代の脉学の経験をまとめて「脉経」を著し,24種類の脉象を述べ,古代の脉学の知識を系統化した。

王损庵　王損庵　おうそんあん　　⇒王(wáng)肯堂

王焘　おうとう　　唐代医家(702～772)。在弘文馆任职期间,采集诸家方药编成《外台秘要》40卷。　唐代の医家(702～772)。弘文館で職に任じる期間,諸家の方薬を集めて,「外台秘要」40巻を編修した。

王惟德　おういとく　　⇒王(wáng)惟一

王惟一　おういいち　　宋代著名针灸学家(987～1067)。曾任太医局医官等职。著有《铜人腧穴针灸图经》(1026)。1027年主持铸造针灸铜人两具作为教学用。　宋代の著名な針灸学家(987～1067)。曾て太医局の医官などの職に任じた。「銅人腧穴針灸図経」(1026)を著した。1027年に針灸銅人二つを彼の主管の下に鋳造して授業用とした。

王维德　王維德　おういとく　　清代名医。撰有《外科证治全生集》(1740)一书。　清代の名医,「外科証治全生集」(1740)を著した。

王熙　王熙　おうき　　⇒王(wáng)叔和

王勋臣　王勲臣　おうくんしん　　⇒王(wáng)清任

王宇泰　王宇泰　おううたい　　⇒王(wáng)肯堂

wǎng　往

往来寒热　往来寒熱　おうらいかんねつ　　⇒寒(hán)热往来

wàng　望

望齿　望齒　ぼうし　　观察病人的牙齿与牙龈变化情况,

诊断肾与胃的病变。　　患者の歯と歯肉の変化を観察して腎と胃の病証を辨証すること。

望精神　精神を望む　　观察精神状态,面部表情,做为望诊的内容之一。　　精神状態と顔面部の表情を観察する。望診の内容の一つとすること。

望形态　形態を望む　　观察病人的形体和动态(包括肌肉、皮肤、骨骼、体位、姿态及活动能力等),以判断病者的体质、发育及营养状况。　　患者の形体と動態を観察する。筋肉,皮膚,骨格,体位,姿勢および活動能力などを含む。これによって患者の体質、発育および栄養状態を判断すること。

望颜色　顔色を望む　　观察患者的面色以推断病情变化。　　患者の顔色を観察して病情の変化を推断すること。

望诊　望診　ぼうしん　　四诊之一。观察病人的神色、形态、舌象、排泄物、小儿指纹等变化的诊断方法。　　四诊の一つ。患者の神色、形態、舌象、排泄物、小児の指紋,すなわち示指の表層静脈などの変化を観察して診断する方法。

WEI　危威微煨维苇尾委萎痏痿卫未味畏胃魏

wēi　危威微煨

危达斋　危達斎　きたつさい　　⇒危(wēi)亦林

危亦林　きえきりん　元代著名医学家(1277~1347)。中国古代骨伤科代表人物之一。前后历时10年编成《世医得效方》。　　元代の名医(1277~1347)。中国古代の骨傷科の代表人物の一人。10年間かかって「世医得効方」の著作を仕上げた。

威灵仙　威靈仙　いれいせん　　中药。根及根茎入药。用于祛风除湿、通络止痛。　　中薬。薬用部分は根と根茎。祛風除湿,通絡止痛の作用がある。

微风　微風　びふう　　感受风邪发病轻者。感觉有虫在肉中蠕动。多为风邪伤卫,因卫气不通,阳气欲出所致。　　風邪を感受して発病の軽微のもの。筋肉に虫が蠕動するような感じがある。多くは風邪が衛気を傷み衛気が通じないため,陽気が内から外へ出ようとすることによるもの。

微脉　微脈　びみゃく　　脉细,小而软,如无脉应指之感。　　脈が細く,小さく,軟らか,指には脈がないように感じられること。

微热　微熱　びねつ　　轻微之发热。　　軽微な発熱。

微邪　微邪　びじゃ　　①邪轻,症状亦轻。②五邪之一。例如脏腑受邪,按五行学说从所胜来者谓之。　　①邪気が軽微で,症状の軽いこと。②五邪の一つ。たとえばある臓腑が邪気を受け,五行学説によればその臓腑の所勝(勝つところ)から伝わって来た場合のこと。

微者逆之　微なる者は之を逆す。　　轻浅单纯的证候,可逆其病气而治之。如寒证用热药,热证用寒药。　　軽く,表層にある,単純な証候は病邪に逆して治すこと。たとえば寒証には熱薬、熱証には寒薬を使うこと。

煨　煨　わい　　中药炮制法之一。将药物用湿纸、面糊或黄泥包裹之,放入热灰中加热,待湿纸、面糊焦黑,黄泥干枯为止。　　中薬の炮製する方法の一つ。薬物を濡らした紙,あるいは水でどろどろにした小麦粉,あるいは粘土で包み,熱い灰の中にいれて加熱をえて,紙や小麦粉が黒くこげ,粘土がすっかりかわくまで続けること。

煨姜　煨薑　わいきょう　　将生姜用湿纸包裹,置于热灰中加热,待皮焦黑时剥开,则成煨姜。减轻生姜的发散性,能温暖脾胃。　　生薑を濡らした紙で包み,熱い灰の中にいれて熱を加え,紙が黒くこげたら紙をむいて煨薑になり。生薑の持つ発散性を軽減して,脾胃を温めることがでもる

もの。

wéi　维

维胞　維胞　いほう　　穴位。主治:子宫脱垂。　　穴位。応用:子宮脱。

维道　維道　いどう　　穴位。主治:子宫内膜炎、下腹痛、子宫脱垂等。　　穴位。応用:子宮内膜炎,下腹部癰,子宮脱など。

维脉　維脈　いみゃく　　奇经八脉中阴维脉与阳维脉之总称。　　奇経八脈の中,陰維脈と陽維脈の総称。

wěi　苇尾委萎痏痿

苇茎汤　葦茎湯　いけいとう　　方剂。成分:苇茎、薏苡仁、冬瓜仁、桃仁。主治:肺痈或肺热咳嗽。　　方剤。薬物構成:葦茎,薏苡仁,冬瓜仁,桃仁。応用:肺癰(肺膿瘍)あるいは肺熱の咳嗽。

尾骶骨伤　尾骶骨傷　びていこつしょう　　骶骨及尾骨骨折。　　仙骨と尾骨の骨折のこと。

尾闾　尾閭　びりょ　　尾骨。尾骨のこと。

尾闾发　尾閭発　びりょはつ　　⇒鹳(guàn)口疽

委陵菜　いりょうさい　　中药。全草入药。用于清热解毒、止血。　　中薬。薬用部分は全草。清熱解毒,止血の作用がある。

委阳　委陽　いよう　　穴位。主治:腓肠肌痉挛、腰背痛等。　　穴位。応用:腓腹筋けいれん,腰背部の痛みなど。

委中　いちゅう　　穴位。主治:腰背痛、膝关节痛,坐骨神经痛、中暑等。　　穴位。応用:腰背部の痛み,膝関節痛,坐骨神経痛と中暑など。

委中毒(痈)　委中毒(癰)　いちゅうどく(よう)　又称曲鳅。生于腘窝委中穴处的痈。　　別称は曲鰍(きょくしゅう)。腘(ひかがみ)にある委中穴のある部位にできる癰のこと。

萎黄　いおう　　⇒发(fā)黄

痏　ゆう　　①穴位名。指少泽、关冲、商阳、少商、中冲、少冲。②针瘢,针孔等针刺后的痕迹。③针刺的次数。　　①穴位の名称。少沢,関衝,商陽,少商,中衝,少衝のこと。②針瘢,針孔などの針刺のあとのこと。③針刺の回数。

痿　い　　肢体、肌肉弛缓无力。　　肢体,筋肉の弛緩と脱力のこと。

痿厥　いけつ　　①痿证之一。手足萎软无力,发凉。②痿证与厥证合称。　　①痿証の一種。手足が萎(な)え力がなくなり,冷えること。②痿証と厥証を合せていうもの。

痿〔证〕　痿〔證〕　いしょう　　肢体及肌肉萎弱、松弛无力等之一种病证。　　肢体と筋肉が萎(な)えて,弛緩と脱力などのある病証。

wèi　卫未味畏胃魏

卫　衛　えい　　①防卫之功能。②⇒卫(wèi)气。　　①防衛の機能をさす。

卫分证　衛分証　えいぶんしょう　　温热病的初起阶段。临床表现为发热、微恶风寒、头痛、身痛、无汗或少汗、口微渴、苔薄白、舌边尖红、脉浮数或见鼻塞、咳嗽等。　　温熱病の初期の段階であること。臨床上発熱、風や寒さをかすかにいやがり、頭痛、身痛、汗がないか少し汗をかく、口がやや渇く、舌苔は薄くて白色、舌の先と辺縁部は赤色を呈し、脈象は浮数あるいは鼻詰り、咳などの症状が現われること。

卫气　衛気　えいき　　行于体表,脉管外的人体阳气之一部分,具有保卫肌表,抗御外邪作用。　　体表、脈管外に運行する人体の陽気の一部分で、肌表を保護し、外邪を防禦する作用を具えること。

卫气不固　衛気固らず　⇒表(biǎo)气不固

卫气同病　衛気同病　えいきどうびょう　　邪热入气分,而卫分证候未除者。症见恶风寒、头痛、身痛、壮热、口渇、心烦、汗出等。　　温热病の邪热が気分に入り,衛分の証候がまだ解除されていないもの。症状には風寒をきらい,頭痛,身痛,壮热,口が渇く,心煩(胸がほてってむかむかする,発汗などが見られること。

卫气营血辨证　衛気営血辨証　えいきえいけつべんしょう　　清代医学家叶天士所创立。辨别外感热病发生、发展过程中,四个不同阶段的病位、病性、病变等特点。　　清代の医学家葉天士により始めて打ち立てられた辨証の方法。外感温病の発生と経過における四つの段階の疾病の部位,性質,変化などの特点を弁えること。

卫生宝鉴　衛生宝鑑　えいせいほうかん　　罗天益撰(1343)。内容包括药误永鉴、名方类集、药类法象、医验记述等。　　羅天益が著した(1343)。内容には薬誤永鑑,名方類集,薬類法象,医験記述などが含まれている。

卫营同病　衛営同病　えいえいどうびょう　　温热病邪热入营而卫分证仍在。常见发热且夜热甚、神志不清、舌质红绛、舌苔薄白,并有恶寒、咳嗽等症。　　温热病の邪热が営分に入り,衛分の証候がまだ解除されていない病証。しかも発熱が夜にひどい,意識不明,舌質が紅絳,舌苔が薄くて白い,また悪寒,咳嗽などが見られるもの。

未老经断　未だ老せざる経が断つ　未至老年而闭经。　　老年になっていないのに月経が断つこと。

味　み　①气味。②所有的食物。　①気味。②いっさいの食物のこと。

味淡　みたん　无味。　味がないこと。

味甘　みかん　味甘美。　味が甘く美味しいこと。

味苦　みく　味が苦い。

味酸　みさん　味が酸い。

味咸　味鹹　みかん　味が塩からい。

味辛　みしん　味辛辣。　味が辛い。

畏光　いこう　怕光。　光を畏れること。

畏寒　いかん　怕寒。　寒さを畏れること。

胃　い　六腑之一。受纳和腐熟水谷。胃与脾互为表里,共同进行对食物的消化与吸收。　　六腑の一つ。水穀を受納し,腐熟させる。胃と脾は表裏をなし,ともに飲食物の消化吸収の役割をはたすもの。

胃仓　胃倉　いそう　穴位。主治:胃痛、腹胀、背痛等。　穴位。応用:胃痛,腹部膨満感,背痛など。

胃呆　いほう　⇒纳(nà)(胃)呆

胃风　胃風　いふう　风邪犯胃而引起的证候。症见颈部多汗、怕风、腹满胀、饮食寒冷则泄泻等。　　風の邪気が胃を犯すことによる証候。症状には頸部に汗が多い,風を畏れ,腹部膨満,飲食が冷えれば下痢をするなどが見られること。

胃管下俞　胃管下兪　いかんかゆ　穴位。主治:糖尿病、胃病等。　穴位。応用:糖尿病,胃病など。

胃寒　いかん　脾胃阳虚或过食生冷所致之证候。多见胃脘痛、得热痛减、呕吐清稀、口淡、喜热饮、便溏、舌苔白润等寒性症状。　　脾と胃の陽虚あるいは生の食物,冷たい食物の食べすぎによる証候。胃脘痛が多く,暖かくすると痛みが軽減し,嘔吐があって澄んだ水を吐く,口に味がなく,熱いものを飲みたがる,大便が溏(軟便)で,舌苔が白く濡れているなどの症状が見られること。

胃寒恶阻　胃寒悪阻　いかんおそ　因胃寒引起的恶阻。有呕吐清水、倦怠畏寒、喜热饮等症状。　　胃寒による妊娠悪阻。澄んだ水を吐き,体がだるい,寒さを畏れ,熱いものを飲みたがるなどの症状があること。

胃火　いか　因热邪犯胃,胃内燥热化火所致。症见口腔糜烂、齿龈肿痛或有出血等。　　热を邪気が胃を犯すため胃の燥热が火に化することによる。症状には口腔の糜爛,歯肉の腫痛などがあること。

胃火炽盛　胃火,炽盛なり　⇒胃(wèi)热壅盛

胃火冲逆　胃火衝逆　いかしょうぎゃく　　胃热化火上冲,出现口腔糜烂、齿龈肿痛或其他出血等。　　胃火が上へ冲逆して口腔の糜爛と歯肉の腫痛あるいは出血などの症状が現われること。

胃火上升　胃火上昇　いかじょうしょう　　胃火,上昇す　胃热化火,上升出现口腔炎症。有口臭、齿龈肿痛,重症者有齿龈出血等症状。　　胃热が火に化して上へ昇り口腔に炎症が現われる。口臭,歯肉が腫れ痛み,ひどくなると歯肉から出血するなどの症状が見られること。

胃火上炎　胃火,上炎す　胃热化火,火性上炎,出现口臭、齿龈肿痛、齿龈出血等。　　胃热が火に化し,火焔が燃え上るように症状が上に向かう特徴がある。口臭,歯肉が腫れ痛み,歯肉出血などが見られること。

胃家　いか　一般指胃、大肠、小肠等胃肠系统。　一般に胃,大腸,小腸など胃腸系のこと。

胃家实　胃家実　いかじつ　热邪结于胃,津液受伤所致之证候。常见壮热、烦渴、大汗出、脉洪大等症。　　热邪が胃腸に結んで,津液が傷つけられて現われる証候。主に壮热,煩渇,ひどく汗が出る,脉象は洪大などの症状が見られること。

胃经　胃経　いけい　⇒足(zú)阳明胃経

胃咳　いがい　咳嗽兼呕吐之证。甚则呕吐蛔虫。　咳が嘔吐を兼ねる証候。ひどい場合には回虫を吐くことがある。

胃苓汤　胃苓湯　いれいとう　方剤。成分:甘草、茯苓、苍术、陈皮、白术、肉桂、泽泻、猪苓、厚朴另加姜枣。主治:伤湿、挟食腹痛、泄泻、小便短少。　　方剤。薬物構成:甘草,茯苓,蒼术,陳皮,白术,肉桂,沢瀉,猪苓,厚朴,生薑,大棗。応用:傷湿,食積,腹痛,下痢,尿が少ないなど。

胃纳呆滞　胃納呆滞　いのうほうたい　⇒納(nà)(胃)呆

胃气　胃気　いき　①胃的生理功能。②脾胃功能反映在脉象上,即正常人的脉象,不快、不慢、不浮、不沉。沉着平稳,脉象规整。　　①胃の生理機能のこと。②脾胃の機能が脉象において現われること。すなわち正常人の脉象で早すぎず,遅すぎず,浮かず,沈まず,落ち着いておだやかな規律正しい脉象のこと。

胃气不和　胃気,和さず　因胃气不足而失和降。常见胃脘痞闷、食难消化、恶心等症。　　胃気の不足により和降することを失うこと。ふつう胃脘部が塞がれる感じがあり,食物が消化しにくい,悪心などの症状が見られること。

胃气不降　胃気,降らず　胃通降功能受阻的病变。多因胃火冲逆或痰湿中阻引起,症见不思饮食、胃部胀满作痛、呃逆、呕吐等。　　胃の通降する機能が阻害される病変。多くは胃火が激しく上逆する,あるいは痰湿が阻滞するなどの原因で,症状には食慾低下,胃部が脹れ痛み,しゃっくり,嘔吐などが見られること。

胃气上逆　胃気,上逆す　因伤食或痰湿阻滞等原因导致胃失和降,胃气上逆。症见不思饮食、胃部胀满疼痛、嗳气、呃逆、呕吐等。　　傷食あるいは痰湿のために阻滞されるなどの原因で胃が調和と下降する機能を失い,胃気が逆に上る。症状には食慾低下,胃部の膨満感,痛み,おくび,

しゃっくり,嘔吐などが見られること。

胃気虚　胃気,虚なり　　胃的受納和消化水谷功能虚弱。症见胃脘痞闷,不思饮食,食不消化,甚则呕吐,大便稀溏,唇舌淡白等。　　胃の受納と水穀を消化する機能が虚弱のこと。症状には胃脘部がふさがり苦しい,食慾低下,食べても消化しない,ひどくなると嘔吐を来し,大便が軟便を呈し,唇の色が淡く舌苔が薄く白いなどが見られること。

胃熱　胃熱　いねつ　　胃受熱邪或食燥熱食物而致的熱性病变。症见口渴,口臭,易饥,小便短赤,大便秘结,甚或口腔糜烂,牙龈肿痛等。　　胃が邪熱を受けあるいは燥熱の食物を過食することによる熱性の病変。症状には口渴,口臭,腹が減りやすい,小便が赤く短い,便秘,ひどい場合に口腔糜爛,歯痛などが見られること。

胃熱悪阻　胃熱悪阻　いねつおそ　　平素胃热,孕后冲脉气盛,胃气不降所致。症见呕吐,心烦,颜面潮红,口渴,喜凉饮,便秘。　　平素胃熱があり,妊娠してから衝脈の気が盛んで,胃気が下降しないことによるもの。症状には嘔吐,心煩(胸がほてってむかむかする)顔色は潮紅,口が渴き,冷たい飲物を好む便秘などが見られること。

胃熱杀谷　胃熱,穀を殺す　　胃主腐熟水谷,胃中受热,腐熟作用过盛,消谷善饥。　　胃は水穀を腐熟することを主る。胃熱の場合,腐熟作用が盛んになりすぎ,食べてまもなく空腹感があること。

胃熱上逆　胃熱による上逆　　因胃热而胃气上逆。症见恶心呕吐,呃逆,口臭,便秘,舌苔黄等。　　胃中の熱邪による胃気の上へ逆行すること。症状には悪心,嘔吐,呃逆(しゃっくり),便秘,舌苔が黄色いなどが見られること。

胃熱壅盛　胃熱,壅盛なり　　①胃中实热之邪炽盛,胃火上炎。症见烦渴喜冷,口臭口烂,齿痛龈肿。②温热病,热结肠胃。症见高热便秘,腹痛,甚则神昏谵语,狂躁等。　　①胃中の実熱の邪気が熾盛で,胃火が焰の如く上へ向うこと。症状には煩渴(ひどい渴き),冷たいものを飲みたがる。口臭,口や唇がびらん,歯が痛み,歯肉が腫れるなどが見られること。②温熱病の熱邪が腸胃に結ぶ。症状には高熱,便秘,腹痛,ひどい場合に意識不明,うわごと,狂躁などが見られること。

胃弱悪阻　胃弱による悪阻　　由于胃脾虚弱所致妊娠恶阻。症见胃脘部及腹部痞满,呕吐而不能食,食已即吐的病症。　　胃脾が虚弱による妊娠悪阻。症状には胃脘部と腹部が塞がる,膨満のような盛じがあり,嘔吐と食べることができないあるいは食べたらすぐ吐き出す病症。

胃上　いじょう　　穴位。主治:胃下垂、腹胀。　　穴位。応用:胃下垂,腹部膨満感。

胃、神、根　い、しん、こん　　正常脉象的三个条件:脉势和缓,往来从容,节律一致,是谓有胃气;脉跳柔和有力,是谓有神;脉跳沉取应指,是谓有根。　　正常な脈象の三つの条件のこと。脈勢がおだやかで,流れ方がゆったりしており,律動が一定しているのは脈に胃気があり。脈の打ち方が軟がで力が強いことを神があり,脈の打ち方が沈(沉)部でとるすなわち力を入れて押えると指に感じられる場合は根かあること。

胃失和降　胃,和降を失う　　⇒胃(wèi)气不降

胃実　胃実　いじつ　　胃肠积热,热盛津伤,胃气壅滞的证候。症见脘腹胀痛,嗳气、便秘、发热等。　　胃腸に熱が蓄積され,熱が盛んで津液を傷つき,胃気が滞って通じない証候。症状には胃部あるいは腹部の脹(は)れ痛み,おくび,便秘,発熱などがあること。

胃俞　いゆ　　穴位。主治:胃病厌食、胰腺炎、肝炎等。

穴位。応用:胃病,食慾不振,膵臓炎,肝炎など。

胃痛　いつう　　⇒胃(wèi)脘痛

胃脘　いがん　　①胃腔。②胸骨下角至脐的体表部位分上、中、下三脘。　　①胃腔。②剣状突起より臍に至る体表部位のことで,上,中,下の三脘に分けられること。

胃脘痞闷　胃脘痞悶　いがんひもん　　胃脘痞积胀满,烦闷不快。　　胃脘部が痞(つか)えふさがって煩悶不快のこと。

胃脘(心)痛　いがん(しん)つう　　胃脘近心窝部的疼痛。　　胃脘部の心窩部に近い部位の痛み。

胃消　いしょう　　⇒中(zhōng)(脾、胃)消

胃虚　いきょ　　包括胃气虚或胃阴虚。　　胃気虚と胃陰虚の両方が含まれていること。

胃阳　胃陽　いよう　　胃的功能。　　胃の機能。

胃阴　胃陰　いいん　　胃中之津液。　　胃の中の津液。

胃阴虚　胃陰虚なり　　胃的阴液不足,多由胃火炽盛或温病盛伤津所致。症见口干唇燥、喜冷饮、食欲减退,大便干结等。　　胃の陰液が不足であることをさす。多くは胃火が熾盛,あるいは温熱病の熱が盛んで津液を損害することによる。症状には口唇が乾き,冷たい飲物をのみたがる。食慾減退,便秘などが見られること。

胃胀　胃脹　いちょう　　胃部胀满,伴有口臭,不欲食,胃脘痛等症。多因胃寒。水谷不化所致。　　胃部の膨満感に口臭,食慾不振,胃脘痛などの症状が伴うこと。多くは胃寒のため,水穀などの食物が消化されていないことによる。

胃之大络　胃の大絡　　又称虚里。由胃直接分出的大络脉。其循行经路自胃上行,贯通横隔,连络肺,出于左下的虚里,即心尖搏动处。　　別称は虚裏。胃から直接分かれ出る大絡脈のこと。その循行経路は胃から上に行き,横隔膜を貫通して肺臓に連絡した後,外に向って分れ出て,左側の乳部の下すなわち心尖が拍動する部位から出るもの。

胃汁　いじゅう　　⇒胃(wèi)阴

胃中燥矢　いちゅうそうし　　肠中大便干结。胃者包括胃肠,在此指肠而言。　　腸の中の大便が乾燥してかたまること。胃とは胃と腸を含む,ここでは腸をさすこと。

胃主腐熟　胃は腐熟を主る　　胃的主要功能之一。　　胃将饮食物消化成食糜的功能。　　胃の主な機能の一つ。胃が飲食物を消化して粥状にする機能。

胃主降浊　胃は降濁を主る　　胃的功能之一。胃中初步消化的食糜,靠胃气而下降肠道,与脾主升清的功能有相反相成的作用。　　胃の機能の一つ。胃の中の消化の初段階にある食物が胃気にたよって腸に下降する,脾の昇清機能と協調して飲食物の消化をする。両者が相反しつつ相互に成り立っていること。

胃主受纳　胃は受納を主る　　胃的功能之一。胃受纳收容水谷。　　胃の機能の一つ。水穀を受け入れ,収容すること。

魏柳州　ぎりゅうしゅう　　⇒魏(wèi)之琇

魏玉璜　ぎぎょくこう　　⇒魏(wèi)之琇

魏之琇　ぎししゅう　　清代医家(1722—1772)。编有《续名医类案》(1770)。补充了江瓘的《名医类案》,增加清初的名家医案。另著《柳州医话》,刊于19世纪中期。　　清代の医家(1722—1772)。「続名医類案」を著した(1770)。江瓘の著した「名医類案」を補充し,清初の名家の医案を増加した。別に「柳州医話」を著し,19世紀の中期に刊行された。

WEN　温瘟文纹蚊闻问

wēn　**温瘟**

温病 おんびょう　①外感急性热病的总称,临床特征为:起病较急,热象较重,易伤津液。②伤寒病五种疾患之一。③春季发生的热性病。　①外感の急性熱病の総称。臨床上の特徴としては発熱が急速で,熱の症状がわりあいにひどい,津液が傷つかれやすいなどがあること。②傷寒病の五種類の疾患の一つ。③春に発生する熱性病のこと。

温病条辨　温病条弁　おんびょうじょうべん　吴瑭撰(1798)。提出温病的三焦辨证理论。　呉瑭が著わした(1798)。温病の三焦辨証の理論を提出した。

温病学派　おんびょうがくは　提倡赞同温病学说并赖以为实践依据的医学派别。　温病学説を提唱し,また実践の根拠とする医学の学派。

温病学说　温病学説　おんびょうがくせつ　关于温热病病因、病理、诊断和治疗的一套系统理论。首由明代杰出医家王履提出伤寒与温病的区别(14世纪),其后吴又可在《温疫论》(1642)中有所阐发,后经清名医叶天士、吴瑭、王孟英等形成理论体系。　温熱病の病因,病理,診断と治療の一連の理論のこと。始めに明の傑出した医家王履が傷寒と温病の区別(14世紀)を提出し,その後呉又可が「温疫論」にあきらかにした,後で清の名医葉天士,呉瑭,王孟英たちによって理論体系を形成したもの。

温补命门　命門を温補す　温补肾阳来治疗脾肾阳虚病的方法。　腎陽を温補して脾腎の陽虚を治療する方法。

温补脾胃　脾胃を温補す　治疗脾胃的阳虚阴盛的方法。脾胃の陽虚陰盛を治療する方法。

温补肾阳　腎陽を温補す　治疗肾阳虚的方法。　腎陽虚を治療する方法。

温补止血　温補による止血　用温补、止血的药物治疗血中有寒的崩漏或吐血的方法。　血を温補する作用のある薬物を用いて血の中に寒のある崩漏と吐血を治療する方法。

温胆汤　温胆湯　おんたんとう　方剤。成分:半夏、橘红、茯苓、甘草、竹茹、枳实、生姜、大枣。主治:痰热上扰所致之虚烦不得眠等。　方剤。薬物構成:半夏,橘紅,茯苓,甘草,竹茹,枳実,生薑,大棗。応用:痰熱が上へ擾れることによる虚煩(体が虚で胸がほてってむかをかする。)のための不眠症。

温毒　おんどく　①温邪热毒。②感受温邪热毒而引起的急性热病的统称。　①温邪,熱毒のこと。②温邪,熱毒を感受することによる急性熱病の総称。

温毒发斑　温毒発斑　おんどくはつはん　温热之毒,充满肺、胃、三焦,进入营血,以致皮肤发出斑点。　温熱の毒が肺胃と三焦に充満し,営血に波及するため皮膚に斑点を生ずること。

温法　おんぽう　八法之一。用温热药治疗寒证的方法。　八法の一つ。温熱薬物を用いて寒証を治療する方法。

温肺　おんはい　用温热药治疗肺经有寒的方法。　温熱薬物を用いて肺経に寒のあることを治療する方法。

温肺化痰　おんはいかたん　用温肺散寒药物治疗寒痰的方法。　温肺散寒作用のある薬物を用いて寒痰を治療する方法。

温肺化饮　温肺化飲　おんはいかいん　用温肺散寒药物治疗水饮的方法。　温肺散寒の薬物を用いて水飲を治療する方法。

温肺祛痰　温肺祛痰　おんはいきょたん　用温肺祛痰药物治疗肺寒咳嗽的方法。　温肺祛痰作用のある薬物を用いて肺寒咳嗽を治療する方法。

温服　おんぷく　汤剂在温热时服用。　湯剤をやや熱い中に飲むこと。

温肝　おんかん　用温补肝肾、行气、逐寒的药物,治疗小腹冷痛、疝气等的方法。　肝腎を温補し,行気,逐寒作用のある薬物を用いて下腹部の冷え痛み,ヘルニアなどを治療する方法。

温寒化湿　おんかんかしつ　用具有温化作用的药物,治疗寒湿证的方法。　温化作用のある薬物を用いて寒湿証を治療する方法。

温和灸　おんわきゅう　艾条灸的一种。将艾条燃端与施灸部位皮肤保持约一寸(3厘米左右)的距离,使皮肤有温热感,但灸至皮肤红晕而止。　艾条灸法の一種。棒状もぐさの燃やした一端が施灸点から約1寸(3cm位)の距離を保って灸を施し,皮膚に温熱感が生じ,赤色になるまで止める。

温化寒痰　おんかかんたん　用有温化作用的药物治疗寒痰证的方法。　温化作用のある薬物を用いて寒痰証を治療する方法。

温经祛(散)寒　温経祛(散)寒　おんけいきょ(さん)かん　温通经络、祛散寒邪的治疗方法。　経絡を温通し,寒邪を除去する治療方法。

温经汤　温経湯　おんけいそう　方剤。成分:吴茱萸、当归、芍药、川芎、党参、桂枝、阿胶、丹皮、生姜、甘草、半夏、麦冬。主治:冲任虚寒,瘀血阻滞。症见月经不调等。　方剤。薬物構成:呉茱萸,当帰,芍薬,川芎,党参,桂枝,阿膠,丹皮,生薑,甘草,半夏,麦冬。応用:衝脈と任脈の虚寒,瘀血の阻滞。症状には月経不順。

温经通络　温経通絡　おんけいつうらく　用具有温通作用的药物治疗经络阻滞的方法。　温通作用のある薬物を用いて経絡の阻滞を治療する方法。

温经通阳　温経通陽　おんけいつうよう　用具有温通作用的药物治疗阳气郁阻的方法。　温通作用のある薬物を用いて経絡と陽気の阻滞を治療する方法。

温经止血　温経止血　おんけいしけつ　用有温补止血作用的药物治疗妇女冲任虚寒所致月经不调、崩漏下血的方法。　温補止血作用のある薬物を用いて婦人の衝脈,任脈の虚寒による月経不順,崩漏,下血を治療する方法。

温灸器　おんきゅうき　金属制的筒形灸具。直径约3～4厘米,高4～5厘米,周围有数十个小孔。用时将点燃艾绒贮筒内,于施灸部位上,往复移动,使产生温热感。宜用于孕妇、儿童及畏灸者。　金属で造った円筒状の灸具。直径約3～4cm,高さ4～5cm,周囲に数十個の小さい穴があいている。使用する場合,燃やした艾絨を円筒内に置いて施灸部位の上で繰り返して移動して温熱感を生じさせて灸を施す。妊婦,小児などの灸を畏れる患者に応用するもの。

温开　温開　おんかい　⇒逐(zhú)寒开窍

温开通便　温開通便　おんかいつうべん　用具有温阳通便作用的药物治疗因阳虚内寒所致大便不通的方法。　温陽通便作用のある薬物を用いて陽虚内寒による大便の通じないことを治療する方法。

温溜　おんる　穴位。主治:口腔炎、舌炎、腮腺炎、咽喉痛等。　穴位。応用:口腔炎,舌炎,耳下腺炎,咽頭痛など。

温麻　おんま　麻疹感受温热,疫疠时行之气而发者。　麻疹が温熱,疫癘と流行の病邪を感受して発病するもの。

温暖脾肾　温暖脾腎　おんだんひじん　用温补药物治疗肾虚寒证的方法。　温補作用のある薬物を用いて,脾腎の虚寒証と治療する方法。

温疟　温瘧　おんぎゃく　疟疾之一。临床特征为先热后寒、热重寒轻、口渴喜冷饮、舌红苔黄、脉弦数等。　瘧疾

の一つ。臨床の特徴として先に熱があり,後に寒がある,熱が重いが寒は軽い,口が渇き,冷たい水を飲みたがる。舌が赤い,舌苔が黄色い,脈が弦数をどがあること。

温脾 おんぴ 用温阳药治疗脾寒证的方法。　温陽作用のある薬物を用いて脾寒証を治療する方法。

温脾汤 温脾湯 おんぴとう 方剤,成分:大黄、附子、干姜、甘草、党参。主治:冷积便秘。　方剤,薬物構成:大黄,附子,乾薑,甘草,党参。応用:寒邪の積滞による便秘。

温热 温熱 おんねつ ①邪经为温,邪重为热。渐感为温,速发为热。冬春为温,夏暑为热。②⇒温(wēn)病。　①すなわち温邪のこと。邪の軽いのを温,重いのを熱とする。だんだんに邪を感受するのを温,急速に侵されるのを熱とある。冬,春に発するのを温,夏の暑い季節に発するのを熱とするもの。

温〔热〕病 温〔熱〕病 おん〔ねつ〕びょう ⇒温(wēn)病

温热经纬 温熱経緯 おんねつけいい 王孟英撰(1852)。采集了前人诊治温病的经验,并附个人体会和看法。　王孟英が著した(1852)。前人の温病についての診察と治療の経験を集め,その上に自分の体得と見解をも加えた。

温热痉 温熱痙 おんねつけい 感受温热病邪,侵袭经络而致的痉证。多见于小儿。症见壮热、烦躁、汗出、神昏、四肢痉挛,甚则角弓反张,口齿少津,脉洪数。　温熱病邪を感受し,経絡を侵すことによる痙証。多くは小児に見られる。症状には壮熱,煩躁(ひどい渇き),汗が出る,神昏,四肢けいれん,ひどい場合に反弓緊張,口と歯が乾燥して津液が少い。脈象が洪数などが見られること。

温热论 温熱論 おんねつろん 相传系顾景文根据叶天士的讲述整理编辑而成(1746)。书中记录了叶氏诊治疾病的经验,并介绍了温病的卫、气、营、血辨证理论。　伝えによると顧景文が葉天士の講述した内容を整理編集してできたもの(1746)。書の中に葉氏の診察と治療の経験を記録した。また温病の衛,気,営,血の辨証理論を紹介した。

温热邪气 温熱邪気 おんねつじゃき 温热之邪。　温熱の病邪。

温肾 温腎 おんじん 用具有温补作用的药物去温补肾阳的治疗方法。　温補作用のある薬物を用いて腎陽を温補する治療方法。

温肾补(助)阳 温腎補(助)陽 おんじんほ(じょ)よう 用具有温补作用的药物治疗肾阳虚寒的方法。　温補作用のある薬物を用いて腎陽の虚寒証を治療する方法。

温肾利水 温腎利水 おんじんりすい 治疗肾阳虚水肿的方法。　腎陽虚による浮腫を治療する方法。

温肾壮阳 温腎壮陽 おんじんそうよう 治疗肾阳虚寒的方法。　腎陽虚寒を治療する方法。

温胃 温胃 おんい 治疗胃气虚寒的方法。　胃気の虚寒を治療する方法。

温胃健中 おんいけんちゅう 用温补药治疗胃气虚寒的方法。　温補作用のある薬物を用いて胃気の虚寒を治療する方法。

温下 温下おんげ 用温热性质的泻下药或温热药与寒凉泻下药同用,以泻下寒性积滞的方法。　温熱性の瀉下薬あるいは温熱薬と寒涼性質の瀉下薬を同時に使用して寒性の積滞を治療する方法。

温邪 温邪おんじゃ 各种温热病致病外因的总称。　諸種な温熱病の発病の外因の総称。

温邪犯肺 温邪,肺を犯す 温热之邪侵犯于肺所出现的病理现象。症见咳嗽、发热、口渴或咽喉红痛、舌边尖红、脉象浮数等。　温熱の邪が肺を侵すことによる病理現象。症状には咳嗽,発熱,口が渇く,あるいは咽頭発赤,痛み,舌の辺縁部と舌尖が赤くなる,脈象が浮数などが見られること。

温邪上受 温邪,上に受く 大多数外感发热病的发病,多从上焦肺经卫分开始。　大多数の外感発熱病の発病法則はふつう三焦の肺経の衛分から始まること。

温〔性〕 おん〔せい〕 药物四气之一。　薬物の四気の一つ。

温血 おんけつ 用温阳补血或温化瘀血药物治疗血分有寒的方法。　温陽補血あるいは瘀血を温化する薬物を用いて血分に寒のある病証を治療する方法。

温阳 温陽 おんよう 温通阳气的方法。如回阳救逆、温中散寒等。　陽気を温通する方法。たとえば回陽救逆,温中散寒などがあること。

温阳利湿 温陽利湿 おんようりしつ 温通阳气的药与利湿药同用,以治疗寒湿水肿等病症的方法。　陽気を温通する薬物と利湿薬物といっとょに用いて寒湿による浮腫などの病症を治療する方法。

温阳利水 温陽利水 おんようりすい 治疗阳气被水寒阻遏而小便不利的方法。　陽気が水寒に阻止されて,小便の少いことを治療する方法。

温(瘟)疫 おん(おん)えき 感受疫疠之气而发生的多种急性传染病的总称。　疫癘の邪気と感受して発生する多種類の急性伝染病の総称。

温疫发斑 温疫発斑 おんえきはつはん 温疫、急性传染病的症状之一。温热之毒波及营血而皮肤出现斑点。　温疫,すなわち急性伝染病症状の一つ,温熱の毒が営血に波及し,皮膚に斑点ができること。

温疫论 温疫論 おんえきろん 吴又可撰(1642)。对温病的病因、病理、传播、证候和治疗进行论述。作者提出戾气说,认为戾气可通过口鼻进入体内而致病。在瘟疫病因和传染途径的认识方面,较前人有所突破。　呉又可が著した(1642)。温病の病因,病理,伝播,証候と治療について述べた。作者が戾(れい)気説を唱え,戾気が口と鼻を通じて人体に入って病気になる。温疫病の病因と伝染の経路の了解が前人と較べて新な突破が見られた。

温燥 おんそう 秋燥偏于热的证候。　秋燥が熱にかたよる証候。

温针〔法〕 温針〔法〕 おんしん〔ぼう〕 ⇒温(wēn)针灸

温针灸 温針灸 おんしんきゅう 又称温针〔法〕。灸疗的一种。留针时,在针柄周围裹以点燃艾绒,用于治疗阴寒积聚、内寒湿痹等病症。　別称は温針〔法〕。灸治療の一種。留針する間針柄に艾絨と巻いてから火をつける。陰寒の積聚と風寒湿痹などの治療に用いるもの。

温中 おんちゅう 用温热药物治疗中焦脾胃阳虚、阴盛里寒证的方法。　温熱薬物を用いて中焦の脾胃の陽虚,陰盛裏寒証を治療する方法。

温中降逆 おんちゅうこうぎゃく 治疗中焦脾胃里寒证所致胃气上逆的方法。　中焦の脾胃の裏寒証による胃気の上逆を治療する方法。

温中降气 温中降気 おんちゅうこうき 治疗因脾胃里寒证所致胃气不降的方法。　脾胃の裏寒証による胃気の降らないことを治療する方法。

温中祛寒 おんちゅうきょかん 用温药治疗脾胃阳虚而出现里寒证的方法。　温熱薬物を用いて脾胃の陽虚による裏寒証を治療する方法。

温中行气　温中行気　おんちゅうぎょうき　　治疗因脾胃里寒所致气郁的方法。　　脾胃の裏寒による気の鬱滞を治療する方法。

温中止呕(吐)　おんちゅうしおう(と)　　治疗胃气上逆所致呕吐的方法。　　胃気の上逆による嘔吐を治療する方法。

温中止痛　おんちゅうしつう　　用温热药物治疗脾胃阳虚、阴盛等里寒证所致疼痛的方法。　　温熱薬物を用いて脾胃の陽虚陰盛の裏寒証による疼痛を治療する方法。

温中止泻　温中止瀉　おんちゅうししゃ　　用温热药物治疗脾胃里寒所致泻泄的方法。　　温熱薬物を用いて脾胃の裏寒による瀉泄を治療する方法。

瘟毒发斑　瘟毒発斑　おんどくはつはん　　瘟毒入营血,在皮肤发生斑点。　　瘟毒が営血に入って皮膚に斑点を生ずること。

瘟黄　おんおう　　①暴发性黄疸。②⇒急(jí)黄。　　①劇症黄疸。

瘟痧　おんさ　　感受瘟毒,流行性发疹。　　瘟毒を感受した流行性の発疹のこと。

瘟(温)疫　おん(おん)えき　　⇒温(wēn)(瘟)疫。

wén 文纹蚊闻

文冠木　ぶんかんぼく　　中药。木材或枝叶入药。用于风湿性关节炎。　　中薬。薬用部分は木材あるいは枝上葉。リウマチ性関節炎を治療する作用がある。

文火　ぶんか　　气功用语。气功中的平稳呼吸。　　気功の用語。気功鍛練のときの穏やかな呼吸のこと。

文火煎　ぶんかせん　　小小火慢煎。　　火を小さくして,ゆっくりと煎じること。

纹〔阴〕　紋〔陰〕　もん〔いん〕　　五不女之一。女子先天性生理缺陷,纹为纹阴,即先天性阴道狭小。　　五不女の一つ。女子の先天性生理欠陥が紋は紋陰で先天的に膣狭窄のこと。

蚊蝶飞舞　蚊蝶飛舞　もんちょうひぶ　　飞蚊症。　　飛蚊症のこと。

闻诊　聞診　もんしん　　四诊之一。用听声音(包括病人的言语声音、呼吸、咳嗽等)和闻气味(包括身体散发及排泄物的气味)的方法以诊断病情。　　四診の一つ。声と音を聞く(ことば,声,呼吸,咳などを含む)ことと嗅ぐ(患者のにおい,排泄物のにおいを含む)方法。病情の診察に用いるもの。

wèn 问

问荆　問荊　もんけい　　中药。地上部分入药。用于清热、凉血、止咳、利尿。　　中薬。薬用は地上部分。清熱,凉血,止咳,利尿の作用がある。

问诊　問診　もんしん　　四诊之一,询问病情和病史。　　四診の一つ。患者の病情。疾病の歴史を聞く診察の方法。

WENG 齆

wèng 齆

齆鼻息肉　おうびそくにく　　⇒鼻(bí)齆(息)肉

WO 莴蜗蹉卧

wō 莴蜗蹉

莴苣子　莴苣子　かきょし　　中药。种子入药。用于下乳汁、通小便。　　中薬。薬用部分は種子。乳汁を下す,利尿の作用がある。

蜗牛　蜗牛　かぎゅう　　中药。全体入药。用于清热、消肿解毒。　　中薬。薬用部分は全体。清熱,消腫と解毒の作用がある。

蹉折伤损　蹉折傷損　いせつしょうそん　　扭伤。　　捻挫傷のこと。

wò 卧

卧　臥　が　　气功用语。横身而睡。气功中四威仪之一。　　気功の用語。横になってねる。気功中の四つの威儀の一つ。

卧不安　臥,安せず　　失眠伴有不安。　　不眠に落ち着かないことを伴うこと。

卧胎　臥胎　がたい　　⇒胎(tāi)不长

卧针　臥針　がしん　　古代刺法之一。以针循皮下浅层平卧而入。适宜肿疡病灶之治疗。　　古代刺法の一つ。針を皮下の浅層に沿って,平に横にして入れる。瘡瘍の病巣の治療に適しているもの。

WU 乌巫屋无吴蜈五武兀物误恶雾鹜

wū 乌巫屋

乌骨鸡　烏骨鶏　うこつけい　　中药。骨及肉入药。用于补肝肾、益气血、退虚热。　　中薬。薬用部分は骨と肉。肝腎と補い,気血を益し,虚熱を退く作用がある。

乌韭　烏韭　うきゅう　　中药。叶入药。用于清热解毒、除湿、止血。　　中薬。薬用部分は葉。清熱解毒,除湿,止血の作用がある。

乌桕　烏桕　うきゅう　　中药。根皮入药。用于泻下逐水、利尿消肿。　　中薬。薬用部分は根皮。瀉泄,逐水,利尿,消腫の作用がある。

乌癞　烏癩　うらい　　疣状麻风。　　疣贅状の癩(らい)のこと。

乌榄　烏欖　うらん　　中药。果实入药。用于止血、化痰、利水、消痈肿。　　中薬。薬用部分は果実。止血,化痰,利水,癰腫を消す作用がある。

乌轮赤晕　烏輪赤暈　うりんせきうん　　⇒抱(bào)轮红

乌梅　烏梅　うばい　　中药。果入药。用于敛肺、止咳、涩肠止泻、生津、安蛔。　　中薬。薬用部分は果実。敛肺,止咳,渋腸,止瀉,生津と回虫症を治療する作用がある。

乌梅丸　烏梅丸　うばいがん　　方剂。成分:乌梅、细辛、干姜、当归、附子、蜀椒、桂枝、黄柏、黄连、党参。主治:蛔厥证。　　方剤。薬物構成:烏梅,細辛,乾薑,当帰,附子,蜀椒,桂枝,黄柏,黄連,党参。応用:回虫による急性腹部の仙痛と四肢が冷たくなる病証を治療する作用がある。

乌痧　烏痧　うさ　　发疹性疾病的黑斑或紫斑。　　発疹性疾病の黒斑あるいは紫斑のこと。

乌痧惊风　烏痧による驚風　　小儿惊风所致痉挛伴有全身色黑的病症。　　小児の驚風によるけいれんに全身の色が黒くなることを伴う病症。

乌梢蛇　烏梢蛇　うしょうだ　　中药。蛇干入药。用于祛风通络、攻毒。　　中薬。薬用部分は乾燥した蛇体。祛風通絡,攻毒の作用がある。

乌头　烏頭　うず　　中药。根入药。用于温经止痛、祛风除湿。一般认为与川乌同。　　中薬。薬用部分は根。温経止痛,祛風除湿の作用がある。川烏と同じ。

乌药　烏薬　うやく　　中药。块根入药。用于行气止痛、散寒温肾。　　中薬。薬用部分は塊根。行気,止痛,散寒,温腎の作用がある。

乌贼骨　烏賊骨　うぞくこつ　　⇒海(hǎi)螵蛸

乌珠(睛)　烏珠(睛)　うしゅ(せい)　　⇒黑(hēi)睛

巫医　巫医　ふい　　以画符、念咒等迷信手段治病的"医

生"。　　お札を書き,呪文を唱えるなどの迷信的方法を主な治療の手段とする「医者」。

屋漏脉　屋漏脈　おくろうみゃく　　七怪脉亦十怪之一。脉搏很久跳一次,且间歇时间不匀,如屋漏滴水之状。

七怪脈または十怪脈の一つ。脈拍は長い時間に一回だけ起き,しかも間隔が不規則である。家が雨漏りで,雨滴が落ちる状態によく似ていること。

屋翳　おくえい　　穴位。主治:支气管炎、乳腺炎、胸痛等。

穴位。応用:気管支炎,乳腺炎,胸痛など。

wú　　无吴蜈

无瘢痕灸　無瘢痕灸　むはんこんきゅう　　艾炷灸的一种。在灸疗时注意火力强弱,病人耐受程度,防止烧灼起泡。

艾炷灸の一種。灸治療の場合に火の強さ,患者の耐え得る程度と焼灼傷の防止に注意すべきであること。

无毒　無毒　むどく　　无毒药剂量不拘,可长期服用。补养药属此类。

毒性のない薬物。無毒な薬物の用量には制限がない,長期にわたって服用し得る。補養薬がこの種類に属するもの。

无谷道　無穀道　むこくとう　　锁肛。　　鎖肛のこと。

无汗　無汗　むかん　　无汗症。　　無汗症のこと。

无花果　無花果　むかか　　中药。干燥花托入药。用于健胃清肠、消肿解毒。　　中薬。薬用部分は乾燥した花托。健胃,清腸,消腫,解毒の作用がある。

无花果根　無花果根　むかかこん　　中药。根入药。用于筋骨疼痛、痔疮、瘰疬。　　中薬。薬用部分は根。筋骨の痛み、痔,瘰癧を治療する作用がある。

无花果叶　無花果葉　むかかよう　　中药。叶入药。用于痔疮、肿毒。　　中薬。薬用部分は葉。痔,腫毒を治療する作用がある。

无灰酒　無灰酒　むかいしゅ　　未放入石灰的酒。药用时用无灰酒。　　石灰をいれていない酒。薬用には無灰酒を使うこと。

无漏　無漏　むろう　　气功用语。在气功锻炼中,以炼精化气法,使精不外泄。　　気功の用語。気功鍛練中に精を煉り,気を化する方法。精が外へ泄(も)れないようにすること。

无名　無名　むめい　　穴位。主治:精神疾患。　　穴位。応用:精神疾患。

无名异　無名異　むみょうい　　中药。软锰矿矿石入药。用于活血去瘀,消肿止痛。　　中薬。薬用部分は軟マンガン鉱石。活血去瘀,消腫止痛の作用がある。

无名肿毒　無名腫毒　むめいしゅどく　　体表局部突然红肿的一种病症。　　突然体表の局部が赤く腫れる一種の病症。

无尿　無尿　むにょう　　尿闭。　　尿閉のこと。

无时泪下　涙,下すこと時なし　　流泪。　　流涙のこと。

无时冷泪　冷たい涙,時なし　　⇒无(wú)時涙下

无时热泪　熱い涙,時なし　　伴有热感的流泪。　　熱い感じの伴う流涙。

无痰干咳　無痰乾咳　むたんかんがい　　无痰的咳嗽。　　痰のないから咳のこと。

无头疽　無頭疽　むとうそ　　深部的疽。　　深部にできる疽。

吴鞠通　呉鞠通　ごきくつう　　⇒吴(wú)瑭

吴六吉　呉六吉　ごろくきつ　　⇒吴(wú)谦

吴其浚　呉其浚　こきしゅん　　清代植物学家(1789～1847)。著有《植物名实图考》,共收植物1714种;《植物名实图考长编》(1848),收集历代有关文献中所载植物838种。

清代の植物学家(1789～1847)。「植物名実図考」を著し,1714種類の植物を収めた。「植物名実図考長編」を著した(1848),歴史上の関係ある文献に載った838種類の植物を集めた。

吴谦　呉謙　ごけん　　清代医学家。主持编纂《医宗金鉴》。　　清代の医家。「医宗金鑑」の編輯を指導した。

吴尚先　呉尚先　ごしょうせん　　清代医学家(1806～1886)。注意收集廉便治法,并提倡外治,认为内外治应结合。撰有《理论骈文》(1870),汇集各种外治法,诸如膏剂、油剂、水疗、灼灸等。　　清代の医学家(1806—1886)。値段の安い,使用に便利な治療方法をよせ集めることに注意し,また外治をとなえ出し,内外は結びつけて治療すべきであると考えた。「理論骈文」を著し(1870),諸種の外治法を集め,たとえば膏薬,油剤,水療法,灼灸などがある。

吴瑭　呉瑭　ごとう　　清代温病学家(1758～1836)。撰《温病条辨》(1798),提出温热病三焦辩证的理论。阐述清热养阴等治疗方法,对温病学做出突出贡献。　　清代の温病学家(1758—1836)。「温病条辨」を著し(1798),温熱病の三焦辨証の理論を提出し,清熱養陰などの治療方法を解明した。温病学に対して顕著な貢献をもたらした。

吴仪洛　呉儀洛　ごぎらく　　清代医学家。著有《本草从新》(1757),为对汪昂《本草备要》的增补;《伤寒分经》(1766),为对俞嘉言《尚论篇》的订正;《成方切用》(1761),收载成方1180。　　清代の医家。主な著作は「本草従新」があり(1757),汪昂の「本草備要」に増加補充し,「傷寒分経」(1766)は喩嘉言の「尚論篇」を校正し,「成方切用」(1761)に1180箇の成方を寄せ集めてのせてある。

吴有性　呉有性　ごゆうせい　　明代名医。为温病学派代表人物之一。撰《温疫论》(1642),提出废气说。在传染病的病因、传染途径、治疗等方面,提出许多新见解。　　明代の名医。温病学派の代表人物の一人。「温疫論」を著し(1642),戻気説を提出し,伝染病の病因,伝染経路,治療などの面にたくさん新しい見解を提出した。

吴又可　呉又可　ごゆうか　　⇒吴(wú)有性

吴瀹斋　呉瀹齋　ごやくさい　　⇒吴(wú)其浚

吴茱萸　呉茱萸　ごしゅゆ　　中药。果入药。用于温中止痛、降逆止呕。　　中薬。薬用部分は果実。温中止痛,降逆止嘔の作用がある。

吴茱萸灸　呉茱萸灸　ごしゅきゅう　　天灸方法之一。吴茱萸研成粉末,用少量陈醋调和,敷于涌泉穴,每日换一次,主治各种原因引起的小儿水肿。　　天灸方法の一つ。呉茱萸を研磨して粉末にし,少量の陳醋を入れてかきまぜてから涌泉穴に塗る,毎日一回交換する。主に諸種の原因による小児の浮腫を治療する場合に用いるもの。

吴茱萸汤　呉茱萸湯　ごしゅゆとう　　方剂。成分:吴茱萸、党参、生姜、大枣。主治:肝胃虚寒所致之胃痛、头痛、呕吐等症。　　方剤,薬物構成:呉茱萸,党参,生薑,大棗。応用:肝胃の虚寒による胃痛,頭痛,嘔吐などの病証。

吴遵程　呉遵程　ごじゅんてい　　⇒吴(wú)仪洛

吴樽　呉樽　ごそん　　⇒吴(wú)尚先

蜈蚣　蜈蚣　ごこう(むかで)　　中药。全虫入药。用于祛风止痉、解毒散结、通络止痛。　　中薬。薬用部分は全虫。祛風,止痙,解毒,散結,通絡,止痛の作用がある。

蜈蚣草　蜈蚣草　ごこうそう　　中药。全草入药。用于清热解毒、消肿止痛。　　中薬。薬用部分は全草。清熱解毒,消腫止痛の作用がある。

蜈蚣咬伤　蜈蚣咬傷　ごこうこうしょう　　被蜈蚣螫咬外伤。　　むかでにかまれて外傷になること。

wǔ　五武

五败症　五败症　ごはいしょう　⇒五(wǔ)损

五倍子　ごばいし　中药。叶上虫瘿入药。用于敛肺,涩肠,外用止血,解毒、收湿。　中薬。薬用部分は葉上の虫瘿。敛肺,渋腸に用い,外用の場合には止血,解毒,収湿の作用がある。

五崩　ごほう　白崩、赤崩、黄崩、青崩、黑崩。五种突然阴道流出各色粘液或液体的证。　白崩,赤崩,黄崩,青崩,黒崩などの五種類の突然腟から諸種の色の粘液あるいは液体が流れ出る病証。

五痹　五痺　ごひ　筋痹、脉痹、肌痹、皮痹、骨痹。　筋痹,脉痹,肌痹,皮痹,骨痹のこと。

五不男　ごふなん　男性的天、漏、犍、怯、变五种不育症。天即天宦,泛指男性先天性外生殖器或睾丸缺陷;漏即精液不固,常自遗泄;犍即阴茎或睾丸切除;怯即阳痿;变又称人痾,即两性畸形。　男性の生殖能力のない五つの症状。天性漏,犍,怯,変のこと。天とは天宦,一般に男性の先天性外生殖器あるいは睾丸の欠陥のこと。漏とは精液が常に自然と漏れること。犍とは陰茎あるいは睾丸を切除した人。怯とは陰痿のこと。変とは人痾とも称し,すなわち半陰陽者をさすこと。

五不女　ごふじょ　女子五种先天性生理缺陷或发育畸形。螺,阴户中有螺旋;纹,阴道狭窄;鼓,处女膜坚硬如鼓膜;角,阴蒂过长;脉,无月经或月经不调。　女性の先天性生理欠陥あるいは奇形のこと。すなわち螺,纹,鼓,角,脉の五種である。螺とは腟の中に螺旋があり,性交を妨げること。紋とは腟の狭窄のこと。鼓とは処女膜が堅くぴんと張るように処女膜が閉鎖すること。角とは陰核が長すぎるもの。脉とは無月経あるいは月経不順の不妊症。

五常　ごじょう　五行所代表的事物的正常生克制化关系。　五行に代表される五種類の物事の正常な相生と相尅あるいは相互制約の関係のこと。

五迟　五遅　ごち　小儿立迟、行迟、发迟、齿迟、语迟五种发育迟缓病症。　小児の立つのが遅い,歩くのが遅い,頭髪の生えるのが遅い,歯の生えるのが遅い,しゃべるのが遅いことの五種類の発育の遅い病症。

五处　五処　ごしょ　穴位。主治:头痛、癫痫等。　穴位。応用:頭痛,てんかんなど。

五喘恶候　五喘悪候　ごぜんあくこう　痘疮、惊风、虚肿、吐泻、下痢而见喘证,为邪胜正衰,元气将脱的危象。　痘瘡,驚風,虚腫,吐瀉,下痢などの五種類の病証が喘ぐのを伴うこと。邪気が盛んで正気が衰え,元気が脱出しようとする危篤な証候。

五刺　ごし　适应于与五脏有关病变的五种古代针法。即半刺、豹文刺、关刺、合谷刺、输刺。　五臓に関連する病変に適応する五種の古代針法のこと。すなわち半刺,豹文刺,関刺,合穀刺,輸刺のこと。

五带　ごたい　⇒五(wǔ)〔色〕带

五疸　ごたん　黄疸、谷疸、酒疸、女劳疸、黑疸等五种黄疸的总称。　黄疸,穀疸,酒疸,女労疸,黒疸などの五種類の黄疸の総称。

五疔　ごちょう　五种疔疮的总称。以色分者有青疔、赤疔、白疔、黑疔。以脏腑分者有心疔、肝疔、脾疔、肺疔、肾疔。　五種類の疔瘡の総称。色で分けると青疔,赤疔,白疔,黒疔。臓腑で分けると心疔,肝疔,脾疔,肺疔,腎疔のこと。

五夺　五奪　ごだつ　因大汗、大泄、大失血、羸弱或产后大出血等所致的五种气血津液耗损状况。　ひどい発汗,ひどい下痢,大失血,体が極度に虚弱,産後の大出血など

による五種類の気血津液の損耗状態。

五腑　ごふ　胆、胃、大肠、小肠、膀胱等中空器官的总称。　胆,胃,大腸,小腸,膀胱などの中空器官の総称。

五疳　ごかん　⇒五(wǔ)〔脏〕疳

五更嗽　ごこうそう　黎明前咳嗽痰多者。　夜明け前の痰の多い咳のこと。

五更泄　ごこうせつ　在黎明前泻泄,多因肾虚所致。　夜明け前に発生する瀉泄のこと。多くは腎虚によるもの。

五谷虫　五穀虫　ごこくちゅう　中药。幼虫入药。用于清热解毒,消积滞。　中薬。薬用部分は幼虫。清熱解毒,食物の積滞を除去する作用がある。

五官　ごかん　①鼻、眼、口唇、舌、耳等五个感觉器官。②临床上青黑赤黄白等呈现五色的证候。　①鼻,眼,口唇,舌,耳などの五つの感覚器のこと。②臨床上青,黒,赤,黄,白などの五色を呈する証候。

五虎追风散　五虎追風散　ごこついふうさん　方剂。成分:蝉蜕、南星、天麻、全蝎、僵蚕、朱砂。主治:破伤风。　方剤。薬物構成:蝉蜕,天南星,天麻,全蝎,僵蚕,朱砂。応用:破傷風。

五积　五積　ごせき　即伏梁(心积)、肥气(肝积)、痞气(脾积)、息贲(肺积)、奔豚(肾积)。　すなわち伏梁を心積,肥気を肝積,痞気を脾積,息賁(そくほん)を肺積,奔豚を腎積とすること。

五加皮　ごかひ　中药。根皮入药。用于祛风湿、强筋骨。　中薬。薬用部分は根皮。風湿を除去し,筋骨を強める作用がある。

五禁　ごきん　⇒五(wǔ)味所禁

五精　ごせい　五脏所藏的精气。　五臓に蔵する精気。

五决　五決　ごけつ　凭五脏的脉象取决病情轻重吉凶。　五臓の脈象の変化によって病情の軽重と予後の吉凶を判断すること。

五绝　五絶　ごぜつ　①魇寐、难产、自缢、摧压、溺水五种暴死病症的总称。②心绝、肝绝、脾绝、肺绝、肾绝等五脏危重病症。　①魇(うな)され,難産,くびつり,外傷,おぼれるなどの五種類の急死する病症の総称。②心絶,肝絶,脾絶,肺絶,腎絶などの五臓の重篤な病症。

五劳　五労　ごろう　①久视、久卧、久坐、久立、久行五种过劳引起的损伤。②志劳、思劳、心劳、忧劳、瘦劳五种过劳致病因素。③心劳、肝劳、脾劳、肺劳、肾劳等五种虚劳症。　①長い間見たり,横になったり,坐ったり,立ったり歩行したりなどの五種の過労による損傷。②志労,思労,心労,憂労,瘦労などの五種の過労による疾病の素因のこと。③心労,肝労,脾労,肺労,腎労などの五種の労症の総称。

五劳所伤　五労の傷めるところ　因劳逸不当,气、血、筋、骨活动失调而引起的五类劳损。　労苦と安逸が適切でないため,気,血,筋,骨の活動が失調することによる五種類の損傷。

五里(股)　足の五裏　穴位。主治:尿潴留、股内侧痛、阴囊湿疹等。　穴位。応用:尿閉,大腿の内側の痛み,陰囊湿疹など。

五里(手)　手の五裏　穴位。主治:肺炎、腹膜炎、肘臂痛、颈淋巴结结核等。　穴位。応用:肺炎,腹膜炎,肘関節と腕の痛み,頸部リンパ節結核。

五敛子　五斂子　ごれんし　⇒中药。果实入药。用于清热生津、利水、解毒。　中薬。薬用部分は果実。清熱,生津,利水,解毒の作用がある。

五淋　ごりん　五种淋证,石淋、气淋、膏淋、劳淋、血淋。　五種類の淋証のこと。石淋,気淋,膏淋,労淋,血淋。

五灵脂　五靈脂　ごれいし　　鼯鼠干粪入药。用于活血散瘀、止痛。　　药用部分はむささびの乾燥糞便。活血、散瘀、止痛の作用がある。

五苓散　五苓散　ごれいさん　　方剂。成分:茯苓、猪苓、白术、泽泻、桂枝。主治:水湿内停或兼有表证者。　　方剂。薬物構成:茯苓,猪苓,白术,沢瀉,桂枝。応用:水湿が体内に停滞し,あるいは表証を兼ねるものを治療する作用がある。

五皮散(饮)　五皮散(飲)　ごひさん(いん)　　方剂。成分:茯苓皮、陈皮、生姜皮、大腹皮、桑皮。主治:头面肢体水肿证。　　方剂。薬物構成:茯苓皮,陳皮,生薑皮,大腹皮,桑皮。応用:頭部,顔面部と肢体の浮腫を治療する作用がある。

五轮　五輪　ごりん　　眼科学的一种理论。说明五轮与五脏生理病理具有一定的关系。肉轮(眼睑)、血轮(眦)、气轮(白睛)、风轮(黑睛)和水轮(瞳孔)。　　眼科学の一種理論。五輪が五臓の生理,病理と一定の関係があることを説明するもの。肉輪(眼瞼),血輪(眦),気輪(白睛),風輪(黒睛)と水輪(瞳)のこと。

五脉　五脈　ごみゃく　　五种反映有关脏腑病变的脉象。如肝脉弦、心脉洪、脾脉缓、肺脉浮、肾脉沉。　　五臓の病証に関係する五種の脈象。たとえば肝脈が弦,心脈が洪,脾脈が緩,肺脈が浮,腎脈が沈などのこと。

五气朝元　五気朝元　ごきちょうげん　　气功用语。气功锻炼中使五脏元气达到充沛健全的一种境地。　　気功の用語。気功鍛錬の場合,五臓の元気を充分に健全する一種の境地のこと。

五禽戏　五禽戲　ごきんぎ　　模仿虎、鹿、熊、猿、鸟五种禽兽动作的体育保健操。为三国时名医华佗所创。　　虎,鹿,熊,猿,鳥五種類の鳥獣の動作をまねて行う体育保健体操。三国時代の名医華佗により創作されたもの。

五仁汤　五仁湯　ごじんとう　　方剂。成分:桃仁、杏仁、柏子仁、松子仁、郁李仁。主治:肠燥便秘。　　方剂。薬物構成:桃仁,杏仁,柏子仁,松子仁,郁李仁。応用:腸燥による便秘。

五软　五軟　ごなん　　小儿头软、颈软、手足软、肌肉软、口软五种病症。　　小児の頭軟,項(うなじ)軟,手足軟,筋肉軟,口軟の五種類の病症。

五色　五色　ごしょく　　青、黄、赤、白、黑五种颜色。按五行学说归类,可内应于五脏。青属肝木、黄属脾土、赤属心水、白属肺金、黑属肾水。　　青,黄,赤,白,黒五種類の色。五行学説によって分類して体内の五臓に応ずる。青は肝木,黄は脾土,赤は心水,白は肺金,黒は腎水に属するもの。

五〔色〕带　五〔色〕帯　ご〔しき〕たい　　从阴道流出的多种颜色相杂而有恶臭的带状分泌物。　　膣から流れ出る多種の色の混じった悪臭のあるひも状の分泌物のこと。

五色痢　ごしきり　　痢疾脓血粪便中杂有多种颜色。　　痢疾で膿血が混じった糞便の中にいろいろな色が混じっていること。

五色五味所入　五色五味の入る所。　　古代医家按五行学说把药物的五色(青、赤、黄、白、黑)、五味(酸、苦、甘、辛、咸)分别归属于五行和脏腑经络,从而对药物的效应加以解释的一种理论。　　古代医家が薬物の五色,青,赤,黄,白,黒と五味,酸,苦,甘,辛,鹹(塩からい)を五行の学説によって,それぞれ五行と臓腑経絡に帰属させ,進んで薬物の作用を解釈する一種の理論。

五色诊　五色診　ごしきしん　　观面部青、赤、黄、白、黑五色变化进行诊断。　　顔面部に現われる青,赤,黄,白,黒の五色の変化を観察すること。望診の一つ。

五色主病　五色、病を主る　　①五行学说中五行配五脏:即青主肝病,赤主心病,黄主脾病,白主肺病,黑主肾病。②以五色辨疾病性质。青主风、主寒、主痛、主惊风等;赤主热;黄主湿热、寒湿;白主虚、主寒;黑主痛、劳伤及血瘀等。　　①五行学説において五臓を五色に配合する。すなわち青色は肝病を主り,赤色は心病を主り,黄色は脾病を主り,白色は肺病を主り,黒色は腎病を主る。②五色で疾病の性質を弁へる。青色は風,寒,痛,驚風を主り;赤色は熱,黄色は湿熱と寒湿;白色は虚,寒;黒色は痛,過労による傷害および血瘀などを主ること。

五疝　ごせん　　五种疝气。五種類の疝気(ヘルニア)のこと。

五善　ごぜん　　疮疡预后良好的五种情况。起居安宁,饮食知味;二便正常;精神充足,语言洪亮;脓稠,肉色好;服药后脉静身凉,手足和暖,病情向愈。　　瘡瘍の予後がよい五種の現象。起居が落着いており,飲食物に味がある。大小便が正常である。精力が旺盛で話し声は澄んで明るい。膿汁は濃く,肉の色がよい。薬を服用すると脈が静かになり。体に熱がない,手足が暖かく,病情が治癒に近づくなどのこと。

五声　ごせい　　呼、笑、歌、哭、呻五种声音与五脏之肝、心、脾、肺、肾有关。　　呼ぶ,笑う,歌う,泣く,呻吟(うめく)の五種類の声音がそれぞれ五臓の肝,心,脾,肺,腎と関係があること。

五胜　五勝　ごしょう　　⇒五(wǔ)行相克

五十二病方　ごじゅうにびょうほう　　于1973年湖南长沙马王堆三号汉墓出土帛书之一。撰者未详。共记52种疾病的治疗方法,医方约280首。为中国现存最古的一种医方著作。　　1973年に湖南省長沙の馬王堆三番の漢墓より出土した帛書の一つ。著者は不明。52種の疾病の治療方法と約280枚の方剂を載せてある。中国の現存する最も古い一種の医方の著作である。

五实　五実　ごじつ　　实热闭阻五脏的综合证候,即脉盛、皮热、腹胀、二便不通、闷瞀。　　実熱による五臓が閉じ阻まれる証候。症状には脈象が盛,皮膚が熱い,腹部が膨満する,大小便が通じない,闷瞀(もんぼう)すなわち胸部膨満感と目まいなどがあるもの。

五枢　五樞　ごすう　　穴位。主治:下腹痛、白带过多、疝气等。　　穴位。応用:下腹部の痛み,白帯下過多,疝気(ヘルニア)など。

五输(俞)穴　五輸(兪)穴　ごゆ(ゆ)けつ　　十二经脉分布于四肢肘膝关节以下的五种穴位,井、荥、输、经、合。　　十二経脈が四肢の肘,膝関節の遠端に分布する。井,荥,輸,経,合の五種類の穴位。

五水　ごすい　　五种浮肿:心水、肝水、脾水、肺水、肾水。　　五種類の浮腫で心水,肝水,脾水,肺水,腎水のこと。

五损　五損　ごそん　　麻风毒邪侵及五脏的重症。　　麻風(らい)病の毒邪が五臓を侵す重症。

五体　ごたい　　人体的筋、脉、肉、皮、骨。　　人体の筋腱,脈,肉,皮膚,骨のこと。

五种　ごみ　　辛、酸、甘、苦、咸五种滋味。　　辛い,酸い,甘い,苦い,塩からい五種類の味。

五味偏嗜　ごみへんし　　长期偏嗜五味之一,可引起疾病。　　長期にわたって辛,酸,甘,苦,鹹(塩からい)の五味のどれかを偏食すると発病の要因の一つになること。

五〔味所〕禁　ご〔みしょ〕きん　　肝病禁辛,心病禁咸,脾病禁酸,肾病禁甘,肺病禁苦。　　肝病には辛い味を禁じ,心

病には鹹味（塩からい）を禁じ，脾病には酸味を禁じ，腎病には甘味を禁じ，肺病には苦味を禁ずる。

五味所入 五味の入る所 苦味入心,辛味入肺,酸味入肝,甘味入脾,咸味入腎。 苦味は心に入る,辛味は肺に入る,酸味は肝に入る。甘味は脾に入る,鹹味（塩からい）は腎に入ること。

五味消毒飲 五味消毒飲 ごみしょうどくいん 方剤。成分：金銀花、野菊花、蒲公英、紫花地丁、紫背天葵。主治：疔毒痈疮、疖肿。 方剤。薬物構成：金銀花,野菊花,蒲公英,紫花地丁,紫背天葵。応用：疔毒,癰瘡,癤腫。

五味子 ごみし 中药。成熟果实入药。用于敛肺、滋肾、生津、止泻。 中薬。薬用部分は成熟果実。肺気を収斂し,腎陰を滋養する,津液を生じ,下痢を止める作用がある。

五物香薷飲 五物香薷飲 ごぶつこうじゅいん 方剤。成分：扁豆、厚朴、香薷、茯苓、甘草。主治：外感寒邪,湿盛于里所致腹胀泄泻等症。 方剤。薬物構成：扁豆,厚朴,香薷,茯苓,甘草。応用：寒邪を外感し,湿邪が裏に盛んになったことによる腹部膨満,下痢など。

五痫 五癇 ごかん 五种痫病。 古代において五種類のてんかんの通称。

五邪 ごじゃ ①五脏病邪的合称。②中风、伤暑、饮食、劳倦、伤寒、中湿。③风、寒、湿、雾、伤食五种病邪。 ①五臓病邪の総称。②中風,傷暑,飲食労倦,傷寒,中湿。③風,寒,湿,霧,傷食五種類の病邪。

五邪脉 五邪脈 ごじゃみゃく 因五邪引起的疾病所呈现的脉象。 五邪が原因で生じた疾病が呈する脈象。

五泄 ごせつ 五种泄泻的总称。①胃泄、脾泄、大肠泄、小肠泄、大瘕泄。②飧泄、溏泄、鹜泄、濡泄、滑泄。 五種類の泄瀉の総称。①胃泄,脾泄,大腸泄,小腸泄,大瘕泄。②飧泄,溏泄,鶩泄,濡泄,滑泄。

五心 ごしん 胸及两侧的手、足心。 胸と両側の手のひらと足うらのこと。

五心烦热 五心煩熱 ごしんはんねつ 两侧的手足心发热,并觉心胸烦热。为虚损劳瘵等病常见的症状之一。 両側の手のひらと足うらが熱く,また胸に煩熱,胸がほてってむかむかするなどをおぼえる。ふつう虚損労瘵などに見られる症状の一つ。

五行 ごぎょう 中国古代哲学与医学实践相结合的学说之一。说明物质与人体的统一及五脏之间的生理病理关系。 中国古代哲学が医学実践と結合した学説の一つ。物質が人体と統一されたものであることと五臓の間の生理病理の関係を説明するもの。

五行相乘 ごぎょうそうじょう 相克太过谓之相乘。五行相乘的规律同五行相克。如肝木太过,克制脾土。 相克（剋）し過ぎることを相乗と称する。五行の相乗する法則が五行相剋と同じもの。たとえば肝木が亢盛し過ぎれば脾土を剋制すること。

五行相剋（克） ごぎょうそうこく（こく） 五行相互制约的规律：木克土,土克水,水克火,火克金,金克木。 五行の相互制約の法則として木は土に剋（か）ち,土は水に剋ち,水は火に剋ち,火は金に剋ち,金は木に剋つこと。

五行相生 ごぎょうそうせい 五行相互资生的规律：木生火,火生土,土生金,金生水,水生木。 五行の相互資生の法則として木は火を生じ,火は土を生じ,土は金を生じ,金は水を生じ,水は木を生じること。

五行相侮 ごぎょうそうぶ 相侮即反克。是脏腑之间失去正常协调的一种表现。相侮的次序与相克相反。即：木侮金,金侮火,火侮水,水侮土,土侮木。 相侮は反克（剋）のこ

と。臓腑間の関係が正常な協調を失うことを表す。相侮の順序は相克に反対して。すなわち木は金を侮（あなど）り,金は火を侮り,火は水を侮り,水は土を侮り,土は木を侮ること。

五行学说 五行学説 ごぎょうがくせつ ⇒五(wǔ)行

五虚 ごきょ 脉细、肤冷、气少、大小便滑泄,饮食不入等五脏俱虚的严重证候。 脈象が細く,皮膚が冷たい,呼吸困難する,小便は出易い,飲食物がとれないなどの五臓がすべて虚である重篤な証候。

五液 ごえき 汗、涕、泪、涎、唾五种分泌液。 汗,鼻汁,涙,涎,唾五種類の分泌液。

五宜 ごぎ 心病宜食麦、羊肉、杏等；脾病宜食秋米饭、牛肉、枣等；肝病宜食犬肉、李、韭等；肾病宜食大豆、猪肉、栗等；肺病宜食黄黍、鸡肉、桃、葱等。 心の疾病には麦,羊肉,杏などを食べるとよい。脾の疾病にはコウリャンの飯,牛肉,なつめなどを食べるとよい。肝の疾病には犬の肉,李,ニラなどを食べるとよい。腎の疾病には大豆,豚肉,栗などを食べるとよい。肺の疾病にはもちきび,鶏肉,桃,葱などを食べるとよい。

五疫 ごえき 多种疫病的总称。 諸種疫病の総称。

五瘿 五癭 ごえい 五种甲状腺肿。即石瘿、肉瘿、金瘿、血瘿、气瘿。 五種類の甲状腺腫。すなわち石癭,肉癭,金癭,血癭,気癭。

五硬 ごこう 手硬、脚硬、腰硬、肉硬、颈硬。 五種類のこわばりのこと。手硬,脚硬,腰硬,肉硬,頸硬。

五有余,五不足 五有余,五不足 ごゆうよ,ごふそく 人体的气、血、形、神、志(情志)五者的有余和不足的病理表现。临床表现为：气有余则喘咳,上气不足则呼吸不利而气短；血有余则怒,不足则恐；形有余则腹胀、二便不利,不足则四肢不能随意运动；神有余则笑不休,不足则悲；志有余则腹胀、泄泻,不足则四肢厥冷。 人体の気,血,形,神,志(情志)の五者の有余と不足による臨床に見られる症状。気が有余であれば喘咳し,気が上衝する。気が不足であれば呼吸が利かない,呼吸困難になる。血が有余であれば怒る。不足であれば恐れる。形が有余であれば腹脹,大小便が順調に通じない。不足であれば四肢に随意運動ができない。神が有余であれば笑うことを止められない。不足であれば悲しむ。志が有余であれば腹脹と泄瀉をする。不足であれば四肢が厥冷すること。

五运六气 五運六気 ごうんろっき 古代研究气候变化规律与发病关系的学说。五运指：木、火、土、金、水五种气候运行的规律；六气指风、寒、暑(热)、湿、燥、火六种气象变化的规律。 古代における気候変化の自然法則と発病との関係を研究する学説。五運は木,火,土,金,水の五種類の気候運行の法則のこと。六気は風,寒,暑(熱),湿,燥,火の六種類の気象変化法則のこと。

五脏 五臓 ごぞう 心、肝、脾、肺、肾。 心,肝,脾,肺,腎。

五脏痹 五臓痺 ごぞうひ 心痹、肝痹、脾痹、肺痹、肾痹。 心痺,肝痺,脾痺,肺痺,腎痺。

五〔脏〕疳 五臓疳 ごぞうかん 以五脏分类命名的疳证：心疳、肝疳、脾疳、肺疳、肾疳。 五臓をもって分類と命名した疳証。心疳,肝疳,脾疳,肺疳,腎疳。

五脏化液 五臓は液に化す 五脏化生五液。汗为心液,涕为肺液,泪为肝液,涎为脾液,唾为肾液。 五臓が五液を化生する。汗は心液,涕（鼻汁）は肺液,涙は肝液,涎は脾液,唾は腎液であること。

五脏六腑咳 五臓六腑咳 ごぞうろっぷがい 咳嗽是肺

脏有病的一种临床表现,但也可因其它脏腑的病变影响及肺而发生。　咳嗽は肺臓に疾病がある一つの症状。しかし他の臓腑の疾病が肺に影響しても発生することがあること。

五脏所藏　五臓の藏するところ　心藏神,肺藏魄,肝藏魂,脾藏意,肾藏志。　心は神を蔵し,肺は魄を藏し,肝は魂を藏し,脾は意を藏し,肾は志を藏すること。

五脏所恶　五臓の悪(にく)むところ　心恶热,肺恶寒,肝恶风,脾恶湿,肾恶燥。　心は熱を悪み,肺は寒を悪み,肝は風を悪み,脾は湿を悪み,肾は燥を悪むこと。

五脏所主　五臓の主るところ　心主脉,肺主皮毛,肝主筋,脾主肉,肾主骨。　心は脈を主(つかさど)り,肺は皮毛を主り,肝は筋を主り,脾は肉を主り,肾は骨を主ること。

五脏之阅　五臓の関なり　鼻者肺之官也,目者肝之官也,口唇者脾之官也,舌者心之官也,耳者肾之官也。　鼻は肺の官,目は肝の官,口唇は脾の官,舌は心の官,耳は肾の官のこと。

五指毛桃　ごしもうとう　中药。根入药。用于健脾益气,化湿舒筋。　中薬。薬用部分は根。健脾益気,化湿舒筋の作用がある。

五志　ごし　五种情志变动与五脏的机能有关。心志为喜,肝志为怒,脾志为思,肺志为忧,肾志为恐。　五種類の感情の変化が五臓の機能と関係があること。心志は喜,肝志は怒,脾志は思,肺志は憂,肾志は恐とすること。

五志过极　五志,極を過ぐ　喜、怒、忧、思、恐五种情志,亦泛包括各种精神活动,这些活动过度,就会损及五脏精气,或影响脏腑气机失调,产生疾病。　喜、怒、憂、思、恐の五種の感情,ひろく諸種の精神活動を含み,これらの活動が過度になると,五臓の精気を損害し,あるいは臓腑の気血活動に影響して疾病を引き起こすこと。

五志化火　五志,火と化す　喜、怒、忧、思、恐五种情志活动失调所发生的火证。长期精神活动过度兴奋或抑郁,使气机紊乱,出现烦躁易怒、头晕、失眠、口苦、胁痛或喘咳、吐血、衄血等属火。　喜、怒、憂、思、恐などの諸種の感情活動が失調することによって変化して生じる火証。長期間にわたる精神活動が過度に興奮するかあるいは抑鬱することによって気血が乱れて,煩燥,怒りっぽい,目まい,不眠,口が苦い,脇痛,喘咳,吐血,衄血などが見られ,みな火に属すること。

五中　ごちゅう　⇒五(wǔ)脏

五肿恶候　五腫悪候　ごしゅあくこう　肿病的五种逆证。即五心肿、人中肿、舌肿、膝胫肿、阴茎肿。　浮腫病の五種類の逆証。五心腫(手のひら,足のうらと胸部の腫),中腫,舌腫,膝と下腿腫,すなわち膝脛腫と陰茎腫のこと。

五走　ごそう　五味的药性走向,酸先走肝(筋),苦先走心(血),甘先走脾(肉),辛先走肺(气),咸先走肾(骨)。　五味の薬性の走行する方向。酸は先に肝(筋)を通り,苦は先に心(血)を通り,甘は先に脾(肉)を通り,辛は先に肺(気)を通り,鹹(塩からい)は先に肾(骨)を通ること。

武火　ぶか　发散取汗药宜用武火,不宜久煎。　発散して汗を出させる薬物は武火すなわち強い火を使い,煎薬の時間は長くない方が宜しいこと。

wù　兀物误恶雾鹜

兀兀欲吐　兀兀(こつこつ)吐こうとす　恶心行将呕吐的症状。　悪心,嘔吐しようとする症状。

物偶入睛　物,偶に睛に入る　异物入眼。　眼に異物が入ること。

误下　誤下　ごげ　不宜泻下的病证,误用泻下的方法。　下法に適応しない病証に対して誤って下法を用いること。

恶风　悪風　おふう　怕风。多因外邪侵卫所致。　風をいやがる。多くは衛分が外邪に侵されることによる。

恶寒　悪寒　おかん　怕冷。外感表证或阳虚里证皆可出现。　寒がる,寒気をおそれる。外感表証あるいは陽虚裏証に現われること。

恶热　悪熱　おねつ　怕热。外感热病反映于外的一种症状。　熱をおそれる。外感熱病が外部に現われる症状。

雾　霧　む　五邪之一。风、寒、湿、雾及饮食之邪。　霧(きり)。五邪の一つ。風、寒、湿、霧と飲食の邪の一つ。

鹜溏　鶩溏　ぼくとう　⇒鸭(yā)溏

X

XI　西吸息犀溪豨熄膝豀席洗喜系郄细

xī　西吸息犀溪豨熄膝豀

西瓜皮　せいかひ　中药。外部果皮入药。用于清解暑热、利尿。　中薬。薬用部分は外部果皮。清暑解熱,利尿の作用がある。

西河柳　せいかりゅう　中药。嫩枝入药。用于发表透疹。　中薬。薬用部分は若枝。表証を発散し,麻疹(はしか)を充分に出させる作用がある。

西详参　せいようじん　中药。干根入药。用于益肺、生津。　中薬。薬用部分は乾燥した根部。益肺,生津の作用がある。

吸杯法　すいはいほう　⇒拔(bá)罐法。

吸门　吸門　すいもん　七冲门之一。会厌。　七衝門の一つ。喉頭蓋のこと。

吸入法　きゅうにゅうほう

吸筒法　すいとうほう　⇒拔(bá)罐法

息胞　そくほう　又称胞衣不下。胎儿娩出后,胎盘超过半小时以上迟迟不下。　別称は胞衣不下。胎児分娩後,半時間以上経過しても胎盤が自動的に排出されないこと。

息贲　息賁　そくふん　即肺积。五积之一。以右胁下有块、呼吸急促、胸胁胀满、呕逆、咳吐脓血为特点。　すなわち肺積のこと。五積の一つ。右脇の下に塊ができ,呼吸急迫感があり,胸と脇に膨満感を覚え,嘔逆,咳嗽,膿血痰を吐くことを特徴とするもの。

息粗　そくそ　呼吸粗大,多见于肺、呼吸道急性发炎。　呼吸があらい症状。ふつう肺,呼吸道の急性炎症に見られること。

息高　そくこう　肺气耗竭所致严重而表浅的呼吸困难。　肺気が絶えようとすることによるひどい,浅い呼吸困難のこと。

息积　息積　そくせき　　因肺失肃降、肺气长期郁积,以致出现的胸胁胀满、呼吸困难的一种病症。　肺が粛降を失い,肺が長期にわたって鬱積するために現われる胸脇が脹満し,呼吸困難のある病症。

息肉痔　そくにくじ　直腸息肉。　直腸ポリープ。

息微　そくび　呼吸浅表,气息微弱的症状。　呼吸が浅く,気息が微弱な症状。

息相　そくそう　気功用語。呼吸的方式。　気功の用語。呼吸の方式。

犀角　さいかく　　中药。角入药。用于清热、凉血、解毒。　中薬。薬用部分は角。清熱,凉血,解毒の作用がある。

犀角地黄汤　犀角地黄湯　さいかくちおうとう　　方剂。成分:犀角、生地、赤药、丹皮。主治:热入血分所致高热谵妄或吐血、衄血等。　方剤。薬物構成。犀角,生地,赤芍薬,牡丹皮。応用:熱が血分に入ることによる高熱,譫妄あるいは吐血,鼻出血など。

溪谷　けいこく　　①肢体肌肉相互接触的间隙或凹陷部位。②泛指经络穴位。　①肢体の筋肉の間で相互に接触している間隙,あるいはくぼみの部位。②経絡穴位を総括していうもの。

溪温　けいおん　又称水毒病。谷川受污之疫水所致病症。　別称は水毒病。谷川の汚染された疫水による,病症。

豨莶草　豨薟草　きれんそう　中药。地上部分入药。用于祛风湿、利筋骨、镇静、安神。　中薬。薬用は地上部分。風湿を除去し,筋骨を利し,精神不安を鎮静するなどの作用がある。

熄风　熄風　そくふう　　平熄内风的方法。适用于治疗高热抽搐、眩晕、震颤、癫痫等。　内風を鎮静させる方法。高熱,ひきつけ,目まい,振戦,てんかんなどに適応すること。

熄风清热　熄風清熱　そくふうせいねつ　　治疗实热证热极生风的方法。适于高热、手足抽搐、两目上翻、项强、甚则角弓反张、神志昏迷等。　高熱による風を生じた実熱証を治療する方法。高熱,手足がひきつけ,両眼が上を凝視し,項が強ばり,ひどいのは反弓緊張,昏睡などに適応すること。

熄风止痉　熄風止痙　そくふうしけい　　治疗因感受风寒湿邪所致风痉的方法。　風寒湿の邪を感受することによる風痙を治療する方法。

膝膑　膝臏　しつひん　膑骨。　膝蓋骨のこと。

膝盖离位　膝蓋離位　しつがいりい　膑骨脱白。　膝蓋骨脱臼のこと。

膝盖损断　膝蓋損断　しつがいそんだん　膑骨骨折。　膝蓋骨骨折。

膝关　膝関　しつかん　　穴位。主治:腿膝疼痛等。　穴位。応用:下肢と膝関節の痛みなど。

膝解　しっかい　又称骸关。膝关节。　別称は骸関。膝関節。

膝痛　しっつう

膝眼　しつがん　　穴位。主治:膝关节慢性疾患等。　穴位。応用:膝関節の慢性疾患。

膝眼风　膝眼風　しつがんふう　⇒鹤(hè)膝风

膝阳关　足の陽関　　穴位。主治:膝关节疾患、下肢瘫痪等。　穴位。応用:膝関節疾患,下肢麻痺など。

膝疡　膝瘍　しつよう　⇒鹤(hè)膝风

膝游风　膝遊風　しつゆうふう　⇒鹤(hè)膝风

谿谷　けいこく　　肢体肌肉之间相互接触的缝隙或凹陷部位。　肢体または肌肉の間,互いに接触する場所の間隙。

あるいは凹陷部位。

xí　席

席疮　席瘡　せきそう　　褥疮。　褥瘡。とこずれ。

xǐ　洗喜

洗冤录　洗冤録　せんえんろく　　宋慈撰(1247)。法医学书籍,集中国古代法医学之大成,为几百年中官方所承认之著述。　宋慈の著作(1247)。法医学書,中国古代法医学を総括してできたもので,何百年間も政府方面から認められた著述であった。

喜　き　七情之一。　七情の一つ。

喜按　きあん　用手按时可减轻疼痛。　抑えることを好む,すなわち抑えると痛みが軽減すること。

喜悲　きひ　⇒善(shàn)悲

喜惊　喜驚　ききょう　⇒善(shàn)惊

喜梦　喜夢　きもう　多梦。　夢が多いこと。

喜怒　きど　⇒善(shàn)怒

喜伤心　喜は心を傷心　喜为心志。喜乐过度,则伤心气。　喜びは心の志(し)である。喜びが過度になると心気が傷つけられること。

喜则气缓　喜べば気が緩む　过度喜笑,可以导致心气弛缓,精神涣散不能集中。　喜びすぎるとかえって心気を弛緩する。精神を散漫にして集中することができなくなること。

xì　系郄细

系缘止　系緑止　けいえんし　　气功用语。在炼功时意念系于身体某些部位,如两眉之间或脐部等处。　気功の用語。気功を鍛煉する場合に精神を体のある部位に集中させる,たとえば両側の眉の間あるいは臍部などの場合に集中すること。

郄门　郄門　げきもん　　穴位。主治:心动过速、心绞痛、胸膜炎、乳腺炎、膈肌痉挛等。　穴位。応用:心頻拍,狭心症,胸膜炎,乳腺炎,しゃっくり(横隔膜痙攣)など。

郄穴　げきけつ　　体内气血聚合于某些穴隙处的十六个重要穴位。　気血が体内の間隙に集合する16個所の穴位。

细脉　細脈　さいみゃく　　脉细而软,状如丝线,稍显于微脉。主气血两虚,诸虚劳损。　脈は細く,真っすぐでしかも軟かく,あたかも糸の如くもので,微脈よりやや明らかである。気と血がともに虚,諸種の虚証と労損の意味。

细辛　細辛　さいしん　　中药。言株入药。用于发表散寒、祛风、止痛、温肺化饮。　中薬。薬用部分は全株。表邪と寒邪を発散し,風を除去し,痛みを止め,肺を温め,水飲を化するなどの作用がある。

XIA　虾侠下夏

xiā　虾

虾蟆瘟　蝦蟆瘟　かばくおん　　感受温热之邪而致腮项赤肿的病证。　温熱の邪を感受して両頬と頸部が発赤,腫脹する病症。

虾游脉　蝦遊脈　かゆうみゃく　　七怪脉之一。亦十怪脉之一。脉来时隐隐约约。去时一跃而消逝,如虾游之状。　七怪脈の一つ。または十怪脈の一つのこと。脈拍が打つときはかなりぼうとして,去るときは一度大きく脈拍が来てからすぐ消えるので,えびが泳いでいる状態によく似ているもの。

xiá　侠

侠白　侠白　きょうはく　　穴位。主治:哮喘、气短、上肢内侧痛等。　穴位。応用:喘息,呼吸困難,上肢の内側の痛

みなど。

侠溪　侠豁　きょうけい　　穴位。主治:偏头痛、肋间神经痛、耳聋、高血压等。　　穴位:応用:片頭痛,肋間神経痛,聾,高血圧など。

xià　下夏

下胞　かほう　　下眼睑。　　下眼瞼。

下病上取(治)　下病は上に取る(治す)。　针灸疗法中的一种取穴法。　　針灸療法の一種の取穴法。

下膊　かはく　　前臂。　　前腕部のこと。

下搭手　かとうしゅ　　腰部、背部下方的痈疽。　　腰部あるいは背部の下の部分にできる癰疽。

下丹田　かたんでん　　又称气海、玄关、黄庭、灵谷、气穴。脐下部位。气功意守部位。　　別称は気海,玄関,黄庭,霊谷,気穴。臍下の部位。気功療法における意守する部位。

下耳背　かじはい　　耳针穴位。主治:皮肤病,坐骨神经痛,背痛等。　　耳針穴位。応用:皮膚病,坐骨神経痛,背部の病みなど。

下发背　下発背　かはつはい　　痈疽生于腰部或背下部者。　　癰疽が腰部あるいは背の下部にできるもの。

下法　かほう　　三法或八法之一。运用有泻下、攻逐、润下的药物以通导大便、消除积滞、荡涤实热、攻逐水饮的治法。　　三法または八法の一つ。下痢,潤下あるいは攻逐作用のある薬物を用いて,便通をつけ,胃内の停滞物を除去し,実熱を除去し,水飲を駆逐するなどの治療方法。

下腹胀气　下腹脹気　かふくちょうき　　下腹部胀气。　　下腹部の脹気,膨満のこと。

下疳　かかん

下膈　かかく　　噎膈病。症见朝食暮吐者。　　噎膈病で朝に食べたものを夕方に嘔吐する症状のあるもの。

下工　かこう　　中国古代对在中等技术水平以下的医生的称谓。　　中国古代において医療技術が中等以下のレベルの医師に対する呼称。

下骨　下骨　かこつ　　下鱼骨。鱼的骨を下すこと。

下关　下関　げかん　　穴位。主治:颞颌关节疾患、面瘫、牙痛、吱肌痉挛等。　　穴位。応用:下顎関節疾患,顔面神経麻痺,歯痛,咬筋痙攣など。

下合穴　下の合穴　　手三阳经在下肢的合穴。　　下肢にある手の三陽経の合穴。

下汲肾阴(水)　下は腎陰(水)を汲する　　心火过亢、耗损肾阴,出现遗精、早泄、失眠等。　　心火が過度に亢進すると,腎陰が消耗して,遺精,早漏,不眠などが現れること。

下极　下極　かきょく　　①肛门。②会阴。③左右两侧内眼角之间部位。④横骨穴的别名。　　①肛門。②会陰。③左右の内眼角(めがしら)の間にある部位のこと。④横骨穴の別称。

下焦　かしょう　　三焦之一。三焦的下部。　　三焦の一つ。三焦の中の下の部位。

下焦病　かしょうびょう　　温热病的末期阶段,病邪侵犯肝肾。　　温熱病の末期に病邪が肝腎を犯すこと。

下焦如渎　下焦は瀆の如し　　主要指肾和膀胱的排尿以及肠道的排便作用。　　主に腎と膀胱の排尿および腸の排便作用のこと。

下焦主出　下焦は出を主し　　下焦有灌渗水液、泌别清浊,排泄二便等作用,以出而不以纳为其特征。　　下焦の機能には水液を灌ぎ滲透させ,清濁を区別し,大小便を排泄するなどがあり,出づるを主って受納しないことを特徴とすること。

下巨虚　げこきょ　　穴位。主治:肠炎、下肢瘫痪等。　　穴

位。应用:肠炎,下肢麻痹など。

下厥上竭　かけつじょうけつ　　少阴病误用汗法之危候、既伤阳又伤阴,阳亡于下,厥从下起,阴竭于上,血从上出的危候。　　少陰病を誤って汗法を用いる場合の危篤な証候のこと。陽と陰の両方を損傷し,陽は下で亡失して,厥が下より起こり,陰は上で消耗し,血が上より出づる危篤な証候。

下厥上冒　かけつじょうぼう　　气从下逆而上冲头部。出现头目昏花的证候。　　気が下より逆流して上へ頭部を冒し,目まいを来す証候。

下利　げり　　腹泻。　　下痢のこと。

下利清谷　清谷を下利する　　泄泻时所泻之物清冷,杂有不消化谷物。　　下痢のとき,下した糞便が澄んだ水のようで,消化されていない穀物を伴うこと。

下廉　げれん　　穴位。主治:头痛、眼痛、腹痛、肘臂痛等。穴位。应用:頭痛,眼痛,腹痛,肘あるいは上肢痛など。

下膠　下膠　げりょう　　穴位。主治:腰痛、下腹痛、尿潴留、月经不调等。　　穴位。応用:腰痛,下腹部痛,尿閉,月経不順など。

下马痈　下馬癰　かばよう　　右臀部痈。　　右の臀部にできる癰。

下迫　下迫　かはく　　里急后重。　　しぶり腹。

下气　下気　かき　　①气上逆的治法。②放屁。　　①気の上へ逆行するのを治療する方法。②放屁。

下窍　下竅　下竅かきょう　　人体下部的尿道口、阴道口和肛门。　　人体の下部にある尿道口,陰道口と肛門のこと。

下泉　かせん　　尿。

下乳　かにゅう　　⇒催(cuī)乳。

下右疽　かせきそ　　疽发于膝部,肿如鸡卵,皮色不变,坚硬如石者。　　疽が膝関節にでき,腫大して鶏卵の如く,皮膚色が変らなく,堅いこと石の如くもの。

下损及上　下損,上へ及ぶ　　虚损病变由下部发展到上部的病理过程。　　虚損の病変が下部から上部へと発展すること。

下胎毒法　胎毒を下す法　　小儿初生,拭静口中秽液后,用药物内服,去腹中恶物脐粪,以解胎中蕴积热毒的方法。　　新生児が初生した場合,口の中にある汚液を拭いてから薬物を内服させて体内の悪物,胎糞を排出することをもって胎中にうん蓄した熱毒を解除する方法。

下脘　かかん　　①幽门。②穴位。主治:腹痛、肠鸣、消化不良等。　　①幽門。②穴位。応用:腹痛,腹鳴,消化不良など。

下陷　下陥　かかん　　常指内脏下垂和慢性腹泻的病症。　　ふつう内臓下垂と慢性下痢に見られる病症。

下(肾)消　下(腎)消　か(じん)しょう　　三消之一。以肾阴虚为特点的消渴证。症见尿量多,如脂如膏,兼见口渴、多饮。　　三消の一つ。腎陰虚を特徴とする消渇証。症状には,尿量が多く,脂膏のようで口が渇き,水を欲がるなどが見られること。

下牙床　かがしょう　　下颌骨。　　下顎骨のこと。

下瘀血汤　下瘀血湯　かおけつとう　　方剂。成分:大黄、桃仁、䗪虫。主治:产妇腹痛,因瘀血内结,着于脐下者。　　方剤。薬物構成:大黄,桃仁,䗪虫。応用:瘀血が臍の下に集結することによる産婦の腹痛。

下者举之　下する者は之を挙する　　治法之一。对气虚下陷一类证候要用补中益气的方药来升提中气。　　治法の一つ。中気下陥の一類の証候に補中益気の方薬で中気

を上昇させること。

下注疮　下注瘡　かちゅうそう　　小腿湿疹。　下腿湿疹。

夏洪　かこう　　正常脉象在夏季的变化。夏季阴气旺盛,故脉象相应地洪大一些。　　正常な脈象の夏における変化。夏に陽気が盛んであるため脈象もそれに応じて少し大きくなること。

夏季热　夏季熱　かきねつ　　⇒小(xiǎo)儿暑热症

夏枯草　かこそう　　中药。果穗入药。用于清肝火、散结、降压。　　中薬。薬用部分は果実の穗,肝火を清し、結聚を散り、血圧を降すなどの作用がある。

夏天无　夏天無　かてんむ　　中药。块茎入药。用于降压止痛、行气活血。　　中薬。薬用部分は塊茎。血圧を降し、止痛,行気,活血の作用がある。

夏应中距　夏は中距に応(したが)う　　夏季茂盛,气候炎热,脉象应洪大,如方形的矩。　　夏には茂り,気候は熱く,脈象がそれに応じて洪大であたかも四角形を描く用具のかね尺のようにきちんとして充実しているもの。

XIAN　仙先鲜弦咸捪涎痫呃陷

xuān　仙先鲜

仙方活命饮　仙方活命飲　せんぽうかつめいいん　又称真人活命饮。方剂,成分:穿山甲、白芷、天花粉、皂角刺、当归尾、甘草、赤芍、乳香、没药、防风、贝母、陈皮、金银花。主治:疮疡肿毒初起。　別称は真人活命飲。方剤:薬物構成:穿山甲,白芷,天花粉,皂角刺,当帰尾,甘草,赤芍,乳香,没薬,防風,貝母,陳皮,金銀花。応用:瘡瘍腫毒の初期。

仙鹤草　仙鶴草　せんかくそう　中药。地上部分入药。用于止血。　中薬。薬用は地上部分。止血の作用がある。

仙茅　せんぼう　中药。根茎入药。用于温肾壮阳、散寒除湿。　中薬。薬用部分は根茎。温腎壮陽,散寒除湿の作用がある。

仙授理伤续断秘方　仙授理傷續断秘方　せんじゅりしょうぞくだんひつほう　又称《理伤续断秘方》唐・蔺道人撰,约刊于846年前后。为骨伤科专著。　別称は「理傷続断秘方」。唐の蔺道人が著した。約紀元846年前後に刊行された。骨傷科の専門著作。

仙桃草　せんとうそう　中药。带虫瘿的全草入药。用于活血消肿、止血、止痛。　中薬。薬用部分は虫瘿のついている全株。活血,消腫,止血と止痛の作用がある。

先别阴阳　先ず陰陽を別す　诊断中首先应辨别疾病证候之阴阳属性。　疾病を診察する場合,先ず証候の陰陽の属性を見分けるべきのこと。

先补后攻　先補後攻　せんほこうこう　先补益身体正气,后攻逐病邪之法。　先ず体の正気を補益し,後に病邪を攻逐する方法。

先攻后补　先攻後補　せんこうこうほ　先攻逐病邪,再补益元气。　先ず病邪を攻逐し,それから元気を補う方法。

先煎　せんせん　熬药时,某些药味必于其他药物之前煎煮。　煎薬の場合,ある薬物がかならず他の薬物より先に煎じなければならないこと。

先天　せんてん

先天不足　せんてんふそく　先天性缺陷或先天性营养不良。　先天性の欠陥あるいは先天性の栄養不良のこと。

先天之火　先天の火　⇒肾(shèn)阳

先天之精　先天の精　构成人体繁殖后代的基本物质。　人体における生育繁殖の最も基本的な物質となるも

の。

鲜地黄　鮮地黄　せんぢおう　中药。新鲜根入药。用以治疗发疹、高热、烦渴、热邪所致之出血。　中薬。薬用部分は新鮮な根。発疹,高熱,煩渴,熱邪により起こる出血を治療する作用がある。

鲜用　せんよう　中草药新鲜时使用。　中草薬を新鮮のうちに使用すること。

鲜竹沥　鮮竹瀝　せんちくれき　⇒竹(zhú)沥

xián　弦咸捪涎痫

弦脉　げんみゃく　脉端直而长,指下挺然,如按琴弦。主肝胆病,痛证,痰饮等。　脈がぴんとまっすぐに張って長く,あたかもぴんと張った琴の弦を押さえるようで弦の強さのような感じがある。肝胆病,痛証,痰飲などによく見られるもの。

弦数脉　弦数脉　げんさくみゃく　如琴弦绷紧伴有数的脉象。　琴の弦がぴんと張って,数を伴う脈象のこと。

咸　鹹　かん　塩からい。

咸寒增液　かんかんぞうえき　用咸寒性药物治疗温病日久的方法。　鹹(塩辛い)寒性の薬物を用いて温病の長い経過をたって陰が損耗されたのを治療する方法。

捪眉　捪眉　じんび　患儿烦躁而不断用手揪扯眉毛。　患児が煩躁して落ち着かず絶えず手で眉毛を引張ること。

涎　せん　五液之一。　五液の一つ。よだれ。

涎唾　せんだ　よだれとつばき。

痫〔证〕　癇〔証〕かん〔しょう〕　癲癇　てんかん。

xiàn　呃陷

呃乳　呃乳　けんにゅう　小儿喷射性吐乳。　小児が噴出性に乳汁を嘔吐すること。

陷谷　陷谷　かんこく　穴位。主治:面肿、肠鸣、腹痛、足背肿痛等。　穴位。応用:顔面腫,腸鳴,腹痛,足背の腫脹と疼痛など。

XIANG　相香向项相

xiāng　相香

相乘　そうじょう　即五行互相克制太过和排斥的反常变化。如肝气过亢可乘袭脾胃。　五行で相剋の度がすぎて,正常の制約の程度を越え,排斥も正常を失うこと。たとえば肝気が亢盛しすぎたため,脾胃を乘襲するなどがあること。

相反　そうはん　药物七情之一。两种药物同用后,会发生强烈的副作用。　薬物の七情の一つ。2種の薬物を同時に使用すると,はげしい副作用を起すことがある。

相克　相剋　そうこく　五行学说,说明事物之间相互制约和排斥的关系。即木克土,土克水,水克火,火克金,金克木。　五行学説では相剋の関係によって事物に相互拮抗,相互排斥の関係があり,すなわち木は土に剋(か)ち,土は水に剋ち,水は火に剋ち,火は金に剋ち,金は木に剋つこと。

相配取穴　そうはいしゅけつ　几个穴位互相配合的取穴方法。　いくつかの穴を相互に組み合わせて取穴する方法。

相杀　相殺　そうさつ　药物七情之一。一种药物能消除另一药物的中毒反应。如绿豆杀巴豆毒。　薬物の七情の一つ。ある薬物が他の薬物の中毒反応を取り除くことができる。たとえば緑豆は巴豆の毒を殺すこと。

相生　そうせい　五行学说,说明事物之间,相互资生,相互促进的关系。即木生火,火生土,土生金,金生水,水生木。

五行学説では,事物間の相互支持,助長,促進する関係がある。すなわち木は火を生じ,火は土を生じ,土は金を生じ,金は水を生じ,水は木を生じること。

相使　そうし　药物七情之一。两种以上药物同用时,一种药物为主,其余药物为辅,以提高疗效。　薬物の七情の一つ。2種以上の薬物を同時に使用する場合,そのうち一種を主とし,その他の薬物を輔として薬効を高めること。

相思子　そうしし　中药。种子入药。用于涌吐、祛痰、杀虫。　中薬。薬用部分は種子。催吐,祛痰,殺虫の作用がある。

相畏　そうい　药物七情之一。不同药物互相抑制以减弱或平和其各有害作用。　薬物の七情の一つ。異った薬物が相互に抑制しあうことにより,それぞれの有害作用を弱めること。

相侮　そうぶ　又称反尅(侮)。即五行的反向克制,如正常情况下,水克火,若水反过来克水,则称火侮水。　別称は反克(侮)。五行の反対方向に克つこと。たとえば正常の場合,水は火に尅ち,もし火が克に水に克つと,水を侮(あなどる)ることと称する。

相恶　相悪　そうお　药物七情之一。一种药物能减弱另一种药物的性能。如黄芩能减弱生姜的温性。　薬物の七情の一つ。ある薬物が他の薬物の性能を弱めることができる。たとえば黄芩は生薑の温性を弱めることができること。

相须　相須　そうしゅ　药物七情之一。两种性能相类的药物同用,以互相增强作用。　薬物の七情の一つ,性能が同じ2種の薬性を同時に使用すると,作用を増強しあうこと。

香附　こうぶ　中药。块茎入药。用于疏肝理气,调经止痛。　中薬。薬用部分は塊茎。疎肝理気,調経止痛の作用がある。

香果脂　こうかし　中药。种子油入药。用作栓剂基质。　中薬。薬用部分は種子油。坐剤の基質に用いられること。

香加皮　こうかひ　中药。根皮入药。用于祛风湿、壮筋骨、强心。　中薬。薬用部分は根皮。風湿を除去し,筋骨と心を強める作用がある。

香连丸　香連丸　こうれんがん　方剂。成分:黄连与吴茱萸同炒令赤,去吴茱萸加木香为丸。主治:湿热痢疾。　方剤。薬物構成:黄連と呉茱萸といっしょに赤くなるまで炒めてから呉茱萸を除去して木香を加えて丸剤にする。応用:湿熱痢疾を治療する作用がある。

香青草　こうせいそう　中药。全草入药。用于祛痰、镇咳、平喘、消炎。　中薬。薬用部分は全株。祛痰,鎮咳,平喘,消炎の作用がある。

香青兰　香青藍　こよせいらん　中药。地上部分入药。用于泻肝火、清胃热、止血。　中薬。薬用は地上部分。肝火と胃熱を清除し,血を止める作用がある。

香薷　こうじゅ　中药。地上部分入药。用于发汗解表,祛暑化湿、利尿消肿。　中薬。薬用は地上部分。発汗解表,祛暑化湿,利尿消腫の作用がある。

香薷散(饮)　香薷散(飲)　こうじゅさん(いん)　又称三物香薷饮。方剂。成分:香薷、扁豆、厚朴。主治:夏季外感于风寒,内伤于湿,而致身热恶寒,头重头痛,腹痛吐泻等症。　別称は三物香薷飲。方剤。薬物構成:香薷,扁豆,厚朴。応用:夏の風寒による外感が内において湿邪によって傷つけられたため身熱悪寒,頭重,頭痛,腹痛,嘔吐と。下痢など。

香砂六君子汤(丸)　香砂六君子湯(丸)　こうしゃろくく

んしとう(がん)　方剂。成分:人参、茯苓、白术、甘草、陈皮、半夏、木香、砂仁。主治:脾胃虚弱,寒湿中焦之证候症见腹部胀痛,厌食、呃逆、呕吐、泄泻等。　方剤。薬物構成:人参,茯苓,白朮,甘草,陳皮,半夏,木香,砂仁。応用:脾胃虚弱,寒邪が中焦の脾胃に滞る証候。症状には腹部脹痛,食慾がなく,しゃっくり,嘔吐,下痢などが見られるもの。

香苏散　香蘇散　こうそさん　方剂。成分:香附、苏叶、陈皮、炙甘草。主治:风寒表证兼见气滞。症见身热、头痛、无汗、胸腹痞闷、不思饮食等。　方剤。薬物構成:香附,蘇葉,陳皮,炙甘草。応用:風寒による表証が気の鬱滞を兼ねること。症状には身熱,頭痛,無汗,胸腹部が痞(つがえ),食慾不振などが見られること。

香橼　香櫞　こうえん　中药。果入药。用于理气宽中、健脾、化痰。　中薬。薬用部分は果実。理気寛中,健脾化痰の作用がある。

向天盏　向天盞　こうてんさん　中药。全草入药。用于清热解毒、活血、疏肝。　中薬。薬用部分は全株。清熱解毒,活血と疏肝の作用がある。

项　項　こう　项部。　うなじ。

项背反张　項背反張　こうはいはんちょう　项与背部的弓なり緊張。

项背强几几　項背強ばること几几(しゅしゅ)　后项背脊间肌肉筋脉牵强板滞不适,其感觉如小鸟振翅学飞状。　項(うなじ)と背部の肌肉,経脈がともに引っぱられて不快感がすること,その感覚は小鳥が翼を振って飛ぶことを学はうとすること。

项背强(直)　項背強〔直〕　こうはいこう〔ちょく〕　后项背脊间肌肉筋脉牵强板滞不适。　項(うなじ)と背部の肌肉,経脈がもに引っぱられて不快感がすること。

项强　項強　こうきょう　项部肌肉筋脉牵强板滞不适。　項(うなじ)の肌肉,経脈がともに引っぱられて不快感がすること。

项软　項軟　こうなん　又称头项软。5软之一。小儿头项软弱,不能竖直的病症。　別称は頭項軟。五軟の一つ。小児の頭項(うなじ)が軟かく,くびが真直に立てられないこと。

项中疽　項中疽　こうちゅうそ　又称脑疽。生于脑后枕骨之下,大椎穴之上的痈疽。　別称は脳疽。頭部の後,後頭骨の下,大椎穴の上部にできる癰疽。

相度损伤　相度損傷　そうどそんしょう　外伤检查。外傷の検査。

相火　そうか　与君火相对而言,二火(君、相)相互配合,以温养脏腑,椎动功能活动。一般认为相火的根源发自命门,而寄于肝胆三焦等脏腑,为生理之火。　君火に対していうもの。君火と相火の二つの火はおたかいに組み合わさって臓腑を温養し,機能活動を推進する。一般に,命門を源として発生すると考え,肝,胆,三焦などの,臓腑に存在し,生理的な火のこと。

相火妄动　相火,妄動す　肝、肾阴亏,虚火上炎引起的病证。症见眩晕、头痛、耳鸣、易怒、多梦、遗精、情欲亢奋。　肝腎の陰が欠損するめに虚火か上炎することによる病証。症状には目まい,頭痛,耳鳴,怒りっぽい,睡眠中によく夢を見る,遺精,性機能亢進などが見られること。

XIAO　哮消逍小笑

哮　こう　呼吸困难伴有喉中痰鸣音。　呼吸困難が喉

に痰鳴音を伴うこと。

哮喘　こうぜん　哮为呼吸气急而喉间有痰鳴音；喘为呼吸迫促。甚者均可见张口抬肩，不能平卧等。　哮は呼吸困難が喉に痰鳴音を伴い，喘は呼吸促迫で，ひどい吻合には哮と喘みな口を開けて肩を高くして呼吸し，体を横にすることができないなどの症状が見られること。

哮吼　こうこう　⇒哮（xiāo）証

哮証　哮証　こうしょう　各种发作性痰鳴气喘证候的总称。　諸腫の発作性痰鳴音のある喘息証候の総称。

消斑　しょうはん　斑状出血を除去する治療方法。

消导　消導　しょうどう　⇒消（xiāo）导积滞

消导积滞　消導積滞　しょうどうせきたい　又称消导、消食导滞。消除食积，恢复脾胃运化功能的方法。　別称は消導,消食導滞,消食導積滞,食滞を取り除き,脾胃の運化機能を回復する治療方法。

消法　しょうほう　八法之一。用消散导滞，破积药物，以消除宿食、气滞、瘀血的治法。　八法の一つ。消散導滞，破積作用のある薬物を用いて，食滞，気血の渋滞によって生じた痞積などを取り除く治療方法。

消风散　消風散　しょうふうさん　方剤。成分：荆芥、防风、当归、生地、苦参、苍术、蝉蜕、胡麻仁、牛蒡子、石膏、知母、木通、甘草。主治：湿疹、风热隐疹。　方剤。薬物構成：荊芥,防風,当帰,生地黄,苦参,蒼朮,蝉蛻,胡麻仁,牛蒡子,石膏,知母,木通,甘草。応用：湿疹,風熱による蕁麻疹。

消谷善饥　消谷善飢　しょうこくぜんき　食欲亢进，食下不久即感饥欲的病症。　食慾亢進,食後すぐ空腹感を覚える病症。

消积　消積　しょうせき　①消除气的郁积。②消除食积。　①気の鬱積を消除する。②食積を消除する。

消积除胀　消積除脹　しょうせきじょちょう　消食积除腹胀的治法。　食積を清除して腹部膨満を治療する方法。

消积杀虫　消積殺虫　しょうせききっちゅう　治疗虫积的方法。　虫積すなわち寄生虫の治療方法。

消渴（瘅）　消渴（癉）　しょうかつ（だん）　以多饮、多食、多尿为特征的病症。　のどが渇いて水物を多くとり,たくさん食べものを食べ,尿の多いことを特徴とする病症。

消瘰丸　しょうるいがん　方剤。成分：玄参、牡蛎、贝母。主治：瘰疬。　方剤。薬物構成：玄参,牡蛎,貝母。応用：瘰癧。

消泺　消濼　しょうれき　穴位。主治：头痛、背强痛等。　穴位。応用：頭痛,背部の強ばり痛むなど。

消痞　しょうひ　⇒中（zhōng）（脾、胃）消

消痞　しょうひ　消法之一。①治疗胸胁下肿块的方法。②治疗胸胁胀满的方法。　消法の一つ。①胸脇の下にある腫塊の治療方法。②胸脇部の脹満を治療する方法。

消石　しょうせき　中药。结晶体或结晶性粉末入药。用于破坚散积、利尿泻下、解毒消肿。　中薬。薬用部分は結晶体あるいは結晶性粉末。破堅散積,利尿通便,解毒消腫の作用がある。

消食　しょうしょく　食物の消化を促すこと。

消食导滞　消食導滞　しょうしょくとうたい　⇒消（xiāo）导积滞

消食化滞　しょうしょくかたい　⇒消（xiāo）导积滞

消食下气　消食下気　しょうしょくかき　⇒消（xiāo）积除胀

消食滞　食滞を消す　食物の停滞を消除すること。

消暑　しょうしょ　消除暑热之邪。　暑熱の邪を消除する

こと。

消痰　しょうたん　攻伐痰浊留滞的方法。如消痰平喘、消痰软坚。　痰滞が瀰滞しているのを攻める方法。消痰平喘あるいは消痰軟堅の方法があること。

消痰利尿　しょうたんりにょう　痰を消除し,利尿をする治療方法。

消痰镇惊　消痰鎮驚　しょうたんちんきょう　痰を消除し,驚風を治療する方法。

消心　しょうしん　⇒上（shàng）消

消炎退翳　しょうえんたいえい　消除炎症治疗眼翳的方法。　炎症を消し,翳を治療する方法。

消瘍　消癰　しょうよう　纏瘍を治療すること。

消痈肿　癰腫を消す　癰腫を治療すること。

消瘀　しょうお　⇒破（pò）血袪（駆）瘀

消胀　消脹　しょうちょう　膨満を治療すること。

消中　しょうちゅう　⇒中（zhōng）（脾、胃）消

消肿　消腫　しょうしゅ　浮腫を減退すること。

消肿解毒　消腫解毒　しょうしゅげどく　腫脹を減退し,毒を解く治療方法。

消肿退红（赤）　消腫退紅（赤）　しょうしゅたいこう（せき）　消除眼部的肿胀和发红的治法。　眼の腫脹と発赤を消除する治療方法。

逍遥散　しょうようさん　方剤。成分：当归、柴胡、白芍、茯苓、白术、炙甘草、生姜、薄荷。主治：肝郁血虚。症见胁痛、眩晕、或月经不调。　方剤。薬物構成：当帰,柴胡,白芍,茯苓,白朮,炙甘草,生薑,薄荷。応用：肝鬱血虚。症状には脇部痛,目まいあるいは月経不順などが見られること。

小便短赤　しょうべんたんせき　尿量が少なく,色が赤いこと。

小便短少　しょうべんたんしょう　尿量が少ないこと。

小便黄赤　しょうべんおうせき　尿色较正常为黄,甚则带红色。　小便の色が正常よりも黄色く,ひどいのは赤色を帯びること。

小便辣痛　しょうべんらつつう　小便のときに灼熱痛を感じること。

小便淋沥　小便淋瀝　しょうべんりんれき　尿次数多而量少，涩欠滑利，点滴不尽。　排尿の回数が多く,尿が短くて出渋り,したたり落ちて盡さないこと。

小便涩痛　小便渋痛　しょうべんじゅうつう　小便排出不畅，疼痛。　尿の排出が順調でなく,疼痛を伴うこと。

小便灼热　小便灼熱　しょうべんしゃくねつ　排尿时有灼热感。　小便のときに灼熱感があること。

小驳骨　小駁骨　しょうばくこつ　中药。地上部分入药。用于活血驱瘀、续筋骨、祛风湿。　中薬。薬用は地上部分。活血駆瘀,筋骨の離断を治療し,風湿を除去するなどの作用がある。

小檗　しょうはく　⇒三（sān）顆針

小柴胡汤　小柴胡湯　しょうさいことう　方剤。成分：柴胡、黄芩、半夏、党参、炙甘草、生姜、大枣。主治：少阳病。症见寒热往来、胸胁苦满、心烦、恶心等。　方剤。薬物構成：柴胡,黄芩,半夏,党参,炙甘草,生薑,大棗。応用：少陽病。症状には寒熱往来,胸脇部に膨満感があり,心煩,悪心などが見られるもの。

小（半）产　小（半）産　しょう（はん）さん　怀孕三月以上，未足月而产。　妊娠して三か月以上で月足らず早産すること。

小肠　小腸　しょうちょう　六腑之一。有受盛水谷化物和

分别清浊的功能。　六腑の一つ。水穀の化物の受納と清濁の選別作用があること。

小肠病　小腸病　しょうちょうびょう　　小腸の病症。

小肠經　小腸経　しょうちょうけい　　⇒手太阳小肠经

小肠咳　小腸咳　しょうちょうがい　　咳嗽同时放屁的病症。　咳をするときに放屁し,咳と屁が同時に起こる病症。

小肠疝〔气〕　小腸疝〔気〕　しょうちょうせん〔き〕　小腸ヘルニア。

小肠实热　小腸の実熱　　热邪蕴于小肠的病症。症见心烦、口舌生疮、小腹胀满、小便短赤和排尿刺痛、苔黄、脉滑数,常见于泌尿道感染和口腔炎。　热邪が小腸に内蔵される病証。症状には心煩(胸がほてってむかむかする。)口と舌に瘡ができ,下腹部に膨満感があり,小便が赤く,短かく,ふつう泌尿系感染,口腔炎に見られること。

小肠俞　小腸俞　しょうちょうゆ　穴位。主治:腰骶痛、肠炎、血尿、白带过多等。　穴位。応用:腰仙部痛,腸炎,血尿,白帯下過多など。

小肠虚寒　小腸の虚寒　主要症状有腹中时时隐痛,痛时喜温、喜按、肠鸣泄泻、小便频数、脉缓弱等。　主な症状には腹部に隠痛があり,痛いときに手で押し,あるいは,緩かさを慾しがり,腹鳴,下痢,頻尿,脈象が緩弱などがあること。

小肠痈　小腸癰　しょうちょうよう　　小腸の癰瘡。

小肠胀　小腸脹　しょうちょうちょう　　下腹部の膨満感。

小毒　しょうどく　①有轻微毒性。②有少量轻微毒性的药物。　①弱い毒性がある。②僅かな弱い毒性ある薬物。

小儿暴惊　小児暴驚　しょうにぼうきょう　小儿突然发惊啼哭的病症。　小児が突然驚いて泣く病症。

小儿表热　小児表熱　しょうにひょうねつ　小儿表证类型之一。小儿外感风寒,有发热、鼻塞、流涕、喷嚏或咳嗽等表证,并具有汗出身热、呵欠面赤等热证。　小児の表証の類型の一つ。小児が風邪に外感して発熱,鼻詰り,鼻汁を流し,くしゃみをし,あるいは咳などのある表証になり,その上に汗が出,身熱,あくびをし,顔の色は赤いなどを伴う熱証。

小儿虫吐　小児虫吐　しょうにちゅうと　　小儿呕吐蛔虫的病症。　小児が回虫を嘔吐する病症。

小儿喘急　小児喘急　しょうにぜんきゅう　　小儿有呼吸困难的病症。　小児が呼吸困難のある病症。

小儿卒利　小児卒利　しょうにそつり　　小儿突然腹泻的病症。小儿が突然下痢をする病症。

小儿割目　小児割目　しょうにとうもく　　小儿两眼时时眨动的病症。　小児の両眼がときときまばたきする病症。

小儿发热　小児発熱　しょうにはつねつ　　小儿发热以其变化多为特征的病症。　小児の発熱はその変化が多いことを特徴とする病症。

小儿发痧　小児発痧　しょうにほっさ　　小儿发痧疹的病症。　小児が痧疹を発生する病症。

小儿疳眼　小児疳眼　しょうにかんがん　　又称疳表眼。继发于小儿疳积的眼病。相当于角膜软化症。　別称は疳表眼。小児の疳積に二次的に発生する眼の病症で,角膜軟化症に相当するもの。

小儿寒吐　小児寒吐　しょうにかんと　　小儿因脾胃虚寒而引起的呕吐。　小児が脾胃の虚寒により起こる嘔吐。

小儿脚拳　小児脚拳　しょうにきゃっけん　　小儿脚趾拳缩不展的病症。　小児の足の指が曲って伸展しない病症。

小儿惊吐　小児驚吐　しょうにきょうと　　小儿因受惊引起肝胃不和而作呕吐的病症。　小児が驚かされることにより肝胃不和になって嘔吐をする病症。

小儿咳逆　小児咳逆　しょうにがいぎゃく　　乳汁溢入气管而引起呛咳的病症。　乳汁が誤って気管内に入ることにより起こるつまりそうな咳をする病症。

小儿客忤　小児客忤　しょうにきゃくで　　小儿突见异物,突闻异声,骤见生人而啼哭,甚而面色变异,或见吐泻、腹痛、肢体瘈疭,状似惊痫症。　小児が突然外界の異物,大きな音,あるいは見知らぬ人におびえて泣き,ひどいのは顔色が変り,あるいは嘔吐,下痢,腹痛,肢体に瘈瘲(ひきつけ)があり,あたかも驚癇のような状態になること。

小儿羸瘦　小児羸瘦　しょうにるいそう　　小儿虚羸瘦弱病症　小児の体が弱く痩せ衰える病証。

小儿里热　小児裏熱　しょうにりねつ　　小儿由于多种因素引起,热自内生的证候。常见有以下两种情况:①饮食不节所致伤食发热。②婴儿衣被过厚,居室过暖以致寒温失度所致。　小児の多種の素因により,熱が内から発生する証候。ふつう以下の二種類がある。①飲食の不節制により傷食発熱。②嬰児の着物や布団が厚すぎか,室内の暖がすぎるために寒温の失調によるもの。

小儿脉法　小児脈法　しょうにみゃくほう　　用一指切小儿脉法。　一本の指だけで小児の脈象をとる方法。

小儿热吐　小児熱吐　しょうにねつと　　小儿胃有积食,化热作吐的证候。　小児の胃に食滞があり,化熱して嘔吐となる証候。

小儿实热　小児実熱　しょうにじつねつ　　小儿由实热引起的发热。常见外感风邪的表证,内伤饮食的里证。　小児が実証により起す発熱。ふつう風邪を外感して表証となり,飲食の原因で内傷して裏証となること。

小儿食积　小児食積　しょうにしょくせき　　小儿饮食积滞于胃肠的病症。　小児において食物が消化されず胃腸に滞る病症。

小儿手拳　小児手拳　しょうにしゅけん　　小儿手指拳缩不能伸展的病症。　小児の手の指がけいれんして曲って伸展しない病症。

小儿暑热〔渴〕证　小儿,暑热による〔渇〕証　又称小儿夏季热。小儿夏季的发热病。以持续发热、口渴、多饮、多尿、少汗等为特点。　別称は小児の夏季熱。小児が夏に多発する熱病。持続的に発熱し,口が渇く,水物を多く飲み,尿が多い,汗が少ないなどを特徴とすること。

小儿瘫痪　小児癱瘓　しょうにたんかん　　小儿肢体瘫痪。　小児の肢体が麻痺すること。

小儿痰鸣　小児痰鳴　しょうにたんめい　　小儿咳嗽,带有痰声。　小児が咳する場合に痰の声を伴うこと。

小儿痰湿吐　小児の痰湿による吐く　　小儿因痰湿阻滞而引起呕吐的证候。　小児が痰湿の阻滞により起こる嘔吐の証候。

小儿涕液不收　小児,涕液は収せず　小儿外感流涕不止。　小児が外感して鼻汁を流して止らないこと。

小儿通睛　小児通睛　しょうにつうせい　　小儿辐辏内斜视。　小児の輻輳内斜視。

小儿吐泻　小児吐瀉　しょうにとしゃ　　小儿呕吐、泄泻的病症。小児の嘔吐と下痢のある病症。

小儿推拿广意　小児推拿広意　しょうにすいだこうい　　又称《推拿广意》。清·熊应雄辑(约1676)。　別称は推拿広意。清の熊応雄が著した(約1676)。

小儿推拿疗法　小児推拿療法　しょうにすいだりょうほう　医生用自己的手或上肢,在小儿体表一定部位进行手法治疗或被动运动的几种医疗方法。　医師が自分の手あるいは上肢で小児の体表の一定部位に手法治療を施しあるいは患児を被動的に運動させる数種類の治療方法。

小儿推拿秘旨　小児推拿秘旨　しょうにすいだひし　明・龚云林撰,姚国祯补辑(1604)。为现存记述小儿推拿疗法的较早的一本著作。　明の龔雲林が著し,姚国禎が増補した(1604)。現存する小児推拿療法の比較的に古い著作である。

小儿哮喘　小児哮喘　しょうにこうぜん　小儿喘息。小児の喘息。

小儿虚热　小児虚熱　しょうにきょねつ　小儿体质素虚之发热病证。经常面红时而皖白,两颧发赤,唇红口燥,手足心热,乍凉乍温,或手足指冷,纳差厌食或屈体而卧,或睡时露睛,大便干燥或溏泻,小便短黄,有时频数清长。　小児の体質がえより虚弱で発熱する病証。症状にはふつう顔色が赤く,ときには皖白色を呈し,両側の頬部が発赤し,唇が赤く,口が乾く,手のひらと足のうらが熱く感じ,ときには冷たく,ときには温かく感じ,あるいは手足の指が冷えて,食慾不振あるいは体を丸くして寝る,あるいは睡眠中に目を完全に閉ぢられない,大便が乾燥し,あるいは溏便(軟便)と下痢をし,小便が短かくて黄色く,ときには頻尿があって,澄んだ長い尿を排出すること。

小儿药证诀　小児薬証直訣　しょうにやくしょうちょくけつ　宋・钱乙撰,其弟子闫季忠编辑,成书于1119年。中国现存最早的儿科学原著。　宋の钱乙が著し,その弟子である闫季忠が編集して1119年に完成した。中国で現存でする最も古い小児科学の原著であること。

小儿遗溺(尿)　小児遺溺(尿)　しょうにいでき(にょう)　①小儿尿失禁。②小儿夜尿症。　①小児の尿失禁。②小児の夜尿症。

小方　しょうほう　七方之一。治疗病情较轻之方剂。剂量药味较轻而少。　七方の一つ。病情のわりあいに軽いのを治療する方剤。薬量が軽くて種類が少ないこと。

小方科　しょうほうか　明十三科之一。治疗小儿疾病的专科。　明代の十三科の一つ。小児疾病を治療する専門科。

小方脉　小方脈　しょうほうみゃく　中国古代医学分科的一种,为专治小儿疾病的一科。宋太医局,元、明、清各代的太医院中均有此科。　中国古代医学分科の一つ。小児疾病を治療する専門科。宋の太医局,元,明,清時代の太医院にみなこの科が設けられた。

小方脉科　小方脈科　しょうほうみゃくか　清代九科之一。元代十三科之一。治疗小儿疾病的专科。　清代の九科の一つ。元代の十三科の一つ。小児疾病を治療する専門科。

小分　しょうぶん　肌肉间会合处的细纹。　筋肉の間の細かいあやのこと。

小腹　しょうふく　⇒少(shào)腹

小腹疽(痈)　小腹疽(癰)　しょうふくそ(よう)　下腹部痈疽。　下腹部の癰疽。

小腹满　小腹満　しょうふくまん　小腹胀满。下腹部膨満。

小海　しょうかい　穴位。主治:尺神经痛或麻痹、舞踏病等。　穴位。応用:尺骨神経痛あるいは尺骨神経麻痺と舞踏病など。

小户嫁痛　小戸嫁痛　しょうこかつう　妇女阴道痛。婦人の膣痛。

小茴香　しょうういきょう　中药。果入药。用于温肾散寒、理气止痛、和胃。　中薬。薬用部分は果実。温腎散寒、理気止痛と和胃の作用がある。

小活络丹　小活絡丹　しょうかつらくたん　⇒活(huó)络丹

小蓟　小薊　しょうけい　中药。地上部分入药。用于凉血、祛瘀、止血。　中薬。薬用は地上部分。凉血、祛瘀と止血の作用がある。

小蓟饮子　小薊飲子　しょうけいいんし　方剂。成分:生地、小蓟、滑石、木通、薄荷、淡竹叶、当归、藕节、栀子、炙甘草。主治:下焦热结所致之血淋。　方剤。薬物構成:生地黄,小薊,滑石,木通,薄荷,淡竹葉,当帰,藕節,梔子,炙甘草。応用:下焦の熱結により起こる血淋。

小夹板　しょうきょうばん　用于固定骨折的长方形木制小薄板。　骨折したときに固定に用いる長方形の木製の薄い板(副子)。

小建中汤　小建中湯　しょうけんちゅうとう　方剂。成分:桂枝、白芍、炙甘草、生姜、大枣、饴糖。主治:脾胃虚寒所致之脘腹挛痛等症。　方剤。薬物構成:桂枝,白芍,炙甘草,生薑,大棗,飴糖。応用:脾胃の虚寒により起こる胃脘と腹部のけいれん性疼痛など。

小结胸　小結胸　しょうけっきょう　因痰热互结于胸腹,引起胃脘胀闷,按之疼痛的病症。　痰熱が互いに胸腹部で結ばれて生ずる胃脘部が膨満し,手で押えると痛みのある病症。

小逆　しょうぎゃく　治疗上的小误。　治療上比較的小さな誤りのこと。

小青龙汤　小青竜湯　しょうせいりっうとう　方剂。成分:干姜、桂枝、麻黄、芍药、炙甘草、细辛、半夏、五味子。主治:外感风寒,内停水饮。症见发热、恶寒、无汗、咳嗽、痰稀而白。　方剤。薬物構成:乾薑,桂枝,麻黄,芍薬,炙甘草,細辛,半夏,五味子。応用:風寒による外感,水飲が内に停滞するもの。症状には発熱,悪寒,汗がなく,咳をして痰が稀薄で白いなどが見られること。

小伤寒　小傷寒　しょうしょうかん　又称冒寒。风寒感冒。　別称は冒寒。風寒により起る感冒のこと。

小舌头　小舌頭　しょうぜつとう　口蓋垂。

小溲(水)　しょうしゅう(すい)　小便。　小便のこと。

小溲热赤　小溲熱赤　しょうしゅうねっせき　小便赤伴有热感。　小便が赤く,熱い感じを伴うこと。

小通草　しょうつうそう　中药。茎髓入药。用于清热、利尿、下乳。　中薬。薬用部分は茎髄。清熱,利尿,下乳の作用がある。

小腿疽　しょうたいそ　⇒胫(jìng)疽

小腿转筋　小腿転筋　しょうたいてんきん　腓肠肌痉挛。　腓腹筋けいれん。

小溪　しょうけい　⇒溪(xī)谷

小陷胸汤　小陥胸湯　しょうかんきょうとう　方剂。成分:黄连、半夏、瓜蒌实。主治:痰热互结心下所致之胸痞证。　方剤。薬物構成:黄連,半夏,瓜蔞実。応用:痰熱が互いに心下部で結ばれて胸痞(胸に痞える)証。

小心　しょうしん　①⇒心(xīn)包络。②⇒命(mìng)门

小叶莲　小葉蓮　しょうようれん　中药。果实入药。用于调经、活血。　中薬。薬用部分は果実。調経,活血の作用がある。

小中风　小中風　しょうちゅうふう　头晕眼花,随发随止的病症。　頭がくらくらして目まいし,発病してもす

ぐ止まる病症。

小周天　しょうしゅうてん　　又称炼精化气。气功用语。气功锻炼中使内气在任脉、督脉上循环周转的功法。　　気功の用語。別称は煉精化気。気功鍛練で内気を任脉と督脉に循環して廻らせる功法。

小眦　しょうじ　外眼角。

小眦漏　しょうじろう　外眼角瘻孔。

xiào　笑

笑不休　笑し休まず　　笑いが止めようとしてま止めることができないこと。

XIE　协邪胁挟斜泻泄龂解薤蟹

xié　协邪胁挟斜

协热下利　協熱下利　きょうねつげり　　里寒表热引起的泄泻。症见形寒身热、心下痞硬、泄泻不止。　　裏寒表熱により起こす下痢。症状には形寒身熱、心窩部に痞(つか)えて硬い感じがあって下痢して止まらないなどが見られること。

邪　じゃ　①风、寒、暑、湿、燥、火等致病因素及病理损害。②指邪气。与人体的正气相对而言，泛指多种致病因素。　　①風、寒、暑、湿、燥、火などの発病要因と病理の損害のこと。②邪気が人体の止気に対していうもの。ひろく多くの発病要因のこと。

邪害空窍　邪は空竅を害す　　邪气侵害口、鼻、耳、目等器官所发生的病症。　　邪気が口、鼻、耳、目などの器官を侵害して現われる病症。

邪火　じゃか　①病因中的火邪。同火邪。②病理变化中所表现的火热征象。　　①病因の内にある火邪。火邪と同じ。②病変の過程中に現われる火熱の徴候。

邪恋心包　邪，心包に恋す　　为昏迷惊厥持续多天未清醒的病证。　　意識不明や驚厥が続いて醒めない病症。

邪留三焦　邪，三焦に留まる。　　①湿热之邪留恋三焦气分的热性病症。②病邪困扰三焦，使三焦气化功能失调，成为水肿的病证。　　①湿熱の邪が三焦の気分に滞留する熱性病症。②病邪が三焦を侵して、三焦の気化する機能が失調して水腫になる病症。

邪气　邪気　じゃき　①广义泛指一切致病因素及病理损害。②狭义专指六淫。　　①ひろくあらゆる発病要因と病理の損害のこと。②狭義にいえばもっぱら風、寒、暑、湿、燥、火の六淫のこと。

邪气内陷　邪気，内陥す　　邪气未能外出而陷于内的病症。　　邪気が外へ出ることができなく内に陥る病症。

邪气盛则实　邪気が盛んなれば実　　在疾病过程中，邪气盛，正气激烈对抗则表现为实证。　　疾病において邪気が盛んで、正気が邪気と激しい対抗しているときは、亢盛の実証となること。

邪热　邪熱　じゃねつ　①外邪引起的发热。②病因。即热邪。　　①外邪により惹起された発熱のこと。②病因。すなわち熱邪のこと。

邪实　邪実　じゃじつ　　邪气盛。　　邪気が盛んであること。

胁　脇　きょう　　侧胸部，由腋以下至十二肋骨部位。　　側胸部のこと。腋から下、第12肋骨までの部位。

胁肋疽　脇肋疽　きょうろくそ　　类似胸壁结核。　　胸壁結核に似ているもの。

胁肋疼痛　脇肋疼痛　きょうろくとうつう　　侧胸部疼痛。　　側胸部の痛み。

胁肋胀痛　脇肋脹痛　きょうろくちょうつう　　侧胸部胀满疼痛。　　側胸部の膨満と疼痛。

胁痛　脇痛　かょうつう　　侧胸部疼痛。　　側胸部の痛み。

胁下痞硬　脇下痞硬　きょうかひこう　　胁部满闷，按之坚硬的病症。　　側胸部に膨満感があり、手で押えると硬い感じのある病症。

胁痈　脇癰　きょうよう　　生于侧胸部的痈疽。　　側胸部にできる癰疽。

挟食　挟食　きょうしょく　　消化不良。　　消化不良のこと。

斜扳推拿手法　しゃはんすいだしゅほう　　又称斜搬法。三扳疗法之一。患者侧卧，上腿屈曲，下腿伸直，医师用一手扶住其肩前部，另一手扶住臀部，两手同时用力作用向相反方面推动，使其腰椎扭转，当听到"喀嗒"响声即可。　　別称は斜搬法。三扳療法の一つ。患者が側臥し、大腿を屈曲し、下腿をまっすぐ伸ばし、医師がかた手をその肩の前部におき、他の手をその臀部におき、両手を同時に、力を入れて、それぞれ相反する方向に引きあるいは押し、腰椎を回転して、コッツコッツという音が出るまで続けること。

斜刺　しゃし　　针刺方法之一。针体与皮肤呈30～50度角刺入。　　針刺する方法の一つ。針体が皮膚が30～50角をなして刺入すること。

斜断　しゃだん　　骨折的断面是斜的。　　骨折の断面が斜めになっていること。

斜飞脉　斜飛脈　しゃひみゃく　　解剖上异位的尺动脉。其脉搏从尺部斜向手背合谷穴处。　　解剖学上の尺骨動脈位置の異常のこと。その脈拍は尺骨部位より斜めに手背の合谷穴の部位に向うこと。

斜眼　しゃがん　　斜视。　　斜視のこと。

xiè　泻泄龂解薤蟹

泻　瀉　しゃ　⇒泄(xiè)泻

泻白　瀉白　しゃはく　⇒泻(xiè)肺(白)

泻白散　瀉白散　しゃはくさん　　方剂。成分:桑白皮、地骨皮、甘草、粳米。主治:肺热阴伤之咳嗽。　　方剤。薬物構成:桑白皮、地骨皮、甘草、粳米。応用:肺熱のときに陰を損傷したために咳をする病証。

泻而不藏　瀉して蔵せず　　六腑生理功能。六腑皆有接纳、传化、排泄食物和水分的功能。多与外界直接相通，没有贮藏精微物质的功能，仅是食物和水分的通道。　　六腑の生理機能。六腑は食物と水分を受納し、伝送消化と排泄する機能がありふつう外界と直接に交通し、精微物質を貯蔵する機能がなく、ただ食物と水分の通路とするもの。

泻法　瀉法　しゃほう　①下法。②针刺手法之一。　　①下法。②針刺手法の一つ。

泻肺(白)　瀉肺(白)　しゃはい(はく)　　用苦寒清热药物，清泻肺内蕴热的方法。　　苦寒清熱の薬物を用いて、肺内に蔵する熱を清瀉する方法。

泻肺平喘　瀉肺平喘　しゃはいへいぜん　　用苦寒清热药物清泻肺热以平喘的治法。　　苦寒清熱の薬物を用いて、肺熱を清除することをもって喘息を治療する方法。

泻肝(青)　瀉肝(青)　しゃかん(せい)　　用苦寒药物清泄肝火的方法。　　苦寒薬物を用いて肝火を清泄する方法。

泻肝火　肝火を瀉す　　用苦寒药物清泻肝火的方法。　　苦寒薬物を用いて、肝火を清泄する方法。

泻肝解郁　瀉肝解鬱　しゃかんかいうつ　　泻肝火，解肝气郁的治法。　　肝火を清瀉し、肝気の鬱結を解除する治療方法。

泻火　瀉火　しゃか　用苦寒药物清除火热之邪的方法。苦寒薬物を用いて火熱の邪を清除する方法。

泻火解毒　瀉火解毒　しゃかげどく　①清泻火热兼以解毒的治法。②脏腑之热毒化火的治法。　①火熱を清除し，解毒を兼ねる治療方法。②臓腑の熱毒が火に化した場合の治療方法。

泻火熄风　瀉火熄風　しゃかそくふう　治疗热极生风证的方法。适用于热性病初、中期因高热所致的抽搐、角弓反张、颈项强直、神志昏迷、舌红苔黄、脉弦数等。　熱極生風を治療する方法。熱性病の初め、中期に高熱のため、手足がひきつり、反弓緊張し、頸部と項（うなじ）が強直し、意識が朦朧となり、舌質が赤く、舌苔が黄色い、脈象が弦数などに適応するもの。

泻剂　瀉剤　しゃざい　十剂之一。具有泻下作用的方剂。　十剤の一つ。瀉泄、下痢作用のある方剤。

泻可去闭　瀉は閉を去る可し　用具有泻下作用的药物可以治疗闭塞的实证。　瀉泄、下痢作用のある薬物を用いて閉塞する実証を治療することができるもの。

泻青　瀉青　しゃせい　⇒泻(xiè)肝(青)

泻热　瀉熱　しゃねつ　用苦寒药物，除热的治法。　苦寒薬物を用いて熱を除去する治療方法。

泻水　瀉水　しゃすい　⇒泻(xiè)下逐水

泻水逐饮　瀉水逐飲　しゃすいちくいん　用泻下药物治疗水饮病的方法。　下剤を用いて水飲病を治療する方法。

泻卫透热　瀉衛透熱　しゃえいとうねつ　用辛凉发散药为主使里热从卫表透达的方法。　辛涼発散薬を主とする薬物を用いて裏熱が衛表をとおして出させる治療方法。

泻下通便　瀉下通便　しゃげつうべん　用泻下药物通便的方法。　下剤を用いて大便を通じさせる治療方法。

泻下通水　瀉下通水　しゃげつうすい　⇒泻(xiè)下逐水

泻下逐水　瀉下逐水　しゃげちくすい　用泻下药物以驱逐水气病症的方法。　下剤を用いて水気病症を駆逐する治療方法。

泻相火　相火を瀉す　用泻火药清泻命门肝、胆、肾或三焦之相火的治法。　瀉火薬物を用いて命門、肝、胆、腎あるいは三焦の相火を清瀉する治療方法。

泻心　瀉心　しゃしん　用泻火通降的药物治疗心胃火盛的方法。　瀉火通降の薬物を用いて心あるいは胃の火が盛んであることを治療する方法。

泻心火　心火を瀉す　用泻火通降的药物治疗心火盛的方法。　瀉火通降の薬物を用いて、心火の盛んであることを治療する方法。

泻心汤　瀉心湯　しゃしんとう　方剂。成分：大黄、黄连、黄芩。主治：心胃火炽，迫血妄行而见出血。　方剤。薬物構成：大黄，黄連，黄芩。応用：心胃の火が盛んであることにより，血がやたらに循行する出血。が見られる病証。

泄风　泄風　せつふう　①感受风邪，出现汗泄不止，口干，身痛的病症。②皮肤痒疹。　①風の邪気を感受した結果，汗が出てとまらなく，口が乾き，体が痛む病症。②皮膚にできる瘙痒のある発疹のこと。

泄剂　泄剤　せつざい　⇒泻(xiè)剂

泄脓血　膿血を泄す　⇒便(biàn)膿血

泄热通便　泄熱通便　せつねつつうべん　用泄热药物使大便通畅的治疗方法。　熱を清泄して大便を通じさせる治療方法。

泄泻　泄瀉　せつしゃ　腹泻。　下痢のこと。

泄注赤白　せつちゅうせきはく　赤痢。下痢が膿血を伴うこと。

龄齿　齢歯　かいし　又称齿龄。睡眠中牙齿相磨的病症。常为有虫或心胃火热所致。　睡眠中に上下の歯をすり合わせて音を出す病症。多くは寄生虫あるいは心胃の火熱によって生じるもの。

解㑊　かいえき　精神倦怠，形体消瘦的一种病症。体が疲れてだろく，痩せ衰える病症。

薤白　がいはく　中药。球茎入药。用于温中通阳、行气散结。　中薬。薬用部分は球茎。温中通陽，行気と散結の作用がある。

蟹睛〔疼痛外障〕　かいせい〔とうつうがいしょう〕　角膜穿破，虹膜脱出。　角膜穿孔によって虹彩が脱出するもの。

蟹足肿　蟹足腫　かいそくしゅ　瘢痕　ケロイド。

XIN　心辛焮新囟信

xīn　心辛焮新

心　しん　五脏之一。主要功能是主血脉，推动血液循环，主神志，包括高级中枢神经系统某些机能活动。并与舌和汗液有密切关系。　五臓の一つ。主な機能は血脈を主（つかさどり），血液循環が心気によって推進され，精神意志を主り，中枢神経系の若干な機能活動が含まれ，舌と汗にも密切な関係があること。

心包经　心包経　しんほうけい　⇒手(shǒu)厥阴心包经

心包络　心包絡　しんほうらく　心脏的外膜，有络可通行气血，具有保护心脏的作用。　心臓の外膜で，絡脈により気血を通じている，心臓を保護する作用があること。

心痹　しんひ　心经的痹证。由于心气痹阻而出现胸闷、心悸、心痛、气急等。　心経の痺証。心気が痺阻されて，胸部苦悶感，心悸，心痛，呼吸困難などが現れること。

心藏神　心は神を蔵す　心的重要功能之一。精神、意识、思维等中枢神经活动是由心所主持的。　心の重要な機能の一つ。精神，意識，思維などの中枢神経系の活動は心によって主ること。

心掣　しんせい　以心动如掣为主征的心动悸。甚则作痛，伴有气短、便泄等症。　心が拍動するときにひっぱられるような感じを主とする動悸のこと。ひどいのは痛みを来し，呼吸困難，下痢などを伴うこと。

心虫病　しんちゅうびょう　蛔虫病。　回虫病のこと。

心动悸　心動悸　しんどうき　患者除自觉心悸外，还有心脏搏动亢进。　患者が心悸を自覚するばかりでなく，外からても心臓の拍動を感じることができること。

心烦　心煩　しんはん　胸部がほてってむかむかすること。

心腹结气　心腹結気　しんふくけっき　胸腹部有气郁结的病症。　胸部と腹部に気が鬱結のある病症。

心腹痛啼　しんふくつうてい　小儿突然因心腹疼痛而啼的病症。　小児が突然胸部と腹部の痛みによって泣く病症。

心疳　しんかん　又称惊疳。五〔脏〕疳之一。心经郁热所致之小儿疳证。以面黄颊赤、壮热烦躁、口舌生疮、小便赤、盗汗、易惊等为特征。　別称は驚疳。五〔臓〕疳の一つ。心経の鬱熱にょる小児の疳証。顔面は黄色い煩部は赤色，ひどく熱い，煩躁すなわちいらいらして落ち着がず，口舌に瘡ができ，小便は赤色，寝汗，驚き易いなどを特徴とする

こと。

心汗　しんかん　心前部多汗。多因忧思惊恐伤及心脾所致。　心前の部位に汗が多いこと。ふつう憂う,思慮,驚恐のために心脾を傷めることによる。

心合小肠　心は小肠に合する　脏腑相合理论之一。心有热下移小肠,可见小便赤涩或尿血,小肠实热,可见心烦、口舌糜烂。　臓腑の組み合す理論の一つ。心がその熱を小腸に移すと小便が赤く渋り,あるいは血尿をし,小腸の実熱には心煩(胸にほてってむかむかする),口と舌に糜爛が見られるもの。

心火亢盛　しんかこうせい　情志之火内发或六气郁而化火,或过食辛热温补之品所导致的心经火热亢盛之病变。以面赤、烦热、睡卧不安、小便黄赤,甚或神昏谵语、吐血、衄血等为特点。　情志の火が内から発し,あるいは六気が鬱滞して火に化し,あるいは辛熱温補類の食物と薬物を多く食用するために心経の火熱が亢盛する病症。その特点は顔色が赤く,煩熱し,寝るときに落ち着かなく,小便が黄赤色を呈し,ひどいのは意識が不明になり,うわごとをいい,吐血,衄血などがあること。

心火内炽(焚)　心火,内に熾(焚)す　心火过盛而出现的一种病变。症见心烦失眠、心悸不安、狂躁谵语等。　心火が異常に盛んであることによって起る一種の病変。症状には心煩不眠,心悸して落ち着かない,狂躁してうわごとをいうなどが見られること。

心火上炎　心火,上炎す　心经虚火升。症见口舌生疮、心烦、失眠等。　心経の虚火が上昇すること。症状には口舌に瘡が生じる,心煩(胸がほてってむかむかする),不眠などが見られること。

心悸　しんき　心跳过激,心脏部有不安的感觉。　心臓の動悸が高ぶり,心臓部に不安定感のあること。

心悸失眠　しんきしつめん　心臓が動悸して不安定感があって不眠すること。

心经　心経　しんけい　⇒手(shǒu)少阴心经

心〔经〕咳〔嗽〕　心〔経〕咳〔嗽〕　しん〔けい〕がい〔そう〕　伴有心痛,甚则咽肿喉痹的咳嗽。　咳が心の痛みを伴い,ひどいのは咽頭が腫脹し,喉痺のあること。

心绝　心絶　しんぜつ　五绝之一。五种卒死病证之一。　五絶の一つ。五種類の急死の病証の一つ。

心开窍于舌　心は竅を舌に開く　心经别络上行于舌,心气上通于舌,故舌为心之苗窍,心的生理和病理情况,可以从舌上反映出来。　心経の別絡脈が上では舌に行き,心気が上では舌に聯絡し,故に舌は心の苗竅であって,心の生理と病理的状況が舌の変化の中に反映されるもの。

心口痛　しんこうつう　上腹部の痛み,胃痛のこと。

心愦愦　心愦愦　しんかいかい　心中烦乱不能自制。　心中煩乱して,控えることができないこと。

心劳　心労　しんろう　五劳之一。主要指心血耗损后出现的心烦失眠、心悸易惊等症。　五労の一つ。主に心血が消耗損傷した後に現われる心煩(胸がほてってむかむかする),不眠になり,心悸して驚きやすくなるなど。

心漏疽　しんろうそ　⇒井(jǐng)疽

心脾两虚　心脾両虚　しんひりょうきょ　即心脾气血俱虚。主要症状有心悸、健忘、失眠、多梦、食欲减退、大便溏泄、腹部胀满、倦怠乏力、面黄清瘦、舌苔白、脉细弱等。　すなわち心脾と気血がともに虚であること。主な症状には心悸,記憶力減退,不眠,多夢,食慾不振,大便が溏泄し,腹部が膨満し,倦怠脱力感があり,顔色が黄色い,痩せ衰え,舌苔が白く,舌質の色がうすく,脈象が細弱などがあ

ること。

心,其华在面　心,その華は面に在り　心主血脉,面部血脉丰富,人的血气是否充盈,可在望诊面色时看出。　心は血脈を主(つかさど)り,顔に血脈が豊かなので,人の血気が充ちているか否かは顔色を望診することによって見出すことができる理論のこと。

心气　心気　しんき　①心的功能活动。②心脏推动血液循环的功能。　①心の機能活動。②心臓の血液循環を促進する機能活動。

心气不宁　心気,寧まらず　由于心气、心血不足、心神失养。症见心悸、征忡、心神不安、失眠、健忘等病理反映。　心気,心血の不足によって心神が養いを失うこと。症状には心悸,征忡(せいちゅう)すなわち激しい心悸,心神不安(いらいらして落ち着かない),不眠,記憶力が減退するなどが見られる。

心气不收(固)　心気,収まらず(固らず)　心气虚弱,不能收敛。症见心神浮越、精神散乱、心悸、健忘、惊惕不安、自汗等。　心気が虚弱で収斂ができないこと。症状には精神がうわずり,錯乱し,心悸,健忘,驚きやすく,自汗などが見られること。

心气盛　心気盛ん　心功能亢盛的证候。有精神过度兴奋、心烦、失眠、梦中作笑等症状。　心の機能が亢盛になる証候。精神の過度の亢奮,心煩(胸がほてってむかむかする)して眠れない,夢の中で笑うなどの症状が見られること。

心气虚　心気,虚なり　心的功能减通的病变。常出现心悸、气短、胸闷、自汗、脉细弱或结代等症。　心の機能が減退する病証。ふつう心悸,呼吸困難,胸部苦悶感,自汗,脈象が細弱あるいは結代などがあること。

心气虚不得卧　心気,虚なり,臥を得ず　心功能低下所致失眠。　心の機能が減退することによる不眠症。

心热　心熱　しんねつ　心火热所引起的证候。症见心中烦热、少眠、尿赤,甚者可有谵语、尿血等。　心の火熱によって起る証候。症状には顔が赤く,心煩(胸がほてってむかむかする),不眠,小便の色が赤く,ひどいのはうわごとをいい,尿血などが見られること。

心疝　しんせん　因心经受寒所致的危症。表现为腹痛、腹部有块隆起、气上冲胸、脉弦急等。　心経が寒に侵されることによって生じる危篤な症状。腹痛,腹部に突起した塊りができ,気が胸に向って衝きあげ,脈は弦急などが現われること。

心神烦乱　心神煩乱　しんしんはんらん　胸内烦闷,意识错乱。　胸部がほてってむかむかし,意識の錯乱を引き起こすこと。

心肾不交　心腎交わらず　心阳与肾阴生理关系失调的病证。症见心烦、失眠、心悸、遗精等。由肾阴不足或心火亢盛而致。　心陽と腎陰の生理関係が正常を失う病証。症状には心煩,(胸がほてってむかむかする。),不眠,心悸,遺精などが見られること。腎陰不足あるいは心火亢盛によるもの。

心肾相交　心腎,相交す　又称水火相济。心火下降于肾,以温肾阳;肾水上济于心,以涵心阴,从而维持正常的生理功能。　別称は水火相済。心火は下降して腎に至り,腎陽を温め養うことができ,腎水は上昇して心に至り,心陰を涵養することができ,これをもって正常な生理機能を保つことができること。

心俞　しんゆ　穴位。主治:心脏疾患、神经衰弱、精神分裂症、癫痫等。　穴位。応用:心臓疾患,神経衰弱,精神分裂

症,てんかんなど。

心水 しんすい　五水之一。　水气侵犯心脏所致。症见全身浮肿、气短、心烦、不能平卧、前阴水肿等。　五水の一つ。水の邪気が心を犯すことによる。症状には全身浮腫,呼吸困難,心煩(胸がほてってむかむかする。),横臥することができない,下陰が腫れるなどが見られること。

心痛 しんつう　①心前区痛。②上腹部痛。　①前胸部痛。②上腹部痛。

心痛彻背 心痛,背に徹し　胸痛牵连背部的症状。　胸痛が背部へ放散する症状。

心痿 しんい　又称脉痿。痿证之一。由于心火炎于上,血气随之上逆,下部血脉空虚所致。症见四肢关节不能举动,不能站立。　別称は脉痿。痿症の一つ。心火が上に燃え,血気が心火にしたがって上へ逆行し,下部において血脈が空虚になることによる。症状には四肢の関節運動ができなく,立つこともできなくなるなどが見られること。

心恶热 心は熱を悪(にく)む　因火热之邪可以伤耗心血,扰乱心神,产生神昏谵语、狂躁的理论。　火热の邪は心血を消耗損傷し,心神を乱して,意識不明,うわごと,狂躁などを引き起す理論のこと。

心息相依 しんそくそうい　气功用语。炼气功的技能之一。指意念和气息相互依存的过程。　気功の用語。気功鍛煉の技術の一つ。意念と気息が互いに依存するすなわち互いによりかかって存在すること。

心系 しんけい　心与其它脏器联系之脉络。　心と他の臓器とつながる脈絡のこと。

心下急 しんかきゅう　上腹部不适,急迫微痛胀满感。　上腹部の不快感で微かに痛み,膨満感も伴うこと。

心下悸 しんかき　①心悸。②胃脘部悸动。　①心悸。②胃脘部(上腹部)の動悸。

心下满 心下満　しんかまん　胃脘部胀满。　胃脘部に膨満感があること。

心下痞 しんかひ　胃脘部满闷,按之柔软不痛的病症。　胃脘部に膨満感があって痞える,手で押えると柔らく痛みがない病症。

心下痞痛 しんかひつう　胃脘满闷、疼痛的病症。　胃脘部の膨満感と痞え痛みの病症。

心下痞硬 しんかひこう　胃脘满闷,混有痰湿,胀满重且如有物堵塞感。　胃脘部の膨満感に痰湿の邪が混じった場合に膨満がひどくなり,また物が詰っているような感じがあること。

心下痛 しんかつう　胃脘痛のこと。

心下支结 心下支結　しんかしけつ　胃脘部自觉有物梗阻而烦闷不舒。　胃脘部に物がつかえているような感じを自覚し,煩悶して不快感があること。

心虚 しんきょ　包括心气虚、心血虚、心阴虚、心阳虚等。　心気虚,心血虚,心陰虚と心陽虚などを含めて総括したもの。

心虚胆怯 心虚にして胆怯す　心中空虚,容易恐惧的证候。　心中が空虚で,びくびくし易い証候。

心血 しんけつ　心脏所主的血液,是营养和滋润全身各部组织器官的物质,也是神志活动的物质基础。　心臓の主(つかさど)る血液で,全身の諸所の組織器官を栄養し,潤う物質であり,精神意志活動する物質的の基礎でもあること。

心血虚 心血,虚なり　因心血不足,出现头晕、面色苍白、心悸、心烦、失眠、脉细弱等的证候。　心血の不足により現れる頭がくらくらし,顔面蒼白,心悸,心煩,不眠,脉象は細弱を呈するなどの証候。

心血虚不得卧 心血,虚なり臥を得ず　用心过度,心血虚耗而心神不宁所致失眠。　精神活動し過ぎる場合に心血が消耗されて虚になって心神不安を来すことによる不眠のこと。

心血瘀阻 しんけつおそ　由于心气虚或心阳不足,血行不畅,形成瘀血,阻滞心脉的病症。主要症状为心悸,心前区刺痛或闷痛,甚至面、唇,指甲青紫,四肢逆冷,舌质暗红,苔少,脉微细或涩。　心気虚あるいは心陽不足によって血行がよく通じなくなり,瘀血が形成され,心脈を阻滞する病症。主な症状には心悸,前胸部の刺痛あるいは鈍痛があり,ひどいのは顔面,爪が青く紫色になり,四肢は逆冷し,すなわち末梢から膝と肘まで冷たくなって,舌質は暗紅色,舌苔は少い,脉象は微細あるいは渋脈を呈するなどがあること。

心阳 心陽　しんよう　心阳之气,可散布于周身体表,并为血循环之动力。　心陽の気は全身の表面に散布することができ,また血液循環の動力でもあるもの。

心阳盛 心陽盛ん　心气盛证,程度较重者,主要有精神方面症状,精神失常、烦躁发狂等。　心気盛の重証,主に精神の症状で精神の異常,煩躁(せっかち),発狂などがあること。

心阳虚 心陽,虚なり　即心阳不振。是心气虚的发展,除心气虚的症状之外,多伴有四肢厥冷、畏寒等虚寒征象。　すなわち心陽不振のこと。心気虚が進展して心気虚の症状のほかに,多くはさらに四肢が冷え,寒さを畏れるなどの虚寒症候を伴うこと。

心阴 心陰　しんいん　心脏的阴液。其生理、病理变化和心血密切相关,并和肺阴,肾阴相关。　心臓の陰液のこと。その生理と病理変化は心血と密接な関係があり,さらに肺陰,腎陰などともに関係があること。

心阴虚 心陰,虚なり　因劳神过度或久病、热病耗伤所致之心阴虚损病症。症见心悸、心烦、失眠、健忘等,甚则可见盗汗、低热、口干、舌红少津、脉细微或促。　精神の過労あるいは長期の疾病または熱病によって心陰を消耗して損傷するために心陰虚損になる病症。症状には心悸,心煩(胸がほてってむかむかする。),不眠,健忘などがあって,ひどくなるとねあせ,微熱,口か乾く,舌が赤色,津液が少く,脉象は細微あるいは促脈が見られること。

心营 心営　しんえい　心阴的组成部分。与心血共同营养周身各部分组织,也是神志活动的物质基础之一。　心陰の組成部分。心血とともに全身の組織を栄養し,また精神活動の物質的基礎の一つでもあること。

心营过耗 心営過耗す　心阴耗损太过。因热性病久热伤阴,或虚损病阴虚火旺,均能大量消耗心中营养物质。症见消瘦、夜热、心烦、易汗、舌绛、脉细数等。　心陰の損耗がはなはだしいこと。熱性病になると長期の熱のため陰を損耗し,あるいは虚損により,虚火が亢盛になって血液中の栄養物質を過度に消耗すること。症状には痩せ衰え,夜に熱が出る,心煩(胸がほてってむかむかする。),汗をかきやすい,舌が暗赤色,脉象が細数を呈するなどが見られること。

心胀 心脹　しんちょう　因心阳不足所致之病症。症见心烦、气短、夜卧不宁、有气往来腹中、喜热伏等。　心陽不足による病症。症状には心煩(胸がほてってむかむかする。),呼吸困難,夜に安眠することができなく,気体が腹中に往来し,熱い水物を飲みたがるなどが見られること。

心中儋儋大动 心中儋儋として大いに動く　形容心跳剧

烈,心神不安,且有空虚感。　心臓が激しく拍動することを形容すること。心神が落ち着かず,しかも空虚の感じがあること。

心松　しんしょう　⇒怔(zhēng)忡

心主　しんしゅ　即手厥阴心包络经。　手の厥陰心包絡経のこと。

心主脉　心は脈を主る　五脏所主之一。心主血脉。　五臓の主ることの一つ。心は血脈を主る。

心主神明　心は神明を主る　神明指精神、意识、思维等中枢神经活动。中医认为是由心所主持。　神明は精神,意識,思維などの中枢神経活動をさし,中医学では心によって主ることと認めているもの。

心主血　心は血を主る　心主持血和血液运行功能的概括。①主导全身的血液。②主血液和脉管,以及血液在脉管中运行。　心は血と血液運行を主ることを総括したもの。①心は全身の血液を主る。②心は血液と脈管および血液が脈管中に運行することを主る。

心主言　心は言を主る　言语受心神的主宰和控制。　言語は心の支配と制御を受けること。

辛　しん　辛辣。　辛い。

辛頞　辛頞　しんあん　鼻渊病中鼻内刺痒感。　鼻淵病の中で鼻頞部(鼻ばしら)にむずかゆい感じがあるもの。

〔辛頞〕鼻渊　〔辛頞〕鼻淵　〔しんあん〕びえん　⇒鼻(bí)渊

辛甘发散为阳　辛甘発散は陽為り　辛味甘味的药物能发散寒邪,其药性属阳。　辛味と甘味の薬物は寒邪を発散することができ,その薬性は陽に属すること。

辛甘化阳　辛甘,陽を化す　辛味药与甘味药共同使用以助阳气的方法。　辛味薬と甘味薬をいっしょに用いて陽気を助ける方法。

辛寒清气　辛寒清気　しんかんせいき　用辛寒药清气分之热。　辛寒薬を用いて気分の熱を清(さ)ますこと。

辛寒生津　辛寒,津を生ず　用辛寒药清胃热、生津液的方法。　辛寒薬で胃熱を清(さ)まし,津液を出じさせる方法。

辛开苦泄(降)　辛開苦泄(降)　しんかいくせつ(こう)　①又称开泄。汗法之一。用辛味药结合苦味药,以发散表邪,清泄里热的方法。②辛味药和苦味药合用,以治疗胸脘因痰湿热阻滞所致的胸脘痞闷胀满、恶心呕吐。　①別称は開泄。汗法の一つ。辛味薬と苦味薬をともに用いて表邪を発散し,裏熱を清泄する方法。②辛味薬と苦味薬を合せて用いて痰湿熱の阻滞によって胸脘部に痞え,膨満感,悪心,嘔吐のあることを治療する方法。

辛凉解表　辛涼解表　しんりょうかいひょう　治法之一。使用辛凉发汗力弱,但有退热作用的药物治疗表热证的方法。　治法の一つ。性味が辛涼で発汗力は弱いが下熱作用のある薬物で表熱証を治療する方法。

辛凉解热　辛涼解熱　しんりょうげねつ　用辛凉药物治疗表热证的方法。　辛涼薬を用いて表熱証を治療する方法。

辛凉平剂　辛涼平剤　しんりょうへいざい　以性味辛凉的药物为主组成缓和方剂。　性味の辛涼な薬物を主として組成された作用の激しくない方剤。

辛凉轻剂　辛涼軽剤　しんりょうけいざい　以性味辛凉的药物为主组成的作用轻微的方剂。　性味の辛涼な薬物を主として組成される作用の軽い方剤。

辛凉透疹　辛涼透疹　しんりょうとうしん　以辛凉药物

使疹出透,不产生变证的治法。　性味の辛涼な薬物を用いてはしかの発疹すべきなのに発疹しないとか,充分に発疹しない場合にこの方法を用いて順調と充分に発疹させて,変証にならないように治療する方法。

辛凉重剂　辛涼重剤　しんりょうじゅうざい　以性味辛凉药物为主组成作用强烈的方剂。　性味の辛涼な薬物を主として組成される作用の強い方剤。

辛温解表　しんおんかいひょう　治法之一。用辛温发汗力强的药物治疗恶寒重而发热轻、全身疲痛无汗的风寒表证的方法。　治法の一つ。性味が辛温で,発汗力の強い薬物を用いて,ひどく悪寒があるが発熱は軽く,全身がだるく,痛み,汗のない風寒表証を治療する方法。

辛夷　しんい　中药。花蕾入药。用于散风寒、通鼻窍。　中薬。薬用部分は蕾。風寒を散し,鼻竅を通じる作用がある。

燋肿〔胀痛〕　燋腫〔脹痛〕　きんしゅ〔ちょうつう〕　具有发热、发红、肿胀及疼痛的炎症。　熱く,発赤,腫脹と痛みのある炎症のこと。

新感　しんかん　感受病邪后,很快发病的温热病。初起有恶风畏寒表证。　病邪を感受したら,たちまち発病する温熱病のこと。発病の初めには悪風,畏寒(風寒をおそれる)の表証があること。

新感温病　しんかんおんびょう　四时中感受外邪,随感随发的温病,与伏气温病相对而言。　一年中外邪を感受する,感受するとすぐ発病する温病で,伏気温病に相対的にいうもの。

新感引动伏邪　新感は伏邪を引動す　感受病邪后若内有伏邪,由新感触动而发病。　病邪を感受したのち,体内に伏邪があると新感によって触発されて発病すること。

新加黄龙汤　新加黄竜湯　しんかこうりゅうとう　方剤。成分:大黄、芒硝、当归、人参、甘草、麦冬、生地黄、玄参、海参。主治:热伤气阴之便秘。　方剤。薬物構成:大黄,芒硝,当帰,人参,甘草,麦冬,生地黄,玄参,海参。応用:熱が気と陰を傷めることによる便秘。

新加香薷饮　新加香薷飲　しんかこうじゅいん。　方剤。成分:香薷、银花、扁豆花、厚朴、连翘。主治:外感暑湿证。　方剤。薬物構成:香薷,銀花,扁豆花,厚朴,連翹。応用:暑湿による外感証。

新修本草　しんしゅうほんぞう　苏敬等编于公元659年。包括药物850种。因系唐政府所主持,亦称《唐本草》。为中国和世界上最早的官修本草。　蘇敬などが著した(659)。薬物850種類を含む。唐の政府が主管して編纂したので「唐本草」とも呼ばれた。中国と世界において最も古い官方の編修した薬物の書である。

新穴　しんけつ　新发现的经外穴。　新しく発見した経外の穴。

新制橘皮竹茹汤　新制橘皮竹茹湯　しんせいきっぴちくじょとう　方剤。成分:橘皮、竹茹、生姜、柿蒂。主治:胃热呃逆。　方剤。薬物構成:橘皮,竹茹,生薑,柿蒂。応用:胃熱による呃逆(しゃっくり)。

xìn　囟信

囟会　しんえ　穴位。主治:头痛、眩晕、鼻塞、鼻出血、小儿惊厥等。　穴位。応用:頭痛,眩暈(目まい),鼻詰り,鼻出血,小児の驚厥(けいれんと意識不明になる。)など。

囟解　しんかい　⇒解(jiě)颅

囟门　囟門　しんもん　小児のひよめき。

囟门不合　囟門,合せず　⇒解(jiě)颅

囟填　囟塡　しんてん　囟门肿起。　小児のひよめき

が隆起すること。

凶陷 凶陥 しんかん 囟門下陥。 小児ひよめきが下陥して平らでないこと。

信石 しんせき ⇒砒(pī)石

XING 星腥行形醒擤杏性釁

xīng 星腥

星点〔簇生〕 せいてん〔そうせい〕 角膜点状浸潤。角膜の点状浸潤のこと。

星月聚散 せいげつしゅうさん 弥漫性角膜炎。びまん性角膜炎。

腥臭気 腥臭気 せいしゅうき 患者排泄物或分泌物所発出的特殊腥臭気味。 患者の排泄物あるいは分泌物によって発生する特殊な臭いにおい。

xíng 行形

行 こう 気功用語。気功中四威儀之一。 気功の用語。気功における四つの威儀の一つ。

行痺 こうひ 又称風痺、走注。痺証之一。病因为风寒湿，其中风邪偏盛的痺証。症見肢节疼痛，游走不定。 別称は風痺、走注。痺証の一つ。病因は風寒湿邪で、その中の風邪が偏盛するもの。症状には四肢の関節が痛み、痛みが遊走して定まるところがないこと。

行遅 行遅 こうち 五遅之一。小児步行遅。 五遅の一つ。小児の歩けるのが遅いこと。

行間 行間 こうかん 穴位。主治：尿道炎、結膜炎、头痛、多梦、小儿惊厥等。 穴位。応用：尿道炎、結膜炎、頭痛多夢、小児の驚厥など。

行経腹疼 行経腹疼 こうけいふくつう 月経期腹痛。月経期に腹痛があること。

行(通、利)気 行(通、利)気 こう(つう、り)き 治法之一。用疏肝理気药物治疗气滞证。 治法の一つ。疏肝理気薬物を用いて気の鬱滞証を治療する方法。

行(导)気法 行(導)気法 こう(とう)きほう 針刺手法之一。針刺时使针感朝一定方向传导的方法。 針刺手法の一つ。針刺の場合に針感を一定方向に伝導させる方法。

行気活血 行気活血 こうきかっけつ 治疗气滞血瘀证的方法。 気滞血瘀証の治療方法。

行気寛中 行気寛中 こうきかんちゅう 与疏郁理気相同。是治疗情志抑郁而引起气滞的方法。 疏鬱理気と同じ。感情が鬱屈して気滞を惹起するのを治療する方法。

行気利水 行気利水 こうきりすい 治疗气虚水肿的方法。 気虚による水腫を治療する方法。

行気通絡 行気通絡 こうきつうらく 治疗气滞络脉不通的方法。 気の鬱滞と絡脈が通じないのを治療する方法。

行気消脹 行気消脹 こうきしょうちょう 用行気药物治疗气脹的方法。 行気薬物を用いて気脹を治療する方法。

行気消腫 行気消腫 こうきしょうしゅ 水肿而见气郁为主的治疗方法。 浮腫があり気の鬱滞を主とする場合の治療方法。

行気燥湿 行気燥湿 こうきそうしつ 中焦气滞湿盛的治疗方法。 中焦の気が鬱滞し、湿邪が盛んであることを治療する方法。

行気止痛 行気止痛 こうきしつう 治疗气滞所产生疼痛的方法。 気の鬱滞によって起こした痛みの治療方法。

行血 こうけつ 促進血循行以治疗血瘀的方法。 血の循行を促して血の瘀滞を治療する方法。

行(运)針 行(運)針 ぎょう(うん)しん ①进针后运针体，使针下得气，达到治疗疾病的目的。②⇒留針。 ①進針してから針体を動かし、針の下に得気させて疾病の治療する目的に達すること。

行針催気 行針催気 ぎょうしんさいき 针刺进针后运行针体，以达到得气，补泻目的各种方法。 針刺が進針してから針体を動かして、得気あるいは補瀉の目的に達する諸種の方法。

形不足者，温之以気 形の不足する者は之を温するに気を以ってす 治則之一。对形体虚弱，元阳不足者，用补气温阳的方法。 治療の法則の一つ。形体の虚弱、元陽の不足なものに補気温陽の方法を用いること。

形肥経少 形肥経少 けいひけいしょう 多因形体素肥胖，脾气衰，影响水谷之精微化生为血，或湿痰凝于经隧。症见，身体肥胖，月经量逐渐减少。 多は形体が肥胖して脾気が衰えて、水穀の精微物質が血に化生することが影響され、あるいは湿痰が経隧に凝結すること。症状には体が肥満し、だんだんと月経量が減少するのが見られること。

形〔体〕 けい〔たい〕 体形与体质。 体形と体質のこと。

形臓 形臓 けいぞう 藏有有形实物的胃、大肠、小肠、膀胱四腑。 形のある実物を蔵する胃、大腸、小腸、膀胱の四つの腑のこと。

xǐng 醒擤

醒脳 醒脳 せいのう 治疗昏迷、抽搐的方法。 昏睡とひきつけを治療する方法。

醒脾 せいひ 用健脾温中药物，健运脾气，治疗湿重困脾的方法。 健脾温中薬を用いて、脾を健やかにして、湿が重くて脾が困らせるのを治療する方法。

醒脾安神 せいひあんしん 治疗脾失健运、湿重困脾、心神不安的方法。 脾が正常な運化機能を失い、湿が重たく、脾が困らせ、精神がいらいらして落ち着かないのを治療する方法。

擤鼻 擤鼻 せいび 手ばなをかむこと。

xìng 杏性釁

杏仁 きょうにん ⇒苦(kǔ)杏仁

杏苏散 杏蘇散 きょうそさん 方剂。成分：苏叶、半夏、甘草、前胡、桔梗、枳壳、橘皮、杏仁、茯苓、生姜、大枣。主治：外感凉燥。症见头微痛、恶寒、咳嗽、痰稀等。 方剤。薬物構成：蘇葉、半夏、甘草、前胡、桔梗、枳殼、橘皮、杏仁、茯苓、生薑、大棗。応用：外感の涼燥証。症状には頭が微かに痛み、悪寒、咳と稀薄な痰があること。

性大热 性大熱 せいたいねつ 药性大热。 薬物の性質が大熱であること。

性寒 せいかん 药性寒。 薬物の性質が寒であること。

性凉 性涼 せいりょう 药性凉。 薬物の性質が冷たいこと。

性能 せいのう 药物的四气、五味和升、降、浮、沉的属性及临床效用。 薬物の四気、五味と昇、降、浮、沈の所属性質と臨床効果のこと。

性平 せいへい 药性平和。 薬物の性質が緩やかであること。

性热 性熱 せいねつ 药性热。 薬物の性質が熱いこと。

性微凉 性微涼 せいびりょう 药性微凉。 薬物の性質が微かに冷たいこと。

性微温 せいびおん 药性微温。 薬物の性質が微かに

温いこと。

性味功能 せいみこうのう　　薬物的性质、气味及功能。薬物の性質、気味と機能のこと。

性温 せいおん　　药性温。薬物の性質が温い。

睾核 きょうかく　　疮、疡附近肿大的淋巴结。　瘰癧附近の腫大したリンパ節のこと。

XIONG　芎胸雄熊

xiōng　芎胸

芎术丸 きゅうじゅつがん　　⇒越(yuè)鞠丸

胸痹 きょうひ　　①因痰湿瘀结胸中，阳气失宣所致之以胸满闷痛，甚则痛引背部的病症。常伴有喘息、咳嗽等症状。②胃痹，食入即痛，不得下咽，时或作呕。　①痰湿が胸中にふさがり、陽気が正常な運行を行なえないために胸部膨満し、つかえ痛み、ひどいのは痛みが背部に放散する病症。ふつう喘息と咳などの症状を伴うこと。②胃痹で食物が入るとすぐ痛み、嚥下することができなく、ときには嘔吐する病証。

胸骨伤 胸骨傷　きょうこつしょう　　肋骨骨折。　肋骨の骨折のこと。

胸满 胸満　きょうまん　　胸部胀满。　胸部膨満感。

胸闷 胸悶　きょうもん　　湿热或痰湿之邪滞于中焦，邪扰胸中，致现烦闷不快的症状。　湿熱あるいは痰湿の邪が中焦に滞り、邪気が胸中を擾乱するために煩悶不快の症状が現われること。

胸闷欲呕 胸悶，嘔しようとす　　湿热或痰湿之邪滞于中焦，邪扰胸中，致现烦闷不安、欲呕的症状。　湿熱あるいは痰湿の邪が中焦に滞り、邪気が胸中を擾乱するために煩悶不快と嘔吐を催す症状。

胸痞 きょうひ　　胸中满闷而不痛。　胸中に気機が塞って不快感があるが痛みはないこと。

胸痛 きょうつう。

胸下结硬 きょうかけつこう　　胸部与膈肌间痞满胀痛。　胸と横隔膜の間が膨満して痞(つか)え、疼痛があること。

胸乡 胸郷　きょうきょう　　穴位。主治:胸胁胀痛。　穴位。応用:胸胁部の腫れ痛み。

胸胁苦(逆)满 胸脇苦(逆)満　きょうきょうく(ぎゃく)まん　　胸胁部满闷不舒。常见于少阳病。　胸胁部が膨満し、重苦しくなること。ふつう足の少陽胆経の疾病に見られるもの。

胸胁内伤 胸脇内傷　きょうきょうないしょう　　胸胁部内部损伤。　胸脇部の内部損傷。

胸胁疼痛 胸脇疼痛　きょうきょうとうつう　　胸脇部の痛み。

胸胁胀满 胸脇脹満　きょうきょうちょうまん　　胸脇部の膨満感。

胸膺 きょうよう　　前胸部。　前胸部のこと。

胸膺背痛 きょうようはいつう　　前胸及后背痛。　前胸部と背部の痛み。

胸中烦热 胸中煩熱　きょうちゅうはんねつ　　胸中烦闷觉热。　胸が煩乱して不安定と熱い感じのこと。

胸中痞硬 きょうちゅうひこう　　胸中痞塞硬满，自觉有物堵住。　胸が痞(つか)えふさがり、膨満感があって、物が詰っているような感じのこと。

xióng　雄熊

雄黄 おおう　　中药。用于解毒、杀虫。　中薬。解毒、殺虫の作用がある。

熊胆 ゆうたん　　中药。胆入药。用于清热、平肝、明目。　中薬。薬用部分は胆。清热、平肝と明目の作用がある。

熊宗立 ゆうそうりつ　　明代医家。编述有《医书大全》等。　明代の医家。著作に「医書大全」などがある。

XIU　休羞朽绣嗅

xiū　休羞

休息痢 きゅうそくり　　下痢屡止屡发，长期不愈。　下痢が起ったり、止んだりして長い間治らないこと。

羞明 しゅうめい　　畏光。　まぶしがり症。

羞明隐涩 羞明隱渋　しゅうめいいんじゅう　　眼畏光及滞涩的感觉。　眼のまぶしがりとしぶる感じのこと。

羞明眨目 しゅうめいそうもく　　眼のまぶしがりとまたたくこと。

xiǔ　朽

朽骨疽 朽骨疽　きゅうこつそ　　⇒附(fù)骨疽

xiù　绣嗅

绣球风 绣球風　しゅうきゅうふう　　①阴囊湿疹。②阴囊皮炎。　①陰嚢湿疹。②陰嚢皮膚炎。

嗅气味 気味を嗅ぐ　　凭嗅觉分辨病人和病室及其分泌物、排泄物的气味，以诊断疾病。　嗅覚によって患者や病室の臭い、患者の分泌物、排泄物のにおいなどを弁えて疾病を診断すること。

XU　虚徐续絮蓄

xū　虚

虚斑 きょはん　　又称阴证发斑。斑疹细小，色淡微红，并见肢冷神倦、声低气短、大便溏、小便清等。　別称は陰証発斑。斑疹が細かく小さい、色がかすかに赤色を呈し、また四肢が冷たく、精神が疲れ、声が低く、呼吸困難があり、大便が溏、小便が澄んでいるなどが見られるもの。

虚秘 きょひ　　正气虚弱，脾胃不能运化而形成便泌。　正気が虚弱し、脾胃の運化機能が衰えることによって便秘すること。

虚痉 きょし　　因气血虚极不能养筋，或见于大量失血之后的痉病。　気血が極めて虚のために筋を養うことができなくなり、あるいは大量な失血の後が原因となるけいれんのこと。

虚喘 きょぜん　　为肺肾之虚，特别是以肾不纳气为主所引起的喘息。其特点为呼吸气短，动则喘息。　肺肾の虚弱で特に腎が気を納めることができないことを主とする喘息。その特徴は呼吸のときに気が短く、動くと喘息が激しくなること。

虚呃 きょやく　　脾胃虚寒引起的呃逆。　脾胃虚寒によって起る呃逆すなわちしゃっくりのこと。

虚烦 虚煩　きょはん　　热性病后期，余热未清所出现的心烦不安、胃脘不适。　熱性病の後期に餘熱がまださめず、胸中にほてってむかむかして落ち着かない、胃脘部の違和感などのあること。

虚烦不得眠 虚煩にして眠を得ず　　心烦失眠的病症。可因气虚、阳虚、阴虚、余热等不同因素所致。　心煩(胸にほてってむかむかする。)、不眠の病症。気虚、陽虚、陰虚、餘熱などの異った素因によって引き起こされるもの。

虚风内动 虚風，内動す　　因津亏血虚或肝肾阴虚不能濡养筋脉所致之风类证候。特点为眩晕、抽搐、震颤。　津液の欠損、血虚、あるいは肝肾の陰虚によって筋脈を滋養することができないことによる風に属する証候。特徴としては目まい、ひきつり、振戦などがあること。

虚寒　きょかん　　因正气虚,兼有内寒的证候。主要表现为面色苍白、食欲不振、形寒怕冷、脘腹胀痛、妇人则带下清稀、腰背痠痛、大便稀薄、舌淡苔白、脉沉迟缓弱。　　正気が不足している上に寒邪がある証候。主に顔色は蒼白し、食慾不振,寒さを畏れ,胃脘部と腹部は脹れ痛み,婦人に澄んでいる稀薄な帯下があり,腰背部がだるく痛み,大便は稀薄,舌苔は白く,舌質の色はうすい,脈象は沈遅緩弱などが現れること。

虚寒洞泄　きょかんどうせつ　　因虚寒所致食已即泄,完谷不化的证候。　　虚寒によって食べるとすぐ下痢をし,大便には穀物がまた完全に消化されていない証候。

虚汗　きょかん　　虚证による汗をかく。

虚汗不止　虚汗,止らず　　虚证による汗が出て止らないこと。

虚黄　きょおう　　因疸病日久或脾虚血亏所致之证候。症见肌肤萎黄、口淡、怔忡、脚软、微热、小便浊涩、食少便溏、舌淡、脉细弱等。　　黄疸病が長い間治らないか脾虚,血の欠損による証候。症状には肌膚が萎黄色を呈し,口に味がなく,怔忡すなわち激しく動悸があり,足は軟く力がない,微熱,小便が濁って通暢しない,食慾不振,大便は溏,舌色は薄く,脈象は細弱などが見られること。

虚火　きょか　　①真阴亏损所引起的热性证候。多见于热病的后期。症见两颧潮红、低热、五心烦热、心烦失眠、盗汗、小便短赤、口燥咽干、舌红少苔或无苔、脉数无力。②阴盛格阳的假热证。　　①真陰の欠損により生じた熱性証候。多くは熱病の後期に見られる。症状には両側の顴部が潮紅し,微熱,手のひら,足のうらと心窩部が熱く感じ,心煩(胸がほてってむかむかする)不眠,寝汗,小便は短かく赤色を呈し,口は乾燥し,喉は乾く,舌は赤色,苔は少いあるいは苔がない,脈象は細数で力がないなどが見られること。②陰盛格陽の仮熱証のこと。

虚火喘急　きょかぜんきゅう　　平素体弱,或久病邪热不清,肾阴受损,虚火上炎,引起的喘急。多见于小儿。　　平素体が弱く,あるいは長期間にわたって邪熱が治らない場合に腎陰が損傷され,虚火は上へもえ上り喘息を起こすこと。多くは小児に見られるもの。

虚火乳蛾　きょかにゅうが　　因肝肾阴虚,虚火上炎所致之乳蛾。　　肝腎の陰が欠損のため虚火が上昇することにより生じた乳蛾。乳蛾は急性扁桃炎に相当するもの。

虚火上炎　虚火,上炎す　　因肝肾阴亏,水不制火,而虚火上炎所致的病症。症见咽干、咽痛、头昏、目眩、心烦不眠、耳鸣、健忘、手足心热、舌质微红、脉细数,或目赤、口舌生疮等。　　肝腎の陰の欠損によって水が火を制御できない,虚火が上昇する病変。病状には喉が乾く,咽痛,頭や目がくらむ,心煩(胸にほてってむかむかする)。眠られない,耳鳴,健忘,手のひらや足のうらが熱い,舌質はうす赤い,脈象は細数などを呈する,目が赤い,口や舌に瘡を生じるなどが見られること。

虚火牙痛　きょかがつう　　因肝肾阴虚,虚火上炎所致之牙疼。　　肝腎の陰が欠損のため,虚火が上昇することにより生じた歯痛のこと。

虚火咽痛　きょかいんひ　　肝肾阴虚,虚火上炎所致之咽喉痛,类似慢性咽炎。　　肝腎の陰が欠損のため,虚火が上昇する場合に生じた咽頭痛。慢性咽頭炎に類似しているもの。

虚积痢　虚積痢　きょせきり　　小儿脾胃虚弱而致积滞的痢疾。　　小児の脾胃が虚弱であるために生じた積滞の痢疾。

虚家　きょか　　平素体质虚弱者。　　平素,体質の虚弱な人。

虚劳(痨)　虚労(痨)　きょろう(ろう)　　五脏的诸虚百损所产生的多种疾病的总称。　　五臓の諸種の不足によって生じる多種の疾病の総称。

虚劳盗汗　虚労盗汗　きょろうとうかん　　虚労証により生じた寝汗。

虚劳咳嗽　虚労咳嗽　きょうがいそう　　虚労証により生じた咳のこと。

虚里　虚裏　きょり　　又称胃之大络。由胃直接分出的一条大络脉。　　別称は胃の大絡。胃から直接分かれ出る一本の大絡脈のこと。

虚痢　きょり　　痢疾经久不愈,或虚人患的痢证。症见下痢脓血,兼见困倦、食物难化、腹痛等。　　痢疾が長期間にわたって治らない,あるいは体質が虚弱な人の痢疾証。症状には下痢が膿血便を下し,倦怠感と食物が消化しにくく,腹痛を伴うなどが見られるもの。

虚聋　虚聾　きょろう　　虚证の聾。

虚脉　虚脈　きょみゃく　　脉来浮大,软而无力,失于充盈,有空虚之感。主气虚、血虚、伤津。　　脈の打ち方が浮大で,軟かくて力が弱く,充実度を失われ,空虚な感じがある。主として,気虚,血虚,傷津などに見られるもの。

虚鸣　虚鳴　きょめい　　虚证耳鸣。　　虚証の耳鳴り。

虚疟　虚瘧　きょぎゃく　　久病不愈,元气亏耗,或虚人患疟。症见寒热不剧、四肢乏力、饮食减少、自汗、脉虚弱等。　　病が長い間治らない,元気が虚弱し,あるいは平素元気の弱い人が瘧疾にかかること。症状には寒熱がはげしくない,四肢に脱力感,食慾不振,自汗,脈は虚弱などが見られること。

虚呕　虚嘔　きょおう　　虚证呕吐。　　虚証の嘔吐。

虚胖　きょはん　　体が虚弱であるがふとっている。

虚痞　きょひ　　因阴阳气血亏损而致的痞闷感。　　陰陽気血の欠損により生じた痞(つか)え,ふさがる感じのこと。

虚热　虚熱　きょねつ　　阴、阳、气、血、津液等不足引起的虚性发热的证候。　　陰,陽,気,血,津液などの欠損により生じた虚性の発熱の証候。

虚热经行先期　虚熱経行先期　きょねつけいこうせんき　　因阴血不足,虚热内扰冲任所致。症见经期提前、经量较少、血色鲜红、粘稠、颧红、手足心热等。　　陰血の不足のため虚熱が内に衝任の脈を乱すことによる。症状には月経の来潮が正常より繰り上がり,月経の量が少い,色は鮮紅色,粘稠であり,顴部発赤,手のひらと足のうらが熱いなどが見られること。

虚弱　きょじゃく　　衰弱。

虚实　虚実　きょじつ　　为八纲辨证的两个纲领。凡病邪盛,体质强,病理变化表现为有余的皆属实;凡正气虚,体质弱,病理变化表现为不足的皆属虚。　　八綱辨証の二つの綱領,すなわちかなめのこと。病邪が盛んで,体質が強く,病理の変化は過剰を示すものがみな実であり。正気が虚,体質が弱く,病理の変化は不足を示すものがみな虚であること。

虚实徘徊势　虚実徘徊勢　きょじつはいかいせい　　下肢与踝关节锻炼的一种姿势。　　下肢と足関節を鍛煉するすかた。

虚损　虚損　きょそん　　⇒虚(xū)劳(痨)

虚痰　きょたん　　阳虚寒湿相搏的痰证。多见足膝痠软、腰背强痛、肢节冷痹、骨痛。　　陽虚により寒と湿が結合して生じた痰証。多くは足と膝がだるくて弱く,腰背部に強ばりと痛みがあり,四肢の関節が冷えて痺れ,骨が痛むなど

が見られること。

虚脱　きょだつ　⇒脱(tuō)〔症〕

虚痫　虚癇　きょかん　過勞即發的癇證。　過労によって発作を起こすてんかん証。

虚陷〔证〕　虚陷〔證〕　きょかん〔しょう〕　多见于疮疡的收口期,疮口经久难敛,并伴有寒热不退、神疲、食少或腹痛、泄泻、自汗、四肢厥冷等症。　多くは瘡瘍の収口期に見られ,瘡面が長い日期を立っても収斂しない,寒热が退かない,精神の疲労,食慾不振あるいは腹痛,下痢,自汗,四肢厥冷などの症状があること。

虚邪　きょじゃ　①邪气的通称,尤指邪风。因其常乘体虚而入。②五邪之一。从母脏传来的邪气而导致母病及子。　①邪気の総称。特に邪風をさす。常に体虚に乗じて人体に入る。②五邪の一つ。五行論で五臓間の相生の母子関係で説明する場合,母臓から伝えて来る邪気が子臓に影響を與え母病が子に及ぶこと。

虚泻　虚瀉　きょしゃ　脾肾阳虚泻泄。　脾腎陽虚の下痢。

虚心痛　きょしんつう　又称悸心痛。多因心脾不足所致。症见心痛而悸,痛有休止,喜按,得食减缓,饥则更痛,脉虚弱。　別称は悸心痛。多くは心脾不足による。症状には心痛,心悸があり,痛みが止むこともあり,押さえたり,食べたり痛みが軽減し,飢えるといっそう痛みがひどくなり,脈は虚弱などが見られること。

虚阳不敛　虚陽敛せず　⇒虚(xū)陽上浮

虚阳上浮　虚陽上浮す　①精血亏损,阳气失其依附而越于上的病症。②⇒阴(yīn)盛格阳　①精血の欠損のため,陽気がそのたよるものを失って上へ浮かぶ病症。②⇒陰(yīn)盛格陽

虚则补其母　虚则ち其の母を補す　补法之一。用药物滋补母脏去治疗子脏之虚证。如肝虚补肾。亦用于针刺疗法。即采用补母经、母穴去治疗有关的虚证。　補法の一つ。薬物を用いて五臓の母子関係から母となる臓を滋補して,子となる臓の虚証を治療すること。たとえば肝虚証に腎を補して治療する。また針刺療法にも用いられ,母経,母臓,母穴を用いてそれぞれに関している虚証を治療すること。

虚则补之　虚なれば則ち之を補す　证虚时用补法治疗。包括用针灸和药物的方法。　証が虚の場合に補法を用いて治療する。針灸と薬物方法を含む。

虚胀　虚脹　きょちょう　只因正气虚损,并无实邪存在的胀病。　正気欠損するだけで,実邪が存在しない脹病のこと。

虚证　虚證　きょしょう　正气不足,抗病力弱,机能衰退的证候。包括阴虚、阳虚。　正気が不足し,病邪に対して抵抗能力が低下し,機能の衰退する病証。陰虚と陽虚を含む。

虚中夹实　虚中夾実　きょちゅうきょうじつ　虚证夹有实邪,但以虚证为主。　虚証に実邪を併発して,虚証を主とするもの。

虚肿　虚腫　きょしゅ　虚证水肿。　水腫の虚証。

虚中　きょちゅう　身体虚弱,复耗伤精气而致的类中风。　体が衰弱している上に精気を消耗損傷することによって類中風になること。

虚坐努责　虚しく坐して努責す　里急后重。　しぶり腹。

xú　徐

徐长卿　徐長卿　じょちょうけい　中药。根入药。用于祛风、止痛、活血、利尿、解毒、消肿。　中薬。薬用部分は根。

祛風,止痛,活血,利尿,解毒と消腫の作用がある。

徐春甫　じょしゅんふ　明代医家。编着有《古今医统》、《内经要旨》等书。　明代の医家で,著作には「古今医統」,「内経要旨」などの書がある。

徐大椿　じょだいちん　清代名医。著述甚多,主要著作有《难经经释》(1727)、《神农本草经百种录》(1736)、《医学源流论》(1757)、《伤寒类方》(1759)、《兰台轨范》(1764)、《慎疾刍言》(1767)、《医贯砭》等。　清代の名医である。著作が多く,主な著作には「難経経釈」(1727),「神農本草経百種録」(1736),「医学源流論」(1757),「傷寒類方」(1759),「蘭台軌範」(1764),「愼疾芻言」(1767),「医貫砭」などがある。

徐之才　じょしさい　南北朝时期名医(493~572)。长于药剂学,对《雷公药对》进行修订,写成《药对》一书。　南北朝時代の名医(493~572)。薬剤学に長じ,「雷公薬対」を修訂して「薬対」という書を完成した。

xù　续絮蓄

续断　続断　ぞくだん　中药。根入药。用于补肝肾、强筋骨、安胎、通利血脉。　中薬。薬用部分は根。肝腎を補い,筋骨を強め,安胎,血脈を通利するなどの作用がある。

续筋接骨　続筋接骨　ぞくきんせっこつ　筋肉の外傷を含む骨折を治療する方法。

续名医类案　続名医類案　ぞくめいいるいあん　清・魏之琇编(1770)。为续补明・江瓘的《名医类案》而作。补辑清初以前历代名医治案,尤多急性传染病治案。　清の魏之琇が著した(1770)。明の江瓘の「名医類案」を補充して書いたもの。清の初期以前の歴代の名医の治療記録を補充し,その中,急性伝染病の治療記録がもっとも多い。

絮针　絮針　じょしん　古代曾用针具,圆针与锋针之前身,用以调理气血。　古代に用いられた針具。円針と鋒針の前身で,気血を調理する場合に用いられる。

蓄水〔证〕　蓄水〔證〕　ちくすい〔しょう〕　因膀胱功能失常,水停下焦所致。症见小便不利、小腹满、心烦、口渴、水入则吐、微有寒热、头痛、脉浮等。　膀胱機能障害,水が下焦に停滞になる。症状には小便が利かなく,下腹部が膨満し,心煩し(胸がほてってむかむかする。),口が渇く,水を飲むとすぐ吐き出し,軽い悪寒と発熱があり,頭痛があって脈は浮などが見られること。

蓄血〔证〕　蓄血〔證〕　ちくけつ〔しょう〕　①恶血郁结于经络脏腑之证。如蓄血胞宫、少腹胀痛、寒热往来、谵妄、入夜神志不宁；蓄血中焦,症见上腹疼痛拒按。②伤寒蓄血证。　①悪血が経絡臓腑に鬱滞する病証。たとえば胞宮すなわち子宮に蓄血して下腹部が脹れ痛み,悪寒と発熱が交互に現れ,譫妄し,夜になると落ち着かない。中焦に蓄血すると上腹部が痛みと押えることを拒止するなどの症状がある。②傷寒蓄血証。

蓄血成胀　蓄血,脹と成り　⇒血(xuè)鼓

蓄血发黄　蓄血発黄　ちくけつはっこう　又称瘀血发黄。多因瘀热内蓄,胆汁外溢所致黄疸。　別称は瘀血発黄。多くは瘀熱が体内に滞り,胆汁が外に溢れることによって黄疸証になること。

蓄血脓　ちくけっこ　⇒血(xuè)臓

蓄血心痛　ちくけつしんつう　又称死血心痛。因瘀血,死血引起的胃脘痛。　別称は死血心痛。瘀血あるいは死血によって惹起する胃脘部の痛み。

XUAN　宣玄痃旋悬璇选眩眴

xuān　宣

宣痹汤　宣痹湯　せんひとう　方剤。成分：木防己、杏仁、滑石、连翘、栀子、薏苡仁、半夏、赤小豆、蚕砂。主治：湿热痹证。　　方剤。藥物構成：木防己，杏仁，滑石，連翹，栀子，薏苡仁，半夏，赤小豆，蚕砂。応用：湿熱による痹証。

宣毒发表汤　宜毒発表湯　せんどくはっぴょうとう　方剤。成分：升麻、葛根、前胡、杏仁、桔梗、枳壳、荆芥、防风、薄荷、木通、连翘、竹叶、牛蒡子、甘草。主治：麻疹初起，疹点欲出不出者。　　方剤。藥物構成：昇麻，葛根，前胡，杏仁，桔梗，枳殻，荊芥，防風，薄荷，木通，連翹，竹葉，牛蒡子，甘草。応用：麻疹(はしか)の始めに発疹が出ようとするがまだ出て来ない場合。

宣肺(白)　せんはい(はく)　用宣通肺气、化痰止咳药物治疗肺气不利的方法。　　肺気を宣通し，化痰止咳の作用のある薬物を用いて，肺気の利かないのを治療する方法。

宣肺化痰　せんはいかたん　解表宣肺药与止咳化痰药同用，以治疗外感风寒兼有咳嗽、吐痰的方法。　　解表宣肺薬と止咳化痰薬をいっしょに用いて，外感の風寒によって咳と痰を吐くのを治療する方法。

宣肺平喘　せんはいへいぜん　用宣通肺气平喘的药物治疗肺气不利所致的喘息的方法。　　肺気を宣通し，喘息を止める薬物を用いて肺気の利かないことよって起こした喘息を治療する方法。

宣剂　宣剤　せんざい　十剂之一。用具有宣散作用的方药，治疗壅塞一类的病证。　　十剤の一つ。宣散作用のある方剤と薬物を用いてふさがっているものを取り除く方法。

宣窍　宣竅　せんきょう　⇒开(kāi)窍

宣散风热　宣散風熱　せんさんふうねつ　用辛凉解表药物治疗风热之邪所引起的风热外感的方法。　　辛凉解表薬物を用いて風熱の邪気による外感を治療する方法。

xuán　玄痃旋悬璇

玄府　げんぷ　汗孔。　汗孔。

玄关　玄関　げんかん　下丹田。　下丹田のこと。

玄精石　げんせいせき　中药。小型片状石，石膏矿石入药。用于养阴清热。　　中藥。薬用部分は小型のひら状の石膏の鉱石。養陰と清熱の作用がある。

玄明粉　げんめいふん　中药。芒硝经风化后入药。用于通便。　　中藥。薬用は芒硝が風化したもの。通便する作用がある。

玄牝　げんひん　气功用语。气功锻炼中，丹田的别名。　　気功の用語。気功鍛煉に丹田の別称。

玄参　げんじん　中药。根入药。用于清热滋阴，泻火解毒、软坚利咽。　　中藥。薬用部分は根。清熱，滋陰，瀉火解毒，堅い物を軟らかくし，咽喉を清利するなどの作用がある。

玄武汤　玄武湯　げんぶとう　⇒真(zhēn)武汤

玄膺　げんよう　气功用语。舌下部位。　気功の用語。舌下部。

痃癖　げんひ　①脐旁肿块。②两胁肿块。　①臍のそばにできる塊。②両脇にできる塊。

痃〔气〕　痃〔気〕　げん〔き〕　生于腹腔内弦索状的肿块。　腹腔内にできる索条状の塊。

旋耳疮　旋耳瘡　せんじそう　①耳的湿疹。②耳后的間質疹。　①耳の湿疹。②耳後の間質疹。

旋复代赭汤　旋覆代赭湯　せんぷくたいしゃとう　方剤。成分：旋复花、代赭石、党参、炙甘草、半夏、生姜、大枣。主治：胃虚痰阻所致之呕吐、呃逆等。　　方剤。藥物構成：旋覆花，代赭石，党参，炙甘草，半夏，生薑，大棗。応用：胃が虚弱で痰が滞ることよって発生する嘔吐としゃっくりなど。

旋复花　旋覆花　せんぷくか　中药。头状花序入药。用于祛痰平喘、降气止咳。　　中藥。薬用部分は頭状花序。祛痰平喘，降気止咳の作用がある。

旋螺突(尖)起　旋螺突(尖)起　せんらとつ(せん)き　角膜葡萄肿。　角膜ぶどう〔膜〕腫。

旋螺外障　せんらがいしょう　⇒旋(xuán)螺突(尖)起。

悬胆痔　懸胆痔　けんたんじ　内痔伴有炎症者。　内痔が炎症を伴うもの。

悬厘　懸厘　けんり　穴位。主治：偏头痛、神经衰弱、牙痛等。　　穴位。応用：片頭痛、神経衰弱、歯痛など。

悬颅　懸顱　けんろ　穴位。主治：偏头痛、神经衰弱、牙痛等。　　穴位。応用：片頭痛、神経衰弱、歯痛など。

悬癖　けんひ　胁下部的索条状的隆起物。

悬痈(旌)风　懸痈(旗)風　けんき(き)ふう　悬雍垂血肿。　口腔内の口蓋垂の下端にできる血腫。

悬旗小舌　懸旗小舌　けんきしょうぜつ　⇒悬(xuán)旗风

悬起灸　懸起灸　けんききゅう　艾卷灸的一种。将艾卷燃一端，悬于灸疗部位之上，保持一定间距。　　艾巻灸の一つ。艾巻(棒状もぐさ)の一端を燃やし，灸療の部位に一定の距離を保ちつつその上方にぶらさげて治療するもの。

悬枢　懸枢　けんすう　穴位。主治：肠炎、脱肛、腰痛。　　穴位。応用：腸炎、肛門脱、腰痛など。

悬饮　懸飲　けんいん　四饮之一。因饮邪停留于胸胁所致。症见胁下胀满、咳唾痛增、转侧呼吸均牵引作痛。　　四飲の一つ。飲邪が胸脇部に停滞することによる。症状には脇部が膨満し，咳によって痛みがひどくなり，体を動かしたり，呼吸したりするとき，引張られるような痛みがするなどが見られること。

悬痈　懸癰　けんよう　①生于会阴部的痈。②生于悬雍垂的痈。　　①会陰部にできる癰。②口蓋垂にできる癰。

悬雍垂　懸壅垂　けんようすい　又称蒂丁(钟)、喉花。　別称は蒂丁(鐘)、喉花。口蓋垂のこと。

悬钟　懸鐘　けんしょう　⇒绝(jué)骨

璇玑　璇璣　せんき　穴位。主治：哮喘、慢性支气管炎、食道痉挛等。　　穴位。応用：喘息、慢性気管支炎、食道けいれんなど。

xuǎn　选

选穴〔法〕　選穴〔法〕　せんけつ〔はう〕　以经络学说为指导，根据辨证论治的原则，选取一定穴位配方进行针灸治疗的方法。　　経絡学説の指導により，辨証論治の原則にもとづいて，一定の穴を組合せる処方を選んで針灸治療する方法。

xuàn　眩眴

眩掉　げんとう　⇒掉(diào)眩

眩晕(冒、转)　眩暈(冒、転)　けんうん(ぼう、てん)　目まい。

眴目　げんもく　⇒眩(xuán)晕

眴仆　げんぶ　由于眩晕所致昏倒的症状。　眩暈(めまい)によって倒れる症状。

XUE　薛穴雪血

xuē　薛

薛己　せつき　明代名医。曾任御匾及太匾院使。著有《内科摘要》、《校注外科精要》等。　　明代の名医。かつて御医および太医院使に任じられた。著作には「内科摘要」，「校注外科精要」などがある。

薛立斋　薛立齋　せつりつさい　薛(xuē)己。

薛生白　せつしょうはく　⇒薛(xuē)雪。

薛新甫　せつしんふ　⇒薛(xuē)己。

薛雪　せつせつ　清代医家(1681～1770)。以研究温病闻名。《温热条辨》一书,一般以为系出自薛雪之手。　清代の医家(1681～1770)。温病の研究で有名であった。「温熱条辨」という書が一般に薛雪の著作と思われている。

薛一瓢　せついちひょう　⇒薛(xuē)雪。

xué 穴

穴道　けつどう　穴位的俗称。　穴位の俗称。

穴道伤　穴道傷　けつどうしょう　重要穴位处外伤。重要な穴位部位の外傷。

穴〔位〕　けつ〔い〕　经络,脏腑气血输注之处。　経絡と臓腑気血の輸注する部位。

穴位刺激结扎疗法　穴位刺激結紮療法　けついしげきけっさつりょうほう　现代针疗方法之一。用血管钳刺激并结扎穴位肌肉的一种疗法。　現代針療方法の一つ。穴位の肌肉を血管鉗子で刺激し,または肌肉を結紮する一種の治療方法。

穴位封闭　穴位封閉　けついふうへい　穴位ブロック。

穴位敷贴　穴位敷貼　けついふちょう　在穴位上敷贴药物的治病方法。　穴位に薬物を敷き,張りつける治療方法。

穴位埋线　穴位埋線　けついまいせん　穴位にカットグットを植入する治療方法。

穴位照射疗法　穴位照射療法　けついしょうしゃりょうほう　穴位に照射する療法。

穴位注射疗法　穴位注射療法　けついちゅうしゃりょうほう　将某种注射药剂,在一定穴位上做皮肤或肌肉注射的治疗方法。　ある種の注射薬剤を用い,一定の穴位において皮膚または筋肉に注射する治療方法。

xuě 雪

雪胆　せったん　中药。块根入药。用于清热解毒、消肿止痛。　中薬。薬用部分は塊根。清熱解毒,清腫止痛の作用がある。

雪口　せっこう　⇒鵝(é)口疮。

雪上一支蒿　せつじょういっしこう　中药。根入药。用于止痛、活血、消肿。　中薬。薬用部分は根。止痛,活血と消腫の作用がある。

xuè 血

血　けつ　①四维之一。血液由食物精微所化生,源于脾胃,并赖气之推动,运动于经脉中,以供养全身。②温病辨证中的一个阶段或病位。　①四維の一つ。血液は食物の精微物質が変化して生成され,脾胃を源とし,気にたよって推し動き,経脈の中で運動することを通じて全身に栄養を供給すること。②温病の辨証における一つの段階あるいは疾病の位置のこと。

血崩　けつほう　突然阴道出血,量较多。　突然起こる腟からの出血で,量がわりあい多い。

血崩腹痛　けつほうふくつう　因血崩阴道出血兼见腹痛的病症。　血崩,腟からの出血が腹痛を伴う病症。

血崩昏暗　けつほうこんあん　因血崩出血过多,心肝失养,出现面目昏暗,卒倒不省人事的病症。　血崩で失血過多のために心と肝が滋養を失い,顔面に色が暗く,突然倒れて人事不省になる病症。

血痹　けつひ　因气血不足,感受外邪,而出现身体不仁,肢节疼痛的证候。　気血不足,その上に外邪を感受することによって体が痺れ,四肢の関節が痛む証候。

血不归〔循〕经　血,经に帰せず(循らず)　血不按经脉运行而溢于脉外。　血が経脈を循って運行せず外に溢れ出す

こと。

血分热毒　血分の熱毒　热毒邪气深陷血分的证候。以各种出血、高热神昏为特征。　熱毒の邪気が血分に深く陥る証候。諸種の出血,高熱,精神錯乱を特徴とするもの。

血分热盛　血分熱盛　けつぶんねっせい　温病において血分の部位に熱が盛んであること。

血分瘀热　血分の瘀熱　①在血分的积热。②因瘀血滞留引起的发热。　①血分に鬱積する熱のこと。②瘀血が滞ることにより起こる発熱のこと。

血分证　血分証　けつぶんしょう　温病中最为严重的阶段。多从营分传来,以伤阴、动风、动血、耗血为特征。症见高热、神昏谵语、抽搐、吐血、衄血、便血、舌色深紫或绛、脉细数。　湿熱病の病情が最も重い段階。多くは営分の疾病が一歩進んだもので真陰が損耗され,風が動く,血が動く,血が消耗されることを特徴とする。症状には高熱,精神錯乱,うわごと,ひきつけ,吐血,鼻出血,便血があって,舌色が暗紫色あるいは暗赤色を呈し,脈が細数などが見られるもの。

血风疮　血風瘡　けつふうそう　肝经血热,脾经湿热,肺经风热所致皮肤痒疹。　肝経の血熱,脾経の湿熱,肺経の風熱による皮膚の搔痒性発疹のこと。

血府逐瘀汤　血府逐瘀湯　けっぷちくおとう　方剤。成分:当归、生地、桃仁、红花、枳壳、赤芍、柴胡、甘草、桔梗、川芎、牛膝。主治:血瘀胸中所致之胸痛,头痛日久不愈,或呃逆日久不止,或烦闷、心悸、失眠等。　方剤。薬物構成:当帰,生地黄,桃仁,紅花,枳殻,赤芍薬,柴胡,甘草,桔梗,川芎,牛膝。応用:血が胸の中に瘀滞することにより起こる胸痛,頭痛が長い間治らない,あるいはしゃっくりして長い間止らない,あるいは煩悶(胸にほてってむかむかして苦悶感がある。)動悸,不眠など。

血疳疮　血疳瘡　けっかんそう　玫瑰糠疹。　ばら色ひこう(粃糠)疹。

血攻痔　けつこうじ　出血多的内痔。　出血の多い内痔。

血臌〔蛊〕　血臌〔蠱〕　けっこ(こ)　因瘀血所致之臌胀。症见腹部胀大、静脉曲张、或伴有腹水、吐血、衄血、或大便色黑,腹内触有肿块,可见于肝硬变或腹腔肿瘤。　瘀血による臌脹。症状には腹部が大きく脹れ,静脈怒張を伴い,あるいは腹水,吐血,鼻出血あるいは大便が黒色,腹腔内に塊が触れるなどが見られ,肝硬変あるいは腹腔内の腫瘍に見られること。

血灌瞳神　けっかんどうしん　相当于前房出血。　前房出血に相当するもの。

血海　けっかい　①四海之一。即冲脉。②穴位。主治:月经不调、功能性子宫出血、皮肤瘙痒等。　①四海の一つ。すなわち衝脈のこと。②穴位。応用:月経不順,機能性子宮出血,皮膚瘙痒など。

血海不充　けっかいふじゅう　⇒血(xuè)海不足

血海不宁　血海不寧　けっかいふねい　衝脈病変引起的月经不调。　衝脈病変による月経不順のこと。

血海不盈　けっかいふえい　⇒血(xuè)海不足。

血海不足　けっかいふそく　冲脉病变引起的月经不调。衝脈病変による月経不順。

血海蓄溢失常　血海の蓄溢,常を失う　冲脉功能障碍引起的月经不调。　衝脈機能障害による月経不順。

血寒经迟　血寒経遅　けっかんけいち　⇒血(xuè)寒经行后期。

血寒经痛　血寒経痛　けっかんけいつう　血寒所致痛经。血寒による月経痛。

血寒经行后期 血寒経行後期 けっかんけいこうこうき 经产之时,寒邪侵入胞宫,以致血寒经行后期。 分娩のとき,寒邪が子宫に侵入して血寒になって月経が平时の周期より遅れること。

血寒月经过少 血寒月経過少 けっかんげっけいかしょう 血寒による月経量が少ないこと。

血汗 けっかん ⇒汗(hàn)血。

血汗同源 けっかんどうげん 血与汗同出一源。 血と汗は同じ源から出ること。

血会 けっかい 与血有密切关系的一个穴位。即膈俞。 血と密切な関係のある一つの穴,すなわち膈俞のこと。

血积 血積 けっせき 瘀血積聚。 瘀血が蓄積すること。

血极 血極 けっきょく 虚损证之一。特征为脱眉发、记忆力减退、色衰等。 虚损証の一つ。特徴は眉と髪が脱落し,記憶力が減退し,皮膚の色とつやが衰えて鮮やかでないなどのこと。

血瘕 けっか ①血瘀所致肿瘤。②血块。③妇女下腹部肿瘤。④下腹部可触知的肿块。⑤左胁部可触知肿块。 ①瘀血による腫瘍。②血塊。③婦人の下腹部にある腫瘍。④下腹部に触知のできる腫物。⑤左の脇部(肋下部)にある触知のできる腫物。

血箭 けっせん ①⇒ 汗(hàn)血。②⇒肠(cháng)澼。

血箭痔 けっせんじ 伴有大量出血的内痔。 大量出血を伴う内痔。

血结胸 血結胸 けっけっきょう 瘀血積在胸部而出現胸部胀满硬痛的病证,伴有口不渴、健忘等症。 瘀血が胸部に滞って胸部脹満,堅く痛みを感じのある病証,口が渇かない,記憶力減退などを伴うこと。

血竭 けっけつ 中药。树脂入药。用于止血,止痛,化瘀,外用敛疮生肌。 中薬。薬用部分は樹脂。止血,止痛,化瘀の作用がある。外用には肌肉を生じ,瘡面を収斂する作用がある。

血厥 けっけつ ①失血过多引起的厥证。②突发厥证,移时方醒的郁冒证。 ①失血過多による厥証すなわち突然人事不省になって倒れる証候。②突然発生する厥証,少し時間が立ってから回復する鬱冒証。

血渴 血渴 けっかつ 因出血所致口渴。 出血による口が渇くこと。

血枯 けっこ ①大失血后,血液不足而产生的疾病。②古病名。症见胸胁胀满、四肢发冷、鼻流清涕、咳血、吐血、大便出血等。 ①大出血の後,血液の不足のため引き起こされる疾病。②昔の病名。症状には胸胁が脹満し,四肢が冷たくなり,澄んだ鼻汁が出る,咳血,吐血と大便出血などが見られること。

血枯经闭 血枯経閉 けっこけいへい 闭经证型之一。分虚证与实证。虚证者多因冲任空虚血少所致。实证者多因胃热灼伤血液所致。 閉経証型の一つ。虚証と実証に分られる。虚証はふつう衝,任脈が空虚し,血が少ないことによる。実証はふつう胃熱が血液を灼傷することによるもの。

血亏闭经 血虧閉経 けっきへいけい 闭经证型之一。多因久病失血,胎产过多,耗伤精血所致。 閉経証型の一つ。多くは長い間の疾病で失血し,胎产が多すぎるなどによって精血が消耗されることによる。

血离经脉 血離経脈 けつりけいみゃく 出血。 出血のこと。

血瘰 血瘰 けつれき 瘰疬核块红肿痛者。 瘰癧すなわ

ちリンパ節腫大が発赤,腫脹と痛みのあるもの。

血(赤)痢 けつ(せき)り 痢疾便中混血或下纯血。 痢疾が大便に血を混じるか純血を下すこと。

血淋 けつりん 五淋之一。小便涩痛有血的淋证。伴有尿道疼痛,下腹部胀痛。 五淋の一つ。小便が渋く痛みを来し,血のある淋証。尿道の痛み,下腹部の脹れ痛みを伴うこと。

血瘤 けつりゅう 血管瘤。 血管腫。

血缕 血縷 けつる 蜘蛛痣。 くも状血管拡張。

血轮 血輪 けつりん 五轮之一。即内眼角与外眼角。 五輪の一つ。すなわち内眼角と外眼角のこと。

血络 血絡 けつらく 即络脉。 絡脈のこと。

血络疔 血絡疔 けつらくちょう 急性淋巴管炎。 急性リンパ管炎。

血络损伤 血絡損傷 けつらくそんしょう 浅表小静脉损伤。 表層小静脈損傷。

血脉 血脈 けつみゃく 经脉。气血运行的通路。 経脈のこと。気血の運行する通路。

血脉拘挛 血脈拘攣 けつみゃくこうれん 血管痉挛。 血管けいれん。

血脉凝涩 血脈凝渋 けつみゃくぎょうじゅう 血行不暢。 血行が通暢しないこと。

血凝难化 血凝,化し難し 血が凝滞して化解し難いこと。

血气郁滞 血気鬱滞 けっきうったい 气血不通而凝滞。 気血が通らなくなって凝滞すること。

血热崩漏 血熱崩漏 けつねつほうろう 崩漏证型之一。多因热扰冲任,迫血妄行所致阴道大量出血。 崩漏証型の一つ。多くは熱が衝脈と任脈を侵して,血が妄行させ,その結果腟より大量の出血を見る病証。

血热滑胎 血熱滑胎 けつねつかったい 因血热伤胎致胎动欲坠。 血熱が胎を傷つけ,切迫流産になること。

血热经行先期 血熱経行先期 けつねつけいこうせんき 血热者经期提前,血量较多,粘稠,色紫红。 血熱の患者の月経期が繰り上がり,血量がわいあいに多く,粘稠で,色が暗赤色を呈すること。

血热妄行 血熱妄行 けつねつぼうこう 因血热所致血不循经而现各种出血证候。 血熱によって血が経脈を循行しなくなって諸種の出血する証候が現われること。

血热月经过多 血熱月経過多 けつねつげっけいかた 血热伤及冲任,迫血妄行致月经过多的证候。 血熱により衝脈と任脈が損傷されて,血が妄行し,その結果,月経過多証候になること。

血疝 けっせん ①小腹内瘀血集结而疝痛之证。②阴囊外伤后形成的血肿。 ①下腹部に瘀血が集結して仙痛のある病証。②陰嚢の外傷によって形成される血腫のこと。

血室 けっしつ ①子宫。②肝脏。③冲脉。 ①子宫。②肝臓。③衝脈。

血栓痔 けっせんじ 瘀血が血栓を形成した痔。

血丝 血糸 けっし 線条状の血。

血丝痰 血糸痰 けっしたん 血が線条についている痰。

血随气陷 血は気陷に随う 因气虚下陷导致出血的病症。症见精神不振、肢体倦怠、出血量多或连续不断、面色苍白、舌淡苔少、脉虚数等。多见于功能性子宫出血、便血等。 気虚のため中気がひどく下陥して出血する病症。症状には精神不振,体がだるく,出血量が多くあるいは出血して止らない,顔色は蒼白,舌は淡く舌苔は少ない,脈は虚数などがあること。多くは機能性子宫出血,便血などに見ら

れる。

血脱 けつだつ　因思慮、劳倦、房事所伤、慢性出血,以致真阴亏损,血海空虚,而见面白、头晕、目花、四肢冷、脉空虚之证。　思慮,過労,性生活による損傷,慢性の出血となり,その結果,真陰が欠損し,血海が空虚し,顔色が白く,頭がくらくらして目まいし,手足が冷え,脈が空虚になる病証。

血脱气脱　血脱氛脱 けつだつきだつ　⇒气(qì)随血脱。

血为气母　血は気の母為り　血为气的物质基础。各脏腑组织器官须赖血的滋养,才能发挥正常的功能活动。　血は気の物質基礎であること。各臓腑と組織器官は血の滋養にたよって正常な機能を果すことができるもの。

血泄 けっせつ　排泄血便。　血便排泄のこと。

血心痛 けっしんつう　因瘀血引起的胃脘痛。　瘀血による胃脘痛。

血虚 けっきょ　因失血过多,思慮过度,寄生虫或脏腑虚损,不能化生精微所致之体内血液亏损。症见面色苍白、唇色淡白、头晕眼花、心悸、失眠、手足发麻、脉细无力等。　失血過多,思慮過度,寄生虫あるいは臓腑の虚弱によって精微物質を化生することができなくなり,その結果,体内の血液が欠損になること。症状には顔色は蒼白,唇の色は淡白色を呈し,頭がくらくらして目まいし,心悸,不眠,手足は痺れ,脈は細,力がないなどが見られはこと。

血虚痹 けっきょひ　因血虚不能濡养肢体,或兼感风寒湿邪所致。症见皮肤麻木不仁,或年高举动肢节则痛,脉象多芤　血虚のために肢体を濡養することができなくなり,あるいはその上に風寒湿の邪気に感受することによる。症状には皮膚が痺れて感覚低下になり,あるいは年寄りのため手足を動かすと痛みを来し,ふつう脈象は芤脈を呈するなどが見られるもの。

血虚不孕 けっきょふよう　阴血の不足による不妊。

血虚耳聋　血虚耳聾 けっきょじろう　阴血が不足による聾。

血虚〔发〕热　血虚〔発〕熱 けっきょ〔はつ〕ねつ　多因失血,或因饮食劳倦内伤脾胃。症见面红、燥渴,甚则烦躁、睡卧不安,脉洪大而虚。　多くは失血,あるいは暴飲暴食,過労などによって脾胃に内傷を受けることによる。症状には顔色は赤く,口がひどく渇き,ひどいのはせっかちして落ち着かなく,脈象は洪大で虚とが見られる。

血虚腹痛 けっきょふくつう　阴血虚少,经脉涩滞所致的证候。　陰血が不足のために経が渋滞することによる証候。

血虚肝旺 けっきょかんおう　因阴血不足,致肝阴不足,结果引起肝阳旺盛的证候。　陰血が不足のために肝陰が不足になり,その結果,肝陽が盛んになる証候。

血虚滑胎　血虚滑胎 けっきょかつたい　孕妇阴血不足,胎失滋养所致胎动欲坠。　妊婦が陰血不足のため胎児が滋養を失って切迫流産になること。

血虚筋挛　血虚筋攣 けっきょきんれん　血虚不能养筋致筋挛缩的证候。　血虚のために筋を養うことができなくなるからけいれんになる証候。

血虚生风 けっきょ　血虚,風を生じ　由失血,贫血或肝血不足而内生的风证。　失血,貧血あるいは肝血不足のために風が内から発生する風証。

血虚手脚麻木 けっきょしゅきゃくまもく　因血虚而致四肢麻木感。　血虚による四肢が痺れる感じ。

血虚头痛　血虚頭痛 けっきょずつう　因血虚不能上荣所

致。　血虚によって上へ栄養することができないことによるもの。

血虚痿 けっきょい　痿证之一。多由产后或失血,血虚不能养筋而致手足痿弱。　痿証の一つ。多くは産後あるいは失血のために血虚になって,血が筋を養うことができなくなり,その結果,手足が萎えて弱くなること。

血虚心悸 けっきょしんき　多由心血不足,心失所养而致。　多くは心血が不足のために,心が養いを失い,心悸になること。

血虚眩晕　血虚眩暈 けっきょげんうん　阴血亏损所致的眩晕。　陰血の欠損による眩暈すなわち頭がくらくらして目まいをすること。

血虚腰痛 けっきょようつう　多因失血过多及素患血虚,筋脉失养所致。　ふつう失血過多および平素血虚があって筋脈が栄養を失うことによる。

血虚月经过少　血虚月経過少 けっきょげっけいかしょう　多因素体虚弱,久病失血伤阴,或脾胃损伤,生化之源不足,冲任血虚所致。症见月经量少,色质浅稀,面色萎黄等。　多くは平素体質が虚弱であり,長い間失血と陰が損傷し,あるいは脾胃の損傷で生化の源が欠乏して衝脈と任脈が血虚になることによる。症状には月経の量は少なく,色は淡く,稀薄で,顔色は萎黄などが見られるもの。

血虚月经后期　血虚月経後期 けっきょげっけいこうき　多因血虚冲任不足,胞宫不能按时满溢。症见月经量少,色淡质稀,面色萎黄,体腹痛喜按等。　多くは血虚のために衝脈と任脈が不足し,子宮が周期に応じて充満あるいは溢出することができないこと。症状には月経の量は少い,色は淡く,稀薄で,顔色は萎黄を呈し,痩せ衰え,腹痛と腹部を押えることを好むなどが見られるもの。

血虚肢麻 けっきょしま　因血虚致手足发麻。　血虚による手足が痺れること。

血虚自汗 けっきょじかん　因血虚往往气亦虚。故出现自汗。　血虚には往々にしてまた気虚を伴い,故に自汗すなわち動かなくでも汗が出ること。

血液积聚　血液積聚 けつえきせきしゅ　血液停滞集结于脏腑中。　血液が臓腑中に停滞集結すること。

血翳包睛 けつえいほうせい　类似沙眼角膜血管翳。　トラコーマ性角膜パンヌスに類似する。

血瘿 けつえい　相当于颈部血管瘤。　頸部の血管腫に相当する。

血瘀 けつお　由于气滞、气虚、血虚、外伤、阴寒等各种原因,导致血液瘀滞于一定部位的病症。　気滞,気虚,血虚,外傷,陰寒などの原因で血液が一定部位に瘀滞する病症。

血瘀崩漏 けつおほうろう　因瘀血积滞而导致的大量子宫出血。　瘀血が積滞することにより起こした大量な子宮出血。

血瘀不孕 けつおふよう　瘀血が停滞することによる不妊症。

血瘀腹痛 けつおふくつう　因血瘀引起的腹痛。多为在一定部位的刺痛。　瘀血のために起こした腹痛,刺すような痛みと一定した部位の痛みが多い。

血瘀经行后期　血瘀経行後期 けつおけいこうこうき　多因气滞寒凝,瘀血内阻冲任,血行不畅所致。症见经量涩少,血色暗紫,血块较多,小腹拒按等。　気滞寒凝のために瘀血が内で衝脈と任脈を阻むことによる。症状には月経が順調に出ない量が少く,色は暗紫色を呈し,血の塊がわりあいに多い,下腹部を押えることを拒むなどが見ら

れること。

血瘀痛経　血瘀痛経　けつおつうけい　因血瘀所致痛经。
血瘀のために起こした月経痛。

血瘀痿　けつおい　　痿证之一。多由产后失血,血虚不能养
筋所致。症见手足痿弱无力,不能动。　痿证の一つ。多く
は産後に失血し,血虚のために筋を養うことができない
ことによる。症状には手足が痿弱で力がなく,手足の運動
が妨げられるなどのこと。

血余炭　けつよたん　　中药。人发炭入药。用于止血,消瘀。
中薬。薬用部分は人髪炭。止血と瘀血を除去するなどの作
用がある。

血郁　血鬱　けつうつ　　六郁之一。因暴怒、挫闪等所致之血
郁。症见胸胁刺痛,四肢急惰,小便淋漓,便血,脉或沉或芤
或结促。　六鬱の一つ。暴怒,挫傷などによる血鬱証。症
状には胸脇部に刺痛があり,四肢がだるく,小便が通暢し
ない,便血,脉象は沈あるいは芤,あるいは結,促などを呈
するもの。

血癥　けっちょう　　多由血瘀积滞,经络壅阻而成。症见胸
腹胁肋或脐下有块疼痛,按之硬,推之不动,身体日渐消瘦,
疲倦无力。　多くは血瘀積滞のために経絡が塞がれる
ことによる。症状には胸,腹,脇,肋あるいは臍の下部に塊
があって痛みを来し,手で押えると硬く感じ,移動性がな
く,体が日ましに痩せて行き,だるくて力がないなどが見
られるもの。

血证　血証　けっしょう　　①指血不循经,如咳血、鼻衄、
尿血等。②指迫血妄行,如大出血、血瘀、血热等。　①血が
経脈を循行しない,すなわち出血でたとえば咳血,鼻出
血,尿血など。②血に迫って妄行させる,たとえば大出血,
血瘀,血熱など。

血证论　血証論　けっしょうろん　　唐容川撰(1884)血证
专著。　唐容川が著した(1884)。血証の専門書である。

血之府　けつのふ　　血脉。　血脉のこと。

血痔　けつじ　　便血明显的内痔。　便血のひどい内痔。

血痣　けっし　　血管扩张引起的血管痣。　血管拡張に
よって起こる血管痣。

血滞腹痛　けったいふくつう　　血瘀滞所致腹痛。　血の
瘀滞による腹痛。

血滞経闭　血滞経閉　けったいけいへい　　多因情志不
畅,气郁血滞,冲任阻闭,导致闭经。症见面色紫暗,下腹痛
拒按或痛连两胁。　多くは情志が抑鬱し,気血が瘀滞す
ることにより衝脈と任脈が阻まれて月経閉止すること。
症状には顔色は暗紫色を呈し,下腹部痛,押えることを拒
み,あるいは痛みが両側の脇部に及ぶなどが見られるこ
と。

血肿　血腫　けっしゅ　　水肿由于血瘀为主的病症。　浮
腫が血瘀を主な原因とする病症。

XUN　熏寻循徇

xūn　熏

熏法　くんほう　　外治法之一。有热气和烟熏两种方法。是
借助药力和热力的作用,促使腠理疏通气血流畅,达到消
肿、止痛、止痒、祛风的目的。多用于痈疡初起、痔疾或皮肤
病等。　外治法の一つ。熱気と煙で熏る二種類の方法が
ある。薬物の作用と熱の作用を用いて腠理すなわち皮膚
と皮下組織を疏通し,気血を滑らかに流行させて腫脹を
消し,痛みを止め,痒みを止め,風を除袪する目的に達す
る。ふつう癰瘍の始め,痔疾,あるいは皮膚病などに用い
られること。

熏剤　熏剤　くんざい　　用于熏法的药物制剂。　熏法に用い
られる薬物の製剤。

熏蒸法　くんじょうほう　　利用药物燃烧时产生的烟雾或
药物煮沸后产生的蒸气来熏蒸患部或全身的疗法。　薬
物を燃焼させるときに産生する煙あるいは薬物を煮沸し
た後に産生する蒸気を利用して患部あるいは全身を熏蒸
する療法。

xún　寻循

寻骨风　尋骨風　じんこつふう　　中药。全草入药。用于祛
风湿活血、消肿止痛。　中薬。薬用部分は全草。風湿を
除去し,血を活かせ,腫脹を消し,痛みを止める作用があ
る。

寻脉　尋脉　じんみゃく　　用手指寻摸脉搏。　手の指で
脉拍をさぐること。

循法　じゅんほう　　留针时,用手指循着经脉轻轻按压的辅
助方法。　針刺治療において留針のとき,手の指で経脈
に沿って軽く押えて効果を促す方法。

循経伝　循経伝　じゅんけいでん　　外感病按六经的顺序,
由表入里,由浅入深,逐个传变(太阳病→少阳病→阳明病
→太阴病→少阴病→厥阴病)的过程。　外感病が六経の
順序によって表から裏に入り,淺層から深層へと伝わって
ゆく(太陽病→少陽病→陽明病→太陰病→少陰病→厥陰
病)のこと。

循経選穴法　循経選穴法　じゅんけいせんけつほう　　選
穴方法之一。即本经或本经所属脏腑患病,在本经选穴治
疗。如两胁疼痛选肝经之章门,胃脘不适选胃经之足三里,
心悸、失眠选心经之神门等。　選穴方法の一つ。本経ある
いは本経に属している臓腑が疾病に罹る場合には本経で
穴を選んで治療する。たとえば両側の脇部の痛みに対し
て肝経の章門穴を選び,胃脘部の疾病に対して胃経の足
の三裏穴を選び,心悸不眠に対して心経の神門穴を選ぶ
などがあること。

循衣摸床　衣を循じ,床を摸す　　危重病人不自主地用手
循摸衣服或病床的动作。多见于昏迷重症。　危篤な重病
患者が意識なしに衣服や寝具を手探ぐりし,あるいはベッ
トの縁をなでつくこと。多くは昏睡重症の患者に見られ
ること。

xùn　徇

徇蒙招尤　徇蒙招憂　じゅんもうしょうゆう　　眩晕,头部
动摇不安定的证候。　頭がくらくらして目がかすむ証
候。

Y

YA　丫压押鸦鸭牙哑亚

yā　丫压押鸦鸭

丫毒　あさどく　　⇒虎(hǔ)口疔疽

丫刺毒　あしどく　　⇒虎(hǔ)口疔(疽)

压垫　压墊　あつてん　　又称固定垫。用纸或棉花作衬垫,用于骨折固定。　　別称は固定墊。紙あるいは棉を当て物として骨折の固定に用いられるもの。

压痛点　圧痛点　あっつうてん　　⇒阿(ā)是穴

押切法　おうせつほう　　針刺手法。即用指甲切压穴位处针刺的方法。　　針刺の手法。手の指の爪で穴位の部位を押え,圧迫して針を刺す方法。

押手　おうしゅ　　①针刺时,用手按压穴位处皮肤,以协助进针之法。②针刺时,按压穴位处皮肤的手。　　①針刺するとき,手で穴位部位の皮膚を押えて,進針するのを助ける方法。②針刺するとき,穴位の皮膚を押える手。

鸦胆子　鴉胆子　あたんし　　中药。果入药。用于清热解毒、治痢抗疟。外用腐蚀赘疣。　　中藥。薬用部分は果実。清熱解毒,痢疾を治し,瘧疾を治療する。外用には贅疣を腐蝕する作用がある。

鸦片　鴉片　あへん　　中药。又称阿片。干燥乳汁入药。用于敛肺、止咳、涩肠、止痛。　　中藥。別称は阿片。薬用部分は乾燥した乳様の汁。斂肺,止咳,渋腸,止痛の作用がある。

鸭怪　おうかい　　尾蚴性皮炎。　　セルカリア皮膚炎。

鸭(鹜)溏　鴨(鷺)溏　あ(ぼく)とう　　便稀软,似鸭或水禽粪便。　　軟便であたかもあひるあるいは水鳥の糞便のようなもの。

鸭跖草　おうせきそう　　中药。地上部分入药。用于清热解毒、利水消肿。　　中藥。薬用は地上部分。清熱解毒,利水消腫の作用がある。

yá　牙

牙叉发　牙叉発　がさはつ　　⇒骨(gǔ)槽风

牙车(床)　牙車(床)　がしゃ(しょう)　　上、下颌骨。　　上,下顎骨。

牙疔　がちょう　　齿龈疔。　　歯肉にできる疔。

牙疳　がかん　　溃疡性齿龈炎。　　潰瘍性歯肉炎。

牙关　牙関　がかん　　下颌关节。　　顎関節。

牙关紧闭　牙関緊閉　がかんきんへい　　牙関緊急。

牙衄　がじく　　齿龈出血　　歯肉出血。

牙痛　がつう　　①穴位。主治:牙痛。②牙齿疼痛。　　①穴位。応用:歯痛。②歯痛。

牙宣　がせん　　牙龈萎缩,牙根宣露,常渗血水或脓。　　歯肉萎縮,歯根が暴露し,常に血様液体あるいは膿を流れ出す疾患。

牙龈(龂)　がぎん(ぎん)　　齿龈。　　歯肉,はぐき。

牙痈　牙癰　がよう　　齿龈痈。　　歯肉にできる癰瘡。

yǎ　哑

哑门　瘂門　あもん　　穴位。主治:聋哑、精神分裂症。　　穴位。応用:聾啞,精神分裂症。

哑嗽　啞嗽　あそう　　咳嗽而见声音嘶哑。　　咳嗽が嗄れ声を伴うこと。

哑瘴风　啞瘴風　あしょうふう　　牙关不开,口不能言,面青唇紫的病症。　　牙関緊急,話すことができない,顔色が青紫色を呈する病症。

yà　亚

亚麻子　亜麻子　あまし　　中药。种子入药。用于润燥、祛风。　　中藥。薬用部分は種子。潤燥,祛風の作用がある。

YAN　咽胭阉涎延严言岩沿研盐颜罨眼偃魇验

yān　咽胭阉涎

咽(嗌)　いん(えき)　　咽頭のこと。

咽底　いんてい　　咽后壁。　　咽頭後壁。

咽干口苦　咽乾口苦　いんかんこうく　　咽頭が乾く,口に苦い味があること。

咽喉　いんこう　　咽部与喉部的合称。　　咽頭と喉頭を合せていうもの。

咽喉科　いんこうか　　元或明十三科之一。　　元あるいは明代の十三科の一つ。

咽后痈　咽後癰　いんこうよう　　生于咽后壁的脓肿。　　咽頭後壁にできる膿瘍。

咽门　咽門　いんもん　　咽喉部。　　咽喉部のこと。

胭脂障　えんししょう　　⇒白(bái)睛溢血

阉割　閹割　えんかつ　　去势。　　去勢。

涎尻疮　涎尻瘡　いんこうそう　　尿布皮炎。　　おしめ皮膚炎。

yán　延严言岩沿研盐颜

延胡索　えんごさく　　中药。块茎入药。用于活血、行气、止痛。　　中藥。薬用部分は塊茎。活血,行気,止痛の作用がある。

严氏济生方　嚴氏済生方　げんしさいせほう　　⇒济(jì)生方

言语艰涩　言語艱渋　げんごかんじゅう　　言语困难。　　言語困難。

岩　がん　　与癌相类似。　　癌に類似するもの。

岩白菜　がんはくさい　　中药。根茎或全草入药。用于收敛止泻、止血、止咳、舒筋活络。　　中藥。薬用部分は根茎あるいは全株。収斂と下痢を止め,止血,止咳と舒筋活絡の作用がある。

岩陀　がんだ　　中药。根茎入药。用于解热、祛风、收敛。　　中藥。薬用部分は根茎。解熱,祛風,収斂の作用がある。

沿肛痔　えんこうじ　　沿肛门周围呈扁平状隆起之肿胀。　　肛門の周りに沿って扁平状に隆起して腫れる疾患。

研〔成细〕末　研〔成細〕末　げん〔せいさい〕まつ　　細かい粉末に研磨すること。

盐麸木根皮　塩麩木根皮　えんふもくこんぴ　　中药。去栓皮,根皮入药。用于祛风湿、散瘀血、清热解毒。　　中藥。薬用部分は栓皮を除いた根皮。風湿を除き去し,瘀血を散らし,熱を清し,毒を解くなどの作用がある。

盐麸叶　塩麩葉　えんふよう　　中药。鲜叶入药。用于化痰

止咳、收敛、解毒。　　　中药。薬用部分は鮮葉。化痰止咳，收敛，解毒の作用がある。

盐麸子　塩麸子　えんふし　　中药。果实入药。用于生津润肺、降火化痰、敛汗、止痢。　　　中薬。薬用部分は果実。生津，潤肺，降火，化痰，敛汗，止痢の作用がある。

盐汤探吐方　塩湯探吐方　えんとうたんとほう　　方剤。成分：盐水。主治：吐出停于胃中之宿食或毒物。　方剤。薬物構成：食塩水。応用：胃中に停滞する食物あるいは毒物を吐き出す場合。

盐哮　塩哮　えんこう　　过多咸食而引起的哮证。　塩辛い食物の取り過ぎによる哮証。

颜　がん　　面部。　　かお。

颜面浮肿　顔面浮腫　がんめんふしゅ

yǎn　罨眼偃魇

罨法　あんぽう　　以毛巾或布浸水或药液敷于局部的一种治疗方法。热者称热罨，冷者称冷罨。　タオルあるいは布を水あるいは薬液に浸して局所に敷く，一種の治療方法。熱いのは熱罨，冷たいのは冷罨と称すること。

眼胞　がんほう　　⇒胞(bāo)睑

眼胞菌毒　がんほうきんどく　　眼胞生出如菌，头大蒂小，渐长垂出，甚者眼翻流泪，以至昏蒙。　まぶたのふちに小泡ができ，しだいにきのこ状の贅肉となり，そのうえ小さな蒂(へた)があり，長くなって垂れ出し，ひどいのは眼瞼が翻転して泪が流れ，物を見てもぼんやりとしあるいは見えない。

眼胞痰核　がんほうたんかく　　⇒胞(bāo)睑肿核

眼丹　がんたん　　生于眼睑边缘，呈漫肿赤痛的疮毒。严重者伴有全身症状。　眼瞼縁にでき，浸漫性腫脹，発赤と疼痛のある瘡毒。ひどいのは全身症状を伴うこと。

眼花　がんか　　视力不良。　　視力不良。

眼科　がんか　　元、明代十三科之一。　元あるいは明代の十三科の一つ。

眼皮　がんぴ　　⇒胞(bāo)睑

眼偷针　眼偷針　がんとうしん　　⇒针(zhēn)眼

眼系　かんけい　　⇒目(mù)系

眼弦(缘)赤烂　眼弦(緑)赤爛　がんげん(えん)せきらん　睑缘炎。　　眼瞼縁炎。

眼珠干涩　眼珠乾渋　がんしゅかんじゅう　　眼球に乾燥としぶい感，異物感があること。

眼珠牵斜　眼珠牽斜　がんしゅけんしゃ　　斜视。　　斜視のこと。

眼珠塌陷　眼珠塌陥　がんしゅとうかん　　眼球萎缩。眼球萎縮。

偃刀脉　偃刀脈　えんとうみゃく　　一种弦细而紧急，有如用手指摸刀刃那样感觉的脉象。　弦細で緊張しており，手で双物の刃をなでるような感じがある脉象。

魇魇　えん　　恶梦。　　悪夢。

魇寐　魘寐　えんび　　五绝之一。可怕的恶梦。　五絶の一つ。こわい悪夢のこと。

yàn　验

验方　驗方　けんぽう　　有效的方剂。　　有効な方剤。

验方新编　驗方新編　けんぽうしんへん　　清・鲍相璈编撰(1846)。广泛搜集验方，多为有效的单方。　清の鲍相璈が著した(1846)。有効な方剤をひろく集め，多くは効果のすぐれた単方すなわち一種の薬物からなるもの。

YANG　羊阳扬杨疡洋烊养痒

yáng　羊阳扬杨疡洋烊

羊奶痔　ようだいじ　　⇒葡(pú)萄痔

羊水　ようすい

羊水过多症　羊水過多症　ようすいかたしょう

羊痫风　羊癇風　ようかんふう　　癫痫。　　てんかん。

羊须(胡)疮　羊須(胡)瘡　ようしゅ(こ)そう　　须疮。　ひげ瘡，毛瘡。

阳白　陽白　ようはく　　穴位。主治：面瘫、前额痛、上睑下垂。　穴位。応用：顔面神経麻痺，前頭痛，上眼瞼下垂。

阳斑　陽斑　ようはん　　属于突然性的发斑。突然性の皮膚斑ができること。

阳闭　陽閉　ようへい　　中风或温热病所致昏迷，牙关紧闭、两手握拳的闭证兼有热象的证候。　中風あるいは温熱病による昏睡，牙関緊急，両手を握りしめる閉証が熱証を兼ねる証候。

阳病　陽病　ようびょう　　一般指实证与热证。　ふつう実証と熱証のこと。

阳病治阴　陽病は陰を治す　　①阳热亢盛的疾病，损伤阴津时，治疗应予滋阴。②病在阳经时，针刺阴经来治疗。如足阳明胃经有病，出现呕吐时，针刺手厥阴心包经的内关穴。　①陽熱が盛んな病気にかかっている場合には陰津が傷つけられているから治療には陰液を増やすべきであること。②疾病が陽経にある場合，陰経を針刺して治療する。たとえば足の陽明胃経が疾病にかかった場合，嘔吐が現われるとき手の厥陰心包経の内関穴を針刺すること。

阳池　陽池　ようち　　穴位。主治：腕痛、肩臂痛。　穴位。応用：手くびの痛み，肩と上肢の痛み。

阳旦证　陽旦証　ようたんしょう　　热病出现发热、头痛、汗出、恶风等症状的证候。　熱病が発熱，頭痛，汗をかく，風をいやがるなどのある証候。

阳辅　陽輔　ようほ　　穴位。主治：偏头痛、颈淋巴结炎、下肢瘫痪。　穴位。応用：片頭痛，頸部リンパ節炎，下肢麻痺など。

阳纲　陽綱　ようこう　　穴位。主治：肠炎、肝炎、胆囊炎。　穴位。応用：腸炎，肝炎，胆囊炎。

阳谷　陽穀　ようこく　　穴位。主治：腮腺炎、耳聋、耳鸣、热病。　穴位。応用：耳下腺炎，耳聾，耳鳴，熱病など。

阳和汤　陽和湯　ようわとう　　方剤。成分：熟地、鹿角胶、炮姜、甘草、白芥子、麻黄、肉桂。主治：一切阴证疮疡。　方剤。薬物構成。熟地黄，鹿角膠，炮薑，甘草，白芥子，麻黄，肉桂。応用：あらゆる陰証の瘡瘍。

阳黄　陽黄　ようおう　　眼、皮肤黄色鲜明，伴有湿热症状为特征的一类黄疸病，多呈急性。　眼と皮膚が黄色く鮮やかで湿熱の症状を伴うことを特徴とする一種の黄疸病で多くは急性を呈すること。

阳极反阴　陽、極まれば陰に返す　　⇒重(chóng)阳必阴

阳交　陽交　ようこう　　穴位。主治：胸胁胀满，伴有狂躁的证候。　穴位。応用：胸部と脇部が膨満し，狂躁を伴う証候。

阳(热)结　陽(熱)結　よう(ねつ)けつ　　胃肠热结所致的便秘。　胃腸に熱が結滞することによる便秘。

阳经　陽経　ようけい　　属阳的经脉，包括阳明经、太阳经、少阳经、督脉、阳维脉、阳跷脉等。　陽に属する経脈で陽明経，太陽経，少陽経，督脈，陽維脈，陽跷脈などが含まれるもの。

阳绝　陽絶　ようぜつ　　脉搏只在寸部而不能在关、尺部察觉的一种脉象，显示阳气将绝。　脈拍が寸部にだけあって関部と尺部に触知することができない一種の脈象で陽気が絶えようとすることを示すもの。

阳厥 陽厥 ようけつ ①突然受过度刺激而出现善怒、发狂的证候。②足少阳胆经阳气厥逆的证候。③⇒热(rè)厥。 ①突然過度の刺激を受けたときに現われる怒りっぽい、狂躁のある証候。②足の少陽胆経の陽気が厥逆すなわち失神して手足が冷たい証候。

阳陵泉 陽陵泉 ようりょうせん 穴位。主治:肝炎,胆嚢炎,坐骨神経痛,下肢瘫痪,腓肠肌痉挛。 穴位。応用:肝炎,胆嚢炎,坐骨神経痛,下肢麻痺,腓腹筋けいれんなど。

阳络 陽絡 ようらく ①分布于体表或上行的络脉。②从手,足三阳经分出的络脉。 ①体表あるいは上行する絡脈。②手と足の三陽経から分け出た絡脈。

阳脉 陽脉 ようみゃく ⇒阳(yáng)经。

阳脉之海 陽脉の海 督脉的别称。手足三阳经均有分支会合于督脉,故名。 督脈の別称。手,足の三陽経がみな分支があって督脈に会合する故にこの名がある。

阳明病 陽明病 ようめいびょう 六经病证之一。为外感病里热亢盛的极期阶段,以身大热,汗大出,口大渴,脉洪大为特征。 六経病証の一つ。外感病の裏熱が極めて盛んである段階で身は大いに熱く,汗は大いに出,口は大いに渇く,脈は洪大などを特徴とする病証。

阳明腑病(证) 陽明腑病(証) ようめいふびょう(しょう) 热结胃肠所致的里实热证。症见潮热,腹痛拒按,便秘,谵语,脉沉实。 熱邪が胃腸に結ぶことによる実熱証。症状には潮熱(午後に発熱),腹痛が手で押えることを拒み(圧痛がある),便秘,うわ言,脈は沈実などが見られること。

阳明〔经〕 陽明〔経〕 ようめい〔けい〕 三阳经之一。包括手阳明大肠经和足阳明胃经。 三陽経の一つ。手の陽明大腸経と足の陽明胃経を含む。

阳明经病(证) 陽明経病(証) ようめいけいびょう(しょう) 热邪侵犯阳明经所致的病证。症见身热汗出,不恶寒反恶热。 熱邪が陽明経を侵すことによる病証。症状には身熱,汗をかき,悪寒がなく,反して熱さをいやがるなどが見られること。

阳明头痛 陽明頭痛 ようめいずつう ①伤寒阳明头痛。症见头痛,身热不恶寒而恶热。②头痛在阳明经脉循环部位者。症见痛在额前,痛连目珠。 ①傷寒の陽明頭痛。症状には頭痛,身熱,悪寒がなく,反対に熱さをいやがるなどが見られる。②頭痛が陽明経脈の循行部位にあるもの。症状には痛みは前頭部にあって,痛みが眼球に波及するなどが見られること。

阳明与少阳合病 陽明と少陽の合病 ①合病偏于少阳经时,有阳明病的潮热,但无便秘,小便正常,但有较明显的少阳病的口苦、胸胁苦满。②合病偏于阳明经时,有少阳病的口苦,咽干,但同时有较明显的阳明病的身热,口渴,便有臭味的水样便,脉滑数等。 ①合病が少陽経に偏っている場合,陽明病の潮熱が現れるが便秘はせず,小便も正常だが少陽病の口が苦い,胸胁部に膨満感があって苦しいなどの症状が比較的にはっきりしている。②合病が陽明経に偏っている場合,少陽病の口が苦く,喉がからからになる症状が現われると同時に身体が熱く,口が渇くという陽明病の症状が比較的にはっきりしており,その上,悪臭のある水様の大便を下し,脈象は滑数などの症状を呈すること。

阳起石 陽起石 ようきせき 中药。用于温肾壮阳。 中薬。温肾壮陽の作用がある。

阳气 陽気 ようき 事物两个对立面的一方,与阴气相对而言。如阳气代表功能活动,则阴气代表物质。 物事

の対立する二つの面の一つで陰気に対するもの。たとえば陽気が機能活動を代表し,陰気が物質を代表すること。

阳跷(蹻)脉 陽蹻(蹺)脉 ようきょう(きょう)みゃく 奇经八脉之一。本经症状主要表现为筋肉运动障碍,失眠。 奇経八脈の一つ。本経の主な症状には筋肉運動障害,不眠などがあること。

阳窍 陽竅 ようきょう 人体属于阳的孔窍。如耳、眼、鼻、口。 陽に属している人体の孔竅。たとえば耳,眼,鼻,口などのこと。

阳杀阴藏 陽殺陰藏 ようさついんぞう 如阳气收束,则阴气亦能潜藏。如阳气消灭,阴气亦随之消亡。 陽気が収めると,陰気もひそみかくれる。陽気か消滅すると陰気も消亡すること。

阳生阴长 陽生陰長 ようせいいんちょう 阴阳双方互相依存,只有阳气生化正常,阴气才能不断滋长。 陰陽の両方が互いに依存し,陽気の生化が正常になって始めて陰気が断えず滋長することができる。

阳生于阴 陽は陰より生ず 根据阴阳相依存的道理,阳以阴的存在为自己存在的前提。 陰陽が互いに依存する理論にもとづいて,陽が陰の存在を自分の存在する条件とすること。

阳胜则阴病 陽が勝てば則ち陰が病む 阳热过盛或虚火妄动时损耗阴液,皆属阳胜而阴不足的病证。 陽熱が盛んしすぎあるいは虚火が妄動するとき陰液が損耗され,これらはみな陽気が勝ち,陰が不足する病証に属する。

阳盛 陽盛 ようせい 阳气亢奋,热象偏盛的病症。 陽気が亢進し,熱の現象が盛んに偏っている病症。

阳盛格阴 陽盛格陰 阳盛なれば,格阴す 体内热邪过盛而外表出现假寒的一种病症。 体内の熱邪が極まって体表に仮寒が現われる病症。

阳盛阴伤 陽盛陰傷 陽盛なれば,陰傷く 阳气亢盛,热邪损伤阴液的一种病症。常见高热,烦渴,舌红少津。 陽気が亢盛すると熱邪が陰液を損傷する病症。ふつう高熱があり,喉がひどく渇き,舌は赤い,津液は少ないなどが見られること。

阳盛则热 陽盛んなれば則ち熱 阳气偏盛,则可产生热性的病症。 陽気が亢盛すると熱性の病症が生じることがある。

阳事 陽事 ようじ 男子的性生活与性机能。 男の性生活と性機能をさすこと。

阳暑 陽暑 ようしょ 夏季炎热时发生的伤暑证。症见高热,烦躁,口渴,大汗,苔黄干。 夏の暑い季節に発生する傷暑証で症状には高熱,煩躁,口が渇き,大汗,舌苔が黄色く乾燥しているなどが見られること。

阳水 陽水 ようすい 因肺失宣降所致的实证,热证的一种水肿。 肺が宣降を失うことによる実証,熱証の浮腫。

阳损及阴 陽が損じ,陰に及ぶ 由于阳气衰弱而致阴精不足的病症。 陽気の虚弱によって陰精の化生不足を惹起すること。

阳为气 陽は気為り 气从阳而生。 気は陽から生じる。

阳维脉 陽維脉 よういみゃく 奇经八脉之一。本经病状主要表现为恶寒发热。 奇経八脈の一つ。本経の症状は主に悪寒,発熱のこと。

阳(阴)萎(痿) 陽(陰)萎(痿) よう(いん)い(い) 陰茎が勃起しないか不充分のこと。

阳痿遗精 陽痿遺精 よういいせい 陰茎の勃起が不充

分と遺精のあること。

阳痫　陽癇　ようかん　偏于实热的阳性痫证。　　実熱の陽性に偏っているてんかん。

阳痫(颠)风　陽癇(顛)風　ようかん(てん)ふう　⇒癲(diān)痫

阳溪　陽谿　ようけい　穴位。主治:腕关节疾患、结膜炎、头痛。　穴位。応用:手関節疾患、結膜炎、頭痛など。

阳邪　陽邪　ようじゃ　属阳性病邪。包括风、暑、燥、火,常引起热证。　陽性の病邪。風、暑、燥、火を含み、ふつう熱証を惹起するもの。

阳虚　陽虚　ようきょ　阳气不足的证候。症见疲乏无力、少气懒言、畏寒肢冷、自汗、面色淡白、大便稀溏、小便清长、舌质淡嫩、脉微。　陽気が不足している病証。症状には疲れて力がない、気が不足して話すことをいやがる、寒を畏れ、四肢が冷え、自汗(じっとしても汗をかく)がある、顔色は淡白い、大便は稀薄で溏便を呈し、小便は澄んで長い、舌質の色はうすい、脈象は微などが見られること。

阳虚发热　陽虚なれば発熱す　阳气虚衰而致的虚热。有肾阳虚发热及脾胃气虚所致的发热。　陽気の虚衰による虚熱のこと。腎陽の虚と脾胃の気虚による発熱。

阳虚湿阻　陽虚なれば湿、阻む　脾肾阳虚所致胃脘胀闷、浮肿、痰饮等。　脾と腎の陽虚による上腹部の膨満感、浮腫と痰飲などのこと。

阳虚水泛　陽虚水泛　ようきょすいはん　脾肾阳虚尤以肾阳虚所致致水肿、痰饮等　脾と腎の陽虚、特に腎の陽虚による浮腫、痰飲などのこと。

阳虚头痛　陽虚頭痛　ようきょずつう　由阳气不足所引起的头痛。症见头痛隐隐、目怕光、畏寒肢冷、食欲不振、舌淡、脉微细或沉迟或虚大无力。　陽気の不足による頭痛。症状には頭痛はひどくない、目は光をいやがる、寒を畏れ、手足が冷える、食慾不振、舌色がうすい、脈が微細あるいは沈遅あるいは虚大で力がないなどか見られること。

阳虚恶寒　陽虚悪寒　ようきょおかん　因阳气虚弱而引起的恶寒证候。　陽気の虚弱によって引き起こされた寒さをいやがる証候。

阳虚眩晕　陽虚眩暈　ようきょげんうん　因阳气不足所致眩晕。　陽気の不足による眩暈(目まい)。

阳虚阴盛　陽虚なれば陰盛ん　因脾肾阳虚,不能温养脏腑,导致阴寒内盛的病症。症见畏寒肢冷、水肿、泄泻等。　脾と腎の陽虚により臓腑を温め、養うことができないから陰寒が内に盛んになる病症。症状には寒さを畏れ、四肢が冷え、浮腫、下痢などが見られること。

阳虚则外寒　陽虚なれば外寒　阳气虚或命火不足,脏腑机能衰弱,抗病能力低下而产生外寒证。症见面色㿠白、畏寒、肢冷、并易患感冒。　陽気が虚あるいは命門の火(腎陽)が不足し、臓腑機能が衰弱と疾病に対する抵抗力の低下のために生じる外寒証。症状には顔色は白く、寒さを畏れ、手足は冷え、感冒に罹り易いなどが見られること。

阳虚自汗　陽虚なれば自ら汗　因表阳虚而汗液易泄。症见畏寒、汗出觉冷、倦怠、脉细等。　表陽虚のため、汗が流れ易いこと。症状には寒さを畏れ、汗が出ると冷たく感じ、倦怠し、脈は細などが見られること。

阳易　陽易　ようえき　古病名。妇人与患伤寒而未完全康复的男子行房事得病。　昔の病名。婦人が傷寒を患って、まだ完全に治癒しない男性と房事をしたため、疾病にかかること。

阳脏　陽臓　ようぞう　①又称牡脏。五脏中属于阳者,指心与肝。②具有阳盛体质的人。　①別称は牡臓。五臓の中で陽に属する者。心と肝のこと。②陽盛の体質を具える人。

阳证　陽証　ようしょう　八纲辨证中的表证、热证、实证。　八綱辨証中の表証、熱証、実証のこと。

阳证发斑　陽証発斑　ようしょうはつはん　又称阳斑。发斑因于外感热病属于实热性者。　別称は陽斑。発斑が外感熱病によって起こり、しかも、実熱証に属するもの。

阳证似阴　陽証、陰に似たり　疾病本质是阳证,而出现某些阴证的表现,如四肢厥冷、脉沉伏等。　疾病の本質は陽証だが、いくつかの陰証の症状が現われる、たとえば四肢厥冷(肘と膝まで冷える)し、脈は沈伏などが見られること。

阳中之阳　陽中の陽　在阳性事物中分属于阳的一方面,如白天属阳,而中午以前阳气最盛,这段时间属阳中之阳。　陽の事物の中でさらに分けて陽の面に屬するもの、たとえば昼は陽に属し、しかも午前中の陽気が最も盛んであり、この午前の時間が陽の中の陽に属する。

阳中之阴　陽中の陰　在阳性事物中分属于阴的一方面,如白天属阳,而中午以后阳气渐衰,这段时间属阳中之阴。　陽の事物の中でさらに分けて陰の面に属するもの。たとえば昼は陽に属し、しかし午後の陽気はだんだんと衰え、この午後の時間が陽の中の陰に属する。

扬刺　揚刺　ようし　一种古刺法。在患处正中浅刺一针,左右上下各刺一针。用于治疗范围较大,病位较浅的寒痹。　一種の昔の刺法。患部の正中を一本の針で浅刺しその左、右、上、下にそれぞれ一本の針を刺す。范囲がわりあいに広く、病の位置がわりあいに淺い寒痺を治療する場合に用いられること。

杨继洲　楊継洲　ようけいしゅう　明代著名针灸学家。编有《针灸大成》一书。　明代の著名な針灸学家。「針灸大成」を著した。

杨梅疮　楊梅瘡　ようばいそう　梅毒。包括伴随梅毒的各种皮肤变化。　梅毒。梅毒に伴う諸種の皮膚変化を含む。

杨梅喉癣　楊梅喉癬　ようばいこうせん　梅毒性咽炎。　梅毒性咽頭炎。

杨梅舌　楊梅舌　ようばいぜつ　草莓样舌。　いちご様舌。

杨上善　楊上善　ようじょうぜん　他在大业年间(605～616)曾任太医侍御。撰有《黄帝内经太素》,是《内经》最早的注释本之一。　彼は大業年代(605～616)において、かつて太医待御に任命された。「黄帝内経太素」を著し、「内経」の最も古い注釈本の一つである。

杨树花　楊樹花　ようじゅか　中药。雄花序入药,用于化湿止痢。　中薬。薬用部分は雄花序。化湿と下痢止めの作用がある。

疡　瘍　よう　疮疡。　瘡瘍。

疡医　瘍医　ようい　中国古代《周礼》记载的四种医生之一。主治金疮、折伤、肿疡、溃疡等外科疾病。　中国古代の「周礼」に記してある四種の医者の一つ。主として金瘡(刃物の創傷)、折傷(骨折)、腫瘍、潰瘍などの外科疾患。

洋金花　ようきんか　中药。花入药。用于平喘止咳、镇痛麻醉。　中薬。薬用部分は花。平喘、止咳、鎮痛麻酔の作用がある。

洋乳香　ようにゅうこう　中药。树脂入药。充乳香用。　中薬。薬用部分は樹脂。乳香の代用品として用いられ

る。

烊化　ようか　　芒硝、饴糖、蜂蜜、阿胶等皆应预先煮溶,入汤剂时皆应在煎成去滓后加入,其后再稍煎待完全溶化则可服用。　　芒硝(あるいは玄明粉),飴糖,蜂蜜,阿膠などはみなあらかじめ水を加えて煎じてから溶し,いずれも湯剤に入れるときは薬湯を煎じあげて滓をこし去った後に加え,さらに薬罐を火にかけて少し煎じ,完全に溶かしてから服用すること。

yǎng　养痒

养肺滋肾　養肺滋腎　ようはいじじん　　用滋补药物,补养肺阴与肾阴不足的治法。　　滋補薬物を用いて肺陰と腎陰の不足を補養する治療法。

养肝　養肝　ようかん　　用滋阴补血药物治疗肝阴虚,肝血不足的方法。　　滋陰補血の薬物を用いて肝陰虚,肝血不足を治療する方法。

养肝明目　養肝明目　ようかんめいもく　　养肝阴,补肝血以改善视力的治疗方法。　　肝陰を養い,肝血を補うことによって視力を改善する治療方法。

养骨　養骨　ようこつ　　滋养骨骼。　　骨格を滋養する治療方法。

养筋　養筋　ようきん　　筋腱を滋養する治療方法。

养老　養老　ようろう　　穴位。主治:视力模糊,肩,背,腰痛等。　　穴位。応用:物がはっきりと見えない,肩,背,腰痛など。

养生　養生　ようじょう　　传统的锻炼心身,注意饮食起居的保健方法。　　伝統的な心身を鍛え,飲食と日常生活を注意する保健方法。

养胎　養胎　ようたい　　胎儿を滋養する方法。

养胃　養胃　ようい　　胃を補養する方法。

养胃生津　養胃生津　よういせいしん　　养胃阴,生津液的治法。　　胃陰を養い,津液を生じる治療法。

养心　養心　ようしん　　用药物滋养心血的治疗方法。　　薬物を用いて心血を滋養して,心神を安定させる治療法。

养心安神　養心安神　ようしんあんしん　　用滋养心血,安定心神的药物治疗心神不安的方法。　　心血を滋養し,心神を安定させる薬物を用いて心神不安すなわちいらいらして落ち着かないのを治療する方法。

养心益肾　養心益腎　ようしんえきじん　　用滋养心血,补益肾阴的药物治疗心血不足,肾阴亏损的方法。　　心血を滋養し,腎陰を補益する薬物を用いて心血の不足と腎陰の欠損を治療する方法。

养血　養血　ようけつ　　用滋养血的药物治血虚的方法。　　血を滋養する薬物を用いて血虚を治療する方法。

养血解表　養血解表　ようけつかいひょう　　用滋养血及解表的药物治疗血虚伴有表证的方法。　　血を滋養する薬と解表の薬をいっしょに用いて血虚が表証を伴うのを治療する方法。

养血祛风　養血祛風　ようけつきょふう　　用滋养血,驱风邪的药物治疗血虚中风,风入经络,身体重着,步行艰难的方法　　血を滋養し,風邪を駆除する薬物を用いて血虚による中風,風が経絡に入り,体が重たい,歩行困難を治療する方法。

养血润肠　養血潤腸　ようけつじゅんちょう　　治疗血虚便秘的方法。　　血虚による便秘を治療する方法。

养血润燥　養血潤燥　ようけつじゅんそう　　治疗血虚便秘的方法。　　血虚による便秘を治療する方法。

养血通经　養血通経　ようけつつうけい　　治疗血虚月经不调的方法。　　血虚による月経不順を治療する方法。

养血熄风　養血熄風　ようけつそくふう　　治疗血虚生风的方法。　　血虚による内風を生じるのを治療する方法。

养阴补肾　養陰補腎　よういんほじん　　治疗肾阴亏损的方法。　　腎陰の欠損を治療する方法。

养阴补血　養陰補血　よういんほけつ　　治疗阴血亏损的方法。　　陰血の欠損を治療する方法。

养阴解表　養陰解表　よういんかいひょう　　对素体阴虚而患外感表证的一种治法。　　平素,体が陰虚であるところに外感の表証にかかるのを治療する方法。

养阴清肺　養陰清肺　よういんせいはい　　治疗阴虚肺热的方法。　　陰虚肺熱を治療する方法。

养阴清肺汤　養陰清肺湯　よういんせいはいとう　　方剂。成分:生地、麦冬、甘草、元参、贝母、丹皮、薄荷、白芍。主治:白喉。　　方剤。薬物構成:生地黄,麦門冬,甘草,玄参,貝母,牡丹皮,薄荷,白芍薬。応用:白喉(ジフテリア)。

养阴清热　養陰清熱　よういんせいねつ　　用滋阴养液药物治疗阴虚发热的方法。　　陰液を滋養する薬物を用いて陰虚による発熱を治療する方法。

养阴润燥　養陰潤燥　よういんじゅんそう　　治疗肺燥伤阴的方法。　　燥熱の邪が肺胃の陰を傷めるのを治療する方法。

养阴益肾　養陰益腎　よういんえきじん　　用滋补肾阴的药物治疗肾阴缺损的方法。　　腎陰を滋補する薬物を用いて腎陰の欠損を治療する方法。

养阴止血　養陰止血　よういんしけつ　　治疗阴虚肺热,痰中带血的方法。　　陰虚肺熱による痰に血を伴うのを治療する方法。

痒风　痒風　ようふう　　瘙痒症。　　かゆみ症。

YAO　夭腰摇咬药

yāo　夭腰

夭疽　ようそ　　生于左侧乳突部后方的痈疽。　　左側の乳様突起部の後方にできる癰疽。

腰　よう

腰背疼痛　ようはいとうつう　　腰と背部の痛み。

腰骨损断　腰骨損断　ようこつそんだん　　腰椎骨折。　　腰椎の骨折。

腰脊痛　ようせきつう　　腰部と脊柱部の痛み。

腰尻痛　ようこうつう　　腰脊连尾骶部作痛。　　腰仙部の痛み。

腰奇　ようき　　穴位。主治:癫痫。　　穴位。応用:てんかん。

腰俞　腰兪　ようゆ　　穴位。主治:痔疮,月经不调,下肢瘫痪等。　　穴位。応用:痔,月経不順,下肢麻痺など。

腰酸(痠)　ようさん　　腰がだるい。

腰痛　ようつう

腰腿痠软　腰腿痠軟　ようたいさんなん　　腰と下肢がだるく,力がないこと。

腰腿痛　ようたいつう　　腰と下肢の痛み。

腰无力　腰無力　ようむりょく　　腰部の脱力感。

腰眼　ようがん　　穴位。主治:腰痛,肾下垂,妇科疾患等。　　穴位。応用:腰痛,腎下垂,婦人科疾患など。

腰阳关　腰の陽関　ようようかん　　穴位。主治:腰痛,遗精,阳萎等。　　穴位。応用:腰痛,遺精,陽萎など。

腰硬　ようこう　　五硬之一。小儿手,脚,腰,肉,颈五处硬。　　五硬の一つ。小児の手,脚,腰,肉,頸の五か所の硬い。

腰柱　ようちゅう　　用四根小杉木做成的正骨器具。用于固定腰椎损伤。　　四本の小さい杉の木を用いて造った正骨

の器具。腰椎損傷を固定する場合に用いられるもの。

yáo 摇

摇法 ようほう 　①针刺入穴位后,摇动针柄的一种针刺手法。②转动病人躯体及活动关节的一种推拿手法。　①針刺して穴に刺し入れた後,針柄を揺り動かす一種の針刺手法。②病人の体と運動性のある関節を揺り動かし,回旋運動を行う一種の推拿手法。

摇针 摇針 ようしん 　将针刺入体内后,用一手固定穴位,另一手摇动针体的手法。　針を体内に刺入した後,片方の手で穴位を固定し,他の片方の手で針体をゆり動かす手法。

yǎo 咬

咬骨疽 咬骨疽 こうこつそ 　⇒附(fù)骨疽

咬牙风 咬牙風 こうがふう 　⇒锁(suǒ)喉风

yào 药

药烦 薬煩 やくはん 　服药后,烦闷不安,头面或遍身发痒。　薬物を服用してから胸に苦悶感があって落ち着かない,頭と顔あるいは全身に瘙痒のあること。

药膏 薬膏 やくこう 　膏剂。　膏剤。

药膏风 薬膏風 やくこうふう 　贴药膏引起的皮炎。膏剤を貼ることによる接触性皮膚炎のこと。

药罐 薬罐 やくかん 　用浸泡于煮沸药液中的竹罐。做为拔罐疗法用具。　煮沸する薬液の中に浸した竹の吸玉。拔罐療法の用具。

药酒 薬酒 やくしゅ

药力 薬力 やくりょく 　药物的效力。　薬物の効力。

药露 薬露 やくろ 　药品蒸溜所得水剂。　薬物を蒸留して得た水剤。

药捻子 薬捻子 やくねんし 　用药纸或棉纱捻成细条,插入伤口或疮口进行治疗。　薬紙あるいはガーゼで細い棒状にひねり,創口あるいは瘡口に挿入して治療を施すもの。

药条灸 薬条灸 やくじょうきゅう 　用混有中药的艾条施灸的方法。　中薬を混ぜた棒状もぐさで灸を施す方法。

药筒拔法 薬筒拔法 やくとうばつほう 　根据证情选药,再与竹筒同煮,乘热急以竹筒口合疮上,吸取脓液毒水的方法。　病証によって薬物を選んで竹の円筒といっしょに煮つめる,熱いうちに速やかに竹の円筒を瘡口に当てて膿汁あるいは毒水を吸い取る方法。

药味 薬味 やくみ 　①组成方剂的药物。②药物的味。①処方を構成する薬物。②薬物の味。

药物艾卷 薬物艾巻 やくぶつがいけん 　将艾绒混入一定药物制成的艾卷。　艾絨に一定の薬物を混ぜて製成した艾巻(棒状もぐさ)。

药线 薬線 やくせん 　用桑白纸搓成线状,粘上或内裹药物,用以治疗瘘管或排脓。　桑白紙(桑の皮を原料にした紙)で線状により,外側に薬の粉末を塗るか,中に包んで作り,フィステルを治療し,あるいは排膿をするドレナージに用いられるもの。

药线引流 薬線引流 やくせんいんりゅう 　用桑白纸搓成线状,粘上或内裹药物,行排脓引流。　桑白紙(桑の皮を原料にした紙)で線状により,外側に薬の粉末を塗るか,中に包んで薬線を造って,ドレナージを行うこと。

药性 薬性 やくせい 　药物的性质。　薬物の性質。

药性烈 薬性烈し 　药物性质剧烈。　薬物の性質が激しいこと。

药引 薬引 やくいん 　具有引导其他药物作用于某一经脉或某一部位的药物。　他の薬物をある一つの経あるいはある一つの部位に作用することのできる薬物。

药用炭 薬用炭 やくようたん 　药用木炭。　薬用の木炭。

药园 薬園 やくえん 　中国古代最早官办的种植药材和培养药物人员的机构,始于隋唐时代。　昔,中国の最も古い官方より創立された薬材を植えることと薬物に従事する人員を養成する機構で,隋唐時代から始まった。

药园生 薬園生 やくえんせい 　药园内培养的学生。薬園内に養成された生徒。

药渣子 薬渣子 やくさし 　汤剂煎后剩余的残渣。　湯剤を煎じてから残ったかす。

药纸 薬紙 やくし 　用药物加工制成的纸。　薬物を用いて加工した紙。

YE 喝噎野叶夜液腋

yē 喝噎

喝 えつ 　①中暑。②热性病形容热极感。　①中暑。②熱性病の熱がきわめて盛んである感じを形容する。

噎膈(塞) えっかく(そく) 　食物不下。　食物が下らないこと。嚥下困難。

yě 野

野菊花 やきくか 　中药。头状花序入药。用于清热解毒。　中薬。薬用部分は頭状花序。清熱,解毒の作用がある。

野马追 野馬追 やばつい 　中药。地上部分入药。用于化痰,止咳,平喘。　中薬。薬用は地上部分。化痰,止咳,平喘の作用がある。

野木瓜 やもくか 　中药。茎及叶入药。用于祛风止痛,舒筋活络。　中薬。薬用部分は茎と葉。風を除去し,痛みを止め,筋を順調に伸ばし,絡脈を良く通じるようにする作用がある。

野山参 やさんじん 　中药。根入药。功同人参。　中薬。薬用部分は根。作用は人参と同じ。

yè 叶夜液腋

叶桂 葉桂 ようけい 　清代名医。(1667～1746)。长于温病学,倡卫、气、营、血辨证纲领,是温病学说奠基人之一。著有《温热论》、《临证指南医案》等。　清代の名医(1667～1746)。温病学に長じ,衛,気,営,血辨証綱領を唱え,温病学説の基礎を確立した数人中の一人である。著作は「温熱論」、「臨証指南医案」などがある。

叶天士 葉天士 ようてんし 　⇒叶(yè)桂

叶香岩 葉香岩 ようこうがん 　⇒叶(yè)桂

夜间多尿 夜間多尿 やかんたにょう 　夜に尿が多い。

夜交藤 やこうとう 　⇒首(shǒu)乌藤

夜惊 夜驚 やきょう 　小儿入夜惊吓,惊哭,惊跳不止的病症。　小児が夜に怖い目にあって,泣いたり,驚いたり安定できない病症。

夜盲 やもう

夜明砂 やめいさ 　中药。蝙蝠的粪便入药。用于活血消积,清热明目。　中薬。薬用部分はこうもりの糞。血を活かし,積滞を消し,熱を清解し,目を明らかにする作用がある。

夜嗽 やそう 　夜间咳嗽,白天不咳,多为肾阴亏损所致。　夜になると咳嗽をし,昼にはない,多くは腎陰の欠損によること。

夜啼 やてい 　婴儿日间安静,入夜多啼,天明始渐安静的病症。　幼児が昼は安静で,夜になると声をあげて泣きやまない,夜明けになって始めて安静になる病症。

夜啼呕吐　夜啼嘔吐　やていおうと　　嬰儿夜啼不止,伴有呕吐的病症。　　幼児が夜だけ大声をあげて泣きやまず,その上に嘔吐を伴う病症。

液道　えきどう　人体头面部七窍液体(眼泪、鼻涕、口涎等)的通道。　　人体の顔面にある七竅の液体(涙,鼻汁,よだれなど)の通路。

液门　液門　えきもん　　穴位。主治:耳聋、耳鸣、疟疾、咽喉痛等。　　穴位。応用:聾,耳鳴,瘧疾(マラリア),咽喉の痛みなど。

腋臭　腋臭　えきしゅう　⇒狐(hú)(胡)臭

腋垫　腋墊　えきでん　　骨伤治疗所用之腋部的衬垫。　骨伤科の治療するときに用いられる腋窩に置く敷物。

腋汗　えきかん　两腋下局部多汗。　　両側の腋窩にだけ汗が多い。

腋痈　腋癰　えきよう　　生于腋窝的痈。　　腋窩にできる癰瘡。

YI　一伊医饴宜移遗颐乙以异抑疫益逸嗌意溢谥薏噫翳

yī　一伊医

一草亭目科全书　一草亭目科全書　いっそうていもくかぜんしょ　　明代眼科专著。邓苑撰。　　明代の眼科の専門著作。鄧苑が著した。

一点红　一点紅　いってんこう　　中药。全草入药。用于清热解毒、消炎、利尿。　中藥。薬用部分は全株。清熱,解毒,消炎,利尿の作用がある。

一夫法　いっぷほう　以四指横宽为单位测定穴位的方法。4横指を単位として穴位を測定する方法。

一服药　一服藥　いっぷくやく　　中藥の一つの剤量。

一贯煎　一貫煎　いっかんせん　　方剂。成分:沙参、麦冬、当归、生地、枸杞子、川楝子。主治:肝肾阴虚,肝气不舒所致之胸胁疼痛等。　　方剤。薬物構成:沙参,麦門冬,当帰,生地黄,枸杞子,川楝子。応用:肝腎の陰虚,肝気が鬱結して伸されないことによる胸部と脇部の疼痛などを治療する作用がある。

一逆　いちぎゃく　治疗上的一次失误。　治療上の一度誤りをしたこと。

一身痛重　いっしんつうじゅう　全身痛と重たく感じること。

一息　いっそく　一次呼吸。　一回の呼吸。

一阳　一陽　いちよう　少阳经。　少陽経のこと。

一阴　一陰　いちいん　厥阴经。　厥陰経のこと。

一枝黄花　いっしこうか　中药。全草入药。用于疏风清热、抗菌消炎。　中藥。薬用部分は全株。疏風,清熱,抗菌,消炎の作用がある。

伊贝母　伊貝母　いばいも　　中药。鳞茎入药。用于止咳、化痰、清肺、散结。　中藥。薬用部分は鱗茎。止咳,化痰,清肺,散結の作用がある。

伊尹　いいん　传为商代汤王的厨师,后任宰相。精于本草,为最早制汤剂的人。　商代の湯王の料理人であるといい伝えられた。後には宰相になった。本草に精通し,最も古い湯剤を造った人である。

医(病)案　い(びょう)あん　淳于意记载的25例医案,被认为是中国古代现存最早的医案。　カルテのこと。淳于意が記述した25例の医案は中国の現存する最も古い医案と認められた。

医博士　いはくし　唐太医署中掌管教学的医官。　唐代の太医署の中で専ら学生を教えることを主管する医官。

医道　いどう　医学技术。　医学技能のこと。

医方集解　いほうしゅうかい　　清·汪昂撰(1682),载有药方七百余条,并附各家注解。　　清代の汪昂が著した(1682)。処方を700枚あまりを載せ,また諸家の注釈をも付けてあった。

医工　いこう　中国古代对一般医生的称谓。　昔,中国において一般の医者に対する呼称。

医官　いかん　旧社会掌管医疗卫生职权的官员。　昔,医療衛生を管理する官員。

医贯　医貫　いかん　明·赵献可撰(1687),提倡命门学说。　　明の趙献可が著した(1687)。命門学説を唱えた。

医和　いわ　春秋时期(公元前六世纪)秦国名医。他指出疾病非鬼神所致,提出六气致病学说。　春秋時代(紀元前6世紀)の秦国の名医である。彼は疾病が鬼神によるものでないことをいい,六気が疾病の原因である学説を提起した。

医话　医話　いわ　①医学笔记。②有关医学经验、心得的记录。　①医学ノート。②医学に関した経験,心得を記録したもの。

医缓　医緩　いかん　春秋时期秦国名医。曾医治晋侯的病。　春秋時代の秦国の名医。かつて晋侯の疾病を治療したことがあった。

医经　医経　いけい　汉代以前重要的中医古籍。　漢代以前の重要な中医の古い書籍。

医林(界)　いりん(かい)　医界。　医学界のこと。

医林改错　医林改錯　いりんかいさく　　清·王清任撰(1830)。作者根据对人体脏器的观察,纠正了前人对体内器官的一些错误描述。此外,本书对血瘀证的治疗有独到见解。　　清の王清任が著した(1830)。著者は人体臓器を観察することにもとづいて,前人の体内器官に対して若干なあやまった記載を直した。この外,本書は血瘀証の治療に対して,独特な見解がある。

医论　医論　いろん　论述医生个人的学术见解的专门书籍,相当于现代的医学论文集。　医者個人の学葯見解を専門に論述した専門書。現代の医学論文集に相当する。

医门法律　医門法律　いもんほうりつ　　清·喻昌撰(1658)。阐述辨证施治法则,指出医生在辨证施治上易犯的错误,提出禁例。　　清の喻昌が著した(1658)。辨証施治の法則をあきらかにし,医者が辨証施治について,あやまりを犯し易い問題を明らかにし,また禁例を提出した。

医师　いし　《周礼》中掌管医务政令的最高官员。现指医学院校毕业或同等学历的医生。　「周礼」のなかで医務政令を主管する最高の官員である。今は医科大学を卒業あるいは同等学歴の医師のこと。

医史　いし　又称《李濂医史》。明·李濂撰(1515)。录明代以前医传72则。　　別称は「李濂医史」。明の李濂が著した(1515)。明代以前の医伝を72則を記録した。

医学博士　いがくはくし　唐代地方设置的卫生官员。　唐代において,地方に設けられた衛生官員。

医学纲目　医学綱目　いがくこうもく　　明·楼英撰(1565)。论述临床各科证治。　明の楼英が著した(1565)。臨床各科の証と治について述べた。

医学入门　医学入門　いがくにゅうもん　　明·李梴撰(1575)。正文为歌赋,附注说明。　明の李梴が著した(1575)。書の本文は歌のかたちをとり,注釈説明も付けてあった。

医学心悟　いがくしんご　　清·程国彭撰(1732)。为医学

门经书。　　清の程国彭が著した(1732)。医学の入门の书物。

医学源流论　医学源流論　いがくげんりゅうろん　　　清・徐大椿撰(1764)。包括短论多篇,涉及内容广泛。　　清の徐大椿が著した(1764)。多くの短かい論著を含み,内容もひろく及んでいた。

医学正传　医学正伝　いがくせいでん　　　明・虞抟撰(1515)。　　明の虞摶が著した(1515)。

医学衷中参西录　医学衷中参西録　いがくちゅうちゅうさんせいろく　　張錫純撰(1918〜1934),是作者多年来尝试沟通中西医的学术经验总结。　　張錫純が著した(1918—1934)。著者が多年来,ためしに中,西医学を結びつけた学薬経験の総括である。

医宗必读　医宗必読　いそうひつどく　　　明・李中梓撰(1637)。　　明の李中梓が著した(1637)。

医宗金鉴　医宗金鑑　いそうきんかん　　　清政府组织编写的大型医学全书,吴谦等主编(1742)。本书涉及医学各科,内容系统扼要,选方实用。　　清の政府が組織して編集した大型の医学全書で,呉謙などを主として編集した(1742)。本書は医学各科を含み,内容は系統的でしかも要点をかいつまみ,方剤も実用であること。

yí　饴宜移遗颐

饴糖　飴糖　いとう　　　中药。用于补中缓痛,润肺止咳。　　中薬。中焦の脾胃を補い,痛みを緩め,肺を潤い,咳を止める作用がある。

宜忌　ぎき　服药宜避免者。　　内服薬の場合にさけるべきもの。

移指　いし　切脉时医者根据病人脉搏的实际情况适当移动指距的方法。　　脈診の際に医者は患者の脈拍の実際に応じて指の間隔を適宜に移動する方法。

遗毒　遺毒　いどく　　　胎儿感染父母梅毒疮所致。即先天性梅毒。　　胎児が父母の梅毒の瘡毒を感染することによる。すなわち先天性梅毒のこと。

遗精　遺精いせい

遗尿(溺)　いにょう(でき)　　　遺尿。

颐　頤　い　腮部下方。　　頬部の下方。

颐发　頤発　いはつ　⇒发(fā)頤。

yǐ　乙以

乙癸同源　おつ(いつ)きどうげん　　　又称肝肾同源。古代根据五行学说把脏腑和天干相配合,肝属乙木,肾属癸水。　　別称は肝腎同源。昔,五行学説にもとづいて臓腑と天干を組み合せ,肝は乙木に属し,腎は癸水に属するとした。

以毒攻毒　毒を以て毒を攻す　　　以有毒的药物治疗恶性疾病的方法。如大枫子为有毒药物,但制成丸药后口服可治疗麻疯病。　　有毒の薬物で質(たち)の悪い疾病を治療する方法。たとえば有毒な大楓子を丸薬にして内服すると麻瘋(癩)を治療することができる。

以痛为输　痛みをもって輸と為す　　　以压痛点为穴位。　　圧痛点を穴とすること。

以右治左　右をもって左を治する　　　针刺身体右侧的穴位,以治疗左侧疾病的针刺治疗方法。　　体の右側の穴位を針刺して左側の疾病を治療する針灸治療方法。

以左治右　左をもって右を治する　　　针刺身体左侧的穴位,以治疗右侧疾病的针刺治疗方法。　　体の左側の穴位を針刺して右側の疾病を治療する針灸治療方法。

yì　异抑疫益逸嗌意溢噎薏噫齂

异病同治　異病同治　いびょうどうち　　　不同的疾病,若促使发病的病机相同,可用一种方法治疗。如脾虚泄泻、脱肛、子宫下垂等经辨证同属脾虚下陷,即皆可用补中益气治疗。　　数種の疾病には発病の病機が同じであれば同一種類の方法で治療することができる。たとえば脾虚下痢,肛門脱,子宫脱などが辨証した後,もしみな脾虚下陷証に属するならば,みな補中益気法を用いて治療することができる。

异功散　異功散　いこうさん　　　方剂。成分:人参、茯苓、白术、炙甘草、陈皮。主治:脾胃气虚兼有气滞者。　　方剤。薬物構成:人参,茯苓,白术,灸甘草,陳皮。応用:脾と胃の気虚が気滞を兼ねる病証。

异经取穴法　異経取穴法　いけいしゅけつほう　　　取穴法之一。某脏腑病变,不直接取该脏腑所属经络输穴,而取其他经络之穴。　　取穴法の一つ。ある臓腑に病変がある場合,直接にその臓腑に属する経絡の穴を取らないで他の経絡の穴を取ること。

异物入目　異物入目　いぶつにゅうもく　⇒眯(mī)目

抑肝　よくかん　⇒伐(fá)肝

疫疔　えきちょう　皮肤炭疽。　　皮膚炭疽。

疫〔毒〕痢　えき〔どく〕り　暴发性痢疾。　　電撃性赤痢。

疫喉　えきこう　喉部急性流行病的通称。通常指白喉和烂喉丹痧。　　咽喉部にある急性伝染性疾病の通称。ふつう白喉(ジフテリア)と爛喉丹痧(猩紅熱)をさすもの。

疫喉痧　えきこうさ　又称烂喉痧、烂喉丹痧、喉痧、丹痧。相当于猩红热。　　別称は爛喉痧、爛喉丹痧、喉痧、丹痧。猩紅熱に相当する。

疫咳　えきがい　百日咳。　　百日咳のこと。

疫疠　疫癘　えきれい　某些具有强烈传染性的、可造成大流行的疾病。　　ある種類の強い伝染性のある,大流行を惹き起す可能性のある疾病。

疫疠之气　疫癘之気　えきれいのき　⇒戾(lì)气

疫疟　疫瘧　えきぎゃく　地区性流行而病情较重的疟疾。　　地域性流行でしかも病情のひどい瘧疾(マラリア)。

疫痧　えきさ　⇒疫(yì)喉痧

疫痧草　えきさそう　清・陈耕道撰(1801)。　　清の陳耕道が著した(1801)。

疫疹　えきしん　发疹性流行疾病。　　発疹性流行性疾病。

疫疹一得　えきしんいっとく　　　清・余师愚撰(1785)。书中主要论述疫疹及其治法。擅长用石膏治疗疫疹、温病。　　清の余師愚が著した(1785)。本書には主として疫疹とその治療法を論じた。石膏を用いて疫疹,温病を治療することに長じる。

益精明目　えきせいめいもく　补益精气,明目的治法。　　精気を補益し,目を明らかにする治療方法。

益母草　やくもそう　中药。地上部分入药。用于活血祛瘀、利尿调经。　　中薬。薬用は地上部分。活血祛瘀,利尿調経の作用がある。

益气　益気　えきき　⇒补(bǔ)气

益气回阳　益気回陽　えききかいよう　补气使阳气回复的治法。　　気を補って,陽気を回復させる治療方法。

益气活血药　益気活血薬　えききかっけつやく　补气活血的一类药物。　　気を補って,血を活す作用のある薬物。

益气健脾　益気健脾　えききけんぴ　补气健脾的治法。　　気を補って,脾を健やかにする治療方法。

益气解表　益気解表　えききかいひょう　又称补气解表。用补气及解表的药物治疗气虚而患外感表证的方法。　　別称は補気解表。気を補い,表証を解くことのできる薬物

を用いて,気虚の上に外感の表証を患ったのを治療する方法。

益气生津　益気生津　えききせいしん　治疗气津并补的方法。　気と津液をともに補う治療方法。

益气血　気血を益す　治疗气血双补的方法。　気と血の両方を補う治療方法。

益气养阴　益気養陰　えききよういん　气阴双补以治疗气阴两虚证的方法。　気と陰の両方を補益することもって気と陰の両虚を治療する方法。

益肾　益腎　えきじん　补肾以治疗肾虚证的方法。　腎を補うことをもって腎虚証を治療する方法。

益胃　えきい　用温补药物或滋补药物治疗胃虚寒或胃阴不足证的方法。如为胃虚寒,则用温补法;如为胃阴不足则用滋养胃阴法。　温補の薬物あるいは滋陰の薬物を用いて胃の虚寒あるいは胃陰の不足証を治療する方法。たとえば胃が虚寒であれば温補法を用い,胃陰が不足であれば胃陰を滋養すること。

益胃汤(散)　益胃湯(散)　えきいとう(さん)　方剂。成分:沙参、麦冬、冰糖、生地、玉竹。主治:阳明温病下后所致之胃燥证。　方剤。薬物構成:沙参,麦門冬,冰砂糖,生地黄,玉竹。応用:陽明の温病が下法による胃燥証。

益元散　えきげんさん　方剂。成分:滑石、甘草。主治:暑湿身热,心烦口渴,小便不利,淋症等。　方剤。薬物構成:滑石,甘草。応用:暑湿による身が熱く,心煩し,口が渇く,小便がよく通じなく,尿路の痛みなど。

益智　やくち　中药。果实去皮后入药。用于温脾、暖肾。　中薬。薬用部分は皮を除去した果実。脾胃を暖める作用がある。

益智仁　やくちにん　中药。果入药。用于补肾固精、缩尿、温脾止泻。　中薬。薬用部分は果実。腎を補い,精を固め,多尿を止め,脾を温め,下痢を止める作用がある。

逸者行之　逸する者は之を行う　用行气活血通络的方药使气血通畅的治则。适用于属于气血逆乱,运动障碍等。　行気活血通絡の方剤と薬物を用いて気血を通暢させる治療法則。気血が逆上して乱れ,運動障害などに用いられること。

嗌　えき　咽部。　咽頭。

嗌痹　えきひ　咽炎。　咽頭炎。

嗌干　嗌乾　えきかん　咽干。　咽頭乾燥感。

嗌(溢)乳　えき(いつ)にゅう　小儿吐乳。　小児が乳汁を吐くこと。

嗌塞　えきそく　咽部闭塞。　咽頭閉塞症。

嗌痛颔肿　嗌痛頷腫　えきつうがくしゅ　咽痛下颌肿胀。　咽頭の痛みと下顎部腫脹のこと。

意气功　意気功　いきこう　气功用语。用意念聚气使其运行全身的一种气功。　気功の用語。こころの中で気を集中して,全身に運行させる一種の気功。

意舍　いしゃ　穴位。主治:肠炎、肝炎、胆囊炎等。　穴位。応用:腸炎,肝炎,胆囊炎など。

意守　いしゅ　气功用语。气功的一个步骤。把意念集中在身体某一部位。　気功の用語。気功の一つの段取り。考えを体のある一つの部位に集中すること。

溢血　いっけつ　出血。　出血のこと。

溢血斑　いっけつはん　出血斑。　出血斑のこと。

溢饮　溢飲　いついん　四饮之一。水饮溢于体表肌肤。　四飲の一つ。水飲が体表の肌肉と皮膚に滞ること。

谙谙　譩譆　いき　穴位。主治:咳嗽、呼吸困难、哮喘、肩背痛等。　穴位。応用:咳,呼吸困難,喘息,肩背部の痛みなど。

など。

薏苡仁　よくいにん　中药。种子入药。用于利水渗湿、清热排脓、健脾止泻。　中薬。薬用部分は種子。利水渗湿,清熱排膿と健脾止瀉の作用がある。

噫奶　あいだい　婴儿吐乳。　乳幼児の乳汁を吐き出すこと。

噫气　噫気　あいき　⇒嗳(ǎi)气

翳　えい　角膜白浊。

翳风　翳風　えいふう　穴位。主治:耳鸣、耳聋、面瘫、面肌痉挛、腮腺炎等。　穴位。応用:耳鳴,耳聾,顔面神経麻痹,顔面神経けいれん,耳下腺炎など。

翳明　えいめい　穴位。主治:眼疾、腮腺炎、耳鸣等。　穴位。応用:眼の疾患,耳下腺炎,耳鳴など。

翳如冰棱　翳,冰棱の如し　并发性白内障,晶状体后囊呈闪辉状的混浊。　併発性白内障。水晶体後嚢に光り輝やくような混濁があること。

YIN　因阴茵荫音殷瘸瘾银淫龈引饮隐印

yīn　因阴茵荫音殷瘸瘾

因地制宜　いんちせいぎ　根据地区不同而采取恰当的治疗方法。　病証に対して地方の相違にもとづいて適切な治療方法をきめること。

因热痉厥　熱に因る痙厥　因热所致痉挛与四肢厥冷。　熱が原因とするけいれんと四肢が冷たいこと。

因人制宜　いんじんせいぎ　根据不同的人而采取恰当的治疗方法。　異なる人にもとづいて適切な治療方法をきめること。

因时制宜　因時制宜　いんじせいぎ　根据不同的时期、季节而采取恰当的治疗方法。　違った時期,季節にもとづいて適切な治療方法を定めること。

阴斑　陰斑　いんはん　虚寒性质的斑疹或暗紫色的皮下出血。　虚寒性斑疹あるいは暗紫色の皮下出血。

阴包　陰包　いんぽう　穴位。主治:月经不调、尿失禁、遗尿等。　穴位。応用:月経不順,尿失禁,遺尿など。

阴闭　陰閉　いんへい　脏腑机能闭塞所致,意识昏迷、牙关紧闭、双手握拳兼见寒象者。　臓腑機能が閉塞されて意識不明になって昏睡し,歯を堅く食いしばり,両手を強く握りしめる寒の症状を伴うもの。

阴痹　陰痹　いんぴ　寒、湿等阴邪所致的痹证。　寒,湿などの陰邪による痹証。

阴病　陰病　いんびょう　虚证、寒证的统称。　虚証,寒証の総称。

阴病阳治　陰病陽治　いんびょうようち　①阴寒内盛、损伤阳气的证候用扶阳法治疗。②病在阴经者,用针刺阳经穴位治疗。　①陰寒が内に盛んとなり,陽気を損傷する証候に対して扶陽法(陽を扶ける法)を用いて治療すること。②病が陰経にあるものは陽経の穴位を針刺して治療すること。

阴搏阳别　陰搏陽別　いんはくようべつ　尺脉比寸脉显著滑利的一种脉象,多见于妊娠。　尺脈が寸脈よりもあきらかに滑らかである一種の脈象で多くは妊娠に見られるもの。

阴不抱阳　陰が陽を抱かず　因阴有病变,阳气不能固守,可出现阴虚阳亢,或阴盛格阳的证候。　陰の病変によって,陽気が固守することができず,陰虚陽亢あるいは陰盛格陽の証候が現すことがある。

阴吹　陰吹　いんすい　阴道中排出气体。　膣から気体が排出されること。

阴刺 陰刺 いんし 治疗寒厥的一种针刺法。即刺两侧足少阴肾经的太溪穴。 寒厥を治療する一種の針刺法。すなわち両側の足の少陰腎経の太谿穴を刺す。

阴地厥 陰地蕨 いんちけつ 中药。全草入药。用于清热解毒。 中薬。薬用部分は全株。清熱解毒の作用がある。

阴都 陰都 いんと 穴位。主治:肠鸣、腹胀、肺气肿等。 穴位。応用:腹鳴,腹脹,肺気腫など。

阴俳 陰俳 いんはい ⇒瘖(yīn)(暗)痱

阴干 陰乾 いんかん 在日阴处使干燥。 蔭のあるところで乾燥させること。

阴谷 陰谷 いんこく 穴位。主治:泌尿生殖系统疾病、膝关节炎等。 穴位。応用:泌尿生殖系の疾病,膝関節炎など。

阴寒(冷) 陰寒(冷) いんかん(れい) 自觉前阴寒冷。男子阴冷而阳萎,女子阴冷而腹内亦觉冷,多影响生育。 前陰の寒冷を覚えること。男が陰冷であれば陽萎があり,女が陰冷であれば腹内にも寒さを覚え,多くは生育に影響を及ぼすこと。

阴寒积聚 陰寒積聚 いんかんせきしゅう 阴寒的邪气集合而成积聚证候。 陰寒の邪気が集まって積滞聚結となる証候。

阴汗 陰汗 いんかん 外生殖器及其周围局部多汗。 外生殖器とその周りの局所に汗が多いこと。

阴狐疝 陰狐疝 いんこせん 腹股沟疝。 鼠径部ヘルニア。

阴户 陰戸 いんこ 阴道口。 膣口。

阴户肿痛 陰戸腫痛 いんこしゅつう 外阴部肿痛。 外陰部の腫れ痛み。

阴黄 陰黄 いんおう 以面目皮肤晦暗,伴有寒湿或虚寒症状为特征的一类黄疸病,多呈慢性。 顔面,目,皮膚が黄色だが黒ずんでおり,寒湿あるいは虚寒症状を伴うことを特徴とする黄疸病で多くは慢性の経過を取ること。

阴火 陰火 いんか 阴亏而导致虚火亢盛的病症。 陰が欠損して虚火が亢盛となる病症。

阴极反阳 陰極反陽 ⇒重(chóng)阴必阳

阴交 陰交 いんこう 穴位。主治:月经不调、阴痒、白带过多、疝气等。 穴位。応用:月経不順,外陰部瘙痒感,白帯下過多,ヘルニアなど。

阴结 陰結 いんけつ 脾肾虚寒所致的大便秘结。 脾腎の虚寒によって生じる大便の秘結。

阴竭阳脱 陰竭き,陽脱す 疾病过程中出现阴液枯涸、阳气虚脱,阴阳不能互相维系的严重阶段。 疾病の経過中に現われる陰液が枯れて,なくなり,陽気は衰えて外へ脱出し,陰と陽が互いに維持し,連係し合えないひどい段階のこと。

阴筋 陰筋 いんきん 睾丸的系带。 睾丸の紐帯。

阴经 陰経 いんけい 属阴的经脉,包括太阴经、少阴经、厥阴经、任脉、冲脉、阴维脉、阴跷脉等。 陰に属する経脈で太陰経,少陰経,厥陰経,任脈,衝脈,陰維脈,陰蹻脈など。

阴静阳躁 陰静陽躁 いんせいようそう 疾病症状属阴的静,属阳的躁。 疾病の症状で陰に属するのは静で,陽に属するのは躁のこと。

阴绝 陰絶 いんぜつ 脉搏只在尺部而不能在寸,关部察觉的一种脉象,显示阴气偏衰。 脈拍が尺部にしか現れず,寸部と関部では脈動を感じられない脈象。陰気が衰えることを示すもの。

阴菌 陰菌 いんきん 子宫脱垂。 子宮脱。

阴看能大 陰看能大 いんかんのうだい 在暗处看瞳孔可扩大。 暗い所で見る場合は瞳孔が散大すること。

阴亏血少 陰虧血少 いんきけつしょう 阴液与血皆缺少。 陰液と血がともに欠損すること。

阴廉 陰廉 いんれん 穴位。主治:股神经痛、下肢瘫痪、月经不调、疝气等。 穴位。応用:大腿神経痛,下肢麻痺,月経不順,ヘルニアなど。

阴陵泉 陰陵泉 いんりょうせん 穴位。主治:腹泻、水肿、腹胀、尿潴留等。 穴位。応用:下痢,水腫,腹部が脹れる,尿閉など。

阴络 陰絡 いんらく 分布于深层或下行的络脉。即从手足三阴经分出的络脉。 深層に分布し,あるいは下行する絡脈。すなわち手と足の三陰経から分れて来た絡脈のこと。

阴脉 陰脈 いんみゃく ⇒阴(yīn)経

阴脉之海 陰脈の海 任脉的别称。 任脈の別称。

阴平阳秘 陰平陽秘 いんへいようひ 阳阴互相调节,保持相对平衡,是维持正常的生命活动和身体健康的基本条件。 陰と陽が互いに調節しあって,相対的なバランスを保ち,正常な生命活動と体の健康を保つのに基礎的な条件であること。

阴气 陰気 いんき 事物两个对立面的一方,与阳气相对而言,如阴气代表物质,则阳气代表功能活动。 物事の二つのあい対立する方面の片方で,陽気に対するもの。もし陰気は物質を代表すれば陽気は機能活動を代表すること。

阴器 陰器 いんき 外生殖器。 外生殖器。

阴跷(跻)脉 陰蹻(蹻)脈 いんきょう(きょう)みゃく 奇经八脉之一。本经症状主要表现为筋肉运动障碍、喉痛、嗜眠等。 奇経八脈の一つ。本経の症状には主として筋肉運動障害,喉頭の痛みと嗜眠症などがある。

阴窍 陰竅 いんきょう ①尿道口。②肛门。 ①尿道口。②肛門。

阴热 陰熱 いんねつ 慢性消耗性疾病或急性病后期伤津而出现的低热。 慢性消耗性の疾病,あるいは急性病の後期に津液が傷まれることによって現われる低熱のこと。

阴疝 陰疝 いんせん 阴囊疝气。 陰嚢ヘルニア。

阴生于阳 陰,陽より生す 根据阴阳互相依存的道理,阴以阳存在为自身存在的前提,即"无阳则阴无以生"。 陰陽の相互依存の原理にもとづいて,陰は陽の存在をもって自身の存在の前提とする。すなわち「陽がなければ陰が生ずることがない」こと。

阴胜则寒 陰勝なれば寒 阴气偏胜,阳气偏衰,则出现寒证。 陰気が偏って勝ると,陽気が衰えて,機能減退になって寒証が現われること。

阴胜则阳病 陰が勝てば則ち陽が病む 阴寒盛于内,引起脏腑阳气衰败。 陰寒が内部で盛んな場合は臓腑の陽気の衰弱をひき起こすこと。

阴盛 陰盛 いんせい 阴寒偏盛,则阳衰,往往出现内寒证。 陰寒が内に盛んとなって,陽が衰え,ふつう内寒証が現われること。

阴盛格阳 陰盛格陽 いんせいかくよう 体内阴气过盛,阳气被格拒于外,而外表出现假热的一种病症。 体内の陰寒が過盛で陽気を拒み外へ向かわせ,内が真寒で外が仮熱である病症。

阴盛阳衰 陰盛陽衰 いんせいようすい 阴寒内盛导致

阳气虚衰的一种病症。常见畏寒、肢冷、泄泻等。　　陰寒内盛によって陽気の衰弱を来す病症。ふつう寒さを畏れ，四肢が冷え，下痢などが見られるもの。

阴虱疮　陰虱瘡　いんしつそう　阴虱寄生所致之皮肤病。生于阴毛际，初起红色或淡红色丘疹，痒甚，感染成疮。　　毛蝨に咬まれることによる皮膚病。陰毛部位にでき，始めには赤色，あるいはうす赤色の丘疹でひどい瘙痒感があり，感染して瘡となるもの。

阴蚀　陰蝕　いんしょく　外阴部糜烂。　　外陰部のびらん。

阴市　陰市　いんし　穴位。主治:膝关节炎、下肢瘫痪等。　　穴位。応用:膝関節炎，下肢麻痺など。

阴暑　陰暑　いんしょ　暑天纳凉所致之证候。症见发热恶寒，无汗肢痛，呕吐腹泻等。　　夏季に不適当な涼しみ方をしたことによる証候。症状には発熱，悪寒，汗がない，四肢が痛み，嘔吐と下痢などが見られること。

阴水　陰水　いんすい　阳气不足所致虚证、寒证的一种水肿。　　陽気不足による虚証，寒証の一類の水腫。

阴损及阳　陰が損じ、陽に及ぶ　由于阴精亏损而致阳气生化不足，机体功能减退的病症。　　陰精の欠損によって陽気の化生不足を惹起し，人体の機能減退を来す病症。

阴缩　陰縮　いんしゅく　阴茎内缩。阴茎が内へ縮むこと。

阴挺　陰挺　いんてい　子宫脱垂。　　子宮脱。

阴头痛　陰頭癰　いんとうよう　龟头痛。　　亀頭膿瘍。

阴为味　陰は味と為す　味由阴所生。　　味は陰から生じる。

阴维脉　陰維脈　いんいみゃく　奇经八脉之一。本经症状主要表现为心痛，胃脘痛等。　　奇経八脈の一つ。本経の症状は主に心痛，胃脘(上腹)部の痛みなどがある。

阴萎(痿)　陰萎(痿)　いんい(い)　⇒阳(yáng)(阴)萎(痿)

阴郄　陰郄　いんげき　穴位。主治:神经衰弱、心悸、盗汗等。　　穴位。応用:神経衰弱，心悸，寝汗など。

阴下湿　陰下湿　いんかしつ　男子肾气亏损，七伤之一。阴部下方潮湿。　　男の腎気が欠損する七傷の一つ。陰部の下が湿ること。

阴痫　陰癇　いんかん　偏于虚寒，表现为肢冷、不啼叫、脉沉的一类痫证。　　虚寒に偏った癇証の類型の一種。症状は四肢は冷え，泣かなく，脈象は沈などのあるてんかん。

阴邪　陰邪　いんじゃ　属阴性的病邪，包括寒，湿等，易伤阳气。　　陰性に属している病邪で寒，湿の邪気含む，陽気を傷み易いもの。

阴虚　陰虚　いんきょ　阴精不足引起的证候。表现为低热或午后潮热、颧红、手足心热、盗汗、口干唇红、小便短赤、舌红、少苔或无苔、脉细数等。　　陰液が不足による証候。症状には低熱，あるいは午後に潮熱，頰部発赤，手のひらと足のうらが熱い，寝汗，口は乾く，唇は赤色，小便は短かく赤色，舌は苔が少ないあるいは苔がない，脈象は細数などが見られること。

阴虚喘　陰虚喘　いんきょぜん　阴虚阳浮而致的气喘。　　陰虚のために陽が浮き上ることによる喘息。

阴虚盗汗　陰虚盗汗　いんきょとうかん　由于阴虚热扰，心液外泄所致盗汗。　　陰虚のために内熱があり，熱に乱されて，心の液(汗)が外へ排泄されて盗汗(寝汗)になること。

阴虚耳聾　陰虚耳聾　いんきょじろう　阴虚所致耳聋。多

因肾阴虚。　　陰虚による聾。多くは腎陰虚によるもの。

阴虚发热　陰虚なれば発熱す　精、血、津、液等耗损而致的虚热。症见午后潮热、骨蒸、或五心烦热、伴消瘦、盗汗、口干、舌红、脉细数等。　　精，血，津，液などが消耗し，損傷されることによる虚熱。症状には午後潮熱，骨蒸(骨から出て来る熱のようで高熱ではないがなかなか治りにくい)，あるいは五心煩熱(胸に苦悶感と手足のひうとうらに熱い)，痩せ衰え，寝汗，口が乾く，舌が赤く，脈象が細数などが見られること。

阴虚肺燥　陰虚し、肺燥す　由阴虚引起的肺燥。阴虚火旺最易灼伤肺阴。症见干咳无痰，或痰中带血，咽痛嘶哑，舌淡红少苔，脉细数等。　　陰虚によって引き起こされる肺燥。陰虚内熱の虚火が肺陰を焼き傷め，肺燥となる。症状にはから咳，痰が出ない，あるいは痰に血がまじる，嚥痛があり，声がしわがれ，舌が薄赤く，舌苔が少ない，脈象が細数を呈するなどが見られること。

阴虚喉痹　陰虚し、喉痹す　喉痹之因于阴虚者。症见咽喉肿痛，咽下不适、耳鸣、盗汗、腰膝酸软。类似慢性咽炎。　　喉痹が陰虚によるもの。症状には咽頭の腫れ痛み，嚥下不順，耳鳴，寝汗，腰と膝はだるく脱力がないなどが見られること。慢性咽頭炎に類似する。

阴虚喉癣　陰虚喉癬　いんきょこうせん　喉癣之因于阴虚者。症见满喉生疮红痛，久不能愈。类似喉头结核。　　喉癬が陰虚によるもの。症状には喉頭部の粘膜がただれ，赤く痛み，長い間治らない。喉頭結核に類似するもの。

阴虚火旺　陰虚なれば火旺ん　由于阴精亏损，而致虚火亢盛的病症，症见颧红、烦躁、易怒、咽干痛、性欲亢进等。　　陰精が欠損し，虚火が亢盛となる病症。症状には頰部が赤く，いらいらして怒りっぽい，咽頭が乾く，喉が痛い，性慾が亢進するなどが見られること。

阴虚咳嗽　陰虚咳嗽　いんきょがいそう　咳嗽由于阴虚者。多为肺阴虚。症见干咳或痰中带血、咽干、午后潮热、颧红、盗汗、手足心热、舌尖红、少苔、脉细数等。　　咳嗽が陰虚によるもの。ふつう肺陰虚による。症状にはから咳あるいは痰に血がまじり，咽頭が乾く，午後潮熱，頰部が赤く，寝汗をかく，手のひうと足のうらが熱く，舌尖が赤色，苔が少なく，脈が細数などが見られること。

阴虚劳热　陰虚労熱　いんきょろうねつ　精、血、津液损耗所致虚热。　　精，血，津液の損耗による虚熱。

阴虚热盛　陰虚なれば熱盛ん　精、血、津液耗损所致阴虚时内热亢盛。　　精，血，津液の損耗による陰虚の場合には内に虚熱が盛んとなること。

阴虚头痛　陰虚頭痛　いんきょずつう　由阴虚火动所致证候。可见头痛、心烦内热、面红、失眠、舌红、脉弦、细数等。　　陰虚のために火が動くことによる証候。頭痛，心煩(胸内苦悶感)，内熱，顔色は赤く，不眠，舌は赤く，脈は弦，細，数などが見られること。

阴虚痿　陰虚痿　いんきょい　多由久病或房欲不节，肝肾不足，阴虚火旺，伤及筋骨所致。症见腿膝痿软，行步艰难，伴有目昏眩。　　多くは慢性病があるか性生活に制限しなかったため，肝腎不足，陰虚火旺となるために筋骨が傷められることによる。症状には下肢が萎縮し，軟らかくなり，歩行困難し，目まいなどを伴うこと。

阴虚阳浮　陰虚なれば陽浮す　因阴液亏损，而致阳气浮越于上的病症。症见面色潮红、头晕目眩、目赤、咽干喉痛、牙痛等。　　陰液欠損によって，陽気が浮上る病症。症状には，顔色は赤く，頭がくらくらして目まいし，目が赤く，咽頭が乾き，喉頭が痛み，歯痛などが見られること。

阴虚阳亢　陰虚なれば陽亢す　　精血或津液亏虚,导致阴阳平衡失调,阳气失去制约而亢盛。症见潮热、颧红、盗汗、五心烦热、咯血、消瘦或失眠、烦躁易怒或遗精、性欲亢进、舌红干、脉细数等。　　精血あるいは津液が欠損するため,陰と陽がバランスを失い,陽気が制約を失って亢盛となること。症状には潮熱,顴紅(ほほが赤くなる),寝汗,五心煩熱(胸に苦悶感と手足のひらとうらに熱い。),咳血,消耗し,痩せ衰えあるいは不眠,いらいらして怒りっぽい,あるいは遺精,性慾亢進,舌は赤く乾燥し,脈象は細数などが見られること。

阴虚则内热　陰虚なれば則ち内熱　　阴液亏耗过度,引起内热证。症见潮热或夜热、五心烦热、盗汗、口干、舌红、脉细数等。　　体内の陰液の損耗過度によって現れる内熱証。症状には潮熱あるいは夜熱,五心煩熱(胸に苦悶感と手足のひらとうらに熱い),寝汗,口は乾く,舌は赤く,脈象は細数などが見られること。

阴癣　陰癬　いんせん　　阴部包括腹股沟部位的癣。外陰部と鼠径部を含む輪癬のこと。

阴阳　陰陽　いんよう　　自然界相互关联的事物对立双方的概括。其理论广泛应用于中医学。　　自然界で互いに関連している物事の対立している両面の総括のこと。その理論はひろく中医学に応用されている。

阴阳常阈　陰陽常阈　いんようじょういき　　阴阳正常阈值　陰と陽の正常な閾値のこと。

阴阳乖戾　陰陽乖戾　いんようかいれい　　阴阳相互偏盛、偏衰而气血逆乱,引起脏腑机能失常。为病机方面的基本理论。　　陰と陽が互いに偏盛,偏衰したために気血が逆にあるいはやたらに運行することにより臓腑機能が正常を失うこと。病機分野の基礎理論となるもの。

阴阳互根　陰陽互根　いんようごこん　　阴阳互相依存,双方均以对方存在为自身存在的前提,即"阳根于阴,阴根于阳"。用以说明脏与腑、气与血、功能与物质在生理上或病理上的联系。　　陰と陽は相互に依存しあい,両方ともいずれも相手の存在により自身の存在の条件とする。すなわち「陽は陰を根とし,陰は陽を根とす」。この説を用いて臓と腑,気と血,機能と物質が生理あるいは病理においての関係を説明すること。

阴阳交　陰陽交わる　　热性病过程中,阳邪进入阴分,交结不解的重证。症见高热、汗出而热不退、狂言、不能食等。　　熱性病の経過中に陽邪が陰分に入り,互いに結びあって解けない重証。症状には高熱,汗が出るが熱は下らず,うわごと,食事ができないなどが見られること。

阴阳离决　陰陽離決　いんようりけつ　　阴阳分离,为生命停止的一种迹象。　　陰と陽の関係が分離することで,生命が止ることを意味するもの。

阴阳两虚　陰陽両虚　いんようりょうきょ　　阴虚与阳虚并见的病证,表示疾病较严重的阶段。　　陰虚と陽虚がともに見られる病証で,疾病がわりあいにひどい段階にあることを示す。

阴阳配穴法　陰陽配穴法　いんようはいけつほう　　⇒表(biǎo)里配穴法

阴阳偏胜　陰陽偏勝　いんようへんしょう　　⇒阴(yīn)阳失调

阴阳胜复　陰陽勝復　いんようしょうふく　　阴阳可交替出现亢盛与虚衰。　　陰と陽の亢盛と虚衰が交代して現れること。

阴阳失调　陰陽失調　いんようしっちょう　　阴阳失去平衡,导致阴阳偏盛、偏衰的病症,从而引起气血紊乱,脏腑机能失常。　　陰と陽がバランスを失って陰と陽の盛あるいは衰に偏る病症,このために気血は乱れ,臓腑機能は正常を失うこと。

阴阳水　陰陽水　いんようすい　　生水与沸水相混合的水。なま水と一度わかした水をまぜた水。

阴阳消长　陰陽消長　いんようしょうちょう　　自然事物的阴阳双方是对立的,此盛彼衰,此消彼长地变化。　　自然の事物の陰陽の両方は対立していて,片方が盛んになれば他の片方は衰え,片方が消退すれば他の片方は生長すること。

阴阳学说　陰陽学説　いんようがくせつ　　中国古代哲学理论与医学实践相结合的一种学说,是中医学理论的一个重要组成部分。　　中国古代の哲学理論と医学実践の結合した一種の学説。中医学理論の一つの重要な構成部分のこと。

阴阳易　陰陽易　いんようえき　　伤寒病,因房事而使男女双方互相传染。男患者传给女方称阳易,女患者传给男方称阴易。　　傷寒病患者が性生活によって男女の両方が互いに伝染しあう。男の患者が女に伝染するのは陽易,女の患者が男に伝染するのは陰易のこと。

阴阳转化　陰陽転化　いんようてんか　　阴阳双方在一定条件下,可以相互转化,阴可以转化为阳,阳也可以转化为阴。　　陰と陽がある一定条件のもとで転化しあうことができ,陰は陽に転化することができ,陽は陰に転化することもできること。

阴阳自和　陰陽自ら和す　　病理上的阴阳失调可趋向相对平衡。表示疾病好转或治愈。　　病理上の陰陽の失調は相対的にバランスをとることがある。疾病の軽快あるいは治癒を示すこと。

阴痒　陰痒　いんよう　　外阴部瘙痒。　外陰部かゆみ症。

阴液　陰液　いんえき　　各种体液的通称。血液、唾液、精液等。　　諸種の体液の通称。たとえば血液,唾液,精液など。

阴液亏损　陰液虧損　いんえききそん　　各种体液的不足。　諸種の体液の不足のこと。

阴易　陰易　いんえき　　伤寒病,因房事而使女患者传给男方者。　傷寒病の患者が性生活によって女の患者が男に伝染すること。

阴脏　陰臓　いんぞう　　①又称牝脏。五脏中属于阴者,指肺、脾、肾。②具有阴盛体质的人。　　①別称は牝臓。五臓の中,陰に属するもの,肺,脾,腎のこと。②陰盛の体質をもつ人。

阴躁　陰躁　いんそう　　阴寒极盛所致的躁动证。为病危的征象。　　陰寒がきわめて盛んであるために引き起こされた手足をばたつかせ,精神不安の証候で,多くは危篤な重証に属すること。

阴证　陰証　いんしょう　　八纲辨证中的里证、寒证、虚证。　　八綱辨証の中の裏証,寒証,虚証のこと。

阴证发斑　陰証発斑　いんしょうはつはん　　斑之属于虚寒者。多为阴寒内盛,火浮散于外所致,斑色淡红,隐而不现。　　斑が虚寒に属するもの。多くは陰寒が内に盛んとなり,火が外へ浮き出ることによる,斑疹の色は淡紅色,表面にはっきりと現われないこと。

阴证伤寒　陰証傷寒　いんしょうしょうかん　　病邪直中三阴经的虚寒证。　病邪が三陰経に直中する虚寒証。

阴证似阳　陰証,陽に似たり　　疾病本质是阴证,而出现某些阳证的表现,如面红、口渴、手足躁动、脉浮大等。　疾

病の本質は陰証であるが若干な陽証症候が現われる，たとえば顔色が赤く，口が渇き，手足が不随意運動し，脈象が浮大などが現れること。

阴之绝阳　陰の絶陰　いんじ　①厥阴经，其根起于足大趾端之大敦穴，足厥阴肝经与足太阴脾经两阴相合是为阴之绝对阴。②厥阴为三阴之尽，阴气至此而尽是为阴之绝对阴。　①厥陰経の根元は足の母指の先端にある大敦穴から始まり，足の厥陰肝経と足の太陰脾経の二本の陰経が会合しあって，陰の中の絶対の陰となる。②厥陰は三陰の尽(つく)しであり，陰気がここまでなくなるから陰のうちの絶対的な陰となること。

阴痔　陰痔　いんじ　子宫脱垂。　子宮脱。

阴中隐阳　陰中に陽を隠す　古针刺法。其操作为先深后浅，以泻为主，泻中有补。　古代の針刺法。刺し方は先に深く後では浅い。瀉を主とし，瀉の中に補があること。

阴中之少阳　陰の中の少陽　①肝。②足少阳胆经。③足部之阳经。　①肝。②足の少陽胆経。③足の陽経。

阴中之少阴　陰の中の少陰　足少阴肾经。　足の少陰腎経のこと。

阴中之阳　陰中の陽　在阴性事物中分属于阳的一方面。如夜晚属阴，夜半以后阳气上升，这段时间属阴中之阳。　陰の事物の中でさらに分かれて陽の面に属するもの。たとえば夜は陰に属し，夜中以後は陽気が上昇し，この時間を陰中の陽とすること。

阴中之阴　陰中の陰　在阴性事物中分属于阴的一方面。如夜晚属阴，夜半以前阴气最盛，这段时间属阴中之阴。　陰の事物の中でさらに分かれて陰の面に属するもの。たとえば夜は陰に属し，夜中以前は陰気が最も盛んで，この時間を陰中の陰とすること。

阴肿　陰腫　いんしゅ　女性外阴部肿痛。　女の外陰部が腫れて痛む。

阴纵　陰縦　いんじゅう　阴茎异常伸长勃起。　陰茎の異常伸展と勃起のこと。

茵陈　茵陳　いんちん　中药。幼苗入药。用于清热利湿，退黄。　中藥。薬用部分は若い苗。熱を清し，湿を排除し，黄疸を減退しするなどの作用がある。

茵陈蒿汤　茵陳蒿湯　いんちんこうとう　方剂。成分：大黄、茵陈、栀子。主治：湿热黄疸。　方剤。薬物構成：大黄，茵陳，栀子。応用：湿熱黄疸。

茵陈五苓散　茵陳五苓散　いんちんごれいさん　方剂。成分：茵陈、猪苓、泽泻、白术、茯苓、桂枝。主治：湿热黄疸偏于湿重者。　方剤。薬物構成：茵陳，猪苓，沢瀉，白术，茯苓，桂枝。応用：湿熱黄疸で湿が熱よりも重い病証。

荫胎　蔭胎　いんたい　又称胎不长。胎儿发育受阻，腹形小于妊娠月分。　別称は胎不長。胎児の発育が阻害され，妊婦の腹形は妊娠の月数より小さいこと。

音哑　音啞　おんあ　⇒声(shēng)嘶

殷门　殷門　いんもん　穴位。主治：坐骨神经痛、背痛、下肢瘫痪等。　穴位。応用：坐骨神経痛，背部痛，下肢麻痺など。

癏黄　癏黄　いんこう　黄疸病伴有汗液、唾液、鼻涕等分泌物的黄染。　黄疸病に汗，唾液，鼻汁などの分泌物が黄色く染められること。

瘖　いん　失语症。

瘖(喑)痱　いん(いん)ひ　又称阴俳。失音与下肢瘫痪。　別称は瘖俳(いんはい)。失語症と下肢麻痺のこと。

yín　银淫龈

银柴胡　銀柴胡　ぎんさいこ　中药。根入药，用于退虚

热、清疳热。　中藥。薬用部分は根。虚熱を消退し，疳熱を清す作用がある。

银耳　銀耳　ぎんじ　中药。子实体入药。用于滋阴、润肺、养胃、生津。　中藥。薬用部分は子実体。滋陰，潤肺，養胃，生津の作用がある。

银海精微　銀海精微　ぎんかいせいび　眼科著作。宋代以后的人托名孙思邈撰，撰年不详。　眼科の著作で宋以後の人が孫思邈の名を借りて著した。著作年代は詳しくない。

银翘败毒散　銀翹敗毒散　ぎんぎょうはいどくさん　方剂。成分：银花、连翘、柴胡、前胡、川芎、枳壳、羌活、独活、茯苓、桔梗、甘草。主治：疮疡初起而有表证者。　方剤。薬物構成：金銀花，連翹，柴胡，前胡，川芎，枳殻，羌活，独活，茯苓，桔梗，甘草。応用：瘡瘍の始め，表証を伴うもの。

银翘散　銀翹散　ぎんぎょうさん　方剂。成分：银花、连翘、竹叶、荆芥、牛蒡子、淡豆豉、薄荷、芦根、桔梗、甘草。主治：外感风热表证。　方剤。薬物構成：金銀花，連翹，竹葉，荊芥，牛蒡子，淡豆豉，薄荷，蘆根，桔梗，甘草。応用：風熱表証の外感病。

银杏　銀杏　ぎんきょう(ぎんなん)　⇒白(bái)果

银杏叶　銀杏葉　ぎんきょう(なん)よう　中药。叶入药。用于敛肺、平喘、止痛。　中藥。薬用部分は葉。斂肺，平喘，止痛の作用がある。

银针　銀針　ぎんしん　銀の針。

淫气　淫気　いんき　渗入人体的致病因素。人体阴气、阳气过亢或某种气候的异常均可伤及人的正气而致病。　人体にしみこんで疾病となる素因。人体の陰気と陽気が亢盛しすぎ，あるいはある種類の異常な気候がみな人体の正気を傷めて疾病になることができるもの。

淫羊藿　いようかく　中药。地上部分入药，用于补肾壮阳、强筋健骨、祛风除湿。　中藥。薬用は地上部分。腎を補い，陽を強壮し，筋骨を強め，風湿を除去するなどの作用がある。

龈　齦　ぎん　歯肉。

龈交　齦交　ぎんこう　穴位。主治：龈炎、急性腰扭伤、狂躁等。　穴位。応用：歯肉炎，ぎっくり腰，躁狂病など。

yǐn　引饮隐

引痘法　いんとうほう　⇒人(rén)工接种法

引火归原　引火帰原　いんかきげん　治疗虚火上升的方法。在滋肾阴药中适当加入补肾阳药以引火下行，使上升之虚火下归于肾。　腎の虚火の上昇を治療する方法。腎陰を滋養する薬物に腎陽を補う薬物を適当に加えて，火を下へ導き，上昇した虚火を下の腎に帰らせること。

引经报使　引経報使　いんけいほうし　某种药物有引导其他药到达病变部位的功能。　ある種の薬物が他の薬物を病気のある個所まで引率してゆく作用があり，道案内人とよく似ていること。

引〔经〕药　引〔経〕薬　いん〔けい〕やく　可引导其他药物到达某一经脉的某种药物。　他の薬物をある一つの経脈まで引率してゆくのできるある種の薬物のこと。

引血下行　いんけつかこう　用某种药物引导血液下行的治法。　ある種の薬物で血液を下へ行くように引率する治療方法。

引针　引針　いんしん　⇒出(chū)针

引子　しんし　增强药物效能的药物。　薬物の効果を増強する薬物。

饮　飲　いん　①需要冷服的汤剂。②⇒饮(yǐn)证。　①冷服する水薬。

饮家　飲家　いんか　平素患有水饮病的人。　平素水
饮病を患っている患者。

饮片　飲片　いんぺん　又称咀片。药材为煎汤或便于服
用而加工处理成片、丝、块、段等形状。　別称は咀片（そ
へん）。薬材は煎じて湯薬にしたり，服用につごうがよい
ように加工処理して薄切れ，線状，ぶつ切り状と長ぶつ
切ったものなどの形にするもの。

饮食不当　飲食不当　いんしょくふとう　飲食が不適当
のこと。

饮食劳倦　飲食労倦　いんしょくろうけん　《难经》五邪
之一。饮食不当及过劳为致病原因之一。　「難経」にあ
る五邪の一つ。飲食の不適当と過労が疾病の原因の一つ。

饮食中毒　飲食中毒　いんしょくちゅうどく　误食有毒
食物,毒蕈、毒鱼及其他有毒食物引起的中毒。　誤って有
毒な食物，どくたけ，毒魚，およびその他の有毒な食物を
食べることによって中毒を引き起こすこと。

饮痫　飲癇　いんかん　伴有食欲异常的癫痫。　食慾
異常を伴うてんかん。

饮心痛　飲心痛　いんしんつう　多因水饮停积所致。症
见胃脘痛、干呕、吐涎、或恶心、呕水、烦闷或胁下有水声,脉
弦滑。　多くは水飲の停滞による。症状には胃脘痛（上
腹部の痛み）からえずき，唾液が出，あるいは悪心と水を
嘔吐し,胸内苦悶感があり,あるいは脇の下に水の声があ
り,脈は弦滑などが見られること。

饮证　飲証　いんしょう　水饮引起的各种证候。　水飲
の原因によって引き起こされる諸種の証候。

隐白　隱白　いんぱく　穴位。主治:月经过多、鼻出血、消
化道出血等。　穴位。応用:月経過多,鼻出血,消化管出
血など。

隐痛　隱痛　いんつう　钝痛。　鈍痛。

隐（癮）疹　隱（癮）疹　いん（いん）しん　又称风丹、瘾瘰、
风团。即荨麻疹。　別称は風丹,瘾瘰,風団。蕁麻疹のこ
と。

yìn　印

印堂　いんとう　穴位。主治:眩晕、前额痛、鼻炎等。
穴位。応用:眩暈（目まい）,前頭痛,鼻炎など。

YING　婴罂樱膺迎荥营瘿应

yīng　婴罂樱膺

婴儿湿疹　嬰児湿疹　えいじしっしん　嬰児の湿疹。

婴幼疮疡　嬰幼瘡瘍　えいようそうよう　婴儿气血未
充,筋骨未坚,故凡患痈疽者一般宜用内托、内疏和缓之药,
不可用峻猛之剂。　嬰児の気血はまだ充実していなく,
筋骨がまだ堅くないから癰疽にかかるとふつう性質の緩
和な薬物で内托と内疏法を用い,峻猛な薬剤を使わない
こと。

罂粟壳　罌粟殼　おうぞくかく　中药。果壳入药。用于涩
肠止泻,敛肺止痛。　中薬。薬用部分は殻。腸を渋り,下
痢を止め,肺を収斂し,痛みを止めるなどの作用がある。

罂粟子　罌粟子　おうぞくし　中药。种子入药。用于反
胃、腹痛、泻痢、脱肛。　中薬。薬用部分は種子。反胃（悪
心）,腹痛,下痢,肛門脱などを治療する作用がある。

樱桃核　桜桃核　おうとうかく　中药。果实入药。用于透
疹、解毒。　中薬。薬用部分は果実。斑疹を充分に出さ
せ,毒を解く作用がある。

樱桃痔　桜桃痔　おうとうじ　樱桃样痔。直肠息肉。
さくらんぼに似た痔。直腸ポリープのこと。

膺　よう　前胸两侧肌肉隆起处。　前胸部両側の筋肉

の隆起する部位。

膺窗　膺窓　ようそう　穴位。主治:支气管炎、哮喘、乳腺
炎、肠鸣等。　穴位。応用:気管支炎,喘息,乳腺炎,腹鳴
など。

yíng　迎荥营

迎风赤烂　迎風赤爛　げいふうせきらん　睑缘炎。
眼瞼縁炎。

迎风冷泪　迎風冷涙　げいふうれいるい　風に当ると冷
たい涙が流れること。

迎风流泪　迎風流涙　げいふうりゅうるい　風に当ると
涙が流れること。

迎风热泪　迎風熱涙　げいふうねつるい　風に当ると熱
い涙が流れること。

迎随补泻　迎随補瀉　げいずいほしゃ　针刺补泻手法之
一。针刺时针尖顺（随）经脉循行方向为补,逆（迎）经脉循行
方向为泻。　針刺の補瀉手法の一つ。針刺に際し,針先
を経脈の循行方向に沿って針を進めるのを随で補法のこ
と。針先を経脈の循行方向と逆に針を進めるのを迎で瀉
法のこと。

迎香　げいこう　穴位。主治:鼻炎、鼻出血、鼻窦炎、面瘫
等。　穴位。応用:鼻炎,鼻出血,副鼻腔炎,顔面神経麻痺
など。

荥穴　えいけつ　五输穴之一。位于掌指或蹠趾关节附近。
十二经各一个。　五輸穴の一つ。中手指節関節あるいは
中足指節関節に近い部位にある。十二経にそれぞれ一つ
あること。

营　營　えい　①饮食化生的营养物质。②运行于脉管内
的血液。③脉管。气血的营舍。　①飲食が変化して生じ
た営養物質。②脈管の中に運行する血液のこと。③脈管。
気血の泊まるところ。

营分证　営分証　えいぶんしょう　温热病,邪气内陷的严
重阶段。以夜热甚、心烦不寐或神昏谵语、斑疹隐隐、舌红
绛、脉细数为主的证候。　温熱病の邪気が体内に落ちこ
んだ重い段階。夜に熱がとくに高い,こころが落ち着かず
不眠があり,あるいは意識が朦朧としてうわ言をいい,斑
疹が現われたり消えたりし,舌質は深紅色,脈象は細数な
どを主とする証候。

营气　営気　えいき　营运于脉中的精气。　脈管中を
運行する精気。

营气不从　営気従わず　血脉中营气运行障碍,出现痈肿
的病症。　血脈内部の営気の運行が阻害され,癰腫が現
われる病症。

营气同病　営気同病　えいきどうびょう　温热病邪热已
传入营分,仍有气分证。　温熱病の邪熱が営分へ伝えら
れたがまだ気分証が存在すること。

营卫不和　営衛和さず　外感病初起,表证自汗的一种病
症。　外感病の始め,表証で自汗がある病症。

营卫气血　営衛気血　温热病传变由外而内,由气及血分
为卫、气、营、血。　温熱病の伝変（進展と変化）が外より
内へ,気より血へ,それぞれ衛,気,営,血に分けられるこ
と。

营血　営血　えいけつ　即血液。　すなわち血液のこ
と。

yǐng　瘿

瘿　えい　甲状腺肿大一类的疾患。　甲状腺腫大
一類の疾患。

yìng　应

应谷　応穀　おうこく　⇒丹（dān）田

YONG　痈涌

yōng　痈

痈 癰 よう　カルブンケル。

痈疽溃不收敛 癰疽,潰れて収斂せず　痈疽破溃,疮口不收敛。　癰疽が潰れて瘡面が収斂しないこと。

痈疡 癰瘍 ようよう　痈溃而有疮口者。　癰が潰れて瘡面のあるもの。

yōng　涌

涌泉 涌泉 ゆうせん　穴位。主治:昏迷、休克、狂躁、癲病、头顶痛、癫痫、小儿惊厥等。　穴位。応用:昏睡、ショック,狂躁,ヒステリー,頭頂痛,てんかん,小児のひきつけなど。

涌泉疽(痈) 涌泉疽(癰) ゆうせんそ(よう)　⇒足(zú)心痈

涌痰醒脑 涌痰醒脑 ゆうたんせいのう　开窍法之一。用化痰、开窍药物治疗因痰涎壅塞引起神昏的方法。　開竅法の一つ。化痰と開竅作用のある薬物を用いて痰やよだれの渋滞によって起こる昏睡の治療方法。

涌吐 ようと　①使呕吐。②⇒吐(tù)

涌吐风痰 涌吐風痰 ようとふうたん　用涌吐、祛风化痰药物治疗风痰壅盛的方法。　涌吐,祛風と化痰作用のある薬物を用いて風痰の渋滞を治療する方法。

涌吐禁例 ようときんれい　某些不宜用吐法治疗的病人。如脾胃虚寒者、失血患者以及年老、体弱者。　吐法に適応しない患者,たとえば脾胃虚寒な人,失血の患者および老年,体の弱い患者に吐法を禁止すること。

涌吐痰涎 ようとたんせん　涌吐药を用いて痰やよだれを吐くのを治療する方法。

YOU　忧幽尤由油疣游有右幼柚

yōu　忧幽

忧 憂 ゆう　七情之一。喜、怒、忧、思、悲、恐、惊等七种精神情志变化之一。是人的精神意识对外界事物的反应。这些精神活动特别强烈或持久,则引起脏腑气血功能失调而成为病因。　七情の一つ。喜、怒、憂、思、悲、恐、驚などの七種の精神,感情の変化の一つ。これらは外界の物事に対する反映である。これらの精神活動が過度になるかあるいは長く続いたことにより臓腑気血の機能失調を起こして疾病の原因となる。

忧膈 憂膈 ゆうかく　噎膈の一种。因忧郁气结而致。症见饮食噎塞不下。　噎膈の一種。憂鬱気結による。症状は飲食物が下らないこと。

忧伤肺 憂は肺を傷む　忧愁日久,肺气抑郁,甚而气郁化火损伤肺阴。　憂愁が長く続くと,肺気が抑鬱し,甚しいのは気の鬱滞が火に化して,肺陰を損傷することがある。

幽门 幽門 ゆうもん　①七冲门之一。胃下口。②穴位。主治:贲门痉挛、胃痉挛、呕吐等。　①七衝門の一つ。胃の下口。②穴位。応用:噴門けいれん,胃けいれん,嘔吐など。

yóu　尤由油疣游

尤怡 ゆうい　清代医家(?～1794)。以研究张仲景学说著称。撰有《伤寒贯珠集》、《金匮要略心典》(1729)等。　清代の医家(?～1794)「傷寒貫珠集」,「金匱要略心典」などを著した(1729)。

尤在泾 尤在泾 ゆうざいけい　⇒尤(yóu)怡

尤拙吾 ゆうせつご　⇒尤(yóu)怡

由表入里 表より裏に入る　病邪从浅表向里发展的过程,表示病势加重。　病邪が表より裏に発展する経過で病勢がひどくなることを表わす。

由里出表 裏より表に出ず　病邪从里透达于肌表的过程,表示病势减轻。　病邪が裏から肌表に出て来ることで病勢が軽くなることを表わす。

油菜籽 ゆさいし　⇒云(yún)苔子

油风 油風 ゆふう　斑秃。　円形脱毛症。

油膏 ゆうこう　軟膏。

油(粘)汗 ゆ(ねん)かん　汗出如油,粘腻不易流动。多见于亡阳虚脱之时。　汗は油の如く,ねばねばして流れにくい。多くは亡陽虚脱の場合に見られるもの。

油灰指甲 ゆうかいしこう　甲癣。　爪白癬。

油松节 油松節 ゆうしょうせつ　⇒松(sōng)节

疣疮 疣瘡 ゆうそう　⇒千(qiān)日疮

疣〔赘〕 疣〔贅〕 ゆう〔ぜい〕　⇒千(qiān)日疣

游风 遊風 ゆうふう　荨麻疹。　蕁麻疹。

游膝风 遊膝風 ゆうしつふう　⇒鹤(hè)膝风

yǒu　有

有大毒 大毒,有り　强い毒があること。

有头疽 有頭疽 ゆっとうそ　顶部のある癰疽。

有味 味有り　味があること。

有小毒 小毒有り　弱い毒があること。

yòu　右幼柚

右病左取 うびょうさしゅ　如右侧有病取左侧穴位的针刺法。　体の右側に病気がある場合に左側の穴位を取る針刺の方法。

右归丸 右帰丸 うきがん　方剂。成分:熟地黄、山药、山茱萸、枸杞子、菟丝子、鹿角胶、杜仲、当归、肉桂、熟附子。主治:肾阳不足而致神疲体弱、畏寒肢冷、阳萎滑精、腰膝酸软等。　方剤。薬物構成:熟地黄、山薬、山茱萸、枸杞子、菟絲子,鹿角膠、杜仲、当帰,肉桂,熟附子。応用:腎陽不足による精神不振,体が衰弱し,寒さを畏れ,四肢が冷え,陽痿,遺精,腰膝がだるく,力がないなど。

右归饮 右帰飲 うきいん　方剂。成分:熟地黄、枸杞子、杜仲、山药、炙甘草、肉桂、山茱萸、熟附子。主治:肾阳不足而致神疲体弱、腰膝肢冷、脉细等。　方剤。薬物構成:熟地黄、枸杞子、杜仲、山薬、炙甘草、肉桂、山茱萸、熟附子。応用:腎陽不足による精神不振,体が衰弱し,腰がだるく,四肢が冷え,脈象が細など。

右胁痛 右脇痛 うきょうつう　右側の脇が痛むこと。

幼科 ようか　古代又称小方脉。小儿科。　古代で別称は小方脈。小児科。

幼科发挥 幼科発揮 ようかはっき　明万全撰(1579)。明の万全が著した(1579)。

幼科铁镜 幼科鉄鏡 ようかてつきょう　清·夏鼎撰(1695)。本书除论述儿科常见病及药治外,还介绍了几种推拿疗法。　清の夏鼎が著した(1695)。本書は小児科の多発病および薬物治療を述べた。また数種類の推拿療法も紹介した。

幼幼集成 ようようしゅうせい　清·陈复正撰(1750)。本书立论以《内经》为据,汇集整理古代儿科学的主要内容。对惊风诸证作了深入探讨。　清の陳復正が著した(1750)。本書の理論は「内経」にもとづき,古代の小児科学の主な内容を編集整理した。驚風などの諸証に対して深く検討した。

幼幼新书 幼幼新書 ようようしんしょ　宋·刘昉撰

（1132）。本书着重论述新生儿的喂养、保健、发育及疾病。
　　刘昉が著した（1132）。本書は主に新生児の給食，保健，
発育および疾病について論じた。

柚皮　ゆひ　中药。果皮入药。用于化痰、消化、利气。　　中
药。薬用部分は果皮。化痰，消化，利気の作用がある。

YU　瘀余鱼俞榆虞髃伛禹语玉郁育欲喻御

yū　瘀

瘀（血）斑　瘀（血）斑　お（けつ）はん　　斑状の皮下出血。

瘀呃　おあく　因瘀血阻滞胸膈所致呃逆。　　瘀血が胸
膈に阻滞して呃逆（しゃっくり）になること。

瘀热　瘀熱　おねつ　①瘀积于里的热邪。②瘀血滞留日
久化热的病症。　　①裏に鬱積する熱邪のこと。②長い間
体内に滞っている瘀血が熱に化すること。

瘀肉攀睛　おにくはんせい　翼状胬肉。　　翼状片。

瘀伤　瘀傷　おしょう　有瘀血的外伤。挫伤、跌打损伤等。
　　瘀血のある外傷。挫傷，打撲傷など。

瘀血　おけつ　血液瘀滞而成的一种病邪或引起的病症。
　　血液が瘀滞することよりなる一種の病邪あるいは引き
起こす病症。

瘀血腹痛　おけつふくつう　又称血滞腹痛。因气滞日久，
久痛入络而成。痛有定处，拒按，久不治愈，舌质暗紫、脉涩。
　　別称は血滞腹痛。気滞の時間か長くなって，絡脈に入るか
らなる。症状には腹痛が一定した部位にあり，圧痛のた
め，押えることを拒み，長い間治らない，舌質が暗紫色，脈
が渋などがあること。

瘀血咳　おけつがい　　咳嗽的一种。因瘀血阻于肺络所致。
　　咳の一種。瘀血が肺の絡脈を阻むことによるもの。

瘀血流注　おけつりゅうちゅう　　流注病的一种。由于跌扑
损伤或产后恶露未尽，瘀滞经络，湿热毒邪乘虚而入，发为
脓肿。　　流注病証の一つ。打撲による損傷，あるいは産
後の悪露がまだ残っていて瘀血が経絡に滞り，湿熱の毒邪
が体の虚弱に乗じて発病した膿瘍のこと。

瘀血头痛　瘀血頭痛　おけつずつう　　因瘀血所致头痛。
　　瘀血による頭痛。

瘀血腰痛　おけつようつう　　因瘀血所致腰痛。　　瘀血
による腰痛。

瘀肿疼痛　瘀腫疼痛　おしゅとうつう　　因瘀肿所致疼痛。
　　瘀血と腫脹による痛み。

瘀阻冲任　瘀阻衝任　おそしょうにん　　瘀血阻于冲任二
脉。　　瘀血が衝脈と任脈に阻滞すること。

瘀阻肿胀　瘀阻腫脹　おそしゅちょう　　血肿。　　血腫。

yú　余鱼俞榆虞髃

余甘子　よかんし　中药。果实入药。用于清血热、消食健
胃、生津止咳。　　中薬。薬用部分は果実。血熱を消除し，
食物を消化して胃を健やかにし，津液を生じ，咳を止める
などの作用がある。

余霖　よりん　　清代医家。对温病的治疗颇有经验。著有
《疹疫一得》（1785）。　　清代の医家。温病の治療に対して
経験があり，著作には「疹疫一得」がある（1785）。

余师愚　よしぐ　⇒余（yú）霖

鱼　ぎょ　鱼际部位。　　母指球。

鱼际　魚際　ぎょさい　①鱼际部位。②穴位。主治：发热、
咳嗽、咯血、咽喉肿痛、疳积等。　　①魚際の部位。②穴位。
応用。発熱，咳嗽，咯血，咽頭の腫れ痛み，疳積（小児の営養
不良）など。

鱼鳞风　魚鱗風　ぎょりんふう　⇒蛇（shé）身（体）

鱼络　魚絡　ぎょらく　　手鱼际部位之络脉。　　手の魚際

部位にある絡脈のこと。

鱼翔脉　魚翔脈　ぎょしょうみゃく　　七怪脉亦十怪脉之
一。危重证候脉象之一。脉来似有似无，如鱼翔之状。　　七
怪脉または十怪脉の一つ。危篤な重証の脈象の一つ。脈拍
があるようだがないようでもあって，魚が水中を動き廻る
様子とよく似ているもの。

鱼腥草　ぎょせいそう　　中药。地上部分入药。用于清热解
毒、利尿。　　中薬。薬用は地上部分。清熱解毒，利尿の作
用がある。

鱼腰　ぎょよう　　穴位。主治：面瘫、上睑下垂等。　　穴位。
応用：顔面神経麻痺，上眼瞼下垂など。

俞跗　俞跗　ゆふ　传说中黄帝时期的外科医生。治病不以
汤液为主，而可切肤解肌，切割血管，缝合肌腱，以及洗涤肠
胃。　　伝説では黄帝時代の外科医者。疾病を治すのに湯
薬を主な治療方法としないで皮膚と筋肉を切開し，血管
を切開し，筋腱を縫合し，または腸胃を洗うなどの療法を
用いた。

榆白皮　榆白皮　ゆはくひ　　中药。内层树皮或根皮入药。
用于利水、通淋、消肿。　　中薬。薬用部分は内層の樹皮あ
るいは根皮。利水，通淋，消腫の作用がある。

榆叶　榆葉　ゆよう　　中药。叶入药。用于利小便、利石淋。
　　中薬。薬用部分は葉。利尿と石淋（泌尿系結石）を治療
する作用がある。

虞抟　虞摶　ぐたん　明代名医（1438～1517）。撰有《医学
正传》。　　明代の名医（1438～1517）。著作は「医学正
伝」がある。

髃骨　ぐうこつ　肩峰　　肩峰。

yǔ　伛禹语

伛偻　傴僂　うろう　又称背偻。俗称驼背。脊柱后弯症。
　　別称は背僂。俗称は駝背。脊柱後彎症。

禹粮石　うりょうせき　　中药。用于涩肠、止泻、收敛、止血、
止滞。　　中薬。腸を渋り，下痢を止め，収斂し，出血を止
め，滞積を止めるなどの作用がある。

禹余粮　うよりょう　⇒禹（yǔ）粮石

语迟　語遅　ごち　五迟之一。即小儿至四、五岁还不能说
话。　　五遅の一つ。小児が4～5才になって，まだ話をす
ることができないこと。

语声重浊　語声，重濁す　⇒声（shēng）重

yù　玉郁育欲喻御

玉海　ぎょくかい　膀胱。　　膀胱。

玉米须　玉米鬚　ぎょくまいしゅ　中药。花柱和柱头入
药。用于利尿退黄、降压。　　中薬。薬用部分はトウモロ
コシの花柱と柱頭（雌蕊頭）。利尿，黄疸を減退させ，血圧
を下降させる作用がある。

玉米轴　玉米軸　ぎょくまいじく　　中药。果穗轴入药。用
于健脾利湿、治尿少、水肿。　　中薬。薬用部分はトウモロ
コシの果穂の軸。健脾利湿，尿少を治し，浮腫を治療する
作用がある。

玉女煎　ぎょくじょせん　　方剂。成分：石膏、熟地、麦冬、知
母、牛膝。主治：胃火盛、肾阴亏所致之牙痛、牙衄等。
　　方剂。薬物構成：石膏，熟地，麦門冬，知母，牛膝。応用：胃火
が盛んとなり，腎陰が欠損することによる歯痛，歯肉出血
など。

玉屏风散　玉屏風散　ぎょくへいふうさん　　方剂。成分：
黄芪、白术、防风。主治：表虚自汗。　　方剂。薬物構成：黄
耆，白术，防風。応用：表虚の患者が自汗をかく。

玉葡萄根　ぎょくぶどうこん　　中药。根入药。用于散瘀止
痛、消炎、止血。　　中薬。薬用部分は根。瘀血を散らせ，

痛みを止め,炎症を消退し,出血を止めるなどの作用がある。

玉堂　ぎょくどう　　穴位。主治:支气管炎、哮喘、肺气肿等。　穴位。応用:気管支炎,喘息,肺気腫など。

玉翳浮满(睛)　玉翳浮満(睛)　ぎょくえいふまん(せい)　　黑睛全为云翳所覆盖。　　角膜の全部が角膜白濁に覆われること。

玉翳遮睛　ぎょくえいしゃせい　⇒玉(yù)翳浮满(睛)

玉簪花　ぎょくさんか　　中药。花入药。用于咽喉肿痛、小便不通、疮毒、烧伤。　　中薬。薬用部分は花。咽喉の腫れ痛み,小便が通じない,毒瘡,焼傷などを治療する作用がある。

玉簪叶　玉簪葉　ぎょくさんよう　　中药。鲜叶入药。用于解毒消肿,治痈肿、疔疮、蛇虫伤。　　中薬。薬用部分は新鮮な葉。解毒消腫,癰腫,疔瘡と蛇虫傷を治療する作用がある。

玉真散　ぎょくしんさん　　方剂。成分:南星、防风、白芷、天麻、羌活、白附子。主治:破伤风。　　方剤。薬物構成:南星,防風,白芷,天麻,羌活,白附子。応用:破傷風。

玉枕　ぎょくちん　　穴位。主治:头痛、眩晕、近视等。　穴位。応用:頭痛,眩暈(目まい),近視など。

玉竹　ぎょくちく　　中药。根茎入药。用于养阴润燥、生津、止渴。　　中薬。薬用部分は根茎。養陰潤燥,生津,止渇の作用がある。

郁火　鬱火　うっか　　因阳气受郁或情志过度抑郁,引起脏腑功能失调,而产生内热的病症。　　陽気が鬱滞を受けたか精神が過度に抑鬱されたことによって起こした臓腑機能の失調,そのため内熱が産生する病症。

郁金　鬱金　うこん(うごん)　　中药。块根入药。用于活血祛瘀、行气解郁、清心开窍、利胆退黄。　　中薬。薬用部分は塊根。活血祛瘀,行気解鬱,清心開竅,利胆退黄の作用がある。

郁李仁　いくりにん　　中药。种子入药。用于润肠通便、利水、消肿。　　中薬。薬用部分は種子。潤腸通便,利水消腫の作用がある。

郁冒　鬱冒　うつぼう　　具有郁闷昏冒的病症。　　鬱悶,眩暈,頭が重たい病症。

郁热遗精　鬱熱遺精　うつねついせい　　肝肾热郁,精关易于疏泄所致遗精。　　肝腎に熱が鬱滞し,精が流れ易いことによる遺精。

郁痰　鬱痰　うつたん　　又称老痰。多由火邪所致津液凝结成块状粘痰的病症。由于痰液稠厚,难以咯出。　　別称は老痰。多くは火邪により,津液が凝結し,塊状の粘稠な痰となる病症。痰液が粘稠のため,咯出することが困難であること。

郁证　鬱証　うつしょう　　泛指郁滞不得发越所致的证候。　　ひろくは鬱滞して発散することができないことによる証候をさす。

育阴　育陰　いくいん　　又称补阴。用滋补阴的药物治疗阴虚证的方法。　　別称は補陰。陰を滋補することのできる薬物を用いて陰虚証を治療する方法。

育阴潜阳　育陰潜陽　いくいんせんよう　　滋阴与潜阳相结合治疗肝肾阴虚而肝阳上亢的方法。　　滋陰と潜陽を結合して肝腎の陰は虚であるが肝の陽は上へ亢盛する病証を治療する方法。

欲传　欲伝　よくでん　　外感病有发展的趋向。　　外感病が体内に発展する傾向がある。

欲合先离　合を慾すれば先に離す　　正骨手法之一。先使

骨折重叠两端分离,然后再对正复位。　　正骨手法の一つ。先に骨折の重なっている両端を分離させて,それから正しく合せて復位させること。

喻昌　喻昌　ゆしょう　　清代名医(1585～1664)。推崇《伤寒论》,著有《尚论篇》(1648)、《寓意草》(1643)、《医门法律》(1658)等。　　清代の名医(1585～1664)。「傷寒論」を推賞し,著作には「尚論篇」(1648),「寓意草」(1643),「医門法津」(1658)などがある。

御药院　御藥院　ぎょやくいん　　掌管帝王和宫廷用药的机构。宋、金、元时期都设有此机构。　　帝王と宮廷が薬品を使用することを掌管する機構。宋,金,元の時期にみなこの機構が設けられた。

御医　ぎょい　　专门为皇帝及其宫廷亲族治病的医生。　　もっぱら皇帝およびその宮廷親族のために病気を治療する医師。

YUAN　冤渊元芫员原圆远

yuān　冤渊

冤　えん　　烦闷。郁闷。苦闷。　　なやんで苦悶する。抑鬱して苦悶する。苦悶する。

渊刺　淵刺　えんし　⇒关(guān)刺

渊疽　淵疽　えんそ　　与腋下胁部结核相类似。　　腋下の脇部の結核に似ているもの。

渊腋　淵腋　えんえき　　穴位。主治:胸膜炎、肋间神经痛、腋窝淋巴结炎。　　穴位。応用:胸膜炎,肋間神経痛,腋窩リンパ節炎など。

yuán　元芫员原圆

元宝草　げんぽうそう　　中药。全草入药。用于调经通络、止血、解毒。　　中薬。薬用部分は全株。調経通絡,止血と解毒の作用がある。

元府　げんぶ　⇒玄(xuán)(元)府

元(原)气　元(原)気　げん(げん)き　　先天之精所化生的气,为生命活动的原动力。　　先天の精より化生した気で生命活動の原動力のこと。

元神之府　元神の府　　掌管精神活动的部位。相当于脑。　　精神活動を管理する部位。脳に相当するもの。

元阳　元陽　げんよう　⇒肾(shèn)阳

元阴　元陰　げんいん　⇒肾(shèn)阴

芫花　げんか　　中药。花蕾入药。用于泻水逐饮,外用杀虫疗疮。　　中薬。薬用部分は蕾。瀉水逐飲の作用があり,外用では殺虫と瘡瘍を治療する作用がある。

芫花根　げんかこん　　中药。根入药。用于水肿、瘰疬、乳痈、痔瘘、疥疮。　　中薬。薬用部分は根。水腫,瘰癧(るいれき),乳癰,痔瘻,疥瘡などを治療する作用がある。

员(圆)利针　員(円)利針　いん(いん)りしん　　中国古代九针之一。针尖圆而尖,多用于治疗痈肿、痹证和某些急症。　　中国の古代九針の一つ。針尖が丸く尖っている,多くは癰腫,痹証と若干な急症に用いられるもの。

员(圆)针　員(円)針　えん(えん)しん　　中国古代九针之一。针尖呈卵圆形,多用于按摩穴位,治疗肌肉病疾。　　中国古代九針の一つ。針尖が卵円形を呈し,多くは穴位の按摩に用い,肌肉の疾病を治療するもの。

原机启微　原機啓微　げんきけいび　　眼科专著。元·倪维德撰,明·薛己校注(1370)。　　眼科の専門著作。元代の倪維徳が著し,明の薛己が校対して注を加えた(1370)。

原络配穴　原絡配穴　げんらくはいけつ　　配穴法之一。以本经原穴与其表里经的络穴配合使用,以治疗本脏本腑有关疾病的方法。　　配穴法の一つ。本経の原穴とその表

裏となる経の絡穴をいっしょに配合して用いて本臓本腑
に関する疾病を治療する方法。

原穴　げんけつ　　脏腑原气所经过和留止的穴位。位于腕、踝
关节附近。十二经各有一个。　　臓腑の原気が経過するこ
とと原気が止まる穴位。手,足関節附近に位する。十二経
におのおの一つあるもの。

圆癣　えんせん　　連環状白癬に相当するもの。

圆翳内障　円翳内障　えんえいないしょう　　类似白内障。
　　白内障に類似するもの。

yuǎn　远

远痹　遠痹　えんひ　　顽固的痹证。　　長い間治らない
痹証。

远道刺　遠道刺　えんどうし　　中国古代九刺法之一。离
患处较远部位进行针刺的方法。　　中国古代の九刺法の
一つ。患处より遠隔部位に針刺を施す方法。

远近配穴法　遠近配穴法　えんきんはいけつほう　　针灸
配穴方法之一。以病变局部穴位和全身其它较远的穴位相
互配伍治疗疾病。　　針灸配穴方法の一つ。病変局所の穴
位と全身にある他のわりあいに遠い部位にある穴位とを
配合しあって疾病を治療する方法。

远血　遠血　えんけつ　　出血远离肛门的便血。一般指上
消化道出血。　　出血部位が肛門より遠く離れている便
血のこと。ふつう上部消化管の出血のこと。

远志　遠志　おんじ　　中药。根入药。用于安神、祛痰、开
窍。　　中薬。薬用部分は根。安神,祛痰,開竅の作用がる。

YUE　约哕月越

yuē　约

约束　約束　やくそく　　眼睑。　　眼瞼。

yuě　哕

哕　噦　えつ　　しゃっくり。

yuè　月越

月季花　げっきか　　中药。花入药。用于活血调经、消肿。
　　中薬。薬用部分は花。活血調経,消腫の作用かある。

月经(事)　月経(事)　げっけい(じ)。

月经病　月経病　げっけいびょう

月经不调　月経不調　げっけいふちょう　　月経不顺。

月经过多　月経過多　げっけいかた

月经过少　月経過少　げっけいかしょう

月经后期　月経後期　げっけいこうき　　月经来潮比正常
周期推迟一周以上。　　月経の来潮が平時の周期より一
周間以上遅れること。

月经愆期　月経愆期　けっけいけんき　　月经不按正常周
期来潮,过早或过晚,经期不定。　　月経が正常の周期ど
おりに来潮せず,早すぎたり,おそすぎたり,経期が定ま
らないこと。

月经先期　月経先期　げっけいせんき　　月经来潮比正常
周期提前一周以上,甚至可一月来潮二次。　　月経の来潮
が正常の周期より一周以上繰り上がり,はなはだしいの
は一か月に二度来潮すること。

月蚀疮　月蝕瘡　げっしょくそう　　⇒旋(xuán)耳疮

月事色淡　月事の色,淡し　　月经色淡。　　月経の色がう
すいこと。

月讯(信)　月訊(信)　げつじん(しん)　　⇒月(yuè)经

越婢汤　越婢湯　えっぴとう　　方剂。成分:麻黄、石膏、生
姜、大枣、炙甘草。主治:风水证。　　方剤。薬物構成:麻黄、
石膏,生薑,大棗,炙甘草。応用:風水証。

越经传　越経伝　えつけいでん　　外感病不按六经的顺
序,而超越一经或数经的传变过程。　　外感病が六経の順
序にしたがわず,一経あるいは数経を越えて伝わること。

越鞠丸　えつきくがん　　又称芎术丸。方剂。成分:川芎、苍
术、香附、栀子、六曲、主治:气、血、痰、火、湿、食郁结而致的
胸膈痞闷、脘腹胀痛、嘈杂吞酸、饮食不化、嗳气呕吐等。
　　別称は芎术丸。方剤。薬物構成:川芎,蒼朮,香附,栀子,
六麹。応用:気,血,痰,火,湿,飲食物の鬱結による胸膈が
つかえ,胃脘(上腹)部と腹部の脹れ痛み,嘈雑,呑酸,飲食
が消化しない,嗳気,嘔吐など。

越橘叶　越橘葉　えつきつよう　　中药。叶入药。用于淋毒
性尿道炎、膀胱炎及急性风湿。　　中薬。薬用部分は葉。淋
病性尿道炎,膀胱炎と急性リウマチを治療する作用があ
る。

YUN　云芸孕运悸晕熨

yún　云芸

云门　雲門　うんもん　　穴位。主治:咳嗽、哮喘、胸满等。
　　穴位。応用:咳嗽,喘息,胸部が膨満するなど。

云母石　雲母石　うんもせき　　中药。白云母矿石入药。用
于下气、补中、敛疮、止血。　　中薬。薬用部分は白雲母の
砿石。気を下し,中焦の脾胃を補い,瘡面を収斂させ,血を
止らせるなどの作用がある。

云实皮　雲実皮　うんじつひ　　中药。根皮入药。用于解毒
散寒、止咳祛痰。　　中薬。薬用部分は根皮。解毒散寒,止
咳祛痰の作用がある。

云雾移睛　雲霧移睛　うんむいせい　　玻璃体混浊。
　　硝子体混濁。

云翳　雲翳　うんえい　　角膜白濁のこと。

芸苔　雲苔　うんだい　　中药。嫩茎叶入药。用于散血、消
肿。　　中薬。薬用部分は若い茎と葉。散血,消腫の作用が
ある。

芸苔子　芸苔子(油菜子)　うんだいし(ゆさいし)　　中
药。种子入药。用于行血、破气、消肿、散结。　　中薬。薬
用部分は種子。行血,破気,消腫,散結の作用がある。

芸香草　うんこうそう　　中药。地上部分入药。用于散寒利
湿、止咳平喘、行气宽中。　　中薬。薬用は地上部分。散寒
利湿,止咳平喘,行気寛中の作用がある。

yùn　孕运悸晕熨

孕悲　ようひ　　妇女妊娠期患脏躁病。　　婦人が妊娠期に
かかる臓躁病のこと。ヒステリーに似ているもの。

孕妇忌用　孕妇忌用　ようふきよう　　怀孕中有些药不得
使用或慎用。有乌头、附子、天雄、侧子、野葛、羊踯躅、南星、
半夏、大戟、芫花、常山、牛膝、桃仁、牡丹皮、茜草、干漆、瞿
麦、蔄茹、三棱、鬼箭羽、通草、红花、苏木、藜芦、巴豆、牵牛、
皂荚、葵子、薏苡仁、厚朴、肉桂、干姜、水蛭、芫青、斑蝥、地
胆、蜘蛛、蝼蛄、蜈蚣、蛇蜕、虻蛹、猬皮、牛黄、麝香、龟板、鳖
甲、代赭石、水银、锡粉、硇砂、砒石、芒硝、硫黄、雄黄等。
　　妊娠中に絶対禁用と慎んで用いるべき薬物がある。
烏頭,附子,天雄,側子,野葛,羊躑躅,南星,半夏,大戟,芫
花,常山,牛膝,桃仁,牡丹皮,茜草,乾漆,瞿麦,蔄茹,三棱,
鬼箭羽,通草,紅花,蘇木,藜蘆,巴豆,牽牛,皂莢,葵子,薏
苡仁,厚朴,肉桂,乾薑,水蛭,芫青,斑蝥,地胆,蜘蛛,蝼蛄,
蜈蚣,蛇蜕,虻虫,猬皮,牛黄,麝香,亀板,鼈甲,代赭石,水
銀,錫粉,硇砂,砒石,芒硝,硫黄,雄黄などがある。

运脾　運脾　うんぴ　　用健脾祛湿的药物,治疗湿困脾阳
的方法。　　健脾祛湿の薬物を用いて湿が脾陽を困らせ
るのを治療する方法。

运气　運気　うんき　①⇒运(yùn)气学说②气功用语。将气运到身体的某一部位。　③気功の用語。気を体のある部分に運送すること。

运气胁痛　運気脇痛　うんききょうつう　由感受疫疠之气所致。症见病起急骤,暴发寒热,胁肋刺痛,痛在一侧或两侧,遍身作胀,脉多弦数。　疫癘の邪気を感受することによる。症状には急速に発病し,突然に寒熱が来し,脇部に刺痛があり,痛みは片側あるいは両側にあり,全身に脹れる感じがあって,脈象はふつう弦数などが見られること。

运气学说　運気学説　うんきがくせつ　又称五运六气。古代研究气候与发病规律关系的学说。　別称は五運六気。古代において気候と発病法則の関係を研究する学説。

运针　運針　うんしん　针刺治疗时进针后的操作手法,如补泻手法。　針刺治療の場合に針を刺入れてからの操作する手法。たとえば補瀉手法など。

恽树珏　惲樹珏　うんじゅかく　⇒恽(yùn)铁樵。

恽铁樵　惲鉄樵　うんてつしょう　中国近代医家,是中西医汇通派的代表人物之一。主要著述有《群经见智录》(1922)《伤寒论研究》(1923)。　中国近代の医家で,中西医匯通(中西医学を一つに集める。)派の代表的な人物の一人である。主な著作に「群経見智録」(1922),「傷寒論研究」(1923)などがある。

晕针　暈針　うんしん　因针刺而发生的晕厥现象。症见眩晕、恶心、胸闷,面色苍白,重者四肢厥冷、冷汗,不省人事,休克等。　針刺のために発生する暈厥現象。症状には目まい,悪心,胸が悶(もだ)え,顔色蒼白,ひどいのは四肢が冷え,冷汗,人事不省,ショックなどが見られること。

熨法　うつほう　把药物粉末或粗粒炒热后,用纱布包裹外敷患部的治疗方法。　薬物の粉末あるいは粗大な顆粒を火で炒めて熱くしてから,ガーゼに包んで患部に敷く治療方法。

Z

ZA 杂

zá　杂

杂病(症)　雑病(症)　ざつびょう(しょう)　外感以外的内科疾病。　外感以外の内科疾病。

杂医科　雑医科　ざついか　元十三科之一。　元代の十三科の一つ。

ZAI 再

zài　再

再传　再伝　さいでん　①伤寒病顺传到第七天,已经传遍六经,若末愈,又传到太阳经称再传。少见。②从这一经再传下一经。　①傷寒病が順序にしたがって伝わると第七日目には六経に全部伝り,もしまだ治らないならばまた太陽経に伝わることを再伝ということ。稀にある。②この経よりまた下の経へ伝わること。

再逆　さいぎゃく　治疗上发生的第二次错误。　治療上に二度誤りをすること。

再造散　さいぞうさん　方剂。成分:黄芪、人参、桂枝、芍药、炙甘草、附子、细辛、羌活、防风、川芎、生姜、大枣。主治:外感风寒表证兼见阳虚气弱者。常见头痛、身热、恶寒、无汗、肢体倦怠、面色苍白、语音低微等。　方剤。薬物構成:黄蓍,人参,桂枝,芍薬,炙甘草,附子,細辛,羌活,防風,川芎,生薑,大棗。応用:外感風寒による表証が陽虚,気が弱いことを兼ねるものに用いられる。ふつう頭痛,身熱,悪寒,汗がない,倦怠感,顔色は蒼白し,話し声が低いなどが見られること。

ZAN 昝攒赞

zǎn　昝攒

昝殷　さんいん　唐代著名妇产科学家,撰《产宝》(约公元847～856),为中国现存最早的妇产科专书。　唐代の著名な産婦人科学家で,「産宝」を著し(約紀元 847～856),

中国で保存されている最も古い産婦人科学の専門書である。

攒竹　攢竹　さんちく　穴位。主治:眼疾、面瘫、眶上神经痛等。　穴位。応用:眼の疾患,顔面神経麻痺,眼窩上神経痛など。

zàn　赞

赞刺　贊刺　さんし　用于治疗痈肿。反复多次的浅刺,使患部出血。　癰腫を治療する場合に用いられる。何回も浅刺を反復し,患部から出血させること。

ZANG 脏藏

zàng　脏藏

脏毒　臟毒　ぞうどく　①痢疾。②血便。③肛门周围脓肿。　①痢疾。②血便。③肛門周囲膿瘍。

脏毒便血　臟毒便血　ぞうどくべんけつ　由肠胃积热或湿热郁滞所致。症见下血多为片块状,污秽,色暗,水样便,消化不良,体倦息无力,舌质红,舌苔黄腻,脉濡数等。　腸胃の積熱あるいは湿と熱の鬱滞による。症状には血が下る,多くはひら状あるいは塊状で,汚濁して色は暗い,水様便。消化不良,体はだるくて力がなく,舌質は赤色。舌苔は黄色でねっとりし,脈象は濡数などが見られること。

脏腑　臟腑　ぞうふ　五脏六腑,奇恒之腑的总称。　五臓六腑,奇恒の腑の総称。

脏腑辨证　臟腑辨証　ぞうふべんしょう　辨证的基本方法之一。以脏腑生理、病理特点为基础,通过四诊八纲,辨别五脏六腑的阴阳、气血、虚实、寒热等变化,为治疗提供依据。　辨証の基礎方法の一つ。臓腑の生理,病理の特徴を基礎として,四診と八綱を通じて,五臓六腑の陰陽,気血,虚実,寒熱などの変化を識別して,治療のために根拠を与えること。

脏腑辨证取穴法　臟腑辨証取穴法　ぞうふべんしょうしゅけつほう　分辨脏腑经络之间的联系,选取与疾病有关

的穴位，进行针灸的一种选穴法。　臓腑と経絡の間の関係を区別し，疾病と関係のある穴位を選んで針灸治療を施す選穴方法の一種。

脏腑相合 臓腑は相合す　人体脏腑通过经脉联系，协调生理功能，体现了阴阳表里相合关系。如心合小肠，肺合大肠，肝合胆，脾合胃，肾合膀胱，心包合三焦等。　人体の臓腑は経脈の連係を通じて，生理機能を調整して，陰陽表裏の互いにあい合せる　関係を体現する。たとえば心は小腸を合わせ，肺は大腸を合わせ，肝は胆を合わせ，脾は胃を合わせ，腎は膀胱を合わせ，心包絡は三焦を合わせるなどがあること。

脏寒 臓寒 ぞうかん　①婴儿生后百日内出现寒证。②脾胃虚寒。　①出生してから百日内の嬰児に寒証が現われること。②脾胃の虚寒。

脏会 臓会 ぞうかい　与五脏有密切关系的一个穴位，即章门。　五臓と密接な関係のある一つ穴位，すなわち章門穴。

脏结 臓結 ぞうけつ　①心下痞硬，按之痛，时时下利。②胁下素有肿块连至脐旁，而疼痛牵引至下腹。　①上腹部が痞（つか）え，硬く，押えると痛みがあり，ときどき下痢をすること。②脇の下に平素から腫塊があり，臍の傍らまで連なり，疼痛が下腹部にまで及ぶこと。

脏厥 臓厥 ぞうけつ　内脏阳气衰微，引起四肢厥冷、躁无暂安，脉微等。　内臓の陽気が衰微して，四肢厥冷し，いら立って少しも安静せず，脈象が微を呈するなど。

脏气 臓気 ぞうき　内脏的功能活动。　内臓の機能活動のこと。

脏气衰微 臓気衰微 ぞうきすいび　内脏功能低下。　内臓機能低下。

脏象 臓象 ぞうしょう　脏腑生理功能、病理变化表现于外的征象。　臓腑の生理機能と病理変化が外にあらわれる徴候。

脏象学说 臓象学説 ぞうしょうがくせつ　在中医学中，非常重视内脏与外在形体、器官、组织之间的生理、病理联系的学说。认为外在形体、器官、组织的表现，可以反映内在脏腑的生理功能和病理变化，并以此作为判断人体健康和诊断、治疗疾病的依据。　中医学で内臓と外表にある形体，器官，組織の間の生理，病理との連係を十分に重視する学説である。外表にある形体，器官，組織の状態が内にある臓腑の生理機能と病理変化を反映することを認め，しかもこの学説をもって人体の健康を判断し，疾病の診断と治療の根拠とすること。

脏行气于腑 臓は気を腑に行かしむ　六腑的某些功能需要五脏的作用为动力才能实现。如膀胱的排尿功能需要肾脏气化作用的动力才能实现一样。　六腑のある機能を果すのに五臓の作用を動力とすることが必要である。たとえば膀胱の排尿機能は腎臓の気化作用を動力として実現ができることと同じこと。

脏躁 臓躁 ぞうそう　癔病。　ヒステリーに類似するもの。

脏真 臓真 ぞうしん　五脏的真气。　五臓の真気。

藏糙苏 蔵糙蘇 ぞうそうそ　中药。块根入药。用于祛风清热、止咳化痰、生肌敛疮。　中薬。薬用部分は塊根。祛風清熱，止咳化痰，生肌斂瘡の作用がある。

藏红花 蔵紅花 ぞうこうか　⇒紅(hóng)花

藏木香 蔵木香 ぞうもくこう　中药。根入药。用于健脾和胃、调气解郁、止痛。　中薬。薬用部分は根。健脾和胃，調気解鬱，止痛の作用がある。

ZAO 早枣灶燥

zǎo 早枣

早泄 そうせつ　性交时很快泄精。　性交のときにおいて精液を早く漏らしてしまうこと。

枣花内障 棗花内障 そうかないしょう　⇒枣(zǎo)花翳内障

枣花翳内障 棗花翳内障 そうかえいないしょう　初发期老年性白内障。　初期，老年性白内障。

zào 灶燥

灶突墨 竈突墨 そうとつぼく　百(bǎi)草霜

燥 そう　①病因中的燥邪。②燥证。　①病因中の燥邪。②燥証。

燥火 そうか　⇒燥(zào)热

燥火眩晕 燥火眩暈 そうかげんうん　眩晕的一种。因感燥热之邪所致。症见身热烦躁、口渴引饮、夜卧不宁、头旋眼黑、小便赤涩。　眩暈の一種。燥熱の邪に犯されたために眩暈になる。症状には身熱，煩躁（もだえ苦しむ落ち着かない），口は渇き，飲水が多い，夜には静かに眠られない，頭がくらくらし，目先きが真黒になる，小便は赤色で渋い感じなどがあること。

燥剤 燥剤 そうざい　十剂之一。有去湿等作用的方剂。常用这类方剂治疗水肿、痰饮等。　十剤の一つ。湿を除去する作用のある方剤。ふつうこの種類の方剤を用いて水腫，痰飲などを治療すること。

燥结 燥結 そうけつ　大便秘结。　便秘。

燥痉 燥痙 そうけい　因感燥邪伤津所致之痉证。常见发热、四肢痉挛、口燥咽干、皮肤干燥等。　燥邪を感じて津を傷めたことによる痙証。ふつう発熱，四肢けいれん，口が乾き，皮膚が乾燥などが見られること。

燥咳 そうがい　由燥邪耗伤肺津所致的咳嗽。临床上除咳嗽无痰或少痰外，兼见鼻、唇、咽、喉、皮肤干燥等。　燥邪が肺津を消耗し傷つけることによって引き起こされた咳嗽。臨床上，から咳，痰がないあるいは痰が少ない，また鼻，唇，咽，喉，皮膚が乾燥するなどが見られること。

燥可胜湿 燥は湿を勝つ可し　燥性药物可治疗湿邪的治则。　燥の性質のある薬物は湿邪を治療する法則のこと。

燥气 燥気 そうき　六淫之一。以伤津为致病特点。临床有温燥、凉燥之分。　六淫の一つ。津液が傷められて疾病になることを特徴とする。臨床においては温燥と涼燥に分けられる。

燥气伤肺 燥気、肺を傷める　燥邪损伤于肺的病症。主要症状有干咳无痰、鼻干、咽喉痒痛、胸胁疼痛，甚或痰中带血等。　燥邪が肺を傷める病症。主な症状としてはから咳で痰がなく，鼻は乾燥し，咽喉が痒く痛み，胸脇部に痛みがあり，ひどいのは痰に血が混じるなどがあること。

燥热(火) 燥熱(火) そうねつ(か)　①燥和热(火)相结合的病邪。②燥热证。临床表现为目赤、牙龈肿痛、口渴、咽喉干燥、鼻燥、鼻衄、干咳、咯血、尿赤便结、舌红苔黄而干、脉数等。　①燥と熱(火)が結合しあった病邪。②燥熱証。症状には目が赤い，歯肉が腫れ痛む，口が渇き，咽頭と鼻が乾燥し，鼻血，から咳，咯血，尿が赤く，便秘，舌が赤く，苔が黄色く乾き，脈象が数などが見られること。

燥热咳嗽 燥熱咳嗽 そうねつがいそう　因外感风热燥邪，耗伤肺津所致咳嗽。症见干咳无痰、鼻燥咽干，咳甚则胸胁痛，舌红等。　風熱燥邪による外感が肺の津液を消耗することによる咳嗽。症状にはから咳をして痰がなく，鼻

と咽頭が乾燥し,咳がひどくなると胸脇部に痛みを来し,舌が赤いなどが見られること。

燥热痿　燥熱痿　そうねつい　痿証的一种。由于燥热伤津耗血,宗筋失于营养所致。症见手足痿软,伴有皮毛干枯、口燥唇焦等。　痿証の一種。燥熱が津液と血を傷めることによって宗筋が栄養を失うことによる。症状には手足が痿弱になって軟らかく,脱力し,皮膚,毛髪,口と唇が乾燥するなどが見られること。

燥热邪气　燥熱邪気　そうねつじゃき　燥热的病邪之气。　燥と熱の病邪の気。

燥胜则干　燥が勝れば則ち乾　因燥气偏胜,而致耗伤津液的病症。症见口鼻干燥、皮肤皲裂、干咳无痰、小便短少、大便燥结等。　燥気が盛んになると,津液が消耗される病症。症状には口と鼻が乾く,皮膚が乾いて裂ける,から咳,痰がない,小便が短く少い,便秘など見られること。

燥湿　そうしつ　①用苦温燥湿药治疗寒湿证的方法。②用苦寒燥湿药,治疗湿热证的方法。　①苦温燥湿薬を用いて寒湿証を治療する方法。②苦寒燥湿薬を用いて湿熱証を治療する方法。

燥湿化痰　そうしつかたん　燥湿药与化痰药同用,治疗痰湿证的方法。适用于痰白而多,容易咯出,胸闷恶心,舌白滑而腻等。　燥湿薬と化痰薬を同時に用いて湿痰証を治療する方法。痰が白くて多く,咯出しやすく,胸部苦悶感,悪心があり舌苔が白く滑らかでねっとりしているなどに適応すること。

燥湿杀虫　燥湿殺虫　そうしつさっちゅう　使用具有燥湿杀虫作用药物治疗人体寄生虫病的方法。　燥湿殺虫作用のある薬物を用いて人体寄生虫を治療する方法。

燥矢(屎)　そうし(し)　干硬粪便。　乾燥の堅い糞便。

燥痰　そうたん　痰质粘稠,量少或带血丝,并伴有燥象为特点的证候。　痰は濃くて粘りがあり,量は少ない,あるいは細い糸状の血をおびる,また燥の症状を伴うのが特徴とする証候。

燥者濡之　燥する者は之を濡す　又称燥者润之。　燥証要用滋润的方法治疗。　別称は燥する者は之を潤す。　燥証には滋潤の方法を用いて治療すること。

ZE 泽

zé 泽

泽廓　沢廓　たくかく　八廓之一。即目外眦下方部位。　八廓の一つ。すなわち眼の外眦の下の部位。

ZEI 贼

zéi 贼

贼风　賊風　ぞくふう　乘人不防而侵入人体的风邪。　まもりがないのを乗じて人体に侵入する風邪のこと。

ZENG 增憎

zēng 增憎

增液承气汤　増液承気湯　ぞうえきしょうきとう　方剂。成分:玄参、麦冬、生地、大黄、芒硝。主治:大肠热结、阴液亏损之便秘。　方剤。薬物構成:玄参,麦冬,生地,大黄,芒硝。応用:大腸熱結,陰液欠損による便秘。

增液润下　増液潤下　ぞうえきじゅんげ　用于不宜峻下的肠燥津枯所致便秘的治疗方法。　強烈な瀉下薬に適応しない腸燥と津液の消耗による便秘を治療する方法。

增液汤　増液湯　ぞうえきとう　方剂。成分:玄参、麦冬、生地。主治:津液不足所致之便秘、口干渴等。　方剤。薬

物構成:玄参,麦冬,生地。応用:津液不足による便秘,口が乾くなど。

增液泻下　増液瀉下　ぞうえきしゃげ　滋补津液药与寒凉药同时运用,治疗热盛津伤,大便秘结的方法。　津液を滋補する作用のある薬物と寒涼薬といっしょに用いて高熱のために津液が損傷されて便秘になるのを治療する方法。

增音　ぞうおん　穴位。主治:哑、失语。　穴位。応用:唖,失語。

憎寒　ぞうかん　一种外有寒战,内有烦热的症状。　外に振戦が起こり,内に煩熱が起こる一種の症状。

ZHA 扎乍痄

zhā 扎

扎针　紮針　さっしん　针を刺すこと。

zhà 乍痄

乍疏乍数　さそささく　たちまち疏にしてたちまち数なり　脉搏跳动节律不匀,时慢时快或散乱无序之状。　脈拍のリズムが不均等で,速くなったりおそくなったりする,あるいは混乱して無秩序の状態のこと。

痄腮　ささい　流行性耳下腺炎に類似するもの。

ZHAN 谵辗战站

zhān 谵

谵语　譫語　せんご　うわ言。

zhǎn 辗

辗转不安　輾転不安　てんでんふあん　輾転反側,不得安静。　転転と寝返りを打って,安静ができないこと。

zhàn 战站

战汗　戦汗　せんかん　在外感热病中出现寒战、高热,继而汗后热退的症状。　外感病において戦慄,高熱が現われ,それから汗をかき,その後熱が消退する症状。

战栗　戦慄　せんりつ　又称寒战。自觉寒冷,且躯体颤振。　別称は寒戦。寒がり,振戦すること。

站式　たんしき　气功用语。站位炼气功的姿势。　気功の用語。立って気功鍛錬する姿勢。

ZHANG 张章樟掌杖胀障瘴

zhāng 张章

张从正　張從正　ちょうしょうせい　金元四大家之一。因在治疗上偏于攻下,后人称他为攻下派。他的医理和经验由麻知己等整理增订,编《儒门事亲》。　金元四大家の一人。治療に際して攻下法に傾くために後人が彼を攻下派と称し,彼の医学理論と経験を麻知己らが整理増補して,「儒門事親」を編集した。

张会卿　張会卿　ちょうかいけい　⇒张(zhāng)介宾

张机　張機　ちょうき　东汉时期杰出医学家,字仲景。著有《伤寒杂病论》,提出六经辨证和八纲辨证的原则,倡导汗、吐、和、温、清、补、泄等治则,成为中医辨证论治原则的奠基人,并被尊为医圣。　東漢時代の傑出した医学家で字が仲景。「傷寒雑病論」を著し,六経辨証と八綱辨証の法則を提起し,汗,吐,和,温,清,補,泄などの治療法則を唱え,中医の辨証施治法則の創造者で「医聖」として尊崇された。

张介宾　張介賓　ちょうかいひん　明代医家。著有《类经》、《类经图翼》,对《内经》进行了分类注释。另撰有《景岳全书》。在治疗上,主张用温补方剂,为明代温补派之代表。

明代の医学家で「類経」,「類経附翼」を著し,「内経」を分類,注釈した。また「景岳全書」を著した。治療上温補方剤を用いることを主張し,明代の温補派の代表的な人である。

张景岳　張景岳　ちょうけいがく　⇒张(zhāng)介宾

张路玉　張路玉　ちょうろぎょく　⇒张(zhāng)璐

张璐　張璐　ちょうろ　清代医家。著有《张氏医通》(1695),是清代重要医学著作之一。　清代の医家で著作には「张氏医通」(1695)があり,清代の重要な医学著作の一つである。

张石顽　張石頑　ちょうせきがん　⇒张(zhāng)璐

张氏医通　張氏医通　ちょうしいつう　张璐撰(1695)。为综合性医书,叙述医学各科疾病证治,并附治例和处方。　張璐が著した(1695)。綜合性の医書で医学各科疾病の辨証施治を述べ,また治療例と処方を付き加えた。

张寿甫　張寿甫　ちょうじゅふ　⇒张(zhāng)锡纯

张锡纯　張錫純　ちょうしゃくじゅん　近代医家,为近代中西医汇通派的代表人物之一,著有《医学衷中参西录》1918到1934年间刊行。　近代の医学家で近代における中西医学結合派の代表的な人物の一人である。著作には「医学衷中参西録」,1918〜1934の間に出版された。

张元素　張元素　ちょうげんそ　金代著名医学家。具有革新思想,金元医家多受其影响。著有《医学启原》、《珍珠囊药性赋》等书。　金代の著名な医学家である。革新すなわち古いものごとを変えて新しくする思想があり,多数の金代元代の医家たちが彼の影響を受けた。著作には「医学啓原」と「珍珠囊薬性賦」などがある。

张志聪　張志聡　ちょうしそう　清代医家,主要著作有《黄帝内经素问集注》(1672)等。　清代の医家。主な著作は「黄帝内経素問集注」(1672)などがある。

章门　章門　しょうもん　穴位。主治:脾肿大、胆道蛔虫症、胁肋痛等。　穴位。応用:脾臓腫大,胆道回虫症,脇部の痛みなど。

章楠　しょうなん　清末医家。著有《医门棒喝》(1825)　清末の医家。著作は「医門棒喝」(1825)がある。

章虚谷　しょうきょこく　⇒章(zhāng)楠

樟脑　樟腦　しょうのう　中药。用于通窍、止痛,外用:杀虫。　中薬。薬用部分は通竅,止痛,外用には殺虫などの作用がある。

zhǎng 掌

掌　しょう　手指与手腕之间之内侧面。心包经与心经经过掌中。掌中心是劳宫穴。　手の指と手くびの内側ですなわち手のひらのこと。心包経と心経が手のひらを通り,その中心は労宮穴をのこと。

掌骨伤　掌骨傷　しょうこつしょう　掌骨骨折。　中手骨骨折のこと。

掌心毒　しょうしんどく　手掌脓疱。　手のひらの膿胞。

掌心风　掌心風　しょうしんふう　手癣。　手癬のこと。

掌中　しょうちゅう　⇒劳(láo)宫穴

zhàng 杖胀障瘴

杖伤(疮)　杖傷(瘡)　じょうしょう(そう)　つえで打たれることによってできる外傷。

胀〔病〕　脹〔病〕　ちょう〔びょう〕　①又称臌胀、单腹胀。以腹部胀满为主的病症。②胀满的自觉症状。　①別称は臌脹,単腹脹。腹部膨満を主とする病症。②脹れる自覚症状。

胀后产　脹後産　ちょうごさん　胎儿枕后位。　胎児の後頭骨後位に相当すること。

胀气　脹気　ちょうき　胀满。　膨満,鼓腸。

胀痛　脹痛　ちょうつう　脹れ痛み。

障翳老定　しょうえいろうてい　①成熟的晶状体混浊。②无活性角膜混浊。　①成熟した水晶体混濁。②無活性の角膜混濁。

瘴毒　しょうどく　⇒山(shān)岚瘴气

瘴疟　瘴瘧　しょうぎゃく　恶性疟。　悪性マラリアに相当するもの。

瘴气　瘴気　しょうき　①感受湿热杂毒所致疫疠的一种。②恶性疟。　①湿熱雑毒による流行病の一種。②悪性マラリア。

ZHAO　着爪赵照

zháo 着

着痹　ちゃくひ　⇒湿(shī)痹

zhǎo 爪

爪甲　そうこう　爪のこと。

爪切　そうせつ　用指甲掐压穴位。　爪で穴位を押えること。

zhào 赵照

赵恕轩　趙恕軒　ちょうじょけん　⇒赵(zhào)学敏

赵献可　趙献可　ちょうけんか　明代医家,对薛己命门之说加以发挥。撰有《医贯》(1617)。　明代の医家。薛己の命門の説を発揚した。著作は「医貫」(1617)がある。

赵学敏　趙学敏　ちょうがくびん　清代医药学家(1719〜1805)。著有《本草纲目拾遗》(1765),收载921种药物,其中716种为李时珍《本草纲目》所未载,搜集和整理民间医生医疗经验,编成《串雅内篇》和《串雅外篇》。　清代の医薬学家(1719〜1805)。著作には「本草綱目拾遺」(1765)があり,921種の薬物を収め,その中716種は李時珍の「本草綱目」に載っていない。民間の医者の医療経験を集めて「串雅内篇」と「串雅外篇」を編集した。

赵养葵　趙養葵　ちょうようき　⇒赵(zhào)献可

赵依吉　趙依吉　ちょういきつ　⇒赵(zhào)学敏

照海　しょうかい　穴位。主治:慢性咽喉炎、健忘、月经不调等。　穴位。応用:慢性咽頭炎,記憶力減退,月経不順など。

ZHE　蜇折辄䗪

zhē 蜇

蜇(螫)伤　蜇(螫)傷　てつ(せき)しょう　毒虫にさされて傷つけられること。

zhé 折辄

折髀　せつひ　股部牵连下肢疼痛如折的症状,如坐骨神经痛等。　大腿部が全下肢を連らなって,折れたような疼痛がある症状。たとえば坐骨神経痛などがあること。

折骨手法　折骨手法　せっこつしゅほう　对骨畸型进行人为骨折方法。　骨砕き薬。骨の奇型を治療するために人為的に骨折させる方法。

折疡　折瘍　せつよう　骨折伤而成疮疡者　骨折して瘡瘍となったもの。

折针　折針　せっしん　针法操作时,刺入体内的针被折断的异常情况。　針法操作のときに体内に刺込んだ針が皮下で折れる意外のこと。

辄筋　輒筋　ちょうきん　穴位。主治:胸膜炎、胃酸过多、

肋间神经痛等。　　　穴位。应用:胸膜炎,胃酸過多,肋間神経痛など。

zhè　蘆

蘆虫　しゃちゅう　　⇒土(tǔ)鱉虫

ZHEN　针真诊疹振震镇

zhēn　针真

针柄　針柄　しんへい　　针の柄。

针拨〔白〕内障　針撥〔白〕内障　しんはつ〔はく〕ないしょう
　　　白内障手术方法之一。用一特制的拨针,将混浊之晶体拨离,并压于玻璃体颞侧下方处。　　白内障手術方法の一つ。特製の針を用いて混濁した水晶体を撹ねて遊離させてから硝子体の側頭側の下へ圧迫すること。

针刺补泻　針刺補瀉　しんしほしゃ　　应用不同手法,产生不同刺激强度与特点的针刺方法。如开阖补泻、迎随补泻、呼吸补泻、疾徐补泻、提插补泻、捻转补泻等。　　異なる手法を用いて,異った強さと特徴のある刺激を与える針刺方法。たとえば開闔補瀉,迎随補瀉,呼吸補瀉,疾徐補瀉,提挿補瀉,捻転補瀉などがあること。

针刺感应　針刺感応　しんしかんのう　　病人接受针刺时局部出现的酸、胀、重、麻感觉。　　患者が針刺を受けるときに局所に現れるだるい,脹れぼったい,重たい,痺れるなどの感覚のこと。

针刺后遗感　針刺後遺感　しんしこういかん　　针刺后局部或针刺肢体有酸、麻、胀、重等感觉。一般在出针后数小时自行消失。　　針刺した後局部あるいは針刺された肢体に残されただるい,痺れ,脹れぼったい,重たいなどの感覚のこと。一般に針を抜き出してから数時間たってから自然と消失する。

针刺角度　針刺角度　しんしかくど　　針刺する場合の角度。

针刺疗法　針刺療法　しんしりょうほう

针〔刺〕麻〔醉〕　針〔刺〕麻〔醉〕　しんしますい　　用针刺进行麻醉的方法。用毫针刺入选定穴位后,通过手法操作(或代用电流)进行诱导,导致手术区域局部处于一定的麻醉状态,在病人神志清醒的状态下,进行各种手术治疗。　　針刺で麻酔を施す方法。穴位に毫針を刺した後,手法操作(あるいは電流で代用する。)を通じて誘導し,手術を施す局所に一定の麻酔状態になるようにする。病人を覚醒の状態において,各種の手術治療を受けさせること。

针刺手法　針刺手法　しんししゅほう

针刺效果　針刺効果　しんしこうか

针刺镇痛　針刺鎮痛　しんしちんつう

针法　針法　しんぽう　　①针刺方法。②针刺手法。包括进针、行针、出针等操作过程。　　①針刺療法。②針刺手法。進針,行針,出針などを含む操作のこと。

针感　針感　しんかん　　⇒針(zhē)刺感应

针根　針根　しんこん　　针柄与针体相連結する部分。

针尖　針尖　しんせん

针灸　針灸　しんきゅう　　针灸疗法的简称。以针刺、艾灸防治疾病的方法。　　針灸療法の略称。針刺と艾灸を用いて疾病の予防と治療をする方法。

针灸大成　針灸大成　しんきゅうたいせい　　明・杨继洲撰(1601),较全面的总结了明代以前针灸学术经验和成就。　　明朝の楊継洲が著した(1601)。全面的に明朝以前の針灸学術の経験と成果を総括した。

针灸甲乙经　針灸甲乙経　しんきゅうこうおつきょう　　皇甫谧撰(约259),是中国现存最早、内容较完整的一部针灸著作。　　皇甫謐が著した(約259)。中国で現存されている最も古い,内容もわりあいに完備した針灸の著作である。

针灸聚英　針灸聚英　しんきゅうしゅうえい　　又称《针灸聚英发挥》。明・高武撰(1529)。　　別称は「針灸聚英発揮」。明代の高武が著した(1529)。

针灸科　針灸科　しんきゅうか　　元或明十三科之一。元代あるいは明朝の十三科の一つ。

针灸师　針灸師　しんきゅうし　　針灸治療を施す医者。

针灸铜人　針灸銅人　しんきゅうどうじん　　我国宋代著名医官王惟一于公元1026年设计,并用铜铸造的刻有标准经络腧穴的人体模型,常用作教学和考试医生的教具。铜人外涂黄蜡,内盛清水,如果针法准确,刺中穴位,水即从孔穴中流出。　　中国宋代の有名な医官王惟一が紀元1026年に設計し,同時に銅で作った標準な経絡と腧穴が刻んである人体の模型を鋳造し,常に授業と医者の試験する場合に用いられた。銅人の表面に黄蠟を塗り,内に清い水を入れて,もし針法が正しく,穴位に刺しあたると水は穴から流れ出すこと。

针灸学　針灸学　しんきゅうがく　　按经络、穴位用针刺和灸治疗疾病的学科。　　経絡と穴位に従って針刺と灸を用いて疾病を治療する学科。

针灸医生　針灸医生　しんきゅういせい　　針灸の方法を用いて疾病を治療する医者。

针灸治疗　針灸治療　しんきゅうちりょう

针灸资生经　針灸資生経　しんきゅうしせいきょう　　宋・王执中撰(1220)。对针灸作了介绍,包括临床心得、人体各部腧穴并附图46幅。　　宋代の王執中が著した(1220)。針灸について紹介し,臨床経験と人体の各部分にある腧穴を含み,また46枚の図を附してある。

针具　針具　しんぐ　　针与针刺治疗的用具。

针烙　針烙　しんらく　　在一定穴位上用火针治疗疾病的方法。　　一定の穴に火針を用いて疾病を治療する方法。

针麻诱导　針麻誘導　しんまゆうどう　　针麻开始时进行的持续针刺刺激。　　針麻酔の始めに施す持続的針刺刺激のこと。

针麻原理　針麻原理　しんまげんり　　針麻酔の機転。

针身(体)　針身(体)　しんしん(たい)

针挑疗法　針挑療法　しんちょうりょうほう　　針刺疗法之一。选一定的俞穴或某些体表部位出现的异点,用粗针挑刺出血或渗出少量津液,或挑出少量白色纤维样物。　　針刺療法の一つ。一定の穴位あるいは体表に現われるある種の異常な点を選び,太い針ではねあげて出血させ,あるいは少量な液体を漏らさせ,あるいは少量な白い線維様物をはね出すこと。

针尾　針尾　しんび　　针柄的末端。　　針柄末端。

针压法　針圧法　しんあつほう　　用针尖圆钝的针,在身体的穴位上或一定部位上进行按压以治疗疾病的方法。　　針尖の丸く鈍い針を用いて体の穴位あるいは一定の部位に押えることによって疾病を治療する方法。

针眼　針眼　しんがん　　又称偷针。相当于麦粒肿。　　別称は偷針。麦粒腫に相当するもの。

真寒假热　真寒仮熱　しんかんかねつ　　阴证似阳的证候。症见身热,但喜衣被,口渴而不多饮,手足躁扰,但神志安静,舌苔黑但滑润,脉洪大而无力等。　　陰証が陽証に似た証候。症状には身熱しかし衣服や夜具を慈しがり,口は渇くが飲物を多く飲まず,手足をしきりに動かすが,精神状態は落着いている,舌苔は黒いが滑らかで濡れている,

脉象は洪大だが押えると力が強くないなどが見られること。

真火 真火 しんか ⇒肾(shèn)阳

真睛破损 真睛破損 しんせいはそん 眼球因外物射入、跌扑、撞击致伤而穿孔。 眼球に異物が突き刺さったり,打撲されたりつきあたったりしたために眼球に破損を来すこと。

真(正)气 真(正)気 しん(せい)き 由先天原气与后天水谷之气结合而成,为生命的动力。 先天の原気と後天の水穀の気が結合してできたもので,生命活動の動力のこと。

真热假寒 真熱仮寒 しんねつかかん 阳证似阴的证候。症见恶寒,但不欲盖衣被,手足冰冷,但胸腹灼热,下利纯水,但夹瘀粪或矢气极臭,脉沉,但重按弦滑有力,并见烦渴、咽干、口臭、舌苔白干、小便黄等。 陰証によく似た陽証の証候。症状には寒さをきらうが衣服を着たり,夜具をかけたがらない,手足は氷のように冷たいが胸腹部は灼けるように熱い,下痢は水の如くものであるが乾便を混ぜ,あるいは極めて臭い放屁がある,脉象は沈であるが強く押えると弦滑で力が強い,また煩渇,咽頭乾燥と口臭がある,舌苔は白く乾燥している,尿の色は黄色を呈するなどが見られること。

真人活命饮 真人活命飲 しんじんかつめいいん ⇒仙(xiān)方活命饮

真实假虚 真実仮虚 しんじつかきょ 实邪结聚的证候,反而出现类似虚证的假象。 実邪がうっ積した病証だが反対に虚証に似た仮象が現われること。

真水 真水 しんすい ⇒肾(shèn)阴

真头痛 真頭痛 しんずつう 以头痛剧烈难忍、痛连脑后、痛时手足厥冷为特征的危重证候,可能与颅内疾患有关。 頭痛が耐えられないほど激しく,後頭部まで痛み,手足が冷え,肘,膝の関節までおよぶことを特徴とする危篤を証侯。多分,頭蓋内疾患と関連がある。

真武汤 真武湯 しんぶとう 方剂。又称玄武汤。成分:熟附子、白术、茯苓、白芍、生姜。主治:脾肾阳虚、水湿内停所致之水肿等。 方剤。別称は玄武湯。薬物構成:熟附子,白术,茯苓,白芍薬,生薑。応用:脾肾の陽虚,水湿が内に停滞することによって起こる水腫など。

真息 真息 しんそく 气功术语。气功锻炼中极轻微的腹式呼吸。 気功の用語。気功鍛煉の場合に極めて軽い腹式呼吸のこと。

真心痛 真心痛 しんしんつう 相当于心绞痛。 狭心症に相当するもの。

真虚假实 真虚仮実 しんきょかじつ 正气虚弱的证候,反而出现类似实证的假象。 正気の虚弱な病証がかえって実証に似た仮象が現われること。

真眩晕 真眩暈 しんげんうん 突然发作景物旋转,伴有恶心、呕吐的眩晕。 景物の旋転が突然に起こり,悪心,嘔吐を伴う眩暈のこと。

真牙 真牙 しんが 智齿 智歯

真阳 真陽 しんよう ⇒肾(shèn)阳

真意 真意 しんい 气功用语。在气功锻炼中高度集中的意念。 気功の用語。気功鍛煉において高度に集中した意念のこと。

真脏脉 真臓脈 しんぞうみゃく 五脏真气败露的脉象。可现于疾病的危重阶段。 五臓の真気が敗露した脉象で,疾病の危篤な段階に見られるもの。

真脏色 真臓色 しんぞうしょく 五脏精气败露之色,常可反映于面,为疾病预后不良的征兆。 五臓の精気が敗露した色で,ふつう顔面に見られ,疾病の預後不良を示すこと。

诊尺肤 尺膚を診る 运用手指触觉,诊察病者两手肘关节以下至腕关节以上内侧皮肤的润泽、粗糙、冷热等情况的诊断方法。 手の指の触覚を利用し,患者の肘関節と手関節の間にある前腕内側の皮膚の潤沢,粗末(あらい),冷熱などの状況を診察する方法。

诊法 診法 しんぽう 诊断疾病的方法。包括四诊和辨证两个环节。四诊是运用望、闻、问、切等方了解病情;辨证是对这些病情进行分析综合的过程,两者相互配合,作出正确的诊断。 疾病を診察する方法。四診と辨証の二部分に分れる。四診は望,聞,問,切の四種の方法を用いて病情を了解する方法。辨証はこれらの病情について分析し,総合することであり,両者を組合せて正しい診断を下すこと。

诊家枢要 診家枢要 しんかすうよう 元・滑寿撰(1359)。脉学专书,其中论述29种脉象及有关证候。 元代の滑寿が著した(1359)。脉学の専門書で29種の脉象とそれに関連のある証候を論じた。

诊脉 診脈 しんみゃく 脉象を诊察する方法。

诊胸腹 胸腹を診る 运用手指触觉,切按病者胸腹部,以了解病情。 手の指の触覚を利用して,患者の胸部と腹部を触れることによって病状を診察する方法。

诊虚里 虚里を診る 切按心尖搏动部位,了解胃气与宗气的盛衰。 心尖拍動部位を触診することで胃気と宗気の盛衰を診察する方法。

诊指纹 指紋を診る 观察三岁以下小儿食指掌面表浅小静脉的颜色和充盈度的变化,辅助切诊进行诊断。 三才以下の小児の食指の掌面(手のひら)にある表層静脈の色と充盈度の変化を観察して,切診の補助として診断を行うこと。

疹 しん 发疹,皮疹。

疹毒 しんどく 古代指麻疹后出现的一系列病证。 昔,麻疹(はしか)の後に現われる諸病証のこと。

疹痨 疹痨 しんろう 麻疹后失于调治,继发重度营养不良或结核病。 はしかの後に正確な看護と治療がないと二次的に重度の栄養不良あるいは結核病にかかること。

疹气 疹気 しんき 腹内索状肿块。 腹腔内の索状腫塊。

振寒 しんかん 战栗。 戦慄。

振挺 しんてい 直径2～3厘米的小木棒,作为伤科消肿散瘀的拍打工具。 直径2～3センチの小さな木の棒で,患部の周囲をかるくたたいて腫脹を消退させ,瘀血を散らせる正骨の用具。

震颤法 しんせんほう 针刺手法。将针作轻微颤动的方法。 針刺の手法。針をかるく震えるようにする針法。

震耳 しんじ ⇒聴聤(tíng)耳

镇肝熄风汤 鎮肝熄風湯 ちんかんそくふうとう 方剂。成分:淮牛膝、代赭石、龙骨、牡蛎、龟板、白芍、元参、天冬、川楝子、麦芽、甘草、茵陈。主治:阴虚阳亢、肝风内动所致之眩晕、头痛等。 方剤。薬物構成:淮牛膝,代赭石,竜骨,牡蠣,亀板,白芍薬,玄参,天門冬,川楝子,麦芽,甘草,茵陳,応用:陰が虚で陽が亢盛し,肝風が内動することによる眩暈,頭痛など。

镇惊　鎮驚　ちんきょう　　用镇静、安神、熄风的药物治疗小儿惊风、抽搐的方法。　　鎮静,安神,熄風の薬物を用いて小児の驚風,ひきつけを治療する方法。

镇惊安神药　鎮驚安神薬　ちんきょうあんしんやく　　治疗小儿惊风、抽搐、精神不安等病症的药物。　　小児の驚風,ひきつけと精神がいらいらして落ち着かない病症を治療する薬物。

镇痉　鎮痙　ちんけい　　⇒解(jiě)(镇)痉

镇静　鎮静　ちんせい

镇静安神　鎮静安神　ちんせいあんしん　　用镇静养心安神药物治疗精神不安的方法。　　鎮静養心安神の薬物を用いてこころの落ち着かないのを治療する方法。

镇静解痉　鎮静解痙　ちんせいかいけい　　用镇静、解痉挛、熄风药物治疗抽搐的方法。　　鎮静、解痙と熄風の薬物を用いてひきつけを止める治療法。

镇咳　鎮咳　ちんがい　　咳を止める方法一つ。

镇潜　鎮潜　ちんせん　　⇒潜(qián)镇

镇心　鎮心　ちんしん　　用具有重镇作用的药物,镇静精神,使之安定的治疗方法。　　重鎮作用のある薬物を用いて精神を鎮め,落ち着かせる治療法。

ZHENG　怔睁蒸瘕整正证郑

zhēng　怔睁蒸症

怔忡　せいちゅう　　心脏激烈、不规则跳动的一种症状。　　心臓がはげしく不規則に拍動する一種の症状。

睁光瞎　せいこうかつ　　外眼无特殊改变而目盲者之俗称。　　外眼に特殊な変化のない盲者の俗称。

蒸　じょう　　利用水蒸气蒸制药物,使之熟透的加工方法。　　水蒸気を用いて薬物を蒸籠(せいろう)にいれて十分に蒸す加工方法。

蒸病　じょうびょう　　⇒骨(gǔ)蒸

蒸露　じょうろ　　药物经过蒸馏法而制成蒸馏药液的加工方法。　　薬物を蒸溜法によって蒸溜してできる薬液の加工方法。

蒸乳　じょうにゅう　　因产妇气血壮盛,乳汁壅滞不通,或产后无子饮乳,以致两乳肿硬疼痛,恶寒发热的病症。　　哺乳期に乳汁が停滞し,あるいは産後に飲乳する小児がないことにより両側の乳房が腫れ,堅く,痛みがあり,悪寒と発熱する病症。

蒸乳发热　蒸乳発熱　じょうにゅうはつねつ　　哺乳期乳汁停滞所致乳腺炎伴有发热的病症。　　哺乳期に乳汁が停滞することによる乳腺炎が発熱を伴う病症。

蒸药　蒸薬　じょうやく　　将药物放入蒸锅蒸熟。　　薬物を蒸籠(せいろう)に入れてよく蒸すこと。

蒸灼神水　じょうしゃくしんすい　　炎症影响房水,如虹膜睫状体炎引起房水混浊或前房积脓。　　炎症のために眼房水がおかされることで,たとえば虹彩毛様体炎によって房水が混濁したり,前眼房に蓄膿症が起こったりすること。

瘕瘕　瘕瘕　ちょうか　　腹内痞块,按之有形,坚硬不移,痛有定处为瘕;聚散无常,推之可动,痛无定处者为瘕。　　腹腔内の塊,触診すると塊は有形であり,堅く移動性がなく,痛む場所が定っているのは瘕といい,塊りがあったり,なくなったりして形が一定しなく,手で押すと移動性があり痛む場所は定っていないのを瘕ということ。

瘕疝　癥疝　ちょうせん　　以腹部突然胀满、隆起,胃脘部疼痛为主要表现的疾患。　　突然,腹部に脹満感があり,膨隆を来し,胃脘部に痛むのを主な症状とする疾患。

zhěng　整

整体观念　整体観念　せいたいかんねん　　中医学基本理论特点之一。既强调人体内脏与其他组织器官之间的协调完整性,又重视人体和外界环境的统一性。　　中医学における基礎理論の特徴の一つ。人体内部での内臓と其の他の組織器官の間の協調と完整性を強調するとともに人体と外界の環境との統一性を重視すること。

zhèng　正证郑

正复　整復　せいふく　　使关节脱臼等复位。　　関節の脱臼などを復位させること。

正骨　正骨　せいこつ　　①尺骨。②治疗骨、关节、软组织及内脏外伤的学科。　　①尺骨。②骨,関節,軟部組織および内臓の外傷を治療する学科。

正骨八法　正骨八法　せいこつはっぽう　　即摸法、接法、端法、提法、按法、摩法、推法、拿法。　　すなわち摸法,接法,端法,提法,按法,摩法,推法,拿法のこと。

正骨科　正骨科　せいこつか　　清代九科之一。元代十三科之一。　　清代九科の一つ。元代,十三科の一つ。

正经　正経　せいけい　　①即十二经脉,即与奇经八脉相对而言。②本经脉的意思。　　①すなわち十二経脈のことでこれをもって奇経八脈と対立していうもの。②本経脈のこと。

正念　せいねん　　气功用语。专心从事气功锻炼。　　気功の用語。気功鍛錬に熱中すること。

正气　正気　せいき　　①泛指生命机能。②与病邪相对而言,指人体对疾病的防御、抵抗和再生能力。　　①ひろく生命の機能のこと。②病邪と対立していい,人体が疾病に対しての防御抵抗力と再生能力のこと。

正色　せいしょく　　又称常色。健康面部色泽,明润含蓄,红黄隐隐,容光焕发,表示气血平和,精气内充,为有胃气,有神之象,属无病的常色。　　別称は常色。健康な人の顔色のつやは明るくて,つやつやに深味があり,赤色と黄色が適度にまじりあい,容貌が輝くばかりであるが,これは気血が調和がとれ,精気が内に充実していることを示しており,胃気が有り,神が有ることを示していること。

正水　せいすい　　水肿证之一。全身浮肿,腹胀满,脉沉迟,多由脾肾阳虚而引起。　　水腫証の一つ。全身浮腫,腹部が膨満して喘息を伴い,脈象は沈遅を呈し,多くは脾腎陽虚によるもの。

正体类要　正体類要　せいたいるいよう　　正骨专书。明·薛己撰(1529)。　　正骨の専門書。明代の薛己が著した(1529)。

正头痛　正頭痛　せいずつう　　头部全痛的病症。　　頭の全部が痛い病症。

正邪相争　正邪,相争う　せいじゃ,あいあらそう　　正气与邪气互相争持。一切疾病都是正邪相争而引起。　　正気と邪気が互に相争うこと。あらゆる疾病はみな正邪の争いによって引き起こされるもの。

正虚　せいきょ　　正气虚弱。　　正気が虚弱のこと。

正虚邪实　正虚邪実　せいきょじゃじつ　　虚证、实证同时并见:①疾病治疗不当,或邪气过盛,使正气已虚而邪实仍在。②原来体质比较虚弱的人,感受实邪,出现正虚邪实的证候。　　虚証と実証が同時に現われること:①疾病の治療が適当でないあるいは邪気が過盛することによって正気がすでに虚である上に実邪が同時に存在すること。②元来,体質がわりあいに虚弱な人において実邪を感受して,正虚邪実の症候が現われること。

正营　正営　しうえい　　穴位。主治:偏头痛,眩晕,牙病

等。　穴位。应用:片頭痛,眩暈,歯病など。

正治　せいじ　采用与疾病性质相反的方法和药物来治疗疾病的治则。如寒证用热药,热证用寒药,虚证用补法,实证用泻法。　疾病の性質と正反対の方法と薬物でもって治療する法則。たとえば寒証には熱薬を用い,熱証には寒薬を用い,虚証には補法を用い,実証には瀉法を用いるなどのこと。

证〔候〕　証〔候〕　しょう〔こう〕　按照中医理论,对病人的若干症状和体征属性的概括,如发热、恶寒、头痛、苔薄、脉浮等称为表证。　中医学の理論にもとづいて,患者の若干の症状と四診によって集めた材料の属する性質の総括である。たとえば発熱,悪寒,頭痛,舌苔は薄い,脈は浮などは表証のこと。

证类本草　証類本草　しょうるいほんぞう　又称《经史证类备急本草》。唐慎微撰(1108)。本书对本草学基本理论、药物名称、药性、主治、产地、采收、炮制、附方等记述颇详,收载药物 1700 余种。　別称は「経史證類備急本草」。唐慎微が著した(1108)。本書は本草学の基本的な理論,薬物の名称,薬性,応用,産地,采集,加工法,方剤などについて記述が頗る詳しく,載せた薬物は1700余種ある。

证治准绳　証治準繩　しょうじじゅんじょう　又称《六科证治准绳》。丛书。明・王肯堂撰(1602)。全书阐述以证为主,故总称《证治准绳》,包括《杂病证治准绳》、《杂病证治类方》、《伤寒证治准绳》、《疡医证治准绳》、《幼科证治准绳》、《女科证治准绳》。对每一证候先综述历代医家治验,后阐明己见。　別称は「六科証治準繩」叢書(そうしょ)である。明の王肯堂が著した(1602)。全書が証を主とするから「証治準繩」と総称する。「雑病証治準繩」,「雑病証治類方」,「傷寒証治準繩」,「瘍医証治準繩」,「幼科証治準繩」,「女科証治準繩」を含み,一つの証候を書くごとに先ず歴代の医家の治療経験を総合的に述べてから自己の見解を説明した。

郑宏纲　鄭宏綱　ていこうこう　清代喉科名医。编成《重楼玉钥》一书。后由其子郑瀚加以补充刊行(1838)。该书并载有数种有效喉科方剂。　清代の咽喉科の名医である。「重楼玉鑰」を著した後,その子鄭瀚が補充を加えて出版した(1838)。この書にまた数種の有効な咽喉科の方剤が載せてあった。

郑纪元　鄭紀元　ていきげん　⇒郑(zhèng)宏纲

郑梅涧　鄭梅澗　ていばいかん　⇒郑(zhèng)宏纲

郑声　鄭声　ていせい　神识不清,语声低微重复,含义不清的垂危征象。　意識がはっきりしない,いくつかの言葉を低い声で何回もくり返し,意味も確かでない危篤な状態。

ZHI　支知肢栀脂蜘执直植跖止纸枳指趾至志制炙治秩痔蛭滞狮稚

zhī　支知肢栀脂蜘

支膈　しかく　心下痞坚。　上腹部に痞えて堅いこと。

支沟　支溝　しこう　穴位。主治:耳聋、便秘、肋间神经痛等。　穴位。応用:耳聾,便秘,肋間神経痛など。

支节烦疼　肢節煩疼　しせつはんとう　四肢关节烦痛。　四肢の関節に痛みがあって気分が悪いこと。

支饮　支飲　しいん　四饮之一。饮邪停留于胸膈。症见呼吸困难和浮肿。　四飲の一つ。飲邪が胸膈に停滞すること。症状には呼吸困難と浮腫が見られること。

支正　しせい　穴位。主治:肘臂痛、颈项强、精神病等。　穴位。応用:腕と肘関節の痛み,頸部とうなじの強ばり,

精神病など。

知柏地黄丸　ちはくぢおうがん　方剂。成分:熟地黄、山茱萸、山药、茯苓、牡丹皮、泽泻、知母、黄柏。主治:用于肝肾阴虚致腰膝酸软、头目眩晕、耳鸣、耳聋、盗汗、遗精、潮热、手足心热而火热偏盛者。　方剤。薬物構成:熟地黄,山茱萸,山薬,茯苓,牡丹皮,沢瀉,知母,黄柏。応用:肝腎の陰が虚となることによる腰と膝がだるく,脱力感があり,目まい,耳鳴,耳聾,寝汗,遺精,あるいは午後に発熱,手のひらと足のうらが熱いなど。

肢节痛　肢節痛　しせつつう　四肢关节疼痛。　四肢関節の疼痛。

栀子柏皮汤　梔子柏皮湯　ししはくひとう　方剂。成分:栀子、黄柏、炙甘草。主治:热重于湿的黄疸。　方剤。薬物構成:梔子,黄柏,炙甘草。応用:熱が湿よりも重い黄疸。

栀子豉汤　梔子豉湯　しししとう　方剂。成分:栀子、淡豆豉。主治:热病心烦不眠。　方剤。薬物構成:梔子,淡豆豉。応用:熱病で気分が悪い,不眠症。

栀子甘草汤　梔子甘草湯　ししかんぞうとう　方剂:成分:栀子、淡豆豉、炙甘草。主治:热病心烦不眠兼见少气者。　方剤。薬物構成:梔子,淡豆豉,炙甘草。応用:熱病で気分が悪い,不眠症が呼吸困難を伴うもの。

栀子厚朴汤　梔子厚朴湯　ししこうぼくとう　方剂。成分:栀子、厚朴、枳实。主治:热病心烦不眠兼见胸痞腹满者。　方剤。薬物構成:梔子,厚朴,枳実。応用:熱病で気分が悪い,不眠症に胸部が痞え,腹部に膨満を伴うもの。

栀子生姜汤　梔子生薑湯　しししょうきょうとう　方剂。成分:栀子、淡豆豉、生姜。主治:热病心烦不眠兼见呕吐者。　方剤。薬物構成:梔子,淡豆豉,生薑。応用:熱病で気分が悪い,不眠症が嘔吐を伴うもの。

脂瘤　しりゅう　又称粉瘤。　別称は粉瘤。皮脂囊胞,脂肪腫に相当するもの。

蜘蛛疮　蜘蛛瘡　くもそう　⇒缠(chán)腰火丹

zhí　执直植跖

执着　執着　しゅうちゃく　气功用语。全神贯注。　気功の用語。精神をそそぎこむ。

直肠泄　直腸泄　ちょくちょうせつ　食后腹泻。　食後の下痢。

直接灸　直接灸　ちょくせつきゅう　直接接触性灸疗法。　直接接触性灸の治療法。

直视　直視　ちょくし　患者在神志不清的情况下,两眼向前凝视,眼球于转动。　患者が意識不明の場合,両眼が前に凝視し,眼球が運動しにくいこと。

直〔针〕刺　直〔針〕刺　ちょく〔しん〕し　十二刺法之一。用于治疗穴位较浅的寒性证。将皮肤提起向皮下刺入。不必深刺。　十二刺の一つ。病位の比較的浅い寒気証を治療する場合に用いる。皮膚を持ち上げ,皮下に刺入する。深く刺す必要はないこと。

直中三阴　直ちに三陰に中(あた)る　六经病传变规律为先见三阳经证,后见三阴经证。病邪重、正气虚时,可见寒邪直接侵犯三阴经,简称直中。　六経病の伝わる法則は先に三陽経証が見られ,後には三陰経証が見られる,病邪が重く,正気が虚であれば寒邪が直接三陰経を犯すことがあること。略称は直中。

植物名实图考　植物名実図考　しょくぶつめいじつずこう　清・吴其浚撰(1848)。包括植物 1714 种,附有插图。　清の呉其浚が著した(1848)。植物1714種が含まれ,図が付いてある。

植物名实图考长编　植物名実図考長編　しょくぶつめいじ

つずこうちょうへん　吴其浚撰(1848)。为其《植物名实图考》的续编。搜集历代各种文献中的植物778种。　　具其浚が著した(1848)。「植物名実図考」の統編である。歴代の各種文献の中にある778種の植物を集めたもの。

跖　せき　①足底部。②足母趾球部。　　①足のうら。②足の母指のうら側の先端の部分。

跖跛　せきは　因足底部病变而跛行。　　足のうらの病変のためにびっこを引いて歩くこと。

zhǐ　止纸枳指趾

止汗　しかん　止汗的疗法。　　汗を止める療法。

止痉散　止痙散　しけいさん　　方剂。成分：蜈蚣、全蝎。主治：抽搐。　　方剤。薬物構成：蜈蚣，全蝎。応用：ひきつけ。

止咳化痰　しがいかたん　治疗咳嗽有痰的方法。　　咳が痰のあるのを治療する方法。

止咳平喘　しがいへいぜん　治疗咳嗽伴有呼吸困难的方法。　　咳が呼吸困難を伴うのを治療する方法。

止咳平喘药　止咳平喘薬　しがいへいぜんやく　能宣肺止咳，平息喘息的药物。　　宣肺止咳と喘息を治療することのできる薬物。

止渴　しかつ　喉が渇くことを治療する方法。

止呕　止嘔　しおう　嘔吐を治療する方法。

止嗽散　しそうさん　　方剂。成分：桔梗、甘草、荆芥、陈皮、紫菀、百部、白前。主治：外感咳嗽。　　方剤。薬物構成：桔梗，甘草，荆芥，陳皮，紫菀，百部，白前。応用：外感咳嗽。

止痛　しつう　痛みを止める治療方法。

止息　しそく　气功用语。炼功入静时的自然呼吸。呼与吸之间略事停顿。　　気功の用語。気功鍛煉に際して入静の場合の自然呼吸のこと。呼気と吸気との間にちょっと止まること

止血　しけつ　用各种止血的药物治疗出血证的方法。分清热止血、祛瘀止血、补气止血等。　　諸種の止血薬物を用いて出血証を治療する方法。清熱止血，礼瘀止血，補気止血などに分けられること。

止血敛疮　止血敛瘡　しけつれんそう　止血及收敛疮面的治疗方法。　　出血を止めて瘡面を収斂させる治療方法。

止血收口　止血収口　しけつしゅうこう　⇒止(zhǐ)血敛疮

止血行瘀　しけつぎょうお　止血及散瘀血的治疗方法。　　出血を止め、瘀血を散らせる治療方法。

止痒　しよう　瘙痒を止める治療方法。

止遗尿　止遺尿　しいにょう　遺尿を止める治療方法。

止晕　止暈　しうん　眩暈(目まい)を治療する方法。

纸垫固定　紙墊固定　してんこてい　做一纸垫以作固定的一种方法。　　紙で敷物を造って固定に用いられる一種の方法。

枳实导滞丸　枳実導滞丸　きじつとうたいがん　　方剂。成分：大黄、枳实、六曲、茯苓、黄芩、黄连、白术、泽泻。主治：积滞湿热内阻于胃肠所致之痢疾或大便秘结等。　　方剤。薬物構成：大黄，枳実，六神麴，茯苓，黄芩，黄連，白术，沢瀉。応用：積滞した湿熱が内に胃腸を阻むことによる痢疾あるいは便秘など。

枳实消痞丸　枳実消痞丸　きじつしょうひがん　又称失笑丸。方剂。成分：干姜、炙甘草、麦芽曲、白茯苓、半夏曲、人参、厚朴、枳实、黄连、白术。主治：脾胃气虚，寒热互结所致之脘腹痞胀、食少体倦等。　　方剤。別称は失笑丸。薬物構成：乾薑，炙甘草，麦芽麴，白茯苓，半夏麴，人参，厚朴，枳実，黄連，白术。応用：脾胃の気虚、寒と熱が互いに結繁す

ることによる上腹部の痞え膨満し，食慾不振と倦怠など。

枳实薤白桂枝汤　枳実薤白桂枝湯　きじつがいはくけいしとう　　方剂。成分：枳实、薤白、桂枝、厚朴、瓜蒌实。主治：胸痹气结较甚，气上冲胸者。　　方剤。薬物構成：枳実，薤白，桂枝，厚朴，瓜蒌実(括蒌実)。応用：胸痹の気の結滞がひどく，胸まで上衝するもの。

枳术汤　枳术湯　きじゅつとう　　方剂。成分：枳实、白术。主治：脾虚气滞，水饮内停而致胃脘痞坚之证候。　　方剤。薬物構成：枳実，白术。応用：脾虚による気滞と水飲が内に停滞するために胃脘部に痞えて堅い証候。

枳术丸　枳术丸　きじゅつがん　　方剂。成分：枳实、白术。主治：脾胃虚弱，饮食停滞所致之食少、脘胀等。　　方剤。薬物構成：枳実，白术。応用：脾胃が虚弱し，飲食物が停滞することによる食慾不振，胃脘部が膨満など。

指寸法　しすんぽう　用病人手指同身寸作为测定穴位位置标准的方法。　　患者の手の指の同身寸を穴位の位置を測る標準とする方法。

指疔　しちょう　手指部疔疮的总称。　　手の指にできる疔瘡の総称。

指目　しもく　用指尖按脉脊的一种切脉法。　　指の先端で脉の頂部を診る方法。

指纹　指紋　しもん　三岁以卜小儿食指掌侧之浅表静脉，通过其长短、形、色做为辨证参考。　　三才以下の小児の食指のひら側の表層静脉で，その長さ，形と色を通じて辨証の参考とするもの。

指压法　指圧法　しあつほう　以指按压穴位的治疗方法。　　指で穴位を抑える治療方法。

指压麻醉　指圧麻酔　しあつますい　运用手指按压穴位以达到镇痛、镇静作用，以便进行手术操作的一种麻醉方法。　　手の指を用いて穴位を圧迫して鎮痛，鎮静作用に達することをもって手術を施すことのできる一種の麻醉方法。

指压行气法　指圧行気法　しあつぎょうきほう　针刺行刺法之一。以手指按压控制针感走向的方法。要使针感向上，用手指按压所针穴位的下方；要使针感向下，用手指按压所针穴位的上方。　　針刺の行気法の一つ。手の指で圧迫して針感の走行の方向をコントロールする方法。針感を上行させたいならば手の指で刺す穴の下方を圧迫し，針感を下行させたいならば手の指で刺す穴の上方を圧迫すること。

指针(压)疗法　指針(圧)療法　ししん(あつ)りょうほう　用手指在穴位处紧按揉压的治疗方法。用于休克、晕厥、中暑、癫痫、癔病、胃病及牙痛等。　　手の指で穴位の部位をしっかりと押えて揉む治療方法。ショック，人事不省，暑気あたり，てんかん，ヒステリー，胃痛と歯痛などに用いること。

趾疔　しちょう　足の指にできる疔瘡。

趾骨伤　趾骨傷　しこつしょう　趾骨骨折。　　足の指の骨折。

zhì　至志制炙治秩痔蛭滞弑稚

至宝丹　しほうたん　　方剂。成分：犀角、玳瑁、琥珀、朱砂、雄黄、龙脑、麝香、牛黄、安息香。主治：热邪内扰、痰蒙心包所致之神昏不语、痰盛气粗等病症。　　方剤。薬物構成：犀角，玳瑁，琥珀，朱砂，雄黄，竜脳，麝香，牛黄，安息香。応用：熱邪が内を犯し，痰が心包をこうむることによる意識が不明し，話をしなく，痰が多くで呼吸の気も粗大になる病症。

至虚有盛候　虚に至れば盛候有り　虚证的严重阶段，反

而出现实证的假象。　虚証のひどい段階に返って実証が現われる仮象のこと。

至阳 至陽 しよう　　穴位。主治:胃酸过多、黄疸、胃痛、胸膜炎等。　穴位。応用:胃酸過多、黄疸,胃痛,胸膜炎など。

至阴 至陰 しいん　①穴位。主治:胎位不正、难产、头痛、昏厥等。②称脾为至阴。③又称肾为至阴。　①穴位。応用:胎位不正,難産,頭痛,四肢が厥冷し,意識不明など。②脾を至陰と称する。③また腎を至陰と称する。

志室 ししつ　穴位。主治:遗精、阳萎、腰痛等。　穴位。応用:遺精,陽萎,腰痛など。

制半夏 製半夏 せいはんげ　⇒姜(jiāng)半夏

制化 せいか　五行学说术语。即制约,生化的简称。五行中相互生化,相互制约,制中有化,化中有制,才能维持正常的相对平衡。　五行学説の略語。すなわち制約,生化の略称。五行の中に互いに生化し,互いに制約しあい,制の中に化があり,化の中に制があることによって始めて正常な相対的なバランスを維持することができること。

制绒 製絨 せいじゅう　将药材的纤维捣碾成绒状。如将艾叶制成艾绒,使其易于点燃,用于灸法。　薬材の繊維を搗いてわたげ状にする。たとえば艾葉を搗いて艾絨に作り,燃えやすいようにし,灸法に用いるもの。

制霜 製霜 せいそう　三种加工药物的方法。①将某些种子类药物去掉油脂后研成粉末。②将某些药物析出结晶。③将某些药用动物的骨、角、壳熬胶后,剩下的药渣研成粉末。　薬物の三種類の加工方法。①ある種類の種子薬物の油脂を取り去ってから細い粉末に研磨するもの。②ある種類の薬物の結晶を析出するもの。③ある種類の薬用動物の骨,角,殻を煎じてにかわにし,残った滓を粉末に研磨するもの。

制酸 せいちん　治疗返酸。　胃酸過多を治療すること。

制心止 せいしんし　气功用语。摆脱散乱思想。　気功の用語。散乱した思想を除くこと。

制宜 せいぎ　对于证候按照季节、地区以及人体的体质、年龄不同而制定适宜的治疗方法。　証候に対して季節,地区および人体の体質と年齢の異なることによって適当な治療方法を定めること。

炙 しゃ　又称合炒。药材与液体辅料共炒,使辅料渗入药物内的加工方法。如药材与酒共炒叫酒炙,药材与米醋汁共炒叫醋炙,药材和蜂蜜共炒叫蜜炙等。　合せて炒むこと。薬物と液体の輔助材料をともに鍋の中に入れて,熱を加えて炒め,輔助材料を薬材にしみこませる加工方法。たとえば薬材と酒とともに炒めるのを酒炙といい,薬材と米酢とともに炒めるのを酢炙といい,薬材を蜂蜜とともに炒めるのを蜜炙ということ。

炙煿 しゃはく　煎、炒、炸、烤、爆等一类烹调方法。经常食用这一类烹调方法制作的食物,容易化燥伤阴,产生内热　煎じる,炒める,油で揚げる,火に当って焼く,熱い油で炒めるといった種類の調理方法。長い間この種類の調理方法でこしらえる食物を食べると化燥傷陰し,内熱證になりやすいこと。

炙甘草汤 炙甘草湯 しゃかんぞうとう　方剤。成分:人参、生姜、桂枝、生地、麦冬、麻仁、大枣、阿胶、炙甘草。主治:气虚血少所致之脉结代、心动悸。　方剤。薬物構成:人参,生薑,桂枝,生地黄,麦門冬,火麻仁,大棗,阿膠,炙甘草。応用:気虚と血が少いことによる。脈象が結代し,心臓が動悸するなど。

治便血 便血を治す。　治疗便血。　便血を治すこと。

治病求本 病を治すには本を求む　治疗时须追究疾病的根本原因,以确定治疗。　疾病を治療する場合には必ず疾病の根本原因を求め,それらの原因によって治療の方法を定めること。

治风化痰 治風化痰 ちふうかたん　熄风药与化痰药同用。治疗风痰证的方法。　熄風薬と化痰薬を同時に用いて風痰証を治療する方法。

治骨手法 治骨手法 ちこつしゅほう　治疗骨、关节疾病的方法。　骨,関節を整復する手法。

治寒以热 热を以りて寒を治す　治疗热证用寒药。为正治法。　寒証を治す場合に熱薬を用いる。正治法のこと。

治筋手法 ちきんしゅほう　治疗软组织损伤的手法。　軟部組織の損傷を治療する手法。

治痢止血 ちりしけつ　治疗痢疾出血的方法。　痢疾が出血を伴うのを治療する方法。

治疟 治瘧 ちぎゃく　治疗及预防疟疾的方法。　瘧疾を予防と治療する方法。

治求其属 治にはその属を求む　弄清病人的一系列症状属何脏之证,而后再决定治疗的原则。　病人の一連の症状がどの臓の証に属することを明らかにしてから,治療を決める原則のこと。

治热以寒 寒を以りて热を治す　治疗热证用寒药。为正治法。　熱証を治す場合に寒薬を用いる。正治法のこと。

治未病 未病(みびょう)を治す　①有预防疾病的含意。②有早期治疗的意义。③掌握疾病发病的趋向,五脏可以互相传变,应及早防治。　①予防の意味。②早期に治療の意味。③疾病の進展の傾向をつかむこと。疾病が他の臓に影響することを十分考えて早期に予防と治療すること。

治削 じさく　切削药物技术的总称。去除混在药材中的杂物和非药用部分,将药材切片等操作技术。　薬物を切削する技薬の総称。薬材の中に混じっている雑物と薬物部分以外の部分を取り除いて,薬材を薄切れなどの技薬のこと。

秩边 秩辺 ちつべん　穴位。主治:坐骨神经痛、下肢瘫痪、痔疾等。　穴位。応用:坐骨神経痛,下肢麻痺,痔疾など。

痔瘘 痔瘻 じろう　痔がフィステルを伴うこと。

蛭食 しっしょく　水蛭咬伤。　ひるに嚙まれる損傷。

滞下 たいげ　痢疾的古称。　痢疾の古代の名称。

滞颐 滞頤 たいい　小儿流涎,渍于颐下。　小児が常によだれをたらし,よだれが常にあごをぬらしていること。

滞针 滞針 たいしん　针刺过程中出现运针困难的现象,多因局部肌肉痉挛、单向捻针过甚或体位移动所致。处理方法,可在滞针部位周围轻度按摩或在其近处再扎一二针,解除痉挛。　針刺操作の場合に現われる針が運用困難のこと,多くは局部の筋肉けいれん,単一方向への捻転しすぎ,あるいは体位の移動による。処理方法としては滞針部位の周囲を軽く按摩し,あるいはその附近にさらに針を一,二本刺して局所のけいれんを緩解すること。

粝犬咬伤 せつけんこうしょう　狂犬咬伤。　狂犬の咬傷。

稚阳稚阴 稚陽稚陰 ちようちいん　小儿脏腑娇嫩,形象未充,功能未完备的幼稚状态。　小児の臓腑が若くて弱い,形はまだ充実していなく,機能も完備でない幼稚な

状態。

ZHONG　中忪肿踵中重

zhōng　**中忪**

中草药　中草薬　ちゅうそうやく　　中薬と草薬を合せていうもの。

中草药学　中草薬学　ちゅうそうやくがく　　中薬と草薬を合せてできた学科。

中冲　中衝　ちゅうしょう　　穴位。主治：休克、中风、中暑、高热、心绞痛等。　　穴位。応用：ショック、中風（卒中）、中暑（暑気あたり）、高熱、狭心症など。

中搭手　ちゅうとうしゅ　　生于背中部膏肓穴的疽。　　背の中部、膏肓穴にできる疽。

中丹田　ちゅうたんでん　　气功用语。胸部。　　気功の用語。胸部のこと。

中都（足）　ちゅうと（あし）　　穴位。主治：月经不调、疝气、下肢瘫痪等。　　穴位。応用：月経不順、ヘルニア、下肢麻痺など。

中渎　中瀆　ちゅうとく　　穴位。主治：坐骨神经痛、下肢瘫痪等。　　穴位。応用：坐骨神経痛、下肢麻痺など。

中渎之腑　中瀆之腑　ちゅうとくのふ　　三焦。是一身气化和水谷出入的道路，功用如沟渠的疏通，故称。　　三焦のこと。一身の気化と水穀の出入りする道路で、機能があたかも溝の如く通じるからこの名がある。

中耳背　ちゅうじはい　　穴位。主治：皮肤病、坐骨神经痛、背痛等。　　穴位。応用：皮膚疾患、坐骨神経痛、背痛など。

中发背　中発背　ちゅうはつはい　　又称对心发。生于背部中央筋缩穴的疽。　　別称は対心発。疽が背部の中央部、筋縮穴にできるもの。

中封　ちゅうほう　　穴位。主治：肝炎、尿潴留、遗精、阴茎痛等。　　穴位。応用：肝炎、尿閉、遺精、陰茎痛など。

中府　ちゅうふ　　穴位。主治：支气管炎、哮喘、肺结核等。　　穴位。応用：気管支炎、喘息、肺結核など。

中工　ちゅうこう　　中国古代对具有中等技术水平的医生的称谓。　　古代において中等レベルの医療技芸を持つ医師に対する呼称。

中关　中関　ちゅうかん　　气功用语。锻炼大小周天功法中，炼炁化神。　　気功の用語。大、小周天功法を鍛錬する中の煉気をして神に化すること。

中国成药　中国成薬　ちゅうこくせいやく　　中国で製成した薬物。

中国药学大辞典　中国薬学大辞典　ちゅうこくやくがくたいじてん　　世界书局编（1935）。收录历代文献所记录的药物。　　世界書局が編集した（1935）。歴代の文献に記載された薬物を収めた。

中国医学大辞典　ちゅうこくいがくたいじてん　　谢观等编（1926）。包括中医名词术语三万七千余条。　　謝観らが著した（1926）。中医の名詞術語三万七千あまりが含まれている。

中国医学史　ちゅうこくいがくし　　陈邦贤撰（1937）。为综合性中医通史。1957年改编。　　陳邦賢が著した（1937）。総合性中医の通史である。1957年に改編された。

中国针灸学概要　中国針灸学概要　ちゅうこくしんきゅうがくがいよう　　北京中医学院、南京中医学院、上海中医学院、中医研究院针灸研究所合编，1964年第一版，1979年第二版。分上中下三篇，上篇讲中医基础理论，中篇介绍经络及输穴，下篇介绍针灸疗治52种常见病的方法。　　北京中医学院、南京中医学院、上海中医学院、中医研究院針

灸研究所が共同編集したもの。1964年に第一版，1979年に第二版が発行された。上中下三篇に分けられ，上篇は中医の基本理論，中篇は経絡と輸穴を紹介し，下篇は針灸で52種の多発病の治療する方法を紹介した。

中寒　ちゅうかん　　中焦脾胃虚寒。症见腹痛喜按、畏寒肢冷、食少便溏等。　　中焦の脾胃が虚寒のこと。症状には腹痛が手で抑えることをこのみ、寒さを畏れ、四肢が冷え、食量が少く、大便が溏（軟便）などが見られること。

中黄　ちゅうおう　　⇒真（zhēn）意

中极　中極　ちゅうきょく　　穴位。主治：遗尿、尿潴留、盆腔炎、肾炎、不孕等。　　穴位。応用：遺尿，尿閉，骨盤内炎症，腎炎，不妊症など。

中焦　ちゅうしょう　　三焦之一。三焦的中部。位于膈下、脐上，包括脾胃。　　三焦の一つ。三焦の中部で膈下，臍部以上の部位をさし，脾胃などの臓腑を含む。

中焦病证　ちゅうしょうびょうしょう　　温热病的中期阶段。它概括了病邪侵犯脾胃的病症。　　温病の初期の段階をさし，病邪が脾胃を犯す病症を総括しているもの。

中焦如沤　中焦は漚の如し　　形容中焦脾胃分解食物，好象使其发酵一样。　　中焦が飲食物を消化する情況を形容している，あたかも発酵したのと同じようである。

中焦主化　中焦は化を主る　　饮食主要通过中焦（脾、胃）消化吸收，并化生营养物质与生成血液。　　飲食物は主に中焦の脾胃で消化または吸収され，さらに中焦によって栄養物質と血液を生成すること。

中精（清）之腑　中精（清）の腑　　指胆。　　胆をさすこと。

中魁　ちゅうかい　　穴位。主治：呕吐、食道痉挛等。　　穴位。応用：嘔吐，食道けいれんなど。

中膠　中膠　ちゅうりょう　　穴位。主治：腰痛、月经不调、尿潴留等。　　穴位。応用：腰痛，月経不順，尿閉など。

中膂俞　ちゅうりょゆ　　穴位。主治：坐骨神经痛、下肢瘫痪、肠炎等。　　穴位。応用：坐骨神経痛，下肢麻痺，腸炎など。

中满　中満　ちゅうまん　　腹部胀满的症状。　　腹部膨満感の症状。

中气　中気　ちゅうき　　①中焦之气，即脾胃消化运输等功能。②脾之升提内脏，防止脱垂的功能。　　①中焦之気ですなわち脾胃の消化運輸などの機能。②脾の内臓を上へ昇らせ，脱垂を防止する機能のこと。

中气不足　中気足りず　　中焦脾胃功能虚弱病症。主要症状有食欲不振、食后易胀、眩晕、倦怠无力、大便久溏、少气懒言等。　　中焦の脾胃が虚弱になる病症。主な症状には食慾不振，食後腹が脹りやすい，眩暈（目まい），倦怠して力がない，長い間大便は溏（軟便）で，呼吸も困って，話しをしたがらないなどがあること。

中气下陷　中気下陥す　　中焦脾气虚弱，升举功能减退，导致组织弛缓不收，脏器脱垂等病症。　　中焦の脾気が虚弱で，昇らせる機能が減退して，体の組織が緩まり，緊張性を失って臓器が脱垂などになること。

中泉　ちゅうせん　　穴位。主治：窒息、胃痛、咯血等。　　穴位。応用：窒息，胃痛，咯血など。

中石疽　ちゅうせきそ　　生于腰胯间的石疽。　　腰股の間にできる石疽。

中食　ちゅうしょく　　类中风的一つ。すなわち食中のこと。

中枢　ちゅうすう　　穴位。主治：肝炎、视力下降、腰痛等。　　穴位。応用：肝炎，視力下降，腰痛など。

中庭　ちゅうてい　　穴位。主治：咳嗽、哮喘、婴儿吐乳等。

穴位。応用:咳嗽,喘息,嬰児の吐乳など。

中脘　ちゅうかん　　穴位。主治:胃痛、呕吐、呃逆、消化性溃疡等。　　穴位。応用:胃痛,嘔吐,しゃっくり,消化性潰瘍など。

中西汇通派　中西匯通派　ちゅうせいかいつうは　　19世纪末,中国出现的一个试图汇通中、西医学的流派。主要沟通中、西医学,并试图用西医的解剖、生理学等知识印证或说明中医医理。代表人物有唐宗海、朱沛文及20世纪初期的恽铁樵、张锡纯等。　　19世紀の末に中国において中,西医学を結合しようとした一派が現われた。主として中,西医学が通じあうようにし,また,ためしに西医の解剖,生理学などの知識で中医学の理論を証明あるいは説明しようとした。代表な人物としては唐宗海,朱沛文および20世紀の初期の惲鉄樵,張錫純などがある。

中西汇通医经精义　中西匯通医経精義　ちゅうせいかいつういきょうせいぎ　　又称《中西医判》、《中西医解》、《中西医学入门》。唐宗海撰(1892)。为早期中西汇通派的著作之一。　　または「中西医判」,「中西医解」,「中西医学入門」。唐宗海が著した(1892)。早期の中西匯通派の著作の一つ。

中(脾、胃)消　ちゅう(ひ、い)しょう　　又称消中、消脾。以脾胃热盛为主的消渴病,主要表现多食善饥、形体消瘦、小便频多、大便坚硬。　　別称は消中,消脾。脾胃の熱が盛んであることを主とする消渴病のこと。主な症状には多く食べても空腹を覚え,体が痩せ衰え,頻尿と尿量が多く,大便が堅い。

中阳　中陽　ちゅうよう　　中焦脾胃的功能。　　中焦の脾と胃の機能のこと。

中阳不振　中陽不振　ちゅうようふしん　　中焦脾胃阳气虚弱,消化吸收机能减退的病症。　　中焦の脾胃の陽気が虚弱で,消化と吸収機能が減退する病症。

中药　中薬　ちゅうやく

中药催醒剂　中薬催醒剤　ちゃうやくさいせいざい　　中薬の蘇生薬。

中药大辞典　中薬大辭典　ちゅうやくたいじてん　　江苏新医学院编(1977)。收中药5767味,再附插图,为近代最大最丰富的药学辞典。　　江蘇新医学院が編集した(1977)。中薬を5767種を収め,また図を附してある。近代において内容の最も豊富な薬学の辞典である。

中药麻醉剂　中薬麻醉剤　ちゅうやくますいざい

中药铺　中薬舗　ちゅうやくほ　　中薬を売る店。

中药学　中薬学　ちゅうやくがく　　南京中医学院、江苏中医研究所编(1959)。书中介绍中药简史及中药基本知识,附插图。　　南京中医学院,江蘇中医研究所が編集した(1959)。中薬の簡史と中薬の基礎知識を紹介し,図を附した。

中药志　中薬誌　ちゅうやくし　　中国医学科学院药物研究所等编(1959)。收录全国常用中药500余种。记述其原植物、药材、效用,附有插图。　　中国医学科学院薬物研究所が編集した(1959)。全国の常に用いられる中薬を500種あまり収めた。原植物,薬材,応用を記述し,また図を附した。

中医　ちゅうい　　①中医学。②中医医师。　　①中国の伝統医学。②中医の医師のこと。

中医名词术语选释　中医名詞術語選釈　ちゅういめいしじゅつごせんやく　　中医研究院、广东中医学院合编(1973)。共收词目4285条,内容包括中医基本理论及各科临床、治则、医史等。　　中医研究院,広東中医学院が共同

編集した(1973)。見出し語が4285を収め,内容は中医の基礎理論と各科の臨床,治則,医史などが含まれている。

中医学概论　中医学概論　ちゅういがくがいろん　　南京中医学院(1958)。全书从基础到临床,介绍中医学概貌。适于初学中医者参考。　　南京中医学院が編集した(1958)。全書が基礎から臨床まで中医学のあらましを紹介した。始めて中医学を学ぶ人に適用するもの。

中医杂志　中医雑誌　ちゅういざっし

中指内间　中指内間　ちゅうしないかん　　足中趾与次趾之缝隙。　　足の中指(趾)と第二指(趾)の間にある隙間。

中指同身寸法　ちゅうしどうしんすんぽう　　針刺取穴法之一。取病人中指中节内侧两端横纹间距离为一寸。常用于四肢和背部的取穴。　　針刺の穴を取る方法の一つ。患者の中指の第二節の内側の横紋両端の距離を一寸とする。ふつう四肢と背部の取穴に用いられること。

中指外间　中指外間　ちゅうしがいけん　　足中趾与第四趾之间的缝隙。　　足の中指(趾)と第四指(趾)の間にある隙間。

中渚(手)　ちゅうしょ(て)　　穴位。主治:耳聋、耳鸣、头痛、肩背痛等。　　穴位。応用:耳聾,耳鳴,頭痛,肩背痛など。

中注(腹)　ちゅうちゅう(はら)　　穴位。主治:月经不调、下腹痛、便秘等。　　穴位。応用:月経不順,下腹部痛,便秘など。

松悸　しょうき　　重症心悸。　　ひどい動悸。

<h2>zhǒng　肿踵</h2>

肿毒　腫毒　しゅどく　　化膿性感染。

肿节风　腫節風　しゅせつふう　　⇒九(jiǔ)节茶

肿疡　腫瘍　しゅよう　　疮疡早期,体表结块肿疼者。　　瘡瘍の早期で体表にできる腫塊が痛みを伴うもの。

肿胀　腫脹　しゅちょう　　①肿。②全身浮肿伴有腹胀。　　①腫れること。②全身浮腫が腹部膨満感を伴うこと。

踵　しょう　　足跟。　　かがと。

踵息　しょうそく　　气功用语。在气功锻炼中,随着深呼吸以意引气至于下丹田或涌泉穴为踵息。　　気功の用語。気功鍛煉において,深呼吸とともにこころの中で気を下丹田あるいは涌泉穴まで導くこと。

<h2>zhòng　中重</h2>

中恶　中悪　ちゅうあく　　因触冒不正之气,或卒见怪异而大惊恐,突然出现手足逆冷、头面发青、精神恍惚、头目昏晕或错言妄语,甚则昏厥等症。　　不正の気に触れたり,突然怪異を見て大いに驚いたりすると,にわかに手足が冷たくなり,顔が青くなり,精神がボーッとし,頭や目がくらくらし,わけわからぬことを口に走り,はたはたしいのは失神になること。

中风　中風　ちゅうふう　　①又称卒中。猝然昏倒,不省人事,或突然口眼喎斜,半身不遂,言语不利证候。②外感风邪的证候。症见发热、头痛、汗出、脉浮等。　　①別称は卒中。突然に発病して倒れ,人事不省になり,あるいは突然,口と眼が歪み,片側が麻痺になり,失語する証候。②風邪を外感した証候。症状には発熱,頭痛,汗をかき,脈象は浮などが見られること。

中风不语　中風不語　ちゅうふうふご　　伴失语的中风。　　言語障害を伴う中風。

中风昏迷　中風昏迷　ちゅうふうこんめい

中脏　ちゅうぞう　　病情较轻,表现为突然晕倒、半身不遂、口眼歪邪、言语困难、大小便不通的中风证。　　病情はわりあいに軽く,症状には突然昏倒し,意識不明になり,片麻痺になって,口と眼は歪み,言語障害があって,大小便はよ

く通じなくなる中風証。

中寒　ちゅうかん　　因卒中寒邪所致。症见突然眩晕或昏不知人、口噤不语、身体强直、四肢战栗、恶寒或发热、无汗、或症见恶寒身踡、手足厥冷、遍身疼痛、面如刀刮、口吐冷涎、下利、无热、口不渴、二便清白、脉沉。　　突然寒邪にあたることによる。症状には突然に眩暈(目まい)し、あるいは人事不省になり、失語し、体が強ばり、四肢がふるえ、悪寒あるいは発熱するが汗がなく、あるいは症状には悪寒し、体をまるくし、手足が肘と膝まで冷え、全身に痛みがあり、顔面はナイフでこすられたように痛み、口から冷たいよだれを流し、下痢、熱はなく、口も渇かなく、大便と小便は正常で、脈象は沈などが見られること。

中经　中経　ちゅうけい　　中风轻证。主症为手足不遂、口眼歪斜、言语困难、但神志清醒。　　中風輕証。症状は主に手足が麻痺して、口と眼は歪み、失語などがあるが意識ははっきりしている。

中经络　経絡に中す　　中风轻证。主症为口眼歪斜、手足不遂。　　中風の軽証。主な症状は口と眼が歪み、手足が麻痺するなどがあること。

中客〔忤〕　ちゅうきゃく〔ご〕　⇒小(xiǎo)儿客忤

中络　中絡　ちゅうらく　　最轻的中风证。主症为口眼歪斜、肌肤不仁。　　中風の最も軽い証。主を症状には口と眼が歪み、筋肉と皮膚に痺れ感があること。

中湿　中湿　ちゅうしつ　　①湿痹。②由外感或内伤湿邪引起的证候。如皮肤顽麻、喘满、腰胯重痛、肢节不利等。　　①湿痹。②外感あるいは内傷の湿邪による証候。たとえば皮膚が痺れて治りにくく、喘息し、腰と股が重たく痛み、四肢関節に運動障害などがあること。

中暑〔喝〕　ちゅうしょ〔えつ〕　　感于暑邪而发生的急性病。症见突然昏倒、身热烦躁、牙关紧闭或开口齿燥、大汗或无汗、脉虚数、或四肢抽搐。　　暑気あたり。暑邪に感じて発生する急性病。症状には突然に昏倒し、体が熱く、煩躁し、牙関緊急あるいは口が開き、歯は乾燥して津液が少なく、大汗あるいは汗がなく、脈象は虚数を呈し、ときにはひきつけなどが見られること。

中暑虚脱　ちゅうしょきょだつ　　伴有大汗的中暑。　　大汗を伴う中暑。

中暑眩晕　中暑眩暈　ちゅうしょげんうん　　伴有眩晕的中暑。　　眩暈を伴う中暑。

中水　ちゅうすい　⇒水(shuǐ)毒

中溪　ちゅうけい　⇒水(shuǐ)毒

中脏　中臓　ちゅうぞう　　最严重的中风证、有猝然昏迷、不能言语、唇缓不收、口角流涎等症状。　　最もひどい中風証。臨床上では卒倒、昏迷、失語、唇がゆるんで口を閉めることができない、口からよだれを流すなどの症状が見られること。

重剂　重剤　じゅうざい　　十剂之一。具有镇静作用的方剂。　　十剤の一つ。鎮静作用のある方剤。

重可去怯　重は怯(きょう)を去る可し　　用质重、具有镇静作用的药物、治疗精神紊乱。　　質の重い、鎮静作用のある薬物を用いて精神の異常を治療すること。

重镇安神　重鎮安神　じゅうちんあんしん　　用矿物类、金属类及介类等质重药物以镇静安神的治法、属安神法范畴。　　金石などの鉱物類および貝がら類などの重い薬物を使用して、鎮静と安神の治療方法とし、安神法に属していること。

ZHOU　舟周肘皱

zhōu　舟周

舟楫之剂　舟楫之剤　しゅうしゅうのざい　　如在某种方剂中的某种药物能引导他种药物治疗上焦疾病者。　　ある方剤の中である種の薬物は他の薬物を引率して上焦の疾病を治療することができるもの。

舟车丸　舟車丸　じゅうしゃがん　　方剂。成分：黒丑、甘草、芫花、大戟、大黄、青皮、陈皮、木香、槟榔、轻粉。主治：水肿、腹水而体质壮实者。　　方剤。薬物構成：黒丑(牽牛子)、甘草、芫花、大戟、大黄、青皮、陳皮、木香、檳榔、輕粉。応用：水腫、腹水があって、患者の体質がわりあいに壮実な人。

周痹　しゅうひ　　周身疼痛、沉重麻木、项背拘急的痹证。　　全身が痛み、重たく、痺れ、うなじと背部がひきつけなどのある痹証。

周荣　周栄　しゅうえい　　穴位。主治：肺脓疡、胸膜炎、支气管扩张等。　　穴位。応用：肺膿瘍、胸膜炎、気管支拡張など。

周天　しゅうてん　　气功用语。在炼气功中、指运转内气、通任、督两脉和全身经络。　　気功の用語。気功鍛煉において、内気を運転させて任脈、督脈と全身の経絡を通じること。

zhōu　肘

肘部伤筋　肘部に筋傷し　　肘部的软组织损伤。　　肘関節の軟部組織の損傷。

肘后备急方　肘後備急方　ちゅうごびきゅうほう　　又称《肘后方》。葛洪撰于公元三世纪。所搜集的方药简便、有效、并对疾病有可贵的描述。　　別称は「肘後方」。葛洪が紀元三世紀に著した。集めた処方と薬物は簡単、便利、有効で、また疾病に対しても意義深くえがいた。

肘后方　肘後方　ちゅうごほう　⇒肘(zhǒu)後備急方

肘髎　肘髎　ちゅうりょう　　穴位。主治：肘、臂痛和麻木。　　穴位。応用：肘、上肢痛と痺れるもの。

肘痈　肘癰　ちゅうよう　　肘にできる癰疽。

zhōu　皱

皱脚　皺脚　しゅうきゃく　　妊娠期间出现仅两脚浮肿而皮厚的病症。　　妊娠期間に現われる両側の足だけが浮腫し、皮膚が厚い病症。

ZHU　朱诸猪蛛术竹逐主煮助住注柱祝疰著蛀筑

zhū　朱诸猪蛛

朱沛文　朱沛文　しゅはいぶん　　清末医家。主张中西医应互相参照。撰有《华洋脏象约纂》(1892)。介绍西医解剖生理知识、并用之疏证《内经》。　　清末の医家。中西医が互いに参照しあうことを主張する。「華洋臓象約纂」を著した(1892)。西洋医の解剖と生理学の知識を紹介し、またこれを用いて「内経」を説明した。

朱(侏)儒　しゅ(しゅ)じゅ　　小人症。

朱砂　朱砂　しゅしゃ　　中药。天然矿石入药。用于安神定惊。　　中薬。薬用部分は天然の鉱石。安神定驚の作用がある。

朱砂安神丸　しゅしゃあんしんがん　⇒安(ān)神丸

朱少廉　しゅしょうれん　⇒朱(zhū)沛文

朱少溪　しゅしょうけい　⇒朱(zhū)沛文

朱震亨　しゅしんこう　　元代著名医家。为金元四大家之一、倡阳有余阴不足论、治病主张滋阴、降火。后人称之为滋阴派。著有《格致余论》(1347)、《局方发挥》等书。　　元代の著明な医家。金元四大家の一人。「陽が余り有り、陰が不足なり」を唱え、病気を治すには滋陰と降火を主張し

た。彼が後人に滋陰派と呼ばれた。「格致余論」(1347)，「局方発揮」などの書を著した。

诸病源候〔总〕论　諸病源候〔総〕論　しょびょうげんこう〔そう〕ろん　又称《巣氏病源》。由巣元方等撰于公元610年。为论述疾病病因、证候的最早系统专著　別称は「巣氏病源」。巣元方らが著した(610)。疾病の病因，病証の最も古い系統的な専門著作である。

诸虫　諸虫　しょちゅう　寄生虫。

诸窍出血　諸竅出血　しょきょうしゅっけつ　眼耳口鼻等处有出血现象。　眼，耳，口，鼻，などに出血があること。

诸痫瘖　諸癇瘖　しょかんいん　癫痫发作后失声。　てんかん発作後の失声症。

诸阳之会　諸陽の会　指头部。因人体的阳经均交会于头。　頭部をさす。人体の陽経がみな頭部で交会するからこの名がある。

猪胆汁导　豬胆汁導　ちょたんじゅうどう　导便法之一。将猪胆汁混入少量醋注入肛门。　導便法の一つ。猪胆汁に酢を少量に混ぜあわせ，肛門内に灌注すること。

猪癫　豬癲　ちょてん　癫痫。　てんかん。

猪苓汤　豬苓湯　ちょれいとう　方剂。成分：猪苓、茯苓、泽泻、阿胶、滑石。主治：用于水湿互结、内热伤阴，症见小便不利或血尿等。　方剤。薬物構成：猪苓，茯苓，沢瀉，阿膠，滑石。応用：水と湿が互いに結び，内熱が陰を傷めること。症状には小便が通じないあるいは血尿などが見られるもの。

蛛丝飘浮　蛛絲飄浮　しゅしひょうふ　飞蚊症。　飛蚊症。

zhú　术竹逐

术附汤　朮附湯　じゅつぶとう　方剂。成分：白术、熟附子。主治：寒湿相搏所致之肢体疼痛等症。　方剤。薬物構成：白朮，熟附子。応用：寒と湿が争いあうことによる肢体の痛みなど。

竹罐　ちくかん　竹でできた吸玉。

竹沥　竹瀝　ちくれき　中药。茎烤灼流出的汁液入药。用于清热、豁痰、镇惊、治肺热多痰、痰涎壅塞、中风昏迷。　中薬。薬用部分は茎を火であぶって流れ出した汁。清熱，豁痰（痰を出やすいようにする），鎮驚，肺熱が痰の多いのを治療し，痰とよだれによる気道を塞がり，中風による意識消失を治療する作用がある。

竹帘　竹簾　ちくれん　古代治疗四肢骨折用以包裹伤肢，达到固定目的的竹制工具。　むかし四肢の骨折を治療するときに損傷した肢体を包んで固定の目的に達する竹製の工具。

竹片固定　ちくへんこてい　用竹片做固定用器具的一种固定方法。　竹を板状に造ったものを固定の器具とする一種の固定方法。

竹叶柳蒡汤　竹葉柳蒡湯　ちくようりゅうぼうとう　方剂。成分：垂丝柳、竹叶、荆芥、葛根、牛蒡子、知母、麦冬、甘草、薄荷叶、元参。主治：痧疹透发不出、喘咳、烦躁及咽喉肿痛。　方剤。薬物構成：垂絲柳，竹葉，荊芥，葛根，牛蒡子，知母，麦冬，甘草，薄荷葉，玄参。応用：発疹が不充分で喘息を伴う咳嗽，煩躁と咽頭の腫れ痛みなど。

竹叶石膏汤　竹葉石膏湯　ちくようせきこうとう　方剂。成分：竹叶、石膏、半夏、人参、甘草、粳米、麦冬。主治：热病后期，余热未清，而见气阴两伤之证。　方剤。薬物構成：竹葉，石膏，半夏，人参，甘草，粳米，麦冬。応用：熱性病の後期に餘熱がまだ全部除去されていないうちに気と陰の両方が傷つけられた病証。

逐寒开窍　逐寒開竅　ちくかんかいきょう　温热药与开窍药同用以治疗寒证神昏的方法。　温熱薬と開竅薬を同時に使って，寒証の神昏を治療する方法。

逐水　ちくすい　用峻烈泻水药攻逐水饮的方法。　峻烈な瀉水剤で水飲を攻逐する方法。

逐水除痰　ちくすいじょたん　用峻烈泻水药攻逐水饮及祛除痰证的治疗方法。　峻烈な瀉水剤で水飲を攻逐し，痰証を除去する治療方法。

逐瘀　ちくお　⇒活(huó)血逐瘀

zhǔ　主煮

主穴　しゅけつ　主な穴位のこと。

主药　主薬　しゅやく　⇒君(jūn)药

主证　主証　しゅしょう

煮　しゃ　煮る。

煮散　しゃさん　药物研成粗末，加水煮沸一定时间，去渣服药液的方法。　薬物を砕いて粗い粉末にして，水を加えて一定の時間に煮出し，滓をこし去ってその湯液を服用する方法。

煮药　煮薬　しゃやく　煎薬のこと。

zhù　助住注柱祝疰著蛀筑

助阳解表　助陽解表　じょようかいひょう　助阳药与解表药一起使用，治疗阳虚表证的方法。　助陽薬と解表薬を同時に用いて，陽虚表証を治療する方法。

住(立)　ちゅう(りつ)　气功用语。气功中四威仪之一。　気功の用語。気功鍛錬の中の四種の威儀すなわちきちんとした姿態の一つ。

注车注船　注車注船　ちゅうしゃちゅうせん　晕车晕船。　動揺病。乗物酔いと船酔いのこと。

注解伤寒论　注解傷寒論　ちゅうかいしょうかんろん　金成无己注(1144)。是现存《伤寒论》注本中最早的全注本。　金の成無己が注釈した(1144)。今まで保存されている「傷寒論」の注訳本のうち，最も古い全注本。

注下赤白　ちゅうかせきはく　痢疾。　赤痢。

注泄(下)　ちゅうせつ(か)　⇒水(shuǐ)泻

注心痛　ちゅうしんつう　又称注痛。症见卒然心痛，面目青黯，或昏愦谵语，脉乍大乍小，两手脉若出两人。　別称は注痛。症状には突然心痛し，顔色は青暗く，あるいは意識不明になってうわごとをいい，脈象が大きくなったり，小さくなったり定っていなく，両手の脈象は二人のように同じくないなどが見られること。

柱骨　ちゅうこつ　第七颈椎棘突。为阳经与督脉交会的部位。　第七頸椎の棘突起。陽経と督脈の交会する部位。

祝由　しゅくゆう　古代祝祷治病的方法。后世称用符咒禳病的方法为祝由科。　古代に巫師が病気の原因を説く方法。すなわち迷信的な方法で疾病を治療するのを祝由ということ。後世の人が神霊に祈って厄拂いをするのを祝由科と称した。

祝由科　しゅくゆうか　元或明十三科之一。　元代あるいは明代十三科の一つ。

疰　しゅ　慢性の伝染性疾病のこと。

疰嗽　しゅぞう　⇒劳(láo)嗽

疰(注)夏　しゅ(ちゅう)か　因不能适应夏季炎热的气候，而引起的身倦、食少、低热等。　夏の炎熱な気候に適応ができないことにより体が倦怠，食慾低下，微熱などのあること。

著噤　ちょきん　新生儿破伤风。　新生児の破傷風のこと。

蛀节疗　蛀節疗　しゅせつちょう　又称蛇节疗。生于手指中节的疗疮,绕指皆肿。　別称は蛇節疗。手の指の第二関節にできる疗瘡,指をめぐって腫脹するもの。

筑宾　築賓　ちくひん　穴位。主治:狂躁、癫痫、下肢痛、疝气等。　穴位。応用:狂躁,てんかん,下肢痛,ヘルニアなど。

ZHUAN 转

zhuàn 转

转胞(脬)　転胞(脬)　てんぽう(ふ)　①由于妊娠所致小便不通。②小便不通伴有小腹剧痛。　①妊娠による小便の通じないこと。②小便の通じないことが下腹部の激しい痛みを伴うこと。

转豆脉　転豆脈　てんとうみゃく　十怪脉之一。脉来捉摸不定,如豆之旋转状。　十怪脉の一つ。脈の動きをなかなか把握することができず,ちょうど豆がころころころがるような状態。

转筋　転筋　てんきん　多指小腿腓肠肌痉挛。　ふつう腓腹筋けいれんをさす。

转乳　転乳　てんにゅう　⇒呪(xiàn)乳

转针　転針　てんしん　针刺手法之一。将针左右反复捻转的方法。　針刺手法の一つ。針を左右に反復捻転する方法。

ZHUANG 壮状撞

zhuàng　壮状撞

壮火　そうか　一种亢奋的病理性之火。　高ぶった病理性の火のこと

壮火食气　壮火,气を食う。　一种亢奋的病理之火能腐蚀、损耗人体内的物质和影响人体的正常活动。　一種の高ぶった病理の火が人体の物質を腐蝕・消耗して,人体の正常な活動を影響することができること。

壮筋骨　筋骨を壮す　筋骨を強壮にする治療方法。

壮热　壮熱　そうねつ　见于实证的高热。　実証に現われる高熱。

壮肾阳　腎陽を壮す　强壮肾阳的治法。　腎陽を強壮させる治療方法。

壮〔数〕　そう〔すう〕　艾炷灸时所用艾炷数量的计数单位。一艾炷称一壮。　艾炷灸の場合に艾炷の数の計算単位である。一つの艾炷を一壮とすること。

壮阳　壮陽　そうよう　用温补药物强壮人体阳气的方法。　温補作用のある薬物を用いて人体の陽気を強壮する方法。

状如花椒　状,花椒の如し　形状如花椒之颗粒,指沙眼的乳头增殖。　形は花椒のような顆粒で,トラコーマの乳頭様増殖をさす。

状如慧星　状,慧星の如し　晶状体混浊如慧星状。　水晶体混浊がすい星のようなもの。

状如石榴子　状,石榴子の如し　形如石榴子样排列,相当于睑结膜型春季性结膜炎的乳头。　形が石榴(ざくろ)の実のように排列するもの。眼瞼結膜型の春季カタルの乳頭に相当するもの。

状如粟粒　状,粟粒の如し　形如粟粒的颗粒,指滤泡性结膜炎。　粟粒状の顆粒のようで沪泡性結膜炎をさす。

状如枣花锯齿　状,棗花,鋸歯の如し　晶状体混浊形如枣花或锯齿。　水晶体混浊があたかも棗の花あるいはのこぎりの歯(刃)の如きもの。

撞击伤目　撞撃傷目　どうげきしょうもく　眼球挫伤。　眼球挫傷。

ZHUI 坠

zhuì 坠

坠堕伤　墜堕傷　ついだしょう　从高处摔伤。　高い所からおちることによる損傷。

坠损　墜損　ついそん　⇒坠(zhuì)堕伤

坠胎　墜胎　ついたい　流产。　流産。

坠痰镇惊　墜痰鎮驚　ついたんちんきょう　用促进痰浊排出及镇静熄风药物治疗痰阻惊风的方法。　痰濁の排出を促す薬物と鎮静熄風の薬物を用いて痰濁阻滞による驚風(ひきつけ)を治療する方法。

ZHUN 准

zhǔn 准

准头　准頭　じゅうとう　⇒鼻(bí)尖(准)

ZHUO 䫏灼浊着

zhuō 䫏

䫏　頔　せつ　眼窝下缘的骨。　眼窩の下縁の骨。

zhuó　灼浊着

灼热　灼熱　しゃくねつ　发热较高,如火灼之状,热有灼手的感觉。　発熱が比較的高い状態であり,手で患者の皮膚をさわると灼(や)かれるような感じがすることを形容するもの。

浊　濁　だく　①混浊尿。②尿道口粘液性分泌物。　①混濁尿。②尿道口の粘液性分泌物。

浊气　濁気　だくき　①饮食精华的浓稠部分。②呼出之气。③屁。　①飲食物の精華の濃稠な部分。②呼気。③屁。

浊气归心　濁気,心に帰す。　水谷精华中的浓浊部分,通过血液的运行,归于心脏,再由心脏通过血脉运送到全身。　水穀の精華の濃稠な部分が血液の運行を通じて心臓に帰えり,また心臓を通じて全身に運送されること。

浊邪　濁邪　だくじゃ　ふつう湿濁の邪気をさす。

浊邪害清　濁邪は清を害す　①湿浊邪气阻遏清阳,蒙蔽头部孔窍,出现神志昏蒙和听觉障碍。②胃肠糟粕不能排泄。　①湿濁の邪気が清い陽気を阻滞して頭にある孔竅が塞がれて,意識が朦朧(もうろう)とし,耳がつんぼになるなどが現われること。②胃腸が糟粕を排出することができないこと。

浊阴　濁陰　だくいん　体内重浊的物质(主要指大、小便,也指水谷精微的浓浊部分)。　体内の重濁な物質(主に大便,小便をさすとともに水穀の精微の濃濁な部分)のこと。

浊阴不降　濁陰,降らず。　水谷的营养原料和糟粕,不能被正常消化吸收和排泄。多由脾胃阳气不足,升清降浊功能障碍所致。症见胸闷腹胀、大便溏、小便黄、头重体困、食少、舌苔浊腻、脉弦滑等。　水穀の栄養原料と糟粕(かす)が正常に消化吸収と排泄されないこと。多くは脾,胃の陽気が不足し,清を昇らせ,濁を降らせる機能が妨げられることによる。症状には胸内苦悶感,腹部膨満感,大便はゆるい,小便は黄色いおよび頭と体が重たい,食慾不振,舌苔は濁膩,脈象は弦滑などが見られること。

着意　ちゃくい　气功用语。专心一意。　気功の用語。専心し,余念がない。

ZI 嗞滋子紫自眦

zī 嗞滋

嗞唲　じがい　嬰儿不安。　乳児が安静できないこと。

滋补气血药　滋補気血薬　じほきけつやく　有滋补气血作用的药物。　気と血を滋補する作用のある薬物。

滋补强壮　滋補強壮　じほきょうそう　用滋补药做为强壮剂的方法。　滋補する作用のある薬物を強壮剤とする治療の方法。

滋肺补肾　滋肺補腎　じはいほじん　滋养肺及补肾的治法。　肺を滋養して腎を補う治療法。

滋肾　滋腎　じじん　用滋补肾阴的药物治疗肾阴虚的方法。　腎陰を滋補する薬物で腎陰の虚を治療する方法。

滋肾平肝　滋腎平肝　じじんへいかん　用滋肾阴平肝阳药以治疗阴虚阳亢的方法。　腎陰を滋養し,肝陽を平にする薬物を用いて陰虚陽亢を治療する方法。

滋肾丸　滋腎丸　じじんがん　方剂。成分:黄柏、知母、肉桂。主治:热蕴膀胱,尿闭不通。　方剤。薬物構成:黄柏,知母,肉桂。応用:熱が膀胱につみたくわえられ,尿閉して通じないことに用いられること。

滋肾养肝　滋腎養肝　じじんようかん　用滋补肾阴和滋养肝阴的药物,治疗肝肾阴虚的方法。　腎陰を滋補し,肝陰を滋養する作用のある薬物を用いて肝腎の陰虚を治療する方法。

滋水涵木　滋水涵木　じすいかんぼく　⇒滋(zī)养肝肾

滋养补中　滋養補中　じようほちゅう　用滋养脾胃的药物以补充中气不足的方法。　脾胃を滋養する薬物を用いて中気の不足を補う治療方法。

滋养肝肾　滋養肝腎　じようかんじん　①用滋肾阴及养肝阴的药物治疗肝肾阴虚的方法。②肾阴虚而致肝木亢盛,而滋肾阴以润养肝阴,涵敛肝阳的治疗方法,即滋水涵木。　腎陰を滋養し,肝陰を補うことのできる薬物を用いて肝腎の陰虚を治療する方法。②腎陰虚により肝陽が亢盛となり,腎陰を滋養すると肝陰を潤うことができるから肝陽のたかぶるのを収敛させる治療方法。すなわち滋水涵木のこと。

滋养胃阴　滋養胃陰　じよういいん　用养阴药治疗胃阴不足的方法。适用于胃脘部灼热疼痛、大便干燥、咽干唇焦、舌红少苔、脉细数等。　養陰薬を用いて胃陰の不足を治療する方法。胃脘部の灼熱,疼痛,便秘,咽頭と唇が乾く,舌は赤色,舌苔は少く,脈は細数などに用いられること。

滋阴　滋陰　じいん　运用滋阴药来治疗阴虚证的方法,适应于干咳、咳血、下午或傍晚发热、盗汗、咽干口燥、腰痛、遗精、手足心热等。　滋陰薬を用いて陰虚証を治療する方法。から咳,喀血,午後あるいは夕方に発熱,寝汗,口と咽頭が乾く,腰痛,遺精,手のひらと足のうらが熱いなどに適応する。

滋阴补血　滋陰補血　じいんほけつ　用能滋补阴血的药物治疗阴虚血亏的证候。　陰血を滋補する薬物を用いて陰血の欠損する証候を治療する方法。

滋阴降火　滋陰降火　じいんこうか　用滋补肾阴,降肾火的药物治疗肾阴亏损而肾火偏亢的方法。　腎陰を滋補し,腎火を下す薬物を用いて腎陰の欠損があるために腎火がたかぶることを治療する方法。

滋阴利湿　滋陰利湿　じいんりしつ　用养阴药与利湿药治疗邪热伤阴,小便不利的方法。常用于阴虚水肿。　養陰薬と利湿薬を用いて,邪熱による陰が傷められて,小便が順調に通じないのを治療する方法。ふつう陰虚水腫に用いるもの。

滋阴利水　滋陰利水　じいんりすい　用养阴药物利小便的治疗方法。　養陰薬物を用いて,小便を通利する治療方法。

滋阴派　滋陰派　じんは　金元时期(1115～1360)医学派别之一。以朱震亨(1281～1358)为代表。主张"阳常有余,阴常不足。"治病多用滋阴法,后世称之为滋阴派。　金元時代(1115～1360)の医学学派の一つ。朱震亨(1281～1358)を代表とする。「陽が余り有り,陰が不足なり」を主張する。疾病を治療する場合,滋陰法を多く用い,後世の人から滋陰派と呼ばれた。

滋阴平肝潜阳　滋陰平肝潜陽　じんへいかんせんよう　滋养肝阴的药与平肝潜阳的药物同用,治疗肝阴虚而肝阳上亢的方法。常用于高血压病、神经衰弱等。　肝陰を滋養する薬物と平肝潜陽の薬物をともに用いて肝陰が虚,肝陽が亢盛するのを治療する方法。高血圧病,神経衰弱によく用いられる。

滋阴潜阳　滋陰潜陽　じんせんよう　滋养肝阴的药物与潜肝阳的药同用治疗阴虚而肝阳上扰的方法。　肝陰を滋養する薬物と肝陽を下へくぐらせる薬物とともに用いて,陰虚があって,肝陽が亢ぶるのを治療する方法。

滋阴润肺　滋陰潤肺　じんじゅんはい　用滋养肺阴的药物治疗肺燥的方法。　滋養肺陰の薬物を用いて肺燥を治療する方法。

滋阴熄风　滋陰熄風　じんそくふう　用养阴为主的药物治疗因阴虚而动风的方法。多用于热性病后期。　養陰を主とする薬物を用いて,陰虚による風動を治療する方法。多くは熱性病の後期に用いられること。

zĭ 子紫

子病及母　子病,母に及ぶ　用五行相生的母子关系,说明五脏之间病理上的相互影响。如脾土为母,肺金为子,肺金为病,可影响及脾土。　五行相生の母子関係を用いて,五藏の間の病理上の相互影響を説明する理論である。たとえば脾土は母であり,肺金は子である。肺金が病気になれば脾土に影響すること。

子肠不收　子腸不收　しちょうふしゅう　⇒子(zī)宫脱垂

子盗母气　子,母気を盗む　用五行相生的母子关系来说明五脏之间的病理关系。如脾土为母,肺金为子,肺气虚弱,可发展为脾失健运。　五行相生の母子関係を用いて,五藏の間の病理上の関係を説明する理論である。たとえば脾土は母であり,肺金は子であり,肺気が虚弱になれば,脾が健やかに運化することを失うことになる。

子烦　子煩　しはん　妇女怀孕后神志不宁,出现心惊胆,怯、烦闷不安的病症。　妊娠期にこころに煩悶(なやみ苦悶する)があって,心悸胆怯,煩悶不安の病証が現われること。

子宫(腹)　しきゅう(はら)　穴位。主治:子宫脱垂、子痫、子宫附件炎、不孕症、疝气等。　穴位。応用:子宮脱,子癇,子宮附属器炎,不孕症,ヘルニアなど。

子宫(胸)　しきゅう(むね)　穴位。主治:支气管炎、哮喘、肺结核等。　穴位。応用:気管支炎,喘息,肺結核など。

子宫脱垂(出)　しきゅうだっすい(しゅつ)　子宫脱。

子户　子戸　しこ　⇒气(qì)穴

子户肿胀　子戸腫脹　しこしゅちょう　外阴肿胀。　外陰部の腫脹。

子淋　しりん　孕妇出现小便次数多,并且淋漓疼痛的病症。　妊婦の小便が近くなり,また尿がしたたり落ちて痛みを伴う病症。

子龙丸　子龍(竜)丸　しりゅう(りゅう)がん　⇒控

（kòng）涎丹

子满　子滿　しまん　妇女怀孕至六、七个月时,出现遍体俱肿、腹胀气喘等病症。　妊娠6～7か月の間に現われる腹部が脹満してあえぐなどの病症。

子门　子門　しもん　子宫口。　子宮口のこと。

子母补泻法　子母補瀉法　しぼほしゃほう　针刺补泻法之一。即将每条正经的五腧穴（井、荥、输、经、合）,按五行相生顺序规律,分属木、火、土、金、水。根据证候虚实,以虚则补其母,实则泻其子的原则,用补母或泻子的取穴方法来针刺治疗。　針刺補瀉法の一つ。おのおのの正経の五腧穴（井、荥、輸、経、合）を五行相生の順序法則にしたがって木、火、土、金、水にそれぞれ属させている。証候の虚実により,虚であればその母を補い,実であればその子を瀉する法則で,母を補うかあるいは子を瀉するかの取穴方法を用いて針刺治療をすること。

子气　子気　しき　在五行相生关系中,我生者为子,子脏之气即为子气。如心火为肝木所生则心气即为肝之子气。　五行の相生関係において,我の生まれるものは子である。子臓の気すなわち子気のこと。たとえば心火は肝木より生まれるので心気は肝の子気であること。

子舌　しぜつ　⇒重（chóng）舌（风）

子死腹中　子,腹中に死す　死（sǐ）胎不下

子嗽　子嗽　しそう　⇒妊（rèn）娠咳嗽

子午捣臼　子午捣臼　しごとうきゅう　古刺法。其法在进针后,先紧按慢提,左转九次后紧提慢按,右转六次。如此反复操作,用以治疗水盅等证。　昔の針刺法。方法は進針してから先ず速く押し,ゆっくりと引いて,左へ九回廻ってから速く引く,ゆっくりと押して,右へ六回廻る。このように繰り返して操作し,水蠱症等に用いるもの。

子午流注　しごりゅうちゅう　古代针灸取穴方法的一种学说。主要是以腧穴为基础,配合日、时的天干,地支变易,推算经脉气血流注时间,以决定取穴的理论。　古代における針灸の取穴方法の一種の学説である。主に腧穴を基礎とし,時日の天干,地支の変化を組み合わせ,経脈気血の流注時間を推算して取穴を決定する理論のこと。

子痫（冒）　子癇（冒）　しかん（ぼう）　孕妇抽搐。症见阵发性突然扑倒,昏不识人,四肢抽搐等。　妊婦がひきつること。症状には突然めまいがして地上に倒れ,人事不省となり,四肢がひきつるなどが見られること。

子悬　子懸　しけん　妊娠期肾阴虚损,肝气偏盛,胎气上逆冲心。症见喘急、胸膈胀满,甚则胁痛、烦躁不安。　妊娠期において,胸膈に膨満感があり,ひどい場合は脇部が痛み,せっかちして落ち着かないこと。

子瘖（喑）　しおん（いん）　妊娠期间出现音嘶哑或不能发声病。　妊娠期に現われる声がかすれるあるいは声が出なくなること。

子痈　子癰　しよう　生于睾丸的痈。有急性与慢性者。　睾丸部にできる癰。急性と慢性分れる。

子脏　子臟　しぞう　⇒女（nǔ）子胞

子肿　子腫　ししゅ　妊娠期浮肿。　妊娠期に現われる浮腫。

紫白癜风　紫白癜風　しはくてんふう　癜風,なまず,くろなまず。

紫草　しそう　中药。根入药。用于凉血、解毒、滑肠。　中薬。薬用部分は根。凉血,解毒,滑腸（下剤）の作用がある。

紫金牛　しきんぎゅう　⇒矮（ǎi）地茶

zǐ　自眦

自汗　じかん　气虚表不固而经常出汗。　気虚によって表が固まらないから常に汗をかくこと。

自灸　じきゅう　⇒天（tiān）灸

自衄　じじく　又称红汗。在热病中,鼻衄后,高热退。　別称は紅汗。熱性病において鼻衄,すなわち鼻出血の後に高熱が消退すること。

自然铜　自然銅　しぜんどう　中药。用于散瘀、止痛、续筋接骨。　中薬。散瘀,止痛,筋骨の外傷を治療する作用がある。

自缢　自縊　じい　五绝之一。五种卒死病症之一。　五絶の一つ。五種の猝死病症の一つ。自分で縊殺すること。

眦漏　しろう　⇒漏（lòu）睛

眦帷赤烂　眦帷赤爛　しいせきらん　眼角眼睑炎。

ZONG　宗棕总

zōng　宗棕

宗筋　そうきん　①前阴。②阴茎。　①前陰。②陰茎。

宗筋之会　宗筋の会　①若干肌腱的集合处。②男性生殖器。　①若干の筋腱の集合個所のこと。②男子の生殖器をさす。

宗经　宗経　そうけい　经脉汇合之处。　経脈会合の場所。

宗脉　宗脈　そうみゃく　泛指经脉的汇集之处。　ひろく経脈の会合する場所をさす。

宗气　宗気　そうき　水谷精微所化生的营卫之气和吸入的大自然之气结合,积于胸中的气。　飲食物,つまり水穀の精微な物質が化生した営衛の気と吸入した大気とが結合して胸の中に蓄積された気のこと。

宗气泄　宗気泄す　胸中之气外泄的病症。症见气喘,心尖搏动太过,动而应衣等,常见于心功能不全。　胸中の気が外に散る病症。症状には喘息,心尖拍動が過度にびくびくする,拍動が着物の外から見られるなど。ふつう心不全に見られるもの。

棕板　棕（椶）板　（しゅ）ばん　⇒棕（zōng）树皮

棕树皮　棕（椶）樹皮　そう（しゅ）じゅひ　中药。树皮入药。用于收涩止血、止泻。　中薬。薬用部分は樹皮。収渋止血,下痢止めの作用がある。

zǒng　总

总按　總按　そうあん　用食、中和无名三指,同时按寸、关、尺三部以测脉象的方法。　食、中、無名指の三本の指で寸,関,尺の三部の脈を同時に押えて脈象をとる方法。

ZOU　走

zǒu　走

走哺　そうほ　上见呕逆,下有大小便不通的病症。　上に嘔逆,下に大小便の通じないことの現われる病症。

走方医　そうほうい　古代游走于民间的一种医生。　古代において民間をめぐる一種の医者。

走罐法　そうかんほう　⇒推（tuī）罐法

走马喉风　走馬喉風　そうばこうふう　发病急速而严重的咽喉病。症见颈项肿痛,牙关紧闭,吞咽和呼吸困难。　発病が急速で,しかも重篤な咽頭病のこと。症状には頸部とうなじが腫れ痛み,牙関緊急,嚥下と呼吸が困難などが見られること。

走马喉疳　走馬喉疳　そうばこうかん　相当于急性溃疡性咽峡炎。　急性潰瘍性口峡炎に相当するもの。

走马牙疳　走馬牙疳　そうばがかん　相当于急性坏疽性口内炎。　急性壊疽性口内炎に相当するもの。

走注　そうちゅう　⇒行(xíng)痹

ZU 足祖

zú 足

足背发　足背発　そくはいはつ　⇒足(zú)发背

足蹬法　そくとうほう　⇒足(zú)牮法

足底疗　そくていちょう　足底にできる疗。

足疗　そくちょう　足にできる疗。

足发背　足発背　そくはつはい　足の甲にできる癰疽。

足跗　そくふ　足の甲。

足跟痛　そくこんつう　かかとの痛み。

足胻肿　足胻腫　そくこうしゅ　小腿连足背浮肿。　下腿が足背とともに浮腫すること。

足踝疽　そくかそ　生于足踝部的慢性疽或为踝关节结核。　足関節にできる慢性の疽あるいは足関節結核のこと。

足牮法　そくせんほう　用足跟抵患者腋下进行复位。治疗肩关节脱位的方法。　足で患者腋窩について，復位させること。肩関節の脱臼を治療する場合に用いる方法。

足厥阴肝经　足の厥陰(けついん)肝経　十二経脉之一。　十二経脈の一つ。

足厥阴经筋　足の厥陰経筋　あしのけついんけいきん　足厥阴经之筋。　足の厥陰経の筋。

足厥阴络脉　足の厥陰絡脈　あしのけついんらくみゃく　十五络脉之一。　十五絡脈の一つ。

足临泣　足の臨泣　あしのりんきゅう　穴位。主治:偏头痛、头眩、目痛、胁肋痛、乳腺炎、足背肿痛等。　穴位。応用:片頭痛，頭がくらくらし，目の痛み，脇部の痛み，乳腺炎,足背の腫れ痛みなど。

足窍阴　足の竅陰　あしのきょういん　穴位。主治:发热、头痛、眩晕、耳鸣等。　穴位。応用:発熱,頭痛,眩暈,耳鳴など。

足三里　足の三里　あしのさんり　穴位。主治:胃肠疾患、下肢瘫痪、高血压、体虚等。　穴位。応用:胃腸疾患,下肢麻痺,高血圧,体が虚弱など。

足三阳经　足の三陽経　あしのさんようけい　十二经脉中之三经,即足阳明胃经、足少阳胆经和足太阳膀胱经。其循行方向均由头经项背,下肢抵达足部。　十二経脈中の三本の経脈。すなわち足の陽明胃経,足の少陽胆経と足の太陽膀胱経のこと。それらの循行方向はすべて頭部から下肢を通って足に至る。

足三阴经　足の三陰経　あしのさんいんけい　十二经脉中之三经,即足太阴脾经、足少阴肾经和足厥阴肝经。其循行方向均由足部经下肢,腹部而抵达胸部。　十二経脈中の三本の経脈。すなわち足の太陰脾経,足の少陰腎経,足の厥陰肝経のこと。それらの循行方向はすべて足から下肢と腹部を通って胸部に至る。

足少阳胆径　足の少陽胆経　あしのしょうようたんけい　十二经脉之一。　十二経脈の一つ。

足少阳经别　足の少陽経別　あしのしょうようけいべつ　十二经别之一。　十二経別の一つ。

足少阳经筋　足の少陽経筋　あしのしょうようけいきん　足少阳经之筋。　足の少陽経の筋。

足少阳络脉　足の少陽絡脈　あしのしょうようらくみゃく　十五络脉之一。　十五絡脈の一つ。

足少阴经别　足の少陰経別　あしのしょういんけいべつ　十二经别之一。　十二経別の一つ。

足少阴经筋　足の少陰経筋　あしのしょういんけいきん　足少阴经之筋。　足の少陰経の筋。

足少阴络脉　足の少陰絡脈　あしのしょういんらくみゃく　十五络脉之一。　十五絡脈の一つ。

足少阴肾经　足の少陰腎経　あしのしょういんじんけい　十二经脉之一。　十二経脈の一つ。

足太阳经别　足の太陽経別　あしのたいようけいべつ　十二经别之一。　十二経別の一つ。

足太阳经筋　足の太陽経筋　あしのたいようけいきん　足太阳经之筋。　足太陽経の筋。

足太阳络脉　足の太陽絡脈　あしのたいようらくみゃく　十五络脉之一　十五絡脈の一つ。

足太阳膀胱经　足の太陽膀胱経　あしのたいようぼうこうけい　十二经脉之一　十二経脈の一つ。

足太阴经别　足の太陰経別　あしのたいいんけいべつ　十二经别之一。　十二経別の一つ。

足太阴经筋　足の太陰経筋　あしのたいいんけいきん　足太阴经之筋。　足の太陰経の筋。

足太阴络脉　足の太陰絡脈　あしのたいいんらくみゃく　十五络脉之一。　十五絡脈の一つ。

足太阴脾经　足の太陰脾経　あしのたいいんひけい　十二经脉之一。　十二経脈の一つ。

足心痛　足心癰　そくしんよう　起于足心的痈。　足底にできる癰瘡。

足丫疗　そくあちょう　生于足趾间之疗。　足の指のまたにできる疗。

足癣　そくせん　又称足湿气、臭田螺、田螺泡。足部白癣。　別称は足の湿気,臭田螺,田螺泡。足部白癬。

足阳明经别　足の陽明経別　あしのようめいけいべつ　十二经别之一。　十二経別の一つ。

足阳明经筋　足の陽明経筋　あしのようめいけいきん　足阳明经之筋。　足の陽明経の筋。

足阳明络脉　足の陽明絡脈　あしのようめいらくみゃく　十五络脉之一。　十五絡脈の一つ。

足阳明胃经　足の陽明胃経　あしのようめいいけい　十二经脉之一。　十二経脈の一つ。

足月妊娠　そくげつにんしん　滿期妊娠のこと。

足针〔疗法〕　足針〔療法〕　そくしん〔りょうほう〕　将足底部划分为一定的区域,进行针刺,以治疗疾病的方法。　足のうらを一定の区分に分けて,針刺して疾病を治療する方法。

zǔ 祖

祖传秘方　祖伝秘方　そでんひほう　祖先から家庭内で伝わって来た秘密な方剤。

ZUAN 钻

zuān 钻

钻痛　鑽痛　さんつう　あなをあけられるように痛む。

ZUI 晬醉

zuì 晬醉

晬时　晬時　さいじ　指一周时。从一昼夜的某时到下一昼夜的同一时刻,即二十四小时。　一周時のこと。一日のうちのある時刻から翌日の同一時刻までのこと。すなわち24時間。

醉酒　醉酒　すいしゅ　酒によう。

ZUN 撙

zǔn 撙

撙令平正　撙(そん)して平正を令し　　通过按摩(挤压)使局部损伤恢复正常状况。　　按摩(しっかりと押える)を通じて局所の損傷を正常に回復させる手法。

撙捺皮相　そんなつひそう　　骨折整复后观察。　骨折の整復后の観察。

撙捺相近　そんなつそうきん　　使骨折两端相互接近的整复术。　　骨折の二つの末端を互いに近づける整復術。

ZUO　撮左佐坐

zuō　撮

撮日

zuǒ　左佐

左病右取　左病，右を取り　　又称繆刺。针灸治疗时身体一侧有病,取对侧的穴位。　　別称は繆刺。針灸治療のとき,体の片側に病気がある場合に向う側の穴位をとること。

左肾右命(门)　左腎右命(門)　さじんゆうめい(もん)　　在中医学中,有人把左肾归属于阴,认为是真正的肾,而把右肾归属于阳,认为是命门,为人体阳气的根本,是热能、生长、生殖的发源地。　　中医学において,ある人が左側の腎が陰に属するとし,本当の腎であると認められ,右側の腎を陽に属するとし,命門と認められ,人体の陽気の根本であり,エネルギー,生長,生殖の源であること。

左胁痛　左脇痛　さきょうつう　　左側の脇部の痛み。

左右配穴法　さゆうはいけつほう　　又称双穴法。针灸配穴方法之一。即同时选取主治其病症的左右对称的两个腧穴。　　別称は雙穴法。針灸配穴方法の一つ。すなわち同時にその病症に適応する左右両側の対称な二つの腧穴を選ぶこと。

佐金平木　さきんへいぼく　　通过肃降肺气而达到抑制肝气过旺的治法。适麻于咳嗽、气促、两胁窜痛、脉弦等。　　肺気を引き締めて肝気を抑える治療方法。咳嗽,呼吸困難,両側の脇部がしくしく痛む,脈象は弦などの症状に適応すること。

佐药　佐薬　さやく　　在方剂的组成中,佐药是协助主药治疗兼诅或抑制主药的毒性、峻烈之性或是反佐的药物。　　方剤の組合わせにおいて佐薬は主薬を助けて兼証を治療したり,主薬の毒性や強い性味を抑製したり,また主薬と反対の作用のある薬物で主薬の作用を抑製すること。

zuò　坐

坐　ざ　　气功用语。气功中四威仪之一。　　気功の用語。気功の四種のきちんとした姿の一つ。

坐板疮　坐板瘡　ざばんそう　　又称痤痱疮。臀部多发疖肿。　　別称は痤痱瘡。殿部の癤多発症。

坐板骨　坐板骨　ざばんこつ　　臀部疖肿。　殿部の癤。

坐产　坐産　ざさん　　①古代一种接生法。产妇手攀高悬毛巾。足微曲成坐状,使产道舒张,以助滞产分娩。②难产之一种。　　①昔の一種の助産方法。産婦が高く掛けたタオルのようなものをつかんで足をやや曲げ坐る姿をして,産道を擴張させて難産の分娩を助けること。②難産の一種。

坐式　ざしき　　气功用语。坐位炼气功的姿势。　　気功の用語。坐位をとって気功を鍛煉する姿。

坐位复位　坐位復位　ざいふくい　　关节脱臼时,用坐位牵引进行复位。　　関節の脱臼する場合に坐位をとって牽引して位置を回復させる方法。

附录:植物药学名

阿魏	*Ferula asafoetida, F. sinkiangensis or F. fukanensis*(Umbclliferae)	白梅花	*Prunus mume*(Rosaceae)
矮地茶	*Ardisia japonica*(Myrsinaccae)	白木耳	*Tremella fuciformis*(Tremellaceae)
艾	*Artemisia argyi*(Compositae)	白前	*Cynanchum stauntonii or C. giaucescens*(Asclepiadaceae)
八角枫	*Alangium chinensis*(Alangiaceae)	白屈菜	*Chelidonium majus*(Papaveraceae)
八角茴香	*Illicium verum*(Magnoliaceae)	白芍	*Paeonia lactiflora*(Ranunculaceae)
八里麻	*Rhododendron molle*(Ericaceae)	白参	*Panax ginseng*(Araliaceae)
巴豆	*Croton tiglium*(Euphorbiaceae)	白头翁	*Pulsatilla chinensis*(Ranunculaceae)
巴戟天	*Morinda officinalis*(Rubiaceae)	白薇	*Cynanchuum atratum or C. Versicolor*(Asclepiadaceae)
芭蕉	*Musa basjoo*(Musaceae)	白鲜皮	*Dictamnus dasycarpus*(Rutaceae)
菝葜	*Smilax china*(Liliaceae)	白药子	*Stephania cepharantüia*(Menispermaceae)
白扁豆	*Dolichos lablab*(Leguminosae)	白英	*Solanum lyratum*(Solanaceae)
白菖蒲	*Acorus calamus*(Araceae)	白芷	*Angelica dahurica*(Umbelli-ferae)
白豆蔻	*Amomum cardamomum*(Zingiberaceae)	白术	*Atractylodes macrocephala*(Compositae)
白附子	*Typhonium giganteum*(Araceae)	百部	*Stemona sessilifolia S. japonica or S. tuberosa*(Stemonaceae)
白花菜子	*Cleome gynandra*(Capparidaceae)	百合	*lancifolium L. brownil riridulum or L. pumilum*(Liliaceae)
白花蛇舌草	*Hedyotis diffusa*(Rubiaceae)	百蕊草	*Thesii chinense*(Santalaceae)
白芨	*Bletilla striata*(Orchidaceae)	柏子仁	*Biota orieetalis*(Cupressaceae)
白芥子	*Sinapis alba*(Cruciferae)	败酱草	*Patrinia scabiosaefolia or P. rillosa*(Valerianaceae)
白蔹	*Ampelopsis japonica*(Vitaceae)	板蓝根	*Isatis tinctoria*(Cruciferae)
白茅根	*Imperata cylindrica*(Gramineae)	板栗壳	*Castanea mollissima*(Fagaceae)

半边莲	*Lobelia radicans*(Campanulaceae)	苍术	*Atractylodes lancea or A. chinensis*(Compositae)
半夏	*Pinellia ternata*(Araceae)	草豆蔻	*Alpinia katsumadai*(Zingiberaceae)
半枝莲	*Scutellaria barbata*(Labiatae)	草果	*Amomum tsaoko*(Zingiberaceae)
榜嘎	*Aconitum naviculare or A. tanguticum*(Ranunculaceae)	草乌	Aconitum kusnezoffii(Ranunculaceae)
暴(跑)马子皮	*Syringa reticulata mandshurica*(Oleaceae)	草血竭	*Polygonum paleaceum*(Polygonaceae)
北豆根	*Menispermum dauricum*(Menispermaceae)	侧柏	*Biota orientalis*(Cupressaceae)
北沙参	*Glehnia littoralis*(Umbelliferae)	茶	*Camellia sinensis*(Theaceae)
北野菊	*Chrysan themun lavandulaefolium*(Compositae)	柴胡	*Bupleurum chinense or B. scorzonerifolium*(Umbelliferae)
贝母	*Fritillaria thunbergii or Fritillaria cirrhosa*(Liliaceae)	常山	*Dichroa febrifuga*(Saxifragaceae)
荜茇(拨)	*Piper longum*(Piperaceae)	车前草	*Plantago asiatica or P. depressa*(Plantaginaceae)
荜澄茄	*Litsea cubeba*(Lauraceae)	沉香	*Aquilaria sinensis*(Thymelaeaceae)
蓖麻	*Ricinus communis*(Euphorbiaceae)	陈皮	*Citrus reticulata*(Rutaceae)
薜荔	*Ficus pumila*(Moraceae)	赤芍	Paeonia *lactiflora. P. obovata or P. veitchii*(Ranunculaceae)
扁豆	*Dolichos lablab*(Leguminosae)	赤小豆	*Phaseolus calcaratus or P. angularis*(Leguminosae)
萹蓄	*Polygonum aviculare*(Polygonaceae)	茺蔚子	*Leonurus heterophyllus*(Labiatae)
冰凉花	*Adonis amurensis*(Ranunculaceae)	重楼	*Paris polyphylla*(Liliaceae)
槟榔	*Areca catechu*(Palmae)	臭梧桐叶	*Clerodendrum trichotomum*(Verbenaceae)
薄荷	*Mentha haplocalyx*(Labiatae)	除虫菊	*Chrysanthe mum cinerariaefolium*(Compositae)
补骨脂	*Psoralea corylifolia*(Papilionaceae)	楮实子	*Broussonetia payrifera*(Moraceae)
布渣叶	*Microcos paniculata*(Tiliaceae)	川楝子	*Melia toosendan*(Meliaceae)
蚕豆	*Vicia faba*(Leguminosae)	川木通	*Clematis armandii or C. montana*(Ranunculaceae)
苍耳子	*Xanthium sibiricum*(Compositae)	川木香	*Vladimiria souliei or V. souliei*(Compositae)

川牛膝	*Cyathula officinalis*（Amaranthaceae）	淡竹叶	*Lophatheurum gracile*（Gramineae）
川乌	*Aconitum carmichaeli*（Ranunculaceae）	当归	*Angelica sinensis*（Umbelliferae）
川芎	*Ligusticum chuanxiong*（Umbelliferae）	党参	*Codonopsis pilosula*（Campanulaceae）
穿破石	*Cudrania cochinchinensis or C. tricuspidata*（Moraceae）	刀豆	*Canavalia gladiata*（Leguminosae）
穿山龙	*Dioscorea nipponica*（Dioscoreaceae）	灯台叶	*Alstonia scholaris*（Apocynaceae）
穿心莲	*Andrographis paniculata*（Acanthaceae）	灯心草	*Juncus effusus*（Juncaeae）
垂盆草	*Sedum sarmentosum*（Crassulaceae）	灯盏细辛	*Erigeron breviscapus*（Compositae）
椿皮	*Ailanthus altissina*（Simaroubaceae）	地胆草	*Elephantopus scaber*（Copmpositae）
刺五加	*Acanthopanax senticosus*（Araliaceae）	地耳草	*Hypericum japonicum*（Guttiferae）
打破碗花花	*Ancmone hupehensis*（Ranunculaceae）	地枫皮	*Illicium difengpi*（Magnoliaceae）
大枫子	*Hydnocarpu anrnelmintica, H. wightiana or Taratogenos knrzis*（Flacourticeae）	地肤子	*Kochia scoparia*（Chenopodiaceae）
大腹皮	*Areca catechu*（Palmae）	地骨皮	*Lycium chinense or L. barbarum*（Solanaceae）
大红袍	*Campylotropis hirtella*（Leguminosae）	地黄	*Rehmannia glutinosa*（Scrophulariaceae）
大蓟	*Cirsium japonicum*（Conpositae）	地椒	*Thymus mongolicus or T. przewalskii*（Labiatae）
大青叶	*Isatis tinoctoria*（Cruciferae）	地锦草	*Euphorbia humifusa or E. supina*
大蒜	*Allium sativum*（Liliaceac）	地榆	*Sanguisorba officinalis*（Rosaceae）
大血藤	*Sargentodoxa cuneata*（Lardizabalaceae）	点地梅	*Androsace umbellata*（Primulaceae）
大皂角	*Gleditsia sinensis*（Leguminosae）	丁香	*Eugenia caryophyllata*（Myrtaceae）
大黄	*Rheum palmatum, R. tanguticum of R. officinale*（Polygonaceae）	冬虫夏草	*Cordyceps sinensis*（Ciavicipitaceae）
大黄药	*Elsholtzia penduliflorae*（Labiatae）	冬瓜	*Benincasa hispida*（Cucurbitaceae）
代代花	*Citrus aurantium amara*（Rutaceae）	冬葵果	*Malua verticillata*（Malvaceae）
丹参	*Saliva miltiorrhiza*（Labiatae）	冬凌草	*Rabdosia rubescens*（Labitatae）

独活	*Angelica pubescens*(Umbelliferae)
杜衡	*Asarum forbesii*(Aristolochiaceae)
杜仲	*Eucommia ulmoides*(Eucommiaceae)
莪大夏	*Oxytropis chiliophylla or O. falcata*(Leguminosae)
莪术	*Curcuma zedoaria, C. aromatica or C. kwangsiensis*(Zingiberaceae)
鹅不食草	*Centipeda minima*(Compositae)
儿茶	*Acacia catechu*(Leguminosae)
番泻叶	*Cassia angustifolia or C. acutifolia*(Leguminosae)
翻白草	*Potentila discolor*(Rosaceae)
防风	*Ledebouriell divaricata*(Umbelliferae)
防己	*Stephania tetrandra*(Menispermaceae)
飞扬草	*Euphorbia hirtag*(Euphorbiaceae)
榧〔子〕	*Torreya grandis*(Taxaceae)〔Semen〕
粉萆薢	*Dioscorea hypoglauca*(Dioscoreaceae)
枫香树	*Liquidamber formosana*(Hamamelidaceae)
凤尾草	*Pteris multifida*(Pteridaceae)
佛甲草	*Sedum lineare*(Crassulaceae)
佛手	*Citus medica sarcodactylis*(Rutaceae)
芙蓉	*Hibiscus mutabilis*(Malvaceae)〔Folium〕
茯苓	*Poria cocos*(Polyporaceae)
浮萍	*Spirodela polyrrhiza*(Lemnaceae)
附子	*Aconium carmihaeli*(Ranunculaceae)
覆盆子	*Rubus chiagii*(Rosaceae)
甘草	*Glycyrrhiza uralensis, G. inflata or G. glabra*(Leguminosae)
甘青青兰	*Dracocephalum tanguticum*(Labiatae)
甘松	*Nardostachys chinensis or N. jatamansi*(Valerianaceae)
甘遂	*Euphorbia kansui*(Euphorbiaceae)
橄榄(青果)	*Canarium album*(Burseraceae)
岗梅	*Ilex asprella*(Aquifoliaceae)
岗松	*Paeckea frutescens*(Myrtaceae)
杠板归	*Polygonum peerfoliatum*(Polygonaceae)
高良姜	*Alpinia officinarum*(Zingiberaceae)
藁本	*Ligusticum sinense or L. jeholense*(Umbelliferae)
葛根	*Pueraria lobata or P. thomsonii*(Leguminosae)
葛花	*Pueraria lobata*(Leguminosae)
功劳木	*Mahonia bealei or M. fortunei*(Berberidaceae)
钩藤	*Uncaria rhynchophylla, U. macrophylla, U. hirsuta, U. sessilifructus or U. sinensis*(Rubiaceae)
狗肝菜	*Dicliptera chinensis*(Acanthaceae)
狗脊	*Cibotium barometz*(Dicksoniaceae)
狗尾草	*Setria viridis*(Gramineae)
枸骨叶	*Ilex cornuta*(Aquifoliaceae)
枸杞子	*Lycium barbarum*(Solanaceae)
谷精草	*Eriocaulon buergerianum*(Eriocaulaceae)
谷芽	*Oryza sativa*(Gramineae)
骨碎补	*Drynaria fortunei or D. baronii*(Polypodiaceae)
瓜子金	*Polygala japonica*(Polygalaceae)

栝萎	*Trichosanthes kirilowii or T. uniflora*(Cucurbitaceae)	合欢	*Albizia julibrissin*(Leguminosae)
关白附	*Aconitum coreanum*(Ranunculaceae)	核桃	*Juglans regia*(Juglandaceae)
贯众	*Dryopteris orassirhizoma*(Aspidiaceae)	鹤草芽	*Agrimonia pilosa*(Rosaceae)
光慈菇	*Tulipa edulis*(Liliaceae)	鹤虱	*Carpesium abrotanoides*(Compositae)
光枝勾儿茶	*Berchemia polyphylla leioclada*(Rhamnaceae)	黑大豆	*Glyoine mas*(Leguminosae)
广地丁	*Gentiana loureiri*(Gentianaceae)	黑胡椒	*Piper nigrum*(Piperaceae)
广藿香	*Pogostemon cablin*(Labiatae)	黑老虎根	*Kadsura coccinea*(Magnoliaceae)
广金钱草	*Desmodium styracifolium*(Leguminosae)	黑芝麻	*Sesamum indicum*(Pedaliaceae)
鬼箭羽	*Euonymus alatus*(Celastraceae)	黑种草子	*Nigeila glandulifera*(Ranunculaceae)
鬼针草	*Bidens bipinnata or B. pilosa*(Compositae)	红大戟	*Knoxia valerianoides*(Rubiaceae)
桂花	*Osmanthus fragrans*(Oleaceae)	红豆蔻	*Alpinia galanga*(Zingiberaceae)
桂枝	*Cinnamomum cassia*(Lauraceae)	红根草	*Salvia prionitis*(Labiatae)
过岗龙	*Entada phaseoloides*(Leguminosae)	红管药	*Aster ageratoides and its varieties*(Compositae)
孩儿参	*Pseudostellaria heterophylla*(Caryophylaceae)	红花	*Carthamus tinc torius*(Compositae)
海风藤	*Piper futokadsura*(Piperaceae)	红花龙胆	*Gentiana rhodantha*(Gentianaceae)
海金沙	*Lygodium japonicum*(Lygodiaceae)	红景天	*Rhodiola kirilowii, R. algida tangutica*(Crassulaceae)
海桐皮	*Erythrina variegata orientalis or E. arborescens*(Leguminosae)	红毛七	*Caulophyllum robustum*(Berberidaceae)
海芋	*Alocasia odora*(Araceae)	红芪	*Hedyarum polybetrys*(Berberidaceae)
海藻	*Sargassum pallidum or S. fusiforme*(Sargassacea)	红曲(米)	*Monascus purpureus*(Monascaceae)
旱莲草	*Eclipta prostrata*(Compositae)	红参	*Panax ginseng*(Araliaceae)
蔊菜	*Rorippa indica*(Cruciferae)	红头草	*Blumea mollis*(Compositae)
诃子	*Terminalia chebula, or T. chebula tomentella*(Combretacae)	厚朴	*Magnolia officinalis or M. officinalis biloba*(Magnoliaceae)

厚朴花	*Magnolia officinalis or M. officinalis biloba*(Magnoliaceae)	黄芪	*Astragalus membranaceus or A. membranaceus mongholicus* (Leguminosae)
胡黄连	*Picrhoriza scrophulariflora*(Scrophulariaceae)	黄芩	*Scutellaria baicalensis*(Labiatae)
胡芦巴	*Trigonella foenumgraecum*(Leguminosae)	黄藤	*Fibraurea recisa*(Menispermaceae)
胡萝卜	*Daucus carota*(Umbelliferae)	黄药子	*Dioscorea bulbifera*(Dioscoreaceae)
胡荽	*Ciruabdrun sativum*(Umbelliferae)	火麻仁	*Cannabis sativa*(Moraceae)
胡颓子	*Elaeagnus pungens*(Elaeagnaceae)	火炭母	*Polygonum chinense or P. hispidum*(Polygonaceae)
葫芦	*Lagenaria siceraria*(Cucurbitaceae)	藿香	*Agastache rugosus*(Labiatae)
葫芦茶	*Desmodium triquetum*(Leguminosae)	鸡骨草	*Abrus cantoniensis*(Leguminosae)
槲寄生	*Viscum coloratum*(Loranthaceae)	鸡冠花	*Celosia cristata*(Amaranthaceae)
虎刺	*Damnacanthus indicus*(Rubiaceae)	鸡矢藤	*Paederia scandens*(Rubiaceae)
虎耳草	*Saxifraga stoloifera*(Saxifragaceae)	鸡血藤	*Spatholobus suberectus*(Leguminosae)
虎掌草	*Anemone rivularis*(Ranunculaceae)	积雪草	*Centella asiatica*(Umbelliferae)
虎杖	*Polygonum cuspidatum*(Polygonaceae)	急性子	*Impatiens balsamina*(Balsaminaceae)
花椒	*Zanthoxylum schinifolium or Z. bungeanum*(Rutaceae)	蒺藜	*Tribulus terrestris*(Zygophyllaceae)
花生	*Archis hypogaea*(Leguminosae)	荠菜	*Capsella bursa-pastoris*(Cruciferae)
槐花	*Sophora japonica*(Leguminosae)	檵木叶	*Loropetalum chinense*(Hamamelidaceae)
槐角	*Sophora japonica*(Leguminosae)	姜	*Zingiber officinale*(Zingiberaceae)
槐米	*Sophora japonica*(Leguminosae)	姜黄	*Curcuma longa*(Zingiberaceae)
黄柏	*Phellodendrion chinense or P. amurense*(Rutaceae)	降香	*Dalbergia odorifera*(Leguminosae)
黄精	*Polygonatum sibiricum, P. kingianum or P. cyrtonema*(Liliaceae)	桔梗	*Platycodon grandiflorum*(Campanulaceae)
黄连	*Coptis chinensis, C. deltoidea, or C. teetoides*(Ranunculaceae)	芥子	*Sinapis alba or Brassica juncea*(Cruciferae)
黄栌	*Cotinus coggygria cinerea*(Anacardiaceae)	金沸草	*Inula japonica or I. lineariifolia*(Compositae)
		金果榄	*Tinospora sagittata or T. capillipes*(Menispermaceae)
		金鸡纳	*Cinchona succirubra or related species*(Rubiaceae)

金锦香	*Osbec kia chinensis*（Melastomataceae）	空心莲子草	*Alternanthera philoxeroides*（Amaranthaceae）
金莲花	*Trollius chinensis*（Ranunculaceae）	苦楝	*Melia toosendan or M. azedarach*（Meliaceae）
金钱草	*Lysimachia christinae*（Primulaceae）	苦木	*Picrasma quassioides*（Simaroubaceae）
金荞麦	*Fagopyrum Cymosum*（Polygonaceae）	苦参	*Sophora flavescens*（Leguminosae）
金银花	*Lonicera japonica，L. hypoglauca，L. confusa or L. dasystyla*（Caprifoliaceae）	苦石莲	*Caesalpinia minax*（Leguminosae）
金樱子	*Rosa laevigata*（Rosaceae）	苦杏	*Prunus armeniaca，P. sibirica，P. manshurica or P. armeniaca*（Rosaceae）
筋骨草	*Ajuga decumbens*（Labiatae）	苦竹叶	*Pleioblastus amarus*（Gramineae）
锦灯笼	*Physalis alkekengi franchetii*（Solanaceae）	块根木蓝	*Indigofera neopolygaloides*（Leguminosae）
京大戟	*Euphobia pekinensis*（Euphorbiaceae）	款冬花	*Tussilago farfara*（Compositae）
荆芥	Schizonepeta tenuofilia（Labiatae）	昆布	*Laminaria japonica*（Laminariaceae）*or Ecklonia Kurome*（Alariaceae）
景天三七	*Sedum aizoon*（Crassulaceae）	辣椒	*Capsicum frutescens or C. annuum*（Solanaceae）
九节茶	*Sarcandra glabra*（Chloranthaceae）	辣蓼	*Polygonum hydropiper or P. jlaccidum*（Polygonaceae）
九节菖蒲	*Anemone altaica*（Ranunculaceae）	莱服子	*Raphanus sativus*（Cruciferae）
九里香	*Murraya painculata*（Rutaceae）	蓝布正	*Geum aleppicum or G. japonicum chinense*（Rosaceae）
九头狮子草	*Peristrophe japonica*（Acanthaceae）	蓝花参	*Wahlenbergia marginata*（Campanulaceae）
韭菜子	*Allium tuberosum*（Liliaceae）	狼把草	*Bidens tripartita*（Compositae）
救必应	*Ilex rotunda*（Aquifoliaceae）	狼毒	*Euphorbia ebracteolata or E. fischeriana*（Euphorbiaceae）
菊	*Chrysanthemum morifolium*（Compositae）	莨菪子	*Hyoscyamus niger*（Solanaceae）
橘	*Citrus reticulata*（Rutaceae）	老沉香	*Aquilaria agallocha*（Thymelaeaceae）
卷柏	*Selaginella tamariscina*（Selaginellaceae）	老鹳草	*Erodium stephanianum or Geranium wilfordii*（Geraniaceae）
决明子	*Obtusifolia or C. tora*（Leguminosae）	雷丸	*Omphalia lapidescens*（Polyporaceae）
爵床	*Rostellulariae procumdens*（Acanthaceae）	荔枝草	*Salvia plebeia*（Labiatae）
君迁子	*Diospyros lotus*（Ebemaceae）	荔枝	*Litchi chinensis*（Sapindaceae）

连钱草	*Glechoma longituba*(Labiatae)	裸花紫珠	*Callicarpa nudiflora*(Verbenaceae)
连翘	*Forsythia suspensa*(Oleaceae)	络石藤	*Trachelospermum jasminoides*(Apocynaceae)
莲	*Nelumbo nucifera*(Nymphaeaceae)	落叶松蕈	*Fomes officinalis*(Polyporaceae)
两面针	*Zanthoxylum nitidum*(Rutaceae)	麻黄	*Ephedra sinica*, *E. equisetina* or *E. intermedia*(Ephedraceae)
了哥王	*Wilstromia indica*(Thymelaeaceae)	马鞭草	*Verbena officinalis*(Verbenaceae)
蓼大青叶	*Polygonum tinctorium*(Polygonaceae)	马槟榔	*Capparis plerocarpa*(Capparidaceae)
列当	*Orobanche coerulescens*, *O. pyenostachya* or related species(Orobanchaceae)	马勃	*Lasiosphaera fenzlii. Calvatia gigantea* or *C. lilacina*(Lycoperdaceae)
烈香杜鹃	*Rhododendron anthopogonoides* (Ericaceae)	马齿苋	*Portulaca oleracea* (Portulacaceae)
灵芝〔草〕	*Ganoderma lucidum*(Polyporaceae)	马兜铃	*Aristolochia contorta* or *A. debilis* (Aristolochiaceae)
凌霄花	*Campsis grandiflora*(Bignoniaceae)	马蔺花	*Iris pallasii chinensis*(Iridaceae)
六月雪	*Serissa serissoides* or *S. foetida* (Rubiaceae)	马钱子	*Strychnos pierrians* or *S. nux-vomica*(Loganiaceae)
龙胆〔草〕	*Gentiana manshurica*, *G. scabra G. triflora* or *G. rigescens*(Gentianaceae)	马尾莲	*Thalictrum glandulissimum*, *T. cultratum* or *T. foliolosum*(Ranunculaceae)
龙葵	*Solanum nigrum*(Solanaceae)	买麻藤	*Gnetum parvifolium*(Gnetaceae)
龙利叶	*Sauropus changianus*(Euphorbiaceae)	麦冬	*Ophiopogon japonicus*(Liliaceae)
龙眼	*Euphoria longan*(Sapindaceae)	麦角	*Claviceps purpurea*(Clavicipitaceae)
漏芦	*Rhaponticum uniflorum*(Compositae)	麦	*Hordeum vulgare*(Gramineae)
芦苇	*Phragmites communis*(Gramineae)	满山红	*Rhododendron dauricum*(Ericaceae)
鹿衔草	*Pyrola decorata*, *P. rotundifolia chinensis* or *P. rotundifolia*(Pyrolaceae)	曼陀罗	*Datura Stramonium*(Solanaceae)
路路通	*Liquidambar taiwaniana* (Hamamelidaceae)	蔓荆子	*Vitex trifolia simiplicifolia* or *V. trifolia* (Verbenaceae)
绿豆	*Phaseolus radiatus*(Leguminosae)	猫眼草	*Euphorbia lunu lata*(Euphorbiaceae)
罗布麻	*Apocynum venetum*(Apocynaceae)	猫爪草	*Ranunculus ternati*(Ranunculaceae)
萝芙木	*Rauwolfia verticillata*(Apocynaceae)	毛冬青	*Ilex pubescens*(Aquifoliaceae)

毛诃子	Terminalia billerica (Combretaceae)	南瓜	Cucurbita moschata (Cucurbitaceae)
茅莓	*Rubus parvifolius* (Rosaceae)	南鹤虱	*Daucus carota* (Umbelliferae)
茅(苍)术	*Atractylodes lancea* (Compositae)	南沙参	*Adenophora tetraphylla, A. stricta or related species* (Campanulaceae)
玫瑰	*Rosa rugosa* (Rosaceae)	南天竹	*Nandina domestica* (Berberidaceae)
莓叶委陵菜	*Potentilla fragarioides* (Rosaceae)	南五味子	*Kadsura longipedunculata* (Magnoliaceae)
梅花	*Prunus mume* (Rosaceae)	牛蒡子	*Arctium lappa* (Compositae)
猕猴桃	*Actinidia chinensis* (Actinidiaceae)	牛膝	*Achyranthes bidentata* (Amaranthaceae)
密蒙花	*Buddleja officinalis* (Loganiaceae)	牛至	*Origanum vulgare* (Labiatae)
绵萆薢	*Dioscorea septemloba or D. futschauensis* (Dioscoriaceae)	农吉利	*Crotalaria sessiliflora* (Leguminosae)
绵马贯众	*Dryopteris crassirhizoma* (Dryopteridaceae)	女贞子	*Ligustrum lucidum* (Oleaceae)
明党参	*Changium smyrnioides* (Umbelliferae)	糯稻	*Oryzae sativa glutinosa* (Gramineae)
没药	*Commiphora myrrha* (Burseraceae)	糯米	*Oryza sativa* (Gramineae)
墨旱莲	*Eclipta prostrata* (Compositae)	爬山虎	*Parthenocissus heterophylla* (Vitaceae)
牡丹	*Paeonia suffruticosa* (Ranunculaceae)	胖大海	*Sterculia scaphigera* (Sterculiaceae)
牡荆叶	*Vitex negundo cannabifolia* (Verbenaceae)	泡桐果	*Paulownia fortunei or P. tomentosa* (Scrophulariaceae)
木瓜	*Chaenomeles speciosa or C. sinensis* (Rosaceae)	佩兰	*Eupatorium fortunei* (Compositae)
木蝴蝶	*Oroxylum indicum* (Bigroniaceae)	枇杷	*Eriototrya japonica* (Rosaceae)
木槿	*Hibiscus syriacus* (Malvaceae)	匐伏堇	*Viola diffusa* (Violaceae)
木棉	*Gossampinus malabarica* (Bombacaceae)	蒲公英	*Taraxacum mongolicum, T. sinicum or T. hetrolepis* (Compositae)
木香	*Aucklandia lappa* (Compositae)	蒲黄	*Typha angustifolia or T. orientalis* (Typhaceae)
木腰子	*Entada phaseoloides* (Leguminosae)	千金子	*Euphorbia lathyris* (Euphorbiaceae)
木贼	*Equisetum hiemale* (Equisetaceae)	千里光	*Senecio scandens* (Compositae)

中文名	学名	中文名	学名
千年健	*Homalomena occulata*（Araceae）	肉豆蔻	*Myristica fragrans*（Myristicaceae）
牵牛子	*Pharbitis nil* or *P. purpurea*（Convolvulaceae）	肉桂	*Cinnamomun cassia*（Lauraceae）
前胡	*Peucedanum praeruptorum* of *P. decursivum*（Umbelliferae）	乳香	*Boswellia carterii and other speies*（Anacardiaceae）
荨麻	*Urtica cannabina*, *U. angustifolia* or other related spp（Urticaceae）	蕤仁	*Prinsepia uniflora*（Rosaceae）
芡实	*Euryale ferox*（Nymphaeaceae）	三白草	*Saururus chinensis*（Saururaceae）
茜草	*Rubia cordifolia*（Rubiaceae）	三叉苦	*Evodia lepta*（Rutaceae）
羌活	*Notopterygium incisum* or *N. forbesii*（Umbelliferae）	三颗针	*Berberis soulieana*, *B. wilsonae*, *B. poiretii* or *B. vernae*（Berberidaceae）
秦艽	*Gentiana macrophylla*, *G. straminea*, *G. crassicaulis* or *G. dahurica*（Gentianaceae）	三棱	*Sparganium stoloniferum*（Sparganiaceae）
秦皮	*Fraxinus rhynchopylla*, *F. chinensis* or *F. stylosa*（Oleaceae）	三七	*Panax notoginseng*（Araliaceae）
青风藤	*Sinomenium acutum* or *S. acutum cinereum*（Menispermaceae）	桑白皮	*Morus alba*（Moraceae）
橄榄	*Canarium album*（Burseraceae）	桑寄生	*Loranthus parasiticus*（Loranthaceae）
青蒿	*Artemisia annua* or *A. apiacea*（Compositae）	桑	*Morus alba*（Moraceae）
青木香	*Aristolochia debilis*（Aristolochiaceae）	沙棘	*Hippophae rhamnoides*（Elaeagnaceae）
青箱子	*Celosia argentea*（Amaranthaceae）	沙参	*Adenophora tetraphylla* or *A. stricta*（Campanulaceae）
青叶胆	*Swertia mileepsis*（Amaranthaceae）	沙苑子	*Astragalus complanatus*（Leguminosae）
苘麻	*Abutilon theophrasti*（Malvaceae）	沙枣	*Elaeagnus angustifolia*（Elaeagnaceae）
瞿麦	*Dianthus superbus* or *D. chinesis*（Caryophyllaceae）	砂仁	*Amomum villosum* or *A. longiligulare*（Zingiberaceae）
苣荬菜	*Sonchus arvensis*（Compositae）	山扁豆	*Cussia mimosoides*（Leguminosae）
全叶青兰	*Dracocephalum integrifolium*（Labiatae）	山苍子	*Litsea cubeba*（Lauraceae）
人参	*Panax ginseng*（Araliaceae）	山慈菇	*Pleione bulbocodioides* or related species（Orchidaceae）
忍冬藤	*Lonicera japonica*（Caprifoliaceae）	山豆根	*Sophora subprostrata*（Leguminosae）
肉苁蓉	*Cistanche deserticola*（Orobanchaceae）	山腊梅	*Chimonanthus nitens*（Calycanthaceae）

山奈	*Kaempferiae galanga*(Zingiberaceae)	石楠	*Photinia serrulata*(Rosaceae)
山药	*Dioscorea opposita*(Dioscoreaceae)	石韦	*Pyrrosia sheareri*, *P. lingua* or *P. petiolisa* (Polypodiaceae)
山楂	*Crataegus pinnatifida major*, *C. pinnatifida* or *C. cuneata*(Rosaceae)	石钻子	*Sabia schumanniana*(Sabiaceae)
山芝麻	*Helicteres angustifolia*(Sterculiaceae)	使君子	*Quisqualis indica*(Combretaceae)
山栀茶	*Pittosporum illicioides*(Pittosporaceae)	柿	*Diospyros kaki*(Ebenaceae)
山茱萸	*Cornus officinalis*(Cornaceae)	首乌	*dried tuberous root of Polygonum multiflorum*(Poygonaceae)
商陆	*Phytolacca acinosa* or *P. americana*(Phytolaccaceae)	首乌藤	*dried stem of Polygonum multiflorum* (Polygonaceae)
蛇床子	*Cnidium monnieri*(Umbelliferae)	熟地黄	*steamed and dried root of Rehmannia glutinosa*
蛇莓	*Duchesnea indica*(Rosaceae)	蜀葵根	*aried root of Althaea rosea*(Malvaceae)
射干	*Belamcanda chinensis*(Iridaceae)	蜀葵花	*dried flower of Althaea rosea*(Malvaceae)
伸筋草	*Lycopodium clavatum*(Lycopodiaceae)	蜀葵苗	*aerial parts of Althaea rosea*(Malvaceae)
参须	*Panax ginseng*(Araliaceae)	蜀葵子	*dried seed of Althaea rosea*(Malvaceae)
升麻	*Cimicifuga heracleifolia*, *C. dahurica* or *C. foetida*(Ranunculaceae)	鼠李	*Rhamnus davurica*(Rhamnaceae)
生地	*Dried root of Rehmannia glutinosa*(Scrophulariaceae)	鼠曲草	*Gnaphalium affine*(Compositae)
蓍草	*Achillea alpina*(Compositae)	薯良	*Dioscorea cirrhosa*(Dioscoreaceae)
十大功劳叶	*Mahonia bealei*, *M. fortunei* (Berberidaceae)	水红花子	*Polygonum orientale*(Polygonaceae)
石菖蒲	*Acorus gramineus*(Araceae)	水蔓菁	*Veronica linariifolia dilatata*(Scrophulariaceae)
石斛	*Dendrobium loddigesii*, *D. chrysanthum*, *D. fimbriatum oculatum*, *D. nobile* or *D. candidum*(Orchidaceae)	水杨梅	*Adina rubelle*(Rubiaceae)
石见穿	*Salvia chinensis*(Labiatae)	丝瓜络	*dried vascular bundles of the mature fruit of Luffa cylindrica*(Cucurbitaceae)
石椒草	*Boenninghausenia sessilicarpa*(Rutaceae)	丝瓜叶	*dried leaf of Luffa cylindrica* (Cucurbitaceae)
石决明	*Haliotidis diversicolor*, *H. gigantea discus* or *H. ovina*(Haliotidae)	丝瓜子	*dried seed of Luffa cylindrica* (Cucurbitaceae)
石榴	*Punica granatum*(Punicaceae)	四方藤	*Cissus pteroclada*(Vitaceae)

四季青	*Ilex chinensis*（Aqifoliaceae）	天麻	*Gastrodia elata*（Orchidaceae）
四叶参	*Codonopsis lanceolata*（Campanulaceae）	天南星	*Arisaema consanguineum，A. heterophyllum or A. amurense*（Araceae）
松	*Pinus massoniana，P. tabulaeformis or other related spp*（Pinaceae）	天〔门〕冬	*Asparagus cochinchinensis*（Liliaceae）
苏梗	*Perilla frutescens acuta*（Labiatae）	天仙子	*Hyoscyamus niger*（Solanaceae）
苏合香	*Liquidamber orientalis*（Hamamelidaceae）	甜瓜	*Cucumis melo*（Cucurbitaceae）
苏木	*Caesalpinia sappan*（Leguminosae）	甜石莲	*Nelumbo nucifera*（Nymphaeaceae）
苏子	*Perilla frutescens acuta*（Labiatae）	铁树	*Cycas revoluta*（Cycaceae）
素馨花	*Jasminum officinale or J. officinale grandiflorum*（Oleaceae）	铁苋菜	*Acalypha australis*（Euphorbiaceae）
粟芽	*Setaria italica*（Gramineae）	葶苈子	*Lepidium apetalum or Descurainia sophia*（Cruciferae）
酸枣	*Ziziphus spinosa*（Rhamnaceae）	通草	*Tetrapanax papyriferns*（Araliaceae）
娑罗子	*Aesculus chinensis or A. arlsonii*（Hippocastanaceae）	土党参	*Campanumoea javanica or C. javanica japonica*（Campanulaceae）
锁阳	*Cynomorium songaricum*（Cynomoriaceae）	土茯苓	*Smilax glabra*（Liliaceae）
太子参	*Plseudostellaria Heterophylla*（Caryophyllaceae）	土荆芥	*Chenopodiun ambrosioides*（Chenopodiaceae）
檀香	*Santalum album or S. spicatum*（Santalaceae）	土荆皮	*Pseudolarix kaempferi*（Pinaceae）
桃儿七	*Podophyllum emodi chinensis*（Berberidaceae）	土木香	*Inula helenium*（Compositae）
桃金娘根	*Rhodomyrtus tomentosa*（Myrtaceae）	菟丝子	*Cuscuta chinensis*（Convolvulaceae）
桃	*Prunus persica or P. davidiana*（Rosaceae）	万年青	*Rohdea japonica*（Liliaceae）
藤黄	*Garcinia hanburyi*（Guttiferae）	王不留行	*Vaccaria segetalis*（Caryophyllaceae）
藤梨根	*Actinidia chinensis*（Actinidiaceae）	王瓜	*Trichosanthes cucumeroidis*（Cucurbitaceae）
天胡荽	*Hydrocotyle sibthorpioides*（Umbelliferae）	威灵仙	*Clematis chinensis，C. hexapetala or C. manshurica*（Ranunculaceae）
天花粉	*Trichosanthes kirilowii or T. japonica*（Cocubitaceae）	委陵菜	*Potentilla chinensis*（Rosaceae）
天葵子	*Semiaquilegia adoxoides*（Ranunculaceae）	文冠木	*Xanthoceras sorbifolia*（Sapindaceae）

问荆	*Equisetum arvense*(Equisetaceae)
莴苣子	*Lactuca sativa*(Compositae)
乌韭	*Stenoloma chusanum*(Lindsaeaceae)
乌桕	*Sapium sebiferum*(Euphorbiaceae)
乌榄	*Canarium pimela*(Burseraceae)
乌梅	*Prunus mume*(Rosaceae)
乌药	*Lindera strychnifolia*(Lauraceae)
无花果	*Ficus carica*(Moraceae)
蜈蚣草	*Pteris vittata*(Pteridaceae)
五加皮	*Acanthopanax gracilistylus*(Araliaceae)
五敛子	*Averrhoa carambola*(Oxalidaceae)
五味子	*Schisandra chinensis or S. sphenanthera*(Magnoliaceae)
五指毛桃	*Ficus simplicissima*(Moraceae)
西瓜	*Citrullus vulgaris*(Cucurbitaceae)
西河柳	*Tamarix chinensis*(Tamaricaceae)
西洋参	*Panax quinquefolium*(Araliaceae)
豨莶草	*Siegesbeckia orientalis, S. pubescens or S. glabrescens*(Compositae)
细辛	*Asarum hetrotropoides mandshuricum or A. sieboldii*(Aristolochiaceae)
夏枯草	*Prunella vulgaris*(Labiatae)
夏天无	*Corydalis decumbens*(Papaveraceae)
仙鹤草	*Agrimonia pilosa*(Rosaceae)
仙茅	*Curculigo orchioides*(Amaryllidaceae)
仙桃草	*Herba Veronicae Pergrinae*
鲜地黄	*Rehmannia glutinosa*(Scrophulariaceae)
相思子	*Abrus precatorius*(Leguminosae)
香附	*Cyperus rotundus*(Cyperaceae)
香果脂	*Lindera communis*(Lauraceae)
香加皮	*Periploca sepium*(Asclepiadaceae)
香青草	*Anaphalis sinica*(compositae)
香青兰	*Dracocephalum moldavica*(Labiatae)
香薷	*Elscholtzia splendens or Mosla chinensis*(Labiatae)
香橼	*Citrus medica or C. wilsonii*(Rutaceae)
向天盏	*Scutellaria indica*(Labiatae)
小麦	*Trilium aestivum*(Gramineae)
小茴香	*Foeniculum vulgare*(Umbelliferae)
小蓟	*Cephalanoplos segetum or C. setosum*(Compositae)
小通草	*Stachyurus himalaicus, S. chinensis or Helwingia japonica*(Stachyuraceae)
小叶莲	*Podophyllum emodi chinensis or P. emoidi*(Berberidaceae)
薤白	*Allium macrostemon*(Lilaceae)
辛夷	*Magnolia liliflora, M. biondii or M. denudata*(Magnoliaceae)
徐长卿	*Cynan chum paniculatum*(Asclepiadaceae)
续断	*Dipsacus asper*(Dipsacaceae)
玄参	*Scrophularia ningpoensis*(Scrophulariaceae)
旋复花	*Inula japonica*(Compositae)

雪胆	*Hemsleya amabilis*(Cucurbitaceae)	薏苡仁	*Coix lacryma-jobi ma-yuen*(Gramineae)
雪上一支蒿	*Aconium brachypodum*(Ranunculaceae)	阴地厥	*Botrychium ternatum*(Botrychiaceae)
血竭	*Daemonorops draco and related spp*(Palmae)	茵陈	*Artemisia capillaris or A. scoparia*(Compositae)
鸦胆子	*Brucea juvanica*(Simaroubaceae)	淫羊藿	*Epimedium brevicornum, E. koreanum or E. sagittatum*(Berberidaceae)
鸭跖草	*Commelina communis*(Commelinaceae)	银柴胡	*Stellaria dichotoma lanceolata*(Caryophyllaceae)
亚麻子	*Linum usitatissimum*(Linaceae)	银耳	*Tremella fuciformis*(Tremellaceae)
延胡索	*Corydalis turtschaninovii yanhusuo*(Papaveraceae)	银杏	*Ginkgo biloba*(Ginkgoaceae)
岩白菜	*Bergenia purpurascens*(Saxifragaceae)	罂粟	*Papaver somniferum*(Papaveraceae)
岩陀	*Rodgersia pinnata or R. sambucifolia*(Saxifragaceae)	樱桃	*Prunus pseudocerasus*(Rosaceae)
盐麸木	*Rhus chinensis*(Anacardiaceae)	柚	*Citrus grandis*(Rutaceae)
杨树	*Populus tomentosa, P. canadensis or related spp.*(Salicaceae)	余甘子	*Phyll nthus emblicu*(Euphorbiaceae)
洋金花	*Datura metel*(Solanaceae)	鱼腥草	*Houttuynia cordata*(Saururaceae)
洋乳香	*Pistacia lenticus*(Anacardiaceae)	榆	*Ulmus pumila*(Ulmaceae)
野菊花	*Chrysanthemum indicum*(Compositae)	玉米	*Zea mays*(Gramineae)
野马追	*Eupatorium lindleyanum*(Compositae)	玉葡萄	*Ampelopsis delavayana*(Vitaceae)
野木瓜	*Stauntonia chinensis*(Lardizabalaceae)	玉簪花	*Hostae plantaginea*
野山参	*Panax ginseng*(Araliaceae)	玉竹	*Polygonatum odoratum*(Liliaceae)
一点红	*Emilia sonchifolia*(Compositae)	郁金	*Curcuma aromatica, C. kwangsiensis, C. longa or C. zedoaria*(Zingiberaceae)
一枝黄花	*Solidago decurrens*(Compositae)	郁李	*Prunus humilis or P. japonica*(Rosaceae)
伊贝母	*Fritillaria pallidiflora or F. walujewii*(Liliaceae)	元宝草	*Hypericum sampsonii*(Hypericaceae)
益母草	*Leonurus heterophyllus*(Labiatae)	芫花	*Daphne genkwa*(Thymelaeaceae)
益智	*Alpinia oxyphylla*(Zingiberaceae)	远志	*Polygala tenuifolia or P. sibirica*(Polygalaceae)

月季	*Rosa chinensis* (Rosaceae)	藏糙苏	*Phlomis younghusbandii* (Labiatae)
越橘	*Vaccinium vitis-idaea* (Ericaceae)	藏木香	*Inula racemosa* (Compositae)
云实	*Caesalpinia sepiaria* (Leguminosae)	竹沥	*Phyllostachys nigra* (Gramineae)
芸苔	*Brassica campestris oleifera* (Gruciferae)	紫草	*Arnebia euchroma* or *Lithospermum erythrorhizon* (Boraginaceae)
芸香草	*Cymbopogon distans* (Gramineae)	棕树	*Trachycarpus fortunei* (Palmaceae)
棗	*Zizyphus jujuba* (Rhamnaceae)		

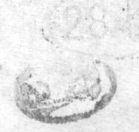

图书在版编目（CIP）数据

汉日医学大词典／汉英、汉法、汉德、汉日、汉俄医学大词典编纂委员会编．－北京：人民卫生出版社，2006.10
ISBN 7-117-08049-3

Ⅰ．汉…　Ⅱ．汉…　Ⅲ．医学－词典－汉、日
Ⅳ．R-61

中国版本图书馆CIP数据核字（2006）第113025号

汉日医学大词典

编　　者：汉英、汉法、汉德、汉日、汉俄医学大词典编纂委员会
出版发行：人民卫生出版社
地　　址：中国北京市丰台区方庄芳群园3区3号楼
邮　　编：100078
网　　址：http：//www. pmph. com
E - mail：pmph @ pmph. com
发　　行：zzg@pmph. com. cn
购书热线：+8610-6761-7350（电话及传真）
开　　本：787×1092　1／16
版　　次：1993年6月第1版　2006年10月第1版第4次印刷
标准书号：ISBN 7-117-08049-3／R·8050